Springer Lexikon Diagnose & Therapie

P. REUTER

Springer Lexikon
Diagnose & Therapie

Mit 2250 Abbildungen und Tabellen

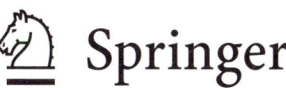 Springer

Peter Reuter, Dr. med.
Fort Myers
Florida, USA
reutermedical@comcast.net

ISBN-10 3-540-26000-5
ISBN-13 978-3-540-26000-4
1. Auflage Springer Medizin Verlag Heidelberg

Bibliografische Information Der Deutschen Bibliothek
Die Deutsche Bibliothek verzeichnet diese Publikation in der Deutschen Nationalbibliografie; detaillierte
bibliografische Daten sind im Internet unter *http://dnb.ddb.de* abrufbar

Springer Medizin Verlag
Ein Unternehmen von Springer Science+Business Media
springer.de
© Springer Medizin Verlag Heidelberg 2006
Printed in Italy

Die Wiedergabe von Gebrauchsnamen, Warenbezeichnungen usw. in diesem Werk berechtigt auch ohne
besondere Kennzeichnung nicht zu der Annahme, dass solche Namen im Sinne der Warenzeichen- und
Markenschutzgesetzgebung als frei zu betrachten waren und daher von jedermann benutzt werden durften.

Produkthaftung: Für Angaben über Dosierungsanweisungen und Applikationsformen kann vom Verlag
keine Gewähr übernommen werden. Derartige Angaben müssen vom Anwender im Einzelfall anhand
anderer Literaturstellen auf ihre Richtigkeit überprüft werden.

Planung: Dr. Rolf Lange, Heidelberg
Redaktion: Dr. Sylvia Blago, Christine Lodge, Heidelberg
Umschlaggestaltung: Künkel + Lopka Werbeagentur GmbH, Heidelberg
Satz: wiskom e.K., Friedrichshafen
Gedruckt auf säurefreiem Papier   SPIN: 117833   19/2119 - 5 4 3 2 1 0

Vorwort

Bei der Planung und Bearbeitung des **Springer Lexikon Diagnose und Therapie** war es unser Ziel, ein Werk zu kompilieren, das die häufigsten bzw. wichtigsten Erkrankungen und Symptome, Diagnose- und Therapiemethoden sowie Vorsorge- und Präventionsmaßnahmen abdeckt, im Klinik- und Praxisalltag die Progression vom Symptom, über Verdachtsdiagnose bis hin zu Diagnose und Therapie erleichtert und in Studium und Praxis als Schnellreferenz die Lücke zwischen studienbezogenen (Taschen-)Lehrbüchern und spezialisierten (Standard-)Lehrbüchern überbrückt.

Diese ambitionierte Zielsetzung in die Tat umzusetzen war eine große Herausforderung, die nur Dank des unermüdlichen Einsatzes aller am Projekt beteiligten Mitarbeiter und Fachautoren erfolgreich bewältigt werden konnte. Wir hoffen, es ist uns gelungen, durch die Verknüpfung von Kurzeinträgen und Essays eine ausgewogene Mischung von Lexikon und Fachbuch zu kreieren, die niedergelassenen Ärzten und Fachärzten in der Klinik, Assistenzärzten und Studenten im klinischen Abschnitt des Studiums, aber auch Medizinjournalisten, Apothekern, Angehörigen anderer Gesundheitsberufe sowie interessierten Laien einen Fundus an aktuellem und komprimiertem Wissen anbietet.

Zur Optimierung des Zugriffs auf die Information haben wir das Werk in drei Teile gegliedert. Der ICD-10-Index enthält alle im Lexikonteil besprochenen oder erwähnten Termini der ICD-10, wobei die Einordnung systematisch, d.h. nach dem ICD-10-Schlüssel, erfolgt. Der A-Z-Lexikonteil umfasst ca. 12.500 einfache Stichwörter und 121 Essays, d.h. von Fachautoren verfasste Stichwortartikel, deren Spektrum [*s.a. Inhaltsverzeichnis*] von Symptomen über Diagnosen bzw. Diagnosegruppen, Diagnose- und Therapiemethoden, Operationstechniken, Themen der klinischen Praxis bis hin zur Notfallmedizin reicht. Der Anhang enthält Normalwerttabellen, ein Abkürzungsverzeichnis und das Quellenverzeichnis der Abbildungen und Tabellen.

Trotz aller Bemühungen um Objektivität und Vollständigkeit sind Auswahl und Bearbeitung der Stichwörter und Essaythemen letztendlich immer subjektiv und Fehler unvermeidbar, vor allem in einer Erstauflage. Es ist uns deshalb bewusst, dass nicht alle Benutzer mit allen Einträgen zufrieden sein werden oder eventuell Stichwörter nicht finden, die sie erwartet hätten. Für Hinweise und Anregungen, Korrekturen und Verbesserungs- oder Ergänzungsvorschläge für kommende Auflagen sind wir deshalb jederzeit dankbar.

Mein besonderer Dank gilt allen Essayautoren, die sich der Aufgabe mit großem Engagement gewidmet haben und uns damit die Umsetzung des Konzeptes ermöglichten.

Fort Myers, Florida
im Mai 2006   PETER REUTER

Für ihre Mithilfe sei besonders gedankt:

Dr. SYLVIA BLAGO
Dr. ROLF LANGE
Dr. THOMAS MAGER
Dr. CLAUS PUHLMANN

Inhaltsverzeichnis

Mitarbeiterverzeichnis

Dr. Keihan Ahmadi-Simab
Poliklinik für Rheumatologie des
Universitätsklinikums Schleswig-Holstein,
Campus Lübeck und Rheumaklinik Bad
Bramstedt
Oskar-Alexander-Str. 26
D-24576 Bad Bramstedt

Prof. Dr. med. Peter Altmeyer
Klinik für Dermatologie und Allergologie der
Ruhr-Universität
St. Josefs-Hospital
Gudrunstr. 56
D-44791 Bochum

Dr. Gerd Antes
Deutsches Cochrane Zentrum
Institut für Medizinische Biometrie und
Medizinische Informatik
Universität Freiburg
Stefan-Meier-Str. 26
D-79104 Freiburg

Dr. Hans Assmus
Gemeinschaftspraxis für Neurochirurgie
Ringstraße 3
D-69221 Dossenheim/Heidelberg

Prof. Dr. G.Auffarth
Universitäts-Augenklinik
Im Neuenheimer Feld 400
D-69120 Heidelberg

Frau Dr. C. Bähr
Universitätsklinikum des Saarlandes
Klinik für Innere Medizin II
D-66421 Homburg/Saar

Prof. Dr. H. Bartels
Chirurgische Klinik und Poliklinik
Klinikum rechts der Isar
TU München
Ismaninger Straße 22
D-81675 München

Priv.-Doz. Dr. med. Clemens Bauer
Klinik für Anästhesiologie, Intensivmedizin und
Schmerztherapie
Universitätsklinikum des Saarlandes
D-66421 Homburg/Saar

Prof. Dr. C. Beglinger
Abteilung für Gastroenterologie
Universitätsspital Basel
Petersgraben 4
CH-4031 Basel

Prof. Dr. K. Bernsmann
Girardet Clinic Essen
Girardetstrasse 2-38
D-45131 Essen

Frau Dr. Dorothea Besch
Universitäts-Augenklinik Tübingen
Sektion für Motilitätsstörungen, periokuläre
Chirurgie und Kinderophthalmologie
Schleichstr. 12-16
D-72076 Tübingen

Prof. Dr. U. Bienzle
Institut für Tropenmedizin
Charité – Humboldt-Universität zu Berlin
Spandauer Damm 130
D-14050 Berlin

Dr. med. Stephan Böck
Medizinische Klinik und Poliklinik III
Klinikum Großhadern – Universität München
Marchionistraße 15
D-81377 München

Prof. Dr. N. Bornfeld
Zentrum für Augenheilkunde
Universitätsklinikum Essen
Hufelandstr. 55
D-45122 Essen

Prof. Dr. WILHELM BRAENDLE
Zentrum für Frauen-, Kinder- und
Jugendmedizin
Poliklinik für Gyn. Endokrinologie und
Reproduktionsmedizin
Martinistraße 52
D-20246 Hamburg

Priv.-Doz. Dr. KARSTEN BRAND
Institut für Pathologie
Im Neuenheimer Feld 220/221
D-69120 Heidelberg

Prof. Dr. med. Dr. h.c. mult. MARKUS W. BÜCHLER
Universitätsklinikum Heidelberg
Chirurgische Klinik
Abt. Allgemeine, Viszerale und Unfallchirurgie
Im Neuenheimer Feld 110
D-69120 Heidelberg

Prof. Dr. med. E. SEBASTIAN DEBUS
Abt. Allgemein-, Gefäß- und Visceralchirurgie
GefäßCentrum Hamburg Harburg
Asklepios Klinik Harburg
Eißendorfer Pferdeweg 52
D-21075 Hamburg

Prof. Dr. V. DIEHL
Klinikum der Universität zu Köln
Studienzentrale der DHSG
Herderstr. 52-54
D-50924 Köln

Prof. Dr. med. C. DIEHM
Innere Abteilung/Abt. für Gefäßmedizin
SRH Klinikum Karlsbad-Langensteinbach
Akad. Lehrkrankenhaus der Univ. Heidelberg
Guttmannstraße 1
D-76307 Karlsbad

Prof. Dr. H. DIENEMANN
Thoraxklinik am Universitätsklinikum
Heidelberg
Amalienstr. 5
D-69126 Heidelberg

Dr. STEPHANIE DIGEL
Universitätsfrauenklinik und Poliklinik
Universitätsklinikum Ulm
Prittwitzstraße 43
D-89075 Ulm

Prof. Dr. med. KLAUS DUGI
Leiter, Endokrinologie und Stoffwechsel
Boehringer-Ingelheim Pharma Gmbh & Co. KG
Birkendorfer Straße 65
D-88397 Biberach

Prof. Dr. med. HANS-HENNING ECKSTEIN
Abteilung Gefäßchirurgie
Klinikum rechts der Isar der Technischen
Universität München
Ismaninger Str. 22
D-81675 München

Professor Dr. ALBRECHT ENCKE
Ehem. Direktor der Klinik für
Allgemeinchirurgie
Univ. Klinikum Frankfurt am Main
Theodor Stern Kai 7
D-60590 Frankfurt/Main

Dr. ELISABETH ENGELMANN
Charité – Universitätsmedizin Berlin
Institut für Hygiene und Umweltmedizin
Hindenburgdamm 27
D-12203 Berlin

Prof. Dr. DIETRICH FALKE
Institut für Virologie
Johannes Gutenberg-Universität
Hochhaus am Augustusplatz
D-55101 Mainz

Prof. Dr. M. M. FICHTER
Psychosomatische Klinik Roseneck
im Verbund mit der
Ludwig-Maximilians-Universität München
Am Roseneck 6
D-83209 Prien am Chiemsee

Priv. Doz. Dr. M.G. FRIEDRICH
Klinik und Poliklinik für Urologie
Universitätsklinikum Hamburg-Eppendorf
Martinistr. 52
D-20246 Hamburg

Prof. Dr. T. FRIELING
Medizinische Klinik II
Klinik für Gastroenterologie, Hepatologie,
Infektiologie, Neurogastroenterologie,
Hämatologie und Onkologie
Klinikum Krefeld
Lutherplatz 40
D-47805 Krefeld

Prof. Dr. PETER FRITSCH
Universitätsklinik für Dermatologie und
Venerologie
Anichstraße 35
A-6020 Innsbruck

Dr. G.C. FUNK
Klinik für Innere Medizin IV
Abteilung für Pulmologie
Medizinische Universität Wien
Währinger Gürtel 18-20
A-109 Wien

PD Dr. R. GÄTJE
Goethe-Universität Frankfurt
Klinik für Gynäkologie und Geburtshilfe
Theodor-Stern-Kai 7
D-60590 Frankfurt

Prof. Dr. G. GERKEN
Direktor der Klinik für Gastroenterologie und
Hepatologie
Zentrum für Innere Medizin
Universitätsklinikum Essen
Hufelandstraße 55
D-45122 Essen

Prof. Dr. A. GILLISSEN
Robert-Koch-Klinik
Klinikum „St. Georg" Leipzig
Nikolai-Rumjanzew-Straße 100
D-04207 Leipzig

PD Dr. T. GIRARD
Vorsteher Departement Anästhesie
Universitätsspital
Spitalstraße 21
CH-4031 Basel

Priv.-Doz. Dr. M. GRAEFEN
Martini-Klinik, Prostata-Zentrum
Universitätsklinikum Hamburg-Eppendorf
Martinistr. 52
D-20246 Hamburg

Prof. Dr. Dr. h.c. FRANZ GREHN
Universitäts-Augenklinik
Josef-Schneider-Str. 11
D-97080 Würzburg

Prof. Dr. med. WOLFGANG GRÖBNER
Klinik für Innere Medizin
Zollernalb Klinikum gGmbH
Krankenhaus Balingen
Akademisches Lehrkrankenhaus der Universität
Tübingen
Tübinger Straße 30
D-72336 Balingen

Prof. Dr. WOLFGANG L. GROSS
Poliklinik für Rheumatologie des
Universitätsklinikums Schleswig-Holstein,
Campus Lübeck und Rheumaklinik Bad
Bramstedt
Oskar-Alexander-Str. 26
D-24576 Bad Bramstedt

Prof. Dr. N. P. HAAS
Centrum für Muskuloskeletale Chirurgie
Klinik für Unfall- und
Wiederherstellungschirurgie
Klinik für Orthopädie
Charité – Universitätsmedizin Berlin
Augustenburger Platz 1
D-13353 Berlin

Prof. Dr. H. HALLER
Abteilung Nephrologie
Zentrum Innere Medizin
Medizinische Hochschule Hannover
Carl-Neuberg-Straße 1
D-30625 Hannover

Prof. Dr. W. H. HARTL
Chirurgische Klinik
Klinikum Großhadern
Marchionistraße 15
D-81377 München

Prof. Dr. A. Hartmann
Neurologische Universitätsklinik
Sigmund-Freud-Straße 25
D-53105 Bonn

Prof. Dr. G. Hasenfuss
Abteilung Kardiologie und Pneumonologie
Zentrum Innere Medizin
Georg-August-Universität Göttingen
Robert-Koch-Straße 40
D-37075 Göttingen

Prof. Dr. med. Hans Hauner
Else-Kröner-Fresenius-Zentrum für
Ernährungsmedizin
Klinikum rechts der Isar der Technischen
Universität München
Ismaninger Str. 22
D-81675 München

Dr. P. Heider
Abteilung Gefäßchirurgie
Klinikum rechts der Isar der Technischen
Universität München
Ismaninger Str. 22
D-81675 München

Prof. Dr. med. Volker Heinemann
Medizinische Klinik und Poliklinik III
Klinikum Großhadern – Universität München
Marchionistraße 15
D-81377 München

Dr. Konstantin M. Heinroth
Klinikum der Martin-Luther-Universität Halle-
Wittenberg
Klinik und Poliklinik für Innere Medizin III
Ernst-Grube Str. 40
D-06120 Halle/Saale

Prof. Dr. W.-D. Heiss
Max-Planck-Institut für Neurologische
Forschung
Gleueler Str. 50
D- 50931 Köln

PD Dr. Bernhard Hellmich
Poliklinik für Rheumatologie des
Universitätsklinikums Schleswig-Holstein,
Campus Lübeck und Rheumaklinik Bad
Bramstedt
Oskar-Alexander-Str. 26
D-24576 Bad Bramstedt

PD Dr. med. Ludwig T. Heuss, M.B.A.-HSG
Facharzt FMH für Gastroenterologie und Innere
Medizin
Oberarzt Abteilung für Gastroenterologie
Universitätsspital Basel
Petersgraben 4
CH-4031 Basel

Univ.-Prof. Dr. med., Prof. h.c. (RCH)
G. F. Hoffmann
Universitätsklinik für Kinder- und
Jugendmedizin
Direktor Abteilung I
Im Neuenheimer Feld 153
D-69120 Heidelberg

PD Dr. S. Hollerbach
Klinik für Gastroenterologie
Allgemeines Krankenhaus Celle
Siemensplatz 4
D-29223 Celle

Prof. Dr. med. F. Holz
Universitätsaugenklinik mit Poliklinik
Ernst-Abbe-Strasse 2
D-53105 Bonn

Prof. Dr. Dieter Huhn
Facharzt für Innere Medizin – Hämatologie und
Internistische Onkologie
Giesebrechtstraße 20
D-10629 Berlin

Prof. Dr. Nicolas Hunzelmann
Klinik und Poliklinik für Dermatologie und
Venerologie
Universität zu Köln
Joseph-Stelzmann-Straße 9
D-50924 Köln

PD Dr. RALF IGNATIUS
Charité – Universitätsmedizin Berlin
Campus Benjamin Franklin
Institut für Mikrobiologie und Hygiene
Hindenburgdamm 27
D-12203 Berlin

Dr. med. HENDRIK JANSEN
Klinik und Poliklinik für Unfall-, Hand- und
Wiederherstellungschirurgie
Universitätsklinikum Münster
Waldeyerstr. 1
D-48149 Münster

Dr. B. JÜNGLING
Klinik für Innere Medizin II
Universitätsklinikum des Saarlandes
Kirrberger Straße
D-66421 Homburg/Saar

Prof. Dr. M. KAUFMANN
Goethe-Universität Frankfurt
Klinik für Gynäkologie und Geburtshilfe
Theodor-Stern-Kai 7
D-60590 Frankfurt

Dr. BEATE KLIMM
Klinikum der Universität zu Köln
Studienzentrale der DHSG
Herderstr. 52-54
D-50924 Köln

Priv.-Doz. Dr. med. HANS-JÜRGEN KLOMP
Geschäftsführender Oberarzt und
Lehrbeauftragter der Klinik für Allgemeine
Chirurgie und Thoraxchirurgie
Universitätsklinikum Schleswig-Holstein –
Campus Kiel
Arnold-Heller-Straße 7
D-24105 Kiel

Dr. med. ASSEN KOITSCHEV
Universitäts-Hals-Nasen-Ohren-Klinik
Elfriede-Aulhorn-Str. 5
D-72076 Tübingen

Prof. em. Dr. NIKOLAUS KONIETZKO
Arzt für Innere Medizin – Pneumologie
Allergologie
Spillheide 78
D-45239 Essen

Prof. Dr. J. KRÄMER
Orthopädische Universitätsklinik Bochum
St. Josef-Hospital
Gudrunstr. 56
D-44791 Bochum

Prof. Dr. R. KREIENBERG
Universitätsfrauenklinik und Poliklinik
Universitätsklinikum Ulm
Prittwitzstraße 43
D-89075 Ulm

Prof. Dr. med. FRANZ-JOSEF KRETZ
Klinik für Anästhesiologie und Intensivmedizin
Klinikum Stuttgart - Olgahospital
Bismarkstraße 8
D-70176 Stuttgart

Univ.-Prof. Dr. med. Dr. rer. nat. CLAUS KROEGEL
Abt. Pneumologie und Allergologie/
Immunologie
Medizinische Klinik I
Friedrich-Schiller-Universität
Erlanger Allee 101
D-07740 Jena

Dr. THOMAS LAUER
Oberarzt
Medizinische Klinik I der
RWTH Aachen
Pauwelsstr. 30
D-52074 Aachen

Prof. Dr. D. LIEBERMANN-MEFFERT
Chirurgische Klinik und Poliklinik
Klinikum rechts der Isar
TU München
Ismaninger Straße 22
D-81675 München

Prof. Dr. D. LOHMANN
Institut für Humangenetik
Universitätsklinikum Essen
Hufelandstrasse 55
D-45122 Essen

Priv.-Doz. Dr. Michael Ludwig
Zentrum für Hormon- und
Stoffwechselerkrankungen
Gynäkologische Endokrinologie und
Reproduktionsmedizin
Endokrinologikum Hamburg
Lornsenstr. 6
D-22767 Hamburg

Prof. Dr. Marcus M. Maassen
Hühnenbergstr. 1
CH-6006 Luzern

Prof. Dr. P. Malfertheiner
Direktor der Klinik für Gastroenterologie,
Hepatologie und Infektiologie
Otto-von-Guericke-Universität
Leipziger Straße 44
D-39120 Magdeburg

Dr. med. Jan Matussek
Leitung Kinderorthopädie
Klinik und Polyklinik für Orthopadie der
Universität Regensburg im
Asklepios Klinikum
Kaiser-Karl-V.-Allee 3
D-93077 Bad Abbach

Prof. Dr. Thomas Meinertz
Universitäres Herzzentrum gGmbH
Martinistr. 52
D-20246 Hamburg

Prof. Dr. M. Mielke
Robert Koch-Institut (RKI)
Bundesinstitut für Infektionskrankheiten und
nicht übertragbare Krankheiten
Fachgebiet Angewandte Infektions- und
Krankenhaushygiene
Nordufer 20
D-13353 Berlin

Dr. F. Mockenhaupt
Institut für Tropenmedizin
Charité – Humboldt-Universität zu Berlin
Spandauer Damm 130
D-14050 Berlin

Frau Dr. I. Montali
Oberarzt Chirurgie
St. Claraspital
Kleinriehenstrasse 30
CH-4016 Basel

PD Dr. med. W. Nebelung
Chefarzt Marienkrankenhaus
Orthopädische Fachklinik
An St. Swidbert 17
D-40489 Düsseldorf

Dr. Susanna Nikolaus
Universitätsklinikum Schleswig-Holstein
Campus Kiel
Klinik für Allgemeine Innere Medizin
Schittenhelmstr. 12
D-24105 Kiel

Prof. Dr. D. Nowak
Institut und Poliklinik für Arbeits- und
Umweltmedizin
Klinikum der Universität München – Innenstadt
Ziemssenstraße 1
D-80336 München

Dr. R. Peterli
Leitender Arzt
Allgemeinchirurgische Abteilung
St. Claraspital
Kleinriehenstrasse 30
CH-4016 Basel

Prof. Dr. med. Klaus M. Peters
Chefarzt der Orthopädie und Osteologie
Rhein-Sieg-Klinik Nümbrecht
Höhenstraße 30
D-51588 Nümbrecht

Dr. Jürgen Podlech
Institut für Virologie
Johannes Gutenberg-Universität
Hochhaus am Augustusplatz
D-55101 Mainz

Dr. Anja Potthoff
Klinik für Dermatologie und Allergologie der
Ruhr-Universität
St. Josefs-Hospital
Gudrunstr. 56
D-44791 Bochum

PD Dr. med. Serena Preyer
Leitende Oberärztin
Universitäts-Hals-Nasen-Ohren-Klinik
Elfriede-Aulhorn-Str. 5
D-72076 Tübingen

Priv.-Doz. Dr. med. J. Rädle
Klinik für Innere Medizin II
Universitätsklinikum des Saarlandes
Kirrberger Straße
D-66421 Homburg/Saar

Univ.-Prof. Dr. med. Michael J. Raschke
Klinik und Poliklinik für Unfall-, Hand- und
Wiederherstellungschirurgie
Universitätsklinikum Münster
Waldeyerstr. 1
D-48149 Münster

PD Dr Oliver Reich
Urologische Universitätsklinik der
Ludwig-Maximilians-Universität
Klinikum Großhadern
Marchioninistraße 15
D-81377 München

Dr. med. Sabine Remppis
Klinik für Anästhesiologie und Intensivmedizin
Klinikum Stuttgart - Krankenhaus Bad Cannstatt
Prießnitzweg 24
D-70374 Stuttgart

Dr. med. P. Reuter
Reuter Medical, Inc.
12721 Dresden Court
Fort Myers, FL 33912
USA

Prof. Dr. Franz Rinninger
Universitätsklinikum Hamburg-Eppendorf
Zentrum für Innere Medizin
Martininstraße 52
D-20246 Hamburg

Dr. P. Rittler
Chirurgische Klinik
Klinikum Großhadern
Marchionistraße 15
D-81377 München

Dr. med. Jesus Rodriguez Jorge
Universitäts-Hals-Nasen-Ohren-Klinik
Elfriede-Aulhorn-Str. 5
D-72076 Tübingen

Dr. C. Rolf
St. Josef Hospital
Wiener Str. 1
D-27568 Bremerhaven

Dr. C. Rosenthaler
Kantonsspital
Liestal
Rheinstrasse 26
CH-4410 Liestal

Prof. Dr. Karl-Heinz Rühle
Klinik für Pneumologie, Allergologie und
Schlafmedizin
Klinik Ambrock
Ambrocker Weg 60
D-58091 Hagen

PD Dr. Falk-Udo Sack
Universitätsklinikum Heidelberg
Chirurgische Klinik
Abt. Allgemeine, Viszerale und Unfallchirurgie
Im Neuenheimer Feld 110
D-69120 Heidelberg

Dr. M. Schäfer
Centrum für Muskuloskeletale Chirurgie
Klinik für Unfall- und
Wiederherstellungschirurgie
Klinik für Orthopädie
Charité – Universitätsmedizin Berlin
Augustenburger Platz 1
D-13353 Berlin

Prof. Dr. D. Scheidegger
Vorsteher Departement Anästhesie
Universitätsspital
Spitalstraße 21
CH-4031 Basel

Dr. W. Schillinger
Abteilung Kardiologie und Pneumoologie
Zentrum Innere Medizin
Georg-August-Universität Göttingen
Robert-Koch-Straße 40
D-37075 Göttingen

Prof. Dr. JAN SCHMIDT
Universitätsklinikum Heidelberg
Chirurgische Klinik
Abt. Allgemeine, Viszerale und Unfallchirurgie
Im Neuenheimer Feld 110
D-69120 Heidelberg

PD Dr. BRUNO SCHMIED
Universitätsklinikum Heidelberg
Chirurgische Klinik
Abt. Allgemeine, Viszerale und Unfallchirurgie
Im Neuenheimer Feld 110
D-69120 Heidelberg

Frau Dr. TANJA SCHMITZ-HÜBSCH
Neurologische Universitätsklinik
Sigmund-Freud-Straße 25
D-53105 Bonn

Prof. Dr. B. SCHNEEWEISS
Innere Abteilung
Landeskrankenhaus Kirchdorf
Hausmanningerstraße 8
A-4560 Kirchdorf

PD Dr. med. H. P. N. SCHOLL
Universitätsaugenklinik mit Poliklinik
Ernst-Abbe-Strasse 2
D-53105 Bonn

Prof. Dr. WOLFGANG SCHÖLS
Herzzentrum Duisburg
Klinik für Kardiologie u. Angiologie
Gerrickstraße 21
D-47137 Duisburg

Prof. Dr. STEFAN SCHREIBER
Universitätsklinikum Schleswig-Holstein
Campus Kiel
Klinik für Allgemeine Innere Medizin
Schittenhelmstr. 12
D-24105 Kiel

Dr. A. SCHÜLER
Institut für Humangenetik
Universitätsklinikum Essen
Hufelandstrasse 55
D-45122 Essen

Dr. med. ANNE-STEFANIE SCHULTZE-MOSGAU
Klinik für Frauenheilkunde und Geburtshilfe
Universitätsklinikum Schleswig-Holstein,
Campus Lübeck
Ratzeburger Allee 160
D-23538 Lübeck

Dr. med. GÜNTHER SCHUMANN
Arzt für Neurologie und Psychiatrie,
Pschychotherapie
Castroper Hellweg 537
D-44805 Bochum

Dr. MICHAEL SEITZ
Urologische Universitätsklinik der
Ludwig-Maximilians-Universität
Klinikum Großhadern
Marchioninistraße 15
D-81377 München

Prof. Dr. med. J. R. SIEWERT
Chirurgische Klinik und Poliklinik
Klinikum rechts der Isar
TU München
Ismaninger Straße 22
D-81675 München

Dr. med. WOLFGANG SOHN
Dorfstraße 5-7
D-41366 Schwalmtal

PD Dr. P. STAIB
Klinik I für Innere Medizin
Klinikum der Universität zu Köln
Kerpener Straße 62
D-50924 Köln

Prof. Dr. EBERHARD STANDL
Städtisches Krankenhaus München-Schwabing
Akademisches Lehrkrankenhaus
3. Medizinische Abteilung
Kolner Platz 1
D-80804 München

Univ. Prof. Dr. HUBERT J. STEIN
Vorstand Universitätsklinik für Chirurgie
Paracelsus Private Medizinische Universität
Müllner Hauptstr. 48
A-5020 Salzburg

PD Dr. L.A. STEINER
Universitätsspital
Spitalstraße 21
CH-4031 Basel

Dr. J. STEMMLER
Klinikum der Universität
Klinikum Großhadern
Medizinische Klinik und Poliklinik III
Marchionistraße 15
D-81377 München

Prof. Dr. CHRISTIAN STIEF
Urologische Universitätsklinik der LMU
Klinikum Großhadern
Marchioninistraße 15
D-81377 München

Prof. Dr. B. E. STRAUER
Heinrich-Heine-Universität Düsseldorf
Klinik für Kardiologie, Pneumologie und
Angiologie
Moorenstraße 5
D-40225 Düsseldorf

Prof. Dr. THOMAS STROWITZKI
Universitäts-Frauenklinik Heidelberg
Abt. für Gynäk. Endokrinologie und
Fertilitätsstörungen
Voßstr. 9
D-69115 Heidelberg

Dr. W. STUDER
Kantonsspital
Liestal
Rheinstrasse 26
CH-4410 Liestal

Dr. B. TEMMESFELD-WOLLBRÜCK
Medizinische Klinik mit Schwerpunkt
Infektiologie und Pneumologie
Universitätsklinikum - Charité
Augustenburger Platz 1
D-13353 Berlin

Dr. med. J. TEPEL
Leitender Oberarzt der
Klinik für Allgemeine Chirurgie und
Thoraxchirurgie
Klinikum an der Christian-Albrechts-Universität
zu Kiel
Arnold-Heller-Straße 7
D-24105 Kiel

Dr. med. ANDREAS THIERBACH
Chefarzt
Klinik für Anästhesie und operative
Intensivmedizin
Klinikum Idar-Oberstein
Dr.-Ottmar-Kohler-Str. 2
D-55743 Idar-Oberstein

Prof. Dr. med. THOMAS VOGT
Klinik und Poliklinik für Dermatologie
Klinikum der Universität
D-93042 Regensburg

Prof. Dr. BEATRIX VOLC-PLATZER
Dermatologische Abteilung
SMZ Ost – Donauspital
Langobardenstraße 122
A-1220 Wien

Prof. Dr. med. MARKUS VON FLÜE
Chefarzt Chirurgie
St. Claraspital
Kleinriehenstrasse 30
CH-4016 Basel

Dr. B. VON RAHDEN
Universitätsklinik für Chirurgie
Paracelsus Medizinische Privatuniversität
Müllner Hauptstr. 48
A-5020 Salzburg

Prof. Dr. L. S. WEILEMANN
Klinische Toxikologie/Giftinformation
II. Medizinische Klinik und Poliklinik
Johannes-Gutenberg-Universität Mainz
Langenbeckstraße 1
D-55131 Mainz

Prof. Dr. KARL WERDAN
Klinikum der Martin-Luther-Universität Halle-Wittenberg
Klinik und Poliklinik für Innere Medizin III
Ernst-Grube Str. 40
D-06120 Halle/Saale

Dr. S. WIECZOREK
Herzzentrum Duisburg
Klinik für Kardiologie u. Angiologie
Abteilung für Elektrophysiologie
Gerrickstraße 21
D-47137 Duisburg

Dr. M. WIESE
Orth. Universitätsklinik
am St. Josef Hospital Bochun
Gudrunstr. 56
D-44791 Bochum

PD Dr. R. WILLBURGER
Abteilung für Rheumaorthopädie
St. Elisabeth-Hospital
Bleichstr. 12
D-44787 Bochum

N. WISCHNEWSKI
Robert Koch-Institut (RKI)
Bundesinstitut für Infektionskrankheiten und
nicht übertragbare Krankheiten
Fachgebiet Angewandte Infektions- und
Krankenhaushygiene
Nordufer 20
D-13353 Berlin

DR. BETTINA WÖLNERHANSSEN
Allgemeinchirurgische Abteilung
St. Claraspital
Kleinriehenstrasse 30
CH-4016 Basel

DR. HEIKE ZABECK
Thoraxklinik am Universitätsklinikum
Heidelberg
Amalienstr. 5
D-69126 Heidelberg

Prof. Dr. ROBERT ZANGERLE
Universitätsklinik für Dermatologie und
Venerologie
Anichstraße 35
A-6020 Innsbruck

Prof. Dr. S. ZEUZEM
Universitätsklinikum des Saarlandes
Klinik für Innere Medizin II
D-66421 Homburg/Saar

Prof. Dr. med. E. ZRENNER
Universitäts-Augenklinik Tübingen
Abteilung für Pathophysiologie des Sehens und
Neuro-Ophthalmologie
Schleichstr. 12-16
D-72076 Tübingen

Prof. Dr. ULRIKE ZWERGEL
Klinik u. Poliklinik für Urologie und
Kinderurologie der Universität des Saarlandes
Gebäude 6
D-66421 Homburg/Saar

Hinweise zur Benutzung des Lexikons

Hauptstichwörter werden auf der Grundlage eines Buchstaben-für-Buchstaben-Systems eingeordnet. Bei mehrsilbigen Stichwörtern [Ausnahme: Komposita] wird die Silbentrennung angezeigt.

Haupteinträge erhalten eine Geschlechts- oder Wortartangabe [siehe auch »Abkürzungsverzeichnis«]. Alternative Schreibweisen und unregelmäßige Pluralformen werden aufgeführt, soweit dies inhaltlich sinnvoll ist.

Umlaute werden bei der Alphabetisierung nicht besonders berücksichtigt, d.h., ä, ö, ü werden als a, o bzw. u eingeordnet. Kursiv geschriebene Vorsilben, numerische Präfixe, griechische Buchstaben und die Präfixe L, D, l, d werden bei der alphabetischen Einordnung nicht beachtet.

Mehrworteinträge erscheinen in der Regel als Untereinträge zu einem logischen Überbegriff. Untereinträge werden genauso wie Hauptstichwörter alphabetisch eingeordnet.

Folgende **Schriftarten und Farben** werden zur Gliederung der Einträge eingesetzt:

Halbfett für den Haupteintrag

Auszeichnungsschrift für Untereinträge und wichtige Termini im Eintragstext

Grundschrift für den Eintragstext

Kursiv für Synonyme, Sachgebietsangaben und zusätzliche Informationen

Blau für Verweise und Hinweise auf andere Stichwörter [siehe weiter unten]

Rotbraun für Verweise und Hinweise auf Essaythemen [siehe auch »Inhaltsverzeichnis«]

Verweise und Hinweise

→   Verweis auf ein mit dem Eintrag synonymes Stichwort

s.u.   Hinweis auf einen Eintrag, unter dem das Stichwort aufgeführt und evtl. definiert ist

s.a.   Hinweis auf ein Stichwort, das zusätzliche oder ergänzende Informationen enthält

✩   Hinweis auf ein Stichwort, das eine Definition inhaltlich ergänzt

Abkürzungsverzeichnis

Abk.	Abkürzung(en)	m	masculinum, männlich
anatom.	anatomisch	nt	neutrum, sächlich
Anw.	Anwendung	NW	Nebenwirkung(en)
biolog.	biologisch	patholog.	pathologisch
bzw.	beziehungsweise	pl	Plural, Mehrzahl
ca.	circa	s.a.	siehe auch
chem.	chemisch	s.u.	siehe unter
chirurg.	chirurgisch	sog.	so genannt
d	Tag [dies]	Syn.	Synonym(e)
DD	Differenzialdiagnose	tgl.	täglich
evtl.	eventuell	u.a.	unter anderem; und andere
f	femininum, weiblich	u.ä.	und ähnliche(s)
gynäkol.	gynäkologisch	u.U.	unter Umständen
h	Stunde [hora]	usw.	und so weiter
i.d.R.	in der Regel	v.a.	vor allem
i.e.S.	im eigentlichen Sinne	WW	Wechselwirkung(en)
Ind.	Indikation(en)	z.B.	zum Beispiel
KG	Körpergewicht	z.T.	zum Teil
Kontraind.	Kontraindikation(en)	z.Z.	zur Zeit
labor.	labormedizinisch		

ICD-10-Index

Der Index basiert auf der dreistelligen allgemeinen Systematik der Internationalen statistischen Klassifikation der Krankheiten und verwandter Gesundheitsprobleme 10. Revision [International Statistical Classification of Diseases and Related Health Problems, 10. Revision], kurz ICD-10. In der ersten Spalte ist der ICD-10-Schlüssel oder eine adaptierte Form aufgeführt, in der zweiten Spalte die in der ICD verwendete Bezeichnung(en). In der dritten Spalte ist das entsprechende Stichwort oder der Essay, unter dem die Entität besprochen wird, aufgeführt. Die Angabe der Seitenzahl in der letzten Spalte hilft beim Schnellzugriff, ebenso wie die Farbkodierung der Hinweise [*blau* für normale Einträge, *rotbraun* für Essays].

ICD-10-Schlüssel	ICD-Entität	s.u. Stichwort/Essay	Seite
A00	Cholera	*Cholera*	201
A01	Typhus abdominalis und Paratyphus	*Salmonella paratyphi*	1382
		Essay Tropenkrankheiten - importierte Krankheiten	1571
		Typhus	1602
A02	Sonstige Salmonelleninfektionen	*Salmonella*	1382
A03	Shigellose, Bakterielle Ruhr	*Bakterienruhr*	122
		Essay Diarrhoe - entzündliche und nicht-entzündliche Formen	265
		Shigella	1463
A04	Sonstige bakterielle Darminfektionen	*Campylobacteriose*	176
		Escherichia coli	385
		Yersinia enterocolitica	1711
A05	Sonstige bakteriell bedingte Lebensmittelvergiftungen	*Lebensmittelvergiftung*	873
A06	Amöbiasis, Amöbenruhr	*Amöbenruhr*	42
		Amöbiasis	42
A07	Sonstige Darmkrankheiten durch Protozoen	*Essay Parasitosen*	1217
		Protozoonose	1314
		Essay Tropenkrankheiten - importierte Krankheiten	1571
A08	Virusbedingte und sonstige näher bezeichnete Darminfektionen	*Enteritis*	357
		Gastroenteritis	459
A09	Diarrhoe und Gastroenteritis, vermutlich infektiösen Ursprungs	*Diarrhoe*	264
		Essay Diarrhoe - entzündliche und nicht-entzündliche Formen	265
		Essay Parasitosen	1217
A15-A16	Tuberkulose der Atmungsorgane	*Lungentuberkulose*	931
		Tuberkulose	1583
		Essay Tuberkulose	1585
A17	Tuberkulose des Nervensystems	*Tuberkulose*	1583
		Essay Tuberkulose	1585
A18	Tuberkulose sonstiger Organe	*Tuberkulose*	1583
		Essay Tuberkulose	1585
A19	Miliartuberkulose	*Miliartuberkulose*	1029
		Essay Tuberkulose	1585
A20	Pest	*Pest*	1246
A21	Tularämie	*Tularämie*	1583
A22	Anthrax, Milzbrand	*Anthrax*	65
A23	Brucellose	*Brucella*	169
		Mittelmeerfieber	1032
A24	Rotz [Malleus] und Melioidose [Pseudorotz]	*Maliasmus*	967
		Malleoidose	967

Lexikonteil

A

AAI-Stimulation *f*: *s.u. Herzschrittmacher*

Aba|ca|vir *nt*: nucleosidanaloger Reverse-Transkriptase-Hemmer; **Anw.**: Kombinationstherapie [mit Zidovudin* und Lamivudin*] bei HIV-Infektion; **Dosierung**: 2 × tgl. 300 mg; **NW**: Überempfindlichkeitsreaktion mit Fieber, Exanthem, Abgeschlagenheit und gastrointestinalen Symptomen; *s.a. Essay HIV-Infektion – AIDS S. 625*

Abadie-Zeichen *nt*: *Syn*: *Dalrymple-Zeichen*; Spasmus des Musculus levator palpebrae superioris bei Basedow-Krankheit führt zur Sichtbarwerdung eines Sklerastreifens oberhalb der Hornhaut beim Geradeausblicken

Abbreviated Injury Scale *f/nt*: Scoresystem zu Klassifikation schwer traumatisierter Patienten; basiert auf sechs Körperregionen [Kopf/Hals, Gesicht, Thorax, Abdomen/Beckenorgane, Extremitäten/Schultergürtel, äußere Verletzungen] und sechs Schweregade der Verletzung von 0 [keine Verletzung] bis 6 [tödliche Verletzung]; *s.a. Injury Severity Score, Essay Polytrauma S. 1285*

Ab|ci|xi|mab *nt*: Fab-Fragment eines des chimärischen monoklonalen Antikörpers 7E3 gegen den Glykoprotein-IIb/IIIa-Rezeptor; wirkt als Thrombozytenaggregationshemmer, v.a. in den Koronararterien; **Anw.**: perkutane transluminale Koronarangioplastie; **Dosierung**: 0,25 mg/kg Körpergewicht als i.v.-Bolusinjektion 10 min vor PTCA mit anschließender kontinuierlicher i.v.-Infusion von 10 µg/min über 12 h; **NW**: Blutungskomplikationen, Thrombozytopenie, Hypotonie, Bradykardie

ABC-Klassifikation *f*: *Syn*: *International Intraocular Retinoblastoma Classification*; *s.u. Essay Retinoblastom S. 1355*

ABC-Schema *nt*: Reihenfolge der lebensrettenden Maßnahmen nach Safar und Gordon: Airway [Freimachen der Atemwege], Breathing [Beatmung], Circulation [Wiederherstellung der Kreislauffunktion]; *s.a. Reanimation*

Ab|deck|test *m*: *s.u. latentes Schielen*

Abderhalden-Fanconi-Syndrom *nt*: → *Cystinose*

Ab|do|men, akutes/perakutes/subakutes *nt*: *s.u. Akutes Abdomen*

Ab|do|men|leer|auf|nah|me *f*: → *Abdomenübersichtsaufnahme*

Ab|do|men|über|sichts|auf|nah|me *f*: *Syn*: *Abdomenleeraufnahme*; wird, wenn möglich, im Stehen aufgenommen; die Blase sollte vorher entleert werden; kann Hinweise auf eine Reihe von angeborenen oder erworbenen Veränderungen geben; beurteilt werden Weichteilschatten, Skelettsystem sowie Verkalkungen und röntgendichte Verschattungen

Ab|do|mi|nal|gra|vi|di|tät *f*: → *Bauchhöhlenschwangerschaft*

Ab|do|mi|nal|ho|den *pl*: *Syn*: *Bauchhoden*; Form der Hodenretention, bei der ein oder beide Hoden im Bauchraum liegt/liegen; *s.a. Maldescensus testis*

Ab|do|mi|nal|trau|ma *nt*: → *Bauchtrauma*

Ab|do|mi|no|hys|te|ro|to|mie *f*: *Syn*: transabdominelle Hysterotomie, Laparohysterotomie, Zöliohysterotomie; Hysterotomie durch den Bauchraum

Ab|du|cens|pa|re|se *f*: *Syn*: *Abduzensparese, Abduzenslähmung*; Lähmung des Nervus abducens führt zum Sehen von Doppelbildern und Schielen des betroffenen Auges; *s.a. Lähmungsschielen, Abb. A1*

Ab|duk|ti|ons|frak|tur *f*: Knochenbruch, bei dem es zur Bildung einer Valgusfehlstellung [Dislocatio ad axim mit nach außen offenem Winkel] kommt; *s.a. Essay Fraktur, Luxation, Distor-*

sion S. 423

Ab|du|zens|pa|re|se *f*: → *Abducensparese*

Abe|ta|li|po|pro|te|in|ämie *f*: *Syn*: *A-Beta-Lipoproteinämie, Bassen-Kornzweig-Syndrom*; autosomal-rezessiver Mangel an β-Lipoprotein, Cholesterin und Chylomikronen im Serum führt zu milder Steatorrhoe, Triglycerideinlagerung in Enterozyten und Hepatozyten sowie neurologischen und häma-

Tab. A1. Abdomenübersichtsaufnahme. Systematische Betrachtung einer Abdomenübersichtsaufnahme und klinischer Bezug

Organ	Radiologische Befunde	Klinik
A. Weichteilschatten		
Niere	Größe, Kontur, Lage, Tumor	Nierentumor, Nierenzyste, Pyelonephritische Narben- oder Schrumpfniere, dystope Niere, Aplasie, pararenale Raumforderung
Psoas	Randschatten unscharf	Retroperitonealer Abszess, Hämatom
Blase	Kontur, Wanddicke, Restharn, Verkalkung	Abflussstörung mit Wandverdickung, Überlaufblase mit großem Restharn, Bilharziose, Blasenstein
Prostata	Größe, Anhebung des Blasenbodens, Verkalkungen	Prostatahyperplasie, Prostatakarzinom, rez. Prostatitis mit Prostatasteinen, TBC, Steatose, Hepatomegalie, Ileus, Subileus
Leber	Größe, Kontur	
Darm	Luftgehalt, Spiegel	
B. Skelettsystem		
Rippen	Frakturen, Knorpelverkalkungen	Flankentrauma mit Nierenbeteiligung, Tumor, degenerative Veränderungen
LWS	Osteolyse, unvollständiger Bogenschluss, Spina bifida, degenerative Veränderungen	u. a. Nierenzellkarzinom, neurogene Störung der Blase, Meningomyelozele mit Blasenentleerungsstörungen, Spondylarthrose, Osteoporose
Becken	osteoplastische und osteolytische Herde, Frakturen, Sakrumagenesie, klaffende Symphyse	Prostatakarzinom, Tumoren des kleinen Beckens, Blasen- und Harnröhrenverletzung, neurogene Blasenentleerungsstörungen, Blasenekstrophie
C. Verkalkungen und röntgendichte Veränderungen in Projektion auf:		
Leber		Cholelithiasis, Leberzysten (Echinococcus)
Nieren		Kelch-, Nierenbecken-, Ausgussstein
Harnleiter		Harnleiterstein
Abdomen		Verkalkter Lymphknoten, Metastase, Kontrastmittel oder Fremdkörper in der Appendix
Becken		Phlebolithen, distale Harnleitersteine, Spirale, Scheidendiaphragma, Prostatasteine, Blasenstein, Prostata- und Harnröhrenstent
Gefäße		Arteriosklerotische Veränderungen, Aneurysma

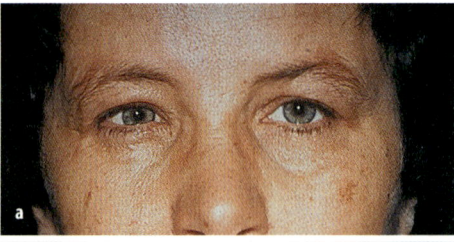

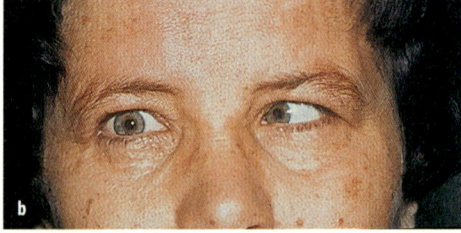

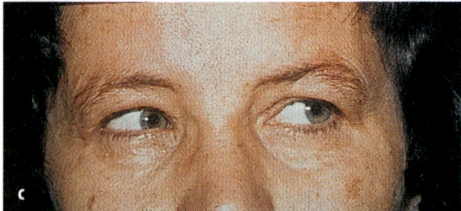

Abb. A1. Abducensparese. Rechtsseitige Abducensparese: **a** Blick geradeaus: rechtes Auge in leichter Konvergenzstellung, **b** Blick nach rechts: das gelähmte rechte Auge abduziert nur bis zur Mittellinie, **c** Blick nach links: keine Abweichung

tologischen Störungen; *s.a. Essay Hereditäre Netzhautdystrophien S. 1119*

Ab|fluss, trabekulärer *m*: *s.u. Essay Glaukome S. 497*
Ab|fluss, uveoskleraler *m*: *s.u. Essay Glaukome S. 497*
Ab|fluss|sys|te|me *pl*: *s.u. Essay Glaukome S. 497*
Ab|führ|mit|tel *nt*: *Syn: Laxativum, Laxans, Purgativum, Purgativ*; Mittel zur Förderung und Erleichterung des Stuhlganges; nach dem Wirkungsgrad eingeteilt in Abführmittel mit schwacher [**Aperitivum**], mittelstarker [**Laxativum**], starker [**Kathartikum**] und extrem starker Wirkung [**Drastikum**]; nach dem Wirkungsmodus unterscheidet man: **1. Gleitmittel** [z.B. Docusat-Natrium], die die Stuhlpassage erleichtern **2. Füllmittel** und **Quellsubstanzen** [z.B. Flohsamen], die das Stuhlvolumen erhöhen und damit die Darmtätigkeit anregen; dazu gehören z.B. Ballaststoffe **3. Osmolaxantien** sind isotone oder hypotone Lösungen von Salzen [z.B. Glaubersalz, Bittersalz] oder Polyhydroxyverbindungen [z.B. Sorbitol, Lactulose] **4. wasseranziehende und antiresorptive Substanzen** [z.B. Sennesblätter] regen die Darmperistaltik dadurch an, dass sie die Resorption von Natrium und Wasser verhindern und zusätzlich den Einstrom von Wasser in den Darm fördern **5. Substanzen, die den Stuhlentleerungsreflex fördern**, dazu gehören Glycerin oder Sorbitol, die als Zäpfchen oder Einlauf appliziert werden; zu häufige bzw. missbräuchliche Einnahme von Abführmitteln [**Abführmittelabusus, Laxanzienabusus**] führt u.a. zu Störungen des Elektrolythaushaltes [v.a. Hypokaliämie, Hypomagnesiämie] und dadurch bedingter Verstopfung; findet sich v.a. bei Anorexia nervosa, Bulimie oder Münchhausen-Syndrom
Abi|les *f*: → *Fichte*
A-Bild *nt*: *s.u. Sonografie*
Ab|la|tio *f*: **1.** Ablösung, Abtrennung, Abhebung, Ablation **2.** (operative) Entfernung, Abtragung, Amputation
Ablatio chorioideae: *Syn: Aderhautabhebung, Amotio chori-*

oideae; Abhebung der Aderhaut durch Exsudat oder Einblutung; *s.a. Ablatio retinae*
Ablatio mammae: → *Mastektomie*
Ablatio placentae: → *vorzeitige Plazentalösung*
Ablatio retinae: *Syn: Netzhautablösung, Amotio retinae*; durch verschiedene Ursachen hervorgerufene Trennung von Netzhaut und Pigmentepithel; relativ selten, aber wichtig, weil das Sehvermögen akut bedroht ist und es ohne Behandlung fast immer zur Erblindung kommt; am häufigsten ist die **primäre Ablatio retinae**, die durch einen Netzhautriss [im Alter, bei Myopie oder nach Kataraktoperation] verursacht wird; sie entsteht häufig in der oberen Hälfte und hat meist eine Hufeisenform; eine Sonderform davon ist die **Riesenrissablation** im Zentrum der Netzhaut, die mehr als die Hälfte der Netzhaut umfassen kann
die **sekundäre Ablatio retinae** entsteht nach stumpfer oder perforierender Augenverletzung, Entzündung oder Aderhautmelanom, und kann bei den traumatischen Formen noch Jahre nach der Verletzung auftreten; **Klinik:** anfangs bemerken die Patienten Lichtblitze, die durch den Einriss der Netzhaut entstehen; danach nehmen sie einen **Schwarm von schwarzen Mücken** oder **Rußflocken** wahr; die Netzhautablösung wird als schwarzer Schatten wahrgenommen, der sich allmählich zum Zentrum vorschiebt; **Therapie:** Ziel ist es, den Riss zu verschließen und die Netzhaut wieder anzulegen; der Verschluss erfolgt mit Laser oder Kryosonde; die entstehende Narbe verhindert eine spätere Wiederablösung

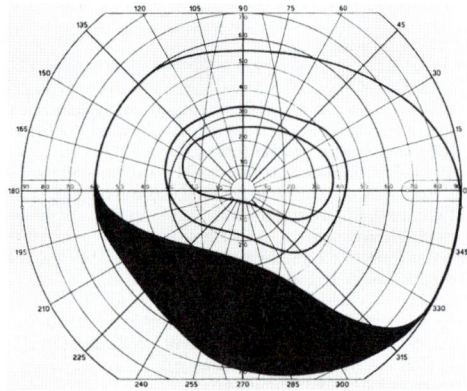

Abb. A2. Ablatio retinae. Typischer Gesichtsfeldausfall

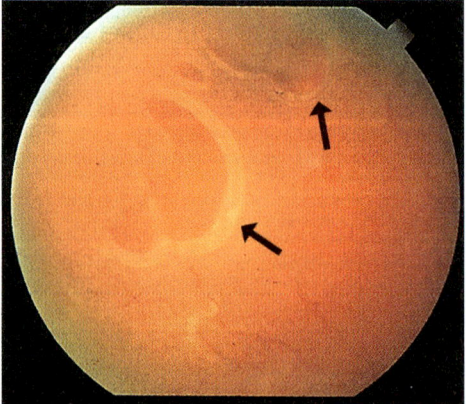

Abb. A3. Ablatio retinae. Temporale Abhebung der Netzhaut mit Pfeilen am zentralen Rand der Ablatio

Ab|le|de|rung *f*: *Syn:* Decollement; *s.u. Essay Wundbehandlung S. 1699*

Ab|lei|tung, bipolare *f*: *s.u. Elektroenzephalografie*

Ab|lei|tung, unipolare *f*: *s.u. Elektroenzephalografie*

ABNull-Erythroblastose *f*: *s.u. Morbus haemolyticus neonatorum*

Ab|nut|zungs|der|mal|to|se *f*: → *chronisch toxisches Kontaktekzem*

ABO-Erythroblastose *f*: *s.u. Morbus haemolyticus neonatorum*

Abort *m*: *Syn:* Abortus, Fehlgeburt, Spontanabort; Abgang einer Frucht vor dem Erreichen der Lebensfähigkeit; die Grenze der Lebensfähigkeit wurde früher bei 28 Schwangerschaftswochen oder 1000 g Geburtsgewicht gezogen, heute wird sie aber bei 22.–24. SSW oder 500 g Geburtsgewicht angesetzt; jenseits dieser Grenze spricht man entweder von Frühgeburt [wenn das Kind lebt] oder Totgeburt; die **Häufigkeit** von Aborten ist nur schwer bestimmbar, da viele Fehlgeburten in der Frühphase der Schwangerschaft [bis zur 8. SSW] unerkannt bleiben; deshalb wird die Häufigkeit je nach Autor zwischen 10 und 70 % angegeben; die häufigsten **Ursachen** sind Chromosomenanomalien [60 %] und Corpus-luteum-Insuffizienz, die zu **Frühaborten** führen, und die Zervixinsuffizienz, die i.d.R. zu **Spätaborten** im zweiten Trimester führt; andere Ursachen [Infektionen, Diabetes mellitus, Medikamente, Rauchen] spielen eine geringere Rolle; **Klinik**: Kardinalsymptome sind vaginale Blutung, die in der Frühphase oft nur schwach ausgeprägt ist, bei Spätaborten aber massiv und u.U. lebensbedrohlich sein kann, und Unterbauchschmerzen, die meist wie starke Menstruationsschmerzen empfunden werden; vom Ablauf her kann man zwischen **drohendem Abort** [Abortus imminens], **beginnendem Abort** [Abortus incipiens], **unvollständigem Abort** [Abortus incompletus] und **vollständigem Abort** [Abortus completus] unterscheiden; unterbleibt das Ausstoßen der abgestorbenen Frucht, spricht man von **verhaltenem Abort** [missed abortion]

Therapie: bei der drohenden Fehlgeburt ist die wichtigste therapeutische Maßnahme Bettruhe bzw. körperliche Schonung; bei Zervixinsuffizienz evtl. Cerclage; da die Wahrscheinlichkeit, dass eine Fehlgeburt vollständig abläuft, nach der 6. SSW abnimmt, ist jenseits der 6. SSW ein aktives Vorgehen angebracht; i.d.R. ist eine instrumentelle Ausräumung [Gebärmutterauskratzung, Kürettage] in Narkose oder Regionalanästhesie die Methode der Wahl

septischer Abort: Fehlgeburt mit Infektion der Fruchthöhle und der Frucht, die zu einer septischen Aussaat und Gefährdung der Mutter führt; findet sich v.a. bei illegalen Schwangerschaftsabbrüchen mit unsterilen Instrumenten; **Klinik**: eitriger, übel riechender Ausfluss, druckschmerzhafter Uterus und systemische Infektzeichen [Leukozytenerhöhung, Fieber, Schüttelfrost]; **Therapie**: i.v.-Antibiotika, instrumentelle Uterusausräumung, i.v.-Heparin zur Verhinderung einer disseminierten intravaskulären Gerinnung

Ab|ra|sio uteri *f*: *Syn:* Gebärmutterausschabung; sowohl zu therapeutischen als auch diagnostischen Zwecken [Blutungen] durchgeführte Kürettage der Gebärmutterhöhle; wichtig ist, dass sich der Operateur vor dem Eingriff ein genaues Bild von der Größe und Lage [Anteflektion, Retroflektion] macht; v.a. beim graviden Uterus ist die Gefahr einer Gebärmutterperforation groß

bei Verdacht auf ein Endometriumkarzinom* ist die Hysteroskopie mit fraktionierter Abrasio Goldstandard der Diagnose; die separate Beurteilung von Zervix- und Korpusabradat soll helfen, Adenokarzinome der Zervix und Endometriumkarzinome mit Zervixbefall von auf das Corpus uteri begrenzten Endometriumkarzinomen abzugrenzen; *s.a. Essay Neubildungen des Uterus S. 1627*

Ab|riss|frak|tur *f*: *Syn:* Ausrissfraktur; Abriss von Knochenteilen am Ansatz von Sehnen oder Bändern, z.B. Schipperfraktur; *s.a. Essay Fraktur, Luxation, Distorsion S. 423*

Ab|schäl|ungs|frak|tur *f*: Absprengung eines schalenförmigen Fragments im Gelenkbereich; *s.a. Essay Fraktur, Luxation, Distorsion S. 423*

Ab|scher|frak|tur *f*: durch Scherkräfte verursachte komplette Fraktur; *s.a. Essay Fraktur, Luxation, Distorsion S. 423*

Ab|sence *f*: plötzlich einsetzender, kurzzeitiger Bewusstseinsverlust mit Amnesie; Form der Petit-mal-Epilepsie; *s.u. Essay Epilepsie und Status epilepticus S. 365*

Ab|setz|phä|no|men *nt*: *Syn:* Reboundphänomen; plötzliches Absetzen eines Medikamentes nach Dauereinnahme kann zu einer überschießenden, der Wirkung des Medikamentes entgegengesetzten Reaktion führen, z.B. Tachykardie und Blutdruckanstieg nach Absetzen von Betablockern

Ab|si|dia *f*: Pilzgattung; Erreger von Mucormykosen*

Ab|sinth *m*: → *Artemisia absinthium*

Ab|sin|thi|i herba *f*: *Syn:* Magenkraut, Wermutkraut; *s.u. Artemisia absinthium*

Abs|ti|nenz|syn|drom *nt*: *Syn:* Abstinenzerscheinungen, Entzugserscheinungen, Entzugssyndrom, Entziehungserscheinungen, Entziehungssyndrom, Delirium tremens; Bezeichnung für die beim Entzug eines Suchtmittels auftretende körperliche Symptomatik, deren Ausprägung vom Suchtmittel und dem Allgemeinzustand des Patienten abhängt; i.d.R. kommt es zu Kopfschmerzen, Schwitzen, Kreislaufbeschwerden, Hitzewallungen, Unruhe, Schlafstörungen usw.; in Extremfällen kann es zu Delir oder akuten Psychosen [Alkoholentzug, Delirium alcoholicum], schweren Depressionen und Selbstmordgefährdung kommen

Ab|sto|ßungs|re|ak|ti|on *f*: *Syn:* Abstoßung, Rejektion; Abstoßung eines Transplantates durch den Wirt; in Abhängigkeit vom Zeitpunkt des Auftretens der Abstoßungsreaktion, spricht man von **hyperakuter, akuter, beschleunigter** oder **chronischer Abstoßung**; nach dem Abwehrmechanismus unterscheidet man **zelluläre** und **humorale Abstoßung** und nach dem histologischen Bild **interstitielle** und **vaskuläre Abstoßung**; am häufigsten ist die **akute Abstoßung** mit Beginn nach 4–5 Tagen, bei der es zur Infiltration des Transplantates mit T-Lymphozyten kommt [**zelluläre interstitielle Abstoßung**]; hoch dosierte Steroide oder Antilymphozytenserum können diesen Typ der Abstoßungsreaktion meist gut beeinflussen; schlechter ist die Prognose, wenn es zur Mitbeteiligung der Gefäße kommt, da damit die Blutversorgung beeinträchtigt ist und es zu Ischämie kommt [**weiße Abstoßung**]; die **chronische Abstoßung** verläuft über Wochen, Monate oder Jahre und führt zu einer schleichenden Zerstörung des Transplantates; *s.a. Immunsuppression, Essay Transplantationschirurgie S. 1549*

Ab|stütz|plat|te *f*: verhindert das Absinken der Fraktur; *s.a. Plattenosteosynthese, Essay Fraktur, Luxation, Distorsion S. 423*

Abs|zess *m*: *Syn:* Abscessus; von einer **Abszessmembran** abge-

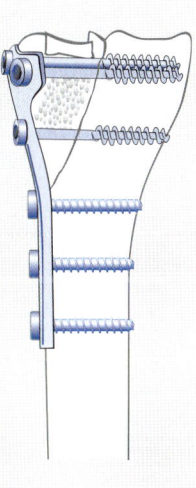

Abb. A4. Abstützplatte. Abstützplatte bei medialer Tibiakopffraktur

kapselte Eiteransammlung in einem durch Gewebeeinschmelzung entstandenen Hohlraum [**Abszesshöhle**]; typische **Erreger** sind Staphylokokken, Streptokokken und Escherichia coli; häufig findet man aber auch Mischinfektionen durch die lokale Bakterienflora; die **Symptomatik** hängt von der Lokalisation, der Art des Abszesses, dem Erreger, dem Ausmaß der Nekrose usw. ab; kalte Abszesse sind i.d.R. klinisch unauffällig und treten erst durch Folgeschäden [z.B. Fistelbildung] in Erscheinung; z.T. kommt es zu einem septischen **Abszessfieber** durch schubweise Erreger- oder Toxineinschwemmung ins Blut; häufig ist auch eine Fistelbildung; die **Therapie** umfasst chirurgische Eröffnung und Ausräumung, evtl. verbunden mit Drainage und Fistelspaltung; Antibiotikatherapie

anorektaler Abszess: → *Analabszess*

bartholinischer Abszess: *Syn: Bartholin-Abszess; s.u. Bartholinitis*

epiduraler Abszess: *Syn: extraduraler Abszess, Epiduralabszess*; die häufigsten Erreger der meist hämatogen entstehenden Abszesse im Epiduralraum sind Staphylokokken; die meisten Abszesse sitzen im Bereich der mittleren Brust- oder oberen Lendenwirbelsäule [**spinaler Epiduralabszess**]; durch den Druck auf das Rückenmark und die Behinderung der Zirkulation kommt es zu Schmerzen, Fieber und leichter Nackensteifigkeit; im Verlauf der nächsten Tage [bis zu 2 Wochen] kommt es zur Ausbildung eines subakuten Querschnittssyndroms; die **Therapie** besteht aus chirurgischer Eröffnung und Drainage sowie Antibiotikatherapie

intrahepatischer/hepatischer Abszess: → *Leberabszess*

intrazerebraler Abszess: → *Hirnabszess*

pilonidaler Abszess: → *Pilonidalfistel*

pulmonaler/intrapulmonaler Abszess: → *Lungenabszess*

retropharyngealer Abszess: → *Retropharyngealabszess*

subphrenischer Abszess: der unterhalb des Zwerchfells liegende Abszess ist der häufigste Abszess des Bauchraums; die **Ursache** ist meist eine hämatogene Streuung [z.B. bei Appendizitis] oder traumatische oder iatrogene [Operation] Einbringung von Keimen; daneben spielen auch Darmperforationen eine wichtige Rolle

Abt-Letterer-Siwe-Krankheit *f: Syn: Morbus Letterer-Siwe, Letterer-Siwe-Krankheit, akute/maligne Säuglingsretikulose, maligne generalisierte Histiozytose*; generalisierte Variante der Histiozytosis × mit Granulomen in Haut, Milz, Lymphknoten, Leber, Lunge und Knochen; betrifft bevorzugt Kleinkinder; typisch ist ein akuter Verlauf mit hoher Sterberate [90 %]; **Therapie**: Zytostatikatherapie und hoch dosierte Corticoide; Antibiotikaabdeckung und Bluttransfusionen

ABVD-Schema *nt*: zur Behandlung des Hodgkin-Lymphoms verwendetes Schema aus Adriamycin [Doxorubicin*], Bleomycin*, Vincristin* und Dacarbazin*; *s.a. Essay Hodgkin-Lymphome S. 661*

Acan|tho|pa|nax senticosus *m*: → *Eleutherococcus senticosus*

Acan|tho|sis circumporalis pruriens *f*: → *Fox-Fordyce-Krankheit*

Acar|bo|se *f*: α-Glucosidasehemmer; führt durch Hemmung von α-Glucosidasen zu einer verzögerten Verdauung von Kohlenhydraten [v.a. Glucose] und dadurch zu einer Verminderung des postprandialen Blutzuckeranstiegs; **Anw.**: Diabetes mellitus Typ II; **Dosierung**: initial 150 mg/d, später im Durchschnitt 300 mg/d; **NW**: Meteorismus, Bauchschmerzen und Darmgeräusche; *s.a. Essay Diabetes mellitus S. 253*

Aca|ro|der|ma|ti|tis *f, pl* **-ti|tiden**: *Syn: Akarodermatitis*; durch Milben hervorgerufene Dermatitis; *s.u. Skabies*

Acarodermatitis urticarioides: → *Getreidekrätze*

Aca|rus scabiei *m*: *Syn: Skabiesmilbe, Krätzmilbe, Sarcoptes scabiei; s.u. Skabies*

Acec|li|din *nt*: *Syn: 3-Chinuclidinylacetat, 3-Acetoxychinuclidin*; Parasympathomimetikum; **Anw.**: lokal am Auge bei Glaukom, parenteral bei postoperativer Atonie von Magen, Darm, Harnblase und postpartaler Uterusatonie; **NW**: Salivation, Diarrhoe, Schweißausbrüche; bei Beginn der Therapie am Auge tritt eine leichte Hyperämie der Bindehaut, leichtes Brennen und gelegentlicher Niesreiz auf, diese Erscheinungen verschwinden mit Fortdauer der Therapie

ACE-Hemmer *pl*: *Syn: Angiotensin-Converting-Enzym-Hemmer*; Hemmer des Angiotensin-Converting-Enzyms, das im Renin-Angiotensin-Aldosteron-System Angiotensin I in Angiotensin II umwandelt; ACE-Hemmer [z.B. Captopril, Enalapril] werden bei arterieller Hypertonie und koronarer Herzkrankheit zur Blutdrucksenkung eingesetzt; *s.a. Essay Herzinsuffizienz S. 599*

Acel|me|ta|cin *nt*: Carboxymethylester von Indometacin, wirkt analgetisch, antiphlogistisch und schwach antipyretisch; **Anw.**: Antiphlogistikum, Antirheumatikum; **NW**: *s.u. Indometacin*

Ace|ta|bu|lum|dys|pla|sie *f*: → *Hüftdysplasie*

Ace|ta|bu|lum|frak|tur *f*: *Syn: Hüftpfannenbruch, Hüftpfannenfraktur, Azetabulumfraktur*; Frakturen des Acetabulums sind Folge einer direkten Krafteinwirkung [Druck auf den Trochanter major] oder entstehen durch eine Weiterleitung der

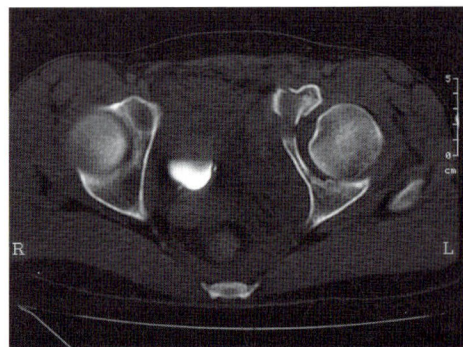

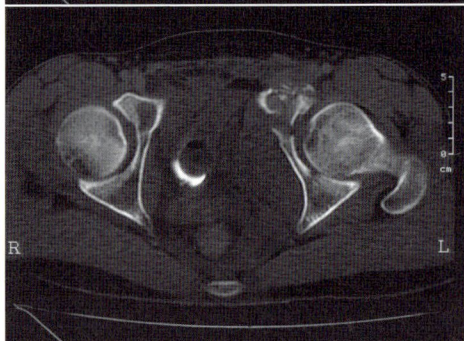

Abb. A5. Acetabulumfraktur. Dislozierte Fraktur des vorderen Pfeilers im Becken-CT

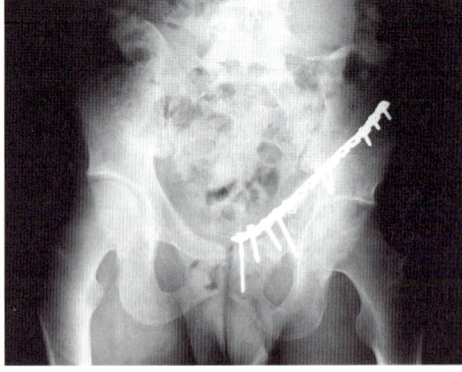

Abb. A6. Acetabulumfraktur. Der vordere Pfeiler wurde reponiert und mit einer langen Rekonstruktionsplatte fixiert

Kraft durch den Femurkopf [**Dash-board-Injury**]; am häufigsten als Fraktur des dorsokranialen Pfannenrandes; andere Bruchformen sind die Fraktur des vorderen oder hinteren Pfeilers oder die Querfraktur der Pfanne; **Klinik:** schmerzhafte Bewegungseinschränkung, Beinverkürzung, evtl. Rotationsfehlstellung; **Diagnose:** Röntgen [Beckenübersicht, Schrägaufnahmen: Ala- und Obturatoraufnahmen], CT; **Therapie:** die operative Versorgung erfolgt i.d.R. 3–8 Tage nach der Verletzung; Ziel ist eine kongruente Wiederherstellung der Pfanne; dazu bedarf es i.d.R. einer offenen Reposition und Stabilisierung mit Rekonstruktionsplatten oder -bändern; **Prognose:** eine posttraumatische Arthrose ist häufig, ebenso heterotope Ossifikation; bei Luxationsfrakturen kommt es in ca. 50 % der Fälle innerhalb von 2 Jahren zu Femurkopfnekrose; *s.a. Essay Fraktur, Luxation, Distorsion S. 423*

4-Ace|tal|mi|do|phe|nol *nt:* → *Paracetamol*

Ace|tal|mi|no|phen *nt:* → *Paracetamol*

Ace|ta|zol|am *nt:* → *Acetazolamid*

Ace|ta|zol|la|mid *nt: Syn: Acetazolam;* Carboanhydrasehemmer; **Anw.:** Diuretikum, Glaukombehandlung, akute Pankreatitis; **NW:** Hyperurikämie, Verschlechterung eines Diabetes mellitus, Kontraind.: Hypokaliämie, Niereninsuffizienz; *s.a. Essay Glaukome S. 497*

Ace|ton|ä|mie *f: Syn: Azetonämie, Ketonämie;* erhöhter Aceton- oder Ketonkörpergehalt des Blutes; *s.a. Essay Störungen des Aminosäurestoffwechsels und Harnstoffzyklus S. 43*

Ace|ton|chlo|ro|form *nt:* → *Chlorobutanol*

Ace|ton|ul|rie *f: Syn: Ketonurie, Azetonurie;* Ausscheidung von Aceton bzw. Ketonkörpern im Urin; ist meist Symptom einer Stoffwechselentgleisung [Hunger, Diabetes mellitus], kann aber auch in der Schwangerschaft auftreten; *s.a. Essay Störungen des Aminosäurestoffwechsels und Harnstoffzyklus S. 43, Essay Diabetes mellitus S. 253*

Ace|tyl|a|dri|a|my|cin *nt:* → *Daunorubicin*

Ace|tyl|cho|lin|es|te|ra|se|hem|mer *pl: Syn: Cholinesterasehemmer, Cholinesteraseinhibitoren, Acetylcholinesteraseinhibitoren;* Substanzen, die die Aktivität der Acetylcholinesterase hemmen und eine (toxische) Anreicherung von Acetylcholin bewirken; werden z.T. als Insektizide, z.T. als indirekte Parasympathomimetika verwendet

Ace|tyl|cys|te|in *nt: Syn: Azetylzystein, N-Acetyl-L-cystein;* Mukolytikum; spaltet Disulfidbrücken und verringert damit die Viskosität von Schleim; **Anw.:** akute und chronische Atemwegserkrankungen mit Schleimbildung, Bronchiektasen, Bronchitis, Sinusitis; als Antidot bei Paracetamolvergiftung und Vergiftung mit Acrylnitril, Methacrylnitril und Methylbromid; **Dosierung:** 200 bis 300 mg, Tagesdosis 600 mg oral; bei Paracetamolvergiftung 300 mg/kg innerhalb von 20 h i.v., dann perorale Applikation [800 bis 1000 mg/Tag, bis zu 1 Woche]; **NW:** allergische Reaktionen, anaphylaktische Reaktionen [3 %], gastrointestinale Symptome, Bronchospasmen, Hustenanfälle, Tachykardie; *s.a. Essay Intoxikationen S. 743*

α-Ace|tyl|di|go|xin *nt: Syn: Alpha-Acetyldigoxin;* Digitalisglykosid; wird im Körper zum größten Teil zu Digoxin deacetyliert

β-Ace|tyl|di|go|xin *nt: Syn: Beta-Acetyldigoxin;* Digitalisglykosid; wird im Körper zum größten Teil zu Digoxin deacetyliert

N-Ace|tyl|sa|li|cyl|a|mid *nt:* → *Salacetamid*

Ace|tyl|sa|li|cyl|säu|re *f: Syn: Azetylsalizylsäure, Acidum acetylosalicylicum, 2-Acetoxybenzoësäure; Aspirin;* Salicylsäureester mit antipyretischer, analgetischer, antiphlogistischer und thrombozytenaggregationshemmender Wirkung; wirkt über eine Hemmung der Cyclooxygenase*, die für die Biosynthese von Prostaglandinen und Thromboxanen, verantwortlich ist; **Anw.:** leichte bis mittelschwere Schmerzen [z.B. Kopf- und Zahnschmerzen, Menstruationsbeschwerden, entzündliche Schmerzen], Fieberzustände, rheumatischentzündliche Erkrankungen [z.B. chronische Polyarthritis], Prävention arterieller thromboembolischer Komplikationen, v.a. nach Myokardinfarkt und nach transitorischen zerebralen Ischämien oder Schlaganfall; **Dosierung:** als

Analgetikum und Antipyretikum 0,5–1 g/d, als Antirheumatikum 3–8 g/d, als Thrombozytenaggregationshemmer 100 mg/d; **NW:** Magenschleimhautschädigung mit subendothelialen Blutungen, Erosionen [mehr als 90 %], Sodbrennen, Magenschmerzen, Druckgefühl, Blutungsneigung, verlängerte Blutungszeit, Bronchokonstriktion [**Aspirin-Asthma**, bei bestehendem Asthma bronchiale bis 25 %], Benommenheit, Schwindel, evtl. eingeschränktes Reaktionsvermögen; *s.a. Essay Akuter und rezidivierender Myokardinfarkt S. 1071, Essay Schlaganfall und zerebrovaskuläre Krankheiten S. 1423, Essay Intoxikationen S. 743, Essay Gastritis und peptisches Ulkus S. 443*

Ach|al|la|sie *f: Syn: Ösophagusachalasie, Kardiaachalasie, Kardiospasmus;* Störung des unteren Speiseröhrensphinkters mit fehlender oder ungenügender Erschlaffung während des Schluckaktes; eine Sonderform ist die **hypermotile Achalasie** [*vigorous achalasia*] mit hypotonen Kontraktionen; wahrscheinlich handelt es sich um eine Übergangsform von diffusem Ösophagusspasmus und Achalasie; **Klinik:** Leitsymptome sind Schluckbeschwerden und Regurgitation von Speiseresten; **Diagnose:** bei der **Ösophagusmanometrie** findet man ein Fehlen der schluckreflektorischen Erschlaffung des unteren Ösophagussphinkters, eine komplette Aperistalsis der Speiseröhre und einen erhöhten Ruhedruck in der Speiseröhre; die Öffnungsstörung führt im Laufe der Zeit zu einer zunehmenden Ausdehnung der Speiseröhre, die die Grundlage für die Klassifikation der Achalasie bildet; **Therapie:** bei Stadium I und II ist eine pneumatische Dilatation des Ösophagussphinkters die Methode der Wahl; bei Versagen oder Stadium III ist eine Myotomie mit Längsspaltung der terminalen Ösophagusmuskulatur indiziert; *s.a. Abb. A7 und A8*

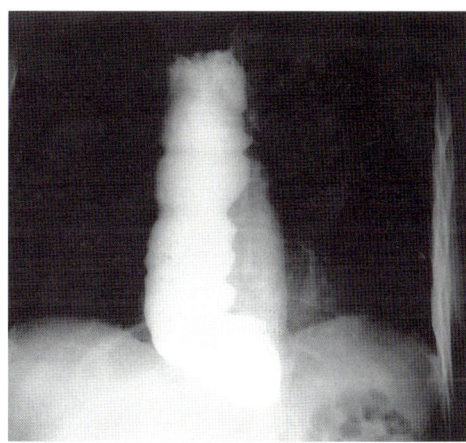

Abb. A7. Achalasie. Typisches Bild in der Kontrastmittelaufnahme

Achard-Marfan-Syndrom *nt:* → *Marfan-Syndrom*

Achil|lea millefolium *f:* → *Schafgarbe*

Achil|les|seh|nen|naht *f:* → *Achillorrhaphie 1.*

Achil|les|seh|nen|raff|ung *f:* → *Achillorrhaphie 2.*

Achil|les|seh|nen|re|flex *m: Syn: Triceps-surae-Reflex;* Dorsalflexion des Fußes bei Schlag auf die Achillessehne; wird am liegenden Patienten untersucht; am besten legt man das zu untersuchende Bein schräg über das andere Unterschenkel des Patienten; der Reflex fehlt oder ist abgeschwächt bei Achillessehnenruptur oder Rückenmarksschädigung [z.B. Bandscheibenvorfall] oberhalb von L_5–S_1; verstärkt bei Pyramidenbahnschädigung; *s.a. Abb. A9*

Achil|les|seh|nen|rup|tur *f: Syn: Achillessehnenriss;* bei den Achillessehnenrupturen unterscheidet man **traumatische Rupturen** [direkt: Tritt, Schlag; indirekt: plötzliche Maximalbeanspruchung] von **Spontanrupturen** [v.a. bei Cortisontherapie]; die Ruptur kann komplett oder partiell sein, die klinische Klassifikation erfolgt nach der Lokalisation: proximal,

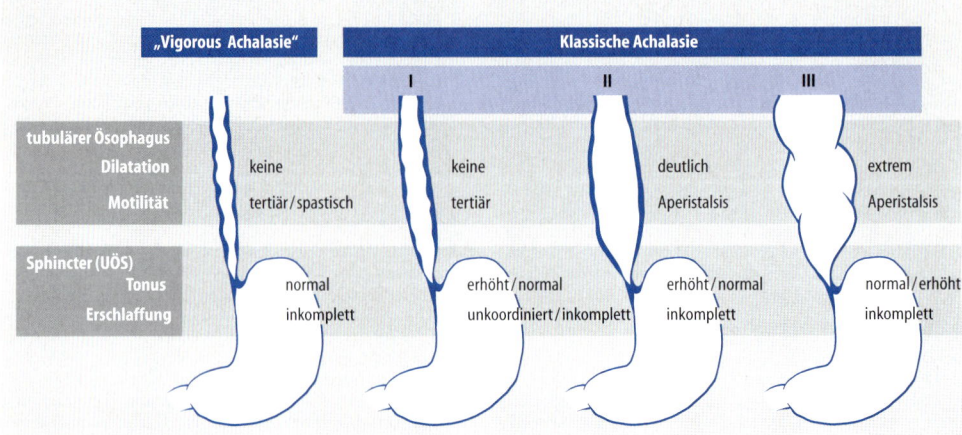

	„Vigorous Achalasie"	Klassische Achalasie		
		I	II	III
tubulärer Ösophagus				
Dilatation	keine	keine	deutlich	extrem
Motilität	tertiär / spastisch	tertiär	Aperistalsis	Aperistalsis
Sphincter (UÖS)				
Tonus	normal	erhöht / normal	erhöht / normal	normal / erhöht
Erschlaffung	inkomplett	unkoordiniert / inkomplett	inkomplett	inkomplett

Abb. A8. Achalasie. Klassifikation der Achalasie

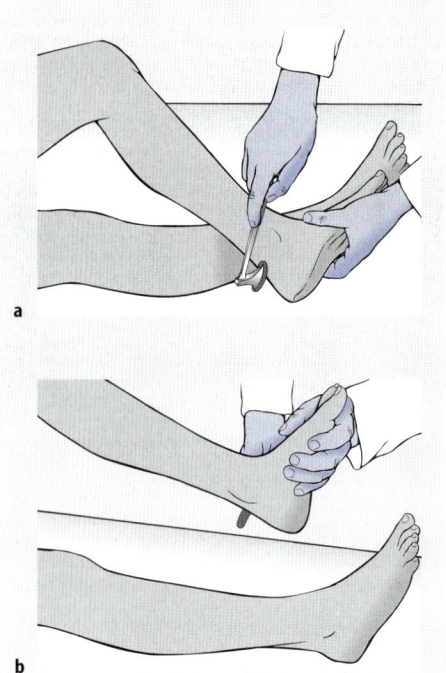

Abb. A9. Achillessehnenreflex. Auslösung des Achillessehnenreflexes

mittleres Drittel, distal; normalerweise rupturieren nur degenerativ vorgeschädigte Sehnen, selten kommt es zu einer Ruptur einer angespannten Sehne durch Gewalteinwirkung von außen; dann findet man i.d.R. einen Abriss am Sehnen-Muskel-Übergang oder einen knöchernen Ausriss am Kalkaneus in Form einer **Entenschnabelfraktur; Klinik:** die Patienten verspüren einen plötzlichen Ruck verbunden mit starken Schmerzen; bei der Palpation fühlt man eine Delle am Übergang von der Sehne zum Muskel ca. 3–4 cm oberhalb des Ansatzes am Fersenbein; **Diagnose:** Anamnese, körperlicher Befund [die Patienten können sich nicht mehr auf die Fußspitze stellen, der Achillessehenreflex fehlt bei

kompletter Ruptur, der Thompson-Handgriff ist negativ], Ultraschall; **DD:** Achillodynie, Muskelfaserriss, Paratenonitis achillae; **Therapie:** vorübergehende Immobilisierung in Spitzfußstellung; möglichst frühe Naht der Sehne, evtl. mit Verstärkung durch Sehnen- oder Faszientransplantat; nach der Operation Ruhigstellung im Oberschenkelgipsverband in Spitzfußstellung für ca. 4 Wochen, dann Gehgips oder Spezialschuh für 3–4 Wochen; z.T. wird auch konservativ, d.h. nur mit Ruhigstellung in Spitzfußstellung therapiert; die Ergebnisse sind aber weniger gut und die Thrombosegefahr ist höher

Achil|lo|bur|si|tis f, pl **-ti|den:** Syn: Bursitis achillea; Entzündung des Schleimbeutels zwischen Achillessehne und Fersenbein [Bursa tendinis calcanei]; **Therapie:** Schonung, Absatzerhöhung; s.a. Bursitis

Achil|lo|dy|nie f: Schmerzen in der Achillessehne oder der Umgebung der Achillessehne, v.a. nach Belastung; **Klinik:** Schmerz bei aktiver oder passiver Dehnung; die Sehne ist oft druckschmerzhaft und verdickt; selten palpierbares Knirschen; **Therapie:** Schonung, Antiphlogistika, physikalische Therapie [Ultraschall, Iontophorese, Interferenzstrom], evtl. Absatzerhöhung

Achil|lor|rha|phie f: **1.** Syn: Achillessehnennaht; Naht der Achillessehne, z.B. bei Achillessehnenruptur **2.** Syn: Achillessehnenraffung; operative Verkürzung der Achillessehne

Ach|sel|drü|sen|abs|zess m: → Schweißdrüsenabszess

Ach|sel|ve|nen|throm|bo|se f: → Paget-Schroetter-Syndrom

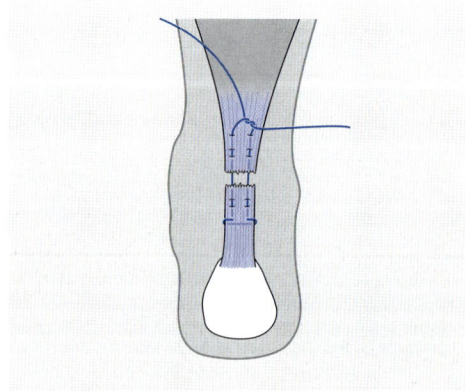

Abb. A10. Achillorrhaphie. End-zu-End-Naht bei Achillessehnenruptur

Achlsenlhylperlmeltrolpie f: s.u. Hypermetropie
Acht-Stunden-Regel f: **1.** s.u. Friedrich-Wundausschneidung **2.** s.u. Wundversorgung
Acilclolvir nt: **Syn:** Acyclovir, 9-[(2-Hydroxyethoxy)methyl]guanin; Virostatikum; hemmt die virusspezifische DNA-Polymerase; Empfindlichkeit in absteigender Reihenfolge: Herpes simplex Typ 1, Herpes simplex Typ 2, Varizella-Zoster-Virus, Epstein-Barr-Virus und Zytomegalie-Virus; **Anw.:** Herpes-Virus- oder Varicella-Zoster-Virus-Infektionen, v.a. von Haut, Schleimhaut und Auge; **Dosierung:** Erwachsene 200–400 mg 5-mal/d p.o.; Aciclovir-Augensalbe bei Herpes-simplex-Keratitis und Zoster der Hornhaut, Aciclovir-Hautcreme bei Herpes genitalis und Herpes labialis
Acildum nt: Säure
 Acidum benzoicum: → Benzoesäure
 Acidum cholalicum: → Cholsäure
 Acidum etacrynicum: → Etacrynsäure
 Acidum etidronicum: → Etidronat
 Acidum fusidicum: → Fusidinsäure
 Acidum nalidixicum: → Nalidixinsäure
 Acidum pipemidicum: → Pipemidsäure
 Acidum pseudomonicum: → Mupirocin
 Acidum salicylicum: → Salicylsäure
 Acidum tiaprofenicum: → Tiaprofensäure
 Acidum trichloraceticum: **Syn:** Trichloressigsäure; farblose, ätzende Kristalle mit leicht säuerlichem Geruch; leicht löslich in Wasser, Ethanol und Ether; **Anw.:** Ätzmittel bei Warzen; Keratolytikum
 Acidum undecylenicum: → Undecylensäure
Acilneltolbaclter m: unbewegliche, aerobe, gramnegative, ubiquitär vorkommende Bakterien, die zunehmend als Erreger von nosokomialen Infekten [**Acinetobacter calcoaceticus, Acinetobacter baumannii**] auftreten; Problemkeime, die nicht auf Penicilline oder Cephalosporine reagieren; Imipenem* ist meist erfolgreich; s.a. Essay Nosokomiale Infektionen S. 723
Aciltreltin nt: **Syn:** Etretin, Trimethylmethoxyphenylretinsäure; aromatisches Retinoid; **Anw.:** Psoriasis, Hyperkeratosen; **NW:** teratogen, embryotoxisch, Schleimhautaustrocknung, Hautschuppung; s.a. Essay Psoriasis S. 1317
Ackerlgraslwurlzel f: **Syn:** Queckenwurzelstock, Agropyri repentis rhizoma, Graminis rhizoma; Wurzelstock der Quecke*
Ackerlkraut nt: **Syn:** Odermennigkraut, Agrimoniae herba; Kraut von Odermennig*
Ackerlminlze f: **Syn:** chinesische Ackerminze, Feldminze, japanische Minze, Kornminze, Mentha arvensis var. piperscens; s.u. japanisches Pfefferminzöl
Ackerlritlterlsporn m: → Rittersporn
Ackerlschachltellhalm m: → Schachtelhalm
Ackerlveillchen nt: → Stiefmütterchen
Ackerlzilcholrie f: → Löwenzahn
Acllaldilnolmylcin A nnt: → Aclarubicin
Acllalrulbilcin nt: **Syn:** Aclacinomycin A; Anthracyclin-Antibiotikum mit zytostatischer Wirkung aus Streptomyces galilaeus; **Anw.:** akute myeloische Leukämie, multiples Myelom; seltener auch Blasenkarzinom
Aclne f: → Akne
Acolniltum napellus nt: **Syn:** blauer Eisenhut; zu den Hahnenfußgewächsen [Ranunculaceae] gehörende Pflanze, die u.a. das giftige Alkaloid Aconitin enthält; die frische Pflanze, die Wurzelknollen [**Eisenhutknolle**, Aconiti tuber] und die frischen Wurzelknollen mit Wurzeln [**Aconitum napellus e radice**] werden in der Homöopathie zur Behandlung von akuten Fieberzuständen, Neuralgien und Myalgien verwendet; traditionell zur Schmerzstillung bei Neuralgien, besonders bei Trigeminusneuralgie und Interkostalneuralgie, bei Myalgien, Muskel- und Gelenkrheumatismus, Entzündungen seröser Häute, Migräne und, in Kombination mit Zubereitungen aus Colchici semen, bei Gicht
Acolrus calamus m: → Kalmus
ACO-Schema nt: zur Behandlung des kleinzelligen Bronchialkarzinoms verwendetes Schema aus Adriamycin [Doxorubicin*], Cyclophosphamid* und Vincristin* [engl. Oncovin]

Acrelmolnilolse f: **Syn:** Cephalosporium-Mykose, Akremoniose, Cephalosporiose; durch Cephalosporium acremonium hervorgerufene Mykose der Haut; verursacht phlegmonöse, gummöse, rhagadiforme oder hyperkeratotisch-verruköse Läsionen; die Therapie besteht aus chirurgischer Entfernung der Läsionen und systemischer Applikation von Amphotericin* B oder 5-Flucytosin* [in schweren Fällen]
Acrilflalvilnilumlchlolrid nt: **Syn:** Neutroflavin, Akrinflavinchlorid; Desinfiziens, Antiseptikum; **Anw.:** Behandlung offener Wunden, Mundhöhlenantiseptik
Acrolderlmaltiltis f, pl -tiltilden: **Syn:** Akrodermatitis; Dermatitis der Extremitäten
 Acrodermatitis chronica atrophicans f: **Syn:** Akrodermatitis atrophicans Herxheimer, Akrodermatitis chronica atrophicans, Herxheimer-Krankheit, Morbus Herxheimer, Atrophia cutis idiopathica, Dermatitis atrophicans chronica progressiva, Pick-Herxheimer-Krankheit; chronische Borreliose [Spätstadium des Lyme-Disease*] der unteren Extremität, die [meist] einseitig auftritt und zu schwerer Atrophie der Haut und Weichteile führt; kann in der Frühphase, dem **infiltrativen Stadium**, noch mit Antibiotika [Minocyclin*, Amoxicillin*] aufgehalten werden; das **atrophische Stadium** ist aber ein Endzustand, der nicht mehr durch Antibiotika zu heilen ist

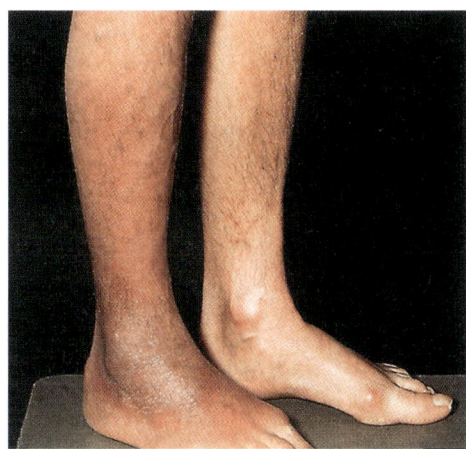

Abb. A11. Acrodermatitis chronica atrophicans

 Acrodermatitis continua suppurativa: → Hallopeau-Krankheit
 Acrodermatitis enteropathica: → Danbolt-Closs-Syndrom
 Acrodermatitis perstans: → Hallopeau-Krankheit
Acrolkelraltolsis verruciformis f: → Hopf-Keratose
ACTH-Test m: **Syn:** ACTH-Belastungstest, ACTH-Stimulationstest; Funktionstest für die Nebennierenrinde bei Verdacht auf Nebennierenrindeninsuffizienz; der Cortisolspiegel des Blutes wird vor ACTH-Injektion [250 µg i.v.] und nach 60 Minuten bestimmt, beurteilt werden Anstieg und Maximalwert; steigt das Cortisol auf > 550 nmol/l an, ist eine NNR-Insuffizienz praktisch ausgeschlossen; bei Werten zwischen 250 und 550 nmol/l ist eine partielle NNR-Insuffizienz möglich, bei Werten < 250 nmol/l liegt eine NNR-Insuffizienz vor
Acltilnolmylces m: **Syn:** Aktinomyzet; Gattung anaerober bis mikroaerophiler, grampositiver Stäbchenbakterien; von den ca. 20 Arten sind nur wenige [Actinomyces israelii, neaslundii, odontolyticus] von humanmedizinischer Bedeutung; s.a. Aktinomykose
Acltilnolmylclne pl: von Streptomyces-Species gebildete Antibiotika; **Actinomycin C** [Cactinomycin] wird kaum noch verwendet, **Actinomycin D** [Dactinomycin, Meractinomycin] ist ein Antibiotikum mit antineoplastischer Wirkung und

A

wird als Zytostatikum bei v.a. Wilms-Tumor, Rhabdomyosarkom und Hodenkarzinom verwendet; *s.a. Essay Chemotherapie S. 185*

Ac|ti|no|qui|nol *nt*: *Syn: 8-Ethoxy-5-chinolinsulfonsäure, Etoquinol; Lichtschutzmittel;* **Anw.:** in Augentropfen gegen UV-Schäden

Ac|ti|no|spec|ta|cin *nt*: → *Spectinomycin*

Acy|la|mi|no|pe|ni|cil|li|ne *pl*: *Syn: Ureidopenicilline;* Gruppe parenteraler Penicilline mit breitem Wirkungsspektrum gegen grampositive und gramnegative Erreger; enthält Apalcillin★, Azlocillin★, Mezlocillin★, Piperacillin★

Ada|li|mu|mab *nt*: rekombinanter monoklonaler Anti-TNFα-Antikörper; **Anw.:** rheumatoide Arthritis, evtl. zusammen mit Methotrexat★; *s.u. Essay Rheumatoide Arthritis S. 83*

ADA-Mangel *m*: → *Adenosindesaminasemangel*

1-Ada|man|tan|amin *nt*: → *Amantadin*

Adams-Operation *f*: → *Alexander-Adams-Operation*

Adams-Stokes-Anfall *m*: *Syn: Adams-Stokes-Morgagni-Syndrom, Morgagni-Adams-Stokes-Anfall, Adams-Stokes-Synkope;* durch bradykarde oder extrem tachykarde Herzrhythmusstörungen hervorgerufene akute, lebensbedrohliche Bewusstlosigkeit mit Minderdurchblutung des Gehirns; findet sich v.a. bei hochgradiger valvulärer Aortenstenose, Subclaviansteal-Syndrom, Karotis-sinus-Syndrom, Hypovolämie und als Lach-, Husten- oder Miktionssynkope; *s.a. Essay Herzrhythmusstörungen S. 613*

Adap|to|me|trie *f*: *Syn: Nyktometrie;* Messung der Dunkelanpassung [Adaptation] des Auges und der geringsten Lichtempfindlichkeit; wird bei Nyktalopie sowie Störungen des Stäbchen- oder Zapfensehens eingesetzt; die Testung erfolgt z.B. mit dem **Goldmann-Weekers-Adaptometer** [der Proband blickt zuerst einige Minuten auf ein hell erleuchtetes Areal im Adaptometer; nachdem das Licht ausgeschaltet

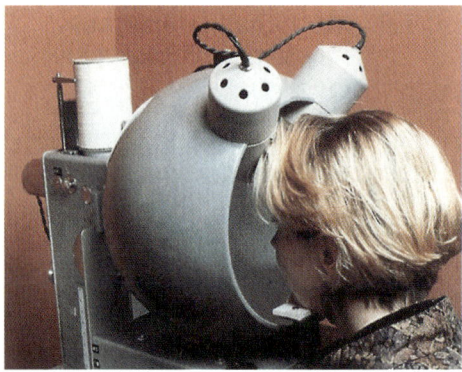

Abb. A12. **Adaptometrie.** Goldmann-Weekers-Adaptometer

wurde, wird in kurzen zeitlichen Abständen die Helligkeitswahrnehmungsschwelle für eine Lichtquelle gemessen, die von dunkel nach hell aufgedreht wird] oder einem **Nyktometer** [testet die Nachtfahrtauglichkeit durch das Erkennen mittelgroßer Sehzeichen bei schwachem Kontrast und zusätzlicher Blendung]

Addison-Anämie *f*: *Syn: perniziöse Anämie; s.u. alimentäre Anämie*

Addison-Krankheit *f*: *Syn: Morbus Addison, Bronzekrankheit, Bronzehautkrankheit, primäre chronische Nebennierenrindeninsuffizienz, primäre chronische Nebennierenrindeninsuffizienz; s.u. Nebennierenrindeninsuffizienz*

Addison-Krise *f*: *Syn: akute Nebenniereninsuffizienz/Nebennierenrindeninsuffizienz/Nebennierenrindenkrise; s.u. Nebennierenrindeninsuffizienz*

Ad|di|tions|di|ät *f*: *s.u. Nahrungsmittelallergie*

Ad|duk|tions|frak|tur *f*: Knochenbruch, bei dem es zur Bildung einer Varusfehlstellung [Dislocatio ad axim mit nach innen offenem Winkel] kommt; *s.a. Essay Fraktur, Luxation, Distorsion S. 423*

Ad|duk|tions|kon|trak|tur *f*: eine Kontraktur des Hüftgelenkes in Adduktionsstellung ist ein obligates Begleitsymptom bei länger bestehender Koxarthrose; es kommt zu einer relativen Beinverkürzung sowie einer Überbelastung und unphysiologischen Abnutzung benachbarter Strukturen [Kniegelenk, Lendenwirbelsäule]; eine Adduktorentenotomie ist deshalb i.d.R. Teil der operativen Behandlung

Ad|duk|to|ren|te|no|to|mie *f*: Durchtrennung der Ursprungssehnen der Oberschenkeladduktoren; wird v.a. zur Behebung einer Adduktionskontraktur des Hüftgelenkes durchgeführt

Ade|fo|vir *nt*: Nukleotidanalogon; **Anw.:** chronische Hepatitis B; *s.a. Essay Akute und chronische Virushepatitiden S. 567*

Adenin-Arabinosid *f*: → *Vidarabin*

Ade|nin|phos|pho|ri|bo|syl|trans|fe|ra|se *f*: *Syn: APRTase;* Enzym des Purinabbaus, das die Bildung von Adenosin-5-Phosphat [AMP] aus Adenin katalysiert; bei verminderter Aktivität oder Fehlen des Enzyms, wird Adenin mithilfe der Xanthinoxidase zu 2,8-Dihydroxyadenin oxidiert, das sehr schlecht löslich ist; ca. 90 % der homozygoten Merkmalsträger haben Nierensteine aus 2,8-Dihydroxyadenin [**2,8-Dihydroxyadeninlithiasis**]; *s.u. Essay Gicht und andere Störungen des Purinstoffwechsels S. 487*

Ade|no|gra|fie, -gra|phie *f*: Röntgenkontrastdarstellung einer oder mehrerer Drüsen

Ade|no|ide *pl*: *Syn: Rachenmandelhyperplasie, adenoide Vegetationen, Polypen;* im Kindesalter häufige Wucherung der Rachenmandel, die zu Atembeschwerden, krankhafter Mundatmung, Mundgeruch und Mittelohrbeschwerden [rezidivierende Mittelohrentzündungen, Seromukotympanum] führen kann; typisch ist eine sog. **Facies adenoidea**, die vor allem durch den ständig offenen Mund und evtl. eine Schiefstellung der Schneidezähne imponiert; **DD**: Choanalatresie, Nasenrachenfibrom, Fremdkörper, malignes Lymphom im Nasopharynx; **Therapie**: Adenotomie

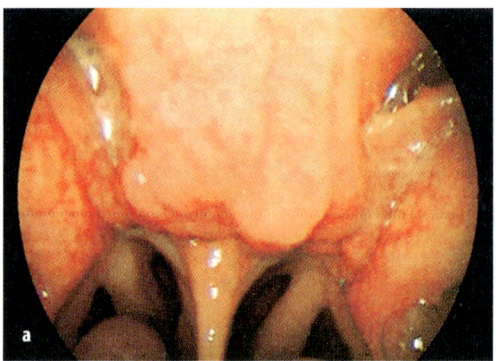

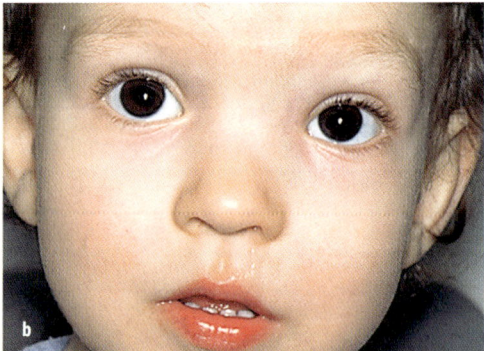

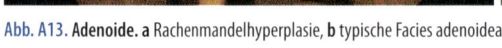

Abb. A13. **Adenoide. a** Rachenmandelhyperplasie, **b** typische Facies adenoidea

Ade|no|il|dek|to|mie f: → *Adenotomie*

Ade|nom, alveoläres nt: s.u. *Bronchialadenom*

Ade|no|ma|to|se f: Syn: *Adenomatosis*; Erkrankung, die durch die Entwicklung multipler Adenome gekennzeichnet ist

Adenomatosis coli: → *familiäre adenomatöse Polypose*

multiple endokrine Adenomatose: → *multiple endokrine Neoplasie*

pluriglanduläre Adenomatose: → *multiple endokrine Neoplasie*

Ade|nom, autonomes nt: → *autonomes Schilddrüsenadenom*

Ade|nom, hormoninaktives nt: s.u. *Hypophysenadenome*

Ade|nom, metastasierendes nt: s.u. *Schilddrüsenadenom*

Ade|nom, papilläres nt: s.u. *Bronchialadenom*

Ade|nom, pleomorphes nt: Syn: *Speicheldrüsenmischtumor*; häufigster gutartiger Tumor der Speicheldrüsen; findet sich fast immer in der Ohrspeicheldrüse; große Tumoren können bis ins Spatium pharyngeum reichen; wegen ihrer Form werden sie als **Hanteltumor** oder **Eisbergtumor** bezeichnet; histologisch findet man ein gemischtes Bild mit epithelialen und myoepithelialen Zellen sowie knorpeligen und myxoiden Geweben; pleomorphe Adenome neigen nach chirurgischer Entfernung zu Rezidive und in ca. 5 % kommt es zur Entwicklung prognostisch ungünstiger Karzinome

Ade|no|my|o|ma|to|se der Prostata f: → *Prostatahyperplasie, benigne*

Ade|no|my|o|rhab|do|sar|kom der Niere nt: → *Wilms-Tumor*

Ade|no|my|o|sar|kom, embryonales nt: → *Wilms-Tumor*

Ade|no|my|o|se f: Syn: *Endometriosis uteri interna*; Endometriosis* genitalis interna mit Sitz in der Gebärmuttermuskulatur; s.a. *Essay Entzündliche Erkrankungen der weiblichen Beckenorgane S. 1609*

Adenomyosis interna: → *Endometriosis uteri interna*

Ade|no|pa|thie, multiple endokrine f: → *multiple endokrine Neoplasie*

Ade|no|sar|kom, embryonales nt: → *Wilms-Tumor*

Ade|no|se, sklerosierende f: Syn: *Korbzellenhyperplasie, Adenosis Schimmelbusch, Schimmelbusch-Krankheit*; mit Sklerosierung der Drüsen einhergehende Form der Mastopathie* mit leicht erhöhtem Mammakarzinom-Risiko; s.a. *Essay Neubildungen der Brustdrüse S. 969*

Ade|no|sin nt: aus Adenin und Ribose aufgebautes Nucleosid; Baustein der Nucleinsäuren; besitzt eine vasodilatierende Wirkung auf präkapillare Gefäße, die z.B. die Koronardurchblutung verbessern kann; wird deshalb als Antiarrhythmikum bei AV-Knoten-Reentry-Tachykardien verwendet; s.a. *Essay Herzrhythmusstörungen S. 613*

Ade|no|sin|des|a|mi|na|se|man|gel m: Syn: *ADA-Mangel*; autosomal-rezessive Enzymopathie mit Störung der zellulären und humoralen Immunabwehr; ist die Ursache eines schweren Immundefektes [**schwerer kombinierter Immundefekt**], der unbehandelt zum Tode führt; Adenosindesaminidasemangel war die erste Erkrankung die erfolgreich durch Gentherapie geheilt wurde; s.a. *Essay Gentransfer und Gentherapie S. 465*

Ade|no|to|mie f: Syn: *Adenoidektomie; Rachenmandeloperation*; operative Entfernung der Rachenmandel [Tonsilla pharyngea] bei Hyperplasie [Adenoide]; die **Indikation** besteht bei Hyperplasie mit ständigem Schnupfen, Behinderung der Nasenatmung, Störung der Tubenventilation, rezidivierenden Mittelohrentzündungen, Seromukotympanum, Nasennebenhöhlenentzündung und Bronchitis; **Technik:** die Abtragung erfolgt mit einem **Beckmann-Ringmesser** in Vollnarkose; wichtig ist eine Rückenlage des Patienten mit rekliniertem Kopf um eine Blutaspiration zu vermeiden

Ader|haut|ab|he|bung f: Syn: *Amotio chorioideae, Ablatio chorioideae*; Abhebung der Aderhaut durch Exsudat oder Einblutung; s.a. *Ablatio retinae*

Ader|haut|a|tro|phie, peripapilläre f: s.u. *Myopie*

Ader|haut|ent|zün|dung f: → *Chorioiditis*

Ad|hä|si|o|to|mie f: Syn: *Adhäsiolyse*; Durchtrennung von Verwachsungen, v.a. im Bauchraum

Ad|hä|siv|pro|zess des Trommelfells m: s.u. *Essay Otitis media S. 1181*

ADH-Sekretion, inadäquate f: → *Syndrom der inadäquaten ADH-Sekretion*

Adi|po|me|ter nt: Gerät zur Bestimmung der Hautdicke und indirekt zur Bestimmung der Fettleibigkeit [Adipositas]

Adi|po|si|tas f: Syn: *Fettleibigkeit, Fettsucht, Obesität, Obesitas*; übermäßige Vermehrung des Gesamtfettgewebes; i.d.R. durch zu hohe Kalorienzufuhr und zu geringen Energieverbrauch bedingt; krankheitsbedingte oder idiopathische Formen sind selten, dafür aber schwerer zu therapieren; die Patienten sind in einem Zyklus von Gewichtsabnahme und erneuter Zunahme gefangen, der nur schwer zu durchbrechen ist; unabhängig von der Genese stellt Adipositas einen [schwachen] Risikofaktor für Herzinfarkt, Schlaganfall und Nierenversagen dar; von den beiden Adipositasformen, **androide Adipositas** [Apfelform] und **gynoide Adipositas** [Birnenform], hat die androide Form ein wesentlich höheres Arterioskleroserisiko; s.u. *Essay Adipositas S. 15*

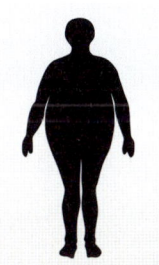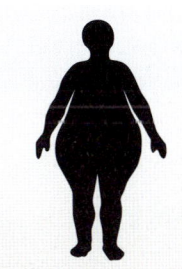

Abb. A14. Adipositas. Adipositastypen: androide Adipositas bzw. Apfelform [links] und gynoide Adipositas oder Birnenform [rechts]

Adi|po|si|tas|chi|rur|gie f: s.u. *Essay Adipositas S. 15*

Adi|po|ze|le f: Syn: *Fettbruch, Liparozele, Lipozele*; Hernie mit Fettgewebe im Bruchsack; s.u. *Essay Eingeweidebrüche/Hernien S. 577*

ADL-Training nt: s.u. *Ergotherapie*

Ad|nek|to|mie f: Syn: *Adnexektomie*; operative Entfernung einer Adnexe; oft gleichgesetzt mit Salpingo-Oophorektomie

Ad|nex|ek|to|mie f: → *Adnektomie*

Ad|ne|xi|tis f, pl **-tiden**: akute oder chronische Entzündung der weiblichen Adnexe; meist eine aufsteigende Entzündung der Eileiter [Salpingitis], die sich auf die anderen Adnexen ausdehnt; als Erreger kommen v.a. Gonokokken und Chlamydia-Species vor [zusammen 60 %]; **Klinik:** die Entzündung kann symptomarm verlaufen oder zu einem akuten Abdomen führen; **Diagnose:** Ultraschall, Pelviskopie; **Therapie:** Antibiotika; s.u. *Essay Entzündliche Erkrankungen der weiblichen Beckenorgane S. 1609, Essay Geschlechtskrankheiten – Genitale Kontaktinfektionen S. 475*

Ad|nex|tu|ber|ku|lo|se f: Befall der Adnexe [Eierstock und Eileiter] bei der Genitaltuberkulose; s.a. *Essay Entzündliche Erkrankungen der weiblichen Beckenorgane S. 1609*

Ado|les|zen|ten|ky|pho|se f: → *Scheuermann-Krankheit*

Ado|les|zen|ten|stru|ma f: → *Struma adolescentium*

Ado|nis|rös|chen nt: Syn: *Frühlingsadonisröschen, Adonis vernalis*; Pflanze aus der Familie der Hahnenfußgewächse [Ranunculaceae]; die oberirdischen blühenden Pflanzenteile [**Adoniskraut**, *Adonidis herba*] enthalten herzwirksame Glykoside, v.a. Adonitoxin und Cymarin, mit positiv inotroper Wirkung; **Anw.:** Extrakte bei leichter Herzinsuffizienz, traditionell auch bei Ödemen; in der Homöopathie Verwendung der frischen, ganzen, blühenden Pflanze, z.B. bei nervösen Herz-Kreislauf-Störungen

Ad|re|nal|ek|to|mie f: Syn: *Nebennierenentfernung, Nebennierenresektion, Epinephrektomie*; operative Entfernung einer oder beider Nebennieren; indiziert bei Hyperplasie bei Morbus Cushing, primärer Hyperplasie oder Karzinom; der Zugang kann paravertebral, transabdominal oder von lateral erfolgen; die **laparoskopische Adrenalektomie** ist schonend, aber zeitaufwendig; trotzdem ist sie heute die Methode der Wahl, weil sie postoperativ schmerzloser, der Klinikau-

Tab. A2. **Adrenalektomie.** Wahl des Zugangsweges in Abhängigkeit von der Diagnose

Zugang	Indikation	Vorteil/Nachteil
Laparoskopisch (MIC) – Standard	Conn, Cushing, kl. Phäo	Geringes Trauma/ hoher Zeitaufwand
Dorsal (paravertebral)	Conn, Cushing, kl. Phäo	Geringe Übersicht und Belastung
Lateral (Flanke)	Phäo, Größe	Bei abd. Vor-OPs
Transabdominell	Phäo, Malignom	Gute Übersicht/hohe Belastung

Tab. A3. **Adrenalektomie.** Präoperative Vorbereitung bei endokrin aktiven Nebennierentumoren

Diagnose	Klinik	Vorbereitung	Spez. Medikation
Phäochromozytom	Hypertensive Krise Tachyarrhythmie	Blutdruckeinstellung	Phenoxybenzamin (Alpha-Blocker) Beta-Blocker
Cushing	Elektrolytverschiebung Metabolische Störung	Elektrolytausgleich Eiweißsubstitution Blutdruckeinstellung Blutzuckereinstellung	Ketokonazole?
Conn	Elektrolytstörung Hypertonus	Kaliumchlorid Blutdruckeinstellung	Spironolaktone

fenthalt kürzer und die Genesung schneller ist; von besonderes Wichtigkeit ist das perioperative Management, v.a. bei endokrin aktiven Tumoren; unabhängig von der Grunderkrankung gilt immer, dass jeder adrenalektomierte Patient von einer Addison-Krise bedroht ist

pharmakologische Adrenalektomie: Bezeichnung für eine Ausschaltung der Nebennieren durch eine pharmakologische Hemmung

Ad|re|na|lin *nt: Syn: Epinephrin*; im Nebennierenmark und den Paraganglien der Grenzstrangkette gebildetes Hormon, das v.a. bei Stress, Muskeltätigkeit, Sauerstoffmangel und im Prämenstruum ausgeschüttet wird; die Ausschüttung führt zu Zittern, Schwäche, kaltem Schweiß, Tachykardie und Angstgefühl; **Wirkung:** α_1- und α_2-Sympathomimetikum; Erhöhung von Herzfrequenz, Herzminutenvolumen, arteriellem Mitteldruck; Verminderung der Darmperistaltik; Erschlaffung der Bronchialmuskulatur und Erweiterung der Bronchien; Erweiterung der Pupillen und Aufrichten der Haare; insulinantagonistische Wirkung [Mobilisierung der Glykogenreserven der Leber, Abbau von Muskelglykogen]; **therapeutisch** wird Adrenalin bei Kreislaufstillstand, anaphylaktischem Schock, Bronchospasmus, Asthma bronchiale und als Zusatz zu Lokalanästhetika verwendet; **Dosierung:** s.c. 0,1–0,5 mg, i.v. maximal 0,25 mg, als Aerosol 0,35 mg; **NW:** Angstzustände, Schwächegefühl, Tremor, Herzklopfen, pektanginöse Beschwerden, Herzrhythmusstörungen; **Kontraind.:** Hypertonie, Thyreotoxikose, Phäochromozytom, Engwinkelglaukom, Koronarsklerose, Zerebralsklerose, Herzmuskelerkrankungen, paroxysmale Tachykardie, hochfrequente absolute Arrhythmie, schwere Nierenfunktionsstörungen, Cor pulmonale

Ad|re|nal|in|ä|mie *f: → Hyperadrenalinämie*

Ad|re|nal|in|di|a|be|tes *m: Syn: Adrenalinhyperglykämie*; Anstieg des Blutzuckerspiegels nach Adrenalininjektion; beruht auf der Hemmung der Insulinsekretion durch Adrenalin; kann zu Zuckerausscheidung im Harn führen [**Adrenalinglukosurie**]

Ad|re|nal|in|hy|per|glyk|ä|mie *f: → Adrenalindiabetes*

Ad|re|no|leu|ko|dys|tro|phie *f: Syn: Siemerling-Creutzfeld-Syndrom, Schiller-Addison-Syndrom, Fanconi-Prader-Syndrom*; X-chromosomal-rezessive Erkrankung mit Atrophie der Nebennierenrinde und herdförmiger Entmarkung im Gehirn; manifestiert sich z.T. schon im Schulkindalter [40 %] oder in unterschiedlicher Ausprägung in der Adoleszenz oder im Erwachsenenalter; **klinisch** fallen Steifheit und Ungeschicktheit beim Gehen, Gewichtsverlust, generalisierte Muskelschwäche, Schwindelanfälle und vermehrte Hautpigmentierung auf; im Kindesalter verläuft die Erkrankung rasch progredient und führt innerhalb von wenigen Jahren zu Erblindung, Taubheit und geistiger Retardierung; bei Erwachsenen beginnt in ca. 20 % der Fälle die neurologische Symptomatik spät und verläuft milde; **Therapie:** Knochenmarkstransplantation hat einen guten Einfluss auf Krankheitsverlauf und -schwere; der Versuch einer alimentären Therapie [**Lorenzos Öl**] hat die anfänglichen Erwartungen nicht erfüllt

Ad|re|no|ly|ti|kum *nt, pl* **-ka:** *→ Adrenorezeptorenblocker*

Ad|re|no|mi|me|ti|kum *nt, pl* **-ka:** *→ Sympathomimetikum*

Ad|re|no|re|zep|to|ren|blo|cker *m: Syn: Sympatholytikum, Sympathikolytikum, Adrenorezeptorantagonist, Antiadrenergikum, Adrenolytikum*; Adrenorezeptorenblocker binden sich an adrenerge Rezeptoren und hemmen damit die Wirkung von Adrenalin und Noradrenalin und von Adrenomimetika an den Zielorganen; Adrenorezeptoren [adrenerge Rezeptoren] sind durch Adrenalin, Noradrenalin und andere Catecholamine erregte Rezeptoren des sympathischen Nervensystems; sie werden unterteilt in **1. Alpharezeptoren** [alphaadrenerge Rezeptoren, α-Rezeptoren]: man unterscheidet zwei Familien, α_1-Rezeptoren und α_2-Rezeptoren, die jeweils in mehr als 3 Untertypen unterteilt werden können; α_1-Rezeptoren finden sich postsynaptisch in den peripheren Zielorganen des Sympathikus; sie werden von Adrenalin und Noradrenalin etwa gleich stark erregt; α_2-Rezeptoren finden sich sowohl präsynaptisch als auch peripher postsynaptisch und im Zentralnervensystem; sie sprechen stärker auf Adrenalin als Noradrenalin an **2. Betarezeptoren** [betaadrenerge Rezeptoren, β-Rezeptoren]: sie werden unterteilt in β_1-Rezeptoren [Herz, Niere] und β_2-Rezeptoren [Bronchien, Gefäße, Fettgewebe]; *s.a. Alphablocker, Betablocker*

α-**Adrenorezeptorenblocker:** *→ Alphablocker*

β-**Adrenorezeptorenblocker:** *→ Betablocker*

Ad|re|no|zep|tor|a|go|nist *m: → Sympathomimetikum*

Adri|a|my|cin *nt: → Doxorubicin*

Adri|blas|tin *nt: → Doxorubicin*

Adson-Manöver *nt:* bei Verdacht auf Thoracic-outlet-Syndrom führt Wendung des Kopfes zur betroffenen Seite [Kinn angehoben] bei gleichzeitiger tiefer Inspiration zu einem Pulsverlust

adult respiratory distress syndrome *nt: → Schocklunge*

Ady|na|mia episodica hereditaria *f: Syn: Gamstorp-Syndrom, periodische hyperkaliämische Lähmung; s.u. dyskaliämische/periodische Lähmung*

Aeroallergen-Patch-Test *nt: → Atopie-Patch-Test*

Ae|ro|mo|nas *f:* Gattung gramnegativer Stäbchenbakterien mit einer einzigen polaren Geißel; **Aeromonas hydrophila** bildet ein Exotoxin und tritt als Erreger von Durchfallerkrankungen, Harnwegsinfektionen und Hautgeschwüren in Erscheinung

Aes|cin *nt: Syn: Escin*; Glykosidgemisch aus dem Samen der Rosskastanie [Aesculus hippocastanum]; Antivarikosum; **Anw.:** Behandlung von Ödemen oder anderen Schwellungszuständen, v.a. der Beine; **NW:** Schleimhautreizung

Aes|cullin *nt: Syn: Aesculinum, Esculin*; aus Rinde und Samen der Rosskastanie [Aesculus hippocastanum] gewonnenes Cumarinderivat; Antivarikosum; **Anw.:** Behandlung von Ödemen oder anderen Schwellungszuständen, v.a. der Beine; in Lichtschutzsalben; Zusatz zu Differenzierungsnährböden für Bakterien

Aes|cullus hippocastanum *f: → Rosskastanie*

Af|fekt|psy|cho|sen *pl: Syn: affektive Psychosen, Zyklothymien,*

Tab. A4. **Adrenorezeptorenblocker.** Adrenorezeptoren: Effekte von Parasympathikus und Sympathikus

A

Organ oder Organsystem	Reizung des Parasympathikus	Reizung des Sympathikus	Adrenozeptoren
Herzmuskel	Abnahme der Herzfrequenz	Zunahme der Herzfrequenz	β_1
	Abnahme der Kontraktionskraft (nur Vorhöfe)	Zunahme der Kontraktionskraft (Vorhöfe, Ventrikel)	β_1
Arterien in Haut und Mukosa	0	Vasokonstriktion	α_1
im Abdominalbereich	0	Vasokonstriktion	α_1
im Skelettmuskel	0	Vasokonstriktion	α_1
		Vasokonstriktion	β_2
		Vasodilatation (nur durch Adrenalin)	
		Vasodilatation (cholinerg)	
im Herzen (Koronarien)	0	Vasokonstriktion	α_1
		Vasodilatation (nur durch Adrenalin)	β
im Penis/Klitoris	Vasodilatation	Vasokonstriktion	α_1
Venen	0	Vasokonstriktion	α_1
Gehirn	Vasodilatation (?)	Vasokonstriktion	α_1
Gastrointestinaltrakt:			
Longitudinale und zirkuläre Muskulatur	Zunahme der Motilität	Abnahme der Motilität	α_2 und β_1
Sphinkteren	Erschlaffung	Kontraktion	α_1
Milzkapsel	0	Kontraktion	
Harnblase:			
Detrusor vesicae	Kontraktion	Erschlaffung (gering)	β_2
Trigonum vesicae (Sphincter internus)	0	Kontraktion	α_1
Genitalorgane:			
Vesica seminalis, Prostata	0	Kontraktion	α_1
Ductus deferens	0	Kontraktion	α_1
Uterus	0	Kontraktion	α_1
		Erschlaffung (abhängig von Spezies und hormonalem Status)	β_2
Auge:			
Musculus dilatator pupillae	0	Kontraktion (Mydriasis)	α_1
Musculus sphincter pupillae	Kontraktion (Miosis)	0	
Musculus ciliaris	Kontraktion Nahakkomodation		
Musculus tarsalis	0	Kontraktion (Lidstraffung)	
Musculus orbitalis	0	Kontraktion (Bulbusprotrusion)	
Tracheal-/Bronchialmuskulatur	Kontraktion	Erschlaffung (vorwiegend durch Adrenalin)	β_2
Musculi arrectores pilorum	0	Kontraktion	α_1
Exokrine Drüsen:			
Speicheldrüsen	Starke seröse Sekretion	Schwache muköse Sekretion (Glandula submandibularis)	α_1
Tränendrüsen	Sekretion	0	
Drüsen im Nasen-Rachen-Raum	Sekretion	0	
Bronchialdrüsen	Sekretion	?	
Schweißdrüsen	0	Sekretion (cholinerg)	
Verdauungsdrüsen (Magen, Pankreas)	Sekretion	Abnahme der Sekretion oder 0	
Mukosa (Dünn-, Dickdarm)	Sekretion	Flüssigkeitstransport aus Lumen	
Glandula pinealis (Zirbeldrüse)	0	Anstieg der Synthese von Melatonin	β_2
Braunes Fettgewebe	0	Wärmeproduktion	β_2
Stoffwechsel:			
Leber	0	Glykogenolyse, Gluconeogenese	β_2
Fettzellen	0	Lipolysis (freie Fettsäuren im Blut erhöht)	β_1
Insulinsekretion (aus β-Zellen der Langerhans-Inseln)	Sekretion	Abnahme der Sekretion	α_2

affektive Störungen, manisch-depressive Krankheiten; Oberbegriff für Psychosen mit Störungen der Affektivität; können sich vorwiegend durch Manie oder Depression äußern; der Verlauf ist i.d.R. phasenhaft mit vollständiger Remission und gesunden Intervallen; Residualzustände sind selten; vom Verlauf her unterscheidet man **monopolare Psychosen** [nur depressive oder manische Phasen] von **bipolaren Psychosen** [abwechselnd depressive und manische Phasen], und **monophasische Psychosen** [einmalige Manie oder Depression] von **polyphasischen Psychosen** [mehrmalige Manien oder/und Depressionen]; am häufigsten sind **polyphasisch-monopolare** und **monophasisch-monopolare Depressionen**, z.B. als postpartale Depressionen; bei nur ca. 1/3 der Patienten ist der Verlauf typisch bipolar; insgesamt sind depressive Phasen 3-mal häufiger als manische Phasen und mit einer Phasendauer von 4–6 [–12] Monaten auch kürzer; *s.u. Essay Affektive Störungen S. 1495*

Af|fen|hand *f*: meist durch eine Medianuslähmung oder eine progressive spinale Muskelatrophie vom Typ Duchenne-Aran ausgelöste Atrophie des Daumenballens und die dadurch bedingte Unfähigkeit den Daumen zu opponieren

Afferent-loop-Syndrom *nt*: → *Syndrom der zuführenden Schlinge*

Afi|bri|no|gen|äl|mie *f*: *s.u. Diathese, hämorrhagische*

A-Fraktur *f*: **1.** *s.u. Diaphysenfraktur* **2.** *s.u. Fraktureinteilung*

Af|ter|krebs *m*: → *Analkarzinom*

af|ter|loading *nt*: → *Nachladetechnik*

Afterloading-Verfahren *nt*: → *Nachladetechnik*

After-Mastdarmabszess *m*: → *Analabszess*

Af|ter|plas|tik *f*: *Syn: Anusplastik, Anoplastik*; Plastik des Afterschließmuskels, z.B. die **laterale innere Sphinkterotomie** bei chronischer Analfissur

Agam|ma|glo|bu|lin|äl|mie *f*: *Syn: Antikörpermangelsyndrom*; angeborener und erworbener, vollständiger Mangel an Gammaglobulin(en)

autosomal-rezessive Agammaglobulinämie: → *kongenitale Agammaglobulinämie*

Bruton-Typ der Agammaglobulinämie: → *kongenitale Agammaglobulinämie*

infantile X-chromosomale Agammaglobulinämie: → *kongenitale Agammaglobulinämie*

kongenitale Agammaglobulinämie: *Syn: Bruton-Typ der Agammaglobulinämie, infantile X-chromosomale Agammaglobulinämie, kongenitale geschlechtsgebundene Agammaglobulinämie, autosomal-rezessive Agammaglobulinämie, Morbus Bruton, Bruton-Syndrom*; X-chromosomal-rezessiv vererbtes Antikörpermangelsyndrom; durch die Störung der Differenzierung der B-Lymphozyten kommt es zu einem Fehlen aller Immunglobulinklassen; nach dem Verschwinden der mütterlichen IgG-Antikörper aus dem Blut der Säuglinge im Alter von 3–5 Monaten kommt es zu [meist bakteriellen] Pneumonien, Sinusitiden, Mittelohrentzündungen und gastrointestinalen Erkrankungen; **Diagnose:** Blutbild [Fehlen reifer B-Lymphozyten], Immunglobulinmangel in der Elektrophorese; **Therapie:** i.v. Immunglobulinsubstitution, Knochenmarktransplantation; *s.a. Essay Gentransfer und Gentherapie S. 465*

kongenitale geschlechtsgebundene Agammaglobulinämie: → *kongenitale Agammaglobulinämie*

Schweizer-Typ der Agammaglobulinämie: *Syn: schwerer kombinierter Immundefekt*; autosomal-rezessiv vererbter schwerer Immundefekt mit Fehlen der Immunglobuline, hochgradiger Hypoplasie der lymphatischen Gewebe und Fehlen der B- und T-Lymphozyten; ohne Knochenmarkstransplantation meist tödlicher Verlauf im 1. Lebensjahr; *s.a. Essay Gentransfer und Gentherapie S. 465*

Agar|dif|fu|si|ons|test *m*: Test zur Bestimmung der bakteriostatischen oder bakteriziden Wirksamkeit von Antibiotika auf einen bestimmten Erreger; antibiotika-haltige Testblättchen werden auf eine inokulierte Agarplatte aufgelegt; das Antibiotikum diffundiert ringförmig in den Agar, wodurch ein radiärer Konzentrationsquotient entsteht; die Bakterien werden in dem Bereich um das Blättchen, in dem die **minimale Hemmkonzentration** [kleinste Konzentration einer anti-

mikrobiellen oder antiviralen Substanz, die die Vermehrung des Erreger hemmt] überschritten wird, am Wachstum gehindert, d.h., es bildet sich ein Hemmhof um das Antibiotikablättchen

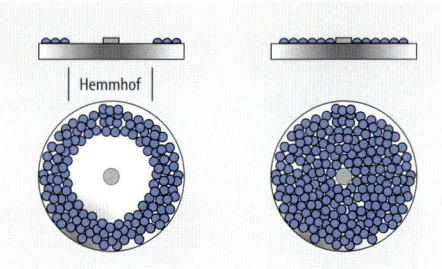

Abb. A15. Agardiffusionstest

Agee-Technik *f*: *s.u. Karpaltunnelsyndrom*

Ag|gre|ga|tions|hem|mer *pl*: → *Thrombozytenaggregationshemmer*

Agni casti fructus *m*: *Syn: Mönchspfefferfrüchte*; Steinbeeren von Mönchspfeffer★

Agri|mo|ni|ae herba *f*: *Syn: Ackerkraut, Odermennigkraut*; *s.u. Odermennig*

Agri|mo|nia eupatoria *f*: *Syn: kleiner Odermennig, Ackerodermennig*; *s.u. Odermennig*

Agri|mo|nia procera *f*: *Syn: großer Odermennig*; *s.u. Odermennig*

Agro|py|ri repentis rhizoma *nt*: *Syn: Queckenwurzelstock, Ackergraswurzel, Graminis rhizoma*; Wurzelstock der Quecke★

Agro|py|ron repens *nt*: → *Quecke*

Agryp|nie *f*: → *Schlaflosigkeit*

AHA-Klassifikation der Herzinsuffizienz *f*: *s.u. Essay Herzinsuffizienz S. 599*

AHG-Test *m*: → *Coombs-Test*

Ahlbäck-Krankheit *f*: → *Morbus Ahlbäck*

Ahlfeld-Nabelschnurzeichen *nt*: ein um die Nabelschnur gelegtes Band wandert während der Plazentalösung in der Nachgeburtsperiode nach vorne; ein Abstand von 10 cm zwischen Vulva und Band ist Zeichen einer vollständigen Plazentalösung

Ahmed-Implantat *nt*: *s.u. Essay Glaukome S. 497*

Ahorn|rin|den|krank|heit *f*: *Syn: Koniosporose, Ahornrindenschälerkrankheit, Towey-Krankheit*; durch den Schimmelpilz **Coniosporium** verursachte exogen-allergische Alveolitis bei Holzarbeitern; *s.a. Essay Lungen- und Atemwegserkrankungen durch Arbeit und Umwelt S. 1265*

Ahorn|rin|den|schä|ler|krank|heit *f*: → *Koniosporose*

Ahornsirup-Syndrom *nt*: *Syn: Ahornsirup-Krankheit, Verzweigtkettendecarboxylase-Mangel, Leuzinose, Leucinose, Verzweigtkettenkrankheit, Valin-Leucin-Isoleucinurie*; autosomal-rezessiv vererbte Störung des Stoffwechsels der verzweigtkettigen Aminosäuren Valin, Leucin und Isoleucin; führt zu Ernährungs- und Entwicklungsstörungen sowie geistiger Retardierung; charakteristisch ist der typische Uringeruch nach Ahornsirup oder Maggi; bei der **intermittierenden Verzweigtkettenkrankheit** tritt der Enzymmangel nur spät und dann auch nur intermittierend auf; bei schwerer Verlaufsform kommt es schon bei 5–7 Tage alten Säuglingen zu Trinkschwäche, Muskelhypotonie, Krämpfen, Opisthotonus und Bewusstseinseintrübung; **Therapie:** Leucin-, Isoleucin- und Valin-arme Diät mit Kontrolle der Leucinkonzentration des Blutes führt zu Vermeidung der meisten Schäden

AIDS *nt*: *Syn: erworbenes Immundefektsyndrom, acquired immunodeficiency syndrome*; durch das HIV-Virus hervorgerufenes Immunmangelsyndrom [acquired immunodeficiency syndrome] mit rezidivierenden Infektionen durch opportunistische Erreger und Bildung spezifischer Tumoren [Kaposi-Sarkom]; *s.u. Essay HIV-Infektion – AIDS S. 625*

AIDS-Demenz *f*: *Syn: HIV-assoziierter kognitiv-motorischer Komplex, AIDS-Demenz-Komplex*; durch die AIDS-Enzepha-

Adipositas

H. Hauner

Definition und Klassifikation

Mit dem Begriff **Adipositas** wird eine über das Normalmaß hinausgehende Vermehrung des Körperfetts bezeichnet, die mit einer erhöhten Morbidität und Mortalität einhergeht. Der Körperfettanteil liegt bei normalgewichtigen Männern bei 10–20 % und bei normalgewichtigen Frauen bei 15–25 %. Bei stark übergewichtigen Personen kann der Körperfettanteil 40 % und mehr erreichen.

Zur Erfassung und Beurteilung der Körperfettmasse wird heute der **Body-Mass-Index**, abgekürzt BMI, verwendet. Er errechnet sich als Quotient von Körpergewicht in kg und Körpergröße in Meter im Quadrat [kg/m²]. Dieses einfache anthropometrische Maß korreliert vergleichsweise gut mit der eigentlichen Körperfettmasse.

Nach den Empfehlungen der WHO [WHO 2000] ist der **Normalgewichtsbereich** als ein BMI zwischen 18,5 und 24,9 kg/m² definiert. Ein BMI ≥ 25 kg/m² gilt als Übergewicht, ein BMI ≥ 30 kg/m² als Adipositas. Je nach Ausmaß der Adipositas werden drei Schweregrade unterschieden [s. Tab. 1].

Tab. 1. Klassifikation des Körpergewichts anhand des BMI [nach WHO 2000]

Gewichtskategorie	BMI [kg/m²]
Untergewicht	< 18,5
Normalgewicht	18,5–24,9
Übergewicht	≥ 25,0
• Präadipositas	• 25,0–29,9
• Adipositas Grad I	• 30,0–34,9
• Adipositas Grad II	• 35,0–39,9
• Adipositas Grad III	• ≥ 40,0

Epidemiologie

Übergewicht und Adipositas sind in Deutschland epidemisch verbreitet. Rund 50 % aller erwachsenen Frauen und 60 % aller erwachsenen Männer überschreiten einen BMI von 25 kg/m². Jeder 5. Erwachsene ist mit einem BMI ≥ 30 adipös. Nimmt man die Personen mit einem BMI zwischen 25 und 29,9 mit übergewichtsbedingten Beschwerden und Erkrankungen hinzu, dann sollte etwa jeder 3. erwachsene Deutsche sein Gewicht aus medizinischen Gründen senken. Die Prävalenz der Adipositas steigt in Deutschland langsam, aber kontinuierlich weiter an. Besorgniserregend ist vor allem die starke Zunahme der Zahl übergewichtiger Kinder und Jugendlicher, was auf einen immer früheren Beginn hinweist. Gleichzeitig steigt auch die Prävalenz der Deutschen mit extremer Adipositas [BMI ≥ 40] deutlich an und liegt gegenwärtig bei etwa 2 %.

Pathophysiologie

Bei der Adipositas handelt es sich um eine komplexe Erkrankung auf polygenetischem Hintergrund, die mit einer Vielzahl von Umweltfaktoren interagiert. Welche Gene im Einzelnen an der Entstehung der Adipositas beteiligt sind, ist bis auf wenige monogenetische Formen unbekannt. In genetischen Studien wurden aber zahlreiche Assoziationen zwischen definierten Chromosomenabschnitten bzw. einzelnen Genvarianten und phänotypischen Merkmalen der Adipositas beschrieben. Daneben sprechen Familien-, Zwillings- und Adoptionsstudien für eine starke genetische Komponente bei der Entstehung der Adipositas.

Vor allem bei **frühkindlicher Adipositas** wurden in den letzten Jahren mehrere **monogenetische Adipositasformen** beschrieben. Dabei handelt es sich um umschriebene Defekte im Leptin-, Leptinrezeptor-, Melanokortin-4-Rezeptor sowie im POMC-Gen. Am bedeutsamsten sind funktionelle Mutationen im Melanokortin-4-Rezeptorgen als Ursache frühkindlicher Adipositas mit einer Häufigkeit von 2–4 %.

Der dramatische Anstieg dieser Erkrankung in den letzten Jahrzehnten kann damit nicht erklärt werden. Hierfür sind vor allem die heutigen Lebensbedingungen und der moderne Lebensstil verantwortlich, die sich in den letzten 50 Jahren erheblich verändert haben. Im Vordergrund stehen dabei der drastische **Rückgang der körperlichen Aktivität** in allen Altersgruppen und die modernen Ernährungsgewohnheiten mit einer meist ungeregelten, energiedichten Kost.

Eine **fettreiche, ballaststoffarme Ernährung** und der Trend zu **Fastfood und Convenience-Produkten** begünstigen eine Gewichtszunahme. Auch die Zunahme der Portionsgrößen fördert eine überkalorische Ernährung. Die ständige Verfügbarkeit von zumeist energiedichten Fertigprodukten fördert das *Snacking*, was zunehmend geregelte Mahlzeiten ersetzt. Bei Kindern und Jugendlichen wurde der hohe Konsum zuckerhaltiger Getränke als wichtiger Risikofaktor für eine Gewichtszunahme identifiziert. Letztlich entscheidet die Energiezufuhr und nicht die Zusammensetzung der Nährstoffe über die Gewichtsentwicklung.

Eine nicht zu unterschätzende Rolle dürften die **psychosozialen Lebensbedingungen** spielen. Auch in Deutschland kommt Adipositas in den unteren Sozialschichten um ein Mehrfaches häufiger vor als in den oberen. Hierbei prägen Bildungsstand, Einstellung zur Gesundheit und die ökonomischen Verhältnisse den Lebensstil.

Gesundheitsrisiko und Komplikationen

Übergewicht/Adipositas geht mit einer Vielzahl von Begleit- und Folgeerkrankungen einher, die von der Dauer und dem Ausmaß des Übergewichts abhängen. Dem Fettverteilungsmuster kommt dabei eine besondere Bedeutung zu. Bei einem BMI zwischen 25 und 29,9 bestimmt die Fettverteilung maßgeblich das Komplikationsrisiko. Die wesentliche Determinante sind dabei die viszeralen Fettdepots, deren Größe eng mit den metabolischen und kardiovaskulären Komplikationen des Übergewichts assoziiert ist. Diese lassen sich durch Messung des Taillenumfangs indirekt und einfach erfassen. Ein Taillenumfang > 94 cm bzw. > 102 cm bei Männern sowie > 80 cm bzw. > 88 cm bei Frauen weist auf ein mäßig [relatives Risiko > 2] bzw. deutlich erhöhtes Risiko [relatives Risiko > 3–4] für solche Komplikationen hin. Da Männer deutlich häufiger als Frauen ein abdominales Fettverteilungsmuster haben, sind sie bei gleichem BMI stärker gefährdet.

Die Komplikationen der Adipositas betreffen auch die subjektive Lebensqualität und das Selbstwertgefühl. Adipöse Menschen werden im Alltagsleben vielfältig benachteiligt und leiden erheblich unter ihrem Gewicht. Es handelt sich um ein leicht erkennbares äußerliches Stigma, das bei vielen Mitmenschen negative Reaktionen hervorruft.

❗ **Besonders eng ist die Beziehung zwischen Übergewicht und Diabetes mellitus Typ 2.**

So ist das Diabetesrisiko bei Männern und Frauen mit einem BMI ≥ 30 um das 40–80-Fache höher als bei schlanken Kontrollen. Adipositas ist damit der bei weitem wichtigste Risikofaktor für Typ 2-Diabetes, der nur dann wirksam wird, wenn zusätzlich ein genetischer Defekt der Betazellfunktion vorliegt. Tabelle 2 nennt weitere häufige Begleit- und Folgeerkrankungen der Adipositas.

Adipositas und metabolisches Syndrom

Die stammbetonte oder viszerale Adipositas gilt heute als der entscheidende Promotor und Schrittmacher des metabolischen Syndroms. Diese Diagnose liegt vor, wenn 3 der 5 in Tabelle 3 genannten Kriterien erfüllt sind. Menschen mit metabolischem Syndrom haben ein ca. 3-fach höheres kardiovaskuläres Risiko als Menschen ohne metabolisches Syndrom. Vor allem bei stammbetonter Fettansammlung sollte stets nach den anderen Komponenten des Syndroms gefahndet werden.

Tab. 2. Typische und häufige Komplikationen der Adipositas

Stoffwechsel
Diabetes mellitus Typ 2
Dyslipoproteinämie
Hyperurikämie/Gicht
Insulinresistenz
Herz-Kreislauf-System
Hypertonie
gestörte Fibrinolyse, erhöhtes thrombembolisches Risiko
koronare Herzkrankheit
Schlaganfall
linksventrikuläre Hypertrophie, Herzinsuffizienz
chronisch-venöse Insuffizienz, Ulcus cruris
Lungen
alveoläre Hypoventilation, Pickwick-Syndrom
Schlaf-Apnoe-Syndrom
Gastrointestinaltrakt
Dyspepsie
Gallensteinleiden
Fettleberhepatitis
Motilitätsstörungen, Obstipation
Karzinome
kolorektale Karzinome
Nierenkarzinome
Endometrium-, Mammakarzinom
Prostatakarzinom
Erkrankungen des Bewegungsapparats
LWS-Syndrom
Gelenkerkrankungen, Arthrosen
Sonstiges
erhöhtes Operationsrisiko
erhöhtes Narkoserisiko
erhöhtes Unfall- und Verletzungsrisiko
Wundheilungsstörungen

Tab. 3. Komponenten des metabolischen Syndroms

Taillenumfang	
bei der Frau	> 88 cm
beim Mann	> 102 cm
Nüchterntriglyzeride	> 150 mg/dl
HDL-Cholesterin	
bei der Frau	< 50 mg/dl
beim Mann	< 40 mg/dl
Blutdruck	> 130/85 mmHg
Nüchternblutglucose	≥ 110 mg/dl [Plasmaglucose]

A

Lebenserwartung

Die Lebenserwartung adipöser Menschen ist in Abhängigkeit vom Schweregrad, vom Lebensalter und von den vorliegenden Begleiterkrankungen verkürzt. Der Verlust an Lebensjahren ist bei Männern um etwa 50 % höher als bei Frauen. Ab einem BMI von 27–30 findet sich ein Anstieg der Mortalität im Vergleich zu schlanken Personen. Die häufigsten Todesursachen sind Herz-Kreislauf-Komplikationen wie Herzinfarkt und Schlaganfall sowie Karzinome. Bei extremer Adipositas [BMI ≥ 40] sind Herzversagen und schwere respiratorische Insuffizienz* die dominierenden Ursachen für die hohe Exzesssterblichkeit.

Diagnostisches Vorgehen

Bei der **Anamnese** müssen Beginn und Entwicklung des Übergewichts und mögliche Einflussfaktoren [kindliche Traumata, andere Erkrankungen, Scheidung, Schwangerschaft, bestimmte Medikamente etc.] erfasst werden. Frühere Behandlungsversuche und Gründe für deren Scheitern sind zu erfragen. Hinsichtlich der Therapie sind Fragen nach der Motivation des Patienten, seiner Bereitschaft, die Selbstverantwortung zu übernehmen sowie nach dem familiären bzw. sozialen Umfeld von elementarer Bedeutung. Auch die Familienanamnese bezüglich Adipositas, Diabetes Typ 2, Hypertonie, Dyslipoproteinämie und kardiovaskulären Erkrankungen ist unverzichtbar.

Die **Ernährungsanamnese** erfolgt mithilfe strukturierter Fragebögen, von Ernährungsprotokollen oder von Food Frequency Fragebögen. Strukturierte Fragebögen haben den Vorteil, dass sie einen schnellen Überblick über das individuelle Ernährungsmuster verschaffen, der sofort für das Beratungsgespräch genutzt werden kann. Essstörungen wie Binge-Eating-Syndrom oder Bulimie sind durch gezielte Fragen oder durch Zuhilfenahme spezieller Fragebögen auszuschließen [*s.a. Essay Essstörungen mit anorektischer und bulimischer Symptomatik*]. Medikamente mit gewichtssteigernder Wirkung wie z.B. atypische Neuroleptika, Betablocker, Insulin etc. sind ebenfalls zu erfragen.

Die **körperliche Untersuchung** muss alle möglicherweise beeinträchtigten Organsysteme wie Herz-Kreislauf-System, Respirationstrakt, Gastrointestinaltrakt, Haut, Gelenke sowie Endokrinium und urogenitales System einbeziehen. Der Taillenumfang wird mit einem Messband am stehenden Patienten in der Mitte zwischen Beckenkamm und Unterrand des Rippenbogen [in der Axillarlinie] gemessen.

Die **Laboruntersuchungen** beinhalten Stoffwechselparameter wie Blutglukose, Lipidstatus, Harnsäure und bei der Erstuntersuchung basales TSH zum Ausschluss einer Hypothyreose. Die Bestimmung der Körperzusammensetzung mittels Bioimpedanzanalyse* [BIA] oder DEXA* sowie des Stoffwechselumsatzes unter Ruhebedingungen [Grundumsatz*] kann in Einzelfällen oder bei bestimmten Fragestellungen sinnvoll sein. In der Regel ist außerdem eine Oberbauchsonografie [Leber, Gallenblase] und ein EKG [Hinweise für linksventrikuläre Hypertrophie bzw. KHK] erforderlich. Eventuell ist eine Echokardiografie angezeigt [Tab. 4].

Indikationen und Kontraindikationen für eine Adipositastherapie

Neben dem BMI wird die Behandlungsindikation am Gesamtrisiko festgemacht. Die Indikation für eine Gewichtsreduktion besteht stets bei einem BMI ≥ 30. Bei einem BMI zwischen 25 und 29,9 kann eine Indikation bestehen, wenn bereits gewichtsbedingte Gesundheitsstörungen wie Diabetes Typ 2 oder Hypertonie vorliegen. Kontraindikationen für eine Gewichtsreduktion sind Schwangerschaft und Stillzeit, Essstörungen, schwere Allgemeinerkrankungen und psychiatrische Erkrankungen.

Behandlungsziele

Die Behandlungsziele orientieren sich am individuellen Risikoprofil. Grundsätzlich wird eine Verminderung der exzessiven Fettdepots bei Erhalt der stoffwechselaktiven Muskelmasse angestrebt. Folgende Ziele kommen infrage:

- Gewichtssenkung von 5–10 % [bei BMI ≥ 35 kg/m² von 10–20 %]
- langfristige Gewichtsstabilisierung
- Besserung oder Beseitigung von Folgeerkrankungen

Tab. 4. Diagnostische Maßnahmen bei Adipositas

Anamnese
- Eigenanamnese
- Familienanamnese
- Ernährungsanamnese/Protokolle
- Fragebögen zur Erfassung von Bewegungsaktivität, Essverhalten, Lebensqualität etc.

Klinische Untersuchung

Anthropometrie
- Größe, Gewicht, BMI
- Taillenumfang

Blutdruck, evtl. 24-h-Blutdruckmessung
- evtl. Bioimpedanzanalyse, indirekte Kalorimetrie

Labordiagnostik
- Blutbild, Elektrolyte, Kreatinin, Transaminasen
- Lipidstatus
- Blutzucker, evtl. HbA1c, oraler Glukosebelastungstest
- TSH basal [bei Erstuntersuchung]

Molekulargenetische Untersuchung bei definiertem Verdacht auf monogenetische Adipositasform

Apparative Diagnostik
- EKG, evtl. Echokardiografie
- Oberbauchsonografie

- Besserung der subjektiven Lebensqualität
- gesunde Lebensweise

Die Therapieziele sollten gemeinsam mit dem Patienten vereinbart und regelmäßig überprüft werden. Da es um eine langfristige Lebensstiländerung geht, sind stets auch die Langzeitergebnisse zu dokumentieren.

Therapievoraussetzungen und risikogerechte Behandlungsstrategie

Da es sich bei der Adipositastherapie um eine langwierige und aufwändige Aufgabe handelt, müssen günstige Therapievoraussetzungen vorliegen. Unabdingbar für den Therapieerfolg ist eine hohe Eigenmotivation des Patienten und die Fähigkeit, die Therapie im Alltag umzusetzen. Ein unterstützendes soziales Umfeld gilt als ein günstiger prognostischer Faktor.

❗ **Essenziell für den Therapieerfolg ist die Patientenschulung.**

Der Patient erhält dabei alle wichtigen Informationen für ein erfolgreiches Selbstmanagement. Die Inhalte sollen problemorientiert und patientenzentriert vermittelt werden. Die Schulungen werden in der Regel in Gruppen durchgeführt.

Da es sich um ein heterogenes Krankheitsbild mit unterschiedlichen Gesundheitsrisiken handelt, ist eine möglichst maßgeschneiderte Therapie anzustreben. Dabei ist darauf zu achten, dass die Therapiekonzepte flexibel sind und den individuellen Voraussetzungen und Wünschen entsprechen.

Die **Basistherapie** umfasst Ernährungsumstellung, Verhaltensmodifikationstraining, Bewegungstherapie und Schulung des Patienten und seiner Familienangehörigen. Bei schweren Adipositasformen kommen zusätzlich gewichtssenkende Medikamente oder chirurgische Maßnahmen in Betracht.

In der Regel wird eine **Stufentherapie** verfolgt, die mit einer Kombination aus mäßig hypokalorischer Kost, Bewegungssteigerung und Verhaltensmodifikation beginnt. Wird damit das Behandlungsziel nicht innerhalb von 3–6 Monaten erreicht, sind zusätzliche Maßnahmen wie eine kurzzeitige sehr niedrig-kalorische Kost [z.B. Formuladiät] oder die zusätzliche Verordnung gewichtssenkender Medikamente zu erwägen.

❗ Ziel ist stets eine langfristige Ernährungsumstellung und ein aktiver Lebensstil. Die wirksamste Einzelkomponente ist die Begrenzung der Energiezufuhr.

Ernährungstherapie

Es gibt zahllose Ernährungsempfehlungen, die eine Gewichtsabnahme bewirken sollen. Sie reichen von Nulldiät bis hin zu extrem einseitigen Diäten. In diesem Rahmen sollen aber nur die Konzepte erwähnt werden, die evidenzbasiert sind und in Leitlinien ihren Niederschlag gefunden haben.

Mäßig hypokalorische Mischkost

Die mäßig hypokalorische Mischkost stellt weiterhin den Goldstandard in der Ernährungstherapie des adipösen Menschen dar. Dabei wird ein Energiedefizit von 500–800 kcal pro Tag angestrebt. Dazu ist mit dem Patienten zu besprechen, wie er dieses Energiedefizit im Rahmen seiner täglichen Ernährung erreichen kann. Dabei werden meist die Fettzufuhr und der Konsum energiereicher Getränke eingeschränkt und gleichzeitig komplexe, ballaststoffreiche Kohlenhydrate bevorzugt.

Die Ernährungsanamnese dient dazu, die individuellen Problempunkte in der Ernährung eines Patienten zu erkennen und aufbauend auf seinen Ernährungsgewohnheiten eine gesündere, energieärmere Kost zu erreichen. Dazu muss der Patient aktiv in die Therapiegestaltung eingebunden werden. Wichtig ist es, bei der Ernährungsberatung darauf zu achten, dass es zu keiner größeren Reduzierung des Gesamtvolumens der Nahrung kommt, da sonst keine ausreichende Sättigung zu erzielen ist.

Die Prinzipien einer mäßig energiereduzierten Kost sind in Tabelle 5 zusammengefasst. Diese Kostform hat den großen Vorteil, dass sie praktisch nebenwirkungsfrei und sicher ist. Sie erfordert keinen großen Betreuungsaufwand und kann als langfristiges Ernährungskonzept ohne Einschränkungen empfohlen werden. Bei konsequenter Umsetzung ist mit einer Gewichtsabnahme von 0,5–1 kg pro Woche über einen Zeitraum von 12–24 Wochen zu rechnen. Von Nachteil ist aber, dass damit oft keine ausreichende Gewichtsabnahme gelingt.

Tab. 5. Prinzipien der mäßig hypokalorischen Mischkost

- Ernährungsinformation und -schulung
- Reduzierung der Energiezufuhr um 500–800 kcal
- Verringerung der Zufuhr gesättigter Fette [tierische Fette]
- ausreichende Proteinzufuhr [mind. 50 g pro Tag]
- reichlich Gemüse, Salate, Obst, Vollkornprodukte
- ausschließlich kalorienfreie Getränke
- Verteilung auf 3–4 feste Mahlzeiten pro Tag

A

Alleinige Fettreduktion

Bei diesem Konzept geht es alleine um die Verminderung der Fettzufuhr. Die erlaubte Fettmenge wird dabei auf ca. 60 g begrenzt. Da die durchschnittliche Fettaufnahme in der deutschen Bevölkerung mit 100–130 g täglich weitaus höher liegt, wird damit ein Kaloriendefizit von ca. 500 kcal/Tag erreicht. Das didaktische Konzept ist vergleichsweise einfach, da es lediglich eine Fettbegrenzung verlangt. Da damit eine Gewichtssenkung um lediglich durchschnittlich 3,2 kg gelingt, wird diese Strategie heute in erster Linie zur Primärprävention der Adipositas, zur Gewichtsreduzierung bei mäßigem Übergewicht [BMI 25–29,9] sowie zur Verhinderung einer Wiederzunahme nach diätetischer Gewichtsreduktion empfohlen.

Kohlenhydratarme Diäten

Der initiale Gewichtsverlust bei kohlenhydratarmen, fett- und eiweißliberalen Diäten ist aufgrund des größeren Energiedefizits etwa doppelt so hoch ist wie bei konventionellen fettreduzierten Kostformen. Die extreme Begrenzung der Kohlenhydrataufnahme geht aber mit einer schlechten Compliance sowie einer sehr niedrigen Ballaststoffaufnahme einher. Gleichzeitig ist diese Kost atherogen. Bisher liegen nur Erfahrungen über maximal 1 Jahr vor, sodass über die langfristigen Ergebnisse nichts bekannt ist.

Drastisch energiereduzierte Kostformen

Gelingt mit einer mäßig energiereduzierten Kost keine Gewichtssenkung [**Diätversagen**] oder ist aus medizinischen Grunden eine rasche und größere Gewichtsabnahme erwünscht, dann kann für einen begrenzten Zeitraum eine drastische Energiebegrenzung angewandt werden. Meist werden **Formuladiäten** verwendet. Dabei handelt es sich um industriell hergestellte, definierte Nährstoffpulver auf Milcheiweiß- bzw. Sojaeiweißbasis. Diese Produkte enthalten zusätzlich Mindestmengen von Vitamin A, B1, B6, B12, C, D, E und anderen Mikronährstoffen. Einzelheiten sind in einer EU-Richtlinie für Lebensmittel zur kalorienarmen Ernährung geregelt. Die tägliche Energiezufuhr liegt meist bei 800 kcal, auf eine ausreichende Flüssigkeitsmenge von ca. 2,5–3 l pro Tag ist besonders zu achten. Damit kann eine Gewichtsabnahme von 1,5–3 kg pro Woche erreicht werden. Die maximale Anwendungsdauer liegt bei 12 Wochen. Wegen nicht seltener Nebenwirkungen [Schwindel, Blutdruckabfall, Hungergefühl, Nervosität, Konzentrationsstörungen, Frieren, Verstopfung] und des Risikos gefährlicherer Komplikationen [Kaliummangel, Nierenversagen, Ketoazidose] ist eine relativ engmaschige ärztliche Betreuung unverzichtbar. Bei richtiger Indikationsstellung und Anwendung sind Formuladiäten eine wirksame und relativ sichere Option für eine schnelle Gewichtsabnahme. Kontraindiziert sind Formuladiäten bei schwangeren und stillenden Frauen, Kindern und Jugendlichen, Menschen im Alter über 60 Jahren, Normalgewichtigen und Personen mit schweren akuten oder chronischen Erkrankungen.

Zu beachten ist ferner, dass bei einer Energiezufuhr von weniger als 1200–1500 kcal pro Tag die Versorgung mit Mikronährstoffen nicht ausreicht. Bei einem längeren Einsatz sollten daher Mikronährstoffsupplemente verabreicht werden. Dafür stehen Multivitaminpräparate, aber auch Multimineralstoffpräparate zur Verfügung. Formuladiäten sollten grundsätzlich in ein multimodales Programm mit Bewegungssteigerung und Verhaltensänderung unter fachkundiger Anleitung eingebunden sein, da sonst mit einer hohen Rückfallquote zu rechnen ist. Selbst unter optimalen Bedingungen kommt es innerhalb weniger Monate zu einem Wiederanstieg des Körpergewichts.

Mahlzeitenersatzstrategie

Energiedefinierte Formulaprodukte können auch eingesetzt werden, um einzelne Hauptmahlzeiten zu ersetzen. Dabei werden üblicherweise zunächst zwei Mahlzeiten und nach erfolgreicher Gewichtssenkung eine Mahlzeit durch ein solches Produkt ersetzt. Die Behandlungsergebnisse sind auch auf lange Sicht günstig, wenn es der Patienten lernt, dieses Konzept flexibel und eigenverantwortlich anzuwenden.

Andere Diäten und Strategien zur Gewichtssenkung

Es gibt eine nahezu unüberschaubare Vielfalt von Diäten, die meist jährlich durch neue Modediäten erweitert wird. In der Regel handelt es sich um Crash-Diäten, bei denen eine sehr einseitige Ernährung empfohlen wird. Damit ist zwar oft eine schnelle Gewichtsabnahme möglich, eine langfristige Gewichtssenkung gelingt aber in der Regel nicht, da nach Beendigung zumeist die alten falschen Ernährungsgewohnheiten wieder aufgenommen werden. Das medizinische Risiko ist aber für Menschen mit chronischen Erkrankungen nicht gering, sodass von solchen Diäten grundsätzlich abzuraten ist.

Auch mit alternativen Ernährungsformen wie vegetarischer Kost lässt sich eine Gewichtsabnahme erzielen, sofern damit insgesamt eine Kalorienbegrenzung gelingt. Am besten geeignet scheint eine ovo-lacto-vegetabile Kost mit niedrigem Fettanteil. Bislang fehlen kontrollierte Studien.

Bewegungstherapie

Jeder adipöse Patient sollte zur Steigerung seiner körperlichen Aktivität angehalten werden. Obwohl die Wirkung auf die kurzfristige Energiebilanz gering ist, liegt der besondere Nutzen einer Bewegungssteigerung darin, dass der Verlust an Muskelmasse und damit der Abfall des Grundumsatzes begrenzt wird. Regelmäßige körperliche Tätigkeit verbessert besonders die Langzeitergebnisse einer Adipositastherapie.

Heute wird empfohlen, an wenigstens 5 Tagen pro Woche eine 30–60-minütige körperliche Aktivität auszuüben. Ausdauersportarten sind meist günstiger als Kraftsportarten. Da die meisten Übergewichtigen eine niedrige körperliche Fitness aufweisen, sollte erst nach ärztlicher Konsultation mit einer Belastung niedriger Intensität begonnen werden. Die Belastungsintensität kann dann schrittweise gesteigert werden. Besonders geeignet sind Aktivitäten, die die gewichtsbelasteten Gelenke schonen, gleichzeitig aber viele Muskelgruppen beanspruchen, wie z.B. Schwimmen oder Fahrradfahren. Auch eine konsequente Steigerung der Alltagsaktivität fördert die Gewichtskontrolle.

Verhaltensmodifikation

Ausgehend von der Beobachtung, dass adipöse Menschen ein falsches Essverhalten haben, haben moderne Konzepte zur Verhaltensmodifikation einen hohen Stellenwert. Voraussetzung ist eine genaue Analyse der Essgewohnheiten einschließlich der Erfassung innerer und äußerer Stimuli für die Nahrungsaufnahme. Auf dieser Grundlage wird ein günstigeres und bewussteres Ernährungverhalten entwickelt und eingeübt. Dazu gehören beispielsweise feste Mahlzeiten, Vermeiden von Snacks und die Entkoppelung der Nahrungsaufnahme von externen Auslösern. Dieser Prozess erfordert die Betreuung durch einen erfahrenen Therapeuten und kann auch in Gruppen erlernt werden. Wenn Hinweise für eine manifeste Essstörung vorliegen, ist eine Überweisung zu einem geeigneten Verhaltenstherapeuten erforderlich.

Gewichtsreduktionsprogramme

Heute gibt es eine Vielzahl von kommerziellen Gewichtsreduktionsprogrammen, die Ernährungstherapie mit Bewegungssteigerung und Verhaltensmodifikationstraining kombinieren. Häufig werden dabei Formuladiäten eingesetzt, um eine rasche Gewichtsabnahme zu erzielen. Für die meisten Programme fehlt eine wissenschaftliche Evaluation, sodass eine Bewertung schwer fällt. Positive Ausnahmen stellen das Optifast52-Programm und das *Weight Watchers*-Konzept dar.

Medikamentöse Therapie

Die Indikation für eine zusätzliche Pharmakotherapie zur Gewichtssenkung kann bei folgenden Personen gestellt werden:

- Patienten mit BMI ≥ 30, die mit dem Basisprogramm keinen ausreichenden Erfolg hatten, d.h. keine Gewichtsabnahme > 5 % innerhalb von 3–6 Monaten erzielten
- Patienten mit BMI ≥ 27, die zusätzlich gravierende Risikofaktoren und/oder Komorbiditäten aufweisen und bei denen die Basistherapie nicht erfolgreich war.

Das orale Antidiabetikum **Metformin*** ist wegen eines schwachen gewichtssenkenden Effekts bei adipösen Diabetikern bevorzugt einzusetzen. Selektive Serotoninwiederaufnahmehemmer* können in der Behandlung von Adipositas-assoziierten Depressionen nützlich sein. Derzeit sind zwei Wirkstoffe für die adjuvante Behandlung der Adipositas zugelassen:

- Der selektive Serotonin- und Noradrenalin-Wiederaufnahmehemmer **Sibutramin*** führt zu einer dosisabhängigen Gewichtsreduktion in der Größenordnung von 3–6 kg. Bei adipösen Personen mit Diabetes Typ 2 wurde eine ähnliche Gewichtssenkung beobachtet. Die übliche Dosierung liegt bei 10 bzw. 15 mg einmal täglich. Die wichtigsten Nebenwirkungen sind trockener Mund, Obstipation, Schwindel, Schlafstörungen, außerdem Anstieg der Blutdruckwerte [bei 4 % der Einnehmer um mehr als 10 mmHg] und der Herzfrequenz. Wichtige Kontraindikationen sind daher Hypertonie [> 145/90 mmHg], manifeste koronare Herzkrankheit, Glaukom und Herzrhythmusstörungen.
- Der im Gastrointestinaltrakt wirkende Lipaseinhibitor **Orlistat*** bewirkt bei adipösen Patienten mit und ohne Diabetes Typ 2 eine zusätzliche Gewichtssenkung von im Mittel 2–4 kg. Die Dosierungsempfehlung lautet 3 × 120 mg täglich [zu jeder Hauptmahlzeit]. Bei Personen mit gestörter Glukosetoleranz reduziert Orlistat signifikant die Konversion zum Diabetes Typ 2. Häufige Nebenwirkungen sind weiche Stühle, gesteigerter Stuhldrang, Meteorismus und Steatorrhoe. Zwischen 5 und 15 % der Patienten zeigen eine verminderte Absorption fettlöslicher Vitamine, deren klinische Bedeutung ungeklärt ist.

Erfahrungen zum klinischen Einsatz von Sibutramin und Orlistat liegen für eine Dauer von maximal 2 bzw. 4 Jahren vor, sodass sich eine längere Anwendung verbietet. Für beide Substanzen fehlen prospektive Studien mit kardiovaskulären Endpunkten. Beide Medikamente sind verschreibungspflichtig, aber nicht erstattungsfähig.

Adipositaschirurgie

Bei Patienten mit Adipositas Grad III [BMI ≥ 40] oder Grad II [BMI ≥ 35] mit erheblichen Komorbiditäten, z.B. Typ 2-Diabetes, sollte nach Scheitern konservativer Therapieversuche eine chirurgische Intervention in

A

spezialisierten Einrichtungen in Betracht gezogen werden. Die Patientenauswahl muss nach strengen Kriterien erfolgen und eine positive Nutzen-Risiko-Bewertung vorliegen.

Als häufigstes Verfahren kommt in Deutschland derzeit die Implantation eines anpassbaren Magenbandes zur Anwendung. Die Kombination von Magenrestriktion und Malabsorption [z.B. Magenbypass oder biliopankreatische Diversion nach Scopinaro] ermöglicht eine größere und stabilere Gewichtsabnahme und ist vor allem dann indiziert, wenn Patienten extrem übergewichtig sind [BMI > über 50 kg/m²]. Alle genannten Eingriffe können von versierten Chirurgen laparoskopisch durchgeführt werden.

Die mittlere Gewichtsreduktion nach einem Jahr liegt zwischen 20 und 50 kg, danach kommt es meist zu einem geringgradigen Wiederanstieg des Körpergewichts, insbesondere nach alleinigem Gastric Banding. Die drastische Gewichtsabnahme führt zur raschen Besserung aller Begleiterkrankungen mit Verlängerung der Lebenserwartung. Perioperative Komplikationen treten bei 5–30 % der Patienten auf, die perioperative Mortalität liegt unter 1 %. Solche Eingriffe sollten nur in spezialisierten Einrichtungen mit hoher fachlicher Expertise und Qualitätskontrolle durchgeführt werden. Eine interdisziplinäre Nachbetreuung des Patienten ist langfristig zu sichern.

Langfristige Gewichtsstabilisierung und Rückfallprophylaxe

Die Langzeitergebnisse von Gewichtsmanagementprogrammen hängen entscheidend vom langfristigen Betreuungskonzept ab. Bewährt haben sich dabei eine fettreduzierte Kost, regelmäßige körperliche Bewegung sowie ein langfristiger, kontinuierlicher Kontakt zwischen Patient und Therapeut bzw. die Einbindung in eine Selbsthilfegruppe.

Ergebnisse der Adipositastherapie

Der Erfolg einer Adipositastherapie sollte nicht nur nach dem Gewichtsverlust bewertet werden, sondern auch nach der Besserung von Risikofaktoren, der langfristigen Etablierung einer gesunden Lebensweise sowie der Besserung der subjektiven Lebensqualität.

Mit einem multidisziplinären Behandlungsprogramm auf der Grundlage des beschriebenen Basisprogramms lässt sich eine mittlere Gewichtsabnahme von 5–6 kg erreichen. Dabei fällt stets eine große Variationsbreite im individuellen Ergebnis auf. Bereits eine Gewichtsabnahme in dieser Größenordnung führt zu einer messbaren Besserung des Risikofaktorenprofils [Tab. 6]. Auch die subjektive Lebensqualität, die mit Fragebögen wie SF-36-Fragebogen* und IWQOL [*Impact of Weight on Quality of Life*-Fragebogen*] gemessen werden kann, bessert sich nach Gewichtssenkung oft eindrucksvoll.

Tab. 6. Nutzen einer Gewichtsabnahme von 10 kg

Mortalität	Gesamtmortalität	-20 %
	diabetesassoziierte Mortalität	-30 %
	Karzinommortalität	-40 %
Blutdruck	systolisch	-10 mmHg
	diastolisch	-20 mmHg
Diabetes	Nüchternblutzucker	-50 %
	HbA1c	-1–2 %
Blutfette	Gesamtcholesterin	-10 %
	LDL-Cholesterin	-15 %
	Serumtriglyceride	-30 %
	HDL-Cholesterin	+8 %

Medizinische Versorgungsstrukturen

Der Hausarzt spielt in der Langzeitbetreuung übergewichtiger/adipöser Patienten eine wichtige Rolle als erste medizinische Anlaufstelle. Adipöse Patienten mit besonderen Komorbiditäten oder Therapieproblemen bedürfen jedoch häufig einer zusätzlichen Betreuung in einer spezialisierten Einrichtung. Die bisherigen Versorgungsstrukturen reichen aber in keiner Weise aus, um dem hohen Bedarf gerecht zu werden. Problematisch ist, dass Adipositas nach dem BSG V nicht als Krankheit anerkannt ist und Krankenkassen daher die Behandlungskosten nicht übernehmen.

Prävention

Angesichts der epidemischen Verbreitung und der komplexen Ätiologie muss der Prävention der Adipositas höchste Priorität eingeräumt werden. Es besteht ein breiter Konsens, dass die Adipositasprävention möglichst frühzeitig, am besten im Kindergarten- und Grundschulalter, beginnen sollte. Der altersgerechten Ernährungserziehung und einem aktiven Lebensstil kommt überragende Bedeutung zu.

Die bisherigen Projekte zur Prävention der Adipositas bei Schulkindern waren aber nur sehr begrenzt erfolgreich. Die Ursache ist vermutlich darin zu suchen, dass die gesellschaftlichen Rahmenbedingungen zu ungünstig sind, um auch gut konzipierten Konzepten einer Verhaltensprävention eine Chance einzuräumen. Die heute dominierenden adipogenen Lebensbedingungen können wohl nur im Rahmen einer gesamtgesellschaftlich getragenen Verhältnisprävention nachhaltig verändert werden.

A

Tab. A5. **Akne vulgaris.** Gradeinteilung

	Mild	Mäßig	Schwer	Sehr schwer
Komedonen	Wenige (< 20)	Zahlreich (> 20)	Zahlreich (> 20)	Fistelkomedonen
Papeln/Pusteln	Keine oder wenige (< 10)	Wenige bis zahlreich (10–20)	Zahlreich bis sehr zahlreich (> 20)	Sehr zahlreich (>30)
Knotige Infiltrate	Keine	Keine	Wenige (< 5)	Wenig bis zahlreich (> 5)
„Zysten"	Keine	Keine	Wenige (< 5)	Wenig bis zahlreich (> 5)
Fisteln	Keine	Keine	Wenige (< 5)	Wenig bis zahlreich (> 5)
Narben	Keine	Keine	Vorhanden	Zahlreich

lopathie hervorgerufenes Nachlassen der geistigen Leistungsfähigkeit im Spätstadium der Erkrankung; *s.a. Essay HIV-*
Infektion – AIDS S. 625
AIDS-Demenz-Komplex *m: Syn: HIV-assoziierte Enzephalopathie,*
HIV-assoziierter kognitiv-motorischer Komplex; vor Einführung der HAART entwickelte etwa ein Drittel der Erwachsenen und die Hälfte der Kinder mit AIDS eine klinisch manifeste Enzephalopathie als direkte Folge der HIV-Infektion;
die HIV-Enzephalopathie ist ein langsam progressiver Prozess, die resultierenden neurologischen Störungen sind zunächst eine Einschränkung des Kurzzeitgedächtnisses, psychomotorische Verlangsamung und Beeinträchtigung koordinierter Bewegungen, in späten Stadien globale Demenz;
s.u. Essay HIV-Infektion – AIDS S. 625
AIDS-Enzephalopathie *f: Syn: HIV-Enzephalopathie;* subakut
verlaufende Enzephalitis, die im Spätstadium zu einer AIDS-
Demenz führt; *s.u. Essay HIV-Infektion – AIDS S. 625*
AIDS-Retinopathie *f: Syn: HIV-Retinopathie;* Netzhauterkrankung im Rahmen einer HIV-Infektion; diffuse Mikroangiopathie mit Cotton-wool-Flecken und Mikroaneurysmen;
am häufigsten ist die **Zytomegalieretinitis** mit Blutungen
und ischämischen Nekrosen der Netzhaut, gefolgt von **Herpesretinitis** und **Toxoplasmoseretinochorioiditis;** *s.u. Essay*
HIV-Infektion – AIDS S. 625
Aids-Virus *nt: Syn: HIV-Virus; s.u. Essay HIV-Infektion – AIDS*
S. 625
Air-block-Technik *f:* Vorinjektion von Luft bei einer Varizenverö-
dung; *s.a. Essay Krampfadern/Varizen S. 1643*
Aitken-Fraktur *f: s.u. Epiphysenfraktur*
Ajmalin *nt: Syn: Ajmalinum, Rauwolfin;* aus **Rauwolfia serpen-
tia** gewonnenes Alkaloid, Antiarrhythmikum mit chinidin-
artiger Wirkung; **Anw.:** paroxysmale Tachykardie, Kammer-
tachykardie, Präexzitationssyndrom; **Kontraind.:** AV-Block,
Bradykardie, Schenkelblock, kardiogener Schock; *s.u. Essay*
Herzrhythmusstörungen S. 613
Akar|oder|ma|ti|tis *f, pl* **-ti|ti|den:** *Syn: Acarodermatitis;* durch
Milben hervorgerufene Dermatitis; *s.a. Skabies*
Aka|zi|en|gum|mi *nt/m:* → *Gummi arabicum*
Ak|ne *f: Syn: Finnenausschlag, Acne;* Oberbegriff für Erkran-
kungen der Talgdrüsenfollikel mit Knötchen- und Pustelbildung; die meisten akneiformen Dermatosen entstehen
durch eine Okklusion des Follikelinfundibulums und der da-
durch bedingten Sekretstauung; am häufigsten ist die Akne
vulgaris, die v.a. in der Adoleszenz und im frühen Erwachsenenalter auftritt; daneben gibt es noch eine Reihe anderer
Formen, die meist als **Kontaktakne** [Akne vinenata], z.B.
Kosmetikakne [Akne cosmetica], **Teerakne** [Akne picea],
Berufsakne [Akne occupationalis], betrachtet werden müssen
Akne rosacea: → *Rosazea*
Akne vulgaris: durch verschiedene Faktoren [Steigerung der
Lipidsynthese unter dem Einfluss von Androgenen, Keim-
proliferation usw.] ausgelöste häufige Akne mit Seborrhoe,
Comedonen, entzündlichen Pusteln und evtl. Abszessbildung; die Akne vulgaris ist eine extrem häufige, selbst-
limitierende, entzündliche Dermatose der Adoleszenz und des
frühen Erwachsenenalters; die Ausprägung ist sehr variabel
und hängt von vielen Faktoren ab; schwere Formen treten i.
d.R. familiär gehäuft auf; **Klinik:** man kann verschiedene

Entwicklungsstadien unterscheiden: **Akne comedonica:**
mehr oder minder zahlreiche Komedonen an Stirn, Nase,
nasolabial und am Kinn **Akne papulopustulosa:** die Pusteln
sind anfangs oberflächlich, können später aber in tiefe,
furunkulöse Läsionen übergehe] **Akne conglobata:** Abszessbildung mit multiplen Fistelöffnungen, die im Extremfall große Hautbezirke von Gesicht, Brust und Rücken
erfassen können
bei schwerer Akne vulgaris treten meist alle Stadien gleichzeitig auf und es finden sich noch auffällige atrophe oder hypertrophe Narben [**Aknekeloid**], die nach Abheilung ein po-
ckennarbiges Aussehen annehmen; die **Therapie** umfasst
komedolytische [Isotretinoin systemisch; Vitamin A-Säure
lokal], antibiotische [lokal mit Erythromycin*, Clindamy-
cin*, Benzoylperoxid*; systemisch mit Tetracyclinen oder
Minocyclin] und antiandrogene Komponenten [Cyproteron-
acetat]; alle anderen Behandlungsansätze [Diäten, Schäl-
kuren, lokale Desinfektion, Hautsäuberung, Peeling-Präpa-
rate, UV-Bestrahlung] haben keinen oder einen kaum nachweisbaren Nutzen

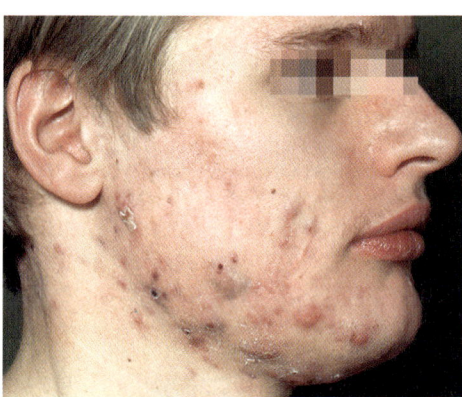

Abb. A16. **Akne vulgaris.** Übergang von Akne papulopustulosa zu Akne
conglobata

Akro|an|gi|o|der|ma|ti|tis *f, pl* **-ti|ti|den:** *Syn: Kaposi-forme Akroan-
giodermatitis, Akroangiodermatitis Mali, Mali-Syndrom;* an
ein Kaposi-Sarkom* erinnernde, bräunlich-livide Flecken
an Unterschenkel und Füßen
Kaposi-forme Akroangiodermatitis: → *Akroangiodermatitis*
Akroangiodermatitis Mali: → *Akroangiodermatitis*
Akro|chor|don *nt:* → *Stielwarze*
Akro|der|ma|ti|tis *f, pl* **-ti|ti|den:** → *Acrodermatitis*
Akrodermatitis atrophicans Herxheimer: → *Acrodermatitis*
chronica atrophicans
Akrodermatitis chronica atrophicans: → *Acrodermatitis chro-*
nica atrophicans
Akro|mel|al|gie *f: Syn: Erythromelalgie, Erythralgie, Erythermal-
gie, Gerhardt-Syndrom, Mitchell-Gerhardt-Syndrom, Weir-
Mitchell-Krankheit;* anfallsartige Hyperämie der Akren nach
Wärmeexposition; kommt als idiopathische Form, aber auch
bei Diabetes mellitus, Polyzythämie, Endangiitis obliterans

und verschiedenen neurologischen Krankheitsbildern vor; **Therapie**: Abkühlung [Eisbad] bessert die akuten Symptome; Acetylsalicylsäure und andere Schmerzmittel intern; evtl. paravertebrale Grenzstrangblockade

Ak|ro|mi|on|ek|to|mie f: Syn: Akromionentfernung, Akromionresektion; (Teil-)Entfernung des Akromions

Ak|ro|mi|on|re|sek|ti|on f: → Akromionektomie

Ak|ti|nol|der|ma|ti|den f, pl -ti|den: → Dermatitis actinica

Ak|ti|no|kar|di|o|gra|fie, -gra|phie f: Syn: Fluorokardiografie, Elektrokymografie; Registrierung der Herzrandbewegung und der Bewegung der großen Gefäße bei der Röntgendurchleuchtung; die Pulsation des Herzens verursacht Helligkeitsunterschiede auf dem Bildschirm, die von Photozellen in Stromschwankungen umgewandelt werden; wird heute nur noch selten eingesetzt, da Ultraschallverfahren [z.B. Echokardiografie] einfacher sind und keine Strahlenbelastung mit sich bringen

Ak|ti|no|me|trie f: Syn: Strahlungsmessung; Messung der von Lichtquellen [insbesondere der Sonne] auf eine Fläche eingestrahlten Energie pro Zeiteinheit

Ak|ti|no|my|ko|se f: Syn: Strahlenpilzkrankheit, Actinomycosis; durch Infektion mit Actinomyces hervorgerufene Erkrankung; bleibt in 95 % der Fälle auf die Haut beschränkt [ca. 80 % **zervikofaziale Aktinomykose**, ca. 15 % **thorakale Aktinomykose**, ca. 3 % **abdominale Aktinomykose**]; ein Befall innerer Organe ist selten, betrifft dann aber meist die Lunge [**Lungenaktinomykose**]; kennzeichnend ist eine brettharte, blau-rote Weichteilinduration mit Abszess- und Fistelbildung; aus den Fisteln entleert sich ein dünnflüssiger Eiter, der typische **Drusen** oder **Schwefelkörnchen** enthält; **Diagnose**: klinisches Bild, mikroskopischer Nachweis von Drusen, der kulturelle Nachweis ist oft schwierig; **Therapie**: Penicillin G oral; evtl. Erythromycin* oder Tetracyclin*; chirurgische Sanierung des Fistelganges; s.a. Essay Entzündliche Erkrankungen der weiblichen Beckenorgane S. 1609

Ak|ti|no|my|zet m: → Actinomyces

Ak|ti|vi|täts|in|dex m: → Karnofsky-Index

Ak|tiv|koh|le f: Syn: medizinische Kohle, Carbo medicinalis/activatus/adsorbens; aus pflanzlichen Substanzen gewonnene Kohle, die gelöste Teilchen absorbiert; Anw.: intern bei Meteorismus, Flatulenz und zur Adsorption von Bakterien im Darm; extern als Wundstreupulver

Akus|ti|kus|neu|ri|nom nt: Syn: Kleinhirnbrückenwinkeltumor; vom Nervus vestibulocochlearis ausgehendes Neurinom im Kleinhirnbrückenwinkel; **Klinik**: schleichender Beginn mit Hörstörungen oder Ohrgeräuschen; später Schwindel mit Fallneigung zur betroffenen Seite, Nystagmus, Kopfschmer-

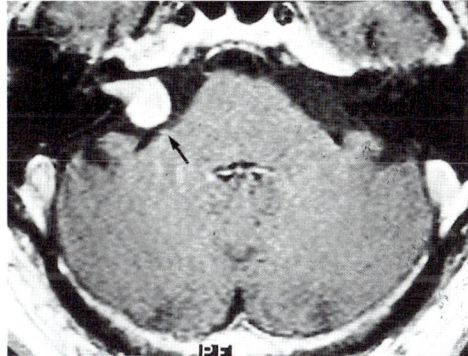

Abb. A17. Akustikusneurinom. Deutlich sichtbares Neurinom im MRT

zen und zunehmende Hirndruckzeichen; unbehandelt kommt es zu Einklemmung des Stammhirns und Tod; **DD**: Morbus Ménière, neurovaskuläres Kompressionssyndrom durch eine Gefäßschlinge im inneren Gehörgang; **Diagnose**: CT, MRT; **Therapie**: operative Entfernung

Aku|tes Ab|do|men nt: Syn: akuter Bauch; klinische Bezeichnung für ein akut einsetzendes, massives Krankheitsbild mit den **Leitsymptomen** Leibschmerzen, Erbrechen, Meteorismus, Bauchdeckenspannung und evtl. Kreislaufstörung und Schock; die häufigsten **Ursachen** sind Appendizitis [55 %], akute Cholezystitis [15 %], Ileus [10 %], Perforationen von Magen oder Duodenum [5 %], akute Pankreatitis [5 %], Divertikulitis, Dünndarmerkrankungen, Extrauteringravidität, Milzruptur; meist unterscheidet man drei Schweregrade: **perakutes Abdomen** [Vollbild mit Vernichtungsschmerz, bretthartard Bauchdecke und Kreislaufschock], **akutes Abdomen** [die Schmerzsymptomatik ist noch erträglich; es besteht eine peritoneale Symptomatik sowie Kreislaufinstabilität] und **unklares** oder **subakutes Abdomen** [abdominale Schmerzsymptomatik, diskrete Peritonealbeschwerden, kompensierter Kreislauf]; **Diagnostik**: der Umfang der diagnostischen Verfahren hängt primär von Stadium und klinischem Bild ab; beim perakuten Abdomen ist meist eine sofortige Laparotomie indiziert [**operationspflichtiges Abdomen**], während beim akuten Abdomen und besonders beim unklaren Abdomen Zeit für die diagnostische Abklärung und evtl. einen konservativen Behandlungsversuch gegeben ist; körperliche Untersuchung und v.a. die Schmerzanamnese führen meist schon zur Erstellung einer Arbeitsdiagnose, die durch apparative Verfahren [Labor, Sonografie, Abdomenleeraufnahme, a.p.-Thoraxaufnahme, Endoskopie, CT, NMR, Angiografie] oder eine Probelaparotomie bestätigt werden kann; **Therapie**: die meisten Fälle erfordern einen chirurgischen Eingriff, wobei i.d.R. eine mediane Oberbauch- oder Unterbauchlaparotomie durchgeführt wird; nur bei sicherer Diagnose einer spezifischen Ursache [z.B. Appendizitis] kann ein anderer Zugang oder ein anderes Verfahren [z.B. minimal invasive Chirurgie] gewählt werden; s.u. Essay Abdominalschmerz und akutes Abdomen S. 25, s.a. Tab. A16

Ak|ze|le|ra|ti|on f: **1.** Beschleunigung **2.** beschleunigtes und vermehrtes Längenwachstum in den Industrieländern **3.** Beschleunigung der fetalen Herzfrequenz von mindestens 15 Schläge/Minute über mindestens 15 s bis zu maximal 10 Minuten Dauer; s.a. Kardiotokografie

Alak|ta|sie f: → Laktasemangel

β-Ala|nin|äl|mie f: Syn: Hyperbetaalaninämie; erhöhter β-Alaningehalt des Blutes; s.a. Essay Störungen des Aminosäurestoffwechsels und Harnstoffzyklus S. 43

Alant m: Syn: Inula helenium, echter Alant, Helenenkraut; Pflanze aus der Familie der Korbblütler [Asteraceae], dessen getrockneter Wurzelstock [**Alantwurzel**, Helenii rhizoma] 1–3 % ätherische Öle [Alantolacton, Isoalantolacton], Pektine und Inulin [bis zu 45 %] enthält; **Anw.**: traditionell innerlich bei Verdauungsstörungen, Menstruationsbeschwerden, Infektionen der ableitenden Harnwege, Erkrankungen der Atemwege [Bronchialkatarrh, Keuchhusten, Reizhusten, Bronchitis], Herzbeschwerden, Erkältung, Kopfschmerzen sowie Wurmbefall; äußerlich bei Ekzemen und Exanthemen; in der Homöopathie bei chronischem Husten, Ulcus ventriculi und Scheidenausfluss

Alant|kampf|er m: Syn: Helenin; im ätherischen Öl der Alantwurzel [Heleni rhizoma] vorkommende Substanz; wird als Expektorans und Antiseptikum verwendet

Alarm|zy|to|ki|ne pl: Syn: proinflammatorische Zytokine; Bezeichnung für Zytokine, die die Entzündungsreaktion fördern; dazu gehören z.B. die Interleukine 1, 6 und 8

Al|ben|da|zol nt: Benzimidazolderivat; Breitbandanthelminitikum; wirkt v.a. gegen Ascaris lumbricoides, Necator americanus, Ancylostoma duodenale, Trichuris trichiura, Enterobius vermicularis, Trichinella spiralis, Gnathostoma spinigerum, die Wanderlarven von Angiostrongylus cantonensis, Echinococcus granulosus, Echinococcus multilocularis und Taenia solium; s.u. Essay Tropenkrankheiten – importierte Krankheiten S. 1571, Essay Helminthosen S. 553

Al|bi|nis|mus m: Syn: Weißsucht; angeborener Pigmentmangel von Augen, Haut und Haaren; nach der Ausdehnung unterscheidet man: **1. Albinismus circumscriptus** [partieller/umschriebener Albinismus, Piebaldismus, Weißscheckenkrankheit, Albinismus partialis]: angeborene [autosomal-domi-

Tab. A6. **Akutes Abdomen.** Ursachen und Symptome

Organdiagnose	Schmerzentwicklung	Kardinalsymptome	Diagnosesicherung
Akute Appendizitis	Zuerst paraumbilikal, dann in den rechten Unterbauch wandernder Dauerschmerz	Erbrechen, Klopf- und Loslassschmerz, Psoasschmerz, rektaler Druckschmerz, Leukozytose	Klinischer Befund bzw. Verlauf, Sonografie, Laparoskopie
Akute Cholezystitis	Dauerschmerz mit vagem Beginn, Steigerung innerhalb weniger Stunden, in rechte Schulter ausstrahlend	Lokaler Klopf- und Druckschmerz, Leukozytose, Fieber	Sonografie
Bridenileus	Plötzlicher Beginn, kolikartig, anfänglich manchmal lokalisierbar (z.B. im Bereich einer Operationsnarbe)	Erbrechen, Hyperperistaltik	Abdomenleeraufnahme im Stehen oder Seitenlage Sonografie, Magen-Darm-Passage
Inkarzerierte Inguinal- oder Femoralhernie	Plötzlicher Beginn, kolikartig, Maximum an Bruchpforte	Erbrechen, Hyperperistaltik Lokalbefund an Bruchpforte	Lokalbefund, Abdomenleeraufnahme im Stehen
Mechanischer Dickdarmileus	Langsam zunehmend, kolikartig, diffus	Fehlender Stuhl- und Windabgabe, Misere	Abdomenleeraufnahme im Stehen, rektale Untersuchung, vorsichtiger Kolonkontrasteinlauf
Perforiertes Gastroduodenalulkus	Plötzlicher Beginn mit oder ohne Ulkusanamnese, freies Intervall, lokalisierbar, Ausstrahlung in die rechte Schulter	Bretthartes Abdomen	Abdomenleeraufnahme (im Stehen oder in Linksseitenlage) Luftinsufflation über Magensonde, KM-Schluck oder Gastroskopie
Sigmadivertikulitis	Zunehmender Schmerz, besonders im linken, manchmal im mittleren Unterbauch	Deutlicher Druckschmerz, evtl. Abwehrspannung	Sonografie (orientierend), KM-Einlauf, CT (bei Verdacht auf Abszess)
Akute Pankreatitis	Plötzlicher Beginn, Dauerschmerz, Vernichtungscharakter, diffus im Oberbauch, gürtelförmig mit Ausstrahlung in den Rücken oder in die linke Schulter	Oberbauchperitonismus, Urin- und Serumamylase- und -lipaseerhöhung, niedriges Serumkalzium	Computertomografie (Sonografie)
Mesenterialinfarkt	Plötzlicher Beginn, manchmal kolikartig, häufig freies Intervall, diffus	Diskrepanz zwischen heftigem Schmerzbild, schlechtem Allgemeinzustand, hoher Leukozytose und geringem Peritonismus	Angiografie, Computertomografie mit i.v. Kontrastierung, Laparoskopie
Stielgedrehte Ovarialzyste	Plötzlicher Beginn, lokalisierbar	Keine	Sonografie, Laparoskopie
Extrauteringravidität	Plötzlicher Beginn, häufig mit Kollaps, Unterbauch	Allgemeine Blutungszeichen bis zum Schock, Schwangerschaftstest positiv, retrouterine Hämatozele	Sonografie, transvaginale Punktion, Laparoskopie
Spontane oder sekundäre Milzruptur	Plötzlicher Beginn, diffus	Allgemeine Blutungszeichen bis zum Schock	Sonografie mit Punktion, Peritoneallavage
Perforierte Aneurysmen	Plötzlicher Beginn, bei Bauchaortenaneurysma Dauerschmerz mit Vernichtungscharakter, gürtelförmig in den Rücken ausstrahlend	Allgemeine Blutungszeichen bis zum Schock, pulsierender Abdominaltumor	Sonografie, Computertomografie, Angiografie

nant], umschriebene, pigmentlose Hautflecken; innerhalb der depigmentierten Areale sind die Haare weiß, z.B. „white forelock" im Stirnbereich 2. **Albinismus totalis** [kompletter/okulokutaner Albinismus, Albinismus universalis]: Fehlen von Pigment, aufgrund einer reduzierten oder fehlenden Biosynthese von Melanin; insgesamt umfasst die Gruppe 11 Unterformen, von den aber nur der **Tyrosinase-negative** [autosomal-rezessiv] und der **Tyrosinase-positive okulokutane Albinismus** [Albinoidismus] eine Rolle spielen; allen Formen gemeinsam ist ein universelles Fehlen oder eine Verminderung des Melanins in Haut, Haaren und Augen; auffällig sind auch Nystagmus, Photophobie und Sehschwäche; **Therapie**: keine kausale Therapie möglich; wegen der erhöhten Tumorgefahr ist die Prophylaxe von UV-Schäden besonders wichtig; *s.a. Abb. A19*

Al|bu|gi|ne|o|to|mie *f*: Eröffnung der Tunica albuginea des Hodens

Al|ca|li|ge|nes *f*: *Syn: Alkaligenes*; gramnegative, bewegliche Stäbchen- oder Kugelbakterien; obligat pathogene Erreger von

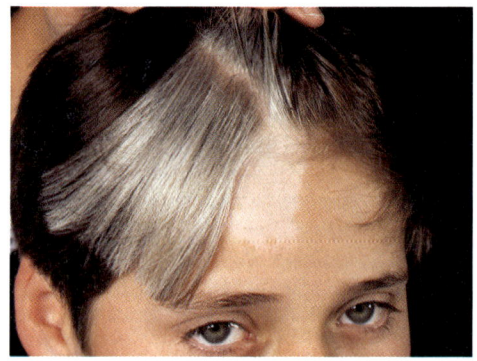

Abb. A18. Albinismus. Albinismus circumscriptus

Abdominalschmerz und akutes Abdomen

B. von Rahden, H. Stein, J.R. Siewert

A

Definition

Abdominalschmerz ist das klinische Symptom mit den vielfältigsten Differenzialdiagnosen. Ebenso mannigfaltig sind die Variationsmöglichkeiten von Schmerzausprägung, Schmerzlokalisation und Schmerzcharakter, sowie der möglichen Begleitsymptome- und Befunde, auf denen basierend der Kliniker seine klinische Verdachtsdiagnose und sein therapeutisches Handeln aufbaut. Der Begriff **akutes Abdomen** oder auch **chirurgisches Abdomen** bezeichnet die hochakute, sofort der chirurgischen Therapie bedürfende Erkrankung des Bauchraumes. In dieser Situation kann eine sofortige Notfall-Laparotomie, ohne weitere vorgeschaltete Diagnostik, indiziert sein.

Die **klassische Symptome und Befund-Trias** des Akuten Abdomen als Indikation für die Notfall-Laparotomie sind:

- **heftige Schmerzen** [sowohl spontan, bei Palpation, bei Perkussion und bei plötzlichem Loslassen – sog. *Loslassschmerz*]
- **Peritonismus** [ausgeprägte Abwehrspannung, in stärkster Ausprägung *brettharter Bauch*] und
- **Schock**. Klopfschmerzhaftigkeit und der Loslassschmerz deuten auf eine peritoneale Reizung/Peritonitis hin, da Erschütterung und schnelle, plötzliche Druckentlastung das Bauchfell besonders stark beanspruchen, und so als klinischer diagnostischer Test auf Bauchfellerkrankung hinweisend sind.

Beim Schock ist die Zirkulation des Patienten dekompensiert, wodurch verschiedene Organe des Organismus sukzessive geschädigt werden. Klinisch manifestiert sich der Schock zunächst als Dekompensation des Kreislaufs mit Blutdruckabfall [Hypotonie] und hoher Pulsfrequenz [Tachykardie]. Die Mirkozirkulationsstörung im Rahmen des Schocks lässt sich klinisch anhand der kapillären Reperfusionszeit [Zeit bis ein durch Druck blutentleertes Nagelbett wieder reperfundiert ist] erkennen [*s.a. Essay Schock*].

Aufgrund der häufigen Notwendigkeit einer chirurgischen Therapie bei Abdominalschmerzen und den fließenden Übergängen zum akutem Abdomen [Hohlorganperforation, Darmverschluss, akute Appendizitis, komplizierte Sigmadivertikulitis, Mesenterialarterienverschluss, akute Cholezystitis, Aneurysmaruptur etc.] liegt die Beurteilung von akuten Bauchschmerzen sinnvollerweise in der Hand des Chirurgen. Eine Übersicht über die Häufigkeitsverteilung der Diagnosen bei akutem Abdomen gibt Abb. 1.

Für spezielle Fragestellungen und Differenzialdiagnosen angrenzender Fachdisziplinen werden entsprechende Fachvertreter konsiliarisch für die Diagnostik und zur Weiterbehandlung hinzugezogen, die gynäkologische Untersuchung [durch den Frauenarzt] gehört bei Frauen im gebärfähigen Alter grundsätzlich zur diagnostischen Abklärung von Bauchschmerzen, vor allem wenn sich diese auf den Unterbauch projizieren.

Patienten mit Oberbauchschmerzen werden im klinischen Alltag zumeist primär dem Internisten vorgestellt, da die sich hierhinter verbergenden Krankheitsbilder meist primär in dessen Behandlungsbereich

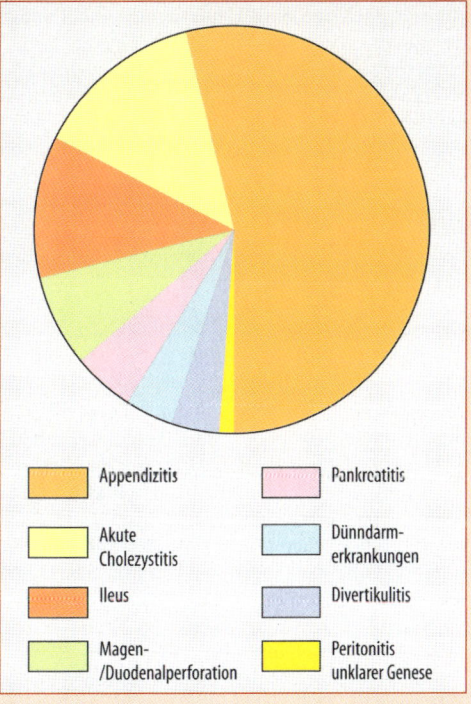

Appendizitis   Pankreatitis

Akute Cholezystitis   Dünndarmerkrankungen

Ileus   Divertikulitis

Magen-/Duodenalperforation   Peritonitis unklarer Genese

Abb. 1. Relativer Anteil verschiedener Krankheitsbilder als Differenzialdiagnose des Akuten Abdomens

fallen [z.B. Cholezystitis, Lebererkrankungen] und insbesondere weil internistische, thorakale Organe betreffende Krankheitsbilder, wie z.B. akuter Hinterwandinfarkt und Lungenembolie, mit Oberbauchschmerzen einhergehen und eine Abdominalerkrankung imitieren können. Deshalb gehört zur diagnostischen Abklärung von Oberbauchschmerzen außer der klinischen Untersuchung des Thorax immer auch ein EKG, eine Röntgenaufnahme des Thorax und die Bestimmung von Herzenzymen [Troponin, CK, CK-MB] sowie der D-Dimere [Marker für Thrombose/Lungenembolie].

Bei der Indikationsstellung zur **Notfall-Laparotomie** sind drei Dringlichkeitsstufen zu unterscheiden [Lehr und Siewert, 2002]:

- eine **absolute Indikation** besteht beim perakuten Abdomen, z.B. bei diffuser Peritonitis durch Hohlorganperforationen, oder bei massiven intraabdominellen Blutungen
- bei **dringender Indikation** [akutes Abdomen] soll die Laparotomie innerhalb von 2 Stunden erfolgen [z.B. akute Appendizitis, gedeckten Hohlorganperforation]
- bei subakutem Abdomen [z.B. Dickdarmileus oder Cholezystitis] besteht nur eine **aufgeschobene Dringlichkeit**

Anamnese und klinische Untersuchung

Grundlegend für diagnostische und therapeutische Entscheidungen ist die subtile **Anamneseerhebung und klinische Untersuchung**, die **grundsätzlich vor der Gabe einer Schmerzmedikation** erfolgen sollte. Am Anfang steht stets die Erfassung der Basis-Vitalparameter [Puls und Blutdruck] zum Ausschluss einer unmittelbaren, akuten Lebensbedrohung durch kardiorespiratorische Instabilität oder Schockzustand. Auch wird in diesem Zusammenhang meist Fieber gemessen, um Hinweise auf eine systemische Entzündungsreaktion zu erhalten. Verschiedene initial zu erhebende Symptome und Befunde müssen zu sofortigem Handeln Anlass geben.

Ein **vital bedrohter Patient** im so genannten **manifesten Schock** bedarf entsprechender supportiver Maßnahmen im Sinne intensivmedizinischer Therapie. Der Patient, bzw. dessen Vitalfunktionen, müssen „stabilisiert" werden, vorzugsweise simultan zur Durchführung weiterer diagnostischer und therapeutischer/chirurgischer Maßnahmen. [*s.a. Essay Schock*]

Gleiches gilt für einen **ateminsuffizienten Patienten**, mit unzureichender Atemmechanik oder/und schlechtem Gasaustausch. Einen ersten Hinweis gibt die Sauerstoffsättigung [Pulsoxymetrie], per Fingerclip ableitbar; erniedrigte Sauerstoffsättigung, SpO_2] und weiter die Blutgasanalyse [pO_2 erniedrigt – Hypoxie, z.B. < 90 bis 60mmHg; pCO_2 erhöht – Hyperkapnie, z.B. > 45mmHg]. Eventuell bedarf ein solcher ateminsuffizienter Patient der Intubation und mechanischen Beatmung.

Ein anamnestischer Hinweis, der sofort zu einer spezifischen [und am besten in der Klinik standardisierten] Handlungsweise Anlass geben sollte, ist der Hinweis auf ein bekanntes **Aortenaneurysma**. In diesem Fall bedeuten Bauchschmerzen bis zum Beweis des Gegenteils Verdacht auf Aneurysmaruptur: Der Patient muss unverzüglich [im Falle der Kreislaufstabilität] eine Computertomografie erhalten und der gefäßchirurgisch versierter Operateur muss hinzugezogen werden. Ist der Patient kreislaufinstabil, kann ohne weitere Diagnostik die sofortige Notoperation indiziert sein. Diagnostische Hinweise können auch durch die gewonnen werden [Hinweise auf freie Flüssigkeit? Durchmesser der Aorta? evtl. sogar Darstellung der Rupturstelle möglich]. Jedoch sollten Verzögerungen bei diesem Krankheitsbild vermieden werden, da Lebensgefahr besteht und nur die Operation lebensrettend sein kann.

 Abdominalschmerzen bei bekanntem Aortenaneurysma bedeuten bis zum Beweis des Gegenteils Verdacht auf Aneurysmaruptur!

Anamneseerhebung

Imponiert der Patient nicht hochakut schwer erkrankt [perakutes Abdomen mit sofortiger OP-Indikation] so erfordert die Differenzialdiagnostik von Bauchschmerzen eine subtile Anamneseerhebung und Untersuchung. Zunächst müssen Schmerzcharakter, zeitlicher Verlauf [Dauerschmerz, intermittierend auftretend, kolikartiger Schmerz, plötzliches akutes oder langsames Einsetzen und Progredienz], Lokalisation [Ober-, Mittel- Unterbauch?, Flanke?, Nierenlager?] und Ausstrahlung [mit oder ohne? wohin?] erfragt werden. Wichtig ist die Erfassung von Vorerkrankungen und Voroperationen, da sie im Zusammenhang mit dem abdominellen Schmerzgeschehen stehen können.

Klinische Untersuchung

Die klinische Untersuchung umfasst [in genannter Reihenfolge]:

- **Inspektion** [Abdomen gebläht, aufgetrieben, gespannt oder eher eingefallen? Alte Narben von früheren Operationen? Gefäßzeichnung des Abdomens etc.]

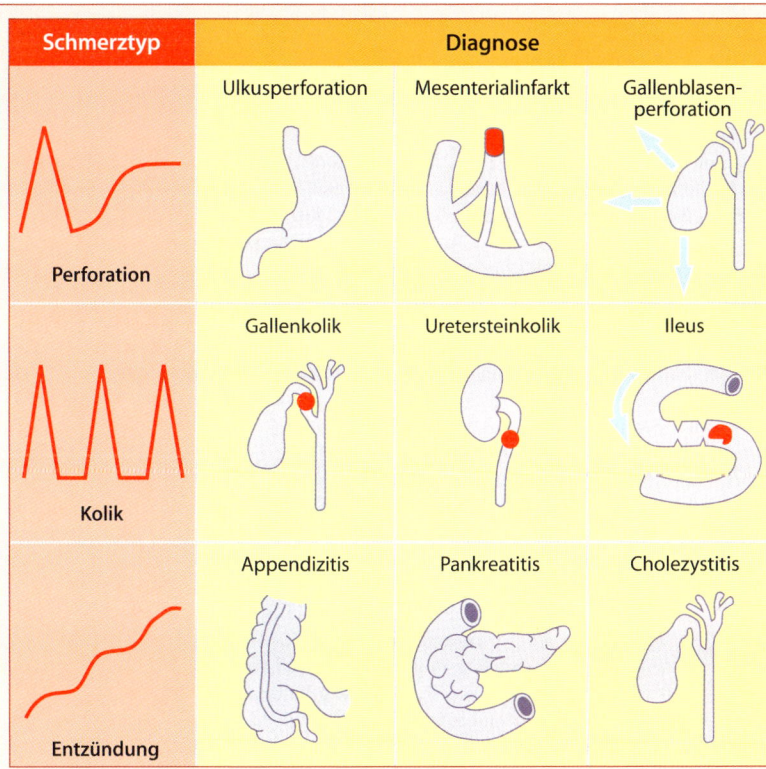

Schmerztyp	Diagnose		
Perforation	Ulkusperforation	Mesenterialinfarkt	Gallenblasen-perforation
Kolik	Gallenkolik	Uretersteinkolik	Ileus
Entzündung	Appendizitis	Pankreatitis	Cholezystitis

Abb. 2. Die Charakteristika des Schmerzes geben Hinweise auf seinen Ursprung und Pathogenese. a Bei der Perforation kommt es nach initialem Schmerzpeak zu einer kurzfristigen Schmerzentlastung. **b** Der kolikartige [„wellenförmig kommende und gehende"] Schmerz ist charakteristisch für Hindernisse [z.B. Steine] in Hohlorganen. **c** Bei Entzündungsprozessen ist eine [evtl. wellenförmig] zunehmende Schmerzsymptomatik zu beobachten

- **Auskultation** [Darmgeräusche normal, lebhaft, spärlich, keine „Totenstille"]
- **Palpation** [tastbare Resistenzen? Lokale oder generalisierte Abwehrspannung? Druckschmerz oder Loslassschmerz an typischen Druckpunkten?]
- **Perkussion** [tympanitischer Klopfschall? Aszites?]

Grundsätzlich wird die Palpation in den nicht schmerzhaften Abschnitten des Abdomen begonnen, um sich dann langsam an den Ursprungsort des Schmerzes „heranzutasten" und diesen auf diese Weise einzugrenzen. Wird sogleich an der schmerzhaften Stelle mit der Untersuchung begonnen, kann dies die weitere Untersuchung durch Verstärkung der Abwehrspannung und Abwehrhaltung des Patienten erschweren oder gar unmöglich machen.

Zusätzlich gehören noch die Überprüfung der **Klopfschmerzhaftigkeit des Nierenlagers** und die **digitale rektale Untersuchung**, sowie bei Frauen die **gynäkologische Untersuchung** [Frauenärztliches Konsil] zur Abklärung eines unklaren Abdomens.

Labor und apparative Untersuchungen

Stets gehört zur Beurteilung eines Abdominalbefundes die **venöse Blutentnahme**: Essenziell ist das Erstellen eines **kleinen Blutbildes**, mit Leukozytenzahl als dem wichtigsten Parameter einer systemischen Entzündung. Weiter sind als Entzündungsmarker die **Blutkörperchensenkungsgeschwindigkeit** [BSG] und das **C-reaktive Protein** [CRP] gebräuchlich. Die **Elektrolyte** sollten kontrolliert werden, da deren Entgleisung sowohl Ursache als auch Folge abdomineller Erkrankungen sein kann. **Leberparameter** [Leberzellenzyme GOT, GPT] und **Gallenwegsparameter** [Gamma-GT], **Nierenwerte** [Kreatinin, Harnstoff] und **Herzenzyme** [Troponin, CK, CK-MB] geben wichtige Hinweise auf organspezifische Erkrankungen. Eine **Urinprobe** sollte nach Hinweisen auf einen Harnwegsinfekt untersucht werden.

Bildgebende Verfahren

Für die **Röntgenaufnahme** des Abdomens [sog. **Abdomenübersicht**] wird der Patient zunächst einige Minuten in Linksseitenlage gelagert. Eine Aufnahme erfolgt in dieser Position und wenn möglich im Stehen. Zusätzlich wird eine **Röntgenthorax-Aufnahme** [möglichst im Stehen] angefertigt. Mit den konventionellen Röntgenaufnahmen lassen sich vor allem zwei Fragestellungen beantworten:

- Enthält das Abdomen **freie Luft**? Freie Luft ist Hinweis auf die Perforation eines Hohlorgans und stellt fast stets eine Operationsindikation dar. Ausnahme ist lediglich der Zustand nach Laparotomie oder Laparoskopie, wodurch unmittelbar postoperativ im Abdomen vorhandene freie Luft zu erklären ist. Ansonsten ist freie Luft stets hochverdächtig auf eine Hohlorganperforation [Magen-/Duodenal-, Dünn- oder Dickdarmperforation], die der operativen Therapie bedarf.
- Sind im Darm **Flüssigkeitsspiegel** zu erkennen? Diese geben Hinweise auf einen Passagestopp oder Transportstörung des Darmes beim Ileus [Darmverschluss]. Anhand des Verteilungsmuster solcher Flüssigkeitsspiegel ist die Unterscheidung zwischen hohem oder tiefem Dünndarmileus, oder Dickdarmileus möglich [siehe Abb. 3].

Daneben kann das Röntgenbild viele weitere Hinweise auf die Ursache der Abdominalerkrankung geben. Ein extrem stuhlgefülltes Kolon bei **chronischer Obstipation** und **Koprostase** kann im Röntgenbild zur Darstellung kommen. Klarerweise ist allerdings die Diagnose Koprostase erst nach Ausschluss anderer, schwererer Abdominalerkrankung zu stellen. Abführende Maßnahmen sind zur Therapie indiziert.

Auch Steinleiden der Gallenblase und Gallenwege [**Cholelithiasis**], sowie des urogenitalen Systems [**Urolithiasis**, z.B. Nierensteine, Nephrolithiasis] lassen sich bisweilen im Röntgenbild erfassen. Allerdings ist das Röntgen hier nicht die diagnostische Methode der Wahl, da die Sonografie besser geeignet ist. Bei Verdacht auf Urolithiasis ist neben der Sonografie die Ausscheidungsurografie* [AUG] indiziert.

Auch arteriosklerotisch veränderte [„verkalkte"] Gefäße können im Röntgen zur Darstellung kommen. Hierdurch kann sich [selten] einmal ein indirekter Hinweis auf ein Aortenaneurysma ergeben.

Zusätzlich zur klinischen Untersuchung gehört die **chirurgische Sonografie des Abdomens** heute zur Beurteilung eines erkrankten Abdomens [Zielke, 2002]. Die wichtigste, und mit etwas Übung relativ leicht zu beantwortende Fragestellung bezieht sich auf das Vorhandensein von **freier intraabdomineller Flüssigkeit**. Diese kann Hinweis auf intraabdominelle Blutung, aber auch auf Hohlorganperforation oder Aszites im Rahmen einer Lebererkrankung sein. Freie Flüssigkeit sammelt sich intraabdominell [beim Patienten in Rückenlage] vor allem an drei Stellen, die mit dem Schallkopf inspiziert werden sollten [Abb. 4]:

- Excavatio hepatorenalis [Morrison-Pouch]
- Excavatio splenorenalis [Koller-Pouch]
- Excavatio rectovesicalis/bzw. rectouterina [Douglas-Pouch]

Die Darstellung freier Flüssigkeit ist die wesentliche Leistung der chirurgischen Abdomensonografie. Des Weiteren lassen sich die parenchymatösen Organe [Leber, Milz, Nieren] recht gut beurteilen [Raumforderung? Ruptur?], ebenso wie die Gallenblase [typische Dreischichtung bei Entzündung, Steine bei Cholelithiasis] und die abführenden Gallenwege [z.B. Dilatation des Gallengangs bei Choledochuskonkrement].

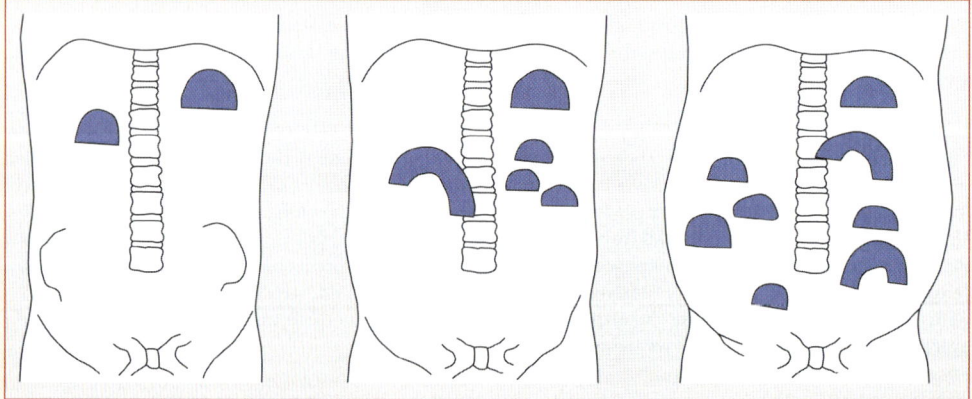

Abb. 3. Die Verteilung der Flüssigkeitsspiegel in den so genannten „stehenden Darmschlingen" beim mechanischen Ileus gibt Aufschluss auf die Höhenlokalisation des Passagehindernisses

A

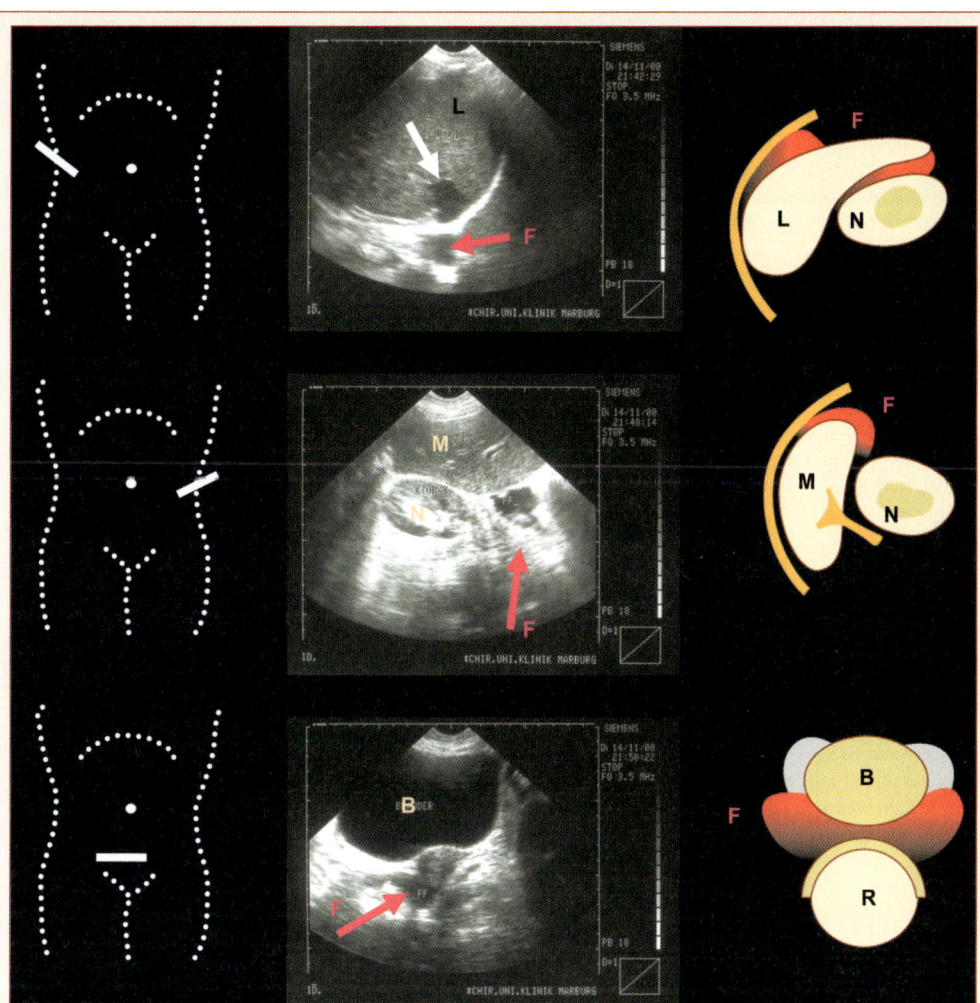

Abb. 4. Chirurgische Notfallsonografie zum Nachweis freier Flüssigkeit, an typischen Prädilektionsorten. a Morrison-Pouch [Excavatio hepatorenalis], **b** Koller-Pouch [Excavatio splenorenalis], **c** Douglas-Pouch [Excavatio rectouterina bzw. rectovesicalis]. Die linke Spalte zeigt das Sono-Topogramm für die Schallkopfposition. In der mittleren Spalte sind Beispiele gezeigt. Die roten Pfeile und „F" bezeichnen die freie Flüssigkeit. In a] ist außerdem [durch einen weißen Pfeil] eine kleine subkapsuläre Leberruptur zu erkennen. Die rechte Spalte zeigt schematisch das sonomorphologische Schnittbild

Weitere Fragestellungen sind speziellerer Art und die Befunde meist schwieriger darzustellen und zu interpretieren, z.B. die Identifikation einer typischerweise kokardenformigen Struktur bei entzündlich verdickter Appendix bei Appendizitis, die Darstellung von Abszessformationen z.B. als Komplikation der Sigmadivertikulitis oder [bei pädiatrischen Patienten] die Darstellung der sich als Zielscheibenphänomen darstellenden Invagination.

Grundsätzlich sollte die Abdomensonografie die Inspektion aller intraabdomineller Strukturen umfassen. Jedoch ist die Sonografie ein maximal untersucherabhängiges Verfahren und bedarf viel Übung und Erfahrung. Sie liefert auch außerhalb der Notfallsituation viele weitere Informationen über Abdominalerkrankungen.

Beispiele für Krankheitsbilder
Die Bandbreite der Krankheitsbilder, die einer Abdominalschmerzsymptomatik und einem Akuten Abdomen zugrunde liegen, ist vielfältig. Die wichtigsten sollen hier kurz Erwähnung finden.

Akute Appendizitis

Die akute Entzündung des Appendix vermiformis ist die häufigste Ursache des akuten Abdomens im Kindes- wie auch im Erwachsenenalter. Bereits klinisch ist die Verdachtsdiagnose, anhand charakteristischer Befunde und klinischer Zeichen [siehe Abb. 5], meist recht eindeutig zu stellen.

- Akute Schmerzen im rechten Unterbauch, spontan und auf Druck; Lokalisation an den typischen „Appendizitis-Druckpunkten" **Lanz- und McBurney**
- **Loslassschmerz**, ipsilateral [**Blumberg-Zeichen**] und insbesondere auch kontralateral als Hinweis auf peritoneale Reizung
- **Rovsing-Zeichen**: Schmerzen bei „retrogradem Ausstreichen" des Kolon zum Zäkum
- **Psoas-Zeichen**: Schmerzen bei Anspannen des rechten M. iliopsoas, Heben des leicht außenrotierten Beines gegen Widerstand [insbesondere bei retrozökaler Lokalisation des entzündeten Appendix vermiformis
- Weiter wird mit der rektalen Untersuchung der **Douglas-Druckschmerz** überprüft [positiv bei Entzündung/Eiteransammlung in diesem Bereich].

Der Appendizitisverdacht wird durch Laboruntersuchung [systemische Entzündungsreaktion?] und Sonografie [Kokardenphänomen?] untermauert. Bereits bei Verdacht ist die Operation indiziert. Die Exploration des Abdomens erfolgt entweder klassisch, über den so genannten „Wechselschnitt" im rechten Unterbauch oder mittels der Laparoskopie.

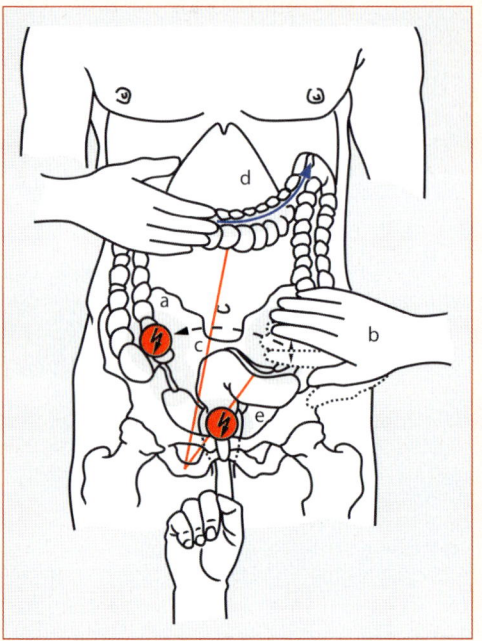

Abb. 5. Die akute Appendizitis ist primär eine klinische Diagnose. Verschiedene klassische klinische Zeichen und Schmerzlokalisationen, die hier schematisch dargestellte sind, geben valide Hinweise auf diese Erkrankung

Ein **Meckel-Divertikel** ist eine wichtige Differenzialdiagnose der akuten Appendizitis, allerdings präoperativ klinisch zumeist nicht davon abzugrenzen. Intraoperativ wird nach einem Meckel-Divertikel gesucht, wenn der Wurmfortsatz nicht entzündet imponiert.

Akute Cholezystitis

Oberbauchschmerzen können durch eine Entzündung der Gallenblase bedingt sein, wobei ein Gallensteinleiden [Cholezystolithiasis] zugrunde liegt. Charakteristischer Untersuchungsbefund und klassisches klinisches Zeichen ist das schmerzhafte Stoppen der Inspiration bei gleichzeitiger Palpation im rechten Oberbauch [**Murphy-Zeichen**]. Laborchemisch findet man erhöhte Entzündungsparameter, sowie Parameter die Gallenwegserkrankung oder gar Cholestase anzeigen. Richtungweisend für die Diagnose ist weiter der Sonografiebefund, der meist eindrucksvoll die Cholelithiasis und die entzündlich verdickte [dreigeschichtete] Gallenblasenwand aufzeigt. Je nach Ausprägung der Symptomatik kann die operative Therapie sofort oder mit aufgeschobener Dringlichkeit indiziert sein. Die indizierte Cholezystektomie wird heutzutage meist in minimal-invasiver Technik, laparoskopisch, durchgeführt.

Akute Pankreatitis

Der Schmerzen wird meist als starker, gürtelförmig in den Rücken ausstrahlender Dauerschmerz beschrieben. Laborchemisch sind Entzündungsparameter so wie Pankreasenzyme [Amylase, Lipase] erhöht. Eine Indikation zur operativen Intervention besteht zumeist nicht. Nur bei komplizierten Fällen können Drainageoperationen [Ableitung des aggressiven Pankreassekretes über eine Darmschlinge, resezierende Verfahren, Drainage von Abszessen und retroperitonealen Nekrosestraßen] indiziert sein.

Akute Sigmadivertikulitis

Die akute Entzündung bei Divertikulose des Colon sigmoideum kann zu allen Ausprägungen von Abdominalschmerzen bis hin zum akuten Abdomen führen. Das therapeutische Vorgehen hängt von möglichen Kompli-

A

kationen der Erkrankung ab. Grundsätzlich unterschieden wird die unkomplizierte Divertikulitis [die zunächst konservativ, mit Antibiotika-Gabe, therapiert wird] von den komplizierten Formen. Diese wiederum werden [entsprechend intraoperativem Befund] nach **Hinchey** klassifiziert:

- Hinchey I: lokale mesenteriale Phlegmone, Abszess
- Hinchey II: parakolischer Abszess mit Quadrantenperitonitis
- Hinchey III mit eitriger Peritonitis
- Hinchey IV: mit kotiger Peritonitis

Je nach Schweregrad des Krankheitsbildes kann ein subakutes, akutes oder perakutes Abdomen vorliegen. Schmerzen projizieren sich auf den linken Unterbauch, weshalb man im alltäglichen klinischen Sprachgebrauch auch von „Linksappendizitis" oder „Altersappendizitis" spricht. Chirurgisch wird entsprechend Schweregrad vorgegangen. Grundsätzlich ist die Kontinuitätsresektion heute das Operationsverfahren der Wahl, d.h. Sigmaresektion und Rekonstruktion durch. Früher wurde häufig zweizeitig [oder sogar dreizeitig] operiert, wobei zunächst ein Descendostoma angelegt und das entzündete Sigma reseziert wurde [Diskontinuitätsresektion nach Hartmann]. Nach Ausheilen erfolgte die Wiederherstellung der Kontinuität durch Anastomosierung [sog. Hartmann-Wiederanschluss-OP]. Dieses Vorgehen bleibt heute schweren Fällen mit kotiger Peritonitis vorbehalten. [*s.a. Essay Divertikulose und Divertikulitis*]

Ileus

Als Ileus bezeichnet man die Störung der gastrointestinalen Passage [**Darmverschluss**]. Grundsätzlich müssen der **mechanische Ileus** und der **paralytische Ileus** unterschieden werden. Beim mechanischen Ileus liegt ein Passagehindernis vor. Im Erwachsenenalter ist die häufigste Ursache hierfür die Voroperation am Abdomen, nach der es ja stets und bislang unvermeidlich zu Verwachsungen kommt. Solche intraabdominellen Verwachsungsstränge oder Briden [*frz.* bride = Zügel] können ein Passagehindernis darstellen [**Bridenileus**]. Weiter gibt es vaskuläre Ursachen für Passagehindernisse, wenn ein Darmabschnitt durch Ischämie geschädigt ist, was bei Strangulation, Volvulus [Verdrehung] und auch bei Mesenterialarterienverschluss der Fall sein kann.

Klinische Befunde beim Ileus sind unterschiedlich, entsprechend der Höhe des Passagehindernisses. Bei hohem Verschluss [z.B. hoher Dünndarmileus] kommt es frühzeitig zum Erbrechen und erst später zum Stuhlverhalt. Umgekehrt ist bei tiefem Passagehindernis [z.B. Dickdarmhindernis] zunächst der Stuhlverhalt führend. Später kann es zum Koterbrechen [Miserere] kommen. Das Krankheitsbild des Dickdarmileus ist jedoch meist weniger akut als der Dünndarmileus. Die Unterscheidung von Dünn- und Dickdarmileus gelingt präoperativ anhand der Spiegelverteilung in der Abdomenübersicht [siehe Abb. 3].

Ein Abdomen mit akutem Darmverschluss imponiert prall-gespannt. Die Darmgeräusche werden als metallisch klingend charakterisiert, was durch die gegen die Engstelle „anpumpenden" Darmschlingen hervorgerufen wird. Bisweilen lassen sich so genannte „Pressstrahlgeräusche" vernehmen, wenn flüssiger Darminhalt durch die Engstelle gepresst wird. Früher wurde praktisch jeder Ileus operiert, entsprechend der alten chirurgischen Regel:

❶ Über einem Ileus darf die Sonne weder auf noch untergehen!

Heute weiß man, dass bei der Mehrzahl [zumindest der subakuten] Ileuszustände ein konservativer Therapieversuch mit abführenden Maßnahmen Erfolg versprechend und [unter strenger chirurgischer Überwachung] gerechtfertigt ist. **Absolute Operationsindikationen** sind weiter der komplette Dünndarmileus und der Verdacht auf Strangulation und Darmischämie.

Im Gegensatz zum **mechanischen Ileus** ist der **paralytische Ileus** durch Aufhebung der Darmgeräusche [sog. „Totenstille"] charakterisiert. Es liegt eine Atonie des Darmes vor, die Darmtätigkeit ist paralytisch, gelähmt. Dies ist ein regelrechtes Phänomen nach großen abdominellen Operationen, nach denen der Darm Tage braucht, um seine regelhafte Tätigkeit wieder aufzunehmen – erkennbar am Wiedereinsetzen der Darmgeräusche [Auskultation!]. Allerdings können auch andere Abdominalerkrankungen einen paralytischen Ileus bedingen. Der paralytische Ileus stellt nur dann eine OP-Indikation dar, wenn es ein solches ursächliches Krankheitsbild zu behandeln gilt. Ansonsten sind konservative medikamentöse Maßnahmen zur Förderung der Peristaltik indiziert.

Hohlorganperforation

Weiter wichtige Ursachen eines akuten Abdomens sind die Perforation [Volksmund „Durchbruch"] von Hohlorganen. Eine Perforation kann aus unterschiedlichster Ursache in allen Abschnitten des Gastrointestinaltraktes auftreten. Durch Austritt von Keimen und Darminhalt in die Bauchhöhle kommt es sekundär zur Peritonitis.

Das Ausmaß dieser Bauchfellentzündung ist abhängig davon, ob es sich um eine „gedeckte" oder „freie" Perforation handelt. Perforationen können z.B. iatrogen entstehen [v.a. durch endoskopische Maßnahmen], oder durch Krankheitsbilder wie **Ulzera** [z.B. Ulcus duodeni, Ulcus ventriculi, *s.a. Essay Ulkuskrankheit*], **Tumoren, Divertikel** [z.B. Sigmadivertikulose] etc.

Die Strategie des chirurgischen Vorgehens richtet sich wiederum nach Lokalisation und Schweregrad der Erkrankung. Wichtig ist es, bei der Laparotomie den Focus zu finden und möglichst zu sanieren. Bei einem perforierten Ulcus der oberen Gastrointestinaltraktes können z.B. die Exzision und Übernähung [Abb. 6] indiziert sein, oder aber die Resektion [z.B. Klassische Magenteilresektionen nach Billroth]. Bei einem perforierenden Tumorbefund muss entschieden werden, ob dieser sogleich – nach onkologischen Kriterien – reseziert werden kann, oder ob zunächst nur eine Anus praeter-Anlage zum Ausschluss des perforierten Darmabschnitts aus der intestinalen Passage indiziert ist.

Quellenhinweise
Abb. 1, 2: Siewert JR, Chirurgie, Springer Verlag, 2001
Abb. 3, 5, 6: AM-productions, Wiesloch

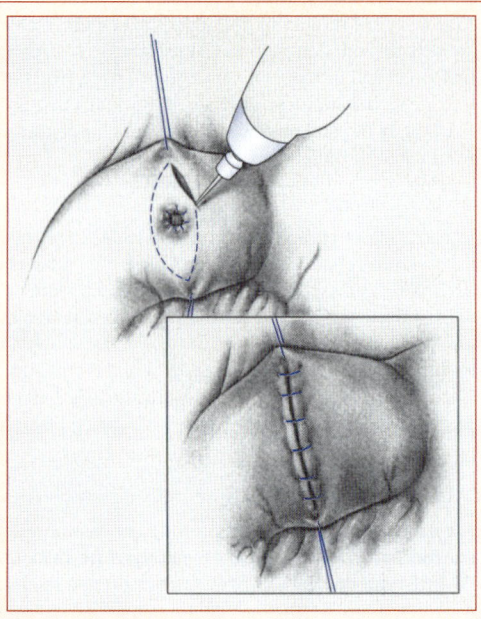

Abb. 6. Exzision und Übernähung eines perforierten Ulcus duodeni

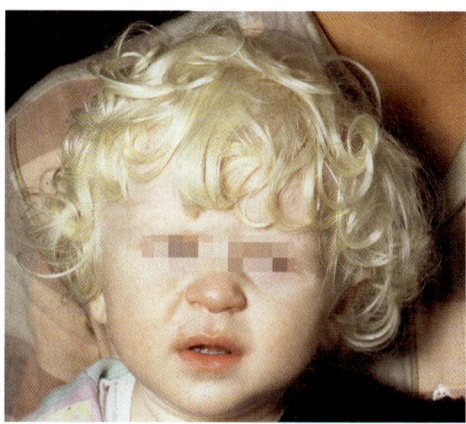

Abb. A19. Albinismus. Tyrosinase-negativer okulokutaner Albinismus

---

Harnwegsinfektionen [meist **Alcaligenes faecalis** oder **Alcaligenes xylosoxidans**]

Al|ce|ae flos *m: Syn: Malvae arboreae flos*; getrocknete Blüten der Stockmalve*

Al|ce|a rosea *f: → Stockmalve*

Al|che|mil|la alpina *f: → Alpenfrauenmantel*

Al|che|mil|lae alpinae herba *f: Syn: Alpenfrauenmantelkraut, Silbermantelkraut; s.u. Alpenfrauenmantel*

Al|che|mil|lae herba *f: Syn: Frauenmantelkraut; s.u. Frauenmantel*

Al|che|mil|la vulgaris *f: → Frauenmantel*

Al|che|mil|la xanthochlora *f: → Frauenmantel*

Al|clo|me|tal|son *nt*: halogeniertes Glucocorticoid; wirkt antiinflammatorisch, antiallergisch, antiexsudativ und antiproliferativ; **Anw.:** lokaler Entzündungshemmer; v.a. bei atopischer Dermatitis, Psoriasis und anderen Dermatosen; **NW:** Hautirritationen, Hauttrockenheit, Brennen, Erytheme; bei sachgemäßer Anwendung keine systemischen NW

Al|clo|xa *nt: Syn: Aluminiumchlorohydroxyallantoinat*; Chlortetrahydroxyaluminiumverbindung des Allantoins; **Anw.:** Adstringens, Keratolytikum

Al|di|ol|xa *nt: Syn: Aluminium-dihydroxyallantoinat*; Dihydroxyaluminiumverbindung des Allantoins; **Anw.:** Adstringens, Keratolytikum

Al|dos|te|ron *nt*: Mineralocorticoid der Nebennierenrinde; reguliert zusammen mit Angiotensin die Natrium- und Wasserrückresorption in Niere, Ileum und Kolon und hat damit wesentlichen Einfluss auf den Wasser- und Elektrolythaushalt; *s.a. Renin-Angiotensin-Aldosteron-System, Hyperaldosteronismus*

Al|dos|te|ron|an|tal|go|nis|ten *pl: Syn: Aldosteronrezeptorantagonisten*; kaliumsparende Diuretika, die die Aldosteronrezeptoren in den Tubuluszellen blockieren; dadurch werden Wasser, Natrium- und Hydrogencarbonat-Ionen vermehrt, Kalium-Ionen vermindert ausgeschieden; Gefahr von Hyperkaliämie, Gynäkomastie, Potenzstörungen, Hirsutismus und Amenorrhö; *s.a. Spironolacton*

Al|dos|te|ro|nis|mus *m: → Hyperaldosteronismus*

Al|dos|te|ron|man|gel *m: Syn: Hypoaldosteronismus*; eine verminderte Aldosteronproduktion findet sich bei primärer oder sekundärer Nebenniereninsuffizienz, adrenogenitalem Syndrom mit Salzverlust, Aldosteronsynthesestörungen, verminderten Renin- oder Angiotensin-II-Spiegeln oder bei Therapie mit Betablockern, ACE-Hemmern und nicht-steroidalen Antiphlogistika; als Folge des Aldosteronmangels entsteht eine Hyperkaliämie mit bradykarden Herzrhythmusstörungen; **Therapie:** Kaliumrestriktion, kaliuretische Diuretika [Furosemid, Thiazide], Therapie oder Beseitigung der Ursache

Alen|dro|nat *nt*: Bisphosphonat; **Anw.:** Osteoporose; **NW:** gastrointestinale Beschwerden, retrosternale und Bauchschmer-

zen, Übelkeit, Dyspepsie, Diarrhoe/Obstipation, Ösophagitis, Ösophagusulzera, Hypokalziämie, Hypophosphatämie, Muskel- und Knochenschmerzen; *s.a. Essay Osteoporose S. 1171*

Alexander-Adams-Operation *f: Syn: Adams-Operation*; Fixierung der Gebärmutter in Anteversionslage durch Verkürzung des runden Mutterbandes [Ligamentum teres uteri]; wird i.d.R. bei Retroflexio uteri, die nicht auf eine konservative Behandlung [manuelle Aufrichtung, Smith-Hodge-Pessar] anspricht, laparoskopisch durchgeführt; obwohl die anatomischen Ergebnisse meist gut sind, sind nur ca. 50 % der Frauen postoperativ beschwerdefrei; die OP-Indikation sollte daher streng gestellt werden

Alexandriner-Senna *f: Syn: Khartum-Senna; s.u. Sennesblätter*

Al|fa|cal|ci|dol *nt: Syn: 1-α-Hydroxycholecalciferol*; Calciferolmetabolit; wird bei erster Leberpassage zu 1,25-Dihydroxycolecalciferol [Calcitriol] aktiviert; **Anw.:** Substitutionstherapie bei Vitamin-D-Stoffwechselstörungen, renaler Osteopathie und Osteoporose

Al|fen|ta|nil *nt: Syn: Alfentanilum*; synthetisches Opioid-Analgetikum; starkes Schmerzmittel; **Anw.:** Neuroleptanalgesie, Analgetikum zur Narkoseeinleitung; **NW:** Benommenheit, Schläfrigkeit, Sedierung, Bradykardie, Hypotonie, Hypertonie, passagere Apnoe, Nausea, Erbrechen, spontane Muskelkontraktionen

Al|fu|zo|sin *nt*: Alphablocker; **Anw.:** benigne Prostatahyperplasie; *s.a. Essay Benignes Prostatahyperplasie-Syndrom S. 1295*

Al|glu|ce|ra|se *f: s.u. Morbus Gaucher*

Al|go|dys|tro|phie *f*: idiopathische oder sekundäre, schmerzhafte Funktionseinschränkung der oberen oder unteren Extremitäten durch vasomotorische oder trophische Störungen; meist gleichgesetzt mit Sudeck-Syndrom*

Algodystrophie-Syndrom *nt: Syn: Algodystrophie*; idiopathische oder sekundäre, schmerzhafte Funktionseinschränkung der oberen oder unteren Extremitäten durch vasomotorische oder trophische Störungen; führt u.a. zu lokaler Osteoporose; oft gleichgesetzt mit Sudeck-Syndrom*

Al|i|me|ma|zin *nt: Syn: Methylpromazin, Trimeprazine*; Neuroleptikum; Antihistaminikum; **Anw.:** Pruritus, Prämedikation; **Dosierung:** Erwachsene Einzeldosis 10 mg, Tagesdosis 20–30 mg [bis 100 mg], Kinder über 2 Jahre 2,5–5 mg pro Nacht oder 10–20 mg über den Tag verteilt; Prämedikation 2–4 mg/kg KG etwa 90 min vor der Operation; **NW:** Sedation, Trägheit, Benommenheit, Koordinationsstörungen, maligne Hyperpyrexie, extrapyramidal-motorische Störungen, Appetitsteigerung, Miktionsstörungen; bei Kindern paradoxe Stimulation [Nervosität, Schlaflosigkeit, Tachykardie, Tremor, Krämpfe], schwere Hypotension und Bradykardie

Al|i|zal|prid *nt*: Dopaminantagonist, Antiemetikum; **Anw.:** Prophylaxe und Therapie von Reisekrankheit, Erbrechen, Übelkeit und Brechreiz bei Zytostatika- oder Strahlentherapie; prä- und postoperatives Erbrechen; **NW:** Einschränkung des Reaktionsvermögens [v.a. zusammen mit Alkohol], extrapyramidal-motorische Störungen, Müdigkeit, Mundtrockenheit

Al|ka|li|me|trie *f*: quantitative Bestimmung des Basengehaltes einer Lösung durch Titration mit einer Säure

Al|ka|lo|se *f*: durch einen Anstieg des Blut-pH-Wertes auf mehr als 7,44 charakterisierte Störung des Säure-Basen-Haushaltes; solange der Körper in der Lage ist, den pH-Wert wieder in den Normalbereich zurückzuführen oder dem Normalbereich anzunähern, spricht man von **kompensierter Alkalose**; sind die Kompensationsmechanismen erschöpft, kommt es zum Bild der **dekompensierten Alkalose**; wird die Alkalose durch Stoffwechselstörungen, Verminderung der nicht-flüchtigen Säuren, erhöhter Basenzufuhr etc. bedingt, bildet sich eine **metabolische Alkalose** [stoffwechselbedingte Alkalose, nichtrespiratorische Alkalose]; bei einer Alkalose als Folge einer Hyperventilation [willkürliche Hyperventilation, Sauerstoffmangel, Lungenerkrankungen] spricht man von **respiratorischer** oder **atmungsbedingter Alkalose**; *s.a. Essay Prä- und postoperative Störungen im Flüssigkeits- und Elektrolythaushalt S. 327, Essay Akute Störungen des Wasser-, Elektrolyt- und Säure-Basen-Haushalts*

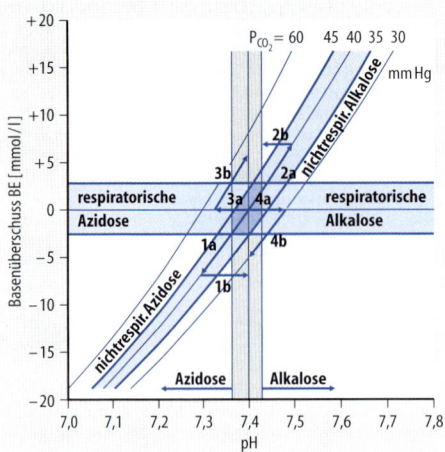

Abb. A20. **Alkalose.** Primäre Säure-Basen-Störungen

S. 1387
kongenitale Alkalose mit Diarrhoe: → *Chlorid-Diarrhoe*
Al|kan|na (tinctoria) *f:* Staude aus der Familie der Rauhblattgewächse [Boraginaceae]; die getrockneten unterirdischen Teile [**Alkannawurzel, Alkannae radix**] enthalten Naphthochinone und Pyrrolizidinalkaloide [v.a. in der Rinde]; **Anw.:** als Farbstoff [**Alkannarot**] in Kosmetika und in der Mikroskopie zum Nachweis von fetten Ölen, traditionell bei Diarrhoe [intern] und äußerlich bei Hauterkrankungen und -wunden
Al|kap|ton|u|rie *f: Syn: alkaptonurische Ochronose*; seltene, autosomal-rezessive Störung des Tyrosinabbaus mit Alkaptonausscheidung im Harn; die Homogentisinsäure im Harn polymerisiert beim Stehen oder nach Alkalizusatz zu dunklen Pigmenten; dieses sog. **ochronotische Pigment** wird in Bindegewebe und Knorpel abgelagert und führt zu degenerativen Veränderungen von v.a. Nase, Ohren, Nägel, Trommelfell, Gelenkknorpel, Bandscheiben usw.; **Klinik:** im Kindesalter verläuft die Erkrankung meist unauffällig; die dunkle Verfärbung der Windel führt oft zur Verdachtsdiagnose; jenseits des 30. Lebensjahres kommt es dann verstärkt zu Symptomen, die aber von Patient zu Patient unterschiedlich schwer sind; **Therapie:** bisher ist keine kausale Therapie bekannt; *s.a. Essay Störungen des Aminosäurestoffwechsels und Harnstoffzyklus S. 43*
Al|ko|hol|ab|la|ti|on *f:* interventionelles radiologisches Verfahren zur Behandlung von Lebertumoren, bei der der Tumor mit hochprozentigem Alkohol [95 %] verödet wird; der Tumor wird unter CT- oder MRT-Kontrolle in örtlicher Betäubung anpunktiert und der Alkohol [mit etwas Betäubungsmittel vermischt] in das Zentrum des Tumors injiziert; es kommt zu einer Koagulationsnekrose durch Austrocknung der Zellen, Ausfällen von Eiweiß und Thrombose kleinster Gefäße; die Methode hat sich insbesondere beim hepatozellulären Karzinom bewährt, weil es über eine Tumorkapsel verfügt; Lebermetastasen fehlt diese Kapsel und die Verteilung des Alkohols ist deshalb nicht vorhersehbar; damit ist ein Erfolg der Behandlung nicht immer garantiert; *s.u. Essay Tumortherapie S. 1593*
Al|ko|hol|he|pa|ti|tis *f, pl* **-ti|ti|den:** *Syn: chronische Alkoholhepatitis, alkoholische Hepatitis, alkoholtoxische Hepatitis*; durch chronischen Alkoholabusus hervorgerufene (chronische) Leberentzündung, die zu Verfettung der Hepatozyten [**Fettleberhepatitis**] führt, aus der sich eine Leberzirrhose entwickeln kann; *s.a. Essay Leberzirrhose S. 877*
Al|ko|hol|me|ter *nt:* Messgerät zur Bestimmung des Alkoholgehaltes einer Lösung

Al|ko|hol|pan|kre|a|ti|tis *f, pl* **-ti|ti|den:** *Syn: alkoholische Pankreatitis; s.u. Pankreatitis*
Al|ko|hol|ver|gif|tung *f: Syn: Betrunkenheit, Alkoholrausch, Alkoholintoxikation*; Ethanol wird über den Darm ins Blut aufgenommen und gelangt in praktisch alle Körpergewebe; der Abbau erfolgt in den Leberzellen durch die Ethanoldehy-

Tab. A7. **Alkoholvergiftung.** Zu erwartende Blutalkoholkonzentration in Abhängigkeit von Gewicht und zugeführter Alkoholmenge

Körper-gewicht [kg]	Reduktions-gewicht [kg]	Zugeführte Alkoholmenge [g]				Stündlicher Alkohol-abbau
50	35	3,5	10,5	14	28	5,5
55	38,5	3,8	11,4	15	30	6
60	42	4,2	12,6	17	34	6,6
65	45,5	4,5	13,5	18	36	7,1
70	49	4,9	14,1	19,5	40	7,7
75	52,5	5,2	15,6	21	42	8,2
80	56	5,6	16,8	22,5	45	9,8
85	59,5	5,9	17,9	23,5	47	9,3
90	63	6,3	18,6	25	50	9,9
95	66,5	6,6	20	26,6	53	10,5
100	70	7,0	21	28	56	11
Resultierende Blutalko-hol-konzentration [‰]		0,1	0,3	0,4	0,8	

Tab. A8. **Alkoholvergiftung.** Alkoholgehalt verschiedener Getränke

Spirituosen	Vol. %	g Alkohol in 20 ml	g Alkohol in 0,7 l
Kirsch und Whisky	30	5	167
Doppelkorn	38	6	210
Gin	40	6	224
Cognac	42	7	233
Whisky, Wodka	43	7	238
Magenbitter	49	8	271
Obstler	50	8	277
Rum	70	11	388

Alkoholhaltige Volksheilmittel	Vol. %	g Alkohol	g Alkohol in 150 ml
Melissengeist	70	2,5 (1 Teelöffel)	83
Medizinalweine	15	2,0 (1 Esslöffel)	20

Biere	Vol. %	g Alkohol in 0,3 l	g Alkohol in 0,5 l
Alkoholfreie Biere	0,5	1,1	2
Pils	4	9	16
Weizenbier	5	2	21
Diätbier	6	13	24
Starkbier	bis 8,5	20	34
Kölsch	3–4	8	14

Weine	Vol. %	g Alkohol in 150 ml	g Alkohol in 0,7 l
Wein	15	18	83
Süßweine	16	19	89
Sherry, Portwein	22	26	122
Sekt, Champagner	9–14	14	70
Wermut	22	26	122

drogenase des Zytosols oder die mikrosomale Ethanoloxidase; das erste Zwischenprodukt des Abbaus ist Acetaldehyd, das für einen Großteil der Schädigungen beim chronischen Alkoholabusus verantwortlich ist; etwa 5 % des aufgenommenen Alkohols wird in Urin, Schweiß und der Atemluft ausgeschieden; die **Blutalkoholkonzentration** hängt von der aufgenommenen Alkoholmenge, der Resorptionsgeschwindigkeit und dem Körpergewicht ab [da Fettgewebe und Knochen nur wenig Alkohol aufnehmen, wird anstatt Körpergewicht oft das **Reduktionsgewicht** verwendet; Körpergewicht × 0,7 = Reduktionsgewicht]; die Alkoholresorption aus dem Darm wird durch Nahrungsaufnahme vor und während des Alkoholkonsums verlangsamt; sie wird beschleunigt durch Kohlensäure [Sekt], Wärme [Glühwein, Grog], nüchtern Trinken und schnelles Trinken; der **Alkoholabbau** pro Stunde ist relativ konstant und liegt im Bereich von 1 g/10 kg Körpergewicht oder 1,5 g/10 kg Reduktionsgewicht, d.h., bei höherem Körpergewicht wird mehr Alkohol pro Zeiteinheit abgebaut

die **akute Vergiftung** durch einen überhöhten Alkoholkonsum beginnt meist schleichend mit Verminderung der Schmerzempfindung, Bewegungsdrang bei gleichzeitiger Bewegungsstörung [zerebellare Ataxie], Störung der Artikulation, Denkstörungen und psychischer Enthemmung; im weiteren Verlauf kommt es zu Störungen der Ziel- und Haltemotorik und im Endstadium zum Koma; da die Schutzreflexe aufgehoben sind, kommt es häufig zum Erstickungstod durch Aspiration von Erbrochenem; die letale Blutalkoholkonzentration liegt im Bereich von 4–5 ‰, kann bei Nichttrinkern aber wesentlich niedriger sein; Blutalkoholkonzentrationen in dieser Größenordnung werden v.a. bei Trinkwetten erreicht, einen innerhalb einer kurzen Zeit 1,5–2,5 g Alkohol pro kg Körpergewicht konsumiert werden; der Tod erfolgt durch zentrale Atemlähmung; *s.a. Essay Intoxikationen S. 743*

Alkylanzien *pl*: *Syn: alkylierende Substanzen*; als Zytostatika und Immunsuppressiva verwendete Substanzgruppe, die Alkylgruppen an Basen der DNA und RNA, aber auch an Eiweißmoleküle überträgt; über Vernetzungen kommt es schließlich zu Funktionsstörungen der jeweiligen Nucleinsäuren und Proteine, die damit auch zur Störung von Replikation und Transkription führen; Alkylanzien werden oftmals als Teil einer Polychemotherapie eingesetzt und sind auch oft wichtiger Bestandteil bei Hochdosistherapiekonzepten; *s.a. Essay Chemotherapie S. 185*

Alkylphenolpolyglycolether *m*: → *Nonoxinol-9*

Allen-Masters-Syndrom *nt*: *Syn: Masters-Allen-Syndrom*; Schädigung des Beckenbindegewebes, v.a. der Mutterbänder während der Schwangerschaft und Geburt führt zu orthostatischen Schmerzen in Unterbauch und Becken, Menstruationsstörungen [Dysmenorrhoe, Metrorrhagie] sowie Schmerzen beim Geschlechtsverkehr; **klinisch** findet man eine Retroversio uteri, einen Mobilisationsschmerz des Uterus und eine abnorme Beweglichkeit der Zervix

Allen-Spitz-Nävus *m*: → *Spitz-Nävus*

Allgemeininfektion *f*: den ganzen Körper befallende Infektion; oft gleichgesetzt mit Sepsis; Allgemeininfektionen haben i.d.R. einen zyklischen Verlauf; zuerst gelangen die Erreger vom Eintrittsort zu einem lokalen Lymphknoten; dort vermehren sie sich während des symptomlosen oder symptomarmen **Inkubationsstadiums** [auch Stadium 1]; anschließend brechen sie in die Blutbahn ein und breiten sich über den Körper aus [**Generalisation** oder Stadium 2], bevor sie sich in ihrem/ihren typischen Zielorgan(en) ansiedeln [**Stadium der Organmanifestation** oder Stadium 3]; *s.a. Essay Sepsis und septischer Schock S. 1455*

Allgöwer-Naht *f*: *s.u. Nahttechniken*

Allii sativi aetheroleum *nt*: *Syn: Knoblauchöl*; *s.u. Knoblauch*

Allii sativi bulbus *m*: *Syn: Knoblauchknollen*; *s.u. Knoblauch*

Allii sativi bulbus siccatus *m*: *Syn: getrocknete Knoblauchknollen*; *s.u. Knoblauch*

Allii ursini herba *f*: *Syn: Bärlauchkraut*; oberirdische Pflanzenteile des Bärlauchs*

Allium *nt*: Pflanzengattung der Familie der Liliengewächse [Alliaceae]; dazu gehören u.a. **Allium cepa** [Zwiebel], **Allium sativum** [Knoblauch] und **Allium ursinum** [Bärlauch]

Alloarthroplastik *f*: **1.** → *Gelenkprothese* **2.** Ersatz eines Gelenkes durch ein künstliches Gelenk; *s.a. Arthroplastik*

Allokeratoplastik *f*: *Syn: allogene Keratoplastik*; Keratoplastik* mit körperfremdem Material

Alloplastik *f*: **1.** Ersatz eines Körperteils durch körperfremdes [allogenes] Material **2.** *Syn: Alloprothese*; Prothese aus körperfremdem Material; die Entwicklung von Biomaterialien für Alloprothesen wurde v.a. durch das Auftreten des HIV-Virus gefördert; egal ob Metall, Kunststoff oder Keramik verwendet wird, Alloplastiken müssen biokompatibel sein, d.h., es dürfen weder lokale noch allgemeine Unverträglichkeitsreaktionen auftreten, das Material muss korrosionsbeständig sein und darf keine chemischen oder biochemischen Reaktionen im Körper eingehen; Alloplastiken müssen gute mechanische Eigenschaften besitzen, wie z.B. Bruchfestigkeit, Elastizität und Beständigkeit gegenüber dem Elektrolytmilieu des Gewebes; ideal sind relativ preiswerte Materialien, die Alloplastiken auch für Patienten in ärmeren Ländern erschwinglich machen

Alloprothese *f*: → *Alloplastik 2.*

Allopurinol *nt*: Isomer des Hypoxanthins; kompetitiver Xanthinoxidasehemmer; senkt die Serumharnsäure und vermindert die Harnsäureausscheidung; **Anw.**: Urikostatikum bei Hyperurikämie und Gicht; **NW**: gastrointestinale Störungen [Übelkeit, Brechreiz, Magendruck, Völlegefühl, Dyspepsie, Diarrhoe], Kopfschmerzen, Schwindel, Schläfrigkeit, allgemeine Schwäche, Haarausfall, Ichthyose, Xanthinsteine; bei Nierengesunden in 3–7 % Hautreaktionen [Erythem, Urtikaria, Juckreiz, makulopapulöses Exanthem bis hin zum Lyell-Syndrom], bei Patienten mit Niereninsuffizienz in 15–20 %; *s.a. Essay Gicht und andere Störungen des Purinstoffwechsels S. 487*

Allotransplantation *f*: *Syn: homologe/allogene/allogenetische Transplantation, Homoplastik, Homoioplastik, Homotransplantation, Homoiotransplantation*; plastische Operation mit Übertragung von homologem Gewebe, d.h. Gewebe von einem genetisch unterschiedlichen Individuum der gleichen Spezies [z.B. Geschwister, Spender]; *s.a. Essay Transplantationschirurgie S. 1549*

Allschichtennaht *f*: *s.u. Nahttechniken*

Almitrin *nt*: stimuliert indirekt die peripheren Chemorezeptoren im Aortenbogen und im Glomus caroticum und gehört damit zur Gruppe der Respirationsstimulantien; **Anw.**: chronisch-obstruktive Atemwegserkrankungen mit respiratorischer Insuffizienz und einem Sauerstoffpartialdruck unter 60 mmHg; **NW**: Nervosität, Schlaflosigkeit, Verwirrtheit, Ängstlichkeit, Kopfschmerzen, Schwindel, Müdigkeit, Übelkeit, Erbrechen, Dyspepsie, Magenschmerzen, Durchfall, Verstopfung, periphere Neuropathie

Almirausch *m*: → *Alpenrose*

Alopecia *f*, *pl* -ciae: → *Alopezie*

Alopezie *f*: *Syn: Kahlheit, Haarausfall, Haarlosigkeit, Alopecia*; angeborener oder erworbener, nur Teile des Körpers oder den ganzen Körper betreffender Verlust der Behaarung; ursprünglich bezeichnete **Effluvium (capillorum)** den Haarausfall, d.h. den aktuellen Vorgang, und **Alopezie** als Kahlheit das Resultat dieses Vorganges; diese Abgrenzung wird heute aber meist nicht mehr beachtet; klinisch unterscheidet man zwischen angeborenen und erworbenen Formen, vernarbenden und nicht-vernarbenden sowie diffusen oder umschriebenen Formen; die beiden wichtigsten angeborenen Formen sind die **Alopecia congenita circumscripta** als umschriebenes Fehlen der Haare in einem oder mehreren Bezirken der behaarten Kopfhaut, das auch die Achselhaare betreffen [**Alopecia congenita axillaris**] kann, und die autosomal-rezessive **Alopecia hereditaria**, die oft schon in der Kindheit beginnt; mit Abstand häufigste Form ist der Haarausfall vom männlichen Typ [androgenetische Alopezie], der aber nur von untergeordneter klinischer Bedeutung ist; andere häufige Formen sind die **postpartale Alo-**

pezie [reversibler Haarausfall nach der Geburt; die Ursache besteht darin, dass bis 95 % aller Haarfollikel während der Schwangerschaft in der Anagenphase verharren und damit postpartal synchron in die Telogenphase eintreten und nach der 8. Woche post partum physiologisch ausfallen; die Haardichte normalisiert sich wieder innerhalb einiger Monate], die **Alopecia climacterica** [endokrin bedingter Haarausfall bei Frauen im Klimakterium], die **mechanische Alopezie** durch Druck [Säuglingsglatze, Wadenglatze] oder Zug [Traktionsalopezie z.B. durch Gummibänder] und die Alopecia medicamentosa

Tab. A9. Alopecia. Einteilung der Alopezien

Diffuse Effluvien	Nicht vernarbende	Telogen Anagen Androgenetisches
	Vernarbende	Keratosis follicularis atrophicans, Morbus Darier, manche Ichthyosen
Umschriebene Effluvien	Nicht-vernarbende	Alopecia areata Mechanische Alopezien
	Vernarbende	Pseudopelade Brocq Folliculitis decalvans Epidermolysis bullosa Weitere entzündliche, infektiöse, granulomatöse und neoplastische Prozesse, Geburtstrauma, physiko-chemisches Trauma

androgenetische Alopezie: *Syn: androgenetisches Effluvium, Haarausfall vom männlichen Typ, männliche Glatzenbildung, Alopecia androgenetica, Calvities hippocratica*; autosomal vererbte Neigung zur Glatzenbildung bei Männern, die durch Androgene ausgelöst wird; bei Frauen [**androgenetische Alopezie der Frau**] liegt meist ein erhöhter Androgenspiegel [adrenogenitales Syndrom, Androgentherapie] oder eine erhöhte Testosteronempfindlichkeit der Haarfollikel vor; eine bereits in der Pubertät einsetzende, familiäre Alopezie wird als **Alopecia praematura** bezeichnet; früher gab es keine befriedigende Therapie; in den letzten Jahren wurden aber z.T. sehr gute Erfolge mit Minoxidil* erzielt

Alopecia areata: *Syn: Pelade, Area celsi*; relativ häufige, wahrscheinlich autoimmunologische, nicht-vernarbende Alopezieform mit typischem kreisrunden Haarausfall; **Klinik:** der Haarausfall beginnt schlagartig in einem oder mehreren kleineren Bezirken, kann aber auch größere Flächen be-

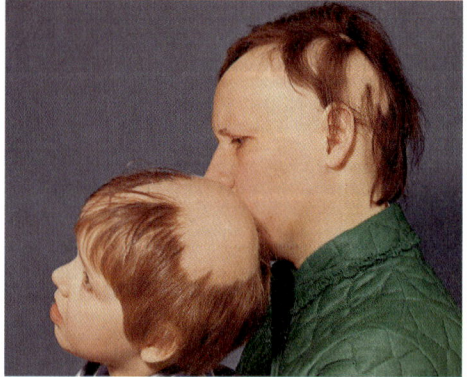

Abb. A21. Alopecia areata

treffen [Kahlwerden über Nacht]; der Haarausfall schreitet meist zentrifugal fort und kann die gesamte Kopfhaut [**Alopecia areata totalis**] und in Extremfällen den gesamten Körper betreffen [**Alopecia areata universalis**]; meist finden sich auch Läsionen der Nägel [Tüpfelnägel, Längsrillen] und häufig ist eine Kombination mit anderen Autoimmunerkrankungen; der **Verlauf** kann nur schwer vorausgesagt werden; z.T. kommt es zu Spontanheilung, z.T. zur Ausbildung eines chronisch-rezidivierenden Verlaufs oder zu einem progredienten Verlauf mit Alopecia areata totalis oder universalis

Alopecia areata atrophicans: *Syn: Pseudopelade Brocq, Alopecia atrophicans*; erworbene, vernarbende Alopezie mit kleinen, scharf begrenzten Herden; Teilsymptom von z.B. systemischer oder zirkumskripter Sklerodermie, vernarbendem Pemphigoid, Lichen ruber usw.

Alopecia medicamentosa: diffuser, meist reversibler Haarausfall, z.B. durch Zytostatika oder Antikoagulantien

Tab. A10. Alopecia medicamentosa. Häufige Ursachen

Klasse	Beispiele	
Zytostatika	Cyclophosphamid, MTX, Doxorubicin u.a.	Bei niedrigen Dosen Telogeneffluvien, bei höheren Anageneffluvien
Retinoide	Etretinat, Accutan	Telogeneffluvien
ZNS-Mittel	L-DOPA, Trimethadion	
Lipidsenker	Triparanol	
Betablocker	Propanolol	
Antikoagulantien	Heparin, Dicumarol	
Hormonblocker	Thiouracil, Bromocriptin	

Alopecia mucinosa: → *Mucinosis follicularis*

Al|pen|frau|en|man|tel *m: Syn: Silbermantel, Alchemilla alpina*; Pflanze aus der Familie der Rosengewächse [Rosaceae]; verwendet werden die getrockneten oberirdischen Teile [**Alpenfrauenmantelkraut, Alchemillae alpinae herba**], die Gerbstoffe [Phlobaphene] enthalten; **Anw.:** traditionell als harntreibendes und krampfstillendes Mittel sowie bei Menstruationsbeschwerden

Al|pen|ro|se *f: Syn: Rhododendron ferrugineum, Almrausch*; Strauch aus der Familie der Heidekrautgewächse [Ericaceae]; verwendet werden die Laubblätter [**Alpenrosenblätter**, Rhododendri ferruginei folium] die u.a. Diterpene, Catechingerbstoffe, Flavonoide und Triterpenoide enthalten; **Anw.:** traditionell bei rheumatischen Erkrankungen, Arthrose, Ischialgie, Trigeminusneuralgie, Migräne und Hypertonie; in der Homöopathie bei rheumatischen Erkrankungen, Neuralgien und Hodenentzündung

Alpha-Acetyldigoxin *nt: Syn: α-Acetyldigoxin*; Digitalisglykosid; wird im Körper zum größten Teil zu Digoxin deacetyliert

Alpha-Adrenorezeptorenblocker *m:* → *Alphablocker*

alpha-Aminobenzylpenicillin *nt:* → *Ampicillin*

alpha₁-Antitrypsin *nt:* → $α_1$-*Antitrypsin*

alpha₁-Antitrypsinmangel *m:* → $α_1$-*Antitrypsinmangel*

Al|pha|blo|cker *pl: Syn: α-Adrenorezeptorenblocker, α-Blocker, Alpha-Adrenorezeptorenblocker, Alpharezeptorenblocker, α-Sympatholytikum*; Alphablocker hemmen kompetitiv α-Rezeptoren an Erfolgsorganen; klinisch wichtig sind Blocker der α₁- und α₂-Rezeptoren der Gefäßwand, die z.B. bei Durchblutungsstörungen oder Blasenentleerungsstörungen eingesetzt werden; Alpharezeptoren [alphaadrenerge Rezeptoren, α-Rezeptoren] sind auf Adrenalin, Noradrenalin und andere Catecholamine ansprechende Rezeptoren des sympathischen Nervensystems; man unterscheidet zwei Familien, α₁-Rezeptoren und α₂-Rezeptoren, die jeweils in mehr als 3 Untertypen unterteilt werden können; α_1-Rezeptoren finden sich postsynaptisch in den peripheren Zielorganen des Sympathikus; sie werden von Adrenalin und Noradrenalin etwa gleich stark erregt; α_2-Rezeptoren finden sich sowohl präsynaptisch als auch peripher postsynaptisch und im Zentralnervensystem; sie sprechen stärker auf Adrenalin als Noradrenalin an; *s.a. Betablocker*

Al|pha|fe|to|pro|te|in *nt: Syn: alpha$_1$-Fetoprotein, α_1-Fetoprotein*; Glykoproteid, das v.a. in fetalem Gewebe gebildet wird; erhöhte Blutspiegel werden bei gewissen Erkrankungen [Leberzirrhose] und Tumoren [Leber-, Hodenkarzinom] gefunden; *s.a. Triple-Test*

Alphafetoprotein in der Amnionflüssigkeit: *s.u. Neuralrohrdefekte*

Alphafetoprotein im mütterlichen Serum: *s.u. Neuralrohrdefekte*

alpha$_1$-Fetoprotein *nt:* → *Alphafetoprotein*

Al|pha|glu|co|si|da|se|hem|mer *pl: Syn: α-Glucosidasehemmer, Alphaglukosidaseinhibitoren*; hemmen die α-Glucosidase der Dünndarmmukosa und damit die Spaltung glucosehaltiger, mit der Nahrung zugeführter Disaccharide; *s.u. Acarbose*

Al|pha|her|pes|vi|ren *pl: Syn: α-Herpesviren; s.u. Herpesviren*

Alpha-Kettenkrankheit *f: Syn: α-Schwerkettenkrankheit, α-Kettenkrankheit, Alpha-Schwerkettenkrankheit;* *s.u. Schwerkettenkrankheit*

Al|pha|li|po|pro|te|in *nt: Syn: HDL, Lipoprotein mit hoher Dichte, α-Lipoprotein, high-density lipoprotein; s.u. Lipoprotein*

Al|pha|me|thyl|do|pa *nt:* → *Methyldopa*

Al|pha|mi|me|ti|kum *nt, pl -ka:* → *α-Sympathomimetikum*

Alpha-Pfannendachwinkel *m: s.u. Essay Hüftgelenksdysplasie S. 673*

Al|pha|re|zep|to|ren|blo|cker *pl:* → *Alphablocker*

Al|pha|sym|pa|tho|mi|me|ti|kum *nt, pl -ka:* → *α-Sympathomimetikum*

Al|pha|tha|lass|ä|mie *f: Syn: α-Thalassämie; s.u. Thalassämie*

Al|pha|vi|rus *nt, pl -ren:* weltweit vorkommender Genus der Togaviridae mit zahlreichen menschenpathogenen Arten; spielt in Mitteleuropa praktisch keine Rolle; *s.a. Essay Virusinfektionen S. 1667*

Al|pi|ni|a officinarum *f:* → *Galgant*

Alport-Syndrom *nt: Syn: Nephropathie-Taubheits-Syndrom;* X-chromosomal oder autosomal-rezessiv vererbte Nephropathie mit Innenohrtaubheit und Augenfehlbildungen; die Nierenfunktion nimmt stetig ab und führt im Alter von 10–20 Jahren zu Niereninsuffizienz; **Therapie:** Behandlung der Niereninsuffizienz [Dialyse, Transplantation] und der Hörbehinderung

Al|pra|zo|lam *nt: Syn: Triazolobenzodiazepin;* mittellang wirkendes Benzodiazepin; HWZ 10–12 h; **Anw.:** akute und chronische Spannungs-, Erregungs-, Angstzustände; **Dosierung:** 1,5 mg/d p.o., maximal 4 mg/d; bei Panikerkrankungen bis zu 10 mg/d; **NW:** *s.u. Benzodiazepine*

Al|pros|ta|dil *nt: Syn: Prostaglandin E$_1$*; Prostaglandin mit gefäßerweiternder Wirkung; Vasodilatator; durchblutungsförderndes Mittel; **Anw.:** chronische arterielle Verschlusskrankheit III und IV, erektile Dysfunktion [intraurethrale Applikation, Schwellkörperautoinjektionstherapie]; *s.a. Essay Periphere arterielle Verschlusskrankheit S. 1661*

Al|te|pla|se *f:* rekombinanter Gewebeplasminogenaktivator; **Anw.:** Lysetherapie bei akutem Myokardinfarkt, tiefen Venenthrombosen und pulmonalen Embolien; **NW:** Blutungen an Punktionsstellen, im Gastrointestinaltrakt, Hämaturie, Zahnfleisch- und Nasenbluten; **Kontraind.:** hämorrhagische Diathese, orale Antikoagulantientherapie, Ulcus duodeni oder ventriculi, Colitis, Ösophagusvarizen, Aortenaneurysma, arterielle Hypertonie, apoplektischer Insult, postoperativ, metastasierende Malignome, Schwangerschaft, kurz nach der Geburt; *s.a. Essay Akuter und rezidivierender Myokardinfarkt S. 1071, Essay Schlaganfall und zerebrovaskuläre Krankheiten S. 1423*

Alternans-Syndrom *ntz:* Bezeichnung für neurologische Syndrome mit Ausfällen von Hirnnerven auf der Seite der Störung und motorischen und sensiblen Ausfällen kontralateral zur Störung; *s.a. Essay Schlaganfall und zerebrovaskuläre Krankheiten S. 1423*

Al|ters|de|menz *f: Syn: senile Demenz, Presbyophrenie, Dementia senilis;* Abnahme der geistigen Leistungsfähigkeit im Alter; *s.a. Essay Dementielle Syndrome S. 239*

Tab. A11. **Alphavirus.** Humanpathogene Alphaviren

Virus	Krankheit beim Menschen					Verbreitung
Subtyp	Fieber	Arthralgie/Arthritis	Exanthem	Enzephalitis	Sonstige	
Chikungunya	✓	✓	✓		Petechien	Afrika, Südostasien, Indien, Philippinen
Mayaro	✓	✓	✓			trop. Südamerika, Panama, Trinidad
O'nyong-nyong	✓	✓	✓			trop. Afrika
Igbo Ora	✓	✓	✓			Zentralafrika, Nigeria
Ross River		✓	✓			Australien, Südpazifik
Sindbis Ockelbo Babanki	✓	✓	✓			Afrika, Indien, Südostasien, Philipinen, Australien, (Ost-)Europa
Barmah Forest		✓	✓			Australien
Semliki Forest	✓	✓		✓		Afrika
Venezuelan Equine Enzephalitis Everglades Mucambo Tonate	✓			✓		nördl. Südamerika, Zentralamerika, Trinidad, Panama, Mexiko, Florida
Eastern Equine Enzephalitis				✓		Zentralamerika und angrenzende Gebiete, Kanada
Western Equine Enzephalitis				✓		west. und zentr. Gebiete der USA, Südamerika
Highlands J				✓		östl. USA

Al|ters|ka|ta|rakt f: Syn: Cataracta senilis, Altersstar; häufigste Form der Katarakt [über 90 % der erworbenen Katarakte]; s.u. Essay Katarakt S. 783

überreife Alterskatarakt: Syn: Cataracta hypermatura; im hohen Alter kann es zu partieller Verflüssigung der Linse, v. a. der Rindengebiete kommen, die dann birnenförmig nach unten absackt

Al|ters|os|te|o|po|ro|se f: Syn: senile Osteoporose; physiologische, im Rahmen der allgemeinen Altersatrophie auftretende Osteoporose des Skeletts nach dem 75. Lebensjahr; oft wird sie als **Alterosteopenie** bezeichnet und der Begriff Altersosteoporose nur für pathologische Formen mit klinischen Symptomen reserviert; beide Formen sprechen gut auf tägliche Gymnastik, calcium-, eiweiß- und vitaminhaltige Ernährung an; s.a. Essay Osteoporose S. 1171

Al|ters|pem|phi|gus m: selten verwendete Bezeichnung für bullöses Pemphigoid*

Al|ters|re|flex m: s.u. Katarakt

Al|ters|schwer|hö|rig|keit f: Syn: Presbyakusis, altersbegleitende Schwerhörigkeit; s.u. Schwerhörigkeit

Al|ters|star m: → Alterskatarakt

Al|ters|war|ze f: Syn: seborrhoische Alterswarze, seborrhoische Warze, Verruca seborrhoica, Verruca senilis, Verruca seborrhoica senilis; im höheren Alter gehäuft auftretender gutartiger, verruköser Tumor mit schmutzig-grauer zerklüfteter Oberfläche; wächst v.a. an Brust, Rücken, Streckseiten von Händen und Unterarmen und im Gesicht; eine Therapie ist nicht nötig, allerdings muss ein malignes Melanom ausgeschlossen werden

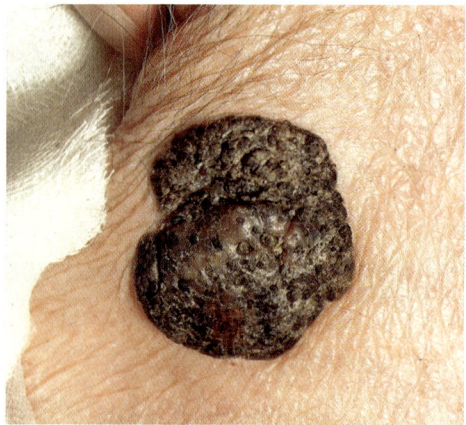

Abb. A22. Alterswarze

Al|thae|ae flos m: Syn: Eibischblüten; s.u. Eibisch

Al|thae|ae folium nt: Syn: Eibischblätter; s.u. Eibisch

Al|thae|ae radix f: Syn: Eibischwurzel; s.u. Eibisch

Al|thae|a officinalis f: → Eibisch

Al|thae|a rosea f: → Stockmalve

Alt|in|su|lin nt: veraltete Bezeichnung für Normalinsulin*

Al|tre|ta|min nt: Syn: Hexamethylmelamin; Zytostatikum mit bisher unklarem Wirkmechanismus; **Anw.:** Ovarialkarzinom [zum Teil in Kombination mit Cisplatin* und Cyclophosphamid*], Bronchialkarzinom

Alu|mi|ni|um|lun|ge f: Syn: Bauxitfibrose, Aluminose, Aluminiumstaublunge; durch langjähriges Einatmen von Aluminiumstaub [Kaolin, Bauxit] hervorgerufene Pneumokoniose, die zu den entschädigungspflichtigen Berufskrankheiten gehört; die in ihrem Rahmen auftretende asthmatoide Bronchitis wird als **Aluminiumasthma** bezeichnet; s.u. Essay Lungen- und Atemwegserkrankungen durch Arbeit und Umwelt S. 1265

Al|ve|o|lar|pro|te|i|no|se f: Syn: pulmonale alveoläre Proteinose, Lungenproteinose; seltene, chronisch verlaufende Lungenerkrankung durch eine übermäßige Produktion von Surfac-

tant-Faktor; in schweren Fällen kommt es zu Dyspnoe; **Therapie:** Heparininhalation, Bronchiallavage

Al|ve|o|lar|zell|kar|zi|nom nt: → bronchiolo-alveoläres Lungenkarzinom

Al|ve|o|lek|to|mie f: operative (Teil-)Entfernung von Zahnalveolen

Al|ve|o|li|tis f, pl **-ti|den**: Entzündung der Lungenbläschen [Alveoli pulmones]

exogen-allergische Alveolitis: Syn: Hypersensitivitätspneumonitis; durch organische Staubpartikel hervorgerufene allergische Reaktion der Lungenalveolen; **Klinik:** der klassische akute Verlauf wird als **Montagsfieber** bezeichnet; in den ersten 4–8 Stunden der Exposition kommt es zu Fieber, Schüttelfrost, Muskelschmerzen, Husten und Atemnot; seltener ist ein schleichender, chronischer Verlauf, der zu Lungenfibrose führen kann; **Therapie:** Vermeidung des auslösenden Agens steht im Vordergrund; der akute Schub wird mit Glucocorticoiden behandelt; s.u. Essay Lungen- und Atemwegserkrankungen durch Arbeit und Umwelt S. 1265

Al|ve|o|lo|to|mie f: Eröffnung von Zahnalveolen

Alzheimer-Krankheit f: Syn: präsenile Alzheimer-Demenz, Demenz vom Alzheimer-Typ; multifaktoriell bedingte, präsenile [meist 5.–6. Lebensjahrzehnt] Atrophie der Großhirnrinde mit typischem pathohistologischen Bild [intrazelluläre **Alzheimer-Fibrillen**, extrazelluläre **Alzheimer-Plaques**]; es besteht eine gewisse familiäre Häufung und die Erkrankung ist mit Genmutationen auf den Chromosomen 21, 19 und 14 assoziiert **Klinik:** an Anfang stehen Vergesslichkeit, allgemeine Leistungsschwäche, es treten Schwierigkeiten beim Lesen, Schreiben und Rechnen auf; die Patienten können nicht mehr Arbeiten oder den Haushalt führen; es bildet sich eine hochgradige Störung der Merkfähigkeit aus und die Patienten sind kaum noch in der Lage, eine sinnvolle Konversation aufrechtzuerhalten; andere Symptome sind Aphasie, Apraxie, Orientierungsstörungen, psychomotorische Unruhe, Schlafstörungen, Ängstlichkeit und Depressivität, Wahnbildungen und Aggressivität; der **Verlauf** ist unaufhaltsam progredient; im Laufe der Krankheit kommt es zum fortschreitenden geistigen und körperlichen Verfall der Patienten; die Behandlung der Symptome kann eine scheinbare Besserung bringen, insgesamt ist die Prognose aber schlecht; s.a. Essay Dementielle Syndrome S. 239

Aman|ta|din nt: Syn: 1-Adamantanamin, 1-Adamantylamin; erhöht die Dopaminkonzentration im Synapsenspalt; direk-

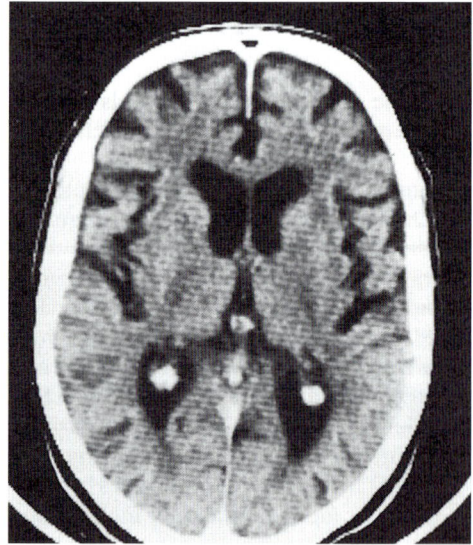

Abb. A23. Alzheimer-Krankheit. Deutliche globale Verminderung des Hirnvolumens im CT

Tab. A12. **Exogen-allergische Alveolitis.** Exogen-allergische Alveolitiden mit Neigung zu interstitieller Fibrosierung

Erkrankung	Exposition, Antigenquelle	Bekanntes Antigen
Farmerlunge	Verfütterung von feuchtem eingebrachtem, verschimmeltem Heu oder Stroh	Thermoaktinomyzeten: Saccharopolyspora rectivirgula (Micropolyspora faeni), Thermoactinomyces vulgaris (Thermomonospora viridis), Aspergillus fumigatus
Vogelhalterlunge	Reinigen von Vogelstallungen (Taubenschlag, Käfig von Wellensittichen, Hühnerstallung), Kot und Hautabschilferungen verschiedener Vogelarten	Tierische Proteine, die mit dem Vogelkot oder von der Haut und ihren Anhangsgebilden (Flaumhaare) in die umgebende Luft abgegeben werden
Befeuchterlunge	Klimaanlagen, z.B. Druckereien, in Großraumbüros; Luftbefeuchter	Thermoaktinomyzeten, Schimmelpilze? Protozoen? in verunreinigten Filtern und Befeuchtungsvorrichtungen
Bagassose	Umschichten von verschimmeltem, fauligem Zuckerrohrstroh	Thermoaktinomyzeten
Pilzarbeiterlunge	Einmischen von Pilzkeimlingen in durch Erhitzung pasteurisierten Kompost	Thermoaktinomyzeten, Austernpilz-Sporen
Suberose	Eichenrinde, Herstellung und Bearbeitung von Kork	Penicillium frequentans, Korkbestandteile?
Ahornrindenschälerkrankheit	Abschälen von Ahornstämmen	Cryprostoma corticale
Sequoiose	Bearbeitung von Zedern- und Mammuthäumen (Sequoia, redwood)	Graphium, Aureobasidium pullulans
Sonstige Holzstaub- und Papierarbeiterlunge	Holzstaub, Sägemehl von Kiefern- und Fichtenstämmen	Alternaria, Aktinomyzeten
Käsewascherkrankheit	Abwaschen von schimmeligen Emmentaler Laiben in Vorratskellern	Penicillium casei
Malzarbeiterlunge	Umschaufeln von keimender (erwärmter) Gerste mit Hand (veraltete Brautechnik)	Aspergillus fumigatus, Aspergillus clavatus, Mucor mucedo
Kornkäferlunge (Getreidestaublunge)	Verfütterung von Korn, Getreide, das vom Kornkäfer befallen ist	Kornkäferextrakt

tes Virostatikum [hemmt die Virussynthese in der späten Phase der Replikation]; **Anw.:** Antiparkinsonmittel [meist zusammen mit Levodopa oder Anticholinergikum], Akinesien; Herpes-Infektionen; Grippeprophylaxe; **NW:** Übelkeit, Schlafstörungen, Schwindel, Mundtrockenheit, Verwirrtheit, Halluzinationen, livide Hautveränderungen; *s.a. Essay Parkinson-Syndrome S. 1229*

Amau|ro|se f: *Syn: (totale) Blindheit, Erblindung, Amaurosis*; vollständige, durch eine amaurotische Pupillenstarre gekennzeichnete Erblindung bei Ausfall der optischen Funktionen eines oder beider Augen; die häufigsten Ursachen der Erblindung in Europa sind Schädigung der Netzhaut [Retinitis pigmentosa] oder des Sehnervens, Glaukom, Makuladegeneration und Verletzungen; in den unterentwickelten Ländern stehen dagegen Katarakt, Trachom, Onchozerkose und Keratomalazie an 1. Stelle

die **gesetzliche Definition** in Deutschland besagt, dass eine Blindheit vorliegt, wenn die Sehschärfe des besseren Auges nicht mehr als 1/50 [0,02] der normalen Sehschärfe beträgt; zwischen 1/3 [0,3] und 1/50 [0,02] liegt eine wesentliche Sehbehinderung vor

diabetische Amaurose: *Syn: diabetische/diabetogene Blindheit, diabetogene Amaurose*; Erblindung als Endstadium einer diabetischer Retinopathie; häufigste Erblindung in den industrialisierten Ländern; *s.a. Essay Diabetes mellitus S. 253*

kongenitale Amaurose Leber: *Syn: Leber-Optikusatrophie, Leber-Syndrom*; rezessiv-geschlechtsgebundene, i.d.R. beidseitige Atrophie des Sehnervens mit Erblindung; beginnt meist als atypische Retinitis* pigmentosa vor der Geburt oder kurz danach und führt schon bald zur Erblindung; *s.u. Essay Hereditäre Netzhautdystrophien S. 1119*

Am|boss|ent|fer|nung f: → *Inkudektomie*

Am|bro|xol nt: Mukolytikum, Sekretolytikum; fördert die tracheobronchiale Schleimsekretion, hat aber nur eine relativ schwache sekretagogische Wirkung; antenatale Applikation fördert die Lungenreifung und vermindert die Gefahr der Entstehung eines respiratory distress syndroms, wahrscheinlich durch Erhöhung der Phospholipidsynthese im fetalen Lungengewebe; **Anw.:** Atemwegserkrankungen mit Schleimproduktion [Bronchitis, asthmoide Bronchitis, Asthma bronchiale, Bronchiektasien, Laryngitis, Sinusitis, Rhinitis sicca]; **NW:** in Einzelfällen Magenbeschwerden, Übelkeit, Sodbrennen und Durchfall, sehr selten allergische Reaktion nach parenteraler Gabe

Am|ci|no|nid nt: *Syn: Triamcinolonacetatcyclopentanonid*; halogeniertes Glucocorticoid; wirkt antiinflammatorisch, antiallergisch, antiexsudativ und antiproliferativ; **Anw.:** lokaler Entzündungshemmer, v.a. bei Psoriasis, seborrhoischer Dermatitis und anderen Dermatosen; **NW:** Hautirritationen, Hauttrockenheit, Brennen, Erytheme, Kontaktallergien; bei sachgemäßer Anwendung keine systemischen NW

Amei|sen|säu|re|al|de|hyd m: → *Formaldehyd*

Ame|krin ntn: → *Amsacrin*

Ame|nor|rhoe f, pl **-rhoen**: *Syn: Amenorrhö, Amenorrhoea*; von einer **primären Amenorrhoe** spricht man, wenn im Leben einer Frau noch nie eine Menstruationsblutung eingetreten ist; eine **sekundäre Amenorrhoe** liegt vor, wenn über 3 Monate [nach anderen Definitionen über 6 Monate] keine Menstruationsblutung eingetreten ist, obwohl vorher bereits auf spontanem Wege zumindest einmalig im Leben eine Menstruationsblutung statt gefunden hat; als **physiologische Amenorrhoe** bezeichnet man eine Amenorrhoe vor der Menarche, während der Schwangerschaft und Stillperiode und nach der Menopause

die Amenorrhoen können nach dem Gonadotropinspiegel in **normo-, hyper-** oder **hypogonadotrope Amenorrhoen** unterteilt werden; gebräuchlicher ist aber die Einteilung nach der Lokalisation der zu Grunde liegenden Störung in **extragenitale Amenorrhoe:** die Ursache liegt außerhalb der Geschlechtsorgane bzw. des hypothalamo-hypophysären Kreislaufs; als Ursache findet man Störungen der Nebennierenrinde oder Schilddrüse, adrenogenitales Syndrom und Morbus Cushing **hypophysäre Amenorrhoe:** beruht auf einer Schädigung oder Fehlentwicklung der Hypophyse [z.B. **hyperprolaktinämische Amenorrhoe** bei Prolaktinom, Sheehan-Syndrom] **hypothalamische Amenorrhoe:** durch eine mangelnde oder fehlende Sekretion von Gonadotropinreleasing-Hormon bedingte **hypogonadotrope Amenorrhoe;** die Ursache dafür kann funktionell [psychogenpsychoreaktiv bei Stresssituationen, Anorexia nervosa, Gewichtsverlust, **alimentäre/nutritive Amenorrhoe**] oder organisch [Tumoren, Trauma, Kallmann-Syndrom] sein **ovarielle Amenorrhoe:** die Ursache ist entweder kongenital [fehlende oder hypoplastische Ovarien] oder funktionell; die ovarielle Störung führt zu einer erhöhten Gonadotropinausscheidung [**hypergonadotrope Amenorrhoe**]; die wichtigsten funktionellen Ursachen sind Climacterium praecox, Ovariektomie, Bestrahlungsschäden, Infektionen und Tumoren] **uterine Amenorrhoe:** bei den primären Formen liegt eine angeborene Uterusfehlbildung vor; sekundäre Formen sind durch Veränderungen des Endometriums bzw. der Gebärmutter bedingt [z.B. Asherman-Fritsch-Syndrom, Endometritis tuberculosa]; **Diagnostik:** *siehe Abb. A24;* **Therapie:** abhängig von der Ursache; *s.a. Essay Zyklusstörungen S. 1721*

Ame|thop|te|rin *nt:* → *Methotrexat*

Ame|zi|ni|um|me|til|sul|fat *nt: Syn: 4-Amino-6-methoxy-1-phenyl-pyridaziniummethylsulfat;* Sympathomimetikum; Antihypotonikum; bewirkt eine lang anhaltende Erhöhung des arteriellen Blutdrucks und führt zu einer Zunahme der Blutdruckamplitude; **Anw.:** konstitutive und symptomatische Hypotonie, orthostatische Kreislaufbeschwerden; **NW:** Kopfschmerzen, innere Unruhe, Schwindelgefühl, Nervosität, Zittrigkeit, Herzklopfen

Am|fe|bu|tal|mon *nt:* → *Bupropion*

Am|fe|ta|mi|nil *nt: Syn: 2-(α-Methylphenethylamino)-2-phenylacetonitril;* indirektes Sympathomimetikum; Psychotonikum; zentrales Stimulans [Weckamin], Appetitzügler; **Anw.:** nervöse Erschöpfung, Ermüdung, Leistungsschwäche, Depression, Angstzustände, antriebsgeminderte Schizophrenien; **NW:** Unruhe, Schlaflosigkeit, Appetitminderung, Gewichtsverlust, Tremor, Zunahme der Herzfrequenz, ventrikuläre Rhythmusstörungen, pektanginöse Beschwerden; Gefahr von Toleranzentwicklung und Abhängigkeit

Am|i|fen|al|zol *nt:* → *Amiphenazol*

Ami|ka|cin *nt:* Aminoglykosid-Antibiotikum; halbsynthetisches Derivat von Kanamycin* mit bakterizider Wirkung; **Anw.:** Reserveantibiotikum für schwere Infektionen mit gramnegativen Erregern [Escherichia coli, Citrobacter, Enterobacter, Klebsiella, Proteus mirabilis, Proteus vulgaris, Pro-

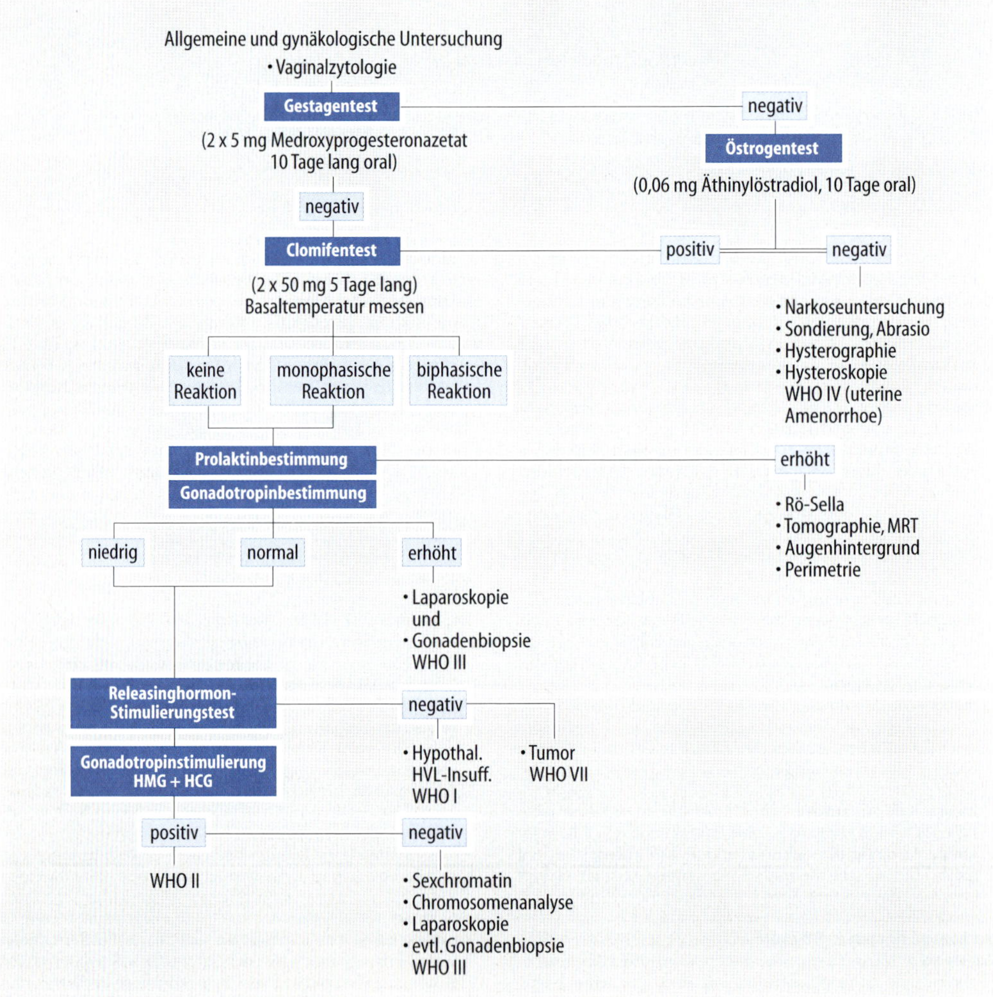

Allgemeine und gynäkologische Untersuchung
· Vaginalzytologie

Gestagentest ———————————————— negativ

(2 x 5 mg Medroxyprogesteronazetat 10 Tage lang oral)

Östrogentest

(0,06 mg Äthinylöstradiol, 10 Tage oral)

negativ

Clomifentest ———————— positiv ———— negativ

(2 x 50 mg 5 Tage lang) Basaltemperatur messen

· Narkoseuntersuchung
· Sondierung, Abrasio
· Hysterographie
· Hysteroskopie
  WHO IV (uterine Amenorrhoe)

| keine Reaktion | monophasische Reaktion | biphasische Reaktion |

Prolaktinbestimmung ———————————————— erhöht

Gonadotropinbestimmung

· Rö-Sella
· Tomographie, MRT
· Augenhintergrund
· Perimetrie

| niedrig | normal | erhöht |

· Laparoskopie und
· Gonadenbiopsie
  WHO III

Releasinghormon-Stimulierungstest —— negativ

Gonadotropinstimulierung HMG + HCG

· Hypothal. HVL-Insuff. WHO I

· Tumor WHO VII

positiv ———————— negativ

WHO II

· Sexchromatin
· Chromosomenanalyse
· Laparoskopie
· evtl. Gonadenbiopsie
  WHO III

Abb. A24. Amenorrhoe. Diagnoseschema bei Amenorrhoe

videncia, Pseudomonas aeruginosa, Salmonella, Serratia]

Ami|lo|rid *nt*: *Syn: Amipramidin, Amipramizid, Guanamprazin*; kaliumsparendes Diuretikum; **Anw.**: Hypertonie, Ödemausschwemmung, i.d.R. zusammen mit einem Thiaziddiuretikum; **Dosierung**: peroral 5–10 mg tgl.; **NW**: Hyperkaliämie, Schwindel, Kopfschmerzen, Sehstörungen, Nervosität, Parästhesien, Muskelkrämpfe, Übelkeit, Erbrechen, Durchfall

Ami|ni|kol|pi|tis *f, pl* -**tiden**: *Syn: bakterielle Vaginose, bakterielle Kolpitis, bakterielle Vaginitis*; Besiedlung der Scheide mit **Gardnerella vaginalis** und anderen Bakterien [Staphylokokken, Streptokokken, Escherichia coli], die zu grau-weißem Ausfluss mit fischähnlichem Geruch führt; *s.a. Scheidenmilieu, Essay Entzündliche Erkrankungen der weiblichen Beckenorgane S. 1609*

Ami|no|azid|ämie *f*: *Syn: Hyperaminoazidämie*; erhöhter Aminosäuregehalt des Blutes; meist durch eine Enzymopathie bedingt; *s.a. Essay Störungen des Aminosäurestoffwechsels und Harnstoffzyklus S. 43*

Ami|no|azid|urie *f*: *Syn: Hyperaminoazidurie*; gesteigerte Aminosäureausscheidung im Harn [mehr als 1–3 g pro Tag]; meist liegt eine Stoffwechselentgleisung oder Störung des Aminosäurestoffwechsels vor; *s.a. Essay Störungen des Aminosäurestoffwechsels und Harnstoffzyklus S. 43*

Ami|no|ben|zo|e|säu|re|ethyl|es|ter *m*: → *Benzocain*

ε-Ami|no|cap|ron|säu|re *f*: *Syn: 6-Aminohexansäure, Epsilonaminocapronsäure*; synthetische Aminosäure; hemmt die Aktivierung von Plasminogen und die Plasminaktivität; **Anw.**: Antifibrinolytikum

Ami|no|cyl|ci|tol *nt*: → *Spectinomycin*

α-Amino-3,6-dihydrobenzylpenicillin *nt*: → *Epicillin*

Aminoglykosid-Antibiotikum *nt, pl* -**ka**: *Syn: Aminoglykosid*; aus glykosidisch verknüpften Aminozuckern aufgebaute Antibiotikagruppe mit meist breitem Wirkungsspektrum; bakterizide Hemmstoffe der Proteinsynthese; umfassen u.a. Amikacin*, Gentamicin*, Kanamycin*, Neomycin*, Netilmicin*, Streptomycin*, Tobramycin*

DL-2-Aminoheptan *nt*: → *Tuaminoheptan*

6-Ami|no|he|xan|säu|re *f*: → *ε-Aminocapronsäure*

Ami|no|pe|ni|cil|li|ne *pl*: Oberbegriff für eine Reihe von Penicillinen, die auch gegen gram-negative Bakterien wirken; dazu gehören z.B. Ampicillin* und Amoxicillin*

2-Aminopurin-6-thiol *nt*: → *Thioguanin*

4-Ami|no|sa|li|cyl|säu|re *f*: *Syn: p-Aminosalicylsäure, 4-Amino-2-hydroxybenzoesäure*; Chemotherapeutikum; Tuberkulostatikum; wirkt nur gegen extrazelluläre Mykobakterien; **Anw.**: Reservemedikament bei Unverträglichkeit oder Resistenz gegen andere Tuberkulosemedikamente; **NW**: gastrointestinale Beschwerden [Übelkeit, Erbrechen, Diarrhoe, selten Ulzera], Leberschäden, Hypothyreose; symptomatischer Lupus erythematodes; **Kontraind.**: Allergie, Herzinsuffizienz, schwere Niereninsuffizienz, akute Hepatitis, frisches Ulkus

5-Ami|no|sa|li|cyl|säu|re *f*: *Syn: Mesalazin, Mesalamine, 5-Amino-2-hydroxybenzoesäure*; Prostaglandinsynthesehemmer; aktiver Bestandteil von Sulfasalazin*, **Anw.**: Geschwüre und Entzündungen des Magen-Darm-Traktes [Morbus Crohn, Colitis ulcerosa]; **NW**: Bauchschmerzen, Blähungen, Fieber, Myalgie, Arthralgie; *s.a. Essay Colitis ulcerosa S. 219, Essay Morbus Crohn S. 1039*

p-Ami|no|sa|li|cyl|säu|re *f*: → *4-Aminosalicylsäure*

Ami|no|säu|re|di|a|be|tes *m*: genetisch bedingte Ausscheidung von Aminosäuren und Zucker im Harn, z.B. bei Abderhalden-Fanconi-Syndrom und Debré-Toni-Fanconi-Syndrom; *s.a. Essay Störungen des Aminosäurestoffwechsels und Harnstoffzyklus S. 43*

Ami|no|si|din *nt*: → *Paromycin*

Ami|n|urie *f*: *Syn: Aminosurie*; gesteigerte Aminausscheidung im Harn; *s.a. Essay Störungen des Aminosäurestoffwechsels und Harnstoffzyklus S. 43*

Ami|o|dal|ron *nt*: **Syn**: 2-Butyl-3-benzofuranyl-4-[2-(diethylamino)ethoxy]-3,5-diiodphenyl-keton; Antiarrhythmikum der Klasse III; Koronarvasodilatator; **Anw.**: therapieresistente ventrikuläre und supraventrikuläre Arrhythmien; **Kontraind.**: Sinusbradykardie, Sick-Sinus-Syndrom, AV-Block II.

und III. Grades, supraventrikulären Herzrhythmusstörungen nach Myokardinfarkt; *s.a. Essay Herzrhythmusstörungen S. 613, Essay Herzinsuffizienz S. 599*

Ami|phen|a|zol *nt*: *Syn: Amifenazol, 2,4-Diamino-5-phenylthiazol*; Narkotikaantagonist; Analeptikum; Respirationsstimulans; **Anw.**: Atmungstimulation bei akuter respiratorischer Insuffizienz, Atemdepression durch Morphin; **Dosierung**: 150 mg i.v., selten i.m.; **NW**: Übelkeit, Erbrechen, Unruhe, Dermatitis, Hautbrennen, besonders im Gesicht

Ami|pra|mi|din *nt*: → *Amilorid*

Ami|pra|mi|zid *nt*: → *Amilorid*

Ami|tri|p|ty|lin *nt*: trizyklisches Antidepressivum mit antidepressiv-stimmungsaufhellender, anxiolytischer und psychomotorisch dämpfender Wirkung; die antidepressiv-stimmungsaufhellende Wirkung wird aber erst nach 2–3 Wochen sichtbar; HWZ 17–27 h, bei älteren Patienten bis zu 31 h; **Anw.**: alle Formen von Depression, chronische Schmerzsyndrome, Spannungskopfschmerz; **Dosierung**: 50–75 [bis 150] mg/d verteilt auf 2–3 Dosen; **NW**: Mundtrockenheit, Obstipation, Miktionsbeschwerden, Schlafstörungen, feinschlägiger Tremor

Ami|tri|p|ty|lin|ol|xid *nt*: trizyklisches Antidepressivum; wird zu Amitriptylin* metabolisiert

Am|lo|di|pin *nt*: selektiver Calciumantagonist, Antihypertensivum; **Anw.**: arterielle Hypertonie, koronare Herzkrankheit, Angina pectoris; **Dosierung**: 1 × 5–10 mg/d p.o.; **NW**: Flush, Allergie, Kopfschmerzen, Schwindel, Muskelkrämpfe

Am|mei *nt*: *Syn: Ammi visnaga, Zahnstocherammei*; Pflanze aus der Familie der Doldengewächse [Apiaceae]; die Früchte [Doppelachänen, Ammeos visnagae fructus] enthalten v.a. Khellin, Visnagin und Visnadin; sie steigern die Myokarddurchblutung, haben eine leicht positiv inotrope Wirkung und wirken krampflösend auf die glatte Muskulatur; **Anw.**: bei leichten stenokardischen Beschwerden, obstruktiv bedingten Atemwegbeschwerden und zur postoperativen Behandlung nach Nierensteinentfernung

Am|me|os vis|na|gae fruc|tus *m*: *Syn: Doppelachänen, Khellafrüchte*; *s.u. Ammei*

Am|mi vis|na|ga *nt*: → *Ammei*

Am|mo|li|din *nt*: → *8-Methoxypsoralen*

Am|mon|ämie *f*: *Syn: Hyperammonämie, Hyperammoniämie, Ammoniämie*; erhöhter Ammoniakgehalt des Blutes; die **angeborene Ammonämie** beruht auf Enzym- oder Koenzymdefekten, die den Abbau von Aminosäuren und Fettsäuren bzw. den Harnstoffzyklus hemmen; bei der **erworbenen Ammonämie** handelt es sich meist um die Folge einer vermehrten Ammoniakbildung im Darm oder einer Leberinsuffizienz; *s.a. Essay Störungen des Aminosäurestoffwechsels und Harnstoffzyklus S. 43*

Am|mo|ni|urie *f*: Ammoniakausscheidung im Harn; liegt der Wert über dem Normalwert von 20–50 mmol/Tag, liegt meist eine Stoffwechselentgleisung mit Säurebelastung [Hunger, Azidose, Diabetes mellitus] vor; *s.a. Essay Störungen des Aminosäurestoffwechsels und Harnstoffzyklus S. 43*

Am|ni|o|fe|to|gra|fie, -gra|phie *f*: → *Amniografie*

Am|ni|o|gra|fie, -gra|phie *f*: *Syn: Amniofetografie*; bildgebendes Verfahren zur Darstellung von Plazenta und Fetus, bei dem Kontrastmittel direkt in die Amnionhöhle injiziert wird

Am|ni|on|in|fek|ti|ons|syn|drom *nt*: *Syn: Fruchtwasserinfektion*; bakterielle Infektion des Fruchtwassers im letzten Schwangerschaftsdrittel, meist nach vorzeitigem Blasensprung; i.d.R. steigen die Keime aus der Vagina auf und verursachen eine Chorioamnionitis; **Klinik**: Fieber, schmerzhafter Uterus bei Palpation, übel riechender vaginaler Ausfluss; **Therapie**: zügige Entbindung [meist Sectio] und antibiotische Behandlung der Mutter; das Neugeborene muss überwacht und bei Verdacht auf Infektion antibiotisch behandelt werden; *s.a. Tab. A13*

Am|ni|o|s|ko|pie *f*: *Syn: Fruchtwasserspiegelung*; direkte Betrachtung der Fruchtblase mit einem Amnioskop, das durch den Zervikalkanal eingeführt wird; wird v.a. in der Spätphase von Risikoschwangerschaften eingesetzt und dient primär der Beurteilung von Fruchtwasserbeschaffenheit und -farbe;

A

Tab. A13. **Amnioninfektionssyndrom.** Häufige Erreger bei Amnioninfektionssyndrom

Sprosspilze
Gardnerella vaginalis
Pyogene Kokken
    Gruppe-B-Streptokokken
    Gruppe-D-Streptokokken (Streptococcus faecalis)
    Staphylokokken (Staphylococcus aureus)
    Gonokokken
Enterobakterien
    Escherichia coli
    Klebsiella
    Enterobacter
    Proteus
Pseudomonas
Nichtsporenbildende Anaerobier
    Bacteroides fragilis
    Fusobakterium
Listerien
Clostridien
Chlamydien
Mykoplasmen
Protozoen
    Trichomonas vaginalis
    Toxoplasma

spielt heute in der klinischen Routine praktisch keine Rolle mehr

Am|ni|o|zen|te|se f: *Syn: Fruchtblasenpunktion, Amnionpunktion*; Punktion der Fruchtblase zur Gewinnung von Fruchtwasser zur Anlage von Zellkulturen; meist wird die Punktion zwischen der 15. und 18. Schwangerschaftswoche durchgeführt [**klassische** oder **späte Amniozentese**]; da die Ergebnisse der angelegten Zellkulturen erst nach 2 Wochen vorliegen, wird heute mehr und mehr eine **Frühamniozentese** in der 12.–14. Schwangerschaftswoche bevorzugt

Amöl|ben|abs|zess m: *s.u. Leberabszess*

Amöl|ben|ruhr f: *Syn: Amöbendysenterie, intestinale Amöbiasis*; in den Tropen weit verbreitete, oft schwere Durchfallerkrankung durch Entamoeba histolytica oder [selten] Dientamoeba fragilis; initial kommt es nur zu leichter Blut- und Schleimbeimengung zum Stuhl [**Himbeergeleestuhl**], später verstärkt sich diese aber beträchtlich; im fortgeschrittenen Stadium treten Allgemeinsymptome auf [Kopfschmerzen, Fieber, Schüttelfrost] und es besteht die Gefahr einer Kolonperforation; **Diagnose:** Trophozoitennachweis im frischen Stuhl; **Therapie:** Metronidazol*, Ornidazol*, Tinidazol* intern, evtl. kombiniert mit Chloroquin*; wichtig ist die Sanierung von Zystenausscheidern; *s.a. Essay Diarrhoe – entzündliche und nicht-entzündliche Formen S. 265, Essay Parasitosen S. 1217*

Amöl|bi|a|sis f, pl **-ses**: *Syn: Amoebiasis*; durch Entamoeba histolytica hervorgerufene Infektionskrankheit der Tropen und Subtropen; meist gleichgesetzt mit intestinaler Amöbiasis [Amöbenruhr]; bei **extraintestinaler Amöbiasis** ist meist die Leber [**Amöbenhepatitis**], seltener auch Lunge, Milz, Gehirn oder Haut betroffen; **Diagnose:** Trophozoitennachweis im frischen Stuhl; bei extraintestinaler Amöbiasis serologischer Nachweis von Antikörpern mittels Immunfluoreszenztest, EIA oder Hämagglutination; **Therapie:** Metronidazol*, Ornidazol*, Tinidazol* intern, evtl. kombiniert mit Chloroquin*; wichtig ist die Sanierung von Zystenausscheidern; *s.a. Essay Parasitosen S. 1217*

Amo|tio chorioideae f: *Syn: Aderhautabhebung, Ablatio chorioideae*; Abhebung der Aderhaut durch Exsudat oder Einblutung; *s.a. Ablatio retinae*

Amo|tio retinae f: → *Ablatio retinae*

Am|ox|i|cil|lin nt: halbsynthetisches Penicillin mit breitem Wirkungsspektrum; kann p.o., i.m. und i.v. appliziert werden;

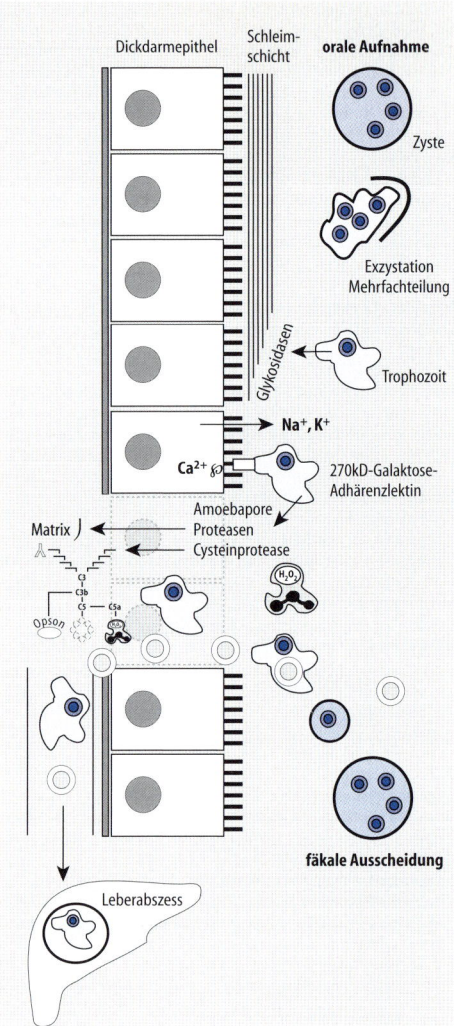

Abb. A25. Amöbiasis. Pathogenese der Amöbiasis

wirkt gegen grampositive und gramnegative Erreger [v.a. Enterokokken, Clostridium, Listerien, Streptokokken, Treponemen, Haemophilus influenzae]; weniger gut gegen Escherichia coli, Salmonellen, Shigellen, Proteus; **NW:** *s.u. Penicillin*

Am|phe|ta|min nt: *Syn: Benzedrin*; dem Adrenalin verwandtes Sympathomimetikum mit hohem Suchtpotenzial; die Anwendung ist heute obsolet, es gibt aber Hinweise auf eine mögliche Wirksamkeit bei hyperkinetischen Verhaltensstörungen; *s.a. Essay Aufmerksamkeits-Defizit-Überaktivitäts-Syndrom S. 111*

Am|pho|te|ri|cin B nt: Polyen-Makrolid mit fungistatischer Wirkung; **Anw.:** intestinale Hefemykosen, Schleimhautmykosen, Candida-Mykosen, Pilzenzephalitis und -meningitis, Histoplasmose, Aspergillose; **NW:** bei lokaler Gabe praktisch keine Nebenwirkungen; bei systemischer Gabe Nierenschädigung, Hypokaliämie, Schüttelfrost mit Fieber und Kopfschmerzen, gastrointestinale Beschwerden; *s.a. Essay Mykosen S. 1059*

Am|pi|cil|lin nt: *Syn: alpha-Aminobenzylpenicillin*; säurestabiles, halbsynthetisches Penicillin mit breitem Wirkungsspek-

Störungen des Aminosäurestoffwechsels und Harnstoffzyklus   **A**

G.F. Hoffmann

Definition

Erbliche Störungen des Aminosäurestoffwechsels und Harnstoffzyklus beruhen auf meist autosomal-rezessiv vererbten Enzymdefekten. Diese verursachen einen Anstau von Stoffwechselzwischenprodukten, die meist neurotoxisch oder auch hepatotoxisch wirken. In Abhängigkeit von den betroffenen Stoffwechselwegen, der Lokalisation des Enzymdefektes im Zytosol bzw. Mitochondrium sowie der spezifischen Toxizität der sich anstauenden pathologischen Metabolite, sind die pathophysiologischen Auswirkungen sehr unterschiedlich. Die Krankheitsbilder reichen von harmlosen genetischen Varianten, wie der Histidinämie, bis zu rasch tödlich verlaufenden und nur bedingt therapeutisch behandelbaren Erkrankungen, wie den schweren Harnstoffzyklusdefekten. Die kumulative Häufigkeit dürfte bei > 1:3.000 liegen.

Symptomatik

Die klinische Symptomatik wird bestimmt durch die spezifische Toxizität der Metabolite, Ausmaß und Dauer der Proteinzufuhr bzw. des endogenen Proteinabbaues und durch den Schweregrad des Enzymdefektes.

Die akute Stoffwechselkrise

Häufig erkranken schon Neugeborene und Säuglinge unter dem klinischen Bild einer Intoxikation mit Trinkschwäche, Muskelhypotonie, metabolischer Azidose oder Ketoazidose, rezidivierendem oder unstillbarem Erbrechen, Lethargie, Somnolenz und Koma [Tab. 1]. Beim schwer kranken Neugeborenen sollte es heute Standard sein, neben geläufigeren Ursachen [Sepsis, Herzfehler, Hirnblutung etc.] eine Stoffwechselstörung in die diagnostischen Überlegungen mit einzubeziehen und labordiagnostisch abzuklären. Klinisch-chemisch finden sich oft eine metabolische Azidose, Hypoglykämie, Ketonurie, Hyperlaktat- und/oder Hy-

Tab. 1. Klinische und laborchemische Leitsymptome akut verlaufender Stoffwechselerkrankungen bei Neugeborenen und Säuglingen

- ungeklärte tödliche Geschwistererkrankung[en]
- unauffällige prä- und perinatale Anamnese
- vertiefte [azidotische] Atmung
- akute [Keto-]Azidose
- Hypoglykämie
- Gerinnungsstörungen
- Trinkunlust, Erbrechen, Verschlechterung bei Nahrungszufuhr
- Pylorusstenose mit azidotischer Stoffwechsellage
- chronischer Singultus
- Gedeihstörung
- auffälliger Körpergeruch
- Muskelhypotonie, Lethargie, Koma
- Myoklonien und/oder zerebrale Anfälle
- Hirn-/Ventrikelblutung beim Reifgeborenen
- ausgeprägte Dermatitis, insbesondere Candidiasis

perammonämie. Erstmanifestationen bis zum tödlichen Koma können aber auch später bei bis dato gesunden Kindern und Erwachsenen auftreten bzw. initiale Krisen können auch ohne korrekte Diagnosestellung erfolgreich behandelt worden sein [Infusion von Glucose und Elektrolyten, s.u.].

Intermittierende/[sub-]chronische Verläufe

Häufig entwickeln sich fluktuierende Krankheitsverläufe mit Erbrechen, Gedeihstörungen, oftmals rezidivierenden, ketoazidotischen Krisen bis hin zum Koma. Fast regelhaft resultiert eine psychomotorische Retardierung, häufig eine symptomatische Epilepsie. Eine fluktuierende neurologische Symptomatik ist besonders charakteristisch für heterozygote Mädchen und Frauen mit Ornithin-Transcarbamylase-Mangel. Diese entwickeln in Abhängigkeit vom X-Inaktivierungsmuster in der Leber passagere Hyperammonämien und nur gelegentlich schwere Stoffwechselentgleisungen, die dann aber potenziell rasch tödlich verlaufen. Im Vordergrund stehen bei ihnen neurologische Symptome [Zephalgien, Epilepsie, Ataxie, neurodegenerative Krankheitsverläufe].

Bei einigen Aminosäurenstoffwechsel-Störungen verursachen die pathologischen Metabolite isoliert eine spezifische Schädigung des Nervensystems [z.B. Phenylketonurie; s.u.]. Es resultieren schubweise oder chronisch progrediente neurodegenerative Erkrankungen ohne systemische Stoffwechselentgleisungen.

Diagnostik

Für die erfolgreiche Diagnostik von nicht im flächendeckenden Neugeborenenscreening [s.u.] eingeschlossenen Stoffwechselerkrankungen ist die vom behandelnden Arzt zu treffende Auswahl der Patienten und der veranlassten Spezialanalysen sowie eine gute Kommunikation mit dem Stoffwechsellaboratorium entscheidend. Unerwartete klinische, aber auch laborchemische Befunde [Tab. 2] können wesentliche Hinweise geben und sollten als „Zufallsbefunde" kritisch evaluiert werden und ggf. weiterführende Folgeuntersuchungen nach sich ziehen. Es kann nicht genug betont werden, dass die Bestimmung aller Laborparameter bei der Erstversorgung erfolgen soll. Für Spezialuntersuchungen sollten Urin- und Serumproben asserviert werden.

Tab. 2. Basisdiagnostik bei Verdacht auf proteinabhängige Stoffwechselerkrankungen

- Säure-Basen-Status
- Blutzucker
- Transaminasen
- Kreatinkinase
- Laktat
- Ammoniak
- Ketostix im Urin

Der wichtigste Schritt auf dem Wege zur Diagnose einer Störung des Aminosäurestoffwechsels oder Harnstoffzyklus ist, differenzialdiagnostisch an sie zu denken, und in Abhängigkeit vom klinischen Bild und allgemeinen Laborbefunden [Tab. 1 und 2] frühzeitig spezifische Untersuchungen [Aminosäuren, organische Säuren, Acylcarnitine] einzuleiten.

 Bei Abklärung einer jeden akuten unklaren neurologischen Symptomatik muss rasch auch eine Ammoniakbestimmung durchgeführt werden.

Nur dann haben Patienten mit Harnstoffzyklusdefekten eine Chance auf einen günstigen Krankheitsverlauf.

Neugeborenenscreening

Bei vielen genetisch bedingten Stoffwechselkrankheiten und hormonellen Erkrankungen bestehen bei einer möglichst kurz nach der Geburt eingeleiteten Therapie und nur dann sehr gute Aussichten, schwere bleibende Behinderungen zu vermeiden. In den 60er-Jahren wurde durch die Initiativen des Pädiaters Horst Bickel in der Bundesrepublik Deutschland und des klinischen Genetikers Alwin Knapp in der ehemaligen DDR das *Neugeborenenscreening* auf angeborene Stoffwechselstörungen und Endokrinopathien flächendeckend eingeführt. Ziel ist die frühzeitige und vollständige Diagnostik wichtiger behandelbarer Erkrankungen bei präsymptomatischen Neugeborenen. Inzwischen wurden weltweit mehr als 100 Millionen Neugeborene untersucht und alleine über 20.000 Patienten mit Hyperphenylalaninämie [s.u.] rechtzeitig diagnostiziert und erfolgreich behandelt.

Am Beginn eines derartigen Programms muss die Frage stehen, nach welchen Erkrankungen bei allen Neugeborenen gesucht werden soll. Für diese Festlegung hat die WHO 1968 die folgenden Kriterien definiert:

- ausreichende Häufigkeit der Störung in der untersuchten Population
- symptomfreies Intervall nach der Geburt, in dem die Diagnose anhand klinischer Symptome nicht möglich ist
- nachgewiesener Nutzen einer präsymptomatisch eingeleiteten Therapie für das betroffene Kind
- einfache, an großen Probenzahlen [möglichst aus Trockenblutproben] mit geringen Kosten durchführbare Nachweismethode mit hoher Sensitivität und Spezifität.

Seit Ende der neunziger Jahre wurde zunächst in den Neugeborenenscreening-Zentren der Länder Baden-Württemberg und Bayern eine revolutionäre Analysenmethode, die **ESI-Tandem-Massenspektrometrie** [kurz Tandem-MS] eingesetzt. In einem Untersuchungsgang von 3 Minuten Dauer werden aus einer Blutmenge von 1,7 µl [knapp zwei tausendstel Milliliter] mehr als 40 Stoffwechselprodukte untersucht und mehr als 20 verschiedene Erkrankungen diagnostiziert. Diese umfassen folgende Störungen:

- des Aminosäurenstoffwechsels [Aminoazidopathien, s.u.]
- des Abbaus organischer Säuren [Organoazidopathien, s.u.]
- der Fettsäurenoxidation [Fettsäurenoxidations- und Karnitinstoffwechseldefekte]
- die klassische Galaktosämie [Galaktose-1-Phosphat-Uridyltransferase-Mangel]
- den Biotinidasemangel
- die konnatale Hypothyreose
- das kongenitale adrenogenitale Syndrom [21-Hydroxylase-Mangel].

 Die Gesamtinzidenz der im so erweiterten Neugeborenenscreening festgestellten Erkrankungen beträgt ca. 1 auf 1.200 Neugeborene.

Aufgrund dieser Erfolge wurde im Jahre 2002 der Einsatz der Tandem-MS bundesweit empfohlen und mit dem Jahre 2004 flächendeckend eingeführt.

Therapie

⚠ **Eckpfeiler der Behandlung einer Störung des Aminosäurestoffwechsels oder Harnstoffzyklus sind spezielle Diäten.**

Die Ernährungsbehandlung basiert auf folgenden Prinzipien:
- Verzicht auf eiweißreiche Nahrungsmittel und begrenzte Aufnahme eiweißarmer Nahrungsmittel
- Zufuhr einer mit Vitaminen, Mineralien und Spurenelementen angereicherten semisynthetischen Mischung der nicht im Abbau gestörten Aminosäuren
- ausreichende Deckung des Energiebedarfs durch eiweißarme Spezialnahrungsmittel sowie Fette und Kohlenhydrate
- häufige Kontrollen der Spiegel der betroffenen Aminosäure[n].

Die Kunst der Diätbehandlung besteht darin, unter Berücksichtigung der drei zuerst genannten Komponenten eine abwechslungsreiche und schmackhafte Kost zusammenzustellen, die den Nahrungsbedarf deckt. Eine entscheidende Rolle spielt die richtige Auswahl der Nahrungsmittel. Fleisch, Geflügel, Fisch, Wurst, Käse, Getreide und Getreideprodukte, Hülsenfrüchte, Nüsse und Kakao enthalten viel Eiweiß und sind deshalb ungeeignet. Obst und viele Gemüsearten enthalten relativ wenig Eiweiß und sind die wesentliche Quelle natürlichen Proteins. Zu den aus dem normalen Warenangebot entnehmbaren Nahrungsmitteln kommen spezielle eiweißarme Produkte, z.B. Spezialmehl, Brot, Gebäck und Teigwaren, die aus Stärke hergestellt werden. Die Behandlung muss von einem erfahrenen Team gesteuert und überwacht werden. Neben regelmäßiger Gedeihkontrolle [Gewicht, Größe, Kopfumfang, Entwicklung] sind regelmäßige Laborkontrollen erforderlich.

Notfallmaßnahmen
Eiweißexzesse oder interkurrente Erkrankungen [Infekte, Impfungen, Unfälle, Operationen etc.] mit verminderter Nahrungszufuhr und Abbau des körpereigenes Eiweißes führen zu einem erheblichen Anstieg toxischer Metabolite. Bei einigen Erkrankungen mit akuter Toxizität können Patienten innerhalb kürzester Zeit schwerste zerebrale Schädigungen erleiden oder versterben. Notwendig sind konsequent und zuverlässig durchgeführte Notfallmaßnahmen schon im Frühstadium von Entgleisungen durch eine ausreichende Zufuhr von Flüssigkeit, Elektrolyten und Energie [Glukose, Fette] und die konsequente Fortführung der spezifischen oralen Medikation [z.B. Vitamine, Kofaktoren]. Die Patienten sollten einen Notfallausweis bzw. -medaillon mit den wichtigsten Erstinformationen und Telefonnummern sowie Angaben über die ersten unverzüglich durchzuführenden Maßnahmen bei sich tragen. Bei Operationen müssen besondere Vorsichtsmaßnahmen getroffen werden. Die spezifische Notfalltherapie muss lebenslang beachtet werden.

Ausgewählte Erkrankungen

Phenylketonurie und Hyperphenylalaninämien
Die **Phenylketonurie** [PKU] ist die **häufigste Störung des Aminosäurenstoffwechsels in Mitteleuropa** [Inzidenz in Deutschland ca. 1:10.000], verursacht durch einen Mangel des hepatischen Enzyms Phenylalaninhydroxylase [Abb. 1].

Bei unbehandelten Personen führen die erhöhten Phenylalaninkonzentrationen zur irreversiblen Schädigung des sich entwickelnden Gehirns und zu einer schweren Störung der geistigen Entwicklung. Im Säuglingsalter manifestiert sich bei ca. ⅓ der betroffenen Kinder eine epileptische Enzephalopathie [generalisierte und/oder BNS-Anfälle], die in eine Grand-mal-Epilepsie übergeht. Im Weiteren entwickeln sich Mikrozephalie, extrapyramidale Symptome, psychotische Störungen, häufig mit Episoden von Erregung und Depression, Hyperaktivität, Destruktivität und Autoaggressionen bis zu Selbstverstümmelungen, ekzematoide, stark juckende Dermatitiden und Pigmentarmut der Haut und Haare. Einige Patienten erleiden im Erwachsenenalter zusätzliche neurologische Schäden mit Lähmungen und Pyramidenbahnläsionen. Insgesamt ist die Lebenserwartung nicht wesentlich eingeschränkt.
Seit mehr als 35 Jahren wird die PKU wird in Deutschland im Neugeborenenscreening [Guthrie-Karten] erfasst. Die Verdachtsdiagnose muss durch Bestimmung der Aminosäuren im Plasma [erhöhtes Phenylalanin und erniedrigtes Tyrosin] bestätigt werden.
Von genetischen Defekten der Phenylalaninhydroxylase müssen vor Beginn einer diätetischen Therapie **differenzialdiagnostisch** sekundäre, teilweise vorübergehende Erhöhungen des Phenylalaninspiegels und vor allem genetische Defekte in der Synthese oder der Regenerierung von Tetrahydrobiopterin, dem Kofaktor der Phe-

nylalaninhydroxylase, abgegrenzt werden [Abb. 1].

Ziel der Behandlung ist es, den Phenylalaninspiegel in den ersten 10 Lebensjahren zwischen 0,7 und 4 mg% zu senken, zwischen dem 10. und 16. Lebensjahr zwischen 0,7 und 15 mg%, danach zwischen 0,7 und 20 mg%.

> ❗ Eine konsequente Ernährungsbehandlung mit niedrigen Phenylalaninspiegeln ermöglicht eine weitgehend normale psychomotorische und intellektuelle Entwicklung.

Maternale Phenylketonurie

Die erhöhten Phenylalaninspiegel einer Mutter mit PKU wirken **sowohl embryo- als auch fetotoxisch**. Das Krankheitsbild ähnelt der Alkolembryopathie. Schwangerschaftskomplikationen wie intrauterine Dystrophie, erhöhte Abortraten und Totgeburten treten gehäuft auf. Betroffene Kinder entwickeln eine geistige Behinderung, eine Mikrozephalie, einen Minderwuchs und innere und äußere Fehlbildungen, insbesondere Herzfehler [10–20 % der Kinder]. Weitere, im Zusammenhang mit maternaler PKU beobachtete Fehlbildungen sind Katarakte, Meningomyelozelen, Gaumenspalten [Pierre-Robin-Sequenz], Ösophagusatresien, intestinale Malrotationen, Hiatushernien, Syndaktylien und Hämangiome. Das Ausmaß der geistigen Behinderung reicht von schweren Intelligenzdefekten bis zu einer erhöhten Inzidenz eines hyperkinetischen Syndroms und korreliert mit der kumulativen Erhöhung des mütterlichen Phenylalaninspiegels in der Schwangerschaft.

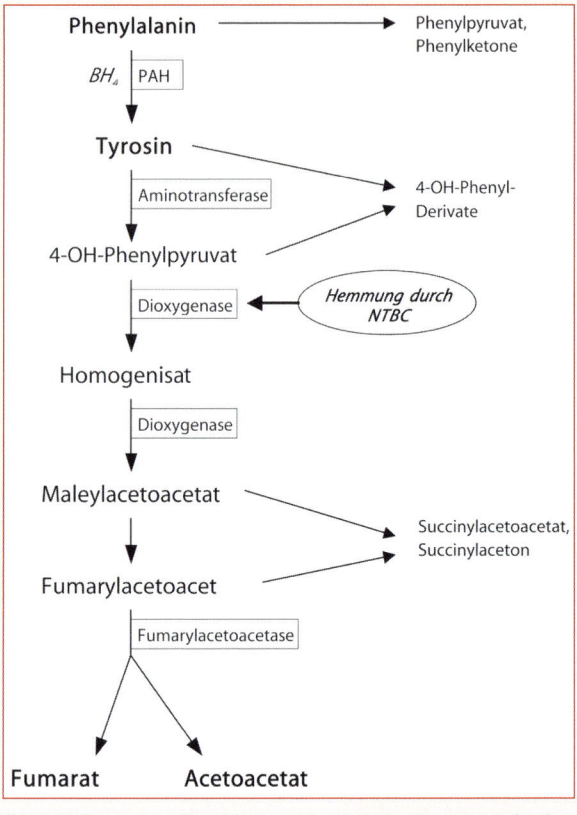

Abb. 1. Stoffwechsel von Phenylalanin und Tyrosin. PAH = Phenylalaninhydroxylase; BH_4 = Tetrahydrobiopterin, Cofaktor der PAH

> ❗ Die maternale PKU kann nur durch das erneute Einhalten einer sehr strengen Diät schon vor der Empfängnis und über die gesamte Schwangerschaft hindurch vermieden werden, d.h., es müssen geplante Schwangerschaften angestrebt werden.

Tyrosinämie Typ I

Die Tyrosinämie Typ I wird durch einen autosomal-rezessiv vererbten Defekt der Fumarylacetoacetase verursacht, die am Ende des Abbauweges von Phenylalanin und Tyrosin die Spaltung von Fumarylacetoacetat in Fumarat und Acetoacetat katalysiert [Abb. 1]. Es entstehen die hochreaktiven und toxischen Metabolite Fumarylacetoacetat, Maleylacetoacetat, Succinylacetoacetat und Succinylaceton, die intrazellulär mit Makromolekülen und Glutathion reagieren sowie die Porphobilinogensynthese hemmen. Die Prävalenz liegt bei etwa 1:150.000. Die toxischen Metabolite führen schon in der Säuglingszeit zum Leberversagen, zu einer protrahierten Hepatopathie mit zirrhotischem Umbau und zu Hepatomen; häufig entstehen hepatozelluläre Karzinome. Nierenfunktionsstörungen manifestieren sich in einer hypophosphatämischen Rachitis und können bis zum Nierenversagen fortschreiten. Eine erhebliche Morbidität und Mortalität resultiert ferner aus einer peripheren Neuropathie sowie neurologischen Krisen, entsprechend einer akuten Porphyrie infolge der Hemmung der Porphobilinogensynthese.

Der **Nachweis** von Succinylaceton in die Analytik der organischen Säuren beweist das Vorliegen einer Tyrosinämie Typ I. Spezifisch sind ferner Erhöhungen von 5-Aminolävulinsäure im Urin infolge der gehemmten Porphobilinogensynthese. Erhöht finden sich auch die Aminosäuren Tyrosin, Methionin, in geringerem Ausmaße Phenylalanin sowie zahlreiche, über alternative Stoffwechselwege entstandene Metabolite.

Während früher die Leber- bzw. kombinierte Leber-Nierentransplantation die einzige Erfolg versprechende **Therapieoption** war, wurde Anfang der 90er-Jahre mit 2-[2-Nitro-4-Trifluoromethylbenzoyl]-1,3-Zyklohexadion [NTBC] ein potenter Hemmstoff der 4-Hydroxyphenylpyruvatdioxygenase oberhalb der bei Tyrosinämie Typ I defekten Fumarylacetoacetase als neues Therapieprinzip entwickelt [Abb. 1]. Unter der Behandlung mit NTBC steigen bei Patienten mit Tyrosinämie Typ I die Tyrosinspiegel noch weiter an, die Bildung der hochreaktiven und toxischen Metabolite Fumarylacetoacetat, Maleylacetoacetat, Succinylacetoacetat und Succinylaceton wird aber unterdrückt. Leber- und Nierenfunktion normalisieren sich langsam, ebenso die Porphobilinogensynthese. Erforderlich bleibt eine phenylalanin- und tyrosinarme Diät. Die **Prognose** hat sich unter dieser Behandlung entscheidend gebessert.

Homocystinurie und Hyperhomocysteinämien
Homocystein ist sehr toxisch und wird im Stoffwechsel rasch in Methionin zurückgeführt oder zu Cystein abgebaut. Der Homocysteinstoffwechsel umfasst 3 vitaminabhängige metabolische Sequenzen [Abb. 2]:
- Remethylierung zu Methionin
- Transmethylierung von Methionin zu Homocystein
- Transsulfurierung zu Cystein.

Genetische Defekte aller im Homocysteinstoffwechsel beteiligten Enzymsysteme können – ebenso wie nutritive Vitaminmangelzustände oder genetische Defekte in Aufnahme, Transport oder intrazellulärer Umsetzung der Kofaktoren – zu einer Anhäufung von Homocystein führen. Daneben resultiert ein erhöhter Homocysteinspiegel aus einer gesteigerten Aktivität von Makrophagen, z.B. bei Infektionen. Erhöhte Homocysteinspiegel beschleunigen die Progredienz der Arteriosklerose und erhöhen das Risiko thromboembolischer Komplikationen. Das Risiko steigt mit dem Plasmaspiegel von Homocystein, ohne dass ein Schwellenwert nachweisbar wäre. Homocystein wurde ferner als Risikofaktor für die Entstehung von Neuralrohrdefekten identifiziert.

Klassische Homocystinurie
Die klassische Homocystinurie wird durch einen Defekt der Cystathionin-β-Synthetase verursacht. Dieser führt zu einer schweren Homocysteinämie, einer Homocystinurie sowie einer vermehrten Remethylierung von Homocystein zu Methionin [Abb. 2]. Die Inzidenz beträgt etwa 1:100.000.
Die exzessiven Homocysteinerhöhungen bei klassischer Homocystinurie induzieren zusätzlich zu schweren vorzeitigen Gefäßerkrankungen [Infarkte, Thrombosen, Embolien im Kindes- und Jugendlichenalter] auch Konformationsänderungen am Kollagen und anderen Strukturproteinen. Unbehandelt entwickelt sich bei den bei Geburt unauffälligen Patienten eine charakteristische Multisystemerkrankung:
- **ZNS**: psychomotorische Retardierung [≈ 80 %], Anfälle, psychiatrische Symptome

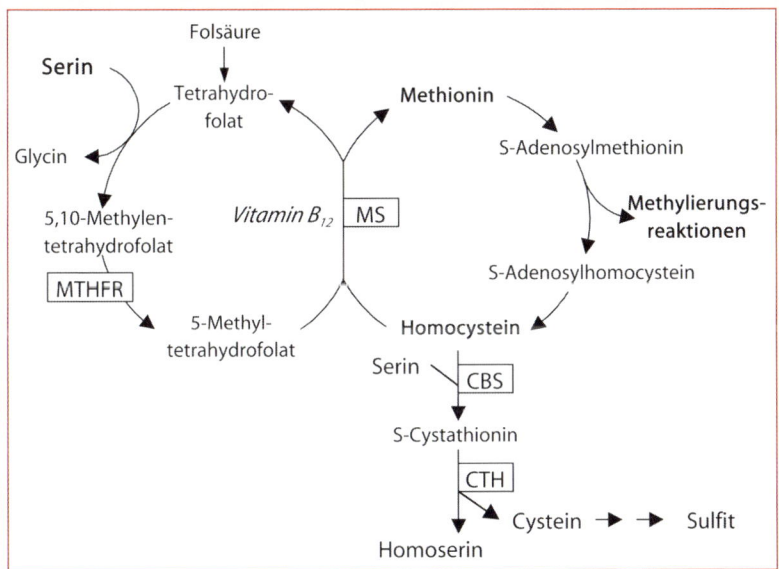

Abb. 2. Stoffwechsel schwefelhaltiger Aminosäuren und zytosolischer Methylgruppentransfer. CBS = Cystathionin-β-Synthetase; MTHFR = Methylentetrahydrofolatreduktase; MS = Methioninsynthase

- **Augen**: Ectopia lentis [≥ 90 % zwischen dem 3. und 10. Lebensjahr] mit dem Frühsymptom einer rasch progredienten Myopie, Katarakte, Glaukom, Retinadegeneration
- **Skelett**: marfanoider Habitus [Hochwuchs, Kyphoskoliose, Beinfehlstellungen, Pes cavus], bikonkave Wirbelkörper, Osteoporose [gelegentlich mit pathologischen Frakturen]
- **arterielle Thromboembolien**: Hirninfarkte, Herzinfarkte, periphere arterielle Embolien [häufigste Todesursache]
- **Beinvenenthrombosen**.

Diagnostisch sind Plasmahomocysteinwerte zwischen 200 und 400 µmol/l [normal < 12 µmol/l] bei erhöhten Methioninkonzentrationen von Bedeutung. Der Enzymdefekt kann in Fibroblasten nachgewiesen werden.
Bei etwa 50 % der Patienten führen pharmakologische Dosen von Pyridoxin [Vitamin B$_6$] zu einer guten Reduktion des Homocysteinspiegels. Sinkt er nicht unter 30 µmol/l, muss eine strikte methioninarme Diät eingeführt werden. Eine zusätzliche Normalisierung lässt sich durch die alternative Remethylierung von Homocystein mittels Betain [bis zu 3 × 3 g/Tag] erreichen [Abb. 2]. Günstig ist eine zusätzliche Supplementierung mit Folsäure [5 mg/Tag]. Eine lebenslange Therapie ist notwendig.
Die **Prognose** hängt vom Zeitpunkt des Therapiebeginns sowie dem Ausmaß der Pyridoxinabhängigkeit ab. Sie ist bei einem Behandlungsbeginn in früher Kindheit gut.

5',10'-Methylentetrahydrofolatreduktase-Mangel
Patienten mit einem 5',10'-Methylentetrahydrofolatreduktase-Mangel [Homocystinurie Typ II] entwickeln zusätzlich zu vorzeitigen Gefäßerkrankungen, vor allem Thrombosen im Bereich der Hirngefäße, progrediente neurodegenerative Symptome. Inter- und intrafamiliäre Variabilität sind groß. Ein wichtiger Hinweis ist eine megaloblastäre Anämie. Neben Anfällen und psychiatrischen Symptomen kann ein Hinterstrang-Syndrom richtungweisend sein.
Im Gegensatz zur klassischen Homocystinurie finden sich bei Homocysteinämie und Homocystinurie diagnostisch erniedrigte Plasmamethioninspiegel [Abb. 2]. Der zu Grunde liegende Enzymdefekt wird in Fibroblasten nachgewiesen. Eine **Behandlung** mit Betain [bis zu 20 g/Tag auf mehrere Dosen verteilt] führt meist zu einer Besserung der Symptome.

Milde Hyperhomocysteinämien
Milde Hyperhomocysteinämien sind ein häufiger Risikofaktor für vorzeitige Gefäßerkrankungen [Infarkte, Thrombosen, Embolien] im 3. und 4. Lebensjahrzehnt sowie für das Auftreten von Spina bifida etc. Sie werden durch verschiedene endogene und exogene Störungen des Folat- und Vitamin B$_{12}$-Stoffwechsels verursacht, z.B. durch nutritive Mangelzustände oder eine Heterozygotie für den Cystathionin-β-Synthasemangel. Im Gen der 5,10-Methylentetrahydrofolatreduktase konnte ein häufiger Polymorphismus identifiziert werden [C677 T], der als thermolabile Variante die Enzymaktivität beeinträchtigt. Im homozygoten Zustand [ca. 5 % der Bevölkerung] führt dieser Polymorphismus zu hoch normalen bis grenzwertig erhöhten Spiegeln von Homocystein im Plasma, deutlicheren Erhöhungen von Homocystein nach Methioninbelastung sowie niedrigen Folsäurespiegeln.
Die **Behandlung** milder Hyperhomocysteinämien ist wegen ihrer Häufigkeit von immenser gesundheitspolitischer Bedeutung. Folsäure in einer Dosierung von 5 mg/Tag halbiert die Homocysteinspiegel. Über 90 % werden durch eine kombinierte Therapie mit 5 mg Folsäure plus 100 mg Vitamin B6 pro Tag normalisiert.
Fest etabliert ist inzwischen die perikonzeptionelle Folsäuresupplementation bei allen Frauen mit 0,4 mg/Tag zur Prävention von Neuralrohrdefekten bzw. 4 mg/Tag als Wiederholungsprophylaxe.

Defekte des Biotinstoffwechsels
Die Karboxylierungen von 3-Methylcrotonyl-CoA, Propionyl-CoA, Acetyl-CoA und Pyruvat erfordern alle Biotin als Kofaktor. Ein multipler Karboxylasemangel kann durch fehlende Aktivierung der Apoenzyme [**Holokarboxylasesynthetasemangel**], durch mangelnde Bereitstellung von Biotin aus Biozytin und proteingebundenem Biotin [**Biotinidasemangel**] sowie sehr selten durch **erworbenen Biotinmangel** [Darmsterilisation, Ernährung mit rohem Eiweiß] verursacht werden [Abb. 3]. Die Häufigkeit des schweren Biotinidasemangels [Restaktivität < 10 %] liegt bei etwa 1:90.000.
Zeitpunkt und Ausprägung der klinischen Symptomatik sind abhängig von der Schwere der Enzymdefekte und äußeren Faktoren [z.B. Ernährung]. Oft manifestiert sich der **Holokarboxylasesynthetasemangel** mit einer akuten Stoffwechselkrise schon im Neugeborenenalter.
Ein **Biotinidasemangel** wird zumeist erst im Verlauf von Wochen bis Jahren klinisch relevant, im Mittel mit 3 Monaten. Oft dominieren unspezifische neurologische Symptome wie Muskelhypotonie, Lethargie, [myoklo-

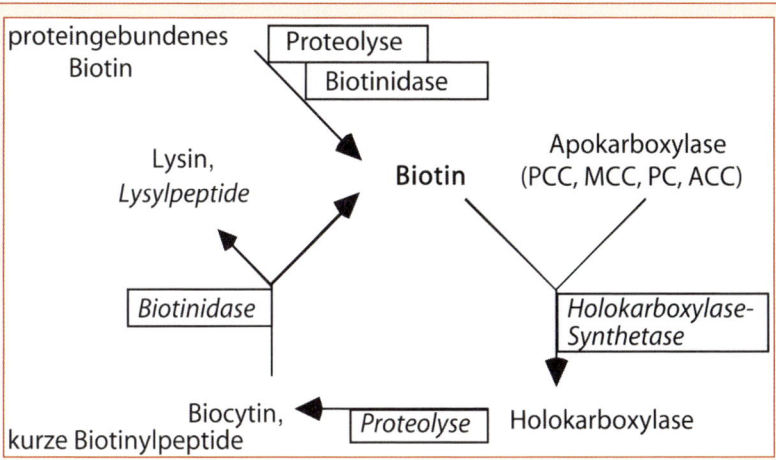

proteingebundenes Biotin

Proteolyse

Biotinidase

Lysin, *Lysylpeptide*

Biotin

Apokarboxylase (PCC, MCC, PC, ACC)

Biotinidase

Holokarboxylase-Synthetase

Biocytin, kurze Biotinylpeptide

Proteolyse

Holokarboxylase

Abb. 3. Biotinstoffwechsel

nische] Anfälle, Entwicklungsretardierung und Störungen der Sprachentwicklung. Später können sich Ataxie und ein irreversibler sensorineuraler Hörverlust, Optikusatrophie und Amaurose einstellen. Ungefähr die Hälfte der Patienten entwickelt charakteristische Hautveränderungen und Alopezie [auch Verlust der Augenbrauen] sowie respiratorische Probleme [Hyperventilation, Stridor, Apnoe].

Laborchemisch bestehen während metabolischer Entgleisungen zusätzlich zur Azidose profunde Hyperammonämien sowie Laktatazidosen. Im akuten Stadium der Erkrankung sind zusätzlich zu den Metaboliten der Propionazidurie [Störung der Propionyl-CoA-Karboxylase], Lactat [Störung der Pyruvatkarboxylase] und 3-Hydroxyisovaleriansäure sowie 3-Methylcrotonylglycin [Störung der 3-Methylcrotonyl-CoA-Karboxylase] im Urin nachweisbar. Die Biotinidaseaktivität kann direkt in Guthrie-Karten bestimmt werden [diese Untersuchung ist inzwischen in Deutschland ins Neugeborenenscreening integriert, s. o.]. Der Holokarboxylasesynthetasemangel wird durch Bestimmung der Enzymaktivität der einzelnen Karboxylasen in Fibroblasten oder Lymphozyten gesichert.

Die **Therapie** ist einfach und besteht aus der täglichen oralen Supplementation mit 5–10 mg Biotin. Bei frühzeitiger Diagnose und Therapiebeginn ist die **Prognose** sehr gut.

Harnstoffzyklusdefekte

Mit einer kumulativen Inzidenz von ca. 1:20.000 **gehören** die Harnstoffzyklusdefekte **zu den häufigeren erblichen Stoffwechselkrankheiten**. Sie können sich in allen Lebensaltern manifestieren und sind meist leicht zu diagnostizieren, sofern an die notfallmäßige Bestimmung von Ammoniak bei Patienten mit unklarer Enzephalopathie gedacht wird. Die Umwandlung des hoch toxischen Ammoniaks [NH_3] zum ungiftigen Harnstoff, der im Urin ausgeschieden wird, erfolgt hepatisch im Harnstoffzyklus mithilfe einer Reihe von Enzymen sowie Transportproteinen [Abb. 4, Tab. 3]. Bis auf den X-chromosomalen **Ornithintranscarbamylasemangel** werden alle Harnstoffzyklusdefekte autosomal-rezessiv vererbt. Die Effizienz der Ammoniakentgiftung wird durch Glutaminsynthese im venösen Bereich der Leberläppchen gesteigert. Glutamin erhält dadurch eine Pufferfunktion.

> ❗ Eine erhöhte Glutaminkonzentration [Norm < 700 μmol/l] im Plasma ist der empfindlichste Parameter einer unzureichenden Harnstoffsynthese.

Klinisch manifestieren sich Harnstoffzyklusdefekte oft bereits beim Neugeborenen nach relativ kurzem unauffälligem Intervall von 24 bis 48 Stunden durch eine rasch progrediente Enzephalopathie mit Lethargie, Trinkschwäche, Hyperventilation, Krampfanfällen und zunehmendem Koma. Später treten Temperaturlabilität, Reflexverlust oder auch eine Hirnblutung durch Gerinnungsstörung auf. Bei milderen Verlaufsformen erkranken Säuglinge oder Kinder mit oft schleichender Symptomatik wie Gedeihstörung, Nahrungsverweigerung, Erbrechen und chronisch-neurologischen Beschwerden [z.B. Ataxie]. Daneben können episodische Krisen mit Lethargie, Ataxie oder zerebralen Anfällen auftreten. Jugendliche und Erwachsene können durch eine chronische neurologische oder psychiatrische Symptomatik [Verhaltensauffälligkeiten mit Verwirrung, Lethargie, Psychose] auffallen. Akute Entgleisungen bei hoher Proteinzufuhr oder kataboler Stoffwechsellage [z.B. nach Operationen oder bei hoch dosierter Steroidtherapie] können auch beim bis dahin asymptomatischen oder

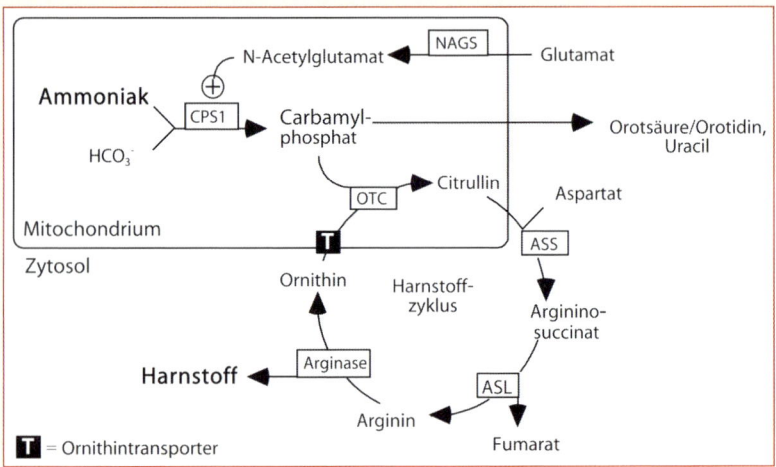

Abb. 4. Harnstoffzyklus.
CPS1 = Carbamylphosphat-
synthase I; NAGS = N-Acetyl
glutamatsynthetase; OTC =
Ornithin-Transcarbamylase;
ASS = Argininosuccinatsyn-
thetase (Ursache der Citrullinämie); ASL = Argininosuccinatlyase (Ursache der Argi-
ninbernsteinsäure-Krank-
heit)

oligosymptomatischen Erwachsenen zu einer akuten, ggf. tödlich verlaufenden Enzephalopathie führen. Besonders gefährdet sind Frauen mit Harnstoffzyklus-defekten im Wochenbett, wo das sich entwickelnde hyperammonämische Koma als *Wochenbettpsychose* fehlgedeutet werden kann, eine Fehldiagnose mit zumeist tödlichen Folgen.

❗ Die Diagnosestellung eines Harnstoffzyklusde-fektes gelingt nur durch Messung der Ammo-niakspiegel im Blut. Alle anderen Parameter des Routinelabors sind in der Regel unspezifisch. Die notfallmäßige Ammoniakbestimmung muss da-her Teil der Initialuntersuchungen bei allen un-klaren Enzephalopathien in jedem Lebensalter sein.

Werten > 200 µmol/l beim Neugeborenen bzw. >100 µmol/l bei älteren Kindern muss sofort nachgegangen werden, da die Zeitspanne von den ersten Symptomen bis zu irreversiblen Schäden kurz ist. Im Frühstadium der Entgleisung kann eine respiratorische Alkalose [durch zentralen Effekt der Hyperammonämie] den

Tab. 3. Differenzialdiagnose der Hyperammonämie [bei Kindern]

1. Primäre Harnstoffzyklusdefekte
   - Carbamylphosphat-Synthetase [CPS1]-Mangel
   - N-Acetylglutamat-Synthetase [NAGS]-Mangel
   - Ornithin-Transcarbamylase [OTC]-Mangel
   - Argininosuccinat-Synthetase [ASS]-Mangel [Citrullinämie Typ I]
   - Argininsuccinat-Lyase [ASL]-Mangel [Argininbernsteinsäure-Krankheit]
   - Arginase-Mangel [Hyperargininämie]
2. Sekundäre Störungen des Harnstoffzyklus durch erbliche Enzymo-pathien und Transportdefekte [z.B. Lysinurische Proteinintoleranz, Hyperinsulinismus-Hyperammonämie-Syndrom, Hyperprolinämie Typ II]
3. Organoazidurien [z.B. Propionazidurie, Methylmalonazidurie]
4. Lebererkrankungen [z.B. konnatale Hepatitiden, Tyrosinämie Typ I, Atmungskettendefekte, Gallensäuresynthesedefekte, klassische Galaktosämie, α1-Antitrypsin-Mangel]
5. Passagere Hyperammonämie des Frühgeborenen [persistierender Ductus Arantii; NH3 meist < 180 µmol/l]
6. Andere sekundäre Ursachen [z.B. Gefäßmissbildungen/Shunt, Valproat, toxische Hepatopathien]

Verdacht auf einen Harnstoffzyklusdefekt lenken; insbesondere bei Neugeborenen und Säuglingen findet sich jedoch oft eine metabolische Alkalose [durch Erbrechen] oder eine metabolische [Laktat-]Azidose [durch periphere Minderdurchblutung].

Differenzialdiagnostisch kommen u.a. Leberfunktionsstörungen bei konnataler Hepatitis sowie andere Stoffwechselerkrankungen wie Organoazidurien, Atmungskettendefekte, Tyrosinämie Typ I, Galaktosämie, α1-Antitrypsinmangel oder Gallensäuresynthesedefekte infrage [Tab. 3]. Auch bei Harnstoffzyklusdefekten können die Transaminasenwerte erhöht und die Prothrombinzeit erniedrigt sein.

An einem Ornithintranscarbamylasemangel leidende hemizygote Frauen können im Intervall normale Werte für Ammoniak im Blut und auch Orotsäure im Urin aufweisen. Ein entsprechender Verdacht kann durch den Allopurinoltest nachgewiesen werden. Diagnostische Eiweißbelastungen sollten wegen der Gefahr einer Hyperammonämie mit Stoffwechselentgleisung nur bei strengster Indikationsstellung vorgenommen werden.

❗ Bei der Behandlung der akuten Hyperammonämie ist die frühzeitige und rasche Reduktion der Ammoniak-werte entscheidend.

A

Besteht ein hyperammonämisches Koma über mehr als drei Tage und/oder sind bereits Zeichen eines Hirnödems aufgetreten, ist die Prognose sehr schlecht. Eckpfeiler der Notfallbehandlung sind ein Stopp der Proteinzufuhr, die Umkehr einer katabolen Stoffwechsellage durch hochkalorische Infusion, die Unterstützung des Harnstoffzyklus durch Gabe von Arginin oder Citrullin sowie die medikamentöse oder apparative Ammoniakentgiftung [Tab. 4]. Durch eine ausreichende Supplementierung von Arginin oder Citrullin können der Argininmangel beseitigt und eine Teilfunktion des Harnstoffzyklus wiederhergestellt werden [Abb. 4]. Bei bestätigter Hyperammonämie müssen umgehend alle Therapieoptionen bis zur extrakorporalen Entgiftung durch Hämodiafiltration, ggf. Hämofiltration oder -dialyse durchgeführt werden. Die Peritonealdialyse ist nicht effizient. Eine Austauschtransfusion erhöht die Protein-/Ammoniakbelastung und ist nicht sinnvoll. Auch eine konservative Therapie erfordert eine engmaschige Kontrolle von Ammoniak sowie Plasmaaminosäuren, sodass insbesondere bei Erstmanifestation eine rasche Verlegung in das nächste [pädiatrische] Stoffwechselzentrum sinnvoll ist.

Tab. 4. Infusionstherapie bei akuter Hyperammonämie

Erstinfusion [über 2 Stunden in 25 ml/kg Glukose 10 % plus Elektrolyte]
• Natriumbenzoat 250 mg/kg
• Natriumphenylacetat [falls vorhanden] 250 mg/kg [alternativ Na-Phenylbutyrat]
• Argininhydrochlorid 360 mg/kg [= 2 mmol/kg = 2 ml/kg einer 1 M Lösung]
Dauerinfusion [mg/kg/d]
• Natriumbenzoat 250[−350]
• Natriumphenylacetat 250[−500]
• Argininhydrochlorid [180−]360 [2 mmol]
• *Carnitin* 100 mg/kg/Tag [kann nach Bestätigung eines Harnstoffzyklusdefektes abgesetzt werden]
• *Glukose* 10−20[−30] g/kg, ggf. Insulin 0,1−1 IU/kg/Std., wenn BZ > 200 mg/dl
• *Intralipid* 0,5−1 g/kg [bis zu 3 g/kg − Triglyceride kontrollieren] erst nach Ausschluss einer langkettigen FS-Oxidationsstörung [Ergebnis der Acylcarnitine!]
• adäquate Zufuhr von Flüssigkeit und Elektrolyten
• falls nötig: antiemetische Behandlung mit Ondansetron [z.B. Zofran® 0,15−0,5 mg/kg]

Für die **Dauerbehandlung** von Patienten mit Harnstoffzyklusdefekten ist eine proteinreduzierte Diät mit Zufuhr essenzieller Aminosäuren [auf möglichst viele Mahlzeiten verteilt] notwendig, wobei eine exzessive Proteineinschränkung [Überbehandlung] zu vermeiden ist. Natrium-Benzoat oder -Phenylbutyrat werden auch in der Dauertherapie für die medikamentöse Ammoniakentgiftung eingesetzt.

Patienten mit Harnstoffzyklusdefekten und neonataler Präsentation haben eine ernste **Prognose**. Auch bei rechtzeitiger Diagnosestellung und erfolgreicher Therapie der initialen Stoffwechselkrise beträgt die 5-Jahres-Überlebensrate von Kindern mit Carbamylphosphatsynthase- oder Ornithintranscarbamylasemangel < 50 %. Die meisten überlebenden Patienten entwickeln eine schwere Entwicklungsstörung. Eine **therapeutische Option** ist die orthotope Lebertransplantation schon im 1. Lebensjahr nach individueller Risikoabschätzung.

Die Schwere und Prognose des neurologischen Krankheitsbildes von Patienten mit intermittierenden oder chronischen Krankheitsverläufen, insbesondere bei hemizygoten Mädchen und Frauen mit Ornithintranscarbamylasemangel, hängt wesentlich von der klinischen Symptomatik zum Zeitpunkt der Diagnosestellung ab. Jedes hyperammonämische Koma kann zu neurologischen Folgeschäden einschließlich einer geistigen Behinderung führen. Auch milde chronische Hyperammonämien beeinträchtigen fortschreitend die psychomotorische Entwicklung. Nur durch eine konsequente Therapie können weitere Folgeschäden verhindert werden.

Quellenhinweise
Abb. 1−4: AM-productions, Wiesloch

trum; kann p.o., i.m. und i.v. appliziert werden; wirkt gegen grampositive und gramnegative Erreger [v.a. Enterokokken, Clostridium, Listerien, Streptokokken, Treponemen, Haemophilus influenzae]; weniger gut gegen Escherichia coli, Salmonellen, Shigellen, Proteus; **NW**: *s.u. Penicillin*

Am|pu|ta|ti|on *f*: *Syn: Abnahme, Absetzung, Entfernung;* **1.** operatives, spontanes oder traumatisches Abtrennen eines endständigen Körper- oder Organteils [z.B. Beinamputation, Rektumamputation] **2.** teilweise oder vollständige Abtrennung einer Gliedmaße durch einen Knochen; eine Sonderform ist das Absetzen im Gelenkspalt, das als **Exartikulation** bezeichnet werden sollte; im Abstand häufigste Amputationsursache ist die arterielle Verschlusskrankheit [AVK], insbesondere bei Diabetes mellitus, die in den Industrieländern für ca. 90 % aller Amputationen verantwortlich ist; damit erklärt sich auch, warum ca. 95 % aller Amputationen die untere Extremität betreffen; an den oberen Extremitäten sind Traumen [v.a. Finger, Hand] und Infektionen die häufigsten Ursachen

die Entscheidung zur Amputation muss weiterhin wohl überlegt sein, weil selbst die beste Prothese niemals mehr sein kann, als ein kümmerlicher Ersatz des Originals; auch die raffiniertesten Prothesen und technische Hilfsmittel reduzieren lediglich die Abhängigkeit von Drittpersonen; Dank der Verbesserungen der Mikrochirurgie und der plastischen Chirurgie kann man heute auch Abschied nehmen von vielen klassischen Amputationslinien und die Amputationshöhe so peripher wählen als möglich; entscheidend sollte nur die Vitalität der Gewebe und ein Sicherheitsabstand zu Tumoren sein; v.a. die großen Gelenke sollten, wenn immer möglich, erhalten werden, insbesondere bei polytraumatisierten Patienten mit Mehrfachamputation; fehlen beide Kniegelenke sinkt die Gehfähigkeit praktisch auf null, außer es handelt sich um junge sportliche Patienten

die postoperative Betreuung ist i.d.R. aufwendig; v.a. jüngere Patienten müssen oft gebremst werden, weil sie in ihrem Eifer wieder ein möglichst normales Leben zu führen, den Stumpf überlasten und es dann zu langwierigen Problemen [Hautprobleme, Phantomschmerzen] kommen kann

Tab. A14. Amputation. Wichtige Amputationsursachen [in %]

	Extremität	
	untere	obere
Arterielle Verschlusskrankheit	80–90	1
Davon bei Diabetes mellitus	50	< 1
Trauma, Infektion	5	60–70
Tumoren	2	20–30
Angeborene Fehlbildungen	1	5

Amputation nach Pirogow-Spitzy: Form der Amputation im Rückfuß mit Resektion von Talus, Malleolen und Pars anterior des Kalkaneus und einer Arthrodese zwischen Tibia und Kalkaneus; das Bein ist nur mäßig verkürzt

plastische Amputation: *Syn: Kineplastik*; Amputation, bei der ein funktionsfähiger Amputationsstumpf geschaffen wird; z.B. Krukenberg-Stumpf

Amputation nach Syme: technisch anspruchsvolle Exartikulation im oberen Sprunggelenk mit Resektion von Malleolen, Talus und Kalkaneus; das Bein wird stark verkürzt

Am|pu|ta|ti|ons|wun|de *f*: *s.u. Essay Wundbehandlung S. 1699*

Am|ri|non *nt*: nur selten verwendetes Kardiotonikum; **Anw.**: schwere digitalisrefraktäre Herzinsuffizienz [NYHA III-IV]; **NW**: Thrombozytopenie, gastrointestinale Symptome [Diarrhoe, Schmerzen, Nausea], Anstieg von Transaminasen, alkalischer Phosphatase und Lactatdehydrogenase

Am|sa|crin *nt*: *Syn: Amekrin, Amsidin*; Zytostatikum; **Anw.**: akute Leukämie

Am|si|din *nt*: → *Amsacrin*

Am|su|lol|sin *nt*: → *Tamsulosin*

Amyl|ni|trit *nt*: *Syn: Isoamylnitrit, Amylium nitrosum*; Ester der salpetrigen Säure; flüchtige, im Luftgemisch explosive Flüssigkeit; bewirkt eine Gefäßerweiterung und eine kurz dauernde Blutdrucksenkung; würde früher zur Inhalation bei Angina pectoris verwendet; **Anw.**: schnell wirkendes Antidot bei Cyanidvergiftungen

Amy|lo|pek|ti|no|se *f*: → *Glykogenose Typ IV*

Ana|bo|li|kum *nt, pl* **-ka**: Substanz, die den Aufbaustoffwechsel anregt; der Terminus wird heute meist auf synthetische Steroide angewendet, die die Eiweißsynthese fördern; **therapeutisch** bei Muskel- und Knochenkrankheiten sowie extremer Abmagerung eingesetzt; häufig als Dopingmittel verwendet

Ana|kin|ra *nt*: rekombinante nicht-glykosylierte Form des humanen Interleukin-1-Rezeptorantagonisten, der die Bindung von IL-1β an den spezifischen Rezeptor verhindert; Anakinra hemmt damit die Entzündungsreaktion bei rheumatoider Arthritis sowie die Knochenzerstörung und vermindert den Knorpelabbau; **Anw.**: rheumatoide Arthritis, evtl. zusammen mit Methotrexat*; *s.u. Essay Rheumatoide Arthritis S. 83*

An|al|ku|sis *f*: → *Taubheit*

Anal|ab|szess *m*: *Syn: anorektaler Abszess, After-Mastdarmabszess*; Abszess in der Analregion, aus dem häufig Analfisteln hervorgehen; die Mehrzahl der Abszesse liegt innerhalb des Afterschließmuskelsystems und wird als **intersphinktärer Abszess** bezeichnet; vom ihm ausgehende Fisteln können nach außen führen [intersphinktäre Fistel] oder in die ischiokruralen Weichteile durchbrechen und dort einen Abszess bilden [ischiokruraler Abszess]; **extrasphinktäre** oder **supralevatorische Abszesse** liegen oberhalb der Levatorschlinge und können Ausgangsort für suprasphinktäre Fisteln sein; **Therapie** *s.u. Analfistel*

Anal|fis|sur *f*: *Syn: Fissura ani*; akuter oder chronischer schmerzhafter Einriss im Bereich des Afters; als Ursache kommen harter Stuhl und Morbus* Crohn in Frage, die meisten Fälle sind aber idiopathisch; **Klinik**: Schmerzen, Defäkationsstörungen [schmerzbedingt], Juckreiz, Blutung; **Therapie**: bei akuter Fissur konservativ [Lokalanästhetikum, Analhygiene, Weichhaltung des Stuhls]; bei chronischen oder therapieresistenten Fissuren laterale innere Sphinkterotomie

Anal|fis|tel *f*: *Syn: Fistula ani, anorektale Fistel, Anorektalfistel*; vom Anus ausgehende Fistel, die in andere Darmteile oder Organe mündet [innere Analfistel] oder nach außen führt [äußere Analfistel]; der Fistel liegt meist ein Analabszess zu Grunde; man unterscheidet je nach Lage **1. intersphinktäre Analfistel**: der Fistelgang verläuft durch den Musculus sphincter ani externus **2. transsphinktäre Analfistel**: der Fistelgang zieht durch den Musculus sphincter ani externus und kann zur Bildung eines ischiorektalen Abszesses führen **3. extrasphinktäre Analfistel**: geht von einem Abszess aus, der oberhalb der Puborektalisschlinge liegt **4. subkutane Analfistel** geht entweder von einem submukösen Analabszess [inkomplette Fistel] oder von den Analkrypten [kom-

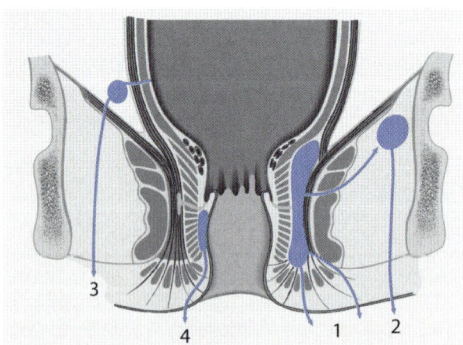

Abb. A26. Analfistel. Typische Lage und Ausbreitung anorektaler Fisteln und Abszesse: 1 intersphinktär, 2 transsphinktär, 3 extrasphinktär, 4 submukös

plette Fistel] aus

Therapie: operative Entlastung akuter Abszesse [Inzision, Kürettage, Eiter ins Labor]; einfache intersphinktäre Fisteln können gespalten werden, ansonsten Einlage eines Fadens zur Drainage der Fistel und Totalsanierung zu einem späteren Zeitpunkt; chronische intersphinktäre Fisteln können bis zur Linea dentata gespalten und einer p.s.-Heilung überlassen werden; *s.a. Essay Morbus Crohn S. 1039*

An|al|ge|sie f: *Syn: Schmerzunempfindlichkeit, Schmerzlosigkeit, Schmerzausschaltung*; Aufhebung der Schmerzempfindlichkeit; der Begriff wird heute nur noch auf die therapeutische oder diagnostische Schmerzausschaltung und die Analgesie während eines operativen Eingriffs angewandt

epidurale Analgesie: Analgesie durch Lokalanästhetika, die über einen Katheter im Epiduralraum rückenmarksnah appliziert werden; geeignet für Eingriffe im Bereich des Thorax, des gesamten Bauchraums und der unteren Extremitäten bis in den Bereich der Kniegelenke; die geeignete Höhe der Punktionsstelle im Bereich der Wirbelsäule richtet sich nach dem durchzuführenden Eingriff und ermöglicht bei adäquater Dosierung des Lokalanästhetikums Schmerzfreiheit und weitgehende Mobilität der Patienten; kann durch zusätzliche, vom Patienten selbst bestimmte Bolusgaben [**Patient Controlled Epidural Analgesia**, PCEA] ergänzt werden; *s.a. Essay Postoperative Schmerztherapie S. 1431*

patientengesteuerte Analgesie: *Syn: On-demand-Analgesie, patient controlled analgesia*; Form der Schmerztherapie, bei der der Patient die zugeführte Schmerzmittelmenge selbst regulieren kann; über einen Perfusor erhält der Patient eine Basisdosis des Analgetikums intravenös zugeführt; über einen Knopf kann er bei Bedarf eine Bolusinjektion erhalten; Basisdosis, Bolusinjektion und maximale Dosis pro Zeitintervall können vom Arzt vorprogrammiert werden; klinische Studien zeigen, dass bei diesem Verfahren i.d.R. wesentlich weniger Schmerzmittel verbraucht werden; es hat sich aber auch gezeigt, dass es große Unterschiede im Analgetikabedarf von Patient zu Patient und im Laufe des Tages gibt, die bei Standardverordnungen nicht berücksichtigt werden können; *s.u. Essay Postoperative Schmerztherapie S. 1431*

Analgetika-Asthma f: durch verschiedene Schmerzmittel [z.B. Acetylsalicylsäure] ausgelöstes Asthma bronchiale; *s.u. Essay Asthma bronchiale und Status asthmaticus S. 95*

An|al|ge|ti|ka|in|to|le|ranz f: oft nur schwer von einer allergischen Reaktion vom Soforttyp zu unterscheidender Symptomenkomplex von Haut-, Schleimhaut- und Kreislaufreaktionen [**Intoleranztrias**] bei systemischer oder lokaler Applikation von Acetylsalicylsäure☆ und anderen nicht-steroidalen Antiphlogistika; beruht auf einer Hemmung von Cyclooxygenase☆ und der dadurch bedingten Überproduktion von Leukotrienen

An|al|ge|ti|kum nt, pl **-ka:** *Syn: Schmerzmittel*; man unterscheidet **1.** schwach wirksame, vor allem peripher wirkende Schmerzmittel, wie z.B. Paracetamol, Acetylsalicylsäure oder nichtsteroidale Antiphlogistika [Diclofenac, Ibuprofen], die oft auch noch entzündungshemmend [antiphlogistisch] und fiebersenkend [antipyretisch] wirken und die Thrombozytenaggregation hemmen **2.** zentral wirkende Schmerzmittel mit schwacher Wirkung, wie z.B. synthetische Opioide und niederpotente Opiate [Codein, Tramadol, Tilidin] und stark wirksame Opiate und Opioide [Morphin, Diamorphin, Buprenorphin, Levomethadon]

An|al|go|se|die|rung f: kombinierte Applikation von schmerzstillenden und sedierenden Medikamenten als Prämedikation oder zur Ruhigstellung auf Intensivstation; es gibt unterschiedliche Konzepte zur Analgosedierung; sinnvoll ist es, in den ersten Tagen einer Analgosedierung kurz wirksame und gut steuerbare Substanzen [z.B. Remifentanil, Propofol] einzusetzen und die Analgosedierung erst dann auf Pharmaka mit längerer Halbwertszeit [z.B. Midazolam, Sufentanil, Ketamin] umzustellen, wenn sich ein prolongierter Krankheitsverlauf abzeichnet; es wird empfohlen, tägliche Sedierungsfenster einzurichten und die Tiefe der Analgose-

dierung regelmäßig mittels Scoring-Systemen [z.B. Ramsay-Score] zu evaluieren, um eine Kumulation der Substanzen zu vermeiden und den Patienten täglich neurologisch beurteilen zu können, was zum Beispiel bei Patienten mit intrakraniellen Prozessen oder Beteiligung zentralnervöser Strukturen besonders wichtig ist; *s.a. Essay Sepsis und septischer Schock S. 1455*

Anal|kar|zi|nom nt: *Syn: Afterkrebs*; seltenes Karzinom [3–4 % aller anorektalen Karzinome]; man unterscheidet zwischen **Analrandkarzinomen** [unterhalb der Linea dentata; meist Plattenepithelkarzinome, seltener Basalzellkarzinome oder Morbus Bowen] und **Analkanalkarzinomen** [oberhalb der Linea dentata; Plattenepithelkarzinome, Adenokarzinome, malignes Melanom]; **Klinik:** Blutung, Schmerzen, häufig als Hämorrhoiden verkannt; **Diagnose:** Inspektion, digitale Untersuchung bei Verdacht oder im Rahmen einer Krebsvorsorgeuntersuchung, Proktoskopie mit Biopsie; **Therapie:** Radiochemotherapie ist die Methode der Wahl; bei Komplikation [Strahlenproktitis mit Inkontinenz] oder Progression abdominoperineale Rektumamputation; **Prognose:** Radiochemotherapie hat eine 5-Jahresüberlebensrate von 70– 85 %; *s.u. Essay Neubildungen von Kolon, Rektum und Anus S. 827*

An|al|phal|li|po|pro|te|in|ämie f: *Syn: Tangier-Krankheit, familiärer HDL-Mangel*; autosomal-rezessiv vererbtes Fehlen der Alpha₁-Lipoproteine; **Klinik:** Hepatomegalie, Lymphadenopathie, diffuse Korneatrübung, periphere Neuropathien, hyperplastische orange-gelbliche Tonsillen; **Therapie:** diätetische Fettreduktion; *s.a. Essay Fettstoffwechselstörungen S. 403*

Anal|pro|laps m: *Syn: Prolapsus ani*; Vorfall der Analschleimhaut [**inkompletter Analprolaps, Mukosaprolaps**] oder aller Wandschichten [**kompletter Analprolaps, Rektumprolaps**]; **Therapie:** zunächst konservativ [Bettruhe, feuchte Kochsalzumschläge] zur Abschwellung der Schleimhaut; danach Mukosektomie bei Mukosaprolaps bzw. Rektopexie [z.B. am Steißbein, Proktokokzygopexie] oder partielle Rektumresektion bei Rektumprolaps

Anal|ly|se, gravimetrische f: → *Gravimetrie*

Anal|ly|se, kolorimetrische f: → *Kolorimetrie*

An|ämie f: *Syn: Blutarmut, Anaemia*; Verminderung von Hämoglobinkonzentration, Erythrozytenzahl und/oder Hämatokrit unter die alters- und geschlechtsspezifischen Normwerte; die Anämien können nach morphologischen Gesichtspunkten [hyperchrome Anämie, megaloblastäre Anämie] oder nach den Ursachen [Eisenmangelanämie, hämolytische Anämie] eingeteilt werden; in Deutschland sind Anämien durch einen absoluten oder relativen Eisenmangel am häufigsten, in der Klinik spielen v.a. durch einen akuten oder chronischen Blutverlust hervorgerufene hämorrhagische Anämien eine Rolle

achrestische Anämie: an eine perniziöse Anämie erinnernde megaloblastäre Anämie, die aber nicht auf einem Vitamin B₁₂-Mangel beruht

alimentäre Anämie: *Syn: Mangelanämie, nutritive Anämie, ernährungsbedingte Anämie*; Anämie durch unzureichende Zufuhr oder erhöhten Bedarf eines oder mehrerer essentieller Nährstoffe; neben der eisenbedingten Anämie bei Eisenmangel spielen v.a. **megaloblastäre Anämien** ein Rolle; dabei es handelt sich um hyperchrome Anämien mit Megaloblasten im Knochenmark und peripheren Blut; die wichtigsten Ursachen sind Vitamin B₁₂-Mangel, Stoffwechselstörungen [z.B. hereditäre Orotazidurie] und Zytostatikatherapie [Inhibitoren der Purin- oder Pyrimidinsynthese] spielen nur eine untergeordnete Rolle; die **Folsäuremangelanämie** entsteht bei ungenügender Folsäurezufuhr [Alkoholismus, Mangelernährung, Dialyse], Resorptionsstörung im Darm [Sprue, Zöliakie, orale Kontrazeptiva], erhöhtem Bedarf [Schwangerschaft] oder Behandlung mit Folsäureantagonisten; die **Schwangerschaftsanämie** ist durch einen relativen Folsäuremangel oder Vitamin B₁₂-Mangel bedingt; sie wird durch die prophylaktische orale Gabe von Eisen, Folsäure und Vitamin B₁₂ verhütet die **perniziöse Anämie** ist die klassische megaloblastäre Vitamin B_{12}-Mangelanämie; bei der **echten perniziösen Anämie** liegt ein autoimmuner Mangel an Intrinsic-Faktor vor; meist werden aber alle Anämien, die durch einen Vitamin B_{12}-Mangel durch Resorptionsstörung bedingt sind, unter diesem Begriff zusammengefasst; **Klinik:** durch den Vitaminmangel kommt es zur Entwicklung einer megaloblastären, hyperchromen Anämie [$Hb_E > 32$ pg], Megalozytose, Makrozytose, häufig Leukozytopenie mit Rechtsverschiebung der Granulozyten, Thrombozytopenie, Hyperbilirubinämie und strohgelber Hautfarbe; im Bereich des Magen-Darm-Traktes kommt es zu Hunter-Glossitis und atrophischer Gastritis; viele Patienten zeigen auch Symptome einer funikulären Myelose; **Therapie:** parenterale Gabe von Vitamin B_{12}

bei der **Ziegenmilchanämie** und der **Tunnelanämie** bei Hakenwurmbefall liegt jeweils ein kombinierter Folsäure- und Vitamin B_{12}-Mangel vor; beide Formen spielen in Mitteleuropa keine Rolle mehr, werden aber noch in Ländern der 3. Welt gesehen; dasselbe gilt für die **Gerbasi-Anämie** [reversible Megaloblastenanämie des Kindesalters], eine seltene megaloblastäre Anämie bei untergewichtigen oder unterernährten Säuglingen oder Kleinkindern, und die **Eiweißmangelanämie** bei schwerem Eiweißmangel und dadurch verursachter Störung der Hämoglobinbildung; da es sich meist um einen kombinierten Mangelzustand handelt, bei dem auch andere Substanzen [Vitamine, Eisen] fehlen, gibt es keinen typischen Blutbildbefund

aplastische Anämie: *Syn: aregenerative Anämie;* Anämie als Folge einer angeborenen oder erworbenen Blutbildungsstörung; zu den seltenen **primären aplastischen Anämien** gehören u.a. Fanconi-Anämie und Blackfan-Diamond-Anämie; die häufigeren **sekundären aplastischen Anämien** werden v.a. durch Medikamente [Analgetika, Antirheumatika] verursacht; ist die Erythrozytenbildung nur vermindert, spricht man von **hypoplastischer Anämie**

die **Fanconi-Anämie** ist eine vererbte Blutbildungsstörung, die alle Zellreihen des Knochenmarks betrifft [**konstitutionelle infantile Panmyelopathie**], d.h., es kommt zu Anämie, Granulozytopenie und Thrombozytopenie; zusätzlich treten Missbildungen [Mikrozephalie, Hypogenitalismus, Hypo- oder Aplasie von Unterarm- oder Handknochen] auf; eine Knochenmarktransplantation kann die Panmyelopathie heilen, die meisten Patienten versterben aber an den Missbildungen innerer Organe vor Erreichen des Erwachsenenalters oder den häufigen Malignomen [z.B. Leukämie]

die autosomal-rezessive **Blackfan-Diamond-Anämie** ist eine hypo- oder aplastische, normochrome Anämie mit isolierter Störung der Erythropoese [pure red cell aplasia]; sie ist meist begleitet von Daumenanomalien, Gesichtsfehlbildungen und Kleinwuchs; **Therapie:** 70 % aller Säuglinge sprechen gut auf Steroide [z.B. Prednisolon] an; der Rest muss regelmäßig Transfusionen erhalten; evtl. Knochenmarktransplantation von einem HLA-identischen Geschwisterkind

dyserythropoetische Anämie: durch eine angeborene oder erworbene Störung der Erythropoese verursachte Anämien sind selten; die **kongenitale dyserythropoetische Anämie** kommt in verschiedenen Subtypen vor, von den Typ I und II autosomal-rezessiv, Typ III autosomal-dominant vererbt wird

hämolytische Anämie: Anämie durch einen pathologisch erhöhten Zerfall von Erythrozyten, d.h. eine gesteigerte Hämolyse; solange die Knochenmark noch im Stande ist, den Erythrozytenverlust durch Mehrproduktion auszugleichen, spricht man von **kompensierter gesteigerter Hämolyse;** bei **dekompensierter gesteigerter Hämolyse** kommt es zur Ausbildung der eigentlichen Anämie

hämolytische Anämien können durch eine Reihe von Ursachen ausgelöst oder hervorgerufen werden; unter **korpuskulärer hämolytischer Anämie** fasst man hämolytische Anämien zusammen, deren Ursache in Erythrozyten liegen; dazu gehören auch die Hämoglobinopathien* sowie die **Marchiafava-Micheli-Anämie,** eine chronisch hämolytische

Anämie mit nächtlicher Hämoglobinurie, Gelbsucht und Milzvergrößerung; am häufigsten in Mitteleuropa ist aber die **Kugelzellenanämie,** die meist autosomal-dominant vererbt wird; charakteristisch sind kugelförmige Erythrozyten [Kugelzellen] im Blutbild, Hämolyse, Milzvergrößerung und Gelbsucht; die **serogene hämolytische** oder **immunhämolytische Anämie** wird durch Antikörper gegen Erythrozyten hervorgerufen; typisch ist die idiopathische **Widal-Anämie** durch Wärmeantikörper, die sowohl chronisch [**Dyke-Young-Anämie**] als auch akut [**Lederer-Anämie**] verlaufen kann; bei den **autoimmunhämolytischen Anämien** werden Autoantikörper gegen körpereigene Erythrozyten gebildet; hämolytische Anämien haben ihre Ursache aber auch in Gefäßveränderungen [**angiopathische hämolytische Anämie**], angeborenen oder erworbenen Enzymopathien [**enzymopenische Anämie**] oder Infektionen [**infektiöse hämolytische Anämie**] wie z.B. Malaria; **toxische Anämien** basieren auf einer Störung der Blutbildung oder direkten Schädigung der Erythrozyten

sideroachrestische Anämie: *Syn: sideroblastische Anämie, chronisch-refraktäre Anämie;* Anämie durch eine angeborene oder erworbene Eisenverwertungsstörung [**Eisenmangel ohne Eisenmangel**]; typisch sind die zahlreichen Sideroblasten mit grobkörniger Eisenablagerung in Ringform [**Ringsideroblasten**]

sideropenische Anämie: *Syn: Eisenmangelanämie;* auf einem angeborenen oder erworbenen Eisenmangel beruhende, häufigste Anämieform Europas; der Eisenmangel führt zu Störungen der Hämoglobinbildung und damit zur Entstehung einer hypochromen Anämie; die begleitende Störung der Erythropoese führt zu einer Verminderung des Erythrozytenvolumens [mikrozytäre Anämie] und zum Auftreten von anomalen Erythrozytenformen [Anulozyten] im peripheren Blut; Sonderformen sind die **achylische Anämie,** eine idiopathische hypochrome Anämie in Folge gestörter oder fehlender Magensaftsekretion und dadurch bedingtem Eisenmangel, sowie die **Faber-Anämie,** eine schwere Eisenmangelanämie bei Achlorhydrie

das **klinische Bild** wird durch die allgemeinen Symptome eines Eisenmangels geprägt; das **Blutbild** zeigt eine Verminderung von Erythrozytenvolumen und Hämoglobingehalt der Erythrozyten sowie Aniso-, Anulo- und Poikilozytose; im Vordergrund der **Therapie** stehen Diagnose und Therapie der Ursache des Mangels; meist werden zweiwertige Eisenverbindungen [z.B. Eisen(II)-sulfat, Ferrum sulfuricum], die oral eingenommen werden, zum Ausgleich des Eisendefizits verschrieben; bei Unverträglichkeit oder Resorptionsstörungen können Eisen(III)-verbindungen parenteral [i.v. oder i.m.] zugeführt werden

Ana|phy|la|xie *f: Syn: anaphylaktische Reaktion;* Sofortallergie [Überempfindlichkeit vom anaphylaktischen Typ] nach wiederholter Antigeninjektion, die über IgE vermittelt wird; führt zu Ausschüttung von Histamin, Serotonin, Heparin und Prostaglandinen aus Mastzellen; kann zur Ausbildung eines **allergischen** oder **anaphylaktischen Schocks** mit akuter Lebensgefahr führen; die Histaminausschüttung bewirkt eine Weitstellung der Gefäße und eine Erhöhung der Membranpermeabilität; damit kommt es zu einem Pooling von Flüssigkeit im Niederdrucksystem [**relativer intravasaler Volumenmangel**], Wasseraustritt ins Gewebe und perivaskulärem Ödem [**absoluter Volumenmangel**]; bei der Therapie stehen deshalb die Normalisierung der Gefäßregulation und die Volumensubstitution im Vordergrund; *s.u. Essay Schock S. 1437*

Ana|sto|mo|se *f:* natürliche [Anastomosis] oder operativ hergestellte Verbindung zweier Hohlorgane, Gefäße oder Nerven

bidirektionale kavopulmonale Anastomose: → *Glenn-Operation*

distale splenorenale Anastomose: *Syn: distaler splenorenaler Shunt, Warren-Shunt; s.u. Shunt, portokavaler*

gastroileale Anastomose: *Syn: Magen-Ileum-Fistel, Gastroileostomie, Magen-Ileum-Anastomose;* operative Verbindung von Magen und Ileum

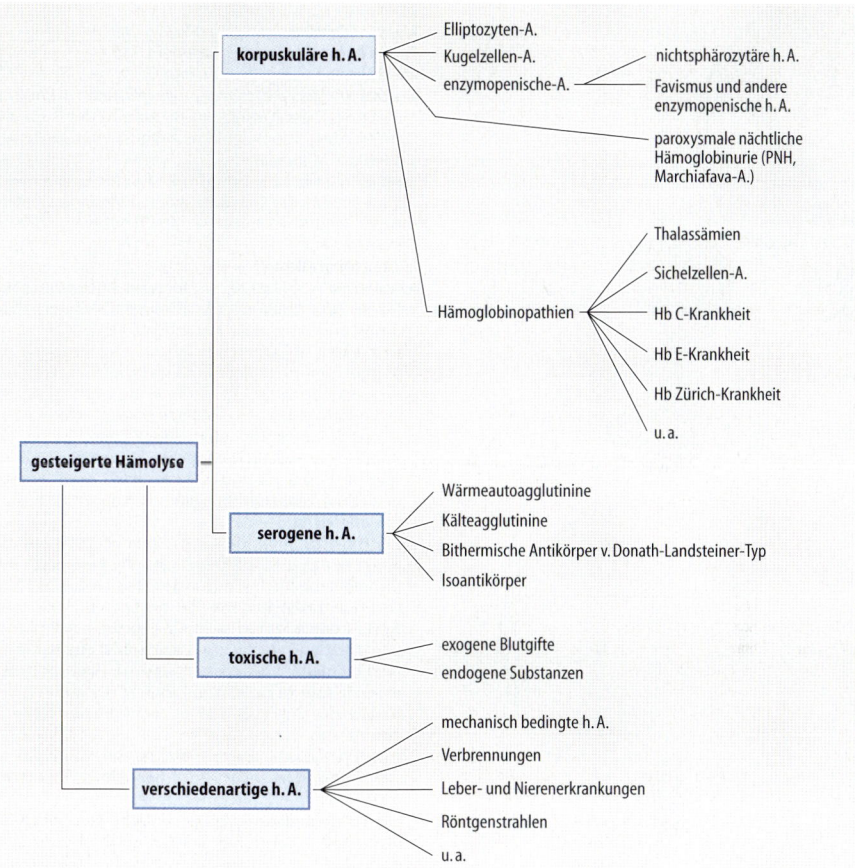

korpuskuläre h. A. — Elliptozyten-A.
— Kugelzellen-A. — nichtsphärozytäre h. A.
— enzymopenische-A. — Favismus und andere enzymopenische h. A.
— paroxysmale nächtliche Hämoglobinurie (PNH, Marchiafava-A.)

Hämoglobinopathien — Thalassämien
— Sichelzellen-A.
— Hb C-Krankheit
— Hb E-Krankheit
— Hb Zürich-Krankheit
— u. a.

gesteigerte Hämolyse

serogene h. A. — Wärmeautoagglutinine
— Kälteagglutinine
— Bithermische Antikörper v. Donath-Landsteiner-Typ
— Isoantikörper

toxische h. A. — exogene Blutgifte
— endogene Substanzen

verschiedenartige h. A. — mechanisch bedingte h. A.
— Verbrennungen
— Leber- und Nierenerkrankungen
— Röntgenstrahlen
— u. a.

Abb. A27. Hämolytische Anämie. Einteilung der hämolytischen Anämien

gastrointestinale Anastomose: *Syn: Magen-Darm-Fistel, Magen-Dünndarm-Fistel, Gastroenteroanastomose, Gastroenterostomie;* operative Verbindung von Magen und (Dünn-) Darm, z.B. zur Umgehung einer Duodenalstenose

gastrojejunale Anastomose: *Syn: Magen-Jejunum-Fistel, Magen-Jejunum-Anastomose, Gastrojejunostomie;* operative Verbindung von Magen und Jejunum; *s.a. Magenresektion*

mesokavale Anastomose: *Syn: mesokavaler Shunt;* operative Verbindung von Vena mesenterica superior und Vena cava inferior; *s.a. portokavaler Shunt*

portokavale Anastomose: → *Shunt, portokavaler*

proximale splenorenale Anastomose: *Syn: Linton-Shunt, proximaler splenorenaler Shunt; s.u. portokavaler Shunt*

refluxverhindernde Anastomose. → *Antirefluxplastik*

splenorenale Anastomose: *Syn: splenorenaler Shunt;* operative Verbindung von Milzvene [Vena lienalis/splenica] und Nierenvene [Vena renalis]; *s.a. portokavaler Shunt*

Ana|sto|mo|sen|ul|kus *nt, pl* **-ul|ze|ra:** *Syn: Anastomosengeschwür;* Dünndarmgeschwür im Bereich einer gastrointestinalen Anastomose; **Ursache:** unzureichende Resektion, Zollinger-Ellison-Syndrom, inkomplette Vagotomie, Hyperparathyreoidismus; **Therapie:** i.d.R. operative Nachresektion; konservative Behandlung [Antihistaminika, Protonenpumpenhemmer, Antazida]

Ana|stro|zol *nt:* selektiver oraler nicht-steroidaler Aromatasehemmer; **Anw.:** postmenopausale metastasierende Mammakarzinome; *s.a. Essay Neubildungen der Brustdrüse S. 969*

An|crod *nt:* fibrinspaltendes Enzym [Serinprotease] der malayi-

schen Grubenotter **Agkistrodon rhodostoma; Anw.:** Antikoagulans bei tiefer Beinvenenthrombose, peripherer arterieller Durchblutungsstörung oder postoperativer Thromboseprophylaxe; *s.a. Essay Schlaganfall und zerebrovaskuläre Krankheiten S. 1423*

An|cy|lo|sto|ma *nt, pl* **-ma|ta:** *Syn: Ankylostoma;* blutsaugende Hakenwürmer der Familie Ancylostomatidae; **Ancylostoma caninum** und **Ancylostoma braziliense** sind selten auf den Menschen übertragene Hakenwürmer von Hunden bzw. Hunden und Katzen; **Ancylostoma duodenale** [europäischer Hakenwurm, Grubenwurm], ein in Europa und Asien vorkommender Hakenwurm, ist häufig Erreger der Ankylostomiasis; die infektionstüchtigen Larven dringen durch die Haut [Barfußlaufen] in den Körper ein; sie gelangen mit dem Blutstrom in die Lunge, durchbohren die Alveolarwand, werden ausgehustet und verschluckt; im Dünndarm reifen sie dann in 4–6 Wochen bis zur Geschlechtsreife heran; *s.a. Essay Tropenkrankheiten – importierte Krankheiten S. 1571, Essay Helminthosen S. 553*

Andersen-Krankheit *f:* → *Glykogenose Typ IV*

Anderson-Fraktur *f: s.u. Densfraktur*

Anderson-Hynes-Plastik *f: Syn: Nierenbeckenplastik nach Anderson-Hynes;* häufigste Form der Nierenbeckenplastik zur Therapie einer Hydronephrose mit verengtem Ureterabgangsegment; das verengte Segment wird zusammen mit einem Teil des dilatierten Nierenbeckens reseziert; das verkleinerte Nierenbecken wird End-zu-End mit dem Harnleiter anastomosiert; *s.a. Abb. A28*

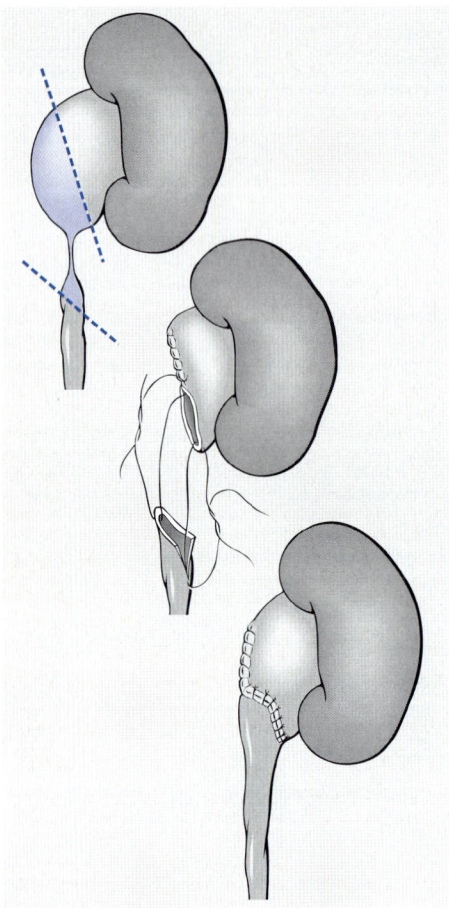

Abb. A28. Anderson-Hynes-Plastik. Side-End-Anastomose von Harnleiter und Nierenbecken nach Resektion der erkrankten Stelle

An|dorn *m*: *Syn: gemeiner/weißer Andorn, Mauerandorn, Marrubium vulgare*; Pflanze aus der Familie der Lippenblütler [Lamiaceae]; verwendet werden die getrockneten Blätter und oberen Pflanzenteile [**Andornkraut, Marrubii herba**]; sie enthalten v.a. Diterpene [u.a. Marrubiin, Premarrubiin, Marrubenol], Flavonoidglykoside sowie Gerbstoffe; **Anw.:** Appetitlosigkeit, Verdauungsbeschwerden, Keuchhusten, Bronchitis, Asthma bronchiale, Gurgelwasser bei Mund- und Rachenentzündungen, äußerlich bei Hautverletzungen; in der Homöopathie bei Entzündungen der Atemwege

An|dro|blas|tom *nt*: meist gutartiger Tumor der Keimdrüsen [Hoden, Eierstock]; 10–20 % der Tumoren sind **maligne Androblastome** mit Metastasierung; *s.a. Essay Hodentumoren S. 651, Essay Neubildungen des Ovars S. 1195*

An|dro|sta|no|lon *nt*: → *5α-Dihydrotestosteron*

An|e|cor|tave *nt*: *s.u. Essay Altersabhängige Makuladegeneration S. 961*

An|e|ja|ku|la|ti|on *f*: Fehlen des Samenergusses beim Höhepunkt; Störung des Spermientransportes durch den beim Höhepunkt kein oder nur sehr wenig Ejakulat fließt; kongenitale zystische oder erworbene entzündliche Obstruktionen des Ductus ejaculatorius sowie Rückenmarksverletzungen und Zustand nach radikaler Prostatektomie können eine Anejakulation verursachen, die aber auch pharmakologisch bedingt sein kann; bei einer retrograden Ejakulation können im postmasturbatorischen Urin Spermien nachgewiesen werden

An|e|mol|ne *f*: *s.u. Küchenschelle*

An|e|thi aetheroleum *nt*: *Syn: Dillöl*; *s.u. Dill*

An|e|thi fructus *m*: *Syn: Dillfrüchte*; *s.u. Dill*

An|e|thi herba *f*: *Syn: Dillkraut*; *s.u. Dill*

An|e|thol *nt*: *Syn: p-Methoxy-propenylbenzol, 4-Propenylanisol*; Bestandteil des Anisöls [80–90 %] und des Fenchelöls [50–60 %]; **Anw.:** Sekretolytikum, Antitussivum; Einbettungsmittel in der Mikroskopie

An|e|thol|tri|thi|on *nt*: Substanz mit stimulierender Wirkung auf die Sekretion der Glandula submandibularis; Choleretikum; **Anw.:** Mundtrockenheit bei Strahlentherapie und Sjögren-Syndrom

An|e|thum graveolens *nt*: → *Dill*

An|eu|rys|ma *nt, pl* **-ma|ta**: angeborene Aneurysmen kommen solitär oder multipel vor [**Bonnet-Dechaune-Blanc-Syndrom**] oder zusammen mit anderen Fehlbildungen [z.B. Nierenzysten]; Ursachen erworbener Aneurysmen sind u.a. Marfan-Syndrom, Ehlers-Danlos-Syndrom, Arteriosklerose, zystische Medianekrose, Periarteriitis nodosa oder Traumen [auch iatrogen durch Katheter!]; beim **echten Aneurysma** [Aneurysma verum] sind alle Wandschichten betroffen, während es sich beim **falschen Aneurysma** [Aneurysma spurium] um ein mit einem Gefäß verbundenen traumatisches Hämatom handelt; v.a. Aneurysmen im Bereich der oberen und unteren Extremitäten sind klinisch lange Zeit unauffällig; sie dienen als Emboliequelle und zum Zeitpunkt der Diagnosestellung kann die periphere Gefäßbahn thromboembolisch verschlossen sein, so dass es zum Verlust der Gliedmaße kommt; die häufigeren Aneurysmen der Aorta können zur Dissektion [Aortendissektion*] führen und sind dann als chirurgischer Notfall anzusehen

intrakranielle Aneurysmen sind die häufigsten Aneurysmen; sie sind zu ca. 90 % angeboren; der größte Teil sitzt im Bereich der Hirnbasis [Ramus communicans anterior, 30 %], der Arteria carotis interna oder Arteria cerebri media; Aneurysmen mit einem Durchmesser von mehr als 1 cm werden als **Megaaneurysmen** bezeichnet, **Riesenaneurysmen** haben einen Durchmesser von mehr als 2,5 cm; Hirnaneurysmen sind eine häufige Ursache von Subarachnoidalblutungen, können aber auf Grund ihrer Lage und Größe auch durch neurologische Symptome [z.B. Lähmung des Nervus oculomotorius] auffällig werden; **Therapie:** hängt von der Lage und Größe des Aneurysmas und der Histologie ab; sowohl bei echten als auch falschen Aneurysmen wird meist abgewartet und der Verlauf beobachtet; die operative Ausschaltung von symptomatischen oder rupturierten Aneurysmen erfolgt durch **Clipping** [Aufsetzen eines Aneurysmaclips auf den Aneurysmahals; Methode der Wahl], **Ligatur des Aneurysmahalses**, **Trapping** [vorsichtige Drosselung der Blutzufuhr zur Verringerung der Rupturgefahr; heute selten], **Wrapping** [Umwickeln des Aneurysmas, z.B. mit Sehne oder Faszie] oder **Filling** [Auffüllung mit inertem Material]

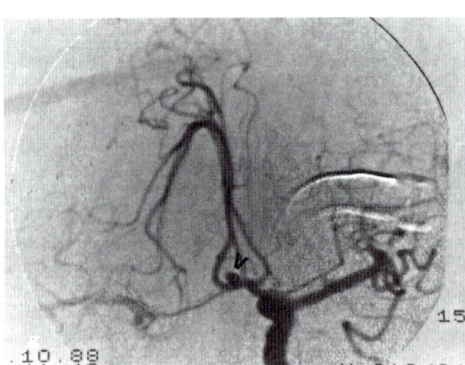

Abb. A29. Aneurysma. Aneurysma des Ramus communis anterior im Karotisangiogramm

An|eu|rys|ma|ek|to|mie f: → *Aneurysmektomie*
An|eu|rys|ma|naht f: → *Aneurysmorrhaphie*
An|eu|rys|ma|re|sek|ti|on f: → *Aneurysmektomie*
An|eu|rys|mek|to|mie f: Syn: *Aneurysmaexstirpation, Aneurysmaresektion, Aneurysmaektomie*; operative Entfernung eines Aneurysmas; wird meist nur bei Aneurysmen peripherer Arterien oder der Aorta durchgeführt, das resezierte Gefäßstück wird i.d.R. durch eine Rohrprothese ersetzt
An|eu|rys|mor|rha|phie f: Syn: *Aneurysmanaht*; Naht eines Aneurysmas; meist kombiniert mit einer Aneurysmaplastik oder Einlage einer Prothese zur Rekonstruktion der Durchblutung
An|fall, epileptischer m: Syn: *Krampfanfall; Krampf, Konvulsion*; wenn ein ausreichend starker Reiz auftritt, ist prinzipiell jedes Gehirn dazu in der Lage einen Krampfanfall zu erleiden; wichtig ist die Unterscheidung von einmalig auftretenden Anfällen [auch Gelegenheitskrämpfe] und wiederholt auftretenden Krämpfen, die das Krankheitsbild der Epilepsie prägen; *s.u. Essay Epilepsie und Status epilepticus S. 365*
An|fall, narkoleptischer m: *s.u. Narkolepsie*
An|falls|lei|den nt: Krankheit, die durch das Auftreten von Anfällen gekennzeichnet ist; oft gleichgesetzt mit Epilepsie*; *s.a. Essay Epilepsie und Status epilepticus S. 365*
An|fall, tetanischer m: *s.u. Tetanie*
An|ge|li|ca archangelica f: → *Angelika*
An|ge|li|cae fructus m: Syn: *Angelikafrüchte, Angelikasamen, Engelwurzsamen*; *s.u. Angelika*
An|ge|li|cae herba f: Syn: *Angelikakraut, Engelwurzkraut, Brustwurz*; *s.u. Angelika*
An|ge|li|cae radix f: Syn: *Angelikawurzel, Engelwurz, Brustwurz*; Wurzel von Angelika*
An|ge|li|ca officinalis f: → *Angelika*
An|ge|li|ka f: Syn: *Angelica archangelica, Angelica officinalis*; Pflanze aus der Familie der Doldengewächse [Apiaceae]; sowohl die getrockneten Früchte [**Angelicae fructus**] als auch Kraut [**Angelicae herba**] und Wurzeln [**Angelicae radix**] enthalten Furanocumarine [u.a. Bergapten, Angelicin, Archangelicin] und Cumarine; **Anw.:** Appetitlosigkeit, Beschwerden wie Völlegefühl, Blähungen und leichten, krampfartigen Magen-Darm-Störungen, Gastritis, Enteritis, Ulcus ventriculi/duodeni; traditionell auch als Diuretikum, Emmenagogum, bei nervösen Schlafstörungen, Husten und Bronchitis [daher auch der Name **Brustwurz**]; in verschiedenen Teemischungen zur Behandlung von Appetitlosigkeit, Leber- und Gallenwegserkrankungen, Magen- und Darmbeschwerden
Anger-Kamera f: → *Gammakamera*
An|gi|i|tis, allergische granulomatöse f: → *Churg-Strauss-Syndrom*
An|gi|i|tis, maligne granulomatöse f: → *Wegener-Granulomatose*
An|gi|na f, pl **-gi|nen**: Syn: *Halsentzündung, Mandelentzündung, Tonsillitis*; Entzündung des lymphatischen Gewebes des Waldeyer-Rachenringes und der angrenzenden Gewebe mit Einengung des Isthmus faucium; am häufigsten ist die akute Entzündung der Gaumenmandel [Angina lacunaris], mit der der Begriff oft gleichgesetzt wird; als Ursachen kommen v.a. Bakterien [β-hämolysierende Streptokokken, Staphylokokken, Haemophilus influenzae, Pneumokokken] und bei Kindern auch Viren [Röteln, Masern, Picornaviren, Rhinoviren, Epstein-Barr-Virus] vor
Angina abdominalis: → *Claudicatio intermittens abdominalis*
Angina agranulocytotica: Syn: *Schultz-Angina*; Angina lacunaris bei Agranulozytose; auffällig sind schmutzige Nekrosen auf den Tonsillen und das Fehlen von Lymphknotenschwellung; starker Foetor ex ore
Angina cruris: → *Claudicatio intermittens*
Angina decubitus: nächtlich aus dem Schlaf heraus auftretende Angina pectoris; *s.u. Essay Angina pectoris S. 59*
Angina herpetica: → *Herpangina*
Angina intestinalis: → *Claudicatio intermittens abdominalis*
Angina lacunaris: Syn: *Tonsillitis lacunaris*; akute Tonsillitis der Gaumenmandel mit Belägen in den Kryptenmündungen [**Kryptentonsillitis**]; kommt v.a. bei größeren Kindern und jugendlichen Erwachsenen vor; die Haupterreger sind β-hämolysierende Streptokokken der Gruppe A und seltener auch Pneumokokken, Haemophilus influenzae oder Viren; **Klinik:** Schluckbeschwerden, Kopfschmerzen, Fieber, Abgeschlagenheit; anfangs findet sich nur eine Rötung und Schwellung der Gaumenmandel [Angina catarrhalis] oder ihrer Follikel [**Angina follicularis**]; später werden dann die typischen Stippchen und Pfröpfe der Krypten sichtbar; hinzu kommen ein Ödem des Gaumenbogens und des weichen Gaumens und druckschmerzhafte Halslymphknoten; die Stippchen können sich auch auf der Rachentonsille [**Angina retronasalis**], Zungentonsille [**Angina lingualis, Zungengrundangina**] oder den Seitensträngen [**Seitenstrangangina**] finden; bei der **Pneumokokkenangina** konfluieren die Beläge und greifen auf die Gaumenbögen über; **Therapie:** Bettruhe, Penicillin [1–2 Millionen E tgl. für mindestens 4 Tage], Analgetika, warme Halswickel, Mundspülung mit Kamillentee

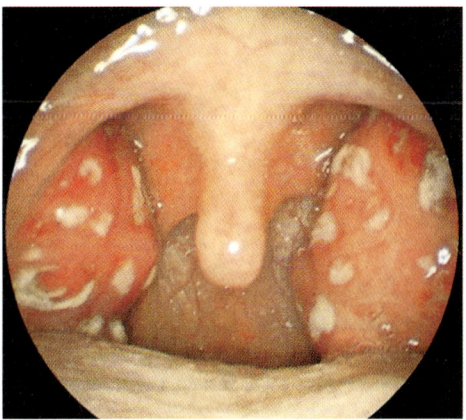

Abb. A30. Angina lacunaris. Deutlich sichtbare Stippchen und Kryptenpfröpfe

Angina pectoris: Syn: *Stenokardie, Brustenge*; durch eine akute Ischämie der Herzmuskulatur hervorgerufene anfallsartige Schmerzen in der Herzgegend mit charakteristischem Beengungsgefühl; wird i.d.R. durch eine körperliche oder seelische Belastung ausgelöst; man unterscheidet: **1. stabile** oder **sporadische Angina pectoris**: tritt belastungsabhängig mit relativ konstanter oder variabler Belastungsschwelle oder nachts [**Angina decubitus**] auf **2. instabile Angina pectoris** [Präinfarktsyndrom]: kardiologischer Notfall, der sofortiger stationärer Überwachung und Behandlung bedarf **3. vasospastische Angina** oder **Prinzmetal-Angina**: oft frühmorgens auftretende schwere, spontan auftretende Anginaanfälle bei sonst guter Leistungsfähigkeit und meist negativen Ischämietests; es besteht ein hohes Risiko für Infarkt, Herzrhythmusstörungen und plötzlichen Herztod; *s.u. Essay Angina pectoris S. 59, Essay Akuter und rezidivierender Myokardinfarkt S. 1071, Essay Koronare Herzerkrankung S. 587*
Angina Plaut-Vincent: Syn: *Plaut-Vincent-Angina, Vincent-Angina, ulzeromembranöse Angina, Angina ulcerosa/ulceromembranacea, Fusospirillose*; Fusoborreliose durch Fusobacterium fusiforme und Borrelia vincentii; meist einseitige ulzeröse Mandelentzündung mit Schluckbeschwerden und evtl. Zahnfleischbefall; i.d.R. kein Fieber und nur leichtes Krankheitsgefühl; **Therapie:** Penicillin* G oder Erythromycin* p.o. bei schwerer Symptomatik; auswischen des Ulkus mit Chromsäure [5 %] oder Antibiotikalösung
Angina tonsillaris: *s.u. Tonsillitis*
Angina ulceromembranacea/ulcerosa: → *Angina Plaut-Vincent*
vasospastische Angina: → *Prinzmetal-Angina*
An|gi|o|chol|li|tis f, pl **-ti|den**: → *Cholangitis*
An|gi|o|dy|no|gra|fie, -gra|phie f: → *farbkodierte Duplexsonografie*
An|gi|o|en|do|the|li|om nt: → *Hämangioendotheliom*
An|gi|o|gra|fie, -gra|phie f: Röntgenkontrastdarstellung von Ge-

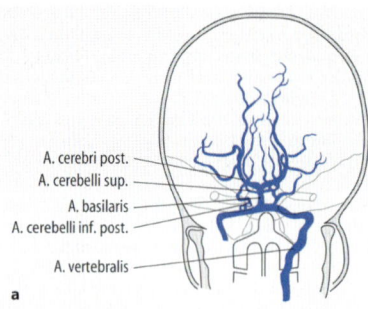

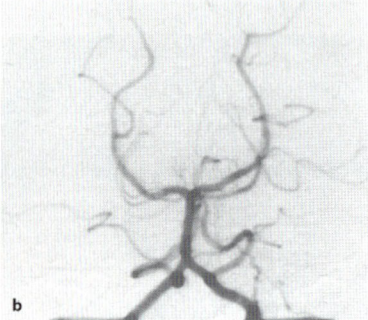

Abb. A31. Zerebrale Angiografie. Schema [a] und digitale Subtraktionsangiografie der Arteria vertebralis [b] im sagittalen Strahlengang

fäßen; Oberbegriff für Arteriografie, Phlebografie und Lymphografie; i.d.R. werden nierengängige Kontrastmittel eingesetzt, die über Katheter [Katheterangiografie] zugeführt werden oder direkt in das Gefäß injiziert werden [**selektive Angiografie**]; bei der **retrograden Angiografie** wird das Kontrastmittel gegen die Strömungsrichtung injiziert, bei der **anterograden Angiografie** fließt es mit dem Blutstrom; *s.a. Subtraktionsangiografie, digitale*
brachiozephale Angiografie: Angiografie des Truncus brachiocephalicus und seiner Äste bei Verdacht auf Gefäßfehlbildungen [Aneurysma] oder Stenosen im brachiozephalen Bereich
linksventrikuläre Angiografie: → *Lävokardiografie*
renale Angiografie: → *Nierenangiografie*
zerebrale Angiografie: Syn: Hirnangiografie, Enzephaloarteriografie; Röntgenkontrastdarstellung der Hirngefäße, d.h. selektive Angiografie der Arteriae carotis interna und externa sowie der Arteria vertebralis mit ihren Aufzweigungen; die Kontrastmittelinjektion erfolgt über transfemoral [Seldinger-Judkins-Technik] oder transbrachial [Seldinger-Sones-Technik] eingeführte Katheter oder [seltener] durch direkte Punktion der Arteria carotis communis
An|gi|o|hä|mo|phi|lie f: → *von Willebrand-Jürgens-Syndrom*
An|gi|o|kar|di|o|gra|fie, -gra|phie f: Röntgenkontrastdarstellung des Herzens und der großen Gefäße; die **selektive Angiokardiografie** ist z.Z. die zuverlässigste diagnostische Methode zur Beurteilung der Anatomie und Pathologie sowie einer Notwendigkeit weiterer therapeutischer Maßnahmen
An|gi|o|ke|ra|tom nt, pl **-ma|ta**: Syn: Blutwarze, Angiokeratom; gutartiger Gefäßtumor mit warzenförmiger Hyperkeratose, z.T. als **solitäres Angiokeratom** [nach Traumen im Kindes- oder Erwachsenenalter], meist aber in multipler Form, wie z.B. als **Fordyce-Krankheit** im 4. Lebensjahrzehnt auftretende kleine Angiome des Skrotums [**Angiokeratoma scroti**] oder der Vulva [**Angiokeratoma vulvae**]; das **Angiokeratoma circumscriptum** oder **naeviforme** ist eine meist schon bei der Geburt vorhandene, scharf begrenzte rötlich-schwarze, warzige Läsion; tritt meist an den Beinen, seltener am Stamm auf; Therapie: Exzision

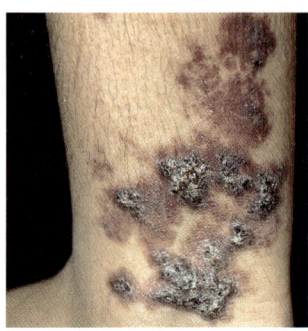

Abb. A32. Angiokeratoma. Angiokeratoma circumscriptum

Angiokeratoma corporis diffusum: → *Fabry-Syndrom*
An|gi|o|ky|mo|gra|fie,-gra|phie f: Syn: Rasterverschiebungsangiokymografie; kymografische Darstellung der Strömungsverhältnisse in den Arterien; nur noch selten durchgeführt
An|gi|o|ma racemosum nt: → *Haemangioma racemosum*
An|gi|o|lö|dem nt: → *angioneurotisches Ödem*
An|gi|o|pa|thie f: Syn: Angiopathia, Vasopathie; Gefäßerkrankung; je nach der Größe der betroffenen Gefäße unterscheidet man **Mikroangiopathie** [z.B. Kapillaren, Netzhautgefäße] und **Makroangiopathie** [z.B. Arterien, Aorta]
diabetische Angiopathie: Syn: Angiopathia diabetica; häufigster Langzeitschaden bei schlecht eingestelltem Diabetes mellitus; die **diabetische Makroangiopathie** betrifft hauptsächlich Gehirn, Herz, Nieren und periphere Gefäße; die **diabetische Mikroangiopathie** ist die Ursache von u.a. diabetischer Retinopathie, diabetischer Glomerulosklerose und diabetischer Neuropathie; *s.a. Essay Diabetes mellitus S. 253*
An|gi|o|plas|tie f: Aufdehnung verengter Gefäßabschnitte, z.B. mit einem Ballonkatheter [**Ballonangioplastie**] oder Kathetern mit steigendem Durchmesser [**Dotter-Technik**]; man unterscheidet **offene** oder **direkte Angioplastie**, die meist intraoperativ durchgeführt wird, von der **geschlossenen** oder **indirekten Angioplastie**, bei der der Katheter perkutan eingeführt wird
perkutane transluminale koronare Angioplastie: Syn: perkutane transluminale Koronarangioplastie; Aufdehnung der Koronararterien mit einem Ballonkatheter [**Ballonangioplastie**]; Standardmethode der Herzchirurgie, die eine Erfolgsquote von mehr als 90 % hat; durch die zusätzliche Platzierung eines intravaskulären Stents wird die Restenoserate von bis zu 50 % auf 20–30 % verringert; in Deutschland werden jährlich mehr als 100.000 Eingriffe dieser Art durchgeführt; die Koronardilatation ist v.a. bei Angina pectoris und/oder Ischämienachweis und relevanter Stenose indiziert; bei komplexer Stenosemorphologie, zusätzlichen Herzfehlern, Niereninsuffizienz und Diabetes mellitus wird aber von den meisten Zentren eine Bypassoperation empfohlen; beim akuten Myokardinfarkt wird die Koronarangioplastie heute der Lysebehandlung vorgezogen, weil der Reperfusionserfolg direkt erkennbar ist, eine vollständigere und schnellere Reperfusion erreicht werden kann und weniger Blutungskomplikationen [z.B. zerebrale Insulte] auftreten, *s.a. Abb. A33*

Tab. A15. Perkutane transluminale koronare Angioplastie. Indikationen für eine perkutane transluminale koronare Angioplastie

1. Angina pectoris und/oder Ischämienachweis und relevante Stenose (>50 %)
2. Grenzwertige Stenose bei ausgeprägter Ischämie
3. Prognostische Indikationen bei relevanter Stenose in größerem Koronargefäß auch ohne eindeutige Angina pectoris/Ischämie ggf.
   - vor größerer nicht-kardialer Operation
   - Risikoberufe (Pilot, Busfahrer)
   - bedrohte Kollateralversorgung
   - Stenose/Verschluss nach Infarkt („Open-artery"-Hypothese)

Angina pectoris

Syn.: Stenokardie, Brustenge   *Abk.*: AP

T. Lauer, B.E. Strauer

Definition

Eine Angina pectoris ist das klinische Leitsymptom der Koronarinsuffizienz. Eine Angina pectoris ist gekenn-zeichnet durch anfallsartige Schmerzen [Druckgefühl, Stechen, Brennen] in der Herzgegend mit charakteristi-schem Beengungsgefühl.

Klinik

Angina pectoris-Beschwerden sind typischerweise retrosternal lokalisiert und können in den Hals, den Unter-kiefer, die Schultergegend und den linken Arm bis in die ulnaren Fingerspitzen ausstrahlen [Abb. 1]. In weniger häufigen Fällen kann sich eine Angina pectoris auch als isolierte Oberbauchbeschwerden, Schmerzen zwischen den Schulterblättern oder selten als Schmerzen im rechten Arm äußern. Luftnot, Schweißausbruch, Übelkeit, andere vegetative Zeichen sowie ein Gefühl der Lebensbedrohung können eine Angina pectoris begleiten. Als gemeinsames Charakteristikum werden die Beschwerden durch körperliche und psychische Belastungen aus-gelöst und verschwinden zumeist in Ruhe innerhalb von wenigen Minuten. Klassische Triggerfaktoren, die eine Angina pectoris auslösen, sind u.a. körperlicher oder psychischer Stress, eine kalte Außentemperatur sowie ein voller oder geblähter Magen [Roemheld-Syndrom*] [Tab. 1]. In typischen Fällen verschwinden Angina pectoris-Beschwerden prompt nach sublingualer Nitratmedikation sowie nach Beendigung der auslösenden Anstrengung.

Pathophysiologie

Eine **Koronarinsuffizienz** ist gekennzeichnet durch ein Missverhältnis zwischen Sauerstoffangebot und Sauerstoffbedarf des Myokards. Steigt der myokardiale Sauerstoffverbrauch, z.B. durch körperliche Belastung, muss das Sauerstoffangebot durch eine entsprechende Steigerung der Myokarddurchblutung erhöht werden.

Tab. 1. Triggerfaktoren einer Angina pectoris

- körperliche Aktivität
- Stress
- Kälte
- Essen
- Rauchen
- Tageszeit

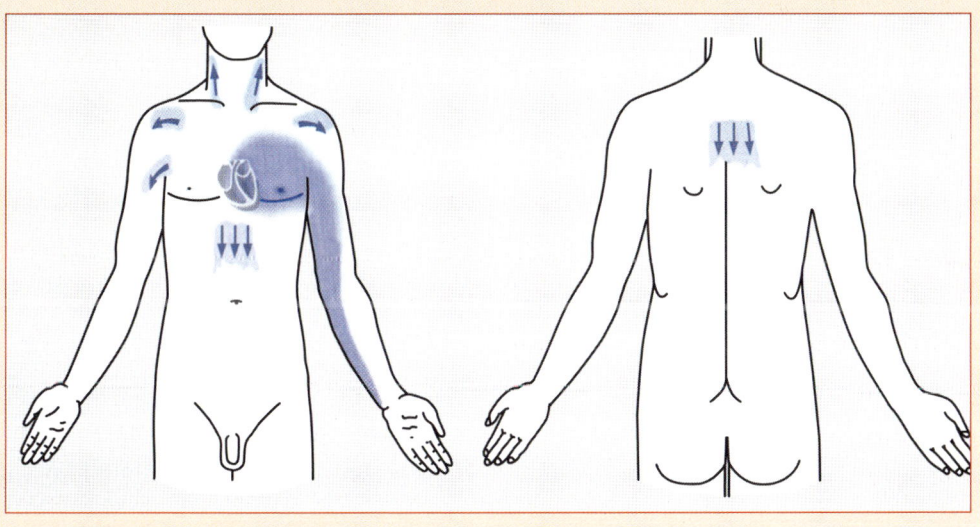

Abb. 1. Schmerzlokalisation einer Angina pectoris

Bei einer Koronarinsuffizienz ist dies nicht in einem ausreichenden Maß möglich, sodass eine Myokardischämie mit Angina pectoris-Beschwerden resultiert. In der überwiegenden Zahl der Fälle beruht diese Ischämie auf einer primären Koronarinsuffizienz, deren Ursache meist eine stenosierende Sklerose der Koronargefäße ist. Als weitere Ursache sind in Fällen mit unauffälligen großen Herzkranzgefäßen eine Erkrankung der kleinen intramuralen Gefäße möglich [**small vessel disease**]. Darüber hinaus können auch Spasmen der Koronargefäße als Ursache einer Ischämie mit Angina pectoris sein. Neben diesen morphologischen Faktoren sind funktionelle Veränderungen von Bedeutung. Bei Abnahme des Perfusionsdrucks [Druckdifferenz zwischen Aortendruck und intramyokardialem Druck in der Diastole] kommt es insbesondere in den subendokardialen Bezirken zu einer Verminderung der Sauerstoffversorgung. Einen ähnlichen Effekt hat die Abnahme des Sauerstoffgehaltes des Blutes bei bestimmten Erkrankungen [z.B. Anämie, Hypoxämie, Vitien], was zu einer sekundären Koronarinsuffizienz führt.

Verlaufsformen

Stabile Angina pectoris

Eine stabile Angina pectoris kann regelmäßig durch bestimmte Triggerfaktoren [z.B. körperliche oder psychische Anstrengung] ausgelöst werden. Eine Beseitigung des auslösenden Mechanismus sowie eine Nitratapplikation führen zum Sistieren der Beschwerden.

Tab. 2. CCS-Klassifikation der Angina pectoris [Canadian Cardiovascular Society]

0	stumme Ischämie
I	keine Angina pectoris bei normaler körperlicher Belastung, Angina pectoris bei schwerer körperlicher Anstrengung
II	geringe Beeinträchtigung der normalen körperlichen Aktivität durch Angina pectoris
III	erhebliche Beeinträchtigung der normalen körperlichen Aktivität durch Angina pectoris
IV	Angina pectoris bei geringster körperlicher Belastung oder Ruheschmerzen.

Instabile Angina pectoris [Präinfarktsyndrom]

Eine instabile Angina pectoris wird nach ihrem klinischen Erscheinungsbild in eine primär und sekundär instabile Verlaufsform unterteilt:
- **Primär instabile Angina pectoris**: Jede Erstmanifestation einer Angina pectoris.
- **Sekundär instabile Angina pectoris**: Sekundär instabile Angina pectoris-Beschwerden sind gekennzeichnet durch eine zunehmende Schwere, längere Dauer und steigende Anzahl der Schmerzanfälle [**Crescendo-Angina**]. Weitere Formen sind jede Angina pectoris-Beschwerden in Ruhe sowie ein zunehmender Bedarf an antiangiösen Medikamenten.

Darüber hinaus wird eine instabile Angina pectoris in drei **Schweregrade** unterteilt:
I.   neu aufgetretene Angina pectoris   < 2 Monate, > 3×/Tag
II.   subakute Ruheangina   2 Tage – 1 Monat
III.   akute Ruheangina   < 2 Tage

Eine instabile Angina pectoris ist ein wesentliches Charakteristikum eines **akuten Koronarsyndroms**, das drei verschiedene klinische Entitäten umfasst [*s.a. Essay Akuter und rezidivierender Myokardinfarkt*]:
1. instabile Angina pectoris ohne Anstieg von Troponin I
2. nicht-transmuraler Myokardinfarkt oder auch Nicht-ST-Streckenhebungsinfarkt [NSTEMI = *non ST-segment-elevation myocardial infarction*] mit instabiler Angina pectoris und mit Anstieg von Troponin I, aber ohne ST-Streckenhebung
3. transmuraler Myokardinfarkt mit ST-Streckenhebung [STEMI = *ST-segment-elevation myocardial infarction*] mit Angina pectoris, mit Troponin I und Enzymveränderungen und infarkttypischen EKG-Veränderungen.

Sonderformen einer Angina pectoris
- **Prinzmetal-Angina**: Passagere Koronarspasmen können zu einer Angina pectoris mit reversibler ST-Anhebung ohne Enzymgleisung führen. Betroffene Patienten weisen häufig Koronarstenosen auf, in deren Bereich es zu Spasmen kommen kann.

A

- **Walking-through-Angina**: Angina pectoris-Beschwerden, die zu Beginn einer Belastung auftreten und bei weiterer Belastung durch Freisetzung vasodilatierender Metabolite wieder verschwinden.
- **Angina decubitus**: Nächtlich aus dem Schlaf heraus auftretende Angina pectoris.

Diagnose

Die Diagnose einer Angina pectoris wird aus der Anamnese und dem Ausschluss anderer Ursachen gestellt.

Differenzialdiagnose

Brustschmerzen können durch verschiedene kardiale und nicht-kardiale Ursachen ausgelöst werden [Tab. 3]. Die wichtigsten kardialen Ursachen sind eine Angina pectoris im Rahmen einer koronaren Herzerkrankung, eine Herzmuskelerkrankung oder Herzmuskelentzündung, höhergradige Herzrhythmusstörungen, hypertensive Entgleisungen sowie Herzklappenfehler. Nicht-kardiale Ursachen beinhalten Erkrankungen der Lunge, des Gastrointestinaltraktes, der Gefäße sowie des Skelett- und Nervensystems.

Tab. 3. Differenzialdiagnose Angina pectoris

Kardiale Erkrankungen
• Perimyokarditis
• Kardiomyopathien
• Vitien
Gastrointestinale Erkrankungen
• Ösophagitis
• Hiatushernie
• Gastritis
• Ulcera ventriculi und duodeni
Erkrankungen des Skelett- und Nervensystems
• HWS-/BWS-Syndrom
• Tietze-Syndrom
• Osteochondrose
• Neuralgien, Neuritis
• rheumatische Erkrankungen
Pulmonale Erkrankungen
• Pleuritis, Pneumonie
• Pneumothorax
• Lungenembolie
Gefäßerkrankungen
• Aortenaneurysma
• Aortendissektion

Therapie

Die therapeutischen Maßnahmen betreffen die Behandlung der Ursachen einer Koronarinsuffizienz mit dem Ziel der Normalisierung des myokardialen Missverhältnisses zwischen Sauerstoffangebot und Bedarf. Hierbei stehen kausale und symptomatische Therapieansätze zur Verfügung. Eine kausale Therapie beinhaltet die Prophylaxe einer Arteriosklerose, nicht-operative Revaskularisationsverfahren wie die perkutane transluminale Koronarangioplastie* und operative Revaskularisation mittels Anlage eines aortokoronaren Bypasses*. Die symptomatische Therapie der Angina pectoris umfasst körperliche Schonung mit Vermeidung von auslösenden Faktoren. Die Gabe von Nitraten* dient der Senkung der Vor- und Nachlast des Herzens mit Verbesserung der Myokarddurchblutung. β-Blocker* senken den myokardialen Sauerstoffbedarf. Calciumantagonisten* senken die Nachlast und werden aufgrund ihrer antivasospastischen Eigenschaften bei der Prinzmetal-Angina eingesetzt.[*s.a. Essay Akuter und rezidivierender Myokardinfarkt*]

Tab. 4. Angina pectoris. Formen und ihre Therapie

	Pathophysiologie und Auslösemechanismen	Spezielle Therapie
Stabile [sporadische] Angina pectoris		
a) Belastungsabhängig mit relativ konstanter Belastungsgrenze [Anginaschwelle], „chronische stabile Angina pectoris"	Fixierte [konzentrische] Koronarstenosen plus Steigerung des myokardialen Sauerstoffverbrauchs: Arbeit, Erregung, Blutdruckanstieg, Kälte, Sympathikusaktivierung, Tachykardie etc.	Anfallstherapie: Glycerintrinitrat, Isosorbitdinitrat [sublingual, oral] Prophylaktische und Dauertherapie: Nitratlangzeittherapie, Molsidomin und/oder β-Blocker und/oder Kalziumantagonisten, obligat ASS, Allgemeintherapie, evtl. ACE-Hemmer Risikoprüfung, ggf. Koronardiagnostik [evtl. Interventionen]
b) Belastungsabhängig mit variabler Belastungsgrenze bis zu Spontanauftreten [Angina mit dynamischer Komponente]	Wie [a], aber mit zusätzlichen Schwankungen der myokardialen Sauerstoffversorgung durch spastische Vorgänge an den stenosierten Koronarien [bei exzentrischer Stenose]	Wie bei [a], jedoch Kalziumantagonisten bevorzugt beteiligen
c) Nächtliche Angina	Mögliche Zusatzursachen: latente Linksherzinsuffizienz; Blutdruckabfall bei hochgradiger fixierter Koronarstenose; zirkadiane Schwankungen der sympathischen Aktivität; Bronchialkonstriktion; Kälte u.a.	Abendliche Nitratgabe, Blutdruck ausreichend? Chronische Bronchitis? Ggf. vorsichtige Herzinsuffizienztherapie
Instabile Angina pectoris		
Crescendoangina mit progredienter, schwerer Ruheangina, Typenwechsel, als akute Verschlechterung oder Neuauftreten [„Status anginosus", „Intermediärsyndrom", „Drohender Infarkt"]	Schwere Koronarveränderungen, meist hochgradige Mehrgefäßerkrankung; zusätzlich Intimaaufbruch mit intrakoronaren Thrombosierungen, oft begleitende Spasmen	Stationäre Überwachung [Koronarstation] und dringliche Therapie, Ziel: Verhütung eines Infarktes Intensive Allgemeintherapie [Sedierung, auslösende Noxen beseitigen] Nitroglycerin [gehäuft oral oder Infusion] und zusätzlich: β-Blocker [kurzwirkende, oral, evtl. als Infusion] – sofern keine Herzinsuffizienz oder Bradykardie vorliegt –, bei therapieresistenten Beschwerden auch Kalziumantagonisten [meist als Infusion] Optimale Einstellung von Herzfrequenz, Blutdruck, Venendruck, Sauerstoffsättigung Acetylsalicylsäure, zusätzlich Heparin als regelmäßige Soforttherapie Eildiagnostik und Interventionen [PTCA; Bypassoperation], bei Therapieresistenz unverzüglich [in schwersten Fällen Überbrückung durch intraaortale Ballonpulsation]
Prinzmetal-Angina [„variant angina"]		
Schwere Spontanangina mit vorübergehender ST-Hebung [evtl. auch ST-Senkung], bis zu Stunden anhaltend Bei sonst guter Leistungsfähigkeit Begünstigt durch Stress, belastende Lebenssituationen, Rauchen u.a. Verlauf i. Allg. nicht progredient, aber Herzinfarkt und Rhythmuskomplikationen möglich	Koronarspasmen, meist bei und in der Nähe organische Läsionen von unterschiedlichem Ausmaß [begünstigt durch unklare Allgemeineinflüsse und Neigung zu Gefäßspasmen]	Allgemeintherapie [Sedativa usw.] Nitroglycerin [Anfall- und Dauertherapie] Kalziumantagonisten [Nifedipin] als wesentliche Therapie [β-Blocker im Allgemeinen kontraindiziert] Koronardiagnostik [selten Interventionen möglich]

Quellenhinweise
Abb. 1: AM-productions, Wiesloch

An|gi|o|plas|tik *f*: *Syn:* *Gefäßplastik*; allgemeine Bezeichnung für plastische Gefäßoperationen, wie z.B. Bypasschirurgie

An|gi|o|re|ti|ku|lo|ma|to|se *f*: → *Kaposi-Sarkom*

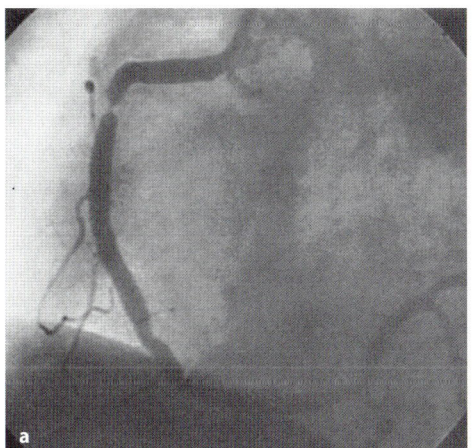

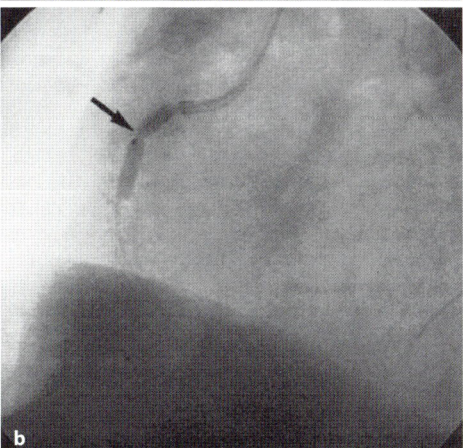

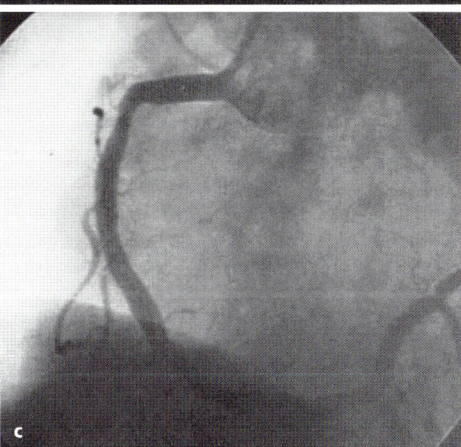

Abb. A33. Perkutane transluminale koronare Angioplastie. Ballonangioplastie der rechten Koronararterie: **a** vor der Balloninflation, **b** wespentaillenartige Einschnürung des mittleren Ballonsegmentes zu Beginn der Inflation [Pfeil], **c** offene Arterie

An|gi|o|sko|pie *f*: **1.** *Syn:* *Kapillarmikroskopie, Kapillaroskopie*; direkte Betrachtung oberflächlicher Kapillaren mit einem Kapillarmikroskop, z.B. zur Beurteilung morphologischer Veränderungen bei systemischem Lupus* erythematodes **2.** Endoskopie von Gefäßen, z.B. zur Thrombusentfernung

An|gi|o|stron|gy|lus cantonensis *m*: *Syn:* *Rattenlungenwurm*; v.a. in Südostasien, der Karibik und Australien vorkommende Nematode; Befall des Menschen [**Angiostrongylose**] verläuft häufig als eosinophile Meningitis, selten kommt es auch zu einem Augenbefall; **Diagnose:** Serologie, selten Nachweis der Larven im Liquor; **Therapie:** selbstlimitierend, evtl. Corticosteroide; *s.a. Essay Helminthosen S. 553*

An|gi|o|stron|gy|lus costaricensis *m*: in Mittel- und Südamerika vorkommende Nematode; bei Infektion kommt es zu eosinophiler Gastroenteritis, Ileitis, Peritonitis; **Diagnose:** Histologie, Serologie; **Therapie:** chirurgische Entfernung; *s.a. Essay Helminthosen S. 553*

An|gi|o|szin|ti|gra|fie, -gra|phie *f*: szintigrafische Darstellung von Strömungsverhältnissen in Gefäßen; nur noch selten durchgeführt

An|gi|o|ten|sin *nt*: Gewebehormon mit Polypeptidstruktur; **Angiotensinogen**, die inaktive Muttersubstanz, wird von Renin in ebenfalls inaktives **Angiotensin I** umgewandelt; die Peptidase **Angiotensin-Converting-Enzym** wandelt dieses in **Angiotensin II** um, das eine starke vasokonstriktorische und blutdrucksteigernde Wirkung hat und eine wichtige Rolle im Renin-Angiotensin-Aldosteron-System spielt; **Angiotensin III** ist ein inaktives Abbauprodukt von Angiotensin II

Angiotensin-II-Blocker *pl*: *Syn:* *Angiotensin-II-Rezeptorantagonisten*; Substanzen, die mit Angiotensin II am Rezeptor konkurrieren und damit blutdrucksenkend wirken; werden zur Behandlung der arteriellen Hypertonie und Herzinsuffizienz verwendet; *s.a. ACE-Hemmer, Essay Herzinsuffizienz S. 599*

Angiotensin-Converting-Enzym-Hemmer *m*: → *ACE-Hemmer*

Angiotensin-II-Rezeptorantagonisten *pl*: → *Angiotensin-II-Blocker*

An|gi|o|to|mo|gra|fie, -gra|phie *f*: kombinierte Angiografie und Tomografie; z.B. zur Darstellung von Hämangiomen, Aneurysmen oder Tumoren

An|he|be|os|te|o|to|mie *f*: Korrekturosteotomie, bei der zur Änderung der Achse der Knochen durchtrennt und durch Implantation eines i.d.R. kortikospongiösen Spans angehoben wird; Form der additiven Osteotomie

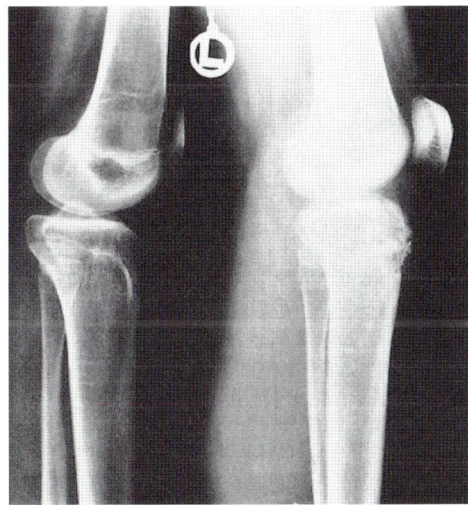

Abb. A34. Anhebeosteotomie. Korrektur eines Genu recurvatum durch Implantation eines kortikospongiösen Beckenkammspans oberhalb der Tuberositas tibiae

An|i|ri|die, traumatische *f: s.u. Iridodialyse*
Anis *m: Syn: Pimpinella anisum*; Pflanze aus der Familie der Doldengewächse [Apiaceae]; die Früchte [**Anis, Anisi fructus**] enthalten 2–6 % Anisöl; **Anw.**: bei Verdauungsbeschwerden, leichten Magen-Darm-Krämpfen und Entzündungen der Atemwege [v.a. Bronchitis]; traditionell auch als Aphrodisiakum, Emmenagogum und Laktagogum
Ani|sal|kis marina *f: Syn: Heringswurm*; dem Spulwurm [Ascaris lumbricoides] verwandter Wurm; der natürliche Endwirt sind Robben, Heringe der Zwischenwirt; beim Menschen [Fehlendwirt] entsteht ein Darmerkrankung [**Anisakiasis**] mit Ausbildung eosinophiler Granulome und Abszessen; in seltenen Fällen kommt es zu einem akuten Abdomen; **Diagnose**: Histologie, Serologie; **Therapie**: selbstlimitierend chirurgische oder endoskopische Entfernung, evtl. Albendazol*; *s.a. Essay Helminthosen S. 553*
Ani|si aetheroleum *nt: Syn: Anisi oleum; s.u. Anisöl*
Ani|si fructus *m: Syn: Anis, süßer Kümmel*; Spaltfrüchte von Anis*
Ani|si oleum *nt: Syn: Anisi aetheroleum; s.u. Anisöl*
Ani|si stellati aetheroleum *nt: Syn: Sternanisöl; s.u. Anisöl*
Ani|si stellati fructus *m*: Früchte von Sternanis*
Anis|öl *nt*: ätherisches Öl aus Anis [Anisi oleum, Anisi aetheroleum] oder Sternanis [Anisi stellati aetheroleum]; enthält bis zu 95 % **trans-Anethol**, das bei Lichteinwirkung in das wesentlich giftigere **cis-Anethol** umgewandelt wird; **Anw.**: in Hustensäften, -tropfen, -pastillen; als Aromamittel in Tees oder Getränken; zum Maskieren unangenehmer Gerüche in Arzneimitteln und kosmetischen Produkten, sowie als Geruchskomponente in Zahnpasten, Parfümen, Seifen, Detergentien, Cremes und Lotionen
Ani|strep|la|se *f: Syn: Eminose*; inaktives, fibrinolytisches Prodrug [APSAC, p-anisoylierter lys-Plasminogen-Streptokinase-Aktivator-Komplex], das an Thrombusfibrin bindet; durch spontane Deacylierung wird der enzymatisch aktive Lys-Plasminogen-Streptokinase-Komplex freigelegt, der am und im Thrombus Plasminogen zu Plasmin umwandelt und die Fibrinolyse in Gang setzt; **Anw.**: Reperfusionstherapie verschlossener Koronararterien bei akutem Myokardinfarkt; *s.a. Essay Akuter und rezidivierender Myokardinfarkt S. 1071*
An|ky|lo|se *f*: Einschränkung der Gelenkbeweglichkeit durch Veränderungen, die zu einer festen Verbindung der Gelenkflächen führen, d.h. es handelt sich um eine Gelenkversteifung aus innerer Ursache; tritt v.a. nach bakteriellen oder rheumatischen Entzündungen, Hämatom, Frakturen und Immobilisation auf; **fibröse Ankylosen** [Versteifung durch Bindegewebszüge] können meist manuell oder arthroskopisch gelöst werden, **ossäre Ankylosen** durch knöcherne Verwachsung erfordern i.d.R. eine Gelenkplastik oder einen Gelenkersatz
An|ky|lo|sto|mi|a|sis *f, pl* **-ses**: *Syn: Hakenwurminfektion, Ankylostomatosis, Ankylostomatidose*; meist durch **Ancylostoma duodenale** oder **Necator americanus** hervorgerufene Erkrankung mit Anämie, Magen-Darm-Symptomen [Verdauungsstörungen, Unterernährung], Lungenerkrankungen [eosinophiles Lungeninfiltrat] und evtl. Herzinsuffizienz; tritt v.a. in den Tropen und Subtropen auf, in gemäßigten Regionen auch bei Bergleuten [**Wurmkrankheit der Bergarbeiter**] und Tunnelarbeitern [**Tunnelanämie**]; die Anzahl der weltweiten Erkrankungen wird auf mehr als 1 Milliarde geschätzt; *s.u. Essay Tropenkrankheiten – importierte Krankheiten S. 1571, Essay Helminthosen S. 553*
An|ky|lo|to|mie *f*: **1.** Durchtrennung ankylotischer Verwachsungen eines Gelenkes **2.** → *Frenotomie*
Ann-Arbor-Klassifikation *f: s.u. Essay Hodgkin-Lymphome S. 661, Essay Non-Hodgkin-Lymphome S. 1133*
Ano|mal|o|skop *nt*: Gerät zur Diagnostik von Farbensinnstörungen; beim **Nagel-Anomaloskop** ist das Gesichtsfeld in einen oberen und unteren Abschnitt unterteilt; im unteren Feld ist ein Natriumgelb [589 nm] zu sehen, dessen Helligkeit verändert werden kann; der Proband soll im oberen Feld aus Lithiumrot [671 nm] und Quecksilbergrün [546 nm] ein gleichfarbiges Gelb mischen; Patienten mit Deuteranomalie

oder Protanomalie gelingt das nicht
An|o|phe|les *f: Syn: Malariamücke, Fiebermücke, Gabelmücke*; weltweit verbreitete Stechmückenart, die Malaria und andere Infektionskrankheiten überträgt; *s.u. Essay Tropenkrankheiten – importierte Krankheiten S. 1571, Essay Parasitosen S. 1217*
Ano|plas|tik *f: Syn: Afterplastik, Anusplastik, Proktoplastik*; Plastik des Afterschließmuskels, z.B. die **laterale innere Sphinkterotomie** bei chronischer Analfissur
Ano|plu|ra *pl*: → *Läuse*
Ano|rek|tal|fis|tel *f*: → *Analfistel*
Ano|rek|to|plas|tik *f: Syn: Anus-Rektum-Plastik*; plastische Operation an Anus und Rektum, z.B. Fistelausschneidung
Ano|re|xia *f: Syn: Anorexie, Asitie*; Appetitlosigkeit; oft auch Bezeichnung für die dadurch verursachte Abmagerung
Anorexia nervosa: *Syn: Pubertätsmagersucht, Magersucht, Anorexia mentalis*; fast ausschließlich Mädchen im Alter von 12–21 Jahren betreffende Essstörung mit extremer Abmagerung und Zeichen allgemeiner Körperschwäche und Fehlernährung; oft kombiniert mit periodischer Bulimie [**Anorexie-Bulimie-Syndrom**]; die Patientinnen zeigen oft eine scheinbar positive Einstellung zu Essen, kochen gerne für andere [essen selbst aber nichts oder nur wenige Bissen] und sind körperlich aktiv; häufig findet sich auch ein Laxanzienabusus; auf Grund der Mangelernährung kommt es u.a. zu Amenorrhoe, niedrigem Blutdruck, Hypoglykämie, Elektrolytstörungen, Bradykardie; die extreme Gewichtsabnahme [z.T. unter 30 kg] führt in ca. 10 % der Fälle zum Exitus letalis; daneben gibt es auch noch eine erhöhte Suizidrate; **Therapie**: Zwangsernährung und erzwungene Gewichtszunahme sind von sehr zweifelhaftem Wert; die Wertigkeit verschiedener psychotherapeutischer Ansätze hängt von den Patientinnen bzw. dem Therapeuten ab; *s.a. Essay Essstörungen mit anorektischer und bulimischer Symptomatik S. 387, Essay Zyklusstörungen S. 1721*
An|or|gas|mie *f*: Ausbleiben des Orgasmus beim Geschlechtsverkehr oder bei der Masturbation; kann bei einer antidepressiven Therapie mit trizyklischen Antidepressiva häufig auftreten, ebenso können auch Diabetiker Probleme mit ihrem Orgasmus haben; immer muss eine Anorgasmie von einer Ejakulationsstörung im engeren bzw. einer erektilen Dysfunktion im weiteren Sinne abgegrenzt werden; bei organischer Ursache sind Behandlungserfolge nach Phosphodiesterasehemmer- und Yohimbintherapie berichtet, kontrollierte Studien stehen aber noch aus; häufiger wählen Männer eine Behandlung durch eine Psychotherapeuten
Ano|sig|moi|do|sko|pie *f: Syn: Anosigmoideoskopie*; endoskopische Untersuchung von Anus und Sigmoid [Colon sigmoideum] mit einem flexiblen Endoskop; *s.a. Koloskopie*
Ano|skop *nt*: kurzes, starres Endoskop zur direkten Betrachtung des Analkanals
Ano|sko|pie *f*: endoskopische Untersuchung des Analkanals, i.d.R. mit einem kurzen, starren Endoskop
Ase|ri|nae herba *f: Syn: Potentillae anserinae herba*; Blätter und Blüten von Gänsefingerkraut*
An|stren|gungs|asth|ma *nt*: durch eine körperliche Belastung ausgelöstes Asthma bronchiale; *s.u. Essay Asthma bronchiale und Status asthmaticus S. 95*
An|stren|gungs|ur|ti|ka|ria *f: Syn: Schwitzurtikaria, cholinergische Urtikaria, generalisierte Wärmeurtikaria; s.u. Wärmeurtikaria*
An|ta|bus|syn|drom *nt: s.u. Disulfiram*
An|ten|na|ria dioica *f*: → *Katzenpfötchen, gemeines*
An|ten|na|rilae dioicae flos *m: Syn: Katzenpfötchenblüten*; Blüten des gemeinen Katzenpfötchens*
An|te|ro|la|te|ral|in|farkt *m*: Myokardinfarkt der Vorder- und Seitenwand; *s.a. Essay Akuter und rezidivierender Myokardinfarkt S. 1071*
An|the|mi|dis flos *m: Syn: Chamomillae romanae flos*; Blütenköpfchen der römischen Kamille*
An|the|mis nobilis *f*: → *römische Kamille*
1,8,9-An|thra|cen|tri|ol *nt*: → *Cignolin*
Anthracyclin-Antibiotika *pl*: → *Anthrazykline*
Anth|ra|ko|se *f: Syn: Anthracosis*; Gewebepigmentierung durch

Einlagerung exogener Ruß- oder Kohlepartikel; meist gleichgesetzt mit Lungenanthrakose

Anth|ra|ko|si|li|ko|se f: Syn: Anthrasilikose, Silikoanthrakose; zu den Berufskrankheiten gerechnete Pneumokoniose durch langjähriges Einatmen kieselsäurehaltigen Kohlenstaubes; s.u. Essay Lungen- und Atemwegserkrankungen durch Arbeit und Umwelt S. 1265

1,8,9-An|thra|triol nt: → Cignolin

Anth|rax m: Syn: Milzbrand; meldepflichtige Infektionskrankheit durch **Bacillus anthracis** [Milzbrandbazillus], die vom Tier auf den Menschen übertragen wird; die Übertragung erfolgt durch direkten Kontakt mit erkrankten oder verstorbenen Tieren sowie indirekt durch tierische Rohstoffe [Wolle, Tierhaare, Knochenmehl] und daraus hergestellten Produkten [Satteldecken, Rasierpinsel]; die Sporen werden i.d.R. über die verletzte Haut, seltener durch Inhalation oder Ingestion aufgenommen; die Sporen wandeln sich am Infektionsort in das vegetative Stadium um und beginnen mit der Produktion von **Anthraxtoxin**, das aus drei Komponenten besteht: **Ödemfaktor**, **protektives Antigen** und **Letalfaktor**; unter dem Schutz des protektiven Antigens dringen Ödemfaktor und Letalfaktor in polymorphkernige Leukozyten ein und lähmen über eine Erhöhung der cAMP-Konzentration die Phagozytose; damit erscheint das befallene Gewebe reaktionslos und die Bazillen können sich ungestört weiter vermehren und mehr Anthraxtoxin bilden, das zur Nekrose des Gewebes führt

klinisch unterscheidet man drei Hauptformen: **1. Darmmilzbrand** [gastrointestinaler Milzbrand, Anthrax intestinalis]: sehr seltener, durch den Genuss infizierter Nahrungsmittel hervorgerufener Befall von Dünn- und Dickdarm, der als schwere Enteritis imponiert; die Mortalität liegt im Bereich von 70–90 % **2. Lungenmilzbrand** [Anthraxpneumonie, inhalativer Milzbrand]: durch Einatmen von Milzbrandsporen hervorgerufene Form; sobald die Bazillen am Ende der Inkubationszeit [1–6 Tage, bis zu 43 Tage] mit der Produktion von Anthraxtoxin beginnen, kommt es zu schweren Hämorrhagien, Ödem, Nekrose, hohem Fieber, Dyspnoe und Schocksymptomatik; die Mortalität beträgt unbehandelt praktisch 100 %, unter Antibiose 70–90 % **3. Hautmilzbrand**: häufigste Milzbrandform [ca. 95 % aller Fälle]; die Sporen dringen durch die verletzte Haut [meist Hände, Arme, Gesicht, Nacken] in den Körper ein; nach einer Inkubationszeit von 3–8 Tagen [bis zu 8 Wochen] kommt es zur Ausbildung einer typischen **Pustula maligna**, die relativ schmerzarm ist; die begleitende regionale Lymphadenitis ist ebenfalls indolent; 80–90 % der Fälle heilen ohne Antibiotikatherapie spontan ab; der Rest führt zu meist tödlicher Milzbrandsepsis

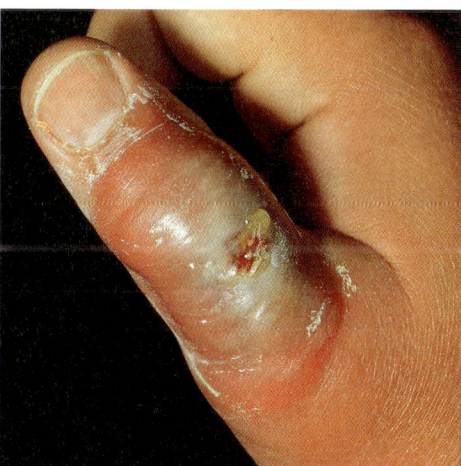

Abb. A35. Anthrax. Hautmilzbrand

oder Entwicklung eines **malignen Ödems** [Ödem, Induration, multiple Blasen, Schocksymptome]; unter Antibiotikatherapie beträgt die Heilungsquote mehr als 98 %

alle drei Formen können zu **Milzbrandsepsis** [Anthrax malignus] führen, die innerhalb von Stunden tödlich verläuft; **Therapie**: Penicillin★ G tötet die Erreger innerhalb von Stunden ab; Ciprofloxacin★ und Doxycyclin★ sind gleich wirksam

der letzte Fall von Milzbrand in Deutschland trat 1994 auf und Milzbrand war ein fast vergessenes Krankheitsbild; der Terroranschlag mit Anthraxsporen in den USA im September/Oktober 2001 hat aber gezeigt, dass Anthrax über eine große Potenz als Biowaffe verfügt; nach Schätzungen des amerikanischen Kongresses von 1994 könnte ein Bioangriff mit 100 kg Milzbrandsporen auf Washington 130.000 bis 3 Millionen Todesfälle verursachen; der letzte Anschlag hat jedoch gezeigt, dass bei entsprechender Aufbereitung der Sporen schon wesentlich geringere Mengen zu furchtbaren Folgen führen können; zur Zeit arbeiten mindestens 17 Nationen, darunter auch die USA und Russland, an der Entwicklung von Biowaffen

An|thra|zy|kli|ne pl: Syn: Anthrazyklinderivate, Anthracyclin-Antibiotika; von Streptomyces-Species gebildete Antibiotika mit Anti-Tumoraktivität; s.u. Essay Chemotherapie S. 185

An|ti|ad|ren|er|gi|kum nt, pl -ka: → Adrenorezeptorenblocker

An|ti|ar|rhyth|mi|kum nt, pl -ka: Arzneimittel mit Wirkung gegen Herzrhythmusstörungen; nach **Vaughan Williams** werden sie in vier Klassen eingeteilt:

1. Klasse-I-Antiarrhythmika: auch als **Natriumantagonisten** oder **Membranstabilisatoren** bezeichnet; besteht aus den Unterkategorien **Klasse IA** oder **Chinidintyp** [Chinidin★, Procainamid★, Disopyramid★, Prajmalium★, Propafenon★], **Klasse IB** oder **Lidocaintyp** [Lidocain★, Tocainid★, Mexiletin★, Phenytoin★]; **Klasse IC** [Flecainid★, Propafenon★]; ihre Hauptwirkung besteht in einer Verlängerung des Aktionspotenzials und die **Indikation** ist deshalb die Behandlung von ventrikulären und supraventrikulären Extrasystolen

2. Klasse-II-Antiarrhythmika: enthalten Betablocker [Metoprolol★, Atenolol★, Sotalol★, Oxyprenolol★, Acebutolol★]; ihre **Indikation** sind Sinustachykardie, supraventrikuläre paroxysmale Tachykardie, ventrikuläre und supraventrikuläre Arrhythmien

3. Klasse-III-Antiarrhythmika: umfassen Calciumantagonisten und Betablocker mit Klasse-III-Wirkung [Amiodaron★, Sotalol★]; **Indikation**: therapierefraktäre ventrikuläre und supraventrikuläre Rhythmusstörungen

4. Klasse-IV-Antiarrhythmika: Calciumantagonisten mit antiarrhythmischer Wirkung [Verapamil★, Diltiazem★]; **Indikation**: tachykarde Rhythmusstörungen; s.a. Essay Herzrhythmusstörungen S. 613

An|ti|ba|sal|mem|bran-Glo|me|ru|lo|ne|phri|tis f: Glomerulonephritis durch gegen die Basalmembran gerichtete Autoantikörper; verläuft meist als rapid-progressive Glomerulonephritis★

An|ti|bi|o|ti|ka|re|sis|tenz f: die **natürliche** oder **primäre Antibiotikaresistenz** stellt eine genetisch bedingte Unempfindlichkeit dar, während die **sekundäre** oder **erworbene Antibiotikaresistenz** auf dem Selektionsdruck des Antibiotikums beruht; empfindliche Organismen sterben ab, während die in jeder Population vorkommenden unempfindlichen Organismen ungehemmt wachsen; das Antibiotikum kann aber auch eine Veränderung im Stoffwechsel oder der Struktur induzieren und damit Resistenz auslösen; aus diesen beiden Überlegungen lässt sich verstehen, dass häufige Antibiotikagabe mit einer höheren Wahrscheinlichkeit der Resistenzentwicklung verbunden ist

der wichtigste Modus der Resistenzentwicklung ist **Chromosomenmutation**; in einer Bakterienkolonie laufen Spontanmutationen mit einer Häufigkeit von 10^{-6} bis 10^{-9} ab, d.h., es entstehen ständig Mutationen mit Veränderungen im Stoffwechsel, Wandaufbau usw.; die meisten davon sterben wieder ab, Antibiotikagabe kann aber als Selektionsmittel wirken und der Mutante optimale Bedingungen bieten

Tab. A16. **Antibiotikaresistenz.** Genetik der Antibiotikaresistenz

	enzymatische Inaktivierung	verändertes Zielmolekül	Permeabilitäts-hemmung	verstärkte Ausschleusung	Überproduktion des Zielmoleküls	Umgehungswege
β-Lactame	P, C	C	C	–	(+)	–
Aminoglykoside	P, C	C	C	–	–	–
Tetracycline	–	P, C	P, C	P, C		
Lincosamine	–	P, C	–	C		
Makrolide	P	P, C	–	C		
Glykopeptide	–	P, C	C	–		
Folsäureantagonisten	–	P, C	C	–	C	
Gyrasehemmer	–	C	–	C		P, C
Chloramphenicol	P	C	P	–		
Rifampicin	–	C	–	–		

P: plasmidkodiert, C: chromosomal kodiert; –: bisher nicht beschrieben

Bakterien können Resistenzgene über 3 Wege erwerben bzw. weiterreichen: **Transformation** [Aufnahme freier DNA aus der Umgebung], **Transduktion** [Übertragung des Resistenzgens durch Bakteriophagen] und **Konjugation** [direkte Übertragung mittel Sexpili durch die Plasmide, sog. **Resistenz-Transfer-Faktoren**, von einer Zelle zur anderen]

bei den Resistenzmechanismen unterscheidet man zwischen enzymatischer Inaktivierung [häufigster Mechanismus, z.B. β-Lactamase], Veränderung des Zielmoleküls, Veränderung der Permeabilität der Zellwand, verstärkte Eliminierung aus der Zelle und Überproduktion des Zielmoleküls

An|ti|bi|o|ti|kum nt, pl **-ka**: Arzneimittel, das Mikroorganismen [Bakterien, Viren, Pilze] abtötet [Bakterizidie] oder in ihrem Wachstum hemmt [Bakteriostase]; ursprünglich handelt es sich um Substanzen, die von lebenden Zellen [Bakterien, Pilze, Algen, Pflanzen] gebildet werden und die schon in minimaler Konzentration wirksam sind; von den ca. 7000 isolierten natürlichen Antibiotika werden zwei Drittel von Actinomyces-Species gebildet; mittlerweile werden aber zum größten Teil synthetische oder halbsynthetische Antibiotika verwendet

neben den klassischen **Penicillin-Antibiotika** werden noch folgende Gruppen unterschieden: **Aminoglykosid-Antibiotika, Cephalosporine, Chloramphenicole, Lincosamide, Polyenantibiotika, Gyrasehemmer, Makrolid-Antibiotika, Nucleosid-Antibiotika, Polypeptidantibiotika, Tetracycline, Chinolone** sowie einzelne nicht-klassifizierte Substanzen

Anti-Cardiolipinsyndrom nt: → *Anti-Phospholipidsyndrom*
Anti-CD3 nt: → *Muromonab-CD3*
An|ti|cho|lin|er|gi|kum nt, pl **-ka**: Syn: Parasympathikolytikum, Parasympatholytikum; die Wirkung von Acetylcholin hemmendes Arzneimittel, das die Erregungsübertragung am postsynaptischen Rezeptor durch kompetitive Hemmung blockiert

An|ti|de|pres|si|vum nt, pl **-va**: Arzneimittel mit Wirkung gegen Depressionen können nach ihrem biochemischen Effekt auf die aminerge Erregungsleitung im ZNS eingeteilt werden; wichtiger für die Praxis ist aber die Einteilung in moderne, nebenwirkungsarme und ältere, nebenwirkungsreiche Substanzen

trizyklische Antidepressiva [Trizyklika] mit ihrer anticholinergen, adrenolytischen und kardial chinidinartigen Wirkung bilden die Masse der älteren Antidepressiva; auch wenn sie einen hemmenden Einfluss auf die Aufnahme von biogenen Aminen [Noradrenalin, Serotonin] haben, ist der Hauptwirkmechanismus aber komplex und besteht aus einer Reihe zahlreicher und bis heute nicht vollständig verstandener plastisch-adaptiver Veränderungen im ZNS; über die Wertigkeit der Trizyklika für die Therapie von depressiven Zuständen besteht keine Einigkeit mehr; während manche

Autoren sie nur noch als Mittel der zweiten Wahl ansehen, die nur bei Therapieresistenz verschrieben werden sollten, sind sie für andere weiterhin Standardsubstanzen [v.a. Amitriptylin, Imipramin, Nortriptylin]

zur Gruppe der modernen Antidepressiva gehören v.a. **Serotoninwiederaufnahmehemmer**, **Noradrenalinwiederaufnahmehemmer**, **noradrenerge und spezifisch serotoninerge Antidepressiva** [z.B. Mirtazapin✫] und verwandte Substanzen [z.B. **MAO-Inhibitoren**]; sie werden heute als Mittel der 1. Wahl angesehen; daneben werden noch Neuroleptika [u.a. Flupentixol✫, Sulpirid✫, Thioridazin✫] und Benzodiazepine [u.a. Alprazolam✫, Bromazepam✫] als Antidepressiva verschrieben; *s.a. Essay Affektive Störungen S. 1495*

An|ti|di|a|be|ti|kum nt, pl **-ka**: Arzneimittel zur Behandlung von Diabetes mellitus; dazu gehören **orale Antidiabetika** [Meformin, Chlorpropamid, Tolbutamid, Glibenclamid, Glipizid] zur Behandlung des Typ II Diabetes mellitus sowie Insulinpräparate, die bei Typ I Diabetes mellitus eingesetzt werden; *s.a. Essay Diabetes mellitus S. 253*

An|ti|dot nt: Syn: Antitoxin, Gegengift, Gegenmittel; *s.u. Essay Intoxikationen S. 743*

Anti-D-Prophylaxe f: *s.u. Morbus haemolyticus neonatorum*

An|ti|e|pi|lep|ti|kum nt, pl **-ka**: Arzneimittel zur Verminderung oder Abschwächung von Krampfanfällen, Epilepsie oder epileptischen Anfällen; verwendet werden u.a. **Barbitursäurederivate** [Phenobarbital], **Hydantoine** [Phenytoin], **Dibenzazepine** [Carbamazepin], **Oxazolidine** [Trimethadion], **Succinimide** [Ethosuximid], **Benzodiazepine** [Diazepam, Clonazepam], **Sulfonamide** [Sultiam] und **Valproinsäure**; *s.a. Essay Epilepsie und Status epilepticus S. 365*

An|ti|gen, carcinoembryonales nt: Glykoprotein, das bei verschiedenen Karzinomen [u.a. Kolon-, Rektum, Pankreas, Gallenblasenkarzinom], aber auch Gewebsnekrose, starken Rauchern und Darmerkrankungen im Blut auftritt; *s.a. Essay Neubildungen von Kolon, Rektum und Anus S. 827*

Antigen-ELISA m: *s.u. Enzyme-linked-immunosorbent-Assay*

An|ti|gen, prostataspezifisches nt: tumorassoziiertes Antigen, das bei Prostatakarzinom auftritt und als spezifischer Tumormarker von Bedeutung für die (Früh-)Diagnose und Verlaufskontrolle ist; erhöhte PSA-Werte können auch bei benigner Prostatahyperplasie vorkommen

der PSA-Wert ist in den letzten Jahren zum wichtigsten Marker zur Detektion des Prostatakarzinoms avanciert; die üblichen Grenzen für einen normalen PSA-Wert liegen bei 4 ng/ml, zwischen 4 und 10 ng/ml spricht man von einem diagnostischen Graubereich, PSA-Werte über 10 ng/ml sind hoch suspekt für das Vorliegen eines Prostatakarzinoms; *s.u. Essay Benignes Prostatahyperplasie-Syndrom S. 1295, Essay Prostatakarzinom S. 1307*

An|ti|glo|bu|lin|test m: → *Coombs-Test*
An|ti|his|ta|min nt: → *Antihistaminikum*

Tab. A17. Antidepressivum

Substanz-gruppe	Substanz	Bemerkungen
Trizyklische Antidepressiva und analoge Substanzen	Amitriptylin	Weltweit Standardsubstanz
	Amitriptylinoxid	Wird zu Amitriptylin metabolisiert
	Clomipramin	Auch gegen Panik- und Zwangsstörungen
	Desipramin	Auch gegen Kokainentzugssyndrom
	Dibenzepin	
	Dosulepin	
	Doxepin	Auch als Schlafmittel eingesetzt
	Imipramin	Historisch erstes Antidepressivum
	Lofepramin	
	Maprotilin	Tetrazyklische Substanz
	Nortriptylin	Metabolit von Amitriptylin
	Opipramol	Sedativum, antidepressive Wirkung schwach
	Trimipramin	Auch als Schlafmittel eingesetzt
Selektive Serotonin-Reuptake-Hemmer	Citalopram	Wenig Interaktionen
	Escitalopram	pharmakologisch aktiver Enantiomer von Citalopram
	Fluoxetin	Viele Interaktionen, weltweit Standardsubstanz
	Fluvoxamin	Viele Interaktionen
	Paroxetin	Viele Interaktionen
	Sertralin	Wenig Interaktionen
Antidepressivum für Sonderfälle	Mianserin	Agranulozytosen!, sediert deutlich
Komplexe serotonerge Substanzen	Mirtazapin	Körpergewichtsanstieg, sediert deutlich
	Nefazodon	Gelegentlich QT_c-Zeit-Verlängerungen
	Trazodon	Sediert deutlich, gelegentlich Priapismus
Serotonin-Noradrenalin-Reuptake-Hemmer	Venlafaxin	Wegen der Serotonin-Reuptake-Wirkung gelegentlich Serotoninsyndrom; Nordadrenalinwiederaufnahmehemmung erst bei höheren Dosierungen
	Duloxetin	Nordadrenalinwiederaufnahmehemmung bereits bei niedrigen Dosierungen
Noradrenalin-Reup-take-Hemmer	Reboxetin	Sediert nicht, kein Körpergewichtsanstieg
	Viloxazin	Sediert nicht
MAO-Inhibitoren	Tranylcypromin	Auch gegen Zwangskrankheit
	Moclobemid	Auch gegen Sozialphobien
Pflanzliche Antidepressiva	Johanniskraut-Extrakte	Antidepressive Wirkung eher schwach

Tab. A18. Prostataspezifisches Antigen. Altersabhängige Normalwerte

40–49 Jahre	0–2,5 ng/ml
50–59 Jahre	0–3,5 ng/ml
60–69 Jahre	0–4,5 ng/ml
70–79 Jahre	0–6,5 ng/ml

scheidet man: **1. H_1-Antihistaminika** [H_1-Rezeptorenblocker, klassische Antihistaminika, H_1-Antagonisten, Histamin-H_1-Rezeptorantagonisten]: blocken kompetitiv die H_1-Rezeptoren der glatten Muskulatur der Atemwege, des Gastrointestinaltraktes und der Gefäße; wirken antiallergisch, gefäßabdichtend, juckreizstillend, lokalanästhetisch und spasmolytisch; **Anw.:** Hautallergien, Insektenstiche, Juckreiz, allergische Rhinitis; **NW:** Sedation, Mundtrockenheit, Magen-Darmbeschwerden, zentralnervöse Störungen, Wechselwirkung mit Alkohol und zentraldämpfenden Arzneimitteln; **Kontraind.** Schwangerschaft, Kleinkinder, Glaukom **2. H_2-Antihistaminika** [H_2-Rezeptorenblocker, H_2-Antagonisten, Histamin-H_2-Rezeptorantagonisten]: hemmen die H_2-Rezeptoren der Magenschleimhaut und damit die Magensäureproduktion; **Anw.:** Ulkustherapie; **NW:** Benommenheit, Kopfschmerzen, Magen-Darm-Beschwerden, Muskelschmerzen

An|ti|hu|man|glo|bu|lin|test *m*: → *Coombs-Test*
An|ti|hy|per|li|pä|mi|kum *nt, pl* **-ka**: → *Antilipidämikum*
An|ti|hy|per|ten|si|vum *nt, pl* **-va**: *Syn: Antihypertonikum*; Arzneimittel mit Wirkung gegen erhöhten Blutdruck, blutdrucksenkendes Mittel; dazu gehören Antisympathotonika, Vasodilatatoren, Calciumantagonisten, Alphablocker, Betablocker und Stoffe, die in das Renin-Angiotensin-Aldosteron-System eingreifen [z.B. ACE-Hemmer]; Diuretika besitzen ebenfalls eine blutdrucksenkende Wirkung; *s.a. Essay Arterielle Hypertonie S. 695*
Anti-Interleukin-1β-Therapeutika *pl*: *s.u. Essay Rheumatoide Arthritis S. 83*
An|ti|ko|a|gu|lans *nt, pl* **-lan|zi|en, -lan|ti|en**: *Syn: Antikoagulantium*; gerinnungshemmende Substanz; **1.** im Labor bzw. in vitro werden Substanzen eingesetzt, die Blutproben oder Blutkonserven ungerinnbar machen; am häufigsten verwendet werden Heparin oder Heparinoide, weil sie eine Veränderung des pH-Wertes hervorrufen, oder Substanzen, die Ca-Ionen binden [Citrat, Oxalat, EDTA, Fluorid] **2.** zur intravasalen Gerinnungshemmung, z.B. postoperativ, werden Heparin bzw. Heparinoide, Vitamin-K-Antagonisten [Cumarine] und Thrombozytenaggregationshemmer eingesetzt; *s.a. Essay Thrombose und Embolie S. 1527, s.a. Abb. A36*
An|ti|kon|vul|si|vum *nt, pl* **-va**: krampflösendes/krampfverhinderndes Mittel; meist gleichgesetzt mit Antiepileptikum; *s.a. Essay Epilepsie und Status epilepticus S. 365*
An|ti|kon|zep|ti|on *f*: → *Kontrazeption*
An|ti|kon|zep|ti|vum *nt, pl*: → *Kontrazeptivum*
Antikörper-ELISA *m*: *s.u. Enzyme-linked-immunosorbent-Assay*
An|ti|kör|per gegen Glutamatdecarboxylase *pl*: Autoantikörper, die i.d.R. vor und zum Zeitpunkt der Manifestation von Typ-1-Diabetes mellitus im Serum nachweisbar sind; *s.a. Essay Diabetes mellitus S. 253*
An|ti|kör|per|man|gel|syn|drom *nt*: → *Agammaglobulinämie*
An|ti|li|pi|dä|mi|kum *nt, pl* **-ka**: *Syn: Lipidsenker, Antihyperlipämikum*; Arzneimittel mit Wirkung gegen erhöhte Blutlipidspiegel; *s.a. Essay Fettstoffwechselstörungen S. 403*
An|ti|me|ta|bo|lit *m*: Substanz, die einen Stoffwechselweg hemmt und damit zytostatisch oder zytotoxisch wirkt, z.B. Purin- oder Pyrimidinantagonisten; *s.a. Essay Chemotherapie S. 185*
An|ti|mi|to|ti|kum *nt*: → *Mitosehemmer*
An|ti|mon *nt*: *Syn: Stibium*; zur Stickstoffgruppe gehörendes giftiges Metall; Antimon-V-Verbindungen werden zur topischen Behandlung von Pilzinfektionen der Haut, Seborrhoe, Akne und Ekzem sowie zur systemischen Behandlung von Protozoeninfektionen eingesetzt; *s.a. Essay Tropenkrankheiten – importierte Krankheiten S. 1571*

An|ti|his|ta|mi|ni|kum *nt, pl* **-ka**: *Syn: Antihistamin, Histaminantagonist, Histaminrezeptorenblocker*; Arzneimittel, die die Wirkung von Histamin durch Blockade der Histaminrezeptoren abschwächen oder aufheben; je nach Rezeptorart unter-

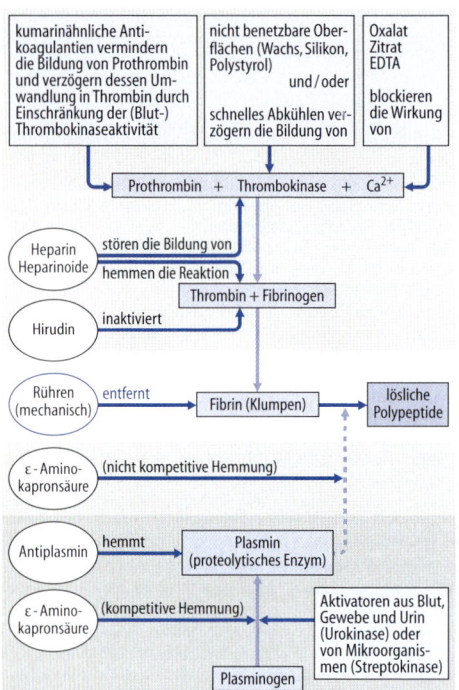

kumarinähnliche Anti-koagulantien vermindern die Bildung von Prothrombin und verzögern dessen Um-wandlung in Thrombin durch Einschränkung der (Blut-) Thrombokinaseaktivität	nicht benetzbare Ober-flächen (Wachs, Silikon, Polystyrol) und/oder schnelles Abkühlen ver-zögern die Bildung von	Oxalat Zitrat EDTA blockieren die Wirkung von

Abb. A36. Antikoagulans. Wirkungsweise von Antikoagulantien und Fi-brinolytika

An|ti|my|ko|ti|kum *nt, pl* **-ka**: kann Pilze abtöten [fungizide Wir-kung] oder in ihrem Wachstum hemmen [fungistatische Wirkung]; *s.a. Essay Mykosen S. 1059*

An|ti|ne|o|plas|ti|kum *nt, pl* **-ka**: Arzneimittel mit Wirkung gegen Neoplasmen/Tumoren; *s.a. Zytostatika, Essay Chemotherapie S. 185, Essay Tumortherapie S. 1593*

An|ti|on|kol|ge|ne *pl*: *s.u. Essay Gentransfer und Gentherapie S. 465*

An|ti|pa|ra|si|ti|kum *nt, pl* **-ka**: *Syn: Antiparasitarium*; gegen Para-siten wirkendes Mittel; *s.a. Essay Parasitosen S. 1217*

An|ti|par|kin|so|ni|kum *nt, pl* **-ka**: *Syn: Antiparkinsonmittel*; gegen die Symptome der Parkinson-Krankheit wirkendes Mittel; umfasst **zentral wirkende Anticholinergika, Stoffe mit dopaminerger Wirkung** und β-Sympatholytika; *s.a. Essay Parkinson-Syndrome S. 1229*

An|ti|phlo|gis|ti|kum *nt, pl* **-ka**: *Syn: Entzündungshemmer*; der Körper bildet **natürliche Antiphlogistika**, z.a. Glucocortico-ide, die auch therapeutisch eingesetzt werden; **nicht-stero-idale Antiphlogistika** [nicht-steroidale Antirheumatika, nicht-steroidale antiinflammatorisch wirkende Medikamen-te] sind rein symptomatisch wirkende Entzündungshem-mer, deren Wirkung auf einer Hemmung der Cyclooxige-nase* beruht; die Hemmung beider Isoformen [Cyclooxige-nase I und II] durch die klassischen NSAR erklärt z.B. die unerwünschten Nebenwirkungen im Magen-Darm-Trakt; von **Cyclooxigenase-2-Inhibitoren** [Coxibe] versprach man sich eine wesentliche Verminderung der Nebenwirkungen, v.a. der Schleimhautschäden im Gastrointestinalbereich; es hat sich aber in Studien gezeigt, dass diese Substanzen ein wesentlich höheres kardiovaskuläres Risiko besitzen und ihre Verwendung wurde daher wesentlich eingeschränkt; *s.a. Essay Rheumatoide Arthritis S. 83, Essay Gastritis und peptisches Ulkus S. 443*

Anti-Phospholipidsyndrom *nt*: *Syn: Anti-Cardiolipinsyndrom*; meist bei jüngeren Frauen, v.a. Patientinnen mit systemi-schem Lupus erythematodes vorkommende Störung der

Thrombozytenaggregation durch Anti-Phospholipid-Anti-körper; führt zu rezidivierender Amaurosis fugax, Apople-xie, Lungenembolie, Beinvenenthrombose, Livedo, Purpura, Ekchymosen etc.; **Therapie**: Glucocorticoide in der Akut-phase; Thromboseprophylaxe; *s.a. Essay Systemischer Lupus erythematodes S. 935*

α₁-Antiprotease *f*: → *α₁-Antitrypsin*

An|ti|psy|cho|ti|kum *nt, pl* **-ka**: → *Neuroleptikum*

An|ti|re|flu|xa|nas|tol|mo|se *f*: → *Antirefluxplastik*

An|ti|re|flux|plas|tik *f*: *Syn: Antirefluxanastomose, refluxverhin-dernde Anastomose, Refluxplastik*; Operation zur Refluxver-hinderung, z.B. am Magen oder der Blase; bei **gastroösopha-gealem Reflux** wird versucht, eine Antirefluxbarriere am Mageneingang zu schaffen; meist wird eine Fundoplicatio* durchgeführt, bei der der Magenfundus um den terminalen Ösophagus geschlungen wird; bei **vesikoureteralem Reflux** wird eine submuköse Verlagerung des Harnleiters vorge-nommen, die zu einer Kompression bei Druckerhöhung in der Blase [z.B. bei der Blasenentleerung] führt; die wich-tigsten Methoden sind die transvesikale **Antirefluxplastik nach Politano-Leadbetter** [der Harnleiter wird am Urete-rostium ausgeschnitten und mobilisiert und in einen neuen, längeren Tunnel zwischen Schleimhaut und Muskularis ein-genäht], die transvesikale **Antirefluxplastik nach Cohen** [der Ureter wird ebenfalls durch Ausschneidung des Urete-rostiums mobilisiert; er wird dann im verlängerten sub-mukösen Tunnel zur kontralateralen Seite gezogen und mit der Schleimhaut anastomosiert] und die extravesikale **An-tirefluxplastik nach Lich-Grégoir** [die Muskelschicht der Blasenwand wird außen oberhalb der Harnleitereinmün-dung gespalten und nach Einlage des Ureters wieder ver-schlossen]; *s.a. Essay Gastroösophageale Refluxkrankheit S. 1339, s.a. Abb. A39*

An|ti|rheu|ma|ti|kum *nt, pl* **-ka**: *Syn: Rheumamittel*; **kausale Anti-rheumatika** wirken direkt gegen die Erreger bei bakteriell bedingten Schüben, **symptomatische Antirheumatika** [v.a. Entzündungshemmer] dagegen nur so lange, wie der Blut-spiegel ausreichend hoch ist; **Basistherapeutika** wirken noch Wochen bis Monate nach Abschluss der Therapie; dazu gehören u.a. Goldpräparate, Chloroquin, Penicillamin und in schweren Fällen auch Zytostatika; *s.a. Essay Rheumatoide Arthritis S. 83*

nicht-steroidale Antirheumatika: nicht-steroidale Antiphlo-gistika*

Antisynthetase-Syndrom *nt*: *Syn: Jo-1-Syndrom*; *s.u. Essay Derma-tomyositis – Polymyositis S. 245*

An|ti|throm|bin|zeit *f*: → *Thrombinzeit*

Anti-TNFα-Therapeutika *pl*: im Rahmen der rheumatoiden Arthri-tis wird Tumor-Nekrose-Faktor α [TNFα] von aktivierten Lymphozyten, Monozyten und Makrophagen vermehrt frei-gesetzt; die hohen Konzentrationen im Synovitisgewebe und der Synovia korrelieren dabei mit der lokalen, chondralen und ossären Erosion und sind Ansatzpunkt der Anti-TNFα-Therapeutika; *s.u. Essay Rheumatoide Arthritis S. 83*

Anti-Tollwut-Hyperimmunglobulin *nt*: *s.u. Tollwut*

α₁-An|ti|tryp|sin *nt*: *Syn: alpha₁-Antitrypsin, α₁-Antiprotease*; in der Leber gebildeter Proteasehemmer, der auch zu den Aku-te-Phase-Proteinen gehört; schützt die Lungenschleim-haut vor der Wirkung von Proteasen, die von Leukozyten und Makrophagen freigesetzt werden; *s.a. Essay Chronisch-ob-struktive Lungenkrankheiten und Lungenemphysem S. 911*

α₁-An|ti|tryp|sin|man|gel *m*: *Syn: alpha₁-Antitrypsinmangel, al-pha₁-Antitrypsinmangelkrankheit*; genetisch bedingter Man-gel an α₁-Antitrypsin im Serum; führt zu Entwicklung einer Leberzirrhose [bei Kindern] oder eines Lungenemphysems [bei Erwachsenen]; Gentherapie zeigt bisher gute Erfolge; *s.a. Essay Chronisch-obstruktive Lungenkrankheiten und Lungenemphysem S. 911*

An|ti|tu|ber|ku|lo|ti|kum *nt, pl* **-ka**: *Syn: Tuberkulostatikum*; Arznei-mittel mit Wirkung gegen Tuberkelbakterien, antituberku-löse Substanz; **Streptomycin** war das erste Tuberkulostati-kum [1944], gefolgt von **p-Aminosalicylsäure** [1946], **Isoni-acid** [1952] und **Ethambutol** [1961]; das Mittel mit der

A

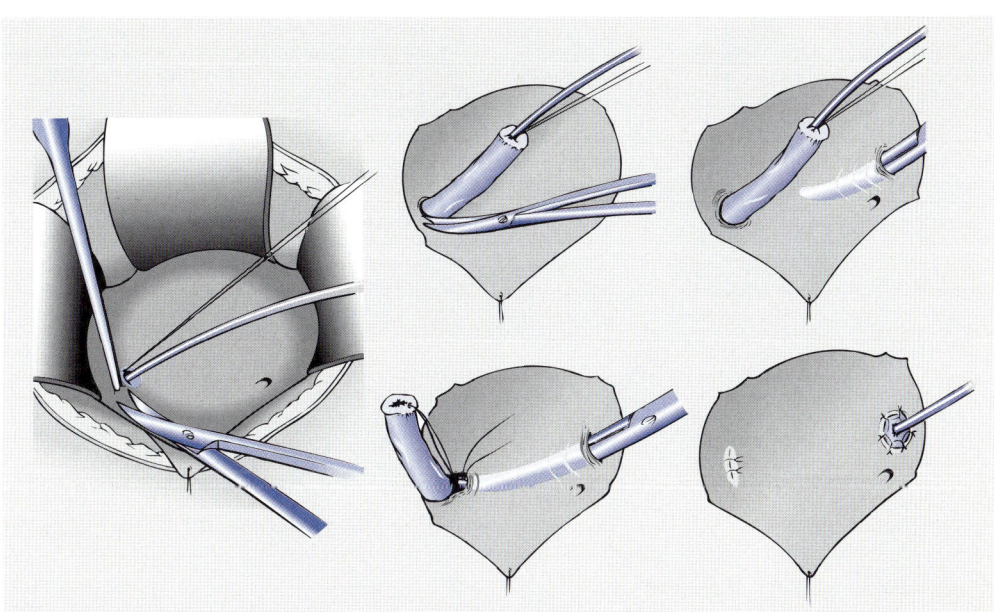

Abb. A37. Antirefluxplastik. Transvesikale Antirefluxplastik nach Cohen: der Ureter wird durch Ausschneidung des Ureterostiums mobilisiert, im verlängerten submukösen Tunnel zur kontralateralen Seite gezogen und mit der Schleimhaut anastomosiert

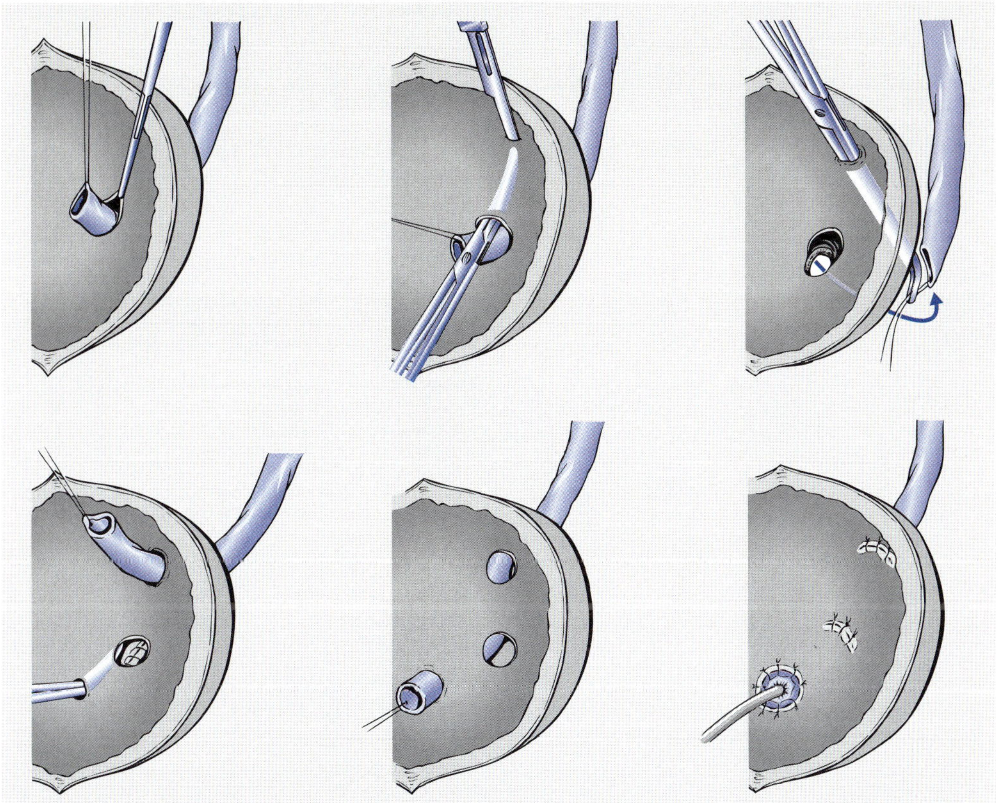

Abb. A38. Antirefluxplastik. Transvesikale Antirefluxplastik nach Politano-Leadbetter: der Harnleiter wird am Ureterostium ausgeschnitten und mobilisiert

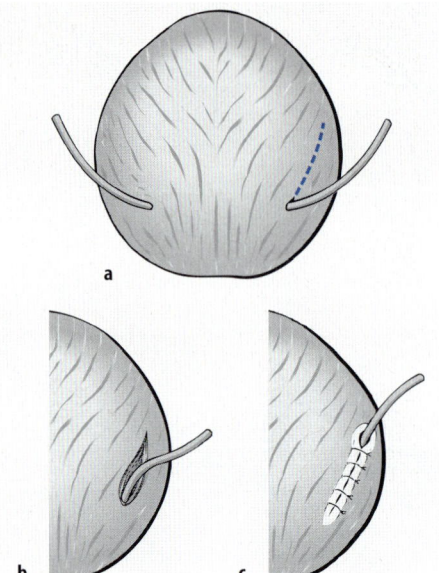

Abb. A39. Antirefluxplastik. Extravesikale Antirefluxplastik nach Lich-Grégoir: die Muskelschicht der Blasenwand wird oberhalb der Harnleitereinmündung gespalten und nach Einlage des Ureters wieder verschlossen

stärksten bakteriziden Wirkung ist **Rifampicin**, das 1964 gefunden wurde; *s.a. Essay Tuberkulose S. 1585*

An|trek|to|mie *f: Syn: Antrumresektion*; operative Entfernung des Antrum pyloricum; *s.a. Magenresektion*

An|tro|a|ti|ko|to|mie *f: → Attikoantrotomie*

An|tro|du|o|de|nek|to|mie *f:* operative Entfernung von Antrum pyloricum und Teilen des Duodenums; *s.a. Magenresektion*

An|tro|skopie *f:* endoskopische Untersuchung der Kieferhöhle; meist nach Punktion in Lokalanästhesie vom unteren Nasengang oder Mundvorhof aus; indiziert bei Verdacht auf Tumor oder zur Schleimhautdiagnostik

An|tro|sto|mie *f: Syn: Kieferhöhlenfensterung*; operative Eröffnung der Kieferhöhle [Sinus maxillaris], z.T. über einen en-

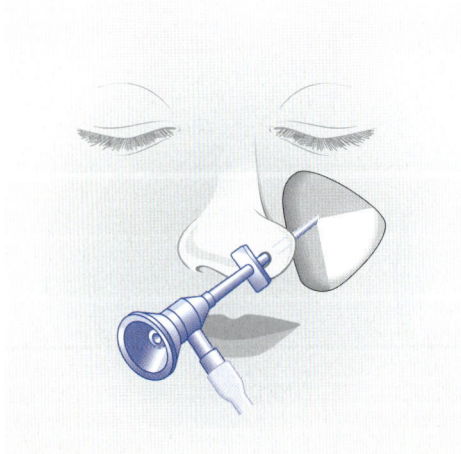

Abb. A40. Antroskopie. Schema der Antroskopie über den unteren Nasengang

donasalen Zugang mit Hilfe eines Endoskops mit Weitwinkeloptik oder mit einem Operationsmikroskop [endonasale Mikrochirurgie], z.T. über einen transoralen Zugang [z.B. Caldwell-Luc-Operation]

An|tro|to|mie *f:* operative Eröffnung eines Antrums, z.B. des Antrum mastoideum bei Säuglingsotitis oder Matoiditis im Säuglingsalter

An|trum|gas|tri|tis *f, pl* **-ti|den:** auf das Antrum pyloricum begrenzte Gastritis

An|trum|re|sek|ti|on *f: → Antrektomie*

Anu|lo|plas|tik *f:* plastische Herzklappenoperation mit Raffung des Anulus fibrosus cordis; *s.a. Anulorhaphie*

Anu|lo|rha|phie *f: Syn: Anulorrhaphie*; Raffung oder Naht des Anulus fibrosus cordis oder Afterschließmuskels

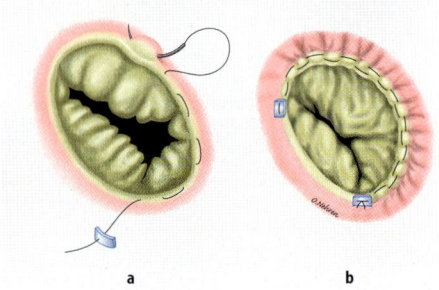

Abb. A41. Anulorhaphie. Anulorhaphie der Trikuspidalklappe nach De Vega: a Anlage einer zweifachen Nahtreihe im Anulus des anterioren und posterioren Segels, b Raffung des Anulus durch Anziehen der Nähte

An|u|re|se *f: → Harnverhalt*

An|urie *f:* fehlende oder nur minimale Urinausscheidung [< 100 ml/24 h]; die Ursache kann physiologisch vor der Niere [**prärenale Anurie**], in der Niere [**echte/renale Anurie**] oder hinter der Niere liegen [**postrenale Anurie**, *s.a. Harnverhalt*]; **Klinik** die Anurie entwickelt sich als plötzliches oder allmähliches Versiegen der Harnausscheidung; klinische Symptome oder Beschwerden fehlen und entwickeln sich erst mit Entstehung der Urämie; die **Therapie** hängt von der Ursache ab; bei der postrenalen Anurie wird meist eine sofortige Entlastung der Harnstauung [perkutane Nierenfistel, Harnleiterkatheter] durchgeführt; *s.a. Harnableitung*

Anus|plas|tik *f: Syn: Afterplastik, Anoplastik*; Plastik des Afterschließmuskels, z.B. die **laterale innere Sphinkterotomie** bei chronischer Analfissur

Anus praeter *m: Syn: Anus praeternaturalis, Kunstafter, Kotfistel, Stoma*; künstlich angelegter Darmausgang zur vorübergehenden oder permanenten Ableitung; wird praktisch immer an der vorderen Bauchwand angelegt; von der Technik her unterscheidet man zwischen **endständigem Anus praeter**, bei dem der Darm auf der Oberfläche mündet, und **doppelläufigem Anus praeter** mit einem zuführenden und abführenden Darmschenkel; die Benennung des Kunstafters erfolgt nach dem ausgeführten Darmteil oder der Lage [z.B. Ileostoma, Kolostoma, **Anus praeter iliacus, lumbalis, perinealis, sacralis, sigmoideus** oder **transversus**]

wichtig ist, dass das Stoma deutlich über das Hautniveau erhaben ist, damit der Stuhl nicht die Haut aufweicht und mazeriert, sondern in das Auffangsystem abläuft; das Problem wird minimiert, wenn man mit einem kontinenten Stoma [z.B. Ileostoma nach Kock] arbeitet; die Entleerung erfolgt hier mit einem Darmrohr und der Stuhl hat keinen Kontakt mit der Haut; zu den Frühkomplikationen nach Stomaanlage gehören Zurücksinken des Stomas in die Bauchhöhle durch Zug oder bei Mangeldurchblutung, Abszess- und Fistelbildung; parastomale Hernien und narbige Stenosen sind Spätkomplikationen, die chirurgisch versorgt werden müssen

Tab. A19. Anurie. Einteilung und Ursachen

Prärenal
Zirkulatorische Insuffizienz
Hypovolämie und Hypotension, z.B. durch Blut- oder Plasmaverlust, intravasale Hämolyse, Überdosierung von Medikamenten
Nierengefäßverschluss, -abriss
Elektrolytverluste und -verschiebungen (Hyponatriämie, -kaliämie, Hyperkalziämie) durch Erbrechen, Diarrhöen, Schwitzen)
Infektiös-toxische Erkrankungen

Renal
Akute und chronische Pyelonephritis und Glomerulonephritis
Akute tubuläre Nekrose
Intoxikation
Nierentuberkulose
Nephrokalzinose
Septikämie
Kollagenosen
Maligne Hypertermie

Postrenal
Ureterverschluss durch Konkremente, Karzinome, Koagula, Papillen-nekrosen oder Ureterligaturen
Ureterstenose durch Tuberkulose, Nephrolithiasis, Ureterstriktur oder Bestrahlungstherapien
Ureterkompression durch retroperitoneale Metastasen, retroperitoneale Fibrosen (Morbus Ormond), Blasen- und Prostatakarzinome
Hydronephrose
Pyonephrose

Anus-Rektum-Plastik *f*: → *Anorektoplastik*

An|xi|o|ly|ti|kum *nt, pl* **-ka**: die wichtigsten angstlösenden Mittel sind **Benzodiazepine** [die mit Abstand am häufigsten verwendeten Anxiolytika; sie wirken bei praktisch allen Form von generalisierter Angst sowie Angstzuständen anderer Art z.B. im Rahmen von Depressionen; der anxiolytische Effekt setzt sofort ein und nimmt mit andauernder Therapie zu; wegen der Gefahr der Entwicklung einer Abhängigkeit sollte eine Behandlung über Monate oder Jahre auf therapieresistente Fälle mit schwerer Symptomatik beschränkt werden], **Buspiron** [ist bei generalisierten Angstzuständen wirksam; besitzt kein Abhängigkeitspotenzial und kann zur Behandlung von Patienten mit Suchtproblematik verwendet wer-

Tab. A20. Anxiolytikum. Übersicht über Benzodiazepinanxiolytika

	Äquivalenzdosis [10 mg Diazepam]	Wirkungsdauer
Alprazolam	1	m
Bromazepam	4.5	m
Chlordiazepoxid	20	l
Ketazolam	30	l
Lorazepam	2	m
Oxazepam	30	m
Oxazolam	40	l
Prazepam	20	l

m = mittellang wirksam [HWZ 5–15 h], l = langwirksam [HWZ > 15 h]

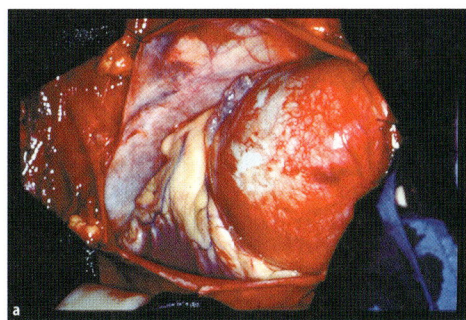

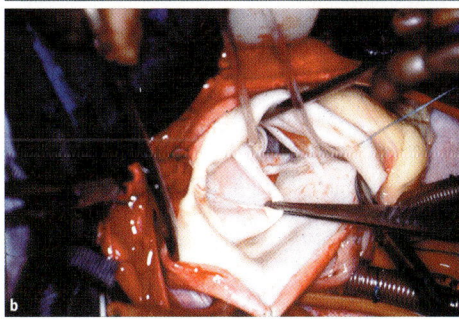

Abb. A42. Aortenaneurysma. Aneurysma der Aorta ascendens vor [a]

den], **Antidepressiva** [v.a. Serotoninwiederaufnahmehemmer wie z.B. Paroxetin sind bei generalisierter Angst und manchen Phobien wirksam] sowie **Betablocker** [vermindern die kardiovaskuläre Komponente und das Zittern; Neuroleptika werden ebenfalls immer wieder verschrieben, obwohl sie nicht zur anxiolytischen Therapie geeignet sind

An|zapf|syn|drom *nt*: → *Steal-Syndrom*

AO-Klassifikation *f*: Fraktureinteilung nach den Kriterien der Arbeitsgemeinschaft für Osteosynthesefragen; *s.u. Essay Fraktur, Luxation, Distorsion S. 423*

Aor|tek|to|mie *f*: *Syn*: *Aortenresektion*; Teilentfernung der Aorta, z.B. bei Aortenaneurysma; der resezierte Abschnitt wird durch eine Rohrprothese ersetzt

Aor|ten|an|eu|rys|ma *nt*: angeborene oder erworbene Aneurysmen der Aorta können in allen Aortenabschnitten auftreten; Aneurysmen der Aorta ascendens und der thorakalen Aorta descendens sind häufig asymptomatisch; Aneurysmen der Aorta ascendens treten meist im 3.–5. Jahrzehnt auf und sind i.d.R. Folge einer idiopathischen Mediaerkrankung, während Aneurysmen der thorakalen Aorta descendens besonders oft arteriosklerotischer Genese sind und sich meist im 6.–7. Jahrzehnt manifestieren; Aneurysmen des Aortenbogens können Symptome durch Kompression der Luftwege oder des Ösophagus hervorrufen oder durch Heiserkeit bei Druckschädigung des linken Nervus recurrens die **operative Behandlung** ist am einfachsten für Aneurysmen der Aorta descendens; die Aorta ascendens und v.a. der Aortenbogen haben eine komplexere Anatomie und stellen deshalb den Operateur vor eine Reihe von Problemen und haben eine höhere Mortalität [bis zu 25 %]; die Wahl der Operationsmethode [Ersatz durch eine Rohrprothese, endoluminale Stentprothese] hängt von der Situation und dem Operateur ab; *s.a. Aortendissektion, s.a. Abb. A43*

Aor|ten|an|zapf|syn|drom, diastolisches *nt*: *s.u. Steal-Syndrom*

Aor|ten|bi|fur|ka|tions|syn|drom *nt*: *Syn*: *Leriche-Syndrom*, *Bifurkationssyndrom*; durch einen Verschluss der Aortengabel hervorgerufene Minderdurchblutung der Beine und die damit entstehenden Symptome [Beinschmerzen, Blässe, Claudicatio intermittens]; **Therapie**: erfordert eine operative Beseitigung der Ursache [Embolus, Thrombus] oder einen Bypass

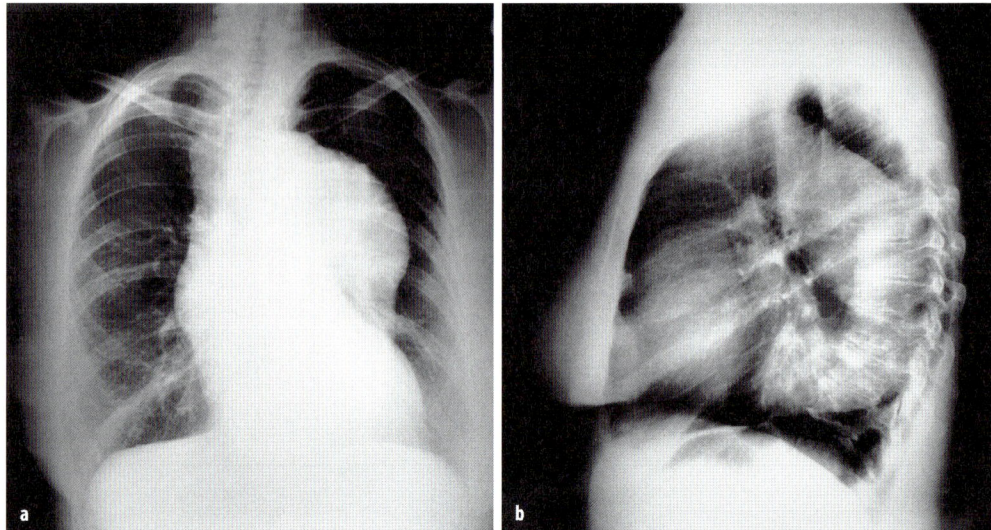

Abb. A43. Aortenaneurysma. Aneurysma der Aorta descendens in der Kontrastmittelaufnahme

bei Atherosklerose

Aor\ten\bo\gen\an\gi\o\gra\fie, -gra\phie *f*: angiografische Darstellung des Aortenbogens und der abgehenden Gefäße; *s.a. Aortografie*

Aor\ten\bo\gen\a\no\mal\li\en *pl*: angeborene Fehlbildungen des Aortenbogens, z.B. **doppelter Aortenbogen** [Arcus aortae duplex], bei dem sich die Aorta ascendens vor der Trachea in einen rechten und linken Aortenbogen teilt, die beidseitig an der Aorta vorbeiziehen; durch die Kompression der Trachea kommt es schon im frühen Säuglingsalter zu klinischen Symptomen [Stridor, Dyspnoe, bellender Husten]; Diagnose: Ösophagogramm, Angiokardiografie; Therapie: Resektion des kleineren Bogens [meist der linke]

der **rechte Aortenbogen** [Arcus aortae dexter] bleibt klinisch meist asymptomatisch; der Aortenbogen führt rechts an der Trachea vorbei und deszendiert rechts von der Wirbelsäule; Diagnose: Ösophagogramm, Angiokardiografie, Echokardiografie; Therapie: nur selten behandlungsbedürftig

Aor\ten\bo\gen\syn\drom *nt*: Oberbegriff für Erkrankungen, die von Stenose oder Verschluss von Gefäßen, die vom Aortenbogen abgehen, charakterisiert werden; oft gleichgesetzt mit Arteriitis* brachiocephalica

Aor\ten\dis\sek\ti\on *f*: *Syn:* *dissezierendes Aortenaneurysma*; das Aneurysma dissecans der Aorta ist eine Erkrankung des höheren Lebensalters [meist nach dem 55. Lebensjahr], die v.a. bei Patienten mit arterieller Hypertonie, Arteriosklerose, Diabetes mellitus und bei Rauchern auftritt; Patienten mit Marfan-Syndrom und Ehlers-Danlos-Syndrom haben ebenfalls ein erhöhtes Risiko; typisch für die **akute Aortendissektion** ist fast immer ein reißender Thoraxschmerz, entweder in der Brust [Aorta ascendens] oder zwischen den Schulterblättern [Aorta descendens], meist verbunden mit einem Gefühl der Todesangst; nur ein kleiner Teil der Fälle verläuft klinisch stumm; Diagnostik: Anamnese und körperlicher Befund, a.p.-Thoraxaufnahme, Echokardiografie, Aortografie, CT, NMR; die Therapie orientiert sich an der **Stanford-Klassifikation**; beim **Stanford Typ A** ist die Aorta ascendens und evtl. auch die Aorta descendens betroffen, beim **Stanford Typ B** nur die Aorta descendens; Typ A wird immer operativ behandelt, beim Typ B wird zuerst eine konservative Behandlung [Blutdrucksenkung mit Betablockern] eingeleitet; ist diese erfolglos, wird operiert; beim Typ A wird meist eine Teilresektion mit oder ohne Ersatz der Aortenklappe durchgeführt, beim Typ B wird versucht,

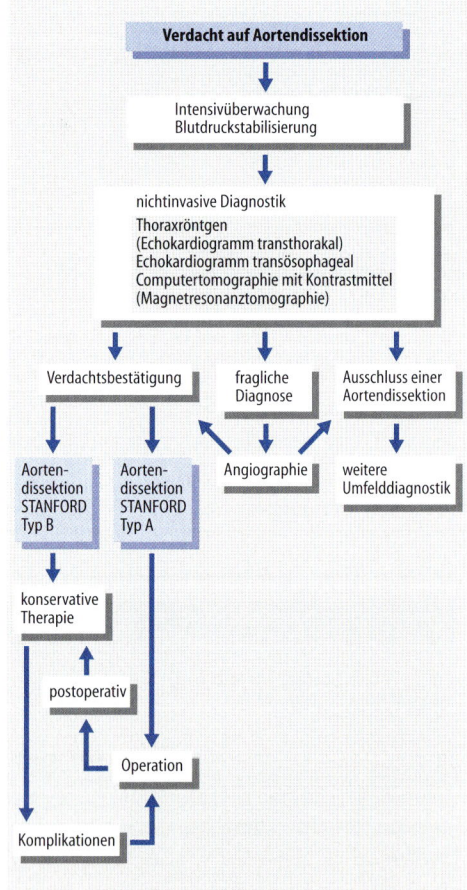

Abb. A44. Aortendissektion. Diagnose und Therapieoptionen

durch Einlage einer Prothese ein Fortschreiten der Dissektion bzw. eine Aortenruptur zu verhindern

Aor|ten|in|suf|fi|zienz f: Syn: Aortenklappeninsuffizienz; die Ursache kann in einer primären Erkrankung der Klappe liegen oder in einer Dilatation der Aortenwurzel; die Insuffizienz führt zu Rückfluss von Blut in die linke Herzkammer während der Diastole, einer erhöhten Volumenbelastung und einer Erhöhung der Nachlast; diese kombinierte Druck- und Volumenbelastung führt zu Hypertrophie und Dilatation des linken Ventrikels; Hypertrophie und gesteigerte systolische Wandspannung führen zu einem erhöhten myokardialen O_2-Verbrauch; **Klinik**: bei der **chronischen Aorteninsuffizienz** kommt es zu Belastungsdyspnoe, später paroxysmaler nächtlicher Dyspnoe und Orthopnoe; Angina pectoris tritt v.a. nachts auf, wenn die diastolische Durchblutung der Koronargefäße abnimmt; typisch für die mittelschwere bis schwere Insuffizienz ist eine große Blutdruckamplitude [Pulsus celer et altus, evtl. Wasserhammerpuls] mit z.T. extrem niedrigen diastolischen Werten, d.h., Korotkoff-Geräusche können manchmal bis zum Nullwert gehört werden; sonstige Zeichen bei der Untersuchung: hebender Herzspitzenstoß [kann nach lateral und inferior verlagert sein]; systolisches Schwirren über der Herzbasis; Traube-Doppelton; Durozier-Doppelgeräusch; Quincke-Kapillarpuls; Hill-Zeichen; Musset-Zeichen; das charakteristische Geräusch bei der Auskultation ist ein hochfrequentes Diastolikum, das direkt nach dem Aortenklappenschlusston beginnt und meist Decrescendocharakter aufweist; normaler bis leiser 1. Herzton, der 2. Herzton ist abgeschwächt und kann vollständig fehlen; Punctum maximum ist der linke Sternalrand im 3.–4. ICR

bei der **akuten Aorteninsuffizienz**, z.B. bei Aortendissektion, Klappenverletzung oder Endokarditis, hat der Ventrikel keine Zeit, sich an die schlagartig einsetzende Regurgitation anzupassen; **klinisch** stehen akute Dyspnoe und starke Hypotonie bis hin zum Kollaps im Vordergrund; Tachykardie, Zyanose und periphere Vasokonstriktion weisen u.U. auf eine Lungenstauung oder ein beginnendes Lungenödem

Tab. A21. Aorteninsuffizienz. Häufige Ursachen

	Pathogenese	Beispiele
Veränderungen der Klappentaschen	Perforation; Verringerung der Taschenoberflächen	Bakterielle Endokarditis Rheumatisches Fieber
Aortenwurzeldilatation		Arthritische Erkrankungen Spondylitis ankylosans Morbus Reiter Lues rheumatoide Arthritis Lupus erythematodes Angeborene Herzfehler bikuspide Aortenklappe Ventrikelseptumdefekt bei Fallot-Tetralogie Sinus valsalva-Aneurysma Bindegewebserkrankungen Marfan-Syndrom Ehlers-Danlos-Syndrom Pseudoxanthoma elasticum Osteogenesis imperfecta Hypertonie Takayasu-Aortitis Annuloaortale Ektasie
Verlust der Fixation an der Aortenwand		Aortendissektion Trauma

hin; die oben angeführten typischen Untersuchungsbefunde bei chronischer Aorteninsuffizienz fehlen, die Befunde bei der Auskultation sind meist identisch

Diagnose: im **EKG** zeigt die chronische Aorteninsuffizienz aufgrund der Hypertrophie eine Linksverlagerung, die bei der akuten Insuffizienz fehlt; im **Röntgenbild** zeigen beide eine typische Aortenkonfiguration mit Vergrößerung der Herzsilhouette; **2D-Echokardiografie** und **Doppler-Echokardiografie** sind heute die Methoden der Wahl zur nicht-invasiven Diagnose und Verlaufsbeobachtung; eine **Linksherzkatheteruntersuchung** wird nur noch vor Klappenersatzoperationen durchgeführt; **Therapie**: bei der akuten Aorteninsuffizienz besteht i.d.R. eine klare Indikation zum dringlichen Klappenersatz, da die Letalität ohne Ersatz bis zu 75 % beträgt; bei der chronischen Aorteninsuffizienz beschränkt man sich bei leichter Insuffizienz auf eine konservative Therapie; bei mittelschwerer und schwerer Aorteninsuffizienz [Reflux mehr als 50 % oder mehr als 30 % bei starker Symptomatik] besteht die Indikation zum Klappenersatz oder zur operativen Korrektur

Aor|ten|isth|mus|ste|no|se f: Syn: Isthmusstenose, Coarctatio aortae; angeborene, relativ häufige [5 % der konnatalen Angiokardiopathien] Verengung des Isthmus aortae; bei der **postduktalen** oder **infraduktalen Aortenisthmusstenose** liegt die Stenose hinter der Einmündung des Ductus arteriosus; es kommt zu Ausbildung eines Kollateralkreislaufs, Minderdurchblutung der unteren Körperhälfte und Blutdruckerhöhung vor der Stenose; langfristig entwickelt sich eine Linksherzhypertrophie mit nachfolgender Herzinsuffizienz; da sich die Symptome erst im Laufe der Zeit herausbilden, spricht man auch von Erwachsenenform der Aortenisthmusstenose; die **Therapie** der Wahl ist die Resektion der Stenose mit End-zu-End-Anastomose; die Ballondilatation mit Stentimplantation wird vermehrt durchgeführt und zeigt gute Langzeitergebnisse

die **präduktale** bzw. **infantile Aortenisthmusstenose** ist eine bereits im Säuglingsalter klinisch manifest werdende Form mit Stenose der Aorta vor Einmündung des Ductus arteriosus; durch den offenen Ductus kommt es zum Rechts-Links-Shunt mit Zyanose der unteren Körperhälfte, (meist) pulmonaler Hypertonie und prärenalem Nierenversagen; die **Diagnose** basiert auf klinischem Bild, Blutdruck- und Pulsdifferenz zwischen oberen und unteren Extremitäten, Auskultation [pansystolisches Strömungsgeräusch parasternal links], EKG [Rechtsherzbelastung], Echokardiografie [u.a. Bestimmung des Stenosegrades]; **Therapie**: Offenhalten des Ductus Botalli durch Infusion von Prostaglandin E_1; Ballondilatation der Stenose; später Stentimplantation zur Verhinderung einer Restenose

Aor|ten|klap|pen|in|suf|fi|zienz f: → Aorteninsuffizienz

Aor|ten|klap|pen|ste|no|se f: Syn: valvuläre Aortenstenose; s.u. Aortenstenose

Aor|ten|naht f: → Aortorrhaphie

Aor|ten|re|sek|ti|on f: → Aortektomie

Aor|ten|rup|tur f: akut lebensbedrohende Ruptur der meist vorgeschädigten Aorta [Aneurysma, Arteriosklerose] bei Unfällen [Dezelerationstrauma bei Verkehrsunfällen oder Sturz aus großer Höhe]; in ca. 80 % der Fälle kommt es zu tödlicher Perikardtamponade oder Verbluten durch Blutung in die linke Pleurahöhle; da meist noch andere Traumen vorliegen [Schädel-Hirn-Trauma, offene Frakturen, intraabdominelle Blutung] wird die Aortenruptur häufig übersehen; **thorakale Aortenrupturen** findet man i.d.R. als Ruptur der Aorta ascendens am Ansatz der perikardialen Umschlagsfalte [führt zu tödlicher Perikardtamponade] oder als Ruptur der Aorta descendens im Bereich der Insertion des Ligamentum arteriosum; Rupturen der distalen thorakalen Aorta oder der Bauchaorta sind selten; **Klinik**: die Patienten sind i.d.R. polytraumatisiert und bewusstlos; eine Prellmarke vor dem Sternum kann Verdacht erwecken, ebenso ein Ischämie der unteren Körperhälfte; **Diagnose**: Thoraxröntgen, CT, Angiografie, transösophageale Echokardiografie; **Therapie**: die Einlage einer intraluminalen Stentprothese ist heute die Metho-

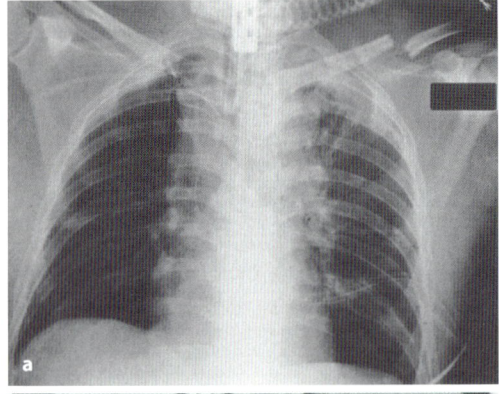

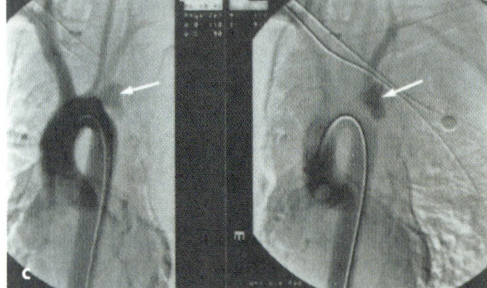

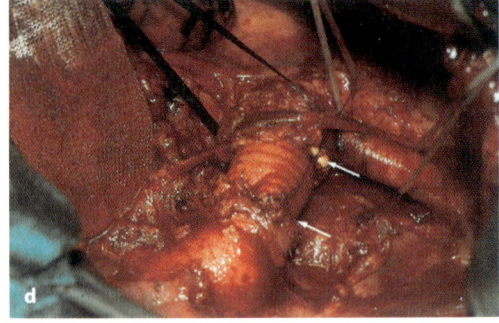

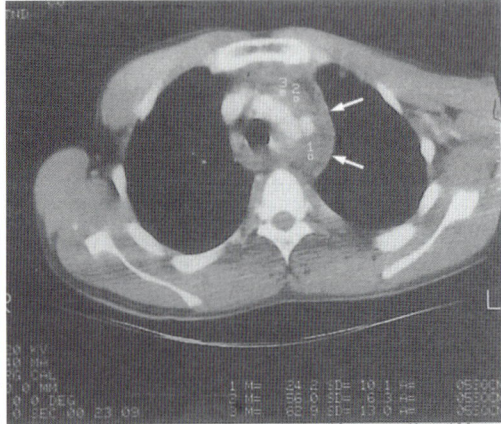

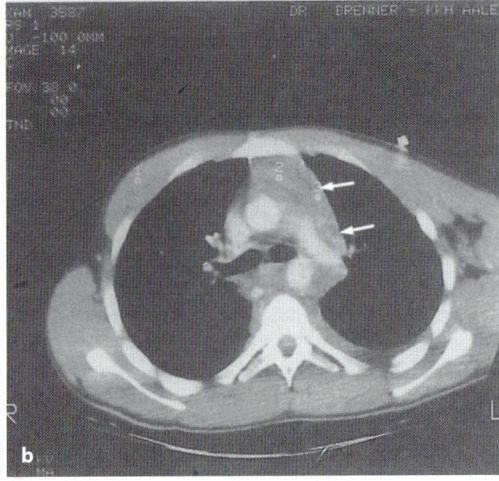

Abb. A45. Aortenruptur. Thorakale Aortenruptur: **a** verbreitertes Mediastinum in der Übersichtsaufnahme, **b** mediastinales Hämatom im CT, **c** Kontrastmittelaustritt in der Angiografie, **d** Versorgung mit Rohrpротheseninterposition [Clamp-repair-Technik]

de der Wahl, wenn der Eingriff geplant werden kann; bei akuter Blutung wird i.d.R. entweder End-zu-End vernäht oder eine Protheseninterposition vorgenommen

Aor|ten|ste|no|se *f*: angeborene oder erworbene Verengung der Aorta oder der Aortenklappe; nach dem Sitz der Stenose unterscheidet man **infravalvuläre** oder **subvalvuläre Aortenstenose** mit unterhalb der Aortenklappe liegender Einengung der Ausflussbahn des linken Ventrikels; die angeborene Form wird als **idiopathische hypertrophische subaortale Stenose** bezeichnet; die angeborene [Williams-Beuren-Syndrom] oder erworbene **supravalvuläre Aortenstenose** ist die Aortenstenose im eigentlichen Sinn; klinisch am wichtigsten ist aber die angeborene oder erworbene [rheumatische oder bakterielle Endokarditis] Verengung der Aortenklappenöffnung, die als **valvuläre Aortenstenose** bzw. **Aortenklappenstenose** bezeichnet wird; die durch die Stenose herbeigeführte Druckbelastung des linken Ventrikels führt dabei zu Linksherzhypertrophie und Linksherzinsuffizienz; das **klinische Bild** wird v.a. vom Schweregrad der Stenose bestimmt; bei der Auskultation ist der Aortenanteil des II. Herztons abgeschwächt und es findet sich ein systolisches Austreibungsgeräusch mit Punctum maximum im 2. Interkostalraum rechts; das EKG ist meist unauffällig, während das Echokar-

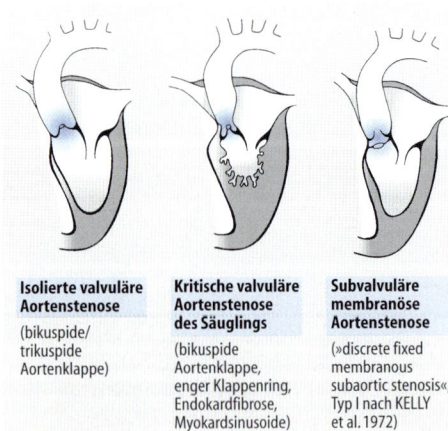

Isolierte valvuläre Aortenstenose	Kritische valvuläre Aortenstenose des Säuglings	Subvalvuläre membranöse Aortenstenose
(bikuspide/ trikuspide Aortenklappe)	(bikuspide Aortenklappe, enger Klappenring, Endokardfibrose, Myokardsinusoide)	(»discrete fixed membranous subaortic stenosis«, Typ I nach KELLY et al. 1972)

Abb. A46. Aortenstenose. Formen der Aortenstenose

Schweregrad	Systolischer Druckgradient zwischen linkem Ventrikel und Aorta (Δp in mmHg)	Klappenöffnungsfläche (cm²/m² KOF)
I: unbedeutend („trivial")	< 25	< 2,0
II: leicht („mild")	25–49	> 0,8
III: mäßig („moderate")	50–75	0,5–0,8
IV: ausgeprägt („severe" oder „critical")	> 75	> 0,5

Abb. A47. Aortenstenose. Einteilung der valvulären Aortenstenose

diogramm die Stenose darstellt und Aussagen über die Hämodynamik erlaubt; **Therapie**: Aufdehnung mit einem Ballonkatheter [**Ballonvalvuloplastie**] oder Kommissurotomie sind die Methoden der Wahl; bei Restenose oder Entwicklung einer Insuffizienz Aortenklappenersatz

Aor|to|an|gi|o|gra|fie, -gra|phie *f*: Röntgenkontrastdarstellung der Aorta und der aus ihr entspringenden Arterien; *s.a. Aortografie*

Aor|to|gra|fie, -gra|phie *f*: Röntgenkontrastdarstellung der Aorta und ihrer Äste; da sie als alleinige Maßnahme oft nicht ausreichend ist, wird sie meist im Rahmen einer Herzkatheteruntersuchung durchgeführt; häufige Indikationen sind die Abklärung von Anomalien oder Erkrankungen der Aorta, die angeborene oder erworbene Herzfehler begleiten können

Aor|tor|rha|phie *f*: *Syn: Aortennaht*; Naht der Aorta nach operativer oder traumatischer Eröffnung oder Ruptur

Apal|cil|lin *nt*: parenterales Acylaminopenicillin mit breitem Wirkungsspektrum; wirkt gegen grampositive und gramnegative Erreger, v.a. Staphylococcus aureus (betalactamasenegativ), Streptococcus pyogenes, Streptococcus pneumoniae, Enterococcus faecalis, Escherichia coli, Salmonellen, Shigellen, Klebsiella pneumoniae, Citrobacter, Proteus mirabilis, Proteus vulgaris, Haemophilus influenzae, Neisserien, Clostridien, Fusobakterien, Pseudomonas aeruginosa u.a. Pseudomonas-Species; **NW**: *s.u. Penicillin*

Apa|zo|ne *f*: → *Azapropazon*

Apex|kar|di|o|gra|fie, -gra|phie *f*: Form der Mechanokardiografie mit Messung über der Herzspitze; seit Einführung der Echokardiografie kaum noch durchgeführt

Ap|fel|form *f*: *Syn: androide Adipositas*; *s.u. Adipositas*

Apha|nip|te|ra *pl*: → *Flöhe*

Api|i aetheroleum *nt*: *Syn: Sellerieöl*; *s.u. Sellerie*

Api|i fructus *m*: Früchte von Sellerie★

Api|i herba *f*: *Syn: Selleriekraut*; oberirdische Pflanzenteile von Sellerie★

Api|i radix *f*: *Syn: Selleriewurzel*; Wurzeln von Sellerie★

Api|kek|to|mie *f*: → *Apikoektomie 1.*

Api|ko|ek|to|mie *f*: **1.** *Syn: Apikektomie, Apikotomie*; operative Entfernung einer Organspitze **2.** *Syn: Wurzelspitzenresektion, Apikotomie, apikale Osteotomie, apikale Radikaloperation, Wurzelamputation*; Entfernung/Resektion einer Zahnwurzelspitze

Api|ko|to|mie *f*: → *Apikoektomie*

Apium graveolens *nt*: → *Sellerie*

Apley-Zeichen *nt*: *Syn: Apley-Grinding-Zeichen*; Test bei Verdacht auf Meniskusschäden; der Patient liegt auf dem Bauch, der Unterschenkel ist im Kniegelenk 90° gebeugt; Rotation des Unterschenkels und Druck auf den Meniskus führt zu Schmerzauslösung

Apo|cri|ni|tis sudoripara pruriens *f*: → *Fox Fordyce Krankheit*

Apo|li|po|pro|te|i|ne *pl*: die Proteinanteile von Lipoproteinen sind für Struktur und Funktion der Proteine verantwortlich; *s.a. Essay Fettstoffwechselstörungen S. 403*

Apo|mor|phin *nt*: Morphin-Abkömmling ohne eine schmerzlindernde und euphorisierende Wirkung; besitzt auch eine dopaminagonistische Wirkung, v.a. auf die off-Dystonien; **Anw.**: Emetikum bei Vergiftungen, Alkohol-, Heroin-, Opiatsucht; Behandlung der erektilen Dysfunktion; Parkinson-

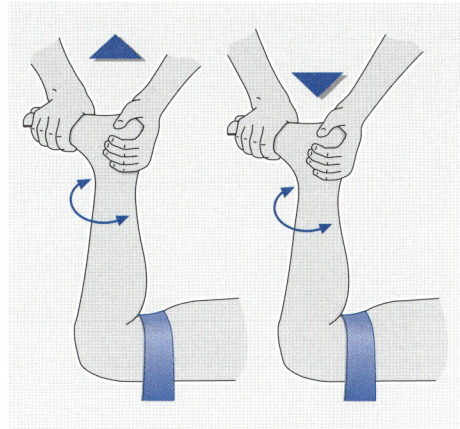

Abb. A48. Apley Zeichen

Syndrome; **NW**: Müdigkeit, Blutdruckabfall, Atemdepression, Kollaps, Koma; *s.u. Essay Erektions- und Ejakulationsstörungen S. 295, Essay Parkinson-Syndrome S. 1229*

Apo|neu|rek|to|mie *f*: → *Aponeurosektomie*

Apo|neu|ror|rha|phie *f*: *Syn: Aponeurosennaht*; Naht einer Aponeurose nach operativer oder traumatischer Läsion

Apo|neu|ro|sek|to|mie *f*: *Syn: Aponeurosenresektion, Aponeurosenentfernung, Aponeurektomie*; operative (Teil-)Entfernung einer Aponeurose, z.B. bei Dupuytren-Kontraktur

Apo|neu|ro|sen|re|sek|ti|on *f*: → *Aponeurosektomie*

Apo|neu|ro|to|mie *f*: operative Aponeurosenspaltung

Apo|phy|si|tis tibialis adolescentium *f*: → *Osgood-Schlatter-Syndrom*

Apo|ple|xie *f*: → *Insult, apoplektischer*

Apo|the|ker|rin|de *f*: → *Chinarinde*

Ap|pen|dek|to|mie *f*: *Syn: Blinddarmoperation, Blinddarmentfernung*; operative Entfernung des Wurmfortsatzes [Appendix vermiformis]; bei der **klassischen Appendektomie** erfolgt der Zugang über einen Querschnitt im rechten Unterbauch am McBurney-Punkt★; die Appendix wird an der Basis ligiert und abgetragen, der Stumpf mittels **Tabaksbeutelnaht** im Zäkum versenkt; der Verschluss erfolgt unter Beachtung der Verlaufsrichtung der Muskelfasern der verschiedenen Muskeln; bei der **laparoskopischen Appendektomie** erfolgt die Ligatur und Abtragung mittels Schlinge, der Stumpf wird nicht eingestülpt

die Letalität der Appendektomie liegt heute deutlich unter

Tab. A22. Apolipoproteine. Klassifikation der Apolipoproteine im Serum

Apolipoprotein	Lipoprotein	Molekulargewicht [kD]	Funktion
A I	HDL	28	Aktivator der LCAT
A II	HDL	17	Strukturelemente
A IV	HDL	46	Unbekannt
B$_{100}$	VLDL, LDL	549	Ligand des B-Rezeptors
B$_{48}$	Chylomikronen	265	Strukturelement
C I	VLDL, HDL	7	Aktivator der LCAT
C II	VLDL, HDL	8,5	Aktivator der LPL
C III	VLDL, HDL	8,9	Unbekannt
D	HDL	21	Aktivator der LCAT, Strukturelement
E	VLDL, HDL, (LDL)	39	Ligand des E-Rezeptors

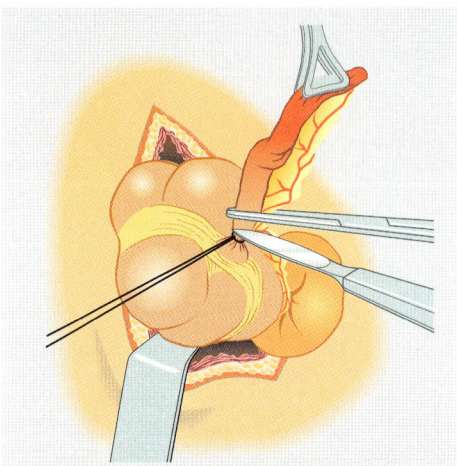

Abb. A49. Appendektomie. Klassische Appendektomie: die Basis wird ligiert, die Appendix abgetragen und der Stumpf mittels Tabaksbeutelnaht eingestülpt

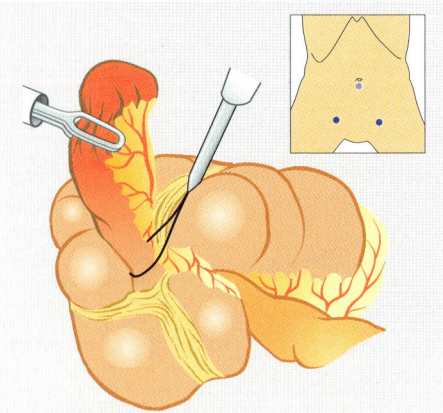

Abb. A50. Appendektomie. Laparoskopische Appendektomie: Ligatur der Basis mittels Röder-Schlinge nach Skelettierung

1 %, steigt aber bei Perforation mit diffuser Entzündung stark an; nach unkomplizierter Appendektomie kann am 1. Tag postoperativ wieder Nahrung eingenommen werden

Ap|pen|di|ko|sto|mie f: Anlegen einer äußeren Appendixfistel

Ap|pen|di|ko|zel|e f: Hernie mit dem Wurmfortsatz [Appendix vermiformis] im Bruchsack; *s.u. Essay Eingeweidebrüche/ Hernien S. 577*

Ap|pen|di|zi|tis f, pl -**ti|den: Syn:** *Wurmfortsatzentzündung, Blinddarmentzündung, Appendicitis;* eine Wurmfortsatzentzündung kann prinzipiell in jedem Alter auftreten, sie weist aber einen Häufigkeitsgipfel zwischen dem 5. und 30. Lebensjahr auf; wichtig ist, dass die akute Appendizitis im höheren Alter oft symptomarm verläuft; als **Ursache** werden Kotstein, Fremdkörper und Abknickung gefunden; daneben werden Virusinfektionen [Mumps, Masern, Grippe] als Auslöser diskutiert; die **akute Appendizitis** beginnt i.d.R. mit unspezifischen Oberbauchschmerzen, die im Laufe der nächsten Stunden in den rechten Unterbauch wandern; dazu kommen Übelkeit und Erbrechen, Wind- und Stuhlverhaltung; die Patienten haben eine erhöhte Temperatur mit einer ausgeprägten Temperaturdifferenz zwischen rektalem und axillärem Wert [mehr als 1°]; bei der rektalen Untersuchung kann

eine Dolenz im Douglas-Raum gefunden werden; bei der Untersuchung der Bauchdecke kann ein **Druckschmerz über dem McBurney-Punkt** gefunden werden; dazu kommen noch Abwehrspannung, Klopfdolenz bei Perkussion im rechten Unterbauch, **Loslassschmerz** [Blumberg-Symptom] und **gekreuzter Loslassschmerz** [Loslassen nach Druck auf den linken Unterbauch führt zu Schmerz im rechten Unterbauch]; die Patienten liegen meist auf der Seite und versuchen durch Anziehen der Beine den Schmerz zu lindern; die Auskultation des Abdomens ist wenig aussagekräftig; bei der Blutuntersuchung findet sich eine massive Leukozytose, die Blutsenkung ist ebenfalls erhöht; bei uncharakteristischem Verlauf können bildgebende Verfahren die Verdachtsdiagnose bestätigen; **DD:** Eileiterschwangerschaft, stielgedrehte Ovarialzyste, Ileitis terminalis, entzündetes Meckel-Divertikel, akute Gastroenteritis, Karzinoid der Appendix, Ileus, Invagination, Cholezystitis, Ulcus ventriculi oder duodeni; **Therapie:** die Indikation zur Appendektomie muss frühzeitig gestellt werden [**Über einer Appendicitis darf die Sonne weder auf- noch untergehen**]; im Zweifelsfall kann eine diagnostische Laparoskopie durchgeführt werden

chronische Appendizitiden sind durch einen rezidivierenden Verlauf mit wiederkehrenden akuten Attacken bestimmt; **Therapie:** Appendektomie im Intervall; *s.u. Essay Abdominalschmerz und akutes Abdomen S. 25*

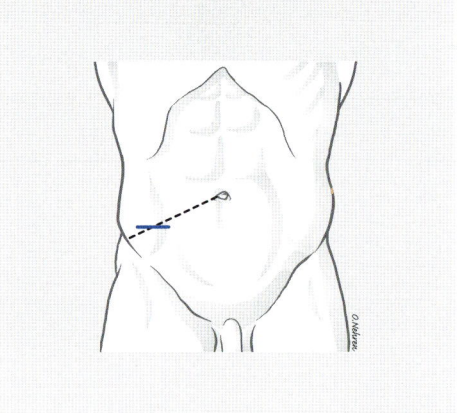

Abb. A51. Appendizitis. McBurney-Punkt

Ap|pla|na|ti|ons|to|no|me|ter *nt*: Gerät zur Messung des Augeninnendrucks, das die Hornhaut durch ein definiertes Gewicht abflacht [**Maklakoff-Kalfa-Tonometer**] oder mit einem variablen Gewicht die Hornhaut zu einer konstanten Fläche planiert; das **Goldmann-Applanationstonometer** misst den Druck, der notwendig ist, um ein planes Messkörperchen so fest auf die Hornhaut zu drücken, dass eine ebene Fläche von 3 mm Durchmesser entsteht; der gemessene Anpressdruck entspricht direkt dem Augeninnendruck; wird i.d.R. an einer Spaltlampe am sitzenden Patienten verwendet, weil damit die Abplattung durch das Mikroskop kontrolliert werden kann; *s.a. Essay Glaukome S. 497*

Ap|pla|na|ti|ons|to|no|me|trie *f*: Bestimmung des Augeninnendruckes mittels Applanationstonometer; bis vor einigen Jahren war die Applanationstonometrie mit Spaltlampe und Goldmann-Applanationstonometer die Methode der Wahl; in vielen Praxen wird heute aber die sog. **Non-Contact-Tonometrie**, bei der das Messgerät die Hornhaut nicht berührt, bevorzugt; die Hornhaut wird dabei durch einen Luftstoß abgeplattet und das hierdurch veränderte Reflexbild zur Messung benutzt; damit entfällt die Oberflächenanästhesie der Hornhaut und es besteht auch keine Gefahr einer Keimübertragung [z.B. Keratoconjunctivitis epide-

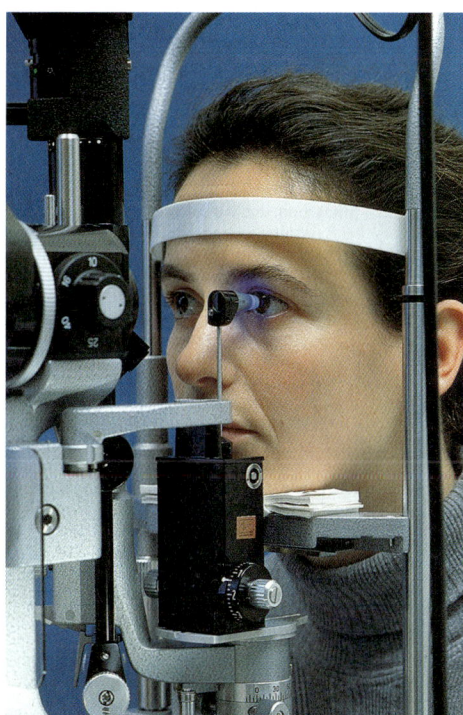

Abb. A52. Applanationstonometer. Goldmann-Applanationstonometer an einer Spaltlampe

mica] oder einer Verletzung des Hornhautepithels; allerdings ist die Messgenauigkeit geringer als beim Goldmann-Applanationstonometer, der Luftstoß ist subjektiv unangenehm und das Messprinzip funktioniert nicht bei vernarbter Hornhautoberfläche; *s.a. Essay Glaukome S. 497*

Ap|ra|clo|ni|din nt: Sympathomimetikum; α₂-adrenerger Agonist; senkt die Kammerwasserproduktion und somit den intraokulären Druck; **Anw.:** als 0,5–1 %-ige Augentropfen bei Glaukom; *s.u. Essay Glaukome S. 497*

Aprin|din nt: Antiarrhythmikum der Gruppe IB; **Anw.:** Langzeitbehandlung von ventrikulären Rhythmusstörungen [Tachykardien, Kammerflimmern, Kammerflattern]; wegen der geringen therapeutischen Breite nur, wenn andere Antiarrhythmika nicht erfolgreich waren; **NW:** Beeinträchtigungen der linksventrikulären Funktion, Tremor an Händen und Fingern, Intentionstremor, Schwindel und Nervosität, seltener Doppelbilder, Gedächtnisstörungen und Halluzinationen; **Kontraind.:** AV-Block II. und III. Grades, intraventrikuläre Reizleitungsstörungen, dekompensierte Herzinsuffizienz, ausgeprägte Bradykardie, Epilepsie, Morbus Parkinson, Blutbildschäden, Schwangerschaft, Elektrolytstörungen

Apro|ti|nin nt. *Syn. Kallikrein-Trypsin-Inaktivator*, Protease- und Fibrinolysehemmer, der verschiedene Komponenten der Gerinnungskaskade [u.a. F VIII, IX, XI, XII] hemmt; **Anw.:** Hämorrhagien bei hyperfibrinolytischer Hämostasestörung [postoperativ, posttraumatisch, ante-, intra-, postpartal]; **Dosierung:** initial 500.000 KIE [Kallikrein-Inhibitor-Einheiten] langsam i.v.; anschließend 200.000 KIE alle 4 h; bei schweren Blutungen initial 1 Mio. KIE i.v. und stündlich 200.000 KIE bis zum Blutungsstillstand

APRTase f: → *Adeninphosphoribosyltransferase*

aP-Vakzine f: **Syn:** azelluläre Vakzine; *s.u. Pertussis*

Aqua|re|ti|kum nt, pl: Arzneimittel zur Vermehrung des Harnflusses; wirkt im Gegensatz zu Diuretika durch Verdünnungsdiurese aufgrund gesteigerter glomerulärer Filtration, pH-Erniedrigung durch Aufnahme nicht-abbaubarer Säuren

sowie durch Zufuhr von Kaliumionen

Ara-A nt: → *Vidarabin*

Arach|no|dak|ty|lie f: **Syn:** Spinnenfingrigkeit, Dolichostenomelie; Bezeichnung für grazil verlängerte Finger [Spinnenfinger]; findet man z.B. beim Marfan-Syndrom, mit dem der Begriff oft fälschlicherweise gleichgesetzt wird

Arachnodaktylie-Syndrom nt: → *Marfan-Syndrom*

Ara|cy|ti|din nt: → *Cytarabin*

Aran-Duchenne-Krankheit f: **Syn:** spinale progressive Muskelatrophie; *s.u. spinale Muskelatrophie*

Ar|beits|um|satz m: *s.u. Energieumsatz*

Ar|bo|ri|sa|ti|ons|phä|no|men nt: → *Farnkrautphänomen*

Ar|bo|vi|ro|se f: **Syn:** Arbovireninfektion, Arthropode-borne disease; Oberbegriff für durch **Arboviren** [arthropode-**b**orne] hervorgerufene Erkrankungen, z.B. Lassafieber, St. Louis-Enzephalitis, West-Nil-Fieber; werden von blutsaugenden Zecken und Mücken übertragen; *s.a. Essay Virusinfektionen S. 1667*

ARCO-Klassifikation f: Stadieneinteilung der aseptischen Femurkopfnekrose; berücksichtigt sowohl nativradiologische als auch MR-tomografische Kriterien und ist derzeit die gebräuchlichste Klassifikation; *s.u. Essay Knochennekrosen S. 811*

Arc|ti|i radix f: **Syn:** Bardanae radix; Wurzel der Klette★

Arc|to|sta|phy|los uva-ursi m: → *Bärentraube*

Ar|cus aortae dexter m: **Syn:** rechter Aortenbogen; *s.u. Aortenbogenanomalien*

Ar|cus aortae duplex m: **Syn:** doppelter Aortenbogen; *s.u. Aortenbogenanomalien*

Ar|cus lipoides juvenilis m: **Syn:** Arcus lipoides corneae, Embryotoxon; weißliche, ringförmige Hornhauttrübung; angeboren bei Neugeborenen oder bei Jugendlichen im Zusammenhang mit Hyperlipoproteinämie; *s.a. Essay Fettstoffwechselstörungen S. 403*

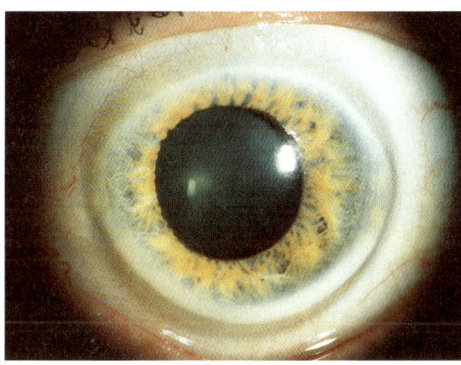

Abb. A53. Arcus lipoides juvenilis

AREDS-Medikation f: *s.u. Essay Altersabhängige Makuladegeneration S. 961*

Ar|gi|na|se|man|gel m: **Syn:** Argininämie, Hyperargininämie; autosomal-rezessiver Mangel an Arginase [vorwiegend in der Leber lokalisiertes Schlüsselenzym der Harnstoffsynthese; spaltet L-Arginin in Harnstoff und L-Ornithin] mit Blockade des Harnstoffzyklus; führt zu erhöhten Blutspiegeln von Arginin und Ammoniak, Argininurie, epileptiformen Krämpfen und Hirnschäden; **Therapie:** argininarme Diät; *s.a. Essay Störungen des Aminosäurestoffwechsels und Harnstoffzyklus S. 43*

Argininbernsteinsäure-Krankheit f: **Syn:** Argininosukzinoazidurie, Argininosukzinurie, Argininbernsteinsäure-Schwachsinn; seltener, autosomal-rezessiver Enzymdefekt [**Argininosukzinasemangel**] mit Gedeihstörung, Krampfanfällen und Hirnentwicklungsstörung; **Therapie:** proteinarme Diät; *s.a. Essay Störungen des Aminosäurestoffwechsels und Harnstoffzyklus S. 43*

Ar|gi|nin|bern|stein|säu|re|syn|the|ta|se|man|gel m: **Syn:** Zitrullinä-

mie, Argininosukzinatsynthetasemangel, Citrullinämie; autosomal-rezessive Enzymopathie, die zur Anhäufung von Ammoniak im Körper führt [Hyperammonämie]; gekennzeichnet durch Erbrechen, epileptiforme Anfälle, geistige Retardierung und Gedeihstörung; *s.a. Essay Störungen des Aminosäurestoffwechsels und Harnstoffzyklus S. 43*

Ar|gon|la|ser|tra|be|ku|lo|plas|tik *f*: Lasertrabekuloplastik unter Verwendung eines Argonionenlasers [514 nm]; *s.u. Essay Glaukome S. 497*

Arias-Stella-Phänomen *nt*: durch eine erhöhte Gonadotropinausschüttung verursachte Veränderung des Endometriums mit hyperchromatischen, polymorphen Zellkernen; typisch für eine Extrauterinschwangerschaft; findet sich aber auch bei Trophoblasttumoren und nach Gonadotropintherapie

Ar|mo|ra|ci|ae rusticanae radix *f*: Wurzel des Meerrettichs*

Ar|mo|ra|ci|a rusticana/lapathifolia *f*: → *Meerrettich*

Arm|ple|xus|an|läs|the|sie *f*: Anästhesie der oberen Extremität durch Blockade des Plexus brachialis bei Eingriffen am Arm und der Hand; früher wurde die **supraklavikuläre Armplexusanästhesie** [Kulenkampff-Plexusanästhesie] bevorzugt, heute ist aber die **vertikale-infraklavikulare Blockade** die Methode der Wahl; die **intraskalenäre Blockade** wird bei Eingriffen im Schulter-Oberarm-Bereich eingesetzt; bei Eingriffen am Unterarm wird auch die **axilläre Plexusblockade** verwendet

Armstrong-Krankheit *f*: → *Choriomeningitis, lymphozytäre*

Arm|ve|nen|throm|bo|se *f*: → *Paget-Schroetter-Syndrom*

Arndt-Gottron-Syndrom *nt*: *Syn*: *Skleromyxödem*; ätiologisch ungeklärte Hauterkrankung mit lichenoiden Papeln und flächenhafter Verdickung und Verhärtung der Haut durch Einlagerung mukoider Substanzen; ausgeprägte Form des Lichen* myxoedematosus

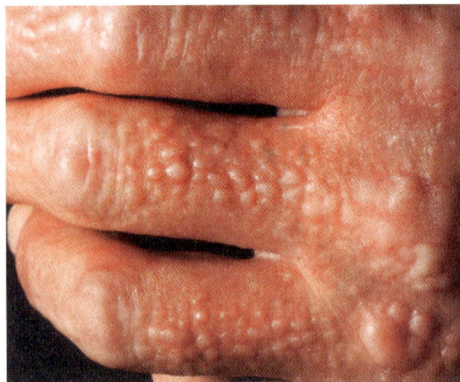

Abb. A54. Arndt-Gottron-Syndrom

Ar|ni|ka *f*: *Syn*: *Arnica montana, Bergwohlverleih*; Pflanze aus der Familie der Korbblütler [Asteraceae]; sowohl **Arnikablüten** [Arnicae flos] als auch **Arnikakraut** [Arnicae herba] und **Arnikawurzel** [Arnicae radix] enthalten u.a. Sesquiterpenlactone, Flavonoide, ätherisches Öl, phenylsubstituierte Carbonsäuren und Cumarine; *Anw*.: alkoholische Auszüge [**Arnikatinktur**] und Galenika äußerlich bei Entzündungen von Haut und [Mund-, Rachen-]Schleimhaut, Prellungen, Quetschungen, rheumatischen Muskel- und Gelenkbeschwerden sowie Thrombophlebitis verwendet; traditionell auch bei Erschöpfungszuständen, Menstruationsbeschwerden, Herzinsuffizienz, Asthma bronchiale und Gicht; in der Homöopathie v.a. bei Erkrankungen des Herz-KreislaufSystems, Magen- und Darmbeschwerden

Aro|ma|ta|se|hem|mer *m*: *Syn*: *Aromataseinhibitor*; Hemmstoff der Aromatase, die die Umwandlung von Androgenen in Östrogene im Ovar, der Plazenta, im Fettgewebe und in den Sertoli- und Leydig-Zellen katalysiert; damit wir die Östrogenbildung gehemmt; werden zur Behandlung von Prostata

hypertrophie und -tumoren sowie von postmenopausalen metastasierenden Mammakarzinomen eingesetzt; *s.a. Essay Neubildungen der Brustdrüse S. 969*

Ar|rhe|no|blas|tom *nt*: *Syn*: *Sertoli-Leydig-Zelltumor*; Androblastom des Eierstocks; seltener, meist junge Frauen betreffender Tumor, der durch eine Testosteronbildung zu Hirsutismus, Amenorrhoe und Klitorishypertrophie führen kann; *s.a. Essay Neubildungen des Ovars S. 1195*

Ar|rhyth|mie *f*: → *Herzrhythmusstörung*

Ar|sen *nt*: zur Stickstoffgruppe gehörendes Halbmetall; kann bei beruflicher Exposition zu akuter oder chronischer Vergiftung führen; bekannt sind v.a. **Arsenkeratosen** [typische punkt- oder warzenförmige, flache Keratosen an Händen und Füßen bei chronischer Intoxikation] sowie die **Arsenpolyneuropathie** [ebenfalls bei chronischer Vergiftung]; *s.a. Essay Lungen- und Atemwegserkrankungen durch Arbeit und Umwelt S. 1265*

Ar|te|me|ther *nt*: *Syn*: *Dihydroartemisininmethylether, Dihydroqinghaosumethylether, O-Methyldihydroartemisinin*; lipophiles Antiparasitikum mit Wirkung bei Malaria und Schistosomiasis; *s.a. Essay Tropenkrankheiten – importierte Krankheiten S. 1571*

Artemether-Lumefantrin *nt*: *Syn*: *Co-Arthemeter*; fixe Kombination der Antimalariamittel Artemether und Lumefantrin; relativ gut verträgliches Antimalariamittel, das bei Plasmodium falciparum-Infektionen auch mit bestehender Mehrfachresistenz wirksam ist; *s.a. Essay Tropenkrankheiten – importierte Krankheiten S. 1571*

Ar|te|mi|sia absinthium *f*: *Syn*: *Wurmkraut, Absinth*; Bitter- und Gerbstoffe enthaltender Halbstrauch aus der Familie der Korbblütler [Asteraceae]; *Anw*.: als Teeaufguss aus getrocknetem Kraut [**Magenkraut, Absinthii herba**], Tinktur oder Fertigarzneimittel bei Appetitlosigkeit, Verdauungsbeschwerden und Gallenblasendyskinesie; traditionell auch bei Magen- und Darmatonie, Wurmerkrankungen, Gastritis, Magenkrämpfe, Leberbeschwerden, Blähungen, Anämie, unregelmäßiger oder zu schwacher Menstruation und homöopathisch bei Meteorismus und tetanischen Krämpfen

Ar|te|mi|sia cina *f*: *Syn*: *Wurmsamen, Zitwersamen*; *s.u. Zitwerblüten*

Ar|te|mi|siae vulgaris herba *f*: *Syn*: *Beifußkraut*; oberirdische Pflanzenteile von Beifuß*

Ar|te|mi|siae vulgaris radix *f*: unterirdische Pflanzenteile von Beifuß*

Ar|te|mi|sia vulgaris *f*: → *Beifuß*

Ar|te|re|nol *nt*: → *Noradrenalin*

Arteria-basilaris-Insuffizienz *f*: → *Basilarisinsuffizienz*

Arteria-basilaris-Thrombose *f*: → *Basilaristhrombose*

Arteria-carotis-communis-Stenose *f*: *s.u. Karotisstenose*

Arteria-carotis-externa-Stenose *f*: *s.u. Karotisstenose*

Arteria-carotis-interna-Stenose *f*: *s.u. Karotisstenose*

Arterial-switch-Operation *f*: Methode der Wahl zur Korrektur einer Transposition der großen Gefäße; in der 1. oder 2. Lebenswoche durchgeführt, hat sie eine Letalität von 5–15 %; **Technik**: Aorta und rechte Arteria pulmonalis werden oberhalb der Klappenebene quer durchtrennt; die Pulmonaliswurzel wird durch Implantation der Koronararterien in eine sog. Neoaorta umgewandelt und dann mit der Aorta anastomosiert; die ehemalige Aortenwurzel wird mit einem Perikardflicken verlängert und mit der Pulmonalarterie anastomosiert; besteht ein Ventrikelseptumdefekt, wird er mit einem Flicken verschlossen

Arteria-mesenterica-superior-Kompressionssyndrom *nt*: *Syn*: *arteriomesenteriale Duodenalkompression, Duodenalverschluss, Wilkie-Syndrom, oberes Mesenterialarterien-Syndrom*; Kompression des horizontalen Teil des Duodenums durch die Arteria mesenterica superior mit zu zeitweiliger Passagebehinderung und evtl. Ileus führen; *s.a. Essay Abdominalschmerz und akutes Abdomen S. 25*

Ar|te|ri|en|last|ver|schluss *m*: *s.u. Zentralarterienverschluss*

Ar|te|ri|en|lap|pen *m*: → *Insellappen*

Ar|te|ri|en|ver|schluss *m*: Verschluss der Arterienlichtung von innen [Arteriosklerose, arterielle Embolie, Thrombose] oder

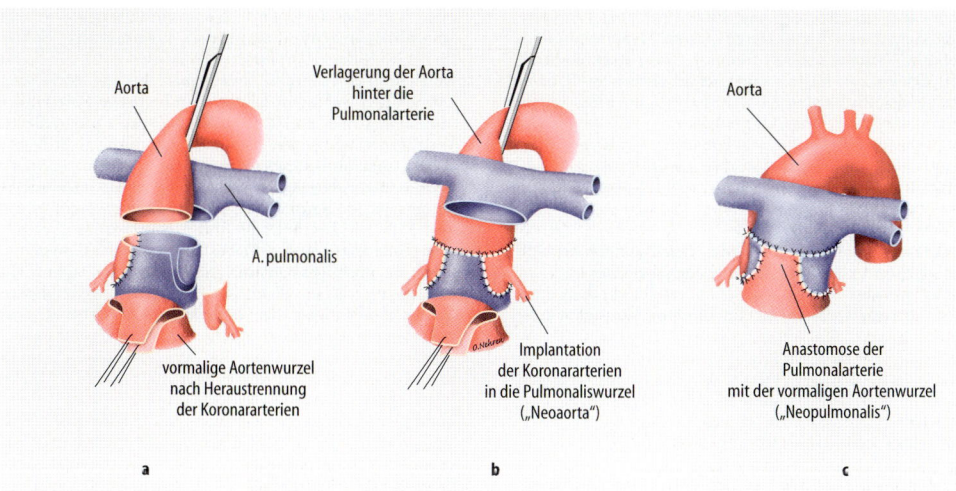

Aorta

Verlagerung der Aorta hinter die Pulmonalarterie

Aorta

A. pulmonalis

vormalige Aortenwurzel nach Heraustrennung der Koronararterien

Implantation der Koronararterien in die Pulmonaliswurzel („Neoaorta")

Anastomose der Pulmonalarterie mit der vormaligen Aortenwurzel („Neopulmonalis")

a   b   c

Abb. A55. Arterial-switch-Operation. Schema der Operationsschritte

außen [Kompression durch Tumor, Hämatom usw.]; die Symptomatik hängt v.a. von der Akutheit des Verschlusses [akuter Arterienverschluss, arterielle Verschlusskrankheit] und der Lokalisation der Durchblutungsunterbrechung [peripher, zentral] ab; der **akute periphere Arterienverschluss** betrifft am häufigsten Becken- und Beinarterien [80 %], der Rest entfällt auf die großen Arterien der oberen Extremitäten [Arteria subclavia, axillaris, brachialis]; als Ursache findet man bei 75–80 % eine arterielle Embolie, akute Thrombosen machen 15–20 % aus; als Emboliequelle kommen v.a. Herz [80–90 %; Aneurysmen, Klappenersatz, Klappenfehler, Endokarditis, Rhythmusstörungen] und vorgeschaltete Arterien [10–15 %; atheromatöse Plaques, Aneurysmen] in Frage; *s.u. Essay Periphere arterielle Verschlusskrankheit S. 1661*
Arteriitis brachiocephalica f: *Syn: Martorell-Krankheit, Takayasu-Syndrom*; Entzündung des Truncus brachiocephalicus am Abgang aus der Aorta; die Erkrankung betrifft v.a. Frauen unter 40 Jahren und führt zu Fieber, Gewichtsverlust, Nachtschweiß, Gelenkschmerzen, Müdigkeit und Stenosierung von Aortenästen, was zu der Bezeichnung **Pulslos-Krankheit** geführt hat; am häufigsten betroffen sind Arteria subclavia [90 %], Arteria carotis communis [45 %], Arteria vertebralis [25 %]; **Therapie:** Corticosteroide, Cyclophosphamid*, Antikoagulanzien, u.U. chirurgische Intervention [Endarteriektomie]
Arteriitis cranialis f: *Syn: (senile) Riesenzellarteriitis, Horton-Riesenzellarteriitis, Horton-Magath-Brown-Syndrom, Horton-Syndrom, Arteriitis gigantocellularis/temporalis*; v.a. ältere Patienten befallende, subakute granulomatöse Entzündung; betrifft große und mittelgroße Arterien, insbesondere die Kopfschlagadern; die **Ätiologie** ist ungeklärt, es findet sich aber eine Häufung nach Infekten oder Immunisierung, was auf eine Autoimmunerkrankung hinweist; etwa die Hälfte der Patienten leidet auch an Polymyalgia rheumatica; aus diesem Grund werden die beiden Erkrankungen oft zusammen als **Arteriitis-cranialis-Polymyalgie-Syndrom** bezeichnet; **Klinik:** die Riesenzellarteriitis verläuft in drei Stadien: das **Prodromalstadium** dauert Wochen bis Monate und zeigt nur unspezifische Allgemeinsymptome [leichtes Fieber, Müdigkeit, Gewichtsverlust] und bis langsam steigernde permanente Kopfschmerzen; mit Beginn des **akuten Stadiums** kommt es zur plötzlichen Verstärkung der Kopfschmerzen; die Schläfenarterien [Arteriae temporales superficiales] werden sicht- und tastbar; sie sind schmerzhaft und pulslos; in mehr als 50 % der Fälle sind andere Arterien im Kopfbereich mitbefallen und der Augenbefall

kann zu beidseitiger vorübergehender Sehschwäche und sogar dauerhafter Erblindung führen; die Kaumuskulatur zeigt Schmerzhaftigkeit beim Kauen und Schlucken [**Claudicatio masseterica**]; seltener sind Schäden an Hör- und Gleichgewichtsorgan, Zungennekrose, Subarachnoidalblutungen und Psychosen; die meisten Symptome klingen nach Monaten spontan ab und es beginnt das **chronische Stadium** mit schmerz- und pulslosen, drahtharten Temporalarterien; **Diagnose:** Biopsie der Arteria temporalis superficialis; **Therapie:** Corticosteroide; z.T. ist eine lebenslange Therapie notwendig
Arteriolosklerose f: *Syn: Arterienverkalkung, Arteriosclerosis*; häufigste systemische Arterienerkrankung mit fibrösen Veränderungen von Intima und Media, die zu Verhärtung, Verdickung, Elastizitätsverlust und Lumeneinengung führt; die wichtigsten Risikofaktoren sind Bluthochdruck, Nicotinabusus, Übergewicht, Bewegungsmangel, Stoffwechselerkrankungen [Diabetes mellitus, Hyperlipoproteinämie]; **Pathogenese:** die der Arteriosklerose zugrunde liegenden Veränderungen der Gefäßwand werden als **Atherosklerose** bezeichnet; chronische Schädigung des Endothels führt zum Eindringen von lipidarmer und fibrinreicher Flüssigkeit in die Intima und Ausbildung des initialen Intimaödems; ortsständige oder eingewanderter Phagozyten nehmen abgelagerte Lipide und Cholesterin auf und wandeln sich in Schaumzellen um, die in ihrer Gesamtheit **Lipidflecke** oder **fatty streaks** bilden; diese Veränderungen werden schon bei einem kleineren Prozentsatz von 10–14 Jährigen gefunden; am Endotheldefekt bilden sich Mikrothromben; die dabei freigesetzten Plättchenfaktoren führen zu einer Erhöhung der Permeabilität des Endothels und verstärkter Insudation und Schwellung; Myofibroblasten proliferieren, phagozytieren insudierte Lipide und Cholesterin und gehen z.T. daran zugrunde; die Folge sind fibröse Plaques mit Cholesterinkristallen in der Intima; die Zellnekrose und die Cholesterinkristalle werden von einer Intimaplatte aus kollagenen und elastischen Fasern bedeckt; zusammen bilden sie das **Atherom**; bricht dieses nach innen durch und bildet ein Ulkus der Gefäßwand, spricht man von **atheromatöser Plaque**; sie kann verkalken oder verknöchern [Arterienverkalkung], aber auch Ausgangsort für Embolien, Thrombosen, Ulzera, Stenosen und Aneurysmen sein
der Zusammenhang von Arteriosklerose [v.a. der Herzkranzgefäße] und primären und sekundären Fettstoffwechselstörungen ist von größter klinischer Bedeutung; alle Störungen, die zu einer Erhöhung des LDL-Cholesterinspiegels führen,

79

A

führen auch zu einer exponentiellen Erhöhung von koronarer Herzkrankheit und Herzinfarkten; Hypertonus, Rauchen und Diabetes mellitus führen zu einer weiteren Erhöhung des Risikos; HDL-Mangel gehört ebenso zu den entscheidenden Risikofaktoren, während erhöhte HDL-Spiegel einen schützenden Charakter haben; *s.a. Essay Akuter und rezidivierender Myokardinfarkt S. 1071, Essay Koronare Herzerkrankung S. 587, Essay Fettstoffwechselstörungen S. 403*
Arteriosclerosis obliterans: *s.u. Essay Periphere arterielle Verschlusskrankheit S. 1661*
Ar|thra|gra *nt/f*: → *Arthritis urica*
Ar|threk|to|mie *f*: *Syn: Gelenkresektion, Gelenkentfernung*; vollständige oder teilweise Entfernung eines Gelenkes
Ar|thri|tis *f, pl -tilden*: *Syn: Gelenkentzündung*; Entzündung eines oder mehrerer Gelenke; die Entzündung kann akut oder chronisch verlaufen, durch Erreger [Bakterien, Viren], Fremdkörper [auch Gichtkristalle] oder (Auto-)Immunprozesse bedingt sein; bei chronischen Gelenkentzündungen, die auch Knochen und Knorpel befallen, ist die Abgrenzung von Arthrosen nicht immer einfach
akut-eitrige Arthritis: → *Arthritis purulenta*
eitrige Arthritis: → *Arthritis purulenta*
Arthritis exsudativa: *Syn: exsudative Arthritis*; eine Ergussbildung findet man sowohl bei akuten als auch chronischen Gelenkentzündungen; meist handelt es sich um eine bakterielle Arthritis purulenta oder eine symptomatische Arthritis; die rheumatoide Arthritis kann aber ebenso wie das Lyme-Disease zu akutem Gelenkerguss führen; das Punktat enthält dann aber weniger als 25.000 Leukozyten pro mm³

Tab. A23. Arthritis exsudativa. Differenzialdiagnose von symptomatischer und eitriger Arthritis

	Symptomatische Arthritis	Eitrige Arthritis
Zeitlicher Zusammenhang mit dem Infekt	Para- und postinfektiös zeitlich gebunden	zeitliche Bindung uncharakteristisch
Septikämie	Selten	Häufig
Gelenkpunktat: Kultur Leukozyten	Steril > 20.000	Meist positiv < 60.000
Röntgenbefund	Normal	Bald destruierend
Ausheilung	Ad integrum	Häufig mit Defekt

Arthritis fugax: → *reaktive Arthritis*
infektiöse Arthritis: meist durch Bakterien [Streptokokken, Staphylokokken] und durch hämatogene Metastasierung oder direkte Keimbesiedlung [iatrogen bei Punktion oder Injektion] hervorgerufene akute Gelenkentzündung; z.T. nur schwer von reaktiver Arthritis abgrenzbar
juvenile chronische Arthritis: *Syn: juvenile idiopathische Arthritis, juvenile rheumatoide Arthritis*; Oberbegriff für eine heterogene Gruppe von primär chronischen Gelenkentzündungen, die vor dem 16. Lebensjahr beginnen; dazu gehören:
1. seronegative Polyarthritis: häufigste Form [ca. 30 %]; betrifft Mädchen häufiger als Jungen; **Klinik**: i.d.R. schleichender Beginn ohne Altersbevorzugung und Befall kleiner und großer Gelenke, wobei das Kniegelenk meist zuerst betroffen ist; hat nur eine geringe Tendenz zur Beteiligung innerer Organe, kann aber zu Fehlstellungen und Deformitäten führen [10–15 %] **2. frühkindliche Oligoarthritis, Typ I**: ca. 25 % der Fälle, Mädchen sind häufiger betroffen als Jungen; der Erkrankungsgipfel liegt zwischen 1 und 3 Jahren; **Klinik**: beginnt i.d.R. als Monarthritis von Knie oder oberem Sprunggelenk; in ca. 50 % Entwicklung einer chronischen Iridozyklitis, deshalb ist eine regelmäßige augenärztliche Kontrolle indiziert **3. HLA-B 27-assoziierte Oligoarthritis, Typ II**: liegt bei 25 % der Fälle vor; betrifft v.a. Jungen vor der Pubertät; bei ca. 80 % findet man HLA-B 27, antinukleäre Faktoren fehlen aber; **Klinik**: häufig sind Hüft-

oder Sakroiliakalgelenke befallen; ein Übergang in eine Spondylitis ankylosans ist möglich **4. seropositive Polyarthritis**: 10 % der Fälle; betrifft v.a. Mädchen vor der Pubertät; neben Rheumafaktoren findet man bei ca. 65 % auch antinukleäre Faktoren; **Klinik**: symmetrische Polyarthritis mit Befall großer und kleiner Gelenke; rasch progredienter Verlauf, deshalb ist die Frühdiagnose wichtig **5. Still-Syndrom** [Chauffard-Ramon-Still-Syndrom, juvenile Form der chronischen Polyarthritis, Morbus Still]: schon im Kindesalter einsetzende Form ohne Rheumafaktoren; macht ca. 5 % aller Fälle aus; beginnt i.d.R. mit extraartikulären Symptomen [intermittierendes Fieber mit raschen Temperatursprüngen, flüchtiges blassrosa Exanthem v.a. am Stamm, Hepatosplenomegalie, Pleuritis, Perikarditis, generalisierte Lymphadenopathie]; der Gelenkbefall konzentriert sich meist auf ein oder mehrere große Gelenke; gelegentlich auch Befall von Halswirbelsäule und Kiefergelenk; **DD**: akutes rheumatisches Fieber, virale oder tuberkulöse Arthritis, Lyme-Disease, familiäres Mittelmeerfieber
Therapie: je jünger die Patienten, desto konservativer, da Spontanremissionen vorkommen und 70 % selbst nach jahrelangem Verlauf ausheilen können; nicht-steroidale Antiphlogistika, Corticosteroide, Methotrexat, Krankengymnastik
juvenile idiopathische Arthritis: → *juvenile chronische Arthritis*
juvenile rheumatoide Arthritis: → *juvenile chronische Arthritis*
parainfektiöse Arthritis: *s.u. reaktive Arthritis*
postinfektiöse Arthritis: *s.u. reaktive Arthritis*
Arthritis psoriatica: *Syn: Psoriasisarthritis, Arthropathia psoriatica, Psoriasis-Arthropathie, Psoriasis arthropathica, Osteoarthropathia psoriatica*; chronische Gelenkerkrankung mit Knochenbeteiligung im Rahmen einer Psoriasis; tritt bei ca. 30 % vor den Hauterscheinungen auf, die Psoriasis ist dann oft nur aus der Familienanamnese diagnostizierbar; gleicht **klinisch** der rheumatoiden Arthritis, allerdings kann

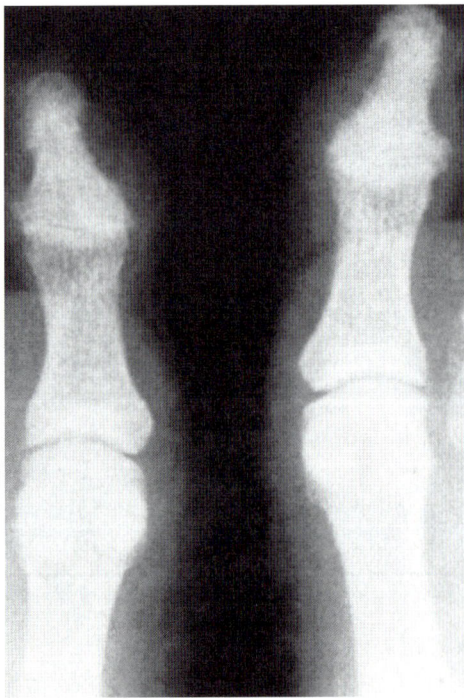

Abb. A56. Arthritis psoriatica. Veränderungen der Großzehengrundgelenke und periostale Ossifikation an den Endgliedern

es primär zum Befall großer Gelenke kommen; bei Befall der Finger sind entweder nur die distalen Interphalangealgelenke [**Transversaltyp**] oder alle Fingergelenke betroffen [**Axialtyp**], was zu Ausbildung der sog. **Wurstfinger** führt; **Therapie**: wie bei rheumatoider Arthritis; **Prognose**: wegen des schubweisen Verlaufes unsicher; insgesamt aber günstiger als bei rheumatoider Arthritis oder Spondylitis ankylosans

Arthritis purulenta: *Syn: akut-eitrige Gelenkentzündung, akut-eitrige Arthritis, eitrige Arthritis, Gelenkeiterung, Pyarthrose*; durch Bakterien verursachte akute Entzündung mit eitrigem Gelenkerguss; die Bakterien können hämatogen oder direkt [Verletzung, Punktion, Operation] in das Gelenk gelangen; am häufigsten sind Knie- und Hüftgelenk betroffen; die Infektion betrifft zuerst die Synovialmembran und führt zu eitrigem Gelenkerguss [**Gelenkempyem**]; danach kommt es zum Befall von Knochen- und Knorpelgewebe; das von der Synovialis ausgehende Granulationsgewebe [Pannus] führt zur Zerstörung der Gelenkflächen; unbehandelt kommt es zu Gelenkversteifung über eine fibröse oder ossäre Ankylose; der häufigste Erreger ist Staphylococcus aureus; daneben findet man auch noch Streptokokken, E. coli, Gonokokken [sehr schmerzhaft!] und in selteneren Fälle auch Tuberkelbakterien
Klinik: das Gelenk ist geschwollen, schmerzhaft und überwärmt; jede Bewegung ist äußerst schmerzhaft und das Gelenk wird in einer Entlastungsstellung gehalten, in der das Gelenkvolumen am größten ist; die **Diagnose** beruht auf Anamnese und Gelenkpunktion [auch zur DD von Reizerguss]; im **Röntgenbild** zeigen sich Veränderungen erst nach 3–4 Wochen, dann ist der Gelenkspalt verschmälert, die Gelenkkapsel verdickt und die gelenknahen Knochenteile zeigen Zeichen einer Ausdünnung; **Therapie**: hoch dosierte Antibiotikatherapie je nach Resistenzbestimmung; arthroskopische Gelenkausspülung; Frühmobilisation [keine Ruhigstellung!]; evtl. Frühsynovialektomie; die **Prognose** ist selbst bei Frühtherapie meist ungünstig; die Knorpelschädigung führt langfristig fast immer zu Arthrosis deformans; *s.a. Lyme-Disease*

reaktive Arthritis: *Syn: symptomatische Arthritis, Begleitarthritis, transitorische Synovitis, Arthritis fugax*; akute Entzündung, die im Zusammenhang mit viralen oder bakteriellen Infekten entsteht; wurde früher auch als Infektarthritis oder Rheumatoid bezeichnet; tritt sie zeitgleich mit dem Infekt auf, spricht man von **parainfektiöser Arthritis**, beim Auftritt nach der Allgemeininfektion von **postinfektiöser Arthritis**; am häufigsten findet man sie bei Nase-Rachen-Infekten [Streptokokken, u.a. Scharlach], Enteritiden [Yersinia, Shigella, Salmonella], Harnweginfekten [Gonokokken, Chlamydia], Virusinfekten [Hepatitis, Coxsackie, Röteln, Mumps, Windpocken, Grippe] und chronischen Autoimmunerkrankungen [Morbus Crohn, Colitis ulcerosa]; **pathogenetisch** handelt es sich um eine allergische Arthritis, die wahrscheinlich durch Antigen-Antikörper-Komplexe oder Paraproteine in der Synovialflüssigkeit ausgelöst wird; **Klinik**: akute oder subakute Arthritis; i.d.R. mono- oder oligoartikulär; betrifft meist die Gelenke der unteren Gliedmaßen [Hüft-, Knie-Sprunggelenk]; evtl. steriler Gelenkerguss; **DD**: infektiöse Arthritis; **Therapie**: Behandlung des Grundleidens; die Arthritis klingt i.d.R. spontan ab, d.h. die **Prognose** ist sehr gut

rheumatoide Arthritis: *Syn: primär chronische Polyarthritis, progrediente Polyarthritis, chronische Polyarthritis, progressive chronische Polyarthritis, chronischer Gelenkrheumatismus*; durch Immunreaktionen ausgelöste Polyarthritis mit Befall großer und kleiner Gelenke und extraartikulärer Strukturen [Sehnenscheiden, Schleimbeutel]; die Erkrankung kann in jedem Lebensalter beginnen [juvenile chronische Arthritis*], die Häufigkeit nimmt aber mit steigendem Lebensalter zu; Frauen sind dreimal häufiger betroffen als Männer; die Ursache ist multifaktoriell, wobei genetische Disposition und immunologische Reaktionen die Hauptrolle spielen

am Anfang und im Mittelpunkt der Erkrankung steht eine Entzündung der Gelenkinnenhaut [Synovitis], die über Pannusbildung auch auf die Gelenkflächen übergreift und schließlich alle Strukturen des Gelenkes umfasst [Panarthritis]; die chronische Entzündung führt zur Zerstörung von Gelenkknorpel, Gelenkkapsel, subchondralem Knochen und Sehnenscheiden; charakteristisch für die Frühphase sind entzündliche Schwellungen der kleinen Gelenke von Händen und Füßen, v.a. der Grund- und Mittelgelenke der Finger, die oft symmetrisch sind; im weiteren Verlauf kommt es zum Befall der großen Gelenke und deren unmittelbarer Umgebung; die Zerstörung der Gelenkflächen, die Kapselschrumpfung und die Muskelatrophie führen zu Gelenkfehlstellungen, die v.a. an den Händen sichtbar werden; die rheumatoide Arthritis befällt häufig die Wirbelsäule [fünfte Extremität des Rheumatikers] und führt zu Entzündung der Wirbelgelenke und u.U. zu Subluxation im Atlantoaxialgelenk
Klinik: am Anfang steht Morgensteifigkeit, v.a. der kleinen Gelenke, mit Schwellungsgefühl und Druckschmerzhaftigkeit [z.B. beim Händedruck]; später kommt es dann zu Schwellungen, akuten Gelenkentzündungen mit Überwärmung und schließlich zur Zerstörung der anatomischen Struktur mit Subluxation oder Luxation; die Beteiligung der Sehnenscheiden führt zu schmerzbedingter Bewegungseinschränkung und Kontrakturen; oft kommt es auch zu Sehnenruptur mit z.B. Knopfloch- oder Schwanenhalsdeformität der Finger; **Diagnose**: Anamnese und körperlicher Befund, Labor [Rheumafaktoren, erhöhte BSG, erniedrigtes Serumeisen, Anämie, Leukozytose], Röntgen; **Therapie**: eine kausale Behandlung ist weiterhin nicht möglich; im akuten Schub Analgetika und nicht-steroidale Antirheumatika; die Rolle der sog. **Basistherapeutika** [disease modifying antirheumatic drugs, z.B. Goldsalze, Chloroquin, Penicillamin und (in Ausnahmefällen) Immunsuppressiva] ist noch nicht ausdiskutiert; wegen der vielfältigen Nebenwirkungen [Niere, Leber, Blutbild], sollten sie mit Vorsicht angewendet werden; Krankengymnastik und Physiotherapie [aktive und passive Bewegungsübungen, kalte oder warme Umschläge, Fango, Bewegungsbad] spielen sowohl im akuten als auch im chronischen Stadium eine wichtige Rolle, weil sie der

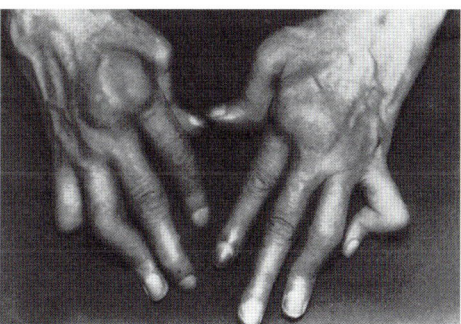

Abb. A57. Rheumatoide Arthritis

Tab. A24. Rheumatoide Arthritis. Diagnosekriterien

Wenigstens drei der folgenden Symptome müssen vorhanden sein:
– Morgensteifigkeit mindestens eine Stunde mehr als 6 Wochen
– Gelenkschwellung mindestens drei Gelenke mehr als 6 Wochen
– Symmetrische Fingergrund- und -mittelgelenkschwellung mehr als 6 Wochen
– Rheumaknoten
– Rheumafaktoren
– Gelenknahe Osteoporose und Erosionen

Einschränkung der Bewegungsfähigkeit der Gelenke vor-
beugen; der Nutzen der sog. **Frühsynovektomie** ist ebenfalls
umstritten; im Stadium der Gelenkzerstörung können
Arthrodesen oder Gelenkersatz zur Schmerzlinderung und
Verbesserung der Mobilität eingesetzt werden; *s.u. Essay
Rheumatoide Arthritis S. 83*

symptomatische Arthritis: → *reaktive Arthritis*

Arthritis tuberculosa: die Gelenktuberkulose kann als primäre Form [von der Synovialmembran ausgehend] oder sekundäre Form auftreten; sie führt i.d.R. zu totaler Gelenkzerstörung und Gelenkversteifung; **Diagnose**: Erregernachweis
im Probematerial; **Therapie**: *s.u. Tuberkulose*

Arthritis urica: *Syn: Gelenkgicht, Gichtarthritis, Arthragra*;
anfallsweise, akute Gelenkentzündung im Rahmen der
Gicht, die durch Urateinlagerung verursacht wird; der akute
Gichtanfall beginnt meist nachts oder frühmorgens im Anschluss an eine üppige Mahlzeit verbunden mit Alkoholgenuss; am häufigsten betroffen sind Großzehengrundgelenk
[**Podagra**], Kniegelenk [**Gonagra**], oberes Sprunggelenk,
Handwurzel, Daumengrundgelenk und die Fingergrundge-
lenke; **Diagnose**: Anamnese und körperlicher Befund, Labor
[Hyperurikämie], Gichttophi bei chronischer Gicht, Nachweis von Harnsäurekristallen in Geweben oder Gelenkflüssigkeit; Uratkristalle sind nicht im Röntgenbild sichtbar,
bei chronischer Gicht finden sich aber rundliche, scharf
begrenzte, osteolytische Defekte in Gelenknähe; **Therapie**:
*s.u. Essay Gicht und andere Störungen des Purinstoffwechsels
S. 487*

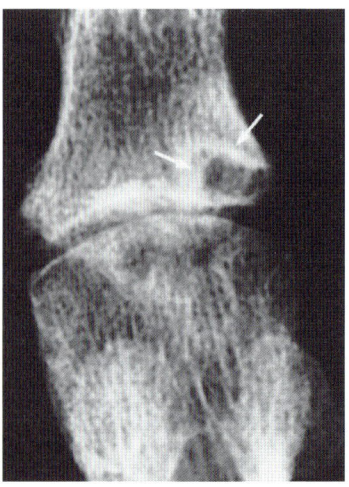

Abb. A58. Arthritis urica. Subchondrale osteolytische Defekte [Pfeile] an
der Basis des Großzehengrundgelenkes

venerische Arthritis: → *Reiter-Syndrom*

Arthritis villonodularis pigmentosa: → *pigmentierte villonoduläre Synovitis*

Ar|thro|de|se *f*: die operative Gelenkversteifung hat weiterhin ei-
nen Platz in der Orthopädie, auch wenn die Indikation
seltener gestellt wird als in der Vergangenheit; wird noch an
der Wirbelsäule [Spondylodese], dem Handgelenk, Daumen-
sattelgelenk und Fingergelenken durchgeführt, da die Nach-
bargelenke für die Bewegungseinschränkung kompensieren
können; am häufigsten ist aber die Arthrodese des unteren
Sprunggelenks bei subtalarer Arthrose; das obere Sprunggelenk wird auch noch versteift, weil Kunstgelenke noch nicht
zufriedenstellend sind, das Schulter-, Knie- und Hüftgelenk
werden aber i.d.R. mittels Alloarthroplastik versorgt

Technik: die Gelenkflächen werden entknorpelt und das Gelenk durch eine **Druckarthrodese** mit äußeren Spannern
oder AO-Platten mit Spanngerät fixiert, intraartikuläre Arthrodesen dürfen aber erst nach Abschluss des Wachstums

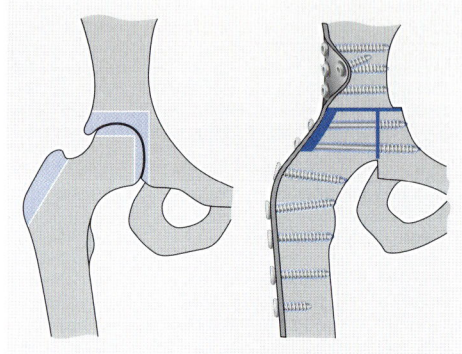

Abb. A59. Arthrodese. Hüftarthrodese mit Kreuzplatte

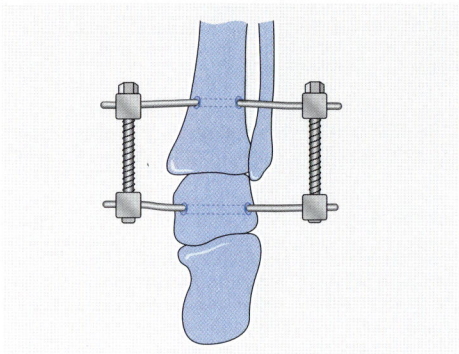

Abb. A60. Arthrodese. Arthrodese des oberen Sprunggelenkes

vorgenommen werden; wichtig ist, das jeweilige Gelenk in
eine physiologische Funktionsstellung zu bringen; Hüftgelenk: 20° Beugung, maximal 10° Außenrotation, 0° in der
Frontalebene; Kniegelenk: 5–10° Beugung; oberes Sprunggelenk: Neutralstellung; Schultergelenk: 25° Abduktion, 30°
Beugung und 45° Innenrotation

Ar|thro|gra|fie, -gra|phie *f*: Röntgenkontrastdarstellung eines Ge-
lenks; man unterscheidet Verfahren, die positive Kontrastmittel verwenden [z.B. wasserlösliche iodhaltige Kontrast-
mittel] und Verfahren, die mit negativen Kontrastmitteln
[z.B. Luft] arbeiten; bei **Doppelkontrastverfahren** werden
sowohl Luft als auch Kontrastmittel in den Gelenkspalt eingebracht; *s.a. Abb. A61*

Ar|thro|gry|po|se *f*: *Syn: Arthrogryposis*; angeborene oder post-
operative Gelenkkontraktur, z.B. **Arthrogryposis multiplex
congenita** [Guérin-Stern-Syndrom], eine angeborene, ein-
oder beidseitige Kontraktur großer Gelenke durch Schrumpfung der Gelenkkapseln, Bänder und Muskeln mit allgemeiner Muskelhypotonie; **Therapie**: symptomatische Behandlung und Korrektur durch Redressionsbehandlung oder
Operation [z.B. bei Klumpfüßen]

Ar|thro|lith *m*: → *Gelenkkörper*

Ar|thro|ly|se *f*: eine operative Gelenkmobilisierung ist indiziert,
wenn eine posttraumatische/postentzündliche/postoperati-
ve Einsteifung weder durch Krankengymnastik, noch durch
manuelle Therapie [evtl. in Narkose] erfolgreich behandelt
werden kann; je nach Situation und Ursache müssen intraartikuläre Verwachsungen durchtrennt, die Kapsel eröffnet
oder Sehnen, Bänder und Muskeln verlängert werden; wichtig ist die postoperative Nachbehandlung mit passiver [z.B.
Motorschiene] und aktiver Bewegung [Krankengymnastik];
v.a. Hüft-, Knie- und Schultergelenk neigen zur Einsteifung,
wobei das Schultergelenk oft ohne operativen Eingriff mobili-

Rheumatoide Arthritis

Syn.: chronische Polyarthritis, primär chronische Polyarthritis

Abk.: RA, cP, PCP

R.E. Willburger

Definition
Die rheumatoide Arthritis ist eine chronische, schubweise verlaufende, entzündliche Systemerkrankung ungeklärter Ätiologie, die vor allem die Gelenke betrifft.

Häufigkeit
Bei einer Prävalenz von 1 % beträgt die jährliche Inzidenz in Europa etwa 0,05 %. Frauen sind dreimal häufiger
betroffen als Männer. Die RA kann in jedem Lebensalter auftreten, der Häufigkeitsgipfel liegt zwischen dem
vierten und sechsten Lebensjahrzehnt, es besteht eine familiäre Häufung.

Pathophysiologie
Bei unbekannter Ursache werden Infektionen als mögliche Auslöser diskutiert. Durch eine Fehlsteuerung des
Immunsystems werden Botenstoffe [Zytokine] gebildet, die eine Entzündung und somit Verdickung der Gelenkinnenhaut [Synovialitis] auslösen. Durch die Einwanderung von Abwehrzellen und Vermehrung von bindege-
webebildenden Zellen entsteht ein Pannus, ein tumorähnliches Gewebe, das den Gelenkknorpel überwuchert
und zunehmend zerstört. Außerdem werden Autoantikörper wie der Rheumafaktor gebildet.
In aller Regel schreitet der Krankheitsprozess ohne adäquate Behandlung stetig voran und führt zu Gelenk-
destruktionen sowie Behinderung und vermindert die Lebenserwartung.

Symptomatik
Zu Beginn treten häufig **Allgemeinsymptome** wie Abgeschlagenheit, leichte Temperaturerhöhungen und morgendliche Steifigkeit der Finger auf. Typisch für die Erkrankung ist eine **symmetrische Gelenkschwellung**, an-
fangs häufig im Bereich der Metacarpophalangealgelenke [MCP] und proximalen Interphalangealgelenke [PIP].
Tendovaginitiden können die Sehnen in ihrer Funktion beeinträchtigen und sogar Sehnennrisse begünstigen.
Später können auch **Rheumaknoten**, derbe [auf der Unterlage verschiebliche] Knoten unter der Haut [vor allem
an belasteten Arealen, meist den Gelenkstreckseiten, bevorzugt am Ellenbogen] auftreten. Ein entzündlicher
Befall innerer Organe [z.B. Herz, Lunge] und Entzündung der Gefäße [Vaskulitis] sind möglich.

Diagnostik
Den ACR-Richtlinien [*American College of Rheumatology*] entsprechend wird vor Einleitung einer Therapie
die Durchführung einer Basisdiagnostik gefordert. Die hier erhobenen Parameter untermauern die Diagnose,
identifizieren eine fragliche Organbeteiligung, erlauben eine Prognose und dienen als Basiswert für Kontrollen
des Krankheitsverlaufes bzw. Therapieerfolges.

Klinischer/körperlicher Befund
Schwellung der Gelenke mit Überwärmung und Druckschmerzhaftigkeit [**Gaenslen-Zeichen**: schmerzhafter
Händedruck]. Bevorzugt befallen sind die Fingergrund- und Fingermittelgelenke unter Aussparung der Fin-
gerendgelenke. Typische Deformitäten im Bereich der Hand sind eine Ulnardeviation, Schwanenhalsdeformität
und Knopflochdeformität der Langfinger sowie 90/90°-Deformität am Daumen. Durch ein vor allem ulnarseitiges Abgleiten des Handgelenkes auch nach volar entsteht eine prominente distale Ulna [**Caput ulnae-Syndrom**] und Bajonettfehlstellung des Handgelenkes. Typisch sind auch die Fußdeformitäten mit Hallux valgus
und Krallenzehen bei Subluxation/Luxation in den Zehengrundgelenken.

Laboruntersuchungen

Die Blutwerte zeigen oft eine Entzündung mit erhöhter Blutsenkungsgeschwindigkeit und erhöhtem C-reaktiven Protein [CRP]. Die Konzentration des CRP steht in guter Korrelation zur entzündlichen Aktivität und eignet sich am besten für Verlaufskontrollen. Bei 80 % der RA-Patienten sind innerhalb des ersten Jahres der Erkrankung im Serum **Rheumafaktoren** nachweisbar. Der Nachweis des Rheumafaktors [RF] ist nicht spezifisch für die RA, er kann auch bei anderen Erkrankungen und älteren Menschen auftreten. Das **zyklische citrullinierte Peptid** [CCP] hat eine Spezifität von 95 %. Die Kombination mit RF erhöht die Spezifität auf fast 100 %. Im Gegensatz zum Rheumafaktor werden Anti-CCP-Antikörper selten bei anderen autoimmunen Erkrankungen beobachtet.

Im akuten Stadium der Entzündung zeigt sich in der Serumeiweißelektrophorese eine Erhöhung der α2-Globuline, im chronischen Krankheitsverlauf eine Dysproteinämie mit Verminderung der Albumine und Erhöhung der α2- und γ-Globuline. Das Serumeisen ist bei längerem Verlauf erniedrigt, die Serumkupferkonzentration erhöht. Durch eine gestörte Eisenutilisation entwickelt sich häufig eine normochrome Anämie. Im Schub der RA kann eine Leukozytose unter Bevorzugung der Granulozyten auftreten.

Synoviabefunde

Die Synovia enthält gefilterte Serumbestandteile in unterschiedlicher Konzentration. Bei der RA ist die Hyaluronatkonzentration [Normalwert 300 mg/dl] erniedrigt und somit die Viskosität der Synovia vermindert. Die Leukozytenzahl [Normalwert < 200/µl] ist auf 5.000–60.000/µl und der Granulozytenanteil [Normalwert < 20 %] auf > 60 % erhöht. Der Proteingehalt steigt aufgrund der Entzündung mit erhöhter Durchlässigkeit der Synovialmembran erheblich an [auf 3,5–6,0 g/dl]. Gelegentlich gelingt der Nachweis des Rheumafaktors im Gelenkpunktat früher als im Serum.

Sonografie

Die Ultraschalluntersuchung erlaubt den Nachweis von Erguss und verdickter Gelenkinnenhaut sowie einer Tenosynovialitis. Außerdem können unter Zuhilfenahme der Sonografie diagnostische und therapeutische Gelenkinjektionen bildgebend gesteuert erfolgen.

Röntgen

Die konventionelle Röntgenaufnahme ist nach wie vor das wichtigste bildgebende Verfahren. Typische Röntgenzeichen der RA sind meist erst nach 3–6 Monaten darstellbar. Dies sind eine periartikuläre Schwellung, gelenknahe Entkalkung, Unterbrechung der subchondralen Grenzlamelle [Erosion], Usuren, Gelenkspaltverschmälerung, Zysten, Luxation und Fehlstellung sowie Ankylose. Es kann eine **ankylosierende** und eine **mutilierende Verlaufsform der RA** unterschieden werden. Ein prinzipieller Nachteil des Verfahrens ist die Strahlenbelastung.

Szintigrafie

Die in Drei-Phasen-Technik durchgeführte Knochenszintigrafie mit radioaktiv markierten Diphosphonaten lässt bereits in der Frühphase pathologische Befunde im Sinne einer Mehrbelegung erkennen. Ein negativer Befund schließt das Vorliegen einer aktiven Arthritis aus. Einschränkungen bestehen hinsichtlich der Spezifität, also der Unterscheidung von entzündlichen, degenerativen und anderen Gelenkerkrankungen. Von Vorteil ist, dass mit einer einzigen Untersuchung der gesamte Skelettstatus erfasst werden kann.

Magnetresonanztomografie [MRT]

Die Möglichkeit der freien Schichtwahl erlaubt die überlagerungsfreie Darstellung der Gelenkstrukturen und insbesondere auch hervorragenden Weichteilkontrast. Ein Gelenkerguss lässt sich eindeutig von

Tab. 1. Klassifikation rheumatoide Arthritis

ACR [American College of Rheumatology]-Kriterien
Um die Diagnose RA stellen zu können, müssen von den folgenden sieben Kriterien mindestens vier erfüllt sein:
• Morgensteifigkeit über eine Stunde [> 6 Wochen]
• Schwellungen von mindestens drei Gelenkregionen [> 6 Wochen]
• Schwellung der Fingermittel-, Fingergrund- oder Handgelenke [> 6 Wochen]
• symmetrische Gelenkschwellungen
• typische Röntgenveränderungen [typischerweise an den Händen]
• Rheumafaktor positiv
• Rheumaknoten
Die Anwesenheit von vier beliebigen dieser sieben Kriterien hat eine Sensitivität von 93 % und Spezifität von 90 % zum Nachweis einer RA
Röntgen-Stadieneinteilung nach Larsen, Dahle und Eek [LDE-Stadien]
• Stadium 0: normale Gelenkverhältnisse
• Stadium 1: geringe Veränderungen, wie periartikuläre Weichteilschwellung, gelenknahe Osteoporose, geringe Gelenkspaltverschmälerung
• Stadium 2: klare Frühveränderungen mit Erosionen und Gelenkspaltverschmälerung
• Stadium 3: Destruktionen mit fortgeschrittener Gelenkspaltverschmälerung
• Stadium 4: starke Destruktionen mit subtotalem Aufbruch des Gelenkspaltes und Gelenkdeformität
• Stadium 5: aufgebrauchter Gelenkspalt, knöcherne Deformität, Subluxation oder Luxation, ggf. Ankylose

A

Pannusgewebe abgrenzen. Das häufig im Vorfeld erosiver Veränderung auftretende Knochenmarködem lässt sich kontrastreich abbilden und Erosionen frühzeitig darstellen. Somit ist die MRT zur Verlaufskontrolle einer medikamentösen Therapie den übrigen Bildgebungen überlegen. Nachteile sind die relativ hohen Kosten und die lange Untersuchungszeit.

Differenzialdiagnose

Undifferenzierte Arthritiden, Spondarthritiden, Kollagenosen, infektiöse Arthritiden, metabolische Arthropathien, degenerative Arthropathien, Arthritis villonodularis pigmentosa.

Therapie

Prinzipiell muss bei jedem Patienten, der über mehr als sechs Wochen unter Gelenkschwellungen leidet, an das Vorliegen einer RA gedacht werden. Da die RA oft zu Gelenkschädigungen führt, muss frühzeitig eine adäquate, forcierte Therapie erfolgen, um die Entzündung und deren Folgezustände einzudämmen. Die medikamentöse Therapie ist die Grundlage der Behandlung.

Medikamentöse Therapie

In Abhängigkeit von der Erkrankungsaktivität, dem Therapieerfolg und den Nebenwirkungen kommen ver schiedene Substanzklassen zum Einsatz. Als antiinflammatorische Basis wird eine Dauertherapie mit konventionellen **disease modifying anti-rheumatic drugs** [DMARD] und/oder den Biologika empfohlen. Die nichtsteroidalen Antirheumatika [NSAR] einschließlich den selektiven Cyclooxygenase-2-Inhibitoren [Coxibe] und den Corticosteroiden werden in Phasen gesteigerter entzündlicher Aktivität [Symptomkontrolle] verabreicht. Vorteilhaft ist hierbei der schnellere Wirkungseintritt im Vergleich zu den konventionellen DMARD und Biologika.

NSAR [Tagestherapiekosten je nach Substanz 0,24–2,39 €] werden zur Linderung der Schmerzen und Gelenksteifigkeit typischerweise im akuten Schub eingesetzt. Sie blockieren das aktive Zentrum des Cyclooxygenase [Cox]-Enzyms mit entsprechend verringerter Synthese proinflammatorischer Prostaglandine [PG], v.a. von PGE2. Im Gegensatz zu den bezüglich der beiden Isoenzyme Cox-1 und Cox-2 unspezifisch wirkenden NSAR weisen die Coxibe eine [zeitabhängige] Selektivität zur Cox-2 auf. Letztere gilt im Gegensatz zur primär „physiologischen", gastroprotektiven Cox-1 als dominierende Isoform bei entzündlichen Prozessen. Entsprechend gilt die Hemmung der Cox-2-Aktivität als therapeutisches Korrelat der antiinflammatorischen Wirksamkeit von traditionellen NSAR und Coxiben. Sowohl die Coxibe als auch die traditionellen NSAR erhöhen die Inzidenz kardiovaskulärer Ereignisse.

> ❗ Ungeachtet ihrer antiinflammatorischen und analgetischen Wirksamkeit besitzen NSAR/Coxibe nicht die Potenz, Gelenkzerstörung zu verhindern.

Im direkten Vergleich zu den NSAR haben sich die selektiven Cox-2-Inhibitoren als nicht wirkstärker erwiesen, ihr günstigeres gastrointestinales Sicherheitsprofil stellt aber einen therapeutischen Vorteil dar. Dies ist von besonderer Bedeutung, da RA-Patienten ein erhöhtes Risiko aufweisen, unter NSAR schwere gastrointestinale Nebenwirkungen zu entwickeln. Ungeachtet dessen sollten Coxibe bei bestehender Indikation zur Thrombozytenaggregationshemmung, trotz dann geminderter gastrointestinaler Sicherheit, mit niedrig dosierter Acetylsalicylsäure kombiniert werden.

Corticosteroide systemisch und lokal verabreicht führen typischerweise zu einem raschen Wirkeintritt mit guter Beschwerdelinderung [vor allem bezüglich Schmerz, Schwellung, Steifigkeit]. Unter einer oralen Therapie konnte insbesondere im Rahmen der frühen RA der Nachweis einer suffizienten Entzündungshemmung sowie eine Prävention neuer Gelenkerosionen erbracht werden. Obgleich Corticosteroide nur temporär in Phasen erhöhter Krankheitsaktivität verabreicht werden sollten, resultiert nach deren Absetzen nicht selten eine Art *Rebound*-Synovitis, selbst bei Patienten unter Kombinationstherapie mit einem oder mehreren DMARD. Als Konsequenz dieses Phänomens ist häufig eine Langzeit- oder Dauereinnahme von Corticosteroiden erforderlich. Der Nutzen auch einer zeitlich befristeten Verabreichung sollte sorgfältig gegen das Risiko unerwünschter Wirkungen abgewogen werden. Typische Nebenwirkungen sind ein erhöhtes Infektionsrisiko, Osteoporose, arterieller Hypertonus, Hyperglykämie, Volumenretention, Katarakt, Hautatrophie und vorzeitige Arteriosklerose. Insbesondere wenn eine Langzeittherapie erforderlich ist, sollte eine Tages-Maximaldosis von ≤ 7,5 mg Prednisolon* gewählt werden. Ein erhöhtes Osteoporoserisiko ist allerdings bereits in Dosen ≤ 5 mg pro Tag nachgewiesen. Sind unter bereits bestehender Therapie nur einzelne Gelenke symptomatisch, stellen intraartikuläre

Injektionen [mit mikrokristallinem Corticosteroid] ein in geübten Händen sicheres Verfahren dar, um ohne weitere Veränderung der bestehenden Medikation eine Verbesserung der lokalen Beschwerden zu erzielen. Sind mehrere Gelenke betroffen, sollte eher die systemische Therapie geändert werden. Allgemein dürfen intraartikuläre Corticosteroidinjektionen frühestens nach 4 Wochen wiederholt werden.
DMARD stellen die pharmakologische Basis einer suffizienten Therapie dar.

❗ **Werden sie rechtzeitig eingesetzt, besitzen sie die therapeutische Potenz, eine entzündliche Gelenkschädigung zu verzögern bzw. zu verhindern und damit die Funktion der befallenen Gelenke zu erhalten.**

Patienten, die ungeachtet adäquater NSAR-Therapie weiter unter einer floriden Synovitis sowie Gelenkschmerz, Morgensteifigkeit und/oder persistierender Erhöhungen von CRP und Rheumafaktor leiden, sollten spätestens binnen dreier Monate einer DMARD-Therapie zugeführt werden. Bei radiologischem Nachweis arthritischer Destruktionen sowie bei unbehandelten RA-Patienten sollte eine DMARD-Therapie so rasch wie möglich eingeleitet werden. Aufgrund des teratogenen Potenzials der DMARD muss auf die Durchführung einer konsequenten Kontrazeption hingewiesen werden.
Ungeachtet der ausgewiesenen, therapeutischen Effizienz der DMARD können Fälle von primärem Therapieversagen oder nachlassender Wirksamkeit im Therapieverlauf zu einem Präparatewechsel innerhalb der Substanzklasse, zu einer Kombinationstherapie oder zu einem Umsteigen auf bzw. zu einer Kombination mit Biologika zwingen. Im Folgenden werden die derzeit vorwiegend eingesetzten DMARD einzeln beschrieben:

- Das kostengünstige **Methotrexat** [MTX, orale Tagestherapiekosten circa 0,3 €] ist insbesondere **bei stark ausgeprägten Fällen das Mittel erster Wahl**. Unter MTX ist sowohl eine Beschwerdelinderung als auch Verzögerung der radiologisch nachweisbaren Gelenkveränderungen belegt. Als Folsäureantagonist inhibiert MTX unspezifisch und kompetitiv die dihydrofolatabhängige Biosynthese der Purine als Baustein der DNA; hierdurch wird die RA-spezifische Proliferation/Aktivierung von Lymphozyten begrenzt.
Die Mehrheit der Patienten beendet die MTX-Therapie aufgrund unerwünschter Nebenwirkungen, nicht aber wegen mangelnder bzw. abnehmender Wirksamkeit. Komplikationen wie Übelkeit, Stomatitiden, Diarrhö oder Alopezie können ohne signifikanten Verlust an Wirkpotenz mit Folsäurepräparaten [1–3 mg/d] begegnet werden. Als schwere Nebenwirkung werden MTX-induzierte Myelosuppression sowie Hepatopathie mit Erhöhung der Serumtransaminasen beobachtet. Diese unerwünschten Wirkungen machen neben einer strengen Alkoholkarenz entsprechende Verlaufskontrollen erforderlich. Letzteres gilt auch für niereninsuffiziente Patienten, die toxisch erhöhte MTX-Serumspiegel entwickeln können. Als seltene, aber schwere Komplikation sind pulmonale Schädigungen [Alveolitis] beschrieben. Die Potenz von MTX zur Induktion hämatologischer Malignome wird kontrovers diskutiert.
Die initiale, **orale Einmaldosis** von 15 mg einmal wöchentlich kann bei Bedarf auf bis zu 30 mg gesteigert werden. Wird der gewünschte Effekt nicht auf oralem Weg erreicht, kann MTX alternativ subkutan oder intramuskulär appliziert werden. MTX ist auch der bevorzugte Bestandteil einer Kombinationstherapie. Eine gängige Kombination ist das **O`Dell-Schema** bestehend aus MTX, Sulfasalazin und Hydroxychloroquin.

- **Sulfasalazin** [SSZ, auch Salazosulfapyridin; Tagestherapiekosten circa 1,1 €] wird **bei eher milder Verlaufsform** der RA eingesetzt, ist relativ gut verträglich und nicht teratogen. Es weist einen verzögernden Effekt auf das radiologische Fortschreiten der RA auf. Die **Dosierung** erfolgt einschleichend [Filmtabletten mit 500 mg: 1. Woche täglich 1–0–0, 2. Woche 1–0–1, 3. Woche 2–0–1, ab 4. Woche 2–0–2, bei ungenügender Wirksamkeit Steigerung auf 2–2–2]. Die Wirkung tritt nach ungefähr 4–8 Wochen ein. Neben dem Gastrointestinaltrakt sind vor allem die Haut, Niere und das Blut von Nebenwirkungen betroffen. Durch die einschleichende Dosierung kann die Inzidenz der genannten Nebenwirkungen reduziert werden. Die Mehrzahl dieser Nebenwirkungen treten in den ersten drei Monaten der Therapie auf. Um ernste Nebenwirkungen wie eine Leukopenie zu erkennen, sind regelmäßige Laborkontrollen notwendig.

- **Hydroxychloroquin** [HCQ] bzw. **Chloroquin** werden **bei eher milder Verlaufsform** der RA eingesetzt und ist relativ gut verträglich. Die **Erhaltungsdosis** beträgt 200 mg zweimal täglich. Das Risiko retinaler Schädigungen unter HCQ ist zwar gering und tritt typischerweise erst in höheren Dosen [> 6 mg/kg KG] auf, ungeachtet dessen sind regelmäßige ophtalmologische Kontrolluntersuchungen erforderlich.

- Die therapeutische Effizienz von **Leflunomid** [Tagestherapiekosten circa 3,12 €] hinsichtlich der Beschwerdesymptomatik und dem radiologischen Fortschreiten der Erkrankung entspricht etwa der von MTX in ei-

A

ner mittleren Dosis. Studien unterstreichen den Stellenwert von Leflunomid [Erhaltungsdosis von 20 mg/Tag nach vorheriger dreitägiger Bolusdosis von 100 mg] als **Monotherapeutikum in Fällen von MTX-Unverträglichkeit oder -Ineffizienz**. Auch eine Kombination mit MTX hat sich als vorteilhaft erwiesen. Leflunomid hemmt unspezifisch das Schlüsselenzym der Pyrimidinsynthese. In Analogie zu MTX wird die Lymphozytenproliferation/-Aktivierung begrenzt. Die Inzidenz von Hepatopathien unter Leflunomid-Monotherapie [5 %] steigt unter Kombination mit MTX auf etwa 60 %. Aufgrund eines ausgeprägten, enterohepatischen Kreislaufs weist einmal inkorporiertes Leflunomid eine Halbwertszeit von bis zu einem Jahr auf. Ist eine Eliminierung des Wirkstoffes erforderlich [Nebenwirkungen, Kinderwunsch] muss Leflunomid mit Cholestyramin ausgewaschen werden.

- **Weniger gebräuchliche Präparate** sind Cyclosporin* A, Azathioprin*, Goldpräparate*, Minocyclin*, D-Penicillamin*.

Biologika [Biologics] sind rekombinante Varianten natürlich vorkommender, inhibitorischer Proteine, die selektiv mit Molekülen oder Rezeptoren interagieren, die bei der Modulation immunologischer oder inflammatorischer Prozesse beteiligt sind. Nach den Empfehlungen der *Deutschen Gesellschaft für Rheumatologie* sollen Biologika erst nach Ausschöpfen von zwei DMARD bzw. einer Kombination eingesetzt werden. Sie können auch in Kombination mit MTX verabreicht werden. Nachfolgend werden die derzeit wichtigsten Biologika im Einzelnen vorgestellt:

- **Anti-tumor necrosis factor α [Anti-TNFα]-Therapeutika.** Im Rahmen der RA wird TNFα von aktivierten Lymphozyten, Monozyten und Makrophagen vermehrt freigesetzt. Die hohen Konzentrationen im Synovitisgewebe und der Synovia korrelieren dabei mit der lokalen, chondralen und ossären Erosion und sind Ansatzpunkt der Anti-TNFα-Therapeutika [Jahrestherapiekosten je nach Substanz 11.000–24.000 €].
  - **Etanercept** blockiert durch Anlagerung an TNFα dessen Bindung an die zellmembranständigen TNFα-Rezeptor immunkompetenter Zellen.
  - **Infliximab** ist ein monoklonaler, chimärer Anti-TNFα-Antikörper. Die Anlagerung des Antikörpers an freies TNFα verhindert dessen Rezeptorbindung und führt über eine Anlagerung an membrangebundenes TNFα zu einer Opsonierung TNFα-exprimierender Zellen mit konsekutiver, Komplement-vermittelter Zytolyse. Mehrere randomisierte, doppelblinde, plazebokontrollierte Studien belegen, sowohl bei kürzerer als auch längerer Krankheitsdauer, die Wirksamkeit von Etanercept [bis zu 50 mg einmal wöchentlich subkutan appliziert] und Infliximab [3 mg/kg KG intravenös als Infusion über 2 Stunden, Wiederholung nach 2–6 Wochen, danach alle 8 Wochen]. Im Vergleich zu einer MTX-Monotherapie zeigt sich unter Etanercept und Infliximab in Kombination mit MTX eine signifikant geringere Röntgenprogression. Infliximab darf, nicht zuletzt aufgrund einer häufigen Anti-Infliximab-Antikörperbildung unter Monotherapie, nur in Kombination mit MTX verabreicht werden.
  - **Adalimumab** ist ein monoklonaler Anti-TNF-Antikörper, dessen Sequenz gänzlich dem Genmaterial menschlicher Lymphozyten entstammt. Da dieser Antikörper keine nicht-humanen oder artifiziellen Sequenzen enthält, wird auf dem Boden einer verminderten Immunogenität eine besondere Eignung zur Langzeittherapie vermutet. Bezüglich Wirkmechanismus, Effizienz unter Monotherapie [40 mg alle 2 Wochen subkutan appliziert] und einer Kombinationstherapie mit MTX besteht im Wesentlichen Äquivalenz zu Infliximab. Nach der Studienlage wird Adalimumab insgesamt gut vertragen.

Da TNFα nach molekularbiologischem Kenntnisstand eine physiologische Schlüsselfunktion bei der Abwehr von Infektionen sowie der Prävention einer Malignomgenese zukommt, sollten diese Biologika bei Patienten mit chronischen Infektionen oder Tuberkulose in der Vorgeschichte nur unter größter Vorsicht und Kontrollmaßnahmen eingesetzt werden. Bei akuten Infektionen bzw. Herzinsuffizienz oder entmyelinisierenden Erkrankungen sollten Anti-TNFα-Therapeutika abgesetzt bzw. nicht eingesetzt werden. In jedem Fall ist unter TNFα-Antagonisten von Impfungen mit Lebendvakzinen abzuraten. Während im Rahmen von randomisierten, klinischen Studien bisher für Etanercept und Infliximab keine signifikant erhöhte Inzidenz von schweren Infektionen beschrieben worden ist, berichten Studienprotokolle über ein vermehrtes Auftreten von leichten und mittelschweren Infektionen der oberen Atemwege. Im Rahmen von Verlaufsbeobachtungen wird zudem über eine vermehrte Inzidenz von Tuberkulosen, Mykosen, opportunistischen Infektionen, Sepsis und aplastischer Anämie berichtet. Vor allem bei RA-Patienten mit einer Anti-Infliximab-Antikörperbildung sind für Infliximab interventionspflichtige Infusionsreaktionen beschrieben. Die *Food and Drug Administration* [FDA] beschreibt ein im Vergleich zur Normalpopulation dreifach vermehrtes Auftreten von Lymphomen unter Infliximab. Aufgrund des noch unklaren Langzeit-Sicherheitsprofils, der hohen Kosten und der obligat parenteralen Applikation stehen die Anti-TNFα-Therapeutika im Therapieschema hinter den konventionellen DMARD.

- Anti-Interleukin-1β-Therapeutika [Anakinra] blockieren die Bindung des Zytokins IL-1β an dessen spezifischen Rezeptor. Auf diese Weise wird eine IL-1β-abhängige Aktivierung der entsprechenden Zielzellen [vor allem Lymphozyten] verhindert. Auf Basis einer täglichen, subkutanen Injektion zeigt sich unter Monotherapie [150 mg subkutan] bzw. Kombinationstherapie mit MTX im Vergleich zu einer MTX-Monotherapie eine signifikante Verbesserung klinischer Parameter bei einem verzögerten, radiologisch nachweisbaren Fortschreiten der Erkrankung. Aufgrund eines potenzierten Risikos schwerer Infektionen wird von einer Kombination Anakinras mit den Anti-TNFα-Therapeutika abgeraten. Aufgrund des seltenen, aber gravierenden Risikos einer Thrombozytopenie und/oder Neutropenie ist eine entsprechende laborchemische Verlaufskontrolle notwendig.

Physikalische Therapie
Mechanische, thermische und elektrische Reize dienen der Schmerzlinderung, Abschwellung und Beseitigung von Reizzuständen. Kälteanwendungen führen zeitabhängig zur Temperaturreduktion und somit Schmerzlinderung und Entzündungshemmung. Eine schnelle analgetische Wirkung kann durch Kaltluftapplikation [–30 °C/–60 °C] erreicht werden. Im Bewegungsbad können Übungen unter Ausnützung des Auftriebes und Wasserwiderstandes durchgeführt werden. Ein postoperatives Ödem kann durch Lymphdrainage abgebaut werden.

Physiotherapie
Aktive und passive Bewegungstherapie dient dem Erhalt oder Wiederaufbau der von Atrophie bedrohten Muskulatur, erhält die Gelenkbeweglichkeit und soll muskuläre Dysbalancen ausgleichen. Bewegung fördert auch die Gelenkknorpelernährung. Im akuten Schub erfolgt oft nur Lagerung der betroffenen Gelenke. Passive oder aktiv geführte Bewegungen dienen der Kontrakturprophylaxe und Remobilisation. Die Krankengymnastik ist solange mobilisierend auszurichten, wie dadurch eine Funktionsverbesserung zu erwarten ist. Instabile oder zur Instabilität neigende Gelenke müssen stabilisierend beübt werden.

Ergotherapie
Die Arbeitstherapie erfolgt unter Einsatz von Arbeitsmitteln wie z.B. einem Webstuhl oder einer Fahrradsäge, um die Gelenkfunktion und die zugehörige Muskulatur zu trainieren. Weitere wichtige Komponenten sind die Aktivierung der Patienten mit Steigerung des Selbstwertgefühls, das Erlernen gelenkschonender Bewegungsabläufe, die Anpassung von Lagerungs- und/oder Funktionsschienen, die Anpassung von Gebrauchsgegenständen an die bestehende Behinderung [z.B. Essgeräte, Gehhilfen] sowie Hilfsmittelversorgung [z.B. Greifzange, Strumpfanziehhilfe, Toilettensitzerhöhung, Haltegriffe und kraftverstärkende Hilfsmittel wie z.B. hebelarmverlängernde Schlüsselaufsätze].

Psychologische Betreuung
Kann erforderlich und hilfreich sein im Umgang mit der chronischen Erkrankung und Behinderung.

Synoviorthesen
Dienen der „Verödung" der entzündlich veränderten und verdickten Gelenkinnenhaut, um den Entzündungsprozess einzudämmen. **Chemosynoviorthesen** werden mit Natriummorrhuate oder Osmiumsäure durchgeführt. **Radiosynoviorthesen** haben normalerweise den Vorteil, weniger schmerzhaft zu sein [Yttrium für große Gelenke wie das Kniegelenk, Rhenium für mittelgroße Gelenke wie den Ellenbogen, Rhenium für kleine Gelenke wie die Fingergelenke]. Bei beiden Verfahren ist unbedingt darauf zu achten, dass die Substanzen streng intraartikulär verabreicht werden, um Nekrosen im Weichteilgewebe zu vermeiden.

Operative Therapie
Vor operativen Eingriffen sollten Biologika aufgrund des erhöhten Infektionsrisikos und potenzieller Störung der Wundheilung abgesetzt werden. MTX braucht nicht ausgesetzt zu werden. Eine stabile Corticosteroiddosis muss auch am Operationstag weiter verabreicht werden, um ein Entzugssyndrom aufgrund einer Nebenniereninsuffizienz zu verhindern.
Das Spektrum der operativen Maßnahmen reicht von der Synovektomie und Resektionsarthroplastik bis zum künstlichen Gelenkersatz und der Arthrodese. Alle diese Maßnahmen dienen dazu, Schmerzen zu beseitigen und eine Eigenversorgung mit möglichst weitgehender Gelenkfunktionsfähigkeit zu erhalten bzw. wiederherzustellen.

A

Synovektomien werden vor allem an den großen und mittelgroßen Gelenken bevorzugt arthroskopisch durchgeführt, um das Gelenktrauma möglichst gering zu halten. **Resektionsarthroplastiken** sollen die Funktionsfähigkeit der Gelenke verbessern und vor allem bei jüngeren Patienten die Notwendigen einer **Gelenkendoprothese** [mit begrenzter Haltbarkeit] oder **Arthrodese** hinauszögern. **Künstliche Gelenke** sollten mit möglichst geringem Knochenverlust und unter Erhaltung des Bandapparates implantiert werden, um bei begrenzter Haltbarkeit auch später noch Wechseloperationen mit genügender Verankerungsmöglichkeit durchführen zu können. Um eine gute Gelenkfunktion erreichen zu können, sollten operative Maßnahmen möglichst vor der Zerstörung des Kapselbandapparates und vor dem Auftreten massiver Achsfehlstellungen durchgeführt werden.

Prognose

Der Verlauf der RA ist höchst individuell und für den Einzelnen nicht sicher vorhersehbar. Eine konsequente Basistherapie kann Gelenkzerstörungen verhindern. Regelmäßige Kontrollen der klinischen Befunde, Blutwerte und Röntgenaufnahmen sind notwendig, um Medikamentennebenwirkungen und das etwaige Nichtansprechen auf die Therapie zu erkennen.

Vorsorge/Prävention

Eine primäre Prävention ist nicht möglich, da der Auslöser und die Ursachen der Erkrankung nicht bekannt sind. Eine Sekundärprävention kann durch eine möglichst früh einsetzende Basistherapie erreicht werden. Durch engmaschige Verlaufskontrollen [Klinik, Labor, Röntgen] kann frühzeitig eine Krankheitsprogression erkannt werden und dann eine Therapiemodifikation erfolgen, also z.B. die Einleitung einer Kombinationstherapie, OP-Indikation und/oder Hilfsmittelversorgung.

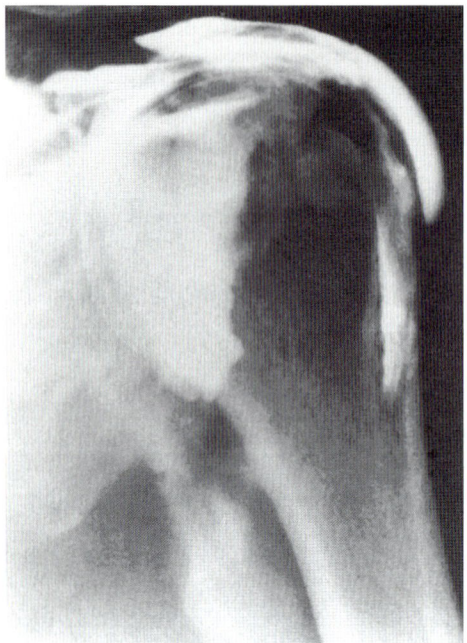

Abb. A61. Arthrografie. Füllung der Bursa subacromialis und subdeltoidea mit Kontrastmittel als Beweis einer Manschettenruptur

siert werden kann

Ar|thro|me|trie f: Gelenkmessung, Bestimmung der Gelenkbeweglichkeit

Ar|thro|pa|thie f: Syn: *Gelenkerkrankung, Gelenkleiden, Arthropathia*; Oberbegriff für entzündliche und degenerative Gelenkerkrankungen; meist handelt es sich um Osteoarthropathien, weil der gelenknahe Knochen mitbefallen ist
diabetische Arthropathie: durch eine diabetische Angiopathie verursachte Gelenkerkrankung
neurogene/neuropathische Arthropathie: → *Neuroarthropathie*
Arthropathia neuropathica: → *Neuroarthropathie*
Arthropathia psoriatica: → *Arthritis psoriatica*
Arthropathia tabica: → *Charcot-Gelenk*
tabische Arthropathie: → *Charcot-Gelenk*

Ar|thro|plas|tik f: Syn: *Gelenkplastik*; plastische Gelenkoperation; das Spektrum reicht von Eingriffen zur Verstärkung der Kapsel oder zur Erhöhung der Beweglichkeit bis hin zum vollständigen Gelenkersatz [Totalendoprothese]; im Alltag oft synonym mit Alloarthroplastik verwendet; **Resektionsplastiken** [durch partielle Entfernung von gelenkbildenden Strukturen] und **Insertionsplastiken** [Plastik mit Verwendung eines gelenk- oder körperfremden Gewebes] spielen heute nur noch eine untergeordnete Rolle; wichtig sind sie v.a. noch im Bereich des Ellenbogengelenkes [Insertionsplastik mit Fascia lata oder lyophilisierter Dura] und bei Hallux valgus [Resektionsplastik nach Keller-Brandes mit Insertionsplastik der Gelenkkapsel]; *s.a. Augmentationsplastik*

Ar|thro|pneu|mo|gra|fie, -gra|phie f: → *Pneumarthrografie*

Ar|thro|ri|se f: operative Sperrung/Einschränkung der Gelenkbeweglichkeit in einer Bewegungsrichtung; heute nur noch selten durchgeführt, früher relativ häufig bei paralytischem Spitzfuß [Peroneusparese] vorgenommen

Ar|thro|se f: Syn: *degenerative Gelenkerkrankung, Gelenkverschleiß, Arthrosis*; chronisch degenerative Gelenkveränderung ätiologisch unterschiedlicher Genese; die häufigste klinische Form ist die Arthrosis deformans; die Schädigung beginnt am Gelenkknorpel, beeinflusst sekundär aber auch Knochen und Gelenkkapsel, weshalb man oft **Osteoarthrose**

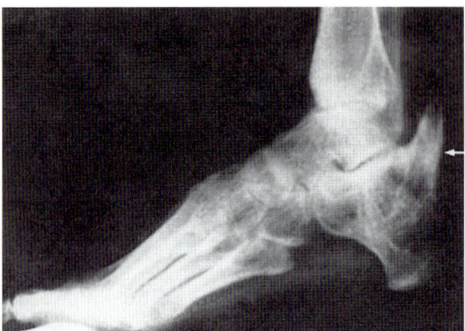

Abb. A62. Arthrorise. Hintere Arthrorise des oberen Sprunggelenkes bei Peroneusparese

spricht; im Alter sind praktisch alle Menschen von Arthrose unterschiedlichen Ausmaßes betroffen, wodurch die Erkrankung ein großes sozialmedizinisches Problem darstellt; aus biomechanischen Gründen sind Knie- und Hüftgelenk am häufigsten betroffen; **Ätiologie**: die Alterung des Gelenkknorpels führt zu einer reduzierten Permeabilität für Nährstoffe und einer Abnahme der Mukopolysaccharide, was zusammen zu einer Erweichung, Rissbildung und Erosion des Knorpels führt; die Arthrosenentstehung wird weiterhin durch alle Form- oder Funktionsstörungen gefördert, weshalb man diese Faktoren als **präarthrotische Deformitäten** bezeichnet; dazu gehören v.a. Hüftdysplasie, Coxa vara congenita, Epiphyseolysis capitis femoris, Morbus Perthes, Genu valgum und varum, Fraktur mit Gelenkbeteiligung, Formveränderung des Gelenkknorpels nach Trauma oder Entzündung, Gicht, Chondrokalzinose und Immobilisation **Klinik**: anfangs eher unbestimmte Beschwerden [z.B. muskelkaterartige Ermüdung der Beinmuskulatur], die positions- und belastungsabhängig sind und bei Ruhe wieder verschwinden; der Schmerz wird dann langsam stechend oder ziehend und strahlt in gelenkferne Bereiche aus [z.B. distaler Oberschenkel oder Knie bei Koxarthrose]; typisch sind **Steifigkeitsgefühl** und **Initialschmerz** am Beginn der Belastung; später besteht der Schmerz dauerhaft, auch nachts und es kommt zu Mobilitätsverlust, Muskelatrophie und Kontrakturen; bei Befall von Knie- oder Hüftgelenk findet man ein typisches Schonhinken und evtl. eine relative und absolute Beinverkürzung; **Diagnose**: Klinik, Röntgen [Gelenkspaltverschmälerung, Sklerosierung, Osteophyten, Zystenbildung]; **Therapie**: Beseitigung der Ursache, u.a. durch Korrekturosteotomie; ansonsten primär konservative Behandlung, v.a. Physiotherapie [Wärme-, Elektrotherapie], Krankengymnastik [im Trockenen und im Wasser], Gehhilfe [Stock, Pufferabsätze], Gewichtsreduktion, nicht-steroidale Antirheumatika nur bei Bedarf; intraartikuläre Cortisonin-

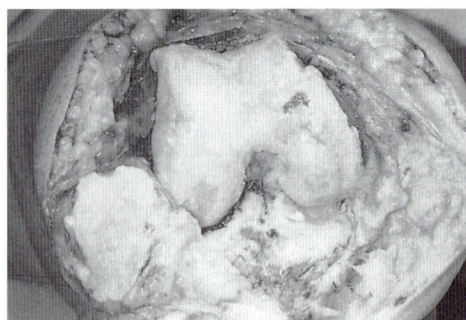

Abb. A63. Arthrose. Fortgeschrittene Arthrose des Kniegelenkes in allen Kompartimenten

A

jektionen nur bei aktiver Arthrose; im Spätstadium wird oft ein Gelenkersatz notwendig; *s.a. Essay Koxarthrose S. 847*

Ar|thro|sis *f, pl* **-ses**: → *Arthrose*

Arthrosis deformans: meist bei älteren Menschen auftretende, vorwiegend die Gelenke der unteren Extremität [Gonarthrose, Koxarthrose] betreffende chronische Erkrankung, die zu Zerstörung der Gelenkflächen [Gelenkknorpel und -knochen] führt; im fortgeschrittenen Stadium wird meist ein operativer Gelenkersatz nötig; i.d.R. gleichgesetzt mit Arthrose

Arthrosis deformans coxae: → *Koxarthrose*

Arthrosis interspinosa: → *Baastrup-Zeichen*

Ar|thro|sko|pie *f*: *Syn: Gelenkspiegelung;* endoskopische Untersuchung einer Gelenkhöhle nach Punktion und Auffüllung des Gelenkspaltes mit Gas [CO_2] oder Flüssigkeit; kann zu diagnostischen Zwecken [u.U. mit Probenentnahme] oder als therapeutischer Eingriff [Gelenkspülung, minimal invasive Chirurgie] durchgeführt werden

Ar|thro|sto|mie *f*: *Syn: Gelenkfistelung;* Anlegen einer äußeren Gelenkfistel zur Ableitung von Eiter oder Exsudat

Ar|thro|to|mie *f*: die operative Gelenköffnung war früher eine Standardoperation der Orthopädie; die bekannten Nachteile [Schwächung der Kapsel und Bänder, Störung der harmonischen Kooperation von aktiven und passiven Gelenkstrukturen, längere Rehabilitation] und die Vorteile der arthroskopischen Techniken, haben in den letzten zwei Jahrzehnten aber zu einer weitgehenden Abkehr von der Arthrotomie geführt; Knie-, Schulter-, Ellenbogen-, Hüft- und oberes Sprunggelenk werden heute praktisch nur noch arthroskopisch operiert, für die meisten anderen Gelenke gibt es aber auch schon Spezialinstrumente

Ar|thro|zen|te|se *f*: → *Gelenkpunktion*

Ar|ti|cain *nt*: *Syn: Carticain;* in Wasser und Ethanol lösliches Lokalanästhetikum

Ar|ti|scho|cke *f*: *Syn: französische/grüne Artischocke, Kugelartischocke, Cynara scolymus;* Pflanze aus der Familie der Korbblütler [Asteraceae]; die **Artischockenblätter** [Cynarae folium] enthalten Hydroxyzimtsäuren [u.a. Chlorogensäure, Cynarin], Sesquiterpenlactone, Flavonoide und Inulin; Anw.: Verdauungsbeschwerden; traditionell auch als Medizinalwein [**Vinum cynarae**] als Roborans in der Rekonvaleszenz

Ary|knor|pel|re|sek|ti|on *f*: → *Arytänoidektomie*

Ary|tä|no|id|ek|to|mie *f*: *Syn: Aryknorpelentfernung, Aryknorpelresektion;* operative Entfernung eines oder mehrerer Aryknorpel

Arz|nei|bal|dri|an *m*: → *Baldrian*

Arznei-Ehrenpreis *m*: → *Ehrenpreis*

Arz|nei|mit|tel|ex|an|them *nt*: *Syn: Arzneimitteldermatitis, Arzneiexanthem, Dermatitis medicamentosa;* durch ein Arzneimittel hervorgerufenes Exanthem; i.d.R. Ausdruck einer Arzneimittelallergie; klinisch gleichen die Exantheme oft Virusexanthemen; in 50 % der Fälle tritt nur ein Exanthem auf, bei 25 % kommt es auch zur Urtikariabildung; am häufigsten ist der Rumpf betroffen, seltener auch Handflächen, Fußsohlen und Schleimhäute; bei schwerem Verlauf kann es zu Fieber und Krankheitsgefühl kommen

As|best|grind *m*: *Syn: Tinea amiantacea (Alibert), Tinea asbestina, Pityriasis amiantacea, Keratosis follicularis amiantacea, Impetigo scabida;* meist im Rahmen anderer Erkrankungen [Seborrhoe, atopisches Ekzem] auftretende asbestartige, weiß-schimmernde Schuppen der Kopfhaut; der Begriff wird heute nur noch selten verwendet

As|bes|to|se *f*: *Syn: Asbeststaublunge, Bergflachslunge, Asbestosis pulmonum;* zur Gruppe der Silikatosen gehörende Pneumokoniose durch Asbeststaub; neben einer diffusen interstitiellen Lungenfibrose treten gehäuft Adenokarzinome der Lunge und Mesotheliome der Pleura auf; entschädigungspflichtige Berufskrankheit; *s.a. Essay Lungen- und Atemwegserkrankungen durch Arbeit und Umwelt S. 1265*

As|best|pleu|ri|tis *f*: *s.u. Essay Lungen- und Atemwegserkrankungen durch Arbeit und Umwelt S. 1265*

As|ca|ris lumbricoides *f*: *Syn: Spulwurm; s.u. Askariasis*

Aschoff-Knötchen *nt*: *Syn: Aschoff-Geipel-Knötchen, Rheumaknötchen, Rheumaknoten, rheumatisches Knötchen, rheumatisches Granulom, Nodulus rheumaticus, Nodus rheumaticus;* bei rheumatischem Fieber auftretendes knötchenförmiges Granulom, v.a. im interstitiellen Herzmuskelgewebe

Ascoli-Test *m*: *Syn: Ascoli-Reaktion, Thermopräzipitationstest;* Ringtest zum Nachweis von Milzbrandantigenen

Asherman-Fritsch-Syndrom *nt*: *Syn: Asherman-Syndrom, Fritsch-Syndrom;* partielle oder vollständige Verklebung der Gebärmutterhöhle durch Verwachsungsstränge; kann zu uteriner

Tab. A25. Arzneimittelexanthem. Ranking verursachender Medikamente

Nach absoluter Häufigkeit	Nach relativer Häufigkeit
Penicillin	Gold
Diuretika	Trimethoprim/Sulfonamid
NSAID	Trimethoprim
Salicylate	Cephalosporine
Tetrazykline	Penicillin
Trimethoprim/Sulfonamid	ACE-Hemmer
Benzodiazepine	Carbamazepin
Beta-Rezeptorenblocker	Tetrazykline
Gold	Allopurinol
Paracetamol	Phenytoin
Neuroleptika	NSAID
Trimethoprim	Salicylate
Cephalosporine	Antihypertensiva
Carbamazepin	Glibenclamid
Allopurinol	Paracetamol
Phenytoin	Diuretika

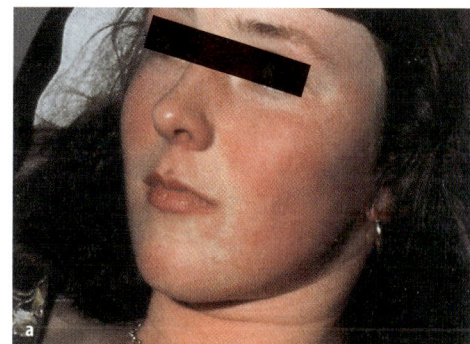
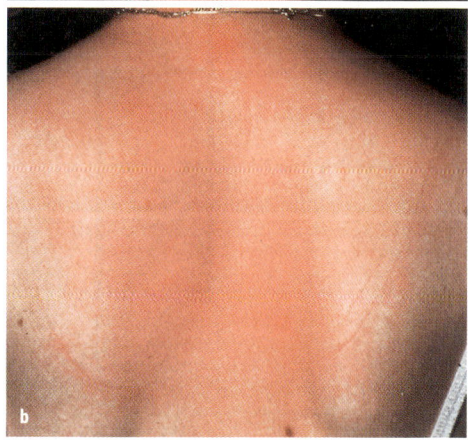

Abb. A64. Arzneimittelexanthem

A

Hypo- oder Amenorrhoe und Sterilität führen; die Ursache liegt meist in einer forcierten Abrasio post partum oder post abortum; **Therapie:** hysteroskopische Durchtrennung der Verwachsungen; zu Vermeidung von neuen Verwachsungen wird das Cavum uteri vorübergehend durch einen Ballonkatheter offen gehalten; *s.a. Essay Infertilität und Sterilität S. 733*

Asi|de|ro|se *f:* → *Eisenmangel*

Asi|tie *f:* → *Anorexia*

As|ka|ri|a|sis *f, pl* -**ses:** *Syn: Spulwurminfektion, Askariose, Askaridose, Ascariasis;* durch Befall mit **Ascaris lumbricoides** [Spulwurm] hervorgerufene Erkrankung; eine der häufigsten Wurmerkrankungen mit ca. 1 Milliarde (!) Fälle weltweit; der Mensch infiziert sich durch orale Aufnahme embryonierter Eier [Larvenstadium 2; L2] in Obst, Gemüse oder Wasser; die Larven schlüpfen im Dünndarm, durchbohren die Darmwand und erreichen auf dem Blutweg Leber und

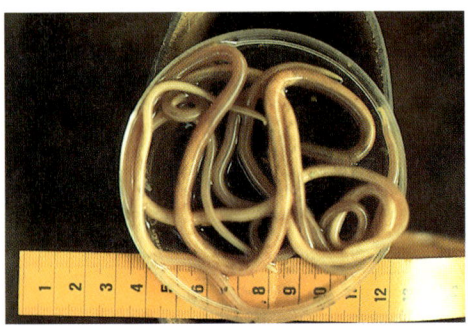

Abb. A66. Askariasis. Ascaris lumbricoides

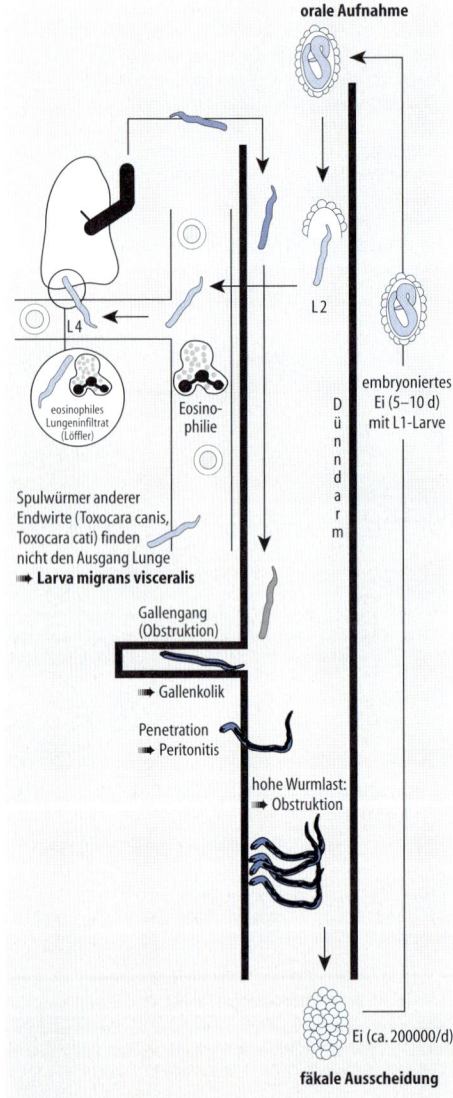

Abb. A65. Askariasis. Pathogenese der Askariasis

Lunge [L3, L4], wo sie ein so genanntes **eosines Infiltrat** [eosinophiles Löffler-Syndrom] bilden können; die Larven wandern dann über die Alveolen, Bronchien und Luftröhre zum Rachen; sie werden verschluckt und gelangen in den Dünndarm, wo sie innerhalb von 6–10 Wochen zum geschlechtsreifen Wurm [15–40 cm lang, bleistiftdick] heranwachsen; die Weibchen können pro Tag bis zu 200.000 Eier produzieren, die mit dem Stuhl ausgeschieden werden

Klinik: der Lungenbefall führt zu einer pneumonieartigen Symptomatik und evtl. zur Bildung eines eosinophilen Infiltrates; in seltenen Fällen kann auch eine Asthmasymptomatik [**Asthma verminosum**] auftreten; der Darmbefall führt zu gastrointestinalen Störungen und u.U. kolikartiger Symptomatik; Gallenkolik, Appendicitis vermicularis oder Wurmileus sind seltenere Symptome; **Diagnose:** Wurm- oder Eiernachweis im Stuhl; **Therapie:** Mebendazol★; *s.u. Essay Helminthosen S. 553*

Asom|nie *f:* → *Schlaflosigkeit*

As|pa|ra|gi herba *f: Syn: Spargelkraut;* oberirdische Pflanzenteile des Spargels★

As|pa|ra|gi|na|se *f: Syn: Asparaginamidase, L-Asparaginase;* Zytostatikum; Aminohydrolase, die die Umwandlung von Asparagin zu Aspartat katalysiert; führt bei Asparagin-abhängigen Tumorzellen zu einer Verarmung an zellulärem und zirkulierendem Asparagin und damit zu einer Hemmung der Protein- und Nucleinsäuresynthese; **Anw.:** Non-Hodgkin-Lymphome, akute lymphatische Leukämie; **NW:** allergische Reaktionen [Fieber, Schüttelfrost, Exanthem, Bronchospasmus], Neurotoxizität [Gedächtnisstörungen, Somnolenz, Verwirrtheit], Blutgerinnungstörungen, Leberfunktionsstörungen, Glukosetoleranzstörungen mit Hyper- oder Hypoglykämien; **Kontraind.:** Schwangerschaft, floride Pankreatitis

As|pa|ra|gi rhizoma *nt: Syn: Spargelwurzel;* Wurzelstock des Spargels★

As|pa|ra|gus officinalis *m:* → *Spargel*

As|per|gil|lom *nt:* **1.** bei Patienten mit vorbestehenden Lungenerkrankungen wie Karzinom, Tuberkulose, Lungenabszessen oder Sarkoidose auftretendes Myzetom in vorgebildeten Höhlen [Kaverne, Bronchiektase]; trotz fehlender Gewebeinvasion kommt es häufig zu Hämoptysen; die Symptomatik und der Verlauf sind ausschließlich durch die Grunderkrankung bestimmt **2.** Bildung eines Aspergillusmyzetoms in den Nasennebenhöhlen [v.a. Kieferhöhle] bei vorbestehender chronischer Nebenhöhlenentzündung [Sinusitis]; das **Nasennebenhöhlenaspergillom** wird i.d.R. durch Aspergillus flavus verursacht; **Therapie:** operative Sanierung und Nachbehandlung mit Amphotericin★ B; *s.a. Essay Mykosen S. 1059*

As|per|gil|lo|se *f: Syn: Aspergillusmykose;* durch Aspergillus-Species hervorgerufene, durch typische Granulome [**Aspergillome**] gekennzeichnete Mykose mit Befall von Haut, Schleimhäuten, Ohr und Lunge; befällt v.a. abwehrgeschwächte Patienten und Patienten mit chronischen granulomatösen Erkrankungen; die Übertragung erfolgt i.d.R. aerogen durch Inhalation von Aspergilluskonidien; **Diagnose:** Nachweis von Pilzhyphen in Sputum oder Biopsiematerial; kultureller Erregernachweis; Antigen- oder Antikörpernachweis [indirekter Hämagglutinationshemmtest, radiale Immundiffusion]; Therapie: Amphotericin* B intern; *s.a. Essay Mykosen S. 1059*

allergische bronchopulmonale Aspergillose: *Syn: bronchopulmonale Aspergillose*; durch eine allergische Reaktion auf Aspergillus-Antigene hervorgerufene Kombination von Asthma* bronchiale und exogen-allergischer Alveolitis* bei Asthmatikern; *s.a. Essay Asthma bronchiale und Status asthmaticus S. 95*

As|per|gil|lus *m, pl* **-li**: *Syn: Kolbenschimmel, Gießkannenschimmel*; Schimmelpilz mit kolbigen Konidien [Sporen]; z.T. Krankheitserreger [Aspergillose], z.T. Toxinbildner [Aspergillustoxikose]; weltweit vorkommende Saprophyten, die v.a. auf organischen Abfällen, Lebensmitteln, Erdnüssen und Blumentöpfe vorkommen

Aspergillus flavus: *Syn: gelbsporiger Kolbenschimmel*; zweithäufigste Aspergillusart; häufiger Auslöser einer allergischen Aspergillose, Aspergillom der Nasennebenhöhlen und von Otitis externa; bildet kanzerogene Aflatoxine

Aspergillus fumigatus: *Syn: rauchgrauer Kolbenschimmel*; häufigster aus Untersuchungsmaterial isolierter Schimmelpilz; meist Erreger der allergischen bronchopulmonalen Aspergillose

Aspergillus niger: *Syn: schwarzer Kolbenschimmel*; oft bei Otitis externa gefunden

As|pi|di|nol filicinum oleo solutum *nt*: *Syn: Filmaronöl*; *s.u. Wurmfarn*

Aspidium filix-mas *nt*: → *Wurmfarn*

As|pi|ra|ti|ons|em|bo|lek|to|mie *f*: *s.u. Embolie*

Aspirin-Asthma *nt*: durch Acetylsalicylsäure ausgelöstes Asthma bronchiale; *s.u. Essay Asthma bronchiale und Status asthmaticus S. 95*

Aste|a|tol|sis cutis *f*: → *Austrocknungsekzem*

As|te|mi|zol *nt*: Antihistaminikum [H_1-Antagonist]; **Anw.:** Prophylaxe und Behandlung allergischer Erkrankungen, v.a. saisonale allergische Rhinitis, perenniale Rhinitis; **Dosierung:** 1 × tgl. 10 mg über 4–6 Wochen; **NW:** Sedation, Müdigkeit, Gliederschwere, Schwindel, Übelkeit, Parästhesien, Kopfschmerz, Ängste, Depression, Schlafstörungen, herabgesetzte Libido, Mundtrockenheit, Diarrhoe, Gewichtszunahme; **Kontraind.:** Säuglings- und Kleinkindesalter, Schwangerschaft und Stillzeit

Asthe|no|pie, akkommodative *f*: *s.u. Myopie*

Asth|ma *nt*: anfallsweise Atemnot; meist gleichgesetzt mit Asthma bronchiale

Asthma bronchiale: *Syn: Bronchialasthma*; durch exogene oder endogene Faktoren ausgelöste anfallsweise Atemnot mit Bronchialverengung und vorwiegend exspiratorischer Ventilationsbehinderung; *s.u. Essay Asthma bronchiale und Status asthmaticus S. 95, Essay Lungen- und Atemwegserkrankungen durch Arbeit und Umwelt S. 1265*

bronchitisches Asthma: → *Asthmabronchitis*

Asthma cardiale: *Syn: Herzasthma*; meist in der Nacht auftretende Atemnot durch eine Lungenstauung bei Linksherzinsuffizienz; kann im Extremfall zu einem kardialbedingten akuten Lungenödem führen; die Unterscheidung von einem Asthma bronchiale ist oft schwierig, da beide Erkrankungen zu ähnlicher Symptomatik [extreme Dyspnoe, Bronchospasmus, Pulsus paradoxus, aufrechter Sitz mit Abstützung der Arme, diffuse Rasselgeräusche usw.] führen; *s.a. Essay Herzinsuffizienz S. 599*

Asth|ma|bron|chi|tis *f, pl* **-tiden**: *Syn: bronchitisches Asthma, katarrhalisches Asthma*; durch eine Bronchitis ausgelöstes Asthma bronchiale; *s.u. Essay Asthma bronchiale und Status asthmaticus S. 95*

Astig|ma|to|me|trie *f*: *Syn: Astigmometrie, Astigmatoskopie, Astigmoskopie*; Messung/Bestimmung des Astigmatismus, z.B. mit einem Ophthalmometer nach Helmholtz oder nach Javal; der Gesamtastigmatismus wird mittels Skiaskopie oder Refraktometrie bestimmt

A-Strep|to|kok|ken *pl*: → *Streptococcus pyogenes*

As|tro|zy|tom *nt*: *Syn: Astrocytoma*; primär gutartiger, aus Astrozyten aufgebauter Hirntumor, der zu Rezidiven und maligner Entartung neigt; nach der Histologie unterscheidet man **pilozytisches**, **fibrilläres** und **anaplastisches Astrozytom**; die pilozytischen Astrozytome sind gutartige Kleinhirntumoren des Kindes- und Jugendalters und können auch als Optikusgliom auftreten; beim Erwachsenen treten Astrozytome als langsam wachsende Tumoren [Grad II] oder maligne Tumoren [anaplastisches Astrozytom] auf; Grad III-Tumore wachsen schnell und infiltrierend; die Prognose ist i.d.R. schlecht

Astrup-Methode *f*: indirekte Bestimmung des Kohlendioxidpartialdruckes im arteriellen Blut oder Kapillarblut; die Probe wird mit 2 Gasgemischen bekannter Zusammensetzung äquilibriert, die unterschiedliche CO_2-Partialdrücke besitzen; in beiden Proben wird der pH-Wert gemessen und in ein Nomogramm eingetragen; misst man jetzt den aktuellen pH-Wert, dann kann diesem Wert ein aktueller CO_2-Partialdruck zugeordnet werden; zusätzlich kann man noch den Basenüberschuss und die Konzentration der Pufferbasen ablesen

Asys|to|lie *f*: → *Herzstillstand*

As|zi|tes *m*: *Syn: Bauchwassersucht, Ascites, Hydrops abdominis, Hydroperitoneum*; Ansammlung von Flüssigkeit in der freien Bauchhöhle; je nach Ursache bildet sich ein **entzündlicher Aszites** [durch Exsudat], **nicht-entzündlicher Aszites** [durch Transsudat], **chylöser Aszites** [durch Lymphflüssigkeit] oder **hämorrhagischer Aszites** [mit Blutbeimengung]; die häufigsten Ursachen sind erhöhte Kapillarpermeabilität [hypoxisch, entzündlich, toxisch bei Leberinsuffizienz], erhöhter Pfortaderdruck [Leberzirrhose, Pfortaderthrombose], erniedrigter kolloidosmotischer Druck [Eiweißmangel, v.a. bei Leberinsuffizienz oder Unterernährung], erhöhte Wasser- und Elektrolytretention [v.a. bei Leberzirrhose]; **Therapie:** die Behandlung der Ursache steht im Vordergrund; ist das nicht möglich, z.B. bei der häufigsten Form, dem **hepatischen Aszites** bei Leberzirrhose, wird zuerst versucht die Wasserausscheidung durch Diuretika zu steigern; bei therapierefraktärem Aszites kommt eine wiederholte Aszitespunktion in Frage; z.T. wird die Anlage eines peritoneovenösen Shunts oder transjugulär intrahepatischen Shunts [TIPS] zur Ableitung nötig; *s.a. Essay Leberzirrhose S. 877, s.a. Tab. A27*

Ata|rak|ti|kum *nt, pl* **-ka**: → *Sedativum*

Ata|za|na|vir *nt*: HIV-Proteasehemmer; **Anw.:** Kombinationstherapie von HIV-1-Infektionen; **Dosierung:** 1 × tgl. 400 mg; *s.a. Essay HIV-Infektion – AIDS S. 625*

Tab. A26. Aszites. Labordiagnostik von Aszitespunktat

Genese des Aszites	Typische Befundkonstellation
Aszites bei Leberzirrhose und portaler Hypertonie	Cholesterin < 45 mg/dl, Gesamteiweiß < 2,5 g/dl, LDH < 150 IE/l, Fibronectin < 10 g/dl, Serumalbumin minus Aszitesalbumin > 1,1 g/dl
Maligner Aszites	Cholesterin > 45 mg/dl, LDH > 150 IE/l, Gesamteiweiß > 3 g/dl, Fibronectin > 10 g/dl, Serumalbumin minus Aszitesalbumin < 1,1 g/dl
Spontane bakterielle Peritonitis	Gesamteiweiß < 1 g/dl, > 250–500 polymorphkernige Zellen/mm³, bei 50–90 % der Patienten kultureller Bakteriennachweis
Tuberkulose	Gesamteiweiß > 2,5 g/dl, > 200 mononukleäre Zellen/mm³, säurefeste Stäbchen (ca. 5 %), positive Kultur (ca. 40 %)
Pankreatogener Aszites	Serumanalyse: Aszitesamylase < 1

Tab. A27. Aszites. Therapie des hepatischen Aszites

Stufe	Arzneistoff	Dosierung	Weitere Maßnahmen	Gewichtsabnahme nach 4–5 Tagen [g/Tag]
1	Spironolacton	100–200 mg/Tag	Natriumrestriktion (3 g/Tag), Bettruhe	< 300 → Stufe 2
2	Spironolacton und Furosemid oder Torasemid bzw. Xipamid	100–200 mg/Tag 40 mg/Tag		< 300 → Stufe 3
3	Spironolacton und Furosemid und/oder Torasemid bzw. Xipamid (Kontrolle von Elektrolyt- und Nierenretentionswerten, bei Entgleisung sofort absetzen!)	Schrittweise Steigerung auf bis zu 400 mg/Tag und 160 mg/Tag (Furosemid)	Wiederholte Aszitespunktion	< 300 → Stufe 4
4			Wiederholte Aszitespunktion oder TIPS oder peritoneovenöser Shunt	

Atem|beu|tel *m*: **Syn:** *Beatmungsbeutel*; luftdichter, elastischer Gummibeutel zur Handbeatmung; *s.u. Essay Verfahren zur Sicherung der Atemwege S. 759*

Atem|not|syn|drom des Neugeborenen *nt*: **Syn:** *Respiratory-distress-Syndrom des Neugeborenen, Surfactantmangel-Syndrom*; durch eine Lungenunreife oder Erkrankungen der Atemwege hervorgerufener Komplex von Zyanose und Dyspnoe, der v.a. Frühgeborene [60 % aller Frühgeborene vor der 30. Gestationswoche verglichen mit ca. 1 % aller Neugeborenen] betrifft; der wichtigste **pathogenetische Faktor** ist ein Mangel an oder besser eine Unreife des Surfactants, der die Oberflächenspannung in den Alveolen herabsetzt und damit einen Kollaps am Ende der Ausatmung verhindert; im unreifen Surfactant ist der Lecithin-Anteil erniedrigt; der **Lecithin/Sphingomyelin-Quotient** des Fruchtwassers gibt einen Hinweis auf die Reife des Surfactantsystems, da der Sphingomyelin-Gehalt konstant ist und der Lecithin-Gehalt mit zunehmender Lungenreife ansteigt; Werte von > 2:1 weisen auf ein reifes System hin

erschwert wird die Situation durch die postnatale Akkumulation von Plasmaproteinen in den Alveolen, die als hyaline Membran die Alveoli auskleiden und die Wirkung des vorhandenen Surfactants hemmen; der Surfactantmangel und die sich daraus entwickelnden Probleme bilden einen Circulus vitiosus, der sich selbst erhält und zu einer rapiden Verschlimmerung des Zustandes der Säuglinge führt; **klinische Zeichen** treten meist unmittelbar nach der Geburt oder innerhalb der ersten 3–4 Stunden auf; typisch sind Tachypnoe, Nasenflügeln, exspiratorisches Stöhnen, abgeschwächtes Atemgeräusch, interkostale Einziehungen; das **Röntgenbild** zeigt das typische Bild einer **weißen Lunge**; **Therapie:** Surfactant-Substitutionstherapie mit natürlichem [Rinder- oder Schweinesurfactant] oder künstlichem Surfactant hat die Prognose der Erkrankung dramatisch verbessert; die Sterblichkeit wurde um ca. 40 % gesenkt; zusätzlich Sauerstoffzufuhr über eine Headbox oder via Nasen-CPAP bei leichtem RDS, kontrollierte maschinelle Beatmung über einen Trachealtubus bei deutlichen Ventilationsstörungen, kontinuierliche Überwachung von pO_2 und pCO_2, Pulsoxymetrie, regelmäßige Blutgasanalyse auf einer neonatalen Intensivstation

Atem|spen|de *f*: direkte künstliche Beatmung, d.h. Mund-zu-Mund-Beatmung und Mund-zu-Nase-Beatmung; *s.u. Reanimation*

Atem|stö|run|gen, schlafbezogene *pl*: → *Schlafapnoesyndrom*

Atem|stoß|test *m*: → *Ein-Sekundenkapazität*

Atem|wegs|druck, kontinuierlicher positiver *m*: *s.u. CPAP-Beatmung*

Ate|no|lol *nt*: kardioselektiver Betablocker; **Anw.:** koronare Herzkrankheit, tachykarde Rhythmusstörungen, arterielle Hypertonie, Angina pectoris, funktionelle Herzbeschwerden; Glaukom; **Dosierung:** Hypertonie und Angina pectoris 50–100 mg/d p.o. geteilt oder als Einzeldosis; bei kardialen Arrhythmien in der Notfallmedizin 2,5 mg [1 mg/min] i.v., evtl. alle 5 min bis zu einer Gesamtdosis von 10 mg; alternativ i.v.-Infusion 0,15 mg/kg KG über 20 min; Frühbehandlung des akuten Myokardinfarkts 5–10 mg i.v. [1 mg/min]; bei Glaukom topische Anwendung von 1–2 %-iger Lösung oder Atenolol p.o. [2,25 mg/d]; **NW:** Müdigkeit, Verstärkung von Herzinsuffizienz, AV-Block, peripheren Durchblutungsstörungen, Bradykardie, Bronchokonstriktion

Athe|rek|to|mie *f*: operative Ausschälung der Arterienwand zur Entfernung atheromatöser Veränderungen

Athe|ro|em|bo|lie *f*: Embolieform durch einen durch Ablösung von atheromatösem Material gebildeten Embolus [Atheroembolus]; betrifft i.d.R. kleinere Arterien und Kapillaren und bleibt dann klinisch stumm; eine Ausnahme sind Embolien der Zentralarterie der Netzhaut, die zu Zentralarterienverschluss und Erblindung führen kann; arteriosklerotische Plaques der Karotisbifurkation können auch Ursache von Hirnembolien mit lokalen oder ausgedehnten Hirnschäden sein; *s.a. Embolie*

Athe|rom *nt*: Bezeichnung für in der Gefäßwand auftretende beetförmige atherosklerotische Veränderungen; *s.u. Arteriosklerose*

echtes Atherom: **Syn:** *Epidermoidzyste, Epidermalzyste, Epidermiszyste, Epidermoid, Grützbeutel*; meist multiple, prall-elastische, gelbe Tumoren durch versprengtes Epithelgewebe ohne Ausführungsgang; enthält Hornlamellen und Haare; kommt am häufigsten im Gesicht, am Rumpf und den proximalen Extremitätenabschnitten vor; **Therapie:** Exzision

falsches Atherom: → *Steatom*

Athe|ro|skle|ro|se *f*: *s.u. Arteriosklerose*

Äthinyl-19-nortestosteron *nt*: → *Norethisteron*

Äthi|nyl|ös|tra|di|ol *nt*: → *Ethinylestradiol*

Ath|le|ten|fuß *m*: → *Fußpilz*

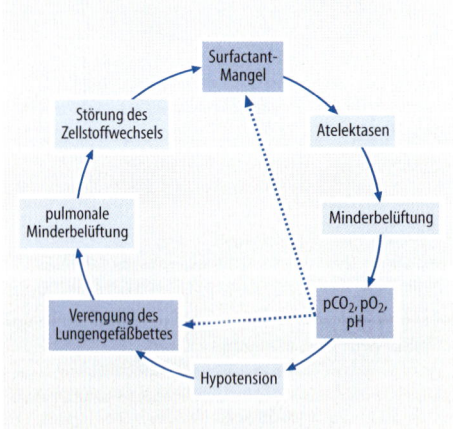

Abb. A67. Atemnotsyndrom des Neugeborenen. Circulus vitiosus des Surfactantmangels

Asthma bronchiale und Status asthmaticus

C. Kroegel

A

Definition

Unter Asthma versteht man eine chronische Erkrankung der Lunge, die auf dem Boden einer persistierenden Entzündung der Atemwege zu wiederholten Atemnotsanfällen unterschiedlicher Schwere und einer bronchialen Hyperreagibilität [Überempfindlichkeit der Atemwege] führt. Diese Definition lässt sich aus verschiedenen Blickwinkeln präzisieren [Tab. 1].

Epidemiologie

Neben der chronisch-obstruktiven Bronchitis gehört auch das Asthma bronchiale zu den großen Volkskrankheiten der westlichen Welt. In Übereinstimmung mit internationalen Daten leiden in Deutschland derzeit zwischen 4 und 6 % der erwachsenen Bevölkerung an Asthma, wobei die Prävalenzrate bei Kindern und Jugendlichen mit 6 und 12 % etwa doppelt so hoch eingestuft wird. Das entspricht 3,2 bis 4,8 Millionen betroffenen Menschen. Seit 1980 zeigen alle Studien einen kontinuierlichen Anstieg der Prävalenz des Asthmas [Abb. 1].

Tab. 1. Definition des Asthma bronchiale

Unter Asthma bronchiale wird eine chronische Erkrankung der Atemwege verstanden, die folgendermaßen charakterisiert ist:

- anamnestisch durch eine, oft in Verbindung mit einer allergischen Diathese perennial oder saisonal betonte und anfallsweise auftretende Dyspnoe und/oder nicht-produktiven Husten
- klinisch durch anfallsartig auftretende, rekurrierende Dyspnoe und/oder Hustenattacken, lungenfunktionell durch eine deutlich reversible Bronchialobstruktion unterschiedlicher Schwere
- pathophysiologisch durch eine bronchiale Überempfindlichkeit [Hyperreagibilität]
- histopathologisch durch eine von Eosinophilen dominierte Atemwegsinfiltration mit Epithelzellschädigung und peribronchiale Fibrose ohne Zerstörung des Lungenparenchyms
- immunologisch durch ein entzündliches Infiltrat, vorwiegend aus aktivierten Mastzellen, eosinophilen Granulozyten sowie CD4+ T-Lymphozyten, die Freisetzung verschiedener Mediatoren, wie z.B. Histamin, Tryptase, Cysteinyl-Leukotrienen, Interleukin [IL]-4, IL-5, sowie von Proteasen, wie z.B. bestimmte Metalloproteinasen

Mortalität

Auch wenn dieser Aspekt häufig vergessen wird, ist Asthma nach wie vor eine potenziell tödlich verlaufende Erkrankung. Nach Ermittlungen der Europäischen Union liegt die Gesamtmortalität in der Altersgruppe zwischen 5 und 44 Jahren in Deutschland bei 0,83 pro 100.000 Einwohnern, während sie im europäischen Durchschnitt 0,59 pro 100.000 beträgt. Hieraus errechnet sich, bezogen auf die europäische Gesamtbevölkerung, für

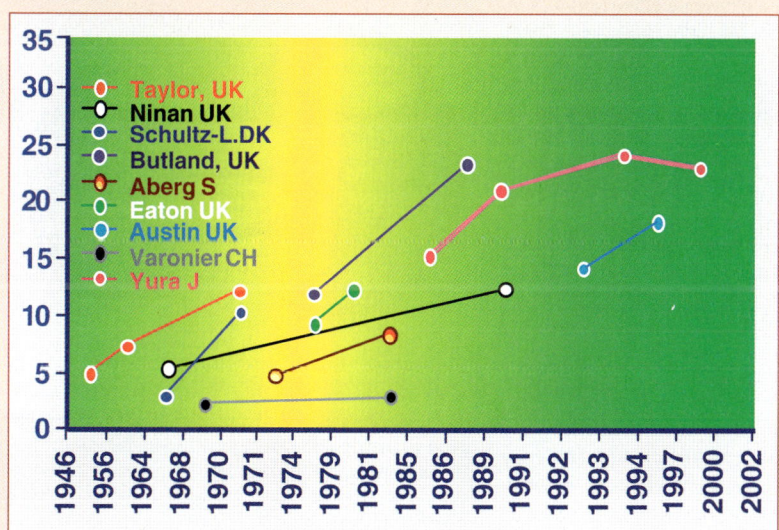

Abb. 1. Entwicklung der Prävalenz des Asthma bronchiale. Alle Studien zeigen eine Zunahme der Asthmahäufigkeit

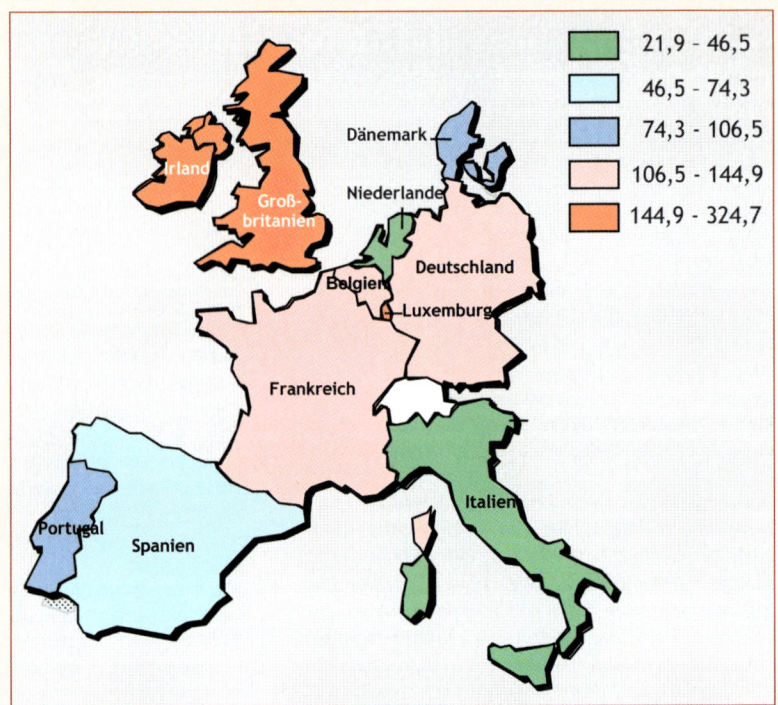

■	21,9 – 46,5
■	46,5 – 74,3
■	74,3 – 106,5
■	106,5 – 144,9
■	144,9 – 324,7

Abb. 2. Die standardisierte Sterblichkeitsrate von Personen im Alter zwischen 5 und 44 Jahren in Teilen Westeuropas [Quelle: AM-productions, Wiesloch]

Deutschland ein **standardisierter Mortalitätsquotient** von 141 [Abb. 2]. Die Asthmasterblichkeit liegt damit in Deutschland über der anderer Länder [4–6 Todesfälle pro 100.000 Einwohner] und wird im internationalen Vergleich nur noch von England, Australien und Neuseeland übertroffen. Gleichwohl finden sich Hinweise dafür, dass mit zunehmender Verbreitung der antientzündlichen Basistherapie die Mortalität zurückgeht.

Ökonomische Bedeutung

Asthma bronchiale gehört zu den großen Volkskrankheiten der westlichen Welt mit beträchtlichen gesundheitspolitischen und ökonomischen Auswirkungen. Im Jahre 1996 wurden für die Erkrankung in der Bundesrepublik Deutschland 2,15 Mrd. Euro und im Jahre 1997 2,96 Mrd. Euro aufgewendet. Das entspricht jährlich für jeden Asthmatiker aufzuwendenden Kosten von durchschnittlich 537 bis 741 Euro. Aktuellere internationale Studien errechnen noch höhere Kosten von durchschnittlich 5.000 $ pro Krankheitsfall. Dabei hängen die Aufwendungen vom Schweregrad ab und steigen von 2.600 $ für die leichteren auf 13.000 $ für die schwersten Formen des Asthmas an. Etwa zwei Drittel [65 %] der Aufwendungen entfallen auf die direkten [medizinische Versorgung] und 35 % auf die indirekten Kosten [Ausfall der Arbeitskraft durch Krankheit, Berentung oder Tod]. In Westdeutschland entstehen durch Asthma jährlich mehr als 3,6 Millionen Arbeitsunfähigkeitstage.

Einteilung und Nomenklatur

Abhängig von einer nachweisbaren allergischen Diathese unterscheidet man grundsätzlich zwischen
- **extrinsischem bzw. allergischem Asthma** und
- **intrinsischem bzw. nicht-allergischem Asthma** [Abb. 3].

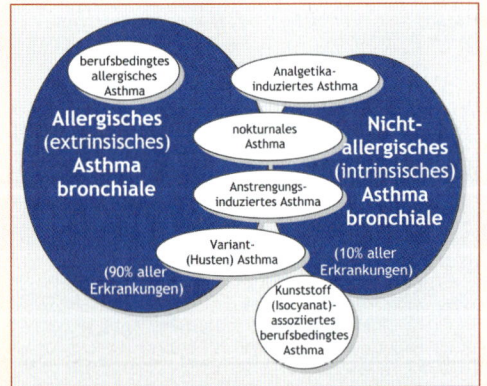

Abb. 3. Die beiden prinzipiellen Formen des Asthma bronchiale [allergisches versus nicht-allergisches Asthma] und ihre Beziehung zu häufigen, in der klinischen Praxis gebrauchten Unterformen. Die überlappenden Kreise zeigen an, welche Untergruppe zu welcher der beiden großen Asthmatypen gehört

Alle anderen Termini, wie z.B. das Anstrengungs-, Kälte- oder Analgetika-assoziierte Asthma, nächtliches [nokturnales] Asthma, Hustenasthma [Cough-Variant-Asthma] oder Berufsasthma, beziehen sich nicht auf eigenständige Formen der Erkrankung. Vielmehr heben die Bezeichnungen entweder ein im Vordergrund stehendes Symptom, einen definierten Auslöser, eine bestimmte Situation oder eine tageszeitliche Betonung asthmatischer Beschwerden hervor [Tab. 2]. Das ändert nichts an der Tatsache, dass allen diesen Formen stets ein extrinsisches oder ein intrinsisches Asthmas zugrunde liegt. Da diese Begriffe eher zur Verwirrung beitragen, sollten sie vermieden werden.

Tab. 2. Asthmabezeichnungen

Beschwerden vor allem ...	Bezeichnung
in der Nacht	Nächtliches [nokturnales] Asthma
bei körperlicher Anstrengung	Anstrengungsasthma
nach Einnahme von Aspirin oder verwandten Medikamenten	Aspirin-Asthma oder Analgetika-Asthma
bei nass-kalter Witterung	Kälteasthma
bei seelischer Belastung	Psychisches Asthma
im Rahmen beruflicher Tätigkeiten	Berufsasthma
plötzlich und unvorhersehbar	Brittle-Asthma

Typ 1: Allergisches Asthma

Die Form der Erkrankung, bei dem die asthmatische Atemwegsentzündung durch einen bestimmten Stoff aus der Umgebung, wie z.B. Pollen, Hausstaubmilben, verursacht wird. Dem Asthma geht nicht selten eine allergische Rhinitis [Heuschnupfen] voraus, die sich dann nach Jahren gewissermaßen auf die unteren Atemwege ausdehnt [Etagenwechsel]. Je nach verantwortlichem Allergen machen sich die Beschwerden im Frühling und Sommer [bei Pollenallergie] oder ganzjährig [z.B. bei Hausstaubmilbenallergie] bemerkbar. Das allergische Asthma tritt am häufigsten bei Kindern und Jugendlichen oder im jüngeren Erwachsenenalter auf. Bei einem Teil der asthmatischen Kinder verliert sich die Erkrankung im Laufe der Pubertät, kann aber in späteren Lebensabschnitten wieder in Erscheinung treten.

Typ 2: Nicht-allergisches Asthma

Entzündliche Atemwegserkrankung, bei der sich weder eine allergische Sensibilisierung noch ein auslösendes Allergen nachweisen lässt, auf das die Erkrankung zurückgehen könnte. Diese Form entwickelt sich bevorzugt nach dem 40. Lebensjahr und in Verbindung mit einer protrahierten [verschleppten] Infektion der Atemwege. Verglichen mit dem allergischen Asthma ist die nicht-allergische Form seltener und betrifft nur etwa 5–10 % aller Asthmaerkrankungen. Auch beim intrinsischen Asthma findet sich eine von Eosinophilen dominierte Atemwegsentzündung, die mit einer Überempfindlichkeit der Atemwege und wiederkehrenden Husten- und Dyspnoe-Anfällen einhergeht. Im Allgemeinen verläuft das nicht-allergische Asthma jedoch schwerer als das allergische, und die Beschwerden treten jahreszeitunabhängig auf.

Typ 3: Mischformen

Gelegentlich findet sich eine Kombination aus Asthma und der mit einem chronischen Nikotinabusus im Zusammenhang stehenden chronisch-obstruktiven Bronchitis [COPD]. Dabei handelt es sich z.B. um Patienten, bei denen sich das Asthma in der Adoleszenz zurückbildete und die dann einen chronischen Nikotinabusus betrieben. Man spricht in diesem Fall von **Asthma/COPD-Mischformen**. Diese Patienten zeigen Charakteristika beider Erkrankungen [z.B. allergische Diathese, saisonale Beschwerden und Emphysem]. Eine eindeutige Differenzierung zwischen der asthmatischen und chronisch-bronchitischen Komponente ist meist nicht möglich [*s.a. Essay Chronisch-obstruktive Lungenkrankheiten und Lungenemphysem*]

Auslöser

Die Auslöser oder Trigger des Asthmas lassen sich in verschiedene Gruppen unterteilen [Tab. 3, Abb. 4], die zu unterschiedlichen entzündlichen Veränderungen in den Atemwegen führen:

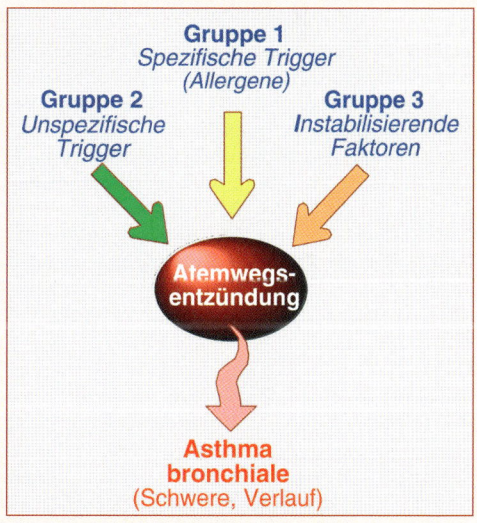

Abb. 4. Schwere und Verlauf eines Asthma bronchiale bestimmende exogene Faktoren [Trigger]

Gruppe 1. Dazu gehören die **Allergene der belebten** [Pollen, Hausstaubmilben] und der **unbelebten Umwelt** [Tierhaare, Nahrungsmittel, Latex usw.] als die häufigsten Auslöser des Asthmas [Tab. 3]. Sie sind von unterschiedlichster chemischer Natur [Eiweiße, Kohlenhydrate, niedermolekulare Stoffe] und Herkunft [Hausstaub, Pflanzen, Tiere].

❗ **Sie bilden die eigentlichen Auslöser der Allergie und sind daher ursächlich für die Entstehung des Asthmas verantwortlich.**

Die zugrunde liegende allergische Diathese entsteht vor dem Hintergrund einer definierten genetischen Prädisposition in Form einer pathologischen Immunreaktion [allergische Typ-I-Reaktion vom Immunglobulin E-vermittelten Typ nach Coombs & Gells]. Demgegenüber ist die ätiologische Rolle respiratorischer Infekte [durch Viren oder atypische Bakterien] weniger eindeutig definiert. Man vermutet, dass sie ein allergisches Asthma und/oder ein nicht-allergisches Asthma [intrinsisches Asthma] auslösen können.

Gruppe 2. Umfasst die Substanzen, die erst auf dem Boden eines schon bestehenden Asthmas zu Auslösern werden, wie z.B. Luftreizstoffe [**Irritantien**], physikalische [kalte Luft] bzw. chemische Reize [Ozon] und psychische bzw. emotionale Auslöser [Trauer, Ärger, Freude] [Tab. 3].

Tab. 3. Spezifische [allergene] und unspezifische [nicht-allergene] Auslöser des Asthma bronchiale

Allergene Trigger	Nicht-allergene Trigger [Reizstoffe, Irritantien]
Blütenstaub [Pollen, vor allem Birke, Beifuß, Gräser, Hasel u.a.]	Atemwegsirritantien [Luftreizstoffe, wie z.B. Ozon, Schwefeldioxid]
Hausstaubmilben [vor allem *Dermatophagoides pteronyssinus* und *Dermatophagoides farinae*]	Schadstoffe [wie z.B. Feinstaub, Rußpartikel, Lösungsmittel, Holzschutzmittel, Formaldehyd]
Tierhaare und -schuppen [vor allem Katzen, Pferde u.a.]	körperliche Anstrengung/Sport [bevorzugt in den ersten 30 Minuten durch Ankühlung der Bronchien]
Nahrungsmittel [Haselnuss, Apfel, Tomate u.a.]	Infektionen der Atemwege [wie vor allem Viren, Pneumokokken, Mykoplasmen, Chlamydien]
Latex [Gummi-haltige Produkte]	Analgetika [Schmerzmittel, vor allem Salizylate, Aspirin]
Schimmelpilze [Alternaria, Aspergillus, Cladosporium, Penicillium u.a.]	Medikamente zur Behandlung von Hypertonie und Herzinsuffizienz [Betablocker, ACE-Inhibitoren]
Insektengift [Bienen- und Wespengift]	Psychische/seelische Faktoren [z.B. Freude, Trauer]

❗ **Diese Gruppe der nicht-allergenen Auslöser ist nicht ursächlich für Asthma verantwortlich.**

Vielmehr führt der Kontakt mit diesen Faktoren erst bei einem bereits bestehenden Asthma zu Beschwerden. Voraussetzung ist eine bronchiale Überempfindlichkeit der Atemwege. Darüber hinaus gelten nicht-selektive Beta-Blocker, ACE-Hemmer sowie gelegentlich nicht-steroidale Antiphlogistika als ein Asthma aggravierende Faktoren.

Gruppe 3. Von den spezifischen und unspezifischen Auslösern sind das Asthma instabilisierende **Zweiterkrankungen** abzugrenzen. Hierbei handelt es sich um gleichzeitig bestehende Erkrankungen, die zu einer Verschlechterung des Asthmas führen und bei der Entwicklung eines optimalen Therapiekonzeptes kontrolliert werden. Dazu gehören zunächst andere, zum allergischen Formenkreis zählende Krankheiten, wie die allergische Rhinitis [Heuschnupfen] oder allergische Sinusitis. Darüber hinaus gehören hierher infektiöse Erkrankungen, wie vor allem die chronische Sinusitis [Nasennebenhöhlenentzündung], bei der eitriges Sekret während der Atmung in die Atemwege gelangt und damit die Atemwegsentzündung bzw. Beschwerden unterhält [Tab. 3]. Schließlich gehört zu den Begleiterkrankungen die Funktionsstörung der Cardia, was sich nicht selten auch in Form von häufig wiederkehrendem Sodbrennen äußert. Dabei können insbesondere während der Nachtruhe kleinere Mengen des sauren Mageninhaltes bis in den hinteren Rachenbereich und von dort in die Atemwege gelangen [gastroösophageale Refluxkrankheit, GERD].

Gruppe 4. Während das Asthma bronchiale im Allgemeinen als eine primäre Erkrankung der Atemwege gilt, finden sich aber auch Krankheiten, bei denen eine dem Asthma vergleichbare Atemwegsobstruktion als pulmonale Manifestation einer **Systemerkankung** anzusehen ist. Das klassische Beispiel hierfür bildet das Churg-Strauss-Syndrom, das zur Gruppe der Vaskulitiden gehört und in der Regel mit einem schweren kortikosteroidabhängigen Asthma einhergeht. Im Gegensatz zum „reinen" Asthma sind darüber hinaus noch weitere Organe betroffen [Nervensystem, Niere usw.]. Andere Krankheiten, bei denen Asthma-ähnliche Beschwerden auftreten, sind der Morbus Wegener, die lymphomatoide Granulomatose, die nekrotisierende Sarkoidgranulomatose, die bronchozentrische Granulomatose, die allergische bronchopulmonale Aspergillose [ABPA], das idiopathische hypereosinophile Syndrom [iHES] oder die eosinophile Pneumonie.

Pathologie

Die mit dem Asthma assoziierte Atemflusslimitation und andere Veränderungen gehen auf eine Entzündung der Atemwege zurück [Abb. 5]. Die asthmatische Entzündung imponiert als eine von aktivierten CD4[+] T-Lymphozyten [Th2-Zellen] dirigierte und von Eosinophilen dominierte Atemwegsinfiltration, die mit einer Zerstörung des Bronchialepithels, der Verdickung der Basalmembran und einer Muskelhypertrophie/-hyperplasie [*Remodelling*], einer Zerstörung des Atemwegsepithels und einer vermehrten Mukusproduktion [Dyskrinie] assoziiert ist.

Pathogenese

Die asthmatische Immunreaktion wird prinzipiell von zwei Komponenten getragen:
• den Entzündungszellen und
• den Mediatoren.

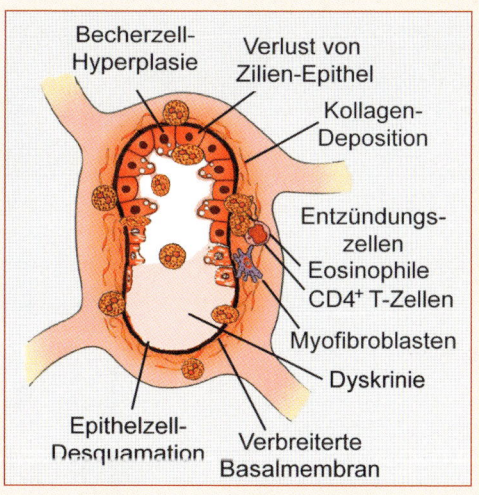

Abb. 5. Charakteristische histopathologische Veränderungen in den Atemwegen beim Asthma bronchiale

Dabei lassen sich die Entzündungszellen bildlich mit den Knotenpunkten eines entzündlichen Netzes vergleichen, von denen nach Stimulation pro-entzündliche Effektorsignale ausgehen. Hierzu gehören dendritische Zellen, Lymphozyten, Granulozyten, Fibroblasten und selbst Epithel- und Muskelzellen. Demgegenüber entsprechen die löslichen Botenstoffe in diesem Bild den Fäden, die das Netz zusammenhalten [Histamin, Zytokine, Chemokine, Neuropeptide u.a.]. Sie dienen aber nicht nur der Kommunikation zwischen den beteiligten Zellen untereinander, sondern vermitteln auch die zur Erkrankung führenden pathogenetischen Effekte an den Strukturzellen des bronchialen Gewebes. Die während der asthmatischen Entzündung freigesetzten Mediatoren

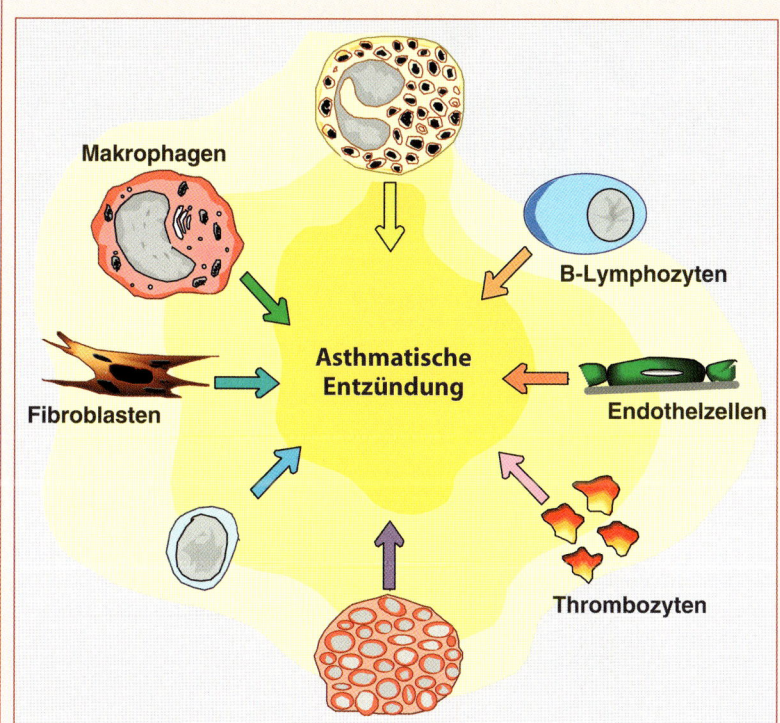

Abb. 6. „Ursuppe" der im Rahmen der allergischen Entzündung von den beteiligten Entzündungszellen freigesetzten Mediatoren

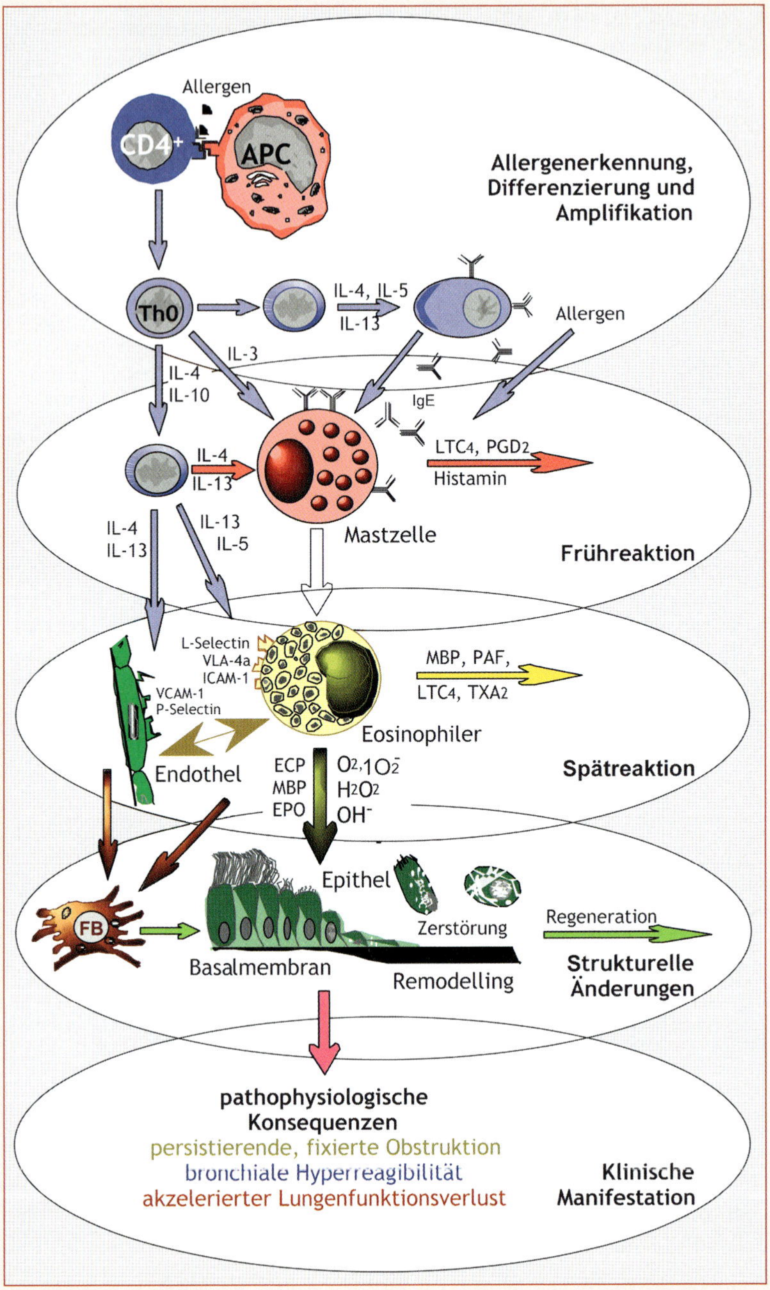

Abb. 7. Schematische Einteilung und wesentliche pathogenetische Elemente der Immunreaktion im Rahmen des allergischen Asthma bronchiale. Die umkreisten Buchstaben beziehen sich auf wesentliche pathogenetische Prozesse und werden im Text erklärt. APC = allergenpräsentierende Zelle; B = B-Lymphozyt bzw. Plasmazelle; FB = Fibroblasten; T = T-Lymphozyt; Th0 = undifferenzierte T-Helferzelle; Th2 = durch die Bildung von IL-4, IL-5, IL-10 und IL-13 charakterisierte T-Helferzelle

werden von verschiedenen Zellen abgegeben und bilden zusammengenommen eine Art „Ursuppe" [Abb. 6] in den Atemwegen und im Bronchoalveolarraum.

Der Verlauf der allergischen Atemwegsentzündung lässt sich aus Gründen der besseren Übersicht in verschiedene Abschnitte unterteilen, die sich zeitlich versetzt entwickeln [Abb. 7]:

- Allergenverarbeitung, Differenzierung und Amplifikationsprozesse
- asthmatische Frühreaktion
- asthmatische Spätreaktion

A

- strukturelle Umwandlung der Atemwege [*Remodelling*]
- klinische Manifestation.

Der Kontakt mit einem Allergen verursacht bei sensibilisierten Personen eine humorale, B-Zell-vermittelte [IgE] und eine zelluläre, durch CD4-T-Lymphozyten vom Th2-Phänotyp organisierte [IL-4, IL-5, IL-9, IL-13] Immunreaktion in den Atemwegen. Hierdurch werden Mastzellen aktiviert bzw. eosinophile Granulozyten sowie CD4+ T-Lymphozyten vom Th2-Phänotyp rekrutiert. Diese Effektorzellen vermitteln über die Freisetzung proinflammatorischer Mediatoren u.a. die bronchiale Obstruktion, die Entwicklung einer bronchialen Hyperreagibilität, eine Schädigung/Zerstörung des Epithels sowie Umbauprozesse in den Atemwegen, die vor allen in den kleineren Bronchien von pathophysiologischer Bedeutung sind [Abb. 4].

Pathophysiologie der asthmatischen Atemwegsobstruktion

Asthma ist eine Erkrankung, bei der sich die Atemwege so weit verengen, dass ein für die jeweilige Situation erforderlicher ausreichender Atemfluss bei In- und Exspiration nicht mehr möglich ist. Die Atemwegsverengung entsteht durch
- ein Ödem [Schwellung] der Atemwegsmukosa,
- eine Kontraktion der glatten Bronchialmuskulatur
- eine gesteigerte Sekretion von viskösem Mukus [Dyskrinie],
- eine Verlegung der kleineren Atemwegen durch eingedickten Mukus und
- einen fibrinösen Bindegewebsmantel um die Atemwege [*Remodelling*].

Diese Veränderungen werden ihrerseits durch Entzündungsvorgänge ausgelöst, im Rahmen derer Zellen aus dem Blut in die Atemwege einwandern und sich dort ansammeln. Diese wiederum setzen ein Spektrum von Mediatoren [Histamin, Leukotriene usw.] frei [Abb. 6], durch die sich Muskelzellen kontrahieren, die Durchblutung und die Schwellung der Mukosa zunehmen sowie die Drüsenfunktion gesteigert wird.

Symptome

Im Allgemeinen werden asthmatische Beschwerden als beunruhigend oder lebensbedrohlich empfunden [„eiserne Faust", „Knoten im Hals"]. Die **vier Hauptsymptome** [Leitsymptome] des Asthmas sind:
- Husten,
- pfeifendes [fiependes] oder brummendes Atemgeräusch,
- Engegefühl im Brustkorb sowie
- Kurzatmigkeit bis hin zum schweren und lebensbedrohlichen Atemnotsanfall [Abb. 8].

Jedes einzelne der genannten Symptome kann beim Asthma im Vordergrund stehen. Von allen Symptomen wird die Luftnot oder Kurzatmigkeit als am bedrohlichsten empfunden. Diese kann sich z.B. als ein Engegefühl über der Brust äußern, ohne dass direkt eine Luftnot verspürt wird.

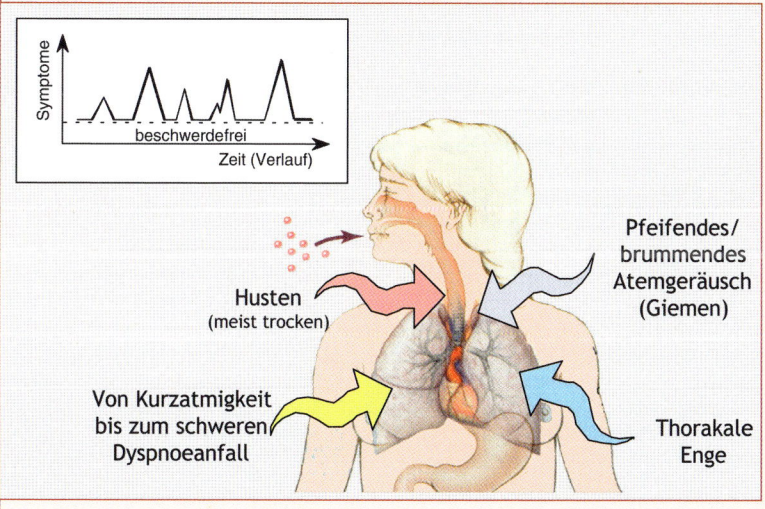

Abb. 8. Die vier Leitsymptome des Asthma bronchiale. Insert: Charakteristisch ist das wiederkehrende Auftreten der Symptome, unterbrochen von symptomfreien Intervallen

! **Ein Charakteristikum des Asthmas ist der wiederkehrende Verlauf der Beschwerden mit alternierenden symptomatischen und asymptomatischen Intervallen [Abb. 8, Insert].**

Hierdurch unterscheidet sich Asthma von anderen obstruktiven Krankheiten, wie beispielsweise der chronisch-obstruktiven Bronchitis/Emphysem [COPD]. Die Krankheitszeichen treten nicht nur bei Kontakt mit dem jeweils verantwortlichen Allergen, sondern auch spontan am Tage oder besonders in den frühen Morgenstunden während der Nachtruhe auf. Darüber hinaus entwickeln sich Asthmasymptome in Form von Husten oder Dyspnoe auch bei sportlicher Betätigung, bei nass-kalten oder nebligen Tagen sowie in rauchhaltiger Umgebung. Diese Krankheitszeichen entstehen auf dem Boden einer bronchialen Hyperreagibilität, die ihrerseits durch die asthmatische Atemwegsentzündung entsteht.

Die Ausbildung der bronchialen Hyperreagibilität ist für das Verständnis der chronisch-rezidivierenden Symptome des Asthmas von besonderer Bedeutung. Hierbei handelt es sich um einen pathophysiologischen Zustand, bei dem die Reaktivität des Bronchialsystems die physiologischen Grenzen übersteigt. Diese erhöhte Sensibilität der Atemwege erweitert das Spektrum der Exazerbationen auslösenden Trigger von den an Ort und Zeit gebundenen Allergenen auf eine Vielzahl von Faktoren oder Situationen der unmittelbaren Umwelt, wie z.B. nass-kalte Luft, irritative Gase, Rauch, Abgase, Feinstaub, Lösungsmittel, körperliche Belastung oder bestimmte Medikamente [vor allem Betablocker] [Tab. 3].

! **Somit bestimmt die bronchiale Hyperreagibilität wesentlich den Verlauf der Erkrankung, da diesen Atemwegsirritantien im Alltag praktisch nicht aus dem Weg gegangen werden kann.**

Krankheitsspektrum und Schweregrad-Einteilung

Auf der Grundlage der Symptome am Tag und in der Nacht sowie der Lungenfunktionsprüfung wird zur Orientierung der erforderlichen Behandlungsmaßnahmen nach den Empfehlungen der *Deutschen Atemwegsliga* das Asthma bronchiale in 4 Schweregrade eingeteilt. Bei den leichteren Formen [Schweregrade I bis III] kommt es in unterschiedlicher Häufigkeit zu Beschwerden. Diese reichen vom **intermittierenden** [Schweregrad I] bis zum **persistierenden, schweren** Asthma [Schweregrad IV] [Tab. 4]. Der Klassifikation liegen die Empfehlungen der Deutschen Atemwegsliga zugrunde.

! **Eine Asthmaexazerbation [Asthma-Anfall] ist ein Notfall, da dieser über einen schweren Anfall [Status asthmaticus] nicht selten zum Tode führt.**

Tab. 4. Einteilung der Schweregrade des Asthmas und Therapieempfehlungen [Quelle: Deutsche Atemwegsliga]

Schweregrad	Symptome	Empfohlene Behandlung	Beispiele
I geringgradiges wiederkehrendes Asthma	Husten und leichte Atemnot treten weniger als zweimal pro Woche tagsüber, zweimal pro Monat nachts auf; Peak-Flow-Wert größer als 80 % der Norm	kurz wirkendes Beta-2-Mimetikum bei Bedarf	Fenoterol [z.B. Berotec®] Salmeterol [z.B. Volmac®]
II leichtgradiges persistierendes Asthma	Beschwerden seltener als einmal täglich, zweimal im Monat nachts, Peak-Flow-Werte größer als 80 % der Norm	Behandlung wie bei Schweregrad I plus Dauertherapie mit inhalierbarem Kortison	Fluticason [z.B. Atemur®, Flutide®] Budesonid [z.B. Pulmicort®] Ciclesonid [z.B. Alvesco®]
III mittelgradiges persistierendes Asthma	Beschwerden täglich, einmal pro Woche nachts; Peak-Flow-Werte 60–80 % der Norm	Behandlung wie bei Schweregrad II plus Dauerbehandlung mit lang wirkendem Beta-2-Mimetikum und/oder Leukotrien-Hemmer und/oder Theophyllin und/oder oralem Beta-2-Mimetikum	lang wirkende Beta-2-Mimetika: Salmeterol [z.B. Serevent®, Aeromax®], Formoterol [z.B. Oxis®, Foradil® P] Leukotrien-Hemmer: Montelukast [z.B. Singulair®] Theophyllin [Euphylong®, Bronchoretard®] orales Beta-2-Mimetikum: Terbutalin [z.B. Bricanyl-Duriles®]
IV schwergradiges persistierendes Asthma	ständige Beschwerden am Tag sowie in der Nacht; Peak-Flow-Werte unter 60 % der Norm	Behandlung mit allen Substanzen des Schweregrades III plus orales Kortison	Methylprednisolon [z.B. Urbason®] Prednisolon [z.B. Decortin®]

A

Asthmaexazerbationen treten bei Patienten aller Schweregrade auf, wenngleich die Wahrscheinlichkeit hierfür mit dem Schweregrad zunimmt. Sie kündigen sich allmählich [oft im Zusammenhang mit einem zusätzlichen respiratorischen Infekt] an oder entwickeln sich unvermittelt innerhalb weniger Stunden ohne erkennbaren Auslöser. Ein leichter bis mittelschwerer Asthma-Anfall ist durch einen exspiratorischen Spitzenfluss [Peak-Exspiratory-Flow; PEF] von > 50% des Soll- bzw. Bestwertes, einer Atemfrequenz < 25/min und einer Herzfrequenz < 110 Schläge/Minute definiert, wobei der Patient noch uneingeschränkt sprechen kann. Ein schwerer Anfall liegt vor, wenn

- der PEF-Wert < 50% Soll- oder Bestwertes beträgt,
- das Sprechen von ganzen Sätzen in einem Atemzug nicht möglich ist [Orthopnoe oder Sprech-Dyspnoe]
- eine Atemfrequenz ≥ 25/min sowie
- eine Herzfrequenz ≥ 110/min vorliegt.

Eine unmittelbar lebensbedrohliche Situation besteht immer dann, wenn eine Zyanose, eine Bradykardie oder arterielle Hypotension, eine Erschöpfung des Atemapparates [flache Atmung] besteht, kein Atemgeräusch auszukultieren ist [„stille Lunge"] oder eine Verwirrtheit bzw. Bewusstseinstrübung auftritt. Andere ungünstige Parameter sind

- PEF < 33 % des Soll/Bestwertes bzw.
- PEF < 100 l/min
- SaO_2 < 92% (PaO_2 < 8 kPa bzw. 60 mmHg)
- $PaCO_2$ normal oder erhöht (4,6–6 kPa bzw. 34,5–45 mmHg)

In dieser Situation sowie beim schweren Asthma-Anfall bzw. Status asthmaticus ist eine sofortige Therapie [s.u.] mit anschließender Hospitalisierung unbedingt erforderlich.

Diagnostik

Der diagnostische Zugang bei Verdacht auf Vorliegen eines Asthma bronchiale beruht im Wesentlichen auf folgenden Elementen [Abb. 9]:

- der **Anamnese** [typische anfallsweise Beschwerden mit beschwerdefreien Intervallen allergischer Erkrankungen, auch in der Familie]
- dem **Nachweis einer Atemwegsobstruktion** [mittels Spirometrie, Ganzkörperplethysmografie, ggf. nach Belastung, sowie mit Bronchospasmolyse; ggf. Peak-Flow-Meter mit Asthmatagebuch]
- dem **Nachweis einer bronchialen Hyperreagibilität** [unspezifische Provokation z.B. mit Carbachol, Methacholin oder Histamin]
- dem **Nachweis einer entzündlichen bzw. allergischen Aktivität** [Eosinophilenzahl im Blut oder Sputum, ECP-Konzentration im Sputum, NO im Atemkondensat sowie die Allergiediagnostik mit Nachweis einer allergischen Diathese mittels Hauttest und allergenspezifischem-Immunglobulin E]
- der **differenzialdiagnostischen Ausgrenzung** anderer Erkrankungen, die die Symptome erklären könnten
- der **diagnostischen Sicherung** [spezifische Provokation mit dem verantwortlichen Allergen].

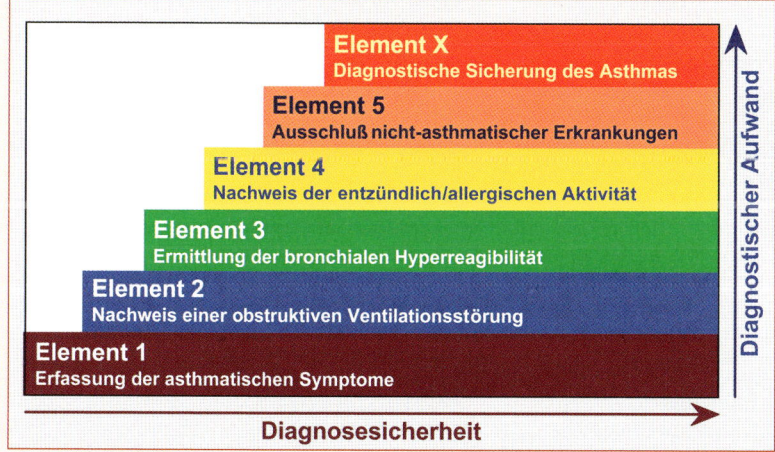

Abb. 9. Die „diagnostische Treppe" zur schrittweisen Eingrenzung der Diagnose eines Asthma bronchiale

Die integrierte Beurteilung dieser Aspekte erlaubt in den meisten Fällen die Diagnose eines Asthma bronchiale. Nur in wenigen Fällen sind weiterführende Untersuchungen [spezifische Provokation] erforderlich. Zusätzlich können im Zweifelsfall die in den aktuellen Empfehlungen der Deutschen Atemwegsliga genannten diagnostischen Kriterien herangezogen werden [Tab. 5].

Differenzialdiagnostik

Eine Reihe zur Atemnot führenden Erkrankungen kann mit Asthma verwechselt werden und muss deshalb bei der Diagnose ausgeschlossen werden. Zu den wichtigsten Erkrankung zählt hier die chronisch-obstruktive Bronchitis, die durch Rauchen ausgelöst wird. Diese und andere, weniger häufig vorkommende Erkrankungen sind in Tabelle 6 aufgeführt.

Therapie

Das Ziel der Therapie des Asthma bronchiale ist eine weitgehende Kontrolle der Erkrankung, die sich nach den in Tabelle 7 aufgeführten Kriterien definieren lässt. Die Behandlung des Asthma bronchiale beruht auf drei tragenden Säulen:
1. nicht-medikamentöse Maßnahmen
2. medikamentöse Therapie
3. ursächliche Behandlung.

Nicht-medikamentöse Behandlung

Wie bei allen chronischen Erkrankungen bildet die nicht-medikamentöse Behandlung obstruktiver Atemwegserkrankungen die Voraussetzung für eine optimale Kontrolle [Abb. 10]. Zu den wesentlichen Formen gehören die Patientenschulung sowie die Allergenvermeidung. Die **Patientenschulung** fokussiert auf die Möglichkeiten der Auslöserkarenz, Medikamentenapplikation, Selbstkontrolle [Peak-Flow], der ärztlich geführten Selbsttherapie und dem Notfallplan. Die **Allergenvermeidung** bildet einen zentralen Bestandteil der Asthmabehandlung, durch die eine erfolgreiche medikamentöse Therapie erst möglich wird.

Tab. 5. Diagnostische Kriterien des Asthma bronchiale im Erwachsenenalter

Nachweis einer Obstruktion [FEV_1/VK < 70 %]

und

nach Inhalation von 4 Hüben eines kurz wirksamen β_2-Sympathomimetikums FEV_1-Zunahme > 15 %, bezogen auf den Ausgangswert und mindestens 200 ml, oder Abnahme des spezifischen Atemwegswiderstandes um mindestens 1 kPa × sec

oder

FEV_1-Verschlechterung > 15 % während oder bis zu 30 Minuten nach körperlicher Belastung, ggf. Zunahme des spezifischen Atemwegswiderstandes um mindestens 150 %

oder

Verbesserung der FEV_1 ≥ 15 % [mindestens 200 ml], ggf. Abnahme des spezifischen Atemwegswiderstandes um mindestens 1 kPa × sec nach täglicher hoch-dosierter Gabe eines inhalativen Kortikosteroids über maximal 4 Wochen

oder

bei einer für Asthma sprechenden Anamnese, aber normaler Lungenfunktion: Nachweis einer unspezifischen bronchialen Hyperreagibilität mittels eines standardisierten, mehrstufigen inhalativen Provokationstests bzw. zirkadiane PEF-Variabilität > 20 % bei Messungen über einen Zeitraum von 3–14 Tagen

Tab. 6. Differenzialdiagnosen des Asthma bronchiale nach der Häufigkeit ihres Auftretens

Sehr häufig
- chronisch-obstruktive Bronchitis, COPD [Nikotinabusus!]
- akute infektiöse Bronchitis
- Lungenembolie

Häufiger
- Bronchialkarzinom
- Bronchiektasen
- Fremdkörperverlegung der Atemwege
- Herzinsuffizienz [Asthma cardiale]
- postinfektiöse bronchiale Hyperreagibilität
- Sarkoidose
- Stimmbandlähmung
- Vocal-Chord-Dysfunction-Syndrom

Selten
- angeborene Lungenerkrankungen
- Bronchiolitis obliterans
- Bronchiolitis obliterans organisierende Pneumonie [BOOP]
- Churg-Strauss-Syndrom
- diffuse Panbronchiolitis
- Emphysem bei [angeborenem] Alpha-1-Antitrypsin-Mangel
- eosinophile Pneumonie
- exogen-allergische Alveolitis [EAA]
- Immundefizienz
- Mukoviszidose [zystische Fibrose]
- Reactive-Airways-Distress-Syndrom [RADS]

Tab. 7. Therapieziele beim Asthma bronchiale

- keine oder nur minimale chronisch-rezidivierenden Symptome bei den alltäglichen Anforderungen
- uneingeschränkte körperliche Belastbarkeit
- sportliche Betätigung oder andere Aktivitäten [Hobbys etc.] ohne Einschränkung möglich
- ungestörte Nachtruhe [Durchschlafen]
- keine oder nur sehr seltene Infektexazerbationen [Asthmaanfälle]
- kein oder nur minimaler Bedarf an kurz wirksamen β2-Sympathomimetika
- keine ärztlichen Notfallbehandlungen
- normale oder fast normale Lungenfunktion
- normaler oder fast normaler PEF
- Variation der Peak-Expiratory-Flow [PEF]-Werte kleiner als 20 %
- keine Nebenwirkungen antiasthmatischer Medikamente

A

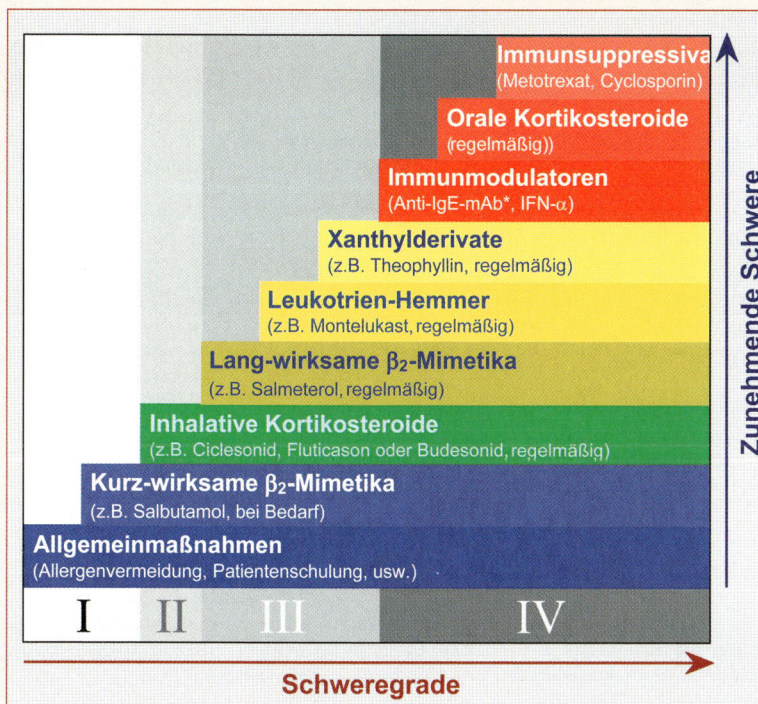

Immunsuppressiva
(Metotrexat, Cyclosporin)

Orale Kortikosteroide
(regelmäßig))

Immunmodulatoren
(Anti-IgE-mAb*, IFN-α)

Xanthylderivate
(z.B. Theophyllin, regelmäßig)

Leukotrien-Hemmer
(z.B. Montelukast, regelmäßig)

Lang-wirksame β₂-Mimetika
(z.B. Salmeterol, regelmäßig)

Inhalative Kortikosteroide
(z.B. Ciclesonid, Fluticason oder Budesonid, regelmäßig)

Kurz-wirksame β₂-Mimetika
(z.B. Salbutamol, bei Bedarf)

Allgemeinmaßnahmen
(Allergenvermeidung, Patientenschulung, usw.)

Zunehmende Schwere →

I   II   III   IV

Schweregrade

Abb. 10. Behandlung des Asthma bronchiale im Erwachsenenalter nach den aktuellen Empfehlungen der Deutschen Atemwegsliga [2005]. Die Darstelllung in Form einer „Medikamententreppe" verdeutlicht, dass die stufenweise Addition oder Subtraktion einzelner Antiasthmatika in Abhängigkeit von der jeweils erreichten Krankheitskontrolle steht. Die „Medikamententreppe" kann also in beiden Richtungen beschritten werden. Die römischen Ziffern bezeichnen den jeweils mit der Medikation korrespondierenden Schweregrad. *Anti-IgE-Antikörper könnten grundsätzlich auch in anderen Schweregraden eingesetzt werden. IFN = Interferon

🛇 **Die Wirksamkeit jeder Allergie- oder Asthmabehandlung bleibt begrenzt, solange der Kontakt mit den auslösenden Faktoren [Allergenen] fortbesteht.**

Sie dient vor allem dem frühzeitigen Erkennen von drohenden Exazerbationen mit dem Ziel, diesen rechtzeitig zu begegnen.

Medikamentöse Behandlung

Während Maßnahmen zur Allergenvermeidung in allen Schweregraden durchgeführt werden müssen, bilden die Schweregrade die Grundlage der medikamentösen antiasthmatischen Therapie, wobei die Medikamente in einer Art Stufenstrategie, dem jeweiligen Schweregrad entsprechend, eingesetzt werden [Tab. 4].
Es stehen heute verschiedene Klassen von Medikamenten zur Behandlung eines Asthmas zur Verfügung [Tab. 8]. Diese Asthma-Medikamente lassen sich auch nach der Regelmäßigkeit ihrer Einnahme unterteilen:

- **Bedarfsmedikamente** [Kurzzeitmedikamente oder *Reliever*]
- **Dauermedikamente** [Langzeitmedikamente oder *Controller*].

Die **Bedarfsmedikamente** kommen nur beim Auftreten von Beschwerden zum Einsatz [Tab. 9]. Es handelt sich bei diesen Medikamenten um die Substanzklasse der kurz wirksamen Beta-2-Sympathikomimetika, die auch als **Notfall**- oder **Rettungsspray** bezeichnet werden. Diese sollten deshalb stets mitgeführt werden [z.B. in der Hosentasche, in der Manteltasche oder in der Handtasche] und im Bedarfsfall zur Verfügung stehen. Das Bedarfs- oder Rettungsspray [kurz wirksames Beta-2-Mimetikum] kommt in allen Schweregraden zur Anwendung.
Als **Dauermedikamente** zur Asthmabehandlung gelten die Substanzen, die einmal oder zweimal täglich regelmäßig entweder morgens und/oder abends einzunehmen sind. Besonders wichtig ist, dass die Einnahme der Medikamente unabhängig von den jeweiligen Beschwerden erfolgt. Zu den Dauermedikamenten gehören inhalative Glukokortikoide, Leukotrienhemmer, Theophyllin oder lang wirksame Beta-2-Mimetika [Tab. 9].
Die **Dauermedikamente** lassen sich nach ihrer Wirkung weiter unterteilen:

- Die **antientzündlichen Medikamente** greifen in die dem Asthma zugrunde liegenden entzündlichen Prozesse ein. Hierdurch werden sowohl Schwere als auch Verlauf des Asthmas günstig beeinflusst. Entzündungshemmende Medikamente bilden deshalb das Rückgrat jeder Asthmabehandlung. Diese Medikamente besitzen allerdings keine sofortige Wirkung, sondern benötigen etwa 2–4 Wochen, um ihre volle

Tab. 8. Die wichtigsten Medikamente zur Asthmabehandlung im Überblick

Medikamenten-klasse	Wirkung	Einsatz	Einnahme
inhalatives Cortison	die Neigung zu Asthmaanfällen beruht auf der chronischen Entzündung der Bronchialschleimhaut; Kortison bekämpft die Entzündung und bildet die Grundlage der Behandlung; in den meisten Fällen [Schweregrad II–III] reicht die Gabe von praktisch nebenwirkungsfreiem inhalativen Kortison	als Dauermedikation ab Schweregrad II; Patienten mit Schweregrad IV empfiehlt die Atemwegsliga die Einnahme von oralem Kortison	Dauerbehandlung inhalativ bei Schweregrad II–III, als Tablette [oral] bei Schweregrad IV
Cromoglicinsäure [DNCG] und Nedocromil	Cromoglicinsäure und Nedocromil greifen in die allergische Reaktion ein; sie verhindern die Freisetzung von Histamin, einem Gewebehormon, das u.a. die Atemwege verengt	DNCG und Nedocromil helfen bei allergischem Asthma; Einsatz nur bei sehr leichter Erkrankung des Erwachsenen oder bei Kindern	für die Behandlung von Erwachsenen nicht mehr empfohlen; Dauerbehandlung allenfalls bei Kindern
kurz wirkende Beta-2-Mimetika	das Hormon Adrenalin erweitert die Bronchien und verringert die Schleimbildung; Beta-Mimetika wirken ähnlich, sind aber zur Inhalation besser verträglich als Adrenalin; Wirkdauer: ca. 6 Stunden	bei akuten Beschwerden sind kurz wirkende Beta-2-Mimetika wie Salbutamol, Fenoterol und Reproterol das Standardmedikament für alle Schweregrade	Bedarfsbehandlung bei Schweregrad I–IV
lang wirkende Beta-2-Mimetika	siehe unter kurz wirkende Beta-2-Mimetika; Wirkdauer: ca. 12 Stunden	lang wirkende Stoffe wie Formoterol oder Salmeterol kommen bei den Schweregraden III–IV zur Anwendung	Dauerbehandlung bei Schweregrad III–IV
Leukotrien-Blocker	Leukotriene sind Stoffe, die bei Entzündungspro-zessen in der Lunge freigesetzt werden; sie verengen die Bronchien und sind an der Entstehung eines Asthmaanfalls beteiligt; Leukotrien-Blocker, wie z.B. Montelukast, hemmen die Wirkung der Leukotriene	empfohlen wird die Einnahme dieser Stoffe zur ergänzenden Therapie bei Asthma der Schweregrade III–IV	Dauerbehandlung bei Schweregrad III–IV
Theophyllin	Theophyllin [kommt auch im schwarzen Tee vor] regt den Kreislauf an und erweitert die Bronchien; daneben dämpft es die Entzündung der Bronchien und ergänzt so die Wirkung von Kortison	die Atemwegsliga empfiehlt Theophyllin für die Schweregrade III und IV	Dauerbehandlung bei Schweregrad III–IV
Anticholinergika	mit dem Nervenbotenstoff Azetylcholin regt der Körper die Schleimproduktion der Bronchien an; Anticholinergika, wie z.B. Ipratropium oder Tiotropium, blockieren die Wirkung von Azetylcholin	ausschließlich zur Ergänzung der Therapie mit Beta-2-Mimetika und niemals alleinige Behandlung bei Asthma	Bedarfsbehandlung bei Schweregrad I–IV [nur in Kombination mit Beta-2-Mimetika]

Tab. 9. Einteilung antiasthmatischer Medikamente nach der im Vordergrund stehenden Wirkung [antientzündlich versus antiobstruktiv] und der Form [Art] der Einnahme [Dauer- versus Bedarfstherapie]

Im Vordergrund stehende Wirkung	Dauertherapie [Controller]	Bedarfstherapie [Reliever]
vorwiegend antient-zündlich wirkende Medikamente	inhalative Kortikosteroide orale Kortikosteroide [Methylprednisolon] Anti-IgE-Antikörper [Omalizumab] Immunmodulatoren [Interferon-alpha] Immunsuppressiva [Methotrexat, Cyclosporin A]	hoch dosierte orale/intravenöse Kortikosteroide [Prednisolon] Leukotrienhemmer intravenös [Montelukast]
vorwiegend anti-obstruktiv wirkende Medikamente	lang wirksame Beta-2-Mimetika [Salmeterol, Formoterol] Leukotrien-Hemmer [Montelukast] retardierte Methylxanthine [Theophyllin]	kurz wirksame Beta-2-Mimetika [Salbutamol, Fenoterol] ggf. in Kombination mit kurz wirkenden Sympathomimetika [Ipratropiumbromid] nicht-retardierte Methylxanthine [Theophyllin] Leukotrienhemmer intravenös [Montelukast]

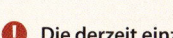

antiasthmatische Wirkung zu entfalten. Kortison verhindert Asthmaanfälle, verbessert die Lebensqualität, vermindert die Empfindlichkeit der Atemwege und verhindert Todesfälle durch Asthma. Die Behandlung mit entzündungshemmenden Medikamenten [inhalatives Kortison] bei anhaltenden Beschwerden [ab Schweregrad II] darf niemals ausgesetzt oder beendet werden. Denn nur Kortison ist in der Lage, die für die Erkrankung verantwortlichen Entzündungsvorgänge zurückzudrängen [Tab. 8].

- Im Gegensatz zu den antientzündlichen Substanzen beeinflussen die **atemwegserweiternden Dauermedikamente** [Bronchodilatoren, wie z.B. lang wirksame Beta-2-Mimetika] nicht die Entzündung, sondern wirken direkt auf die Bronchialmuskulatur. Da ihre Wirkung alleine auf die Erweiterung der Atemwege ausgerichtet ist, können diese Substanzen niemals eine antientzündliche Therapie ersetzen und sind nur in Verbindung mit inhalativen Kortikosteroiden indiziert.

Ursächliche Behandlung

❶ Die derzeit einzige, heute auf die Ursache ausgerichtete Behandlung ist die Hyposensibilisierung.

Das Wort Hyposensibilisierung bedeutet *unempfindlich machen*. Ziel dieser Behandlung ist es, die körperliche Empfindlichkeit gegenüber bestimmten Allergenen abzumildern und damit die Krankheitserscheinungen oder Beschwerden abzuschwächen. Hierzu werden speziell auf die verantwortlichen Allergene abgestimmte Präparate [in Form von Spritzen und Tropfen] verabreicht. Die Behandlungsdauer beträgt mindestens 3 Jahre.

Die Allergie-Impfung ist allerdings nicht in jedem Fall erfolgreich. Die besten Ergebnisse sind bei Milben- und Pollen- sowie Bienen- und Wespenstich-Allergien zu erreichen. Dagegen ist die Erfolgsrate bei Allergien gegen Tierepithelien, Fellbestandteilen und Schimmelpilzsporen weniger gut. Mit einem Nachlassen der Wirkung muss nach 3 bis günstigstenfalls 5 Jahren gerechnet werden.

Asthma–Anfall (Status asthmaticus)

Schwere Asthmaattacken sind lebensbedrohlich! Eine frühzeitige therapeutische Intervention kann u.U. die Entwicklung einer Attacke bzw. eines Status asthmaticus verhindern und Leben retten. Daher geht es grundsätzlich darum, bereits bei geringsten klinischen Anzeichen möglichst frühzeitig eine effektive Behandlung einzuleiten. Allein hierfür ist eine Patientenschulung sinnvoll [s.u. Nicht-medikamentöse Behandlung], durch die der Asthmatiker u.a. erlernt, Warnsymptome zu interpretieren und geeignete Konsequenzen zu ziehen.

Die **Therapie** des schweren Asthma-Anfalls bzw. Status asthmaticus umfasst die Gabe von

- 500 bis 1000 mg Prednisolon* (oder Äquivalent) i.v. als Initialdosis (unspezifischer anti-entzündlicher Effekt), gefolgt von 100 mg Prednisolonäquivalent i.v. in 4-stündigem Abstand
- 2-4 Hüben eines kurz-wirkenden β2-Sympathmimetikums (möglichst mittels Inhalationshilfe oder Feuchtvernebler applizieren); in 10–15 minütigen Intervallen wiederholen
- Sauerstoff 2–4 l/min über Nasensonde (Atmung beachten!). Die Aufrechterhaltung eines adäquaten O_2-Partialdrucks ist eine der wichtigsten Maßnahmen der Akuttherapie des Asthma-Anfalls
- während des Transportes ins Krankenhaus, sofern möglich, Inhalation eines β2-Sympathomimetikums mittels Feuchtvernebler
- zusätzlich Ipratropiumbromid* 0,5 mg durch Vernebelung
- Theophyllin* (200 mg) langsam i.v. oder als Kurzinfusion: 5 mg/kg KG als i.v. Kurzinfusion; Erhaltungsdosis 0,5-0,7 mg/kg/h; ggf. auch oral (200–400 mg) [**Cave**: Überdosierung bei bestehender oraler Dauertherapie!]
- Montelukast* 10 mg (2 Tabletten = 20 mg) oral
- bei unzureichender Besserung β2-Sympathomimetikum parenteral: Terbutalin* (0,25–0,5 mg s.c. oder Reproterol* 0,09 mg (= 1 Ampulle = 1ml) langsam i.v. oder Salbutamol* 0,25–0,5 mg langsam i.v. oder s.c.; wenn verfügbar, Verabreichung der Medikamente über Perfusor: Reproterol* (5 Amp. auf 50 ml, Geschwindigkeit 2–10 ml pro Stunde – 0,018–0,09 mg pro Stunde) oder Salbutamol* (5 Amp. – 5 mg Salbutamol-Infusionskonzentrat auf 50 ml, Geschwindigkeit 2–10 ml pro Stunde = 1–5 mg pro Stunde)
- atemerleichternde Lagerung (sitzend, Unterarme unterlagert)
- Selbsthilfetechniken: atemerleichternde Körperstellung und Lippenbremse
- ausreichende Flüssigkeitszufuhr
- bei Agitation und unkontrollierbaren Angstzuständen Sedativa (z.B. 5 bis 10 mg Diazepam*) [**Cave**: Atemdepression; vermindertes Dyspnoe-Empfinden ohne objektive Besserung]

Quellenhinweise

Abb. 1–10: AM-productions, Wiesloch

Äthy|len|tri|chlo|rid *nt*: → *Trichlorethylen*
Äthy|re|o|se *f*: → *Schilddrüsenaplasie*
At|las|frak|tur *f*: Fraktur des 1. Halswirbels bzw. eines Teils des 1. Halswirbels; meist handelt es sich um eine kombinierte Fraktur des vorderen und hinteren Atlasbogens [**Jefferson-Fraktur**]; die **Therapie** ist fast immer konservativ [Ruhigstellung in einer Extension, im Halo-Fixateur oder mit einer harten Zervikalstütze für 4–6 Wochen]; nur bei ausgedehnter Dislokation erfolgt eine offene Reposition und u.U. eine Fusion mit dem 2. Halswirbel; *s.a. Essay Fraktur, Luxation, Distorsion S. 423*

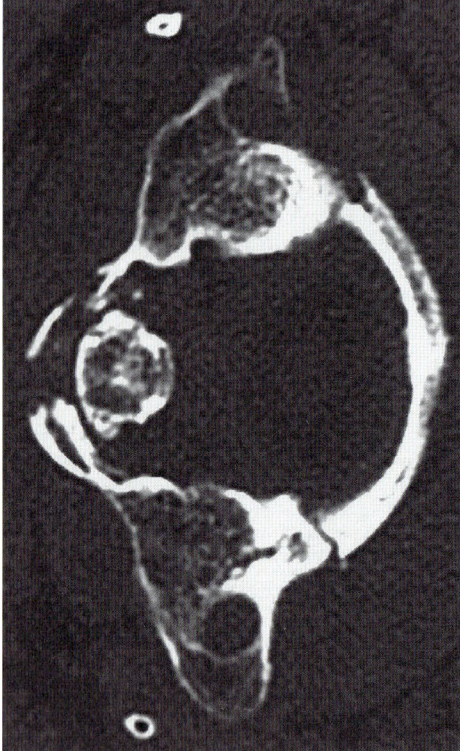

Abb. A68. Atlasfraktur. Fraktur des vorderen und hinteren Bogens [Jefferson-Fraktur] im CT

At|mungs|in|suf|fi|zi|enz *f*: → *Insuffizienz, respiratorische*
Ato|nia uteri *f*: → *Uterusatonie*
Ato|pie *f*: *Syn:* *atopische Erkrankung*; Oberbegriff für anlagebedingte allergische Erkrankungen mit Überempfindlichkeit gegen Umweltstoffe; klassische Beispiele sind atopisches Ekzem, Asthma bronchiale, Nesselsucht, Nahrungsmittelallergie, Allergie gegen Insektenstiche usw.
Atopie-Patch-Test *m*: *Syn: Aeroallergen-Patch-Test*; Epikutantest* bei Verdacht auf eine Atopie
Ato|val|quon *nt*: Hydroxynaphthochinonderivat; **Anw.:** Malaria, Toxoplasmose, Pneumocystis [i.d.R. zusammen mit Proguanil*]; *s.a. Essay Tropenkrankheiten – importierte Krankheiten S. 1571*
Atrans|fer|rin|ä|mie *f*: *Syn: Transferrinmangel*; angeborener [autosomal-dominant] oder erworbener Mangel an Transferrin, einem in der Leber gebildeten Glykoprotein, das in der β-Globulinfraktion wandert; bisher sind mehr als 20 genetische Varianten bekannt, die alle 2 Atome dreiwertiges Eisen binden und als Transportprotein für Eisen im Blut dienen; die Serumkonzentration liegt bei 2–3,6 g/l; Mangel führt zu Eisenmangelanämie sowie Siderose innerer Organe [Leber, Milz, Pankreas, Niere, Herzmuskel]

Atre|sia hymenalis *f*: → *Hymenalatresie*
Atre|sia urethrae *f*: → *Harnröhrenatresie*
Atre|sia vaginalis *f*: → *Scheidenatresie*
Atrial-switch-Operation *f*: von Mustard und Senning-Brom entwickelte Methoden der Vorhofumlagerung bei Transposition der großen Gefäße; beide Verfahren führen zu einer funktionellen Korrektur der Fehlbildung, indem sie durch einen Flicken autologer Vorhofwand [Senning-Brom] bzw. Dacron [Mustard] sauerstoffreiches Blut in die Aorta und sauerstoffarmes Blut in die Pulmonalarterie leiten; als Methode der Wahl heute von der Arterial-switch-Operation* abgelöst
Atri|o|pep|tid *nt*: *Syn: atrialer natriuretischer Faktor, Atriopeptin, atriales natriuretisches Peptid, atriales natriuretisches Hormon; s.u. natriuretisches Peptid*
Atri|o|to|mie *f*: operative Vorhoferöffnung
Atri|o|vent|ri|ku|lar|ka|nal *m*: *Syn: AV-Kanal*; während der Embryonalentwicklung verbindet der AV-Kanal primitiven Vorhof und primitive Kammer; aus ihm entstehen später die Atrioventrikularklappen; schließt sich der AV-Kanal nicht oder nur unvollständig, kommt es zur Ausbildung eines Endokardkissendefekts; die **klinische Symptomatik** hängt von der Art der Störung [partieller Atrioventrikularkanal, kompletter Atrioventrikularkanal] und der assoziierten Defekte [Vorhofseptumdefekt, Klappenfehlbildung] ab; meist kommt es aber zur Ausbildung eines Links-Rechts-Shunts, der zu pulmonaler und arterieller Hypertonie und langfristig zur Shuntumkehr [Eisenmenger-Reaktion] führt
Atri|um|sep|tum|de|fekt *m*: → *Vorhofseptumdefekt*
At|ro|pa belladonna *f*: *Syn: Tollkirsche, Tollkraut, Waldnachtschatten, Belladonna*; zu den Nachtschattengewächsen gehörende Pflanze; enthält zahlreiche Alkaloide [z.B. Atropin]; wird nur selten als Extrakt oder Tinktur bei Krämpfen und Koliken im Magen-Darm-Trakt verwendet; in **ABC-Pflaster** [Arnika, Belladonna, Capsicum] äußerlich bei Rheuma und ähnlichen Erkrankungen; in der Homöopathie Verwendung als Konstitutionsmittel bei Fieber mit Hyperämie, trockenem Krampfhusten, Koliken usw.
Atro|phia cutis idiopathica *f*: → *Acrodermatitis chronica atrophicans*
Atro|phia musculorum spinalis pseudomyopathica (Kugelberg-Welander) *f*: *Syn: juvenile Form der spinalen Muskelatrophie; s.u. spinale Muskelatrophie*
Atro|phia pigmentosa (Crocker) *f*: → *Xeroderma pigmentosum*
Atro|phie, olivopontozerebelläre *f*: *Syn: Nonne-Marie-Krankheit*; degenerative Systemerkrankung, die zu Ataxie, Demenz, Parkinson-Syndrom und Okulomotoriusstörungen führen kann; kommt als **sporadische olivopontozerebelläre Atrophie** [Déjerine-Thomas-Syndrom] und als **familiäre olivopontozerebelläre Atrophie** vor, die sich klinisch nicht unterscheiden; wird heute als Teil der Multisystematrophie angesehen; *s.u. Essay Parkinson-Syndrome S. 1229*
Atro|pin *nt*: *Syn: Atropinum, D/L-Hyoscyamin*; in Nachtschattengewächsen wie **Tollkirsche** [Atropa belladonna], **weißer Stechapfel** [Datura stramonium] und **Bilsenkraut** [Hyoscyamus niger] vorkommendes giftiges Alkaloid mit parasympatholytischer Wirkung; in der Klinik spielt Atropin heute praktisch keine Rolle mehr; **Anw.:** Bradykardie bei akutem Myokardinfarkt oder Digitalisintoxikation, Mittel der Wahl bei Vergiftungen mit Acetylcholinesterasehemmstoffen; eine **Atropinvergiftung** ist durch Hautrötung, trockene Haut, Mundtrockenheit, Miktionsstörungen, Fieber [zentrale Hyperthermie], Mydriasis, Tachykardie, Erregungszustände und Halluzinationen gekennzeichnet; **Therapie:** Giftelimination [Magenspülung, Aktivkohle], Kühlung, Betablocker, Physostigmin *s.a. Essay Intoxikationen S. 743*
At|ta|cke, transitorische ischämische *f*: durch eine akute Ischämie verursachte zentrale Ausfallssymptomatik mit Rückbildung der Symptome innerhalb von 24 Stunden; äußert sich häufig als halbseitige oder lokalisierte Schwäche oder Lähmung bzw. Sensibilitätsstörung [eventuell nur Herabhängen des Mundwinkels], Sprach- und Sprechstörungen, eventuell nur das Sprachverständnis betreffend, und Sehstörung [ein Auge oder eine Gesichtsfeldhälfte betreffend]; die Symptome bestehen üblicherweise für mehrere Minuten bis 1 Stunde,

definitionsgemäß maximal 24 Stunden; 33 % der TIA sind in den nächsten 4 Jahren von einem ischämischen zerebralen Insult gefolgt, wobei 5 % innerhalb eines Monats, 12 % innerhalb eines Jahres auftreten; *s.u. Essay Schlaganfall und zerebrovaskuläre Krankheiten S. 1423*

Atǀtikǀanǀtroǀtoǀmie *f*: → *Attikoantrotomie*

Atǀtiǀkoǀanǀtroǀtoǀmie *f*: *Syn: Attikantrotomie, Antroattikotomie*; operative Eröffnung von Attikus und Antrum mastoideum zur Sanierung einer chronischen Mittelohraffektion

Atǀtiǀkoǀtoǀmie *f*: *Syn: Kuppelraumeröffnung*; operative Eröffnung des Kuppelraums [Attikus]

Auǀdiǀoǀmeǀtrie *f*: Prüfung der Hörfunktion durch elektroakustisch erzeugte Töne; dient v.a. der Diagnose von Hörstörungen [z.B. Lärmschwerhörigkeit, Altersschwerhörigkeit]; man unterscheidet subjektive Methoden [z.B. Sprachaudiometrie, Spielaudiometrie] und objektive Audiometrie, wie z.B. Reflexaudiometrie und Impedanzaudiometrie

Auer-Stäbchen *pl*: bei verschiedenen hämatologischen Erkrankungen [v.a. akute myeloische Leukämie] vorkommende azurophile Granula im Zytoplasma, die durch Pappenheim-Färbung rotviolett gefärbt werden; *s.u. Essay Akute Leukämien S. 889*

Aufǀdeckǀtest *m*: *s.u. latentes Schielen*

Aufǀlichtǀmiǀkrosǀkoǀpie *f*: mikroskopische Untersuchung, bei der die Oberfläche eines [lichtundurchlässigen] Objektes von oben beleuchtet wird

Aufmerksamkeits-Defizit-Überaktivitäts-Syndrom *nt*: *Syn: hyperkinetische Störung, Aufmerksamkeits- und Hyperaktivitätsstörung, Attention-Deficit-Disorder, Störung mit Aufmerksamkeitsdefizit bei Hyperaktivität*; v.a. im angloamerikanischen Raum verwendete Bezeichnung für psychoorganische Störungen des Kindesalters, bei denen eine Aufmerksamkeitsschwäche im Vordergrund des klinischen Bildes steht; die betroffenen Kinder [2/3 Jungen, 1/3 Mädchen] fallen durch Konzentrations-, Disziplin- und Lernschwierigkeiten in Kindergarten und Schule auf; auf Grund der Konzentrationsschwäche wird ihre Intelligenz meist zu niedrig eingeschätzt; fast immer besteht auch ein Bewegungsdrang, der ein Ruhigsitzen unmöglich macht; fehlt diese hyperkinetische Komponente, spricht man von **Störung mit Aufmerksamkeitsdefizit ohne Hyperaktivität** oder **Aufmerksamkeits-Defizit-Syndrom** [ADS]; die oft von Eltern und Psychologen befürwortete Behandlung mit Neuroleptika ist umstritten, weil in den meisten Fällen eine Akzeptanz der Störung und eine Umstellung des Lernmilieus erfolgreich ist; *s.u. Essay Aufmerksamkeits-Defizit-Überaktivitäts-Syndrom S. 111*

Aufmerksamkeits- und Hyperaktivitätsstörung *f*: → *Aufmerksamkeits-Defizit-Überaktivitäts-Syndrom*

Aufǀwachǀepiǀlepǀsie *f*: meist in den Morgenstunden oder während des Aufwachens auftretende generalisierte Epilepsie; ca. 1/3 der Grand-mal-Anfälle treten in der ersten Stunde nach dem Aufwachen [auch nach einem Mittagsschlaf] auf; *s.a. Essay Epilepsie und Status epilepticus S. 365*

Auǀgapǀfelǀprelǀlung *f*: *Syn: Contusio bulbi*; stumpfe Verletzung

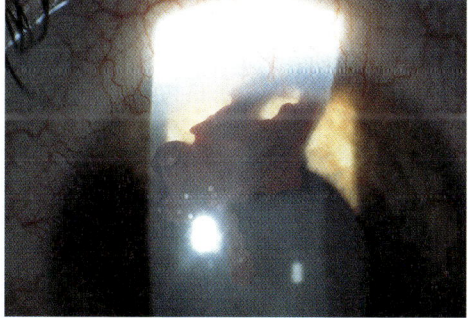

Abb. A69. Augapfelprellung. Vorderkammerblutung nach Augapfelprellung

des Augapfels; am schwersten sind die Schäden bei Tennisball-, Squashball- oder Schneeballverletzung, weil es oft zu Aderhautrupturen und Blutungen in das Netzhautzentrum mit bleibender Herabsetzung der Sehschärfe kommt; **Klinik**: zentrales Netzhautödem [**Berlin-Ödem**] mit deutlicher Visusverminderung, Netzhautblutung, Infektion der Hornhaut, Einblutung in den Glaskörper, Linsensubluxation [Linsen-, Irissschlottern]; Spätfolgen sind v.a. Ausbildung eines Wundstars, Netzhautablösung und Sekundärglaukom, die alle noch nach Jahren auftreten können; **Therapie**: bei Linsenluxation Linsenentfernung und Implantation einer intraokularen Kunststofflinse; Kataraktoperation bei Wundstar; *s.a. Bulbusruptur*

Auǀgapǀfelǀrupǀtur *f*: → *Bulbusruptur*

Auǀgenǀinǀnenǀdruckǀmesǀsung *f*: → *Ophthalmotonometrie*

Auǀgenǀlidǀekǀtroǀpiǀum *nt*: → *Ektropium 1.*

Auǀgenǀmusǀkelǀpaǀreǀse *f*: *Syn: Ophthalmoplegie, Ophthalmoplegia, Augenmuskellähmung*; zu Sehstörungen [Doppelbilder, Schielen] führende Lähmung eines oder mehrerer äußerer Augenmuskeln; die Ursache liegt meist in einer Hirnnervenlähmung [Abducensparese, Trochlearisparese, Okulomotoriusparese], Störung von Hirnzentren [horizontale oder vertikale Blicklähmung bei supranukleärer Störung, internukleäre Ophthalmoplegie bei Störung der Faserbahnen zwischen Abduzens- und Okulomotoriuskern] oder Schädigung der Augenmuskeln [endokrine Orbitopathie, Myositis, okuläre Myasthenie, Verletzung nach Schädelfrakturen]; *s.a. Schielen*

Auǀgenǀsarǀkoiǀdoǀse *f*: *s.u. Sarkoidose*

Auǀgenǀspieǀgel *m*: → *Funduskop*

Auǀgenǀspieǀgeǀlung *f*: → *Ophthalmoskopie*

Auǀgenǀtripǀper *m*: → *Gonoblennorrhö*

Auǀgenǀtrost *m*: *Syn: echter Augentrost, Wiesenaugentrost, Euphrasia officinalis*; Pflanze aus der Familie der Rachenblütler [Scophulariaceae]; verwendet werden die oberirdischen Pflanzenteile [**Augentrostkraut**, *Euphrasiae herba*]; sie enthalten u.a. Iridoidglykoside und Gallusgerbstoffe, die ihnen eine adstringierende Wirkung verleihen; **Anw.**: traditionell äußerlich bei entzündlichen Augenerkrankungen [z.B. Gerstenkorn, Lidrandentzündung, Konjunktivitis], Husten, Schnupfen, Hauterkrankungen und innerlich als Magenmittel; in der Homöopathie innerlich und äußerlich bei Blepharokonjunktivitis, Keratokonjunktivitis, Keratitis und Dakryozystitis

Auǀgenǀwurm *m*: → *Loa loa*

Auǀgenǀwurǀzel *f*: *Syn: Baldrianwurzel, Katzenwurzel, Valerianae radix*; *s.u. Baldrian*

Auǀgenǀzysǀtiǀzerǀkoǀse *f*: *s.u. Zystizerkose*

Auǀge, trockenes *nt*: *s.u. Conjunctivitis sicca*

Augǀmenǀtaǀtiǀonsǀplasǀtik *f*: operative Vergrößerung eines Organs oder Körperteils [z.B. Brustvergrößerung] oder operative Verstärkung einer Struktur, z.B. einer Sehne oder eines Bandes durch Einflechten von Kunststoffmaterial oder Ersatz durch alloplastisches Material [z.B. künstliches Kreuzband aus Dakron oder Polyethylen]

Auǀra *f*, *pl* **-rae**: *Syn: epileptische Aura*; Bezeichnung für die einem epileptischen Anfall vorausgehenden sensorischen, vegetativen oder psychischen Wahrnehmungen; *s.a. Essay Epilepsie und Status epilepticus S. 365*

Auǀraǀnoǀfin *nt*: goldhaltiges Antirheumatikum mit remissionsinduzierender Wirkung; Basistherapeutikum; **Anw.**: rheumatoide Arthritis bei Erwachsenen; **Anw.**: 2 × 3 mg tgl. für mindestens 3–6 Monate; bei Nichtansprechen nach 4–6 Monaten Erhöhung der Tagesdosis auf 9 mg; **NW**: gastrointestinale Störungen, v.a. weiche Stühle und Durchfälle, Haut und Schleimhautallergien, medikamentöse Exantheme, in seltenen Fällen bis zur exfoliativen Dermatitis, Stomatitiden, Mundulzera, Goldnephropathie; **Kontraind.**: Goldallergie, Kollagenosen [v.a. Lupus erythematodes disseminatus], schwere Nieren- oder Lebererkrankungen, Knochenmarksuppression, Kolitis; *s.a. Essay Rheumatoide Arthritis S. 83*

Auǀranǀtii pericarpium *nt*: → *Pomeranzenschale*

Auǀreǀolǀsäuǀre *f*: → *Plicamycin*

Aulrilkullarlfisltel *f: Syn: kongenitale präaurikuläre Fistel, Fistula auris congenita, angeborene Ohrfistel*; meist blind endende Fistel, die aus Resten der 1. Kiemenfurche entsteht; **Therapie**: Ausschneidung

Aulrilskop *nt*: → *Otoskop*

Aulrolthilolglulcolse *f: Syn: Goldthioglukose, Goldthioglucose, Aurothioglukose*; goldhaltiges Antirheumatikum; Basistherapeutikum; **Anw.**: progrediente, therapieresistente rheumatoide Arthritis, juvenile Polyarthritis, Psoriasisarthritis; **Dosierung**: 50 mg Gold [100 mg Aurothioglucose] i.m. pro Woche bis zu einer kumulativen Menge von 1 bis 1,5 g; **NW**: gastrointestinale Störungen, v.a. weiche Stühle und Durchfälle, Haut- und Schleimhautallergien, medikamentöse Exantheme, in seltenen Fällen bis zur exfoliativen Dermatitis, Stomatitiden, Mundulzera, Goldnephropathie; **Kontraind.**: Goldallergie, Kollagenosen [v.a. Lupus erythematodes disseminatus], schwere Nieren- oder Lebererkrankungen, Knochenmarksuppression, Kolitis; *s.a. Essay Rheumatoide Arthritis S. 83*

Aulrolthilolmallatinaltrilum *nt*: → *Natriumaurothiomalat*

Auslbreicherlkrebs *m: s.u. Pancoast-Tumor*

Auslass-Defekt *m: Syn: Outlet-Defekt; s.u. Ventrikelseptumdefekt*

Ausllassldilät *f: s.u. Nahrungsmittelallergie*

Auspitz-Phänomen *nt: Syn: Phänomen des blutigen Taus*; charakteristische, punktförmige Blutung nach Entfernen des letzten Häutchens bei Psoriasis* vulgaris

Auslrisslfrakltur *f*: → *Abrissfraktur*

Auslsatz *m*: veraltete Bezeichnung für Lepra*

Auslschällplasltik *f: Syn: Thrombendarteriektomie*; → *Thrombendarteriektomie*

Auslscheildungslpylellolgralfie, -gralphie *f: Syn: intravenöse Pyelografie, i.v. Pyelografie*; Röntgenkontrastdarstellung der Nierenbecken; meist im Rahmen einer Urografie; *s.a. Ausscheidungsurografie*

Auslscheildungslulrolgralfie, -gralphie *f*: Röntgenkontrastdarstellung der ableitenden Harnwege, wobei das Kontrastmittel per Injektion oder Kurzinfusion zugeführt wird; jede Ausscheidungsurografie beginnt mit einer Leeraufnahme, gefolgt von einer 7-**Minuten-Aufnahme** [renografische Phase mit Kontrastmittel in Nierenparenchym und Nierenbeckenkelchsystem] und 15-**Minuten-Aufnahme** [Harnleiter und Harnblase werden ebenfalls sichtbar]; Spätaufnahmen [1–6 h nach Kontrastmittelgabe] können bei Abflussbehinderungen aussagekräftig sein

intravenöse Ausscheidungsurografie: → *Urografie*

Auslscheildungslzysltolgralfie, -gralphie *f: Syn: Miktionszystografie*; Röntgenkontrastdarstellung der Harnblase; meist im Rahmen einer Ausscheidungsurografie; *s.a. Ausscheidungszysto-*

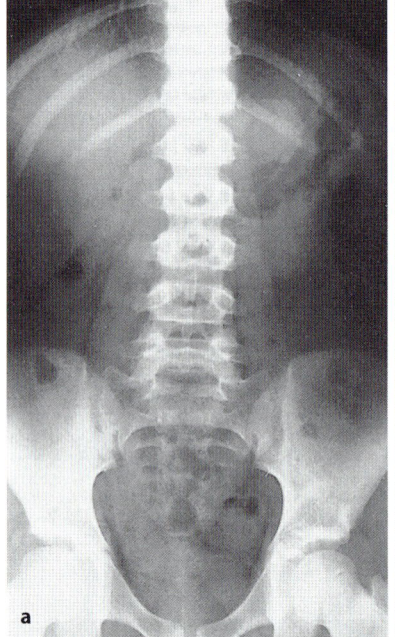

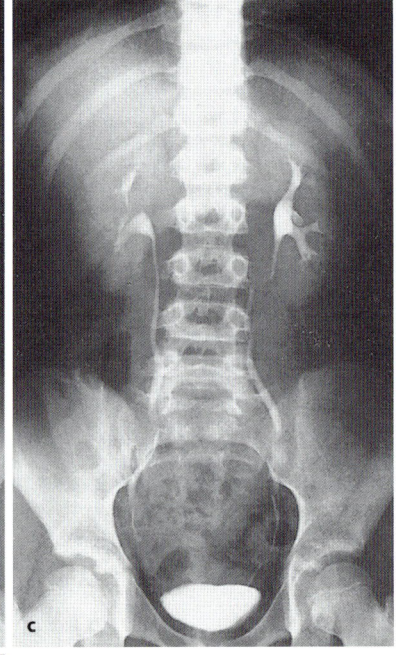

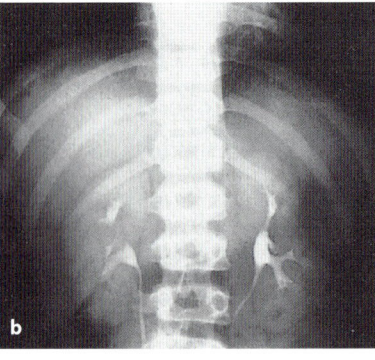

Abb. A70. Ausscheidungsurografie. a Abdomenübersichtsaufnahme, **b** 7-Minuten-Aufnahme mit beiderseits unauffälligem Nierenhohlsystem und Milzbuckel der linken Niere, **c** 15-Minuten-Aufnahme mit mittelständiger, unauffälliger Harnblase

Aufmerksamkeits-Defizit-Überaktivitäts-Syndrom

A

Syn.: Störung mit Aufmerksamkeitsdefizit bei Hyperaktivität, hyperkinetische Störung, Aufmerksamkeits- und Hyperaktivitätsstörung, Attention-Deficit-Hyperactivity-Disorder

Abk.: ADHS, ADHD

G. Schumann

Definition

Insbesondere im angloamerikanischen Raum verwendete Bezeichnung für psychoorganische Störungen des Kindesalters, bei denen eine Aufmerksamkeitsschwäche im Vordergrund des klinischen Bildes steht. Die Patienten fallen durch Konzentrations-, Disziplin- und Lernschwierigkeiten in Kindergarten und Schule auf. Aufgrund der Konzentrationsschwäche wird ihre Intelligenz meist zu niedrig eingeschätzt. Fast immer besteht auch ein Bewegungsdrang [Hyperkinese], der ein Ruhigsitzen unmöglich macht; fehlt diese hyperkinetische Komponente, spricht man von Störung mit **Aufmerksamkeitsdefizit ohne Hyperaktivität** oder **Aufmerksamkeits-Defizit-Syndrom** [ADS]

Ursache

Man geht gegenwärtig davon aus, dass auf genetischer Basis eine Dysfunktion der Katecholamine [v.a. Dopamin] im frontostrialen System vorliegt.

Häufigkeit

Die Häufigkeitsangaben schwanken in der Literatur etwas, als häufigste Annahme wird eine Prävalenz von 4–8 % angegeben. Abgesehen von gewissen kulturellen Unterschieden spielen auch verschiedene diagnostische Kriterien eine Rolle für die Streuung der Ergebnisse. So lagen in Deutschland die Prävalenzraten bei Beurteilung durch Lehrer bei 8–17 %.
Die Geschlechterverteilung liegt zwischen 3:1 bis 2:1 [m:w], im Erwachsenenalter ist sie ausgeglichen.

Während man früher davon ausging, dass sich ein ADHS/ADS in der Pubertät „auswächst", haben neuere Studien doch ein Übergreifen auf das Erwachsenenalter gezeigt. Die Häufigkeit bei Erwachsenen wird in der Literatur mit 1,3–5 % im Durchschnitt angegeben. Vergleicht man dies mit der Häufigkeit im Kindesalter, bedeutet es wiederum, dass ca. 50 % der kindlichen ADHS bzw. ADS-Syndrome offensichtlich während der Pubertät soweit remittieren, dass sie später nicht mehr im Sinne einer Auffälligkeit bei Erwachsenen gedeutet werden. Allerdings schwanken auch hier die Ergebnisse erheblich, verschiedene Autoren gehen nur von einem Anteil von 1–2% an der erwachsenen Bevölkerung aus.
Langzeitstudien haben ergeben, dass sich Symptome aus dem Bereich Impulsivität und Hyperaktivität eher zurückbilden, Aufmerksamkeitsstörungen persistieren dagegen häufiger.

Diagnostik

Diagnostik bei Kindern

Wie dem Namen zu entnehmen ist, kommt es zu Auffälligkeiten im Sinne der Aufmerksamkeit mit einer eventuellen zusätzlich vorhandenen Hyperaktivität. Vorhanden ist außerdem eine mangelnde Selbststeuerung im Sinne einer Impulsivität. Die Kinder handeln meistens unmittelbar nachdem sie einen Gedanken hatten, ohne sich über die Konsequenzen im Klaren zu sein. Im Einzelnen treten folgende Symptome auf:

- **Aufmerksamkeit**: Leichte Ablenkbarkeit, überhören von Anweisungen, ungenügendes Kontrollieren, „überhüpfender" Wahrnehmungstil [bekommt Dinge schnell mit, übersieht dann aber wieder wichtiges], häufiges Vergessen von Arbeitsmitteln, springt auf alles Neues sofort an und leidet unter Stimmungsschwankungen.
- **Mangelnde Selbststeuerung** [Impulsivität]: äußert sich in verschiedenen Auffälligkeiten. Typisch ist das Handeln nach dem Motto „kaum gedacht, schon getan"; die Kinder wirken nach außen als taktlos, da sie sagen,

was sie denken; sie neigen zu Wutanfällen und heftigen plötzlichen Gefühlausbrüchen, begeben sich ohne Nachzudenken in gefährliche Situationen, unterbrechen rücksichtslos andere oder platzen in das Spiel bzw. in Gespräche ohne Rücksichtnahme hinein.

- **Hyperaktivität**: äußert sich im Sinne eines „Zappelphilippsyndroms", das Kind zeigt plötzlich einschießende Bewegungen und redet mit Händen und Füßen.

Aufgrund dieser Verhaltensweisen kommt es insgesamt zu Schulschwierigkeiten, die Frustrationstoleranz ist gering, häufig ist das Selbstwertgefühl beeinträchtigt und es zeigen sich soziale Beziehungsstörungen, auch ist die Entwicklung im sozialen Bereich verzögert, der Betroffene neigt zu Aggressivität und zu Distanzlosigkeit.
In der umfangreichen Literatur finden sich aber auch die Aufzeichnungen von positiven Eigenschaften, die Betroffenen gelten als kreativ, aufgeweckt, phantasievoll, fröhlich, charmant und hilfsbereit.

Einteilung nach ICD 10
Es findet sich hier die Gruppe F 90 bis F 98 [Verhaltens- und emotionale Störungen mit Beginn in der Kindheit und Jugend].
Die ICD-10 Klassifikation gibt nur allgemeine Hinweise zur Diagnostik einer ADHS. Bei den diagnostischen Kriterien wird erwähnt, dass

- die Störung meistens in den ersten 5 Lebensjahren auftritt
- die Patienten insgesamt in ihrer Aktivität desorientiert sind
- häufig von einer Tätigkeit zur anderen wechseln, ohne etwas zu Ende zu bringen
- sie bei den anderen Kindern unbeliebt und oft isoliert sind.

Genauere diagnostische Kriterien sind in den **DSM IV-Kriterien** [Diagnostic and Statistical Manual of Mental Disorders. Fourth Edition] enthalten. Es werden hier die diagnostischen Kriterien A [unterteilt in A 1 und A 2] bis E unterschieden [Tab. 1].

Diagnostik bei Erwachsenen

❗ **Die unabdingbare Voraussetzung einer Diagnose eines ADHS bzw. ADS im Erwachsenenalter ist das vorhergehende Vorhandensein dieser Störung im Kindesalter.**

Wenn es in der Kindheit zu einer unauffälligen Entwicklung, ohne Nachweis der oben genannten Symptome gekommen war, muss im Erwachsenenalter beim Auftreten von Symptomen einer ADHS bzw. ADS eine umfangreiche Differentialdiagnostik erfolgen, da hier von anderen Störungen ausgegangen werden muss.
In der Liste der **Differenzialdiagnosen** werden immer wieder Schilddrüsenüberfunktionen, posttraumatische Belastungsstörungen, Angsterkrankungen, Depressionen, Medikamenten- bzw. Drogennebenwirkungen, Anpassungsstörungen oder Persönlichkeitsstörungen aber auch das Tourette-Syndrom genannt. Auch epileptische Syndrome werden neben einer Enzephalitis bzw. einer isolierten Lese-Rechtschreibschwäche aufgeführt.

Erfahrungsgemäß kommt es manchmal bei Erwachsenen zu Schwierigkeiten in der retrospektiven Einschätzung in wieweit als Kind ein ADHS oder ADS bestanden hat. Als allgemein übliches Hilfsmittel hat sich hier die **Wender Utah Rating Scale** erwiesen. Es handelt sich dabei um eine retrospektive Einschätzung, bei der an Hand von 25 Fragen eingeschätzt werden kann, inwieweit es in der Kindheit zu Störungen im Sinne einer AD(H)S gekommen ist. Ein Score von 36 und mehr gilt als verdächtig für das Vorliegen eines entsprechenden Syndroms in der Kindheit.

Therapie
Sowohl bei der kindlich-jugendlichen Form als auch beider Erwachsenenform der ADHS bzw. ADS wird gegenwärtig eine Kombination aus Psychotherapie [insbesondere verhaltenstherapeutische Ansätze aber auch tiefenpsychologisch] und einer medikamentösen Behandlung als wirkungsvoll angesehen.
Bezüglich der medikamentösen Behandlung finden sich unter Beachtung Evidenz beurteilter Studienergebnisse an 1. Stelle der Empfehlung die Behandlung mit Methylphenidat*. Bezüglich einer weiteren medikamentösen Therapie liegen Studien über Amphetamin*, Desipramin*, Bupropion* sowie Pemolin* und anderen Substanzen vor. Es werden dabei Responder-Raten von bis zu 50 % angegeben, die höchste Responder-Rate fand sich nach den Literaturangaben aber bei Methylphenidat.
Bei der kindlichen Gruppe wird zusätzlich noch eine intensive Aufklärung der Bezugsperson [Eltern, Lehrer u.ä.] empfohlen.

Tab. 1. DSM IV-Kriterien zur Diagnose des ADHS [Quelle: American Psychiatric Association. Diagnostic and Statistical Manual of Mental Disorders. Fourth Edition. Washington. DC, American Psychiatric Association 1994;78–85]

A

A1 Unaufmerksamkeit

Sechs [oder mehr] der folgenden Symptome von Unaufmerksamkeit sind während der letzten sechs Monate in einem mit dem Entwicklungsstand des Kindes nicht zu vereinbarenden und unangemessen Ausmaß vorhanden gewesen:

- beachtet häufig Einzelheiten nicht oder macht Flüchtigkeitsfehler bei den Schularbeiten, bei der Arbeit oder bei anderen Tätigkeiten
- hat oft Schwierigkeiten, längere Zeit die Aufmerksamkeit bei Aufgaben oder beim Spielen aufrechtzuerhalten
- scheint häufig nicht zuzuhören, wenn andere ihn/sie ansprechen
- führt häufig Anweisungen anderer nicht vollständig durch und kann Schularbeiten, andere Arbeiten oder Pflichten am Arbeitsplatz nicht zu Ende bringen [nicht aufgrund oppositionellem Verhaltens oder Verständigungsschwierigkeiten]
- hat häufig Schwierigkeiten, Aufgaben und Aktivitäten zu organisieren
- vermeidet häufig, oder hat eine Abneigung gegen oder beschäftigt sich häufig nur widerwillig mit Aufgaben, die länger dauernde geistige Anstrengungen erfordern [wie Mitarbeit im Unterricht oder Hausaufgaben]
- verliert häufig Gegenstände, die für Aufgaben oder Aktivitäten benötigt werden [z.B. Spielsachen, Hausaufgabenhefte, Stifte, Bücher oder Werkzeug]
- lässt sich oft durch äußere Reize leicht ablenken
- ist bei Alltagstätigkeiten häufig vergesslich

A2 Hyperaktivität und Impulsivität

Sechs [oder mehr] der folgenden Symptome der Hyperaktivität und Impulsivität sind während der letzten sechs Monate beständig in einem mit dem Entwicklungsstand des Kindes nicht zu vereinbarenden und unangemessenen Ausmass vorhanden gewesen:

Hyperaktivität

- zappelt häufig mit Händen oder Füssen oder rutscht auf dem Stuhl herum
- steht in der Klasse oder in Situationen, in denen Sitzen bleiben erwartet wird, häufig auf
- läuft herum oder klettert exzessiv in Situationen, in denen dies unpassend ist [bei Jugendlichen oder Erwachsenen kann dies auf ein subjektives Unruhegefühl beschränkt bleiben]
- hat häufig Schwierigkeiten, ruhig zu spielen oder sich mit Freizeitaktivitäten ruhig zu beschäftigen
- ist häufig „auf Achse" oder handelt oftmals, als wäre er/sie „getrieben"
- redet häufig übermäßig viel

Impulsivität

- platzt häufig mit Antworten heraus, bevor die Frage zu Ende gestellt ist
- kann nur schwer warten, bis er/sie an der Reihe ist
- unterbricht und stört andere häufig [platzt z.B. in Gespräche oder Spiele anderer hinein]

B

Einige Symptome der Hyperaktivität-Impulsivität oder Unaufmerksamkeit, die Beeinträchtigungen verursachen, treten bereits vor dem Alter von sieben Jahren auf

C

Beeinträchtigungen durch diese Symptome zeigen sich in zwei oder mehr Bereichen [z.B. in der Schule bzw. am Arbeitsplatz und zu Hause]

D

Es müssen deutliche Hinweise auf klinisch bedeutsame Beeinträchtigungen in sozialen, schulischen oder beruflichen Funktionsbereichen vorhanden sein

E

Die Symptome treten nicht ausschließlich im Verlauf einer sog. tiefgreifenden Entwicklungsstörung, einer Schizophrenie oder einer anderen psychotischen Störung auf und können auch nicht durch eine andere psychische Störung besser erklärt werden [z.B. Affektive Störung, Angststörung, Dissoziative Störung oder eine Persönlichkeitsstörung]

Subtypen:

- TYP 1: Wenn die Kriterien A1 und A2 während der letzten sechs Monate erfüllt waren: DSM IV 314.01 [ICD 10 F90.00] Aufmerksamkeitsdefizit /Hyperaktivitätsstörung, Mischtypus
- TYP 2: Wenn Kriterium A1, nicht aber Kriterium A2 während der letzten sechs Monate erfüllt war: DSM-IV 314.0 [ICD-10 F98.8] Aufmerksamkeitsdefizit-/Hyperaktivitätsstörung, Vorwiegend Unaufmerksamer Typus
- TYP 3: Wenn Kriterium A2, nicht aber Kriterium A1 während der letzten sechs Monate erfüllt war: DSM-IV 314.01 [ICD-10 F90.1] Aufmerksamkeitsdefizit-/Hyperaktivitätsstörung, Vorwiegend hyperaktiv-impulsiver Typus

Bei Personen [besonders Jugendlichen und Erwachsenen], die zum gegenwärtigen Zeitpunkt ADHS-Symptome zeigen, aber nicht mehr alle Kriterien erfüllen, wird „teilremittiert" spezifiziert.

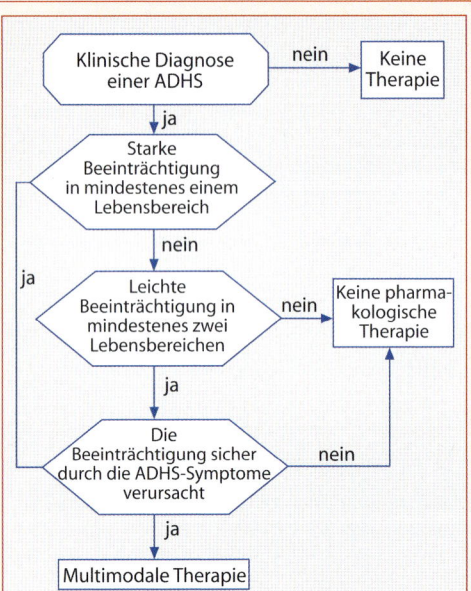

Abb. 1. Therapeutischer Algorithmus zur Entscheidung der Einleitung einer Therapie (Leitlinien der Deutschen Gesellschaft für Psychiatrie, Psychotherapie und Nervenheilkunde (DGPPN)

Bisher gibt es keine spezifischen Präparate für die Behandlung erwachsener Patienten mit ADHS/ADS, sondern die für Jugendliche und Kinder empfohlenen Präparate werden in angepasster Dosierung eingesetzt

Quellenhinweise
Abb. 1: AM-productions, Wiesloch

Tab. 2. Wender Utah Rating Scale [nach K.-H. Krause 1 · J. Krause 2 · G.-E. Trott 3 Das hyperkinetische Syndrom (Aufmerksamkeitsdefizit-/Hyperaktivitätsstörung) des Erwachsenenalters Übersicht Der Nervenarzt 1998 · 69: 543–556 © Springer-Verlag 1998]

Als Kind im Alter zwischen 6 und 10 Jahren war oder hatte ich nicht oder ganz gering = 0, gering = 1, mäßig = 2, deutlich = 3, stark ausgeprägt = 4					
1.	Konzentrationsprobleme, leicht ablenkbar				
2.	ängstlich, besorgt				
3.	nervös, zappelig				
4.	unaufmerksam, verträumt				
5.	rasch wütend, aufbrausend				
6.	Wutanfälle, Gefühlsausbrüche				
7.	geringes Durchhaltevermögen [Abbrechen von Tätigkeiten vor deren Beendigung]				
8.	hartnäckig, willensstark				
9.	oft traurig, depressiv, unglücklich				
10.	ungehorsam, rebellisch, aufsässig				
11.	geringes Selbstwertgefühl, niedrige Selbsteinschätzung				
12.	leicht zu irritieren				
13.	starke Stimmungsschwankungen				
14.	häufig ärgerlich				
15.	impulsiv [Handeln ohne nachzudenken]				
16.	Tendenz zu Unreife				
17.	häufige Schuld- und Reuegefühle				
18.	Verlust der Selbstkontrolle				
19.	Neigung zu unvernünftigen Handlungen				
20.	Probleme mit anderen Kindern [keine langen Freundschaften, schlechtes Auskommen mit anderen Kindern]				
21.	Unfähigkeit, Dinge vom Standpunkt des Anderen aus zu betrachten				
22.	Probleme mit Autoritäten [Ärger in der Schule mit den Lehrern, Vorladungen beim Schuldirektor]				
23.	insgesamt mäßiger Schüler mit langsamem Lerntempo				
24.	Probleme mit Zahlen und Rechnen				
25.	meine Möglichkeiten nicht ausgeschöpft				
Gesamtscore [Summe]					

Tab. 3. Medikamentöse Behandlung bei Kindern und Jugendlichen

	Medikament	HWZ [h]	mg/kg KG	Dosierung/d ca.	Anzahl der Einzelgaben
Methylphenidat	z.B. Ritalin	2,5	0,5–1,0	10–40 mg	1–3
D-L-Amphetamin	Amphetaminsaft	5–8	0,1–0,5	5–20 mg	1–3
Fenetyllin	z.B. Captagon	5–8	0,5–1,5	12,5–100 mg	1–2
Pemolin [in den USA, Kanada, GB nicht mehr auf dem Markt]	z.B. Tradon	8–12	0,5–2,0(–3,0)	20–100 mg	1
Möglicherweise wirksam: Modafinil, Donezepil	z.B. Vigil, z.B. Aricept				

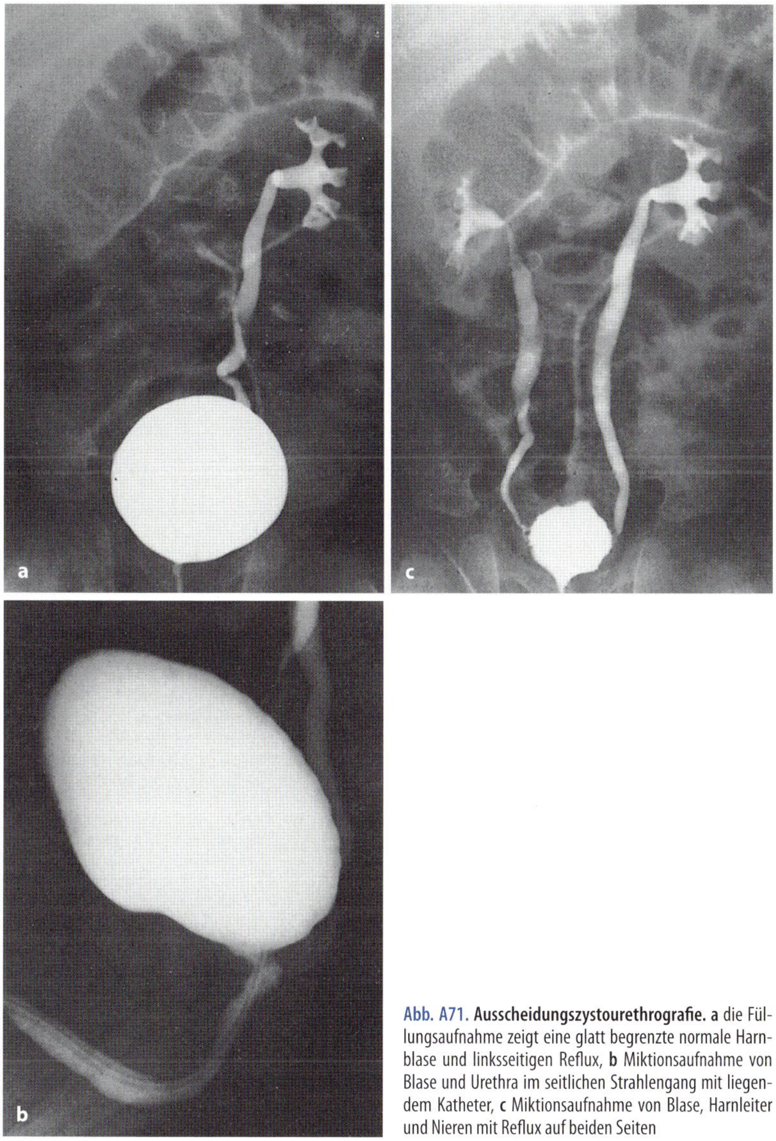

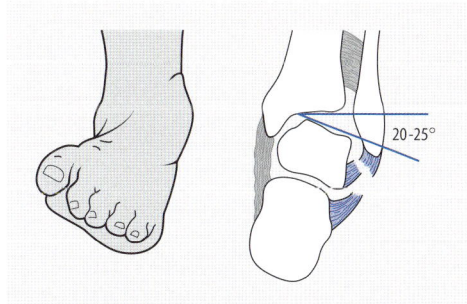

Abb. A71. Ausscheidungszystourethrografie. a die Füllungsaufnahme zeigt eine glatt begrenzte normale Harnblase und linksseitigen Reflux, **b** Miktionsaufnahme von Blase und Urethra im seitlichen Strahlengang mit liegendem Katheter, **c** Miktionsaufnahme von Blase, Harnleiter und Nieren mit Reflux auf beiden Seiten

urethrografie

Aus|schei|dungs|zys|to|u|re|thro|gra|fie, -gra|phie *f*: *Syn: Miktionszystourethrografie*; Röntgenkontrastdarstellung der Harnblase und Harnröhre; meist im Rahmen einer Ausscheidungsurografie; dynamische Untersuchung, bei der Serienaufnahmen während der Miktion durchgeführt werden; gibt Aufschluss über Reflux und erlaubt eine Beurteilung der Funktion der Sphinkter

Aus|schluss|chro|ma|to|gra|fie, -gra|phie *f*: → *Gelchromatografie*

Au|ßen|band|rup|tur *f*: die Dehnung [Distorsion] oder Ruptur des Außenbandes des oberen Sprunggelenkes [Ligamentum collaterale laterale] durch gewaltsame Supination [Umknicken mit dem Fuß] ist die häufigste Verletzung des Bewegungsapparates; je nach dem, welche Anteil des Bandes [Ligamentum talofibulare anterius, Ligamentum talofibulare posterius und Ligamentum calcaneofibulare] verletzt sind, spricht man von Ein-, Zwei- oder Dreibandfraktur; die **Klinik** von Dehnung und Zerreißung ist gleich [starke, druck-

Abb. A72. Außenbandruptur. Pathologische Aufklappbarkeit in der gehaltenen Röntgenaufnahme nach Supinationstrauma

empfindliche Schwellung an der Außenseite des Sprunggelenks], deshalb muss die Abgrenzung über eine gehaltene Röntgenaufnahme erfolgen, auf der eine pathologische laterale Aufklappbarkeit sichtbar wird; **Therapie:** die Bandruptur kann konservativ [Ruhigstellung im Gipsverband] oder operativ [Bandnaht, Ruhigstellung] behandelt werden; die Wahl der Therapie hängt von der Schwere der Verletzung, aber auch von Alter und Aktivität der Patienten ab; Ein- und Zwei-Bandverletzungen können i.d.R. konservativ behandelt werden; die operative Versorgung bringt keine besseren Langzeitergebnisse; es muss aber beachtet werden, dass unzureichende Heilung zu Gelenkinstabilität und habituellem Umknicken führen kann; kann diese nicht durch Krankengymnastik gebessert werden, ist eine Außenbandplastik angebracht; Drei-Bandverletzungen und Zwei-Bandverletzungen mit einer Taluskippung von mehr als 25° werden operiert; **Prognose:** bei adäquater Therapie und Nachbehandlung ist i.d.R. nach 12 Wochen eine Sportfähigkeit erreicht; trotzdem treten bei 5–10 % bleibende Instabilitäten auf; *s.a. laterale Seitenbandruptur*

Au|ßen|knö|chel|frak|tur *f*: Fraktur des Außenknöchels; *s.u. Knöchelfraktur*

Au|ßen|ro|ta|ti|ons|kon|trak|tur *f*: eine Kontraktur des Hüftgelenkes in Außenrotationsstellung ist ein obligates Begleitsymptom bei länger bestehender Koxarthrose

Aus|spar|phä|no|men *nt*: injiziert man während der Inkubationszeit von Masern oder Röteln Rekonvaleszentenserum intra- oder subkutan, kommt es zur Aussparung des Exanthems im Bereich der Injektionsstelle

Aus|tra|li|a|an|ti|gen *nt*: → *Hepatitis B-Oberflächenantigen*

Aus|trock|nungs|ek|zem *nt*: *Syn:* Exsikkationsdermatitis, Exsikkationsekzem, xerotisches Ekzem, asteatotisches Ekzem, Exsikkationsekzematid, Xerosis, Asteatosis cutis; durch extrem trockene Haut hervorgerufenes chronisches Ekzem durch Sebostase bei älteren Menschen [**seniles/geriatrisches Ekzem**], bei übermäßiger Reinigung und Entfettung der Haut [**angewaschenes Ekzem**] oder durch Wettereinflüsse [Kälte, Wind]; **Therapie:** Verwendung ölhaltiger Badezusätze und rückfettender Salben; Harnstoffpräparate

Aus|wärts|schie|len *nt*: *Syn:* Exotropie, Strabismus divergens; *s.u. Schielen*

Auszehrungssyndrom, HIV-assoziiertes *nt*: *Syn: wasting syndrome, HIV-Auszehrungssyndrom*; Gewichtsverlust ist ein sehr charakteristisches Symptom der HIV-Infektion und kann enorme Ausmaße annehmen; bei mehr als 10 % spricht man, wenn keine anderen Erkrankungen vorliegen, von einem HIV-assoziierten Auszehrungssyndrom; die Genese des Gewichtsverlusts ist multifaktoriell und umfasst u.a. verminderte Nahrungsaufnahme, intestinale Dysfunktion und metabolische Störungen; Hauptfaktor ist die verminderte Nahrungsaufnahme, die bei der HIV-Infektion entweder permanent besteht oder sich immer wieder wiederholt; *s.u. Essay HIV-Infektion – AIDS S. 625*

Au|to|fluo|res|zenz *f*: durch im Gewebe vorhandene Substanzen hervorgerufene Fluoreszenz; eine wichtige Anwendung ist die **Fundus-Autofluoreszenz** bei Makuladegeneration; *s.u. Essay Altersabhängige Makuladegeneration S. 961*

Au|to|fluo|ro|skop *nt*: spezielle Gammakamera zur Messung von Aktivitätsverteilungen

Au|to|his|to|ra|di|o|gra|fie, -gra|phie *f*: → *Autoradiografie*

Au|to|im|mun|di|a|be|tes *m*: selten verwendete Bezeichnung für Typ-1-Diabetes mellitus; i.d.R. findet man vier Autoantikörper: zytoplasmatische Inselzellantikörper [ICA], Insulinautoantikörper [IAA], Antikörper gegen Glutamatdecarboxylase [Anti-GAD 65] und Tyrosinphosphatase-Antikörper [IA-2]; *s.a. Essay Diabetes mellitus S. 253*

Au|to|im|mun|er|kran|kung *f*: *Syn:* Autoaggressionskrankheit, Autoimmunkrankheit, Autoimmunopathie; die Art der Autoantikörper bestimmt Art und Umfang der Erkrankung; organspezifische Antikörper verursachen **organspezifische Autoimmunerkrankungen** [z.B. Hashimoto-Thyreoiditis, Diabetes mellitus Typ I], während bei den **systemischen Autoimmunerkrankungen** [z.B. systemischer Lupus erythematodes]

Tab. A28. Autoimmunerkrankung

Organspezifisch
- Hashimoto-Thyreoiditis
- Morbus Basedow
- Sympathische Ophthalmie
- Morbus Addison
- Perniziöse Anämie
- Myasthenia gravis
- Insulin-abhängiger Diabetes mellitus
- Multiple Sklerose
- Primär chronische Polyarthritis (Rheumatoide Arthritis)

Organunspezifisch
- Systemischer Lupus erythematodes
- Primär chronische Polyarthritis (Rheumatoide Arthritis)
- Sklerodermie
- Sjögren-Syndrom

Zwischenformen
- Hämolytische Anämie
- Idiopathisch-thrombozytopenische Purpura
- Idiopathische Leukopenie

zumeist Autoantikörper gegen nukleäre oder intrazelluläre Proteine oder Nucleinsäuren vorliegen; Autoimmunerkrankungen sind multifaktoriell bedingt [genetische Prädisposition, geschlechtsgebundene Häufigkeit, exogene Faktoren, z.B. Viren, Retroviren]; die Pathophysiologie umfasst die Induktion einer Immunreaktion gegen Selbstdeterminanten [**Toleranzbruch**] mit Aktivierung der B- und T-Lymphozyten und entzündlichen Organmanifestationen; bei manchen Erkrankungen dominieren autoreaktive T-Zellen [z.B. Sklerodermie], während bei anderen [z.B. Dermatomyositis] die von B-Zellen gebildeten Autoantikörper pathogenetisch im Vordergrund stehen

Au|to|im|mun|gas|tri|tis *f*: autosomal-rezessive chronisch-atrophische Gastritis*; die meist älteren Patienten [50–80 Jahren] besitzen Autoantikörper gegen die kanalikuläre Membran der Parietalzellen; in 15–20 % liegen auch Antikörper gegen intrinsic factor vor und es kommt zu einer perniziösen Anämie; die Entzündung ist auf die Korpusschleimhaut beschränkt [Gastritis Typ A]; die Autoimmungastritis hat ein 3-fach erhöhtes Karzinomrisiko; wegen der Seltenheit der Erkrankung bilden diese Karzinome aber nur einen kleinen Teil der Magenkarzinome; *s.a. Essay Gastritis und peptisches Ulkus S. 443*

Au|to|im|mun|he|pa|ti|tis *f, pl* **-ti|ti|den**: *Syn: autoimmune Hepatitis*; chronische Hepatitis durch Autoantikörper; am häufigsten findet man antinukleäre Antikörper [ANA], Antikörper gegen glatte Muskelzellen [SMA], Leber-Niere-Mikrosomen-Antikörper [LKM] und Antikörper gegen lösliches Leberantigen [SLA]; das **klinische Bild** ist meist unspezifisch [Leistungsminderung, Schmerzen im rechten Oberbauch, Ikterus, seltener Palmarerythem und Spider naevi], später kommt es zu Zeichen der portalen Hypertension [Aszites, Ösophagusvarizen, Enzephalopathie]; die Autoimmunhepatitis ist praktisch immer mit anderen extrahepatischen Autoimmunerkrankungen assoziiert [Thyreoiditis, Diabetes mellitus, rheumatoide Arthritis, Colitis ulcerosa], deren Symptome im Vordergrund stehen können; die serologische Einteilung in Autoimmunhepatitis Typ 1, 2 und 3 hat keine Bedeutung für die **Therapie:** Monotherapie mit Prednison* oder Prednisolon* oder Kombinationstherapie von Steroid mit Azathioprin*; **Prognose:** 90 % der Patienten überleben die ersten 10 Jahre, auch wenn 70 % Rezidive zeigen und mehrere Therapiezyklen benötigen; bei 10 % schlägt die Therapie nicht an und eine Lebertransplantation ist dann die letzte Therapieoption; *s.a. Essay Leberzirrhose S. 877*

Au|to|im|mun|thy|re|o|i|di|tis *f, pl* **-ti|den**: → *Hashimoto-Thyreoiditis*

Au|to|in|to|xi|ka|ti|on *f*: *s.u. Intoxikation*

Au|to|in|va|si|on *f*: infektiöse Larven von Strongyloides stercoralis können die Dickdarmwand durchdringen [**interne Autoinfektion, Endoautoinvasion**] und den Körper durchwandern oder die Haut im Analbereich durchbohren [**externe Autoinfektion, Exoautoinvasion**] oder ausgeschieden werden und dann erst bei Kontakt die Haut penetrieren; *s.a. Essay Tropenkrankheiten – importierte Krankheiten S. 1571*

Au|to|mu|ti|la|tions|syn|drom *nt*: → *Lesch-Nyhan-Syndrom*

Au|to|no|mie, thyreoidale *f*: → *Schilddrüsenautonomie*

Au|to|no|mie, unifokale *f*: → *autonomes Schilddrüsenadenom*

Au|to|oph|thal|mo|sko|pie *f*: Untersuchung des eigenen Augenhintergrundes mit Hilfe eines speziellen Ophthalmoskops

Au|to|plas|tik *f*: plastische Operation unter Verwendung körpereigener Gewebe oder Organteile

Au|to|ra|dio|gra|fie, -gra|phie *f*: *Syn: Autohistoradiografie*; Radiografie mit Hilfe von gespeicherten oder eingebauten radioaktiven Markern

Au|to|skop *nt*: Endoskop zur direkten Laryngoskopie

Au|to|sple|nek|to|mie *f*: Bezeichnung für die bei Sichelzellanämie auftretende fortschreitende Zerstörung der Milz durch rezidivierende Infarkte

Au|to|ste|ri|li|sa|ti|on *f*: *s.u. Infektionskrankheit*

Au|xa|no|gra|fie, -gra|phie *f*: Erstellung eines Wachstumsbildes von Bakterien auf verschiedenen Nährböden

Au|xo|me|trie *f*: Messung der Wachstumsgeschwindigkeit

AV-Block *m*: *Syn: atrioventrikulärer Block*; Verlängerung der atrioventrikulären Überleitungszeit; man unterscheidet AV-Block I. Grades, AV-Block II. Grades, AV-Block III. Grades sowie höhergradige AV-Blockierungen; als **Ursache** kommen funktionelle Einflüsse [Medikamente, vegetatives Nervensystem], Erkrankungen des Reizleitungssystems, koronare Herzkrankheit, Myokarditis, dilatative Kardiomyopathie u.ä. vor; die **klinische Symptomatik** hängt vom Grad der Blockierung bzw. der aus der Störung resultierenden Kammerfrequenz ab; das Spektrum reicht von asymptomatischem Verlauf zu Einschränkung der Leistungsfähigkeit zu Adams-Stokes-Anfall; **Therapie**: bei symptomatischen AV-Blöcken ist meist eine Schrittmacherimplantation indiziert; *s.a. Essay Elektrokardiogramm S. 317, Essay Herzrhythmusstörungen S. 613*

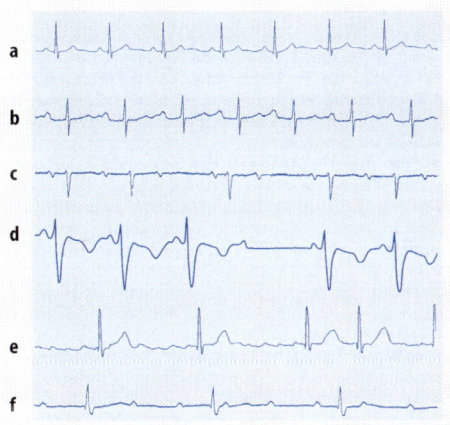

Abb. A73. **AV-Block.** Klassifikation der AV-Überleitungsstörungen: **a** normale Überleitung, **b** AV-Block I. Grades, **c** AV-Block II. Grades Typ 1 [Wenckebach-Periodik], **d** AV-Block II. Grades Typ 2 [Mobitz-Typ], **e** Bradyarrhythmie bei Vorhofflimmern, **f** AV-Block III. Grades

AV-Block I. Grades: alle Erregungsimpulse werden vom Vorhof zur Kammer übertragen, allerdings mit einer Leitungsverzögerung [PQ-Intervall > 0,2 s]; am häufigsten erfolgt die Verzögerung im AV-Knoten, manchmal sind aber auch intraarteriale oder intraventrikuläre Reizleitungsstörungen die Ursache

AV-Block II. Grades: nicht alle Erregungsimpulse werden übergeleitet; beim **AV-Block II. Grades Typ 1** [Wenckebach-Periodik] nimmt das PQ-Intervall von Schlag zu Schlag zu, bis schließlich ein Vorhofimpuls blockiert wird; danach beginnt der Rhythmus von vorne; beim **AV-Block II. Grades Typ 2** [Mobitz-Typ] kommt es zu fixierten plötzlichen Überleitungsausfällen; das PQ-Intervall vor und nach dem Ausfall ist identisch; bei **höhergradiger Blockierung** [4:1-, 5:1-Überleitung] kann entweder ein AV-Block II. Grades Typ 1 oder 2 vorliegen

AV-Block III. Grades: *Syn: kompletter AV-Block, totaler AV-Block*; vollständige Unterbrechung der Erregungsleitung mit atrioventrikulärer Dissoziation und Auftreten eines Ersatzrhythmus [z.B. AV-Rhythmus]; bei angeborenen kompletten AV-Block liegt die Ursache meist im AV-Knoten, bei erworbenen Formen im His-Purkinje-System

AV-Blockierung, höhergradige *f*: *s.u. AV-Block II. Grades*

AV-Dissoziation *f*: *Syn: atrioventrikuläre Dissoziation*; unabhängige Schlagfrequenz von Vorhöfen und Kammer; *s.a. AV-Block*

Ave|nae fructus *m*: *Syn: Haferfrüchte*; *s.u. Hafer*

Ave|nae fructus excorticatus *m*: *Syn: entspelzte Haferfrüchte*; *s.u. Hafer*

Ave|nae herba *f*: *Syn: Haferstroh*; oberirdische Pflanzenteile des Hafers*

Ave|na sativa *f*: → *Hafer*

AV-Kanal *m*: → *Atrioventrikularkanal*

AV-Knoten-Reentrytachykardie *f*: *Syn: AV-Knoten-Reentry*; *s.u. Essay Herzrhythmusstörungen S. 613*

AV-Knotentachykardie *f*: *Syn: Knotentachykardie*; Tachykardie mit Ursprung im Atrioventrikularknoten; ein Großteil entsteht als Reentrytachykardie [**AV-Knoten-Reentrytachykardie**]; in diesen Fällen ist die Katheterablation heute die Methode der Wahl; *s.u. Essay Herzrhythmusstörungen S. 613*

a-Welle *f*: durch die Kontraktion des rechten Vorhofs erzeugte Welle in der Venensphygmografie

Axenfeld-Rieger-Anomalie *f*: *Syn: Axenfeld-Anomalie*; autosomaldominante Fehlbildung mit Irisatrophie; führt häufig zur Entwicklung eines sekundären Glaukoms; *s.a. Essay Glaukome S. 497*

axial pattern flap *nt*: *Syn: axial durchbluteter Lappen*; *s.u. Lappenplastik*

Axis|frak|tur *f*: Frakturen des II. Halswirbels entstehen entweder durch einen Hyperextensions-Distraktionsmechanismus, der zu einem beidseitigen Bruch der Bogenwurzel führt [**hangman's fracture**], oder durch einen Hyperextensions-Kompressionsmechanismus bei Schleudertraumen, wobei es zu einer traumatischen Spondylolisthese kommt; **Therapie**: einfache, nicht oder nur wenig dislozierte Frakturen werden konservativ [Halo-Jackett, Minerva-Gips] behandelt; bei stark dislozierten Frakturen und Luxationsfrakturen wird offen oder geschlossen reponiert; Stabilisierung erfolgt durch eine C2-C3-Spondylodese mit Knochenspan oder Platte; *s.a. Densfraktur, Essay Fraktur, Luxation, Distorsion S. 423*

Aza|mi|an|se|rin *nt*: → *Mirtazapin*

Aza|pro|pa|zon *nt*: *Syn: Apazone*; nicht-steroidales Antiphlogistikum; wirkt stark antiphlogistisch, aber nur schwach analgetisch und antipyretisch; **Anw.**: rheumatoide Arthritis, degenerative Gelenkerkrankungen, Spondylitis ankylosans, schmerzhafte Schwellungen oder Entzündungen nach Verletzungen und Operationen, Weichteilrheumatismus; **NW**: gastrointestinale Beschwerden [Magenschmerzen, Völlegefühl, Übelkeit, Erbrechen, Sodbrennen, Durchfall, Verstopfung, erosive Gastritis mit okkulten Blutverlusten], Exazerbation von Magengeschwüren; **Kontraind.**: Magen-Darm-Ulzera, Hämatopoesestörungen, Blutgerinnungsstörungen

Aza|thi|o|prin *nt*: *Syn: 6-(1-Methyl-4-nitroimidazol-5-ylthio)purin*; alkylierendes Zytostatikum; Immunsuppressivum; Schwefelanalog von Adenin; die Stoffwechselprodukte hemmen auf verschiedenen Wegen den Purinstoffwechsel; **Anw.**: Organtransplantation [v.a. Nierentransplantation], Autoimmunkrankheiten; **NW:** i.d.R. reversible Thrombozytopenie und Granulozytopenie; *s.a. Essay Colitis ulcerosa S. 219, Essay Morbus Crohn S. 1039, Essay Systemischer Lupus erythematodes S. 935, Essay Transplantationschirurgie S. 1549*

Aze|la|in|säu|re f: *Syn: 1,7-Heptan-dicarbonsäure, Nonandisäure*; Lokaltherapeutikum bei Akne und Chloasma

Aze|ta|bu|lo|plas|tik f: → *Pfannenplastik*

Aze|ta|bu|lum|dys|pla|sie f: → *Hüftdysplasie*

Aze|ta|bu|lum|frak|tur f: → *Acetabulumfraktur*

Aze|ta|bu|lum|plas|tik f: → *Pfannenplastik*

Aze|ton|ä|mie f: → *Acetonämie*

Aze|ton|u|rie f: → *Acetonurie*

Aze|tyl|sa|li|zyl|säu|re f: → *Acetylsalicylsäure*

Aze|tyl|zys|te|in nt: → *Acetylcystein*

Azid|am|fe|ni|col nt: Chloramphenicol-Antibiotikum; **Anw.:** lokal bei bakteriellen Infektionen von Konjunktiva und Kornea

Azi|di|me|trie f: *Syn: Azidometrie*; quantitative Bestimmung des Säuregehalts einer Lösung durch Titration mit einer Base

Azi|do|cil|lin nt: halbsynthetisches nicht penicillinasefestes Oralpenicillin; **Anw.:** Staphylococcus aureus [nicht penicillinaseproduzierende Stämme], Staphylococcus epidermidis, Streptococcus pyogenes, Streptokokken der Gruppe B, Neisseria meningitidis, Neisseria gonorrhoeae, Corynebacterium diphtheriae, Treponemen und Borrelien; weniger gut bei Enterokokken, Pneumokokken, Proteus, Haemophilus influenzae, Bordetella pertussis, Streptococcus viridans, Actinomyces israelii, Clostridien und Bacillus anthracis; **NW:** *s.u. Penicillin*

Azi|do|se f: *Syn: Acidose*; Störung des Säure-Basen-Haushaltes mit einem Abfall des Blut-pH-Wertes unter 7,36; solange der Körper in der Lage ist, den pH-Wert wieder in den Normalbereich zurückzuführen oder dem Normalbereich anzunähern, spricht man von **kompensierter Azidose**; sind die Kompensationsmechanismen erschöpft, kommt es zum Bild der **dekompensierten Azidose**

eine **metabolische** oder **stoffwechselbedingte Azidose** wird durch eine vermehrte Bildung von Säure [z.B. Ketoazidose] oder erhöhte Bicarbonatverluste [Subtraktionsazidose] hervorgerufen, während die **respiratorische** oder **atmungsbedingte Azidose** auf einer Erhöhung des CO_2-Partialdrucks bei gestörtem alveolären Gasaustausch oder Hypoventilation beruht; *s.a. Essay Prä- und postoperative Störungen im Flüssigkeits- und Elektrolythaushalt S. 327, Essay Störungen des Aminosäurestoffwechsels und Harnstoffzyklus S. 43, Essay Akute Störungen des Wasser-, Elektrolyt- und Säure-Basen-Haushalts S. 1387*

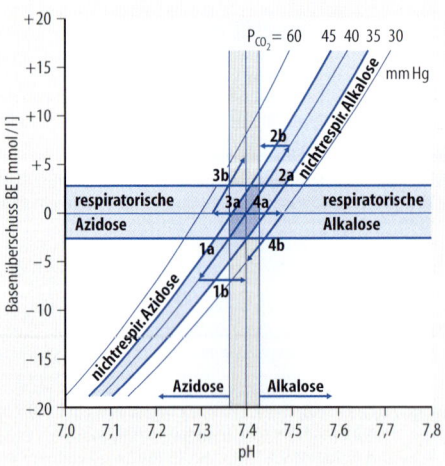

Abb. A74. Azidose. Primäre Säure-Basen-Störungen

renal-tubuläre Azidose: durch Störung der Tubulusfunktion hervorgerufene Azidose mit begleitender Hyperchlorämie und Hypokaliämie; sowohl genetische Defekte [selten] als auch Nierenschädigungen oder funktionelle Störungen können die H+-Sekretion beeinflussen; bei der **proximal-tubulären Azidose** liegt ein Karboanhydrasedefekt vor, der die Rückresorption von filtriertem Bicarbonat herabsetzt und zur Ausscheidung eines alkalischen Harnes führt; die **distal-tubuläre Azidose** beruht auf einem Defekt der H+-ATPase oder H+/K+-ATPase

Azi|do|thy|mi|din nt: → *Zidovudin*

Azi|thro|my|cin nt: Makrolidantibiotikum mit breitem Wirkspektrum [Haemophilus influenzae, Neisseria gonorrhoeae, Staphylococcus aureus, Campylobacter, Legionella, Escherichia coli, Salmonella, Shigella, Yersinia, Streptokokken]; **NW:** gastrointestinale Beschwerden, intrahepatische Cholestase mit Gelbsucht, Fieber und Juckreiz; bei schnellen i.v.-Kurzinfusionen Bauchkrämpfe, Übelkeit, Erbrechen und Schwindel

Azlo|cil|lin nt: parenterales Acylaminopenicillin mit breitem Wirkungsspektrum; **Anw.:** gramnegative und grampositive aerobe und anaerobe Erreger, z.B. Escherichia coli, Shigella, Salmonella, Citrobacter, Klebsiella, Enterobacter, Serratia, Proteus, Providencia, Yersinia, Morganella, Haemophilus influenzae, Neisseria gonorrhoeae, Neisseria meningitidis, Streptococcus, Enterococcus faecalis, nicht β-lactamaseproduzierende Staphylokokken, Listeria und Corynebacterium, Pseudomonas aeruginosa, Bacteroides, Clostridium, Peptococcus, Peptostreptococcus, Actinomyces; **NW:** *s.u. Penicillin*

Azo|o|sper|mie f: Fehlen von Spermien im Ejakulat; eine diagnostische Abklärung bei Kinderwunsch kann zur Aufdeckung behandlungsfähiger Zustände führen; bei unerfülltem Kinderwunsch kann eine In-vitro-Fertilisation* mit intrazytoplasmatischer Spermieninjektion* versucht werden; dabei wird vor Therapiebeginn durch eine Hodenbiopsie oder eine Nebenhodenpunktion festgestellt, ob im Hoden bzw. im Nebenhoden fertilisierungsfähige Spermien vorliegen; das Material wird i.d.R. kryokonserviert, sodass nicht vor jedem Behandlungszyklus erneut eine Operation durchgeführt werden muss; die Eingriffe werden als **MESA** [mikrochirurgische epididymale Spermienaspiration] bzw. **TESE** [testikuläre Spermienextraktion] bezeichnet; *s.a. Essay Infertilität und Sterilität S. 733*

Azo|se|mid nt: *Syn: 2-Chlor-5-(1H-tetrazol-5-yl)-2-thenylsulfanilamid*; Furosemid-Derivat; Schleifendiuretikum mit langer Wirkungsdauer [9–12 h]; **Anw.:** Ödeme, Herzinsuffizienz; **Dosierung:** 40–80 mg/d p.o.; **NW:** dosisabhängig Hypokaliämie, Hyponatriämie, Hypokalzämie, Hyperurikämie, Hämokonzentration

Azot|ä|mie f: *Syn: Azothämie, Hyperazotämie*; Erhöhung der stickstoffhaltigen Stoffwechselprodukte im Blut; meist bei Störung des Eiweißstoffwechsels [metabolische/extrarenale Azotämie] oder Nierenfunktionsstörungen [renale Azotämie]; *s.a. Essay Störungen des Aminosäurestoffwechsels und Harnstoffzyklus S. 43*

Azot|u|rie f: übermäßige Stickstoffausscheidung im Harn; *s.a. Essay Störungen des Aminosäurestoffwechsels und Harnstoffzyklus S. 43*

Az|tre|o|nam nt: *Syn: Monobactam*; von Chromobacterium violaceum gebildetes β-Lactamantibiotikum; wirkt gegen gramnegative Erreger, v.a. Escherichia coli, Enterobacter, Klebsiella pneumoniae und oxytoca, Proteus mirabilis, Proteus vulgaris, Morganella morganii, Providencia, Pseudomonas, Serratia marcescens, Salmonella, Shigella, Neisseria gonorrhoeae, Neisseria meningitidis, Haemophilus influenzae (auch Ampicillin-resistente Stämme), Citrobacter, Yersinia enterocolitica, Pasteurella multocida; **NW:** *s.u. Penicillin*

Azy|go|gra|fie, -gra|phie f: selektive Röntgenkontrastdarstellung der Vena azygos

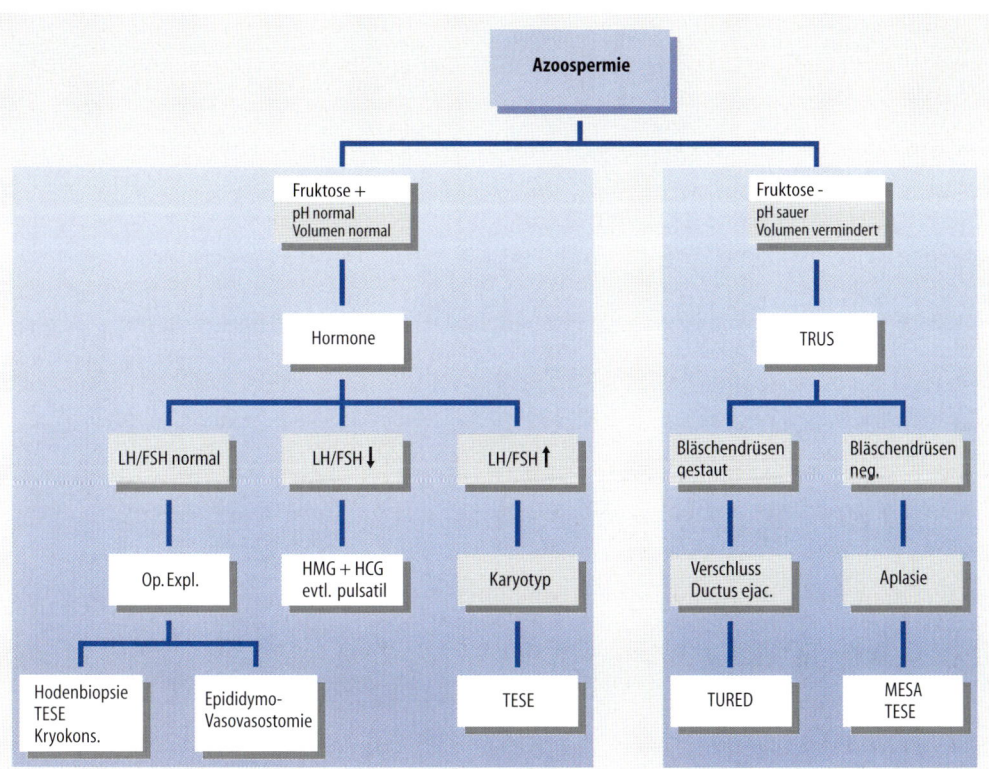

Abb. A75. Azoospermie. Algorithmisches Schema

B

Baastrup-Zeichen *nt*: *Syn*: *Baastrup-Syndrom, Arthrosis interspinosa, Kissing-Spine-Syndrom*; durch Hyperlordose und Ausbildung von Nearthrosen entstehendes radiologisches Bild [**kissing spine**]; *s.a. Essay Degenerative Wirbelsäulenerkrankungen S. 125*

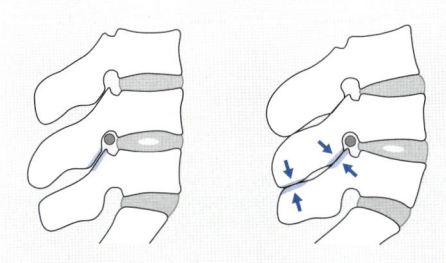

Abb. B1. Baastrup-Zeichen

Babcock-Methode *f*: *Syn*: *Babcock-Krampfaderoperation, Babcock-Venenstripping, Radikalmethode nach Babcock und May*; das heute gebräuchlichste Verfahren zur Exstirpation von primären Varizen der Stammvenen; das Mündungssegment der Vena saphena magna in die Vena femoralis wird entfernt [**Krossektomie**]; die Krampfader wird distal eröffnet und eine Venensonde [**Babcock-Sonde**] eingeführt und bis in die Leiste vorgeschoben; durch Zurückziehen der Sonde erfolgt das sog. **Venenstripping**; insuffiziente Perforansvenen müssen aufgesucht und subfaszial ligiert werden; *s.a. Essay Krampfadern/Varizen S. 1643*

Babinski-Fröhlich-Syndrom *nt*: *Syn*: *Morbus Fröhlich, Dystrophia adiposogenitalis, hypothalamisches Syndrom, hypothalamischer Symptomenkomplex, Fröhlich-Syndrom*; bei Kindern auftretende plötzliche Fettsucht in Kombination mit Minderwuchs und Hypogonadismus; oft nur schwer von Pubertätsfettsucht abgrenzbar, die umgekehrt ein **Pseudo-Fröhlich-Syndrom** vortäuschen kann

Babinski-Gruppe *f*: Gruppe pathologischer Reflexe der unteren Extremitäten, die bei zentraler Schädigung der Pyramidenbahn auftreten; umfasst Babinski-Reflex, Chaddock-Zeichen, Oppenheim-Zeichen, Gordon-Reflex und Strümpell-Zeichen

Babinski-Reflex *m*: *Syn*: *Babinski-Phänomen*; Bestreichen des äußeren Fußrandes bei Pyramidenbahnschädigung zu tonischer Dorsalbewegung der großen Zehe [**positiver Babinski**] und oft auch spreizender Plantarbewegung der übrigen Zehen [**Fächerphänomen**]

Bac|am|pi|cil|lin *nt*: von Ampicillin abgeleitetes Breitbandpenicillin; wird nach oraler Gabe im Körper in Ampicillin umgewandelt; **Anw.**: *s.u. Ampicillin*

Bach|kres|se *f*: → *Brunnenkresse*

Ba|cil|lus *m, pl* -**li**: grampositive, meist bewegliche, stäbchenförmige Bakteriengattung der Familie Bacillaceae, zu der auch die Clostridien gehören; am bekanntesten ist sicherlich **Bacillus anthracis**, der ubiquitär vorkommende Erreger des

Milzbrandes [Anthrax★], der extrem haltbare Sporen bildet, die Jahrzehnte lang keimfähig bleiben; **Bacillus cereus** und **Bacillus subtilis** können Nahrungsmittelvergiftungen und Hornhautinfektionen (nach Verletzung) verursachen

Bacillus botulinus: → *Clostridium botulinum*

Bacillus Calmette-Guérin: attenuierte Variante von Mycobacterium★ bovis; wird v.a. als Lebendimpfstoff verwendet [BCG-Impfung★]; spielt auch eine Rolle in der adjuvanten Tumortherapie; *s.a. Essay Neubildungen der Harnblase S. 147*

Ba|ci|tra|cin *nt*: *Syn*: *Bazitrazin*; von Bacillus subtilis gebildetes Gemisch sehr ähnlich gebauter Polypeptid-Antibiotika mit Bacitracin A als Hauptbestandteil; wirkt gegen grampositive Bakterien, Gono- und Meningokokken; **NW**: nephrotoxisch nach i.m. Applikation, Instillation in seröse Höhlen und nach lokaler Anwendung in der Abdominalchirurgie, v.a. bei Patienten mit Nierenfunktionseinschränkungen; selten allergische Reaktionen vom Spättyp

Bä|cker|asth|ma *nt*: *Syn*: *Bäckerkrankheit*; allergisches Asthma★ bronchiale durch Mehlstaub, Kleie oder Backzusatzstoffe

Bä|cker|ek|zem *nt*: *Syn*: *Bäckerdermatitis, Bäckerkrätze*; berufsbedingtes Kontaktekzem der Hände und Unterarme; anerkannte Berufskrankheit

Ba|clo|fen *nt*: *Syn*: *4-Amino-3-(p-chlorphenyl)buttersäure*; spinal und supraspinal wirkendes Muskelrelaxans, Spasmolytikum; strukturanalog mit γ-Aminobuttersäure [GABA]; **Anw.**: Mittel der Wahl bei spinaler Spastik bei z.B. multipler Sklerose, degenerativen und traumatischen Rückenmarkerkrankungen, Querschnittssyndrom und Syringomyelie

Bac|te|ri|um diphtheriae *nt*: → *Corynebacterium diphtheriae*

Bac|te|ri|um pneumoniae Friedländer *nt*: → *Klebsiella pneumoniae*

Bac|te|ro|i|des *m*: Gattung unbeweglicher Stäbchen der Familie Bacteroidaceae; enthält nur wenige menschenpathogene Arten

Bacteroides fragilis: physiologischer Bestandteil der Dickdarmflora; wird außerhalb des Dickdarms in eitrigen Abszessen und Entzündungen gefunden

Bacteroides melaninogenicus: physiologisch in der Mundhöhle; bei Mischinfektionen der Mundhöhle, des Ohrs und der weiblichen Genitale gefunden

Bad *nt*: **1.** allgemeine Bezeichnung für ein Verfahren, bei dem der größte Teil des Körpers [**Vollbad**] oder nur Teile [**Teilbad**] in ein Medium eingetaucht werden; meist handelt es sich um Wasser [**Wasserbad**] oder Wasser mit definierten Zusätzen [**medizinisches Bad**], seltener um Dampf [**Dampfbad**], Peloid [**Peloidbad**] oder Gase [**Luftbad**]; die Wirkung beruht z.T. auf der Temperatur des Mediums [**kaltes/warmes/heißes/indifferentes Bad, Wechselbad**], den Zusätzen [**medizinisches Bad, hydroelektrisches Bad**] usw.; eine wichtige Rolle spielen z.B. **Bewegungsbäder** im Anschluss an Verletzungen und Operationen **2.** *Syn*: *Badeort*; Kurort mit Heilquelle [**Heilbad, Mineralbad**] oder in Seelage [**Seebad**]

hydroelektrisches Bad: → *Elektrobad*

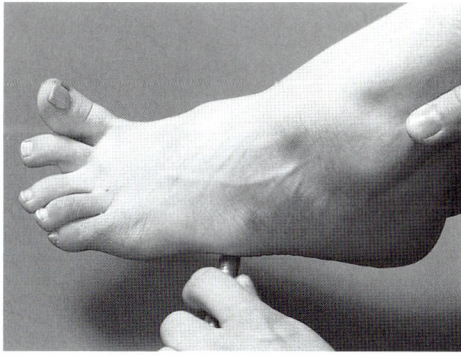

Abb. B2. Babinski-Reflex. Positiver Babinski

B

Bade|der|ma|ti|tis f, pl **-ti|ti|den**: *Syn: Badekrätze, Schwimmbadkrätze, Weiherhippel, Schistosomendermatitis, Zerkariendermatitis*; durch Zerkarien* hervorgerufene Dermatitis mit Juckreiz und Quaddelbildung, die nach ein paar Tagen von alleine wieder verschwindet; **Therapie**: topisch mit Antipruriginosa

Bade|hosen|nä|vus m, pl **-vi**: *Syn: Schwimmhosennävus*; *s.u. Naevus giganteus*

Bade|krät|ze f: → *Badedermatitis*

Bä|der|be|hand|lung f: → *Balneotherapie*

Baelz-Krankheit f: → *Cheilitis glandularis purulenta superficialis*

Baerensprung-Krankheit f: → *Erythrasma*

Baerveldt-Implantat nt: *s.u. Essay Glaukome S. 497*

Bäfverstedt-Syndrom nt: *Syn: multiples Sarkoid, benigne Lymphoplasie der Haut, Lymphozytom, Lymphocytoma cutis, Lymphadenosis benigna cutis*; polyätiologische [u.a. Lyme-Disease], gutartige, tumoröse Proliferation der Haut von Gesicht [v.a. Ohrläppchen], Nacken, Achselhöhlen und Genitalbereich; meist finden sich solitäre, seltener multiple knotige Läsionen; die Knoten bestehen aus polyklonalen B-Zell-Proliferaten, Lymphfollikeln und Keimzentren; unbehandelt kommt es meist nach Monaten zu Spontanheilung; **Therapie**: Tetracycline [z.B. Doycyclin 2 × tgl. 100 mg p.o. für 2–3 Wochen], alternativ Amoxicillin [3 × tgl. 500 mg p.o.], Erythromycin [3 × tgl. 500 mg p.o.] oder Ceftriaxon [1g/d i.m.]

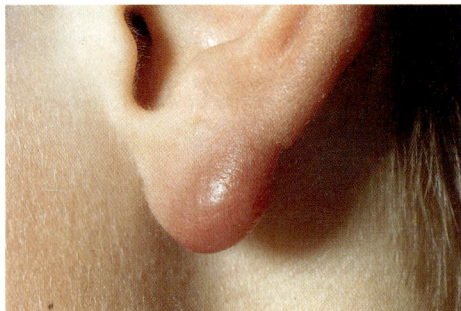

Abb. B3. **Bäfverstedt-Syndrom.** Lymphozytom bei Lyme-Disease

Bal|gas|so|sis f, pl **-ses**: *Syn: Bagassose, Zuckerrohrlunge*; exogenallergische Alveolitis durch **Thermoactinomyces saccharii** bei Zuckerrohrarbeitern; *s.a. Essay Lungen- und Atemwegserkrankungen durch Arbeit und Umwelt S. 1265*

Bajonett-Stellung f: *s.u. Colles-Fraktur*

Baker-Zyste f: *Syn: Poplitealzyste*; Ganglion durch Ausstülpung der Kniegelenkssynovialis in die Kniekehle, das mit dem Kniegelenk durch einen langen Stiel verbunden ist; enthält eine gallertige Masse; häufig Begleiterscheinung bei Rheuma oder Arthrose; **Klinik**: prall elastische, nicht druckschmerz-

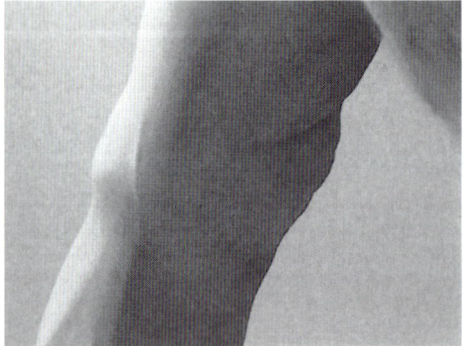

Abb. B4. **Baker-Zyste.** Deutlich sichtbare Vorwölbung in der Kniekehle

hafte Vorwölbung in der Kniekehle; je nach Größe evtl. Schmerzen bei Bewegung und Einschränkung der Mobilität; **Diagnose**: Klinik, Sonografie, Kontrastmitteldarstellung; **Therapie**: radikale Abtragung einschließlich des Ganglionstiels zur Vermeidung von Rezidiven

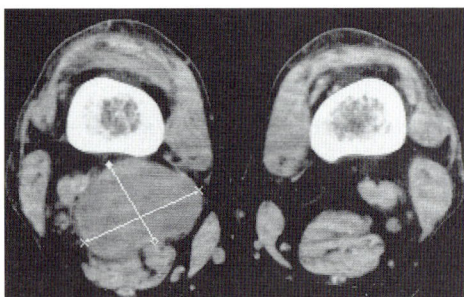

Abb. B5. **Baker-Zyste.** CT-Nachweis einer großen Zyste in der rechten Kniekehle

Bak|te|ri|en pl: einzellige Mikroorganismen ohne echten Kern, die sich i.d.R. durch Spaltung vermehren; Bakterien kommen in vielen verschiedenen Formen vor; nur eine kleiner Bruchteil der in der Natur vorkommenden Bakterien können beim Menschen Erkrankungen auslösen

Bak|te|ri|en|rat|ten|biss|fie|ber nt: → *Rattenbissfieber II*

Bak|te|ri|en|ruhr f: *Syn: bakterielle Ruhr, Dysenterie, Bazillenruhr, Shigellenruhr*; das klinische Krankheitsbild beginnt ca. 1–4 Tage nach Aufnahme der Shigellen, die sich während der Darmpassage vermehren [10^7–10^9 Keime/ml Darminhalt!] und zu leichter klinischer Symptomatik [Bauchschmerzen, Durchfälle, leichtes Fieber, Erbrechen] führen; innerhalb der nächsten Tage kommt es zum Befall der Dickdarmschleimhaut mit schweren kolikartigen Unterbauchschmerzen, schleimig-blutigen Stühlen und Fieber; in der Kolonschleimhaut findet man Mikroabszesse, Nekroseherde, und bald bilden sich im gesamten Kolon geschwürig-eitrige, zu Blutungen neigende Läsionen

die Infektion bleibt praktisch immer auf den Darm beschränkt; die wichtigsten Komplikationen sind Darmperforation mit akut lebensbedrohlicher Peritonitis oder hämolytisch-urämisches Syndrom bei Shigella dysenteriae Typ 1 sowie Infektarthritis; **Prognose**: unbehandelt dauert die Krankheit zwischen 1 Tag und 1 Monat, mit einem Durchschnitt von ca. 7 Tagen; die in Mitteleuropa endemischen Erreger [Shigella flexneri und sonnei] verursachen meist nur ein leichtes Krankheitsbild; **Diagnose**: kultureller und biochemischer Erregernachweis aus Stuhlproben; **Therapie**: Antibiotika je nach Antibiogramm; wichtig ist die Prävention der weiteren Ausbreitung durch Isolierung der Patienten und die Identifizierung und Behandlung von Ausscheidern; Beachtung der Meldepflicht; *s.a. Essay Diarrhoe – entzündliche und nicht-entzündliche Formen S. 265*

Bak|te|ri|u|rie f: Bakterienausscheidung im Harn; ab 10^5/ml spricht man von einer **signifikanten Bakteriurie**; führt häufig zur Harntrübung und einem unangenehmen Geruch; **cave**: Kein Harnwegsinfekt ohne Leukozyturie! eine Bakteriurie ohne Leukozyturie spricht gegen einen Harnwegsinfekt und für eine Urinkontamination; **Therapie**: gezielte Antibiotikabehandlung nach Antibiogramm, Beseitigung möglicher Ursachen [z.B. Restharn], Erhöhung der Flüssigkeitszufuhr

Bal|a|ni|tis candidamycetica f: → *Balanoposthitis candidamycetica*

Bal|a|ni|tis chronica circumscripta benigna plasmacellularis Zoon f: → *Zoon-Balanitis*

Bal|a|no|plas|tik f: plastische Chirurgie der Eichel

Bal|a|no|pos|thi|tis candidamycetica f: *Syn: Balanitis candidamycetica, Soorbalanitis, Soorbalanoposthitis, Candidabalanitis*; Entzündung von Eichel und Vorhaut durch Candida albicans;

Tab. B1. **Bakteriurie.** Ursachen einer persistierenden Bakteriurie

Infektsteine
Chronisch bakterielle Prostatitis
Pyelonephritische Schrumpfniere
Vesikovaginale und vesikointestinale Fistel
Ektoper Ureter
Fremdkörper
Urethrale Divertikel und infizierte periurethrale Drüsen
Markschwammniere
Infizierter Uretherstumpf
Infizierte Urachuszyste
Infiziertes Kelchdivertikel
Papillennekrose
Perivesikaler Abszess mit Fisteln in der Blase
Infizierte Bartholin-Drüse

Therapie: antimykotische Lotion oder Creme [Nystatin*, Amphotericin* B, Clotrimazol* oder Miconazol*]

Ba|la|no|pos|thi|tis chronica circumscripta benigna plasmacellularis f: → Zoon-Balanitis

Ba|la|no|pos|thi|tis herpetica f: Syn: herpetische Balanoposthitis; s. u. Herpes sexualis

Ba|lan|ti|di|um coli nt: durch kontaminierte Nahrungsmittel vom Schwein auf den Menschen übertragenes zilientragendes Protozoon; Erreger der **Balantidenkolitis**, einer Dickdarmentzündung mit z.T. heftigen Durchfällen und Schleimhautulzera; evtl. Leberabszess; **Therapie:** Nimorazol*; s.a. Essay Parasitosen S. 1217

Bal|dri|an m: Syn: Katzenbaldrian, Arzneibaldrian, gemeiner Baldrian, Valeriana officinalis; Pflanze aus der Familie der Baldriangewächse [Valerianaceae]; die **Baldrianwurzel** [Valerianae radix] enthält ein ätherisches Öl mit Mono- und Sesquiterpenen [Valerensäuren] und Valepotriaten; hat eine beruhigende und den Schlaf fördernde Wirkung; **Anw.:** innerlich und äußerlich [Bad] bei Unruhezuständen, Einschlafstörungen sowie traditionell bei Schlaflosigkeit, nervöser Erschöpfung und geistiger Überarbeitung, Konzentrationsschwäche, Reizbarkeit, Stress, bei Kopfschmerzen, Neurasthenie, Epilepsie, Hysterie, nervösen Herzleiden und Krämpfen im Magen-Darm-Trakt; in der Homöopathie v.a. bei Schlafstörungen und Nervosität

Baldy-Operation f: Syn: Baldy-Franke-Operation; Korrektur einer fixierten Rückwärtsbeugung der Gebärmutter

Bal|kan|grip|pe f: → Krimfieber

Ballance-Zeichen nt: lageunabhängige Dämpfung des Perkussionsschalls über der linken Flanke bei Milzruptur

Bal|len|groß|ze|he f: → Hallux valgus

Bal|len|hohl|fuß m: s.u. Hohlfuß

Bal|len|rol|le f: s.u. Schuhzurichtungen

Bal|lis|to|kar|di|o|gra|fie, -gra|phie f: Ableitung und Aufzeichnung der ballistischen Kräfte von Herz und Aorta

Bal|lon|an|gi|o|plas|tie f: Gefäßaufdehnung mittels Ballonkatheter; man unterscheidet **offene** oder **direkte Ballonangioplastie**, die meist intraoperativ durchgeführt wird, von der **geschlossenen** oder **indirekten Ballonangioplastie**, bei der der Katheter perkutan eingeführt wird [z.B. die **perkutane transluminale Angioplastie** zur Aufdehnung von Stenosen]; s.a. perkutane transluminale koronare Angioplastie

Bal|lon|a|tri|o|sep|to|sto|mie f: von Rashkind und Miller 1966 eingeführtes Verfahren als Palliativmaßnahme bei Transposition der großen Gefäße; ein Ballonkatheter wird über die Vena cava inferior in den rechten Vorhof und durch das Foramen ovale in den linken Vorhof geschoben; der Ballon wird gefüllt und ruckartig zurückgezogen und damit das Foramen ovale aufgesprengt; als Methode der Wahl heute von der Arterial-switch-Operation* abgelöst

Bal|lon|di|la|ta|ti|on f: Aufdehnung eines Gefäßes oder Hohlorgans mittels Ballonkatheter; s.a. Ballonvalvuloplastie

Bal|lon|val|vu|lo|plas|tie f: Sprengung einer Herzklappenstenose mittels Ballonkatheter; wegen der Gefahr der unkontrollierten Sprengung mit Zerreißung der Klappensegel heute seltener durchgeführt

Bal|ne|o|the|ra|pie f: Syn: Heilbäderbehandlung, Bäderbehandlung; Behandlung mit medizinischen Bädern [insbesondere aus natürlichen Heilquellen], Trinkkuren, Peloiden und Dampf [Inhalationen] sowie Seebädern; s.a. Hydrotherapie

Baló-Krankheit f: → konzentrische Sklerose

Bal|sam m: **1.** heilendes oder linderndes Mittel **2.** → Balsamum
Indischer Balsam: → Balsamum peruvianum
Peruanischer Balsam: → Balsamum peruvianum

Bal|sa|mum nt: Syn: Balsam; natürliche vorkommende, dickflüssige Mischung von Harzen und ätherischen Ölen
Balsamum indicum nigrum: → Balsamum peruvianum
Balsamum peruvianum: Syn: Perubalsam, Peruanischer Balsam, Indischer Balsam, Wundbalsam, Chinaöl, Rindenbalsam, Balsamum peruvianum nigrum, Balsamum indicum nigrum; Reizprodukt von Myroxylon balsamum mit antiseptischer, schwach anästhesierender und die Granulationsbildung fördernder Wirkung; Wundheilmittel, Hämorrhoidenmittel, Antiskabiosum; **Anw.:** äußerlich bei infizierten und schlecht heilenden Wunden, bei Verbrennungen, Decubitus, Frostbeulen, Prothesendruckstellen, Hämorrhoiden; **Dosierung:** galenische Zubereitungen zur äußeren Anwendung mit 5–20 %, bei großflächiger Anwendung höchs-

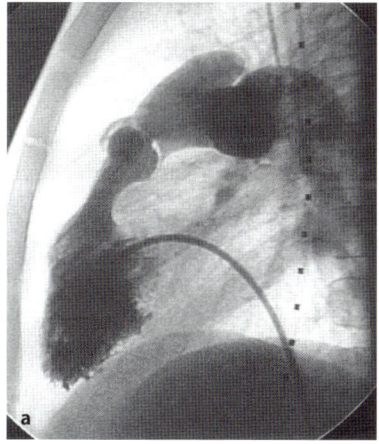
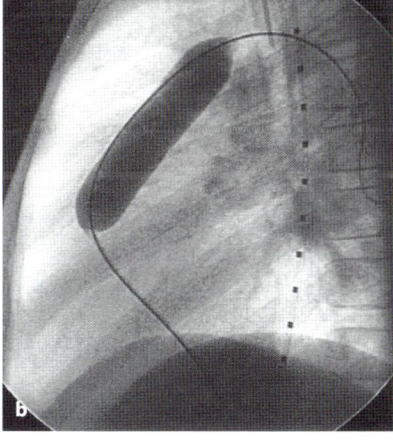

Abb. B6. **Ballonvalvuloplastie.**
a Angiografie einer valvulären Pulmonalstenose, **b** Dilatation mit einem Ballonkatheter

tens 10 %, Dauer der Anwendung maximal 1 Woche; **NW:** Kontaktallergie

Bam|bus|stab|wir|bel|säu|le f: Syn: *Bambusform*; im Röntgenbild sichtbares Endstadium der Spondylitis* ankylosans mit knöcherner Überbrückung der Zwischenwirbelräume

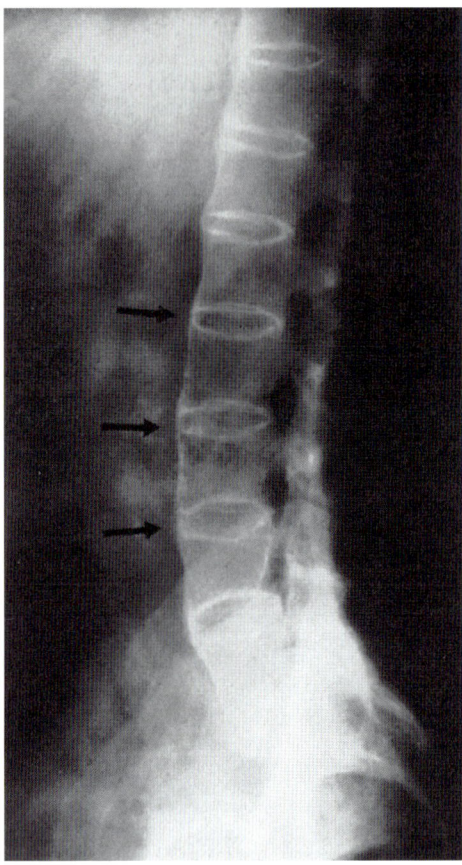

Abb. B7. **Bambusstabwirbelsäule.** Typische Bambusform mit knöcherner Überbrückung der Zwischenwirbelräume bei Spondylitis ankylosans

Bal|mi|pin nt: H$_1$-Antihistaminikum; **Anw.:** wegen der sehr ausgeprägten Sedation nur zur lokalen Behandlung von Insektenstichen, Sonnenbrand, Pruritus

Bancroft-Filarie f: → *Wuchereria bancrofti*

Ban|crof|to|se f: → *Wuchereriasis bancrofti*

Bän|der|deh|nung f: s.u. *Bandverletzungen*

Bän|der|riss f: Syn: *Bandruptur*; partielle oder vollständige Zerreißung eines Bandes; z.B. Außenbandruptur, Seitenbandruptur; s.a. *Bandverletzungen*

Bän|der|zer|rung f: s.u. *Bandverletzungen*

Band|re|sek|ti|on f: → *Syndesmektomie*

Band|rup|tur f: → *Bänderriss*

Band|schei|ben|de|ge|ne|ra|ti|on f: Syn: *regressiver Bandscheibenschaden, Chondrosis intervertebralis, Diskose*; die degenerative Bandscheibenerkrankung betrifft nicht nur die Bandscheibe, sondern Bandscheibe und angrenzende Wirbel und ist deshalb in späteren Stadien von Osteochondrose und Spondylose begleitet; sie ist eine Folge der anhaltenden Druckbelastung und der normalen Alterung der Bandscheibe, die mehr oder minder bereits im Kindesalter beginnt; ab dem 20. Lebensjahr treten radiäre Risse im Anulus fibrosus und breitbasige Vorwölbungen auf; häufig kommt es zu Bandscheibenprolaps; nach dem 60. Lebensjahr ist der

Anulus fibrosus ausgetrocknet und die Wirbelsäule versteift; *s.a. Essay Degenerative Wirbelsäulenerkrankungen S. 125*

Band|schei|ben|er|kran|kung f: Syn: *Diskopathie, Bandscheibenschaden*; allgemeine Bezeichnung für entzündliche und degenerative Bandscheibenerkrankungen; *s.a. Bandscheibenprolaps, Bandscheibendegeneration, Essay Degenerative Wirbelsäulenerkrankungen S. 125*

Band|schei|ben|her|nie f: → *Bandscheibenprolaps*

Band|schei|ben|ope|ra|ti|on f: operative Teilentfernung einer Bandscheibe [Discus intervertebralis] oder des Bandscheibenkerns [Nucleus pulposus]; befindet sich der Kern noch innerhalb des Faserrings [intradiskale Lage], kann eine **perkutane Nukleotomie** durchgeführt werden; dabei wird der Kern mit Hilfe von Fasszangen oder Saugfräsen abgetragen; wenn der Faserring durchbrochen ist [extradiskale Lage], wird eine Bandscheibenresektion durchgeführt

Band|schei|ben|pro|laps m: Syn: *Bandscheibenvorfall, Bandscheibenhernie, Diskushernie, Hernia disci intervertebralis, Nucleus-pulposus-Hernie, Nucleus-pulposus-Prolaps, Diskusprolaps*; beim Bandscheibenvorfall prolabiert der Gallertkern [Nucleus pulposus] durch den Faserring [Anulus fibrosus]; das in den Spinalkanal prolabierte Gewebe übt Druck auf das Rückenmark und/oder die Spinalnervenwurzel aus und führt zu Schmerzen und sog. Wurzelsyndromen; Art und Schwere der klinischen Symptome hängen von der Lokalisation und der Größe des Prolapses ab; aus biomechanischen Gründen sind meist die untere Hals- oder Lendenwirbelsäule betroffen, die Brustwirbelsäule dagegen kaum; **ätiologisch** spielen v.a. Bandscheibendegeneration [Diskose], Bindegewebsschwäche, einseitige körperliche Belastung und Übergewicht eine Rolle; im mittleren oder höheren Alter kommt es bei schwerem Heben, seitlicher Drehbewegung oder Sprung auf den harten Boden zur Ausbildung eines akuten Vorfalls; traumatische Formen sind wesentlich seltener; die **Diagnose** beruht auf der Anamnese und der neurologischen Untersuchung; CT, MRT oder Myelografie dienen der Sicherung der Diagnose oder der Abgrenzung zur Contusio spinalis bei traumatischen Bandscheibenvorfällen; wichtig ist, dass ein Bandscheibenvorfall auf konventionellen Röntgenaufnahmen nicht diagnostiziert werden kann!

die **Therapie** hängt von der Art des Vorfalls und der Symptomatik ab; der akute mediale Bandscheibenvorfall der Lendenwirbelsäule ist ein neurochirurgischer Notfall, der innerhalb von 24 Stunden operiert werden sollte; laterale Diskushernien können oft konservativ [Bettruhe im Akutstadium, Muskelrelaxantien, Entzündungshemmer, Krankengymnastik] behandelt werden; *s.a. Essay Degenerative Wirbelsäulenerkrankungen S. 125*

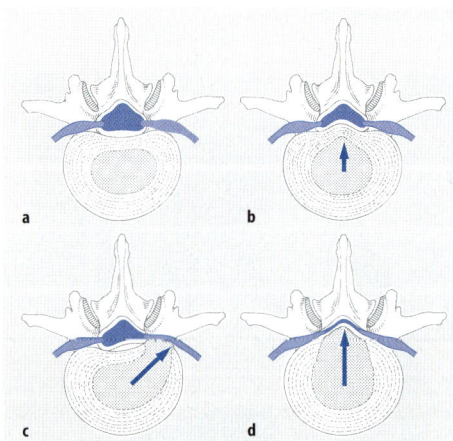

Abb. B8. **Bandscheibenprolaps. a** normal, **b** Protrusion, **c** lateraler Prolaps, **d** medialer Prolaps

Degenerative Wirbelsäulenerkrankungen

Syn.: Bandscheibenbedingte Erkrankungen, Bandscheibenschaden, Wirbelsäulensyndrome

J. Krämer

Definition
Alle mit der Bandscheibendegeneration zusammenhängenden biomechanischen und pathologisch-anatomischen Veränderungen im Zwischenwirbelabschnitt bezeichnet man als **Diskose**. Die daraus resultierenden primären und sekundären Krankheitserscheinungen sind die **degenerativen Wirbelsäulenerkrankungen**.

Epidemiologie
Die durch degenerative Wirbelsäulenveränderungen hervorgerufenen Erkrankungen machen sich in erster Linie durch Rückenschmerzen bemerkbar. Die Punktprävalenz [Rückenschmerz heute] beträgt 35 %, die Jahreszeitprävalenz [Rückenschmerz im letzten Jahr] 65 % und die Lebenszeitprävalenz [Rückenschmerz im Laufe des Lebens] liegt bei 100 %. Degenerative Wirbelsäulenerkrankungen haben einen hohen Anteil bei Krankschreibungen und vorzeitigen Rentenanträgen.

Pathogenese
Die Bandscheiben des Menschen zeigen besonders in den unteren Abschnitten der Hals- und Lendenwirbelsäule frühzeitig Verschleißerscheinungen mit Quelldruckverlust des Bandscheibengewebes, Rissbildungen im Bandscheibenring und Zermürbungserscheinungen, die den Zustand der degenerativen Bandscheibenlockerung ergeben. Sekundär betroffen sind die Deck- und Bodenplatten der benachbarten Wirbelkörper [Osteochondrose], die Wirbelkanten mit knöchernen Ausziehungen [Spondylose] und die Wirbelgelenke mit sekundär arthrotischen Veränderungen als Spondylarthrose. Wenn die arthrotischen Ausziehungen der Wirbelgelenke in den Wirbelkanal hineinragen, entsteht eine degenerative Spinalkanalstenose.

Ursachen der Diskose sind anhaltend starke axiale Druckbelastungen durch den aufrechten Gang und verlangsamter Stoffaustausch im Zwischenwirbelabschnitt durch mangelnde Bewegung. Das blutgefäßlose bradytrophe Gewebe der Bandscheiben neigt ohnehin zur raschen Alterung, insbesondere dann, wenn statisch mechanische Belastungen hinzukommen. Lumbale Bandscheiben stellen das größte zusammenhängende, nicht-vaskularisierte Gebilde im Organismus dar. Neben vertikaler Wirbelsäuleneinstellung und Haltungskonstanz wirken auch anlagebedingte Faktoren beim Auftreten degenerativer Bandscheibenveränderungen mit. Jenseits des 30. Lebensjahres gibt es fast keine Wirbelsäule mehr, die nicht schon degenerative Veränderungen im Sinne der Diskose aufweist.

Tab. 1. Ursachen der Diskose [Bandscheibendegeneration]

- Anhaltende Druckbelastung des Bandscheibengewebes
- Blutgefäßlosigkeit des Zwischenwirbelabschnitts
- Bewegungsmangel
- Gewebequalität

Symptomatik
Je nach Lokalisation unterscheidet man **Zervikal-, Thorakal- und Lumbalsyndrome**. Zwei Drittel der Erkrankungen entfallen auf den unteren Abschnitt der Lendenwirbelsäule, etwa ein Drittel auf die Halswirbelsäule und nur ein geringer Teil von etwa 2 % betrifft die Brustwirbelsäule. Bleiben die Beschwerden auf die betroffene Wirbelsäulenregion beschränkt, spricht man vom **lokalen Zervikal-, Thorakal- oder Lumbalsyndrom**. Strahlen die Schmerzen durch Wurzelkompression oder pseudoradikuläre Symptomatik in die Extremitäten aus, bezeichnet man diese Syndrome als **Zervikobrachialgie** bzw. an der Lendenwirbelsäule als **Ischialgie**. An der Brustwirbelsäule wird die früher übliche Bezeichnung Interkostalneuralgie durch **thorakales Wurzelsyndrom** ersetzt.

HWS-Syndrom [Zervikalsyndrom]
Es handelt sich um Beschwerdebilder, die allein durch positionsabhängige Schulter-Nacken-Schmerzen, Muskelverspannungen und Bewegungseinschränkungen der HWS charakterisiert sind. Die Symptome können akut einsetzen, etwa durch eine abrupte Drehbewegung des Kopfes, aber auch schleichend ohne besondere Ursachen. Häufig werden Unterkühlung und Zuglufteinwirkung in der Anamnese angegeben. Die Hauptschmerzpunkte liegen am oberen Trapeziusrand zwischen den Schulterblättern oder am Hinterkopf.

B

Die Symptome eines **Zervikobrachialsyndroms** werden durch eine positions- und dermatombezogene Brachialgie bestimmt. Charakteristisch sind Schmerzen und Parästhesien, meistens dermatombezogen.
Beim **Zervikozephalsyndrom** bestehen neben den Symptomen des lokalen Zervikalsyndroms in erster Linie positionsabhängige Kopfschmerzen und Schwindelerscheinungen, die sich bei der Kopfrückneigung und Rotation verstärken.

Differenzialdiagnose

Kopfschmerzen, Schmerzausstrahlungen in den Arm und Parästhesien. Andere Ursachen [Entzündungen, Tumoren, neurologische Erkrankungen] sind nicht positionsabhängig. Laborbefunde, bildgebende Verfahren und spezifische Symptome bei neurologischen Krankheitsbildern führen zur endgültigen Diagnose.

Bildgebende Verfahren

In den Röntgenübersichtsaufnahmen sieht man Verschmälerung der Zwischenwirbelabschnitte insbesondere bei C5/6, C6/7 sowie Ausziehungen an den Processus uncinati, die in die Foramina intervertebralia hineinragen. Im CT und MRT sind ggf. Vorwölbungen der Bandscheiben, unter Umständen einen Bandscheibenvorfall zu sehen.

Therapie

Neben der primär mechanischen Komponente muss man auch sekundäre Krankheitserscheinungen wie Muskelverspannungen, Haltungsfehler und psychische Veränderungen behandeln. Wärmeanwendungen, Elektrotherapie, Massagen und Analgetika sollen diese sekundären Erscheinungen beseitigen und den Circulus vitiosus Schmerz-Verspannung-Fehlhaltung-Schmerz unterbrechen. Physiotherapie bzw. krankengymnastische Übungen sind vor allem während der Rehabilitationsphase angebracht. Beim HWS-Syndrom sind in erster Linie isometrische Muskelkräftigungsübungen für die Schulter-Nacken-Muskulatur erforderlich.
Indikationen zur **operativen Behandlung** ergeben sich sehr selten. Hauptindikation stellt der zervikale Bandscheibenvorfall mit Nervenwurzelbedrängung oder Rückenmarkkompression dar. Es gibt ventrale Fusionsoperationen, bei denen die Bandscheibe ausgeräumt und verblockt wird, und dorsale Dekompressionsoperationen mit Erweiterung der Foramina intervertebralia.

Lumbalsyndrome

Es gibt lokale Lumbalsyndrome, bei denen die Symptomatik auf die Lumbosakralregion beschränkt bleibt, und lumbale Wurzelsyndrome mit Beinausstrahlung. Die Patienten leiden unter positionsabhängigen Kreuzschmerzen, Verspannungen der lumbalen Rückenstreckmuskeln und Bewegungseinschränkungen der Lendenwirbelsäule. Die Lumbago [Hexenschuss] mit plötzlich auftretenden tiefen Rückenschmerzen und einer Fehlhaltung stellt die akute Form des lokalen Lumbalsyndroms dar. In der Vorgeschichte dominieren unvorhergesehene Belastungen der Wirbelsäule wie Bücken und Heben, außerdem werden häufig Kälte- und Nässeeinwirkung angegeben. Der meistens blitzartig einschießende Kreuzschmerz führt sofort zur Bewegungssperre der LWS, die in einer charakteristischen Fehlhaltung erstarrt. Um die Bewegungssperre als Entlastungshaltung auf-

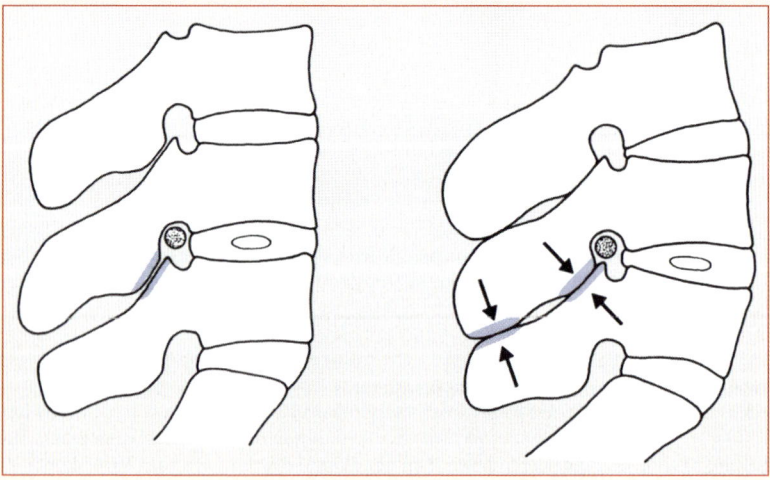

Abb. 1. Beschwerde auslösende Momente bei Lockerung einer lumbalen Bandscheibe und ihre Verstärkung durch Lordosierung. Wirbelgelenke und Dornfortsätze werden unter Druck gesetzt [Pfeile]

B

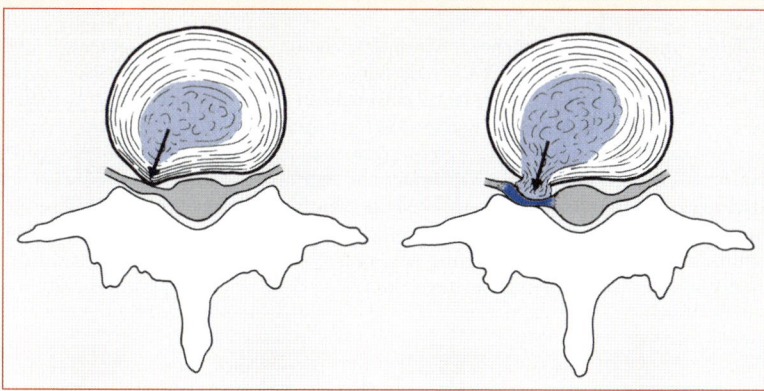

Abb. 2. a Bandscheibenprotrusion: Der Bandscheibenring ist noch intakt, eine Rückverlagerungsmöglichkeit des dislozierten Bandscheibenmaterials [Pfeil] ist gegeben. **b Bandscheibenprolaps:** Das verlagerte Bandscheibengewebe ist durch eine Perforation des Anulus fibrosus hindurchgetreten [Pfeil], eine Rückverlagerungsmöglichkeit ist nicht mehr gegeben

recht zu erhalten, kommt es reflektorisch zur starken Anspannung der lumbalen Rückenstreckmuskeln. Aktive oder passive Bewegungsversuche aus dieser fixierten Fehlhaltung heraus sind mit heftigen Schmerzen verbunden. Der Patient vermeidet ängstlich jede Bewegung und berichtet über eine Schmerzverstärkung beim Niesen, Husten und Pressen. Die Hauptschmerzzone findet sich in der unteren Lumbalregion und über dem Kreuzbein. Die Beschwerden beim Hexenschuss gehen vorwiegend von der Bandscheibe aus und werden durch intradiskale Massenverschiebungen verursacht [diskogener Kreuzschmerz]. Demgegenüber gibt es Kreuzschmerzen, die vorwiegend von den dorsalen Elementen des Bewegungssegmentes ausgehen, also von den Wirbelgelenken, Bändern und Muskeln.

Die von den Wirbelgelenkfacetten ausgehenden Beschwerden wird Facettensyndrom genannt, das Aneinanderreiben der Dornfortsätze als Kissing-Spine-Syndrom [Baastrup-Syndrom] bezeichnet. Eine Beschwerde auslösende Hyperlordose der LWS stellt sich bei vielen Menschen durch Haltungsschwäche im Stehen ein. Zur Verstärkung der Beschwerden kommt es auch beim Bergabgehen und bei Tätigkeiten, die mit einer Rückneigung des Rumpfes verbunden sind.

Lumbale Wurzelsyndrome sind mit einer Ausstrahlung ins Bein verbunden. Am häufigsten ist die Beteiligung der Nervenwurzeln L5 und S1 mit Ausstrahlung zur Hinterseite bzw. Außenseite des Ober- und Unterschenkels bis zum Fuß. Es finden sich die typischen Ischiaszeichen mit positivem Lasègue-Zeichen, d.h., beim Anheben des gestreckten Beines kommt es zu Schmerzen im Rücken und im Bein. Weiterhin finden sich segmental ausstrahlende Schmerzen mit dermatomabhängigen Sensibilitätsstörungen, Reflexdifferenzen und Störungen der Motorik. Führendes Syndrom und Namen gebend für die Ischialgie ist der in das Versorgungsgebiet der betroffenen Wurzel ausstrahlende Schmerz. Die Ursache für eine Nervenwurzelkompression im Lumbalbereich stellt meistens eine Bandscheibenvorwölbung [Protrusion] oder ein Prolaps dar.

Bildgebende Verfahren

Zu den maßgebenden bildgebenden Verfahren zur Darstellung einer Bandscheibenvorwölbung oder eines Prolaps gehören CT und MRT. Das vorgewölbte bzw. vorgefallene Bandscheibengewebe kann genau dargestellt und entsprechend therapiert werden.

Differenzialdiagnose

Eine Bedrängung der Spinalnervenwurzeln oder des peripheren Ischiasnervs ist auch durch andere mechanische oder entzündliche Prozesse und retroperitoneale Verdrängungen möglich. Auch Fehlbildungen, wie eine Spondylolisthese [Wirbelgleiten], können eine Ischialgie hervorrufen. Bei einer Spondylitis [Entzündung] oder Wirbeltumoren [Metastasen] weisen positionsunabhängige Dauerschmerzen und die Veränderungen im Labor auf die betreffende Ursache hin.

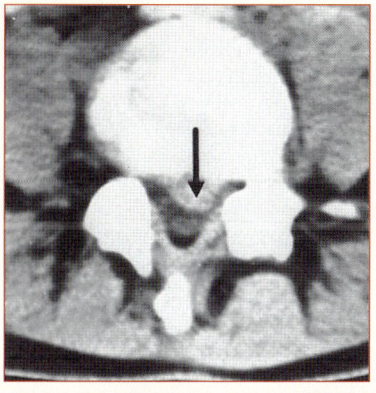

Abb. 3. Computertomogramm der LWS in Höhe der Bandscheibe L4/5. Ein Bandscheibenvorfall [Pfeil] wölbt sich in den Wirbelkanal vor und komprimiert dort die linke Nervenwurzel L5 sowie den Durasack

B

Therapie der Lumbalsyndrome

Eine Reihe allgemeiner therapeutischer Maßnahmen wie Wärmeapplikation, Massage, Elektrotherapie und Gabe von Analgetika greifen in irgendeiner Form in den Circulus vitiosus Schmerz–Verspannung–Schmerz ein und führen in leichteren Fällen allein zur Beschwerdefreiheit. Auch manuelle Therapie, Traktion und Orthesen werden gelegentlich eingesetzt. Die Physiotherapie wird therapeutisch genutzt und hat auch einen Schwerpunkt in der Prävention im Rahmen der Rückenschule. Bei Nervenwurzelirritationen mit Schmerzausbreitung im Ischiasgebiet kann man durch lokale Injektionen anästhesierender und entzündungshemmender Mittel an die Kontaktstelle zwischen Nervenwurzel und Bandscheibenvorwölbung bzw. Vorfall einen direkten Einfluss auf die Form- und Funktionsstörungen und vor allem auf die Schmerzen gewinnen. Bei der Spinalnervanalgesie wird das Lokalanästhetikum in die unmittelbare Umgebung des Foramen intervertebrale appliziert. Mit der epiduralen Injektion in den Wirbelkanal erreicht man die Nervenwurzel an der Kompressionsstelle direkt.

Für eine **Operation** kommen nur schwerwiegende, konservativ nicht mehr zu beherrschende Schmerzzustände und Lähmungserscheinungen infrage.

Eine Entfernung des verlagerten Bandscheibengewebes ist absolut indiziert, wenn eine Cauda-equina-Kompressionssymptomatik besteht mit Schließmuskelstörungen, Reithosenanästhesie und akuten Ausfallserscheinungen funktionell wichtiger Muskeln auftreten [z.B. eine Lähmung der Fußheberfunktion (Fallfuß)].

Eine relative Indikation findet sich bei anhaltend starkem therapieresistentem Wurzelsyndrom mit extradiskaler Sequesterlage, d.h. wenn der Bandscheibenvorfall bereits in den Wirbelkanal ausgetreten ist. Die operative Nervenwurzeldekompression sollte mit einem möglichst kleinen Eingriff, unter mikroskopischer Kontrolle erfolgen, um eine größere Narbenbildung im Wirbelkanal zu vermeiden. Narben im Wirbelkanal zusammen mit der postoperativen Instabilität durch Entfernung von Teilen des Bandscheibengewebes verursachen das Postdiskotomiesyndrom.

Postdiskotomiesyndrom [PDS]

Bezeichnung für alle anhaltenden, starken Beschwerden nach der Operation an einer lumbalen Bandscheibe [Diskotomie], die durch Segmentinstabilität und Verwachsungen im Wirbelkanal [peridurale Fibrose] hervorgerufen werden. Narbige Verklebungen mit dem dorsalen Anteil der Bandscheibe auf der einen Seite und mit den Rückenmuskeln auf der anderen Seite lassen die Nervenwurzeln an allen Konsistenz- und Volumenänderungen des intradiskalen Gewebes und an allen Muskelkontraktionen teilnehmen.

Zur Vermeidung des PDS ist ein atraumatisches Operieren bei einem primären Bandscheibeneingriff unter Verwendung mikrochirurgischer Technik erforderlich. Die Indikation zur Diskotomie ist nur bei eindeutigem Befund zu stellen. Liegt kein zwingender Grund vor, sollte im Zweifelsfall konservativ vorgegangen werden, denn wer nicht diskotomiert wird, bekommt auch kein Postdiskotomiesyndrom.

Spinalkanalstenose

Unter Spinalkanalstenose wird jede Form einer Einengung des Wirbelkanals durch degenerative Veränderungen verstanden. **Ursächlich** sind in erster Linie arthrotische Ausziehungen an den Wirbelgelenkkanten, die in den Wirbelkanal ragen und dort auf Nervenwurzeln drücken.

Die **Symptomatik** ist durch eine Gehbehinderung mit Kraftlosigkeit in den Beinen schon nach kurzer Wegstrecke und durch ausstrahlende Schmerzen vom Rücken über das Gesäß zur Hinter- und Außenseite des Ober- und Unterschenkels gekennzeichnet. Wegen der Gehstreckenbeeinträchtigung wird das Krankheitsbild auch als Claudicatio intermittens spinalis bezeichnet. Die Schmerzen treten beim langsamen Gehen und beim Stehen auf und lassen sich durch leichte Rumpfvorneigung bessern. Beim Sitzen und Liegen bestehen im Allgemeinen keine Beschwerden.

Die lumbale Spinalkanalstenose lässt sich am besten im MRT über eine Einengung im Zwischenwirbelabschnitt darstellen. Hinter den Wirbelkörpern ist der Wirbelkanal in der Regel normal weit.

Differenzialdiagnose

Patienten mit arterieller Verschlusskrankheit haben auch eine Gehstreckenbeeinträchtigung mit Schmerzen in den Beinen. Die Schmerzen lassen sich jedoch nicht durch Rumpfvorneigung bessern. Außerdem Fußpulse tasten, Gefäßdiagnostik.

Therapie

Die Therapie der Spinalkanalstenose umfasst das gleiche Spektrum wie beim diskogenen Lumbalsyndrom: Wärmeanwendung, physikalische Therapie, Analgetika. Als Sport ist besonders Radfahren zu empfehlen, weil sich durch die Kyphosierung der LWS der Wirbelkanal erweitert und der venöse Abfluss im Wirbelkanal durch die Bewegungen der Beine verbessert wird.

B

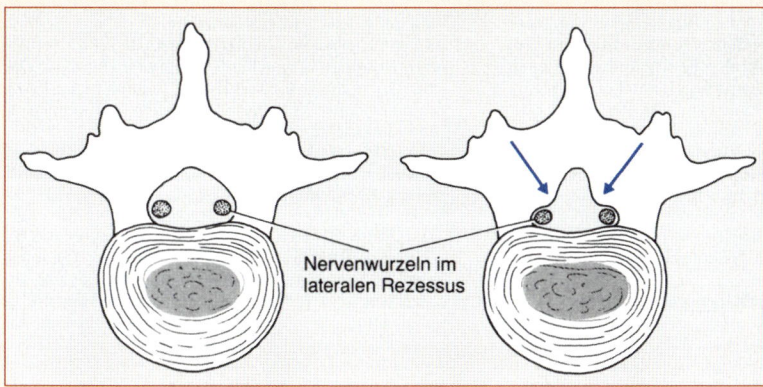

Abb. 4. Horizontalschnitt durch ein Bewegungssegment in Höhe der Bandscheibe [wie im CT]. Bei einer Einengung des Wirbelkanals durch Hypertrophie der Wirbelgelenke werden die Nervenwurzeln im lateralen Rezessus knöchern bedrängt [Pfeile]

Die **Operation** ist bei Therapieresistenz konservativer Maßnahmen und bei starken Beschwerden mit erheblicher Wegstreckenbeeinträchtigung [nur wenige Meter] indiziert. Der Wirbelkanal wird an der engen Stelle, die in der Regel bei L4/5 liegt, mikrochirurgisch erweitert.

Rückenschule

Definition
Unter Rückenschule versteht man ein Haltungs- und Verhaltenstraining zur Vorbeugung von Rückenschäden.

Prinzip
Im Rahmen der Rehabilitation und Prophylaxe von Wirbelsäulenschäden, speziell der degenerativen Wirbelsäulenerkrankungen, erlernen die Patienten neben Muskelkräftigungsübungen eine rückenschonende Verhaltensweise. In der Rückenschule wird richtiges Heben, Tragen, Bücken, Sitzen und Liegen geübt. Weiterhin werden die richtigen Bewegungsabläufe und Körperhaltungen bei den täglichen Verrichtungen wie An- und Auskleiden, Waschen, Tätigkeiten im Haushalt demonstriert und eingeübt.

Im Wesentlichen bestehen die Lerninhalte der Rückenschule aus drei Teilen:
- Information über Bau und Funktion der Wirbelsäule
- systematisches Durchgehen der Rückenschulregeln [Tab. 2]
- aktiver Wirbelsäulenschutz durch Muskelkräftigungsübungen sowie Erläuterung der wirbelsäulenstabilisierenden Sportarten.

Tab. 2. Die zehn Regeln der Rückenschule

1.	Du sollst Dich bewegen!
2.	Halte den Rücken gerade!
3.	Gehe beim Bücken in die Hocke!
4.	Hebe keine schweren Gegenstände!
5.	Verteile Lasten und halte sie dicht am Körper!
6.	Halte beim Sitzen den Rücken gerade, stütze den Oberkörper ab und wechsle öfter diese Haltung!
7.	Stehe nicht mit geraden Beinen!
8.	Ziehe beim Liegen die Bein an!
9.	Treibe Sport, am besten Schwimmen, Laufen oder Radfahren!
10.	Trainiere täglich Deine Wirbelsäulenmuskeln!

Quellenhinweise
Abb. 1, 2, 4: AM-productions, Wiesloch
Abb. 3: Krämer/Grifka: Orthopädie, 7. Auflage, Springer Verlag 2005

B

lumbaler Bandscheibenprolaps: betrifft meist die Bandscheibe zwischen dem 4. und 5. Lendenwirbel [**lumbaler Bandscheibenprolaps**] oder dem 5. Lendenwirbel und dem 1. Sakralwirbel [**lumbosakraler Bandscheibenprolaps**]; beim **medialen Bandscheibenprolaps** kommt es zur Ausbildung eines Kaudasyndroms mit anfänglich starken Rückenschmerzen; die Beinnerven sind sehr dehnungsempfindlich [Lasègue-Zeichen*] und belastungsempfindlich [Hustenschmerz]; der Schmerz lässt innerhalb von Stunden nach und es kommt zur Ausbildung von Muskelschwäche oder schlaffer Lähmung; die Bandscheibenoperation sollte innerhalb von 24 Stunden durchgeführt werden, da es eine positive Korrelation zwischen Frühoperation und Besserung der Symptome gibt

der **laterale lumbale Bandscheibenprolaps** ist eine der häufigsten neurologischen Erkrankungen; meist berichten die Patienten über wiederholte Hexenschüsse, d.h. Bandscheibenprolaps, in der Vergangenheit; irgendwann kommt es dann zum dorsolateralen Vorfall, wobei dieser meist durch eine plötzliche Belastung [schweres Heben, Drehbewegung] ausgelöst wird; die **Symptome** des Wurzelsyndroms hängen von der Lokalisation des Vorfalls ab; i.d.R. überwiegen aber die sensiblen Störungen [segmentale Schmerzen, Missempfindungen, Hypästhesie, Hypalgesie], im weiteren Verlauf kommen dann noch Muskelschwächen hinzu; in ca. 80 % der Fälle ist ein Nervendehnungsschmerz [Lasègue-Zeichen*] vorhanden; **Therapie**: solange keine Lähmung vorliegt, kann eine konservative Behandlung ausreichend sein; ausgeprägte Muskelschwäche oder Lähmung ist aber eine Indikation zur Bandscheibenoperation, wobei die offene mikrochirurgische Operation weiterhin besser beurteilt wird als eine Chemonukleolyse

thorakaler Bandscheibenprolaps: eine Rarität, da die Brustwirbelsäule den geringsten Bewegungsfreiraum hat; meist handelt es sich um einen traumatischen Bandscheibenprolaps mit Wirbelluxation; die **Therapie** besteht dann in operativer Ausräumung und Stabilisierung

zervikaler Bandscheibenprolaps: betrifft meist die unteren Halsbandscheiben; insgesamt wesentlich seltener als lumbaler Bandscheibenprolaps, v.a. der **mediale zervikale Bandscheibenprolaps** ist eine Rarität, kann aber eine akute Querschnittssymptomatik hervorrufen; traumatische Formen gehen mit einer Wirbelluxation einher und können eine Querschnittslähmung verursachen

der **laterale zervikale Bandscheibenprolaps** hat die gleiche Ätiologie und Pathogenese wie der lumbale Bandscheibenprolaps; die **Symptomatik** hängt von Lokalisation und Größe des Vorfalls ab [s.a. Zervikobrachialsyndrom]; Schädigung von **C2** und **C3** führt zu Sensibilitätsstörungen und nach okzipital ausstrahlenden Schmerzen [oft als Okzipitalisneuralgie verkannt]; oft auch Schmerausstrahlung zum Unterkiefer und Verspannung der Nackenmuskulatur und Schiefhaltung; Schädigung von **C4** verursacht eine halbseitige Phrenikusparese mit Zwerchfellhochstand, **C5**-Schädigung führt zu Parese und Atrophie von Musculus deltoideus, biceps brachii [Bizepssehnenreflex abgeschwächt oder aufgehoben], brachioradialis, supraspinatus und infraspinatus; es kommt zu Schmerzen und Sensibilitätsstörungen in der Schulter und der Vorderseite des Oberarms; Läsion der Wurzel von **C6** führt zu Schmerzen und Sensibilitätsstörungen am lateralen Oberarm und der radialen Unterarmseite mit Ausstrahlung zum Daumen; Musculus biceps brachii und brachialis sind paretisch, Bizepssehnenreflex und Radiusperiostreflex sind abgeschwächt oder aufgehoben; **C7**-Läsion führt zu Parese und Atrophie von Musculus triceps brachii und evtl. der Extensoren und Flexoren der radialen Finger und der Daumenballenmuskeln; Schmerzen und Sensibilitätsstörungen finden sich am dorsalen Oberarm und Unterarm bis hin zu Zeige- und Mittelfinger; der Trizepssehnenreflex ist abgeschwächt oder aufgehoben; Schädigung von **C8** äußert sich als Parese der kleinen Handmuskeln und Abschwächung des Trizepssehnenreflexes sowie in Schmerzen und Sensibilitätsstörungen an der medialen Seite des Oberarms, der ulnaren Seite des Unterarms

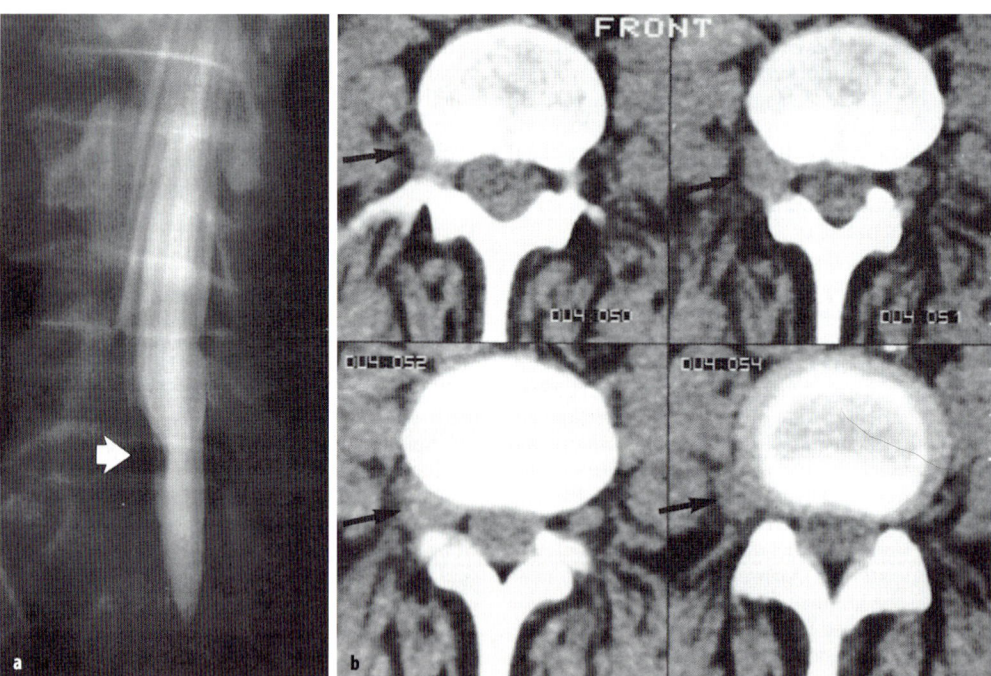

Abb. B9. Lumbaler Bandscheibenprolaps. Lumbosakraler Bandscheibenprolaps rechts: **a** das Myelogramm zeigt eine Kompression der Wurzel von S1, **b** im CT wird ein lateraler Prolaps deutlich

und der Hand; in Extremfällen kommt es zum Bild der Krallenhand; bei kleineren Hernien ist die Therapie meist konservativ, bei größeren Hernien wird der Prolaps entfernt und i.d.R. eine Spondylodese durchgeführt

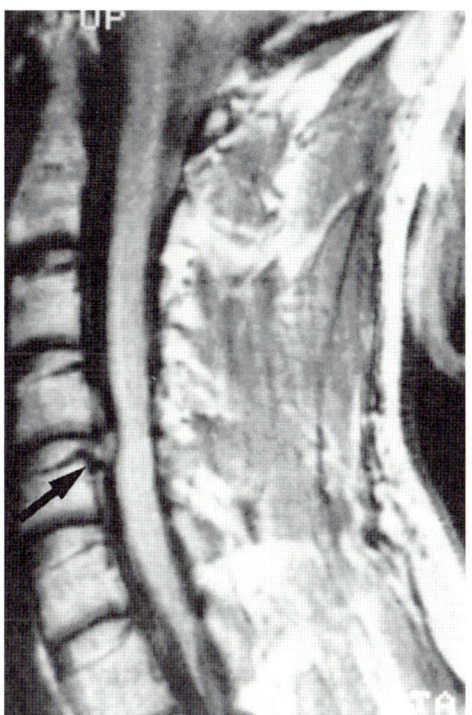

Abb. B10. Zervikaler Bandscheibenprolaps. MRT eines Bandscheibenvorfalls zwischen HWK 4 und 5

Band\schei\ben\re\sek\ti\on f: *Syn: Bandscheibenentfernung, Diskektomie*; operative Teilentfernung der Bandscheibe [Discus intervertebralis]; früher wurde eine Laminektomie mit anschließender Abtragung des Prolaps und größerer Teile der Bandscheibe durchgeführt; heute beschränkt man sich meist auf eine **intralaminäre Fensterung** unter Vergrößerung durch eine Lupe oder Operationsmikroskop; die **perkutane Diskektomie** [z.T. als **Laser-Diskektomie**] wird nur relativ selten eingesetzt

Band\schei\ben\syn\drom nt: Bezeichnung für die durch einen Bandscheibenprolaps ausgelöste neurologische Symptomatik; *s.a. Essay Degenerative Wirbelsäulenerkrankungen S. 125*

Band\schei\ben\vor\fall m: → *Bandscheibenprolaps*

Band\ver\let\zun\gen pl: Oberbegriff für Bänderdehnung, -zerrung und -ruptur; bei einer **Bänderdehnung** [Bandverletzung Grad I] kommt es zu einer Überdehnung der kollagenen Fasern; makroskopisch kann man aber keine Läsionen erkennen und das Band ist ödematös geschwollen und mit Suffusionen durchsetzt; im Gegensatz dazu findet man bei der **Bänderzerrung** [Bandverletzung Grad II] makroskopisch sichtbare Teilrupturen und Hämatome, die z.T. miteinander konfluieren; das Band ist insgesamt überdehnt und verlängert, die Bandkontinuität ist aber noch erhalten; bei einer **Bandruptur** [Bandverletzung Grad III] ist die Kontinuität sichtbar unterbrochen, die Hämatome sind groß und das Gelenk ist i.d.R. instabil; bei der Dehnung ist die Gelenkflüssigkeit evtl. vermehrt und leicht blutig tingiert, bei der Zerrung ist sie blutig, evtl. besteht ein blutiger Erguss; bei Bandruptur findet man einen Hämarthros, der durch die Ruptur auch ins umliegende Gewebe sickert

Therapie: Dehnung und Zerrung werden konservativ [z.B. Tapeverband] behandelt; bei Sportlern usw. kann eine Zerrung auch operativ behandelt werden; Bandrupturen werden i.d.R. operativ versorgt, bei älteren Patienten oder Patienten mit nur eingeschränkter körperlicher oder sportlicher Aktivität kann eine konservative Behandlung ausreichend sein; *s.a. Essay Fraktur, Luxation, Distorsion S. 423*

Band\wür\mer pl: *Syn: Zestoden, Cestoda, Cestodes, Cestoden*; aus dem Kopfteil [**Scolex**] und einer aus einzelnen Gliedern [**Proglottiden**] bestehenden Körperkette [**Strobila**] aufgebaute, bis zu 15 m lange, ubiquitär verbreitete Parasiten von Tier und Mensch; Bandwürmer haben keinen Darm, sondern nehmen Nahrung mittels Osmose auf; medizinisch wichtige Gattungen sind u.a. Taenia, Echinococcus, Diphyllobothrium; *s.u. Essay Helminthosen S. 553*

Band\wurm\fin\ne f: → *Cysticercus*

Bankart-Läsion f: *s.u. Schulterluxation*

Bankart-Operation f: *s.u. Schulterluxation*

Bannister-Krankheit f: *Syn: Riesenurtikaria Milton, Quincke-Ödem*; *s.u. angioneurotisches Ödem*

Bannwarth-Syndrom nt: *s.u. Lyme-Disease*

Bar\be\xa\clon nt: nur selten bei Grand-mal-Epilepsie verwendetes Antiepileptikum

Bar\da\nae herba f: *Syn: Klettenkraut*; *s.u. Klette*

Bar\da\nae radix f: *Syn: Arctii radix*; Wurzel der Klette★

Bardet-Biedl-Syndrom nt: *Syn: Laurence-Moon-Syndrom, Laurence-Moon-Bardet-Biedl-Syndrom, Laurence-Moon-Biedl-Syndrom, Laurence-Moon-Biedl-Bardet-Syndrom, dienzephaloretinale Degeneration*; autosomal-rezessives Fehlbildungssyndrom mit Retinitis★ pigmentosa, Adipositas, Innenohrschwerhörigkeit und leichter Intelligenzminderung; *s.a. Essay Hereditäre Netzhautdystrophien S. 1119*

Bä\ren\lauch m: → *Bärlauch*

Bä\ren\trau\be f: *Syn: Arctostaphylos uva-ursi*; Pflanze aus der Familie der Heidekrautgewächse [Ericaceae]; verwendet werden die Laubblätter [**Bärentraubenblätter, Uvae ursi folium**], die Hydrochinonderivate [z.B. Arbutin] enthalten, aus denen im alkalischen Harn Hydrochinon freigesetzt wird; Anw.: als Aufguss [**Bärentraubenblättertee**] bei entzündlichen Erkrankungen der ableitenden Harnwege [v.a. Blasen- und Nierenbeckenkatarrh]; in der Homöopathie Verwendung bei Nieren- und Blasenleiden

Bär\lapp m: *Syn: Lycopodium clavatum*; Pflanze aus der Familie der Bärlappgewächse [Lycopodiaceae]; verwendet wird das im späten Frühjahr/Frühsommer gesammelte **Bärlappkraut** [Lycopodii herba]; enthält geringe Mengen an Chinolinalkaloiden [u.a. Lycopodin, Dihydrolycopodin, Lycodolin, Lycodin]; Anw.: traditionell bei Nieren- und Blasenleiden, Koliken, Erkrankungen der Harn- und Geschlechtsorgane, Menstruationsbeschwerden und Rheuma; äußerlich bei Hautleiden, Juckreiz, nässenden Ekzemen

Bär\lauch m: *Syn: Bärenlauch, Waldlauch, Waldknoblauch, wilder Knoblauch, Allium ursinum*; Pflanze aus der Familie der Liliengewächse [Alliaceae]; verwendet werden die oberirdischen Pflanzenteile [**Bärlauchkraut, Allii ursini herba**, sie enthalten geringe Mengen ätherisches Öl mit Vinyldisulfid und Vinylpolysulfiden] und die Zwiebel [**Allii ursini bulbus**], die u.a. Cysteinsulfoxide [z.B. Alliin], Thiosulfinate [z.B. Allicin], Dithiine, Ajoen [und Homologe], Methyllyltrisulfid, freie Aminosäuren und Fructosan enthält; Anw.: wie Knoblauch bei Störungen im Magen-Darm-Trakt, Verdauungsbeschwerden und Blähungen; ebenfalls bei Bluthochdruck [Hypertonie] und Arteriosklerose; in der Homöopathie bei Verdauungsschwäche

Barlow-Syndrom nt: → *Mitralklappenprolaps-Syndrom*

Barlow-Test m: die zu untersuchende Hüfte wird in 45–60 Grad Beugung gebracht und Druck auf den hinteren Pfannenrand ausgeübt; ist die Hüfte vollständig dislozierbar, kommt es zu einem Ausrenkgeräusch; ist das Gelenk aber nur instabil, fühlt man einen Teleskopeffekt, der dadurch ausgelöst wird, dass der Kopf in der Pfanne weit nach dorsal verschoben werden kann; *s.a. Essay Hüftgelenksdysplasie S. 673*

Bar\os\ma betulina f: → *Bucco*

B

Barosma-betulina-Blätteröl *nt: s.u. Bucco*
Ba|ros|mae folium *nt: Syn: Buccoblätter*; getrocknete Blätter von Bucco*
Barrett-Ösophagus *m: Syn: Barrett-Syndrom, Endobrachyösophagus*; durch narbige Abheilung und Stenose von Geschwüren der unteren Ösophagusschleimhaut [**Barrett-Ulkus**] verursachte Schleimhautschrumpfung; Präkanzerose eines Adenokarzinoms der ösophagogastralen Übergangszone [**Barrett-Karzinom**]; *s.u. Essay Gastroösophageale Refluxkrankheit S. 1339, Essay Neubildungen des Ösophagus S. 1157*
Bart|flech|te *f*: **1.** die oberflächliche Bartflechte [**Folliculitis simplex barbae**] wird meist durch Staphylococcus aureus hervorgerufen; eine **Candidafolliculitis** [Folliculitis barbae candidamycetica] findet man in seltenen Fällen bei abwehrgeschwächten Patienten oder Diabetes mellitus; sie neigt zur Sekundärinfektion durch Staphylokokken etc.; **Therapie**: bei Folliculitis simplex barbae Rasierverbot, antimikrobielle Lösungen extern, bei Candidafolliculitis Ablösung der Krusten durch Salicylsäure, lokale Antimykotika oder antimikrobielle Lösungen **2.** → *Tinea barbae*
tiefe Bartflechte: → *Tinea barbae*
Bar|tho|li|ni|tis *f, pl* **-ti|den**: Entzündung der Bartholin-Drüse oder des Ausführungsganges der Drüse; die entzündliche Schwellung führt zum Verschluss des Ausführungsganges und zur Eiteransammlung in der Drüse mit Bildung eines Pseudoabszesses [**Bartholin-Abszess** oder **Bartholin-Empyem**]; **Therapie**: in der akuten Phase konservativ [Rotlicht, lokale Schmerzbehandlung]; bleibt Spontanruptur aus, wird inzidiert und die Empyemwand mit der äußeren Haut vernäht [Marsupalisation]; die Funktion der Drüse bleibt bei diesem Vorgehen erhalten

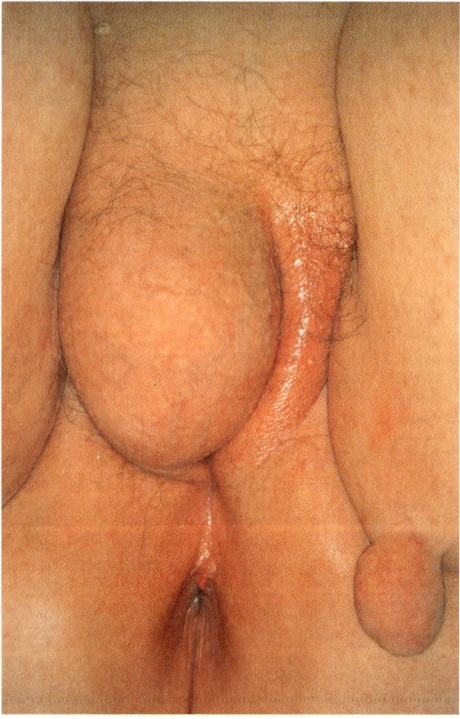

Abb. B11. Bartholinitis

Bar|to|nel|la *f*: gramnegative, aerobe, teilweise begeißelte, polymorphe Bakterien der Familie Bartonellaceae; enthält mindestens 4 humanpathogene Arten; *s.a. Bartonellose*
Bar|to|nel|lo|se *f: Syn: Carrión-Krankheit*; in Südamerika vor-

kommende Infektionskrankheit durch Bartonella bacilliformis; im Primärstadium Ausbildung einer fieberhaften hämolytischen Anämie [**Oroyafieber**] mit hoher Letalität [50 %]; später Entwicklung harmloser Hautwarzen [**Verruga peruana**, Peruwarze]; **Diagnose**: lichtmikroskopischer Erregernachweis in Blut oder Gewebeproben; Anzucht in Blutagar; Nachweis agglutinierender Antikörper; **Therapie**: Chloramphenicol*; evtl. Penicillin*, Tetracyclin*, Cotrimoxazol*

Barton-Fraktur *f*: distale Radiusfraktur mit Abbruch der dorsalen Kante [partielle Gelenkfraktur] und Dislokation der Handwurzel nach volar und proximal; **Therapie**: i.d.R. geschlossene Reposition; evtl. Stabilisierung mit Spickdraht
reversed Barton-Fraktur: distale Radiusfraktur mit Abbruch der volaren Kante [partielle Gelenkfraktur]; **Therapie**: i.d.R. geschlossene Reposition; evtl. Stabilisierung mit Spickdraht; *s.a. Essay Fraktur, Luxation, Distorsion S. 423*
Bartter-Syndrom *nt*: seltene autosomal-rezessive Endokrinopathie mit hyperreninämischem Hyperaldosteronismus, gesteigerter Aktivität des Kallikrein-Kinin-Systems und Synthesesteigerung der Prostaglandine [v.a. Prostaglandin E_2]; **klinisch** unterscheidet man das sog. **true Bartter's syndrome** [metabolische Alkalose, Normo- bis Hyperkalzurie] vom **Gitelman-Syndrom** [hypokaliämische Alkalose, Hypokalzurie, Hypomagnesiämie]; **Therapie**: Prostaglandinsynthesehemmer, ACE-Hemmer, kaliumreiche Kost
Bart|tri|cho|phy|tie *f*: → *Tinea barbae*
Ba|sal|fre|quenz *f: Syn: Grundfrequenz, Basisfrequenz*; Herzfrequenz des Feten in der Wehenpause; *s.u. Kardiotokografie*
Ba|sa|li|om *nt: Syn: Basalioma, Basalzellkarzinom, Basalzellenkarzinom, Krompecher-Karzinom, Basalzellepitheliom, Epithelioma basocellulare, Carcinoma basocellulare*; von den Basalzellen der Epidermis ausgehender, häufigster nicht-gutartiger [semimaligner] Hauttumor; wächst lokal infiltrierend und destruierend ohne Metastasenbildung, kann aber durch die Zerstörung wichtiger Strukturen zum Tode führen; das Basaliom kommt weltweit vor, ist aber bei Weißen zehnmal häufiger als bei dunkelhäutigen Patienten und bei Männern doppelt so häufig wie bei Frauen; vor dem 40. Lebensjahr tritt das Basaliom selten auf, danach steigt die Inzidenz in etwa linear mit dem Lebensalter an; UV-Licht ist der stärkste auslösende Faktor; daneben spielen noch Arsen und der Naevus sebaceus eine Rolle
Basaliome können prinzipiell überall am Körper auftreten [Ausnahme: Handflächen, Fußsohlen, Mund-, Genitalschleimhaut], finden sich aber in 90 % der Fälle im Kopfbereich und dort meist in der Gesichtsmitte [Nase, Orbital-, Präaurikularregion]; anfangs handelt es sich i.d.R. um ein solitäres Basaliomknötchen, das sehr langsam [meist über Jahre] sowohl peripherwärts als auch in die Tiefe wächst; die häufigste Form ist das **knotige Basaliom**, das in seltenen Fällen auch pigmentiert ist [**pigmentiertes Basaliom**] und dann evtl. nur schwer von einem malignen Melanom unterschieden werden kann; bei längerem Wachstum kommt es i.d.R. zum geschwürigen Zerfall und die Patienten suchen den Arzt auf, weil sie eine Wunde haben, die nie ganz abheilt; breitet sich dieses **exulzerierende Basaliom** vorwiegend horizontal aus [z.B. an der Kopfhaut], spricht man von **Ulcus rodens**, geht das Wachstum dagegen mehr in die Tiefe [über Weichteilen], handelt es sich um ein **Ulcus terebrans**; früher

Tab. B2. Bartonella. Species und Krankheiten

Arten	Krankheiten
B. henselae	Katzenkratzkrankheit, bazilläre Angiomatose, bazilläre Peliose, Fieber, Bakteriämie, Endokarditis
B. quintana	Wolhyn-Fieber, bazilläre Angiomatose, bazilläre Peliose, Fieber, Bakteriämie, Endokarditis
B. elizabethae	Endokarditis
B. bacilliformis	Oroya-Fieber, Verruga peruana

führten riesige exulzerierende Basaliome zu Mutilation von Nase, Ohren, Mund etc., heute sieht man diese Fälle aber nur noch in den Ländern der dritten Welt; **Rumpfhautbasaliome** [oberflächliche/psoriasiforme Basaliome] sind eher selten geworden, früher waren sie häufig bei chronischer Arsenvergiftung; meist handelt es sich um mehrere nummuläre Herde, die leicht gerötet und nur etwas eingesunken sind; am Rand steht ein Saum von Basaliomknötchen

die **Therapie** der Wahl ist die Exzision mit knappem Sicherheitsabstand; ist das nicht möglich, können **fraktionierte Kürettage** [auch **Mohs-Technik**; Auskratzen in mehreren Sitzungen mit kleiner Kürette und spontane Wundheilung; zeigt erstaunlich gute Narben, neigt aber zum Rezidiv], Röntgenbestrahlung [cave: ungenügende Bestrahlung kann zu Mutation und Bildung **verwilderter Basaliome** mit Metastasierung führen] oder Kryotherapie und 5-Fluorouracil* topisch [nur bei oberflächlichem Basaliom] versucht werden; *s.u. Essay Bösartige Neubildungen der Haut S. 993*

Bal|me|nin|gi|tis *f, pl* **-ti|den:** *Syn: basale Meningitis; s.u. bakterielle Meningitis*

Bal|sal|lum|satz *m:* → *Grundumsatz*

Bal|sal|zell|epi|thel|i|om *nt:* → *Basaliom*

Bal|sal|zell|kar|zi|nom *nt:* → *Basaliom*

Basedow-Koma *nt: Syn: thyreotoxisches Koma, Coma basedowicum;* sich aus einer thyreotoxischen Krise entwickelndes Koma; **Therapie:** *s.u. Hyperthyreose*

Basedow-Krankheit *f: Syn: Morbus Basedow;* Autoimmunerkrankung der Schilddrüse mit Hyperthyreose, Struma und Exophthalmus [**Merseburger Trias**]; dazu kommen evtl. noch andere Augensymptome [Augenmuskelparese, periokuläres Ödem, Lidschwellung, Tränenfluss, Chemosis], die in ihrer Gesamtheit als **endokrine Orbitopathie** bezeichnet werden; liegt eine hyperthyreote Struma vor, wird sie als **Basedow-Struma** bezeichnet; **DD:** Hashimoto-Thyreoiditis, Schilddrüsenentzündungen mit Hyperthyreose [z.B. de Quervain-Thyreoiditis]; **Therapie:** zunächst steht die Wiederherstellung einer euthyreoten Stoffwechsellage durch Gabe von Thyreostatika im Vordergrund; danach wird je nach Situation eine Langzeitbehandlung mit Thyreostatika, eine operative Teilentfernung oder eine Radioiodtherapie durchgeführt

Tab. B3. Basedow-Krankheit. Therapieoptionen

Akute Phase der Stoffwechseldekompensation		Nur Thyreostatika (kein Radioiod, keine Operation)		
Nach Normalisierung des Stoffwechsels		**Therapie**		
Alter [Jahre]	**Schilddrüse (klinisch)**	**1. Wahl**	**2. Wahl**	**3. Wahl**
< 20	Mäßige Struma, diffus	Thyr.	Op.	–
20–35	Mäßige Struma, diffus	Thyr.	Op.	RI
20–35	Große, diffuse Struma oder multinoduläre Struma	Op.	RI	–
> 35	Mäßige Struma, diffus	RI	Thyr.	Op.
> 35	Große, diffuse Struma oder multinoduläre Struma	Op.	RI	–

Thry.: Thyreostatische Langzeittherapie; Op.: Schilddrüsenoperation; RI: Radioiodtherapie

Basedow-Krise *f: Syn: hyperthyreote/thyreotoxische Krise; s.u. Hyperthyreose*

Baseline *nt: Syn: Basislinie; s.u. Kardiotokografie*

Bal|sen|al|na|lo|ga *pl:* den Purin- bzw. Pyrimidinbasen ähnliche Verbindungen, die mit Pentosen Nucleosidanaloga bilden können; werden an Stelle der natürlichen Basen in Nucleinsäuren eingebaut und wirken als Hemmstoffe der Nucleotidsynthese; **Anw.:** Zytostatikum [Fluorouracil, Cytarabin, 6-Mercaptopurin, Methotrexat], Immunsuppressivum [Aza-

thioprin], Antimykotikum [Flucytosin]

Bal|si|dilo|bol|lo|se *f:* tropische Pilzinfektion durch **Basidiobolus haptosporus, Basidiobolus ranarum** oder andere Basidiobolus-Species; führt zur Bildung subkutaner Granulome [v.a. im Gesichtsbereich]; **Therapie:** Itraconazol* für 6–12 Monate

Bal|si|la|ris|in|suf|fi|zi|enz *f: Syn: Arteria-basilaris-Insuffizienz;* Durchblutungsstörung im Versorgungsgebiet der Arteria basilaris; bei partiellem Verschluss oder Anzapfsyndrom kommt es zu vertebrobasilärer Durchblutungsstörung mit Schwindel, Kopfschmerzen und evtl. Kleinhirn- und Hirnnervensymptomen; *s.a. Basilaristhrombose, Essay Schlaganfall und zerebrovaskuläre Krankheiten S. 1423*

Bal|si|la|ris|mi|grä|ne *f: s.u. Essay Migräne – Kopfschmerz S. 1017*

Bal|si|la|ris|throm|bo|se *f: Syn: Arteria-basilaris-Thrombose;* meist arteriosklerotisch bedingte Thrombose der Arteria basilaris, die zu ausgedehnten, oft bilateralen Störungen mit Ausfall kaudaler Hirnnervenkerne [Nervus glossopharyngeus, vagus, accessorius, hypoglossus], sensibler Bahnen, schwerer Ataxie sowie Hemi- oder Tetraparese führt; meist kommt es zu Atemlähmung und Koma; *s.u. Essay Schlaganfall und zerebrovaskuläre Krankheiten S. 1423*

Bal|si|li|kum *nt: Syn: Ocimum basilicum;* Pflanze aus der Familie der Lippenblütler [Lamiaceae]; verwendet werden die zur Blütezeit gesammelten oberirdischen Teile [**Basilienkraut, Basilici herba**] sowie das aus dem Kraut gewonnene ätherische **Basilikumöl** [Basilici aetheroleum]; sie enthalten v.a. Linalool, Methylchavicol [Estragol], Eugenol und Campfer; wirkt antimikrobiell, antifungal und insektizid, appetitanregend, verdauungsfördernd, harntreibend und galaktagog; **Anw.:** traditionell bei Völlegefühl und Flatulenz sowie zur Förderung von Appetit und Verdauung, als Galaktagogum, bei Erkältungskrankheiten und Harnwegsinfekten; äußerlich v.a. als Gurgelmittel und Adstringens bei Entzündungen des Rachenraums und zur Behandlung schlecht heilender Wunden

Bal|si|slan|lal|ge|sie *f: s.u. Essay Postoperative Schmerztherapie S. 1431*

Basis-Bolus-Therapie *f:* → *intensivierte konventionelle Insulintherapie*

Bal|sis|di|lät *f: s.u. Nahrungsmittelallergie*

Bal|sis|fre|quenz *f: Syn: Grundfrequenz, Basalfrequenz;* Herzfrequenz des Feten in der Wehenpause; *s.u. Kardiotokografie*

Bal|sis|li|nie *f: Syn: Baseline; s.u. Kardiotokografie*

Bal|sis|the|ra|peu|ti|ka *pl: Syn: disease modifying anti-rheumatic drugs; s.u. rheumatoide Arthritis, Essay Rheumatoide Arthritis S. 83*

Bal|so|phi|len|leuk|ä|mie *f: Syn: Blutmastzell-Leukämie, Mastzellenleukämie;* seltene Form der akuten myeloischen Leukämie mit Erhöhung der basophilen Leukozyten; *s.a. Essay Akute Leukämien S. 889*

Bassen-Kornzweig-Syndrom *nt: Syn: Abetalipoproteinämie, A-Beta-Lipoproteinämie;* autosomal-rezessiv vererbter Mangel an β-Lipoprotein, Cholesterin und Chylomikronen im Serum; der Mangel führt zu milder Steatorrhoe, Triglycerideinlagerung in Enterozyten und Hepatozyten sowie neurologischen und hämatologischen Störungen; *s.a. Essay Hereditäre Netzhautdystrophien S. 1119*

Bassini-Operation *f: Syn: Hernienplastik nach Bassini; s.u. Hernienplastik*

Bal|ta|vi|la|fie|ber *nt:* → *Leptospirosis bataviae*

Bal|tro|xo|bin *nt:* → *Reptilase*

Bauch, akuter *m:* → *Akutes Abdomen*

Bauch|fell|ent|zün|dung *f:* → *Peritonitis*

Bauch|fell|plas|tik *f: Syn: Peritoneoplastik;* operative Deckung von Darm- oder Organdefekten mit Bauchfell

Bauch|her|nie *f:* → *Bauchwandhernie*

Bauch|ho|den *pl: Syn: Abdominalhoden;* Form der Hodenretention, bei der ein oder beide Hoden im Bauchraum liegt/liegen; *s.a. Maldescensus testis*

Bauch|höh|len|schwan|ger|schaft *f: Syn: Abdominalgravidität, Abdominalschwangerschaft, abdominale Schwangerschaft, Graviditas abdominalis;* eine Extrauteringravidität mit Einnis-

B

tung der Frucht in der Bauchhöhle ist relativ selten; sie entsteht meist im Anschluss an eine Adnexitis mit Verklebung der Tube; die meisten Bauchhöhlenschwangerschaften sterben früh ab und bleiben klinisch unerkannt; implantiert sich der Keim aber im Bereich eines Gefäßbettes und gewinnt Anschluss an die mütterliche Blutzufuhr, kann sich eine intakte Schwangerschaft entwickeln, die unerkannt eine Letalität von bis zu 20 % hat; **Diagnose**: Ultraschall, Probelaparotomie; **Therapie**: Laparotomie und chirurgische Entfernung; bei ungünstigem Sitz der Plazenta wird sie in situ belassen und mit hoch dosierter Methotrexat-Therapie zur Regression gebracht

Bauch|netz|ent|fer|nung f: → *Epiploektomie*

Bauch|schnitt m: → *Laparotomie*

Bauch|spei|chel|drü|sen|ent|zün|dung f: → *Pankreatitis*

Bauch|spie|ge|lung f: → *Laparoskopie*

Bauch|trau|ma nt: *Syn: Bauchverletzung, Abdominaltrauma*; sowohl stumpfe als auch penetrierende Bauchverletzungen können zu Verletzungen innerer Organe [Milz 25 %, Leber 15 %, Niere 12 %] führen; v.a. beim **stumpfen Bauchtrauma** wird das Ausmaß der inneren Verletzungen häufig unterschätzt oder zu spät diagnostiziert; wichtig sind deshalb die genaue Unfallanamnese [am besten direkt vom Patienten und von Augenzeugen], die klinische Untersuchung [Kontusionsmarken, Rippen- oder Beckenfrakturen sprechen für eine starke Gewalteinwirkung], Sonografie der Bauchhöhle [evtl. mit Punktion und Aspiration von Flüssigkeit], Thorax- und Abdomenaufnahme, CT und Peritoneallavage; bei Verdacht auf Gefäßverletzung oder Verletzungen der Urogenitalorgane u.U. Angiografie, Pyelografie, Urethrografie oder Zystografie; bei **penetrierenden Bauchtraumen** muss als erstes geprüft werden, ob der Stichkanal durch die Bauchwand in die Bauchhöhle führt; in diesem Fall ist eine diagnostische Laparotomie indiziert; Schussverletzungen sollten immer operativ revidiert werden; *s.a. Essay Abdominalschmerz und akutes Abdomen S. 25*

Bauch|wand|her|nie f: *Syn: Bauchwandbruch, Bauchhernie, Bauchbruch, Laparozele, Hernia abdominalis/ventralis*; Hernie durch die Bauchwand; die **mittlere** oder **mediale Bauchwandhernie** befindet sich in der Linea alba; liegt die Bruchpforte oberhalb des Nabels handelt es sich um eine epigastrische Hernie [**Hernia epigastrica**], liegt sie unterhalb des Nabels um eine hypogastrische Hernie [**Hernia hypogastrica**]; bei der **lateralen** oder **seitlichen Bauchwandhernie** liegt die Bruchpforte zwischen ihren Linea semilunaris und Rektusscheide; *s.a. Essay Eingeweidebrüche/Hernien S. 577*

Bauer-Probe m: *Syn: Galaktosetoleranztest*; Leberfunktionstest durch orale Galaktosegabe und Bestimmung der Spiegel in Blut oder Urin; die Galaktoseclearance ist vermindert bei Schädigung des Leberparenchyms [Zirrhose, Hepatitis] und Galaktoseintoleranz

Baum|woll|staub|pneu|mo|ko|ni|o|se f: *Syn: Baumwollpneumokoniose, Baumwollfieber, Byssinose*; zu den Berufskrankheiten gehörende exogen-allergische Alveolitis durch Einatmen von Baumwollstaubpartikeln; *s.a. Essay Lungen- und Atemwegserkrankungen durch Arbeit und Umwelt S. 1265*

Bay|lis|as|ca|ris procyonis f: *Syn: Waschbärspulwurm*; wird selten auf den Menschen übertragen; die wandernden Larven können eine oft fatal verlaufende eosinophile Meningoenzephalitis verursachen; *s.a. Essay Helminthosen S. 553*

Bazett-Formel f: *s.u. Essay Elektrokardiogramm S. 317*

Ba|zil|len|ruhr f: → *Bakterienruhr*

Ba|zi|tra|zin nt: → *Bacitracin*

B-Bild nt: → *Ultraschalltomografie*

BCG-Impfung f: Tuberkuloseschutzimpfung mit **Bacillus Calmette-Guérin** [einer attenuierten Variante von Mycobacterium* bovis] als Lebendimpfstoff; wird von der WHO nur noch in Hochprävalenzländern empfohlen; der Schutz ist allgemein unzureichend, die Impfung schützt jedoch im Kindesalter vor schweren TB-Verlaufsformen, wie Meningitis oder Miliar-TB; für Deutschland wird die BCG-Impfung weder vom DZK [Deutsches Zentralkomitee zur Bekämpfung der Tuberkulose] noch von der STIKO [Ständige Impf-

Kommission] am Robert Koch-Institut empfohlen; *s.a. Essay Tuberkulose S. 1585*

BEACOPP-Schema nt: zur Behandlung von Hodgkin-Lymphomen verwendetes Schema aus Bleomycin*, Etoposid*, Adriamycin [Doxorubicin*], Cyclophosphamid*, Vincristin* [*engl.* Oncovin], Procarbazin* und Prednisolon*; *s.a. Essay Hodgkin-Lymphome S. 661*

Bearn-Kunkel-Slater-Syndrom nt: *Syn: lupoide Hepatitis, Bearn-Kunkel-Syndrom*; zu den Autoimmunkrankheiten gehörende Sonderform der chronisch-aggressiven Hepatitis mit positivem L.E.-Phänomen und plasmazellulärem Infiltrat, die v. a. jüngere Frauen befällt; im Serum finden sich antinukleäre Antikörper und hohe γ-Globulinwerte; **Therapie**: Immunsuppression mit Prednisolon* und Azathioprin*

Be|at|mungs|bron|cho|sko|pie f: *s.u. Tracheobronchoskopie*

Bechterew-Krankheit f: → *Spondylitis ankylosans*

Bechterew-Strümpell-Marie-Krankheit f: → *Spondylitis ankylosans*

Be|cken|ar|te|ri|o|gra|fie, -gra|phie f: Röntgenkontrastdarstellung der Arterien des kleinen Beckens; die Kontrastmittelinjektion erfolgt i.d.R. mittels Katheter [Seldinger-Judkins-Technik]

Beckenboden-Training nt: *s.u. Essay Harninkontinenz S. 533*

Be|cken|en|do|pro|the|se f: *s.u. Hemipelvektomie*

Be|cken|frak|tur f: *Syn: Beckenbruch*; Fraktur des knöchernen Beckens betreffen die Pfanne [*s.u. Acetabulumfraktur*] oder den Beckenring [*s.u. Beckenringfraktur*]; *s.a. Essay Fraktur, Luxation, Distorsion S. 423*

Be|cken|gurt|frak|tur f: → *Chance-Fraktur*

Be|cken|her|nie f: *Syn: Ischiozele, Hernia ischiadica*; Hernie mit Foramen ischiadicum majus oder minus als Bruchpforte; *s.a. Essay Eingeweidebrüche/Hernien S. 577*

Be|cken|os|te|o|to|mie f: Durchtrennung von Beckenknochen oder Beckenring; *s.a. Essay Koxarthrose S. 847, Essay Hüftgelenksdysplasie S. 673*

Beckenosteotomie nach Chiari: → *Chiari-Operation*

Be|cken|pfei|ler|frak|tur f: *s.u. Acetabulumfraktur*

Be|cken|rand|frak|tur f: *s.u. Beckenringfraktur*

Be|cken|ring|frak|tur f: Frakturen des knöchernen Beckenrings werden nach der Stabilität bzw. Instabilität des Beckenrings in Typ-A-, Typ-B- und Typ-C-Verletzungen eingeteilt; **Typ-A-Frakturen** sind Beckenringverletzungen ohne Stabilitätsverlust; dazu gehören u.a. **Beckenrandfrakturen** [A1], isolierte Frakturen des vorderen Beckenrings [A2] und Querfrakturen von Kreuz- und Steißbein [A3]; **Typ-B-Frakturen** werden meist durch laterale oder anterior-posteriore Gewalteinwirkung verursacht; sie sind vertikal stabil, rotatorisch aber instabil; man unterscheidet die Untergruppen B1 [Symphysensprengung], B2 [laterale Kompressionsverletzung] und B3 [beidseitige Typ-B-Fraktur]; **Typ-C-Frakturen** sind sowohl vertikal als auch rotatorisch instabil; C1-Verletzungen betreffen Sakrum, Ilium oder Iliosakralgelenk und zusätzlich liegt eine Symphysenruptur und/oder vordere Beckenringfraktur vor; bei C2 liegt eine Typ-B-Fraktur einer Seite und eine Typ-C-Fraktur der anderen Seite vor, bei C3 handelt es sich um eine beidseitige C-Fraktur

Diagnose: Anamnese, Inspektion, Untersuchungsbefund [wichtig: rektale Untersuchung!]; Röntgen [Beckenübersicht, Inlet-Projektion, Outlet-Projektion], CT, MRT, Angiografie zum Ausschluss von Gefäßverletzungen; **Therapie**: Typ-A-Verletzungen können konservativ behandelt werden; Querfrakturen des Sakrums müssen bei Vorliegen einer neurologischen Symptomatik reponiert und fixiert werden; die operative Versorgung instabiler Frakturen hängt v.a. von den Begleitverletzungen [oft Milz-, Leber-, Blasenruptur] und dem Frakturtyp ab; *s.a. Essay Fraktur, Luxation, Distorsion S. 423, s.a. Abb. B13*

Be|cken|ring|os|te|o|to|mie f: *Syn: Pubeotomie, Pubiotomie, Hebetomie, Hebotomie*; Durchtrennung des Beckenrings, z.B. zur Geburtserleichterung

Be|cken|so|no|gra|fie, -gra|phie f: ursprünglich war die **transabdominelle Beckensonografie** mit einem Konvexschallkopf [3,5–5 MHz] die Standardmethode; heute wird die Untersuchung je nach Fragestellung noch durch eine **transvaginale**

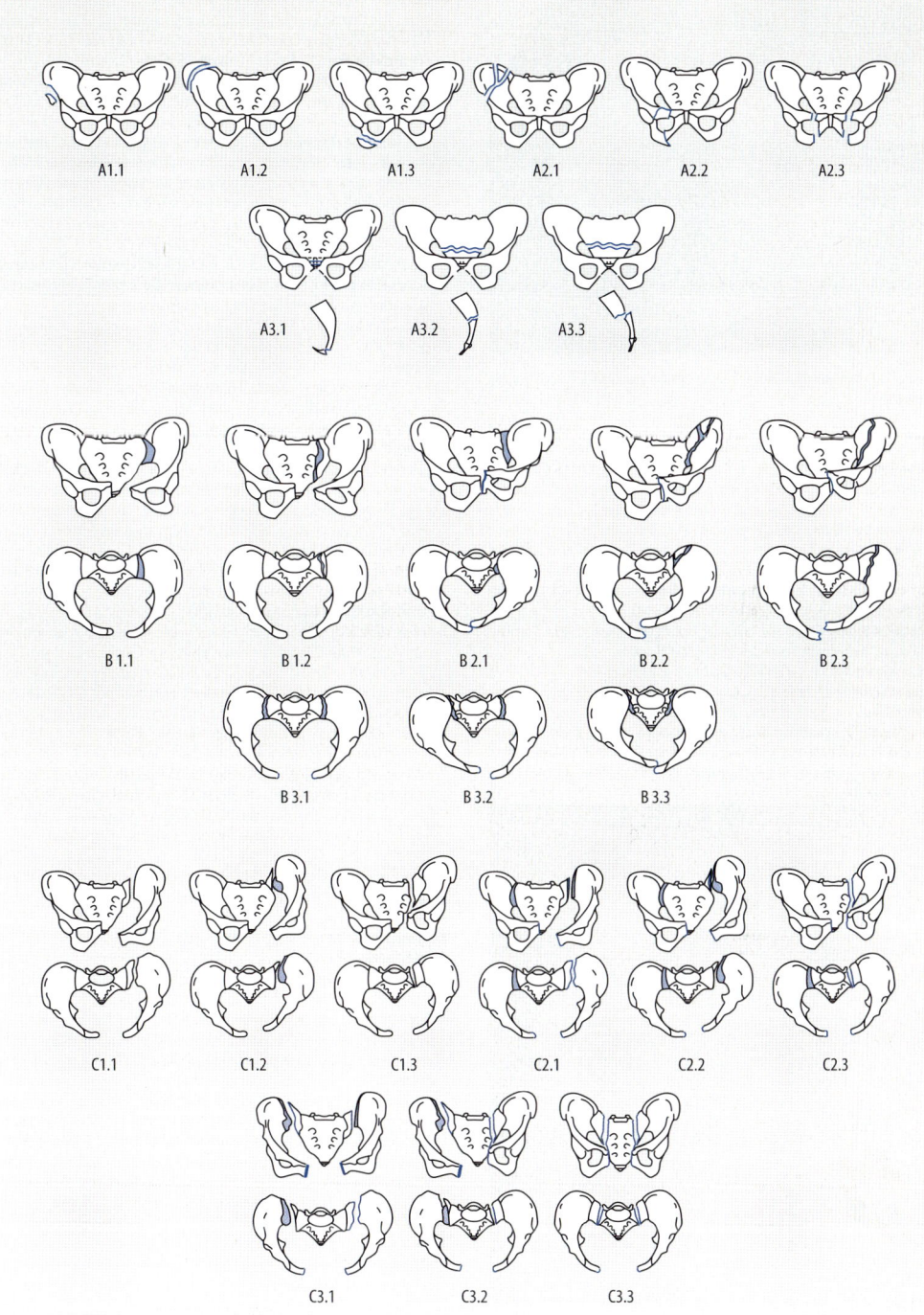

Abb. B12. Beckenringfraktur. Klassifikation der Beckenringfrakturen: Typ-A-Frakturen: Beckenringverletzungen ohne Stabilitätsverlust, Typ-B-Frakturen: vertikal stabil, rotatorisch instabil, Typ-C-Frakturen: sowohl vertikal als auch rotatorisch instabil

B

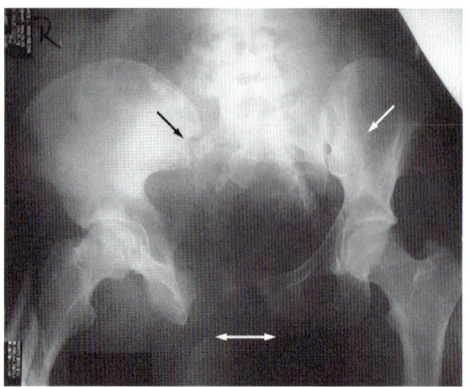

Abb. B13. Beckenringfraktur. Beckenringfraktur Typ C3.1 nach Suizidversuch

oder **transrektale Sonografie** ergänzt; *s.a. Vaginalsonografie*

Be|cken|typ *m*: chronische arterielle Verschlusskrankheit mit vorwiegendem Befall des Aorta-Iliaca-Abschnitts; *s.a. Essay Periphere arterielle Verschlusskrankheit S. 1661*

Be|cken|ve|nen|throm|bo|se *f*: gehäuft postoperativ oder postpartal auftretende Thrombose der großen Beckenvenen [Vena iliaca externa, Vena iliaca interna]; oft handelt es sich um eine **tiefe Becken-Beinvenenthrombose**; *s.a. Beinvenenthrombose, Essay Thrombose und Embolie S. 1527*

Be|cken|zwin|ge *f*: Sonderform des Fixateur externe zur Stabilisierung von Frakturen des hinteren Beckenrings

Becker-Kiener Typ *m*: *s.u. Muskeldystrophie, progressive*

Becker-Muskeldystrophie *f*: *s.u. Muskeldystrophie, progressive*

Becker-Nävus *m*: **Syn:** Becker-Melanose, Melanosis naeviformis; v.a. am Stamm auftretender pigmentierter, behaarter, epidermaler Nävus mit guter Prognose; **Therapie:** bei Wunsch der Patienten Exzision, Kryotherapie oder Laserkoagulation

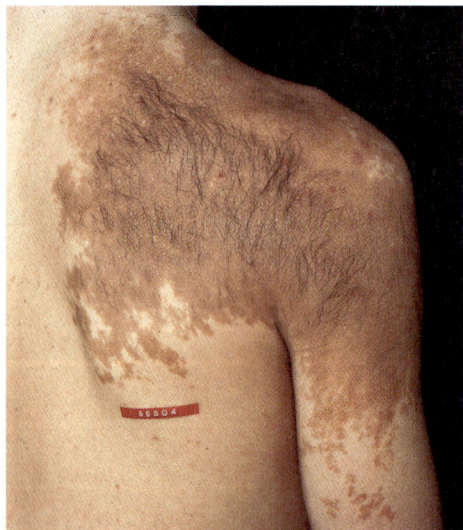

Abb. B14. Becker-Nävus

Beckmann-Ringmesser *nt*: *s.u. Adenotomie*

Béclard-Hernie *f*: durch die Fossa ovalis hervortretende Schenkelhernie; *s.a. Essay Eingeweidebrüche/Hernien S. 577*

Be|clo|me|ta|son *nt*: **Syn:** *9-Chlor-11β,17,21-trihydroxy-16β-methyl-1,4-pregnadien-3,20-dion*; halogeniertes Glucocorticoid; **Anw.:** lokal [Inhalation] bei Asthma bronchiale, chro-

nisch obstruktiver Bronchitis und anderen Atemwegserkrankungen; intranasal wirksam bei saisonaler und perennialer Rhinitis allergica; rektal bei chronisch-entzündlichen Darmerkrankungen [Colitis ulcerosa, Morbus Crohn]

Be|darfs|me|di|ka|men|te *pl*: **Syn:** *Reliever, Kurzzeitmedikamente*; Bezeichnung für Asthmamedikamente, die nur beim Auftreten von Beschwerden zum Einsatz kommen; es handelt sich um kurz wirksamen β₂-Sympathikomimetika, die auch als **Notfall-** oder **Rettungsspray** bezeichnet werden; sie sollten deshalb stets mitgeführt werden [z.B. in der Hosentasche, in der Manteltasche oder in der Handtasche] und im Bedarfsfall zur Verfügung stehen; *s.u. Essay Asthma bronchiale und Status asthmaticus S. 95*

Be|darfs|schritt|ma|cher *m*: **Syn:** *bedarfsgesteuerter Herzschrittmacher, Demand-Herzschrittmacher, Demand-Schrittmacher, Demand-Pacemaker*; *s.u. Herzschrittmacher*

Be|feuch|ter|lun|ge *f*: **Syn:** *Befeuchterfieber*; exogen-allergische Alveolitis durch Inhalation von Bakterien- oder Schimmelallergenen aus Klimaanlagen; *s.a. Essay Lungen- und Atemwegserkrankungen durch Arbeit und Umwelt S. 1265*

Be|fruch|tung, künstliche *f*: *s.u. Insemination, In-vitro-Fertilisation*

Be|gleit|ar|thri|tis *f, pl* **-ti|den:** → *reaktive Arthritis*

Be|gleit|hy|dro|ze|le *f*: *s.u. Hydrocele testis*

Be|gleit|hy|per|pro|lak|tin|ä|mie *f*: Hyperprolaktinämie als Begleiterscheinung bei Krankheitsbildern und Medikamenten, wie z.B. Dysgerminom, Hypophysentumoren, Kraniopharyngeom, Prolaktinom, suprasselläre Tumoren und Medikamenten [Neuroleptika, Opioide, Methyldopa, Clonidin, Reserpin, Amitryptilin, Imipramin, MCP, Ranitidin, Cimetidin, Androcur]; *s.a. Essay Zyklusstörungen S. 1721*

Be|gleit|mas|to|i|di|tis *f*: *s.u. Mastoiditis*

Be|gleit|schie|len *nt*: **Syn:** *Strabismus concomitans*; Schielen, bei dem ein Auge das andere begleitet; im Gegensatz zum Lähmungsschielen* ist der Schielwinkel* in den verschiedenen Blickrichtungen gleich groß; die Ursachen des Begleitschielens sind in den meisten Fällen unklar; zu den häufigen Ursachen gehören manifeste oder latente Hypermetropie, Anisometropie, Fusionsschwäche, Netzhauterkrankungen und Störungen der Muskelmechanik; die gefährlichste Folge des unbehandelten Begleitschielens ist die **Schielschwachsichtigkeit** [Schielamblyopie] des betroffenen Auges; sie kann nur bei frühzeitiger und konsequenter Behandlung verhindert werden; die sicherste Methode zur Verhütung und Behandlung der Schielamblyopie ist die alternierende Okklusion; eine operative Korrektur wird nur durchgeführt, wenn diese Behandlung fehlschlägt; *s.a. Schielen*

Be|gleit|schnup|fen *m*: *s.u. Rhinitis acuta*

Be|gleit|stein *m*: *s.u. Choledocholith*

Bei|fuß *m*: **Syn:** *gemeiner Beifß, Gewürzbeifuß, Artemisia vulgaris*; Pflanze aus der Familie der Korbblütler [Asteraceae]; verwendet werden die getrockneten oberirdischen [**Beifußkraut, Artemisiae vulgaris herba**] und unterirdischen [**Artemisiae vulgaris radix**] Pflanzenteile; sie enthalten ein ätherisches Öl mit Cineol, Campfer, Thujon, Sesquiterpenlactone [Vulgarin, Psilostachyn] und lipophilen Flavonolderivaten; **Anw.:** das Kraut traditionell bei Verdauungsbeschwerden, Amenorrhoe und Dysmenorrhoe sowie als Choleretikum; die Wurzel bei Schwächezuständen, psychovegetativem Syndrom, Depression, Hypochondrie, allgemeiner Reizbarkeit und Unruhe, Schlafstörungen und Angstzuständen

Beigel-Krankheit *f*: → *Piedra alba*

Bein|ge|schwür *nt*: → *Ulcus cruris*

Bein|län|gen|dif|fe|renz *f*: 70 % aller Menschen haben eine Beinlängendifferenz, die i.d.R. aber geringer als 1 cm ist und keine Beschwerden verursacht; bei allen Patienten mit lumbalgiformen Beschwerden sollte deshalb eine Beinlängendifferenz ausgeschlossen werden; **Diagnose:** Inspektion des stehenden Patienten von hinten [Beckenkämme, Grübchen, Trendelenburg-Zeichen*]; Beinlängenmessung von der Spina iliaca anterior superior zur Spitze des Außenknöchels oder vom Nabel zum Innenknöchel; Beckenübersicht im Stehen; sonografische Messung; **DD:** funktionelle Verkürzung bei z.B. Adduktionskontraktur im Hüftgelenk; **Therapie:** im

B

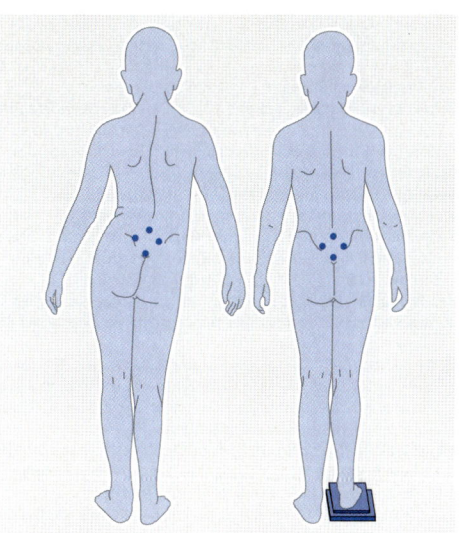

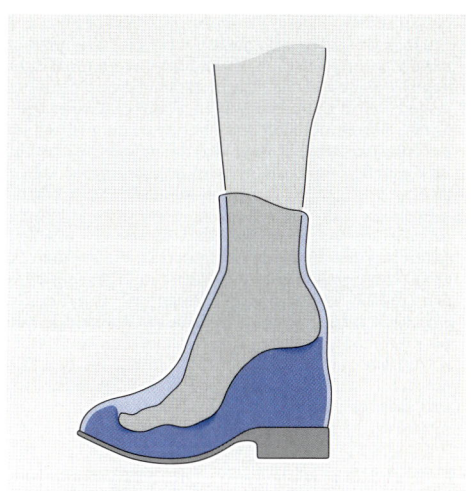

Abb. B16. Beinlängendifferenz. Innenschuh zum Beinlängenausgleich

Abb. B15. Beinlängendifferenz. Unter das kürzere Bein werden Holzbrettchen bekannter Dicke gelegt, bis die Beckenkämme in gleicher Höhe sind

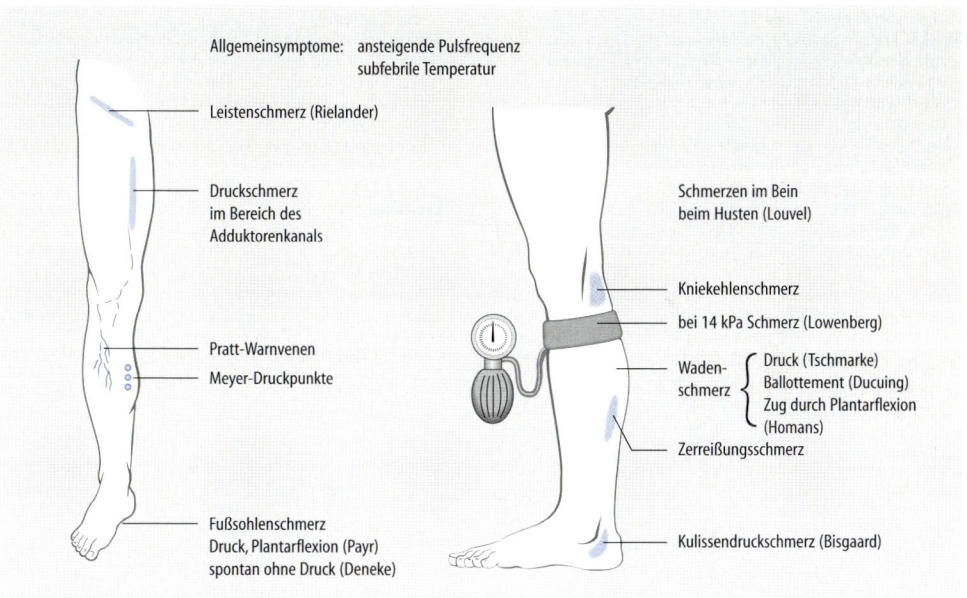

Abb. B17. Beinvenenthrombose. Klinische Zeichen bei tiefer Beinvenenthrombose

Wachstumsalter auf jeden Fall Ausgleich selbst geringer Differenzen zur Verhinderung einer Skolioseentwicklung; i. d. R. reicht eine Schuherhöhung aus, bei mehr als 5 cm Unterschied evtl. durch einen Innenschuh; größere Differenzen können durch Verlängerungsprothesen behandelt werden, sollten bei jüngeren Patienten aber operativ versorgt werden; das kürzere Bein kann verlängert [Verlängerungsosteotomie], das längere Bein verkürzt [Verkürzungsosteotomie] werden oder es kann eine kombinierte Verkürzungs- und Verlängerungsosteotomie indiziert sein; im Wachstumsalter kann auch eine temporäre Epiphyseodese* nach Blount durchge-

führt werden, die aber hohe Komplikationsraten hat und oft nur wenig Korrektur bringt

Bein|ve|nen|throm|bo|se f: die Thrombose oberflächlicher Beinvenen [Thrombophlebitis] ist selten, die **tiefe Beinvenenthrombose** dagegen ist eine häufige Erkrankung, die meist die tiefen Bein- und Beckenvenen betrifft [**tiefe Becken-Beinvenenthrombose**]; wegen der fehlenden Symptome wird sie oft nicht diagnostiziert und erst beim Auftreten von Komplikationen [v.a. Lungenembolie] erkannt; meist handelt es sich um eine symptomatische Thrombose, die durch eine bekannte Ursache ausgelöst wurde, seltener um eine idiopathische Erkrankung; die wichtigsten prädisponierenden Faktoren sind Alter, Malignome, Adipositas sowie angeborene oder erworbene Störungen der Blutgerinnung mit Thrombophilie; als auslösende Ursachen kommen v.a. Operationen, längere Bettruhe, Immobilisation, Traumen, Geburt, langes Sitzen [**Reisethrombose**] und Überanstrengung [**thrombose par l'effort**] in Betracht; **Diagnose**: Anamnese, Untersuchung, Phlebografie, Duplexsonografie; **Therapie**: frische, d.h., bis zu einer Woche alten Thromben, können durch lokale oder systemische Thrombolytika [z.B. Streptokinase, Urokinase] aufgelöst werden; ältere Thromben sind bereits in Organisation begriffen und das Therapieziel ist die Verhinderung eines postthrombotischen Syndroms*; in Abhängigkeit von der Ursache wird dann eine Prophylaxe von Rezidiven eingeleitet; am häufigsten ist die Gabe von Kumarinderivaten oder Thrombozytenaggregationshemmern [z.B. Acetylsalicylsäure]; eine Thrombektomie ist nur in sehr seltenen Fällen indiziert [Phlegmasia coerulea dolens mit arterieller Ischämie]; kommt es zu rezidivierenden Embolien, kann ein Cavaschirm eingesetzt werden; *s.a. Essay Thrombose und Embolie S. 1527*

Bein|well *m*: *Syn: Symphytum officinale*; Pflanze aus der Familie der Rauhblattgewächse [Boraginaceae]; verwendet werden **Beinwellwurzel** [Symphyti radix], **Beinwellblätter** [Symphyti folium] und **Beinwellkraut** [Symphyti herba]; sie enthalten Allantoin, die Wurzel zusätzlich noch Schleimpolysaccharide; **Anw.**: äußerlich bei Prellung, Zerrung, Verstauchung; traditionell auch bei Schleimbeutel-, Knochenhaut-, Sehnenscheiden- und Venenentzündung; in der Homöopathie bei Knochenbrüchen, stumpfen Verletzungen und Thrombophlebitis

Bei|jel *f*: *Syn: endemische Syphilis*; oft schon im Kindesalter auftretende nicht-venerische Syphilis in Südeuropa, Afrika und Asien; der Erreger [Treponema pallidum subsp. endemicum] wird nicht beim Geschlechtsverkehr, sondern durch Gegenstände [z.B. Handtücher] übertragen; das klinische Bild gleicht dem der Syphilis, allerdings fehlt der Primäraffekt; Spätformen mit neurologischen oder kardiovaskulären Störungen kommen nicht vor

Be|las|tungs|elek|tro|kar|di|o|gra|fie, -gra|phie *f*: *Syn: Belastungs-EKG*; Aufzeichnung eines EKGs vor, während und nach einer definierten Belastung; *s.a. Essay Elektrokardiogramm S. 317*

Be|las|tungs|in|kon|ti|nenz *f*: *Syn: Stressinkontinenz*; unwillkürlicher Harnabgang bei körperlicher Belastung, d.h. bei passiver intravesikaler Druckerhöhung [Husten, Niesen, Bauchpresse] ohne imperativen Harndrang und ohne urodynamisch nachweisbare unwillkürliche Detrusorkontraktionen; *s.u. Essay Harninkontinenz S. 533*

Be|las|tungs|in|suf|fi|zi|enz *f*: *s.u. Herzinsuffizienz*

Be|las|tungs|u|ro|gra|fie, -gra|phie *f*: kaum noch verwendete Form der Urografie, bei der die Ausscheidungsgeschwindigkeit des Kontrastmittels durch Flüssigkeitszufuhr erhöht wurde

Bel|la|don|na *f*: → *Atropa belladonna*

Bel|la|don|nae radix *f*: Wurzel von Atropa* belladonna

Bell-Lähmung *f*: einseitige, periphere Fazialisparese

Bellocq-Tamponade *f*: *Syn: Choanaltamponade*; hintere Nasentamponade bei Nasenbluten mit Blutungsquelle im hinteren Teil der Nase

Bell-Phänomen *nt*: sichtbare Rotation des Auges nach oben bei Augenschluss bei einseitiger peripherer Fazialisparese [Bell-Lähmung]

Be|me|sel|tron *nt*: 5-HT3-Rezeptorantagonist; **Anw.**: Antiemetikum bei Zytostatika- und Strahlentherapie; **NW**: v.a. Kopfschmerz und Benommenheit; selten anaphylaktische Reaktionen mit Urtikaria und Angioödem

Be|me|ti|zid *nt*: Saluretikum; Benzothiadiazindiuretikum; **Anw.**: Hypertonie, Ödeme, Herzinsuffizienz, chronisch-venöse Insuffizienz; meist in Kombination mit Triamteren; **Dosierung**: 5–10 mg/d; **NW**: Hypokaliämie, Erhöhung von Blutzucker- und Harnsäurespiegel

Bence-Jones-Plasmozytom *nt*: *Syn: Bence-Jones-Krankheit, L-Ketten-Krankheit, Leichtketten-Krankheit*; Variante des Plasmozytoms mit ausschließlicher Bildung und Ausscheidung von **Bence-Jones-Eiweißkörpern** [aus Paraprotein der L-Ketten von Immunglobulinen bestehende Eiweißkörper] und Nierenschädigung

Ben|cy|clan *nt*: peripherer Vasodilatator; **Anw.**: periphere und zentrale Durchblutungsstörungen, Thromboseprophylaxe, Migräne; **Dosierung**: 3 × 100 mg/d p.o.; **NW**: Unruhe, Kopfschmerzen, Schwindelgefühl, Händezittern, Schlafstörungen, Magenschmerzen, Völlegefühl, Übelkeit, Erbrechen; **Kontraind.**: schwere Leber- oder Niereninsuffizienz, dekompensierte Herzinsuffizienz, frischer Herzinfarkt, AV-Block und frische Apoplexie

Ben|da|mus|tin *nt*: alkylierendes Zytostatikum; **Anw.**: chronisch lymphatische Leukämie, Plasmozytom; *s.u. Essay Non-Hodgkin-Lymphome S. 1133*

Bending-Aufnahmen *pl*: → *Biegeaufnahmen*

Ben|dro|flu|me|thi|a|zid *nt*: *Syn: Benzylhydroflumethiazid*; Saluretikum; mittellang wirkendes Diuretikum vom Benzthiadiazintyp; **Anw.**: Hypertonie, schonende Ausschwemmung von

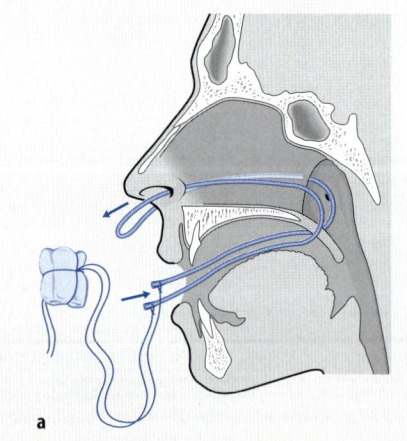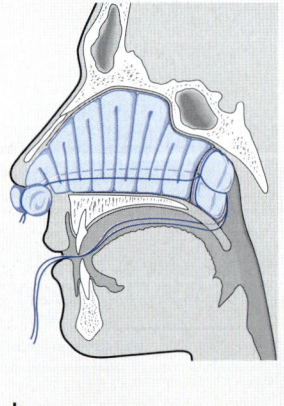

Abb. B18. Bellocq-Tamponade. a Anbinden des Tupfers an die Enden eines Gummischlauches; **b** die Tamponade wird in den Nasopharynx hochgezogen, die Nasenhöhle mit fortlaufender Gaze ausgestopft

Ödemen bei Herzinsuffizienz oder Nierenerkrankungen; **Dosierung**: initial 15 mg, Dauertherapie 2,5–5 mg/d p.o.; **NW**: Hypokaliämie, Erhöhung von Blutzucker- und Harnsäurespiegel

bends *pl: s.u. Caissonkrankheit*

Benedict-Glukoseprobe *f*: Zuckernachweis im Harn durch **Benedict-Zuckerreagens** [Kupfersulfat, Natriumcitrat, Natriumcarbonat, Kaliumrhodanid, Kaliumferrocyanid]

Be|ne|dik|ten|kraut *nt: Syn: Kardobenediktenkraut, Cnici benedicti herba; s.u. Kardobenedikte*

Ben|fo|ti|a|min *nt*: lipidlösliches Thiaminderivat; neurotropes Analgetikum; **Anw.**: Vitamin B₁-Therapie bei Mangel- und Fehlernährung, chronischem Alkoholismus und bei gesteigertem Bedarf; **Dosierung**: Therapie 50–150 mg/d p.o., Prophylaxe 1–20 mg/d p.o.

Bennett-Luxationsfraktur *f*: Luxationsfraktur der Basis des 1. Mittelhandknochens, die durch Sturz auf den abgespreizten Daumen entsteht; das große Segment disloziert nach palmar und proximal, das kleinere Segment verbleibt i.d.R. in situ; **Therapie**: offene Reposition und stufenlose Wiederherstellung der Gelenkfläche; Fixierung mit Minischrauben; *s.a. Essay Fraktur, Luxation, Distorsion S. 423*

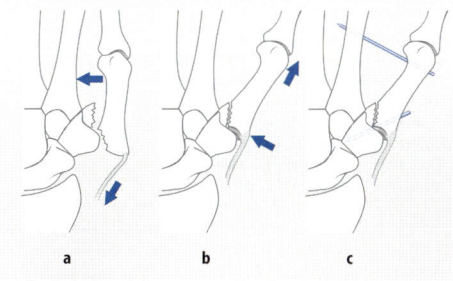

a　　　　b　　　　c

Abb. B19. Bennett-Luxationsfraktur. Schema der Reposition

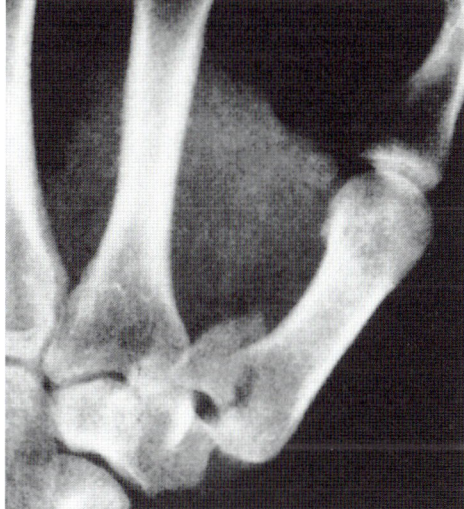

Abb. B20. Bennett-Luxationsfraktur

Ben|pe|ri|dol *nt: Syn: Benzperidol*; Neuroleptikum, Butyrophenon-Derivat; **Anw.**: akute Psychosen, akute psychomotorische Erregungszustände, Halluzinationen, Alterspsychosen; **NW**: extrapryramidale Störungen [Dyskinesien, Parkinson-Syndrom, Akathisie], Sekretionsstörungen der Speichel- und Schweißdrüsen, Amenorrhoe, Laktation

Ben|pro|pe|rin *nt*: Antitussivum; soll den Hustenreflex sowohl peripher [Hemmung der afferenten Nervenfasern] als auch zentral [Hemmung des Hustenzentrums] unterdrücken; **Anw.**: Reizhusten; **Dosierung**: 2–4 × 25–50 mg/d p.o.; **NW**: Schläfrigkeit, Übelkeit, Mundtrockenheit

Ben|se|ra|zid *nt*: peripherer Dopadecarboxylasehemmer; **Anw.**: zusammen mit Levodopa zur Behandlung von Parkinson-Krankheit sowie des postenzephalitischen, toxischen oder arteriosklerotisch bedingten Parkinson-Syndroms; **Dosierung**: 25–50 mg Benserazid zusammen mit 100–200 mg L-Dopa pro Tag; Tageshöchstdosis 200 mg Benserazid und 800 mg L-Dopa; *s.a. Essay Parkinson-Syndrome S. 1229*

Ben|ti|a|min *nt: Syn: Dibenzoylthiamin*; lipidlösliches Thiaminderivat; **Anw.**: Vitamin B₁-Therapie bei Mangel- und Fehlernährung, chronischem Alkoholismus und bei gesteigertem Bedarf

Ben|zal|ko|ni|um|chlo|rid *nt*: als Antiseptikum und Desinfektionsmittel verwendete Ammoniumverbindung; z.T. auch zusammen mit Dexpanthenol zur Behandlung von Akne vulgaris, Rosazea, Folliculitis und Seborrhoe

Benzathin-Benzylpenicillin *nt: Syn: Benzathin-Penicillin G*; schwerlösliches Depotpenicillin zur intramuskulären Injektion; *s.a. Benzylpenicillin*

Ben|za|tro|pin *nt*: Parasympatholytikum; hemmt die Wirkung von Acetylcholin an muskarinischen cholinergen Rezeptoren; Antiparkinsonmittel; **Anw.**: Bewegungsstörungen bei Morbus Parkinson und Parkinson-Syndrom; **Dosierung**: 0,5–2 mg/d p.o., i.v. oder i.m., maximal 6 mg/d; **NW**: Müdigkeit, Schläfrigkeit, Depressionen, Unruhe, Erregung, Verwirrtheit, Schwindel, motorische Störungen, Hemmung der Speicheldrüsensekretion mit Mundtrockenheit, Schluckbeschwerden, retrosternale Schmerzen durch Refluxösophagitis, Obstipation, erschwertes Wasserlassen v.a. bei Prostatahypertrophie, verminderte Schweißsekretion, erhöhte Körpertemperatur, warme gerötete Haut, Akkommodationsstörungen, Zunahme des Augeninnendrucks, Lichtscheu, vermehrte Blendungsempfindlichkeit; *s.a. Essay Parkinson-Syndrome S. 1229*

Ben|za|zo|lin *nt: → Tolazolin*

Benz|bro|ma|ron *nt*: wichtigstes Urikosurikum; 10-mal stärker wirksam als Probenecid; hemmt die tubuläre Rückresorption von Harnsäure; **Anw.**: primärer Hyperurikämie, Gicht; **Dosierung**: 100 mg, in mikronisierter Form 80 mg/d; **NW**: gastrointestinale Störungen [Magendruck, Übelkeit, Völlegefühl, Brechreiz]; *s.a. Essay Gicht und andere Störungen des Purinstoffwechsels S. 487*

Ben|ze|drin *nt: → Amphetamin*

B-Enzephalitis, japanische *f: Syn: Encephalitis japonica B*; primär im ostasiatischen Raum auftretende Enzephalitis; das verursachende Arbovirus [japanische B-Enzephalitis-Virus] wird durch die Reisfeldmücke übertragen; die Letalität beträgt 20–50 %

Benz|e|tho|ni|um|chlo|rid *nt*: quarternäre Ammoniumverbindung; mikrobiostatisch und mikrobiozid wirksam mit höherer Effektivität gegen grampositive als gegen gramnegative Bakterien; **Anw.**: Antiseptikum, Desinfiziens

Ben|zi|din|pro|be *f*: unspezifische Methode zum Blutnachweis in Harn, Stuhl und Liquor; nur noch selten verwendet

Ben|zni|da|zol *nt*: Imidazol-Derivat; **Anw.**: Chagas-Krankheit; *s.a. Essay Tropenkrankheiten – importierte Krankheiten S. 1571*

Ben|zo|ca|in *nt: Syn: Ethyl-p-aminobenzoat, Benzocainum, Aminobenzoesäureethylester*; Lokalanästhetikum vom Estertyp; **Anw.**: schmerzhafte Hautläsionen [Ulzera, Verbrennungen usw.], Entzündungen der Schleimhaut [Gingivitis, Stomatitis], Beschwerden bei Hämorrhoiden und Pruritus ani

Ben|zo|di|a|ze|pi|ne *pl: Syn: Benzodiazepinderivate*; zur Gruppe der Tranquilizer gehörende Psychopharmaka mit angstlösender, sedativer, antikonvulsiver und muskelrelaxierender Wirkung; man kann dementsprechend vier **Anwendungsgruppen** unterscheiden: 1. Tranquilizer, Anxiolytikum: z.B. Alprazolam, Bromazepam, Chlordiazepoxid, Clobazam, Clonazepam, Diazepam, Lorazepam, Prazepam 2. Hypnotikum: z.B. Flunitrazepam, Flurazepam, Loprazolam, Lorazepam, Nitrazepam, Temazepam **3.** Antikonvulsivum, Antiepileptikum: z.B. Clobazam, Diazepam, Clonazepam, Nitrazepam **4.** Muskelrelaxans: z.B. Tetrazepam, Diazepam, Nitrazepam

Benzodiazepine schirmen das limbische System gegen Einflüsse von außen ab und dämpfen die Wirkung des limbischen Systems auf die Formatio reticularis; sie werden nach oraler Applikation schnell und gut resorbiert; das Ausmaß ihrer Bindung an Plasmaproteine schwankt [Diazepam bis zu 90 %]; Benzodiazepine werden in der Leber metabolisiert, z.T. entstehen dabei Metabolite mit langer Wirkungsdauer; Benzodiazepine haben relativ wenig **Nebenwirkungen**, häufig sind v.a. Apathie, Müdigkeit, Appetitlosigkeit, Akkommodationsstörung, Hemmung von Atem- und Kreislaufzentrum [nur bei i.v.-Gabe]; bei älteren Patienten kann es zu paradoxer Wirkung mit z.B. Erregung und Wutanfällen kommen

bei allen Benzodiazepinen ist die Gefahr der Entwicklung einer Toleranz und einer **Abhängigkeit** gegeben; es besteht manchmal eine partielle Kreuzabhängigkeit mit Alkohol und Barbituraten; **Benzodiazepin-Entzugssymptome** können bereits nach einigen Wochen Behandlungsdauer auftreten, wenn die Medikation abrupt gestoppt wird; neben unspezifischen Entzugssymptomen, wie sie auch beim Barbiturattyp gefunden werden [Dysphorie, Angst, Schlafstörungen, Muskelschmerzen, Muskelzuckungen, Zittern, Fahrigkeit, Nausea, Appetit-, Gewichtsverlust, Kopfschmerzen, Schweißausbrüchen, Sehstörungen], finden sich auch für Benzodiazepine charakteristische Entzugssymptome wie Überempfindlichkeit gegen Licht und Geräusche, Taubheitsgefühl, optische Veränderungen, Gefühl zu schwanken sowie Depersonalisations- und Derealisationsphänomene; das Entzugssymptom kann vermieden werden, indem die Medikation progressiv in 3–4 Etappen [3/4, ½, ¼ und ggf. 1/8 der bisherigen Dosis] gesenkt wird; die Dauer der Ausschleichphase hängt von der Behandlungsdauer ab; wurde maximal 8 Wochen behandelt, ist eine Absetzphase von ca. 8 Tagen ausreichend; danach sollte sie auf ca. 14 Tage ausgedehnt werden

Ben|zo|e|säu|re f: *Syn: Acidum benzoicum*; fungizides und bakterizides Konservierungsmittel, Antiseptikum und Desinfektionsmittel

1,3-Ben|zol|di|ol nt: → *Resorcin*

Benz|o|xo|ni|um|chlo|rid nt: quarternäre Ammoniumverbindung mit breitem antibakteriellen und antimykotischen Wirkungsspektum; **Anw.:** Antiseptikum, Desinfiziens, Mundhöhlenantiseptik

Ben|zo|yl|per|o|xid nt: *Syn: Benzoylsuperoxid, Dibenzoylperoxid*; Keratolytikum; Antiseptikum; **Anw.:** Akne; **Dosierung:** 5–10 %-ige Lösung, Gel oder Creme

Ben|zyd|a|min nt: *Syn: 1-Benzyl-3-(3-dimethylaminopropoxy)-1H-indazol*; Indazolderivat; Antipyretikum; Analgetikum und Antiphlogistikum; **Anw.:** systemisch und lokal bei posttraumatischen, postoperativen und entzündlichen Weichteilschwellungen im Mund-, Rachen- und Kieferbereich

Ben|zyl|he|xa|de|cyl|di|me|thyl|am|mo|ni|um|chlo|rid nt: → *Cetalkoniumchlorid*

Ben|zyl|hy|dro|flu|me|thi|al|zid nt: → *Bendroflumethiazid*

Ben|zyl|ni|co|ti|nat nt: *Syn: Nicotinsäurebenzylester*; Hyperämikum bei rheumatischen Beschwerden, Durchblutungsbeschwerden, Frostschäden

Ben|zyl|pe|ni|cil|lin nt: *Syn: Penicillin G*; parenterales, nicht penicillinasefestes Penicillin; wirkt gegen grampositive und gramnegative Erreger [Strepto-, Pneumo-, Gono-, Meningokokken, Treponemen, Leptospiren, Spirochäten]; **NW:** *s.u. Penicillin*

Ben|zyl|sen|föl nt: *s.u. Kapuzinerkresse*

Ber|be|ri|dis cortex m: *Syn: Berberitzenrinde*; Stammrinde der Berberitze*

Ber|be|ri|dis folium nt: *Syn: Berberitzenblätter*; Blätter der Berberitze*

Ber|be|ri|dis fructus m: *Syn: Berberitzenbeeren*; getrocknete Früchte der Berberitze*

Ber|be|ri|dis radicis cortex m: *Syn: Berberitzenwurzelrinde*; Wurzelrinde der Berberitze*

Ber|be|ri|dis radix f: *Syn: Berberitzenwurzel*; Wurzeln der Berberitze*

Ber|be|ris vulgaris f: → *Berberitze*

Ber|be|rit|ze f: *Syn: gemeine Berberitze, Sauerdorn, Berberis vulgaris*; Pflanze aus der Familie der Sauerdorngewächse [Berberidaceae]; verwendet werden getrocknete **Berberitzenbeeren** [Berberidis fructus], Stammrinde [**Berberitzenrinde, Berberidis cortex**], **Berberitzenwurzelrinde** [Berberidis radicis cortex], **Berberitzenwurzel** [Berberidis radix] und **Berberitzenblätter** [Berberidis folium]; die Stamm- und Wurzelrinde enthält reichlich [zu 13 %] Isochinolinalkaloide [Berberin, Columbamin, Palmatin, Jatrorrhizin, Berberrubin]; in den Blättern findet man nur geringe Mengen, in unreifen Früchten kaum und in reifen Früchten keine Alkaloide; **Anw.:** die Früchte bei Erkrankungen der Niere und ableitenden Harnwege sowie des Magen-Darm-Trakts; ebenfalls bei Lungen-, Milz- und Leberleiden und zur Anregung des Kreislaufs; Wurzel, Rinde und Wurzelrinde werden auch zur Fiebersenkung und zur Blutreinigung empfohlen; in der Homöopathie werden Zubereitungen aus getrockneter Wurzelrinde, Rinde und frischen, reifen Beeren bei Nieren- und Harnwegserkrankungen, rheumatischen Erkrankungen, Gicht, Leber- und Gallenblasenleiden sowie [trockenen] Hauterkrankungen verwendet

Be|reit|schafts|um|satz m: *s.u. Energieumsatz*

Berger-Nephropathie f: → *IgA-Nephritis*

Berg|krank|heit f: → *Höhenkrankheit*

Berg|lieb|stö|ckel m: → *Liebstöckel*

Bergstrand-Syndrom nt: → *Osteoidosteom*

Berg|wohl|ver|leih m: → *Arnika*

Berliner-Blau-Reaktion f: *Syn: Ferriferrocyanid-Reaktion*; Nachweis von Eisen in Zellen oder Geweben durch Behandlung mit Kaliumferrocyanid und Bildung eines blauen Komplexes

Berlin-Ödem nt: *s.u. Augapfelprellung*

Berloque-Dermatitis f: → *Kölnisch-Wasser-Dermatitis*

Bernhardt-Roth-Syndrom nt: → *Meralgia paraesthetica*

Bers|tungs|bruch m: *Syn: Berstungsfraktur*; Schädelbruch durch von zwei oder mehreren Seiten einwirkende Kräfte

Be|rufs|ak|ne f: *Syn: Akne occupationalis*; *s.u. Akne*

Be|rufs|asth|ma nt: etwa 10 % der asthmatischen Erkrankungen sind beruflichen Einflüssen zuzuschreiben; berufliche Auslöser können bei primärer Beschwerdefreiheit ein Asthma bronchiale auslösen oder ein vorbestehendes (berufsunabhängiges) Asthma verschlimmern; *s.u. Essay Asthma bronchiale und Status asthmaticus S. 95, Essay Lungen- und Atemwegserkrankungen durch Arbeit und Umwelt S. 1265*

Be|rufs|krank|heit f: meist chronische Krankheit, die durch schädigende (physikalische, chemische, usw.) Einwirkungen während der Arbeit hervorgerufen wird; *s.u. Essay Lungen- und Atemwegserkrankungen durch Arbeit und Umwelt S. 1265*

Be|rufs|läh|mung f: *s.u. Nervenkompressionssyndrome*

Be|ryl|li|o|se f: *Syn: Berylliumvergiftung, Beryllose, Berylliosis*; durch Inhalation oder Kontakteinwirkung von Berylliumverbindungen hervorgerufene Erkrankung der Lunge [Berylliosis pulmonum] oder Haut [**Beryllium-Geschwür, Beryllium-Granulom**]; **Berylliosis pulmonum** ist eine durch Inhalation von Berylliumsilikaten oder Berylliummetalldampf hervorgerufene Pneumokoniose, die nur schwer von Sarkoidose zu unterscheiden ist; *s.u. Essay Lungen- und Atemwegserkrankungen durch Arbeit und Umwelt S. 1265*

Be|schäf|ti|gungs|läh|mung f: *s.u. Nervenkompressionssyndrome*

Be|schäf|ti|gungs|the|ra|pie f: → *Ergotherapie*

Be|schnei|dung f: *Syn: Zirkumzision*; operative Kürzung der Vorhaut durch Umschneidung der beiden Vorhautblätter in Höhe des Sulcus coronarius; die Indikation zur Beschneidung besteht bei persistierender Phimose nach dem 2. Lebensjahr sowie zur Prävention oder Therapie von rezidivierenden Balanoposthitiden, Paraphimose und Harnwegsobstruktion; weltweit am häufigsten ist aber die **rituelle Zir-**

kumzision aus religiösen, kulturellen und traditionellen Gründen; *s.a. Phimose*

Be|schnei|dung, weibliche *f: s.u. Klitoridektomie*

Be|sen|gins|ter *m: Syn: Cytisus scoparius, Sarothamnus scoparius*; Pflanze aus der Familie der Schmetterlingsblütler [Fabaceae]; verwendet werden getrocknete, abgestreifte **Besenginster-blüten** [Cytisi scoparii flos], getrocknete, oberirdische Teile [**Besenginsterkraut, Cytisi scoparii herba**] und getrocknete Pfahlwurzel mit Nebenwurzeln [**Besenginsterwurzel, Cytisi scoparii radix**]; sie enthalten bis zu 1,5 % Chinolizidinalkaloide, Phenylalaninderivate [u.a. Tyramin, Dopamin, Methyloxytyramin] und Flavonoide; wirkt antiarrhythmisch, vasokonstriktorisch, blutdrucksteigernd und diuretisch; **Anw.:** bei Kreislaufstörungen und Hypotonie; traditionell als Aufguss oder Fluidextrakt bei Ödem, Rheuma, Gicht, Nierensteinen, Gelbsucht, Leberleiden und zur Blutreinigung

Be|sen|rei|ser|va|ri|zen *pl: Syn: Besenreiser*; intradermal liegende feine Krampfadern; kleine Besenreiser [ca. 0,1 mm Durchmesser] erscheinen rot, größere [ca. 1 mm Durchmesser] blau; sie werden oft von Nährvenen [retikuläre Varizen★] gespeist; Besenreiservarizen kollabieren nicht bei Hochlagerung des Beines; sie sind nur von kosmetischer Bedeutung und können z.B. mit Laserbehandlung beseitigt werden; *s.u. Essay Krampfadern/Varizen S. 1643*

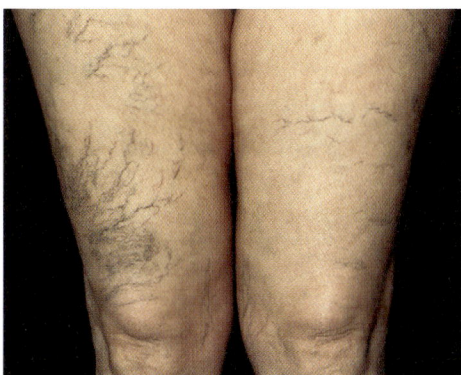

Abb. B21. Besenreiservarizen

Besnier-Boeck-Schaumann-Krankheit *f: → Sarkoidose*
Besnier-Flechte *f: → Pityriasis rubra pilaris*
Besnier Prurigo *f: → atopisches Ekzem*
Best-Makulopathie *f: → vitelliforme Makuladegeneration*

Be|strahlung *f: Syn: Strahlenbehandlung, Strahlentherapie*; Anwendung ionisierender Strahlen zur Behandlung von Erkrankungen; meist werden Röntgenstrahlen, γ-Strahlung oder Elektronenstrahlung verwendet, seltener auch Neutronenstrahlung; erfolgt i.d.R. als **externe** oder **perkutane Bestrahlung**; für besondere Anwendungen und zur Verringerung der Strahlenbelastung kann auch eine **interne Strahlentherapie** durchgeführt werden; Beispiele dafür sind **interstitielle Strahlentherapie** [z.B. durch Spickung mit Gold-seeds] und **intrakavitäre Strahlentherapie** [z.B. bei Uteruskarzinom]; *s.u. Essay Tumortherapie S. 1593*
fraktionierte Bestrahlung: Aufteilung der Gesamtstrahlendosis auf Einzeldosen; bei der **konventionell fraktionierten Bestrahlung** [Standardfraktionierung] i.d.R. wird eine tägliche Strahlendosis von 1,5–2,0 Gy 5 x/Woche bis zum Erreichen der Gesamtdosis verabreicht; bei der **hyperfraktionierten Bestrahlung** hat man eine verringerte Strahlendosis pro Applikation, aber dafür mehrmals tägliche Bestrahlung; die **akzelerierte Bestrahlung** erreicht eine Verkürzung der Gesamtbehandlungszeit durch mehrfach tägliche Bestrahlung bei erhaltener oder nur geringfügig reduzierter Einzeldosis; zwischen den einzelnen Bestrahlungsfraktionen muss auf eine mindestens 6-stündige Bestrahlungspause zur Vermeidung schwerer Nebenwirkungen geachtet werden; *s.a. Essay*

Tumortherapie S. 1593
präoperative Bestrahlung: *Syn: Vorbestrahlung*; Bestrahlung eines Tumors vor einer Operation, z.B. zur Verkleinerung oder Auslösung einer Fibrosierung

Beta-Acetyldigoxin *nt: Syn: β-Acetyldigoxin*; Digitalisglykosid; wird im Körper zum größten Teil zu Digoxin deacetyliert

Beta-Adrenorezeptorenblocker *m: → Betablocker*

Be|ta|blo|cker *pl: Syn: Beta-Rezeptorenblocker, β-Adrenorezeptorenblocker, Beta-Adrenorezeptorenblocker, β-Blocker, β-Sympatholytikum*; β-Rezeptoren sprechen auf adrenerge Transmitter [Catecholamine] im sympathischen System an; sie werden unterteilt in β_1-Rezeptoren [Herz, Niere] und β_2-Rezeptoren [Bronchien, Gefäße, Fettgewebe]; Blockade der β_1-Rezeptoren reduziert Herzfrequenz, -kontraktilität und Erregungsleitungsgeschwindigkeit und verringert die Reninfreisetzung in der Niere; β_2-Blockade hemmt den Glykogenabbau in der Muskulatur und der Leber; **Anw.:** Betablocker gelten als Mittel der 1. Wahl bei arterieller Hypertonie; sie werden auch zur Prophylaxe von Angina pectoris, Reinfarkt und Migraine eingesetzt; **NW:** Obstruktion der Atemwege, Störung der peripheren Durchblutung, allergische Reaktionen; *s.a. Adrenorezeptorenblocker, Alphablocker, Essay Herzrhythmusstörungen S. 613, Essay Herzinsuffizienz S. 599*

Be|ta|ca|ro|ten *nt: Syn: β-Karotin, β-Carotin, Provitamin A, Betacarotin*; in der Natur weit verbreitetes Carotin; das Carotingemisch der Karotten besteht zu 85 % aus β-Carotin; **Anw.:** Vitamin A-Therapie, Prophylaxe eines Vitamin A-Mangels; Dermatikum bei Vitiligo, Lichtdermatose, erythropoetischer Protoporphyrie; **Dosierung:** 5–15 mg/d; *s.a. Vitamin A*

Be|ta|her|pes|vi|ren *pl: Syn: β-Herpesviren; s.u. Herpesviren*

Be|ta|his|tin *nt: Syn: 2-Pyridinethanamin*; Diaminooxidasehemmer; Antiemetikum; ist mit Histamin strukturverwandt; **Anw.:** Morbus Ménière; **Dosierung:** 3 × tgl. 6–16 mg p.o.; **NW:** Müdigkeit, Hitzegefühl im Kopfbereich, Herzklopfen, Magenunverträglichkeit, Durchfall

Be|ta|li|po|pro|te|in *nt: Syn: Lipoprotein mit geringer Dichte, low-density lipoprotein, β-Lipoprotein, LDL; s.u. Lipoprotein*

Be|ta|me|tha|son *nt:* halogeniertes, stark wirksames Corticosteroid; **Anw.:** allergische Erkrankungen der Atemwege, Augen und Haut [Lupus erythematodes]; **NW:** Verschlechterung einer diabetischen Stoffwechsellage, Cushing-Syndrom, vegetativ-nervöse Störungen, Euphorisierung, selten psychotische Reaktionen, Magenbeschwerden, Ulkusneigung, Natriumretention mit Ödembildung, Steroidosteopathie, Osteoporose

Be|ta|me|thyl|di|go|xin *nt: → Metildigoxin*
Be|ta|mi|me|ti|kum *nt, pl -ka: → β-Sympathomimetikum*
Beta-Pfannenerkerwinkel *m: s.u. Essay Hüftgelenksdysplasie S. 673*
Be|ta-Rezeptorenblocker *m: → Betablocker*
Be|ta|sym|pa|tho|ly|ti|kum *nt, pl -ka: → Betablocker*
Be|ta|sym|pa|tho|mi|me|ti|kum *nt, pl -ka: → β-Sympathomimetikum*
Be|ta|tha|lass|ä|mie *f: Syn: β-Thalassämie; s.u. Thalassämie*
Be|ta|xo|lol *nt:* kardioselektiver adrenerger Betablocker; **Anw.:** leichte essenzielle Hypertonie; **Dosierung:** 20 mg/d p.o.; **NW:** Müdigkeit, Schwindelzustände, Bradykardie, periphere Durchblutungsstörungen, gastrointestinale Beschwerden; *s.a. Essay Glaukome S. 497*

Bett|näs|sen *nt: Syn: nächtliches Einnässen, Enuresis nocturna*; durch verschiedene Ursachen auslösbarer, unwillkürlicher Harnabgang im Schlaf; *s.a. kindliche Harninkontinenz, Essay Harninkontinenz S. 533*

Be|tu|lae folium *nt: Syn: Birkenblätter; s.u. Birke*
Be|tu|lae pix *f: Syn: Birkenrindenteer, Birkenteer; s.u. Birke*
Be|tu|la pendula *f: Syn: gewöhnliche Birke, Hängebirke; s.u. Birke*
Be|tu|la pubescens *f: Syn: Moorbirke; s.u. Birke*
Beu|gel|ek|zem *nt: s.u. atopisches Ekzem*
Beu|ge|kon|trak|tur *f:* Kontrakturen in Beugestellung findet man nach ausgedehnten Weichteilschäden, v.a. Verbrennungen, aber auch i. R. chronischer Erkrankungen der Bindegewebe, wie z.B. Dupuytren-Kontraktur oder Morbus Ledderhose; eine besondere Stellung nimmt die Beugekontraktur des Hüftgelenkes bei Koxarthrose ein; **Therapie:** wichtig ist die

Prophylaxe durch Krankengymnastik, Schienen etc.; fixierte Kontrakturen entziehen sich i.d.R. der konservativen Therapie und eine operative Versorgung [z.B. Z-Plastik] wird erforderlich; *s.u. Essay Verbrennungen S. 1655*

Beu|len|my|i|a|sis *f, pl -ses*: → *Dermatobiasis*

Beu|len|pest *f*: *Syn: Bubonenpest, Pestis bubonica/fulminans/major*; *s.u. Pest*

Beutel-Ventil-Masken-Beatmung *f*: *s.u. Essay Verfahren zur Sicherung der Atemwege S. 759*

Be|va|ci|zu|mab *nt*: *Syn: Anti-VEGF-AK*; gegen den vascular endothelial growth factor [VEGF] -Rezeptor gerichteter monoklonaler Antikörper; *s.u. Essay Chemotherapie S. 185*

Be|we|gun|gen, periodische im Schlaf *pl*: *Syn: periodic movements during sleep*; *s.u. Essay Schlafstörungen S. 1413*

Be|we|gungs|stö|run|gen, nächtliche *pl*: *Syn: Restless-legs-Syndrom, Wittmaack-Ekbom-Syndrom, Syndrom der unruhigen Beine*; ätiologisch ungeklärte Erkrankung, deren Leitsymptom nächtliche, unangenehme, als ziehend-reißend beschriebene Dysästhesien der Beine sind, die von einem nicht unterdrückbaren Drang, die Beine zu bewegen, begleitet werden; die Bewegung schafft aber nur kurzzeitige Linderung, bevor der Drang erneut einsetzt; tritt autosomal-dominant, essenziell und symptomatisch [Schwangerschaft, Niereninsuffizienz] auf; das gute Ansprechen der meisten Patienten auf L-Dopa vor dem Schlafengehen deutet auf eine Störung im Dopaminstoffwechsel hin; *s.a. Essay Schlafstörungen S. 1413*

Be|we|gungs|sturm, choreatischer *m*: *s.u. Chorea*

Bezold-Abszess *m*: *s.u. Mastoiditis*

B-Fraktur *f*: **1.** *s.u. Diaphysenfraktur* **2.** *s.u. Fraktureinteilung*

Bial-Pentoseprobe *f*: *Syn: Bial-Probe*; Pentose-Nachweis im Harn mit **Bial-Reagens** [Orcin in Salzsäure mit Eisen-III-chlorid-Zusatz]

Bi|ber|nel|le *f*: *Syn: Pimpernell, Pimpinelle*; Staude aus der Familie der Doldengewächse [Apiaceae]; umfasst **große Bibernelle** [Pimpinella major] und **kleine Bibernelle** [Pimpinella saxifraga]; verwendet werden oberirdische Teile [**Pimpinellae herba**], Wurzelstöcke und Wurzeln [**Bibernellwurzel, Pimpinellae radix**]; die Wurzeln enthalten ätherisches Öl, Polyine, Cumarine und Furanocumarine; **Anw.:** traditionell als Stomachikum in Bitterschnäpsen und Gewürzextrakten, das Kraut bei Lungenleiden, zur Förderung der Magen-Darm-Tätigkeit und äußerlich bei Krampfadern

Bi|bro|ca|thol *nt*: *Syn: Bibrocathin, Tetrabromobrenzcatechinwismut, Wismuttetrabromopyrocatechinat*; wismuthaltiges Antiseptikum; **Anw.:** lokal bei Entzündungen am Auge [Conjunctivitis, Blepharitis]

Bie|ge|auf|nah|men *pl*: *Syn: Bending-Aufnahmen*; a.-p.-Röntgenaufnahmen der Wirbelsäule in linker und rechter Seitenneigung zur Beurteilung der Fixierung der Wirbelsäule bei Skoliose

Bie|gungs|bruch *m*: *Syn: Biegungsfraktur*; durch Biegungsbeanspruchung entstandener Bruch langer Röhrenknochen; die Seite der Krafteinwirkung wird konkav deformiert und es kommt zur Aussprengung eines sog. **Biegungskeils**; auf der konvexen Seite führen die auftretenden Zugkräfte zu einer Querfraktur; erfolgt die Krafteinwirkung sehr stark und heftig, kann es zu einem reinen Querbruch kommen [z.B. Tibiafraktur bei Fußballspielern]

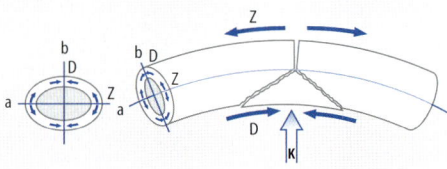

Abb. B23. Biegungsbruch. Mechanismus der Aussprengung eines Biegungskeils auf der Seite der Krafteinwirkung und der Bildung einer Querfraktur auf der gegenüberliegenden Seite [K = einwirkende Kraft, D = Druckkräfte, Z = Zugkräfte]

Bielschowsky-Zeichen *nt*: *s.u. Kopfneigetest*

Bie|nen|harz *nt*: → *Propolis*

Biermer-Anämie *f*: *Syn: perniziöse Anämie*; *s.u. alimentäre Anämie*

Bi|fo|na|zol *nt*: lokales Antimykotikum; **Anw.:** Mykosen der Haut und der Nägel; **NW:** Hautrötungen, Brennen, Jucken, Erytheme; *s.a. Essay Mykosen S. 1059*

Bi|fur|ka|ti|ons|re|sek|ti|on *f*: zentrale Lungentumoren mit Infiltration der Trachealbifurkation erfordern z.T. die Resektion der Bifurkation mit Anastomosierung beider Hauptbronchien und der Trachea; *s.a. Essay Neubildungen von Bronchien und Lunge S. 921*

Bi|fur|ka|ti|ons|syn|drom *nt*: *Syn: Leriche-Syndrom, Aortenbifurkationssyndrom*; durch einen Verschluss der Aortengabel hervorgerufene Minderdurchblutung der Beine und die damit entstehenden Symptome [Beinschmerzen, Blässe, Claudicatio intermittens]; **Therapie:** erfordert operative Beseitigung der Ursache [Embolus, Thrombus] oder Bypass bei Atherosklerose

Bi|kon|trast|me|tho|de *f*: → *Doppelkontrastmethode*

Bil|har|zia *f*: → *Schistosoma*

Bil|har|zi|o|se *f*: → *Schistosomiasis*

Billings-Methode *f*: *Syn: Zervixschleimmethode, Schleimmethode, Ovulationsmethode*; natürliche Methode der Empfängnisverhütung durch Bestimmung der fruchtbaren Tage; um den Ovulationszeitpunkt herum wird mehr Zervixschleim produziert, der auch weniger viskös und transparenter ist; er wird glasklar und lässt sich zwischen Daumen und Zeigefinger mehrere Zentimeter lang spinnen; die postovulatorische unfruchtbare Phase tritt 3 Tage nach der maximalen Spinnbarkeit ein; da die Konsistenz des Zervixschleims von vielen Faktoren abhängt, hat die Methode eine Versagerquote von 15–32 % und sollte deshalb nicht als ausschließliche Empfängnisverhütungsmethode verwendet werden; ihre Bedeutung liegt heute mehr in der Bestimmung der fruchtbaren Tage bei der Infertilitätsbehandlung; *s.a. Essay Empfängnisverhütung und Familienplanung S. 343*

Billroth-Operation *f*: *s.u. Magenresektion*

Bi|lo|bek|to|mie *f*: *Syn: Manschettenlobektomie*; operative Entfernung zweier benachbarter Lungenlappen, meist im Rahmen einer Resektion eines benignen Tumors; der in das Bronchiallumen hineinragende Tumor wird zusammen mit einer Bonchusmanschette en bloc reseziert; meist als Resektion des rechten Oberlappens, weil sich der Bronchus intermedius gut mit dem Bronchus principalis anastomosieren lässt; *s.a. Essay Neubildungen von Bronchien und Lunge S. 921*

Bi|ma|to|prost *nt*: Prostaglandinderivat; aktiviert den Rezeptor für Prostaglandin F_2; **Anw.:** Glaukombehandlung [Weitwinkelglaukom und okulare Hypertension]; *s.a. Essay Glaukome S. 497*

Bin|de|ge|webs|er|krankung, gemischte *f*: → *Mischkollagenose*

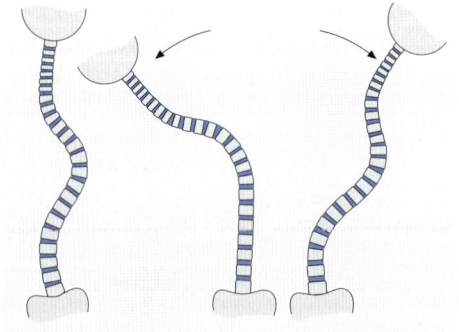

Abb. B22. Biegeaufnahmen. Die thorakale Krümmung ist fast fixiert, die lumbale bis 0 Grad ausgleichbar

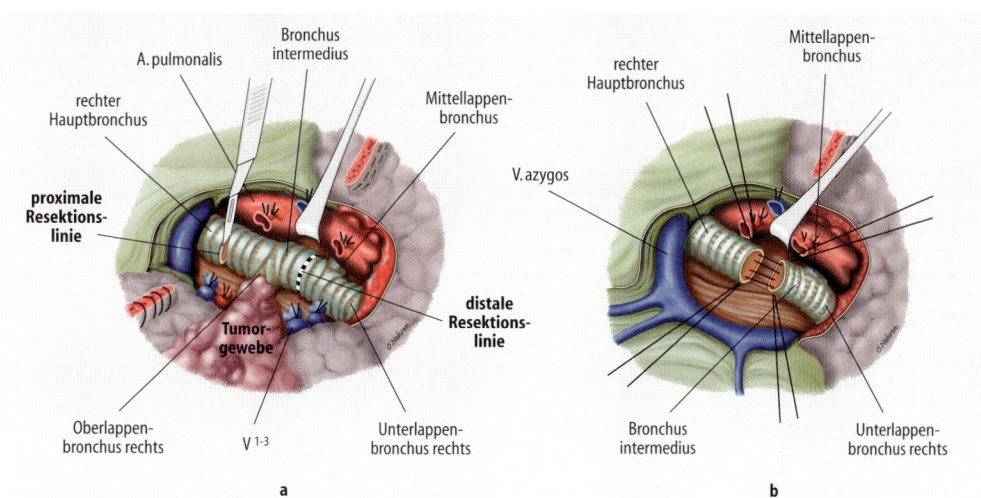

Abb. B24. Bilobektomie. Bilobektomie rechter Oberlappen: **a** Schema der Resektion von Lungengewebe und Bronchus, **b** Wiederherstellung der Bronchuskontinuität durch End-zu-End-Anastomose von Hauptbronchus und Unterlappenbronchus

Bin|de|haut|ent|zün|dung f: → *Konjunktivitis*

Bin|de|haut|ka|tarrh m: *Syn: unspezifische Konjunktivitis, Conjunctivitis catarrhalis/simplex*; kann z.B. durch äußere Reize [Rauch, Staub, Zugluft, Hitze, Kälte, UV-Licht], Tränenmangel [Conjunctivitis sicca], unkorrigierte Refraktionsanomalien, Überanstrengung, Schlafmangel oder Kontaktlinsen verursacht werden; meist handelt es sich um eine akute, seltener um eine chronische Entzündung; **Therapie**: akute Formen sprechen meist gut auf ölhaltige Augentropfen oder Tränenersatzmittel und evtl. Lokalanästhetika an; chronische Entzündungen sind oft schwer zu behandeln, solange es nicht gelingt, die Ursache zu beseitigen

Binet-Simon-Test m: *Syn: Binet-Simon-Methode*; Intelligenztest für Kinder und Jugendliche, der eine differenzierte Aussage über den intellektuellen Entwicklungsstand eines Kindes erlaubt; durch Verwendung von **Binet-Simon-Intelligenzstaffeln** kann das Intelligenzalter ermittelt werden

Binet Stadieneinteilung der chronischen lymphatischen Leukämie f: *s.u. Essay Non-Hodgkin-Lymphome S. 1133*

Binge-Eating-Störung f: Essstörung mit wiederholten Episoden von Essattacken mit Essen von großen Mengen in relativ kurzer Zeit und Gefühl des Kontrollverlustes über das Essen; die Essattacken gehen einher mit schnellerem Essen als üblich, Essen bis zu unangenehmem Völlegefühl, Essen größerer Nahrungsmengen ohne bestehendes Hungergefühl und/oder Einnahme des Essens allein sowie Scham, Ekel, Depression und Schuldgefühl; *s.u. Essay Essstörungen mit anorektischer und bulimischer Symptomatik S. 387*

Bing-Horton-Syndrom nt: → *Clusterkopfschmerz*

Binswanger-Enzephalopathie f: *Syn: Binswanger-Krankheit, Morbus Binswanger, subkortikale progressive Enzephalopathie, subkortikale arteriosklerotische Enzephalopathie, Encephalopathia chronica progressiva subcorticalis*; zu den Multiinfarktsyndromen gehörender arteriosklerotisch-ischämisch bedingter Hirnschaden mit multiplen Mikronekrosen und diffuser Demyelinisierung des Marklagers; wichtigste Form der vaskulären Demenz; fast immer findet sich ein sog. Status lacunaris des Hirnstamms mit multiplen Erweichungsherden und Zystenbildung; in der Anamnese finden sich oft Hypertonus und Diabetes mellitus; langfristig kommt es sowohl zu neurologischen Ausfällen als auch Persönlichkeitsveränderungen und Demenz; die **Therapie** besteht in einer Blutdruckeinstellung und der Vermeidung hypotoner Episoden; *s.a. Essay Dementielle Syndrome S. 239*

Bi|o|im|pe|danz|a|na|ly|se f: basiert auf dem unterschiedlichen Wassergehalt und der damit unterschiedlichen elektrischen Leitfähigkeit von Fettgewebe und fettfreiem oder fettarmem Gewebe, wie z.B. Muskeln und Knochen; bei der BIA werden an der rechten Hand und am rechten Fuß Elektroden angebracht, über die ein schwacher Messstrom durch den Körper geschickt wird; zusammen mit personenbezogenen Angaben wie Gewicht und Körpergröße kann die Fettmasse [FM] berechnet und eine Aussage zur Körperzusammensetzung [Fett, Eiweiß, Wasser] gemacht werden; der untere Grenzwert am prozentualer FM für Überernährung liegt bei etwa 18–25 % bei Männern und 27–30 % bei Frauen; Unterernährung wird i.d.R. ab einem Wert von unter 5 % FM bei Männern und 10 % bei Frauen angenommen; *s.a. Essay Adipositas S. 15*

Bi|o|lo|gics pl: *Syn: Biologika*; Bezeichnung für gentechnisch hergestellte Proteine, die im Körper Einfluss auf das Immunsystem haben; meist handelt es sich um humanisierte monoklonale Antikörper wie z.B. Infliximab*; sie wurden zuerst für die Behandlung der rheumatoiden Arthritis* entwickelt, gewinnen aber immer mehr an Bedeutung; *s.a. Essay Psoriasis S. 1317, Essay Rheumatoide Arthritis S. 83*

Bi|o|me|trie f: Anwendung mathematischer und statistischer Methoden in Biologie und Medizin

Bi|o|mi|kro|sko|pie f: mikroskopische Untersuchung lebender Gewebe in situ; insbesondere die Hornhautuntersuchung mittels Spaltlampenmikroskop

Bi|o|sko|pie f: intravitale Untersuchung oder Betrachtung von Organen oder Geweben; z.B. Endoskopie

Bi|o|te|le|me|trie f: meist drahtlose Übertragung von Messwerten, z.B. EKG, zur Ferndiagnose oder Fernüberwachung

Bi|o|ti|ni|da|se|man|gel m: hereditärer Defekt des Biotinstoffwechsels, der zu einer mangelnden Bereitstellung von Biotin aus Biozytin und proteingebundenem Biotin führt; zumeist erst im Verlauf von Wochen bis Jahren klinisch relevant, im Mittel mit 3 Monaten; oft dominieren unspezifische neurologische Symptome wie Muskelhypotonie, Lethargie, [myoklonische] Anfälle, Entwicklungsretardierung und Störungen der Sprachentwicklung; später können sich Ataxie und ein irreversibler sensorineuraler Hörverlust, Optikusatrophie und Amaurose einstellen; *s.u. Essay Störungen des Aminosäurestoffwechsels und Harnstoffzyklus S. 43*

Bi|pe|ri|den nt: zentral wirkendes Anticholinergikum; Antiparkinsonmittel; **Anw.**: Morbus Parkinson und Parkinson-Syndrome; **Dosierung**: initial 2–4 mg/d p.o., später Tagesdosen von 8 mg; **NW**: v.a. Akkommodationsstörungen, innere Un-

B

ruhe, Schwindel; *s.a. Essay Parkinson-Syndrome S. 1229, Essay Intoxikationen S. 743*

BI-RADS-Klassifikation *f*: *s.u. Mammografie*

Bir|ke *f*: Bezeichnung für **Hängebirke** [Betula pendula] oder **Moorbirke** [Betula pubescens] aus der Familie der Birkengewächse [Betulaceae]; die **Birkenblätter** [Betulae folium] enthalten Flavonoide, Saponine, Gerbstoffe und ätherisches Öl; **Anw.**: bei Entzündungen der ableitenden Harnwege, Nierensteinen und rheumatischen Erkrankungen; traditionell u.a. bei Gicht, Ödemen, Hauterkrankungen; **Birkenrindenteer** [Betulae pix] wurde früher äußerlich zur Behandlung von Ekzemen und Psoriasis und sonstiger chronischer Hautkrankheiten sowie als Rheuma- und Gichtmittel verwendet

Birkett-Hernie *f*: *Syn: Hernia synovialis, Synovialhernie*; Vorfall der Membrana synovialis durch eine Lücke in der Gelenkkapsel; muss bei Beschwerden reponiert und die Lücke verschlossen werden

Bir|nen|form *f*: *Syn: gynoide Adipositas*; *s.u. Adipositas*

Bis|mu|to|se *f*: *Syn: Wismutvergiftung, Bismutismus*; durch chronische Wismutaufnahme hervorgerufene Intoxikation, die meist das Zahnfleisch [**Wismutstomatitis**] oder die Nieren [**Wismutnephropathie**] betrifft; *s.a. Essay Intoxikationen S. 743*

Bis|mut|sub|ci|trat *nt*: *Syn: Bismut(III)citrat-hydroxid-Komplex*; besitzt eine antimikrobielle Wirkung; wird zur oralen Therapie von Helicobacter-heilmannii-Gastritis verwendet; *s.a. Essay Gastritis und peptisches Ulkus S. 443*

Bis|mut|sub|sa|li|cy|lat *nt*: *Syn: basisches Bismutsalicylat*; besitzt eine antimikrobielle Wirkung; wird zur oralen Therapie von Reisediarrhoe und Helicobacter-heilmannii-Gastritis verwendet; *s.a. Essay Gastritis und peptisches Ulkus S. 443*

Bi|so|pro|lol *nt*: kardioselektiver Betablocker; **Anw.**: Angina pectoris [keine Anfallsbehandlung], arterielle Hypertonie, Herzrhythmusstörungen; milde bis mittelschwere Herzinsuffizienz [Stadium II und III der NYHA] zusätzlich zu einer Behandlung mit ACE-Hemmern und/oder Diuretika; **Dosierung**: 1 × 5–20 mg/d p.o.; bei Herzinsuffizienz initial 1 × 1,25 mg/d p.o., maximal 1 × 10 mg/d; *s.a. Essay Herzinsuffizienz S. 599, Essay Arterielle Hypertonie S. 695*

Bis|phos|pho|na|te *pl*: *Syn: Diphosphonate*; der Pyrophosphorsäure ähnliche Substanzen; hemmen die osteoklastäre Knochenresorption und Rekrutierung neuer Osteoklasten; **Anw.**: Knochentumoren, Knochenmetastasen, Hyperkalzämie, Osteodystrophia deformans, Osteoporose; *s.a. Essay Osteoporose S. 1171*

Biss|schie|ne *f*: *s.u. Essay Schlafstörungen S. 1413*

Biss|wun|de *f*: *s.u. Essay Wundbehandlung S. 1699*

Bit|ter|fen|chel *m*: → *Fenchel*

Bit|ter|holz *nt*: → *Quassia*

Bit|ter|klee *m*: *Syn: Fieberklee, Sumpfklee, Wasserklee, Menyanthes trifoliata*; Sumpfpflanze der Familie der Menyanthaceae; die Laubblätter [**Bitterkleeblätter**, Menyanthidis folium] und die **Bitterkleewurzel** [Menyanthidis rhizoma] enthalten Bitterstoffe [Iridoide, Secoiridoide] und fördern die Speichel- und Magensaftsekretion; **Anw.**: bei Appetitlosigkeit, Verdauungsbeschwerden; traditionell auch bei Fieber, Leberleiden, Gicht, Migräne und zur Blutreinigung; in der Homöopathie bei Neuralgien und Muskelzucken; in der Technik als Tee- und Hopfensurrogat, z.T. zur Geschmacksverbesserung von Bier

Bit|ter|kraut *nt*: *Syn: Tausendgüldenkraut, Fieberkraut, Centaurii herba*; *s.u. Centaurium erythraea*

Bit|ter|salz *nt*: *Syn: Magnesiumsulfat, Magnesium sulfuricum*; als Abführmittel und Antikonvulsivum verwendetes, bitter schmeckendes Salz

Bit|ter|süß *m*: *Syn: bittersüßer Nachtschatten, Solanum dulcamara*; Pflanze aus der Familie der Nachtschattengewächse [Solanaceae]; verwendet werden die getrockneten, im Frühjahr oder Spätherbst gesammelten **Bittersüßstengel** [Dulcamarae stipes]; sie enthalten u.a. Furostanolglykoside, Solayamocinoside [Bitterstoffe], Glykoalkaloide und N-freie Spirostanglykoside; **Anw.**: äußerlich bei chronischen Hautleiden, v.a. Ekzem; traditionell bei Asthma bronchiale, rheumatischen Erkrankungen, Gicht sowie verschiedenen Hauterkrankungen; in der Homöopathie bei Muskel- und Gelenkschmerzen, Blasenentzündung [Zystitis], akuter Gastroenteritis und Nesselsucht; *s.a. Solanum*

Bi|zeps|seh|nen|syn|drom *nt*: *s.u. Periarthropathia humeroscapularis*

Bjerrum-Skotom *nt*: *Syn: Bjerrum-Zeichen*; vom blinden Fleck ausgehendes bogenförmiges Skotom als Frühzeichen eines Glaukoms

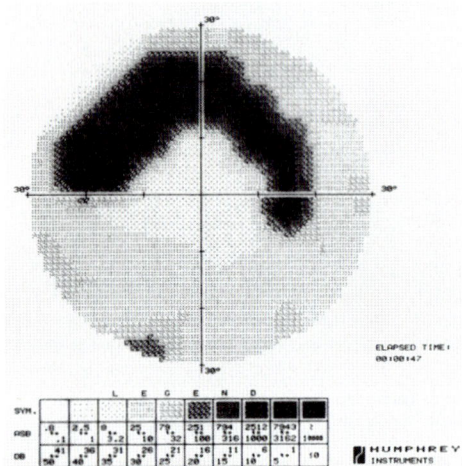

Abb. B25. Bjerrum-Skotom

Björk-Shiley-Prothese *f*: *Syn: Björk-Shiley-Klappe*; künstliche Herzklappe mit beweglicher Verschlussklappe [Kippscheibenprothese]

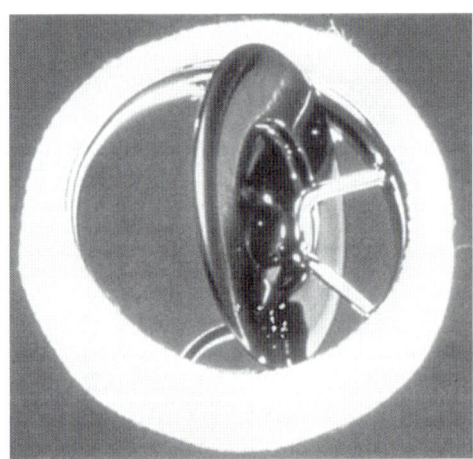

Abb. B26. Björk-Shiley-Prothese

Blackfan-Diamond-Anämie *f*: *Syn: Diamond-Blackfan-Syndrom, kongenitale hypoplastische Anämie, chronische kongenitale aregenerative Anämie, Blackfan-Diamond-Syndrom*; autosomal-rezessive, hypo- oder aplastische, normochrome Anämie mit isolierter Störung der Erythropoese [pure red cell aplasia]; ist meist begleitet von Daumenanomalien, Gesichtsfehlbildungen und Kleinwuchs; **Therapie**: 70 % aller Säuglinge sprechen gut auf Steroide [z.B. Prednisolon] an; der Rest muss regelmäßig Transfusionen erhalten; evtl. Knochenmarktransplantation von einem HLA-identischen Geschwisterkind

Blalock-Taussig-Operation f: Syn: Blalock-Taussig-Anastomose; operative Anastomosierung von Arteria subclavia und Arteria pulmonalis bei angeborenen Herzfehlern [z.B. Fallot-Tetralogie]

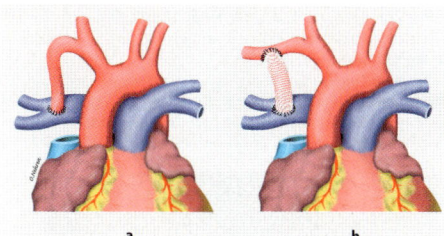

Abb. B27. Blalock-Taussig-Operation. a Standardform, **b** modifiziert mit Interposition einer Rohrprothese

Bland-White-Garland-Syndrom nt: Fehlbildungssyndrom mit Ursprung der Arteria coronaria sinistra aus der Arteria pulmonalis; **Klinik:** schon im Kleinkindalter kommt es zu Unruhe, starkem Schwitzen im Schlaf, Übererregbarkeit, Dyspnoe und asch-fahler Hautfarbe; **Therapie:** Implantation der Arterie in die Aorta ascendens oder Anastomose der Arterie mit der Arteria subclavia oder thoracica interna; das Operationsrisiko ist hoch und die Prognose langfristig ungewiss

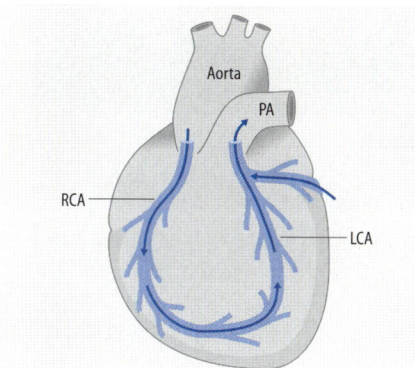

Abb. B28. Bland-White-Garland-Syndrom. Fehlsprung der linken Koronararterie [LCA] aus der Pulmonalarterie [PA] mit Stealphänomenen durch Abfluss von Blut aus der rechten Koronararterie [RCA] in die LCA und PA

Bla|sen|aug|men|ta|ti|on f: s.u. Harnableitung
Bla|sen|band|wurm m: → Echinococcus granulosus
Bla|sen|bil|har|zi|o|se f: Syn: ägyptische Bilharziose, ägyptische Hämaturie, urogenitale Schistosomiasis, Urogenitalschistosomiasis; durch Blasenpärchenegel [Schistosoma* haematobium] hervorgerufene chronische Infektion der Blase und anderer Beckenorgane; die chronische Reizung der Blasenschleimhaut führt oft zu Blasenkrebs; typisch ist auch eine Hämaturie, die in Endemiegebieten schon bei Kindern auftritt; s.u. Essay Tropenkrankheiten – importierte Krankheiten S. 1571, Essay Helminthosen S. 553
Bla|sen|bruch m: → Blasenhernie
Bla|sen|dach|en|do|me|tri|o|se f: s.u. Blasenendometriose
Bla|sen|deh|nung, hydraulische f: Behandlungsmethode bei Dranginkontinenz*; Mithilfe eines Kondoms wird ein hoher intravesikaler hydrostatischer Druck erzielt; die resultierende Ischämie bzw. die direkte Druckwirkung auf die Wand soll die intramuralen Nerven der Blase schädigen; aufgrund fehlender [Langzeit-]Erfolge und wegen möglicher Komplikationen [Blasenperforationen, schlaffe Blase] ist die Indikation sehr streng zu stellen
Bla|sen|druck|mes|sung f: → Zystotonometrie
Bla|sen|en|do|me|tri|o|se f: Syn: Harnblasenendometriose; extrage-

nitale Endometriose*, die meist die Blasenwand befällt; kommt idiopathisch oder auch nach Kaiserschnitt vor [meist **Blasendachendometriose**]
Bla|sen|ent|zün|dung f: → Cystitis
Bla|sen|er|satz m: Syn: Blasensubstitution, Ersatzblase, Neoblase; Bildung einer künstlichen Blase nach totaler [z.B. Kolon-Conduit*, Ileumneoblase*] oder subtotaler Blasenentfernung [Mainz-Pouch*]; s.a. Essay Neubildungen der Harnblase S. 147
Bla|sen|hals|a|de|nom nt: Syn: Prostataadenom, Blasenhalskropf; obsolete Bezeichnung für benigne Prostatahyperplasie*
Blasenhals-Elevationstest m: Syn: paraurethraler Elevationstest; s. u. Bonney-Test
Bla|sen|hals|kropf m: Syn: Prostataadenom, Blasenhalsadenom; obsolete Bezeichnung für benigne Prostatahyperplasie*
Bla|sen|her|nie f: Syn: Blasenbruch, Blasenvorfall, Zystozele, Cystocele; Vorfall der Harnblasenwand durch eine Bruchpforte, v.a. bei direkter Leistenhernie [bei Männern] und Schenkelhernie [bei Frauen]; s.a. Essay Eingeweidebrüche/Hernien S. 577
Bla|sen|in|kon|ti|nenz f: Syn: Harninkontinenz, Incontinentia urinae; Unfähigkeit, Harn in der Blase zurückzuhalten; s.u. Essay Harninkontinenz S. 533
Bla|sen|kar|zi|nom nt: Syn: Blasenkrebs, Harnblasenkrebs, Harnblasenkarzinom; v.a. ältere Männer betreffender, vom Blasenepithel ausgehender bösartiger Tumor; eine grobe klinische Einteilung erfolgt in **nicht-muskelinvasive** und in **muskelinvasive Tumoren**; 70–85 % der Tumoren sind bei Erstdiagnosestellung nicht-muskelinvasiv, die übrigen 15–25 % weisen bereits eine Infiltration der Wandmuskulatur auf oder sind bereits metastasiert; mehr als 90 % der Harnblasenkarzinome gehen vom Übergangsepithel der Harnblase aus [Urothelkarzinome], andere Entitäten sind das Plattenepithelkarzinom und das Adenokarzinom der Harnblase; es sind mehrere Risikofaktoren nachgewiesen, z.B. aromatische Amine, Arsen, das Nitrofuran FANFT, der Cyclophosphamidmetabolit Acrolein sowie Phenacetin; chronische Harnwegsinfekte können auch prädisponierend sein, weiterhin ist der Effekt des Zigarettenrauchens, aber auch der Gebrauch von bestimmten Haarfärbemitteln als Risikofaktor für das Harnblasenkarzinom gesichert; s.u. Essay Neubildungen der Harnblase S. 147
Bla|sen|ka|tarrh m: Syn: Desquamationskatarrh, Cystitis catarrhalis; s.u. Cystitis
Bla|sen|ma|no|me|trie f: → Zystomanometrie
Bla|sen|mo|le f: Syn: Traubenmole, Mola hydatidosa/hydatiformis, hydatiforme Mole; Entartung der Plazentazotten mit Bildung traubengroßer heller Bläschen; die **komplette Blasenmole** hat ein hohes Malignitätspotenzial [20 %] und metastasiert häufig in Lunge, Leber und Gehirn, während die **partielle Blasenmole** ein geringeres Malignitätspotenzial [10 %] besitzt und nie metastasiert; die **invasive Blasenmole** ist eine lokalisierte komplette Blasenmole, die venöse Metastasen im Genitalbereich und der Lungen setzen kann
die Inzidenz der Blasenmole beträgt 0,5 bis 2,5 pro 1000 Schwangerschaften; am größten ist das Risiko bei sehr jun-

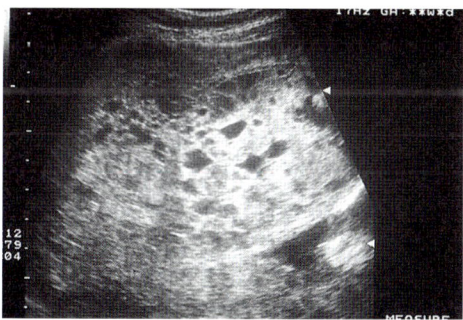

Abb. B29. Blasenmole. Schweizer-Käse-Muster im Ultraschall

gen und älteren Schwangeren; bei Zustand nach Blasenmole ist das Wiederholungsrisiko zehnmal größer; **Klinik:** die partielle Blasenmole bleibt klinisch meist stumm und wird erst im Ultraschall entdeckt [**Schweizer-Käse-Muster**]; die komplette Blasenmole verursacht Schmierblutungen, der Uterus ist zu groß im Verhältnis zur Schwangerschaft und die β-HCG-Werte sind extrem hoch; **Therapie:** sorgfältige Saugkürettage; bei älteren Patientinnen und nicht mehr bestehendem Kinderwunsch ist eine Hysterektomie vorzuziehen; wichtig ist die postoperative Kontrolle des β-HCG-Spiegels, der langsam auf Null abfallen muss; bleibt er auf einem Plateau oder steigt wieder an, muss an ein Neoplasma [Chorionkarzinom] gedacht werden

Blaׁsenׁpaׁpilׁlom f: *Syn: Harnblasenpapillom;* von der Blasenschleimhaut ausgehender gutartiger Tumor, der zu schmerzloser Hämaturie führen kann; die Abtragung erfolgt mittels transurethraler Resektion*

Blaׁsenׁplasׁtik f: *Syn: Harnblasenplastik, Zystoplastik;* plastische Operation der Harnblase zur Rekonstruktion und/oder Verbesserung der Funktion; *s.a. Harnableitung*

Blaׁsenׁrupׁtur f: Ruptur der Harnblase durch direkte oder indirekte Gewalteinwirkung; die solitäre Blasenruptur ohne Verletzung des Beckenrings oder der Harnröhre ist relativ selten [ca. 15 % aller Fälle]; meist handelt es sich dann um eine Ruptur der gefüllten Blase im Bereich des Blasenscheitels [Locus minoris resistentiae]; in ca. 50 % aller Blasenrupturen finden sich aber auch Verletzungen der Harnröhre und bei 10–15 % sind Beckenringverletzungen vorhanden; je nach Lage der Ruptur unterscheidet man **extraperitoneale Rupturen** [ca. 85 %] und **intraperitoneale Rupturen**
die **Klinik** ist oft unauffällig und wird von den Begleitverletzungen überdeckt; **Diagnose:** Anamnese, Inspektion [Prellmarken, Wunden] und Untersuchung [Abwehrspannung], Sonografie, retrograde Urethrozystografie, Zystogramm [erst im Anschluss an die retrograde Urethrozystografie], Urogramm zur Abklärung von Niere und Harnleiter; **Therapie:** bei solitärer extraperitonealer Blasenruptur suprapubische oder transurethrale Harnableitung für 2–3 Wochen; intraperitoneale Rupturen benötigen eine Übernähung der Blasenwand und Revision der Bauchhöhle

Blaׁsenׁschwäׁche f: → *Reizblase*

Blaׁsenׁspieׁgeׁlung f: → *Zystoskopie*

Blaׁsenׁsteinׁentׁferׁnung f: → *Lithozystotomie*

Blaׁsenׁsteinׁleiׁden nt: *Syn: Zystolithiasis;* Blasensteine machen weniger als 3 % aller Harnsteine aus; sie können in der Blase entstehen [**primärer Blasenstein**] oder aus den oberen Harnwegen stammen [**sekundärer Blasenstein**]; sie sind meist symptomlos oder symptomarm und werden erst beim [meist schmerzhaften] Abgang durch die Harnröhre klinisch auffällig; **Therapie:** die Zertrümmerung und Entfernung erfolgt transurethral mittels Ultraschall, Laser oder Steinpunch und Absaugung der Trümmer; *s.a. Urolithiasis*

Blaׁsenׁsteinׁschnitt m: → *Lithozystotomie*

Blaׁsenׁsubׁstiׁtuׁtiׁon f: → *Blasenersatz*

Blaׁsenׁsucht f: → *Pemphigus*

Blaׁsenׁtransׁsekׁtiׁon f: Behandlungsmethode bei Dranginkontinenz*; beinhaltet eine partielle quere Durchtrennung des Detrusor vesicae oberhalb des Trigonums, um auf diesem Weg eine Denervierung der Blasenmuskulatur zu erreichen; wird allgemein sehr kritisch eingestuft

Blaׁsenׁvorׁfall m: → *Zystozele*

Blaׁsenׁwurm m: → *Cysticercus*

Blaׁse, überaktive f: *Syn: overactive bladder syndrome;* neuer Terminus für instabile Blase; Symptomenkomplex mit Pollakisurie, Nykturie und imperativem Harndrang bis hin zur

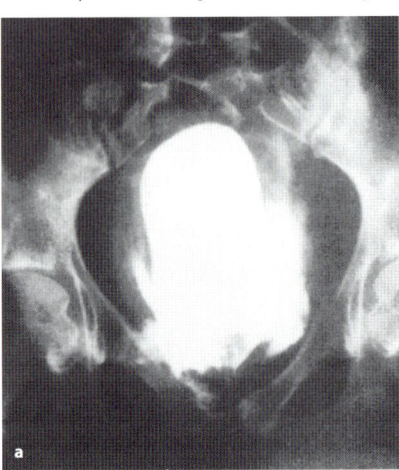

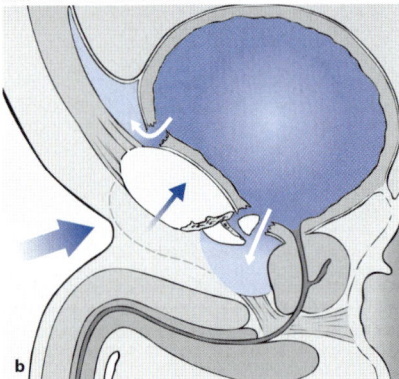

Abb. B31. Blasenruptur. Extraperitoneale Blasenruptur: **a** Zystogramm von vorne, **b** Schema des Verletzungsmodus von der Seite

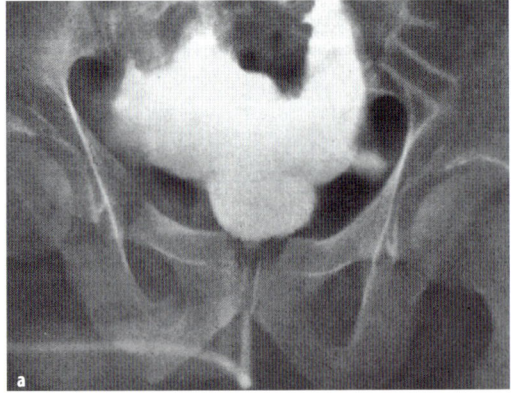

Abb. B30. Blasenruptur. Intraperitoneale Blasenruptur: **a** Zystogramm von vorne, **b** Schema des Verletzungsmodus von der Seite

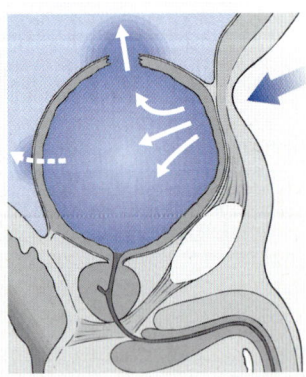

Neubildungen der Harnblase

M.G. Friedrich

Grundlagen des Harnblasenkarzinoms

Bei steigender Inzidenz liegt das Harnblasenkarzinom heute in den Krebsstatistiken der westlichen Welt bei den bösartigen Neuerkrankungen sowohl bei Männern als auch bei Frauen unter den ersten zehn. Die Rate an Neuerkrankungen wurde in den USA mit 55.000 Fällen pro Jahr beziffert.

Eine grobe **klinische Einteilung** erfolgt in **nicht-muskelinvasive** und in **muskelinvasive Tumoren**. 70–85 % der Tumoren sind bei Erstdiagnosestellung nicht-muskelinvasiv, die übrigen 15–25 % weisen bereits eine Infiltration der Wandmuskulatur auf oder sind bereits metastasiert. Über 90 % der Harnblasenkarzinome gehen vom Übergangsepithel der Harnblase aus [Urothelkarzinome], andere Entitäten des Harnblasenkarzinoms sind das Plattenepithelkarzinom und das Adenokarzinom der Harnblase.

Für das Harnblasenkarzinom sind mehrere **Risikofaktoren** nachgewiesen. Hierzu gehören aromatische Amine, Arsen, das Nitrofuran FANFT, der Cyclophosphamidmetabolit Acrolein sowie Phenacetin. Auch chronische Harnwegsinfekte können prädisponierend für das Auftreten eines Harnblasenkarzinoms sein. Weiterhin ist der Effekt des Zigarettenrauchens, aber auch der Gebrauch von bestimmten Haarfärbemitteln als Risikofaktor für das Harnblasenkarzinom gesichert.

Histologische Klassifizierung des Harnblasenkarzinoms

Die histopathologische Untersuchung am paraffinfixiertem Hämatoxilin/Eosin-gefärbten Gewebe erfolgt anhand der Richtlinien der UICC und der WHO. Im Einzelnen sieht die TNM-Klassifikation der UICC die in Tabelle 1 genannte Einteilung vor.

Die WHO-Klassifikation gibt darüber hinaus eine Einteilung in gut differenzierte Tumoren [Grad 1], mittelgradig differenzierte Tumoren [Grad 2] und schlecht differenzierte Tumoren [Grad 3] vor.

Diagnose des Harnblasenkarzinoms

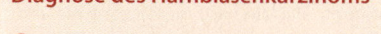 **Das klassische Leitsymptom des Harnblasenkarzinoms ist die schmerzlose Makrohämaturie.**

Dieser Befund ist unbedingt abzuklären. Als ebenfalls bis zum Ausschluss eines Harnblasenkarzinoms tumorverdächtig ist auch eine Mikrohämaturie. Aber auch jede Art von unklaren Miktionsbeschwerden [rezidivierende Harnwegsinfekte, unklare Pollakisurie, Dysurie] ist ein mögliches Symptom eines Harnblasenkarzinoms und muss abgeklärt werden.

Urindiagnostik

Die Diagnostik aus Proteinen oder Zellen des Urins ist bislang unbefriedigend. Lediglich kann mit Hilfe der Urinzytologie, bei der abgeschilferte Urothelzellen nach verschiedenen **Malignitätskriterien** beurteilt werden, ein schlecht differenziertes Karzinom hinreichend sicher diagnostiziert werden. Zu diesen Kriterien gehören:

- Verschiebung der Kernplasmarelation
- Prominenz und Irregularität der Kernmembran
- Chromatinvermehrung mit Transparenzverlust des Zellkerns
- Änderung der Chromatinfeinstruktur
- Vermehrung und Entrundung der Kernkörperchen
- Entrundung und Varianz der Zellkerne.

Tab. 1. TNM-Klassifikation der UICC

Ta	nicht-invasiv, papillär
TiS	Carcinoma in situ, flache schlecht differenzierte Läsion
T1	Infiltration des subepithelen Bindegewebes
T2	Infiltration der Blasenwandmuskulatur
T2a	Infiltration der inneren Hälfte
T2b	Infiltration der äußeren Hälfte
T3	organüberschreitender Tumor
T3a	mikroskopische Wandüberschreitung
T3b	makroskopische Wandüberschreitung
T4	Infiltration benachbarter Organe
T4a	Infiltration von Prostata, Uterus, Vagina
T4b	Infiltration von Becken- oder Bauchwand
N1	einzelne Lymphknotenmetastase ≤ 2 cm
N2	einzelne Lymphknotenmetastase 2–5 cm
N3	Lymphknotenmetastase > 5 cm
M1	Nachweis von Fernmetastasen

Weitere Tests, die in den letzten Jahren entwickelt worden sind, detektieren verschiedene tumorassoziierte Proteine im Urin. Hierzu zählen z.B. der BTA-Test oder der NMP-22-Test. Keiner dieser Tests ist jedoch ausreichend sensitiv, um als Screening-Test oder ausreichend spezifisch, um in der Tumornachsorge eingesetzt zu werden. Vielversprechender sind Testverfahren, die in der Lage sind, mehrere genetische Alterationen zu detektieren [Urovision-Test].

Zystoskopie

Die Zystoskopie erlaubt die komplette Inspektion der Harnblase. Hierbei wird ein optisches Gerät durch die Harnröhre in die Blase eingebracht. Die Zystoskopie erfolgt mit starren oder mit flexiblen, steuerbaren Fiberglasinstrumenten. Bei der starren Zystoskopie kann die Blase mit einer abgewinkelten Optik [z.B. 70°] betrachtet werden. Ist die Blase unauffällig, sollte abgeklärt werden, ob eine Blutung aus einem der beiden Ureterostien vorliegt. Mit einer geradeaus gerichteten Optik kann die prostatische Harnröhre und die bulbäre wie distale Harnröhre inspiziert werden. Zurzeit wird versucht, die Sensitivität der Zystoskopie zu verbessern, wie z.B. durch die Instillation von 5-Aminolävulinsäure, die vor allem malignes Gewebe fluoreszenzmarkiert [bei blauem Licht leuchtet der Tumor rötlich].

Bildgebende Verfahren

- **Ausscheidungsurogramm:** Zur Abklärung einer Mikro- oder Makrohämaturie ist das Urogramm obligat. Hierbei können Fremdkörper im Harntrakt [z.B. Urolithiasis] oder Raumforderungen im oberen Harntrakt nachgewiesen werden. Blasentumoren stellen sich im Urogramm häufig nur ungenügend dar.
- **Sonografie:** Bei gefüllter Blase kann in Einzelfällen ein Blasentumor identifiziert werden. Darüber hinaus kann mittels Sonografie der obere Harntrakt beurteilt werden. So kann z.B. ein Harnaufstau diagnostiziert werden, wenn der Tumor ein Ureterostium verlegt oder infiltriert.
- **Computertomografie:** Sinnvoll nur bei muskelinvasiven oder auch wandüberschreitenden Tumoren. Hierbei kann ein Blasentumor zumeist identifiziert werden. Auch lässt sich die lokale Tumorausbreitung [Infiltration von Nachbarorganen] abschätzen. Lymphknoten des Beckens können durch das Computertomogramm, wie auch durch andere bildgebende Verfahren, nur unzureichend erkannt werden, da erst Lymphknotenvergrößerungen über 1 cm erfasst und somit Mikrometastasen übersehen werden.
- Die **Kernspintomografie** ist dem Computertomogramm nur geringfügig überlegen, und zwar dann, wenn das Kontrastmittel Gadolinium gegeben wird.

Transurethrale Resektion

Die endgültige Sicherung der Diagnostik erfolgt in Narkose durch die fraktioniert transurethrale Resektion [TUR] des Tumors. Die TUR ist teils diagnostisch und teils therapeutisch. Bei diesem Eingriff wird Material für die histologische Diagnosesicherung gewonnen. Andererseits kann im Rahmen des Eingriffs der Tumor komplett entfernt werden. Zunächst erfolgt mit einer elektrischen Schlinge, die mit Hochfrequenzstrom erhitzt wird, die komplette Resektion des Tumors. Anschließend wird Material vom Tumorgrund und vom Tumorrand getrennt analysiert, um eine sichere Auskunft über die Infiltrationstiefe zu bekommen. Auch erhält man damit eine sichere Information, ob der Tumor im Gesunden entfernt werden konnte [R0-Resektion]. Als Qualitätskontrolle für die Resektionstiefe muss im Resektionsmaterial Muskelgewebe enthalten sein. Im Falle einer tumorbefallenen Biopsie aus Tumorrand oder -grund sollte eine Nachresektion erfolgen. Biopsien aus dem normal erscheinenden Urothel der Blase werden entnommen, um Präkanzerosen wie Dysplasie und Carcinoma in situ zu identifizieren.

Postoperative intravesikale Chemotherapie: Bei einem klinisch makroskopischen papillären Tumor, der nach Einschätzung des Operateurs einem pTa-Tumor entsprechen könnte, sollte in den ersten 24 h post TUR die Instillation eines Chemotherapeutikums erfolgen [z.B. Mitomycin* C 20–40 mg]. Hierdurch werden verbliebene Tumorzellen abgetötet und so das Rezidivrisiko signifikant gesenkt.

Therapie

Die weitere Therapie ist abhängig vom histopathologischen Staging und Grading:
- **Nicht-muskelinvasives Urothelkarzinom der Harnblase** [pTa, G1 pT1, G3]: keine weitere Therapie. Bei Patienten mit einem pTa GI-Tumor, der komplett reseziert wurde [kein Tumornachweis in den Biopsien aus Tumorrand und -grund] muss keine weitere Therapie erfolgen.
- **Nachresektion:** Eine weitere Resektion ist obligatorisch bei Tumoren, bei denen in den Biopsien aus Tumorrand und -grund noch Tumorzellen nachgewiesen werden. Weiterhin ist es obligatorisch, bei Patienten mit einem pT1-Tumor eine Nachresektion durchzuführen, da hier in bis zu > 50 % der Patienten noch Resttumor nachgewiesen wird.
- **Intravesikale Rezidivprophylaxe:** Das Risiko, einen Rezidivtumor zu entwickeln, ist beim Harnblasenkarzinom mit bis zu 70 % sehr hoch. Durch eine intravesikale Rezidivprophylaxe mit einem Chemotherapeu-

B

tikum oder einem Immuntherapeutikum [Bacillus Calmette-Guérin, BCG] kann die Rezidivrate signifikant gesenkt werden. Beide Medikamente sind beim papillären Blasenkarzinom äquieffektiv, aufgrund des problematischen Risikoprofils von BCG ist einem Chemotherapeutikum primär der Vorzug zu geben. Die Rezidivprophylaxe beginnt in der Regel mit einem Induktionszyklus [wöchentliche Instillationen über 6 Wochen] mit einem anschließenden Erhaltungszyklus mit einer erneuten Instillation in größeren Zeitabständen [z.B. monatlich]. Langzeitprotokolle zeigen signifikant bessere Ergebnisse als Kurzzeitprotokolle.

Schemata zur intravesikalen Rezidivprophylaxe

- **Mitomycin C:** wöchentliche Instillationen über 6 Wochen, anschließend monatliche Instillationen über 3 Jahre
- **BCG:** wöchentliche Instillationen über 6 Wochen, anschließend zunächst nach 3 Monaten und dann alle 6 Monate je 3 wöchentliche Instillationen
- **Sonderfälle:** pT1, G3-Tumoren sowie CiS: Obwohl diese Tumoren formal zu der Gruppe der nicht-muskelinvasiven Tumoren gehören, werden sie aufgrund ihres hohen Rezidiv- und Progressrisikos teilweise wie muskelinvasive Tumoren behandelt. Wenn eine organerhaltende Therapie angestrebt wird, muss diese mit einer kompletten Resektion [obligatorische Nachresektion] mit einer anschließenden Langzeit-BCG-Therapie erfolgen. Im Falle eines Tumorrezidives muss dann ggf. rasch und konsequent die Indikation zur Zystektomie/Zystoprostatektomie erfolgen.

Alternative Konzepte zur Rezidivprophylaxe

Sowohl in der Gruppe der Chemotherapeutika als auch in der Gruppe der Immuntherapeutika gibt es neue verfolgenswerte Entwicklungen.

Unter den Chemotherapeutika ist hier in erster Linie Gemcitabin* zu nennen, das mittlerweile eine Standardtherapie in der systemischen Chemotherapie des Harnblasenkarzinomes ist. Es gibt mehrere Berichte über eine tumorablative Wirksamkeit sowie eine gute Verträglichkeit von Gemcitabin* in der topischen Therapie des Harnblasenkarzinomes.

Hinsichtlich der Immuntherapie werden zurzeit Therapiestrategien entwickelt, um die Nebenwirkungen der BCG-Therapie zu reduzieren. Ein interessanter Ansatz ist hier, nicht das komplette Mykobakterium zu instillieren, sondern lediglich dessen Zellwandbestandteile. Hierunter können offenbar die Nebenwirkungen gesenkt werden, wobei die antitumorale Wirksamkeit erhalten bleibt. Ein weiterer Ansatz zur Modifikation der Immuntherapie ist die Applikation von Zytokinen wie Interleukin-2 oder Interferon.

Strategien zur Verbesserung der Effektivität der topischen Therapie

Die standardmäßige Instillation des Medikamentes über einen Katheter hat den Nachteil einer nur geringen Eindringtiefe des Medikamentes. Die Wirksamkeit kann verbessert werden über die Applikation von Hyperthermie mit einem Mikrowellengenerator [Synergo] oder die elektrokinetische Applikation von intravesikalen Medikamenten. Dabei kommt es durch Modifikation der elektrischen Spannung zu einer verbesserten Permeabilität der Urothelzellen für Mitomycin* C und somit zu einer verbesserten Gewebepenetration.

Therapie des muskelinvasiven Harnblasenkarzinoms

Therapie der Wahl des muskelinvasiven Harnblasenkarzinoms ist die **radikale Zystektomie** bzw. **Zystoprostatektomie**. Hierdurch wird bei bis zu 80 % der Patienten [max. pT2-Stadium] eine Heilung erreicht.

Die **Zystoprostatektomie** erfolgt in 3 Schritten:

1. **Entfernung der Harnblase** unter Mitentfernung des distalen Ureteranteils sowie
   - beim Mann: Prostata, Samenblase und bei Tumorbefall ggf. Urethra
   - bei der Frau: vordere Vaginalwand, Adnexe, Gebärmutter, ggf. [falls kein Blasenersatz durchgeführt wird] Urethra
2. **Lymphadenektomie:** Obligatorisch im Rahmen der Zystektomie ist eine ausgedehnte Entfernung der Lymphknoten im Bereich der Illiakalgefäße bis zur Aortenbifurkation. Im Gegensatz zu anderen Tumorentitäten ist beim Harnblasenkarzinom die Lymphadenektomie nicht nur diagnostisch [Staging], sondern auch therapeutisch
3. **Rekonstruktion einer Urinableitung**

Bei der Rekonstruktion der Harnableitung stehen mehrere Optionen zur Verfügung. Obwohl heute primär bei jedem Patienten die Option eines Blasenersatzes angestrebt werden sollte, muss für jeden Patienten eine individuelle Beratung stattfinden und eine individuelle Therapieplanung erfolgen. Folgende Formen der Harnableitung stehen zur Verfügung:

B

1. **Ileum-Conduit:** Die einfachste und komplikationsärmste Form der Urinableitung. Der Urin wird über ein perkutanes Stoma ausgeleitet. Hierbei wird ein ca. 15 cm langes Stück des terminalen Ileums ausgeschaltet und in den rechten oder linken Unterbauch als Stoma implantiert. Auf der anderen Seite dieses Ileumsegmentes werden die Ureteren eingeleitet. Dieses Conduit ist ein Durchlaufreservoir, um die Stomasituation zu verbessern. Früher war ein Ileum-Conduit aufgrund der mangelhaften Stomaversorgung ein die Lebensqualität erheblich beeinträchtigender Eingriff. Durch moderne Materialien in der Stomaversorgung ist das Ileum-Conduit heute eine sichere und gut akzeptierte Form der Urinableitung.
2. **Neoblase:** Der orthotope Blasenersatz ist heute die Standardurinableitung sowohl für Männer als auch für Frauen. Aus unterschiedlichen Darmanteilen, vorzugsweise aus dem terminalen Ileum, können Ersatzblasen konstruiert werden, indem die Darmrohre antimesenterial eröffnet werden und in Form eines W oder V zu einer Kugel vernäht werden. Es ist heute Standard, solche Neoblasen an die Urethra zu anastomosieren, wobei der Sphincter-externus-Mechanismus erhalten bleibt. Diese Harnblasen werden mit der Bauchpresse restharnfrei entleert. Kontinenz wird in einem hohen Prozentsatz erzielt. Die antimesenteriale Eröffnung des Darmrohres dient einerseits der Aufhebung der normalen Peristaltik, die bei entsprechender Füllung des Darmrohres durch ihre Aktivität bei Dehnungsreiz zur Inkontinenz führen würde, und andererseits der Vergrößerung des Volumens, wenn aus einem Darmrohr eine „Kugel" konstruiert wird. Die Lebensqualität nach einem orthotopen Blasenersatz ist sehr hoch.
3. **Pouch:** Im Gegensatz zum orthotopen Blasenersatz handelt es sich beim Pouch um eine Form der Harnableitung, bei dem ein Reservoir nicht an die Harnröhre angeschlossen wird, also keine normale Miktion möglich ist. Aus Darmanteilen, Dünndarm oder Dickdarm werden ähnliche „Kugeln" gebildet wie bei der Neoblase. Es wird ein kontinentes Stoma konstruiert, das an die Bauchdecken anastomosiert wird. Die Entleerung erfolgt durch Eigenkatheterisierung. Ein solcher Pouch wird auch bei Männern angelegt, bei denen wegen Tumorbefall die Harnröhre mitentfernt werden musste. Eine Sonderform ist der **Appendix-Pouch**, bei dem die Appendix antirefluxiv in die Darmwand eingelagert und mit dem Nabel vereinigt wird. Die Patienten, die solche kontinenten Pouches haben, katheterisieren sich mehrfach am Tage selbst. Ein Stomabeutel ist wegen des Kontinenzmechanismus nicht erforderlich.

Radiotherapie. Bei Patienten, die eine Zystektomie ablehnen, kann alternativ eine Bestrahlung, nach Möglichkeit in Kombination mit einer Chemotherapie erfolgen.

Wird lediglich eine Radiatio durchgeführt, kann der Tumor nur in 50–60 % der Fälle beseitigt werden. Die Hälfte dieser Patienten muss dann ein Rezidiv erwarten. Die Strahlenblase mit deutlicher Schrumpfung und erheblicher Pollakisurie ist eine erheblich Nebenwirkung.

Bei der **Radiochemotherapie** wird additiv eine platinhaltige Chemotherapie verabreicht, in der Hoffnung, dass sich beide Therapeutika potenzieren. Remissionen des Lokalbefundes werden in 60–70 % beschrieben. Einzelne Zentren stellen auch sehr optimistische Langzeittherapieergebnisse mit Langzeitremissionen von bis zu 70 %. Ob die Langzeitüberlebensraten mit denen der radikalen Zystektomie zu vergleichen sind, ist fraglich. Sie stellen eine gute alternative Behandlungsform für Patienten dar, die ein zu großes Operationsrisiko oder eine ansonsten nur noch geringe Lebenserwartung haben.

Therapie des metastasierten Harnblasenkarzinoms

Das metastasierte Harnblasenkarzinom ist eine Tumorentität mit einer schlechten Prognose. Obwohl der Tumor relativ gut auf eine Polychemotherapie anspricht, sind die Überlebensraten schlecht. Die Kombination von Methotrexat* und Cisplatin*, entweder zusätzlich mit Adriamycin* und Vinblastin* [**MVAC-Schema**] oder nur in Kombination mit Vinblastin* [**CMV-Schema**] haben zu Remissionsraten in der Größenordnung von 50–70 % geführt, wobei jeweils die Hälfte davon komplette Remissionen sind. Da diese Chemotherapieschemata mit erheblichen Nebenwirkungen behaftet sind, werden neuere Chemotherapeutika [z.B. Paclitaxel*/Carboplatin* oder Gemcitabin*/Cisplatin*] eingesetzt. Die Kombination aus Gemcitabin* und Cisplatin* hat vergleichbare Ergebnisse wie MVAC oder MVEC und hat dabei eine deutlich bessere Verträglichkeit. Gemcitabin*/Cisplatin* [GemCis] ist heute die Standardchemotherapie des metastasierten Harnblasenkarzinoms.

Adjuvante und neoadjuvante Chemotherapie. Die gleichen Chemotherapiekombinationen [MVAC/MVEC/GemCis] werden auch zur adjuvanten oder neoadjuvanten Therapie eingesetzt. **Adjuvant** bedeutet nach einer chirurgischen Therapie, **neoadjuvant** bedeutet vor einer chirurgischen Therapie, z.B. der radikalen Zystektomie. Wegen der hohen Toxizität ist die Polychemotherapie nur bei einem Teil der Patienten anwendbar. Aktuelle Studien zeigen für die neoadjuvante Polychemotherapie einen Überlebensvorteil. Adjuvante Chemotherapiestudien sind aufgrund der schwierig durchzuführenden Protokolle weiter umstritten, jedoch gibt es einen klaren Trend, eine adjuvante Polychemotherapie routinemäßig bei fortgeschrittenen [ab pT3b] und auch bei lymphogen metastasierten Tumoren durchzuführen.

B

Dranginkontinenz [wobei eine Dranginkontinenz nicht unbedingt vorliegen muss]; *s.u. Essay Harninkontinenz S. 533*

Bläs|se, periorale *f: s.u. Scharlach*

Blas|to|my|ces *m*: inhomogene Pilzgattung; enthält mehrere menschenpathogene Arten, u.a. **Blastomyces dermatitidis**, den in Kanada und den USA vorkommenden Erreger der nordamerikanischen Blastomykose; *s.a. Essay Mykosen S. 1059*

Blas|to|my|coi|des immitis *m: Syn: Coccidioides immitis, Blastomyces coccidioides*; in Mittel- und Nordamerika vorkommender Erreger der Coccidioidomycose

Blas|to|my|co|sis nigra *f:* → *Chromomykose*

Blas|to|my|co|sis queloidana *f:* → *Lobomykose*

Blas|to|my|ko|se *f:* durch Blastomyces-Species hervorgerufene, i. d.R. systemische Mykose; *s.a. Essay Mykosen S. 1059*
  brasilianische Blastomykose: *Syn: Lutz-Splendore-Almeida-Krankheit, südamerikanische Blastomykose, Parakokzidioidomykose, Paracoccidioidomycosis, Granuloma paracoccidioides*; in Südamerika vorkommende systemische Mykose mit hauptsächlichem Befall der Schleimhaut von Mund und Nase sowie der angrenzenden Gesichtshaut, später kommt es zu systemischer Streuung und Befall innerer Organe; **Erreger**: Paracoccidioides brasiliensis; **Diagnose**: mikroskopischer oder kultureller Erregernachweis in Sputum oder Biopsiematerial; **Therapie**: Amphotericin★ B intern, alternativ Itraconazol★ oder Ketoconazol★
  europäische Blastomykose: → *Kryptokokkose*
  nordamerikanische Blastomykose: *Syn: Gilchrist-Krankheit*; chronische Systemmykose mit primärem Befall der Lunge; kann spontan ausheilen oder in eine chronische Form mit Dissemination in andere Organe [Knochen ZNS, Genitalien] übergehen; **Erreger**: Blastomyces dermatitidis; **Diagnose**: mikroskopischer oder kultureller Erregernachweis; **Therapie**: Itraconazol★ oder Ketoconazol★ bei milden Formen; Amphotericin★ B bei schwerem Verlauf
  schwarze Blastomykose: → *Chromomykose*

Blas|to|my|ze|ten *pl*: → *Sprosspilze*

Blau-Gelb-Perimetrie *f*: in der Glaukomdiagnostik verwendete Form der Perimetrie; nutzt aus, dass kurzwellige Lichtreize den beginnenden Gesichtsfeldausfall früher anzeigen als weiße Prüfpunkte *s.a. Essay Glaukome S. 497*

Blau|gum|mi|baumm *m:* → *Eukalyptus*

Blau|säu|re|ver|gif|tung *f: Syn: Zyanidvergiftung, Cyanidvergiftung*; durch rosiges Aussehen, Bittermandelgeruch des Atems und Atemnot gekennzeichnete Vergiftung; evtl. Erstickung durch Hemmung der intrazellulären Atemenzyme; **Therapie**: Natriumthiosulfat i.v., Sauerstoffbeatmung; *s.u. Essay Intoxikationen S. 743*

Blei|ver|gif|tung *f: Syn: Saturnismus, Saturnialismus*; i.d.R. chronische Vergiftung durch Inhalation von bleihaltigem Staub oder Aufnahme über Haut und Schleimhaut; betrifft v.a. die blutbildenden [normochrome **Bleianämie** mit typischen basophil getüpfelten Erythrozyten] und inneren Organe [**Blei|niere** als Folge einer Nephrosklerose, die zu Schrumpfniere und Niereninsuffizienz führt; in seltenen Fällen handelt es sich um eine **akute bleitoxische tubuläre Schrumpfniere** bei einmaliger Bleiaufnahme]; dazu kommt eine **Bleineuro|pathie** durch Schädigung peripherer motorischer Nerven [v.a. Nervus radialis, seltener Nervus fibularis communis], die zur Entwicklung einer **Bleilähmung** führen kann, und eine Großhirnschädigung [**Bleienzephalopathie**]; sie äußert sich anfangs durch Übererregbarkeit, Schlafstörungen, Tremor saturninus, Sehstörungen; später kommt es zu Depressionen, Gedächtnisschwund, Demenz, Sprach-, Gang- und Sehstörungen [**Bleiamblyopie**]
  Blei hemmt in toxischer Konzentration SH-Enzyme, v.a. der Porphyrinsynthese, ATPasen und die Dihydropiatdehydrogenase; damit kommt es zu einer Erhöhung der Ausscheidung von δ-Aminolävulinsäure im Harn, die als Parameter für Diagnostik und Verlaufskontrolle dienen kann; die **Klinik** ist meist wenig spezifisch; die Patienten klagen über Müdigkeit, Appetitlosigkeit, Verstopfung, Magen-Darm-Koliken [**Bleikolik**] und Kopfschmerzen; **Diagnose**: Untersuchung, blau-grauer Zahnfleischsaum [**Bleisaum**], Labor:

Blutbild [Bleianämie], Bleispiegel im Blut, δ-Aminolävulinsäure im Harn; Röntgen [**Bleibänder** oder **Bleilinien** an den Schaftenden langer Röhrenknochen]; **Therapie**: Komplexbildner [EDTA, Penicillamin] zur forcierten Ausscheidung; die Organschäden sind aber nur bedingt reversibel; *s.a. Essay Intoxikationen S. 743*

Blen|nor|rhö, gonorrhoische *f:* → *Gonoblennorrhö*

Ble|o|my|cin *nt*: von **Streptomyces verticillus** gebildetes zytostatisches Antibiotikum; **Anw.**: Warzenmittel; Plattenepithelkarzinome des Kopf-Hals-Bereichs, des Ösophagus, des Penis und der Zervix, Bronchialkarzinom, Hodenteratome, maligne Lymphome, Weichteilsarkome; **NW**: Bleomycin-induzierte interstitielle Lungenfibrose; Magen-Darm-Beschwerden [Übelkeit, Erbrechen und Stomatitis]; Sklerodermie, Hautpigmentierung und -depigmentierung, Alopezie; **Kontraind.**: Schwangerschaft, vorbestehende Lungenschädigung; *s.a. Essay Chemotherapie S. 185*

Ble|pha|rek|to|mie *f*: operative Lidknorpelentfernung; i.d.R. Teil einer ästhetisch-plastischen Korrektur der Augenlider

Ble|pha|ri|tis *f, pl* -**tiden**: *Syn: Lidentzündung, Augenlidentzündung*; eine Entzündung der Augenlider beruht meist auf einer atopischen Disposition, die zu einer Sekretstauung der Meibom-Drüsen und einer schuppenden Lidrandentzündung [**Blepharitis squamosa**] führt; oft kommt es zu einer sekundären Infektion mit Staphylokokken, die zu einem geschwürigen Zerfall [**Blepharitis ulcerosa**] mit Verlust der Wimpern [Madarosis] führen kann; Milbenbefall [Demodex] ist eine häufige Ursache bei mangelnder Hygiene

Ble|pha|ro|con|junc|ti|vi|tis angularis *f: Syn: Diplobazillenkonjunktivitis, Diplobakterienkonjunktivitis, Conjunctivitis angularis*; relativ häufige, durch Moraxella lacunata [Haemophilus lacunatus] verursachte bakterielle Konjunktivitis mit Beteiligung des Lidwinkels; typisch sind ein zähes, weißliches Sekret und ein nässendes Ekzem der Lidhaut

Ble|pha|ro|plas|tik *f: Syn: Lidplastik*; plastische Operation der Augenlider, z.B. bei Oberlidptose; i.d.R. Teil einer ästhetisch-plastischen Korrektur der Augenlider

Ble|pha|ro|rha|phie *f: Syn: Tarsorhaphie, Blepharorrhaphie, Tarsorrhaphie*; Vernähung von Ober- und Unterlid, z.B. bei Ektropium paralyticum bei Fazialisparese

Ble|pha|ro|sphink|te|rek|to|mie *f*: Teilentfernung von Fasern des Musculus orbitalis bei Blepharospasmus; wird heute kaum noch durchgeführt, weil die Injektion mit Botulinustoxin den Lidkrampf beseitigt; allerdings muss die Injektion nach einigen Monaten wiederholt werden

Ble|pha|ro|to|mie *f: Syn: Tarsotomie*; Durchtrennung der Lidplatte; i.d.R. Teil einer ästhetisch-plastischen Korrektur der Augenlider

Blick|läh|mung *f*: Störung oder Aufhebung der koordinierten Blickbewegungen der Augen; man unterscheidet **horizontale Blicklähmung** [meist bei Abducensparese] und **vertikale Blicklähmung** [auch **Parinaud-Syndrom**], die z.B. bei Pinealistumor auftritt

Blind|darm|ent|fer|nung *f:* → *Appendektomie*

Blind|darm|ol|pe|ra|ti|on *f:* → *Appendektomie*

Blind|darm|re|sek|ti|on *f:* → *Typhlektomie*

B-Linien-ALL *f: s.u. akute Leukämie, Essay Akute Leukämien S. 889*

Blitz-Nick-Salaam-Krämpfe *pl: Syn: BNS-Krämpfe, infantile Spasmen, Propulsiv-petit-mal, West-Syndrom*; bereits im 1. Lebensjahr [2.–8. Lebensmonat] beginnende Form der Epilepsie; beruht i.d.R. auf einer intrauterinen oder postpartalen Enzephalopathie; betrifft Jungen wesentlich häufiger als Mädchen; die Anfälle imponieren durch brüske Vorwärtsbewegungen von Kopf und Rumpf, die von einem Anheben der Beine oder Einschlagen der Arme begleitet sind [deshalb Blitz-Nick-Salaam-Krämpfe]; die Anfälle dauern nur Sekunden, können aber in Serien von bis zu 50 Anfällen auftreten und in Grand-mal-Anfälle übergehen; im EEG findet sich das charakteristische Bild von Hypsarrhythmie oder diffusen, gemischten Krampfpotenzialen; die **Prognose** ist unbehandelt schlecht; es kommt zu schwerer psychomotorischer Entwicklungshemmung und später Demenz; ab dem 5. Jahr verschwinden die BNS-Krämpfe, oft entwickeln sich später aber fokale oder generalisierte Krämpfe; *s.a. Essay Epilepsie und Status epilepticus S. 365*

Blitzstar *m: Syn: Cataracta electrica*; Linsentrübung durch Blitzschlag oder Starkstromeinwirkung; *s.u. Essay Katarakt S. 783*

Bloch-Sulzberger-Syndrom *nt:* → *Incontinentia pigmenti Typ Bloch-Sulzberger*

Block *m:* **1.** → *kardialer Block* **2.** *Syn: Nervenblock, Blockade, Nervenblockade*; Unterbrechung der Nervenleitung, z.B. zur Schmerztherapie [**therapeutische Blockade**], Identifizierung eines spezifischen Nervens [**diagnostische Blockade**] oder Regionalanästhesie **3.** Blockierung, Verstopfung eines Gefäßes

3-in-1-Block: inguinale Leitungsanästhesie von Nervus femoralis, Nervus cutaneus femoralis lateralis und Nervus obturatorius; wird bei Operationen am ventralen Oberschenkel und zur Schmerztherapie bei Oberschenkelhalsfrakturen eingesetzt

atrioventrikulärer Block: → *AV-Block*

fokaler Block: *Syn: Fokalblock*; auf einen kleineren Bezirk beschränkter Herzblock

intraventrikulärer Block: Block des Erregungsimpulses im Kammermyokard; nach dem von Rosenbaum et al. vorgeschlagenen Konzept einer trifaszikulären intraventrikulären Erregungsleitung kann man aufgrund der Veränderungen des QRS-Komplexes in Standardableitungen zwischen **monofaszikulärem**, **bifaszikulärem** und **trifaszikulärem Block** unterscheiden; zu den **monofaszikulären Blockierungen** ge-

hören **Rechtsschenkelblock** [RSB], **linksanteriorer Hemiblock** [LAH] und **linksposteriorer Hemiblock** [LPH]; bei einem **bifaszikulären Block** liegt eine Kombination von zwei monofaszikulären Blockierungen vor [RSB und LAH; RSB und LPH; LAH und LPH = Linksschenkelblock, LSB]; *s.a. Essay Elektrokardiogramm S. 317, Essay Herzrhythmusstörungen S. 613*

kardialer Block: *Syn: Block, Herzblock*; Störung oder Unterbrechung der normalen Erregungsleitung des Herzens; nach der Lokalisation kann man zwischen **AV-Block★** [atrioventrikulärer Block, Blockierung der Überleitung vom Vorhof auf die Kammer], **intraatrialem Block** [Block des Erregungsimpulses innerhalb des Vorhofes] und **intraventrikulärem Block** unterscheiden; die Blockierung der Erregungsüberleitung kann vorübergehend auftreten [z.B. bei Vagotonie] oder permanent vorhanden sein; wichtig ist die Unterscheidung von partiellem Block, der zu einer Verlängerung der Überleitungszeit und evtl. zum Ausfall einzelner Systolen führt, und vollständigem Block; *s.a. Essay Elektrokardiogramm S. 317, Essay Herzrhythmusstörungen S. 613*

neuromuskulärer Block: Blockierung der Erregungsübertragung an der motorischen Endplatte

sinuatrialer Block: *Syn: sinuaurikulärer Block, SA-Block*; Unterbrechung der Erregungsleitung vom Sinusknoten zum Vorhof; *s.u. Essay Herzrhythmusstörungen S. 613*

Blo|cka|de, intraskalenäre *f: s.u. Armplexusanästhesie*

Blo|cka|de, vertikale-infraklavikulare *f: s.u. Armplexusanästhesie*

α-Blocker *m:* → *Alphablocker*

β-Blocker *m:* → *Betablocker*

Blo|ckie|run|gen, mehrfache *pl: s.u. Essay Elektrokardiogramm S. 317*

Blo|ckie|rung, höhergradige *f: s.u. AV-Block II. Grades*

Blo|ckie|rung, monofaszikuläre *f: s.u. intraventrikulärer Block*

Block|re|sek|ti|on *f: Syn: En-bloc-Resektion*; Entfernung eines Organs oder Organteils zusammen mit umliegenden Strukturen, v.a. der Lymphgefäße und -knoten

Blount-Klammer *f: s.u. Epiphyseodese nach Blount*

Blount-Krankheit *f:* → *Osteochondrosis deformans tibiae*

Blow-out-Fraktur *f: Syn: Orbitabodenfraktur*; Bruch des Bodens der Augenhöhle durch Gewalteinwirkung auf Auge und Orbita; der Boden sinkt ein und durch das folgende Absinken des Bulbus kommt es zu einer Veränderung der Augenachse, die zu Doppelbildern führt; **Therapie**: leichte Fälle ohne Motilitätsstörung werden konservativ behandelt [der Patient darf nicht schnäuzen, sonst können Keime aus der Nase in die Fraktur gepresst werden!]; bei schweren Fällen Reposition durch die Kieferhöhle und Wiederaufbau des Orbitabodens; *s.a. Essay Fraktur, Luxation, Distorsion S. 423*

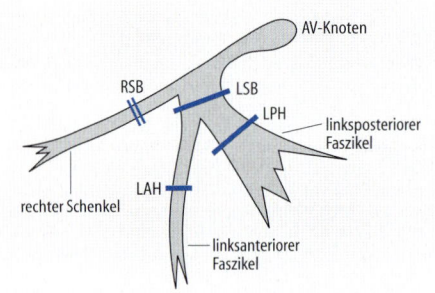

Abb. B32. Intraventrikulärer Block. Schema der intraventrikulären Blockbilder

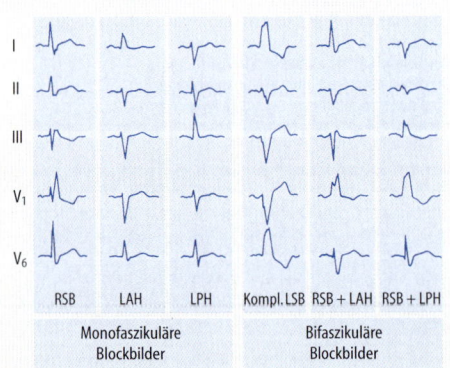

Abb. B33. Intraventrikulärer Block. Intraventrikuläre Blockbilder im Oberflächen-EKG: **RSB** = Rechtsschenkelblock, **LAH** = linksanteriorer Hemiblock, **LPH** = linksposteriorer Hemiblock, **LSB** = Linksschenkelblock

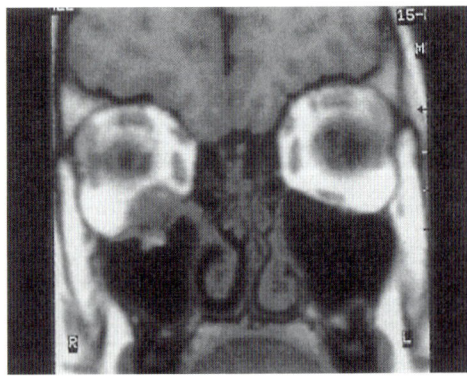

Abb. B34. Blow-out-Fraktur. Blow-out-Fraktur rechts im MRT

Blow-out-Varizen *pl:* → *Perforansvarikosis*

blue baby *nt: s.u. Fallot-Tetralogie*

blue bloater *m*: durch Zyanose, Dyspnoe und Polyglobulie gekennzeichneter Patient mit bronchitischem Lungenemphy-

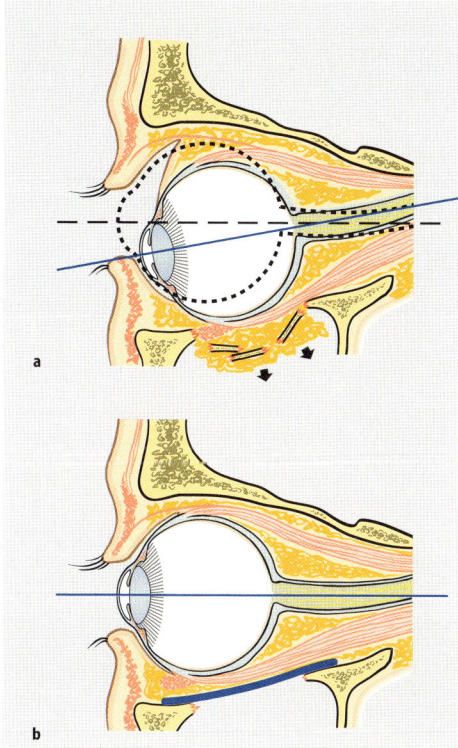

Abb. B35. Blow-out-Fraktur. a präoperativ, **b** nach Orbitabodenrekonstruktion mit autogenem Knorpel oder Polydioxanonfolie

sem; *s.a. Lungenemphysem, Essay Chronisch-obstruktive Lungenkrankheiten und Lungenemphysem S. 911*

Blue-toe-Phänomen *nt*: Blauverfärbung einer oder mehrerer Zehen bei akralen Durchblutungsstörungen, z.B. bei arterieller Embolie oder peripherer arterieller Verschlusskrankheit

Blumberg-Symptom *nt*: *Syn: Blumberg-Zeichen; s.u. Appendizitis*

Blu|men|kres|se *f*: → *Kapuzinerkresse*

Blut|al|ko|hol|kon|zen|tra|ti|on *f*: *s.u. Alkoholvergiftung*

Blut|bild *nt*: *Syn: Blutstatus, Hämogramm*; quantitative Bestimmung der Blutbestandteile und ihre grafische oder tabellarische Darstellung; das **rotes Blutbild** umfasst eine Auszählung der roten Blutzellen und die Bestimmung des Hämoglobins, das **weißes Blutbild** die Auszählung der weißen Blutzellen; werden die verschiedenen Leukozytenformen ausgezählt, erhält man ein **Differenzialblutbild**; unter **großem Blutbild** versteht man die Auszählung der roten und weißen Blutzellen, der Thrombozyten sowie die Bestimmung des Hämoglobins

zentrales Blutbild: *Syn: Hämatomyelogramm, Myelogramm*; quantitative Auswertung der Zellen im Knochenmarkausstrich

Blut|druck, hoher *m*: → *arterielle Hypertonie*

Blut|druck|kri|se *f*: **1.** → *Krise, hypertensive* **2.** akute Hypotonie mit einem plötzlichem Abfall des systolischen Blutdrucks auf Werte unter 90 mmHg

Blut|druck|mes|sung *f*: die wechselnden Durchblutungsanforderungen der einzelnen Organe, die oft im Gegensatz zueinander stehen oder miteinander konkurrieren, erfordern eine ständige Kontrolle und Anpassung des Gesamtkreislaufs und v.a. des mittleren arteriellen Blutdrucks; die Blutdruckwerte hängen von der Position des Patienten, dem Aktivitätszustand, der geistigen Verfassung usw. ab; zur Ausschaltung

Tab. B4. Blutbild. Blutbildparameter des Erwachsenen

Parameter		Normalwert (-bereich)	Einheit*
Erythrozyten	Frauen	4,8 (4,2–5,5)	$10^{12}/l$
	Männer	5,3 (4,4–6,3)	$10^{12}/l$
Retikulozyten		0,1 (0,05–0,2)	$10^{12}/l$
Hämatokrit	Frauen	0,42 (0,37–0,47)	vol/vol
	Männer	0,47 (0,40–0,54)	vol/vol
Hämoglobin	Frauen	140 (120–160)	g/l
	Männer	160 (140–180)	g/l
MCV		85 (80–96)	fl
MCH		30 (28–34)	pg
MCHC		340 (320–360)	g/l
Leukozyten		7 (4–11)	$10^9/l$
Granulozyten		4,4 (2,5–7,5)	$10^9/l$
Neutrophile		4,2 (2,5–7,5)	$10^9/l$
Eosinophile		0,2 (0,04–0,4)	$10^9/l$
Basophile		0,04 (0,01–0,1)	$10^9/l$
Monozyten		0,5 (0,2–0,8)	$10^9/l$
Lymphozyten		2,2 (1,5–3,5)	$10^9/l$
Thrombozyten		250 (150–400)	$10^9/l$

* In der klinischen Praxis auch: 10^{12} = T = Tera, 10^9 = G = Giga

Tab. B5. Zentrales Blutbild. Auszählung von Knochenmarkzellen

	Beobachteter Bereich	95 %-Bereich	Durchschnitt
Blasten	0–3,2	0–3,0	1,4
Promyelozyten	3,6–13,2	3,2–12,4	7,8
Myelozyten	4,0–21,4	3,7–10,0	7,6
Metamyelozyten	1,0–7,0	2,3–5,9	4,1
Stab- und Segmentkernige			
Männer	21,0–45,6**	21,9–42,3	32,1
Frauen	29,6–46,6**	28,8–45,9	37,4
Eosinophile	0,9–7,4	0,7–6,3	3,5
Basophile	0–0,8	0–0,4	0,1
Erythroblasten			
Männer	18,0–39,4**	16,2–40,1	28,1
Frauen	14,0–31,8**	13,0–32,0	22,5
Lymphozyten[a]	4,6–22,6	6,0–20,0	13,1
Plasmazellen	0–1,4	0–1,2	0,6
Monozyten	0–3,2	0–2,6	1,3
Makrophagen	0–1,8	0–1,3	0,4
Verhältnis Myelop./Erythrop.			
Männer	1,1–4,0*	1,1–4,1	2,1
Frauen	1,6–5,4*	1,6–5,2	2,8

* p = 0,01, ** p = 0.001; [a] bei Kleinkindern kann der Lymphozytenanteil bis zu 35 % betragen

aller dieser Faktoren wird soweit als möglich der **Ruheblutdruck** im Sitzen oder Liegen gemessen; bei gesunden Erwachsenen zwischen 20 und 40 Jahren liegt der Mittelwert für den systolischen Blutdruck bei 120 mmHg und für den diastolischen Blutdruck bei 80 mmHg; diese Werte steigen mit zunehmendem Alter etwas an, wobei der systolische

Druck stärker ansteigt als der diastolische; nach der WHO liegt der Normwert für den systolischen Druck unter 140 mmHg und für den diastolischen Druck unter 90 mmHg; Ruhewerte von 160 mmHg systolisch und 95 mmHg diastolisch kennzeichnen eine arterielle Hypertonie

der Blutdruck kann direkt oder indirekt gemessen werden; bei der **direkten Blutdruckmessung** wird ein Katheter in eine Arterie eingeschoben und mit einem Messgerät verbunden; auch wenn die Messung genauer ist und eine kontinuierliche Messung ermöglicht, wird die Methode nur auf Intensivstationen oder während großer Operationen eingesetzt; die **indirekte Blutdruckmessung** beruht meist auf der Methode von Riva-Rocci, auch wenn heute mehr und mehr semiautomatische oder elektronische Messgeräte eingesetzt werden; die **Blutdruckmessung nach Riva-Rocci** ist eine indirekte Blutdruckmessung mittels einer aufblasbaren Manschette; die Messung erfolgt normalerweise am Oberarm des

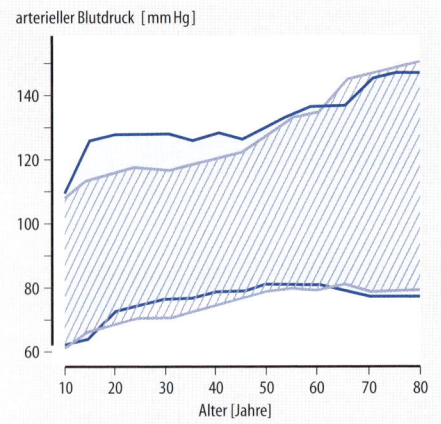

Abb. B36. Blutdruckmessung. Systolischer und diastolischer Blutdruck in Abhängigkeit vom Alter [*dunkelblaue Linien* = Männer, *hellblaue Linien* = Frauen]

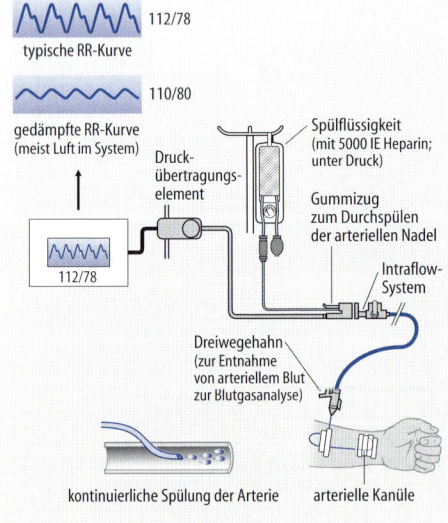

Abb. B37. Blutdruckmessung. Direkte Blutdruckmessung

sitzenden Patienten; die Messstelle soll in etwa in Höhe der Herzens liegen; der Arm wird leicht gebeugt, das Stethoskop locker über der Arteria brachialis aufgesetzt und die Manschette [12 cm breit, 30 cm lang] rasch aufgepumpt, bis der Druck etwa 30 mmHg über dem systolischen Druck liegt; der Druck in der Manschette wird langsam abgelassen, bis pulssynchrone Arteriengeräusche [**Korotkoff-Geräusche**] hörbar werden; der Druck auf dem Manometer entspricht dem systolischen Blutdruck; beim weiteren Luftablassen werden die Töne ganz leise oder verschwinden vollständig; dieser Druck entspricht dem diastolischen Blutdruck

bei adipösen Patienten oder Patienten mit extrem kräftigen Oberarmen werden oft zu hohe Werte bestimmt; nach körperlicher oder seelischer Belastung, bei Hyperthyreose, Anämie und Aorteninsuffizienz sind die Geräusche oft bis zum Manschettendruck von Null zu hören und die Bestimmung des diastolischen Wertes ist erschwert; für die Blutdruckmessung am Oberschenkel braucht man eine besonders große Manschette [18 cm breit, 60–80 cm lang]; die Messung erfolgt in Seiten- oder Bauchlage; die Werte liegen 10–30 mm höher als an den Armen

Blut|druck, niedriger m: *Syn: Hypotonus, Hypotension, chronische arterielle Hypotonie*; *s.u. Hypotonie*

Blut|er|bre|chen nt: *Syn: Hämatemesis, Vomitus cruentus*; Erbrechen von hellem oder dunkelbraunem [**Kaffeesatzerbrechen**] Blut; typisches Symptom der oberen gastrointestinalen Blutung; *s.u. Essay Gastrointestinale Blutung S. 155*

Blut|ge|rin|nungs|stö|rung f: → *Koagulopathie*

Blut|har|nen nt: → *Hämaturie*

Blut|hoch|druck m: → *arterielle Hypertonie*

Blut, okkultes nt: *s.u. Blutstuhl*

Blut|plätt|chen|mangel m: → *Thrombozytopenie*

Blut|schwamm m: *Syn: Hämangiom*; äußerlich sichtbarer kutaner oder subkutaner, gutartiger Gefäßtumor, der meist bei der Geburt vorhanden ist [**Säuglingshämangiom**] oder in den ersten Lebensmonaten entsteht [**infantiles Hämangiom**]; es gibt aber auch Formen, die erst im späteren Lebensalter entstehen [**senile Angiome, Granuloma pyogenicum**]; Hämangiome kommen auch im Rahmen von Fehlbildungssyndromen [Maffucci-Syndrom, Blaue-Gummiblasen-Nävus-Syndrom] vor; eine **Therapie** ist i.d.R. nicht nötig, da sich mehr als 70 % jugendlichen Hämangiome spontan vor dem 12. Lebensjahr zurückbilden; Laserbehandlung und Kryotherapie sowie Glucocorticoidtherapie führen i.d.R. zu Rückbildung und narbenlosen Abheilung

Blut|sta|tus m: → *Blutbild*

Blut|stuhl m: *Syn: Hämatochezie, blutiger Stuhl*; eine sichtbare Blutbeimengung zum Stuhl ist typisch für die untere gastrointestinale Blutung, jedoch auch in 10 % bei massiver oberer gastrointestinaler Blutung; färbt das Blut den Stuhl schwarz, spricht man von **Teerstuhl** [Melaena]; **okkultes Blut** im Stuhl ist nur durch Tests nachweisbar; *s.u. Essay Gastrointestinale Blutung S. 155*

Blu|tung, epidurale f: → *Hämatom, epidurales*

Blu|tung, gastrointestinale f: *Syn: Gastrointestinalblutung, Magen-Darm-Blutung*; nach der Lokalisation unterscheidet man zwischen **oberer gastrointestinaler Blutung** [Speiseröhre, Magen, Zwölffingerdarm] und **unterer gastrointestinaler Blutung** [Jejunum, Ileum, Dickdarm]; **chronische gastrointestinale Blutungen** führen zur Entwicklung einer Eisenmangelanämie, während **akute gastrointestinale Blutungen** zu Hypovolämie führen; oft sind aber beide Formen gleichzeitig vorhanden; das in den Magen-Darm-Kanal abgegebene Blut kann erbrochen [Hämatemesis] oder/und mit dem Stuhl ausgeschieden werden [Hämatochezie]; die Art des erbrochenen [z.B. Kaffeesatzerbrechen] oder mit dem Stuhl ausgeschiedenen Blutes [Frischblutauflagerung, Melaena] gibt Hinweise auf die Blutungsquelle und das Ausmaß der Blutung; *s.u. Essay Gastrointestinale Blutung S. 155*

Blu|tung, intrazerebrale f: *Syn: Hirnblutung, Hirneinblutung, Enzephalorrhagie*; Einblutungen in das Gehirn sind die Ursache für 10–15 % aller Schlaganfälle; Männer und Frau-

B

Gastrointestinale Blutung

Syn.: Magen-Darm-Blutung, Gastrointestinalblutung

B. Jüngling, J. Rädle

Definition

Bei Blutungen des Magen-Darm-Traktes wird zwischen der **oberen** und der **unteren gastrointestinalen Blutung** unterschieden. Zum ersten Typ gehören die Blutungen in Speiseröhre, Magen und Zwölffingerdarm [Duodenum], zum zweiten die in Dünndarm [Jejunum und Ileum], Dickdarm und Enddarm [Rektum]. Dabei stellt das Treitz'sche-Band die anatomische Grenze zwischen beiden Formen dar.

Die **obere gastrointestinale Blutung** [OGIB] ist mit ca. 80 % wesentlich häufiger. Die Blutungen können chronisch in Form von Sickerblutungen oder akut mit plötzlichen, sehr großen Blutverlusten auftreten.

> ❗ **Die akute gastrointestinale Blutung ist die häufigste Notfallsituation in der Gastroenterologie.**

Sobald die erforderlichen Maßnahmen zur Sicherung der Atemwege und Stabilisierung des Kreislaufs erfolgt sind, sollte eine Notfallendoskopie durchgeführt werden. Neben der Lokalisation der Blutungsquelle kann, falls erforderlich und möglich, eine sofortige endoskopische Therapie durchgeführt werden. Dabei kommen verschiedene Techniken der Blutstillung zum Einsatz. Trotz verbesserter Diagnostik und Therapie beträgt die Letalität einer schweren oberen gastrointestinalen Blutung je nach Lokalisation und Ausmaß noch immer ca. 14 %.

Die **untere gastrointestinale Blutung** [UGIB] ist meist chronisch und selbstlimitierend. Die Letalität der unteren gastrointestinalen Blutung beträgt je nach Lokalisation und Ausmaß 2,0–3,6 %.

Ätiologie/Epidemiologie

- Erosionen bzw. Ulzerationen im Magen und Duodenum sowie Varizen der Speiseröhre als häufigste Ursache im oberen Gastrointestinaltrakt [Tab. 2].
- bei Blutungen im unteren Gastrointestinaltrakt überwiegen die Blutungsquellen im Dickdarm [90 %] im Vergleich zum Dünndarm [Tab. 3].
- Im Dünndarm finden sich als Blutungsquelle überwiegend Tumoren und Angiodysplasien.
- Im Kolon/Rektum sind Hämorrhoidalblutungen am häufigsten, danach folgen Divertikelblutungen und entzündliche Darmerkrankungen oder Karzinome sowie Nachblutungen nach Polypektomien oder Biopsien.
- Im Kolon ist die Häufigkeitsverteilung stark altersabhängig [Tab. 4].

Tab. 1. Einteilung/Häufigkeit von gastrointestinalen Blutungen

Einteilung	Blutungslokalisation	Inzidenz [100.000/Jahr]
Obere gastrointestinale Blutung [Blutungsquelle proximal des Treitz-Bandes]	Ösophagus, Magen, Duodenum	55–150
Untere gastrointestinale Blutung [Blutungsquelle distal des Treitz-Bandes]	Jejunum, Ileum, Kolon, Rektum	ca. 20 [ohne Hämorrhoidalblutung]

Tab. 2. Prozentuale Verteilung der Blutungsquellen bei oberer gastrointestinaler Blutung

Blutungsquelle	Häufigkeit %
Ulcus duodeni	25
Ulcus ventriculi	22
Ösophagusvarizen	18
Erosionen	12
Refluxösophagitis	9
Mallory-Weiss-Läsionen	6
Tumoren [benigne/maligne]	3
Angiodysplasie	1
Blutungsquelle nicht identifizierbar	4

Tab. 3. Prozentuale Verteilung der Blutungsquellen bei unterer gastrointestinaler Blutung

Blutungsquelle	Häufigkeit %
Divertikel	40
Angiodysplasien	11
chronisch-entzündliche Darmerkrankungen	5
kolorektales Karzinom/Polypen	9
Kolitiden [infektiös, ischämisch, radiogen]	8
anorektale Erkrankungen	10
unklar	13
selten: Endometriose, Aortoenterische Fistel, Intuszeption	jeweils < 1

B

Risikofaktoren einer gastrointestinalen Blutung

- Bei Ulcus ventriculi/duodeni:
  - endogene Faktoren: Helicobacter pylori, atrophische Gastritis, Motilitätsstörungen, Gastrinom
  - exogene Faktoren: Nikotinabusus, Alkoholabusus, nicht-steroidale Antiphlogistika [NSAID]
- Blutgerinnungsstörungen, entweder angeboren, erworben oder medikamentös bedingt [z.B. Marcumar®, Heparin], können bei bestehender Schleimhautverletzung die Blutung unterhalten und/oder verstärken.
- Blutungen aus Ösophagusvarizen resultieren aus einer Druckerhöhung im portalen Gefäßsystem [meist verursacht durch eine Leberzirrhose], aber auch infolge von Gefäßprozessen [z.B. einer Pfortader- oder Milzvenenthrombose].

Leitsymptome/Klinik

Symptome der Blutungsanämie/Hypovolämie
- Blässe, Schwindel, Schwäche, Tachykardie, Blutdruckabfall bis Schocksymptomatik infolge Hypovolämie

Tab. 4. Blutungsquellen im Kolon in Abhängigkeit vom Lebensalter

< 25 Jahre	25–60 Jahre	> 60 Jahre
Colitis ulcerosa/Morbus Crohn	Divertikulose	Angiodysplasien
Polypen	Colitis ulcerosa/Morbus Crohn	Divertikulose
	Polypen	Karzinom
	Karzinom	Polypen
	Angiodysplasien	

Tab. 5. Abschätzen der Blutungsstärke bei gastrointestinaler Blutung

Blutverlust	leicht [< 250 ml/Tag]	mittelschwer [250–1000 ml/Tag]	schwer [> 1000 ml/Tag]
Klinische Symptome	Abgeschlagenheit	Durst, Übelkeit	Unruhe, Bewusstseinstrübung, Schock
Kreislaufreaktionen	keine	Puls ↑ RR [↓] ZVD ↓	Puls ↑ RR ↓ ZVD ↓
Hämoglobin	> 11 g/dl	9–11 g/dl	< 9 g/dl

Sichtbare Zeichen einer gastrointestinalen Blutung
- **Hämatemesis** [Bluterbrechen]: Erbrechen von frischem roten oder kaffeesatzartigem Blut [durch Einwirken der Magensäure entsteht aus Blut Hämatin], typisches Symptom der oberen gastrointestinalen Blutung.
- **Melaena** [Teerstuhl]: Entleerung von schwarzem, glänzendem, klebrigem und übelriechendem Stuhl. Teerstuhl entsteht durch die langsame Passage von wenigstens 100–200 ml Blut durch das Kolon und den bakteriellen Abbau des Blutes. Zeitintervall zwischen Blutungsbeginn und erstem Auftreten von Teerstühlen ungefähr 5–8 h. Teerstühle können aber auch bei unterer gastrointestinaler Blutung und langsamer Darmpassage entstehen.
- **Hämatochezie** [blutiger Stuhl]: typisch für die untere gastrointestinale Blutung, jedoch auch in 10 % bei massiver oberer gastrointestinaler Blutung.

Klinische Zeichen des Eisenmangels bei chronischer Blutungsanämie
- Rillenbildung der Nägel, diffuser Haarausfall, rezidivierende Apthen der Mundschleimhaut, Plummer-Vinson-Syndrom [Schleimhautatrophie von Zunge, Oropharynx und Ösophagus], Mundwinkelrhagaden

Labor
- **Akute Blutung:** Abfall von Erythrozytenzahl, Hämoglobin und Hämatokritwert. Erythrozytenzahl, Hämoglobin und Hämatokritwert ändern sich anfangs nicht, weil es sich hierbei um relative und nicht-absolute Werte handelt. Die genannten Parameter sinken erst ab, wenn es zu einem kompensatorischen Einstrom von Gewebsflüssigkeit in die Blutbahn kommt. Da es kein einfaches Verfahren zur Bestimmung des intravasalen Blutvolumens gibt, müssen während der Blutungsepisode die Laborwerte [Hämoglobin, Hämatokrit] engmaschig kontrolliert werden.
- **Chronische Blutung:** Abfall von Erythrozytenzahl, Hämoglobin und Hämatokritwert, Abfall von Eisen und Ferritin [hypochrome, mikrozytäre Anämie]

Differenzialdiagnose
- Bei chronischer Blutung: hypochrome, mikrozytäre Anämien
- Bei Hämatemesis: Hämoptoe [Bluthusten]
- Bei Teerstuhl: schwarze Stuhlverfärbung nach Medikamenteneinnahme [Kohle, Eisen] oder nach bestimmten Nahrungsmitteln [Heidelbeeren, Lakritze]
- Bei rotem Stuhl: rötliche Stuhlverfärbung nach Genuss von roten Rüben

B

Diagnostik

Endoskopie
- Methode der Wahl in der Diagnostik der gastrointestinalen Blutung [Ösophago-Gastro-Duodenoskopie (ÖGD), Enteroskopie, Koloskopie]
- Neben Lokalisation sofortige endoskopische Therapie möglich
- Bei der oberen gastrointestinalen Blutung Lokalisation der Blutung in > 95 % der Fälle, dabei liegen in 15–30 % mehrere Blutungsquellen vor
- Notfallendoskopie: Patient sollte kreislaufstabil sein und im Zweifelsfall zur Prävention einer Aspiration bei der ÖGD intubiert werden
- Bei Hämatochezie und Hinweisen auf eine massive Blutung vor einer Notfallkoloskopie Durchführung einer ÖGD, da ca. 10 % der Patienten mit massiver Hämatochezie eine obere gastrointestinale Blutung aufweisen

Angiografie
- Endoskopisch keine Blutungsquelle detektierbar, Endoskopie kontraindiziert oder schwerste Blutung ohne Möglichkeit der endoskopischen Lokalisation
- Voraussetzung: arterielle Blutung mit einem Blutverlust > 1 ml/min
- Bei durchschnittlich ca. 40–50 % Lokalisation der blutenden Gefäße
- Möglichkeit der Intervention mittels Vasopressininfusion oder selektive Embolisation des blutenden Gefäßes [z.B. durch Mikrospiralen]
- Bei intermittierenden Blutungen negatives Angiogramm infolge von Vasokonstriktion oder Thrombusbildung möglich

Szintigrafie
- Radionuklidszintigrafie mit 99mTC-markierten Erythrozyten
- Bereits ab einer Blutungsintensität von 0,4 ml/min Blutungsnachweis möglich
- Oft nur ungenaue Lokalisation der Blutung

Doppelballon-Enteroskopie [nur in Zentren]
- Prinzip: ziehharmonikaartiges Auffädeln des 4–6 Meter langen Dünndarms auf ein 8,5 mm dünnes und 200 cm langes Endoskop
- Möglichkeit der Biopsieentnahme/therapeutischen Intervention

Kapselendoskopie
- 26 mm lange und 11 mm breite Kapsel
- Besteht aus einer CMOS-Kamera, einer Linse, mehreren Beleuchtungs-LED, Batterien, einem Sender sowie einer Antenne
- Nach oraler Verabreichung Passage durch den Gastrointestinaltrakt durch die natürliche Motilität des Dünndarms
- Indikation: bei chronischer Blutung aus dem Dünndarm nach unauffälliger ÖGD/Koloskopie
- Limitationen: Sendezeit 6–8 Stunden [bei nur 80 % der Patienten wird das Zökum erreicht], fehlende Biopsie- und fehlende Interventionsmöglichkeiten
- Komplikationen: Steckenbleiben der Kapsel in ca. 1 % der Fälle Röntgenkontrastmitteldarstellung des Dünndarm
- Mittels klassischem Röntgen-Sellink [Enteroklysma] oder MR-Sellink
- Diagnostischer Wert zur Detektion von Blutungsquellen gering
- Bei chronischen Blutungen zum Ausschluss bzw. Nachweis von Dünndarmtumoren

Operation
- Explorative Laparotomie, ggf. mit intraoperativer Endoskopie [ÖGD/Koloskopie] oder bidirektionaler Intestinoskopie nach chirurgischer Dünndarmeröffnung

Prognose [akute Blutungen]

Nicht-variköse obere gastrointestinale Blutung
- Mortalität: 6–14 %
- 2/3 der Blutungen sistieren dauerhaft spontan, ca. 10 % bluten kontinuierlich

B

- Ca. 20 % der Patienten erleiden nach anfänglicher Blutstillung eine Rezidivblutung
- Risikofaktoren für Blutungsrezidiv und Mortalität: Schweregrad des Blutverlustes, Transfusionsbedarf, hämodynamische Situation, Alter und Begleiterkrankungen, Lokalisation der Blutung

Variköse obere gastrointestinale Blutung
- Mortalitätsrisiko für jede Blutungsepisode: 15–30 %
- 1/3 der Blutungen sistiert spontan
- Deutlich erhöhtes Risiko einer Rezidivblutung innerhalb von 5 Tagen gegenüber nicht-variköser oberer gastrointestinaler Blutung

Untere gastrointestinale Blutung
- Mortalität: 10 %
- Mortalität steigt mit Alter und Begleiterkrankungen

Therapie
Endoskopische Therapie ist der Goldstandard
- endoskopische Beurteilung der Blutungsintensität mittels **Forrest-Klassifikation** [Tab. 6]

Allgemeinmaßnahmen
- Kreislaufstabilisierung mittels Volumensubstitution und/oder Substitution von Erythrozytenkonzentraten
- Ausgleich von Gerinnungsstörungen

Obere gastrointestinale Blutung
Nicht-variköse obere gastrointestinale Blutung
- **Injektionsverfahren**:
  - Mittel der Wahl: mit 0,9 % NaCl verdünntes Adrenalin [1:10.000–100.000]; die lokale Tamponade wird für einige Zeit durch die vasokonstriktorische Wirkung des Adrenalins unterstützt, Unterspritzung der Blutungsquelle mittels mehrerer Depots [0,5–2 ml]
  - Anwendung von Sklerosierungsmitteln [Polidocanol*, Ethanolamin] heute obsolet
  - alternativ Fibrinkleber [Injektion der separaten Komponenten Fibrinogen und Thrombin durch ein doppellumiges System, Injektion von 2 ml direkt in die vermutete Blutungsquelle]
- **Mechanische Therapie**:
  - Hämoclips aus Edelstahl [alternativ oder in Kombination mit Injektionsverfahren] bei FIa-FIIa-Blutung
- **Thermische Verfahren** [vor allem für diffuse Blutungen aus Tumoren oder vaskulären Malformationen]:
  - Blutstillung durch Hitzekoagulation
  - Neodymium-YAG-Laser
  - Argonplasmakoagulation [Argon-Beamer]
  - unipolare/bipolare Elektrokoagulation
- **Operative Therapie**
  - bei ineffektiver endoskopischer Blutstillung
  - bei Rezidivblutungen [Ulkusumstechung, Operation nach Billroth]
- **Behandlungsresultate**:
  - 90–95 % initiale Blutstillung
  - 12–25 % Rezidivblutungen [insbesondere bei arteriellen Blutungen]
- **Prophylaxe Blutungsrezidiv**:
  - programmierte Reendoskopie umstritten
  - Protonenpumpenhemmer, beim Nachweis von Helicobacter* pylori Eradikationstherapie mit zusätzlich z.B. Clarithromycin* 2 × 250 mg und Metronidazol* 2 × 400 mg über 1 Woche

Variköse obere gastrointestinale Blutung
- Sklerosierungstherapie [z.B. Polidocanol*], Injektion von 0,5–1 ml paravasal bzw. intravasal
- Gummibandligatur [variköses Gefäß wird angesaugt und ein elastischer Ring darübergestülpt, durch das Abschnüren wird die Blutversorgung unterbunden, das Gewebe fällt ab und hinterlässt eine kleine Narbe]

Tab. 6. Forrest-Klassifikation der Ulkusblutung

Forrest Ia	Ulkus mit spritzender Blutung
Forrest Ib	Ulkus mit Sickerblutung
Forrest IIa	Ulkus mit Gefäßstumpf
Forrest IIb	Ulkus mit Blutkoagel
Forrest IIc	Ulkus mit hämatinbelegtem Grund
Forrest III	fibrinbelegtes Ulkus

B

- Gewebekleber [z.B. Histoacryl], intravasale Injektion [pro Injektion nicht mehr als 0,5 ml, in Fundusvarizen 1 ml], polymerisiert und härtet im physiologischen Milieu innerhalb von 20 Sekunden aus
- Vasoaktive Medikamente: Terlipressin* [1–2 mg/alle 4 h s.c. oder i.v.], Octreotid* [50 µg Bolus, danach 25–50 µg/h i.v.]
- Kombination endoskopische Therapie plus Somatostatin/Octreotid möglich [verbessert die primären Blut-stillungsraten gegenüber alleiniger endoskopischer Therapie]
- Ballontamponade mittels Sengstaken-Blakemore-Sonde oder Linton-Nachlas-Sonde [komplikationsträchtig, z.B. Ösophagusulzera, Aspirationspneumonie, nur bei unkontrollierter Blutung zur Überbrückung oder bei fehlendem Zugang zu einer Notfallendoskopie]
- Transjugulärer intrahepatischer portosystemischer Shunt [TIPS] bei Versagen der endoskopischen Therapie [Reservemethode für endoskopisch und medikamentös nicht zu kontrollierende Blutungen oder für Rezi-divblutungen]
- Chirurgische Shuntverfahren [z.B. Warren-Shunt] als ultima ratio

- **Behandlungserfolge**:
  – Stillung einer aktiver Varizenblutung mittels endoskopischer Verfahren in 86–100 % der Fälle, Rezidivblu-tungen in 11–36 %, Komplikationen [Ulzeration, Fieber, Perforation] in 20–24 %
  – begleitende Antibiotikatherapie z.B. mit einem Gyrasehemmer ist Therapiestandard

- **Prophylaxe Blutungsrezidiv**:
  – Primär- und Sekundärprophylaxe mittels nicht-selektivem Betablocker [z.B. Propranolol* 40–240 mg/Tag, Richtgröße Senkung der Herzfrequenz > 20 %] empfohlen
  – bei Kontraindikationen gegen Betablocker evtl. Gabe von Nitraten
  – alternativ Gummibandligatur/Sklerosierungstherapie
  – bei Versagen der medikamentösen und endoskopischen Prophylaxe: TIPS oder Shunt-OP erwägen

Untere gastrointestinale Blutung
- Endoskopische Therapie in Analogie zur oberen gastrointestinalen Blutung ist Therapie der Wahl [s.o.]
- Gezielte Blutstillung im Rahmen einer selektiven Angiografie [Möglichkeit der Verabreichung von Vasopres-sin oder Embolisation]
- Bei unkontrollierter bedrohlicher Blutung: operative Intervention [z.B. Segmentresektion, Hemikolektomie]

B

en sind gleich stark betroffen; die Häufigkeit nimmt mit steigendem Lebensalter zu; **Ätiologie**: ca. 70 % der Patienten haben einen erhöhten Blutdruck; daneben spielen noch Alkoholkonsum, Gefäßfehlbildungen, Antikoagulanzientherapie und thrombolytische Therapie [z.B. bei Lungenembolie] eine Rolle; die **Diagnose** basiert auf Anamnese und klinischem Befund; die Computertomografie liefert die aussagekräftigsten Bilder; **Therapie**: meist konservativ [Behandlung der Blutungsursache, Hirndrucksenkung]; Kleinhirnblutungen, Lobärblutungen und Basalganglienblutungen werden z.T. operiert, die Ergebnisse sind aber nicht eindeutig; die **Letalität** ist hoch [30–50 % versterben innerhalb von 30 Tagen]; *s.u. Essay Schlaganfall und zerebrovaskuläre Krankheiten S. 1423*

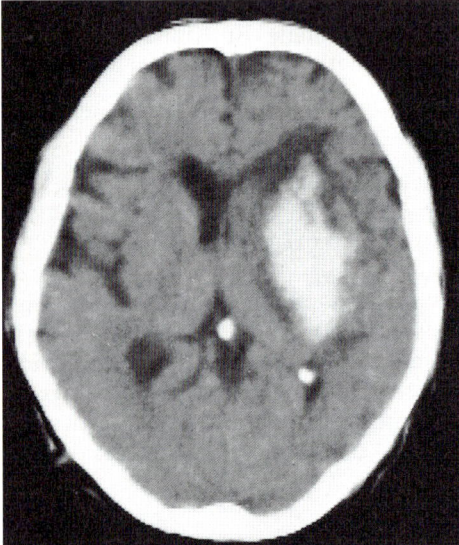

Abb. B38. Intrazerebrale Blutung. Hypertensive Massenblutung in die Basalganglien im CT

Tab. B6. Intrazerebrale Blutung. Nicht-hypertensive Ursachen

Gefäßkrankheiten	Amyloidangiopathie, Amyloidose, Arteriitis, Dissektion
Blutkrankheiten und Gerinnungsstörungen	Antikoagulanzien, Aspirin, thrombolytische Therapie, disseminierte intravasale Gerinnung, Hämophilie, Leukämie, Thrombozytopenie, Sichelzellanämie, Anti-Kardiolipinantikörper
Intoxikationen	Alkohol, Amphetamine, Kohlenmonoxid, Kokain, Crack, Ecstasy, Adrenalin, Monoaminooxidasehemmer, Sympathomimetika
Trauma	Schädelhirntrauma, epileptischer Anfall, Strangulation
Tumoren	Melanom- und Karzinommetastasen, Ependymome, Meningeosis
Venenthrombose	Hormonelle Schwankungen, Schwangerschaft, Eklampsie, Kontrazeptiva

Blu|tungs|schock *m*: *Syn: hämorrhagischer Schock*; durch einen massiven Blutverlust ausgelöste Form des hypovolämischen Schocks; meist durch Verletzung oder gastrointestinale Blutung bedingt; durch die Abnahme des intravasalen Volumens kommt es zur Abnahme des Herzzeitvolumens und

zur Ausschüttung von Katecholaminen; diese führt zu Vasokonstriktion, Anstieg der Herzfrequenz und Zentralisation des Kreislaufs; überschreitet der Blutverlust 20–25 %, erweisen sich diese Mechanismen als nicht ausreichend und es kommt zur Ausbildung eines Schockzustandes; *s.u. Essay Schock S. 1437*

Tab. B7. Blutungsschock. Blutverlust bei inneren Verletzungen

Verletzung	In der ersten Stunde	Nach 24 Stunden
Oberarmfraktur	400 ml	bis 800 ml
Unterarmfraktur	200 ml	bis 400 ml
Beckenfraktur	2000 ml	bis 5000 ml
Oberschenkelfraktur	1000 ml	bis 2000 ml
Unterschenkelfraktur	500 ml	bis 1000 ml
Stumpfes Bauchtrauma	2500 ml	bis 4000 ml
Hämothorax	1000 ml	bis 3000 ml
Retroperitoneum	500 ml	bis 2000 ml

Blut|ver|gif|tung *f*: **1.** → *Sepsis* **2.** → *Septikämie*
Blut|war|ze *f*: → *Angiokeratoma*
Blut|wä|sche *f*: → *Hämodialyse*
Blut|wurz *f*: → *Tormentilla*
BNS-Krämpfe *pl*: → *Blitz-Nick-Salaam-Krämpfe*
Boari-Plastik *f*: *Syn: Boari-Zipfelplastik*; Wiedereinpflanzung des Harnleiters in die Harnblase nach akzidenteller oder traumatischer Durchtrennung; aus der Blasenvorderwand wird ein gestielter, röhrenförmiger Lappen [**Boari-Lappen**] gebildet, mit dem der Harnleiter anastomosiert wird
Bochdalek-Hernie *f*: häufig bei Neugeborenen gefundene Zwerchfellhernie durch das Bochdalek-Dreieck; muss operativ versorgt werden; eine Bochdalek-Hernie mit Eingeweidevorfall in die Thoraxhöhle [Enterothorax] ist ein neonataler Notfall der sofort kinderchirurgisch versorgt werden muss
Bockhart-Krankheit *f*: *Syn: Folliculitis staphylogenes superficialis*; *s.u. Follikulitis*
Bocks|beu|tel|form *f*: *s.u. Perikarditis*
Bocks|horn|klee *m*: *Syn: Trigonella foenum-graecum*; Pflanze aus der Familie der Schmetterlingsblütler [Fabaceae]; die reifen, getrockneten **Bockshornsamen** [Foenugraeci semen] enthalten Schleimstoffe, Trigonellin [N-Methylnicotinsäure], Proteine, Öle und Steroidsaponine; sie besitzen eine antidiabetische Potenz und senken den Cholesterinspiegel; **Anw.**: innerlich bei Appetitlosigkeit und als Roborans, äußerlich als Breiumschlag bei [lokaler] Entzündung, Furunkel, Geschwüren; traditionell bei Erkrankungen der oberen Atemwege und Magenbeschwerden sowie als schmerz- und hustenlinderndes Mittel
Bocks|kraut *nt*: → *Geißraute*
Body-Mass-Index *m/nt*: *Syn: Quetelet-Index, Körpermasseindex*; Quotient aus Körpergewicht [in kg] und dem Quadrat der Körpergröße [in m] zur Bestimmung des Normalgewichtes bzw. von Untergewicht und Übergewicht; wird v.a. in den angloamerikanischen Ländern verwendet, setzt sich aber auch in Europa immer mehr durch; *s.a. Essay Adipositas S. 15*

Tab. B8. Body-Mass-Index. Klassifizierung des Körpergewichts nach BMI-Werten

BMI (kg/m^2)	Körpergewicht
< 20	Untergewicht
20–24,9	Normalgewicht
25–29,9	Übergewicht
30–39,9	Adipositas
> 40	Extreme Adipositas

Body-Plethysmografie f: → *Ganzkörperplethysmografie*
Boeck-Sarkoid nt: → *Sarkoidose*
Boerhaave-Syndrom nt: → *Ösophagusspontanruptur*
Bogen, schmerzhafter m: → *painful arc*
Böhler-Zeichen nt: unsicheres und daher selten verwendetes Meniskuszeichen; Ab- oder Adduktion bei gebeugtem Kniegelenk führt zu lokalisiertem Schmerz über dem geschädigten Meniskus
Bohnenhülsen pl: *Syn: Bohnenschalen, Phaseoli fructus sine semine, Phaseoli pericarpium; s.u. Gartenbohne*
Bohnenschalen pl: *Syn: Bohnenhülsen, Phaseoli fructus sine semine, Phaseoli pericarpium; s.u. Gartenbohne*
BOLD-Effekt m: *s.u. funktionelle Magnetresonanz*
Boldo f: *Syn: Peumus boldus*; Strauch aus der Familie der Monimiaceae; die getrockneten Laubblätter [**Boldo folium**] enthalten Aporphinalkaloide [v.a. Boldin] und ein ätherisches Öl mit u.a. β-Cymol, Cineol, Ascaridol; besitzt eine spasmolytische und choleretische Wirkung und steigert die Magensaftsekretion; **Anw.**: bei leichten Magen-Darm-Störungen und Verdauungsbeschwerden; traditionell als Diuretikum und Sedativum
BOLD-Schema nt: zur Behandlung des malignen Melanoms* verwendetes Schema aus Bleomycin*, Vincristin* [*engl.* Oncovin], Lomustin* und Dacarbazin*
Bonnet-Dechaune-Blanc-Syndrom nt: *s.u. Aneurysma*
Bonney-Test m: bei Harninkontinenz* wird die Harnblase der Patientin bis zum Erreichen des Harndranges aufgefüllt; unter Husten-Belastung wird der durch die Harnröhre abgehende Urin visuell erfasst; der **Blasenhals-Elevationstest** [paraurethraler Elevationstest] ist eine Erweiterung; beim Vorliegen eines hustensynchronen Urinverlustes werden bei unverändert gefüllter Blase die Zeige- und der Mittelfinger des Untersuchers vaginal [paraurethral] eingeführt, sodass der Blasenhals elevier wird; sistiert daraufhin der hustensynchrone Urinverlust, wird eine abnorme Lage und Beweglichkeit des unteren Urogenitaltraktes mit der Folge einer Belastungsinkontinenz angenommen; *s.a. Essay Harninkontinenz S. 533*
Boraginis flos m: *Syn: Boretschblüten; s.u. Boretsch*
Boraginis herba f: *Syn: Gurkenkraut, Boretschkraut, Borretsch; s.u. Boretsch*
Borago officinalis m: → *Boretsch*
Borderline-Störung nt: *Syn: Borderline*; Persönlichkeitsstörung an der Grenze zwischen Neurose und Psychose; *s.a. Essay Affektive Störungen S. 1495*
Borderline-Lepra f: *Syn: dimorphe Lepra, Borderline-Typ, Lepra dimorpha; s.u. Lepra*
Bordetella f: gramnegative Bakteriengattung aus unbeweglichen kurzen Stäbchen; die Übertragung erfolgt meist durch Tröpfcheninfektion; **Bordetella bronchiseptica** und **Bordetella parapertussis** sind Erreger einer keuchhustenartigen Erkrankung [**Parapertussis**]; der Keuchhustenerreger **Bordetella pertussis** bildet mehrere Exotoxine: **Pertussistoxin** [ähnelt dem Diphtherie- und Choleratoxin; der Mechanismus der tussigenen Wirkung ist noch ungeklärt], **Adenylatcyclase-Toxin** [Virulenzfaktor, der die Phagozytose hemmt und Hämolyse verursacht], **tracheales Zytotoxin** [schädigt die zilientragenden Epithelzellen der Atemwege] und **dermonckrotisches Toxin** [schädigt das Oberflächenepithel der Atemwege]; die Anzüchtung erfolgt auf Bordet-Gengou-Agar [Kartoffel-Glycerin-Blut-Agar] unter aeroben Bedingungen; Bordetella pertussis ist empfindlich gegen Cotrimoxazol*, Aminopenicilline und Makrolid-Antibiotika; *s.a. Pertussis*
Bordet-Konglutinationsreaktion f: *Syn: Bordet Gengou-Reaktion, Bordet-Gengou-Phänomen*; Bindung und Aktivierung von Komplement durch Bakterien; *s.a. Komplementbindungsreaktion*
Boretsch m: *Syn: Borretsch, Gurkenkraut, Borago officinalis*; Pflanze aus der Familie der Rauhblattgewächse [Boraginaceae]; verwendet werden die getrockneten **Boretschblüten** [Boraginis flos] und die blühenden, oberirdischen Pflanzenteile [**Boretschkraut, Boraginis herba**], die Gerbstoffe, Kie-

selsäure, Schleim und Pyrrolizidinalkaloide enthalten; **Anw.**: traditionell als Diuretikum, bei Atemwegsinfekten, Gelenkrheumatismus, als schleimlösendes, entzündungshemmendes, schmerzlinderndes, herzstärkendes, beruhigendes, schweißtreibendes und leistungssteigerndes Mittel, sowie bei Venenentzündungen, klimakterischen Beschwerden und zur Blutreinigung
Borkenkrätze f: *Syn: Scabies norvegica; s.u. Skabies*
Bornaprin nt: Antiparkinsonmittel; Anticholinergikum mit zentraler Wirkung; wirkt v.a. gegen Tremor; *s.a. Essay Parkinson-Syndrome S. 1229*
Borrelia f: gramnegative, große, schraubenförmige, bewegliche Bakterien der Familie Spirochaetaceae; enthält zahlreiche für Mensch oder Tier pathogene Arten, die durch Zecken oder Läuse übertragen werden; am wichtigsten ist **Borrelia burgdorferi**, der durch Zecken übertragene Erreger des Lyme-Disease*; **Borrelia caucasica, duttonii, hispanica** und **recurrentis** treten als Erreger von Rückfallfieber in Erscheinung; *s.a. Läuserückfallfieber, Angina Plaut-Vincent*

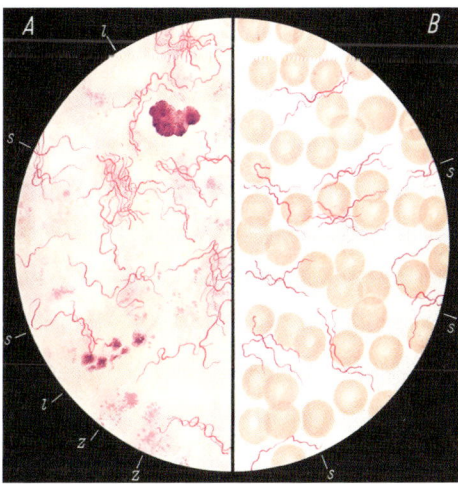

Abb. B39. Borrelia. Borrelia recurrentis, Erreger des Läuserückfallfiebers*

Bortezolmib nt: Proteasom-Inhibitor; wurde als erste Substanz der Klasse zur Behandlung des Plasmozytoms zugelassen; *s.a. Essay Non-Hodgkin-Lymphome S. 1133*
Bothriocephalus latus m: *Syn: breiter Fischbandwurm; s.u. Fischbandwurmbefall*
Bothriocephallose f: → *Fischbandwurmbefall*
Botulinusbazillus m: → *Clostridium botulinum*
Botulinustoxin nt: *Syn: Botulinumtoxin*; von Clostridium botulinum unter anaeroben Bedingungen gebildetes Neurotoxin, das Augenmuskellähmung, Schluckbeschwerden, Atemlähmung und Tod verursachen kann; kommt in sieben Varianten [A, B, C_1, D, E, F, G] vor, von denen die Typen A, B, E und [selten] F Botulismus verursachen; Botulinustoxin hemmt irreversibel die Funktion cholinerger Synapsen durch Bindung an die präsynaptische Membran, Aufnahme in die neuronale Zelle, irreversible Modifikation des Proteins Synaptobrevin, das für die Ausschleusung des vesikulär gespeicherten Acetylcholins verantwortlich ist, und damit Hemmung der Calcium-vermittelten Freisetzung von Acetylcholin; dieser toxische Mechanismus kann therapeutisch genutzt werden, um eine lokale Lähmung einzelner Muskelgruppen hervorzurufen; sie hält solange an, bis die terminalen Axone der betroffenen Neurone auswachsen und neue motorische Endplatten bilden [3–4 Monate]: während dieser Zeit unterliegt der denervierte Muskel einer partiellen Inaktivitätsatrophie
für die **therapeutische Anwendung** stehen zur Zeit die Ty-

pen A und B zur Verfügung, die sich in ihrer Zusammensetzung und ihren molekularen Wirkmechanismen unterscheiden, in ihrer Wirkung jedoch weitgehend identisch sind; Typ A ist zugelassen für die Behandlung von idiopathischem Blepharospasmus und koexistierender hemifazialer dystoner Bewegungsabläufe, Torticollis spasmodicus sowie dynamischer Spitzfußstellung infolge von Spastizität bei Patienten mit infantiler Zerebralparese ab 2 Jahren; Typ B ist für die Indikation zervikaler Dystonie zugelassen; weltweit [v.a. Nordamerika] am wichtigsten ist aber die Anwendung in der ästhetischen Chirurgie, z.B. zur Behandlung starker Stirnfalten und Augenwinkelfalten; *s.a. Essay Harninkontinenz S. 533*

Bo|tu|lis|mus *m*: Nahrungsmittelvergiftung durch Botulinustoxin; eine Infektion mit dem Erreger ist nicht nötig, meist entsteht das Krankheitsbild nach enteraler Aufnahme toxinhaltiger Lebensmittel, weshalb der Botulismus keine Infektion, sondern eine Intoxikation ist; Botulinustoxin spaltet Synaptobrevin, Synaptotaxin I und andere Proteine, die im synaptischen Spalt an der Verschmelzung der postsynaptischen Membran und der Vesikelmembran beteiligt sind; damit wird die Transmitterausschüttung verhindert, was z.B. zu schlaffer Lähmung der Atemmuskulatur führt; **Klinik:** 12–36 h nach Toxinaufnahme kommt es zu Störung der Augenmuskeln [Doppeltsehen, Abduzenslähmung], danach auch zu Zeichen anderer Hirnnervenlähmungen [Schluckstörung, Sprachstörungen, Mundtrockenheit] und schließlich zur Lähmung peripherer Nerven; **Therapie:** intensivmedizinische Betreuung, Beatmung; Antitoxin

Bouchard-Arthrose *f: Syn: Interphalangealarthrose; s.u. Polyarthrose*
Bouchard-Knoten *pl: s.u. Polyarthrose*
Bouchet-Gsell-Krankheit *f:* → *Leptospirosis pomona*
Bouillaud-Krankheit *f:* → *rheumatische Endokarditis*
Bowen-Dermatose *f:* → *Morbus Bowen*
Bo|xer|en|ze|phal|lo|pa|thie *f: Syn: Encephalopathia traumatica;* durch wiederholte Gehirnerschütterungen ausgelöste Schädigung des Gehirns, die durch Parkinson-Syndrom und progrediente Demenz gekennzeichnet ist; wird zu den sekundären Parkinson-Syndromen gerechnet; *s.u. Essay Parkinson-Syndrome S. 1229*
Boyden-Technik *f: Syn: Boyden-Test;* indirekter Hämagglutinationshemmtest, bei dem die Testerythrozyten mit Tannin behandelt und dann mit Antigen beladen werden
Boyd-Venen *pl:* Perforansvenen an der Innenseite des Unterschenkels unterhalb des Knies; *s.u. Perforansvarikosis, Essay Krampfadern/Varizen S. 1643*
Bra|chi|al|gia paraesthetica nocturna *f:* Karpaltunnelsyndrom* mit nächtlichen Schmerzen und Parästhesien von Hand und Arm; *s.u. Essay Nervenkompressionssyndrome S. 1099*
Bra|chy|me|nor|rhoe *f, pl* **-rhoen:** verkürzte Menstruation [weniger als 2 Tage], die meist auch zu schwach ist; *s.a. Essay Zyklusstörungen S. 1721*
Bra|dy|kar|die *f: Syn: bradykarde Rhythmusstörung;* zu langsamer Herzschlag [Pulsfrequenz unter 60/min] durch eine Dysfunktion der Erregungsbildung [**Sinusbradykardie**] oder Störung der Erregungsleitung [SA-Block 2. Grades, AV-Block 1. und 2. Grades]; tritt auch bei Leistungssportlern,

Tab. B9. Bradykardie. Indikationen zur Schrittmachertherapie

Bradykardie mit klinischer Symptomatik [Adams-Stokes-Anfälle, kardiogener Schock, Angina pectoris, Herzinsuffizienz, Schwindelzustände, Leistungsminderung]
– AV-Block
– SA-Block
– Bradyarrhythmia absoluta
– pathologische Sinusbradykardie
– Karotissinussyndrom
– Sinusknotensyndrom [Bradykardie-Tachykardie-Syndrom]
Relative Indikation
– Rechtsschenkelblock mit linksanteriorem Hemiblock

Hypothyreose und Hypothermie auf; **Klinik:** Leistungsminderung, Schwindelzustände, Adams-Stokes-Anfälle, Angina pectoris, Herzinsuffizienz, Bradyarrhythmie; **Therapie:** medikamentöse Behandlung mit Sympathomimetika [Orciprenalin*] oder Vagolytika [Atropin*]; gelingt es nicht, die Frequenz ausreichend zu beschleunigen oder liegt ein Sinusknotensyndrom* vor, ist die Implantation eines Schrittmachers indiziert; *s.a. Essay Herzrhythmusstörungen S. 613*
Bradykardie-Tachykardie-Syndrom *nt: Syn: Sinusknotensyndrom, Sick-Sinus-Syndrom, Sinusknotendysfunktion;* durch eine Funktionsstörung des Sinusknotens ausgelöste Herzrhythmusstörung, die abwechselnd zu Bradykardie und Tachykardie führt; *s.u. Essay Herzrhythmusstörungen S. 613*
Bra|dy|me|nor|rhoe *f, pl* **-rhoen:** verlängerte Menstruation; *s.a. Essay Zyklusstörungen S. 1721*
Bragard-Zeichen *nt:* bei positivem Lasègue-Zeichen* wird der Fuß zusätzlich dorsalflexiert; nimmt der Schmerz zu, spricht das für eine Ischialgie, bleibt er gleich, liegt ein Dehnungsschmerz der ischiokruralen Muskulatur und der kniegelenknahen Weichteile vor

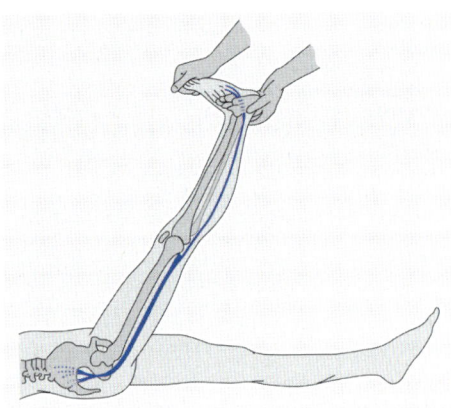

Abb. B40. Bragard-Zeichen

brain natriuretic peptide *nt: Syn: natriuretisches Peptid Typ B; s.u. natriuretisches Peptid*
Brandt-Syndrom *nt:* → *Danbolt-Closs-Syndrom*
Braun-Fußpunktanastomose *f: Syn: Braun-Enteroanastomose, Braun-Anastomose;* Anastomose von zuführender und abführender Darmschlinge zur Vermeidung eines **Syndroms der zuführenden Schlinge** bei Gastroenterostomie; *s.u. Magenresektion*
BRCA2-Gen *nt: s.u. Brust/Ovarialkrebs-Syndrome, erbliche*
BRCA1-Mutation *f: s.u. Brust/Ovarialkrebs-Syndrome, erbliche*
Brech|durch|fall *m: Syn: Brechruhr, einheimische/unechte Cholera, Cholera nostras;* durch Viren oder Bakterien verursachte choleraähnliche Erkrankung, die meist als Nahrungsmittelvergiftung imponiert; bedarf meist keiner spezifischen **Therapie,** abgesehen von Rehydrierung zum Ersatz der Flüssigkeits- und Elektrolytverluste; *s.a. Essay Diarrhoe – entzündliche und nicht-entzündliche Formen S. 265*
Brech|kraft|mes|sung *f:* → *Dioptrometrie*
Brech|nuss|baum *m: Syn: Strychnos nux-vomica;* Baum aus der Familie der Loganiaceae; die reifen, getrockneten Samen [**Brechnuss,** Strychni semen, Nux vomica] enthalten Indolalkaloide [u.a. Strychnin, Brucin] und Phytosterine; **Anw.:** traditionell als Tonikum und Roborans bei Erkrankungen des Magen-Darm-Traktes, Herz- und Kreislaufbeschwerden, Atemwegserkrankungen sowie als appetitanregendes Mittel; in der Homöopathie u.a. bei Magen-Darm-Beschwerden, rheumatischen Erkrankungen und psychischen Störungen
Bre|chungs|hy|per|me|tro|pie *f: s.u. Hypermetropie*
Brech|wurz *m: Syn: Ipecacuanha, Radix Ipecacuanhae, Ipecacuanhawurzel, Ipecacwurzel;* Wurzel von Caphaelis ipecacuan-

Tab. B10. Brechdurchfall. Richtlinien der Rehydrierungstherapie

Dehydrie-rungsgrad	Alters-gruppe	Flüssigkeit	Menge	Zeitraum
Mild	Alle	ORS	50 ml/kg	Innerhalb von 4 h
Mittel-schwer	Alle	ORS	100 ml/kg	Innerhalb von 4 h
Schwer	Klein-kinder	Initial i.v. Ringerlactat	70 ml/kg	Innerhalb von 3 h
		Danach ORS	20 ml/kg	Jede Stunde
	Nicht-Klein-kinder	i.v. Ringer-lactat	100 ml/kg	Innerhalb von 4 h initial so schnell wie möglich, bis Radialispuls palpabel

ha [**Rio-Ipecacuanha**] oder Caphaelis acuminata [**Cartagena-, Nicaragua-, Panama-Ipecacuanha**]; enthält u.a. Emetin, Cephaelin und andere Alkaloide; **Anw.:** sekretolytisches und sekretomotorisches Expektorans, Emetikum; bei Vergiftungen ist Ipecacuanha-Sirup unter Beachten der Kontraindikationen bei wachen und bewusstseinsklaren Patienten das Mittel der Wahl zur induzierten Emesis; *s.u. Essay Intoxikationen S. 743*

Breisky-Krankheit *f: Syn: Kraurosis vulvae; s.u. Kraurosis*

Breilte, therapeutische *f: Syn: therapeutischer Index, chemotherapeutischer Index*; Verhältnis der für den Erreger schädlichen Konzentration eines Chemotherapeutikums zu der für den Wirt verträglichen Konzentration; je größer der Wert, desto weniger Nebenwirkungen und Schäden können erwartet werden

Breitlwegelrich *m: Syn: großer/breiter Wegerich, Plantago major*; Pflanze aus der Familie der Wegerichgewächse [Plantaginaceae]; das während der Blüte gesammelte **Breitwegerichkraut** [Plantaginis majoris herba] enthält u.a. Iridoidglykoside [z.B. Aucubin, Catalpol], Polysaccharide und Polyphenole; besitzt eine antibakterielle, entzündungshemmende, wundheilende und antikanzerogene Potenz; **Anw.:** traditionell bei Erkrankungen der oberen Atemwege und Durchfallerkrankungen; äußerlich bei Entzündungen im Mund- und Rachenbereich, Akne vulgaris, Exanthemen, Wunden und Furunkeln; in der Homöopathie bei Kopfschmerzen, Bettnässen, Durchfallerkrankungen und Exanthemen

Brennesisel *f: Syn: Brennnessel*; Oberbegriff für **große Brennessel** [Urtica dioica] und **kleine Brennessel** [Urtica urens] sowie deren Hybride; Pflanzen aus der Familie der Brennselgewächse [Urticaceae]; verwendet werden **Brennesselkraut** [Urticae herba], **Brennesselblätter** [Urticae folium] und **Brennesselwurzel** [Urticae radix]; Kraut und Blätter enthalten v.a. Mineralsalze, Carotinoide, organische Säuren, Vitamine [Vitamin C] und biogene Amine [Histamin, Serotonin, Cholin]; die Wurzel enthält u.a. Sitosterol, Glykoside, Scopoletin und Urtica-Agglutinine; **Anw.:** Kraut und Blätter bei Entzündungen der ableitenden Harnwege und zur Prophylaxe und Therapie von Nierensteinen; traditionell bei Leber- und Gallenbeschwerden, Rheuma, Gicht, Hautkrankheiten und zur Blutreinigung; die Wurzel bei benigner Prostatahyperplasie; in der Homöopathie Verwendung der frischen blühenden Pflanze bei Exanthemen, Gicht, Rheuma, Verbrennungen usw.; *s.a. Essay Benignes Prostatahyperplasie-Syndrom S. 1295*

Brenzltraulbenlsäurelschwachlsinn *m: → Phenylketonurie*

Bricker-Blase *f: → Ileum-Conduit*

Brill-Symmers-Syndrom *nt: Syn: Morbus Brill-Symmers, großfollikuläres Lymphoblastom, großfollikuläres Lymphom, Germinoblastom, zentrozytisch-zentroblastisches Lymphom*; zu den Non-Hodgkin-Lymphomen gerechnete Lymphknotenerkrankung mit Leber- und Milzschwellung, Aszites und Schwellung im Bereich der Ohrspeicheldrüse; gehört zur Gruppe der follikulären Lymphome; *s.a. Essay Non-Hodgkin-Lymphome S. 1133*

Brill-Zinsser-Krankheit *f: Syn: Brill-Krankheit; s.u. epidemisches Fleckfieber*

Brilmolnilldin *nt:* Sympathomimetikum; hochselektiver α2-adrenerger Agonist; **Anw.:** Glaukombehandlung, okuläre Hypertension, zur Drucksenkung nach Laser-Trabekuloplastie; **Dosierung:** 0,2 % Lösung zur 3 × tägl. Instillation ins Auge; *s.a. Essay Glaukome S. 497*

Brinlzollalmid *nt:* Carboanhydrasehemmer; hemmt vorzugsweise die Carboanhydrase II in den Ziliarfortsätzen des Auges; dadurch wird die Kammerwasserproduktion eingeschränkt und der Augeninnendruck gesenkt; **Anw.:** Glaukombehandlung; **Dosierung:** 1 %-ige Suspension 2–3 × täglich 1 Tropfen in den Bindehautsack; *s.a. Essay Glaukome S. 497*

Brisltalmin *nt: → Phenyltoloxamin*

Brittle-Asthma *nt: s.u. Essay Asthma bronchiale und Status asthmaticus S. 95*

Broad-Beta-Disease *nt: Syn: Hyperlipoproteinämie Typ III; s.u. Hyperlipoproteinämie*

Broca-Formel *f:* Formel zur Bestimmung des Normalgewichts bei Erwachsenen: Körpergröße [in cm] minus 100 ergibt das Normalgewicht in kg; als physiologisch werden Abweichungen von 10–20 % angesehen; *s.a. Body-Mass-Index, Essay Adipositas S. 15*

Brock-Sprengung *f:* geschlossene transventrikuläre Kommissurotomie bei Pulmonalstenose; nur noch selten durchgeführt

Brocq-Krankheit *f: → Parapsoriasis en plaques*

Bromlalzelpam *nt:* mittellang wirkendes Benzodiazepin; HWZ 12–24 h; **Anw.:** akute und chronische Spannungs-, Erregungs-, Angstzustände; **Dosierung:** maximal 10 mg/d p.o.; Einzeldosis maximal 6 mg; **NW:** *s.u. Benzodiazepine*

Bromlbeelre *f: Syn: Rubus fruticosus*; Strauch aus der Familie der Rosengewächse [Rosaceae]; verwendet werden getrocknete, fermentierte oder nicht-fermentierte Blätter [**Rubi fruticosi folium**], die getrocknete Rinde der Rhizome und Wurzeln [**Rubi fruticosi radix**] und die frischen Brombeeren [**Rubi fruticosi fructus**]; die Blätter enthalten Gerbstoffe [Gallo-, Ellagitannine], Säuren [Äpfel-, Oxal-, Citronen- und Isocitronensäure], Flavonoide und pentazyklische Triterpensäuren, die Wurzeln Gerbstoffe, Bitterstoffe, ätherisches Öl und Saponin, die Früchte Säuren, Anthocyanglykoside, Pektin, Zucker und Vitamin A, B und C; **Anw.:** Entzündungen der Mund- und Rachenschleimhaut und akute Durchfallerkrankungen; die Blätter traditionell als Wundheilmittel und zur Blutreinigung

4-Bromldyllalmin *nt: → Brompheniramin*

Bromlhelxin *nt:* Sekretolytikum; **Anw.:** inhalativ, peroral oder parenteral bei Atemwegserkrankungen mit Störung der Schleimbildung [akute und chronische Bronchitis, Sinusitis, Asthma bronchiale, chronisch-entzündlichen Lungenerkrankungen, Bronchiektasien, Pneumokoniosen]; **Dosierung:** 24–48 mg/d; **NW:** Hustenreiz, evtl. Bronchospasmus, bei gleichzeitiger Gabe von Antitussiva Sekretstau

Bromlocripltin *nt: Syn: 2-Brom-α-ergocryptin*; halbsynthetisches Ergotalkaloid; Prolactinhemmer; Dopaminantagonist; **Anw.:** prolactinbedingte Amenorrhoe, Sterilität, Galaktorrhoe, Abstillmittel; Parkinson-Krankheit; *s.a. Essay Zyklusstörungen S. 1721, Essay Parkinson Syndrome S. 1229*

Bromloplrid *nt: Syn: 4-Amino-5-brom-N-[2-(diethylamino)ethyl]-2-anisamid*; Antiemetikum; unterscheidet sich von Metoclopramid nur durch Austausch eines Chloratoms gegen ein Bromatom; fördert die Magenentleerung; **Anw.:** postoperatives und medikamenteninduziertes Erbrechen, Motilitätsstörungen des oberen Magen-Darm-Traktes, funktionelle Magenentleerungsstörungen, Begleittherapie bei Gastritis, Gastroduodenitis, Ulcus ventriculi et duodeni, Dyspepsie, als Adjuvans bei röntgenologischen Untersuchungen des Magen-Darm-Traktes; **Dosierung:** Erwachsene 3 × 10 mg p.o. ca. 15 min vor den Mahlzeiten; i.v. oder i.m. bis zu 2 × 10 mg/d; Kinder zwischen 2 und 14 Jahren nur bei strenger Indikationsstellung [Gefahr der Auslösung eines dyskinetischen Syndroms] 0,5 mg/kg KG/d; **NW:** Müdigkeit, motorische Unruhe, Schwindelgefühl, Schlaflosigkeit, Kopfschmerzen,extrapyramidal-motorische Störungen [Dyskinesien der Kopf-, Hals- und Schulterregion mit Nackensteifigkeit, Kieferklemme und Schiefhals]; **Kontraind.**: Phäochromozytom, Epilepsie, Morbus Parkinson, Darmverschluss, Perforationen und Blutungen im Gastrointestinaltrakt, prolaktinabhängiges Mammakarzinom, Kinder unter 2 Jahren

Bro|mo|sul|fa|le|in|test m: **Syn**: *Bromsulfaleintest, Bromosulphthaleintest, Bromosulfophthaleintest*; Leberfunktionstest unter Verwendung von Bromosulfalein, das in der Leber aus dem Blut entfernt und mit der Galle ausgeschieden wird; Gabe von 2–5 mg/kg Körpergewicht i.v.; Blutentnahme vor Gabe und nach 45 Minuten; bei normaler Leberfunktion sind nach 45 Minuten 95 % des Bromosulfaleins aus dem Blut entfernt

Brom|pe|ri|dol nt: **Syn**: *4-[4-(4-Bromphenyl)-4-hydroxypiperidino]-4'-fluorbutyrophenon*; Butyrophenonderivat, Neuroleptikum; **Anw.**: Schizophrenien; **Dosierung**: 10–60 mg/d; **NW**: Störungen der extrapyramidalen Motorik [akute Dystonie, Akathisia, Morbus Parkinson], Mundtrockenheit, Hypersalivation, Obstipation

Brom|phe|nir|amin nt: **Syn**: *4-Bromdylamin*; H$_1$-Antihistaminikum; **Anw.**: Juckreiz, Urticaria, chronische und akute Rhinitis, Heuschnupfen; **Dosierung**: 10–20 mg 2 × tgl. p.o.; **NW**: Müdigkeit, Schläfrigkeit, Benommenheit, Übelkeit, Mundtrockenheit, Miktionsstörungen, Sehstörungen

Bron|chi|al|ade|nom nt: seltenes von der Bronchialwand ausgehendes Adenom; wächst langsam und asymptomatisch; kann zum Bronchusverschluss führen; anhand von Ursprung und Wachstumsform unterscheidet man **alveoläre** und **papilläre Adenome** sowie **Zystadenome**; **pleomorphe Adenome** stellen eine Tumormischform aus epithelialem Gewebe und Bindegewebe dar; *s.u. Essay Neubildungen von Bronchien und Lunge S. 921*

Bron|chi|al|asth|ma nt: **Syn**: *Asthma bronchiale*; durch exogene oder endogene Faktoren ausgelöste anfallsweise Atemnot mit Bronchialverengung und vorwiegend exspiratorischer Ventilationsbehinderung; *s.u. Essay Asthma bronchiale und Status asthmaticus S. 95*

Bron|chi|al|is|ar|te|ri|o|gra|fie, -gra|phie f: selektive Röntgenkontrastdarstellung der Bronchialarterien nach Sondierung der Aorta mittels Seldinger-Technik

Bron|chi|al|kar|zi|nom nt: **Syn**: *Bronchialkrebs*; vom Epithel der Bronchien ausgehender bösartiger Tumor, der v.a. durch Rauchen [85 %] und Luftverunreinigungen ausgelöst wird; die Begriffe Lungenkarzinom und Bronchialkarzinom werden allgemein synonym verwendet, wenngleich Lungenkarzinom präziser ist, da Tumoren sowohl vom Bronchial- als auch vom Alveolarepithel ihren Ausgang nehmen können; das Bronchialkarzinom ist das häufigste Karzinom des Mannes und das dritthäufigste Karzinom der Frau; unter histologischen Aspekten kann man die Bronchialkarzinome in **kleinzellige** und **nichtkleinzellige Bronchialkarzinome** [v.a. Plattenepithelkarzinom, Adenokarzinom, großzelliges Bronchialkarzinom] einteilen; bei Männern und Rauchern findet sich v.a. das Plattenepithelkarzinom, bei Frauen und Nichtrauchern handelt es sich meist um ein Adenokarzinom; außer dem Bronchialkarzinom gibt es noch vom Mesothel ausgehende bösartige Pleuratumoren und die sehr seltenen Weichteilsarkome; *s.u. Essay Neubildungen von Bronchien und Lunge S. 921*

Bron|chi|al|lymph|kno|ten|tu|ber|ku|lo|se f: **Syn**: *Hilustuberkulose*; Tuberkulose der Lymphknoten im Lungenhilum; meist als Teil des Primärkomplexes bei Lungentuberkulose; *s.a. Essay Tuberkulose S. 1585*

Bron|chi|o|li|tis f, pl **-ti|den**: **Syn**: *Bronchiolenentzündung, Bronchitis capillaris*; v.a. Säuglinge, Kleinkinder und ältere Patienten befallende Entzündung der Bronchioli terminales; die häufigsten Erreger sind RS-Viren [80 %], Grippe-, Masern-, Parainfluenzavirus und Adenoviren; **Klinik**: zunehmende Atemnot, Dyspnoe, Tachypnoe, Husten, in- und exspiratorisches Stöhnen, Nasenflügeln; Fieber kann, muss aber nicht auftreten; **DD**: allergisches Asthma bronchiale, beginnende

Pneumonie, zystische Fibrose; **Therapie**: stationäre Aufnahme, O$_2$-Gabe, Bilanzierung von Flüssigkeits- und Elektrolythaushalt, evtl. Bronchodilatatoren und Antibiotika zur Prophylaxe von bakteriellen Infektionen

Bronchiolitis obliterans: chronische Form der Bronchiolitis als Folge einer akuten Bronchiolitis oder im Rahmen einer Abstoßungsreaktion nach Lungentransplantation; die fortschreitende Zerstörung der Bronchiolenschleimhaut und die Obstruktion des Lumens durch fibröses Gewebe führt zu einer progredienten Verkleinerung der Sauerstoffaustauschfläche; **Klinik**: in- und exspiratorisches Stöhnen, Dyspnoe, Zyanose, Husten; **Therapie**: hoch dosierte Steroide i.v. bei Abstoßungsreaktion [siehe dort]; supportive Behandlung bei Zustand nach akuter Bronchiolitis

toxische Bronchiolitis: Bronchiolitis nach Inhalation von toxischen Substanzen [z.B. Chlordampf]; tritt oft verzögert [bis zu Tagen] auf und verläuft schwer mit massiver Schwellung der Schleimhaut; *s.a. akute inhalative Intoxikation*

Bron|chi|tis f, pl **-ti|den**: Entzündung der Bronchialschleimhaut; nach dem Verlauf spricht man von **akuter, subakuter** oder **chronischer Bronchitis**; aufgrund der Ätiologie kann man **bakterielle, virale, fungale, allergische** und **toxische Bronchitis** unterscheiden; klinisch ist es oft schwer, die reine Bronchitis von Bronchiolitis, Tracheitis oder Tracheobronchitis abzugrenzen

akute Bronchitis: die akute Bronchitis wird am häufigsten durch Viren [RS-Viren, Adeno-, Rhino-, Influenza-, Parainfluenzaviren] verursacht und entsteht meist im Zusammenhang mit einer Entzündung der oberen und mittleren Luftwege während einer Grippe; sie kann auch durch Bakterien, Pilze, Allergene und toxische Substanzen verursacht werden, allerdings sind diese Fälle wesentlich seltener; **Klinik**: zunächst trockener Husten, der sich dann in der Sekretionsphase löst und feucht wird, leichtes Fieber, seröse Rhinitis; die **Diagnose** basiert auf Anamnese und körperlicher Untersuchung; **DD**: Asthma bronchiale, Fremdkörperaspiration bei Kleinkindern, toxische Bronchitis; **Therapie**: symptomatisch, Fiebersenkung, Flüssigkeitszufuhr, Antitussiva bei trockenem Husten, Expektoranzien bei feuchtem Husten, evtl. Antibiotika zur Prophylaxe einer Sekundärinfektion mit Bakterien; die **Prognose** ist sehr gut; nur selten kommt es zur Entwicklung einer chronischen Bronchitis; *s.a. Essay Akute Bronchitis S. 165*

chronische Bronchitis: nach Definition der WHO liegt eine chronische Bronchitis vor, wenn über einen Zeitraum von mindestens 2 Jahren in jedem Jahr über mindestens 3 Monate an den meisten Tagen der Woche ein Krankheitsbild mit Husten oder Auswurf vorliegt; **Ätiologie**: auch wenn andere Erkrankungen [Asthma bronchiale, obstruktives Emphysem, Cor pulmonale, Mukoviszidose] eine Rolle bei der Entste-

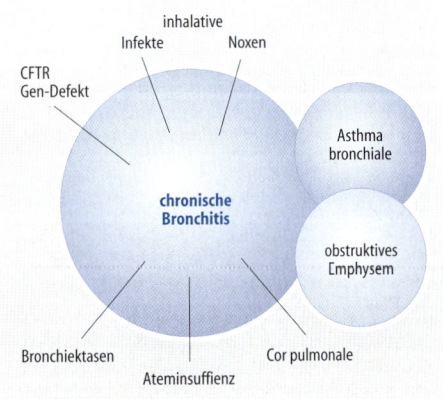

Abb. B41. Chronische Bronchitis. Ätiologie der chronischen Bronchitis

Akute Bronchitis

A. Gillissen

Definition

René Théophile Hyacinthe Laennec [1781–1826] gelang es Anfang des 19. Jahrhunderts über die Erfindung des Stethoskopes zusammen mit den von Leopold Elder von Auenbrugger [1722–1809] in systematischen Beobachtungen die auskultatorischen Phänomene der Bronchitis auf physische und pathologische Veränderungen zu beziehen. Beide werden somit über die Etablierung der Lungenauskultation als Wegbereiter der modernen Pneumologie angesehen. So unterschied Laennec schon zwischen dem *pulmonalen Catarrh*, der *Bronchitis* und dem *Lungenemphysem*. Die Bronchitis teilte er in eine akute und eine chronische Verlaufsform ein, eine Einteilung, die heute noch Bestand hat. Bei der chronischen Bronchitis definierte er wiederum zwei Subtypen, nämlich die *feuchte* und die *trockene* Form.

> Bei der *akuten Bronchitis* handelt es sich um eine plötzlich auftretende tracheobronchiale Entzündung, die der Patient zu Beginn als quälenden trockenen, d.h. unproduktiven Husten empfindet, bei dem sich im weiteren Verlauf zusätzlich ein produktiver, gelblich bis grünlich verfärbter Tracheobronchialschleim entwickeln kann.

Die gebräuchlichste Definition der **chronischen Bronchitis** wurde von der WHO 1961 formuliert:

> Die *chronische Bronchitis* ist eine Erkrankung, die gekennzeichnet ist durch übermäßige Schleimproduktion im Bronchialbaum, die sich mit andauerndem oder immer wieder auftretendem Husten mit oder ohne Auswurf an den meisten Tagen von mindestens drei aufeinander folgenden Monaten während mindestens zwei aufeinander folgender Jahre manifestiert.

Die chronische Bronchitis wird meist durch inhalative Noxen – insbesondere durch einen jahrzehntelangen Zigarettenabusus, aber auch durch Inhalation beruflicher Stäube [z.B. silikathaltige Stäube] – ausgelöst und unterhalten. Sie gilt als Risikofaktor für die Entwicklung einer chronisch-obstruktiven Lungenerkrankung [**COPD = chronic obstructive pulmonary disease**], weswegen sie bei fehlenden lungenfunktionellen Einschränkungen in den Therapierichtlinien der 4-stufigen COPD-Behandlung in die Stufe 0 eingeordnet wurde [*s.a. Essay Chronisch-obstruktive Lungenkrankheiten und Lungenemphysem*]. In Zusammenhang mit einer Atemwegsobstruktion und/oder pulmonalen Überblähung sind die Kriterien für die COPD-Definition erfüllt [s.u.].

Pathophysiologie

Die **akute Bronchitis** wird in den meisten Fällen durch eine initial virale, später durchaus auch bakteriell superinfizierte bakterielle Entzündung in den oberen und unteren Atemwegen verursacht. Sie tritt häufig in den Herbst- und Wintermonaten auf. Die häufigsten **Auslöser** sind in 30–50 % der Fälle Rhinoviren, ferner können Corona-, Parainfluenza-, Respiratory Syncytial-, Influenza-, Adeno-, Entero-, und die kürzlich beschriebenen Metapneumoviren eine akute Bronchitis, Laryngitis oder Tracheitis auslösen. Bei einer bakteriellen Superinfektion finden sich am häufigsten Haemophilus* influenzae und Streptococcus* pneumoniae, ferner aber auch Streptococcus* haemolyticus, Staphylococcus* aureus und Chlamydia* pneumoniae.

Ferner ist zu beachten:

- Grippeepidemien können eine akute Bronchitis triggern: Myxovirus, Influenzae A und B.
- Junge Männer erkranken häufig an Mycoplasma* pneumoniae oder Adenoviren. Die Unterbringung in Gemeinschaftsunterkünften oder an anderen Orten, an denen sich viele Menschen treffen, steigert die gegenseitige Ansteckung.
- Kinderkrankheiten wie Keuchhusten, Masern, Scharlach oder das Pfeiffer-Drüsenfieber manifestieren sich oft als akute respiratorische Infekte.

B

Klinik

Die akute Bronchitis geht klinisch neben dem für diese Erkrankung charakteristischen Husten häufig mit Schnupfen, Halsschmerzen, Auswurf und nur selten mit erhöhter Temperatur oder gar Fieber einher. Verfärbt sich der abgehustete Bronchialschleim in das gelblich-grünliche Farbspektrum, ist eine bakterielle [Super-] Infektion anzunehmen. Bei Fieber ist an eine über die Bronchien hinausgehende Inflammation, z.B. im Sinne einer Bronchopneumonie, zu denken. Weitere mögliche pathologisch-anatomische Lokalisationen sind: Rhinitis, Sinusitis, Pharyngitis und Laryngitis.

Sonderformen

Akute inhalative Intoxikationen, wie sie bei Unfällen, Bränden oder beim Schnüffeln von Lösemitteln auftreten können, verursachen meistens gleichzeitig Bronchitis, Konjunktivitis und Rhinitis. Dabei ist die Entstehung von Folgeschäden, wie dem **reactive airway dysfunction syndrome** [**RADS**, eine gesteigerte bronchiale Hyperreaktivität] oder das Ausbilden einer chronischen [obstruktiven] Bronchitis möglich.

Diagnostik

Fußend auf den oben genannten Schlüsselsymptomen wird die akute Bronchitis klinisch diagnostiziert. Die Lungenfunktionsprüfung, bildgebende diagnostische Verfahren [Röntgen-Thoraxfilm], Blutgasanalyse und Parameter im Blutserum sind bei der akuten Bronchitis normal. Wegen der primär viralen Ursache und der fehlenden therapeutischen Konsequenz ist eine bakteriologische Diagnostik des Sputums entbehrlich. Allerdings kann eine akute Bronchitis z.B. eine vorbestehende Atemwegserkrankung [Asthma* bronchiale] verschlimmern. Inhalative Intoxikationen können – oft nach einem beschwerde- und hustenfreien Intervall von 6–24 Stunden – zu toxischem Lungenödem, akuter interstitieller Pneumonie und Bronchiolitis mit erneutem Auftreten von Husten führen. Die Ergebnisse des Röntgen-Thoraxfilms, ggf. der Computertomografie des Thorax, der positiven Entzündungsparameter in der Laborchemie, der Einschränkung der Lungenfunktionswerte und ggf. des bronchoskopischen Ergebnisses bestimmen die notwendigen Therapieschritte.

Therapie

Die **akute Bronchitis wird**, da meist viral ausgelöst und meist spontan heilend, **i.d.R. nicht therapiert**. Alle anderen Therapieempfehlungen der akuten Bronchitis [s.u.] sind nur unzureichend oder gar nicht durch valide wissenschaftliche Studien untermauert, weswegen sie in Therapieempfehlungen der COPD und des Hustens den schlechtesten Evidence-Grad [Expertenmeinung] zugeordnet bekamen. So steht Beweis einer beschleunigten Heilung mittels kalkuliert durchgeführter Antibiotikabehandlung im Fall einer bakteriellen Ursache oder Superinfektion noch aus.

Durch Erhöhung des Sekretvolumens [**Sekretolytika**] und Herabsetzung der Viskosität [**Mukolytika**] wird die bronchiale Reinigung erleichtert, visköser Schleim und mit dem Schleim auch inhalierte Fremdpartikel werden entfernt. Aus diesem Grund kann vorübergehend die Therapie mit mukolytisch oder sekretolytisch wirksamen Substanzen zur Steigerung der Elimination des Bronchialschleims sinnvoll sein, z.B. Ambroxol*, Acetylcystein*, Phytopharmaka [Cineol, Myrthol]. Die Erhöhung der Flüssigkeitszufuhr in normalem Hydratationszustand führt nicht zur Vermehrung des Sekretvolumens.

Für die betroffenen Patienten quälend kann der postinfektiöse Husten sein, der zeitlich den auslösenden bronchialen Infekt um mehrere Wochen überdauern kann. Es kann acht Wochen dauern, bis er spontan abklingt, weswegen erst nach dieser Zeit von einem chronisch-persistierenden Husten gesprochen wird. Zu den zentralwirkenden **Antitussiva** gehören Substanzen wie z.B. Opiumderivate [Codein*, Dihydrocodein*, Morphin*, Hydrocodon*], das Isochinolinderivat Noscapin* und Dextromethorphan*, ein nicht-opioides Dextroisomer des Opiats Levomethorphan*. Das *American College of Chest Physicians* und die *Deutsche Gesellschaft für Pneumologie* empfehlen zentrale Antitussiva, wie das wissenschaftlich am besten evaluierte Codein* zur vorübergehenden [14 Tage] unspezifischen antitussiven Therapie bei Patienten mit einer akuten Bronchitis, sofern dieser Husten zu einer wesentlichen Einschränkung der Lebensqualität und des Schlafes führt. Auf Nebenwirkungen und insbesondere das Suchtpotenzial der Opiumderivate sei hingewiesen.

Zu den **Demulzentien** werden Sirups, Hustensäfte, Gurgellösungen, Hustendrops/-dragees/-bonbons, Substanzen zur externen Anwendung [Salben zu thorakalen Einreibungen], Riechlösungen etc. gerechnet. Charakteristika dieser frei verkäuflichen und teilweise volkstümlichen Mittel sind ihre pflanzlichen, meist für die Inhalation als angenehm empfundenen Komponenten, und der bei Hustensäften hohe Zuckeranteil. Obwohl sie von Patienten oft als angenehm empfunden werden, fehlt hier der wissenschaftliche Wirkungsnachweis.

B

Verschlechtert sich durch eine akute Bronchitis z.B. ein davon unabhängig bestehendes Asthma bronchiale, ist die antiasthmatische Therapie durch eine Intensivierung der antiinflammatorischen und antiobstruktiven Medikation zu justieren. In diesem Sinne kann auch eine durch die akute Bronchitis auftretende bronchiale Hyperreaktivität, wenn sie durch einen positiven unspezifischen inhalativen Provokationstest bewiesen ist, zeitlimitiert therapiebedürftig werden.

Akute inhalative Intoxikationen, eine Sonderform der akuten Bronchitis, benötigen meist eine stationäre Beobachtung mit intensivmedizinischer Behandlung und Überwachung in schweren Fällen. Das **toxische Lungenödem** wird mit hoch dosierten Diuretika und Corticosteroiden behandelt. Eine **Atemwegsobstruktion** muss zusätzlich mit bronchodilatativen Medikamenten [β_2-Mimetika, Theophyllin*, Anticholinergika] therapiert werden. Mittels Bronchoskopie sind lokale Interventionen [z.B. Spülungen, Nekroseabtragung] im Tracheobronchialbaum möglich.

Da die **chronische Bronchitis** primär durch inhalative Noxen [z.B. Zigarettenrauchen] verursacht wird, besteht die einzige kausale Therapie in der Noxenelimination. Auch eine chronische Bronchitis kann sich durch einen Infekt verschlimmern. Bezüglich der sekretolytischen/mukolytischen und antibiotischen Therapieindikation und -optionen sei auf die entsprechenden Ausführungen der akuten Bronchitis [s.o.] und der COPD [*s.u. Essay Chronisch-obstruktive Lungenkrankheiten und Lungenemphysem*] verwiesen.

B

Tab. B11. Chronische Bronchitis. Therapieziel bei chronischer Bronchitis

	Medikamentöse Therapie	Nicht-medikamentöse Therapie
Entzündungshemmung	Corticosteroide	
Expektoration	β₂-Agonisten Theophyllin Expektoranzien	Physiotherapie
Bronchospasmolyse	β₂-Agonisten Corticosteroide Theophyllin Anticholinergika	
Infektbehandlung	Antibiotika	Impfungen

hung spielen, ist die Inhalation von Schadstoffen doch eindeutig die Hauptursache; aktives und passives Rauchen sind mit Abstand die häufigste Ursache, die Exposition gegenüber Luftschadstoffen wie Schwefeldioxid, Stickoxiden, Ozon, Schwebstoffen und chlorierten Kohlenwasserstoffen fördert ebenfalls die Ausbildung einer chronischen Bronchitis; eine bakterielle Infektion mit Eiterbildung ist nur extrem selten Auslöser einer chronischen Bronchitis, sondern tritt meist als Komplikation bei Ausbildung von Bronchiektasen auf

Klinik: chronischer Husten mit Schleimproduktion, der meist gegen Morgen am heftigsten ist; der Husten kann dauernd oder in Konvulsionen vorhanden sein; der Auswurf ist gelb, gelb-grün oder grün-bräunlich, evtl. mit Blutbeimengung; **Diagnose:** Anamnese, körperliche Untersuchung, Röntgen, Blutbild, BSG, u.U. Bronchoskopie; **Therapie:** je nach Grunderkrankung; am wichtigsten ist die Ausschaltung der Noxen [Rauchen] und die Verhinderung von Sekundärinfektionen; *s.a. Essay Chronisch-obstruktive Lungenkrankheiten und Lungenemphysem S. 911, Essay Lungen- und*

Atemwegserkrankungen durch Arbeit und Umwelt S. 1265

Bron|cho|fi|ber|en|do|sko|pie *f: Syn:* Bronchofiberskopie; Bronchoskopie mit einem flexiblen Bronchoskop

Bron|cho|gra|fie, -gra|phie *f:* Röntgenkontrastdarstellung des Bronchialbaums; das Kontrastmittel [meist wasserlösliche, leicht resorbierbare Zubereitungen] wird über einen Katheter oder mittels Bronchoskop eingebracht

Bron|cho|ly|ti|kum *nt, pl* **-ka:** *Syn:* Bronchodilatator, Bronchodilator, Bronchospasmolytikum; Arzneimittel, das den Tonus der Bronchialmuskulatur herabsetzt und damit zur Erweiterung von (spastisch verengten) Bronchien und Bronchiolen führt; umfasst β₂-Sympathomimetika, Phosphodiesterasehemmer und Parasympatholytika; *s.a. Essay Asthma bronchiale und Status asthmaticus S. 95*

Bron|cho|ö|so|pha|go|sko|pie *f:* kombinierte Endoskopie von Bronchien und Ösophagus

Bron|cho|sko|pie *f:* direkte Betrachtung des Bronchialbaums mittels starrem oder flexiblem Bronchoskop [**Glasfaserbronchoskop**]; dient oft der Entnahme von Gewebeproben oder der Entfernung von Fremdkörpern (Erdnüsse!) oder Tumoren

Bron|cho|spi|ro|me|trie *f:* Spirometrie mit getrennter Messung der beiden Lungenflügel

Bron|cho|sto|mie *f: Syn:* Bronchusfistelung; Anlegen einer äußeren Bronchusfistel

Bron|cho|to|mie *f:* operative Bronchuseröffnung

Bron|cho|tra|che|o|sko|pie *f:* direkte Betrachtung von Luftröhre

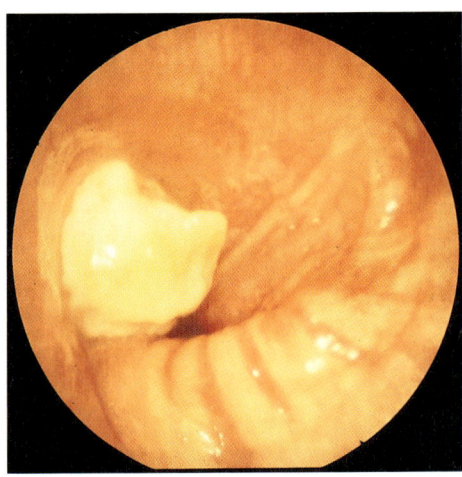

Abb. B43. Bronchoskopie. Blick auf den Abgang des linken Oberlappenbronchus

Tab. B12. Bronchoskopie. Vor- und Nachteile von flexibler und starrer Bronchoskopie

Flexible Bronchoskopie	Starre Bronchoskopie
Untersuchung in jeder Position möglich	Untersuchung nur in liegender Position mit Überstreckung der Halswirbelsäule möglich
Lokalanästhesie	In der Regel Allgemeinanästhesie
Einführung des Gerätes unter Sicht	„Blinde" Einführung im Larynxbereich
Funktionelle Diagnostik	Großes optisches Bild, größere Biopsien möglich
Probleme bei der Beherrschung von Notfallsituationen	Blutstillung leicht möglich
Komplikationsrate 0,7 %	Komplikationsrate 5,0 %

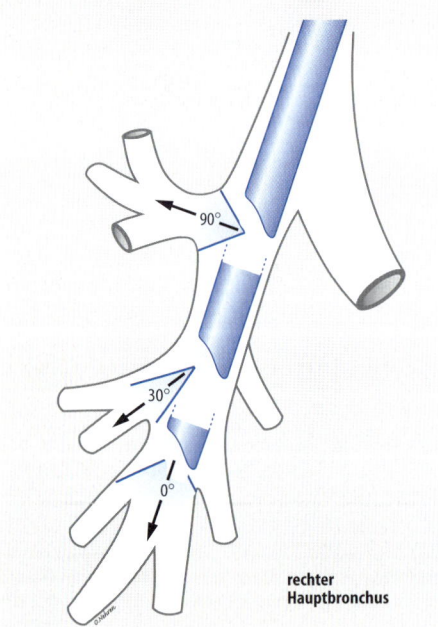

Abb. B42. Bronchoskopie. Starres Bronchoskop

[Trachea] und Bronchien; *s.a. Bronchoskopie*

Bron|chus|fis|te|lung *f:* → *Bronchostomie*

Bron|chus|kar|zi|no|id *nt: Syn: Karzinoid der Lunge*; ca. 12 % aller Karzinoide* finden sich in der Lunge; sie machen etwa 2 % aller Lungenkarzinome aus; nach der aktuell gültigen Systematik der WHO zählen sie zu den malignen epithelialen Lungentumoren, stellen jedoch innerhalb der bronchopulmonalen Neoplasien eine besondere Tumorentität dar; im Gegensatz zu den Bronchialkarzinomen gilt das Rauchen für die Entstehung der Karzinoide nicht als Risikofaktor; Männer und Frauen sind gleichermaßen häufig betroffen; der Altersgipfel liegt im 4. Lebensjahrzehnt; *s.u. Essay Neubildungen von Bronchien und Lunge S. 921*

Bron|chus|riss *m: Syn: Bronchusabriss, Bronchusruptur*; seltener, v.a. im Kindesalter vorkommender Abriss eines Bronchus bei stumpfem Thoraxtrauma [ca. 1 % aller stumpfen Thoraxtraumen]; inkomplette Ruptur führt zur Bildung eines Mediastinalemphysems, komplette Ruptur zum Totalkollaps eines Lungenflügels und evtl. Ausbildung eines Spontanpneumothorax; die Therapie besteht in einer sofortigen Thorakotomie und Naht bzw. Reanastomosierung durch End-zu-End-Naht

Bron|chus|rup|tur *f:* → *Bronchusriss*

Bron|chus|tu|ber|ku|lo|se *f:* hämatogene oder bronchogene Tuberkulose der Bronchien; *s.a. Essay Tuberkulose S. 1585*

Bron|ze|di|a|be|tes *m:* → *Hämochromatose*

Bron|ze|haut|krank|heit *f: Syn: Addison-Krankheit, primäre chro-*

nische Nebennierenrindeninsuffizienz; *s.u. Nebennierenrindeninsuffizienz*

Bron|ze|krank|heit *f: Syn: Addison-Krankheit, primäre chronische Nebennierenrindeninsuffizienz; s.u. Nebennierenrindeninsuffizienz*

Bro|ti|zo|lam *nt:* Benzodiazepin; Hypnotikum; HWZ 4–6 h, im Alter und bei Lebererkrankungen verlängert; **Anw.:** ausschließlich als Hypnotikum; **Dosierung:** 0,25–0,5 mg p.o.

Browne-Operation *f:* Harnröhrenplastik bei Hypospadie

Bru|cel|la *f:* Gattung gramnegativer, unbeweglicher, ellipsoider, aerober Stäbchenbakterien; obligat pathogene Erreger von Zoonosen bei Rindern, Schweinen, Ziegen und Schafen; werden über die Milch ausgeschieden und können über diesen Weg den Menschen infizieren; Brucellosen [Mittelmeerfieber, Bang-Krankheit, Schweinebrucellose] verlaufen als akute oder chronische Allgemeinerkrankung mit Fieber [undulierend oder kontinuierlich] und granulomatöser Gewebereaktion; Brucellen sind u.a. empfindlich gegen Streptomycin*, Gentamycin*, Tetracyclin*, Ampicillin*, Rifampicin* und Cotrimoxazol*

Bruce-Septikämie *f:* → *Mittelmeerfieber*

Bruch *m:* **1.** → *Fraktur* **2.** → *Hernie*

unvollständiger Bruch: *Syn: Hernia incompleta*; Hernie, bei der Bruchsack und Bruchinhalt nicht vollständig durch die Bruchpforte getreten sind

Bruch|ein|klem|mung *f: Syn: Inkarzeration, Incarceratio herniae*; Einklemmung einer Hernie in der Bruchpforte; kann zur

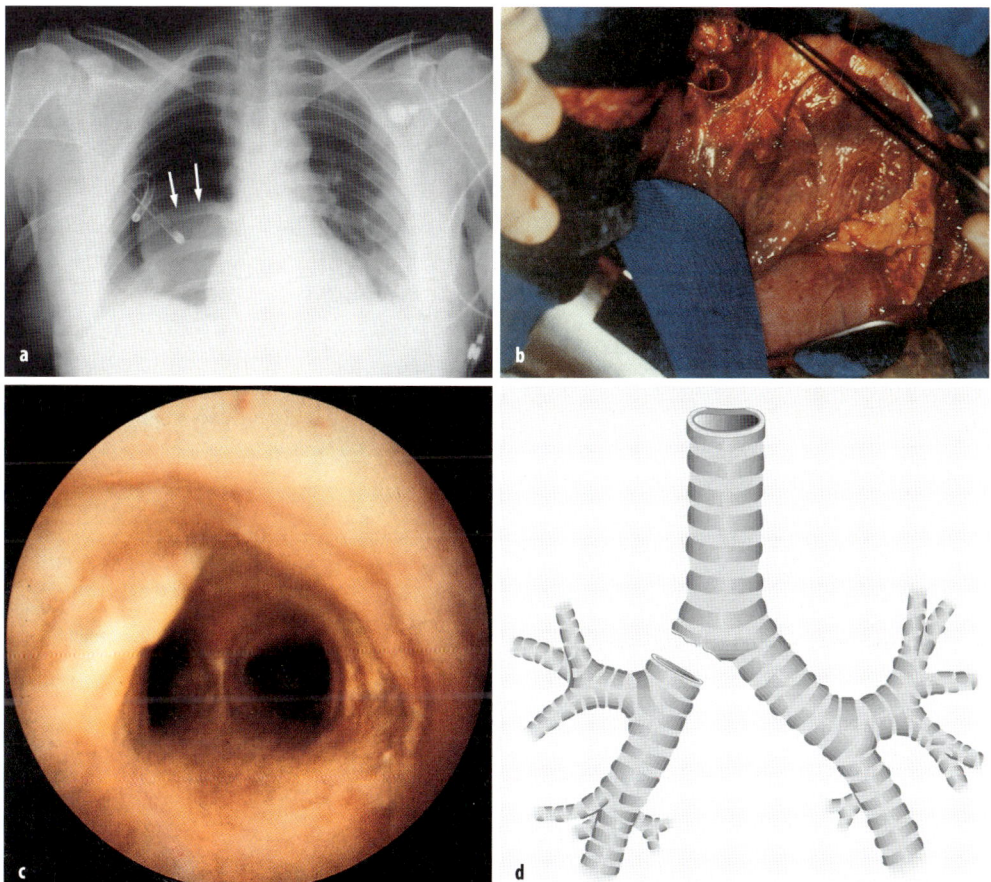

Abb. B44. Bronchusriss. a Totalkollaps der rechten Lunge, **b** End-zu-Seit-Reanastomosierung von rechtem Hauptbronchus an der Bifurkation, **c** bronchoskopische Kontrolle 4 Wochen postoperativ, **d** Schema des Abrisses

Entwicklung eines akuten Abdomens führen; *s.u. Essay Eingeweidebrüche/Hernien S. 577*

Bruch|kraut *nt*: Bezeichnung für **Herniaria glabra** und **Herniaria hirsuta**, Pflanzen aus der Familie der Nelkengewächse [Caryophyllaceae]; die während der Blüte gesammelten und getrockneten oberirdischen Teile [**Herniariae herba**] enthalten Saponine [v.a. Glykoside], Flavonoide und Cumarine; **Anw.:** traditionell bei Nieren-, Harnwegs- und Atemwegserkrankungen, Nervenentzündung [Neuritis], Gicht und rheumatischen Erkrankungen sowie zur Blutreinigung

Bruch|o|pe|ra|ti|on *f*: → *Hernienplastik*

Brü|cken|lap|pen *m*: doppelseitig gestielter Hautlappen; *s.a. Lappenplastik*

Brü|cken|lap|pen|plas|tik nach Langenbeck-Ernst-Veau-Axthausen *f*: *s.u. Lippen-Kiefer-Gaumenspalte*

Brudzinski-Nackenzeichen *nt*: bei Meningitis oder Meningismus führt passive Kopfbeugung zu einer Beugung der Beine im Hüft- und Kniegelenk

Brugada-Syndrom *nt*: *s.u. Essay Herzrhythmusstörungen S. 613*

Bru|gia malayi *f*: *Syn*: Filaria malayi; *s.u. Filaria*

Bru|gi|lo|se *f*: → *Filariasis malayi*

Brunhilde-Virus *nt*: *s.u. Poliomyelitis*

Brun|nen|kres|se *f*: *Syn*: echte/gemeine Brunnenkresse, Bachkresse, Wasserkresse, Nasturtium officinale; Pflanze aus der Familie der Kreuzblütler [Brassicaceae]; die während der Blüte gesammelten und getrockneten oberirdischen Teile [**Brunnenkressenkraut, Nasturtii herba**] enthalten u.a. Senfölglykoside [v.a. Gluconasturtiin] und Vitamin C; **Anw.:** Entzündungen der Atemwege; traditionell bei Appetitlosigkeit und Verdauungsbeschwerden; äußerlich bei Arthritis und rheumatischen Erkrankungen; als Spülung zur Stimulation des Haarwachstums; in der Homöopathie bei Reizzuständen der ableitenden Harnwege

Brust|bein|spal|tung *f*: → *Sternotomie*

Brust|drü|sen|ent|zün|dung *f*: → *Mastitis*

Brust|drü|sen|plas|tik *f*: → *Mammaplastik*

Brust|ent|fer|nung *f*: → *Mastektomie*

Brust|ent|zün|dung *f*: → *Mastitis*

Brust|fell|ent|zün|dung *f*: *s.u. Pleuritis*

Brust|krebs *m*: → *Mammakarzinom*

Brust/Ovarialkrebs-Syndrome, erbliche *pl*: Brustkrebs wird in einigen Familien in mehreren aufeinander folgenden Generationen beobachtet, wobei zusätzlich auch Ovarialkrebs auftreten kann; nach epidemiologischen Schätzungen tragen ca. 5 % aller Frauen, die an Brustkrebs erkranken, dominant wirksame, hochpenetrante Keimbahnmutationen in Genen, die ein Risiko von ca. 60–90 % vermitteln, im Laufe des Lebens an Brust- und/oder Ovarialkrebs zu erkranken; die **BRCA1-Mutation** wurde 1990 durch Kopplungsanalysen in gehäuft prämenopausal erkrankten Familien als erstes Brustkrebsgen auf dem Chromosom 17q21 kartiert und vier Jahre später mittels positioneller Klonierung isoliert; Frauen, die selbst oder deren Verwandte prämenopausal und/oder bilateral an Brustkrebs erkrankt sind, gehören mit hoher Wahrscheinlichkeit zu einer Familie mit BRCA1-Mutation; häufig gibt es in den Familien Verwandte, die an Ovarialtumoren erkrankt sind, überrepräsentiert sind auch Pankreas-, Prostata-, Gebärmutter und Dickdarmtumoren; die auf der Basis von BRCA1-Mutationen auftretenden Mammakarzinome zeigen eine histopathologisch charakteristische Morphologie mit überwiegend solidem, niedrig differenziertem Wachstum, fehlender Östrogenrezeptorexpression, hohem mitotischen Index und gehäuft TP53-Mutationen, alles Korrelate einer ungünstigen Prognose

das **BRCA2-Gen** wurde 1994 auf 13q12-q13 lokalisiert und ein Jahr später mittels positioneller Klonierens isoliert; im Unterschied zu BRCA1-gekoppelten Familien, weisen BRCA2-Familien auch gehäuft Brustkrebsfälle bei Männern auf; überpräsentiert sind in diesen Familien daneben auch maligne Melanome sowie Prostata-, Dickdarm- und Pankreastumoren; BRCA2-assoziierte Mammakarzinome weisen eine von den BRCA1-Tumoren differente vielfach lobulär gemischte Morphologie ohne gehäufte Östrogenrezeptor-

negativität auf; insgesamt werden BRCA2-Mutationen in hereditärem Brustkrebs weniger häufig gefunden als BRCA1-Mutationen; beim erblichen Brust-/Ovarialkrebs-Syndrom werden in ca. 5–15 % der Erkrankten BRCA2-Mutationen nachgewiesen; aus den wenigen bisher vorliegenden, auf Populationsdaten beruhenden Untersuchungen geht hervor, dass in ca. 1–2 % der prämenopausalen Brustkrebsfälle und ca. 1 % der Ovarialtumoren BRCA2-Mutationen vorliegen

basierend auf Studien an Hochrisikofamilien [3 Betroffene] vermittteln BRCA1-Keimbahnmutation ein Gesamtrisiko von 45–87 % bzw. 36–66 % bis zum 70. Lebensjahr an Brust- bzw. Ovarialkrebs zu erkranken [zum Vergleich: 8 % bzw. 1 % für die Allgemeinpopulation]; nach Statistiken des *International Breast Cancer Linkage Consortiums* liegt das Gesamtrisiko für Trägerinnen mit BRCA2-Mutationen, bis zum 70. Lebensjahr an Brustkrebs zu erkranken, bei ca. 70 % und ist somit dem Risiko für BRCA1-Trägerinnen vergleichbar; das Risiko, an Ovarialkrebs zu erkranken, wird mit 15–20 % geschätzt; für Männer, die eine BRCA2-Mutation tragen, beträgt das Brustkrebsrisiko ca. 5 %, ist damit ca. 200-fach höher als das Gesamtrisiko in der Bevölkerung; sowohl bei BRCA1- als auch BRCA2-Mutationsträgern ist die Zahl der Zweitkarzinome signifikant erhöht und wird z.B. bei BRCA1-Mutationsträgern bis zum Alter von 70 Jahren auf 64 % geschätzt; *s.a. Essay Neubildungen des Ovars S. 1195, Essay Neubildungen der Brustdrüse S. 969*

Tab. B13. Brust/Ovarialkrebs-Syndrome, erbliche. Brustkrebsrisiko-vermittelnde Gene

Lokus	Frequenz des mutierten Allels	Risikobereich	Assoziiertes Syndrom
Hohes Brustkrebsrisiko			
BRCA1	10–40 %	56–87 % (70 Jahre)	erbliches Brust-/Ovarialkrebs-Syndrom
BRCA2	5–15 %	10–40 % (70 Jahre)	erbliches Brust-/Ovarialkrebs-Syndrom
TP53	~ 50 %	50–89 % (50 Jahre)	Li-Fraumeni-Syndrom
PTEN	30–50 %	30–40 % (50 Jahre)	Cowden-Syndrom
STK11	70 %	hoch	Peutz-Jeghers-Syndrom
Geringes bis moderates Brustkrebsrisiko			
ATM	30–40 %	1–6,8 %	AT-Familien
ATM	1 %	1–6,8 %	Population
CYP1A1*	3–11 %	1–5,7 %	Population
CYP2D6*	9 %	1–1,7 %	Population
GSTM1*	38–62 %	1–2 %	Population
HRAS1#	6 %	2 %	Population
NAT2*	56–62 %	1–4,4 %	Population

* Gene im Karzinogenmetabolismus; # Protoonkogen

Brust|plas|tik *f*: → *Mammaplastik*

Brust|ver|klei|ne|rung *f*: → *Reduktionsmastektomie*

Brust|wand|ab|lei|tun|gen *pl*: EKG-Ableitung von der äußeren Brustwand; *s.a. Essay Elektrokardiogramm S. 317*

Brust|war|zen|plas|tik *f*: → *Mamillenplastik*

Brust|wurz *f*: *Syn*: Angelikawurzel, Engelwurz, Angelicae radix; *s. u. Angelika*

Bruton-Syndrom nt: → *kongenitale Agammaglobulinämie*

Brulxislmus m: (unwillkürliches) Zähneknirschen v.a. im Schlaf kann anhand des Elektromyogramms der Kinnmuskulatur diagnostiziert werden; durch den Vorgang wird der Schlaf häufig unterbrochen, und die Schlafqualität verschlechtert sich; das häufige Zähnereiben nutzt die Zähne ab, die Patienten klagen über Schmerzen in den Kiefergelenken und der Kaumuskulatur; *s.u. Essay Schlafstörungen S. 1413*

Brylolnia f: → *Zaunrübe*

Brylolniae radix f: getrocknete Pfahlwurzeln der Zaunrübe*

B-Streptolkoklken pl: → *Streptococcus agalactiae*

bubble boys pl: *s.u. Essay Gentransfer und Gentherapie S. 465*

Bulbo m, pl **Bulbolnes, Bulbolnen**: entzündlich vergrößerter Lymphknoten (der Leistenbeuge), z.B. **Bubo indolens** als schmerzlose Leistenlymphknotenschwellung bei verschiedenen Infektionskrankheiten [meist Syphilis]
klimatischer Bubo: → *Lymphogranuloma inguinale*

Bulbolnenlpest f: → *Beulenpest*

Bulbolnolzelle f: inkompletter Leistenbruch*

Buclco f: *Syn:* Bukko, Buccostrauch, Barosma betulina, Diosma betulinum; Strauch aus der Familie der Rautengewächse [Rutaceae]; die getrockneten **Buccoblätter**, Bucco folium, Barosmae folium, Diosmae folium] enthalten ein ätherisches Öl [**Barosma-betulina-Blätteröl**], das u.a. Terpenverbindungen, Diosphenol und Flavonoide [z.B. Diosmin] enthält; wirken antibakteriell und diuretisch; **Anw.:** traditionell bei Nieren- und Harnwegsentzündungen, Nierensteinen und zur Entwässerung; in der Homöopathie bei Harnwegserkrankungen

Buclco folium nt: *Syn:* Barosmae folium, Diosmae folium; *s.u. Bucco*

Buckley-Syndrom nt: → *Hyper-IgE-Syndrom*

Bucliliizin nt: *Syn:* Histabutizin; Antiallergikum; Antihistaminikum; Antiemetikum; Sedativum; nur selten verwendet

Buday-Stäbchen nt: → *Fusobacterium necrophorum*

Budd-Chiari-Syndrom nt: **1.** *Syn:* Endophlebitis hepatica obliterans; zu einem Verschluss der Lebervenen führende Entzündung unbekannter Genese **2.** durch einen intra- oder posthepatischen Block verursachte venöse Abflussstörung der Leber, die zu akutem Leberversagen oder bei chronischem Verlauf [eigentliches Budd-Chiari-Syndrom] zu Leberzirrhose [**Budd-Zirrhose**] führen kann; *s.a. Essay Leberzirrhose S. 877*

Buldelsolnid nt: *Syn:* 16α,17-Butylidendioxy-11β,21-dihydroxy-1,4-pregnadien-3,20-dion; nicht-halogeniertes Glucocorticoid; **Anw.:** lokal [Inhalation] bei Asthma bronchiale, chronisch obstruktiver Bronchitis und anderen Atemwegserkrankungen; hochdosiert zur Inhalation bei Reizgasvergiftungen; intranasal wirksam bei allergischer und vasomotorische Rhinitis; rektal bei chronisch-entzündlichen Darmerkrankungen [Colitis ulcerosa, Morbus Crohn]

Buldilpin nt: Substanz mit anticholinerger und NMDA-antagonistischer Aktivität; **Anw.:** Parkinson-Krankheit in Kombination mit Levodopa; **Dosierung:** initial 3 × 10 mg/d; später maximal 3 × 20 mg oder 2 × 30 mg/d; **NW:** Benommenheit, selten Müdigkeit, Halluzinationen, Agitation, Verwirrtheit, Nervosität, Somnolenz, Schlafstörungen, Angstzustände, Alpträume, Kopfschmerzen, Tremor, Hyperkinese, Sehstörungen, Mundtrockenheit, Übelkeit, Erbrechen, Dyspepsie, Verstopfung, Appetitlosigkeit, Bauchschmerzen, Harnverhaltung, gestörte Blasenentleerung, trockene Haut, Verschlechterung des Allgemeinzustandes, Hitzewallungen, Kraftlosigkeit, Brustschmerzen, schwere Gliedmaßen, Blässe, Unwohlsein, verstärktes Schwitzen; *s.a. Essay Parkinson-Syndrome S. 1229*

Buerger-Syndrom nt: *Syn:* Morbus Winiwarter-Buerger, Winiwarter-Buerger-Krankheit, Thrombangiitis/Thrombendangiitis/ Endarteritis/Endangiitis obliterans; meist bei Rauchern [Männer, 20–40 Jahre] auftretende arterielle Verschlusskrankheit mit Befall kleiner und mittelgroßer Arterien der Extremitäten; oft mit begleitender Phlebitis oder Thrombophlebitis; führt langfristig zu arterieller Verschlusskrankheit; **Therapie:** Einstellen des Rauchens ist die Behandlung der Wahl und ist auch von entscheidender Bedeutung für die Prog-

nose; Prostazyklin i.v. über 3–4 Wochen verbessert die Symptomatik; nicht-steroidale Antiphlogistika für die begleitende Phlebitis oder Thrombophlebitis; evtl. thorakale oder lumbale Sympathektomie; *s.u. Essay Periphere arterielle Verschlusskrankheit S. 1661*

Bulfelxallmac nt: *Syn:* 4-Butoxy-N-hydroxyphenylacetamid; Antiphlogistikum; Analgetikum; Antipruriginosum; **Anw.:** äußerlich bei Ekzemen, Juckreiz und entzündlichen Hauterkrankungen; **NW:** lokale Reizerscheinungen [Rötung, Brennen, Juckreiz], Kontaktallergie

Bülgelleilsenlgang m: Bezeichnung für die typische Gangart bei kombinierter Fibularis- und Tibialislähmung, z.B. bei hereditärer motorischer und sensibler Neuropathie Typ I und II

Buklko f: → *Bucco*

Bullbärlpalrallylse, progressive f: *Syn:* Duchenne-Syndrom; fortschreitende Paralyse durch meist symmetrische Degeneration der Kerne des V. [motorischer Kern], VIII., X. [motorischer Kern] und XII. Hirnnervens mit Schluckbeschwerden, Atemstörungen und evtl. Kehlkopflähmung; wahrscheinlich eine Sonderform der amyotrophen Lateralsklerose*; **Klinik:** beginnt meist im 3.–5. Lebensjahrzehnt mit Sprechstörung [schwere Zunge, erschwerte Aussprache von b, p, w, r und l], leiser Stimme und schließlich Anarthrie; die mimische Muskulatur ist gelähmt und Kauen und Schlucken wird immer schwieriger; die Patienten verschlucken sich häufig, später laufen Speisen und Getränke aus dem Mund heraus; der **Verlauf** ist unaufhaltsam progredient; die Patienten verlieren aber nicht das Bewusstsein oder werden dement, sondern erleben ihren qualvollen Zustand bewusst und in voller Einsicht; langfristig kommt es zu Kachexie und rezidivierenden Atemwegs- und Lungenentzündungen, die meist auch zum Tode führen

Bullbuslinlzilsilon f: *Syn:* Augapfelinzision, Ophthalmotomie; Eröffnung/Inzision des Augapfels

Bullbuslrupltur f: *Syn:* Augapfelzerreißung, Augapfelruptur, Bulbuszerreißung, Ophthalmorrhexis; Ruptur der Sklera hinter dem Limbus corneae oder am Äquatorbereich bei schwerer Prellung [Stock-, Faustschlag]; bei der **gedeckten Bulbusruptur** ist die Bindehaut noch intakt; **Klinik:** es kommt zu einem Abfall des Augeninnendruckes [weicher Bulbus] sowie Verlagerung von Iris, Ziliarkörper, Linse oder Glaskörper; später kann es zu Netzhautablösung und/oder Sekundärglaukom und Erblindung kommen; **Therapie:** Vitrektomie

Bulliimie f: *Syn:* Heißhunger, Esssucht, Fresssucht, Hyperorexie, Bulimia, Sitiomanie, Sitomanie; übermäßiges Essen, das nicht von einem Hungergefühl ausgelöst wird; kann seelisch bedingt sein oder organische Ursachen [Hirnschädigung] haben
Bulimia nervosa: *Syn:* Fress-Kotzsucht, Ess-Brechsucht, Bulimarexie; Essstörung, die durch abwechselndes exzessives Essen [**Fressattacke**] und selbst herbeigeführtes Erbrechen charakterisiert ist; *s.u. Essay Essstörungen mit anorektischer und bulimischer Symptomatik S. 387*

Bulllekltolmie f: operative Entfernung einzelner Emphysemblasen bei Lungenemphysem; *s.a. Essay Chronisch-obstruktive Lungenkrankheiten und Lungenemphysem S. 911*

Bulnalzolsin nt: α₁-Rezeptorblocker mit antihypertensiver Wirkung; **Anw.:** essenzielle Hypertonie; **Dosierung:** 6 mg/d p.o.; **NW:** Schwindel, Kopfschmerz, Tachykardie, orthostatische Hypotonie, Schweißausbrüche, verstopfte Nase

Bulphelnin nt: Sympathomimetikum; peripherer Vasodilatator; Tokolytikum; **Anw.:** tokolytische Therapie bei drohender Fehl- und Frühgeburt; zerebrale und vasospastisch bedingte periphere Durchblutungsstörungen; **Dosierung:** Tokolyse 6 mg p.o.; als Vasodilatator 2 × 15 mg/d als Retardpräparat; **NW:** tachykarde Herzbeschwerden, ventrikuläre Rhythmusstörungen, pektanginöse Beschwerden; **Kontraind.:** hypertrophe obstruktive Kardiomyopathie, Hyperthyreose, tachykarde Arrhythmie

Buphlthallmus m: *Syn:* Ochsenauge, Glaukom der Kinder, Hydrophthalmus, Hydrophthalmie, kongenitales Glaukom; seltene [1:10.000–18.000 Geburten], meist durch eine Fehlentwicklung des Kammerwinkels verursachte Glaukomform

B

der Säuglinge und Kleinkinder, die zu ein- oder beidseitiger Erhöhung des Augeninnendruckes führt; die Kinder sind lichtscheu; die Augen tränen, ohne dass eine Infektion erkennbar ist; später kommt es zu Hornhauttrübung und Vergrößerung des Augapfels; **Therapie:** Goniotomie nach Barkan, Trabekulotomie; *s.u. Essay Glaukome S. 497*

Bu|pi|va|ca|in *nt*: Lokalanästhetikum vom Amidtyp; hemmt den Einstrom von Na⁺ in die Nervenzelle durch Bindung an Rezeptoren in Na⁺-Kanälen der Membran; wirkt wesentlich stärker und länger als Procain und Lidocain; *s.a. Essay Postoperative Schmerztherapie S. 1431*

Bu|pra|no|lol *nt*: nicht kardioselektiver Betablocker; **Anw.:** Hypertonie, koronare Herzkrankheit, Prophylaxe von Angina-pectoris-Anfällen, hyperkinetisches Herzsyndrom, Herzrhythmusstörungen, orthostatische Dysregulation, Angstsyndrom, Tremor; topisch bei Glaukom; **Dosierung:** initial 2 × tgl. 50 mg, langsame Steigerung auf 3 × 50–100 mg, Dauerbehandlung 1–2 × tgl. 50 mg, bei Hypertonie, koronarer Herzkrankheit, Vorbeugung von Angina-pectoris-Anfällen und Nachbehandlung von Herzinfarkt doppelte Dosis; **NW:** Müdigkeit, Benommenheit, Schlafstörungen, Hypotension, kalte Extremitäten, Raynaud-Syndrom, Übelkeit, Erbrechen, Alopezie, Myopathien, trockene Augen, Stomatitis, Störungen der Sexualfunktion [Nachlassen von Libido und Potenz]; **Kontraind.:** Asthma bronchiale, obstruktive Atemwegserkrankungen, metabolische Azidose, Sinusbradykardie, Herzinsuffizienz, partieller AV-Block, Hypoglykämie

Bu|pre|nor|phin *nt*: Opioid mit geringerem Suchtpotenzial als Morphin; **Anw.:** schwere und schwerste Schmerzzustände; **NW:** Sedation, Atemdepression, Schwindel, Schwitzen, Obstipation, Übelkeit und Erbrechen

Bu|pro|pi|on *nt*: *Syn: Amfebutamon*; atypisches Antidepressivum mit antidepressiver und anxiolytischer Wirkung; **Anw.:** depressive Erkrankungen

Burch-Operation *f*: *Syn: Kolposuspension nach Burch, Burch-Cowan-Operation*; v.a. bei Stressinkontinenz durchgeführte Operation, bei der die abgesenkte Blase in die normale anatomische Lage gebracht und das paravaginale Gewebe am Ligamentum iliopectineum suspendiert wird

Bürger-Grütz-Syndrom *nt*: *Syn: Hyperlipoproteinämie Typ I; s.u. Hyperlipoproteinämie*

Bürger-Zeichen *nt*: schmerzhafte Schwellung des Ausführungsganges der Ohrspeicheldrüse bei Mumps und anderen Virusinfektionen

Burkitt-Lymphom *nt*: *Syn: Burkitt-Tumor, epidemisches Lymphom, B-lymphoblastisches Lymphom*; hoch-malignes Non-Hodgkin-Lymphom, das wahrscheinlich durch das Epstein-Barr-Virus ausgelöst wird; typisch sind **Sternhimmelzellen** [modifizierte Makrophagen] im Lymphknotenpräparat; *s.a. Essay Non-Hodgkin-Lymphome S. 1133*

Bur|sek|to|mie *f*: *Syn: Schleimbeutelentfernung, Schleimbeutelresektion*; operative Entfernung eines Schleimbeutels [Bursa synovialis]

Bur|si|tis *f, pl* **-ti|den**: *Syn: Schleimbeutelentzündung*; akute oder chronische Entzündung eines Schleimbeutels; am häufigsten als Entzündung des Schleimbeutels zwischen Achillessehne und Fersenbein [**Achillobursitis**], des Schleimbeutels über dem Olekranon [**Studentenellenbogen, Bursitis olecrani**], der Schleimbeutel vor der Kniescheibe [**Bursitis praepatellaris**] oder der Bursa pharyngealis [**Bursitis pharyngealis**] meist handelt es sich um eine chronisch unspezifische Entzündung durch eine chronische Überbelastung; daraus kann sich aber eine bakterielle Bursitis entwickeln, wenn es z.B. zur Fistelung kommt; akute Bursitiden können im Rahmen einer Gicht, als Begleitentzündung bei Arthritis oder auch als bakterielle Entzündung auftreten; **Klinik:** akute Entzündungen sind i.d.R. sehr schmerzhaft; der Schleimbeutel ist prall geschwollen, z.T. kommt es zu einer schmerzbedingten Einschränkung der Beweglichkeit; **Therapie:** Ruhigstellung, evtl. Punktion zur Entlastung und Schmerzreduktion, Antiphlogistika, Eispackung; bei Rezidiven wird von manchen Autoren die Injektion von Glucocorticoiden befürwortet; v.a. bei chronisch rezidivierenden Fällen ist eine

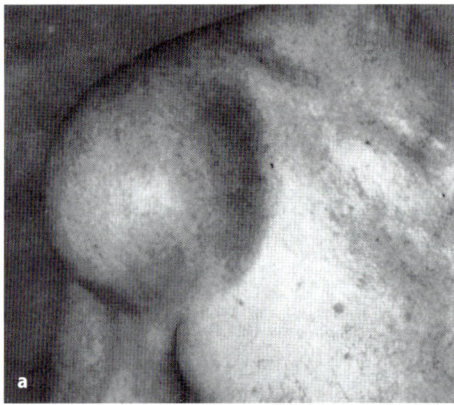
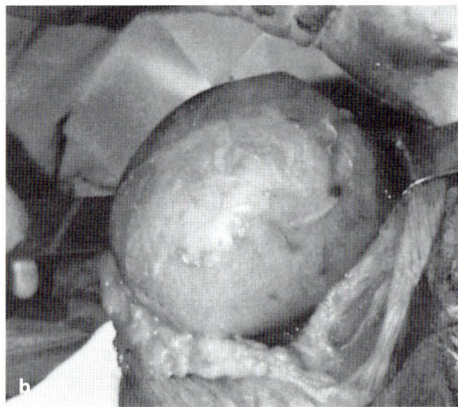

Abb. B45. Bursitis. a Entzündung der Bursa subdeltoidea bei chronischer Polyarthritis; Zustand nach 20 Punktionen **b** Operationssitus

Bursektomie indiziert

Bursitis subacromialis: Entzündung der Bursa subacromialis; *s.u. Periarthropathia humeroscapularis*

Bur|so|to|mie *f*: operative Schleimbeuteleröffnung

Bürs|ten|schä|del *m*: *s.u. Thalassämie*

Bü|schel|gips|kraut *nt*: *Syn: Gypsophila fastigiata; s.u. Gipskraut*

Busch|fleck|fie|ber *nt*: → *japanisches Fleckfieber*

Buschke-Löwenstein-Tumor *m*: *Syn: Buschke-Löwenstein-Kondylom, Condylomata gigantea, Riesenkondylome*; seltene und gefährliche Verlaufsform der Condylomata acuminata mit destruierendem Wachstum, das z.B. zur Perforation der Harnröhre oder Fensterung der Vorhaut führt; *s.a. Essay Geschlechtskrankheiten – Genitale Kontaktinfektionen S. 475*

Bu|se|rel|in *nt*: synthetisches GnRH-Analogon; vermindert die Steroidhormonbildung in Ovar und Hoden; **Anw.:** Zytostatikum, Unterdrückung der Hormonproduktion bei Prostatakarzinom; Endometriose [nur noch selten], Leiomyome des Uterus um die Menopause; **NW:** Kopfschmerzen, Nausea, Stimmungslabilität sowie Depressionen, Gewichtszunahme und Muskelschmerzen; bei Frauen durch den Östrogenmangel erzeugte Wallungen, Scheidentrockenheit und verminderte Libido; *s.a. Essay Neubildungen des Uterus S. 1627*

Bu|spi|ron *nt*: Serotoninantagonist mit leicht antidopaminerger Komponente; Anxiolytikum; HWZ 2–3 h; **Anw.:** akute und chronische Spannungs-, Erregungs- und Angstzustände; die Wirkung tritt aber mit einer Latenz von 7–10 Tagen ein; kann als Ersatz für Benzodiazepine bei Patienten mit Suchtproblematik verwendet werden; **Dosierung:** initial 3 × 5 mg tgl., dann langsame Erhöhung auf 3 × 10 mg/d; maximal 60 mg/d; **NW:** Kopfschmerzen, Nervosität, Schwindel, gastrointestinale Beschwerden und Schlafstörungen

Busse-Buschke-Krankheit *f*: → *Kryptokokkose*

Bu|sul|fan *nt*: *Syn*: *Tetramethylen-bis-methansulfonat, 1,4-Dimethansulfonoxybutan, Myelosan, Busulphan*; Alkylans, Zytostatikum; **Anw.**: chronisch myeloische Leukämie, Polycythaemia rubra vera; **NW**: Stammzellschädigung im Knochenmark; kann zu Sterilität führen; stark karzinogen; *s.a. Essay Chemotherapie S. 185*

Bu|ta|mi|rat *nt*: *Syn*: *2-(2-Diethylaminoethoxy)ethyl-2-phenylbutyrat*; zentral wirksames Antitussivum mit schwach bronchospasmolytischer, sekretolytischer, lokalanästhetischer und entzündungshemmender Wirkung; **Anw.**: v.a. Reizhusten; **Dosierung**: 1–2 × 80 mg/d als Retard-Form; **NW**: selten Schwindeln Übelkeit, Durchfall, Exantheme

Bu|thi|al|zid *nt*: → *Butizid*

Bu|til|no|lin *nt*: Spasmolytikum; Acetylcholin-Antagonist mit Spezifität für m-Acetylcholinrezeptoren; **Anw.**: oral bei gastrointestinalen Beschwerden [v.a. Sodbrennen, Spasmen]; häufige Kombinationspartner sind Antacida, Calciumcarbonat und basisches Bismutnitrat

Bu|til|zid *nt*: *Syn*: *Isobutylhydrochlorothiazid, Thiabutazid, Buthiazid*; Saluretikum; **Anw.**: Ödeme bei Herzinsuffizienz, Niereninsuffizienz, Diabetes insipidus; **Dosierung**: 5–15 mg/d p.o.; **NW**: Hypokaliämie, Erhöhung von Blutzucker- und Harnsäurespiegel; **Kontraind.**: Hyponatriämie, Hypokaliämie, Hyperkalzämie, Hyperurikämie, stark eingeschränkte Nierenfunktion [Kreatinin-Clearance unter 30 ml/min], schwere Leberfunktionsstörungen, Sulfonamidallergie, Schwangerschaft

But|ter|blu|me *f*: → *Löwenzahn*

Bu|tyl|sco|pol|a|mi|ni|um|bro|mid *nt*: *Syn*: *N-Butylscopolaminiumbromid, Hyoscinbutylbromid*; Parasympatholytikum; Spasmolytikum; **Anw.**: Spasmen im Bereich von Magen, Darm, Gallenwegen und ableitenden Harnwegen; **Dosierung**: 10–20 mg 3–4 × tgl. p.o.; i.v. und i.m. 20 mg, maximal 100mg/d; Kinder maximal 3 × 5 mg/d i.v. oder i.m.; **NW**: Hemmung der Speicheldrüsensekretion, retrosternale Schmerzen durch Refluxösophagitis mit Mundtrockenheit, Obstipation, Schluckbeschwerden, Durst, Sprechstörungen; Miktionsbeschwerden v.a. bei Prostatahypertrophie, Zunahme des Augeninnendrucks, Akkommodationsstörungen, Lichtscheu, vermehrte Blendungsempfindlichkeit; **Kontraind.**: Herzinsuffizienz, koronare Durchblutungsstörungen, Herzrhythmusstörungen, Refluxösophagitis, Stenosen im Magen-Darmgebiet, Engwinkelglaukom, Darmatonie, paralytischer Ileus, Myasthenia gravis

Bu|tyl|ro|me|ter *nt*: graduiertes Zentrifugenglas zur Messung des Fettgehaltes von Milch oder Lebensmitteln

BWS-Syndrom *nt*: *Syn*: *Thorakalsyndrom*; Bezeichnung für die klinische Symptomatik durch degenerative Erkrankungen der Brustwirbelsäule; *s.u. Essay Degenerative Wirbelsäulenerkrankungen S. 125*

By|pass *m*: *Syn*: *Umgehungsanastomose, Umgehungsplastik; Shunt*; operativ angelegte, vorübergehende oder permanente Umgehung von Gefäßen oder Darmabschnitten; prinzipiell kann man zwischen **anatomischem Bypass**, der dem normalen anatomischen Verlauf folgt [z.B. aortofemoraler Bypass zwischen Aorta abdominalis und Arteria femoralis], und **extraanatomischem Bypass**, der nicht dem normalen anatomischen Verlauf folgt oder Strukturen verbindet, die normalerweise nicht direkt verbunden sind, unterscheiden **aortokoronarer Bypass**: operative Verbindung zwischen Aorta und Koronararterie(n) zur Umgehung einer Stenose; je nach der Anzahl der stenosierten Gefäße wird ein **Einfach-**, **Zweifach-** oder **Dreifachbypass** angelegt; als Transplantat werden die Vena saphena magna, die Arteria thoracica interna, gastroepiploica oder radialis verwendet; die sog. MIDCAB-Technik [**m**inimal **i**nvasive **d**irect **c**oronary **a**rtery **b**ypass] erlaubt eine Anastomosierung am schlagenden Herzen; die neueste Entwicklung auf diesem Gebiet ist die TECAB-Technik [**t**otal **e**ndoscopic **c**oronary **a**rtery **b**ypass]; dabei steuert der Operateur die Arbeitsarme eines Telemanipulators; *s.a. Essay Koronare Herzkrankung S. 587*

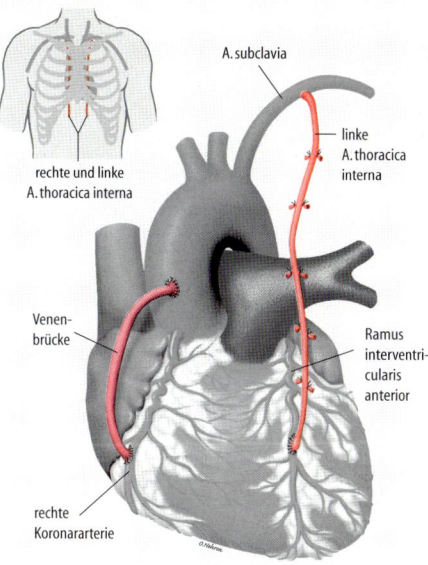

Abb. B46. Aortokoronarer Bypass. Venenbrücke zwischen Aorta und rechter Koronararterie und Anastomosierung der linken Arteria thoracica interna mit dem Ramus interventricularis anterior

kardiopulmonaler Bypass: Grundprinzip der Blutumleitung bei der Herzchirurgie mit extrakorporaler Zirkulation; das venöse Blut wird durch Kanülen im rechten Vorhof oder den beiden Hohlvenen aus dem Körper geleitet und nach Oxygenierung in die Aorta zurückbefördert; solange noch Blut in das Herz fließt und in die Aorta gepumpt wird, spricht man von einem **partiellen kardiopulmonalen Bypass**, wird das gesamte venöse Blut über die Herz-Lungen-Maschine drainiert, handelt es sich um einen **totalen kardiopulmonalen Bypass**; *s.a. Abb. B47*

Bys|si|no|se *f*: *Syn*: *Baumwollfieber, Baumwollpneumokoniose, Baumwollstaubpneumokoniose*; zu den Berufskrankheiten gehörende exogen-allergische Alveolitis durch Einatmen von Baumwollstaubpartikeln; *s.a. Essay Lungen- und Atemwegserkrankungen durch Arbeit und Umwelt S. 1265*

Bystander-Effekt *m*: *s.u. Essay Gentransfer und Gentherapie S. 465*

B-Zel|len|lym|pho|me *pl*: → *B-Zell-Lymphome*

B-Zell-Lymphome *pl*: *Syn*: *B-Zelllymphome, B-Zellenlymphome*; von B-Lymphozyten ausgehende Non-Hodgkin-Lymphome; *s.u. Essay Non-Hodgkin-Lymphome S. 1133, Essay Bösartige Neubildungen der Haut S. 993*

diffuses großzelliges B-Zell-Lymphom: *s.u. Essay Non-Hodgkin-Lymphome S. 1133*

B-Zell-Lymphome der Haut: ca. 25 % aller kutanen Lymphome gehen von B-Zellen aus; sie weisen im Gegensatz zu den T-Zell-Lymphomen einen relativ homogenen klinischen Verlauf auf; klinisch präsentiert sich meist ein rasch wachsender solitärer symptomloser Tumor, multiple Tumoren sind eher selten; wegen der primär meist lokalisierten Manifestationen stehen therapeutisch operative und strahlentherapeutische Vorgehensweisen im Vordergrund; die Prognose ist meist gut; *s.u. Essay Bösartige Neubildungen der Haut S. 993*

B-Zell-Pseudolymphome *pl*: *s.u. Pseudolymphom*

B-Zo|ne *f*: → *Schatzki-Ring*

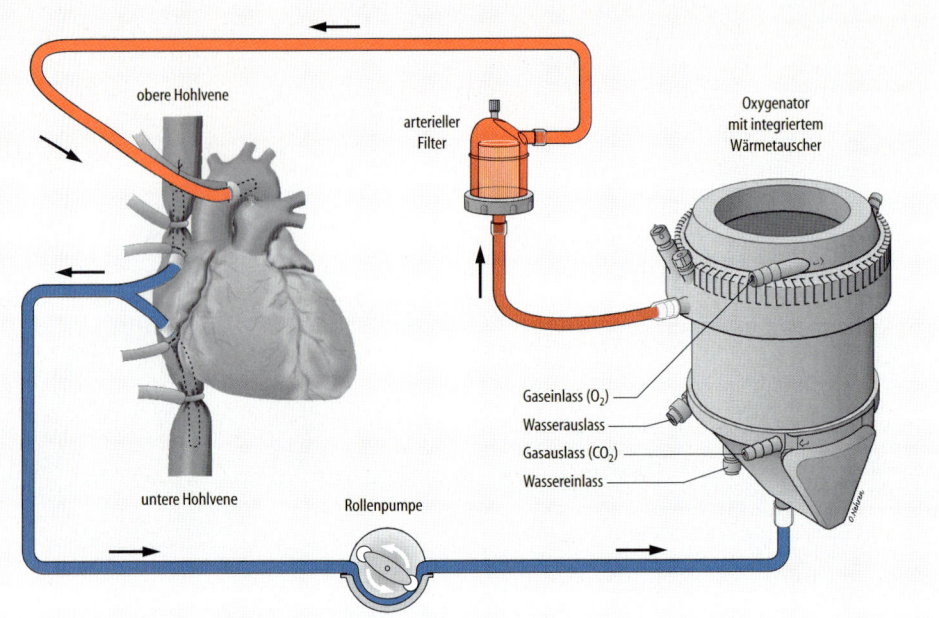

Abb. B47. Kardiopulmonaler Bypass. Schema der Blutumleitung bei Herzchirurgie mit extrakorporaler Zirkulation

C

C-Zellen-Karzinom *nt*: *Syn*: *medulläres Schilddrüsenkarzinom*; *s.u. Schilddrüsenkarzinom*

Ca-Antagonist *m*: → *Calciumantagonist*

Ca|ber|go|lin *nt*: Ergotaminabkömmling; Prolaktinhemmer; Dopaminantagonist; **Anw.**: Parkinson-Krankheit, Hyperprolaktinämie, Sterilität, Galaktorrhoe, Abstillmittel; *s.a. Essay Zyklusstörungen S. 1721, Essay Parkinson-Syndrome S. 1229*

Ca-Blocker *m*: → *Calciumantagonist*

Cabrera-Kreis *m*: *s.u. Essay Elektrokardiogramm S. 317*

Cach|lectin *nt*: → *Tumor-Nekrose-Faktor*

Cac|ti|no|my|cin *nt*: *Syn*: *Actinomycin C*; von Streptomyces chrysomallus gebildetes Antibiotikum mit zytostatischer und bakteriostatischer Wirkung; kaum noch verwendet

Cactus grandiflorus *m*: → *Königin der Nacht*

Cais|son|krank|heit *f*: *Syn*: *Druckluftkrankheit, Taucherkrankheit, Druckfallkrankheit*; bei zu schnellem Druckabfall nach Aufenthalt in Überdruck [Tauchen, Caisson-Senkkasten] oder bei Fliegen ohne Druckausgleich kommt es zur Entwicklung von Gasblasen [Stickstoff oder andere inerte Gase] im Blut und in Geweben; die Gasblasen können zu leichten Symptomen [Schwindel, Euphorie, Hautemphysem, Mediastinalemphysem], aber auch zu schweren Krankheitsbildern [Querschnittslähmung, Pneumothorax, Pneumoperikard, Luftembolie] oder Tod führen; typisch ist die gekrümmte Haltung der Patienten durch die starken Knochen- und Gelenkschmerzen [**bends**]; **Therapie**: sofortige Rekompression in einer Überdruckkammer, O₂-Gabe; Überlebende behalten oft bleibende neurologische Schäden und entwickeln später aseptische Knochennekrosen, v.a. von Hüftkopf und Humerus

Ca|je|put *m*: *Syn*: *Kajeput*; Oberbegriff für **Melaleuca cajeputi**, **Melaleuca leucadendra** und **Melaleuca quinquenervia**, Bäume aus der Familie der Myrtengewächse [Myrtaceae]; das aus den Blättern gewonnene ätherische **Kajeputöl** [Cajeputi aetheroleum] enthält Cineol [50–65 %], Terpineol [bis zu 30 %], Pinen, bizyklische Sesquiterpene vom Cadalintyp und Phenole; hat eine antibakterielle und hyperämisierende Wirkung; **Anw.**: traditionell als Expektorans, Sudorifikum und Rubefaciens; *s.a. Niauli*

Calabar-Schwellung *f*: → *Loiasis*

Ca|la|mi aetheroleum *nt*: *Syn*: *Kalmusöl*; *s.u. Kalmus*

Ca|la|mi rhizoma *nt*: *Syn*: *Kalmuswurzelstock*; *s.u. Kalmus*

Cal|ca|trip|pae flos *m*: *Syn*: *Rittersporrblüten, Delphinii flos*; getrocknete Blüten von Rittersporn☆

Cal|ci|di|ol *nt*: *Syn*: *25-Hydroxycholecalciferol, Calcifediol*; in der Leber gebildeter aktiver Metabolit von Vitamin D₃; *s.a. Vitamin D*

Cal|ci|fe|di|ol *nt*: → *Calcidiol*

Cal|ci|fe|rol *nt*: → *Vitamin D*

Cal|ci|neu|rin|hem|mer *pl*: *Syn*: *Calcineurininhibitoren*; hemmen Calcineurin-abhängige Phosphorylierungen in aktivierten T-Lymphozyten und Mastzellen und dadurch Transkription und Freisetzung proinflammatorischer Zytokine, sowie die Freisetzung präformierter Entzündungsmediatoren aus Mastzellen; werden als topische Immunmodulatoren zur Behandlung leichter bis mittelschwerer Formen des atopischen Ekzems verwendet; *s.a. Essay Atopisches Ekzem S. 313, Essay Transplantationschirurgie S. 1549*

Cal|ci|po|tri|ol *nt*: Calciferolanalogon; **Anw.**: lokal bei Psoriasis

Cal|ci|tri|ol *nt*: *Syn*: *1,25-Dihydroxycholecalciferol*; in der Niere aus Calcidiol gebildeter wirksamster Vitamin D-Metabolit; Calcitriol hat nur eine geringe therapeutische Breite; wird deshalb therapeutisch nur bei Hypoparathyreoidismus, renaler Osteopathie und Rachitis oral verabreicht; *s.a. Vitamin D*

Cal|ci|um|an|ta|go|nist *m*: *Syn*: *Calciumkanalblocker, Calciumblocker, Kalziumblocker, Kalziumantagonist, Ca-Blocker, Ca-Antagonist*; Arzneimittel, das den langsamen transmembranösen Calciumeinstrom in die Zelle hemmt und damit eine Entkopplung von elektrischer Erregung und Muskelkontraktion bewirkt; damit nimmt der Gefäßwiderstand im arteriellen System ab, wodurch es zu einer Senkung der Nachlast kommt; Calciumkanalblocker verbessern des Verhältnis von Sauerstoffangebot zu -verbrauch, senken die Herzfrequenz und hemmen die AV-Überleitung; **Anw.**: Antiarrhythmikum, Antihypertensivum, Prophylaxe und Therapie der Angina pectoris, Linksherzinsuffizienz, periphere Durchblutungsstörungen, Migräne, Tokolytikum; **NW**: Kopfschmerzen, bradykarde Rhythmusstörungen, Hypotonie, Beinödeme; **Kontraind.**: AV-Block, schwere Hypertonie, frischer Myokardinfarkt

Cal|ci|um|bi|li|ru|bi|nat|stein *m*: *Syn*: *Kalziumbilirubinatstein*; *s.u. Cholelith*

Cal|ci|um|blocker *m*: → *Calciumantagonist*

Cal|ci|um|fo|li|nat *nt*: *Syn*: *Calcium-5-formyl-5,6,7,8-tetrahydropteroylglutamat*; 5-Formylderivat der Tetrahydrofolsäure; **Anw.**: Antidot bei der Therapie mit Folsäureantagonisten [z.B. Methotrexat]

Cal|ci|um|haus|halt *m*: *Syn*: *Kalziumhaushalt*; Calcium ist ein weiches, hoch reaktives Erdalkalimetall, das für den menschlichen Körper von essenzieller Bedeutung ist; zusammen mit Phosphat bildet es den anorganischen Teil der Knochen- und Zahnmatrix; Calcium ist Teil des Blutgerinnungssystems und der intra- und extrazellulären Flüssigkeit; eine Zunahme der intrazellulären Ca-Konzentration stimuliert u.a. Muskelkontraktion, Hormon- und Transmitterausschüttung und die Glykolyse; eine Abnahme der extrazellulären

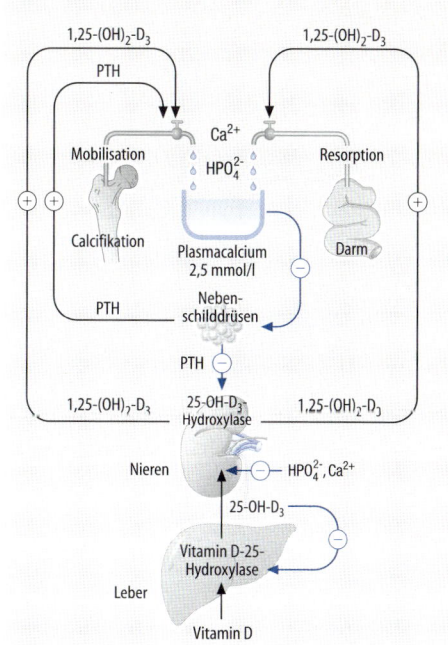

Abb. C1. Calciumhaushalt. Regulation der extrazellulären Calciumkonzentration

Konzentration erhöht die neuromuskuläre Erregbarkeit und kann zu Tetanien führen

der tägliche **Bedarf** liegt bei 1,0 g [25 mmol] für Kinder, 1,2 g [30 mmol] für die Adoleszenz, 0,8 g [20 mmol] für Erwachsene und 1,5 g [37,5 mmol] für Schwangere und stillende Mütter; die Hauptnahrungsquellen für Calcium sind Milchprodukte, Sesamkeime und Algen [Sushi]; die intestinale Resorption findet v.a. im Ileum statt; die Resorptionsrate liegt bei 25–40 %, wird aber vom Körper je nach Angebot und Bedarf modifiziert, d.h., bei geringerem Angebot oder erhöhtem Bedarf steigt der Prozentsatz und umgekehrt

Vitamin D und seine Metaboliten nehmen eine Schlüsselstellung in der Calciumresorption ein; da 1,25-Dihydroxycholecalciferol, der wirksamste Vitamin D-Metabolit, in der Niere aus Calcidiol gebildet wird, kommt der Niere eine wesentliche Rolle im Calciumhaushalt zu; der Gesamtstand des Körper beträgt ca. 16 g [400 mmol] pro kg Körpergewicht oder 1,2 kg bei 75 kg Körpergewicht; 99 % davon sind im Knochengewebe eingebaut, der Rest verteilt sich auf die Intra- und Extrazellularflüssigkeit; wegen der großen Bedeutung des Calciums, v.a. für die Funktion des Muskel- und Nervengewebes, unterliegt die extrazelluläre Calciumkonzentration einem fein abgestimmten Regelkreis, der dem Phosphatstoffwechsel eng verbunden ist

Cal|ci|um|ka|nal|blo|cker m: → Calciumantagonist

Cal|ci|um|py|ro|phos|phat|di|hy|drat|ab|la|ge|rung f: → Chondrokalzinose

Cal|ci|um|sen|si|ti|zer pl: Substanzen, die die Affinität von Troponin C für Calcium erhöhen, womit bei gleicher freier Calciumkonzentration während der Systole die elektromechanische Kopplung, d.h. die Myosin-Aktin-Interaktion, verstärkt ist; sie steigern damit die Kontraktilität, die Herzfrequenz und das Herzminutenvolumen

Caldwell-Luc-Operation f: **Syn:** transorale Kieferhöhlenoperation nach Caldwell-Luc, Luc-Operation; nur noch selten durchgeführte Radikaloperation der Kieferhöhle bei chronischer Entzündung mit Eiterung, Pilzerkrankungen, Tumoren etc.; der Zugang erfolgt über einen Schleimhautschnitt im Mundvorhof oder einen Zahnfleischrandschnitt; ein Teil der Vorderwand der Kieferhöhle wird vorsichtig entfernt [cave Nervus infraorbitalis], die Schleimhaut ausgeräumt und ein Fenster zum unteren Nasengang angelegt

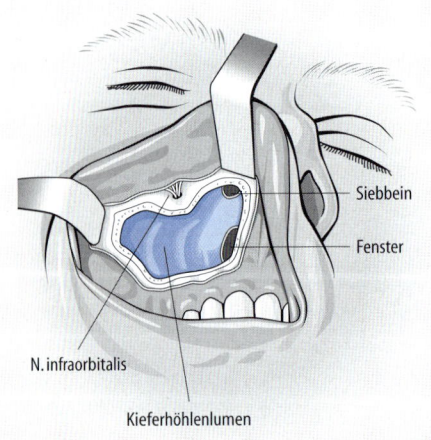

Abb. C2. Caldwell-Luc-Operation

Labels in figure: Siebbein; Fenster; N. infraorbitalis; Kieferhöhlenlumen

Ca|len|du|la (officinalis) f: **Syn:** Ringelblume, Studentenblume; Pflanze aus der Familie der Korbblütler [Asteraceae]; die Zungenblüten und Blütenköpfe [**Ringelblumenblüten**, Calendulae flos] enthalten Triterpenglykoside, Triterpenaglykone, Carotinoide und ätherisches Öl; wirken wundheilungs-

und granulationsfördernd sowie entzündungshemmend; **Anw.:** äußerlich in Salben und öligen Zubereitungen [**Calendulaöl**] bei Varicosis, Venenentzündung und Ulcus cruris sowie bei venösen Durchblutungsstörungen mit Varikosis, Thrombophlebitis, Ulcus cruris und damit im Zusammenhang stehenden Hautveränderungen wie Entzündungen, Schrunden, Rhagaden und Ekzemen, Krampfadern, Schnittwunden, Schlagwunden und Quetschwunden, eitrigen Wunden, Furunkulose, Panaritien, Hämorrhoiden, Analekzemen, Proktitis, Lymphadenomen, Hautentzündungen und Conjunctivitis [als Augenlotion] sowie Entzündungen im Mund- und Rachenraum; traditionell bei Leber- und Gallebeschwerden, Menstruationsstörungen und Unterleibskrämpfen; in der Homöopathie als entzündungshemmendes, blutstillendes und granulationsförderndes Mittel verwendet

Ca|li|ci|vi|rus nt, pl **-ren**: Gattung von RNA-Viren, z.T. humanpathogen [**Norwalkvirus**]; treten selten als Erreger der sog. **Calici-Gastroenteritis** in Erscheinung; typisch sind Explosivepidemien in Heimen, Lagern, Schulen, auf Kreuzfahrtschiffen u.Ä., die meist innerhalb von wenigen Tagen wieder verschwinden

California-Enzephalitis f: durch das **California-Enzephalitisvirus** hervorgerufene Arbovirus-Enzephalitis mit meist leichtem Verlauf; s.a. Essay Virusinfektionen S. 1667

Cal|lu|nae flos m: **Syn:** Heideblüten; Blüten von Heidekraut*

Cal|lu|nae herba f: oberirdische Teile von Heidekraut*

Cal|lu|na vulgaris f: → Heidekraut

Calmette-Reaktion f: **Syn:** Calmette-Konjunktivaltest; Tuberkulintest, bei dem Tuberkulin in den Bindehautsack eingeträufelt wird

Cal|pro|tec|tin nt: Calcium-bindendes S100-Protein, das in besonders hoher Konzentration im Zytosol neutrophiler Granulozyten und in geringerer Konzentration in Monozyten und aktivierten Makrophagen gefunden wird; bei chronisch entzündlichen Darmerkrankungen und Darmtumoren treten Granulozyten vermehrt durch die Darmwand ins Lumen und es können erhöhte Calprotectin-Spiegel im Stuhl nachgewiesen werden; die Signifikanz dieser Werte ist aber noch ungeklärt; s.a. Essay Diarrhoe – entzündliche und nichtentzündliche Formen S. 265

Calvé-Wirbel m: **Syn:** Calvé-Syndrom, Vertebra plana osteonecrotica; Plattwirbelbildung bei aseptischer Knochennekrose oder eosinophilem Granulom im Jugendalter; im Röntgenbild sieht findet man einen oder mehrere abgeplattete Wirbel bei normaler Bandscheibe; die Therapie besteht in einer Korsettbehandlung; beide Grundleiden haben eine gute Prognose und eine Neigung zur Selbstheilung

Cal|vi|ties hippocratica f: → androgenetische Alopezie

Cal|lym|ma|to|bac|te|rium granulomatis nt: **Syn:** Donovan-Körperchen, Donovania granulomatis; gramnegativer, fakultativer Anaerobier; lebt und vermehrt sich intrazellulär in Histiozyten, Leukozyten und Plasmazellen; s.u. Granuloma inguinale

Ca|ma|ze|pam nt: sedativ, hypnotisch und antikonvulsiv wirkendes Benzodiazepin; HWZ ca. 20 h

Ca|mel|li|a sinensis f: → Tee, schwarzer

CAMP-Test m: von Christie, Atkins und Munch-Petersen entwickelter Test zur Identifizierung von B-Streptokokken [Streptococcus agalactiae]

Cam|py|lo|bac|ter m: gramnegative, mikroaerophile, spiralige Stäbchenbakterien der Familie Spirillaceae; häufigster bakterieller Erreger von Durchfallerkrankungen; **Therapie:** bei systemischen Infektionen Ciprofloxacin* oder Erythromycin*; s.a. Essay Diarrhoe – entzündliche und nicht-entzündliche Formen S. 265

Campylobacter-Enteritis f: blutig-ödematöse, exsudative Enteritis durch Campylobacter jejuni; **Therapie:** Wasser- und Elektrolytsubstitution

Cam|py|lo|bac|te|ri|o|se f: durch Campylobacter-Species hervorgerufene Infektionskrankheit; meist Durchfallerkrankung [Campylobacter-Enteritis], seltener auch Meningitis

Can|cer en cuirasse m: **Syn:** Panzerkrebs; panzerförmig den Brustkorb umgebendes Brustkrebsrezidiv; in Europa heute

Tab. C1. Campylobacter. Species und Krankheiten

Arten	Krankheiten
C. jejuni (subsp. jejuni)	Enteritis
C. coli	Pseudoappendizitis
	hämorrhag. Kolitis bei Neugeborenen
	Sepsis
	Meningitis
	Endokarditis
	reaktive Arthritis
	Guillain-Barré-Syndrom
C. fetus (subsp. fetus)	Sepsis
	Enteritis
	Endo-/Perikarditis
	Thrombophlebitis
	septischer Abort
	Meningitis
C. upsaliensis	Enteritis
C. lari	Enteritis
C. hyointestinalis	Enteritis
C. sputorum	Abszesse
C. concisus	Periodontitis

nur noch selten gesehenes Krankheitsbild

Can|de|sar|tan nt: Angiotensin-II-Blocker; Antihypertensivum; **Anw.:** arterielle Hypertonie, Herzinsuffizienz; **Dosierung:** Hypertonie 4–16 [–32] mg/d p.o.; Herzinsuffizienz initial 1 × 4–8 mg/d p.o., später maximal 1 × 32 mg/d; *s.a. Essay Herzinsuffizienz S. 599*

Can|di|da f: *Syn: Monilia, Oidium*; zu den imperfekten Pilzen gehörende Gattung mit zahlreichen menschenpathogenen Arten; sie verursachen oberflächliche und tiefe Haut- und Schleimhautmykosen, Organmykosen, katheterassoziierte Infektionen und septische Krankheitsbilder; die weitaus wichtigste Species ist Candida albicans; **Candida glabrata**, **Candida krusei**, **Candida parapsilosis** und **Candida tropicalis** spielen klinisch nur eine untergeordnete Rolle; *s.a. Essay Mykosen S. 1059*

Candida albicans: *Syn: Soorpilz*; häufigster Erreger von Pilzinfektionen; kommt weltweit als Erreger von oberflächlichen und tiefen Haut- und Schleimhautmykosen, Organmykosen, katheterassoziierten Infektionen und septischen Krankheitsbildern vor; begünstigende Faktoren für eine Infektion sind HIV-Infektion, Immunsuppression, Antibiotika- und Chemotherapie, intravasale Katheter, Verbrennungen und hämatologische Erkrankungen; **Diagnose:** mikroskopischer und kultureller Erregernachweis in Blut, Liquor, Urin, Biopsiematerial; **Therapie:** bei oberflächlichen Infektionen Nystatin*, Amphotericin* B, Clotrimazol* oder Miconazol* lokal; bei systemischem Befall Amphotericin* B [evtl. zusammen mit Flucytosin*, Fluconazol*, Ketoconazol*] intern; *s.a. Essay Geschlechtskrankheiten – Genitale Kontaktinfektionen S. 475*

Can|di|da|ba|la|ni|tis f, pl **-ti|den**: *Syn: Balanitis candidamycetica, Balanoposthitis candidamycetica, Soorbalanitis, Soorbalanoposthitis*; Entzündung von Eichel und Vorhaut durch Candida albicans; **Therapie:** antimykotische Lotion oder Creme [Nystatin*, Amphotericin* B, Clotrimazol* oder Miconazol*]

Can|di|da|fol|li|cu|li|tis f, pl **-ti|den**: *Syn: Folliculitis barbae candidamycetica; s.u. Follikulitis*

Can|di|da|kol|pi|tis f, pl **-ti|den**: → *Vulvovaginitis candidamycetica*

Can|di|da|my|ko|se f: → *Candidose*

Can|di|da|vul|vo|va|gi|ni|tis f, pl **-ti|den**: → *Vulvovaginitis candidamycetica*

Can|di|do|se f: *Syn: Kandidamykose, Candidamykose, Soor, Soormykose, Candidiasis, Moniliasis, Oidomycosis*; lokalisierte oder systemische Mykose durch Candida-Species [meist Candida albicans]; tritt v.a. bei abwehrgeschwächten Patienten [Tumoren, HIV, Tuberkulose, Chemotherapie] und Diabetikern auf; eine hämatogene Aussaat [**Candida-Sepsis**] geht meist von Kathetern aus oder ist Folge von Verbrennungen, Antibiotikatherapie oder Chemotherapie; es kommt zu Absiedlungen in verschiedenen Organen und Bildung multipler Mikroabszesse in Nieren, Gehirn, Myokard, Leber und Milz; die Prognose ist auch bei frühzeitiger Therapie mit Amphotericin* B und Flucytosin* i.v. schlecht; *s.a. Essay Mykosen S. 1059*

Candidose der Haut: *Syn: kutane Kandidamykose, kutane Candidose, kutane Candidamykose*; meist scharf begrenzte, schuppende Eytheme mit besonderer Bevorzugung der Körperfalten **Candidose der Körperfalten** [Candida-Intertrigo, Intertrigo candidamycetica, insbesondere perianal, submammär, axillär und interdigital; häufig bei Diabetes mellitus und Adipositas]; bei abwehrgeschwächten Patienten auch als chronische therapieresistente Candidose der Haut, Nägel und Schleimhaut von Mund und Rachen [**chronisch-mukokutane Candidose**]; *s.a. Mundsoor*

Candidose der Mundschleimhaut: → *Mundsoor*

vulvovaginale Candidose: → *Vulvovaginitis candidamycetica*

Ca|ni|col|la|fie|ber nt: → *Leptospirosis canicola*

Cannot intubate, cannot ventilate-Situation f: *s.u. Essay Verfahren zur Sicherung der Atemwege S. 759*

CAPD-Peritonitis f, pl **-ti|ti|den**: *s.u. Endoplastitis*

Cal|pe|ci|tal|bin nt: Pyrimidinanalogon; ist oral resorbierbar und wird hepatisch in das zytostatisch aktive 5-Fluorouracil* metabolisiert; *s.u. Essay Chemotherapie S. 185*

Cal|pha|el|lis acuminata f: *Syn: Cartagena-Ipecacuanha, Nicaragua-Ipecacuanha, Costa-Rica-Ipecacuanha, Colombia-Ipecacuanha; s.u. Brechwurz*

Cal|pha|el|lis ipecacuanha f: *Syn: Rio-Ipecacuanha, Matto-Grosso-Ipecacuanha, brasilianische Ipecacuanha, Panama-Ipecacuanha; s.u. Brechwurz*

Ca|pil|la|ria f: z.T. humanpathogene tropische Fadenwürmer; **Capillaria hepatica** ist ein selten die Leber befallender Humanparasit; häufiger ist eine Dünndarmerkrankung [**intestinale Capillariasis**] durch **Capillaria philippinensis** [Haarwurm]; *s.u. Essay Helminthosen S. 553*

Ca|pil|la|ri|tis haemorrhagica maculosa f: → *Purpura pigmentosa progressiva*

Caplan-Syndrom nt: *Syn: Caplan-Colinet-Petry-Syndrom, Silikoarthrose, Silikoarthritis*; seltenes, meist bei Bergleuten auftretendes Syndrom von Silikose und rheumatoider Arthritis; wird zu den Pneumokoniosen gerechnet; *s.a. Essay Lungen- und Atemwegserkrankungen durch Arbeit und Umwelt S. 1265*

C-II-Apoproteinmangel, familiärer m: *Syn: Hyperlipoproteinämie Typ I; s.u. Hyperlipoproteinämie*

Cap|re|ol|my|cin nt: von Streptomyces capreolus gebildetes tuberkulostatisches Antibiotikum; wegen der ausgeprägten Oto- und Nephrotoxizität wird es nur noch bei Unverträglichkeit anderer Mittel oder Bakterienresistenz im Rahmen eine Kombinationstherapie verwendet; auch zur Kombinationsbehandlung von atypischen Mykobakteriosen geeignet

Cap|sa|i|cin nt: scharf schmeckende Substanz aus Paprikaarten [Capsicum], bei äußerlicher Anwendung hat es eine antiphlogistische und anästhesierende Wirkung; **Anw.:** in Salben und Pflastern [ABC-Pflaster] zur hyperämisierenden Lokalbehandlung von rheumatischen Beschwerden und lokaler Kälteschäden [Frostbeulen]; auch als länger wirkendes Lokalanästhetikum bei z.B. Herpes zoster und in Anti-Mücken-Sprays verwendet; **NW:** Hyperalgesie und eine Senkung der Wärme-Schmerzschwelle bei wiederholter Anwendung, evtl. schwere Kontaktdermatitis; bronchospastische Reaktionen [Mückenspray]

Capsella bursa-pastoris f: → *Hirtentäschel*

Cap|si|ci fructus m: *s.u. Capsicum*

Cap|si|ci fructus acer m: *s.u. Capsicum*

Cap|si|cum nt: Oberbegriff für **Paprika** [Capsicum annuum] und **Cayennepfeffer** [Capsicum frutescens], Pflanzen aus

C

der Familie der Nachtschattengewächse [Solanaceae]; die Früchte [**Capsici fructus**, **Capsici fructus acer**] enthalten Capsaicin und andere Capsaicinoide, die eine hyperämisierende Wirkung haben und Thermo- und Schmerzrezeptoren reizen; **Anw.**: in Salben und Pflastern [ABC-Pflaster] bei Muskelverspannungen oder -schmerzen im Schulter-Arm- und Wirbelsäulenbereich; traditionell auch bei Gelenkschmerzen, Rippenfellentzündung [Pleuritis], Frostschäden und Minderdurchblutung der Extremitäten; in der Homöopathie wird Paprika als Konstitutionsmittel verordnet

Cap|to|pril *nt*: ACE-Hemmer; **Anw.**: arterielle Hypertonie, schwere Herzinsuffizienz; **Dosierung**: initial 3 × 6,25 mg/d p.o., maximal 3 × 50 mg/d; *s.a. Essay Herzinsuffizienz S. 599, Essay Arterielle Hypertonie S. 695*

Caput ulnae-Syndrom *nt*: prominente distale Ulna durch ein ulnarseitiges Abgleiten des Handgelenkes nach volar bei rheumatoider Arthritis; *s.a. Essay Rheumatoide Arthritis S. 83*

Ca|ral|zo|lol *nt*: hochwirksamer nicht-kardioselektiver Betablocker; **Anw.**: Hypertonie, Angina pectoris, Koronarinsuffizienz mit Stenosen auch bei Herzinfarkt, Herzrhythmusstörungen [v.a. supraventrikuläre und ventrikuläre Extrasystolen in Ruhe und bei Belastung], paroxysmale Tachykardie, Sinustachykardie, Vorhofflimmern, hyperkinetisches Herzsyndrom; **Dosierung**: 3 × 5 mg/d p.o., maximal 6 × 5 mg; **NW**: Müdigkeit, Benommenheit, Schlafstörungen, Hypotension, kalte Extremitäten, Raynaud-Syndrom, Übelkeit, Erbrechen, Alopezie, Myopathien, trockene Augen, Stomatitis, Störungen der Sexualfunktion [Nachlassen von Libido und Potenz]

Carb|al|chol *nt*: *Syn*: *Carbamoylcholinchlorid, Cholin-chlorid-carbamat*; direktes Parasympathomimetikum; Miotikum; **Anw.**: atonische Motilitätsstörungen des Intestinaltraktes und der ableitenden Harnwege, nach z.B. Trauma, Operation, Geburten; lokal bei Glaukom; **Dosierung**: 0,25–0,5 mg s.c. oder 0,5–2,0 mg p.o.; Glaukom 0,75–1 %-ige Lösung lokal 3 × tgl.; **NW**: Übelkeit, Durchfall, vermehrte Speichelsekretion, Leibschmerzen, Harndrang, Schwitzen; *s.a. Essay Glaukome S. 497*

Carb|a|mal|ze|pin *nt*: hemmt die Na-Kanäle der Nervenzellen; Antikonvulsivum, Analgetikum; HWZ 25–65 h, nach 2–4 Wochen 12–17 h; **Anw.**: fokale Epilepsien, Grand mal-Anfälle, Trigeminusneuralgie, atypischer Gesichtsschmerz, Diabetes insipidus; **Dosierung**: 1–5 Jahre: 100–200 mg; 5–10 Jahre: 400–600 mg; 10–15 Jahre: 600–1000 mg; Erwachsene: 800–1200 mg; **NW**: Diplopie, Sehstörungen, Nystagmus, Ataxie, Müdigkeit, dosisabhängig Übelkeit, Erbrechen, Parästhesien; *s.a. Essay Epilepsie und Status epilepticus S. 365*

Carb|a|mal|zin *nt*: → *Diethylcarbamazin*

Carb|a|mid|pur|pu|ra *f*: → *Purpura pigmentosa progressiva*

Carb|a|mo|yl|cho|lin|chlo|rid *nt*: → *Carbachol*

Carb|a|pe|ne|me *pl*: Betalactamantibiotika mit sehr breitem Wirkungsspektrum [z.B. Imipenem*]; kaum anfällig gegen β-Lactamase

Carb|a|zo|chrom *nt*: Oxidationsprodukt des Adrenalins; bewirkt eine Zunahme der Kapillarresistenz sowie eine Verminderung der Kapillarpermeabilität; **Anw.**: Hämostyptikum

Carb|i|do|pa *nt*: peripherer Dopadecarboxylasehemmer; **Anw.**: zusammen mit Levodopa zur Behandlung von Parkinson-Krankheit sowie des postenzephalitischen, toxischen oder arteriosklerotisch bedingten Parkinson-Syndroms; **Dosierung**: 12,25–37,75 mg Carbidopa zusammen mit 25–250 mg L-Dopa pro Tag; Tageshöchstdosis 200 mg Carbidopa und 2000 mg L-Dopa; *s.a. Essay Parkinson-Syndrome S. 1229*

Carb|i|ma|zol *nt*: Thioharnstoff, der die Synthese von Schilddrüsenhormonen hemmt, **Anw.**: Hyperthyreose, Basedow-Krankheit, Schilddrüsenautonomie

Carb|i|nox|a|min *nt*: H₁-Antihistaminikum; **Anw.**: allergische Rhinitis; **Dosierung**: 8 mg p.o.; nur selten verwendet

Carb|o|an|hy|dra|se *f*: *Syn*: *Kohlensäureanhydrase, Karbonatdehydratase, Karboanhydrase, Karboanhydrase*; zinkhaltiges Enzym, das in den Erythrozyten [**Carboanhydrase I**] der Magenschleimhaut und der Niere [enthält zwei Isoenzyme, **Carboanhydrase II** im Zytosol der proximalen und distalen Tubuluszellen, und

Carboanhydrase IV im Bürstensaum der proximalen Tubuli] vorkommt; katalysiert in den Nierentubuli und Erythrozyten die Bildung von Kohlensäure aus Wasser und Kohlendioxid und in der Magenschleimhaut die Freisetzung von Wasserstoffionen aus Bicarbonat; *s.a. Carboanhydrasehemmer*

Carb|o|an|hy|dra|se|hem|mer *m*: *Syn*: *Carboanhydraseinhibitor, Karboanhydrasehemmer*; Diuretikum, das die Carboanhydrase der Niere und damit den Wasserstoff- und Natrium-Ionenaustausch in den Tubuluszellen der Niere hemmt; dadurch werden Kalium-, Natrium- und Hydrogencarbonat-Ionen vermehrt, Ammonium-Ionen vermindert ausgeschieden; der Basenverlust führt zu Azidose, die die Ausscheidung anderer Pharmaka beeinflussen kann; führen auch zu einer Drosselung der Kammerwasserproduktion; **NW**: Hypokaliämie, metabolische Azidose; *s.a. Essay Glaukome S. 497*

Carb|o|cis|te|in *nt*: *Syn*: *S-Carboxymethyl-L-cystein*; Mukolytikum, Expektorans; **Anw.**: akute und chronische Atemwegserkrankungen mit Schleimbildung; **Dosierung**: 3 × 750 mg/d p.o.; **NW**: Kopfschmerzen, Schwindel, Brechreiz, Magenbeschwerden, Durchfall

Carbo medicinalis/activatus/adsorbens *m*: *Syn*: *medizinische Kohle, Aktivkohle*; aus pflanzlichen Substanzen gewonnene Kohle, die gelöste Teilchen absorbiert; **Anw.**: intern bei Meteorismus, Flatulenz und zur Adsorption von Bakterien im Darm; extern als Wundstreupulver; die Gabe von Carbo medicinalis ist die 1. Primärmaßnahme zur Giftelimination bei Intoxikationen; *s.u. Essay Intoxikationen S. 743*

Carb|o|pla|tin *nt*: platinhaltige Schwermetallkomplex mit antineoplastischer und zytozider Wirkung; **Anw.**: zytostatische Therapie von soliden Tumoren [epitheliale Ovarialkarzinome, kleinzellige Bronchialkarzinome], Kopf-Hals-Tumoren, nichtseminomatösen Hodentumoren und Zervixkarzinomen; **NW**: gastrointestinale Beschwerden, Nierenschäden [Tubulusnekrose, Tubulusdilatation und Zylinderbildung]; besitzt eine embryotoxische, teratogene und mutagene Potenz *s.a. Essay Chemotherapie S. 185*

Carb|u|te|rol *nt*: β₂-Sympathomimetikum; **Anw.**: Bronchospasmolytikum bei Asthma bronchiale und chronisch-obstruktiver Bronchitis

Car|ci|no|ma *nt*, *pl* **-ma|ta**: *Syn*: *Karzinom, malignes Epitheliom, Krebs*; vom Epithel von Haut, Schleimhaut und Organen ausgehende häufigste maligne Geschwulst [ca. 80 % aller Malignome]; *s.a. Essay Chemotherapie S. 185, Essay Tumortherapie S. 1593*

Carcinoma basocellulare: → *Basaliom*

Carcinoma cholangiocellulare: → *cholangiozelluläres Karzinom*

Carcinoma hepatocellulare: → *hepatozelluläres Karzinom*

Carcinoma in lupo: *Syn*: *Lupuskarzinom, Röntgen-Lupuskarzinom*; *s.u. Lupus vulgaris*

Carcinoma in situ: *Syn*: *Oberflächenkarzinom, präinvasives/ intraepitheliales Karzinom, In-situ-Karzinom*; Karzinom von Haut oder Schleimhaut, das die Basalmembran noch nicht durchbrochen hat; die **In-situ-Karzinome der Brust** werden unterteilt in **duktales Carcinoma in situ** [DCIS] und **lobuläres Carcinoma in situ** [LCIS], wobei der Übergang fließend ist; *s.u. Mammakarzinom, s.a. Essay Neubildungen der Brustdrüse S. 969*

Carcinoma mammae: → *Mammakarzinom*

Carcinoma planocellulare/platycellulare: → *Plattenepithelkarzinom*

Car|da|mo|mi aetheroleum *nt*: *Syn*: *Kardamomenöl*; ätherisches Öl aus den Samen von Kardamom*

Car|da|mo|mi fructus *m*: *Syn*: *Kardamomensamen*; *s.u. Kardamom*

Car|di|o|bac|te|ri|um hominis *nt*: *s.u. HACEK-Gruppe*

Car|di|o|my|o|pa|thie *f*: → *Kardiomyopathie*

Car|di|o|to|ko|gra|fie, -gra|phie *f*: → *Kardiotokografie*

Cardioverter/Defibrillator, implantierbarer *m*: ICD werden v.a. zur Therapie nicht-anhaltender ventrikulärer Tachykardien verwendet; *s.a. Essay Herzrhythmusstörungen S. 613*

Car|du|i mariae fructus *m*: *Syn*: *Mariendistelfrüchte*; *s.u. Mariendistel*

Car|dui mariae herba f: *Syn: Mariendistelkraut*; *s.u. Mariendistel*
Car|du|lus benedictus m: → *Kardobenedikte*
Car|du|lus marianus m: → *Mariendistel*
Ca|rex arenaria f: → *Sandriedgras*
Ca|ri|cae fructus m: *s.u. Feige*
Ca|ri|cae papayae fructus m: *Syn: Papayafrüchte*; *s.u. Papaya*
Ca|ri|ca papaya f: → *Papaya*
Ca|ri|cis rhizoma nt: Wurzelstock von Sandriedgras★
Car|i|so|pro|dol nt: *Syn: Isopropylmeprobamat, Isomeprobamat, Carisoprodatum*; zentrales Muskelrelaxans; Analgetikum; **Anw.**: schmerzhafte Muskelspasmen; **Dosierung**: 300–400 mg 4 × tgl. p.o.; **NW**: Benommenheit, Müdigkeit, Schwächegefühl, orthostatische Hypotension, Übelkeit, Erbrechen, Oberbauchbeschwerden
Carlens-Tubus m: Doppellumentubus zur Intubation des linken Hauptbronchus; *s.a. Essay Verfahren zur Sicherung der Atemwege S. 759*

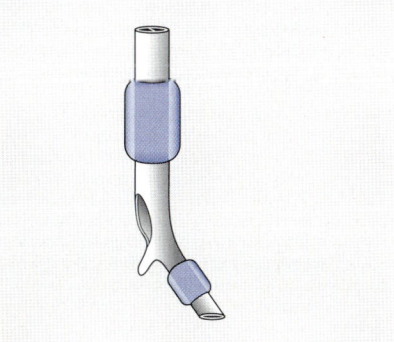

Abb. C3. Carlens-Tubus

Car|li|na acaulis f: → *Eberwurz*
Car|li|nae radix f: *Syn: Eberwurzel, Silberdistelwurz*; Wurzel von Eberwurz★
Car|mus|tin nt: *Syn: BCNU*; alkylierendes Zytostatikum; **Anw.**: primäre Hirntumoren, multiples Myelom, malignes Lymphom, malignes Melanom, gastrointestinale Karzinome
Ca|ro|ti|ne pl: *Syn: Karotine*; in der Natur weit verbreitete Gruppe von Pflanzenfarbstoffen, die im Körper in Vitamin A umgewandelt werden; das Carotingemisch der Karotten besteht zu 85 % aus β-Carotin; es wird zur Vitamin A-Therapie sowie als Dermatikum bei Vitiligo, Lichtdermatose, erythropoetischer Protoporphyrie verwendet
Carotis-sinus-Syndrom nt: → *Karotissinussyndrom*
Ca|ro|tis|si|nus|syn|ko|pe f: *Syn: Karotissinussynkope*; *s.u. vasovagale Synkope*
Ca|ro|tis|ste|no|se s: → *Karotisstenose*
Carrión-Krankheit f: → *Bartonellose*
Cartagena-Ipecacuanha f: *Syn: Nicaragua-Ipecacuanha, Costa-Rica-Ipecacuanha, Colombia-Ipecacuanha, Caphaelis acuminata*; *s.u. Brechwurz*
Car|te|ol|ol nt: nicht kardioselektiver Betablocker; **Anw.**: Hypertonie, koronare Herzkrankheit, Herzrhythmusstörungen [v. a. supraventrikuläre und ventrikuläre Extrasystolen]; **Dosierung**: 2,5–5 mg/d p.o.; **NW**: Müdigkeit, Benommenheit, Schlafstörungen, Hypotension, kalte Extremitäten, Raynaud-Syndrom, Übelkeit, Erbrechen, Alopezie, Myopathien, trockene Augen, Stomatitis, Störungen der Sexualfunktion [Nachlassen von Libido und Potenz]
Car|ti|ca|in nt: *Syn: Articain*; in Wasser und Ethanol lösliches Lokalanästhetikum
Ca|rum carvi nt: → *Kümmel*
Car|ve|di|lol nt: hochpotenter nicht-selektiver Betablocker der 3. Generation und Alphablocker; senkt in Ruhe und unter Belastung den systolischen und diastolischen Blutdruck sowie die Herzfrequenz; verbessert durch Reduktion der Nachlast die linksventrikuläre Kontraktilität; **Anw.**: arterielle Hyperto-

nie, koronare Herzkrankheit, Herzinsuffizienz; **Dosierung**: Hypertonie, koronare Herzkrankheit 20–50 mg 1–2 × tgl. p.o., Herzinsuffizienz initial 2 × 3,125 mg/d p.o., später maximal 2 × 25 mg/d; *s.a. Essay Herzinsuffizienz S. 599*
Car|vi aetheroleum nt: *Syn: Kümmelöl*; ätherisches Öl aus den Spaltfrüchten des Kümmels★
Car|vi fructus m: Spaltfrüchte von Kümmel★
Ca|ryo|phyl|la|tae herba f: blühendes Kraut des Nelkenwurz★
Ca|ryo|phyl|la|tae rhizoma nt: Wurzelstock des Nelkenwurz★
Ca|ryo|phyl|la|ta officinalis f: → *Nelkenwurz*
Ca|ryo|phyl|li aetheroleum nt: → *Nelkenöl*
Casoni-Test m: *Syn: Casoni-Intrakutantest*; kaum noch verwendeter Intrakutantest zum Nachweis oder Ausschluss einer Echinokokkose★
Cas|po|fun|gin nt: fungizides Antibiotikum aus der Gruppe der Echinocandine, wirkt über eine Störung der Glucansynthese; wirksam v.a. gegen Candida-Species [C. albicans, C. glabrata, C. krusei, C. lusitaneae, C. paprilosis und C. tropicalis], Aspergillus fumigatus und flavus, sowie die Zystenformen von Pneumocystis jiroveci; **Anw.**: zugelassen zur Therapie von invasiven Aspergillosen, wenn andere Substanzen kontraindiziert sind; **Dosierung**: Erwachsene am 1. Tag 70 mg i.v. über 1 h, danach 50 mg/d als i.v.-Erhaltungsdosis; bei Körpergewicht > 80 kg Erhaltungsdosis 70 mg/d; bei moderater Leberinsuffizienz Erhaltungsdosis 35 mg/d; **NW**: Fieber, Kopfschmerz, Übelkeit, Erbrechen, Diarrhoe, Anstieg der Transaminasen, Exanthem, Juckreiz; *s.a. Essay Mykosen S. 1059*
Cas|si|ae flos m: *Syn: Zimtblüten, Kassiablüten*; *s.u. chinesischer Zimt*
Cas|ta|ne|ae folium nt: *Syn: Edelkastanienblätter*; Laubblätter der Edelkastanie★
Cas|ta|ne|a sativa/vesca/vulgaris f: → *Edelkastanie*
Ca|ta|rac|ta f, pl -tae: → *Katarakt*
  Cataracta neurodermica: *Syn: Ekzemstar*; Katarakt als Begleiterscheinung eines atopischen Ekzems★; relativ selten [1–5 % der Patienten]
Ca|te|chin|gerb|stof|fe pl: von Catechin abgeleitete wasserlösliche Gerbstoffe
Ca|thin nt: *Syn: Norpseudoephedrin*; zentral wirkendes Sympathomimetikum; **Anw.**: Appetitzügler
cat-scratch-disease nt: → *Katzenkratzkrankheit*
Catteral-Einteilung f: *s.u. Essay Knochennekrosen S. 811*
Ca|yen|ne|pfef|fer m: *Syn: Capsicum frutescens*; *s.u. Capsicum*
CEAP-Klassifikation f: Stadieneinteilung der chronisch-venösen Insuffizienz, die klinisches Bild [engl. clinical picture], Ätiologie [engl. etiology], Anatomie und die Pathophysiologie des Krankheitsbildes berücksichtigt; *s.u. Essay Krampfadern/Varizen S. 1643*
CEE-Virus nt: *Syn: FSME-Virus*; *s.u. Frühsommer-Meningoenzephalitis*
Ce|fal|ce|tril nt: *Syn: 7-Cyanacetylamino-cephalosporansäure*; i.m. oder i.v. Cephalosporin
Ce|fa|clor nt: orales halbsynthetisches Cephalosporin; besitzt nur eine mäßige Widerstandsfähigkeit gegen den Abbau durch Beta-Lactamasen, ist jedoch penicillinasefest; wirkt gegen grampositive und gramnegative Erreger, v.a. beta-hämolysierende Streptokokken und andere Streptokokken, Escherichia coli, Proteus mirabilis, Klebsiellen, Haemophilus influenzae, Neisseria gonorrhoeae, Bacteroides (non-fragilis), Moraxella catarrhalis, Citrobacter diversus, Propionibacterium, Peptococcus, Peptostreptococcus; **NW**: *s.u. Cephalosporin*
Ce|fa|dro|xil nt: orales Cephalosporin; wirkt gegen grampositive und gramnegative Erreger, v.a. Staphylokokken (auch penicillinasebildende Stämme), Streptococcus pyogenes, Streptococcus pneumoniae, Escherichia coli, Klebsiella pneumoniae, Salmonellen, Shigellen, Neisseria gonorrhoeae, Neisseria meningitidis; **NW**: *s.u. Cephalosporin*
Ce|fa|le|xin nt: wurde als erstes brauchbares orales Cephalosporin in den 60er Jahren in die Therapie eingeführt; wirkt gegen grampositive und gramnegative Erreger, v.a. Streptokokken der Gruppe A, B, C, G und F, Streptococcus pneumoniae,

Streptokokken der Viridans-Gruppe, Staphylococcus aureus (mit Ausnahme Methicillin-resistenter Stämme), Salmonellen, Shigellen, Moraxella catarrhalis, i.d.R. auch Escherichia coli (mit Ampicillin-resistenten Stämmen), Proteus mirabilis, Klebsiella pneumoniae; NW: *s.u. Cephalosporin*

Ce|**fa**|**lo**|**tin** *nt*: i.m. oder i.v. Cephalosporin der 1. Generation; wirkt gegen grampositive und gramnegative Erreger, v.a. Staphylococcus aureus (auch penicillinaseproduzierende Stämme), Staphylococcus epidermidis, Streptococcus pyogenes, Streptococcus pneumoniae, Streptococcus viridans, Neisseria meningitidis, Neisseria gonorrhoeae, Bacillus anthracis, Corynebacterium diphtheriae; i.d.R. auch Escherichia coli, Haemophilus influenzae, Enterobacter aerogenes, Proteus mirabilis, Klebsiella pneumoniae; NW: *s.u. Cephalosporin*

Ce|**fa**|**man**|**dol** *nt*: i.m. oder i.v. Cephalosporin der 2. Generation; wirkt gegen grampositive und gramnegative Erreger, v.a. Staphylokokken (auch penicillinaseproduzierende Stämme), Streptokokken, Staphylococcus aureus (auch penicillinaseproduzierende Stämme), Staphylococcus epidermidis, Streptococcus pneumoniae, Haemophilus influenzae (auch Ampicillin-resistente Stämme), Klebsiella, Proteus mirabilis, Salmonellen, Enterobacter, Peptococcus, Peptostreptococcus, Clostridien, Bacteroides, Fusobacterium; NW: *s.u. Cephalosporin*

Ce|**fa**|**ze**|**don** *nt*: i.m. oder i.v. Cephalosporin der 1. Generation; wirkt gegen grampositive und gramnegative Erreger, v.a. Staphylococcus aureus (auch penicillinaseproduzierende Stämme), Staphylococcus epidermidis, Streptococcus pyogenes, Streptococcus pneumoniae, Neisseria meningitidis, Neisseria gonorrhoeae und Corynebacterium diphtheriae; NW: *s.u. Cephalosporin*

Ce|**fa**|**zo**|**lin** *nt*: i.m. oder i.v. Cephalosporin der 1. Generation; wirkt gegen grampositive und gramnegative Erreger, v.a. Staphylococcus aureus (auch penicillinaseproduzierende Stämme), Staphylococcus epidermidis, Streptococcus pyogenes, Streptococcus pneumoniae, Neisseria meningitidis, Neisseria gonorrhoeae, Corynebacterium diphtheriae, Escherichia coli, Klebsiella pneumoniae, Proteus mirabilis; NW: *s.u. Cephalosporin*

Ce|**fe**|**pim** *nt*: parenterales, halbsynthetisches Cephalosporin der 3./4. Generation mit breitem Wirkungsspektrum, v.a. gegen grampositive Erreger; **Anw.**: Staphylococcus aureus (Methicillin-empfindlich), Staphylococcus epidermidis (Methicillin-empfindlich), Streptococcus pneumoniae, Streptococcus pyogenes und andere Streptokokken (Lancefield Gruppen C, F, G), Escherichia coli, Proteus mirabilis, Klebsiellen, Haemophilus influenzae, Haemophilus parainfluenzae, Morganella morganii, Neisseria gonorrhoeae, Neisseria meningitidis, Moraxella catarrhalis, Citrobacter diversus, Serratia liquefaciens, Serratia marescens; NW: *s.u. Cephalosporin*

Ce|**fi**|**xim** *nt*: orales Cephalosporin der 3. Generation; wirkt gegen grampositive und gramnegative Erreger, v.a. Streptococcus pneumoniae, Streptococcus pyogenes, Streptococcus agalactiae, Haemophilus influenzae, Haemophilus parainfluenzae, Moraxella catarrhalis, Neisseria gonorrhoeae, Escherichia coli, Proteus mirabilis, Proteus, Proteus vulgaris, Klebsiella pneumoniae, Klebsiella oxytoca, Enterobacter, Pasteurella multocida, Providencia, Salmonella, Shigella, Citrobacter amalonaticus, Citrobacter diversus, Serratia marescens; NW: *s.u. Cephalosporin*

Cef|**men**|**oxim** *nt*: parenterales Cephalosporin der 3. Generation; wirkt gegen grampositive und gramnegative Erreger, v.a. Streptokokken, Pneumokokken, Staphylokokken, Neisseria meningitidis, Neisseria gonorrhoeae, Haemophilus influenzae, Escherichia coli, Klebsiella pneumoniae, Proteus, Yersinia enterocolitica, Providencia, Enterobacter, Citrobacter, Serratia marescens, Salmonella, Shigella, Peptococcus, Clostridien, Bacteroides; NW: *s.u. Cephalosporin*

Cef|**o**|**per**|**azon** *nt*: parenterales Cephalosporin der 3. Generation; wirkt gegen grampositive und gramnegative Erreger, v.a. Staphylokokken (auch penicillinaseproduzierende Stämme), Streptococcus pneumoniae, Streptococcus pyogenes, Streptococcus agalactiae, Neisseria gonorrhoeae (auch penicillinaseproduzierende Stämme), Neisseria meningitidis, Bordetella pertussis, Yersinia enterocolitica, Escherichia coli, Klebsiella, Citrobacter, Haemophilus influenzae (auch Ampicillinresistente Stämme), Proteus mirabilis, Proteus vulgaris, Morganella morganii, Providencia rettgeri, Proteus inconstans, Serratia, Salmonella, Shigella, Pseudomonas (auch Pseudomonas aeruginosa), Bacteroides, Fusobakterien, Pneumokokken, Peptostreptokokken, Clostridien (außer Clostridium difficile); NW: *s.u. Cephalosporin*

Cef|**o**|**taxim** *nt*: parenterales Cephalosporin der 3. Generation; wirkt gegen grampositive und gramnegative Erreger, v.a. Staphylokokken (Penicillin-G-empfindliche und -resistente Stämme), aerobe und anaerobe Streptokokken, Pneumokokken, Neisseria meningitidis, Neisseria gonorrhoeae (auch beta-lactamase-bildende Stämme), Haemophilus influenzae (Ampicillin-empfindliche und -resistente Stämme), Escherichia coli, Citrobacter, Shigella, Salmonellen, Klebsiella pneumoniae, Enterobacter aerogenes, Serratia marcescens, indolpositive und -negative Proteus, Yersinia enterocolitica, Bacteroides, Providencia, Eubacterium, Fusobacterium, Peptostreptococcus, Propionibacterium, Veillonella, Clostridium perfringens; NW: *s.u. Cephalosporin*

Cef|**o**|**te**|**tan** *nt*: parenterales Cephalosporin der 2. Generation; wirkt gegen grampositive und gramnegative Erreger, v.a. Staphylococcus aureus (auch penicillinaseproduzierende Stämme), Streptokokken der Gruppen A und B, Escherichia coli, Klebsiella, Providencia, Proteus, Citrobacter, Serratia marescens, Salmonella, Shigella, Haemophilus influenzae, Neisseria gonorrhoeae, Neisseria meningitidis, Yersinia enterocolitica, Bacteroides fragilis, Veillonella, Peptococcus, Peptostreptococcus, Clostridium perfringens, Clostridium difficile, Fusobacterium, Propionibacterium; NW: *s.u. Cephalosporin*

Cef|**o**|**ti**|**am** *nt*: parenterales Cephalosporin der 2. Generation; wirkt gegen grampositive und gramnegative Erreger, v.a. Streptokokken, Pneumokokken, Staphylokokken, Escherichia coli, Klebsiella pneumoniae, Haemophilus influenzae, Neisseria gonorrhoeae, Neisseria meningitidis, Proteus mirabilis, Salmonella, Shigella, Citrobacter, Enterobacter aerogenes; NW: *s.u. Cephalosporin*

Cef|**o**|**xi**|**tin** *nt*: parenterales Cephalosporin der 2. Generation; wirkt gegen grampositive und gramnegative Erreger, v.a. Staphylokokken (auch koagulasepositive, koagulasenegative und penicillinaseproduzierende Stämme), Streptococcus pyogenes, Streptococcus agalactiae, Streptococcus pneumoniae, Neisseria gonorrhoeae (auch penicillinaseproduzierende Stämme), Neisseria meningitidis, Escherichia coli, Klebsiella, Proteus mirabilis, Proteus vulgaris, Morganella morganii, Haemophilus influenzae, Serratia marescens, Providencia, Providencia rettgeri, Salmonella, Shigella, Peptococcus, Peptostreptococcus, Clostridium, Eubacterium, Propionibacterium acnes, Veillonella, Bacteroides, Fusobacterium; NW: *s.u. Cephalosporin*

Cef|**ra**|**din** *nt*: orales und parenterales Cephalosporin der 1. Generation; wirkt gegen grampositive und gramnegative Erreger, v.a. Staphylococcus aureus (penicillinase- und nichtpenicillinaseproduziende Stämme), Staphylococcus epidermidis, Streptokokken, Meningokokken, Gonokokken, Diphtheriebakterien, Bacillus anthracis, Bacillus subtilis; i.d.R. auch Escherichia coli, Haemophilus influenzae, Aerobacter aerogenes, Proteus mirabilis, Klebsiella pneumoniae, Shigella, Salmonella; NW: *s.u. Cephalosporin*

Cef|**su**|**lo**|**din** *nt*: parenterales Cephalosporin mit schmalem Wirkungsspektrum; **Anw.**: Pseudomonas aeruginosa, Staphylococcus aureus, Staphylococcus epidermidis; NW: *s.u. Cephalosporin*

Cef|**ta**|**zi**|**dim** *nt*: parenterales Cephalosporin der 3. Generation; wirkt gegen grampositive und gramnegative Erreger, v.a. Staphylococcus aureus (Methicillin-empfindliche Keime), Staphylococcus epidermidis (Methicillin-empfindliche Keime), Streptococcus pyogenes (A), Streptococcus Gruppe B, Streptococcus mitis, Streptococcus pneumoniae, Pseudomonas,

Klebsiella, Enterobacter, Neisseria gonorrhoeae, Neisseria meningitidis, Escherichia coli, Serratia, Shigella, Salmonella, Citrobacter, Proteus rettgeri, Proteus vulgaris, Proteus mirabilis, Providencia., Morganella morganii, Yersinia enterocolitica, Pasteurella multocida, Haemophilus influenzae (auch Ampicillin-resistente Stämme), Haemophilus parainfluenzae (auch Ampicillin-resistente Stämme), Peptococcus, Peptostreptococcus, Streptococcus, Propionibacterium, Fusobacterium; **NW:** *s.u. Cephalosporin*

Ce|fi|ta|zo|xim *nt:* parenterales Cephalosporin der 3. Generation; wirkt gegen grampositive und gramnegative Erreger, v.a. Staphylococcus aureus (Ausnahme: oxacillin- und methicillinresistente Stämme), Streptokokken der Gruppen A, B, C, G und der Viridans-Gruppe, Pneumokokken, Peptostreptokokken, Peptokokken, Escherichia coli, Klebsiella, Serratia marcescens, Proteus mirabilis, Proteus vulgaris, Proteus rettgeri, Morganella morganii, Providencia, Haemophilus influenzae, Neisseria gonorrhoeae, Neisseria meningitidis, Salmonella, Shigella, Yersinia enterocolitica, Citrobacter, Enterobacter aerogenes; **NW:** *s.u. Cephalosporin*

Ce|ftri|a|xon *nt:* parenterales Cephalosporin der 3. Generation; wirkt gegen grampositive und gramnegative Erreger, v.a. Streptococcus pneumoniae, Streptokokken der Gruppe A und B, Peptostreptococcus, Peptococcus, Escherichia coli, Citrobacter, Salmonella, Shigella, Klebsiella, Serratia marcescens, Providencia, Proteus mirabilis, Proteus, Morganella morganii, Haemophilus influenzae und parainfluenzae, Neisseria gonorrhoeae, Neisseria meningitidis; **NW:** *s.u. Cephalosporin*

Ce|fu|ro|xim *nt:* parenterales Cephalosporin der 2. Generation; wirkt gegen grampositive und gramnegative Erreger, v.a. Staphylococcus aureus, Staphylococcus epidermidis (auch penicillinasebildende Stämme), Streptococcus pyogenes u.a. beta-hämolysierende Streptokokken, Streptococcus pneumoniae, Streptococcus agalactiae, Streptokokken der Viridans-Gruppe. Escherichia coli, Klebsiella, Proteus mirabilis, Haemophilus influenzae und parainfluenzae (auch Ampicillin-resistente Stämme), Moraxella catarrhalis, Neisseria gonorrhoeae (auch penicillinasebildende Stämme), Neisseria meningitidis, Salmonella, Peptokokken, Peptostreptokokken, Clostridien, Fusobacterium, Propionibacterium; **NW:** *s.u. Cephalosporin*

Ce|le|co|xib *nt:* nicht-steroidales Antirheumatikum mit weitgehend selektiver Hemmung der Cyclooxigenase 2 [COX-2-Inhibitor]; **Anw.:** rheumatoide Arthritis, degenerative Gelenkerkrankungen; **Dosierung:** rheumatoide Arthritis: 100–200 mg zweimal pro Tag, degenerative Gelenkerkrankungen: 200 mg/d, maximal 400 mg; **NW:** insgesamt weniger als klassische NSAR, v.a. weniger gastrointestinale Beschwerden und Blutungen

Cen|tau|rii herba *pl:* **Syn:** *Tausendgüldenkraut, Bitterkraut, Fieberkraut*; *s.u. Centaurium erythraea*

Cen|tau|rium erythraea *nt:* **Syn:** *Tausendgüldenkraut*; zu den Enziangewächsen [Gentianaceae] gehörende Pflanze; ihre blühenden oberirdischen Teile [**Centaurii herba**] enthalten u.a. Bitterstoffe [deshalb auch **Bitterkraut**] und organische Säuren, die den Speichel- und Magensaftsekretion anregen und eine entzündungshemmende und fiebersenkende Wirkung [deshalb auch **Fieberkraut**] haben; wird v.a. als Aufguss zur Behandlung von Appetitlosigkeit, dyspeptischen Beschwerden und traditionell auch zur Fieber- und Wundbehandlung verwendet

Central European Encephalitis *f:* → *Frühsommer-Meningoenzephalitis*

Cen|tro|phen|o|xin *nt:* → *Meclofenoxat*

Ce|phae|lin|me|thyl|e|ther *m:* → *Emetin*

Ce|pha|laea histaminica *f:* → *Clusterkopfschmerz*

Ce|pha|lo|spo|rin *nt:* dem Penicillin verwandtes β-Lactamantibiotikum mit bakterizider Wirkung gegen grampositive und gramnegative Bakterien in der Wachstumsphase; Cephalosporine werden meist in **Cephalosporine der 1. Generation** [auch **Basis-Cephalosporine**], **Cephalosporine der 2. Generation** [auch **Intermediär-Cephalosporine**] und **Cephalo-**

sporine der 3. Generation [auch **Breitspektrum-Cephalosporine**] unterteilt; von manchen Autoren werden Cefpirom und Cefepim als Cephalosporine der 4. Generation bezeichnet

Basis-Cephalosporine [z.B. Cefazolin] zeigen eine gute Aktivität gegen grampositive und gramnegative Keime und sind stabil gegen penicillinasebildende Staphylokokken; die **Intermediär-Cephalosporine** [z.B. Cefamandol, Cefuroxim, Cefotiam] sind weitgehend β-Lactamase-fest; sie sind stärker wirksam gegen z.B. Escherichia coli, Enterobacteriaceae, Haemophilus influenzae und Neisseria gonorrhoeae als Cephalosporine der 1. Generation, jedoch schwächer wirksam gegen grampositive Kokken; **Breitspektrum-Cephalosporine** [z.B. Cefotaxim, Ceftriaxon, Ceftizoxim] haben eine geringere Aktivität als Cephalosporine der 1. und 2. Generation, sind aber wesentlich stabiler gegen β-Lactamase

NW: allergische Reaktionen [cave Kreuzreaktion bei Penicillinallergie!] aller Schweregrade von z.B. Hautrötungen mit Hitzegefühl, Juckreiz, Nesselausschlag mit Bläschen- und Quaddelbildung, masernähnlichen Ausschlägen über Arzneimittelfieber und angioneurotischem Ödem bis zur Anaphylaxie, gastrointestinale Beschwerden [Übelkeit, Erbrechen, Bauchschmerzen, Appetitlosigkeit, Blähungen, Durchfall], Leberfunktionsstörungen, Nephrotoxizität; selten vorübergehende Schlaflosigkeit oder Schläfrigkeit, Nervosität, Hyperaktivität, Verwirrung, Schwindel sowie [reversible] Leukopenie, Leukozytose, Neutropenie, Granulozytopenie, Thrombozytopenie, Thrombozytose, Lymphozytose, Eosinophilie, Anämie; **Kontraind.:** Allergie gegen Cephalosporine, besondere Vorsicht bei Personen mit ausgeprägten Allergien [auch Penicillinallergie] oder Asthma in der Anamnese

Ce|phal|lo|spo|ri|o|se *f:* **Syn:** *Cephalosporium-Mykose, Acremonium-Infektion, Akremoniose, Acremoniose*; durch **Cephalosporium acremonium** hervorgerufene Mykose der Haut; verursacht phlegmonöse, gummöse, rhagadiforme oder hyperkeratotisch-verruköse Läsionen; die Therapie besteht aus chirurgischer Entfernung der Läsionen und systemischer Applikation von Amphotericin* B oder 5-Flucytosin* [in schweren Fällen]

CEP-Schema *nt:* zur Behandlung von Hodgkin-Lymphomen verwendetes Schema aus CCNU [Lomustin*], Etoposid* und Prednimustin*; *s.a. Essay Hodgkin-Lymphome S. 661*

Cer|ca|ria *f, pl* **-rioae:** → *Zerkarie*

Cerc|la|ge *f:* **Syn:** *Zerklage*; **1.** Kreisnaht, Umschlingung [z.B. des Muttermundes bei Zervixinsuffizienz] **2.** Umschlingung von Frakturfragmenten mit z.B. Draht zur Fixierung der Position

Ce|re|bro|sid|li|pi|do|se *f:* → *Morbus Gaucher*

Cer|vi|ci|tis *f, pl* **-tiden:** **Syn:** *Zervixentzündung, Zervizitis, Endometritis cervicis uteri*; Entzündung der Schleimhaut der Cervix uteri; die Zervixschleimhaut ist anfällig für Infektionen mit Bakterien [v.a. Gonokokken, Chlamydien] oder Viren [v.a. Papilloma-, Herpesviren]; **Klinik:** symptomarm; vermehrt gelblicher Ausfluss, Kontaktblutungen [Geschlechtsverkehr], Blutungsstörungen; *s.a. Chlamydienzervizitis, Essay Entzündliche Erkrankungen der weiblichen Beckenorgane S. 1609*

Cervicitis gonorrhoica: **Syn:** *Gonokokkenzervizitis*; eine Cervicitis durch Gonokokken

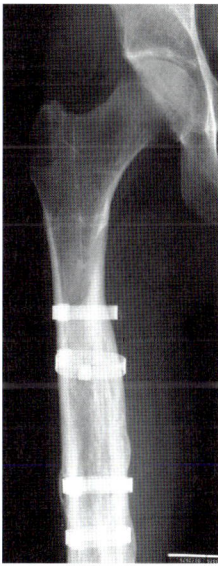

Abb. C4. Cerclage. Titanbänder 19 Monate nach Versorgung einer Femurschafttrümmerfraktur

tritt in ca. 80 % aller Fälle von Gonorrhoe* auf; evtl. Ausgangspunkt einer aszendierenden Infektion der Adnexen; *s.a. Essay Geschlechtskrankheiten – Genitale Kontaktinfektionen S. 475*

Ces|to|da *pl*: *Syn*: *Bandwürmer, Cestodes, Zestoden, Cestoden*; aus dem Kopfteil [**Scolex**] und einer aus einzelnen Gliedern [**Proglottiden**] bestehenden Körperkette [**Strobila**] aufgebaute, bis zu 15 m lange, ubiquitär verbreitete Parasiten in Tier und Mensch; Bandwürmer haben keinen Darm, sondern nehmen Nahrung mittels Osmose auf; medizinisch wichtige Gattungen sind u.a. Taenia, Echinococcus, Diphyllobothrium; *s.u. Essay Helminthosen S. 553*

Cet|al|ko|ni|um|chlo|rid *nt*: *Syn*: *Benzylhexadecyldimethylammoniumchlorid,Cetyldimethylbenzylammoniumchlorid*; Antiseptikum; Desinfiziens; Konservierungsmittel

Ce|ti|ri|zin *nt*: H_1-Antihistaminikum mit nur leicht sedierender Wirkung; **Anw.**: allergische Erkrankungen, saisonale allergische Rhinitis, perenniale Rhinitis; **NW**: Mundtrockenheit, Kopfschmerzen, gastrointestinale Beschwerden

Ce|tra|ria is|lan|di|ca *f*: → *Moos, isländisches*

Ce|tri|mo|ni|um|bro|mid *nt*: *Syn*: *Hexadecyltrimethylammoniumbromid*; Antiseptikum; Desinfiziens

Ce|tu|xi|mab *nt*: *Syn*: *Anti-EGFR-AK*; chimärer monoklonaler Antikörper gegen den epidermalen Wachstumsfaktor-Rezeptor [EGFR-Rezeptor]; *s.u. Essay Chemotherapie S. 185*

Ce|tyl|py|ri|di|ni|um|chlo|rid *nt*: *Syn*: *1-Hexadecylpyridiniumchlorid*; oberflächenaktive quarternäre Ammoniumverbindung; Antiseptikum; Desinfiziens; **Anw.**: prophylaktische Mundhöhlenspülung im Rahmen einer zahnärztlichen Behandlung, Plaquehemmung und Gingivitisprophylaxe, prä- und postoperativ bei oralchirurgischen Eingriffen, Prophylaxe oraler Candidosen

Ceylon-Zimt *m*: *Syn*: *Cinnamomum verum/ceylanicum*; Baum aus der Familie der Lorbeergewächse [Lauraceae]; verwendet wird die getrocknete Rinde junger Zweige und Schösslinge [**Zimtrinde**, Cinnamomi cortex, Cinnamomi ceylanici cortex], das aus der Rinde [**Zimtöl**, Cinnamomi aetheroleum] und as aus Rinde und Blättern gewonnene ätherische Öl [**Zimtblätteröl**, Ceylonzimt-Blatt-Öl]; enthält u.a. Zimtaldehyd, Procyanidin-Gerbstoffe, Diterpene und Phenolcarbonsäuren; hat eine antibakterielle und fungistatische Wirkung und fördert die Motilität; **Anw.**: bei Appetitlosigkeit, Verdauungsbeschwerden, leichten Krämpfe im Magen-Darm-Trakt, Völlegefühl, Flatulenz; traditionell auch bei Durchfallerkrankungen [v.a. bei Kindern], Erbrechen, Erkältung und Grippe; äußerlich zur Wundreinigung; traditionell äußerlich zur Blutstillung und innerlich bei schmerzhafter Regelblutung; in der Homöopathie bei nervösen Störungen; *s.a. chinesischer Zimt*

CF-Gen *nt*: *s.u. zystische Fibrose*

C-Fraktur *f*: **1.** *s.u. Diaphysenfraktur* **2.** *s.u. Fraktureinteilung*

Chaddock-Zeichen *nt*: Variante des Babinski-Reflexes; Bestreichen des äußeren Fußrückens führt bei Pyramidenbahnschädigung zu tonischer Dorsalbewegung der großen Zehe und oft auch spreizender Plantarbewegung der übrigen Zehen [**Fächerphänomen**]

Chagas-Krankheit *f*: *Syn*: *amerikanische/südamerikanische Trypanosomiasis*; durch Raubwanzen [Triatoma] übertragene Infektionskrankheit durch Trypanosoma* cruzi; anfangs stehen Hautsymptome [**Chagom**] im Vordergrund, langfristig kommt es aber zu Befall und Schädigung innerer Organe [Myokarditis, Herzinsuffizienz, Achalasie, Megakolon], die als **chronische Chagas-Krankheit** bezeichnet wird; *s.u. Essay Tropenkrankheiten – importierte Krankheiten S. 1571, Essay Parasitosen S. 1217*

Cha|la|zi|on *nt*, *pl* **-zia, -zien**: → *Hagelkorn*

Cha|lon *nt*: → *Mitosehemmer*

Chal|mä|le|on|zun|ge *f*: *s.u. Chorea*

Cha|mo|mil|la *f*: → *Kamille*

Cha|mo|mil|lae romanae aetheroleum *nt*: *Syn*: *römisches Kamillenöl*; ätherisches Öl der römischen Kamille*

Cha|mo|mil|lae romanae flos *m*: Blütenköpfchen der römischen Kamille*

Chamomilla-recutita-Blütenöl *nt*: *Syn*: *Kamillenöl, Matricariae aetheroleum*; ätherisches Öl aus den Blütenköpfen von echter Kamille*

Chance-Fraktur *f*: *Syn*: *Beckengurtfraktur*; horizontale Fraktur des Wirbelkörpers und des Wirbelbogens [Typ B der Wirbelsäulenfraktur]; wurde früher meist bei Autounfällen gefunden; seit Einführung der Dreipunktgurte nur noch eine Rarität; wichtig ist, dass es sich praktisch nie um eine isolierte Wirbelsäulenverletzung handelt, sondern auch intraabdominelle Läsionen [v.a. Milz-, Leberruptur] vorliegen, die leicht übersehen werden; *s.a. Essay Fraktur, Luxation, Distorsion S. 423*

Chan|kro|id *nt*: → *Ulcus molle*

Charcot-Gelenk *nt*: *Syn*: *tabische Arthropathie, Arthropathia tabica, Charcot-Krankheit*; ursprünglich Bezeichnung für eine Gelenkdestruktion bei Tabes dorsalis; betrifft i.d.R. die unteren Extremitäten; auffällig sind Schlottergelenke, Frakturen und Periostbeteiligung sowie die Schmerzfreiheit, die in starkem Kontrast zu den z.T. grotesken Gelenkschäden steht; heute als Bezeichnung für Neuroarthropathien unabhängig von der Genese verwendet

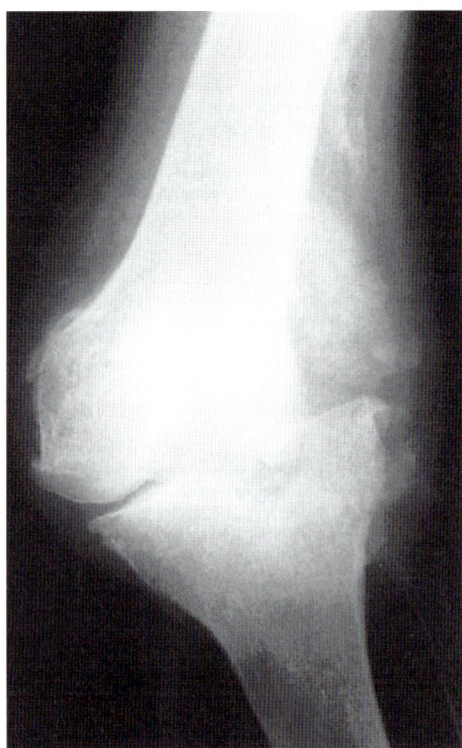

Abb. C5. Charcot-Gelenk. Schmerzfreie Destruktion des Kniegelenkes bei Tabes dorsalis

Charcot-Krankheit *f*: Lateralsklerose, amyotrophe

Charcot-Marie-Syndrom *nt*: *s.u. Neuropathien, hereditäre motorische und sensible*

Charcot-Marie-Tooth-Hoffmann-Syndrom *nt*: *s.u. Neuropathien, hereditäre motorische und sensible*

Charcot-Syndrom *nt*: → *Claudicatio intermittens*

Charcot-Trias *f*: **1.** skandierende Sprache, Intentionstremor und Nystagmus bei multipler Sklerose mit Entmarkungsherden im zerebellären Bereich **2.** intermittierender Schüttelfrost mit Fieber, Ikterus und rechtsseitigen Oberbauchschmerzen bei akuter Cholangitis

Charcot-Weiss-Baker-Syndrom *nt*: → *Karotissinussyndrom*

^{13}C-Harnstoff-Atemtest *m*: *Syn: Kohlenstoff-13-Exhalationstest*; Bestimmung des Verhältnisses von $^{13}CO_2$ zu $^{12}CO_2$ in der Atemluft mittels Massenspektrometer; die Probanden nehmen mit ^{13}C-markierten Harnstoff auf [z.B. in Orangensaft], der von der Urease von Helicobacter pylori im Magen zu $^{13}CO_2$ gespalten wird, das über die Lunge abgeatmet wird; damit steigt der Quotient von $^{13}CO_2/^{12}CO_2$ bei Helicobacter-pylori-Infektion an; *s.a. Essay Gastritis und peptisches Ulkus S. 443*

Chauffard-Minkowski-Syndrom *nt*: → *Kugelzellanämie*

Chauffard-Ramon-Still-Syndrom *nt*: *Syn: Still-Syndrom, juvenile Form der chronischen Polyarthritis, Morbus Still*; *s.u. juvenile chronische Arthritis*

Chédiak-Higashi-Syndrom *nt*: *Syn: Chédiak-Steinbrinck-Higashi-Syndrom, Higashi-Anomalie, Steinbrinck-Chédiak-Higashi-Granulationsanomalie*; seltene autosomal-rezessive Stoffwechselanomalie mit Störungen der Hautpigmentierung und der zellulären Immunität; typisch sind Riesengranula in Granulo-, Lympho- und Monozyten; **klinisch** auffällig sind rezidivierende Infektionen, allgemeiner Pigmentmangel [partieller Albinismus], Hepatosplenomegalie, Lymphadenopathie, Leukopenie, Anämie, Thrombopenie; **Therapie**: Knochenmarktransplantation; die **Prognose** ist insgesamt schlecht

Cheil|ek|to|mie *f*: **1.** *Syn: Lippenexzision*; operative (Teil-)Entfernung einer Lippe **2.** operative Abtragung einer Gelenklippe

Cheil|li|tis *f, pl* **-ti|den**: *Syn: Lippenentzündung*; akute oder chronische Entzündung der Lippen; häufig als schmerzhafte **Cheilitis angularis** [Mundwinkelrhagaden, Stomatitis angularis] des Mundwinkels; tritt meist im Rahmen einer Candida-Mykose auf [**Angulus infectiosus oris/candidamycetica**]; bei älteren Patienten häufig durch ein Einreißen der Mundwinkelschleimhaut beim Einführen von Zahnprothesen bedingt
Cheilitis actinica: *Syn: Cheilitis photoactinica, aktinische Cheilitis*; durch Lichteinwirkung hervorgerufene Lippenentzündung; betrifft meist die Unterlippe und bevorzugt Männer und Raucher [Kombinationsschaden mit Tabakteer]; die chronische Form ist eine Präkanzerose des Spinalioms; *s.a. Essay Bösartige Neubildungen der Haut S. 993*
Cheilitis glandularis apostematosa: *Syn: Volkmann-Cheilitis, Volkmann-Krankheit*; seltene, durch Bakterien [Staphylokokken] ausgelöste Lippenentzündung mit Ausbildung hyperplastischer Schleimdrüsen; meist an der Berührungsfläche der Unterlippe mit der Oberlippe; auf Druck Entleerung eines eitrig-schleimigen Sekretes, Ulzeration und Verkrustung der Lippen; eine mehr oberflächliche Variante wird als **Cheilitis glandularis purulenta superficialis** [Baelz-Krankheit] bezeichnet; **Therapie**: systemische Antibiotika [z.B. Oxacillin*]
Cheilitis granulomatosa: tritt selten isoliert auf, sondern ist meist Teilsymptom von granulomatösen Syndromen, wie z.B. Morbus Crohn, Rosenthal-Syndrom oder Sarkoidose; **Klinik**: diffuse, entzündliche Schwellung der Lippen, v.a. der Oberlippe, mit Konsistenzvermehrung und rüsselartiger Vorstülpung der Lippen [Tapirmund]; oft sind auch Wangenschleimhaut [**Pareitis granulomatosa**] oder Gaumenschleimhaut [**Uranitis granulomatosa**] betroffen; **Therapie**: systemische Corticosteroide, Clofazimin* als Langzeittherapie

Cheil|lo|an|gi|o|sko|pie *f*: mikroskopische Betrachtung [Angioskopie] der Unterlippengefäße

Cheil|lo|gna|tho|pa|la|to|schi|sis *f*: → *Lippen-Kiefer-Gaumenspalte*

Cheil|lo|gna|tho|schi|sis *f*: → *Lippen-Kiefer-Spalte*

Cheil|lo|plas|tik *f*: *Syn: Labioplastik, Lippenplastik*; plastische Operation zur Korrektur angeborener oder erworbener Lippendefekte, z.B. Lippen- oder Lippen-Kiefer-Spalte; *s.u. Lippen-Kiefer-Gaumenspalte*

Cheil|lor|rha|phie *f*: *Syn: Lippennaht*; Naht der Lippe nach Verletzung oder Operation

Cheil|lo|schi|sis *f*: → *Lippenspalte*

Cheil|lo|sto|ma|to|plas|tik *f*: *Syn: Lippen-Mund-Plastik*; plastische oder kosmetische Chirurgie an Lippe und Mund, z.B. bei

Lippen-Kiefer-Gaumenspalte

Cheil|lo|to|mie *f*: *Syn: Lippeninzision, Lippenschnitt*; operativer Lippenschnitt, z.B. zur Abszessdrainage

Cheir|la|gra *nt/f*: *Syn: Chiragra*; Gicht in den Handgelenken; *s.u. Essay Gicht und andere Störungen des Purinstoffwechsels S. 487*

Cheir|al|gia paraesthetica *f*: *Syn: Chiralgia paraesthetica*; schmerzhafte Parästhesie des Daumens und der Radialseite des Handrückens bei Schädigung oder Reizung [Armbanduhr] des Nervus radialis; *s.u. Essay Nervenkompressionssyndrome S. 1099*

Cheir|lo|plas|tik *f*: *Syn: Chiroplastik, Handchirurgie*; plastische oder kosmetische Chirurgie der Hand

Cheir|lo|skop *nt*: Gerät zum Training der Augen-Hand-Koordination bei Schielamblyopie

Chellat|the|ra|pie *f*: Chelate werden bei Schwermetallvergiftungen [z.B. Dimercaprol und Ca-EDTA] sowie [seltener] bei Arteriosklerose zur Bindung von Calcium aus den Kalkablagerungen der Gefäßwände verwendet; über die Wirksamkeit bei Claudicatio intermittens und anderen Formen der arteriellen Verschlusskrankheit gibt es unterschiedliche Meinungen; bisher liegt keine prospektive Studie vor, die über die Validität dieser Methode Aussagen machen könnte

Chelli|do|ni|i herba *f*: oberirdische Pflanzenteile von Schöllkraut*

Chelli|do|ni|i radix *f*: *Syn: Schöllkrautrinde*; *s.u. Schöllkraut*

Chelli|do|ni|um majus *nt*: → *Schöllkraut*

chemical peeling *nt*: *s.u. Dermabrasion*

Chelmo|em|bo|li|sa|ti|on *f*: therapeutische Embolisation durch Chemikalien; die **transarterielle Chemoembolisation** [TACE] ist das am häufigsten eingesetzte interventionelle radiologische Verfahren in der Onkologie bei inoperablen Tumoren, die typischerweise auf die Leber beschränkt sind; durch eine simultane Infusion eines Zytostatikums mit einem Embolisat wird ein synergistischer Effekt von Tumorischämie und Zytostatikawirkung erreicht; *s.u. Essay Tumortherapie S. 1593*

Chelmo|syn|lo|vi|or|the|se *f*: Synoviorthese durch Instillation von Zytostatika [meist Natriummorrhuate oder Osmiumsäure]; *s.u. Essay Rheumatoide Arthritis S. 83*

Chelmo|the|ra|peu|ti|kum *nt, pl* **-ka**: natürliche oder synthetische Substanzen, die weitgehend selektiv Krankheitserreger oder Tumorzellen abtöten oder deren Wachstum hemmen; *s.a. Antibiotikum, Essay Chemotherapie S. 185, Essay Tumortherapie S. 1593*

Chelmo|the|ra|pie *f*: Verwendung von Chemotherapeutika zur Bekämpfung von Erregern oder Tumoren; heute i.d.R. gleichgesetzt mit zytostatischer Chemotherapie [Zytostatikatherapie]; *s.a. Essay Chemotherapie S. 185, Essay Tumortherapie S. 1593*
adjuvante Chemotherapie: Chemotherapie nach erfolgter, lokaler kurativer Therapie [Operation/Bestrahlung] zur Behandlung einer frühen, mit bildgebenden Verfahren nicht zu diagnostizierenden systemischen Mikrometastasierung
neoadjuvante Chemotherapie: präoperative Chemotherapie zur Verkleinerung der Tumormasse oder Verhütung von Metastasenbildung

Chiari-Operation *f*: *Syn: Beckenosteotomie nach Chiari*; bei der

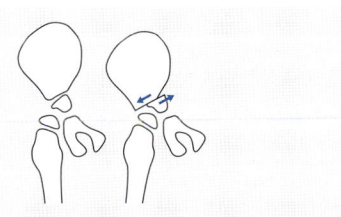

Abb. C6. Chiari-Operation. Durchtrennung des Beckens oberhalb der Pfanne und laterale Verschiebung des kranialen Teils kreiert eine bessere Überdachung des Kopfes

angeborenen Hüftdysplasie durchgeführte Rekonstruktion des Pfannendaches mit Verschiebung des kranialen Beckenteiles nach lateral; *s.a. Essay Hüftgelenksdysplasie S. 673, Essay Koxarthrose S. 847*

Chikungunya-Fieber *nt: Syn: Chicungunya-Fieber*; in Afrika und Südostasien vorkommende tropische Infektionskrankheit durch das **Chikungunya-Virus**, das von Mücken [Aedes, Mansonia] auf den Menschen übertragen werden kann; ähnelt in Klinik und Verlauf dem Dengue-Fieber*; *s.a. Essay Virusinfektionen S. 1667*

Chilblain-Lupus *m: → Lupus pernio*

Child-Pugh-Klassifikation *f: s.u. Essay Transplantationschirurgie S. 1549*

Child-Pugh-Score *m: s.u. Essay Leberzirrhose S. 877*

Chimäre *f:* **1.** Organismus mit Immuntoleranz für genetisch unterschiedliche Zellen und Gewebe **2.** aus der DNA verschiedener Species rekombinierte DNA **3.** *Syn: chimärer Vektor*; viraler Vektor, der durch die Verwendung zweier oder mehrerer Viren konstruiert wird; *s.a. Essay Gentransfer und Gentherapie S. 465*

Chinalöl *nt: → Balsamum peruvianum*

Chinarinde *f: Syn: Fieberrinde, Apothekerrinde, Cinchonae cortex*; getrocknete Rinde von Cinchona-Arten [Chinarindenbäume] die zahlreiche **Chinaalkaloide** [z.B. Chinin, Chinidin] enthält; typische Bitterstoffdroge, die reflektorisch die Speichel- und Magensaftsekretion anregt; **Anw.:** bei Appetitlosigkeit und dyspeptischen Beschwerden wie Blähungen und Völlegefühl; traditionell bei Fieber und grippalen Infekten, Malaria, Milzvergrößerung, Muskelkrämpfe, Muskelschmerzen, Appetitlosigkeit, auch bei Tumorleiden und bei Magenbeschwerden; Puder äußerlich bei Abschürfungen und Geschwüren

Chinidin *nt: Syn: Quinidine*; aus der Chinarinde gewonnenes Alkaloid; klassisches Antiarrhythmikum [Klasse IA nach Vaughan Williams], das die Membran der Herzzellen stabilisiert und damit eine negativ chronotrope, dromotrope und inotrope Wirkung hat; **Anw.:** tachykarde supraventrikuläre Herzrhythmusstörungen [Vorhofflattern, Vorhofflimmern], Prophylaxe von paroxysmalen supraventrikulären Tachykardien; ventrikuläre Herzrhythmusstörungen [ventrikuläre Tachykardien, Kammerflimmern, Kammerflattern]; **NW:** allergische Reaktionen, gastrointestinale Beschwerden, Ohrensausen, Doppeltsehen, Farbsehstörung, allergische Thrombozytopenie, Tachykardie, psychotische Reaktionen; **Kontraind.:** AV-Block 2. und 3. Grades, Verlängerung der QT-Zeit im EKG, Herzinsuffizienz, Hyperkaliämie, Digitalisintoxikation, Thrombozytopenie

Chinin *nt: Syn: Quinine*; aus der Chinarinde gewonnenes Alkaloid; **Anw.:** Malariatherapie; v.a. in Kombination zur Behandlung von Grippe und Pneumonie; Prophylaxe und Therapie nächtlicher Wadenkrämpfe; **NW:** allergische Reaktionen, gastrointestinale Beschwerden, Neurotoxizität; **Kontraind.:** Schwangerschaft, Stillzeit, Chininallergie, Tinnitus, Schädigungen des Nervus opticus, Glucose-6-phosphatdehydrogenase-Mangel, Myasthenia gravis; bei Herzrhythmusstörungen vorsichtige Dosierung

Überdosierung führt zu **Chininvergiftung** [Chinismus, Cinchonismus, Chinchonismus]; es kommt u.a. zu Ohrensausen, Kopfschmerzen, Erbrechen, Skotom, Verwirrtheit, evtl. Erblindung oder Innenohrschwerhörigkeit; *s.a. Essay Tropenkrankheiten – importierte Krankheiten S. 1571*

Chinoform *nt: → Clioquinol*

Chinolinalkaloide *pl*: vom Chinolin abgeleitete Alkaloide; dazu gehören z.B. die Chinaalkaloide

8-Chinolinol *nt: Syn: 8-Hydroxychinolin, 8-Oxychinolin, Oxin*; Antiseptikum; Desinfiziens; wirkt v.a. gegen Dermatophyten, Hefen und grampositive Bakterien; **Anw.:** in antiseptischen Lösungen, v.a. als Gurgelmittel; als Dermatikum in Salben

Chinolonantibiotika *pl: → Gyrasehemmer*

Chinolone *pl: → Gyrasehemmer*

Chiragra *nt/f: Syn: Cheiragra*; Gicht in den Handgelenken; *s.u. Essay Gicht und andere Störungen des Purinstoffwechsels S. 487*

Chiroplastik *f: Syn: Cheiroplastik, Handchirurgie*; plastische oder kosmetische Chirurgie der Hand

Chiropraktik *f*: Diagnostik und Therapie reversibler Funktionsstörungen des Stütz- und Bewegungsapparates; geht davon aus, dass eine Subluxation von Wirbeln zu einer Einklemmung von Wurzelfasern führt, die für die fassbaren Symptome [Schmerz, Fehlhaltung] und andere, nicht mit der Subluxation in Zusammenhang gebrachte Beschwerden [z.B. Menstruationsbeschwerden, gastrointestinale Beschwerden] verantwortlich ist; dieser Ansatz wird von vielen Autoren abgelehnt und z.T. als gefährlich betrachtet, weil eine Manipulation der Wirbelsäule, z.B. bei angeborenen Fehlbildungen oder Bandscheibenvorfall, zu bleibenden Schäden, u.U. sogar Querschnittslähmung führen kann; andererseits wurden Teile der Chiropraktik, wie z.B. die Manipulation von Subluxationen, in die Chirotherapie aufgenommen und sind schulmedizinisch weitgehend anerkannt; *s.a. Chirotherapie, Osteopathie*

Chirotherapie *f: Syn: Manipulationstherapie, manuelle Medizin, Manualtherapie, manuelle Therapie*; nicht immer eindeutig von Chiropraktik* oder Osteopathie* abgrenzbare Methode, die Erkrankungen des Stütz- und Bewegungsapparates durch manuelle Methoden diagnostiziert und therapiert; z.T. wird auch ein Bezug zwischen Störung der Bewegungsorgane und dadurch sekundär reflektorisch entstehenden Organschäden vertreten; die Betonung von manueller Manipulation von Haut, Muskulatur, Gelenken und Wirbelsäule schafft eine enge Beziehung zur Reflexzonentherapie

die wichtigsten Behandlungstechniken sind **Weichteiltechnik** und **Mobilisation** zur Wiederherstellung von normalem Bewegungsrhythmus und Gelenkmobilität sowie **Manipulation** von Gelenken bzw. Abschnitten der Wirbelsäule; wichtig ist die gründliche Anamnese der Patienten und der Ausschluss von angeborenen und erworbenen knöchernen Defekten, neurologischen Schäden [v.a. Bandscheibenprolaps] und Osteoporose; akute Entzündungen, Tumorerkrankungen und eine erhöhte Blutungsneigung stellen ebenfalls Kontraindikationen dar; *s.a. Essay Rückenschmerzen S. 1373*

Chirurgie, onkologische *f: Syn: Tumorchirurgie*; primäres Ziel ist die möglichst vollständige Resektion des Tumors [kurative Intention] mit der Sicherung eines anhaltenden Überlebens oder zumindest einer deutlichen Verbesserung der Prognose im Vergleich zu nicht-operativen Therapieverfahren; *s.u. Essay Tumortherapie S. 1593*

Chlamydia *f: Syn: Chlamydie, PLT-Gruppe*; Familie kleiner, obligater Zellparasiten, die drei humanpathogene Species [Chlamydia pneumoniae, psittaci und trachomatis] enthält; Chlamydien haben eine Zellwand und enthalten DNA, RNA und Ribosomen; da ihnen aber die Enzyme für die Nucleotidsynthese fehlen, verwenden sie ATP, GTP und UTP von der Wirtszelle; sie werden deshalb als **Energieparasiten** bezeichnet

Tab. C2. Chlamydia. Species und Krankheiten

Arten	Krankheiten
C. trachomatis	
Serotypen A-C	Trachom
Serotypen D-K	Urethritis
	Zervizitis
	aszendierende Genitaltraktinfektionen
	Konjunktivitis, Ophthalmia neonatorum
	Pneumonie (Neugeborene)
Serotypen L1-L3	Lymphogranuloma venereum
C. psittaci	Psittakose (Ornithose)
C. pneumoniae	Pneumonie
	Assoziation mit koronarer Herzkrankheit und Herzinfarkt?

Chemotherapie

S. Böck, V. Heinemann

Die zytostatische Chemotherapie hat in den letzten Jahrzehnten zu deutlichen Fortschritten in der Behandlung von hämatologischen und onkologischen Neoplasien geführt. Eine erste zytostatische Chemotherapie wurde bereits in den 40er-Jahren mit Nitrogenmustard bei Leukämien und Lymphomen durchgeführt. Seitdem wurde eine Vielzahl von Zytostatika entwickelt, sodass momentan mehr als 60 verschiedene Medikamente für die klinische Verwendung zur Verfügung stehen.

Vor allem im multimodalen Therapiekonzept maligner Erkrankungen stellt die Chemotherapie, neben den chirurgischen und strahlentherapeutischen Optionen, eine der drei tragenden Säulen dar. Der klinische Einsatz zytostatischer Medikamente kann sowohl in kurativer als auch in palliativer Intention erfolgen.

Definition und Einteilungen

Zytostatika sind chemische Substanzen, die das Zellwachstum hemmen und einen Zelltod induzieren können. Dies kann sowohl über eine Zellnekrose als auch über apoptotische Prozesse vermittelt werden. Werden die zellulären Wirkmechanismen betrachtet, können Zytostatika sowohl auf der Ebene der Nukleinsäuren [Hemmung der DNA- und RNA-Synthese, Induktion von DNA-Strangbrüchen] als auch auf der Ebene von Proteinen [Hemmung der Synthese, Beeinträchtigung bestimmter Protein- bzw. Enzymfunktionen] ihre zytotoxischen Effekte vermitteln. Daraus lässt sich ableiten, dass Zytostatika keineswegs selektiv auf maligne Zellen wirken, sondern vielmehr auch normale Zellen über die oben genanten Mechanismen beeinträchtigen können. Im Vordergrund der Zytostatikawirkung auf gesunde Zellen stehen solche, die physiologischerweise eine hohe Aktivität bzw. Zellteilungsrate aufweisen [wie z.B. Knochenmark, Schleimhäute oder Keimdrüsen].

Die Einteilung von Chemotherapeutika kann prinzipiell über verschiedene Kategorien erfolgen: ihre Herkunft bzw. Substanzklasse, ihr Wirkmechanismus oder ihre klinische Verwendung. Die – auch klinisch – am häufigsten verwendete Klassifikation ist sicherlich diejenige nach den Substanzklassen, da sich hieraus oft auch charakteristische Wirkprofile und Nebenwirkungen ergeben.

Wirkmechanismen

Ganz allgemein kann die Wirksamkeit eines Zytostatikums von den folgenden Faktoren beeinflusst werden:
- absolute Dosierung und Dosisintensität [Dosis pro Zeit],
- Resorption,
- Gewebedurchblutung,
- Diffusion ins Tumorgewebe,
- Aufnahme in die Tumorzellen sowie
- Metabolisierung und Elimination der einzelnen Substanz.

Auf Ebene der DNA wirken Chemotherapeutika vor allem über zwei verschiedene Mechanismen
- zum einen über eine Hemmung der **DNA-Synthese** durch **Enzyminhibition** und
- zum anderen über Störungen der **DNA-Funktion** durch die Induktion von **Strangbrüchen**.

Antimetabolite wie Methotrexat*, 5-Fluorouracil*, Cytarabin* oder Gemcitabin* führen über die Inhibition von Enzymen die maßgeblich an der DNA-Synthese beteiligt sind [wie z.B. Dihydrofolatreduktase, Thymidylatsynthase oder DNA-Polymerase] zu einer Beeinträchtigung der Nukleinsäuresynthese und damit letztendlich zur Störung des Zellstoffwechsels. Andere Substanzen hingegen interferieren direkt mit der Nukleinsäurenstruktur durch Vernetzungen von DNA-Strängen, Interkalation in die DNA-Tertiärstruktur oder über eine Hemmung von Topoisomerasen. Chemotherapeutika können jedoch auch auf Ebene der RNA ihre zytotoxische Wirkung entfalten. Eine Störung der **RNA-Funktion** kann über Inhibition der mRNA-Synthese [z.B. Anthrazykline*] oder über den direkten Einbau in die RNA erfolgen [z.B. 5-Fluorouracil*]. Durch zytostatische Störungen auf **Proteinebene** wie zum Beispiel Inhibition des Spindelapparates [Vinca-Alkaloide*] oder direkte Proteinvernetzungen [Alkylanzien] werden weitere toxische Effekte vermittelt. Oftmals wirkt eine Substanz

C

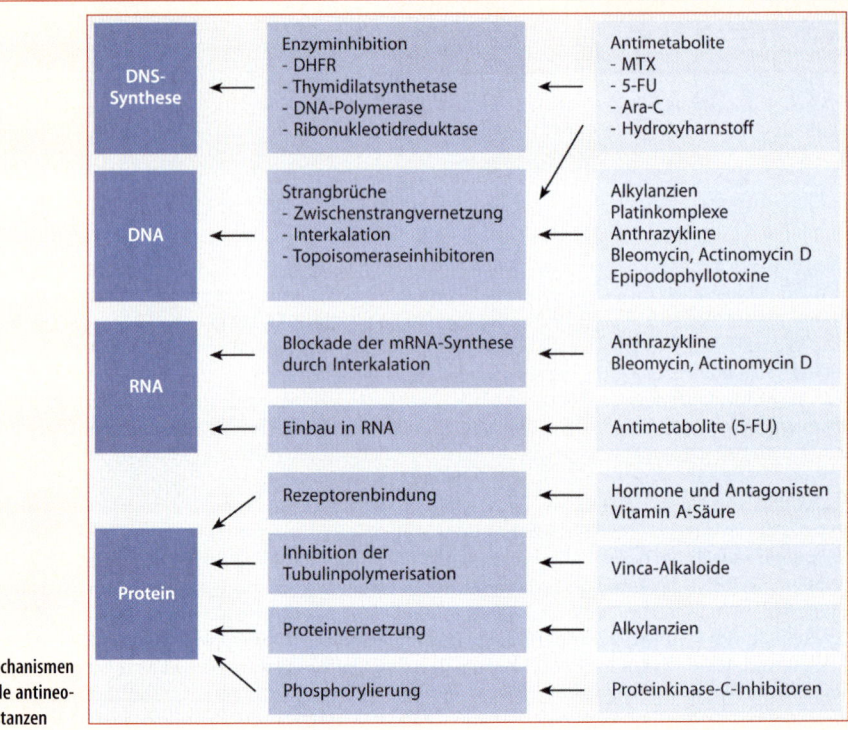

Abb. 1. Wirkmechanismen und Zielmoleküle antineoplastischer Substanzen

auch nicht nur über einen der beschriebenen Mechanismen, sondern die zytotoxische Wirkung wird auf mehreren Ebenen des Zellstoffwechsels induziert [Abb. 1].

Substanzklassen
Siehe Tabelle 1.

Tab. 1. Einteilung der Zytostatika nach Substanzklassen

Alkylanzien	Anthrazykline	Antimetabolite	Platine	Taxane	Vinca-Alkaloide	Topoisomerase-inhibitoren	Antibiotika
Cyclophosphamid	Doxorubicin	Methotrexat	Cisplatin	Paclitaxel	Vincristin	Irinotecan	Bleomycin
Ifosfamid	Daunorubicin	5-Fluorouracil	Carboplatin	Docetaxel	Vinorelbin	Topotecan	Mitomycin C
Melphalan	Idarubicin	Gemcitabin	Oxaliplatin		Vindesin	Etoposid	Actinomycin D
Busulfan	Epirubicin	Cytarabin			Vinblastin	Teniposid	
Dacarbazin	Mitoxantron	Fludarabin					
Procarbazin		Cladribin					
Hydroxyurea		6-Mercapto-purin					
Chlorambucil		6-Thioguanin					
Lomustin [CCNU]		Pemetrexed					
Carmustin [BCNU]		Raltitrexed					

Alkylanzien

Die Nomenklatur dieser chemisch heterogenen Substanzklasse leitet sich von ihrer Fähigkeit ab, Alkylgruppen an Basen der DNA und RNA, aber auch an Eiweißmoleküle zu übertragen. Über Vernetzungen kommt es schließlich zu Funktionsstörungen der jeweiligen Nukleinsäuren und Proteine, die damit auch zur Störung von Replikation und Transkription führen. Alkylanzien werden oftmals als Teil einer Polychemotherapie eingesetzt und sind auch oft wichtiger Bestandteil bei den Hochdosistherapiekonzepten.

Im Bereich des Toxizitätsspektrums steht oft die Myelotoxizität im Vordergrund, daneben auch eine Uro- und Neurotoxizität. Wichtige Vertreter dieser Gruppe sind Cyclophosphamid*, Ifosfamid*, Melphalan*, Busulfan* und Dacarbazin*.

Anthrazykline

Diese Substanzen gehören zur Gruppe der **Antibiotika mit Anti-Tumoraktivität** und entfalten ihre zytotoxische Wirkung über mehrere verschiedene Mechanismen. Neben DNA-Interkalation und Induktion von Strangbrüchen führen sie zudem zur Topoisomeraseinhibition sowie zur Generierung von freien Radikalen. Typische Vertreter sind Doxorubicin*, Daunorubicin*, Idarubicin* und Epirubicin*. Ihren Einsatz finden sie oftmals in der Therapie hämatologischer Neoplasien [akute Leukämien, Lymphome], aber auch bei soliden Tumoren wie dem Mammakarzinom.

Allen Anthrazyklinen gemeinsam ist – neben der Knochenmarksuppression – die Kardiotoxiziät, die eine engmaschige klinische Überwachung erfordert und wegen der definierte kumulative Dosen nicht überschritten werden sollten. Neuere pharmakologische Zubereitungen dieser Substanzen umfassen u.a. liposomale Formulierungen, die helfen sollen, vor allem die Kardiotoxizität zu mindern.

Antimetabolite

Sie entfalten ihre Wirkung vor allem über eine Beeinträchtigung des Zellstoffwechels durch Enzyminhibition. Zudem können sie auch direkt in Nukleinsäuren inkorporiert werden. Einen der Hauptangriffspunkte stellt hierbei der Folatmetabolismus dar, dem eine wesentliche Bedeutung bei der Synthese von Purinen und Pyrimidinen zukommt. Klassische Vertreter dieser Substanzklasse sind Methotrexat* [MTX] und das 5-Fluorouracil* [5-FU]. **MTX** erniedrigt über eine Inhibition der Dihydrofolatreduktase [DHFR] die Konzentration des intrazellulär zur Verfügung stehenden Folatspiegels und findet seinen Einsatz neben der Therapie von Mammakarzinomen und HNO-Tumoren auch in der Hochdosistherapie von Lymphomen und Osteosarkomen. Toxikologisch stehen, neben der Nephrotoxizität, die Myelo- und Schleimhauttoxizität im Vordergrund.

Die weiteren verfügbaren Antimetabolite lassen sich zudem nach Inhibitoren der Pyrimidin- und Purinsynthese einteilen. Zu den **Purinanaloga** gehören 6-Mercaptopurin*, 6-Thioguanin*, Cladribin* [2-CDA] und Fludarabin*. 5-FU, Gemcitabin* und Cytarabin* [Ara-C] werden hingegen zu den **Pyrimidinanaloga** gezählt.

5-Fluorouracil hemmt die Thymidylatsynthase und wird zudem in RNA inkorporiert. Klinisch wird es vor allem in der Therapie gastrointestinaler Tumoren eingesetzt und kann über bestimmte Modulatoren [wie Folinsäure] in seiner Wirksamkeit gesteigert werden. Zudem gibt es eine Vielzahl verschiedener Verabreichungsschemata von der Bolusinjektion bis hin zur 120-Stunden-Dauerinfusion. Neuere Ansätze versuchen zudem, 5-FU-Prodrugs zu etablieren, die oft oral verfügbar sind und erst nach Aufnahme in die [Tumor-] Zelle in 5-FU umgewandelt werden. Ein Beispiel hierfür ist die Substanz Capecitabin*. Nebenwirkungen von 5-FU und den 5-FU-Prodrugs sind vorwiegend Diarrhoe, Mukositis und das Hand-Fuß-Syndrom.

Cytarabin [AraC = Cytosinarabinosid] hat seinen Stellenwert fast ausschließlich in der Therapie der akuten myeloischen Leukämie und bei Lymphomen und kann zudem auch intrathekal verabreicht werden. Das gut verträgliche **Gemcitabin** hingegen wird hauptsächlich in der Therapie solider Tumoren eingesetzt [Pankreaskarzinom, Mammakarzinom, Ovarialkarzinom, Bronchialkarzinom] und wirkt – nach intrazellulärer Phosphorylierung – über Enzyminhibition [u.a. Ribonucleotidreduktase] und einen DNA-Kettenabbruch.

Bei den Purinanaloga steht zurzeit vor allem das **Fludarabin** klinisch im Vordergrund, dessen Effektivität v.a. bei der chronisch-lymphatischen Leukämie und bei niedrig-malignen Lymphomen zu deutlichen Therapieoptimierungen geführt hat. Das 2-CDA hingegen findet seinen klinischen Einsatz häufig in der Therapie der Haarzell-Leukämie.

Neuere Entwicklungen aus dem Bereich der Antimetabolite wie die Substanz Pemetrexed* vermögen neben der Inhibition der Thymidylatsynthase auch noch andere zelluläre Enzymsysteme des Folatmetabolismus zu hemmen [z.B. DHFR, GARFT] und zeigen daher eine breite Antitumorwirkung [Pleuramesotheliom, Bronchialkarzinom].

C

Platinverbindungen

Die erste verfügbare Substanz dieser Gruppe war das Cisplatin*. Platine wirken über DNA-Quervernetzungen, daraus resultieren dann die *intra-* und *interstrand crosslinks*. **Cisplatin** zeigt ein breites Wirkungsspektrum bei einer Vielzahl von Tumoren [Hodentumoren, Bronchialkarzinome, Osteosarkome, HNO-Tumoren, Lymphome], jedoch auch ein relativ ausgeprägtes Toxizitätsprofil. Hierbei sind neben der Nephrotoxizität vor allem die Neuro- und Ototoxizität sowie die Emetogenität zu nennen. Neuere Substanzen aus dieser Klasse versuchen daher, ein günstigeres Toxizitätsmuster bei ähnlicher Effektivität zu verbinden. Hierzu zählen Carboplatin* und Oxaliplatin*, die beide eine geringere Nephrotoxizität aufweisen.

Taxane

Taxane wie Paclitaxel* oder Docetaxel* führen über eine Hemmung der Depolymerisation der Mikrotubuli zur einer Beeinträchtigung der Mitose, wodurch ein Arrest im Zellzyklus entsteht. Beide Substanzen werden bei Tumorentitäten wie dem Bronchialkarzinom, dem Ovarialkarzinom und dem Mammakarzinom eingesetzt und sind klinisch u.a. durch ihre Fähigkeit, Hypersensibilitätsreaktionen auszulösen, charakterisiert. Daher sollte vor jeder Applikation eine suffiziente antiallergische Prophylaxe erfolgen. Weitere Nebenwirkungen sind Neurotoxizität, Myelosuppression sowie eine Flüssigkeitsretention.

Vinca-Alkaloide

Sie induzieren eine Hemmung der intrazellulären Tubulinsynthese und führen dadurch zu einem Zellzyklusarrest in der Metaphase. Da Mikrotubuli auch für den Neurotransmittertransport in Neuronen eine wichtige Rolle spielen, ist damit auch pathophysiologisch die Hauptnebenwirkung dieser Substanzklasse – nämlich die Neurotoxizität – gut erklärbar. Klinisch äußert sich diese meist durch distal betonte Parästhesien, es kann aber auch das Bild einer autonomen Polyneuropathie mit z.B. einer Ileus-Symptomatik entstehen. Klassische Vertreter sind Vincristin*, Vinblastin* oder auch Vinorelbin*. Vincristin ist oft Bestandteil von bestimmten Polychemotherapie-Schemata [z.B. bei Lymphomen], während Vinorelbin auch als Monotherapie verabreicht wird [z.B. beim Mammakarzinom oder beim nicht-kleinzelligen Bronchialkarzinom].

Topoisomeraseinhibitoren

Diese Substanzklasse stellt eine heterogene Gruppe von Zytostatika dar, die alle über eine Hemmung von Topoisomerasen wirken. Inhibitoren der Topoisomerase I sind Irinotecan* und Topotecan*. Beispiele für Topoisomerase II-Inhibitoren sind Etoposid* und Teniposid*. Letztere haben ein breites Wirkungsspektrum und werden sowohl in der Hämatologie [Lymphome] als auch in der Onkologie [Bronchialkarzinom, Hodentumoren] vielfältig eingesetzt. Hauptnebenwirkung ist die Knochenmarksuppression.
Das Irinotecan* [CPT-11] hat seinen Stellenwert v. a. in der Therapie gastrointestinaler Tumoren [kolorektales Karzinom, Magenkarzinom] und ist gekennzeichnet durch seine Fähigkeit, ein cholinerges Syndrom auszulösen. Klinisch kann es akut zu Bradykardie und Hypotonie, verzögert dann auch zu ausgeprägten Durchfällen kommen. Es sollte daher vor Applikation eine suffiziente anticholinerge Prophylaxe mit Atropin erfolgen.

Antibiotika mit Antitumor-Aktivität

Auch viele Antibiotika besitzen eine zytostatische Wirkung. Neben den oben bereits erwähnten Anthrazyklinen* gehören hierzu auch noch Substanzen wie Bleomycin*, Mitomycin* C oder Actinomycin* D. Das Bleomycin kann klinisch zu [interstitiellen] fibrotischen Veränderungen in der Lunge führen [Bleomycin-Lunge], weshalb unter einer Bleomycintherapie [z.B. bei Hodentumoren] eine engmaschige Kontrolle der Lungenfunktion unerlässlich ist.

Neue Substanzen. Neben den klassischen Zytostatika gibt es viele neue Substanzen, die oft auch in Kombination mit einer Chemotherapie verabreicht werden können. Dazu zählen neben einer hormonellen bzw. antihormonellen Therapie [Mammakarzinom, Prostatakarzinom] zunehmend auch Medikamente, die unter den Oberbegriff der **targeted therapy** fallen. Darunter wird eine **zielgerichtete**, möglichst **spezifische Antitumortherapie** verstanden, die oft auf neuen immunologischen und molekularbiologischen Erkenntnissen beruht.
Monoklonale Antikörper ermöglichen es, spezifische Antigene zu binden und über verschiedene Mechanismen [wie z.B. die Antikörper-vermittelte zelluläre Zytotoxizität] Tumorzellen zu zerstören. Dabei kann es sich sowohl um Tumor-spezifische Antigene handeln als auch um Antigene, die in einem Tumor lediglich überexprimiert werden. Beispiele sind der CD20-Antikörper Rituximab* in der Therapie von B-Zell-Lymphomen oder auch monoklonale Antikörper gegen Wachstums- oder Angiogenesefaktoren wie Anti-EGFR-AK [EGFR = *epidermal growth factor receptor*, Cetuximab*] oder Anti-VEGF-AK [VEGF = *vascular endothelial growth factor*, Bevacizumab*], die beide für die Therapie des metastasierten kolorektalen Karzinoms zugelassen wurden.

Für die Therapie des Her-2/neu überexprimierenden, metastasierten Mammakarzinoms zugelassen ist seit dem Jahr 2000 der Antikörper Trastuzumab*.

Daneben existiert noch eine Vielzahl weiterer Substanzen, die z.T. bereits eine Zulassung für einzelne Entitäten erhalten haben, sich aber größtenteils noch im Rahmen kontrollierter Studien in der klinischen Prüfung befinden. Zu erwähnen sind hier **Tyrosinkinaseinhibitoren** wie Imatinib* [CML, GIST-Tumoren], Gefitinib* und Erlotinib* [nicht-kleinzelliges Bronchialkarzinom] sowie **Farnesyltransferaseinhibitoren**, **Proteinkinase C-Inhibitoren** oder auch **spezifische Antikörperkonjugate**.

Praktische Durchführung einer zytostatischen Chemotherapie

Eine systemische Chemotherapie sollte aufgrund der Komplexität sowohl der Therapie als meist auch der Grunderkrankungen stets nur in einem dafür qualifizierten Zentrum bzw. bei einem erfahrenen Hämatologen/Onkologen durchgeführt werden. Vor jeder Therapie muss eine sorgfältige Indikationsstellung erfolgen, bei der es gilt, vor allem die relevanten Begleiterkrankungen des Patienten zu berücksichtigen sowie Kontraindikationen gegen eine zytostatische Therapie zu prüfen. Dies erfolgt durch Funktionsuntersuchungen, die sich je nach den verwendeten Substanzen ergeben [z.B. Creatininclearance und Audiogramm vor Cisplatingabe]. Zudem sollte vor Beginn der Therapie eine aktuelle Staginguntersuchung vorliegen, um den Therapieerfolg auch bildgebend kontrollieren zu können.

Außerdem muss jeder Patient ausführlichst über die geplante Therapie und mögliche Nebenwirkungen aufgeklärt werden. Bei Patienten im gebärfähigen Alter ist es zudem obligat, ihnen die Möglichkeiten der Fertilitätserhaltung [wie Kryokonservierung oder Ovarprotektion] anzubieten.

Applikation

Eine zytostatische Therapie kann entweder als **Mono-** oder als **Polychemotherapie** verabreicht werden. Die Grundlagen einer Kombinationstherapie ergeben sich aus der Vorstellung heraus, Zytostatika mit verschiedenen Wirkmechanismen zu kombinieren, um damit synergistische Effekte erzielen zu können. Idealerweise sollten die Tumorzellen auch eine unterschiedliche Resistenzentwicklung gegenüber den einzelnen Substanzen zeigen und die Nebenwirkungsprofile sollten sich so wenig wie möglich überlappen. Ganz allgemein kann die Therapie in **neoadjuvanter**, **adjuvanter**, **kurativer** und **palliativer Intention** erfolgen.

❗ **Die kurative Therapie hat als Ziel die Heilung des Patienten [z.B. hochmaligne Lymphome, akute Leukämien, Hodentumoren], wohingegen eine palliative Therapie zur Verlängerung des Überlebens und zur Verbesserung von Symptomen und der Lebensqualität führen soll.**

Die **Dosisberechnung** erfolgt meist bezogen auf das Gewicht oder die Körperoberfläche des Patienten [mg/kg oder mg/m²]. Mögliche Applikationswege sind intravenös, oral, subkutan oder auch lokoregionär [z.B. intraarterielle oder intraperitoneale Therapie]. Falls sich im Verlauf einer Chemotherapie bestimmte Nebenwirkungen einstellen [z.B. hämatologische Toxizität, Neurotoxizität, Gewichtsverlust des Patienten], muss gegebenenfalls auch eine Dosisanpassung der initial berechneten Dosis erfolgen. Ebenso erfordern bestimmte Organfunktionseinschränkungen eine Dosisadaptation bereits vor Therapiebeginn [z.B. bekannte Niereninsuffizienz].

Evaluation des Therapieerfolgs

Die Effizienzkontrolle einer zytostatischen Therapie kann prinzipiell auf drei Ebenen erfolgen: die für den Patienten [bei palliativer Intention] mit am entscheidenste ist sicherlich die der Verbesserung des klinischen Befindens. Darunter wird die Linderung bestimmter [oft Tumor-assoziierter] Symptome wie Schmerzen, Gewichtsverlust und eine Verbesserung der körperlichen Aktivität und Leistungsfähigkeit zusammengefasst. Oftmals zeigt sich unter Therapie dann auch eine Verbesserung des Allgemeinzustandes, die sich zum Beispiel im Karnofsky-Index* widerspiegeln kann. Für die bildgebende Therapiekontrolle [Sonografie, CT, MRT, PET] gibt es definierte Kriterien, die ein Ansprechen im Sinne einer partiellen oder kompletten Remission festlegen sollen [z.B. RECIST-Kriterien]. Als dritte Ebene eröffnet sich heute zudem die Möglichkeit, den Therapieerfolg mit Surrogat-Markern zu definieren. Hierunter werden zum Beispiel Veränderungen von Tumormarkern im Serum des Patienten [wie CA 15-3 beim Mammakarzinom oder NSE beim kleinzelligen Bronchialkarzinom] verstanden, die Hinweise auf ein biochemisches Therapieansprechen liefern können.

Nebenwirkungen einer zytostatischen Chemotherapie

Alle potenziellen Nebenwirkungen einer zytostatischen Therapie erfordern – wo immer möglich – eine suffiziente **supportive Begleittherapie**.

C

Gastrointestinale Nebenwirkungen

Hierunter fallen mit an erster Stelle die – auch von vielen Patienten gefürchteten – Symptome **Übelkeit** und **Erbrechen**. Ätiologisch sind hier sowohl zentrale als auch periphere emetogene Mechanismen von Bedeutung, klinisch kann sich die Übelkeit sowohl akut als auch verzögert [z.B. Platinverbindungen] manifestieren. Eine effiziente antiemetische Prophylaxe [idealerweise nach einem Stufenschema] ist daher immer indiziert.

Zudem zeigen etliche Zytostatika auch eine **Scheimhauttoxizität**, die sich unter anderem in einer Mukositis [z.B. bei MTX-Therapie] oder in Diarrhöen [z.B. 5-FU] äußern kann. Auch hier ist die adäquate und frühzeitige Supportivtherapie unerlässlich.

Kardiopulmonale Nebenwirkungen

Eine Kardiotoxizität kann durch mehrere Zytostatika induziert werden, wobei die Anthrazykline an erster Stelle stehen. Die klinische Symptomatik ist vielfältig [Angina pectoris-ähnlich, Rhythmusstörungen, Herzinsuffizienz], wobei am häufigsten Veränderungen im Sinne einer Kardiomyopathie mit daraus resultierender Einschränkung der kardialen Pumpfunktion beobachtet werden. Regelmäßige echokardiographische Kontrollen sowie die Einhaltung vorgegebener maximal-kumulativer Anthrazyklindosen sind daher obligat.

An pulmonalen Nebenwirkungen hat vor allem die Lungenfibrose unter Bleomycin-haltiger Therapie Bedeutung. Auch hier sollten regelmäßige Kontrollen der Lungenfunktion durchgeführt und bereits bei dem geringsten Verdacht bildgebende Untersuchungen [Röntgen, HR-CT des Thorax] veranlasst werden.

Knochenmarksuppression

Eine Vielzahl von Chemotherapeutika verursacht eine **Myelosuppression**. Oft ist dies auch eine dosislimitierende Toxizität. Alle drei hämatopoetischen Reihen können betroffen sein. Daraus resultieren die klinischen Symptome: Leukozytopenie mit erhöhter Infektanfälligkeit, Thrombozytopenie mit Blutungsneigung und Anämie mit Leistungsabfall.

Supportiv können Erythrozyten- und Thrombozytenkonzentrate substituiert werden. Zudem stehen verschiedene hämatopoetische Wachstumsfaktoren [wie G-CSF oder GM-CSF] zur Verfügung, die die Neutropeniedauer verkürzen können, aber erst nach sorgfältiger Prüfung der Indikation eingesetzt werden sollten. Zur Stimulation der Erythropoese kann gegebenenfalls auch Erythropoetin parenteral substituiert werden.

Neurotoxizität

Vor allem die Taxane, Platinverbindungen und Vinca-Alkaloide können neurologische Nebenwirkungen zeigen, die klinisch oft als sensomotorische Polyneuropathien imponieren. Jedoch kann es auch zu zentralen Symptomen wie einer Enzephalopathie, zerebellären Dysfunktion oder einem Syndrom der inadäquaten ADH-Sekretion [SIADH] kommen. Eine effiziente Prophylaxe ist nicht bekannt. Zudem erfordert die **Ototoxizität** von Cisplatin eine regelmäßige audiologische Kontrolle unter Therapie.

Nephro-/Urotoxizität

Die Nephrotoxizität hat klinische Bedeutung vor allem bei Cisplatin- und MTX-haltigen Therapieschemata. Beide sollten in voller Dosierung nur bei einer adäquaten Nierenfunktion [Kreatininclearance] verabreicht werden. Zudem sollte immer auch auf eine adäquate Hydrierung geachtet werden. Eine begleitende Harnalkalisierung kann dabei helfen, die akute MTX-Nephrotoxizität zu mindern.

Cyclophosphamid und Ifosfamid können über bestimmte Metaboliten zu einer **hämorrhagischen Zystitis** führen. Eine ausreichende Hydrierung sowie die Gabe von Mesna können hier als wirksame Prophylaxe eingesetzt werden.

Sonstige Nebenwirkungen

Unter den **akuten Zytostatikanebenwirkungen** haben weiterhin **allergische Reaktionen**, **Paravasate** und das **Tumorlysesyndrom** Bedeutung. Allergische Reaktionen werden – neben Antikörpergaben – vor allem in der Therapie mit Taxanen beobachtet. Paravasate können bei jedem zytotoxischen Medikament zu schweren Gewebsnekrosen führen. Anthrazykline und Vincristin weisen die höchste Gewebetoxizität auf. Hier muss unbedingt auf die streng intravenöse Verabreichung geachtet werden. Ein Tumorlysesyndrom kann auftreten, wenn es bei einer rasch proliferierenden Neoplasie durch die [initiale] zytostatische Therapie zu einem starken Zellzerfall kommt. Die daraus resultierende Hyperurikämie, Hyperkaliämie und Hyperphosphatämie kann bis zum akuten Nierenversagen führen. Gefährdet sind zum Beispiel Patienten mit einer CLL mit sehr hohen Leukozytenwerten, fortgeschrittenen Lymphomen oder auch Hodentumoren.

Als **Spätfolge** einer Chemotherapie kann es zu Sekundärmalignomen kommen [oft akute Leukämien], die nach unterschiedlich langer Latenzzeit auftreten können.

Chlamydien kommen in einer extrazellulären, infektiösen Form [**Elementarkörperchen**] und einer intrazellulären, nicht-infektiösen Form [**Initialkörperchen**] vor; vermehrt sich die Chlamydie in hoher Zahl, entstehen intrazelluläre, von einer Membran umgebene **Einschlusskörperchen**

Chlamydia pneumoniae: Erreger der **Chlamydienpneumonie**, einer akuten Pneumonie des Erwachsenenalters, die sowohl endemisch als auch epidemisch auftreten kann; das **klinische Bild** hängt von der Lokalisation des Infektes ab; es kann primär zu einer Konjunktivitis oder zu einer Tracheitis, Bronchitis oder Pneumonie kommen; die meisten Infektionen verlaufen nachweis und benötigen keine Therapie; **Diagnose**: Antikörpernachweis mittels EIA oder Mikroimmunfluoreszenz; **Therapie**: Tetracycline, Makrolid-Antibiotika

Chlamydia psittaci: *Syn: Chlamydia ornithosis*; von Vögeln [v.a. Papageien, Tauben, Wellensittiche] ausgeschiedener Erreger der Psittakose*

Chlamydia trachomatis: *Syn: TRIC-Gruppe*; kommt in einer Reihe von Serotypen vor, die unterschiedliche Erkrankungen verursachen; **Chlamydia trachomatis Serotyp A-C** ist der Erreger des Trachoms*, das weltweit ca. 500 Millionen Menschen befällt und die häufigste Ursache von Erblindung ist; **Chlamydia trachomatis Serotyp D-K** verursacht unspezifische Infektionen der Genitale und die Chlamydienkonjunktivitis; Neugeborene werden beim Durchtritt durch den Geburtskanal infiziert, Erwachsene beim Geschlechtsverkehr oder durch Schmierinfektion; **Chlamydia trachomatis Serotyp L1-3** ist das pathogene Agens einer Geschlechtskrankheit [Lymphogranuloma* inguinale]; alle Serotypen sind empfindlich für Tetracycline [Doxycyclin*] und Makrolide [Erythromycin*]; *s.a. Essay Geschlechtskrankheiten – Genitale Kontaktinfektionen S. 475*

Chlamydienblennorrhoe *f*: durch Chlamydien hervorgerufene eitrige Conjunctivitis; *s.a. Gonoblennorrhö*

Chlamydienkonjunktivitis *f, pl* **-tiden**: okulo-genitale Infektion durch Chlamydia trachomatis Serotyp D-K; Neugeborene werden beim Durchtritt durch den Geburtskanal infiziert, Erwachsene beim Geschlechtsverkehr oder durch Schmierinfektion; eine Infektion in Schwimmbädern [**Schwimmbadkonjunktivitis**] ist selten; **Klinik**: große, reife Follikel auf der Rückseite von Oberlid und Unterlid, die denen des Trachoms ähneln; z.T. kommt es zur Bildung eines feinen Pannus; **Diagnose**: klinisches Bild; mikroskopischer Nachweis der Erreger mittels Immunfluoreszenz und markierten Antikörpern; **Therapie**: Tetracyclin- oder Erythromycin-Augensalbe über 4–6 Wochen; oft wird eine systemische Gabe wegen der okulo-genitalen Infektionskette bevorzugt

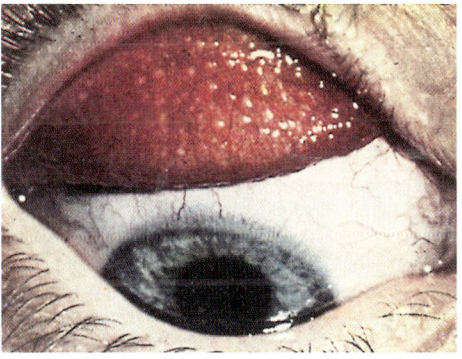

Abb. C7. **Chlamydienkonjunktivitis**. Follikel unter dem Tarsus des Oberlides

Chlamydienzervizitis *f, pl* **-tiden**: häufigste Form der Cervicitis, die bei bis zu 10 % aller sexuell aktiven jungen Frauen mit wechselnden Partnern gefunden wird; verläuft bei 80–90 % der Patientinnen asymptomatisch oder mit nur leichten unspezifischen Symptomen [vermehrt gelblicher Ausfluss,

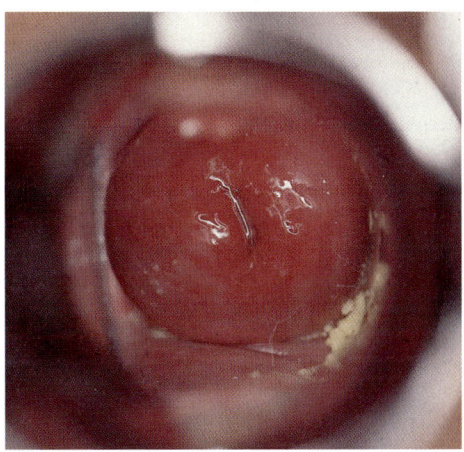

Abb. C8. **Chlamydienzervizitis**

Kontaktblutungen, Blutungsstörungen]; häufig Ausgangspunkt einer aufsteigenden Infektion [Endometritis, Salpingitis]; **Therapie**: Tetracyclin*, Erythromycin*, Doxycyclin*

Chlorambucil *nt*: alkylierendes Zytostatikum; **Anw.**: chronisch lymphatische Leukämie, Non-Hodgkin-Lymphome, Morbus Hodgkin, Makroglobulinämie Waldenström; *s.a. Essay Non-Hodgkin-Lymphome S. 1133, Essay Hodgkin-Lymphome S. 661*

Chloramphenicol *nt*: Breitbandantibiotikum mit bakteriostatischer Wirkung auf intra- und extrazellulär gelegene Keime; bindet an die S-50-Untereinheit von Ribosomen und hemmt damit die Polysombildung und Eiweißsynthese; wirkt gegen grampositive und gramnegative Bakterien, Rickettsien, Chlamydien, Mykoplasmen; **NW**: allergische Reaktionen an Haut und Schleimhäuten bei topischer Applikation; reversible, dosisabhängige Suppression der Erythropoese; Jarisch-Herxheimer-Reaktion bei der Initialbehandlung von Typhus oder Brucellose

Chloranämie *f*: *Syn: Faber-Anämie*; *s.u. Eisenmangelanämie*

Chlorbutanol *nt*: → *Chlorobutanol*

Chlorbutol *nt*: → *Chlorobutanol*

Chlorchinaldol *nt*: → *Chlorquinaldol*

Chlordiazepoxid *nt*: *Syn: Methaminodiazepoxid*; langwirksames Benzodiazepin; HWZ 10–15 h [Metaboliten 50–90 h]; **Anw.**: Tranquilizer, akute und chronische Spannungs-, Erregungs-, Angstzustände, selten als Schlafmittel; Alkoholhalluzinationen; **Dosierung**: maximal 60 mg/d p.o.; Einzeldosis maximal 30 mg; bei Alkoholentzugsdelir Tagesdosen bis zu 300 mg p.o., im Einzelfall auch höher; **NW**: *s.u. Benzodiazepine*

Chlorethiazol *nt*: → *Clomethiazol*

Chloreton *nt*: → *Chlorobutanol*

Chlorhexidin *nt*: Antiseptikum und Desinfektionsmittel mit breitem Wirkungsspektrum; konzentrationsabhängig bakteriostatisch und bakterizid wirksam; Bakteriensporen werden nicht erfasst; **Anw.**: Mund- und Rachendesinfektionsmittel

Chlorid-Diarrhoe *f*: *Syn: familiäre Chlorverlustdiarrhoe, kongenitale Alkalose mit Diarrhoe, Chlorid-Diarrhoe-Syndrom*; autosomal-rezessive Chloridabsorptionsstörung, die zu osmotischbedingten Durchfällen und Gedeihstörung führt

Chloridverlust-Syndrom *nt*: → *Chlorid-Diarrhoe*

Chlorimipramin *nt*: → *Clomipramin*

Chlormethiazol *nt*: → *Clomethiazol*

Chlorobutanol *nt*: *Syn: wasserfreies Chlorbutanol, Chlorbutanol, Chlorbutol, Chloreton, Acetonchloroform*; wirkt antibakteriell und antimykotisch; Hypnotikum; Lokalanästhetikum; **Anw.**: v.a. lokales Schmerzmittel in der Zahnmedizin, Konservierungsmittel für Injektionen etc.

Chloroleukämie *f*: **1.** *Syn: Chloroleukose, Chloromyelose*; durch eine grünliche Färbung der Infiltrate gekennzeichnete akute Form der myeloischen Leukämie✶ **2.** → *Chlorom*

Chlo|ro|leu|ko|se *f*: *Syn*: *Chloromyelose, Chloroleukämie*; durch eine grünliche Färbung der Infiltrate gekennzeichnete akute Form der myeloischen Leukämie

Chlo|ro|lym|phom *nt*: *Syn*: *Chlorolymphosarkom*; von Lymphoblasten gebildetes Chlorom✶

Chlo|rom *nt*: *Syn*: *Chloroleukämie, Chlorosarkom*; bei akuter Leukämie auftretende seltene, grün gefärbte Infiltrate aus Myeloblasten und Lymphoblasten; betrifft v.a. das Knochenmark von Schädeldach, Orbita, Rippen, Wirbel und langer Röhrenknochen; *s.u. Essay Akute Leukämien S. 889*

Chlo|ro|mye|lom *nt*: *Syn*: *Chloromyelose, Chloromyeloblastom*; meist im Rahmen einer Chloroleukämie auftretende Sonderform des Chloroms mit Überwiegen der Myeloblasten

Chlo|ro|mye|lo|se *f*: **1.** → *Chloromyelom* **2.** → *Chloroleukämie*

Chlo|ro|phyl|lin *nt*: aus Chlorophyll hergestellter Porphyrinkörper; *Anw.*: Mund- und Rachentherapeutikum, zur chirurgischen und hygienischen Händedesinfektion, zur präoperativen Hautantiseptik, zur Konservierung von Augentropfen

Chlo|ro|quin *nt*: *Syn*: *7-Chlor-4-(4-diethylamino-1-methylbutylamino)-chinolin*; wichtiges Mittel der Malariaprophylaxe und -therapie; auch bei systemischem Lupus erythematodes und rheumatoider Arthritis wirksam; *NW*: irreversible Netzhautschädigungen, gastrointestinale Beschwerden, Exantheme, epileptiforme Krämpfe; *s.a. Essay Systemischer Lupus erythematodes S. 935, Essay Tropenkrankheiten – importierte Krankheiten S. 1571, Essay Rheumatoide Arthritis S. 83*

Chlo|ro|tri|a|ni|sen *nt*: *Syn*: *Chlor-tris-(4-methoxyphenyl)-ethylen*; synthetisches nicht-steroidales Östrogen; *Anw.*: Prostatakarzinom, Menopausensymptome; *Dosierung*: Menopausensymptome 12–24 mg/d p.o.; Prostatakarzinom 24 mg/d p.o.; Unterdrückung der Laktation bzw. Abstillen 3 × tgl. 48 mg über 4 Tage bzw. 4 × tgl. 12 mg über 7 Tage; *NW*: bei Männern Gynäkomastie und verminderte Potenz

Chlor|phen|a|min *nt*: *Syn*: *Chlorpheniramin*; H₁-Antihistaminikum, *Anw.*: systemisch bei Heuschnupfen und Urtikaria, topisch bei allergischen Konjunktivitis; *Dosierung*: 4–8 mg 2 × tgl. p.o.; 0,3 %-ige Lösung; *NW*: ausgeprägte Sedierung und Benommenheit, Mundtrockenheit, Obstipation; *Kontraind.*: Engwinkelglaukom, topische Anwendung an der Haut, v.a. bei exsudativen Dermatosen [Gefahr der Sensibilisierung], Prostatahypertrophie

Chlor|phe|nir|a|min *nt*: → *Chlorphenamin*

Chlor|pi|pra|zin *nt*: → *Perphenazin*

Chlor|pro|ma|zin *nt*: *Syn*: *2-Chlor-10-(3-dimethylaminopropyl)-phenothiazin*; hemmt dopaminerge und α-adrenerge Rezeptoren; Neuroleptikum mit mittelstarker antipsychotischer Potenz; HWZ 11–30 h; nimmt durch Enzyminduktion langsam ab; *Anw.*: schizophrene Syndrome mit vorwiegend psychomotorischer Erregung und Angst, agitierte Depressionsformen, Angst- und Erregungszustände unterschiedlicher Genese, extrapyramidale Störungen bei Chorea Huntington, Narkosevorbereitung, Antiemetikum

Chlor|pro|thi|xen *nt*: *Syn*: *cis-2-Chlor-9-(3-dimethylaminopropyliden)-thioxanthen*; Thioxanthenderivat; schwach- bis mittelstark antipsychotisch wirkendes Neuroleptikum; Sedativum; *Anw.*: Psychosen des schizophrenen und manisch-depressiven Formenkreises, psychomotorische Erregungszustände, Unterstützungstherapie bei psychosomatischen Erkrankungen, Zusatztherapie bei Schmerzsyndromen, Operationsvorbereitung; *Dosierung*: Psychosen ambulant bis 150 mg/d, stationär bis 600 mg/d; *NW*: Mundtrockenheit, Akkommodations- und Miktionsstörungen, Hyperprolaktinämie, Galaktorrhoe, Gynäkomastie, sexuelle Störungen, vorübergehende Kreislauflabilität, reversible Cholestase mit Ikterus; *Kontraind.*: Schwangerschaft und Stillzeit

Chlor|quin|al|dol *nt*: *Syn*: *5,7-Dichlor-2-methyl-8-chinolinol, Chlorchinaldol, Hydroxydichlorquinaldin*; Antiseptikum; Desinfiziens; Antimykotikum; *Anw.*: v.a. als Darm- bzw. Vaginalantiseptikum

Chlor|ta|li|don *nt*: *Syn*: *2-Chlor-5-(1-hydroxy-3-oxo-isoindolin-1-yl)benzolsulfonamid*; Saluretikum; Sulfonamid; HWZ 34–54

h; *Anw.*: Ödeme, leichte bis mittelschwere Hypertonie bei älteren Patienten, Diabetes insipidus; *Dosierung*: 15–100 mg p.o. alle 2–3 Tage; bei Diabetes insipidus 2 × 100 mg tgl.; *NW*: Störungen des Wasser- und Elektrolythaushaltes mit Hypokaliämie, Hypomagnesiämie, Hyponatriämie und Hypochlorämie, Schwindel, Schwächegefühl, Müdigkeit, Kopfschmerzen, Parästhesien, Wadenkrämpfe, Appetitlosigkeit, Übelkeit, Erbrechen, Oberbauchbeschwerden, krampfartige Schmerzen, Diarrhoe, Obstipation, Verschlechterung einer diabetischen Stoffwechsellage und der Nierenfunktion

Chlor|te|tra|cyc|lin *nt*: von Streptomyces aureofaciens gebildetes, vorwiegend bakteriostatisches Antibiotikum; *Anw.*: oral zur Darmvorbereitung vor Operationen, lokal bei Augeninfektionen, oral bei bakteriellen Infektionen der Mundhöhle

Chlor|ver|lust|di|ar|rhoe *f, pl* **-rhoen**: → *Chlorid-Diarrhoe*

Cho|a|nal|po|lyp *m*: von der Nasenschleimhaut ausgehender Polyp, der die Choane vollständig verschließen und bis in den Epipharynx reichen kann; *Klinik*: verstopfte Nase, dumpfer Kopfschmerz, Hyposmie oder Anosmie, Schleimabfluss in den Rachen; *Therapie*: operative Abtragung der Schleimhaut

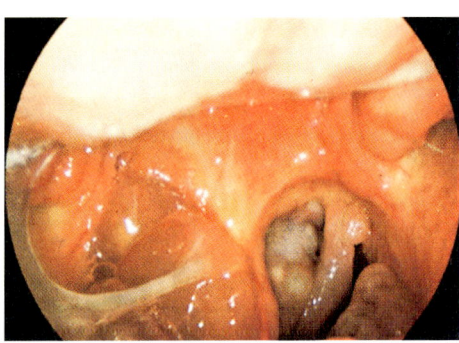

Abb. C9. Choanalpolyp

Cho|a|nal|tam|po|na|de *f*: → *Bellocq-Tamponade*

CHOEP-Schema *nt*: zur Behandlung von Non-Hodgkin-Lymphomen verwendetes Schema aus Cyclophosphamid✶, Hydroxydaunorubicin [Doxorubicin✶], Vincristin✶ [*engl.* Oncovin], Etoposid✶ und Prednison✶; *s.a. Essay Non-Hodgkin-Lymphome S. 1133*

Chol|an|gi|o|cho|le|zys|to|cho|le|doch|ek|to|mie *f*: operative Entfernung von Gallenblase, Gallenblasengang und Ductus choledochus; i.d.R. Zugang über einen Transrektalschnitt oder Rippenbogenrandschnitt oder laparoskopisch als minimal invasiver Eingriff

Chol|an|gi|o|drai|na|ge, perkutane transhepatische *f*: *s.u. perkutane transhepatische Cholangiografie*

Chol|an|gi|o|du|o|de|no|sto|mie *f*: *Syn*: *Gallengang-Duodenum-Fistel, Gallengang-Duodenum-Fistelung*; operativ angelegte Verbindung von Gallengängen und Duodenum

Chol|an|gi|o|en|te|ro|sto|mie *f*: *Syn*: *Gallengang-Darm-Fistel, Gallengang-Dünndarm-Fistel*; operativ angelegte Verbindung von Gallengängen und (Dünn-)Darm

Chol|an|gi|o|gas|tro|sto|mie *f*: *Syn*: *Gallen-Magen-Fistel*; operativ angelegte Verbindung von Gallenwegen und Magen

Chol|an|gi|o|gra|fie, -gra|phie *f*: Röntgenkontrastdarstellung der Gallengänge; bei der **direkten Cholangiografie** wird das Kontrastmittel direkt in die Gallenwege eingebracht [z.B. **endoskopische retrograde Cholangiografie**]; bei der **indirekten Cholangiografie** [orale Cholangiografie, i.v. Cholangiografie, Infusionscholangiografie] wird auch die Gallenblase dargestellt [Cholegrafie]; *s.a. Cholangiopankreatikografie*

laparoskopische transhepatische Cholangiografie: direkte Cholangiografie mit transhepatischer Punktion der Gallenwege im Rahmen einer Laparoskopie

perkutane transhepatische Cholangiografie: Cholangiografie mit transhepatischer Punktion der Gallenwege und di-

Operationsvorbereitung

H. Bartels

C

Eine gezielte Operationsvorbereitung ist heute bei immer umfangreicheren Eingriffen in der Chirurgie von vorrangiger Bedeutung. Bei Notfalleingriffen müssen die Rahmenbedingungen, die der Patient mitbringt, akzeptiert werden. Diktiert durch den Zeitdruck ist eine sorgfältige Evaluation der Risikosituation des Patienten in der Regel nicht möglich. Es gelingt bestenfalls, grob orientierend Organfunktionsstörungen abzuklären und nur in Ausnahmefällen, diese durch spezifische Vorbehandlung zu bessern.

Unter Elektivbedingungen muss aber die Chance einer gezielten Operationsvorbereitung genutzt werden. Es gilt, den Op-Zeitpunkt mit dem geringsten Risiko für den Patienten und der niedrigsten Komplikationswahrscheinlichkeit zu wählen, und die Patienten zu selektieren, bei denen große und größte chirurgische Eingriffe noch mit vertretbarem Risiko durchgeführt werden können.

Darüber hinaus dient die Risikoabklärung als Entscheidungshilfe bei der Therapieplanung [z.B. funktionelle Vorbehandlung], nimmt Einfluss auf die Verfahrenswahl [z.B. limitierte Chirurgie, Sicherheitschirurgie] und ermöglicht ein problemorientiertes postoperatives Management. Voraussetzung dafür ist, Vorerkrankungen und relevante Organfunktionsstörungen, die den Patienten zusätzlich gefährden können, zu identifizieren und diese Störungen in Relation zum geplanten Eingriff zu bewerten.

Risikofaktoren

Unter Risikofaktoren werden alle Einflüsse verstanden, die den individuellen Patienten bei einem definierten chirurgischen Eingriff gefährden können. Der traditionelle Weg einer präoperativen Risikoabschätzung ist die subjektive Beurteilung des Patientenzustandes durch den Operateur, ggf. unterstützt durch konsiliarärztliche Stellungnahmen von Spezialisten für die einzelnen Organfunktionen. Dieser klinische Eindruck, der in jedem Fall große Erfahrung voraussetzt, kann aber in der Regel eine objektive Evaluation nicht ersetzen.

Weit verbreitet ist heute die präoperative Risikoabschätzung anhand der **ASA-Klassifikation**, die Patienten entsprechend ihres klinischen Status 5 Risikogruppen zuordnet [Tab. 1]. Die ASA-Klassifikation fasst den objektiven Befund, den subjektiven Eindruck und das abschließende klinische Urteil zusammen. Ihre Zielsetzung ist die Anwendbarkeit unter anästhesiologischen Gesichtspunkten für ein großes Eingriffsspektrum. Bezogen auf das individuelle Risiko z.B. eines Patienten mit Ösophaguskarzinom ist die ASA-Klassifikation aber wenig hilfreich, da Art und Größe des geplanten Eingriffes als wesentliches Kriterium dabei keine Berücksichtigung findet.

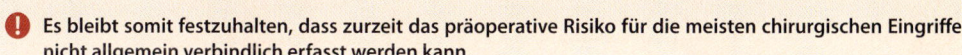 Es bleibt somit festzuhalten, dass zurzeit das präoperative Risiko für die meisten chirurgischen Eingriffe nicht allgemein verbindlich erfasst werden kann.

Somit müssen heute bei der Risikoevaluation und zur Erstellung effektiver Präventionsstrategien in gleichem Maße operationsbezogenes Risiko und patientenbezogenes Risiko, das aus der Grundverfassung und der Anzahl präexistenter Begleiterkrankungen erwächst, mit einbezogen werden.

Tab. 1. Risikoklassifikation nach ASA

I	Normaler, gesunder Patient
II	Patient mit leichter Allgemeinerkrankung
III	Patient mit schwerer Allgemeinerkrankung und Leistungsminderung
IV	Patient mit inaktivierender Allgemeinerkrankung, die eine ständige Lebensbedrohung darstellt
V	Moribunder Patient, von dem nicht erwartet wird, dass er die nächsten 24 Stunden überlebt

Operationsbezogenes Risiko

Richtlinien zur perioperativen Evaluation von Patienten für nicht-kardiochirurgische Eingriffe sind heute klar definiert. Ein operationsbezogenes hohes Risiko [perioperative Mortalität > 5 %] liegt demnach bei Notfalloperationen vor allem im höheren Lebensalter vor, bei Eingriffen an der Aorta oder den großen Gefäßen, und bei allen ausgedehnten und lang andauernden Operationen mit großen Flüssigkeitsverschiebungen, Blutverlust und damit verbundener systemischer Entzündungsreaktion.

C

Darüber hinaus sind in der Ösophaguschirurgie bedingt durch die mechanische Irritation des Herzens vor allem Patienten mit eingeschränkten kardialen und koronaren Reserven gefährdet. Um aber auch diesen Hochrisikopatienten einen potenziell kurativen chirurgischen Eingriff bei vertretbarem Risiko zu ermöglichen, bieten sich limitierte Chirurgie und Sicherheitschirurgie als Therapieoptionen an.

Limitierte Chirurgie. Limitierte Chirurgie bedeutet – wenn onkologisch vertretbar – z.B. beim Adenokarzinom des Ösophagus eine transhiatale Resektion anstelle der transthorakalen Ösophagektomie, oder bei Patienten mit frühem Adenokarzinom im Barrett-Ösophagus eine Resektion des distalen Ösophagus mit Jejunuminterposition anstelle der radikalen Ösophagektomie. Mit diesen attraktiven Alternativen in der Verfahrenswahl konnte bisher – bei spezieller Indikationsstellung – die postoperative Morbidität gesenkt werden.

Sicherheitschirurgie. Sicherheitschirurgie trägt vor allem der besonderen Gefährdung von Patienten nach neoadjuvanter Radio-/Chemotherapie Rechnung. Neue immunologische Daten zeigen, dass durch die Vorbehandlung vor allem T-Lymphozyten, die von entscheidender Bedeutung für die körpereigene Infektabwehr sind, supprimiert werden. Diese exogene Immunsuppression bietet eine hinreichende Erklärung für den schlechten postoperativen Verlauf und die hohe Mortalität dieser Patienten bei Eintreten von septischen Komplikationen. Etabliert ist die Sicherheitschirurgie mittlerweile beim tief sitzenden Rektumkarzinom nach präoperativer Radio-/Chemotherapie. Durch Vorschalten eines protektiven Ileostomas können hier die Folgen einer potenziellen Anastomosenkomplikation gering gehalten werden.
In der Ösophaguschirurgie bietet sich als Sicherheitskonzept ein „Splitting" der Resektionsphase von der Rekonstruktionsphase an. Ein derartiges zweizeitiges Vorgehen wird in Notfallsituation wie z.B. Ösophagusperforation/Ruptur mit schwerer Mediastinitis und Sepsis bereits erfolgreich angewandt. Bei elektiven Eingriffen ist die Rationale für ein zweizeitiges Vorgehen, dass das Ösophagusbett im hinteren Mediastinum innerhalb einiger Tage verklebt, sodass bei Durchführung der retrosternalen Rekonstruktion zu einem späteren Zeitpunkt selbst bei Auftreten einer Anastomoseninsuffizienz [der häufigsten Komplikation in der Ösophaguschirurgie] eine Mediastinitis unwahrscheinlich wird [Mediastinitisprophylaxe]. Damit können die deletären Folgen einer Anastomoseninsuffizienz gerade beim Hochrisikopatienten verhindert werden. In der Ösophaguschirurgie ist ein zweizeitiges Vorgehen als Präventionsstrategie vor allem zwei Patientengruppen vorbehalten: Patienten mit neoadjuvanter Radio-/Chemotherapie und nicht-vorbehandelten Patienten, die aber eine eingeschränkte Leistungsreserve und ein stark erhöhtes Risiko auf dem Boden präexistenter Begleiterkrankungen aufweisen.

Patientenbezogenes Risiko

Zunehmend ältere Patienten, immer größere und stärker belastende Eingriffe und der vermehrte Einsatz aggressiver onkologischer Konzepte machen heute in der Op-Vorbereitung eine sorgfältige Planung im Umgang mit Begleiterkrankungen erforderlich. Bei der Abklärung dieser patientenbezogenen Risikofaktoren ist die quantitative Erfassung der allgemeinen Leistungsfähigkeit und der Organfunktionen, die unmittelbar Einfluss auf den postoperativen Verlauf nehmen, von vorrangiger Bedeutung.

Pulmonale Funktionen.

❗ **Chirurgischer Eingriff und Narkose führen auch bei Patienten ohne vorbestehende Erkrankung zu ganz charakteristischen Einschränkungen in der respiratorischen Funktion.**

Dem zu Grunde liegen Störungen des Atemantriebs, der Lungenmechanik, des Ventilations-/Perfusionsverhältnisses und des pulmonalen Gasaustausches. Oberbauch- und Zweihöhleneingriffe bedeuten darüber hinaus ein zusätzliches Risiko. Es kommt zu einer drastischen Reduktion sämtlicher Lungenvolumina und Abnahme der pulmonalen Compliance. Vitalkapazität und funktionelle Residualkapazität [FRC] sind um bis zu 70 % eingeschränkt und erreichen erst nach 10–12 Tagen wieder ihr Ausgangsniveau.
Diese, auch beim Lungengesunden, zwangsläufig auftretenden Veränderungen sind aber bei Patienten mit pulmonaler Vorerkrankung von ungleich größerer Bedeutung. Der pulmonale Risikopatient ist postoperativ sehr viel schlechter in der Lage, tief einzuatmen und effektiv abzuhusten. Daraus können als Komplikationen Hypoxämie, Sekretretention und Pneumonie resultieren. Somit sind in der Operationsvorbereitung auffällige Anamnese [Nikotinabusus, Asthma, chronische Bronchitis], Besonderheiten bei der körperlichen Untersuchung [Adipositas, Kyphoskoliose, Muskelerkrankungen], positiver Auskultationsbefund und Belastungsdyspnoe jeweils Indikationen, die Lungenfunktion quantitativ zu evaluieren.

Kardiovaskuläre Funktion. Grundsätzlich stellt die kardiale Komplikation eine der schwersten Belastungen des postoperativen Verlaufs dar. Veränderungen mit negativer Rückwirkung auf spezifische Herz- und Kreislauf-

C

funktionen sind z.B. Kältezittern [Erhöhung des Sauerstoffverbrauches], Restwirkung von Anästhetika [negativ inotrope Wirkung], Angst, Schmerz, Hypoxämie, erhöhte Atemarbeit oder Blutdruckabfall [Hypovolämie]. Die Gefährdung ist aber ungleich höher bei Patienten mit spezifischen Vorerkrankungen und eingeschränkter kardialer und koronarer Leistungsreserve.

Hauptindikatoren für erhöhtes kardiovaskuläres Risiko sind entsprechend der heute gültigen Richtlinien instabile Koronarsyndrome, dekompensierte Herzinsuffizienz, signifikante Rhythmusstörungen und schwere Herzklappenfehler. Eine geringere Risikoerhöhung liegt bei stabiler Angina pectoris, statt gehabtem Herzinfarkt und Diabetes mellitus vor. Beide Patientengruppen benötigen präoperativ Spezialuntersuchungen und – wenn erforderlich – zur Verbesserung ihrer funktionellen Leistungsfähigkeit gezielte therapeutische Maßnahmen. Insofern erfordert eine umfassend Op-Vorbereitung des kardialen Risikopatienten schon im Vorfeld eine sorgfältige Kommunikation zwischen Chirurg, Anästhesisten und Kardiologen hinsichtlich eingriffsspezifischer Besonderheiten, Dringlichkeit des geplanten Eingriffes und Notwendigkeit einer spezifischen Vorbehandlung.

Hepatische Funktion. Der Einfluss der hepatischen Funktion auf den postoperativen Verlauf ist unbestritten. Patienten mit Leberfunktionsstörungen sind dadurch gefährdet, dass septische Komplikationen [Immunsuppression], Blutungskomplikationen [Koagulopathie, eingeschränkte Thrombozytenfunktion] und auch kardiale Probleme [Rhythmusstörung, toxische Kardiomyopathie] vermehrt auftreten.

Als häufigste Ursache für eine Leberschädigung muss heute der Alkoholismus gelten. Chronischer Alkoholabusus beeinflusst den postoperativen Verlauf auch dahingehend, dass bei Entzugssymptomatik und zwangsläufig eingeschränkter Kooperation [Abhusten!] die Inzidenz postoperativer Pneumonien ansteigt.

Präexistente Leberfunktionsstörungen können sich aber einer laborchemischen Routinediagnostik entziehen. Der hepatische Metabolismus ist charakterisiert durch seine hohe Funktionsreserve. Erst bei Vorliegen einer Zirrhose werden spezifische Muster der fortgeschrittenen Insuffizienz [z.B. Aszitis, Enzephalopathie] transparent.

❗ **Die Leberzirrhose reflektiert damit das Endstadium einer hepatischen Funktionsstörung und gilt heute als Kontraindikation für große elektive chirurgische Eingriffe.**

Für die Operationsvorbereitung bedeutet das, dass nicht nur Ausmaß bzw. Kompensationsgrad von bekannten Zirrhosen zu beurteilen sind, sondern dass gerade die Patienten identifiziert werden, bei denen trotz nur mäßiger Funktionseinschränkung eine Zirrhose bereits vorliegt.

Allgemeinzustand und Kooperation. Nach großen chirurgischen Eingriffen wird vom Patienten ein Höchstmaß an Disziplin und Mitarbeit abverlangt. Zur Prophylaxe von pulmonalen und thromboembolischen Komplikationen müssen Therapiemaßnahmen wie Atemtraining, Abhusten, Mobilisation u.a. immer wieder durchgeführt werden. Grundvoraussetzung dafür ist aber eine ausreichende somatische Belastbarkeit und mentale Kooperationsfähigkeit des Patienten.

Zurzeit stehen noch keine Methoden zur Verfügung, die präoperativ die Mitarbeit des Patienten nach dem Eingriff vorhersagen lassen. Ganz sicher ist aber die Kooperation eingeschränkt bei sehr alten Patienten, beim Vorliegen einer Zerebralsklerose, bei Patienten mit Vorerkrankungen im psychiatrischen Formenkreis [z.B. endogenen Depressionen], bei Medikamentenabusus und Alkoholikern.

❗ **Somit ist die Bemessungsgrundlage zumindest für die Einschätzung des Allgemeinzustandes des Patienten weiterhin „der klinische Blick" des erfahrenen Operateurs, der letztendlich entscheiden muss, ob dem Patienten der geplante Eingriff überhaupt zugemutet werden kann.**

Voruntersuchungen

Die ersten und entscheidenden Schritte bei jeder gewissenhaften Op-Vorbereitung sind die ausführliche Anamnese und gründliche körperliche Untersuchung. Nur durch genaues Erheben der Patientenanamnese lassen sich bisherige Medikamenteneinnahme, Unverträglichkeiten, Allergien und Konsumgewohnheiten [z.B. Nikotin, Alkohol, Drogen] erfassen. Diese Informationen liefern auch entscheidende Hinweise für ein problemorientiertes postoperatives Management.

Die körperliche Untersuchung kann bisher nicht bekannte, unbeachtete oder nicht angegebene Störungen aufdecken. Daraus können sich durchaus Konsequenzen für den vorgesehenen Eingriff ergeben. So ist eine periphere arterielle Verschlusskrankheit nicht nur ein lokales Problem, sondern signalisiert auch ein erhöhtes kardiales Risiko. Zum einen sind viele Risikofaktoren der arteriellen Verschlusskrankheit auch Risikofaktoren für die koronare Herzerkrankung [z.B. Diabetes mellitus, Nikotinabusus, Hyperlipidämie], zum anderen kann

C

die Angina pectoris als Leitsymptom der koronaren Herzerkrankung nur deswegen verschleiert sein, weil der Patient wegen intermittierender Claudicatio bisher nicht grenzwertig belastet war.

Somit kann streng genommen erst nach Vorliegen der aus Anamnese und körperlicher Untersuchung erhobenen Befunde Umfang und Spektrum obligater Voruntersuchungen bestimmt werden. Aus organisatorischen Gründen wird aber weiterhin routinemäßig eine Basisdiagnostik anlaufen, die heute ohnehin vor chirurgischen Wahleingriffen gefordert wird, und deren Ergebnisse dann als Ergänzung zu Anamnese und Untersuchungsbefund zur Verfügung stehen.

Basisdiagnostik

Ziel der in der Tab. 2 zusammengestellten Basisdiagnostik ist es, Erkrankungen aufzudecken, die den Patienten über das eingriffsspezifische Risiko hinaus gefährden können. Das gilt in gleichem Maße für kardiopulmonale Störungen [EKG, Rö-Thorax], Leberschädigung [Bilirubin, GPT, alkalische Phosphatase], Blutungsneigung [Thrombozyten, Gerinnung], Diabetes [Blutzucker], Elektrolytentgleisung [z.B. Hypokaliämie], Anämie [Hb] oder latente Infektion [Leukozyten].

Tab. 2. Basisdiagnostik

- Anamnese, körperliche Untersuchung, EKG, Rö-Thorax
- Blutbild [Hb, HK, Leukozyten, Thrombozyten]
- Gerinnung [Quick, PTT, Fibrinogen]
- Serum-Elektrolyte [Na, K]
- Bilirubin, GPT, alkalische Phosphatase
- Blutzucker
- Serum-Harnstoff, Serum-Kreatinin

Ergeben sich aus Anamnese, Untersuchungsbefund und der Basisdiagnostik Hinweise auf eine spezifische Organerkrankung, werden – nach Rücksprache mit den Spezialisten der entsprechenden Fachgebiete – Zusatzuntersuchungen erforderlich. Diese Untersuchungen sollten aber auch bei gesunden Patienten vorliegen, wenn große viszeralchirurgische Eingriffe [z.B. Ösophagusresektion, Lebertransplantation, multiviszerale Resektion] geplant sind.

Erweiterte Diagnostik

Art und Umfang der erweiterten Diagnostik orientieren sich an den Erfordernissen des Einzelfalles, dem Alter und Allgemeinzustand des Patienten und der Größe des vorgesehenen Eingriffes [Tab. 3].

Eine Spirometrie zur präoperativen Abklärung der **Lungenfunktion** ist als Routinemaßnahme nicht erforderlich. Ergeben sich aber aus den bisher erhobenen Befunden Hinweise auf vorliegende Störungen, müssen Zusatzuntersuchungen und ggf. eine funktionelle Vorbehandlung durchgeführt werden.

Tab. 3. Erweiterte Diagnostik

Lungenfunktion	z.B. BGA, Spirometrie, Volumen, Diffusion, Atemmuskelkraft
Kardiale Funktion	z.B. Langzeit-EKG, Herzecho, Spiroergometrie, Herzszintigrafie, Koronarangiografie
Hepatische Funktion	z.B. Aminopyrinatemtest [APT], Leberbiopsie
Allgemeinzustand	Karnofsky-Index

Vergleichbares gilt für den kardialen Risikopatienten. Die **kardiale Leistungsfähigkeit** wird heute in metabolischen Äquivalenzstufen [MET] angegeben. Das perioperative Risiko, eine kardiale Komplikation zu erleiden, steigt, wenn 4 MET unter Belastung nicht mehr möglich sind. In grober Annäherung entsprechen 4 MET einem symptomfreien Treppensteigen von zwei Stockwerken. Ist diese funktionelle Mindestkapazität nicht gegeben und/oder finden sich andere Hinweise auf präexistente kardiale Probleme, müssen Spezialuntersuchungen veranlasst, Therapieempfehlungen ausgesprochen oder ggf. eine koronare Revaskularisation veranlasst werden, auch wenn diese Maßnahmen den Zeitpunkt der geplanten Operation hinausschieben.

Die konventionelle **Leberdiagnostik** wird nur bei bereits fortgeschrittenen Störungen pathologisch ausfallen. Zur quantitativen Erfassung der Leistungsreserve bietet sich der Aminopyrin-Atemtest [APT] an, mit dem die hepatische Zytochrom-P-450-Funktion gemessen wird. Als ultima ratio bleibt bei begründetem Verdacht auf das Vorliegen einer Zirrhose, die anders diagnostisch nicht verifiziert oder ausgeschlossen werden kann, nur die präoperative histologische Sicherung durch Stanzbiopsie.

Die Beurteilung des Allgemeinzustandes des Patienten und seiner Leistungsfähigkeit ist weiterhin der schwierigste Teilaspekt der präoperativen Risikoerfassung. Hilfestellung bei dieser Beurteilung liefert der Karnofsky-Index*, der bereits in früheren Untersuchungen der relevante Risikofaktor für die Abschätzung des postoperativen Verlaufs war. Entscheidende Bedeutung kommt auch der Beurteilung des Alkoholkonsums zu. Anamnestische Angaben zu Trinkgewohnheiten sind aber in der Regel eher unzuverlässig und Blut- und Urin-Alkoholbestimmungen als Screeningmethode nahezu wertlos.

C

Funktionelle Vorbehandlung

Ein wesentlicher Teilaspekt der OP-Vorbereitung besteht darin, durch funktionelle Vorbehandlung präexistente Erkrankungen in ihrem Schweregrad zu beeinflussen oder sogar auszuschalten. Dies gilt im besonderen Maße für pulmonale und kardiovaskuläre Störungen.

Vorbehandlung bei pulmonalen Störungen

Die Möglichkeiten, Patienten mit restriktiven Ventilationsstörungen [z.B. Lungenfibrose] funktionell zu verbessern, sind gering. Eine medikamentöse Therapie ist in der Regel nicht wirksam, nur in Ausnahmefällen helfen Steroide. Es kann aber durch gezielte Atemgymnastik die Kooperation des Patienten verbessert, seine Muskelkraft gestärkt und die „emotionale" Dyspnoe beeinflusst werden.

Damit erlernt der Patient bereits präoperativ Techniken, die postoperativ zur Prophylaxe pulmonaler Komplikationen notwendig werden [z.B. Vertiefung der Spontanatmung, Ventilation gegen inspiratorischen Widerstand].

Im Gegensatz dazu kann bei obstruktiven Lungenerkrankungen [z.B. Asthma, COPD] häufig eine funktionelle Verbesserung erzielt werden. Ziel der antiobstruktiven, mukolytischen und anti-inflammatorischen Medikation ist es dabei, Sekrete zu lösen, Superinfektionen zu beherrschen und Atemwiderstand, Lungenvolumina und Gasaustausch zu bessern. Die Therapiedauer beträgt in der Regel 1–2 Wochen. Anhand der Lungenfunktionskontrolle muss dann entschieden werden, ob der Patient ausreichend rekompensiert ist, oder ob eine weitere Vorbehandlung notwendig erscheint.

Vorbehandlung bei kardiovaskulären Störungen

Bei instabiler Angina, dekompensierter Herzinsuffizienz, symptomatischen Arrhythmien und schweren Herzklappenfehlern darf ein elektiver nicht-kardiochirurgischer Eingriff erst nach Rekompensation – ggf. durch kardiochirurgische Intervention – durchgeführt werden. Eine präoperative koronare Revaskularisation ist grundsätzlich bei allen Patienten mit koronarer Ischämie in Erwägung zu ziehen. Die dabei zur Anwendung kommenden Verfahren [z.B. PTCA, koronare Stents oder primäre Bypass-Chirurgie] richten sich nach entsprechenden anatomischen und funktionellen Kriterien.

Es kann heute davon ausgegangen werden, dass nach erfolgreicher koronarer Revaskularisation das kardiale Risiko nicht mehr höher ist als bei Patienten ohne koronare Herzerkrankung. Allerdings müssen eine Zeitverzögerung für den geplanten Elektiveingriff von bis zu 6 Wochen und postoperativ spezielle Probleme durch konventionelle Antikoagulation bzw. Thrombozytenaggregation in Kauf genommen werden.

Bei allen hochgradigen und/oder symptomatischen Karotisstenosen ist eine präoperative Sanierung durch den Gefäßchirurgen notwendig. Das erforderliche Zeitintervall zwischen Karotischirurgie und dem geplanten Eingriff beträgt heute nur noch wenige Tage. Bezüglich einer Vorbehandlung bei Herzinsuffizienz, Rhythmusstörung und anderen spezifischen Vorerkrankungen sei auf die Lehrbücher der Kardiologie verwiesen. Grundsätzlich muss aber gelten, dass eine spezifische Medikation konsequent bis zum Zeitpunkt der Operation weitergeführt und auch postoperativ fortgesetzt werden muss. Das gilt heute im besonderen Maße für die Betablocker als Koronarprophylaxe.

Risikoabschätzung

Auf der Grundlage der dargestellten Basisdiagnostik und erweiterten Diagnostik wird eine präoperative Risikoerfassung möglich. Durch die Messung einzelner Parameter können isolierte Organfunktionen und die Gesamtsituation des Patienten beurteilt werden. Eine quantitative Aussage über die präoperative Risikosituation gelingt dann, wenn diese Einzelfunktionen entsprechend ihres klinischen Gewichtes in Regressionsanalysen bewertet werden. Damit ist der Boden bereitet für einen organbezogenen Risikoscore, der die Klassifikation von Patienten in verschiedene Risikokategorien erlaubt und eine Vorhersage der postoperativen Mortalität ermöglicht. Ein solcher Risikoscore ist zurzeit nur für die Ösophagus Karzinomchirurgie verfügbar.

C

rekter Kontrastmittelfüllung; indiziert bei Verdacht auf Choledocholithiasis, wobei die Durchführung einer reinen PTC heute eine Rarität ist; meist ist sie nur erste Stufe einer **perkutanen transhepatischen Cholangiodrainage [PTCD]** oder **perkutanen transhepatischen Drainage [PTD]**

perkutane transjugulare Cholangiografie: Cholangiografie durch Zugang über die Vena jugularis externa

Chol|an|gi|o|je|ju|no|sto|mie *f: Syn: Gallengang-Jejunum-Fistel;* operativ angelegte Verbindung von Gallengängen und Jejunum

Chol|an|gi|o|ma|no|me|trie *f:* Druckmessung in den Gallenwegen; meist über einen eingelegten T-Drän als **intraoperative Cholangiomanometrie** oder als **endoskopische Cholangiomanometrie;** wird bei der intraoperativen Cholangiomanometrie Röntgenkontrastmittel zur Darstellung der ableitenden Gallenwege verwendet, spricht man von **Cholangioradiomanometrie;** eine andere Variante ist die **Cholangiodebitometrie** [z.B. als Durchflussmanometrie nach Tondelli und Allgöwer], bei der der Druck gemessen wird, der zur Überwindung des Widerstandes des Papillensphinkters nötig ist; dabei geht man davon aus, dass eine funktionelle Papillenstenose durch Drücke unter 30 cm H_2O überwindbar ist, während bei Drücken von mehr als 32 cm H_2O eine organische Stenose vorliegt

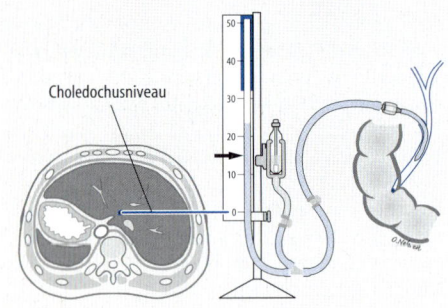

Abb. C10. Cholangiomanometrie. Durchflussmanometrie nach Tondelli und Allgöwer

Chol|an|gi|om, malignes *nt:* → *cholangiozelluläres Karzinom*
Chol|an|gi|o|pan|kre|a|ti|ko|gra|fie, -gra|phie *f: Syn: Cholangiopankreatografie;* Röntgenkontrastdarstellung der Gallenwege und der Bauchspeicheldrüse/des Pankreas; *s.a. Cholangiografie*

endoskopische retrograde Cholangiopankreatikografie: Cholangiopankreatikografie mit direkter endoskopischer Kontrastmittelfüllung durch die Vater-Papille
Chol|an|gi|o|sko|pie *f: Syn: Gallenwegsendoskopie;* endoskopische Betrachtung der Gallenwege; entweder als **intraoperative, endoskopische retrograde** oder **perkutan transhepatische Cholangioskopie;** bringt diagnostisch gesehen keine wesentlichen Vorteile gegenüber einer Cholangiografie, erlaubt aber z.B. die Biopsieentnahme und gezielte Therapie von Gallengangsteinen durch gepulsten Farbstofflaser oder elektrohydraulische Lithotripsie
Chol|an|gi|o|sto|mie *f: Syn: Gallengangsfistelung;* Anlegen einer äußeren Gallengangsfistel, z.B. bei inoperablen Tumoren
Chol|an|gi|o|to|mie *f:* operative Gallengangseröffnung
Chol|an|gi|tis *f, pl* **-ti|den:** *Syn: Gallengangsentzündung, Cholangitis, Angiocholitis;* am häufigsten ist die **akute Cholangitis** durch einen bakteriellen Befall der Gallenwege; da die Bakterien praktisch immer bei Abflussstörung aus dem Darm aufsteigen, handelt es sich meist um eine **aszendierende Cholangitis;** die **deszendierende Cholangitis,** die z.B. von einem Leberabszess ausgeht, ist dagegen selten; die **klinische Symptomatik** mit intermittierendem Schüttelfrost mit Fieber, Ikterus und rechtsseitigen Oberbauchschmerzen, wurde schon 1877 von Charcot beschrieben und wird deshalb als

Charcot-Trias bezeichnet; **Therapie:** Antibiotika zur Behandlung der Infektion, danach ERCP mit endoskopischer Papillotomie bei Papillenstriktur oder perkutane Punktion und Drainage oder Einlegung eines Stents in den Choledochus
primär-sklerosierende Cholangitis: *Syn: sklerosierende Cholangitis;* chronische Cholangitis mit progredienter Fibrosierung; die Ätiologie ist unbekannt, in ca. 70 % der Fälle tritt die Entzündung aber zusammen mit einer Colitis ulcerosa auf; eine kausale **Therapie** ist nicht möglich; operative Eingriffe [z.B. Hepatikojejunostomie] sind nur palliativ; die meisten Patienten benötigen am Ende eine Lebertransplantation, deren 1-Jahresüberlebenszeit ca. 65 % beträgt; *s.a. Es-*

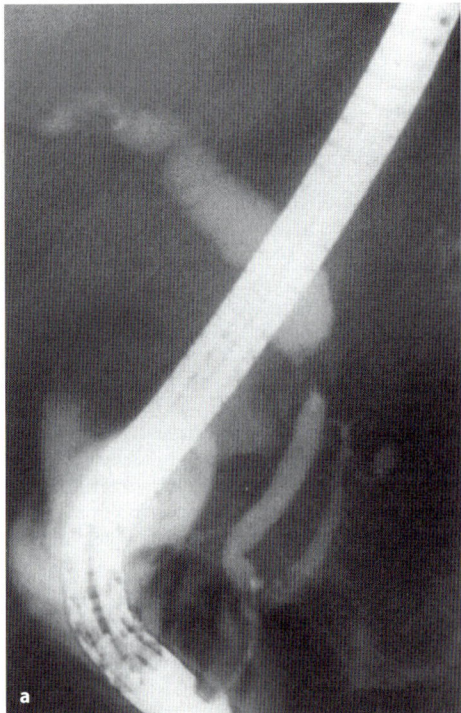

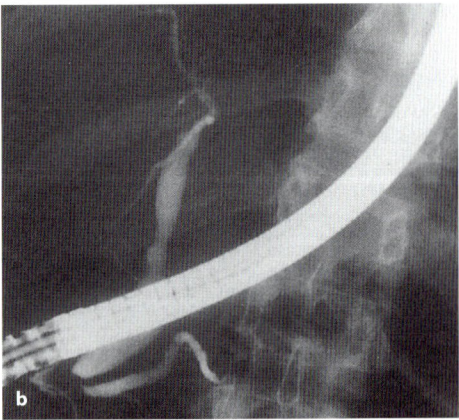

Abb. C11. Endoskopische retrograde Cholangiopankreatikografie. ERCP bei Pankreastumoren: **a** Gangabbruch/-stenose von Ductus choledochus und pancreaticus [double-duct sign], **b** scharfer Abbruch des Pankreasganges

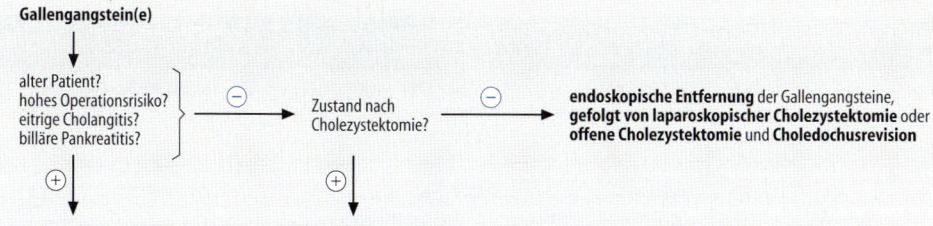

Gallengangstein(e)

alter Patient?
hohes Operationsrisiko? ⊖ → Zustand nach ⊖ → **endoskopische Entfernung** der Gallengangsteine,
eitrige Cholangitis?   Cholezystektomie?   **gefolgt von laparoskopischer Cholezystektomie** oder
biliäre Pankreatitis?   **offene Cholezystektomie** und **Choledochusrevision**
 ⊕   ⊕

endoskopisches Verfahren (endoskopische Papillotomie und Steinextraktion, evtl. nach mechanischer Lithotripsie oder Laserlithotripsie).
Bei Versagen dieser Maßnahmen: Extrakorporale Stoßwellenlithotripsie[a].

[a] nach Beseitigung der Gallengangsteine und von Risikofaktoren muss bei der Cholezystolithiasis erneut über das weitere therapeutische Vorgehen (Cholezystektomie oder abwartende Haltung) entschieden werden.

Abb. C12. Choledocholithiasis. Therapieoptionen bei Choledocholithiasis

say Leberzirrhose S. 877
Cho|le|cal|ci|fe|rol *nt: Syn: Vitamin D₃; s.u. Vitamin D*

Cho|le|doch|ek|to|mie *f: Syn: Choledochusentfernung, Choledochusresektion*; operative (Teil-)Entfernung des Ductus choledochus

Cho|le|do|cho|cho|le|do|cho|sto|mie *f: Syn: Choledochocholedochoanastomose*; Vereinigung zweier Choledochusabschnitte nach Resektion eines Zwischenstücks

Cho|le|do|cho|du|o|de|no|sto|mie *f: Syn: Choledochus-Duodenum-Fistel*; operative Verbindung von Ductus choledochus und Duodenum

Cho|le|do|cho|en|te|ro|sto|mie *f: Syn: Choledochus-Darm-Fistel, Choledochus-Dünndarm-Fistel, Choledochoenteroanastomose*; operative Verbindung von Ductus choledochus und (Dünn-)Darm

Cho|le|do|cho|gas|tro|sto|mie *f: Syn: Choledochus-Magen-Fistel*; operative Verbindung von Ductus choledochus und Magen

Cho|le|do|cho|gra|fie, -gra|phie *f*: Röntgenkontrastdarstellung des Gallengangs/Choledochus; nur noch selten durchgeführt

Cho|le|do|cho|he|pa|to|sto|mie *f: Syn: Choledochus-Leber-Fistel*; operative Verbindung von Ductus choledochus und Lebergefäßen

Cho|le|do|cho|i|le|o|sto|mie *f: Syn: Choledochus-Ileum-Fistel*; operative Verbindung von Ductus choledochus und Ileum

Cho|le|do|cho|je|ju|no|sto|mie *f: Syn: Choledochus-Jejunum-Fistel*; operative Verbindung von Ductus choledochus und Jejunum, z.B. als **Roux-Y-Choledochojejunostomie** nach Resektion einer Choledochuszyste

Cho|le|do|cho|lith *m: Syn: Choledochusstein*; im Choledochus liegender Gallenstein; man unterscheidet **Begleitsteine** bei Cholezystolithiasis, **Residualsteine**, die früher übersehen wurden oder nicht entfernt/aufgelöst werden konnten, und **Rezidivsteine** nach erfolgreicher Cholezystektomie; *s.a. Choledocholithiasis*

Cho|le|do|cho|li|thi|a|sis *f, pl* **-ses**: Gallensteinleiden mit Steinen im Choledochus; **Klinik**: Schmerzen im rechten Oberbauch, die kolikartig sein können; bei Verlegung des Choledochus kommt es zu einem Verschlussikterus mit Skleren- und Hautikterus, acholischem Stuhl, bierbraunem Urin und Pruritus; bei Fieber und dumpfem Dauerschmerz kann bereits eine bakterielle Cholangitis bestehen; **labor.**: Erhöhung des konjugierten Bilirubins, der γ-GT und alkalischen Phosphatase; **Diagnose**: Klinik, Labor, Röntgen [Abdomenübersicht], Sonografie, ERCP; **Therapie**: endoskopische oder offene Steinentfernung [Choledocholithotomie], Laserlithotripsie, extrakorporale Stoßwellenlithotripsie; *s.a. Cholezystolithiasis*

Cho|le|do|cho|li|tho|to|mie *f*: operative Eröffnung des Choledochus zur Entfernung von Choledochussteinen; *s.a. Choledocholithiasis*

Cho|le|do|chor|rha|phie *f: Syn: Choledochorhaphie, Choledochusnaht*; Naht des Ductus choledochus nach operativer oder traumatischer Eröffnung/Durchtrennung

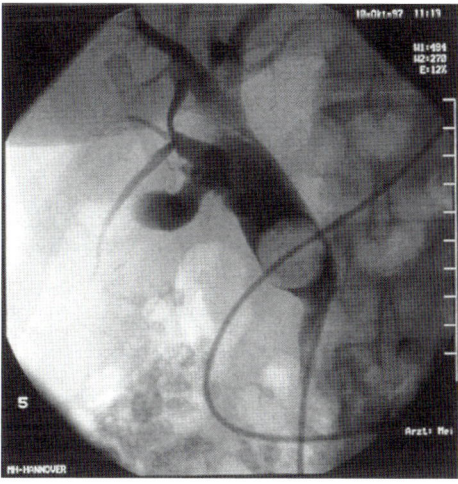

Abb. C13. Choledocholithiasis. ERCP bei Choledocholithiasis

Tab. C3. Choledocholithiasis. Klinik der Choledocholithiasis

Klinik	Laborchemische Befunde	Komplikationen
• Asymptomatisch (10–20 % der Fälle)	• γ-GT-Erhöhung	• Pankreatitis
• Symptomatisch (bis zu 80 % der Fälle)	• AP-Erhöhung	• Verschlussikterus
• Koliken (75 %)	• Bilirubin (variabel)	• Infektiöse Komplikationen:
• Schmerzen (12 %)	• Moderate Transaminasen-Erhöhung	• Cholangitis
• Ikterus (80 %)	• Leukozytose	• Biliäre Sepsis
• Pruritus	• CRP-Erhöhung	• Leberabszess
• Charcot-Trias (Schmerz, Fieber, Ikterus)	• BSG-Beschleunigung	• Sekundäre biliäre Zirrhose
		• Biliäre Strikturen

Cho|le|do|cho|sko|pie *f*: endoskopische Untersuchung des Choledochus; meist intraoperativ [**intraoperative Choledochoskopie**] oder als **endoskopische retrograde Choledochoskopie** durch den Darm; bringt diagnostisch gesehen keine wesentlichen Vorteile gegenüber einer Choledochografie oder Cholangiografie, erlaubt aber z.B. die Biopsieentnahme und gezielte Therapie von z.B. Papillenstenosen durch eine Papillotomie

C

Tab. C4. **Cholelith.** Klassifikation der Gallensteine

Gallensteinzusammen-setzung	Anteil	Aussehen	Zusammensetzung	Radiologie
Cholesterin	70–80 %	Weißlich-gelb Glatt-raue Oberfläche	Längliche Monohydratkristalle Muzinglykoprotein Cholesterin	Selten (15 %) nachweisbar
Pigment				
Braun	15–20 %	Laminiert mit verschiedenen Schichten	Kalzium Dekonjugiertes Bilirubin	Nicht nachweisbar
Schwarz	5 %	Zerklüftete Oberfläche Homogene Schnittfläche Leicht zerbrechlich	Bilirubin Glykoproteine	50–60 % nachweisbar

Cho|le|do|cho|sto|mie f: Anlegen einer äußeren Choledochusfistel zur Gallendrainage

Cho|le|do|cho|to|mie f: *Syn: Choledochuseröffnung*; operative Eröffnung des Ductus choledochus, z.B. zur Choledocholithotomie

Choledochus-Darm-Fistel f: → *Choledochoenterostomie*

Choledochus-Dünndarm-Fistel f: → *Choledochoenterostomie*

Choledochus-Duodenum-Fistel f: → *Choledochoduodenostomie*

Cho|le|do|chus|ent|fer|nung f: → *Choledochektomie*

Cho|le|do|chus|er|öff|nung f: → *Choledochotomie*

Cho|le|do|chus|kar|zi|nom nt: das vom Ductus choledochus ausgehende Karzinom ist der häufigste maligne Tumor der Gallenwege; es wird **klinisch** auffällig sobald es zu einer Behinderung des Gallenabflusses kommt; typisch sind: **Courvoisier-Zeichen** [schmerzloser Verschlussikterus mit tastbarem Gallenblasenhydrops], acholischer Stuhl, bierbrauner Urin, Pruritus, Gewichtsverlust, Inappetenz, Leistungsverlust; **Labor**: Hyperbilirubinämie, Erhöhung von γ-GT und alkalischer Phosphatase; **Diagnose**: Sonografie, ERCP, CT, Angiografie; **Therapie**: Resektion des Choledochus, Cholezystektomie und Hepatikojejunostomie; bei lokaler Inoperabilität Anlage einer palliativen Choledochojejunostomie, Cholezystojejunostomie, endoskopische retrograde Cholangiodrainage oder perkutane transhepatische Cholangiodrainage; die 5-Jahresüberlebensrate liegt bei 25–30 %; Chemotherapie und Bestrahlung haben bisher noch nicht zu einer Verbesserung der Prognose beigetragen

Choledochus-Leber-Fistel f: → *Choledochohepatostomie*

Choledochus-Magen-Fistel f: → *Choledochogastrostomie*

Cho|le|do|chus|naht f: → *Choledochorrhaphie*

Cho|le|do|chus|plas|tik f: plastische Operation des Ductus choledochus, z.B. bei Choledochuszysten

Cho|le|do|chus|re|sek|ti|on f: → *Choledochektomie*

Cho|le|do|chus|stein m: → *Choledocholith*

Cho|le|do|chus|ste|no|se f: erworbene Einengung des Ductus choledochus; meist im Bereich der Papilla duodeni major [Papillenstenose]; kann zur Störung des Gallenabflusses und zur Entwicklung eines Ikterus oder einer Pankreatitis führen; **Diagnose** und **Therapie** erfolgen meist endoskopisch [Choledochoskopie]

Cho|le|gra|fie, -gra|phie f: *Syn: Cholezystcholangiografie, Cholezystocholangiografie*; Röntgenkontrastdarstellung der Gallenwege und der Gallenblase; nach der Art der Kontrastmittelgabe unterscheidet man **direkte Cholegrafie** [i.v. Cholegrafie, Infusionscholegrafie, intraoperative Cholegrafie] und **indirekte Cholegrafie** [orale Cholegrafie]; seit Einführung der Sonografie nur noch selten durchgeführt und dann i.d.R. als endoskopische retrograde Cholangiopankreatikografie

Cho|le|lith m: *Syn: Gallenstein*; einzelne [**Solitärstein**] oder multiple Konkremente in der Gallenblase oder den Gallengängen; je nach Zusammensetzung unterscheidet man **Cholesterinsteine** [10 %], **Cholesterinmischsteine** [80 %] und **Pigmentsteine** [ca. 10 %, v.a. **Calciumbilirubinatsteine**]

Cho|le|lith|i|a|sis f, pl **-ses**: *Syn: Gallensteinleiden, Gallensteinkrankheit*; Vorhandensein eines oder mehrerer Gallensteine

Tab. C5. **Cholelithiasis.** Therapieoptionen bei Cholelithiasis

Chirurgisch	Nicht-chirurgisch	
	Invasiv	Nicht-invasiv
1. Offene Cholezystektomie	Lokale Lyse durch Spülung mit Methyl-tert-Butyl-Ether (MTBE)	Medikamentöse systemische Gallensteinlyse
2. Laparoskopische Cholezystektomie	Perkutane transhepatische Cholezystolithotrypsie	Extrakorporale Stoßwellenlithotrypsie

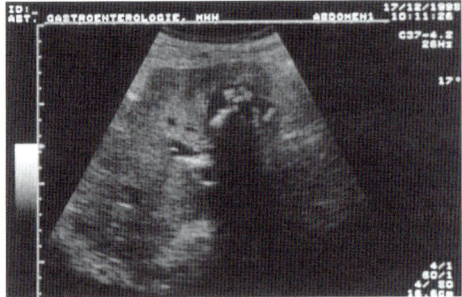

Abb. C14. **Cholelithiasis.** Sonogramm bei Cholelithiasis

im Gallengangsystem; betrifft ca. 15 % aller Erwachsenen [v.a. Frauen, Übergewichtige, Diabetiker], wobei die Häufigkeit mit dem Alter zunimmt [70 % über 70 Jahre]; die Prädisposition zu Gallensteinen wird im angloamerikanischen Raum durch die **6-F-Regel** [female, fair, fat, forty, fertile, flatulent dyspepsia] zusammengefasst

die Gallensteinbildung wird v.a. durch eine Veränderung des Lösungsgleichgewichtes der Galle und Motilitätsstörungen der Gallenblase gefördert; Störungen des enterohepatischen Kreislaufs der Gallensäuren erhöhen ebenfalls die Gallensteinfrequenz; Pigmentsteine entstehen, wenn das Löslichkeitsprodukt für Calcium und Bilirubin überschritten wird; **Klinik**: 75–80 % aller Gallensteine bleiben klinisch stumm oder sind Zufallsbefund; der Rest kann zu Cholezystolithiasis, Choledocholithiasis, akuter und chronischer Cholezystitis oder Cholangitis, Gallenkolik, Gallensteinileus usw. führen; **Diagnose**: nur ca. 40 % sind röntgenkontrastgebend; der Rest wird entweder als Kontrastmittelaussparung bei der Cholezystografie oder bei der Ultraschalluntersuchung dargestellt; **Therapie**: Methode der Wahl ist weiterhin die [laparoskopische oder offene] Gallenblasenentfernung [Cholezystektomie]; die medikamentöse Litholyse [Cholelitholyse] mit Gallensäuren spielt heute praktisch keine Rolle mehr; die extrakorporale Stoßwellenlithotripsie [ESWL] kommt i.d.R. nur für röntgennegative Solitärsteine infrage; sie wird gerne mit einer oralen Litholyse kombiniert, da die Fragmente oft in der Gallenblase verbleiben; nach mehreren Sitzungen kann mit der ESWL eine Erfolgsrate von 40–85 % erzielt werden, wobei des Ergebnis von Steinanzahl, -größe, -zusammensetzung und der Kombination mit Litholyse abhängt

Cho|le|li|tho|ly|se *nt*: die medikamentöse Auflösung von Gallensteinen erfolgt durch orale Gabe von Ursodesoxycholsäure; damit wird die Cholesterinsättigung der Galle soweit gesenkt, dass sich Cholesterinsteine auflösen; kann nur bei einem kleineren Teil der Patienten angewandt werden; die Behandlungsdauer beträgt 6–18 Monate und führt bei bis zu 70 % der Patienten zum Erfolg; allerdings beträgt die Rezidivrate für die nächsten 5 Jahre ca. 50 %

Tab. C6. Cholelitholyse. Auswahlkriterien für eine medikamentöse Steinauflösung

Patient
Biliäre Schmerzen selten und gering
Keine Komplikationen der Cholelithiasis
Steine
Röntgennegativ (Ausschluss von Verkalkungen mittels CT verbessert die Aussicht auf Therapieerfolg)
Steinzahl unbegrenzt, Gallenblase soll aber nur bis 1/3 mit Steinen ausgefüllt sein
Steindurchmesser ≤ 10 mm, bevorzugt ≤ 5mm
Schwebende Steine besonders gut geeignet
Gallenblase
Darstellung im oralen Cholezystogramm
Kontraktionen auf Reizmahlzeit

Cho|le|li|tho|to|mie *f*: *Syn: Gallensteinentfernung*; operative Eröffnung der Gallenwege zur Entfernung von Gallensteinen; Oberbegriff für Choledocholithotomie und Cholezystolithotomie

Cho|le|ra *f*: schwere, mit Durchfällen und Erbrechen einhergehende Darmerkrankung; meist gleichgesetzt mit **klassischer Cholera** [Cholera asiatica/indica/orientalis/epidemica], einer durch das kommaförmige Bakterium Vibrio* cholerae hervorgerufene Infektionskrankheit mit profusen wässrigen Durchfällen [**Reiswasserstühle**], Erbrechen, Exsikkose, Elektrolytverlust und hoher Letalität; die Cholera spielt heute in Europa keine Rolle mehr; es treten nur noch vereinzelte Fälle auf, die i.d.R. auf Reisen nach Afrika, Südamerika oder Asien erworben wurden; weltweit sterben weiterhin rund 2000 Patienten pro Jahr an Cholera, wobei diese Zahl in Jahren mit größeren Naturkatastrophen wesentlich höher liegen kann; **Klinik**: die Erreger werden meist mit fäkal kontaminiertem Wasser aufgenommen; nach 2–5 Tagen kommt es zu Erbrechen und Durchfällen; die Wasserverluste können bis zu 25 l/Tag betragen; die Folge sind Exsikkose und Elektrolytverluste, die zu Azidose, Hyponatriämie, Hypokaliämie und Hypoglykämie führen; in schweren Fällen [**Cholera sicca**] kommt es schon innerhalb weniger Stunden zu Hypotonie und Exitus letalis; **Diagnose**: mikroskopischer Erregernachweis im Stuhl, Kultur und Serologie des Erregers aus Stuhlproben; **Therapie**: Flüssigkeits- und Elektrolytsubstitution i.v. oder oral; Antibiotika; **Prognose**: unbehandelt beträgt die Letalität ca. 60 %, bei adäquater Substitution von Flüssigkeit und Elektrolyten aber unter 1 %; *s.a. Essay Diarrhoe – entzündliche und nicht-entzündliche Formen S. 265*

Cholera aestiva: *Syn: Sommerdiarrhö, Sommerdiarrhoe, Sommercholera*; in den Sommermonaten auftretende Durchfallerkrankung durch Viren oder Bakterien, z.B. Shigella sonnei; *s.a. Essay Diarrhoe – entzündliche und nicht-entzündliche Formen S. 265*

einheimische/unechte Cholera: → *Brechdurchfall*
pankreatische Cholera: → *Verner-Morrison-Syndrom*

Cho|le|ste|a|tom *nt*: **1.** *Syn: Perlgeschwulst, Hornperlengeschwulst*; chronische Epithelproliferation im Bereich des Trommelfells mit destruktivem Wachstum; beim **primären** oder **genuinen Cholesteatom** erfolgt die Cholesteatomentwicklung bei primär geschlossenem Trommelfell, z.B. durch Epithelanhäufung in Retraktionstaschen des Trommelfells bei Behinderung der Mittelohrbelüftung [**Retraktionscholesteatom**] oder durch Einwachsen von Epithelzapfen der Gehörgangswand [**Immigrationscholesteatom**], während beim **sekundären** oder **erworbenen Cholesteatom** ein Trommelfelldefekt, z.B. nach Felsenbeinfraktur [**traumatisches Cholesteatom**], die Entwicklung begünstigt; *s.u. Essay Otitis media S. 1181* **2.** *Syn: Perlgeschwulst, Hornperlengeschwulst*; durch embryonal versprengte Epidermis verursachter benigner Tumor im Kleinhirnbrückenwinkel

Cho|le|ste|rin *nt*: *Syn: Cholesterol, 3β-Hydroxy-5-cholesten*; in freier und veresterter Form im Körper vorkommender Steroidalkohol; Grundsubstanz der Steroidhormone und Gallensäuren; wird über die Galle ausgeschieden und zum großen Teil resorbiert [**enterohepatischer Kreislauf**]; der größte Teil des täglichen Bedarfs von ca. 1 g wird im Körper gebildet [**endogenes Cholesterin**], der Rest wird von außen mit der Nahrung [tierische Fette] aufgenommen [**exogenes Cholesterin**] und wird von Chylomikronen vom Darm zur Leber transportiert; von der Leber wird Cholesterin mit den low-density-Lipoproteinen [LDL] zu peripheren Geweben transportiert; überschüssiges Cholesterin wird mit den high-density-Lipoproteinen [HDL] zurück zur Leber transportiert und dort zu Gallensäuren verstoffwechselt und ausgeschieden; da Cholesterin ein Bestandteil aller tierischen Zellmembranen ist, nimmt man an, dass alle Zellen Cholesterin synthetisieren können

Störungen des Cholesterinstoffwechsels können zu einer Hy-

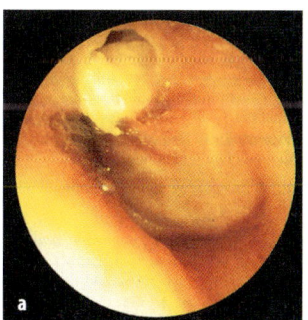
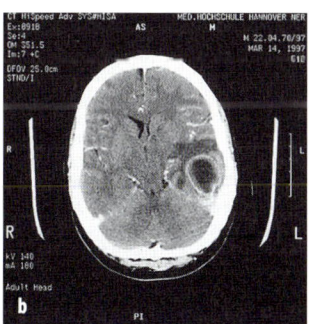
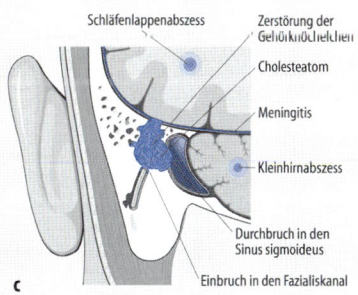

Abb. C15. Cholesteatom. Komplikationen bei Cholesteatom: **a** randständiger Trommelfelldefekt, **b** Temporallappenabszess im CT, **c** Schema

Schläfenlappenabszess
Zerstörung der Gehörknöchelchen
Cholesteatom
Meningitis
Kleinhirnabszess
Durchbruch in den Sinus sigmoideus
Einbruch in den Fazialiskanal

po- oder Hypercholesterinämie führen; die **primäre Hypocholesterinämie** ist relativ häufig und klinisch unauffällig; sie schützt die Patienten aber vor koronarer Herzkrankheit; **primäre** und **sekundäre Hypercholesterinämien** sind wesentlich häufiger [20–25 % der Bevölkerung hat erhöhte Serumcholesterinwerte] und spielen als Krankheits- und [indirekte] Todesursache eine wesentliche Rolle; *s.a. Essay Fettstoffwechselstörungen S. 403*

Cho|les|te|rin|kris|tall|em|bo|lie *f: Syn: Cholesterinembolie*; seltene Embolieform durch Cholesterinkristalle; betrifft i.d.R. kleinere Arterien und Kapillaren und bleibt i.d.R. klinisch stumm; eine Ausnahme sind Embolien der Zentralarterie der Netzhaut, die zu Zentralarterienverschluss und Erblindung führen kann; *s.a. Embolie*

Cho|les|te|rin|misch|stei|ne *pl: s.u. Cholelith*

Cho|les|te|rin|stein *m:* fast ausschließlich aus Cholesterin bestehender Gallenstein [Cholelith]; die Steinbildung wird durch eine Cholesterinübersättigung ausgelöst und wird v.a. durch eine Veränderung des Lösungsgleichgewichtes der Galle und Motilitätsstörungen der Gallenblase gefördert; Störungen des enterohepatischen Kreislaufs der Gallensäuren erhöhen ebenfalls die Gallensteinfrequenz

Tab. C7. Cholesterinstein. Ursachen einer Cholesterinübersättigung

Pathophysiologie	Beispiel
Erhöhung der biliären Cholesterinkonzentration	
Vermehrte Anzahl von Apo-B-Rezeptoren auf der Leber	• Östrogene • anlagebedingt • Fehlernährung
HMG-CoA-Reduktase-gesteigert	• Übergewicht • Hypertriglyzeridämie
Cholesterin-7a-Hydroxylaseaktivität vermindert	• Alter • Fasten • total parenterale Ernährung
ACAT-Aktivität vermindert	• Schwangerschaft • Medikamente: Clofibrate, Progesteron
Erniedrigung des Gallensäurepools	
Verminderte Synthese von Gallensäuren	• Veranlagung • Alter • Lebererkrankung
Gallensäureverlust erhöht	• M. Crohn • Ileozökalresektion • medikamentös: Kationenaustauscher

Cholesterin-Synthese-Enzym-Hemmer *pl: Syn: HMG-CoA-Reduktase-Hemmer, CSE-Hemmer, Statine*; als Lipidsenker verwendete Hemmer der HMG-CoA-Reduktase, die die Cholesterinsynthese hemmen und zum Absinken der intrazellulären Cholesterinkonzentration führen; der dadurch hervorgerufene Anstieg der LDL-Rezeptorzahl führt zur Aktivierung des LDL-Abbaus und der Senkung des Plasmacholesterinspiegels; *s.u. Essay Fettstoffwechselstörungen S. 403*

Cho|les|te|rin|trans|port, reverser *m: s.u. Lecithin-Cholesterin-Acyltransferase*

Cho|les|te|rol *nt:* → *Cholesterin*

Cho|les|ty|ra|min *nt:* → *Colestyramin*

Cho|le|szin|ti|gra|fie, -gra|phie *f: Syn: Gallenwegsszintigrafie*; Szintigrafie der Gallenwege; die statische Szintigrafie hat mit der Einführung der Sonografie ihre Bedeutung verloren; die Sequenzszintigrafie mit z.B. Iminodiacetatderivaten zur Darstellung der hepatozellulären Funktion und des Gallenflusses ist aber weiterhin von Bedeutung

Cho|le|zyst|chol|an|gi|o|gra|fie, -gra|phie *f:* → *Cholegrafie*

Cho|le|zys|tek|to|mie *f: Syn: Gallenblasenentfernung*; operative

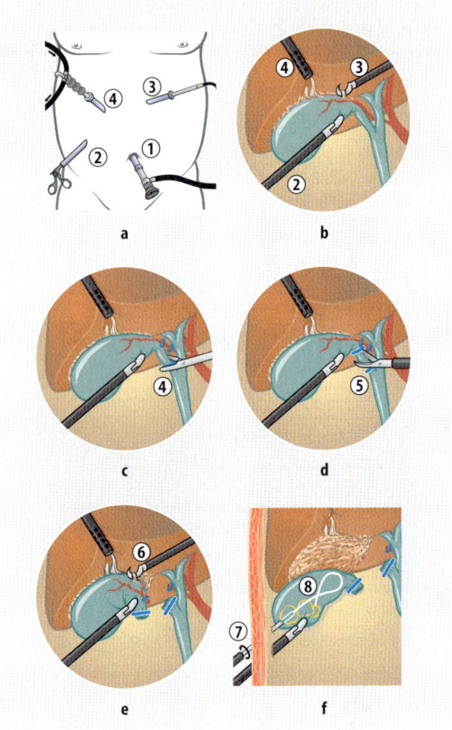

Abb. C16. Cholezystektomie. Schema der laparoskopischen Cholezystektomie: **a** Einbringen der Instrumente: Laparoskop [1], Fasszange [2], Diathermie-Hakensonde [3], Spül-Saugvorrichtung [4], **b** Dissektion, **c** Clipverschluss und **d** Durchtrennung von Ductus cysticus und Arteria cystica, **e** Elektrokoagulation und Lösung vom Leberbett, **f** Extraktion mittels Fasszange

Entfernung der Gallenblase bei z.B. Cholezystolithiasis, Cholezystitis oder Tumoren; die **klassische Cholezystektomie** verwendet einen Transrektal- oder Rippenbogenrandschnitt; bei der **antegraden Cholezystektomie** beginnt die Präparation am Gallenblasenfundus, bei der **retrograden Cholezystektomie** am Gallenblasengang; der Zystikusstumpf wird ca. 4–5 mm vor dem Choledochus ligiert; damit verhindert man eine Einengung des Ductus choledochus durch die Ligatur, der Stumpf ist aber nicht lang genug für eine Bildung von Rezidivsteinen

die **laparoskopische Cholezystektomie** wird v.a. bei chronischen Gallenbeschwerden im beschwerdefreien Intervall durchgeführt und ist bei adipösen Patienten oft einfacher als die konventionelle Methode; schwere Begleitentzündungen, konventionelle Oberbauchoperation in der Anamnese [Verwachsungen], biliodigestive Fisteln, Verdacht auf Malignom und Mirizzi-Syndrom werden als Kontraindikationen für die laparoskopische Cholezystektomie angesehen

Cho|le|zyst|en|te|ro|a|nas|to|mo|se *f:* → *Cholezystoenterostomie*

Cho|le|zyst|en|te|ro|en|te|ro|sto|mie *f:* → *Cholezystoenterostomie*

Cho|le|zyst|en|te|ror|rha|phie *f:* → *Cholezystoenterorrhaphie*

Cho|le|zys|ten|te|ro|sto|mie *f:* → *Cholezystoenterostomie*

Cho|le|zys|ti|tis *f, pl* **-ti|ti|den:** *Syn: Gallenblasenentzündung, Gallenentzündung, Cholecystitis*; bis auf wenige Ausnahmen entstehen sowohl die akute als auch die chronische Gallenblasenentzündung auf dem Boden eines persistierenden Gallensteinleidens [Cholezystolithiasis]; die Entzündung entsteht durch eine Schädigung der Gallenblasenschleimhaut und entzündlicher Reaktion der Gallenblasenwand; die Bedeutung von Bakterien bei der Entzündungsentstehung

Tab. C8. Cholezystektomie. Vergleich der laparoskopischen und offenen Cholezystektomie

Laparoskopische Cholezystektomie	Offene Cholezystektomie
Vorteile bzw. Nachteile	
• Kürzerer Krankenhausaufenthalt	• Sichere Blutstillung möglich bei Vorliegen von Kollateralen und portaler Hypertension
• Geringere Patientenliegedauer	
• Geringere Schmerzen postoperativ	• Größeres Operationsfeld
• Frühere Nahrungszufuhr	• Bessere Sicht
• Kosmetischer Vorteil	• Weniger Nebenbefunde übersehen
• Fraglicher Einfluss auf Letalität	
• Ggf. Wechsel zum offenen Vorgehen notwendig	• Geringerer personeller Aufwand und Kostenaufwand in der Operation
Indikation	
• Nur bei unkomplizierter Cholelithiasis	• Bei unkomplizierter und v.a. komplizierter Cholelithiasis
Kontraindikationen	
• Leberzirrhose	• In der Regel keine bzw. allgemeine Kontraindikationen gegen eine OP/Anästhesie
• Portale Hypertension	
• Verwachsungen	
• Peritonitits	
• Hämorrhagische Diathese	
• Verdacht auf Gallenblasenkarzinom	
• Schrumpfgallenblase	
• Schwangerschaft stellt keine Kontraindikation per se dar	

ist umstritten; in ca. 50 % der Fälle werden Keime aus der Darmflora in der Galle gefunden, beim Rest handelt es sich um sterile Entzündungen; 5 % aller Cholezystitiden sind nicht durch Gallensteine bedingt [**alkalkuläre Cholezystitis**]; wegen des atypischen Krankheitsbildes, wird die Diagnose oft erst verspätet gestellt

pathohistologisch lassen sich eine Reihe von Formen unterscheiden, die klinisch aber entweder als akute oder chronische Entzündung auftreten; dazu gehören u.a.: **eosinophile Cholezystitis** [reichlich eosinophile Granulozyten in den tieferen Wandschichten], **Cholecystitis emphysematosa** [ulzeröse, evtl. gangränesierende Entzündung bei Infektion mit gasbildenden Bakterien], **Cholecystitis glandularis proliferans** [hypertrophische Cholezystitis mit Schleimdrüsenhyperplasie], **Cholecystitis agyrophilica** [hypertrophische Cholezystitis mit Vermehrung argyrophiler Zellen], **autodigestive Cholezystitis** [bei akuter Pankreatitis]

95 % der **akuten Gallenblasenentzündungen** betreffen Patienten mit Gallensteinleiden; bei 60 % der Patienten finden sich Zeichen einer chronischen Entzündung, die als akutes Stadium in Erscheinung tritt; **Klinik:** kolikartige Schmerzen im rechten Oberbauch mit Ausstrahlung in das rechte Schulterblatt; Druckschmerz über der Gallenblase und im Epigastrium, **Murphy-Zeichen** [akuter inspiratorischer Arrest bei tiefer Palpation über der Gallenblase]; **Labor:** Leukozytose, Hyperbilirubinämie [50 % der Fälle]; **Diagnose:** Ultraschall, Choleszintigrafie; **DD:** Appendizitis, Divertikulitis, Pankreatitis, Ulcus duodeni, Nephritis, Nephrolithiasis **Therapie:** früher wurde das Abklingen der akuten Beschwerden abgewartet und eine Cholezystektomie im symptomfreien Intervall nach ca. 6 Wochen durchgeführt; heute bevorzugen die meisten Chirurgen die Frühoperation innerhalb von 48 h nach Klinikaufnahme, da sie die meisten Komplikationen [Gallenblasenperforation, pericholezystitischer Abszess] der Erkrankung verhindert die **chronische Cholezystitis** entsteht i.d.R. als Folge eines

Gallensteinleidens oder einer akuten rezidivierenden Cholezystitis; die ständige Irritation und Entzündung der Gallenblasenwand führt zur Verkleinerung der Gallenblase [**Schrumpfgallenblase**] und Verdickung der Wand, evtl. mit Einlagerung von Kalksalzen [**Porzellangallenblase**]; **Klinik:** rezidivierende Koliken, postprandiale Schmerzen im rechten Oberbauch mit Blähungen und Unwohlsein; **Diagnose:** Anamnese, Untersuchung, Ultraschall, Abdomenleeraufnahme [röntgendichte Steine in 50 % der Fälle]; **DD:** Divertikulitis, Pankreatitis, Nephrolithiasis, chronisches Ulkusleiden; **Therapie:** elektive Cholezystektomie; *s.a. Essay Abdominalschmerz und akutes Abdomen S. 25*

Tab. C9. Cholezystitis. Ursachen der alkalkulären Cholezystitis

Mechanisches Äquivalent zum Gallenstein infolge Cholesterinpolypen
Hochvisköse Galle mit Cholesterinkristallen („sludge")
Cholesteatose der Gallenblasenwand (Stippchengallenblase)
Primäre Zirkulationsstörung infolge Schocks nach Trauma oder nach Verbrennungen
Torsion einer flottierenden Gallenblase
Langfristige parenterale Ernährung (fehlender Kontraktionsreiz = „funktionelle" Obstruktion)

Cho|le|zys|to|du|o|de|no|sto|mie f: *Syn: Gallenblasen-Duodenum-Fistel, Cholecystoduodenostomie*; operative Verbindung von Gallenblase und Duodenum
Cho|le|zys|to|en|te|ro|a|nas|to|mo|se f: → *Cholezystoenterostomie*
Cho|le|zys|to|en|te|ro|en|te|ro|sto|mie f: → *Cholezystoenterostomie*
Cho|le|zys|to|en|te|ror|rha|phie f: *Syn: Cholezystenterorrhaphie, Cholezystoenterorhaphie, Cholezystenterorrhaphie*; Gallenblasenfistelung durch direkte Vernähung von Gallenblase und Darm
Cho|le|zys|to|en|te|ro|sto|mie f: *Syn: Gallenblasen-Darm-Fistel, Cholezystoenteroanastomose, Cholezystenteroanastomose, Cholezystenterostomie, Cholezystoenterostomie*; operative Verbindung von Gallenblase und (Dünn-)Darm
Cho|le|zys|to|gas|tro|a|nas|to|mo|se f: → *Cholezystogastrostomie*
Cho|le|zys|to|gas|tro|sto|mie f: *Syn: Gallenblasen-Magen-Fistel, Cholecystogastrostomie, Cholezystogastroanastomose*; operative Verbindung von Gallenblase und Magen
Cho|le|zys|to|gra|fie, -gra|phie f: Röntgenkontrastdarstellung der Gallenblase; seit Einführung der Sonografie nur noch selten durchgeführt und dann i.d.R. als endoskopische retrograde Cholangiopankreatikografie
Cho|le|zys|to|i|le|o|sto|mie f: *Syn: Gallenblasen-Ileum-Fistel*; operative Verbindung von Gallenblase und Ileum; meist erfolgt die Verbindung mit einer ausgeschalteten Ileumschlinge [Roux-Y-Schlinge]
Cho|le|zys|to|je|ju|no|sto|mie f: *Syn: Gallenblasen-Jejunum-Fistel*; operative Verbindung von Gallenblase und Jejunum; meist erfolgt die Verbindung mit einer ausgeschalteten Jejunumschlinge [Roux-Y-Schlinge]
Cho|le|zys|to|ko|lo|sto|mie f: *Syn: Gallenblasen-Kolon-Fistel*; operative Verbindung von Gallenblase und Kolon
Cho|le|zys|to|li|thi|a|sis f, pl -ses: auf die Gallenblase beschränkte Cholelithiasis; **Klinik:** Schmerzen im rechten Oberbauch, die kolikartig sein können [Gallenkolik]; bei Verlegung des Choledochus kommt es zu einem Verschlussikterus mit Skleren- und Hautikterus, acholischem Stuhl, bierbraunem Urin und Pruritus; **labor.:** Erhöhung des konjugierten Bilirubins, der γ-GT und alkalischen Phosphatase; **Diagnose:** Klinik, Labor, Röntgen [Abdomenübersicht], Sonografie, ERCP; **Therapie:** Methode der Wahl ist weiterhin die [laparoskopische oder offene] Gallenblasenentfernung [Cholezystektomie]; die medikamentöse Litholyse mit Gallensäuren spielt heute praktisch keine Rolle mehr; die extrakorporale Stoßwellenlithotripsie [ESWL] kommt praktisch nur für röntgennegative Solitärsteine infrage; sie wird gerne mit einer oralen Litholyse kombiniert, da die Fragmente oft in der

C

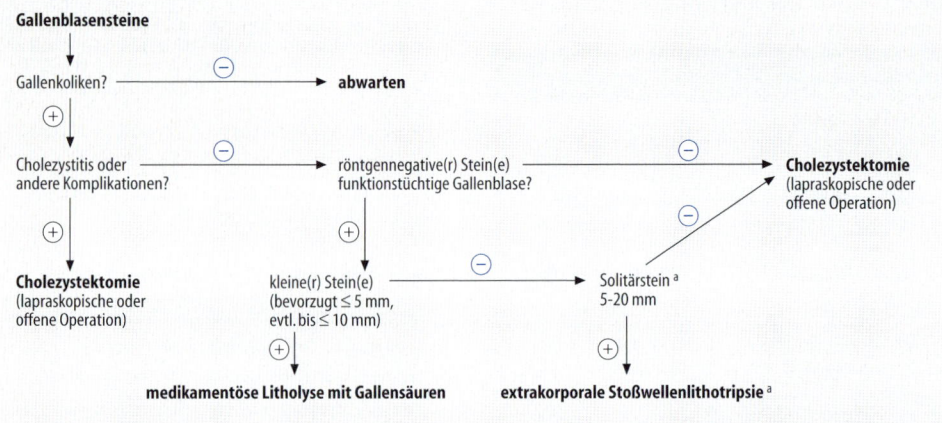

Gallenblasensteine

Gallenkoliken? ——————⊖——————→ **abwarten**

⊕

Cholezystitis oder ——⊖——→ röntgennegative(r) Stein(e) ————⊖————→ **Cholezystektomie**
andere Komplikationen?   funktionstüchtige Gallenblase?   (lapraskopische oder
                                                          offene Operation)

⊕   ⊕ ⊖

Cholezystektomie   kleine(r) Stein(e) ——⊖——→ Solitärstein[a]
(lapraskopische oder   (bevorzugt ≤ 5 mm,   5–20 mm
offene Operation)   evtl. bis ≤ 10 mm))

                ⊕   ⊕

     medikamentöse Litholyse mit Gallensäuren   **extrakorporale Stoßwellenlithotripsie**[a]

[a] Die Vor- und Nachteile dieser Alternativen zum Standardverfahren der Cholezystektomie müssen mit jedem Patienten besprochen werden.
Bei Versagen oder Nichtverfügbarkeit dieser nichtchirurgischen Maßnahmen muss die Cholezystektomie empfohlen werden.

Abb. C17. Cholezystolithiasis. Therapieoptionen bei Cholezystolithiasis

Tab. C10. Cholezystolithiasis. Indikationen/Voraussetzungen, Nebenwirkungen und Kontraindikationen der extrakorporalen Stoßwellenlithotripsie

Indikationen/Voraussetzungen	Nebenwirkungen	Kontraindikationen
Symptomatische Cholelithiasis Radiologisch negativ	Mikrohämaturie Koliken (5–10 %), selten Pankreatitis	Schwangerschaft Hämorrhagische Diathese
Günstige Voraussetzung: Solitärstein bis 2 cm	Ikterus durch Steineinklemmung passagerer Zystikusverschluss	Einnahme von gerinnungshemmenden Substanzen z. B. ASS bis zu 10 Tagen vor ESWL
Durchgängigkeit des Ductus cysticus Funktionstüchtige Gallenblase	Cholangitis Leberhämatome Nebenwirkungen durch die Analgosedation Aneurysmenbildung	

Gallenblase verbleiben; nach mehreren Sitzungen kann mit der ESWL eine Erfolgsrate von 40–85 % erzielt werden, wobei das Ergebnis von Steinanzahl, -größe, -zusammensetzung und der Kombination mit Litholyse abhängt

Cho|le|zys|to|li|tho|to|mie f: operative Eröffnung der Gallenblase zur Gallensteinentfernung

Cho|le|zys|to|ne|phro|sto|mie f: → *Cholezystopyelostomie*

Cho|le|zys|to|pye|lo|sto|mie f: *Syn: Gallenblasen-Nierenbecken-Fistel, Cholezystonephrostomie*; operative Verbindung von Gallenblase und Nierenbecken

Cho|le|zys|tor|rha|phie f: *Syn: Cholezystorhaphie, Gallenblasennaht*; Naht der Gallenblase nach operativer oder traumatischer Eröffnung

Cho|le|zys|to|so|no|gra|fie, -gra|phie f: Ultraschalluntersuchung der Gallenblase; hat heute die Cholezystografie als Methode der Wahl verdrängt

Cho|le|zys|to|sto|mie f: *Syn: Gallenblasenfistel, Gallenblasenfistelung*; operatives Anlegen einer Gallenblasenfistel

Cho|le|zys|to|to|mie f: *Syn: Gallenblaseneröffnung*; operative Eröffnung der Gallenblase

Cholin-chlorid-carbamat nt: → *Carbachol*

Cho|li|ner|gi|kum nt: → *Parasympathomimetikum*

Cho|lin|es|te|ra|se|hem|mer pl: *Syn: Cholinesteraseinhibitoren, Acetylcholinesterasehemmer, Acetylcholinesteraseinhibitoren*; Pharmaka, die die Aktivität der Acetylcholinesterase hemmen und eine (toxische) Anreicherung von Acetylcholin bewirken; werden z.T. als Insektizide, z.T. als indirekte Parasympathomimetika verwendet

Cho|li|no|ly|ti|kum nt, pl **-ka**: die Wirkung von Acetylcholin aufhebendes Mittel; auch selten verwendetes Synonym für Parasympatholytikum

Cho|lin|sa|li|cy|lat nt: *Syn: 2-Hydroxyethyltrimethylammoniumsalicylat*; nicht-acetyliertes Salicylsäurederivat; Analgetikum; Antipyretikum; Antiphlogistikum; **Anw.:** rheumatisches Fieber, Polyarthritis, rheumatoide Arthritis, Entzündungen der Mundschleimhaut, Otitis media acuta; **Dosierung:** Erwachsene 0,87–1,74 g 3–4 × tgl. p.o., Kinder von 6–12 Jahren 0,21–0,42 g 3–4 × tgl. p.o.; bei Mundschleimhautaffektion als 8,7 %-iges Gel oder 0,5 %-ige Lösung; **NW:** Sodbrennen, Übelkeit, Durchfall, Benommenheit, Tinnitus

Chol|säu|re f: *Syn: Acidum cholalicum*; Gallensäure; wird als Laxans, Choleretikum und Cholagogum verwendet

Chon|drek|to|mie f: *Syn: Knorpelresektion*; operative Knorpelent-

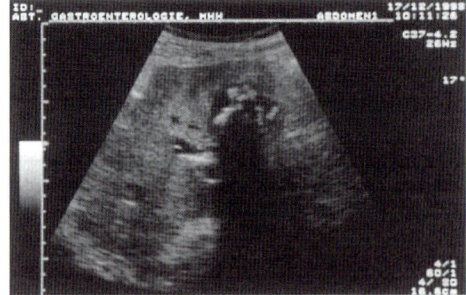

Abb. C18. Cholezystosonografie. Sonografie einer Cholelithiasis✶

fernung, z.B. von Gelenk- oder Rippenknorpel, Knorpel von Nasenseptum [Kilian-Septumresektion*] oder Ohrmuschel bei abstehenden oder zu großen Ohren

Chon|dro|cal|ci|no|sis f, pl **-ses**: → *Chondrokalzinose*

Chon|dro|der|mal|ti|tis nodularis helicis f: → *Winkler-Krankheit*

Chondrodysplasie-Hämangiom-Syndrom nt: → *Maffucci-Syndrom*

Chon|dro|ek|to|der|mal|dys|pla|sie f: Syn: Ellis-van Creveld-Syndrom, chondroektodermale Dysplasie; s.u. *Ektodermaldysplasie-Syndrome*

Chon|dro|kal|zi|no|se f: Syn: Chondrokalzinose-Syndrom, Chondrokalzinose-Arthropathie, Pseudogicht, Pyrophosphatarthropathie, Chondrocalcinosis, Calciumpyrophosphatdihydratablagerung, CPPD-Ablagerung; durch Ablagerung von Calciumpyrophosphatdihydrat in einem [meist Kniegelenk] oder mehreren Gelenken hervorgerufene Arthropathie; tritt meist nach dem 60. Lebensjahr auf; es gibt idiopathische Formen, am häufigsten findet man sie aber bei Arthrose, Amyloidose, Hypothyreose, Hyperparathyreoidismus, Hämochromatose, Ochronose, Akromegalie, Morbus Paget, Diabetes mellitus und nach Traumen; **Klinik**: verläuft i.d.R. klinisch stumm und wird erst bei Gewebeschädigung [z.B. Meniskus] auf Röntgenbildern entdeckt; der akute Anfall kann durch Trauma oder Operation [Arthroskopie] ausgelöst werden; neben dem Kniegelenk können auch Hand-, Ellenbogen-, Schulter- und oberes Sprunggelenk befallen sein; **Diagnose**: Röntgen, Nachweis von Pyrophosphatkristallen im Gelenkpunktat; **DD**: Arthritis urica **Therapie**: symptomatisch, Antiphlogistika; intraartikuläre Steroidinjektion bei monoartikulärem Befall

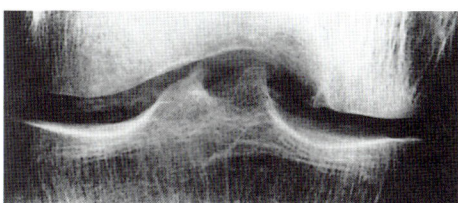

Abb. C19. Chondrokalzinose. Kristalleinlagerung in den Gelenkknopel des Kniegelenkes

Chon|dro|ma|to|se, artikuläre/synoviale f: → *Gelenkchondromatose*

Chon|dro|os|te|om nt: → *Osteochondrom*

Chon|dro|pa|thia patellae f: degenerative Veränderung des Gelenkknorpels der Kniescheibe, die sich meist aus einer **Chondromalacia patellae** [oft beide Kniescheiben betreffende Knorpelerweichung bei Jugendlichen] entwickelt oder auf einer Dysplasie des Femoropatellargelenkes beruht; **Klinik**: Spontanschmerz bei starker Kniebeugung [Kniebeuge, Treppensteigen] oder beim Aufstehen nach längerem Sitzen; Verschiebeschmerz der Patella, subpatellares Reiben; **Therapie**: Krankengymnastik und bewusstes Vermeiden starker Kniebeugung; arthroskopische Glättung des Knorpels und Entlastungsoperationen für die Patella werden nicht von allen Autoren empfohlen

Chon|dro|pa|thia tuberosa f: Syn: Tietze-Syndrom, Kostochondrose; ätiologisch ungeklärte, schmerzhafte Anschwellung von Rippenknorpeln, v.a. am Sternalansatz der 2. und 3. Rippe; **Therapie**: Infiltration mit Lokalanästhetika; nicht-steroidale Antiphlogistika

Chon|dro|plas|tik f: Syn: Knorpelplastik; plastische Chirurgie an Knorpel, z.B. Nasenknorpel [Cottle-Septumplastik*] oder Ohrmuschel bei abstehenden oder zu großen Ohren

Chon|dro|pro|tek|ti|vum nt, pl **-va**: Substanzen zum Knorpelschutz und -aufbau werden v.a. zur Behandlung aber auch zur Prävention von Arthrosen verwendet; während die intraartikuläre Injektion von z.B. Galactosamin von vielen Patienten und Ärzten positiv beurteilt wird, sind Berichte über oral einzunehmende Präparate weiterhin eher negativ

Chon|dro|sar|kom nt: Syn: Knorpelsarkom, Chondroma sarcomatosum, Enchondroma malignum, Chondrosarcoma; maligner

Tumor des Knorpelgewebes, der meist zwischen 30 und 70 Jahren auftritt; nach dem Osteosarkom zweithäufigster maligner Tumor des Knochenskeletts, der relativ oft multipel auftritt [**Chondrosarkomatose**]; das **primäre Chondrosarkom** entsteht meist im Metaphysengebiet langer Röhrenknochen; das **sekundäre Chondrosarkom** entwickelt sich aus einem Chondrom und wird je nach der Lage als **peripheres Chondrosarkom** [an der Knorpeloberfläche] oder **zentrales Chondrosarkom** [im Knorpel] bezeichnet; das Wachstum ist langsam und lokal destruierend; Metastasen sind selten; **Therapie**: radikale Resektion; wegen des langsamen Wachstums sind weder Chemo- noch Strahlentherapie sinnvoll; **Prognose**: insgesamt gut; Lokalrezidive können aber bis zu 10 Jahre nach Resektion auftreten

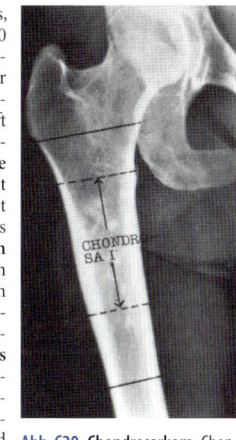

Abb. C20. Chondrosarkom. Chondrosarkom des rechten proximalen Femurs: Eingezeichnet sind die Resektionsgrenzen [Tumorausdehnung plus Sicherheitsabstand]

Chon|dro|sis intervertebralis f: → *Bandscheibendegeneration*

Chon|dro|to|mie f: Syn: Knorpeldurchtrennung; Durchtrennung von Knorpel; i.d.R. mit einem Knorpelmesser [**Chondrotom**]

Chopart-Amputation f: Syn: Chopart-Exartikulation; Fußamputation in der Chopart-Gelenklinie [Articulatio tarsi transversa]; zur Vermeidung einer postoperativen Spitzfuß- und Varusstellung erfolgt eine Ruhigstellung im Fixateur externe

Chopart-Exartikulation f: → *Chopart-Amputation*

CHOP-Schema nt: zur Behandlung von Non-Hodgkin-Lymphomen verwendetes Schema aus Cyclophosphamid*, Hydroxydaunorubicin [Doxorubicin*], Vincristin* [engl. Oncovin] und Prednison*; s.a. Essay Non-Hodgkin-Lymphome S. 1133

Chor|da penis f: s.u. Hypospadie

Chor|dek|to|mie f: Syn: Stimmbandteilresektion, Stimmbandausschneidung; Teilentfernung des Stimmbandes; wird v.a. zur Entfernung von Karzinomen durchgeführt; bei Befall nur einer Stimmlippe und erhaltener Beweglichkeit kommt die Thyreotomie und Chordektomie infrage, bei Befall der vorderen Kommissur und evtl. des vorderen Abschnitts des anderen Stimmbandes eine vertikale frontolaterale Teilresektion nach Leroux-Robert; heute wird aber i.d.R. eine endolaryngeale Laserresektion bevorzugt

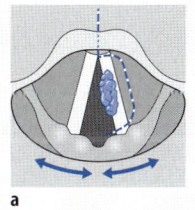 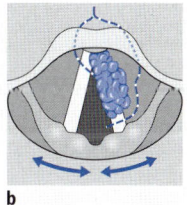

a   b

Abb. C21. Chordektomie. Funktionserhaltende Teilresektion bei Stimmbandkarzinom: **a** Thyreotomie und Chordektomie, **b** frontolaterale Teilresektion nach Leroux-Robert

Chor|di|tis f, pl **-ti|den**: Syn: Stimmbandentzündung, Chorditis vocalis; die Entzündung eines oder beider Stimmbänder ist meist Teil einer akuten Laryngitis*; die Stimmlippen sind gerötet und oft mit Fibrin oder zähem Schleim bedeckt; die Stimme ist rau, es kommt zu Heiserkeit oder Aphonie, Hustenreiz und Schmerzen; **Therapie**: Schonung, warme Getränke, heiße Halsumschläge, Dampfinhalation mit Zusatz von Kamille oder Salbei

Chor|do|to|mie f: **1. Syn**: *Stimmlippendurchtrennung*; operative Durchtrennung der Stimmlippe **2.** Durchtrennung der Schmerzbahn [Tractus spinothalamicus] im Rückenmark als **offene** oder **direkte Chordotomie** oder **perkutane Chordotomie**; wird zur Behandlung nicht-unterdrückbarer Schmerzzustände [z.B. bei Tumoren] eingesetzt

Cho|rea f: **Syn**: *choreatische Bewegungsstörung*; Oberbegriff für extrapyramidale Bewegungsstörungen mit unwillkürlichen, nicht unterdrückbaren Bewegungen [Hyperkinesen] und allgemeiner Muskelhypotonie; die Zuckungen laufen schon in Ruhe in ständiger Wiederholung ab und steigern sich bei Willkürbewegungen und affektiver Erregung; im Extremfall kommt es zu einem **choreatischen Bewegungssturm**, der die Patienten völlig überwältigt und jede koordinierte Willkürbewegung unmöglich macht; im Schlaf oder unter Narkose verschwinden die Hyperkinesen

Klinik: monotone, schlecht artikuliert Sprache; wackelnder Gang mit gesteigerten Mitbewegungen; lebhafte Mimik; die Patienten können meist die Zunge nicht herausgestreckt lassen, weil sie automatisch zurückgezogen wird [**Chamäleonzunge**]; Abschwächung der Eigenreflexe; beim **Plateauphänomen** wird die choreatische Muskelkontraktion für einige Sekunden beibehalten; löst man z.B. den Patellarsehnenreflex aus, verharrt der Unterschenkel für einige Sekunden in gestreckter Stellung und sinkt dann langsam wieder ab [**Gordon-Kniephänomen**]

die **Chorea minor** [Sydenham-Chorea] spielt in Europa heute kaum noch eine Rolle, ist in den Entwicklungsländern aber noch häufig; sie ist eine v.a. Mädchen betreffende Choreaform, die im Anschluss an Streptokokkenerkrankungen zusammen mit rheumatischem Fieber auftritt [deshalb auch **Chorea juvenilis/rheumatica/infectiosa**]; **Therapie**: Bettruhe und Abtrennung von der Außenwelt; langfristige Antibiotikatherapie [Penicillin]; Beruhigungsmittel, in schweren Fällen auch Neuroleptika oder Valproat zur Unterdrückung der Hyperkinesen; **Prognose**: heilt folgenlos aus, neigt aber zu Rezidiven

die **Schwangerschaftschorea** [Chorea gravidarum] gleicht der Chorea minor, die sich auch bei der Hälfte der Patienten in der Anamnese findet; in Europa ist sie heute ebenfalls nur noch eine Rarität

die autosomal-dominante **Erbchorea** [Chorea Huntington, Chorea major] beginnt meist im 4. Lebensjahrzehnt, neben choreatischen Symptomen imponiert der progressive geistige Verfall; **Klinik**: das Leiden beginnt schleichend mit psychischen Veränderungen [leichte Reizbarkeit, sexuelle Enthemmtheit, Neigung zu Tätlichkeiten]; diese sog. **Choreophrenie** kann sich aber auch in symptomatischen Psychosen oder paranoiden Ideen äußern; später kommt es zur Entwicklung einer Demenz; auffällig sind grobe Bewegungsstörungen mit blitzartigen Hyperkinesien und Grimassieren der mimischen Muskulatur [**Veitstanz**]; der **Verlauf** ist chronisch progredient mit einer durchschnittlichen Krankheitsdauer von 12–15 Jahren; nur selten erreichen die Patienten das 60. Lebensjahr; **Diagnose**: Anamnese, klinisches Bild, Gehirn-CT, Positronemissionstomografie; **Therapie**: bisher ist keine kausale Therapie möglich; symptomatische Behandlung der Hyperkinesen und psychischen Symptome; wegen der hohen Penetranz der Erbanlage [Kinder von Genträgern haben ein 50 % iges Risiko an der Krankheit zu erkranken] sollten Huntington-Erkrankte auf Nachkommen verzichten

Cho|re|o|phre|nie f: *s.u. Chorea*

Cho|ri|o|blas|tom nt: → *Chorionkarzinom*

Cho|ri|o|epi|the|li|om nt: → *Chorionkarzinom*

Cho|ri|o|ili|der|emie f: **Syn**: *Degeneratio chorioretinalis progressiva*; seltene, zu Erblindung führende X-chromosomale Degeneration von Aderhaut und Netzhaut; das Pigment der Aderhaut verschwindet und man sieht rundliche, weiß-gelbe

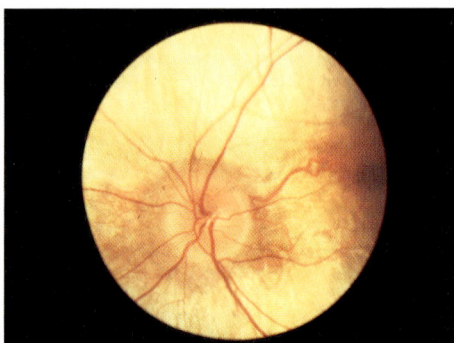

Abb. C22. Chorioideremie

Flecken, die langsam wachsen und konfluieren; *s.u. Essay Hereditäre Netzhautdystrophien S. 1119*

Cho|ri|o|idi|tis f, pl -**ti|den**: **Syn**: *Aderhautentzündung, Choroiditis, hintere Uveitis*; bei Entzündungen der Aderhaut ist meist auch die Netzhaut mitbefallen, d.h., es handelt sich um eine **Chorioretinitis**; die **Ursache** der Entzündung ist oft nicht zu ermitteln, häufig findet man sie z.B. bei Toxoplasmose, Tuberkulose, Histoplasmose [Presumed-Ocular-Histoplasmosis-Syndrom, POHS], Sarkoidose, Borreliose, Syphilis und Behçet-Krankheit; **Klinik**: verläuft i.d.R. schmerzlos, außer es kommt zum Mitbefall des Ziliarkörpers oder zur intraokularen Drucksteigerung; Sehstörungen treten nur auf, wenn die Entzündung zentral sitzt, selbst größere Gesichtsfeldausfälle in der Peripherie werden nicht bemerkt und sind ein Zufallsbefund bei der Augenspiegelung

die Entzündung ist meist herdförmig disseminiert [**Chorioiditis disseminata**], wobei die Herde am Anfang weißlich-gelb und unscharf sind; später verschwindet das Aderhautgewebe, die weiße Sklera scheint durch die Narbe hindurch und die Sehstörung wird manifest; die schwersten Sehstörungen findet man bei zentraler Chorioiditis in Nähe der Macula lutea [**Chorioiditis centralis**], bei juxtapapillärer Chorioiditis in der Nähe der Sehnervenpapille [**Chorioiditis juxtapapillaris**], die zu kommaförmigem Gesichtsfeldausfall führt, sowie bei der **Chorioiditis macularis**; bei ihr führen schon winzige Herde zu schwerster Sehstörung

Therapie: Tuberkulose, Syphilis und Borreliose werden als systemische Infektion nach infektiologisch-internistischen

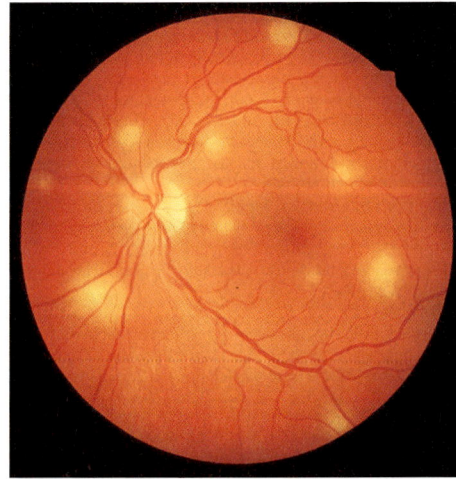

Abb. C23. **Chorioiditis.** Chorioiditis disseminata bei akuter Miliartuberkulose

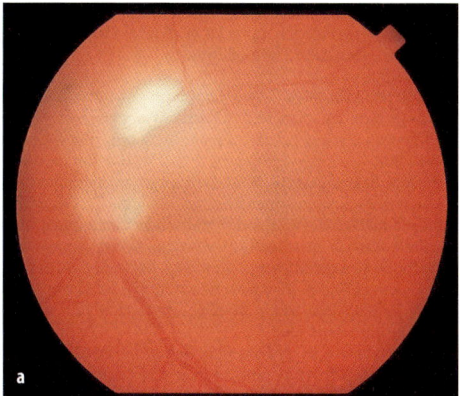

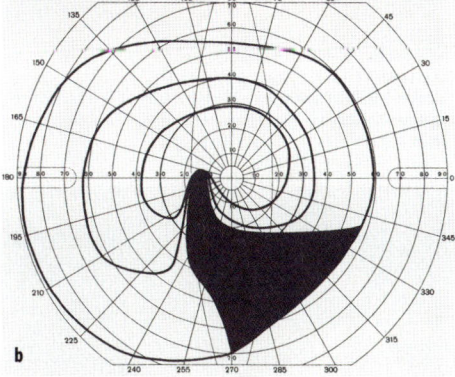

Abb. C24. Chorioiditis. Chorioiditis juxtapapillaris: **a** Fundusbefund im Heilungsstadium, **b** bogenförmiger Gesichtsfeldausfall mit Durchbruch nach unten

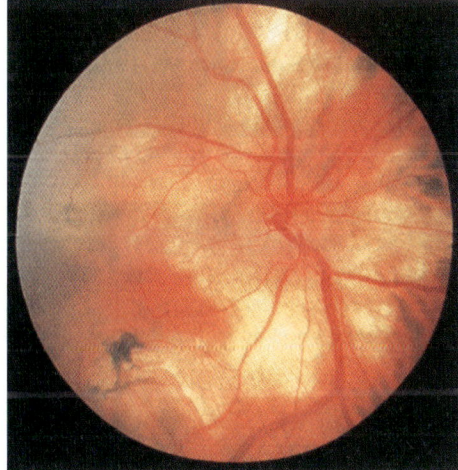

Abb. C25. Chorioiditis serpiginosa. Landkartenartig vernarbter, alter Herd und frischer, grau-weißlicher Herd im Makulabereich

Regeln behandelt; bei Toxoplasmose behandelt man für vier Wochen mit Clindamycin* [300 mg 4 × tgl.] oder Pyrimethamin* [1–2 × 25 mg/d] plus Sulfadiazin* [4 × 1 g/d],

jeweils in Kombination mit Cortison*; Sarkoidose und Behçet-Krankheit sprechen i.d.R. gut auf systemische Steroide an

Chorioiditis serpiginosa: zur Gruppe der sog. White-dot-Syndrome gehörende Entzündung, die am hinteren Pol beider Augen beginnt und von der Papille ausgehend zungenförmig zum Netzhautzentrum fortschreitet; man findet ein Nebeneinander von alten Herden [unregelmäßige, aber scharf abgegrenzte Areale mit Atrophie und Depigmentierung] und frischen, grau-weißlichen Herden, die am Rand der alten Narbe entstehen; bisher gibt es keine effektive Therapie

Cho|ri|o|me|nin|gi|tis, lymphozytäre *f*: *Syn*: *Armstrong-Krankheit*; durch ein Arenavirus verursachte Entzündung mit meist guter Prognose; der größte Teil der Infektionen verläuft symptomarm oder symptomlos und bleibt unerkannt; das **LCM-Virus** ist bisher in Europa, Nordamerika und Argentinien aufgetreten und benutzt die Hausmaus als Erregerreservoir; die Mäuse werden i.d.R. schon intrauterin infiziert und scheiden das Virus in Urin, Speichel und Kot aus; die Infektion tritt meist im Winter und Frühjahr auf; klinisch manifeste Infektionen haben eine Inkubationszeit von 5–15 Tagen; die erste Krankheitsphase ist unspezifisch [grippaler Infekt], in der zweiten Phase kommt es dann zur Entwicklung einer aseptischen Meningitis; selten kommt es zum Befall anderer Organe [Orchitis, Enzephalitis, Myokarditis]; in der Schwangerschaft kann es zu Aborten oder Gehirnschädigung [Hydrozephalus] kommen; *s.a. Essay Virusinfektionen S. 1667*

Cho|ri|on|al|de|no|ma destruens *nt*: → *Chorionkarzinom*

Cho|ri|on|bi|op|sie *f*: → *Chorionzottenbiopsie*

Cho|ri|on|epi|the|li|om *nt*: → *Chorionkarzinom*

Cho|ri|on|go|na|do|tro|phin *nt*: → *Choriongonadotropin*

Cho|ri|on|go|na|do|tro|pin *nt*: *Syn*: *Choriongonadotropin, Humanchoriongonadotropin, humanes Choriongonadotropin*; von den Trophoblasten der Plazenta gebildetes Hormon, das den Gelbkörper erhält und seine Umwandlung in den Schwangerschaftsgelbkörper bewirkt; besteht aus zwei Untereinheiten: α-HCG und β-HCG; der Nachweis von β-HCG im Urin oder Serum beweist eine Schwangerschaft; der immunologische Nachweis von β-HCG im Urin ist 14 Tage nach der Ovulation, d.h. zum Zeitpunkt des Ausbleibens der Monatsblutung positiv; noch früher, d.h. 8–12 Tage nach der Ovulation und damit bereits vor der [ausbleibenden] Regelblutung, kann die Schwangerschaft durch eine quantitative Bestimmung von β-HCG im Serum bestätigt werden Verlaufskontrollen des HCG-Titers während der Schwangerschaft werden z.T. noch durchgeführt; fallende Urin-oder Serumspiegel im Verlauf der Schwangerschaft können auf eine drohende Fehlgeburt und missed abortion hinweisen; extrem hohe β-HCG-Spiegel finden sich bei Blasenmole* und Chorionkarzinom*; **therapeutisch** findet HCG Verwendung in der Therapie von Störungen der männlichen Gonadenfunktion [Hypogonadismus, Hypophyseninsuffizienz, Hypophysentumoren, Lageanomalien der Testes]

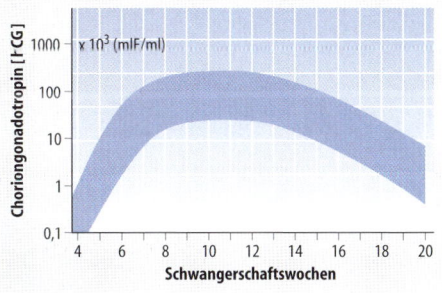

Abb. C26. Choriongonadotropin. Verlauf des HCG-Spiegels während der Frühschwangerschaft

C

Cho|ri|on|kar|zi|nom *nt*: *Syn*: *Chorioblastom, (malignes) Chorioepitheliom, fetaler Zottenkrebs, Chorionadenoma destruens*; aus einer Blasenmole✶ hervorgehender maligner Tumor des Chorionepithels; **Therapie:** Hysterektomie und anschließende Chemotherapie bei Chorionkarzinom ohne Metastasen oder mit Metastasen, aber guter Prognose [kurze Dauer der Erkrankung, keine Hirn- oder Lebermetastasen, niedrige HCG-Werte]; bei Chorionkarzinom mit Metastasen und

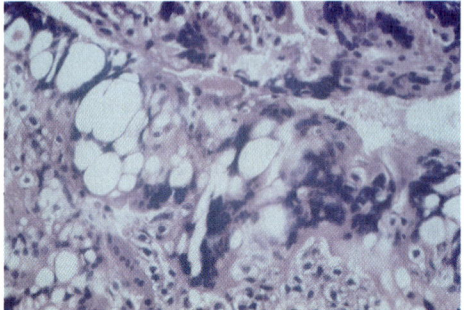

Abb. C27. Chorionkarzinom. Nebeneinander von Zytotrophoblast- und Synzytiotrophoblastzellen mit Pleomorphismus und Anaplasie

ungünstiger Prognose [lange Dauer der Erkrankung, Hirn- oder Lebermetastasen, hohe HCG-Werte] Polychemotherapie, evtl. sekundäre Hysterektomie; *s.a. Essay Neubildungen des Uterus S. 1627*

Cho|ri|on|zot|ten|bi|op|sie *f*: *Syn: Chorionbiopsie*; Probenentnahme aus dem Chorion in der Frühschwangerschaft zur Diagnose genetischer Erkrankungen; die häufigsten Indikationen sind Alter der Mutter [82,5 %], Risiko für monogene erbliche Erkrankung [6 %] und vorausgegangene Schwangerschaft mit Chromosomenstörung [6 %]; die Probenentnahme kann transzervikal oder transabdominal unter Ultraschallkontrolle durchgeführt werden, wobei die Wahl der Methode von der anatomischen Lage bestimmt wird; wegen des leicht erhöhten Risikos von Extremitätendefekten sollten Chorionbiopsien, wenn möglich, erst nach der 10. SSW vorgenommen werden

Cho|ri|o|re|ti|ni|tis *f, pl* **-ti|den**: *Syn: Retinochorioiditis*; Entzündung von Aderhaut [Choroidea] und Netzhaut [Retina]; *s.u. Chorioiditis*

Cho|ro|id|ek|to|mie *f*: operative Entfernung des Plexus choroideus der Seitenventrikel, z.B. bei Plexuspapillom [Grad I WHO]

Cho|ro|i|di|tis *f, pl* **-ti|den**: → *Chorioiditis*

Chow-Technik *f*: *s.u. Karpaltunnelsyndrom*

Christian-Schüller-Krankheit *f*: → *Hand-Schüller-Christian-Krankheit*

Christmas-Krankheit *f*: *Syn: Hämophilie B, Faktor-IX-Mangel*; *s.u. Hämophilie*

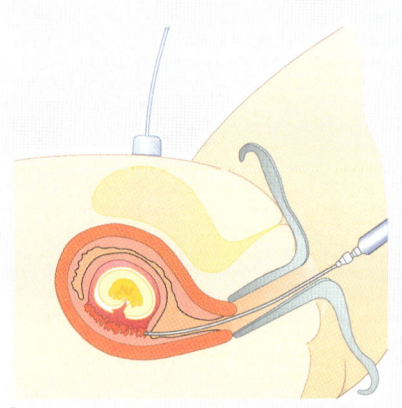

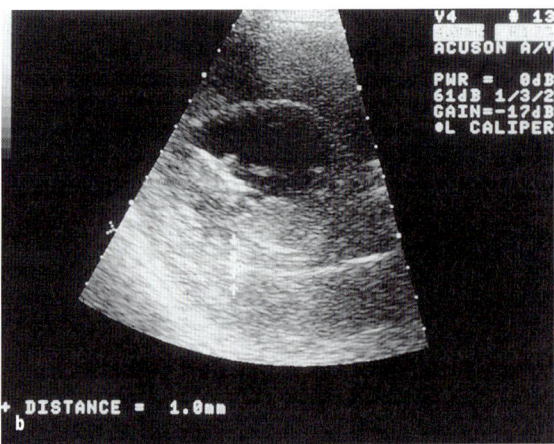

Abb. C28. Chorionzottenbiopsie. Transzervikale Chorionzottenbiopsie: Schema [a] und Ultraschallaufnahme [b]

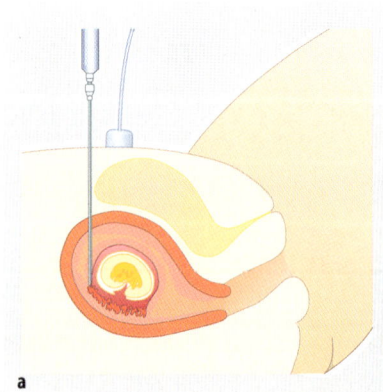

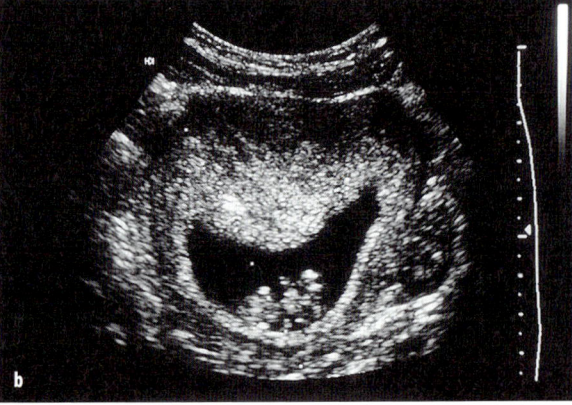

Abb. C29. Chorionzottenbiopsie. Transabdominale Chorionzottenbiopsie: Schema [a] und Ultraschallaufnahme [b]

Christ-Siemens-Syndrom *nt*: *Syn: Christ-Siemens-Touraine-Syndrom, anhidrotisch-ektodermale Dysplasie*; *s.u. Ektodermaldysplasie-Syndrome*

Chris|tus|palm|öl *nt*: → *Rizinusöl*

Chrobak-Zeichen *nt*: tiefes Einsinken einer Sonde in das nekrotische Gewebe bei Zervixkarzinom*

Chro|ma|to|gra|fie, -gra|phie *f*: Analysenmethode zur Auftrennung von Lösungen oder Gasen durch Ausnutzung der unterschiedlichen Wanderungsgeschwindigkeit der verschiedenen Substanzen eines Stoffgemisches; die zu analysierende Substanz wird mit Hilfe eines Trägermediums [Gas, Flüssigkeit] als **mobile Phase** über die Oberfläche der **stationären Phase** geleitet; je nach der Art der stationären Phase [z.B. Adsorbens, Ionenaustauscher] und dem Trägermedium bzw. den Analysenbedingungen [Druck, Temperatur] kommt es zu unterschiedlicher Auftrennung des Gemisches

Chro|ma|to|pho|ren|nä|vus, familiärer *m*: *Syn: Franceschetti-Jadassohn-Syndrom, Melanophorennävus, Incontinentia pigmenti Typ Franceschetti-Jadassohn, Naegeli-Bloch-Sulzberger-Syndrom, Dermatitis pigmentosa reticularis, Naegeli-Syndrom*; autosomal-dominante Dermatose mit Hyperpigmentierungen, Palmoplantarkeratosen, Zahnanomalien, Alopezie und Hypohidrose; *s.a. Ektodermaldysplasie-Syndrome*

Chro|ma|top|to|me|ter *nt*: *Syn: Chromoptometer*; Gerät zur Messung des Farbensehens; *s.a. Anomaloskop*

Chro|ma|to|sko|pie *f*: → *Chromodiagnostik*

Chro|ma|tu|rie *f*: → *Chromurie*

Chrom|cat|gut *nt*: *Syn: Chromkatgut*; mit Chromsalzen behandeltes Catgut wird langsamer resorbiert als normales Catgut; *s.a. Essay Nahttechnik und Nahtmaterial S. 1085, Essay Wundbehandlung S. 1699*

Chro|mo|bac|te|ri|um violaceum *nt*: fakultativ anaerober, gramnegativer Pigmentbildner mit peritricher Begeißelung; Erreger von Abszessen, Durchfallerkrankungen und Harnwegsinfekten; bildet das Antibiotikum **Aztreonam***

Chro|mo|blas|to|my|ko|se *f*: → *Chromomykose*

Chro|mo|cho|lo|sko|pie *f*: Chromodiagnostik der Gallenfunktion unter Verwendung gallengängiger Farbstoffe

Chro|mo|di|a|gnos|tik *f*: *Syn: Chromatoskopie, Chromoskopie*; Funktionsprüfung innerer Organe [z.B. Niere, Galle] unter Verwendung von Farbstoffen, die z.B. mit dem Urin ausgeschieden werden und qualitativ oder quantitativ gemessen werden können

Chro|mo|lym|pho|gra|fie, -gra|phie *f*: Lymphografie mit Anfärbung der Lymphknoten zur besseren intraoperativen oder postoperativen Kontrolle der Radikalität eines Eingriffes

Chro|mo|my|ko|se *f*: *Syn: Chromoblastomykose, schwarze Blastomykose, Fonsecas-Krankheit, Pedrosos-Krankheit, Blastomycosis nigra*; durch Schwärzepilze [Fonsecaea-, Cladosporium- und Phialophora-Species] hervorgerufene Mykose der Haut und des Unterhautgewebes mit Befall von Hand, Unterschenkel und Fuß [**Moos-Fuß**]; in Mitteleuropa selten, aber endemisch in Russland, dem Süden der USA und Brasilien; **Diagnose**: mikroskopischer [Kalilaugenpräparat] oder kultureller Erregernachweis; **Therapie**: Exzision kleinerer Herde; bei ausgedehntem Befall Itraconazol* oder Amphotericin* B intern; *s.a. Essay Mykosen S. 1059*

Chro|mo|per|tu|ba|ti|on *f*: Füllung der Eileiter mit Farbstoff zur Testung der Durchgängigkeit

Chro|mo|pho|to|the|ra|pie *f*: *Syn: Buntlichttherapie, Chromofototherapie*; Bestrahlung mit Licht einer bestimmten Wellenlänge, z.B. Rotlichttherapie

Chro|mo|re|ti|no|gra|fie, -gra|phie *f*: Farbfotografie der Netzhaut/Retina

Chro|mo|sko|pie *f*: → *Chromodiagnostik*

Chro|mo|zys|to|sko|pie *f*: Chromodiagnostik der Blasenfunktion unter Verwendung nierengängiger Farbstoffe

Chrom|u|rie *f*: *Syn: Harnverfärbung, Chromaturie*; Ausscheidung eines durch endogene [Bilirubin, Hämoglobin] oder exogene [rote Beete] Farbstoffe gefärbten Harns; *s.a. Hämaturie*

chronic pelvic pain syndrome *nt*: → *Unterbauchschmerzsyndrom, chronisches*

Chro|no|tro|pie *f*: *Syn: Chronotropismus*; chronotrope Wirkung, d.h., eine die Geschwindigkeit eines Vorganges beeinflussende Wirkung; bei positiv-chronotroper Wirkung wird der Vorgang beschleunigt, bei negativ-chronotroper Wirkung verlangsamt

Chro|no|tro|pis|mus *m*: → *Chronotropie*

Chry|san|the|mum vulgare *nt*: → *Rainfarn*

Chry|so|the|ra|pie *f*: *Syn: Goldtherapie, Aurotherapie*; Behandlung mit goldhaltigen Substanzen, z.B. als Basistherapie bei rheumatoider Arthritis*

Churg-Strauss-Syndrom *nt*: *Syn: allergische granulomatöse Angiitis, allergische Granulomatose*; systemische, nekrotisierende Gefäßentzündung unbekannter Ursache; die Veränderungen entsprechen denen der Panarteriitis nodosa, allerdings sind alle Gefäße betroffen, und es kommt zur Granulombildung; charakteristisch für die Erkrankung ist das gleichzeitige Bestehen von Eosinophilie und Asthma bronchiale; **Therapie**: Prednison*, evtl. in Kombination mit Cyclophosphamid*; Ausschleichen erst nach 6–12 monatiger stabiler Remission; **Prognose**: unbehandelt tödlicher Ausgang in 50 % innerhalb eines Jahres; bei rechtzeitiger Diagnose und Behandlung beträgt die 7-Jahresüberlebensrate ca. 80 %; *s.a. Essay Asthma bronchiale und Status asthmaticus S. 95*

Chvostek-Zeichen *nt*: *Syn: Chvostek-Fazialisphänomen*; mechanische Übererregbarkeit des Nervus facialis bei Tetanie; Beklopfen von Wange oder Mundwinkel führt zu Zuckungen der vom Fazialis versorgten mimischen Muskulatur

Chyl|ä|mie *f*: Vorkommen von Chylus im Blut; auch gleichgesetzt mit Hyperchylomikronämie

Chy|lo|li|pu|rie *f*: → *Chylurie*

Chy|lo|mi|kron *nt*: *Syn: Lipomikron, Chyluströpfchen, Chyluskorn*; in der Darmschleimhaut gebildete Lipoidprotein-Partikel als Transportform für Triacylglycerine im Blut; Chylomikronen werden in den Zellen der Duodenumschleimhaut gebildet und per Exozytose in den Extrazellularraum abgegeben; sie werden von Lymphgefäßen aufgenommen und gelangen über den Ductus thoracicus in den Kreislauf; in extrahepatischen Geweben werden die Triacylglycerine von Lipoproteinlipase in Glycerin und Fettsäuren gespalten; die Fettsäuren werden von den Geweben aufgenommen und metabolisiert, während das Glycerin mit den Chylomikronen zur Leber gelangt und dort phosphoryliert und in den Metabolismus eingeschleust wird; während der Passage durch den Körper werden auch Cholesterin und Apolipoprotein A auf HDL-Vorstufen übertragen; die Chylomikronenreste [sog. **Remnants**] gelangen zur Leber, wo sie in die Hepatozyten aufgenommen und abgebaut werden; *s.a. Essay Fettstoffwechselstörungen S. 403*

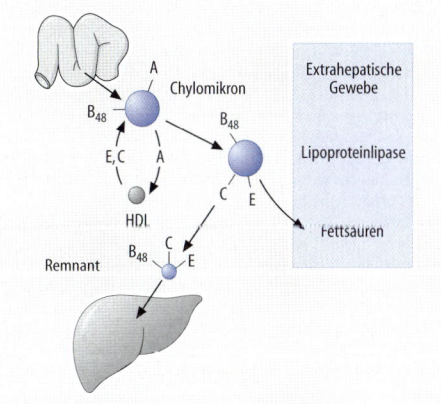

Abb. C30. Chylomikron. Abbau der Chylomikronen

Chy|lo|mi|kron|ä|mie *f*: → *Hyperchylomikronämie*

Chy|lu|rie *f*: *Syn: Chylolipurie, Galakturie*; Chylusausscheidung im Harn bzw. Ausscheidung eines chylösen Urins; die häufigsten Ursachen sind angeborene oder erworbene Lymphfisteln oder eine Verlegung des Ductus thoracicus [**europäische Chylurie**]; bei der **tropischen** oder **parasitären Chylurie** wird der Ductus durch Filaria bancrofti verschlossen; *s.a. Essay Parasitosen S. 1217, Essay Tropenkrankheiten – importierte Krankheiten S. 1571*

Chylus|tröpf|chen pl: → *Chylomikron*

Chy|mo|di|ac|tin nt: → *Chymopapain*

Chy|mo|pa|pa|in nt: *Syn: Chymodiactin, Discase*; aus dem Milchsaft von Carica papaya gewonnenes Enzym; wird in der Chemonukleolyse verwendet

Ci|cho|ri|i folia et radix pl: die Blätter zusammen mit den Wurzeln der Wegwarte*

Ci|cho|ri|i herba f: oberirdische Pflanzenteile der Wegwarte*

Ci|cho|ri|i radix f: Wurzel der Wegwarte*

Ci|cho|ri|um intybus nt: → *Wegwarte*

Ci|cle|tal|nin nt: Diuretikum, Antihypertensivum; NW: Hypokaliämie, Kopfschmerzen, Hautrötung

Ci|clo|pi|rox nt: *Syn: 6-Cyclohexyl-1-hydroxy-4-methyl-2-pyridon*; Antimykotikum [v.a. in der Gynäkologie], Chemotherapeutikum; *s.a. Essay Mykosen S. 1059*

Ci|clo|pi|rox|ol|a|min nt: *Syn: 6-Cyclohexyl-1-hydroxy-4-methyl-2-pyridon*; Antimykotikum; Chemotherapeutikum; wirkt u.a. gegen Dermatophyten [Trichophyton mentagrophytes, Trichophyton rubrum, Trichophyton verrucosum, Microsporum canis, Microsporum gypseum], Hefen [Candida albicans, Candida tropicalis, Candida krusei, Cryptococcus neoformans, Torulopsis glabrata] und Schimmelpilze [Aspergillus fumigatus, Aspergillus niger]; **Anw.**: topisch bei superfiziellen Mykosen der Haut und der Nägel; **Dosierung**: 1 %ige Creme, Gel, Lösung; vaginal 1 × 50 mg für 6–16 Tage; **NW**: Brennen, Jucken und Rötung; *s.a. Essay Mykosen S. 1059*

Ci|clo|spo|rin nt: *Syn: Cyclosporin*; von verschiedenen Pilzen gebildetes Oligopeptid mit antimykotischer, antiphlogistischer und immunsuppressiver Wirkung; von den verschiedenen Formen [Ciclosporin A, B, C, D] ist v.a. **Ciclosporin A** ein stark wirksames Immunsuppressivum, das zur Behandlung von Autoimmunkrankheiten und bei Transplantatabstoßung eingesetzt wird; **NW**: Nierenschäden, gastrointestinale Beschwerden, Ödeme, Hypertonie; *s.a. Essay Systemischer Lupus erythematodes S. 935, Essay Transplantationschirurgie S. 1549*

Ci|do|fo|vir nt: *Syn: 1-(S)-3-(Hydroxy-2-(phosphonomethoxy)propyl)cytosindihydrat*; Antimetabolit, Virostatikum; **Anw.**: Cytomegalie-Retinitis und Colitis bei immunsupprimierten Patienten, v.a. HIV-Infektion; **NW**: Proteinurie, Fieber, Asthenie, gastrointestinale Beschwerden

Cig|no|lin nt: *Syn: 1,8,9-Anthratriol, 1,8,9-Anthracentriol, Dithranol*; Antiseptikum, Antipsorikum; **Anw.**: Lokaltherapie der Psoriasis; **NW**: Hautbrennen, Augenirritation

Ci|la|stal|tin nt: spezifischer Hemmer der Dehydropeptidase-1 und wirksamer Hemmstoff des Imipenemmetabolismus; bei gleichzeitiger Gabe von Imipenem* und Cilastatin werden damit therapeutisch wirksame Imipenemspiegel sowohl im Urin als auch im Plasma erreicht; Cilastatin besitzt keine eigene antibakterielle Aktivität und hat keinen Einfluss auf die antimikrobielle Aktivität von Imipenem*

Ci|mel|ti|din nt: H_2-Antihistaminikum, Ulkustherapeutikum; **Anw.**: Magen-Darm-Geschwüre, Refluxösophagitis; **NW**: allergische Reaktionen, Durchfälle, Muskelschmerzen, Benommenheit, Verwirrtheit, Kopfschmerzen, Impotenz, Gynäkomastie

Ci|mi|ci|fu|gae racemosae rhizoma nt: *Syn: Wanzenkrautwurzel*; Wurzelstock der Traubensilberkerze*

Ci|mi|ci|fu|ga racemosa f: → *Traubensilberkerze*

Ci|nae flos m: → *Zitwerblüten*

Cin|cho|ca|in nt: *Syn: 2-Butoxy-N-(2-diethylaminoethyl)-cinchoninamid*; Lokalanästhetikum; **Anw.**: topisch als Salbe oder Zäpfchen bei Juckreiz und Schmerzen im Analbereich bei Hämorrhoiden oder Analfissuren; in Ohrentropfen

Cin|cho|nae cortex m: → *Chinarinde*

Ci|ne|ol nt: → *Eukalyptol*

Cin|na|mo|mi aetheroleum nt: *Syn: Zimtöl*; ätherisches Öl aus der Rinde von Ceylon-Zimt*

Cin|na|mo|mi cassiae aetheroleum nt: *Syn: Kassiaöl, chinesisches Zimtöl*; ätherisches Öl von chinesischem Zimt*

Cin|na|mo|mi chinensis cortex m: *Syn: chinesische Zimtrinde, Kassiarinde*; *s.u. chinesischer Zimt*

Cin|na|mo|mi cortex m: *Syn: Zimtrinde, Cinnamomi ceylanici cortex*; *s.u. Ceylon-Zimt*

Cin|na|mo|mum nt: → *Zimt*

Cinnamomum aromaticum/cassia: → *chinesischer Zimt*
Cinnamomum ceylanicum/verum: → *Ceylon-Zimt*

Cinnamomum-verum-Öl nt: *Syn: Zimtblätteröl, Ceylonzimt-Blatt-Öl*; *s.u. Ceylon-Zimt*

Cin|na|ri|zin nt: Piperazinderivat mit calciumantagonistischer Wirkung; H_1-Antihistaminikum, Antiemetikum, Antiverginosum; **Anw.**: Reisekrankheit, Schwindel; symptomatische Behandlung funktioneller zerebraler und peripherer Durchblutungsstörungen

Ci|no|xa|cin nt: älterer Gyrasehemmer der Nalidixinsäuregruppe; wirkt v.a. gegen Escherichia coli, Proteus, Klebsiella, Enterobacter, Serratia, Citrobacter; **Anw.**: Harnwegsinfekte; **Dosierung**: Erwachsene Nierenfunktion normal oder leicht eingeschränkt: 2 × tgl. 500 mg; Nierenfunktion mäßig eingeschränkt: 1 × tgl. 500 mg; Nierenfunktion stark eingeschränkt: 500 mg alle 2 Tage; bei Einschränkung der Nierenfunktion über 5,2 mg% Serumkreatinin oder einer Kreatinin-Clearance unter 10 ml/min soll Cinoxacin nicht gegeben werden; zur Prophylaxe bei rezidivierenden Harnwegsinfektionen 1 × 500 mg tgl. vor dem Schlafengehen; **NW**: gastrointestinale Beschwerden, ZNS-Störungen, Schwindel, Krampfanfälle

Ci|pro|flo|xa|cin nt: bakterizides Fluorchinolon; Gyrasehemmer mit breitem Wirkungsspektrum gegen fast alle gramnegativen Erreger einschließlich Pseudomonas aeruginosa; wirkt auch gegen grampositive Erreger [Staphylococcus, Streptococcus, Enterococcus], hat aber eine Wirkungslücke bei Anaerobiern; **Anw.**: Harnwegsinfekte, Atemwegsinfekte, bakterielle Prostatitis, bakterielle Knochen- und Gelenkentzündungen, nosokomiale Infektionen; **Dosierung**: Erwachsene ohne Einschränkung der Nierenfunktion 2 × 125–500 mg p.o. oder 2 × 100–200 mg i.v.; bei bedrohlichen Infektionen 2 × 750 mg p.o. oder 2 × 400 mg i.v.; **Kontraind.**: Schwangerschaft, Stillzeit, Kinder und Jugendliche in der Wachstumsphase, Patienten mit Epilepsie und ZNS-Schäden nur nach sorgfältiger Nutzen-Risiko-Abwägung; **NW**: gastrointestinale Beschwerden, ZNS-Störungen, Schwindel, Krampfanfälle

Circinata-Atoll nt: kreisförmig angeordnete Lipidexsudationen,

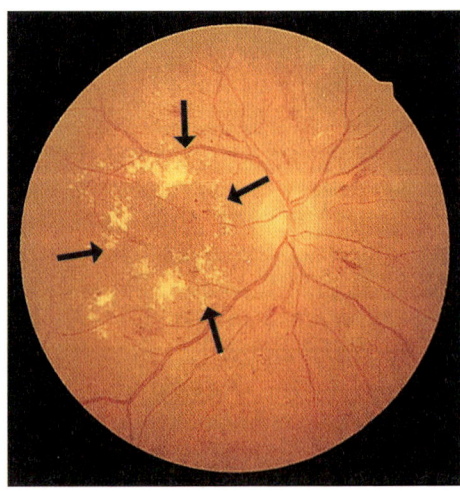

Abb. C31. Circinata-Atoll. Typisches Atoll bei diabetischer Makulopathie

z.B. bei diabetischer Retinopathie*

Cir|rho|sis f, pl -ses: Syn: Zirrhose; chronisch-entzündliche, evtl. von Nekrose begleitete Organerkrankung mit fortschreitender Verhärtung und Schrumpfung des Gewebes
  Cirrhosis biliaris: → biliäre Zirrhose
  Cirrhosis hepatis: → Leberzirrhose
Cir|sek|to|mie f: Teilentfernung von Krampfadern; s.a. Essay Krampfadern/Varizen S. 1643
Cir|so|cel|le f: → Varikozele
Cir|so|ze|le f: → Varikozele
Cis|a|prid nt: früher als Antiemetikum und Gastrokinetikum verwendet; wurde 2001 wegen des Risikos schwerer Herzrhythmusstörungen vom Markt genommen
cis-Diaminodichloroplatin nt: → Cisplatin
Cis|pla|tin nt: Syn: cis-Diaminodichloroplatin; Platinkomplex mit zytostatischer und zytozider Wirkung auf solide Tumoren; bildet in den Zellen hochreaktive elektrophile Wasserkomplexe, die mit den nukleophilen Zentren der DNA reagieren und zu Vernetzungen zwischen komplementären DNA-Doppelsträngen und innerhalb von DNA-Einzelsträngen führen; die Ausscheidung erfolgt vorwiegend renal durch glomeruläre Filtration und aktive Sekretion; Reabsorption wurde nachgewiesen; **Anw.:** solide Tumoren, z.B. Eierstock-, Hoden-, Blasen-, Prostata-, Bronchialkarzinom, Sarkome; **NW:** schwere gastrointestinale Beschwerden [intensive antiemetische Therapie notwendig], Nierenschäden [Tubulusnekrosen, Tubulusdilatation, Zylinderbildung]; besitzt eine embryotoxische, teratogene und kanzerogene Potenz; s.a. Essay Chemotherapie S. 185
Ci|ta|lo|pram nt: Antidepressivum; selektiver Serotoninwiederaufnahmehemmer; HWZ 30–36 h; **Anw.:** depressive Erkrankungen; **Dosierung:** 0–60 mg/d; im höheren Alter 5–20 mg/d; **NW:** Kopfschmerzen, Übelkeit, Erbrechen
Ci|tri aetheroleum nt: → Zitronenöl
Ci|tro|bac|ter m: gramnegatives Stäbchenbakterium; enthält drei Arten: **Citrobacter freundii**, **Citrobacter diversus** und **Citrobacter amalonaticus**; selten Erreger von Infektionen der Harn- oder der Atemwege und einer Säuglingsmeningitis
Ci|tro|nel|lae aetheroleum nt: Syn: Citronellöl, indisches Melissenöl, Cymbopogonis winteriani aetheroleum; s.u. Citronellgras
Ci|tro|nel|le f: → Melisse
Ci|tro|nell|gras nt: Syn: Cymbopogon winterianus; Pflanze aus der Familie der Süßgräser [Poaceae]; verwendet werden die getrockneten, oberirdischen Pflanzenteile [**Cymbopogonis winteriani herba**] und das durch Wasserdampfdestillation aus ihnen gewonnene ätherische **Citronellöl** [indisches Melissenöl, Cymbopogonis winteriani aetheroleum, Citronellae aetheroleum]; das Öl enthält u.a. Citronellal, Geraniol, Citronellol, Geranylacetat und Citronellylacetat; hemmt die Motilität und wirkt als Insektenabwehrmittel; **Anw.:** das Öl v.a. als Insektenabwehrmittel; traditionell bei innerer Unruhe, nervösen Störungen, Erschöpfungszuständen, Magen-Darm-Beschwerden, Muskel- und Nervenschmerzen, Erkältungskrankheiten
Ci|tro|nen|öl nt: → Zitronenöl
Citrovorum-Faktor m: → Folinsäure
Ci|trul|lin|äl|mie f: → Argininbernsteinsäuresynthetasemangel
Ci|trul|li|nu|rie f: Syn: Zitrullinurie; erhöhte Citrullinausscheidung im Harn; oft gleichgesetzt mit Citrullinämie [Arginin bernsteinsäuresynthetasemangel*]
Ci|trul|lus colocynthis m: → Koloquinthe
CJE-Variante f: s.u. bovine spongiforme Enzephalopathie
C-Ket|te f: → C-Peptid
Cla|di|o|sis f, pl -ses: Syn: Kladiose; meist tiefe Mykose durch den Fadenpilz **Scopulariopsis brevicaulis**; befällt i.d.R. bereits vorgeschädigte Nägel, insbesondere die Großzehennägel; **Therapie:** Nagelentfernung; Itraconazol*, Terbinafin* lokal und systemisch über 8–12 Monate; s.a. Essay Mykosen S. 1059
Cla|do|spo|ri|um nt: Schimmelpilzgattung mit verschiedenen humanpathogenen Arten [**Cladosporium carrionii, Cladosporium mansoni, Cladosporium werneckii**], die als Erreger von meist oberflächlichen Hautpilzerkrankungen in Erschei-

nung treten; dazu gehört die **Cladosporiosis epidemica**, eine in Europa seltene oberflächliche Mykose durch Cladosporium werneckii, die zu scharf begrenzten, schuppenden, braunschwarzen Herden führt; **Therapie:** Keratolytika; s.a. Essay Mykosen S. 1059
Cla|dri|bin nt: Syn: 2-Chlor-2-deoxyadenosin; Antimetabolit, Zytostatikum; wird besonders von Lymphozyten aufgenommen und durch Desoxycytidinkinase zu Desoxynucleotiden phosphoryliert; in sich teilenden Zellen wird Cladribin-Triphosphat in die DNA eingebaut und dadurch die DNA-Kettenverlängerung gehemmt; bei ruhenden Zellen kommt es durch DNA-Brüche zu einer Aktivierung von Enzymsystemen, die NAD und ATP verbrauchen und DNA-Doppelstrangbrüche erzeugen; **Anw.:** Haarzell-Leukämie [80–90 % komplette Remission], chronisch lymphatische Leukämie, akute und chronische myeloische Leukämie, kutane T-Zell-Lymphome; s.a. Essay Non-Hodgkin-Lymphome S. 1133, Essay Chemotherapie S. 185
Cla|ri|thro|my|cin nt: Syn: 6-O-Methylerythromycin; orales Makrolidantibiotikum mit bakteriostatischer Wirkung gegen aerobe grampositive und gramnegative Bakterien sowie anaerobe Keime; **Anw.:** Atemwegsinfektionen [v.a. Mycoplasma pneumoniae], bakterielle Pneumonie, akute Kieferhöhlenentzündung, Streptokokkenpharyngitis
Clark-Nävus m: → dysplastischer Nävuszellnävus
C2-Läsion f: s.u. zervikaler Bandscheibenprolaps
C3-Läsion f: s.u. zervikaler Bandscheibenprolaps
C4-Läsion f: s.u. zervikaler Bandscheibenprolaps
C5-Läsion f: s.u. zervikaler Bandscheibenprolaps
C6-Läsion f: s.u. zervikaler Bandscheibenprolaps
C7-Läsion f: s.u. zervikaler Bandscheibenprolaps
C8-Läsion f: s.u. zervikaler Bandscheibenprolaps
Clau|di|ca|tio nt, pl -ti|o|nes: Syn: Claudikation; → Hinken
  Claudicatio intermittens: Syn: intermittierendes Hinken, Angina cruris, Charcot-Syndrom, Schaufensterkrankheit, Dysbasia angiospastica/intermittens; durch eine periphere arterielle Durchblutungsstörung verursachte heftige Wadenschmerzen, die zu vorübergehendem Hinken führen oder den Patienten zum Stehenbleiben zwingen; entspricht dem Stadium II der chronischen peripheren arteriellen Verschlusskrankheit; wird die Claudicatio vom Patienten toleriert, spricht man von Stadium IIa, wird sie privat oder beruflich nicht toleriert von Stadium IIb; diese Unterscheidung ist für die **Therapie** wichtig, da Stadium IIa konservativ behandelt werden kann [Beseitigung der Risikofaktoren, systematisches Gefäßtraining, medikamentöse Progressionsprophylaxe], während beim Stadium IIb meist eine chirur-

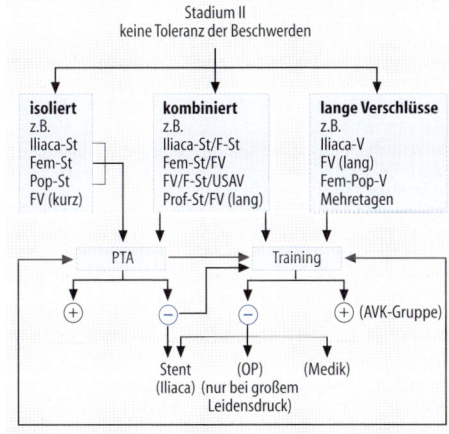

Abb. C32. Claudicatio intermittens. Therapie der Claudicatio intermittens [Stadium II der chronischen peripheren arteriellen Verschlusskrankheit]

gische Intervention [perkutane transluminale Angioplastie, Stentimplantation, Bypass] nötig wird; *s.a. Essay Periphere arterielle Verschlusskrankheit S. 1661*

Claudicatio intermittens abdominalis: *Syn: Morbus Ortner, Ortner-Syndrom II, Angina intestinalis/abdominalis*; kolikartige Leibschmerzen mit Symptomen des akuten Abdomens bei Einschränkung der Darmdurchblutung durch eine Arteriosklerose der Mesenterialgefäße; Verlauf, Prognose und Therapie hängen von der Ausdehnung und der Dauer der Ischämie ab; *s.a. Essay Abdominalschmerz und akutes Abdomen S. 25, Essay Thrombose und Embolie S. 1527*

Claudicatio intermittens spinalis: *Syn: Spinalkanalstenose*; durch Einengung des Spinalkanals [**Syndrom des engen Spinalkanals**] oder Ischämie hervorgerufene Symptomatik, die an eine Claudicatio intermittens erinnert; tritt v.a. bei Männern über 40 Jahren auf; betrifft i.d.R. die Cauda [**Claudicatio intermittens der Cauda equina**], seltener das thorakale Rückenmark [**Claudicatio intermittens des Rückenmarks**]; **Klinik:** Krämpfe, Einschlafen, Kribbeln und Brennen der Füße und des Unterschenkels nach längerem Gehen oder Stehen; Hinsetzen oder Hinlegen bessert die Symptome; **Diagnose:** CT, MRT, Myelografie; **Therapie:** Laminektomie bei Einengung des Spinalkanals; *s.a. Essay Degenerative Wirbelsäulenerkrankungen S. 125*

Clau|di|ka|tion *f: Syn: Claudicatio*; → *Hinken*

Cla|val|cin *nt: Syn: Patulin*; Stoffwechselprodukt von **Penicillium**-Species; Mykotoxin mit mikrobiozider und evtl. karzinogener Wirkung; Ursache von Lebensmittelvergiftungen

Cla|vi|kol|to|mie *f: Syn: Schlüsselbeindurchtrennung, Kleidotomie*; operative Durchtrennung des Schlüsselbeins

Cla|vu|lan|säu|re *f*: von Streptomyces-Species [S. clavuligerus, S. jumojinensis, S. katsurahamanus] gebildete Substanz, die als starker, irreversibler Inhibitor der β-Lactamase wirkt und damit die Empfindlichkeit von Bakterien gegen β-Lactamantibiotika erhöht; aufgrund ähnlicher pharmakokinetischer Eigenschaften wird i.d.R. eine Kombination von Clavulansäure und Amoxicillin* verwendet, die gegen viele amoxicillinresistente Bakterienstämme wirksam ist; zusätzlich kommt es zu einer partiellen Erweiterung des Amoxicillin-Wirkspektrums; empfindlich sind u.a. Klebsiella, Bacteroides, Bacillus anthracis, Bordetella pertussis, Brucella spp., Clostridium spp. [nicht Clostridium difficile], Corynebacterium diphteriae, Escherichia coli [meist empfindlich], Fusobacterium, Haemophilus influenzae, Listeria monocytogenes, Neisseria, Peptococcus, Peptostreptococcus, Proteus, Salmonella, Shigella, Staphylococcus aureus, Staphylococcus epidermidis, Staphylococcus saprophyticus, Enterococcus faecalis, Streptokokken der Gruppe B, Streptococcus pneumoniae, Streptococcus pyogenes, Streptococcus viridans, Vibrio cholerae und Yersinia enterocolitica

Anw.: Infektionen durch Amoxicillin-empfindliche gramnegative und grampositive Erreger sowie durch Amoxicillin-resistente Stämme, deren Resistenz auf β-Lactamasen beruhen, die durch Clavulansäure hemmbar sind; **Kontraind.:** *s.u. Amoxicillin*

Cla|vus *m, pl* **-vi:** *Syn: Hühnerauge, Leichdorn, Klavus*; durch chronischen Druck hervorgerufene Hornverdickung mit zentralem Zapfen, die sehr schmerzhaft sein kann; nach der Lage unterscheidet man **plantare Clavi** [Köpfchen der Metatarsalknochen], **dorsale Clavi** [über den proximalen Interphalangealgelenken] und die seltenen **interdigitalen Clavi** [zwischen den Zehen]; Hühneraugen treten v.a. bei älteren Patienten auf, können aber auch durch falsches Schuhwerk oder Hammerzehen bedingt sein; **Therapie:** Reduktion mit keratolytischen Salben oder Pflastern oder einem Hauthobel, orthopädische Schuhe, spezielle Polster zur Druckentlastung; **cave** chirurgische Exzision oder Herausbohren mit einem speziellen Messer ist sinnlos, da die Hühneraugen wieder nachwachsen!

Clear-cornea-Technik *f: s.u. Phakoemulsifikation*

Cle|mas|tin *nt: Syn: Meclaston, Meclaprodin*; H$_1$-Antihistaminikum mit sedierender und zentral anticholinerger Wirkung; **Anw.:** allergische Rhinitis [1–2 mg p.o.], Allergie, Pruritus

Clen|bu|te|rol *nt: Syn: 4-Amino-α-[(tert-butylamino)methyl]-3,5-dichlorbenzylalkohol*; selektives β$_2$-Sympathomimetikum, Bronchodilatator; **Anw.:** Langzeittherapie von Asthma bronchiale und chronisch-obstruktiver Bronchitis; **Dosierung:** Erwachsene: morgens und abends je 10, evtl. 20 µg p.o.; Kinder 0,75–1 µg/kg KG; **NW:** Tremor, Unruhe, Kopfschmerzen; **Kontraind.:** 1. Trimenon der Schwangerschaft, akute Koronarerkrankungen, tachykarde Herzrhythmusstörungen, Thyreotoxikose; *s.a. Essay Asthma bronchiale und Status asthmaticus S. 95, Essay Chronisch-obstruktive Lungenkrankheiten und Lungenemphysem S. 911*

Cli|mac|te|ri|um *nt:* → *Klimakterium*

Cli|max *m, pl* **Cli|ma|ces: 1.** → *Klimakterium* **2.** Höhepunkt einer Krankheit

Clin|da|my|cin *nt: Syn: 7-Chlor-7-desoxy-Lincomycin*; orales und i.v. Lincomycinantibiotikum, das die bakterielle Proteinsynthese durch eine reversible Bindung an die 50-S-Untereinheit der Bakterienribosomen hemmt; wirkt i.d.R. bakteriostatisch, es kann aber zu intrazellulärer Akkumulation und damit Bakterizidie kommen; **Anw.:** Infekte mit grampositiven und gramnegativen Erregern [Actinomyces, Borrelia, Clostridium, Corynebakterien, Staphylococcus, Streptococcus, Chlamydia]; **Dosierung:** Erwachsene 150–450 mg alle 6 h; Schulkinder 75–150 mg alle 6 h; Kleinkinder 2–6 mg/kg alle 6 h; Kinder < 4 Wochen sollten kein Clindamycin erhalten; bei Leberschäden sollte das Applikationsintervall von 6 auf 8 h verlängert werden; **NW:** antibiotika-assoziierte Enterokolitis, gastrointestinale Beschwerden, Leukopenie, Erhöhung von GOT, alkalischer Phosphatase, Bilirubin; **Kontraind.:** Allergie gegen Clindamycin und Lincomycin; Vorsicht bei Penicillinallergie; Stillzeit

clinical activity index *m: s.u. Essay Colitis ulcerosa S. 219*

Cli|o|qui|nol *nt: Syn: 5-Chlor-7-iod-8-chinolinol, Chinoform*; halogeniertes Hydroxychinolin; Antiseptikum mit breitem bakteriostatischen und fungistatischen Wirkungsspektrum; ist auch fungizid und gegen Protozoen [Trichomonas, Amöben, Entamoeba histolytica] wirksam; **Anw.:** Wundantiseptikum in Salben und Pudern; **NW:** Allergie [ca. 0,6 %], Neuropathie [SMON-Syndrom in Japan und USA], Gelbfärbung der Haut, Schleimhautnekrosen bei längerer Anwendung

Clo|bal|zam *nt:* Benzodiazepinderivat, Sedativum; besitzt eine etwas geringere muskelrelaxierende und sedierende Potenz als vergleichbare Benzodiazepine; **Anw.:** akute und chronische Spannungs-, Erregungs- und Angstzustände, BNS-Anfälle, Prophylaxe von epileptischen Anfällen; **Dosierung:** als Sedativum 20–30 mg/d p.o. [kann abends eingenommen werden]; als Antikonvulsivum einschleichend mit 5–15 mg/d, maximale Tagesdosis 80 mg; **NW** und **Kontraind.:** *s.u. Benzodiazepine; s.a. Essay Epilepsie und Status epilepticus S. 365*

Clo|be|tal|sol *nt: Syn: 21-Chlor-9α-fluor-11β,17-dihydroxy-16β-methyl-1,4-pregnadien-3,20-dion*; halogeniertes Glucocorticoid; wird meist als Clobetasol-17-propionat verwendet; wirkt antiinflammatorisch, antiallergisch, antiexsudativ und antiproliferativ; gehört zu den am stärksten wirksamen topischen Glucocorticoiden; **Anw.:** lokaler Entzündungshemmer, v.a. bei Dermatosen, die durch andere Glucocorticoide nur schwer beeinflussbar sind [z.B. schwere Psoriasis, hartnäckige Ekzeme]; **NW:** an der Haut Striae, Hautatrophien, Teleangiektasien oder Steroidakne; Cushing-Syndrom bei Langzeittherapie größerer Hautareale; **Kontraind.:** bakterielle und virale Hauterkrankungen, Pilzkrankheiten, Windpocken, Tuberkulose der Haut, Rosazea

Clo|bu|ti|nol *nt:* zentral wirkendes Antitussivum; **Dosierung:** 40–80 mg wirken innerhalb von 15 min für 6–8 h; **NW:** selten Benommenheit, Schwindel, Schlaflosigkeit und Brechreiz

Clo|cor|to|lon *nt: Syn: 9-Chlor-6α-fluor-11β,21-dihydroxy-16α-methyl-1,4-pregnadien-3,20-dion*; halogeniertes Glucocorticoid; wirkt antiinflammatorisch, antiallergisch, antiexsudativ und antiproliferativ; **Anw.:** lokaler Entzündungshemmer, v.a. bei Dermatosen [Ekzeme, atopische Dermatitis]; **NW:** lokal Jucken oder Brennen; selten Striae, Hautatrophien,

Teleangiektasien oder Steroidakne; **Kontraind.**: bakterielle und virale Hauterkrankungen, Pilzkrankheiten, Windpocken, Tuberkulose der Haut, Rosazea

Clo|fa|zi|min *nt*: Entzündungshemmer; Chemotherapeutikum mit schwach bakterizider Wirkung gegen Mycobacterium leprae; **Anw.**: Kombinationsbehandlung der Lepra zusammen mit Dapson und/oder Rifampicin

Clo|fi|brat *nt*: *Syn:* Ethyl[2-(4-chlorphenoxy)-2-methylpropionat]; Ethylester der Clofibrinsäure; Lipidsenker; senkt den Triglyceridspiegel, v.a. bei Hypertriglyceridämie, der Cholesterinspiegel wird aber nur wenig beeinflusst; die Hauptwirkung liegt scheinbar in einer Hemmung der Freisetzung der Triglyceride aus der Leber ins Plasma; außerdem senkt es die unveresterten Fettsäuren des Plasmas, die damit vermindert für die Triglyceridsynthese zur Verfügung stehen; Clofibrat steigert die Fibrinolyse und hemmt die Thrombozytenaggregation; **Anw.**: Mittel der Wahl bei essenzieller Hypertriglyceridämie Typ III nach Fredrickson, die nicht durch Diät allein beherrscht werden kann; **NW**: gastrointestinale Beschwerden [Brechreiz, Blähungen, Völle- oder Hungergefühl, vermehrt Gallensteine]; temporäre Erhöhung der Aminotransferase ohne Leberschädigung; Nachlassen von Libido und Potenz [20 %]; **Kontraind.**: Niereninsuffizienz, Leberschäden, Schwangerschaft und Stillperiode, Einnahme von Ovulationshemmern; *s.a. Essay Fettstoffwechselstörungen S. 403*

Clo|fi|brin|säu|re *f*: pharmakologisch aktiver Metabolit des Clofibrats

Clo|me|thi|a|zol *nt*: *Syn:* Chlormethiazol, Chlorethiazol, 5-(2-Chlorethyl)-4-methylthiazol; Antikonvulsivum, Sedativum, Hypnotikum; besitzt ein hohes Abhängigkeitspotenzial und sollte deshalb nur unter stationären Bedingungen appliziert werden; **Anw.**: Alkoholentzugssyndrom [Prädelir, Delir], Erregungszustände im Greisenalter mit paradoxer Reaktion auf andere Hypnotika, hirnorganisches Psychosyndrom; Narkoseeinleitung; **NW**: Atemdepression bis hin zu Lähmung, Blutdruckabfall, allergische Reaktionen, Übelkeit, Brechreiz

Clo|mi|fen *nt*: *Syn:* 2-[4-(2-Chlor-1,2-diphenylvinyl)-phenoxy]-triethylamin; synthetisches, nicht-steroidales Östrogen; führt zu einer verzögerten Wiederauffüllung [replenishment] der zytoplasmatischen Östrogenrezeptoren in den Zielzellen, die damit temporär unempfindlich für Östrogene werden; dies ist die Basis für eine vorübergehende Unterbrechung des negativen Feedback der Östrogene auf Hypothalamus und Hypophyse bei Frauen, wodurch es zur Erhöhung der Gonadotropinsekretion mit nachfolgender Ovulationsauslösung kommt; **Anw.**: Ovulationsauslösung bei Corpus-luteum-Insuffizienz, anovulatorischem Zyklus etc.; *s.a. Essay Infertilität und Sterilität S. 733*

Clo|mi|pra|min *nt*: *Syn:* Chlorimipramin, Monochlorimipramin; trizyklisches Antidepressivum vom Imipramin-Typ; hemmt die neuronale Wiederaufnahme von Serotonin und Noradrenalin; HWZ 21 bis 25 h; die Bioverfügbarkeit liegt unter 50 %; **Anw.**: chronische Schmerzzustände, atypische Gesichtsschmerzen, [endogene/organische/reaktive] Depressionen; **Dosierung**: 50–250 mg/d; **NW**: *s.u. Imipramin*

Clon|a|ze|pam *nt*: Antiepileptikum, Antikonvulsivum; HWZ 25–40 h; passiert die Plazentaschranke und wird in die Muttermilch sezerniert; **Anw.**: alle Epilepsieformen, Status epilepticus, Antikonvulsivum der ersten Wahl bei Anfallsleiden im Kindesalter; **Dosierung**: bei Dauermedikation Kinder 0,1–0,2 mg/kg, Erwachsene 10–15 mg; bei Status epilepticus 1–4 mg langsam i. v.; **NW**: Müdigkeit, Appetitlosigkeit, Koordinationsstörungen, Ataxie; *s.a. Essay Epilepsie und Status epilepticus S. 365*

Clo|ni|din *nt*: peripheres und zentrales α_2-Sympathomimetikum; zentral wirksames Antihypertensivum; **Anw.**: Hypertonie, hypertensive Krise, Migraineprophylaxe, Augentropfen bei Glaukom, Alkoholentzugsdelir, Hitzewallungen und Gesichtsrötung in der Menopause; **Dosierung**: als Antihypertensivum maximal 3 × 0,3 mg/d; **NW**: Mundtrockenheit, Schläfrigkeit, Farbensehen, Akkommodationsstörungen

Clon|or|chi|a|sis *f, pl* **-ses**: *Syn: Klonorchiasis, Clonorchiose, Opisthorchiasis*; durch Leberegel [**Clonorchis sinensis, Opisthorchis felineus, Opisthorchis viverrini**] hervorgerufene Erkrankung der Gallengänge, der Gallenblase und evtl. des Pankreasganges; der chronische Befall führt zu Fieber, Hepatomegalie, rezidivierenden Koliken, u.U. Gallengangsverschluss; als Komplikationen finden sich bakterielle Sekundärinfektionen, Cholelithiasis, Zirrhose, Aszites und Cholangiokarzinom; **Diagnose**: Nachweis der Eier in Stuhl und Gallensaft, Serologie; **Therapie**: Praziquantel★; *s.a. Essay Parasitosen S. 1217, Essay Tropenkrankheiten – importierte Krankheiten S. 1571, Essay Helminthosen S. 553*

Clon|or|chis *m*: *Syn: Opisthorchis*; zu den Saugwürmern gehörende Gattung von Leberegeln; zwittrig, 7–25 mm lang, 2–5 mm breit; *s.u. Clonorchiasis*

Clo|pa|mid *nt*: *Syn:* 4-Chlor-N-(cis-2,6-dimethylpiperidino)-3-sulfamoylbenzamid, *Chlosudemiprimyl*; mittellang wirkendes Thiaziddiuretikum, das eine vermehrte NaCl-Ausscheidung bewirkt; Saluretikum; **Anw.**: Ödeme, Hypertonie; **Dosierung**: 5–20 mg/d, zu Beginn bis zu 40 mg/d; **NW**: Kopfschmerzen, Schwindel, Müdigkeit, Verwirrtheitszustände, Wadenkrämpfe nach zu starker Ausschwemmung; **Kontraind.**: schwere Leber- und Niereninsuffizienz, Hyponatriämie, Hypokaliämie, Hyperkalzämie, Hyperurikämie, Sulfonamidallergie

Clo|pen|thi|xol *nt*: Thioxanthenderivat, Antipsychotikum, mittelstarkes Neuroleptikum; HWZ 15–25 h; **Anw.**: Unruhe und Verwirrtheit bei seniler Demenz, Schizophrenie, Manie, Erregungszustände; **Dosierung**: 10–300 mg/d; **NW**: extrapyramidale Störungen [Akathisie, Parkinson-Syndrom], Mundtrockenheit, Akkommodationsstörungen, Gewichtszunahme, Amenorrhoe

Clo|pi|do|grel *nt*: *Syn: Thienopyridin*; ADP-Antagonist, Thrombozytenaggregationshemmer; **Anw.**: akuter Myokardinfarkt, i.d.R. zusammen mit Acetylsalicylsäure; **NW**: Blutungsneigung, Dyspepsien, Übelkeit und Erbrechen, Durchfälle; *s.a. Essay Schlaganfall und zerebrovaskuläre Krankheiten S. 1423*

Cloquet-Hernie *f*: *Syn: Hernia femoralis pectinea*; Schenkelhernie★ mit dem Canalis femoralis als Bruchpforte; *s.a. Essay Eingeweidebrüche/Hernien S. 577*

Clo|ra|ze|pat *nt*: wird nur als Dikaliumsalz [Dikaliumclorazepat★] verwendet

Clos|te|bol *nt*: *Syn:* 4-Chlor-17β-hydroxy-4-androsten-3-on; anaboles Steroid; **Anw.**: Eiweißmangelzustände bei konsumierenden, chronischen und degenerativen Erkrankungen, reduzierter Allgemeinzustand mit Eiweißbilanzstörungen nach schweren Erkrankungen, Operationen und Verbrennungen, Osteoporose, Tumorkachexie

Clos|tri|di|um *nt*: *Syn: Klostridie, Clostridie*; ubiquitär vorkommende, obligat anaerobe, grampositive Sporenbildner; verursachen z.T. schwere Erkrankungen [Gasbrand, Tetanus, Botulismus], eitrige und gastrointestinale Infektionen; sie werden meist durch direkten Kontakt mit verseuchter Erde übertragen, weshalb die meisten Infektionen bei verschmutzten Wunden auftreten; Clostridien stellen hohe Ansprüche an das Kulturmedium und die Umweltbedingungen [pH-Wert 5,5–8, Temperaturoptimum 37–45°]; sie sind empfindlich gegenüber Metronidazol★ und Vancomycin★

Clostridium botulinum: *Syn: Botulinusbazillus, Bacillus botulinus*; peritrich begeißeltes Stäbchenbakterium, das als wichtigster Botulismus-Erreger in Erscheinung tritt; das von ihm gebildete Ektotoxin [**Botulinustoxin**] kommt in sieben Varianten [A, B, C_1, D, E, F, G] vor, von denen die Typen A, B, E und [selten] F Botulismus verursachen

Clostridium difficile: *Syn: Klostridie, Clostridie*; exotoxinbildendes Stäbchen [stabiles Enterotoxin **Toxin A** und hitzelabiles Zytotoxin **Toxin B**]; Erreger der Antibiotika-assoziierten Colitis; *s.a. Essay Diarrhoe – entzündliche und nicht-entzündliche Formen S. 265*

Clostridium perfringens: *Syn: Welch-Fränkel-Bazillus, Welch-Fränkel-Gasbrandbazillus, Fraenkel-Gasbazillus*; unbewegliches Stäbchen, das thermoresistente Sporen bildet; häufigster Gasbrand-Erreger; die verschiedenen Stämme

C

Arten	Krankheiten
Clostridium perfringens	Gasbrand, Lebensmittelvergiftung (Typ A), nekrotisierende Enterokolitis (Typ C), Peritonitis
Clostridium novyii	Gasbrand
Clostridium septicum	Gasbrand, Enterokolitis
Clostridium histolyticum	Gasbrand
Clostridium botulinum	Botulismus
Clostridium tetani	Tetanus
Clostridium difficile	Antibiotika-assoziierte Kolitis
Clostridium bifermentans	Wundinfektionen
Clostridium sporogenes	
Clostridium fallax	
Clostridium ramosum	

[Clostridium perfringens Typ A-E] bilden unterschiedliche Mengen der verschiedenen Toxine [α-, β-, ε-, λ-Toxin], die von Bedeutung für die Pathogenese der Infektion sind

Clostridium tetani: Syn: *Tetanusbazillus, Tetanuserreger, Wundstarrkrampfbazillus, Wundstarrkrampferreger, Plectridium tetani;* bewegliches Stäbchen mit typischer **Trommelschlegelform;** bildet zwei Toxine, das neurotoxische **Tetanospasmin** und das hämolytische **Tetanolysin;** die Sporen sind extrem widerstandsfähig [bis zu 100 °C feuchte Hitze]; *s.a. Tetanus*

Clotiazepam *nt:* Benzodiazepinderivat, Sedativum; HWZ 5–15 h; **Anw.:** akute und chronische Spannungs-, Erregungs- und Angstzustände; sollte wegen der langen HWZ nicht als Schlafmittel verwendet werden; **Dosierung:** 3 × 5 10 mg/d; **NW:** *s.u. Benzodiazepine*

Clot-observation-Test *m:* Globaltest zur Beurteilung der Gerinnungsfunktion des Blutes; Bestimmung der Gerinnungszeit von 2–5 ml Vollblut in einem Schüttelröhrchen [normal 6–12 min]; bei Verlängerung Fibrinmangel; bei Wiederauflösung des Gerinnsels innerhalb von 10 min Koagulopathie durch Fibrinogenspaltprodukte

Clotrimazol *nt:* **Syn:** *1-(2-Chlor-2,α-diphenyl-benzyl)imidazol;* Imidazolderivat; lokales fungistatisches Antimykotikum mit breiter Wirkung gegen Dermatophyten, Hefen und Schimmelpilze; **Anw.:** Lokalbehandlung der Vulvovaginitis candidamycetica, superfizielle Mykosen der Haut und Nägel; **NW:** bei vaginaler Applikation Jucken und Brennen; *s.a. Essay Mykosen S. 1059*

Clouston-Syndrom *nt:* **Syn:** *hidrotisch-ektodermale Dysplasie; s.u. Ektodermaldysplasie-Syndrome*

Cloward-Operation *f:* Verblockung und Fixierung der Halswirbelsäule zur Behandlung von Luxationsfrakturen oder nach zervikalem Bandscheibensyndrom

Cloxacillin *nt:* **Syn:** *(5-Methyl-3-O-chlorphenyl-4-isoxazolyl)-Penicillin;* halbsynthetisches, penicillinase-festes, bakterizides Isoxazolyl-Penicillin; kann oral und parenteral appliziert werden; wirkt gegen grampositive [penicillinasebildende Staphylokokken] und gramnegative Keime; **Anw.:** Infektionen der Haut und Weichteile [Furunkel, Abszess, Phlegmone, Pyodermie], der Atemwege und im HNO-Bereich [Tonsillitis, Otitis]; **Dosierung:** Erwachsene und Kinder ab 6 Jahren 1–3 g/d, Früh- und Neugeborene, Säuglinge und Kleinkinder unter 20 kg KG 20–80 mg/kg/d; **NW:** *s.u. Benzylpenicillin;* **Kontraind.:** Penicillinallergie

Clozapin *nt:* atypisches Neuroleptikum mit nur minimalen extrapyramidalen Nebenwirkungen; wirkt auch auf Minussymptome der Schizophrenie [Affektverlust, Autismus]; HWZ 12 h; **Anw.:** schizophrene Psychosen; wegen schwerer Nebenwirkungen [Agranulozytose, Leukopenie] nur für die klinische Behandlung zugelassen

Cluster-Tic-Syndrom *nt: s.u. Essay Migräne – Kopfschmerz S. 1017*

Clusterkopfschmerz *m:* **Syn:** *Bing-Horton-Syndrom, Bing-Horton-Neuralgie, Horton-Syndrom, Horton-Neuralgie, Histaminkopfschmerz, Kephalgie, Erythroprosopalgie, Cephalaea histaminica, cluster headache;* primäre Kopfschmerzform mit stereotypen, rezidivierenden, plötzlich auftretenden, sehr schmerzhaften, einseitigen stechenden, bohrenden Kopfschmerzen und oft ipsilateralen autonomen Zeichen des sympathischen [Miosis, Ptose] und parasympathischen Nervensystems [Lakrimation, Rhinorrhoe, nasale Kongestion, Chemosis, konjunktivale Injektion]; autonome Zeichen der Migräne [Photo-, Phonophobie, Übelkeit, Erbrechen] sind selten, Aurasymptome gibt es nicht

die Schmerzlokalisation ist orbital, supraorbital und temporal, Attackdauer von ¼ bis 3 Stunden; die Attacken wiederholen sich serienmäßig nacheinander bis zu 8-mal/Tag und sind nachts betont; bei 15 % kommt es zwischen Exazerbationen nicht zur Vollremission; bei ¼ der Patienten kommt nur eine Clusterepisode vor; die Patienten müssen umherlaufen [„pacing around"] oder im Sitzen ständig mit dem Oberkörper hin und her wackeln [„rocking"]; Männer sind 5-mal häufiger als Frauen betroffen; beim **episodischen Clusterkopfschmerz** treten die Phasen v.a. im Frühjahr und Herbst auf, bis zu einem Monat lang; beim **chronischen Clusterkopfschmerz** über das ganz Jahr; bei manchen Patienten kommen Clusterepisoden mit Trigeminusneuralgie vor [**Cluster-Tic-Syndrom**]; beim episodischen Clusterkopfschmerz dauern die Schmerzphasen von 7 Tagen bis 1 Jahr [meistens 2 Wochen bis 3 Monate], wobei schmerzfreie Perioden von mindestens 1 Monat die Schmerzphasen unterbrechen; dagegen dauern die Phasen beim chronischen Clusterkopfschmerz mindestens 1 Jahr ohne Remission oder mit Remission von weniger als 1 Monat; die chronische Form entwickelt sich oft aus der episodischen Form; *s.u. Essay Migräne – Kopfschmerz S. 1017*

CMF-Schema *nt:* zur Behandlung des Mammakarzinoms verwendetes Schema aus Cyclophosphamid*, Methotrexat* und 5-Fluorouracil*

CMV-Hepatitis *f:* durch das Cytomegalievirus hervorgerufene virale Hepatitis

CMV-Schema *nt:* zur Behandlung von Harnblasenkarzinomen verwendetes Schema aus Cisplatin*, Methotrexat* und Vinblastin*; *s.a. Essay Neubildungen der Harnblase S. 147*

Cnici benedicti herba *f:* **Syn:** *Benediktenkraut, Kardobenediktenkraut; s.u. Kardobenedikte*

Cnicus benedictus *m:* → *Kardobenedikte*

Coarctatio aortae *f:* → *Aortenisthmusstenose*

Co-Arthemeter *nt:* **Syn:** *Artemether-Lumefantrin;* fixe Kombination der Antimalariamittel Artemether und Lumefantrin; relativ gut verträgliches Antimalariamittel, das bei Plasmodium falciparum-Infektionen auch mit bestehender Mehrfachresistenz wirksam ist; *s.a. Essay Tropenkrankheiten – importierte Krankheiten S. 1571*

Coats-Syndrom *nt:* **Syn:** *Morbus Coats, Retinitis haemorrhagica externa, Retinitis exsudativa (externa);* seltene, von angeborenen Gefäßanomalien begünstigte Netzhautschädigung mit grauweißem Exsudat; fast immer einseitig; betrifft v.a. männliche Jugendliche im 1. und 2. Jahrzehnt; **DD:** Retinoblastom, retrolentale Fibroplasie, idiopathische juxtafoveolare Teleangiektasie; **Therapie:** Laserkoagulation oder Kryoapplikation der Gefäßanomalien; **Prognose:** bei früher Therapie bildet sich ein Teil der Exsudate zurück und das Sehvermögen kann erhalten bleiben; bei fortgeschrittenen Fällen meist Erblindung; *s.a. Essay Retinoblastom S. 1355*

Cocain *nt:* **Syn:** *Erythroxylin, Kokain;* unter das Betäubungsmittelgesetz fallendes, in Cocablättern [Folia Cocae] enthaltenes Alkaloid, das nur noch als Lokalanästhetikum bei Eingriffen am Auge, im Hals-Nasen-Ohren-Bereich und am Kiefer verwendet wird; wegen seiner zentralnervösen Wirkung [Euphorie, Leistungssteigerung] hat es eine große Bedeutung als Rauschgift erlangt

bei habituellem Kokainmissbrauch und psychischer Abhängigkeit [Kokain-Typ der Abhängigkeit] kommt es zu einer

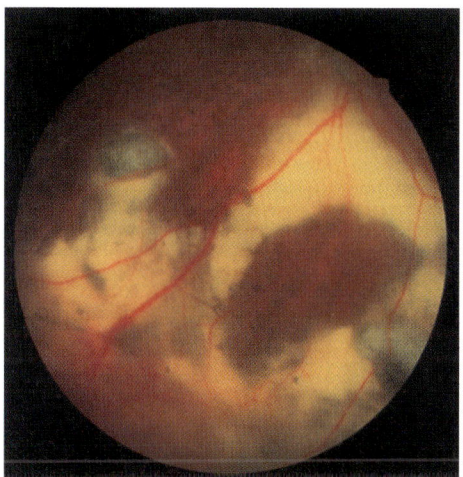

Abb. C33. Coats-Syndrom. Großflächige, prominente Lipidexsudate, exsudative Ablatio, Gefäßanomalien und Blutungen

chronischen Kokainvergiftung [**Cocainismus**]; **Symptome**: motorische Unruhe, Halluzinationen, Euphorie, später Schwindel, Lähmungen; bei **Cocainschnupfen** Entzündung, Ulzeration und evtl. Perforation der Nasenscheidewand

Coc|ci|di|o|i|des *m*: *Syn: Kokzidioidespilz*; Gattung dimorpher Pilze mit tier- und menschenpathogenen Arten, z.B. **Coccidi-**

oides immitis, der in Mittel- und Nordamerika vorkommende Erreger der Coccidioidomycose

Coc|ci|di|o|i|do|my|co|se *f*: *Syn: Wüstenfieber, Wüstenrheumatismus, Talfieber, Posadas-Mykose, kokzidioidales Granulom, Coccidioides-Mykose, Kokzidioidomykose, Granuloma coccidioides*; in den USA, Mittel- und Südamerika vorkommende, akut oder chronisch verlaufende systemische Mykose durch **Coccidioides immitis**; imponiert meist als grippeähnliche Erkrankung mit Fieber, Husten, Gelenkschmerzen und Erythema nodosum oder multiforme; führt in ca. 1 % zu Lungenbefall und hämatogener Streuung in verschiedene Organe; verläuft v.a. bei abwehrgeschwächten Patienten fulminant mit schlechter Prognose; **Diagnose**: Intrakutantest mit Coccidioidin; Pilzkultur; Serologie [KBR, präzipitierende Antikörper]; **Therapie**: leichte Fälle erfordern keine Therapie; bei schweren Fällen Amphotericin✶ B systemisch; *s.a. Essay Mykosen S. 1059*

Coc|co|bac|il|lus ducreyi *m*: → *Haemophilus ducreyi*

Coc|cy|go|dy|nie *f*: *Syn: Kokzygodynie, Steißbeinschmerz*; Schmerzen im Bereich des Steißbeins und evtl. des Enddarms; findet sich häufiger bei Frauen [Trauma unter der Entbindung]; die häufigsten Ursachen sind Trauma, langes Sitzen [**TV bottom**] und Neuralgien; **Therapie**: Lokalanästhesie, in schweren Fällen Steißbeinresektion

Coch|le|a|ri|a armoracia/rusticana *f*: → *Meerrettich*

Coch|le|ar implant *nt*: *Syn: Cochlearimplantat*; elektronische Hörprothese zur Verbesserung der Innenohrschwerhörigkeit, die bei intaktem Innenohr über eine Reizung des Hörnervens einen Höreindruck erzeugt; besteht aus einem externen **Sprachprozessor**, der den Schall aufnimmt; ein **Audioprozessor** wandelt die auditorische Information in elektrische Impulse um, die als Radiowellen durch die intakte Haut auf das eigentliche **Implantat** übertragen werden; dieses

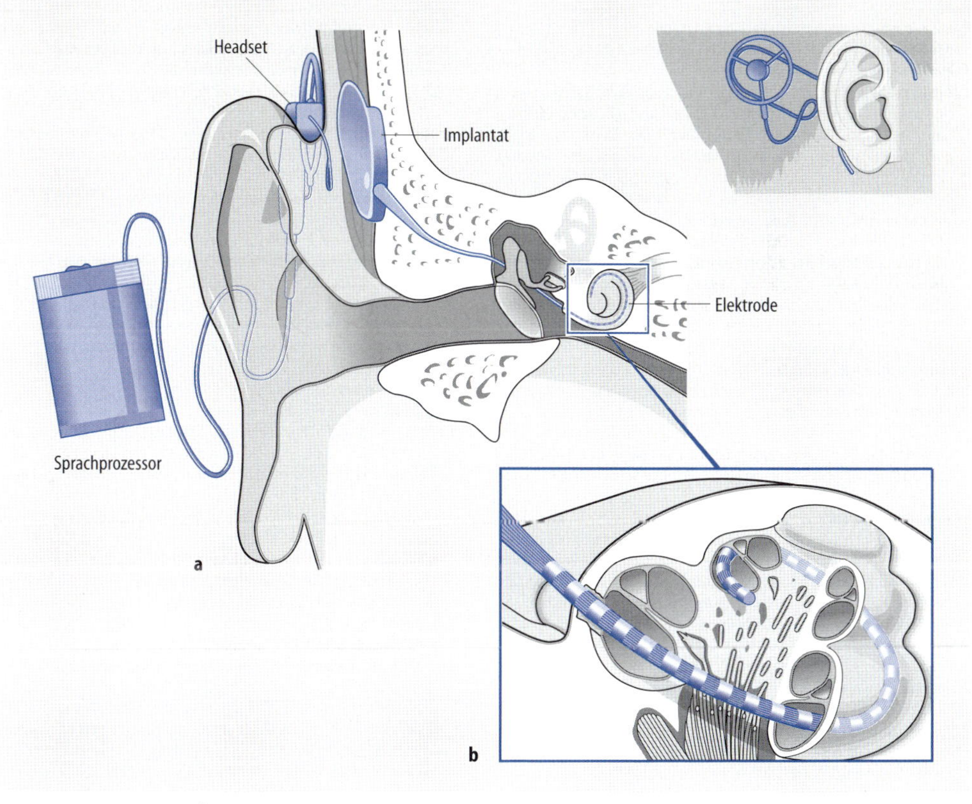

Abb. C34. Cochlear implant. a Übersicht, **b** intrakochleäre Elektrodenlage

C

dekodiert die Impulse und leitet sie zu den einzelnen Elektroden des **Elektrodenträgers** in der Cochlea weiter; die Elektroden liegen unterschiedlich weit in der Scala tympani, womit verschiedene Abschnitte der Basalmembran gereizt werden; **Ind.**: Innenohrschwerhörigkeit, postlinguale und prälinguale Taubheit

Cockayne-Touraine-Syndrom nt: Syn: *Epidermolysis bullosa hyperplastica; s.u. Epidermolysis*

Cockett-Venen pl: Perforansvenen an der Innenseite des Unterschenkels; *s.u. Perforansvarikosis, Essay Krampfadern/Varizen S. 1643*

Cockpit-Varizen pl: *s.u. Corona phlebectatica paraplantaris*

Col|de|in nt: Syn: *Kodein, Methylmorphin*; in Opium vorkommendes Morphinderivat mit antitussiver und analgetischer Wirkung; Codein setzt die Häufigkeit und Intensität von Hustenstößen herab, indem es die Summationsfähigkeit des Hustenzentrums in der Medulla oblongata für afferente Impulse hemmt; das analgetische Potenzial beträgt etwa 1/6 bis 1/10 des Morphins; **Anw.**: Reizhusten, Husten bei entzündlichen und nichtentzündlichen Atemwegserkrankungen; als Analgetikum in Kombinationspräparaten [meist 10 mg]; **NW**: Atemdepression, Obstipation, allergische Reaktionen; **Kontraind.**: Überempfindlichkeit gegen Codein oder andere Opiate, Abhängigkeit von Opiaten, Krankheitszustände mit erhöhtem intrakraniellen Druck; während der Schwangerschaft und in der Stillzeit nur unter ärztlicher Kontrolle

Col|der|gol|crin nt: → *Dihydroergotoxin*

Codman-Dreieck nt: dreieckiger Periostsporn bei malignen Knochentumoren, z.B. bei Osteosarkom★, Ewing-Sarkom★

Codman-Tumor nt: Syn: *Chondroblastom*; gutartige Geschwulst des Epiphysenknorpels; tritt meist zwischen dem 10. und 20. Lebensjahr auf; im Röntgenbild findet man rundliche, gut abgegrenzte Aufhellungen in der Epiphyse, seltener auch Verkalkungen; **Therapie**: Ausräumung und Spongiosaplastik

Coe|li|a|kol|gra|fie, -gra|phie f: → *Zöliakografie*

Coe|li|o|to|mia f: → *Laparotomie*

Coeur en sabot nt: → *Holzschuhherz*

Cof|fe|in nt: Syn: *Koffein, Thein, Methyltheobromin, 1,3,7-Trimethylxanthin*; in verschiedenen Kaffee- und Teearten enthaltene Purinbase mit zentralstimulierender Wirkung; wirkt psychoanaleptisch, d.h. Ermüdungserscheinungen werden beseitigt und die geistige Leistungsfähigkeit angeregt; in höherer Dosierung kommt es auch zu einer Erregung des Atem- und Vasomotorenzentrums, Erweiterung der Gefäße in Herz, Niere und Haut und zu einer Förderung der Diurese; Coffein wirkt auch leicht broncholytisch; **Anw.**: wegen seiner tonussteigernden Wirkung auf Meningealgefäße alleine oder in Kombination mit Analgetika zur Migrainebehandlung verwendet; als Analeptikum und zentrales Stimulanzmittel; **NW**: Schlaflosigkeit, innere Unruhe, Zittern, Krämpfe, Verminderung des zerebralen Blutflusses, Blutdruckerhöhung, Vasokonstriktion, gehäufte Arrhythmien, in toxischen Dosen Blutdruckabfall und Tachykardie
Coffein ist das mit Abstand am häufigsten verwendete Genussgift; es kommt aber nur selten zu körperlicher Abhängigkeit und die Entzugssymptomatik ist eher schwach und kurzlebig

Coffey-Mayo-Operation f: Umgehung der Blase durch Einpflanzung der Harnleiter in Sigma oder Rektum; ist nur bei intaktem Sphinkter ani möglich; wegen der Nachteile [aszendierende Infektionen, hyperchlorämische Azidose, 5 % maligne Tumoren der Anastomosenregion innerhalb von 10 Jahren] wird eine Harnleiter-Darm-Implantation nur noch selten vorgenommen; *s.a. Essay Neubildungen der Harnblase S. 147*

CO-Intoxikation f: → *Kohlenmonoxidvergiftung*

CO₂-Laser m: Syn: *Kohlendioxidlaser*; langwelliger Gaslaser; kann zur Verkohlung und Verdampfung von Gewebe in der ästhetischen Chirurgie verwendet werden; schneidet Gewebe wie ein Skalpell und führt gleichzeitig zur Blutstillung

Col|chi|cin nt: Syn: *Colchicinum, Kolchizin*; aus Colchicum autumnale [Herbstzeitlose] gewonnenes starkes Mitosegift

[hemmt die Zellteilung durch Arretierung der Mitose in der Metaphase]; wird zur Gichtbehandlung und als Zytostatikum verwendet; **Anw.**: im akuten Gichtanfall der am stärksten wirkende Entzündungshemmer [50-mal stärker als z.B. Indometacin]; Mittel der Wahl bei familiärem Mittelmeerfieber und familiärer paroxysmaler Polyserositis; die Hoffnungen auf einen breiten Einsatz als Zytostatikum haben sich bisher nicht erfüllt; **Dosierung**: im akuten Gichtanfall 1 mg p.o. ein- bis zweistündlich bis zum Nachlassen der Beschwerden; maximale Tagesdosis 8 mg; i.d.R. sind 4–6 mg ausreichend zur Kupierung der Symptome; bei rezidivierenden Anfällen Dauertherapie mit 0,5–1 mg/d in Kombination mit Urikosurikum und Allopurinol; **NW**: gastrointestinale Beschwerden [Leibschmerzen, Übelkeit, Erbrechen, blutige Durchfälle]; **Kontraind.**: Schwangerschaft, kombinierte Leber- und Niereninsuffizienz, Kreatinin-Clearance < 10 ml/min

Col|chi|cum autumnale nt: Syn: *Herbstzeitlose*; zu den Liliengewächsen gehörende Pflanze, die Colchicin und andere Alkaloide enthält; **Herbstzeitlosensamen** [Colchici semen], **Herbstzeitlosenblüten** [Colchici flos] und **Herbstzeitlosenknollen** [Colchici tuber, Bulbus Colchici] werden zu Behandlung von Gicht [Gichtmittel ohne Beeinflussung des Harnsäurestoffwechsels], Gastroenteritis, Krampfneigung und rheumatischen Erkrankungen eingesetzt

Cold-pressure-Test m: Syn: *Hines-Brown-Test, CP-Test*; klinischer Test zur Beurteilung der Kreislaufregulation bei Kältebelastung; eine Hand wird für 1 Minute in Eiswasser eingetaucht; der Blutdruck wird vor und während des Eintauchens gemessen; normal ist ein Anstieg um 10–25 mmHg während der Kältebelastung und eine Rückkehr zu Normalwerten innerhalb von 2–3 min nach Ende der Belastung; der Wert ist erhöht bei Phäochromozytom und Hypertonie

Col|es|ti|pol nt: Copolymer von Diethylentriamin und Chlormethyloxiran; hochmolekularer Anionenaustauscher, der erhöhte Serumlipidwerte senkt, indem er den enterohepatischen Kreislauf der Gallensäuren unterbricht; **Anw.**: Lipidsenker bei Hypercholesterinämie, die durch cholesterinarme Diät allein nicht ausreichend gesenkt werden kann; *s.a. Essay Fettstoffwechselstörungen S. 403*

Col|es|ty|ra|min nt: Syn: *Cholestyramin, Divistyramin*; basisches Anionenaustauscherharz, das im Darm Gallensäuren bindet und damit indirekt den Serumlipidspiegel senkt; **Anw.**: Mittel der Wahl bei essenzieller Hyperlipoproteinämie vom Typ IIa; bei schweren Formen Kombination mit anderen Antilipidämika [z.B. HMG-CoA-Reduktase-Hemmer]; **NW**: Obstipation, Anorexie, Übelkeit und Sodbrennen; *s.a. Essay Fettstoffwechselstörungen S. 403*

Col|i|bak|te|ri|en pl: Syn: *koliforme/coliforme Bakterien, Kolibakterien*; Bezeichnung für physiologisch im Darm vorkommende gramnegative, stäbchenförmige Bakterien der Familie Enterobacteriaceae

Col|i|bak|te|ri|um nt: → *Escherichia coli*

Col|i|ba|zil|lus m: → *Escherichia coli*

Col|i|ca saturnina f: Syn: *Bleikolik*; Magen-Darm-Kolik bei Bleivergiftung★

Col|is|tin nt: Syn: *Polymyxin E*; von **Bacillus colistinus** und **Bacillus polymyxa** gebildetes Antibiotikum mit Wirkung gegen gramnegative Bakterien; wirkt über eine Steigerung der Permeabilität, Beeinträchtigung aktiver Transportprozesse, der Atmung und der Synthese von Proteinen und Nucleinsäuren; hat deshalb auch eine bakterizide Wirkung auf Keime in der Ruhephase; **Anw.**: wegen der hohen Toxizität [v.a. Nieren- und Neurotoxizität] nur äußerlich oder oral zur Darmdekontamination eingesetzt

Col|i|tis f, pl **-ti|den**: Syn: *Dickdarmentzündung, Kolonentzündung, Kolitis*; akute oder chronische Entzündung des Kolons, die nur die Schleimhaut oder aber die ganze Wand betreffen kann; oft sind auch Teile des Dünndarms betroffen [Enterokolitis]; als Erreger kommen Bakterien, Viren, Protozoen, Würmer und Pilze vor; daneben spielen (Nahrungsmittel-)Allergien und Autoimmunerkrankungen eine bedeutende Rolle als ätiologische Faktoren; *s.a. Essay Diarrhoe –*

entzündliche und nicht-entzündliche Formen S. 265
Antibiotika-assoziierte Colitis: *Syn: Antibiotika-assoziierte Kolitis, postantibiotische Enterokolitis, pseudomembranöse Kolitis, Colitis pseudomembranacea*; nach Antibiotikaeinnahme [v.a. Clindamycin, Lincomycin, Tetracycline, Ampicillin, Erythromycin, Penicillin, Neomycin, Metronidazol, Aminoglykoside] auftretende pseudomembranöse (Dick-)Darmentzündung; am häufigsten durch Clostridium★ difficile, selten durch Viren; es finden sich Schleimhauterosionen, die mit Pseudomembranen aus Fibrin, Schleim und Granulozyten bedeckt sind; Therapie: Absetzen des Antibiotikums, i.v. Rehydrierung und Elektrolytersatz; evtl. Metronidazol★ [3 × 250 mg p.o. oder 3 × 500 mg i.v. 7–14 Tage] und Vancomycin★ [4 × 125 mg p.o. 7–14 Tage]; *s.a. Essay Diarrhoe – entzündliche und nicht-entzündliche Formen S. 265*
Colitis granulomatosa: *Syn: granulomatöse Kolitis*; granulomatöse Dickdarmentzündung; i.d.R. mit einer Enteritis regionalis Crohn assoziiert; *s.a. Essay Morbus Crohn S. 1039*
Colitis indeterminata: ca. 10–20 % aller Fälle von chronisch entzündlichen Darmerkrankungen können weder der Colitis ulcerosa noch dem Morbus Crohn zugeordnet werden; die Behandlung ist dementsprechend oft schwierig; *s.a. Essay Colitis ulcerosa S. 219, Essay Morbus Crohn S. 1039*
Colitis regionalis: Enteritis regionalis Crohn des Dickdarms; *s.a. Essay Morbus Crohn S. 1039*
Colitis ulcerosa: *Syn: ulcerative Colitis*; ätiologisch ungeklärte, chronisch rezidivierende Dickdarmentzündung mit Ulzerationen und pseudopolypösen Schleimhautinseln; *s.a. Essay Colitis ulcerosa S. 219*
College-Krankheit *f:* → *infektiöse Mononukleose*
Colles-Fraktur *f:* distale Radiusfraktur an typischer Stelle [1–3 cm über dem Handgelenk] durch Überstreckung [Hyperextension]; **Klinik:** bei der Inspektion fallen die typische **Fourchette-Fehlstellung** [durch die Dorsalflexion] und die **Bajonett-Stellung** [durch den Ulnavorschub und die Radialabweichung] auf; Therapie: geschlossene Reposition mit Zug und Gegenzug und Retention in einer Gipsschiene; instabile Frakturen können durch perkutane Kirschner-Drähte o.ä. fixiert werden; *s.a. Essay Fraktur, Luxation, Distorsion S. 423*
Collolcynlthildis fructus *m:* reife Frucht der Koloquinthe★
Colombia-Ipecacuanha *f: Syn: Cartagena-Ipecacuanha, Nicaragua-Ipecacuanha, Costa-Rica-Ipecacuanha, Caphaelis acuminata; s.u. Brechwurz*
Colon-Conduit *m/nt:* → *Kolon-Conduit*
Collon irritabile/spasticum *nt:* → *Reizdarmsyndrom*
Colorado-Zeckenfieber *nt: Syn: amerikanisches Gebirgszeckenfieber, Colorado tick fever*; meist mild verlaufende, durch Zecken [Dermacentor andersoni] übertragene Erkrankung durch das **Colorado-Zeckenfiebervirus**; 4–6 Tage nach Infektion kommt es zu einem biphasischen Fieber, Kopf-, Au-

gen- und Rückenschmerzen und einem leicht flüchtigen Exanthem; das Virus sitzt monatelang in Erythrozyten und entzieht sich damit weitgehend dem Immunsystem; **Diagnose:** serologischer Antikörpernachweis [KBR]; **Therapie:** keine spezifische Behandlung bekannt; *s.a. Essay Virusinfektionen S. 1667*
Collorilmeltrie *f: Syn: Kolorimetrie, kolorimetrische Analyse*; quantitative Bestimmung gelöster Substanzen durch Messung der Farbstärke gegen Vergleichslösungen
Collpiltis *f, pl* **-tilden:** → *Kolpitis*
Collporlrhalphia *f:* → *Kolporrhaphie*
Collulmellllalelffekt *m: s.u. Tympanoplastik*
Colma *nt, pl* **-malta:** → *Koma*
   Coma basedowicum: *Syn: thyreotoxisches Koma, Basedow-Koma*; sich aus einer thyreotoxischen Krise entwickelndes Koma; **Therapie:** *s.u. Hyperthyreose*
   Coma diabeticum: → *hyperglykämisches Koma*
   Coma hepaticum: → *hepatisches Koma*
   Coma hyperglycaemicum: → *hyperglykämisches Koma*
   Coma hyperosmolare: → *hyperosmolares Koma*
   Coma hypoglycaemicum: *Syn: hypoglykämischer Schock, hypoglykämisches Koma*; ein komatöser Zustand bei Hypoglykämie entwickelt sich meist plötzlich ohne größere Prodromi; die Patienten sind auffällig unruhig und oft kommt es zu generalisierten Krampfanfällen; **Therapie:** 50 ml Glucose 40 % i.v.; danach je nach Ursache
Comèl-Netherton-Syndrom *nt:* → *Ichthyosis linearis circumflexa*
Comlmilpholra molmol *f:* → *Myrrhe*
Common-cold-Viren *pl:* → *Rhinoviren*
Comlmoltio *f, pl* **-tiolnes:** *Syn: Kommotion*; Organerschütterung durch eine stumpfe Gewalteinwirkung
   Commotio cerebri: → *Kommotionssyndrom*
   Commotio labyrinthi: *Syn: Labyrintherschütterung; s.u. Kommotionssyndrom*
   Commotio medullae spinalis: *Syn: Commotio spinalis, Rückenmarkserschütterung*; vorübergehende, komplette oder inkomplette Querschnittssymptomatik bei stumpfer Gewalteinwirkung auf das Rückenmark
community acquired pneumonia *nt/f: Syn: ambulant erworbene Pneumonie; s.u. Essay Pneumonie S. 1273*
compartment syndrome of the hip *nt: Syn: Kompartmentsyndrom der Hüfte*; Bezeichnung für eine durch ein interstitielles Ödem verursachte intramedulläre Druckerhöhung im Kompartment Femurkopf; *s.u. Essay Knochennekrosen S. 811*
Comlpulterlszinltilgralfie, -gralphie *f:* Szintigrafie mit computergestützter Auswertung der Messdaten; erlaubt u.a. eine gezielte Betrachtung von **regions of interest**
Comlpulterltolmolgralfie, -gralphie *f: Syn: CT-Technik*; computergesteuertes, bildgebendes Schichtaufnahmeverfahren mit oder ohne Verwendung von Kontrastmittel; im Gegensatz zur konventionellen Röntgentechnik wird kein direktes Rönt-

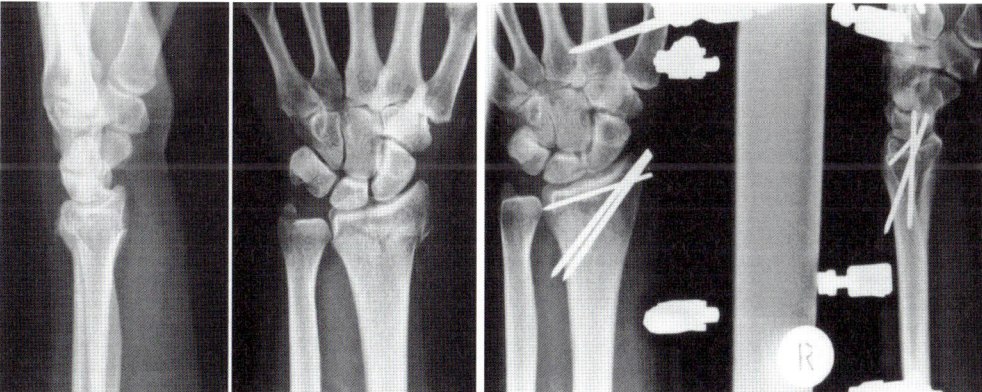

Abb. C35. Colles-Fraktur. a Colles-Fraktur mit dorsaler Trümmerzone, **b** geschlossene Reposition und perkutane Drahtspickung; zusätzlich Fixateur externe

genbild erhalten, sondern die Schwächung von Röntgenstrahlen durch das durchstrahlte Objekt oder Gewebe wird
durch ein Detektorsystem registriert und vom Computer in
ein Bild umgesetzt; das Bild besteht aus Bildpunkten [Pixel]
deren Größe variiert; die Darstellung beruht auf der nach
dem Entwickler der Computertomografie G. N. Hounsfield
benannten Graustufenskala; Luft hat -1000 HE [Hounsfield-
Einheiten], Wasser 0 HE und Knochen +1000 HE oder
mehr; die Bilder werden direkt auf einem Monitor dargestellt
und können als Computertomogramm ausgedruckt oder
auf Datenträgern gespeichert werden; ein Datentransfer für
eine Telediagnose ist problemlos möglich; bei Computertomografen der 3. Generation bewegen sich bogenförmiges
Detektorensystem und Röntgenröhre um das ruhende Objekt; neuere Computertomografen der 4. Generation, haben
einen feststehenden ringförmigen Detektor, um den sich die
Röhre bewegt; die Hauptvorteile der CT-Technik im Vergleich zur konventionellen Röntgentechnik liegen in der
geringeren Strahlenbelastung, der höheren Auflösung und
der Möglichkeit, die Daten computergestützt aufzuarbeiten
[3D-Rekonstruktion]; **Anw.:** Nachweis von raumfordernden
Prozessen am Schädel oder innerhalb des Schädels, Schädel-
Hirn-Trauma, Untersuchung von Lunge, Herz [Kardio-CT],
Leber, Pankreas, Niere, Wirbelsäule einschließlich Spinalkanal und Bandscheiben
dynamische Computertomografie: Verfahren, das morphologische und strömungsdynamische Aussagen ermöglicht;
nach Beginn der Kontrastmittelapplikation wird eine schnelle Serie von Aufnahmen gemacht; der Computer kann dann
für sog. **regions of interest** Durchblutungsgrößen errechnen
bzw. darstellen
interventionelle Computertomografie: Nutzung der Computertomografie zur Steuerung von Instrumenten und Endo-
skopen in Diagnostik und Therapie [**therapeutische Computertomografie**, **chirurgische Computertomografie**]

Tab. C12. Computertomografie. Typische Anwendungen der Computertomografie

Trauma	Unfalldiagnostik im gesamten Körper
Kopf-Hals	akutes nicht-traumatisches neurologisches Defizit (Blutung, Infarkt), akutes kraniozerebrales Trauma mit neurologischen Symptomen, Trauma der Schädelbasis, akuter Kopfschmerz mit Meningismus, akute Bewusstseinsstörung
Spinalkanal	spinales Trauma
Hals-Nasen-Ohren	kraniofaziales Skelett, Tumorverdacht im Rachen oder Kehlkopf
Augenheilkunde	intraokulärer Fremdkörper, Tränennasengang
Thoraxorgane	Thoraxwand: Verdacht auf Tumor Pleura: Verdacht auf Tumor oder Entzündung Lunge: Verletzungen, Gewebeveränderungen, Verkalkungen, Tumor, Metastasen, Lungenentzündung, Erweiterung der Bronchialäste zentrales tracheobronchiales System: Gefäßanomalien
Herz-Kreislauf-System	Aorta: Dissektion, Aneurysma
Bewegungsapparat	Knochen: CT-geführte Biopsie Hüftgelenk: Frakturen, Operationsplanung
Gastroenterologie	Pankreas: Entzündungen Verdauungstrakt: Tumordiagnostik und Staging

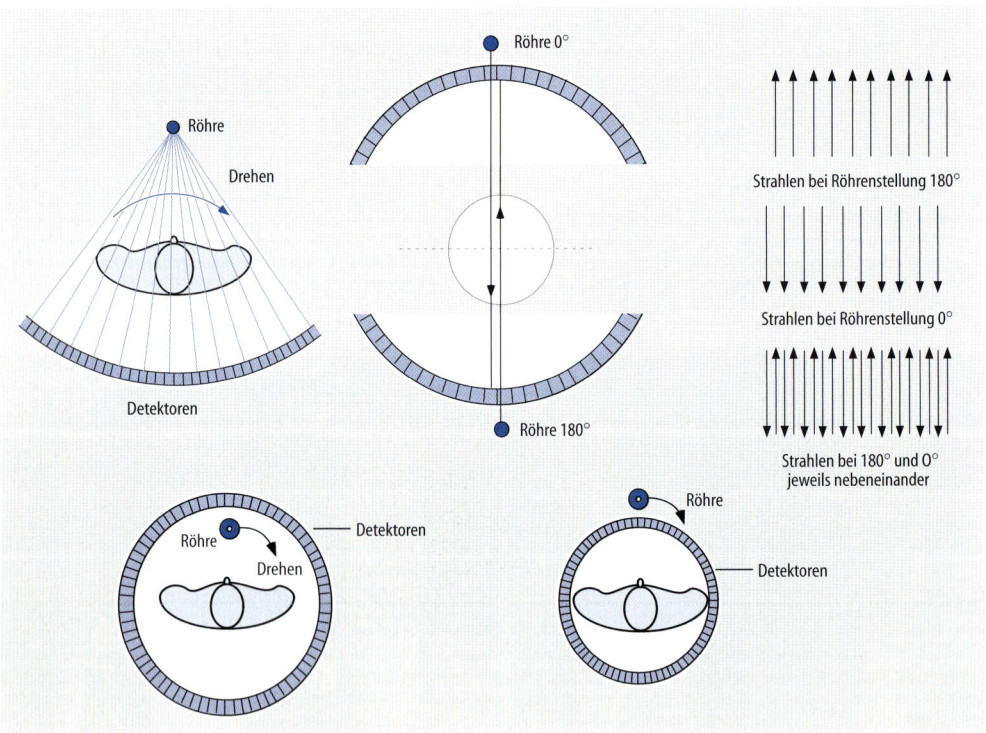

Abb. C36. Computertomografie. Prinzipieller Aufbau eines CT-Scanners der 3. und 4. Generation

Colitis ulcerosa

Syn.: ulcerative Colitis   *Abk.*: UC, CU

S. Nikolaus, S. Schreiber

Kurzdefinition

Chronisch-entzündliche Darmerkrankung [CED] mit schubweisem Verlauf, d.h., Phasen mit akuten Symptomen wechseln sich mit Phasen ab, in denen die Patienten nahezu beschwerdefrei sind. Seltener finden sich Verläufe mit geringer Schubfrequenz oder primär chronisch aktivem Verlauf. Innerhalb eines Jahres entwickeln 40–70 % der CED-Patienten aus der Remission einen erneuten Schub. Die Krankheitsaktivität kann durch Indices abgeschätzt werden, wobei der gebräuchlichste der so genannte **CAI** [clinical activity index] ist. In die Berechnung geht die Frequenz blutiger Stühle, das Allgemeinbefinden, extraintestinale Begleitmanifestationen, das Vorhandensein von Fieber sowie klinische Laborparameter [BSG und Hb] mit ein. [*s.a. Essay Morbus Crohn*]

Leitsymptome

Rezidivierend auftretende [blutige] Diarrhoen, Bauchschmerzen [bei Linksseitenbefall im linker Unterbauch] Gewichtsverlust und Anämie.

Ätiologie

Unklar, familiäre Häufung; ein genetischer Hintergrund ist nachgewiesen [Kopplungsbefunde für CED auf den Chromosomen 16 [„IBD1"], 12 [„IBD2"], 6 [„IBD3"], 14q11/12 [„IBD4"], 5q31 [„IBD5"], 19p13 [„IBD6"], 1p36 [„IBD7"] und Chromosom 10q23 [DLG5]].

Risikofaktoren und Prävention

Ein sog. „westlicher Lebensstil" scheint in Zusammenhang mit CED zu stehen, da erst nach dem zweiten Weltkrieg in westeuropäischen Populationen, und verzögert in südeuropäischen Ländern, steigende Inzidenzen von CED zu beobachten waren. Protektive Faktoren für die Entwicklung einer Colitis ulcerosa scheinen das Rauchen sowie die Appendektomie zu sein.

Befunde und weiterführende Diagnostik

- **Körperliche Untersuchung**: bei Linksseitenbefall Druckschmerz im linken Unterbauch
- **Labor**: ggfs. erhöhte Entzündungsparameter [CRP, Leukozyten, BSG], ggfs. Zeichen einer Anämie [meist hypochrome Eisenmangelanämie]
- **Sonographie**: verdickte Darmwände im entzündeten Bereich
- **Abdomenübersichtsaufnahme**: bei Verdacht auf Ileus
- **CT/MRT-Abdomen**: bei Abszessverdacht
- **[MR-]Sellink**: zum Ausschluss eines Dünndarmbefalls [DD: Morbus Crohn]
- **Ileo-Coloskopie** [mit Stufenbiopsieentnahme]: kontinuierliches Befallsmuster, nur Kolonbefall [Ausnahme: Backwash-Ileitis bei Pancolitis]; **Histologie**: Kryptenabszesse, Befall der Mukosa und Submukosa

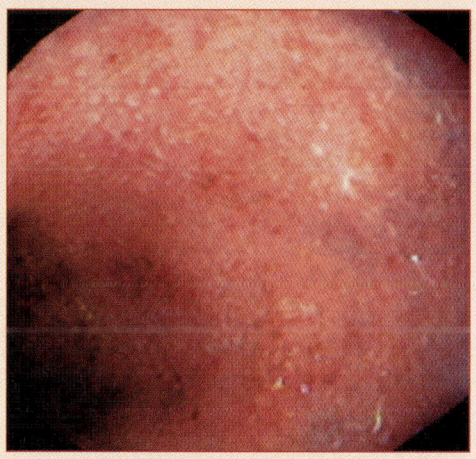

Abb. 1. Colitis ulcerosa. Fleckförmiges Schleimhauterythem, aufgehobene Haustrierung [„Fahrradschlauch"] [Quelle: Reuter: Springer Lexikon Medizin, Springer Verlag 2004]

Extraintestinale Manifestationen

- **Haut**: Erythema nodosum, Pyoderma gangraenosum

C

- **Gelenke**: Arthritis/Arthralgien, Sakroiliitis
- **Skelett**: Osteopenie/Osteoporose
- **Auge**: Iritis/Iridozyklitis, Uveitis
- **Blut**: Anämie, Thrombozytose, erhöhte Thromboseneigung, Faktor-XIII-Mangel
- **Leber/Gallenwege**: Steatosis hepatis, primär sklerosierende Cholangitis

Komplikationen
Toxisches Megakolon [selten], therapierefraktärer Blutverlust [Darmbluten], kolorektales Karzinom, primär sklerosierende Cholangitis

Differenzialdiagnose
Differenzialdiagnostisch kommen alle Erkrankungen in Betracht, die mit Diarrhoen und/oder Entzündung des Darmes einhergehen können [z.B. infektiöse (bakterielle, parasitäre) oder ischämische Colitiden, Sprue, Pankreasinsuffizienz, Hyperthyreose und Morbus Crohn]
Zur Diagnosesicherung bzw. zum Ausschluss einer chronisch entzündlichen Darmerkrankung sollte immer eine Diarrhoeabklärung erfolgen. Als *„Grundprogramm"* sind folgende Untersuchungen empfehlenswert:
- Untersuchungen des Stuhls auf pathogene Keime, Clostridium difficile-Toxin und Parasiten [Ausschluss einer infektiösen Colitis]
- Bestimmung von Stuhlgewicht und Stuhlfetten im 3 × 24 h-Sammelstuhl sowie Bestimmung der Elastase im Stuhl [Ausschluss einer Pankreasinsuffizienz]
- Bestimmung der endomysialen Antikörper und ggfs. histologische Untersuchung einer tiefen Dünndarmbiopsie [Ausschluss einer Sprue]
- Bestimmung von TSH und Calcitonin [Ausschluss einer Schilddrüsenüberfunktion bzw. eines Schilddrüsenkarzinoms]
- Glucose H2-Atemtest [Ausschluss einer bakteriellen Überbesiedelung des Dünndarms] und ein Lactose H2-Atemtest [Ausschluss einer Lactoseintoleranz].

> ❗ **Die Diagnose einer Colitis ulcerosa kann erst im Krankheitsverlauf, frühestens jedoch nach Auftreten des zweiten entzündlichen Schubes mit typischer Symptomatik und typischem endoskopischen/histologischen Bild als gesichert angenommen werden.**

Prognose
Nach dem aktuellen Stand der Forschung ist keine ursächliche Therapie bekannt, sodass es sich um eine unheilbare Erkrankung handelt, deren Verlauf jedoch medikamentös positiv beeinflusst werden kann. Eine signifikant erniedrigte Lebenserwartung besteht nicht. Je nach Verlauf und Ansprechen auf eine Therapie können chronisch-entzündliche Darmerkrankungen jedoch mit einer erheblichen Einschränkung der Lebensqualität einhergehen. Eine begleitende Psychotherapie sollte daher den Patienten bei Bedarf immer mit angeboten werden.

Medikamentöse Therapie

Schübe leichter bis mittlerer Aktivität
- 5-Aminosalicylsäure* [z.B. 5-ASA, Asacolitin®, Claversal®, Dipentum®, Pentasa®, Salofalk®, 1,2–3,0 g/d p.o.] oder Sulfasalazin* [z.B. Azulfidine®, Colo-Pleon®, 3 × 500 mg]
- zusätzlich topische Therapie im Schub [Mesalazin* Klysmen, 2–4 g, 1–2×/d, Schaum (z.B. Claversal® Rectalschaum 2×/d) bzw. Suppositorien, 2–3 × 250–300 mg/d]
- bei ausschließlichem distalen Befall evtl. alleinige Behandlung mit Mesalazin* [Suppositorien bis 10 cm, Schaum oder Klysmen bis 40 cm]
- alternativ ist der Einsatz steroidhaltiger Klysmen bzw. Suppositorien möglich, z.B. Budesonid* [z.B. Entocort® rektal], Beclometason* [z.B. Betnesol®], Hydrocortison* [z.B. Colifoam®], Prednison* [z.B. Rectodelt®]
- rektal ist der Einsatz von 5-ASA-Produkten wirksamer als der von Glucocorticoiden

Schübe hoher Aktivität
- systemische Therapie mit Glucocorticoiden: Prednisolon* [z.B. Decortin® H, Prednisolon-ratiopharm®, initial 60 mg/d p.o.] oder Methylprednisolon* [z.B. Urbason®, Midrate®, initial 48 mg/d, dann abfallendes Dosierungsschema mit vollständigem Ausschleichen nach 12 Wochen nach klinischem Ansprechen]
- bei schwerem Verlauf Prednison* [100 mg/d i.v.] oder Infliximab* [z.B. Remicade®]

- parenterale Ernährung, ggfs. antibiotische Abdeckung mit Metronidazol★ [2 × 400 mg] und Ciprofloxacin★ [2 × 500 mg]
- obligat bei entsprechendem Befallsmuster zusätzliche topische Therapie mit Klysmen, Schaum bzw. Suppositorien [5-Aminosalicylsäure★ topisch wirksamer als Steroid]
- wahlweise gleichzeitige systemische Gabe von 5-Aminosalicylsäure★ [1,2–3,0 g/d p.o.]

Fulminant toxischer Verlauf: Behandlung immer in enger Abstimmung mit chirurgischen Kollegen [tägliche gemeinsame Visite, OP-Bereitschaft]
- parenterale Ernährung, ggfs. Therapieversuch mit Ciclosporin★ A [z.B. Sandimmun®, 4 mg/kg KG/d i.v.]
- cave: opportunistische Infektionen durch Immunsuppression!
- bei der Umstellung auf orale Therapie kommt es oft zum Rezidiv

Extraintestinale Manifestation: bei Gelenkmanifestationen:
- Sulfasalazin★ [z.B. Azulfidine®, Colo-Pleon®, 3 × 250–500 mg/d p.o.]
- ggfs. zusätzlich eine systemische immunsuppressive Therapie [Wirksamkeit durch klinische Studien nicht gesichert]
- Glucocorticoid [wie bei Schüben hoher Aktivität]
- ggfs. in Kombination mit Azathioprin★ [z.B. Imurek®, Azamedac®, Azafalk®, Zytrim®, Colinsan®, 100–150 mg/d p.o.] oder Mercaptopurin★ [z.B. Mercap®, Puri-Nethol®, 50–75 mg/d p.o.]

Zur langjährigen Erhaltung einer Remission
- 5-Aminosalicylsäure★ [1,2–1,5 g/d p.o.]
- bei häufig rezidivierenden akuten Schüben oder wenn eine Remission zwischen den Schüben nicht erreicht wird, Immunmodulatoren: Azathioprin★ [2–3 mg/kg KG/d p.o.] oder Mercaptopurin★ [1–1,5 mg/kg KG/d p.o.] über 2–4 Jahre

Supportive Therapie
- **Antidiarrhoika:** Loperamid★ [z.B. Imodium®, Lopedium®, D-Stop-ratiopharm®, max. 6 × 2 mg/d p.o.], Codeinphosphat★, Tinctura★ opii oder Octreotid★ [z.B. Sandostatin®] nach Wirkung
- **Eisensubstitution** bei Eisenmangelanämie durch chronischen Blutverlust, ggf. zusätzlich Erythropoietin★ [150–250 I.E./kg KG s.c. 3-mal pro Woche]
- **Osteoporoseprophylaxe** mit Calcium und Vitamin D3 [1000 mg/1000IE/d] bei gleichzeitiger Steroidtherapie
- **Schmerztherapie:** Acetylsalicylsäure★ und nicht-steroidale Antirheumatika★ zur Schmerztherapie meiden, da diese schubauslösend wirken können! Besser: Paracetamol★, Tramadol★ oder Metamizol★

Naturheilkundliche Maßnahmen
Probiotika, z.B. Sacharomyces boulardii [z.B. Perenterol®], Escherichia coli Stamm Nissle [z.B. Mutaflor®] oder Milchsäurebakterien [z.B. VSL#3®], verändern die Zusammensetzung der Stuhlflora. Escherichia coli nissle und Milchsäurebakterien in der Zusammensetzung des Präparates VSL#3® sind statt 5-ASA bei Unverträglichkeit zur Remissionsprophylaxe geeignet, haben aber keine gesicherte Wirkung in der akut entzündlichen Phase. Günstig sind auch beruhigende und **entspannende Maßnahmen** der physikalischen Therapie; allgemeine Behandlung unter Berücksichtigung des individuellen Befundes.

Sonstige Maßnahmen
- **Individuelle Ausschlussdiät** nach Ermittlung unverträglicher Nahrungsmittel [eine allgemeingültige Ernährungsempfehlung kann nicht gegeben werden]
- **Im akuten Schub** ballaststoffarme Kost
- **Aufnahme in ein koloskopisches Screening-Programm:** nach 10–15 Krankheitsjahren 1-mal pro Jahr totale Koloskopie mit Stufenbiopsieentnahme zur Früherkennung von Dysplasie bzw. kolorektalem Karzinom und rechtzeitiger Koloproktomukosektomie

Chirurgie
Bei Versagen der konservativen Therapie, therapierefraktären Blutverlusten über den Darm oder bei Nachweis von Dysplasien: Kolektomie★, ggfs. mit Anlage eines ileoanalen Pouch. Die Operation wird meist zweizeitig durchgeführt [1.: Colektomie und Pouchanlage mit vorgeschaltetem protektiven Ileostoma, 2.: Rückverlagerung des Ileostomas (i.d.R. innerhalb von 3 Monaten)].

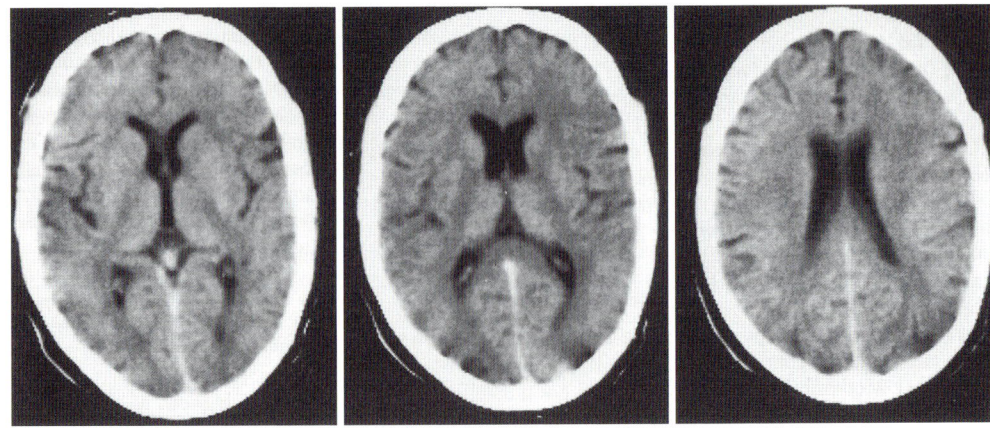

Abb. C37. Kraniale Computertomografie. Normales CT auf dem Niveau der Basalganglien

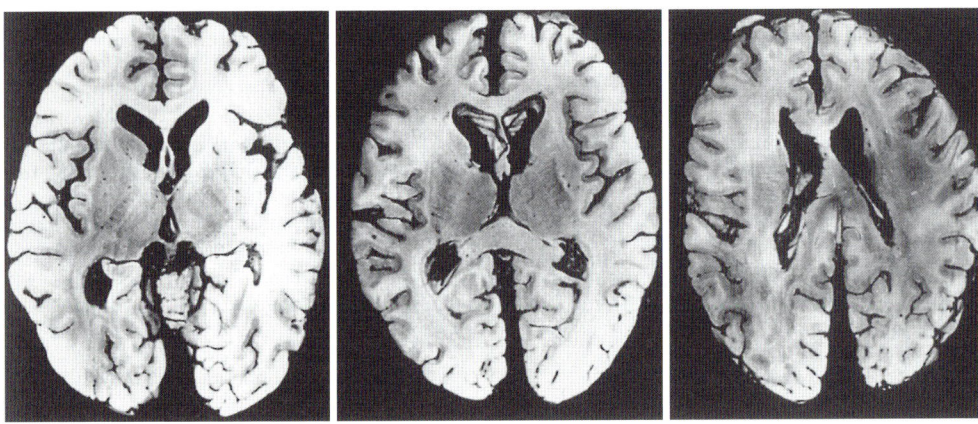

Abb. C38. Kraniale Computertomografie. Anatomische Schnitte auf dem Niveau der Basalganglien

kraniale Computertomografie: Darstellung der Schädelkno-chen, des Hirngewebes und der Liquorräume mit [**CT-Ventrikulografie, CT-Zisternografie**] oder ohne Kontrast-mittel; ermöglicht eine Darstellung physiologischer und pa-thologischer Prozesse

COMT-Inhibitoren *pl*: Hemmer der peripheren Catechol-O-Me-thyl-Transferase [Enzym, das in der Peripherie Adrenalin und Noradrenalin zu Normetanephrin O-methyliert]; hem-men den Abbau von L-Dopa; **Anw.**: Parkinson-Krankheit; *s.a. Essay Parkinson-Syndrome S. 1229*

Con|cre|tio pericardii *f*: *s.u. Pericarditis constrictiva*

Con|duit *m/nt*: **1.** künstlich angelegter, kanalförmiger Ausgang, z.B. Ileum-Conduit*, Kolon-Conduit* **2.** *s.u. Nervenplastik*

Con|du|ran|go cortex *m*: → *Condurangorinde*

Con|du|ran|go|rin|de *f*: **Syn:** *Condurangobast, Kondurangorinde, Condurango cortex*; Rinde der Zweige und Stämme einer Liane [Marsdenia condurango] aus der Familie der Asclepia-daceae; enthält den Bitterstoff **Condurangin**, der die Spei-chel- und Magensaftsekretion anregt; **Anw.:** als Bittermittel bei Appetitlosigkeit; traditionell bei Dyspepsie und Gastritis; in der Homöopathie u.a. bei Appetitlosigkeit, Mundwin-kelrhagaden, Gastritis

Con|dylolma acuminatum *nt*: → *Feigwarze*

Con|dylolma|ta gigantea *pl*: → *Buschke-Löwenstein-Tumor*

Con|dylolma planum *nt*: **Syn:** *flaches Kondylom*; durch humane Papillomaviren* [HPV] hervorgerufene multiple flach erha-bene Papeln am äußeren Geschlecht, im Analkanal und v.a.

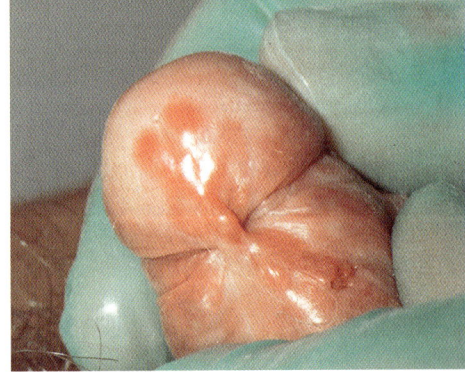

Abb. C39. Condyloma planum

intravaginal und an der Zervix; die Übertragung erfolgt durch Geschlechtsverkehr; flache Kondylome sind ebenso häufig wie Feigwarzen*, zeigen aber wesentlich häufiger Kernatypien im histologischen Präparat; bisher ist es nicht möglich, zwischen Kondylomen durch high-risk-HPV und low-rik-HPV zu unterscheiden und die Angaben zum Risiko einer neoplastischen Transformation schwanken beträchtlich; **DD**: Condyloma latum, Feigwarze; **Therapie**: bisher gibt es keine wirklich befriedigende Therapieform; operative Entfernung hat hohe Rezidivraten; Erfolg versprechend sind in Entwicklung befindliche HPV-Vakzinen; *s.a. Essay Geschlechtskrankheiten – Genitale Kontaktinfektionen S. 475*

Co|ni|di|o|bol|o|my|ko|se f: *Syn: Rhinophykomykose, Rhinoentomophthoromykose*; in den Tropen [Zentralafrika, Indonesien] vorkommende Mykose durch verschiedene Schimmelpilze [Conodiobolus]; i.d.R. Ausbildung nasaler oder pulmonaler Granulome; **Therapie**: Itraconazol*; *s.a. Essay Mykosen S. 1059*

Co|ni|o|spo|ri|um nt: *s.u. Ahornrindenkrankheit*
Con|junc|ti|vi|tis f, pl -tilden: → *Konjunktivitis*

Conjunctivitis angularis: *Syn: Diplobazillenkonjunktivitis, Diplobakterienkonjunktivitis, Blepharoconjunctivitis angularis*; relativ häufige, durch Moraxella lacunata [Haemophilus lacunatus] verursachte bakterielle Konjunktivitis mit Beteiligung des Lidwinkels; typisch sind ein zähes, weißliches Sekret und ein nässendes Ekzem der Lidhaut

Conjunctivitis eccematosa: *Syn: Conjunctivitis eczematosa/ scrofulosa/phlyctaenulosa, Keratoconjunctivitis scrofulosa/ phlyctaenulosa/eczematosa/eccematosa*; in Europa selten gewordene, durch eine allergische Reaktion gegen Mikrobenproteine [wahrscheinlich Bakterientoxine] ausgelöste Entzündung von Bindehaut und Hornhaut; die Entwicklung wird durch schlechte Ernährung und mangelnde Hygiene gefördert; die sich auf der Conjunctiva bildenden Knötchen [Phlyktänen] überwachsen die Hornhaut und hinterlassen Narben, die i.d.R. nach Ende der Entzündung durch eine Keratoplastik korrigiert werden müssen

Conjunctivitis gonorrhoica: → *Gonoblennorrhö*
Conjunctivitis granulosa trachomatosa: → *Trachom*
Conjunctivitis nivalis: *Syn: Schneeblindheit*; *s.u. Conjunctivitis photoelectrica*
Conjunctivitis photoelectrica: *Syn: Conjunctivitis actinica, Ophthalmia photoelectrica, Keratoconjunctivitis photoelectrica*; die häufigste Form einer Keratoconjunctivitis durch energiereiche Strahlung ist die Schädigung durch UV-Strahlen, z.B. beim Schweißen oder als **Schneeblindheit**; die UV-Strahlung schädigt das Hornhautepithel und führt zu kleinen, schmerzhaften Erosionen; es kommt zu starken Schmerzen, Rötung, Tränenfluss und Lidkrampf; **Therapie**: desinfizierende Augensalbe zur Vorbeugung gegen Sekundärinfektionen, Augenverband [Binoculus], Schmerzmittel, Bettruhe; **Prognose**: heilt i.d.R. innerhalb von 24 Stunden ab

Conjunctivitis sicca: durch eine mangelnde oder fehlende Tränensekretion verursachte Entzündung der Konjunktiva; i.d.R. ist auch die Hornhaut mitbetroffen [**Keratitis sicca**] und man spricht v.a. bei **trockenem Auge**; die Conjunctivitis sicca tritt v.a. idiopathisch bei älteren Patienten sowie bei Sjögren-Syndrom, Fazialisparese, Vitamin A-Mangel und bei Applikation verschiedener Medikamente [Ovulationshemmer, Betablocker, lokale Cortisonpräparate]; **Therapie**: künstliche Tränen
Conjunctivitis simplex: → *Bindehautkatarrh*
Conjunctivitis vernalis: → *Frühjahrskatarrh*

Conn-Syndrom nt: → *primärer Hyperaldosteronismus*
Con|sol|li|da regalis f: → *Rittersporn*
Contergan-Syndrom nt: *Syn: Thalidomidembryopathie, Beckwith Syndrom*; *s.u. Thalidomid*
continous-wave-Doppler-Sonografie f: *Syn: cw-Doppler-Sonografie*; *s.u. Doppler-Sonografie*
Con|trol|ler pl: *Syn: Dauermedikamente, Langzeitmedikamente*; Bezeichnung für Asthmamedikamente, die einmal oder zweimal täglich regelmäßig entweder morgens und/oder abends einzunehmen sind; besonders wichtig ist, dass die Einnahme der Medikamente unabhängig von den jeweiligen Beschwerden erfolgt; zu den Dauermedikamenten gehören inhalative Glucocorticoide, Leukotrienhemmer, Theophyllin oder lang wirksame β_2-Sympathikomimetika; *s.u. Essay Asthma bronchiale und Status asthmaticus S. 95*
Con|tu|sio f, pl -si|o|nes: *Syn: Kontusion*; Prellung, Quetschung
Contusio bulbi: → *Augapfelprellung*

Contusio cerebri: → *Kontusionssyndrom*
Contusio cordis: *Syn: Herzkontusion, Herzprellung*; durch eine stumpfe Gewalteinwirkung auf die Brustwand verursachte Herzschädigung, die zu Rhythmusstörungen, Veränderungen im EKG, Herzklappenabriss oder Herzmuskelruptur führen kann
Contusio spinalis: *Syn: Rückenmarkprellung, Rückenmarkquetschung, Contusio medullae spinalis*; Zerstörung von Rückenmarkgewebe durch eine direkte oder indirekte Gewalteinwirkung; am Anfang besteht oft ein **spinaler Schock** mit Erlöschen aller Rückenmarksfunktionen; im Laufe der nächsten Tage bis Wochen bildet sich dann oft eine partielle oder vollständige Querschnittslähmung heraus, deren Lokalisation die Schwere der neurologischen Symptome bedingt; z.T. kommt es aber nur zu dem Bild einer unvollständigen Restitution mit schlaffen oder spastischen Lähmungen, Sensibilitätsausfällen, Blasen- und Darmstörungen
Contusio thoracis: *Syn: Thoraxquetschung, Brustkorbquetschung, Brustkorbprellung*; durch eine stumpfe Gewalteinwirkung [i.d.R. Verkehrsunfall] verursachte Prellung des knöchernen Thorax; kann von Rippenfrakturen und Schäden der Brustorgane begleitet sein

Co|nus circumpapillaris m: *s.u. Myopie*
Co|nus temporalis m: *s.u. Myopie*
Con|val|la|ri|ae herba f: *Syn: Maiglöckchenkraut*; *s.u. Maiglöckchen*
Con|val|la|ri|a majalis f: → *Maiglöckchen*
Cooley-Anämie f: *Syn: homozygote β-Thalassämie, Thalassaemia major*; *s.u. Thalassämie*
Coombs-Test m: *Syn: Antiglobulintest, Antihumanglobulintest, AHG-Test*; serologischer Nachweis inkompletter Erythrozytenantikörper mittels Antiglobulin [Antihumanglobulinserum, AHG]; beim **direkten Coombs-Test** werden die Erythrozyten durch das Coombs-Serum agglutiniert; beim **indirekten Coombs-Test** werden inkomplette Antikörper im Patientenserum nachgewiesen; das Serum wird mit Testerythrozyten inkubiert und im zweiten Schritt werden die jetzt mit Antikörper beladenen Erythrozyten durch Coombs-Serum agglutiniert
Cooper-Hernie f: *Syn: Hesselbach-Hernie*; seitliche Schenkelhernie* durch die Lacuna musculorum retroinguinalis; *s.a. Essay Eingeweidebrüche/Hernien S. 577*
Cooper-Hodenneuralgie f: Bezeichnung für eine Hodenneuralgie ohne organische Ursache; *s.a. akutes Skrotum*
COPP-Schema nt: zur Behandlung von Hodgkin-Lymphomen verwendetes Schema aus Cyclophosphamid*, Vincristin* [*engl.* Oncovin], Procarbazin* und Prednisolon*; *s.a. Essay Hodgkin-Lymphome S. 661*
COP-Schema nt: zur Behandlung von Non-Hodgkin-Lymphomen verwendetes Schema aus Cyclophosphamid*, Vincristin* [*engl.* Oncovin] und Prednison*; *s.a. Essay Non-Hodgkin-Lymphome S. 1133*
Co|ri|an|dri aetheroleum nt: *Syn: Korianderöl*; *s.u. Koriander*
Co|ri|an|dri fructus m: Früchte von Koriander*
Co|ri|an|drum sativum nt: → *Koriander*
Cori-Krankheit f: → *Glykogenose Typ III*
Co|ro|na phlebectatica paraplantaris f: variköser Venenkranz am Fußrand [**Cockpit-Varizen**] bei Abflussstörung der tiefen Unterschenkelvenen mit Zyanose und anderen Zeichen einer chronisch venösen Insuffizienz; *s.u. Essay Krampfadern/ Varizen S. 1643*
Cor pulmonale nt: das **akute Cor pulmonale** ist eine akute Druckbelastung des rechten Ventrikels durch Anstieg des systolischen Blutdrucks in der Arteria pulmonalis auf über 30 mmHg oder des Mitteldrucks auf mehr als 20 mmHg; die weitaus häufigste Ursache [mehr als 95 %] dafür ist eine Lungenembolie; Status asthmaticus, Spannungspneumothorax und schwere hypoxische Zustände anderer Genese machen den Rest aus; **Klinik**: akute Dyspnoe, Tachypnoe, Pleuraschmerzen, Husten, Palpitationen, pektanginöse Beschwerden, betonter 2. Herzton; **Diagnose**: klinische Untersuchung, EKG [S_I/Q_{III}-**Typ**: S-Zacke in Ableitung I und Q-Zacke in Ableitung III], Blutgasanalyse, Echokardiografie, Lungenszintigrafie, Thorax-CT; **Therapie**: Analgetika, Sauerstoff,

C

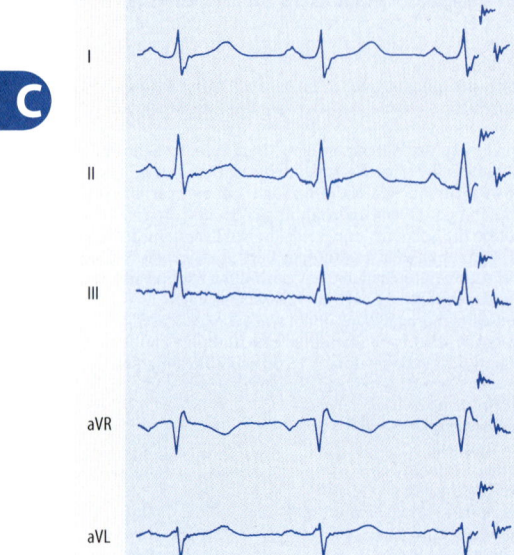
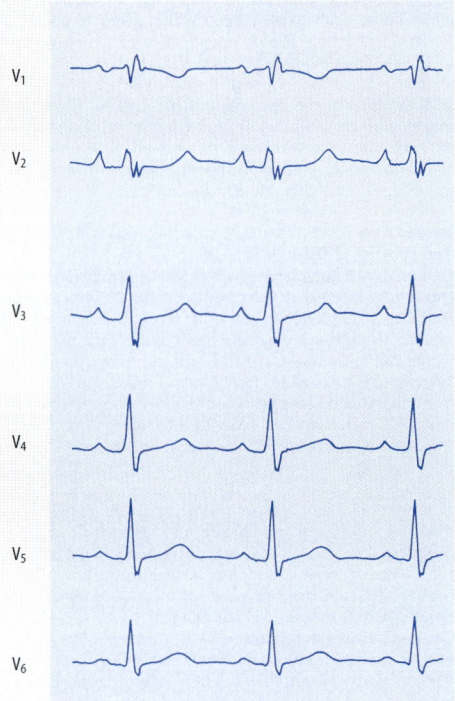

Abb. C40. Cor pulmonale. EKG bei akuter Lungenembolie mit typischem S_I/Q_{III}-Typ [S-Zacke in Ableitung I und Q-Zacke in Ableitung III]

Aufnahme auf Intensivstation; bei Rechtsherzinsuffizienz Dobutamin*; Behandlung der Lungenembolie [Thrombolyse, Thrombolektomie]

das **chronische Cor pulmonale** ist eine rechtsventrikuläre Hypertrophie durch Erkrankungen, die entweder die Struktur oder die Funktion der Lunge beeinträchtigen; letztendlich ist damit die pulmonale Hypertonie durch Veränderungen der Lunge die Ursache des chronischen Cor pulmonale; Rechtsherzinsuffizienz bei Linksherzinsuffizienz oder Klappenerkrankungen sind nicht von dieser Definition erfasst

die Ursachen der pulmonalen Hypertonie sind vielfältig; man kann drei Gruppen unterscheiden: **1. ausgedehnter Lungenparenchymschaden** bei z.B. Tuberkulose, chronischer Bronchitis, Pneumokoniosen, Fibrose, Bronchiektase oder Asthma bronchiale führt zum sog. **Cor pulmonale parenchymale 2. Obstruktion der Lungengefäßbahn** durch rezidivierende Mikroembolien, primäre Pulmonalsklerose, Angiitiden oder Medikamente verursacht das **Cor pulmonale vasculare 3. extrapulmonale Erkrankungen**, die zu einer Einschränkung der Lungenfunktion führen, wie z.B. Trichterbrust, Kyphoskoliose, Pleuraschwarten, Poliomyelitis; **Klinik:** anfangs stehen die Symptome der zugrunde liegenden Erkrankungen im Vordergrund; später kommt es dann zu Zeichen einer Rechtsherzinsuffizienz [rasche Erschöpfbarkeit, Abnahme der Leistungsfähigkeit, Belastungsdyspnoe, Tachykardie, Ödeme, epigastrische Beschwerden, gestaute Halsvenen, betonter 2. Herzton]; **Diagnose:** im EKG Steil- bis Rechtstyp, $S_I/S_{II}/S_{III}$-**Typ** [S-Zacke in I, II und III], P pulmonale, evtl. inkompletter Rechtsschenkelblock, Thoraxröntgen, Echokardiografie, Rechtsherzkatheter; **Therapie:** Behandlung der Grunderkrankung, Sauerstofftherapie, Vasodilatatoren [Calciumantagonisten, ACE-Hemmer], Diuretika, Digitalis

Corpus-callosum-Demyelinisierung *f*: → *progressive alkoholische Demenz*

Corpus-luteum-Hormon *nt*: → *Progesteron*

Cor|te|xon *nt*: → *Desoxycorton*

Corti-Organschaden *m*: *Syn*: Innenohrschwerhörigkeit; *s.u. Schwerhörigkeit*

Cor|ti|sol *nt*: *Syn*: Kortisol, Hydrocortison, 17-Hydroxycorticosteron; in der Nebennierenrinde aus Cholesterin gebildetes wichtigstes Glucocorticoid; im Blut wird Cortisol das α-Globulin **Transcortin** gebunden transportiert; die Cortisolrezeptoren der Zielzellen liegen intrazellulär; Cortisol wird in der Leber abgebaut und zum größten Teil in konjugierter Form über die Nieren ausgeschieden

Hydrocortison spielt eine bedeutende Rolle als Regulator des Intermediärstoffwechsels und als Modulator der Immunantwort; Cortisol stimuliert die Gluconeogenese [Gegenspieler des Insulins] sowie die Proteolyse und Lipolyse und hemmt gleichzeitig die Proteinbiosynthese; Cortisol unterdrückt die Immunantwort und Entzündungsreaktion und hemmt die Bildung von Zytokinen und die Kollagenbildung in Fibroblasten; **Anw.:** Substitutionstherapie bei primärer Nebenniereninsuffizienz, parenteral bei Status asthmaticus, allergischem Schock; Hydrocortisonacetat und Hydrocortisonbutyrat zur topischen Applikation bei akuten und chronischen Ekzemen; **NW:** Cushing Syndrom bei längerfristiger Anwendung; bei lokaler Anwendung Brennen, Juckreiz, Rötung, Hypertrichosis, Steroid-Akne, Striae cutis distensae, Hautatrophie, Teleangiektasien, Follikulitis und Hyperpigmentierung

Cor|ti|son *nt*: *Syn*: 17α,21-Dihydroxy-4-pregnen-3,11,20-trion, Kortison; im Blut nicht nachweisbares Oxidationsprodukt des Cortisols; 1935 von E. C. Kendall entdeckt; wird bei externer Zufuhr in der Leber zu Cortison reduziert; **Anw.:**

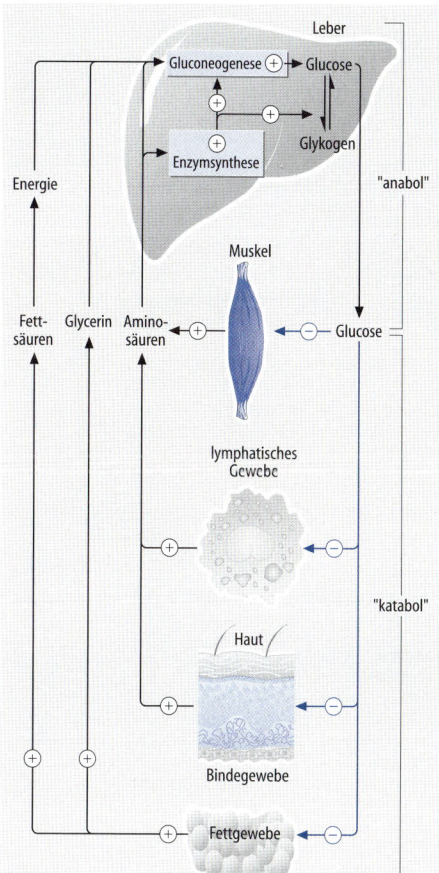

Abb. C41. Cortisol. Stoffwechseleffekte von Cortisol

Tab. C13. Corynebacterium. Species und Krankheiten

Arten	Krankheiten
C. diphtheriae	Diphtherie
C. ulcerans	diphtherieartige Symptome
C. jeikeium	Sepsis, Endokarditis, Weichteilinfektionen
C. urealyticum	Zystitis (alkalisch-inkrustierte Steine)
C. pseudodiphtheriticum	fakultativ pathogene
C. amycdatum (alt C. xerosis)	Haut-/Schleimhautflora
C. striatum	
C. minutissimum	Erythrasma
C. matruchotii	(Augeninfektionen)

duzieren Diphtherietoxin, den einzigen Virulenzfaktor von Corynebacterium diphtheriae; Roux und Yersin entdeckten das Diphtherietoxin 1888 am Pasteur-Institut in Paris und von Behring und Kitasa 1890 das Antitoxin; Ehrlich entgiftete das Toxin durch Wärmebehandlung [1900] und von Behring begann mit der Immunisierung von Kindern durch ein Toxin-Antitoxin-Gemisch in 1913; mit der Herstellung von Diphtherietoxoid [durch Wärme- und Formolbehandlung] durch Ramon und seiner Verwendung als Impfstoff begann 1924 die Ära der Schutzimpfung

die Übertragung erfolgt durch Tröpfcheninfektion auf enge Kontaktpersonen, wobei auch klinisch gesunde Träger das Bakterium ausscheiden können; Wundinfektionen können auch durch Schmierinfektion verursacht werden; *s.u. Diphtherie*

Co|ry|za *f: s.u. Rhinitis*

Costa-Rica-Ipecacuanha *f: Syn: Cartagena-Ipecacuanha, Nicaragua-Ipecacuanha, Colombia-Ipecacuanha, Caphaelis acuminata; s.u. Brechwurz*

Côtrel-Dubousset-Operation *f:* Aufrichtung und Fixierung der Wirbelsäule mit Stäben bei Skoliose im thorakalen und lumbalen Bereich; vorteilhaft ist die Vermeidung einer massiven Distraktion und die korsettfreie Nachbehandlung, nachteilig sind aber die voluminösen Implantate, die Notwendigkeit einer anschließenden Spondylodese und die unvollständige

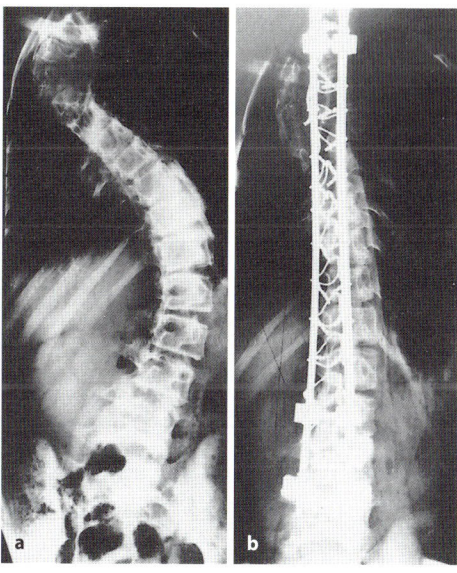

Abb. C42. Côtrel-Dubousset-Operation. a präoperativ, Krümmungswinkel nach Cobb 50 Grad, **b** postoperativ, Krümmungswinkel nach Cobb 25 Grad

primäre und sekundäre Nebennierenrindeninsuffizienz, lokale entzündliche oder allergische Erkrankungen, Gelenkrheumatismus, Asthma bronchiale; wegen der ausgeprägten mineralocorticoiden Wirkung [Natriumretention] werden heute synthetische Corticosteroide bevorzugt

Cor|ti|son|glau|kom *nt: Syn: Kortisonglaukom*; sekundäres Glaukom bei Cortisonanwendung; die Gabe von Corticosteroiden führt bei disponierten Personen nach einigen Wochen zu einem Augeninnendruckanstieg und langfristig zu einem sekundären Offenwinkelglaukom mit Schädigung von Sehnerv und Gesichtsfeld; Corticosteroidaugentropfen sind meist gefährlicher als systemische Corticosteroidgaben, besonders gefährdet sind Personen mit hoher Myopie, insbesondere auch nach refraktiver Laserchirurgie [LASIK, PRK]; *s.u. Essay Glaukome S. 497*

Cor|ti|son|star *m: Syn: Steroidkatarakt, Kortisonstar*; Katarakt bei langfristiger lokaler oder systemischer Glucocorticoidtherapie; meist als hintere, schalenförmige Rindentrübung; *s.u. Essay Katarakt S. 783*

Co|ry|nan|the yohimbe *f: → Yohimbe*

Co|ry|ne|bac|te|ri|um *nt: Syn: Korynebakterium*; Gattung grampositiver, nicht-sporenbildender, unbeweglicher Stäbchenbakterien, die zahlreiche pathogene Arten enthält

Corynebacterium diphtheriae: *Syn: Diphtheriebazillus, Diphtheriebakterium, Klebs-Löffler-Bazillus, Löffler-Bazillus, Bacterium diphtheriae*; fakultativ anaerobes Stäbchenbakterium, das in vielen verschiedenen Formen vorkommt [Polymorphie]; nur Biovare, die das tox+-Gen besitzen pro-

Derotation; diese kann aber durch eine Kombination mit ventralen Derotationsspondylodesen ausgeglichen werden

Co|trim|o|xa|zol *nt*: Kombination der Antibiotika Trimethoprim* und Sulfamethoxazol*; wirkt gegen grampositive und gramnegative Erreger, v.a. Salmonellen, Shigellen, Klebsiellen, Escherichia coli, Proteus, Enterokokken, Pneumokokken und Haemophilus; **Anw.:** Atemwegsinfekte, Infektionen der Nieren und ableitenden Harnwege, Geschlechtskrankheiten, Pneumocytis carinii-Pneumonie

Cottle-Septumplastik *f*: bei Septumdeviation durchgeführte Durchtrennung und evtl. Teilentfernung des Nasenknorpels; ist operationstechnisch anspruchsvoll, erhält aber das Septum als Stütze der Nase; wird v.a. bei traumatischer Verbiegung des Septums, Subluxation und funktioneller Septumplastik eingesetzt

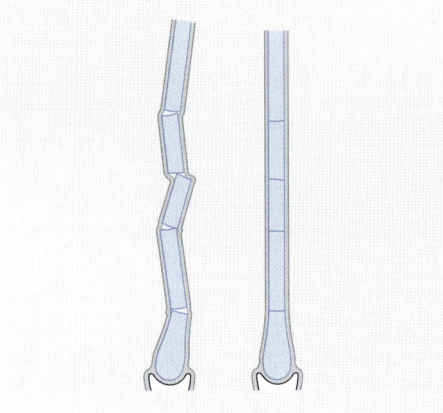

Abb. C43. Cottle-Septumplastik. Schema der Knorpelspaltung

Cotton-wool-Herde *pl*: *Syn: Cotton-wool-Flecken*; kleine helle Exsudatherde im Augenhintergrund bei verschiedenen Augenerkrankungen wie z.B. Retinopathia hypertensiva, diabetische Retinopathie, Venenastverschlüsse, Zentralvenenverschluss

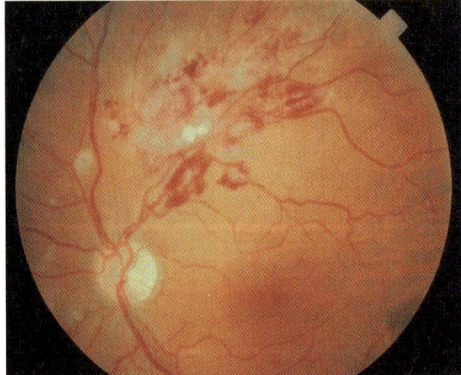

Abb. C44. Cotton-wool-Herde. Exsudatherde bei Venenastverschluss

Cough-Variant-Asthma *nt*: *Syn: Hustenasthma; s.u. Essay Asthma bronchiale und Status asthmaticus S. 95*

Coup de sabre-Sklerodermie *f*: *s.u. zirkumskripte Sklerodermie*

Courvoisier-Zeichen *nt*: schmerzloser Verschlussikterus mit tastbarem Gallenblasenhydrops, z.B. bei Choledochuskarzinom, Pankreaskopfkarzinom; *s.a. Essay Neubildungen des Pan-*

---

kreas S. 1207

CO-Vergiftung *f*: → *Kohlenmonoxidvergiftung*

Co-Vidarabin *nt*: → *Pentostatin*

Cowden-Syndrom *nt*: *Syn: multiples Hamartom-Syndrom*; autosomal-rezessives Syndrom[PTEN-Gen, 10q23.3] mit exzessiven fibromatösen Läsionen von Gesicht, Mundschleimhaut und Akren; häufig assoziiert mit Hämangiomen, Neuromen, Lipomen, rektosigmoidalen Polypen, Brustkrebs [30–50 %] oder Tumoren von Schilddrüse oder Genitaltrakt; *s.a. Essay Neubildungen des Dünndarms S. 287*

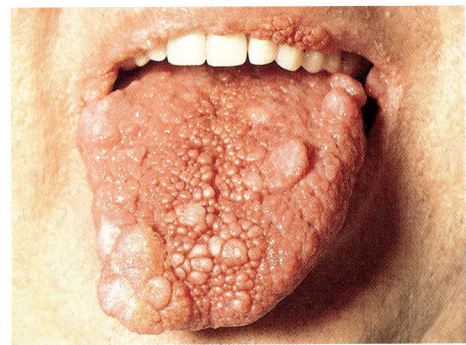

Abb. C45. Cowden-Syndrom. Papillomatose der Mundschleimhaut

Co|xa plana *f*: → *Morbus Perthes*

Cox|ar|thro|sis *f*: → *Koxarthrose*

Co|xi|be *pl*: Cyclooxigenase-2-Inhibitoren; *s.u. Cyclooxigenase*

Co|xi|el|la burnetii *f*: kokkoides, gramnegatives Stäbchenbakterium, das sich nur intrazellulär vermehrt; äußerst resistent gegen Austrocknung, Hitze, Kälte und Sonnenlicht; Erreger der weltweit vorkommenden Balkangrippe*

COX-2-Inhibitoren *pl*: Cyclooxigenase-2-Inhibitoren; *s.u. Cyclooxigenase*

Xo|xi|tis *f, pl* -**tiden**: → *Koxitis*

Cox|sa|ckie|virus *nt, pl* -**ren**: in zwei Subgruppen, **Coxsackie A** [mit 23 Serotypen] und **Coxsackie B** [mit 6 Serotypen], unterteilte, weltweit vorkommende Picornaviren; verursachen u.a. Herpangina, Atemwegsinfektionen, Sommergrippe, Myokarditis, Virusmeningitis und Virusenzephalitis; die Übertragung erfolgt als Tröpfchen- oder Schmierinfektion, mit einer Häufung der Infekte im Sommerhalbjahr; *s.a. Essay Virusinfektionen S. 1667*

CPAP-Beatmung *f*: die Spontanatmung unterstützende Form der Überdruckbeatmung, bei der sowohl inspiratorisch als auch exspiratorisch der Atemwegsdruck angehoben ist [**kontinuierlicher positiver Atemwegsdruck**, continuous positive airway pressure, **CPAP**]; damit werden kollabierte Abschnitte der unteren Atemwege eröffnet, was zu einer Erhöhung der Gasaustauschfläche und Verminderung der Shuntdurchblutung führt; gleichzeitig verringert sich die erforderliche Atemarbeit durch den Abfall des Atemwegwiderstandes; die Beatmungstherapie mit nasalem CPAP [nCPAP] die effektivste Therapie bei obstruktiven Apnoen; *s.a. Essay Schlafstörungen S. 1413*

C-Pep|tid *nt*: *Syn: C-Kette, connecting peptide*; sitzt in den Insulinvorstufen Präproinsulin und Proinsulin zwischen der späteren A- und B-Kette; wird nach dem Herausschneiden nicht weiter abgebaut, sondern zusammen mit Insulin in äquimolarer Konzentration ins Blut abgegeben; damit erlaubt die C-Peptid-Konzentration im Plasma Rückschlüsse auf die Insulinsekretion bei Diabetikern; *s.a. Essay Diabetes mellitus S. 253*

CPH-Tic-Syndrom *nt*: *s.u. Essay Migräne – Kopfschmerz S. 1017*

CPPD-Ablagerung *f*: → *Chondrokalzinose*

CP-Test *m*: → *Cold-pressure-Test*

Cra|tae|gi flos *m*: *Syn: Weißdornblüten; s.u. Weißdorn, gemeiner*

Cra|tae|gi folium cum flore *nt*: *Syn: Weißdornblätter und Blüten; s.*

u. Weißdorn, gemeiner

Cra|tae|gi fructus *m: Syn:* Weißdornfrüchte; *s.u. Weißdorn, gemeiner*

Cra|tae|gus laevigata *f:* → *Weißdorn, gemeiner*

Cra|tae|gus oxyacantha *f:* → *Weißdorn, gemeiner*

Crau|ro|sis *f, pl* -**ses:** → *Kraurosis*

CRB-Index *m: s.u. Essay Pneumonie S. 1273*

Cre|a|tin|ki|na|se *f: Syn: Kreatinkinase, Kreatinphosphokinase, Creatinphosphokinase;* intrazelluläres Enzym, das die reversible Reaktion von Creatin und ATP zu Creatinphosphat und ADP katalysiert; kommt in drei Isoformen vor: CK-BB [**Hirntyp**], CK-MM [**Skelettmuskeltyp**] und CK-MB [**Herzmuskeltyp**]; CK-MB wird zur Diagnose und Verlaufsbeobachtung des Herzinfarktes verwendet; *s.a. Essay Akuter und rezidivierender Myokardinfarkt S. 1071*

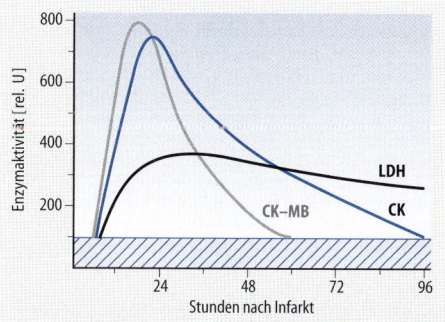

Abb. C46. Creatinkinase. LDH-, CK- und CK-MB-Spiegel im Serum nach Myokardinfarkt

Cre|a|tin|phos|pho|ki|na|se *f:* → *Creatinkinase*

Credé-Handgriff *m: s.u. Plazentalösung*

Credé-Prophylaxe *f: s.u. Gonoblennorrhö*

creeping disease *nt:* → *Larva migrans*

Crescendo-Angina *f:* sekundär instabile Angina* pectoris mit zunehmender Schwere, längerer Dauer und steigender Anzahl der Schmerzanfälle; *s.a. Essay Angina pectoris S. 59*

Cre|sol *m: Syn: Kresol, Methylphenol, Hydroxytoluol;* Gemisch aus o-, m- und p-Cresol; Destillationsprodukt des Steinkohlenteers; schwer löslich in Wasser; **Anw.:** Desinfektionsmittel

Cres|to|my|cin *nt:* → *Paromycin*

Creutzfeldt-Jakob-Erkrankung *f: Syn: subakute spongiforme Enzephalopathie, Jakob-Creutzfeldt-Erkrankung;* durch Prionen verursachte seltene Erkrankung des ZNS mit fortschreitender Degeneration und tödlichem Ausgang; in Mitteleuropa beträgt die Inzidenz 0,5–1 pro 1 Million Einwohner pro Jahr; sie betrifft v.a. ältere Patienten zwischen 55 und 75 Jahren und Frauen etwa 50 % häufiger als Männer; 85 % der Erkrankungen treten sporadisch auf, 15 % sind erblich bedingt; iatrogene Fälle durch Wachstumshormon aus Kadaverhypophysen oder Transplantation von Kornea oder Dura wurden berichtet; die Inkubationszeit beträgt 10–30 Jahre, der Krankheitsverlauf meist weniger als 1 Jahr [90 %]; **Klinik:** anfangs kommt es zu Schlaflosigkeit, Verhaltensstörungen und vegetativen Regulationsstörungen; dann zu progredienter Demenz, EEG-Veränderungen, Myoklonien, Pyramidenbahnzeichen, Choreoathetose, motorischen Störungen; im Terminalstadium finden sich Rigor, Spastik und schließlich Dezerebration

in den letzten Jahren gab es eine **neue Variante Creutzfeldt-Jakob-Erkrankung** [CJE-Variante] mit kürzerer Inkubationszeit, die durch Übertragung der bovinen spongiformen Enzephalopathie der Rinder [Rinderwahnsinn] auf den Menschen entstand

Crigler-Najjar-Syndrom *nt: Syn: idiopathische Hyperbilirubinämie;* familiärer nicht-hämolytischer Ikterus des Neugeborenen

durch einen Mangel an Glucuronyltransferase; beim **Typ I** liegt ein kompletter Enzymmangel vor; damit sind die Bilirubinwerte extrem hoch [20–40 mg/dl] und können zu einem Kernikterus führen; beim **Typ II** liegt nur ein partieller Mangel vor und die Bilirubinwerte sind mäßig erhöht [9–20 mg/dl]; **Therapie:** bei Typ I Austauschtransfusion und evtl. Lebertransplantation im Kindesalter; Typ II erfordert meist keine Therapie; Phenobarbital* senkt den Bilirubinspiegel; *s.a. Hyperbilirubinämie*

Cro|con|a|zol *nt: Syn: 1-(1-[2-(3-Chlorbenzyloxy)phenyl]vinyl)-imidazol;* Antimykotikum zur topischen Behandlung oberflächlicher Hautmykosen; *s.a. Essay Mykosen S. 1059*

Cro|cus sativus *m:* → *Safran*

Crohn's disease activity index *m: s.u. Essay Morbus Crohn S. 1039*

Crohn-Krankheit *f: Syn: Morbus Crohn, Enteritis regionalis Crohn, Enteritis regionalis, Ileitis regionalis/terminalis, Ileocolitis regionalis/terminalis;* multifaktorielle [u.a. immunologisch, genetisch], alle Wandschichten betreffende granulomatöse Entzündung, die meist die unteren Ileumabschnitte [evtl. auch höhere Darmbezirke und auch das Kolon] befällt; *s.u. Essay Morbus Crohn S. 1039*

Cro|mo|gly|cin|säu|re *f: Syn: Cromoglicinsäure, Cromolyn;* Antiallergikum und Antiasthmatikum; hemmt die Freisetzung von Histamin und Leukotrienen aus Mastzellen; **Anw.:** allergische Reaktionen, Asthmaprophylaxe; *s.a. Essay Asthma bronchiale und Status asthmaticus S. 95*

Cro|mo|lyn *nt:* → *Cromoglycinsäure*

Cronkhite-Canada-Syndrom *nt:* sehr seltene, ätiologisch ungeklärte diffuse Magen-Darm-Polypose mit Malabsorption; tritt zwischen dem 40. und 70. Lebensjahr in Erscheinung; führt zu Durchfällen, Blutungen und Kachexie; kolorektale Karzinome wurden beschrieben

Cross-arm-Plastik *f:* Crossover-Plastik zwischen den Armen

Cross|ek|to|mie *f: Syn: Krossektomie;* operative Entfernung des Mündungssegments der Vena saphena magna in die Vena femoralis; *s.a. Essay Krampfadern/Varizen S. 1643*

cross-face-Plastik *f: s.u. Fazialisparese*

Cross-finger-Plastik *f:* Crossover-Plastik zwischen zwei Fingern

Cross-leg-Plastik *f:* Crossover-Plastik zwischen den Beinen

Crossover-Plastik *f:* Hautplastik, bei der ein gestielter Vollhautlappen von einem Finger/einer Extremität zur Deckung eines Defekts an einem anderen Finger/an der anderen Extremität verwendet wird; während der Anwachsphase werden die Finger bzw. Extremitäten vorübergehend aneinander fixiert

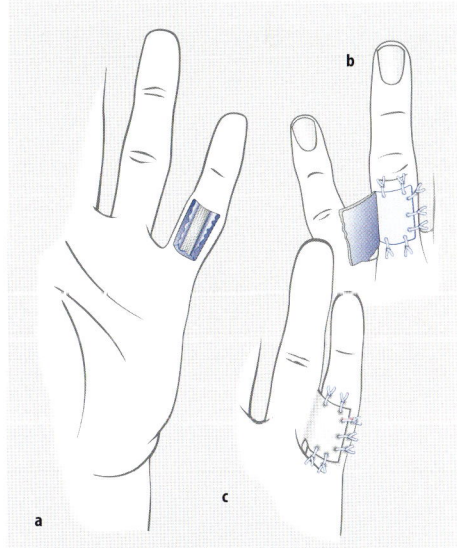

Abb. C47. Crossover-Plastik. Schema einer Cross-finger-Plastik

Croup m: Syn: Krupp; s.u. Kruppsyndrom
Crus|ta lactea f: → Milchschorf
Cryp|to|coc|cole f: → Kryptokokkose
Cryp|to|coc|cus m, pl -cocci: Syn: Kryptokokkus; Gattung imperfekter Hefen der Familie Cryptococcaceae; der fakultativ pathogene **Cryptococcus neoformans** kommt in zwei Varietäten vor: Cryptococcus neoformans var. neoformans [Europa, USA] und Cryptococcus neoformans var. gattii [Afrika]; beide sind Erreger der Kryptokokkose*; s.a. Essay Mykosen S. 1059
Cryp|to|spo|ri|di|um nt: Syn: Kryptosporidie; ubiquitärer, opportunistischer, intrazellulärer Parasit, der im Schleimhautepithel des Dünndarms lebt; **Cryptosporidium parvum** ist die einzige Art; Erreger der **Cryptosporidiosis**, einer mild verlaufenden tropischen Diarrhoe; bei Immunsuppression oder HIV-Infektion Entwicklung einer chronischen, schwer verlaufenden Durchfallerkrankung mit Allgemeinsymptomen; s.a. Essay Diarrhoe – entzündliche und nicht-entzündliche Formen S. 265, Essay Parasitosen S. 1217
CSE-Hemmer pl: → Cholesterin-Synthese-Enzym-Hemmer
C-Strep|to|kok|ken pl: → Streptococcus equisimilis
C5-Syndrom nt: s.u. Zervikalsyndrom
C6-Syndrom nt: s.u. Zervikobrachialsyndrom
C7-Syndrom nt: s.u. Zervikobrachialsyndrom
C8-Syndrom nt: s.u. Zervikobrachialsyndrom
CTF-Virus nnt: Syn: Colorado-Zeckenfiebervirus; s.u. Colorado-Zeckenfieber
CTG-Triplett repeats pl: s.u. Curschmann-Steinert-Batten-Syndrom
CT-Technik f: → Computertomografie
Cu|cur|bi|tae peponis semen m: → Kürbissamen
Cu|lex m, pl -lices: Syn: Kulexmücke; Mückenart, die in v.a. in den Tropen und Subtropen eine Rolle als Krankheitsüberträger spielt; s.u. Essay Parasitosen S. 1217
Cu|li|ci|dae pl: → Stechmücken
Cullen-Phänomen nt: Blaufärbung der Haut um den Nabel bei Blutung in die Bauchhöhle; häufig bei Tubarruptur bei Eileiterschwangerschaft oder akuter hämorrhagischer Pankreatitis
Cu|ma|rin nt: Syn: Tonkabohnencampher, Kumarin; kommt in vielen Pflanzen [Waldmeister, Steinklee, Tonkabohnen] als Glykosid vor; wird zur Synthese von Antikoagulanzien [Cumarinderivate] und Antibiotika [Novobiocin*] verwendet
Cu|ma|rin|de|ri|vate pl: Syn: Kumarinderivate, Cumarine; vom Cumarin abgeleitete Antikoagulanzien; durch ihre Strukturähnlichkeit mit Vitamin K hemmen sie die Bildung Vitamin K-abhängiger Gerinnungsfaktoren [Faktor II, VII, IX und X] sowie die Bildung von Protein C und S in der Leber; **Anw.:** Prophylaxe und Langzeittherapie von venösen und arteriellen Thrombosen und Embolien, Patienten mit Vorhofflattern oder künstlichen Herzklappen, Prophylaxe und Nachbehandlung des Myokardinfarktes, des thrombotischen Schlaganfalls, sowie bei transitorischen ischämischen Attacken; **NW:** Blutungen [v.a. Magendarmtrakt] bei 2–4 % der Patienten; allergische Reaktionen [Purpurea, Alopezie, Urticaria]; bei genetischem Protein C-Mangel u.U. vorübergehende Hautnekrosen i.d.R. an den Extremitäten
Behandlung mit Cumarinen [v.a. Warfarin*] während der Schwangerschaft kann zu einer **Cumarin-Embryopathie** führen; Einnahme in 1. Trimester kann u.a. Hypoplasie der knöchernen Nase und gepunktete Epiphysenverknöcherungen [ähnlich wie Chondrodysplasia punctata] verursachen, Applikation im 2. und 3. Trimester kann ZNS-Anomalien hervorrufen; es kann zu intrauteriner Blutung und Fruchttod kommen s.a. Essay Akuter und rezidivierender Myokardinfarkt S. 1071, Essay Thrombose und Embolie S. 1527
Cumarin-Embryopathie f: Syn: Warfarin-Embryopathie; Schädigung des Embryos bei Warfarin-Therapie während der Schwangerschaft; Einnahme im ersten Trimester führt zu Chondrodysplasia punctata ähnlicher Hypoplasie der knöchernen Nase sowie gepunkteten Epiphysen-Verknöcherungen; im 2. und 3. Trimester kommt es zu Anomalien des ZNS
CUP-Syndrom nt: s.u. MR-Mammografie

Cu|ra|re nt: Syn: Kurare; Oberbegriff für Pfeilgifte südamerikanischer Indianer, die eine muskelrelaxierende Wirkung haben; je nach Herkunft unterscheidet man **Tubocurare** oder **Topfcurare** [aus Chondrodendron-Arten] und **Calebassencurare** [aus Strychnos-Arten]; **Anw.:** als nicht-depolarisierendes peripheres Muskelrelaxans v.a. in der Chirurgie und Anästhesie; in der Homöopathie als Verreibung bei Lähmungen, Muskelkrämpfen u.ä.
CURB-Index m: s.u. Essay Pneumonie S. 1273
Cur|cu|ma domestica f: → Gelbwurz
Cur|cu|mae domesticae rhizoma nt: Syn: Gelbwurzelstock, Kurkumawurzel; Wurzelstock der Schleimwurz*
Cur|cu|mae xanthorrhizae rhizoma nt: Syn: Javanischer Gelbwurzelstock, Javanische Kurkumawurzel; Wurzelstock der javanischen Gelbwurz*
Cur|cu|ma longa f: → Gelbwurz
Cur|cu|ma zedoaria f: → Zitwer
Curschmann-Steinert-Batten-Syndrom nt: Syn: Curschmann-Steinert-Syndrom, myotonische Dystrophie, dystrophische Myotonie, Dystrophia myotonica; autosomal-dominante Muskeldystrophie, die in vier Formen [kongenitale, kindliche, juvenile und Erwachsenenform] vorkommt; mit ca. 12:100.000 Einwohner ist sie die häufigste Myotonie; als Ursache wurde eine Vermehrung der sog. **CTG-Triplett repeats** auf dem Chromosom 19 gefunden; normal sind bis zu 30 Wiederholung, beim Curschmann-Steinert-Batten-Syndrom können aber mehr als 100 vorhanden sein; der Schweregrad der Erkrankung korreliert mit der Anzahl der Wiederholungen; auffällig ist, dass die Anzahl der repeats von Generation zu Generation zunimmt
Klinik: Muskeldystrophie der distalen Arm- und Beinmuskulatur, der Gesichts- und Augenmuskeln und des Myokards [Kardiomyopathie]; Innenohrschwerhörigkeit, Stirnglatze bei Männern, Katarakt, Hodenatrophie bzw. Ovarialinsuffizenz, Steppergang; **Prognose:** der Verlauf ist langsam progredient und führt meist zur Arbeitsunfähigkeit vor dem 40. Lebensjahr; Exitus letalis im 40.–50. Jahr
Cushing-Syndrom nt: durch eine Erhöhung der Glucocorticoide im Körper verursachtes Syndrom mit u.a. Vollmondgesicht, Stammfettsucht, Büffelhöcker des Nackens, Osteoporose, Muskelschwäche, Steroiddiabetes; je nach Ursache unterscheidet man: **zentrales Cushing-Syndrom** [Morbus Cushing] bei vermehrter ACTH-Bildung in der Hypophyse, **adrenales Cushing-Syndrom** mit Cortisolüberproduktion in der Nebenniere, **paraneoplastisches Cushing-Syndrom** bei ACTH-Bildung in malignen Tumoren, **exogenes** oder **iatrogenes Cushing-Syndrom** bei Überdosierung von Glucocorticoiden [heute die mit Abstand häufigste Form!]; **Klinik:** stammbetonte Fettsucht mit Striae distensae, Büffelnacken, rundes, gerötetes Vollmondgesicht, Akne, Hypertonie, vermehrte Körperbehaarung, Muskelschwäche, Glucoseintoleranz, Osteoporose und Wachstumsverzögerung oder -stillstand bei Kindern; **Diagnose:** siehe Stufenschema S. 230; **Therapie:** bei iatrogenem Cushing-Syndrom langsames Absetzen der Glucocorticoide, bei Morbus Cushing transsphenoidale Resektion des Hypophysenadenoms; bei Nebennierentumoren einseitige oder beidseitige Adrenalektomie und bei paraneoplastischem Cushing-Syndrom Resektion des Tumors; s.a. Abb. C49
CVPP-Schema nt: zur Behandlung von Hodgkin-Lymphomen verwendetes Schema aus CCNU [Lomustin*], Vinblastin*, Procarbazin* und Prednison*; s.a. Essay Hodgkin-Lymphome S. 661
cw-Doppler-Sonografie f: Syn: continous-wave-Doppler-Sonografie; s.u. Doppler-Sonografie
c-Welle f: durch den Trikuspidalklappenschluss erzeugte Welle in der Venensphygmografie
Cy|an|hä|mo|glo|bin|me|tho|de f: Syn: Methämoglobincyanidmethode, Zyanhämoglobinmethode; → Cyanmethämoglobinmethode
Cy|a|nid|ver|gif|tung f: Syn: Blausäurevergiftung, Zyanidvergiftung; durch rosiges Aussehen, Bittermandelgeruch des Atems und Atemnot gekennzeichnete Vergiftung; evtl. Erstickung durch Hemmung der intrazellulären Atemenzyme; **Thera-**

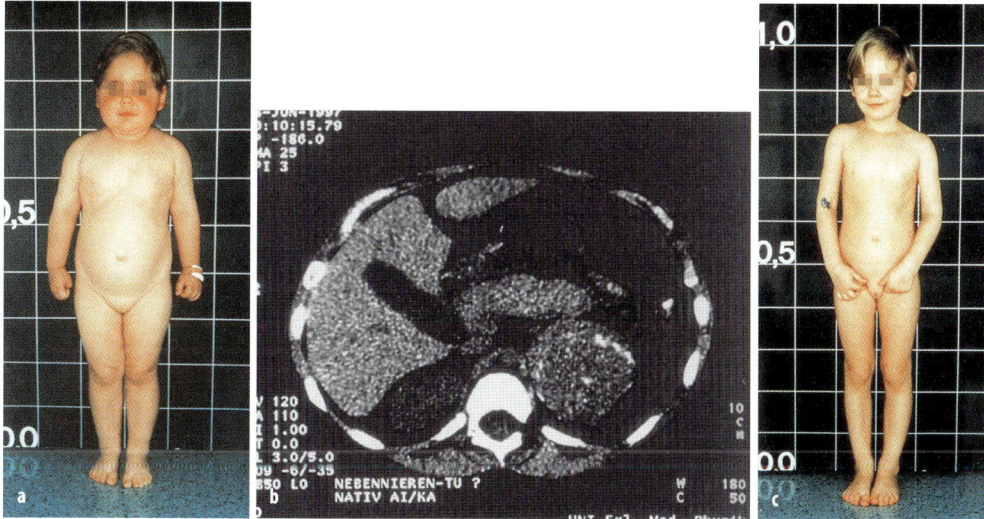

Abb. C48. Cushing-Syndrom. a 3-jährige Patientin mit Cushing-Syndrom bei NNR-Tumor, **b** MRT mit NNR-Tumor rechts, **c** selbe Patientin nach der Operation im Alter von 5 Jahren

pie: Natriumthiosulfat i.v., Sauerstoffbeatmung; *s.u. Essay Intoxikationen S. 743*

Cy|a|ni flos *m:* Blütenstand der Kornblume*

Cy|an|met|hä|mo|glo|bin|me|tho|de *f: Syn: Methämoglobincyanidmethode, Zyanhämoglobinmethode, Cyanhämoglobinmethode;* photometrische Bestimmung der Hämoglobinkonzentration nach Umwandlung in Cyanmethämoglobin; Hämoglobin [Fe^{2+}] wird durch Zusatz von Kaliumferricyanid zu Methämoglobin [Fe^{3+}] oxidiert, das durch Kaliumcyanid in Cyanmethämoglobin überführt wird; die Angabe der Hämoglobinkonzentration erfolgt in g/dl, g/l oder mmol/l; der Umrechnungsfaktor von g/dl zu mmol/l ist 0,6206

Cy|a|no|co|bal|a|min *nt: Syn: Zyanocobalamin; s.u. Vitamin B$_{12}$*

Cyc|lan|de|lat *nt: Syn: 3,3,5-Trimethylcyclohexylmandelat;* peripherer und zentraler Vasodilatator; **Anw.:** zerebrale und periphere vaskuläre Durchblutungsstörungen; **Dosierung:** 3–4 × 400 mg p.o./d; **NW:** vereinzelt Parästhesien in den Extremitäten, Erröten und leichte Übelkeit

Cyc|lo|o|xi|ge|na|se *f: Syn: Zyklooxygenase, Cyclooxygenase;* in zwei Isoformen vorkommendes Schlüsselenzym der Prostaglandin- und Prostazyklinsynthese, das von Acetylsalicylsäure gehemmt wird; katalysiert die Umwandlung von Arachidonsäure in Prostaglandin H$_2$, der Muttersubstanz von Prostaglandin I$_2$, E$_2$ und F$_2$ sowie von Thromboxan A$_2$; **Cyclooxigenase I** synthetisiert v.a. die Bildung protektiver Prostaglandine, z.B. im Magen-Darm-Trakt, während die induzierbare **Cyclooxigenase II** die Synthese von Prostaglandinen im Entzündungsbereich fördert; sie ist aber auch als konstitutives Enzym an verschiedenen Funktionen im ZNS, der Nieren, der Ovulation, der Implantation der befruchteten Eizelle in die Uterusschleimhaut und am Verschluss des Ductus arteriosus Botalli beteiligt
die analgetische Wirkung von Acetylsalicylsäure und anderen nicht-steroidalen Antiphlogistika [NSAR] beruht auf einer Hemmung der Cyclooxigenase, weshalb sie auch als **Cyclooxigenaseinhibitoren** bezeichnet werden; die Hemmung beider Isoformen durch die klassischen NSAR erklärt z.B. die unerwünschten Nebenwirkungen im Magen-Darm-Trakt; von **Cyclooxigenase-2-Inhibitoren** [Coxibe] versprach man sich eine wesentliche Verminderung der Nebenwirkungen, v.a. der Schleimhautschäden im Gastrointestinalbereich; es hat sich aber in Studien gezeigt, dass diese Substanzen ein wesentlich höheres kardiovaskuläres Risiko besitzen und ihre Verwendung wurde daher wesentlich eingeschränkt; *s.a. Essay Rheumatoide Arthritis S. 83*

Cy|clo|pen|to|lat *nt:* Parasympatholytikum; Mydriatikum; hemmt die Wirkung von Acetylcholin an muskarinischen cholinergen Rezeptoren der Sphinktermuskulatur der Iris und des Ziliarmuskels; **Anw.:** u.a. zur Zykloplegie vor Refraktionsbestimmung, Mydriasis vor Fundoskopie

Cyc|lo|phos|pha|mid *nt: Syn: Cyclophosphan;* zu den Alkylanzien zählendes Zytostatikum; **Anw.:** Leukämie, Lymphome [COPP-Schema*, COP-Schema*, CHOP-Schema*, CHOEP-Schema*], kleinzelliges Bronchialkarzinom [ACO-Schema*, EC-Schema*], Hodenkarzinome, Ovarialkarzinom [PC-Schema*], Brustkrebs [CMF-Schema*], Sarkome [CYVADIC-Schema*], Lupus erythematodes; *s.a. Essay Hodgkin-Lymphome S. 661, Essay Non-Hodgkin-Lymphome S. 1133, Essay Chemotherapie S. 185, Essay Systemischer Lupus erythematodes S. 935*

Cyc|lo|se|rin *nt:* aus Streptomyces-Species gewonnenes Antibiotikum und Tuberkulostatikum; **Anw.:** Reserveantibiotikum wenn andere Tuberkulostatika versagen; in Kombination mit anderen Tuberkulostatika

Cyc|lo|spo|rin *nt:* → *Ciclosporin*

Cy|ma|rin *nt: Syn: k-Strophanthin-α; s.u. Strophanthin*

Cym|bo|po|gon citratus *m:* → *Lemongras*

Cym|bo|po|go|nis citrati aetheroleum *nt: Syn: Lemongrasöl, Zitronengrasöl;* ätherisches Öl von Lemongras*

Cym|bo|po|go|nis citrati herba *f:* oberirdische Pflanzenteile von Lemongras*

Cym|bo|po|go|nis winteriani aetheroleum *nt: Syn: Citronellöl, indisches Melissenöl, Citronellae aetheroleum; s.u. Citronellgras*

Cym|bo|po|go|nis winteriani herba *f:* oberirdische Pflanzenteile von Citronellgras*

Cym|bo|po|gon winterianus *m:* → *Citronellgras*

Cy|na|rae folium *nt: Syn: Artischockenblätter; s.u. Artischocke*

Cy|na|ra scolymus *f:* → *Artischocke*

Cy|na|rin *nt: Syn: Chinasäure-1,3-dikaffeesäure-ester, Dicaffeoylchinasäure;* Bitterstoff verschiedener Heilkräuter; **Anw.:** Choleretikum

Cy|no|glos|si herba *f: s.u. Hundszunge*

Cy|no|glos|si radix *f: s.u. Hundszunge*

Cy|no|glos|sum clandestinum *nt:* → *Hundszunge*

Cy|no|glos|sum officinale *nt:* → *Hundszunge*

Cy|nos|ba|ti fructus *m: Syn: Rosae pseudofructus cum fructibus, Hagebutten;* Scheinfrüchte der Hagebutte*

Cy|nos|ba|ti fructus sine semine *m: Syn: Hagebuttenschalen; s.u.*

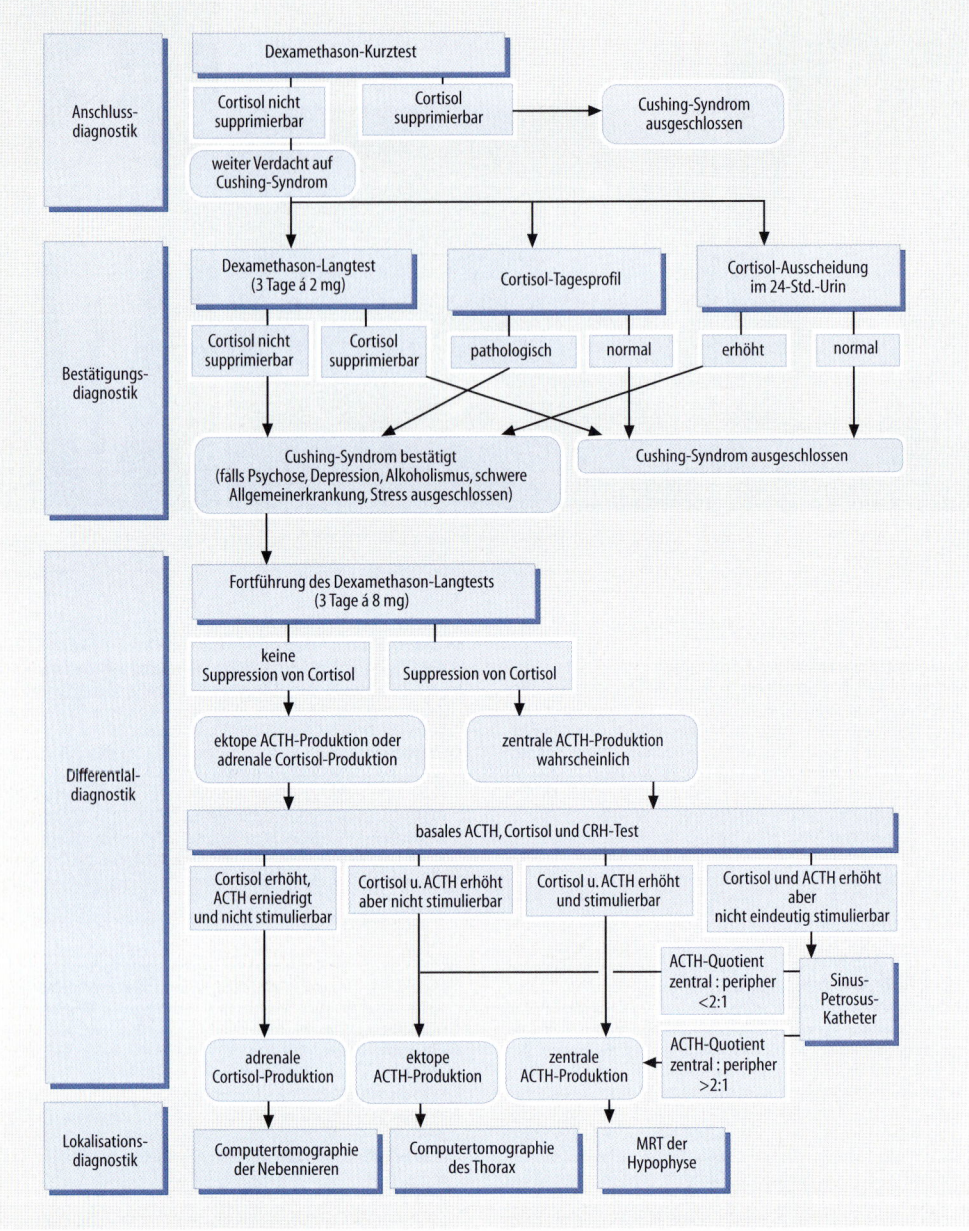

Abb. C49. Cushing-Syndrom. Diagnoseschema

Hagebutte

Cy|pro|hep|ta|din *nt*: Serotoninantagonist, Histaminantagonist; **Anw.**: Juckreiz, Allergien, zur Appetitsteigerung bei Anorexia nervosa, Migraineprophylaxe

Cy|pro|te|ron *nt*: Antiandrogen; **Anw.**: Prostatatumoren, Hirsutismus, Akne, männliche Pubertas praecox, männliche Hypersexualität [chemische Kastration]; **Dosierung**: Prostatakarzinom 100–300 mg/d p.o. oder wöchentlich 300 mg i.m.; Hypersexualität 50–200 mg/d p.o. oder wöchentlich 300 mg i.m.; **NW**: Veränderungen des KG [meist Zunahme] und abnehmende Libido [dosisabhängig]; bei Männern Spermatogenesehemmung und reversible Gynäkomastie; bei Frauen gelegentlich Spannungsgefühl in den Brüsten; erhöhtes Risiko venöser und arterieller thromboembolischer Komplikationen

Cyst|al|de|no|car|ci|no|ma ovarii *nt*: *s.u. Ovarialkystom*

Cyst|al|de|no|ma ovarii *nt*: → *Ovarialkystom*

Cys|ta|thi|o|nin|u|rie *f*: *Syn: Zystathioninurie*; erhöhte Cystathioninausscheidung im Harn; *s.a. Essay Störungen des Aminosäurestoffwechsels und Harnstoffzyklus S. 43*

Cys|ti|cer|cus *m*: *Syn: Zystizerkus, Bandwurmfinne, Blasenwurm*; infektiöse Larve der Bandwürmer, aus der im Endwirt der Bandwurm entsteht; besteht aus einer Blase mit Kopfteil [Scolex] und Halszone

Cysticercus bovis: *Syn: Rinderfinne*; Finne des Rinderbandwurms [Taenia* saginata]

Cysticercus cellulosae: *Syn: Schweinefinne*; Finne des Schweinebandwurms [Taenia* solium]

cystic fibrosis transmembrane regulator *nt: s.u. zystische Fibrose*

Cys|ti|no|se *f: Syn: Cystinspeicherkrankheit, Zystinspeicherkrankheit, Lignac-Syndrom, Lignac-Fanconi-Krankheit, Abderhalden-Fanconi-Syndrom, Abderhalden-Fanconi-Lignac-Syndrom, Zystinose*; zu den lysosomalen Speicherkrankheiten gehörende autosomal-rezessiv vererbte Erkrankung mit Cystinspeicherung in u.a. Kornea, Konjunktiva, Knochenmark, Niere, Lymphozyten; v.a. die Nierenschädigung bestimmt das klinische Bild und die Prognose; **Therapie** systemische oder lokale [Auge] Behandlung mit Cysteamin; symptomatische Behandlung der Niereninsuffizienz

Cys|tin|u|rie *f: Syn: Zystinurie*; Cystinausscheidung im Harn; beruht auf einer autosomal-rezessiven Transportstörung für Cystin, Lysin, Arginin und Ornithin in den Nierentubuli und dem Dünndarmepithel; kann zur Bildung von **Cystinsteinen** [1–3 % aller Harnsteine] führen; *s.a. Urolithiasis*

Cys|ti|tis *f, pl* **-ti|ti|den**: *Syn: Harnblasenentzündung, Blasenentzündung, Zystitis*; eine Entzündung der Harnblase kann auf die Schleimhaut beschränkt sein oder auch tiefere Wandschichten befallen; sie kann in seltenen Fällen asymptomatisch verlaufen [v.a. als Cystitis gravidarum], meist finden sich aber erheblich Blasensymptome, wie z.B. häufiges Wasserlassen [Pollakisurie], Schmerzen beim Wasserlassen [Algurie], erschwertes Wasserlassen [Dysurie], schmerzhafter Harndrang [Strangurie], Urgeinkontinenz oder Hämaturie; Fieber und Flankenschmerz treten nur selten auf

wegen der kürzeren Harnröhre und der Mündung im Bereich des Introitus vaginae tritt ein **Blasenkatarrh** [Cystitis catarrhalis] wesentlich häufiger bei Frauen als bei Männern; die Symptome [v.a. Brennen beim Wasserlassen, Harndrang] beginnen oft nach dem Geschlechtsverkehr [**Flitterwochenzystitis**]; unbehandelt kann es zu einer aufsteigenden Infektion und Pyelonephritis kommen; **Therapie**: Analgetika, Antibiotika für 3–5 Tage in Abhängigkeit vom Antibiogramm

eine besonders in Nordamerika häufige chronisch interstitielle Blasenentzündung mit Infiltration der Blasenwand, die v.a. Frauen befällt [Prävalenz in Deutschland: 0,52–0,67 %] ist die **interstitielle** oder **Hunner-Zystitis**, bei der man häufig eine Assoziation mit Allergien, Autoimmunerkrankungen, Fibromyalgie, rheumatischen Erkrankungen und Reizkolon findet; **Klinik**: Pollakisurie, Nykturie, Harndrang und Urgeinkontinenz; verläuft oft über Jahre und führt im Endstadium zu einer Schrumpfblase; **Diagnose**: Blasenspiegelung: typisch sind petechiale Blutungen in der Frühphase, seltener ausgeprägte Schleimhautgeschwüre [**Hunner-Ulzera**]; **Therapie**: bisher gibt es keine Standardtherapie; versucht werden z.B. Hydroxyzin*, Ciclosporin*, L-Arginin, Lidocain*, Dexamethason* und Capsaicin*; am Ende bleibt meist nur eine Blasenaugmentation oder Zystektomie mit Harnableitung

Cystitis gravidarum: Blasenentzündungen in der Schwangerschaft verlaufen oft asymptomatisch; 4–7 % der Schwangeren zeigen eine Bakteriurie, unbehandelt entwickeln 20–40 % eine Pyelonephritis, die ein erhöhtes Abortrisiko mit sich bringt; wegen der Gefahr der Embryo- bzw. Fetusschädigung muss die **Therapie** sorgfältig gewählt werden

Cys|to|ce|le *f: → Zystozele*

Cys|to|sar|co|ma phyllodes/phylloides *nt: s.u. Phylloidestumor*

Cyt|a|ra|bin *nt: Syn: Aracytidin, Zytosinarabinosid, Cytosinarabinosid*; zu den Antimetaboliten gehörendes Zytostatikum; Pyrimidinanalogon von Desoxycytidin; **Anw.**: maligne Lymphome, akute myeloische und lymphatische Leukämie, Blastenschub bei chronisch myeloischer Leukämie; *s.a. Essay Chemotherapie S. 185*

Cy|ti|si scoparii flos *m: Syn: Besenginsterblüten*; Blüten des Besenginsters*

Cy|ti|si scoparii herba *f: Syn: Besenginsterkraut*; oberirdische Pflanzenteile des Besenginsters*

Cy|ti|si scoparii radix *f: Syn: Besenginsterwurzel*; getrocknete Pfahlwurzel des Besenginsters*

Cy|ti|sus scoparius *m: → Besenginster*

Cy|to|chro|me *pl: Syn: Zytochrome*; zu den Hämoproteinen gehörende Oxidoreduktasen, die als z.B. Teil der Multienzymkomplexe der Atmungskette eine zentrale Rolle im Energiestoffwechsel spielen; **Cytochrom b** und c_1 sind Coenzyme der Ubichinol-Cytochrom c-Reduktase [Komplex III] und **Cytochrom a** und a_3 der Cytochrom c-oxidase [Komplex IV], ein kupferhaltiger Multienzymkomplex, der die Reduktion von O_2 zu Wasser katalysiert

die Enzyme des **Cytochrom P450-Systems** [CYP-450] werden in 10 Familien [1–10] unterteilt, die jeweils wieder aus Unterfamilien [A, B, C usw.] bestehen; die CYP-450 Familien 1–3 sind für die Biotransformation von Psychopharmaka in der Leber verantwortlich, der Rest katalysiert den Stoffwechsel körpereigener Substanzen; die Enzyme sind wenig substratspezifisch, d.h. ein Enzym kann mehrere Substanzen abbauen; alle Enzyme können induziert, aber auch gehemmt werden, wobei sowohl Induktion als auch Inhibition die einzelnen CYP-450-Enzyme in unterschiedlichem Ausmaß betrifft; bei einem Teil der Population kommen Allele mit unterschiedlicher Enzymaktivität vor; ist die Aktivität niedriger als normal, kann die Plasmakonzentration schnell auf toxische Niveaus ansteigen, während bei sehr hoher Enzymaktivität das Medikament u.U. so schnell abgebaut wird, das keine therapeutisch wirksame Konzentration erreicht wird; es gibt daher Bemühungen ein Enzymprofil jedes Patienten zu erstellen, auf dessen Grundlage dann die Dosierung von Medikamenten individuell angepasst werden kann [**personalisierte Medizin**]

Cy|to|sin|a|ra|bin|o|sid *nt: → Cytarabin*

CYVADIC-Schema *nt*: zur Behandlung von Sarkomen verwendetes Schema aus Cyclophosphamid*, Vincristin*, Adriamycin [Doxorubicin*] und Dacarbazin*

Tab. C14. Cystitis gravidarum. Antibiotika und Toxizität für Fetus und Mutter

Medikament	Toxizität	
	Fetal	**Maternal**
Penicillin	–	Allergie
Cephalosporin	–	Allergie
Erythromycin	–	Allergie
Sulfonamide	Kernikterus, Hämolyse	Allergie
Nitrofurantoin	Hämolyse	Neuropathie, interstitielle Pneumonie
Aminoglykoside	ZNS-, Ototoxizität	
Isoniazid	Neuropathie, Krämpfe	Hepatotoxizität
Tetrazykline	Zahndysplasie, Knochenwachstumshemmung	Hepatotoxizität, Nierenversagen
Chloramphenicol	Gray-Syndrom	Knochenmarkstoxizität
Trimethoprim		
Sulfamethoxazol	Folsäureantagonist	Vaskulitis
Quinolone	Knochenwachstumshemmung	Allergie

D

eine **chronische Dakryozystitis** entwickelt sich oft aus einer akuten Dakryozystitis; sie zeichnet sich durch einseitiges Tränenträufeln und Entleerung von eitrig-schleimigem Sekret auf Druck aus; **Therapie**: Spülung mit Antibiotikalösung; Aufdehnen der Tränenwege bei Stenose; evtl. Dakryorhinostomie

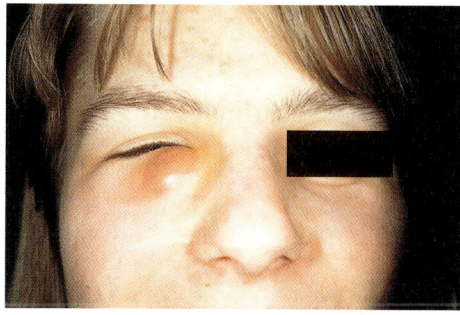

Abb. D1. Dakryozystitis. Akute Dakryozystitis

Dal|car|bal|zin *nt: Syn: Imidazolcarboxamid, Dacatic*; Zytostatikum der Alkylanziengruppe; gehört nicht zu den klassischen bifunktionellen Alkylantien, die DNA-Zwischenstrangvernetzungen erzeugen, ist aber in der Lage, kovalente Bindungen mit DNA und anderen Makromolekülen einzugehen und Brüche in der Einzelstrang-DNA hervorzurufen; **Anw.**: als Einzelsubstanz bei metastasierenden malignen Melanomen; meist aber Teil einer Polychemotherapie [CYVADIC-Schema✶, ABVD-Schema✶]; *s.a. Essay Chemotherapie S. 185*

Dal|cal|tic *nt:* → *Dacarbazin*

d'Acos|ta-Syn|drom *nt: Syn: akute Höhenkrankheit, Mal di Puna, akute Bergkrankheit; s.u. Höhenkrankheit*

Da|ci|tin|ol|my|cin *nt: Syn: Actinomycin D, Meractinomycin;* von Streptomyces-Species gebildetes Antibiotikum mit antineoplastischer Wirkung; **Anw.**: als Zytostatikum bei Wilms-Tumor, Rhabdomyosarkom, Hodenkarzinom

Da|kry|ol|ade|nek|to|mie *f: Syn: Dakryoadenektomie, Tränendrüsenentfernung*; operative Entfernung der Tränendrüse, z.B. bei pleomorphem Adenom; der Zugang erfolgt i.d.R. von temporal her nach temporärer Resektion des Jochbogens [**Krönlein-Orbitaresektion**]

Da|kry|ol|ade|nek|to|mie *f:* → *Dakryoadenektomie*

Da|kry|ol|ade|ni|tis *f, pl* **-ti|den**: *Syn: Tränendrüsenentzündung*; die i.d.R. einseitige **akute Dakryoadenitis** findet man typischerweise bei Viruserkrankungen, wie z.B. Mumps oder Masern; die Schwellung und Rötung der Drüse gibt dem Lid eine typische **Paragraphenform**; eine **Therapie** ist meist nicht notwendig; die **chronische Dakryoadenitis** ist eine ein- oder beidseitige Entzündung, die meist durch Viren oder Pilze verursacht wird; sie kommt aber auch bei Sarkoidose, Mikulicz-Syndrom und Heerfordt-Syndrom vor

Da|kry|o|gra|fie, -gra|phie *f:* Röntgenkontrastdarstellung der Tränenwege mit direkter Applikation des Kontrastmittels in den Tränen-Nasengang; *s.a. Dakryozystografie*

Da|kry|ol|li|thi|a|sis *f, pl* **-ses**: Steinbildung in den Tränenwegen; kann zu Abflussstörung und akuter Dakryozystitis führen; **Therapie**: operative Steinentfernung

Da|kry|ol|rhi|no|sto|mie *f:* → *Dakryozystorhinostomie*

Da|kry|ol|ste|no|se *f: Syn: Tränengangsstenose*; zu Störung des Tränenabflusses führende Einengung des Tränenganges durch entzündliche Prozesse, Verwachsungen oder Fremdkörper; bei Neugeborenen liegt meist ein Verschluss der Hasner-Klappe vor; **Therapie**: Entfernung des Fremdkörpers oder Aufdehnung bei Verwachsungen; in seltenen Fällen muss eine Dakryozystorhinostomie durchgeführt werden

Da|kry|ol|szin|ti|gra|fie, -gra|phie *f:* Szintigrafie der Tränenwege

Da|kry|ol|zys|tek|to|mie *f: Syn: Tränensackentfernung, Tränensackresektion*; operative Entfernung des Tränensacks

Da|kry|ol|zys|ti|tis *f, pl* **-ti|den**: *Syn: Tränensackentzündung, Dakryocystitis*; eine **akute Dakryozystitis** wird fast immer durch Bakterien verursacht; sie imponiert als hoch entzündliche, schmerzhafte Schwellung; häufig kommt es zum Durchbruch nach außen, zu eitrigem Tränenfluss [Dakryopyorrhoe] oder Mitbeteiligung der umgebenden Gewebe [**Dakryophlegmone**], die zu Sinus-cavernosus-Thrombose und Sepsis führen kann; **Therapie**: systemische Antibiotika, Inzision zur Ableitung des Eiters

Da|kry|o|lzys|ti|to|mie *f: Syn: Tränenröhrcheninzision, Tränenröhrchenschnitt*; operative Eröffnung des Tränenröhrchens

Da|kry|o|lzys|to|blen|nor|rhoe *f, pl* **-rhoen**: *Syn: Tränensackeiterung*; chronisch exsudative/eitrige Dakryozystitis

Da|kry|o|lzys|to|gra|fie, -gra|phie *f:* Röntgenkontrastdarstellung der Tränenwege, i.d.R. nach Füllung des Tränensackes mit einem Kontrastmittel

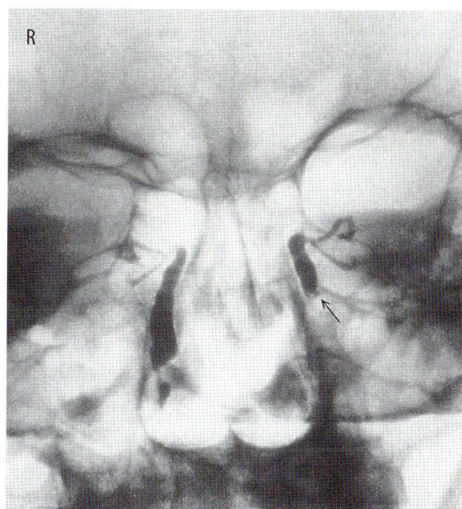

Abb. D2. Dakryozystografie. Die rechte Seite ist durchgängig, auf der linken Seite ist der Tränensack verschlossen [Pfeil]

Da|kry|o|lzys|to|rhi|no|sto|mie *f: Syn: Dakryohinostomie, Toti-Operation*; operative Anastomosierung von Tränensack und mittlerem Nasengang bei Verschluss des Tränensacks; bei großem Tränensack kann die Operation auch endoskopisch von der Nasenhöhle her ausgeführt werden [**West-Operation**]; *s.a. Abb. D3*

Da|kry|o|lzys|to|sto|mie *f: Syn: Tränensackfistel, Tränensackfistelung*; operative Fistelung des Tränensacks

Da|kry|o|lzys|to|to|mie *f: Syn: Tränensackeröffnung, Tränensackinzision*; operative Eröffnung des Tränensacks

Dal|rymple-Zeichen *nt: Syn: Abadie-Zeichen*; Spasmus des Musculus levator palpebrae superioris bei Basedow-Krankheit✶; führt zur Sichtbarwerdung eines Sklerastreifens oberhalb

D

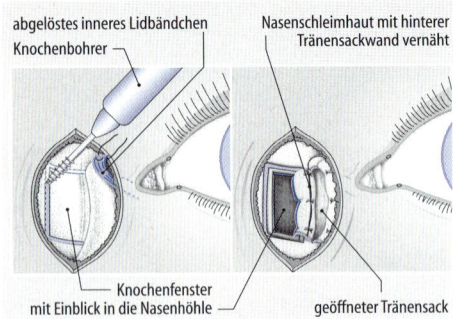

abgelöstes inneres Lidbändchen
Knochenbohrer
Nasenschleimhaut mit hinterer Tränensackwand vernäht
Knochenfenster mit Einblick in die Nasenhöhle
geöffneter Tränensack

Abb. D3. Dakryozystorhinostomie. a Bohren des Knochenfensters, **b** geöffneter Tränensack mit Anschluss an die Nasenhöhle

der Hornhaut beim Geradeausblicken

Damm|bruch *m*: *Syn: Perineozele, Hernia perinealis/ischiorectalis*; angeborener oder erworbener Bruch von Baucheingeweide durch den Damm; der Bruchsack liegt in der Fossa ischiorectalis; *s.a. Essay Eingeweidebrüche/Hernien S. 577*

Damm|plas|tik *f*: *Syn: Perineoplastik*; plastische Versorgung eines Dammrisses

Damm|riss *m*: Riss des Damms unter der Geburt; je nach Ausdehnung und Tiefe unterscheidet man **Dammriss 1°** [nur die Dammhaut], **Dammriss 2°** [Riss aus Haut und Dammmuskulatur], **Dammriss 3°** [Mitbeteiligung des Afterschließmuskels] und **Dammriss 4°** [Mitbeteiligung der Afterschleimhaut]; die **Versorgung** erfolgt durch schichtweisen Nahtverschluss [i.d.R. mit Vicryl oder Dexon]; eine fachgerechte Versorgung hinterlässt im Allgemeinen keine funktionelle Beeinträchtigung des Afterschließmuskels

in den letzten Jahren verzichten immer mehr Geburtshelfer auf einen Dammschnitt, weil es sich gezeigt hat, dass Dammrisse i.d.R. weniger traumatisch sind als Episiotomien und oft ohne Naht abheilen; nach Dammschnitt klagen mehr Frauen über anfängliche Schmerzen beim Geschlechtsverkehr als nach Dammriss; das Risiko einer postpartalen Inkontinenz ist in beiden Gruppen etwa gleich groß

Damm|schnitt *m*: → *Episiotomie*

Dampf|des|in|fek|ti|on *f*: thermische Desinfektion im strömenden Dampf [100°C] oder in einem Autoklaven mit gespanntem und gesättigtem Wasserdampf

Dana-Lichtheim-Krankheit *f*: → *funikuläre Myelose*

Dana-Operation *f*: *Syn: Rhizotomia posterior*; Durchtrennung der hinteren Spinalnervenwurzel zur Behandlung unstillbarer Schmerzen

Dal|na|pal|ro|id *nt*: aus Schweinedarmmukosa isoliertes Heparinoidgemisch aus 84 % Heparansulfat, 12 % Dermatansulfat und 4 % Chondroitinsulfat; katalysiert die Inaktivierung von Faktor Xa und in geringerem Ausmaß die von Faktor IIa [Thrombin]; **Anw.**: Prophylaxe oder Behandlung von tiefer Venenthrombose und Lungenembolie; Heparin-induzierte Thrombozytopenie Typ II; *s.u. Essay Thrombose und Embolie S. 1527*

Dal|na|zol *nt*: 17-Ethinyl-Testosteron-Derivat; Gonadotropinhemmer; wirkt androgen-agonistisch sowie Progestin-agonistisch/antagonistisch; in höheren Dosen auch kontrazeptiv wirksam; **Anw.**: Endometriose, Hypertrophie der Brustdrüse, Pubertas praecox; **Dosierung**: Endometriose 200 bis 400 mg/d; **NW**: Gewichtszunahme, Ödeme, Abnahme der Brustgröße, Akne, ölige Haut, Hirsutismus, Stimmvertiefung, Kopfschmerzen, Wallungen, Libidoverlust und Muskelkrämpfe; Anstieg der Serumtransaminasen

Danbolt-Closs-Syndrom *nt*: *Syn: Brandt-Syndrom, hereditäres Zinkmangelsyndrom, Acrodermatitis enteropathica*; seltene, autosomal-rezessiv vererbte Störung der Zinkabsorption mit Ekzemen an den Akren, Nageldystrophie, Erythemen, Haarausfall; **Therapie**: orale Zinksubstitution

Dandy-Operation *f*: operative Verbindung des III. Ventrikels und der Cisterna magna [Ventrikulozisternostomie] zur Liquorableitung bei Hydrozephalus

Dandy-Zeichen *nt*: bei Irritation einer Spinalnervenwurzel führt ein paravertebraler Handkantenschlag in Höhe der Wurzel zu ausstrahlenden Schmerzen

Dan|trol|en *nt*: direkt angreifendes Muskelrelaxans; als Wirkmechanismus wird eine stark verminderte Freisetzung von intrazellulärem Calcium aus Speichern des sarkoplasmatischen Reticulums diskutiert; **Anw.**: Skelettmuskelspastik nach ZNS-Schädigungen [Querschnittslähmung, multiple Sklerose, Apoplexie], maligne Hyperthermie; **Dosierung**: spastische Muskelkontraktion 25–400 mg/d [Kinder: 0,5 mg/kg KG bis 12 mg/kg KG pro Tag]; maligne Hyperthermie Erwachsene und Kinder 1–10 mg/kg KG pro Tag; **NW**: Euphorie, Schwindel, Somnolenz, Erbrechen, Tachykardie, gastrointestinale Beschwerden [Krämpfe, Durchfall], Leberschädigung

Dap|son *nt*: *Syn: Diaminodiphenylsulfon, 4,4-Sulfonyldianilin, Diphenason*; Antibiotikum mit bakteriostatischer Wirksamkeit gegen den Lepraerreger Mycobacterium leprae; wird nach den Therapieempfehlungen der WHO nur in Kombination mit Clofazimin und evtl. Rifampicin, Ethionamid/ Prothionamid eingesetzt; **NW**: v.a. Hämolyse, allergische Reaktionen [Juckreiz, Ausschläge], im Extremfall Fieber, Hepatitis, exfoliative Dermatitis, Lymphadenopathie, Methämoglobinämie und hämolytische Anämie [**Sulfon-Syndrom**]; periphere Neuropathie bei Langzeittherapie

Darier-Krankheit *f*: → *Morbus Darier*

Dal|ri|fe|na|cin *nt*: Muskarinrezeptor-Antagonist mit hoher Affinität zu M2- und M3-Rezeptoren; **Anw.**: Dranginkontinenz; *s.a. Essay Harninkontinenz S. 533*

Darling-Krankheit *f*: → *Histoplasmose*

Darm|alnas|to|mol|se *f*: → *Enteroanastomose*

Darm|bruch *m*: *Syn: Enterocele, Enterozele*; Hernie mit Darmteilen im Bruchsack; *s.a. Essay Eingeweidebrüche/Hernien S. 577*

Darm|el|gel, großer *m*: → *Fasciolopsis buski*

Darm|el|gel, kleiner *f*: **1.** Heterophyes heterophyes; *s.u. Heterophyiasis* **2.** Metagonimus yokogawai; *s.u. Metagonimiasis* **3.** Gastrodiscoides hominis; *s.u. Gastrodisciasis* **4.** → *Echinostoma*

Darm|er|kran|kun|gen, chronisch-entzündliche *pl*: Oberbegriff für Morbus Crohn und Colitis ulcerosa, zwei Krankheitsbilder mit den Leitsymptomen Diarrhoe, abdominale Schmerzen und Gewichtsverlust; die CED verlaufen schubweise, d.h., Phasen mit akuten Symptomen wechseln sich in der Regel mit Phasen ab, in denen die Patienten nahezu beschwerdefrei sind; wenige Patienten weisen einen nur durch sehr seltene Schübe gekennzeichneten Krankheitsverlauf auf oder sind primär chronisch aktiv; innerhalb eines Jahres entwickeln 40–70 % der Patienten aus der Remission einen erneuten Schub; *s.u. Essay Colitis ulcerosa S. 219, Essay Morbus Crohn S. 1039*

Darm|in|kon|ti|nenz *f*: → *anale Inkontinenz*

Darm|ka|tarrh *m*: → *Enteritis*

Darm|milz|brand *m*: *s.u. Anthrax*

Darm|netz|bruch *m*: *Syn: Enterepiplozele, Enteroepiplozele*; Hernie mit Darmnetz [Omentum] im Bruchsack; *s.a. Essay Eingeweidebrüche/Hernien S. 577*

Darm|rei|ni|gung *f*: präoperative Darmvorbereitung zur Vermeidung von Komplikationen und Infekten; dazu gehören Nahrungskarenz, Einläufe und evtl. Antibiotika [Cephalosporine plus Metronidazol★]; *s.a. Essay Operationsvorbereitung S. 193*

Darm|re|sek|ti|on *f*: *Syn: Enterotomie, Enterektomie*; operative Entfernung eines Darmabschnittes, z.B. Hemikolektomie; die verbleibenden Enden werden i.d.R. mittels End-zu-End-Anastomose miteinander verbunden

Darm|schnitt *f*: *Syn: Enterotomie, Darmeröffnung*; operative Eröffnung des Gastrointestinaltraktes aus diagnostischen oder therapeutischen Gründen

Darm|spie|ge|lung *f*: → *Enteroskopie*

Darm|tu|ber|ku|lo|se *f*: *Syn: Intestinaltuberkulose*; meist sekundärer Befall des Darms bei hämatogener Streuung oder kanalikulärer Ausbreitung durch Verschlucken im Rahmen einer

Lungentuberkulose; nur selten als Primärerkrankung durch verseuchte Kuhmilch; *s.a. Essay Tuberkulose S. 1585*

Darm|ver|schluss *m*: → *Ileus*

Darm|wand|her|nie *f*: → *Littré-Hernie*

DASH-Diät *f*: *s.u. Essay Arterielle Hypertonie S. 695*

Das|sel|beu|le *f*: → *Dermatobiasis*

Da|tu|ra stramonium *f*: → *Stechapfel, weißer*

Da|tu|ris|mus *m*: **Syn:** *Stechapfelvergiftung*; Vergiftung durch im weißen Stechapfel [Datura stramonium] enthaltene Alkaloide, insbesondere Atropin; *s.u. Atropin, Essay Intoxikationen S. 743*

Dau|er|blu|tung, azyklische/dysfunktionelle *f*: → *Metrorrhagie*

Dau|er|me|di|ka|men|te *pl*: **Syn:** *Controller, Langzeitmedikamente*; Bezeichnung für Asthmamedikamente, die einmal oder zweimal täglich regelmäßig entweder morgens und/oder abends einzunehmen sind; besonders wichtig ist, dass die Einnahme der Medikamente unabhängig von den jeweiligen Beschwerden erfolgt; zu den Dauermedikamenten gehören inhalative Glucocorticoide, Leukotrienhemmer, Theophyllin oder lang wirksame β$_2$-Sympathikomimetika; *s.u. Essay Asthma bronchiale und Status asthmaticus S. 95*

Dau|men|sat|tel|ge|lenk|ar|thro|se *f*: **Syn:** *Rhizarthrose; s.u. Polyarthrose*

Dau|no|my|cin *nt*: → *Daunorubicin*

Dau|no|ru|bi|cin *nt*: **Syn:** *Daunomycin, Rubidomycin, Rubomycin C, Acetyladriamycin*; zytostatisch wirkendes Antibiotikum verschiedener Streptomyces-Species; **Anw.:** akute Leukämien; **NW:** stark ausgeprägte Myelosuppression, akute oder subakute Kardiotoxizität; Nausea, Erbrechen, Diarrhoe; reversible Alopezie; *s.a. Essay Chemotherapie S. 185*

Dawn-Phänomen *nt*: steigender Insulinbedarf am frühen Morgen durch eine vermehrte STH-Sekretion; wichtig für die Programmierung von Insulinpumpen bei Diabetes mellitus Typ I

DBCT-Schema *nt*: zur Behandlung des malignen Melanoms* verwendetes Schema aus DTIC [Dacarbazin*], BCNU [Carmustin*], Cisplatin* und Tamoxifen*

DC-Platte *f*: **Syn:** *dynamische Kompressionsplatte*; kann sowohl Kompression auf die Fragmentenden mittels Zugschrauben ausüben als auch eine interfragmentäre Kompression durch die exzentrische Besetzung der speziell ausgerichteten ovalen Schraubenlöcher erreichen; *s.u. Essay Fraktur, Luxation, Distorsion S. 423*

DDD-Stimulation *f*: *s.u. Herzschrittmacher*

DDI-Stimulation *f*: *s.u. Herzschrittmacher*

Dead-arm-Symptom *nt*: *s.u. Schulterluxation*

De|al|ler|gi|sie|rung *f*: → *Hyposensibilisierung*

De|a|nol *nt*: **Syn:** *2-Dimethylaminoethanol*; psychotrope Substanz; **Anw.:** hyperkinetische Verhaltensstörungen [v.a. bei Kindern], Konzentrations-, Lern-, Leistungsstörungen

De Beurmann-Gougerot-Krankheit *f*: → *Sporotrichose*

Dé|bri|de|ment *nt*: **Syn:** *Wundtoilette, Wundreinigung*; kann chirurgisch-mechanisch [durch Ausschaben, Exzision, Waschen] oder biochemisch-enzymatisch erfolgen; beide Verfahren dienen dem Zweck, fibrinöses Exsudat und Zelltrümmer zu entfernen; hierdurch wird die katabole Phase der Wundheilung verkürzt und die anabole Phase eingeleitet; Vorteile des **chirurgischen Débridements** sind zeitliche Effizienz und ein geringer finanzieller und instrumenteller Aufwand; die bewusst provozierte Blutung führt zur Ablagerung von Thrombozyten und Freisetzung von α-Granula mit den darin enthaltenen wundheilungsfördernden Zytokinen; Nachteil ist die Schmerzhaftigkeit; *s.a. Essay Wundbehandlung S. 1699*

De|bul|king *nt*: partielle Geschwulstverkleinerung; i.d.R. vor einer Chemo- oder Strahlentherapie; *s.u. Essay Tumortherapie S. 1593*

De|ca|pryn *nt*: → *Doxylamin*

De|car|bo|xy|la|se|hem|mer *pl*: → *Dopadecarboxylasehemmer*

De|ci|du|i|tis *f, pl*: → *Endometritis decidualis*

De|col|le|ment *f*: **Syn:** *Ablederung*; *s.u. Essay Wundbehandlung S. 1699*

De|fä|ko|gra|fie, -gra|phie *f*: Kontrastmittelaufnahmen des Rektums und Anus während der Defäkation; indiziert bei Defä-

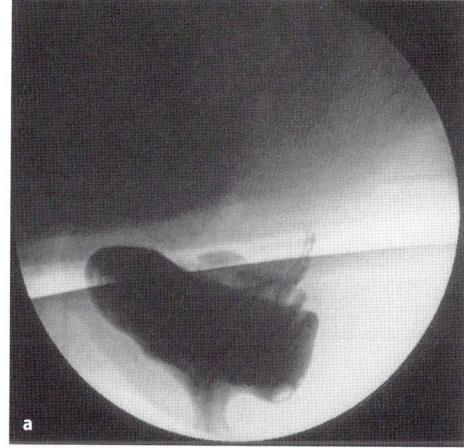

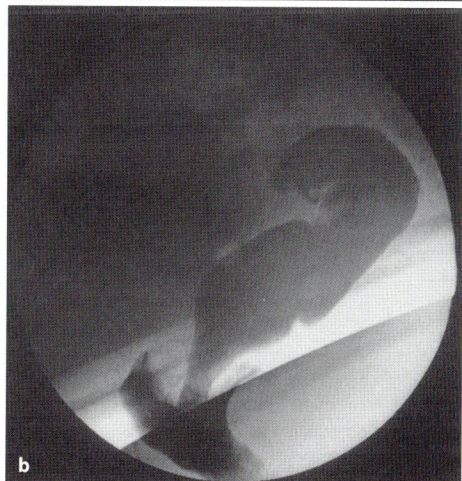

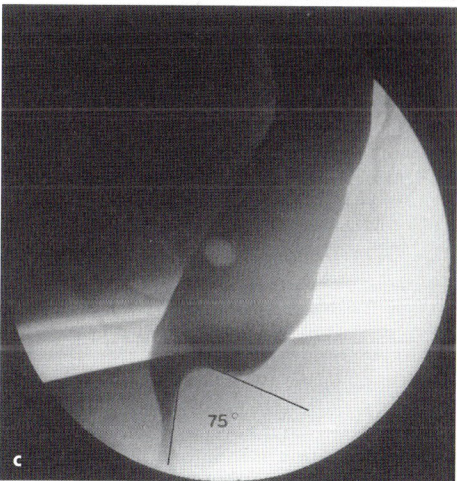

Abb. D4. Defäkografie. a Rektozele mit sackartiger Vorwölbung der ventralen Rektumwand, **b** Intussuszeption des Rektums führt zu einer Obstruktion des Anorektums während der Entleerung, **c** bei Anismus verkleinert sich der anorektale Winkel [Normalwert in Ruhe 90°] anstatt sich zu vergrößern

kationsbeschwerden durch z.B. Rektozele, Intussuszeption des Rektums oder Anismus

De|fekt, druckangleichender *m: s.u. Ventrikelseptumdefekt*

De|fekt, drucktrennender *m: s.u. Ventrikelseptumdefekt*

De|fekt|frak|tur *f:* Trümmerbruch mit Verlust von Knochensubstanz, z.B. nach Schussverletzung oder Motorradunfall; *s.a. Essay Fraktur, Luxation, Distorsion S. 423*

De|fekt, nicht-drucktrennender *m: s.u. Ventrikelseptumdefekt*

De|fekt|pseud|ar|thro|se *f:* entwickelt sich i.d.R. nach einer Trümmerfraktur oder offenen Fraktur mit Substanzverlust, der nicht ausreichend durch Spongiosa- oder Knochentransplantat ausgeglichen werden konnte; **Therapie:** z.T. bringt eine Ruhigstellung in einem Fixateur externe Heilung, bei Gelenknähe ist aber ein Gelenkersatz in Erwägung zu ziehen

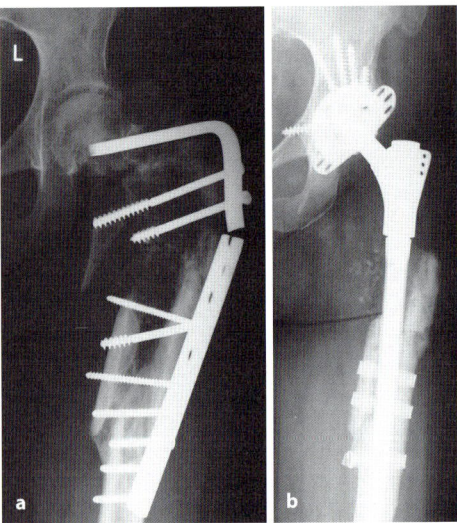

Abb. D5. Defektpseudarthrose. a Defektpseudarthrose nach subtrochanterer Femurfraktur links mit Plattenbruch, **b** zementfreie Hüftendoprothese mit langem modularen Schaft; die großen Kortikalisfragmente wurden reponiert und mit Titanbandcerclagen fixiert

De|fe|ren|tek|to|mie *f:* → *Vasektomie*

De|fe|ren|to|gra|fie, -gra|phie *f:* Röntgenkontrastdarstellung der Samenwege; heute praktisch obsolet

De|fer|ol|xa|min *nt: Syn: Desferrioxamin;* Chelatbildner aus Streptomyces pilosus; **Anw.:** Intoxikationen mit Eisen, Aluminium; *s.u. Essay Intoxikationen S. 743*

De|fibril|la|ti|on *f:* pharmazeutische, mechanische oder elektrische Behandlung von Kammerflimmern; die **elektrische Defibrillation** ist eine Notfallmaßnahme zur Behandlung von Kammerflimmern oder -flattern; bei der **externen Defibrillation** werden zwei großflächige Elektroden auf die Brustwand aufgesetzt und ein Gleichstromimpuls [1–4 ms, 50–400 Joule] appliziert; Ziel ist es, alle nicht-refraktären Herzmuskelfasern zur gleichen Zeit zu depolarisieren und damit zu synchronisieren; nach kurzer Pause setzt dann wieder der normale Herzrhythmus ein; bei der **direkten** oder **internen Defibrillation** werden die Elektroden direkt auf das Herz aufgesetzt; die Feldstärke beträgt dann 10–50 Joule; *s.a. Essay Herzrhythmusstörungen S. 613*

De|fibril|la|tor *m:* Gerät zur elektrischen Defibrillation; **implantierbare Cardioverter/Defibrillatoren** [ICD] werden v.a. zur Therapie nicht-anhaltender ventrikulärer Tachykardien verwendet; *s.a. Essay Herzrhythmusstörungen S. 613*

De|fi|zit, prolongiertes reversibles ischämisches neurologisches *nt: s.u. apoplektischer Insult*

De|fi|zit, reversibles ischämisches neurologisches *nt: s.u. apoplektischer Insult*

De|for|mi|tät, präarthrotische *f: s.u. Arthrose*

De|ge|ne|ra|tio chorioretinalis progressiva *f:* → *Chorioideremie*

De|ge|ne|ra|tion, dienzephaloretinale *f: Syn: Laurence-Moon-Syndrom, Bardet-Biedl-Syndrom, Laurence-Moon-Biedl-Syndrom, Laurence-Moon-Biedl-Bardet-Syndrom, Laurence-Moon-Bardet-Biedl-Syndrom;* autosomal-rezessives Fehlbildungssyndrom mit Retinitis pigmentosa, Adipositas, Innenohrschwerhörigkeit und leichter Intelligenzminderung; *s.a. Essay Hereditäre Netzhautdystrophien S. 1119*

De|ge|ne|ra|tion, fettige der Leber *f:* → *Leberverfettung*

De|ge|ne|ra|tion, hepatolentikuläre/hepatozerebrale *f:* → *Morbus Wilson*

De|ge|ne|ra|tion, tapetoretinale *f: Syn: tapetoretinale Dystrophie;* Oberbegriff für erblich degenerative Erkrankungen der Netzhaut, die zu Erblindung führen; dazu gehören u.a. Chorioideremie, Retinitis pigmentosa, Makuladegeneration, Leber-Optikusatrophie; zum Teil auch gleichgesetzt mit Retinitis pigmentosa; *s.a. Essay Hereditäre Netzhautdystrophien S. 1119*

Deh|nungs|lap|pen *m:* Form der Hautplastik, bei der die Haut durch einen subkutanen Expander gedehnt und dann als Nahlappen zur Deckung eines Defektes verwendet wird

De|hy|dra|ta|ti|on *f:* **1.** (*chem.*) Wasserabspaltung aus einem Molekül **2.** Wasserentzug; Entwässerung, Entwässerungstherapie **3.** *Syn: Dehydration, Hypohydratation;* Wassermangel des Körpers mit oder ohne Mangel an Kochsalz; *s.a. Essay Prä- und postoperative Störungen im Flüssigkeits- und Elektrolythaushalt S. 327*

hypertone Dehydratation: Dehydratation durch Wasserverlust ohne gleichzeitigen NaCl-Verlust; die Ursachen sind meist mangelhafte Wasserzufuhr oder übermäßige Wasserverluste bei Durchfall, Fieber, Hyperthermie oder ADH-Mangel

hypotone Dehydratation: vorwiegend durch NaCl-Verluste verursachte Dehydratation mit Verminderung der Osmolalität; führt zu Verminderung des Extrazellularraumes und zur Expansion des Intrazellularraumes

De|hy|dra|ta|ti|ons|syn|drom, hyperglykämisches hyperosmolares nicht-ketoazidotisches *nt:* → *hyperosmolares Koma*

1,2-De|hy|dro|cor|ti|sol *nt:* → *Prednisolon*

1,2-De|hy|dro|cor|ti|son *nt:* → *Prednison*

Déjerine-Sottas-Syndrom *nt: s.u. Neuropathien, hereditäre motorische und sensible*

Déjerine-Thomas-Syndrom *nt: Syn: sporadische olivopontozerebelläre Atrophie; s.u. olivopontozerebelläre Atrophie*

De|kom|pres|si|on, neurovaskuläre nach Janetta *f: Syn: Janetta-Operation;* neurochirurgische Methode der Wahl bei Trigeminusneuralgie, die auf einer Kompression der Nervenwurzel durch eine elongierte Kleinhirnarterie beruht; die Erfolgsquote der Lösung liegt bei ca. 80 %

De|kon|trak|ti|ons|hem|mung *f: s.u. Myotonie*

De|ku|bi|tus *m: Syn: Wundliegen, Dekubitalulkus, Dekubitalgeschwür, Decubitus;* (meist superinfizierte) Nekrose- und Geschwürbildung bei längerer Bettlägerigkeit durch chronische Druckeinwirkung und die dadurch bedingte lokale Minderdurchblutung; die wichtigsten Risikofaktoren sind Immobilität, Lähmungen, Sensibilitätsstörungen, Kontrakturen, Frakturen, Alter, Kachexie, psychischer Verfall, Durchblutungs- und Stoffwechselstörungen; allerdings kann auch festgestellt werden, dass unsachgemäße oder unzureichende Pflege bzw. Dekubitusprophylaxe den wahrscheinlich größten Risikofaktor darstellt

Klinik: abgesehen von Grad I, finden sich immer nekrotische Ulzera verschiedener Ausdehnung und Tiefe; beim Grad IV kann es zu septischen Symptomen kommen; wichtig ist auch der Zustand der Wunde, v.a. infizierte Nekrosen sind schwer zu behandeln; **Therapie:** im ersten Schritt Druckentlastung zur Verhinderung weiterer Schäden; Grad II Wunden werden mit Puder behandelt und es kann die Spontanheilung abgewartet werden; bei Grad III und IV ist eine operative oder enzymatische Abtragung des nekrotischen Gewebes indiziert; evtl. Deckung mit einem Vollhaut- oder Hautmuskellappen; im Vordergrund der **Dekubitus-**

Tab. D1. Dekubitus. Klassifikation

Läsionstiefe	Grad I:	Hautrötung, die auf Fingerdruck verschwindet. Keine Schmerzen, heilt bei Druckentlastung in kurzer Zeit ab
	Grad II:	Blasenbildung, bläulich-livide Hautverfärbung, heftige Schmerzen (Epidermis und Dermis betroffen)
	Grad III:	Umwandlung in Nekrose, Ödem und Entzündung des Randbezirkes; rückläufige Schmerzsymptomatik (Hautdefekt bis Periost)
	Grad IV:	Offenes Dekubitalulkus (alle Schichten inkl. Periost und evt. Knochen beteiligt)
„Wund"zustand	Stadium A:	sauber, infektionsfreie, rasenartige, hellrote Granulationen.
	Stadium B:	schmierig belegt bis nekrotisch, Zeichen der lokalen Infektion; Umgebung unauffällig
	Stadium C:	ausgedehnte, infizierte Nekrosen, Umgebung entzündlich infiltriert, ödematös, evtl. Zeichen der systemischen Infektion

Tab. D2. Dekubitus. Fehler bei der Dekubitusprophylaxe

Zu lange Umlagerungsintervalle
Fehlerhafte Lagerungstechnik
Verwendung nicht atmungsaktiver Lagerungsmaterialien (z.B. Gummiring)
Einsatz druckbelastender Lagerungshilfen (z.B. Luftring)
Falsche Körperpflege (z.B. austrocknender Franzbranntwein)
Zu lange verordnete Bettruhe
Fehlende Physiotherapie

prophylaxe steht die Vermeidung einer längeren Druckbelastung; angewendet werden superweiche **Dekubitusmatratzen**, Gummiringe [Ferse], Wasserpolster, wasser- oder luftgefüllte Matratzen, Wechselluftkissen, Sandbetten usw.; genauso wichtig sind aber regelmäßiges Umbetten [jede Stunde], sachgemäße Haut- und Körperpflege und physikalische Therapie

Della|vir|din *nt*: nicht-nukleosidischer Inhibitor der reversen Transkriptase von HIV-1; **Anw.:** Behandlung der HIV-Infektion, in Deutschland zurzeit nicht zugelassen

Delli|rium *nt*: *Syn: delirantes Syndrom, Delir*; rückbildungsfähiges akutes Psychosyndrom mit zeitlicher und räumlicher Desorientiertheit, Verwirrtheit, (optischen, akustischen, haptischen usw.) Halluzinationen, ängstlicher Erregung und motorischer Unruhe [Nesteln, Flockenlesen]; die Ursachen sind vielfältig [Intoxikation, Infektion, Urämie], am häufigsten ist aber das Delirium tremens bei Alkoholismus

Delirium acutum: akut auftretendes Delir, z.B. bei Vergiftungen oder Fieber

Delirium alcoholicum: *Syn: Delirium tremens, Alkoholdelir*; Entzugssyndrom bei chronischem Alkoholkonsum; entsteht frühestens nach etwa 5-jährigem Alkoholabusus; ist durch eine Kombination von psychotischen [Desorientiertheit, Halluzinationen, Illusionen, Euphorie, Angst] und somatischen Symptomen [starker Tremor, Unruhe, Schlaflosigkeit, profuses Schwitzen, Fieber] gekennzeichnet; unbehandelt kommt es nach 2–10 Tagen zu einem Terminalschlaf, der bis zu 30 Stunden dauern kann; bei Fortsetzung des Alkoholmissbrauchs kann das Delirium wiederholt auftreten; vor Einführung der intensivmedizinischen Behandlung lag die Mortalität bei ca. 20 %

Delirium tremens: *Syn: Entzugssyndrom, Entzugsdelir, Entziehungserscheinungen, Entziehungssyndrom, Abstinenzsyndrom, Abstinenzerscheinungen*; Bezeichnung für die beim Entzug eines Suchtmittels auftretende körperliche Symptomatik, deren Ausprägung vom Suchtmittel und dem Allgemeinzustand des Patienten abhängt; i.d.R. kommt es zu Kopfschmerzen, Schwitzen, Kreislaufbeschwerden, Hitzewallungen, Unruhe, Schlafstörungen usw.; in Extremfällen kann es zu Delir oder akuten Psychosen [Alkoholentzug, Delirium alcoholicum], schweren Depressionen und Selbstmordgefährdung kommen

Dell|war|ze *f:* → *Molluscum contagiosum*

Dell|phi|ni|li flos *m: Syn: Ritterspornblüten, Calcatrippae flos*; getrocknete Blüten von Rittersporn★

Dell|phi|ni|um consolida *nt:* → *Rittersporn*

Dell|ta|la|gens *nt:* → *Hepatitis-D-Virus*

Dell|ta|cor|ti|sol *nt:* → *Prednisolon*

Dell|ta|cor|ti|son *nt:* → *Prednison*

Dell|ta|he|pa|ti|tis *f, pl* **-ti|den:** → *Hepatitis D*

Demand-Pacemaker *m: Syn: Bedarfsschrittmacher, Demand-Schrittmacher, bedarfsgesteuerter Herzschrittmacher; s.u. Herzschrittmacher*

Del|men|tia *f:* → *Demenz*

Dementia senilis: → *Altersdemenz*

De|menz *f: Syn: Dementia*; geistiger Verfall, der zum Abbau der geistigen und körperlichen Leistungsfähigkeit führt; das Bewusstsein ist nicht betroffen; auffällig sind zunehmende Störungen des Gedächtnisses [Kurzzeit- und Langzeitgedächtnis], der Aufmerksamkeit, des Planens und Handelns, der psychomotorischen Funktionen und der Verfall der Persönlichkeit; sobald die Patienten nicht mehr in der Lage sind, die Anforderungen des täglichen Lebens zu meistern, ist die Definition der Demenz erfüllt; von vielen Autoren wird eine Einteilung in kortikale und subkortikale Demenz vorgenommen; die **kortikale Demenz** betrifft die Hirnrindenareale und die sie verbindenden Assoziations- und Kommissurenfasern; dazu gehören z.B. **Demenz vom Alzheimer-Typ** und die **vaskuläre Demenz** bei multiplen kortikalen Infarkten; die **subkortikale Demenz** ist durch Antriebsstörungen, Apathie, Depressionen, Reizbarkeit und Verlangsamung kognitiver Prozesse gekennzeichnet; dazu gehören z.B. Morbus★ Parkinson, Chorea★ Huntington und Morbus★ Wilson; *s.a. Essay Dementielle Syndrome S. 239*

Demenz vom Alzheimer-Typ: → *Alzheimer-Krankheit*

fronto-temporale Demenz: *Syn: Demenz bei Pick-Krankheit; s.u. Essay Dementielle Syndrome S. 239*

Demenz vom Lewy-Körper-Typ: zeigt histopathologisch dieselben Merkmale [Lewy-Körperchen] wie das idiopathische Parkinson-Syndrom, allerdings in diffuser Verteilung [diffuse Lewy-body disease] unter Einbeziehung der Großhirnrinde und fakultativ zusätzliche histopathologische Kriterien der Alzheimer-Erkrankung; **klinisch** steht bereits im ersten Erkrankungsjahr eine Demenz im Vordergrund mit begleitendem Parkinson-Syndrom, visuellen Halluzinationen und typischerweise fluktuierender Ausprägung von kognitiver Störung und Vigilanz; in den letzten Jahren hat es Zweifel an der DLK als eigener Krankheitsentität aufgrund der Überschneidung mit den histopathologischen Merkmalen des idiopathischen Parkinson-Syndroms gegeben; *s. u. Essay Parkinson-Syndrome S. 1229*

Demenz bei Pick-Krankheit: → *fronto-temporale Demenz*

progressive alkoholische Demenz: *Syn: Marchiafava-Bignami-Krankheit, Corpus-callosum-Demyelinisierung*; durch einen chronischen Alkoholismus [v.a. bei Rotweinkonsum] verursachte Degeneration des Balkens [Corpus callosum]; verläuft i.d.R. schubartig mit Abbau von Persönlichkeit und Sprachvermögen, Tremor, Demenz, Spastik und Marasmus; es gibt aber auch akute [tödlich innerhalb von Tagen] und subakute [Tod innerhalb weniger Wochen] Verlaufsformen

senile Demenz: → *Altersdemenz*

vaskuläre Demenz: kann auf zerebralen Mikroangiopathien oder multiplen Hirninfarkten durch Embolien oder Vaskulitis beruhen; die häufigste Form ist die **Binswanger-Enzephalopathie** oder subkortikale arteriosklerotische Enzephalopathie

4-De|meth|o|xy|dau|no|my|cin *nt*: → *Idarubicin*

4-De|meth|o|xy|dau|no|ru|bi|cin *nt*: → *Idarubicin*

Dengue-Fieber-Virus *nt*: *Syn: Denguevirus*; weltweit auftretendes Flavivirus, das von Stechmücken [Aedes aegypti, abopictus, polynesiensis, scutelleris] übertragen wird; es gibt vier Serotypen, die alle eine Inkubationszeit von 7–10 Tagen haben; die Infektion kommt in drei Formen vor, die nicht streng unterschieden werden können: **1. Dengue-Fieber** [Dengue, Dandy-Fieber]: meldepflichtiges, relativ gutartiges, hämorrhagisches Fieber der Tropen und Subtropen; betrifft meist Kinder und verläuft i.d.R. als 3-tägiger grippaler Infekt **2. Dengue-hämorrhagisches Fieber**: grippeähnlicher Verlauf mit zweigipfligem Fieber, Kopf-, Augen-, Gelenk- und Knochenschmerzen, Lymphknotenschwellung und Hepatomegalie; nach 4–10 Tagen Besserung der Remission von 2–4 Tagen; danach plötzliche Verschlechterung mit Blutdruckabfall, spontanen Hämorrhagien, Petechien in Haut und Schleimhaut, Kreislaufkollaps; im Extremfall Ausbildung eines Schocksyndroms mit Exsudaten in Perikard, Bauch- und Brusthöhle **3. Dengue-Schocksyndrom**: meist Maximalform des Dengue-hämorrhagischen Fiebers mit Exsudaten in Perikard, Bauch- und Brusthöhle; kann direkt aus einem Dengue-Fieber entstehen; die Prognose ist schlecht; *s.a. Essay Virusinfektionen S. 1667*

Dennie-Morgan-Falte *f*: zusätzliche Lidfalte im Bereich der Unterlider v.a. bei Atopien; *s.a. Essay Atopisches Ekzem S. 313*

Dens|frak|tur *f*: Frakturen des Dens axis werden nach Anderson und Alonso unterteilt in: **Anderson Typ I-Fraktur**: stabile Fraktur im oberen Densanteil [Ausrissfraktur der Ligamenta alaria] **Anderson Typ II-Fraktur**: Fraktur im Bereich der Densbasis; hochgradig instabil **Anderson Typ III-Fraktur**: stabile Fraktur unterhalb der Densbasis; **Therapie**: Typ I wird konservativ durch Ruhigstellung mit einer Zervikalstütze behandelt; Typ-II erfordert i.d.R. eine operative Stabilisierung durch Schraubenosteosynthese oder Ruhigstellung

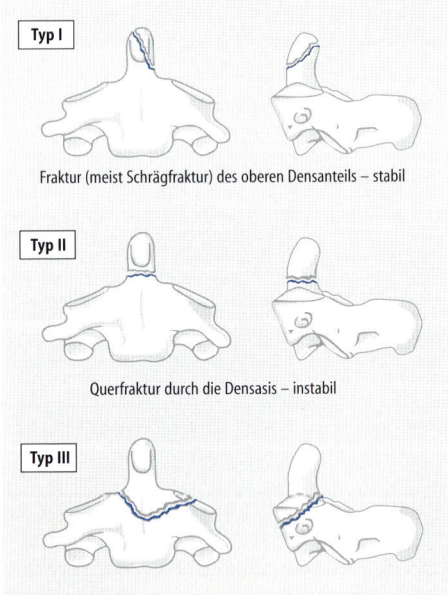

Typ I

Fraktur (meist Schrägfraktur) des oberen Densanteils – stabil

Typ II

Querfraktur durch die Densasis – instabil

Typ III

Fraktur durch die Densbasis mit Ausdehnung in den Axiskörper – stabil

Abb. D6. Densfrakturen

mit einem Halo-Fixateur für 3–4 Monate die; Typ-III wird i.d.R. ebenfalls durch Immobilisation in einem Halo-Fixateur für 3–4 Monate behandelt; evtl. auch operative Stabilisierung durch Schraubenosteosynthese; *s.a. Essay Fraktur, Luxation, Distorsion S. 423*

Den|si|me|trie *f*: *Syn: Densitometrie*; Dichtemessung, Dichtebestimmung; *s.a. Osteodensitometrie*

Den|ti|me|ter *nt*: Instrument zur Messung des Zahnumfangs

Den|ti|ti|ons|zys|te *f*: *Syn: Eruptionszyste*; Zysten über einem noch nicht durchgebrochenen Zahn entstehen vorwiegend über Milchzähnen; die Therapie besteht in der Eröffnung und Abtragung der Membran

De|po|la|ri|sa|ti|ons|blo|cker *pl*: *Syn: depolarisierende Muskelrelaxanzien*; Substanzen, die eine anhaltende Depolarisierung der Muskelmembran verursachen und damit die Erregungsüberleitung unterbrechen, z.B. Suxamethoniumchlorid

De|pot|in|su|lin *nt*: Insulinpräparation mit einer Wirkungsdauer von 12–24 Stunden; *s.u. Essay Diabetes mellitus S. 253*

De|pres|si|on *f*: Niedergeschlagenheit, Schwermut; unspezifische Bezeichnung für depressive Verstimmungszustände mit gedrückter, pessimistischer Stimmungslage, Niedergeschlagenheit, Verzagtheit, Antriebsminderung, Erschöpfungsgefühl etc.; früher unterschied man zwischen endogenen und exogenen Depressionen, eine Unterscheidung, die man aber mehr und mehr verlassen wird; international, insbesondere aber im angloamerikanischen Raum, erfolgt die Einteilung der Depressionen nach dem DSM IV [Diagnostic and Statistical Manual of Mental Disorders, IV. Revision] in sog. **Major** und **Minor Depression**; *s.a. Essay Affektive Störungen S. 1495*

endogene Depression: *Syn: zyklothyme Depression, vitale Depression, Melancholie*; z.T. noch verwendete Bezeichnung für depressive Verstimmung aus endogener Ursache, die v.a. primär übergewissenhafte und ordnungsliebende Persönlichkeiten befällt; das **klinische Bild** ist wechselnd, umfasst aber u.a. traurige Grundstimmung ohne äußere Ursache, Hoffnungslosigkeit, Schlafstörungen, Antriebsarmut, Energielosigkeit, Gefühl einer inneren Lehre, Konzentrationsstörungen, Denkhemmung, Angst- und Schuldgefühle usw.; **Therapie**: an erster Stelle steht die Verhinderung des immer drohenden Selbstmordes; Antidepressiva, Psychotherapie; **Prognose**: i.d.R. gut, die meisten Patienten erholen sich vollständig, nur in seltenen Fällen kommt es zu einem chronischen, therapierefraktären Verlauf; *s.a. Essay Affektive Störungen S. 1495*

endo-reaktive Depression: depressive Verstimmung, bei der sowohl Symptome einer endogenen als auch reaktiven Depression [durch äußere Ereignisse ausgelöste Depression, die nach Verschwinden der Ursache wieder abklingt] vorkommen; wird v.a. bei sensitiven Persönlichkeiten mit subdepressivem Temperament und Hang zum Schwernehmen beobachtet; erstreckt sich oft über viele Jahre, wobei sich das Krankheitsbild mehr und mehr vom ursprünglichen Auslöser entfernt

exogene Depression: *Syn: organische/symptomatische/somatogene Depression*; Depression als Folge einer körperlichen Erkrankung; v.a. bei nicht leicht erkennbaren Leiden [Hirntumor, chronische Vergiftung] oft nur schwer von endogener Depression zu unterscheiden; *s.a. Essay Affektive Störungen S. 1495*

involutive Depression: *Syn: Involutionsmelancholie, Involutionsdepression*; im Alter auftretende depressive Grundstimmung; oft auch als Bezeichnung für eine erst im Alter auftretende endogene Depression verwendet

larvierte Depression: *Syn: maskierte Depression*; Depression, bei der körperliche Beschwerden im Vordergrund stehen und die depressive Symptomatik nur schwer erkennbar ist; die Patienten empfinden sich als körperlich krank und suchen jahrelang den Hausarzt oder ändere Ärzte mit wiederkehrenden Beschwerden [v.a. Herzstechen, Herzklopfen, Schwindelgefühle, Rücken- und Gliederschmerzen, Schweißausbrüchen, Verstopfung oder Durchfall, Haarausfall, Potenzstörungen] auf, bevor die richtige Diagnose ge-

Dementielle Syndrome

Syn.: Demenzen

G. Schumann

D

Allgemeine Vorbemerkungen

Dementielle Syndrome oder Demenzen sind die Haupterkrankung des älteren Lebensalters und werden durch die bekannte Verschiebung der Alterspyramide in Zukunft eine noch größere Wertigkeit erfahren. Schätzungen gehen von ca. 1 Million Betroffener alleine in Deutschland aus. Demenzen nehmen ab dem 65. Lebensjahr mit exponentieller Häufigkeit zu; während die Prävalenz bei 65-Jährigen bei ca. 5 % liegt, soll sie bei 95-Jährigen auf bis zu 40–50 % ansteigen.

Pathologisch-anatomische Ursachen

Die häufigsten Ursachen einer Demenz ergeben sich aus Tabelle 1.

Wie der Tabelle zu entnehmen ist findet sich als häufigste Ursache eine **Demenz vom Alzheimer-Typ**. Diese ist charakterisiert durch Nervenzell- bzw. Synapsen-

Tab. 1. Ursachen der Demenz bei 675 autopsierten Patienten [nach Jellinger, KA. Diagnostic accuracy of Alzheimer's disease: a clinicopathological study. Acta Neuropathol (Berl) 1996;91:219–220]

Ursache	Häufigkeit in Prozent
Demenz vom Alzheimer-Typ	60
Vaskuläre Demenz	16
Alzheimer und vaskuläre Demenz gemischt	8
Demenz vom Alzheimer-Typ und Morbus Parkinson	8
Morbus Parkinson	1
Fronto-temporale Demenz [Demenz bei Pick-Krankheit]	1
Lewy-Körperdemenz	1
Creutzfeld-Jakob-Erkrankung	1
Andere Ursachen	4

verlust besonders in der Großhirnrinde und im Hippokampus. Histologisch gesichert wird die Diagnose durch Nachweis größerer Mengen von extrazellulären Amyloidablagerungen und von intrazellulären pathologischen Neurofibrillen.

Letztendlich aber noch ungeklärt ist die Frage, inwieweit diese pathologisch-histologischen Befunde für den Nervenzell- bzw. Synapsenverlust verantwortlich zu machen sind.

Eine wichtige Rolle für die Pathogenese soll auch dem Nucleus basalis zukommen. Durch dessen Beteiligung soll es zur Verarmung der cholinergen Afferenzen zum Hippokampus und der Hirnrinde kommen, eine andere Theorie geht von einer Fehlfunktion der glutamatergen Übertragung in diesen beiden Hirnregionen aus.

Bei der **vaskulären Demenz** als zweithäufigste Ursache spielen zerebrale Mikro- oder Makroangiopathien ursächlich eine entscheidende Rolle, diese lassen sich in Form von kompletten oder inkompletten zerebralen Infarkten in der Bildgebung [zerebrales CT bzw. MRT] nachweisen und erlauben somit doch eine einfachere Diagnosestellung als die radiologisch normalerweise erst am Erkrankungsende durch Atrophien sichtbare Alzheimer-Demenz, wobei auch dieser Befund unspezifisch ist.

Als wichtigster Risikofaktor wird übereinstimmend eine arterielle Hypertonie angenommen.

Dementielle Syndrome können auch Ausdruck einer anderen Grundkrankheit sein. Als Ursachen seien hier Hirntumoren, Vitaminmangelkrankheiten [insbesondere Vitamin B12], Hypo- bzw. Hyperthyreose, chronisch hypoxische Zustände, chronische Lebererkrankungen, Intoxikationen [Alkohol, Medikamente], Hyponatriämie und rheologische Erkrankungen beispielhaft aufgeführt.

Diagnostik

❗ Nach den ICD-10-Kriterien geht man dann von einem Demenz-Syndrom aus, wenn intellektuelle Störungen in mehreren Bereichen nachweisbar sind und es dadurch zu erheblichen Beeinträchtigungen bei der Bewältigung von Alltagsaktivitäten kommt.

Neben den **kognitiven Störungen**:

• des Gedächtnisses – Aufnahme und Wiedergabe neuerer Informationen und/oder Verlust früher erlernter Inhalte,

D

- des Denkvermögens – Verlust der Fähigkeit zu rationale Urteilen zu gelangen, Ideenfluss vermindert, und Informationsverarbeitung beeinträchtigt – und
- der emotionalen Kontrolle – insbesondere des Sozialverhaltens und der Motivation

kommt es auch zu nicht-kognitiven Störungen, wie sie in Tabelle 2 aufgeführt sind.

Schwierigkeiten ergeben sich immer bei beginnenden Störungen. Die Symptome sind unspezifisch und kommen auch bei anderen psychiatrischen Erkrankungen vor, z.B. Gedächtnisstörungen bei depressiven Syndromen [*s.a. Essay Affektive Störungen*]

Man hat deshalb versucht, mit Hilfe verschiedener strukturierter Testverfahren gerade zu Beginn dieser Erkrankung eine diagnostische Klarheit zu bekommen, was mit Abstrichen auch gelingt. Es bleibt aber nicht selten eine Unklarheit zurück die nur mit einer Verlaufskontrolle zu beseitigen ist.
Die Diagnose gerade einer Alzheimer-Demenz sollte auf Grund der inzwischen doch großen Bekanntheit einschließlich ihrer Folgen nur bei absoluter Gewissheit gestellt bzw. mitgeteilt werden.

Diagnostische Kriterien für die Demenz vom Alzheimer Typ nach ICD 10:
1. Demenz liegt vor
2. Schleichender Beginn, danach langsame Verschlechterung
3. Ausschluss einer anderen Erkrankung, die zu einer Demenz führen kann, insbesondere eine Systemerkrankung
4. Keine neurologischen Herdzeichen bzw. ein akuter „apoplektischer" Beginn.

Tab. 2. Nicht-kognitive Störungen bei dementiellen Syndromen und deren kumulative Häufigkeit bei 362 Patienten [nach AVP, Therapieempfehlungen der Arzneimittelkom. d. dt. Ärzteschaft Heft Demenz 3. Aufl. 2004]

Neuropsychiatrische Symptome	Häufigkeit [%]
Apathie	45
Depression	44
Agitiertheit, Aggression	40
Ängstlichkeit	25
Irritierbarkeit	34
Schlafstörung	30
Wahn	30
Halluzinationen	16

Tab. 3. Häufigste psychometrische Testverfahren zur Diagnostik eines dementiellen Syndroms

Name	Bemerkungen
SKT [Syndrom-Kurz-Test]	Weit verbreitet, auch für Begutachtung geeignet, erfasst auch leichte Störungen
MMST [Mini-Mental-Status-Test]	Häufig in Studien angewendet, erfasst leichte Störungen schlecht
DemTec [Demenz-Detection-Test]	Relativ neuer Test, erfasst auch leichtere Störungen
Uhren[zeichnen]test	Weit verbreiteter Screeningtest, nicht nur von Psychiatern angewendet
TFDD [Test zur Früherkennung von Demenzen mit Depressionsabgrenzung]	Erlaubt Differenzialdiagnose zur Depression
ADAS [Alzheimer's Disease Assessment Scale]	Standarttest bei klinischen Studien, in der Praxis nicht gebräuchlich

Zur **Diagnose einer vaskulären Demenz** werden neben einer Demenz noch der Nachweis einer vaskulären zerebralen Störung [z.B. ein Hirninfarkt] sowie ein enger zeitlicher Zusammenhang dieser Störung mit dem Auftreten der Demenz bzw. auch eine schrittweise Verschlechterung gefordert.
Letztendlich ist eine Abklärung einer Demenz mittels bildgebender neuroradiologischer Verfahren dringend notwendig, Fälle in denen ein Hirntumor zuerst klinisch unter dem Bild einer Demenz auffällig wird, sind jedem Neurologen bekannt!

Differenzialdiagnostische Abklärung

Die wichtigste Abklärung einer Demenz muss gegenüber einem depressiven Syndrom* erfolgen. Es handelt sich bei diesen beiden Störungen um die häufigsten psychiatrischen Erkrankungen im Alter, sodass schon aus diesen Gründen auf die unbedingt notwendige diagnostische Abklärung dieser beiden Störungen hingewiesene werden muss.
Die Unterscheidung ist wesentlich, weil aus diesen Diagnosen völlig unterschiedliche Therapiestrategien resultieren.
Als Screeningtest hat sich hier der **Test zur Früherkennung von Demenzen mit Depressionsabgrenzung** [TFDD] bewährt. Finden sich darin Hinweise für ein depressives Syndrom sollte eine weitere Abklärung durch einen Facharzt für Psychiatrie erfolgen. [*s.a. Essay Affektive Störungen*]

D

Eine weitere Abklärung ist gegenüber einer Lewy-Körperdemenz* notwendig. Die Mehrzahl der Patienten berichtet über optische Halluzinationen, es finden sich motorische Symptome wie bei einem Parkinson-Syndrom, auch sind kognitive Störungen fluktuierend vorhanden.

Frontotemporal lokalisierte Demenzen bei Pick-Krankheit* gehen frühzeitig mit Persönlichkeitsveränderungen, Störungen des Sozialverhaltens und dem Verlust der affektiven Schwingungsfähigkeit einher.

In der klinischen Routine noch ungenügend Beachtung findet der Normaldruckhydrozephalus*, der neben einem dementiellen Syndrom mit einer Gangstörung [breitbasig, ataktisch] und Harninkontinenz einhergeht.

Therapie

Aufgrund der Folgen und des Ablaufes einer dementiellen Störung ergibt sich aus der Diagnosestellung die Notwendigkeit einer Therapie.

Je nach Ursache kann diese in der Behandlung der Grundkrankheit oder in einer gezielten antidementiellen Behandlung bestehen.

Die Ziele bestehen neben Verbesserung de Symptome auch in einer Verlangsamung oder – im Idealfall – dem Aufhalten des schicksalhaften Verlaufes dieser Erkrankungen.

Nichtmedikamentöse Behandlung

Hier bieten sich an insbesondere bei leichteren Störungen das Erlernen von Mnemotechniken [„Gedächtnistraining"] an. Es gibt eine große Anzahl entsprechender Literatur in jeder Buchhandlung, wichtig ist aber insbesondere ein differenzierter Umgang damit. Ein tägliches Konfrontieren mit seinen Defiziten ist für manche Patienten belastender als die Störung selber. Wichtig ist insbesondere auch die Aufklärung der Angehörigen, weil z.B. die Verkennungen der Defizite als „Boshaftigkeit" o.ä. nicht selten ist.

Psychotherapeutische Behandlungsaspekte spielen somit auch hier eine große Rolle, ein Einbeziehen der Familie bzw. der Betreuungspersonen ist unbedingt notwendig.

Medikamentöse Behandlung

Als modernste Präparate stehen zur Zeit die Acetylcholinesterasehemmer* zu Verfügung. Es liegen umfangreiche klinische Studien zur Wirksamkeit vor, sodass diese Präparate auch von der Arzneimittelkommission der deutschen Ärzteschaft empfohlen werden.

Allerdings haben sie bisher nur eine Zulassung für die Behandlung einer Demenz vom Alzheimertyp. Zur Behandlung der vaskulären Demenz ist zur Zeit in Deutschland noch kein Präparat zugelassen.

Da es sich aber häufig um Mischbilder zwischen beiden Formen handelt, hat sich die Anwendung von Acetylcholinesterasehemmer* für beide Formen allgemein durchgesetzt.

Einen Überblick über gebräuchliche Antidementiva gibt Tabelle 4.

Tab. 4. Antidementiva

Wirkstoff/-gruppe	Tagesdosis
Acetylcholinesterasehemmer:	
• Donepezil	5–10 mg
• Rivastigmin	3–12 mg
• Galantamin	8–24 mg
Memantin	10–30 mg
Ginko-biloba-Extrakt	120–240 mg
Nimodipin	90 mg
Dihydroergotoxin	4–8 mg
Piracetam	2,4–4,8 mg

Die **Nebenwirkungen** sind je nach Präparat unterschiedlich. Am häufigsten werden Unruhezustände und Schlafstörungen genannt, auch Übelkeit, Halluzinationen und eine erhöhte Neigung zu epileptischen Anfällen sind beschrieben.

Neben den Antidementiva sind häufig auf Grund von Komplikationen zusätzlich medikamentöse Interventionen notwendig. Besonders Agitation, paranoid-halluzinatorisches Verhalten oder psychomotorische Unruhe machen nicht selten den zusätzlichen Einsatz von Neuroleptika erforderlich. Probleme ergeben sich durch das Fehlen klinischer Studien, sodass häufig ein Einsatz auf Grund klinischer Erfahrungen erfolgt. Dies trifft besonders auf das in Deutschland sehr häufig angewandet Melperon* zu, dem klinisch eine herausragende Bedeutung zukommt. Studien sind außerdem für Haloperidol* und Risperidon* vorhanden, hier droht aber doch die Gefahr von extrapyramidal-motorischen Störungen. Olanzapin* ist nicht mehr für den Einsatz in der Gerontopsychiatrie zugelassen.

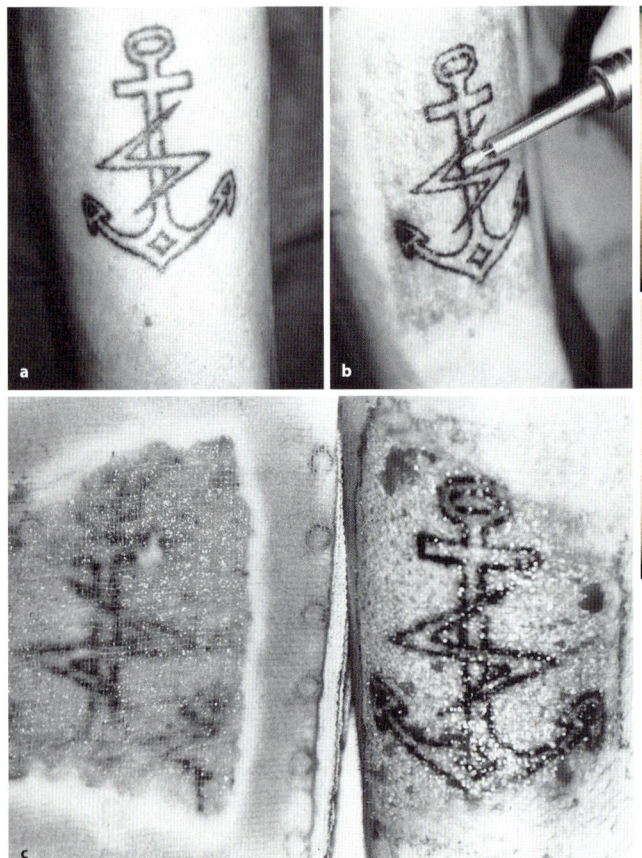

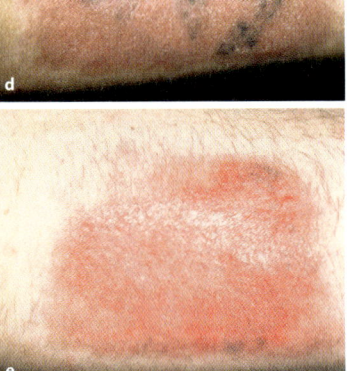

Abb. D7. Dermabrasion. Dermabrasion einer Tätowierung: **a** vor der Behandlung, **b** Abschleifen mit 100.000 U/min; die Epidermis ist bereits abgeschliffen; **c** beim Verbandswechsel am 6. Tag postoperativ wird die Tätowierung als Negativabdruck auf dem Verband deutlich [links], **d** regenerierte Epidermis nach einmaliger Dermabrasion, **e** 14 Tage nach der 2. Dermabrasion

stellt wird

neurotische Depression: *Syn: depressive Neurose*; i.d.R. durch einen verdrängten neurotischen Konflikt hervorgerufene ängstlich-traurige Verstimmung; der Begriff ist umstritten und wird von einigen Autoren abgelehnt; in der ICD 10 unter der Bezeichnung Dysthymia erfasst

de Quervain-Krankheit f: → *Tendovaginitis stenosans*

de Quervain-Luxationsfraktur f: *Syn: Quervain-Luxationsfraktur*; Luxation des Os lunatum in Kombination mit einer Fraktur des Kahnbeins [Skaphoid]; die Kahnbeinfraktur wird offen reponiert und stabilisiert, die gerissenen palmaren Bänder werden temporär transfixiert [Kirschner-Drähte]; *s.a. Essay Fraktur, Luxation, Distorsion S. 423*

de Quervain-Thyreoiditis f: *Syn: granulomatöse Thyreoiditis, Riesenzellthyreoiditis, subakute nicht-eitrige Thyreoiditis*; vermutlich durch Viren [Coxsackievirus, Mumpsvirus] verursachte Entzündung der Schilddrüse, die histopathologisch von Riesenzellgranulomen gekennzeichnet ist; führt nur selten zu leichten Funktionsstörungen [Hyperthyreose]; **Therapie**: meist Spontanheilung; in leichten Fällen Analgetika, in schwereren Fällen Glucocorticoide

Derm|ab|ra|si|on f: *Syn: Dermabrasio*; Einebnung der Haut bzw. der obersten Hautschichten, z.B. zur Narbenentfernung; bei der **physikalischen Dermabrasion** wird die Dermis mit Hilfe von hochtourigen Schleifmaschinen bis zur halben Schichtdicke abgetragen; v.a. zur Abtragung von Tätowierungen hat sich die **Salabrasion** durchgesetzt, bei der feuchte Kompressen mit Salzkristallen verwendet werden; die **chemische Dermabrasion** [chemical peeling] verwendet eine Mischung von Phenol, Glycerin, destilliertem Wasser und Krotonöl, die vorsichtig auf die Haut aufgebracht wird; die

nekrotische Haut kann nach 24–48 h entfernt werden

Der|ma|ti|tis f, pl **-ti|ti|den**: *Syn: Hautentzündung*; akute oder chronische Entzündung der Haut; im angloamerikanischen Bereich und neuerdings auch im deutschsprachigen Bereich wird der Begriff aber meist mit Ekzem* gleichgesetzt; für entzündliche Hauterkrankungen wird dafür der Terminus entzündliche Dermatosen bevorzugt

Dermatitis actinica: *Syn: aktinische Dermatitis, Aktinodermatitis, Aktinodermatosis*; durch (Sonnen-, Wärme-, Röntgen-)Strahlung hervorgerufene Dermatitis; *s.a. Radiodermatitis*

Dermatitis ammoniacalis: → *Windeldermatitis*

atopische Dermatitis: → *atopisches Ekzem*

Dermatitis atrophicans chronica progressiva: → *Acrodermatitis chronica atrophicans*

Dermatitis atrophicans lipoides diabetica: → *Oppenheim-Urbach-Syndrom*

Dermatitis bullosa pratensis: → *Gräserdermatitis*

chronische superfizielle Dermatitis: → *Parapsoriasis en plaques*

Dermatitis congelationis: → *Erfrierung*

degenerative Dermatitis: → *chronisch toxisches Kontaktekzem*

Dermatitis exfoliativa neonatorum: → *staphylogenes Lyell-Syndrom*

Dermatitis glutaealis infantum: → *Windeldermatitis*

Dermatitis herpetiformis: → *Dermatitis herpetiformis Duhring*

Dermatitis herpetiformis Duhring: *Syn: Duhring-Krankheit, Morbus Duhring-Brocq, Duhring-Brocq-Krankheit, Hidroa bullosa/herpetiformis/pruriginosa, Hidroa mitis et gravis, Dermatitis herpetiformis*; chronisch-rezidivierende Autoimmunerkrankung mit herpetiformer Anordnung der Effloreszenzen; Männer sind doppelt so häufig betroffen wie Frauen; fast immer liegt auch eine glutensensitive Enteropathie [Zöliakie*] vor; **Klinik:** stark juckende Erytheme mit Urtikariabildung, die gruppen- oder schubweise auftreten; vornehmlich befallen sind die Streckseiten der Extremitäten, Sakralgegend und die behaarte Kopfhaut; die Schübe können Wochen bis Monate bis über 1 Jahr anhalten; die beschwerdefreien Intervalle betragen ebenfalls Wochen, Monate oder Jahre; **Therapie:** Dapson* 100–200 mg/Tag bis zur Unterdrückung der Symptome, danach Reduktion auf eine Erhaltungsdosis; Sulfapyridin* und Salicylpyrimidin* sind weniger gut wirksam

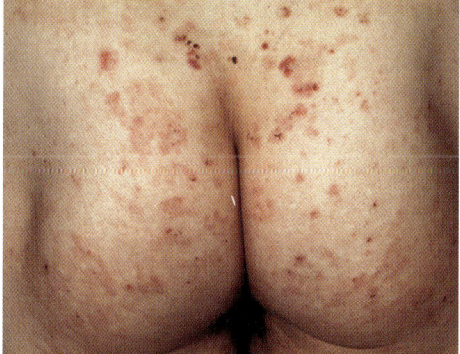

Abb. D8. Dermatitis herpetiformis Duhring

Dermatitis intertriginosa: → *Hautwolf*
livedoartige Dermatitis: → *Nicolau-Syndrom*
Dermatitis nummularis: → *mikrobielles Ekzem*
Papular Dermatitis of AIDS: *s.u. Essay HIV-Infektion – AIDS S. 625*
periorale Dermatitis: → *Dermatitis perioralis*
Dermatitis perioralis: *Syn:* perorale Dermatitis, Rosazeaartige Dermatitis, Stewardessen-Krankheit, periorale Rosazea; papulöse Dermatitis der perioralen Haut; als auslösende Ursache werden Feuchtigkeitscremes angesehen, die bei trockenem Hauttyp und Disposition zur Exanthem- und Papelbildung führt; **Therapie:** Antibiotika [Tetracycline, Minocyclin*]; langsames Absetzen der Cremes, da ein abruptes Absetzen zu Exazerbation führt

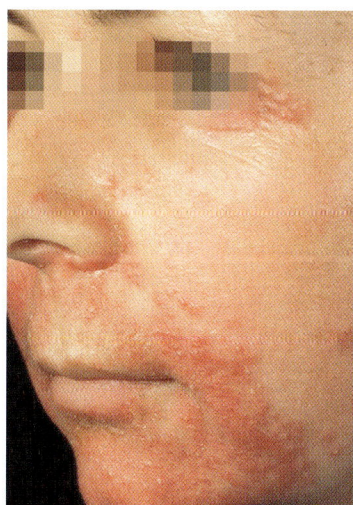

Abb. D9. Dermatitis perioralis

perorale Dermatitis: → *Dermatitis perioralis*
photoallergische Dermatitis: → *photoallergische Kontaktdermatitis*
phototoxische Dermatitis: → *phototoxische Kontaktdermatitis*
phytophototoxische Dermatitis: → *Gräserdermatitis*
Dermatitis pigmentosa reticularis: → *Incontinentia pigmenti Typ Franceschetti-Jadassohn*
Dermatitis pratensis: → *Gräserdermatitis*
Dermatitis pseudosyphilitica papulosa: → *Windeldermatitis*
Rosazea-artige Dermatitis: → *Dermatitis perioralis*
Dermatitis seborrhoides: → *seborrhoisches Ekzem*
Dermatitis toxica: → *toxisches Kontaktekzem*
Dermatitis ulcerosa: → *Meleney-Geschwür*

Der|ma|to|au|to|plas|tik f: *Syn:* autologe Hautlappenplastik, autologe Hautplastik, Hautautoplastik, Hautautotransplantation; Hautlappenplastik mit patienteneigener Haut

Der|ma|to|bi|a|lsis f, pl **-ses:** *Syn:* Dasselbeule, furunkuloide Myiasis, Beulenmyiasis; in Afrika und Südamerika vorkommende Fliegenmadenkrankheit durch **Dermatobia hominis** [Dasselfliege] und andere Fliegenlarven; kennzeichnend sind furunkuloide Knoten der Subkutis, Lymphknotenschwellung, Muskelschmerzen; **Therapie:** vorsichtige Inzision und Entfernung der Larve; Verschluss der Atemöffnung [zentrale Ulzeration des Knotens] mit Vaseline soll zum Spontanaustritt der Larve nach ca. 2 Tagen führen

Der|ma|to|fi|brom nt: *Syn:* Hautfibrom, Fibroma durum, Histiozytom, Dermatofibroma lenticulare, Nodulus cutaneus, hartes Fibrom; derber gutartiger Hauttumor, der i.d.R. als reaktive Neubildung nach Entzündungen oder Insektenstichen entsteht; findet sich meist an den Extremitäten, insbesondere dem Unterschenkel; **klinisch** erscheint das Fibrom als derber, rötlicher Tumor, der das Hautniveau nur wenig überragt; **differenzialdiagnostisch** kommen malignes Melanom, Rheumaknötchen, Neurinom, Mastozytom oder Bindegewebsnävi infrage; eine **Therapie** ist i.d.R. nicht nötig, bei subjektiven Beschwerden kann der Tumor chirurgisch entfernt werden

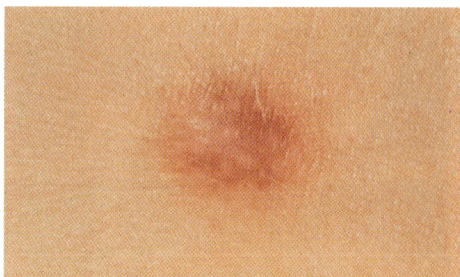

Abb. D10. Dermatofibrom

Der|ma|to|fi|bro|ma lenticulare nt: → *Dermatofibrom*
Der|ma|to|fi|bro|sar|co|ma protuberans nt: *Syn:* Dermatofibrosarkom; v.a. zwischen dem 20. und 40. Lebensjahr auftretender semimaligner Tumor, der von Fibroblasten des Hautbindegewebes ausgeht; der harte, meist gelbbraune-livide Tumor tritt v.a. an den Schultern, dem Oberarm oder Rücken auf; **Therapie:** frühzeitige großzügige Exzision weit im Gesunden; **Prognose:** hohe Neigung zu Rezidiven [50–80 %]; langfristig Gefahr der Metastasierung
Der|ma|to|he|te|ro|plas|tik f: *Syn:* heterologe Hautlappenplastik, heterologe Hautplastik; Hautlappenplastik mit artfremdem Gewebe
Der|ma|to|ho|mo|plas|tik f: *Syn:* homologe Hautlappenplastik, homologe Hautplastik; Hautlappenplastik mit homologem Gewebe, d.h. Gewebe von einem genetisch unterschiedlichen Individuum der gleichen Spezies [z.B. Geschwister, Spender]
Der|ma|to|mu|ko|my|o|si|tis f, pl **-ti|den:** → *Dermatomyositis*
Der|ma|to|my|co|sis favosa f: → *Favus*

Der|ma|to|my|ko|se f: Syn: kutane Mykose, Hautpilz, Hautpilzerkrankung, Dermatomycosis; oberflächliche oder tiefe Pilzerkrankung der Haut durch Dermatophyten, Hefen oder Schimmelpilze; Pilzerkrankungen der Haut sind häufig, verlaufen aber klinisch meist symptomarm, nur tiefe Pilzinfektionen führen zu stärkeren Entzündungszeichen; s.u. Essay Mykosen S. 1059

Der|ma|to|my|o|si|tis f, pl -ti|den: Syn: Lilakrankheit, Dermatomukomyositis, Wagner-Unverricht-Syndrom; durch typische lilafarbene, ödematöse Erytheme [Lilakrankheit] gekennzeichnete Autoimmunkrankheit mit Beteiligung von Haut und Muskulatur; man unterscheidet eine **kindliche Form** und eine **adulte Form**, die z.T. mit malignen Tumoren innerer Organe assoziiert ist; **Klinik**: anfänglich Krankheitsgefühl, Gelenkschmerzen, Raynaud-Symptom und leichtes Fieber; bei der **amyopathischen Dermatomyositis** kommt es zuerst zur Entwicklung der Hautsymptome [livide Erytheme über Fingerknöcheln, Ellenbogen und Knien; Teleangiektasien und Hämorrhagien am Nagelfalz; diffuse livide Erytheme und Schwellung der oberen Gesichtshälfte und der Augenlider (**Heliotropherythem**)] bevor sich Muskelsymptome [schleichend progrediente Muskelschwäche und -schmerzhaftigkeit] einstellen; die inneren Organe bleiben weitgehend verschont, bei 40 % der Fälle ist aber auch das Herz betroffen; **Therapie**: systemische Corticosteroide, evtl. Azathioprin*; **Prognose**: Patienten, bei denen die Dermatomyositis nicht mit einem malignen Tumor assoziiert ist, haben eine relativ gute Langzeitprognose [mehr als 80 % überleben die Erkrankung]; allerdings entwickeln sich z.T. erhebliche Funktionseinschränkungen, die zu Invalidität führen; s.u. Essay Dermatomyositis – Polymyositis S. 245

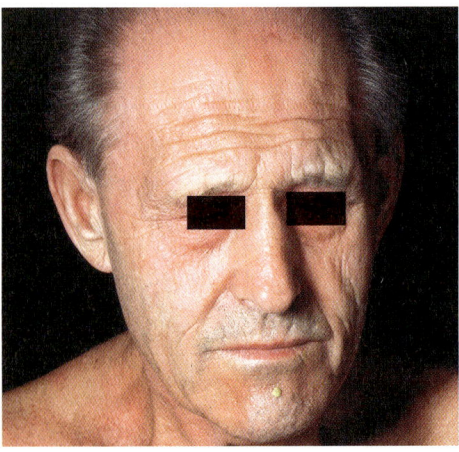

Abb. D11. Dermatomyositis. Typisches lilafarbenes, ödematöses Erythem

Der|ma|to|pa|thia photoelectrica f: → Lichtekzem
Der|ma|to|phy|ten pl: Syn: Hautpilze; Sammelbegriff für Pilze, die Dermatomykosen hervorrufen können; sie sind Fadenpilze und bauen in der Natur das Keratin von Schuppen, Nägeln und Haaren von Tieren und Menschen ab [**keratinophile Pilze**]; die ca. 40 Species werden in drei Genera unterteilt: **Epidermomyces**, **Trichophyton** und **Nekrosporum**; ca. 2/3 der Dermatophyten haben sich auf Tiere [**zoophile Dermatophyten**] oder den Menschen [**anthropophile Dermatophyten**] spezialisiert; s.u. Essay Mykosen S. 1059
Der|ma|to|phy|tie f: Syn: Dermatophytose, Epidermomykose; Hautpilzerkrankung durch Dermatophyten; oft gleichgesetzt mit Tinea*
Der|ma|to|plas|tik f: → Hautlappenplastik
Der|ma|to|se f: Syn: Hauterkrankung, Hautkrankheit, Dermatosis; Dermatopathie; Oberbegriff für entzündliche und nicht-entzündliche Erkrankungen der Haut unabhängig von der Genese; oft gleichgesetzt mit Dermatitis
akute febrile neutrophile Dermatose: → Sweet-Syndrom
neurogene Dermatose: → atopisches Ekzem
progressive pigmentöse Dermatose: → Purpura pigmentosa progressiva
Pseudoainhum-artige Dermatose: → Keratosis palmoplantaris mutilans
Der|ma|to|sko|pie f: Auflichtmikroskopie zur Untersuchung der Hautoberfläche
Der|ma|to|sto|ma|ti|tis Baader f: → Stevens-Johnson-Syndrom
Der|mo|e|pi|der|mi|tis Lutz f: → mikrobielles Ekzem
Der|mo|gra|phis|mus m: Syn: Hautschrift, Dermographie, Dermographia, Dermographismus; nach mechanischer Reizung sichtbare Reaktion der Haut; die normale Haut bildet an den gereizten Stellen gerötete Linien aus [roter Dermographismus, **Dermographismus ruber**]; v.a. bei atopischem Ekzem

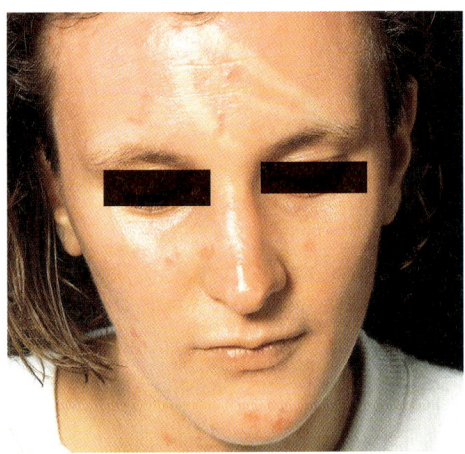

Abb. D12. Dermographismus. Weißer Dermographismus

Tab. D3. Dermatophyten. Humanpathogene Dermatophyten

Anthropophile	Zoophile	Geophile
Epidermophyton floccosum	Mikrosporum canis	Mikrosporum gypseum
Mikrosporum audouinii	Mikrosporum equinum	Mikrosporum fulvum
Mikrosporum ferrugineum	Trichophyton mentagrophytes var. granulosum var. erinacei var. quinckeanum	Mikrosporum nanum
Trichophyton rubrum	Trichophyton verrucosum	Trichophyton simii
Trichophyton mentagrophytes var. interdigitale	Trichophyton gallinae	
Trichophyton schoenleinii		
Trichophyton tonsurans		
Trichophyton violaceum		
Trichophyton concentricum		

Dermatomyositis – Polymyositis

B. Volc-Platzer

Kurzdefinition

Dermatomyositis und **Polymyositis** bilden zusammen mit der **Einschlusskörpermyositis** die Gruppe der idiopathischen, entzündlichen Myopathien. Die Muskelsymptomatik bei Dermatomyositis und Polymyositis ist sehr ähnlich, bei Einschlusskörpermyositis völlig unterschiedlich. Charakteristische Hautsymptome finden sich nur bei Dermatomyositis. Etwa 20% der Patienten weisen nur eine kutane Leitsymptomatik auf [**amyopathische Dermatomyositis**], vorwiegend Frauen sind betroffen. Bei etwa einem Drittel der Patienten findet sich ein Malignom [**paraneoplastische Dermatomyositis**]. Symptome der Dermatomyositis finden sich auch bei **Überlappungssyndromen** und bei **mixed connective tissue disease** [MCTD, Sharp-Syndrom].

Ätiologie
Die Ätiologie ist bis heute unbekannt.
Immungenetische Assoziationen mit
* HLA-B8, B14, DR3, Dw52 und DQ1*0501 bei der klassischen Dermatomyositis
* HLA-DR3 Haplotyp bei juveniler Dermatomyositis
* HLA-DR3 und HLADw52 und Produktion des Antisynthetase-Antikörpers Jo-1
* HLA-DR7, HLA-DQA1*0201 oder Homozygotie für HLA-DR7 und Produktion des Mi-2 Antikörpers

Medikamente können als Auslöser fungieren. Nach Absetzen erfolgt ein rascher Rückgang der Symptome.
* Antimalariamittel
* Hydroxyurea
* Penicillamin
* Nicht-steroidale Antiphlogistika [Diclofenac]
* Tryptophan
* Betablocker [Practolol]
* Zidovudin [Polymyositis]

UV-Exposition führt bei etwa 50 % der Patienten zur Entwicklung bzw. zur Verschlechterung bestehender Hautveränderungen.
Häufung des Krankheitsbeginns im Frühjahr, Zusammenhang mit Coxsackie-B-Virusinfektion?

Pathogenese
Derzeit wird angenommen, dass durch die Infektion mit myotropen Viren wie Coxsackie-, Echo-, oder Retroviren bzw. anderen Erregern wie *Toxoplasma gondii* und bei entsprechender immungenetischer Prädisposition autoreaktive T-Lymphozyten antigene Determinanten derselben erkennen, diese aber im Rahmen eines „molekularen Mimikry" mit Antigenen körpereigener Zellen wie von Endothel- oder Muskelzellen verwechseln. Eine daraus resultierende aberrante Autoimmunantwort vom Typ IV dürfte primär für die Muskelschädigung bei Polymyositis verantwortlich sein. Bei Dermatomyositis dürften humorale Mechanismen überwiegen, die zur Bildung von Immunkomplexen und zur Aktivierung des Komplementsystems mit Ablagerung des Membranangriffskomplexes [membrane attack complex C5-9, MAC] an den Gefäßwänden von Haut und Muskelgefäßen führen. Hautveränderungen wie die Gottron-Papeln kommen wahrscheinlich durch eine Antikörperabhängige zellvermittelte Zytotoxizität [ADCC] zu Stande.

Tab. 1. Klassifikation der idiopathischen inflammatorischen Myopathien

Dermatomyositis
* Klassische Dermatomyositis des Erwachsenen
* Klassische Dermatomyositis des Erwachsenen mit Malignom [paraneoplastische Dermatomyositis]
* Juvenile Dermatomyositis
* Klassische Dermatomyositis als Teil eines Überlappungssyndroms
* Amyopathische Dermatomyositis [Erwachsene und Kinder]
  - Definitiv [länger als zwei Jahre, bei bioptisch gesicherten Hautläsionen]
  - Provisorisch [länger als 6 Monate, bis zu zwei Jahren, bei bioptisch gesicherten Hautläsionen]

Polymyositis
* Isolierte Polymyositis
* Polymyositis als Teil eines Überlappungssyndroms

Einschlusskörpermyositis

Epidemiologie

Inzidenz jährlich > 1:100.000 [bisher amyopathische Formen noch nicht mitgezählt]; Frauen:Männer = 2:1
Krankheitsgipfel im 5. und 6. Lebensjahrzehnt, bei Kindern zwischen 5. und 9. bzw. 10. und 14. Lebensjahr.
Hautsymptome bei 100 % der Patienten mit Dermatomyositis, bis zu 6 Monate dem Muskelbefall vorangehend. Keine Hautsymptomatik bei Polymyositis.
Polymyositis bei Kindern äußerst selten.

Symptomatik

Hautveränderungen im Gesicht und an den Händen in charakteristischer Morphologie und Verteilung, über den Ellbogen und den Kniegelenken.
Muskelschwäche der Schulter-, Oberarm-, Hüft- und Oberschenkelmuskulatur.
Schluckbeschwerden, ungeklärte **Heiserkeit**.
Selten sind respiratorische und kardiale Symptome.

Klinischer Befund

Hautveränderungen

Erytheme verschiedener Farbqualität und Lokalisation sind für die Dermatomyositis charakteristisch. Ausdruck des akuten Geschehens, zumeist mit einem intensiven Juckreiz verbunden. Periorbitales, fliederfarbenes Erythem [**Heliotroperythem**], alleine oder in Kombination mit zentrofazialem Gesichtserythem. Erytheme in schalartiger Verteilung im Halsbereich, im Décolleté [**V-Zeichen**], aber auch über den Dorsalseiten der Fingergelenke. **Wichtig:** Erytheme über den Ellenbogen, den Knien und an den Innenseiten der Knöchel [**Gottron-Zeichen**].
Hellrote Erytheme bei paraneoplastischer Dermatomyositis.
Papulöse Läsionen, vor allem an den Händen und Fingern = **Gottron-Papeln** an den Dorsalseiten der Hände und der Finger über den Metakarpophalangeal- und den Interphalangealgelenken. Teleangiektasien im Nagelfalzbereich, periunguale Splitterblutungen und verdickte, dystrophe Nagelhäutchen.
Mechanic's hands: nicht juckende, hyperkeratotische, schuppende, rhagadiforme und hyperpigmentierte Veränderungen an den Handflächen, primär beim **Antisynthetase-Syndrom** mit anti-Jo-1 Antikörpern und Lungenfibrose.
Poikiloderma vasculare atrophicans: Atrophie, Pigmentverschiebungen und Teleangiektasien [auch bei anderen Erkrankungen wie z.B. bei kutanen T-Zell-Lymphomen].
Kutane Kalzifikationen: vorwiegend bei Kindern mit Dermatomyositis, führen in vielen Fällen zu therapeutisch kaum beeinflussbaren Ulzerationen. Kalzifikationen finden sich als große, umschriebene, subkutane Knoten am Stamm oder umschrieben periartikulär oder entlang der Muskelfaszien oder als „Exoskelett" im subkutanen Bindegewebe.

Muskelsymptomatik

Entwicklung der typischen Symptomatik der Dermato- und der Polymyositis innerhalb von Wochen bzw. Monaten, bei fulminanten Verläufen innerhalb von wenigen Wochen. Proximale, symmetrische, progrediente Muskelschwäche, gefolgt von Abbau der Muskulatur im Bereich des Schultergürtels, der Oberarme, des Hüftbereichs und der Oberschenkel. Einschränkung alltäglicher Bewegungen, wie Armeheben zum Frisieren oder Beineheben beim Treppensteigen! Feinmotorik und Mimik bleiben erhalten. Bei ca. 40% der Patienten mit Dermatomyositis Schluckbeschwerden [Beteiligung der Pharynxmuskulatur].

Systemische Manifestationen

Lungenbeteiligung: interstitielle Pneumonie und Fibrose, respiratorisches Versagen aufgrund der Schwäche der Interkostalmuskulatur
Kardiale Beteiligung: mit Kardiomyopathie und Überleitungs- und Rhythmusstörungen

Assoziation mit Malignomen [Dermatomyositis als Paraneoplasie]

Frauen haben ein 32-fach erhöhtes Risiko, an einem Ovarialkarzinom zu erkranken, daher 6–12 monatige gynäkologische Durchuntersuchung einschließlich Kontrolle von Tumormarkern wie CA-125! Erhöhtes Risiko auch für Melanome, Karzinome des Gastrointestinaltrakts und andere solide Tumoren. Bei juveniler Dermatomyositis bisher kein statistisch signifikantes Malignomrisiko.

Überlappung mit anderen Kollagenosen

Bei 20% der Patienten auch Symptome
- eines systemischen Lupus erythematodes
- einer systemischen Sklerodermie
- eines Sjögren-Syndroms

Gelegentlich im Rahmen eines **mixed connective tissue disease** [MCTD: Raynaud-Syndrom, Polyarthralgien der kleinen Gelenken und Antikörper gegen U1-RNP].

Sklerodermatomyositis: Dermatomyositis, an die sich 6 Monate bis 2 Jahre später eine systemische Sklerodermie anschließt und bei der Antikörper gegen PM-Scl [Tab. 2] nachweisbar sind [bei systemischer Sklerodermie häufig Antikörper gegen Topoisomerase 1 (Scl-70) nachweisbar].

Jo-1-Syndrom oder **Antisynthetase-Syndrom**: positive Jo-1-Antikörper bei bestehender Lungenfibrose und kutane Symptome der „mechanic's hands"

Diagnostik

Labor

- Autoantikörper [s.u. Tab. 2]
- BSG und CRP zumeist nicht signifikant erhöht
- Rheumafaktor erhöht bei 20 % der Patienten
- Erhöhung von Faktor-VIII-Antigen und Neopterin [juvenile Dermatomyositis]
- Charakteristische Erhöhung von Muskelenzymen im Serum
- Bis zu 50-fache Erhöhung der Creatinkinase [CK] im Serum bei 90 % der Patienten; Differenzialdiagnose CK-Erhöhung bei anderen Myopathien, Hypothyroidismus, durch Medikamente

Apparative Diagnostik

- Elektromyografie [EMG]
- Magnetresonanztomografie [MRT]
- Muskel-Ultraschall
- Phosphor-31-Spektroskopie
- Thallium-Szintigrafie

Tab. 2. Myositisspezifische Autoantikörper [MSA]

Hohe Spezifität
• 56 kD [85 %; nukleäres Protein]
• Jo-1 [20 %; Histidyl-tRNA-Synthetase]
• Mi-2 [8 %; nukleäres Protein, Helicase]
• SRP [4 %; „signal recognition particle"]
• PL-7, PL-12 [3 %; Threonyl-, Alanyl-tRNA-Synthetase]
• OJ, EJ [selten; Isoleucyl-, Glycyl-tRNA-Synthetase]
• Fer [selten, „elongation factor-1a"]
• Mas [selten; small RNA]
• KJ [selten; Translokationsfaktor]

Geringe Spezifität
• U1RNP [12 %; Ribonucleoprotein]
• Ro/SS-A [10 %; Ribonucleoprotein]
• PM-Scl [8 %; nucleoläre Proteine]
• Ku [3 %; „DNA-binding protein"]
• U2RNP [1 %; Ribonucleoprotein]

Zu den typischen EMG-Veränderungen zählen die erhöhte Einstichaktivität, sowie die polyphasischen Aktionspotenziale mit niedriger Amplitude und abnorm frühem „recruitment". Muskeln, an denen ein EMG abgeleitet wurde oder in deren Bereich eine i.m.-Injektion durchgeführt wurde, sind für eine weiterführende Muskelbiopsie zu meiden. Andere Verfahren zur Erfassung myositischer Veränderungen werden derzeit auf ihre Spezifität bei der Erfassung und Lokalisation myositischer Veränderungen, die zumeist nur fokal auftreten, geprüft. Die Etablierung der MRT-gesteuerten Feinnadelbiopsie wäre wünschenswert um die teure und aufwendige offene Muskelbiopsie zu vermeiden.

Histopathologie und Immunpathologie der Haut

Die Hautveränderungen weisen deutliche histopathologische Ähnlichkeiten mit denen kutaner Lupusläsionen auf, wie die verdickte, PAS-positive Basalmembran und, in späteren Stadien, eine von lymphozytären Zellen dominierte Interphasendermatitis im Bereich der dermoepidermalen Junktionszone. Auffallend ist das dermale Ödem sowie die Muzinablagerungen, bei akuten und bei chronischen Hautveränderungen.

Muskelbiopsie und Muskelpathologie

Bei korrekter Entnahme [nach EMG vom Muskel der kontralateralen Seite] und Einbettung sowie Verarbeitung der Muskelbiopsie sind Muskelfaserdegeneration und -regeneration, perifaszikuläre Atrophien und Schäden der Muskelkapillaren zu beobachten. Besonders bei Kindern finden sich Veränderungen im Sinne ausgeprägter Vaskulopathien wie Phlebitis und Arteriitis. Als Ausdruck mikrovaskulärer Schäden finden sich auch in Muskelkapillaren C5-9-Ablagerungen [MAC].

Pulmonologische und kardiologische Diagnostik

Hochauflösende **Computertomografie der Lunge** [HRCT] zur Früherfassung der Lungenbeteiligung sowie **Lungenfunktionsuntersuchung** inklusive Bestimmung der CO_2-Diffusionskapazität. Fortgeschrittener Lungenbefall äußert sich in der CT als „Honigwabenlunge". **Gallium-Szintigrafie** für die Diagnostik einer Alveolitis.

EKG: Überleitungsstörungen, atriale und ventrikuläre Rhythmusstörungen.

99-mTc-Szintigrafie: myokardiale Dysfunktion

Szintigrafie mit radioaktiv markierten **Antimyosin-Antikörpern** zur Darstellung nekrotischer Muskelfasern

Therapie

Lokaltherapie

Spektrum und Erfolg lokaler therapeutischer Maßnahmen sind begrenzt. Klasse I und II **Corticosteroide** sind lokal kurzfristig wirksam.

Systemische Therapie [s.a. Tab. 3]

Nicht-steroidale Medikamente

- **Doxepin:** trizyklisches Antidepressivum mit einer selektiv blockierenden Wirkung auf H1- und H2-Rezeptoren; gute antipruriginöse Wirkung
- **Hydroxychloroquin** und **Chloroquin**, alleine oder in Kombination mit **Quinacrin**; häufig erfolgreich bei der Therapie der Hautmanifestationen
- **Nicht-steroidale Antiphlogistika:** bei Myalgien und myopathischen Beschwerden

Systemische Glucocorticosteroide: traditionellerweise Therapie der ersten Wahl, initial in einer Dosierung von 1–2 mg/kg KG/Tag p.o. über ein bis drei Monate bzw. bis zum ersten Ansprechen. **Steroidbolus**, 1 g/Tag i.v. über fünf bis sieben Tage, bei fulminanten Verläufen und bei juveniler Dermatomyositis. Im Anschluss Steroide p.o., 1 mg/kg KG/Tag in absteigender Dosierung

Nicht-steroidale Immunsuppressiva:

- **Azathioprin** [1–2 mg/kg KG/Tag] und **Methotrexat** [10–25 mg/Woche]. In Kombination mit Steroiden um Langzeit- und Nebeneffekte zu verringern!
- **Chlorambucil** [2–6 mg/Tag] und **Cyclosporin A** [5 mg/kg KG/Tag]. Ebenfalls für Kombinationstherapien [steroidresistente Fälle]
- **Cyclophosphamid** [2–4 mg/kg KG/Tag p.o.]
- **Mycophenolat-Mofetil** [2 × 1 g/Tag p.o.]

Eine erfolgreiche Behandlung kutaner Kalziumablagerungen ist nahezu unmöglich. Therapeutische Versuche wurden bisher mit Aluminiumhydroxidlösung, Probenecid, Warfarin, EDTA, Colchicin und Diltiazem unternommen. Gelegentlich ist die chirurgische Sanierung unumgänglich.

Andere und alternative Therapien

Hochdosierte intravenöse Immunglobuline [IVIG]: 2 g/kg KG, aufgeteilt auf 2 Gaben, einmal monatlich

Eigene Untersuchungen haben gezeigt, dass Patienten ohne zirkulierende Autoantikörper und ohne bestehendes Malignom am besten auf IVIG ansprachen, sowohl zusammen mit Steroiden, einer Kombinationstherapie aus Steroiden und nicht-steroidalen Immunsuppressiva oder auch als Monotherapie. Der Therapieeffekt hielt bei den Patienten, die initial auf IVIG angesprochen hatten, auch während einer einjährigen Erhaltungstherapie mit nur vierteljährlicher Verabreichung an, während die Therapieversager unter der Erhaltungstherapie von Anfang an immer wieder Rezidive der Dermatomyositis aufwiesen. Bei den paraneoplastischen Verlaufsformen konnte ein eindeutiges Ansprechen weder unter der Initialtherapie noch unter der Erhaltungstherapie beobachtet werden.

Tab. 3. Systemische Therapien der Dermatomyositis/Polymyositis

Nicht-steroidale Medikamente

- Doxepin 10–30 mg abends p.o.
- Hydroxychloroquin 400 mg/Tag p.o.
- Chloroquin 250 mg/Tag p.o.
- Nicht-steroidale Antiphlogistika

Glucocorticosteroide 1–2 mg/kg KG/Tag p.o., 1–3 Monate in voller Dosierung, bei Besserung Reduktion [z.B. 10 % alle zwei Wochen], Gesamtdauer bis 12 Monate,

1 g/Tag i.v. [„Steroidbolus"] bei fulminanten Verläufen und juveniler Form Kombination mit nicht-steroidalen Immunsuppressiva, Begleittherapie: Osteoporoseprophylaxe

Nicht-steroidale Immunsuppressiva

- Methotrexat [10–25 mg/Woche p.o.; höhere Dosen i.m.]
- Azathioprin 1–2 mg/kg KG/Tag p.o.
- Cyclophosphamid 1–2 mg/kg KG/Tag p.o.
- Cyclosporin 2,5 – maximal 5 mg/kg KG/Tag p.o.
- Mycophenolat-Mofetil 2 × 1g/Tag p.o.

Extrakorporale Photopherese [ECP]: Erfahrungen begrenzt, bei Versagern auf konventionelle Therapieformen als „ultima ratio".

Physikalische Therapien: Gezielter Einsatz in der Früh- als auch in der Spätphase der Dermato- und Polymyositis erforderlich.

- **Frühphase:** passive Bewegungsmaßnahmen
- **Spätphase:** aktive Übungsprogramme

Tab. 4. Evidenzen für systemische Therapien bei Dermatomyositis

	Evidenzgrad	Evidenzstärke
IVIG	I-b	A
Corticosteroide	III	A
Übrige Medikamente	IV	B

Prognose

Durch raschen Einsatz der Glucocorticosteroide deutliche Senkung der Mortalität [bei Kindern, bei denen fulminante Verläufe häufiger sind, auf < 10 %!]

Todesursachen

- Begleitmalignome
- Infektionen
- kardiale und pulmonale Erkrankungen im Rahmen der Dermato- und Polymyositis

Prognostisch ungünstige Faktoren

- höheres Alter
- fulminanter Verlauf
- Dysphagie
- interstitielle Lungenbeteiligung
- Begleitmalignome
- verzögertes oder unvollständiges Ansprechen auf systemische Glucocorticosteroide
- Vorhandensein bestimmter Autoantikörper

Antisynthetaseantikörper sind häufig mit interstitiellen Lungenmanifestationen assoziiert
SRP-positive Patienten mit zumeist schwererem Verlauf und teilweiser Therapieresistenz
Bei **Mi-2-positiven Patienten** dominieren Hautsymptome in schalartiger Ausbreitung, die gut auf eine systemische Steroidmedikation ansprechen

Prävention

Exzessive Sonnenexposition ist unbedingt zu vermeiden, hochwirksame Sonnenschutzpräparate sind zu empfehlen.

und Hypothyreose kommt es zu einer Ablassung der Haut beim Bestreichen und man spricht von **Dermographismus albus** [weißer Dermographismus]; bei **Dermographismus niger** [schwarzer Dermographismus] handelt es sich um eine dunkle Färbung durch Metallpartikel auf der Haut

Der|mo|id *nt*: **1.** *Syn: Dermoidzyste*; mit Epithel ausgekleidete Hautzyste, die Hautanhangsgebilde und evtl. Zähne enthalten kann **2.** *Syn: Dermoidzyste, Teratom, zystisches Teratom*; zystischer Keimzelltumor im Eierstock oder Hoden; kann neben Hautanhangsgebilden auch andere Strukturen enthalten; *s.a. Essay Neubildungen des Ovars S. 1195*

Der|mo|id|zys|te *f*: → *Dermoid*

Der|mo|me|trie *f*: Messung des Hautwiderstandes gegen Gleichstrom

Der|mo|re|ak|ti|on *f*: *Syn: Hauttest*; Testung der Hautreaktion auf Allergene; Hauttests, d.h. In-vivo-Allergietests, sind auch heute noch die praktisch wichtigsten Allergietests, da sie eine ökonomische Testung mehrerer Allergene zur selben Zeit erlauben; man unterscheidet **Epikutantests**, bei denen die zu testenden Allergene auf die Haut aufgebracht, und **Intrakutantests**, bei denen sie in die Haut eingebracht werden [Pricktest, Reibetest]

De|ro|ta|ti|ons|os|te|o|to|mie *f*: *Syn: Derotation*; Korrekturosteotomie bei Rotationsfehlstellung eines Knochen

Derotations-Varisierungsosteotomie *f*: operative Korrektur einer Coxa valga mit pathologischer Antetorsion; es wird ein Knochenkeil zur Korrektur der Valgusfehlstellung entnommen und die Fragmente werden gegeneinander rotiert, bis die Antetorsion aufgehoben ist

Des|ace|tyl|vin|blas|tin|a|mid *nt*: → *Vindesin*

1-Desamino-8-D-Arginin-Vasopressin *nt*: → *Desmopressin*

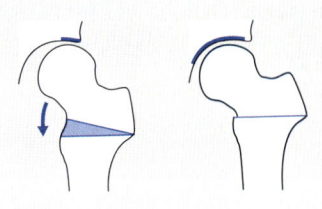

Abb. D13. Derotations-Varisierungsosteotomie

De|sen|si|bi|li|sie|rung *f*: → *Hyposensibilisierung*

Des|fer|ri|ox|a|min *nt*: → *Deferoxamin*

Des|flu|ran *nt*: als Allgemeinanästhetikum verwendeter halogenierter Kohlenwasserstoff; von Isofluran abgeleitet; besitzt eine gute hypnotische Wirkung, eine schwache analgetische und nur eine geringe muskelrelaxierende Wirkung

Des|in|fek|ti|on *f*: *Syn: Entseuchung, Entkeimung, Desinfizierung*; Abtötung oder Inaktivierung aller Keime; man unterscheidet **chemische Desinfektion** [z.B. mit Alkohol], **physikalische Desinfektion** [z.B. durch Erhitzen] und **mechanische Desinfektion** [z.B. Filtrierung]; das gewählte Verfahren ist vom Erreger und dem zu desinfizierenden Bereich abhängig; in Deutschland gibt es zwei Listen, in denen die zur Verfügung stehenden Mittel und Verfahren aufgelistet sind: **1. DGHM-Liste** [Deutsche Gesellschaft für **H**ygiene und **M**ikrobiologie]: deckt die Bereiche Hände-, Flächen-, Instrumenten- und Wäschedesinfektion ab; wird i.d.R. zur In-

Tab. D4. Desinfektion. Desinfektionstechniken

Verfahren	Parameter	Bemerkungen
thermisch	75–95 °C heißes Wasser 100 °C gesättigter Wasserdampf 105 °C oder 110 °C bei 1,2 oder 1,5 bar 75 °C bei −0,5 bar Unterdruck	niedrigere Temperaturen möglich bei Kombination mit chemischen Desinfektionsmitteln, dann auch Resistenzstufe 2 erreicht
UV-Strahlen	UV C 253,7 nm: 15–100 mWs/cm^2	Beeinträchtigung durch Schmutz- und Eiweißpartikel
Alkohol	nur wässrige Lösungen: 60–80 Vol%: Ethanol 80%, n-Propanol 79%, Iso-Propanol 60% Einwirkzeit: 10–60 s	wirksam gegen: vegetative Bakterien und Pilze sowie behüllte Viren Lücken: Sporen, Viren ohne Hülle (z.B. Poliovirus)
Formaldehyd	Gebrauchsverdünnungen nach DGHM- oder RKI-Liste	wirksam gegen: Bakterien, Bakteriensporen, Pilze und Viren stark reizend, kanzerogen starker Eiweißfehler
Amphotenside	Gebrauchsverdünnungen nach DGHM- oder RKI-Liste	wirksam gegen: Bakterien und Pilze Lücken: Bakteriensporen und Viren starker Seifenfehler
chlorabspaltende Verbindungen	z.B. ClO$_2$, Cl$_2$, NaOCl (Natriumhypochlorit), Chlorkalk	wirksam gegen: Bakterien, Bakteriensporen, Pilze und mit Einschränkung gegen Viren stark korrodierend, stark reizend
iodabspaltende Verbindungen	Jodophore: z.B. Polyvinylpyrrolidon (PVP)	wirksam gegen: Bakterien, Bakteriensporen, Pilze und mit Einschränkung gegen Viren starker Eiweißfehler großflächige Anwendung bei Schwerverbrannten. Bei Struma und bei Neugeborenen toxikologisch umstritten
Peroxidverbindungen	z.B. Peressigsäure, Ozon, Kaliumpermanganat, Wasserstoffperoxid	wirksam gegen: Bakterien, Bakteriensporen, Pilze und Viren Peressigsäure: stark korrodierend Peressigsäure, Ozon: Eiweißfehler
quaternäre Verbindungen		Lücken z.B. gegen gramnegative Bakterien, daher nur als Zusatzmittel
Schwermetallverbindungen	z.B. Silbernitrat	als Schleimhautantiseptikum (Credé-Prophylaxe)

fektionsprophylaxe verwendet **2. RKI-Liste** [Robert-Koch-Institut]: Mittel und Verfahren für die Seuchenbekämpfung, z.B. thermische und chemische Verfahren, Raumdesinfektion; *s.a. Resistenzstufen, Sterilisation*

laufende Desinfektion: die Desinfektion von Ausscheidungen [Kot, Urin, Eiter, Sekrete, Exkrete] erfolgt mit chlor- oder phenolhaltigen Desinfektionsmitteln; der Begriff umfasst auch die Desinfektion aller Personen [Personal, Besucher] und Instrumente

Des|in|fek|ti|ons|pha|se *f: s.u. Händedesinfektion*

Des|in|fi|zie|rung *f:* → *Desinfektion*

De|si|pra|min *nt: Syn: Desmethylimipramin, Dimethylimipramin;* trizyklisches Antidepressivum vom Imipramin-Typ; HWZ 17–25 h, bei älteren Patienten bis zu 31 h; **Anw.:** alle Formen von Depression, gemischte und depressive bipolare Psychosen, Dysthymie, chronische Schmerzsyndrome, Spannungskopfschmerz, Deafferenzierungsschmerz, zentrale Schmerzen, neuropathische Schmerzen; **Dosierung:** 75–100 mg/d; **NW:** Mundtrockenheit, Obstipation, Miktionsbeschwerden, Schlafstörungen, gelegentlich Tremor; *s.a. Essay Aufmerksamkeits-Defizit-Überaktivitäts-Syndrom S. 111*

Des|lo|ra|ta|din *nt:* H_1-Antihistaminikum mit geringer zentraler und kardiovaskulärer Wirkung; **Anw.:** saisonale allergische Rhinitis, intern bei starkem Juckreiz; **NW:** Mundtrockenheit, Müdigkeit, Schläfrigkeit, Kopfschmerzen

Des|mo|id *nt: Syn: Desmofibrom, Desmoidtumor;* gutartiger, aber aggressiv wachsender Bindegewebstumor der Muskelfaszie; Therapie: großzügige Exzision

Des|mo|pres|sin *nt: Syn: 1-Desamino-8-D-Arginin-Vasopressin, DDAVP;* synthetisches Analogon von antidiuretischem Hormon und 8-Arginin-Vasopressin, einem im Hypophysenhinterlappen gebildeten Hormon mit vasokonstriktorischer Wirkung; besitzt eine 10-fach stärkere antidiuretische Wirkung als Adiuretin und führt zu einem Anstieg der Konzentration von Faktor VIII und von Willebrand-Faktor im Blut; **Anw.:** Antidiuretikum bei zentral bedingtem Diabetes insipidus sowie zentral traumatisch bedingter Polyurie und Polydipsie sowie primäre Enuresis nocturna

Des|mo|to|mie *f:* operative Durchtrennung einer Sehne oder eines Bandes

De|so|ges|trel *nt:* synthetisches Gestagen; **Anw.:** in hormonellen Antikonzeptiva in Kombination mit Ethinylestradiol entweder als monophasisches Kontrazeptivum [0,03 mg Ethinylestradiol + 0,15 mg Desogestrel über 21 Tage] oder als normophasisches Kontrazeptivum [1.–7. Zyklustag 0,05 mg Ethinylestradiol, folgende 22 Zyklustage 0,05 mg Ethinylestradiol + 0,125 mg Desogestrel]; **NW:** Zwischenblutungen, vereinzelt Kopfschmerzen, Migräne, Übelkeit, Erbrechen, Depressionen, erhöhtes Risiko für Thrombose und Embolie

De|so|nid *nt: Syn: 16α-Hydroxyprednisolonacetonid, Prednisolonacetonid;* nicht-halogeniertes, mittelstark wirksames Glucocorticoid; **Anw.:** lokaler Entzündungshemmer, v.a. bei Dermatosen

De|so|xi|me|ta|son *nt:* fluoriertes Glucocorticoid; **Anw.:** lokaler Entzündungshemmer, v.a. bei Ekzemen, Dermatitis und Psoriasis

2-De|so|xy|col|for|my|cin *nt:* → *Pentostatin*

Des|o|xy|cor|ti|col|ste|ron *nt:* → *Desoxycorton*

Des|o|xy|cor|ton *nt: Syn: Desoxycorticosteron, Cortexon, 21-Hydroxyprogesteron, Desoxykortikosteron;* in der Nebenniere gebildetes Mineralocorticoid; **Anw.:** primäre und sekundäre Nebennierenrindeninsuffizienz, adrenogenitales Syndrom

α-6-Desoxy-5-hydroxytetracyclin *nt:* → *Doxycyclin*

Des|o|xy|kor|ti|kol|ste|ron *nt:* → *Desoxycorton*

Des|qual|ma|ti|ons|ka|tarrh *m: Syn: Blasenkatarrh, Cystitis catarrhalis;* → *Cystitis*

De|tru|sor|hy|per|ak|ti|vi|tät *f:* unwillkürliche Detrusorkontraktionen während der Füllungsphase, die spontan oder durch Provokation auftreten; ursächlich kann eine **neurogene** von der **nicht-neurogenen Detrusorhyperaktivität** differenziert werden; *s.u. Essay Harninkontinenz S. 533*

De|tru|sor|hy|per|ak|ti|vi|täts|in|kon|ti|nenz *f:* Detrusorhyperaktivität mit Inkontinenz; *s.u. Essay Harninkontinenz S. 533*

Detrusorhyperaktivitätsinkontinenz mit Drang: *Syn: motorische Dranginkontinenz;* unwillkürlicher Urinverlust aus der Harnröhre bedingt durch urodynamisch nachweisbare unkontrollierte Detrusorkontraktionen mit intravesikaler Drucksteigerung, die der Betroffene als starken Harndrang empfindet; unterschieden wird zwischen neurogener und nicht-neurogener [idiopathischer] Form

neurogene Detrusorhyperaktivitätsinkontinenz: *Syn: Reflexinkontinenz;* tritt bei neurologischen Erkrankungen [v.a. komplette Querschnittslähmung oberhalb von S_2] auf; den Patienten fehlt die Sensibilität für die Blasenfüllung, womit es zu einer reflektorischen Blasenentleerung durch auslösende Reize kommt; die Patienten können aber über den Miktionsreflex i.d.R. eine befriedigende Blasenkontrolle erlernen; *s.u. Essay Harninkontinenz S. 533*

spinale Detrusorhyperaktivitätsinkontinenz ohne Sensation: *Syn: spinale Reflexinkontinenz;* unwillkürlicher Urinverlust aus der Harnröhre mit urodynamisch nachweisbaren unkontrollierten Detrusorkontraktionen [z.B. bei Rückenmarkerkrankungen], die der Patient nicht als Harndrang empfindet

suprapontine Detrusorhyperaktivitätsinkontinenz: *Syn: suprapontine Reflexinkontinenz;* unwillkürlicher Urinverlust aus der Harnröhre mit urodynamisch nachweisbaren unkontrollierten Detrusorkontraktionen durch Verlust der Kontrolle über den Miktionsreflex z.B. bei Hirnleistungsstörungen

Detrusor-Sphinkter-Dyskoordination *f:* funktionelle Blasenentleerungsstörung durch eine fehlende Koordination der glatten Muskulatur von Blasenmuskel und Blasensphinkter; im Gegensatz zur Detrusor-Sphinkter-Dyssynergie liegt kein [nachweisbares] neurologisches Korrelat vor

Detrusor-Sphinkter-Dyssynergie *f:* funktionelle Blasenentleerungsstörung durch eine fehlende Koordination der glatten Muskulatur von Blasenmuskel und Blasensphinkter; ist vornehmlich die quergestreifte Muskulatur betroffen, spricht man von **Detrusor-Blasenhals-Dyssynergie;** sind beide Muskelgruppen betroffen, handelt es sich um eine **Detrusor-Urethra-Dyssynergie;** entsteht auf dem Boden einer neurologischen Erkrankung mit einer Entkopplung des sakralen Miktionszentrums vom pontinen Zentrum, das das Zusammenspiel von Detrusor und Sphinkter koordiniert; *s.a. Essay Harninkontinenz S. 533*

Deutschländer-Fraktur *f:* → *Marschfraktur*

Devegier-Krankheit *f:* → *Pityriasis rubra pilaris*

De|vi|a|ti|ons|win|kel *m:* → *Schielwinkel*

De|vi|o|me|ter *nt: Syn: Schielmesser;* Gerät zur Bestimmung des Schielwinkels*; *s.a. Maddox-Kreuz*

De|xa|me|tha|son *nt: Syn: Fluormethylprednisolon;* stark wirksames, synthetisches Glucocorticoid; **Anw.:** akutes rheumatisches Fieber, rheumatoide Arthritis, Hirnödem, Zustand nach Schädel-Hirn-Trauma, adrenogenitales Syndrom, Therapie von Anaphylaxie und allergischem Schock, Asthma bronchiale, akute Leukämien, maligne Tumoren; *s.a. Essay Non-Hodgkin-Lymphome S. 1133*

Dexamethason-Test *m:* Screeningtest zur Diagnose [Dexamethason-Langtest] oder Ausschluss [Dexamethason-Kurztest] eines Cushing-Syndroms; **Dexamethason-Kurztest:** 2 mg Dexamethason werden vor dem Schlafengehen eingenommen; eine Nüchternblutprobe wird auf Cortisol untersucht; Suppression des Cortisolspiegels auf < 80 nmol/l schließt ein Cushing-Syndrom mit hoher Wahrscheinlichkeit aus

Dexamethason-Langtest: Dexamethason wird oral eingenommen [2 mg/Tag in den ersten 3 Tagen, dann 8 mg/Tag für 3 Tage]; der Cortisolspiegel wird im 24 h-Sammelurin und Blutproben am 4. und 7. Tag bestimmt

DEXA-Methode *nt: Syn: DXA-Methode;* radiologische Methode zur Messung der Knochendichte, bei der Röntgenstrahlen mit zwei verschiedenen Wellenlänge verwendet werden [dual-energy **x**-ray absorptiometry]; eine Wellenlänge wird von Weichteilen absorbiert, die andere von Knochengewebe; durch Subtraktion der Weichteilabsorption kann die Knochendichte berechnet werden; *s.a. Essay Osteoporose S. 1171*

Dex|phen|me|tra|zi|num nt: → *Phenmetrazin*

Dext|ran nt: wasserlösliche Glucopolysaccharide, die zwischen C1 und C6 glykosidisch verknüpft sind; werden als Plasmaexpander eingesetzt; je nach Molekulargewicht unterscheidet man Dextran 60 [MG 60.000], Dextran 40 [MG 40.000] usw.; *s.a. Essay Prä- und postoperative Störungen im Flüssigkeits- und Elektrolythaushalt S. 327*

Dex|tra|no|mer nt: vernetztes Reaktionsprodukt von Dextran mit Epichlorhydrin; **Anw.:** Wundreinigungsmittel, Förderung von Granulation und Wundheilung bei Ulkus, Brandwunden und schlecht heilenden Wunden

Dex|tro|kar|dio|gra|fie, -gra|phie f: **1.** Elektrokardiografie der rechten Herzhälfte **2.** selektive Röntgenkontrastdarstellung von rechtem Vorhof, rechter Kammer und kleinem Kreislauf nach direkter Injektion von Kontrastmittel

Dex|tro|meth|or|phan nt: nicht-opioides Dextroisomer von Levomethorphan*; zentral-wirkendes Antitussivum

Dex|tro|pro|pox|y|phen nt: mildes Opioid; **Anw.:** chronische Schmerzen von geringer Intensität, akute Schmerzen nach kleineren chirurgischen Eingriffen, rheumatoide Arthritis; insgesamt nur selten verwendet

Dextrothyroxin-Natrium nt: **Syn:** *Natrium-D-3,3',5,5'-tetraiodthyronin, Natrium-D-Thyroxin*; Natriumsalz des D-Isomers des Schilddrüsenhormons Thyroxin; senkt erhöhte Plasmalipidwerte, insbesondere das Gesamtcholesterin und das Cholesterin in den LDL; **Anw.:** Lipidsenker

De|ze|le|ra|ti|on f: **1.** Verlangsamung, Verzögerung, Geschwindigkeitsabnahme **2.** (gynäkol.) intermittierende Verlangsamung der fetalen Herzschlagfrequenz um mindestens 15 Schläge pro Minute für mindestens 15 Sekunden, aber nicht mehr als 3 Minuten; längere Verminderungen werden als **fetale Bradykardie** bezeichnet; primär unterscheidet man **periodische** oder **wehenabhängige Dezeleration**, die als Antwort auf die intrauterine Druckerhöhung während der Kontraktion zu sehen ist, und **sporadische** oder **wehenunabhängige Dezeleration**, die z.B. durch Druck auf die Nabelschnur und die dadurch verursachte passagere Hypoxie bedingt wird; **prolongierte Dezeleration** ist eine mehrere Minuten anhaltende Verlangsamung der fetalen Herzfrequenz, die immer hypoxisch bedingt ist; kann sich wieder normalisieren oder in eine fetale Bradykardie übergehen

wehenabhängige Dezelerationen, die mit der Wehe beginnen und am Wehenende schon wieder beendet sind, werden als **frühe Dezeleration** [Dip I, Typ-I-Dezeleration, Frühtief] bezeichnet; setzt die Dezeleration erst nach dem Beginn der Wehe ein und endet auch erst nach der Wehe, handelt es sich um eine **späte Dezeleration** [Dip II, Typ-II-Dezeleration, Spättief, Spätdezeleration], die Zeichen einer intrauterinen Asphyxie sein können; **variable Dezelerationen** können dagegen wehenabhängig vor, während oder nach der Wehe einsetzen können; man findet sie z.B. bei Nabelschnurkompression; kurzfristige, wehenunabhängige Dezeleration durch eine Alteration der Nabelschnur, z.B. durch Umschlingung, werden als **Typ-0-Dezeleration** [Dip 0] bezeichnet

De|zi|me|ter|wel|len|the|ra|pie f: **Syn:** *Ultrahochfrequenztherapie*; Form der Hochfrequenztherapie mit einer Wellenlänge von 69 cm und Frequenz von 434 MHz zur Wärmebehandlung tiefer Gewebe

DGHM-Liste f: *s.u. Desinfektion*

d'Herelle-Phänomen nt: **Syn:** *Twort-d'Herelle-Phänomen, Bakteriophagie*; Zerstörung von Bakterien durch Bakteriophagen

Di|a|be|tes m: Oberbegriff für Erkrankungen mit verstärkter Harnausscheidung; meist gleichgesetzt mit Diabetes mellitus

Diabetes insipidus: **Syn:** *Diabetes spurius, Wasserharnruhr*; Störung des Wasserstoffwechsels mit Polyurie, Polydipsie und Dehydratation; im Extremfall kann es zur Ausscheidung von bis zu 40 l Urin pro Tag kommen; man unterscheidet zwischen **renalem Diabetes insipidus** bei angeborener oder erworbener Resistenz der Nierentubuli gegen antidiuretisches Hormon; der angeborene **vasopressinresistente renale Diabetes insipidus** ist selten und wird X-chromosomal oder autosomal-dominant vererbt; häufiger sind erworbene Formen bei Niereninsuffizienz oder Nierenarterienstenose; **Therapie:** Flüssigkeitsersatz, eiweiß- und salzarme Diät, Saluretika [wirken antidiuretisch beim renalen Diabetes insipidus]; Prostaglandinsynthesehemmer [Indometacin]

beim **zentralen Diabetes insipidus** liegt Störung von Bildung und Ausschüttung von antidiuretischem Hormon vor, weshalb man auch von **Diabetes insipidus neurohormonalis** spricht; meist liegt die Ursache in einem benignen oder malignen Tumor der Hypophyse oder des Hypothalamus; in ca. 40 % der Fälle kann aber keine Ursache gefunden werden [**idiopathischer Diabetes insipidus**]; **Therapie:** Substitutionstherapie; *s.a. Syndrom der inadäquaten ADH-Sekretion*

Diabetes mellitus: **Syn:** *Zuckerkrankheit, Zuckerharnruhr*; chronische Störung der Verwertung von Glucose im Stoffwechsel, die auf einem relativen oder absoluten Insulinmangel oder einer Insulinverwertungsstörung beruht; die dadurch ausgelösten Veränderungen im Kohlenhydrat-, Eiweiß- und Fettstoffwechsel führen u.a. zu Glukosurie, Polydipsie, Polyurie, Leistungsminderung, Gewichtsabnahme; langfristig kommt es v.a. zu Veränderungen an den Gefäßen [Arteriosklerose] und dadurch bedingte Schäden von Organen und Geweben; man unterscheidet **primäre** [genetisch bedingt, familiär gehäuft auftretend] von **sekundären**, d.h. erworbenen Formen durch z.B. eine Störung der endokrinen Sekretion von u.a. Pankreas und Nebenniere [**endokriner Diabetes mellitus**] oder durch Anwendung verschiedener Arzneimittel [Corticoide, Diuretika, **medikamentöser Diabetes mellitus**]; wichtiger, weil von größerer Bedeutung für Therapie und Prognose, ist die Unterscheidung von **Typ-I-Diabetes** [insulinabhängiger Diabetes mellitus, juveniler Diabetes]: primärer Insulinmangeldiabetes, der wahrscheinlich durch Autoantikörper verursacht wird; führt z.T. schon im Kindesalter zur Diabetesmanifestation, und **Typ-II-Diabetes** [nicht-insulinabhängiger Diabetes mellitus, Altersdiabetes]: durch eine Insulinresistenz verschiedener Gewebe [Muskel, Leber] und eine verminderte Insulinbildung hervorgerufener Diabetes, dessen Entwicklung v.a. auch durch Übergewicht begünstigt wird; der Begriff **subklinischer Diabetes mellitus** [asymptomatischer/latenter Diabetes mellitus] bezeichnet einen Zustand mit normalem Glucosestoffwechsel, aber pathologischer Glukosetoleranz*; 30–60 % der Patienten entwickeln innerhalb von 10 Jahren einen klinisch manifesten Diabetes; *s.u. Essay Diabetes mellitus S. 253*

Diabetes renalis: **Syn:** *Nierendiabetes, renale Glukosurie*; autosomal-rezessiv vererbte Störung der Glucoserückresorption mit konstanter Glukosurie

Di|a|cet|u|rie f: **Syn:** *Diazeturie*; Acetessigsäureausscheidung im Harn; *s.a. Essay Störungen des Aminosäurestoffwechsels und Harnstoffzyklus S. 43*

Di|a|ly|se f: **1.** Trennung löslicher Stoffe durch Diffusion durch semipermeable Membranen **2.** → *Hämodialyse*

extrakorporale Dialyse: → *Hämodialyse*

intrakorporale Dialyse: Hämodialyse* im Körper, z.B. Peritonealdialyse*

Di|a|mi|no|di|phe|nyl|sul|fon nt: → *Dapson*

Diamond-Blackfan-Syndrom nt: **Syn:** *Blackfan-Diamond-Anämie, kongenitale hypoplastische Anämie, chronische kongenitale aregenerative Anämie*; autosomal-rezessive, hypo- oder aplastische, normochrome Anämie mit isolierter Störung der Erythropoese [pure red cell aplasia]; ist meist begleitet von Daumenanomalien, Gesichtsfehlbildungen und Kleinwuchs; **Therapie:** 70 % aller Säuglinge sprechen gut auf Steroide [z.B. Prednisolon] an; der Rest muss regelmäßig Transfusionen erhalten; evtl. Knochenmarktransplantation von einem HLA-identischen Geschwisterkind

Di|a|pha|no|sko|pie f: **Syn:** *Diaphanie, Transillumination*; Durchleuchten eines Körperteils oder Organs mit einer starken Lichtquelle, z.B. die **diasklerale Durchleuchtung** mit einer starken Halogenlichtquelle, die u.a. zur Diagnose und Differenzialdiagnose von Melanomen der Aderhaut verwendet wird; *s.a. Abb. D14*

Diabetes mellitus

F. Rinninger, E. Standl

D

Definition

Diabetes mellitus ist ein Sammelbegriff für eine ätiologisch heterogene Gruppe von Krankheiten des Kohlenhydratstoffwechsels, deren gemeinsames Charakteristikum der chronisch erhöhte Blutzucker [Hyperglykämie] ist. Akut sind Patienten mit Diabetes durch Hyperglykämien und therapiebedingte Hypoglykämien bedroht. Langfristig können diabetestypishe Spätkomplikationen manifest werden, insbesondere an Augen, Nieren, Nerven und an den großen Blutgefäßen. Letztere können die betroffenen Patienten erheblich beeinträchtigen.

Epidemiologie

In Deutschland sind etwa 7 % der Bevölkerung an einem Diabetes mellitus erkrankt. Die Mehrzahl sind Typ-2-Diabetiker, nur etwa 5 % aller Diabetiker sind an einem Typ-1-Diabetes mellitus erkrankt [Klassifikation s. Tab. 1].

Diabetesformen im Einzelnen

Typ-1-Diabetes mellitus [juveniler Diabetes mellitus]

Der Typ-1-Diabetes ist pathophysiologisch durch einen nahezu vollständigen Mangel an endogenem Insulin gekennzeichnet. Bei Mangel an Insulin tritt zunächst eine Hyperglykämie auf. Besteht ein Insulinmangel länger fort, besteht das Risiko einer vitalbedrohlichen diabetischen Ketoazidose. Bei Typ-1-Diabetes mellitus existiert eine absolute Indikation für eine Insulintherapie. Zu Beginn und im gesamten Verlauf der Erkrankung muss mit Insulin behandelt werden.

Bei Typ-1-Diabetes mellitus werden die insulinsezernierenden B-Zellen im Pankreas durch einen Autoimmunprozess selektiv zerstört. Folge davon ist ein nahezu absoluter Insulinmangel mit konsekutiver Hyperglykämie.

Vor und zum Zeitpunkt der Diabetes-Manifestation sind in der Regel im Serum Autoantikörper nachweisbar, die auf den Immunprozess hinweisen, der die pankreatischen Beta-Zellen betrifft: zytoplasmatische Inselzellantikörper [ICA], Insulin-Autoantikörper [IAA], Antikörper gegen Glutamatdecarboxylase [GAD], Tyrosin-Phosphatase-Antikörper [IA-2].

Tab. 1. Klassifikation

- Typ-1-Diabetes mellitus, insulinabhängiger Diabetes mellitus oder juveniler Diabetes mellitus [IDDM = *insulin-dependent diabetes mellitus*]
- Typ-2-Diabetes mellitus, insulinunabhängiger Diabetes mellitus oder Altersdiabetes [NIDDM = *non-insulin-dependent diabetes mellitus*]
- Schwangerschaftsdiabetes mellitus [Gestationsdiabetes]
- verschiedene MODY-Diabetes-Formen [*maturity-onset diabetes of the young*]
- seltene Formen des Diabetes [z.B. Defekte der Insulinwirkung]
- Diabetes bei Erkrankungen des exokrinen Pankreas [z.B. chronische Pankreatitis]
- Diabetes bei Endokrinopathien [z.B. Akromegalie, Cushing-Syndrom]
- Diabetes durch Medikamente induziert [z.B. alpha-Interferon, Nikotinsäure, Kortikosteroide]

Tab. 2. Anamnese und klinische Befunde bei manifestem, unbehandeltem Diabetes mellitus

- Polydipsie
- Polyurie [durch osmotische Diurese], Nykturie
- Müdigkeit, Abgeschlagenheit, Leistungsschwäche
- Abnahme des Körpergewichtes [durch Katabolie]
- Sehstörungen, Muskelkrämpfe [durch Störungen des Elektrolyt- und Wasserhaushaltes]
- Infektanfälligkeit, Infektionen
- Übelkeit, Erbrechen, abdominelle Schmerzen [bei Ketoazidose]
- Azetongeruch in der Atemluft [nur bei Ketoazidose]

Symptomatik und Klinik: Typischerweise tritt der Typ-1-Diabetes im Alter zwischen 15 und 19 Jahren auf; nicht selten sind auch jüngere oder ältere Patienten betroffen. Meist sind die Patienten schlank und untergewichtig. Fast immer wird über Polydipsie, Polyurie, Müdigkeit, Gewichtsverlust, Schwäche und Sehstörungen berichtet. Diese Symptome treten oft relativ akut auf. Werden die Patienten nicht rechtzeitig behandelt, besteht die Gefahr einer bedrohlichen diabetischen hyperglykämischen Ketoazidose. Bei einer nicht durch eine Ketoazidose komplizierten Diabetes-Manifestation fällt bei der körperlichen Untersuchung lediglich die Exsikkose auf, der übrige Befund ist ansonsten in der Regel ohne führende Pathologie.

Typ-2-Diabetes mellitus [nicht-insulinabhängiger Diabetes mellitus]

Kennzeichen des Typ-2-Diabetes mellitus ist die chronische Hyperglykämie. Diese meist bei älteren und übergewichtigen Personen auftretende Diabetes-Form ist pathophysiologisch durch eine verminderte Insulinwirkung, d.h. Insulinresistenz, und durch eine gestörte Insulinsekretion charakterisiert. In der Bundesrepublik Deutschland sind derzeit etwa 7 % der Bevölkerung an einem Typ-2-Diabetes mellitus erkrankt. Die Inzidenz nimmt mit steigendem Lebensalter zu. Überernährung, Adipositas, Bewegungsmangel und eine positive Familienanamnese begünstigen die Manifestation des Typ-2-Diabetes mellitus.

In der Pathogenese des Typ-2-Diabetes mellitus sind genetische und nicht-genetische Faktoren von Bedeutung. Die genetische Veranlagung ist bei dieser Diabetes-Form ausgeprägter als beim Typ-1-Diabetes. Ein definierter genetischer Defekt konnte bisher jedoch bei der klassischen Form dieser Erkrankung nicht identifiziert werden. Exogene Faktoren können bei genetischer Disposition die Manifestation dieser Erkrankung begünstigen.

Tab. 3. Faktoren, die die Manifestation eines Typ-2-Diabetes mellitus begünstigen können

- Adipositas, Überernährung
- Bewegungsmangel/körperliche Inaktivität
- Gravidität
- Endokrinopathien [Akromegalie, Cushing-Syndrom, Phaeochromozytom]
- Andere

Insulinresistenz bedeutet eine verminderte biologische Antwort auf die Wirkungen dieses Hormons auf den Glucosestoffwechsel. Beim insulinresistenten Typ-2-Diabetes mellitus ist die Insulinstimulation der Glucoseaufnahme von Geweben vermindert. Darüber hinaus wird die hepatische Glucoseproduktion durch Insulin nur ungenügend gehemmt. Die **Plasmainsulinspiegel** können bei der Manifestation eines Typ-2-Diabetes normal oder erhöht sein. In Bezug zur Hyperglykämie besteht jedoch immer ein relatives Insulindefizit. Die Insulinsekretionskinetik nach Glucose ist weiterhin häufig gestört. Im Krankheitsverlauf von Jahren nimmt die endogene Insulinsekretion progredient ab, und es manifestiert sich ein zunehmender Insulinmangel; dann muss mit Insulin behandelt werden.

Symptomatik und Klinik: Patienten mit Typ-2-Diabetes sind meistens übergewichtig. Die Manifestation ist oft langsam und schleichend. Häufig wird die Diagnose Typ-2-Diabetes zufallsmäßig gestellt, z.B. bei einer Routineuntersuchung oder bei einer anderen Erkrankung. Nur ein Teil der Patienten wird durch Diabetes-typische Symptome wie Polydipsie, Polyurie und Gewichtsabnahme auffällig. Eine diabetische Ketoazidose tritt praktisch nie auf.

Der Typ-2-Diabetes mellitus ist häufig mit anderen Erkrankungen vergesellschaftet, z.B. mit der arteriellen Hypertonie, Fettstoffwechselstörungen, Übergewicht, Gefäßerkrankungen [z.B. koronare Herzkrankheit]. Diese Befundkonstellation wird auch als **metabolisches Syndrom** bezeichnet. Folgeerkrankungen treten beim Typ-2-Diabetes häufig an Augen [Retinopathie], Nieren [Nephropathie] und Nerven [Neuropathie] und an den großen Blutgefäßen auf.

MODY-Diabetes mellitus

Der seltene MODY-Diabetes [*maturity onset diabetes of the young*], eine Diabetesform, die nicht zur Ketoazidose neigt, tritt typischerweise vor dem 25. Lebensjahr auf und hat einen autosomal-dominanten Erbgang. Pathophysiologisch findet sich in der Regel eine gestörte Beta-Zell-Funktion bzw. ein Defekt der Insulinsekretion. Beta-Zell-Autoantikörper können nicht nachgewiesen werden. Bisher wurden 6 MODY-assoziierte Gene und 6 klinische MODY-Subtypen identifiziert. Einige MODY-Subtypen können langfristig mit oralen Antidiabetika behandelt werden, bei anderen ist eine Insulintherapie indiziert.

Gestationsdiabetes mellitus

Als Gestations- oder **Schwangerschaftsdiabetes** wird jede während der Schwangerschaft erstmalig erkannte Kohlenhydratstoffwechselstörung bezeichnet. Diese Form tritt in etwa 2–5 % aller Schwangerschaften auf. Häufig normalisiert sich die Glucosetoleranz nach der Entbindung. Das mütterliche Risiko für die Diabetes-Manifestation nach der Entbindung ist jedoch erhöht.

Vereinzelt [bei etwa 10 % der Fälle] manifestiert sich jedoch während der Schwangerschaft ein Typ-1-Diabetes mellitus. Bei dem hier bestehenden Insulinmangel ist eine Insulintherapie vor und nach der Entbindung absolut indiziert.

Bei Gestationsdiabetes besteht ähnlich wie bei der Gravidität einer Patientin mit vor der Schwangerschaft bekanntem Typ-1-Diabetes eine erhöhte Mortalität und Morbidität für Mutter und Fötus. Risiken sind:
- für die Mutter: EPH-Gestose, Hydramnion, Harnwegsinfekte, Sectio
- für den Föten: Makrosomie, Hypoglykämie, Geburtstrauma, Atemnotsyndrom.

Die Verdachtsdiagnose Gestationsdiabetes wird mit dem oralen Glukosetoleranztest [OGTT] gesichert. Empfohlen wird die Testdurchführung in der 24.–28. Schwangerschaftswoche, bei verdächtigen Symptomen auch früher. 75 g Glucose werden im Nüchternzustand eingenommen [Tab. 4].

Therapieziel bei Gestationsdiabetes ist die Normoglykämie nüchtern und postprandial. Initiale Therapie ist eine angemessene Ernährung. Sofern eine Diät therapeutisch nicht ausreicht, ist eine intensivierte Insulintherapie [ICT] indiziert. Immer werden eine Stoffwechselselbstkontolle und eine Schulung der Patientin empfohlen.

Tab. 4. Laborchemische Diagnosekriterien bei Gestationsdiabetes mellitus im OGTT

Zeitpunkt der Blutabnahme	Blutglukosegrenzwert in kapillärem Vollblut	
	mg/dl	mmol/l
nüchtern	≥ 90	≥ 5,0
nach 60 Minuten	≥ 180	≥ 10,0
nach 120 Minuten	≥ 155	≥ 8,6

D

Diagnose des Diabetes mellitus

Die Diagnose basiert auf der typischen Vorgeschichte, den typischen klinischen Befunden und der Labordiagnostik.

Bei **Typ-1-Diabetes** besteht bei Manifestation oft eine ausgeprägte Symptomatik, die akut begonnen hat. Bei **Typ-2-Diabetes** ist die klinische Symptomatik oft diskret, und die Diagnose wird zufällig gestellt. Bei Typ-2-Diabetes ist die Diagnosestellung nicht ungewöhnlich bei Manifestation von diabetestypischen Langzeitkomplikationen oder bei sonstigen Erkrankungen.

Labordiagnostik

Die Diagnose Diabetes mellitus wird durch die **Hyperglykämie** gesichert. Die Glucoseanalytik muss mit einer qualitätskontrollierten Präzisionslabormethode erfolgen. Glucoseteststreifen [Stix] sind zur Diagnostik nicht geeignet. In der Regel werden mehrere Glucosebestimmungen empfohlen.

Diagnosekriterien

- Ein **erhöhter Nüchtern-Blutzucker** [venöse Nüchtern-Plasmaglukose ≥ 126 mg/dl oder ≥ 7,0 mmol/l] sichert die Diagnose Diabetes mellitus
- Eine **venöse Plasmaglukose** von ≥ 200 mg/dl [≥ 11,0 mmol/l] zu irgendeinem Zeitpunkt des Tages [Gelegenheitsblutzucker] und typische Symptome [z.B. Polyurie, Polydipsie] sichern die Diagnose Diabetes mellitus
- Bei eindeutiger Hyperglykämie kann auf eine orale Glukosebelastung [OGTT] zur Diagnosesicherung verzichtet werden
- Bei grenzwertiger Blutglukose und bei Risikopatienten [z.B. familiäre Disposition, Z. n. Gestationsdiabetes] ist ein oraler Glukosetoleranztest [OGTT] zum Ausschluss oder Nachweis eines Diabetes mellitus indiziert [Tab. 5].

Uringlukose. Physiologischerweise wird im Urin keine Glucose ausgeschieden. Dieses Kohlenhydrat ist im Harn jedoch dann nachweisbar, wenn in der Niere die glomeruläre Filtration die tubuläre Rückresorption überschreitet. Die Nierenschwelle für Glucose liegt bei normaler Nierenfunktion bei 150–180 mg% [Plasma]. Erst wenn die Blutglukose diesen Wert überschreitet, ist Glucose im Urin nachweisbar.

Tab. 5. Blutglukose: laborchemische Grenzwerte für die Diagnose Diabetes mellitus

Glukosekonzentration	Vollblut kapillär	Plasma venös
nüchtern	≥ 110 mg/dl ≥ 6,0 mmol/l	≥ 126 mg/dl ≥ 7,0 mmol/l
2 Stunden nach Glukosebelastung [OGTT]	≥ 200 mg/dl ≥ 11,0 mmol/l	≥ 200 mg/dl ≥ 11,0 mmol/l

Ketonkörper im Urin. Bei Insulinmangel wird die Lipolyse im Fettgewebe aktiviert. Aus Fettsäuren entstehen letztlich Ketonkörper, die im Urin nachweisbar sind. Die Ketonkörperbestimmung im Urin ist bei ausgeprägter Hyperglykämie und Verdacht auf ketoazidotische Stoffwechselentgleisung indiziert.

C-Peptid-Bestimmung im Plasma. Die pankreatischen Beta-Zellen sezernieren C-Peptid und Insulin in äquimolaren Mengen. Somit reflektiert C-Peptid im Plasma die endogene Insulinsekretion.

D

Immundiagnostik. Vor Manifestation eines Typ-1-Diabetes mellitus kann durch die Bestimmung von Autoantikörpern das Risiko für die Diabetes-Manifestation abgeschätzt werden. Bei Manifestation unterstützen positive Autoantikörper die Diagnose **Autoimmundiabetes** [Typ-1-Diabetes mellitus]:

- zytoplasmatische Inselzellantikörper [ICA]
- Insulinautoantikörper [IAA]
- Antikörper gegen Glutamatdecarboxylase [Anti-GAD 65]
- Tyrosinphosphatase-Antikörper [IA-2].

Funktionsdiagnostik: oraler Glukosetoleranztest [OGTT]

Der OGTT ist ein etablierter Funktionstest zur Diabetesdiagnostik. Er dient zur Differenzierung zwischen normaler und pathologischer Glukosetoleranz. Typische Indikationen sind:

- Blutglukose im Verdachtsbereich
- Glukosurie
- familiäre Disposition für Diabetes mellitus
- Adipositas
- Fettstoffwechselstörungen.

Durchführung des oralen Glukosetoleranztest [OGTT]:

- Bestimmung der Nüchternblutglukose [Kapillarblut]
- innerhalb von 5 Minuten orale Einnahme von 75 g Glucose
- Blutglukosebestimmungen [Kapillarblut] nach 60 und 120 Minuten.

Tab. 6. Beurteilung des oralen Glukosetoleranztests [OGTT]

Unauffälliger OGTT
• nach 1 h < 200 mg/dl bzw. < 11,1 mmol/l [kapilläre Blutglukose] • nach 2 h < 140 mg/dl bzw. < 7,8 mmol/l
Pathologische Glukosetoleranz
• nüchtern < 110 mg/dl bzw. < 6,1 mmol/l [kapilläre Blutglukose] • nach 2 h zwischen 140 und 200 mg/dl bzw. zwischen 7,8 und 11,1 mmol/l
Manifester Diabetes mellitus
• nüchtern > 110 mg/dl bzw. > 6,1 mmol/l [kapilläre Blutglukose] • nach 2 h > 200 mg/dl bzw. > 11,1 mmol/l

Therapiekontrolle bei manifestem Diabetes mellitus

Hämoglobin A1c [HbA1c]. Ein Parameter für die Qualität der Stoffwechseleinstellung bei Diabetes mellitus ist HbA1c. Diese nicht-enzymatisch glykierte Hämoglobinsubfraktion ist auch bei Nicht-Diabetikern in niedriger Konzentration nachweisbar. Proportional zur mittleren Blutglukosekonzentration nimmt die HbA1c-Subfraktion bei Diabetes zu. Bei stoffwechselgesunden Personen oder normoglykämisch eingestellten Diabetikern findet sich bis zu 6 % HbA1c, bei schlechter Stoffwechselführung bis zu 12 % und mehr.

Therapie des Diabetes mellitus

Grundlagen der Diabetes-Therapie

- Bei **Typ-1-Diabetes** ist die **Substitution des defizienten Insulins** Grundlage jeder Therapie. Ergänzt wird sie durch eine Ernährungsbehandlung.
- Bei **Typ-2-Diabetes** ist die **Ernährung** Basis jeder Behandlung. Ergänzt wird sie durch ausreichend viel körperliche Aktivität. Ernährung und Aktivität sollen auch dazu beitragen, dass ein normales Körpergewicht erreicht wird. Nur wenn mit dieser Basistherapie keine befriedigende Stoffwechseleinstellung erreicht wird, ist die Indikation für eine zusätzliche medikamentöse Behandlung gegeben.
- Bestandteil jeder Diabetes-Therapie ist die Blutzuckerselbstkontrolle.
- Patienten werden hinsichtlich ihrer Erkrankung geschult.

Ernährung bei Diabetes mellitus

Ziel der Diabetes-Diät ist eine vollwertige Ernährung und eine bedarfsgerechte Energiezufuhr, wobei das Körpergewicht und die körperliche Aktivität berücksichtigt werden müssen. Klassischerweise wird die Ernährung bei Diabetes mellitus auf 3 kleinere Haupt- und 3 bis 4 Zwischenmahlzeiten, also 6 bis 7

Tab. 7. Ernährungsempfehlung bei Diabetes mellitus

Nahrungsbestandteile	Empfehlung
Kohlenhydrate	50–55 % der Gesamtkalorien; Lebensmittel, die reich an löslichen Ballaststoffen sind oder einen niedrigen glykämischen Index [niedrige Blutglukosewirksamkeit] haben
Fett	30–35 % der Gesamtkalorien; maximal 1/3 gesättigte Fettsäuren etwa 1/3 einfach ungesättigte Fettsäuren etwa 1/3 mehrfach ungesättigte Fettsäuren Cholesterin maximal 300 mg/Tag
Protein	10–20 % der Gesamtkalorien
Zuckerersatzstoffe	Zyklamat, Saccharin und Aspartam sind zum Süßen erlaubt

Anmerkung: Modifizierte Empfehlungen zur Ernährung bei Diabetes mellitus sind in Vorbereitung

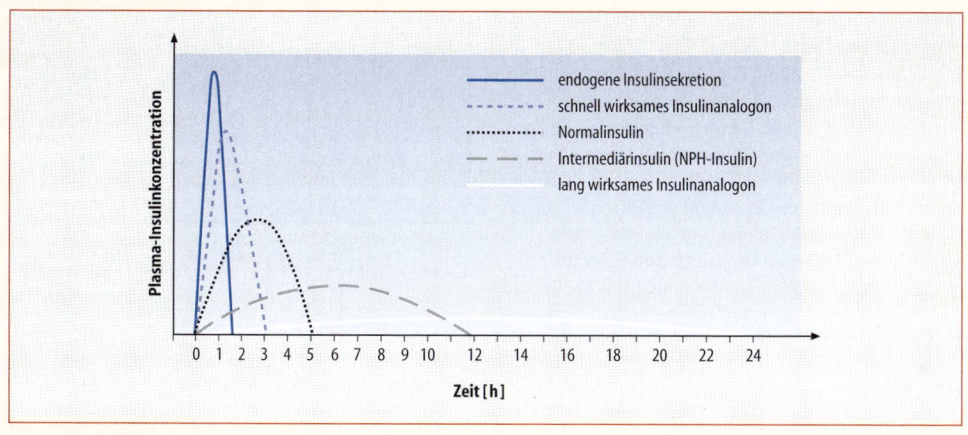

Abb. 1. Insulinpräparate

Mahlzeiten pro Tag, aufgeteilt Die damit erreichte Verteilung der Kohlenhydrate wirkt Schwankungen der Blutzuckerprofile entgegen und mindert das Hypoglykämierisiko.

Insulintherapie

Unter physiologischen Bedingungen sezernieren die pankreatischen Beta-Zellen kontinuierlich Insulin zur Aufrechterhaltung des basalen Stoffwechsels. Zusätzlich erfolgt bei jeder Mahlzeit eine variable, an die resorbierte Kohlenhydratmenge angepasste Insulinsekretion. An den Zielgeweben fördert Insulin den Transport von Glucose, Aminosäuren und Kalium in die Zellen. Insulin hat weiterhin anabole Wirkungen und hemmt katabole Stoffwechselprozesse wie z.B. die Lipolyse.

Insulinpräparate für die Injektion bei Diabetes mellitus. Heute werden Humaninsulin oder entsprechende Analoga verwendet. Zwei Insulinkonzentrationen kommen zur Anwendung: **U40** [40 IE/ml] für konventionelle Spritzen und **U100** [100 IE/ml] in Ampullen für Injektionshilfen [Pens], in Fertigspritzen und für Insulinpumpen.

Nach der Wirkungsdauer werden unterschieden [s. Abb. 1]:

- **Kurz wirksame Insuline: Normalinsulin** [Wirkdauer 2–8 h] oder **Humaninsulinanaloga** [Wirkdauer 2–5 h] [Tab. 8]
- **Verzögerungsinsuline: Intermediärinsulin** [NPH, Neutral Protamin Hagedorn], Wirkdauer etwa 8–12 h [dosisabhängig] oder **Langzeitinsulin**, z.B. sehr lang wirksame Insulinanaloga [Wirkdauer bis 24 h] [Tab. 9 und 10]
- **Mischinsuline** [**Kombinationsinsuline**]: entweder Mischung aus kurz wirksamem Normalinsulin und länger wirksamem Intermediärinsulin [NPH] oder Mischung aus sehr kurz wirksamem Insulinanalogon und Analogon-Protamin-Suspension [biphasische Protamin-Mischanaloga]

Tab. 8. Kurz wirkende Insuline und sehr kurz wirkende Insulinanaloga [Auswahl]

Präparat	Spezies	Wirkungseintritt [min]	Wirkungsdauer [h]
Insuman Rapid	Humaninsulin	30	2–5
Huminsulin Normal	Humaninsulin	10–15	6–8
Insulin Actrapid HM	Humaninsulin	30	bis 8
Humalog [Lispro]	Analoginsulin [human]	15	2–5
NovoRapid [Aspart]	Analoginsulin [human]	15	2–5
Apidra [Insulinglulisin]	Analoginsulin [human]	15	2–5

Tab. 9. Intermediär wirksame NPH-Insuline [Auswahl]

Präparat	Spezies	Wirkungseintritt [min]	Wirkungsdauer [h]
Insuman Basal	human	60	11–20
Huminsulin Basal	human	30–60	18–20
Insulin Protaphan HM	human	90	bis 24

Tab. 10. Lang wirksame Insuline [Analogon und acyliertes Insulinanalogon]

Präparat	Spezies	Wirkungseintritt [min]	Wirkungsdauer [h]
Lantus [Insulin Glargin]	Analogon	ca. 60	22–24
Levemir [Insulin Detemir]	Analogon	45–120	bis 24

D

Inhalatives Insulin. Ein neues, nicht-invasives Therapieprinzip bei Typ-1- und bei Typ-2-Diabetes ist die Inhalation von Insulin. Hierbei wird Humaninsulin mit einem Inhalator als Trockenpulveraerosol [*dry powder aerosol*] in die Lungen eingeatmet. Entsprechend den bisher vorliegenden Studienergebnissen ist inhalatives Insulin bei Typ-1- und Typ-2-Diabetes mellitus als prandiales Insulin geeignet.

Typische Indikationen für eine Insulintherapie
- Typ-1-Diabetes mellitus [absolute Indikation]
- Typ-2-Diabetes, bei unbefriedigender Wirksamkeit von oralen Antidiabetika oder bei Kontraindikationen für Letztere
- bei Stoffwechselentgleisungen
- perioperativ bei Diabetes mellitus
- z.B. nach Pankreasresektion

Intensivierte konventionelle Insulintherapie [ICT]. Bei der ICT, die auch als **Basis-Bolus-Therapie** bezeichnet wird, soll die physiologische Insulinsekretion, bestehend aus basaler und prandialer, variabler, mahlzeitenabhängiger Insulinabgabe ansatzweise nachgeahmt werden [s. Abb. 2].

Zur **basalen Insulinsubstitution** [Basis] dienen häufig 2 [morgens, spätabends] oder vereinzelt 3 [frühmorgens, nachmittags, spätabends] tägliche Injektionen von Intermediärinsulin [z.B. NPH]. Alternativ können auch die lang wirksamen Insulinanaloga wie Insulin Glargin Verwendung finden.

Prandiales Insulin zu den Hauptmahlzeiten: Zur Metabolisierung der Nahrungskohlenhydrate wird zusätzlich vor jeder Hauptmahlzeit Normalinsulin injiziert. Die Insulindosis ist hierbei variabel und beispielsweise abhängig von der Kohlenhydratmenge, die verzehrt werden soll, sowie vom präprandial bestimmten Blutzucker.

Prandial sehr kurz wirksame Insulinanaloga: Bei einer Variante der ICT werden als prandiales Insulin sehr kurz wirksame Insulinanaloga verwendet [Abb. 2].

Typische Indikationen für die ICT sind Typ-1-Diabetes mellitus, Gravidität und diabetische Neuropathie sowie Typ-2-Diabetes bei jüngeren Patienten.

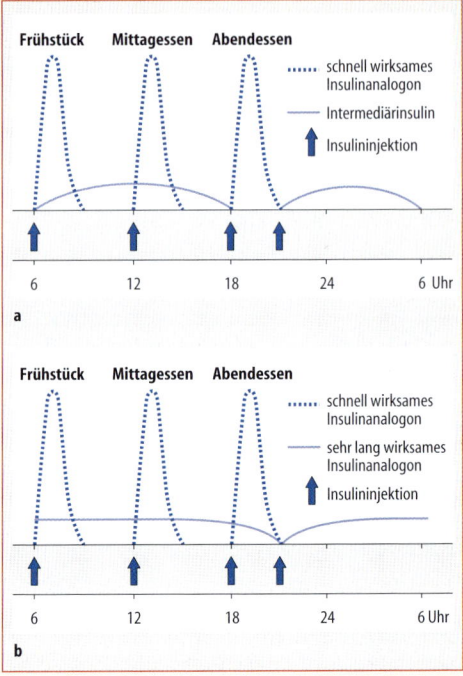

Abb. 2. Intensivierte Insulintherapie. a unter Verwendung von einem schnell wirksamen Insulinanalogon und NPH-Intermediärinsulin; **b** mit einem lang wirksamen Insulinanalogon [schematische Darstellung]

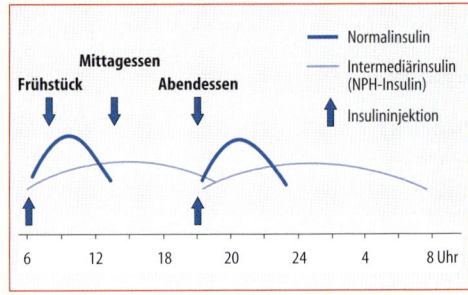

Abb. 3. Konventionelle Insulintherapie [schematische Darstellung]

Konventionelle Insulintherapie. Zweimal täglich [vor dem Frühstück und vor dem Abendessen] wird Mischinsulin injiziert [Abb. 3]. Häufig werden Präparate verwendet, die aus 20–30 % Normalinsulin und 70–80 % Intermediärinsulin [NPH] zusammengesetzt sind. Diese Insulinmischungen gewährleisten eine relativ kontinuierliche Blutzucker-senkende Wirkung. Ergänzt wird diese Insulintherapie durch eine angepasste Ernährung. In der Regel müssen 3 Haupt- und 3 Zwischenmahlzeiten eingenommen werden. Die Flexibilität der Ernährung und der Lebensführung ist bei dieser Therapieform begrenzt.

Typische Indikationen für die konventionelle Insulintherapie sind ältere Typ-2-Diabetiker, die für eine ICT nicht geeignet sind, sowie Typ-1-Diabetiker, die für eine ICT nicht infrage kommen.

Kontinuierliche, subkutane Insulininfusion [Insulinpumpe, continous subcutaneous insulin infusion, CSII]. Bei CSII wird Normalinsulin [oder ein Insulinanalogon] ähnlich wie bei ICT zur Abdeckung des basalen und des mahlzeitenbezogenen [prandialen] Bedarfs kontinuierlich verabreicht.

Eine extern tragbare, elektronisch gesteuerte Präzisionspumpe infundiert Normalinsulin [oder ein kurz wirksames Insulinanalogon] über einen Katheter subkutan, sowohl kontinuierlich [basal] als auch mahlzeitenbezogen [prandial, Bolus].

Typische Indikationen für CSII sind Typ-1-Diabetes mellitus, vor allem bei labilem Blutzucker. Vereinzelt für jüngere Typ-2-Diabetiker oder Patienten mit schmerzhafter, diabetischer Neuropathie.

Diabetes-Therapie in der Gravidität

Bei Patientinnen mit bekanntem Diabetes mellitus sollte bereits vor Beginn der Schwangerschaft eine normoglykämische Stoffwechseleinstellung angestrebt werden. Während der Gravidität muss dieses Ziel konsequent fortgeführt werden. Die gleichen Empfehlungen gelten für Patientinnen mit Gestationsdiabetes. Behandelt wird mit einer intensivierten Insulintherapie [ICT] unter Verwendung von Humaninsulin.

Pankreas-Organtransplantation

Bei Typ-1-Diabetes mellitus und terminaler Niereninsuffizienz kann eine simultane Organtransplantation von Niere und Pankreas erfolgen. Hierdurch normalisiert sich der Kohlenhydratstoffwechsel. Auf exogenes Insulin kann nach Transplantation verzichtet werden. Die langfristige Prognose dieser Patienten wird deutlich verbessert.

Inseltransplantation

Bei diesem bisher experimentellen Verfahren werden aus humanem Spenderpankreas insulinproduzierende Langerhans-Inseln isoliert. Letztere werden dem Empfänger über die Pfortader heterotop in die Leber implantiert.

Therapie des Typ-1-Diabetes mellitus

Bestandteile der Therapie bei Typ-1-Diabetes mellitus sind: Insulinsubstitution, Ernährungsbehandlung, Stoffwechselselbstkontrolle sowie Schulung des Patienten.

Standard für Typ-1-Diabetiker ist heute die **intensivierte Insulintherapie** [ICT] [Abb. 2]. Hiermit kann eine normnahe Stoffwechseleinstellung bei guter Lebensqualität erreicht werden. Eine Alternative ist die kontinuierliche subkutane Insulininfusion [Insulinpumpe]. Letztere ist insbesondere bei stoffwechsellabilen Patienten, bei diabetischer Neuropathie oder beim Wunsch nach flexibler Lebensführung zu erwägen.

Eine angepasste **Ernährung** ergänzt die Insulinbehandlung. Bei Typ-1-Diabetes mellitus werden die Kohlenhydrate klassischerweise auf 6 bis 7 Mahlzeiten pro Tag verteilt. Diese Aufteilung soll Hypo- und Hyperglykämien entgegenwirken; sie ist indiziert bei Verwendung von Normalinsulin als prandiales Präparat [wegen der relativ langen Wirkungsdauer]. Bei Verwendung von sehr kurz wirksamen Insulinanaloga sind oft 3 Mahlzeiten pro Tag ausreichend.

Auf **Stoffwechselselbstkontrollen** mittels Blutzucker kann bei ICT und CSII nicht verzichtet werden. Basierend auf diesen Untersuchungen trifft der Patient eigenständige Therapieanpassungen.

Diabetes-typische Komplikationen können nur durch die aktive Einbindung des Patienten in die Behandlung vermieden werden. Das hierfür notwendige Wissen wird durch eine **Schulung** vermittelt.

Therapie des Typ-2-Diabetes mellitus

Therapiestufen bei Typ-2-Diabetes mellitus: Die **Basisbehandlung** besteht aus einer **angepassten Ernährung** [Abb. 4] und vermehrter **körperlicher Aktivität**. Bei Übergewicht soll auch eine **Abnahme des Körpergewichtes** angestrebt werden. Ergänzt wird diese Behandlung durch eine **Schulung** des Patienten und durch eine **Blutzuckerselbstkontrolle**.

Ist unter dieser Therapie die Stoffwechseleinstellung unbefriedigend, ist die Indikation für eine zusätzliche medikamentöse Therapie gegeben. Etabliert als Initialtherapie sind Glucosidasehemmer [z.B. Acarbose] oder Metformin. Thiazolidindione [Glitazone, Insulin-Sensitizer] vermindern die Insulinresistenz und können deshalb bei vorhandener endogener Insulinsekretion indiziert sein.

Im Verlauf [Jahre] der Typ-2-Diabetes-Erkrankung nimmt das relative endogene Insulindefizit meist zu. Folge ist eine progrediente Hyperglykämie. Dann sind orale Antidiabetika indiziert, die die endogene Insulinsekretion stimulieren, z.B. Sulfonylharnstoffe. Alternativ können auch Glinide wie z.B. Repaglinid oder Nateglinid erwogen werden.

Bei progredientem Insulindefizit bzw. bei langer Krankheitsdauer kann zusätzlich eine Behandlung mit exogenem Insulin indiziert sein. Sowohl die konventionelle, aber auch die ICT sind dann zu erwägen.

Orale Antidiabetika

α-**Glucosidasehemmer** [z.B. Acarbose] wirken im Dünndarm. Hierdurch wird der Stärkeabbau verzögert und die Glucoseresorption verlangsamt. Erniedrigt werden vor allem die postprandialen Glucosespiegel. Indiziert

D

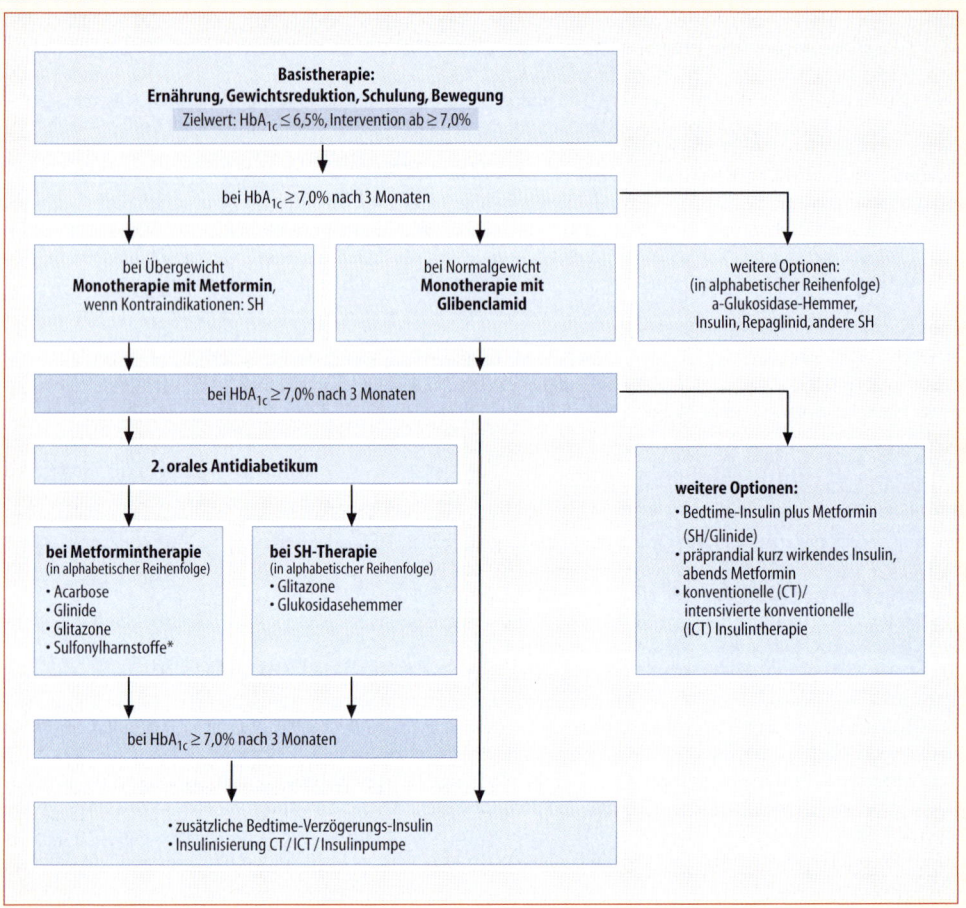

Die Abbildung zeigt folgende Struktur:

Basistherapie:
Ernährung, Gewichtsreduktion, Schulung, Bewegung
Zielwert: $HbA_{1c} \leq 6,5\%$, Intervention ab $\geq 7,0\%$

bei $HbA_{1c} \geq 7,0\%$ nach 3 Monaten

bei Übergewicht
Monotherapie mit Metformin,
wenn Kontraindikationen: SH

bei Normalgewicht
Monotherapie mit
Glibenclamid

weitere Optionen:
(in alphabetischer Reihenfolge)
a-Glukosidase-Hemmer,
Insulin, Repaglinid, andere SH

bei $HbA_{1c} \geq 7,0\%$ nach 3 Monaten

2. orales Antidiabetikum

bei Metformintherapie
(in alphabetischer Reihenfolge)
• Acarbose
• Glinide
• Glitazone
• Sulfonylharnstoffe*

bei SH-Therapie
(in alphabetischer Reihenfolge)
• Glitazone
• Glukosidasehemmer

weitere Optionen:
• Bedtime-Insulin plus Metformin
  (SH/Glinide)
• präprandial kurz wirkendes Insulin,
  abends Metformin
• konventionelle (CT)/
  intensivierte konventionelle
  (ICT) Insulintherapie

bei $HbA_{1c} \geq 7,0\%$ nach 3 Monaten

• zusätzliche Bedtime-Verzögerungs-Insulin
• Insulinisierung CT/ICT/Insulinpumpe

Abb. 4. Stufenplan der medikamentösen Therapie bei Typ-2-Diabetes. Die Kombination von Sulfonylharnstoffen [SH] und Metformin wird häufig angewendet. Neuere Studien ergaben Hinweise auf negative kardiovaskuläre Auswirkungen dieser Kombinationstherapie. Anmerkung: Nach Anfertigung des Manuskripts wurde eine Monotherapie mit Glitazonen bei Typ-2-Diabetes mellitus zugelassen

sind diese Substanzen bei Typ-2-Diabetes mellitus als initiale Monotherapie, wenn die Basistherapie [Ernährung, Aktivität] nicht ausreicht. Häufige Nebenwirkungen sind Flatulenz und Meteorismus.

Biguanid. Metformin hemmt die hepatische Glucoseproduktion bzw. die Glukoneogenese und stimuliert die periphere Glucoseutilisation. Indiziert ist dieses Präparat insbesondere bei adipösen Typ-2-Diabetikern bzw. bei Insulinresistenz bei noch vorhandener endogener Insulinsekretion. Mono- und Kombinationstherapie mit anderen oralen Antidiabetika sind möglich. Zahlreiche **Kontraindikationen**: z.B. Niereninsuffizienz [Kreatinin im Serum > 1,2], Leberfunktionsstörungen, Herzinsuffizienz, Reduktionsdiät.

Sulfonylharnstoffe [z.B. Glimepirid, Glibenclamid] wirken über eine Stimulation der endogenen Insulinsekretion [beta-zytotroper Effekt]. Diese Substanzen senken den Blutzucker effektiv, deshalb besteht ein Risiko für Hypoglykämien. Meist sind sie dann indiziert, wenn die Basistherapie einschließlich der Behandlung mit Acarbose und/oder Metformin ausgeschöpft sind bzw. ein endogener Insulinmangel besteht. Die Kombination Insulin/Sulfonylharnstoff ist möglich. **Kontraindikationen** sind Leber- und Niereninsuffizienz. **Cave:** Unter Therapie mit Sulfonylharnstoffen können protrahiert verlaufende, bedrohliche Hypoglykämien vorkommen.

Prandiale Glucoseregulatoren [Glinide, z.B. Repaglinid, Nateglinid] stimulieren mahlzeitenbezogen die endogene Insulinsekretion. Sie beginnt rasch, hält nur kurz an und ahmt somit die physiologische Insulinsekretion nach. Lediglich mit Repaglinid ist eine Monotherapie möglich. Indikationen ähnlich wie bei Sulfonylharnstoffen.

D

Glitazone [Thiazolidindione, Insulinsensitizer, z.B. Rosiglitazon, Pioglitazon] vermindern an Insulinzielgeweben bei Typ-2-Diabetes die Insulinresistenz bzw. erhöhen die Insulinsensitivität [Sensitizer]. Sie stimulieren die insulinstimulierte Glucoseaufnahme in periphere Gewebe, an der Leber verstärken diese Substanzen die insulininduzierte Hemmung der endogenen Glucoseproduktion. Indiziert sind diese Substanzen bei noch vorhandener endogener Insulinsekretion. Eine orale Monotherapie ist möglich. Glitazone können mit Metformin und mit Sulfonylharnstoffen kombiniert werden. Die Kombination Glitazon/Insulin ist nicht zugelassen. Zahlreiche **Kontraindikationen**: z.B. Leberinsuffizienz, Herzinsuffizienz, Neigung zu Ödemen, Niereninsuffizienz, Anämie.

Insulintherapie bei Typ-2-Diabetes mellitus
Die klassische Form der Insulintherapie bei Typ-2-Diabetes ist die konventionelle Insulintherapie mit zwei täglichen Injektionen von Mischinsulin [Abb. 3]. Diese Behandlungsform führt aber nur bei einem Verzicht auf Flexibilität im Lebensrhythmus und bei einer regelmäßigen Ernährung zu einer befriedigenden Stoffwechseleinstellung. Deshalb werden heute vor allem jüngere Patienten mit Typ-2-Diabetes mit einer intensivierten Insulintherapie [ICT] behandelt. Hiermit kann eine gute Stoffwechseleinstellung bei Flexibilität im Alltag und guter Lebensqualität erreicht werden.

Kombinationstherapie Insulin/orale Antidiabetika
Patienten mit Typ-2-Diabetes mellitus werden oft [neben der Basistherapie] mit verschiedenen oralen Antidiabetika behandelt. Im Verlauf von Jahren verschlechtert sich jedoch oft die Stoffwechseleinstellung trotz Therapie mit verschiedenen oralen Antidiabetika [oft in hoher Dosierung]. Dies kann durch ein im Krankheitsverlauf progredientes Defizit an endogenem Insulin erklärt werden. Bei dieser Konstellation ist die Kombinationstherapie, bestehend aus oralen Antidiabetika und Insulin, etabliert. Das endogene Defizit an Insulin wird durch exogene Applikation dieses Hormons ausgeglichen.
Die Therapie mit Ernährung, Bewegung und oralen Antidiabetika wird fortgeführt. Zusätzlich wird Insulin verabreicht, entweder als prandiales Insulin zu den Hauptmahlzeiten oder als Basalinsulin.

Inkretin-Mimetikum zur Therapie des Typ-2-Diabetes mellitus
Exenatide, ein Inkretin-Mimetikum, das subkutan verabreicht wird, stimuliert die endogene Insulinsekretion. Daneben hemmt diese Substanz die hepatische Glykogenolyse. Diese Wirkungen verbessern die Glukosetoleranz, unter Therapie fällt der HbA1c-Befund ab. Exenatide begünstigt weiterhin eine Abnahme des Körpergewichts. Diese Substanz wird wahrscheinlich in Kürze in Europa zur Behandlung des Typ-2-Diabetes mellitus zugelassen, z.B. in Kombination mit oralen Antidiabetika.

Hyperglykämische Stoffwechselentgleisungen bei Diabetes mellitus

Diabetische Ketoazidose [Coma diabeticum]
Bei Typ-1-Diabetes mellitus kann bei absolutem Mangel an Insulin [z.B. Unterbrechung der Insulintherapie] und bei Anstieg kontrainsulinärer Hormone eine Stimulation der hepatischen Glukoneogenese und eine Verminderung der peripheren Glucoseutilisation auftreten; hieraus resultiert eine ausgeprägte Hyperglykämie. Als Folge der Hyperglykämie tritt eine osmotische Diurese auf mit nachfolgender Dehydrierung, Exsikkose und Elektrolytverlust. Am Fettgewebe wird bei Insulinmangel die Lipolyse bzw. die Freisetzung von Fettsäuren stimuliert; Letztere sind das Substrat für die stimulierte Ketonkörperbildung der Leber und der konsekutiven metabolischen Azidose.
Betroffen sind Typ-1-Diabetiker. **Leitsymptome** sind Durst, Polydipsie, Polyurie, Schwäche, Erbrechen, Oberbauchbeschwerden. Im Extremfall tritt ein Bewusstseinsverlust [Koma] auf. Bei massiver Entgleisung wird in der Regel auch die vertiefte und beschleunigte Azidoseatmung [Kussmaul-Atmung] beobachtet. Laborchemische **Leitbefunde** sind Hyperglykämie und metabolische Azidose.
Therapeutisch ist in der Regel eine intensivmedizinische Behandlung indiziert. Insulin wird intravenös verabreicht. Das Flüssigkeitsdefizit [bis zu 10 l] und der Elektrolytmangel [insbesondere Hypokaliämie] werden parenteral ausgeglichen. Bei Azidose Ausgleich des Säure-Basen-Haushaltes mit Natriumbicarbonatlösung.

Hyperglykämisches, hyperosmolares, nicht-ketoazidotisches Dehydratationssyndrom [hyperosmolares Koma]
Dieses Syndrom ist durch exzessive Hyperglykämie, ausgeprägte Exsikkose, Hyperosmolarität und Bewusstseinsstörungen gekennzeichnet. Im Unterschied zur diabetischen Ketoazidose fehlen eine ausgeprägte Ketose

[Ketonurie] und eine Azidose. Betroffen sind bevorzugt ältere Patienten, bei denen zuvor häufig keine Typ-2-Diabetes mellitus bekannt ist. Eine Azidoseatmung wird jedoch nicht beobachtet.

Die klinische Symptomatik und die Therapie sind ähnlich wie bei diabetischer Ketoazidose.

Hypoglykämien bei Diabetes mellitus

Physiologisch wird die Glucosekonzentration im Plasma innerhalb enger Grenzen konstant gehalten. Glucose ist das primäre Energiesubstrat des Gehirns. Fällt die Plasmaglukosekonzentration unter eine kritische Grenze ab, treten zunächst reversible zentralnervöse Funktionsstörungen, bei prolongiertem Substratmangel auch irreversible zerebrale Schädigungen bis hin zum Tod auf.

Hypoglykämie, also ein kritischer Abfall des Blutzuckers, der von klinischen Symptomen begleitet wird, ist auch das Leitsymptom verschiedener Erkrankungen. Als Folge zentralnervöser Störungen [Neuroglykopenie] kommt es zu Kopfschmerzen, Konzentrationsstörungen, Wesensveränderungen, Sehstörungen, Verwirrtheit oder Krampfanfälle. Die sympathiko-adrenergen Gegenregulation führt zu Blässe, Zittern, Schweißausbruch, Tachykardie, Heißhunger und Unruhe.

❗ **Hypoglykämien sind eine relativ häufige akute Komplikation bei Diabetes mellitus bei Therapie mit Insulin oder mit oralen Antidiabetika vom Sulfonylharnstofftyp.**

Verursacht werden können Hypoglykämien durch eine Überdosierung dieser Medikamente. Typischerweise können Hypoglykämien auch bei unterlassener Kohlenhydratzufuhr [Auslassen einer Mahlzeit], bei einer interkurrenten Erkrankung [Brechdurchfall], nach ungewöhnlicher körperlicher Aktivität [Sport] oder nach Alkoholgenuss auftreten. Je niedriger das durchschnittliche Blutglukoseniveau ist, desto höher ist die Hypoglykämiefrequenz.

Bei typischer Anamnese und passendem klinischen Befund wird die Verdachtsdiagnose Hypoglykämie durch die Blutglukosebestimmung bestätigt. Typischerweise ist der Blutzucker unter 50 mg%. Im Notdienst finden Blutzuckerteststreifen Verwendung.

Therapie von Hypoglykämien bei Diabetes mellitus

- Bei noch **erhaltenem Bewusstsein**: Traubenzucker per os oder kohlenhydrathaltige Getränke, z.B. normales Cola-Getränk oder Apfelsaft
- Bei **Bewusstlosigkeit**: Glucoselösung intravenös [40–100 ml, 20–50 %] oder Glucagoninjektion [z.B. 1 mg intramuskulär, von Angehörigen injiziert, rasch wirksam]
- **Nach jeder schweren Hypoglykämie**: reichlich Kohlenhydrate per os, Überwachung in einer Klinik erwägen [insbesondere nach Sulfonylharnstoff-induzierter Hypoglykämie], Ursache beheben/kausale Therapie anstreben

Chronische Komplikationen bei Diabetes mellitus

Die Prognose bei Diabetes mellitus wird wesentlich durch **Langzeitkomplikationen** bestimmt, die sich vor allem an Augen, Nieren, Nerven und den großen Blutgefäßen [z.B. Koronararterien, Beinarterien, hirnversorgende Gefäße] manifestieren. Abhängig von der Diabetes-Dauer, der Qualität der Stoffwechseleinstellung, der Höhe des arteriellen Blutdrucks und möglicherweise weiterer Faktoren [genetische Disposition?] treten chronische Komplikationen klinisch häufig nach etwa 20 bis 30 Jahren Krankheitsdauer auf. Aktuelle Studien haben gezeigt, dass die Rate von diabetischen Spätkomplikationen durch eine gute Stoffwechseleinstellung, evaluiert durch den HbA1c-Befund, signifikant vermindert werden kann.

Makroangiopathie

Vorzeitige, beschleunigte Manifestation einer Atherosklerose mittlerer und großer Blutgefäße:

- Koronare Herzkrankheit [z.B. stummer Myokardinfarkt]
- Arterielle Verschlusskrankheit [pAVK, diabetisches Fußsyndrom]
- Zerebrovaskuläre Insuffizienz [z.B. zerebraler Insult]
- Nierenarterienstenose [arterielle Hypertonie]

Diabetische Retinopathie

- **Nicht**-proliferative Retinopathie: *Background Retinopathy*, Kapillar-Mikroaneurysmen, ischämische Netzhautödeme, harte und weiche Exsudate
- **Proliferative Retinopathie**: Hämorrhagien, auch in den Glaskörper, Narben- und Gefäßneubildungen mit Einsprossung in den Glaskörper, Traktionsablatio der Retina

D

Diabetische Neuropathien

- **Sensible oder sensomotorische, distale, symmetrische diabetische Polyneuropathien:** Diese Polyneuropathien manifestieren sich besonders in den distalen Abschnitten der unteren Extremitäten mit Symptomen wie Schmerzen, Parästhesien, Hyperästhesien und Taubheitsgefühl. Häufig werden die Schmerzen als brennend, bohrend, krampfartig oder stechend beschrieben. Bei der klinischen Untersuchung fallen abgeschwächte oder nicht-auslösbare Muskeldehnungsreflexe, Sensibilitätsstörungen und ein reduziertes Vibrationsempfinden auf.
- **Autonome diabetische Neuropathien:** Jedes autonom innervierte Organ kann betroffen sein.
- **Kardiovaskuläres System:** Ruhetachykardie, Abnahme der Herzfrequenzvariabilität, orthostatische Hypotonie
- **Gastrointestinaltrakt:** Störungen der Ösophagusmotilität, Gastroparese, diabetische Enteropathie, anorektale Dysfunktion
- **Urogenitaltrakt:** diabetische Zystopathie, erektile Dysfunktion
- **Extremitätentrophik:** Anhidrose, Hyperkeratose, Ödem, abnorme Druckbelastung
- **Neuroendokrines System:** Fehlende oder abgeschwächte Hypoglykämiewahrnehmung [*hypoglycemia unawareness*] durch gestörte hormonelle Gegenregulation

Diabetische Nephropathie [Kimmelstiel-Wilson-Syndrom]

Schädigung der Glomeruli und Nierentubuli, die langfristig zu Niereninsuffizienz führt. Tritt bei ca. 50 % der Typ-I-Diabetiker auf und ist für ca. 80 % aller Fälle von terminaler Niereninsuffizienz verantwortlich. Studien haben gezeigt, dass neben dem Diabetes der arteriellen Hypertonie eine bedeutende Rolle bei der Progression der Erkrankung zukommt.

Diabetisches Fußsyndrom

Diabetiker haben ein 15-fach erhöhtes Beinamputationsrisiko im Vergleich zu Nicht-Diabetikern. In der Pathogenese der akralen Läsionen beim diabetischen Fußsyndrom sind periphere sensible und autonome Polyneuropathien, die arterielle Verschlusskrankheit [pAVK] und Infektionen wichtig.

Zur Prävention des diabetischen Fußsyndroms bzw. zur Vermeidung von Amputationen ist die Prophylaxe entscheidend. Zur langfristigen Prävention wird eine nahe normoglykämische Stoffwechseleinstellung empfohlen. Absolute Nikotinabstinenz wird angeraten. Bei Risikopatienten sind engmaschige ärztliche Beinuntersuchungen und spezielle Patientenschulungen indiziert [Fuß- und Hautpflege, Inspektion, Vermeidung von Verletzungen, spezielle Schuhe zur Druckentlastung]. Zur Prophylaxe und differenzierten Therapie können interdisziplinäre „Fußambulanzen" konsultiert werden. Wichtig ist die tägliche Inspektion der Füße durch die Patienten selbst.

Quellenhinweise

Abb. 1–4: Reuter: Springer Lexikon Medizin, Springer Verlag 2004

D

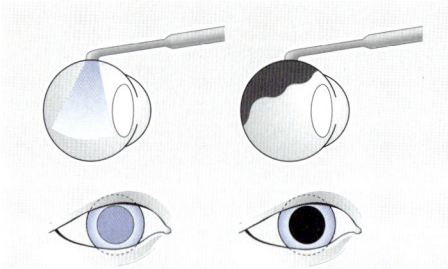

Abb. D14. Diaphanoskopie. Diasklerale Durchleuchtung: bei Aufsetzen eines Lichtträgers auf die Sklera leuchtet die ganze Pupille rot auf [**links**]; befindet sich an der Stelle, an der das Licht einstrahlt, eine lichtundurchlässige Masse, kommt es zur Verschattung und die Pupille bleibt dunkel [**rechts**]

Di|a|phrag|ma|pes|sar *nt*: **Syn:** *Scheidendiaphragma, Diaphragma, Scheidenpessar*; Gummikappe, die als mechanisches Verhütungsmittel den Muttermund bedeckt; wird zur Erhöhung der kontrazeptiven Wirkung mit einem spermiziden Gel bestrichen; muss vor dem Geschlechtsverkehr eingesetzt und kann frühestens 6 Stunden nach dem Verkehr entfernt werden; neuere Modelle aus Silikon werden durch einen Saugmechanismus an der Portio fixiert und können bis zu 48 h belassen werden; *s.u. Essay Empfängnisverhütung und Familienplanung S. 343*

Di|a|phy|sek|to|mie *f*: **Syn:** *Diaphysenentfernung, Diaphysenresektion*; operative Entfernung einer Knochendiaphyse

Di|a|phy|sen|frak|tur *f*: **Syn:** *Schaftbruch, Schaftfraktur*; beim Schaftbruch langer Knochen unterscheidet man nach der AO **A-Frakturen** [einfache Frakturen, z.B. Querfraktur, Schrägfraktur, Torsionsfraktur], **B-Frakturen** [Frakturen mit Biegungskeil] und **C-Frakturen** [Trümmerfrakturen]; *s.u. Essay Fraktur, Luxation, Distorsion S. 423*

Di|a|phy|sen|re|sek|ti|on *f*: → *Diaphysektomie*

Di|ar|rhoe *f, pl* **-rhoen**: **Syn:** *Durchfall, Durchfallkrankheit, Diarrhö, Diarrhoea*; häufige Ausscheidung wässriger oder breiiger Stühle; die Stuhlfrequenz ist meist erhöht [mehr als 3-mal pro Tag], und das Stuhlgewicht liegt über 200 g/Tag; die Diarrhoe ist eine unspezifische Reaktionsform des Gastrointestinaltraktes auf eine Reihe von externen oder internen Faktoren; neben Infektionen können Medikamente, Stress, Erkrankungen der Leber, Galle oder Bauchspeicheldrüse, chronisch entzündliche Darmerkrankungen, Nahrungsmittelallergien u.ä. als Auslöser fungieren; klinisch unterscheidet man zwischen **akuter** und **chronischer** oder persistierender Diarrhoe
Diagnostik: in den meisten Fällen ist es möglich, aus der Anamnese, dem zeitlichen Verlauf und der körperlichen Untersuchung auf die Ursache zu schließen; chronische

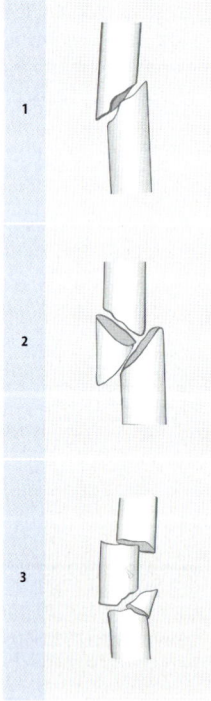

1

2

3

Abb. D15. Diaphysenfrakturen

Diarrhoen erfordern aber oft eine aufwendigere diagnostische Abklärung; die **Therapie** der Diarrhoe hat 3 Ziele: **1.** Ersatz der verlorenen Flüssigkeit und Elektrolyte **2.** Verminderung/Einschränkung weiterer Flüssigkeits- und Elektrolytverluste **3.** spezifische Therapie der Ursache; *s.u. Essay Diarrhoe – entzündliche und nicht-entzündliche Formen S. 265, Essay Parasitosen S. 1217*

Tab. D5. Diarrhoe. Schweregrad der akuten Diarrhoe

	Mild bis mäßig	Schwer
Nichtinflammatorische Diarrhö (Cholerasyndrom)	Fieber ≤ 38,5 °C, keine oder leichte Dehydratation (< 5–9 % des Körpergewichts)	Fieber > 38,5 °C, Dehydratation > 10 % des Körpergewichts, Elektrolytentgleisung, Volumenschock
Inflammatorische Diarrhö (Dysenteriesyndrom)	Hämoccult positiv für Stuhl, Leukozyten positiv für Stuhl, Fieber ≤ 38,5 °C, Tenesmen	Blut im Stuhl, makroskopisch Eiter im Stuhl, Fieber > 38,5 °C, schwere Bauchkrämpfe, septisch-toxischer Allgemeinzustand

chronische Diarrhoe: chronischer Durchfall kann durch eine Reihe von Erkrankungen oder Faktoren bedingt sein; wichtig ist, dass immer ein Laxanzienabusus ausgeschlossen werden muss, auch wenn die Patienten die Laxanzieneinnahme verschweigen oder verneinen; die Diarrhoe beginnt meist schleichend und wird u.U. erst nach Wochen oder Monaten den Patienten bewusst

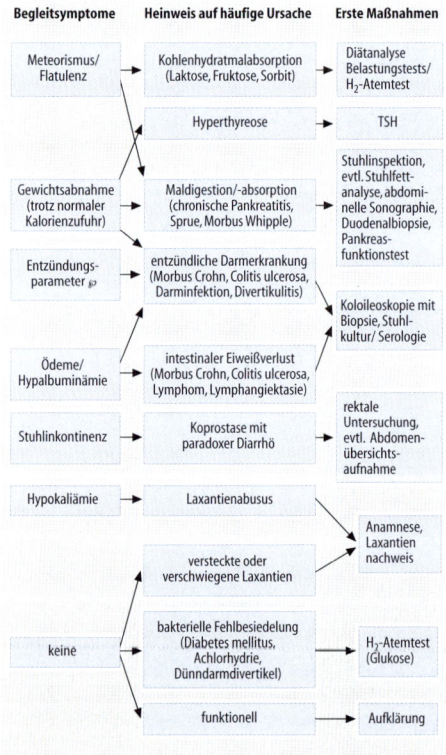

Abb. D16. Chronische Diarrhoe. Symptome, Ursache und Therapie chronischer Diarrhoen

Diarrhoe – entzündliche und nicht-entzündliche Formen

Syn.: Durchfall, Durchfallkrankheit, Dysenterie

L.T. Heuss, C. Beglinger

D

Definition

Die Schwierigkeit mit der Diarrhoe [aus dem Griechischen διαρρέω = hindurchfließen, leck sein] beginnt häufig schon bei ihrer Definition. Im allgemeinen Sprachgebrauch versteht man unter Durchfall die Ausscheidung ungeformter Stühle in einer erhöhten Frequenz. Da die Norm des Stuhlverhaltens jedoch eine große Spannweite umfasst, haben sich in der Praxis griffigere, wenn auch arbiträre Definitionen durchgesetzt. So gelten eine Frequenz von mehr als 3 ungeformten Stuhlentleerungen als Kriterium des Durchfalls. Meist ist dieser Zustand zusätzlich durch das Vorliegen von Begleitsymptomen wie Nausea, Erbrechen, Abdominalkrämpfen oder Fieber charakterisiert.

Klinisch hat sich zusätzlich aufgrund des zeitlichen Verlaufes die Unterscheidung in eine **akute** [Symptomdauer < 14 Tage], **persistierende** und **chronische** [Symptomdauer > 30 Tage] Form bewährt.

Abzugrenzen sind die **Pseudodiarrhoe** mit erhöhter Stuhlfrequenz und unverändert normaler Konsistenz und die **Inkontinenz**, die sich gelegentlich hinter einer beklagten Diarrhoe verbergen können.

Pathophysiologie

Angesichts der beträchtlichen Flüssigkeits- und Elektrolytverschiebungen, die normalerweise im Magen-Darm-Trakt auftreten, scheint es geradezu erstaunlich, dass es sich bei der Diarrhoe um eine Ausnahmesituation handelt. Als Faustregel gilt: Rund 10 Liter Flüssigkeit erreichen jeden Tag den distalen Dünndarm. Dabei stammen nur 2 Liter aus zugeführter Flüssigkeit, der Rest wird im oberen GI-Trakt sezerniert und verdünnt den Nahrungsbrei bis zur Höhe des Jejunums auf eine zum Serum isoosmolare Flüssigkeit. In den folgenden Abschnitten des Dünn- und Dickdarms werden rund 9,9 Liter wieder aktiv resorbiert, sodass nur gerade 0,1 Liter mit dem Stuhl verloren gehen, wobei die Isoosmolarität normalerweise erhalten bleibt.

> ❗ Die Diarrhoe ist eine unspezifische Reaktionsform des Gastrointestinaltraktes auf verschiedene exogene und endogene Faktoren, der pathophysiologisch immer eine Störung dieser Wasser- und Elektrolytbilanz als entscheidender Mechanismus zugrunde liegt.

Sie kann dadurch entstehen, dass entweder die Zahl unverdaubarer osmotisch aktiver Substanzen im Stuhl erhöht ist und dadurch vermehrt Flüssigkeit im Darmlumen verbleibt [**osmotische Diarrhoe**] oder dass durch eine Störung der normalen Funktion vermehrt osmotisch aktive Elektrolyte sezerniert werden, denen die Flüssigkeit passiv folgt [**sekretorische Diarrhoe**]. Da häufig Mischbilder vorliegen, ist die Unterscheidung, um welche pathophysiologische Art des Durchfalls es sich handelt, klinisch bei der akuten Diarrhoe nur von nachgeordneter Bedeutung. Bei der Abklärung chronischer Diarrhoeformen kann jedoch die Bestimmung der **osmotischen Lücke** [$(Na^+ + K^+) \times 2$ − Serumosmolarität] zur Differenzierung hilfreich sein.

Epidemiologie

Es gibt kaum ein Krankheitsbild, das in derart eklatanter Weise den Unterschied zwischen der Medizin der westlichen Industrienationen und der Dritten Welt vor Augen führt, wie die akute Diarrhoe. Während man in westlichen Ländern mit rund einer Krankheitsepisode/Einwohner/Jahr rechnet, wodurch allein in den USA jährlich direkte und indirekte Kosten von 25 Mrd. $ entstehen, hat die akute Diarrhoe in der Dritten Welt eine ganz andere Dimension. Fünf bis 8 Millionen Neugeborene und Kleinkinder fallen der hier oftmals tödlich verlaufenden Erkrankung jährlich zum Opfer. Von den geschätzten 100 Mio. Krankheitsfällen in den USA sehen weniger als 10 % einen Arzt und nur 0,25 % benötigen eine Hospitalisation, besonders gefährdet sind auch hier Kleinkinder und ältere Erwachsene. Als weitere Risikogruppen gelten Personen, die Kinder in Tagesheimen betreuen, Reisende in tropische und subtropische Regionen, männliche Homosexuelle mit Analverkehr, Patienten mit einer zugrunde liegenden Immunsuppression und Personen, die in einem unhygienischen Umfeld leben und kontaminiertem Wasser oder Nahrungsmitteln ausgesetzt sind.

Tab. 1. Klinische Einteilung der akuten Diarrhoe

	Entzündlich	Nicht-entzündlich
Stuhlcharakteristik	kleinvolumig, blutig-schleimig	großvolumig, wässrig
Leukozyten im Stuhl	ja	nein
Beschwerden	Schmerzen und Krämpfe im Unterbauch, imperativer Stuhldrang, Tenesmen	Schmerzen und Krämpfe im Oberbauch oder paraumbilikal, häufig Nausea und Erbrechen
Fieber	häufig	selten
Hauptsächlicher Befall	Kolon	Dünndarm
Häufige Erreger	Salmonellen, Shigellen, Campylobacter, Yersinien, Entamoeba histolytica, enteroinvasive Escherichia coli, Clostridium difficile	Rotavirus, Norwalkvirus, Nahrungsmittelvergiftung [Staphylococcus aureus, Clostridium perfringens, Bacillus cereus], enterotoxische Escherichia coli, Giardia, Cryptosporidia, Vibrio
Nicht-infektiöse Ursachen	Mesenterialischämie Strahlenkolitis entzündliche Darmerkrankung [Morbus Crohn, Colitis ulcerosa]	medikamentös induziert [Antacida, Laxantien etc.] Diät [Disaccharidasemangel, Sorbitol] Reizdarmsyndrom

Klinische Einteilung

Aus klinischer und prognostischer Sicht hat sich die grobe Einteilung in entzündliche und nicht-entzündliche Diarrhoe am besten bewährt. Bei der **entzündlichen Diarrhoe** kommt es entweder direkt durch pathogene Erreger oder indirekt, vermittelt über Zytotoxine, zu einer Zerstörung der intestinalen Mukosa und dadurch zu einem Austritt von Entzündungszellen und Serum ins Lumen. Die Durchfälle sind eher kleinvolumig und von blutig-schleimiger Konsistenz. Hauptsächlicher Ort des Befalls ist das Kolon. Der häufigeren **nicht-entzündlichen Diarrhoe** liegt keine Schädigung des Epithels zugrunde, sondern Enterotoxine stimulieren die Sekretion von Ionen und Wasser, oder nicht-absorbierte Substanzen führen zu einer vermehrten Flüssigkeitsansammlung im Lumen. Die Durchfälle sind eher großvolumig, wässrig, ein Befall des Dünndarms ist wahrscheinlich [Tab. 1].

Aus der Zusammenstellung wird ersichtlich, dass die akute Diarrhoe eine unspezifische Reaktion auf eine Vielzahl von Noxen darstellt. Mehrheitlich handelt es sich dabei um **infektiöse Erreger**, doch sind nicht-infektöse Ursachen wie die mesenteriale Ischämie, Erstmanifestationen einer chronisch entzündlichen Darmerkrankung oder ein Reizdarmsyndrom nicht außer Acht zu lassen. Einen Überblick über die Inkubationszeiten der wichtigsten Erreger einer akuten Diarrhoe gibt die Abbildung 1.

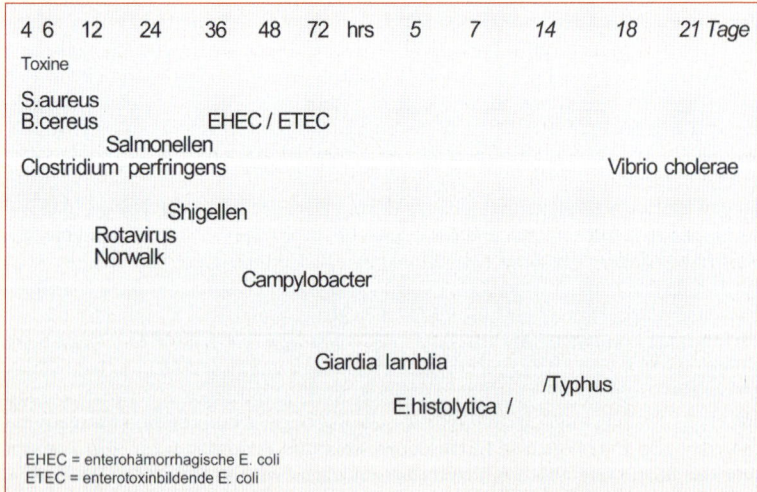

Abb. 1. Inkubationszeiten der wichtigsten Erreger einer akuten Diarrhoe

Klinischer/körperlicher Befund

Bei der körperlichen Untersuchung liegt das Hauptaugenmerk auf Zeichen der Dehydratation [Hautturgor, Schleimhäute] und einer Veränderung der Vitalzeichen [Fieber, Tachykardie, Hypotonie, Lethargie]. Bei der Abdominal- und Rektaluntersuchung sind eine peritoneale Reizung oder Zeichen einer isolierten Proktitis auszuschließen.

Aufgrund der epidemiologischen Zusammenhänge spielt die gezielte Anamnese meist die entscheidende Rolle bei differenzialdiagnostischen Erwägungen [Tab. 2]. Hierzu gehört die Frage nach dem genauen Beginn und Verlauf des Durchfalls. Bei einem Sistieren während der Nachtruhe ist eine funktionelle Ursache wahrscheinlich. Die Beimengung von Blut ist ebenfalls von prognostischer Bedeutung. Da der Mehrzahl der infektiösen Ursachen ein Verzehr von kontaminierten Nahrungsmitteln oder Wasser zugrunde liegt, sind eine möglichst genaue Ernährungsanamnese und die Suche nach einem möglichen Zusammenhang mit Nahrungsmitteln von besonderer Bedeutung. Gut dokumentiert ist die Assoziierung von unpasteurisierter Milch oder Fruchtsäften mit Campylobacter jejuni, Salmonellen, Shigellen, Yersinien oder Escherichia coli O157, von Eispeisen und Geflügel mit Salmonellen und Trinkwasser und Salat mit Giardia, Amöben, Escherichia coli und Shigellen. Die Reiseanamnese, die Frage nach kürzlichen Hospitalisationen und nach der Einnahme von Antibiotika oder neuen Medikamenten gehört hierzu.

Wenngleich die Empfehlung einer Sexualanamnese in der Praxis häufig an Tabugrenzen stößt, sei an die fäkal-orale Übertragung von Bakterien, die direkte rektale Inokulation von Pathogenen, die zu einer Proktitis führen können, sowie natürlich die besondere Situation von **AIDS-assoziierter Diarrhoe** [Cryptosporidium, Cyclospora] erinnert. Eine vorbestehende gastroenterologische Erkrankung oder eine Systemkrankheit sollte ebenfalls ausgeschlossen werden.

Tab. 2. Anamnese

Beginn der Symptome und Verlauf? Persistenz nachts? Blut?
Ernährungsanamnese, Zusammenhang mit Nahrung?
Reiseanamnese?
Kürzliche Hospitalisation?
Antibiotika oder neue Medikamente [NSAR]?
Sexualanamnese?
Vorbestehende gastroenterologische oder Systemkrankheit?

Tab. 3. Kriterien, bei denen eine weitere Abklärung erfolge sollte

Krankheitsspezifisch
• profuse wässrige Diarrhoe mit Dehydratation
• Dysenterie [Durchfall mit blutig-schleimigen Stühlen]
• Fieber > 38,5 °C
• Passage von > 6 ungeformten Stühlen pro Tag
• Krankheitsdauer von > 48 h

Patientenspezifisch
• Diarrhoe mit schweren Bauchschmerzen bei einem Patienten > 50 Jahre
• Diarrhoe beim betagten Patienten [> 70 Jahre]
• Diarrhoe beim immunkompromittierten [nach Transplantation, nach Chemotherapie, bei AIDS]
• Diarrhoe bei Patienten mit Implantaten
• spezielle epidemiologische Situation [Gastgewerbe, Lebensmittelhändler]

Diagnose

Wer sollte weiter abgeklärt werden?

Angesichts der Häufigkeit und weitgehenden Banalität von Durchfallerkrankungen stellt sich die zentrale Frage, bei welchen Patienten weitere Abklärungen sinnvoll oder notwendig sind. Die hierzu empfohlenen Kriterien sind in Tabelle 3 zusammengefasst.

Entzündungsmarker

Als klassisches diagnostisches Unterscheidungskriterium zwischen entzündlicher und nicht-entzündlicher Diarrhoe gilt der Nachweis von Leukozyten im Stuhl. In neuerer Zeit scheint sich als laborchemische Untersuchungsmethode insbesondere der Nachweis von Calprotectin* [einem Protein leukozytären Ursprungs] im Stuhl zu bewähren. Gerade bei der oftmals schwierigen Unterscheidung zwischen einer funktionellen chronischen Diarrhoe im Rahmen eines Reizdarmsyndroms und einer chronisch entzündlichen Darmerkrankung verspricht dieser Test hilfreich zu sein [*s.a. Essay Reizdarmsyndrom*].

Stuhlkultur

Routinestuhlkulturen werden auf Salmonellen, Shigellen und Campylobacter jejuni angelegt. Allerdings ist ihr Ertrag bei einem breiten, unselektionierten Patientengut sehr gering. In einer großen Studie wurde gezeigt, dass nur gerade in 3,2 % der Fälle ein pathogener Keim gefunden wurde. Angesichts des großen Aufwandes ergeben sich daraus Kosten von rund 1300 $ pro gefundenem Keim. Noch schlechter ist die Ausbeute bei hospitalisierten Patienten: nur gerade in 0,6 % der Fälle wird hier eine angelegte Kultur positiv, was zu der Empfehlung geführt hat, dass nach dem dritten Hospitalisationstag keine Stuhlkulturen mehr durchgeführt werden sollten [*3 day rule*]. Die Ausnahme bildet hierbei die **Antibiotika-assoziierte Diarrhoe**, bei der immer ein Clostridium difficile-Infekt gesucht werden muss. Die Diagnose erfolgt durch die Kultur und den Nachweis der Toxine im Stuhl. Bei der Sigmoidoskopie zeigen sich weißliche Auflagerungen, die für das Vorliegen einer pseudomembranösen Kolitis pathognomonisch sind.

Neben den Routinekeimen wird im amerikanischen Schrifttum auch die Suche nach dem enterohämorrhagischen Escherichia coli O157 aufgrund der erhöhten Gefahr der Entwicklung eines hämolytisch-urämischen Syndroms bei Einsatz von Antibiotika empfohlen. Klinisch sollte an diese Erkrankung bei akuter blutiger Diarrhoe mit eher niedriger Temperatur und bei neu entstandener Niereninsuffizienz gedacht werden.

Bei einer **persistierenden Diarrhoe**, die länger als 14 Tage anhält, sollten Parasiten gesucht werden. Insbesondere Giardia lamblia und Amöben [bei Tropenrückkehrern] sind in 3 Stuhlproben zu suchen. Bei immunkompromittierten Patienten gilt die Suche Cryptosporidien, Cyclospora und Isospora belli, bei HIV-Positiven zusätzlich noch Microsporidien und Mycobacterium avium complex.

Differenzialdiagnose

Die Differenzialdiagnose einer **chronischen Diarrhoe** bezieht neben den entzündlichen Ursachen eine Vielzahl weiterer gastroenterologischer Zustandsbilder wie hormonale Hypersekretion, Malabsorptionssyndrome, Motilitätsstörungen, aber auch Medikamentennebenwirkungen und psychiatrische Erkrankungen mit ein. Gezielte Suche und Ausschluss möglicher Ursachen ist hier oftmals ein langwieriges Verfahren, das nicht selten unter stationären Bedingungen angegangen werden muss [*s.a. Essay Reizdarmsyndrom*].

Empirische Therapie

Trotz der erheblichen medizinischen Bedeutung der akuten Durchfallerkrankungen ist die Datenlage für evidenzbasierte Empfehlungen bescheiden. Als gesichert kann bestenfalls gelten, dass unabhängig von weiterer Abklärung und Therapie die **Rehydrierung** die wichtigste, und da die überwiegende Mehrheit der Durchfallerkrankungen selbstlimitierend ist, meist auch die einzige Einzelmaßnahme darstellt. Wenn immer möglich sollte die Rehydrierung per os erfolgen. Die von der WHO empfohlene Rehydratationslösung [90 mmol Na+, 20 mmol K+, 80 mmol Cl–] wurde dank ihrer globalen Bedeutung zum potenziell wichtigsten medizinischen Fortschritt des vergangenen Jahrhunderts erkoren.

> ❗ Vor der Erwägung einer antibiotischen Therapie gilt grundsätzlich: Die meisten Fälle von Diarrhoe sind selbstlimitierend und werden mit Flüssigkeitsersatz und supportiven Maßnahmen hinlänglich behandelt.

Die Gabe von Loperamid* 2 mg [max. 8 Kapseln/Tag] kann zusätzlich symptomatisch lindern. Allerdings sollte dieses Medikament nicht bei Kindern und nicht im Falle einer blutigen Diarrhoe verabreicht werden. Die empirische Gabe eines Antibiotikums ist umstritten und sollte in Hinblick auf mögliche Risiken und die Zunahme von Antibiotikaresistenzen nur mit Zurückhaltung eingesetzt werden. Als gesicherte Empfehlung gilt der empirische Einsatz von Antibiotika in Fällen von Reisediarrhoe [*traveler's diarrhea*], mit der rationalen Vorstellung, dass die meisten Patienten große Mengen pathogener Keime beherbergen. Zum Teil wird auch der empirische Einsatz von Metronidazol* in Fällen einer persistierenden Diarrhoe empfohlen, bei der ein Verdacht auf Giardiasis nahe liegt.

Nur wenige Studien haben den Nutzen eines empirischen Einsatzes von Antibiotika bei akuter Diarrhoe in Fällen untersucht, in denen keine Reiseanamnese vorliegt. In solchen Fällen sollte der Einsatz von Antibiotika [Medikament der Wahl ist ein Gyrasehemmer* für 3–5 Tage] durch zusätzliche Faktoren [Fieber > 38,5 °C, Dysenterie, schwere Komorbidität] begründet und von der Anlage einer Stuhlkultur begleitet sein. Indikation für eine frühzeitige antibiotische Therapie kann ein vermuteter Shigellen-Infekt, um die Ausscheidung und Kontamination mit diesem hochinfektösen Agens zu reduzieren, oder eine schwere Campylobacter-Infektion sein. Allerdings zeichnet sich eine steigende Resistenz von Campylobacter gegen Gyrasehemmer ab. Ob eine gezielte antimikrobielle Therapie durchgeführt werden soll, wenn in Stuhlkulturen ein Keim nachgewiesen wurde, hängt davon ab, ob Symptome persistieren. Der Vorteil einer antibiotischen Therapie wurde am besten für Shigellen, Clostridium difficile und Giardiasis gezeigt.

Quellenhinweise
Abb. 1: AM-productions, Wiesloch

Tab. D6. **Diathese, hämorrhagische.** Angeborene Mangelsyndrome von Gerinnungsfaktoren

Krankheit	Erforderliche Restaktivität	Erbgang	Thromboplastinzeit	PTT	Blutungszeit
Hämophilie A	15 %	X-chromosomal	Normal	Verlängert	Normal
Hämophilie B	15 %	X-chromosomal	Normal	Verlängert	Normal
v.-Willebrand-Jürgens-Syndrom	20 %	Autosomal	Normal	Normal, evtl. verlängert	Verlängert
Fibrinogenmangel	50 mg/dl	Autosomal	Verlängert	Verlängert	Verlängert
Prothrombinmangel	20 %	Autosomal	Verlängert	Normal bis verlängert	Normal
F X-Mangel	20 %	Autosomal	Verlängert	Normal bis verlängert	Normal
Faktor-VII-Mangel	20 %	Autosomal	Verlängert	Normal	Normal
Faktor-V-Mangel	20 %	Autosomal	Verlängert	Normal	Normal
F XI-Mangel	20 %	Autosomal	Normal	Normal bis verlängert	Normal
Faktor-XIII-Mangel	5 %	Autosomal	Normal	Normal	Normal
F XII-Mangel	-	Autosomal	Normal	Stark verlängert	Normal

Di|a|schi|sis *f:* plötzlich einsetzendes, reversibles Querschnittssyndrom unbekannter Genese; oft als **spinaler Schock** bezeichnet; **Klinik**: schlaffe Muskellähmung, Eigenreflexe erloschen; **Prognose**: gut, die Wiederherstellung kann aber Monate dauern

Di|a|sko|pie *f:* **1.** Untersuchung entzündlicher Hautinfiltrate durch Wegdrücken mit einem Glasspatel [Diaskop]; *s.a. Lupus vulgaris* **2.** Durchleuchtung*

Di|a|ther|mie *f:* **Syn:** *Hochfrequenzwärmetherapie, Hochfrequenzdiathermie;* Gewebeanwärmung durch hochfrequente Wechselströme; oft gleichgesetzt mit Hochfrequenztherapie*

Di|a|the|se, hämorrhagische *f:* eine angeborene oder erworbene Erhöhung der Blutungsneigung beruht auf einer Störung der primären Hämostase durch die Gefäße [vaskulär] oder die Thrombozyten [thrombozytär]; Störungen der sekundären Hämostase sind durch einen Mangel an einem oder mehreren Gerinnungsfaktoren bedingt; auch wenn es angeborene Mangelsyndrome für alle Blutgerinnungsfaktoren gibt, spielen in der Praxis i.d.R. nur die zu Hämophilie* führenden verminderten Aktivität der Blutgerinnungsfaktoren VIII [Hämophilie A], IX [Hämophilie B] und XI [Hämophilie C] eine größere Rolle; wichtiger sind erworbene relative oder absolute Mangelzustände bei erhöhtem Verbrauch [postoperativ, Verbrauchskoagulopathie], massivem Blutverlust oder verminderter Bildung [z.B. Leberparenchymschaden, Vitamin K-Mangel]

Faktor-I-Mangel: ein Fibrinogenmangel kann in seltenen Fällen durch eine autosomal-rezessive **angeborene Hypofibrinogenämie** bedingt sein; i.d.R. handelt es sich aber um eine **erworbene Hypofibrinogenämie** bei erhöhtem Verbrauch [postoperativ, Verbrauchskoagulopathie] oder verminderter Bildung [Leberparenchymschaden]; ein absoluter Fibrinogenmangel [Afibrinogenämie] ist ebenfalls i.d.R. erworben; bei der seltenen **kongenitalen Afibrinogenämie** kann es schon postpartal zu einer verlängerten Blutung aus der Nabelschnur kommen

Faktor-II-Mangel [Hypoprothrombinämie]: erblicher [selten] oder erworbener [Leberinsuffizienz, Vitamin K-Mangel] Mangel an Blutgerinnungsfaktor II [Prothrombin] mit erhöhter Blutungsneigung; die vorübergehende **Hypoprothrombinämie der Neugeborenen** beruht auf Unreife der Leberzelle bzw. einem Vitamin K-Mangel

Faktor-V-Mangel [Hypoproaccelerinämie]: seltener, autosomal-rezessiver Mangel; führt zu erhöhter Blutungsneigung [Parahämophilie], wenn der Spiegel unter 10–20 % sinkt

Faktor-VII-Mangel [Hypoproconvertinämie]: erblicher [phänotypisch autosomal-rezessiver, genotypisch autosomal-kodominanter] Mangel; führt zu erhöhter Blutungsneigung ähnlich der Hämophilie [Parahämophilie B]

Faktor-X-Mangel [Stuart-Prower-Syndrom]: seltener, auto-

Tab. D7. **Diathese, hämorrhagische.** Labordiagnostik

Stufendiagnostik	Fragestellung
I	
Blutbild	Thrombozytenzahl, chronischer/akuter Blutverlust
Gerinnungsglobaltests (PTT, TPZ)	Suchtest, Organdiagnostik, Therapiemonitoring
Laborparameter der Leber-, Nierenfunktion	Erkrankungen mit Auswirkung auf das Hämostasesystem
II	
Blutungszeit	In-vivo-Testung der primären Hämostase
Platelet Function Analyser (PFA)	Fokussierung auf die Funktionalität der Thrombozyten unter hohen Scherkräften (ASS, v.-Willebrand-Jürgens-Syndrom)
Einzelfaktoren (immunologische und funktionelle proteinchemische Methoden)	Bestätigung eines Defekts eines Enzyms, Kofaktors oder Inhibitors

somal-rezessiver Mangel an Faktor × der Blutgerinnung; führt zu einer leichten hämophilieähnlichen Symptomatik

Faktor-XII-Mangel [Hageman-Syndrom]: autosomal-rezessiver Mangel an Faktor XII verläuft klinisch unauffällig

Faktor-XIII-Mangel: autosomal-rezessiver Mangel; kann zu Wundheilungsstörungen und Nachblutungen führen

hämorrhagische Diathese der Neugeborenen: → *Morbus haemorrhagicus neonatorum*

Di|a|the|se, thrombophile *f: s.u. Thrombose*

Di|ä|to|the|ra|pie *f:* → *Ernährungstherapie*

Di|ät|ver|sa|gen *nt: s.u. Essay Adipositas S. 15*

Di|a|ze|pam *nt: Syn: 7-Chlor-1,3-dihydro-1-methyl-5-phenyl-2H-1,4-benzodiazepin-2-on;* unter dem Handelsnamen Valium bekanntes langwirksames Benzodiazepin; Sedativum, Muskelrelaxanz; HWZ 24–48 h; **Anw.:** Spannungs-, Erregungs-, Angstzustände, Grand mal-Epilepsie, fokale Epilepsien, Status epilepticus, Fieberkrämpfe, Sedierung; **Dosierung:** als Anxiolytikum 4–5/d [maximal 10 mg] p.o.; als p.o. Prämedikation am Vorabend bzw. am Morgen 10–20 mg; Status epilepticus i.d.R. 5–10 mg i.v.; **NW:** *s.u. Benzodiazepine*

Di|az|o|xid *nt: Syn: 7-Chlor-3-methyl-2H-1,2,4-benzothiadiazin-1,1-dioxid;* Antihypertensivum, Vasodilatator, steigert den

Blutglucosespiegel durch Hemmung der Insulinsekretion **Anw.:** Hypoglykämie, Inselzelltumoren, arterielle Hypertonie; **NW:** schwere, nicht vorher absehbare Hypotonie, evtl. mit zerebraler und myokardialer Ischämie, Tachykardie, Angina pectoris, Hyperglykämie, Hyperurikämie, Salz- und Wasserretention mit der Gefahr der Ödembildung und nachfolgender Herzinsuffizienz, Hypertrichose

Di|ben|ze|pin *nt*: trizyklisches Antidepressivum vom Imipramintyp; HWZ 4 h; **Anw.:** Depressionen, Spannungs- und Angstzustände; **Dosierung:** 240–480 [120–600] mg/d; **NW:** initial v.a. Sedation und Schläfrigkeit; subjektive Herz-Kreislauf-Sensationen [Herzklopfen, Benommenheit, Unruhe, Schwindel] mit z.T. erheblichen Puslfrequenzanstiegen; Mundtrockenheit, Obstipation, Miktionsbeschwerden, Schlafstörungen, feinschlägiger Tremor

Di|ben|zo|yl|per|o|xid *nt*: *Syn: Benzoylsuperoxid, Benzoylperoxid*; Keratolytikum; Antiseptikum; **Anw.:** Akne; **Dosierung:** 5–10 %-ige Lösung, Gel oder Creme

Di|ben|zo|yl|thi|a|min *nt*: → *Bentiamin*

Di|chlor|phen|a|mid *nt*: → *Diclofenamid*

Di|chy|ste|rol *nt*: → *Dihydrotachysterol*

Dick|darm|di|ver|ti|ku|lo|se *f*: *Syn: Kolondivertikulose*; Vorhandensein multipler echter oder falscher Divertikel der Dickdarmwand; die meisten Kolondivertikel finden sich in Colon descendens und Sigma; ihre Häufigkeit steigt mit zunehmendem Alter an, nach dem 70. Lebensjahr finden sie sich bei mehr als 70 % aller Patienten; verläuft meist asymptomatisch, kann aber zu Divertikulitis, Blutung, Stenose, Fistelbildung oder Perforation führen; *s.u. Essay Divertikulose und Divertikulitis S. 275*

Dick|darm|ent|fer|nung *f*: operative Entfernung von Kolon und Rektum [Proktokolektomie]; meist auch nur auf die Entfernung des gesamten Kolons [Pankolektomie] angewandt; *s.a. Kolektomie*

Dick|darm|ent|zün|dung *f*: → *Colitis*

Dick|darm|fis|te|lung *f*: → *Kolostomie*

Dick|darm|kar|zi|nom *nt*: → *Kolonkarzinom*

Dickdarmkrebs-Syndrome, erbliche *nt*: *s.u. Kolonkarzinom*

Dick|darm|po|lyp *m*: → *Kolonpolyp*

Dick|darm|po|ly|po|se *f*: → *familiäre adenomatöse Polypose*

Dick|darm|spie|ge|lung *f*: → *Koloskopie*

Di|clo|fe|nac *nt*: *Syn: 2-(2,6-Dichloranilino)-phenylessigsäure*; nicht-steroidales Antiphlogistikum mit entzündungshemmender, analgetischer und antipyretischer Wirkung; **Anw.:** akuter Gichtanfall, rheumatische Erkrankungen, Neuralgien, Neuritiden, schmerzhafte Schwellungen und Entzündungen; **NW:** Blutungen, assoziiert mit gastrointestinalen Ulzerationen, Schmerzen im Oberbauch, Diarrhoe, Erbrechen, Obstipation, Sodbrennen, Exantheme, Kopfschmerzen und Schwindel, Seh-, Hör- und psychiatrische Störungen; **Kontraind.:** Überempfindlichkeit gegen Diclofenac bzw. gegen Acetylsalicylsäure oder andere NSAR; ungeklärte Störungen der Hämopoiese; bei Patienten mit Ulcus ventriculi oder duodeni, schweren Leberfunktions- und Hämopoesestörungen oder induzierbaren Porphyrien nur unter Beobachtung

Di|clo|fen|a|mid *nt*: *Syn: Dichlorphenamid*; Carboanhydrasehemmer; **Anw.:** Diuretikum, Glaukombehandlung; **Dosierung:** initial 100–200 mg alle 12 h, Erhaltungsdosis 3 × 25–50 mg tgl.

Di|cro|coe|li|um *nt*: zu den Trematoden gehörende Wurmgattung; **Dicrocoelium dendriticum/lanceolatum** [kleiner Leberegel, Lanzettegel] wird vom Schafen auf den Menschen übertragen; er befällt v.a. die Gallen- und Pankreasgänge; chronischer Befall führt zu Fieber, Hepatomegalie, rezidivierenden Koliken, u.U. Gallengangsverschluss; **Diagnose:** Nachweis der Eier im Stuhl; **Therapie:** Praziquantel*; *s.u. Essay Helminthosen S. 553*

Di|da|no|sin *nt*: *Syn: Dideoxyinosin*; nucleosidanaloger Reverse-Transkriptase-Hemmer; *s.a. Essay HIV-Infektion – AIDS S. 625*

Didehydro-dideoxythymidin *nt*: → *Stavudin*

Di|de|o|xy|cy|ti|din *nt*: → *Zalcitabin*

Di|de|o|xy|i|no|sin *nt*: → *Didanosin*

Di|de|o|xy|thi|a|cy|ti|din *nt*: → *Lamivudin*

Dieffenbach-Plastik *f*: *Syn: Dieffenbach-Methode, Dieffenbach-Verschiebeplastik*; Verschiebelappenplastik zur Deckung von Defekten an Lippe, Nasenflügel oder Ohrläppchen

Di|ent|a|moe|ba *f*: i.d.R. apathogene Protozoengattung; **Dientamoeba fragilis** ist ein Darmparasit, der gelegentlich als Erreger der **Dientamoeba fragilis-Diarrhoe**, einer milden Amöbenruhr* in Erscheinung tritt

Di|e|thyl|car|ba|ma|zin *nt*: *Syn: Carbamazin*; Anthelmintikum mit breitem Wirkungsspektrum, v.a. gegen Wuchereria bancrofti, Brugia malayi, Loa loa, Onchocerca volvulus, Toxocara canis, Toxocara cati, Ancylostoma brasiliense, Ancylostoma caninum; **Anw.:** Mittel der 1. Wahl bei Wuchereria-, Brugia- und Loa-loa-Infektionen; **Dosierung:** 2 mg/kg KG 3 × tgl. über einen Zeitraum von 3–4 Wochen; **NW:** Übelkeit, Erbrechen, Kopfschmerzen, Schläfrigkeit, Schwindel, Juckreiz, Ödeme, Lymphadenitis, Dermatitis, Hautausschlag, Fieber, Tachykardie

Di|e|thyl|stil|bes|trol|di|phos|phat *nt*: → *Fosfestrol*

Dif|fe|ren|zi|al|blut|bild *nt*: *Syn: Leukogramm*; weißes Blutbild mit Auszählung der verschiedenen Leukozytenformen; *s.u. Blutbild*

Dif|fu|si|ons|test *m*: Test zur Bestimmung der bakteriostatischen oder bakteriziden Wirksamkeit von Antibiotika auf einen bestimmten Erreger z.B. als Agardiffusionstest

Di|flo|ra|son *nt*: halogeniertes Glucocorticoid; **Anw.:** lokaler Entzündungshemmer, v.a. bei Dermatosen; **NW:** Atrophie der Cutis und des Fettgewebes, Gefäßfragilität und Purpura, Teleangiektasien, Striae, Pigmentverschiebungen, Störung der Wundheilung, Minderung der Infektresistenz, Steroidakne, kontaktallergisches Ekzem; bei sachgemäßer Anwendung keine systemischen NW

Di|flu|cor|to|lon *nt*: halogeniertes, stark wirksames Glucocorticoid; **Anw.:** lokaler Entzündungshemmer, v.a. bei Dermatosen [Ekzemen, Neurodermitis, Psoriasis]; **NW:** Atrophie der Cutis und des Fettgewebes, Gefäßfragilität und Purpura, Teleangiektasien, Striae, Pigmentverschiebungen, Störung der Wundheilung, Minderung der Infektresistenz, Steroidakne, kontaktallergisches Ekzem; bei sachgemäßer Anwendung keine systemischen NW

Di|flu|ni|sal *nt*: *Syn: 2',4'-Difluor-4-hydroxy-3-biphenylcarbonsäure*; nicht-steroidales Antiphlogistikum; Analgetikum; **Anw.:** akute Schmerzzustände nach chirurgischen Eingriffen oder Zahnextraktion, Osteoarthrose; **Dosierung:** i.d.R. 2 × 500 mg/d p.o.; **NW:** gastrointestinale Beschwerden [Übelkeit, Durchfall, Magenschmerzen, Sodbrennen, Erbrechen, Blähungen, Obstipation], Benommenheit, Kopfschmerzen, Tinnitus, Schlafstörungen

2',2'-Di|flu|or|de|o|xy|cy|ti|din *nt*: → *Gemcitabin*

DiGeorge-Syndrom *nt*: *Syn: Schlundtaschensyndrom*; angeborenes Fehlen [Thymusagenesie] oder starke Unterentwicklung des Thymus [Thymusaplasie]; meist kombiniert mit anderen Fehlbildungen [Aortenbogenanomalien, konotrunkale Herzfehler, faziale Dysmorphie, Mikrogenie, Gaumenspalte]; bei einem Teil der Patienten handelt es sich um ein Mikrodeletionssyndrom [10p13-14]; führt zu einer Störung der zellulären Immunität; **Therapie:** Transplantation von fetalem Thymusgewebe

Di|gi|tal|fi|brom, rezidivierendes *nt*: *Syn: infantile digitale Fibromatose, juvenile Fibromatose, rezidivierende Digitalfibromatose des Kindesalters*; *s.u. Fibromatose*

Di|gi|ta|lis *f*: *Syn: Fingerhut*; Pflanzengattung, deren Arten [wolliger Fingerhut, **Digitalis lanata**; purpurroter Fingerhut, **Digitalis purpurea**; gelber Fingerhut, **Digitalis lutea**] z.T. herzwirksame Glykoside enthalten; *s.a. Digitalisglykoside*

Di|gi|ta|lis|gly|ko|si|de *pl*: *Syn: Herzglykoside*; aus Digitalis-Arten und anderen Pflanzen [Adonis vernalis, Convallaria majalis] gewonnene Glykoside, die die Kontraktionskraft des Herzens erhöhen; dazu gehören u.a. Digitoxigenin, Digitoxin, Lanatosid A, B und C, Digoxigenin, Digoxin, Gitoxigenin, k-Strophanthin; **Wirkung:** 1. positiv inotrop [Steigerung der Kontraktionskraft und Vermehrung des Schlagvolumens] 2. negativ chronotrop [Herabsetzung der Herzschlagfrequenz]

3. negativ dromotrop [Verlangsamung der Erregungsleitung]
4. positiv bathmotrop [Steigerung der Erregbarkeit, v.a. des Kammermyokards]; **Anw.**: Herzinsuffizienz [i.d.R. zusammen mit ACE-Hemmer und Betablocker], tachykarde Arrhythmien, Vorhofextrasystole; **NW**: gastrointestinale Beschwerden, Erbrechen; Benommenheit, Schläfrigkeit, Farbensehen, Sehfeldstörungen; Herzrhythmusstörungen mit Extrasystolen

bei ca. 10 % der Patienten kommt es unter Digitalistherapie zu Intoxikationserscheinungen [**Digitalismus**, Digitalisvergiftung] durch Überdosierung, verminderten Abbau bei Leberinsuffizienz oder verminderte Ausscheidung bei Niereninsuffizienz; die häufigsten Symptome sind Herzrhythmusstörungen, Bradykardie, AV-Block, gastrointestinale Beschwerden, Erbrechen, Reizbarkeit, Kopfschmerzen, Farbensehen und Augenflimmern; *s.a. Essay Herzinsuffizienz S. 599*

Di|gi|ta|lo|i|de *pl*: Bezeichnung für herzwirksame Glykoside II. Ordnung, die chemisch den Digitalisglykosiden ähneln; finden sich u.a. in Adonisröschen, Maiglöckchen, Meerzwiebel und Oleander

Di|gi|tin *nt*: Digitonin; *s.u. Digitalisglykoside*

Di|gi|to|ge|nin *nt*: *s.u. Digitalisglykoside*

Di|gi|to|nin *nt*: **Syn**: Digitin; *s.u. Digitalisglykoside*

Di|gi|to|xi|ge|nin *nt*: *s.u. Digitalisglykoside*

Di|gi|to|xin *nt*: *s.u. Digitalisglykoside*

Di|gi|tus malleus *m*: → *Hammerzehe*

Di|go|xi|ge|nin *nt*: *s.u. Digitalisglykoside*

Di|go|xin *nt*: *s.u. Digitalisglykoside*

Di Guglielmo-Krankheit *f*: **Syn**: *akute erythrämische Myelose, Erythroblastose des Erwachsenen, akute Erythromyelose, akute Erythrämie*; Frühform der akuten myeloischen Leukämie mit atypischen unreifen Erythroblasten im peripheren Blut; entweder Übergang in eine Erythroleukämie oder reine Leukämie; *s.u. Essay Akute Leukämien S. 889*

Di|hy|dra|la|zin *nt*: **Syn**: *1,4-Dihydrazinophthalazin*; direkter arterieller Vasodilatator, Antihypertensivum; **Anw.**: leichte bis mittelschwere Hypertonie [meist zusammen mit Betablocker und Diuretikum]; **Dosierung**: p.o. 25–50 mg dreimal tgl., i.m. 12–25 mg, i.v. 6,25–12,5 mg, bei Bedarf bis zur gewünschten Wirkung alle 15 bis 20 min wiederholen bis maximal 25 mg, i.v.-Infusion 4–12,5 mg/h; *s.a. Essay Herzinsuffizienz S. 599*

Di|hy|dro|am|pi|cil|lin *nt*: → *Epicillin*

Di|hy|dro|co|de|in *nt*: halbsynthetisches, schwach wirksames Opioid mit zentral-analgetischer, zentral-antitussiver und sedativ-tranquillisierender Wirkung; **Anw.**: Antitussivum bei trockenem, nicht-produktivem Husten; Analgetikum zur Behandlung schwacher bis mittelstarker akuter und chronischer Schmerzen; **Dosis**: als Antitussivum 10 bis 30 mg oral, als Analgetikum 20 bis 40 mg; **NW**: Atemdepression, Obstipation, allergische Reaktionen; **Kontraind.**: Überempfindlichkeit gegen Codein oder andere Opiate, Abhängigkeit von Opiaten, Krankheitszustände mit erhöhtem intrakraniellen Druck; während der Schwangerschaft und in der Stillzeit nur unter ärztlicher Kontrolle

Di|hy|dro|co|de|i|non *nt*: → *Hydrocodon*

Di|hy|dro|er|go|cor|nin *nt*: vasodilatorisches Mutterkornalkaloid; Bestandteil von Dihydroergotoxin

Di|hy|dro|er|go|cris|tin *nt*: vasodilatorisches Mutterkornalkaloid; Bestandteil von Dihydroergotoxin

Di|hy|dro|er|go|cryp|tin *nt*: vasodilatorisches Mutterkornalkaloid; Bestandteil von Dihydroergotoxin; liegt in zwei Isomeren [α- und β-Dihydroergocryptin] mit gleicher Wirkung vor; **Anw.**: Altershypertonie, periphere Durchblutungsstörungen, dementielle Syndrome, Parkinson-Syndrome; *s.a. Essay Parkinson-Syndrome S. 1229*

Di|hy|dro|er|go|tal|min *nt*: halbsynthetisches vasokonstriktorisches Mutterkornalkaloid; **Anw.**: Migräneprophylaxe, orthostatische Hypotonie

Di|hy|dro|er|go|to|xin *nt*: **Syn**: *Codergocrin*; als Sympatholytikum und Vasokonstriktor verwendetes Gemisch verschiedener Mutterkornalkaloide [Dihydroergocristin, Dihydroergocryp-

tin, Dihydroergocornin]; **Anw.**: Altershypertonie, periphere Durchblutungsstörungen, dementielle Syndrome

Di|hy|dro|mor|phi|non *nt*: → *Hydromorphon*

Di|hy|dro|ta|chy|ste|rol *nt*: **Syn**: *Dichysterol, Dihydrotachysterin, Calcinosefaktor*; durch UV-Strahlung aus Ergosterin entstehendes Vitamin D-Derivat mit Bedeutung für den Calciumstoffwechsel; **Anw.**: oral bei Hypokalzämie und Vitamin D-resistenter Rachitis

5α-Di|hy|dro|tes|to|ste|ron *nt*: **Syn**: *Stanolol, Androstanolon*; biologisch wirksame Form des Testosterons; entsteht in der Peripherie unter dem Einfluss von 5α-Reduktase; wird als orales Anabolikum verwendet; **Anw.**: Rekonvaleszenz und eiweißkonsumierende Krankheiten, Kachexie, Strahlen- und Zytostatikatherapie, Störungen der Hämopoese, Langzeitbehandlung mit Glucocorticoiden, Osteoporose, Eiweißmangelsituation im Alter, chronische Leberkrankheiten; **Dosierung**: maximal 20 mg p.o., 100 mg i.m. alle 2–4 Wochen; **NW**: Hirsutismus, Akne, Haarwuchs, Habitusänderung, Stimmveränderungen, Klitorishypertrophie, vorzeitige Pubertät, beschleunigte Knochenreifung, Menstruationsstörungen, Amenorrhoe, Hemmung der Spermatogenese, Depressionen; **Kontraind.**: Prostatakarzinom, Leberfunktionsstörungen, vorausgegangene oder bestehende Lebertumoren, Hyperkalzämie bei malignen Tumoren, Mammakarzinom des Mannes, Schwangerschaft

2,8-Di|hy|dro|xy|a|de|nin|li|thi|a|sis *f*: *s.u. Essay Gicht und andere Störungen des Purinstoffwechsels S. 487*

Di|hy|dro|xy|bu|sul|fan *nt*: → *Treosulfan*

3,4-Di|hy|dro|xy|phe|nyl|a|la|nin *nt*: **Syn**: *DOPA, Dioxyphenylalanin, 3-Hydroxytyrosin*; aus Tyrosin entstehendes Zwischenprodukt bei der Bildung von Catecholaminen und Melanin; **Anw.**: *s.u. L-Dopa*

17α,21-Dihydroxy-4-pregnen-3,11,20-trion *nt*: → *Cortison*

Di|i|so|pro|pyl|phe|nol *nt*: → *Propofol*

Di|ka|li|um|clor|az|e|pat *nt*: Dikaliumsalz von Clorazepat; Benzodiazepin mit langer Halbwertzeit [48 h]; **Anw.**: Tranquilizer, Prämedikation, Spannungs-, Erregungs-, Angstzustände; **Dosierung**: als Anxiolytikum 10–20 mg/d p.o.; als p.o. Prämedikation am Vorabend bzw. am Morgen 20–100 mg; bei Alkoholentzugsdelir kann die Tagesdosis kurzfristig auf 300 mg und im Einzelfall auch darüber erhöht werden; **NW**: *s.u. Benzodiazepine*

Dill *m*: **Syn**: *Dillfenchel, Anethum graveolens*; Pflanze aus der Familie der Doldengewächse [Apiaceae]; verwendet werden die getrockneten **Dillfrüchte** [Anethi fructus] und das **Dillkraut** [Anethi herba]; die Früchte enthalten 2,5–5 % ätherisches **Dillöl** [Anethi aetheroleum] mit 50 % Carvon, das Kraut 0,5–1,5 % ätherisches Öl mit Carvon und Phellandren; beide wirken spasmolytisch und bakteriostatisch und regen die Magensaftsekretion an; **Anw.**: traditionell bei Verdauungsbeschwerden sowie bei Beschwerden vom Magen-Darm-Trakt, Niere und ableitenden Harnwegen; ebenfalls bei Schlafstörungen, Krämpfen, Koliken und Blähungen

Dil|ti|a|zem *nt*: Calciumantagonist vom Benzothiazepin-Typ, Koronardilatator, Klasse-IV-Antiarrhythmikum; **Anw.**: koronare Herzkrankheit, instabile Angina pectoris, Angina pectoris-Anfall, arterielle Hypertonie, supraventrikuläre Tachykardie; **Dosierung**: 180 mg/d p.o.; **NW**: Übelkeit, Müdigkeit, Schwindel, Kopfschmerzen, AV-Überleitungsstörungen, Hypotonie; **Kontraind.**: kardiogener Schock, dekompensierte Herzinsuffizienz, komplizierter frischer Herzinfarkt, Sinusknoten-Syndrom, Überleitungsstörungen, deutliche Bradykardie, Schwangerschaft und Stillzeit

Di|men|hy|dri|nat *nt*: H_1-Antihistaminikum, Antiemetikum, starkes Sedativum; **Anw.**: Therapie und Prophylaxe der Reisekrankheit, Übelkeit, Erbrechen, Schwindel; **Dosierung**: Reisekrankheit, Erbrechen: 500–100 mg p.o. [30 min vor Reiseantritt], maximal 250 mg/d; postoperatives Erbrechen, Vestibularisschwindel 500–100 mg i.m. oder i.v.; **NW**: ausgeprägte Sedierung, Miktionsstörungen, Mundtrockenheit

Di|mer|ca|prol *nt*: **Syn**: *British antilewisit, 2,3-Dimercaptopropanol*; Komplexbildner; **Anw.**: Behandlung von Schwermetallvergiftungen [Chrom, Quecksilber, Gold]; darf nicht bei

Blei- oder Eisenvergiftung verwendet werden; *s.u. Essay Intoxikationen S. 743*

Di|mer|cap|to|pro|pan|sul|fon|säu|re f: Komplexbildner; **Anw.**: Behandlung von Schwermetallvergiftungen, v.a. Quecksilber, Blei, Silber, Antimon, Arsen, Chrom, Gold, Kobalt, Kupfer, Plutonium, Uran; *s.u. Essay Intoxikationen S. 743*

1,4-Di|me|than|sul|fon|o|xy|bu|tan nt: → *Busulfan*

Di|me|thyl|a|mi|no|phe|nol nt: schnell wirkender Methämoglobinbildner; **Anw.**: Antidot bei Vergiftung mit Blausäure, Cyanid, Nitrit, Schwefelwasserstoff; *s.a. Essay Intoxikationen S. 743*

1,1-Di|me|thyl|bi|gua|nid nt: → *Metformin*

D-β,β-Di|me|thyl|cys|te|in nt: → *Penicillamin*

Di|me|thyl|i|mi|pra|min nt: → *Desipramin*

Di|me|thyl|o|xy|chi|nli|zin nt: → *Phenazon*

Di|me|thyl|poly|si|lo|xan nt: → *Dimeticon*

Di|me|thyl|sul|fox|id nt: lokal angewendetes Antiphlogistikum und Antiseptikum; **Anw.**: i.d.R. zusammen mit Heparin-Natrium und Dexpanthenol bei Schwellungen, Blutergüssen und Entzündungen nach stumpfen Verletzungen der Muskeln, Sehnen und Gelenke sowie bei Weichteilrheumatismus, akuten Neuralgien und akuten Beschwerden bei oberflächlichen venösen Beinleiden; **Kontraind.**: Kreislauflabilität, Lupus erythematodes, Niereninsuffizienz, schwere Leberfunktionsstörung, Kinder unter 5 Jahren

Di|me|ti|con nt: **Syn**: Polydimethylsiloxan, Dimethylpolysiloxan, Dimethicon; Mittel gegen Blähungen; **Anw.**: Blähungen, Meteorismus, vor endoskopischen Untersuchungen; *s.a. Essay Intoxikationen S. 743*

Di|me|tin|den nt: **Syn**: *N,N-Dimethyl-3-[1-(2-pyridyl)-ethyl]-inden-2-ethylamin*; H₁-Antihistaminikum mit antiemetischer und anticholinerger Wirkung, Sedativum; **Anw.**: Urtikaria, Juckreiz, Heuschnupfen, anaphylaktische Reaktionen; topische Behandlung von Ekzemen, Bienen- und Wespenstich, Sonnenbrand

Di|na|tri|um|pen|ta|cya|no|ni|tro|syl|fer|rat nt: → *Nitroprussidnatrium*

Di|no|prost nt: **Syn**: *Prostaglandin F₂ₐ*; verursacht Bronchokonstriktion und verstärkt Uteruskontraktionen; **Anw.**: Wehenmittel, atonische Nachblutungen nach Ausräumung des Uterus oder nach der Geburt, Vorbeugung einer Uterusatonie bei Mehrlingsschwangerschaften nach der Geburt oder bei Blasenmole nach Ausstoßung der Tumormasse

Di|no|pros|ton nt: **Syn**: *Prostaglandin E₂*; verursacht Bronchodilatation, Vasodilatation, Hemmung der Chloridsekretion im Magen, hemmt die Lipolyse im Fettgewebe und verstärkt Uteruskontraktionen; **Anw.**: Wehenmittel, Vorbereitung einer instrumentellen Ausräumung des Uterus im 2. Trimenon bei intakter Schwangerschaft [Abortinduktion], verhaltenem Abort [missed abortion] oder Blasenmole, Geburtseinleitung bei intrauteriner Fruchttod

Di|oc|tyl|na|tri|um|sul|fo|suc|ci|nat nt: → *Docusat-Natrium*

Di|op|to|me|trie f: **Syn**: Refraktionsmessung, Brechkraftmessung, Optometrie, Dioptrometrie; Bestimmung der Brechkraft der Augen

Di|os|ma betulinum f: → *Bucco*

Di|os|mae folium nt: **Syn**: Buccoblätter; getrocknete Blätter von Bucco*

Di|o|xy|phe|nyl|a|la|nin nt: → *3,4-Dihydroxyphenylalanin*

Dip m: *s.u. Dezeleration, Kardiotokografie*

Di|phe|nal|son nt: → *Dapson*

Di|phen|hy|dra|min nt: **Syn**: *2-Benzhydryloxy-N,N-dimethylethylamin*; H₁-Antihistaminikum, starkes Sedativum, Antivertiginosum, Spasmolytikum; **Anw.**: Ein- und Durchschlafstörungen, Schwindel, Übelkeit, Erbrechen, Urtikaria und Pruritus, wenn gleichzeitig eine sedierende Wirkung erwünscht ist; **Dosierung**: Erwachsene 50 mg p.o., Jugendliche [14 bis 18 Jahre] 25 mg p.o.; **Kontraind.**: Schwangerschaft und Stillzeit

Di|phe|nyl|hy|dan|to|in nt: → *Phenytoin*

Di|phos|pho|na|te pl: → *Bisphosphonate*

Diph|the|rie f: **Syn**: *Diphtheria*; durch Corynebacterium diphtheriae verursachte akute, meldepflichtige Infektionskrankheit; verläuft meist primär als **Rachendiphtherie**, kann aber durch Toxinausschüttung zu systemischen Symptomen [Myokarditis, Lähmungen, Herz-Kreislaufversagen] führen; die Diphtherie war lange Zeit eine der gefürchtetsten klassischen Infektionskrankheiten [„Würgeengel der Kinder"]; erst mit der Herstellung von **Diphtherietoxoid** [durch Einwirkung von Formalin auf Diphtherietoxin hergestellter Impfstoff zur aktiven Immunisierung gegen Diphtherie] durch Ramon 1924 und der damit beginnenden Schutzimpfung verlor die Diphtherie ihren Schrecken; in Mitteleuropa, Nordamerika und Australien spielt sie heute praktisch keine Rolle mehr; in Osteuropa, Asien und Afrika gibt es aber immer noch begrenzte Epidemieherde

Corynebacterium diphtheriae ist nur von geringer Invasivität; nach Aufnahme durch Tröpfcheninfektion adhärieren die Bakterien an der Rachenschleimhaut, dringen aber nicht in sie ein; das von toxinbildenden Biovaren gebildete **Diphtherietoxin** führt zu lokaler und systemischer Gewebeschädigung; lokal kommt es zu Epithelschädigung und zur Bildung von Pseudomembranen aus Fibrin, Bakterien, Leukozyten und Zelltrümmern, die das nekrotische Gewebe bedecken; bei der Rachendiphtherie überziehen diese Membranen den gesamten Nasenrachen und können auf den Kehlkopf übergreifen und einen Croup* verursachen; das Toxin wirkt auch auf Herz [Myokarditis, Herzversagen], Leber, Niere [Tubulusnekrose], Nebenniere und periphere Nerven [Lähmungen]

Klinik: nach einer Inkubationszeit von 2–4 Tagen kommt es zu einem akuten Beginn mit rauer Stimme, Heiserkeit bis Aphonie, Schluckbeschwerden, bellendem Husten, Fieber, schlechtem Allgemeinzustand, Atemnot, Zyanose; bei der Untersuchung sieht man weißliche bis gelbgrüne membranöse Beläge, die beim Ablösen bluten; auffällig ist auch ein süßlicher Atemgeruch; durch die Schwellung der submandibulären und okzipitalen Lymphknoten kommt es zum Bild des **Cäsarenhalses**; später kommt es zu Zeichen einer Schädigung innerer Organe [Myokarditis, Nierenversagen]; charakteristisch ist oft eine schlaffe Lähmung des Gaumensegels und der Schlundmuskulatur; der Tod erfolgt durch Herzversagen oder Ersticken bei Verlegung der Atemwege; **Therapie**: Diphtherieantitoxin, Antibiotika; bei zunehmender Atemnot Tracheotomie

Diph|the|rie|bal|zil|lus m, pl **-li**: → *Corynebacterium diphtheriae*

Di|phyl|lo|bo|thri|o|se f: → *Fischbandwurmbefall*

Di|phyl|lo|bo|thri|um nt: **Syn**: *Bothriocephalus, Dibothriocephalus*; Bandwurmgattung, die als Parasiten im Darm von Menschen und Tieren lebt

Diphyllobothrium cordatum: selten auf den Menschen übertragener Parasit von Hunden und Seehunden

Diphyllobothrium latum: **Syn**: *breiter Fischbandwurm*; *s.u. Fischbandwurmbefall*

Di|pi|vef|rin nt: **Syn**: *Dipivalyladrenalin, Dipivalylepinephrin*; Sympathomimetikum; **Anw.**: Weitwinkelglaukom; **Kontraind.**: Engwinkelglaukom; *s.a. Essay Glaukome S. 497*

Di|ple|gie f: **Syn**: *Diplegia*; eine doppelseitige Lähmung findet man selten als Folge einer beidseitigen Fazialisparese mit Lähmung beider Gesichtshälften [**Diplegia facialis**]; die **Little-Krankheit** [Diplegia spastica infantilis] ist eine doppelseitige Form der spastischen Zerebralparese; sie betrifft v.a. die Adduktoren, Kniegelenkstrecker und Plantarflexoren; der Gang ist charakteristisch, die Patienten gehen scheinbar auf den Zehenspitzen und schieben die Beine mühsam aneinander vorbei; die Gangstörung nimmt im Alter eher zu; die Intelligenz ist i.d.R. unbeeinträchtigt und Anfälle gehören nicht zum Krankheitsbild

unter **Erb-Charcot-Krankheit** [Diplegia spastica progressiva] versteht man eine Systemerkrankung des Rückenmarks mit fortschreitender Degeneration des 1. Motoneurons [Pyramidenzellen des motorischen Kortex und der Pyramidenbahn]; sie tritt meist familiär, seltener auch sporadisch auf; **Klinik**: beginnt im Kindes- oder Jugendalter mit Steifigkeit in den Beinen, die in eine ausgeprägte Paraspastik und Adduktorenspasmen übergeht; später kommt es auch zu einem Befall der Arme; der Verlauf ist langsam progredient über

20–30 Jahre und führt am Ende zu Bettlägrigkeit

Diplegia spastica progressiva: → *Spinalparalyse, spastische*

Di|plo|ba|zil|len|kon|junk|ti|vi|tis f, pl **-tiden:** *Syn:* Diplobakterien-konjunktivitis, Blepharoconjunctivitis angularis, Conjunctivitis angularis; relativ häufige, durch Moraxella lacunata [Haemophilus lacunatus] verursachte bakterielle Konjunktivitis mit Beteiligung des Lidwinkels; typisch sind ein zähes, weißliches Sekret und ein nässendes Ekzem der Lidhaut

Di|plo|coc|cus pneumoniae m: → *Streptococcus pneumoniae*

Di|pro|pyl|es|sig|säu|re f: → *Valproinsäure*

Di|py|li|di|um caninum nt: *Syn:* Gurkenkernbandwurm; v.a. Hunde, seltener auch den Menschen befallender Bandwurm; ca. 20–40 cm lang, der Kopf hat Haken und vier Saugnäpfe; Infektion des Menschen [**Dipylidiasis**] verläuft meist inapparent, kann aber zu Durchfall, Krämpfen, Fieber und Urtikaria führen; **Diagnose:** Nachweis von Proglottiden im Stuhl; **Therapie:** Praziquantel* intern; *s.a. Essay Helminthosen S. 553*

Di|py|ri|da|mol nt: Vasodilatator, Koronardilatator; Thrombozytenaggregationshemmer; positiv inotrop wirksam; **Anw.:** Thrombose- und Embolieprophylaxe nach Herzinfarkt oder zerebraler Ischämie, koronare Herzkrankheit; **Dosierung:** 75–400 mg/d p.o., 10–20 mg/d i.v.; **NW:** Kopfschmerzen, Benommenheit, Hautrötung, Zunahme der Herzfrequenz; bei schneller i.v.-Gabe evtl. Angina-pectoris-Anfall; *s.a. Essay Schlaganfall und zerebrovaskuläre Krankheiten S. 1423*

Di|ro|fi|la|ria nt: Gattung parasitärer Fadenwürmer; **Dirofilaria repens** und **Dirofilaria tenuis** führen bei Befall vorwiegend zu subkutaner Knotenbildung [**subkutane Dirofilariasis**]; **Dirofilaria immitis** ist ein v.a. bei Hunden, Katzen und Füchsen in der Herzmuskulatur gefundener Parasit [**Herzwurm**], der selten auf den Menschen übertragen wird; die resultierende **pulmonale Dirofilariasis** verläuft meist asymptomatisch, selten kommt es zu Husten, Hämoptyse; *s.a. Essay Helminthosen S. 553*

Di|sa|li|cyl|säu|re f: → *Salsalat*

Disc|lase f: → *Chymopapain*

disease modifying anti-rheumatic drugs pl: *Syn:* Basistherapeutika; *s.u. rheumatoide Arthritis, Essay Rheumatoide Arthritis S. 83*

Dis|kek|to|mie f: → *Bandscheibenresektion*

Dis|ko|gra|fie, -gra|phie f: Röntgenkontrastdarstellung der Bandscheiben oder besser des Bandscheibeninnenraumes; das Kontrastmittel wird unter Röntgenkontrolle in das Bandscheibenzentrum injiziert; da die Injektion riskant ist und zu einer Strahlenbelastung führt, wird die Diskografie i.d.R. nur zur Vorbereitung einer Chemonukleolyse oder perkutanen Diskotomie durchgeführt

Dis|ko|pa|thie f: allgemeine Bezeichnung für entzündliche und degenerative Bandscheibenerkrankungen; *s.a. Bandscheibenprolaps, Bandscheibendegeneration*

Dis|kor|danz, ventrikuloarterielle f: *s.u. Trikuspidalatresie*

Dis|ko|se f: → *Bandscheibendegeneration*

Dis|kus|her|nie f: → *Bandscheibenprolaps*

Dis|kus|pro|laps m: → *Bandscheibenprolaps*

Dis|lo|ca|tio f, pl **-tio|nes:** Verschiebung von Bruchfragmenten, Fragmentverschiebung; je nach der auf dem Röntgenbild sichtbaren Verschiebung des distalen Fraktursegmentes unterscheidet man Verschiebung zur Seite [**Dislocatio ad latus**], Verkürzung [**Dislocatio cum contractione**], Verlängerung [**Dislocatio cum distractione**], Achsenknickung [**Dislocatio ad axim**] und Verdrehung [**Dislocatio ad peripheriam**]; *s.a. Essay Fraktur, Luxation, Distorsion S. 423*

Di|so|pro|fol nt: → *Propofol*

Di|so|py|ra|mid nt: Antiarrhythmikum vom Chinidintyp; **Anw.:** supraventrikuläre und ventrikuläre Tachykardie, Extrasystolen; **Dosierung:** 400–600 mg/d p.o., maximal 800 mg, verteilt auf 4 Einzeldosen; **NW:** Verschlechterung einer bestehenden Herzinsuffizienz, proarrhythmische Effekte in Form von Torsades des Pointes oder Kammerflimmern, bei Vorhofflimmern besteht die Gefahr der Kammertachykardie wegen der Verbesserung der AV-Überleitung; Mundtrockenheit, Verstopfung, Übelkeit, Erbrechen, Akkommodationsstörungen, Miktionsstörungen, Impotenz

Dis|so|zi|a|ti|on, atrioventrikuläre f: → *AV-Dissoziation*

Di|stick|stoff|mon|o|xid nt: → *Lachgas*

Di|stick|stoff|o|xid nt: → *Lachgas*

Di|stig|min|bro|mid nt: reversibler Cholinesterasehemmer; indirektes Parasympathomimetikum; **Anw.:** Blasenentleerungsstörungen, Detrusorschwäche, postoperative Darmatonie; **Dosierung:** 5 mg/d p.o. oder 0,5 mg/d s.c. oder i.m.; **NW:** dosisabhängig Übelkeit, Brechreiz, Salivation, Schwitzen, Blässe, Meteorismus, mehrfache Stuhlentleerungen, schmerzhafte Magen- und Darmspasmen

Di|stor|si|on f: *Syn:* Distorsio, Gelenkverstauchung, Verstauchung, Verrenkung; die Gelenkverstauchung ist meist Folge einer Luxation oder Subluxation mit Spontanreposition; die Überdehnung oder Verletzung der Bänder und Weichteilstrukturen führt zu Schwellung, Schmerzen, Funktionseinschränkung und evtl. Bluterguss in das Gelenk; **Diagnose:** Röntgen, CT; wichtig ist der Ausschluss von behandlungsbedürftigen Knochen- oder Bandverletzungen; **Therapie:** vorübergehende Ruhigstellung; evtl. Krankengymnastik; *s.a. Essay Fraktur, Luxation, Distorsion S. 423*

Dis|trak|ti|ons|bruch m: *s.u. Wirbelsäulenfraktur*

Distress-Syndrom, adultes respiratorisches nt: → *Schocklunge*

Di|sul|fi|ram nt: *Syn:* Tetraäthylthiuramidsulfid; hemmt Aldehyddehydrogenase, ein in Leber, Magen-Darm-Trakt, Lunge und Niere vorkommendes Enzym, das Aldehyde zu Säuren oxidiert; wichtig ist ihre Funktion beim Abbau von Acetaldehyd zu Acetat im Rahmen des Alkoholabbaus in der Leber; Hemmung durch Disulfiram führt zu einer Anhäufung von Acetaldehyd mit Rötung im Gesichts-, Hals- und Schulterbereich, Steigerung der Atmung und Herzfrequenz, Übelkeit, Erbrechen, Blutdruckanstieg oder -abfall, Schwindel, Kopfschmerzen, Dyspnoe und evtl. Kollaps [**Antabussyndrom**]; **Anw.:** Alkoholentwöhnung; **Dosierung:** 0,5 g/d p.o. über mehrere Wochen; angeblich sollen Einzeldosen von bis zu 6 g oder monatelange Tagesdosen von bis zu 0,75 g symptomlos vertragen werden; **NW:** Müdigkeit, Kopfschmerzen, Verminderung der Leistungsfähigkeit, Einschränkung der Vigilanz, Verwirrtheit, Desorientiertheit, Interesselosigkeit, Erinnerungsverlust, Angstzustände, Wahnvorstellungen, Rastlosigkeit, Depression, Verwirrtheit, Aggressivität, motorische Unruhe, Enthemmung, Betriebsamkeit, Schwindelgefühl, Ataxie, Nystagmus, verwaschene Sprache, EEG-Grundrhythmusverlangsamung mit Dysrhythmie, Krampfanfälle, Neuritis in den unteren Extremitäten, Paresen im Unterarm und Fazialisbereich, Aufhebung der tiefen Sehnenreflexe, Erbrechen, Übelkeit, Bauchkrämpfe, Diarrhoe, Obstipation; **Kontraind.:** relativ: Herz-Kreislauf-Erkrankungen, Psychosen

Di|ter|pe|ne pl: aus Isopren-Einheiten aufgebaute Terpene; dazu gehören z.B. Retinal, Vitamin A, Alkaloide [Aconitin] und Bitterstoffe

Di|thra|nol nt: → *Cignolin*

Di|u|re|ti|kum nt, pl **-ka:** Mittel, das die Ausscheidung von Natrium-Ionen [**Natriuretikum**] oder Salzen steigert [**Saluretikum**]; man unterscheidet: 1. Thiazide und thiazidanaloge Substanzen [Hydrochlorothiazid, Clopamid] verhindern die Rückresorption von Natrium- und Chlorid-Ionen im distalen Tubulus; Kalium-Ionen werden vermehrt ausgeschieden; führen u.U. zu Hypokaliämie und Thromboseneigung durch Hämokonzentration 2. **Aldosteronantagonisten** [Spironolacton] blockieren Aldosteronrezeptoren in den Tubuluszellen; dadurch werden Wasser, Natrium- und Hydrogencarbonat-Ionen vermehrt, Kalium-Ionen vermindert ausgeschieden; Gefahr von Hyperkaliämie, Gynäkomastie, Potenzstörungen, Hirsutismus und Amenorrhö 3. **kaliumsparende Diuretika** [Amilorid, Triamteren] verhindern die Natriumresorption in die Tubuluszelle und damit die Ausscheidung von Kaliumionen; die wichtigsten Nebenwirkungen sind Hyperkaliämie und Erbrechen 4. **Schleifendiuretika** [Furosemid, Etacrynsäure] stark wirksame Diuretika, die die Rückresorption von Natrium- und Chlorid-Ionen im aufsteigenden Teil der Henle-Schleife hemmen; sie werden v.a. bei Ödemen und akutem Nierenversagen

D

eingesetzt; führen u.U. zu Hypokaliämie und Thromboseneigung durch Hämokonzentration 5. **Carboanhydrasehemmer** [Diclofenamid] hemmen den Wasserstoff- und Natrium-Ionenaustausch in der Tubuluszelle; dadurch werden Kalium-, Natrium- und Hydrogencarbonat-Ionen vermehrt, Ammonium-Ionen vermindert ausgeschieden; der Basenverlust führt zu Azidose, die die Ausscheidung anderer Pharmaka beeinflussen kann 6. **osmotische Diuretika** [Mannitol, Sorbitol] werden als i.v.-Infusion gegeben und führen zur Ausscheidung des von ihnen osmotisch gebundenen Wassers; werden bei Hirnödemen und zur Vermeidung von Nierenversagen bei Schock eingesetzt 7. **Xanthinderivate** [Koffein, Theophyllin] werden therapeutisch nur sehr selten verwendet

Di|ver|ti|kel *nt: Syn: Diverticulum*; umschriebene, i.d.R. sackförmige Ausstülpung einer Organwand; beim **echten Divertikel** sind alle Wandschichten betroffen, beim **falschen Divertikel** nur die Schleimhaut und evtl. auch der Submukosa; **echte Divertikel** können angeboren [Meckel-Divertikel] oder erworben sein [Ösophagusdivertikel]; nach dem zugrunde liegenden Pathomechanismus unterscheidet man **Traktionsdivertikel** [durch Zug von außen entstanden] und **Pulsionsdivertikel** [durch einen erhöhten Innendruck und Wandschwäche verursacht]; *s.a. Essay Divertikulose und Divertikulitis S. 275*
epiphrenisches Divertikel: *s.u. Ösophagusdivertikel*
parabronchiales Divertikel: *s.u. Ösophagusdivertikel*
pharyngoösophageales Divertikel: *s.u. Ösophagusdivertikel*

Di|ver|ti|kel|ab|tra|gung *f:* → *Divertikulektomie*

Di|ver|ti|kel|blu|tung *f:* häufigste Ursache eines akuten, massiven Blutverlustes aus dem Kolon [30–50 % der Fälle]; ca. 10 % aller Patienten mit Divertikulose erleiden eine Divertikelblutung, davon 1/3 einen massiven Blutverlust; da es sich vorwiegend um alte und multimorbide Patienten handelt, beträgt die Mortalität 15–20 %; *s.u. Essay Divertikulose und Divertikulitis S. 275*

Di|ver|ti|kel|re|sek|ti|on *f:* → *Divertikulektomie*

Di|ver|ti|kel|to|mie *f: Syn: Divertikelresektion*; operative Divertikelentfernung/Divertikelabtragung; wird nur selten durchgeführt, i.d.R. wird das befallene Darmsegment reseziert

Di|ver|ti|ku|li|tis *f, pl* **-tiden:** *Syn: Divertikelentzündung*; Entzündung eines Divertikels, v.a. eines Kolondivertikels; entsteht i.d.R. durch Kotretention im Divertikel und Reizung oder Schädigung der Wand durch Kotsteine; meist sind mehrere Divertikel betroffen; bei **Peridivertikulitis** ist die Begleitentzündung auf die Umgebung des Divertikels begrenzt, bei **Perikolitis** greift sie auf die Umgebung über; **Klinik:** die seltene rechtsseitige Divertikulitis ist klinisch nicht von einer Appendizitis zu unterscheiden; die häufigere linksseitige Divertikulitis wird auch als **Linksappendizitis** bezeichnet; sie imponiert durch akute linksseitige Unterbauchschmerzen, Übelkeit, Erbrechen, Fieber, Stuhlunregelmäßigkeiten [Durchfall, Verstopfung], Druckschmerz, Abwehrspannung, Leukozytose, BSG-Erhöhung; freie oder gedeckte Perforation und Fistelbildung sind die häufigsten Komplikationen; **Diagnose:** Abdomenübersichtsaufnahme, CT, Sonografie, Koloskopie, Kolonkontrasteinlauf; **Therapie:** primär konservativ; Analgetika, Nahrungskarenz, Spasmolytika, Antibiotika [Cephalosporin plus Metronidazol★] bei Versagen der konservativen Behandlung, Komplikationen oder häufigen Rezidiven operative Entfernung des betroffenen Segmentes im Intervall; *s.u. Essay Divertikulose und Divertikulitis S. 275, Essay Abdominalschmerz und akutes Abdomen S. 25*

Di|ver|ti|ku|lo|se *f:* Bezeichnung für das Auftreten multipler Divertikel; meist als symptomarme Dickdarmdivertikulose; bei Vorliegen einer symptomatischen Divertikulose mit ständigen oder wiederkehrenden Beschwerden [z.B. Schmerzen, Entzündung, Blutung], spricht man von **Divertikelkrankheit**; *s.u. Essay Divertikulose und Divertikulitis S. 275*

Di|vis|ty|ra|min *nt:* → *Colestyramin*

Dixon-Operation *f:* Resektion von Rektum und Sigmoid bei Karzinombefall im Übergangsbereich von Rektum und Sigmoid;

der Analsphinkter bleibt erhalten

Di|xy|ra|zin *nt:* Neuroleptikum; Psychosedativum; Antiemetikum; **Anw.:** selten als Antiemetikum; **Dosierung:** 25–50 mg/d p.o.; **NW:** ausgeprägte Sedation, gelegentlich extrapyramidalmotorische Störungen

3-D-Krankheit *f: s.u. Vitamin-B₂-Mangelsyndrom*
DMSA-uptake *nt: s.u. Nierenszintigrafie*

Do|but|a|min *nt:* Stimulator der β_1-Rezeptoren des Herzens; steigert Kontraktilität und Schlagvolumen; senkt den peripheren Widerstand; **Anw.:** Antihypotonikum bei kardiogenem Schock, Herzversagen bei Kardiomyopathie, Myokardinfarkt, akute dekompensierter Herzinsuffizienz; **NW:** Tachykardie, Extrasystolen, Angina pectoris, Kopfschmerzen, allergische Reaktionen; *s.a. Essay Herzinsuffizienz S. 599*

Do|ce|ta|xel *nt:* Zytostatikum; Taxan, das die Mitose durch Polymerisation von Tubulin zu stabilen funktionsuntüchtigen Mikrotubuli hemmt; **Anw.:** lokal fortgeschrittenes oder metastasierendes Mammakarzinom, Bronchialkarzinom, Ovarialkarzinom, Prostatakarzinom; **NW:** Hypersensitivitätsreaktionen [Schock, Bronchospasmus], Neurotoxizität, Myelosuppression sowie Flüssigkeitsretention; *s.a. Essay Chemotherapie S. 185*

Docusat-Natrium *nt: Syn: Natriumdioctylsulfosuccinat, Dioctylnatriumsulfosuccinat*; anionisches Detergens; steigert die Sekretion von Wasser und Elektrolyten in den Darm; **Anw.:** Laxans; Gleitmittel

Dodd-Venen *pl:* Perforansvenen an der Innenseite der Oberschenkelmitte; *s.u. Perforansvarikosis, Essay Krampfadern/Varizen S. 1643*

Dö|der|lein-Stäb|chen *pl: Syn: Döderlein-Bakterien, Döderlein-Flora*; grampositive, unbewegliche Milchsäurebakterien, die physiologisch in der Scheide vorkommen; sie sind verantwortlich für die Umsetzung von Glykogen zu Lactat und damit für den sauren pH-Wert des Scheidenmilieus

Do|li|cho|ste|no|me|lie *f:* → *Arachnodaktylie*

Dom|pe|ri|don *nt:* Benzimidazolonderivat; Antiemetikum, Gastrokinetikum; blockiert Dopamin D_2-Rezeptoren und hemmt diese im Bereich des Gastrointestinaltraktes und der Area postrema des Hirnstamms [Triggerzone für das Brechzentrum]; **Anw.:** Refluxösophagitts, Dyspepsie, Gastroparese, Migräne

Donath-Landsteiner-Reaktion *f: Syn: Landsteiner-Reaktion*; Test zum Nachweis von Donath-Landsteiner-Antikörpern, d.h. biphasischen Kälteantikörpern, die in der kühlen Körperperipherie Komplement binden und bei Erwärmung im Kernbereich zu Hämolyse führen

Donati-Naht *f: s.u. Nahttechniken*

Do|ne|pe|zil *nt:* selektiver Acetylcholinesterasehemmer; **Anw.:** Demenz vom Alzheimer-Typ; **Dosierung:** initial 5 mg/d, frühestens nach 4 Wochen Steigerung auf maximal 10 mg/d; **NW:** Müdigkeit, Übelkeit, Erbrechen und Schlaflosigkeit, Kopfschmerzen, Schmerzen, Schwindelgefühl, Durchfall, allgemeine Magen-Darm-Beschwerden

Do|no|va|nia granulomatis *f: Syn: Donovan-Körperchen, Calymmatobacterium granulomatosis*; gramnegativer, fakultativer Anaerobier; lebt und vermehrt sich intrazellulär in Histiozyten, Leukozyten und Plasmazellen; *s.u. Granuloma inguinale, Essay Geschlechtskrankheiten – Genitale Kontaktinfektionen S. 475*

Do|no|va|no|sis *f:* → *Granuloma inguinale*

Do|pa *nt: Syn: Dioxyphenylalanin, 3-Hydroxytyrosin, 3,4-Dihydroxyphenylalanin*; aus Tyrosin entstehendes Zwischenprodukt bei der Bildung von Catecholaminen und Melanin; **Anw.:** *s.u. L-Dopa*

L Dopa *nt: Syn: Levodopa*; Prodrug, das durch Dopadecarboxylasen in Dopamin umgewandelt wird; bei Parkinson-Krankheit verwendetes Dopaminergikum; aktivstes Antiparkinsonmittel mit Wirkung gegen Akinese, Rigor, Tremor und psychische Störungen; *s.a. Essay Parkinson-Syndrome S. 1229*

Do|pa|de|car|bo|xy|la|se|hem|mer *m: Syn: Decarboxylasehemmer*; Hemmer der peripheren **Dopadecarboxylase**, die DOPA [3,4-Dihydroxyphenylalanin] in Dopamin und 5-Hydroxytryptophan in Serotonin umwandelt; **Anw.:** bei Parkinson-

Divertikulose und Divertikulitis

S. Hollerbach

D

Das Vorhandensein von Darmwandaussackungen im Kolon wird als **Divertikulose** bezeichnet. Ursache ist wahrscheinlich ein chronisch erhöhter Druck im Bereich der betroffenen Darmsegmente. Divertikelträger sind zumeist asymptomatisch, einige weisen aber funktionelle Beschwerden auf, die teilweise auf die Divertikel zurückzuführen sind. Eine **akute Divertikulitis** tritt bei etwa 20 % der Divertikelträger als entzündliche Komplikation auf. Das Spektrum reicht von leichten Schmerzen bis zu einer septisch-peritonitischen Verlaufsform.

Ziel der Therapiemaßnahmen bei der Divertikulitis ist, eine Notfall-Operation zu vermeiden und bei Patienten mit **rezidivierender oder komplizierter Divertikulitis** eine elektive Intervall-OP zu ermöglichen, da dadurch die Mortalität deutlich gesenkt werden kann. Die Therapie der akuten Divertikulitis erfolgt daher bei bis zu 90 % der Patienten primär konservativ. Sie stützt sich traditionell auf Nahrungskarenz, Flüssigkeits- und Elektrolytsubstitution, symptomatische Therapie [Analgesie, Spasmolyse, lokale Kühlung], die Antibiotikatherapie und die parenterale Ernährung. Allerdings stellt bisher nur die Antibiotikatherapie eine evidenzbasierte konservative Therapie dar. Das gewählte Antibiotikum oder deren Kombination muss breit gegen gramnegative aerobe und fakultativ sowie obligat anaerobe Bakterien wirksam sein, da häufig Mischinfektionen vorliegen.

Das individuelle Therapiekonzept richtet sich nach dem Schweregrad der Erkrankung, wobei die Unterscheidung zwischen einfacher und komplizierter Divertikulitis im Wesentlichen auf der klinischen Diagnose beruht. In komplizierten Fällen [Abszess, Fistel, fehlende Besserung, Stenose] ist ein interventionelles Vorgehen angezeigt. Hierbei spielt die CT- oder Ultraschall-gesteuerte perkutane Abszessdrainage eine entscheidende Rolle. Bei Perforationen, Peritonitis und/oder Sepsis muss häufig eine Operation erfolgen. Rezidivierende Divertikulitis-Schübe trotz konservativer Therapie stellt häufig eine elektive Indikation zur Sigmaresektion dar, vor allem bei jüngeren Patienten. Eine weitere Komplikation stellt die Divertikelblutung dar, die häufig mit einer subklinischen Entzündung einhergeht und eine hohe Spontanheilungsrate hat.

Die Divertikulose des Kolons ist in entwickelten Ländern sehr häufig und ihre Prävalenz nimmt mit dem Alter zu:
- 2/3 der Bevölkerung über 80 Jahre tragen Divertikel
- ca. 70 % dieser Personen bleiben ihr ganzes Leben asymptomatisch
- weniger als 30 % der Divertikelträger entwickeln einen symptomatischen Zustand.

❗ **Das Spektrum der Divertikelkrankheit reicht von der unkomplizierten Divertikulitis über die Divertikelblutung bis zur komplizierten Divertikulitis einschließlich rezidivierender Divertikulitis, Fistelbildung, Peritonitis und Sepsis.**

Pathophysiologisch entstehen die Divertikel durch angeborene oder erworbene Veränderungen der Kolon-Wand-Resistance, einer veränderten Kolon-Motilität und einer einseitigen Ernährungsweise mit faser- und ballaststoffarmer Diät. Während die häufige **linksseitige Divertikulitis** zumeist eine erworbene Erkrankung zu sein scheint, tritt die **rechtsseitige Divertikulitis** deutlich seltener auf, kann auch im jüngeren Lebensalter vorkommen und scheint häufiger bei Asiaten aufzutreten.

Damit bildet die Divertikelkrankheit vor allem in westlichen Ländern ein bedeutendes Gesundheitsproblem, vor allem bei einer zunehmend alternden Bevölkerung. Bei den alten Menschen stellt sie mittlerweile die häufigste Kolonerkrankung dar und verursacht eine signifikante Morbidität und Mortalität.

Divertikulose: asymptomatisches Vorhandensein von Kolondivertikeln
Divertikelkrankheit: symptomatische Divertikulose mit ständigen oder wiederkehrenden Beschwerden [Schmerzen, Entzündung, Blutung]
Divertikulitis: bakteriell getriggerte Infektion mit [eitriger] Entzündung eines oder mehrerer Divertikelabschnitte [Abb. 1]
Divertikelblutung: Blutung aus einem Divertikelabschnitt

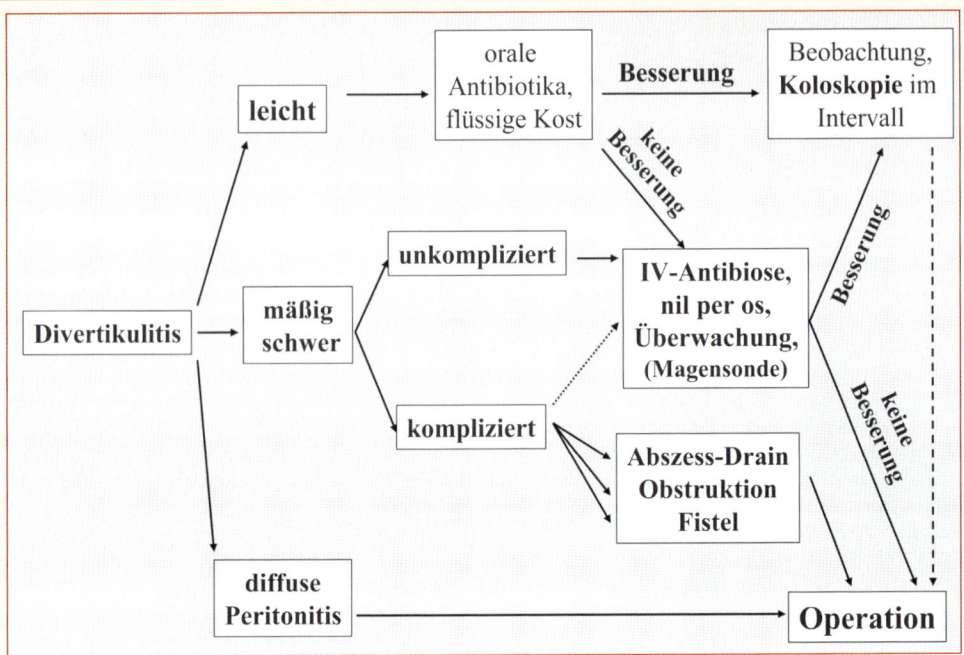

Abb. 1. Algorithmus zur Therapie der akuten Divertikulitis [Quelle: AM-productions, Wiesloch]

Epidemiologie
- Zunahme der Divertikelkrankheit in den westlichen Ländern und einigen Schwellenländern
- **Ursachen der erhöhten Inzidenz**: Alterszunahme, Abnahme der faserreichen Kost [geringerer Konsum von Ballaststoffen]
- **Prävalenz**: im Westen ca. < 10 % bei Personen < 40 Jahren bis zu 50–66 % bei Personen > 80 Jahren
- Geografische Verteilung sehr unterschiedlich: seltenes Vorkommen in Afrika und Asien, höchste Prävalenz in den USA, Europa und Australien.

Symptomatik
- Die Divertikulose verläuft bei bis zu 70 % der Fälle asymptomatisch.
- Die **symptomatische Divertikulose** geht häufig mit unspezifischen, oft linksseitigen Unterbauchbeschwerden einher sowie mit Blähungen [Meteorismus], Stuhlgangsveränderungen [häufige kleine Stuhlmengen, „Schafsköttel"-Bildung u.a.] und Obstipation.
- Die **akute Divertikulitis** lässt sich klinisch anhand von drei Symptomen diagnostizieren: linksseitige Unterbauchschmerzen, Fieber und Stuhlverhalt; bei schwerer Verlaufsform kann dies bis zur Peritonitis und/oder Sepsis mit Kreislaufschock und akutem Nierenversagen führen.
- Bei der akuten **Divertikelblutung** kommt es zumeist zum rektalen Abgang von frischem Blut mit Koageln, bei erheblichen Blutmengen tritt eine Kreislaufreaktion bis zum Schock begleitend auf.

Klinische Schweregrade
Für die Behandlung hat sich folgende einfache Einteilung der **klinischen Schweregrade** bewährt:
1. symptomatische Divertikulose ohne Entzündung
2. unkomplizierte oder einfache Divertikulitis
3. komplizierte Divertikulitis

Klinischer bzw. körperlicher Untersuchungsbefund
- Die **asymptomatische Divertikulose** erzeugt keine klinisch feststellbaren Veränderungen.
- Bei **symptomatischer Divertikulose** finden sich gelegentlich ein gewölbtes Abdomen, milde linksseitige Unterbauch-Druckschmerzen, ein vermehrter Gasgehalt entlang des symptomatischen Kolorahmens.

- Bei **akuter Divertikulitis** findet sich obligat eine tastbare schmerzhafte Darm-„Walze" im linken unteren Quadranten; je nach Schweregrad können weitere Befunde wie lokaler und später generalisierter Peritonismus mit Abwehrspannung und Vorwölbung sowie aufgehobenen Darmgeräuschen und im Extremfall Sepsis dazukommen.

Diagnostik

- **Labor**: Basis: Blutbild, BSG, CRP; ggf. Erweiterung: Stuhlkulturen, Urinstatus
- **Basisdiagnostik**: Anamnese, klinische Untersuchung, laborchemische Entzündungsparameter [Differenzial-Blutbild, BSG, CRP]
- **Apparative Diagnostik**: Ultraschall des Abdomens [Basis]
- **Spezialdiagnostik** [je nach Schweregrad]: erweiterte Diagnostik durch Spiral-CT-Abdomen [+ rektale KM-Füllung]
- **Im Intervall**: In jedem Fall ist die hohe Koloskopie Mittel der Wahl zur postentzündlichen weiterführenden Diagnostik einschließlich Komplikationen, Tumor- und Stenose-Ausschluss.

Differenzialdiagnose

- Kolonkarzinom
- chronisch-entzündliche Darmerkrankungen [CED] und deren Komplikationen [*s.a. Essay Colitis ulcerosa, Essay Morbus Crohn*]
- Obstruktions-Ileus [Briden, Tumoren, Pseudoobstruktion u.a.]
- Reizdarmsyndrom [RDS, IBS, *s.a. Essay Reizdarmsyndrom*]
- NSAR-bedingte Darmerkrankung [Kolo- und Enteropathie]
- akute Appendizitis
- ischämische Enterokolitis [Angina abdominalis, nicht-okklusive Ischämie]
- chronische tubo-ovarielle Erkrankungen
- Harnleiterkoliken, Steine, Zystitis
- Tumoren des kleinen Beckens

Therapie

Durch Studien sind gesichert bzw. nahegelegt:
- differenzierte Antibiotikatherapie [EBM Ia]
- interdisziplinäres Behandlungskonzept [internistisch-gastroenterologisch, radiologisch-interventionell, chirurgisch] [EBM III]

Nicht durch Studien gesichert, aber aus ethischen-humanitären Gründen empfehlenswert:
- Analgetika [z.B. Tramadol*, Pethidin*]
- individuelle Ernährungsmodifikation je nach klinischem Schweregrad der Erkrankung [flüssige Kost, Nahrungskarenz, parenterale Ernährung]
- lokal kühlende Maßnahmen.

Fraglicher Nutzen bei fehlender Datenlage, daher nicht generell empfohlen:
- Bettruhe [abzuwägen gegen Thromboserisiko, Darmmotilitätsstörungen]
- Spasmolytika
- nichtsteroidale Antiphlogistika.

Therapie der symptomatischen Divertikulose

- Es handelt sich im Wesentlichen um „funktionelle" Beschwerden.
- Klinisch ist dieser Zustand von der akuten Divertikulitis durch fehlende Entzündungszeichen zu unterscheiden.
- **Symptomatik**: meist Schmerzen im linken Unterbauch, nach Stuhlgang Besserung, kein Fieber oder Schüttelfrost, normale laborchemische Entzündungsparameter [BSG, CRP].
- **Behandlung**: faserreiche Diät mit > 30 g/d unlöslichen Fasermitteln [Weizenkleie, Vollkornbrot, Salate, Gemüse, Getreide, Zerealien] oder Quellmittel wie z.B. Plantago-ovata-Samenschalen.
- Verbesserung der Stuhlpassage durch Lactulose oder Macrogol-Präparate. Damit wird eine Stuhlregulierung erreicht, d.h. der intraluminale Druck und die Stuhlmasse erhöht sowie die Passagezeit verkürzt [EBM II b].
- Regelmäßige körperliche Betätigung soll protektiv auf eine symptomatische Divertikulose wirken [EBM Ib].
- Für Nicotin, Koffein und Alkohol ließ sich kein bedeutender Einfluss auf die Erkrankung nachweisen [EBM Ib].

- Die Wirkung von Spasmolytika ist bisher nicht wissenschaftlich belegt worden, ihr Einsatz wird jedoch häufig empfohlen [EBM IV].
- Häufig ist klinisch der Einsatz von Analgetika unumgänglich. Hier empfiehlt sich beispielsweise Pentazosin*, das die Motilität hemmt. Auf Morphin* sollte, nachdem es in einer Studie den intraluminalen Druck erhöhte, verzichtet werden [EBM III].
- Da bei der unkomplizierten Divertikulose keine Entzündung vorliegt, sind Antibiotika in dieser Situation nicht indiziert.

Therapie der unkomplizierten Divertikulitis

- **Klinik**: Patienten mit einer einfachen bzw. unkomplizierten Divertikulitis klagen zumeist über Schmerzen im linken Unterbauch [tastbare „Walze"], haben jedoch keine echte Abwehrspannung. Weiterhin bestehen allenfalls moderates Fieber und nur leicht erhöhte systemische Entzündungszeichen im Labor.
- **Behandlung**: Die initiale Therapie ist konservativ [s. Abb. 2], die Behandlung kann in den meisten Fällen ambulant erfolgen.
- Für die generelle Empfehlung der Bettruhe fehlt jede rationale Begründung; in den USA werden daher viele Patienten mit unkomplizierter Divertikulitis ambulant behandelt.
- Wesentliches Therapiekonzept stellt eine differenzierte Antibiotikatherapie dar, eine empirische Antibiotikatherapie sollte sofort eingeleitet werden.
- Vorab sind Blutkulturen zu gewinnen, um v.a. bei immunkompromittierten und hospitalisierten Patienten Problemkeime rasch erkennen zu können.
- Um einen sicheren Serumspiegel zu garantieren, sollte die initiale Therapie im Zweifelsfall intravenös erfolgen.
- Wahl der Antibiotika je nach dem zu erwartendem Erregerspektrum: Dieses rekrutiert sich vor allem aus dem gramnegativen und anaeroben Bereich. Die am häufigsten nachgewiesenen Familien aus dem gramnegativen Erregerspektrum bei intraabdominellen Infektionen des unteren Gastrointestinaltraktes stellen Escherichia coli, Klebsiella, Enterobacter und Pseudomonas dar. Im anaeroben Bereich handelt es sich häufig um Bacteroides fragilis, aber auch Clostridien, Poststreptokokken und Fusobakterien. Es liegt gehäuft eine Mischinfektion vor.
- Die Antibiotikatherapie muss demnach ein breites Spektrum von Erregern im gramnegativen und fakultativ sowie obligat anaeroben Bereich abdecken.
- Weitere Maßnahmen wie Nahrungskarenz ohne oder mit parenteraler Ernährung und Flüssigkeits- sowie Elektrolytsubstitution sind allgemein übliche Basismaßnahmen, ohne jedoch bisher durch Studien evidenzbasiert zu sein. Daher sind diese nur im Individualfall kritisch geprüft einzusetzen.
- 5-Aminosalicylsäure* hat bisher keinen signifikanten therapeutischen Erfolg auf die akute Divertikulitis erzielt, und 5-ASA kommt somit aktuell kein routinemäßiger Platz bei der Therapie der akuten Divertikulitis zu [EBM Ib].

Evidenzbasierte Antibiotikaregime sind:
- **Monotherapie**: Imipenem*/Cilastatin*, Meropenem*, Ampicillin*/Sulbactam*, Piperacillin*/Tazobactam* oder Cefoxitin*
- **Kombinationstherapie**: Chinolone [z.B. Ciprofloxazin*] mit Metronidazol*, ein Aminoglykosid und Metronidazol oder ein Cephalosporin der 3. Generation und Metronidazol. Anstelle von Metronidazol kann auch Clindamycin* gewählt werden.

Der **Standard** der Vergangenheit stellte die Kombination aus einem Aminoglykosid und einem gegen Anaerobier wirksamen Antibiotikum [z.B. Metronidazol*] dar; allerdings wurden Aminoglykoside wegen ihrer Nephrotoxizität und der notwendigen Steuerung des Serumspiegels und dem überwiegendem Anteil an älteren Patienten bei dieser Erkrankung von anderen Substanzen verdrängt. Die klinischen Erfolgsraten dieser Kombinationstherapie liegen zwischen 77–85 % [Tab. 1].
Grundsätzlich besteht die Wahl zwischen einer Kombinationstherapie oder einer Monotherapie. Verschiedene Studien haben nachgewiesen, dass eine Monotherapie z.B. mit einem Acylaminopenicillin mit irreversiblen β-Lactamaseinhibitor [Piperacillin*/Tazobactam*] oder einem Carbapenem Kombinationstherapien mindestens gleichwertig sind [EBM Ib].
Als **Kombination** bietet sich ein Cephalosporin der 3. Generation mit Metronidazol an. Eine Kombinationstherapie eines Chinolons mit Metronidazol*, die den Wechsel nach Ansprechen und Kontrolle der Entzündung von der intravenösen auf eine orale Verabreichung vorsieht, zeigte sich einer intravenösen Therapie mit Imipenem*/Cilastatin* mindestens ebenbürtig und ist für Patient und Arzt komfortabel [EBM Ia].

Tab. 1. Durch Studien verschiedener Evidenzgrade nachgewiesene klinische Ansprechraten von Antibiotika zur Behandlung intraabdomineller Infekte

Medikament	Ansprechrate	Quelle	EBM
Piperacillin/Tazobactam	88 %	Infection Study Group, 1994, Eur J Surg	Ib
Cefoxitin	78 %	Walker, 1993, Ann Surg	Ib
Meropenem	92 %	Condon, 1995, Clin Inf Dis	Ia
Imipenem/Cilastatin	80 %	Solomkin, 2001, Ann Surg	Ib
Ampicillin/Sulbactam	86 %	Walker, 1993, Ann Surg	Ib
Gentamycin-Clindamycin	80 %	Anonymous, 1990, J Antimic Chemother	Ib
	77 %	Infection Study Group, 1994, Eur J Surg	Ib
Tobramycin-Clindamycin	89 %	Condon, 1995, Clin Inf Dis	Ib
Ciprofloxacin-Clont	90 %	Anonymous, 1990, J Antimic Chemother	IIa
Cefepime-Metronidazol	88 %	Barie, 1997, Arch Surg	Ia

Die Dauer der Therapie variiert in den Studien zwischen 6 und 9 Tagen. Einigkeit besteht, dass ein Patient, der entfiebert und klinisch gebessert hat sowie normale Leukozytenzahl aufweist, von einer fortgeführten Antibiotikatherapie nicht profitiert [EBM IV].

Der Patient sollte unter dieser Behandlung innerhalb kurzer Zeit eine deutliche klinische Besserung erfahren. Ein **Nichtansprechen** nach 48–72 Stunden zeigt einen komplizierten Verlauf [akute komplizierte Divertikulitis] beispielsweise in Form einer lokalen Abszedierung an. In diesem Falle ist eine CT-Untersuchung, ggf. mit oraler/rektaler Kontrastmittelfüllung, zur weiteren Therapieplanung indiziert

Therapie der komplizierten Divertikulitis

- Patienten, die neben dem typisch lokalisierten Abdominalschmerz im linken Unterbauch initial oder im Verlauf hohes Fieber, Schüttelfrost, eine lokalisierte oder sogar generalisierte Peritonitis, Schock oder hohe laborchemische Entzündungsparameter zeigen, weisen eine komplizierte Divertikulitis auf.
- Ileus, Fäkalurie oder Pneumaturie beweisen ebenfalls eine Komplikation [Stenose, Fistel, Perforation].
- Im Vordergrund der Behandlung dieser Patienten steht ein interdisziplinäres Konzept, wobei sich in Abhängigkeit vom CT-Befund entscheidet, ob eine primär konservative, eine lokal interventionelle, oder eine chirurgische Therapiestrategie eingeschlagen wird [Abb. 2, Tab. 2].
- Patienten, die initial eine generalisierte Peritonitis, Schock oder in der CT den Befund einer kotigen Peritonitis aufweisen, werden primär operativ saniert.
- Bei gedeckter Perforation mit Ausbildung eines kleinen perikolischen Abszesses bleibt die Therapie primär konservativ. Als Antibiose kommen die o.g. Möglichkeiten infrage.
- Größere Abszesse [> 5 cm] können durch eine perkutane CT- oder Ultraschall-gesteuerte Abszessdrainage behandelt werden [Abb. 3]. Ziel dieser Strategie ist, die Infektion zu kontrollieren und eine einzeitige Elektivoperation zu ermöglichen, was in etwa 60–70 % der Fälle gelingt [Tab. 2, EBM III]. Dies ist bedeutend, da die Mortalität durch den Wechsel von Notfall zur Elektivoperation von 12,3 auf 0 % gesenkt werden konnte [EBM III].
- Peri- und postinterventionell sollte eine Antibiotikatherapie durchgeführt werden. Führen diese Maßnahmen zu keiner Besserung, ist ein chirurgisches Vorgehen indiziert [EBM IV].

Tab. 2. Klinische Erfolgsraten der CT-gesteuerten perkutanen intraabdominellen Abszessdrainage

Klinische Ansprechrate	n	Quelle	EBM
58 %	24	Mueller, 1987, Radiology	III
67 %	18	Shuler, 1996, Am Surg	III
65 %	82	Bernini, 1997, Dis Colon Rectum	III

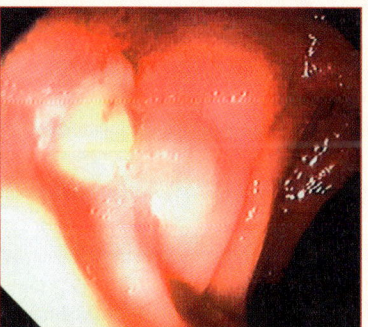

Abb. 2. Komplizierte Divertikulitis

Therapie der akuten Divertikelblutung

Eine weitere Komplikation der Divertikelkrankheit ist die Divertikelblutung. Bei deren Behandlung kommt der nicht-operativen Therapie ein hoher Stellenwert zu und wird daher verstärkt eingesetzt.

❗ **Die Divertikelblutung stellt die häufigste Ursache eines akuten, massiven Blutverlustes aus dem Kolon dar [30–50 % der Fälle].**

Etwa 10 % der Patienten mit Divertikulose erleiden eine Divertikelblutung, davon 1/3 [5 %] einen massiven Blutverlust. Da es sich vorwiegend um alte und multimorbide Patienten handelt, beträgt die Mortalität der Divertikelblutung 15–20 %. Klinisch zeigt sie sich durch eine schmerzlose Hämatochezie. Bei circa 80 % kommt es zur spontanen Blutstillung. Aus diesem Grunde sind primär konservative Maßnahmen [Volumen und Blutsubstitution] meist ausreichend.

Wenn bei schwerer Blutung die Blutung angiografisch gesichert werden kann, ist ein Therapieversuch mittels selektiver arterieller Blutstillung durch Vasopressininfusion indiziert. Es bietet sich jedoch zunehmend die **Notfall-Koloskopie** zur Diagnostik und Primärtherapie an. In diesem Falle sollte zunächst eine beschleunigte und möglichst gründliche Darmreinigung erfolgen [z.B. per Sonde].

Wird ein Divertikel als aktuelle Blutungsquelle ausgemacht, sollte eine endoskopische Blutstillung z.B.

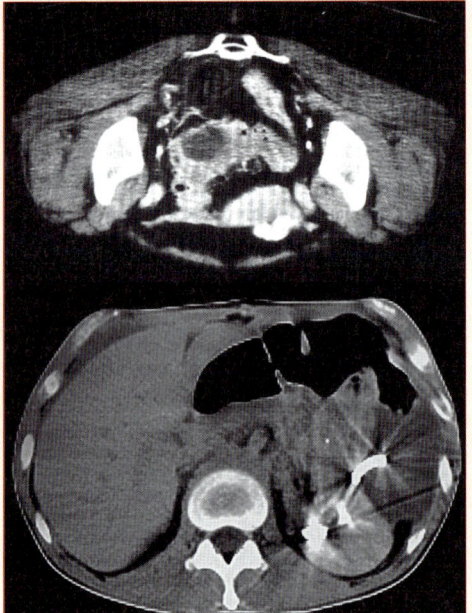

Abb. 3. Abdomen-CT mit Darstellung einer Abszessdrainage eines parakolischen Abszesses bei akuter Divertikulitis

mittels lokaler Unterspritzung von Adrenalinlösung [1:10.000] um den Divertikelhals und/oder *Clipping* angeschlossen werden. Alternative endoskopische Therapiemethoden sind die Argon-Plasma-Koagulation [APC] oder die Elektro-Hydro-Thermosonden-Koagulation.

Gelingt damit eine primäre Blutstillung, ist im Intervall zu entscheiden, ob eine chirurgische Sanierung [linksseitige Hemikolektomie*] angeschlossen wird. Etwa 25–78 % der Patienten mit einer stattgehabten, signifikanten Divertikelblutung bedürfen im Intervall einer sanierenden Operation [segmentale Kolektomie*], um vor der hohen Rezidivgefahr geschützt zu sein. Allerdings reicht aufgrund des hohen Alters und der zumeist vorhandenen erheblichen Komorbidität die Operationsmortalität bis zu 10 %, was im Einzelfall sorgsam bedacht werden muss.

Gelingt primär keine Blutstillung, ist eine rasche chirurgische Therapie unumgänglich. Eine präoperative diagnostische Lokalisation der Blutungsquelle [Endoskopie, Angiografie, Erythrozytenszintigramm] ermöglicht die gezielte operative Intervention [Segmentresektion]. Dieser Nutzen ist gegen das Risiko, das durch den Zeitverlust infolge der Lokalistionsdiagnostik verursacht wird, abzuwägen.

Prognose

Etwa 75 % aller Personen mit anatomisch nachweisbaren Kolondivertikeln bleiben während ihres gesamten Lebens asymptomatisch. Bei den übrigen 25 % sind die Divertikulitis und ihre möglichen Begleiterscheinungen [Fisteln, Abszess, Obstruktion] die häufigste Manifestation. Junge oder immungeschwächte Patienten neigen eher zu schweren Komplikationen und Rezidiven, sodass die Indikation zu einem operativen Vorgehen häufiger gestellt wird. Bei älteren und Patienten mit erheblicher Komorbidität wird nach Möglichkeit ein rein konservatives Management empfohlen. Selbstverständlich sind der Wille des Patienten und die zu erwartende Compliance ebenfalls wichtige Kriterien bei der Festlegung des Therapiekonzepts.

Vorsorge/Prävention

Zur Vorbeugung der symptomatischen Divertikelkrankheit ist eine ausgewogene, ballaststoffreiche Ernährungsweise mit viel frischem Obst und Gemüse zu empfehlen, die den höchsten Gehalt an motilitätsfördernden natürlichen Ballaststoffen aufweisen. Zerealien sind dagegen alleine nicht ausreichend. Weiterhin ist zu einer reichlichen täglichen oralen Flüssigkeitsaufnahme zu raten sowie zu regelmäßiger körperlicher Bewegung. Bei signifikanter Adipositas [BMI > 30] ist bei symptomatischer Divertikelkrankheit unbedingt eine Gewichtsreduktion anzustreben, vor allem bei jüngeren Patienten.

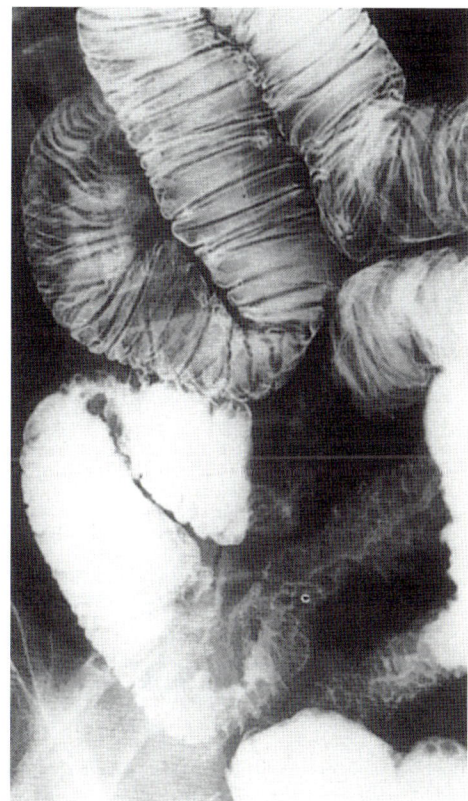

Krankheit zusammen mit DOPA; *s.a. Essay Parkinson-Syndrome S. 1229*

Do|pa|min *nt*: *Syn: Hydroxytyramin*; Katecholamin; aus Tyrosin entstehendes Zwischenprodukt der Adrenalin- und Noradrenalinsynthese; fungiert als Neurotransmitter in Putamen, Corpus striatum und Nucleus caudatus; wird durch Reabsorption in die Nervenendigungen inaktiviert; Dopaminmangel in Putamen und Nucleus caudatus ist die Ursache der Parkinson-Krankheit; wegen seiner Wirkung als α_1- und β_1-Sympathomimetikum wird Dopamin zur i.v. Behandlung von kardiogenem Schock, Herz-Kreislauf-Insuffizienz, extremer Hypotonie und drohendem Nierenversagen verwendet; *s.a. Essay Herzinsuffizienz S. 599*

Do|pa|min|re|zep|to|ren *pl*: es gibt eine Reihe von Dopaminrezeptoren, von denen aber nur die D_1- und D_2-Rezeptoren von physiologischer und pathophysiologischer Bedeutung sind; Aktivierung der D_1-Rezeptoren des Putamens fördert die direkte Signalübertragung zum Globus pallidus, während Aktivierung der D_2-Rezeptoren die indirekte Übertragung via Nucleus subthalamicus zum Globus pallidus hemmt; die Entwicklung spezifischer Agonisten und Antagonisten verspricht die Eröffnung neuer Therapiemöglichkeiten des Morbus Parkinson; *s.a. Essay Parkinson-Syndrome S. 1229*

Do|pex|a|min *nt*: β_1-Sympathomimetikum; wirkt schwächer als Dopamin; **Anw.**: akute Herzinsuffizienz, akute Verschlechterung der Herzfunktion nach chirurgischen Eingriffen, Verbesserung der Mikrozirkulation und Sauerstoffversorgung verschiedener Organe bei Sepsis; **Dosierung**: i.v.-Infusion, initial 0,5 µg/kg/min, Titration der Infusionsrate nach der therapeutischen Wirkung und unerwünschten Wirkungen bis maximal 6 µg/kg/min; **NW**: ventrikuläre Extrasystolen, Tachykardie, Angina pectoris, Blutdruckabfall (oder -anstieg), Flush, Schweißausbruch, Kopfschmerz, Tremor, Übelkeit, Erbrechen; **Kontraind.**: ventrikuläre Tachykardien, Arrhythmien, Thrombozytopenie, Aortenstenose, gleichzeitige Gabe von MAO-Hemmern

Dop|pel|a|chä|nen *pl*: *Syn: Khellafrüchte, Ammeos visnagae fructus*; *s.u. Ammei*

Dop|pel|flü|gel|pro|the|se *f*: *s.u. Herzklappenprothese*

Dop|pel|kon|trast|ar|thro|gra|fie, -gra|phie *f*: Röntgendarstellung eines Gelenkes in der Doppelkontrastmethode

Dop|pel|kon|trast|me|tho|de *f*: *Syn: Doppelkontrastverfahren, Doppelkontrastdarstellung, Bikontrastmethode*; Röntgenkontrastdarstellung von Hohlorganen, Körper- oder Gelenkhöhlen unter gleichzeitiger Anwendung von Kontrastmittel und Gas oder Luft; das positive Kontrastmittel [Barium, Iod] überzieht die Wand, während das Gas oder die Luft als negatives Kontrastmittel wirkt und zur Entfaltung des Objektes führt

Dop|pel|lu|men|tu|bus *m*: *Syn: Endobronchialtubus*; doppellumiger Tubus zur selektiven Intubation und Belüftung eines Lungenflügels; *s.a. Essay Verfahren zur Sicherung der Atemwege S. 759*

Dop|pel|lun|gen|trans|plan|ta|ti|on *f*: Transplantation beider Lungenflügel; *s.a. Lungentransplantation, Essay Transplantationschirurgie S. 1549*

Dop|pel|mund|tu|bus *m*: *Syn: Safar-Tubus*; S-förmiger Pharyngealtubus für die Mund-zu-Mund-Beatmung

Doppler-Angiografie *f*: *s.u. Doppler-Sonografie*

Doppler-Echokardiografie *f*: *Syn: Doppler-Ultraschall-Kardiografie*; auf dem Doppler-Effekt beruhendes Verfahren zur Messung von Blutströmungsgeschwindigkeiten im Herzen und in den herznahen Gefäßen; bei der **konventionellen Doppler-Echokardiografie** wird das Doppler-Signal akustisch und als Kurve wiedergegeben, bei der **farbkodierten Doppler-Echokardiografie** werden Strömungsrichtung und -geschwindigkeit durch Farbtöne und -helligkeit kodiert und einem konventionellen B-Mode- oder M-Mode-Echokardiogramm überlagert; *s.a. Abb. D19 und Tab. D8*

farbkodierte Doppler-Echokardiografie: → *Farb-Doppler-Echokardiografie*

Doppler-Effekt *m*: *Syn: Doppler-Prinzip, Doppler-Verschiebung*; Änderung der Wellenfrequenz in Abhängigkeit von der

Abb. D17. Doppelkontrastmethode. Doppelkontrastdarstellung des Dünndarms

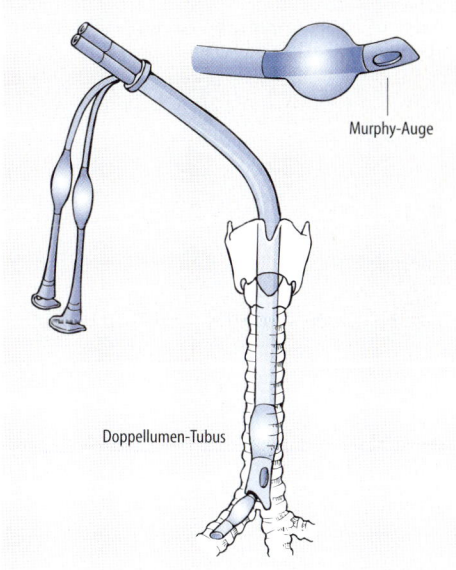

Murphy-Auge

Doppellumen-Tubus

Abb. D18. Doppellumentubus

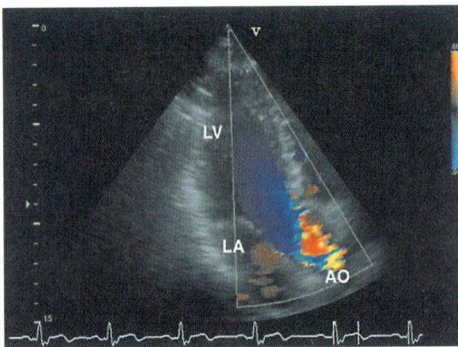

Abb. D19. Doppler-Echokardiografie. Doppler-Echokardiografie des linksventrikulären Ausflusstraktes

Bewegung von Sender und Empfänger; bewegen sie sich aufeinander zu, nimmt die Frequenz zu, entfernen sie sich voneinander, nimmt die Frequenz ab

Doppler-Sonografie f: *Syn: Ultraschall-Dopplertechnik*; Ultraschallverfahren, das die Frequenzänderung von Schallwellen an bewegten Objekten [Doppler-Effekt] registriert; arbeitet entweder mit Schallimpulsen [**Impuls-Doppler-Sonografie**, pulsed-wave-Doppler-Sonografie, PW-Doppler] oder mit kontinuierlichen Schallwellen [**continous-wave-Doppler-Sonografie**, CW-Doppler], dabei unterscheidet man noch **nichtdirektionale Doppler**, die nur eine Blutströmung nachweisen können, und **direktionale Doppler**, die auch die Blutströmungsrichtung feststellen und grafisch oder akustisch wiedergeben können; Haupteinsatzbereich ist die Untersuchung von Herz und Gefäßen; durch eine Kombination mit B-Bild erhält man Schnittbilder, die nur blutdurchströmte Gefäße zeigt [**Doppler-Angiografie**]; *s.a. Essay Periphere arterielle Verschlusskrankheit S. 1661*
    transkranielle Doppler-Sonografie: *s.u. Echoenzephalografie*
Doppler-Ultraschall-Kardiografie f: → *Doppler-Echokardiografie*
Dorn|war|ze f: *Syn: Sohlenwarze, Plantarwarze, Fußsohlenwarze, Verruca plantaris*; nach innen wachsende gewöhnliche Warze [Verruca vulgaris] der Fußsohle; man unterscheidet eine Form mit solitären, endophytischen Läsionen [**Myrmezien**] und eine Form mit beetartigem Wachstum [**Mosaikwarzen**]; Therapie: Keratolytika lokal; selten Exzision

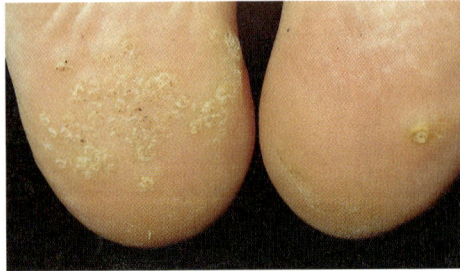

Abb. D20. Dornwarze

Dor|zol|a|mid nt: Carboanhydrasehemmer; bindet sich hochspezifisch an die Carboanhydrase im Ziliarkörper des Auges; bewirkt eine Abnahme der Kammerwassersekretion und damit eine Senkung des intraokularen Druckes; **Anw.**: Glaukombehandlung, Zusatztherapie zu Betablocker-Augentropfen; als Monotherapie bei Patienten, die entweder auf Betablocker nicht ansprechen oder bei denen diese kontraindiziert sind; *s.a. Essay Glaukome S. 497*
Do|si|me|ter nt: *Syn: Dosismesser, Dosismessgerät*; Instrument zur Messung der Dosis bzw. Dosisleistung ionisierter Strah-

Tab. D8. Doppler-Echokardiografie. Befundbogen mit Normwerten zur Auswertung

Lokalisation	Dopplermessungen		Referenzbereich bzw. Grenzwert
Aortenklappe	V_{max}	m/s	0,9–1,8
	ΔP_{max}	mmHg	–
	ΔP_{mean}	mmHg	–
	AÖF	cm²	> 2,6
Mitralklappe	V_{max}	m/s	0,6–1,4
	ΔP_{mean}	mmHg	–
	E-Gipfel	m/s	0,6–1,4
	A-Gipfel	m/s	0,4–1,0
	E/A		1,0–2,5
	DZ (DT)	ms	150–240
	MÖF	cm²	> 3,5
Trikuspidalklappe	V_{max}	m/s	0,4–0,8
	ΔP_{max}	mmHg	–
	ΔP_{mean}	mmHg	–
	PA-Druck (= PRV syst)	mmHg	< 30
Pulmonalklappe	V_{max}	m/s	0,5–0,9
	ΔP_{max}	mmHg	–
	AZ	ms	> 110

Semiquantifizierung von Regurgitationen (FDE, PW-Doppler)			
	Grad I (geringgradig)	Grad II (mittelgradig)	Grad III (hochgradig)
Aortenklappeninsuffizienz			
Mitralklappeninsuffizienz			
Trikuspidalklappeninsuffizienz			
Pulmonalklappeninsuffizienz			

Shuntvitien		
	Links/rechts	Rechts/links
Vorhof		
Ventrikel		
Sonstige		

V_{max} = maximale Strömungsgeschwindigkeit; ΔP_{max} = maximale Druckdifferenz; ΔP_{mean} = mittlere Druckdifferenz; AÖF = Aortenklappenöffnungsfläche; MÖF = Mitralklappenöffnungsfläche; E = frühdiastolischer Einstrom; A = atrialer Einstrom; DZ (DT) = Dezelerationszeit; AZ = Akzelerationszeit; PA-Druck = pulmonalarterieller Druck; PRV syst = rechtsventrikulärer systolischer Druck

lung; **Primärstandard-Dosimeter** werden zur prinzipiellen Bestimmung von Energie- und Ionendosis verwendet; die in Strahlentherapie, -schutz und -diagnostik eingesetzten Dosimeter [z.B. Filmdosimeter] werden als **Gebrauchs-Dosimeter** bzw. **Sekundärstandard-Dosimeter** bezeichnet
Dost m: → *Oregano*
Do|su|le|pin nt: *Syn: Dothiepin, Prothiaden*; trizyklisches Antidepressivum vom Amitriptylin-Typ; HWZ 14–30 h; **Anw.**: alle Formen von Depression, gemischte und depressive bipolare Psychosen, Dysthymie; **Dosierung**: 75–100 mg/d; **NW:** Mundtrockenheit, Obstipation, Miktionsbeschwerden,

Schlafstörungen, feinschlägiger Tremor

DOTS-Strategie f: von der WHO empfohlene Tuberkulose-Therapie [directly observed therapy, short course chemotherapy] für Entwicklungsländer; *s.u. Essay Tuberkulose S. 1585*

Dotter-Technik f: *s.u. Angioplastie*

Double-bubble-Zeichen nt: *s.u. Duodenalatresie*

double-duct sign nt: *s.u. Pankreaskarzinom, endoskopische retrograde Cholangiopankreatikografie*

Douglas-Hernie f: *Syn: Douglasozele, Enterocele vaginalis posterior, Enterozele*; Vorfall von Dünndarmschlingen in den Douglas-Raum; **ätiologisch** spielen Beckenbodeninsuffizienz, Geburtstrauma, Bindegewebsschwäche eine Rolle; ist auch eine häufige Begleiterscheinung bei Gebärmuttersenkung oder -prolaps, wird dann aber oft übersehen; die meisten Enterozelen treten erst nach der Menopause in Erscheinung; häufig findet man sie auch nach vaginaler oder abdominaler Hysterektomie, wobei unklar ist, ob sie bereits vor der Operation vorlagen und übersehen wurden; die meisten Hernien sind **klinisch** stumm oder verursachen unspezifische Unterbauchbeschwerden; Senkungs- und Druckgefühl findet man i.d.R. nur in Kombination mit einer Gebärmuttersenkung oder -prolaps; Komplikationen [Inkarzeration, Ileus, Ruptur] sind extrem selten; **Therapie:** symptomatische Hernien müssen i.d.R. operativ versorgt werden; isolierte Enterozelen werden von abdominal angegangen, bei gleichzeitigem Descensus oder Prolaps uteri wird ein vaginaler Zugang gewählt; eine konservative Behandlung mit Pessar hat sich nicht bewährt

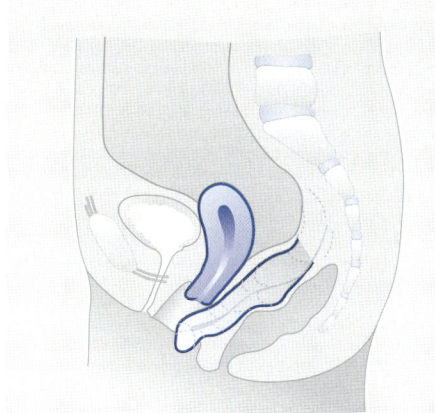

Abb. D21. Douglas-Hernie. Douglas-Hernie in Kombination mit Descensus uteri

Dou|gla|so|zel|le f: → *Douglas-Hernie*

Dou|glas|sko|pie f: → *Kuldoskopie*

Do|xa|zo|sin nt: Alphablocker; **Anw.:** benigne Prostatahyperplasie; *s.a. Essay Benignes Prostatahyperplasie Syndrom S. 1295*

Do|xe|pin nt: trizyklisches Antidepressivum vom Amitriptylin-Typ; HWZ 8–24 h; **Anw.:** depressives Syndrom reaktive und neurotische Depressionen, Schlafstörungen bei psychoneurotischen Depressionen, depressive Stadien der Zyklothymie, Involutionsdepressionen, chronische Schmerzen, Bulimie, Ulkustherapie; **Dosierung:** initial 25 mg/d, später 75–150 mg/d; **NW:** Mundtrockenheit, Obstipation, Miktionsbeschwerden, Schlafstörungen, feinschlägiger Tremor, Störungen der Sexualfunktion und Gedächtnisstörungen, Appetitssteigerung mit Gewichtszunahme, Schwindelgefühl, Verwirrtheit, orthostatische Hypotonie

Do|xo|ru|bi|cin nt: *Syn: Adriamycin, Hydroxydaunorubicin, 14-Hydroxydaunomycin, Adriablastin*; von Streptomyces penceticus gebildetes zytostatisches Anthracyclin-Antibiotikum;

Anw.: akute lymphatische und myeloische Leukämie, Hodgkin und Non-Hodgkin-Lymphome, multiples Myelom, Karzinom von Mamma, Ovar, Endometrium, Schilddrüse, Leber, Magen, Harnblase, Prostata, nicht-seminomatöse Hodentumoren, kleinzelliges Bronchialkarzinom, Karzinome im Kopf-Hals-Bereich, Sarkome der Weichteile und der Knochen, Ewing-Sarkom und Rhabdomyosarkom; oft Teil einer Polychemotherapie [CYVADIC-Schema★, ABVD-Schema★]; **NW:** Alopezie, Übelkeit, Erbrechen, Knochenmarks- und Herzmuskelschädigung; *s.a. Essay Chemotherapie S. 185, Essay Hodgkin-Lymphome S. 661*

Do|xy|cy|clin nt: *Syn: α-6-Desoxy-5-hydroxytetracyclin*; Langzeit-Tetracyclin mit Wirkung gegen grampositive und gramnegative Erreger; **Anw.:** Lyme-Disease, Atemwegsinfekte, HNO-Infekte, Harnwegsinfekte; **Dosierung:** Initialdosis: doppelte Erhaltungsdosis; Erhaltungsdosis p.o. oder parenteral Erwachsene: 100 mg/d, Schulkinder: 60–80 mg/d; Vorschulkinder: 20–40 mg/d; Säuglinge: 10–15 mg/d; Neugeborene 5 mg/d; Kinder unter 8 Jahren allerdings nur, wenn keine Alternative zur Verfügung steht; **NW und Kontraind.** *s.u. Tetracyclin*

Do|xy|la|min nt: *Syn: Decapryn, Histadoxylamin*; Antihistaminikum; Antiemetikum; Sedativum; **Anw.:** nur noch als Schlafmittel; **Dosierung:** Erwachsene 25–50 mg/d, Kinder je nach Alter 6–19 mg/d; **NW:** ausgeprägte Sedation, gelegentlich extrapyramidal-motorische Störungen

Dra|chen|blut|baum m: → *Haronga*

Dra|chen|wurm m: *Syn: Dracunculus medinensis*; *s.u. Drakontiase*

Dra|cun|cu|lus medinensis m: *s.u. Drakontiase*

Dragstedt-Operation f: → *trunkuläre Vagotomie*

Draht|os|te|o|syn|the|se f: → *Drahtspickung*

Draht|spi|ckung f: *Syn: Drahtosteosynthese*; Fixierung von Knochenfragmenten mit chirurgischem Draht; wird selten alleine, meist zusammen mit anderen Methoden, wie z.B. Zuggurtung, eingesetzt; *s.u. Essay Fraktur, Luxation, Distorsion S. 423*

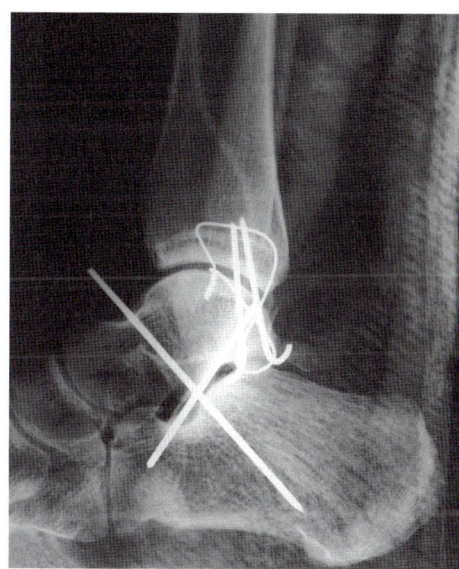

Abb. D22. Drahtspickung. Drahtspickung des Subtalargelenks mit 2 Kirschnerdrähten und Zuggurtung der Außenknöchelspitze

Drai|na|ge, perkutane transhepatische f: *s.u. perkutane transhepatische Cholangiografie*

Dra|kon|ti|a|se f: *Syn: Medinawurmbefall, Guineawurmbefall, Drakunkulose, Dracontiasis, Dracunculosis*; Befall mit **Dracunculus medinensis** [Medinawurm, Guineawurm], einem im Unterhautbindegewebe parasitierenden Fadenwurm; die mit dem Trinkwasser aufgenommenen Larven durchdringen die Magenwand und wandern ins subkutane Bindegewebe, wo sie zu adulten Würmern [Männchen 3–4 cm, Weibchen bis zu 1 m] heranwachsen; durch Abgabe eines toxischen Sekretes kommt es zur Ausbildung einer 2–3 cm großen, juckenden Blase, die reißt und sich in ein flaches Ulkus umwandelt; der Wurm kann am Ulkusgrund gesehen werden; Therapie: langsames Herausziehen der Würmer durch Aufrollen auf ein Stäbchen etc.; Mebendazol*, Diethylcarbamazin* intern

vor 15–20 Jahren gab es noch mehr als 3,5 Millionen Fälle, die meisten davon in Nigeria, Ghana, Uganda und Sudan; durch ein vom ehemaligen amerikanischen Präsidenten Carter unterstütztes Projekt, das auf einer Aufklärung der Bevölkerung und Hygienemaßnahmen aufbaut, ist es gelungen, die Anzahl der Fälle auf 16.000 zu senken [2004]; sollte es wie geplant gelingen, die Würmer bis 2009 endgültig zu vernichten, wäre der Guineawurmbefall nach den Pocken die zweite Infektionskrankheit, die durch internationale Zusammenarbeit ausgerottet wurde; *s.u. Essay Helminthosen S. 553*

Drang|in|kon|ti|nenz f: *Syn: imperative Miktion, imperativer Harndrang, Urgeinkontinenz*; zwanghafter, nicht-unterdrückbarer Harndrang, der zu unwillkürlichem Harnabgang führt; *s.u. Essay Harninkontinenz S. 533*
motorische Dranginkontinenz: *Syn: Detrusorhyperaktivitätsinkontinenz mit Drang*; unwillkürlicher Urinverlust aus der Harnröhre bedingt durch urodynamisch nachweisbare unkontrollierte Detrusorkontraktionen mit intravesikaler Drucksteigerung, die der Betroffene als starken Harndrang empfindet; unterschieden wird zwischen neurogener und nicht-neurogener [idiopathischer] Form; *s.u. Essay Harninkontinenz S. 533*
sensorische Dranginkontinenz: veraltete Bezeichnung für Harnröhreninkontinenz* mit Harnröhrenrelaxierung und imperativem Harndrang
Dras|ti|kum nt, pl **-ka**: extrem starkes Abführmittel
Dreh|bruch m: → *Torsionsfraktur*
Dreh|keil m: *s.u. Torsionsfraktur*
Drehmann-Zeichen nt: bei Hüftkopflösung kommt es bei passiver Beugung des Hüftgelenkes zu Außenrotation und Abduk-

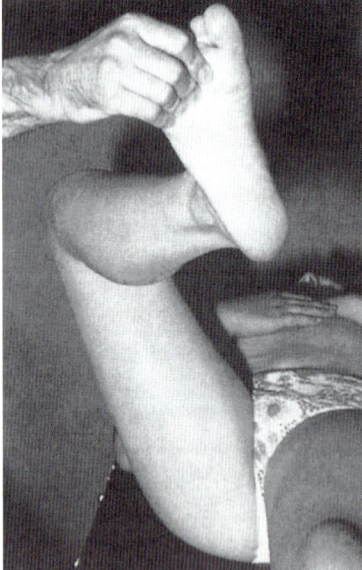

Abb. D23. Drehmann-Zeichen. Positives Drehmann-Zeichen

tion
Dreh|os|te|o|to|mie f: *Syn: Rotationsosteotomie*; Umstellungsosteotomie, bei der ein Fragment um die Längsachse rotiert wird; z.B. zur Korrektur einer pathologischen Antetorsion oder posttraumatischen Fehlstellung
Dreh-Rutsch-Test m: → *Pivot-Shift-Test*
Drei|fach|by|pass m: *s.u. aortokoronarer Bypass*
Drei|glä|ser|pro|be f: Auffangen von Harn in drei getrennten Fraktionen; das erste Glas enthält Urin aus der Harnröhre, das zweite [**Mittelstrahlurin**] aus der Blase und das dritte aus der Prostata [nach Prostatamassage]; Keimwachstum in der ersten Probe deutet auf eine Infektion der Harnröhre hin, in der zweiten Probe auf eine Blaseninfektion und in der dritten Probe auf eine Prostatainfektion
Drei|kam|mer|beu|tel m: *s.u. Essay Postoperative parenterale Ernährung S. 377*
Drei|mo|nats|sprit|ze f: *Syn: 3-Monatsspritze*; hormonale Kontrazeption durch Depotinjektion von Gestagenen [Medroxyprogesteronacetat, Norethisteronenantat]; **NW**: Blutungsstörungen, Endometriumatrophie, längere sekundäre Amenorrhoe nach Absetzen; *s.a. Essay Empfängnisverhütung und Familienplanung S. 343*
Drei|pha|sen|szin|ti|gra|fie, -gra|phie f: *s.u. Knochenszintigrafie*
Drei|pa|no|zy|to|se f: → *Sichelzellenanämie*
Dre|scher|krank|heit f: *Syn: Dreschfieber, Farmerlunge*; toxisch-allergische Alveolitis durch Inhalation von Pilzsporen von Thermoaktinomyzeten [Aktinomyzeten, die ein Wachstumsoptimum im Bereich von 45–60 °C haben] in Heu oder Stroh; *s.a. Essay Lungen- und Atemwegserkrankungen durch Arbeit und Umwelt S. 1265*
Dressler-Syndrom nt: *Syn: Dressler-Myokarditis, Postmyokardinfarktsyndrom*; Tage bis Wochen [u.U. Monate] nach einem Myokardinfarkt auftretender Komplex von Brustschmerzen, Fieber, Perikarditis und Pleuritis; tritt bei ca. 4 % aller Patienten, v.a. nach großen Infarkten und Antikoagulantientherapie auf; wichtig ist die differenzialdiagnostische Abgrenzung von einem Reinfarkt; Diagnose: Echokardiografie, EKG, Labor; Therapie: Analgetika, nicht-steroidale Antiphlogistika, meist kommt es zu Spontanheilung; *s.a. Essay Akuter und rezidivierender Myokardinfarkt S. 1071*
Dro|ge f: **1.** ursprünglich Bezeichnung für getrocknete Pflanzen oder Pflanzenteile, aus denen Arzneimittel gewonnen oder hergestellt werden; auch Bezeichnung für die fertige Zubereitung **2.** heute meist für zu Abhängigkeit führende Suchtmittel [d.h. Rauschmittel] und Alkohol gebraucht
Dro|pro|pi|zin nt: Expektorans, Antitussivum; **Dosierung:** 45–90 3 × tgl. p.o.; **NW**: Müdigkeit und Sedierung, selten transitorische Hypotonie
Dro|se|rae herba f: *Syn: Sonnentaukraut*; *s.u. Sonnentau*
Dro|se|ra rotundifolia f: → *Sonnentau*
Druck|ar|thro|de|se f: *s.u. Arthrodese*
Druck|fall|krank|heit f: → *Caissonkrankheit*
Druck|luft|krank|heit f: → *Caissonkrankheit*
Druck|os|te|o|syn|the|se f: *Syn: Kompressionsosteosynthese*; stabile Osteosynthese durch Aufeinanderpressen der Bruchenden mit Schrauben [Schraubenosteosynthese], Druckplatten [Plattenosteosynthese] usw.; *s.u. Essay Fraktur, Luxation, Distorsion S. 423*
Druck|plat|te f: *Syn: Kompressionsplatte*; Osteosyntheseplatte, die die Fragmente durch interfragmentäre Kompression zusammenpresst; *s.a. Plattenosteosynthese, Essay Fraktur, Luxation, Distorsion S. 423*
Drucktransmissions-Theorie nach Enhörning f: *s.u. Essay Harninkontinenz S. 533*
Drug-eluting-Stents pl: *s.u. Essay Koronare Herzerkrankung S. 587*
Dru|sen pl: *s.u. Aktinomykose*
Drü|sen|fie|ber nt: → *infektiöse Mononukleose*
Dryopteris filix-mas f: → *Wurmfarn*
D₁-Tumor m: → *Vipom*
Dubin-Johnson-Syndrom nt: *Syn: MRP2-Mangel, Sprinz-Nelson-Syndrom*; seltene, autosomal-rezessive, progressive intrahepatische Cholestase, die auf einem Mangel an MRP2 [multi-

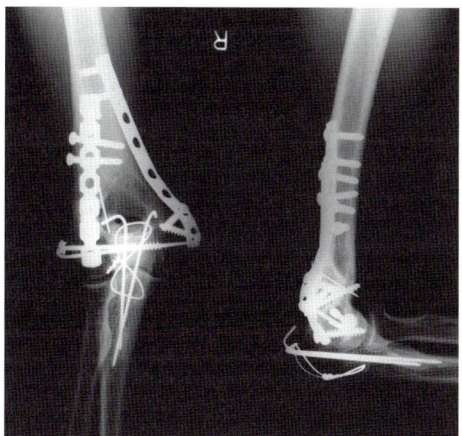

Abb. D24. Druckplatte. Druckplattenosteosynthese bei per- und suprakondylärer Humerusfraktur

drug-resistance-associated protein] beruht; es kommt zu einer bei Jugendlichen oder jungen Erwachsenen auftretenden Störung der Bilirubinausscheidung mit schubweiser Hyperbilirubinämie; die Leber ist meist vergrößert und durch Ablagerung eines braun-schwarzen Pigmentes schokoladenbraun gefärbt; die Einnahme östrogenhaltiger Präparate [v.a. Antibabypille] kann zu Gelbsucht führen; eine **Therapie** ist nur selten nötig, die **Prognose** ist gut; *s.a. Hyperbilirubinämie*
Dubreuilh-Erkrankung *f:* → *Lentigo maligna*
Duchenne-Aran-Syndrom *f: Syn: spinale progressive Muskelatrophie; s.u. spinale Muskelatrophie*
Duchenne-Hinken *nt: Syn: Entlastungshinken;* Sonderform des schmerzbedingten Schonhinkens bei einer Erkrankung des Hüftgelenks, bei dem der Schwerpunkt des Körpers zur Entlastung zur erkrankten Seite hin geneigt wird
Duchenne-Landouzy-Atrophie *f: Syn: fazio-skapulo-humerale Muskeldystrophie;* → *Muskeldystrophie, progressive*
Duchenne-Muskeldystrophie *f: s.u. Muskeldystrophie, progressive*
Duchenne-Phänomen *nt:* → *Duchenne-Zeichen*
Duchenne-Zeichen *nt: Syn: Duchenne-Phänomen;* Verlagerung des Oberkörpers zur Standbeinseite bei einseitiger Lähmung

des Musculus gluteus medius oder einer Erkrankung des Hüftgelenks; führt zu Hüfthinken; *s.a. Essay Koxarthrose S. 847*
Ducrey-Streptobakterium *nt:* → *Haemophilus ducreyi*
Ductus arteriosus apertus *m: Syn: offener Ductus Botalli, persistierender Ductus arteriosus;* im fetalen Kreislauf ist der Ductus arteriosus [Botalli] die Verbindung zwischen Truncus pulmonalis und Aortenbogen; die Wand enthält glatte Muskelzellen, die den Gang nach der Geburt verschließen; das Ligamentum arteriosum ist später der verkümmerte Rest des Ductus arteriosus; ein Offenbleiben des Ductus nach der Geburt ist häufigste angeborene Angiokardiopathie, die meist Frauen betrifft; in ca. 15 % der Fälle liegen noch andere kardiovaskuläre Fehlbildungen [v.a. Vorhofseptumdefekt, AV-Septumdefekt, Ventrikelseptumdefekt] vor; da der Druck im Lungenkreislauf geringer ist, entwickelt sich ein Links-Rechts-Shunt; die **Klinik** hängt von der Weite des Shunts und der Shuntblutmenge ab; kleine Shunts bleiben klinisch unauffällig, bei größeren kommt es langfristig zu einer Herzinsuffizienz und damit zur Abnahme der körperlichen Leistungsfähigkeit; nur extrem große Shunts führen schon im Säuglingsalter zu Symptomen [Trinkschwäche, Dyspnoe, Hepatomegalie]; bei der Auskultation findet sich ein **kontinuierliches Maschinengeräusch** über dem 2.–3. Interkostalraum und der II. Herzton ist kaum hörbar; das EKG ist meist normal, nur große Shunts führen zu Zeichen einer linksventrikulären Belastung und Hypertrophie; Größe und Fluss lassen sich mittels Doppler-Sonografie bestimmen; die **Prognose** hängt von der Größe des Links-Rechts-Shunts ab; ohne Behandlung beträgt die Lebenserwartung ca. 25–35 Jahre, allerdings sterben bereits 30 % der Patienten im Kindesalter; **Therapie:** der Wahl ist heute der Verschluss durch Doppelschirm-Occluder, Coil oder Spirale, die über einen Katheter platziert wird
Duhring-Brocq-Krankheit *f:* → *Dermatitis herpetiformis Duhring*
Duhring-Krankheit *f:* → *Dermatitis herpetiformis Duhring*
Dukes-Einteilung *f: Syn: Dukes-Klassifikation;* klassische Einteilung der Dickdarmkarzinome; wurde von Turnbull et al. erweitert und von Davies und Newland modifiziert; wird nur noch selten verwendet; *s.u. Essay Neubildungen von Kolon, Rektum und Anus S. 827, s.a. Tab. D9*
Duktografie, -graphie *f:* → *Galaktografie*
Dulcamarae stipes *pl: Syn: Bittersüßstengel; s.u. Bittersüß*
Duloxetin *nt:* Serotonin und Noradrenalin-Wiederaufnahmehemmer; **Anw.:** Belastungsinkontinenz; **NW:** Übelkeit, Kopfschmerzen, Schlaflosigkeit, Schwindel, Durchfall

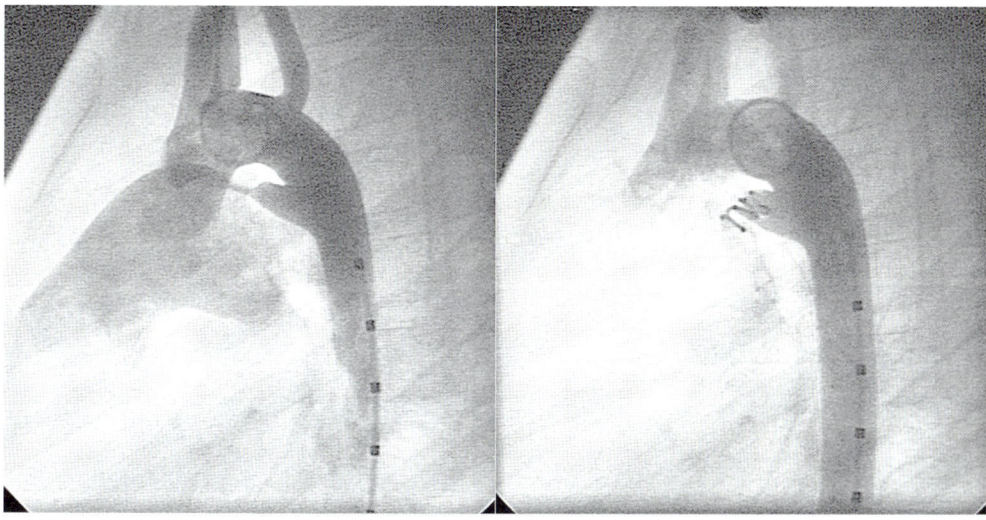

Abb. D25. Ductus arteriosus apertus. Angiografie vor [links] und nach Coilverschluss [rechts]

Tab. D9. Dukes-Einteilung. Klassifikation des kolorektalen Karzinoms

Stadium A	Tumor auf die Dickdarmwand begrenzt, keine Lymphknotenmetastasen
Stadium B	Tumor überschreitet die Darmwand und infiltriert die Umgebung, keine Lymphknotenmetastasen
Stadium C_1	Regionale Lymphknotenmetastasen haben die Lymphknoten im Bereich der Ligatur des resezierten proximalen Gefäßes noch nicht erreicht
Stadium C_2	Regionale Lymphknotenmetastasen bis zur Ligatur des resezierten proximalen Gefäßes

Erweiterung der pathologischen Dukes-Stadieneinteilung (Turnbull et al. 1967):

Stadium D	Tumorrest nach Abschluss der Operation

Differenzierung des Stadiums D unter Hinzuziehung weiterer klinischer Parameter (Davies u. Newland 1982):

Stadium D_1	Lokaler Tumorrest nach Abschluss der Operation
Stadium D_2	Fernmetastasen
Stadium D_3	Lokaler Tumorrest und Fernmetastasen nach Abschluss der Operation
Stadium D_0	Chirurgisch entfernte Fernmetastasen

Dun|kel|feld|mi|kro|sko|pie f: mikroskopische Technik, die die Untersuchungsobjekte hell vor dunklem Hintergrund darstellt; erzielt wird dieser Effekt durch sog. **Dunkelfeldkondensatoren**, die nur vom Objekt gebeugte Lichtstrahlen ins Objektiv fallen lassen; wird v.a. für die Darstellung kleiner Bakterien, wie z.B. Treponema pallidum, verwendet

Dünn|darm|di|ver|ti|kel pl: meist asymptomatische, falsche Divertikel der Dünndarmschleimhaut; können zu Fettstühlen, megaloblastärer [Vitamin B_{12}-Mangel] oder normozytärer Anämie [Eisenmangel] und blinddarmartigen Beschwerden führen; selten kommt es zu Divertikulitis, Peritonitis, Perforation oder Ileus; *s.a. Essay Divertikulose und Divertikulitis S. 275*

Dünn|darm|ent|zün|dung f: → *Enteritis*

Dünn|darm|trans|plan|ta|ti|on f: bei Kindern ist das Kurzdarmsyndrom mit der Notwendigkeit einer totalen parenteralen Ernährung die wichtigste Indikation, bei Erwachsenen der massive Dünndarmverlust bei arterieller oder venöser Thrombose; prinzipiell kann das Transplantat von einem Leichenspender oder einem Lebendspender stammen; sowohl die reine Dünndarmtransplantation als auch die kombinierte **Dünndarm-Lebertransplantation** erfolgt orthotop; *s.u. Essay Transplantationschirurgie S. 1549*

Dünn|darm|tu|mo|ren m: seltene Tumoren des Verdauungstraktes; meist handelt es sich um gutartige Polypen [tubuläre oder villöse Adenome] der Dünndarmschleimhaut; maligne Tumoren sind noch seltener; es handelt sich dabei v.a. um Adenokarzinome [45 %], Lymphome [20 %] oder Leiomyosarkome [10 %]; das Hauptsymptom bei Dünndarmtumoren sind unklare, persistierende Oberbauchbeschwerden; dazu kommen Anämie, rezidivierende Blutungen, Störungen der Nahrungspassage, die oft zu Erbrechen und kolikartigen Schmerzen führen; **Diagnose:** Endoskopie, fraktionierte Dünndarmpassage, CT; **Therapie:** Resektion des befallenen Segmentes bei benignem Tumor; En-bloc-Resektion mit Lymphbahnen und -knoten bei Malignomen; *s.u. Essay Neubildungen des Dünndarms S. 287*

Dünn|darm|ver|schluss m: *Syn: Dünndarmileus*; meist akut verlaufender Verschluss mit Schmerzen, Erbrechen, Meteorismus, Kollaps und Fieber; **Klassifikation**, **Klinik**, **Diagnostik** und **Therapie** *s.u. Ileus*

Du|o|de|nal|a|tre|sie f: *Syn: Duodenumatresie*; ein angeborener Verschluss des Zwölffingerdarms beruht auf einem Ausbleiben der Rekanalisierung ab der 10. Fetalwoche; die Atresie kann auf einen kurzen Abschnitt begrenzt sein [evtl. als **Membranstenose**] oder einen längeren Abschnitt betreffen; manchmal liegt auch ein Pancreas annulare vor; **Klinik:** Hydramnion, galliges Erbrechen innerhalb von 18 h nach

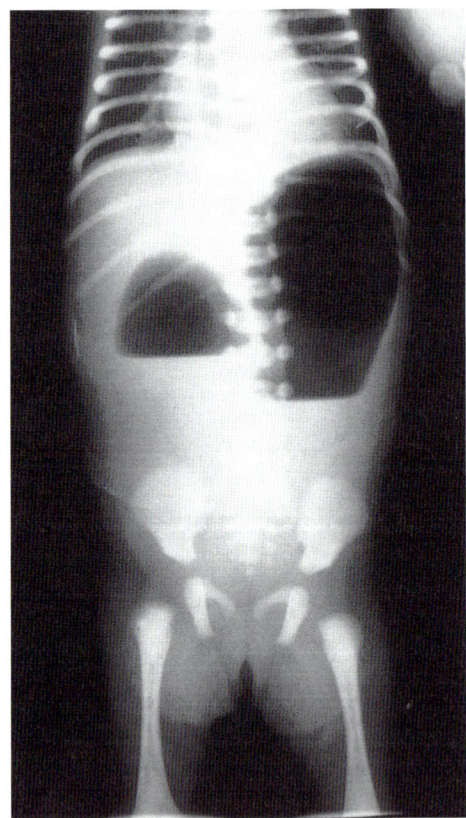

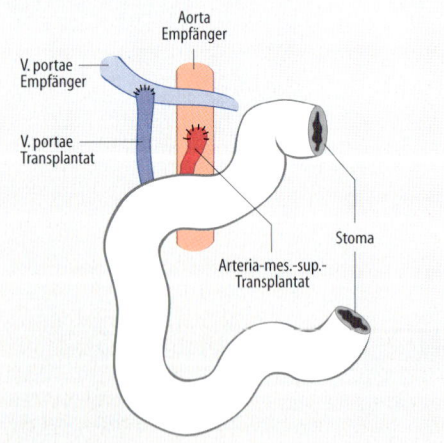

Abb. D26. Dünndarmtransplantation. Direkte Anastomosierung des Dünndarmtransplantats

Abb. D27. Duodenalatresie. Double-bubble-Zeichen bei Abdomenleeraufnahme im Hängen

Neubildungen des Dünndarms

J. Rädle

D

Definition

Primäre Dünndarmtumoren sind eine heterogene Gruppe seltener gutartiger und bösartiger Neubildungen. Sie werden in epitheliale und nicht-epitheliale Tumoren, maligne Lymphome und hamartomatöse oder hyperplastische Polypen unterteilt und müssen von sekundären Tumoren [Metastasen oder peritoneale Absiedlung von Tumoren benachbarter Organe] abgegrenzt werden. Prädisponierende Faktoren sind Karzinogene, genetische Syndrome oder Alterationen des Immunsystems. Unspezifische Symptome führen oft zu einer verzögerten Diagnosestellung. Erst mit zunehmender Tumorgröße kommt es zu Blutungen, Bauchschmerzen oder einem lebensbedrohlichen Darmverschluss [Ileus]. Tumoren können im Duodenum zumeist endoskopisch, im Jejunum und Ileum anhand radiologischer Untersuchungsmethoden diagnostiziert werden. Für eine endgültige Diagnose ist allerdings eine feingewebliche Untersuchung erforderlich. Gutartige Dünndarmtumoren werden je nach Größe endoskopisch oder chirurgisch entfernt. Bösartige Tumoren werden je nach Tumorentität und -stadium chirurgisch reseziert oder mittels systemischer Therapieformen behandelt.

Epidemiologie

Neubildungen des Dünndarms sind selten [< 5 % aller gastrointestinalen Tumoren]. Die Inzidenz liegt bei 0,5–1/100.000 mit leichter männlicher Dominanz. Zwei Drittel dieser Tumoren sind maligne [0,1–0,3 % aller bösartigen Erkrankungen] mit einem Altersgipfel zwischen 65–70 Jahren.

Ätiologie und Prädisposition

Für die niedrige Inzidenz maligner Dünndarmtumoren dürften trotz der großen Dünndarmoberfläche folgende Faktoren verantwortlich sein:

- schnelle Transitzeit [kurzer Mukosakontakt potenzieller Karzinogene]
- hohe Sekretionsrate [Verdünnung potenzieller Karzinogene]
- fehlende mechanische Mukosairritation [flüssiger Chymus]
- alkalischer pH [Schutzbarriere]
- Abwesenheit metabolisch aktiver Bakterien [keine Karzinogenbildung]
- immunologische Kapazität der Dünndarmmukosa [B- und T-Zell-Populationen, IgA-Konzentration].

Allerdings prädisponieren unterschiedliche Erkrankungen für die Entstehung von Dünndarmtumoren [s. Tab. 1].

Symptomatik

Abhängig von Tumorlokalisation und -größe bestehen zunächst oftmals keine oder nur uncharakteristische Symptome [chronische Blutungsanämie, Gewichtsverlust, Schmerzen und Übelkeit durch Obstruktion, selten schwere intestinale Blutung, tastbarer Tumor oder Perforation]. Die Diagnosestellung wird daher oftmals um Monate verzögert. Ein mechanischer Ileus kommt erst bei großen Tumoren vor [Invagination bei

Tab. 1. Prädisponierende Erkrankungen für die Entstehung von Dünndarmtumoren

Prädisposition	Tumor
familiäre adenomatöse Polyposis [FAP]	duodenale und periampulläre Adenome/Adenokarzinome
Peutz-Jeghers-Syndrom [PJS]	Adenokarzinome [16-faches Risiko]
hereditäres nicht-polypöses kolorektales Karzinom [HNPCC]	Adenokarzinome [200-faches Risiko]
Neurofibromatose Typ I	gastrointestinale Stromatumoren
multiple endokrine Neoplasie [MEN] Typ I	Karzinoide
Zöliakie/Sprue	Lymphome [25-faches Risiko], seltener Adenokarzinome
langjähriger Morbus Crohn	Adenokarzinome [10-faches Risiko], oft Ileum
Ileum- oder Jejunuminterponate [Uretersigmoidostomie, Ileozystoplastie]	Adenokarzinome
angeborene Immundefekte	
• Wiskott-Aldrich-Syndrom	Lymphome
erworbene Immundefekte	
• Hypogammaglobulinämie	Lymphome, Kaposi-Sarkome
• HIV-Infektion	
• immunsuppressive Therapie	

287

benignen, Obstruktion bei malignen Tumoren]. Symptome sind selten bei benignen [< 50 %] und häufig bei malignen Tumoren [> 90 %].

Diagnostik

- Einfache Diagnostik nur bei endoskopischer Befundeinsicht mit Biopsieentnahme im oberen Dünndarm, Ösophagogastroduodenoskopie* und Endosonografie* bis zum Treitz-Band, Doppelballon-Push-Enteroskopie [neue Technik mit Einsicht über große Dünndarmbereiche], Ileokoloskopie* bis in das distale Ileum.
- Goldstandard für Dünndarmveränderungen distal des Treitz-Bandes ist die Doppelkontrastdarstellung des Dünndarms nach Sellink* [Enteroklysma], alternativ auch MR-Sellink ohne Strahlenbelastung möglich [geringerer Wandkontrast, gute Umgebungsdiagnostik].
- Bildgebende Verfahren [Kontrastmittel-verstärkte Sonografie, Spiral-CT, MRT] detektieren Darmwandverdickungen, Organinfiltrationen oder Metastasen.
- Nur bei speziellen Fragestellungen Angiografie/Bloodpool-Szintigrafie [Blutungsquelle], hypotone Duodenografie*, intraoperative Enteroskopie* [Laparotomie mit mittiger Dünndarmeröffnung und bidirektionaler Intestinoskopie], Kapselendoskopie [bei chronischer Blutung indiziert, keine Kostenübernahme durch gesetzliche Krankenversicherung].
- Definitive Diagnose auch erst nach explorativer Laparotomie mit Histologiegewinnung möglich.

Tab. 2. Klassifikation von Dünndarmtumoren

Tumorklassifikation	Ursprungsgewebe	Benigner Tumor	Maligner Tumor
Epitheliale Tumoren			
• epithelialer Tumor	Epithel	Adenom/-atose	intraepitheliale Neoplasie [selten], Adenokarzinom
• endokriner Tumor	enterochromaffine Zellen	Karzinoid, Gastrinom, Somatostatinom, etc.	neuroendokrines Karzinom
Nicht-epitheliale Tumoren			
• gastrointestinaler Stromatumor [GIST]	interstitielle Cajal-Zelle	benigner GIST	maligner GIST
• neurogener Tumor	Nervengewebe/Glia	Neurofibrom/-atose Schwannom Paraganliom	Neurofibrosarkom malignes Schwannom
• vaskulärer Tumor	Blutgefäße Lymphgefäße	Hämangiom Lymphangiom	Hämangiosarkom, Kaposi-Sarkom Lymphangiosarkom
• Bindegewebstumor	Bindegewebe	Fibrom	Fibrosarkom, malignes fibröses Histiozytom
	glatte Muskelzelle	Leiomyom	Leiomyosarkom
• Fettgewebstumor	Fettgewebe	Lipom	Liposarkom
• glattmuskulärer Tumor	glatte Muskelzelle	Leiomyom	Leiomyosarkom
Maligne Lymphome	lymphatisches Gewebe		B- und T-Zell-Lymphome
Polypöse Neubildungen	pluripotente Stammzellen	Hamartom [Peutz-Jeghers-Syndrom, Cowden-Syndrom, juvenile Polyposis]	Adenokarzinom möglich [Transformation adenomatöser oder dysplastischer Areale]
	Brunner-Drüsen Pankreas-Zellen	hyperplastischer Polyp Heterotopie	
	Magen-Zellen	Heterotopie [Meckel-Divertikel]	
	Endometrium	Endometriose	
Metastasen	Melanom, Mamma-, Bronchial- und Nierenzellkarzinom		
Per continuitatem	Kolon-, Zervix- und Ovarialkarzinom		

Tumorklassifikation und anatomische Verteilung
Die mehr als 35 histologischen Tumorvarianten werden in epitheliale und nicht-epitheliale Tumoren, maligne Lymphome, Polypen sowie Metastasen eingeteilt [s. Tab. 2]. Als häufige benigne Tumoren finden sich benigne

gastrointestinale Stromatumoren [GIST, 37 %] und Adenome [19 %] im Duodenum sowie Lipome [15 %] im Ileum, als maligne Tumoren Adenokarzinome [47 %], neuroendokrine Karzinome [28 %], maligne GIST [13 %] und Lymphome [12 %].

Häufige Dünndarmtumoren [Allgemeines und spezielle Therapie]

Adenome

Adenome weisen ähnlich wie Dickdarmadenome ein Entartungsrisiko auf und werden je nach Lokalisation endoskopisch oder chirurgisch reseziert. Sie sind häufig im Ileum [50 %] und Jejunum [30 %] lokalisiert. Die familiäre adenomatöse Polyposis [FAP] prädisponiert zu multiplen duodenalen und besonders periampullären Adenomen mit hohem Entartungsrisiko.

Therapie: Nach einer lokalen Therapie [endoskopische oder chirurgische Resektion] können COX-2-Hemmer [Celecoxib* 2 × 200 mg] zur Rezidivminderung gegeben werden [**Cave:** *Off-label use*, kardiovaskuläres Risiko].

Adenokarzinome

Bevorzugte Lokalisation im Duodenum und proximalen Jejunum, bei Morbus Crohn auch im terminalen Ileum. Endoskopisch oftmals ulzerierter Tumor mit lokal fortgeschrittenem Tumorstadium und Lymphknoten- oder Fernmetastasen. Zwar häufigster maligner Dünndarmtumor, aber klinische Rarität [wenig Studien]. Auch hier ist eine Adenom-Karzinom-Sequenz wahrscheinlich.

Therapie: Die Behandlung erfolgt empirisch in Analogie zum kolorektalen Karzinom. Chirurgische Resektion mit regionaler Lymphknotenexstirpation ist die einzige kurative Therapieoption. Erfolgt je nach Lokalisation als Pankreatikoduodenektomie*/Whipple-Operation [periampullärer Tumor], Segmentresektion [Jejunum, Ileum] oder als rechtsseitige Hemikolektomie* [terminales Ileum]. Bei fortgeschrittenen Tumoren kann eine konsekutive palliative Chemotherapie mit 5-Fluorouracil*/Folinsäure*, 5-Fluorouracil*/Folinsäure*/Oxaliplatin* oder 5-Fluorouracil*/Folinsäure*/CPT11[Irinotecan*] erfolgen. Bei R0-Resektion mit positivem Lymphknotenstatus ist individuell auch eine adjuvante Chemotherapie mit 5-Fluorouracil*/Folinsäure* denkbar.

Prognose: Überlebensrate hängt von der Anzahl der R0-resezierten Patienten ab. 5-Jahres-Überlebensraten: R0/negativer Lymphknotenstatus 45–70 %, R0/positiver Lymphknotenstatus 10–20 %.

Gastrointestinale Stromatumoren [GIST]

GIST können im gesamten GI-Trakt auftreten und gehen von den intersititellen Cajal-Zellen [gastrointestinale Schrittmacherzellen] aus. Der Dünndarm ist nach dem Magen zweithäufigste Lokalisation [hauptsächlich im Duodenum und Jejunum, seltener im Ileum]. Häufig aktivierende Mutationen im *c-kit* Protoonkogen [*12q22-24*, transmembranöses Rezeptorprotein der Thyrosinkinase-Familie], zumeist im Exon 11 [70 % aller detektierbaren Alterationen].

Hauptsymptome: Gastrointestinale Blutung, palpabler abdominaler Tumor.

Diagnostik: Endoskopisch oft intraluminal sich vorwölbende glatte Raumforderung mit normaler Schleimhaut. Blutung aus zentraler Ulzeration. Biopsie oder Knopflochbiopsie oft histologisch unergiebig, daher Abtragung erforderlich. Histologische Untersuchung mit immunhistochemischer Spezifikation: *CD 117* [C-KIT] immer und *CD 34* in 70–80 % positiv, NSE und S-100 negativ.

Therapie: Endoskopische Abtragung falls in toto möglich, ansonsten operative Resektion. Tyrosinkinasehemmer Imatinib* [z.B. Glivec®] als potentes Mittel bei lokal irresektablem oder metastasiertem GIST, Dosierung 400–800 mg p.o. als Einmaldosis [schwere Nebenwirkungen: Neutropenie, Anämie, Ödeme, Übelkeit, Hautausschlag]. Ansprechen bei 60 %, klinische Besserung bei bis zu 90 % der Patienten.

FDG-PET eignet sich gut für Primärdiagnostik [Metastasensuche] und zur Verlaufskontrolle unter Therapie [Stoffwechselaktivität]. Adjuvante Glivec®-Gabe wird in Studien evaluiert.

Prognose: 5-Jahres-Überlebensrate liegt im Gesamtkollektiv bei ca. 50 %.

Neuroendokrine gastroenteropankreatische [GEP] Tumoren

Neuroendokrine GEP-Tumoren treten sporadisch oder selten hereditär auf [MEN-1-Syndrom, von-Hippel-Lindau-Syndrom, Neurofibromatose Typ 1]. Man unterscheidet neuroendokrine Pankreastumoren [Insulinom, Gastrinom, Vipom, Glucagenom, etc.] und Tumoren des Magen-Darm-Trakts [Karzinoide]. Gemeinsam ist ihnen die Synthese und Sekretion von biogenen Aminen oder Peptidhormonen. Klinisch wird zwischen funktionell aktiven [verursachen entsprechend der hormonellen Wirkung definierte Syndrome] und nicht-aktiven Tumoren [oft Zufallsbefunde oder Klinik durch Raumforderung] unterschieden. Wachstums- [Wachstumsstillstand über Monate bis Jahre] oder Metastasierungsverhalten oft unvorhersehbar.

Diagnostik: Je nach Tumorlokalisation kommen die Endoskopie*, Endosonografie* [sensitives Verfahren], 111In-Octreotid- und 131J-MIBG-Szintigrafie [Primär- oder Metastasenlokalisation], Enteroklysma nach Sellink, Sonografie, Spiral-CT und Angio-MRT zum Einsatz. Analyse der biochemisch aktiven Substanzen [Gastrin, Serotonin, 5-HIES im Urin, etc.] sowie von Chromogranin A [als Tumormarker].

Insulinome sind oft benigne und treten über die Neuroglukopenie mit Schwindel, Wortfindungs- und Bewusstseinsstörungen in Erscheinung.

Therapie: Operative Resektion nach oftmals schwieriger Tumorlokalisation, bei metastasierten Tumoren Diazoxid* [2 × 25 bis 3 × 200 mg/Tag p.o.] oder Octreotid* [3 × 25 bis 3 × 200 µg/Tag s.c.], Tumorreduktion [operatives Debulking, Chemoembolisation, Ablation einzelner Herde] bei unkontrollierter Hormonproduktion.

Gastrinome sind meist im Pankreas oder Duodenum lokalisiert. Leitsymptom ist die Hypergastrinämie [Zollinger-Ellison-Syndrom] mit abdominellen Schmerzen, multiplen Ulzera und Diarrhoe.
Symptomatische **Therapie** mit Protonenpumpenhemmer [40–80 mg Omeprazol* oder Äquivalenzdosis in 2 Tagesdosen]. Operative Resektion falls möglich.

Karzinoide können im gesamten Gastrointestinaltrakt auftreten [Magen, Dünndarm (besonders Ileum), Appendix, Kolon, Rektum]. Häufig bereits ausgedehnte Lebermetastasierung bei blander Klinik. Bei primärer Lokalisation in der Appendix allerdings kaum Metastasen. Bei Serotoninproduktion Karzinoid-Syndrom mit Flush, Bauchkrämpfen und Diarrhoe [Therapie mit Octreotid*] besonders nach Alkoholgenuss.
Therapie: Primäre Resektion als Therapieoptimum, antiproliferative Therapie bei Wachstumstendenz [Octreotid* als Depotpräparat, Interferon-α, Chemotherapie mit Streptozotocin*/Doxorubicin*, Streptozotocin*/5-Fluorouracil* oder Cisplatin*/Etoposid*]. In Einzelfällen Radiotherapie mit 90Y-DOTA-TOC möglich.

Lymphome *s.u. Essay Hodgkin-Lymphome, Essay Non-Hodgkin-Lymphome*

Hamartome

Hamartome [histologisch baumartig verzweigte Lamina muscularis mucosa] treten selten sporadisch, typischerweise aber beim **Peutz-Jeghers-Syndrom** [PJS] und der **juvenilen Polyposis** [JP] auf. Das PJS ist durch mukokutane Pigmenteinlagerungen [verblassen im Alter], intestinale Hamartome [Dünndarm > Kolon > Magen] und durch ein erhöhtes Krebsrisiko charakterisiert. Ursache sind Keimbahnmutationen im *STK11*-Gen [19p13.3, Tumorsuppressorgen]. Bei der JP finden sich hamartomatöse Polypen im gesamten GI-Trakt sowie vermehrt kolorektale Karzinome. Ursache sind Mutationen im *SMAD4*-Gen [18p21.1]. Das erbliche **Cowden-Syndrom** [*PTEN*-Gen, 10q23.3] ist ebenfalls durch hamartomatöse Polypen sowie extraintestinale Manifestationen [orokutane Hamartome, keratotische Papeln, Zysten und Fibroadenome der Brust und Ovarien, etc.] charakterisiert.
Hamartome verursachen oft Blutungen, Dünndarminvaginationen oder Obstruktionen bei Kindern und jungen Erwachsenen. Sie werden endoskopisch oder chirurgisch entfernt [zudem geringes malignes Transformationsrisiko].

der Geburt; nur wenig, helles Mekonium; aufgeblähter Oberbauch und kleiner Unterbauch; **Diagnose**: Abdomenleeraufnahme im Hängen [**Double-bubble-Zeichen**]; **Therapie**: Duodenoduodenostomie; Membranstenosen können z.T. endoskopisch abgetragen werden

Du|o|de|nal|di|ver|ti|kel *nt*: *Syn*: *Duodenumdivertikel*; meist asymptomatisches Divertikel; i.d.R. auf der Konkavseite des absteigenden Teils liegend; **intraluminale Duodenaldivertikel** sind taschenartige Duplikaturen der Mukosa, **extraluminale Duodenaldivertikel** dagegen sind echte Divertikel; **Therapie**: Divertikulektomie bei chronischen Beschwerden; *s.a. Essay Divertikulose und Divertikulitis S. 275*

Du|o|de|nal|kom|pres|si|on, arteriomesenteriale *f*: *Syn*: *Arteria-mesenterica-superior-Kompressionssyndrom, oberes Mesenterialarterien-Syndrom, Duodenalverschluss, Wilkie-Syndrom*; Kompression des horizontalen Teil des Duodenums durch die Arteria mesenterica superior; kann zu zeitweiliger Passagebehinderung und evtl. Ileus führen; *s.a. Essay Abdominalschmerz und akutes Abdomen S. 25*

Du|o|de|nal|plas|tik *f*: *Syn*: *Duodenumplastik*; plastische Operation des Duodenums

Du|o|de|nal|ul|kus *nt, pl* **-ul|ze|ra**: *Syn*: *Zwölffingerdarmgeschwür, Ulcus duodeni*; → *Ulcus duodeni*

Du|o|de|nal|ver|schluss *m*: → *Duodenalkompression, arteriomesenteriale*

Du|o|de|nek|to|mie *f*: *Syn*: *Zwölffingerdarmentfernung, Duodenumresektion*; operative (Teil-)Entfernung des Duodenums; bei Adenokarzinomen i.d.R. eine ausgedehnte Resektion unter Mitnahme des Mesenteriums und der Lymphknoten, bei Leiomyosarkomen ist eine Lymphknotenresektion meist nicht nötig

Du|o|de|no|cho|le|do|cho|to|mie *f*: Eröffnung von Duodenum und Ductus choledochus

Du|o|de|no|cho|le|zys|to|sto|mie *f*: *Syn*: *Duodenum-Gallenblasen-Fistel, Duodenozystostomie, Duodenum-Gallenblasen-Fistelung*; operative Verbindung von Duodenum und Gallenblase

Du|o|de|no|du|o|de|no|sto|mie *f*: End-zu-End-Anastomose von zwei Duodenumabschnitten, z.B. nach Duodenektomie

Du|o|de|no|en|te|ro|sto|mie *f*: operative Verbindung von Duodenum und anderen Darmabschnitten; erfolgt i.d.R. als End-zu-End-Anastomose

Du|o|de|no|gra|fie, -gra|phie *f*: Röntgenkontrastdarstellung des Duodenums, i.d.R. **hypotone Duodenografie**, d.h. Doppelkontrastdarstellung des Duodenums nach Weitstellung durch Applikation eines Lokalanästhetikums

Du|o|de|no|ile|o|sto|mie *f*: *Syn*: *Duodenum-Ileum-Fistel*; operative Verbindung von Duodenum und Ileum

Du|o|de|no|je|ju|no|sko|pie *f*: Endoskopie von Zwölffingerdarm und Jejunum; *s.a. Enteroskopie*

Du|o|de|no|je|ju|no|sto|mie *f*: *Syn*: *Duodenum-Jejunum-Fistel*; operative Verbindung von Duodenum und Jejunum

Du|o|de|no|pan|kre|a|tek|to|mie *f*: *Syn*: *Pankreatikoduodenektomie, Pankreatoduodenektomie*; operative Entfernung von Duodenum, Teilen des Magens und des Pankreas bei Tumoren des Duodenums oder Pankreas; bei der **partiellen Duodenopankreatektomie** [Whipple-Operation] wird nur der Pankreaskopf entfernt, bei der **totalen Duodenopankreatektomie** die gesamte Bauchspeicheldrüse

Du|o|de|nor|rha|phie *f*: *Syn*: *Duodenalnaht, Duodenumnaht*; Naht eines operativ oder traumatisch eröffneten Duodenums

Du|o|de|no|sko|pie *f*: Endoskopie des Zwölffingerdarms; *s.a. Enteroskopie*

Du|o|de|no|sto|mie *f*: operatives Anlegen einer äußeren Duodenalfistel

Du|o|de|no|to|mie *f*: *Syn*: *Zwölffingerdarmeröffnung, Duodenumeröffnung*; operative Eröffnung des Duodenums

Du|o|de|no|zys|to|sto|mie *f*: → *Duodenocholezystostomie*

Duodenum-Ileum-Fistel *f*: → *Duodenoileostomie*

Duodenum-Jejunum-Fistel *f*: → *Duodenojejunostomie*

Du|o|de|num|naht *f*: → *Duodenorrhaphie*

Du|o|de|num|re|sek|ti|on *f*: → *Duodenektomie*

Duplex-Doppler-Sonografie *f*: → *Duplexsonografie*

Du|plex|so|no|gra|fie, -gra|phie *f*: *Syn*: *Duplex-Doppler-Sonografie*;

Ultraschalltechnik, bei der ein **Duplex-Schallkopf** verwendet wird, der sowohl einen Schallkopf für B-Mode als auch einen Schallkopf für Doppler-Signale enthält; damit ist es möglich, zur selben Zeit B-Mode-Aufnahmen und Doppler-Sonografie durchzuführen; ist die effektivste nicht-invasive Methode zur Erfassung von Gefäßstenosen und -verschlüssen; *s.a. Essay Periphere arterielle Verschlusskrankheit S. 1661*

farbkodierte Duplexsonografie: *Syn*: *Farb-Duplex-Sonografie, Angiodynografie*; Verfahren der Doppler-Sonografie, das eine Beurteilung von Gefäßgeometrie und Strömungsverhältnissen ermöglicht; die Farbkodierung erfolgt nach folgendem Schema: **Rot**: Blutströmung mit Richtung auf den Schallwandler zu **Blau**: Blutströmung vom Schallwandler weg [**BART**: blue away, red towards] **Hell/Dunkel**: je heller des höher die Strömungsgeschwindigkeit, je dunkler desto langsamer **Gelbgrün/Mosaikmuster**: Turbulenzen des Blutflusses und Strömungsgeschwindigkeiten über der Nyquist-Grenze

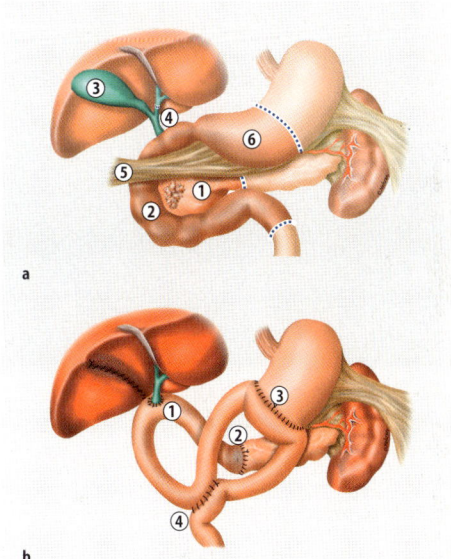

Abb. D28. Duodenopankreatektomie. Partielle Duodenopankreatektomie nach Whipple: **a** Resektionsausmaß: Pankreaskopf [1], Duodenum [2], Gallenblase [3], distaler Gallengang [4], Teile des Omentum majus [5], distaler Magen [6], **b** Anastomosen: Hepatikojejunostomie [1], Pankreatikojejunostomie [2], Gastroenterostomie [3], Braun-Anastomose [4]

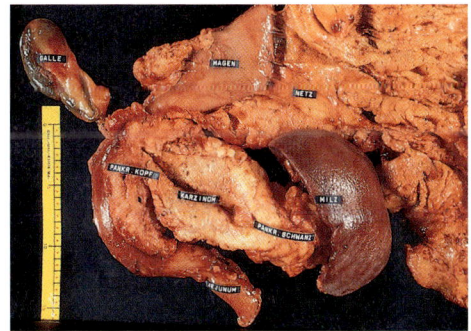

Abb. D29. Duodenopankreatektomie. Operationspräparat nach totaler Duodenopankreatektomie

D

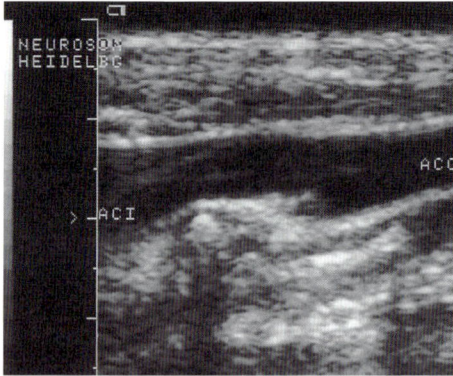

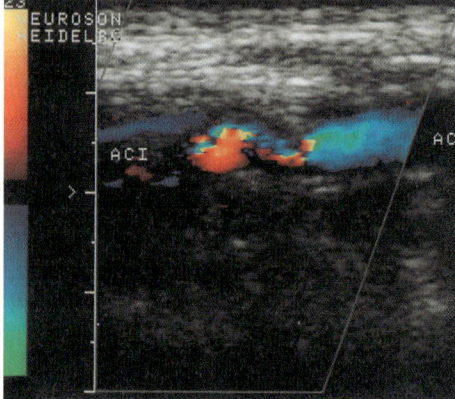

Abb. D30. Farbkodierte Duplexsonografie. Duplexsonografie der Karotisgabel. Durch die Farbkodierung werden die massiven Turbulenzen hinter der Stenose deutlich dargestellt.

transkranielle Duplexsonografie: *s.u. Echoenzephalografie*

Dupuytren-Kontraktur *f: Syn: Palmarfibromatose, Palmarkontraktur, palmare Fibromatose, Dupuytren-Erkrankung;* ätiologisch ungeklärte, häufig beidseitige, lokalisierte, bindegewebige Verhärtung der Palmaraponeurose mit Beugekontraktur eines oder mehrerer Finger; am häufigsten sind der 4. und 5. Finger betroffen; tritt vermehrt in Nordeuropa auf und Männer sind ca. 10-mal häufiger betroffen als Frauen; **Klinik:** verläuft schubweise und i.d.R. schmerzlos; anfangs kommt es zu einer Verhärtung des Bindegewebes der Hohlhand, später zur Ausbildung subkutaner Stränge, die zu Beugekontrakturen der Fingergrund- und Mittelgelenke führen;

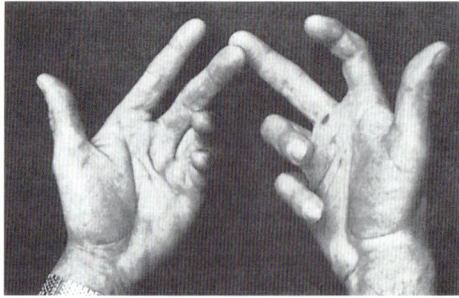

Abb. D31. Dupuytren-Kontraktur. Beidseitiger Befall von 4. und 5. Finger

Therapie: operative Durchtrennung und Teilentfernung der Faszie mit radikaler Entfernung der Bindegewebsstränge; intensive krankengymnastische Nachbehandlung; **Prognose:** hohes Rezidivrisiko bei nicht ausreichender radikaler Entfernung

Dupuytren-Kontraktur der Plantarfaszie *f:* → *Morbus Ledderhose*

Durch|blu|tungs|stö|run|gen, arterielle *pl: Syn: arterielle Verschlusskrankheiten;* Oberbegriff für Zustände, deren klinisches Bild durch eine Behinderung oder Verminderung der arteriellen Durchblutung hervorgerufen wird; i.d.R. spricht man deshalb von **arteriellen Verschlusskrankheiten** oder **arteriellen Durchblutungsstörungen**; die meisten Autoren engen den Begriff ein und verwenden ihn nur für **chronische** oder **periphere arterielle Durchblutungsstörungen** und betrachten den **akuten peripheren Arterienverschluss** als eine eigene Entität; andere Formen der arteriellen Verschlusskrankheit sind z.B. die zerebrovaskuläre Insuffizienz, Basilarisinsuffizienz, koronare Herzkrankheit und Viszeralarterieninsuffizienz; *s.u. Essay Periphere arterielle Verschlusskrankheit S. 1661*

Durch|blu|tungs|stö|rung, zerebrale *f: Syn: Hirndurchblutungsstörung, zerebrovaskuläre Insuffizienz;* meist durch eine Arteriosklerose der Hirngefäße verursachte Minderdurchblutung des Gehirns, die zu einem ischämischen Infarkt [Schlaganfall] führen kann; *s.u. Essay Schlaganfall und zerebrovaskuläre Krankheiten S. 1423*

Durch|fall *m:* → *Diarrhoe*

Durch|fluss|ma|no|me|trie nach Tondelli und Allgöwer *f: s.u. Cholangiomanometrie*

Durch|fluss|mes|ser *m:* → *Flowmeter*

Durch|fluss|zy|to|me|trie *f:* kontinuierliche Messung von Zellen oder Partikeln, die in einer Lösung suspendiert sind und durch eine Messeinrichtung [Partikelzähler, Durchflussfotometer] fließen; die gezählten oder gemessenen Impulse können grafisch oder numerisch dargestellt werden

Durch|gangs|syn|drom *nt:* unspezifisches, körperlich begründbares psychotisches Syndrom ohne Bewusstseinseinschränkung; die Rückbildung erfolgt innerhalb von Stunden oder Tagen; klinisch kann man zwischen **leichtem Durchgangssyndrom** [nur geringfügige Einschränkung der Normalfunktionen], **mittelschwerem Durchgangssyndrom** [deutliche Verlangsamung aller seelisch-geistigen Abläufe, Gedächtnisstörungen] und **schwerem Durchgangssyndrom** [extreme Verlangsamung aller seelisch-geistigen Abläufe, ausgeprägte Gedächtnisstörungen] unterscheiden; der Begriff wird aber von vielen Klinikern abgelehnt, weil er in der Praxis zu unspezifisch verwendet wurde

Durchgeh-Phänomen *nt: Syn: Walk-through-Phänomen;* bei peripherer arterieller Verschlusskrankheit mit Claudicatio* intermittens [Fontaine-Stadium II] kommt es bei Belastung initial zu Schmerzen, die beim Weitergehen aber wieder verschwinden, d.h. die Patienten können durch den Schmerz „hindurchgehen" [*engl.* walk through]

Durch|leuch|tung *f:* **1.** *Syn: Fluoroskopie;* Sichtbarmachung von Strahlen auf einem Leuchtschirm **2.** *Syn: Radioskopie, Röntgenoskopie, Röntgendurchleuchtung;* Durchleuchtung mit Röntgenstrahlen; das Bild kann direkt auf einem Leuchtschirm beurteilt werden; wird heute meist als Fernsehdurchleuchtung mit Bildverstärkern durchgeführt; damit steigt die Bildqualität, während die Strahlenbelastung sinkt **3.** → *Diaphanoskopie*

Durch|schlaf|stö|rung *f: Syn: Dysphylaxie; s.u. Schlafstörung, Essay Schlafstörungen S. 1413*

Duroziez-Doppelgeräusch *nt:* bei stärkerem Stethoskopdruck über der Arteria femoralis hörbares Gefäßgeräusch; besteht aus einem kurzen hochfrequenten Systolikum; findet sich v.a. bei Aorteninsuffizienz und offenem Ductus arteriosus

Duroziez-Syndrom *nt: Syn: Duroziez-Erkrankung;* angeborene Mitralstenose kombiniert mit Anämie, Enteroptose und Hämorrhoiden

Du|tal|ste|rid *nt:* 5α-Reduktasehemmer; **Anw.:** benigne Prostatahyperplasie; **Dosierung:** 5 mg p.o./d; *s.a. Essay Benignes Prostatahyperplasie-Syndrom S. 1295*

Duverney-Fraktur *f*: Form der Beckenringfraktur, bei der die Frakturlinie horizontal oberhalb der Pfanne verläuft; *s.a. Essay Fraktur, Luxation, Distorsion S. 423*

DVP-Schema *nt*: zur Behandlung des malignen Melanoms* verwendetes Schema aus Daunorubicin*, Vincristin* und Prednison*

Dwyer-Operation *f*: *Syn: Skolioseoperation nach Dwyer*; Spondylodese der lumbalen Wirbelsäule mit Stäben und Schrauben

Dy|dro|ges|te|ron *nt*: *Syn: 10α-Isopregnenon, Dibrogesteron*; Gestagen ohne östrogene oder androgene Eigenschaften; **Anw.:** Dysmenorrhoe, Endometriose, Corpus-luteum-Insuffizienz, habitueller Abort; neuerdings wird versucht, mit Dydrogesteron die Ergebnisse des Embryotransfers zu verbessern

Dyke-Young-Anämie *f*: *Syn: Anämie Typ Dyke-Young*; *s.u. hämolytische Anämie*

Dy|na|mo|gra|fie, -gra|phie *f*: Messung der Kraftentwicklung von Muskeln

Dy|na|mo|me|ter *nt*: *Syn: Kraftmesser*; Gerät zur Messung der Muskelkraft

Dy|na|mo|sko|pie *f*: direkte Beobachtung der Funktion eines Organs oder Muskels

Dys|ä|qui|lib|ri|um|syn|drom *nt*: *Syn: Hämodialysedysäquilibrium*; während oder nach einer Hämodialyse* auftretende Hirnsymptome wie z.B. Müdigkeit, Kopfschmerzen, Übelkeit, Erbrechen, Bewusstseinsstörung, Pulsbeschleunigung, Hypertonie und Krampfanfälle; beruht wahrscheinlich auf einem osmotischen Hirnödem; das Risiko kann durch langsame Dialyseeinleitung, mit nur 2–3 h Dialyse während der ersten 3–5 Tage, gesenkt werden

Dys|ba|sia angiospastica/intermittens *f*: → *Claudicatio intermittens*

Dys|en|te|rie *f*: **1.** → *Bakterienruhr* **2.** von Blut-, Schleim- und Eiterabgang begleitete Diarrhoe; *s.u. Essay Diarrhoe – entzündliche und nicht-entzündliche Formen S. 265*

Dys|funk|ti|on, arrhythmogene rechtsventrikuläre *f*: → *arrhythmogene rechtsventrikuläre Kardiomyopathie*

Dys|funk|ti|on, erektile *f*: *Syn: Erektionsstörung, erektile Impotenz, Potenzstörung*; anhaltende oder wiederkehrende Unfähigkeit eine Erektion zu erreichen oder aufrechtzuerhalten und den Beischlaf durchzuführen; erektile Dysfunktion kann in jedem Alter auftreten und nimmt mit steigendem Alter an Häufigkeit zu; ca. die Hälfte aller Männer über 40 Jahre hat zumindest zeitweise Potenzstörungen; die Ursache ist in 50–80 % organisch, bei 20–30 % liegen primär psychogene Faktoren vor, der Rest ist als Mischform zu betrachten; bei den organischen Formen kann man vaskuläre, neurogene, iatrogene und traumatische Formen unterscheiden; *s.u. Essay Erektions- und Ejakulationsstörungen S. 295*

Dys|funk|ti|on, hepatische paraneoplastische *f*: *Syn: Stauffer-Syndrom*; ätiologisch ungeklärte Störung der Leberfunktion bei Patienten mit Nierenkarzinom; **klinisch** findet man eine Hepatomegalie und Zeichen der Leberinsuffizienz [erhöhte alkalische Phosphatase und γ-Glutamyltransferase, Verlängerung der Prothrombinzeit, Dysproteinämie]; die Störung bessert sich nach Tumorentfernung und tritt bei Rezidiven wieder auf

Dys|funk|ti|on, minimale zerebrale *f*: v.a. von Psychologen und Pädagogen verwendete Bezeichnung für eine Hirnfunktionsstörung auf der Basis einer minimalen frühkindlichen Hirnschädigung; es gibt heute aber Zweifel an der Ursache, weil Studien gezeigt haben, dass auch familiäre Belastung und sozioökonomischer Status eine Rolle spielen; die Kinder werden meist ab dem 3.–6. Lebensjahr auffällig; sie sind motorisch ungeschickt, zeigen eine hyperkinetische Unruhe und haben Konzentrationsstörungen; sie zeigen eine normale Intelligenz, haben aber Schwierigkeiten in der Schule; die Prognose ist gut, solange Schule und Familie die Reifeverzögerung der Kinder akzeptieren; in den letzten Jahren ist die Diagnose aus der Mode gekommen und die Patienten werden meist unter der Diagnose Störung mit Aufmerksamkeitsdefizit und Hyperaktivität eingeordnet; *s.u. Essay Aufmerksamkeits-Defizit-Überaktivitäts-Syndrom S. 111*

Dys|ger|mi|nom *nt*: *Syn: Seminom des Ovars*; niedrig maligner Keimzelltumor des Eierstocks; 90 % der Patientinnen sind jünger als 30 Jahre; die Tumoren können extrem groß sein und treten in ca. 20 % beidseitig auf; **Therapie:** Resektion, Chemotherapie; die 10-Jahresüberlebensrate liegt bei 75–90 %; *s.a. Essay Neubildungen des Ovars S. 1195*

Dys|hid|ro|se *f*: → *dyshidrotisches Ekzem*

Dyshidrose-Syndrom *nt*: → *dyshidrotisches Ekzem*

Dys|ke|phal|lie|syn|drom von François *nt*: *Syn: Hallermann-Streiff-Syndrom, Hallermann-Streiff-François-Syndrom, Dysmorphia mandibulo-oculo-facialis*; autosomal-rezessives Fehlbildungssyndrom mit Fehlbildungen von Schädel [Brachyzephalie], Gesicht [dünne Nase mit hypoplastischen Nasenflügeln, Mittelgesichtshypoplasie], Augen [Mikrophthalmus, Katarakt], Zähnen [Hypodontie, dysplastische Zähne], Kryptorchismus und mentaler Retardierung [15 % der Fälle]; *s.a. Ektodermaldysplasie-Syndrome*

Dys|ke|ra|to|ma segregans *nt*: *Syn: warziges Dyskeratom, Dyskeratoma verrucosum/lymphadenoides/segregans, Dyskeratosis follicularis isolata*; seltener, langsam wachsender, rundlicher, 1–2 cm großer Tumor vorwiegend im Kopf- und Nackenbereich; tritt meist zwischen dem 40. und 65. Lebensjahr auf; **Therapie:** Exzision; die **Prognose** ist sehr gut, da selbst bei jahrelangem Wachstum keine maligne Entartung eintritt

Dys|ke|ra|to|sis *f, pl* **-ses**: *Syn: Dyskeratosis*; Oberbegriff für Verhornungsstörungen der Haut, wie z.B. **hereditäre benigne intraepitheliale Dyskeratose**, eine autosomal-dominant vererbte Verhornungsstörung von Mundschleimhaut und Konjunktiva

Dyskeratosis bullosa hereditaria: → *Hailey-Hailey-Syndrom*

Dyskeratosis congenita: *Syn: Zinsser-Cole-Engman-Syndrom, kongenitale Dyskeratose, Polydysplasia ectodermica Typ Cole-Rauschkolb-Toomey*; X-chromosomal-rezessive, zu den Poikilodermien gehörende Erkrankung von Nägeln [Paronychie], Schleimhäuten [Mund, Anus, Urethra] und Haut; dazu kommen Entwicklungsverzögerung, Knochen- und Zahnanomalien sowie dünnes und spärliches Haar; in 50 % der Fälle kommt es zur Knochenmarkdepression mit Anämie, Leukopenie und Thrombopenie; in diesen Fällen besteht auch eine erhöhte Neigung zur Tumorbildung, v.a. Plattenepithelkarzinome von Haut und Schleimhäuten [Ösophagus, Rektum]

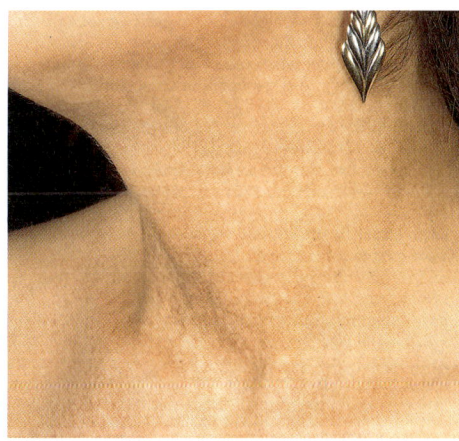

Abb. D32. Dyskeratosis congenita

Dyskeratosis follicularis: → *Morbus Darier*

Dyskeratosis follicularis isolata: → *Dyskeratoma segregans*

Dyskeratosis follicularis vegetans: → *Morbus Darier*

Dyskeratosis maligna: → *Morbus Bowen*

Dyskeratosis segregans: → *Dyskeratoma segregans*

Dys|ki|ne|se, biliäre *f*: → *Gallenblasendyskinesie*

Dys|ko|i|me|sis *f*: *Syn: Einschlafstörung*; *s.u. Schlafstörung, Essay Schlafstörungen S. 1413*

Dys|li|pid|ä|mie *f*: Fettstoffwechselstörung mit Triglyzeridämie

D

und Verminderung des HDL-Cholesterin-Spiegels; oft gleichgesetzt mit Dyslipidose [Fettstoffwechselstörung]; *s.u. Essay Fettstoffwechselstörungen S. 403*

Dys|li|pi|do|se *f:* → *Fettstoffwechselstörung*

Dys|me|nor|rhö *f, pl* **-rhöen:** *Syn: Menorrhalgie, Dysmenorrhoe, Dysmenorrhoea;* schmerzhafte Regelblutung mit krampfartigen Unterleibsschmerzen, die vor dem Blutungsbeginn oder am ersten Blutungstag einsetzen; die Schmerzintensität ist am stärksten während der ersten 12 Stunden und nimmt danach meist ab; am häufigsten findet sich die Dysmenorrhö bei jungen Frauen bis zum 20. Lebensjahr; oft bessert sie sich nach der 1. Schwangerschaft; **Therapie:** Ovulationshemmer, Prostaglandinsynthesehemmer; bei **psychogener Dysmenorrhö** Psychotherapie oder autogenes Training; *s.a. Essay Zyklusstörungen S. 1721*

Dys|os|to|sis multiplex *f:* → *Mukopolysaccharidose I-H*

Dys|pep|sie, funktionelle *f: Syn: Verdauungsstörung;* mehr als 3 Monate anhaltende Oberbauchbeschwerden ohne klinische, biochemische, endoskopische oder sonografische Hinweise auf eine organische Erkrankung als Ursache der Beschwerden; die z.T. vorgenommene Unterteilung in **Dyspepsie vom Refluxtyp** [mit epigastrischem Brennen], **Dyspepsie vom Ulkustyp** [mit Schmerzen im Oberbauch], **Dyspepsie vom Dysmotilitätstyp** [mit chronischen Missempfindungen im Oberbauch], **Dyspepsie vom biliären Typ** [evtl. kolikartige Schmerzen im rechten Oberbauch] und **unspezifische Dyspepsie**, hat sich bisher nicht durchgesetzt

funktionelle Dyspepsie ist eine der häufigsten Diagnosen der Gastroenterologie, 40 % aller Patienten klagen über dyspeptische Beschwerden; die Ätiologie ist weiterhin unklar, Ernährung, Motilitätsstörungen der Speiseröhre, Magenentleerungsstörungen, Helicobacter-pylori-Infektion und Gallenreflux spielen zumindest bei einem Teil der Patienten eine Rolle; **Diagnose:** Anamnese, Sonografie, Ösophagogastroduodenoskopie; **Therapie:** Aufklärung und Beratung der Patienten, Behandlung der Symptome, diätetische Therapie, Elimination möglicher Auslösefaktoren; *s.u. Essay Gastritis und peptisches Ulkus S. 443*

Dys|pha|gie *f: Syn: Dysphagia;* Schluckbeschwerden sind ein unspezifisches Symptom, z.B. bei Erkrankungen im Mund-Rachen-Bereich [**oropharyngeale Dysphagie** bei Angina tonsillaris] oder Ösophagus [**ösophageale Dysphagie** bei einer Verlegung (Karzinom) oder Lähmung der Speiseröhre]; als Ursache findet man auch eine Störung/Lähmung der Schlundmuskulatur [**Dysphagia amyotactica**], eine Entzündung im Hals- oder Speiseröhrenbereich [**Dysphagia inflammatoria**] oder Druck auf die Speiseröhre durch Gefäßfehlbildungen [**Dysphagia lusoria**]; bei Säuglingen können Schluckbeschwerden durch eine Störung der nervösen Regulation bedingt sein [**atonisch-hypertonische Dysphagie**]; *s.a. Essay Neubildungen des Ösophagus S. 1157*

sideropenische Dysphagie: → *Plummer-Vinson-Syndrom*

Dys|pha|go|zy|to|se *f:* angeborener oder erworbener Defekt der Phagozytose; am wichtigsten ist die **kongenitale Dysphagozytose** [progressive septische Granulomatose], ein angeborener [X-chromosomaler oder autosomal-rezessiver] Phagozytosedefekt mit chronisch rezidivierenden, bakteriellen Infektionen; die Bakterien werden in die Zellen aufgenommen, können aber nicht abgetötet werden; damit kommt es zur Bildung von Granulomen; Antibiotika wiederum können

die Bakterien nicht abtöten, weil sie in den Granulozyten vor ihnen geschützt sind

Dys|phyl|la|xie *f: Syn: Durchschlafstörung; s.u. Schlafstörung, Essay Schlafstörungen S. 1413*

Dys|pla|sia coxae congenita *f:* → *Hüftdysplasie*

Dys|pla|sie, angeborene ektodermale des Gesichts *f: s.u. Ektodermaldysplasie-Syndrome*

Dys|pla|sie, hypohidrotisch-ektodermale *f: s.u. Ektodermaldysplasie-Syndrome*

Dys|pla|si|en, ektodermale *pl: s.u. Ektodermaldysplasie-Syndrome*

Dys|pla|sie, spondyloepiphysäre *f:* → *Mukopolysaccharidose IV*

Dys|pla|sie|syn|dro|me, ektodermale *pl:* → *Ektodermaldysplasie-Syndrome*

Dys|rha|phie|syn|dro|me *pl:* → *Neuralrohrdefekte*

Dys|som|nie *f:* Oberbegriff für Störungen des Schlaf-Wachrhythmus, z.B. Insomnie, Hypersomnie; meist gleichgesetzt mit Schlafstörung; *s.u. Essay Schlafstörungen S. 1413*

Dys|thy|mia *f: Syn: Dysthymie;* Beeinträchtigung der Stimmung im Sinne einer Depression; als milde Form der zyklothymen Depression angesehen; in der ICD 10 Bezeichnung für eine affektive Störung, die durch eine anhaltende ängstlich-traurige Verstimmung gekennzeichnet ist; wurde früher meist als neurotische Depression bezeichnet; *s.a. Essay Affektive Störungen S. 1495*

Dys|to|nie, biliäre *f:* → *Gallenblasendyskinesie*

Dys|tro|phie *f: Syn: Dystrophia;* durch Mangel- oder Fehlernährung hervorgerufene Störung des gesamten Körpers, einzelner Organe oder Gewebe

Dystrophia adiposogenitalis: *Syn: Morbus Fröhlich, hypothalamisches Syndrom, hypothalamischer Symptomenkomplex, Fröhlich-Syndrom, Babinski-Fröhlich-Syndrom;* bei Kindern auftretende plötzliche Fettsucht in Kombination mit Minderwuchs und Hypogonadismus; oft nur schwer von Pubertätsfettsucht abgrenzbar, die umgekehrt ein **Pseudo-Fröhlich-Syndrom** [Pseudodystrophia adiposogenitalis] vortäuschen kann

Dystrophia musculorum progressiva: → *Muskeldystrophie, progressive*

Dystrophia musculorum progressiva Duchenne: *s.u. Muskeldystrophie, progressive*

Dystrophia musculorum progressiva Erb: *Syn: Erb-Muskelatrophie, Erb-Muskeldystrophie, Erb-Syndrom;* autosomal-dominant vererbte, gutartige Verlaufsform der progressiven Muskeldystrophie* mit fast normaler Lebenserwartung

Dystrophia myotonica: → *Curschmann-Steinert-Batten-Syndrom*

Dystrophia pigmentosa: *Syn: kongenitale Pigmentdystrophie, Leschke-Syndrom;* Variante der Neurofibromatosis* generalisata mit makulöser Hautpigmentierung aber ohne Hauttumoren

tapetoretinale Dystrophie: *Syn: tapetoretinale Degeneration;* Oberbegriff für erblich degenerative Erkrankungen der Netzhaut, die zu Erblindung führen; dazu gehören u.a. Chorioideremie, Retinitis pigmentosa, Makuladegeneration, Leber-Optikusatrophie; zum Teil auch gleichgesetzt mit Retinitis pigmentosa; *s.a. Essay Hereditäre Netzhautdystrophien S. 1119*

zentrale areoläre chorioidale Dystrophie: *s.u. Essay Hereditäre Netzhautdystrophien S. 1119*

D-Zell-Tumor *m:* → *Somatostatinom*

Erektions- und Ejakulationsstörungen

C. Rolf

D

Die Weltgesundheitsorganisation definiert die reproduktive Gesundheit des Mannes als Freiheit von Krankheiten und Störungen der Fortpflanzungsfunktionen des Mannes. Neben dem medialen Dauerbrenner der letzten Jahre, der erektilen Dysfunktion, gibt es noch unterschiedliche weitere andrologische Erkrankungen, die die männliche sexuelle Leistungsfähigkeit bzw. der reproduktiven Gesundheit deutlich beeinträchtigen. So ist beispielsweise eine Ejaculatio praecox sogar noch häufiger als eine erektile Dysfunktion, effektive Therapiemöglichkeiten sind gleichfalls gegeben, der psychische Leidensdruck der Patienten und deren Partnerin sind vergleichbar, dennoch wird dieses Krankheitsbild in der Gesellschaft und auch in weiten Kreisen der Ärzteschaft nicht ernst genommen.

Erektile Dysfunktion
Syn.: Erektionsstörung, erektile Impotenz, Potenzstörung

Definition
Von einer erektilen Dysfunktion [ED, im Volksmund auch Impotenz] spricht man, wenn es einem Mann über einen Zeitraum von mehr als sechs Monaten hinweg in mindestens 70 % der Versuche nicht gelingt, eine für ein befriedigendes Sexualleben ausreichende Erektion zu erzielen oder beizubehalten. Vereinzelte frustrane Versuche oder kurzfristige Erektionsstörungen werden nicht als erektile Dysfunktion gewertet. Eine erektile Dysfunktion wird somit nicht über eine maximal noch zu erreichende Tumeszenz oder Rigidität definiert, sondern als eine nicht zufriedenstellende, partnerschaftliche sexuelle Interaktion gewertet.

Epidemiologie
Das Auftreten einer erektilen Dysfunktion zeigt mit steigendem Alter eine stetige Zunahme, wobei bis zum 40. Lebensjahr die Prävalenz der Erkrankung sehr gering ist, von da an jedoch nimmt der Anteil der Männer mit Erektionsproblemen kontinuierlich zu. In einer groß angelegten repräsentativen Studie in den USA betrug die Prävalenz der erektilen Dysfunktion aller Schweregrade 39 % bei den 40-Jährigen, 48 % bei den 50-Jährigen, 57% bei den 60-Jährigen, 67 % bei den 60-Jährigen und 67 % bei den 70-Jährigen. Davon ausgehend, dass die Häufigkeit der erektilen Dysfunktion in Deutschland ähnlich hoch ist, muß von etwa 6–8 Millionen Männern mit Erektionsproblemen unterschiedlicher Intensität ausgegangen werden. Nicht das höhere Lebensalter per se, sondern die mit dem Alter zunehmende Multimorbidität, zu der häufig kardiovaskuläre Erkrankungen, Bluthochdruck, Erkrankungen des rheumatischen Formenkreises, Nierenerkrankungen oder Diabetes mellitus gehört, wirkt sich häufig ungünstig auf die Erektionsfähigkeit aus. Auch viele Medikamente wie Antihypertensiva und Psychopharmaka haben einen negativen Einfluss auf die Libido oder die Erektionsfähigkeit.

Pathophysiologie
Unter einer **primären erektilen Dysfunktion** ist eine Störung zu verstehen, bei der Erektionen nie, auch nicht in der Pubertät, stattgefunden haben. Primäre Erektionsstörungen sind selten, neben kongenitalen endokrinen Störungen [z.B. idiopathischer hypogonadotroper Hypogonadismus*] und kongenitalen Gefäßmissbildungen sind recht häufig psychogene Störungen als Ursache zu sehen. Der überwiegende Anteil der Erektionsstörungen wird erst im höheren Lebensalter symptomatisch.
Die **häufigste organische Ursache** einer erektilen Dysfunktion **ist eine arteriellen Störung des Bluteinstroms des Penis**. Die zumeist arteriosklerotischen Gefäßveränderungen führen zu einer unzureichenden Füllung der Schwellkörper, wobei i.d.R. die gesamte arterielle Strombahn im Sinne einer generalisierten Arteriosklerose betroffen ist. Risikofaktoren für solche Gefäßveränderungen sind Fettstoffwechselstörungen, arterielle Hypertonie, Diabetes mellitus sowie insbesondere Nikotinabusus. Auch bei Patienten mit Verletzungen des Beckens oder nach Bestrahlungen kann der arterielle Zufluss gestört sein.
Ein vorzeitiger oder vermehrter Blutabfluss führt zur unzureichenden Rigidität bzw. zum Nichtzustandekommen einer Erektion. Als Ursache kommen angeboren Abflussstörungen [ektope Venen], fibrotische Umbauvorgänge des Penisgewebes, Defekte der Tunica albuginea oder auch Transmitter- und Rezeptorstörungen

D

der glatten Schwellkörpermuskulatur in Frage. Diese Umbauvorgänge können nicht zuletzt durch jahrelange Durchblutungsstörungen hervorgerufen worden sein.

Unter **neurogen bedingten Erektionsstörungen** sind alle Erkrankungen des zentralen und peripheren Nervensystems zu verstehen. Zu den häufigsten Ursachen gehören spinale Störungen. Nur etwa 25 % der Patienten mit Läsionen im Bereich des sakralen Erektionszentrums [S2–S4] verfügen über eine normale psychogene Läsion, dagegen ist bei der überwiegenden Mehrheit der Patienten mit supranukleären Läsionen im thorakolumbalen Bereich noch die Erektionsfähigkeit gegeben. Zentralnervöse Läsionen wie Morbus* Parkinson, multiple Sklerose*, entzündliche, degenerative oder tumoröse Veränderungen führen über ein Ungleichgewicht stimulierender und hemmender Einflüsse zu heterogenen Befunden. Eine periphere Neuropathie, in der überwiegenden Zahl hervorgerufen durch Stoffwechselerkrankungen wie Diabetes mellitus oder Alkoholabusus, geht sehr häufig mit einer erektilen Dysfunktion einher.

Als Folge operativer Eingriffe im Bereich des kleinen Beckens, wie z.B einer radikalen Prostatektomie* bei Prostatakarzinom, einer Zystektomie bei Blasenkarzinom oder einer Rektumamputation bei Rektumkarzinom sowie bei Nierentransplantationen und aortoiliakalen Bypass-Operationen kommt es durch Läsion der lokalen Nerven oder Blutgefäße häufig zu Erektionsstörungen. Auch diverse Traumata wie Beckenringbrüche, stumpfes perineales Trauma oder Penisverletzungen können zu einer erektilen Dysfunktion führen.

Unterschiedlichste Medikamente können ebenfalls eine ED verursachen [Tab. 1]. So ist sie eine häufige Nebenwirkung einer antihypertensiven Therapie mit β-Blockern, zentral und peripher wirkender α-Sympathikolytika oder Diuretika, wobei nicht sicher ist, ob die Erektionsstörung durch das Medikament selbst verursacht wurde oder durch eine Durchblutungsstörung bedingt durch den Blutdruckabfall und bei entsprechender arteriosklerotischer Disposition dann insuffizienter peniler Durchblutung. Antidepressiva und Tranquilizer verursachen durch ihren sedativen Effekt sowie durch anticholinerge und antidopaminerge Einflüsse oft eine Erektionsstörung.

Lediglich bei ca. 5 % der Patienten sind Hormonstörungen als Ursache zu finden. Bei einem Testosteronmangel steht eine reduzierte Libido im Vordergrund der Beschwerden. Eine Testosteronsubstitution bei normwertigen Testosteronserumspiegeln führt nicht zu einer Verbesserung der erektilen Dysfunktion.

Diagnostik

Grundsätzlich sollte eine stufenweise Diagnostik – nicht invasiv, semi-invasiv und falls notwendig invasiv – vorgenommen werden.

Das erste Gespräch ist für viele Patienten peinlich und kostet eine große Überwindung, ein einfühlsames, geduldiges Vorgehen bezüglich der speziellen, sehr intimen Sexualanamnese ist erforderlich. Im Rahmen der **Anamnese** ist zunächst die Dauer der Erektionsstörung und die Art des Beginns, ob plötzlich oder allmählich beginnend, zu eruieren. Situative Änderungen des Erektionsverhaltens [z.B. im Urlaub oder anderen Gelegenheiten mit verringertem Stress] und partnerabhängiges Erektionsverhalten [z.B. mit anderer Partnerin, bei Masturbation] sind zu erfragen. In der ausgiebigen Allgemeinanamnese müssen prädisponierende Erkrankungen erfasst werden, die mit einer erektilen Dysfunktion einhergehen können. Neurologische oder psychiatrische Krankheiten sowie chro-

Tab. 1. Beispiele für Substanzen aus verschiedenen Medikamentengruppen, die Erektionsstörungen verursachen können

Antiepileptika	Carbamazepin
Lipidsenker	Clofibrinsäurederivate
Anthistaminika und Prokinetika	Cimetidin, Ranitidin Metoclopramid
Herzmedikamente	Digitalis, Propafenon, Verapamil
Entzündungshemmer	Cortison
Diuretika	Thiazide, Spironolacton
blutdrucksenkende Medikamente	Clonidin, Dihydralazin
Psychopharmaka	trizyklische Antidepressiva, MAO-Hemmer

Tab. 2. Anamnese und Sexualanamnese der erektilen Dysfunktion

Anamnese
• umfassende Allgemeinanamnese
• Diabetes mellitus
• Fettstoffwechselstörungen (Hypercholesterinämie, Hypertriglyzeridämie)
• Hypertonie
• Nikotin- und Alkoholabusus
• Medikamente
• Durchblutungsstörungen (AVK)
• Operationen und Traumen im kleinen Becken
• degenerative Wirbelsäulenerkrankungen
• neurologische Erkrankungen
• psychiatrische Erkrankungen

Sexualanamnese
• zeitliche Dimension der Erkrankung
• maximaler Erektionsgrad (E0-E5)
• vorzeitige Detumeszenz
• morgendliche und nächtliche Erektionen
• Frequenz des Geschlechtsverkehrs (früher/jetzt)
• Geschlechtsverkehr noch möglich/unmöglich
• Libido
• Ursachen aus Sicht des Patienten
• Ejaculatio praecox
• Erektion bei Masturbation
• situationsbedingte Störung (Urlaub, Partnerabhängigkeit)

nische Erkrankungen sind zu erfragen, Diabetes mellitus, Lebererkrankungen oder Hypertonus einschließlich der medikamentösen Therapie müssen eruiert werden. Auf Risikofaktoren wie Nikotin-, Alkohol- oder Drogenabusus muß eingegangen werden. Steht die Medikation eines oral wirksamen PDE-Inhibitors als Möglichkeit im Raum, muß eine detaillierte kardiovaskuläre Anamnese erhoben werden; Puls und Blutdruck sind zu messen, ggf. ein EKG anzufertigen. Besteht der Verdacht auf eine eingeschränkte Herzinsuffizienz oder eine koronare Herzerkrankung, muß dieses vor Gabe von PDE-Inhibitoren abgeklärt werden.

Sexualanamnese

Die Sexualanamnese ist essenziell und richtungsweisend, es sollte hierbei eruiert werden, ob psychogene oder organische Ursachen im Vordergrund der Beschwerden stehen.

Die Dauer der Erektionsstörung, der maximale Erektionsgrad, ein zeitlicher Zusammenhang mit anderen Ereignissen, die Häufigkeit des Geschlechtsverkehrs früher und heute, und ob ein Geschlechtsverkehr überhaupt noch möglich ist, sollten erfragt werden. Libidostörungen müssen eruiert werden, bei Hinweise auf Libidostörungen solle eine genauere endokrinologische Abklärung erfolgen. Weiterhin ist zur besseren Einschätzung der Leidensdruck des Patienten und auch die Einstellung der Partnerin zu eruieren.

Eine psychogene Ursache erscheint wahrscheinlich, wenn folgende Beschwerdesymptomatik angegeben wird.

- Plötzliches Einsetzen der Erektionsstörung ohne ersichtlichen organischen Grund
- Erhaltene Erektion nach visueller Stimulation
- Erhaltene Erektion nach Masturbation
- Erhaltene morgendliche Erektionen
- Auftreten nur bei einer Partnerin
- Situationsbedingte Störungen

Im Gegensatz dazu sind organische Ursachen bei einem langsamen progredienten Krankheitsverlauf eher anzunehmen. Auch müssen überzogene Leistungserwartungen an die penile Rigidität angesprochen und ggf. korrigiert werden.

Eine psychologische Mitbetreuung ist bei Patienten zu überlegen, bei denen sich im Rahmen der Allgemein- und Sexualanamnese Hinweise auf eine psychogene Ursache oder ausgeprägte psychogene Teilkomponente ergeben.

Körperliche Untersuchung und Labordiagnostik

Die körperliche Untersuchung schließt eine komplette andrologische Untersuchung ein. Auffälligkeiten im Behaarungsmuster, reduzierte Hodenvolumina mit veränderter Konsistenz lenken den Verdacht auf einen Hypogonadismus. Eine Induratio penis kann bei der Palpation des Penis festgestellt werden, während angeborene Penisdeviationen im nicht erigierten Zustand nicht ersichtlich sind. Die Laboruntersuchungen sollten Lipidstatus, Blutzucker, Nierenretentionsparameter, Leberenzyme und Testosteron umfassen. Eine Indikation zur primären Bestimmung des Prolactins liegt nur bei reduzierter Libido und Gynäkomastie und/oder einem Testosteronmangel vor. Bei Verdacht auf ein Prolaktinom wird eine weiterführende Diagnostik der Hypophyse mit Kernspintomografie eingeleitet.

Semiinvasive Diagnostik

Die **Schwellkörperinjektionstestung** nimmt in der diagnostischen Abklärung eine zentrale Rolle ein. Durch die intrakavernöse Injektion unterschiedlicher vasoaktiver Substanzen wird versucht, eine im weiteren Ablauf weitgehend physiologische Erektion zu erzielen. Eine normale penile Erektion sollte innerhalb von 10–20 min eintreten und weist auf ausreichende Durchblutungsreserven, funktionelle Integrität der Schwelkörpermuskulatur und des cavernösen Verschlussmechanismus hin. Als geeignete intrakavernöse Injektion hat sich Prostaglandin* E1 [PGE1, 5–10 μg] oder die Kombination aus Papaverin* [15 mg/ml] und Phentolamin* [0,2 mg/ml] bewährt. Im Vergleich zu dem Gemisch Papaverin-Phentolamin hat PGE1 einen höheren Wirkungsgrad und ein deutlich niedrigeres Nebenwirkungsspektrum. Das Risiko eines Priapismus* beträgt in der Diagnostik bei PGE1 weniger als 1 %, beim Papaverin-Phentolamin-Gemisch 6 %. Weiter Nebenwirkungen sind Schmerzen, Hämatome und sehr selten Schwellkörperinfektionen.

Die Erektionsantwort wird überwiegend nach Bähren klassifiziert. Reaktionen der Stufe E0–E3 werden als negativ gewertet.

Tab. 3. Klassifikation der Erektionsstörungen nach Bähren

E 0 = Keine Erektion
E 1 = Geringe Tumeszenz, keine Rigidität
E 2 = Mittlere Tumeszenz, keine Rigidität
E 3 = Volle Tumeszenz, keine Rigidität
*E 4 = Volle Tumeszenz, mittlere Rigidität
*E 5 = Volle Tumeszenz, volle Rigidität
* E 4/E 5 werden z.T. zusammengefasst

Mittels **Doppler-, Duplex- bzw. farbkodierter Duplexsonografie** kann die arterielle penile Perfusion überprüft werden. Untersuchungen des nicht erigierten Penis sind nicht aussagekräftig, deshalb werden die sonographischen Untersuchungen stets mit einer Schwellkörperinjektionstestung kombiniert.

Nach Abschluss der zweiten diagnostischen Stufe kann in der überwiegenden Mehrzahl der Patienten die Diagnose gestellt und eine ätiologisch orientierte Therapie der erektilen Dysfunktion eingeleitet werden.

Invasive Diagnostik

Eine weitergehende invasive Diagnostik ist nur selten, z.B. bei negativem SKAT-Test und dem Verdacht einer venösen Insuffizienz und geplanten operativen Eingriffen indiziert. Mittels **Pharmako-Kavernosometrie*** und -**Kavernosografie*** wird der kavernöse Abfluss überprüft. Eine **Penisangiografie** ist zur heutigen Zeit nur noch selten indiziert, die Ergebnisse der viel weniger aufwendigen nicht invasiven Duplexsonografie korrelieren sehr gut mit denen einer Angiografie. Bei Verdacht auch [kongenitale] Gefäßdysplasien oder Malformationen und vor geplanten rekonstruktiven gefäßchirurgischen Eingriffen sollte diese Untersuchung jedoch erfolgen.

Therapie

Durch die Markteinführung des oral wirksamen Phosphodiesterasehemmers Sildenafil* haben sich die zuvor doch deutlich limitierten therapeutischen Optionen der Behandlung deutlich verbessert. Auch wenn bei einer Vielzahl der Patienten ein Behandlungsversuch mit Phosphodiesterasehemmern indiziert ist, sollte zuvor eine Abklärung der Ursache sowie zusammen mit dem Patienten eine Erörterung der therapeutischen Optionen erfolgen.

> ❗ **Eine Phosphodiesterasehemmertherapie ex iuvantibus vor Abschluss der Diagnostik ist abzulehnen.**

Eine erektile Dysfunktion wird in einer Vielzahl der Fälle durch von den Patienten beeinflussbare Risikofaktoren wie Nikotinabusus, schlecht eingestellter Diabetes mellitus, chronischer schädlicher Alkoholgebrauch oder auch exzessives Übergewicht verursacht. Deshalb sollte, auch zur Vermeidung weiterer drohender Folgeerkrankungen und auch zur Reduzierung eines weiteren Fortschreiten der Beschwerdesymptomatik dem Patienten das Meiden der bekannten Risikofaktoren nahegelegt werden. Insbesondere durch eine Nikotinkarenz kann ggf. eine Krankheitsprogression verhindert werden.

Bei Patienten mit rein oder überwiegend psychogener Verursachung sollte die Therapie von einem geschulten Psychologen oder Psychiater geleitet bzw. überwacht werden.

Yohimbin wird hauptsächlich **zur Behandlung der psychogenen erektilen Dysfunktion** verwendet und zeigte in kontrollierten Studien eine im Vergleich zu Placebo moderate Besserung der Erektion. Bei Versagens- und/oder Erwartungsangst kann ein Therapieversuch mit Yohimbin oral [3 × 10 mg über mind. 6 Wochen] unternommen werden. Die Struktur von Yohimbin ähnelt dem Blutdrucksenker Reserpin*.

Die Verwendung von Yohimbin als Aphrodisiakum und Potenzmittel wurde aus der Volksmedizin Westafrikas übernommen, wo die Wirkungen der Yohimba-Rinde schon lange bekannt sind. Über den Wirkungsmechanismus von Yohimbin gibt es unterschiedliche Angaben. Zum einen soll es eine vermutlich rezeptorvermittelte Erweiterung der Gefäße und damit eine vermehrte Durchblutung der Beckenorgane bewirken. Andererseits soll Yohimbin aber auch eine Blockade der alpha-2-Rezeptoren auslösen. Es wird vermutet, dass über diesen Mechanismus das Zusammenziehen der ableitenden Venen bewirkt bzw. verstärkt wird, was eine Versteifung des Penis fördert. Zusätzlich wird aber auch von einer zentralen Wirkung im Gehirn ausgegangen.

Bei einer Überdosierung von Yohimbin treten Erregungszustände, epileptische Anfälle, Bewusstlosigkeit, Blutdrucksteigerung, Herzrasen, Angst und Halluzinationen auf.

Yohimbin darf nicht gegeben werden, wenn ein erniedrigter Blutdruck vorliegt und wenn Erkrankungen bestehen, bei denen ein plötzlicher Blutdruckabfall oder ein Anstieg der Herzfrequenz schädlich ist.

Apomorphin ist ein Morphin-Abkömmling, aber ohne eine schmerzlindernde und euphorisierende Wirkung. Es wird in Form einer Sublingualtablette angewendet; die Wirkung tritt nach ca. 15 bis 20 Minuten ein. Zwischen einer erneuten Anwendung von Apomorphin sollen mindestens acht Stunden liegen. Wenn die Sublingualtablette heruntergeschluckt wird, unterbleibt die Wirkung, weil Apomorphin bei der Passage durch die Leber zum größten Teil inaktiviert wird.

Apomorphin wirkt nur dann, wenn bereits eine sexuelle Stimulation vorhanden ist. Apomorphin entfaltet seinen Erektions-induzierenden Effekt als zentral wirksamer Dopamin-2-Rezeptor-Agonist. Es überwindet die Blut-Hirn-Schranke und wirkt im zentralen Nervensystem. Dort stimuliert es die Dopamin-Rezeptoren des Nucleus paraventricularis, der physiologischerweise die vom Cortex kommenden Erektions-fördernden Impulse integriert. Durch diesen Wirkmechanismus erklärt sich der isolierte Effekt von Apomorphin auf die Erekti-

D

on, ohne andere Aspekte der sexuellen Reaktion wie Libido oder Erregtheit zu beeinflussen. Im Gegensatz zu PDE5-Hemmern, die lokal am Penis wirken, wirkt Apomorphin zentral. Es verstärkt die Nervenimpulse, die zur Erektion führen. Die für eine Erektion erforderlichen Nervenstrukturen müssen intakt sein. Sind diese zerstört, kann Apomorphin nicht wirken.

Bei der Anwendung von Apomorphin kommt es gelegentlich zu Übelkeit, die aber bei wiederholter Anwendung seltener auftritt. Weitere häufige Nebenwirkungen sind Kopfschmerzen, Schwindelgefühle und Benommenheit.

Synkopen können nach Apomorphingabe sehr vereinzelt auftreten. Zusätzlich kann Apomorphin das Reaktionsvermögen herabsetzen. Alkohol verstärkt den blutdrucksenkenden Effekt von Apomorphin.

Phosphodiesterasehemmer

Sildenafil wurde ursprünglich zur Behandlung der koronaren Herzkrankheit erprobt. In diesen Studien war Sildenafil für diese Indikation nicht überzeugend wirksam, jedoch gaben einige Probanden eine deutliche Besserung der Erektionsfähigkeit an. Nachdem auch in kontrollierten klinischen Studien die Wirksamkeit belegt werden konnte, wurde 1998 Sildenafil in den USA und auch in Deutschland zur Therapie der erektilen Dysfunktion zugelassen.

Sildenafil und die Nachfolgepräparate **Vardenafil** und **Tadalafil** haben alle ein gemeinsames Wirkprinzip: sind nahezu selektive Phosphodiesterase-5-Hemmer [PDE5-Hemmer]. Durch Hemmung der Phosphodiesterase-5 der Corpora cavernosa erfolgt eine länger anhaltende Relaxierung der glatten Muskulatur der Corpora cavernosa, was eine verbesserte Durchblutung ermöglicht. Die Hemmung weiterer Phosphodiesterasen-Isoenzyme zum Beispiel des Herzens, der Blutgefäße oder der Retina ist deutlich geringer. Vorhandene Libido und eine zumindest partiell vorhandene Innervation des Penis sind Grundvoraussetzungen für eine effektive Therapie.

Die Gabe eines PDE5-Inhibitors führt zu einer Erfolgsrate von 40–80 % bei Patienten mit erektiler Dysfunktion unterschiedlichster Genese. Die Ansprechraten einer Phosphodiesterasetherapie sind abhängig von der zugrunde liegenden Erkrankung. Alle Medikamente sollten on demand vor dem geplanten Geschlechtsverkehr eingenommen werden. Tadalafil hat eine deutlich längere Wirkdauer als Sildenafil und Vardenafil [Tab. 4]. Alle PDE-5-Hemmer haben eine ähnliche Erfolgsquote, die jeweiligen Kosten pro Dosis sind ähnlich, es entspricht die Dosis von 25 mg Sildenafil in etwa einer Dosis von 5–10 mg Tadalafil oder 10 mg Vardenafil.

Tab. 4. Pharmakokinetische Parameter der PDE5-Inhibitoren

	Sildenafil	Vardenafil	Tadalafil
T_{max} [Stunden]	1,2 ± 1	0,7 [0,25–3]	2,0 [0,5–6]
$T_{1/2}$ [Stunden]	3,8 ± 0,8	3,9 ± 1,3	17,5
Empfohlener Einnahmezeitpunkt	30 bis 60 Minuten vor dem GV	mind. 30 Minuten vor dem GV	60 Minuten vor dem GV
Einfluss von Mahlzeiten	Wirkverminderung nach schwer verdaulicher und fettreicher Mahlzeit	postprandial verzögerte Wirkung	kein Einfluss

T_{max} = Zeitpunkt der maximalen Serumkonzentrationen; $T_{1/2}$ = Halbwertszeit

Das Nebenwirkungsspektrum der PDE5-Inhibitoren umfasst Kopfschmerzen [ca. 10–20 %], Hautrötung [10 %], Magenbeschwerden [7 %] und verstopfte Nase [4 %], ferner bei Sildenafil und Taladafil ein verändertes Farbensehen [Blauschleier sehen, 3–14%]. Ein Vorteil von Vardenafil ist, dass es nicht die Phosphodiesterase-6 hemmt, die für Nebenwirkungen am Auge verantwortlich gemacht wird, dagegen jedoch die PDE-11, dieses könnte Grund für die Nebenwirkung Schmerzen der Skelettmuskulatur sein.

Aufgrund der hepatischen Metabolisierung und der Elimination über die Niere müssen die Präparate bei Leber und Nierenfunktionsstörungen niedriger dosiert werden.

Die gleichzeitige Einnahme von PDE5-Inhibitoren mit nitrathaltigen Medikamenten oder NO-Donatoren [dazu zählt auch das Szene-Medikament Poppers] ist absolut kontraindiziert. Durch die kombinierte Wirkung auf den Blutdruck droht ein akuter lebensbedrohlicher Blutdruckabfall. Abgesehen von dieser absoluten Kontraindikation stellt der Einsatz bei Patienten mit koronarer Herzkrankheit nur dann ein Risiko dar, wenn der erfolgreiche Geschlechtsverkehr für den Kreislauf eine zu hohe Beanspruchung darstellt.

Der Vorteil der längeren Wirkdauer bei Tadalafil wird teilweise dadurch wettgemacht, dass eben auch die Nebenwirkungen [teilweise Sehstörungen, Kopfschmerzen, Blutdruckabfall etc.] entsprechend länger andauern, auch ist die Zeitdauer einer drohenden hypotensiven Entgleisung nach Nitratgabe verlängert. Generell sind Nebenwirkungsspektrum und -stärke bei allen drei Präparaten vergleichbar. Bei mangelnder Wirkung eines Präparates [Non-Responder] hilft gelegentlich – aber nicht oft – eines der anderen Präparate. Ein Vorteil von

Sildenafil ist die deutlich längere klinische Erfahrung [7 Jahre] sowie die positive Erfahrungen auch bei Problemgruppen.

Gemäß der vorliegenden Datenlage ist die PDE5-Inhibitorengabe nicht mit einer erhöhten Mortalität verbunden. Für ältere und/oder multimorbide Männer, dem typischen Patientengut einer PDE5-Hemmertherapie, kann jedoch jeder Geschlechtsverkehr aufgrund der körperlichen Anstrengung gefährlich sein, über 2 % aller plötzlichen Todesfälle in den USA sollen beim ehelichen Geschlechtsverkehr erfolgen.

Der arteriosklerotisch bedingten erektilen Dysfunktion und der koronaren Herzkrankheit liegt der gleiche Pathomechanismus zugrunde, die Komorbidität ist dementsprechend hoch. So ist nicht nur eine Therapie mit nitrathaltigen Medikamenten eine Kontraindikation einer PDE5-Hemmertherapie, sondern auch im notärztlichen Bereich muß vice versa bei einer eigentlich indizierten Nitrattherapie eine Vortherapie mit PDE5-Hemmer erfragt und ggf. die Therapie modifiziert werden. In Tabelle 5 sind die Kontraindikationen einer PDE5-Hemmertherapie aufgeführt.

Eine **hormonelle Therapie** mit Testosteron oder Gonadotrophinen ist nur indiziert bei Patienten mit nachgewiesenem Testosteronmangel. Bei diesen Patienten ist eine solche Therapie jedoch eine effektive und sichere Behandlung. Erektionsstörungen bei Hyperprolaktinämie können effektiv mit Dopaminantagonisten behandelt werden.

Die **intraurethrale Applikation von Prostaglandin E1** ist in Deutschland seit 1999 zugelassen. Die Akzeptanz der transurethralen Prostaglandinapplikation seitens der Patienten ist als gut zu bezeichnen, die Wirkungsraten werden wechselhaft angegeben, in einigen Fällen bis über 70 %. An lokalen Nebenwirkungen ist mit penilen Schmerzen in 24 %, mit urethralen Schmerzen in 19 % zu rechnen. Priapismus und Fibrosen sind nicht oder nur selten zu erwarten. Bei etwa 5 % der Patienten tritt eine Mikro- oder Makrohämaturie auf. Bei weiblichen Partnern kann es zu einem brennenden oder juckenden Gefühl in der Scheide kommen.

Seit 1997 ist Alprostadil* [Prostaglandin E1] für die **Schwellkörperautoinjektionstherapie** [SKAT] in Deutschland zugelassen. Im Schwellkörper des Penis bewirkt Alprostadil eine gesteigerte Durchblutung der Penisarterien. Zusätzlich führt die Substanz zu einer Entspannung der glatten Muskulatur des Schwellkörpers. Bei der SKAT wird der Schwellkörper vom Patienten selbst punktiert und das Substanzgemisch ohne vorherige Aspiration appliziert. Voraussetzung sind ein kooperationsfähiger Patient und ein ständig erreichbarer Therapeut. Unter häuslichen Bedingungen ist durch die zusätzliche Stimulation eine Dosisverstärkung zu erwarten. Deshalb wird die Dosierung um ca. 30% zur effektiven Testdosis der zuvor durchgeführten Schwellkörperinjektionstestung gesenkt. Der Patient sollte höchstens 2 bis 3 Injektionen pro Woche durchführen. Zur Vermeidung prolongierter Erektionen ist, auch im Falle eines Nicht-Erfolges, eine Nachinjektion am gleichen Tage zu verbieten. Die häufigsten Nebenwirkungen bei der Anwendung von Alprostadil in Form der Schwellkörperautoinjektion sind Spannungsgefühle im Penis und Schmerzen oder ein brennendes Gefühl an der Einstichstelle. Ferner kann es an der Einstichstelle zu einer Rötung, Schwellung oder zu punktförmigen Blutungen kommen. Bei prolongierter Erektion [Dauer über 6 Stunden] mit der Gefahr der kavernösen Schädigung, muß sich der Patient sofort bei seinem Arzt einfinden.

Bei der Therapie mit **Vakuum-Erektionshilfen** wird mit Hilfe der mechanischen Vakuumpumpe ein Unterdruck erzeugt, der eine Erektion herbeiführt. Um ein Abfließen des Blutes zu verhindern, wird ein Stauring auf die Peniswurzel gestreift. Die Anwendung von Vakuum-Erektionshilfen ist wenig aufwendig und nur selten von lokalen Nebenwirkungen [Hämatom, Schmerz] begleitet. Die Methode erfordert jedoch Übung und Geduld. Bis zu 25 % der Patienten sind für diese Therapieoption geeignet, die Effektivität erscheint hoch, wobei 76 % der Patienten zum GV kommen. Ein Problem dieser Therapie liegt in der ungenügenden Rigidität der Schwellkörper proximal des Staurings.

Patienten, bei denen medikamentöse oder mechanische Verfahren versagen, bleibt oft nur noch die Implantation einer **Penisprothese**. Dieser Eingriff ist als ultima ratio anzusehen, ist aber bei richtiger Indikationsstellung sowie Aufklärung von Patient und Partnerin mit einer recht hohen Akzeptanz und Zufriedenheit verbunden. Im Rahmen der Operation wird in den Penis eine Prothese aus Kunststoff eingesetzt. Man unterscheidet so genannte **semirigide Implantate** von **hydraulischen Penisprothesen**. Die Implantation der semirigiden Prothesen ist technisch unkompliziert, das postoperative Ergebnis lässt funktionell und kosmetisch jedoch häufig zu wünschen übrig, da das Glied praktisch ständig erigiert erscheint. Ein weiterer Nachteil ist die erhöhte Perforationsgefahr durch den Dauerdruck auf die Schwellkörperhaut. Aus diesem Grunde haben sich weltweit die

Tab. 5. Kontraindikationen einer Phosphodiesterasehemmer-Therapie

- instabile Angina pectoris, schwere Herzinsuffizienz
- Einnahme von Nitraten, NO-Donatoren [z.B. Molsidomin]
- Retinitis pigmentosa
- Herzinfarkt/Apoplexie < 6 Monaten
- Hypotonie < 90/50 mm Hg
- unkontrollierte Hypertonie
- Sichelzellanämie, Leukämie, multiples Myelom [Priapismusrisiko]
- Dekompensierte Hepatopathie
- schwere fibrotische Penisveränderungen/-verbiegungen
- Non-Compliance-Patienten

sogenannten hydraulischen Implantate durchgesetzt, welche ca. 80 % des gesamten Prothesenmarktes ausmachen. Hierbei werden zwei weiche aufblasbare Zylinder in die Schwellkörper eingelegt, die mit einer im Skrotum liegenden Pumpe verbunden sind. Die Pumpe wiederum ist mit einem kleinen Flüssigkeitsballon, welcher im Unterbauch eingelegt wird, verbunden. Entscheidende Vorteile der hydraulischen Penisprothesen sind, dass der Penis nur dann versteift ist, wenn es gewünscht ist.

In seltenen Fällen, wie z.B. bei Verletzungen oder kurzen Gefäßverschlüssen, kann eine **Gefäßoperation** im Sinne einer Bypassoperation sinnvoll sein. Hier wird das ausgefallene Gefäß durch die Schaffung einer neuen Verbindung überbrückt. Sehr gute Erfolgsaussichten bietet die Venenchirurgie bei Patienten mit kongenitaler primärer Erektionsstörungen aufgrund einer ektopen Vene, da durch die einfache Resektion dieser Vene die pathognomonische Ursache behoben wird.

Noch gängige gefäßchirurgische Verfahren sind die Arterialisierung der penilen Endstrombahn sowie venöse Sperroperationen bei kavernös-venösen Okklusionsstörungen. Die langfristigen Erfolge dieser gefäßchirurgischen Eingriffe sind jedoch eher enttäuschend und sollten nicht als Standardtherapie angesehen werden.

Ejaculatio praecox

Definition
Laut Weltgesundheitsorganisation handelt es sich bei dem vorzeitigen Samenerguss um eine permanente oder rezidivierende Ejakulation mit nur minimaler vorausgehender Stimulation bei oder kurz nach der Penetration und bevor die betroffene Person es wünscht – ohne ausreichende willentliche Kontrolle. Eine feste Zeitvorgabe gibt es nicht, man belässt es bei dem subjektiven Empfinden.

Epidemiologie
Eine Ejaculatio praecox ruft bei einem oder beiden Partnern Unzufriedenheit hervor. Vorzeitiger Samenerguss ist die häufigste sexuelle Funktionsstörung von Männern. Betroffen sind angeblich 20 bis 30 % aller sexuell tätigen Männer, von denen jedoch höchstens jeder Achte entsprechend behandelt wird. Eine Ejaculatio praecox hat nicht immer einen Krankheitswert, so ist eine Ejaculatio praecox zum Beispiel bei den allerersten sexuellen Erfahrungen, zu Beginn einer neuen Beziehung oder nach Zeiten längerer Enthaltsamkeit als normal und physiologisch zu werten.

Pathophysiologie
Wie bei der erektilen Dysfunktion können zwischen psychogenen und organischen Ursachen unterschieden werden. Eine strikte Trennung zwischen psychischer und organischer Ätiologie ist jedoch nicht möglich. Erworbene und/oder situationsspezifische Ejaculatio praecox lassen eher an eine psychische Ätiologie denken und sind daher auch den klassischen Verhaltenstherapien besser zugänglich als lebenslange Fälle, wo eine somatische Genese wahrscheinlich ist, eine psychogene Verstärkung jedoch nahezu immer anzunehmen ist. Bei einem Teil der Männer mit vorzeitigem Samenerguss ist eine erhöhte Reizempfindlichkeit der Penishaut und der Eichel im Sinne einer Störung der Penisnerven vorhanden.

Therapie
Da man davon ausgeht, dass ein vorzeitiger Samenerguss in den meisten Fällen psychisch bedingt oder mitbedingt ist, kann eine **Sexualberatung** oft helfen. Diese sollte falls möglich als Paartherapie durchgeführt werden. Auch durch unterschiedliche manuelle Manipulationstechniken kann ein vorzeitiger Samenerguss verhindert werden. So wird bei der **Squeeze-Technik** versucht, kurz vor der Ejakulation durch zusammenpressen der Eichel die Ejakulation zu unterdrücken.

Mittel **Lokalanästhetika** enthaltende Gels oder Salben kann die Reizschwelle reduziert werden und somit die Zeitdauer bis zur Ejakulation signifikant verlängert werden. Dabei muss entweder ein Kondom benutzt werden oder die Salbe unmittelbar vor dem Geschlechtsverkehr gründlich abgewaschen werden, um nicht den gleichen Effekt bei der Partnerin zu erzeugen. Es gibt auch Kondome, die innen mit einem Lokalanästhetikum beschichtet sind.

Mit Serotonin-Wiederaufnahme-Hemmern [SSRI] stehen sehr effektive Therapeutika zur Behandlung der Ejaculatio praecox zur Verfügung. So konnten Substanzen wie Fluoxetin*, Paroxetin* oder das serotonerge trizyklische Antidepressivum Clomipramin* in jüngsten placebokontrollierten Studien ihre Wirksamkeit unter Beweis stellen. Erprobt wurden sowohl tägliche Behandlungsformen als auch bedarfsorientierte Verabreichung. Bei täglicher Verabreichung von Paroxetin* [10–40 mg], Fluoxetin* [20–40 mg] oder Clomipramin* [10–50 mg] tritt eine Verzögerung der Ejakulation nach 5–10 Tagen – manchmal auch schon früher – ein. Etwas schwächer, aber ebenfalls gut wirksam ist die Einnahme 4–6 Stunden vor dem Geschlechtsverkehr. An Nebenwirkungen können leichte Übelkeit, Müdigkeit, Schwitzen, Libidoverminderung und leichte Erektionsprobleme in seltenen Fällen auftreten.

Auch der Einsatz von **PDE-5-Hemmern** [z.B. Sildenafil, siehe oben] zur Behandlung der Ejaculatio praecox wurde propagiert. Der potenzielle Pathomechanismus ist nicht geklärt. Es werden ein zentraler NO-vermittelter Effekt und reduzierter Sympathotonus, die Relaxation der glatten Muskulatur des Ductus deferens und der Samenbläschen, ein entspannterer Zugang zum Geschlechtsverkehr durch reduzierte Versagensängste und eine Downregulation der Erektionsschwelle diskutiert, die – vereinfacht ausgedrückt – den Weg bis zum Erreichen der Ejakulationsschwelle verlängern. Ergebnisse kontrollierter Studien liegen jedoch nicht vor.

Ejaculatio retarda [verzögerte Ejakulation]

In der Mehrzahl der Fälle erfolgt eine Ejakulation nach zwei bis zehn Minuten. Patienten mit Ejaculation retarda haben große Probleme eine Ejakulation zu erreichen oder benötigen dafür sehr viel Zeit [z.B. 30 bis 45 Minuten]. Meist sind psychische Ursachen anzunehmen. Zu den psychogenen Ursachen gehören beispielsweise ein strenger das Sexualleben einschränkender religiöser Hintergrund, Mangel an Attraktivität der Partnerin oder auch traumatische Erfahrungen in der Vorgeschichte.

Unterschiedliche Medikamente, insbesondere Antidepressiva können eine Ejaculation retarda verursachen. Auch neurologische oder chronische Erkrankungen, die mit einer Nervenschädigung einhergehen, könne ursächlich sein. Bei psychogener Ursache ist meist bei einigen Situationen [z.B. Masturbation] noch eine Ejakulation möglich.

Eine Sexualtherapie ist bei psychogenen Ursachen indiziert, die Prognose ist günstig. Bei pharmakologisch bedingter Ejaculatio retarda ist eine Umstellung der Medikation zu erwägen.

Anejakulation

Darunter versteht man eine Störung des Spermientransportes durch den beim Höhepunkt kein oder nur sehr wenig Ejakulat fließt. Kongenitale zystische oder erworbene entzündliche Obstruktionen des Ductus ejaculatorius sowie Rückenmarksverletzungen und Zustand nach radikaler Prostatektomie können eine Anejakulation verursachen, die aber auch pharmakologisch bedingt sein kann. Bei einer retrograden Ejakulation [s.u.] können im postmasturbatorischen Urin Spermien nachgewiesen werden.

Anorgasmie

Unter Anorgasmie versteht man die Unfähigkeit, einen Orgasmus trotz ungestörter Erregungsphase zu bekommen – meistens aus psychologischen Gründen. Eine Anorgasmie kann bei einer antidepressiven Therapie mit trizyklischen Antidepressiva häufig auftreten, ein Wechsel des Medikamentes sollte dann überlegt werden. Ebenso können jauch Diabetiker Probleme mit ihrem Orgasmus haben. Immer muss eine Anorgasmie von einer Ejakulationsstörung im engeren bzw. einer erektilen Dysfunktion im weiteren Sinne abgegrenzt werden. Häufiger wählen Männer eine Behandlung durch einen Psychotherapeuten. Bei organischer Ursachen sind Behandlungserfolge nach Phosphodiesterasehemmer- und Yohimbintherapie berichtet, kontrolliere Studien stehen aber noch aus.

Retrograde Ejakulation

Ejakulationsstörung, bei der die Samenflüssigkeit rückwärts in die Harnblase ausgestoßen wird. Dies kann als deutlich abgeschwächter oder auch fehlender Samenerguss vorkommen, und in letzterem Fall auch eine Anejakulation vortäuschen [s.o.]. Das Ejakulationsvolumen liegt unter 1 ml. Bestätigt wird eine retrograde Ejakulation, indem der Urin nach Masturbation mikroskopisch auf Spermien untersucht wird. Beweisend für eine retrograde Ejakulation sind mehr als 15 Spermien pro Blickfeld im Urinsediment.

Die Ursache besteht aus neurologischen, anatomischen aber auch iatrogenen Gründen in einer Fehlfunktion des inneren Blasenschließmuskels, kann aber Folge einer Prostatavergrößerung sein.

Eine retrograde Ejakulation kann als Nebenwirkung einer medikamentösen Therapie [Phenoxybenzamin, L-Methyl-Dopa u.a.], nach ausgedehnteren transurethralen Resektionen der Prostata und Operationen im kleinen Becken und Verletzung der entsprechenden Nerven auftreten. Harnröhrenstenosen unterschiedlicher Ursache und neurogene Schädigungen als Diabetesspätfolge, bei multipler Sklerose und Querschnittsyndrom sind die häufigsten erworbenen Gründe für eine retrograde Ejakulation.

Bei einer retrograden Ejakulation sollte initial ein medikamentöser Behandlungsversuch mit direkt oder indirekt wirkenden α-Sympathikomimetika [Midodrin* 3 × 25–50 mg tgl.] oder trizyklischen Antidepressiva [Imipramin* 2 × 25 mg tgl.] erfolgen. Besonders bei querschnittgelähmten Patienten kann eine Elektrostimulation* gute Erfolge erzielen.

E

EAC-Rosettentest *m*: immunologische Technik zur Darstellung von B-Lymphozyten unter Verwendung von Erythrozyten, Antikörperserum und Komplement

Eastern-Equine-Encephalomyelitis-Virus *nt*: *Syn: Eastern-Equine-Encephalitis-Virus*; vor allem in Nord- und Mittelamerika vorkommendes Arbovirus, das von Zecken und Mücken auf Pferde und seltener auch den Menschen übertragen wird; Erreger der schwer verlaufenden **Eastern-Equine-Enzephalomyelitis**

EasyTube *m*: *s.u. Essay Verfahren zur Sicherung der Atemwege S. 759*

Eaton-agent *nt*: → *Mycoplasma pneumoniae*

Ebbecke-Phänomen *f*: verstärkter roter Dermographismus mit Quaddelbildung bei lokaler vasomotorischer Dysregulation

Eber|le|sche *f*: *Syn: Vogelbeerbaum, Sorbus aucuparia*; Baum aus der Familie der Rosengewächse [Rosaceae]; verwendet werden frische und getrocknete **Vogelbeeren** [Sorbi aucupariae fructus], die Fruchtsäuren [z.B. Äpfel- und Weinsäure], Carotinoide, Anthocyane, Glykoside [z.B. Prunasin, Amygdalin], Flavonoide und Catechingerbstoffe enthalten; besitzen eine diuretische und schwach laxierende Wirkung; **Anw.:** traditionell als Abführmittel; seltener bei rheumatischen Erkrankungen

Eber|wurz *f*: *Syn: Jägerdistel, Silberdistel, stengellose Eberwurz, Carlina acaulis*; distelartige Staude aus der Familie der Korbblütler [Asteraceae]; verwendet wird die im Herbst gesammelte **Eberwurzel** [Carlinae radix], die ein ätherisches Öl mit den Polyinen Carlinaoxid und Carlinen und bis zu 20 % Inulin enthält; **Anw.:** traditionell bei Verdauungs- und Gallenblasenbeschwerden, als Diuretikum, Diaphoretikum, Stomachikum; äußerlich auch bei bakteriellen Hauterkrankungen und Wunden

Ebo|la|vi|rus|krank|heit *nt*: *Syn: Ebola-Fieber, Ebola hämorrhagisches Fieber*; hämorrhagisches Fieber durch das **Ebola-Virus**, ein hochkontagiöses Filovirus, das erstmals 1976 im Sudan und in Zaire gefunden wurde; als natürliches Reservoir werden Affen vermutet; die Übertragung erfolgt durch Kontakt mit Körperflüssigkeiten erkrankter Patienten [Schmierinfektion]; nach einer Inkubationszeit von 4–16 Tagen beginnt das klinische Stadium mit hohem Fieber, Myalgien, Pharyngitis mit Ulzeration von Gaumen und Zahnfleisch sowie gastrointestinalen Symptomen; ab dem 5. Tag kommt es zur Ausbildung eines hämorrhagischen Exanthems; bisher ist keine kausale **Therapie** bekannt, intravenöse Flüssigkeitszufuhr verbessert aber die Prognose; die Letalität beträgt mehr als 50 %; *s.a. Marburg-Fieber, Essay Virusinfektionen S. 1667*

EB-Virus *nt*: → *Epstein-Barr-Virus*

ECE-Hemmer *pl*: *s.u. Endotheline*

Echi|na|cea *f*: *Syn: Sonnenhut, Igelkopf*; zu den Korbblütlern [Asteraceae] gehörende Pflanze, deren verschiedene Arten wirksame Kaffeesäurederivate [u.a. Echinacosid, Verbascosid, Chlorogensäure, Cynarin] enthalten; Echinaceapräparate werden äußerlich zur Wundbehandlung und innerlich zur Steigerung der Immunabwehr bei akuten oder chronischen Infekten verwendet

Echinacea angustifolia: *Syn: schmalblättriger Sonnenhut, schmalblättriger Igelkopf, schmalblättrige Kegelblume*; meist werden die getrockneten Wurzeln [**Echinaceae angustifoliae radix**] zur Bereitung von Teeaufgüssen verwendet, die v.a. bei Erkältungskrankheiten und Grippe traditionell zur Förderung der natürlichen Abwehrkräfte eingesetzt werden; Extrakte aus **Echinacea-angustifolia-Wurzeln** werden zur Prophylaxe und Therapie leichter bis mittelschwerer Erkältungskrankheiten, grippaler Infekte und septischer Prozesse verwendet; lokal zur Wundbehandlung bei schlecht heilenden Wunden und entzündlichen Hauterkrankungen; Zubereitungen aus Echinacea-angustifolia-Wurzeln auch bei entzündlichen und eitrigen Traumen, Abszessen, Furunkeln, Ulcus cruris, Herpes simplex, Phlegmonen, Wunden, Kopfschmerzen, Stoffwechselstörungen

Echinacea pallida: *Syn: blasser Sonnenhut, blasser Igelkopf, blasse Kegelblume*; i.d.R. werden frische oder getrocknete Wurzeln [**Echinaceae pallidae radix**] in Tinkturform verwendet; Echinacea pallida fördert die Phagozytose und wirkt antibakteriell; **Anw.:** wie Echinacea angustifolia

Echinacea purpurea: *Syn: roter/purpurfarbener Sonnenhut, purpurfarbener Igelkopf, purpurfarbene Kegelblume, Purpursonnenhut*; verwendet werden das frisch geerntete **Purpursonnenhutkraut** [Echinaceae purpureae herba] und frische oder getrocknete **Purpursonnenhutwurzeln** [Echinaceae purpureae radix]; Anwendung und Wirkung wie Echinacea angustifolia

Echi|no|coc|cus *m, pl* **-coc|ci**: **1.** *Syn: Echinokokkus*; Gattung der Bandwürmer; kommen als Dünndarmparasiten bei vielen Fleischfressern vor **2.** → *Cysticercus*

Echinococcus alveolaris: Finne von Echinococcus multilocularis

Echinococcus cysticus: Finne von Echinococcus granulosus

Echinococcus granulosus: *Syn: Blasenbandwurm, Hundebandwurm, Taenia echinococcus*; 3–6 mm langer Bandwurm, der bei Hunden und anderen Caniden vorkommt; der erwachsene Wurm besteht aus einem Kopf [**Scolex**] mit Saugnäpfen und Hakenkranz zur Verankerung in der Darmschleimhaut des Endwirtes und einem Körper aus drei **Proglottiden**, in denen die Eier heranreifen; wenn die Eier reif sind, fällt die Proglottide ab und wird mit dem Kot ausgeschieden; nimmt ein geeigneter Zwischenwirt [Schaf, Schwein, Rind] die Eier auf, schlüpft im Darm aus dem Ei eine kugelförmige Larve [**Onkosphäre**] mit sechs Haken; sie bohrt sich durch die Darmwand und wird mit dem Blutstrom weitertransportiert; dort etabliert sich die Larve in Leber, Lunge oder anderen Organen [u.a. Gehirn], wo sie eine flüssigkeitsgefüllte **Echinokokkenzyste** bildet; beim Menschen [Fehlzwischenwirt] ist Echinococcus granulosus der Erreger der zystischen Echinokokkose; *s.u. Essay Helminthosen S. 553*

Echinococcus multilocularis: *Syn: Fuchsbandwurm*; 1–4 mm langer Bandwurm des Rotfuchses, der auch Katzen und Hunde befallen kann; der Körper [**Strobila**] besteht meist aus 4 Proglottiden; beim Menschen [Fehlzwischenwirt] Erreger der alveolären Echinokokkose; *s.u. Essay Helminthosen S. 553*

Echinococcus oligarthus: in Mittel- und Südamerika Erreger einer polyzystischen Echinokokkose mit zystischen Veränderungen in der Leber, selten auch anderen Organe; **Therapie:** chirurgische Entfernung; Albendazol*

Echinococcus vogeli: in Mittel- und Südamerika Erreger einer polyzystischen Echinokokkose mit zystischen Veränderungen in der Leber, selten auch anderen Organe; **Therapie:** chirurgische Entfernung; Albendazol*

Echi|no|kok|ken|zys|te *f*: *Syn: Echinokokkenblase, Echinokokkuszyste, Hydatide*; von Echinococcus cysticus im Körper gebildete, flüssigkeitsgefüllte Blase bei zystischer Echinokokkose

Echi|no|kok|ko|se *f*: *Syn: Echinokokkenkrankheit, Echinokokkeninfektion, Echinococcosis, Hydatidenkrankheit, Hydatidose*; nach peroraler Aufnahme der Eier von Echinococcus granulosus oder Echinococcus multilocularis entstehende Erkrankung, die als alveoläre oder zystische Echinokokkose ver-

E

läuft

alveoläre Echinokokkose: Infektion mit Echinococcus alveolaris führt zur Bildung multipler, traubenartiger Zysten, v.a. in der Leber; im Gegensatz zu Echinococcus granulosus bildet sich aber keine geschlossene Zyste, sondern eine Larve, die wie ein bösartiger Tumor infiltrativ wächst und zur Zerstörung des Lebergewebes und von Nachbarorganen [Milz und Lunge] führt; **Diagnostik**: serologische Tests [KBR, IFT, ELISA], Casoni-Test, Ultraschall, Computertomografie; **Therapie**: chirurgische Entfernung; Chemotherapie mit Mebendazol*, wenn keine oder nur eine unvollständige Entfernung möglich ist; *s.u. Essay Helminthosen S. 553*

zystische Echinokokkose: *Syn: Hundebandwurmkrankheit*; durch die Bildung solitärer, z.T. kindskopfgroßer Zysten in Leber [60 %] und Lunge [40 %] gekennzeichnete Erkrankung durch Echinococcus granulosus [Kliniker sprechen meist von Echinococcus cysticus]; die **klinischen Symptome** hängen von der Lokalisation der Zyste ab; häufig sind Druckgefühl im Oberbauch, Ikterus, Gallenkolik und Cholangitis bei Leberbefall und Thoraxschmerz und Husten mit Auswurf bei Lungenbefall; platzt die Zyste, kann es zur Ausbildung eines allergischen Schocks kommen; **Diagnostik**: serologische Tests [KBR, IFT, ELISA], Casoni-Test, Ultraschall, Computertomografie; **Therapie**: chirurgische Entfernung; Chemotherapie mit Mebendazol*, wenn keine oder nur eine unvollständige Entfernung möglich ist; die Chemotherapie behindert aber nur das weitere Wachstum des Parasiten, d.h., eine Langzeitbehandlung ist erforderlich; *s.u. Essay Helminthosen S. 553*

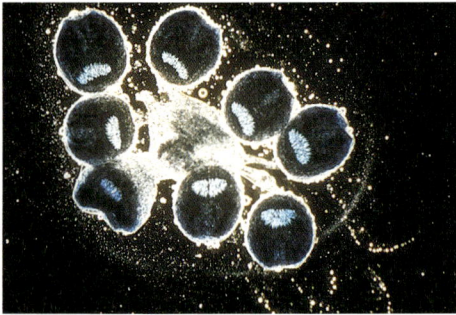

Abb. E1. Zystische Echinokokkose. Protoscolices im Punktat einer Leberzyste

Echi|no|sto|ma *nt, pl* **-ma|ta**: *Syn: kleiner Darmegel*; zu den Trematoden gehörende Saugwurmgattung, die v.a. in Süd- und Südostasien vorkommt; verschiedene Arten [**Echinostoma ilocanum, Echinostoma malayanum, Echinostoma lindoense**] können nach Aufnahme in den Körper [meist durch Verzehr infizierter Muscheln] eine Dünndarminfektion [**Echinostomiasis**] mit meist asymptomatischem Verlauf verursachen; z.T. kommt es aber zu Bauchschmerzen, Übelkeit und Erbrechen; **Diagnose**: Nachweis der Eier im Stuhl; **Therapie**: Praziquantel*; *s.u. Essay Helminthosen S. 553*

Echo|en|ze|phal|lo|gra|fie, -gra|phie *f*: Ultraschalluntersuchung des Schädelinneren, insbesondere des Gehirns; verlor durch Computertomografie und Kernspintomografie an Bedeutung; durch die Entwicklung der **transkraniellen Doppler-Sonografie** [Beschallung durch dünnen Teile der Schläfenschuppe, die Öffnungen der Orbita oder Foramen occipitale] und **transkraniellen Duplexsonografie** gewinnt sie aber wieder an Bedeutung, v.a. zur Beurteilung von intrakraniellen Gefäßen; *s.a. Essay Schlaganfall und zerebrovaskuläre Krankheiten S. 1423*

Echo|fo|no|kar|di|o|gra|fie, -gra|phie *f*: → *Ultraschallphonokardiografie*

Echo|gra|fie, -gra|phie *f*: → *Sonografie*

Echo|kar|di|o|gra|fie, -gra|phie *f*: *Syn: Ultraschallechokardiografie*,

Ultraschallkardiografie; Ultraschalluntersuchung des Herzens; nicht-invasive Methode, bei der elektrische Energie in Schallwellen mit einer Frequenz von 2–10 Mhz umgesetzt wird; Absorption, Reflexion und Brechung der Ultraschallwellen im Gewebe erzeugen spezifische Bilder, die auf einem Bildschirm dargestellt werden; in der Klinik werden drei verschiedene Verfahren eingesetzt, M-Mode, 2D-Echokardiografie [B-Bild] und Doppler-Sonografie; die Echokardiografie wird v.a. zur Beurteilung von Perikard, Myokard,

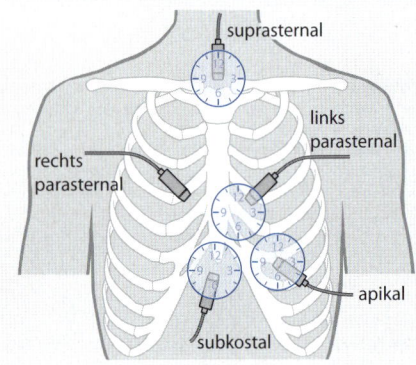

Abb. E2. Echokardiografie. Typische Applikationsorte für die echokardiografische Untersuchung

Tab. E1. Echoenzephalografie. Indikationen und Befunde der transkraniellen Doppler-Sonografie

Mit dieser Methode können nicht-invasiv und beliebig oft wiederholbar stenosierende Läsionen und funktionelle Veränderungen in den basalen Hirnarterien beobachtet und dokumentiert werden. Die wichtigsten Anwendungsgebiete sind:
Erkennung intrakranieller Gefäßstenosen und -verschlüsse und deren Wiedereröffnung (spontan oder unter Therapie)
Darstellung der intrazerebralen Kollateralversorgung, z. B. Querfüllung über die A. communicans anterior bei extrakraniellen Stenosen oder Verschlüssen A. carotis interna
Erkennen von Gefäßspasmen nach Subarachnoidalblutung und Beobachtung ihres Verlaufs
Untersuchung der „Vasomotorenreserve", d. h. der reaktiven Erweiterung intrazerebraler Gefäße nach CO_2-Stimulation
Beobachtung von hämodynamischen Veränderungen, z. B. Strömungsbeschleunigung infolge von Vasokonstriktion bei Migräneanfällen
Erfassung von kardialen Rechts-Links-Shunts bei der sog. Bubble-Untersuchung (wenn ein offenes Foramen ovale vorliegt, wird nach Injektion eines Kochsalz-Blut-Luft-Gemisches in eine Kubitalvene entweder spontan oder nach Valsalva-Manöver ein ausgeprägtes Kontrastmittelsignal über einer A. cerebri media registriert)
Erkennung von Embolie-Signalen bei lang dauernder automatisierter Ableitung von beiden Aa. cerebri mediae oder posteriores
Erkennen der zuführenden Gefäße bei Angiomen
Diagnose von Karotis-Sinus-cavernosus- und A.-occipitalis-Sinus-transversus-Fisteln
Erfassung einer intrazerebralen Zirkulationsstörung bei Hirndrucksteigerung
Nachweis des zerebralen Kreislaufstillstands

Tab. E2. Echokardiografie. Befundbogen mit Normwerten zur Auswertung in der B-Mode-Echokardiografie

Klappenmorphologie				
	Morphologie unauffällig			
Aortenklappe	Sklerosiert	Verkalkt	Mit Auflagerung	Öffnung eingeschränkt
Mitralklappe	Verdickt	Mit Auflagerung	Prolaps	Öffnung eingeschränkt
Pulmonalklappe	Verdickt	Mit Auflagerung		
Trikuspidalklappe	Verdickt	Mit Auflagerung	Prolaps	Öffnung eingeschränkt
Ventrikelmorphologie				
	Morphologie unauffällig			
LV-Globalfunktion	Normal	Hyperdynam	Leicht eingeschränkt	Stark eingeschränkt
LV regionale Wandbewegungsstörung	Hyperkinesie	Hypokinesie	Akinesie	Dyskinesie, Thromben
Wandabschnitte				
Septum	Vorderwand	Apex	Anterolateral-	Posterolateral-	Hinterwand

Tab. E3. Echokardiografie. Befundbogen mit Normwerten zur Auswertung in der M-Mode-Echokardiografie

Lokalisation	Parameter	Referenzbereich bzw. Grenzwerte
Rechter Ventrikel	Enddiastolischer Durchmesser (RVEDD)	0,5–1,6 cm/m^2 < 26 mm
Linker Ventrikel	Enddiastolischer Durchmesser (LVEDD)	2,3–3,2 cm/m^2 33–56 mm
Verkürzungsfraktion		> 25 %
Interventrikuläres Septum	Enddiastolische Wanddicke (IVSd)	0,7–1,2 cm
Posterolateralwand	Enddiastolische Wanddicke (LWPWd)	0,6–1,2 cm
Aorta ascendens	Enddiastolischer Durchmesser (AO)	< 4,0 cm
Linker Vorhof	Endsystolischer Durchmesser (LA)	< 4,0 cm

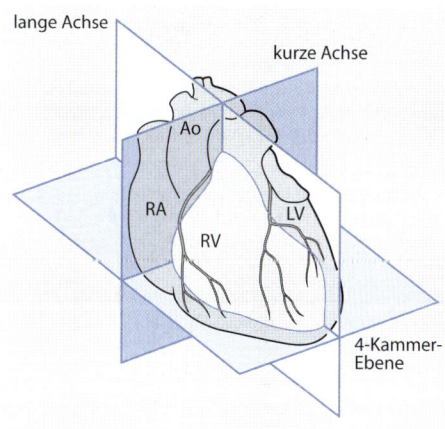

Abb. E3. Echokardiografie. Standardschnittebenen: 4-Kammer-Ebene [apikal oder subkostal], kurze Achse [parasternal oder subkostal] und lange Achse [parasternal oder apikal]

Endokard und der Herzklappen eingesetzt; es gibt typische Applikationsorte und Schnittebenen, von den drei als Ebenen als Standard bezeichnet werden können: **4-Kammer-Ebene** [apikal oder subkostal], **kurze Achse** [parasternal oder subkostal] und **lange Achse** [parasternal oder apikal]; je nach Aufzeichnungsmodus werden verschiedene Informationen erhalten, die mit den entsprechenden Normwerten verglichen werden müssen

zu den neuen Methoden, die sich aus der Echokardiografie entwickelt haben, gehören u.a. **Myokardkontrastechokardiografie** [Echokardiografie nach selektiver, intrakoronarer Kontrastmittelapplikation], **Myokard-Doppler** [misst die Bewegungsgeschwindigkeit des Myokards], **tissue harmonic imaging** [harmonische Schwingungen betragen ein Mehrfaches der emittierten Grundfrequenz] und **3D-Echokardiografie** [offline-Methode, die dreidimensionale Abbildungen liefert und Volumenanalysen ermöglicht

epikardiale Echokardiografie: intraoperativ eingesetzte Methode, bei der der Schallkopf direkt auf das Epikard aufgesetzt wird

transösophageale Echokardiografie: der Schallkopf ist an der Spitze eines Endoskops befestigt, das in die Speiseröhre eingeführt wird; der Schallkopf kann i.d.R. in alle Richtungen eingestellt werden [**multiplane transösophageale Echokardiografie**]; die Nähe zu den Vorhöfen ermöglicht eine extrem gute Darstellung von intraatrialen Strukturen

Tab. E4. Transösophageale Echokardiografie. Indikationen zur transösophagealen Echokardiografie

Schlecht beschallbarer Patient und wichtige diagnostische Fragestellung: Endokarditis, kardiale Emboliequellen, künstliche Herzklappen
Aortenerkrankungen: Aortendissektion, Aortenaneurysma, Thrombenbildung
Angeborene Herzfehler
Erworbene Herzfehler
Intraoperative Kontrolle von Klappenrekonstruktionen/angeborenen Herzfehlern
Synkopenabklärungen
Thoraxtrauma
Lungenembolie
Intraoperatives Monitoring zur Ischämiedetektion
Mediastinaltumoren
Perioperative Komplikationen

3D-Echokardiografie *f: s.u. Echokardiografie*
Echo|mam|mo|gra|fie, -gra|phie *f:* → *Mammasonografie*
Echo|oph|thal|mo|gra|fie, -gra|phie *f:* Ultraschalluntersuchung des Auges und der Augenmuskeln

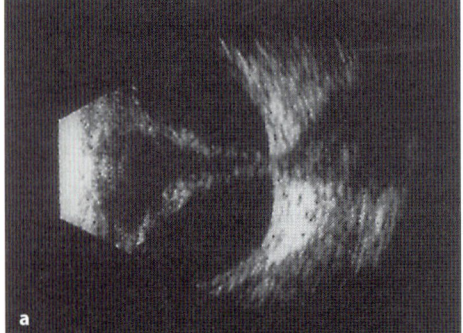
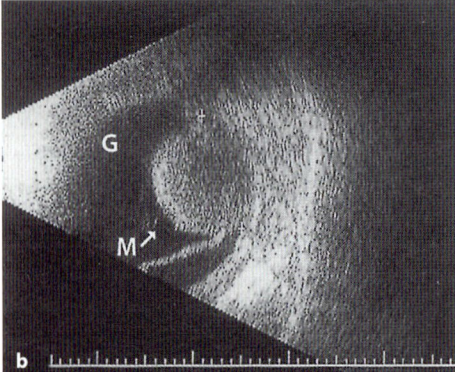
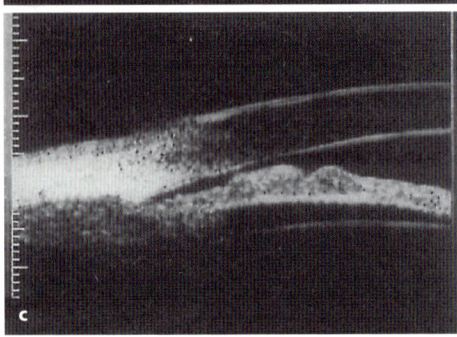

Abb. E4. Echoophthalmografie. a hochblasige, trichterförmige Netzhautablösung, **b** Aderhautmelanom [M], das sich als runder Tumor in den Glaskörper [G] vorwölbt, die Netzhaut ist unten abgehoben, **c** enger Kammerwinkel bei Glaukom

Echo|pho|no|kar|di|o|gra|fie, -gra|phie *f: Syn: Echofonokardiografie, Ultraschallphonokardiografie;* kombinierte Echokardiografie und Phonokardiografie; gibt Zusatzinformationen bei der Abklärung von Herzgeräuschen
ECHO-Viren *pl: Syn: Echoviren;* zu den Enteroviren gehörende kleine RNA-Viren [enteric, cytopathic, human, orphan], die Infektionen der Atemwege [Sommergrippe], des Magen-Darm-Traktes und des Zentralnervensystems hervorrufen können; *s.a. Essay Virusinfektionen S. 1667*
Echt-Zeit-Verfahren *nt: Syn: Real-time-Technik, Real-time-Verfahren;* bildgebendes Verfahren [z.B. Sonografie], bei der Vor-

gänge direkt am Monitor beobachtet werden können
Eco|na|zol *nt:* Imidazolderivat; lokales Antimykotikum mit Wirkung gegen Dermatophyten [Microsporum canis, Microsporum gypseum, Trichophyton rubrum, Trichophyton mentagrophytes, Trichophyton violaceum und Epidermophyton floccosum], Hefen [Candida-Species] und Schimmelpilze [z.B. Aspergillus niger]; **Anw.:** Pilzinfektionen von Haut, Schleimhaut und Nägeln; **NW:** Brennen, Hautrötung, allergische Reaktionen [Juckreiz, Kontaktdermatitis, Ekzem]; *s.a. Essay Mykosen S. 1059*
Economo-Enzephalitis *f: Syn: von Economo-Krankheit, europäische Schlafkrankheit, Encephalitis epidemica/lethargica;* epidemische Enzephalitis vermutlich viraler Genese, die primär zwischen 1915 und 1925 in Europa auftrat
Eco|thi|o|pat|i|o|did *nt: Syn: S-(Diethoxyphosphinyl)thiocholiniodid;* indirektes Parasympathikomimetikum, irreversibler Cholinesterasehemmer; **Anw.:** Glaukom; **Dosierung:** 0,05 ml 0,06 oder 0,25 %-ige Lösung 2 × tgl. oder seltener; **NW:** Bewusstlosigkeit, Herzstillstand, Bronchospasmen, Nausea, Erbrechen und Diarrhoe
EC-Schema *nt:* zur Behandlung des Mammakarzinoms verwendetes Schema aus Epirubicin* und Cyclophosphamid*
Edel|kas|ta|nie *f: Syn: Castanea sativa, Castanea vesca, Castanea vulgaris;* Baum aus der Familie der Buchengewächse [Fagaceae]; verwendet werden die im Herbst gesammelten und getrockneten **Edelkastanienblätter** [Castaneae folium], die Gerbstoffe und Flavonole [Quercetin-, Myricetinglykoside] enthalten und eine adstringierende Wirkung besitzen; **Anw.:** traditionell bei Atemwegserkrankungen, Durchblutungsstörungen und Durchfällen; auch als Gurgelmittel
EEC-Klassifikation *g: s.u. Endometriose*
EEC-Syndrom *nt: s.u. Ektodermaldysplasie-Syndrome*
EECUT-Syndrom *nt: s.u. Ektodermaldysplasie-Syndrome*
Efa|li|zu|mab *nt:* humanisierter IgG$_1$-Antikörper mit Bindungsstellen für LFA1 an der Oberfläche von T-Zellen; verhindert die Bindung von T-Zellen an ICAM 1 auf Endotheloberflächen und die Ausschüttung proinflammatorischer Zytokine; **Anw.:** Psoriasis; *s.a. Essay Psoriasis S. 1317*
Efa|vi|renz *nt:* nicht-nucleosidanaloger Reverse-Transkriptase-Hemmer; **Anw.:** Kombinationstherapie zusammen mit Zidovudin* und Lamivudin*; **Dosierung:** 1 × tgl. 200–600 mg p.o.; **NW:** zentralnervöse Symptome [Schwindel, Benommenheit, Schlaflosigkeit] und Hautausschläge zu Beginn der Behandlung; *s.a. Essay HIV-Infektion – AIDS S. 625*
Efeu *m: Syn: Hedera helix;* Kletterpflanze aus der Familie der Efeugewächse [Araliaceae]; verwendet werden die **Efeublätter** [Hederae helicis folium]; sie enthalten Triterpensaponine und wirken expektorierend, spasmolytisch und schleimhautreizend; **Anw.:** akute und chronische Bronchitis, Efeuextrakte in Shampoos sowie in Kosmetika gegen Cellulitis; traditionell bei Keuchhusten, Rheuma, Gicht und Leberund Gallenleiden; in der Homöopathie Anwendung bei Asthma bronchiale, rheumatischen Erkrankungen sowie Leberund Gallenleiden
Ef|flu|vi|um *nt:* **1.** Ausfall, Entleerung, Erguss **2.** Haarausfall; ursprünglich bezeichnete Effluvium (capillorum) den Haarausfall, d.h. den aktuellen Vorgang, und Alopezie als Kahlheit das Resultat dieses Vorganges; diese Abgrenzung wird heute aber meist nicht mehr beachtet; *s.u. Alopezie*
androgenetisches Effluvium: → *androgenetische Alopezie*
postpartales Effluvium: *Syn: postpartale Alopezie, Alopecia postpartualis; s.u. androgenetische Alopezie*
Ef|fort|throm|bo|se *f:* → *Paget-Schroetter-Syndrom*
Ef|lor|ni|thin *nt:* irreversibler Inhibitor der Ornithindecarboxylase; **Anw.:** frühes und spätes Infektionsstadium der westafrikanischen Trypanosomiasis; *s.a. Essay Tropenkrankheiten – importierte Krankheiten S. 1571*
Egel *m:* Sammelbezeichnung für Würmer der Gattung Hirudinea sowie für Trematoda; *s.u. Essay Helminthosen S. 553*
Eh|ren|preis *m: Syn: echter Ehrenpreis, Arznei-Ehrenpreis, Veronica officinalis;* Pflanze aus der Familie der Rachenblütler [Scrophulariaceae]; verwendet wird das während der Blüte gesammelte und getrocknete **Ehrenpreiskraut** [Veronicae

herba], das Iridoidglykoside [z.B. Catalpol, Veronicosid, Verprosid, Mussaenosid, Ladrosid] und Flavonoide enthält; **Anw.:** traditionell bei Atemwegserkrankungen und Erkrankungen von Magen-Darm-Trakt, Niere und ableitenden Harnwegen; auch bei Gicht und Rheuma; äußerlich bei chronischen Hautleiden mit Hautjucken und zur Wundheilung; in der Homöopathie u.a. bei chronischer Bronchitis, Blasenentzündung und chronischen Hautleiden

Ehr|lich|ia f: obligat intrazelluläre, gramnegative Bakterien der Familie Rickettsiaceae; sie werden durch Zecken und evtl. auch Trematoden übertragen; von den bekannten Arten spielen **Ehrlichia chaffeensis**, **phagocytophilia**, **egu**, **ewingii** und **sennetsu** eine Rolle als Erreger fieberhafter Allgemeininfektionen [**Ehrlichiosen**] mit Krankheitsgefühl, Fieber, Kopfschmerzen, Muskelschmerzen, Übelkeit, Erbrechen und Husten; bei der Blutuntersuchung findet man eine Leukozytopenie, Thrombozytopenie, Anämie und Erhöhung von GOT, GPT und LDH; die Unterscheidung in **humane monozytäre Ehrlichiose** [Erreger: Ehrlichia chaffeensis], **humane granulozytäre Ehrlichiose** [Erreger: Ehrlichia phagocytophilia, egu] und **Sennetsu-Ehrlichiose** [Erreger: Ehrlichia sennetsu] spielt klinisch keine Rolle; **Therapie:** Doxycyclin* ist das Antibiotikum der Wahl; Ciprofloxacin*, Ofloxacin* und Rifampicin* wirken ebenfalls gut; **Prognose:** gut; bei ca. 15 % kommt es zu Komplikationen [akutes Nierenversagen, Verbrauchskoagulopathie, Krampfanfälle, Koma]; die Letalität liegt bei 2–5 %

Ehrlich-Reaktion f: unspezifischer Nachweis von Urobilinogen und Bilirubin im Urin

Ei|bisch m: *Syn: Althaea officinalis*; Pflanze aus der Familie der Malvengewächse [Malvaceae]; verwendet werden **Eibischblüten** [Althaeae flos], **Eibischblätter** [Althaeae folium] und **Eibischwurzeln** [Althaeae radix]; sie enthalten Polysaccharidgemische, Stärke und Pektine; **Anw.:** als Mucilaginosum bei Reizhusten sowie bei Reizung der Rachen- und Magenschleimhaut; traditionell bei Keuchhusten, Blasenleiden und Durchfall

Ei|chen|rin|de f: *Syn: Quercus cortex*; Rinde von **Stieleiche** [Quercus robur] oder **Traubeneiche** [Quercus petraea], die beide zur Familie der Buchengewächse [Fagaceae] gehören; enthält v.a. Catechingerbstoffe und wirkt damit adstringierend und auch virustatisch; **Anw.:** bei entzündlichen Hauterkrankungen, Schleimhautentzündungen im Mund- und Rachenraum und Anogenitalbereich; innerlich bei Durchfall; traditionell bei Frostbeulen, Schweißfüßen, Gicht und Durchfall

Eichstedt-Krankheit f: → *Pityriasis versicolor*

Ei|dech|sen|le|der f: *s.u. Ichthyosis vulgaris*

Ei|er|stock|en|do|me|tri|o|se f: *Syn: Ovarialendometriose, Endometriosis ovarii*; Form der Endometriose* genitalis externa mit einseitigem [seltener beidseitigem] Eierstockbefall; evtl. Ausbildung einer Schokoladenzyste

Ei|er|stock|ent|fer|nung f: → *Ovariektomie*

Ei|er|stock|ent|zün|dung f: → *Oophoritis*

Ei|er|stock|kar|zi|nom nt: *Syn: Ovarialkarzinom*; vom Eierstock ausgehender bösartiger Tumor, der vom Epithel, dem Stroma oder den Keimzellen abstammt; dritthäufigster Tumor des Genitaltraktes bei Frauen, aber häufigste Todesursache [7000 pro Jahr] unter den gynäkologischen Tumoren; 5% treten familiär gehäuft auf, der Rest sind sporadische Erkrankungen; Ovarialkarzinome wachsen symptomlos oder symptomarm und sind bei Diagnosestellung meist schon fortgeschritten; Frühformen werden i.d.R. zufällig bei einer Sonografie oder im Rahmen einer Vorsorgeuntersuchung entdeckt; typisch für Ovarialkarzinome ist eine intraperitoneale Ausbreitung mit Metastasen im Douglas-Raum, Omentum majus oder Zwerchfell; es kommt zu Aszitesbildung und Auftreibung des Abdomens; sie wachsen auch in andere Organe des kleinen Beckens und den Darm ein; **Diagnose:** Sonografie, Probelaparoskopie mit Biopsie; **Therapie:** radikale Tumorentfernung und aggressive Chemotherapie, v.a. mit platinhaltigen Zytostatika; *s.u. Essay Neubildungen des Ovars S. 1195*

Ei|er|stock|me|tas|ta|sen pl: *Syn: Ovarialmetastasen*; ca. 15 % aller malignen Ovarialtumoren; sie treten zumeist bilateral auf; Primärtumor ist in 30 % der Fälle ein Endometriumkarzinom* und in 15–20 % ein Mammakarzinom* oder ein gastrointestinales Karzinom; der **Krukenberg-Tumor** ist durch Adenokarzinomzellen mit intrazellulärer Schleimbildung [Siegelringzellen] gekennzeichnet und ist in 90 % die Metastase eines Magenkarzinoms; *s.a. Essay Neubildungen des Ovars S. 1195*

Ei|er|stock|rup|tur f: → *Ovariorrhexis*

Ei|er|stock|schwan|ger|schaft f: *Syn: Eierstockgravidität, Ovarialschwangerschaft, Ovarialgravidität, Graviditas ovarica*; *s.u. Extrauteringravidität*

Ei|er|stock|tu|ber|ku|lo|se f: häufige Form der Urogenitaltuberkulose; *s.a. Essay Tuberkulose S. 1585*

Ei|er|stock|tu|mo|ren pl: *Syn: Ovarialtumoren*; stellen eine sehr heterogene Gruppe von verschiedenen histologischen Tumorentitäten dar; neben der Unterscheidung zwischen Zysten und echten Neoplasien erfolgt die Einteilung anhand des histologischen Ursprungs; die echten Neoplasien des Ovars werden in benigne und maligne Tumoren eingeteilt; *s.u. Essay Neubildungen des Ovars S. 1195*

Ei|er|stock|zys|te f: *Syn: Ovarialzyste*; Flüssigkeitsansammlung in einem erweiterten Follikel oder Gelbkörper; evtl. Ausbildung einer Schokoladenzyste*; stellen mit einem Anteil von 65 % aller Ovarialtumoren die größte Gruppe dar; Retentionszysten, die funktionell oder dysgenetisch entstanden sind und zumeist über Jahre unverändert bleiben, werden von funktionelle Zysten abgegrenzt; darunter werden zystische, zystisch-solide und solide Wachstums- und Regressionsvorgänge verstanden, die unter dem Einfluss der Sexualhormone entstehen und sich i.d.R. nach einiger Zeit zurückbilden; *s.u. Essay Neubildungen des Ovars S. 1195*

Ei|ke|nel|la cor|ro|dens f: fakultativ pathogenes, gramnegatives Stäbchenbakterium; normaler Kommensale der Mund- und Darmflora; wird gelegentlich bei Wundinfektionen, Abszessen, Meningitis oder Endokarditis gefunden; *s.a. HACEK-Gruppe*

Ei|lei|ter|er|öff|nung f: → *Salpingostomatomie*

Ei|lei|ter|plas|tik f: *Syn: Tubenplastik, Salpingoplastik*; plastische Operation des Eileiters i.d.R. zur Behandlung einer tubaren Sterilität, z.B. zur Wiederherstellung der Durchgängigkeit; in Abhängigkeit von der Ausgangslage kann eine Reimplantation nach Resektion eines proximal verschlossenen Tubensegmentes erfolgen oder eine tubotubare Anastomose mit Resektion des okkludierten Segmentes; infrage kommen auch Salpingostomatomie, Salpingoneostomie und Fimbrioplastik

Ei|lei|ter|schwan|ger|schaft f: → *Tubenschwangerschaft*

Ei|lei|ter|tu|ber|ku|lo|se f: häufige Form der Urogenitaltuberkulose; *s.a. Essay Tuberkulose S. 1585*

Ein|fach|by|pass m: *s.u. aortokoronarer Bypass*

Ein|fluss|stau|ung f: **1.** venöse Einflussstauung mit Behinderung des Blutstroms in die rechte Herzhälfte; durch den Rückstau kommt es zur Anschwellung der Venen im Bereich von Kopf, Hals, Thorax und der oberen Extremitäten; **klinisch** auffällig sind Halsvenenschwellung, Kopfschmerzen, Druckgefühl, Nasenbluten; neben einer Herzinsuffizienz ist eine Einengung des Lumens der Vena cava superior von innen oder außen [Mediastinal-, Bronchialtumoren] die häufigste Ursache **2.** Harnstauung bei Einflussbehinderung in die Harnblase; kann einseitig oder beidseitig auftreten; als Ursache kommen u.a. Harnleitersteine, Blasentumoren oder eine Harnleiterkompression infrage

Ein|ge|wei|de|bruch m: *Syn: Splanchnozele, Eingeweidehernie*; Verlagerung von Baucheingeweiden in eine angeborene oder erworbene Ausstülpung des Bauchfells; *s.a. Essay Eingeweidebrüche/Hernien S. 577*

Ein-Helfer-Methode f: *s.u. Reanimation*

Ein|kam|mer|sys|tem nt: *s.u. Herzschrittmacher*

Einlass-Defekt m: *Syn: Inlet-Defekt*; *s.u. Ventrikelseptumdefekt*

Ein-Lungen-Anästhesie f: bei der **Ein-Lungen-Anästhesie** oder **Ein-Lungen-Beatmung** wird jeweils ein Doppellumentubus eingeführt, über den das Beatmungsgas oder das Narkosegemisch gezielt in einen Lungenflügel geleitet werden kann; wird z.B. bei Operationen an der Lunge zur Ruhigstellung der zu operierenden Lunge oder zur Verhütung der Lagerungsdrainage eines Lungenabszesses in den anderen Lungenflügel eingesetzt

Ein|näs|sen *nt*: → *Enuresis*

Ein|pha|sen|prä|pa|ra|te *pl*: *Syn*: 1-Phasenpräparate; *s.u. Essay Empfängnisverhütung und Familienplanung S. 343*

Ein-Portal-Technik *f*: *Syn*: *monoportale Technik*; *s.u. Karpaltunnelsyndrom*

Ein|schlaf|la|tenz *f*: *s.u. Essay Schlafstörungen S. 1413*

Ein|schlaf|stö|rung *f*: *Syn*: *Dyskoimesis*; *s.u. Schlafstörung, Essay Schlafstörungen S. 1413*

Ein|schluss|kon|junk|ti|vi|tis *f, pl* -ti|den: *Syn*: *Schwimmbadkonjunktivitis, Paratrachom, Einschlussblennorrhoe, Einschlusskörperchenkonjunktivitis*; durch Chlamydia-Species hervorgerufene Bindehautentzündung mit trachomartigen Einschlusskörperchen; bei Neugeborenen erfolgt die Infektion beim Durchtritt durch den Geburtskanal, Erwachsene stecken sich in Schwimmbädern und beim Geschlechtsverkehr an; die Inkubationszeit beträgt 5–10 Tage; im Unterschied zum Trachom* gibt es keinen Pannus, keine Hornhautbeteiligung oder Narbenbildung

trachomatöse Einschlusskonjunktivitis: → *Trachom*

Ein|schluss|kör|per|en|ze|pha|li|tis Dawson *f*: *Syn*: *subakute sklerosierende Panenzephalitis, subakute sklerosierende Leukenzephalitis van Bogaert*; chronisch-progrediente, alle Hirnteile [Panenzephalitis] betreffende Slow-virus-Infektion, die mehrere (bis zu 30) Jahre nach einer akuter Maserninfektion auftritt

Ein|schluss|kör|per|my|o|si|tis *f, pl* -ti|den: bildet zusammen mit Dermatomyositis und Polymyositis die Gruppe der idiopathischen, entzündlichen Myopathien; *s.u. Essay Dermatomyositis – Polymyositis S. 245*

Ein-Sekundenkapazität *f*: *Syn*: *Sekundenkapazität, Atemstoßtest, Tiffeneau-Test*; Bestimmung der Luftmenge, die nach tiefer Einatmung in einer Sekunde ausgeatmet werden kann; *s.a. Essay Chronisch-obstruktive Lungenkrankheiten und Lungenemphysem S. 911*

Ein|tei|lung nach Fredrickson *f*: *s.u. Fettstoffwechselstörung*

Ein|tei|lung nach Sillence und Rimoin *f*: *s.u. Osteogenesis imperfecta*

Ein|tei|lung von Jäger und Breitner *f*: *s.u. laterale Klavikulafraktur*

Einthoven-Ableitungen *pl*: von Einthoven entwickelte klassische EKG-Technik, bei der die Elektroden am rechten und linken Arm und am linken Bein befestigt werden; die drei Ableitungen bilden ein gleichseitiges Dreieck [**Einthoven-Dreieck**], in dessen Mitte das Herz liegt; Ableitung I liegt zwischen rechtem und linkem Arm, Ableitung II zwischen rechtem Arm und linkem Bein und Ableitung III zwischen linkem Arm und linkem Bein; *s.a. Essay Elektrokardiogramm S. 317*

Ein|wärts|schie|len *nt*: *Syn*: *Esotropie, Strabismus internus/convergens*; *s.u. Schielen*

Ein|zel|fa|ser|e|lek|tro|my|o|gra|fie, -gra|phie *f*: Elektromyografie mit Spezialelektroden, die die Ableitung der Aktionspotenziale einzelner Muskelfasern ermöglichen

Ein|zel|knopf|naht *f*: *s.u. Nahttechniken*

Ein|zel|lun|gen|trans|plan|ta|ti|on *f*: Transplantation eines Lungenflügels; *s.a. Lungentransplantation, Essay Transplantationschirurgie S. 1549*

Eis|berg|tu|mor *m*: **1.** pleomorphes Adenom, das von der Ohrspeicheldrüse bis ins Spatium pharyngeum reicht **2.** zentrales Bronchuskarzinoid mit kleinem endobronchialen Anteil und überwiegend extrabronchialem Wachstum; *s.a. Essay Neubildungen von Bronchien und Lunge S. 921*

Ei|sen|bin|dungs|ka|pa|zi|tät *f*: Bindungsvermögen des Transferrins für Eisen; die Bestimmung erfolgt mittels radialer Immundiffusion oder radiochemisch mit **Eisen-59**

Transferrin [Siderophilin] ist ein in der Leber gebildetes Glykoprotein, das in der β-Globulinfraktion wandert; bisher sind mehr als 20 genetische Varianten bekannt, die alle 2 Atome dreiwertiges Eisen binden und als Transportprotein für Eisen im Blut dienen; die Serumkonzentration liegt bei

2–3,6 g/l
die Bindungskapazität von freiem, noch nicht mit Eisen beladenem Transferrin wird als **freie** oder **latente Eisenbindungskapazität** bezeichnet; i.d.R. ist 1/3 des Transferrins mit Eisen gesättigt; bei Eisenmangel nimmt dieser Anteil ab, d.h. die latente Eisenbindungskapazität steigt an; bei **Eisenüberschuss** wird mehr Transferrin mit Eisen gesättigt und die latente Eisenbindungskapazität fällt ab; der Normalwertebereich beträgt 26–45 μmol/l; unter **totaler Eisenbindungskapazität** versteht man die Gesamteisenbindungskapazität des Transferrins im Serum; sie ist die Summe von latenter Eisenbindungskapazität und Serumeisen; der Referenzbereich beträgt 45–73 μmol/l; bei Eisenmangel steigt der Wert an, bei chronischen Infekten und Tumoren nimmt er ab

Ei|sen|hut, blauer *m*: → *Aconitum napellus*

Ei|sen|hut|knol|le *f*: *Syn*: *Aconiti tuber*; *s.u. Aconitum napellus*

Ei|sen|kraut *nt*: *Syn*: *Verbena officinalis*; Pflanze aus der Familie der Eisenkrautgewächse [Verbenaceae]; verwendet werden die während der Blüte gesammelten und getrockneten Blätter und oberen Stengelabschnitte [**Verbenae herba**]; sie enthalten Iridoidglykoside [z.B. Verbenalin, Hastatosid] und Kaffeesäurederivate [z.B. Verbascosid]; **Anw.**: innerlich traditionell bei Erkrankungen und Beschwerden im Bereich der Mund- und Rachenschleimhaut [Angina, Halsschmerzen], bei Erkrankungen der Atemwege [Husten, Asthma, Keuchhusten], bei Schmerzen, Krämpfen, Erschöpfungszuständen, nervösen Störungen, Verdauungsstörungen, Leber- und Gallenerkrankungen, Gelbsucht, Erkrankungen und Beschwerden im Bereich der Niere und ableitenden Harnwege, bei Beschwerden im Klimakterium, unregelmäßiger Periode, zur Förderung der Milchsekretion bei Stillenden, bei rheumatischen Erkrankungen und Gicht; in der Homöopathie bei Nieren- und Blasensteinen und als Diuretikum und Emmenagogum

Ei|sen|man|gel *m*: *Syn*: *Sideropenie, Asiderose, Asiderosis*; durch ein Missverhältnis von Aufnahme und Bedarf hervorgerufene Verminderung des Gesamteisenbestandes des Körpers [*s.u. Eisenstoffwechsel*]; als **Ursachen** kommen erhöhter Eisenbedarf in der Schwangerschaft, akute oder chronische Blutverluste [Menorrhagie, gastrointestinale Blutung, Colitis ulcerosa, Tumoren], häufiges Blutspenden, Störungen der Eisenresorption [Magenerkrankungen, Malabsorption], des Eisentransportes [Atransferrinämie] oder der Eisenverwertung [sideroachrestische Anämie] infrage; **klinisch** auffällig sind Eisenmangelanämie, Blässe, Müdigkeit, Appetitlosigkeit, Veränderungen der Haut und Schleimhäute [brüchige Nägel und Haare, Atrophie und Trockenheit der Schleimhäute, Zungenbrennen, Mundwinkelrhagaden], Schluckbeschwerden und evtl. eine Entzündung der Magenschleimhaut [atrophische Gastritis]; im Vordergrund der **Therapie** stehen Diagnose und Therapie der Ursache des Mangels; meist werden zweiwertige Eisenverbindungen [z.B. Eisen(II)-sulfat, Ferrum sulfuricum], die oral eingenommen werden, zum Ausgleich des Eisendefizits verschrieben; bei Unverträglichkeit oder Resorptionsstörungen können Eisen(III)-verbindungen parenteral [i.v. oder i.m.] zugeführt werden

Ei|sen|man|gel|an|ä|mie *f*: *Syn*: *sideropenische Anämie*; auf einem angeborenen oder erworbenen Eisenmangel beruhende, häufigste Anämieform Europas; der Eisenmangel führt zu Störungen der Hämoglobinbildung und damit zur Entstehung einer hypochromen Anämie; die begleitende Störung der Erythropoese führt zu einer Verminderung des Erythrozytenvolumens [mikrozytäre Anämie] und zum Auftreten von anomalen Erythrozytenformen [Anulozyten] im peripheren Blut; Sonderformen sind die **achylische Anämie**, eine idiopathische hypochrome Anämie in Folge gestörter oder fehlender Magensaftsekretion und dadurch bedingtem Eisenmangel, sowie die **Faber-Anämie**, eine schwere Eisenmangelanämie bei Achlorhydrie

das **klinische Bild** wird durch die allgemeinen Symptome eines Eisenmangels geprägt; das **Blutbild** zeigt eine Verminderung von Erythrozytenvolumen und Hämoglobingehalt der Erythrozyten sowie Aniso-, Anulo- und Poikilozytose; Therapie *s.u. Eisenmangel*

Eisenmenger-Reaktion *f*: bei Links-Rechts-Shunt kommt es langfristig zu einer Verhärtung der Gefäßwand und damit zu einer Erhöhung des Gefäßwiderstandes im Lungenkreislauf; übersteigt der Pulmonalgefäßwiderstand den des Körperkreislaufs kommt es zur Shunt-Umkehr, d.h., es bildet sich ein Rechts-Links-Shunt mit Zyanose

Ei|sen|spei|cher|krank|heit *f*: → *Hämochromatose*

Ei|sen|star *m*: Syn: *Siderosis lentis*; durch eisenhaltige Fremdkörper hervorgerufene bräunliche Trübung der Augenlinse; *s.u. Essay Katarakt S. 783*

Ei|sen|staub|lun|ge *f*: Syn: *Eisenoxidstaublunge, Eisenlunge, Lungensiderose*; *s.u. Essay Lungen- und Atemwegserkrankungen durch Arbeit und Umwelt S. 1265*

Ei|sen|stoff|wech|sel *m*: Syn: *Ferrokinetik*; der **Gesamteisenbestand** des Erwachsenen beträgt ca. 4–5 g, davon sind ca. 70 % Bestandteil von Hämoglobin und 10 % von Myoglobin; der Rest liegt als Speicherform [Ferritin] im Gewebe vor; durch Zellabbau, Galle, Harn, Stuhl und Schweiß verliert der Körper ca. 1 mg Eisen pro Tag, bei Frauen liegt der Wert etwas höher [1,5–2 mg]; da nur etwa 5–10 % des in der Nahrung enthaltenen Eisens im Darm resorbiert werden, sollte die Nahrung täglich mehr als 20 mg enthalten; wichtige Eisenlieferanten in der Nahrung sind Fleisch, Leber, Getreide und Gemüse [Wirsing, Spinat, Hülsenfrüchte]

nur zweiwertiges Eisen wird im oberen Dünndarm [Duodenum und Jejunum] resorbiert und im Blut an Transferrin gebunden; der größte Teil des aufgenommenen Eisen wird zur Synthese von Hämoglobin oder Myoglobin verwendet [insgesamt ca. 80 %]; der Rest wird in Enzyme eingebaut, in Eisenspeichern in Leber, Milz oder Knochenmark gespeichert [**Eisendepot**] oder zirkuliert an Transferrin gebunden im Blut [**labiler Eisenpool**]; beim Hämoglobinabbau werden täglich 20–25 mg Eisen freigesetzt, die fast vollständig wieder in der Hämoglobinsynthese verwertet werden; Störungen des Eisenstoffwechsels können auf einer Erhöhung [Eisenspeicherkrankheit] oder Verminderung [Eisenmangel] der Eisenresorption beruhen; daneben gibt es Störungen durch akute oder chronische Eisenverluste [Blutung] oder Eisenverwertungsstörungen; bei Eisenmangel kommt es zu Müdigkeit, Erschöpfung, Blutarmut [Eisenmangelanämie*], erhöhter Infektanfälligkeit und im Kindesalter auch zu Wachstumsstörungen; überhöhte Eisenzufuhr [Alkoholismus, häufige Bluttransfusionen] kann zu pathologischer Ablagerung von Hämosiderin und zu Schädigungen von Leber [Zirrhose], Bauchspeicheldrüse [Pankreas] führen

Eisensulfat-Dosimeter *nt*: → *Fricke-Dosimeter*

Ei|ter|grind *m*: → *Impetigo*

Ei|weiß|man|gel|an|ä|mie *f*: Syn: *Proteinmangelanämie*; alimentäre Anämie* bei schwerem Eiweißmangel und dadurch verursachter Störung der Hämoglobinbildung; da es sich meist um einen kombinierten Mangelzustand handelt, bei dem auch andere Substanzen [Vitamine, Eisen] fehlen, gibt es keinen typischen Blutbildbefund; spielt in Mitteleuropa keine Rolle mehr, wird aber noch in Ländern der 3. Welt gesehen

Eja|ku|la|tio praecox *f*: Syn: *vorzeitiger Samenerguss, vorzeitige Ejakulation*; häufigste Sexualstörung bei jüngeren Männern, bei der es rasch, unter Umständen schon vor der Einführung des Penis in die Scheide [**Ejaculatio ante portas**], zum Samenerguss kommt; nach sexueller Abstinenz ist eine vorübergehende Ejaculatio praecox normal und normalisiert sich bei regelmäßigem Sexualverkehr wieder; **therapeutisch** werden Verhaltenstherapie sowie Squeeze-Technik und Stop-Start-Technik empfohlen; *s.u. Essay Erektions- und Ejakulationsstörungen S. 295*

Eja|ku|la|tio retardata *f*: Syn: *verspäteter Samenerguss, verzögerte Ejakulation*; gehört zu den sexuellen Funktionsstörungen, da sich ein subjektiver Leidensdruck entwickelt; *s.u. Essay Erektions- und Ejakulationsstörungen S. 295*

Eja|ku|la|tion, retrograde *f*: Ejakulationsstörung, bei der die Samenflüssigkeit rückwärts in die Harnblase ausgestoßen wird, wodurch ein deutlich abgeschwächter oder auch fehlender

Samenerguss entsteht; das Ejakulationsvolumen liegt unter 1 ml; bestätigt wird eine retrograde Ejakulation, indem der Urin nach Masturbation mikroskopisch auf Spermien untersucht wird; beweisend sind mehr als 15 Spermien pro Blickfeld im Urinsediment; *s.u. Essay Erektions- und Ejakulationsstörungen S. 295*

Eja|ku|la|ti|ons|stö|rung *f*: nicht definierte, sexuelle Funktionsstörung durch eine anomale Ejakulation, z.B. vorzeitige Ejakulation [Ejaculatio praecox], verzögerte Ejakulation [Ejaculatio retardata]; *s.u. Essay Erektions- und Ejakulationsstörungen S. 295*

Eja|ku|la|tion, verzögerte *f*: → *Ejaculatio retardata*

Eja|ku|la|tion, vorzeitige *f*: → *Ejaculatio praecox*

Ek|lamp|sie *f*: Syn: *Eclampsia*; stärkste Form der Präeklampsie* kurz vor der Geburt; i.d.R. kommt es nach Prodromalsymptomen [**drohende Eklampsie**, Eclampsia imminens] zu Krampfanfällen [**Eclampsia convulsiva**] mit darauf folgendem komatösen Schlaf; der eklamptische Anfall stellt eine akute Bedrohung für Mutter und Kind dar; da keine kausale Therapie möglich ist, muss eine stabilisierende Behandlung mit anschließender Schwangerschaftsbeendigung [i.d.R. Schnittentbindung] durchgeführt werden; zur Durchbrechung des Krampfanfalls und zur Prophylaxe weiterer Anfälle wird meist Magnesium eingesetzt; allerdings muss die Gefahr einer Magnesiumüberdosierung bei eingeschränkter Nierenfunktion beachtet werden, da Magnesium fast ausschließlich über die Niere ausgeschieden wird; Diazepam* wird sowohl zur Durchbrechung des Anfalls als auch zur Sedierung der Patientinnen verabreicht; eine Abschirmung von krampfauslösenden Faktoren [Lärm, Licht, Schmerzen] ist ebenfalls angebracht; vor der Entbindung müssen auch andere, eventuell vorhandene Symptome [Hypertension, Hypovolämie; Gerinnungsstörungen] behandelt werden

Ektodermaldysplasie-Syndrome *pl*: Syn: *ektodermale Dysplasiesyndrome, ektodermale Dysplasien*; Oberbegriff für eine Gruppe von Erkrankungen, die alle durch Fehlbildungen der Haare [Hypotrichose] sowie andere Entwicklungsanomalien, z.B. der Nägel, Zähne, Knochen, gekennzeichnet sind; heute unterscheidet man: 1. **anhidrotisch-ektodermale Dysplasie** [ektodermale kongenitale Dysplasie, Christ-Siemens-Syndrom]: X-chromosomal-rezessiv vererbtes Syndrom, das durch Fehlbildung der Haut(anhangsgebilde) [Hypotrichose, Anhidrose], der Zähne [Hypodontie] und verschiedener Knorpel [Nase, Ohr] gekennzeichnet ist 2. **hypohidrotisch-ektodermale Dysplasie**: milde Form der anhidrotisch-ektodermalen Dysplasie mit Hypohidrose 3. **angeborene ektodermale Dysplasie des Gesichts**: autosomal-dominante Missbildung mit streifenförmiger Alopezie und Atrophie der Kopfhaut 4. **hidrotisch-ektodermale Dysplasie** [Clouston-Syndrom]: autosomal-dominant vererbte Dermatose ohne Schweißdrüsendysplasie 5. **kongenitale ektodermale und mesodermale Dysplasie** [fokale dermale Hypoplasie, Goltz-Gorlin-Syndrom]: Fehlbildungssyndrom mit Hautatrophie, Pigmentanomalie sowie Augen-, Zahn- und Skelettfehlbildungen 6. **chondroektodermale Dysplasie** [Ellis-van Creveld-Syndrom]: seltenes, autosomal-rezessives Syndrom mit Mikromelie, Polydaktylie, Hypodontie, Klein- oder Zwergwuchs und anderen Fehlbildungen; 7. **EEC-Syndrom**: autosomal-dominantes, anhidrotisches Ektodermaldysplasiesyndrom mit Ektrodaktylie, Ektodermaldysplasie und Lippen-Kiefer-Gaumenspalte [*engl.* clefting]; sind auch noch Fehlbildungen der Harnwege vorhanden, spricht man von **EECUT-Syndrom** [*engl.* urinary tract]; klinisch auffällig sind An- oder Hypohidrose, Dysplasie von Nägeln, Haaren und Zähnen, Spaltbildungen von Hand und Fuß [bis hin zu Spalthand oder Spaltfuß]; die geistige Entwicklung ist normal; *s.a. Hallermann-Streiff-Syndrom, Naegeli-Syndrom*

Ek|to|mie *f*: vollständige operative Entfernung eines Organs, z.B. Gastrektomie, Cholezystektomie

Ek|to|pie *f*: Syn: *Ektopia, Ectopia, Extraversion, Eversion*; angeborene Gewebe- oder Organverlagerung; die Verlagerung kann nach außen auf die Körperoberfläche oder innerhalb des Körpers erfolgen; am häufigsten als Verlagerung der Niere

E

[Ektopia renis]

Ektopia portionis: *Syn: Ektropium, Portioektopie, Erosio falsa;* Ausstülpung der Zervixschleimhaut, die das Bild einer Pseudoerosion hervorruft; häufiger Befund in der Schwangerschaft und bei Einnahme von Ovulationshemmern; z.T. kommt es zur Ausheilung, z.T. zur Überwachsung der Ektopie mit Plattenepithel; überwuchert das Plattenepithel die Ausführungsgänge der Zervixdrüsen, kommt es zur Bildung von Retentionszysten [Ovula Nabothi]; diese Transformationszone [früher Umwandlungszone] zeigt eine erhöhte Empfindlichkeit gegenüber Papillomaviren und hat ein erhöhtes Karzinomrisiko; bei älteren Patientinnen kommt es oft zur Bildung entzündlicher Erosionen [**Erosio vera**], aus denen es bluten kann; *s.a. Essay Neubildungen des Uterus S. 1627*

Ektopia testis: *s.u. Maldescensus testis*

Ek|tro|pi|on *nt:* → *Ektropium*

Ek|tro|pi|o|nie|rung *f:* **1.** Umstülpen des Augenlids zur Untersuchung der Bindehaut des Lides [Tunica conjunctiva palpebrarum] oder zur Fremdkörperentfernung; die obere Übergangsfalte der Bindehaut kann nach **doppelter Ektropionierung** in Lokalanästhesie beurteilt werden **2.** Ausstülpung der Zervixschleimhaut und Bildung einer Ektopia* portionis

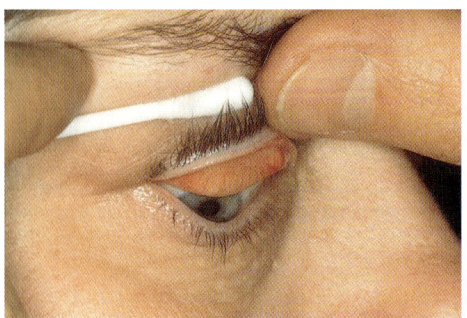

Abb. E5. Ektropionierung. Ektropionierung des Oberlids

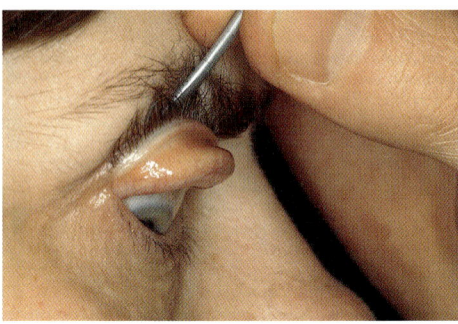

Abb. E6. Ektropionierung. Doppelte Ektropionierung

Ek|tro|pi|um *nt:* **1.** *Syn: Augenlidektropium, Lidektropium, Ektropion;* eine Umstülpung des Augenlids nach außen ist relativ häufig durch eine Muskelerschlaffung im Alter bedingt [**Ektropium senile**]; andere, häufige Ursachen sind Fazialislähmung [**Ektropium paralyticum**], Schließmuskelkrampf [**Ektropium spasticum**] und Narbenzug [**Ektropium cicatricum**]; das **Ektropium iridis/uveae** ist eine angeborene Auswärtswendung des Pigmentepithels der Iris am Pupillenrand; unabhängig von der Ursache, kommt es zur Ausbildung einer chronischen Konjunktivitis und Tränenträufeln; **Therapie**: operative Korrektur [Blepharoplastik, Tarsorrhaphie] **2.** → *Ektopia portionis*

Ek|zem *nt:* *Syn: Ekzema, Eczema, Eccema;* nicht-infektiöse, entzündliche Hautkrankheit mit Juckreiz, die durch endogene

oder exogene Faktoren ausgelöst werden kann, im anglo-amerikanischen Bereich werden Ekzem und Dermatitis oft gleichgesetzt; prinzipiell unterscheidet man akute von chronischen Ekzemen

akute Ekzeme sind durch einen spezifischen Ablauf der Entzündung charakterisiert; nach einer anfänglichen Rötung der Haut [**Ekzema rubrum/erythematosum**] kommt es zur Ausbildung kleiner Knötchen [**Ekzema papulosum**] und danach zur Bläschenbildung [**Ekzema vesiculosum**]; nach dem Platzen der Bläschen [**Ekzema madidans**] und dem Verkrusten der nässenden Flächen [**Ekzema crustosum**] kommt es zur Abschuppung der Effloreszenzen [**Ekzema squamosum**]; die Ausheilung erfolgt ohne Narbenbildung [Restitutio ad integrum], auch wenn das Resterythem noch länger bestehen bleiben kann

das **chronische Ekzem** ist von einem Nebeneinander aller Stadien des akuten Ekzems gekennzeichnet; oft kommt es zu einer Verdickung der Haut und Verstärkung der Hautfelderung [Lichenifikation]; wie das akute Ekzem heilt auch das chronische Ekzem narbenlos ab

asteatotisches Ekzem: → *Austrocknungsekzem*

Ekzema atopicum: → *atopisches Ekzem*

atopisches Ekzem: *Syn: Neurodermitis disseminata/diffusa/constitutionalis/atopica, endogenes/exsudatives/neuropathisches/konstitutionelles Ekzem, atopische Dermatitis, neurogene Dermatose, Morbus Besnier, Prurigo Besnier, Besnier Prurigo, Ekzema endogenicum/atopicum;* chronisch-rezidivierende, entzündliche Erkrankung mit trockener, stark juckender Haut; ätiologisch spielen erbliche Disposition, Allergien und Stressreaktionen eine Rolle; das atopische Ekzem gehört zu den Atopien; **Verlauf**: meist beginnt die Erkrankung bereits im Säuglingsalter [2.–3. Monat] mit einem Befall von Gesicht, Kopfhaut und Windelbereich [Ekzema infantum]; im Kindesalter sind die Gelenkbeugen [**Beugeekzem, Ekzema flexurarum**] und das Gesäß betroffen; bei Jugendlichen und Erwachsenen sind i.d.R. Gelenkbeugen [Ellenbeuge, Kniekehle], Gesicht, Nacken, Schulter- und Brustbereich befallen; die Erkrankung zeigt einen chronisch-schubweisen Verlauf; akute Schübe können sowohl durch äußere [Allergene, Klima] als auch innere Faktoren [psychische Belastung, Stress] ausgelöst werden

Klinik: die verschiedenen Manifestationsformen [**ekzematoide Form, lichenifizierte Form, pruriginöse Form**] treten nebeneinander und/oder nacheinander auf; durch die begleitende Sebostase und Hypohidrose ist die Haut glanzlos, trocken und schuppend; auffällig sind auch Glanznägel, Hertoghe-Zeichen, diffuser Haarausfall und weißer Dermographismus; ca. 50 % der Patienten entwickeln eine Ichthyosis* vulgaris; selten kommt es auch zur Bildung einer Katarakt [Ekzemstar]; die **Diagnose** stützt sich auf das klinische Bild und evtl. die Eigenanamnese [Ekzema infantum]; bei Verdacht auf eine allergische Genese können Hauttests, IgE-Bestimmung und RAST weiterhelfen; bei Nahrungsmittelallergie oder -überempfindlichkeit sind Such- oder Auslassdiäten hilfreich; **differenzialdiagnostisch** müssen v.a. kontaktallergisches Ekzem, seborrhoisches Ekzem, mikrobielles Ekzem, ektodermale Dysplasie-Syndrome und Pyodermie ausgeschlossen werden; **Therapie**: wichtig ist die Vermeidung oder Ausschaltung auslösender Faktoren, wie z.B. nachgewiesener Allergene, Wolle oder anderer tierischer Produkte; im trockenen Stadium werden Teersalben oder die Verwendung von Badeölen und fetten oder halbfetten Salben empfohlen; der Juckreiz kann kurzfristig mit corticoidhaltigen Externa oder systemisch mit Antihistaminika gemildert werden; in vielen Fällen ist eine Klimatherapie [Meeresklima, Gebirgsklima über 1500 m] erfolgreich; UV-Bestrahlung [UVA oder UVB] zeigt ebenfalls gute Erfolge; **Prognose**: die Hauterscheinungen bessern sich oft im Laufe der späten Kindheit oder im Jugendalter; ein Großteil der Erkrankungen heilt nach dem 30. Lebensjahr ab; *s.a. Essay Atopisches Ekzem S. 313*

dyshidrotisches Ekzem: *Syn: dyshidrosiformes Ekzem, Ekzema dyhidroticum, Dysidrose, Dyshidrosis, Dysidrosis, Dyshi-*

drose, Dyshidrose-Syndrom, Pompholyx; mit klaren, intraepidermalen Bläschen an Händen und Fußsohlen einhergehende Dermatose unterschiedlicher Ätiologie [u.a. atopisches Ekzem, Kontaktekzem]

endogenes Ekzem: → *atopisches Ekzem*

Ekzema endogenicum: → *atopisches Ekzem*

exsudatives Ekzem: → *atopisches Ekzem*

Ekzema herpeticatum: *Syn: Kaposi-Dermatitis, Ekzema herpetiformis, varizelliforme Eruption Kaposi, Pustulosis acuta varicelliformis, Pustulosis acuta varioliformis*; meist bei Patienten mit atopischem Ekzem auftretende disseminierte Aussaat von Herpes-simplex-Bläschen; nach dem Platzen der Bläschen entstehen hämorrhagische Erosionen, die i.d.R. gut abheilen; **therapeutisch** steht eine austrocknende Behandlung und die Gabe von Aciclovir* im Vordergrund; bei Sekundärinfektion evtl. Antibiotika; *s.a. Essay Atopisches Ekzem S. 313*

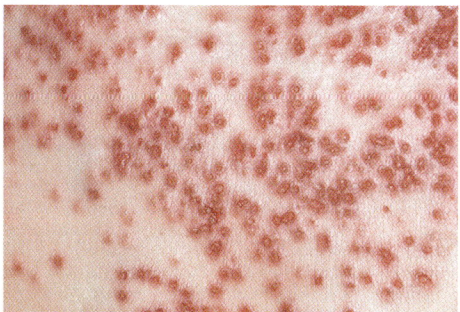

Abb. E7. Ekzema herpeticatum

Ekzema infantum: → *Milchschorf*

konstitutionelles Ekzem: → *atopisches Ekzem*

mikrobielles Ekzem: *Syn: nummuläres/nummulär-mikrobielles/parasitäres/diskoides Ekzem, bakterielles Ekzematoid, Dermatitis nummularis, Dermoepidermitis Lutz*; relativ häufiges, chronisch verlaufendes Ekzem, das durch disseminierte, münzenförmige Herde charakterisiert ist; **klinisch** auffällig sind scharf begrenzte, rote, von Schuppen oder Krusten bedeckte, nur leicht bis mäßig juckende Herde am Unterschenkel, dem oberen Rücken oder den Armen; die **Ätiologie** ist ungeklärt, diskutiert werden u.a. eine Überempfindlichkeit gegen Bakterien, mikrobielle Besiedlung der Haut und die Entwicklung von Streuherden aus einem Fokus; **differenzialdiagnostisch** kommen v.a. Psoriasis, atopisches Ekzem, Austrocknungsekzem, Tinea corporis und Kontaktekzem infrage; **Therapie:** frische Herde werden mit austrocknenden Maßnahmen [Farbstofflösungen, evtl. Corticoide] behandelt; nach Abklingen des nässenden Stadiums sind teerhaltige Präparate und Ölbäder angezeigt; **Prognose:** die Erkrankung neigt zu Rezidiven bzw. einem wellenförmigen chronischen Verlauf

neuropathisches Ekzem: → *atopisches Ekzem*

photoallergisches Ekzem: → *photoallergische Kontaktdermatitis*

phototoxisches Ekzem: → *phototoxische Kontaktdermatitis*

seborrhoisches Ekzem: *Syn: Unna-Krankheit, Morbus Unna, seborrhoische/dysseborrhoische Dermatitis, Dermatitis seborrhoides*; ätiologisch ungeklärtes Ekzem mit unscharf begrenzten Erythemen, das oft als Variante der Schuppenflechte [Psoriasis] angesehen wird; diskutiert wird auch eine Beziehung zu den Atopien und eine Auslösung durch Pityrosporum ovale

klinisch unterscheidet man ein **seborrhoisches Ekzem des Säuglings** [Säuglingsekzem, Dermatitis seborrhoides infantum] von der Erwachsenenform; das Säuglingsekzem beginnt meist innerhalb der ersten drei Monate; typisch sind trockene oder nässende Erytheme, die von fettigen Schuppenkrusten bedeckt sind; z.T. kommt es zur Entwicklung ei-

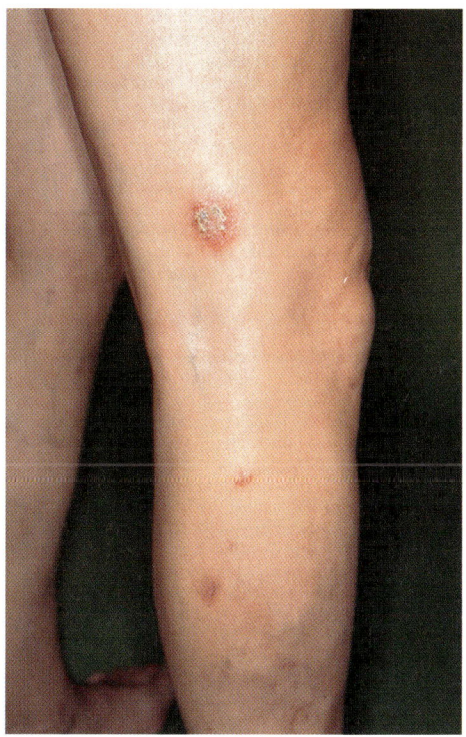

Abb. E8. Mikrobielles Ekzem

ner Erythrodermia desquamativa Leiner; die Erwachsenenform ist durch unscharf begrenzte Erytheme der talgdrüsenreichen Hautareale von Gesicht, behaarter Kopfhaut, Genitalregion und der Schweißrinnen im Brust- und Rückenbereich charakterisiert; **Therapie:** bei Kleinkindern Salicylpräparate zur Schuppenlösung; bei Erwachsenen Teerpräparate, Ichthyol-Schwefelsalbe, u.U. antibiotika- oder corticoidhaltige Externa; Ketoconazol* [Creme, Shampoo] zeigt gute Erfolge

Ek|ze|ma|to|id, frühexsudatives *nt:* → *Milchschorf*

Ek|zem|star *m: Syn: Cataracta neurodermitica*; Katarakt* als Begleiterscheinung eines atopischen Ekzems*; relativ selten [1–5 % der Patienten]; *s.u. Essay Katarakt S. 783*

Electro Motive Drug Application *nt: s.u. Essay Harninkontinenz S. 533*

Elec|tu|a|ri|um *nt:* → *Latwerge*

Ele|fan|ten|fuß|pseud|ar|thro|se *f: s.u. Pseudarthrose*

Elek-Ouchterlony-Test *m:* Methode zum quantitativen Nachweis von bakteriellen Ektotoxinen durch eine Ausfällung des Toxins durch Antitoxin

Elek|tro|a|trio|gramm *nt:* Aufzeichnung der Erregungsausbreitung in den Vorhöfen; *s.a. Essay Elektrokardiogramm S. 317*

Elek|tro|bad *nt: Syn: hydroelektrisches Bad*; kombiniert die analgetische, hyperämisierende und tonisierende bzw. detonisierende Wirkung von Gleichstrom und die entspannenden und resorptionsfördernden Eigenschaften eines Teil- [Vierzellenbad] oder Vollbads [Stangerbad]; **Anw.:** indiziert bei Neuralgien und Entzündungen von Nerven und Nervenwurzeln, rheumatische Erkrankungen; **Kontraind.:** Schwangerschaft, Metallimplantate, insbesondere Herzschrittmacher, Tumorerkrankungen

Elek|tro|be|hand|lung *f: Syn: Elektrotherapie*; therapeutische Anwendung von elektrischen Strömen und elektromagnetischen Feldern; prinzipiell kann man vier Therapien unterscheiden: **1. Niederfrequenztherapie** [Frequenzbereich 0–1000 Hz] wird auch als **Reizstromtherapie** bezeichnet; man

E

kann noch einfache Impulsströme [konstanter faradischer Strom, Schwellstrom, Exponenzialstrom] und kombinierte Impulsströme [diadynamische Ströme, Interferenzstrom] unterscheiden; sie wirken hyperämisierend, analgetisch und resorptionsfördernd und werden deshalb v.a. bei Schmerzen der Haltungs- und Bewegungsorgane eingesetzt sowie bei neuromuskulären Schädigungen; die transkutane elektrische Nervenstimulation* [TENS] ist eine Sonderform der Niederfrequenztherapie **2. Galvanotherapie** [auch Galvanisation], d.h. Behandlung mit Gleichstrom hat eine analgetische, hyperämisierende und tonisierende bzw. detonisierende Wirkung [je nach Richtung des Stromflusses] und kann die Resorption von Substanzen durch die Haut fördern [Iontophorese]; Galvanisation [Vierzellenbad, Stangerbad, Elektrobad] ist indiziert bei Neuralgien und Entzündungen von Nerven und Nervenwurzeln, Brachialgie und Polyarthrose **3. Mittelfrequenztherapie** [1000 Hz-30 kHz] spielt nur eine untergeordnete Rolle; sie wird meist zur Muskelstimulierung zur Vermeidung von Atrophien bei Immobilisation verwendet **4. Hochfrequenztherapie** unterteilt sich weiter in **Kurzwellentherapie** [27 MHz, 11 m], **Ultrahochfrequenztherapie** [auch **Dezimeterwellentherapie**, 434 MHz, 69 cm] und **Mikrowellentherapie** [2450 MHz, 12,25 cm]; Hochfrequenztherapie führt zur Erwärmung tiefer Gewebe, fördert die Durchblutung, wirkt schmerzlindernd und tonusstärkend; sie wird deshalb v.a. bei degenerativen und entzündlichen Erkrankungen innerer Strukturen, der Knochen, Gelenke, Muskeln und Sehnen verwendet
Elektrobehandlung ist **kontraindiziert** bei Schwangerschaft, Metallimplantaten, insbesondere Herzschrittmachern, Tumorerkrankungen, peripherer arterieller Verschlusskrankheit, venösen Rückflussstörungen und Dermatosen im Anwendungsbereich

Elek|tro|chi|rur|gie f: Oberbegriff für operative Eingriffe mit Hochfrequenzstrom, wie z.B. Elektrotomie, Elektrokoagulation, Elektrodesikkation

Elek|tro|chole|zys|tek|to|mie f: elektrochirurgische Gallenblasenentfernung [Cholezystektomie]

Elek|tro|de|fi|bril|la|tion f: Syn: *elektrische Defibrillation*; Notfallmaßnahme zur Behandlung von Kammerflimmern oder -flattern; bei der **externen Elektrodefibrillation** werden zwei großflächige Elektroden auf die Brustwand aufgesetzt und ein Gleichstromimpuls [1–4 ms, 50–400 Joule] appliziert; Ziel ist es, alle nicht-refraktären Herzmuskelfasern zur gleichen Zeit zu depolarisieren und damit zu synchronisieren; nach kurzer Pause setzt dann wieder der normale Herzrhythmus ein; bei der **direkten** oder **internen Elektrodefibrillation** werden die Elektroden direkt auf das Herz aufgesetzt; die Feldstärke beträgt dann 10–50 Joule; *s.a. Essay Herzrhythmusstörungen S. 613*

Elek|tro|der|ma|to|gra|fie, -gra|phie f: Registrierung von Hautpotenzialen mittels unpolarisierter Elektroden [z.B. psychogalvanischer Hautreflex] oder des Hautwiderstandes gegen Gleich- oder Wechselstrom

Elek|tro|der|ma|to|me|trie f: Messung und Aufzeichnung des Hautwiderstandes gegen elektrischen Gleich- und Wechselstrom

Elek|tro|di|ag|nos|tik f: 1. Prüfung von Muskeln und Nerven mit elektrischem Strom, z.B. durch Reizung mit faradischem oder galvanischem Strom; heute werden andere Techniken [Elektromyografie, Elektroneurografie] mit höherer Aussagekraft bevorzugt **2.** Ableitung und Registrierung bioelektrischer Ströme, z.B. Elektroenzephalografie, Elektrokardiografie

Elek|tro|en|ze|pha|lo|gra|fie, -gra|phie f: Registrierung und grafische Darstellung der hirnelektrischen Aktivität; für Routineableitung werden Silber- bzw. Silberchloridelektroden in verschiedenen Formen verwendet, für Spezialableitungen stehen Nadelelektroden, Sphenoidalelektroden, Elektroden für die Elektrokortikografie, Tiefenelektroden zur intrazerebralen Ableitung und weitere zur Verfügung; prinzipiell werden drei Methoden der Ableitung unterschieden: **bipolare Ableitung** [2 aktive Elektroden auf der Schädeloberfläche],

unipolare Ableitung [Ableitung gegen eine Referenzelektrode, z.B. eine am Ohr angebrachte Elektrode] und **Ableitung gegen eine Durchschnittsreferenzelektrode** [alle anderen Elektroden werden zusammengeschaltet; die damit entstehende Elektrode wird zur Ableitung gegen eine Elektrode auf der Schädeloberfläche benutzt]
zur Verbesserung der Aussagekraft bzw. zur Verdeutlichung von Befunden werden Provokationsverfahren, wie z.B. on-off-Effekt, willkürliche Hyperventilation, Fotostimulation, durchgeführt; weit verbreitet sind auch **polygrafische Ableitverfahren** [messen zusätzlich noch EMG, EKG, Atemfrequenz usw.], **Langzeit-EEG-Untersuchungen** über 24 Stunden sowie **Videodoppelbildaufzeichnung** [zeichnet das EEG zusammen mit dem Bild des Patienten auf; in der Epileptologie gebräuchlich]

Elek|tro|gas|tro|gra|fie, -gra|phie f: Elektromyografie der Magenmuskulatur

Elek|tro|glot|to|gra|fie, -gra|phie f: Echtzeitmethode zur oszillografischen Registrierung des zeitlichen Ablaufes des Öffnens und Schließens der Glottis; misst die Modulation der Amplitude von transglottischem hochfrequenten Wechselstrom durch die Stimmlippenbewegung

Elek|tro|gus|to|me|trie f: elektrische Untersuchung des Geschmackssinns, bei der die Geschmacksknospen mittels Elektroden [Platin, Stahl] mit Gleichstrom bis zur Auslösung eines Geschmacksreizes angeregt werden

Elek|tro|heil|schlaf m: Syn: *Elektroschlaf, Elektroschlaftherapie*; durch transkutan am Schädel applizierten Strom hervorgerufener Schlaf; wird zur Behandlung von Schlafstörungen oder zur Relaxation verwendet

Elek|tro|hys|te|ro|gra|fie, -gra|phie f: Elektromyografie der Gebärmuttermuskulatur; *s.a. Kardiotokografie*

Elek|tro|kar|di|o|gra|fie, -gra|phie f: Aufzeichnung der Aktionspotenziale der Herzmuskulatur; *s.u. Essay Elektrokardiogramm S. 317*

telemetrische Elektrokardiografie: *Syn: Teleelektrokardiografie, Radioelektrokardiografie, Telekardiografie*; drahtlose Elektrokardiografie mit Übermittlung der Messwerte durch einen Sender

Elek|tro|kar|di|o|pho|no|gra|fie, -gra|phie f: kombinierte Elektrokardiografie und Phonokardiografie

Elek|tro|kar|di|o|sko|pie f: Syn: *Kardioskopie, Oszillokardioskopie*; direkte Darstellung der EKG-Kurve auf einem Sichtgerät [Elektrokardioskop]; wird z.B. auf der Intensivstation oder als Miniversion im Notarztwagen eingesetzt

Elek|tro|kar|di|o|ver|si|on f: Syn: *Elektrokonversion, Elektroversion, Elektroreduktion, Synchrondefibrillation, elektrische Kardioversion*; der Elektrodefibrillation verwandtes Verfahren zur Therapie von Vorhofflimmern und Vorhofflattern; der Gleichstromstoß wird von der P-Welle des EKGs ausgelöst und stellt den normalen Sinusrhythmus wieder her; wird meist intraoperativ oder auf der Intensivstation eingesetzt; *s.a. Essay Herzrhythmusstörungen S. 613*

Elek|tro|kochle|o|gra|fie, -gra|phie f: Aufzeichnung der Aktionspotenziale in der Innenohrschnecke [Cochlea] durch eine transtympanal auf dem Promontorium platzierte Elektrode

Elek|tro|kor|ti|ko|gra|fie, -gra|phie f: Aufzeichnung der Aktionspotenziale der Hirnrinde durch direkt auf das Gehirn aufgelegte Elektroden; die abgeleiteten Aktionspotenziale sind wesentlich größer [10–50-mal] als bei der Elektroenzephalografie, da die dämpfende Wirkung von Liquor cerebrospinalis und Geweben [Knochen, Kopfhaut] entfällt

Elek|tro|krampf|the|ra|pie f: Syn: *Elektroschockbehandlung, Elektrokonvulsionsbehandlung, Elektrokrampfbehandlung*; zum Teil heftig umstrittene Behandlungsmethode für u.a. Stupor, Schizophrenie, schwere Depressionen, Katatonie und akute psychotische Erregungszustände, bei der durch Anlegen einer Wechselstromspannung ein generalisierter epileptischer Anfall ausgelöst wird; die Fortschritte in der Entwicklung von neuen Psychopharmaka hat die Methode in den Augen vieler Psychiater heute obsolet gemacht

Elek|tro|ky|mo|gra|fie, -gra|phie f: Syn: *Fluorokardiografie, Aktinokardiografie*; Registrierung der Herzrandbewegung und der

E

Atopisches Ekzem

Syn.: atopische Dermatitis, Neurodermitis, endogenes Ekzem, Prurigo Besnier

P. Altmeyer, A. Potthoff

Definition

Das atopische Ekzem gehört zum Formenkreis der Atopien*. Es ist gekennzeichnet durch chronische oder chronisch-rezidivierende, entzündliche Hautveränderungen, die mit starkem Juckreiz verbunden sind. Je nach Lebensalter manifestiert sich das atopische Ekzem in unterschiedlicher Ausprägung: im Kleinkindalter überwiegen generalisierte nässende Hautveränderungen, im Schulkinderalter äußert es sich eher als Beugeekzem, im Erwachsenenalter treten die Hautveränderungen umschrieben z.B. als Lid- oder Handekzem auf.

Zusätzlich zu den Hautveränderungen werden häufig ein allergisches Asthma* bronchiale, eine Rhinokonjunktivitis* und multiple Sensibilisierungen vom Früh- und Spättyp diagnostiziert.

Erbliche Disposition und verschiedene Manifestationsfaktoren [Tab. 1] wie Allergenbelastung, Infektionen, Klima und Stress führen zum Ausbruch der Erkrankung.

Tab. 1. Pathogenese der atopischen Dermatitis

- hereditäre Disposition
- Ungleichgewicht von Th1- und Th2-Zellen
- IgE-Erhöhung und zelluläre Aktivierung
- exogene Allergene
- Neurovegetativum
- Barrierefunktion gestört
- Klima
- Hautirritation
- Infektionen
- Persönlichkeitsstruktur
- Emotion, Stress

Pathogenese

Genetische Faktoren spielen eine bedeutende Rolle in der Prädisposition des atopischen Ekzems. Das Risiko eines Kindes, ein atopisches Ekzem zu bekommen, beträgt 50 %, wenn ein Elternteil an Asthma*, atopischem Ekzem oder allergischer Rhinitis* leidet, bzw. 75 %, wenn beide Eltern betroffen sind. Es wurden mehrere prädisponierende Genloci gefunden [1q21, 3q21, 6, 11q13, 17q25 und 20p]. Störungen der Zytokinproduktion werden als Ursache des atopischen Ekzems angenommen, insbesondere eine vermehrte Expression von IL-4, IL-5, IL-10 und IL-13 und chemotaktisch wirksamen Zytokinen*. Auch mikrobielle Einflüsse sind von pathophysiologischer Relevanz. Staphylococcus* aureus bildet hohe Mengen an Enterotoxinen, gegen die IgE-Antikörper gebildet werden können. Die Besiedlung mit Pityrosporum* ovale spielt eine Rolle bei der *Head-and-neck*-Form des atopischen Ekzems.

Diagnose

Um das atopische Ekzem zu diagnostizieren, wird eine ausführliche Eigen- und Familienanamnese [in 60–70 % positiv] erhoben. Bei der Hautinspektion sollten insbesondere die Prädilektionsstellen [Ellenbeugen, Kniebeugen, Handgelenke, Augenlider] genau untersucht werden. Häufig werden ein weißer Dermographismus*, ein tiefer Haaransatz, eine Atopiefalte im Bereich der Unterlider [Dennie-Morgan-Falte], ein Fehlen der lateralen Augenbraue [Hertoghe-Zeichen], Lippen mit Pseudo-Parrot-Furchen und eine Hyperlinearität palmar und plantar gefunden. Mit standardisierten Intrakutantestungen* werden die häufigsten inhalativen Allergene wie Hausstaubmilben, Katzenhaare und Gräserpollen ermittelt. In Epikutantestungen* können Allergien vom Spättyp diagnostiziert werden. Wegweisend sind weiterhin ein erhöhtes Gesamt-IgE im Serum und eine Eosinophilie. Bei einer akuten Exazerbation sollte nach einem Auslöser gesucht werden. Insbesondere bei erhöhten Antistreptolysintitern muss ein entzündlicher Fokus im HNO- und Zahnbereich ausgeschlossen werden. Etabliert hat sich eine Orientierung an diagnostischen **Haupt- und Nebenkriterien nach Hanifin und Rajka** [Tab. 2].

Differenzialdiagnostisch sollte an eine seborrhoische Dermatitis* im Säuglingsalter, ein Arzneimittelexanthem*, ein Virusexanthem, eine Kontaktallergie*, eine Tinea* corporis und eine Scabieserkrankung gedacht werden. Bei erythrodermischen Verlaufsformen muss zusätzlich ein kutanes T-Zell-Lymphom* ausgeschlossen werden.

E

Klinisches Bild

Die Erstmanifestation im Alter von 2–3 Monaten erfolgt häufig in Form von bräunlichen Krusten am Capillitium, dem **Milchschorf** [Abb. 1]. Weiterhin zeigen sich umschriebene Rötungen mit Papulovesikeln, die aufgrund des starken Juckreizes zerkratzt werden. Es kommt zu nässenden, z.T. mit Krusten bedeckten flächenhaften Hautveränderungen insbesondere im Gesicht und auf dem behaarten Kopf. Aufgrund von Schlafstörungen sind die Kinder oft weinerlich.

In der Kindheit finden sich unscharf begrenzte Rötungen und Papeln an den großen Gelenkbeugen. Häufig sieht man eine entzündliche Infiltration und die Neigung zu pruriginösen Papeln und Lichenifikation. Mit zunehmendem Alter ändert sich oft die Lokalisation. Das Gesicht, der Hals und der obere Rumpf sind zunehmend betroffen [Abb. 2, 3]. Häufig zeigen sich isolierte Hand- und Lidekzeme. In allen Altergruppen treten oft strichförmige Kratzeffloreszenzen auf.

Komplikationen

Ein besonderes Problem stellt die Neigung zu Sekundärinfektionen dar. Bei durch Staphylococcus* aureus ausgelöster Impetiginisation zeigen sich honiggelbe Krusten [Abb. 4], häufig Fieber und Lymphadenopathie. Aufgrund der gestörten Hautbarriere sind virale Infektionen häufig. Insbesondere das durch Herpes simplex-Viren ausgelöste Ekzema* herpeticatum [Abb. 5] stellt eine Indikation zur stationären Behandlung dar. Auch sonst gutartige Warzenerkrankungen wie Mollusca* contagiosa breiten sich oft über den ganzen Körper aus. Eher selten sind Augenveränderungen wie Katarakt*, Keratokonus* und nicht-allergische Keratokonjunktivitis*. Behandlungsinduzierte Komplikationen entstehen bei der dauerhaften Anwendung von Corticosteroiden. Neben der bekannten Cushing-Symptomatik bei systemischer Therapie ist die Hautatrophie bei langzeitigem topischem Steroidgebrauch zu erwähnen.

Allgemeine Therapieempfehlungen

Zu den allgemeinen Maßnahmen [Tab. 3] zählen eine Erhöhung der Luftfeuchtigkeit, Vermeiden von häufigen Bädern und Weglassen von alkalischen Seifen. Häufig besteht eine Wollunverträglichkeit. Die Kleidung sollte aus atmungsaktivem Material sein, um Wärmestaus zu vermeiden. Bei bekannten Allergien müssen die auslösenden Stoffe so weit wie möglich gemieden werden. Allgemein gültige Ernährungsempfehlungen gibt es nicht. Säuglinge sollten wenn möglich bis zum 6. Monat gestillt werden. Bei der Berufswahl sollten trockene Arbeitsplätze mit sauberer Luft und ohne hautbelastende Tätigkeiten gewählt werden. In Neurodermitisschulungen werden Verhaltensmaßnahmen und Strategien zur Juckreizbewältigung vermittelt. In Einzelfällen kann eine Psychotherapie wirksam sein. Die Klimatherapie ist häufig die

Tab. 2. Diagnostische Kriterien der atopischen Dermatitis

Hauptkriterien
• Pruritus
• typische Morphologie der Läsionen
• Lichenifikation an den Beugeseiten der Extremitäten bei Erwachsenen
• Befall von Gesicht und Streckseiten der Extremitäten bei Kleinkindern
• chronisch-rezidivierender Verlauf
• atopische Erkrankungen in der Anamnese oder Familienanamnese

Nebenkriterien
• trockene Haut [Xerosis]/Ichthyosis vulgaris/verstärkte Handlinienzeichnung
• Soforttypreaktion im Hauttest, erhöhte RAST-Werte
• erhöhte IgE-Spiegel im Serum
• Beginn in jungem Alter
• Neigung zu Hautinfektionen [insbesondere mit S. aureus und Herpes simplex]
• Neigung zu unspezifischer Dermatitis an Händen und Füßen
• Mamillenekzem
• Cheilitis
• rezidivierende Konjunktivitis
• Dennie-Morgan-Zeichen [infraorbitale Falte]
• Keratokonus
• anteriore subkapsuläre Katarakte
• dunkle Verfärbung periorbital
• Blässe/Erythem des Gesichts
• Pityriasis alba
• anteriore Halsfalten
• Juckreiz durch Schwitzen
• Nahrungsmittelallergien
• Beeinflussung des Krankheitsverlaufs durch psychische/umgebungsbedingte Faktoren
• Unverträglichkeit irritierender Substanzen
• follikuläre Keratosen [Keratosis pilaris]
• weißer Dermographismus
• Hertoghe-Zeichen
• Lidekzem

Tab. 3. Vorbeugemaßnahmen bei bekannter atopischer Diathese

• Säuglinge über 6 Monate voll stillen, erst anschließend zufüttern
• Abschaffen aller Pelz- und Haustiere
• zu Hause nicht rauchen
• Staubfänger aus den Wohn- und Schlafräumen entfernen
• Schlafzimmer kühl und sauber halten
• kein Teppichboden, glatte feucht aufwischbare Flächen
• waschbare Plüschtiere
• Räume von Schimmel sanieren
• keine Wollwäsche
• waschbares Bettmaterial, Entfernen von Federbetten
• häufiges Lüften und Reinigen der Matratzen

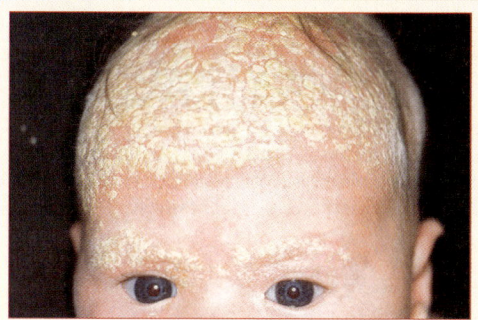

Abb. 1. Milchschorf

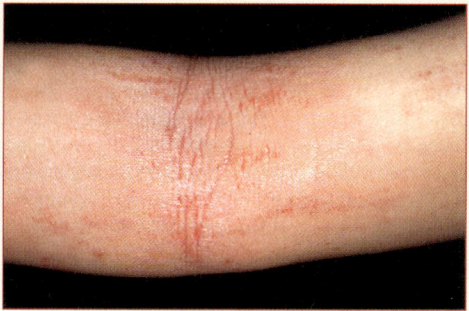

Abb. 2. Beugeekzem bei Neurodermitis

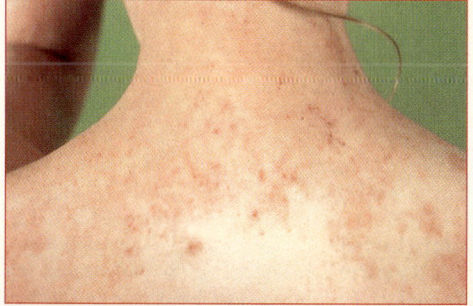

Abb. 3. Neurodermitis im Erwachsenenalter

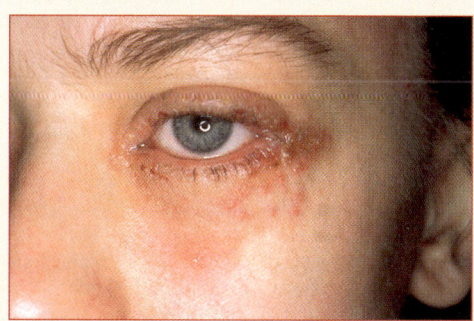

Abb. 4. Impetiginisation als Komplikation einer atopischen Dermatitis

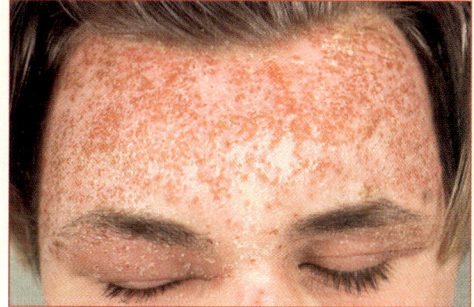

Abb. 5. Ekzema herpeticatum

wirksamste und nebenwirkungsärmste Maßnahme zur Besserung der Krankheitserscheinungen. In jedem Fall ist eine gute Arzt-Patienten-Beziehung wichtig zur Entwicklung der optimalen individuellen Behandlungsstrategie.

Externe Therapie
Patienten mit atopischem Ekzem leiden an einer ausgeprägten Hauttrockenheit besonders im Winter. Bei leichteren Formen der Neurodermitis ist eine externe pflegende Therapie in der Regel ausreichend. Zur Anwendung kommen hydrophile Salben, Cremes und Emulsionen, wobei individuell eine Grundlage ausgetestet werden sollte. Als Dusch- und Badezusätze haben sich rückfettende Öle [z.B. Balmandol®, Oleobal®] bewährt, bei Juckreiz mit Zusatz von Polidocanol* [z.B. Balneum Hermal Plus®]. Starke Juckreizkrisen können mit Kaliumpermanganat-Bädern [hellrosa Lösung] abgefangen werden. Glucocorticoide nehmen in der Behandlung akuter Entzündungsschübe weiterhin einen hohen Stellenwert ein. Hierbei sollten nicht-fluorierte Glucocorticoide bevorzugt werden [z.B. 0,1 % Mometasonfuroat*, 0,25 % Prednicarbat* oder 0,5–1 % Cortisol*].
Die Behandlung sollte der stadiengerechten Ekzemtherapie folgen. Bei stark nässenden Ekzemen haben sich Umschläge mit kaltem schwarzen Tee oder physiologische Kochsalzlösung über rückfettende Externa [fett-

E

feucht] bewährt. Die Anwendung von stark wirksamen Glucocorticoiden z.B. Mometasonfuroat* [z.B. Ecural Salbe oder Fettcreme®] sollte auf wenige Tage beschränkt werden. Bei beginnender Besserung kann auf schwächer wirksame Glucocorticoide wie z.B. Cortisol* [z.B. Hydrogalen Salbe oder Creme®] umgestellt werden. Diese kommen auch an besonders empfindlichen Arealen wie Gesicht und Intertrigines zum Einsatz. An den Handflächen und Fußsohlen kann eine Anwendung unter Okklusion sinnvoll sein. Persistierende Veränderungen, insbesondere lichenifizierte Areale, können mit Teerzubereitungen [z.B. Liquor carbonis detergens 5–10 % in ausgetesteter verträglicher Grundlage], die eine antientzündliche und juckreizstillende Wirkung haben, behandelt werden. Entscheidend zur Verhinderung von Rezidiven ist eine konsequente Körperpflege, deren Stellenwert dem Patienten vermittelt werden muss.

❗ Die Behandlung des atopischen Ekzems wurde durch Einführung der Calcineurininhibitoren Pimecrolimus* und Tacrolimus* revolutioniert.

Beide Substanzen eignen sich besonders zur Therapie von Problemzonen wie Gesicht und Augenlidern, da sie nicht zur Hautatrophie führen. Die Patienten geben häufig nach dem Auftragen ein Brennen und Wärmegefühl an, das nach wiederholter Applikation nachlässt.
Weiter Therapieoptionen sind die kombinierte UV-A/UV-B-Therapie bzw. die UV-A1-Kaltlichtbehandlung, die häufig zu einer Stabilisierung des Hautbildes bei reduzierter Steroidapplikation führen.

Interne Behandlung
Bei großflächigem Ekzem und akuten Schüben ist eine ergänzende interne Therapie mit 100–150 mg Prednisolonäquivalent [z.B. SoluDecortinH®] und Antihistaminika wie Dimetinden* [z.B. Fenistil® 0,1 ml/kg/d] indiziert. Meist ist eine rasche Reduktion des Steroids [75–50–25–15 mg, dann in 5er Schritten jeden 2. Tag] möglich. Bei ausgeprägtem, durch externe Maßnahmen nicht zu kontrollierendem Juckreiz stehen Antihistaminika wie z.B. Desloratadin* [z.B. Aerius®] oder Cetirizin* [z.B. Zyrtec®] zur Verfügung. Die Wirksamkeit von Gammalinolen oder Nachtkerzenöl, die den Lipidgehalt der Epidermis beeinflussen, ist derzeit wissenschaftlich noch nicht belegt.
Die Behandlung schwerer therapierefraktärer Fälle sollte spezialisierten Zentren vorbehalten sein. Zum Einsatz kommen im Rahmen eines individuellen Behandlungskonzeptes Immunsuppressiva wie Ciclosporin* A, Tacrolimus* und Azathioprin* sowie extrakorporale Photopherese.

Ausblick
Das atopische Ekzem ist eine der häufigsten Hauterkrankungen mit einer Lebensprävalenz von bis zu 20 % und einer deutlichen Zunahme in den letzten Jahren. Auf der Suche nach neuen Therapiemöglichkeiten ist die Anwendung von topischen Immunmodulatoren am erfolgversprechendsten. Zurzeit sind in Deutschland Tacrolimus* [z.B. Protopic®] und Pimecrolimus* [z.B. Elidel®] zur Behandlung der Neurodermitis zugelassen. Sie führen im Gegensatz zu den Corticosteroiden nicht zur Hautatrophie und scheinen zur Langzeitanwendung geeignet zu sein. In aktuellen Studien wird die Wirksamkeit von Leukotrieninhibitoren und Interferon-γ getestet.

Quellenhinweise
Abb. 1: Altmeyer/Bacharach-Buhles: Springer Enzyklopädie Dermatologie, Allergologie, Umweltmedizin, Springer Verlag 2002

Elektrokardiogramm

Syn.: Herzstromkurve   *Abk.*: EKG

K.M. Heinroth, K. Werdan

E

Definition
Apparative Aufzeichnung der elektrischen Aktivität des Herzens.

Historie
Die Einführung des EKG in die klinische Medizin sowie die heute noch übliche Nomenklatur gehen auf den niederländischen Physiologen Einthoven [1860–1927] zurück, der 1906 das erste Elektrokardiogramm am Menschen registrierte. Nehb führte 1938 die bipolaren Thoraxableitungen ein. Durch Goldberger wurden 1942 die Extremitätenableitungen um die unipolaren augmentierten Ableitungen ergänzt, und Ende der 40er Jahre kamen die von Wilson abgeleiteten unipolaren Brustwandableitungen hinzu. Seitdem etablierte sich das EKG zu einer differenzierten Standardmethode in der Kardiologie.

Entstehung des EKG
Die an der Körperoberfläche ableitbaren Potenzialveränderungen stellen ein zeit- und ortsabhängiges Summen-potenzial der elektrischen Herzaktion dar. Dieses Summenpotenzial ergibt sich aus einer Vielzahl von durch eine Erregung der Herzmuskelzellen auftretenden Aktionspotenzialen mit aufgrund des anatomischen Aufbaus und der elektrophysiologischen Eigenschaften des Herzens bestimmtem zeitlichen und räumlichen Ablauf.

Ableitungen

Oberflächen-EKG
Ein **Standard-EKG umfasst üblicherweise 12 Ableitungen**:
- 3 bipolare Extremitätenableitungen nach Einthoven,
- 3 unipolare Extremitätenableitungen nach Goldberger und
- 6 bipolare Brustwandableitungen nach Wilson.

Dabei erfassen die Extremitätenableitungen elektrische Vektoren in der Frontalebene und die Brustwandableitungen elektrische Vektoren in der Horizontalebene. Für spezielle Fragestellungen können zusätzlich erweiterte bipolare Brustwandableitungen nach Wilson sowie die 3 Brustwandableitungen nach Nehb registriert werden. **Bipolare Standardableitungen nach Einthoven** [Abb. 1]. Die bipolaren Ableitungen nach Einthoven erfassen jeweils die Spannungsunterschiede zwischen zwei Extremitäten. Diese Ableitungsstellen entsprechen den Eck-

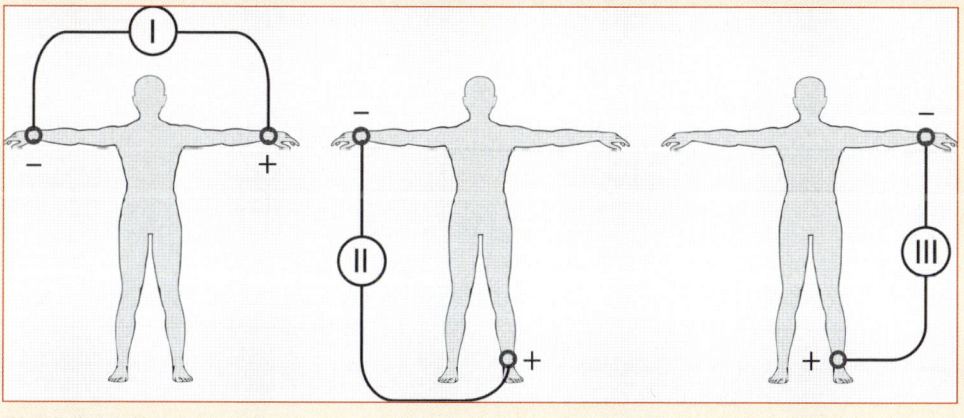

Abb. 1. Einthoven-Ableitungen

317

E

punkten eines in der Frontalebene gelegenen gleichseitigen Dreiecks – dem **Einthoven-Dreieck**. Die Anlage der Elektroden erfolgt proximal der Handgelenke respektive der Knöchel mit standardisierter Elektrodenkennzeichnung:

- rechter Arm – rot
- linker Arm – gelb
- linkes Bein – grün
- rechtes Bein – schwarz [Erdung]

Daraus ergeben sich durch entsprechende Verschaltung:

- **Ableitung I:**   rechter Arm   (–)   ➜   linker Arm   (+)
- **Ableitung II:**   rechter Arm   (–)   ➜   linkes Bein   (+)
- **Ableitung III:**   linker Arm   (–)   ➜   linkes Bein   (+)

Unipolare Extremitätenableitungen nach Goldberger. Bei identischer Elektrodenposition wie bei den Einthoven-Ableitungen werden die unipolaren Ableitungen nach Goldberger durch Ableitung jeder einzelnen Extremität mit einer differenten Elektrode gegen eine indifferente Elektrode erhalten. Die indifferente Elektrode wird durch Zusammenschluss der beiden nicht exponierten Extremitäten gebildet, die differente Elektrode ist durch Widerstände von der indifferenten Elektrode abgeschaltet. Die so erhaltenen unipolaren Ableitungen projizieren sich in ihrer Achse vom Mittelpunkt des *Einthoven-Dreiecks* in die jeweiligen Ecken dieses Dreiecks. Die Goldberger-Ableitungen werden als vergrößerte [*augmented*] unipolare Extremitätenableitungen wie folgt benannt:

- **aVR** [rechter Arm]
- **aVL** [linker Arm] und
- **aVF** [linker Fuß].

Cabrera-Kreis

Aus den bi- und unipolaren Extremitätenableitungen ergeben sich ausschließlich in der Frontalebene liegende Ableitungsachsen, die im Cabrera-Kreis zusammengefasst werden.

Unipolare Brustwandableitungen nach Wilson. Die unipolaren Brustwandableitungen stellen elektrische Potenzialänderungen in der Horizontalebene dar. Dabei wird jeweils eine differente Brustwandelektrode gegen eine indifferente Elektrode [Zusammenschluss der drei Extremitätenableitungen über Widerstände] abgeleitet. Die Elektroden werden auf der Brustwand wie folgt angelegt:

- V1:   4. ICR rechts parasternal
- V2:   4. ICR links parasternal
- V3:   in einer gedachten Linie zwischen V2 und V4 [Höhe 5. Rippe]
- V4:   5. ICR in der Medioclavicularlinie [MCL] links
- V5:   von V4 ausgehend horizontal nach links dorsal in der vorderen Axillarlinie
- V6:   von V4, V5 weiter horizontal nach dorsal in der mittleren Axillarlinie.

Zusätzlich zu diesen Standardableitungen gibt es erweiterte Wilson-Ableitungen links- [V7–V9] und rechtspräkordial [V3R–V5 R].

Normales EKG

Oberflächen-EKG

Im Oberflächen-EKG lassen sich ein

- Vorhofteil [Elektroatriogramm = Erregungsausbreitung und -rückbildung in den Vorhöfen],
- die atrioventrikuläre Überleitung [PQ-Intervall] und
- ein Kammerteil [Elektroventrikulogramm = Erregungsausbreitung und -rückbildung in den Kammern] differenzieren [Abb. 2].

Nach Einthoven werden die dabei registrierten Zacken mit den Buchstaben P für die Vorhoferregung, QRS für die Kammererregung sowie T und U für die Kammerrepolarisation bezeichnet.

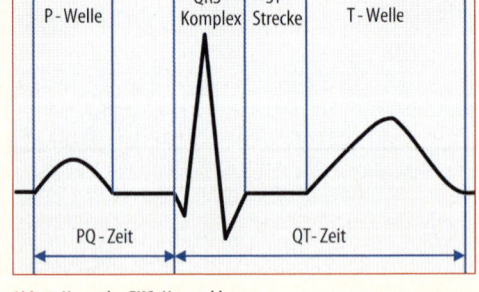

Abb. 2. Normales EKG: Nomenklatur

E

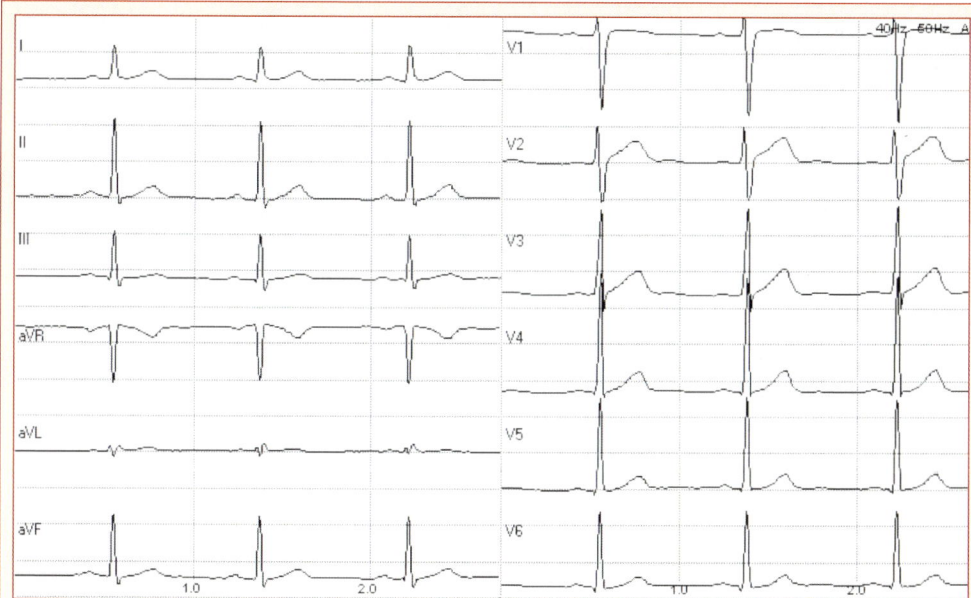

Abb. 3. Unauffälliges EKG

Elektroatriogramm: Die **P-Welle** entsteht durch die Depolarisation der beiden Vorhöfe mit Beginn der Erregungsausbreitung am Sinusknoten: der Anfangsteil der P-Welle durch Erregung des rechten Vorhofs, der zweite Anteil durch Erregung des linken Vorhofs. Die normale Dauer der P-Welle beträgt bis 0,10 s bei einer Amplitude von 0,1–0,25 mV. Die P-Welle ist gewöhnlich in allen Ableitungen positiv außer in III, V1 und den rechtspräkordialen Ableitungen. Die Repolarisation der Vorhöfe ist normalerweise im Oberflächen-EKG nicht erkennbar, da sie vom höheramplitudigen QRS-Komplex überdeckt wird.

Atrioventrikuläre Überleitung: Das **PQ-Intervall** wird von Beginn der P-Welle bis zum Beginn des QRS-Komplexes gemessen. Die normale PQ-Zeit beträgt frequenzabhängig 0,12–0,20 ms.

Elektroventrikulogramm: Der **QRS-Komplex** charakterisiert die Depolarisation der Kammern und kann auch beim Gesunden je nach Ableitung verschiedene Variationen zeigen. Große Amplituden werden mit Großbuchstaben [Q, R, S], kleine Amplituden mit Kleinbuchstaben [q, r, s] bezeichnet.
- Eine normale **Q-Zacke** in den Extremitätenableitungen hat nicht mehr als ¼ der Amplitude der folgenden R-Zacke und dauert nicht länger als 0,03 s [in aVL gelegentlich bis 0,04 s].
- Die **R-Zacke** entspricht dem elektrischen Hauptvektor [s.u. Lagetyp]. Präkordial nimmt sie von V1–V5 in der Größe zu, bei V6 wieder ab, wobei große interindividuelle Unterschiede bestehen. Das Verhältnis von R-Zacke zu S-Zacke wird in den präkordialen Ableitungen als R/S-Quotient angegeben. Dieser nimmt von V1 [< 1] bis V5 zu, wobei der Wert 1 bei V2–V4 überschritten wird [Übergangs- oder Transitionszone].
- Die **S-Zacke** entsteht durch die terminale Depolarisation der Ventrikel mit meist posteriorem und gering cranialem Vektor. So finden sich tiefe S-Zacken [bis 2,0 mV] in V1–V3 sowie kleine S-Zacken in I, aVL und V6. Gelegentlich auftretende Knotungen oder Kerbungen im Bereich der Übergangszone sind bei normaler QRS-Dauer meist ohne pathologischen Wert.
- Die **Dauer eines normalen QRS-Komplexes** ohne intraventrikuläre Leitungsstörung beträgt 0,08 s; Werte über 0,10 s sind pathologisch und Ausdruck einer intraventrikulären Erregungsausbreitungsstörung, zu deren Charakterisierung der obere Umschlagpunkt [OUP] herangezogen werden kann.
- Je nach Lagetyp variiert die **Amplitude des QRS-Komplexes** in den Extremitätenableitungen. Die Summen aus S in V1 und R in V5 oder V6 bzw. R in V1 und S in V5 liegen normalerweise < 3,5 mV respektive < 1,05 mV [**Sokolow-Lyon-Indices**].

Die **ST-Strecke** repräsentiert den Zustand der vollständigen Kammerdepolarisation und verläuft in den Extremitäten- sowie den linkspräkordialen Ableitungen isoelektrisch, wohingegen rechtspräkordial meist eine leichte

E

konvexbogige Anhebung gefunden wird. Horizontale oder konvexbogig aus der R-Zacke hervorgehende **ST-Hebungen** sowie horizontale oder deszendierende **ST-Senkungen** > 0,1 mV sind als pathologisch zu werten.

Die **T-Welle** entsteht durch die Repolarisation der Ventrikel, ihre Dauer geht in die Bewertung der QT-Dauer ein. Der Vektor der T-Welle ist außer in Ableitung III konkordant zum Vektor des QRS-Komplexes. Die Amplitude der T-Welle sollte 1/8 bis 2/3 der R-Zacke betragen.

Die **QT-Dauer** charakterisiert die elektrische Kammersystole und wird vom Beginn der Kammerdepolarisation [Beginn der Q-Zacke] bis zum Ende der Kammerrepolarisation [Ende der T-Welle] gemessen. Die QT-Dauer ist frequenzabhängig, sodass neben der absoluten QT-Dauer eine relative QT-Zeit [anhand eines Nomogramms ermittelt, Normwert: 80–120 %] oder eine korrigierte QT-Zeit [QTc, berechnet nach der **Bazett-Formel**] angegeben wird:

$$QTc = \frac{\text{unkorr.QT (s)}}{\sqrt{\text{RR (s)}}}$$

Die **QT-Dispersion** kennzeichnet die Differenz zwischen der kürzesten und der längsten im Oberflächen-EKG messbaren QT-Zeit.
Nicht obligat kann der T-Welle eine flach abgerundete Erhebung – die **U-Welle** – folgen, wobei die Abgrenzung zur T-Welle mitunter schwierig ist.

Lagetypen
Der Lagetyp ergibt sich aus der Richtung des Hauptvektors der Kammerdepolarisation, im Wesentlichen in der *Frontalebene* [s.a. Cabrera-Kreis]. Die Bestimmung des Lagetyps erfolgt durch Beurteilung dieses Hauptvektors in den Extremitätenableitungen. Die Lagetypen sind nach Winkelgraden α eingeteilt und wie folgt definiert:
- Überdrehter Linkstyp   α > –30°
- Linkstyp   α = –30° bis +30° [anhand der Goldberger-Ableitungen weitere Differenzierung in Semihorizontaltyp und Horizontaltyp möglich]
- Indifferenztyp   α = +30° bis +60°
- Steiltyp   α = +60° bis +90°
- Rechtstyp   α = +90° bis +120°
- Überdrehter Rechtstyp α > +120°

Liegt der Hauptvektor durch Rotation des Herzens nach anterior in der *Horizontalebene*, also senkrecht zur Frontalebene, wird von einem **Sagittaltyp** gesprochen. In den Extremitätenableitungen finden sich nur geringe QRS-Amplituden, meist liegt hier ein SIQIII-Typ oder SISIISIII-Typ vor, wobei die maximale QRS-Amplitude in den nach anterior oder posterior gerichteten Brustwandableitungen gefunden wird.

Besonderheiten des EKG beim Kind
Kinder haben eine erhöhte Herzfrequenz [130–140 /min im 1. Lebensjahr, ca. 100/min im 6. Lebensjahr] mit Verkürzung aller Zeitintervalle. Unter dem Einfluss neurovegetativer Schwankungen können beim kindlichen EKG gekerbte rSr-Komplexe in V1 [angedeuteter Rechtsschenkelblock], ST-Strecken-Senkungen, T-Abflachungen oder Erregungsbildungsstörungen [z.B. in Form akzelerierter junktionaler Rhythmen] auftreten, sodass ein pathologisches EKG bei einem Kind nur mit großer Zurückhaltung diagnostiziert werden sollte.

EKG-Auswertung
Bei der Auswertung eines EKG [Standard: 50 mm/s] sollten beurteilt werden:
- **Lagetyp**: physiologisch bei Erwachsenen sind Rechtstyp, Steiltyp, Indifferenztyp und Linkstyp; akute Lagetypwechsel
- **Rhythmus** [Sinusrhythmus, Vorhofflimmern, -flattern, Ersatzrhythmus, Parasystolie, Herzschrittmacher]
- **Frequenz** [normofrequent 60–100/min, Tachykardie, Bradykardie]
- **Zeitintervalle** [P, PQ, QRS, QT]
- Vorhof – **P-Welle**: Amplitude [≤ 0,25 mV], Breite [≤ 0,10 s], mono- oder biphasisch, positiv oder negativ
- AV-Überleitung – **PQ-Zeit**: Verkürzung [< 0,12 s], Verlängerung [> 0,20 s], AV-Synchronizität, Überleitungsverhältnis, Präexzitation [delta-Welle]
- Ventrikel – **QRS-Komplex**
- **Erregungsausbreitung**: QRS-Morphologie, QRS-Amplitude, QRS-Breite [≤ 0,11 s], OUP, Transitionspunkt

- **Erregungspersistenz**: ST-Strecke isoelektrisch, Hebung/Senkung
- **Erregungsrückbildung**: T-Welle dis-/konkordant, überhöht, abgeflacht, terminal/präterminal negativ, U-Welle
- **Kammererregungsdauer**: QTc-Zeit
- **Rhythmusstörungen**

Pathologisches EKG

Störungen des Vorhofteils

Die P-Welle kann überhöht und/oder verbreitert sein und damit Hinweise auf eine Vergrößerung eines oder beider Vorhöfe geben [**P-pulmonale, P-mitrale**]. Bei Vorhofflimmern ist keine P-Welle erkennbar, ebenso bei junktionalem Rhythmus oder Sinusarrest.

Störungen der AV-Überleitung: AV-Block

Störungen der AV-Überleitung werden eingeteilt in:
- AV-Block I. Grades: Leitungsverzögerung mit PQ-Zeit > 200 ms
- AV-Block II. Grades Typ Wenckebach: Zunahme der PQ-Zeit von Schlag zu Schlag bis zum Aussetzen der AV-Überleitung, anschließend erneute Überleitung mit PQ-Zeit-Verlängerung von Schlag zu Schlag
- AV-Block II. Grades Typ Mobitz: 2:1 oder 3:1 oder höhergradiges fixes Überleitungsverhältnis
- AV-Block III. Grades

Störungen des Kammerteils

Hypertrophie-EKG. Eine Hypertrophie eines oder beider Ventrikel führt zu typischen EKG-Veränderungen: Änderung des Lagetyps, Vergrößerung der QRS-Voltage durch Zunahme der Ventrikelmasse und Verringerung des Abstandes zwischen Ventrikel und Thoraxwand, Erregungsausbreitungsstörungen und Erregungsrückbildungsstörungen. Aussagekräftigste Veränderung für die EKG-Diagnose Hypertrophie ist die Amplitudenzunahme der R- und S-Zacken.
- **Linksventrikuläre Hypertrophie**: Linkstyp oder überdrehter Linkstyp, SV1 + RV5,V6 ≥ 3,5 mV [Sokolow-Lyon-Index]
- **Rechtsventrikuläre Hypertrophie**: Rechtstyp, überdrehter Rechtstyp, Sagittaltyp; RV1 + SV5 ≥ 1,05 mV [Sokolow-Lyon-Index].
- **Biventrikuläre Hypertrophie**: Bei der biventrikulären Hypertrophie können sich die nach rechts bzw. links orientierten Potenziale gegenseitig aufheben. In der Regel überwiegen jedoch die EKG-Kriterien des muskelstarken linken Ventrikels; seltener sind sowohl Zeichen der links- wie auch der rechtsventrikulären Hypertrophie vorhanden.

EKG bei intraventrikulärer Erregungsausbreitungsstörung [Schenkelblock]. Entsprechend der Aufzweigung des ventrikulären Erregungsleitungssystems in einen rechten sowie einen linksanterioren und linksposterioren Schenkel entstehen im EKG bei Leitungsverzögerung oder Leitungsblockade in einer oder mehreren Leitungsbahnen typische Blockbilder. Der Begriff Block ist insofern nicht ganz korrekt, als dass im Oberflächen-EKG nicht zwischen einer Leitungsverzögerung und einem völligen Leitungsblock unterschieden werden kann.

Beim **Rechtsschenkelblock** liegt eine Leitungsverzögerung oder -blockierung des rechten Tawara-Schenkels vor. Kriterien des **kompletten** [vollständigen] **Rechtsschenkelblockes** sind:
- QRS-Dauer ≥ 0,12 s;
- V1 [V2]: QRS-Komplex M-förmig aufgesplittet [rsr´, rsR´, rSR´], OUP > 0,05 s;
- I, aVL, [V5], V6: breites plumpes S.

Das isolierte Vorliegen eines Rechtsschenkelblockes hat prognostisch keine Relevanz. Bei gleichzeitigem Vorliegen einer kardialen Grunderkrankung [koronare Herzkrankheit, Cor pulmonale] wird die Prognose durch diese bestimmt.

Ein **inkompletter Rechtsschenkelblock** wird im Allgemeinen bei einer QRS-Dauer von ≤ 0,11 s und einer M-förmigen Aufsplitterung des QRS in V1 [oder in V2] mit Verspätung des OUP diagnostiziert.

Ein **Linksschenkelblock** ist eine in der Regel schwere Störung der intraventrikulären Erregungsausbreitung, die durch eine deutliche Leitungsverzögerung oder Unterbrechung des linken Tawara-Schenkels verursacht ist. Kriterien des **kompletten** [vollständigen] **Linksschenkelblockes** sind:
- QRS-Dauer ≥ 0,12 s
- V5, V6, I, aVL: breite, geknotete, träge R-Zacke [„abgebrochener Zuckerhut"] und ST-Senkung mit negativem T
- V5, V6: OUP > 0,055 s

E

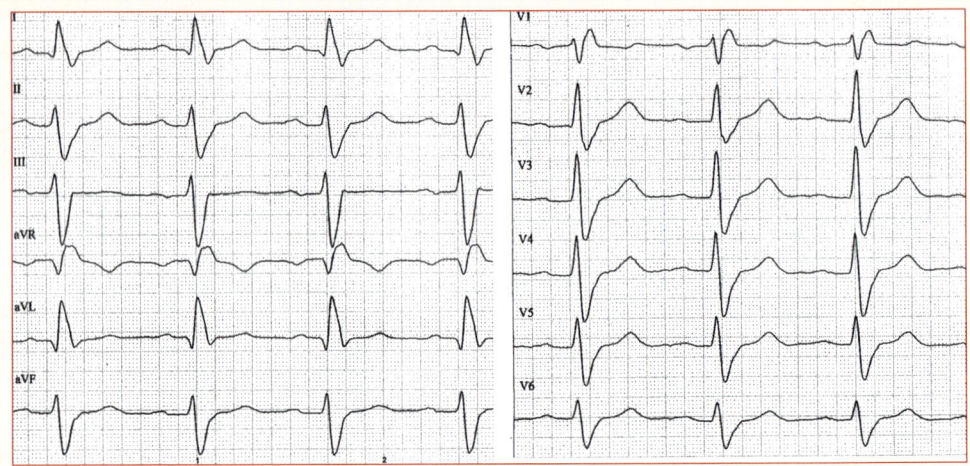

Abb. 4. EKG mit Rechtsschenkelblock

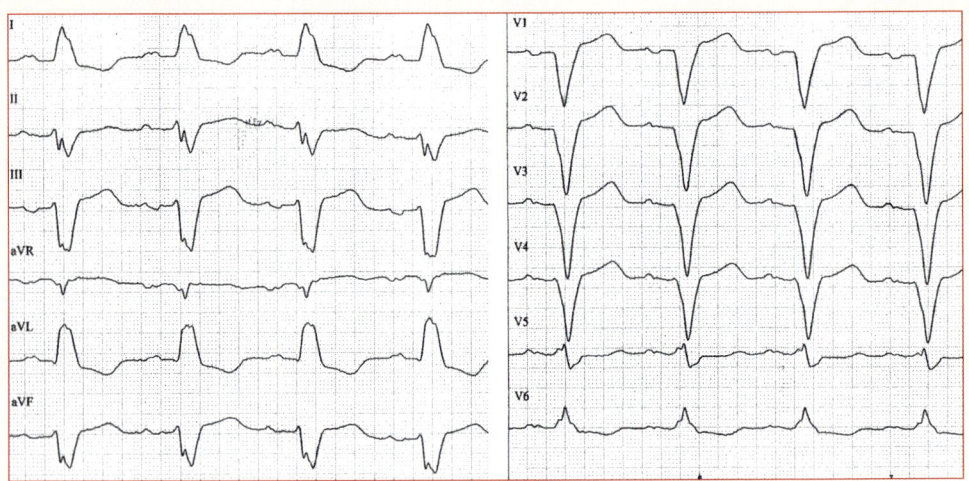

Abb. 5. EKG mit Linksschenkelblock

- V1, V2, III, aVF: breites tiefes S.

Das Vorliegen eines kompletten Linksschenkelblockes weist nahezu immer auf eine kardiale Erkrankung hin und ist deshalb als prognostisch ungünstiger als ein RSB zu bewerten.

Die Definition des **inkompletten Linksschenkelblocks** ist nicht einheitlich. Meist wird darunter eine QRS-Dauer von 0,10 bis 0,11 s mit Verspätung des OUP in V5/V6 sowie Verbreiterung und Knotung der R-Zacke in I, aVL, V5 und V6 ohne septales Q in diesen Ableitungen verstanden.
Der linke Schenkel besteht zumindest funktionell aus einem anterioren und einem posterioren Schenkel. Eine isolierte Leitungsverzögerung oder -blockierung nur eines dieser Schenkel wird als **linksanteriorer Hemiblock** [LAH] bzw. **linksposteriorer Hemiblock** [LPH] bezeichnet.

Mehrfache Blockierungen: Bei einem **bifaszikulären Block** sind zwei Tawara-Schenkel betroffen: linksanteriorer und linksposteriorer Hemiblock [LAH + LPH], linksanteriorer Hemiblock und Rechtsschenkelblock [LAH + RSB] bzw. linksposteriorer Hemiblock und Rechtsschenkelblock [LPH + RSB].
Ein **trifaszikulärer Block** liegt vor, wenn alle drei Schenkel gleichzeitig betroffen sind; es resultiert funktionell ein AV-Block III. Grades.

EKG bei ST-Strecken-Hebungs-Myokardinfarkt [STEMI]

Ein akuter Myokardinfarkt kann im EKG anhand typischer Veränderungen von QRS-Komplex, ST-Strecke und T-Welle erkannt werden [Abb. 6 und 7] und erlaubt in Verbindung mit entsprechender Klinik die Diagnosestellung. Dabei lassen sich anhand des EKG mehrere Infarktstadien abgrenzen, in zeitlicher Abfolge durch ein „Erstickungs-T", gefolgt von einer ST-Elevation, Entwicklung eines koronaren [terminal negativen] T und Verbleib eines Pardee-Q [*Nekrosevektor*] gekennzeichnet.

EKG bei Elektrolytveränderungen

Typische EKG-Veränderungen finden sich bei Störungen des Kalium- und Kalziumhaushaltes:

- **Hypokaliämie:** T-Abflachung, ST-Senkung, verstärkte U-Welle mit TU-Verschmelzungswellen; die QT-Zeit wird nicht alteriert. Bei ausgeprägter Hypokaliämie können vermehrt supraventrikuläre und ventrikuläre Extrasystolen [auch Kammertachykardien und Kammerflimmern] auftreten
- **Hyperkaliämie:** spitz-hohe, schmalbasige T-Wellen [„zeltförmiges" T]; Abflachung der P-Welle, PQ-Zeit-Verlängerungen [AV-Block I°] und QRS-Komplex-Verbreiterungen bis hin zu junktionalen oder bizarr konfigurierten ventrikulären Ersatzrhythmen
- **Hypokalzämie:** Verlängerung der QT-Dauer durch Verlängerung der Plateaudauer des Aktionspotenzials
- **Hyperkalzämie:** Verkürzung der QT-Dauer, supraventrikuläre und ventrikuläre Ektopien.

EKG bei Perikardveränderungen

Bei **akuter Perikarditis** findet man ST-Hebungen in allen Ableitungen außer in aVR als Ausdruck einer Außenschichtschädigung, nicht selten kommt es zu einer T-Abflachung oder T-Negativierung, die insbesondere bei chronischem Verlauf mit einer **konstriktiven Perikarditis** persistieren kann.

Ein größerer **Perikarderguss** führt häufig zu einer peripheren und zentralen **Niedervoltage**.

Spezielle EKG-Verfahren

Ösophagus-EKG

Durch Einführen einer Elektrodensonde in den Ösophagus [meist transnasal] können aufgrund der topographischen Nähe große Vorhofpotenziale abgeleitet werden. Dabei wird die Sonde zunächst bis in den Magen vorgeschoben und unter EKG-Kontrolle zurückgezogen, bis adäquate atriale Potenziale abgeleitet werden können [ca. 40 cm ab Zahnreihe]. Anwendung findet das Ösophagus-EKG zur Differenzialdiagnose von supraventrikulären Rhythmusstörungen.

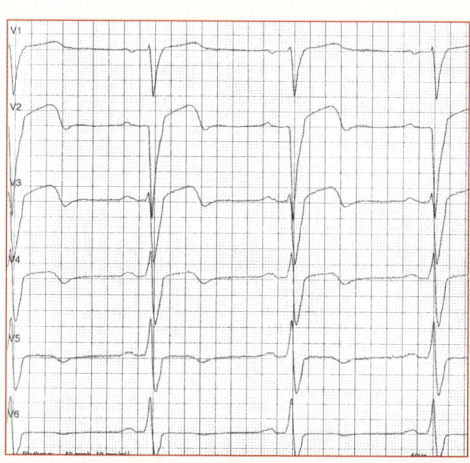

Abb. 6. Brustwand-Ableitung bei akutem Vorderwandinfarkt: ST-Elevation V_1-V_4

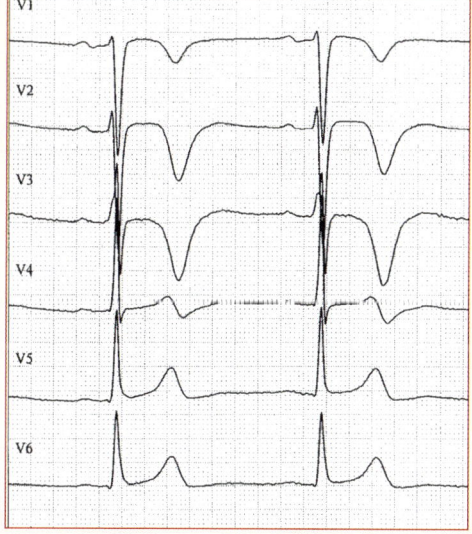

Abb. 7. Brustwand-Ableitung nach Reperfusion mit terminaler T-Negativierung V_1-V_4

Spätpotenzial-EKG

Spätpotenziale sind hochfrequente, niederamplitudige Signale am Ende des QRS-Komplexes, die ihren Ursprung in Regionen geschädigten Ventrikelmyokards mit verlangsamter Leitung haben. Da deren Amplitude im Oberflächen-EKG sehr gering ist, können Spätpotenziale nur bei hoher Verstärkung und mit speziellen Verfahren zur Rauschunterdrückung abgeleitet werden. Dies erfolgt durch eine Signalmittelungstechnik [**signal-averaged electrocardiography**, SAECG] in der Zeitdarstellung oder durch Frequenzanalyse mittels schneller Fourier-Transformation [**Fast-Fourier-Transformation**, FFT].

Belastungs-EKG [Ergometrie]

Durch eine kontinuierliche EKG-Aufzeichnung während körperlicher Belastung [Fahrradergometer, Laufband] können kardiale Durchblutungsstörungen, belastungsassoziierte Herzrhythmusstörungen sowie anhand der gleichzeitigen obligaten Blutdruckmessung hyper- oder hypotone Kreislaufregulationsstörungen erfasst werden.

Langzeitspeicher-EKG [Holter-Monitoring]

Die Aufzeichnung des Langzeit-EKG erfolgt kontinuierlich mit tragbaren Festspeicherrekordern. Trotz verfügbarer leistungsfähiger Computer-Analysesysteme erfordert die Auswertung von Langzeit-EKG einen erfahrenen Untersucher.

Durch Anlage von 5 thorakalen Elektroden werden zwei zueinander orthogonale EKG-Ableitungen aufgezeichnet. Meist werden eine linkspräkordiale Ableitung CM5 [2. ICR rechts parasternal zu 5. ICR links medioklavicular] sowie eine modifizierte Ableitung II [2. ICR links subclaviculär zum Xiphoid] registriert.

Entscheidend für eine Zuordnung möglicher Herzrhythmusstörungen oder ST-Streckenveränderungen zu einer entsprechenden Symptomatik ist weiterhin die exakte Führung eines Protokolls durch den Patienten mit Angabe von jeweiliger Tätigkeit, subjektivem Befinden, aufgetretener Symptomatik und eingenommener Medikation.

Auswertung. Nach Auslesen des Speichermediums erfolgt eine Computeranalyse mit vorläufiger Klassifizierung pathologischer Befunde, die durch einen erfahrenen Auswerter validiert und gegebenenfalls korrigiert werden muss. Die Befundung unter Bezug auf das Patientenprotokoll beinhaltet im Wesentlichen folgende Gesichtspunkte:

- Herzfrequenzverhalten [minimale, maximale, mittlere Herzfrequenz], Beurteilung der circadianen Rhythmik
- Grundrhythmus, abweichende [intermittierende] Rhythmen
- Art, Häufigkeit, Ausmaß von Erregungsbildungs-, Erregungsleitungs- und Erregungsrückbildungsstörungen
- optional Analyse der Herzfrequenzvariabilität und der QT-Variabilität.

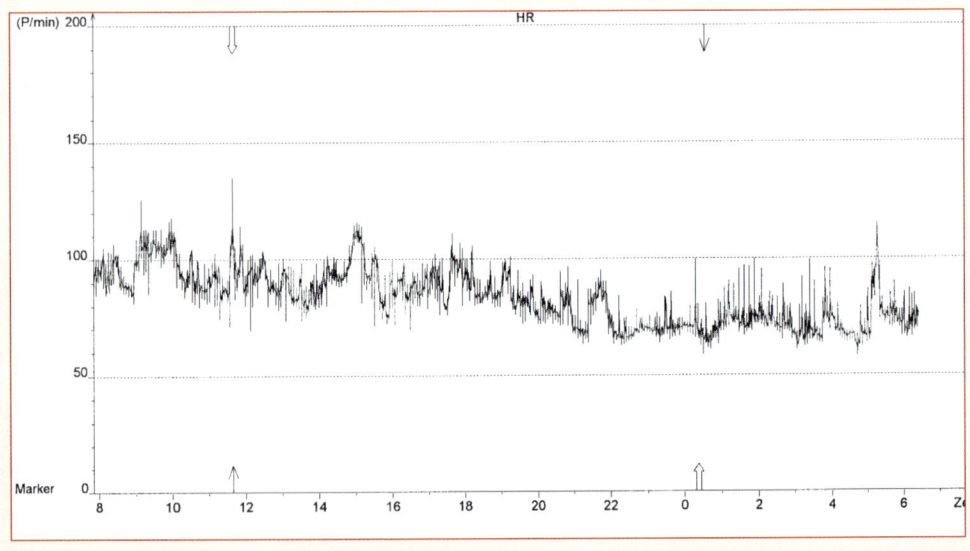

Abb. 8. 24-h-Frequenzprofil mit regelrechter Tag-Nacht-Rhythmik

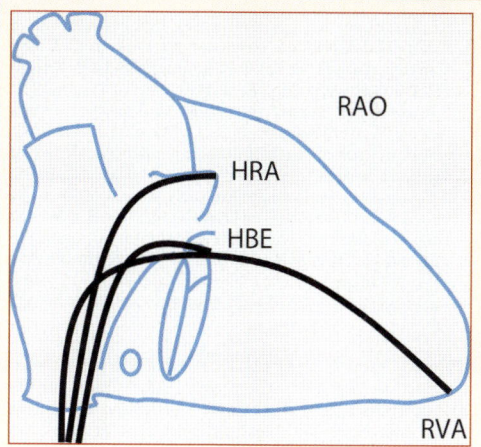

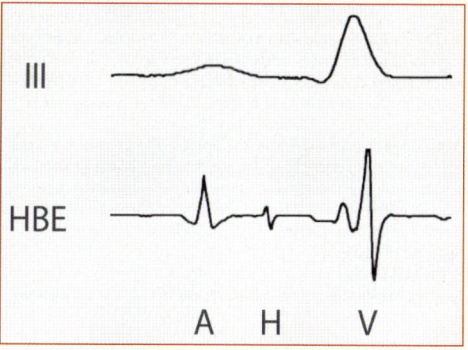

E

Abb. 9. Elektrodenpositionen für eine intrakardiale Standardablei-
tung

Abb. 10. Intrakardiales EKG

Intrakardiales EKG

Für die Ableitung des intrakardialen EKG werden transvenös mehrere spezielle Elektrodenkatheter im Herzen platziert.

Das intrakardiale EKG [abgeleitet über einen Katheter im hohen rechten Vorhof = HRA, einen Katheter am His-Bündel = HBE und einen Katheter im rechtsventrikulären Apex = RVA] zeigt mit Beginn der P-Welle im Oberflächen-EKG ein A'-Potenzial in HRA [früheste atriale Erregung am Sinusknoten] sowie mit geringer Verspätung ein A-Potenzial in HBE [entsprechend der Erregung des basalen rechten Vorhofs]. Mit Beginn des QRS-Komplexes im Oberflächen-EKG stellt sich im intrakardialen EKG in HBE und RVA ein V-Potenzial dar [entsprechend der Erregung des basalen sowie apikalen rechten Ventrikels]. Zwischen dem A- und dem V-Potenzial lässt sich im HBE eine weitere bi- oder triphasische Deflektion abgrenzen: Sie entspricht dem His-Bündel-Potenzial [Abb. 10].

Klinische Bedeutung des EKG

Das EKG stellt heute ein Standardverfahren in der Kardiologie dar. Wesentliche Anwendungsgebiete stellen die Diagnostik und Therapiekontrolle bei koronarer Herzerkrankung [ST-Strecken-Analyse] mit besonderer Bedeutung in der Erfassung des akuten Myokardinfarktes, die Erfassung von Überleitungsstörungen und Herzrhythmusstörungen sowie von Kammerhypertrophien und die Kontrolle von Herzschrittmachern dar. Neben der Beurteilung von Ischämiezeichen [ST-Strecken-Analyse] und Herzrhythmusstörungen kann im Langzeit-EKG anhand der Herzfrequenzvariabilität auch die kardiale autonome Funktion beurteilt werden.

Unter Berücksichtigung der Klinik steht mit dem EKG ein einfaches, unkompliziertes und den Patienten kaum belastendes Untersuchungsverfahren mit hoher Aussagekraft zur Verfügung. Für spezielle Fragestellungen kann anhand des EKG die Indikation zur weiteren Diagnostik gestellt werden [Herzkatheteruntersuchung zur Beurteilung des Koronarstatus, Echokardiografie zur Beurteilung von Hypertrophiezeichen, elektrophysiologische Untersuchung zur invasiven Abklärung von Herzrhythmusstörungen].

Quellenhinweise

Abb. 1–10: Reuter: Springer Lexikon Medizin, Springer Verlag 2004

Bewegung der großen Gefäße bei der Röntgendurchleuchtung; die Pulsation des Herzens verursacht Helligkeitsunterschiede auf dem Bildschirm, die von Photozellen in Stromschwankungen umgewandelt werden; wird heute nur noch selten eingesetzt, da Ultraschallverfahren [z.B. Echokardiografie] einfacher sind und keine Strahlenbelastung mit sich bringen

Elek|tro|la|rynx *m*: *Syn: elekronische Sprechhilfe*; kleiner, batteriebetriebener Tongenerator, der auf die Haut über dem Mundboden oder Hals aufgesetzt wird; die von ihm ausgehenden Schwingungen breiten sich in die Weichteile fort und werden durch die Luft in Rachen, Nase und Mund in eine monotone Sprache umgesetzt

Elek|tro|lyt|haus|halt *m*: Gesamtheit des Stoffwechsels der im Körper vorhandenen Elektrolyte; da Elektrolyte ungebunden nur in gelöster Form vorkommen können, sind Elektrolythaushalt und Wasserhaushalt direkt miteinander verbunden; die wichtigsten anorganischen Elektrolyte des Körpers sind Na^+, K^+, Ca^{2+}, Mg^{2+}, Cl^-, HCO_3^-, SO_4^{2-} und Phosphationen; Proteinanionen spielen eine wichtige Rolle bei der Konstanthaltung von Blut-pH und kolloidosmotischem Druck des Blutplasmas; innerhalb der Zellen sind K^+ und Phosphationen am häufigsten, im Extrazellularraum überwiegen Na^+ und Cl^-

Elektrolyte tragen wesentlich zum kolloidosmotischen Druck des Blutplasmas und der Zellen bei; im Blutserum herrscht **Elektroneutralität**, d.h., die Summe von Anionen und Kationen ist gleich groß; erhöht oder vermindert sich die Konzentration eines oder mehrerer Elektrolyte, muss der Körper dafür sorgen, dass das Gleichgewicht neu eingestellt wird; Abweichung vom Gleichgewicht verursachen auch eine Änderung des pH-Wertes des Blutplasmas; fällt die Anionenkonzentration, steigt der pH-Wert an und umgekehrt; ein Anstieg der Kationensumme erhöht den pH-Wert, ein Absinken senkt den pH-Wert

Störungen des Elektrolythaushaltes sind meist mit Störungen des Wasserhaushaltes und des Säure-Basen-Haushaltes kombiniert, da ein direkter Zusammenhang von Aktion und Wirkung besteht; die Klinik von Störungen des Elektrolythaushaltes hängt von der Art und Ursache der Störung ab; neben isolierten Störungen [z.B. Hypokaliämie] gibt es Störungen, die mehrere Elektrolyte [z.B. Hyperaldosteronismus] oder alle gleichzeitig betrifft [z.B. Elektrolytverlust bei massiven Blutungen]; *s.a. Essay Prä- und postoperative Störungen im Flüssigkeit- und Elektrolythaushalt S. 327, Essay Akute Störungen des Wasser-, Elektrolyt- und Säure-Basen-Haushalts S. 1387*

Elek|tro|lyt|ko|ma *nt, pl* **-ma|ta**: *Syn: Pseudokoma, falsches Koma*; komatöser Zustand bei Störungen des Elektrolythaushaltes

Elek|tro|lyt|the|ra|pie *f*: Zufuhr von Elektrolyten zur Therapie von Störungen des Elektrolythaushaltes; die Elektrolyte können oral eingenommen oder parenteral als Infusion zugeführt werden; die Art der Elektrolytlösung hängt von der zu therapierenden Störung ab; häufig verwendete Infusionslösungen sind physiologische Kochsalzlösung und isotonische Kohlenhydratlösungen; *s.a. Essay Prä- und postoperative Störungen im Flüssigkeit- und Elektrolythaushalt S. 327, Essay Akute Störungen des Wasser-, Elektrolyt- und Säure-Basen-Haushalts S. 1387*

Elek|tro|ma|no|me|trie *f*: Druckmessung mit Hilfe eines Druckwandlers, der Druckwellen in elektrische Impulse umwandelt; wird z.B. zur direkten Blutdruckmessung verwendet

Elek|tro|my|o|gra|fie, -gra|phie *f*: Aufzeichnung der Aktionspotenziale von Muskeln; die Ableitungselektroden können auf der Haut liegen oder in den Muskel eingestochen werden [Nadelelektroden]; erfasst werden Ruheaktivität [z.B. pathologische Spontanaktivität bei neurologischen Schäden und Muskelerkrankungen], Willküraktivität bei leichter Anspannung und bei Maximalinnervation; bei Verwendung von Nadelelektroden kann auch die Reaktion auf den Einstich [**Einstichaktivität**] registriert werden; **Ind.**: DD neurogener und myogener Läsionen, DD neurogener und psychogener Lähmung, Inaktivitätsatrophie, mechanischer Behinderung und schmerzbedingter reflektorischer Ruhigstellung, Abgrenzung von organischem und psychogenem Tremor, Beurteilung zentraler Innervationsstörungen, Beurteilung peripherer Nervenläsionen [Denervation/Reinnervation] und Abgrenzung gegenüber Systemerkrankungen

neurogene Läsionen zeigen eine Lichtung des Aktivitätsmusters, da einige motorische Einheiten zu Grunde gehen; die Ausweitung des Versorgungsterritoriums führt zu Polyphasie und einer Verlängerung der Potenziale; zusätzlich findet sich eine pathologische Spontanaktivität [Fibrillationen, positive scharfe Wellen]; bei **myogenen Läsionen** gehen Muskelfasern diffus, ohne Bezug zu motorischen Einheiten zu Grunde; damit nimmt die Zahl der versorgten Muskelfasern ab und im EMG findet man kurze, polyphasische Potenziale sowie ein dichtes, niedriges Aktivitätsmuster mit vorzeitiger Rekrutierung; *s.a. Abb. E9*

Elek|tro|nen|mi|kro|skop *nt*: Mikroskop, das Elektronenstrahlen durch ultradünne Schnitte schickt und damit ein hohes Auflösungsvermögen erreicht; **Technik**: von einer Glühkathode werden im Vakuum Elektronen ausgesandt, die durch elektromagnetische Felder beschleunigt und durch Magnetfeldlinsen [Kondensator] gebündelt werden; die gebündelten Elektronenstrahlen werden auf das zu untersuchende Präparat gerichtet; extrem dünne Schnitte [maximale Dicke: 100 nm] können durchstrahlt werden, dickere Präparate erlauben nur eine Untersuchung der Oberfläche; die gebeugten oder gestreuten Elektronenstrahlen werden mit Elektronenlinsen gebündelt und auf einem Leuchtschirm als Bildpunkte abgebildet; das Auflösungsvermögen liegt bei ungefähr 0,1 nm und ist damit ca. 1000 Mal größer als beim

Tab. E5. Elektrolythaushalt. Elektrolytkonzentration von Plasma, interstitieller und intrazellulärer Flüssigkeit

	Plasma [mmol/l]	Interstitielle Flüssigkeit [mmol/l]	Intrazelluläre Flüssigkeit (Skelettmuskel, intrazelluläres Wasser 74 %) [mmol/kg H_2O]
Kationen			
Alkalimetalle			
Natrium (Na^+)	142	144	10
Kalium (K^+)	4	4	150
Erdalkalimetalle			
Calcium (Ca^{2+})	2,5	1,25	1
Magnesium (Mg^{2+})	1,5	0,75	13
Insgesamt	150	150	174
Anionen			
Nichtmetalle			
Chlorid (Cl^-)	103	114	3
Phosphat, anorganisches (HPO_4^{2-})	1	1	50
Sulfat, anorganisches (SO_4^{2-})	0,5	0,5	10
Bicarbonat (HCO_3^-)	27	30	10
Organische Verbindungen			
Organische Säuren (A^-)	5	5	35
Proteinat (Prn^-)	2	0	6,5
Insgesamt	138,5	150,5	114,5
Summe von Kat- und Anionen	288,5		288,5

Prä- und postoperative Störungen im Flüssigkeits- und Elektrolythaushalt

W. Hartl, P. Rittler

E

Präoperative Störungen

Das **Gesamtkörperwasser** findet sich in vier Kompartimenten [Abb. 1]. Dabei beinhaltet das intrazelluläre Kompartiment den größten Teil [30–40 % des Körpergewichtes]. Im Extrazellulärraum verteilt sich das Wasser auf das Plasmakompartiment [4 %], das Interstitium [16 %] und schließlich das transzelluläre Kompartiment [2–4 %], das aus Sekreten von Magen- und Darmtrakt, Tracheobronchialsystem, exkretorischem System der Nieren und Drüsen sowie dem Liquor cerebrospinalis und dem Augenkammerwasser besteht. **Präoperative Flüssigkeitsdefizite sind** sowohl im Hinblick auf die Konzentration von Elektrolyten wie auch hinsichtlich des intravasalen Volumens **korrekturbedürftig**. Die Einschätzung des Ausmaßes von präoperativen Flüssigkeitsverlusten kann schwierig sein, in der Regel werden sie unterschätzt. **Die Diagnose eines Volumen- bzw. Elektrolytdefizits muss präoperativ und nicht retrospektiv gestellt werden.**

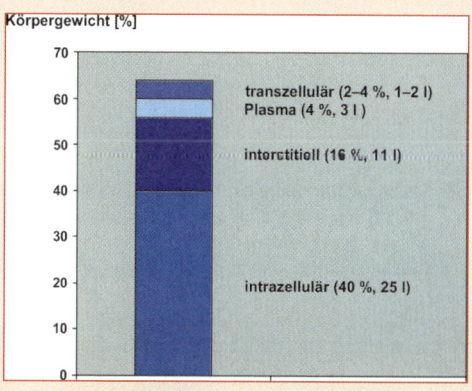

Abb. 1. Verteilung des Körperwassers auf unterschiedliche Kompartimente im Bezug auf das Körpergewicht

Hierzu dienen insbesondere die Vorgeschichte des Patienten und eine sorgfältige körperliche Untersuchung unter Berücksichtigung der charakteristischen klinischen Zeichen. Der Verdacht auf einen Flüssigkeitsmangel ergibt sich insbesondere bei Patienten mit starken Durchfällen, Erbrechen, gastrointestinalen Fisteln, aber auch bei hohem Fieber oder ausgeprägter Hyperglykämie mit Acetonurie bei Diabetes mellitus. Neben Flüssigkeitsverlusten aus dem Gastrointestinaltrakt sind auch Flüssigkeitsverluste in das Interstitium zu berücksichtigen, die je nach Pathologie zum Teil erheblich sein können. Das Abschätzen derartiger Flüssigkeitsverschiebungen im Körper, die ebenfalls mit einer signifikanten intravasalen Hypovolämie einhergehen können, ist besonders schwierig. Neben den klinischen Befunden, wie Weichteilschwellungen und Gewebsturgor, muss der zentrale Venendruck oder die stündliche Urinproduktion herangezogen werden, um den intravasalen Füllungszustand richtig einschätzen zu können. Insbesondere Patienten mit Ileus oder Peritonitis können große Mengen eiweißreicher Flüssigkeit in das Darmlumen und die Darmwand bzw. in die Bauchhöhle verlieren. Gleiches gilt bei großflächigen Verbrennungen II. und III. Grades.

Klinisch relevante Zeichen eines Volumendefizits beginnen ab einem Flüssigkeitsverlust von ca. 6–8 % des Körpergewichtes und beinhalten einen reduzierten zerebralen Funktionszustand [Apathie, Somnolenz], ferner trockene Schleimhäute, Tachykardie, Orthostasebeschwerden oder Hypotonie und Oligurie. In extrem ausgeprägten Fällen können die Augen noch zusätzlich eingetrocknet sein und überall am Körper kutane Veränderungen wie trockene Haut, stehende Hautfalten oder Kälte auftreten. Bei derartig extremen Zuständen können unter Umständen mehr als 10 l Flüssigkeit benötigt werden, um das Volumendefizit wieder auszugleichen. Die Art und Weise der Flüssigkeitssubstitution muss jedoch zusätzlich entsprechende Veränderungen im Elektrolythaushalt berücksichtigen.

Grundsätzlich beruhen Störungen des Natrium- und Wasserhaushaltes entweder **auf einem**
- **Bilanzproblem** [als Folge eines Missverhältnisses zwischen Aufnahme und Ausscheidung] **oder**
- **auf einem Verteilungsproblem** [als Folge einer gestörten Verteilung im Organismus].

Üblicherweise treten diese Probleme zumeist miteinander kombiniert auf. Daraus ergibt sich, dass die laborchemisch exakte Diagnose von Natrium- und Wasser-Imbalanzen oft sehr schwierig ist, wenn die oben genannten klinischen Zeichen außer Acht gelassen werden. So stellt die Serumnatriumkonzentration kein Maß für den Natrium- oder Wassergehalt des Körpers dar, sondern zeigt nur das Verhältnis von Natrium und seinen Anionen zum Wasser in der Extrazellulärflüssigkeit an. Daher kann bei normalem Natriumgesamtgehalt des Körpers die Natriumkonzentration im Serum erhöht, normal oder auch erniedrigt sein.

Die renale Natriumexkretion wird vor allem durch die glomeruläre Filtrationsrate, ferner hormonell über Mineralocorticoide und schließlich über atriale natriuretische Substanzen gesteuert. Bei Volumen- bzw. Salzverlust ist ein Rückgang der renalen Durchblutung zu beobachten, da die Aktivität renaler sympathischer Nerven steigt und gleichzeitig das Renin-Angiotensin-Aldosteron-System aktiviert wird. In der Folge kommt es dann zu einem Abfall der glomerulären Filtrationsrate bei gleichzeitig gesteigerter tubulärer Reabsorption von Natrium. Eine weitere Regulation des Wasser- und Elektrolythaushaltes erfolgt über die Serumosmolalität, die durch Osmorezeptoren im Hypothalamus gemessen wird und die dadurch mit der Sekretion von ADH [antidiuretisches Hormon] gekoppelt ist. Die Einstellung dieser Osmorezeptoren determiniert die normale Plasmaosmolalität. Bei maximaler ADH-Sekretion beträgt das tägliche Urinvolumen etwa 500 ml/Tag, kann jedoch bei völligem Sistieren der ADH-Freisetzung bis auf Werte zwischen 15 und 20 l am Tag steigen, wobei gleichzeitig die Osmolalität zwischen den Extremen 1400 und 80 mosmol/kg schwankt. Somit ist auch klar, dass die Natriumkonzentration im Serum primär über den Wasserhaushalt und weniger über den Gehalt an Natrium im Körper kontrolliert wird.

❗ Als grobe Richtlinie kann gelten, dass Veränderungen des Gesamtnatriumbestandes mit Veränderungen des Extrazellulärvolumens einhergehen, wohingegen Veränderungen der Natriumkonzentration durch das Ausmaß der Wasserexkretion hervorgerufen werden und weniger durch Veränderungen im Natriumbestand alleine.

Kombinierter Natrium- und Wasserverlust

Der kombinierte Verlust von Natrium und Wasser ist **wesentlich häufiger als ein isolierter Verlust von Natrium oder Wasser** alleine. Der Natriumverlust basiert überwiegend auf pathologisch hohen renalen oder extrarenalen Verlusten. Die häufigste Ursache kombinierter Verluste sind gastrointestinale Pathologien [Diarrhö] bzw. exzessives Schwitzen oder Verluste in den dritten Raum. Zusätzlich von Bedeutung ist das polyurische Nierenversagen, ferner Therapie mit Diuretika oder Ketoazidose bei Diabetes mellitus.

Gastrointestinale Volumen- bzw. Natriumverluste sind **häufig mit ausgeprägten Kaliumverlusten assoziiert** und können in Abhängigkeit von zusätzlichen Anionen- oder Kationenverlusten zu Alkalose oder Azidose führen. Diuretische Therapie, aber auch osmotische Diurese bei Diabetes mellitus sind zusätzlich typische klinische Beispiele für einen kombinierten Volumen- und Natriumverlust.

❗ Zur Differenzierung von renalen und extrarenalen Verlusten ist die Bestimmung der Natriumkonzentration im Urin hilfreich, die bei unter 10 mmol/l liegt, wenn ein extrarenaler Flüssigkeitsverlust vorliegt, bei renalen Störungen bewegen sich diese Konzentrationen in der Regel oberhalb von 20 mmol/l.

Die **Wiederauffüllung** entsprechender **plasmatischer und interstitieller Flüssigkeitsdefizite** ist wesentlicher Bestandteil der **präoperativen Vorbereitung** des Patienten. Dabei sollte die Volumenzufuhr so langsam und schonend wie möglich erfolgen. **Anzustreben ist, dass der Patient so weit wie möglich den Flüssigkeitsersatz oral, d.h. durch Trinken von Tee, Mineralwasser oder Säften, bewerkstelligt.** Zusätzlich zu berücksichtigen ist selbstverständlich der basale Flüssigkeitsbedarf des Patienten, der bereits beim gesunden erwachsenen Menschen die oben angeführten 2–2,5 l pro Tag beträgt. Somit ist über den normalen Wasserbedarf hinaus bei der Dehydratation eine zusätzliche Flüssigkeitszufuhr erforderlich, um Defizite auszugleichen.

Für den Spezialfall der **hypertonen Dehydratation** lässt sich der Flüssigkeitsbedarf aus der Natriumkonzentration im Serum errechnen. Unter solchen Umständen ist der Wassergehalt des Körpers zur Natriumkonzentration umgekehrt proportional. Somit erfolgt die Berechnung des Flüssigkeitsbedarfs nach der Formel:

❗ Flüssigkeitsbedarf [Liter] = KG × 0,6 – [140 × KG × 0,6]/Na
KG = Körpergewicht in kg
Na = Serumnatrium in mmol/l

Ist eine orale Rehydratation nicht möglich, so erfolgt die Flüssigkeitssubstitution parenteral in Form von isotonen Vollelektrolytlösungen oder, bei ausgeprägter hypertoner Dehydratation, mittels hypotoner Lösungen [0,45 %-ige Kochsalzlösung oder 5 %-ige Glucoselösungen]. Bei ausgeprägten **hypotonen Dehydratationen** [renale Natrium- und Wasserverluste] kann die Zufuhr hypertoner Kochsalzlösungen erforderlich sein. Primär sollten jedoch gleichzeitig klinische Variablen kontrolliert werden, um die Effizienz der Volumenrepletion zu überwachen. Zu diesen Variablen gehören insbesondere Kreislaufparameter wie Pulsfrequenz, Blutdruck, ggf. zentraler Venendruck, jedoch auch Körpertemperatur und Gewicht. Zusätzlich sollten in regelmäßigen Abständen Hämatokrit und die Natrium- und Kaliumkonzentration im Serum sowie die Osmolalität bestimmt werden.

Hypernatriämie

Die Hypernatriämie kann mit einem normalen, erhöhten oder erniedrigten Gesamtkörpernatriumgehalt assoziiert sein. So kann die Hypernatriämie iatrogen durch Applikation hypertoner Kochsalzlösung entstehen, aber auch durch Dehydratation bei Wasserverlust [Diabetes insipidus] oder bei der Therapie einer Hyperglykämie mittels Insulin. Insulin bewirkt einen Einstrom von Glucose und Kalium in den Intrazellulärraum, wobei kompensatorisch Natrium nach extrazellulär abgegeben wird. Am häufigsten handelt es sich jedoch um eine hypertone Dehydratation. Als **kritische Grenze** ist eine **Serumnatriumkonzentration von etwa 160 mmol/l** einzustufen. Bei Werten darüber ist eine Letalität von 60–70 % zu beobachten.

Die **Korrektur der Hypernatriämie** orientiert sich an der Dauer des Bestehens dieser Störung und eventuell begleitender Symptome. Besteht eine Hypernatriämie länger als 48 Stunden, so sollte die Natriumkonzentration um nicht mehr als 0,7 mmol//h abgesenkt werden. Akute Entgleisungen des Natriumstoffwechsels erfordern jedoch ein rascheres Handeln. Üblicherweise erfolgt die Korrektur durch orale Zufuhr von Wasser oder durch die intravenöse Gabe von 5 %-iger Glucoselösung. In Abhängigkeit vom Volumenbedarf sollte etwa die Hälfte der zu applizierenden Flüssigkeit in Form von freiem Wasser [Glucose 5 %], die andere Hälfte in Form von Vollelektrolytlösungen verabreicht werden, um ein zu rasches Absinken der Natriumkonzentration zu verhindern. Längerfristig bestehende Hypernatriämien sollten im Zeitraum von mehreren Tagen vorsichtig korrigiert werden.

Hyponatriämie

Mit einer **Prävalenz von etwa 1 %** bei hospitalisierten Patienten stellte die Hyponatriämie **eine der häufigsten Elektrolytstörungen** dar. Das wesentliche klinische Problem ergibt sich daraus, dass Serumkonzentrationen unter 120 mmol/l prinzipiell lebensbedrohlich sind. Bei Konzentrationen von weniger als 105 mmol/l ist eine Letalität von fast 60 % beschrieben. Entscheidend ist jedoch zusätzlich auch die Geschwindigkeit, mit der sich die Hyponatriämie entwickelt.

Die Hyponatriämie ist von einer **Pseudohyponatriämie** abzugrenzen. Letztere beruht auf einem Messfehler bei der indirekten ionensensitiven Methode, der vor allem bei einem massiven Anstieg der Proteinkonzentrationen [Paraproteinämie oder Hyperlipoproteinämie] auftritt.

Vier unterschiedliche **Mechanismen** können zur Hyponatriämie führen:
- vermehrter Transport von Wasser aus der Zelle hinaus, z.B. bei Hyperglykämie
- vermehrter Transport von Natrium in die Zelle hinein, z.B. bei Kaliumverlust
- exzessive ADH-Sekretion
- Natriumverlust bei renalen Pathologien, wie bereits bei den kombinierten Verschiebungen erwähnt.

Die Hyponatriämie kann schließlich durch weitere Faktoren aufrechterhalten werden. Dazu gehören in erster Linie die exzessive Wasserzufuhr, dann auch die verminderte Wasserexkretion bei Niereninsuffizienz, wobei hier sowohl parenchymatöse intrarenale Veränderungen als auch prärenale Erkrankungen, wie z.B. die Herzinsuffizienz mit sekundär verringerter Nierendurchblutung, eine Rolle spielen.

Ähnlich wie bei der Hypernatriämie kann die Hyponatriämie in Kombination mit einer Hypovolämie, Euvolämie oder Hypervolämie auftreten. Häufigste Ursache für eine **hypotone Euvolämie** ist das **Schwartz-Bartter-Syndrom** [Syndrom der inadäquaten ADH-Sekretion], charakterisiert durch eine inadäquate, überschießende ADH-Sekretion mit gleichzeitig erhöhter Natriumausscheidung. Ferner können Glucocorticoidmangel, Hypothyreose sowie einige Medikamente einen derartigen Zustand hervorrufen. Bei psychiatrischen Patienten wird oft präoperativ eine ausgeprägte Polydipsie mit Wasserintoxikation beobachtet.

Bei der Kombination aus Hyponatriämie und Hypovolämie, also der **hypotonen Dehydratation,** treten renal- oder adrenal-bedingte Natriumverluste bzw. extrarenale Natriumverluste hinzu. In der Folge kann es zu einer nicht osmotischen Stimulierung der ADH-Sekretion kommen, wodurch der Körper der Volumenregulation gegenüber der Osmoregulation den Vorzug gibt.

Klinisch nicht selten zu beobachten ist die Kombination aus Hyponatriämie mit Hypervolämie, die **Verdünnungshyponatriämie**, die insbesondere bei schweren Ödemerkrankungen auf der Basis kardialer, hepatischer oder renaler Erkrankungen auftritt. Bei diesen Erkrankungen ist paradoxerweise das zirkulierende Blutvolumen eher erniedrigt, da vermehrt Flüssigkeit ins Interstitium abgegeben wird. Durch das zu geringe Blutvolumen

E

kommt es sekundär zu einer renalen Minderperfusion, damit zu einer nicht-osmotischen Stimulierung der ADH-Sekretion und zu einer Aktivierung des Renin-Angiotensin-Aldosteron-Systems. Insgesamt wird somit relativ mehr Wasser als Natrium retiniert, wodurch der Organismus versucht, das effektive zirkulierende Volumen konstant zu erhalten. In der Folge kommt es zu einer Verdünnungshyponatriämie, obwohl gleichzeitig das Gesamtkörpernatrium massiv erhöht ist.

Die Therapie der Hyponatriämie muss sich nach den zu Grunde liegenden Verschiebungen im Flüssigkeitshaushalt richten [Hypervolämie, Euvolämie oder Hypovolämie]. Die **Verdünnungshyponatriämie** erfordert eine **strikte Wasser- und Kochsalzrestriktion**. Durch Gabe von Diuretika kann zusätzlich dem Körper Wasser entzogen werden, um dadurch die Natriumkonzentration bei niedrigerem Plasmawassergehalt auf diese Weise zu erhöhen. Grundprinzip der Therapie ist, dass bei der Verdünnungshyponatriämie die Hyponatriämie nicht gleichbedeutend ist mit einem Natriummangel und somit keine Indikation für die Zufuhr von exogenem Natrium besteht.

Andererseits bedeutet eine **Hyponatriämie in Verbindung mit Hypovolämie** immer auch ein Natriumdefizit des gesamten Organismus. In einer solchen Situation ist die Zufuhr exogenen Natriums zwingend erforderlich, wobei Natrium entweder oral oder auf parenteralem Weg [physiologische Kochsalzlösung] zugeführt werden kann. In der Regel tritt eine hypovoläme Hyponatriämie beim Erwachsenen erst dann auf, wenn der Extrazellulärraum ein Volumendefizit in der Größenordnung von 3–6 l aufweist. Somit muss als grobe Richtlinie ungefähr diese Flüssigkeitsmenge minimal infundiert werden, wobei die Infusionsrate etwa bei 1 l/h in den ersten 2 Stunden und dann in Abhängigkeit und Ausmaß der Hyponatriämie bei 1 l alle 4–12 Stunden liegt.
Das Natriumdefizit kann nach folgender Formel berechnet werden:

❗ Natriumdefizit = [140 − Na] × 0,6 × KG
Na = tatsächlicher Natriumwert in mmol/l
KG = Körpergewicht in kg

Das so abgeleitete Natriumdefizit erlaubt es zusätzlich, die benötigte Menge an physiologischer Kochsalzlösung zu berechnen, da die Natriumkonzentration einer 0,9 %-igen Kochsalzlösung annähernd 150 mmol/l beträgt. Die benötigte Kochsalzmenge ergibt sich somit aus dem Quotienten aus kalkuliertem Natriumdefizit und 150 mmol/l.

Die **Therapie** der **Hyponatriämie** in Verbindung **mit einem normalen Flüssigkeitshaushalt** erfolgt ähnlich wie bei der Verdünnungshyponatriämie primär durch eine eingeschränkte Wasserzufuhr. Zusätzlich können auch hier Diuretika appliziert werden.

Eine besondere Berücksichtigung erfordern **schwere symptomatische Hyponatriämien** mit Konzentrationen unter 120 mmol/l. Hier kommt es ganz besonders auf eine langsame Anhebung der Serumnatriumkonzentration an, um eine zentrale pontine Myelinolyse zu verhindern. Es gilt das Prinzip, dass die Geschwindigkeit, mit der die Natriumkonzentration angehoben werden soll, abhängt von der Geschwindigkeit, mit der sich die Hyponatriämie entwickelt hat bzw. wie lange letztere schon besteht. Je länger die Hyponatriämie vorlag, desto langsamer sollte sie korrigiert werden. Sich rasch entwickelnde akut lebensbedrohliche Hyponatriämien erfordern umgekehrt auch die schnelle Zufuhr hypertoner Kochsalzlösungen und eine aggressive Diurese zur schnellen Anhebung der Natriumkonzentration. Üblicherweise wird jedoch bei länger bestehenden Hyponatriämien die Natriumkonzentration mit einer Geschwindigkeit von etwa 1,5–2 mmol/l/h angehoben. Es gilt dabei die Faustregel, dass der Gesamtanstieg der Serumnatriumkonzentration 20 mmol/l in 24 Stunden nicht übersteigen sollte. Bei längerfristiger Hyponatriämie [mehr als 48 Stunden] sollten initial nur niedrig-normale Natriumkonzentrationen [125–130 mmol/l] angestrebt werden.

Störungen des Kaliumhaushalts
Kalium findet sich überwiegend intrazellulär, nur etwa 2 % des Gesamtkörperkaliums sind im Extrazellulärraum. In den allermeisten Fällen korreliert die Serumkaliumkonzentration gut mit dem Gesamtkörperkaliumgehalt. **Ursache** für Störungen des Kaliumhaushalts **sind in der Regel Bilanz- und Verteilungsprobleme**. Es handelt sich also hierbei um verminderte Aufnahme oder vermehrte Ausscheidung bzw. vermehrte Zufuhr und verminderte Ausscheidung. Die Bedeutung der iatrogenen Zufuhr von Kalium mit sekundärer Hyperkaliämie im Rahmen parenteraler Lösungen sollte nicht unterschätzt werden, ebenso die iatrogene Hypokaliämie durch aggressiven Einsatz von Schleifendiuretika.

Verteilungsstörungen sind zu beobachten, wenn bei ausgeprägtem Zelluntergang intrazelluläres Kalium freigesetzt wird und ins Interstitium bzw. in die Blutbahn gelangt. Zusätzlich besteht eine Korrelation zwischen Störungen des Säure-Basen-Haushaltes und des Kaliumhaushaltes, da der Transport von Wasserstoffionen und Kaliumionen durch die Zellmembranen invers miteinander korreliert. So bewirkt i.d.R. eine Hypokaliämie eine metabolische Alkalose, da zur Erhaltung des elektrochemischen Gleichgewichts H+-Ionen in die Zelle hinein transportiert werden. Umgekehrt bewirkt auch eine Alkalose eine Hypokaliämie und schließlich besteht die gleiche Assoziation zwischen Hyperkaliämie und Azidose.

!️ Als Faustregel kann gelten, dass bei azidotischem pH eine Änderung des pH-Wertes um 0,1 zu einer gegensinnigen Veränderung der Kaliumkonzentration im Serum um 0,5 mmol/l führt. Somit kommt es bei schwerer Azidose zu einer Hyperkaliämie. Andererseits kann die zu rasche Korrektur der Azidose zu einer Hypokaliämie führen. Im alkalischen pH-Bereich ändert sich die Serumkaliumkonzentration nur um etwa 0,2 bis 0,3 mmol/l pro 0,1 pH-Einheit.

Die **klinische Symptomatik** richtet sich nach der Schnelligkeit, mit der sich die Kaliumbilanzstörungen ausprägen. So bewirkt eine **akute Hypokaliämie** durch Erhöhung des Aktionspotenzials erregbarer Zellen **kardiale Rhythmusstörungen** [Tachyarrhythmie, Extrasystolie, Tachykardien], die bis zum Tod führen können. Umgekehrt kommt es bei einer **akuten Hyperkaliämie** zu einer Verringerung des Aktionspotenzials und damit zur **Bradykardie** und schließlich über **Verbreiterung und Degeneration des QRS-Komplexes** zu **Asystolie oder Kammerflimmern**. Entwickeln sich die Störungen des Kaliumhaushalts jedoch langsam, so kann ein Ausgleich zwischen Extra- und Intrazellulärraum stattfinden, ohne dass Störungen des Membranpotenzials auftreten müssen [z.B. chronische Hyperkaliämie bei Niereninsuffizienz].

Hypokaliämie

Ursache sind entweder **Störungen der Kaliumaufnahme oder erhöhte Kaliumverluste** durch Nierenfunktionsstörungen oder über den Gastrointestinaltrakt. Ferner sind zelluläre Verschiebungen von Bedeutung [Alkalose, Insulineffekte]. Da zahlreiche Erkrankungen, aber auch therapeutische Maßnahmen mit Verschiebungen im Kaliumhaushalt einhergehen, ist ein sorgfältiges Monitoring der Serumkaliumkonzentration obligat.
Die **Symptome** der Hypokaliämie betreffen ganz wesentlich den **Herzrhythmus**, können aber auch oft uncharakteristisch sein [**Adynamie, Lähmung, Obstipation**].

Die **Normalisierung der Kaliumkonzentration** ist **obligat bei** entsprechenden **Herzrhythmusstörungen**, aber auch bei einer metabolischen Alkalose, die sich therapierefraktär gegenüber der Gabe von Natriumchlorid verhält. Gerade bei Risikokollektiven mit kardialer Vorerkrankung ist bereits bei einer Kaliumkonzentration von weniger als 3,6 mmol/l eine Substitutionstherapie angezeigt. Im Normalfall ist die orale Verabreichung von 20–80 mmol Kaliumchlorid pro Tag ausreichend, um ein Kaliumdefizit in kurzer Zeit zu korrigieren. Bei akuter kardiologischer Symptomatik ist die schnellere intravenöse Applikation von Kalium angezeigt. Dabei sollte die Infusionsrate 40 mmol/h nicht überschreiten. In der Regel genügt eine Gesamtkaliummenge von etwa 40 bis 60 mmol, um entsprechende Defizite zu korrigieren. Nur in extrem ausgeprägten Fällen können mehr als 100 mmol pro Tag benötigt werden.

Hyperkaliämie

Auch die Hyperkaliämie kann ähnlich wie die Hypokaliämie **durch Bilanzierungs- bzw. Verteilungsstörungen hervorgerufen** werden. Zu diesen zählen einmal die vermehrte exogene, auch iatrogene Zufuhr, schließlich die verminderte renale Ausscheidung und zuletzt die erhöhte endogene Freisetzung [massives Gewebstrauma, Trauma] und die zelluläre Umverteilung [z.B. bei Azidose]. Zusätzlich ist auf Nebenwirkungen von kaliumsparenden Diuretika zu achten.

Die **Therapie der Hyperkaliämie** richtet sich ebenfalls nach der Schnelligkeit der Entwicklung und der Zeitdauer. Bei **chronischen Hyperkaliämien** steht als therapeutische Maßnahme ein **sofortiger Stopp der Kaliumzufuhr** im Vordergrund. Ferner kann durch Gabe von Schleifendiuretika über eine vermehrte Kaliumausscheidung die Kaliumkonzentration verringert werden. Zusätzlich stehen enteral zu verabreichende Ionenaustauschharze zur Verfügung [z.B. Resonium A®], wobei 1 g Harz jeweils 1 mmol Kalium gegen Natrium austauscht. Üblicherweise werden etwa 15 g eines Austauschharzes gelöst in 400 ml Wasser als Einzeldosis verabreicht.

Bei klinisch symptomatischen, **lebensbedrohlichen Hyperkaliämien** [über 7 mmol/l] sind Akutmaßnahmen obligat. Störungen des Membranpotenzials können durch Gabe von Calcium [2–3 Amp. Calcium 10 % i.v.] antagonisiert werden, wobei zu berücksichtigen ist, dass die Wirkung nicht länger als 30 Minuten anhält. Länger anhaltende Effekte mit Absenkung der Kaliumkonzentration sind durch die simultane Applikation von Glucose und Insulin zu erzielen, wobei eine Einheit Insulin auf 3 g Glucose zu applizieren ist. Die Wirkungsdauer beträgt dabei mehrere Stunden. In der Regel sind 20–30 I.E. Insulin erforderlich, um die Kaliumkonzentration um 0,7 bis 1 mmol/l zu senken. Greifen diese medikamentösen Maßnahmen nicht, so ist in der Akutsituation die notfallmäßige Hämodialyse oder Hämodiafiltration mit hohen Substitutionsvolumina indiziert.

Postoperative Flüssigkeits- und Elektrolytstörungen

Der postoperativ veränderte Flüssigkeits- und Elektrolytbedarf beruht auf spezifischen physiologischen und biochemischen Veränderungen, die durch eine chirurgische Homöostasestörung hervorgerufen werden. Bei hinreichender Intensität führen chirurgische Stressoren zu einer generalisierten Entzündungsantwort des Organismus, die als **systemic inflammatory response syndrome** [**SIRS**] bezeichnet wird. SIRS kann durch ein blandes Gewebstrauma, aber auch durch Schock oder Gewebehypoxie initiiert werden. Sie wird heute als allgemeine entzündliche Abwehrreaktion des Organismus verstanden, die für das Überwinden der Homöostasestörung unerlässlich ist. Auch bei unkomplizierten Eingriffen ist ein SIRS in den ersten 1–2 Tagen postoperativ zu beobachten.

Der Flüssigkeits- und Elektrolythaushalt des Patienten ist durch SIRS auf mehrfache Weise betroffen. Die mit dem SIRS verbundene Mediatoraktivierung bewirkt durch Interaktion mit dem Endothel der renalen Mikrozirkulation eine passagere Einschränkung der glomerulären Filtrationsrate um etwa 10–15 % zwischen dem 2. und 4. postoperativen Tag. Andererseits führt das durch SIRS ausgelöste **Postaggressionssyndrom** zu einer Zunahme der Eiweißkatabolie mit sekundär vermehrter Freisetzung von endogenem Oxidationswasser. Als wichtigster Faktor ist schließlich der **SIRS-induzierte periphere Kapillarschaden** anzusehen, der durch eine Erhöhung der Flüssigkeitspermeabilität in der Mikrozirkulation zu einer Sequestration von Flüssigkeit in den extravasalen Raum führt. Dieser Flüssigkeitsverlust ins Interstitium wird durch das vermehrt anfallende Oxidationswasser bzw. die Einschränkung der Nierenfunktion nicht kompensiert, sodass ein Absinken des intravasalen Volumens oft zu beobachten ist. Diesem Phänomen entspricht klinisch das ausgeprägte Durstgefühl frisch operierter Patienten. In schweren Fällen können noch zusätzlich starke Flüssigkeitsverluste perioperativ nach außen hinzutreten, die bei entsprechend inadäquater intraoperativer Substitution das intravasale Volumendefizit und die daraus resultierenden Symptome weiter verstärken.

Die Verschiebungen im Flüssigkeitshaushalt triggern sehr schnell eine komplexe neurohumorale Antwort, die dazu dienen soll, die Perfusion lebenswichtiger Organe aufrechtzuerhalten. Durch Barorezeptoren in der Aorta und an den Karotiden nehmen die tonische Hemmung des Vasokonstriktorenzentrums und die Stimulierung des vagalen Zentrums ab. Diese Veränderungen führen zu einer peripheren Vasokonstriktion aufgrund einer direkten sympathischen Stimulation bei erhöhten zirkulierenden Katecholaminkonzentrationen. Eine ähnliche Wirkung entfalten die Niedrigdruck-Dehnungsrezeptoren im Bereich des Vorhofs und der Pulmonalarterien. Sie beeinflussen das Vasomotorenzentrum und führen zur Freisetzung des antidiuretischen Hormons [ADH]. Ferner werden der arterielle Tonus in den Nieren und an anderen Körperregionen sowie die Herzfrequenz [Bainbridge-Reflex] gesteigert. ADH besitzt einen direkten vasokonstringierenden Effekt und trägt zur Langzeitvolumenregulation über die Reduktion der renalen Wasserausscheidung bei. Eine Abnahme des Perfusionsdrucks wird durch Dehnungsrezeptoren im juxtaglomerulären Apparat der Niere registriert. Dieser aktiviert seinerseits das Renin-Angiotensin-System, wobei Angiotensin II ein wirksamer Vasokonstriktor ist, der zusätzlich die renale Natrium- und Wasserausscheidung beeinflusst und die Aldosteronfreisetzung stimuliert. Als Folge einer zentralen ACTH- und ADH-Freisetzung wird Aldosteron zusätzlich vermehrt ausgeschüttet und bewirkt an der Niere eine erhöhte Natriumrückresorption und eine gesteigerte Kaliumausscheidung. Dieser Mechanismus erklärt u. a. den verringerten Natrium- und gesteigerten Kaliumbedarf nach größeren chirurgischen Eingriffen.

Tritt zum Flüssigkeitsverlust noch ein Blutverlust hinzu, so werden zusätzliche Mechanismen aktiviert. Durch eine Verstärkung der präkapillären Sphinkterkontraktion gelingt es dem Körper initial, den Perfusionsdruck aufrechtzuerhalten. Der daraus resultierende Abfall im kapillären Perfusionsdruck und der durch den Blutverlust reduzierte Druck im postkapillären venösen System bewirken zusammen eine Umkehr des Flüssigkeitsstroms von interstitiell nach intravasal. Dieser Flüssigkeitseinstrom aus dem Interstitium beginnt nach etwa einer Stunde und hält 36 bis 40 Stunden an. Dadurch kommt es zu dem klassischerweise zu beobachtenden Abfall des Hämatokrits und in extremen Fällen zu einem interstitiellen Flüssigkeitsdefizit. Hält die Anämie länger an, so führt die sekundär gesteigerte Erythropoese für mehrere Wochen zu einer Restitution der Erythrozytenzahl. Wichtig ist, dass ein akuter Blutverlust initial zunächst zu keiner Veränderung des Hämoglobingehaltes bzw. Hämatokrits führt, womit entsprechende Normalwerte eine Blutungskomplikation nicht ausschließen können. Erst eine erfolgreiche Volumentherapie in Verbindung mit dem Flüssigkeitseinstrom aus dem Interstitium führt durch Zunahme des Plasmavolumens zur ausgeprägten Änderung des Hb bzw. Hämatokrits.

Überwachung und Therapie

Aufgrund von pathophysiologischen Veränderungen in der Mikrozirkulation muss der operierte Patient primär als latent hypovoläm und deswegen volumenpflichtig angesehen werden. Da dies ganz überwiegend durch Umverteilungsvorgänge [kapillares Leck] zu Stande kommt, sind die üblichen klinischen Zeichen eines Volumenmangels, wie z.B. bei Dehydratation, nur bedingt aussagekräftig.

Im Vordergrund der **Volumenüberwachung** des operierten Patienten steht die regelmäßige engmaschige Kontrolle des arteriellen Blutdrucks, der Herzfrequenz und der Urinausscheidung. Die wichtigsten Zeichen einer **postoperativen intravasalen Hypovolämie** sind das Auftreten einer Tachykardie bei gleichzeitig sinkenden arteriellen Blutdruckwerten und rückläufigen Diuresemengen [< 1 ml/kg KG/h]. Die Messung des zentralen Venendrucks [ZVD] ist nur bedingt aussagekräftig, v.a. bei abdominalchirurgischen Patienten kann durch die postoperativ zu beobachtende Erhöhung des intraabdominellen Drucks ein falsch hoher ZVD vorgetäuscht werden und damit einen Volumenmangel verdecken. Nur ein sehr niedriger zentraler Venendruck in Verbindung mit einer Oligurie kann als relativ sicheres Zeichen eines Volumenmangels gewertet werden. Ein ebenfalls sicheres Zeichen für einen bestehenden Volumenmangel ist das Kreislaufverhalten bei kurzfristiger Einstellung in eine Kopftieflagerung, wobei dann beim Vorliegen eines Volumendefizits ein Anstieg der Blutdruckwerte i.d.R. zu beobachten ist.

Die pathophysiologischen Veränderungen bei größeren chirurgischen Eingriffen führen in der akuten postoperativen Phase, d.h. in den ersten 3–4 Tagen auch bei unkompliziertem Verlauf zu einem erhöhten Wasser-, Kalium- und erniedrigten Natriumbedarf. Dabei ist der Volumenbedarf in den ersten 12–16 Stunden zeitgleich mit der Entwicklung des SIRS am höchsten. Die exakte Menge zuzuführender Flüssigkeit wird durch das Zusammenspiel komplexer Variablen bestimmt, wie Dauer der Operation, Art des operativen Eingriffs, Ausmaß der intraoperativen Flüssigkeitssubstitution und komplizierende perioperative Ereignisse wie hämorrhagischer Schock, Ischämie-Reperfusionszustände, oder die massive Freisetzung von entzündlichen Mediatoren bei septischen Krankheitsbildern. Somit muss sich in der unmittelbaren postoperativen Phase die Flüssigkeits- und Elektrolytsubstitution an den vorliegenden hämodynamischen Parametern und gemessenen Laborwerten orientieren.

> ❗ Beim Erwachsenen ist als Basistherapie unmittelbar postoperativ als grobe Faustregel von einem Flüssigkeitsbedarf in der Größenordnung von etwa 2 ml/kg Körpergewicht und Stunde auszugehen.

Verändern sich die überwachten Parameter trotzdem in dieser Phase im Sinne eines Volumenmangels, so sollte die Menge der zusätzlich zu substituierenden Flüssigkeit so gewählt werden, dass sich die Indikatoren des Volumenmangels wieder normalisieren.

Der erhöhte Flüssigkeits- und Kaliumbedarf bleibt in der Regel in den ersten 3 postoperativen Tagen bestehen. In diesem Zeitraum kann von einem durchschnittlichen Flüssigkeitsbedarf von etwa 40 ml/kg Körpergewicht und Tag ausgegangen werden. Der zu erwartende Kaliumbedarf liegt dabei in der Größenordnung von etwa 1–1,2 mval/kg Körpergewicht und Tag, der Natriumbedarf bei etwa 2 mval/kg Körpergewicht und Tag. Treten trotz Zufuhr entsprechender Flüssigkeitsmengen in diesem Zeitraum persistierend oder erneut Zeichen einer Kreislaufinsuffizienz auf, die einen noch höheren Volumenbedarf suggerieren, so muss insbesondere in Verbindung mit ansteigenden Entzündungsparametern an eine entzündliche Komplikation gedacht werden. In Abwesenheit entsprechender Infektionszeichen sind primär kardiale Ursachen der Kreislaufinsuffizienz abzuklären. **Modifikationen** der postoperativen Flüssigkeits- und Elektrolytsubstitution **sind bei** zahlreichen **Begleiterkrankungen** wie Herzinsuffizienz oder Nierenversagen **angezeigt**. Bei entsprechenden Konstellationen kann es auch bei scheinbar adäquater Flüssigkeitstherapie postoperativ leicht zu einer Überwässerung der Patienten kommen. Derartige Zustände sind am präzisesten durch die genaue körperliche Untersuchung des Patienten zu erkennen [sichtbare und tastbare Hautödeme an Händen, Beinen und abhängigen Körperpartien wie den Flanken, feuchte Atemgeräusche]. Bei klinisch relevanten Organfunktionsstörungen [i.d.R. Einschränkungen des pulmonalen Gasaustausches] entspricht das Vorgehen den therapeutischen Prinzipien, wie sie für die Verdünnungshyponatriämie gelten [also Wasserrestriktion und forcierte Diurese]. In solchen Situationen muss eine sorgfältige Bilanzierung der Flüssigkeitszufuhr und -ausscheidung erfolgen, um die Effizienz therapeutischer Maßnahmen präzise einschätzen zu können.

E

E

Flüssigkeiten für die perioperative Therapie

Kristalloide

Kristalloide oder **kristalloide Lösungen** sind Elektrolytlösungen oder niedermolekulare Kohlenhydratlösungen. Sie unterscheiden sich in ihrer Osmolarität [plasmaisoton, -hyperton oder -hypoton] und in ihrem Elektrolytgehalt [Voll-, Ein-Drittel- und Zwei-Drittel-Elektrolytlösungen]. Sie können frei durch Kapillarmembranen diffundieren und bleiben daher nur zu höchstens einem Drittel im Gefäßsystem.

Kristalloide Infusionslösungen sind zentraler Bestandteil der unmittelbaren postoperativen Flüssigkeitstherapie zur Deckung des Erhaltungsbedarfs. Das postoperativ bestehende Volumendefizit [intravasal, ggf. auch interstitiell] sollte mit kristalloiden Vollelektrolytlösungen ausgeglichen werden. Ein derartiges Vorgehen ist für die Mehrzahl aller Operationen ohne größere Blutverluste ausreichend. Zu berücksichtigen ist, dass sich kristalloide Lösungen gleichmäßig auf das Plasmavolumen [4 % des Körpergewichts] und das Interstitium [16 % des Körpergewichts] verteilen. Somit wird für den gleichen intravasalen Volumeneffekt die vierfache Menge an kristalloiden Infusionslösungen im Vergleich zu kolloidalen Plasmaersatzmitteln benötigt.

Vollelektrolytlösungen

Vollelektrolytlösungen enthalten die wichtigsten Elektrolyte, wobei die Gesamtkonzentration annähernd der Osmolarität des Plasmas entspricht. Diese plasmaisotonen Lösungen stehen mit unterschiedlichem Elektrolytgehalt kommerziell zur Verfügung, um den speziellen Anforderungen der postoperativen Phase Rechnung zu tragen. Die Elektrolytzusammensetzung entsprechender Präparate [z.B. Tutofusin OP®] für die unmittelbare postoperative Phase orientiert sich somit am erhöhten Kalium- und erniedrigten Natriumbedarf. So enthält z.B. Tutofusin OP® 100 mval/l Natrium und 18 mval/l Kalium. Mit derartigen Flüssigkeiten kann in den ersten Stunden nach der Operation der basale Flüssigkeitsbedarf gedeckt werden. Zur Korrektur zusätzlicher Volumendefizite stehen klassische Vollelektrolytlösungen [z.B. Tutofusin®] mit höherem Natrium- [140 mval/l] und niedrigerem Kaliumgehalt [5 mval/l] zur Verfügung. Solche Vollelektrolytlösungen sind auch für den kurzfristigen Ersatz mittlerer Blut- oder Plasmaverluste geeignet.

Isotone Kochsalzlösungen

Isotone Kochsalzlösungen sind plasmaisoton. Sie entsprechen in ihrer Elektrolytzusammensetzung jedoch nicht der des Plasmas, da die Konzentration von Natrium mit 154 mval/l und Chlorid mit ebenfalls 154 mmol/l höher bzw. deutlich höher ist als die entsprechenden Konzentrationen im Plasma. Sie werden v.a. bei extrazellulären Flüssigkeitsdefiziten in Verbindung mit Hyponatriämie, Hypochlorämie, aber auch mit Hyperkaliämie zugeführt. In Verbindung mit einer Hyperkaliämie ist zusätzlich zu beachten, dass die Zufuhr großer Mengen an isotoner Kochsalzlösung zu einer Hypernatriämie bzw. Hyperchlorämie führen kann. Somit sollten Flüssigkeitsdefizite unter solchen besonderen Umständen nur zur Hälfte mit isotoner Kochsalzlösung, zur anderen Hälfte jedoch mit Glucose 5 % korrigiert werden. 5 %-ige Glucose enthält 50 g Glucose in 1 l Wasser. Mit einer Konzentration von 253 mol/l handelt es sich hierbei um eine hypotone und azidotische Lösung [pH-Wert 4,5]. Die in 1 Liter derartig zugeführte Glucosemenge entspricht einem Brennwert von etwa 200 kcal. Nach Verstoffwechselung der Glucose enthält die Lösung keine osmotisch aktiven Substanzen mehr, sondern liegt als freies Wasser vor. Somit ist sie ganz überwiegend zur Therapie von Volumenmangelzuständen in Verbindung mit einer Hypernatriämie geeignet. Ein Ersatz isotoner Flüssigkeitsverluste ausschließlich durch 5 %-ige Glucoselösung ist jedoch nicht anzustreben. Kann wegen hoher Natriumkonzentrationen im Plasma nicht ausschließlich Vollelektrolytlösung appliziert werden, so ist zur Korrektur von Volumendefiziten die kombinierte Infusionstherapie von Vollelektrolytlösung und Glucose 5 % anzustreben. Aufgrund des geringen Kaloriengehalts ist Glucose 5 % nicht zur parenteralen Ernährungstherapie geeignet. Die für solche Zwecke zuzuführenden Flüssigkeitsmengen würden zu einer Verdünnungshyponatriämie mit Anstieg des intra- und extrazellulären Flüssigkeitsgehalts führen.

Kolloidale Plasmaersatzlösungen

Kolloidale Plasmaersatzlösungen sind durch ein hohes Molekulargewicht charakterisiert und verlassen deswegen den Intravasalraum durch die Kapillarwände nur sehr langsam. Diese Eigenschaft der Kolloide bewirkt bei entsprechender Zufuhr eine Erhöhung des kolloid-osmotischen Druckes und damit einen verminderten Abstrom von Flüssigkeit aus dem Intravasalraum in das interstitielle Kompartiment. Insbesondere bei akutem Volumenmangel [hämorrhagischer Schock] ermöglichen Kolloide eine deutlich schnellere und effizientere Volumentherapie als kristalloide Lösungen. Die Volumenwirksamkeit und Verweildauer der Kolloide wird bestimmt durch die Molekülgröße, die Dispersion der Lösung, die Eigenviskosität und, nicht zuletzt, durch die Abbau- und Ausscheidungsgeschwindigkeit. Allerdings sind alle bis zum heutigen Zeitpunkt kommerziell zur

Verfügung stehenden kolloidalen Lösungen mit Nachteilen behaftet [Beeinträchtigung der Blutgerinnung, kutane Nebenwirkungen (Juckreiz), Kumulation im Plasma oder zu kurzer Volumeneffekt]. Zu den Kolloiden, die als Plasmaexpander derzeit zur Verfügung stehen, gehören Gelatinepräparate, Dextrane und Hydroxyethylstärke. Das **körpereigene Kolloidalbumin**, das in vieler Hinsicht ideale Eigenschaften zum Plasmaersatz besitzt, kann nur aus Blutspenden gewonnen werden und steht aus Kostengründen zur Volumentherapie nicht zur Verfügung. Ausnahmen stellen in diesem Zusammenhang Patienten mit großflächigen, massiv sezernierenden Verbrennungen und assoziiertem exzessivem Albuminmangel dar.

Künstliche Kolloide sind durch ihre Konzentration, ihr mittleres Molekulargewicht und ihren Vernetzungs- und Substitutionsgrad [bei Hydroxyethylstärke] charakterisiert. Derartige Kolloide stehen im Gegensatz zu Albumin unbegrenzt zur Verfügung, sind lange haltbar und lagerungsfähig sowie kostengünstig und infektionssicher. Aufgrund der schnellen Wirkung auf das intravasale Lumen sind künstliche Kolloide deswegen die Mittel der ersten Wahl zur Korrektur akut aufgetretener perioperativer Flüssigkeitsdefizite.

Gelatinelösungen werden aus bovinem Kollagen hergestellt, wobei zunächst eine Depolymerisation der Gelatine erfolgt. Anschließend werden die gewonnenen Polypeptidfragmente wieder miteinander vernetzt. Zur Verfügung stehen unterschiedliche Präparate wie **Oxypolygelatine, sukzinylierte Gelatine** und **Harnstoffgelatinepolymerisat** mit unterschiedlichem Molekulargewicht. Gelatine wird vollständig metabolisiert und über den Urin ausgeschieden, eine Speicherung im Körper findet nicht statt. Bei normovolamen gesunden Probanden verlässt bereits während einer langsamen intravenösen Infusion bis zu 50 % den Intravasalraum. Aufgrund des niedrigen Molekulargewichtes ist die intravasale Verweildauer nur sehr kurz und beträgt zwischen 1 bis 2 Stunden. Im Gegensatz zu Dextranen und Hydroxyethylstärkelösungen weisen Gelatinepräparate eine höhere Inzidenz anaphylaktischer Reaktionen auf.

Der Vorteil der Gelatinelösungen besteht darin, dass sie weder die Nierenfunktion noch das Gerinnungssystem beeinträchtigen und somit auch bei Patienten mit derartigen Einschränkungen verwendet werden können. Allerdings bieten diese Präparate aufgrund der sehr kurzen intravasalen Verweildauer keinen sehr großen Vorteil gegenüber konventionellen Vollelektrolytlösungen. Deshalb wird bei deutlich geringeren Kosten heute in Situationen, in denen ein kurzfristiger Volumeneffekt erzielt werden soll, kristalloiden Lösungen der Vorzug gegeben. Die Inzidenz anaphylaktoider Reaktionen auf Gelatine beträgt bei Präparaten mit niedrigem Gehalt an freiem Diisocyanat insgesamt etwa 0,8 %.

Dextrane sind Glucopolysaccharide, die zwischen C1 und C6 glykosidisch verknüpft sind. Zur Verfügung stehen Dextrane mit einem Molekulargewicht von 40 bzw. 60 kDa. Dextranlösungen sind hyperonkotisch, daher ist die Volumenwirkung größer als das infundierte Volumen. Dextrane können pro Gramm bis zu 20 bis 25 ml Wasser im Intravasalraum binden bzw. aus dem Interstitium mobilisieren. Dextrane werden metabolisiert und renal eliminiert, und haben – in Abhängigkeit vom Molekulargewicht – eine intravasale Verweildauer zwischen 2 und 6 Stunden.

Zu den wichtigsten Nebenwirkungen der Dextrane gehören Störungen der Blutgerinnung [Beeinträchtigung der Thrombozytenadhäsionsfähigkeit] sowie anaphylaktische und anaphylaktoide Reaktionen in einer Häufigkeit von ca. 1 %. Nach Einführung der Haptenprophylaxe mit Promit® ließ sich der Schweregrad anaphylaktischer Reaktionen senken. Die Beeinträchtigung der Blutgerinnung hat in der Vergangenheit dazu geführt, dass einerseits Dextrane heute praktisch nicht mehr zur Volumentherapie verwendet werden, andererseits aber entsprechende Präparate gezielt zur Thromboseprophylaxe [Dextran 60] bzw. zur Verbesserung der Rheologie und Mikrozirkulation [Dextran 40] eingesetzt werden. Dextrane werden immer zusammen mit Vollelektrolytlösungen verabreicht, um eine Dehydrierung des Extrazellulärraums und eine Beeinträchtigung der Nierenfunktion zu vermeiden.

Hydroxyethylstärke [HAES] besteht aus Mylopektin [Mais, Kartoffeln], an dessen Glucosegruppen Hydroxyethylgruppen angefügt werden. **HAES** wird enzymatisch gespalten und entweder metabolisiert oder durch das retikuloendotheliale System aus dem intravasalen Raum entfernt. Hydroxyethylstärkelösungen sind durch drei verschiedene Kriterien charakterisiert:

- **Molekulargewicht**: Es stehen Lösungen zwischen 70 und 200 kDa zur Verfügung
- **Substitutionsgrad**: zeigt das Verhältnis von mit Hydroxyethylgruppen substituierten Glucoseeinheiten zur Gesamtzahl der Glucoseeinheiten an [z.B. 0,5 oder 0,7]
- die Stelle im Glucosemolekül, an der eine Hydroxyethylgruppe angelagert wurde [C2 oder C6], woraus sich der Substitutionstyp ergibt, bezeichnet als das **C2/C6-Hydroxyethylierungsverhältnis**. Je höher dieses Verhältnis ist, umso mehr Glucosemoleküle sind in Position C2 im Vergleich zu C6 hydroxyethyliert. Grundsätzlich gilt, dass mit steigendem Molekulargewicht, höherem C2/C6-Verhältnis und zunehmendem Substitutionsgrad die Plasmaverweildauer und damit die Halbwertszeit zunimmt.

E

Die Volumenwirksamkeit der Lösung wird durch das gemittelte Molekulargewicht und die Konzentration der Lösung [3 %, 6 % oder 10 %] bestimmt.

Die Elimination der **Hydroxyethylstärke**-Fragmente mit einem Molekulargewicht von weniger als etwa 60 kDa erfolgt über die glomeruläre Filtration. Größere Moleküle werden durch Serumamylase gespalten, teilweise durch das RES aufgenommen und über Tage bis Wochen gespeichert. Über die exakte Dauer der Speicherung und deren Auswirkung auf den Organismus sind derzeit keine Einzelheiten bekannt. Bei schwer kranken septischen Patienten werden Auswirkungen auf die Immunkompetenz durch partielle Blockade des RES diskutiert. Zusätzlich sind Störungen des Tubulussystems bei der Gabe von **Hydroxyethylstärke** bei chirurgischen Intensivpatienten beschrieben. In einer kürzlich veröffentlichten Multizenterstudie an 129 septischen Patienten konnte gezeigt werden, dass die Applikation von **Hydroxyethylstärke** mit einem Molekulargewicht von 200 kDa und einem Substitutionsgrad von 0,6 einen unabhängigen Risikofaktor für die Entwicklung eines akuten Nierenversagens darstellt.

Die Häufigkeit anaphylaktoider Reaktionen durch **Hydroxyethylstärke** ist geringer als bei Gelatinepräparaten und wird derzeit mit 0,1 % angegeben. Nach einigen Tagen kann die Infusion von Hydroxyethylstärke einen lang währenden Juckreiz hervorrufen, für den die Schwellendosis bei einer kumulativen Menge von 200 g **Hydroxyethylstärke** liegen soll.

Zu den wichtigsten Nebenwirkungen gehören jedoch, wie bei Dextran, ein Coating-Effekt mit Abnahme der Thrombozytenadhäsivität und Veränderungen der plasmatischen und zellulären Blutgerinnung. Die Beeinträchtigung des Gerinnungssystems und der Thrombozytenfunktion ist umso geringer, je kleiner das Molekulargewicht, der Substitutionsgrad und das C2/C6-Verhältnis sind. Am wenigsten ausgeprägt bzw. völlig fehlend scheinen derartige Nebenwirkungen bei niedermolekularer **Hydroxyethylstärke** mit niedrigem Substitutionsgrad [z.B. HAES 130/0,4 oder HAES 70/0,5] zu sein. Derartig niedrigmolekulare Präparate werden zum größten Teil renal eliminiert und nur zu einem sehr kleinen Teil im RES eingelagert. Als ein gewisser Nachteil dieser Präparate im Vergleich zu mittelmolekularen oder hochmolekularen Hydroxyethylstärken ist die kürzere intravasale Volumenwirkung in der Größenordnung von 2–3 Stunden anzusehen. Aufgrund der Nebenwirkungen auf das Blutgerinnungssystem, die Organfunktion und das RES werden jedoch zurzeit trotz kürzerer Halbwertszeit die niedermolekularen Hydroxyethylstärken zur raschen Volumensubstitution favorisiert. Sie sind somit das Präparat der Wahl bei der Behandlung akut aufgetretener Flüssigkeitsdefizite.

Zusammenfassung

Die perioperative Flüssigkeitstherapie erfordert eingehende Kenntnisse des Wasser- und Elektrolythaushalts des Körpers. Im groben Durchschnitt besteht beim gesunden Erwachsenen ein Flüssigkeitsbedarf von etwa 30–35 ml/kg Körpergewicht und Tag sowie ein Kalium- bzw. Natriumbedarf von 0,5 mval/kg Körpergewicht und Tag bzw. 3 mval/kg Körpergewicht und Tag. **Präoperative Störungen** des Volumen- und Elektrolythaushalts müssen sorgfältig diagnostiziert und entsprechend ihrer Genese therapiert werden. In diesem Zusammenhang häufige Krankheitsbilder sind die **hypertone Dehydratation** mit erhöhter Natriumkonzentration und die **Verdünnungshyponatriämie** mit Volumenüberlastung [ohne Natriummangel] bzw. die **hypovoläme Hyponatriämie** [mit Natriummangel]. Den Störungen und Korrekturen des Kaliumhaushaltes und der Plasma-Kaliumkonzentration kommt aufgrund der potenziell gefährlichen kardialen Komplikationen eine besondere Bedeutung zu.

Der **postoperativ veränderte Flüssigkeits- und Elektrolytbedarf** beruht auf spezifischen pathophysiologischen und pathobiochemischen Abläufen [SIRS, Postaggressionssyndrom], die durch eine chirurgische Homöostasestörung hervorgerufen werden. Die Diagnostik entsprechender Störungen beinhaltet ein engmaschiges hämodynamisches Monitoring der Organfunktion [Blutdruck, Herzfrequenz, Urinproduktion]. In der Regel besteht unmittelbar postoperativ ein erhöhter Wasser- und Kaliumbedarf, und ein erniedrigter Natriumbedarf, wodurch die durchschnittliche tägliche Zufuhr von 40 ml/kg Körpergewicht an Wasser, 1–1,2 mval/kg Körpergewicht an Kalium und 2 mval/kg Körpergewicht an Natrium erforderlich wird. Zur Infusionstherapie stehen kristalloide Lösungen mit unterschiedlicher Zusammensetzung [Vollelektrolytlösungen, isotone Kochsalzlösungen, Glucose 5 %] zur Verfügung. Zum schnellen Ausgleich akuter Volumendefizite kommen kolloidale Lösungen [überwiegend niedermolekulare Hydroxyethylstärken mit niedrigem Substitutionsgrad] zur Anwendung.

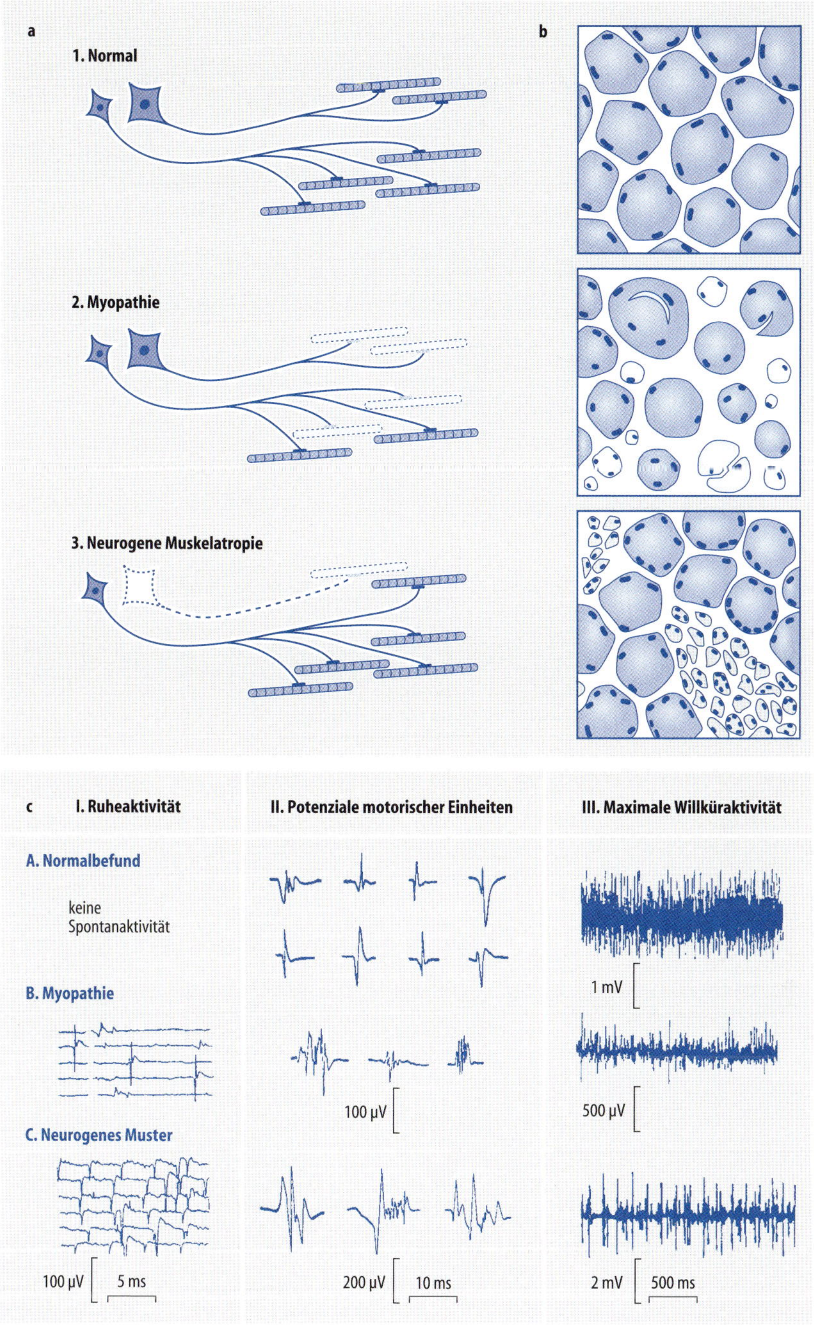

E

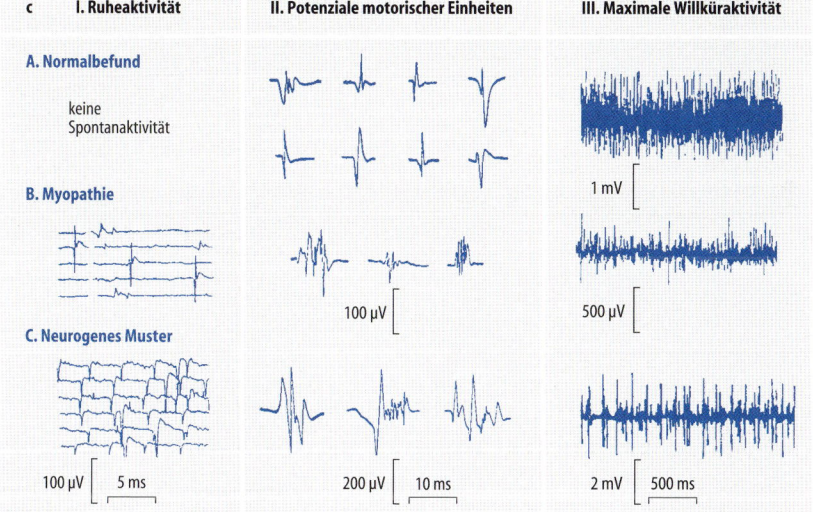

Abb. E9. Elektromyografie. Morphologische und elektromyografische Charakteristika von normalem Muskelgewebe und bei myogener und neurogener Läsion: **a** Schema der Unterschiede in der Innervation, **b** Schema der histologischen Unterschiede, **c** Vergleich der Elektromyogramme

Lichtmikroskop; je nach Fragestellung oder Untersuchungsmaterial können spezielle, vom Grundmodell abweichende Mikroskope [Elektronenrastermikroskop, Rasterelektronenmikroskop, Emissionsmikroskop] eingesetzt werden

E|lek|tro|nen|ras|ter|mi|kro|skop *nt*: *Syn:* Rasterelektronenmikroskop; Elektronenmikroskop, bei dem die Probe von oben mit einem Elektronenstrahl abgetastet wird, dadurch entsteht eine große Plastizität der Bilder; die Auflösung liegt bei ca. 10 nm

E|lek|tro|nen|spin *m*: die um den Kern kreisenden Elektronen haben ein magnetisches Feld und ein magnetisches Moment; bei **diamagnetischen Stoffen** heben sich diese Momente nach außen auf [Spinkompensation]; bei **paramagnetischen Stoffen** ist ein magnetisches Gesamtmoment messbar; legt man ein elektromagnetisches Feld an, absorbieren Stoffe elektromagnetische Strahlen, wodurch die magnetischen Momente in einen höheren magnetischen Zustand übergehen; dieser Übergang kann gemessen und auf-

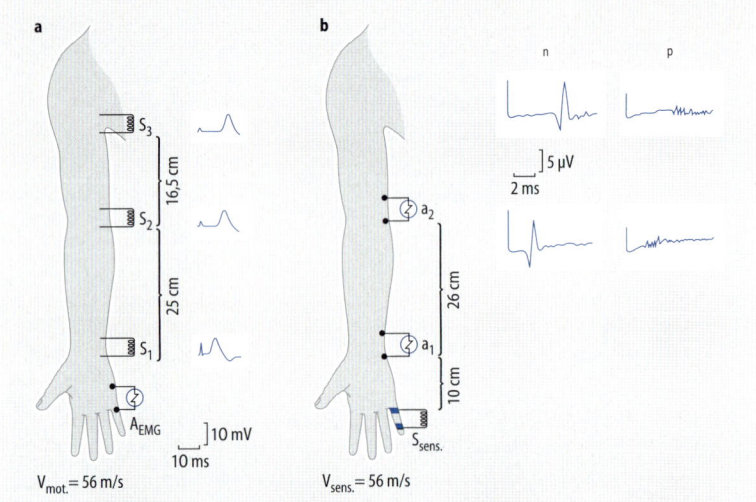

Abb. E10. Elektroneurografie. Messung der motorischen [a] und sensiblen [b] Nervenleitgeschwindigkeit des Nervus ulnaris; n = normales sensibel orthodromes Potenzial, p = pathologisches sensibel orthodromes Potenzial bei distaler Ulnarisläsion

gezeichnet werden

Elek|tro|nen|spin|re|so|nanz|spek|tro|sko|pie f: *Syn: ESR-Spektroskopie, paramagnetische Resonanzspektroskopie*; Spektroskopie, die künstlich erzeugte paramagnetische Resonanz misst; **Prinzip:** *s.u. Elektronenspin*

Elek|tro|nen|strahl|to|mo|gra|fie, -gra|phie f: innovative Technik, bei der aus einer Elektronenkanone kommende ultraschnelle Elektronen durch elektromagnetische Felder fokussiert und auf sog. **Targetringe** aus Wolfram gelenkt werden; beim Auftreffen des Elektronenstrahls entstehen Röntgenstrahlen, die das Untersuchungsobjekt in einem Scanfeld durchstrahlen; die Abschwächung der Strahlen wird durch Detektoren gemessen und von einem Computer in Bilder umgesetzt

Elek|tro|neu|ro|gra|fie, -gra|phie f: Ableitung und Registrierung der maximalen Nervenleitgeschwindigkeit motorischer und sensibler Fasern bei willkürlicher oder künstlicher Reizung; wichtiges Instrument zur Lokalisation umschriebener Nervenschädigungen [z.B. Karpaltunnelsyndrom] und zur Verlaufskontrolle nach Schädigung oder Therapie

Elek|tro|neu|ro|my|o|gra|fie, -gra|phie f: *Syn: Stimulationselektromyografie*; Aufzeichnung der Aktionspotenziale eines Muskels bei gleichzeitiger Stimulation des versorgenden Nervens; *s.a. Elektromyografie, Elektroneurografie*

Elek|tro|nys|tag|mo|gra|fie, -gra|phie f: Nystagmusregistrierung durch Messung der korneoretinalen Potenziale; **Prinzip:** durch die unterschiedliche Ladung von Netzhaut [negativ] und Hornhaut [positiv] bildet der Augapfel einen elektrischen Dipol; mit Elektroden können die Änderungen des elektrischen Feldes bei Bewegungen des Augapfels erfasst und registriert werden; die Elektronystagmografie erlaubt eine objektive Nystagmusmessung und -klassifizierung

Elek|tro|oku|lo|gra|fie, -gra|phie f: Registrierung der Augapfelbewegungen durch Messung der korneoretinalen Potenziale; **Prinzip:** durch die unterschiedliche Ladung von Netzhaut [negativ] und Hornhaut [positiv] bildet der Augapfel einen elektrischen Dipol; mit Elektroden können die Änderungen des elektrischen Feldes bei Bewegungen des Augapfels erfasst und registriert werden

das EOG ist von besonderer Bedeutung bei Netzhautschäden durch Chloroquin, Phenothiazin oder Indometacin, weil die Schädigung erkannt werden kann, bevor sie subjektiv oder ophthalmoskopisch erkennbar wird

Elek|tro|ol|fak|to|gra|fie, -gra|phie f: Registrierung der Aktionspotenziale von Riechfasern nach Reizung mit verschiedenen Duftstoffen

Elek|tro|pho|re|se f: zur Analyse und Auftrennung von Substanzgemischen eingesetzte Wanderung elektrisch geladener Teil-

chen im elektrischen Gleichstromfeld; die effektive Wanderungsgeschwindigkeit der Teilchen [**elektrophoretische Beweglichkeit**] hängt von der Stärke des elektrischen Feldes [je größer die Feldstärke, desto größer ist die Wanderungsgeschwindigkeit], der Ionenladung [je höher die Ionenladung, desto größer ist die Wanderungsgeschwindigkeit], der Größe der Teilchen [Substanzen mit großem Teilchenradius wandern langsamer] und der Viskosität der Lösung ab [je zäher die Lösung, desto langsamer wandern die Teilchen]

nach der Art des Trägermediums unterscheidet man **trägerlose Elektrophorese**, bei der die zu untersuchende Substanz(en), Zellen [Zellelektrophorese] usw. in einer Pufferlösung suspendiert werden und zwischen zwei Glasplatten wandern, und **Trägerelektrophorese**, bei der die Suspension auf ein festes Trägermedium [z.B. Filterpapier, Gel] aufgebracht wird; die Auswertung erfolgt i.d.R. photometrisch oder durch Auswertung gefärbter Elektropherogramme bei der Trägerelektrophorese

bei der **Immunelektrophorese** werden im zweiten Schritt Immunseren zur Fällung der Antigene verwendet; wandern Antigen und Antikörper in entgegengesetzter Richtung, spricht man von **Gegenstromimmunoelektrophorese**; die **Laurell-Immunelektrophorese** wird als zweidimensionale Immunelektrophorese bezeichnet, weil im zweiten Schritt die bereits aufgetrennten Proteine senkrecht auf ein Gel mit Antikörpern gezogen werden

Elek|tro|re|sek|ti|on f: operative Entfernung mittels elektrochirurgischer Methoden; v.a. die Einführung laparoskopischer und anderer minimal invasiver Techniken hat auch die Entwicklung elektrochirurgischer Methoden vorangetrieben

Elek|tro|re|ti|no|gra|fie, -gra|phie f: Aufzeichnung der bei Lichteinfall auftretenden Potenzialschwankungen der Netzhaut; da das Potenzial aus verschiedenen Teilpotenzialen zusammengesetzt ist, verlangt die Auswertung des Elektroretinogramms ausreichende klinische Erfahrung; die Elektroretinografie erlaubt eine Differenzierung von Erkrankungen von Sehnerv und Netzhaut und ist ein wichtiges Hilfsmittel bei der Diagnose verschiedener pathologischer Zustände [z.B. tapetoretinale Degeneration] und der präoperativen Prognosestellung

man unterscheidet **Helligkeits-ERG**, das die Reaktion auf Lichtblitze im dunkeladaptierten Zustand [Stäbchen] und helladaptierten Zustand [Zapfen] misst, weshalb man auch von **skotopischem und photopischem ERG** spricht; **Muster-ERG**, bei dem der Patient ein Schachbrettmuster anschaut, bei dem weiße und schwarze Felder mit eine Frequenz von 16/min. abwechseln; **multifokales ERG** misst das ERG ver-

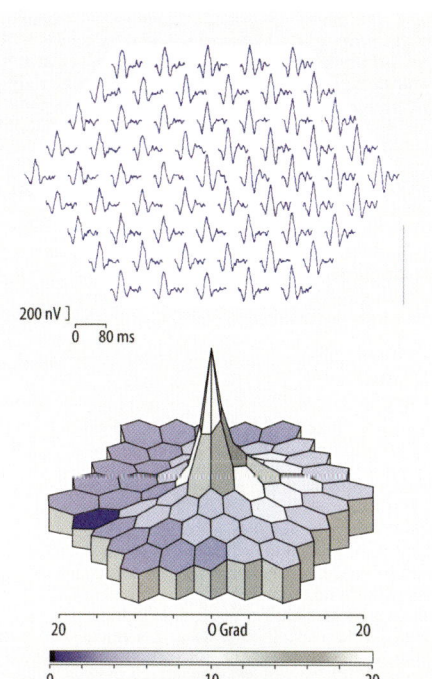

200 nV]

0   80 ms

20   O Grad   20

0   10   20

Amplitude [nV/Grad²]

Abb. E11. Elektroretinografie. Multifokales ERG des zentralen Gesichts-feldes; lokale Ausfälle entsprechen einer Funktionsstörung der Netzhaut

E

schiedener Netzhautpunkte bei repetitiver Stimulation

Elek|tro|schlaf|the|ra|pie f: → *Elektroheilschlaf*

Elek|tro|spi|no|gra|fie, -gra|phie f: Aufzeichnung der Aktionspotenziale des Rückenmarks

Elek|tro|sti|mu|la|ti|on f: Anwendung elektrischer Stimuli in Diagnostik [Elektromyografie, Elektroneurografie] und Therapie [transkutane elektrische Nervenstimulation, Herzschrittmacher]

externe temporäre Elektrostimulation: *s.u. Essay Harninkontinenz S. 533*

Elek|tro|sti|mu|la|ti|ons|an|al|ge|sie f: *Syn: Neurostimulation*; Hemmung der Schmerzempfindung durch elektrische Reizung von Nervenfasern; die häufigste Form ist die transkutane elektrische Nervenstimulation*, bei schweren oder unheilbaren Schmerzzuständen [Phantomschmerz, Tumoren] wird eine direkt Stimulation der Rückenmarksfasern oder von Hirnarealen bevorzugt; die Elektroakupunktur ist eine Variante der Elektrostimulationsanalgesie

Elek|tro|the|ra|pie f: → *Elektrobehandlung*

Elek|tro|to|mie f: Gewebedurchtrennung mit einem elektrischen Skalpell [**Elektrotom**]

Elek|tro|u|ro|gra|fie, -gra|phie f: Elektromyografie der Aktionspotenziale der ableitenden Harnwege, insbesondere der Verschlussmuskulatur von Blase und Harnröhre bei z.B. Detrusor-Sphinkter-Dyssynergie

Elek|tro|ven|tri|ku|lo|gramm nt: Abschnitt des Elektrokardiogramms, der sich auf die Erregungsausbreitung in den Kammern bezieht; *s.a. Essay Elektrokardiogramm S. 317*

Elek|tro|zys|to|gra|fie, -gra|phie f: Aufzeichnung der Aktionspotenziale der Harnblasenmuskulatur; *s.a. Elektrourografie*

Ele|phan|ti|a|sis f, pl -ses: durch eine Lymphabflussstörung hervorgerufene monströse Schwellung eines Körperabschnitts; meist gleichgesetzt mit Elephantiasis tropica
als **einheimische Elephantiasis** [Elephantiasis nostras/sim-

plex] bezeichnet man nicht-filarienbedingte Elephantiasisformen, z.B. bei Erysipel oder nach chirurgischer Lymphknotenrevision [**Elephantiasis chirurgica**]

Elephantiasis congenita hereditaria: → *Nonne-Milroy-Meige-Syndrom*

Elephantiasis tropica: *Syn: Elephantiasis filarica*; durch Filarien-Arten [v.a. Wuchereria bancrofti, Brugia malayi] verursachtes Lymphödem mit z.T. monströser Schwellung der Beine und Genitalien [**Elephantiasis scroti, Elephantiasis genitoanorectalis, Elephantiasis vulvae**]; *s.a. Essay Helminthosen S. 553*

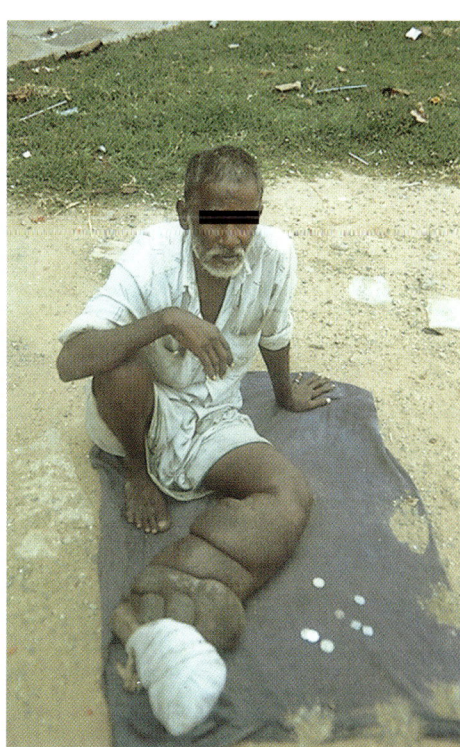

Abb. E12. Elephantiasis tropica. Elephantiasis tropica durch Brugia malayi

Elet|ta|ri|a cardamomum f: → *Kardamom*

Eleu|the|ro|coc|cus senticosus m: *Syn: Stachelpanax, Taigawurzel, Acanthopanax senticosus*; Strauch aus der Familie der Araliaceae; die getrocknete Wurzel bzw. der Wurzelstock [**Eleutherococcuswurzel**, Eleutherococci radix] enthält Eleutheroside, die u.a. zu den Oleanolsäureglykosiden [I-M], Phenylpropanen [B], Cumarinen [B_1] und Lignanen [D] gehören; **Anw.:** traditionell als Tonikum bei Müdigkeit und Erschöpfung, in der Rekonvaleszenz und bei nachlassender Leistungs- und Konzentrationsfähigkeit; ebenfalls bei psychovegetativem Syndrom

Ele|va|ti|ons|test, paraurethraler m: *Syn: Blasenhals-Elevationstest*; *s.u. Bonney-Test*

El|la|gi|tan|nin|gerb|stof|fe pl: *Syn: Ellagitannine*; hydrolysierbare Gerbstoffe, die Ellagsäure enthalten

El|len|bo|gen|frak|tur f: Oberbegriff für distale Humerusfraktur, Olekranonfraktur und Radiusköpfchenfraktur; man unterscheidet zwischen extraartikulären Frakturen, Frakturen mit Gelenkbeteiligung und vollständigen Gelenkfrakturen; *s.a. Essay Fraktur, Luxation, Distorsion S. 423*

El|len|frak|tur f: → *Ulnafraktur*

Ellison-Syndrom nnt: → *Zollinger-Ellison-Syndrom*

Ellis-van Creveld-Syndrom nt: *Syn: chondroektodermale Dysplasie;*

s.u. Ektodermaldysplasie-Syndrome

Em|bo|lek|to|mie *f:* operative Embolusentfernung; entweder als **direkte** oder **offene Embolektomie** nach Eröffnung der Arterie oder als **indirekte Embolektomie** mittels Ballonkatheter [Fogarty-Ballonkatheter], Ringstripper u.ä.; *s.a. Essay Thrombose und Embolie S. 1527*

pulmonale Embolektomie: *Syn: Trendelenburg-Operation;* eine operative Entfernung von Emboli der Lungenarterien wird heute i.d.R. nur noch bei einer Kontraindikation gegen eine Thrombolyse durchgeführt; *s.a. Essay Thrombose und Embolie S. 1527*

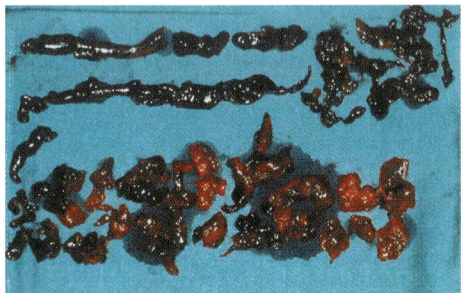

Em|bo|lie *f: Syn: Embolia;* die häufigste Form ist die **Thromboembolie** als Folge einer venösen oder arteriellen Thrombose; Luft-, Fett-, Fremdkörper- [Kanüle, Katheterteile!], Tumor- und paradoxe Embolien sind eher selten, müssen aber differenzialdiagnostisch immer in Erwägung gezogen werden; Embolien kleinerer Arterien und Kapillaren, wie z.B. die **Atheroembolie** durch Ablösung von atheromatösem Material [Atheroembolus] oder **Cholesterinkristallembolie**, bleiben i.d.R. klinisch stumm; **arterielle Embolien** betreffen meist die Becken- und Beinarterien [80 %] und treten i.d.R. als akutes Ischämiesyndrom mit oft vitaler Gefährdung auf; als Embolusquelle dienen v.a. das Herz [80–90 %; Herzwandaneurysma, Herzklappenprothese, Mitral- und Aortenklappenfehler, bakterielle Endokarditis, Vorhofflimmern] und vorgeschaltete Gefäße [10–15 %; Aneurysmata, atheromatöse Plaques]; eine Sonderform der arteriellen Embolie ist die **paradoxe Embolie** des großen Kreislaufs durch einen Embolus aus dem venösen System, z.B. bei Ventrikel- oder Vorhofseptumdefekt

die **Klinik** hängt von Art, Lokalisation und Ausmaß der Embolie ab; bei ausgeprägten Fällen findet sich eine **6-P-Symptomatik** von Schmerz [Pain], Blässe [Paleness], Pulslosigkeit, Parästhesien, Lähmung [Paralysis] der betroffenen Extremität und Schocksymptomen [Prostration]; **Therapie:** Embolektomie ist die Methode der Wahl; wird oft als **Aspirationsembolektomie** durchgeführt

eine **zerebrale Embolie** von Hirnarterien ist die Ursache von ca. 30 % aller Schlaganfälle; die Emboli können aus dem Herzen [**kardiale Embolie**], den zuführenden Arterien [**arterio-arterielle Embolie**] oder [selten] intrakraniellen Arterien stammen; kardiale Embolien finden sich v.a. bei ulzerativer Endokarditis der Aortenklappe, Vorhofflimmern, Herzwandaneurysma oder akutem Myokardinfarkt; die Emboli bei arterio-arterieller Embolie stammen meist aus Aorta, Karotis oder Vertebralarterien; insbesondere arteriosklerotische Plaques der Karotisbifurkation können Ursache von Hirnembolien mit lokalen oder ausgedehnten Hirnschäden sein

bei der **venöse Embolie** stammen die Emboli meist aus den tiefen Bein- und Beckenvenen oder dem rechten Vorhof und verursachen eine Lungenembolie✽; v.a. bei Traumen, Operationen, Geburt oder bei bettlägerigen Patienten [v.a. Patienten mit Herzinsuffizienz, Krampfadern, Thrombophlebitis

oder Thrombosen in der Anamnese] ist die **Embolieprophylaxe** zur Verhinderung einer Thrombose oder Thromboembolie von größter Bedeutung; die postoperative bzw. posttraumatische Thromboseprophylaxe besteht i.d.R. aus einer medikamentösen Prophylaxe [Low-dose-Heparin 2–3 × 5.000 IE subkutan, niedermolekulares Heparin einmal täglich] sowie Allgemeinmaßnahmen [physikalische Prophylaxe], wie z.B. Kompressionsstrümpfe, Krankengymnastik, Früh- oder Sofortmobilisation, Volumenauffüllung, Hochstellen des Bettendes, Hochlagerung der Beine usw.; *s.a. Essay Thrombose und Embolie S. 1527*

Embolia cutis medicamentosa: → *Nicolau-Syndrom*

Em|bo|lie|pro|phy|la|xe *f: s.u. Embolie*

Em|bo|lo|my|ko|se *f:* Embolie durch einen Pilzpfropf bei Pilzsepsis oder massivem Pilzeinbruch in die Blutbahn; *s.a. Essay Mykosen S. 1059*

Em|bry|ek|to|mie *f:* Entfernung eines Embryos bei Extrauteringravidität

Em|bry|o|nen|trans|fer *m: Syn: Embryonenimplantation, Embryonenübertragung, Embryotransfer, Embryoimplantation, Embryoübertragung;* Übertragung eines durch In-vitro-Fertilisation erzeugten Embryos in die Gebärmutter; der Transfer erfolgt 48 h nach der Eizellgewinnung und ist auf maximal 3 Embryonen beschränkt

Em|bry|o|pa|thia rubeolosa *f:* → *Rötelnembryopathie*

Em|bry|o|to|mie *f: Syn: Embryotomia, Dissectio fetus;* Zerstückelung des abgestorbenen Embryos, z.B. bei missed abortion

Em|bry|o|to|xon *nt:* → *Arcus lipoides juvenilis*

Eme|pro|ni|um|bro|mid *nt:* Parasympatholytikum; Spasmolytikum der glatten Muskulatur, insbesondere der Blasenmuskulatur; **Anw.:** Harninkontinenz, pathologischer Harndrang bei intakter Detrusorfunktion, Reizblase, schmerzhafter Harndrang nach Operationen im Blasenbereich; **Dosierung:** 150–300 mg 3–4 × tgl. p.o. oder 3 × 25 mg tgl. s.c. oder i.m.; **NW:** Mundtrockenheit, Akkommodationsstörungen, Tachykardie, lokale Schleimhautschädigung [Mund, Speiseröhre] bei p.o.-Gabe

Eme|sis gravidarum *f: Syn: Schwangerschaftserbrechen, Vomitus gravidarum;* meist frühmorgens auftretendes Erbrechen in der Frühphase der Schwangerschaft; tritt bei ca. 80 % aller Schwangeren auf; beginnt in der 4.–8. SSW und endet in der 16. SSW; übermäßiges Schwangerschaftserbrechen [**Hyperemesis gravidarum**] kann zu Gewichtsverlust, Exsikkose, Ketonämie, Acetonurie, Elektrolytstörungen, Oligurie, Hypovolämie, Leber- und Nierenstörungen mit Ikterus führen; die Ursache ist ungeklärt, wahrscheinlich ist eine multifaktorielle Ätiologie [endokrin, psychisch, sozial]; **Therapie:** notfalls stationäre Behandlung zum Ausgleich des Flüssigkeits- und Elektrolythaushaltes, psychologische Betreuung

Eme|ti|kum *nt, pl* **-ka:** *Syn: Brechmittel, Vomitivum;* bei den Brechmitteln unterscheidet man zwischen **peripheren Emetika** oder **Reflexemetika**, die über eine Reizung von Fasern des Nervus vagus in der Magenschleimhaut wirken, und **zentralen Emetika**, die eine Triggerzone in der Medulla oblongata beeinflussen

Eme|tin *nt: Syn: Methylcaephalin, Cephaelinmethylether;* Antiprotozoikum; Antidot bei z.B. Skorpion-Stichen; **Anw.:** invasive intestinale und extraintestinale Entamoeba-histolytica-Infektionen, Amöbenabszess der Leber; **Dosierung:** Erwachsene 65 mg/d [maximal 1 mg/kg] verteilt auf ein oder zwei Gaben s.c. oder i.m. für 5–10 Tage, Kinder unter 8 Jahren maximal 10 mg/kg/d, Kinder über 8 Jahren maximal 20 mg/kg/d; **NW:** gastrointestinale Beschwerden [Übelkeit, Erbrechen, Durchfall], Myokardschädigungen, Dyspnoe, Galopprhythmus, Herzerweiterung, transiente EKG-Veränderungen, z.B. Inversion der T-Welle, bei Behandlungsbeginn; **Kontraind.:** Herz-, Nierenerkrankungen, Schwangerschaft und Stillzeit

Emi|no|se *f:* → *Anistreplase*

Emis|sions|com|pu|ter|to|mo|gra|fie, -gra|phie *f: Syn: Schichtszintigrafie;* computergesteuerte Szintigrafie zur Gewinnung von Schichtaufnahmen; je nach der Art der verwendeten Radionuklide unterscheidet man Positronenemissionstomografie und Single-Photon-Emissionscomputertomografie; die axialen Schnittbilder sind mit denen der Computertomografie vergleichbar

Emmert-Nagelplastik *f: Syn: Nagelkeilexzision, Nagelmatrixteilresektion*; Operation bei eingewachsenem Nagel, bei der ein seitlicher Nagelstreifen samt der zugehörigen Nagelmatrix entfernt wird

Emmet-Operation *f: Syn: Trachelorrhaphie, Zervikorrhaphie, Zervixnaht*; operative Versorgung eines unter der Geburt erworbenen Risses des äußeren Muttermundes und der Zervix [Emmet-Riss]

Empfängnisfähigkeit *f: Syn: Konzeptionsfähigkeit, Potentia coencipiendi; s.u. Fertilität*

Empfängnisverhütung *f: Syn: Kontrazeption, Konzeptionsverhütung, Antikonzeption*; Methoden zur Verhinderung der Konzeption oder der Einnistung der Frucht in der Gebärmutter; *s.u. Essay Empfängnisverhütung und Familienplanung S. 343*

Emphysema malignum/septicum *nt:* → *Gasbrand*

Emphysema pulmonum *nt:* → *Lungenemphysem*

Emtricitabin *nt:* nucleosidanaloger reverse Transkriptase-Hemmer; besitzt gute Wirksamkeit gegen HIV und Hepatitis B-Virus; **Anw.:** Teil der sog. **hochaktiven antiretroviralen Therapie** [HAART] bei HIV-Infektion; *s.u. Essay HIV-Infektion – AIDS S. 625*

Enalapril *nt:* ACE-Hemmer; **Anw.:** arterielle Hypertonie, Herzinsuffizienz; **Dosierung:** initial 2 × 2,5 mg/d p.o., maximal 2 × 10[–20] mg/d; *s.a. Essay Herzinsuffizienz S. 599, Essay Arterielle Hypertonie S. 695*

En-Bloc-Exstirpation *f:* → *En-bloc-Resektion*

En-bloc-Ösophagektomie *f: s.u. Ösophagektomie*

En-bloc-Resektion *f: Syn: Blockresektion, En-Bloc-Exstirpation*; Entfernung eines Organs oder Organteils zusammen mit umliegenden Strukturen, v.a. der Lymphgefäße und -knoten

En-bloc-Tumornephrektomie *f: s.u. Tumornephrektomie*

Encephaloenteritis acuta *f: Syn: Enzephaloenteritis, Säuglingstoxikose*; schwere, durch toxische Symptome gekennzeichnete Form der Säuglingsdyspepsie; bei unzureichender Behandlung kommt es zu schwerer Dehydratation, metabolischer Azidose, Elektrolytverschiebung, hypovolämischem Schock und Koma

Encephalomyelitis disseminata *f:* → *multiple Sklerose*

Encephalopathia chronica progressiva subcorticalis *f:* → *Binswanger-Enzephalopathie*

Encephalopathia saturnina *f: Syn: Bleienzephalopathie*; Großhirnschädigung bei chronischer Bleivergiftung*; äußert sich anfangs durch Übererregbarkeit, Schlafstörungen, Tremor saturninus, Sehstörungen; später kommt es zu Depressionen, Gedächtnisschwund, Demenz, Sprach-, Gang- und Sehstörungen [Bleiamblyopie]

Encephalopathia traumatica *f: Syn: Boxerenzephalopathie*; durch wiederholte Gehirnerschütterungen ausgelöste Schädigung des Gehirns, die durch Parkinson-Syndrom und progrediente Demenz gekennzeichnet ist; wird zu den sekundären Parkinson-Syndromen gerechnet; *s.u. Essay Parkinson-Syndrome S. 1229*

Enchondrom *nt:* von Knorpelgewebe ausgehender benigner Tumor; **solitäre Enchondrome** treten v.a. in den Phalangen auf; sie entarten nur selten maligne, während **multiple kongenitale Enchondrome** [Morbus Ollier] häufig [30–50 %] entarten; **Therapie:** operative Entfernung

Enchondromatose *f:* → *Morbus Ollier*

Endangiitis obliterans *f: Syn: Morbus Winiwarter-Buerger, Winiwarter-Buerger-Krankheit, Buerger-Syndrom, Thrombangiitis/Thrombendangiitis/Endarteritis obliterans*; meist bei Rauchern [Männer, 20–40 Jahre] auftretende arterielle Verschlusskrankheit mit Befall kleiner und mittelgroßer Arterien der Extremitäten; oft mit begleitender Phlebitis oder Thrombophlebitis; führt langfristig zu arterieller Verschlusskrankheit; **Therapie:** Einstellen des Rauchens ist die Behandlung der Wahl und ist auch von entscheidender Bedeutung für die Prognose; Prostazyklin i.v. über 3–4 Wochen verbessert die Symptomatik; nicht-steroidale Antiphlogistika für die begleitende Phlebitis oder Thrombophlebitis; evtl.

thorakale oder lumbale Sympathektomie; *s.u. Essay Periphere arterielle Verschlusskrankheit S. 1661*

Endarteriektomie *f:* → *Thrombendarteriektomie*

Endoaneurysmorrhaphie *f:* Spaltung und Ausräumung eines Aneurysmas mit abschließender Vernähung

Endobrachyösophagus *m:* → *Barrett-Ösophagus*

Endobronchialtubus *m:* → *Doppellumentubus*

Endocarditis *f, pl* **-tiden:** → *Endokarditis*

   Endocarditis thrombotica: → *Libman-Sacks-Endokarditis*

Endocervicitis *f, pl* **-tiden:** → *Cervicitis*

Endoenteritis *f, pl* **-tiden:** *Syn: Darmschleimhautentzündung*; Entzündung der Darmschleimhaut; nur selten verwendeter Terminus; *s.a. Enteritis*

Endogastrektomie *f:* operative Entfernung der Magenschleimhaut

Endokardfibroelastose *f: Syn: endokardiale Fibroelastose, Fibroelastosis endocardica, fetale Endokarditis, fetale endomyokardiale Fibroelastose, Endokardsklerose*; ätiologisch ungeklärte, massive Verdickung des Endokards, insbesondere des linken Ventrikels; häufig findet sich eine Mitbeteiligung von Mitral- und Aortenklappe; evtl. handelt es sich um eine postinfektiöse oder immunologische Reaktionsform; die Erkrankung beginnt meist schon in den ersten beiden Lebensjahren; befällt sie ein normal entwickeltes Herz, spricht man von **primärer Endokardfibroelastose**; sie führt vornehmlich zu einer ausgeprägten Linksherzdilatation mit begleitender Klappeninsuffizienz; bei der **sekundären Endokardfibroelastose** liegen angeborene Herzfehler [Aortenstenose, Behinderung der Ausflussbahn] vor; hier kommt es meist zu einer ausgeprägten Hypertrophie des Myokards; die **Therapie** ist symptomatisch; oft stellt eine Herztransplantation die einzige Therapiealternative dar

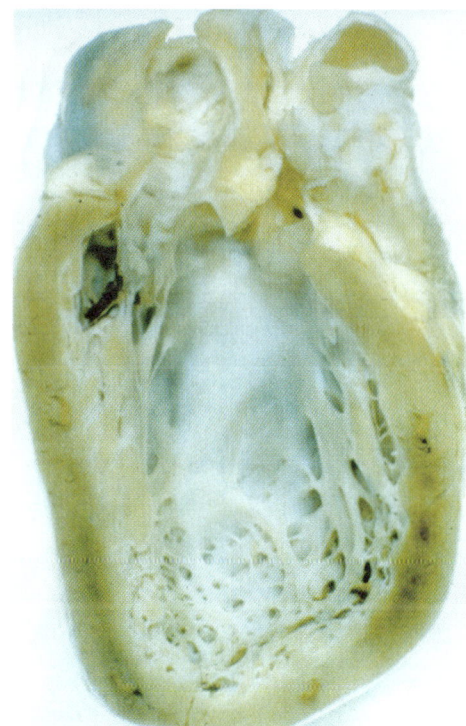

Abb. E14. Endokardfibroelastose

Endokarditis *f, pl* **-tiden:** *Syn: Endokardentzündung, Endocarditis*; eine Entzündung der Endokards betrifft i.d.R. auch die Herzklappen [**Endocarditis valvularis**]; als Ursache kommen mechanische, ischämische, infektiöse, immunologische und toxische Schädigungen in Betracht; am weitaus häufigsten in Mittel- und Westeuropa ist heute die infektiöse Endokarditis; die früher dominierende rheumatische Endokarditis spielt dagegen in Osteuropa, Nordafrika, der Türkei sowie im Nahen und Fernen Osten weiterhin eine bedeutende Rolle; die Endokarditis prothetischer Herzklappen ist relativ häufig, während Löffler-Endokarditis*, Endokardfibroelastose*, Endomyokardfibrose* und Libman-Sacks-Endokarditis* eher selten auftreten; Patienten mit angebore-

E

Tab. E6. Endokarditis. Risikogruppen

Endokarditisrisiko	Angeborene Herzfehler (außer Vorhofseptumdefekt vom Sekundumtyp)
	Erworbene Herzklappenfehler (inkl. degenerative Veränderung, z.B. verkalkte Aortenklappe)
	Operierte Herzfehler mit Restbefund; ohne Restbefund nur für 1 Jahr
	Mitralklappenprolaps mit Mitralinsuffizienz
	Hypertrophe-obstruktive Kardiomyopathie
Besonders hohes Endokarditisrisiko	Herzklappenprothese inkl. Conduits/Grafts
	Zustand nach bakterieller Endokarditis
	Kongenital-zyanotische Vitien
Keine Endokarditisprophylaxe bei	Miteralklappenprolaps ohne Mittralinsuffizienz
	Zustand nach aortokoronarem Bypass
	Zustand nach Schrittmacher- oder Kardioverterimplantation (ICD)
	Zustand nach Verschluss eines Ductus Botalli
	Operierte Herzfehler ohne Restbefund nach dem 1. postoperativen Jahr

Tab. E7. Endokarditis. Eingriffe, die eine Antibiotikaprophylaxe bei Risikopatienten indizieren

Oropharynx, Respirations- und oberer Verdauungstrakt	Zahnärztliche Eingriffe mit Blutungsgefahr (Zahnsteinentfernung, Parodontalkürettage, Parodontalchirurgie, Wurzelbehandlungen, zahnchirurgische Eingriffe)
	Tonsillektomie, Adenotomie
	Bronchoskopie mit starrem Instrument, Sklerosierung von Ösophagusvarizen, Ösophagus- und Bronchusdilatation und/oder Stentimplantation
	Gastroskopie mit und ohne Biopsie, ERCP, TEE, nasotracheale Intubation, flexible Bronchoskopie (keine Prophylaxe bei orotrachealer Intubation)
Intestinaltrakt	Chirurgische Eingriffe inkl. mikroinvasiver Technik am Gastrointestinaltrakt und den Gallenwegen
	Lithotrypsie im Bereich der Gallenwege
	Rektosigmoidokoloskopie (keine Prophylaxe bei Kontrasteinlauf)
Urogenitaltrakt	Zystoskopie, Lithotripsie, chirurgische Eingriffe
	Geburt, Dilatation und Kürettage, Hysterektomie (keine Prophylaxe bei Blasenkatheterisierung, IUP-Einlage/-Entfernung
langdauernde Herzkatheterisierung	wie z.B. Valvuloplasie (keine Prophylaxe bei Routinekatheter, PTCA oder Stentimplantation)
Eingriffe an infizierten Herden	Abszesse, Phlegmone u. a.

nen oder erworbenen Herzklappenfehlern haben ein erhöhtes Risiko einer Endokarditis, z.B. nach Zahnbehandlungen oder Tonsillektomie; sie müssen identifiziert und prophylaktisch mit Antibiotika behandelt werden

atypische verruköse Endokarditis: → *Libman-Sacks-Endokarditis*

fetale Endokarditis: → *Endokardfibroelastose*

infektiöse Endokarditis: *Syn: erregerbedingte Endokarditis*; Entzündung des Endokards durch Mikroorganismen [v.a. Bakterien, Pilze] betreffen fast immer das Endokard der Herzklappen und Teile des angrenzenden muralen Endokards; bis zur Einführung der Penicilline und anderer Antibiotika betrug die Letalität der Erkrankung fast 100 %, heute liegt die Letalität akuter Fälle bei 10–15 %, bei Pilzinfektionen [**Endocarditis mycotica**] aber immer noch bis zu 50 %; das **Erregerspektrum** hat sich [z.T. Dank der Antibiotikabehandlung anderer Erkrankungen] ebenfalls verändert; Streptokokken treten seltener als Erreger auf, dafür finden sich häufiger gramnegative Bakterien, Pilze und atypische Erreger; das Durchschnittsalter der Patienten ist von 30 auf 50 Jahre angestiegen; i.v.-Drogenabusus und venöse Dauerkatheter haben dazu geführt, dass das rechte Herz und die Trikuspidalklappe häufiger befallen sind als früher; 55–75 % der Patienten mit infektiöser Endokarditis haben prädisponierende Faktoren, wie z.B. Anomalien des Klappenapparates, kongenitale Herzfehler, Mitralklappenprolaps, Drogenabusus; Klappenprothesen und andere kardiale Implantate bilden ein zunehmendes Problem [**Prothesenendokarditis**]; *s.a. Tab. E8 und Tab. E9*

die linksseitige erregerbedingte Endokarditis betrifft vornehmlich Aortenklappe [50 %], Mitralklappe [25 %] und den Nahtring von Klappenprothesen [20 %]; in 90 % der Fälle verläuft sie klinisch als systemische Infektion oder Sepsis; die rechtsseitige erregerbedingte Endokarditis manifestiert sich häufig als septische Thromboembolie mit Pneumonie; die **akute infektiöse Endokarditis** entsteht bei Bakteriämie mit Erregern hoher Virulenz; sie befällt auch makroskopisch unveränderte Herzklappen; innerhalb von zwei Wochen kommt es zu Fieber, Schweißausbrüchen, Schüttelfrost, allgemeinem Krankheitsgefühl, BSG-Erhöhung, Milzvergrößerung; ein neu auftretendes Herzgeräusch ist ein Kardinalsymptom und kann Vorzeichen einer sich entwickelnden Herzinsuffizienz sein; die **subakute infektiöse Endokarditis** entsteht meist auf dem Boden einer vorgeschädigten Herzklappe oder angeborener oder erworbener Herzfehler; früher war sie als **subakute-bakterielle Endokarditis** [**Endocarditis lenta**] durch Streptococcus viridans eine klassische rheumatische Endokarditis; der Verlauf ist schleichend, mit einer Entwicklung über Wochen bis Monate; metastatische Absiedlungen kommen nur selten vor; dafür finden sich vermehrt Anämie, Hämaturie, starker Gewichts- und Appetitverlust, Gelenkschmerzen und Trommelschlegelfinger; die häufigsten **Komplikationen** sind Embolie [bis zu 65 % Hirnembolien], metastatische Abszesse [Lunge, Hirn, Milz] und Herzinsuffizienz [v.a. bei Befall von Aorten- oder Mitralklappe], wobei linksseitige Endokarditis, pilzbedingte Endokarditis und Prothesenendokarditis das höchste Risiko haben

Diagnose: Anamnese, körperlicher Befund, Labor [BSG, Blutbild, C-reaktives Protein], am wichtigsten ist der Erregernachweis durch Blutkulturen, i.d.R. gelingt der Nachweis mit 3 × 2 Kulturen innerhalb von 24 h; daneben müssen noch sog. Nebenkriterien in Betracht gezogen werden; **Therapie:** spezifische Antibiotikatherapie, Sanierung von Infektionsquellen, symptomatische Behandlung von Fieber, Anämie, Herzinsuffizienz

rheumatische Endokarditis: *Syn: Bouillaud-Krankheit*; infektallergische Entzündung der Herzklappen nach einer Infektion mit beta-hämolysierenden A-Streptokokken; an den Schließungsrändern der Herzklappen [v.a. der Mitralklappe] bilden sich kleine Thromben [Vegetationen], die zuerst aus verschmolzenen Thrombozyten und später auch aus Fibrin bestehen; die Organisation der Thromben führt zu ver-

Empfängnisverhütung und Familienplanung

A.-S. Schultze-Mosgau

E

Durch die modernen empfängnisverhütenden Methoden ist es der Frau heutzutage möglich, einer freien und individuellen Sexualität und Lebensplanung ohne Angst vor einer ungewollten Schwangerschaft zu folgen. Die orale hormonelle Kontrazeption ist dabei die beliebteste Verhütungsmethode. So verhüten etwa ein Drittel aller Frauen im reproduktionsfähigen Alter in Deutschland mit der Pille. Zusätzlich gibt es inzwischen eine große Reihe alternativer Verhütungsmethoden, inklusive der Verfahren der nicht-oralen hormonellen Kontrazeption und der Methoden der natürlichen Familienplanung, die sich zunehmender Beliebtheit erfreuen. Sie sind mit individuellen Vor- und Nachteilen und einem unterschiedlich starkem Kontrazeptionsschutz verbunden. Allerdings erreicht kaum eine Methode – abgesehen von der Sterilisation – den hohen Schutz der Pille vor einer ungewollten Schwangerschaft.

Zur **Definition** der kontrazeptiven Sicherheit einer Verhütungsmethode dient der **Pearl-Index** [Tab. 1]. Dieser definiert den Vergleich der Versagerquoten unterschiedlicher kontrazeptiver Methoden und entspricht dabei der Zahl der ungewollten Schwangerschaften pro 1200 Anwendungsmonate; diese sind gleichzusetzen mit 100 Frauenjahren. Beim ungeschützter Verkehr beispielsweise zeigt sich ein Pearl-Index von etwa 80.

Tab. 1. Pearl-Indices verschiedener Kontrazeptiva

Methode	Pearl-Index
Sterilisation [Tubenligatur]	unter 0,2
Pille	0,2–0,5
Minipille	0,3–3
IUP	0,5–3
IUS [z.B. Mircna®]	0,15
Depotgestagene	0,3–3,6
Vaginalring	0,65
Zykluscomputer	0,7–6
Verhütungspflaster	0,88
Temperaturmethode	1–6,6
symptothermale Methode	2–3
Diaphragma in Kombination mit Spermizid	2,1–6
Kondom	3–3,6
Spermizide	4–6
kontrazeptives Schwämmchen	4–25
Knaus-Ogino	5,6–47
Portiokappe	7–20
Coitus interruptus	10–20
periodische Enthaltsamkeit	15–20
Billingsmethode	25
Postkoitalpille	98 % Ansprechrate bei rechtzeitiger Verordnung

Orale hormonelle Kontrazeption

Die Pille als orales hormonelles Kontrazeptivum zeigt mit einem Pearl-Index von 0,2–0,5 den stärksten Kontrazeptionsschutz unter den bestehenden Verhütungsmethoden. Unter den oralen hormonellen Kontrazeptiva stehen der Frau inzwischen eine große Auswahl von Präparaten, Substanzen, Hormonzusammensetzungen und Anwendungsformen zur Verfügung.

! Die kontrazeptive Wirkung eines hormonellen Verhütungspräparates wird vor allem durch die Gestagenkomponente gewährleistet, während das Östrogen in erster Linie der Zykluskontrolle dient.

Die Funktion der Gestagene besteht in einer Verhinderung der Spermienaszension und einer Erhöhung der Zervixschleimviskosität. Zusätzlich wird die Tubenfunktion beeinflusst. Die Anwendung von Progestagenen bewirkt einen verminderten Aufbau des Endometriums und beeinflusst die Transformationsphase. Orale Kombinationspräparate und parenterale Depotgestagene wirken dabei als Ovulationshemmer, die die hypophysäre Gonadotropinfreisetzung blockieren. Die verminderte FSH-Ausschüttung führt zu einer Hemmung der Follikelreifung. Durch den ausbleibenden LH-Peak wird die Ovulation effizient unterdrückt.

Die umfassendste Akzeptanz unter den Pillenpräparaten hat die orale Zusammensetzung aus einem Östrogen* und einem Gestagen* gefunden. Hierbei spielt das **einstufige Kombinationspräparat** die größte Rolle. Durch

E

eine Reduktion der Gestagendosis kann aber auch die Einstellung auf eine stärkere Gesamtöstrogenwirkung erfolgen. Diese Schritte können sowohl über Zwei- als auch über Dreistufenkombinationen modifiziert werden. Die **sequenziellen Präparate** sind in der Anwendung dem physiologischen weiblichen Zyklus nachempfunden. Auch die Anwendung eines reinen Gestagenpräparates ist möglich. Diese Anwendungsform kommt in oraler Form als Minipille, in intrakutaner oder auch als intramuskuläre Applikation infrage. Immer wieder wird im Zusammenhang mit der hormonellen Kontrazeption auch die Postkoital-Pille erwähnt. Diese dient allerdings als Interzeptivum und kommt als Kontrazeptivum in keinem Fall zur Anwendung.

Wichtig ist die Anpassung des Kontrazeptivums an die individuellen Gegebenheiten, Ansprüche und vor allem auch die Anordnung entsprechend der jeweiligen Anamnese der Frau. Bei unerwünschten und teilweise sehr subjektiv empfundenen Nebenwirkungen der Kontrazeptiva, wie Stimmungsschwankungen, Kopfschmerzen oder einer übermäßigen Gewichtszunahme, kann unter Umständen eine Veränderung des Einnahmeschemas, ein Wechsel des Gestagenpräparates, eine Dosisveränderung des Gestagen- oder Östrogenanteils oder auch nicht zuletzt die Wahl eines anderen Verfahrens von Vorteil sein.

Formen

Ein-Phasen-Präparate [auch **kombinierte orale Kontrazeptiva**] enthalten eine durchgehend einheitliche Östrogen-/Gestagenkombination an allen 21 Tagen der Einnahme. Dann folgt ein 7-tägiger einnahmefreier Zeitraum, in dem die Abbruchblutung erfolgt.

Zwei-Stufen-Präparate [auch **modifizierte Kombinationspräparate**] enthalten an den ersten 11 Tagen zusätzlich zur Östrogendosis eine niedrige Gestagendosis, die in der 2. Zyklusphase bei konstanter Östrogendosis erhöht wird.

Bei **Drei-Stufen-Präparaten** [auch **modifizierte Kombinationspräparate**] wird Hormondosierung des Mehrstufenpräparates dem natürlichen Zyklus angepasst:
- in der ersten Zyklusphase z.B. ein niedriger Östrogen- und Gestagenanteil,
- in der mittleren Zyklusphase leicht erhöhte Östrogen- und Gestagenkomponenten und
- in der dritten Zyklusphase eine Reduktion des Östrogenanteils bei einer Steigerung des Gestagenanteils. Die Gestagendosis wird hier in zwei Stufen gesteigert.

In der Anwendung der Stufenpräparate soll die Gesamtdosis der Gestagene mit den unerwünschten Nebenwirkungen gesenkt werden.

Zwei-Phasen-Präparate [auch **Sequenzpräparate**] enthalten in der ersten Zyklushälfte nur Östrogene und in der zweiten Zyklushälfte zusätzlich Gestagene. Diese Anwendungsform ist dem physiologischen weiblichen Zyklus nachempfunden. Allerdings erfolgt die Gestagenwirkung vorzeitig.

Die **Mikropille** ist ein Einphasen-Präparat in besonders niedriger Dosierung [enthält weniger als 0,05 mg Ethinylestradiol* pro Dragee]. Die Ovulation wird effektiv unterdrückt, allerdings treten verstärkt Zwischenblutungen und Ovarialzysten auf.

Die **Minipille** ist ein reines, niedrig dosiertes Gestagenpräparat. Sie enthält die Gestagene Lynestrenol*, Levonorgestrel* oder Norethisteron* und zeichnet sich durch eine sehr niedrig dosierte, kontinuierlich einzunehmende Gestagendosis aus [je nach Präparat 0,5–0,03 mg Gestagen]. Die Ovulation wird allerdings nur in maximal 50 % der Fälle unterdrückt. Sie ist anwendbar bei Frauen über 35 Jahren und in der Stillzeit und kann unter Abwägung der individuellen Gegebenheiten auch bei existierendem kardiovaskulären Risiko oder bei Raucherinnen verordnet werden. Als nachteilig wird die Notwendigkeit einer bis auf maximal 3 Stunden verschobenen zeitlich exakten Einnahme empfunden, da sonst kein sicherer Konzeptionsschutz mehr besteht [ca. 75 % der unge-

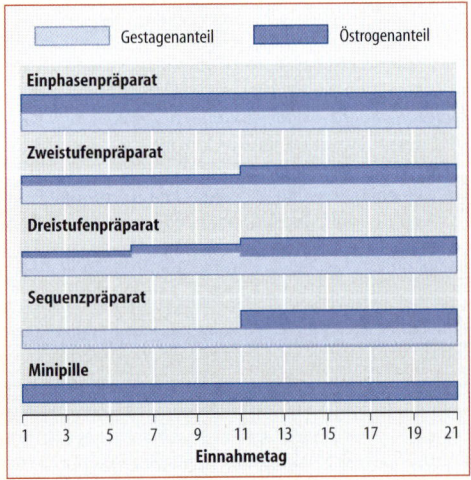

Abb. 1. Zusammensetzung hormonaler Ovulationshemmer

wollten Schwangerschaften entstehen hierbei durch Einnahmefehler!]. Über die Hälfte der Frauen beschreiben Schmierblutungen und Zyklusirregularitäten. Es besteht ein leicht erhöhtes relatives Risiko für Extrauteringraviditäten. **Pearl-Index**: 0,3–3.

Indikationen und Kontraindikationen

Absolute Kontraindikationen zur Verordnung eines oralen hormonellen Kontrazeptivums bestehen in der Anwendung bei Raucherinnen über dem 35. Lebensjahr, bei einer bestehenden Schwangerschaft, bei Zustand nach hormonsensitiven Karzinomen [Mamma-Ca, Corpus-Ca], bei kardiovaskulären Risikofaktoren wie dem Zustand nach Apoplex oder Herzinfarkt oder bestehendem arteriellem Hypertonus, bei Zustand nach tiefer Venenthrombose oder Embolie, ausgeprägtem insulinpflichtigen Diabetes mellitus und cholestatischen Leberfunktionsstörungen bzw. vorausgegangenen oder bestehenden Lebertumoren.

Relative Kontraindikationen bestehen bei einer starken Varikosis, einer ausgeprägten Adipositas, einer multiplen Sklerose, einem Ulcus ventriculi oder einem Diabetes mellitus und diversen anderen Faktoren. Hier sollte mit der Patientin die Anwendung der Pille individuell besprochen werden.

Entsprechend neuerer wissenschaftlicher Erkenntnisse verringert die Pille das Risiko für die Entwicklung eines Ovarial- und Endometrium-Karzinoms, falls dabei eine Einnahme von über 50 µg Ethinylestradiol* über einen längeren Zeitraum erfolgt. Bisher war die Auswirkung der Einnahme auf die Inzidenz eines Mamma-Karzinoms umstritten. Insgesamt konnte in den Studien jedoch lediglich eine geringe Zunahme der Inzidenz bei Frauen, die relativ jung mit der Einnahme begonnen hatten, gefunden werden [leichter Anstieg des relativen Risikos auf 1,22]. Kürzlich allerdings konstatierte die internationale Krebsforschungsagentur ein „leicht erhöhtes" Risiko für gegenwärtige und frühere Anwenderinnen von kombinierten Kontrazeptiva. Das Brustkrebsrisiko nehme nach Ende der Einnahme ab, sei jedoch noch über 10 Jahre der Beendigung der Pilleneinnahme nachweisbar. Genauere Daten hierzu werden erwartet. Nicht zu negieren ist allerdings ein erhöhtes Thromboserisiko. So beträgt das relative Risiko 3–4 für Pillenanwenderinnen gegenüber Frauen, die nicht-hormonelle Kontrazeptiva einsetzen.

Tab. 2. Kontraindikationen von hormonalen Kontrazeptiva

Absolute Kontraindikationen	Relative Kontraindikationen
• vorausgegangene thromboembolische Erkrankungen	• längerfristige Immobilisation
• bekannte Störungen im Blutgerinnungs- oder Fibrinolysesystem (z.B. Protein C-Mangel, Protein S-Mangel, AT III-Mangel)	• starke Varikosis
• Lupus erythematodes	• Zustand nach oberflächlicher Beinvenenthrombose
• andere Thromboserisikofaktoren	• akute Thrombophlebitis
	• Epilepsie
• ischämische Herzerkrankung	• Grenzwerthypertonie
• Angina pectoris	(> 140/90)
• Herzklappenerkrankungen	
• Zerebrovaskulärer Insult	
• Hypertonie > 160/95 mm Hg	
• starker Nicotinabusus, vor allem bei Frauen über 35 Jahren	• leichtes Zigarettenrauchen
	• Alter über 40 Jahre
• Dyslipoproteinämie mit Angiopathien	• mäßiggradige Hypertriglyzeridämie
• schwere Hypertriglyzeridämie	
• schwer einstellbarer Diabetes mellitus	• insulinpflichtiger Diabetes mellitus
• Diabetes mellitus mit Angiopathien	• Gestationsdiabetes
• akute und chronische Lebererkrankungen (z.B. Hepatitis, Porphyrie, fokal noduläre Hyperplasie)	• Cholangiopathie
• cholestatische Erkrankungen	• chronische Nierenerkrankungen
• Dubin-Johnson-Syndrom, Rotor-Syndrom	• chronisch entzündliche Darmerkrankungen (Morbus Crohn, Colitis ulcerosa)
• Adipositas permagna	• Adipositas
• Erstmanifestation oder Extrazerbation einer Migräne	• unkomplizierte Migräne
• Tumoren (Mammakarzinom, Lebertumoren)	• wachsende Myome
• Präkanzerosen der Zervix uteri	
• hämolytisch-urämisches Syndrom	• Multiple Sklerose
	• chronisch entzündliche Darmerkrankungen (Morbus Crohn, Colitis ulcerosa)
• Schwangerschaft	• Chorea Huntington

E

Therapeutische Anwendung

Die Verordnung der Pille kann ebenso aus therapeutischen Gründen erfolgen. So haben einige Präparate eine positive Wirkung auf die Entwicklung einer Endometriose* oder können beispielsweise auch der Langzeitbehandlung des Syndroms* der polyzystischen Ovarien dienen. Altersspezifische Beschwerden junger Frauen im Sinne einer Dysmenorrhoe, Akne oder Zyklusunregelmässigkeiten können gemildert werden. Nach heutigen Erkenntnissen spricht nichts gegen die Verordnung der Pille auch schon an Patientinnen im Teenageralter. Hier überwiegen der hohe kontrazeptive Schutz und die mögliche Linderung einiger altersspezifischer Beschwerden. Bedenken hinsichtlich einer ungenügenden „Ausreifung" des Zyklus, eines verlangsamten Knochenlängengwachstums oder eines eventuell höheren späteren Abortrisikos oder einer geringeren Fertilität haben sich nicht bestätigt. Die Pille als Verhütungsmethode in der Perimenopause hat, nach Ausschluss anderer, oft altersspezifischer Risikofaktoren in der Verordnung, einen günstigen Einfluss auf klimakterische Beschwerden, das prämenstruelle Syndrom und die Dysmenorrhoe.

Nicht-orale hormonelle Kontrazeption

Unter den relativ neuen Präparaten zur nicht-oralen hormonellen Kontrazeption versteht man den **Vaginalring** [z.B. NuvaRing®] und das **Verhütungspflaster** [z.B. Evra®]. Beide besitzen eine Östrogen-Gestagen-Kombination. Zusätzlich sind unter den Präparaten zur nicht-oralen hormonellen Verhütung die Anwendung von reinen Depotgestagenen als **2-** oder **3-Monatsspritze** bzw. als **Langzeitimplantat** und die **hormonelle Intrauterinspirale** zu erwähnen.

Beim **Vaginalring** [z.B. NuvaRing®] handelt sich um einen flexiblen Ring, der vaginal eingeführt wird und 3 Wochen intravaginal [auch während des Geschlechtsverkehrs] verbleibt. Die lokale Anwendung erlaubt eine niedrige Hormondosierung bei kontinuierlicher Applikation von 15µg/d Ethinylestradiol* und 120 µg/d Etonogestrel*. Er umgeht durch die vaginale Resorption den First-Pass-Effekt durch die Leber und ist gut verträglich und einfach handhabbar. Kontraindiziert bei Thromboembolien in der Anamnese. **Pearl-Index**: vergleichbar mit der Pille [0,65].

Beim **Verhütungspflaster** [z.B. Evra®], einer relativ neuen Verhütungsmethode, handelt es sich um ein etwa 20 cm² großes, kontinuierlich östrogen- und gestagenabgebendes Pflaster. Es enthält 600 g Ethinylestradiol* und 6 mg des Gestagens Norelgestromin* und ist für 21 Tage in 7-tägigen Abständen auszuwechseln. Im Anschluss folgt eine 7-tägige Pause. Es ist auf Hautareale im Bereich des Bauches, des Oberkörpers, am Oberarm oder Gesäß aufzukleben. Von den anwendenden Frauen werden vermehrt Dysmenorrhoen, Spannungsgefühl in den Brüsten, Kopfschmerzen und Übelkeit angegeben. Auch Hautreizungen werden beschrieben. **Pearl-Index**: 0,88.

Depotgestagene [z.B. Depotclinovir®, Implanon®, Noristerat®] verursachen eine Ovulationsunterdrückung, Nidationshemmung, beeinflussen die Tubenmotilität und verdicken den Zervikalschleim durch die Gestagene Medroxyprogesteronacetat*, Etonogestrel* oder Norethisteronenanthat*.

Diese Präparate werden im Zeitraum der ersten Tage des Zyklusabschnittes entweder in Intervallen von 2–3 Monaten i.m. oder als 3 Jahre wirkendes Langzeitgestagen [z.B. Implanon®] s.c. in Lokalanästhesie in den Oberarm appliziert. Diese Anwendungsmethoden zeigen eine hohe kontrazeptive Wirksamkeit bei einem **Pearl-Index** von 0 [z.B. Implanon®] bzw. 0,3–1,2 [z.B. Depotclinovir®].

Als **Indikationen** gelten die hormonelle Kontrazeption während der Stillzeit, die Anwendung bei Unverträglichkeiten bzw. bei Kontraindikationen gegen Östrogene. So kann die Anwendung auch bei kardiovaskulären Risiken gegen die Pille erfolgen. Nachteilig zeigen sich oft starke, lang anhaltende Zyklusirregularitäten. Von den Anwenderinnen werden z.T. exzessive Gewichtszunahmen in kurzer Zeit und depressive Verstimmungen beschrieben. Zusätzlich zeigt sich ein gehäuftes Auftreten von Kopfschmerzen, eine Libidoabnahme und eine bis zu 2 Jahre verzögert einsetzende Fertilität nach dem Absetzen des Präparates. Als positiv zu bewerten ist die beschriebene deutliche Linderung einer bestehenden Dysmenorrhoe, von epileptischen Anfällen und ggf. auch einer Migräne.

Hormonelle Interzeption

Bei der **Postkoitalpille** [sog. **Pille danach**] handelt es sich nicht um eine Art der hormonellen Kontrazeption, sondern um eine Form der Interzeption, d.h. die Nidation der fertilisierten Eizelle wird verhindert. Dieses Präparat ist in der Anwendung in Notfällen zu sehen und nicht zur Daueranwendung geeignet. Hormone zur postkoitalen Kontrazeption müssen innerhalb von 48 bzw. 72 h nach dem ungeschützten Verkehr appliziert werden [z.B. Tetragynon®, Duofem®]. **Kontraindikation**: schweren Thromboembolien. **Nebenwirkungen**: Übelkeit, Erbrechen und folgende Zyklusirregularitäten. **Ansprechrate**: 98 % bei rechtzeitiger Verordnung.

Mechanische und chemische Formen der Kontrazeption

Unter den mechanischen Verhütungsmethoden versteht man die Anwendung der Spirale, des Diaphragmas, der Portiokappe, des Vaginalschwammes und des Frauenkondoms bzw. des herkömmlichen Kondoms. Zu den chemischen Verhütungsmethoden gehört die Anwendung eines spermienabtötenden bzw. spermienimmobilisierenden Spermizids.

Intrauterinpessar [IUP, Intrauterinspirale, intrauterine device, IUD]

Man unterscheidet zwischen inerten [wirkstofffreien] und Kupfer- bzw. hormonabgebenden Intrauterinpessaren:

- Inerte Intrauterinpessare werden aus verschiedenen Kunststoffen hergestellt [Polyethylen, Polypropylen bzw. Gemischen, z.T. mit Zusatz von Bariumsulfat, um eine Röntgendarstellung zu ermöglichen]. Sie besitzen eine glatte und sehr elastische Oberfläche, die es möglich macht, dass das Pessar sich nach dem Einsetzen in den Uterus möglichst vollständig ausdehnt.

  Die kontrazeptive Wirkungsweise scheint bisher nicht vollständig geklärt. Am wahrscheinlichsten erscheint eine dauernde Fremdkörperreaktion im Endometrium. Hierbei kommt es zur Expulsion von Immunglobulinen, Prostaglandinen und speziellen Entzündungszellen, die eine Implantation verhindern. Die Ovulation wird bei dieser Methode nicht unterdrückt. Inerten Intrauterinpessaren kommen allerdings heute im Rahmen der alltäglichen Kontrazeption kaum noch eine Bedeutung zu. Die Hauptindikationen liegen beispielsweise in der Anwendung zur Nachbehandlung eines operativ sanierten Asherman-Syndroms oder nach Eingriffen bei Uterusanomalien. **Pearl-Index**: 3 [erstes Jahr nach Einlage].

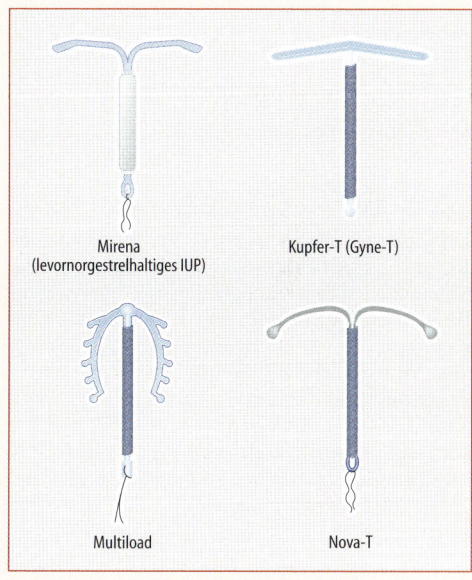

Mirena (levornorgestrelhaltiges IUP) Kupfer-T (Gyne-T)

Multiload Nova-T

Abb. 2. Intrauterinpessare

- Kupferfreisetzende Intrauterinpessare sind wesentlich kleiner als die inerten Intrauterinpessare. Die zugesetzten Kupferionen wandern ins Endometrium und führen zu einer stärkeren Fremdkörperreaktion. Dadurch besteht eine wesentlich höhere kontrazeptive Wirksamkeit. Neben einer endometrialen Fremdkörperreaktion scheinen die Kupferionen eine kontrazeptiv wirkende Steigerung der Tubenmotilität und Uterusaktivität zu bewirken und spermizid zu sein.

  Die Einlage des Pessars erfolgt durch den Arzt und sollte während der Menstruation, zur Zyklusmitte oder am Ende der Menstruation unter sterilen Bedingungen stattfinden. Zur Empfehlung der Liegedauer gibt es äußerst unterschiedliche Angaben. Die Empfehlungen liegen je nach Modell zwischen 36–60 Monaten. Im Ganzen wird eine Liegedauer von etwa 5 Jahren befürwortet. Allerdings sollte dabei die individuelle Zuverlässigkeit der Frau hinsichtlich der notwendigen Nachkontrollen berücksichtigt werden. Die Anwendung eines kupferfreisetzenden IUPs bis 5 Tage nach ungeschütztem Koitus ist möglich, um den Eintritt einer Schwangerschaft zu verhindern. Die interzeptive Wirksamkeit ist durch eine toxische Wirksamkeit auf die Blastozyste bedingt. Zusätzlich wird eine Implantationshemmung bewirkt.

  Als limitierende Faktoren für die kontrazeptive Sicherheit gelten Kupferbrüche, die in Einzelfällen sogar schon nach 8 Monaten zu Stande kommen können. Allerdings scheinen solche Umstände seltene Ereignisse zu sein, sodass es kaum statistische Aussagen darüber gibt. Spezielle Nachteile hinsichtlich des kupferfreisetzenden IUPs sind eine erhöhte Inzidenz von Endometritis, Zervizitis, Adnexitis und Hypermenorrhoe. Über die Blutbahn ist eine Kupferallergie möglich. **Pearl-Index**: 0,5–3

- Gestagenfreisetzende Intrauterinpessare. Derzeit ist nur das Levonorgestrel* freisetzende System Mirena® im Handel. Es besteht aus einem kleinen T-förmigen Kunststoffkörper mit eingefügtem Hormonzylinder.

E

Dieser enthält 52 mg Levonorgestrel*, wovon anfangs täglich 20 µg, später täglich 15 µg freigesetzt werden. Die im Blut befindlichen Hormonkonzentrationen sind etwa 5–20 mal niedriger als die, die bei der Minipille freigesetzt werden. Dieses Pessar kann in der Regel für 5 Jahre belassen werden. Die kontrazeptive Wirkung wird durch das Gestagen erzielt, das eine Dezidualisierung des Endometriums und eine Einschränkung der Tubenmotilität bewirkt. Somit wird die Möglichkeit einer Nidation herabgesetzt. Der Zervixschleim wird durch eine erhöhte Viskosität weniger leicht passierbar und die Spermienmotilität lässt nach. Trotz allem kommt es bei etwa 15 % der Frauen zu Ovulations- und Follikelreifungsstörungen und zudem zu milden charakteristischen systemischen Nebenwirkungen des Gestagens wie Kopfschmerzen, Akne, Brustspannen, Übelkeit, depressive Verstimmungen. Meist persistieren diese noch nach den ersten Anwendungsmonaten. Die Gesamtblutungsmenge der Menstruation wird reduziert und Dysmenorrhoen werden oft gebessert. Allerdings treten gehäuft Zwischenblutungen auf und etwa 15 % der Frauen erleiden eine Amenorrhoe. **Pearl-Index**: 0,15.

Allgemeine Bewertung des Intrauterinpessars: Zusammenfassend ist das Intrauterinpessar als Kontrazeptivum mit hoher Zuverlässigkeit zu bewerten, das weitgehend frei von einer systemischen Wirksamkeit ist. Als Kontraindikationen zur Einlage eines Intrauterinpessars gelten ein großer Uterus myomatosus, Uterusanomalien bzw. ein hypoplastisches Genital, rezidivierende Adnexitiden, bestehende immunsuppressive Therapien, ein Diabetes mellitus oder eine Kupferallergie. Als nachteilig in der Anwendung des Intrauterinpessars zeigen sich die in bis zu 20 % der Fälle auftretenden Blutungsanomalien, eine erhöhte Rate an Genitalinfektionen [mit den eventuellen Kon-

Tab. 3. Kontraindikationen von Intrauterinpessaren

Veränderungen der Form des Cavum uteri	• Uterus myomatosus • Uterus bicornis oder subseptus • Uterushypoplasie
Genitale Infektionen	• Kolpitis • Endometritis, Endomyometritis • Salpingitis
Andere Kontraindikationen	• Starke Dys- oder Hypermenorrhoe • unklare genitale Blutungen • Antikoagulantientherapie • Schwangerschaft

sequenzen einer aszendierenden Infektion] und eine erhöhte Inzidenz von Extrauteringraviditäten [auf 4 % erhöhtes Risiko gegenüber 0,8 % im Normalkollektiv]. Nicht zuletzt ist das Risiko für eine Gebärmutterperforation zu nennen [Risiko für eine Fundusperforation: 1:350–2500].
Kontrovers wird die Frage nach einem erhöhten Infertilitätsrisiko bei Langzeitanwendung des Pessars diskutiert. Kritiker gehen hierbei von einem erhöhten Risiko bei der Anwendung über 5 Jahre durch aufsteigende Infektionen aus. Ergebnisse großer Studien fehlen jedoch noch.
Tritt eine Schwangerschaft unter einem liegenden IUP ein, ist mit einer 50 %-igen Abortwahrscheinlichkeit, einem etwa vierfach erhöhten Frühgeburtsrisiko und einem gesteigerten Infektionsrisiko zu rechnen.

Diaphragma [Scheidenpessar]
Besteht aus einer Gummimembran, die über einen Gummiring mit eingelegter Metallfeder gespannt ist. Es gibt entsprechend der individuellen anatomischen Gegebenheiten des Beckens und der Parität der Frau unterschiedliche Modelle, Größen und Materialien. Das Diaphragma wirkt dabei nur in Kombination mit einem Spermizid gegen die Migration von Spermien in den Gebärmutterhals. Die Anpassung erfolgt durch den Gynäkologen. Das Einführen darf frühestens 2 Stunden vor dem Verkehr erfolgen, da sonst die Wirksamkeit des Spermizids herabgesetzt wird. Um genügend Kontakt zwischen dem Spermizid und den Spermien zu ermöglichen, muss das Diaphragma mindestens 6 Stunden postkoital in der Scheide verbleiben. Bei erneutem Verkehr in dieser Zeit muss erneutes Spermizid mittels eines Applikators aufgetragen werden, wodurch sich die Liegedauer erneut erhöht. Die maximale Tragedauer liegt bei 24 Stunden [erhöhte Gefahr des toxischen Schock-Syndromes].

Nachteile zeigen sich im Verlust der Spontansexualität, bei längerer Liegedauer ist eine Kolpitis oder ein toxisches Schock-Syndrom* möglich. Es ergibt sich eine deutlich erhöhte Prävalenz von Harnwegsinfekten und hämorrhoidalen Beschwerden. Das Diaphragma ist nicht einsetzbar bei einer Gummiallergie oder Unverträglichkeit von Spermiziden, Prolaps uteri et vaginae, starker Retroflexio uteri oder Anteflexio uteri oder anatomischen Besonderheiten wie der Vagina duplex.
Kontrazeptive Zuverlässigkeit: In den betreffenden aktuellen Veröffentlichungen zeigt sich eine sehr variable und große Breite von Pearl-Indizes. Hier sollten das Alter der Frauen sowie die Anwendungsdauer berücksichtigt werden. Bei der typischen Anwenderinnengruppe im ersten Jahr muss allerdings von einem **Pearl-Index** von 10–18 Schwangerschaften unter 100 Frauen ausgegangen werden. Bei längerer Anwendung und zunehmender Erfahrung sinkt der Pearl-Index jedoch deutlich. So sinkt dieser bei einer Anwendung über 2 Jahren und einem Lebensalter über dem 35. Lebensjahr auf etwa 2,1.

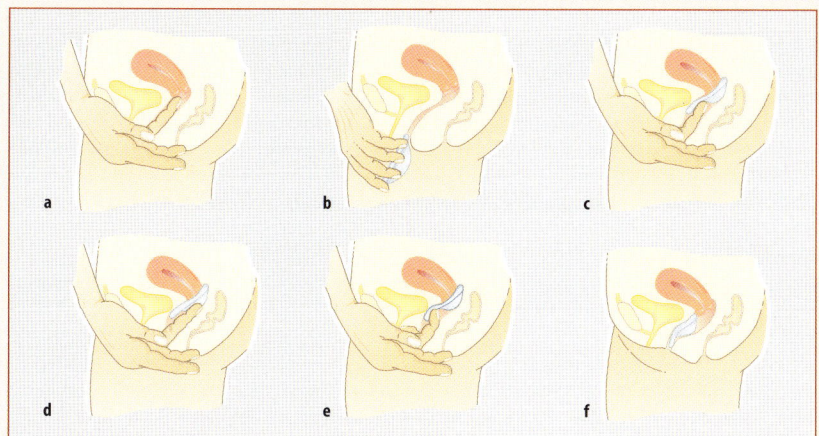

Abb. 3. Diaphragmapessar. Einsetzen [a–d] und Entfernen [e]einesDiaphragmapessars;falsch eingeführtes Pessar [f]

Portiokappe

Kunststoffkappe, die sich nach dem Aufbringen auf die Portio bzw. den Vaginalrand festsaugt und dadurch den Sperma-Aufstieg in die Gebärmutter verhindert. Es existieren verschiedene Typen in ca. 20–30 mm Größe, die jeweils nur im Zusammenhang mit einem Spermizid wirksam sind. Das Einsetzen erfolgt mindestens 30 Minuten vor dem Verkehr und sollte frühestens nach 6 Stunden entfernt werden. Die maximale Liegedauer der Portiokappe beträgt 2–3 Tage [cave: im Gegensatz zu früher gängigen Empfehlungen!]. Die Anwendung ist nicht zu empfehlen bei rezidivierenden Adnexitiden und kontraindiziert während der Menstruation. Es sind Schwellungen und Druckulzerationen beschrieben. Ein Verrutschen während des Geschlechtsverkehrs ist möglich. Der **Pearl-Index** von 7–20 zeigt im Vergleich zum Diaphragma einen deutlich geringeren Schutz, die sicherlich durch die Schwierigkeiten bei der Anwendung bedingt sind.

Kontrazeptives Schwämmchen

Aus Polyurethan bestehendes Schwämmchen, das mit einem Spermizid behandelt ist [Nonoxynol-9*] und nur als einmal verwendbar ist. Es kann vaginal eingeführt und vor der Zervix platziert werden und dadurch Spermien abtöten bzw. immobilisieren. Es kann bereits einige Stunden vor dem Verkehr eingeführt werden, ist sofort wirksam, kaum spürbar und kann bis zu 24 Stunden in situ verbleiben. Als nachteilig zeigen sich vermehrt auftretende lokale Irritationen und Vaginalinfektionen. Zusätzlich ist das Auftreten eines toxischen Schock-Syndroms* beschrieben. **Pearl-Index**: 4–25.

Frauenkondom

Aus Polyurethan bestehende Kondomhülle zur Einmalbenutzung, die die Vagina umkleidet und an der Portio angebracht wird. Es ist von außen sichtbar, sehr stabil und bedeckt den größten Teil der vaginalen Schleimhaut. Dadurch besteht auch ein hoher Schutz gegenüber sexuell übertragbaren Erkrankungen [z.B. HIV]. Als nachteilig wird eine geringe Gleitmenge [fehlende Lubrikation innerhalb des Kondoms] und eine mangelnde Ästhetik beschrieben. Die kontrazeptive Sicherheit zeigt sich stark anwenderbezogen. **Pearl-Index**: 3,5–26 [im ersten Jahr der Anwendung].

Kondom [Präservativ]

Bewirkt eine Verhinderung der Ejakulation in die Vagina. Zusätzlich besteht Schutz gegen sexuell übertragbare Krankheiten [z.B. HIV]. Es ist leicht zu erwerben und hat bei korrekter Anwendung eine gute kontrazeptive Zuverlässigkeit. Nachteile: nicht anwendbar bei Allergien, benutzerabhängige Sicherheit. **Pearl-Index**: 3–3,6. *Cave*: beim Platzen des Kondoms Pille danach erwägen!

Chemische Barrieremethoden [Spermizide]

Vaginaltabletten, Schaum, Cremes oder Gele, die durch spermizide Substanzen wie das Nonoxinol-9* Spermien immobilisieren bzw. deren Aufsteigen in den weiblichen Genitaltrakt verhindern. Die Spermizide sollten etwa 10 Minuten vor dem Verkehr in die Scheide eingeführt werden. Der kontrazeptive Schutz besteht für max. 60 Minuten. **Nachteil**: störendes vaginales Wärmegefühl, vaginale Reizerscheinungen möglich. **Pearl-Index**: 4–6.

E

Irreversible Kontrazeption

Die Sterilisation stellt eine irreversible Methode zur Empfängnisverhütung mit höchster Sicherheit da. Es ist sowohl die Sterilisation der Frau als auch des Mannes möglich. Die Indikation zur Sterilisation sollte nur gestellt werden, wenn nach reiflicher Überlegung und nach kompetenter Aufklärung über die vielfältigen Kontrazeptionsalternativen eine definitiv irreversible Verhütung bei abgeschlossener Familienplanung erzielt werden soll. Hierzu ist eine ausführliche Beratung und Aufklärung vor allem auch über die Irreversibilität der Methode notwendig. Als prognostisch nicht günstig zeigt sich dabei eine krisenhafte Partnerschaftssituation zur Zeit des Sterilisationswunsches und eine kurz zuvor vorangegangene Schwangerschaft.

Sterilisation des Mannes [Vasektomie]

Unter der Sterilisation des Mannes wird die operative Unterbrechung des Samenleiters [Ductus deferens] verstanden [Lokalanästhesie möglich]. Dabei werden die Hormonproduktion des Hodens, die Erektion, die Ejakulation und das sexuelle Empfinden nicht verändert. Durch die Unterbrechung des Samenleiters besteht das Ejakulat nur noch aus Prostata- und Samenblasensekret. Trotzdem bleibt einer von 400 Männern zeugungsfähig. Es sollte unbedingt eine Ejakulatuntersuchung nach 6–12 Wochen durchgeführt werden, da sich unter Umständen im Bereich der Prostata und Samenwege noch Spermatozoen nachweisen lassen. Bis dahin sollte nicht auf andere Konzeptionsmethoden verzichtet werden. Die **Refertilisierungsrate** liegt bei etwa 65 % und zeigt sich nicht nur abhängig von der Rekonstruktion des Samenleiters, sondern auch von diversen anderen Faktoren. Diese Methode ist nicht anwendbar bei bestehender Varikozele, Hydrozele, Hernie oder epididymaler Zyste.

Sterilisation der Frau [Tubenligatur]

Durch die Tubenligatur wird der Eizelltransport vom Ovar in die Gebärmutter unterbrochen. Die Tubenligatur der Frau ist mit einem **Pearl-Index** von 0,2 die sicherste Verhütungsmethode.

Unter den existierenden Methoden ist die **laparoskopische Tubensterilisation** die **Methode der Wahl**. Hier kommen die Techniken der bipolaren Tubenkoagulation und -durchtrennung zur Anwendung. Alternativ ist die Clipmethode zu nennen. Zudem existieren offen-chirurgische Methoden. Diese sind allerdings heutzutage nur noch als Minilaparatomie bei der Sterilisation im Wochenbett oder post sectionem indiziert. Hier existieren Techniken nach Pomeroy, Irving, Aldrige, Kröner, Uchida oder Madlener. Bei der suprasymphysären Minilaparatomie handelt es sich um ein überwiegend in der Dritten Welt angewendetes Verfahren. Bei der Kolpozöliotomie erfolgt der Zugang von vaginal durch den Douglas-Raum. Dabei ist diese Methode nur speziellen Indikationen [Adipositas per magna, starke Retroflexio uteri] vorbehalten.

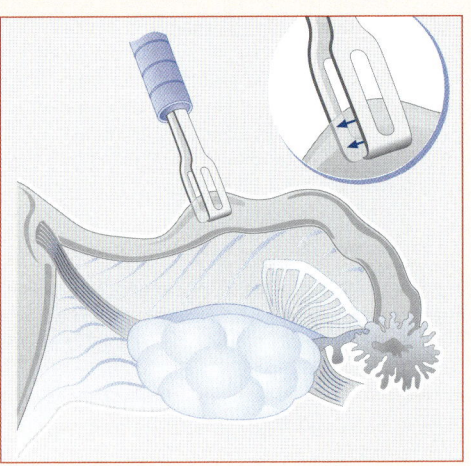

Abb. 4. **Tubensterilisation.** Elektrokoagulation mit bipolarer Koagulationszange

Nachteile: nicht durchführbar bei ausgeprägten intraabdominalen Adhäsionen, zurückhaltende Indikation bei Frauen unter 35, ggf. resultierende psychische Probleme [2–5 %].

Die **Versagerquote** bei beidseitiger Eileitersterilisation liegt bei etwa 20–25 pro 1000 Eingriffe, bei nachgeburtlichen Eingriffen bei 7,5 pro 1000 Eingriffe. Nach Tubenkoagulation liegt die Schwangerschaftsrate nach Refertilisierungs-Operation bei etwa 50 %, nach einer Clip-Sterilisation bei etwa 80 %. **Pearl-Index**: 0,2–1,8.

Methoden der natürlichen Familienplanung

Unter den Methoden der natürlichen Familienplanung wird die Möglichkeit der Frau verstanden, durch Beobachtung des eigenen Körpers selbstständig die fruchtbare bzw. unfruchtbare Zeit im Zyklus festzulegen. Durch Abstinenz im „fertilen Fenster" [Zeitraum der fertilen Phase] ist es möglich, den Schwangerschaftseintritt zu verhindern oder auch, im Gegenteil, das Empfängnisoptimum bei erwünschter Schwangerschaft festzulegen.

In der Regel tritt dabei bei 90 % der fertilen Paare mit Kinderwunsch innerhalb von 6 Monaten eine Schwangerschaft ein. Die Veränderungen während des Menstruationszyklus, die die Frau selbst beobachten kann, sind vor allem hormonell bedingt. Östrogen induziert eine zyklische Veränderung in der Konsistenz des Zervixschleimes mit einem Höhepunkt um die Ovulation, den die Frau selber durch die Beobachtung des Mukus identifizieren kann. Das Gelbkörperhormon Progesteron* bewirkt den mittzyklischen Anstieg der basalen Körpertemperatur um 0,2–0,6 °C. Infolge des thermischen Effektes des Gelbkörperhormones nach stattgefundener Ovulation bleibt das Temperaturniveau bei 37–37,3 °C während der zweiten Zyklushälfte erhalten.

Essenziell für die Methodik der natürlichen Familienplanung sind ein regelmäßiger und stabiler Menstruationszyklus und eine ausgewogene Lebensführung. Zu beachten im Rahmen der natürlichen Familienplanung sind vor allem auch folgende biologische Fakten: Die Befruchtungsfähigkeit der humanen Eizelle liegt bei nur etwa 12–18 Stunden. Menschliche Spermatozoen sind jedoch viel länger befruchtungsfähig und können im weiblichen Genitaltrakt im Regelfall bis zu 5 Tagen, in einzelnen Fällen auch bis zu 7 Tagen überleben.

Zu den ursprünglichen Methoden der natürlichen Familienplanung werden die Temperaturmethode, die Billings-Methode, die symptothermale Methode und die Knaus-Ogino-Methode gezählt. Darüber hinaus existieren neue Methoden der Familienplanung, zu denen die Anwendung von Zykluscomputern gehört.

Temperaturmethode

Anhand der morgendlich gemessenen Basaltemperatur nach mindestens 6 Stunden Schlaf ist es möglich, mit einer Genauigkeit von bis zu einem Tag den Ovulationszeitpunkt zu bestimmen. Während in der ersten Zyklusphase [der Follikelreifungsphase] konstant geringere Temperaturen vorliegen [ca. 36,5–36,8 °C], kommt es mittzyklisch zu einem Temperaturanstieg von 0,2–0,6 Grad, der während der gesamten zweiten Zyklushälfte erhalten bleibt. Hierbei ist zu beachten, dass die Ovulation dabei im Nachhinein bestimmt wird, d.h. dass diese etwa 1–2 Tage vor dem Anstieg der Basaltemperatur stattgefunden haben muss. Es sollte zum Zwecke der Kontrazeption eine Kohabitation ausschließlich während des sicher unfruchtbaren Zeitraumes stattfinden [etwa vom 3. Tag des Temperaturanstieges an bis zur nächsten Menstruation].

Eine erweiterte, weniger zuverlässige Methode beschreibt den ungeschützten Verkehr vom 1. Zyklustag [Menstruationsbeginn] an bis etwa 6 Tage vor dem frühest gemessenen zu erwartenden Temperaturanstieg. Die Temperaturmessung sollte vor dem Aufstehen mit einem Digitalthermometer zur immer gleichen Tageszeit erfolgen. Es werden nur rektale, orale oder vaginale Messung empfohlen. Erkältungen oder Schlafentzug sollten in der Kurve vermerkt werden. Die Temperaturmethode ist bei unregelmäßigem Zyklus, in der Stillperiode, bei Schichtarbeit [bzw. Nachtdienst] und Erkältungskrankheiten nicht anzuwenden. **Pearl-Index**: 1–6,6.

Billings-Methode [Schleimmethode, Ovulationsmethode]

Der präovulatorische Östradiolanstieg bewirkt eine Zunahme der Zervixsekretion. Es sollte eine sexuelle Abstinenz an den Tagen erfolgen, an denen die Frau Abgang von klarem, spinnbarem Schleim aus der Scheide bemerkt. Der Beginn erfolgt üblicherweise etwa 6 Tage vor dem Eisprung, die Normalisierung der Schleimproduktion etwa 1–2 Tage nach erfolgter Ovulation. Die sexuelle Abstinenz sollte bis etwa 4 Tage nach dem maximalen Schleimabgang eingehalten werden. Als nachteilig zeigt sich die Möglichkeit einer Ovulation auch bei geringer Schleimsekretion. Zudem ist ein verstärkter Schleimabgang auch bei Anovulation oder verstärktem vaginalem Mukus möglich. **Pearl-Index**: 25.

Symptothermale Methode

Beginn und Ende der fruchtbaren Zeit sind hierbei durch die Basaltemperatur und die veränderte Zervikalschleimsekretion bestimmt. Beginn und Ende werden durch den Indikator, der jeweils zuerst bzw. zuletzt auftritt, bestimmt. Die praktische Durchführung zeichnet sich durch die Beobachtung des Zervikalschleimes [verstärkt, klar, spinnbar um die Ovulation] und die Bestimmung der Basaltemperatur aus. Nachteile siehe Temperatur- und Billings-Methode. **Pearl-Index**: 2–3.

Knaus-Ogino-Methode [Kalendermethode, Rhythmusmethode]

Diese Methode bezeichnet Berechnungen, die sich auf die letzten 6–12 Menstruationszyklen beziehen. Knaus legte hierbei eine fertile Phase von 3 Tagen vor der Ovulation bis zu einem Tag nach der Ovulation fest. Ogino bestimmte eine maximale Lebenszeit der Spermien von 3 Tagen. Um alle Zyklusschwankungen mit einzubeziehen, wird folgende Methode zur Bestimmung der fertilen Phase empfohlen:

• zur Bestimmung des ersten fruchtbaren Tages: kürzester Zyklus minus 18.
• zur Bestimmung des letzten fruchtbaren Tages: längster Zyklus minus 10.

Berechnungsbeispiel der fertilen Phase anhand der Knaus-Ogino-Methode:

28–30-tägiger Zyklus:	28–18 = 10. Zyklustag	30–10 = 20. Zyklustag
Die fertile Phase liegt also zwischen dem 10.–20. Zyklustag, gebildet aus den Durchschnittszyklen von 6–12 Monaten.		

Als nachteilig zeigt sich eine große Varianz der Zyklen und Einflüsse auf die Berechnung bei einer relativ hohen Fehlerrate. **Pearl-Index**: 5,6–47.

Coitus interruptus und reservatus

Beim Coitus interruptus handelt es sich um eine Unterbrechung des Koitus kurz vor der Ejakulation. Beim Coitus reservatus dagegen [fast ausschließlich im asiatischen Kulturkreis praktiziert] um eine bis zu zwei Stunden dauernde Vereinigung ohne Ejakulation.

Nachteile: beim Coitus interruptus meist Orgasmusverzicht durch die Frau, beim Coitus reservatus gehäuft funktionelle urologische Störungen. **Pearl-Index**: 10–20.

Neue Methoden der natürlichen Familienplanung

Unter neuen Methoden der natürlichen Familienplanung werden Entwicklungen im technischen Bereich verstanden, die biologische Parameter bestimmen, die spezifisch zur Zyklusphasenbeurteilung sind. Hierbei sind vor allem die Zyklus-Computer zu erwähnen. Neuere Überlegungen beziehen sich auf die Entwicklung von pCO_2- oder auch Widerstandsmessgeräten. Allerdings müssen noch umfangreiche Untersuchungen durchgeführt werden, bis eine praktische Anwendung für die Frau zu empfehlen ist.

Zyklus-Computer [z.B. Persona®, Lady-Comp®, Baby-Comp®]

Bestimmung der frucht- bzw. unfruchtbaren Tage mittels Teststreifen, die Östrogen und Lutealhormon im Urin nachweisen. Bei anderen Modellen wird die fertile Zeit durch die Temperaturmethode ermittelt. Bei Menstruationsbeginn wird dieser Tag in den Computer eingegeben. Es werden dann die jeweils fruchtbaren bzw. unfruchtbaren Tage berechnet und angezeigt. An eventuell fruchtbaren Tagen wird ein Teststreifen mit Morgenurin verlangt.

Als nachteilig erweist sich die relativ umständliche Handhabung. Die Geräte sind zudem teuer und nur bedingt zuverlässig. Sie sind nicht geeignet für Frauen mit endokrinen Veränderungen oder für Frauen, die in den letzten 3 Monaten gestillt oder entbunden haben bzw. diesen innerhalb von 3 Monaten nach Wechsel von einem oralen Kontrazeptivum anwenden. **Pearl-Index**: 0,7–6.

Quellenhinweise

Abb. 1–4: Reuter: Springer Lexikon Medizin, Springer Verlag 2002

Tab. E8. Infektiöse Endokarditis. Häufige Erreger

Penicillinempfindliche Kokken (MHK$_{Pen}$[a] <0,1 µg/ml)

Viridans Streptokokken: Streptococcus sanguis I (gordonii), S. mitior (mitis), S. sanguis II, S. mutans, S. milleri, S. salivarius, S. lactis, nutrionally variant streptococci (NVS)

D-Streptokokken: S. bovis

β-hämolysierende Streptokokken: Gruppe A (S. pyogenes), Gruppe B (S. agalactiae), Gruppe C (S. equisimilis), Gruppe F und Gruppe G

Pneumokokken

Enterokokken und wenig penicillinempfindliche Streptokokken (MHK$_{Pen}$[a] >0,1 µg/ml)

Enterokokken: Enterococcus faecalis, E. faecium

Staphylokokken/Mikrokokken

Koagulasepositive Staphylokokken: Staphylococcus aureus

Koagulasenegative Staphylokokken: S. epidermidis, S. hominis, S. haemolyticus

Micrococcus spp.

Grampositive Stäbchenbakterien

Corynebakterien: Corynebacterium xerosis, C. pseudodiphtheriticum, C. jeikeium

Lactobacillus spp.

Erysipelothrix rhusiopathiae

Listeria monocytogenes

Nocardia asteroides

Bacillus spp.

Gramnegative Bakterien

Enterobakterien: E. coli, Salmonella spp., Serratia marescens

Pseudomonaden: Pseudomonas aeruginosa

Sonstige gramnegative Bakterien: Haemophilus parainfluenzae[b], H. aphrophilus[b], Actinobacillus actinomycetem-comitans[b], Brucella melitensis, Cardiobacterium hominis[b], Eikenella corrodens[b], Kingella kingae[b], Acinetobacter calcoaceticus, Legionella pneumophiliae

Gramnegative Kokken

Neisserien: Neisseria meningitides und andere Spezies, ausgenommen N. gonorrhoeae

Mykobakterien (insbesondere schnell wachsende Mykobakterien)

Mycobacterium chelonae, M. fortuitum

Rickettsien und Chlamydien

Coxiella burnetii (Q-fever)

Anaerobe Bakterien

Peptostreptokokken

Bacteroides spp.

Pilze

Candida spp.

[a] MHK: minimale Hemmkonzentration; [b] zusammengefasst als HACEK-Gruppe

---

Tab. E9. Infektiöse Endokarditis. Haupt- und Nebenkriterien der Diagnose

Hauptkriterien

Positive Blutkultur für infektiöse Endokarditis [IE]

A. Typische IE verursachende Mikroorganismen aus zwei getrennten Blutkulturen

I. St. viridans, St. bovis oder HACEK-Gruppe oder

II. Nicht im Krankenhaus erworbener St. aureus oder Enterokokken, bei Fehlen eines primären Focus oder

B. Mikroorganismen passend zur IE aus wiederholten positiven Blutkulturen

I. Mindestens 2 positive Blutkulturen, abgenommen im Abstand von mindestens 12 h oder

II. 3 positive Blutkulturen oder mehr als 4 positive Blutkulturen (erste und letzte Probe im Abstand von mehr als 1 h abgenommen)

Hinweis auf eine endokardiale Beteiligung

A. Positives Echokardiogramm für eine IE definiert als

I. Flottierende intrakardiale Masse auf einer Herzklappe oder ihrem Halteapparat innerhalb einer regurgierenden Strömung oder auf einem Implantat, bei Fehlen anderer anatomischer Erklärungen oder

II. Abszess oder

III. Neue Dehiszenz der Klappenprothese oder

B. Neue Klappeninsuffizienz (Verschlechterung oder Veränderung eines bereits existierenden Herzgeräusches erfüllt diese Kriterien nicht)

Nebenkriterien

1. Prädisposition: prädisponierende Herzfehler oder intravenöser Medikamenten-/Drogenmissbrauch

2. Fieber: Temperatur = 38,0 °C

3. Gefäßphänomene: größere arterielle Emboli, septische Lungeninfarkte, mykotisches Aneurysma, intrakraniale Blutung, konjunktivale Blutung und Janeway-Läsionen

4. Immunologische Phänomene: Glomerulonephritis, Osler-Knötchen, Roth-Flecken, Nachweis von Rheumafaktoren

5. Mikrobiologische Hinweise: positive Blutkultur (ohne die Hauptkriterien zu erfüllen) oder serologischer Hinweis für eine Infektion mit zur IE passenden Organismen

6. Echokardiographische Befunde: passend zur IE, ohne den Hauptkriterien zu genügen

---

formenden Narben und damit zu Insuffizienz und/oder Stenose der Klappe; in ca. 30 % der Fälle kommt es zur Ablösung von Thromben und zur Ausbildung einer klinisch manifesten Embolie, von denen 2/3 das Gehirn betreffen; **Therapie:** Beseitigung der Streptokokkeninfektion mit Penicillin; Behandlung der Herzinsuffizienz [ACE-Hemmer, Digitalis], Thromboseprophylaxe; *s.a. rheumatisches Fieber*

En|do|kard|skle|ro|se *f:* → *Endokardfibroelastose*

En|do|me|tri|o|se *f: Syn: Endometriosis*; Vorkommen von Gebärmutterschleimhaut außerhalb der Schleimhautschicht der Gebärmutterhöhle; als ätiologische Faktoren werden genetische, mechanische, endokrine und immunologische Faktoren diskutiert; mindestens 10–20 % aller Frauen entwickeln eine Endometriose, wobei die Wahrscheinlichkeit bis zur Menopause zunimmt; die Pathogenese ist weiterhin ungeklärt; es gibt eine Reihe von Theorien [Metaplasie-, Transplantations-, Kombinationstheorie], von denen aber keine allgemein akzeptiert ist

die Endometriose kann sowohl die Organe des kleinen Beckens betreffen [**genitale Endometriose**] als auch außerhalb des kleinen Beckens vorkommen [**extragenitale Endometriose**]; die Einteilung basiert meist auf der **EEC-Klassifikation** [endoscopic endometriosis classification]

Klinik: die Kardinalsymptome sind Dysmenorrhoe, Menstruationsstörungen, Polymenorrhoe, chronische Unterleibsbeschwerden, Dyspareunie, abdominelles Völlegefühl, Rückenschmerzen und Sterilität; **Therapie:** wenn immer möglich, wird der Endometrioseherd chirurgisch entfernt; ist das nicht möglich, wird mit Danazol* oder GnRH-Analoga therapiert; z.T. wird auch eine symptomatisch-medikamentöse Therapie mit Schmerzmitteln [Acetylsalicylsäure*, Diclofenac*, Ibuprofen*], Östrogen-Gestagen-Kombinationspräparaten oder Gestagenpräparaten durchgeführt; *s.a. Essay Entzündliche Erkrankungen der weiblichen Beckenorgane S. 1609, Essay Infertilität und Sterilität S. 733*

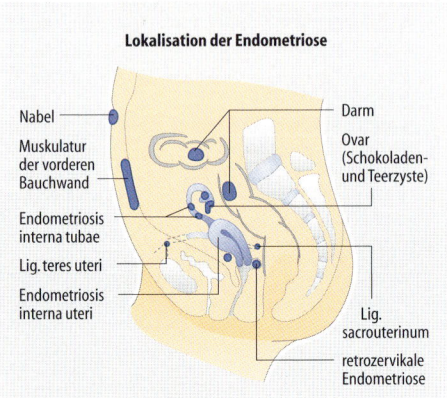

Lokalisation der Endometriose

Nabel
Muskulatur der vorderen Bauchwand
Endometriosis interna tubae
Lig. teres uteri
Endometriosis interna uteri
Darm
Ovar (Schokoladen- und Teerzyste)
Lig. sacrouterinum
retrozervikale Endometriose

Abb. E15. Endometriose. Lokalisationen der Endometriose

Endometriosis extragenitalis: *Syn: extragenitale Endometriose*; Endometriose mit Sitz außerhalb der Genitalorgane [z.B. Lunge (50 %), Darm, Bauchdecke, Harnblase]
Endometriosis genitalis: *Syn: genitale Endometriose*; Endometriose der Organe des kleinen Beckens; man unterscheidet **Endometriosis genitalis externa** [mit Sitz außerhalb der Gebärmutter, z.B. im Eierstock (Endometriosis ovarii)] und **Endometriosis genitalis interna** mit Sitz in der Gebärmutter [Endometriosis uteri interna] oder im Eileiter [Endometriosis tubae]
Endometriosis ovarii: → *Ovarialendometriose*
Endometriosis uteri interna: *Syn: Adenomyose, Adenomyosis interna*; Endometriosis genitalis interna mit Sitz in der Gebärmuttermuskulatur
En|do|me|tri|tis f, pl **-ti|den**: *Syn: Endometriumentzündung*; man muss zwischen einer Entzündung im Wochenbett [Endometritis puerperalis] und der häufigeren **non-puerperalen Endometritis** unterscheiden; die **akute Endometritis** entsteht fast immer als aufsteigende bakterielle Entzündung von der Zervix her; begünstigende Faktoren sind Menstruation, operative Eingriffe, Geburten, Fehlgeburten und Intrauterinpessare [erhöhen das Risiko um das Siebenfache]; die **chronische Endometritis** dagegen ist meist Folge einer Entzündung der Adnexe [z.B. Eierstockentzündung] oder tritt nach Strahlentherapie auf; **Klinik**: bei der akuten Endometritis ist der Uterus vergrößert und druckempfindlich; es bestehen Fieber, Leukozytose und eine Erhöhung von BSG und CRP; die Patientinnen klagen über Hypermenorrhoe, Menorrhagie, Nachblutungen oder Metrorrhagie; bei der Inspektion kann evtl. ein eitriger Ausfluss aus dem Muttermund festgestellt werden; die chronische Endometritis dagegen verläuft symptomarm und ohne Entzündungszeichen; es besteht meist eine Hypo- oder Amenorrhoe; **Therapie**: hoch dosierte Östrogene, zyklisch ergänzt durch Gestagene; Antibiotika; *s.a. Essay Entzündliche Erkrankungen der weiblichen Beckenorgane S. 1609*
Endometritis cervicis uteri: → *Cervicitis*
Endometritis decidualis: *Syn: Deziduaentzündung, Deziduitis, Decidualitis, Deciduitis*; Entzündung der Decidua während der Schwangerschaft
Endometritis gonorrhoica: gonorrhoische Endometritis mit Befall der Zervix und evtl. aszendierender Adnexitis*;

Therapie: *s.u. Gonorrhoe, s.a. Essay Entzündliche Erkrankungen der weiblichen Beckenorgane S. 1609*
Endometritis puerperalis: akute Endometritis im Wochenbett; häufigste Infektion der Gebärmutter, die v.a. bei mangelhafter Rückbildung und Aborten auftritt; **Therapie**: hoch dosierte Östrogene, zyklisch ergänzt durch Gestagene; Antibiotika
En|do|me|tri|um|ab|la|ti|on f: ist indiziert bei primär therapieresistenten Blutungsstörungen bei normal großem Uterus ohne Hinweis auf eine pathologische Veränderung; erfolgt meist als Elektroresektion im Rahmen einer therapeutischen Hysteroskopie mittels Kugelelektrode oder Schneideschlinge; bei der **Thermoendometriumablation** wird ein mit Flüssigkeit gefüllter Ballon in das Cavum uteri eingebracht und für ca. 8 min. auf 85°C erhitzt; bisher liegen aber noch keine ausreichenden Langzeitergebnisse für die Methode vor
En|do|me|tri|um|kar|zi|nom nt: *Syn: Gebärmutterkörperkrebs, Korpuskarzinom, Carcinoma corporis uteri*; vorwiegend Frauen in der Menopause [60 Jahre oder älter] betreffender Krebs, der in den letzten Jahren an Bedeutung gewonnen hat und heute die häufigste maligne Erkrankung des weiblichen Genitaltraktes ist; die Neuerkrankungsrate wird mit ca. 18 Fällen pro 100.000 Frauen angegeben; in Deutschland werden dies Jahr ca. 10.100 neue Fälle registriert, damit rangiert das Endometriumkarzinom auf Platz 4 aller bösartigen Erkrankungen bei Frauen; die Inzidenz steigt mit dem Alter kontinuierlich an und erreicht ihren Gipfel zwischen dem 70. und 74. Lebensjahr; allerdings werden 2–4 % aller Endometriumkarzinome bei Frauen unter 45 Jahren gefunden; wegen der früh auftretenden Symptome wird der Tumor früh diagnostiziert und therapiert, wodurch die 5-Jahresüberlebensrate für alle Tumorstadien bei ca. 80 % liegt; *s.u. Essay Neubildungen des Uterus S. 1627*
En|do|my|ko|se f: *Syn: tiefe Mykose, Systemmykose, viszerale Mykose*; Pilzerkrankung mit hauptsächlichem Befall innerer Organe; *s.a. Essay Mykosen S. 1059*
En|do|my|o|kard|fi|bro|se f: *Syn: Endomyokardose*; ätiologisch ungeklärte, massive Verdickung des Endokards insbesondere des linken Ventrikels; häufig Mitbeteiligung von Mitral- und Aortenklappe; in Europa sehr selten, häufig aber in Zentralafrika [Uganda, Nigeria]; die einzige Therapie ist eine Resektion der betroffenen Endokardabschnitte, allerdings ist die Mortalität hoch [15–25 %]; die meisten Patienten versterben innerhalb von 2–5 Jahren
En|do|my|o|kar|do|se f: → *Endomyokardfibrose*
Endomysium-Antikörper pl: *s.u. Zöliakie*
En|do|phle|bi|tis hepatica obliterans f: *Syn: Budd-Chiari-Syndrom*; zu einem Verschluss der Lebervenen führende Entzündung unbekannter Genese; *s.a. Essay Leberzirrhose S. 877*
En|do|pho|rie f: *Syn: Esophorie, Strabismus convergens latens*; latentes Einwärtsschielen; *s.u. Schielen*
Endloph|thal|mi|tis f, pl **-ti|den**: *Syn: Endophthalmie, Endophthalmia*; eine Entzündung der Augeninnenräume geht oft von einer primären Entzündung des Glaskörpers aus; sie ist unabhängig von der Ursache [meist Bakterien, seltener Pilze oder Viren] eine akute Notfallsituation, die durch eine sofortige Vitrektomie und intraokulare Antibiotikaapplikation behandelt werden muss; eine **metastatische Endophthalmitis** durch Candida-Species, Herpes simplex- oder Herpes zoster-Viren findet sich v.a. bei abwehrgeschwächten Patienten [HIV-Infektion, Chemotherapie, i.v.-Drogenabusus]; die **chronische Endophthalmitis** tritt v.a. nach operativen Eingriffen, Kunstlinsenimplantaten und Fremdkörpern auf; sie kann zur Erblindung oder Glaukombildung führen
En|do|plas|ti|tis f, pl **-ti|ti|den**: Bakterien [v.a. Staphylococcus epidermidis] adhärieren auf der Oberfläche temporär oder permanent implantierter Plastikkörper [z.B. Katheter]; innerhalb von wenigen Stunden bilden sie einen Polysaccharidschleim, in dem sich die Staphylokokken vermehren; von diesem Herd streuen die Bakterien und können eitrige Entzündungen [z.B. **CAPD-Peritonitis** bei kontinuierlicher ambulanter Peritonealdialyse] oder eine Sepsis [z.B. **katheterassoziierte Sepsis**] verursachen

E

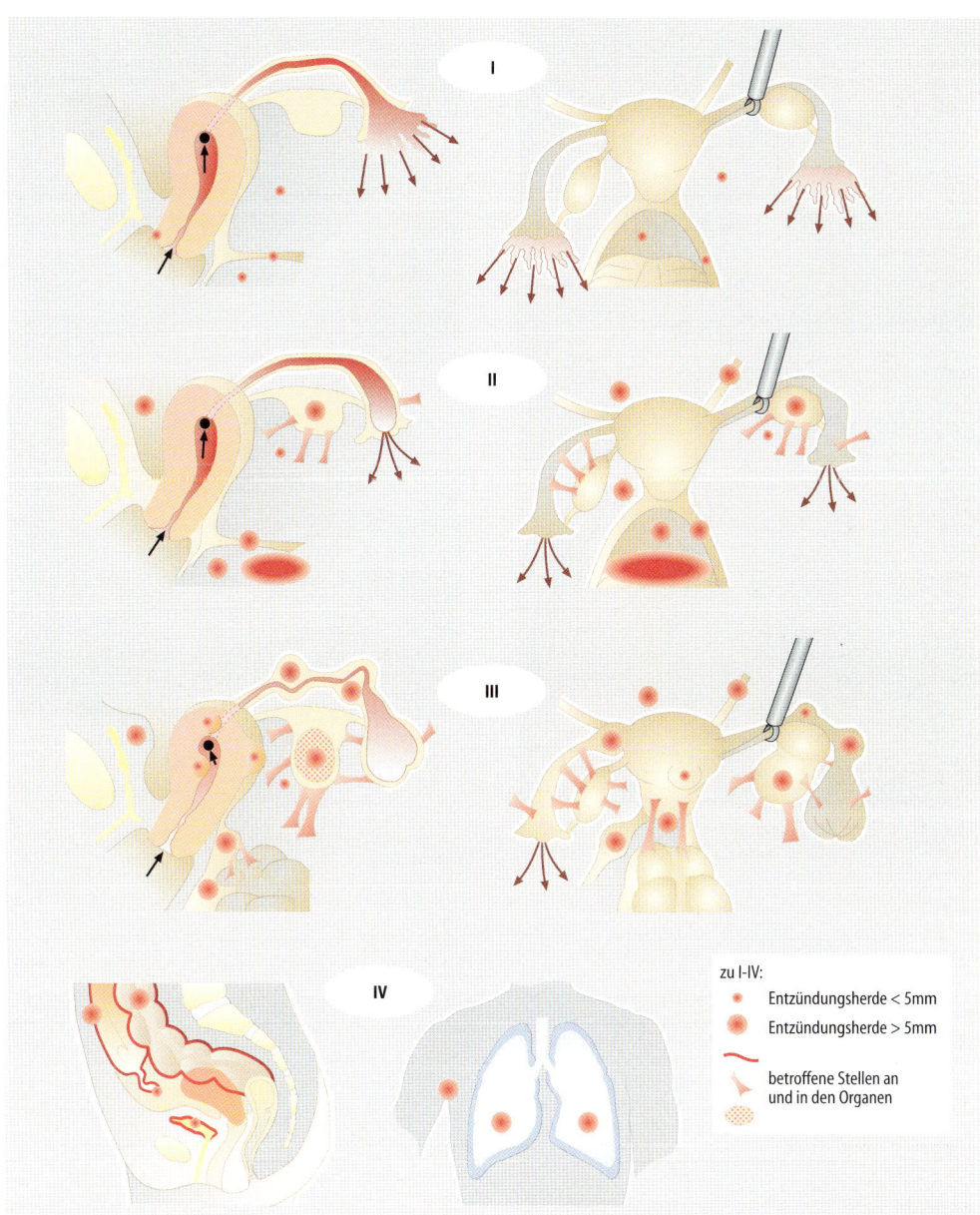

zu I-IV:

• Entzündungsherde < 5mm

● Entzündungsherde > 5mm

betroffene Stellen an und in den Organen

Abb. E16. Endometriose. EEC-Klassifikation der Endometriose

En|do|pro|the|se *f*: Prothese zur permanenten Einpflanzung im Körper, z.B. Hüftgelenksprothese; meist gleichgesetzt mit Gelenkprothese*

En|do|sko|pie *f*: direkte Betrachtung von Hohlorganen, Körperhöhlen oder Gelenken [Arthroskopie*] mit einem Endoskop, d.h. einem mit Lichtquelle und optischem System ausgestatteten, starren oder flexiblen Rohr; der Hauptvorteil gegenüber anderen bildgebenden Verfahren liegt in einer direkten Inspektion sowie der Möglichkeit einer Probenentnahme und der Durchführung diagnostischer [Kontrastmittelinjektion] oder therapeutischer Eingriffe [Polypenabtragung, Meniskusentfernung]

postrhinoskopische Endoskopie: *s.u. Nasopharyngoskopie*

virtuelle Endoskopie: Weiterentwicklung der Spiral-CT-Technik, bei der durch Aufbereitung der Messdaten eine 3D-Darstellung von Hohlorganen, z.B. dem Dickdarm, angefertigt wird; im Gegensatz zur echten Endoskopie können dabei Verschlüsse oder Stenosen überwunden werden; es gibt bereits Studien aus Amerika, die die virtuelle Endoskopie als Screening-Methode empfehlen, allerdings darf die Strahlenbelastung der Patienten nicht außer Acht gelassen werden; aus diesem Grund wird an der Entwicklung einer **virtuellen MR-Endoskopie** gearbeitet; *s.a. Abb. E17*

En|do|so|no|gra|fie, -gra|phie *f*: Kombination von Endoskopie und Sonografie; die Endosonografie wird v.a. rektal, vaginal und transösophageal [transösophageale Echokardiografie] durch-

E

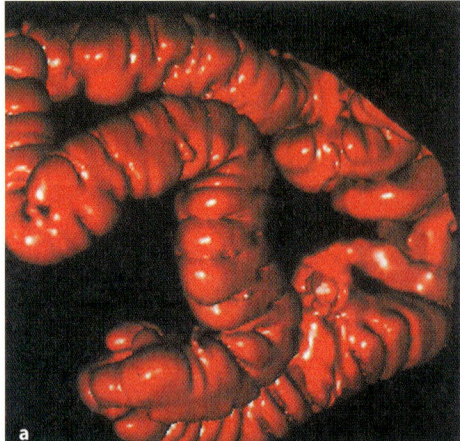

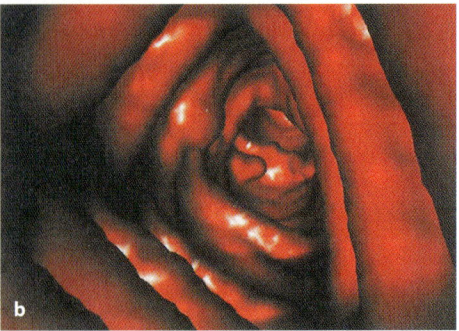

Abb. E17. **Virtuelle Endoskopie. a** 3D-Rekonstruktion des Kolons, **b** virtuelle Koloskopie mit Darstellung eines polypösen Tumors [10 Uhr], der später endoskopisch gesichert wurde

geführt; besitzt v.a. in der Gastroenterologie ein große Bedeutung beim Tumorstaging im Bereich von Ösophagus, Magen, Pankreas und Rektum

En|do|the|lii|tis, herpetische *f: Syn: Keratitis disciformis, Endotheliitis herpetica*; Herpes simplex-Infektion des Hornhautendothels; führt zu Schwellung der Endothelzellen, Quellung des Stromas und Epithels und scheibenförmiger Hornhauttrübung; auf der Rückfläche der Hornhaut finden sich Immunpräzipitate durch Herpes-Antigene an den Endothelzellen;

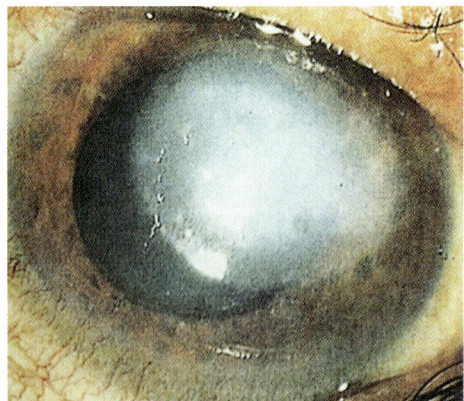

Abb. E19. Herpetische Endotheliitis

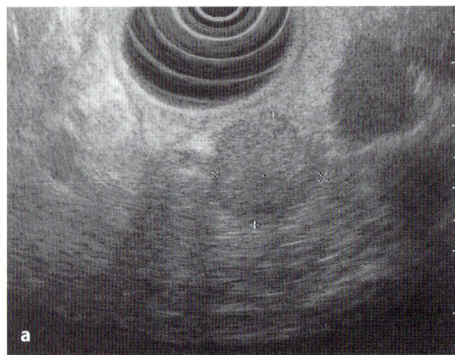

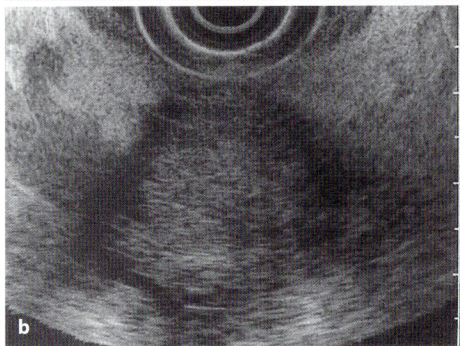

Abb. E18. **Endosonografie.** Endosonogramm bei Pankreastumoren: **a** Insulinom im Pankreaskopf, **b** Pankreaskarzinom

es kommt zur irreversiblen Endothelschädigung und nach mehreren Rezidiven zur Bildung einer vaskulierten Narbe

En|do|the|li|ne *pl:* v.a. vom Endothel sowie neuronalen, epithelialen und intestinalen Zellen gebildete vasoaktive Polypeptide [ET-1, Et-3, ET-3]; da bei Patienten mit kardiogenem Schock, pulmonalem Hochdruck und akutem Nierenversagen erhöhte Spiegel gefunden wurden, gibt es Bemühungen, ihre Aktivierung durch das **endothelin converting enzyme** **ECE-Hemmer** zu blockieren

En|do|thel|zell|mi|kro|sko|pie *f:* → *Hornhautendothel-Mikroskopie*

En|do|to|xin *nt:* in einer Zelle enthaltenes Toxin, das erst bei Zellzerstörung frei wird; so enthalten gramnegative Bakterien als Bestandteil der äußeren Zellmembran Lipopolysaccharid, das bei Patienten mit Sepsis inkonsistent im Blut nachgewiesen werden kann; *s.u. Essay Sepsis und septischer Schock S. 1455*

En|do|to|xin|schock *nt:* durch massives Auftreten von Endotoxinen verursachter septischer Schock; *s.a. Essay Schock S. 1437, Essay Sepsis und septischer Schock S. 1455*

En|do|zer|vi|zi|tis *f, pl* -**ti|den**: → *Cervicitis*

End|wir|bel *m: Syn: Neutralwirbel; s.u. Skoliosewinkel nach Cobb*

En|er|gie|um|satz *m:* Energieverbrauch pro Zeiteinheit; der Energieumsatz des Menschen hängt u.a. von Tageszeit, Umgebungstemperatur, Aktivität und Nahrungsaufnahme ab; der aktuelle Energieumsatz entspricht deshalb der Summe aus Grundumsatz und einem Leistungszuschlag, dessen Größe von der Art der Aktivität abhängt; je nach Art der Aktivität, spricht man dann von **Arbeits** , **Leistungs** oder **Freizeitumsatz**; körperliche Arbeit oder Sport haben einen größeren Energiebedarf als geistige Arbeit; der Energieumsatz von Männern liegt auf Grund der größeren Muskelmasse höher als der von Frauen

auf die Zelle bezogen, kann man drei verschiedene Umsatzgrößen unterscheiden: **Tätigkeitsumsatz** [Energieumsatz der aktiven Zelle], **Bereitschaftsumsatz** [Energieumsatz, der zur Aufrechterhaltung einer sofortigen, uneingeschränkten

Tab. E10. **Energieumsatz.** Energieumsatz unter verschiedenen Bedingungen

Bedingungen		Energieumsatz		VO$_2$
		MJ/d	W	ml/min
Grundumsatz	weibl.	6,3	76	215
	männl.	7,1	85	245
Freizeitumsatz	weibl.	8,4	100	275
	männl.	9,6	115	330
Zulässige Höchstwerte für jahrelange berufliche Arbeit, pro Tag	weibl.	15,5	186	535
	männl.	20,1	240	690
dito, pro Arbeitszeit	weibl.		360	1000
	männl.		490	1400
Arbeitsumsatz bei Ausdauerleistung (Leistungssportler)		4,3	1200	3400

Funktionsbereitschaft nötig ist] und **Erhaltungsumsatz** [minimal notwendiger Energieumsatz zur Erhaltung der Struktur; beim Unterschreiten kommt es zu irreversibler Zellschädigung und Zelltod]; *s.a. Essay Adipositas S. 15, Essay Postoperative parenterale Ernährung S. 377*

En|flu|ran *nt*: als Allgemeinanästhetikum verwendeter halogenierter Kohlenwasserstoff [Chlor-Trifluorethyldifluormethylether]; Isomer von Isofluran; besitzt eine stark hypnotische und muskelrelaxierende Wirkung aber nur eine schwache analgetische Wirkung; wird i.d.R. zusammen mit Distickstoffmonoxid zur Aufrechterhaltung der Narkose verabreicht

Engel-von Recklinghausen-Syndrom *nt*: → *Osteodystrophia fibrosa generalisata*

En|gel|wurz *f*: **Syn:** *Angelikawurzel, Brustwurz, Angelicae radix*; *s.u. Angelika*

En|gel|wurz|kraut *nt*: **Syn:** *Angelikakraut, Angelicae herba*; *s.u. Angelika*

En|gel|wurz|sa|men *pl*: **Syn:** *Angelikafrüchte, Angelikasamen, Angelicae fructus*; *s.u. Angelika*

Engpass-Syndrom *nt*: *s.u. Nervenkompressionssyndrome*

Engpass-Syndrome *pl*: → *Nervenkompressionssyndrome*

Eng|win|kel|glau|kom *m*: → *Winkelblockglaukom*

En|o|xa|cin *nt*: Gyrasehemmer; wirkt gegen grampositive und gramnegative Erreger, v.a. Staphylococcus aureus, Staphylococcus epidermidis, Escherichia coli, Klebsiella, Enterobacter, Citrobacter, Morganella morganii, Proteus, Providencia, Salmonella, Serratia, Shigella, Yersinia enterocolitica, Pseudomonas aeruginosa, Campylobacter, Haemophilus influenzae, Acinetobacter calcoaceticus, Alcaligenes faecalis, Aeromonas, Neisseria gonorrhoeae, Neisseria meningitidis [auch Penicillinase-produzierende Stämme], Bordetella pertussis, Moraxella catarrhalis, Listeria monocytogenes, Ureaplasma urealyticum, **Anw.:** Nieren- und Harnwegsinfekte, Atemwegsinfekte, HNO-Infekte, Infektionen der Haut und des Weichteilgewebes; **Dosierung**: Erwachsene und Jugendliche über 18 Jahre 2 × 400 mg p.o./d; **NW**: gastrointestinale Beschwerden, ZNS Störungen, Schwindel, Krampfanfälle

En|o|xi|mon *nt*: Phosphodiesterasehemmer mit positiv introper und vasodilatatorischer Wirkung; Koronartherapeutikum; **Anw.:** kurzzeitige [maximal 48 h] i.v.-Therapie der akuten Herzinsuffizienz, die auf Herzglykoside und/oder Diuretika oder Vasodilatatoren nicht anspricht; **NW**: Arrhythmien, Hypotonie, Schlaflosigkeit, Gedächtnisstörungen, Benommenheit, Unruhe, Kopfschmerz, gastrointestinale Beschwerden [Übelkeit, Erbrechen oder Diarrhoe]; **Kontraind.**: schwere obstruktive Kardiomyopathie, Klappenfehler, supraventrikuläre Tachyarrhythmie, Kammeraneurysma

En|ta|ca|pon *m*: peripherer COMT-Hemmer; **Anw.:** zusammen mit L-Dopa* und einem Dopadecarboxylasehemmer zur Behandlung von Parkinson-Syndromen; *s.u. Essay Parkinson-Syndrome S. 1229*

Ent|a|moe|ba *f*: Amöbengattung, die kommensal oder parasitisch lebt; die meisten Arten sind apathogen; **Entamoeba histolytica**, der Erreger der Amöbenruhr*, hat ein bewegliches Stadium [Trophozoit] und eine unbewegliche Dauerform [Zyste]; der Trophozoit kommt in zwei Formen vor, **Magnaform** [pathogene Gewebeform] und **Minutaform** [apathogene Darmlumenform]; *s.a. Amöbiasis, Essay Diarrhoe – entzündliche und nicht-entzündliche Formen S. 265, Essay Parasitosen S. 1217*

En|ten|gang *m*: **Syn:** *Watschelgang*; typischer Gang bei doppelseitiger Lähmung des Musculus gluteus medius oder beidseitiger hochstehender Hüftluxation

En|ten|schna|bel|frak|tur *f*: Ausrissfraktur des Fersenbeins am Ansatz der Achillessehne; *s.a. Essay Fraktur, Luxation, Distorsion S. 423*

En|te|rek|to|mie *f*: **Syn:** *Darmentfernung, Darmresektion; Dünndarmresektion*; operative Entfernung eines Darmabschnittes; die verbleibenden Enden werden meist mittels End-zu-End-Anastomose [Enteroanastomose] miteinander verbunden

En|te|re|pi|plo|ze|le *f*: → *Enteroepiplozele*

En|te|ri|tis *f*, *pl* **-ti|den**: **Syn:** *Darmentzündung, Darmkatarrh, Darmwandentzündung, Dünndarmentzündung*; Entzündung der Darmwand; meist gleichgesetzt mit Dünndarmentzündung; häufig kombiniert mit Entzündung von Magen [Gastroenteritis] oder Dickdarm [Enterokolitis]; sowohl akute als auch chronische Darmentzündungen können von einer Vielfalt von Erregern oder Noxen verursacht werden; Enteritiden spielen weltweit eine große Rolle, wobei in den Industrieländern chronisch entzündliche Darmerkrankungen, Nahrungsmittelallergien, Lebensmittelvergiftungen und akute infektiöse Diarrhoen im Vordergrund stehen; in den Entwicklungsländern spielen auch chronisch infektiöse und parasitäre Darmerkrankungen eine große Rolle; *s.a. Essay Diarrhoe – entzündliche und nicht-entzündliche Formen S. 265, Essay Colitis ulcerosa S. 219, Essay Morbus Crohn S. 1039, s.a. Tab. E11*

Enteritis regionalis Crohn: **Syn:** *Morbus Crohn, Crohn-Krankheit, Enteritis regionalis, Ileitis regionalis/terminalis, Ileocolitis regionalis/terminalis*; multifaktorielle [u.a. immunologisch, genetisch] alle Wandschichten betreffende granulomatöse Erkrankung, die meist die unteren Ileumabschnitte [evtl. auch höhere Darmbezirke und auch das Kolon] befällt; *s.u. Essay Morbus Crohn S. 1039*

Enteritis-Salmonellen *pl*: *s.u. Salmonellenenteritis*

En|te|ro|a|nas|to|mo|se *f*: **Syn:** *Darmanastomose, Enteroenterostomie, Enteroenteroanastomose, Enterostomie*; operative Verbindung von zwei oder mehreren Darmabschnitten; die Verbindung kann als End-zu-End-, End-zu-Seit- oder Seit-zu-Seit-Anastomose erfolgen; die **antiperistaltische Enteroanastomose** mit Umkehr der Peristaltik führt zur Verlangsamung der Speisebreipassage im Gegensatz zur **isoperistaltischen Enteroanastomose** mit normaler Ausrichtung der Peristaltik; *s.a. Abb. E20*

En|te|ro|bac|ter *m*: gramnegative, peritrich begeißelte Bakterien; **Enterobacter agglomerans** und **Enterobacter cloacae** treten als Erreger von nosokomialen Infektionen [Harnwegs-, Atemwegs-, Wundinfekten, Sepsis oder Meningitis] auf; *s.a. Enterobacteriaceae*

En|te|ro|bac|te|ri|a|ce|ae *pl*: **Syn:** *Enterobakterien*; gramnegative, fakultativ anaerobe Familie von Darmbakterien, zu der u.a. Salmonella, Shigella und Enterobacter gehören; einige Arten gehören zur physiologischen Darmflora [z.B. Escherichia] und wirken nur nach Verschleppung pathogen, andere Arten, z.B. Yersinia oder Salmonella, sind obligat pathogen; *s.a. Tab. F12*

En|te|ro|bak|te|ri|en *pl*: ursprünglich Bezeichnung für alle physiologisch im Darm vorkommende Bakterien; heute meist gleichgesetzt mit Enterobacteriaceae

En|te|ro|bi|us vermicularis *m*: **Syn:** *Madenwurm, Oxyuris vermicularis*; im unteren Dünndarm und Dickdarm vorkommender parasitischer Wurm; die Weibchen wandern nachts zum Anus, legen ihre Eier ab und gehen zugrunde; die Eiablage löst einen starken Juckreiz aus; nach Kratzen an den Fin-

Tab. E11. Enteritis. Häufige Ursachen und Differenzialdiagnosen

Idiopathisch	Morbus Crohn
	Colitis ulcerosa
Infektiös	
Bakterien	Campylobacter jejuni
	Yersinia enterocolitica
	Salmonella-Species
	Shigella-Species
	Mycobacterium tuberculosis
	Neisseria gonorrhoea
	Treponema pallidum
	Staphylococcus aureus
	Escherichia coli
	Brucella melitensis
	Chlamydia trachomatis
	Aeromonas hydrophila
	Vibrio parahaemolyticus
	Plesiomonas shigelloides
Viren	Coxsackie
	Ebstein-Barr
	Zytomegalie
	Herpes simplex
Protozoen	Entamoeba histolytica
	Schistosoma mansoni
	Balantidium coli
	Strongyloides stercoralis
	Cryptosporidium
	Giardia lamblia
	Isospora belli
	Leishmania donovani
Pilze	Histoplasmose
	Candidose
	Aktinomykose
Antibiotikaassoziierte Kolitis, pseudomembranöse Kolitis	
Medikamenten- induzierte Enterokolitis	Nichtsteroidale antiinflammatorische Medikamente
	Cyclosporin
	Klysmen
	Laxanzien
	Sulfasalazin
	Penicillamin
	Gold
	Methyldopa
Weitere Erkrankungen	Strahlenenteritis
	Ischämische Kolitis
	Diversionskolitis
	Mikroskopische Kolitis
	Morbus Behçet
	Eosinophile Enterokolitis
	Divertikulitis
	Solitäres Ulkus des Rektums
	Appendizitis
	Intestinales Lymphom
	Systemische Vaskulitiden (Schoenlein-Henoch-Purpura)
	Kolonkarzinom
	Meckel-Divertikel
	Karzinoid
	Morbus Whipple
	Idiopathische thrombozytopenische Purpura
	Thrombotisch-thrombozytopenische Purpura
	Gastrointestinale Lymphome
	Immunproliferative Erkrankungen
	Amyloidose

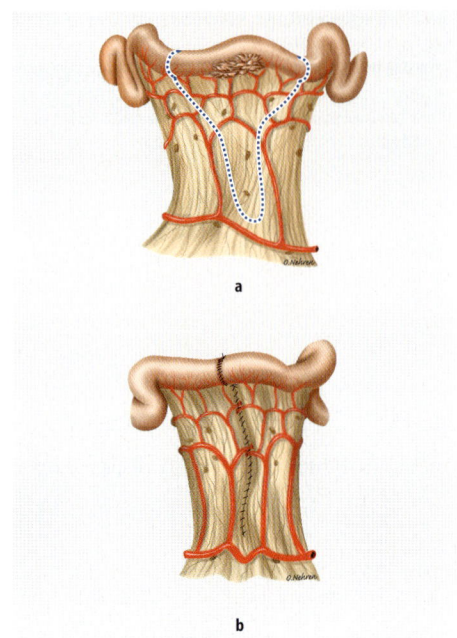

Abb. E20. Enteroanastomose. Resektionsgrenzen [a] und End-zu-End-Anastomose einer Dünndarmresektion

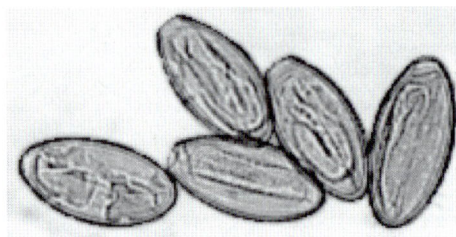

Abb. E21. Enterobius vermicularis. Eier im Stuhl

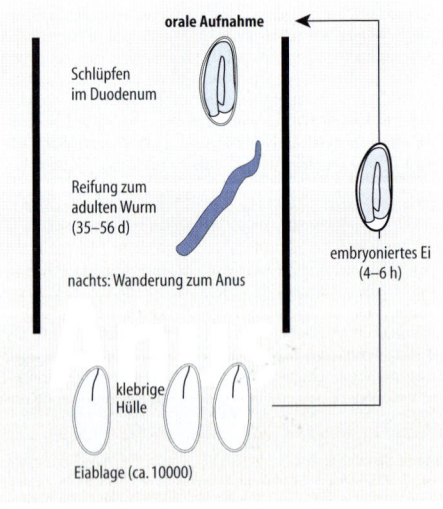

Abb. E22. Enterobius vermicularis. Pathogenese der Enterobiasis

Tab. E12. Enterobacteriaceae. Species und Krankheiten

Arten	Krankheiten
Escherichia coli (fakultativ pathogen)	Sepsis Harnwegsinfektionen Meningitis Wundinfektionen Peritonitis Cholecystitis/Cholangitis
EPEC	Säuglingsenteritis
EAggEC	Persistierende Enteritis (Kinder)
ETEC	Reisediarrhoe
EIEC	Ruhrartige Enterokolitis
EHEC	Enteritis hämorrhagische Kolitis hämolytisch-urämisches Syndrom thrombotisch-thrombozytopenische Purpura
Klebsiellen (Klebsiella pneumoniae)	Pneumonie, Atemwegsinfektinen Sepsis Harnwegsinfektionen
Klebsiella ozaenae	Stinknase (Ozaena)
Klebsiella rhinoscleromatis	Rhinosklerom
Proteus mirabilis	Harnwegsinfektionen
Proteus vulgaris	Sepsis Wundinfektionen
Enterobacter cloacae	Atemwegsinfektionen
Enterobacter agglomerans	Sepsis Harnwegsinfektionen Wundinfektionen
Serratia marescens	Atemwegsinfektionen Sepsis Harnwegsinfektionen Wundinfektionen
Salmonella typhi	Typhus
Salmonella paratyphi (A, B, C)	Paratyphus
Salmonella enteritidis	Gastroenteritis
Salmonella typhimurium (und weitere ca. 2400 Enteritis-Salmonellen)	Sepsis Abszesse
Shigella dysenteriae	Ruhr
Shigella flexneri	
Shigella boydii	
Shigella sonnei	
Yersinia enterocolitica	Enterokolitis, Infektarthritis
Yersinia pseudotuberculosis	Pseudoappendizitis, Infektarthritis
Yersinia pestis	Pest

gernägeln haften gebliebene oder von der Bettwäsche aufgenommene Eier, die in den Mund gelangen, ermöglichen Autoinfektionen oder Infektionen anderer Personen; i.d.R. sind Kinder betroffen, Infektionen ganzer Familien sind häufig; klinische Symptome der **Enterobiasis** sind Stuhldrang, Afterjucken, nervöse Störungen; selten Entwicklung einer Appendicitis helminthica; **Diagnose:** Erregernachweis im Stuhl oder Eiernachweis auf der Afterhaut [Klebestreifenmethode]; **Therapie:** Mebendazol*; *s.a. Essay Helminthosen S. 553*

En|te|ro|cele *f*: → *Enterozele*
 Enterocele vaginalis posterior: → *Douglas-Hernie*
En|te|ro|cho|le|zys|to|to|mie *f*: operative Eröffnung von Darm und Gallenblase

En|te|ro|coc|cus *m, pl* **-coc|ci: Syn:** *Enterokokkus, Enterokokke*; Gattung grampositiver, kokkenförmiger Darmbakterien; **Enterococcus faecalis** und **Enterococcus faecium** spielen als nosokomiale Erreger von Infektionen abwehrgeschwächter Patienten eine Rolle; v.a. die Vancomycinresistenz vieler Enterococcus faecium-Stämme ist ein Problem; Enterokokken sind empfindlich gegenüber Aminopenicillinen und Glykopeptiden

Tab. E13. Enterococcus. Species und Krankheiten

Arten	Krankheiten
Enterococcus faecalis, Enterococcus faecium	Sepsis Endokarditis Harnwegsinfektionen Peritonitis Cholezystitis, Cholangitis Weichteilinfektionen Wundinfektionen (Brandwunden) katheterassoziierte Infektionen

En|te|ro|en|te|ro|a|nas|to|mo|se *f*: → *Enteroanastomose*
En|te|ro|en|te|ro|sto|mie *f*: → *Enteroanastomose*
En|te|ro|e|pi|plo|ze|le *f*: **Syn:** *Darmnetzbruch, Enterepiplozele*; Hernie mit Darmnetz [Omentum] im Bruchsack; *s.a. Essay Eingeweidebrüche/Hernien S. 577*
En|te|ro|hel|pa|to|ze|le *f*: Nabelbruch mit Leber und Darmteilen im Bruchsack; *s.a. Essay Eingeweidebrüche/Hernien S. 577*
En|te|ro|kok|ke *f*: → *Enterococcus*
En|te|ro|kok|kus *m, pl* **-ken:** → *Enterococcus*
En|te|ro|kol|ek|to|mie *f*: operative Teilentfernung von Dünndarm und Kolon, z.B. Colon ascendens und terminales Ileum
En|te|ro|kol|li|tis, postantibiotische *f*: → *Antibiotika-assoziierte Colitis*
En|te|ro|kol|lo|sto|mie *f*: **Syn:** *Dünndarm-Dickdarm-Fistel, Dünndarm-Dickdarm-Anastomose*; operative Verbindung von Dünndarm und Dickdarm; *s.a. Enteroanastomose*
En|te|ro|plas|tik, glutenbedingte *f*: → *Zöliakie*
En|te|ro|plas|tik *f*: **Syn:** *Darmplastik*; plastische Darmoperation
En|te|ror|rha|phie *f*: **Syn:** *Darmnaht*; Naht der Darmwand nach operativer oder traumatischer Darmeröffnung
En|te|ro|sko|pie *f*: **Syn:** *Darmspiegelung*; endoskopische Untersuchung des Darms, insbesondere des Dünndarms; prinzipiell gibt es zwei Methoden: **Push-Enteroskopie** [das Endoskop wird vom Untersucher vorwärts geschoben] und **Sondenenteroskopie** [ein dünnes Endoskop mit Ballonspitze wird über die Nase eingeführt und durch die Peristaltik vorwärts getrieben, wobei im Idealfall nach 8–12 h die Ileozökalklappe erreicht wird; das Endoskop wird langsam zurückgezogen und die Schleimhaut beurteilt]; beide Verfahren haben Vor- und Nachteile; die Sondenenteroskopie ist für die Patienten belastend, bei der Push-Enteroskopie ist die Reichweite limitiert; meist ist noch eine separate retrograde Ileoskopie zur Beurteilung der letzten 20–25 cm des Ileums notwendig; *s.a. Essay Gastrointestinale Blutung S. 155*
En|te|ro|sto|mie *f*: **1.** operative (Dünn-)Darmausleitung, Anlegen einer äußeren Darmfistel **2.** → *Enteroanastomose*
En|te|ro|to|mie *f*: **Syn:** *Darmschnitt, Darmeröffnung*; operative Eröffnung des Gastrointestinaltraktes aus diagnostischen oder therapeutischen Gründen
En|te|ro|vi|rus *nt, pl* **-ren: Syn:** *Darmvirus*; Genus säurestabiler RNA-Viren, die zur Familie der Picornaviridae gehören; umfasst Polioviren, Coxsackieviren, ECHO-Viren, Enteroviren Typ 68–71 [verursachen überwiegend asymptomatische Infektionen; können aber als Erreger von Bronchiolitis und Pneumonie (Typ 68), akuter hämorrhagischer Konjunktivitis (Typ 70), Meningitis (Typ 71), Meningoenzephalitis (Typ 70, 71) und Hand-, Fuß, und Mundkrankheit (Typ 71) in Erscheinung treten] und Hepatitis A-Virus [früher Enterovirus Typ 72]; *s.a. Essay Virusinfektionen S. 1667*
En|te|ro|ze|le *f*: **1. Syn:** *Darmbruch*; Hernie mit Darmteilen im

Bruchsack; *s.a. Essay Eingeweidebrüche/Hernien S. 577* **2.** → *Douglas-Hernie*

En|te|ro|zys|to|ze|le *f:* Hernie mit Blasenteilen im Bruchsack; *s.a. Essay Eingeweidebrüche/Hernien S. 577*

Ent|kei|mung *f:* → *Desinfektion*

Ent|las|tungs|hin|ken *nt: Syn: Duchenne-Hinken;* Sonderform des schmerzbedingten Schonhinkens bei einer Erkrankung des Hüftgelenks; die häufigste Form, das **senile Entropium**, kommt meist als Altersveränderung am Unterlid vor; am Oberlid findet man häufiger Entropien durch Narben [**Narbenentropium**] nach Trachom oder Verletzung; alle Formen können durch Schleifen der Wimpern auf der Hornhaut zu Schäden [Erosion, Ulkus] führen und müssen operativ korrigiert werden

Ent|las|tungs|or|the|se *f:* Orthese, die die Druckbelastung eines Gelenks oder einer gesamten Gliedmaße verringert, z.B. Thomas-Schiene*

Ent|op|to|sko|pie *f:* Untersuchung der Transparenz der brechenden Medien des Auges

En|tro|pi|um *nt: Syn: Entropion;* Einwärtsstülpung des freien Lidrandes; die häufigste Form, das **senile Entropium**, kommt meist als Altersveränderung am Unterlid vor; am Oberlid findet man häufiger Entropien durch Narben [**Narbenentropium**] nach Trachom oder Verletzung; alle Formen können durch Schleifen der Wimpern auf der Hornhaut zu Schäden [Erosion, Ulkus] führen und müssen operativ korrigiert werden

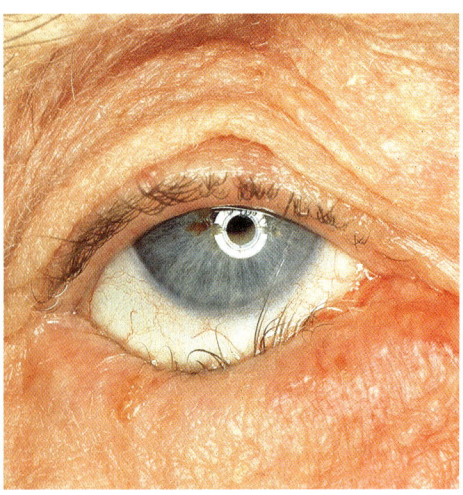

Abb. E23. **Entropium.** Entropium senile des Unterlids

Ent|seu|chung *f:* → *Desinfektion*

Ent|span|nungs|tech|nik *f: Syn: Entspannungsverfahren, Entspannungstherapie;* Oberbegriff für alle Techniken, die sich auf die Lösung von körperlichen und/oder psychischen Verspannungen konzentrieren; dazu gehören u.a. Yoga, autogenes Training, Biofeedback, Atemübungen, Hypnose, Meditation

Ent|span|nungs|the|ra|pie *f:* → *Entspannungstechnik*

Ent|span|nungs|ver|fah|ren *nt:* → *Entspannungstechnik*

Ent|zü|ge|lungs|hoch|druck *m: Syn: neurogene Hypertonie, neurogener Hochdruck;* arterielle Hypertonie und Tachykardie bei Ausfall der nervalen Regulationsmechanismen, z.B. bei Polyneuritis, Schädigung der Pressorezeptoren, Schädelbasisfraktur

Ent|zugs|an|fäl|le *pl: s.u. Essay Epilepsie und Status epilepticus S. 365*

Ent|zugs|syn|drom *nt: Syn: Entzugserscheinungen, Entzugsdelir, Entziehungserscheinungen, Entziehungssyndrom, Abstinenzsyndrom, Abstinenzerscheinungen, Delirium tremens;* Bezeichnung für die beim Entzug eines Suchtmittels auftretende körperliche Symptomatik, deren Ausprägung vom Suchtmittel und dem Allgemeinzustand des Patienten abhängt; i. d.R. kommt es zu Kopfschmerzen, Schwitzen, Kreislaufbeschwerden, Hitzewallungen, Unruhe, Schlafstörungen usw.; in Extremfällen kann es zu Delir oder akuten Psychosen [Alkoholentzug, Delirium alcoholicum], schweren Depres-

sionen und Selbstmordgefährdung kommen

Ent|zugs|syn|drom *nt:* → *Steal-Syndrom*

Ent|zün|dungs|syn|drom, systemisches *nt: Syn: systemic inflammatory response syndrome, systemische unspezifische entzündliche Reaktion;* systemische, entzündliche Reaktion auf u.a. Trauma, Infektion, Ischämie, Verbrennung, Schock etc.; ist durch zwei oder mehr der folgenden Symptome charakterisiert: Hypo- oder Hyperthermie, Tachykardie, Tachypnoe, Leukozytose; *s.a. Essay Schock S. 1437, Essay Prä- und postoperative Störungen im Flüssigkeits- und Elektrolythaushalt S. 327, Essay Sepsis und septischer Schock S. 1455*

En|u|re|sis *f: Syn: Einnässen;* unwillkürlicher Harnabgang bei Kindern über 5 Jahren; neben organischen Ursachen [z.B. Spina bifida, Harnröhrenanomalien] spielen v.a. psychische Probleme eine Rolle als Auslöser; in diesen Fällen ohne erkennbare urologische oder neurologische Ursachen spricht man von **monosymptomatischer** oder **primärer Enuresis**; die früher verwendeten Termini **Enuresis diurna** [Einnässen im wachen Zustand], **Enuresis nocturna** [unwillkürlicher Harnabgang im Schlaf] sowie **Enuresis nocturna et diurna** [symptomatische/komplizierte Enuresis] werden heute unter dem Begriff **kindliche Harninkontinenz** [unwillkürlicher Urinverlust auch tagsüber, eventuell zusammen mit Harnwegsinfekten und anderen körperlichen Auffälligkeiten] zusammen gefasst; *s.a. Essay Harninkontinenz S. 533*

En|ze|pha|li|tis *f, pl* **-ti|den**: *Syn: Encephalitis, Gehirnentzündung, Hirnentzündung;* pathologisch-anatomisch kann man zwischen akute oder chronische Entzündungen der weißen Substanz [**Leukoenzephalitis**], der grauen Substanz [**Polioenzephalitis**] oder der gesamten Hirnsubstanz [**Panenzephalitis**] unterscheiden, klinisch spielt diese Unterscheidung aber nur selten eine Rolle; oft handelt es sich um eine kombinierte Entzündung von Gehirn und Hirnhäuten [Enzephalomeningitis], Gehirn und Rückenmark [Enzephalomyelitis], Gehirn und Spinalnervenwurzeln [Enzephaloradikulitis] oder Gehirn, Rückenmark und Spinalnervenwurzeln [Enzephalomyeloradikulitis]

die häufigsten Erreger sind Viren [Enteroviren, Paramyxoviren, Arboviren, Herpesviren, *s.u. Virusenzephalitis*], gefolgt von Bakterien [Streptokokken, Staphylococcus aureus, Pneumokokken, Enterokokken], Protozoen [Toxoplasmose], Pilzen [Cryptococcus] und Parasiten; relativ häufig sind Enzephalitiden als Begleiterscheinung anderer Erkrankungen [**parainfektiöse Enzephalitis** bei Masern, Röteln, Mumps] oder bei Allergien oder Immunerkrankungen [**reaktive Enzephalitis**]

die meisten Enzephalitiden entstehen durch hämatogene Streuung des Erregers, hämatogen-metastatische Absiedlung, Fortleitung oder als Folge einer offenen Hirnverletzung; die **klinische Symptomatik** hängt primär von Lokalisation und Ausmaß der Entzündung ab; die meisten Fälle beginnen aber akut aus voller Gesundheit heraus; im Anfangsstadium dominiert oft das Bild einer exogenen Psychose; die Patienten sind erregt, aggressiv, motorisch unruhig, verwirrt und desorientiert; die Mehrzahl ist bewusstseinseingetrübt oder komatös; Nackensteifigkeit, Fieber, Leukozytose und BSG-Beschleunigung können fehlen; je nach befallener Hirnregion kommt es zu EEG-Veränderungen, fokalen oder generalisierten Anfällen und neurologischen Herdsymptomen; **Diagnose:** Liquorstatus [Zellen, Gesamteiweiß, Zucker, Lactat], EEG, CT und MRT [anfangs meist unauffällig]; *s.a. Essay Virusinfektionen S. 1667*

Encephalitis lethargica: *Syn: von Economo-Krankheit, Economo-Krankheit, von Economo-Enzephalitis, europäische Schlafkrankheit, Economo-Enzephalitis, Encephalitis epidemica;* epidemische Enzephalitis vermutlich viraler Genese, die primär zwischen 1915 und 1925 in Europa auftrat

Encephalitis periaxialis: → *konzentrische Sklerose*

Enzephalitis Pette-Döring: *Syn: einheimische Panenzephalitis, Panenzephalitis Pette-Döring;* früher eigenständige Erkrankung, die heute zur subakuten sklerosierenden Panenzephalitis* gerechnet wird

E

virale Enzephalitis: → *Virusenzephalitis*

En|ze|phal|o|ar|te|ri|o|gra|fie, -gra|phie *f*: → *zerebrale Angiografie*

En|ze|phal|o|en|te|ri|tis *f, pl* **-tilden**: *Syn*: *Säuglingstoxikose, Encephaloenteritis acuta*; schwere, durch toxische Symptome gekennzeichnete Form der Säuglingsdyspepsie; bei unzureichender Behandlung der Dyspepsie kommt es zu schwerer Dehydratation, metabolischer Azidose, Elektrolytverschiebung, hypovolämischem Schock und Koma

En|ze|phal|o|gra|fie, -gra|phie *f*: Oberbegriff für die verschiedenen Verfahren zur Darstellung der Hirnstruktur und -funktion, z.B. Elektroenzephalografie, Enzephaloarteriografie

En|ze|phal|o|my|el|i|tis, myalgische *f*: *s.u. Erschöpfungssyndrom, chronisches*

En|ze|phal|o|pa|thie *f*: *Syn*: *Zerebropathie, Encephalopathia, Cerebropathia*; allgemeine Bezeichnung für jede nicht-entzündliche Gehirnerkrankung oder Schädigung der Gehirnsubstanz mit neurologischen und/oder psychiatrischen Symptomen

bovine spongiforme Enzephalopathie: *Syn*: *Rinderwahnsinn*; seit 1985 epidemisch auftretende Enzephalopathie von Rindern, die ursprünglich in Großbritannien durch die Verfütterung von mit Scrapie-infizierten Schafskadavern hervorgerufen wurde; durch den Verzehr von Rindfleisch [v.a. Gehirn, Rückenmark, Innereien] wurde die Prionen auf Menschen übertragen und es kam zur Ausbildung der sog. CJE-Variante; *s.a. Creutzfeldt-Jakob-Erkrankung*

hepatische Enzephalopathie: Bezeichnung für potenziell reversible neuropsychiatrische Veränderungen bei abnehmender Leberfunktion z.B. bei Leberzirrhose; erste Anzeichen können Schlafstörungen und die Aufhebung des Tag-Nacht-Rhythmus sein; weitere Symptome sind eine psychomotorische Verlangsamung, Konzentrationsschwierigkeiten, Asterixis und gesteigerte Muskelreflexe; Komplikationen wie eine Infektion, Hypokaliämie, Ösophagusvarizenblutung, Obstipation, Hyponatriämie, eine aggressive diuretische Therapie oder die Einnahme von Sedativa können die hepatische Enzephalopathie auslösen bzw. aggravieren; *s.u. Essay Leberzirrhose S. 877*

HIV-assoziierte Enzephalopathie: *Syn*: *AIDS-Demenz-Komplex, HIV-assoziierter kognitiv-motorischer Komplex*; vor Einführung der HAART entwickelte etwa ein Drittel der Erwachsenen und die Hälfte der Kinder mit AIDS eine klinisch manifeste Enzephalopathie als direkte Folge der HIV-Infektion.; die HIV-Enzephalopathie ist ein langsam progressiver Prozess, die resultierenden neurologischen Störungen sind zunächst eine Einschränkung des Kurzzeitgedächtnisses, psychomotorische Verlangsamung und Beeinträchtigung koordinierter Bewegungen, in späten Stadien globale Demenz; *s.u. Essay HIV-Infektion – AIDS S. 625*

subakute spongiforme Enzephalopathie: → *Creutzfeldt-Jakob-Erkrankung*

subkortikale progressive Enzephalopathie: → *Binswanger-Enzephalopathie*

En|ze|phal|or|rha|gie *f*: → *Blutung, intrazerebrale*

En|ze|phal|o|to|mie *f*: **1.** operativer Hirnschnitt, z.B. Leukotomie **2.** *Syn*: *Kraniotomie*; Zerstückelung des Schädels eines abgestorbenen Embryos

Enzyme-linked-immunosorbent-Assay *m*: als Sandwichtest durchgeführter Immunoassay unter Verwendung von mit Enzymen markierten Antikörpern [**Antigen-ELISA**] oder Antigenen [**Antikörper-ELISA**]; beim Antigen-ELISA wird ein spezifischer Antikörper gegen das zu bestimmende Antigen an eine Trägerplatte gebunden; die Probelösung wird auf den Träger aufgebracht und es bilden sich Antikörper-Antigen-Komplexe; im nächsten Schritt wird ein zweiter spezifischer, mit einem Enzym markierter Antikörper gegen das Antigen hinzugegeben; wird jetzt Testsubstrat zugefügt, kann das Antigen qualitativ und quantitativ bestimmt werden; *s.a. Enzyme-multiplied-immunoassay-technique*

Enzyme-multiplied-immunoassay-technique *nt*: *Syn*: *homogener Enzymimmunoassay*; das zu untersuchende Antigen verdrängt ein enzymmarkiertes Antigen aus der Bindung an einen Antikörper; das markierte Antigen wird aktiv sobald es

aus dem Antigen-Antikörper-Komplex freigesetzt wird; die gemessene Enzymaktivität ist damit proportional zur Menge des zu bestimmenden Antigens in der Probe

En|zym|im|mu|no|as|say *m*: *Syn*: *Enzym-Immunoassay*; Immunoassay unter Verwendung von mit Enzymen markierten Antigenen oder Antikörpern; der enzymmarkierte Antikörper oder das Antigen reagiert mit einem Antigen oder Antikörper der zu untersuchenden Probe; der enzymmarkierte Antigen-Antikörper-Komplex kann im nächsten Schritt durch Zugabe eines Testsubstrates qualitativ und quantitativ bestimmt werden; *s.a. Enzyme-linked-immunosorbent-Assay, Enzyme-multiplied-immunoassay-technique*

Eo|si|no|phi|len|leuk|ä|mie *f*: Form der akuten oder chronischen myeloischen Leukämie mit Erhöhung der eosinophilen Leukozyten; *s.a. Essay Akute Leukämien S. 889*

Eo|si|no|phi|lie *f*: eine Erhöhung der eosinophilen Leukozyten im peripheren Blut [Eosinophilämie] findet sich als Folge einer allergischen Reaktion, ist aber auch ein wichtiges Symptom bei Wurminfektionen; Helminthosen durch gewebeständige Würmer gehen meist mit einer Eosinophilie einher, da sich das Immunsystem intensiv mit den Erregern auseinander setzt und sowohl zelluläre als auch humorale Immunantworten induziert werden; die Eosinophilie ist in ihrer Ausprägung vom Erregerbefall abhängig, so finden sich bei leichteren oder auch chronischen Infektionen oft weniger eosinophile Granulozyten im Differenzialblutbild als bei akuten Infektionen oder Erkrankungen mit großer Erregerlast; das Ausmaß der Eosinophilie ist daneben auch abhängig vom Immunstatus des Patienten; im Gegensatz zu systemischen Infektionen liegt bei isoliertem Befall des Darms meist keine Eosinophilie vor; allerdings können Helminthen, die vor ihrer Ansiedlung im Darm durch den Körper wandern [z.B. Ascaris lumbricoides], eine vorübergehende Eosinophilie induzieren; *s.u. Essay Helminthosen S. 553*

tropische pulmonale Eosinophilie: Sonderform der lymphatischen Filariasis durch Wuchereria bancrofti, Brugia malayi etc.; beruht wahrscheinlich auf allergischen Reaktionen gegen Erreger in der Lunge und ist durch insbesondere nachts auftretende Husten- und Asthmaanfälle bei ausgeprägter Eosinophilie, hohen Antikörpertitern gegen Filarienantigene und fehlenden Mikrofilarien in der Peripherie gekennzeichnet; *s.u. Essay Helminthosen S. 553*

Ep|en|dy|mom *nt*: *Syn*: *Ependymoepitheliom, Ependymozytom*; Ependymome sind semimaligne Tumoren die Abtropfmetastasen bilden können; oft enthalten sie Zysten und Verkalkungsherde; häufigster Tumor des Großhirns im Kindes- und Jugendalter, der bevorzugt im IV. Ventrikel sitzt; bei Erwachsenen findet man sie in der hinteren Schädelgrube oder dem Spinalkanal; Ependymome wachsen langsam bis zu Apfelgröße heran und verursachen Hirndruckzeichen, Hydrocephalus occlusus oder Querschnittsymptome; **Diagnose**: CT, MRT; **Therapie**: operative Resektion, Strahlentherapie; bei Hydrozephalus evtl. Shuntoperation, die aber das Metastasierungsrisiko erhöht; die 5-Jahresüberlebensrate liegt bei ca. 50 %; *s.a. Abb. E24*

Ephe|drae herba *f*: *Syn*: *Meerträubchenkraut*; *s.u. Meerträubchen*

Ephe|dra sinica *f*: → *Meerträubchen*

Ephe|drin *nt*: indirekt wirksames Sympathomimetikum mit zentral-erregender Wirkung; **Anw.**: Husten, Rhinitis, Heuschnupfen, Asthma bronchiale; Appetitzügler; **NW**: Angst, Schlaflosigkeit, motorischer Unruhe, Tremor, Reizbarkeit, Übelkeit, Appetitlosigkeit, Tachykardie, Hypertonie, Harnretention bei Patienten mit Prostatahypertrophie; **Kontraind.**: Koronarinsuffizienz, Herzrhythmusstörungen, Hyperthyreose, Prostatahypertrophie, Hypertonie, Schwangerschaft, Stillzeit

EPH-Gestose *f*: veraltet für Präeklampsie★

4′-Epi|al|dril|al|my|cin *nt*: → *Epirubicin*

Epi|cil|lin *nt*: *Syn*: α-Amino-3,6-dihydrobenzylpenicillin, Dihydroampicillin, Spectacillin*; nicht penicillinase-festes, halbsynthetisches Penicillin mit breitem Wirkungsspektrum; wirkt gegen grampositive und gramnegative Keime, v.a. Strepto-

E

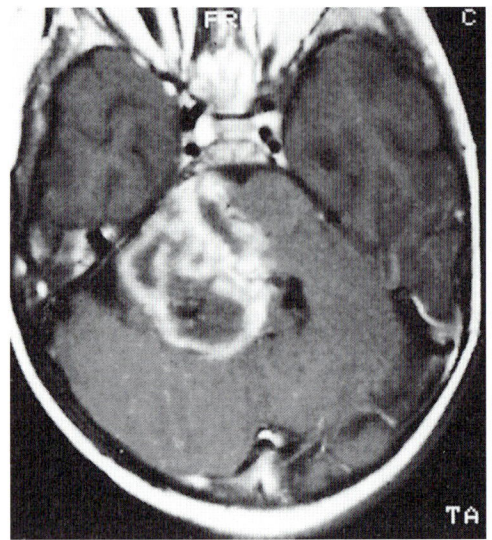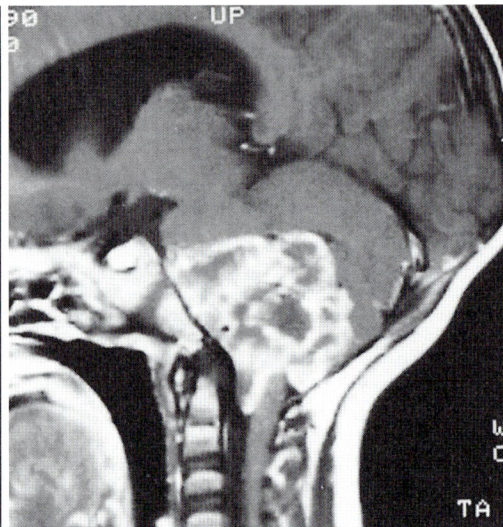

Abb. E24. Ependymom. Ependymom des IV. Ventrikels im MRT

kokken, nicht-penicillinasebildende Staphylokokken, Pneumokokken, Listerien, Corynebakterien, Clostridien, Bacillus anthracis, Erysipelothrix rhusiopathiae, Haemophilus influenzae, Meningokokken, Bordetella pertussis, Escherichia coli, Proteus, Salmonellen und Shigellen; **NW**: *s.u. Penicillin*

Epi|con|dy|li|tis humeri radialis *f*: → *Tennisellenbogen*

Epi|con|dy|li|tis humeri ulnaris *f*: → *Golfspielerellenbogen*

Epi|der|mal|zys|te *f*: → *Epidermoid*

Epi|der|mis|läpp|chen *nt*: *Syn: Epidermislappen*; aus Epidermis bestehender Hautlappen zur freien Transplantation [z.B. Reverdin-Läppchen]; *s.a. Hautlappenplastik*

Epi|der|mis|plas|tik *f*: plastische Operation unter Verwendung von Epidermisläppchen [z.B. Reverdin-Läppchen]

Epi|der|mis|zys|te *f*: → *Epidermoid*

Epi|der|mo|dys|pla|sia verruciformis *f*: → *Lewandowsky-Lutz-Krankheit*

Epi|der|mo|id *nt*: *Syn: Epidermoidzyste, Epidermalzyste, Epidermiszyste, echtes Atherom, Grützbeutel*; meist multiple, prallelastische, gelbe Tumoren durch versprengtes Epithelgewebe ohne Ausführungsgang; enthält Hornlamellen und Haare; kommt am häufigsten im Gesicht, am Rumpf und den proximalen Extremitätenabschnitten vor; **Therapie**: Exzision

Epi|der|mo|ly|sis *f*, *pl* **-ses**: Bezeichnung für angeborene oder erworbene Dermatosen mit einer starken Tendenz zur Ablösung der Oberhaut mit Blasenbildung; die wichtigsten angeborenen Formen sind die **Epidermolysis acuta toxica** [medikamentöses Lyell-Syndrom★] und die **Epidermolysis bullosa acquisita**, eine durch Antikörper gegen Kollagenfasern verursachte chronische bullöse Dermatose mit subepidermaler Blasenbildung; die Blasen oder Bläschen treten v.a. an mechanisch belasteten Stellen [Fingerknöchel, Ellenbogen, Knie, Füße] auf; die angeborene **Epidermolysis bullosa hereditaria** wird nach der Lokalisation der Blasen in drei Hauptgruppen unterteilt: **Epidermolysis bullosa simplex** mit intraepidermaler/epidermolytischer Blasenbildung, **Epidermolysis bullosa junctionalis** mit Spaltbildung in der Lamina lucida der Basalmembran und **Epidermolysis bullosa dystrophicans**, bei der die Blasen unterhalb der Basalmembran entstehen; jede Hauptform besitzt mehrere Untertypen; der klinische Verlauf reicht von milden Formen [z.B. **Epidermolysis bullosa albopapuloidea**: autosomal-dominant mit typischen weißen Papeln am Stamm; **Epidermolysis bullosa hyperplastica**: autosomal-dominant mit Blasenbildung von Haut und Schleimhaut, die zu Narbenbildung führt] bis hin zu schweren, tödlichen Verläufen [z.B. **Epidermolysis bul-**

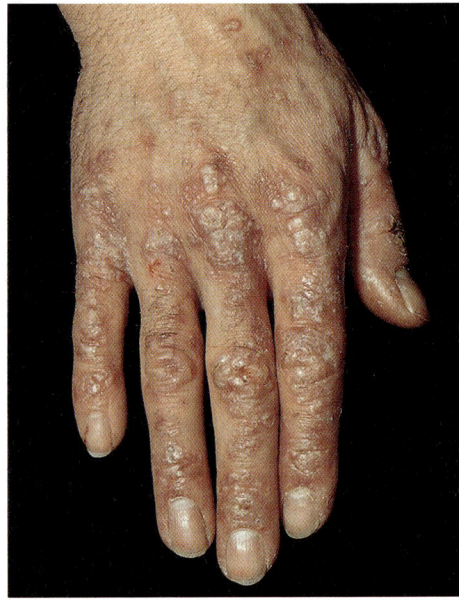

Abb. E25. Epidermolysis. Epidermolysis bullosa acquisita

losa hereditaria letalis: schon während der Geburt kommt es zur Ablösung von Hautfetzen; die Patienten versterben in den ersten Lebensjahren an den Komplikationen (Sekundärinfektionen, Wasser-, Protein- und Elektrolytverlust)]

Epi|der|mo|my|co|sis corporis *f*: → *Tinea corporis*

Epi|der|mo|my|ko|se *f*: *Syn: Dermatophytose, Dermatophytie, Epidermophytie*; Hautpilzerkrankung durch Dermatophyten★; oft gleichgesetzt mit Tinea★

    palmare Epidermomykose: → *Tinea manus*

Epi|der|mo|phy|tia *f*: → *Epidermomykose*

    Epidermophytia corporis: → *Tinea corporis*

    Epidermophytia manus: → *Tinea manus*

    Epidermophytia pedum: → *Fußpilz*

Epi|der|mo|phy|ton floccosum *nt*: zu den Dermatophyten★ gehö-

Tab. E14. Epidermolysis. Klassifikation der Epidermolysis bullosa hereditaria

	Erbmodus	Prädilektionsstellen	Bemerkung
Epidermolysis bullosa simplex (EBS)			
EBS generalisata	AD	Generalisiert	Typ Köbner
EBS localisata	AD	Akral	Typ Weber-Cockayne
EBS localisata	AR	Akral	
EBS Ogna	AD	Akral	Nur in Norwegen
EBS mit „mottled pigmentation"	AD	Generalisiert	Mit Pigmentanomalie
EBS herpetiformis	AD	Generalisiert	Typ Dowling-Meara
EBS herpetiformis mit „mottled pigmentation"	AD	Generalisiert	Mit Pigmentanomalie
EBS mit Muskeldystrophie	AR	Generalisiert	Frühe Muskelatrophie
EBS letalis	AR	Generalisiert	Im Sudan, hohe Mortalität
EBS Kallin	AR	Akral	Anodontie, Haar-, Nagelanomalien
EBS Mendes da Costa	X-	Akral	Alopezie, Hyperpigmentierung
Epidermolysis bullosa junctionalis (EBJ)			
EBJ gravis	AR	Generalisiert	Typ Herlitz, letal
EBJ generalisata	AR	Generalisiert	EBJ atrophicans mitis
EBJ inversa	AR	Große Beugen	
EBJ localisata	AR	Akral	
EBJ progressiva	AR	Akral	Späte Manifestation
EBJ cicatricans	AR	Generalisiert	Vernarbung
Epidermolysis bullosa dystrophicans (EBD)			
EBD generalisata	AD	Generalisiert	Typ Pasini
EBD localisata	AD	Akral	Typ Cockayne-Touraine
EBD generalisata mutilans	AR	Generalisiert	Typ Hallopeau-Siemens
EBD generalisata non-mutilans	AR	Große Beugen	
EBD localisata	AR	Akral	Rezessive und dominante Form oft nicht unterscheidbar

AD = autosomal-dominant; AR = autosomal-rezessiv; X- = X-chromosomal

render Fußpilzerreger

Epi|di|dy|mek|to|mie f: *Syn:* *Nebenhodenentfernung*; operative Entfernung eines oder beider Nebenhoden [Epididymis]

Epi|di|dy|mi|tis f, pl **-ti|den**: *Syn:* *Nebenhodenentzündung*; eine Entzündung einer oder beider Nebenhoden betrifft oft auch Samenstrang [**Epididymodeferentitis**] oder Hoden [**Epididymoorchitis**]; die **akute Epididymitis** kann zu Ausbildung eines akuten Skrotums führen und ist ein urologischer Notfall; die Erreger [v.a. Chlamydien, Escherichia coli, Proteus, Klebsiella, Pseudomonas aeruginosa] wandern durch den Samenleiter von der Prostata oder Harnröhre nach unten; **Klinik**: plötzlich einsetzende Schmerzen im Skrotum, die nach oben zur Leiste ausstrahlen; hohes Fieber, ausgesprochenes Krankheitsgefühl, stark geschwollener und druckdolenter Nebenhoden, Pollakisurie, Dysurie; **Therapie**: Breitspektrumantibiotika, v.a. gegen gramnegative Keime, Analgetika, Antiphlogistika, kalte Umschläge, strenge Bettruhe

die **chronische Epididymitis** tritt fast nur bei Erwachsenen im Rahmen spezifischer Entzündungen [Syphilis, Tuberkulose, Pilze, Parasiten] auf und verläuft oft symptomarm; häufig kommt es zu einem Übergreifen auf den Hoden [Epididymoorchitis] und eine Hodenentfernung wird unvermeidlich; *s.a. Essay Geschlechtskrankheiten – Genitale Kontaktinfektionen S. 475*

Epididymitis tuberculosa: *Syn:* *Nebenhodentuberkulose*; Nebenhodenbefall bei Urogenitaltuberkulose

Epi|di|dy|mo|to|mie f: *Syn:* *Nebenhodeneröffnung*; operative Eröffnung eines oder beider Nebenhoden [Epididymis]

Epi|di|dy|mo|val|sek|to|mie f: Nebenhodenentfernung [Epididymektomie] mit (teilweiser) Samenstrangresektion [Vasektomie]

Epi|di|dy|mo|val|so|sto|mie f: operative Verbindung von Nebenhoden und Samenleiter

4'-Epi|do|xo|ru|bi|cin nt: → *Epirubicin*

Epi|du|ral|abs|zess m: *Syn:* *epiduraler/extraduraler Abszess*; meist hämatogen entstehender Abszess im Epiduralraum; die häufigsten Erreger sind Staphylokokken; die meisten Abszesse sitzen im Bereich der mittleren Brust- oder oberen Lendenwirbelsäule [**spinaler Epiduralabszess**]; durch den Druck auf das Rückenmark und die Behinderung der Zirkulation kommt es zu Schmerzen, Fieber und leichter Nackensteifigkeit; im Verlauf der nächsten Tage [bis zu 2 Wochen] kommt es zur Ausbildung eines subakuten Querschnittssyndroms; die **Therapie** besteht aus chirurgischer Eröffnung und Drainage sowie Antibiotikatherapie

beim **kranialen Epiduralabszess** handelt es sich meist um fortgeleitete Infektionen [Osteomyelitis, Nasennebenhöhlenentzündung] oder posttraumatische [Schädel-Hirn-Trauma] Abszessbildung; kann zu Meningitis oder Enzephalitis führen; **klinisch** kommt es meist zu starken Kopfschmerzen, Bewusstseinseintrübung oder Nervenausfällen; die **Therapie** besteht aus chirurgischer Eröffnung und Drainage sowie Antibiotikatherapie

Epi|du|ro|gra|fie, -gra|phie f: Röntgenkontrastdarstellung des Epiduralraums

Epi|gas|tro|ze|le f: *Syn:* *epigastrische Hernie, Hernia epigastrica*; über dem Nabel liegende mittlere Bauchwandhernie, d.h., die Bruchpforte liegt in der Linea alba zwischen Processus xiphoideus und Nabel; **differenzialdiagnostisch** muss eine Rektusdiastase ausgeschlossen werden, da diese konservativ behandelt werden kann; *s.a. Essay Eingeweidebrüche/Hernien S. 577*

Epi|glot|tek|to|mie f: *Syn:* *Kehldeckelentfernung, Epiglottisentfernung, Epiglottidektomie*; operative Entfernung des Kehldeckels z.B. bei supraglottischem Kehlkopfkarzinom

Epi|glot|ti|dek|to|mie f: → *Epiglottektomie*

Epi|glot|tis|ent|fer|nung f: → *Epiglottektomie*

Epi|kon|dyl|len|frak|tur f: Fraktur einer Humerus- oder Femurepikondyle; *s.u. Humerusfraktur, Femurfraktur*

Epi|ku|tan|test m: *Syn:* *Patchtest*; Hauttest zur Erfassung von Kontaktallergien; **Prinzip**: Testsubstanzen werden auf die Haut aufgebracht und das Auftreten allergischer Ekzemreak-

E

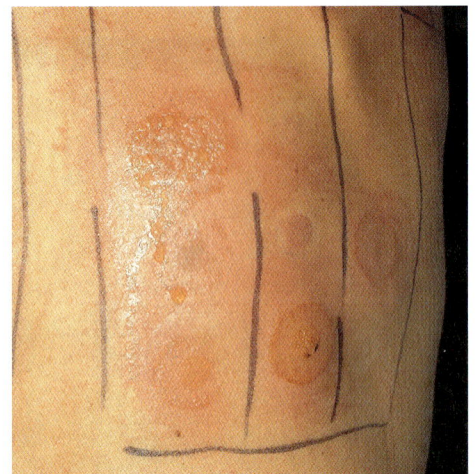

Abb. E26. Epikutantest

tionen nach 48 und 72 Stunden [u.U. auch nach 96 h und einer Woche] registriert; die **Auswertung** erfolgt nach folgender Skala: negativ (o); positiv (+); mildes Erythem; positiv +: Erythem mit leichter Infiltration; positiv ++: Erythem mit Papeln und kleinen Bläschen; positiv +++: Erythem, Blasen und Erosion; IR: toxisch-irritative Reaktion

wichtig ist die Anamnese der Patienten, weil sich daraus Hinweise auf verdächtige Substanzen ergeben, die dann gezielt

Tab. E15. Epikutantest. Die in einem Standard-Epikutantest verwendeten Substanzen

			48h	72h
1	Wollwachsalkohole	30 %		
2	4-Phenylendiamin	1 %		
3	Thiuram-Mix	1 %		
4	Neomycinsulfat	20 %		
5	Kobalt (II)-chlorid, 6H$_2$0	1 %		
6	Nickel (II)-sulfat, 6H$_2$0	5 %		
7	Benzocain	5 %		
8	Kolophonium	20 %		
9	N-Isopropyl-N'-phenyl-4-phenylendiamin	0,1 %		
10	Kaliumdichromat	0,5 %		
11	Mercapto-Mix	1 %		
12	Epoxidharz	1 %		
13	Perubalsam	25 %		
14	4-tert.-Butylphenol-Formaldehydharz	1 %		
15	Paraben-Mix	16 %		
16	Duftstoff-Mix	8 %		
17	Mercaptobenzothiazol	2 %		
18	Quecksilber (II)-amidchlorid	1 %		
19	Cetylstearylalkohol	20 %		
20	Zink-diäthyldithiocarbamat	1 %		
21	Dibromdicyanobutan/Phenoxyethanol (1:4)	1 %		
22	Sorbitansesquioleat	20 %		
23	Formaldehyd (in Wasser)	1 %		
24	(Chlor) Methylisothiazolon (3:1 in Wasser)	0,01 %		

getestet werden können; z.T. wird auch ein sog. **Gebrauchstest** [Repeated Open Application Test] durchgeführt; dabei werden verdächtige Produkte [z.B. Parfüm, Shampoos, Haarfärbemittel] eine Woche lang zweimal täglich in die Haut [meist Ellenbeuge] eingerieben und die Reaktion beurteilt; bei Verdacht auf eine photoallergische oder phototoxische Kontaktdermatitis* kann der Epikutantest als sog. **belichteter Epikutantest** oder **Photopatchtest** durchgeführt werden; hierbei werden die Testsubstanzen rechts und links auf den Rücken aufgebracht; eine Seite wird nach 24 h mit UVA-Licht bestrahlt, die andere nicht; es wird nach 48, 72 und evtl. 96 h abgelesen

Epi|lep|sie f: *Syn: Epilepsia*; Oberbegriff für Erkrankungen, die durch wiederholtes Auftreten von vom Großhirn ausgehenden Anfällen gekennzeichnet sind; von einem Rindenbezirk ausgehende Epilepsien mit Beschränkung auf eine Muskelgruppe, werden als **fokale Epilepsien** bezeichnet, während **generalisierte Epilepsien** beide Körperseiten betreffen und die Anfälle von beiden Gehirnhälften ausgehen; *s.u. Essay Epilepsie und Status epilepticus S. 365*

juvenile myoklonische Epilepsie: *Syn: Herpin-Janz-Syndrom, Impulsiv-petit-mal*; v.a. bei Jugendlichen vorkommende Petit-mal-Form mit plötzlich einschießenden Muskelzuckungen

myoklonisch-astatische Epilepsie: *Syn: Lennox-Syndrom, Lennox-Gastaut-Syndrom*; den Blitz-Nick-Salaam-Krämpfen verwandte myoklonische Anfälle; kommt genetisch bedingt oder als Folge einer schweren prä- oder perinatalen Hirnschädigung vor; beginnt i.d.R. um das 4. Lebensjahr mit tonischen Anfällen und plötzlichem Tonusverlust, der zum Hinfallen führt; dazu kommen häufig Beugemyoklonien der Arme, orale Automatismen oder Zucken der Gesichtsmuskeln

Epi|lo|bi|i herba f: *Syn: Weidenröschenkraut*; oberirdische Pflanzenteile des Weidenröschens*

Epi|lo|bi|um nt: → *Weidenröschen*

Epi|me|nor|rhoe f, pl **-rho|en**: → *Polymenorrhoe*

Epi|my|si|o|to|mie f: operative Durchtrennung der Muskelscheide [Epimysium]

Epi|ne|phrek|to|mie f: → *Adrenalektomie*

Epi|ne|phrin nt: → *Adrenalin*

Epi|pha|ryn|go|sko|pie f: → *Postrhinoskopie*

Epi|phy|sen|dis|trak|ti|on f: *s.u. Verlängerungsosteotomie*

Epi|phy|sen|frak|tur f: Frakturen der Epiphyse und der Epiphysenfuge sind grundsätzlich Gelenkfrakturen; je jünger die Patienten, desto wichtiger für Behandlung und Prognose ist die Beziehung der Frakturlinie zur Wachstumsfuge; die gebräuchlichsten Einteilungen der Epiphysenfrakturen sind die von Aitken und Salter-Harris; **Aitken I-Frakturen** entsprechen einer Epiphysenlösung mit metaphysärem Biegekeil; da die Wachstumszone unversehrt ist, kommt es nicht zu Wachstumsstörungen; sie können reponiert und konservativ behandelt werden; bei **Aitken II- und III-Frakturen** besteht die Gefahr der Wachstumsstörung, wenn die Fraktur nicht anatomisch exakt reponiert und mit Zugschrauben fixiert wird

Epiphysenfrakturen ohne Gelenkbeteiligung [**flake fractures**] kommen meist als Begleitverletzung bei Luxationen oder Bänderläsionen [Abrissfraktur] vor; sie müssen i.d.R. operativ versorgt werden, damit die Gelenkfläche wieder hergestellt wird; Frakturen der Epiphyse im Adoleszentenalter, wenn die Epiphysenfuge schon teilweise verknöchert ist, werden als **Übergangsfrakturen** bezeichnet; sie haben meist keinen großen Einfluss mehr auf das Knochenwachstum, sollten aber operativ fixiert werden, um spätere Fehlstellungen oder Arthrosen zu vermeiden; *s.a. Essay Fraktur, Luxation, Distorsion S. 423, s.a. Abb. E27, Abb. E28, Abb. E29*

Epi|phy|sen|klam|me|rung f: → *Epiphyseodese nach Blount*

Epi|phy|sen|lö|sung f: *Syn: Epiphysiolyse, Epiphysiolysis, Epiphyseolyse, Epiphyseolysis*; eine Lösung der Wachstumsfuge kann traumatisch bedingt sein; wesentlich häufiger handelt es sich aber um eine Lösung der Epiphyse des Femurkopfes [**Epiphyseolysis capitis femoris**]; sie tritt v.a. in der Vorpubertät

Epilepsie und Status epilepticus

G. Schumann

Epileptischer Anfall

Gegenwärtig unterscheidet man über 50 verschiedene Anfallsformen, die aber zum Großteil nur mit technischen Hilfsmitteln [z.B. Videometrie] zu unterscheiden sind, wobei die exakte Unterscheidung in der täglichen Routinediagnostik nur eine untergeordnete Rolle spielt. Es gibt **drei Hauptanfallsformen**, die seit Jahrzehnten bekannt sind:

Großer epileptischer Anfall [tonisch-klonischer Anfall, Grand-mal-Anfall]

Ein (geringer) Teil der Patienten berichtet vor dem Anfall über das Auftreten von Sensationen verschiedenster Art [**Aura**], die dem erfahrenen Arzt Hinweise auf den Entstehungsort des Anfalls geben. Für den Betroffenen bietet eine Aura die Möglichkeit, sich hinzulegen und somit Verletzungen zu vermeiden. Es kommt dann zu einer plötzlich einsetzenden Bewusstlosigkeit, die durch Kontraktion der Atemmuskulatur und gleichzeitiger Einengung der Stimmritze häufig mit einem **initialen Schrei** einhergeht. Der Patient stürzt zu Boden, wobei es zu Verletzungen kommen kann. Die krampfbedingte Beeinträchtigung der Atmung führt zu einer Zyanose des Gesichtes.

Es folgt ein **tonisches Stadium**, in dem es zu einem Verkrampfen des gesamten Körpers kommt, gefolgt von **klonischen Zuckungen**. Die rhythmischen Muskelzuckungen betreffen insbesondere die Extremitäten, aber auch andere Muskeln, und es kann deshalb zu Zungenbissverletzungen durch Kontraktion der Kaumuskulatur kommen. Das nicht so seltene Einnässen bzw. Einkoten, das für die Patienten besonders unangenehm ist, beruht ebenfalls auf diesem Mechanismus.

Während des Anfalls kommt es bis zu einer Verdreifachung der Hirndurchblutung, wodurch die Glucosezufuhr der Nervenzelle verbessert wird und sie zu einer ständigen Entladung in der Lage ist. Die **Dauer** eines Grand-mal-Anfalls liegt deshalb zwischen 1–3 min., selten auch länger

Im Gegensatz dazu kommt es bei der so genannten **konvulsiven Synkope** nur zu einem Sekunden dauernden Verkrampfen bzw. Zucken des Körpers. Durch den unterschiedlichen pathophysiologischen Mechanismus einer Synkope bricht der Kreislauf zusammen und der Glucosenachschub sistiert, wodurch die Zelle nicht zu einer wiederholten Entladung fähig ist.

Nach und zum Teil auch während des Anfalls kommt es zu einer tiefen, röchelnden Atmung, die häufig von Schaumbildung gekennzeichnet ist. Die Patienten benötigen unterschiedliche Zeiten für die **Reorientierung**, die bis zu mehreren Sunden dauern kann. Häufig kommt es zu einem **Erschöpfungsschlaf**, auch **Verwirrtheitszustände** nach einem Grand-mal-Anfall sind nicht selten.

Sturzverletzungen sind häufige Komplikationen und durch die extrem starken Muskelkontraktionen kann es (selten) zu Wirbelsäulenverletzungen im Sinne eines Abrisses von Muskelansätzen an den Wirbelkörpern u.ä. kommen.

Kleiner epileptischer Anfall [Absence, Petit-mal-Anfall]

Es handelt es sich in der Mehrheit um genetisch bedingte Störungen, die bei Jugendlichen in bestimmten Entwicklungsschritten ablaufen. Die Häufigkeit wird im Allgemeinen zwischen 8–10 % der Gesamtanfälle angegeben. Die **Symptomatik** besteht in einer kurzen, häufig nur einige Sekunden dauernden Bewusstlosigkeit, die von der Umgebung nicht immer wahrgenommen wird. Selbst die Betroffenen bemerken sie häufig nicht. Allerdings können erfahrene Patienten oft am erstaunten Verhalten der Umgebung wahrnehmen, dass ein Anfall aufgetreten ist und diesen dann mit der Bemerkung einer kurzen Gedankenlosigkeit überspielen. Die Absence geht normalerweise ohne motorische Äußerungen einher.

Die Diagnose ist mit Hilfe des Elektroenzephalogramms [EEG] ohne Probleme möglich, da sie durch eine ganz spezifische EEG-Aktivität [sog. 3/sec. **Spike-wave Muster**] gekennzeichnet ist. Allerdings tritt dieses Muster häufig unregelmäßig auf, sodass es trotz dringenden klinischen Verdachts nicht in jedem routinemäßig abgeleiteten EEG registriert werden kann.

E

Komplex partieller Anfall [Temporallappenanfall, psychomotorischer Anfall]

Der Temporallappen spielt eine entscheidende Rolle bei der Entstehung der Anfälle, die in der überwiegenden Mehrzahl auf einer organischen Ursache beruhen. Beim Erstauftreten wird unbedingt eine intensive Abklärung unter Einsatz moderner neuroradiologischer Verfahren notwendig.

Im Gegensatz zum kleinen epileptischen Anfall kommt es zu einer häufig auch klinisch beeindruckenden Symptomatik. Wie bei den Grand-mal-Anfällen kann es auch hier zum Auftreten von Auren kommen. Am häufigsten ist die sog. **epigastrische Aura**, die in typischer Weise als aufsteigendes, zum Teil unangenehmes Hitzegefühl aus dem Magen-Darm-Bereich, das sich bis zum Hals ausbreiten kann, beschrieben wird. Geruchsveränderungen [**olfaktorische Aura**] und optische Phänomene [**optische Aura**] werden ebenfalls angegeben. Selten, aber für Patienten recht beängstigend sind Phänomene, bei denen sie das Gefühl haben, eine bestimmte Situation oder Umgebung schon einmal erlebt bzw. gesehen zu haben [**Déjà-vu-Erlebnis**]. Noch seltener ist ein Gefühl der Fremdheit in der vertrauten Umgebung [**Jamais-vu-Erlebnis**].

Im weiteren Verlauf kommt es dann zu einer Bewusstseinsveränderung, die normalerweise länger anhält als bei kleinen Anfällen. Häufig geben die Patienten auch an, dass sie die Umgebung weiter wahrgenommen haben, diese aber verändert war, und dass sie nicht reagieren konnten. Für den Außenstehenden ist die Person nicht ansprechbar, da es dem Patienten unmöglich ist, auf Aufforderungen adäquat zu reagieren.

Am typischsten und für die Diagnose beweisend sind **motorische Symptome**, wobei am häufigsten wiederholte monotone Bewegungen, z.B. Schmatzbewegungen des Mundes oder klopfende Bewegungen der Hände bzw. das Nesteln an Kleidungsstücken o.ä., beobachtet werden. Aber auch komplexere motorische Phänomene werden (seltener) beobachtet, so z.B. Entkleiden auf einem Bahnsteig, Öffnen einer Zugtür, Weglaufen u.ä.

Nach dem Anfall folgt eine im Durchschnitt 30 min. dauernde **Reorientierungsphase**. Allerdings gibt es dabei große Unterschiede und die Phase kann von Minuten bis zu Stunden reichen. Stürze gehören nicht zum komplex partiellen Anfall; allerdings gibt es Übergänge, bei denen sich aus diesem Anfall ein **symptomatischer Grand-mal-Anfall** entwickeln kann [**sekundäre Generalisierung**].

Epileptischer Status [Status epilepticus]

Während die obigen Anfälle in der Regel nur einmal oder selten zweimal hintereinander auftreten, kommt es beim Status epilepticus zum ununterbrochenen Auftreten von Anfällen, wobei als typisch angesehen wird, dass der Patient zwischen den Anfällen das Bewusstsein nicht wiedererlangt, es entsteht daraus ein *anhaltender epileptischer Zustand* [Gastaut 1962].

Je nach der Art der epileptischen Anfälle ist ein Status häufig als lebensgefährlich anzusehen. Dies trifft immer auf **Staten mit großen epileptischen Anfällen** zu. Hier muss unmittelbare ärztliche Notfallhilfe veranlasst werden, da die Entwicklung eines Hirnödems bzw. eines Herz-Kreislaufversagens droht. **Staten mit kleinen epileptischen Anfällen** sind nicht so dramatisch. Die Patienten zeigen häufig eine Art Bewusstseinstrübung, begehen Fehlhandlungen, sind verlangsamt und reagieren inadäquat. Es besteht aber trotzdem eine Gefährdung der Patienten und sie müssen dringend ärztliche Hilfe erhalten. Die Diagnose kann in diesen Fällen mit Hilfe des typischen EEG-Musters ohne Probleme gestellt werden.

Die **Ursache** eines epileptischen Status liegt beim Erstauftreten bei der überwiegenden Anzahl der Patienten in einer akuten Schädigung des Gehirns [z.B. Hirntumor, Entzündung, Gehirnblutung, Ischämie], die DD dringend ausgeschlossen werden muss.

Alle Krankheiten die einen epileptischen Anfall auslösen können, können auch einen epileptischen Status hervorrufen. Es gibt Schätzungen, dass bei ca. 5 % aller Patienten mit Epilepsie irgendwann in ihrem Leben ein epileptischer Status auftritt. Allerdings sind dafür häufig Fehler in der Therapie verantwortlich, wobei das abrupte Weglassen der antiepileptischen Medikation an erster Stelle steht.

Diagnostik

Jedes Erstauftreten eines epileptischen Anfalls erfordert eine diagnostische Abklärung, wobei an erster Stelle bildgebende Verfahren [MRT, CT] des Schädels zu nennen sind. Sie sind ein absolutes Muss beim Erstauftreten von Grand-mal- bzw. komplex partiellen Anfällen, da diese beiden Anfallsarten häufig auf ein akutes krankhaftes Geschehen im Gehirn hindeuten.

Dem **Elektroenzephalogramm** kommt besonders bei der Diagnostik der kleinen epileptischen Anfälle eine wesentliche Rolle zu. Der Nachweis der typischen EEG-Veränderungen sichert häufig erstmals die Diagnose. Bei anderen Anfallsarten gibt es Hinweise auf die [bioelektrische] Entstehung eines Anfalls. Sie können somit auch bei fehlenden MRT- bzw. CT-Befunden eine genauere Bestimmung des Entstehungsortes der Anfälle erlauben. Im weiteren Verlauf gibt das EEG eine Übersicht über die Wirksamkeit der Medikation [Verschwinden von bioelektrischen Anfallszeichen], wobei die Bedeutung von regelmäßigen EEG-Kontrollen häufig überschätzt wird. So sind dreimonatige Kontrollen bei Patienten ohne Anfälle bzw. Nebenwirkungen überflüssig.

Gelegenheitsanfälle [epileptische Reaktionen, Okkasionsanfälle]

Die genannten Hauptanfallsformen stellen eine Reaktionsform des Gehirns auf eine Reizung dar, d.h., es liegt eine organische Ursache vor. Bei einem Teil der Patienten wird keine organische Schädigung gefunden, bei einer genauen Befragung lassen sich aber verschiedene Faktoren herausarbeiten, die für das Auftreten des Anfalls verantwortlich gemacht werden können. In erster Linie sind hier Schlafentzug und/oder Alkoholgenuss zu nennen. Drogenmissbrauch, Stoffwechselstörungen oder Medikamentennebenwirkungen sind ebenfalls häufige Ursachen. Bei Kindern besteht i.d.R. eine Beziehung zu fieberhaften Erkrankungen [**Fieberkrämpfe**].

Man schätzt, dass bis zu 5 % aller Menschen in ihrem Leben 1–2 Anfälle erleiden, wobei die oben genannten Faktoren auslösend wirken. Diese Anfälle werden als Gelegenheitsanfälle bezeichnet [zum Vergleich: ca. 1 % der Menschen leiden an Epilepsie]. Die Abgrenzung der Gelegenheitsanfälle von den Epilepsien ist nicht unumstritten, zumal sie sich im Wesentlichen an der Anfallshäufigkeit fixiert. Auch Patienten mit Epilepsie reagieren auf Schlafentzug u.ä. häufig mit einem epileptischen Anfall.

Allerdings hat diese Abgrenzung einen großen, nicht zu unterschätzenden praktischen Nutzen. Es ist möglich, mit der Einleitung einer [häufig nebenwirkungsreichen] Therapie abzuwarten und den Schwerpunkt mehr auf die Beratung bezüglich der Vermeidung der provokativen Faktoren zu legen. Die Tatsache, dass nach übereinstimmender Meinung große Unterschiede in der Häufigkeit Gelegenheitsanfälle/Epilepsie vorliegen, rechtfertig ebenfalls eine Abgrenzung.

Differenzialdiagnostik

Die DD von anfallsartigen Zuständen stellt ein enormes Problem dar. Dies hängt unter anderem damit zusammen, dass es eine große Zahl von epileptischen Anfällen gibt, die sich untereinander noch vermischen können, sodass im Erscheinungsbild bzw. der Symptomatik ungewöhnliche paroxysmale Zustände entstehen. Es wird dann nicht selten die Diagnose von psychogenen Anfällen gestellt.

Es gibt eine Vielzahl von internistischen Krankheiten die als Auslöser von anfallsartigen Zuständen in Betracht zu ziehen sind, an erster Stelle seien hier kardiologische Erkrankungen genannt. Auf Grund der weitreichenden therapeutischen Folgen ist bei Zweifeln an der diagnostischen Sicherheit immer eine umfangreiche neurologische Abklärung notwendig.

Epilepsie

Es wird dann von der **Krankheit Epilepsie** gesprochen, wenn es zum **wiederholten Auftreten von epileptischen Anfällen** kommt, ohne das ein provozierender Faktor nachzuweisen ist. Diese Definition ist nicht unumstritten, da es auch bei langjährigen Epilepsiepatienten zu provozierten Anfällen kommt. Allerdings liegt die Zahl der Anfälle immer über der von Gelegenheitsanfällen. Auch kommt es bei diesen Patienten fast immer zusätzlich zum Spontanauftreten von Anfällen ohne Ursache. Die Häufigkeit der Epilepsie wird auf ca. 1 % der Bevölkerung geschätzt.

Einteilung

Historisch bedeutsam sind z.B. Einteilungen nach der Anfallsart [z.B. **Grand mal-Epilepsie**, **psychomotorische Epilepsie**, **Absence**-Epilepsie] oder auch nach dem Zeitpunkt des Auftretens der Anfälle im 24-Stunden-Tagesablauf [z.B. **Aufwachepilepsie**, **Schlafepilepsie**]. Lange Jahre war auch eine Einteilung in **genuine Epilepsie** [Anfallsleiden ohne den Nachweis einer organischen Ursache] bzw. **symptomatische Epilepsie** [Anfallsleiden mit Nachweis einer früheren organischen Ursache] üblich. Nicht selten wurde auch der Terminus **Residualepilepsie** für Anfälle nach Geburtsschäden u.ä. benutzt.

Durch die zunehmende Internationalisierung der wissenschaftlichen Zusammenarbeit wurde eine einheitliche Einteilung notwendig, sodass sich schließlich die **Internationale Liga gegen Epilepsie** [ILAE] des Problems annahm und in den 70er-Jahren mit der Schaffung einer einheitlichen Einteilung begann. Man einigte sich auf ein zweiteiliges System, in dem zum einen die Epilepsie eingeteilt wird und zum anderen jeder Epilepsieform eine Anfallsform zugeordnet ist [Tab.1.]

Spezielle Probleme

Epilepsie und Schwangerschaft

Die Epilepsie betrifft jedes Lebensalter, damit sind auch Frauen im zeugungsfähigen Alter betroffen. Es gibt zwei Einflussmöglichkeiten der Krankheit auf das ungeborene Kind:

- Gefährdung durch die Anfälle
- Gefährdung durch die notwendige Medikation

Die **Gefährdung durch die Anfälle** hängt naturgemäß von der Art der Anfälle ab. Ein ein- oder mehrfacher Grand-mal-Anfall stellt nicht alleine durch die Gefahr der Sturzverletzung eine Gefährdung dar. Auch der An-

E

Tab. 1. Internationale Einteilung der Epilepsien. In Anlehnung an Vorschläge der ILAE [1981, 1989]

1981 [gekürzt]	1989 [gekürzt]
I. Partielle (fokale) Anfälle	1. Fokale Epilepsien und Syndrome
A. Einfach partielle Anfälle (mit elementarer Symptomatik)	1.1 Idiopathische Anfälle (mit speziellem Erkrankungsalter)
1. mit motorischen Symptomen (Sonderform: Jackson-Anfall)	Benigne Epilepsie des Kindesalters (Rolando)
2. mit sensiblen Symptomen (Sonderform: Jackson-Anfall)	Lese-Epilepsie
3. mit vegetativen Symptomen	1.2 Symptomatische Anfälle
4. mit anderen Symptomen	Temporallappenepilepsie
B. Komplex partielle Anfälle (syn. psychomotorische Anfälle)	Frontallappenepilepsie
C. Partielle (fokale) Anfälle mit sekundärer Generalisierung	Okzipitallappenepilepsie
1. bei einfachen partiellen Anfällen	Parietallappenepilepsie
2. bei komplex partiellen Anfällen	Supplementär-motorische Epilepsie
	1.3 Kryptogenetische fokale Epilepsie
II. Generalisierte Anfälle	2. Generalisierte Epilepsien und Syndrome
A. Absencen	2.1 Idiopathische Anfälle (mit speziellem Erkrankungsalter)
B. Myoklonische Anfälle	Benigne, myoklonische Epilepsie des Kindesalters
C. Klonische Anfälle	Absencen des Kindes- und Jugendalters
D. Tonische Anfälle	Myoklonische Epilepsie des Jugendalters
E. Tonisch-klonische Anfälle (Grand mal)	Epilepsie mit Grand-mal-Anfällen
F. Atonische Anfälle	2.2 Kryptogenetische oder symptomatische Anfälle
	West-Syndrom (infantile Spasmen)
	Lennox-Gastaut-Syndrom
	Myoklonisch-astatische Anfälle
	2.3 Symptomatische Anfälle (Fieberkrämpfe?)
III. Nicht klassifizierbare Epilepsien	3. Unklassifizierbare Epilepsien
	4. Spezielle Syndrome
	4.1 Situationsabhängige Anfälle
	Fieberkrämpfe
	Gelegenheitskrämpfe
	Anfälle bei Intoxikationen oder metabolischen Störungen

fallsmechanismus mit einer doch teilweise erheblichen Kreislaufbelastung kann kindesgefährdend wirken. Das Auftreten von Anfällen während der Schwangerschaft muss deshalb möglichst vermieden werden.

Eine **größere Gefährdung** für das Kind besteht aber in Missbildungen, die **durch die verabreichten Medikamente** verursacht werden. Allerdings verbietet sich ein Absetzten der eingeleiteten Therapie wegen der Gefahr des Wiederauftretens der Anfälle mit einer dann möglichen kindlichen Gefährdung. Empfohlen wird deshalb die Einstellung [wenn möglich vor der Schwangerschaft!] auf eine möglichst niedrige [aber noch wirksame] Dosis der Präparate bzw. eine Umstellung auf ein Präparat, das als weniger kindesschädlich gilt.

Epilepsie und Vererbung

Für die Frage der Vererbung ist eine generelle Antwort aufgrund der Vielzahl der Ursachen nicht möglich. Die Zahlen, die sich bezüglich der Wahrscheinlichkeit des Auftretens von Anfällen bei den Kindern von Epilepsiepatienten in der Literatur finden, streuen von 2 bis 11 %. Geschwister von Anfallspatienten sollen ein Risiko von 2,5–6 % haben. Es besteht insofern Übereinstimmung, dass von einer Vererbung einer etwas erhöhten Anfallsbereitschaft ausgegangen werden kann. Werden allerdings die obigen Zahlen mit der Häufigkeit von Gelegenheitsanfällen von ca. 5 % verglichen, erscheinen sie doch weniger beeindruckend.

Epilepsie und Fahrerlaubnis

Es gibt Schätzungen, dass 1–3 Promille aller Unfälle durch einen epileptischen Anfall verursacht werden. Zu den Unfallmechanismen, die für einen Anfall sprechen, gehören z.B. Geradeausfahren in einer Kurve oder langsames Abweichen nach rechts oder links auf gerader Strecke. Hier sollten immer Absencen in Erwägung gezogen werden.

Besonders gefährdet sind unbehandelte bzw. nicht-kooperative Patienten oder auch diejenigen, bei denen die Anfälle noch nicht erkannt oder fehldiagnostiziert wurden. Auch Patienten, bei denen die Anfälle zu psychischen Veränderungen geführt haben, haben ein etwas erhöhtes Risiko.

Die gesetzliche Regelungen haben sich in den letzten Jahrzehnten mehrfach im Sinne einer größeren Liberalität geändert. Es wurde damit aber auch den verbesserten Therapiemöglichkeiten Rechnung getragen. Als wichtigste

Regelung ist eine zeitlich begrenzte Fahruntauglichkeit nach einem epileptischen Anfall zu erwähnen, wobei die Dauer von vielen Faktoren, z.B. von der Anfallsart, abhängt. Für Berufskraftfahrer gelten Sonderregelungen. Gegenwärtig ist hier von einer zweijährigen Fahruntauglichkeit nach dem letzten Anfall auszugehen.

Epilepsie und Berufstätigkeit

Prinzipiell ist eine Berufstätigkeit anzustreben, wobei gewisse Einschränkungen zu beachten sind. So verbietet sich eine Schichtarbeit aufgrund der häufigen Bindung der Anfälle an den Schlaf-Wach-Rhythmus von selbst. Bei symptomatischen epileptischen Anfallsleiden, z.B. nach Geburtsschäden, spielen zusätzliche Faktoren, wie z.B. eine intellektuelle Minderbegabung, eine weitere einengende Rolle. Auch die Anfallsform ist zu beachten. Eine Standardformel ist der Ausschluss einer Tätigkeit an rotierenden Maschinen ohne Schutzvorrichtungen bzw. auf Leitern und Gerüsten.

Epilepsie und Reisen

Reisen innerhalb Europas sind ohne Einschränkungen möglich. Probleme ergeben sich bei außereuropäischen Reisen vor allem durch die Zeitverschiebung. Dies betrifft im Besonderen größere Zeitabweichungen, wobei Zeitverschiebungen von 2 Stunden ohne Probleme bewältigt werden. Bei größeren Umstellungen hat sich eine prophylaktische Medikation mit einem Antikonvulsivum [z.B. Diazepam*] bewährt, das 2 Tage vorher und 3–5 Tage nach der Umstellung genommen werden sollte.
Allerdings spielen neben der Zeitumstellung auch psychische Gründe eine Rolle. Es gibt Beobachtungen, dass selbst medikamentös gut eingestellte und somit anfallsfreie Patienten regelmäßig am Flughafen einen Anfall erleiden. Auch hier empfiehlt sich eine Prophylaxe mit einem Antikonvulsivum.

Epilepsie und Sport

Prinzipiell bestehen keine Bedenken gegen eine sportliche Betätigung unter Beachtung einzelner Einschränkungen. Sportarten mit Absturzgefahr verbieten sich naturgemäß, beim Schwimmen sollte der Patient aufgrund der Ertrinkungsgefahr beobachtet werden. Von Hochleistungssport ist abzuraten, ebenso Sportarten die zu einer ausgeprägten Hyperventilation führen.

Epilepsie und Alkohol

Der Einfluss von Alkohol wurde bereits erwähnt, ein Provokationseinfluss ist unbestritten. Ca. 10–15 % aller Patienten, die eine Alkoholberatung aufsuchen, haben epileptische Anfälle in der Anamnese [eigene Beobachtung].
Am häufigsten sind sog. **Entzugsanfälle** [i.d.R. Grand-mal-Anfälle], die auf demselben pathophysiologischen Mechanismus wie beim plötzlichen Absetzen von Antiepileptika beruhen. Alkohol erhöht wie Antiepileptika die Schwelle der Anfallsbereitschaft. Damit kommen Anfälle unter Alkoholeinfluss seltener vor. Beim Absetzen kommt es aber zu einem Überschusseffekt, und es besteht deshalb eine erhöhte Anfallsgefährdung [jeder Epileptologe kennt die Anfallshäufung am 1. und 2. Januar]. Während früher den Patienten ein striktes Alkoholverbot auferlegt wurde, wird dies heute etwas gelockert.

Therapie der Epilepsien bzw. des epileptischen Anfalls

Allgemeine Vorbemerkungen

Die therapeutischen Möglichkeiten haben sich in den letzten Jahrzehnten dramatisch verbessert. Es ist keinesfalls mehr gerechtfertigt, von der Epilepsie als einer unheilbaren Krankheit zu reden. Gegenwärtig gibt es ca. 20 Präparate, wobei Mittel gegen Anfälle [**Antikonvulsiva**] von Mitteln gegen Epilepsie [**Antiepileptika**] unterschieden werden. Unter Anwendung [auch von Kombinationen] dieser Präparate gelingt es, bis zu 75 % der Epilepsiepatienten medikamentös anfallsfrei zu bekommen. Neben der medikamentösen Behandlung sind gleichzeitig allgemeine Maßnahmen wichtig, da Anfälle unter anderem durch Alkohol und Schlafentzug provoziert werden.
Man unterscheidet allgemein zwischen Antiepileptika der 1. und der 2. Generation, wobei letztere die Neuentwicklungen umfasst [Tab. 2]. Vor Beginn der Therapie sollten insbesondere die Leberparameter bestimmt werden, die Verstoffwechselung der meisten Antiepileptika erfolgt über die Leber, eine vorherige Einschätzung erleichtert die spätere Einschätzung bei evtl. Auffälligkeiten.
Ein Teil der Patienten spricht aber nicht oder nur unzureichend auf eine medikamentöse Therapie an. Für diese Patienten wurden in den letzten Jahren **operative Therapieverfahren** entwickelt, die eine weitere Verbesserung der Erfolgsquote erbrachten. Man versucht dabei, den Ausgangsort der Anfälle zu finden und ihn zu entfernen. Die medikamentöse Behandlung ist prinzipiell ambulant möglich. Stationäre Einstellungen sind nur bei einzelnen Problemfällen sinnvoll, z.B. bei zu erwartenden allergischen Reaktionen oder bei zusätzlichen Lebererkrankungen.

Tab. 2. Wichtige Antiepileptika

Substanz	mittlere Dosis bei Dauerbehandlung	Fließgleichgewicht	Generation	Anfallsart	Unerwünschte Wirkungen
Phenytoin [DPH]	3–5 × 100 mg	1–2 Wochen	1	fokale Anfälle, Grand mal, sek. gen. Grand mal	Zerebelläre Ataxie (mit Blickrichtungs-, später Spontannystagmus), Verschwommensehen, Intentionstremor, verwaschene Sprache, Gangunsicherheit, Zahnfleischhyperplasie, Leukopenie, seltener allergisches Exanthem; selten permanente Kleinhirnschädigung (Folsäure); Enzyminduktion, Hypertrichose
Phenobarbital [PB]	3–4 × 100 mg	2–3 Wochen	1	Grand mal	Müdigkeit, Nystagmus, Langsamkeit, Appetitmangel, Dupuytren-Kontraktur, Leukopenie, Verhaltensstörungen bei Kindern, Enzyminduktion
Carbamazepin [CBZ]	3 × 400 mg retard, max. 5 × 400 mg	1 Woche	1	Grand mal, sek. gen. Grand mal, komplex-partielle Anfälle	Bei Überdosierung: Müdigkeit, Nystagmus, Schwindel, zerebelläre Ataxie, Übelkeit, Erbrechen, Leukopenie; Haut: Stevens-Johnson-, Lyell-Syndrom; Enzyminduktion, Hyponatriämie
Ethosuximid [ETX]	3–6 × 250 mg	1 Woche	1	Petit mal, Absencen	Appetitmangel, Übelkeit, Erbrechen, Schluckauf, Müdigkeit, Kopfschmerzen, psychotische Symptome, Leukopenie
Clonazepam	0,5–1 × 2 mg	1 Woche	1	Petit mal, epileptische Krisen	Appetitmangel, Müdigkeit, Gereiztheit, Nystagmus, Ataxie, Verlangsamung, vermehrter Speichelfluss, Bronchialsekretion
Valproinsäure [VPA]	3–6 × 300 mg – 4 × 500 mg	1 Woche	1	Absencen, fokale Anfälle, Grand mal	Appetit-, Gewichtszunahme, vorübergehender Haarausfall, Tremor, Schläfrigkeit; selten Thrombopenie u.a. Koagulopathien; Magen-Darm-Beschwerden, Pankreatitis, Leberfunktionsstörungen bis zum Leberkoma bei Kindern; Teratogenität
Vigabatrin [VGB]	2–3 g	1 Woche	2	West-Syndrom, fokale Anfälle	Depression, Psychose, Gewichtszunahme, Gesichtsfelddefekte, hyperkinetisches Syndrom bei Kindern
Lamotrigin [LTG]	200–600 mg	5 Tage	2	fokale Anfälle, Grand mal, sek. gen. Grand mal	Gering: Kopfschmerzen, Schwindel, Diplopie, Exanthem; bei Kombination Carbamazepin-Überdosierung [langsam dosieren!]
Gabapentin [GBP]	3–4 × 300 mg	3 Tage	2	fokale Anfälle	Leicht und reversibel: Müdigkeit, Schwindel, Nystagmus, Abgeschlagenheit, Diplopie
Topiramat [TPM]	50–100 [max. 500 mg]	4 Tage	2	fokale Anfälle, sek. gen. Grand mal	Müdigkeit, Schwindel, Ataxie, Sprach- und Sprechstörungen, Parästhesien, Nystagmus, Benommenheit, Nervosität, psychomotorische Verlangsamung, Gedächtnisstörungen, Gewichtsverlust, Konzentrations- und Aufmerksamkeitsstörungen
Levetiracetam [LEV]	1500–3000 mg	2 Tage	2	fokale Anfälle, sek. gen. Grand mal	Kopfschmerzen, Somnolenz, Übelkeit, Depressivität, Benommenheit, Durchfall, Labilität, Nervosität und Schwindel
Oxcarbazepin [OXC]	600–2400 mg	2–3 Tage	2	fokale Anfälle, sek. gen. Grand mal	Kontrolle des Natriumspiegels wegen evtl. Hyponatriämie notwendig, Diplopie, Müdigkeit, Übelkeit, Erbrechen, Schwindel, Kopfschmerzen, Schläfrigkeit
Pregabalin	150–300 [–600] mg	1–2 Tage	2	add-on, komplex-partielle Anfälle	Benommenheit, Schläfrigkeit, Appetitsteigerung, Reizbarkeit, psychische Veränderungen
Zonisamid	400–500 mg	13 Tage	2	add-on, komplex-partielle Anfälle, sek. gen. Grand mal	Schläfrigkeit, Schwindel und Anorexie, psychische Veränderungen

Vorgehen bei der Einstellung

- Sicherung der Diagnose eines epileptischen Anfallsleidens und mögliche genaue Feststellung des Anfallstyps.
- **Klärung der Behandlungsbereitschaft** des Patienten. Ohne Mitarbeit des Patienten ist keine erfolgreiche Therapie möglich.
- **Individualisierung des Patienten und Auswahl des Präparates.** Meistens wird dieses aus einer Liste nach dem Anfallstyp herausgesucht. Wo das nicht gelingt, weicht man auf ein modernes Antiepileptikum aus, das für möglich viele Anfallsarten zugelassen ist. Bezüglich der Nebenwirkung gilt im Allgemeinen die Faustformel: je neuer ein Präparat desto weniger Nebenwirkungen hat es.

Ein Kriterium ist auch die Einmal- oder Mehrfachgabe, hiervon hängt nicht unerheblich die Compliance der Patienten ab. Im Allgemeinen stellt man die Patienten auf die unterste empfohlene Dosis ein und wartet dann den Therapieerfolg ab. Beim erneuten Auftreten von Anfällen erhöht man dann die Dosis in Abhängigkeit von den Nebenwirkungen. Erst wenn diese für den Patienten zu belastend sind und trotzdem keine Anfallsfreiheit erzielt werden kann, erfolgt die Zugabe eines 2. Präparates [**add-on-Therapie**]. Dabei sind Interaktionen zu beachten; prinzipiell sollte eine Monotherapie angestrebt werden.

- **Überwachung der Therapie**: Antiepileptikaspiegel unterhalb der Nachweisgrenze sprechen im Allgemeinen für eine fehlende Compliance. Medikamente die als Ein- oder Zweimalgabe möglich sind, verbessern die Compliance oftmals erheblich. Mit der Überwachung der Compliance ist gleichzeitig eine der wichtigsten Indikationen zur Durchführung von Blutspiegelkontrollen erwähnt. Hinzu kommt als weitere sinnvolle Indikation die Feststellung der oberen Toleranzgrenze beim Auftreten von starken Nebenwirkungen. Diese ist bei jedem Patienten unterschiedlich und kann nicht pauschal angegeben werden. Der häufig aufgeführte „therapeutische Spiegel" ist eine rein statistische Größe und nicht auf das Individuum zugeschnitten. Neben der Kontrolle der Leberparameter sind je nach Präparat noch zusätzliche Laborkontrollen notwendig, den Hinweisen des Herstellers sollte hier unbedingt gefolgt werden.
- **Beendigung der Therapie**: Die Faustformel lautet: 5 Jahre Anfallsfreiheit lassen an eine Reduktion der Antiepileptika denken. Allerdings ist diese Frist erfahrungsgemäß vielen Patienten zu lang, sodass sie häufig schon vorher im „Selbstversuch" eine Reduktion vornehmen. Anfallsrezidive sind dann nicht selten, wobei allerdings auch klar gestellt werden muss, dass diese auch nach 5 Jahren nicht so selten sind. Notwendig ist ein sehr langsames Absetzen mit zwischenzeitlichen EEG-Kontrollen. Letztere erfolgen mit der Hoffnung durch das Auftreten epilepsieverdächtiger Graphoelemente Hinweise für ein drohendes Anfallsrezidiv zu bekommen. Viele Patienten verzichten aber auch zugunsten der Sicherheit vor Anfällen trotz z.B. 10-jähriger Anfallsfreiheit auf ein Absetzen.

Therapie des Status epilepticus

Ein Status epilepticus erfordert eine sofortige und intensive Therapie. Bereits nach einer Stunde Dauer steigt die Mortalität von ca. 3% auf über 30 % an. Dies trifft auf den Grand mal-Status zu, Petit mal-Staten haben auf Grund ihrer anderen Anfallsarten keine so hohe Mortalität, hier drohen aber psychische Folgeschäden, z.B. mnestische Störungen.

Die Therapie muss wegen der fatalen Folgen einer Verzögerung aber bei beiden unbedingt sofort ambulant eingeleitet werden. Eine notfallmedizinische Basisversorgung wie Freihalten der Atemwege, Überprüfung der Vitalzeichen usw. ist selbstverständlich.

Medikamentöse Behandlung

Als **Mittel der ersten Wahl** haben sich **initial Benzodiazepine** herauskristallisiert. Der Wirkungseintritt ist rasch, ein therapeutischer Blutspiegel wird schnell erreicht. Allerdings mit dem Nachteil, dass der Spiegel auch rasch wieder abfällt, sodass es im Rahmen eines Reboundphänomens zum Wiederauftreten von Anfällen kommen kann. Dies kann dadurch verhindert werden, dass zur intravenösen Injektion die gleiche Menge intramuskulär gegeben wird [z.B. 10 mg Diazepam* langsam i.v. und i.m.]. Zu rasche i.v.-Gabe ist wegen der drohenden Atemdepression zu vermeiden. Für Patienten, bei denen keine Injektion möglich ist, können Diazepamrectiolen verwendet werden, allerdings ist hier die exakte Dosis, die der Patient erhalten hat schwieriger einzuschätzen, auch kann die Verabreichung technisch nicht einfach sein.

Als **zweites Mittel** wird im Allgemeinen i.v.-injizierbares **Phenytoin** eingesetzt, wobei hier unbedingt auf kardiale Nebenwirkungen zu achten ist. Als allgemein empfohlene Dosis gilt 750 mg in 500 ml 0,9 % NaCl-Lösung mit einer Infusionsgeschwindigkeit von 50 mg/min. als sog. Bolus, gefolgt von derselben Menge über 24 Stunden.

Wegen der kardialen NW von Phenytoin und einem breiteren Wirkspektrum setzt sich zunehmend das Bolus/Erhaltungsinfusions-Schema mit **Valproinsäure** durch, das ebenfalls als i.v.-injizierbare Lösung zur Verfügung steht. Die empfohlene Dosis beträgt zwischen 20 und 40 mg/kg KG über 30 min., gefolgt von der gleichen Menge über 24 Stunden. Valproinsäure wirkt wesentlich besser als Phenytoin gegen Absencen [Petit mal-Staten] und sollte hier vor dem Phenytoin eingesetzt werden.

Kommt es weiterhin zu Anfällen, wird nach einem Versuch mit Barbituraten eine Narkose empfohlen, spätestens jetzt sind aber intensivmedizinische Maßnahmen notwendig.

E

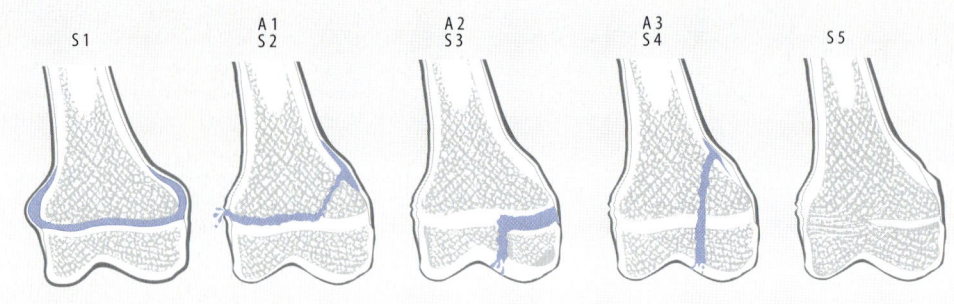

Abb. E27. Epiphysenfraktur. Klassifikation der Epiphysenfrakturen nach Salter und Aitken

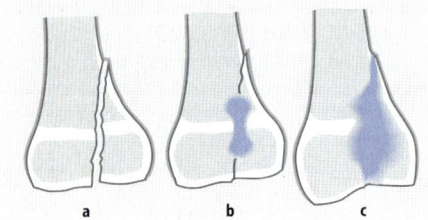

Abb. E28. Epiphysenfraktur. Heilung einer unbehandelten Aitken III-Fraktur

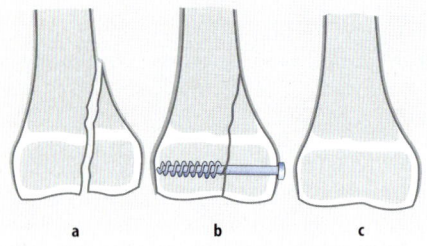

Abb. E29. Epiphysenfraktur. Behandlung einer Aitken III-Fraktur

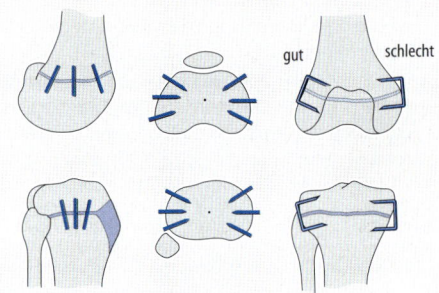

Abb. E30. Epiphyseodese nach Blount

zwischen dem 10.–14. Jahr auf, befällt meist beide Oberschenkel, ist wesentlich häufiger bei Jungen und meist mit Dystrophia adiposogenitalis assoziiert; **Klinik:** durch die Verschiebung des Schenkelhalses nach vorn oben kommt es zum Außenrotationsgang; bei Kniebeugung kommt es zu Außenrotation [**Drehmann-Zeichen**] und bei doppelseitiger Epiphysenlösung überkreuzen sich die Unterschenkel bei Kniebeugung [**Scherenphänomen**]; **Diagnose:** klinische Untersuchung, Röntgen; **Therapie:** Reposition des Femurkopfes [z.B. durch Extension] und Epiphyseodese [immer beide Seiten] und Korrekturosteotomie bei Verheilung des Kopfes in Fehlstellung

Epi|phy|se|o|de|se f: *Syn: Epiphysiodese*; operative Fixierung der Epiphysenfuge bei Abrutschen der Epiphyse [Epiphyseolysis] oder zur Wachstumshemmung bei z.B. Beinlängendifferenz

Epiphyseodese nach Blount: *Syn: Epiphysenklammerung*; Methode zur temporären Hemmung des Wachstums in der Epiphysenfuge durch Insertion von **Blount-Klammern**

Epi|phy|si|o|de|se f: → *Epiphyseodese*

Epi|ple|ek|to|mie f: *Syn: Bauchnetzentfernung, Omentumresekti-*

on, *Omentektomie*; operative Entfernung des großen Bauchnetzes [Omentum majus]

Epi|plo|en|te|ro|ze|le f: *Syn: Omentoenterozele*; Hernie mit Bauchnetz und Darmteilen im Bruchsack; *s.a. Essay Eingeweidebrüche/Hernien S. 577*

Epi|plo|me|ro|ze|le f: Schenkelbruch* mit Bauchnetz im Bruchsack; *s.a. Essay Eingeweidebrüche/Hernien S. 577*

Epi|plom|pha|lo|ze|le f: Nabelbruch* mit Bauchnetz im Bruchsack; *s.a. Essay Eingeweidebrüche/Hernien S. 577*

Epi|plo|ze|le f: *Syn: Netzbruch, Hernia omentalis*; Hernie mit Bauchnetz im Bruchsack; *s.a. Essay Eingeweidebrüche/Hernien S. 577*

Epi|ru|bi|cin nt: *Syn: 4'-Epiadriamycin, 4'-Epidoxorubicin, Pidorubicin*; von Streptomyces peuceticus gebildetes zytostatisches Anthracyclin-Antibiotikum; **Anw.** und **NW** *s.u. Doxorubicin; s.a. Essay Chemotherapie S. 185*

Epi|si|o|pe|ri|ne|o|plas|tik f: *Syn: Vulva-Damm-Plastik*; plastische Operation an Vulva und Damm, z.B. nach Dammriss

Epi|si|o|pe|ri|ne|or|rha|phie f: *Syn: Vulva-Damm-Naht*; Naht von Vulva und Damm, z.B. nach Dammriss

Epi|si|o|plas|tik f: *Syn: Vulvaplastik*; plastische Operation an der Vulva, z.B. im Anschluss an ein Vulvakarzinom

Epi|si|or|rha|phie f: Naht einer Episiotomie

Epi|si|o|to|mie f: *Syn: Scheidendammschnitt, Dammschnitt*; zur Verhütung eines Dammrisses oder zur Erleichterung der Geburt durchgeführte Durchtrennung des Damms mit einer speziellen **Episiotomieschere**; je nach Lage des Schnittes unterscheidet man **mediane, laterale** und **mediolaterale Episiotomie**, von denen die mediolaterale Episiotomie die gebräuchlichste Form ist; bei ihr werden auch die Fasern des Musculus bulbospongiosus durchtrennt; der Dammschnitt wird auf der Höhe der Wehe durchgeführt, da zu diesem Zeitpunkt der Damm gespannt und die lokale Schmerzempfindlichkeit herabgesetzt ist

in den letzten Jahren verzichten immer mehr Geburtshelfer

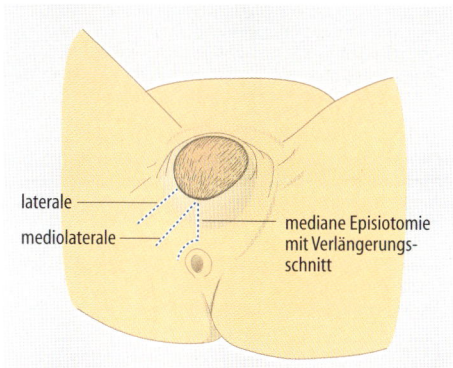

Abb. E31. Episiotomie. Schnittführung bei lateraler, mediolateraler und medianer Episiotomie

laterale
mediolaterale
mediane Episiotomie mit Verlängerungsschnitt

auf einen Dammschnitt, weil es sich gezeigt hat, dass Dammrisse i.d.R. weniger traumatisch sind als Episiotomien und oft ohne Naht abheilen; nach Dammschnitt klagen mehr Frauen über anfängliche Schmerzen beim Geschlechtsverkehr als nach Dammriss; das Risiko einer postpartalen Inkontinenz ist in beiden Gruppen etwa gleich groß

Epi|skle|ri|tis *f, pl* **-tiden**: *Syn: Episkleraentzündung*; die Entzündung der Episklera bzw. oberflächliche Entzündung der Sklera ist i.d.R. Folge einer Autoimmunerkrankung [rheumatoide Arthritis, Polymyositis, Dermatomyositis]; oft findet sich ein linsengroßes, druckschmerzhaftes Knötchen [**episkleritisches Knötchen**]; **Therapie**: heilt meist spontan ab; bei anhaltenden Beschwerden Steroidaugentropfen, nichtsteroidale Antiphlogistika

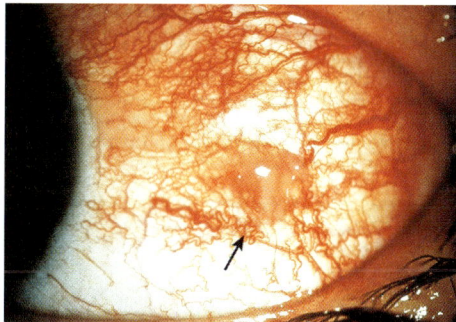

Abb. E32. Episkleritis. Episkleritis mit episkleritischem Knötchen

Epi|so|de *f*: vorübergehende, vollständig rückbildbare psychische Störung

depressive Episoden: *Syn: depressives Syndrom; s.u. Essay Affektive Störungen S. 1495*

manische Episoden: *Syn: manisches Syndrom; s.u. Essay Affektive Störungen S. 1495*

Epi|spa|die *f*: *Syn: obere Harnröhrenspalte, Fissura urethrae superior*; angeborene Spaltbildung der Harnröhre mit aberranter Mündung auf der Oberseite des Penis; tritt häufig zusammen mit einer Blasenekstrophie auf; die Harnröhre liegt als offene Rinne auf der Oberseite des kurzen, breiten und nach oben gekrümmten Penis; bei ausgedehnter Epispadie reicht die Spaltbildung bis zum Blasenhals; **Therapie**: operative Schaffung einer Harnröhre mit Korrektur der Penisdeformität und der evtl. vorhandenen Blasenfehlbildung

Epi|the|li|o|ma *nt, pl* **-o|ma|ta**: *Syn: Epitheliom*; vom Epithel ausgehender gutartiger oder bösartiger Tumor, z.B. Adenom,

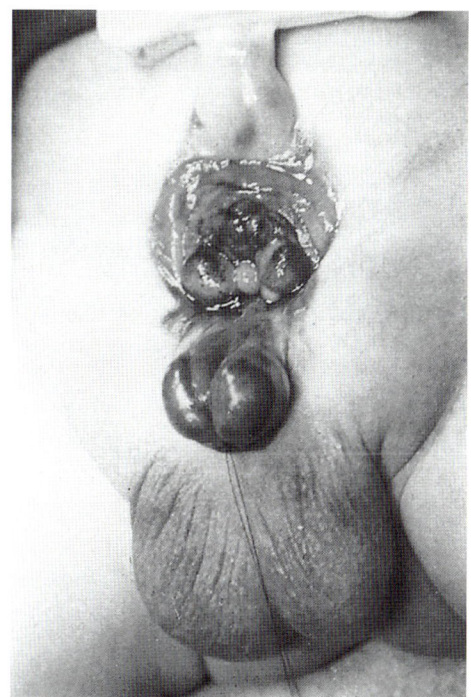

Abb. E33. Epispadie. Epispadie und Blasenekstrophie

Papillom, Karzinom

Epithelioma basocellulare: → *Basaliom*

Epithelioma molluscum: → *Molluscum contagiosum*

Epithelioma contagiosum: → *Molluscum contagiosum*

Epi|thel|kör|per|chen|ent|fer|nung *f*: → *Parathyreoidektomie*

Epi|the|lo|id|zell|nä|vus *m*: → *Spitz-Nävus*

Ep|le|re|non *nt*: spezifischer Aldosteronrezeptorantagonist; im Gegensatz zu Spironolacton kein erhöhtes Auftreten von Menstruationsstörungen [Frauen] bzw. Gynäkomastie und Impotenz [Männer] im Vergleich zu Placebo, aber ähnliche Effekte auf den Salz- und Wasserhaushalt; bisher liegt keine Zulassung für die klinische Anwendung vor; *s.a. Essay Herzinsuffizienz S. 599*

Epo|e|tin *nt*: → *Erythropoetin*

Epo|o|pho|rek|to|mie *f*: *Syn: Nebeneierstockentfernung*; operative Entfernung eines oder beider Nebeneierstöcke

Epra|zi|non *nt*: zentral und peripher wirkendes Antitussivum; Mukolytikum; Expektorans; **Anw.**: akute und chronische Atemwegserkrankungen mit Schleimbildung; **Dosierung**: 3 × 50–100 mg p.o. tgl., Kinder ab 2 Jahren 1–2mal tgl. 50 mg rektal

Ep|si|lon|a|mi|no|cap|ron|säu|re *f*: *Syn: ε-Aminocapronsäure, 6-Aminohexansäure; synthetische Aminosäure, hemmt die Aktivierung von Plasminogen und die Plasminaktivität;* **Anw.**: Antifibrinolytikum

Epstein-Barr-Virus *nt*: *Syn: EB-Virus, humanes Herpesvirus Typ 4*; zu den Herpesviridae gehörendes DNA-Virus; Erreger der Mononucleosis* infectiosa und lymphoproliferativer Erkrankungen; Kofaktor bei der Entstehung des Burkitt-Lymphoms und des Nasopharynxkarzinoms; *s.a. Essay Virusinfektionen S. 1667, Essay Akute Leukämien S. 889, s.a. Tab. E16*

Epu|lis *f, pl* **Epu|li|den**: Granulationsgeschwulst auf dem Zahnfleisch; meist als Riesenzellgranulom [**Epulis gigantocellularis**]; **Therapie**: Abtragung, Verätzung

Epworth-Schläfrigkeits-Skala *f*: *Syn: Epworth-Sleepiness-Scale; s.u. Essay Schlafstörungen S. 1413*

Equi|se|ti herba *f*: *Syn: Schachtelhalmkraut, Pferdeschwanzkraut;*

Tab. E16. Epstein-Barr-Virus. Tumorbildung durch Epstein-Barr-Viren

Tumor	Assoziation mit EBV (%)
Burkittlymphom (BL)	
Endemisch in Afrika	100
Nichtendemisch	15–85
Hodgkin-Lymphom (HD)	
Gemischter Zelltyp	32–96
Nodulär, sklerotisierend	10–50
Lymphozytenarm	–
Lymphozytenreich	–
T-Zell-Lymphome (Non HD)	
T-Zell-Lymphozytose	40–100
T-Zell-Lymphom, Nasalbereich	(alle ohne Unterschied)
T-Zell-Lymphom (angioimmunoblastisch, Lymphadenopathie-ähnlich)	
B-Zell-Lymphome (Non HD)	
Plasmozytische Hyperplasie	–
Polymorphe Hyperplasie	–
Polyklonales B-Zell-Lymphom	
Immunoblastisches Lymphom	70–100
NK-Zell-Lymphom (Nasal)	–
Gliomyosarkom	–
Nasopharynxkarzinom (NPC)	
Hochrisikogebiet	100
„Rest der Welt"	100
Magenkarzinom	EBER-1 +
Japan 6,7 %+	EBNA-1 + Monoklonal

Sprosse des Schachtelhalms*

Equi|se|tum arvense *nt*: → *Schachtelhalm*

Era|di|ka|ti|ons|the|ra|pie *f*: Eradikation [Ausrottung] von Helicobacter pylori durch eine Kombination von Antibiotika, H$_2$-Antihistaminikum und Säurehemmer; *s.a. Essay Gastritis und peptisches Ulkus S. 443*

Erb-Charcot-Krankheit *f*: *Syn: spastische Spinalparalyse, Diplegia spastica progressiva*; Systemerkrankung des Rückenmarks mit fortschreitender Degeneration des 1. Motoneurons [Pyramidenzellen des motorischen Kortex und der Pyramidenbahn]; tritt meist familiär, seltener auch sporadisch auf; **Klinik:** beginnt im Kindes- oder Jugendalter mit Steifigkeit in den Beinen, die in eine ausgeprägte Paraspastik und Adduktorenspasmen übergeht; später kommt es auch zu einem Befall der Arme; der Verlauf ist langsam progredient über 20–30 Jahre und führt am Ende zu Bettlägrigkeit

Erb|cho|rea *f*: *s.u. Chorea*

Erb|grind *m*: → *Favus*

Erb-Muskeldystrophie *f*: *Syn: Erb-Muskelatrophie, Erb-Syndrom, Dystrophia musculorum progressiva Erb*; autosomal-dominant vererbte, gutartige Verlaufsform der progressiven Muskeldystrophie* mit fast normaler Lebenserwartung

Erb-Oppenheim-Goldflam-Krankheit *f*: → *Myasthenia gravis pseudoparalytica*

Erb|sen|pflü|cker|krank|heit *f*: → *Leptospirosis grippotyphosa*

Erb-Westphal-Zeichen *nt*: *Syn: Westphal-Zeichen*; Fehlen oder Abschwächung des Patellarsehnenreflexes v.a. bei Tabes dorsalis

Erd|beer|an|gi|om *nt*: *s.u. Haemangioma capillare*

Erdheim-Tumor *m*: *Syn: Kraniopharyngiom, Kraniopharyngeom*; aus Resten des Hypophysenganges [Ductus craniopharyngeus] bestehender Hirntumor, der durch lokales Wachstum zu neurologischen Störungen führt; tritt v.a. im Kindes- und Jugendalter auf; kann benigne oder semimaligne mit verdrängendem und destruierendem Wachstum sein; Kraniopharyngeome haben eine feste Kapsel und sind i.d.R. mehrfach gekammert; typisch sind Verkalkungen; **Klinik:** der

Verlauf ist langsam; initial stehen Kopfschmerzen und Erbrechen im Vordergrund; später kommt es zu Hypophysenvorderlappeninsuffizienz mit Diabetes insipidus und evtl. Hypogenitalismus; es kommt zu bizarren Gesichtsfelddefekten und bilateraler Optikusatrophie bei Druck auf das Chiasma opticum; **Diagnose:** CT, MRT; **Therapie:** operative Abtragung und Bestrahlung

Erd|rauch *m*: *Syn: echter/gemeiner Erdrauch, Fumaria officinalis*; Kraut aus der Familie der Mohngewächse [Papaveraceae]; die getrockneten oberirdischen Pflanzenteile [**Erdrauchkraut** [Fumariae herba] enthalten Alkaloide [z.B. Protoberberine, Protopine, Spirobenzylisochinoline, Indenbenzazepine], Phenolcarbonsäuren und Flavonoidglykoside; sie besitzen eine spasmolytische, diuretische und abführende Wirkung; **Anw.:** bei krampfartigen Beschwerden im Bereich der Gallenblase und der Gallenwege sowie des Magen-Darm-Traktes; traditionell auch bei Verstopfung, Blasen- und Leberleiden, rheumatischen Erkrankungen, Arthritis und als Tonikum; in der Homöopathie bei Leberleiden und juckenden Ekzemen

Erek|ti|ons|stö|rung *f*: *s.u. Essay Erektions- und Ejakulationsstörungen S. 295*

Er|frie|rung *f*: *Syn: Congelatio, Dermatitis congelationis*; lokale Gewebeschädigung durch Kälteeinwirkung; man unterscheidet 4 Grade: **Erfrierung 1. Grades:** zuerst Blässe, dann Rötung [Erythema congelationis]; **Erfrierung 2. Grades:** Schädigung der Epidermis mit Rötung und Blasenbildung; heilt narbenlos ab; **Erfrierung 3. Grades:** Schädigung der tiefen Hautschichten und des Unterhautgewebes mit Nekrosen und Gefahr der Entstehung einer feuchten Gangrän; abwartende Behandlung; chirurgische Behandlung erst nach Mumifikation und Demarkation; **Erfrierung 4. Grades:** schwere und ausgedehnte Gewebeschädigung, die zum Verlust des Gliedes [Zehen, Finger, Fuß] führt; abwartende Behandlung; chirurgische Behandlung erst nach Mumifikation und Demarkation; *s.a. Essay Kälteschäden S. 433*

Er|gol|cal|ci|fe|rol *nt*: *Syn: Vitamin D$_2$*; *s.u. Vitamin D*

Er|go|gra|fie, -gra|phie *f*: Aufzeichnung vom Muskel geleisteter körperlicher Arbeit

Er|go|kar|di|o|gra|fie, -gra|phie *f*: Aufzeichnung der vom Herzmuskel geleisteten Arbeit; *s.a. Ergometrie*

Er|go|me|ter *nt*: Gerät zur Messung körperlicher Arbeit [z.B. Fahrradergometer]; eine gebremste Schwungmasse muss von Probanden in Bewegung gesetzt werden; der überwundene elektromechanische Widerstand ist ein Maß für die geleistete Arbeit

Er|go|me|trie *f*: Messung der Arbeitsleistung und dabei auftretender physiologischer Veränderungen; meist wird nicht nur die Leistung gemessen, sondern es werden auch Belastungs-EKG [**Ergo-EKG**], Sauerstoffverbrauch [**Ergooxymetrie, Ergooxytensiometrie**] oder Atemzeitvolumen und Sauerstoffaufnahme/Kohlendioxidabgabe [**Ergospirometrie**] gemessen

Er|got|al|ka|lo|i|de *pl*: → *Mutterkornalkaloide*

Er|go|ta|min *nt*: Mutterkornalkaloid mit kontrahierender Wirkung auf die glatte Muskulatur; **Anw.:** als Gebärmuttertonikum und in der Migränebehandlung; **Dosierung:** bei Migräne: 1–2 mg p.o. zum Zeitpunkt des Auftretens der ersten Symptome, Wiederholung innerhalb von 30–60 min; eine Kombination mit 100 mg Coffein ist möglich; maximal 10 mg pro Woche; als Suppositorium 1–2 mg, Kombination mit 100 mg Coffein und Wiederholung innerhalb von 30 bis 60 min möglich, maximal 5–10 Suppositorien pro Woche; Inhalation: Beginn mit 1 Sprühstoß (0,36 mg), Wiederholung im Abstand von 5–10 min bis zu maximal 6 Applikationen/d [2,16 mg] oder 15 Applikationen pro Woche [5,4 mg]

Er|go|the|ra|pie *f*: *Syn: Beschäftigungstherapie*; therapeutischer Ansatz, der sinnvolle handwerkliche, spielerische, praktische oder künstlerische Betätigungen umfasst, die der Verbesserung oder Wiederherstellung von motorischen, sensorischen oder psychischen Funktionen dienen; stellt eine wichtige Ergänzung zur Krankengymnastik dar und spielt eine zentrale Rolle in der Rehabilitation orthopädischer und traumatologischer Patienten; neben z.B. Funktionstraining, Kompensationstraining, Übung von Vorbeuge- und Schutzmaßnahmen und der Versorgung mit und dem Training an Hilfsmitteln [Rollstuhl, Schienen, Orthesen] umfasst das Leistungsspektrum auch eine Beratung zur Arbeits-, Wohnungs-, Schul- und Umfeldsituation; im Laufe der Zeit hat sich das Arbeitsfeld mehr und mehr ausgedehnt und trägt heute zur Behandlung von Kindern ebenso bei, wie zu Behandlungskonzepten in der Geriatrie, Psychiatrie und Psychosomatik

stand früher mehr die Wiedereingliederung in das Berufsleben im Vordergrund, so ist heute ein wichtiger Aspekt das sog. **ADL-Training** [Aktivitäten des Alltagslebens, *engl.* Activities of Daily Life], das den Patienten bei der Bewältigung alltäglicher Anforderungen [Ankleiden, Körperhygiene] helfen soll; v.a. bei der Betreuung von Patienten mit chronischen debilitierenden Erkrankungen [z.B. Alzheimer-Krankheit, multiple Sklerose] steht die frühzeitige Intervention, d.h. Handeln anstatt Behandeln, im Vordergrund

Tab. E17. Ergotherapie. Anwendungsmöglichkeiten der Ergotherapie

Krankheit	Beschäftigungstherapie
Juvenile Skoliosen und Kyphosen	Arbeiten am Webrahmen, der über der Kopfhöhe angebracht ist (Hochwebrahmen)
Rheumatische oder posttraumatische Störungen der Handfunktion	Bastel- und Handwerksarbeiten
Zustand nach Verlust der oberen Extremität	Einstudieren neuer Bewegungsabläufe
Schultereinsteifung bei Periarthropathia humeroscapularis	Bügeln, Hobeln, Sägen, Schrauben, Flechten
Pro- und Supinationsbehinderung	

Er|go|tis|mus *m*: Vergiftung durch Mutterkornalkaloide führt zu Zyanose, Gefäßspasmen mit Taubheitsgefühl und Parästhesien, Muskellähmungen, Kopfschmerzen, Schwindel, Krämpfen, Bewusstseinsstörungen, Koma

Er|go|to|xin *nt*: Mutterkornalkaloid mit kontrahierender Wirkung auf die glatte Muskulatur; wird als Gebärmuttertonikum und in der Migränebehandlung verwendet

Er|hal|tungs|um|satz *m*: *s.u. Energieumsatz*

Eri|ca vulgaris *f*: → *Heidekraut*

Er|kran|kung *f*: *Syn: Krankheit, Morbus*; durch subjektive oder objektive Symptome gekennzeichnete körperliche, geistige oder seelische Veränderung oder Störung

atopische Erkrankung: → *Atopie*

Erkrankungen mit exzessiver Tagesschläfrigkeit: *Syn: disorders of excessive sleepiness*; *s.u. Essay Schlafstörungen S. 1413*

mitochondriale Erkrankungen: Erkrankungen, die durch eine Mutation von mitochondrialer DNA verursacht werden, wie z.B. mitochondriale Schwerhörigkeit, Leber-Optikusatrophie, Kearns-Sayre-Syndrom

Tab. E18. Mitochondriale Erkrankungen

Krankheit	Symptome
Leber-Optikusatrophie	Blindheit im 2. Lebensjahrzehnt
Myoklonische Epilepsie mit Muskelveränderungen (ragged red fibers, MERRF)	Muskelschwäche, Myoklonie, zerebrale Krampfanfälle
Mitochondriale Enzephalopathie mit Laktatazidose (MELAS)	Hemiparese, Muskelschwäche, Erbrechen, Minderwuchs, Demenz, kortikale Blindheit
Kearns-Sayre-Syndrom	Ptosis, Ophtalmoplegie, Retinitis pigmentosa, Muskelschwäche

monogene/monogenetische Erkrankungen: Erkrankungen, bei denen ein defektes Gen die Ursache der Krankheit ist; bisher sind mehr als 350 monogene Erkrankungen bekannt [z.B. zystische Fibrose und Duchenne-Muskeldystrophie], die Liste wächst aber ständig an; es ist zu hoffen, dass zumindest ein Teil dieser Erkrankungen in absehbarer Zukunft mittels gentherapeutischer Behandlung geheilt werden kann; *s.a. Essay Gentransfer und Gentherapie S. 465*

Tab. E19. Monogene/monogenetische Erkrankungen. Wichtige Erkrankungen, für die eine DNA-Diagnostik möglich ist [AD = autosomal-dominant, AR = autosomal-rezessiv, XR = X-chromosomal-rezessiv]

Erkrankung	Erbgang	Gensymbol	Genort	Vorherrschender Mutationstyp
Achondroplasie	AD	FGFR3	4p	> 99 % Gly380Arg
Chorea Huntington	AD	IT-15	4p	Trinukleotidverlängerung
Fragiles-X-Syndrom	XR	FMR-1	Xq	Trinukleotidverlängerung
Hämophilie A	XR	HEMA, F8C	Xq	Inversion, Punktmutationen
Hämophilie B	XR	HEMB, F9	Xq	Punktmutationen
21-Hydroxylase-mangel	AR	CYP21	6p	Deletionen, Punktmutationen, Spleißstellen-Mutationen
LDL-Rezeptor-Defekt	AD	LDLR	19p	Punktmutationen, Deletionen, Duplikationen
Lesch-Nyhan-Syndrom	XR	HGPRT	Xq	Punktmutationen, Deletionen, Insertionen, Spleißstellen-Mutationen
Marfan-Syndrom	AD	FBN1	15q	Punktmutationen, Deletionen
Mukoviszidose	AR	CFTR	7q	Deletion von 3 Nukleotiden (delta F508)
Muskeldystrophie Duchenne/Becker	XR	DMD	Xp	Deletionen, Punktmutationen
Myotone Dystrophie	AR	DMPK 1	19q	Trinukleotidverlängerung
Phenylketonurie	AR	PAH	12q	> 50 Punktmutationen
Sichelzellanämie	AR	β-Globin (HBB)	11p	Glu6Val
α-Thalassämie	AR	α-Globin (HBA)	16p	Punktmutationen
β-Thalassämie	AR	β-Globin (HBB)	11p	Punktmutationen
Wiskott-Aldrich-Syndrom	XR	WAS	Xp	Punktmutationen

rheumatische Erkrankung: *Syn: Erkrankung des rheumatischen Formenkreises, Rheumatismus, Rheuma*; Oberbegriff für ätiologisch unterschiedliche Erkrankungen des Bewegungsapparates mit fließenden, ziehenden Schmerzen; dazu gehören z.B. die rheumatoide Arthritis* und der Weichteilrheumatismus*

Er|kran|kun|gen, inflammatorische *pl*: *Syn: paradoxe Reaktionen,*

Immunrekonstitutionserkrankungen; *s.u. Essay HIV-Infektion – AIDS S. 625*

Er|kran|kung, progrediente *f*: Tumorerkrankung, die unter adäquater Therapie weiter fortschreitet [Zunahme um mehr als 20 %]; *s.u. Essay Tumortherapie S. 1593*

Er|kran|kung, stabile *f*: Tumorerkrankung, die unter adäquater Therapie weder fortschreitet noch Zeichen einer partiellen oder kompletten Remission zeigt; *s.u. Essay Tumortherapie S. 1593*

Er|lo|ti|nib *nt*: Tyrosinkinaseinhibitor; Zytostatikum; **Anw.**: nicht-kleinzelliges Bronchialkarzinom; *s.u. Essay Chemotherapie S. 185*

Er|mü|dungs|frak|tur *f*: **Syn**: *Ermüdungsbruch, Stressfraktur*; Knochenbruch durch Langzeitbelastung, z.B. Marschfraktur; ist auf konventionellen Aufnahmen oft nur schwer zu erkennen, weil meist nur Haarrisse vorliegen; bei Schmerzen an typischen Stellen [Tibia, Femurhals, Metatarsus] sollten deshalb Schichtaufnahmen oder ein CT angefertigt werden; **Therapie**: konservativ; Ruhigstellung oder Entlastung über 2–4 Wochen reicht i.d.R. aus; *s.a. Essay Fraktur, Luxation, Distorsion S. 423*

Er|mü|dungs|syn|drom, chronisches *nt*: → *Erschöpfungssyndrom, chronisches*

Er|näh|rung *f*: **Syn**: *Nutrition*; durch die Zufuhr von Nahrungsmitteln gewährleistete Versorgung des Körpers mit den benötigten Nähr- und Wirkstoffen; Ziel ist es, eine ausgewogene Ernährung zu erreichen, d.h., der Brennwert muss den Energiebedarf decken und die Mindestmengen für Eiweiße, Kohlenhydrate, Fette, Mineralien, Vitamine und Spurenelemente müssen erreicht werden; *s.a. Essay Postope-*

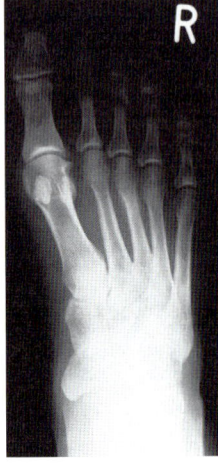

Abb. E34. Ermüdungsfraktur. Marschfraktur mit Kallusbildung am Metatarsale III

rative parenterale Ernährung S. 377

bilanzierte Ernährung: **Syn**: *ausgewogene Ernährung*; Bezeichnung für eine Ernährungsform mit genau definierter Nährstoffzusammensetzung, deren Bestandteile fast ausschließlich industriell hergestellt werden; wird z.B. bei akuten Darmerkrankungen verwendet; *s.a. Formuladiät*

Er|näh|rungs|me|di|zin *nt*: Anwendung von ernährungsphysiologischen Erkenntnissen zur Prävention oder Behandlung von Gesundheitsstörungen; *s.a. Essay Adipositas S. 15*

Er|näh|rungs|stö|rung *f*: Erkrankung als Folge einer quantitativ [Unterernährung] und/oder qualitativ [Fehlernährung] unzureichenden Ernährung; in Mitteleuropa spielen heute praktisch nur noch Ernährungsstörungen von Säuglingen oder Kleinkindern bei Stoffwechseldefekten, Allergien oder Überfütterung eine Rolle

Er|näh|rungs|the|ra|pie *f*: **Syn**: *Diätotherapie*; Krankheitsbehandlung durch eine spezifisch zusammengestellte Ernährung; *s.a. Essay Adipositas S. 15*

Ern|te|fie|ber *nt*: → *Leptospirosis grippotyphosa*

Ern|te|krät|ze *f*: → *Trombidiose*

E-Ro|set|ten|test *m*: immunologische Technik zur Darstellung von T-Lymphozyten mit Schaferythrozyten

Ero|sio vera *f*: *s.u. Ektopia portionis*

Er|re|gungs|lei|tungs|stö|rung *f*: **Syn**: *Leitungsstörung, Reizleitungsstörung*; den Herzrhythmus beeinträchtigende Störung des Erregungsleitungssystems des Herzens; *s.u. Essay Herzrhythmusstörungen S. 613*

Er|re|gungs|rück|bil|dungs|stö|run|gen *pl*: finden sich nach Myokardinfarkten, bei Koronarstenosen, Prinzmetal-Angina und anderen Ischämiebedingungen; im Belastungs-EKG treten sie als [aszendierende, parallele, deszendierende, muldenförmige] ST-Senkung oder [selten] ST-Hebung in Erscheinung; manchmal kommt es aber erst nach dem Ende der Belastung zur ST-Senkung; *s.a. Essay Akuter und rezidivierender Myokardinfarkt S. 1071, Essay Herzrhythmusstörungen S. 613*

Er|satz|ma|gen *m*: → *Magenersatz*

Er|satz|sys|to|le *f*: *s.u. ventrikuläre Extrasystole*

Er|schöp|fungs|syn|drom, chronisches *nt*: **Syn**: *chronic fatigue syndrome, chronisches Müdigkeitssyndrom, chronisches Ermüdungssyndrom*; ätiologisch ungeklärtes Syndrom, das durch anhaltende oder rezidivierende Müdigkeit, Konzentrationsschwäche, Depressionen, Nachtschweiß u.ä. gekennzeichnet

Tab. E20. Ernährung. Empfohlene Zufuhr von Nährstoffen

	Empfohlene Zufuhr/Tag	Erhöhter Bedarf	Depots	Mangelerscheinungen	Überdosierungserscheinungen
Eiweiße	0,8 g/kg KG bei üblicher Mischkost bezüglich tierischer und pflanzlicher Eiweiße und deren essentiellen Aminosäuren	Bei Alten und Kindern 1,2–1,5 g/kg KG; bei Schwerarbeit, Muskelaufbautraining, Schwangeren und Schwerkranken bis zu 2 g/kg KG	Kurzfristig verfügbarer Pool: ca. 45 g (Muskel 40 g, Blut und Leber 5 g)	Hungerödeme, Infektanfälligkeit, Apathie, Muskelatrophie, bei Kindern Entwicklungsstörungen	Überwiegen der Fäulnis im Darm, bei Disposition: Gicht durch gesteigerte Purinzufuhr bei Verzehr von Fleisch und Innereien
Kohlenhydrate	> 50 % der Energiezufuhr, mindestens 140 g für das Gehirn, alternativ: 300 g Eiweiß (Gluconeogenese)	Bei körperlicher Arbeit	300–400 g Glykogen	Untergewicht, verminderte Leistungsfähigkeit, Stoffwechselstörungen, Hypoglykämie, Ketose	Überwiegen der Gärung im Darm, Kohlenhydratmast, Fettsucht
Fette gesättigte und einfach ungesättigte Fettsäuren	25–30 % der Energiezufuhr, etwa zu gleichen Teilen Speisefett und verborgenes Fett	Bei körperlicher Arbeit, Schwangerschaft und Stillzeit	Sehr variabel	Untergewicht, verminderte Leistungsfähigkeit, Mangelerscheinungen durch Fehlen fettlöslicher Vitamine	Hypertriglyzeridämie und Hypercholesterolämie mit nachfolgender Arteriosklerose, Fettsucht
davon essentielle Fettsäuren	ca. 3,5 % der Energiezufuhr	Bei körperlicher Arbeit, Schwangerschaft und Stillzeit	Sehr variabel	Hämaturie, Veränderungen an Haut und Mitochondrien, Stoffwechselstörungen	Erhöhter Tocopherolbedarf (Vitamin E)

Postoperative parenterale Ernährung

W.H. Hartl, P. Rittler

E

Postoperativer Kalorien- und Substratbedarf

Grundsätzlich ist eine parenterale Ernährung nur dann indiziert, wenn der Gastrointestinaltrakt nicht benutzbar oder funktionsuntüchtig ist. Bei nicht-mangelernährten Patienten können kurze Nüchternphasen bis zu 5 Tagen [auch postoperativ] toleriert werden. Zu unterscheiden ist grundsätzlich die parenterale Ernährung nach chirurgischem Trauma von der kompletten parenteralen Ernährung bei anderen Krankheitsbildern. In der Regel werden postoperativ je nach Eingriff, Grunderkrankung und Funktionstüchtigkeit des Gastrointestinaltraktes enterale und parenterale Ernährung miteinander kombiniert, wobei die parenterale Ernährung eine zunehmend geringere Rolle spielt. Entsprechend spezifische Kombinationsschemata für diese Situation sind im Internet zugänglich [www.host.info.med.uni-muenchen.de/chg/klinisches/Ernaehrungsrichtlinien/hauptseite.html].

! Bei ausschließlicher postoperativer parenteraler Ernährung muss die Flüssigkeits- und Elektrolytzufuhr mit einer entsprechenden Zufuhr von Kalorien bzw. Substraten in Einklang gebracht werden.

Zu diesem Zweck ist es notwendig, zuerst einmal den zu erwartenden Energiebedarf des Patienten festzulegen. Ausgangspunkt ist dabei der **basale Energieumsatz**, der beim Gesunden anhand von Körpergewicht, Alter, Geschlecht und Körpergröße nach Harris und Benedict näherungsweise berechnet werden kann. Für den klinischen Alltag lässt sich der basale Umsatz einfacher nach der **Faustregel von Stein und Levine** berechnen:

basaler Energieumsatz [kcal]/pro Tag = 24 × kg KG

In der Regel ist davon auszugehen, dass unmittelbar postoperativ nach elektiven Eingriffen der Kalorienbedarf des Patienten seinem Ruheumsatz entspricht. Wird der Patient mobilisiert, erhöht sich diese Rate um etwa 10 %.
Zusätzlich muss der zeitliche Abstand zum chirurgischen Trauma mit berücksichtigt werden [Abb. 1]. Unmittelbar postoperativ werden aufgrund der Substratverwertungsstörungen im Rahmen des Postaggressionsstoffwechsels* zunächst keine Substrate zugeführt. Ab dem 1. postoperativen Tag erfolgt die Energiezufuhr dann entsprechend dem 0,6-fachen, ab dem 4. Tag dann entsprechend dem 0,75-fachen des vorher berechneten Ruheenergieumsatzes. Erst ab dem 7. postoperativen Tag wird dann der volle Ruheenergieumsatz durch die entsprechende Kalorienzufuhr gedeckt. Somit werden am Operationstag selbst nur Flüssigkeit und Elektrolyte zugeführt [s.o.]. Eine Zufuhr von Vitaminen und Spurenelementen in dieser Phase ist nicht erforderlich.

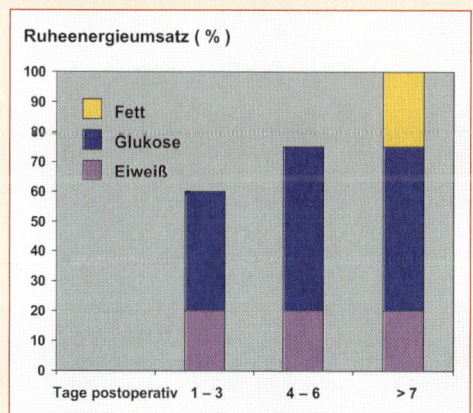

Abb. 1. Postoperative parenterale Ernährung in Abhängigkeit vom Ruheenergieumsatz und vom Abstand zum Eingriff

E

Im Anschluss an die unmittelbare postoperative Phase ist es nach Abschätzung des Kalorien- und Wasserbedarfs zusätzlich erforderlich, den Anteil der Eiweiß- und Nichteiweiß-Kalorien an der Gesamtkalorienzufuhr festzulegen, der theoretisch zur Aufrechterhaltung einer ausgeglichenen **Stickstoffbilanz** notwendig ist. Beim gesunden Erwachsenen liegt die notwendige Eiweißmenge bei in etwa 0,8 g/kg Körpergewicht und Tag. Patienten nach größeren chirurgischen Eingriffen benötigen je nach Ausmaß ihrer Erkrankung zwischen 1 bis 1,5 g Eiweiß/kg Körpergewicht und Tag. Bei der postoperativen parenteralen Ernährungstherapie ist der Schwerpunkt eindeutig auf eine ausreichende Zufuhr von Eiweiß zu legen. Geht man von einem Bedarf von 1,2 g/kg Körpergewicht und Tag aus, sollten während des gesamten postoperativen Zeitraumes etwa 5 kcal/kg Körpergewicht und Tag in Form von Aminosäuren parenteral zugeführt werden. Die zusätzlich zu applizierenden Kohlenhydrat- bzw. Kohlenhydrat- und Fettmengen richten sich dann nach dem zuvor berechneten Energiebedarf bzw. den zu erwartenden unmittelbar postoperativ auftretenden Substratverwertungsstörungen. So werden zwischen dem 1. und 3. postoperativen Tag nur etwa 60 % der vorher abgeschätzten Kalorienmenge appliziert, also etwa 14 kcal/kg Körpergewicht und Tag. Subtrahiert man von dieser Menge die bereits in diesem Zeitraum zuzuführende Zahl der Eiweißkalorien [5 kcal/kg Körpergewicht und Tag], erhält man eine täglich zuzuführende Kohlenhydratmenge von etwa 9 kcal/kg Körpergewicht und Tag.

Zwischen dem 4. und 6. postoperativen Tag kann mit einem Abklingen des Postaggressionsstoffwechsels und auch mit einer Zunahme der Substratverwertung gerechnet werden. In diesem Zeitraum werden etwa drei Viertel der als basaler Energieumsatz berechneten Kalorienmenge zugeführt, also etwa 18 kcal/kg Körpergewicht und Tag. Nach analoger Subtraktion der Eiweißkalorien ergibt sich hier eine zu applizierende Kohlenhydratmenge von etwa 13 kcal/kg Körpergewicht und Tag. Etwa ab dem 7. postoperativen Tag ist dann eine isokalorische komplette parenterale Ernährung mit Aminosäuren, Kohlenhydraten und Fetten möglich, wobei in der Regel etwa ein Viertel der Gesamtkalorienzahl in Form von Fetten appliziert wird.

! Somit ergibt sich bei einem Ruheenergieumsatz von geschätzten 24 kcal/kg Körpergewicht und Tag eine tägliche Zufuhr an Eiweiß von 5 kcal, an Kohlenhydraten von 13 kcal und an Fetten von etwa 6 kcal.

Bei abzusehender länger dauernder parenteraler Ernährung sollte bereits ab dem 1. postoperativen Tag der tägliche Erhaltungsbedarf an Vitaminen und Spurenelementen zugeführt werden [Tab. 1].

Flüssigkeiten für die postoperative parenterale Ernährung

Für die frühe [Tag 1 bis 3], mittlere [Tag 4 bis 6] und späte postoperative Phase [ab Tag 7] stehen kommerziell erhältliche Infusionslösungen zur Verfügung, die dem jeweiligen Flüssigkeitsbedarf in diesem Zeitraum [40 ml/kg Körpergewicht und Tag in der frühen und 25 bis 30 ml/kg Körpergewicht und Tag in der späten postoperativen Phase] Rechnung tragen. Die Infusionslösungen für die frühe postoperative Phase sind leicht hyperton [700–800 mosmol/l] und besitzen eine geringe kalorische Dichte [0,3–0,4 kcal/ml]. Sie enthalten 5 % Zucker, 3,5 % Aminosäuren und Elektrolyte entsprechend den Erhaltungsdosen [z.B. Aminoven® 3,5 % GE]. Die Konzentrationen sind so angelegt, dass bei Zufuhr von 40 ml/kg Körpergewicht und Tag eine Substratzufuhr erfolgt, die den oben angegebenen Kalorienmengen [5 kcal/kg Körpergewicht und Tag für Eiweiß, 9 kcal/kg Körpergewicht und Tag für Kohlenhydrate] entspricht. Die niedrige Osmolarität dieser Lösungen erlaubt die Zufuhr über einen peripher venösen Zugang.

Tab. 1. Geschätzter täglicher Erhaltungsbedarf an Vitaminen und Spurenelementen während lang dauernder parenteraler Ernährung

Wasserlösliche Vitamine	
Thiamin	3–4 mg
Riboflavin	3–5 mg
Niacin	40–50 mg
Pantothensäure	10–20 mg
Pyridoxin	4–6 mg
Folsäure	0,2–0,4 mg
Ascorbinsäure	100–300 mg
Biotin	60–120 µg
Vitamin B12	5 mg
Spurenelemente	
Magnesium	250 µg
Zink	2–10 mg
Kupfer	0,5–1,5 mg
Chrom	10–15 µg
Selen	20–60 µg
Eisen	0,5–4,0 mg
Fettlösliche Vitamine	
Vitamin A	1800 µg
Vitamin D	5 µg
Vitamin E	20–40 µg
Vitamin K	50–150 µg

Ab dem 4. postoperativen Tag wird dann die zugeführte Kalorien- bzw. Kohlenhydratmenge erhöht. Die kommerziell verfügbaren Lösungen, die in dieser Situation zum Einsatz kommen, enthalten hypertone Kohlenhydrate, Aminosäuren, Spurenelemente und Elektrolyte [z.B. Aminomix® 2]. Dem geringeren Flüssigkeitsbedarf in dieser Phase der Erkrankung entspricht die höhere Kaloriendichte, sodass diese Lösungen mit 25–30 ml/kg Körpergewicht und Tag infundiert werden können. Wegen der hohen Osmolarität [über 1300 mosmol/l] müssen diese Lösungen über einen zentralen venösen Katheter zugeführt werden. Die kommerziell verfügbaren Infusionslösungen sind so zusammengesetzt, dass erneut etwa 5 kcal/kg Körpergewicht und Tag in Form von Aminosäuren infundiert werden, hinzu tritt jedoch ein erhöhter Kohlenhydratanteil mit jetzt etwa 13 kcal/kg Körpergewicht und Tag, um insgesamt etwa 75 % des Ruheenergieumsatzes zu erreichen.

Bei entsprechenden Elektrolyt- oder Wasserimbalanzen ist es notwendig, anstelle der kommerziell erhältlichen Aminosäure-Kohlenhydratmischlösungen Einzellösungen von Aminosäuren und Zucker nach den zuvor aufgezeigten Prinzipien miteinander zu kombinieren. Die Konzentrationen für Zuckerlösungen bewegen sich zwischen 10 und 40 % und erlauben eine isokalorische Ernährung bei Patienten, die entweder eine Hypernatriämie oder eine Hyperkaliämie bzw. einen Volumenüberschuss aufweisen. So kann die Ernährungstherapie unter gleichzeitiger Zufuhr von größeren Mengen an freiem Wasser [10 % Dextrose] oder andererseits unter minimaler Volumenzufuhr [40 % Dextrose] durchgeführt werden. Die derartig applizierten Kohlenhydratmengen müssen selbstverständlich nach den oben aufgezeigten Richtlinien berechnet und dementsprechend dosiert werden. Zusätzlich ist eine Kombination mit separaten Aminosäurelösungen erforderlich, die üblicherweise 10 % synthetische kristalline Aminosäuren enthalten. Diese Lösungen bestehen in der Regel aus 40 bis 50 % essenziellen Aminosäuren, der Rest sind nicht-essenzielle Aminosäuren [z.B. Parentamin® 10 %].

Ab dem 7. postoperativen Tag ist dann eine komplette isokalorische parenterale Ernährung möglich, wobei jetzt zusätzlich zu den hyperosmolaren Aminosäure-Kohlenhydrat-Kombinationslösungen Fette appliziert werden. Bei gleichzeitig sehr hoher Kaloriendichte [2 kcal/ml] genügen geringe Mengen an Fett, um die entsprechende Kalorienzahl [etwa 6 kcal/kg Körpergewicht und Tag] in Form von Fett zuzuführen.

Zur parenteralen Applikation von Fett stehen derzeit insgesamt fünf Infusionslösungen mit unterschiedlicher Zusammensetzung zur Verfügung. Diese Lösungen beinhalten in der Regel 20 % Fett in 250 ml und sind
- Fettemulsionen auf der Basis von Sojabohnenöl [20 g Fett/100 ml mit 52 % Linolsäure], z.B. Intralipid®.
- Fettemulsionen auf der Basis von Sojabohnenöl und Kokosnussöl [**mittelkettige Triglyceride**] mit 10 g Sojabohnenöl/100 ml entsprechend 26 % Linolsäure und 10 g Kokosnussöl/100 ml in physikalischer Mischung [z.B. Lipovenös® MCT 20 %] oder
- alternativ in gleicher Zusammensetzung, aber nicht physikalisch, sondern biochemisch gemischt durch zufällige Veresterung der unterschiedlichen Fettsäuren an den einzelnen Glycerinmolekülen [z.B. Structolipid®]
- Fettemulsionen auf der Basis von Sojabohnen- und Olivenöl mit 4 g Sojabohnenöl/100 ml [entsprechend 18 % Linolsäure] und 16 g Olivenöl/100 ml [z.B. Clinoleic®] und schließlich noch
- Präparate mit einem höheren Anteil an Omega-3-Fettsäuren [Fischöl], z.B. Omegaven®-Fresenius.

Besonderes Interesse hatte in der Vergangenheit der Anteil an Linolsäure in den Fettemulsionen hervorgerufen. Linolsäure ist eine Vorgängersubstanz von Arachnoidonsäure, aus der zahlreiche proinflammatorische Mediatoren, aber auch Prostaglandine mit immunsuppressiver Wirkung synthetisiert werden können. Um derartige Effekte zu verringern, enthalten modernere Lösungen deutlich weniger Linolsäure, entweder durch Beimischung von mittelkettigen Triglyceriden aus Kokosnussöl oder durch Kombination mit Olivenöl. Aus klinischer Sicht ist bisher nur gesichert, dass die Kombination von Sojabohnenöl und mittelkettigen Triglyceriden aus Kokosnussöl der reinen Applikation von Sojabohnenöl überlegen ist. Derartig kombinierte Lösungen werden schneller aus dem Blut aufgenommen und verstoffwechselt. Außerdem wird eine Überladung des retikuloendothelialen Systems durch langkettige Fettsäuren aus Sojabohnenöl vermieden. Inwieweit biochemische Mischungen aus mittel- und langkettigen Triglyceriden den bisher zur Verfügung stehenden physikalischen Mischungen überlegen sind, ist aus klinischer Sicht noch nicht gesichert. Da eine biochemische Mischung durch zufällige Veresterung den natürlicherweise über die Nahrung zugeführten Fetten jedoch näher steht als physikalische Mischungen, kann von einer noch besseren Verstoffwechselung und Utilisierung ausgegangen werden. Ebenfalls noch nicht etabliert sind Infusionslösungen mit einem extrem geringen Anteil an Linolsäure bzw. hohen Anteil an Omega-3-Fettsäuren, die über die verringerte Synthese von immunsuppressiven Prostanoiden bzw. proinflammatorischen Mediatoren entsprechende immunologische Effekte besitzen sollten. Inwieweit derartige Lösungen für die Ernährungstherapie des operierten Patienten bzw. des kritisch kranken Patienten klinisch relevante Vorteile aufweisen, ist bisher noch unklar.

> **Die komplette parenterale Ernährung ist somit entweder als individuelle Kombination von Einzelkomponenten [Kohlenhydrat-/Aminosäurelösung und Fettemulsion] oder als fixe Kombination [Dreikammerbeutel] möglich.**

Kommerziell verfügbare Dreikammerbeutel enthalten zusätzlich zu hypertonen Kohlenhydraten, Aminosäuren, Spurenelementen und Elektrolyten bestimmte Fette [z.B. Oligoclinomel® GF-E 5.5 % mit Olivenöl-haltigen Fetten oder NuTRIflex® Lipid spezial mit Kokusnussöl-haltigen Fetten]. Auch elektrolytfreie Dreikammerbeutel sind im Handel erhältlich. Auf die Zufuhr ausreichender Eiweißmengen ist bei den einzelnen Präparaten gesondert zu achten. Zu berücksichtigen ist jedoch, dass die komplette parenterale Ernährung mit getrennter Zufuhr der Einzelkomponenten deutlich billiger ist.

Adaptation an Organfunktionsstörungen

Die parenterale Ernährung erfordert in Abhängigkeit von eventuell vorhandenen Organfunktionsstörungen eine engmaschige Kontrolle der Substratverwertung. Gerade im Rahmen des Postaggressionsstoffwechsels* kann es zu ausgeprägten **Glukoseverwertungsstörungen** kommen. Um diese zu erkennen, sind zum Teil engmaschig mehrmals täglich Blutzuckerkontrollen erforderlich, und bei entsprechenden Hyperglykämien über 110 mg/dl ist nach heutigem Kenntnisstand die aggressive Applikation auch von höheren Dosen an Insulin angezeigt, um die Blutzuckerwerte wieder in den Referenzbereich zu senken. Ebenfalls denkbar sind Fettverwertungsstörungen, die durch die tägliche Bestimmung der Triglycerid- bzw. Cholesterinkonzentration erkannt werden können. Bei entsprechend pathologischen Werten ist eine Dosisreduktion erforderlich.

Insbesondere in Verbindung mit Leber- und Nierenfunktionsstörungen sind zusätzlich pathologische Veränderungen im Harnstoff- bzw. Ammoniakstoffwechsel möglich. Bei akuter **Niereninsuffizienz** nimmt die Harnstoffausscheidung mit nachlassender glomerulärer Filtrationsrate ab, und bei einem Anstieg der Serumharnstoffkonzentration über 200 mg/dl ist mit schädlichen Nebenwirkungen zu rechnen. Aus diesem Grund wird bei Harnstoffkonzentrationen über 100 mg/dl mit weiter steigender Tendenz eine Reduktion der täglichen Eiweißzufuhr bis auf ein Drittel des errechneten Tagesbedarfs durchgeführt. In dieser Krankheitsphase werden ausschließlich essenzielle und wenige semiessenzielle Aminosäuren substituiert, die als **Nierenlösungen** kommerziell erhältlich sind [z.B. Aminomel® nephro] Unter diesem Ernährungsregime ist die Harnstoffproduktion niedriger als unter alleiniger Kohlenhydratzufuhr. Bei länger anhaltendem Nierenversagen ist jedoch die Wiederaufnahme der parenteralen isokalorischen Ernährungstherapie mit vollem Aminosäureangebot zu bevorzugen, wobei dann gleichzeitig kontinuierliche extrakorporale Nierenersatzverfahren zur Normalisierung der Harnstoffkonzentration zum Einsatz kommen. Bei kontinuierlicher Hämofiltration sind die zum Teil hohen Aminosäureverluste über den Filter zu berücksichtigen, die eine Erhöhung der täglichen Eiweiß-Zufuhr bis auf 2 g/kg und Tag erforderlich machen.

Eine besondere Situation besteht auch bei Patienten mit ausgeprägtem **Leberversagen** und daraus resultierender Enzephalopathie. Bei schwerer Leberdysfunktion bzw. Leberzirrhose werden die aromatischen Aminosäuren Prolin, Hydroxyprolin und Thyrosin in der Leber in unzureichender Menge verstoffwechselt. Dadurch kommt es zu einem erhöhten Angebot dieser Aminosäuren an das Gehirn. Die so gesteigerte Neurotransmittersynthese bewirkt ein gestörtes zerebrales Muster an Neurotransmittern mit der zu beobachtenden Enzephalopathie. Diesem Phänomen kann durch eine erhöhte Zufuhr an verzweigtkettigen Aminosäuren [Valin, Leucin, Isoleucin] entgegengesteuert werden, die mit den aromatischen Aminosäuren an der Bluthirnschranke um die Aufnahme durch die entsprechenden Transportsysteme konkurrieren. Die Indikation für die Zufuhr solcher Leberlösungen [z.B. Aminosteril® N-Hepa 8 %] ist somit auf Patienten mit hepatischer Enzephalopathie und einer Ammoniakkonzentration von mehr als 100 mg/dl begrenzt.

Kommerziell erhältlich sind außerdem inzwischen spezielle Aminosäurelösungen, die Glutamin in Form von Dipeptiden enthalten [z.B. Glamin®], oder Glutamin-haltige Dipeptide [z.B. Dipeptamin®], die als Zusatz zu konventionellen Aminosäurelösungen verwendet werden können. Bisher verfügbare Aminosäurelösungen enthielten kein Glutamin, da Glutamin in Lösung zu instabil ist. Durch die Koppelung von Glutamin an Alanin oder Glycin wird auch die parenterale Zufuhr ermöglicht. Kritisch kranke Patienten weisen sowohl im Plasma wie auch im Muskelgewebe eine Glutaminverarmung auf. Gleichzeitig besteht ein erhöhter Glutaminbedarf in der Mukosa des Gastrointestinaltrakts. Zurzeit kann noch nicht entschieden werden, welches chirurgische Kollektiv am meisten von einer zusätzlichen parenteralen Glutaminapplikation profitiert. Nach unkomplizierten elektiven Eingriffen ohne Absinken der Plasmaglutaminkonzentration ist kein Vorteil einer Glutaminsubstitution zu erwarten. Treten jedoch entsprechende perioperative Komplikationen [Schock, Blutverlust, Ischämie-

Reperfusionsereignisse] auf, sind inzwischen auch klinische Vorteile dokumentiert, die bisher im Wesentlichen in einer kürzeren Krankenhausverweildauer bestehen.

Vitamine und Spurenelemente

Eine Applikation von Vitaminen und Spurenelementen ist postoperativ nur bei langdauernder parenteraler Ernährung erforderlich. Es existieren kommerzielle Präparate [z.B. Addel®N], die die wichtigsten Spurenelemente [Chrom, Kupfer, Eisen, Mangan, Fluor, Molybdän, Selen und Zink] enthalten und die in der Regel täglich zugeführt werden. Wasserlösliche Vitamine können ebenfalls bei längerer parenteraler Ernährung als Zusatz mittels entsprechender Präparate [z.B. Soluvit® N] zugeführt werden [Thiamin, Riboflavin, Pyridoxin, Pantothensäure, Ascorbinsäure, Biotin, Folsäure und Cyanocobalamin]. Die Substitution fettlöslicher Vitamine kann parenteral erfolgen, wenn der Patient im Rahmen seiner Ernährungstherapie Fett intravenös zugeführt bekommt. Auch hier existieren kommerzielle Präparate [z.B. Vitalipid Adult®], die Vitamin A, Vitamin D2, Vitamin K und Vitamin E enthalten und entsprechenden Fettemulsionen zugesetzte werden können. Alternativ besteht die Möglichkeit, die gleichen Vitamine unabhängig von Fettemulsionen intravenös zu applizieren [z.B. Cernevit® und Konakion®].

Zusammenfassung

! **Eine Indikation zur postoperativen intravenösen Ernährungstherapie besteht nur bei funktionsuntüchtigem Gastrointestinaltrakt in Verbindung mit längerfristig zu erwartender Nahrungskarenz und bestehender Mangelernährung.**

Die postoperative parenterale Ernährung orientiert sich nach unkomplizierten Eingriffen am Ruheenergieumsatz und an den unmittelbar postoperativ zu beobachtenden Substratverwertungsstörungen. Die zuzuführende Kalorienmenge beträgt am Op-Tag 0 %, zwischen dem 1. und 3. postoperativen Tag 60 %, zwischen dem 4. und 7. postoperativen Tag 75 % und ab dem 8. postoperativen Tag 100 % des geschätzten Ruheenergieumsatzes. Während des gesamten Zeitraums ist zusätzlich zur Verabreichung von Kohlenhydraten auf die kontinuierliche Zufuhr von Aminosäuren in der Größenordnung von 1,2–1,5 g/kg Tag zu achten, um die regelhaft auftretenden Eiweißverluste zu minimieren. Ab dem 8. postoperativen Tag werden etwa 25 % des Kalorienbedarfs in Form von Fett zugeführt. Für leber- oder niereninsuffiziente Patienten sind entsprechende Besonderheiten zu beachten.

Quellenhinweise

Abb. 1: AM-productions, Wiesloch

ist; ein Teil der Autoren vermutet einen Zusammenhang mit Virusinfekten [deshalb oft auch als **postvirale Müdigkeit** oder **myalgische Enzephalomyelitis** bezeichnet], während andere Autoren auf psychodynamische Faktoren verweisen [Stress, Zeitdruck, Erfolgszwang, oft bei selbstunsicheren, sensiblen, abhängigen Menschen]; bisher gibt es keine allgemein anerkannte Therapie

Tab. E21. Erschöpfungssyndrom, chronisches. Diagnostische Kriterien

Hauptkriterium

andauernde Müdigkeit oder Ermüdbarkeit für mindestens 6 Monate, die

   nicht durch eine andere Krankheit erklärt werden kann

   neu aufgetreten ist

   nicht Folge einer chronischen Belastungssituation ist

   durch Bettruhe nicht zu beheben ist

   die durchschnittliche Leistungsfähigkeit deutlich vermindert

Nebenkriterien

(wenigstens 4 davon müssen ebenfalls mindestens 6 Monate nach Einsetzen der Müdigkeit bestanden haben)

   Halsschmerzen

   Schmerzhafte axilläre oder zervikale Lymphknoten

   Muskelschmerzen

   Wandernde, nicht entzündliche Gelenkschmerzen

   Neu aufgetretene Kopfschmerzen

   Schwierigkeiten in der Konzentration und im Kurzzeitgedächtnis

   Keine Erholung nach dem Schlaf

   Mehr als 24 h andauernde Müdigkeit nach früher gewohnten Belastungen

Erstickungs-T *nt: s.u. Essay Elektrokardiogramm S. 317, Essay Akuter und rezidivierender Myokardinfarkt S. 1071*

E-Ruhr|bak|te|ri|um *nt: Syn: Kruse-Sonne-Ruhrbakterium, Kruse-Sonne-Bakterium, Shigella sonnei*; nicht toxinbildender Erreger der Bakterienruhr*

Erup|ti|ons|zys|te *f: Syn: Dentitionszyste*; Zysten über einem noch nicht durchgebrochenen Zahn entstehen vorwiegend über Milchzähnen; die **Therapie** besteht in der Eröffnung und Abtragung der Membran

Erup|ti|on, varizelliforme Kaposi *f:* → *Ekzema herpeticatum*

Ery|si|pel *f: Syn: Wundrose, Rose, Erysipelas, Streptodermia cutanea lymphatica*; durch β-hämolytische Streptokokken der Gruppe A verursachte akute Infektion der oberen Hautschichten mit Rötung und evtl. Blasenbildung [**bullöses Erysipel**]; manchmal Einblutung [**hämorrhagisches Erysipel**], Entwicklung einer Phlegmone [**phlegmonöses Erysipel**] oder einer Gangrän [**gangränöses Erysipel**]; bei Entwicklung eines **chronisch-rezidivierenden Erysipels** kommt es zur Verödung der ableitenden Lymphbahnen und Entwicklung eines Lymphödems [**Elephantiasis nostras**]; **DD:** Erysipeloid, tiefe Beinvenenthrombose, Thrombophlebitis, angioneurotisches Ödem; **Diagnose:** Anamnese, klinisches Bild; **Therapie:** Bettruhe, hoch dosiertes Penicillin i.v., evtl. zusammen mit Flucloxacillin

Ery|si|pe|las *f:* → *Erysipel*

Ery|si|pe|lo|id *nt: Syn: Rosenbach-Krankheit, falsche Rose, Fischrose, Fischhändlerrotlauf, Rotlauf, Schweinerotlauf, Pseudoerysipel, Erythema migrans*; durch Erysipelothrix rhusiopathiae verursachte, meist die Finger/Hände betreffende schmerzlose, livide Entzündung; unbehandelt kommt die Entzündung von alleine zum Stillstand, hat aber einen monatelangen rezidivierenden Verlauf; **Therapie:** Ruhigstellung, Penicillin V oder G hoch dosiert für mindestens 10 Tage

Ery|si|pe|lo|thrix rhusiopathiae/insidiosa *f: Syn: Erysipelothrix insidi-*

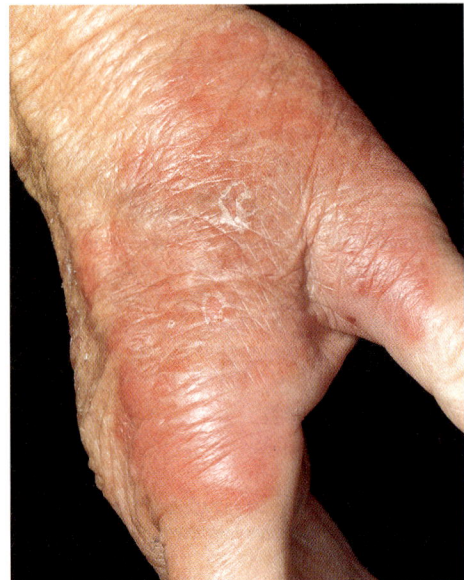

Abb. E35. Erysipeloid

osa, Schweinerotlauf-Bakterium; grampositives, unbewegliches Stäbchenbakterium; Erreger des Erysipeloids

Ery|the|ma *nt, pl* **-ma|ta**: *Syn: Erythem*; umschriebene, meist entzündliche Hautrötung, durch eine Gefäßerweiterung aus physikalischer, chemischer, infektiöser oder psychischer Ursache; bei Rötung größerer Hautbereiche oder des gesamten Körpers spricht man von Erythrodermie

Erythema anulare centrifugum: von Darier vor mehr als 100 Jahren beschriebene klassische Dermatose mit typischem ringförmigen Erythem und Schuppenkrause am inneren Abhang des Randwalls; die **Ätiologie** ist ungeklärt; verschiedene Medikamente und Infektionskrankheiten können aber als Auslöser fungieren; **klinisch** unterscheidet man eine **oberflächliche** und eine **tiefe Form**, die beide einen schubartigen, chronisch-rezidivierenden Verlauf zeigen; die Herde bestehen Wochen bis Monate und wandern nur sehr lang-

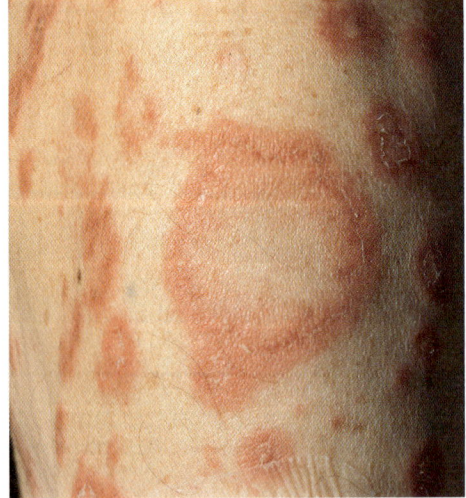

Abb. E36. Erythema anulare centrifugum

sam; **Therapie:** Behandlung oder Beseitigung von Begleitkrankheiten; Antihistaminika und Corticoide werden mit wechselndem Erfolg eingesetzt

Erythema anulare rheumaticum: *Syn: Erythema rheumaticum, Erythema marginatum rheumaticum, Erythema circinatum*; seltene Dermatose, die nur zusammen mit rheumatischem Fieber* [10 % der Patienten] auftritt; wahrscheinlich handelt es sich um eine allergische Reaktion auf β-hämolysierende Streptokokken

Erythema anulatum: → *Pityriasis rosea*

Erythema bullosum vegetans: *Syn: Neumann-Krankheit, Pyostomatitis vegetans, Typ Neumann des Pemphigus vegetans*; *s.u. Pemphigus vegetans*

Erythema chronicum migrans: *Syn: Wanderröte, Erythema migrans*; nach Zeckenbiss entstehendes, sich langsam ausbreitendes Erythem; klassisch als Leitsymptom bei Lyme-Disease*

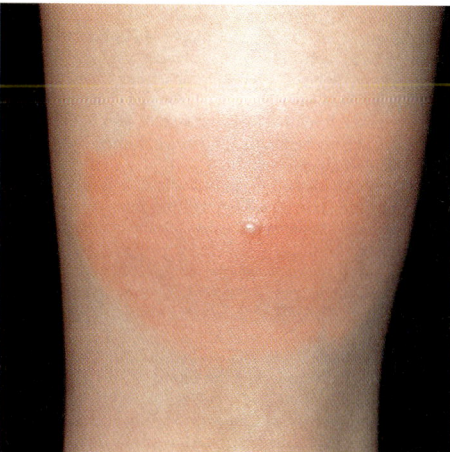

Abb. E37. Erythema chronicum migrans

Erythema exsudativum multiforme: *Syn: Erythema multiforme, Kokardenerythem, Scheibenrose*; akut auftretendes Exanthem mit kokardenförmigen Effloreszenzen; die häufigsten Auslöser sind Herpes simplex-Virus, Streptokokken und Mykoplasmen; die Erkrankung ist selbstlimitierend, neigt aber in ca. 30 % der Fälle zu Rezidiven [praktisch immer ausgelöst durch Herpes simplex-Virus]; **Therapie:** meist ist nur eine externe Behandlung der Effloreszenzen [Schüttelmixturen, Mundspülungen] nötig; *s.a. Stevens-Johnson-Syndrom*

Erythema exsudativum multiforme majus: → *Stevens-Johnson-Syndrom*

Erythema glutaeale: → *Windeldermatitis*

Erythema infectiosum: → *Ringelröteln*

Erythema migrans: 1. → *Erythema chronicum migrans* **2.** → *Erysipeloid*

Erythema nodosum: *Syn: Knotenrose, Dermatitis contusiformis, Erythema contusiforme*; infekt- oder medikamentenallergische Erkrankung mit Ausbildung schmerzhafter subkutaner Knoten an den Streckseiten der Unterschenkel und evtl. der Arme; betrifft v.a. junge Frauen [auch in der Schwangerschaft, **Erythema nodosum gravidarum**] und hat eine Tendenz zu Rezidiven; **Klinik:** unscharf begrenzte, hellrote, sehr schmerzhafte Knoten, die bis zu handtellergroß werden können; dazu kommen Fieber, Abgeschlagenheit, Gelenkschmerzen und Krankheitsgefühl; **labor.:** Leukozytose, hohe Blutsenkung; Erhöhung des Antistreptolysintiters bei vorausgegangenem Streptokokkeninfekt; **Therapie:** Beseitigung oder Behandlung der Ursache, Entzündungshemmer, Bettruhe

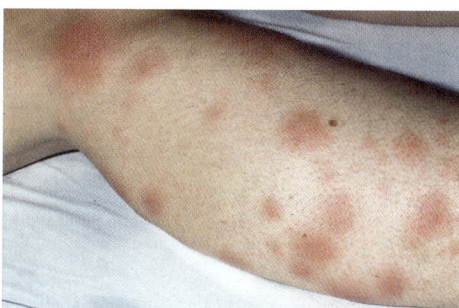

Abb. E39. Erythema nodosum

Erythema papulosum posterosivum: → *Windeldermatitis*

Erythema perstans faciei: *Syn: Erythema faciale perstans, Typus rusticanus, Rubeosis faciei*; Schmetterlingserythem des Gesichts als Ausdruck einer Dauerirritation oder als Symptom bei z.B. Lupus* erythematodes oder Rosazea*

EryǀthemaǀmigransǀKrankheit *f:* → *Lyme-Disease*

Eryǀtheǀmaǀtoǀdes *m:* → *Lupus erythematodes*

Eryǀthemǀdoǀsis *f:* **1.** *Syn: Hauterythemdosis*; Bezeichnung für die Strahlendosis, die ein Erythem erzeugt, aber keine Dauerschädigung der Haut bewirkt **2.** *Syn: minimale Erythemdosis*; Strahlendosis, die bei Lichttherapie ein Erythem hervorruft

Eryǀthräǀmie *f:* *Syn: Polycythaemia vera*; *s.u. Polycythaemia*
akute Erythrämie: → *Di Guglielmo-Krankheit*

Eryǀthrasǀma *nt:* *Syn: Zwergflechte Baerensprung, Baerensprung-Krankheit, Erythrasma intertriginosum*; durch **Corynebacterium minutissimum** verursachte, weltweit auftretende [v.a. in den Tropen] Hautinfektion; typisch sind intertriginöse, braunrote Plaques mit feiner Schuppung; **Diagnose:** klinisch; Kultur; Wood-Licht [rote Fluoreszenz durch ein vom Bakterium produziertes Porphyrin]; **Therapie:** Milieusanierung, saure Seifen; Antimykotika [Clotrimazol*, Ketoconazol*, Bifonazol*] oder Antibiotika [Erythromycin*] lokal; **Prognose:** neigt zu Rezidiven; die Hyperpigmentierung kann wochenlang weiter bestehen bleiben, selbst wenn der Erreger beseitigt wurde; *s.a. Abb. E40*

Eryǀthroǀblasǀtenǀanǀäǀmie *f:* *Syn: Thalassaemia minor*; *s.u. Thalassämie*

Eryǀthroǀblasǀtose des Erwachsenen *f:* → *Di Guglielmo-Krankheit*

Eryǀthroǀblasǀtoǀse, fetale *f:* → *Morbus haemolyticus neonatorum*

Eryǀthroǀderǀmie *f:* *Syn: Erythroderma, Erythrodermia, Erythrodermatitis*; großflächige entzündliche Rötung der Haut;

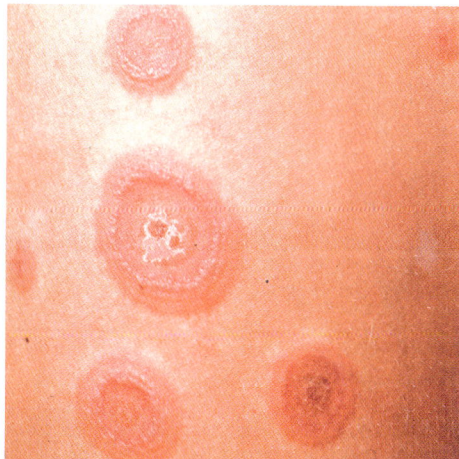

Abb. E38. Erythema exsudativum multiforme

E

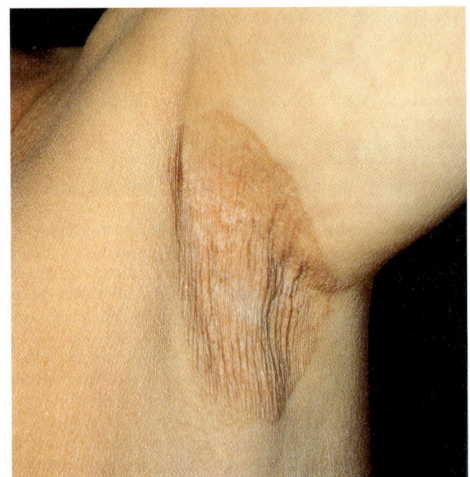

Abb. E40. Erythrasma

meist handelt es sich um ein Begleitsymptom bei anderen Erkrankungen [**sekundäre Erythrodermie**]; **primäre Erythrodermien** entstehen i.d.R. durch Störungen der Gefäßregulation [physikalisch, thermisch, psychisch], als Intoleranzreaktion auf Medikamente oder Toxine oder als Reaktion auf eine physikalische oder chemische Irritation

Erythrodermia congenitalis ichthyosiformis bullosa: *Syn: kongenitale ichthyosiforme Erythrodermie, epidermolytische Ichthyose, Erythrodermia ichthyosiformis congenitalis Brocq;* autosomal-dominante Variante der Ichthyosis congenita gravis; schon bei der Geburt fallen Erythrodermie, Blasenbildung und eine groblamelläre Schuppung auf [Bild des „verbrühten Kindes"]; im Laufe der nächsten Jahre nimmt die Erythrodermie und Neigung zur Blasenbildung langsam ab; dafür kommt es zur Ausbildung schmutzigbrauner Hyperkeratosen an Handflächen und Fußsohlen

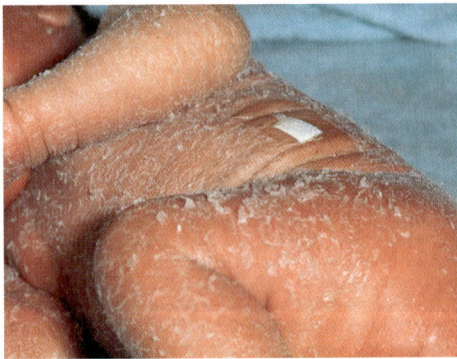

Abb. E41. Erythrodermia congenitalis ichthyosiformis bullosa

Erythrodermia desquamativa Leiner: *Syn: Säuglingsschälflechte, Leiner-Dermatitis, Leiner-Erythrodermie;* Säuglinge und Kleinkinder betreffende schwerste Form des seborrhoischen Ekzems*

seborrhoische Erythrodermie: *Syn: Alterserythrodermie;* Erythrodermie bei ausgeprägtem seborrhoischen Ekzem*, v.a. nach unsachgemäßer Therapie

Ery|thro|leuk|ä|mie *f:* akute myeloische Leukämie mit starker Vermehrung der erythrozytopoetischen Zellen im Knochenmark; *s.a. Essay Akute Leukämien S. 889*

Ery|thro|mel|al|gie *f: Syn: Gerhardt-Syndrom, Mitchell-Gerhardt-*

Syndrom, Weir-Mitchell-Krankheit, Erythralgie, Erythermalgie, Akromelalgie; anfallsartige Hyperämie der Akren nach Wärmeexposition; kommt als idiopathische Form, aber auch bei Diabetes mellitus, Polyzythämie, Endangiitis obliterans und verschiedenen neurologischen Krankheitsbildern vor; **Therapie:** Abkühlung [Eisbad] bessert die akuten Symptome; Acetylsalicylsäure und andere Schmerzmittel intern; evtl. paravertebrale Grenzstrangblockade

Ery|thro|my|cin *nt:* von **Streptomyces erythreus** gebildetes Makrolid-Antibiotikum mit begrenztem Wirkungsspektrum [grampositive Keime, Haemophilus influenzae, Bordetella pertussis, einige Rickettsien, Chlamydien und Spirochäten]; kann oral [Erythromycinsuccinat] und intravenös [als Lactobionat oder Glucoheptonat] verabreicht werden; **Anw.:** Alternativ-Antibiotikum bei Penicillin- und Cephalosporinresistenz oder -allergie; auch bei Mycoplasma- und Chlamydien-Pneumonie, Legionellose und Campylobacter-Infektionen; extern zur Aknetherapie; **Dosierung:** p.o Erwachsene: 4-mal 250–500 mg/d; Kinder < 1 Jahr: 30 mg/kg/d; Kinder 1 bis 12 Jahre: 40 mg/kg/d; parenterale Kurzinfusionen [30 min.] Erwachsene: 1,0–1,2 g/d; Kinder < 1 Jahr: 10–20 mg Erythromycinglucoheptonat/kg/d; Kinder 1 bis 12 Jahre: 20 mg Lactobionat oder 30 mg Glucoheptonat/kg/d; **NW:** gastrointestinale Beschwerden; bei Kurzinfusion Bauchkrämpfe, Übelkeit, Erbrechen und Schwindel; **Kontraind.:** Allergie, Lebererkrankungen, Stillzeit

Ery|thro|my|el|o|se, akute *f: →* **Di Guglielmo-Krankheit**

Ery|thro|pla|kie *f: Syn: Erythroplakia portionis;* roter Schleimhautfleck am Muttermund; muss diagnostisch abgeklärt werden

orale Erythroplakie: Carcinoma in situ der Mundschleimhaut mit samtartigen, geröteten Läsionen, die von weißen Flecken [Leukoplakien] durchsetzt sind; *s.u. Essay Neubildungen der Mundhöhle S. 1049*

Ery|thro|pla|sie Queyrat *f: Syn: Queyrat-Syndrom;* als Präkanzerose aufgefasste Veränderung der Mund- oder Lippenschleimhaut oder der Haut von Penis [**Peniserythroplasie**] und Vulva; Schleimhautvariante des Morbus* Bowen; **Klinik:** scharf begrenzter, sattroter Fleck mit samtartiger Oberfläche; wächst langsam über Jahre ohne subjektive Beschwerden; **Therapie:** Exzision wenn möglich, ansonsten Kryotherapie oder lokale Chemotherapie; *s.a. Essay Bösartige Neubildungen der Haut S. 993, Essay Neubildungen von Vulva und Vagina S. 1685*

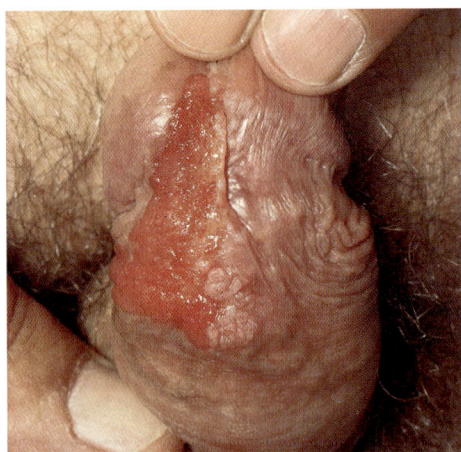

Abb. E42. Erythroplasie Queyrat. Peniserythroplasie

Ery|thro|poe|tin *nt: Syn: Epoetin, Erythropoietin, erythropoetischer Faktor, Hämatopoietin, Hämatopoetin, Hämopoietin, Hämopoetin;* in der Niere gebildetes Zytokin, das im Knochenmark die Differenzierung von pluripotenten Stammzellen in Proerythroblasten und deren Reifung zu Erythrozyten anregt; Erythropoetin ist ein hitzestabiles Glykoprotein mit einem Zuckeranteil von 40 %; der wichtigste Stimulus für die Erythropoetinbildung und -ausschüttung ist Sauerstoffmangel [Hypoxie]; bei Anämie, chronischer Hypoxie oder Aufenthalt in großer Höhe ist der Erythropoetinspiegel erhöht, was zu einer vermehrten Erythrozytenbildung und damit zur Hämatokriterhöhung führt; bei Niereninsuffizienz und anderen Nierenerkrankungen ist der Erythropoetinspiegel erniedrigt, was zur Ausbildung einer Anämie führt; in diesen Fällen wird gentechnisch hergestelltes Erythropoetin [**rekombinantes Erythropoetin**] verabreicht; Erythropoetin wird auch zum Doping verwendet; *s.a. Essay Tumortherapie S. 1593*

Ery|thro|pros|op|al|gie *f:* → *Clusterkopfschmerz*

Eryhtro|xylin *nt:* → *Kokain*

Eryhtro|zyt|ur|ie *f: Syn: echte Hämaturie, Hämatozyturie*; Ausscheidung von Erythrozyten im Harn; *s.a. Hämaturie*

Es|char|o|tol|mie *f:* Ausschneidung von Verbrennungsschorf; *s.a. Essay Verbrennungen S. 1655*

Esche *f: Syn: Fraxinus excelsior*; Baum aus der Familie der Ölbaumgewächse [Oleaceae]; verwendet werden die im Frühjahr gesammelten und getrockneten Eschenblätter [Fraxini folium] und die Rinde jüngerer Zweige [**Eschenrinde**, Fraxini cortex]; Eschenrinde enthält u.a. Cumaringlykoside und Secoiridoide und hat eine antiexsudative, antiphlogistische und analgetische Wirkung; Eschenblätter enthalten u.a. Flavonoide, Gerbstoffe, Phenolcarbonsäuren, Schleimstoffe, D-Mannitol, Triterpene und Sterole; **Anw.:** Zubereitungen aus der Rinde als Antipyretikum und Tonikum; die Blätter als Aufguss oder Galenikum traditionell als Abführmittel, Diuretikum, bei rheumatischen Erkrankungen, Gicht und Blasenleiden; äußerlich bei Wunden und Ulcus cruris

Esche|ri|chia coli *f: Syn: Escherich-Bakterium, Colibakterium, Colibazillus, Kolibazillus, Bacterium coli*; plumpe, peritrich begeißelte, gramnegative Stäbchenbakterien, die zur normalen Darmflora gehören; serologisch lassen sich fünf Stämme unterscheiden: **enteroaggressive** [den enteropathogenen Escherichia coli verwandt; können bei Kindern und Säuglingen eine persistierende Enteritis mit Gewichtsverlust und Gedeihstörung verursachen], **hämorrhagische** [bilden Zytotoxine, die wegen ihrer Ähnlichkeit mit dem Exotoxin von Shigella dysenteriae Typ I als Shiga-Toxine bezeichnet werden; verursachen hämorrhagische Kolitis, hämorrhagischurämisches Syndrom und thrombotisch-thrombozytopenische Purpura], **enteroinvasive** [v.a. in warmen Ländern vorkommende Stämme, die Durchfallerkrankungen verursachen, die meist als wässrige Diarrhoe verlaufen; kann aber auch ein Ruhr-ähnliches Krankheitsbild mit Fieber und blutig-schleimigen Durchfällen verursachen], **enteropathogene** [weltweit verbreiteter darmpathogener Typ; kommt in zwei Formen vor: **Klasse-I-EPEC** (gesicherte Krankheitserreger mit lokaler Adhärenz) und **Klasse-II-EPEC** (**diffus adhärierende Escherichia coli**, DAEC; fraglich pathogen); werden durch Schmierinfektion übertragen und verursachen bei Säuglingen unter 1 Jahr eine Enteritis mit wässrigen oder breiigen Durchfällen, die zu Exsikkose führen kann] und **enterotoxische Escherichia coli** [bilden zwei Exotoxine, das hitzestabile **ST** und das hitzelabile **LT**, das dem Choleratoxin verwandt ist; häufigste Erreger von Durchfallerkrankungen in südlichen Länder (Montezumas Rache); in tropischen Ländern oft Erreger von Säuglingsenteritis]

die Wand von Escherichia coli enthält Lipopolysaccharide, die als Endotoxine wirken und Fieber, Komplementaktivierung, hypotonen Schock und Verbrauchskoagulopathie verursachen können; im Stuhl kommt Escherichia coli in großen Mengen vor [10^6–10^8 pro g] und wird deshalb als Indikatorkeim für eine fäkale Kontamination von Trinkwasser oder Lebensmitteln verwendet; die Anzüchtung im Labor gelingt auf einfachen Kulturmedien aus Blut-, Urin-, Liquor-, Stuhl-, Wasserproben etc.

Escherichia coli ist Erreger einer Reihe intestinaler [Säuglingsenteritis, Reisediarrhö] und extraintestinaler [Harn-

wegsinfekte, Meningitis] Infektionskrankheiten; als Antibiotika kommen v.a. Cephalosporine der 2. und 3. Generation, Carbapeneme, Gyrasehemmer und Cotrimoxazol* in Frage; *s.a. Essay Nosokomiale Infektionen S. 723, Essay Diarrhoe – entzündliche und nicht-entzündliche Formen S. 265*

Escherichia coli Nissle: *s.u. Essay Colitis ulcerosa S. 219*

Escher-Klassifikation der Gesichtsschädelfrakturen *f: s.u. Mittelgesichtsfraktur*

Esch|schol|zia *f:* → *Goldmohn*

Esch|schol|zia californica *f:* → *Goldmohn*

Esch|schol|ziae herba *f: Syn: Eschscholzienkraut; s.u. Goldmohn*

Esch|schol|zi|en|kraut *nt: Syn: Eschscholziae herba; s.u. Goldmohn*

Es|cin *nt: Syn: Aescin*; Glykosidgemisch aus dem Samen der Rosskastanie [Aesculus hippocastanum]; **Anw.:** Behandlung von Ödemen oder anderen Schwellungszuständen, v.a. der Beine; **NW:** Schleimhautreizung

Es|cu|lin *nt: Syn: Aesculinum, Aesculi*; aus Rinde und Samen der Rosskastanie [Aesculus hippocastanum] gewonnenes Cumarinderivat; **Anw.:** in Lichtschutzsalben; Zusatz zu Differenzierungsnährböden für Bakterien

Ese|rin *nt:* → *Physostigmin*

Ese|ris|mus *m:* → *Physostigminvergiftung*

Esmarch-Heiberg-Handgriff *m: Syn: Esmarch-Handgriff, Heiberg-Esmarch-Handgriff*; Anheben und Vorschieben des Unterkiefers zur Freimachung der Atemwege

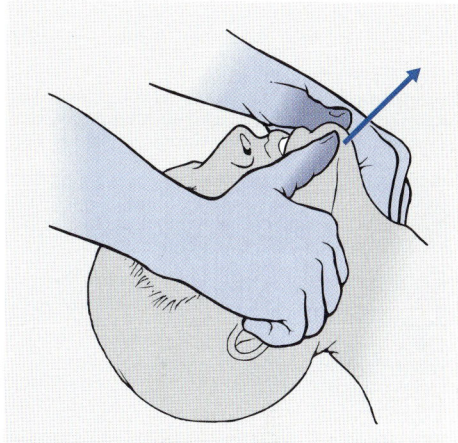

Abb. E43. Esmarch-Heiberg-Handgriff

Eso|me|pra|zol *nt:* Protonenpumpenhemmer; linksdrehendes Enantiomer des Racemats Omeprazol*; **Anw.:** Helicobacter-pylori-gastritis, peptisches Ulkus; *s.u. Essay Gastritis und peptisches Ulkus S. 443*

Eso|pho|rie *f: Syn: Endophorie, Strabismus convergens latens*; latentes Einwärtsschielen; *s.u. Schielen*

Eso|tro|pie *f:* Einwärtsschielen; *s.u. Schielen*

ESR-Spektroskopie *f:* → *Elektronenspinresonanzspektroskopie*

Ess-Brechsucht *f:* → *Bulimia nervosa*

Ess|feige *f:* → *Feige*

Ess|stö|run|gen *pl: s.u. Essay Essstörungen mit anorektischer und bulimischer Symptomatik S. 387, s.a. Essay Zyklusstörungen S. 1721*

Ess|sucht *f:* → *Bulimie*

Estlander-Lippenplastik *f: Syn: Estlander-Plastik*; plastische Operation zur Vergrößerung der Unterlippe

Estlander-Operation *f:* Teilentfernung von Rippen zur Beseitigung von Empyemhöhlen im Pleuraraum

Es|to|my|cin *nt:* → *Paromycin*

Es|tra|di|ol *nt: Syn: Östradiol*; im Eierstock gebildetes, stärkstes natürliches Östrogen; **Anw.:** Hormonersatztherapie im Klimakterium, primäre Amenorrhoe, Prostata- und Brustkrebs [nach der Menopause]; **NW:** nervöse Unruhe, Kopfschmer-

E

zen und Schwindel, Blutdruckerhöhung, Appetitlosigkeit, Magendruck, Brechreiz, Übelkeit, Störungen der Leberfunktion, Spannen in den Brüsten, Neigung zu Ödemen mit Gewichtszunahme, Fluor vaginalis

Es|tra|di|ol|ben|zo|at *nt: Syn: Östradiolbenzoat*; semisynthetischer Ester des Estradiols; **Anw.:** Hormonersatztherapie im Klimakterium, primäre Amenorrhoe, Prostata- und Brustkrebs [nach der Menopause]; **NW:** *s.u. Estradiol*

Es|tra|di|ol|va|le|rat *nt: Syn: Östradiolvalerat*; semisynthetischer Ester des Estradiols; **Anw.:** Hormonersatztherapie im Klimakterium, primäre Amenorrhoe, Prostata- und Brustkrebs [nach der Menopause]; **NW:** *s.u. Estradiol*

Es|tra|mus|tin *nt:* alkylierendes Zytostatikum; **Anw.:** metastasierendes Prostatakarzinom; *s.a. Essay Prostatakarzinom S. 1307*

Es|tri|ol *nt: Syn: Östriol*; nur schwach wirksames Zwischen- und Ausscheidungsprodukt von Estradiol und Estron; **Anw.:** wie Estradiol

Es|tron *nt: Syn: Follikulin, Östron, Folliculin*; neben Östradiol zweitwichtigstes natürliches Östrogen

ESWL-Stein *m: s.u. Urolithiasis*

Eta|cryn|säu|re *f: Syn: Acidum etacrynicum*; Schleifendiuretikum; **Anw.:** Ödeme, Herzinsuffizienz; **Dosierung:** 50–100 mg p.o. mit der Nahrung; **NW:** Störungen des Elektrolythaushaltes mit Hypokaliämie, Hypomagnesiämie, Hyponatriämie bis hin zur hypochlorämischen, metabolischen Alkalose, Schwindel, Kopfschmerzen, Appetitlosigkeit, Übelkeit, Erbrechen, Diarrhoe; **Kontraind.:** Anurie, Leberzirrhose und Coma hepaticum, Hypokaliämie, Ulkus-Anamnese, Schwangerschaft und Stillperiode

Eta|gen|frak|tur *f: Syn: Stückfraktur*; Trümmerfraktur langer Knochen [z.B. Stoßstangenfraktur des Schienbeins], bei der zwei oder mehrere Frakturlinien vorliegen und die Haupt-

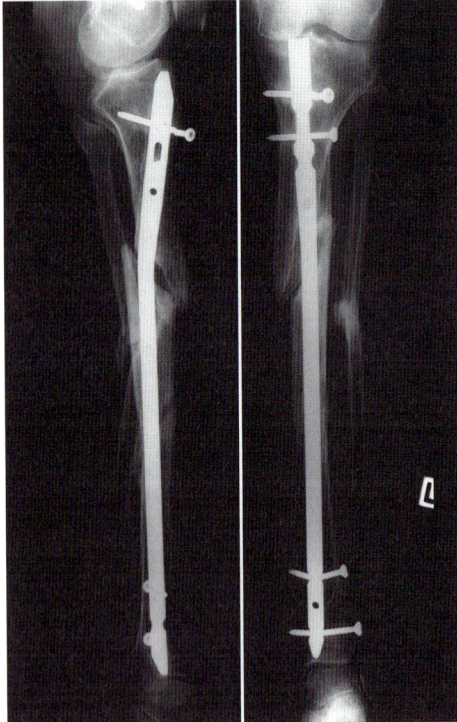

Abb. E44. Etagenfraktur. Etagenfraktur linker Unterschenkel: Ein Jahr nach operativer Versorgung ist keine Kallusbildung an der proximalen Fraktur sichtbar, die Schrauben sind alle gebrochen. Die Fibulafraktur ist verheilt, damit kann die 74-jährige Patientin laufen

fragmente durch einen längeren Knochenzylinder getrennt sind; *s.a. Essay Fraktur, Luxation, Distorsion S. 423*

Etal|gen|tu|ber|ku|lo|se *f: s.u. Tuberculosis cutis colliquativa*

Etal|gen|wech|sel *m: s.u. allergische Rhinitis, Essay Asthma bronchiale und Status asthmaticus S. 95*

Etalner|cept *nt: Syn: TNF-binding protein 1*; immunregulatorisch wirksames Fusionsprotein des TNF α-Rezeptors; **Anw.:** Zusatztherapie der rheumatoiden Arthritis, chronisch entzündliche Darmerkrankungen, Psoriasis; *s.a. Essay Psoriasis S. 1317, Essay Rheumatoide Arthritis S. 83*

Ethal|cri|din *nt: Syn: 6,9-Diamino-2-ethoxyacridin*; lokales Antiseptikum; wirkt besser gegen grampositive Bakterien als gegen gramnegative; **Anw.:** Wundinfektionen, Angina, Pyodermie, Erysipel

Etham|bu|tol *nt:* wichtiges Tuberkulostatikum; **NW** und **Dosierung** *s.u. Essay Tuberkulose S. 1585*

Ethen|zal|mid *nt: Syn: 2-Ethoxybenzamid*; Analgetikum; Antiphlogistikum; Antipyretikum; nur selten [i.d.R. in Kombinationspräparaten] verwendet

Ethi|nyl|es|tra|di|ol *nt: Syn: Äthinylöstradiol*; synthetisches Östrogen; **Anw.:** hormonelle Kontrazeption, klimakterische Beschwerden, Prostata- und Mammakarzinom, Amenorrhoe, Akne, habitueller oder drohender Abort

Ethi|on|al|mid *nt:* Tuberkulostatikum; spielt in der Klinik keine Rolle mehr

Eth|moi|dek|to|mie *f:* → *Siebbeinausräumung*

Eth|moi|do|to|mie *f:* operative Eröffnung der Siebbeinzellen; *s.u. Siebbeinausräumung*

Ethol|sux|il|mid *nt: Syn: 3-Ethyl-3-methyl-2,5-pyrrolidindion*; Antiepileptikum; **Anw.:** kleine generalisierte Anfälle, myoklonisch-astatische Anfälle, Absence, Myoklonie, tonische und atonische Anfälle; **Dosierung:** Erwachsene 15 mg/kg/d p.o., Kinder unter 11 Jahren 20 mg/kg/d p.o., Erwachsene maximal 30mg/kg/d, Kinder 40 mg/kg/d; **NW:** Lethargie, Konfusion, Nervosität, Ermüdung, Kopfschmerz, Schwindel, Schlafstörungen, Euphorie, Psychose [alle nur temporär bei Therapiebeginn], Magenbeschwerden, Übelkeit, Erbrechen, Anorexie; *s.a. Essay Epilepsie und Status epilepticus S. 365*

2-Eth|ol|xy|benz|al|mid *nt:* → *Ethenzamid*

Ethyl-p-aminobenzoat *nt:* → *Benzocain*

Ethy|len|di|a|min|te|tra|es|sig|säu|re *f: Syn: Äthylendiamintetraessigsäure, Edetinsäure*; organische Säure, die als Chelatbildner im Labor und bei Schwermetallvergiftungen verwendet wird; *s.a. Essay Intoxikationen S. 743*

Ethy|len|gly|kol|sal|li|cy|lat *nt:* → *Hydroxyethylsalicylat*

Ethy|len|tri|chlo|rid *nt:* → *Trichlorethylen*

Ethyl|hy|dro|gen|fu|ma|rat *nt:* Fumarsäureester; Antipsoriatikum; **NW:** gastrointestinale Störungen, Leukopenien und Flush-Symptomatik

Eti|do|cain *nt:* langwirksames Lokalanästhetikum; HWZ 2,6 h; **Anw.:** Leitungs-, Epidural- und Kaudalanästhesie, retrobulbäre Blockade in der Ophthalmologie

Eti|dro|nat *nt: Syn: Etidronsäure, Acidum etidronicum*; Bisphosphonat; **Anw.:** Morbus Paget, Osteoporose; **Dosierung:** 5 mg/kg KG p.o. für ca. 6 Monate; in schweren Fällen 20 mg/kg KG p.o. für 3 Monate; **NW:** nach längerer Gabe [Monate] und Dosen von mehr als 10 mg/kg KG Mineralisationsdefekte mit Frakturen; Nierenveränderungen und Nierenversagen

Eti|le|frin *nt:* α-Sympatholytikum, Antihypotonikum; **Anw.:** Hypotonie, Kreislaufkollaps, schockbedingte Kreislaufstörungen; **Dosierung:** 30–60 mg/d p.o. verteilt auf drei Gaben; **NW:** Schwindel, Unruhe, Schwitzen, gastrointestinale Symptome, Angina pectoris, Herzrhythmusstörungen; **Kontraind.:** Phäochromozytom, Thyreotoxikose, Engwinkelglaukom, Arteriosklerose, Koronarinsuffizienz, tachykarde Herzrhythmusstörungen, Hypertonie, Prostatahyperplasie mit Restharnbildung

Eto|fen|al|mat *nt:* nicht-steroidales Antiphlogistikum; Antirheumatikum; wird nur in Zubereitungen zur transkutanen Therapie entzündlicher und entzündlich-degenerativer Gelenkerkrankungen, entzündlicher Weichteilerkrankungen sowie posttraumatischer Schwellungen verwendet

Essstörungen mit anorektischer und bulimischer Symptomatik

M.M. Fichter

E

Ätiologie und Epidemiologie

Bei Mädchen und jungen Frauen in entwickelten Industrieländern [selten bei Männern] sind anorektische und bulimische Essstörungen inzwischen weit verbreitet. Für Mädchen und Frauen im Hauptrisikoalter von 15–35 Jahren beträgt die Punktprävalenz für **Anorexia nervosa** [AN] ca. 0,5 %, für **Bulimia nervosa** [BN] 1–3 % und für die **Binge-Eating-Störung** [BES] 1–3 %. Für die Ätiologie spielen sowohl biologische Faktoren, soziokulturelle Faktoren als auch persönliche Belastungen eine Rolle. Die Begriffe **Magersucht** und **Anorexia nervosa** sind Synonyme. Unterschieden wird eine **restriktive Magersucht** [rAN] und eine **Magersucht vom Binge-Eating- und Purging-Typ** [bpAN].

Das Wort **Anorexie** hingegen bedeutet Appetitlosigkeit, was für anorektisch und bulimisch Essgestörte in der Regel nicht zutrifft. Vielmehr besteht eine intentionale Reduktion der Nahrungszufuhr [die bei bulimischen Essstörungen durch Heißhungerattacken durchbrochen wird].

Betroffene fühlen sich besonders im frühen Krankheitsstadium nicht krank und suchen Therapie gar nicht oder nur widerstrebend auf. Dennoch gab es in den letzten Jahren Fortschritte, besonders zur Behandlung bulimischer Essstörungen, und wissenschaftlichen Studie zur Prävention.

Bei Magersucht liegt ein Starvationssyndrom vor, das eine Sparschaltung des Organismus mit sich bringt, wie z.B. Verringerung des Sympathikotonus mit Bradykardie, Hypotension und Dysregulation der Körpertemperatur. Eine Reihe von Peptiden und Neurotransmittern bewirken eine Verminderung der Nahrungszufuhr: Corticotropin-Releasing-Hormon [CRH], Cholezystokinin [CCK], Bombesin, Glucagon, Gastrin-Releasing-Peptid, Somatostatin, Leptin und Serotonin. Eine Erhöhung der Nahrungszufuhr bewirken das Peptid YY, Neuropeptid Y, Dynorphin, Galanin, Beta-Endorphin und Growth-Hormone-Releasing-Hormone. Bei Magersucht und Bulimia nervosa scheint eine Dysfunktion im Serotoninstoffwechsel vorzuliegen. Zwillingsstudien belegen eine hohe Heritabilität, besonders für Magersucht.

Neueste wichtige molekulargenetische Befunde bedürfen der Replikation. Ein Nahrungsüberfluss ist für die Entstehung anorektischer und bulimischer Essstörungen eine conditio sine qua non. In der Adoleszenz entstehen Ängste vor neuen Verantwortungen und Pflichten und der Rollenübernahme des Erwachsenen. Bei Magersüchtigen finden sich ausgeprägte Reifungsängste. Besonders selbstunsichere junge Frauen übernehmen übermäßig stark derzeitige gesellschaftliche Ideale körperlicher Schlankheit und Fitness. Eine frühe Menarche stellt einen Risikofaktor für das Auftreten dieser Essstörungen dar. Spezielle Risikofaktoren für die Entstehung von Essstörungen stellen dar:

- prämorbide Charakteristika wie frühe Menarche, Übergewicht in der Kindheit, Angststörung, niedriges Selbstvertrauen und Perfektionismus,
- prämorbide Belastungen wie Konflikte im Elternhaus [hohe Erwartungen bei niedriger Zuwendung], Diätverhalten bei anderen Familienmitgliedern und beruflicher Druck, schlank zu sein
- eine Häufung von Essstörungen, Depression, Substanzmissbrauch und Adipositas in der Familie.

Abb. 1 gibt eine Übersicht über ätiologische und krankheitsperpetuierende Faktoren für bulimische Syndrome.

Diagnostik, Symptomatik und Differenzialdiagnostik

Tabelle 1 gibt eine Übersicht über die diagnostischen Kriterien für anorektische und bulimische Essstörungen [ICD-10 für Anorexia und Bulimia nervosa sowie DSM-IV für die Binge-Eating-Störung]. Anorektische und bulimische Essgestörte definieren ihren Selbstwert in sehr hohem Maße oder ausschließlich auf der Basis von Figur und Gewicht und ihrer Fähigkeit, ihr Gewicht unter Kontrolle zu halten. Sie wollen damit den westlichen Idealen für körperliche Schönheit entsprechen oder gar noch weit übertreffen [Kachexie]. **Für die Diagnostik essenziell ist eine gezielte psychiatrische Exploration dazu, ob eine Intention vorliegt, schlank bzw. überschlank zu sein.** Da einige Betroffene bei oberflächlicher Exploration dies leugnen, bedarf es bisweilen

E

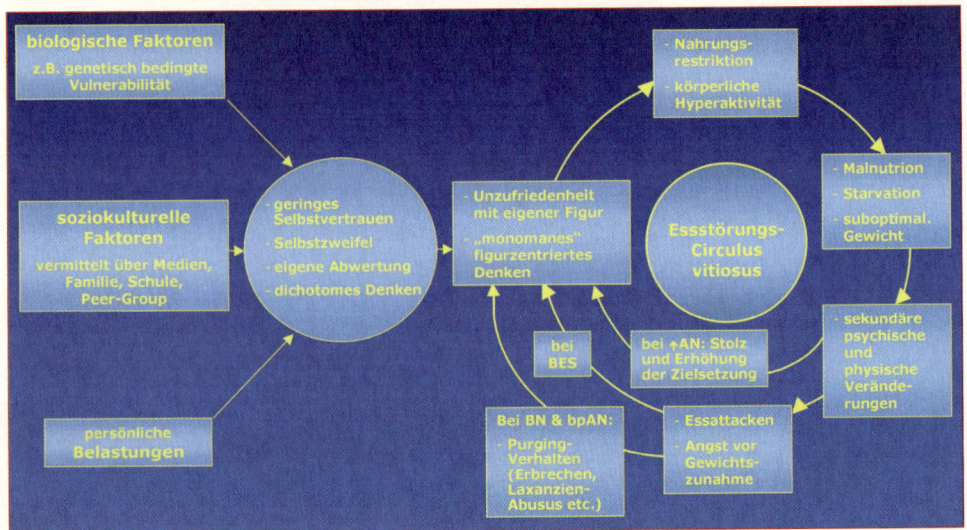

Abb. 1. Essstörungs-Circulus vitiosus. Ätiologische Faktoren und Entstehung

Tab. 1. Wesentliche diagnostische Kriterien für anorektische und bulimische Essstörungen nach ICD-10 [AN & BN] und DSM-IV [BES]

Anorexia nervosa [AN] ICD F50.0	1. Body-Mass-Index BMI von $\leq 17{,}5$ kg/m^2 bzw. Körpergewicht mind. 15 % unter zu erwartendem Gewicht 2. Selbst herbeigeführter Gewichtsverlust durch Vermeiden höher kalorischer Nahrung oder durch Erbrechen, Abführmittel, übertriebene körperliche Aktivität, Appetitzügler oder Diuretika 3. Tief verwurzelte Angst, zu dick zu werden [Körperschemastörung]. 4. Endokrine Störungen als Folge des Starvationszustandes [Normalisierung mit Gewichtszunahme] 5. Verzögerung oder Hemmung der Entwicklungsschritte bei präpubertalem Erkrankungsbeginn *Untertypen*: F50.00: restriktive AN = rAN [ohne *Purging*-Verhalten] F50.01: AN vom *Binge-Eating*- und *Purging*-Typ = bpAN mit *Purging*-Verhalten zur Gewichtsabnahme [Erbrechen, Abführen etc.] in Verbindung mit Heißhungerattacken F50.1: atypische Anorexia nervosa
Bulimia nervosa [BN] ICD 50.1	1. Übermäßige Beschäftigung mit Essen, Figur und Gewicht Essattacken mit Verzehr großer Mengen von Nahrung in kurzer Zeit [$\geq$ 2×/Woche] und Gefühl des Kontrollverlustes über das Essen. 2. Selbst induziertes Erbrechen, Missbrauch von Abführmitteln, Fasten, Einnahme von Appetitzüglern, Schilddrüsenpräparaten oder Diuretika, um einer Gewichtszunahme entgegenzuwirken 3. Krankhafte Ängste davor, dick zu werden 4. Bei einem Teil der Patientinnen mit BN ging eine AN voran *Untertypen*: F50.3: Atypische BN: Ein [oder mehrere] Kernmerkmal[e] der BN F50.2 fehlen F50.4: Essattacken bei sonstigen psychischen Störungen F50.5: Erbrechen bei sonstigen psychischen Störungen
Binge-Eating-Störung [BES] DSM-IV	1. Wiederholte Episoden von Essattacken mit Essen von großen Mengen in relativ kurzer Zeit und Gefühl des Kontrollverlustes über das Essen 2. Die Essattacken gehen einher mit schnellerem Essen als üblich, Essen bis zu unangenehmen Völlegefühl, Essen größerer Nahrungsmengen ohne bestehendes Hungergefühl und/oder Einnahme des Essens allein sowie Scham, Ekel, Depression oder Schuldgefühl 3. *Marked Distress* bezüglich Essattacken. Die Störung erfolgt nicht ausschließlich im Verlauf einer AN oder BN 4. Essattacken an mind. 2 Tagen/Woche über 6 Monate

gezielten Nachfragens zu Kontext und Motiven. Bei Bulimia nervosa und der Binge-Eating-Störung bestehen Heißhungerattacken im Sinne des Frustessens. Bei Bulimia nervosa liegen unangemessene, einer Gewichtszunahme entgegensteuernde Maßnahmen [Purging-Verhalten] bzw. Erbrechen oder Laxanzienabusus vor, die bei der Binge-Eating-Störung fehlen.

Affektive Erkrankungen, Angsterkrankungen, Zwangssymptome, sexuelle Ängste und hohe Leistungsorientierung sind oft mit diesen Essstörungen verbunden. Übergänge von Anorexia nervosa zu Bulimia nervosa [und auch umgekehrt] finden sich häufiger. Extrem selten entwickelt ein Magersüchtiger eine Binge-Eating-Störung oder Adipositas. Etwa die Hälfte aller Betroffenen mit anorektischer oder bulimischer Essstörung erfüllen nicht sämtliche Kriterien für AN oder BN oder zeigen ein etwas anderes Krankheitsbild, das als nicht näher bezeichnete Essstörungen nach ICD-10 klassifiziert wird. Bei untypischer Symptomatik, wie z.B. Gewichtsverlust bei Appetitlosigkeit, Müdigkeit oder objektiv geringes Maß an körperlicher Bewegung müssen differenzialdiagnostisch andere Ursachen erwogen und eine entsprechend weiterführende Diagnostik veranlasst werden. In Frage kommen hierbei differenzialdiagnostisch Tumoren [z.B. im Gehirn oder Gastrointestinaltrakt] oder Depression.

Medizinische Komplikationen und Folgen

Die wichtigsten Komplikationen und Folgesymptome von Starvation und Purging-Verhalten sind in Tab. 2 übersichtlich dargestellt.

Erbrechen führt zu Störungen des Elektrolythaushalts. Orale Kaliumsubstitution ist hier sinnvoll, da sonst weitere schwere Folgen wie Herzrhythmusstörungen oder chronisches Nierenversagen auftreten können. Bei einem Unterernährungszustand [Starvation] bei Anorexia nervosa tritt eine Pseudoatrophie des Gehirns auf. Starvation hat auch eine Sparschaltung des Stoffwechsels zur Folge. Dadurch werden zahlreiche endokrine Veränderungen bei AN erklärt. Durch einseitige Ernährung und das Fehlen von wichtigen Mineralstoffen ist der Knochenaufbau bei AN reduziert,

Tab. 2. Komplikationen und Folgen von Starvation bzw. *Purging*-Verhalten

Starvation bzw. selektives Essen		• Pseudoatrophie des Gehirns • Verminderung des Energieverbrauchs • Schilddrüsenhormon T3 vermindert • Hyperkortisolismus • Regression der Hypothalamus-Hypophysen-Gonaden-Achse • Osteoporose • Hypophosphatämie • Hypozinkämie • Hypercholesterinämie • Hyperkarotinämie • erhöhte Leberenzyme GOT, GPT, Gamma-GT • normochrome Leukopenie bei relativer Lymphozytose • Anämie • Thrombozytopenie
Purging-Verhalten	Erbrechen	• Störungen des Elektrolythaushaltes, besonders Hypokaliaemie, Hypochloraemie • Herzrhythmusstörungen • Nierenversagen • metabolische Alkalose mit erhöhtem Serum-Bicarbonat • Zahnschäden • Schwellung der Speicheldrüsen • Erhöhung der Amylase im Blut
	Abführmittel	• metabolische Azidose • hypertrophe Osteoarthropathie

sodass bereits in jungen Jahren eine Osteoporose auftreten kann, die ggf. auch zu Spontanfrakturen führt. Die beste Behandlung der Folgesymptome ist die gezielte Behandlung der Essstörung mit Gewichtsnormalisierung [bei AN] und Behandlung des meist von Erbrechen gefolgten bulimischen Verhaltens.

Therapie

Ergebnisse randomisierter kontrollierter Studien

Tabelle 3 gibt eine Übersicht zur evidenzbasierten Therapie bei anorektischen und bulimischen Essstörungen. Zur Anorexia nervosa liegen nur wenig gut kontrollierte Therapiestudien vor, sodass die gegenwärtige Therapie von AN vorwiegend auf Erfahrungswissen und Expertenmeinung, weniger auf den Ergebnissen randomisierter kontrollierter Studien beruht.

Zu **Bulimia nervosa** gibt es ca. 60 randomisierte kontrollierte Therapieevaluationsstudien. Am besten belegt ist die Wirkung von kognitiver Verhaltenstherapie [CBT] für Bulimia nervosa [BN] und Binge-Eating-Störung [BES]. Für BN und BES konnte auch eine relativ gute Wirksamkeit von mehreren Antidepressiva in der Akutbehandlung nachgewiesen werden. Einige Belege zur Wirksamkeit bei BN und BES gibt es auch für die interpersonale Therapie [IPT] und dialektische Verhaltenstherapie [DBT]. Bei BN war auch ein verhaltenstherapeutisches Vorgehen mit Exposition [Essen zu sich nehmen] mit Reaktions-[Erbrechens-]verhinderung sinnvoll. Vergleichsweise wenig Studien wurden zu psychodynamischen Ansätzen durchgeführt. Neuerdings wurden mit Erfolg verkürzte Formen der kognitiven Verhaltenstherapie [angeleiteten manualisierten Selbsthilfe] bei mäßig kranken Patientinnen mit BN untersucht. Zusätzliche Verabreichung antidepressiver Medikation [in Deutschland ist derzeit nur Fluoxetin* zugelassen] zur kognitiven Verhaltenstherapie hat nur mäßige oder

Tab. 3. Empirische Evidenz für die Therapie von Essstörungen. Ergebnisse randomisierter kontrollierter Studien *

	Anorexia nervosa		Bulimia nervosa		*Binge Eating*- Störung	
	Wirkung	Wiss. Belege	Wirkung	Wiss. Belege	Wirkung	Wiss. Belege
Medikation						
• Antidepressiva [akut]	–	mäßig	++	deutlich	++	mäßig
• Antidepressiva [Rückfallprophylaxe]	+	gering	+	mäßig	–	keine
• appetitreduzierende Medikation	entfällt	entfällt	#	–	++	mäßig
Psychotherapie						
• kognitive Verhaltenstherapie [CBT]	+	mäßig	+++	stark	+++	deutlich
• interpersonale Therapie [IPT]	–	keine	++	mäßig	+++	mäßig
• Exposition mit Reaktionsverhinderung	–	keine	++	mäßig	–	keine
• dialektische Verhaltenstherapie [DBT]	–	keine	++	mäßig	++	mäßig
• psychoedukative Selbsthilfe	–	keine	+	mäßig	++	mäßig
• psychodynamische Psychotherapie	+	mäßig	+	mäßig	–	keine
• kognitive analytische Therapie [CAT]	+	mäßig	–	keine	–	keine
• Familientherapie bei Jugendlichen	++	mäßig	–	keine	–	keine
• Ernährungsberatung	–	mäßig	+	mäßig	–	keine

Wirkungsgrad: – = nicht untersucht; # = untersucht, keine Wirkung; + = leichte positive Wirkung, ++ = deutliche positive Wirkung
Belege durch empirische Studien: keine = keine Studien; mäßig = 1–9 kontrollierte Studien mäßiger oder guter Qualität; deutlich/stark: mindestens 10 kontrollierte Studien, davon 5 sehr fundiert
*modifiziert nach Fairburn and Harrison [2003]

keine darüber hinausgehende Effekte. Psychiatrische Komorbidität ist für den Verlauf von Bulimia nervosa ein Prädiktor für einen eher ungünstigen Verlauf.

Bei der **Binge-Eating-Störung** ist die Befundlage ähnlich wie bei Bulimia nervosa, nur dass weniger kontrollierte Studien vorliegen. Für CBT, IPT und einige Antidepressiva konnte klar eine Wirksamkeit bezüglich Heißhungerattacken aufgezeigt werden. Bei übergewichtigen Patienten und Patientinnen mit Binge-Eating-Störung können Medikamente zur Gewichtsreduzierung hilfreich sein [z.B. Topiramat* und Sibutramin*]. Weder zur Psychotherapie noch zur medikamentösen Therapie von anderen **nicht näher bezeichneten Essstörungen** und **atypischen Essstörungen** liegen Ergebnisse von kontrollierten Studien vor.

Therapie in der Praxis

In den letzten Jahren wurden Leitlinien zur Behandlung von anorektischen und bulimischen Essstörungen entwickelt und veröffentlicht. Diese berücksichtigen sowohl die Ergebnisse kontrollierter Therapieevaluationsstudien als auch Erfahrungswissen und Expertenmeinung für Bereiche, die wissenschaftlich weniger untersucht sind.

Auch haben randomisierte kontrollierte Studien und Metaanalysen deutliche Begrenzungen, da meist Patienten mit komplexeren Erscheinungsformen [z.B. Bulimia nervosa mit Borderline-Persönlichkeitsstörung und/oder Diabetes] durch enge Einschlusskriterien und breite Ausschlusskriterien von derartigen Studien ausgeschlossen werden. In der Praxis sind diese Patienten mit komorbiden weiteren Erkrankungen aber recht häufig. Tab. 4 stellt wesentliche Störungsbereiche und mögliche relevante Interventionen bei anorektischen und bulimischen Essstörungen dar. Informationsvermittlung für Betroffene und Angehörige über Bücher, Medien, Selbsthilfeorganisationen, aber auch fachlicher Rat sind sehr wichtig. Gemeinsam ist den von AN-, BN- oder BES-Betroffenen:
- ein einseitig auf Figur, Nahrungsreduktion und Schlankheit fokussiertes Denken und daraus resultierende Störungen des Essverhaltens
- dysfunktionale, irrationale Gedanken, Überzeugungen und Werthaltungen, die im Zusammenhang mit niedrigem Selbstwertgefühl sind
- Störung der interozeptiven [z.B. Hunger und Sättigung], propriozeptiven [z.B. Müdigkeit] und emotionalen Wahrnehmung
- Störungen im Ausdruck von Gefühlen [was nicht gefühlt wird, kann nicht direkt ausgedrückt werden].

Tab. 4. Störungsverlauf und mögliche Intervention für anorektische und bulimische Essstörungen

	Behandlungsziel	**Therapeutische Interventionen**
Kognitive VT	gestörtes Essverhalten	Beratung hinsichtlich wirklich gesunder Ernährung und Verhaltenstherapie bzgl. Essverhalten: • Verhaltensanalyse • Exposition: Tagesstrukturierung mit 3 festen Mahlzeiten und Zwischenmahlzeiten; Verbreiterung des Nahrungsspektrums [keine „verbotenen" Nahrungsmittel] • kein Essen außerhalb fester Mahlzeiten oder Zwischenmahlzeiten • bei häufigem Erbrechen orale Elektrolytsubstitution, bes. Kalium
	dysfunktionale, irrationale Gedanken, Überzeugungen und Werterhaltungen	Kognitive Verhaltenstherapie: • funktionale Analyse von Auslösereizen, Verhalten und Konsequenzen • Identifikation dysfunktionaler Gedanken und Überzeugungen • Infragestellung dysfunktionaler Gedanken und Überzeugungen [„sokratischer Dialog"] • Aufbau rationaler, angemessener Gedanken und Überzeugungen
Perzeption	Störungen der interozeptiven, propriozeptiven und emotionalen Wahrnehmung	Wahrnehmungstraining: • körperorientierte Übungen • Schulung der proprio- und interozeptiven Wahrnehmung • Schulung der emotionalen Wahrnehmung
Expression & Training sozialer Fertigkeiten	Störungen im Ausdruck von Gefühlen	Training des emotionalen Ausdrucks: • Katharsisübungen • Aufbau sozialer Kompetenz im Rollenspiel • Übungen zum angemessenen Ausdruck von Gefühlen

VT = Verhaltenstherapie

Schon die Einführung einer festen Tagesstrukturierung mit drei festen Mahlzeiten und eventuell zwei festen Zwischenmahlzeiten kann erhebliche positive Auswirkungen haben. Bei Untergewicht [AN] soll ein schrittweiser Aufbau des Körpergewichts [ca. 150–200 g Zunahme pro Tag] erfolgen; dies ermöglicht ein kontingentes [wirklich konsequent durchgeführtes] verhaltenstherapeutisches Gewichtsprogramm, das gelegentlich adjustiert werden muss. Bestimmte Übungen können Körperwahrnehmung, Training sozialer Fertigkeiten sowie den Ausdruck von Gefühlen im sozialen Kontext fördern. Von Fall zu Fall unterschiedlich gewichtet wird die Therapie auch chronischer Belastungen und belastender Lebensereignisse, das Thema Verantwortungsübernahme evtl. Konflikte in Partnerschaft oder Familie und Umgang mit Rückfällen. Bei lebensbedrohlichem Zustand wird man nicht zögern können, eine zwangsweise Unterbringung oder die Errichtung einer Betreuung zu veranlassen, was bei guter therapeutischer Führung nicht immer, aber doch meistens vermieden werden kann.

Eto|fi|brat *nt*: Diester aus Clofibrin- und Nicotinsäure; Lipidsenker [senkt erhöhte Gesamtcholesterin- und Triglyceridwerte, während das HDL-Cholesterin erhöht wird]; **Anw.**: primäre Hyperlipoproteinämie [Typ IIa, III, IV und V], familiäre Hypercholesterinämie und Hypertriglyceridämie; **Dosierung**: 1 × 500 mg tgl. in Retard-Form; **NW**: Magen-Darm-Beschwerden [Übelkeit, Brechreiz und Durchfall, i. d.R. nur temporär], Flushsymptomatik [meist mild und nimmt im Verlauf der Therapie ab]; *s.a. Essay Fettstoffwechselstörungen S. 403*

Eto|fyl|lin|clo|fibrat *nt*: Ester der Clofibrinsäure mit Etofyllin; Lipidsenker; senkt den Triglyceridspiegel, v.a. bei Hypertriglyceridämie, der Cholesterin-Spiegel wird aber nur wenig beeinflusst; die Hauptwirkung liegt scheinbar in einer Hemmung der Freisetzung der Triglyceride aus der Leber ins Plasma; außerdem senkt es die unveresterten Fettsäuren des Plasmas, die damit vermindert für die Triglyceridsynthese zur Verfügung stehen; Clofibrat steigert die Fibrinolyse und hemmt die Thrombozytenaggregation; **Anw.**: essenzielle Hypertriglyceridämie Typ III, die nicht durch Diät allein beherrscht werden kann; **Dosierung**: 2–3 × 250 mg; **NW**: Schlafstörungen, Tachykardie, Rhythmusstörungen, Übelkeit, Durchfall, Hyperazidität, Haarausfall

Eto|mi|dat *nt*: **Syn**: (+)-Ethyl-1-(α-methylbenzyl)-5-imidazolcarboxylat; Imidazolderivat; Hypnotikum; rasch wirkendes Injektionsnarkotikum mit kurzer Wirkung; hat keine analgetische Wirkung; **Anw.**: Narkoseeinleitung, Kurznarkose

Eto|po|sid *nt*: **Syn**: VP-16; zu den Mitosegiften gehörendes Zytostatikum; Topoisomerase II-Inhibitor; verursacht Einzel- und Doppelstrangbrüche der DNA; **Anw.**: kleinzelliges und nicht-kleinzelliges Bronchialkarzinom, Non-Hodgkin-Lymphome, akute lymphatische Leukämie, Hodentumoren, Hodgkin-Lymphome, Chorionkarzinom; **NW**: ausgeprägte Knochenmarksuppression; *s.a. Essay Chemotherapie S. 185, Essay Hodgkin-Lymphome S. 661*

Eto|qui|nol *nt*: **Syn**: 8-Ethoxy-5-chinolinsulfonsäure, Actinoquinol; Lichtschutzmittel; **Anw.**: in Augentropfen gegen UV-Schäden

Eto|ri|col|xib *nt*: nicht-steroidales Antirheumatikum mit weitgehend selektiver Hemmung der Cyclooxigenase 2 [COX-2-Inhibitor] **Anw.**: rheumatoide Arthritis, degenerative Gelenkerkrankungen, akute Gicht; *s.u. Essay Gicht und andere Störungen des Purinstoffwechsels S. 487*

Eto|zol|in *nt*: stark wirkendes Schleifendiuretikum; **Anw.**: Ausschwemmung kardialer, hepatischer und renaler Ödeme, Hypertonie; **Dosierung**: 200–400 mg tgl. p.o.; **NW**: Hypokaliämie, Hyponatriämie, Hyperurikämie, zentralnervöse Störungen, Verwirrtheitszustände, Schwindel, Schwächegefühl; **Kontraind.**: Niereninsuffizienz mit Anurie, Hypokaliämie, Hyponatriämie, Hypovolämie, schwere Leberinsuffizienz, Coma hepaticum, Schwangerschaft und Stillzeit

Etre|tin *nt*: → *Acitretin*

Etre|ti|nat *nt*: peroral anwendbares Vitamin-A-Derivat; **Anw.**: Psoriasis, Hyperkeratosen, therapieresistente Formen von Lichen ruber planus, Ichthyosis und Pityriasis rubra pilaris; **Dosierung**: initial 30 mg/d, im Verlauf von 2–3 Wochen Steigerung auf 1 mg/kg/d; dann Reduktion zur Erhaltungsdosis von 30 mg; **NW**: Übelkeit und Erbrechen, Hepatomegalie, häufig Erhöhung der Leberenzyme, Erythrodermie, Hautjucken, Haarausfall, Lippenentzündung, Conjunctivitis, Glossitis, Balanitis, muskuloskeletale Schmerzen
Etretinat besitzt eine starke teratogene Potenz; es wurden Missbildungen am ZNS, an Ohren, Herz, großen Gefäßen, Genitalorganen und anderen Systemen beschrieben; eine Schwangerschaft kann erst 2 Jahre nach Beendigung der Therapie als risikolos angesehen werden, bis dahin muß eine effektive Kontrazeption gesichert sein

Eu|ca|lyp|ti aetheroleum *nt*: **Syn**: Eukalyptusöl; *s.u. Eukalyptus*

Eu|ca|lyp|ti folium *nt*: **Syn**: Eukalyptusblätter; *s.u. Eukalyptus*

Eu|ca|lyp|tus globulus *m*: → *Eukalyptus*

Eu|ge|nia jambolana *f*: → *Jambulbaum*

Eu|ka|lyp|tol *nt*: **Syn**: Zineol, Cineol, Eucalyptol; Hauptbestandteil des Eukalyptusöls und anderer ätherischer Öle; hat eine

sekretolytische Wirkung und fördert den Schleimtransport; auch schwach bronchospasmolytisch und antiphlogistisch wirksam; **Anw.**: als Expektorans und Sekretolytikum

Eu|ka|lyp|tus *m*: **Syn**: Blaugummibaum, Fieberbaum, Eucalyptus globulus; Baum aus der Familie der Myrtengewächse [Myrtaceae]; verwendet werden die **Eukalyptusblätter** älterer Bäume [Eucalypti folium] und das ätherische **Eukalyptusöl** [Eucalypti aetheroleum], das mehr als 70 % Eukalyptol enthält; die Wirkung ist primär sekretolytisch, expektorierend und schwach spasmolytisch; **Anw.**: als Tee oder Dampfbad bei Grippe und Bronchialkatarrh; traditionell bei Erkältungskrankheiten und rheumatischen Erkrankungen; in der Homöopathie v.a. bei Bronchitis und Nierenbeckenentzündung

Eu|me|nor|rhoe *f, pl* **-rhoen**: eine normale/regelrechte Monatsblutung liegt vor, wenn die Blutung regelmäßig alle 21–35 Tage eintritt, 3–7 Tage dauert und schmerzlos ist; *s.a. Essay Zyklusstörungen S. 1721*

Eu|my|ze|tom *nt*: → *Maduramykose*

Eu|phra|si|ae herba *f*: **Syn**: Augentrostkraut; oberirdische Pflanzenteile von Augentrost*

Eu|phra|sia officinalis *f*: → *Augentrost*

EURO-Protokoll *nt*: *s.u. Essay Systemischer Lupus erythematodes S. 935*

Eu|thy|skop *nt*: lichtstarker Augenspiegel zur Behandlung der Schielamblyopie

Eva|ku|a|ti|ons|zys|to|skop *nt*: Zystoskop, das die Absaugung von Gewebe- oder Steintrümmern erlaubt

Eve|ro|li|mus *nt*: von Sirolimus* abgeleitetes stark wirksames Immunsuppressivum, das zur Behandlung von Autoimmunkrankheiten und bei Transplantatabstoßung eingesetzt wird; *s.u. Essay Transplantationschirurgie S. 1549*

Ever|si|ons|frak|tur *f*: Knöchelfraktur durch Auswärtsdrehung des Fußes; *s.a. Essay Fraktur, Luxation, Distorsion S. 423*

evidence-based healthcare *nt*: *s.u. Essay Evidenzbasierte Medizin S. 987*

evidence-based medicine *nt/f*: → *Medizin, evidenzbasierte*

Ewart-Zeichen *nt*: **Syn**: Pins-Zeichen; Bronchialatmen oder aufgehobenes Atemgeräusch sowie Klopfschalldämpfung am unteren linken Schulterblattwinkel bei massivem Perikarderguss

Ewing-Knochensarkom *nt*: **Syn**: Ewing-Sarkom, endotheliales Myelom; vom Knochenmark ausgehender extrem bösartiger Tumor, der v.a. bei Kindern und Jugendlichen auftritt; sitzt meist im meta-diaphysären Bereich langer Röhrenknochen; neigt zu früher Metastasierung in Lunge und andere Knochen; im **Röntgenbild** sieht man eine mottenfraßähnliche Knochendestruktion mit Periostreaktion [**Zwiebelschalenstruktur**] und Periostsporn [**Codman-Dreieck**]; **Therapie**: Chemoradiotherapie; die früher propagierte Radikalentfernung [meist als Amputation] ist heute obsolet; **Prognose**: 55–70 % 5-Jahresüberlebensrate bei lokalem Wachstum, 15–20 % bei Fernmetastasen

Ex|al|nie *f*: → *Rektumprolaps*

Ex|ar|ti|ku|la|ti|on *f*: teilweise oder vollständige Abtrennung einer Gliedmaße durch ein Gelenk, wie z.B. Vorfußamputation im Lisfranc-Gelenk; *s.a. Amputation*

Excimer-Laser *m*: Laser mit einem Edelgas-Halogen-Gemisch [**Excited dimer**]; arbeitet im Ultraviolettbereich [193 nm]; ermöglicht präzises Ätzen kleinster Strukturen; wird in der Augenheilkunde zur Korrektur von Keratopathien und Hornhauterosionen [phototherapeutische Keratektomie*] sowie der Korrektur von Myopie und Astigmatismus [photorefraktive Keratektomie*, Laser-in-situ-Keratomileusis*] verwendet

Exe|mes|tan *nt*: selektiver oraler steroidaler Aromatasehemmer; **Anw.**: postmenopausale metastasierende Mammakarzinome; *s.a. Essay Neubildungen der Brustdrüse S. 969*

Ex|kre|ti|ons|ik|te|rus *m*: hepatogener Ikterus durch eine gestörte Bilirubinsekretion

Ex|om|phal|los *m*: 1. → *Nabelbruch* 2. → *Omphalozele*

Ex|om|pha|lo|ze|le *f*: 1. → *Nabelbruch* 2. → *Omphalozele*

Ex|oph|thal|mo|me|ter *m*: Gerät zur Bestimmung des Exophthal-

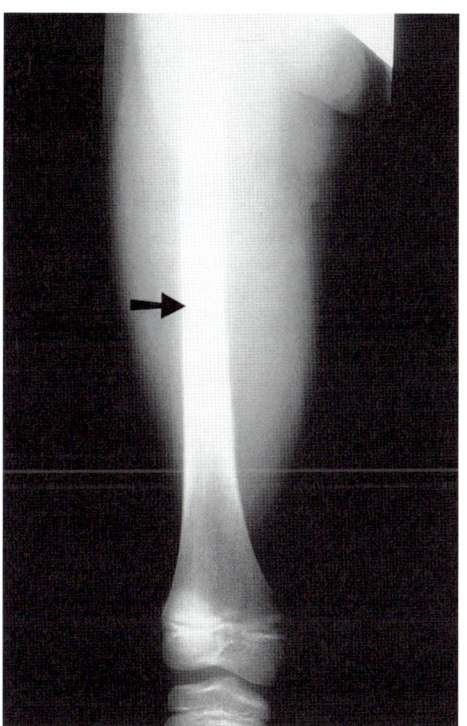

Abb. E45. **Ewing-Knochensarkom.** Metaphysäre Läsion in der Röntgenaufnahme

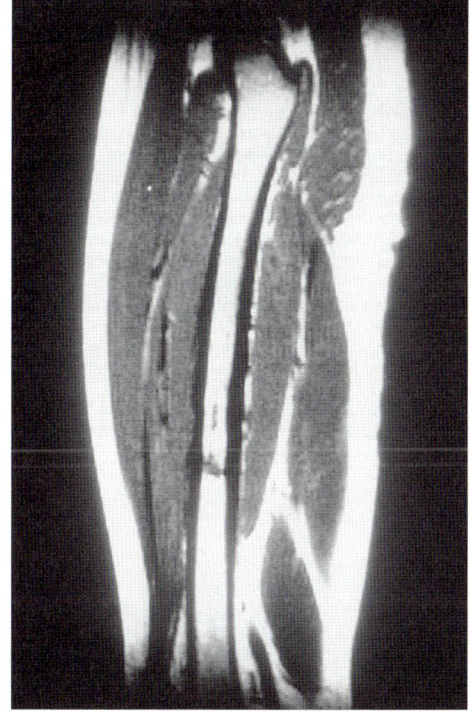

Abb. E46. **Ewing-Knochensarkom.** MRT-Darstellung

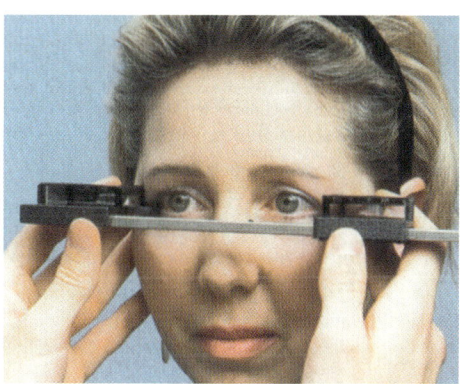

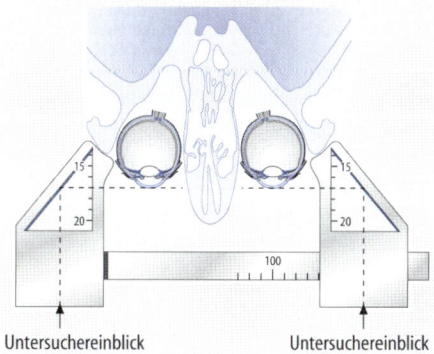

Untersuchereinblick   Untersuchereinblick

mus; das **Exophthalmometer nach Hertel** misst die Differenz zwischen den beiden Augen bzw. vergleicht den aktuellen Messwert mit zu einem früheren Zeitpunkt erhaltenen Werten und ist deshalb v.a. für die Verlaufsbeobachtung geeignet

Ex|oph|thal|mus m: Syn: Exophthalmos, Exophthalmie, Ophthalmoptose, Protrusio bulbi, Protopsis bulbi; ein- oder beidseitiges Hervortreten des Augapfels aus der Augenhöhle; kann durch Tumoren der Augenhöhle oder andere raumfordernde Prozesse [z.B. **pulsierender Exophthalmus** bei Aneurysma] verursacht werden; am häufigsten aber im Rahmen der endokrinen Orbitopathie* bei Basedow-Krankheit; extremer Exophthalmus mit Erblindungsgefahr durch Kompression des Nervus opticus wird als **maligner Exophthalmus** bezeichnet

Ex|os|to|se, knorpelige/kartilaginäre/osteo-kartilaginäre f: → Osteochondrom

Ex|os|to|sen|krank|heit f: Syn: multiple kartilaginäre Exostosen, hereditäre multiple Exostosen, multiple Osteochondrome, Ekchondrosis ossificans, Ecchondrosis ossificans; autosomal-dominant vererbte Skeletterkrankung mit multiplen Exostosen im Bereich der Metaphysen von Röhrenknochen, Rippen, Schulterblatt und Becken; i.d.R. benigner Verlauf, bei ca. 10 % der Patienten aber maligne Entartung; s.a. Osteochondrom

Ex|plo|ra|tiv|la|pa|ro|to|mie f: Syn: Probelaparotomie, explorative Laparotomie; Eröffnung der Bauchhöhle zur Abklärung eines unklaren Zustandes oder zum Tumorstaging [**Staging-Laparotomie**]; heute mehr und mehr durch laparoskopische Techniken ersetzt

Abb. E47. **Exophthalmometer.** Das Exophthalmometer nach Hertel wird beidseits am knöchernen Orbitarand aufgesetzt [**a**], danach kann der Abstand des Hornhautscheitels vom seitlichen Orbitarand mit Hilfe der Spiegel bestimmt werden [**b**]

Ex|pres|si|ons|kon|trol|le|le|men|te *pl*: *s.u. Essay Gentransfer und Gentherapie S. 465*

Ex|sik|ka|ti|ons|ek|zem *nt*: → *Austrocknungsekzem*

Extracorporal Magnetic Innervation *nt*: *s.u. Essay Harninkontinenz S. 533*

Ex|tra|sys|to|le *f*: *Syn*: *Extraschlag*; vorzeitige Herzmuskelkontraktion außerhalb des normalen Rhythmus; beruht auf einer Störung der Reizbildung [z.B. Sinusknotensyndrom] oder Reizleitung [z.B. AV-Block III. Grades]; nach dem Ursprungsort unterscheidet man **supraventrikuläre Extrasystolen** [vom Vorhof ausgehend] und **ventrikuläre Extrasystolen** [mit Ursprung in der Kammermuskulatur]; Extrasystolen sind die häufigste Rhythmusstörung überhaupt und treten bei Herzgesunden und Herzkranken auf; Extrasystolie ist keine Erkrankung, sondern ein Symptom und muss daher i.d.R. nur beim akuten Myokardinfarkt therapiert werden; ansonsten steht die Diagnose und Therapie der Grunderkrankung im Vordergrund; *s.a. Essay Elektrokardiogramm S. 317, Essay Herzrhythmusstörungen S. 613*

atriale Extrasystole: *Syn*: *Vorhofextrasystole*; von einem Reizbildungszentrum im Vorhof ausgehende supraventrikuläre Extrasystole; treten häufig mit oder ohne kardiale Grunderkrankung auf; körperliche und emotionale Belastung, Kaffee-, Nicotin- und Alkoholgenuss können auch beim Gesunden Vorhofextrasystolen auslösen

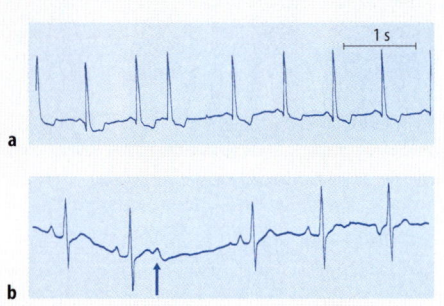

Abb. E48. Atriale Extrasystole. a mit AV-Überleitung, **b** ohne Überleitung [Pfeil]

ventrikuläre Extrasystole: bei den Kammerextrasystolen kann man zwischen monotopen und polytopen Extrasystolen, ventrikulärem Bigeminus, Paaren und Triplets [Salven] sowie R-auf-T-Phänomen unterscheiden; handelt es sich um **Ersatzsystolen** bei Ausfall des Sinusknotens, unterscheidet man **junktionale Extrasystolen** [schmaler QRS-Komplex] und **idioventrikuläre Extrasystolen** [breiter QRS-Komplex]; zur Einschätzung der Bedeutung dieser Extrasystolen wurde die **Klassifikation nach Lown und Wolf** verwendet; sie weist aber erhebliche Nachteile auf und wird heute von den meisten Kardiologen abgelehnt

Ex|tra|u|te|rin|gra|vi|di|tät *f*: *Syn*: *ektopische Schwangerschaft, Extrauterinschwangerschaft, Graviditas extrauterina, Parakyese, ektopische/extrauterine Gravidität*; Einnistung der Frucht außerhalb der Gebärmutter; die mit Abstand häufigste Form ist die **Tubenschwangerschaft** [95–98 %], gefolgt von **Eierstockschwangerschaft** und **Bauchhöhlenschwangerschaft**; seltene Formen sind **Zervikalgravidität** [Einnistung im Zervikalkanal], **intramurale Gravidität** [Einnistung in der Tiefe des Myometriums] und **heterotope Schwangerschaft**

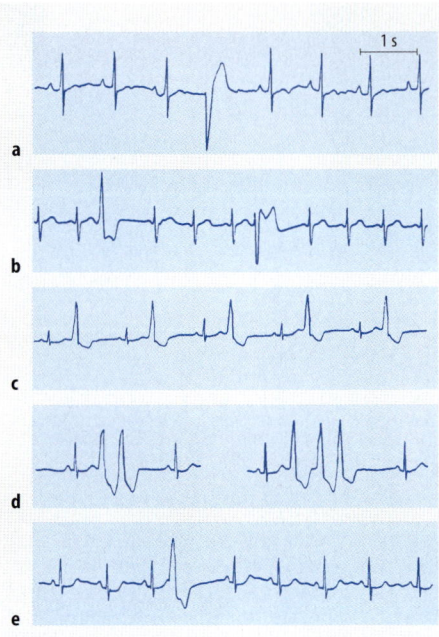

Abb. E49. Ventrikuläre Extrasystole. a ventrikuläre Extrasystole, **b** polytope ventrikuläre Extrasystole, **c** Bigeminus, **d** Paar und Triplet **e** R-auf-T-Phänomen

[Zwillingsschwangerschaft mit gleichzeitiger intra- und extrauteriner Einnistung]; die **Klinik** ist variabel; die meisten Extrauterinschwangerschaften gehen frühzeitig zu Grunde und bleiben klinisch stumm, es kann aber auch zur Ausbildung eines akuten Abdomens kommen; **Diagnostik**: Anamnese [Ausbleiben der normalen Monatsblutung; Schmierblutungen in der 2.–4. Woche], Schwangerschaftstest, Ultraschalluntersuchung, Laparoskopie, Douglas-Punktion; die **Therapie** hängt vom Entwicklungsstadium und der Art der ektopischen Schwangerschaft ab; in der Frühphase kann die Frucht laparoskopisch abgesaugt oder zusammen mit Teilen des Eileiters entfernt werden [Eileiterschwangerschaft]; bei fortgeschrittener Eileiterschwangerschaft und Bauchhöhlenschwangerschaft ist meist eine Eröffnung der Bauchhöhle [Laparotomie] indiziert

Ex|tre|mi|tä|ten|ab|lei|tung *f*: EKG-Ableitung von den Extremitäten nach Einthoven oder Goldberger; *s.a. Essay Elektrokardiogramm S. 317*

E-Zellen *pl*: → *Lupus erythematodes-Zellen*

Eze|ti|mib *nt*: hemmt selektiv die intestinale Resorption von Cholesterin und verwandten Phytosterinen aus der Nahrung; damit kommt es reaktiv zu einer Zunahme der Cholesterinbiosynthese; senkt den LDL-Cholesterin um maximal 20 %, die Triglyceridspiegel um 8 %; **Anw.**: Hypertriglyzeridämie als Monotherapie oder zusammen mit CSE-Hemmern [z.B. Lovastatin, Simvastatin, Pravastatin, Atorvastatin]; **Dosierung**: 1 × 10 mg tgl. p.o.; **NW**: Kopfschmerzen, Diarrhoe; *s.a. Essay Fettstoffwechselstörungen S. 403*

F

Faber-Anämie *f*: *Syn:* Chloranämie; *s.u. Eisenmangelanämie*

FAB-Klassifikation *f*: Einteilung der akuten Leukämien nach den Vorschlägen einer Französisch-Amerikanisch-Britischen Arbeitsgruppe; *s.u. Essay Akute Leukämien S. 889*

FAB-Klassifizierung *f*: *s.u. myeloische Leukämie*

Fabry-Syndrom *nt*: *Syn:* Morbus Fabry, hereditäre Thesaurismose Ruiter-Pompen-Weyers, Ruiter-Pompen-Weyers-Syndrom, Thesaurismosis hereditaria lipoidica, Angiokeratoma universale, Angiokeratoma corporis diffusum; X-chromosomal vererbte Sphingolipidose durch einen Mangel an α-Galaktosidase] mit multiplen Angiokeratomen und Befall innerer Organe [Nieren, Herz-Kreislaufsystem], der Augen [Katarakt] und des Zentralnervensystems [epileptische Anfälle, psychotische Episoden, Schmerzzustände]; der Befall der Niere führt meist zu terminaler Niereninsuffizienz; **Therapie**: Dauersubstitution der α-Galaktosidase; **Prognose**: selbst bei Enzymsubstitution meist tödlicher Verlauf zwischen dem 30. und 50. Lebensjahr

FAB-Schema *nt*: zur Behandlung des metastasierenden Magenkarzinoms verwendetes Schema aus 5-Fluorouracil*, Adriamycin [Doxorubicin*] und BCNU [Carmustin*]

face lift *m/nt*: → *Face-Lifting*

Face-Lifting *nt*: *Syn:* Rhytidektomie, face lift; operative Straffung der Gesichtshaut zur Glättung von Falten, Doppelkinn u.ä.; ästhetisch-plastische Eingriffe umfassen heute mehr als nur eine einfache Hautstraffung; das Lifting kann z.B. mehrschichtig erfolgen [composite face lift], spezifische Problemgebiete behandeln [z.B. Stirnlift] und mit Laseroberflächenbehandlung [resurfacing] kombiniert werden

Facett|ek|to|mie *f*: operative Entfernung des Gelenkfortsatzes eines Wirbels zusammen mit der Gelenkfläche für die Intervertebralgelenke; wird z.B. bei Spondylarthrosis deformans und chronischen Schmerzen im Facettenbereich vorgenommen

Fa|cet|ten|syn|drom *nt*: von den Wirbelgelenkfacetten ausgehende Beschwerden und Schmerzen; *s.a. Essay Degenerative Wirbelsäulenerkrankungen S. 125*

Fä|cher|blatt|baum *m*: → *Ginkgo biloba*

Fä|cher|phä|no|men *nt*: **1.** *s.u. Oppenheim-Zeichen* **2.** *s.u. Chaddock-Zeichen* **3.** *s.u. Gordon-Reflex* **4.** *s.u. Babinski-Reflex*

Fa|cies myopathica *f*: *s.u. Muskeldystrophie, progressive*

Fa|den|pil|ze *pl*: *Syn:* Hyphomycetes, Hyphomyzeten; die hyphenbildenden Pilze werden im deutschen Sprachgebrauch auch als Schimmelpilze bezeichnet; sie können anhand des Vorkommens von Melanin in den Zellwänden in Phaeohyphomyzeten und Hyalohyphomyzeten unterschieden werden; die Gruppe der **Phaeohyphomyzeten** umfasst alle Fadenpilze, deren Zellwände Melanin enthalten, und die daher in mikroskopischen Kulturpräparaten oder histologischen Gewebeschnitten braun bis schwarz gefärbt sind; dementsprechend werden sie auch als **Schwärzepilze** oder **Dematiazeen** bezeichnet; innerhalb dieser Gruppe gibt es Pilze, die in jedem Stadium ihres Lebenszyklus auch zur Bildung von Sprosszellen in der Lage sind, sodass man sie als schwarze Hefen [*engl.* black yeasts] bezeichnet

zur Gruppe der **Hyalohyphomyzeten** gehören dagegen alle Fadenpilze, deren Zellwände kein Melanin enthalten und die daher ungefärbt sind; innerhalb dieser Gruppe werden Pilze, die eine Affinität zu Keratin besitzen und daher Haut, Haare und Nägel befallen, als Dermatophyten abgegrenzt; eine weitere eigene Gruppe bilden die Zygomyzeten, die sich durch ein unseptiertes Myzel auszeichnen und daher auch als niedere oder imperfekte Pilze bezeichnet werden; *s.a. Essay Mykosen S. 1059*

Fa|den|test *m*: *s.u. Essay Gastritis und peptisches Ulkus S. 443*

Fak|tor, atrialer natriuretischer *m*: *Syn:* Atriopeptin, Atriopeptid, atriales natriuretisches Peptid, atriales natriuretisches Hormon; *s.u. natriuretisches Peptid*

Fak|tor, erythropoetischer *m*: → *Erythropoetin*

Fak|tor, Granulozyten-Kolonie-stimulierender *m*: *Syn:* Granulopoetin; Kolonie-stimulierender Faktor, der die Reifung myeloider Vorläuferzellen im Knochenmark, sowie die Proliferation, Differenzierung und Reifung neutrophiler Granulozyten beschleunigt, die Lebensdauer von Neutrophilen verlängert, sowie ihre chemotaktische Aktivität, Superoxidproduktion und Phagozytoseaktivität erhöht; Lenograstim* und Filgrastim* sind rekombinante Formen, die v.a. bei Neutropenien unterschiedlichster Ursache [z.B. Kostman-Syndrom, Knochenmarktransplantation, Chemotherapie] zur schnelleren Regeneration verabreicht werden; *s.a. Essay Tumortherapie S. 1593*

Fak|tor-I-Mangel *m*: *s.u. Diathese, hämorrhagische*

Fak|tor-II-Mangel *m*: *Syn:* Hypoprothrombinämie; *s.u. Diathese, hämorrhagische*

Fak|tor-V-Mangel *m*: *Syn:* Owren-Syndrom, Parahämophilie (A), Hypoproaccelerinämie; *s.u. Diathese, hämorrhagische*

Fak|tor-VII-Mangel *m*: *Syn:* Parahämophilie B, Hypoproconvertinämie, Hypoconvertinämie; *s.u. Diathese, hämorrhagische*

Fak|tor-VIII-Mangel *m*: *Syn:* Hämophilie A; *s.u. Hämophilie*

Fak|tor-IX-Mangel *m*: *Syn:* Hämophilie B, Christmas-Krankheit; *s.u. Hämophilie*

Fak|tor-X-Mangel *m*: *Syn:* Stuart-Prower-Syndrom; *s.u. Diathese, hämorrhagische*

Fak|tor-XII-Mangel *m*: *Syn:* Hageman-Syndrom; *s.u. Diathese, hämorrhagische*

Fak|tor-XIII-Mangel *m*: *s.u. Diathese, hämorrhagische*

Falciparum-Malaria *f*: *Syn:* Malaria tropica; *s.u. Malaria*

Fall|hand *f*: *Syn:* Kusshand; Herabhängen der Hand bei oberer oder mittlerer Radialislähmung* durch eine Schwäche der Extensoren

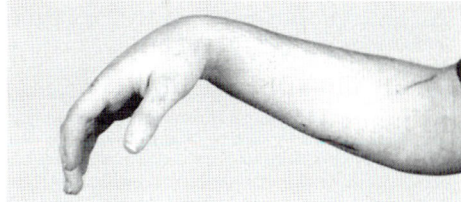

Abb. F1. Fallhand

Fal|lo|pos|ko|pie *f*: → *Salpingoskopie 1.*

Fallot-Tetralogie *f*: *Syn:* Fallot-Tetrade; angeborener Herzfehler [8 % aller Herzfehler] mit [subvalvulärer, valvulärer, supravalvulärer] Pulmonalstenose, hochsitzendem Ventrikelseptumdefekt, überreitender Aorta und Hypertrophie des rechten Ventrikels; fehlt die überreitende Aorta, liegt eine Fallot-Trilogie vor; die Ausprägung der verschiedenen Anomalien ist variabel, die Pulmonalstenose ist aber der hämodynamisch wichtigste Faktor, da sie die Lungendurchblutung und indirekt die Hypertrophie des rechten Ventrikels und die Größe des Rechts-Links-Shunt bestimmt; assoziierte Fehlbildungen sind Vorhofseptumdefekt [Fallot-Pentalogie], Aplasie der Pulmonalklappe und rechter Aortenbogen

Klinik: bereits in den ersten Wochen oder Monaten tritt Zyanose auf [blue baby]; häufig kommt es zu hypoxämischen Anfällen beim Übergang von Ruhe zu Aktivität; so kommt es nach dem Schlafen beim Stillen zu einem plötzlichen

F

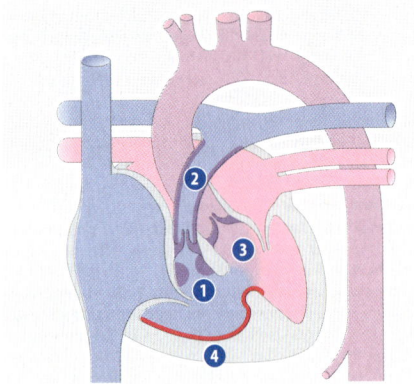

Abb. F2. Fallot-Tetralogie. Pulmonalstenose [1], überreitende Aorta [2], hochsitzender Ventrikelseptumdefekt [3] und Hypertrophie des rechten Ventrikels [4]

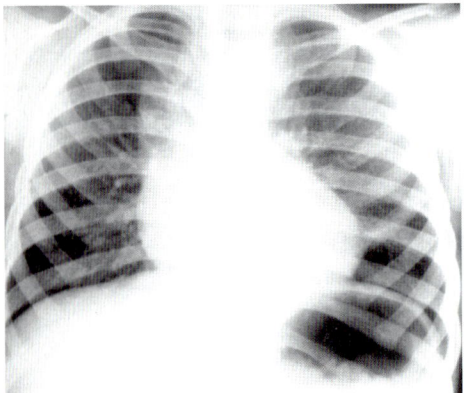

Abb. F3. Fallot-Tetralogie. Holzschuhherz bei Fallot-Tetralogie mit rechtem Aortenbogen

Bewusstseinsverlust mit Hautblässe und u.U. Krampfanfall; es kommt zu Gedeihstörung, Trinkschwäche, Entwicklungsstörungen, Trommelschlegelfingern und Uhrglasnägeln; **Diagnose**: raues Systolikum über dem 2. und 3. Interkostalraum parasternal links; Zeichen der rechtsventrikulären Hypertrophie im EKG, Echokardiografie, Herzkatheter, Angiografie, Thoraxröntgen [**Holzschuhherz**]; **Therapie**: Betablocker [Propranolol, Atenolol] zur Vermeidung der hypoxämischen Anfälle; die operative Korrektur bei azyanotischer Form [**pink Fallot**] wird nach dem Ende des ersten Lebensjahres vorgenommen, bei zyanotischen Formen sobald ein Gewicht von 4000–5000 g erreicht ist; die Operation strebt den Verschluss des Ventrikelseptumdefektes [durch einen Perikardflicken vom rechten Vorhof aus] und die Beseitigung der Pulmonalstenose an [evtl. nur Kommissurotomie der eingeengten Klappe, meist ist aber eine Vergrößerung des Klappenrings nötig; die entstehende Pulmonalinsuffizienz wird gut toleriert]; die Letalität der Operation liegt im Bereich von 2–5 %; die Lebenserwartung nach erfolgreicher Korrektur ist gut; Rezidiveingriffe sind relativ selten nötig

Falsch|ge|lenk *nt*: → *Pseudarthrose*

Falt|lin|se *f*: *s.u. Essay Katarakt S. 783*

Fam|ci|clo|vir *nt*: Virostatikum; Prodrug von Penciclovir; wirkt gegen Varizella-Zoster-Virus, Herpes-simplex-Virus Typ 1 und Typ 2 und Epstein-Barr-Virus; **Anw.**: Frühbehandlung des akuten Herpes zoster, Varicella-Zoster-Virus-Infekti-

onen; **Dosierung**: Herpes zoster 3 × 250 mg p.o. für 7 Tage; Herpes genitalis bei Erstmanifestation 3 × 250 mg p.o. für 5 Tage, bei Rezidiv halbe Dosierung für 5 Tage; **NW**: Kopfschmerzen, Übelkeit und Diarrhoe; **Kontraind.**: Schwangerschaft und Stillzeit

Fa|mo|ti|din *nt*: H$_2$-Antihistaminikum; wesentlich stärker wirksam als Cimetidin*; **Anw.**: Ulkustherapie, Refluxösophagitis, Gastritis, Zollinger-Ellison-Syndrom; **NW**: Verstopfung, Durchfälle, Übelkeit, Erbrechen, Kopfschmerzen, Haarausfall

Fanconi-Anämie *f*: **Syn**: *konstitutionelle infantile Panmyelopathie, Fanconi-Panmyelopathie, Fanconi-Syndrom*; vererbte Blutbildungsstörung, die alle Zellreihen des Knochenmarks betrifft, d.h., es kommt zu Anämie, Granulozytopenie und Thrombozytopenie; zusätzlich treten Missbildungen [Mikrozephalie, Hypogenitalismus, Hypo- oder Aplasie von Unterarm- oder Handknochen] auf; eine Knochenmarktransplantation kann die Panmyelopathie heilen, die meisten Patienten versterben aber an den Missbildungen innerer Organe vor Erreichen des Erwachsenenalters oder den häufigen Malignomen [z.B. Leukämie]; *s.a. aplastische Anämie*

Fanconi-Prader-Syndrom *nt*: → *Adrenoleukodystrophie*

Fanconi-Schlesinger-Syndrom *nt*: **Syn**: *chronische idiopathische Hyperkalzämie, Schlesinger-Syndrom*; *s.u. Hyperkalzämie*

Fan|go *m*: Mineralschlamm aus heißen, vulkanischen Quellen, der u.a. für kalte und warme Bäder und Packungen verwendet wird; hat eine antirheumatische, antineuralgische und antiphlogistische Potenz

Farb-Doppler-Echokardiografie *f*: **Syn**: *farbkodierte Doppler-Echokardiografie*; *s.u. Doppler-Echokardiografie*

Farb-Duplex-Sonografie *f*: → *farbkodierte Duplexsonografie*

Fär|be|in|dex *m*: **Syn**: *Hämoglobinquotient*; aus Hämoglobin und Erythrozytenzahl bestimmter Quotient; heute ersetzt durch Färbekoeffizient*

Fär|ber|gins|ter *m*: **Syn**: *Farbkraut, Genista tinctoria*; Halbstrauch aus der Familie der Schmetterlingsblütler [Fabaceae]; verwendet werden die während der Blütezeit gesammelten und getrockneten oberirdischen Pflanzenteile [**Färberginsterkraut**, Genistae tinctoriae herba]; sie enthalten Alkaloide vom Spartein-Typ und Flavonoide; **Anw.**: traditionell als Diuretikum und zur Behandlung und Vorbeugung von Nierensteinen; auch als Laxans, bei Gicht und rheumatischen Beschwerden

Fär|ber|kraut|wur|zel *f*: **Syn**: *Alkannawurzel, Alkannae radix*; *s.u. Alkanna (tinctoria)*

Fär|ber|rö|te *f*: → *Krapp*

Farb|kraut *nt*: → *Färberginster*

Farb|stoff|ver|dün|nungs|me|tho|de *f*: **Syn**: *Farbstoffverdünnungstechnik*; Methode zur Bestimmung von Blutvolumina, z.B. Herzzeitvolumen; **Prinzip**: ein wasserlöslicher Farbstoff wird an einer Stelle des Kreislaufs injiziert und nach einer bestimmten Zeit wird an derselben oder einer anderen Stelle eine Blutprobe entnommen; die in ihr gemessene Konzentration erlaubt Rückschlüsse auf verschiedene Volumina

Farb|szin|ti|gra|fie, -gra|phie *f*: Szintigrafie, bei der die Impulsraten des Szintigramms in Farbtöne umgewandelt werden; da das menschliche Auge nur 16–20 Grautöne, aber wesentlich mehr Farben unterscheiden kann, können die gewonnenen Szintigramme subjektiv besser beurteilt werden

Far|farae flos *m*: **Syn**: *Huflattichblüten*; *s.u. Huflattich*

Far|farae folium *nt*: **Syn**: *Huflattichblätter*; *s.u. Huflattich*

Far|mer|lun|ge *f*: **Syn**: *Drescherkrankheit, Dreschfieber*; exogenallergische Alveolitis durch Inhalation von Pilzsporen von Thermoaktinomyzeten [Aktinomyzeten, die ein Wachstumsoptimum im Bereich von 45–60 °C haben] in Heu oder Stroh; *s.a. Essay Lungen- und Atemwegserkrankungen durch Arbeit und Umwelt S. 1265*

Farn|kraut|phä|no|men *nt*: **Syn**: *Arborisationsphänomen, Farntest*; charakteristische Form des getrockneten Zervixschleims; am stärksten ausgeprägt kurz vor der Ovulation; wird zur Zyklusdiagnostik verwendet

Farnsworth-Munsell-Test *m*: Test zur Untersuchung des Blau-Gelb-Sehens, bei dem der Proband verschiedenfarbige Scheibchen nach dem Prinzip der größtmöglichen Ähnlichkeit ordnet

Farn|wur|zel f: Wurzel von Wurmfarn*

Fas|ci|i|tis, eosinophile f: Syn: *Shulman-Syndrom*; seltene, v.a. Männer befallende zirkumskripte Sklerodermie* der Extremitäten mit diffuser Schwellung, Einschränkung der Gelenkbeweglichkeit, Vermehrung der Eosinophilen im peripheren Blut und [häufig] Karpaltunnelsyndrom; nach monate- oder jahrelangem Verlauf Defektheilung mit Kontrakturen

Fas|ci|i|tis plantaris f: → *Morbus Ledderhose*

Fas|ci|o|la f: Gattung der Saugwürmer; **Fasciola gigantea** und **Fasciola hepatica** [großer Leberegel] sind blutsaugende Parasiten der Gallengänge, die bis zu 40 mm lang und 13 mm breit werden können; i.d.R. kommt es zur Entwicklung einer Gallengangsobstruktion [evtl. Ikterus] und schmerzhafter Hepatomegalie mit rechtsseitigen Oberbauchbeschwerden, Fieber, Aszites- und Ödembildung sowie Verdauungsstörungen, Leukozytose und Anämie; **Diagnose:** Nachweis der Eier in Stuhl und Gallensaft, Serologie; **Therapie:** Triclabendazol*; *s.u. Essay Helminthosen S. 553*

Fas|ci|o|lop|sis buski f: Syn: *Riesendarmegel, großer Darmegel*; v.a. in Südostasien vorkommender Erreger der **Fasciolopsiasis**, einer tropischen Durchfallerkrankung; eigentlich ein Parasit des Schweins; der Mensch infiziert sich durch Aufnahme der infektiösen Larven beim Verzehr verschiedener Arten von Frischwasserpflanzen; schwere Infektionen können mit starker Diarrhoe, Anämie, Vitamin B_{12}-Mangel, Ödemen und Aszitesbildung einhergehen; auch Todesfälle wurden beschrieben; **Diagnose:** Nachweis der Eier im Stuhl; **Therapie:** Praziquantel*; *s.u. Essay Helminthosen S. 553*

Fast-Fourier-Transformation f: *s.u. Essay Elektrokardiogramm S. 317*

Fas|zi|ek|to|mie f: Syn: *Faszienentfernung, Faszienexzision, Faszienresektion*; operative Entfernung einer Faszie

Fas|zi|en|naht f: *s.u. Essay Nahttechnik und Nahtmaterial S. 1085*

Fas|zi|en|re|sek|ti|on f: → *Fasziektomie*

Fas|zi|en|spal|tung f: → *Fasziotomie*

Fas|zi|i|tis, nekrotisierende f: Syn: *Streptokokkengangrän*; seltene, perakute Faszienentzündung mit Nekrose, toxischen Systemzeichen und hoher Letalität; wird meist durch Streptokokken [Killerkokken der Laienpresse] verursacht; tritt i. d.R. nach Minimaltrauma mit foudroyant verlaufender nekrotisierender Erysipelphlegmone [ähnelt einer Verbrennung III. Grades] auf; es kommt zu rasch in die Tiefe voranschreitender Nekrose, die innerhalb einiger Tage zu Sepsis und toxischem Schock mit Multiorganversagen führt; eine Sonderform ist die **Fournier-Gangrän**, die fibrige nekrotische Gangrän des Skrotums; die **synergistische nekrotisierende Fasziitis** ist eine klinisch nicht von der nekrotisierenden Fasziitis unterscheidbare Mischinfektion durch Streptokokken und gramnegative Keimen [Escherichia coli, Klebsiella, Proteus]; **Therapie:** hoch dosierte Antibiotika [Clindamycin*, evtl. kombiniert mit Cefuroxim* und Quinolonen], chirurgische Abtragung der nekrotischen Gewebe

Fas|zi|i|tis, noduläre f: gutartige, knotige Läsion der tiefen Faszien, Muskulatur und evtl. der Subkutis, die wegen des raschen Wachstums als Pseudosarkom bezeichnet wird; die eigentliche noduläre Fasziitis tritt v.a. an der oberen Extremität junger Erwachsener auf, die **proliferative Fasziitis** dagegen bei älteren Patienten; es gibt auch noch Sonderformen, wie z.B. die **kraniale Fasziitis** [am Kopf von Kindern; führt zu Knochendefekten], **parosteale**, **ossifizierende** und **intravaskuläre Fasziitis**, die alle bevorzugt Kinder und junge Erwachsene betreffen; meist kommt es zum Stillstand des Wachstums bei Erreichen einer gewissen Größe [mehrere Zentimeter], selten auch zu Spontanregression; **DD:** Sarkome; **Therapie:** Exzision

Fas|zi|or|rha|phie f: Syn: *Fasziennaht*; Naht einer Faszie nach operativer oder traumatischer Eröffnung; *s.u. Essay Nahttechnik und Nahtmaterial S. 1085*

Fas|zi|o|to|mie f: Syn: *Faszienschnitt, Faszienspaltung*; operative Spaltung einer Faszie; *s.a. Kompartmentsyndrom*

Fatty streaks pl: *s.u. Arteriosklerose*

Faul|baum m: Syn: *Gelbholz, Pulverholz, Rhamnus frangula, Frangula alnus*; Strauch aus der Familie der Kreuzdorngewächse [Rhamnaceae]; verwendet wird die gelagerte oder künstlich gealterte **Faulbaumrinde** [Frangulae cortex], die 1,8-Dihydroxyanthracenderivate [z.B. Glucofrangulin, Frangulin] und Aglykone enthält; wirkt als osmotisches Abführmittel; **Anw.:** Obstipation; traditionell bei Hämorrhoiden, Gallenkoliken und Wurmbefall; selten auch als Abortivum; in der Homöopathie Verwendung bei Diarrhoe

Faust|re|gel von Stein und Levine f: *s.u. Ruhestoffwechsel*

Fa|vus m, pl -vi: Syn: *Erbgrind, Flechtengrind, Kopfgrind, Pilzgrind, Tinea favosa, Tinea capitis favosa, Dermatomycosis favosa*; Pilzerkrankung durch Trichophyton schoenleinii; typisch sind die Bildung von schildförmigen Schuppen [Scutula] und ein penetranter, an Mäuseurin erinnernder Geruch; evtl. Abheilung mit **Favusalopezie**; kommt v.a. unter schlechten hygienischen und sozioökonomischen Verhältnissen vor, und die Ansteckung erfolgt oft innerhalb der Familie [deshalb auch Erbgrind genannt]; **Therapie:** Itraconazol*, Fluconazol* oder Terbinafin* intern, Breitbandantibiotika intern oder extern [Clotrimazol*, Ketoconazol*, Miconazol*]; *s.a. Essay Mykosen S. 1059*

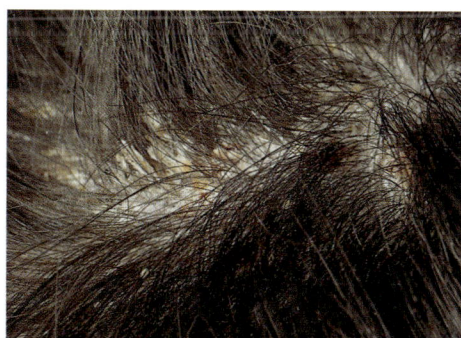

Abb. F4. Favus. Typische Favusskutula

Fa|zi|a|lis|kon|trak|tur f: Kontraktur der vom Nervus facialis versorgten mimischen Muskeln bei unvollständiger Restitution nach Fazialislähmung; **Klinik:** die Lidspalte ist verengt, der Mundwinkel etwas nach oben gezogen; typisch sind pathologische Mitbewegungen, z.B. Verengung der Lidspalte bei Mundbewegung; die Mitbewegungen können Ausdruck einer Fehlregeneration oder der Bildung von Ephapsen sein

Fa|zi|a|lis|pa|re|se f: Syn: *Fazialislähmung, Gesichtslähmung, Fazioplegie, Prosopoplegie*; bei der **peripheren Fazialisparese** sind alle versorgten Gesichtsmuskeln, also auch der Stirnmuskeln, einseitig- oder beidseitig gelähmt; allerdings ist die Lähmung nicht immer vollständig, was die Abgrenzung von einer zentralen Fazialisparese erschwert; die Gesichtslähmung führt zu kosmetischer Entstellung, Hasenauge [Lagophthalmus], Schwierigkeiten beim Sprechen und Kauen; bei doppelseitiger Lähmung ist das Gesicht ausdruckslos [Diplegia facialis]; die Begleitsymptome hängen von der Lokalisation der Nervenstörung ab; Schädigung vor dem Ganglion geniculi verursacht einen Ausfall aller Fasern mit Beeinträchtigung der Tränen- und Speichelsekretion, Hyperakusis durch Lähmung des Nervus stapedius und Geschmackslähmung der vorderen 2/3 der Zunge

bei den meisten Fällen ist keine Ursache zu ermitteln [idiopathische oder entzündliche Fazialisparese]; andere Ursachen sind lymphozytäre Meningitis [v.a. Borrelien], Schädelbasisbrüche, Mastoiditis, Otitis media sowie Entzündungen oder Tumoren der Schädelbasis; **Diagnose:** Anamnese, körperlicher Befund; Elektroneurografie; **Therapie:** meist abwartend, da 75 % der idiopathischen und traumatischen Formen spontan ohne Defekt ausheilen, 20 % hinterlassen einen Defekt, 5 % bleiben gelähmt; Innervationsübungen vor dem Spiegel erhöht die Rate der Ausheilung; bei bleibender Lähmung kann eine Anastomose zwischen dem Nervus hypoglossus und dem peripheren Fazialisstumpf angelegt werden; bevorzugt wird aber eine Nervennaht [bei Trauma] oder -transplantation; z.T. wird auch eine **cross-face-Plastik** empfohlen; dabei nimmt man ein Transplantat aus dem Nervus suralis und verbindet mit ihm Fazialisfasern der gesunden Seite mit Fasern der gelähmten Seite

eine zentrale Lähmung der Gesichtsmuskeln wurde früher als **zentrale Fazialisparese** bezeichnet; der Begriff sollte aber nicht mehr verwendet werden, da der Nerv intakt ist; von vielen Autoren wird deshalb der Terminus **zentrale faziale Parese** bevorzugt; im Gegensatz zur peripheren Fazialisparese kann die Stirn gerunzelt werden, weil die zentralen Fasern zur Innervation der Stirnmuskeln nur z.T. auf die andere Seite kreuzen und z.T. ungekreuzt zum gleichseitigen Fazialiskern ziehen

Falzilolplelgie f: → *Fazialisparese*

FDH-Syndrom nt: **Syn:** *fokale dermale Hypoplasie, Goltz-Gorlin-Syndrom, kongenitale ektodermale und mesodermale Dysplasie*; *s.u. Ektodermaldysplasie-Syndrome*

Felbris aphthosa f: → *Maul- und Klauenseuche*

Felbris mediterranea/melitensis f: → *Mittelmeerfieber*

Felbris rheumatica f: → *Fieber, rheumatisches*

Felbulprol nt: **Syn:** *1-Butoxy-3-phenoxy-2-propanol*; Choleretikum; **Anw.:** Förderung des Gallenflusses; **Dosierung:** 300–600 mg/d p.o.; **NW:** Diarrhoe

Fehllgelburt f: → *Abort*

Fehllhalltung, skoliotische f: *s.u. Skoliose*

Fehllinltulbaltilon f: *s.u. Essay Verfahren zur Sicherung der Atemwege S. 759*

Fehr-Syndrom nt: **Syn:** *fleckige Hornhautdystrophie*; *s.u. Hornhautdystrophie*

Feilge f: **Syn:** *Essfeige, echter Feigenbaum, Ficus carica*; Baum aus der Familie der Maulbeergewächse [Moraceae]; verwendet werden die reifen, getrockneten Feigen [*Caricae fructus*]; sie enthalten das proteolytische Enzym **Ficin**, Invertzucker [50–70 %], Pektin, organische Säuren und Mineralstoffe; **Anw.:** Abführmittel [alleine oder zusammen mit Manna, Sennesblättern, Rizinusöl]

Feiglwarlze f: **Syn:** *Feuchtwarze, spitzes Kondylom, Papilloma acuminatum/venereum, Condyloma acuminatum*; v.a. durch Geschlechtsverkehr übertragene Viruserkrankung mit Ausbildung spitzer, warzenartiger Papillome im Genitalbereich, v.a. Frenulum, inneres Präputialblatt und Sulcus coronarius beim Mann und hintere Kommissur und kleine Schamlippen bei der Frau; **DD:** Condyloma latum, Condyloma planum; **Therapie:** Podophyllinlösung; chirurgische Abtragung oder Lasertherapie haben Rezidivraten von 30–70 %; 20–30 % der Fälle heilen spontan ab; *s.a. Essay Neubildungen von Vulva und Vagina S. 1685, Essay Geschlechtskrankheiten – Genitale Kontaktinfektionen S. 475*

Feinlnaldellchollanlgilolgralfie, -gralphie f: Cholangiografie mit transhepatischer Injektion von Kontrastmittel mittels einer dünnen Hohlnadel; erfolgt meist unter Ultraschall- oder CT-Kontrolle

Feldlfielber nnt: → *Leptospirosis grippotyphosa*

Feldlminlze f: **Syn:** *Ackerminze*; *s.u. japanisches Pfefferminzöl*

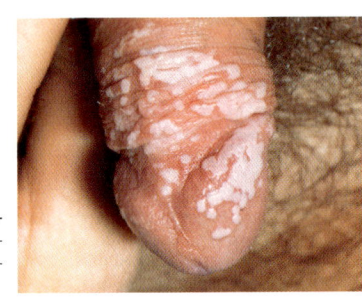

Abb. F5. Feigwarze. Darstellung durch Essigsäureprobe

Feldlmohn m: → *Klatschmohn*

Feldlthylmilan m: → *Quendel*

Fellilnolse f: → *Katzenkratzkrankheit*

Fellsenlbeinlfrakltur f: **Syn:** *laterobasale Schädelbasisfraktur*; die Bruchlinie kann quer [**Felsenbeinquerfraktur**] oder längs [**Felsenbeinlängsfraktur**] verlaufen; kombinierte **Längs-Querfrakturen** sind sehr selten; bei beiden Frakturen kann es zur Zerreißung der Dura mater und damit zum Liquorabfluss aus dem Ohr [**Felsenbeinlängsfraktur**] oder der Nase [**Felsenbeinquerfraktur**] kommen; daneben besteht die Gefahr einer aufsteigenden Infektion, die noch nach Jahren zu Meningitis, Meningoenzephalitis oder Hirnabszess führen kann; *s.a. Essay Fraktur, Luxation, Distorsion S. 423*

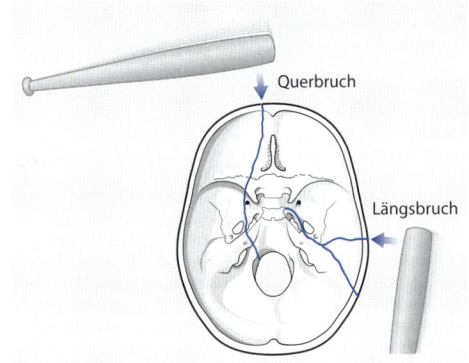

Abb. F6. Felsenbeinfraktur. Felsenbeinfrakturen

Fellsenlbeinllängslfrakltur f: entsteht bei Krafteinwirkung von der Seite; die Frakturlinie verläuft i.d.R. von Schläfenbeinschuppe oder Warzenfortsatz durch das Dach der Paukenhöhle und entlang der Vorderkante des Felsenbeins [**paralabyrinthäre Fraktur**]; **extratympanale Längsfrakturen** sind selten; **Klinik:** Blutung aus dem äußeren Gehörgang, Liquorrhoe

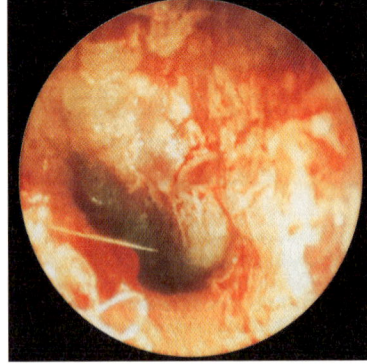

Abb. F7. Felsenbeinlängsfraktur. Felsenbeinlängsfraktur links: Otoskopischer Befund [links] und Schema des Frakturverlaufes

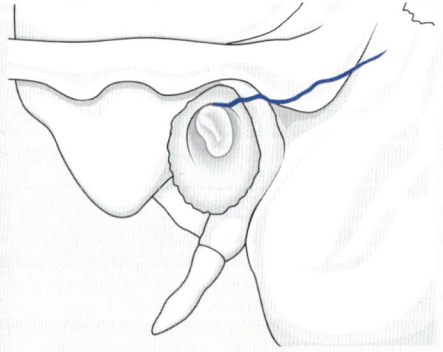

bei Durazerreißung, Schallleitungsschwerhörigkeit [Weber-Versuch: Lateralisation zur kranken Seite], evtl. Spontannystagmus; periphere Fazialisparese [20 %; primäre Lähmung beruht i.d.R. auf einer direkten Nervenschädigung und hat eine schlechte Prognose; sekundäre Lähmung einige Tage nach dem Unfall ist meist durch Ödem oder Hämatom verursacht und hat eine gute Prognose]; **Diagnose:** Anamnese, Befund, Röntgen, CT, MRT; **Therapie:** sterile Abdeckung, Bettruhe, Antibiotikaprophylaxe; bei anhaltendem Liquorfluss, massiver Blutung, Fazialiskompression oder -schädigung, Fragmentverschiebung operative Behandlung; *s.a. Essay Fraktur, Luxation, Distorsion S. 423*

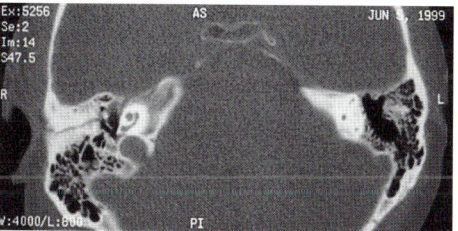

Abb. F8. Felsenbeinlängsfraktur. Felsenbeinlängsfraktur rechts im CT

Fel|sen|bein|quer|frak|tur *f:* durch Krafteinwirkung auf Stirn oder Hinterhaupt verursacht; die Frakturlinie verläuft entweder in Labyrinthhöhe [**translabyrinthäre Fraktur, äußere Querfraktur**] oder in Höhe des inneren Gehörganges [**innere Querfraktur**]; **Klinik:** Hämotympanum, aber keine Blutung aus dem Gehörgang; Liquorrhoe aus der Nase bei Durazerreißung, i.d.R. irreversibler Labyrinthausfall mit Taubheit [Weber-Versuch: Lateralisation in das gesunde Ohr], Spontannystagmus zur Gegenseite, Schwindel, Übelkeit, periphere Fazialisparese [50 %, meist primäre Schädigung]; **Diagnose:** Anamnese, Befund, Röntgen, CT, MRT; **Therapie:** Bettruhe, Antibiotikaprophylaxe; operative Intervention bei anhaltendem Liquorfluss, kraniellen Komplikationen [Abszess, Blutung]; *s.a. Essay Fraktur, Luxation, Distorsion S. 423*

Fel|sen|ge|birgs|fie|ber *nt:* → *Rocky Mountain spotted fever*

Felty-Syndrom *nt:* Sonderform der rheumatoiden Arthritis* im Erwachsenenalter; **klinisch** findet man Polyarthritis, Splenomegalie, Leukopenie, Thrombopenie, erhöhte Infektanfälligkeit, Lymphknotenschwellung und Hepatomegalie; **Thera-**

pie: Splenektomie soll das Krankheitsbild bessern; *s.a. Essay Rheumatoide Arthritis S. 83*

female genital mutilation *nt: s.u. Klitoridektomie*

Fe|mo|ral|her|nie *f:* → *Schenkelhernie*

Fe|mur|frak|tur *f:* **Syn:** *Oberschenkelbruch, Oberschenkelfraktur, Fractura femoris;* Bruch des Oberschenkelknochens; je nach Lokalisation unterscheidet man **distale Femurfraktur** [im unteren Oberschenkel], **proximale/hüftgelenksnahe Femurfraktur** [in der Nähe des Hüftgelenks], **Oberschenkelschaftfraktur** [Femurschaftfraktur] und **Schenkelhalsfraktur** [Femurhalsfraktur]; *s.a. Essay Fraktur, Luxation, Distorsion S. 423*

distale Femurfraktur: entsteht entweder durch massive Gewalteinwirkung bei Unfällen und ist dann von Weichteilverletzungen begleitet, oder es handelt sich um eine einfache Fraktur älterer Patienten mit Osteoporose; in beiden Fällen wird das distale Fragment durch den Musculus gastrocnemius nach dorsal gezogen; nach dem Verlauf der Bruchlinie kann man noch **suprakondyläre** und **diakondyläre Frakturen** unterscheiden; die **Therapie** hängt von der Schwere der Fraktur und der Frage der Gelenkbeteiligung ab; gelenknahe Frakturen und diakondyläre Frakturen mit Gelenkbeteiligung verlangen eine genaue anatomische Reposition und Fixierung [z.B. mit Platte und dynamischer Kondylenschraube]; zur Vermeidung einer Einsteifung des Kniegelenkes und eine prolongierte Immobilisation, muss frühfunktionell nachbehandelt werden

hüftgelenksnahe Femurfraktur: → *proximale Femurfraktur*

pertrochantäre Femurfraktur: **Syn:** *pertrochantäre Oberschenkelfraktur; s.u. proximale Femurfraktur*

proximale Femurfraktur: **Syn:** *hüftgelenksnahe Femurfraktur, proximale Oberschenkelfraktur;* typische Frakturen älterer Patienten und machen ca. 35–40 % aller Femurfrakturen aus; man unterteilt sie in **pertrochantäre** und **subtrochantäre Femurfrakturen;** **klinisch** finden sich die gleichen Symptome wie bei der Schenkelhalsfraktur* [Beinverkürzung, Außenrotation, Stauchungsschmerz, Schmerzen in der Leiste]; **Therapie:** i.d.R. geschlossene Reposition im Extensionstisch und gedeckte Insertion einer **dynamischen Hüftschraube** oder eines **proximalen Femurnagels,** *s.a. Abb. F10, Abb. F11*

subtrochantäre Femurfraktur: **Syn:** *subtrochantäre Oberschenkelfraktur; s.u. proximale Femurfraktur*

Fe|mur|hals|frak|tur *f:* → *Schenkelhalsfraktur*

Fe|mur|kopf|ne|kro|se, avaskuläre *f:* **Syn:** *ischämische Femurkopfnekrose, idiopathische Hüftkopfnekrose des Erwachsenen;* einseitig oder beidseitig [50 %] auftretende meist Männer zwi-

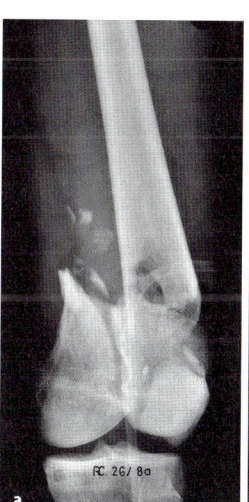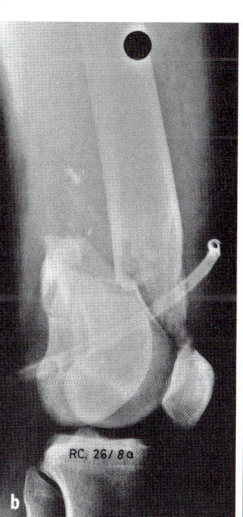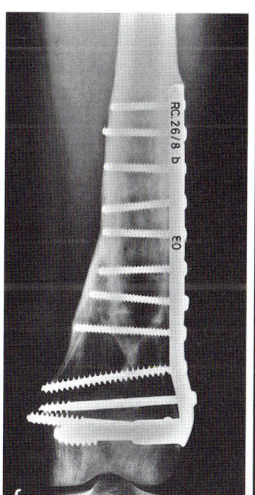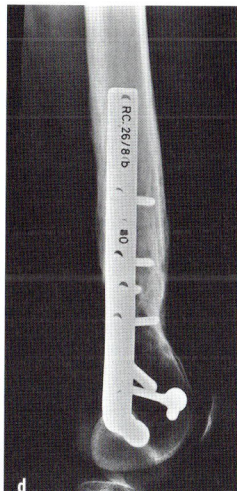

Abb. F9. Distale Femurfraktur. Distale intraartikuläre Femurfraktur: Stabile Osteosynthese mit Platte und dynamischer Kondylenschraube [DCS]

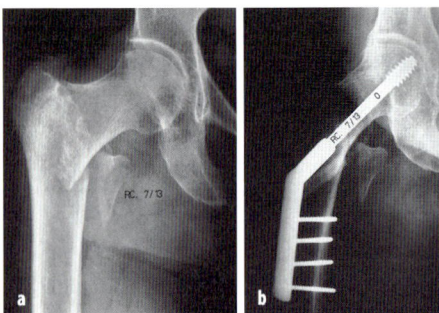

Abb. F10. Proximale Femurfraktur. a Pertrochantäre Fraktur mit Abriss des Trochanter minor, **b** operative Behandlung mit dynamischer Hüftschraube [DHS]

schen 20 und 50 Jahren betreffende aseptische Knochennekrose des Hüftkopfes; als Ursache kommen Strahlentherapie, Cortison-, Zytostatikabehandlung, Schenkelhalsfraktur, Caisson-Krankheit und Fettstoffwechselstörungen in Frage; **Klinik**: schleichender Beginn mit Leistenschmerzen und Einschränkung der Beweglichkeit, später Kontrakturen und Beinverkürzung; **Diagnose**: Röntgen, CT, MRT; **Therapie**: Totalendoprothese; selten Umstellungsosteotomie mit Spongiosaunterfütterung; *s.u. Essay Knochennekrosen S. 811*

Fe|mur|na|gel, proximaler *m*: Implantat zur Behandlung pertrochantärer Femurfrakturen, das Scherkräfte in Kompressionskräfte umwandelt; *s.a. Osteosynthese, Essay Fraktur, Luxation, Distorsion S. 423*

Fe|mur|schaft|frak|tur *f*: → *Oberschenkelschaftfraktur*

Fen|bu|fen *nt*: *Syn*: *4-(4-Biphenylylcarbonyl)-4-oxobuttersäure*; nicht-steroidales Antiphlogistikum; Analgetikum; Antirheumatikum; Antipyretikum; **Anw.**: akute und chronische Arthritiden, rheumatoide Arthritis, Spondylitis ankylosans, entzündlich-rheumatische Wirbelsäulenleiden, Arthrose, Spondylarthrose, Weichteilrheumatismus, akuter Gichtanfall; **Dosierung**: 600–900 mg/d p.o. verteilt auf 2–3 Einzeldosen; **NW**: Völlegefühl, Übelkeit, Mundtrockenheit, Diarrhoe, Erbrechen, Magenschmerzen, Gastritis, okkulte Blutungen, selten Magen- oder Darmulzera, Störungen der Blutbildung [Thrombozytopenie, Leukozytopenie, Anämie, Eosinophilie, Agranulozytose oder Panzytopenie], seltener Kopfschmer-

zen, Benommenheit, Müdigkeit, Schwindelgefühl, Gehörstörungen, nächtliche Schweißausbrüche, Ängstlichkeit, depressive Verstimmungen und Parästhesien; **Kontraind.**: Blutbildungsstörungen, Überempfindlichkeit gegen Fenbufen, Acetylsalicylsäure oder andere NSAR

Fen|chel *m*: *Syn*: *Bitterfenchel, bitterer Fenchel, Foeniculum vulgare*; Pflanze aus der Familie der Doldengewächse [Apiaceae], die in verschiedenen Varietäten vorkommt, i.d.R. werden die Spaltfrüchte [**Foeniculi fructus**] von Bitterfenchel verwendet; sie enthalten ein ätherisches **Fenchelöl** [Foeniculi aetheroleum] mit trans-Anethol [bis 70 %], das sekretolytisch, spasmolytisch, karminativ und antibakteriell wirkt; **Anw.**: Expektorans, Stomachikum und Karminativum [v.a. bei Kleinkindern]; traditionell auch als Diuretikum, Laktagogum und bei Menstruationsbeschwerden und Mastitis

Fen|di|lin *nt*: *Syn*: *Penaxazan*; nicht-selektiver Calciumantagonist vom Phenylalkylamin-Typ, Koronartherapeutikum; **Anw.**: Nachbehandlung des Herzinfarktes, Früh- und Dauerbehandlung der koronaren Herzerkrankung; Angina pectoris; **Dosierung**: 150–225 mg/d p.o.; **NW**: temporär Übelkeit, Kopfschmerzen, Unruhe und leichter Tremor; **Kontraind.**: dekompensierte Herzinsuffizienz

Fe|nes|tra|ti|on *f*: → *Fensterung*

Fe|ne|tyl|lin *nt*: *Syn*: α-*Methyl-phenethylamin*; Theophyllinderivat von Amphetamin*; Theophyllinderivat von Amphetamin*; **Anw.**: Weckamin bei Antriebsstörungen, Narkolepsie, es gibt Hinweise auf eine mögliche Wirksamkeit bei hyperkinetischen Verhaltensstörungen; *s.a. Essay Aufmerksamkeits-Defizit-Überaktivitäts-Syndrom S. 111*

Fenger-Plastik *f*: Plastik zur Behebung einer Einengung des Ureterabgangs aus dem Nierenbecken; der Harnleiter wird längsgespalten und quervernäht

Fe|no|fi|brat *nt*: *Syn*: *Isopropyl-2-[4-(4-chlorbenzoyl)phenoxy]-2-methylpropionat*; Clofibrinsäureanalogon; Lipidsenker, senkt Triglyceride um etwa 40 % und Cholesterin um etwa 20 bis 25 %, VLDL; **Anw.**: essenzielle Hyperlipoproteinämien; *s.a. Essay Fettstoffwechselstörungen S. 403*

Fe|no|te|rol *nt*: *Syn*: *1-(3,5-Dihydroxyphenyl)-2-{[1-(4-hydroxyphenyl)-2-propyl]amino}ethanol*; β-Sympathomimetikum, Bronchodilatator; Tokolytikum; **Anw.**: Bronchospasmolytikum bei obstruktiven Atemwegserkrankungen, Asthma bronchiale; Wehenhemmung; **Dosierung**: als Dosier-Aerosol 3–4 × 200 μg, als Tablette [2,5 mg] 3 × 1–2 Tabletten; bei Kindern mit leichtem bis mittelschwerem Asthma Tagesdosis 0,25 mg/kg

Fen|pro|po|rex *nt*: indirekt wirkendes Sympathomimetikum; Prodrug von Amphetamin*; **Anw.**: Appetitzügler; **Dosierung**: 1–2 × 10 mg p.o.

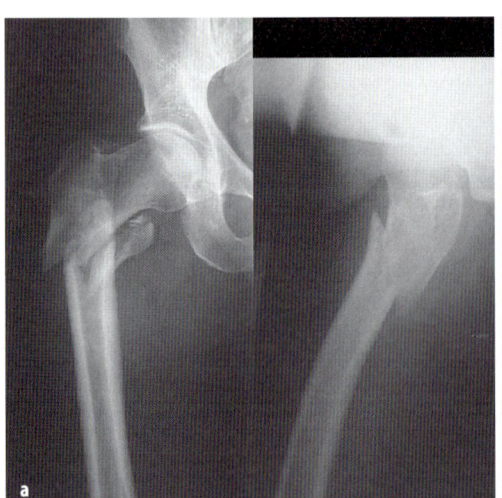

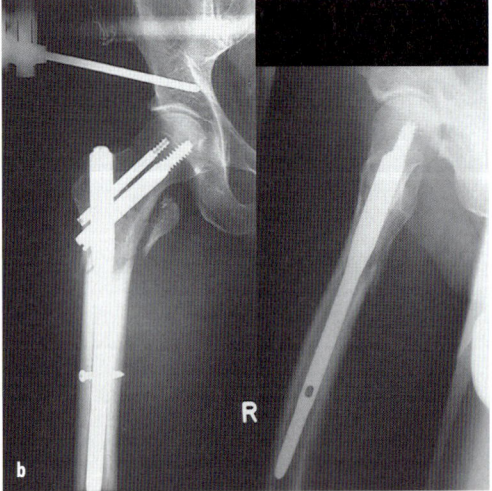

Abb. F11. Proximale Femurfraktur. a Subtrochantäre Fraktur mit Abriss des Trochanter minor, **b** operative Behandlung mit proximalem Femurnagel [PFN]

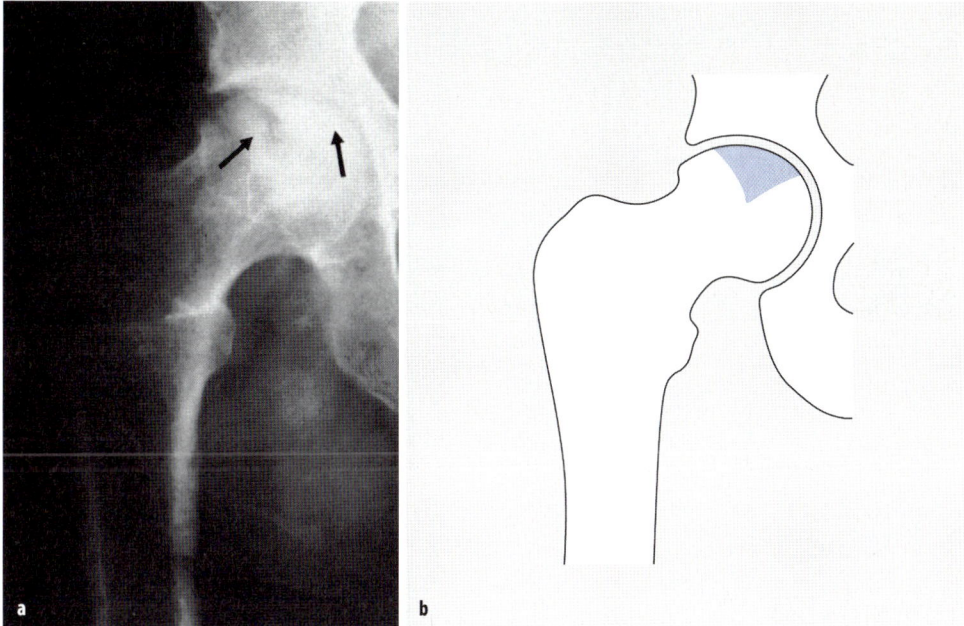

Abb. F12. Avaskuläre Femurkopfnekrose. Keilförmige Demarkierung des nekrotischen Knochenbezirks

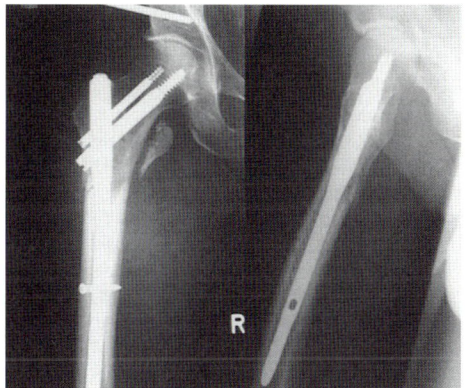

Abb. F13. Proximaler Femurnagel. Subtrochantere Femurfraktur mit Abriss des Tochanter minor

Fens|te|rung *f: Syn: Fensterungsoperation, Fenestration*; operative Schaffung einer Öffnung in einem Gewebe oder Organ; auch zur Schaffung eines Zuganges für einen Fingriff, z.B. die **laminäre Fensterung** bei Bandscheibenprolaps

Fens|te|rungs|o|pe|ra|ti|on *f:* → *Fensterung*

Fen|ta|nyl *nt: Syn: N-(1-Phenethyl-4-piperidyl)-propionanilid*; synthetisches Morphinderivat; **Anw.:** Analgetikum zur Neuroleptanalgesie und balancierten Anästhesie, Behandlung chronischer Schmerzen und Tumorschmerzen [epidural, transdermal]; **NW:** Atemdepression [kann länger anhalten als die analgetische Wirkung], Agitiertheit, delirante Zustände, Krampfanfälle, Sehstörungen, postoperativer Pruritus

Fern|lap|pen|plas|tik *f:* → *Fernplastik*

Fern|plas|tik *f: Syn: Fernlappenplastik*; Lappenplastik, bei der das Transplantat in einem [**direkte Fernplastik**] oder mehreren Schritten [**indirekte Fernplastik**, Wanderlappen] an den Zielort verpflanzt wird

Fern|seh|ky|mo|gra|fie, -gra|phie *f: Syn: Videokymografie*; Kymografie, bei der die Bewegungen des Herzens auf einem Durchleuchtungsschirm sichtbar gemacht werden

Ferriferrocyanid-Reaktion *f:* → *Berliner-Blau-Reaktion*

Fer|sen|bein|frak|tur *f: Syn: Kalkaneusfraktur, Fersenbeinbruch*; die relativ seltene Fersenbeinfraktur [2 % aller Frakturen] ist meist eine Folge eines Sturzes aus großer Höhe oder von Verkehrsunfällen; **Klinik:** Schwellung, Belastungsunfähigkeit, Fehlstellung des Rückfußes; **Therapie:** extrakapsuläre **Frakturen** [z.B. Entenschnabelfraktur] werden konservativ behandelt, **intrakapsuläre Frakturen** mit Verschiebung der Fragmente erfordern eine offene Reposition und Plattenosteosynthese; *s.a. Essay Fraktur, Luxation, Distorsion S. 423, s.a. Abb. F14*

Fer|ti|li|tät *f: Syn: Fruchtbarkeit, Fortpflanzungsfähigkeit*; die Fähigkeit zu geschlechtlicher Fortpflanzung wird beim Mann als **Zeugungsfähigkeit** [Potentia generandi] und bei der Frau als **Empfängnis-** oder **Konzeptionsfähigkeit** [Potentia coencipiendi] bezeichnet; sie beginnt bei beiden Geschlechtern während der Pubertät; bei der Frau nimmt die Fertilität nach dem 40. Lebensjahr rapide ab und erlischt mit der Menopause; beim Mann kann die Spermabildung bis ins hohe Alter erhalten bleiben, allerdings nimmt die Zahl normal beweglicher und gebildeter Spermien im Ejakulat im Alter beträchtlich ab; *s.a. Essay Infertilität und Sterilität S. 733*

Fest|fre|quenz|schritt|ma|cher *m: Syn: frequenzstabiler/festfrequenter/starrfrequenter Herzschrittmacher; s.u. Herzschrittmacher*

Fe|to|gra|fie, -gra|phie *f:* kaum noch durchgeführte Röntgenkontrastdarstellung des Feten nach Injektion von Kontrastmittel in die Amnionhöhle

Fe|to|me|trie *f: Syn: Fetalometrie*; intrauterine Messung der Frucht, z.B. Bestimmung der Kopfgröße; erfolgt meist als Ultraschalluntersuchung

α₁-Fe|to|pro|te|in *nt:* → *Alphafetoprotein*

Fe|to|sko|pie *f:* direkte Betrachtung des Fetus mit einem speziellen Endoskop, das durch den Zervikalkanal eingeführt wird; wird heute kaum noch durchgeführt

Fett|ab|sau|gung *f:* → *Liposuktion*

Fett|a|spi|ra|ti|on *f:* → *Liposuktion*

F

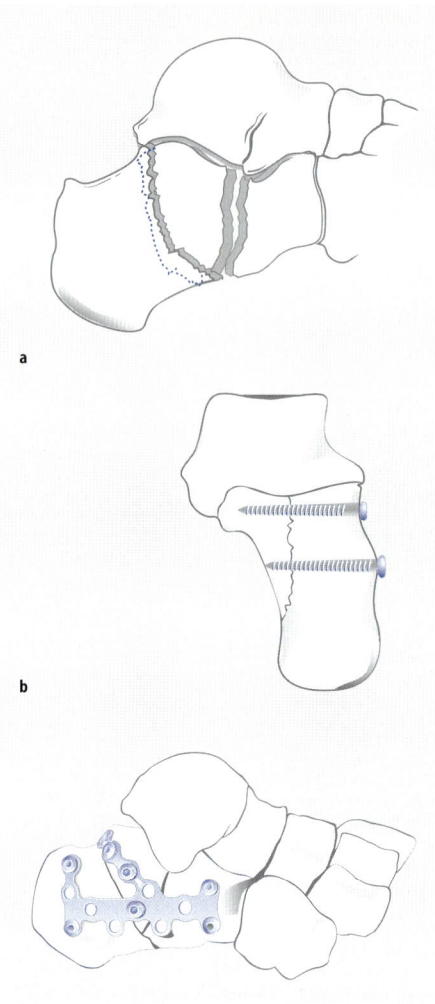

a

b

c

Abb. F14. Fersenbeinfraktur. a Intraartikuläre Fraktur mit Einstauchung der dorsalen Gelenkfacette [joint-depression type], **b, c** Osteosynthese mit Zugschrauben und Platten

Fett|bruch *m: Syn: Liparozele, Lipozele, Adipozele, Fetthernie*; Hernie mit Fettgewebe im Bruchsack; *s.a. Essay Eingeweidebrüche/Hernien S. 577*

Fett|em|bo|lie *f*: eine Embolie durch Fetttröpfchen in der Blutbahn findet man z.B. nach Knochenbruch und Ausschwemmung von Fett aus dem Knochenmark; die Emboli finden sich am häufigsten in der Lunge, können aber auch im großen Kreislauf [Herz, Gehirn, Niere, Darm, Haut] auftreten; entsteht eine klinische Symptomatik, spricht man von **Fettemboliesyndrom**; unbehandelt führt es in weniger als 24 h zum Tode; **Klinik**: Dyspnoe, Kurzatmigkeit, Unruhe, Delir, Koma, petechiale Blutungen im Bereich von Rumpf und Konjunktiven, Zerebralsymptome [Verwirrtheit, Psychose, Apoplexie], Zeichen der Rechtsherzinsuffizienz; **Therapie**: Schockbehandlung, Volumentherapie, Verbesserung der Mikrozirkulation, Therapie von respiratorischer Insuffizienz, Hypoxie und Azidose; *s.a. Embolie*

Fett|ent|fer|nung *f*: → *Lipektomie*

Fett|ge|webs|ent|fer|nung *f*: → *Lipektomie*
Fett|her|nie *f*: → *Fettbruch*
Fett|le|ber *m: Syn: Hepar adiposum, Steatosis hepatis*; übermäßiger Fettgehalt der Leberzellen bei vermehrtem Fettangebot aus der Nahrung oder Störungen des Fettabbaus; der normale Fettgehalt der Leber liegt unter 5 %; bei mehr als 5 % spricht man von **Leberverfettung**, bei mehr als 50 % von Fettleber; die häufigsten Ursachen sind Alkohol, Diabetes mellitus, Unter- oder Überernährung, Medikamente [Tetracycline, Valproinsäure, Methotrexat, Corticosteroide], Schwangerschaft und Endokrinopathien [Hypo-, Hyperthyreose]; verläuft klinisch meist unauffällig; die Patienten klagen höchstens über Druckgefühl im rechten Oberbauch und Völlegefühl; **Therapie**: Absetzen der Noxe führt zu einer Rückbildung; besteht aber eine **Fettleberhepatitis** mit Fibrose oder Übergang zu **Fettzirrhose**, ist eine Progredienz zu erwarten

Fett|stoff|wech|sel|stö|rung *f: Syn: Dyslipidose*; lokalisierte oder generalisierte Störungen des Fettstoffwechsels sind häufig; sie können in **primäre** und **sekundäre Formen** unterteilt werden; die ursprüngliche **Einteilung nach Fredrickson** aus den sechziger Jahren wird zunehmend von einer Klassifikation abgelöst, die mehr auf den molekularen Ursachen beruht und die auch einer Erniedrigung des HDL-Cholesterins [Lipoproteine hoher Dichte, high-density lipoproteins] Rechnung trägt; bei vielen Autoren findet sich eine familiär kombinierte Hyperlipidämie, die durch eine Erhöhung der Plasmaspiegel von Apolipoprotein B und einem Wechsel zwischen den verschiedenen Fredrickson-Typen beim Patienten oder seinen Familienangehörigen charakterisiert ist; *s.u. Essay Fettstoffwechselstörungen S. 403, s.a. Tab. F1*

Fett|sucht *f*: → *Adipositas*
Feucht|war|ze *f*: → *Feigwarze*
Feu|er|mal *nt*: → *Naevus flammeus*
Feu|er|star *m*: → *Glasbläserstar*
FHF-Alterationen *pl*: Veränderungen der fetalen Herzfrequenz werden in **langfristige, mittelfristige** und **kurzfristige FHF-Alterationen** unterteilt; von **Akzeleration** spricht man, wenn eine Frequenzbeschleunigung von mindestens 15 SpM [Schläge pro Minute] über mindestens 15 s bis zu maximal 10 Minuten Dauer anhält; eine **Dezeleration** ist eine intermittierende Verlangsamung der FHF von mindestens 15 SpM über mindestens 15 s bis zu höchstens 3 Minuten Dauer; wehenunabhängige, kurzfristige FHF-Veränderungen, die den lang- und mittelfristigen FHF-Alterationen aufgepfropft sind, werden als **Oszillation** oder **Fluktuation** bezeichnet; *s.u. Kardiotokografie*

Fibrillin-Gen *nt*: *s.u. Marfan-Syndrom*
Fi|bri|no|ki|na|se *f*: → *Gewebeplasminogenaktivator*
Fi|bri|no|ly|se *f*: **1.** *Syn: Fibrinspaltung*; enzymatische Aufspaltung von Fibrin oder Fibringerinnseln; Bildung und Auflösung von Fibrin stehen in einem Gleichgewicht, das bei Verletzung in Richtung Fibrinbildung verschoben wird; wichtigstes Glied des fibrinolytischen Systems ist Plasmin, das, ähnlich wie Thrombin, durch ein **extrinsisches** oder **intrinsisches System** aus seiner Vorstufe [Plasminogen] aktiviert wird; Plasmin ist eine Seropeptidase, die aus Fibrin lösliche Peptide abspaltet [Fibrinspaltprodukte] und außerdem Fibrinogen, Prothrombin und die Gerinnungsfaktoren V, VIII, IX, XI und XII spaltet; damit wirkt Plasmin nicht nur fibrinolytisch, sondern hemmt auch die Blutgerinnung; das extrinsische System wird durch Gewebeaktivatoren aktiviert, die als **tissue-type Plasminogenaktivator** [t-Pa] bezeichnet werden; sie finden sich in z.B. in Uterus oder Urin [Urokinase]; die Blutaktivatoren des intrinsischen Systems brauchen Proaktivatoren [z.B. Präkallikrein], die bei entzündlicher oder traumatischer Schädigung aus Blutzellen freigesetzt werden **2.** → *Lysetherapie*

Fi|bri|no|ly|ti|kum *nt, pl* **-ka**: *Syn: Thrombolytikum*; Substanz, die direkt oder über eine Aktivierung des körpereigenen Fibrinolysesystems intravasale Thromben auflöst; *s.a. Antikoagulans, Lysetherapie, Essay Thrombose und Embolie S. 1527*

Fi|bro|a|de|nom der Brustdrüse *nt: Syn: Fibroadenoma*; gutartiger

Fettstoffwechselstörungen

Syn.: Hyperlipidämie, Dyslipidämie

K. Dugi

F

Störungen des Fettstoffwechsels sind häufig. Die Angaben zur Prävalenz schwanken jedoch stark, da die Definition der Fettstoffwechselstörungen nicht einheitlich ist. So wird beispielsweise die Definition eines noch normalen Gesamtcholesterinspiegels oft auf den Durchschnittswert der jeweiligen Bevölkerung bezogen. Der mittlere Cholesterinspiegel eines Deutschen mag im Vergleich zu anderen Deutschen somit „normal" sein, aber für die Gefäßgesundheit doch zu hoch. Diese Hypothese wird unterstützt durch die hohe Rate an atherosklerotisch bedingten Erkrankungen bei Patienten mit „durchschnittlichen" Cholesterinwerten und die sehr niedrige Rate bei Populationen, die deutlich niedrige Cholesterinspiegel haben, beispielsweise auf dem Land lebende Chinesen. Aufgrund der heutzutage guten Therapierbarkeit von Fettstoffwechselstörungen sollte das Lipidprofil insbesondere bei solchen Patienten untersucht werden, die an Krankheitsbildern leiden, bei denen eine Hyper- oder Dyslipidämie eine ursächliche Rolle spielen kann. Darunter fallen vor allem durch Atherosklerose bedingte Erkrankungen wie Herzinfarkt und Schlaganfall, aber auch eine akute Bauchspeicheldrüsenentzündung kann durch eine ausgeprägte Erhöhung des Triglyceridspiegels hervorgerufen werden.

! **Mehrere große prospektive, plazebokontrollierte und randomisierte Studien haben zweifelsfrei gezeigt, dass die Therapie mit Lipidsenkern zu einer signifikanten Reduktion von Morbidität und Mortalität führt.**

Aus Gründen der Kosteneffizienz und Sicherheitsbedenken bei jahrzehntelanger medikamentöser Therapie können nicht alle Patienten mit Fettstoffwechselstörungen behandelt werden. Aufgabe des behandelnden Arztes ist es daher, diejenigen Patienten zu identifizieren, die wahrscheinlich von einer lipidsenkenden Therapie profitieren werden.

Einteilung der Fettstoffwechselstörungen

Fettstoffwechselstörungen können in **primäre** und **sekundäre Formen** unterteilt werden. Die ursprüngliche **Einteilung nach Fredrickson** aus den sechziger Jahren ist zunehmend von einer Klassifikation abgelöst worden, die mehr auf den molekularen Ursachen beruht und die auch einer Erniedrigung des HDL-Cholesterins [Lipoproteine hoher Dichte, *high density lipoproteins*] Rechnung trägt. Bei vielen Autoren findet sich eine familiär kombinierte Hyperlipidämie, die durch eine Erhöhung der Plasmaspiegel von Apolipoprotein B und einem Wechsel zwischen den verschiedenen Fredrickson-Typen beim Patienten oder seinen Familienangehörigen charakterisiert ist. Da es sich hierbei aber um eine sehr heterogene Gruppe von Patienten handelt, bei denen bisher keiner der wahrscheinlich mehreren zugrunde liegenden Defekte eindeutig aufgeklärt werden konnte, wird diese Form der Fettstoffwechselstörung in der folgenden Klassifikation nicht als eigenständige Entität geführt.

Ätiologie

Die Ursache mehrerer primärer Fettstoffwechselstörungen wie beispielsweise der familiären Hypercholesterinämie ist mittlerweile aufgeklärt [Tab. 1]. Häufig

Tab. 1. Klassifikation der primären Fettstoffwechselstörungen

Störung	Ursache	Molekularer Defekt
Hypercholesterinämie	1. familiäre Hypercholesterinämie 2. familiär-defektes apoB 3. polygene Hypercholesterinämie	1. LDL-Rezeptor-Gen LDL-Rezeptor-Adaptor-Gen Transporter-Gen ABC-G5/G8 2. ApoB3500-Mutation
Hypertriglyzeridämie	1. Hyperchylomikronämie 2. familiäre Hypertriglyzeridämie	1. Lipoproteinlipase- oder ApoC-II-Mangel 2. unbekannt
gemischte Hyperlipidämie	1. familiäre Dysbetalipoproteinämie 2. polygene gemischte Hyperlipidämie	ApoE2/E2 + Manifestationsfaktor
Dyslipidämie [isolierte Erniedrigung des HDL-Cholesterins]	1. ApoAI-Mangel 2. LCAT-Mangel 3. Tangier-Krankheit 4. idiopathisch	1. ApoAI-Mutation 2. LCAT-Mutation 3. Mutation im ABC-A1-Transporter-Gen

Apo = Apolipoprotein; LCAT = Lecithin-Cholesterin-Acyltransferase

F

handelt es sich jedoch auch um sekundäre Fettstoffwechselstörungen, d.h., eine andere Grundkrankheit liegt der Fettstoffwechselstörung zugrunde. Ein Beispiel hierfür sind Erkrankungen der Gallenwege. Die einzige Möglichkeit des menschlichen Körpers, Cholesterin auszuscheiden, ist über die Gallenflüssigkeit, entweder als Cholesterin selber oder in Form der Gallensäuren. Eine Abflussstörung der Gallenflüssigkeit, z.B. durch einen Gallenstein, führt daher in der Regel zu deutlichen Erhöhungen des Cholesterinspiegels. Auch Nierenerkrankungen wie beispielsweise das nephrotische Syndrom führen in der Regel zu Fettstoffwechselstörungen, typischerweise zu einer gemischten Form, d.h., sowohl Cholesterin als auch Triglyceride sind erhöht. Auch endokrine Erkrankungen wie Hypothyreose, Hyperkortisolismus und Diabetes mellitus führen häufig zu sekundären Fettstoffwechselstörungen. Eine Alkoholkrankheit kann zu exzessiven Erhöhungen der Triglyceridspiegel führen, und bestimmte Pharmaka [z.B. Neuroleptika, Diuretika, Beta-Blocker] können die Entstehung einer Fettstoffwechselstörung begünstigen.

Bei den meisten Patienten mit Hyper- oder Dyslipidämie liegt eine multifaktorielle Genese vor, typischerweise eine Kombination aus genetischer Veranlagung und umweltbedingter Faktoren. So sind mittlerweile zahlreiche genetische Prädispositionsfaktoren [Polymorphismen] in Apolipoproteinen oder Enzymen des Fettstoffwechsels bekannt, die zu einer genetischen Disposition führen, wobei eine Hyperlipidämie oft nur bei zusätzlichen umweltbedingten Einflüssen wie Fehlernährung oder Adipositas manifest wird. Ein gutes Beispiel ist die familiäre Dysbetalipoproteinämie [früher nach Fredrickson als Typ III benannt]. Hier liegt in fast allen Fällen eine genetische Homozygotie für das seltene Apolipoprotein E2 vor. Eine manifeste Hyperlipidämie findet sich jedoch nur in ca. 1–5 % der Individuen mit diesem Genotyp, und zwar dann, wenn zusätzliche Faktoren wie Diabetes oder Adipositas vorliegen.

Diagnostik

Indikation zur Diagnostik

Die Blutfette [Lipide] sollten insbesondere bei Patienten mit Erkrankungen bestimmt werden, bei denen eine Hyperlipidämie eine ursächliche Rolle spielen kann. Hierzu zählen atherosklerotische Erkrankungen wie koronare Herzkrankheit [KHK], zerebrovaskuläre Erkrankungen wie Verengungen der Halsschlagadern und periphere arterielle Verschlusskrankheit. Bei einer akuten Pankreatitis kann eine exzessive Hypertriglyzeridämie ursächlich sein.

Zweitens sollte eine Blutfettbestimmung bei Patienten erfolgen, die an Krankheiten leiden, die zu einer sekundären Hyperlipidämie führen können, wie beispielsweise Verschluss der Gallenwege oder Diabetes mellitus.

Schließlich wird von der *Europäischen Atherosklerosegesellschaft* empfohlen, bei allen Individuen über 18 Jahre zumindest eine Bestimmung von Cholesterin und Triglyceriden durchzuführen, um schwerwiegende Fettstoffwechselstörungen frühzeitig zu erkennen. Besonders wichtig ist ein solches Screening bei Familienangehörigen von Patienten mit familiärer Hypercholesterinämie. In diesem Fall sollte ein Cholesterinwert bereits im Kindesalter bestimmt werden.

Anamnese

Auch bei Fettstoffwechselstörungen ist eine genaue Anamnese notwendig. Diese dient zum einen der Ursachenforschung, zum anderen der Risikostratifizierung und damit letztendlich der Entscheidung, ob ein Patient medikamentös behandelt werden muss. Neben dem Zeitpunkt des Erstauftretens der Hyperlipidämie spielen daher Fragen nach beim Patienten bekannten Erkrankungen, die als Ursache infrage kommen, und die Medikamentenanamnese eine wichtige Rolle. Besonders bei Patienten mit Hypertriglyzeridämie ist nach dem Alkoholkonsum zu fragen. Zur weiteren Risikostratifizierung wird nach Nikotinkonsum, dem Auftreten von Herz-Kreislauf-Erkrankungen in der Familie, dem Vorhandensein von Diabetes mellitus, arterieller Hypertonie und vor allem kardiovaskulärer Erkrankungen gefragt.

Körperliche Untersuchung

In der körperlichen Untersuchung wird auf körperliche Anzeichen einer schweren Fettstoffwechselstörung [Lipidstigmata] geachtet. Dazu zählen ein **Arcus lipoides corneae** [Abb. 1], **Xanthelasmen** [Abb. 2], **Strecksehnenxanthome** [z.B. an den Achillessehnen], **eruptive Xanthome** und **tuberöse Xanthome** [Abb.

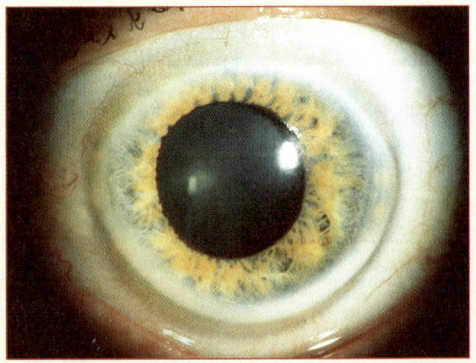

Abb. 1. Arcus lipoides juvenilis

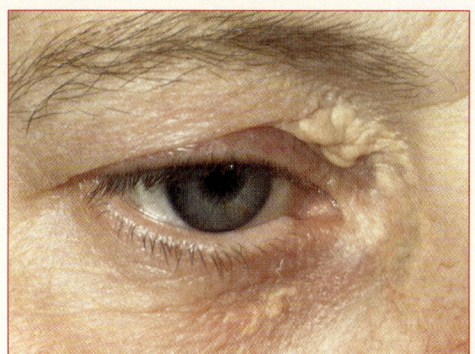

Abb. 2. Xanthelasmen

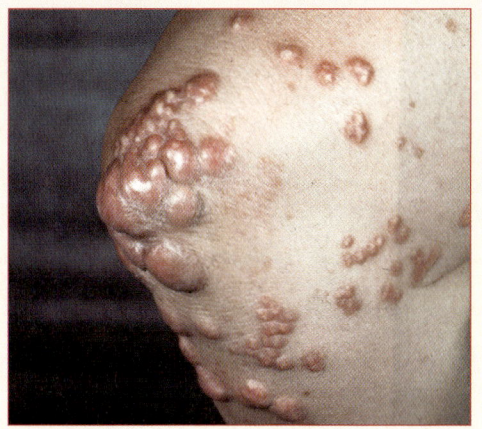

Abb. 3. Tuberöse Xanthome

3]. Von Bedeutung ist auch der Gefäßstatus, sodass nach Strömungsgeräuschen z.B. der Karotiden und nach nicht-palpablen peripheren Pulsen gefahndet wird.

Labordiagnostik

Die Bestimmung der Blutfette [Plasmalipide] sollte nach einer Nahrungskarenz von mindestens 12 h erfolgen, da der Triglyceridspiegel stark von der Nahrungsaufnahme abhängt.

In der Labordiagnostik von Fettstoffwechselstörungen müssen zumindest die Plasmakonzentrationen von **Gesamtcholesterin**, **Triglyceriden** und **HDL-Cholesterin** bestimmt werden. Für die obligate Bestimmung des HDL-Cholesterins gibt es zwei wichtige Gründe. Zum einen kann man bei Kenntnis von Gesamtcholesterin, Triglyceriden und HDL-Cholesterin in den meisten Fällen das zur Therapieentscheidung ausschlaggebende **LDL-Cholesterin** kostengünstig errechnen. Zum anderen ergibt sich u.a. aus der Framingham-Studie, dass ca. 50 % der Patienten mit einem Herzinfarkt ein Gesamtcholesterin von < 200 mg/dl hatten. Bei 75 % der Patienten dieser Untergruppe war jedoch das HDL-Cholesterin mit < 35 mg/dl pathologisch niedrig. Mittlerweile konnte sowohl in der Primär- als auch in der Sekundärprävention gezeigt werden, dass eine medikamentöse Therapie von Patienten mit niedrigem HDL-Cholesterin und normalem LDL-Cholesterin zu einer signifikanten Reduktion der kardialen Ereignisse führt.

Bei Patienten mit einem Triglyceridspiegel von unter 350 mg/dl kann mithilfe der **Friedewald-Formel** das LDL-Cholesterin annäherungsweise kalkuliert werden.

❶ LDL-Cholesterin = Gesamtcholesterin minus HDL-Cholesterin minus Triglyceride/5 [jeweils in mg/dl]

Bei Triglyceridspiegeln über 350 mg/dl muss das LDL-Cholesterin mittels einer direkten Analyse, beispielsweise nach Trennung der Lipoproteine in der Ultrazentrifuge, bestimmt werden, da in diesem Fall ein größerer Teil des Cholesterins in Lipoproteinen sehr geringer Dichte [VLDL] transportiert wird.

Neben einem erhöhten LDL- und einem erniedrigten HDL-Cholesterin wurde das **Lipoprotein (a)** als unabhängiger Risikofaktor postuliert. Beim Lipoprotein (a) handelt es sich um ein dem LDL ähnliches Lipoprotein, dass aber zusätzlich zum Apolipoprotein B ein α-Apolipoprotein enthält. Die Datenlage zum Lipoprotein (a) ist etwas uneinheitlich. Es scheint allerdings so zu sein, dass zumindest bei einem Teil der Patienten ein erhöhter Plasmaspiegel von Lipoprotein (a) zu kardiovaskulären Erkrankungen prädisponiert. Daher wird bei Patienten, bei denen eine genaue Lipidanalyse durchgeführt wird, auch häufig eine Bestimmung des Lipoprotein (a) erfolgen. Dies gilt vor allem für junge Patienten mit kardiovaskulären Erkrankungen, bei denen ansonsten keine eindeutigen Risikofaktoren nachgewiesen werden können. Allerdings sollte das Lipoprotein (a) bei einem Patienten nur einmal bestimmt werden, da es sowohl durch diätetische als auch durch medikamentöse Maßnahmen kaum beeinflusst wird.

Bei Patienten mit einer ungefähr gleichsinnigen Erhöhung von Cholesterin und Triglyceriden kann das **Verhältnis aus VLDL-Cholesterin und Gesamttriglyceriden** bestimmt werden. Ist dieser Quotient größer 0,3, besteht der Verdacht auf eine familiäre Dysbetalipoproteinämie. Dieser Verdacht kann durch die Bestimmung des Apolipoprotein-E-Phäno- oder -Genotyps bestätigt werden, da in diesen Fällen fast immer eine Homozygotie für Apolipoprotein E2 vorliegt.

Schließlich wird bei Patienten mit Fettstoffwechselstörungen im Labor noch das Vorliegen einer sekundären Hyperlipidämie ausgeschlossen. Dazu werden Parameter bestimmt, die eine Galleabflussstörung, eine Nierenerkrankung, eine Unterfunktion der Schilddrüse oder einen Diabetes mellitus anzeigen können.
Bei einer Verlaufskontrolle unter Medikamenten wird außerdem eine Bestimmung der Leberwerte und der Muskelwerte [Creatinkinase, CK] erfolgen, um die zwei häufigsten Nebenwirkungen der Cholesterinsynthese-Enzymhemmer oder Statine [s.u.] auszuschließen.

Bildgebende Diagnostik

Bei Patienten mit einem deutlich erhöhten Atheroskleroserisiko, z.B. bei Patienten mit einem LDL-Cholesterin von größer 220 mg/dl, einem sehr niedrigen HDL-Cholesterinspiegel, oder sehr hohem Lipoprotein (a) wird häufig zum Screening auf atherosklerotische Erkrankungen ein Belastungs-EKG und ein Karotis-Doppler durchgeführt.

Therapie

Falls eine sekundäre Hyperlipidämie vorliegt, kann eine kausale Therapie erfolgen. Beispiele sind Alkoholkarenz oder eine verbesserte Blutzuckereinstellung bei Patienten mit Diabetes mellitus und Hypertriglyzeridämie. In der überwiegenden Zahl der Fälle muss jedoch symptomatisch therapiert werden.

Ernährungstherapie

❗ Eine Umstellung der Ernährung gilt als Basis jeder Therapie von Fettstoffwechselstörungen.

Dies trifft besonders auf Patienten mit führender Hypertriglyzeridämie oder gemischter Hyperlipidämie zu, da vor allem die Plasmaspiegel von Triglyceriden durch die Nahrungszufuhr beeinflusst werden. Falls die Patienten die Ernährungsumstellung konsequent umsetzen, lässt sich oft eine signifikante Verbesserung des Lipidprofils erreichen. Bei Patienten mit führender Hypercholesterinämie sind die Erfolge einer Ernährungstherapie oft weniger beeindruckend. Im Mittel erreicht man z.B. mit einer fettmodifizierten Ernährung eine Senkung des LDL-Cholesterins von ca. 10 %. Die Ergebnisse sind jedoch sehr variabel mit einer Spannbreite von 0–40 % Senkung des LDL-Cholesterins, sodass immer eine Ernährungsberatung angeboten werden sollte.
In einigen Studien konnte sogar gezeigt werden, dass eine Ernährungsumstellung zu einer Reduktion kardiovaskulärer Ereignisse führen kann. Die konsequente Durchführung einer Ernährung wie sie im Mittelmeerraum üblich ist [**mediterrane Diät**] scheint in diesem Zusammenhang besonders günstig zu sein. Interessanterweise kam es in einigen Studien zu einer verminderten Herzinfarktrate, obwohl die Blutfettspiegel nicht signifikant verändert waren. Insgesamt besteht Konsens, dass allen Patienten mit Fettstoffwechselstörungen eine Ernährungstherapie empfohlen werden sollte.
Die Ernährungstherapie sollte durch ausgebildetes Fachpersonal anhand eines vom Patienten geführten Ernährungsprotokolls erfolgen. Die meisten Daten zur Lipidsenkung durch Ernährungstherapie beziehen sich auf die Diäten der *American Heart Association*, *AHA Diet Steps* I und II [Tab. 2]. Die Ernährungstherapie sollte durch eine Steigerung der körperlichen Aktivität unterstützt werden.

Tab. 2. **Empfehlungen der American Heart Association zur fettmodifizierten Ernährung**

Bestandteil	Schritt I-Diät	Schritt II-Diät
Gesamtfett	< 30 %	< 30 %
Gesättigte Fettsäuren	< 10 %	< 7 %
Einfach ungesättigte Fettsäuren	5–15 %	5–15 %
Mehrfach ungesättigte Fettsäuren	< 10 %	< 10 %
Kohlehydrate	50–70 %	50–70 %
Eiweiß	10–20 %	10–20 %
Cholesterin	< 300 mg	< 200 mg

Medikamentöse Therapie der Hypercholesterinämie

Die Behandlung der Fettstoffwechselstörungen richtet sich nach dem Typ der Störung. Die weitaus besten Daten für eine medikamentöse Therapie liegen für Patienten mit einer Erhöhung des Cholesterinspiegels vor. Die Indikation zur medikamentösen Therapie richtet sich hier nach dem **Risikoprofil** [statistische Wahrscheinlichkeit, aufgrund des Vorliegens mehrerer Risikofaktoren in den nächsten 10 Jahren einen Herzinfarkt zu erleiden] und dem LDL-Cholesterinspiegel der Patienten. Die auch in Europa häufig angewandten Empfehlungen der amerikanischen Fachgesellschaft sind im Juli 2004 überarbeitet worden [Tab. 3].

Als **negative Risikofaktoren** gelten Alter [Männer > 45, Frauen > 55 Jahre], Nikotinkonsum, arterielle Hypertonie, Diabetes mellitus, positive Familienanamnese [männlicher Verwandter 1. Grades mit Myokardinfarkt < 55 Jahre oder weibliche Verwandte mit Infarkt < 65 Jahre] und niedriges HDL-Cholesterin [< 40 mg/dl].

Als **positiver, abziehbarer Risikofaktor** gilt ein hohes HDL-Cholesterin [> 60 mg/dl], obwohl der protektive Effekt sehr hoher HDL-Spiegel nicht in allen Studien nachgewiesen werden konnte.

Seit kurzem liegen die Ergebnisse erster Studien vor, die untersucht haben, ob eine sehr starke Senkung des LDL-Cholesterins [z.B. auf 70 mg/dl im Vergleich zu ca. 100 mg/dl] für die Patienten einen weiteren Nutzen bringt. Es zeigte sich, dass die Anzahl kardiovaskulärer Ereignisse durch eine Senkung unter 100 mg/dl tatsächlich weiter gesenkt werden kann. Allerdings ergab sich kein Vorteil bei der Gesamtsterblichkeit. Daher sollte eine lipidsenkende Therapie auf sehr niedrige Werte auf solche Patienten beschränkt werden, die tatsächlich ein extrem hohes Infarktrisiko haben, z.B. Patienten mit Diabetes mellitus und bekannter koronarer Herzkrankheit.

Da das Infarktrisiko bei Diabetikern in der Primärprävention dem von Nichtdiabetikern in der Sekundärprävention entspricht, geht man beim Vorliegen eines Diabetes von einem KHK-Risikoäquivalent aus und empfiehlt auch bei Diabetikern ohne bekannte KHK einen Zielwert für das LDL-Cholesterin von < 100 mg/dl.

Mehrere Studien haben auch ergeben, dass die Therapie einer Hypercholesterinämie zu einer signifikanten Reduktion der Schlaganfallrate führt.

Tab. 3. Zielwerte und Indikation zur medikamentösen Therapie bei Hypercholesterinämie. Adaptierte Fassung des Adult Treatment Panel III, USA 2004

Risikogruppe	Zielwerte für LDL-Cholesterin [in mg/dl]	Medikation ab
Niedriges Risiko keine KHK und < 2 Risikofaktoren	< 160	LDL ≥ 190 in mg/dl [160–189 in mg/dl optional]
Moderates Risiko keine KHK und ≥ 2 Risikofaktoren [10-Jahres-Risiko ≤ 20 %]	< 130* [Option < 100]	LDL ≥ 160 in mg/dl [LDL ≥ 100 in mg/dl optional]
Hohes Risiko bekannte KHK oder KHK-Risikoäquivalent [10-Jahres-Risiko > 20 %]	< 100*	LDL ≥ 100 mg/dl
Sehr Hohes Risiko [z.B. KHK und Diabetes] [10-Jahres-Risiko > 30 %]	< 100* [Option < 70]	LDL ≥ 100 in mg/dl [LDL ≥ 70 mg/dl optional]

*LDL-Senkung um mindestens 30–40 % anstreben

Risikoäquivalente

- periphere arterielle Verschlusskrankheit [pAVK]
- Bauchaorten-Aneurysma
- symptomatische Verengung der Halsschlagadern [Karotisstenose]
- Diabetes mellitus

Cholesterin-Synthese-Enzym-Hemmer [CSE-Hemmer, Statine]

Die derzeit besten Daten zur Therapie von Fettstoffwechselstörungen wurden mit den Hemmstoffen der HMG-CoA-Reduktase, den CSE-Hemmern gewonnen. Durch eine Reduktion der Cholesterinsynthese in den Zellen kommt es zu einer Vermehrung von LDL-Rezeptoren an der Zelloberfläche vor allem der Leber und somit zu einer Reduktion der zirkulierenden atherogenen LDL-Partikel.

Besonders in der Sekundärprävention, d.h. bei Patienten mit bekannter KHK, sind die Daten zur medikamentösen Therapie einer Hypercholesterinämie eindeutig. So hat beispielsweise die 4S-Studie gezeigt, dass eine Therapie mit Simvastatin* bei Patienten mit bekannter KHK und erhöhtem LDL-Cholesterin zu einer signifikanten 30–35 %-igen Senkung nicht nur der Infarktrate, sondern auch der Gesamtmortalität führt. Auch bei Patienten mit durchschnittlichem LDL-Cholesterin konnte in der Sekundärprävention eine signifikante Senkung kardialer Ereignisse [CARE-Studie, LIPID-Studie] und sogar der Gesamtmortalität [LIPID-Studie] nachgewiesen werden.

In der Primärprävention konnte eine signifikante Senkung der kardialen Ereignisse bei Patienten mit hohem LDL-Cholesterin [WOSCOPS-Studie], durchschnittlichem LDL-Cholesterin [ASCOT-Studie] oder niedrigem HDL-Cholesterin [AFCAPS/TexCAPS-Studie] **nachgewiesen werden**. Eine Metaanalyse dieser mit Statinen erbrachten Daten zeigte, dass die Senkung des kardiovaskulären Risikos für Männer und Frauen sowie für Patienten älter oder jünger als 65 Jahre vergleichbar war. Bemerkenswert ist, dass in der PROVE-IT-Studie nachgewiesen wurde, dass ein LDL-Cholesterin von < 70 im Vergleich zu < 100 mg/dl mit signifikant weniger klinischen Ereignissen einherging.

🛈 Nicht indiziert sind die CSE-Hemmer bei Patienten mit führender Hypertriglyzeridämie.

Die häufigsten **Nebenwirkungen** der Statine sind Erhöhungen der Leberwerte und Muskelbeschwerden [Myopathie]. Ca. 4–6 Wochen nach Beginn der Therapie sollten daher neben dem Therapieeffekt auch mögliche seltene Nebenwirkungen durch eine Messung der Leber- und Muskelwerte überprüft werden. Patienten sollten darauf hingewiesen werden, beim Auftreten von Muskelschmerzen sofort ihren Arzt aufzusuchen. Vor Beginn einer Therapie mit Statinen sollte eine Schilddrüsenunterfunktion ausgeschlossen werden. Frauen im gebärfähigen Alter müssen informiert werden, dass aufgrund von Daten aus Tierversuchen ein Risiko für den Föten bei einer Statintherapie nicht ausgeschlossen werden kann. Daher ist eine Therapie mit Statinen nur unter konsequenter Antikonzeption durchzuführen.

Gallensäureaustauscherharze

Effektiv in der Senkung des LDL-Cholesterins sind auch die Austauscherharze Colestyramin* und Colestipol*. Aufgrund der häufigen gastrointestinalen Nebenwirkungen wie Blähungen und Verstopfung ist die Medikamenteneinnahme der Patienten leider nicht konsequent, und seit Zulassung des Cholesterinabsorptionshemmmers Ezetimib haben die Austauscherharze weiter an Bedeutung verloren. Da die Austauscherharze zu einer verringerten Darmaufnahme anderer Medikamente führen können, muss auf eine zeitversetzte Einnahme hingewiesen werden.

Cholesterinabsorptionshemmer

Seit Oktober 2002 ist der Wirkstoff Ezetimib* in Deutschland zugelassen. In einer Dosis von 10 mg führt Ezetimib sowohl in Monotherapie als auch in Kombination mit Statinen zu einer ca. 20 %igen Senkung des LDL-Cholesterins. Es liegen noch keine klinischen Endpunktdaten zu Ezetimib vor, sodass der Einsatz nur bei Patienten gerechtfertigt erscheint, die entweder keine oder keine hoch dosierte Statintherapie tolerieren, oder bei Patienten, die mit alleiniger hoch dosierter Statintherapie nicht die empfohlenen Zielwerte erreichen.

Medikamentöse Therapie der Hypertriglyzeridämie

Eine Erhöhung der Triglyceride spricht bei konsequenter Durchführung meist gut auf eine Ernährungsumstellung an. Bei Patienten, die trotz Ernährungsberatung einen Triglyceridspiegel von > 1000 mg/dl haben, sollte aufgrund der erhöhten Gefahr einer akuten Bauchspeicheldrüsenentzündung eine medikamentöse Therapie erfolgen. **Nicht indiziert sind** in diesem Fall **Statine, sondern andere Medikamente wie beispielsweise Fibrate**. Es gibt jedoch keine Daten, ob eine derartige medikamentöse Therapie bei diesen Patienten das Risiko einer Pankreatitis verringert.

Eine Hypertriglyzeridämie geht häufig mit einem erniedrigten HDL-Cholesterin einher. In der VA-HIT-Studie konnte gezeigt werden, dass im Vergleich zu Placebo die Gabe des Fibrates Gemfibrozil* bei KHK-Patienten mit normalem LDL-Cholesterin, aber niedrigem HDL zu einer 22 %igen Reduktion der Infarktrate führte. Es gibt kaum Daten, dass Patienten mit einer Hypertriglyzeridämie und ohne arteriosklerotische Veränderungen von einer medikamentösen Therapie profitieren.

Die häufigsten unter einer Therapie mit Fibraten auftretenden Nebenwirkungen sind Beschwerden im Magen-Darm-Bereich und die bereits unter den Statinen erwähnten Beschwerden, sodass die gleichen Empfehlungen zur Durchführung einer Laborkontrolle und zur Vermeidung einer Schwangerschaft gelten.

Medikamentöse Therapie der gemischten Hyperlipidämie

Patienten mit gemischter Hyperlipidämie sprechen ebenfalls oft gut auf eine Ernährungsumstellung an und benötigen in vielen Fällen keine medikamentöse Therapie. Aufgrund der hervorragenden Daten zur Cholesterinsenkung sollte nach Ernährungsumstellung jedoch immer anhand des LDL-Cholesterins überprüft werden, ob eine medikamentöse Therapie indiziert ist. Bei Patienten mit manifester KHK und gemischter Hyperlipidämie ist häufig zunächst eine Therapie mit Statinen indiziert. Ist unter dieser Therapie das HDL-Cholesterin weiter niedrig oder die Triglyceride erhöht, kann auch eine Kombinationstherapie von Statin und Fibrat in Erwägung gezogen werden. Aufgrund möglicher Wechselwirkungen muss in diesem Fall eine engmaschige Kontrolle der Leberwerte und der CK erfolgen, d.h., 4–6 Wochen nach Initiierung der Kombinationstherapie muss eine Laborkontrolle erfolgen. Mehrere klinische Studien haben gezeigt, dass die Kombinationstherapie in den meisten Fällen frei von Nebenwirkungen ist. Ob die Kombinationstherapie einer Monotherapie in der Reduktion kardialer Ereignisse überlegen ist, wird derzeit in klinischen Studien untersucht.

Medikamentöse Therapie der Dyslipidämie

Eine isolierte Erniedrigung des HDL-Cholesterins gilt ebenfalls als kardiovaskulärer Risikofaktor. Die Gabe von Statinen führte sowohl in der Primärprävention als auch in der Sekundärprävention bei dieser Lipidkonstellation zu einer signifikanten Erniedrigung der kardiovaskulären Erkrankungen. In der Sekundärprävention reduzierte auch das Fibrat Gemfibrozil* die Infarktrate. Seit März 2004 ist auch eine retardierte Form der Nicotinsäure in Deutschland zugelassen, die in Studien zu einer bis zu 30 %igen Erhöhung des HDL-Cholesterins führt. Der Einsatz ist vor allem bei Patienten in der Sekundärprävention zu erwägen, die ein isoliert erniedrigtes HDL-Cholesterin haben, da Fibrate meist nur bei begleitender Hypertriglyzeridämie zu einer relevanten HDL-Erhöhung führen.

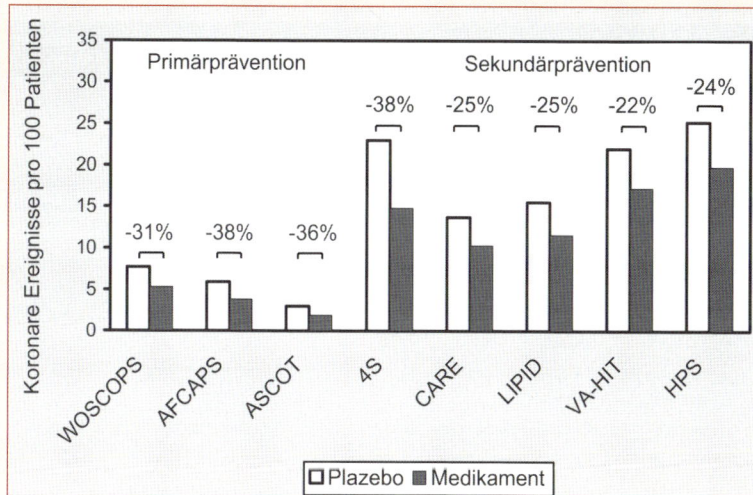

Abb. 4. Risikoreduktion kardialer Ereignisse durch lipidsenkende Therapie in verschiedenen randomisierten, prospektiven, plazebokontrollierten Studien

Abbildung 4 zeigt die absolute und relative Risikoreduktion kardialer Ereignisse in großen randomisierten, plazebokontrollierten Studien. Man erkennt, dass in der Sekundärprävention die absolute Risikoreduktion größer und damit das Kosten-Nutzen-Verhältnis günstiger ist als in der Primärprävention.

Apherese-Verfahren

Indiziert sind die LDL-Aphereseverfahren bei Patienten mit der seltenen homozygoten familiären Hypercholesterinämie und bei Patienten, deren LDL-Cholesterin trotz maximaler diätetischer und medikamentöser Therapie nicht in den Zielbereich zu reduzieren ist. Aufgrund der Tatsache, dass mit den neueren Statinen eine bis zu 50 %-ige Reduktion des LDL-Cholesterins erreicht werden kann, in Kombination mit Gallensäureaustauscherharzen oder Ezetimib noch mehr, ist die LDL-Apherese besonders bei Patienten einzusetzen, bei denen Statine kontraindiziert sind. Derzeit stehen fünf technische Verfahren zur LDL-Apherese zur Verfügung. Dabei kann das LDL-Cholesterin und auch Lipoprotein (a) durch in der Regel einmal wöchentliche Behandlung effektiv gesenkt werden. Obwohl aufgrund der geringen Zahl behandelter Patienten prospektive Daten zur Effektivität einer Reduktion kardialer Ereignisse durch die LDL-Apherese weitgehend fehlen, besteht Konsens, dass diese bei entsprechender Indikation eingesetzt werden sollte.

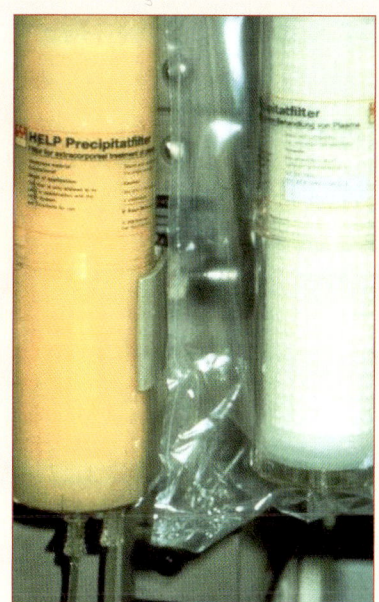

Abb. 5. Lipidapherese-Filter vor [rechts] und nach [links] einer einmaligen Therapie eines Patienten

Ausblick

In der klinischen Erprobung befinden sich u.a. Substanzen, die über eine Inhibition des Cholesterinester-Transferproteins [CETP] zu einer signifikanten Erhöhung des HDL-Cholesterins führen. Ob dieser Mechanismus neben der HDL-Erhöhung auch zur Reduktion klinischer Endpunkte führt, ist Gegenstand aktueller Studien. Die Hoffnung ist daher berechtigt, dass sich die bereits hervorragende Datenlage zur Therapie bei Patienten mit Fettstoffwechselstörungen weiter verbessern wird und dass in Zukunft noch mehr Patienten von einer Therapie der Fettstoffwechselstörungen profitieren werden.

Quellenhinweise

Abb. 1–3: Reuter: Springer Lexikon Medizin, Springer Verlag 2002

Tab. F1. Fettstoffwechselstörung. Primäre Fettstoffwechselstörungen

	Erhöhte Serumlipide	Erhöhte Lipoproteinfraktion	Typisierung nach Fredrickson	Erbgang	Prävalenz	Arterioskleroserisiko
Polygene Hypercholesterinämie	Cholesterin	LDL	IIa	Polygen	Sehr hoch	Hoch
Kombinierte Hyperlipidämie	Cholesterin und/oder Triglyceride	LDL und/oder VLDL	IIa oder IV oder IIb	Dominant	0,3 %	Hoch
Familiäre Hypercholesterinämie	Cholesterin	LDL	IIa	Dominant	Heterozygot 0,2 %, homozygot 1:1 Million	Sehr hoch, ab Kindheit
Familiärer Apolipoprotein-B-Defekt	Cholesterin	LDL	IIa	Dominant	Heterozygot 0,2 %	Sehr hoch
Familiäre Dysbetalipoproteinämie	Triglyceride und Cholesterin	Chylomikronen- und VLDL-Remnants		Polygen	1 %	Keins
Familiäre Hyperlipidämie Typ III	Triglyceride und Cholesterin	Chylomikronen- und VLDL-Remnants	III	Polygen	0,2 Promill	Hoch
Sporadische Hypertriglyzeridämie	Triglyceride	VLDL und Chylomikronen	IV oder V	Polygen	Hoch	Keins
Familiäre Hypertriglyzeridämie	Triglyceride	VLDL und Chylomikronen	IV oder V	Dominant	0,2 %	Keins
Familiärer Lipoproteinlipase- oder Apolipoprotein-C-II-Mangel	Triglyceride	VLDL und Chylomikronen	I	Rezessiv	Sehr niedrig	Keins
Familiäre Hypoalphalipoproteinämie		HDL vermindert		Dominant	Hoch	Hoch

Mischtumor aus Drüsen- und Bindegewebe, bei dem die fibröse Komponente überwiegt; häufigste gutartige Neoplasie der Brustdrüse; je nach der Art des Wachstums unterscheidet man **perikanalikuläre** und **intrakanalikuläre Fibroadenome** sowie das **Fibroadenoma phylloides** [Phylloidestumor*] mit weiten Spalten; wichtig ist die Abgrenzung von malignen Tumoren, die letztendlich nur histologisch erfolgen kann; **Therapie:** nicht nötig; postmenopausal kommt es zu degenerativer Regression mit Verkalkung; das Entartungsrisiko liegt nicht höher als bei normalem Gewebe; bei Wachstumstendenz, Symptomen oder Deformation der Brust wird eine operative Entfernung empfohlen; *s.a. Essay Neubildungen der Brustdrüse S. 969*

Fi|bro|blas|ten|in|ter|fe|ron nt: Syn: Interferon-β, β-Interferon; *s.u. Interferone*

Fi|bro|e|las|to|se, endokardiale f: → *Endokardfibroelastose*

Fi|bro|e|las|to|se, fetale endomyokardiale f: → *Endokardfibroelastose*

Fi|bro|e|pi|the|li|o|ma Pinkus nt: Syn: Pinkus-Tumor, prämalignes Fibroepitheliom, fibroepithelialer Tumor (Pinkus); semimaligner Hauttumor; nicht-invasive Form des oberflächlichen Basalioms*

Fi|brom nt: Syn: Bindegewebsgeschwulst, Fibroma; vom Bindegewebe ausgehender gutartiger Tumor; am häufigsten als Fibroma durum [Dermatofibrom*] oder molle [Stielwarze*]

hartes Fibrom: → *Dermatofibrom*

Fibroma pendulans: *s.u. Stielwarze*

weiches Fibrom: → *Stielwarze*

Fi|bro|ma|to|se f: Syn: Fibromatosis; lokalisierte oder diffuse, i.d.R. benigne Bindegewebsproliferation; auch Bezeichnung für das Auftreten multipler Fibrome z.B. als **abdominelle Fibromatose** [meist bei Frauen in der Schwangerschaft vorkommende Fibromatose der Bauchwand], **extraabdominelle Fibromatose** [i.d.R. am Stamm oder den Extremitäten] oder **intraabdominelle Fibromatose** [im Becken und Mesenterium; häufig kombiniert mit Polypose, z.B. bei Gardner-Syndrom]; die **juvenile** oder **infantile digitale Fibromatose** ist ein meist schon im Kleinkindalter auftretender solitärer, selten multipler, fibromatöser Tumor der Zehen oder Finger; die **kongenitale generalisierte Fibromatose** als schwerste Variante, befällt mit bis zu hundert Läsionen Haut, Knochen und innere Organe, und kann schon in der Kindheit zum Tode führen

Fibromatosis gingivae: → *Gingivahyperplasie*

palmare Fibromatose: → *Dupuytren-Kontraktur*

plantare Fibromatose: → *Morbus Ledderhose*

Fi|bro|my|al|gie f: Syn: Weichteilrheumatismus, Muskelrheumatismus, Fibrositis, fibromyalgisches Syndrom, Fibrositis-Syndrom; Oberbegriff für chronische, nicht-rheumatische Erkrankungen mit typischen extraartikulären Schmerzen [Muskulatur, Skelettweichteile], Morgensteifigkeit, allgemeiner Abgeschlagenheit [eine Beziehung zum chronischen Erschöpfungssyndrom wird diskutiert], Schlafstörungen usw.; klinisch besteht kein Unterschied zwischen der primären Form ohne bekannte Ätiologie und der sekundären Form, die zusammen mit anderen Erkrankungen [rheumatische Erkrankungen, Colitis ulcerosa] vorkommt

Fi|bro|pla|sie, retrolentale f: → *Frühgeborenenretinopathie*

Fi|bro|se f: Syn: Fibrosis; krankhafte Vermehrung des Bindegewebes durch eine vermehrte Faserproduktion und einen verminderten Abbau; als Ursachen finden sich u.a. chronisches Ödem, organisierte Entzündung, Nekrose, Thrombose oder Hämatom, mechanische Belastung [z.B. bei chronischer Blutstauung] und proliferative Entzündung [z.B. chronische Hepatitis]; oft gleichgesetzt mit Sklerose; fortschreitende **proliferative Fibrosen** können zur Entwicklung einer Zirrhose führen

retroperitoneale Fibrose: progrediente Fibrose des retroperitonealen Bindegewebes mit Bildung einer externen Harnleiterstenose; kommt als seltene **idiopathische retroperitoneale Fibrose** [Ormond-Syndrom] vor; häufiger ist aber die **symptomatische retroperitoneale Fibrose** durch Tumoren, Entzündungen usw.

zystische Fibrose: Syn: Mukoviszidose, zystische Pankreasfibrose, Fibrosis pancreatica cystica; autosomal-rezessiv vererbtes Syndrom mit generalisierter Dysfunktion exokriner Drüsen und fortschreitender zystischer Fibrose von Lunge und Bauchspeicheldrüse; betrifft v.a. Kaukasier, von denen ca. 5 % phänotypisch gesunde heterozygote Träger sind; das entsprechende Gen [CF-Gen] liegt auf dem langen Arm von Chromosom 7 und besteht aus 27 Exons; es kodiert ein Protein aus 140 Aminosäuren, das als **cystic fibrosis transmembrane regulator** [CFTR] bezeichnet wird; CFTR wirkt v.a. als cAMP-abhängiger Chloridkanal in der apikalen Zellmembran und beeinflusst Amilorid-sensitive Na-Kanäle; bei der zystischen Fibrose liegen Mutationen am CF-Gen vor [bisher kennt man mehr als 800 Mutationen, die für die variable Ausprägung des Syndroms verantwortlich sind], die zu einer Veränderung des CFTR-Moleküls führen; der damit ausgelöste **Basisdefekt** [fehlender oder verminderter Cl-Transport durch gestörte Regulation der Cl-Kanäle und erhöhte Durchlässigkeit Amilorid-sensitiver Na-Kanäle] führt zu Elektrolytverlusten über die Schweißdrüsen und zu Eindickung des Sekretes aller exokriner Drüsen [*Mukoviszidose*], die damit nicht oder nur schwer abfließen können und die Drüsenlichtung und Ausführungsgänge verlegen; als Folge davon kommt es zu chronischer Entzündung mit zystisch-fibröser Umwandlung [*zystische Fibrose*] und progredientem Funktionsverlust der betroffenen Drüsen bzw. Organe [Lunge, Gastrointestinaltrakt, Pankreas, Leber, Nasennebenhöhlen, Vas deferens, Schweißdrüsen]

das **klinische Bild** hängt vom Ausprägungsgrad der Störung und dem Lebensalter der Patienten ab, in schweren Fällen kommt es schon bei Säuglingen zum Mekoniumileus*; später wird das Bild durch die Trias Lungenerkrankungen, Maldigestion und erhöhte NaCl-Ausscheidung im Schweiß charakterisiert; der Lungenbefall führt zu Verminderung der mukoziliären Clearance und damit zu rezidivierenden Entzündungen, die zur Ausbildung von Bronchiektasen und progredienter Destruktion des Lungengewebes führen; mehr als 90 % der Morbidität und Mortalität der Patienten beruht auf dem Lungenbefall; 90–95 % der Patienten entwickeln eine exokrine Pankreasinsuffizienz, die zu Maldigestion, Steatorrhoe und Wachstumsverzögerung führt [**distales intestinales Obstruktionssyndrom**]; später kann sich auch eine endokrine Insuffizienz und ein Diabetes mellitus herausbilden; andere Komplikationen sind Cholestase, evtl. mit Ausbildung einer biliären Zirrhose, chronische Sinusitis, Azoospermie bei 95–98 % aller männlichen Patienten, Hämoptyse, Pneumothorax, pulmonale Hypertension, Cor pulmonale, Rektumprolaps, portale Hypertension und Ösophagusvarizenblutung

Diagnose: beim **Schweißtest** nach Gibson und Cooke wird die Schweißsekretion mittels Pilocarpin-Iontophorese am volaren Unterarm stimuliert; der Schweiß wird mit Filterpapier oder Kapillarsammelsystem aufgefangen und die Natrium- und Chloridkonzentration bestimmt; der Test ist **positiv bei > 60 mEqu/l**; zur endgültigen Diagnose sollten 2–3 positive Tests vorliegen; molekulargenetische Tests werden vermehrt eingesetzt, sind aber noch zweitrangig; in den letzten Jahren wird vermehrt ein **Neugeborenenscreening** durchgeführt; Neugeborene mit zystischer Fibrose haben einen erhöhten Trypsinogenspiegel im Blut; dieser kann alleine [**IRT-Test**, immunreaktives Trypsinogen] oder zusammen mit DNA-Tests [**IRT/DNA-Test**] bestimmt werden;

Therapie: nach dem erste Versuche einer Gentherapie fehlschlugen, ist weiterhin nur eine symptomatische Therapie möglich; die Ernährungs- und Verdauungsstörungen werden mit Substitution der Pankreasenzyme und hochkalorischer Ernährung angegangen; die Lungenerkrankungen werden mit Physio- und Inhalationstherapie zur Sekretmobilisierung und Antibiotikatherapie der Atemwegsinfektionen

Tab. F2. Zystische Fibrose. Symptome und Komplikationen in verschiedenen Lebensabschnitten

Neugeborenen-periode	Mekoniumileus (10–15 %)
	Mekoniumpfropf
	Ikterus neonatorum prolongatus
Säuglings- und Kleinkindalter	
Pulmonal	Pneumonie, obstruktive Bronchitis, chronischer Husten, Asthma, Einziehungen
Gastrointestinal	Chronischer Durchfall, Malabsorptionssyndrom, Gedeihstörung, Rektumprolaps, großes Abdomen, Anämie, Vitaminmangel, gastro-ösophagealer Reflux, Salzverlust → hypo-chlorämische Alkalose
Kindesalter	
Pulmonal	Bonchiektasen, Asthma, Pneumothorax Hämoptysen, Trommelschlegelfinger Sinusitis, Polyposis nasi
Gastrointestinal	Malabsorptionssyndrom, Wachstumsstillstand, DIOS, Invagination, Pankreatitis, biliäre Zirrhose – portale Hypertension
Adoleszenten- und Erwachsenenalter	Verzögerte Pubertät
	Glukoseintoleranz – Diabetes mellitus
	Gallensteine
	Biliäre Zirrhose – portale Hypertension
	Männliche Sterilität

behandelt; die progrediente Verschlechterung der Lungenfunktion führt in vielen Fällen zur Notwendigkeit einer Lungentransplantation; neuere Therapieansätze zur Verbesserung der CFTR-Funktion oder Korrektur des Elektrolyttransportdefektes sind bisher nur wenig Erfolg versprechend

Fibrositis-Syndrom nt: Syn: Weichteilrheumatismus, Muskelrheumatismus, Fibrositis, Fibromyalgie, fibromyalgisches Syndrom; Oberbegriff für chronische, nicht-rheumatische Erkrankungen mit typischen extraartikulären Schmerzen [Muskulatur, Skelettweichteile], Morgensteifigkeit, allgemeiner Abgeschlagenheit [eine Beziehung zum chronischen Erschöpfungssyndrom wird diskutiert], Schlafstörungen usw.; klinisch besteht kein Unterschied zwischen der primären Form ohne bekannte Ätiologie und der sekundären Form, die zusammen mit anderen Erkrankungen [rheumatische Erkrankungen, Colitis ulcerosa] vorkommt

Fi|bu|la|frak|tur f: → *Wadenbeinfraktur*

Fi|bu|la|ris|phä|no|men nt: Syn: Lust-Zeichen; bei Tetanie oder Spasmophilie kommt es bei Beklopfen des Nervus fibularis hinter dem Wadenbeinköpfchen zu einer kurzen Hebung und Pronation des Fußes

Fich|te f: Syn: Abies, Picea; Oberbegriff für Bäume aus der Familie der Kieferngewächse [Pinaceae], wie z.B. **Picea abies/excelsa**, **Abies alba/pectinata**, **Abies sachalinensis** und **Abies sibirica**; Verwendung finden frische **Fichtennadeln** [Piceae folium], frische Triebe [**Piceae turiones recentes**] und das aus frischen Nadeln, Zweigspitzen oder Ästen gewonnene ätherische **Fichtenöl** [Piceae aetheroleum], das Bornylacetat, Pinene, Phellandren und Cadinen enthält; wirkt sekretolytisch, schwach antiseptisch und hyperämisierend; **Anw.:** als Badeextrakt; innerlich bei Entzündungen der oberen Atemwege; das Öl zu Einreibungen und zur Inhalation bei Rheuma und Neuralgien

Fi|cus carica f: → *Feige*

Fie|ber|baum m: → *Eukalyptus*

Fie|ber|bläs|chen pl: Syn: Herpes febrilis/labialis; Herpes* simplex der Lippen

Fie|ber, hämorrhagisches nt: i.d.R. virale fieberhafte Erkrankung mit ausgeprägter Blutungsneigung; *s.a. Essay Virusinfektionen*

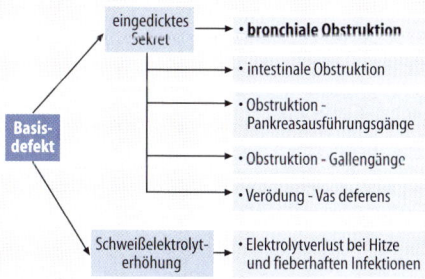

Abb. F15. Zystische Fibrose. Klinische Symptomatik

S. 1667
Fie|ber, hämorrhagisches mit renalem Syndrom *nt*: *Syn: akute hämorrhagische Nephrosonephritis, Korea-hämorrhagisches Fieber, koreanisches hämorrhagisches Fieber*; hauptsächlich in Ostasien auftretende schwer verlaufende Erkrankung durch Hantavirus*; die Übertragung erfolgt durch direkten Kontakt mit den Ausscheidungen [Speichel, Kot] von infizierten Ratten oder Mäusen oder kontaminierte Lebensmittel; **Klinik**: nach einer Inkubationsperiode von 12–24 Tagen kommt es zu einem plötzlichen Beginn mit biphasischem Verlauf [Fieber, Kopf-, Augen- Muskelschmerzen in der 1. Phase; Blutungen und Nierenschäden in der 2. Phase]; stehen die Nierenschädigung im Vordergrund [meist bei Puumala-Virus-Befall], spricht man von **Nephropathia epidemica**; bei Befall mit Sin-Nombre-Virus kann es zu einem **Hantavirus-Pulmonary-Syndrom** mit interstitieller Pneumonie, Lungenödem, Pleuratranssudat und Herzversagen kommen; die Letalität beträgt dann bis zu 60 %; *s.a. Essay Virusinfektionen S. 1667*

Fie|ber|klee *m*: → *Bitterklee*

Fie|ber|krampf *m*: *Syn: Infektkrampf*; Krampfanfall bei Kleinkindern [6. Monat – 5. Lebensjahr] bei Fieber oder infektiösen Erkrankungen; **einfache Fieberkrämpfe** sind kurz und nur 1–2 % der Kinder entwickeln später eine Epilepsie; bei **komplizierten Fieberkrämpfen** liegt das Epilepsierisiko dagegen bei 10–15 %; **Therapie**: Fiebersenkung, Unterbrechung des Anfalls, z.B. mit i.v.-Injektion von Diazepam* oder Clonazepam*; eine Dauertherapie ist nur selten nötig; *s.a. Essay Epilepsie und Status epilepticus S. 365*

Fie|ber|kraut *nt*: *Syn: Tausendgüldenkraut, Bitterkraut, Centaurii herba*; *s.u. Centaurium erythraea*

Fie|ber, rheumatisches *nt*: *Syn: akuter Gelenkrheumatismus, Polyarthritis rheumatica acuta, Febris rheumatica*; zu den Poststreptokokkenerkrankungen gehörende akute Entzündung der großen Gelenke [Polyarthritis]; charakteristisch sind u.a. Fieber, Herzbeteiligung [Endokarditis, Myokarditis, Perikarditis], Chorea minor, Erythema anulare rheumaticum und Weichteilschwellungen; **Diagnose**: das rheumatische Fieber ist heute eine seltene Erkrankung in Mitteleuropa und wird zu oft diagnostiziert; dies kann bei einer strikten Beachtung der **Jones-Kriterien** vermieden werden; man unterscheidet 5 **Hauptkriterien** [Karditis, Polyarthritis, Chorea minor,

Tab. F3. Fieberkrampf. Einfache und komplizierte Fieberkrämpfe

	Einfache Fieberkrämpfe	Komplizierte Fieberkrämpfe
Anamnese	Unauffällig	Familiäre Belastung
Alter bei Erstanfall	6 Monate–5 Jahre	< 6 Monate, > 5 Jahre
Anfallsmorphe	Tonisch-klonisch	Fokale Symptome
Dauer	< 15 min	> 15 min
Postiktal	Unauffällig	Neurologische Herdzeichen
Häufigkeit/24 h	1 Anfall	Mehrmalig
Rezidiv	< 3 Rezidive	> 3 Rezidive
EEG 2 Wo. nach Anfall	o.B.	Herd- bzw. Epilepsiezeichen

Tab. F5. Rheumatisches Fieber. Prophylaxe des rheumatischen Fiebers

Arzneistoff	Dosierung	Applikation
Bei Penicillinallergie kontraindiziert:		
Phenoxy-Methyl-Penicillin (Penicillin V)	2–4 × 0,25 Mio IE/Tag	p.o.
Phenoxybutyramid-Penicillin (Propicillin)	3–4 × 0,2 Mio IE/Tag	p.o.
Bei oraler Antikoagulanzientherapie relativ kontraindiziert:		
Benzathin-Benzylpenicillin	1,2 Mio IE/14–21 Tage	i.m.
Bei Penicillinallergie:		
Sulfadiazin	0,5–1,0 g/Tag	p.o.

Tab. F4. Rheumatisches Fieber. Therapie des akuten rheumatischen Fiebers

Therapie	Dosierung	Applikation	Dauer [Tage]	Hinweise
Bettruhe			20–30	Bei Karditis
Lagerung, Kontrakturprophylaxe, Kryotherapie in Ergänzung zu ASS				Bei Arthritis
Digitalisglykoside, Saluretika, ACE-Hemmer				Bei Herzinsuffizienz Cave: AV-Block!
Penicilline				
Benzylpenicillin (Penicillin G)	1–2 Mio IE/Tag	i.v.	Mindestens 10	Nach Rachenabstrich unverzüglich (<24 h) Penicillintherapie
Clemizolpenicillin (Megacillin)	1–2 Mio IE/Tag	i.v.		Bei Procainallergie
Phenoxymethyl-Penicillin (Penicillin V)	1–2 Mio IE/Tag Kinder 1–2 Jahre 0,3–0,6 Mio IE/Tag 3–6 Jahre 0,6–1,2 Mio IE/Tag 7–14 Jahre 0,8–1,6 Mio IE/Tag	p.o.		
Phenoxypropylpenicillin (Propicillin)	1–2 Mio IE/Tag (Propicillin)	p.o.		
Erythromycin	20 mg/kg/Tag	p.o.		
Acetylsalicylsäure (ASS)	4mal 1,5–2,5 g /Tag	p.o.	Initial	
	3mal 1,0 g/Tag	p.o.	20–80	
Prednisolon	40–100 mg/Tag stufenweise Reduktion		3–6	Allein oder in Kombination mit Salicylsäurederivaten
Rezidivprophylaxe im Anschluss				

subkutane Knötchen, Erythema anulare rheumaticum] und **6 Nebenkriterien** [Fieber, Gelenkschmerzen, verlängertes P-R im EKG, erhöhte BSG, C-reaktives Protein oder Leukozytose, Hinweis auf vorausgegangene Infektion mit β-hämolysierenden Streptokokken, rheumatisches Fieber in der Anamnese]; dazu kommen noch Begleitsymptome wie Gewichtsverlust, Schwitzen, Blässe, Anämie, leichte Ermüdbarkeit usw.; bei Vorliegen von 2 Hauptsymptomen oder 1 Hauptsymptom und 2 Nebensymptomen ist die Diagnose wahrscheinlich; **Therapie:** im akuten Stadium Bettruhe, Penicillin über mindestens 10 Tage zur Beseitigung der Streptokokken; in schweren Fällen Corticosteroide, danach evtl. Acetylsalicylsäure; wichtig ist die **Rezidivprophylaxe** über eine Dauer 5–10 Jahren

Fie|ber|rin|de *f*: → *Chinarinde*

Fiedler-Myokarditis *f*: *s.u. Myokarditis*

Fiessinger-Leroy-Reiter-Syndrom *nt*: → *Reiter-Syndrom*

Fiessinger-Rendu-Syndrom *nt*: → *Stevens-Johnson-Syndrom*

Fi|la|ria *f*: zu den Nematoden gehörende Fadenwurmgattung; **Filaria malayi** [Malayenfilarie, Wuchereria malayi, Brugia malayi] ist ein Parasit des Menschen, der im Lymphgefäßsystem lebt und zu Elephantiasis und Filariasis malayi führt
  Filaria medinensis: *Syn: Dracunculus medinensis; s.u. Drakontiase*

Fi|la|ri|a|sis *f*, *pl* -**ses**: *Syn: Filarieninfektion, Filariose*; in den Tropen häufige Erkrankung durch Filarien; meist steht der Befall des lymphatischen Systems im Vordergrund [Elephantiasis]
  Filariasis malayi: *Syn: Brugia malayi-Filariose, Brugiose, malayische Filariose*; durch Mücken [Aedes, Culex] übertragene tropische Infektionskrankheit; die von der Mücke übertragene Larve siedelt sich in den Lymphgefäßen an und führt im akuten Stadium zu Fieber, mononukleärer eosinophiler Lymphangitis und Schwellung von Haut und Extremitäten; unbehandelt kommt es zur Ausbildung einer Elephantiasis; **Diagnose:** Nachweis der nachts im Blut gefundenen Mikrofilarien [Larven] im Blutausstrich [Giemsa-Färbung]; **Therapie:** Ivermectin★, Suraminnatrium★ systemisch; *s.u. Essay Helminthosen S. 553*

Fi|la|ri|en *pl*: meist in den Tropen und Subtropen vorkommende Fadenwürmer; wichtige Gattungen sind u.a. Wuchereria, Onchocerca, Brugia, Filaria; *s.a. Essay Helminthosen S. 553*

Fil|gras|tim *nt*: rekombinantes, nicht-glykolisiertes Analogon des Granulozyten-koloniestimulierenden Faktors mit ca. 2-fach verstärkter Wirkung; wird bei Neutropenien unterschiedlichster Ursache [z.B. Kostman-Syndrom, Knochenmarktransplantation, Chemotherapie] zur schnelleren Regeneration verabreicht; **NW:** initial Leukozytenabfall, gelegentlich auch Abfall der Thrombozyten und Milzvergrößerung, bei Tumorpatienten Erhöhung von Harnsäure, LDH, alkalischer Phosphatase, Gamma-GT, leichte bis mäßige, gelegentlich schwere Knochen- und Muskelschmerzen

Fi|li|cis maris herba *f*: *Syn: Wurmfarnkraut*; oberirdische Pflanzenteile des Wurmfarns★

Fi|li|cis maris rhizoma *nt*: Wurzelstock des Wurmfarns★

Fi|li|pen|du|la ulmaria *f*: → *Mädesüß*

Fil|ma|ron|öl *nt*: *Syn: Aspidinol filicinum oleo solutum; s.u. Wurmfarn*

Film|do|si|me|ter *nt*: *Syn: Filmplakette, Strahlenschutzplakette*; Dosimeter, das einen strahlenempfindlichen Film enthält; die Auswertung erfolgt durch einen Vergleich mit Filmen der gleichen Charge, die mit Standarddosen gleicher Strahlung exponiert wurden; Filmdosimeter werden als sog. **amtliche Personendosimeter** zur Strahlenschutzkontrolle beruflich strahlenexponierter Personen eingesetzt

Film|pla|ket|te *f*: → *Filmdosimeter*

Fil|tra|ti|ons|o|pe|ra|ti|on *f*: *s.u. Essay Glaukome S. 497*

Filz|laus|be|fall *m*: *Syn: Pediculosis pubis; s.u. Pediculosis*

Fim|bri|ek|to|mie *f*: *Syn: Fimbrienentfernung*; operative Entfernung der Tubenfimbrien [Fimbriae tubae uterinae]; als Sterilitätsoperation zusammen mit einem Verschluss des trichterförmigen Endes des Eileiters [Infundibulum tubae uterinae]

Fim|bri|o|plas|tik *f*: *Syn: Fimbrienplastik*; plastische Operation der Eileiterfransen als Form der mikrochirurgischen Behandlung bei tubarer Sterilität; oft gleichgesetzt mit Salpingostomatotomie

Fim|bri|o|zel|le *f*: Hernie mit Tubenfimbrien im Bruchsack; *s.a. Essay Eingeweidebrüche/Hernien S. 577*

Fi|nals|te|rid *nt*: 5α-Reduktasehemmer; **Anw.:** benigne Prostatahyperplasie; **Dosierung:** 5 mg p.o./d; *s.a. Essay Benignes Prostatahyperplasie-Syndrom S. 1295*

Fine-Score *m*: *Syn: Pneumonia Severity Index*; *s.u. Essay Pneumonie S. 1273*

Fin|ger|frak|tur *f*: Frakturen der Fingerglieder werden i.d.R. konservativ behandelt [**Stack-Schiene**], außer es liegt eine Schaftfraktur mit Tendenz zum Abrutschen vor; wichtig ist, dass Fingerstrecksehnenabrisse nicht übersehen werden; *s.a. Essay Fraktur, Luxation, Distorsion S. 423*

Fin|ger|hut *m*: → *Digitalis*

fingerprint dermatosis *f*: *s.u. Parapsoriasis en plaques*

Fin|ger|ring|do|si|me|ter *nt*: ringförmiger Dosimeter, der eine kleine Ionisationskammer enthält, die durch die einfallende Strahlung dosisabhängig ihre Ladung verliert

Fin|ger, schnellender *m*: *Syn: Trigger-Finger*; bei Tendovaginitis★ stenosans kann es zu einer Verdickung des Ringbandes der Sehnenscheide der Fingerbeuger im Bereich des Fingergrundgelenkes kommen; damit wird der Gleitvorgang der Sehne behindert und beim Beugen entsteht ein Widerstand, der zu einer schnappenden oder schnellenden Bewegung führt; **Therapie:** Spaltung des Ringbandes

Fin|ger|streck|seh|nen|ab|riss *m*: Abriss der Strecksehnen vom Endglied [**Hammerfinger**] oder Mittelglied [**Knopflochde-**

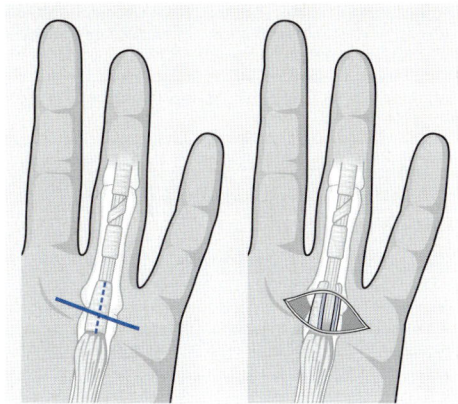

Abb. F16. Schnellender Finger. Schema der Ringbandspaltung bei schnellendem Finger

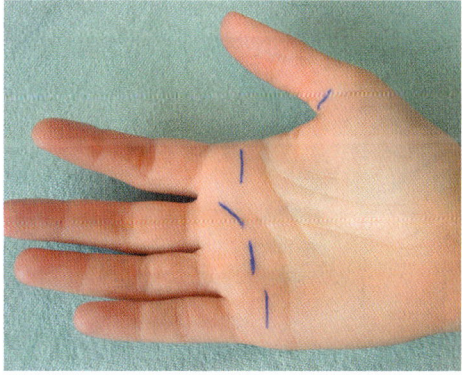

Abb. F17. Schnellender Finger. Schnittführung bei Ringbandspaltung

F

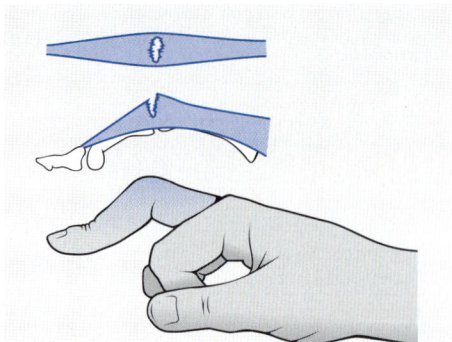

Abb. F18. Fingerstrecksehnenabriss. Knopflochdeformiität bei rheumatoider Arthritis

formität]; der Hammerfinger ist fast immer traumatisch bedingt, während die Knopflochdeformität v.a. auch bei rheumatoider Arthritis auftreten kann; die Behandlung ist entweder konservativ [**Stack-Schiene** bei Hammerfinger] oder operativ [Sehnennaht, Ruhigstellung]

Fisch|band|wurm|be|fall *m*: *Syn*: *Diphyllobothriose, Diphyllobothriasis, Bothriozephalose, Bothriocephalosis*; Diphyllobothrium latum ist ein Darmparasit des Menschen [Endwirt], der bis zu 10 m lang werden kann; die Infektion erfolgt durch die Aufnahme infektiöser Larven [**Plerozerkoide**] mit dem Fleisch von Süßwasserfischen; innerhalb von 3 Wochen wächst daraus ein geschlechtsreifer Wurm heran, der sich im Dünndarm etabliert; langfristig kommt es zu Vitamin-B$_{12}$-Mangelerscheinungen [Anämie, Appetitlosigkeit, Mattigkeit,

Schwindel, Ohrensausen, Herzbeschwerden]; **Diagnose**: Nachweis von Bandwurmgliedern [Proglottiden] im Stuhl; **Therapie**: Niclosamid*, Praziquantel* oral; *s.a. Essay Helminthosen S. 553*

Fisch|händ|ler|rot|lauf *m*: → *Erysipeloid*
Fisch|ro|se *f*: → *Erysipeloid*
Fisch|schup|pen|krank|heit *f*: → *Ichthyosis vulgaris*
Fisch|wir|bel|bil|dung *f*: bei Osteoporose häufige zentrale Wirbeleindellung, die meist im Bereich der Lendenwirbelsäule gefunden wird; *s.a. Essay Osteoporose S. 1171*
Fis|su|ra ani *f*: → *Analfissur*
Fis|su|ra urethrae inferior *f*: → *Hypospadie*
Fis|su|ra urethrae superior *f*: → *Epispadie*
Fis|su|rek|to|mie *f*: Entfernung einer Fissur, z.B. Analfissur
Fis|tel *f*: **1.** *Syn*: *Fistula*; spontan entstandene gangförmige Verbindung eines Organs mit der Körperoberfläche [**äußere Fistel**] oder einem anderen Organ [**innere Fistel**]; die meisten Fisteln entstehen durch chronische Entzündungen [z.B. Morbus Crohn] oder gehen von Abszessen aus; daneben gibt es auch traumatisch erworbene und angeborene Fisteln [z.B. mediane Halsfistel] **2.** *Syn*: *Anastomose, Fistelung*; operativ angelegte Verbindung eines Organs mit der Körperoberfläche oder einem anderen Organ
anorektale Fistel: → *Analfistel*
Fis|tel|fül|lung *f*: → *Fistulografie*
Fis|tel|spal|tung *f*: → *Fistulotomie*
Fis|tu|la ani *f*: → *Analfistel*
Fis|tu|la coccygealis *f*: → *Pilonidalfistel*
Fis|tu|la pilonidalis *f*: → *Pilonidalfistel*
Fis|tu|lek|to|mie *f*: *Syn*: *Syringektomie*; komplette operative Entfernung eines Fistelganges; *s.a. Analfistel*
Fis|tu|lo|en|te|ro|sto|mie *f*: Ableitung einer Fistel in den Darm
Fis|tu|lo|gra|fie, -gra|phie *f*: *Syn*: *Fistelfüllung*; Röntgenkontrastdarstellung einer Fistel; bei komplexen Fistelsystemen oder Abszessen ist die MRT aussagekräftiger
Fis|tu|lo|sto|mie *f*: *Syn*: *Syringostomie*; operative Eröffnung einer

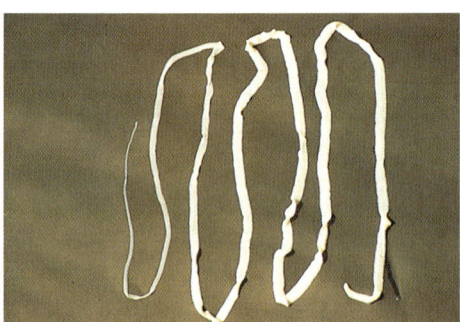

Abb. F19. Fischbandwurmbefall. Breiter Fischbandwurm [Diphyllobothrium latum]

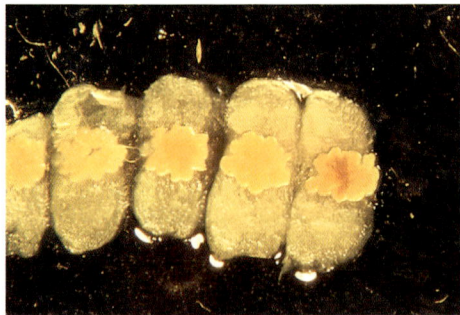

Abb. F20. Fischbandwurmbefall. Proglottiden von Diphyllobothrium latum

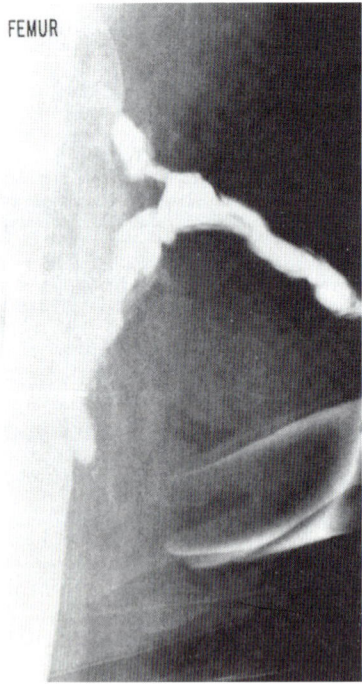

FEMUR

Abb. F21. Fistulografie. Der Fistelgang reicht durch die Weichteile bis zum Knochen

F

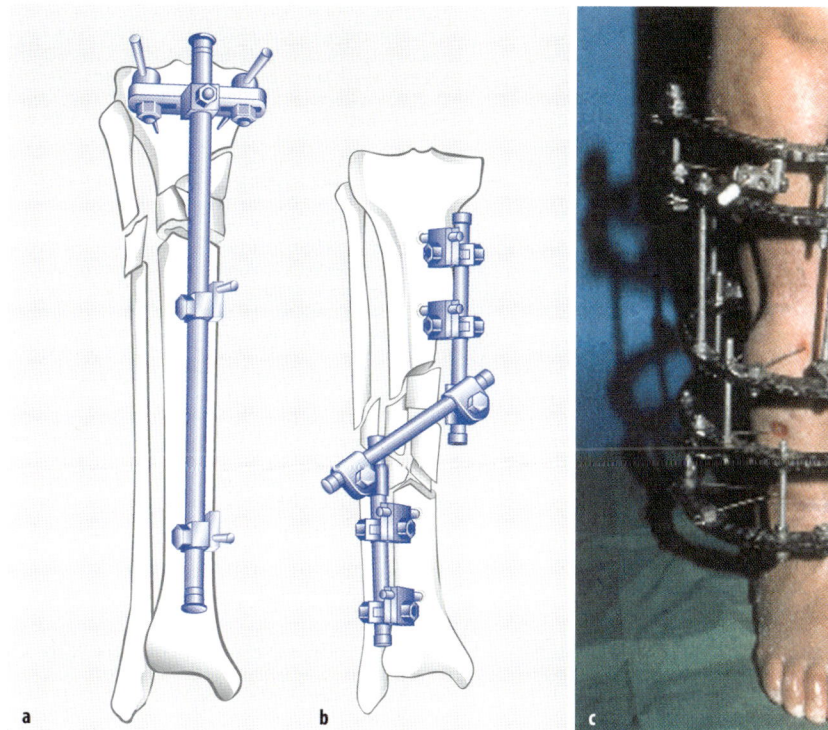
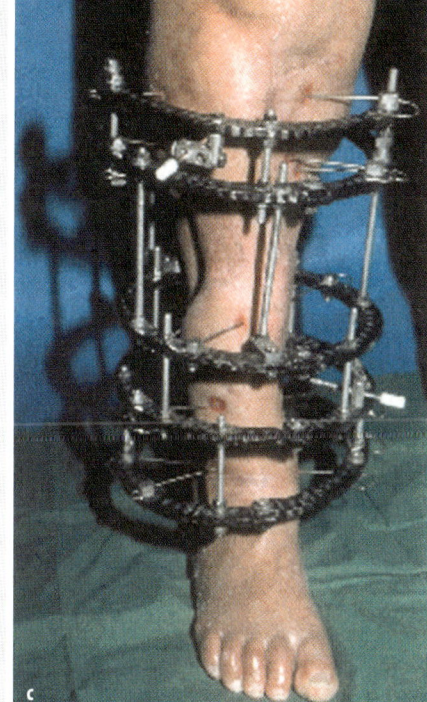

Abb. F22. Fixateur externe. a unilateraler Fixateur bei proximaler Tibiafraktur **b** Dreirohrfixateur bei Tibiatrümmerbruch **c** Ringfixateur

Fistel und Bildung einer äußeren Fistel zur Ableitung; *s.a. Analfistel*

Fis|tu|lo|to|mie *f: Syn: Fistelspaltung, Syringotomie*; operative Eröffnung einer Fistel und Umwandlung in ein Geschwür; *s.a. Analfistel*

Fi|xa|teur externe *m: Syn: externes Fixiersystem*; externe Fixiersysteme sind ein Bindeglied zwischen konservativer Behandlung und stabiler Osteosynthese; sie werden als primäre Stabilisierungsmethode zur Fixierung von Knochen bei Trümmerbrüchen, v.a. bei offenen Brüchen mit Weichteilschäden, sowie bei gelenknahen und instabilen Frakturen eingesetzt; oft werden sie nur bis zur Abschwellung der Weichteile belassen und dann durch eine offene Osteosynthese ersetzt

Schrauben [z.B. Schanz-Schrauben] oder Nägel [z.B. Steinmann-Nägel] werden in den Knochen verankert und durch Stäbe verspannt; der fertige Apparat kann eindimensional/unilateral oder zweidimensional/bilateral sein; für komplexere Aufgaben können **Ringfixateure** eingesetzt werden; Mischformen werden als **Hybridfixateure** bezeichnet; *s.u. Essay Fraktur, Luxation, Distorsion S. 423*

Fi|xa|teur interne *m: Syn: internes Fixiersystem*; dem Fixateur externe ähnlicher Apparat zur inneren Fixierung von Knochen; wird v.a. bei Frakturen der Wirbelsäule eingesetzt; *s.u. Essay Fraktur, Luxation, Distorsion S. 423*

Fi|xier|sys|tem, externes *nt:* → *Fixateur externe*

Fi|xier|sys|tem, internes *nt:* → *Fixateur interne*

Flä|chen|des|in|fek|ti|on *f:* meist werden Aldehyde [Formaldehyd*] verwendet; Wischen oder Scheuern ist effizienter und wirkungsvoller als Versprühen, Vernebeln oder Verdampfen

Flä|chen|ky|mo|gra|fie, -gra|phie *f:* Aufzeichnung der Organbewegung auf einer Aufnahme; meist zur Darstellung der Herzwand- und Gefäßpulsation

Flachs|lin|sen *pl:* → *Leinsamen*

Flachs|sa|men *pl:* → *Leinsamen*

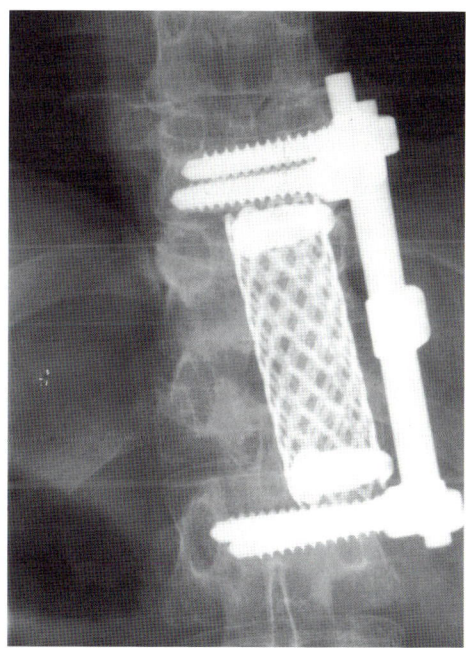

Abb. F23. Fixateur interne. Stabilisierung des thorakolumbalen Übergangs durch ein Doppelstangensystem von BWK10 - LWK1; spongiosagefülltes Titankörbchen nach partieller Resektion eines posttraumatischen Keilwirbels

flake fracture *nt: s.u. Epiphysenfraktur, Luxationsfraktur*

Fla|vek|to|mie *f*: Teilentfernung der Ligamenta flava; als sog. **intralaminäre Fensterung** im Rahmen einer Bandscheibenoperation

Fla|vo|xat *nt*: Spasmolytikum der glatten Muskulatur von Harn- und Genitaltrakt; **Anw.:** funktionelle Störungen und Spasmen des Urogenitaltraktes, Reizblase, Pollakisurie, Dysurie, Harndrang, suprapubische Schmerzen, Harninkontinenz; Begleitmedikation bei entzündlichen Erkrankungen der ableitenden Harnwege wie Cystitis, Prostatitis, Trigonitis oder Urethritis: **Dosierung:** 200 mg/d p.o.; **NW:** Mundtrockenheit, Übelkeit, abdominelle Schmerzen, Obstipation; **Kontraind.:** Engwinkelglaukom, Prostatahyperplasie mit Restharnbildung, mechanische Stenosen im Bereich des Magen-Darm-Traktes, Tachyarrhythmie, Megakolon, akutes Lungenödem

Fle|cai|nid *nt: Syn:* N-(2-Piperidinylmethyl)-2,5-bis(2,2,2-tri-fluorethoxy)benzamid; Antiarrhythmikum der Klasse IC; wirkt negativ dromotrop und inotrop; **Anw.:** tachykarde ventrikuläre und supraventrikuläre Herzrhythmusstörungen; **Kontraind.:** Zustand nach Myokardinfarkt, schwere Herzinsuffizienz, Bradykardie, SA-Block, Erregungsleitungsstörungen; *s.a. Essay Herzrhythmusstörungen S. 613*

Flech|te *f: Syn: Lichen;* unspezifische Bezeichnung für eine Reihe chronischer Hautkrankheiten mit Knötchenbildung, z.B. fressende Flechte [Lupus vulgaris], nagende Flechte[chronisch-diskoider Lupus erythematodes] **chinesische/indische/orientalische Flechte:** → *Tinea imbricata*

Flech|ten|grind *m:* → *Favus*

Fleck|fie|ber *nt*: durch Rickettsia*-Species hervorgerufene fieberhafte Erkrankung mit fleckigem Hautausschlag; oft gleichgesetzt mit epidemischem Fleckfieber
endemisches Fleckfieber: *Syn: murines Fleckfieber, Rattenfleckfieber, Flohfleckfieber;* durch Flöhe [Pestfloh, Katzenfloh] übertragenes Fleckfieber durch Rickettsia typhi; der Verlauf ist milder als beim epidemischen Fleckfieber; **Therapie:** Tetracycline*, Chloramphenicol*
epidemisches Fleckfieber: *Syn: klassisches Fleckfieber, Läusefleckfieber, Flecktyphus, Hungertyphus, Kriegstyphus, Typhus exanthematicus;* weltweit verbreitete, durch schlechte hygienische Bedingungen geförderte Infektionskrankheit; der Erreger [Rickettsia prowazekii] wird v.a. durch die Kleiderlaus von Mensch zu Mensch übertragen; **Klinik:** nach einer Inkubationszeit von 10–14 Tagen entwickelt sich rasch ein hohes Fieber [Kontinua über 8–10 Tage], das von Kopf-, Muskel- und Gliederschmerzen sowie Atemwegs- und Herzbeschwerden begleitet wird; vom 4.–7. Tag erscheinen typische blassrote **Fleckfieberroseolen**, die am oberen Rumpf beginnen und sich nach unten ausbreiten; hinzu kommen Bewusstseinseintrübung und neurologische Schäden, die zu Koma und Tod führen können; **Diagnose:** Antikörpernachweis [Weil-Felix-Reaktion, KBR, IF, ELISA]; **Therapie:** Tetracycline*, Chloramphenicol*; **Prognose:** unbehandelt tödlicher Verlauf innerhalb von 2–3 Wochen; da die Krankheit keine dauernde Immunität hinterlässt, kann es noch nach Jahren oder Jahrzehnten zu einem Rezidiv kommen, das dann als **Brill-Zinsser-Krankheit** bezeichnet wird
japanisches Fleckfieber: *Syn: Tsutsugamushi-Fieber, Milbenfleckfieber, Scrub-Typhus, Buschfleckfieber;* von Kadanimilben übertragene hoch fieberhafte Infektionskrankheit durch Rickettsia tsutsugamushi; die Mortalität beträgt bis zu 30 %

Fleck|ty|phus *m:* → *epidemisches Fleckfieber*

Flicken|plas|tik *f: Syn: Patch-Plastik, Flickentransplantat;* Deckung eines Defektes oder einer operativ kreierten Erweiterung mit einem Gewebe- oder Gefäßstückchen [**Serosapatch, Venenpatch**] oder einem Kunststoffgewebe

Flie|der|tee *m: s.u. Holunder, schwarzer*

Flie|gen|ma|den|krank|heit *f:* → *Myiasis*

Flit|ter|wo|chen|zys|ti|tis *f: s.u. Cystitis*

Flöhe *pl: Syn: Siphonaptera, Aphaniptera;* kleine blutsaugende Insekten, die wichtige Krankheitsüberträger sind; sie sind etwa 2 bis 5 mm lang und besitzen 6 Beine, von denen die hinteren als Sprungbeine benutzt werden; sie ernähren sich durch Blutmahlzeiten, Stichreaktionen auf der Haut [Erythem, Papeln] sind das Korrelat; neben dem Menschenfloh [Pulex irritans] können zahlreiche weitere Floharten von Tieren auf den Menschen übertragen werden; Rattenflöhe [Pulex cheopis] sind als Überträger von Yersinia pestis von Bedeutung, der Sandfloh [Tunga penetrans] verursacht die Tungiasis; *s.a. Essay Parasitosen S. 1217*

Floh|fleck|fie|ber *nt:* → *endemisches Fleckfieber*

Floh|sa|men *pl*: Oberbegriff für **Plantago afra/psyllium** und **Plantago arenaria/indica**, Pflanzen aus der Familie der Wegerichgewächse [Plantaginaceae]; verwendet werden die reifen Samen [eigentliche Flohsamen, **Psyllii semen**] und die Schalen [**Flohsamenschalen, Psyllii testa**]; die Samen enthalten v.a. Schleimstoffe und die Samenschalen Iridoidglykoside [z.B. Aucubin] und Alkaloide [z.B. Plantagonin, Indicain]; **Anw.:** mildes Abführmittel; traditionell als Mucilaginosum bei Bronchitis; als heißer Breiumschlag [Kataplasma] bei Furunkulose
indische Flohsamen: *Syn: Plantago ovata, Plantago ispaghula;* Pflanze aus der Familie der Wegerichgewächse [Plantaginaceae]; verwendet werden die reifen Samen [eigentliche indische Flohsamen, **Plantaginis ovatae semen**] und die Schalen [**indische Flohsamenschalen,** Plantaginis ovatae testa]; die Schleimstoffe [85 % Arabinoxylane] finden sich ausschließlich in der Epidermis der Samenschale; **Anw.:** habituelle Obstipation und zur unterstützenden Therapie bei Durchfallerkrankungen und Reizdarm

Floppy-Valve-Syndrom *nt:* → *Mitralklappenprolaps-Syndrom*

Flo|res *pl*: Blüten, Blütenstände; wurde früher in der Pharmazie bei der Bezeichnung der verwendeten Pflanzenteile vor den Pflanzennamen gestellt; heute durch Flos ersetzt
Flores Arnicae: *Syn: Arnikablüten, Arnicae flos; s.u. Arnika*
Flores Calendulae: *Syn: Ringelblumenblüten, Calendulae flos; s.u. Calendula (officinalis)*
Flores Caryophylli: *Syn: Gewürznelken; s.u. Nelkenöl*
Flores Chamomillae: *Syn: Kamillenblüten, Matricariae flos; s.u. Kamille*
Flores Graminis: *Syn: Graminis flos; s.u. Heublumen*
Flores Hibisci: *Syn: Hibisci flos, Malventee; s.u. Hibiskus*
Flores Lamii albi: *Syn: weiße Taubnesselblüten, Lamii albi flos; s.u. Taubnessel, weiße*
Flores Lavandulae: *Syn: Lavendelblüten, Lavandulae flos; s.u. Lavendel*
Flores Malvae: *Syn: Malvenblüten, Malvae flos; s.u. wilde Malve*
Flores Millefolii: *Syn: Schafgarbenblüten, Millefolii flos; s.u. Schafgarbe*
Flores Primulae: *Syn: Primelblüten, Schlüsselblumenblüten, Primulae flos; s.u. Primel*
Flores Sambuci: *Syn: Holunderblüten, Sambuci flos; s.u. Holunder, schwarzer*
Flores Spiraeae: *Syn: Mädesüßblüten, Spiraeae flos; s.u. Mädesüß*
Flores Tiliae: *Syn: Lindenblüten, Tiliae flos; s.u. Linde*
Flores Verbasci: *Syn: Königskerzenblüten, Wollblumen, Verbasci flos; s.u. Königskerze*

Flos *m*: Blüte; wird heute in der Pharmazie anstatt Flores hinter den Pflanzennamen gestellt; bezeichnet Blüten, Blütenstände oder -teile, die als Droge* verwendet werden

Flö|ten|schna|bel|bruch *m*: Torsionsfraktur eines langen Röhrenknochens [meist Tibia oder Fibula], bei dem die lang auslaufenden Bruchenden an ein Flötenmundstück erinnern; mit der Gefahr der Durchspießung der Haut von innen verbunden

Flow|me|ter *nt: Syn: Durchflussmesser, Strömungsmesser;* Gerät zur Messung der Strömungsgeschwindigkeit und/oder des Strömungsvolumens von Gasen oder Flüssigkeiten

Flu|clo|xa|cil|lin *nt*: perorales und parenterales, halbsynthetisches, penicillinase-festes Penicillin; wirkt gut gegen penicillinasebildende Staphylokokken und Enterokokken [Staphylococcus aureus, Staphylococcus epidermidis (penicillinase-positive sowie -negative Stämme), Streptococcus pyogenes,

Diplococcus pneumoniae, Corynebacterium diphtheriae, Neisseria gonorrhoeae, Neisseria meningitidis, Bacillus anthracis, Bacillus subtilis, Clostridium, Listeria monocytogenes, Erysipelothrix rhusiopathiae]; **Anw.**: Meningitis, Haut-, Schleimhaut- und Weichteilinfektionen; **Dosierung**: abhängig von Alter, Gewicht und Nierenfunktion; i.d.R. p.o. bei unkomplizierten bis mäßig schweren Infektionen [Kinder von 6–10 Jahren Tagesdosis 750–1500 mg, Kinder/Jugendliche über 10 Jahre und Erwachsene Tagesdosis 1,5–2 [–3] g, aufgeteilt in 2–3 [–4] gleichgroße Einzeldosen; i.v.-Applikation bei schweren Infektionen [Erwachsene und Kinder/Jugendliche ab 10 Jahren Tagesdosis 3–8 g, aufgeteilt auf 3–4 Einzeldosen, Kinder von 6–10 Jahren Tagesdosis 750 mg – 2 g, Neugeborene, Säuglinge und Kleinkinder Tagesdosis von 40–50 [–100] mg/kg KG, aufgeteilt auf 3–4 gleichgroße Einzeldosen; **NW**: *s.u. Penicillin*

Flu|col|na|zol *nt*: Azol-Antimykotikum zur systemischen Behandlung von Candidainfektionen; **NW**: Schwindel, Kopfschmerzen, Bauchschmerzen, Erbrechen, Diarrhoe, Hautausschläge; *s.a. Essay Mykosen S. 1059*

Flu|cy|to|sin *nt*: **Syn**: *5-Fluorcytosin*; Antimykotikum mit guter Wirkung gegen Cryptococcus neoformans, Candida albicans, Candida krusei, Candida tropicalis, Candida parapsilosis und Torulopsis glabrata; Flucytosin sollte nicht alleine gegeben werden, da es schnell zur Resistenzentwicklung kommt; wird i.d.R. in Kombination mit Amphotericin B eingesetzt; **NW**: Anämie, Neutropenie, Thrombozytopenie, Eosinophilie, Knochenmarkstoxizität; *s.a. Essay Mykosen S. 1059*

Flud|a|ra|bin *nt*: Antimetabolit; Purinanalogon; **Anw.**: chronisch-lymphatische Leukämie, niedrig-maligne Lymphome; *s.u. Essay Non-Hodgkin-Lymphome S. 1133, Essay Chemotherapie S. 185*

Flu|dro|cor|ti|son *nt*: Fluorcorticoid mit starker mineralocorticoider Wirkung; **Anw.**: essenzielle Hypotonie, Addison-Krankheit, adrenogenitales Syndrom, periphere Durchblutungsstörungen; **Dosierung**: 50–300 µg/d; **NW**: Hypertonie, Hypernatriämie, Ödeme, Muskelschwäche; **Kontraind.**: Hypertonie, Ödeme, Hypoalbuminämie, Arteriosklerose

Flu|dro|xy|cor|tid *nt*: **Syn**: *Flurandrenolid, Flurandienolonacetonid*; Fluorcorticoid; **Anw.**: lokaler Entzündungshemmer, v.a. bei Dermatosen; **NW**: Atrophie der Cutis und des Fettgewebes, Gefäßfragilität und Purpura, Teleangiektasien, Striae, Pigmentverschiebungen, Störung der Wundheilung, Minderung der Infektresistenz, Steroidakne, kontaktallergische Ekzeme; bei sachgemäßer Anwendung keine systemischen NW

Flu|fen|a|min|säu|re *f*: Anthranilsäurederivat; nicht-steroidales Antiphlogistikum; Antirheumatikum; **Anw.**: topische Behandlung entzündlicher und degenerativer Gelenk- und Wirbelsäulenerkrankungen

Flu|ma|ze|nil *nt*: Benzodiazepinrezeptorantagonist, HWZ 53 min, Wirkungsdauer 2–3 h; **Anw.**: Benzodiazepinintoxikation; **NW**: Übelkeit, Erbrechen, Angstgefühl, Herzklopfen, Krampfanfälle, Entzugssymptome; *s.u. Essay Intoxikationen S. 743*

Flu|me|drol|xon *nt*: orales Corticosteroid zur Migränebehandlung; *s.u. Essay Migräne – Kopfschmerz S. 1017*

Flu|me|tal|son *nt*: Fluorcorticoid; **Anw.**: lokaler Entzündungshemmer, v.a. bei Dermatosen; **NW**: Atrophie der Cutis und des Fettgewebes, Gefäßfragilität und Purpura, Teleangiektasien, Striae, Pigmentverschiebungen, Störung der Wundheilung, Minderung der Infektresistenz, Steroidakne, kontaktallergische Ekzeme; bei sachgemäßer Anwendung keine systemischen NW

Flu|nar|i|zin *nt*: **Syn**: *1-Cinnamyl-4-(4,4'-difluorbenzhydryl)-piperazin*; Vasodilatator mit calciumantagonistischer und antihistaminartiger Wirkung; **Anw.**: Migräneprophylaxe, Schwindel, Gleichgewichtsstörungen; **Dosierung**: 5–10 mg/d p.o.; **NW**: Müdigkeit; bei längerer Anwendung Gewichtszunahme; selten Parkinsonismus, extrapyramidale Symptome und depressive Verstimmung

Flu|ni|sol|id *nt*: Fluorcorticoid; **Anw.**: lokal bei Asthma bronchiale, Rhinitis allergica; **Dosierung**: als Dosieraerosol 2 × tgl. 2 Sprühstöße [1 Sprühstoß entspricht 0,255 mg Flunisolid]; für intranasale Anwendung als Sprühlösung mit 0,25 mg/ml; **NW**: Reizungen der Schleimhaut mit Schluckbeschwerden, Heiserkeit und selten Soorbefall; **Kontraind.**: Lungentuberkulose, Mykosen oder bakterielle Infektionen im Bereich der Atemwege

Flu|ni|tra|ze|pam *nt*: langwirksames Benzodiazepin; HWZ 15–30 h; **Anw.**: Hypnotikum bei chronischen Schlafstörungen; prä- und postoperatives Muskelrelaxans; **Dosierung**: als Hypnotikum 1–2 mg p.o.; zur Prämedikation 2 mg p.o. oder 1,5–2 mg i.m.; zur Narkoseeinleitung 0,02–0,03 mg/kg i.v.; **NW**: *s.u. Benzodiazepine*

Flu|o|ci|no|lon|a|ce|to|nid *nt*: Fluorcorticoid; **Anw.**: lokaler Entzündungshemmer, v.a. bei Dermatosen; **NW**: Atrophie der Cutis und des Fettgewebes, Gefäßfragilität und Purpura, Teleangiektasien, Striae, Pigmentverschiebungen, Störung der Wundheilung, Minderung der Infektresistenz, Steroidakne, kontaktallergische Ekzeme; bei sachgemäßer Anwendung keine systemischen NW

Flu|o|ci|no|nid *nt*: Fluorcorticoid; **Anw.**: lokaler Entzündungshemmer, v.a. bei Dermatosen; **NW**: Atrophie der Cutis und des Fettgewebes, Gefäßfragilität und Purpura, Teleangiektasien, Striae, Pigmentverschiebungen, Störung der Wundheilung, Minderung der Infektresistenz, Steroidakne, kontaktallergische Ekzeme; bei sachgemäßer Anwendung keine systemischen NW

Flu|o|cor|tin|bu|tyl *nt*: Fluorcorticoid; **Anw.**: lokaler Entzündungshemmer, v.a. bei Dermatosen; **NW**: Atrophie der Cutis und des Fettgewebes, Gefäßfragilität und Purpura, Teleangiektasien, Striae, Pigmentverschiebungen, Störung der Wundheilung, Minderung der Infektresistenz, Steroidakne, kontaktallergische Ekzeme; bei sachgemäßer Anwendung keine systemischen NW

Flu|o|cor|to|lon *nt*: mittelstarkes, systemisch und topisch wirksames Fluorcorticoid; **Anw.**: lokale, v.a. bei Dermatosen, und systemische Glucocorticoidtherapie, z.B. rheumatische und allergische Krankheiten [Asthma, Sakoidose]; **NW**: bei lokaler Applikation Atrophie der Cutis und des Fettgewebes, Gefäßfragilität und Purpura, Teleangiektasien, Striae, Pigmentverschiebungen, Störung der Wundheilung, Minderung der Infektresistenz, Steroidakne, kontaktallergische Ekzeme; bei systemischer Gabe Steroidosteopathie, Osteoporose, Kapillarfragilität, Arthritiden, Thrombose, herabgesetzte Infektabwehr, verzögerte Wundheilung, Magenbeschwerden, Ulkusneigung, Kaliumverlust, Hypertonieentwicklung, Erhöhung des Augeninnendrucks

Flu|or *m*: **1.** *(chem.)* Element der Halogengruppe; wichtiger Bestandteil des Zahnschmelzes und der Knochen [Fluorhydroxylapatit]; wird zur Prophylaxe von Zahnkaries und Osteoporose verwendet **2.** *(patholog.)* Ausfluss, v.a. Scheidenausfluss [Fluor vaginalis]

Fluor albus: **Syn**: *Weißfluss, Leukorrhoe*; weißlicher Ausfluss aus der Scheide

Fluor urethralis: **Syn**: *Urethralausfluss, Fluor genitalis*; Ausfluss aus der Harnröhre, z.B. bei Gonorrhoe oder unspezifischer Urethritis

Fluor vaginalis: **Syn**: *Fluor genitalis, Scheidenausfluss, Vaginalfluor*; Ausfluss aus der Scheide ist ein häufiges Symptom bei entzündlichen und nicht-entzündlichen Erkrankungen von Scheide und Gebärmutter; Farbe, Konsistenz und Geruch des Fluors geben oft schon Hinweise auf die Art der Erkrankung oder den Erreger; bei Infektion mit Gardnerella* vaginalis ist der Ausfluss dünnflüssig, reichlich und hat einen fauligen, fischartigen Geruch [Aminkolpitis*]; bei Soorkolpitis* ist der Ausfluss weißlich-krümmelig, bei Trichomonas* vaginalis gelblich, reichlich, dünnflüssig, schaumig und scharf riechend; *s.a. Essay Geschlechtskrankheiten – Genitale Kontaktinfektionen S. 475, s.a. Tab. F6*

Fluor|cor|ti|co|i|de *pl*: Fluor-haltige, synthetische Corticoide [meist Glucocorticoide] leiten sich vom 1,4-Pregnadien-3,20-dion oder 4-Pregnen-3,20-dion ab; sie haben eine entzündungshemmende und antiallergische Potenz; bei sachge-

Tab. F6. Fluor vaginalis. Differenzialdiagnose bei Vaginalfluor

Diagnostik der Zervizitis	Klinische Inspektion der Zervix
	Swab-Test vom Zervikalkanal
	Abstrichpräparat vom Zervikalkanal
Diagnostik einer Kolpitis oder bakteriellen Vaginose	Klinische Beurteilung des Vaginalsekrets
	Amintest (Vaginalsekret: fischiger Geruch?)
	pH-Wert-Bestimmung (Vaginalsekret >4,7)
	Nativpräparat (clue cells? Trichomonaden? Sproßzellen?)
	Färbepräparat (clue cells? Laktobazillen? Leukozyten? Sprosszellen?)
Spezifischer Erregernachweis	Neisseria gonorrhoeae (Zervix, Urethra)
	Chlamydia trachomatis (Zervix, Urethra)
	Sprosspilze (Vagina)
	Trichomonas vaginalis (Vagina)
	Genitale Mykoplasmen (Vagina, Urethra)
	Anaerobe Bakterien (Vagina)

mäßer Anwendung keine systemischen NW

5-Flu|or|cy|to|sin *nt*: → *Flucytosin*

Fluorescent-Treponema pallidum-Antikörper-Test *m*: spezifischer Syphilistest; auf einem Objektträger fixierte Treponemen werden mit Patientenserum inkubiert und binden hierin enthaltene spezifische Antikörper, die in einem zweiten Schritt mit FITC-markiertem Antihuman-Immunglobulin dargestellt werden; die Beurteilung erfolgt semiquantitativ im Fluoreszenzmikroskop

eine Weiterentwicklung ist der wesentlich spezifischere **FTA-Absorptions-Test** [FTA-ABS, Absorption von Serumantikörpern gegen saprophytäre Treponemen der Mund- und Genitalflora mit einem Extrakt aus Reiter-Treponemen]; er weist spezifische IgG und IgM nach; falsch reaktive Befunde sind selten [7–10 %], z.B. bei Leberzirrhose, Diabetes, in der Schwangerschaft und bei Kollagenosen

mit **FTA-ABS-IgM** bzw. **IgG-Tests** kann die Reaktivität beider Immunglobulinklassen isoliert bestimmt werden [durch Verwendung markierter IgM- bzw. IgG-Antihumanglobuline]; wichtig ist der FTA-ABS-IgM in der serologischen Frühdiagnostik [Reaktivität oft schon in der 2. Woche nach Infektion] und der Diagnostik der Lues connata [ein positiver FTA-ABS-IgM in Serum bzw. Liquor beweist die Infektion des Neugeborenen, während IgG-Antikörper das Resultat passiver diaplazentarer Übertragung sind]; der **19S-IgM-FTA-ABS-Test** ist eine weitere Verfeinerung, bei der die mittels HPLC isolierte IgM-Antikörperfraktion [19S-IgM-Fraktion] des Patientenserums für den FTA-ABS-IgM eingesetzt wird; er ist allen anderen serologischen Methoden an Spezifität überlegen und wird bei besonderer Fragestellung in Speziallabors durchgeführt

Flu|o|res|zenz|an|gi|o|gra|fie, -gra|phie *f*: *Syn: Fluoreszein-Angiografie*; lichtoptische Untersuchung [Ophthalmoskopie] des Augenhintergrundes nach Fluoreszeininjektion [i.d.R. in eine Armvene]; *s.u. Essay Altersabhängige Makuladegeneration S. 961*

Flu|o|res|zenz|fo|to|me|trie *f*: → *Fluorometrie*

Flu|o|res|zenz|szin|ti|gra|fie, -gra|phie *f*: v.a. zur Untersuchung der Schilddrüse verwendete Technik, die auf der Röntgenfluoreszenz von Iod beruht

Flu|o|ro|kar|di|o|gra|fie, -gra|phie *f*: *Syn: Aktinokardiografie, Elektrokymografie*; Registrierung der Herzrandbewegung und der Bewegung der großen Gefäße bei der Röntgendurchleuchtung; die Pulsation des Herzens verursacht Helligkeitsunterschiede auf dem Bildschirm, die von Photozellen in Stromschwankungen umgewandelt werden; wird heute nur noch selten eingesetzt, da Ultraschallverfahren [z.B. Echokardiografie] einfacher sind und keine Strahlenbelastung mit sich bringen

Flu|o|ro|me|thol|on *nt*: Fluorcorticoid; **Anw.**: lokaler Entzün-

dungshemmer, v.a. bei Augenerkrankungen [Conjunctivitis, Skleritis, Episkleritis]; **NW**: Infektionen, Hornhautatrophie bis zur Hornhauteinschmelzung, Erhöhung des Augeninnendrucks, Linsentrübung; **Kontraind.**: Engwinkelglaukom, bei Weitwinkelglaukom nur unter strenger ärztlicher Kontrolle

Flu|o|ro|me|trie *f*: *Syn: Fluorimetrie, Fluorofotometrie, Fluoreszenzfotometrie*; quantitative oder qualitative Analyse fluoreszierender Stoffe

Flu|o|ro|sko|pie *f*: *Syn: Durchleuchtung*; Sichtbarmachung von Strahlen auf einem Leuchtschirm; insbesondere die Röntgendurchleuchtung [Radioskopie]

5-Flu|o|ro|u|ra|cil *nt*: *Syn: 5-Fluor-2,4(1H,3H)-pyrimidindion*; zu den Antimetaboliten gehörendes Zytostatikum; Pyrimidinanalogon; hemmt die Thymidylatsynthase und wird in RNA inkorporiert; **Anw.**: Keratosen, oberflächliche Basaliome, palliativ bei Karzinomen [Brust, Rektum, Kolon, Magen, Eierstock]; *s.a. Essay Chemotherapie S. 185*

Flu|or|was|ser|stoff|säu|re *f*: → *Flusssäure*

Flu|o|xe|tin *nt*: atypisches Antidepressivum, selektiver Serotoninwiederaufnahmehemmer; HWZ Einzeldosen 2 [1–4] d, multiple Dosen 4 [2–7] d; **Anw.**: depressive Erkrankungen; in den USA auch ADHS; **Dosierung**: 20–80 mg/d; **NW**: Übelkeit, Nervosität, Schlaflosigkeit, Kopfschmerzen, Tremor, Angst, Benommenheit, Mundtrockenheit, Schweißausbrüche, Diarrhoe

Flu|pen|ti|xol *nt*: Neuroleptikum; HWZ 30 h; **Anw.**: akute und chronische Psychosen, Angst- und Verwirrungszustände; **Dosierung**: 1–30 mg/d; **NW**: Störungen des extrapyramidalen Systems [Parkinsonoid, Dyskinesien], Miktionsbeschwerden; bei Langzeitbehandlung kommt es nach hohen Dosen zu Einlagerungen der Substanz in Kornea und Linse

Flu|phen|a|zin *nt*: hochpotentes Neuroleptikum; HWZ 15 h; **Anw.**: endogene und exogene Psychosen, Schizophrenie, Manien, Angst- und Erregungszustände; **Dosierung**: akute Schizophrenie bis 60 mg/d, Rezidivprophylaxe bei chronischer Schizophrenie bis 6 mg/d; **NW**: Störungen des extrapyramidalen Systems wie Dyskinesien [Zungen-Schlundkrämpfe, Schiefhals, Blickkrämpfe, Kiefermuskelkrämpfe], Parkinson-Syndrom [Tremor, Rigor, Akinese, Hypersalivation] und Akathisie [Bewegungszwang], Hyperprolaktinämie

Flu|pir|tin *nt*: Analgetikum mit nur schwacher antiphlogistischer Wirkung; **Anw.**: mittelstarke bis starke Schmerzen nach Traumen und Operationen, Zahnschmerzen, Schmerzen bei Arthritis und Arthrose, Migräne, Neuralgie, dysmenorrhoische Beschwerden, Tumorschmerzen; **Dosierung**: empfohlene Tagesdosis 3 × 100–200 mg p.o. oder 3 × 150–300 mg rektal; Kinder 3–4 × 75 mg tgl. rektal; Tagesmaxi-

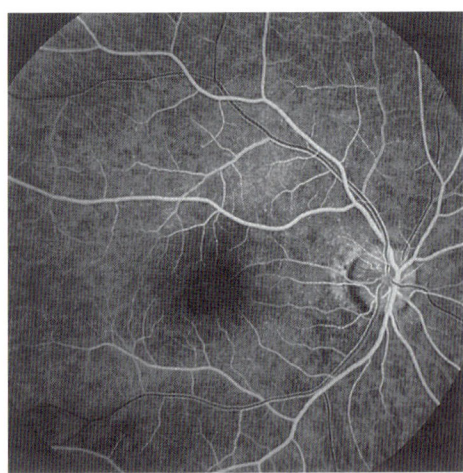

Abb. F24. Fluoreszenzangiografie. Normaler Augenhintergrund

maldosis 600 mg p.o. bzw. 900 mg rektal; **NW**: Schwindel, Müdigkeit, selten Mundtrockenheit, Magen-Darmbeschwerden, Übelkeit, Sehstörungen oder Benommenheit; **Kontraind.**: hepatische Enzephalopathie, Cholestase, Myasthenia gravis

Flu|ra|ze|pam nt: Benzodiazepin mit kurzer Habwertzeit [1–2 h]; die HWZ des wichtigsten Metaboliten [N-Desalkyl-Flurazepam] liegt aber bei 24–100 h; **Anw.**: Ein- und Durchschlafstörungen; **Dosierung**: 15–30 mg p.o.; **NW**: *s.u. Benzodiazepine*

Flur|bi|pro|fen nt: nicht-steroidales Antiphlogistikum; Analgetikum; Antirheumatikum; **Anw.**: entzündliche und degenerative Gelenkerkrankungen, Morbus Bechterew, akuter Gichtanfall, nicht-infektiöse Entzündungen der vorderen Augenabschnitte, weichteilrheumatische und dysmenorrhoische Schmerzzustände; **Dosierung**: 3 × 50 mg bis maximal 100 mg/d p.o. oder morgens und abends je 100 mg als Suppositorium; **NW**: v.a. gastrointestinale Beschwerden, Blutungen, assoziiert mit gastrointestinalen Ulzerationen, Schmerzen im Oberbauch, Diarrhoe, Erbrechen, Obstipation, Sodbrennen, Exantheme, Kopfschmerzen und Schwindel, Seh-, Hör- und psychiatrische Störungen

Flu|spi|ri|len nt: **Syn**: 8-[4,4-Bis-(4-fluorphenyl)-butyl]-1-phenyl-1,3,8-triaza-spiro[4,5]decan-4-on; Butyrophenonderivat, Dopaminantagonist, stark wirksames Langzeitneuroleptikum, Antiemetikum; nur schwach sedierend; **Anw.**: Langzeittherapie und Rezidivprophylaxe von schizophrenen Psychosen; **Dosierung**: 2–6 [–8] mg/Woche; als Anxiolytikum 1,5 mg/Woche; **NW**: Müdigkeit, extrapyramidalmotorische Störungen [Parkinsonoid, Dyskinesien, Akathisie], Sekretionsstörungen [Speichel, Schweiß], Akkommodationsstörungen, Kreislauflabilität, Hautreaktionen

Fluss|säu|re f: **Syn**: *Fluorwasserstoffsäure, Hydrogenfluorid*; stark ätzende Säure; wird in der Industrie als Reinigungsmittel verwendet, sowie bei der Herstellung von Plastik eingesetzt; Verätzungen mit konzentrierter Flusssäure sind besonders schwerwiegend, weil sie bereits bei einer Ausdehnung von nur etwa 5 % der Körperoberfläche zum Tod führen können; *s.u. Essay Chemische Verletzungen S. 1653*

Flut|amid nt: Zytostatikum, Antiandrogen; hemmt kompetitiv die Bindung von Androgenen an die Androgenrezeptoren; **Anw.**: Prostatakarzinom

Flu|ti|cal|son nt: Fluorcorticoid; **Anw.**: lokaler Entzündungshemmer, v.a. bei Asthma bronchiale und allergischer Rhinitis; **Dosierung**: bei Asthma initial 2 × tgl. 100–1000 µg, Erhaltungsdosis 2 × tgl. 100–500 µg; zur topischen Applikation Salbe [0,05 mg/g Salbe] oder Creme [0,5 mg/g Creme] 1–2 × tgl. dünn auf die befallenen Hautareale auftragen

Flu|va|sta|tin nt: Cholesterin-Synthese-Enzym-Hemmer; Lipidsenker; **Anw.**: essenzielle Hypercholesterinämie [Typ IIa und IIb]; **NW**: gastrointestinale Beschwerden [Durchfall, Blähungen, Verstopfung, Bauchschmerzen], Anstieg der Leberenzyme, Muskelkrämpfe, Muskelschmerzen; **Kontraind.**: Schwangerschaft und Stillperiode, gestörte Leberfunktion, Cholestase oder persistierende Erhöhung der Transaminasen unklarer Genese, schwere Nierenfunktionsstörung

Flu|vox|amin nt: Antidepressivum; selektiver Serotoninwiederaufnahmehemmer; HWZ 15 h; **Anw.**: depressive Zustände, Angstzustände, Phobien; **Dosierung**: initial 50 mg/d p.o., später 100–200 mg/d; bei Zwangsstörungen bis zu 300 mg/d; **NW**: Kopfschmerzen, Übelkeit, Erbrechen, Gewichtsverlust, Mundtrockenheit

Foe|ni|cu|li aetheroleum nt: **Syn**: Fenchelöl; *s.u. Fenchel*

Foe|ni|cu|li fructus m: Spaltfrüchte von Fenchel*

Foe|ni|cu|lum vulgare nt: → *Fenchel*

Foe|nu|grae|ci semen nt: **Syn**: Bockshornsamen; *s.u. Bockshornklee*

Foerster-Operation f: **Syn**: *Rhizotomia posterior*; Durchtrennung der hinteren Rückenmarkswurzel zur Therapie starker Schmerzzustände

Fo|kal|block m: → *fokaler Block*

Foley-Plastik f: **Syn**: *Nierenbeckenplastik nach Foley*; Y-V-Plastik des Nierenbeckens zur Behandlung einer Hydronephrose bei hoher Harnleiterinsertion

Fol|in|säu|re f: **Syn**: *N^{10}-Formyl-Tetrahydrofolsäure, Leukovorin, Leucovorin, Citrovorum-Faktor*; von Leuconostoc citrovorum gebildete aktive Form der Folsäure; **Anw.**: Abschwächung oder Verhinderung einer Zellschädigung durch Folsäureantagonisten [z.B. Methotrexat*]; Steigerung der Wirkung des Pyrimidinantagonisten 5-Fluorouracil*; *s.a. Essay Neubildungen des Dünndarms S. 287*

Fol|ium nt, pl **-lia**: Blatt, blattartige Struktur; wird heute in der Pharmazie anstatt Folia hinter den Pflanzennamen gestellt; bezeichnet Blätter, die als Droge verwendet werden

  Folia Althaeae: **Syn**: *Eibischblätter, Althaeae folium*; *s.u. Eibisch*

  Folia Betulae: **Syn**: *Birkenblätter, Betulae folium*; *s.u. Birke*

  Folia Crataegi: **Syn**: *Weißdornblätter, Crataegi folium*; *s.u. Weißdorn, gemeiner*

  Folia Cynarae: **Syn**: *Artischockenblätter, Cynarae folium*; *s.u. Artischocke*

  Folia Eucalypti globuli: **Syn**: *Eukalyptusblätter, Eucalypti folium*; *s.u. Eukalyptus*

  Folia Farfarae: **Syn**: *Huflattichblätter, Farfarae folium*; *s.u. Huflattich*

  Folia Hamamelidis: **Syn**: *Hamamelisblätter, Hamamelidis folium*; *s.u. Hamamelis*

  Folia Harongae: **Syn**: *Harunganae madagascariensis folium*; *s.u. Haronga*

  Folia Juglandis: **Syn**: *Walnussblätter, Juglandis folium*; *s.u. Walnuss, echte*

  Folia Malvae: **Syn**: *Malvenblätter, Malvae folium*; *s.u. Malve, wilde*

  Folia Mate: **Syn**: *Mateblätter, Mate folium*; *s.u. Mate*

  Folia Melissae: **Syn**: *Melissenblätter, Melissae folium*; *s.u. Melisse*

  Folia Menthae crispae: **Syn**: *Krauseminzblätter, Menthae crispae folium*; *s.u. Krauseminze*

  Folia Menthae piperitae: **Syn**: *Pfefferminzblätter, Menthae piperitae folium*; *s.u. Pfefferminze*

  Folia Orthosiphonis: **Syn**: *Orthosiphonblätter, Javatee, Orthosiphonis folium*; *s.u. Katzenbart*

  Folia Piceae: **Syn**: *Fichtennadeln, Piceae folium*; *s.u. Fichte*

  Folia Plantaginis lanceolatae: **Syn**: *Spitzwegerichblätter, Plantaginis lanceolatae folium*; *s.u. Spitzwegerich*

  Folia Rubi fruticosi: **Syn**: *Brombeerblätter, Rubi fruticosi folium*; *s.u. Brombeere*

  Folia Salviae: **Syn**: *Salbeiblätter, Salviae folium*; *s.u. Salbei*

  Folia Salviae trilobae: **Syn**: *dreilappige/griechische Salbeiblätter, Salviae trilobae folium*; *s.u. dreilappiger Salbei*

  Folia Scopoliae: **Syn**: *Scopoliae carniolicae folium*; *s.u. Glockenbilsenkraut*

  Folia Sennae: **Syn**: *Sennae folium*; *s.u. Sennesblätter*

  Folia Theae: **Syn**: *Teeblätter, Theae folium*; *s.u. Tee, schwarzer*

  Folia Urticae: **Syn**: *Brennesselblätter, Urticae folium*; *s.u. Brennessel*

  Folia Uvae ursi: **Syn**: *Bärentraubenblätter, Uvae ursi folium*; *s.u. Bärentraube*

Fol|li|cul|lin nt: → *Östron*

Fol|li|cu|li|tis f, pl **-tiden**: → *Follikulitis*

Fol|li|kel|per|sis|tenz f: Bestehenbleiben des Follikels über den Zeitpunkt der Ovulation hinaus; ist während der Adoleszenz und in der Prä- und Perimenopause die häufigste Ursache von Dauerblutungen; die Ursache liegt in einer fehlenden Luteinisierung und dem Ausbleiben des Eisprungs; der Follikel bleibt bestehen und bildet Östrogene, die zu einer unphysiologisch langen Endometriumproliferation und glandulär-zystischer Hyperplasie führen; schließlich kommt es zu einem relativen Östrogenmangel und einer Durchbruchblutung, die durch den Gestagenmangel verlängert ist und den Charakter einer starken Dauerblutung annehmen kann; **Diagnose**: Anamnese [typisch ist ein blutungsfreies Intervall von 4–8 Wochen vor der Durchbruchblutung], Sonografie, Kürettage [findet evtl. nur noch Reste einer **abgebluteten glandulär-zystischen Hyperplasie**]; **Therapie**: bei leichteren Fällen und in der Adoleszenz kombinierte Östrogen-Gestagengabe; bei starker Blutung und in der Peri- und

F

Postmenopause (fraktionierte) Abrasio

Fol|li|kel|re|ten|ti|ons|zys|te f: → *Steatom*

Fol|li|kel|zen|trums|lym|phom nt: Syn: *Follikelzentrum-Zell-Lymphom*; s.u. *Essay Bösartige Neubildungen der Haut S. 993, Essay Non-Hodgkin-Lymphome S. 1133*

Fol|li|ku|li|tis f, pl **-ti|den**: Syn: *Haarfollikelentzündung, Follikelentzündung, Folliculitis*; Entzündungen des Haarfollikels können alle haartragenden Regionen betreffen, finden sich aber v.a. am behaarten Kopf, Gesicht und Rumpf; sie werden am häufigsten durch Staphylococcus aureus verursacht, es kommen aber auch Infektionen durch koryneforme und gramnegative Bakterien sowie Malassezia furfur vor; die Entzündung ist i.d.R. auf die oberflächlichen Anteile des Follikels beschränkt; kommt es zu einem Befall tieferer Follikelanteile entwickelt sich eine Furunkel; Diabetes mellitus, seborrhoisches Ekzem, Akne vulgaris und erhöhte Feuchtigkeit der Haut [Schwitzen, Okklusivverband] begünstigen die Entstehung der Follikulitis, v.a. die Bildung einer **abszedierenden Follikulitis** und von Furunkeln; die **Folliculitis decalvans/depilans** ist eine seltene, bei Männern auftretende Folliculitis der Kopfhaare, die zur Zerstörung der Haarbälge und vernarbender Alopezie führt; die **profunde dekalvitierende Follikulitis** neigt zu Abszess- und Fistelbildung und führt ebenfalls zu Haarausfall; im Gegensatz dazu heilt die oberflächliche **Folliculitis staphylogenes superficialis** [Impetigo follicularis Bockhart] mit Restitutio ad integrum ab

am häufigsten ist die meist durch Staphylococcus aureus hervorgerufene oberflächliche Bartflechte [**Folliculitis simplex barbae**]; eine **Candidafolliculitis** [Folliculitis barbae candidamycetica] findet man in seltenen Fällen bei abwehrgeschwächten Patienten oder Diabetes mellitus; sie neigt zur Sekundärinfektion durch Staphylokokken etc.; **Therapie**: bei Folliculitis simplex barbae Rasierverbot, antimikrobielle Lösungen extern, bei Candidafolliculitis Ablösung der Krusten durch Salicylsäure, lokale Antimykotika oder antimikrobielle Lösungen

Fölling-Krankheit f: → *Phenylketonurie*

Fol|säu|re|man|gel|an|ä|mie f: megaloblastäre Anämie bei ungenügender Folsäurezufuhr [Alkoholismus, Mangelernährung, Dialyse], Resorptionsstörung im Darm [Sprue, Zöliakie, orale Kontrazeptiva], erhöhtem Bedarf [Schwangerschaft] oder Behandlung mit Folsäureantagonisten; s.a. *alimentäre Anämie*

Fon|da|pa|ri|nux nt: Antithrombotikum; Pentasaccharid aus Glucuronsäure und Glucosamin; ist der Teil in Heparinen, der für die AT III-Bindung verantwortlich ist; blockiert selektiv die Aktivität von FXa, nicht jedoch die von Thrombin [FIIa]; **Anw.**: postoperative Prophylaxe venöser Thromboembolien bei Hochrisikopatienten nach größeren chirurgischen/orthopädischen Eingriffen; s.u. *Essay Thrombose und Embolie S. 1527*

Fo|no|an|gi|o|gra|fie f: → *Phonoangiografie*

Fo|no|gra|fie f: → *Phonografie*

Fo|no|kar|di|o|gra|fie f: → *Phonokardiografie*

Fo|no|me|ter nt: Syn: *Phonometer*; Gerät zur Messung der Lautstärke von Flüstersprache bei der Hörprüfung

Fo|no|my|o|gra|fie f: → *Phonomyografie*

Fo|no|skop nt: Syn: *Phonoskop*; Stethoskop mit eingebautem Mikrofon

Fon|se|ca|ea f: zu den Schwärzepilzen gehörende Gattung, deren Arten [**Fonsecaea compacta**, **pedrosoi**] als Erreger der Fonsecas-Krankheit [Chromomykose*] in Erscheinung treten; s.a. *Essay Mykosen S. 1059*

Fonsecas-Krankheit f: → *Chromomykose*

Fontaine-Stadien pl: Syn: *Fontaine-Ratschow-Stadien*; s.u. *Essay Periphere arterielle Verschlusskrankheit S. 1661*

Fontan-Operation f: bei Trikuspidalatresie durchgeführte Operation; der Truncus pulmonalis wird durchtrennt und mit dem rechten Vorhof oder der rechten Pulmonalarterie anastomosiert [deshalb auch als **Kreislauftrennung** oder **totale cavopulmonale Konnektion** bezeichnet]

Fo|ra|mi|no|to|mie f: operative Erweiterung eines Foramen inter-

vertebrale als dorsale Entlastung einer Spinalnervenwurzel bei z.B. zervikalem Bandscheibenprolaps

Forbes-Syndrom nt: → *Glykogenose Typ III*

Fordyce-Krankheit f: Syn: *Angiokeratoma Fordyce*; s.u. *Angiokeratoma*

Form|al|de|hyd m: Syn: *Methanal, Ameisensäurealdehyd*; vom Methan abgeleitetes, stechend riechendes, farbloses Gas, das zur chemischen Sterilisation [**Formaldehydgassterilisation**] verwendet wird; kann auch Keime der Resistenzstufe✶ 3 abtöten

Formalin ist eine wässrige Lösung von Formaldehyd mit ca. 10 % Methanol; sie wird v.a. als Desinfektionsmittel, zur Raumdesinfektion und als Konservierungsmittel für Präparate verwendet

N-For|mal|mi|do|yl|thi|e|nal|my|cin nt: → *Imipenem*

For|mes|tan nt: Syn: *4-Hydroxyandrost-4-en-3,17-dion*; Androstendionanalogon, Aromatasehemmer; **Anw.**: postmenopausales metastasiertes Mammakarzinom; s.a. *Essay Neubildungen der Brustdrüse S. 969*

For|mo|te|rol nt: langwirkendes, selektives β_2-Sympathomimetikum; **Anw.**: Asthma bronchiale; s.a. *Essay Asthma bronchiale und Status asthmaticus S. 95*

For|mu|la|di|ät f: Bezeichnung für industriell hergestellte, definierte Nährstoffpulver auf Milcheiweiß- bzw. Sojaeiweißbasis; enthalten zusätzlich Mindestmengen von Vitamin A, B_1, B_6, B_{12}, C, D, E und anderen Mikronährstoffen; bei richtiger Indikationsstellung und Anwendung sind Formuladiäten eine wirksame und relativ sichere Option für eine schnelle Gewichtsabnahme [1,5–3 kg pro Woche]; die maximale Anwendungsdauer liegt bei 12 Wochen; kontraindiziert bei schwangeren und stillenden Frauen, Kindern und Jugendlichen, Menschen im Alter über 60 Jahren, Normalgewichtigen und Personen mit schweren akuten oder chronischen Erkrankungen; wegen der nicht seltenen Nebenwirkungen [Schwindel, Blutdruckabfall, Hungergefühl, Nervosität, Konzentrationsstörungen, Frieren, Verstopfung] und des Risikos gefährlicherer Komplikationen [Kaliummangel, Nierenversagen, Ketoazidose] ist eine relativ engmaschige ärztliche Betreuung unverzichtbar; s.a. *Essay Adipositas S. 15*

N^{10}-Formyl-Tetrahydrofolsäure f: → *Folinsäure*

Fo|ro|ma|ci|din nt: → *Spiramycin*

Forrest-Klassifikation der Ulkusblutung f: s.u. *Essay Gastrointestinale Blutung S. 155*

Fos|am|pre|na|vir nt: HIV-Proteasehemmer; **Anw.**: Kombinationstherapie von HIV-Infektionen; s.a. *Essay HIV-Infektion – AIDS S. 625*

Fos|car|net nt: Syn: *Trinatriumcarboxyphosphat, Trinatriumphosphonoformiat*; direkt wirkendes Virustatikum mit Wirkung gegen Herpes-simplex-Viren [HSV-1, HSV-2], Zytomegalie-Viren, Epstein-Barr-Viren, Varicella-Zoster-Viren und HIV-Viren; **Anw.**: Zytomegalie bei HIV-Infektion, Infektionen durch Aciclovir-resistente Herpes-simplex-Viren; **Dosierung**: Dauerinfusion[230 mg/kg KG/d] oder 1–2-stündige Infusion 3 × tgl. in einer Dosis von 60 mg/kg KG; **NW**: Übelkeit und Erbrechen, Abnahme der Hämoglobinkonzentration, Einschränkung der Nierenfunktion; **Kontraind.**: Schwangerschaft und Stillzeit, sowie Patienten unter 18 Jahren; s.a. *Essay HIV-Infektion – AIDS S. 625*

Foscarnet-Natrium nt: Syn: *Trinatriumphosphonoformiat*; Virustatikum mit breitem antiviralen Spektrum [Herpes-simplex-Viren (HSV-1, HSV-2), Zytomegalie-Virus, Epstein-Barr-Virus, Varicella-Zoster-Virus und HIV-Virus]; hemmt virale DNA-Polymerasen und reverse Transkriptase [nicht-nucleosidanaloger Reverse-Transkriptase-Hemmer]; **Anw.**: Zytomegalievirus-Infektionen, v.a. bei abwehrgeschwächten Patienten [HIV-Infektion], Aciclovir-resistente Herpes-simplex-Infektionen; **Dosierung**: als Dauerinfusion 230 mg/kg KG/d, als Kurzinfusion 3 × tgl. jeweils 60 mg/kg KG; **NW**: Übelkeit, Erbrechen, Kopfschmerzen, Müdigkeit, Krampfanfälle, Einschränkung der Nierenfunktion; s.a. *Essay HIV-Infektion – AIDS S. 625*

Fos|fes|trol nt: Syn: *Diethylstilbestroldiphosphat*; nicht-steroidales synthetisches Östrogenanalogon; Zytostatikum; **Anw.**:

metastasierendes Prostatakarzinom

Fos|fo|my|cin *nt: Syn: Phosphonomycin*; bakterizides Breitspektrumantibiotikum; Hemmer der bakteriellen Pyruvyltransferase; wirkt gegen Staphylokokken, Streptokokken, Gonokokken, Haemophilus influenzae, Salmonellen, Shigellen, Escherichia coli, Proteus; *NW:* v.a. gastrointestinale Beschwerden

Fo|te|mus|tin *nt:* Nitrosoharnstoffderivat; alkylierendes Zytostatikum; *Anw.:* v.a. malignes Melanom, nicht-kleinzelliges Bronchialkarzinom

Fo|to|che|mo|the|ra|pie *f: Syn: Photochemotherapie*; kombinierte Foto- und Chemotherapie, z.B. Psoralen plus UVA [PUVA]; als **lokale Fotochemotherapie** zur Behandlung umschriebener Läsionen [z.B. bei Psoriasis], als **orale Fotochemotherapie** zur Behandlung ausgedehnter Läsionen

Fo|to|kon|takt|al|ler|gie *f:* → *photoallergische Kontaktdermatitis*

Fo|to|kon|takt|der|ma|ti|tis *f:* → *phototoxische Kontaktdermatitis*

Fo|to|me|trie *f: Syn: Photometrie*; Messung der Lichtdurchlässigkeit oder -absorption von Lösungen zur Konzentrationsbestimmung von Stoffen

Fo|to|sub|trak|ti|on *f: s.u. Subtraktionsverfahren*

Fo|to|szin|ti|gra|fie *f:* → *Photoszintigrafie*

Fourchette-Fehlstellung *f: s.u. Colles-Fraktur*

Fournier-Gangrän *f: Syn: Fournier-Krankheit, Skrotalgangrän*; fiebrige, nekrotische Gangrän des Skrotums; Sonderform der nekrotisierenden Fasziitis*; *Therapie:* chirurgische Entfernung der Nekrosen; Antibiotikatherapie [Clindamycin* plus Cefuroxim*]

Fowler-Test *m: Syn: Recruitmentmessung nach Fowler*; überschwellige Hörmessung bei Verdacht auf eine sensorische Schwerhörigkeit [Innenohrschwerhörigkeit]; bei einseitiger oder seitendifferenter Schwerhörigkeit muss ein Ton gleicher Frequenz auf dem schlechter hörenden Ohr mit größerer Lautstärke gegeben werden, damit er als gleich laut empfunden wird; der Lautheitsausgleich [Recruitment] spricht für eine sensorische Schwerhörigkeit

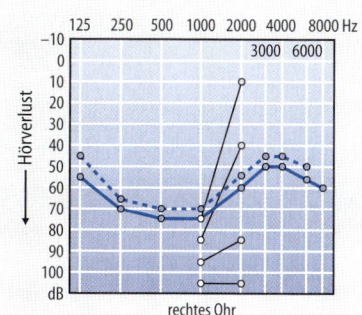

Abb. F25. Fowler-Test. Lautheitsausgleich [Recruitment] im erkrankten rechten Ohr

Fox-Fordyce-Krankheit *f: Syn: apokrine Miliaria, Apocrinitis sudoripara pruriens, Acanthosis circumporalis pruriens, Hidradenoma eruptivum*; zu Juckreiz und Papelbildung führender Verschluss der Ausführungsgänge apokriner Schweißdrüsen; tritt v.a. bei Frauen nach der Pubertät auf und betrifft die Achseln, Mamillen und die Genitalregion; *Therapie:* lokale Antiseptika

Frac|tu|ra *f, pl -rae:* → *Fraktur*

Fractura femoris: → *Femurfraktur*

Fractura malleolaris: → *Knöchelfraktur*

Fractura radii classico: *s.u. distale Radiusfraktur*

Fractura radii loco typico: *s.u. distale Radiusfraktur*

Fraenkel-Gasbazillus *m:* → *Clostridium perfringens*

Frak|tur *f: Syn: Bruch, Knochenbruch, Knochenfraktur, Fractura*; durch äußere Gewalteinwirkung entstandene Unterbre-

chung der Gewebekontinuität des Knochens mit oder ohne Verschiebung der Knochenfragmente; zur Sicherung der Diagnose und zur Therapieplanung sollten immer Röntgenaufnahmen in zwei Ebenen [meist a.-p. und seitlich] angefertigt werden; dazu kommen je nach Fraktur noch Spezialaufnahmen, wie z.B. Schichtaufnahmen, CT, MRT; wichtig für Prognose und Therapie sind Art und Lage der Fraktur [z.B. offene Fraktur, Trümmerfraktur, intraartikuläre Fraktur], Art und Umfang der Begleitverletzungen [Weichteilschäden, Gefäßverletzungen], vorbestehende Schäden [Arthrose] u.ä.; *s.u. Essay Fraktur, Luxation, Distorsion S. 423*

bimalleoläre Fraktur: Fraktur von Innen- und Außenknöchel; *s.u. Knöchelfraktur*

dislozierte Fraktur: Fraktur mit Verschiebung/Dislokation der Bruchenden; je nach der auf dem Röntgenbild sichtbaren Verschiebung [Dislokation] des distalen Fraktursegmentes unterscheidet man Verschiebung zur Seite [**Dislocatio ad latus**], Verkürzung [**Dislocatio cum contractione**], Verlängerung [**Dislocatio cum distractione**], Achsenknickung [**Dislocatio ad axim**] und Verdrehung [**Dislocatio ad peripheriam**]

frontobasale Fraktur: → *frontobasale Schädelbasisfraktur*

geschlossene Fraktur: *Syn: geschlossener Bruch*; Fraktur ohne Verbindung zur Körperoberfläche; nach **Tscherne und Ostern** unterscheidet man: G_0 kein oder nur geringer Weichteilschaden G_1 oberflächliche Hautabschürfung G_2 lokalisierte Haut- oder Muskelkontusion, tiefe, kontaminierte Hautabschürfung G_3 ausgedehnte Hautkontusion, Muskelquetschung, Kompartmentsyndrom

Fraktur des hinteren Pfeilers: *s.u. Acetabulumfraktur*

komplette Fraktur: *Syn: vollständige Fraktur, vollständiger Bruch, kompletter Bruch*; Fraktur mit vollständiger Kontinuitätsunterbrechung des Knochens

laterobasale Fraktur: → *Felsenbeinfraktur*

offene Fraktur: *Syn: Wundfraktur*; Knochenbruch mit Weichteilverletzung und offener Verbindung zur Körperoberfläche; nach **Gustilo und Anderson** unterscheidet man: Grad I Durchspießung von innen, Hautwunde < 1 cm **Grad II** Wunde > 1 cm, ausgedehnter Weichteilschaden **Grad III** ausgedehnter Weichteilschaden mit Zerstörung von Haut, Muskeln, Gefäßen und Nerven; der Knochen kann noch bedeckt [IIIa] sein oder freiliegen [IIIb]; bei rekonstruktionspflichtigen Gefäßschäden, spricht man von IIIc, *s.a. Abb. F26*

pathologische Fraktur: → *Spontanfraktur*

schleichende Fraktur: selten verwendete Bezeichnung für Ermüdungsbruch*

Fraktur des vorderen Pfeilers: *s.u. Acetabulumfraktur*

Frak|tur|be|hand|lung *f:* Ziel jeder Frakturbehandlung ist es, optimale Vorraussetzungen für eine Frakturheilung zu schaffen, Schmerzfreiheit oder -linderung zu erzielen, potenziellen Komplikationen vorzubeugen sowie die Funktion und Anatomie wieder herzustellen; die Wahl der Therapie hängt von vielen Faktoren ab [Typ und Lokalisation der Fraktur, Begleitverletzungen, Risikofaktoren, Lebensalter usw.] und muss jeweils individuell entschieden werden; grundsätzlich muss zwischen konservativer und operativer Behandlung unterschieden werden; die Hauptvorteile der **konservativen Frakturbehandlung** sind: kein Narkose- oder Operationsrisiko, geringes Infektionsrisiko, keine zusätzliche Gewebeschädigung durch die Operation, keine Narbenbildung, keine Metallentfernung oder Zweitoperation; die wichtigsten Nachteile sind: u.U. lange Bettlägrigkeit oder Immobilisation mit Thrombose- und Emboliegefahr, Inaktivitätsschäden am gesamten Bewegungsapparat, Frakturkrankheit; für die **operative Frakturbehandlung** [Osteosynthese] spricht: exakte Rekonstruktion der anatomischen Verhältnisse, bewegungsstabile Fixation und damit frühzeitige Bewegungstherapie, nur kurze Bettlägrigkeit, keine Inaktivitätsatrophie und nur selten Frakturkrankheit; nachteilig sind: Operations- und Narkoserisiko, zusätzliche Gewebeschädigung durch die Operation, Infektionsrisiko, Narbe, meist Metallentfernung bzw. Zweitoperation

für beide Verfahren gilt, dass die funktionelle Nachbehand-

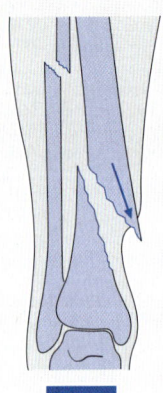
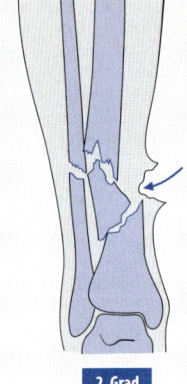
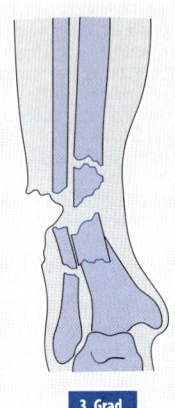

2. Grad   **2. Grad**   **3. Grad**

Abb. F26. Offene Fraktur. Einteilung der offenen Frakturen

lung erst den Erfolg der Behandlung sichert und dem Patienten eine größtmögliche Wiederherstellung der Funktion ermöglicht; *s.a. Essay Fraktur, Luxation, Distorsion S. 423*

Frak|tur|dis|lo|ka|ti|on *f:* → *Luxationsfraktur*

Frak|tur|ein|tei|lung *f:* bei den Diaphysenbrüchen unterscheidet man nach der AO einfache Frakturen [**A-Frakturen**], Frakturen mit Biegungskeil [**B-Frakturen**] und Trümmerfrakturen [**C-Frakturen**]; die gelenknahen oder intraartikulären Frakturen der Metaphyse werden analog dazu eingeteilt in extraartikuläre Frakturen [**A-Frakturen**], partielle Gelenkfrakturen, d.h., die Diaphyse hat noch Kontakt zur Gelenkfläche [**B-Frakturen**], und Frakturen mit Unterbrechung des Kontaktes der Diaphyse mit der Gelenkfläche [**C-Frakturen**]; *s.a. Essay Fraktur, Luxation, Distorsion S. 423*

Frak|tur|krank|heit *f:* Bezeichnung für die Veränderung von Knochen, Muskeln und Gelenken durch die Immobilisierung bei der (konservativen) Frakturbehandlung; dazu gehören v.a. Inaktivitätsatrophie, Einschränkung der Gelenkbeweglichkeit, Osteoporose sowie arterielle oder venöse Durchblutungsstörungen [Ödeme, Temperaturdifferenz, Hautverfärbung]; die heute übliche Nachbehandlung von Frakturen minimiert bzw. therapiert diese Folgeerscheinungen; der Begriff wird von manchen Autoren auch als Synonym für Sudeck-Syndrom* verwendet; *s.a. Essay Fraktur, Luxation, Distorsion S. 423*

Frak|tur|or|the|se *f:* Stützorthese, die eine frühfunktionelle Mobilisierung erlaubt; wird v.a. bei Frakturen im Bereich der oberen Gliedmaßen eingesetzt, aber auch bei z.B. Haarfrakturen der Tibia; *s.a. Essay Fraktur, Luxation, Distorsion S. 423*

Frak|tur|zei|chen *nt:* klinisch unterscheidet man **sichere Frakturzeichen** [Fehlstellung, falsche Beweglichkeit, Knochenreiben] von **unsicheren Frakturzeichen** [Spontan- und Bewegungsschmerz, Funktionsverlust, Schwellung]; *s.a. Essay Fraktur, Luxation, Distorsion S. 423*

Fram|bö|sie *f: Syn:* Pian, Parangi, Yaws, Framboesia tropica, Polypapilloma tropicum; chronische, tropische Infektionskrankheit durch Treponema pertenue; im Endstadium kommt es zu schweren Schädigungen von Haut, Weichteilen und Knochen [Säbelscheidentibia, Sattelnase]; **Therapie:** wie Syphilis*

Fra|my|ce|tin *nt: Syn:* Neomycin B; von Streptomyces-Species gebildetes Aminoglykosid-Antibiotikum; **Anw.:** wegen der hohen Oto- und Nephrotoxizität nur lokal zur Behandlung von Haut- und Schleimhautinfekten

Franceschetti-Jadassohn-Syndrom *nt: Syn:* Melanophorennävus, Incontinentia pigmenti Typ Franceschetti-Jadassohn, Naegeli-Bloch-Sulzberger-Syndrom, familiärer Chromatophorennävus, Dermatitis pigmentosa reticularis, Naegeli-Syndrom; autosomal-dominante Dermatose mit Hyperpigmentierungen, Palmoplantarkeratosen, Zahnanomalien, Alopezie und Hypohidrose; *s.a. Ektodermaldysplasie-Syndrome*

Fran|ci|sel|la *f:* Gattung gramnegativer, unbeweglicher Bakterien; **Francisella tularensis** ist der Erreger der **Tularämie**, einer seltenen, meldepflichtigen Infektionskrankheit, die von Bremsen und Zecken von Nagetieren [Hasen-, Nagerpest] auf den Menschen übertragen wird; von den verschiedenen Formen [**glanduläre, glandulopharyngeale, kutanoglanduläre, okuloglanduläre, oropharyngeale, ulzeroglanduläre Tularämie**], ist die ulzeroglanduläre Tularämie am häufigsten; **Therapie:** Streptomycin* oder Gentamicin*

Fran|gu|la alnus *f:* → *Faulbaum*

Fran|gu|lae cortex *m: Syn:* Faulbaumrinde, Gelbholzrinde, Pulverholzrinde; *s.u. Faulbaum*

Fränkel-Pneumokokkus *m:* → *Streptococcus pneumoniae*

Franklin-Syndrom *nt:* → *Schwerkettenkrankheit*

Frau|en|kon|dom *nt: s.u. Essay Empfängnisverhütung und Familienplanung S. 343*

Frau|en|man|tel *m: Syn:* gemeiner Frauenmantel, Alchemilla vulgaris, Alchemilla xanthochlora; Pflanze aus der Familie der Rosengewächse [Rosaceae]; das getrocknete **Frauenmantelkraut** [Alchemillae herba] enthält u.a. Gerbstoffe und Flavonoidglykoside und hat eine adstringierende Wirkung; **Anw.:** bei Durchfallerkrankungen und Magen-Darm-Störungen; traditionell als Gurgelwasser; äußerlich bei Geschwü-

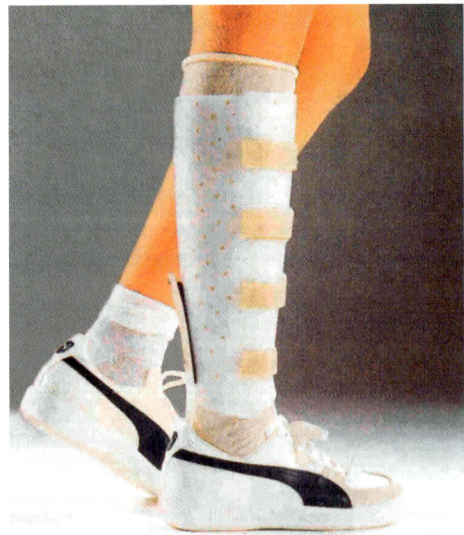

Abb. F27. Frakturorthese. Tibiafrakturorthese

Fraktur, Luxation, Distorsion

N.P. Haas, M. Schäfer

F

Fraktur

Definition
Kontinuitätsunterbrechung der Knochenstruktur, einhergehend mit Schmerzen und Funktionsverlust.

Diagnose
Die exakte Erhebung des Unfallherganges spielt bei der Diagnosestellung einer Fraktur eine entscheidende Rolle. Die Beschreibung des Unfallherganges lässt oft schon den Verdacht auf eine Fraktur zu. Inspektorisch können bei der ersten Untersuchung bereits Fehlstellungen, Hautperforationen durch Knochenfragmente sowie Schwellungen festgestellt werden. Bei der darauffolgenden palpatorischen Untersuchung zeigt sich dann ein starker Druckschmerz, reflektorische Muskelspannung, eine falsche Beweglichkeit und Krepitationen im Bereich des gebrochenen Knochens.

Des Weiteren ist es wichtig, die periphere Durchblutung, Motorik und Sensibilität zu überprüfen und zu dokumentieren.

Nach der klinischen Untersuchung folgt bei einem Frakturverdacht immer eine Röntgenuntersuchung in zwei Ebenen [anterior-posterior und seitlich]. Das Röntgenbild dient zur Sicherung der Diagnose, zur genauen Lokalisation und Klassifikation der Fraktur sowie zur Festlegung der therapeutischen Maßnahmen.

Bei Komplexen und gelenksbeteiligenden Frakturen sowie Wirbelbrüchen und Beckenverletzungen wird oft zusätzlich eine Computertomografie zur genaueren Klassifikation und präoperativen Planung durchgeführt.

Sichere Frakturzeichen: Deformierung, abnorme Beweglichkeit, Krepitation, Sichtbarwerden der Fraktur [bei offenen Brüchen].

Unsichere/wahrscheinliche Frakturzeichen: Schmerzen, Funktionsausfall, Hämatom.

Einteilung
Aufgrund des Entstehungsmechanismus von Frakturen lassen sich drei Haupttypen unterscheiden:
- Die am häufigsten vorkommende Fraktur ist die **traumatische Fraktur** [Gewaltbruch]. Sie wird untergliedert in
  - die **direkte Fraktur**, bei der es zu einer direkten Gewalteinwirkung von außen auf den gesunden Knochen [Schlag, Stoß, Schuss] kommt, und
  - die **indirekte Fraktur**, die durch eine Hebelwirkung [Scherung, Stauchung, Abriss, Torsion, Biegung] verursacht wird.
- Zu einer **pathologischen Fraktur** [Abb. 1a] kommt es meist ohne adäquates Trauma beim krankhaft veränderten Knochen. Bricht der Knochen ohne jegliche Gewalteinwirkung, spricht man von einer **Spontanfraktur**. Die meisten Ursachen für pathologische Frakturen sind Knochenmetastasen, Osteoporose, Osteomyelitiden oder primäre Knochentumoren.
- Der **Ermüdungsbruch** [Abb. 1b] wird schließlich durch eine wiederholte mechanische Überbeanspruchung des Knochens, ohne äußere Gewalteinwirkung, ausgelöst. Es kommt zu einem Missverhältnis zwischen Belastung und Anpassungsfähigkeit des Knochens [z.B. Marschfraktur im Bereich der Metatarsalia oder des Schenkelhalses].

Bedingt durch die direkte oder indirekte Krafteinwirkung auf den entsprechenden Knochen zeigen sich unterschiedliche Frakturtypen:
- **Biegungsfrakturen** [Abb. 1c] entstehen durch eine direkte oder indirekte Gewalteinwirkung auf den Knochen. Das hierbei entstehende Biegemoment führt im konvexen Bereich zu einer Zugspannung und hierdurch zu einer queren Rissbildung. Im konkaven Bereich entsteht eine Druckspannung, die zur Aussprengung eines Biegungskeiles führt. Ist die Krafteinwirkung jedoch sehr schnell und heftig, kann es auch zu einer reinen Querfraktur kommen.
- **Dreh- oder Torsionsfrakturen** [Abb. 1d,e,f] werden immer durch eine indirekte Gewalteinwirkung hervorgerufen. Hierbei kommt es aufgrund des Torsionsmechanismus zu einer erheblichen Zugspannungsentwick-

F

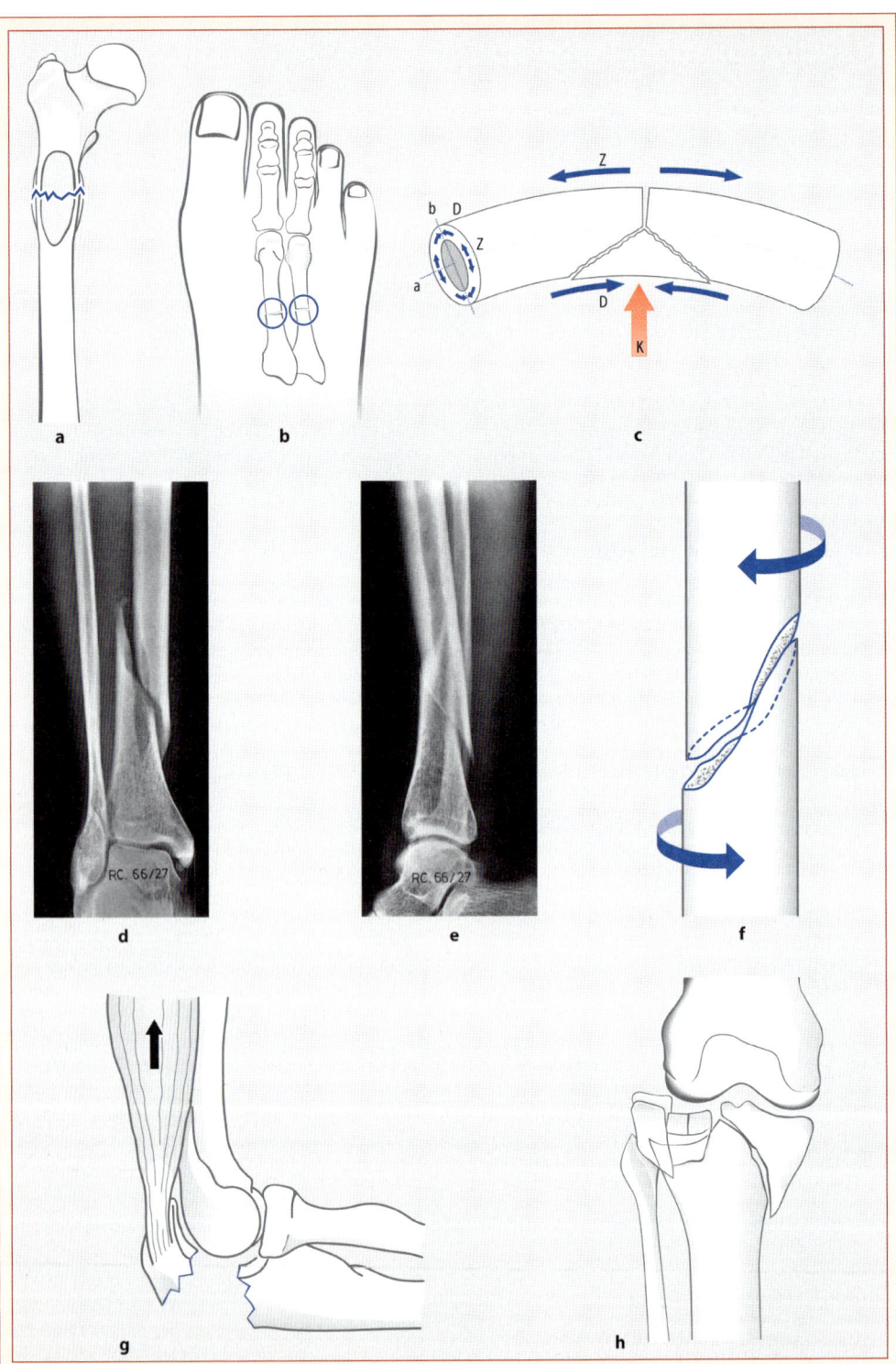

Abb. 1. a Pathologische Fraktur bei Metastase, **b** Ermüdungsfraktur Metatarsalia II/III [Marschfraktur], **c** Entstehung einer Biegungsfraktur, **d, e** Torsionsfraktur, **f** Torsionsfraktur durch gegenläufige Drehung an den Knochenenden, **g** Abrissfraktur des Ellenhakens durch Trizepssehnenzug mit Fragmentdiastase, **h** Tibiakopfbruch mit Impression des lateralen Gelenkplateaus und Abscherung der medialen Gelenkfläche [nach Müller et al. 1977]

lung im Knochen, die bei entsprechender Stärke zu einer spiralförmigen Fraktur führt [typische Skiverletzung]. Die Frakturlinie wird umso kürzer, je stärker die Gewalteinwirkung und das Drehmoment ist.

- **Abrissfrakturen** [Abb. 1g] entstehen durch Zugkräfte, die über ein Band oder einen Sehnenansatz auf den Knochen einwirken. Die Bruchlinie verläuft typischerweise quer zur Zugrichtung. Aufgrund der hohen Zugkräfte zeigen sich häufig erhebliche Dislokationen der Frakturfragmente [z.B. Olekranonfraktur].
- Bei **Gelenkfrakturen** spielen neben Zugkräften meist auch Scher- und Schubkräfte eine entscheidende Rolle. So treten neben einer Bandruptur oder Abrissfraktur häufig auch senkrecht zur Schwerkraft verlaufende **Abscherfrakturen** auf.
- Durch Stauchung der Längsachse [Längskompression] des Knochens kommt es bei **Kompressions- oder Stauchungsfrakturen** [Abb. 1h] im spongiösen Knochen der Epi- bzw. Metaphyse zu einem meist irreversiblen Substanzverlust [z.B. Wirbelfraktur, Tibiakopfimpressionsfraktur].
- Von einer **Trümmerfraktur** spricht man, wenn mehr als sechs Frakturfragmente vorliegen. Die Ursache einer solchen schweren Verletzung sind meist Hochrasanztraumen. Neben den erheblichen Knochendefekten liegen meist auch zahlreiche Zusatzverletzungen des Weichteilmantels der Gefäße und Nerven vor. Bei vier bis sechs Fragmenten spricht man hingegen von einer **Mehrfragmentfraktur**.
- Kommt es im Rahmen einer offenen Fraktur zum Verlust größerer Knochenfragmente, liegt eine **Defektfraktur** vor. Diese entsteht häufig bei Schussverletzungen, die durch eine ausgedehnte Defektbildung und Zertrümmerungen charakterisiert sind.
- Eine **Luxationsfraktur** liegt dann vor, wenn es zu einer Kombination aus gelenksnaher oder intraartikulärer Fraktur und Verrenkung eines benachbarten Gelenkes kommt. Hierbei handelt es sich meist um komplexe Verletzungen des Kapsel-Band-Apparates mit Gelenksinstabilität, häufig sind Gefäße und Nerven involviert. Derartige Verletzungen erfordern meist eine sofortige operative Therapie.

AO-Klassifikation

Für eine genaue **Frakturklassifizierung** hat sich die AO-Klassifikation [**A**rbeitsgemeinschaft für **O**steosynthesefragen] etabliert. Die Fraktur wird nach ihrer anatomischen Lokalisation und nach morphologischen Kriterien in einem alphanumerischen Kode erfasst.
Die Frakturen dieser Knochensegmente werden in drei Frakturtypen [A–C], Gruppen [1–3] und Untergruppen [1–3] unterteilt. Hierdurch entsteht ein Schlüssel mit dem jede Fraktur eindeutig kodiert werden kann. Je höher eine Fraktur innerhalb dieser Gliederungskategorien liegt, desto schwerer und prognostisch ungünstiger ist sie. Bei gelenksnahen und intraartikulären Frakturen steht die A-Fraktur für eine extraartikuläre Fraktur, die B-Fraktur für eine partielle Gelenksfraktur [Kontakt von Diaphyse zur Gelenkfläche teilweise erhalten] und die C-Fraktur für einen unterbrochenen Kontakt der Diaphyse zum Gelenksfragment.

Bei Eröffnung der Haut über der Frakturzone wir von einer **offenen Fraktur** gesprochen, ist die Haut jedoch im Frakturbereich intakt, liegt eine **geschlossene Fraktur** vor.

Klassifikation nach Tscherne und Oestern

Die geschlossenen Frakturen werden nach Tscherne und Oestern [1982] klassifiziert [G0–G3]. Ein geringer Weichteilschaden mit dem Vorliegen einer einfachen Bruchform wird als G0 klassifiziert. Beim Vorliegen einer ausgedehnten Hautkontusion, Hautquetschung oder Zerstörung der Muskulatur sowie subkutanes Décollement liegt die Klassifikation G3 vor. Hierzu zählt auch das Kompartmentsyndrom. Radiologisch liegen meist schwere Frakturen vor [Trümmerbrüche].

Klassifikation nach Gustilo und Anderson

Offene Frakturen werden nach Gustilo und Anderson klassifiziert [O1–O4]. Kommt es durch die Durchspießung eines spitzen Knochenfragments durch die Haut zu einer Hautwunde < 1 cm liegt die Klassifikation O1 vor. Eine subtotale Amputation, bei der die Extremität nur noch an einer Weichteilbrücke hängt und eine komplette periphere Ischämie vorliegt, wird als O4 klassifiziert.

Therapie

Das oberste Ziel der konservativen als auch operativen Frakturbehandlung ist die vollständige Wiederherstellung der Länge der anatomischen Achs- und Gelenkverhältnisse sowie der Funktionsfähigkeit. Aufgrund dieser Zielsetzung erfolgt die Frakturbehandlung nach drei Grundsätzen:
1. Durch eine adäquate **Reposition** sollen die Frakturfragmente in die anatomische Ausgangssituation gebracht werden, in der die Heilung stattfinden soll. Die Reposition erfolgt durch Zug und Gegenzug, seitlichen Druck und Rotation. Für die Reposition ist Schmerzfreiheit absolut erforderlich.

2. Eine entsprechende **Retention** soll die im Vorfeld repositionierte Fraktur so lange in guter Stellung halten, bis sie vollständig knöchern konsolidiert ist.
3. Die parallel zur knöchernen Heilung verlaufende **Rehabilitation** soll durch eine möglichst frühfunktionelle Nachbehandlung einen weiteren Funktionsverlust vermeiden und dem verletzten Abschnitt des Bewegungsapparates die vollständige Funktion wiederbringen.

Die Entscheidung für ein operatives oder konservatives Behandlungsvorgehen hängt von mehreren Faktoren ab. Zum einen spielen die Lokalisation der Fraktur und der Frakturtyp [AO-Klassifikation] eine entscheidende Rolle. Des Weiteren muss der Weichteilzustand [offene/geschlossene Fraktur], die Risikofaktoren des Patienten [Alter, Diabetes mellitus, Tumor] und die Compliance mit in die Verfahrenswahl einbezogen werden.
Die Indikationen für ein **konservatives Vorgehen** sind in der Regel

- wenig dislozierte Humeruskopf- und Humerusschaftfrakturen
- Schaftfrakturen des Armes im Kindesalter
- Rippenbrüche
- stabile Beckenringfrakturen
- Frakturen der Klavikula und Skapula sowie
- stabile Wirbelkörperfrakturen ohne Spinalkanaleinengung.

Bei eingestauchten und stabilen Frakturen [z.B. subkapitale Humerusfraktur, Abduktionsfrakturen des Schenkelhalses, Patellalängsfrakturen] kann aufgrund der bestehenden hohen Primärstabilität auf eine zusätzliche Retention verzichtet werden, es kann sofort mit einer aktiven Übungsbehandlung begonnen werden.
Beim Vorliegen einer nur gering dislozierten Fraktur erfolgt zunächst unter Analgesie die Repositionierung der Fraktur [Zug und Gegenzug] in die anatomische Ausgangssituation [Abb. 2], danach folgt die Retinierung in einem Gips oder einem leichteren Kunststoffcast.
Der in Funktionsstellung angelegte **Gips** muss immer die beiden der Fraktur benachbarten Gelenke umfassen. Aufgrund der Möglichkeit einer posttraumatischen Schwellung muss jeder zirkulär angebrachte Gips vollständig gespalten werden. Zur Vermeidung von Drucknekrosen oder Sensibilitätsstörungen [z.B. Peroneusparese] sollte eine spezielle Abpolsterung im Bereich vorspringender Knochenpartien stattfinden [Außen- und Innenknöchel, Fibulaköpfchen, Patella]. Klagt der Patient im Gipsverband nach Anlage über Schmerzen, ist es ärztliche Pflicht zu jeder Tages- und Nachtzeit den Gips zu kontrollieren und ggf. zu erneuern.
Eine **Thromboseprophylaxe** mittels niedermolekularem Heparin sollte bei einer Ruhigstellung der unteren Extremität bis zur Vollbelastung ohne Gipsverband täglich durchgeführt werden.

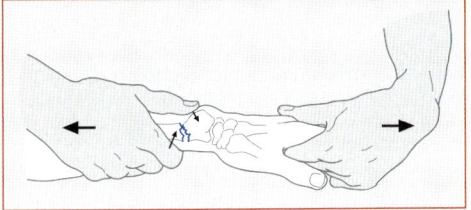

Abb. 2. **Fraktureinrichtung unter Zug und Gegenzug**

Frakturen im Bereich der Schulter und Klavikula werden mit entsprechenden Stützverbänden ruhig gestellt [Rucksackverband, Gilchrist, Desault].
Die Indikationen für ein **operatives Vorgehen** werden in absolute, dringliche und relative Operationsindikationen unterteilt:

- Zu den **absoluten Operationsindikationen** zählen unter anderem offene Frakturen, Frakturen mit schwerem Weichteilschaden und einem dadurch drohenden Kompartmentsyndrom und Wirbelsäulenfrakturen mit einer spinalen Einengung und neurologischen Ausfällen.
- **Dringliche Operationsindikationen** können sämtliche Luxationsfrakturen [z.B. Humeruskopf, Sprunggelenk] sowie alle Frakturen der langen Röhrenknochen [z.B. Femur, Tibia] und des proximalen Femur sowie Wirbelkörperfrakturen, die eine Instabilität aufweisen, sein.
- **Relative Operationsindikationen** sind stabile, nicht-dislozierte Frakturen, kindliche Frakturen und knöcherne Bandausrisse. Bei den relativen Indikationen liefern das konservative und das operative Vorgehen häufig gleichwertige Resultate. Die Indikationsstellung für die Verfahrenswahl ist hier meist multifaktoriell [Frakturart, Alter, Begleitverletzungen, soziale Erwägungen, Lebensgewohnheiten].

Die **Osteosynthese mittels Platten, Marknägeln, Schrauben, Drähten, Fixateur externe/interne** ermöglicht neben einer exakten Reposition der Knochenfragmente meist eine aktive frühfunktionelle Nachbehandlung des verletzten Skelettabschnittes. Dadurch lassen sich Muskelatrophien, Gelenkversteifungen und ein Funktionsverlust weitgehend vermeiden. Je nach erreichter Stabilität der Osteosynthese wird zwischen lagerungsstabil, übungsstabil und belastungsstabil unterschieden. Es sollte immer eine Übungsstabilität angestrebt werden,

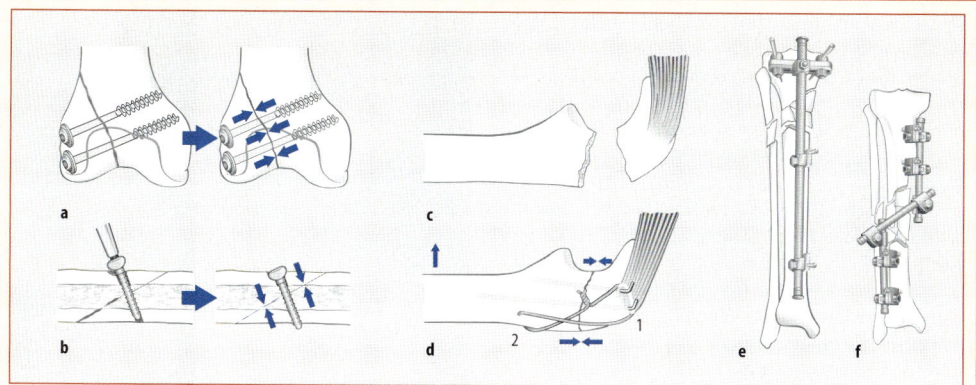

Abb. 3. a, b Zugschraubenprinzip für interfragmentäre Kompression; (a) mit Schaftschraube im epiphysären Bereich; (b) mit Kortikalisschraube im diaphysären Bereich; **c, d** Zuggurtung mit Drahtumschlingung; **e, f** Unilaterale Fixateur-externe-Montagen; (e) bei offener proximaler Tibiafraktur; (f) Dreirohrfixation bei Tibiatrümmerbruch

sodass die Vorteile des operativen Vorgehens genutzt werden können. Nachteil der Lagerungsstabilität ist, dass immer eine zusätzliche Gipsretention benötigt wird. Durch die schnellere Mobilisation der Patienten, die osteosynthetisch versorgt wurden, wird das Thromboserisiko erheblich vermindert.

Die **Primärversorgung** einer Fraktur sollte innerhalb der ersten 6 bis 8 Stunden nach dem Trauma stattfinden. Später sollte, bedingt durch das posttraumatische Ödem, von einem operativen Vorgehen zunächst abgesehen werden. Die nach Abschwellung stattfindende sekundäre Osteosynthese findet nach Hochlagerung, Kühlung sowie intermittierender Impulskompression nach ca. 3 bis 10 Tagen statt.

Bei Frakturen im epi- und metaphysären Bereich wird häufig die reine **Schraubenosteosynthese** [Abb 3a,b] verwendet [Femurkondylus, Tibiakopf, Malleolen]. Die Schrauben dienen der Fixation und Kompression zweier Fragmente aneinander [Kompressions-/Zugschrauben]. Zur Erzielung einer interfragmentären Kompression muss das Schraubengewinde jenseits der Frakturlinie fassen. Je nach Lokalisation [epiphysär, diaphysär] und Knochenbeschaffenheit verwendet man Kortikalis- oder Spongiosaschrauben, die sich in Gewindegröße und -steigung unterscheiden. Des Weiteren verwendet man Schrauben zur Plattenfixation und zur temporären Fixation zweier Knochen in einer Stellung [Stellschraube]. Ein Beispiel für die Verwendung einer Stellschraube ist die Sprengung der Syndesmose im distalen Unterschenkel, hier dient sie der temporären Fixation der Tibia an die Fibula.

Die **Spickdrahtosteosynthese** erzielt eine reine Adaptationsstabilität. Sie wird daher mit Gipsverbänden oder anderen Osteosyntheseverfahren kombiniert. Das Indikationsspektrum liegt hauptsächlich bei kindlichen Knochenverletzungen [Epiphysenfugenverletzungen], Radiusfrakturen, Mittelhand-/Mittelfußfrakturen und Luxationsfrakturen. Die Spickung kann sowohl offen als auch perkutan durchgeführt werden.
Typische Indikationen für die Verwendung einer **Zuggurtung** [z.B. Drahtschlinge/Cerclage; Abb. 3c,d] sind Abrissfrakturen am Olekranon und der Patella. Das Prinzip dieses osteosynthetischen Verfahrens besteht in der Umwandlung von Zugkräften in Druckkräfte. Bei Abrissfrakturen wird der Zuggurtungsdraht meist in Kombination mit einer axialen Drahtspickung verwendet.
Bei polytraumatisierten Patienten werden Frakturen häufig aufgrund der kritischen Gesamtsituation initial mit einem **Fixateur externe** [Abb. 3e,f] transfixiert. Des Weiteren wird dieses Verfahren zur stabilen Überbrückung von gelenksnahen und instabilen Frakturen [offene Frakturen] als primäres Stabilisierungsverfahren eingesetzt, bis die Weichteile abgeschwollen sind und die definitive Stabilisierung der Fraktur erfolgen kann. Diese indirekte externe stabile Osteosynthese wird durch Schanz-Schrauben, die frakturfern perkutan in den Knochen eingebracht werden, und durch eine an diese befestigte Spannvorrichtung stabilisiert. Die Verspannung erfolgt dann entweder unilateral, ringförmig oder als Kombination dieser beiden Fixationssysteme als **Hybridfixateur**. Die Reposition der Fraktur erfolgt indirekt über Zug am Gelenk. Durch dieses Verfahren erzielt man eine Verbesserung der Stellung der Fraktur und eine Entspannung der Weichteile.
Die **Marknagelosteosynthese**, ein intramedulläres Osteosyntheseverfahren, eignet sich besonders bei Quer-, Biegungs- und Drehfrakturen im mittleren Tibia- und Femurdrittel. Man unterscheidet zwischen Marknägeln,

F

die nach Aufbohren der Markhöhle eingeschlagen werden, und solchen, die ohne vorausgehendes Aufbohren direkt eingeschlagen werden. Die initiale Reposition der Fraktur kann sowohl gedeckt als auch offen erfolgen. Der Verriegelungsnagel sorgt durch Verriegelungsbolzen, die im proximalen und distalen Nagelbereich im Bereich des kortikalen Knochen verankert werden, für eine Sicherung der Rotation, der Achse und der Länge. Durch den intramedullären Kraftträger erreicht man zumeist eine übungs- bis belastungsstabile Form der Osteosynthese, die eine frühfunktionelle Nachbehandlung ermöglicht. Gelenksnahe, metaphysäre Frakturen sind keine Indikation für die Versorgung mit einem Marknagel.

Zu den **dynamischen Schraubensystemen** zählt die **dynamische Hüftschraube** [DHS] und der **proximale Femurnagel** [PFN] [Abb. 4]. Die Indikation für diese zwei Implantate ist die pertrochantere Femurfraktur. Bei Belastung gleiten die in den Femurkopf eingebrachten Schrauben und wandeln die bei Belastung aufkommenden Scherkräfte in Kompressionskräfte um.

Bei der **plattenosteosynthetischen Frakturversorgung** [Abb. 5] existiert praktisch für jede Lokalisation und Indikation ein entsprechendes Implantat. Die so genannte **dynamische Kompressionsplatte** [DC-Platte = *dynamic compression*] kann sowohl Kompression auf die Fragmentenden mittels Zugschrauben ausüben als auch interfragmentäre Kompression durch die exzentrische Besetzung der speziell ausgerichteten ovalen Schraubenlöcher erreichen. Die **LC-DC-Platten** [LC = *limited contact*] haben die Eigenschaft, dass sie nicht mehr komplett auf dem Knochen aufliegen und daher erheblich weniger Mikrozirkulationsstörungen am Periost erzeugen.

Ein neues Plattendesign ist das **LIS-System** [*less invasive stabilisation*]. Dies ist ein extramedullärer Fixateur intern, der entsprechend der Anatomie des Implantationsortes vorgeformt ist. Seine Besonderheiten sind multiple, unidirektionale, winkelstabile Schrauben [Abb. 6] und ein Insertionshandgriff [Abb. 3.6b] für das submuskuläre Einbringen des Fixateurs. Der Handgriff dient gleichzeitig mit einem Trokarsystem der perkutanen Platzierung der selbst schneidenden, selbst bohrenden Schaftschrauben. Die Schrauben haben konische Köpfe mit einem Maschinengewinde, das in die Löcher des Kraftträgers mit Innengewinde greift und dadurch eine feste, nicht-variierbare Winkelstabilität gewährleistet.

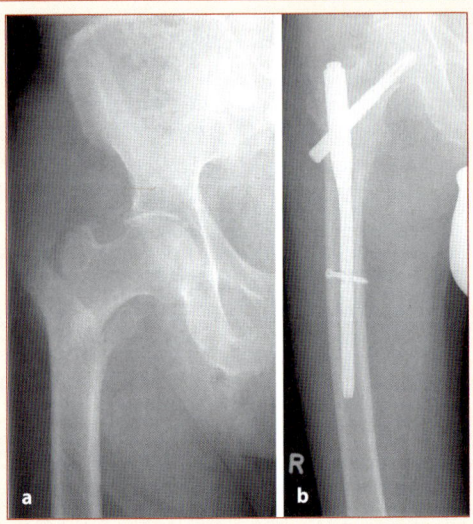

Abb. 4. Pertrochantäre Femurfraktur. a Präoperativer Zustand; **b** Ergebniss der osteosynthetischen Versorgung mittels eines PFN [proximaler Femurnagel]

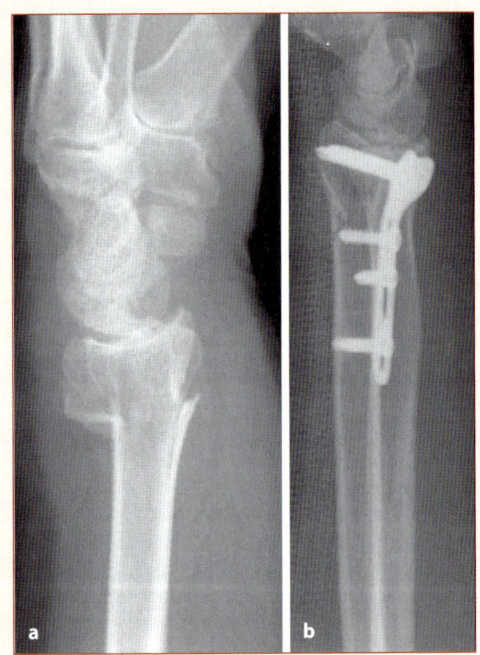

Abb. 5. Distale Radiusfraktur. a Präoperativer Zustand; **b** Ergebniss der osteosynthetischen Versorgung mittels einer distalen LCP-Radiusplatte

Wird eine Fraktur über eine Zugschraube bereits anatomisch reponiert, dient die **Neutralisationsplatte** [1/3 Rohrplatte] zur Erhöhung der Stabilität zwischen den beiden Hauptfragmenten und sichert somit das Stellergebnis bei einer frühfunktionellen Nachbehandlung [Abb. 7].

Zur Verhinderung des sekundären Einsinkens einer Fraktur im Gelenksbereich verwendet man eine **Abstützplatte**.

F

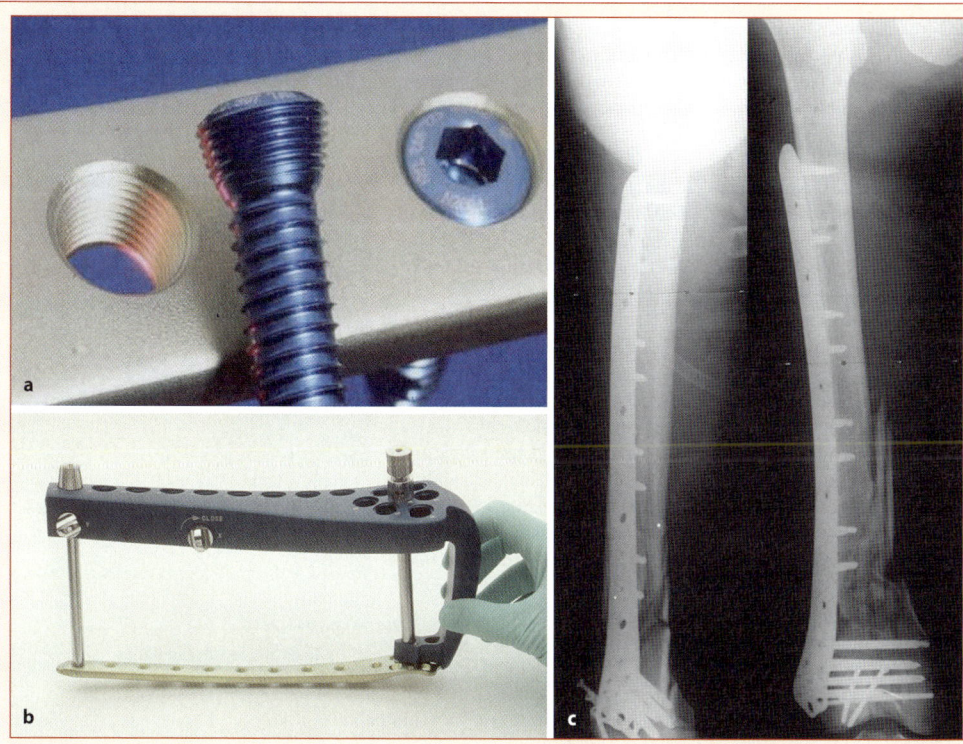

Abb. 6. LIS-System. a Detailaufnahme des Verriegelungssystems; b LISS-Platte an den Handgriff/Zielbügel montiert; c distale Femurfraktur, postoperative Situation

Luxation

Definition

Eine Luxation [Verrenkung] ist eine über die einfache Torsion [Verdrehung] hinausgehende Verschiebung zweier durch ein Gelenk verbundener Knochen zueinander.

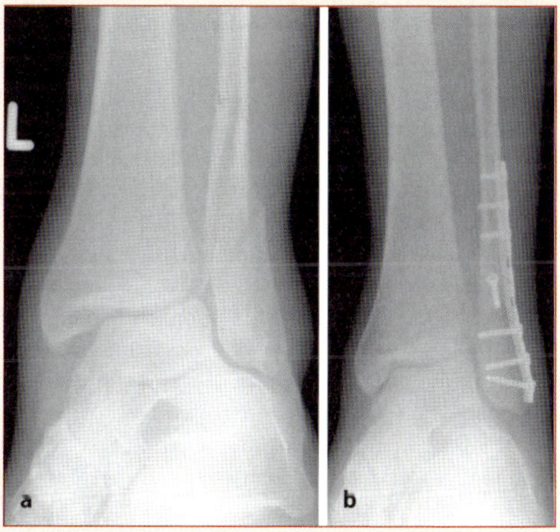

Diagnose

Auch bei der Luxation spielt die exakte Anamneseerhebung eine entscheidende Rolle. Durch sie erhält man genaue Informationen über den Unfallmechanismus. Danach muss die Durchblutung, Motorik und Sensibilität überprüft und schriftlich dokumentiert werden. Klinisch imponiert eine äußerlich sichtbare deutliche Deformierung des entsprechenden Gelenkes. Es zeigt sich zusätzlich eine federnde Fixation sowie eine leere Pfanne bzw. eine Abtastbarkeit der Oberfläche des verrenkten Gelenkanteiles.

Abb. 7. Weber-B-Fraktur. a Präoperativer Zustand; b Plattenosteosynthese [1/3 Rohrplatte] – die freie Schraube dient als Zugschraube zur Stabilisierung der anatomischen Reposition, die Platte an der Fibula erhöht die Stabilität [Neutralisationsplatte]

Zu den **unsicheren Luxationszeichen** zählen Schmerzen, Schwellung und Bewegungseinschränkung.

Sichere Luxationszeichen sind hingegen Fehlstellungen, federnde Fixation, eine leere Pfanne sowie die abnorme Lage des Gelenkkopfes.

Zum Ausschluss einer knöchernen Läsion [**Luxationsfraktur**] sollte das entsprechende Gelenk immer in zwei Ebenen geröntgt werden. Nach durchgeführter Reposition des Gelenkes muss ein Kontrollröntgen stattfinden. Weiterhin ist eine Untersuchung der gesunden Gegenseite zur Beurteilung des individuellen Maßes notwendig. Häufig sind Untersuchungen zur Beurteilung der Stabilität des Gelenkes in der initialen Verletzungsphase nur bedingt möglich. In solchen Fällen empfiehlt sich eine im Intervall von Tagen stattfindende Nachuntersuchung des Gelenkes nach abklingender Schmerzsymptomatik. Bei weiterer Beschwerdesymptomatik oder rezidivierenden Luxationen können dann zur genauen Diagnosesicherung weitere Untersuchungen wie gelenksspezifische Spezialröntgenuntersuchungen oder eine Magnetresonanztomografie durchgeführt werden.

Einteilung

Nach ihrer Entstehung unterscheidet man vier Formen:

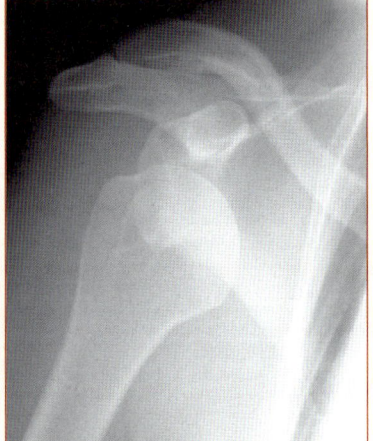

Abb. 8. Traumatische Schulterluxation

- Die **traumatische Luxation** [Abb. 8] entsteht durch eine plötzliche, starke Gewalteinwirkung, die über die Stabilität der Gelenkstrukturen hinausgeht. Traumatische Luxationen treten fast ausschließlich im Erwachsenenalter auf. Bevorzugt sind Schultergelenk [bis 50 % aller Luxationen], Ellbogengelenk [ca. 20 %], Finger- und Zehengelenke. Je nach Traumastärke und einwirkendem Kraftvektor sieht man Subluxationen, Gelenkszerreißungen und Gelenkszertrümmerungen. Bei den **Subluxationen** liegt ein unvollständiger Kontaktverlust vor. Sie treten meist als Luxationsfrakturen auf. Die Unterscheidung zwischen einer reinen Gelenksluxation und einer Luxationsfraktur findet durch das Röntgenbild statt. Die Gelenkszerreißung zeigt eine Ruptur sämtlicher fixierenden Strukturen sowie eine hochgradige Instabilität im Gelenksbereich. Gelenkszertrümmerungen sind von einer zusätzlichen Zerstörung des gelenksbildenden Knochens sowie Knorpels begleitet.
- Die **habituelle Luxation** tritt zumeist erstmals ohne adäquates Trauma auf. Mögliche Ursachen sind angeborene Gelenksdysplasien, Fehlstellung der Gelenkpfanne, Muskel-, Kapsel- oder Bandschwächen sowie Torsionsfehler der langen Röhrenknochen.
- **Pathologische Luxationen** entstehen durch eine lang andauernde kontinuierliche Schädigung des Gelenkkörpers sowie der Gelenkskapsel. Diese Form der Luxation sieht man bei neurogenen Grundleiden sowie bei chronischen Gelenksinfektionen.
- Die **angeborene Luxation** zeigt sich bei Dysplasien [z.B. Hüftdysplasie].

Therapie

Beim Vorliegen einer Luxation muss vor der Reposition immer eine Röntgenkontrolle des Gelenkes zum Ausschluss einer Fraktur durchgeführt werden. Die Reposition sollte mit einer adäquaten Sedierung und Analgesie einhergehen. Eine Kurznarkose schaltet Schmerzen und Muskelspannung ab und erleichtert die Reposition erheblich. Unter Zug und Gegenzug, durch rückläufiges Wiederholen des Verletzungsmechanismus sollte die Reposition der Luxation stattfinden. Sollte der Versuch einer geschlossenen Reposition, bedingt durch Gelenksinterponate oder das Vorliegen einer Luxationsfraktur, fehlschlagen, muss die Reposition operativ, d.h. offen durchgeführt werden.

Nach erfolgter Reposition sollte immer die Stabilität des Gelenkes, die Durchblutung, Motorik und Sensibilität überprüft werden. Die sofortige Reposition des verletzten Gelenkes führt nicht nur zu einer sofortigen Schmerzlinderung, sondern auch zu einer Reperfusion zuvor abgeknickter Gefäße. Im Anschluss sollte ein Kontrollröntgen des Gelenkes durchgeführt werden.

Die weitere Behandlung entspricht derjenigen von Bandrissen. Das heißt, nach anfänglicher Ruhigstellung können aktiv stabilisierbare Gelenke funktionell behandelt werden [Ellenbogen, Finger, Sprunggelenk, Schulter], bei anderen Gelenken muss der Kapsel-Band-Apparat operativ rekonstruiert werden [Daumengrundgelenk]. Nach Wundheilung ist frühfunktionelle Behandlung mit geführten Bewegungsausschlägen [Bewegungsschienen] anzustreben.

Beim Vorliegen einer Sprunggelenksluxationsfraktur können die Weichteile so geschwollen sein, dass ein operatives, offenes Vorgehen ausgeschlossen ist. In diesen Fällen erfolgt zunächst die geschlossene Reposition in Narkose, sowie die darauffolgende Transfixation des Gelenkes mittels eines Fixateurs externe. Nach Weichteilkonsolidierung erfolgt dann die Versorgung der Fraktur mittels einer Platten-Schrauben-Osteosynthese.

Distorsion

Definition

Unter Distorsion versteht man eine den Bandapparat betreffende geschlossene Verletzung, die zumeist durch Verstauchung, Verdrehung oder Überdehnung entsteht. Durch eine oft indirekte Krafteinwirkung kommt es zu Fasereinrissen im Bandapparat. Die makroskopische Kontinuität des Bandes ist immer erhalten.

Diagnose

Nach Erhebung der Unfallanamnese folgt die klinische Untersuchung des Patienten. Hier fällt meist eine schmerzhaft eingeschränkte Beweglichkeit des entsprechenden Gelenkes auf [Funktionseinschränkung]. Zusätzlich imponieren ein starker Druckschmerz im Verlauf der Bänder oder des Bandansatzes, ein Kapsel-Band-Dehnungsschmerz sowie Schwellung und Hämatom der Haut. Ein Gelenkerguss weist auf eine intraartikuläre Verletzung hin, die abgeklärt werden muss.

Zum Ausschluss knöcherner Läsionen [Fraktur, knöcherner Bandausriss] sollten Röntgenbilder des Gelenkes in zwei Ebenen durchgeführt werden.

Einteilung

Die Distorsion kommt zumeist als Sport- oder Gelegenheitsverletzung am oberen Sprunggelenk, Kniegelenk oder aber an den Fingergelenken oder der Halswirbelsäule vor. Prinzipiell kann jedes Gelenk betroffen sein. Abhängig von der Dauer, der Richtung und der Stärke der Gewalteinwirkung zeigen sich **Dehnungen**, **Zerrungen** oder **Rupturen** des Bandapparates.

Die Rupturen gehören der Definition nach nicht zu den Distorsionen, da hierbei eine komplette Kontinuitätsunterbrechung des Bandes vorliegt.

Bei der **Dehnung** sind keine makroskopischen Läsionsspuren vorhanden. Es liegt lediglich eine Verlängerung des Bandapparates vor. Mikroskopisch zeigt sich eine auseinandergezogene Faserstruktur.

Bei der **Zerrung** ist die Bandkontinuität weiterhin erhalten. Das Band ist wie bei der Dehnung überdehnt und verlängert, zeigt jedoch eindeutige makroskopische Teilrupturen sowie ein sichtbares Hämatom.

Die **Ruptur** zeigt meist große Hämatome und eine Instabilität im Gelenksbereich. Im Gegensatz zur Dehnung und Zerrung liegt eine eindeutige Kontinuitätstrennung des Bandes vor.

Therapie

Dehnungen und Zerrungen werden funktionell und symptomatisch behandelt. Es sollte keine langdauernde Immobilisation stattfinden. Vielmehr sollten aktive, kontrollierte Bewegungen durchgeführt werden. In der Anfangsphase führt eine gezielte Kühlung sowie Hochlagerung des betroffenen Gelenkes zu einer rascheren Abschwellung. Weiterhin sollte eine schmerzabhängige Analgesie erfolgen. Bei extremen Schmerzen sowie kritischen Weichteilverhältnissen [starke Schwellungszustände] empfiehlt sich eine anfängliche Fixation mit Ruhigstellung in einer Orthese oder einem Gipsverband.

Bei weniger geschwollenen Weichteilen empfiehlt sich eine Tapebandage, die banddehnende Extrembewegungen limitieren soll.

Beim Vorliegen einer Bandruptur, die muskulär stabilisiert und geführt werden kann, empfiehlt sich ebenfalls ein zunächst konservatives Vorgehen, wie bereits für Dehnungen und Zerrungen beschrieben wurde. Die Orthese sollte hier jedoch für ca. 6 bis 8 Wochen getragen werden.

Fehlt die muskuläre Führung, sodass das Gelenk nicht aktiv stabilisiert werden kann, ist zur Vermeidung einer chronischen Instabilität eine Bandnaht notwendig. Dies betrifft zumeist das Daumengrundgelenk sowie die Kreuzbänder.

Quellenhinweise

Abb. 1–3: O. Nehren, Mannheim

ren und Ekzemen, innerlich bei Menstruations- und klimakterischen Beschwerden; in der Homöopathie bei chronischen Durchfallerkrankungen und Leberleiden sowie Genitalfluor

Fra|xi|ni cortex m: Syn: Eschenrinde; Rinde jüngerer Zweige der Esche*

Fra|xi|ni folium nt: Syn: Eschenblätter; getrocknete Blätter der Esche*

Fra|xi|nus excelsior m: → Esche

Fra|xi|nus ornus m: → Manna 1.

Fra|xi|nus rotundifolia m: → Manna 1.

Frazier-Spiller-Operation f: Syn: Neurotomia retrogasserina, retroganglionäre Neurotomie; Durchtrennung der sensiblen Fasern des Nervus trigeminus bei Trigeminusneuralgie; wird als stimulationsgesteuerte Thermokoagulation in Ultrakurznarkose durchgeführt

6-F-Regel f: s.u. Cholelithiasis

Frei|zeit|um|satz m: s.u. Energieumsatz

Fremd|kör|per|me|nin|gi|tis f, pl -ti|den: Syn: Reizmeningitis; Pseudomeningitis im Anschluss an eine Lumbalpunktion, Kontrastmittelinjektion oder Operation am Zentralnervensystem; tritt 1–3 Wochen nach dem Eingriff auf und klingt nach 2–3 Wochen wieder ab

Fre|mi|tus pectoralis m: → Stimmfremitus

Fren|ek|to|mie f: Syn: Frenulektomie; operative Entfernung des Zungenbändchens

Frenkel-Test m: Intrakutantest auf Toxoplasmose* unter Verwendung von Toxoplasmin

Fre|no|plas|tik f: Syn: Zungenbändchenplastik, Frenuloplastik; plastische Operation des Zungenbändchens, z.B. bei Verkürzung

Fre|no|to|mie f: Syn: Frenulotomie, Ankylotomie, Zungenbändchendurchtrennung; Durchtrennung eines angewachsenen Zungenbändchens

Fre|nu|lek|to|mie f: → Frenektomie

Fre|nu|lo|plas|tik f: → Frenoplastik

Fre|nu|lo|to|mie f: → Frenotomie

Fress|at|ta|cke f: s.u. Bulimia nervosa

Fricke-Dosimeter nt: Syn: Eisensulfat-Dosimeter; chemisches Dosimeter, das Fe^{2+}-Ionen enthält, die durch ionisierende Strahlung zu Fe^{3+}-Ionen oxidiert werden; das Dosimeter misst die dadurch verursachte Änderung der optischen Dichte der Lösung

Friedewald-Formel f: Formel zur Berechnung des LDL-Cholesterins bei Patienten mit einem Triglyceridspiegel von unter 350 mg/dl: LDL-Cholesterin = Gesamtcholesterin minus HDL-Cholesterin minus Triglyceride/5

Friedländer-Bacillus m: → Klebsiella pneumoniae

Friedländer-Pneumonie f: Syn: Klebsiellenpneumonie; häufig bei älteren und abwehrgeschwächten Patienten sowie Patienten mit chronisch-obstruktiver Lungenerkrankung, Diabetes mellitus und Alkoholabusus auftretende bakterielle Lungenentzündung durch den Friedländer-Bacillus [Klebsiella pneumoniae]; **Therapie:** Breitspektrumcephalosporine [z.B. Ceftriaxon*, Cefotaxim*], Imipenem*; s.a. Essay Nosokomiale Infektionen S. 723, Essay Pneumonie S. 1273

Friedreich-Schallwechsel m: Syn: Friedreich-Zeichen, Kavernenzeichen; Änderung der Tonlage des tympanitischen Perkussionsschalls über Lungenkavernen; bei Einatmung wird sie höher, bei Ausatmung tiefer

Friedrich-Wundausschneidung f: Syn: Friedrich-Wundversorgung, Wundexzision nach Friedrich; Hautwunden, die nicht älter als 8 Stunden sind [8-Stunden-Regel] können primär durch eine Wundnaht verschlossen werden; die Wundränder werden zur Auffrischung exzidiert und anschließend adaptiert; vor der Naht muss die Wunde aber durch Spülung mit Kochsalzlösung gereinigt werden; (stark) kontaminierte, verschmutzte oder infizierte Wunden sowie Bisswunden dürfen nie primär verschlossen werden; dasselbe gilt für fraglich kontaminierte oder verschmutzte Wunden; s.u. Essay Wundbehandlung S. 1699

Fritsch-Syndrom nt: → Asherman-Fritsch-Syndrom

Fröhlich-Syndrom nt: Syn: Morbus Fröhlich, Dystrophia adiposo-

genitalis, hypothalamisches Syndrom, hypothalamischer Symptomenkomplex, Babinski-Fröhlich-Syndrom; bei Kindern auftretende plötzliche Fettsucht in Kombination mit Minderwuchs und Hypogonadismus; oft nur schwer von Pubertätsfettsucht abgrenzbar, die umgekehrt ein **Pseudo-Fröhlich-Syndrom** vortäuschen kann

Froment-Zeichen nt: bei Ulnarislähmung* ist die Daumenadduktion abgeschwächt; will der Patient ein Blatt Papier zwischen Daumen und Zeigefinger festhalten, muss er deshalb das Endglied beugen; fehlt bei gleichzeitiger Medianuslähmung*

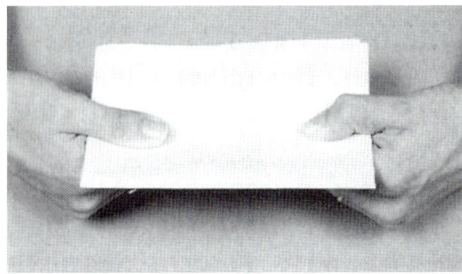

Abb. F28. Froment-Zeichen. Sulcus-ulnaris-Syndrom links im Anschluss an eine Ellenbogenfraktur

Frost|beu|len pl: Syn: Pernionen, Perniones, Perniosis; reversible Hautveränderungen bei längerer mäßiger Kälteeinwirkung; s.a. Essay Kälteschäden S. 433

Fro|va|trip|tan nt: Triptan, selektiver 5-HT-Rezeptor-Agonist; **Anw.:** Migräne mit oder ohne Aura; **Dosierung:** Erwachsene (18 bis 65 Jahre): 1 Tablette [2,5 mg] pro d p.o.; bei nach initialer Besserung wiederkehrendem Kopfschmerz kann eine zweite Dosis eingenommen werden, der Abstand zwischen den beiden Dosen muss aber mindestens 2 h betragen; Gesamttagesdosis 2 Tabletten [5 mg] pro Tag; Kinder und Jugendliche (unter 18 Jahre), Senioren (über 65 Jahre): Anwendung nicht empfohlen

frozen shoulder nt: Bezeichnung für eine Einschränkung der Beweglichkeit des Schultergelenkes durch entzündlich-degenerative Erkrankungen, v.a. Periarthropathia* humeroscapularis; manche Autoren legen Wert auf eine Abgrenzung von der Schultersteife bei adhäsiver Kapsulitis und Kapselschrumpfung und reservieren den Begriff frozen shoulder für diese Entität

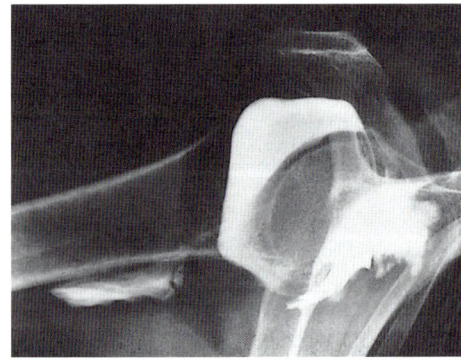

Abb. F29. Frozen shoulder. Die Arthrografie zeigt ein reduziertes Gelenkvolumen bei Kapselschrumpfung

Frucht|bla|sen|punk|ti|on f: → Amniozentese

Frucht|was|ser|in|fek|ti|on f: → Amnioninfektionssyndrom

Fruchtwasser-Spektrophotometrie f: Syn: Fruchtwasser-Spektrofotometrie; spektrometrische Untersuchung von Fruchtwasser,

Kälteschäden

L.A. Steiner, D. Scheidegger

Definition
Bei den Kälteschäden werden die allgemeine Unterkühlung oder Hypothermie und die lokalen Kälteschäden wie z.B. die Frostbeule oder der Schützengrabenfuß unterschieden. Als Hypothermie wird eine Körperkerntemperatur von weniger als 35 °C definiert. Meistens wird die Rektaltemperatur zum Abschätzen der Kerntemperatur verwendet.

Symptome und klinischer Befund
Die Symptome der **Hypothermie** hängen vom Ausmaß der Unterkühlung ab. Bei einer Kerntemperatur von 35–32 °C versucht sich der Körper gegen die Kälte zu wehren mittels Hautgefäßkontraktion und Wärmeproduktion durch Kältezittern. Herzfrequenz, Blutdruck und Sauerstoffverbrauch des Körpers sind erhöht, das Bewusstsein ist klar. Sinkt die Körpertemperatur weiter, folgt zwischen 32–28 °C eine Eintrübung des Bewusstseins, die Patienten werden schläfrig, verwirrt oder apathisch. Die Atmung und der Puls werden langsam und allenfalls unregelmäßig. Die Muskulatur wird starr. Zwischen 28–26 °C sind die Patienten bewusstlos, die Atmung wird unregelmäßig und es treten Atempausen auf. Der Puls ist kaum noch tastbar und unregelmäßig, die Pupillen werden weit, die Lichtreaktion ist aber vorerst noch erhalten. Zwischen 26–22 °C tritt der Atem- und Herzkreislaufstillstand ein, die Pupillen werden lichtstarr. Eine Wiederbelebung ist unter Umständen bis zu einer Temperatur von 18 °C möglich.
Eine Hypothermie beeinflusst die meisten Organsysteme. Häufige Veränderungen, die bei hypothermen Patienten beobachtet werden, sind in Tabelle 1 zusammengefasst.

Tab. 1. Bei hypothermen Patienten beobachtete Veränderungen

System	T > 32 °C	T 28–32 °C	T < 28 °C
Thermoregulation	Kältezittern	kein Zittern mehr, rasche Abkühlung	kein Zittern mehr, rasche Abkühlung
respiratorisch	Tachypnoe	Hypoventilation, respiratorische Azidose	Apnoe
kardiovaskulär	Tachykardie, Hypertension	Bradykardie, Hypotension	Vorhofflimmern, Kammerflimmern, Asystolie
Magen-Darm-Trakt	Ileus	Pankreatitis, Erosionen der Magenschleimhaut	Pankreatitis, Erosionen der Magenschleimhaut
Niere, Wasser und Elektrolythaushalt	Blasenatonie, Kältediurese	Elektrolytentgleisungen, Hyperglykämie, metabolische Azidose	Elektrolytentgleisungen, Hyperglykämie, metabolische Azidose
Muskulatur	Hypertonie	Rigidität	Rhabdomyolyse
Blut	–	Thrombopenie, Leukopenie, Hämokonzentration	disseminierte intravasale Gerinnung, Blutungen
Nervensystem	alert, allenfalls desorientiert, Hyperreflexie	Hyporeflexie, Agitation, Halluzinationen, weite Pupillen mit erhaltenen Lichtreflexen	Areflexie, Koma, weite Pupillen ohne Lichtreflexe

Lokale Kälteschäden, d.h. **Erfrierungen** treten typischerweise in der Körperperipherie auf. Pathologisch anatomisch sind Zellschäden, insbesondere Endothelschäden und Thrombosen zu beobachten. Durch die Kälte kann auch die Gerinnung gehemmt und die Funktion der Thrombozyten gestört werden, was zu Blutungen führen kann. Beim Auftauen kommt es zu ausgeprägten Schwellungen der betroffenen Körperteile. Als erstes Symptom einer Erfrierung treten intensive Schmerzen auf, gefolgt von Gefühllosigkeit und schließlich Weißwerden der Haut.

Es werden **drei Schweregrade** unterschieden:
- **Erfrierungen ersten Grades** erholen sich ohne anatomische Veränderungen nach dem Auftauen.
- Bei den **Erfrierungen zweiten Grades** wird eine oberflächliche und eine tiefe Form unterschieden. Bei der

oberflächlichen Form bilden sich nach dem Auftauen Blasen mit hellem Inhalt, zusätzlich besteht ein Verlust der Sensibilität und allenfalls ein vorübergehender Verlust der Motorik. Die Heilung erfolgt in der Regel innerhalb von zwei bis drei Wochen. Bei den **tiefen zweitgradigen Erfrierungen** tritt die Blasenbildung etwas verzögert nach dem Auftauen auf, der Blaseninhalt ist dunkel und blutig. Es sind immer schwere Sensibilitätsstörungen und motorische Ausfälle festzustellen. Die Heilung erfolgt innerhalb mehrerer Wochen, meistens ist eine chirurgische Intervention aber unumgänglich.

- Bei **Erfrierungen dritten Grades** können dunkle Blasen auftreten, meistens bleibt eine Blasenbildung aber aus. Die Störungen der Sensibilität und Motorik sind permanent.

Differenzialdiagnose

Die Unterscheidung zwischen schwerer Unterkühlung und Tod kann sehr schwierig sein. Insbesondere bei Lawinenopfern tritt der Tod meistens nicht aufgrund der Hypothermie, sondern wegen Ersticken oder Begleitverletzungen auf. Zeichen, die auf eine schwere Unterkühlung und einen Scheintod hinweisen können sein: eine vorhandene Atemhöhle vor Mund und Nase des Opfers, das Fehlen äußerer Verletzungen oder eine Muskelstarre weniger als vier Stunden nach dem Unfall. Der Tod sollte erst diagnostiziert werden, wenn die Körpertemperatur durch geeignete Maßnahmen normalisiert wurde.

Therapie

Grundsätzlich sollten unterkühlte Patienten möglichst rasch wieder aufgewärmt werden. Dazu können in leichten Fällen aktive äußere Methoden wie warme Decken oder warme Bäder zur Anwendung kommen. Unter Spitalverhältnissen kann bei schwerer Hypothermie eine Peritoneallavage durchgeführt oder der Patient an der Herz-Lungen-Maschine aufgewärmt werden. Patienten mit Kerntemperaturen unter 32 °C sollen aus diesem Grund in ein Zentrum überführt werden, in dem diese beiden Maßnahmen durchgeführt werden können. Wegen der Gefahr von Herzrhythmusstörungen sollten Patienten während des Aufwärmens kardiopulmonal überwacht werden. Stark unterkühlte Patienten weisen Störungen in der Funktion vieler Organe auf [Tabelle 1] und erfordern oft komplexe intensivmedizinische Betreuung.

Lokale Erfrierungen sollten zunächst vor Wind, Nässe und Kälte geschützt werden. Am besten werden die betroffenen Körperteile in warmem Wasser von 38–42 °C aufgewärmt. Massieren oder Einreiben mit Schnee ist nicht angebracht. Hochlagerung und aktive Bewegung werden empfohlen. Patienten, die zweit- oder drittgradige Erfrierungen haben, müssen hospitalisiert werden. Die Erfrierungen sollen offen behandelt werden. Eine Tetanusprophylaxe ist erforderlich. In der Frühphase sind chirurgische Maßnahmen nicht angebracht. Unter Umständen entwickelt sich aufgrund der Schwellung aber ein Logensyndrom, das eine Fasziotomie notwendig macht. Bei drittgradigen Erfrierungen müssen die abgestorbenen Anteile amputiert werden. Dazu muss aber die Demarkation abgewartet werden, was mehrere Wochen dauern kann. Die Infektgefahr dieser Verletzungen ist hoch und eine genaue Wundkontrolle ist notwendig. Pharmakologische Interventionen zur Aufrechterhaltung der Mikrozirkulation werden beschrieben. So wird zum Beispiel Dextran verabreicht zur Verbesserung der Rheologie, Heparin zur Therapie mikrovaskulärer Thromben, Vasodilatatoren wie Reserpin* [intraarteriell] oder Iloprost* [intravenös] als chemisch stabiles Prostazyklinanalogon. Die Evidenz zur routinemäßigen Verwendung dieser Substanzen ist aber ungenügend.

Vorsorge und Prävention

Besonders gefährdet für eine Hypothermie und lokale Kälteschäden sind Kinder und alte Menschen sowie Unfallopfer. Weitere Risikofaktoren sind ein schlechter Ernährungszustand, Erschöpfung, Alkohol, Beruhigungsmittel, periphere Durchblutungsstörungen und gewisse neurologische Krankheitsbilder wie die periphere Polyneuropathie oder Rückenmarkverletzungen.

Die wichtigste präventive Maßnahme gegen Kälteschäden ist eine angepasste Ausrüstung. Nicht nur die Temperatur, sondern auch der Wind [wind chill factor] beeinflusst die Entwicklung einer Erfrierung maßgeblich. Daneben sind Feuchtigkeit und Hautfeuchtigkeit wichtige Faktoren, da sie die Abkühlung der Haut über die Verdunstung fördern. Hypothermie entwickelt sich rascher in kaltem Wasser als an der kalten Luft. Aus diesem Grund soll Schutzkleidung sowohl windresistent sein und auch eine Isolationsschicht enthalten.

das im Rahmen einer Amniozentese gewonnen wurde; wird v.a. bei Verdacht auf oder Vorliegen von Morbus haemolyticus fetalis durchgeführt

Frucht|was|ser|spie|ge|lung *f: Syn: Amnioskopie*; direkte Betrachtung der Fruchtblase mit einem Amnioskop, das durch den Zervikalkanal eingeführt wird; wird v.a. in der Spätphase von Risikoschwangerschaften eingesetzt und dient primär der Beurteilung von Fruchtwasserbeschaffenheit und -farbe; spielt heute in der klinischen Routine praktisch keine Rolle mehr

Fruc|tus *m, pl* **Fruc|tus**: Frucht, Früchte; wird heute in der Pharmazie hinter den Pflanzennamen gestellt und bezeichnet Früchte, die als Droge* verwendet werden

Fructus Agni casti: *Syn: Mönchspfefferfrüchte, Agni casti fructus*; *s.u. Mönchspfeffer*

Fructus Ammi visnagae: *Syn: Doppelachänen, Khellafrüchte, Ammeos visnagae fructus*; *s.u. Ammei*

Fructus Angelicae: *Syn: Angelikafrüchte, Angelikasamen, Engelwurzsamen, Angelicae fructus*; *s.u. Angelika*

Fructus Anisi: *Syn: Anis, süßer Kümmel, Anisi fructus*; *s.u. Anis*

Fructus Anisi stellati: *Syn: Sternanis, Anisi stellati fructus*; *s.u. Sternanis*

Fructus Capsici: *Syn: Capsici fructus, Capsici fructus acer*; *s.u. Capsicum*

Fructus Carvi: *Syn: Carvi fructus*; *s.u. Kümmel*

Fructus Coriandri: *Syn: Korianderfrüchte, Coriandri fructus*; *s.u. Koriander*

Fructus Cynosbati: *Syn: Hagebutten, Rosae pseudofructus cum fructibus*; *s.u. Hagebutte*

Fructus Foeniculi: *Syn: Foeniculi fructus*; *s.u. Fenchel*

Fructus Juniperi: *Syn: Wacholderbeeren, Juniperi fructus*; *s.u. Wacholder*

Fructus Myrtilli: *Syn: Heidelbeeren, Myrtilli fructus*; *s.u. Heidelbeere*

Fructus Rhamni cathartici: *Syn: Kreuzdornbeeren, Rhamni cathartici fructus*; *s.u. Kreuzdorn*

Früh|ab|ort *m*: Abort vor der 16. Schwangerschaftswoche

Früh|am|ni|o|zen|te|se *f*: *s.u. Amniozentese*

Früh-Dumping *nt: Syn: postalimentäres Frühsymptom, Frühdumpingsyndrom*; nach Gastrektomie auftretendes Syndrom, das durch die beschleunigte Speisepassage in das Jejunum ausgelöst wird; 20–30 Minuten nach Nahrungsaufnahme kommt es zu einer hypoglykämischen Phase mit Schwitzen, Übelkeit und evtl. Kreislaufkollaps; **Therapie**: Vermeidung zuckerhaltiger Getränke, 6 kleine Mahlzeiten pro Tag, proteinreiche, kohlenhydratarme Nahrung; bei Versagen wird eine Reoperation nötig

Früh|e|ry|them *nt*: *s.u. Radiodermatitis acuta*

Früh|ge|bo|re|nen|re|ti|no|pa|thie *f: Syn: retrolentale Fibroplasie, Terry-Syndrom, Retinopathia praematurorum*; Netzhauterkrankung von untergewichtigen Frühgeborenen, die vermutlich durch die toxische Wirkung von Sauerstoff im Brutkasten verursacht wird; unter dem Einfluss der erhöhten Sauerstoffspannung kommt es zur Schädigung des Gefäßendothels und zum Ausbleiben des Gefäßwachstums in Richtung Ora serrata; nach Absetzen der Sauerstoffbeatmung kommt es damit zu einer Ischämie der peripheren Netzhaut und zu reaktiver Vasoproliferation in den Glaskörper; es kommt zu

Einblutungen und Schrumpfung der Netzhaut, die zu Ablösung [**Traktionsablatio**] führen kann; hinter der Linse bildet sich dann eine fibröse Platte aus Gefäßen und Bindegewebe, die mit der abgelösten Netzhaut verbacken sind; in schweren Fällen kommt es zur Erblindung; eine **Therapie** [Kryotherapie, panretinale Laserkoagulation] ist nur in frühen Stadien möglich, deshalb ist die Kontrolle des O_2-Partialdruckes bei Beatmung von Frühgeborenen und die wiederholte Augenspiegelung der Säuglinge von größter Bedeutung

Früh|ges|to|se *f*: in der Frühphase der Schwangerschaft [1. Drittel] auftretende schwangerschaftstypische Erkrankung mit Übelkeit und Brechreiz; schwerste Form ist die **Hyperemesis gravidarum**, die zu Gewichtsverlust, Exsikkose, Ketonämie, Acetonurie, Elektrolytstörungen, Oligurie, Hypovolämie, Leber- und Nierenstörungen mit Ikterus führen kann; die Ursache ist ungeklärt, wahrscheinlich ist eine multifaktorielle Ätiologie [endokrin, psychisch, sozial]; **Therapie**: notfalls stationäre Behandlung zum Ausgleich des Flüssigkeits- und Elektrolythaushaltes, psychologische Betreuung; *s.a. Präeklampsie, Eklampsie*

Früh|jahrs|ka|tarrh *m: Syn: Frühjahrskonjunktivitis, Conjunctivitis vernalis*; allergische Bindehautentzündung mit Häufung im Frühjahr/Frühsommer; tritt isoliert als beidseitige Konjunktivitis oder zusammen mit einer atopischen Erkrankung auf; ist vornehmlich die Bindehaut der Lider betroffen, spricht man von **tarsaler** oder **konjunktivaler Form**, bei primärem Befall der Bindehaut des Augapfels von **limbärer Form**; z.T. kommt es zu einer Hornhautbeteiligung mit Bildung großer Erosionen, auf denen Schleim festhaftet [**Vernalis-Plaques**]; **Therapie**: kurzfristig Cortisontropfen; langfristig cromoglicinhaltige Augentropfen; Acetylcystein-Gel zu Verhinderung der Schleimbildung

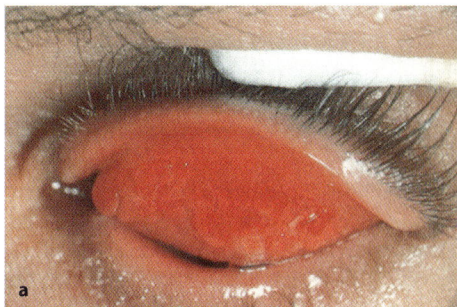
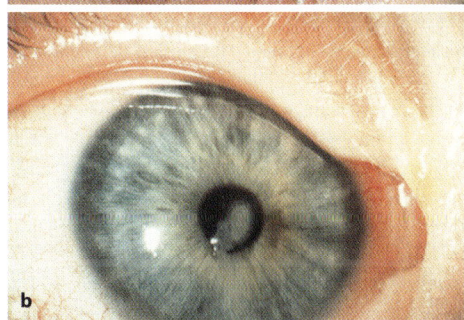

Abb. F30. Frühjahrskatarrh. a pflastersteinartige Wucherungen unter dem Oberlid, **b** Vernalis-Plaque der Hornhaut

Früh|jahrs|kon|junk|ti|vi|tis *f, pl* -**ti|den**: → *Frühjahrskatarrh*
Früh|lings|a|do|nis|rös|chen *nt*: → *Adonisröschen*
Frühsommer-Enzephalitis *f*: → *Frühsommer-Meningoenzephalitis*
russische Frühsommer-Enzephalitis: *Syn: russische Frühjahr-Sommer-Enzephalitis, russische Zeckenenzephalitis*; durch Zecken übertragene Arbovirus-Enzephalitis [russi-

Tab. F7. Frühgeborenenretinopathie. Stadieneinteilung

Stadium	Plus-Diagnose
Stadium 1 Demarkationslinie	Iris-Gefäßerweiterung
Stadium 2 Leiste	Rigide Pupille
Stadium 3 Leiste und extraretinale Proliferationen	Glaskörpertrübung
Stadium 4 extraretinale Proliferationen und Ablatio retinae	Tortuositas der Netzhautgefäße
Stadium 5 totale Ablatio	Blutungen

sche Frühsommer-Enzephalitis-Virus] mit endemischen Herden in Mittel- und Osteuropa; *s.a. Frühsommer-Meningoenzephalitis, Essay Virusinfektionen S. 1667*

Frühsommer-Meningoenzephalitis *f: Syn: zentraleuropäische Zeckenenzephalitis, Frühsommer-Enzephalitis, Central European Encephalitis, Fruhjahr-Sommer-Enzephalitis*; durch das **FSME-Virus** verursachte Arbovirus-Enzephalitis Mitteleuropas; das Virus ist v.a. in der Slowakei und Österreich endemisch und wird meist durch den Holzbock [Ixodes ricinis] übertragen; nach einer Inkubationszeit von 7–14 Tagen kommt es bei ca. 30 % der gestochenen Personen zu einem uncharakteristischen grippalen Infekt mit Kopf- und Gliederschmerzen und nur leichtem Fieber; die Symptome klingen nach 2–4 Tagen wieder ab; bei ca. 10 % der Erkrankten beginnt nach einem beschwerdefreien Intervall von ca. 10 Tagen eine 2. Krankheitsphase mit Meningitis [60 %], Meningoenzephalitis [40 %], Meningoenzephalomyelitis oder Meningitis mit Radikulitis; die Meningitis heilt i.d.R. folgenlos ab, die Enzephalitis führt in 5–7 % der Fälle zu Restzuständen [Lähmungen]; die Letalität beträgt ca. 1 %; es gibt eine **Schutzimpfung** mit Totimpfstoff, die die Anzahl der Fälle in den endemischen Gebieten drastisch gesenkt hat; *s.a. Essay Virusinfektionen S. 1667*

Früh|symp|tom, postalimentäres *nt:* → *Früh-Dumping*

Früh|sy|no|vek|to|mie *f:* Synovektomie im Frühstadium einer rheumatoiden oder bakteriellen Arthritis zur Verzögerung oder Verhinderung der Gelenkschädigung; *s.a. Essay Rheumatoide Arthritis S. 83*

Früh|sy|phi|lis *f: s.u. Syphilis*

Früh|tief *nt: Syn: Dip I, Typ-I-Dezeleration, frühe Dezeleration, wehenabhängige Dezeleration*, die mit der Wehe beginnt und am Wehenende schon wieder beendet ist; *s.a. Kardiotokografie*

FSME-Virus *nt: Syn: CEE-Virus; s.u. Frühsommer-Meningoenzephalitis*

F-Strep|to|kok|ken *pl:* → *Streptococcus minutus*

FTA-ABS-IgG-Test *m: s.u. Fluorescent-Treponema pallidum-Antikörper-Test*

FTA-ABS-IgM-Test *m: s.u. Fluorescent-Treponema pallidum-Antikörper-Test*

FTA-Absorptions-Test *m: s.u. Fluorescent-Treponema pallidum-Antikörper-Test*

Fuchs|band|wurm *m:* → *Echinococcus multilocularis*

Fuchs-Heterochromiezyklitis *f:* → *Heterochromiezyklitis Fuchs*

Fuch|sin *nt: Syn: Rosanilin*; in der Histologie verwendeter roter Farbstoff; der Begriff wird oft auch auf ein Gemisch von Fuchsin und **Parafuchsin** angewandt, das u.a. als Antiseptikum verwendet wird

Fuchs|kreuz|kraut *m: Syn: Senecio nemorensis ssp. fuchsii, Senecio fuchsii, Senecio ovatus*; Pflanze aus der Familie der Korbblütler [Asteraceae]; verwendet werden die oberirdischen Pflanzenteile [*Senecionis herba*], die u.a. ätherisches Öl, Flavonoide, Cumarinderivate, Pyrrolizidinalkaloide und Sesquiterpenester enthalten; **Anw.:** traditionell bei Diabetes mellitus, Krämpfen, klimakterischen Beschwerden, Blutungen, Zwischenblutungen, Metrorrhagien, Myomblutungen, Menorrhagien, Blutungen nach Zahnextraktionen und Bluthochdruck

Fulcus *m:* → *Tang*

Füll|hal|ter|do|si|me|ter *nt: Syn: Pen-Dosimeter*; Dosimeter in Form eines Füllhalters, der eine kleine Ionisationskammer enthält, die durch die einfallende Strahlung dosisabhängig ihre Ladung verliert

Fu|ma|ra|te *pl: Syn: Fumarsäureester*; Antipsoriatika; besitzen wahrscheinlich einen antiproliferativen Effekt auf Lymphozyten sowie eine selektive immunmodulatorische antipsoriatische Wirkung auf aktivierte T-Lymphozyten; **NW:** gastrointestinale Störungen, Leukopenien und Flush-Symptomatik

Fu|ma|ri|ae herba *f: Syn: Erdrauchkraut; s.u. Erdrauch*

Fu|ma|ri|a officinalis *f:* → *Erdrauch*

functional outcome of sleep questionnaire *m: s.u. Essay Schlafstörungen S. 1413*

Fun|dek|to|mie *f: Syn: Fundusresektion*; operative Entfernung eines Fundus, z.B. des Magenfundus

Fundiliformis-Sepsis *f: s.u. Fusobacterium necrophorum*

Fun|do|plas|tik *f:* wird i.d.R. zusammen mit einer Myotomie der terminalen Ösophagusmuskulatur bei Achalasie vorgenommen; die Fundoplastik soll einen postoperativen gastroösophagealen Reflux verhindern, der in 10–15 % der Fälle durch die Myotomie des unteren Ösophagussphinkters hervorgerufen wird

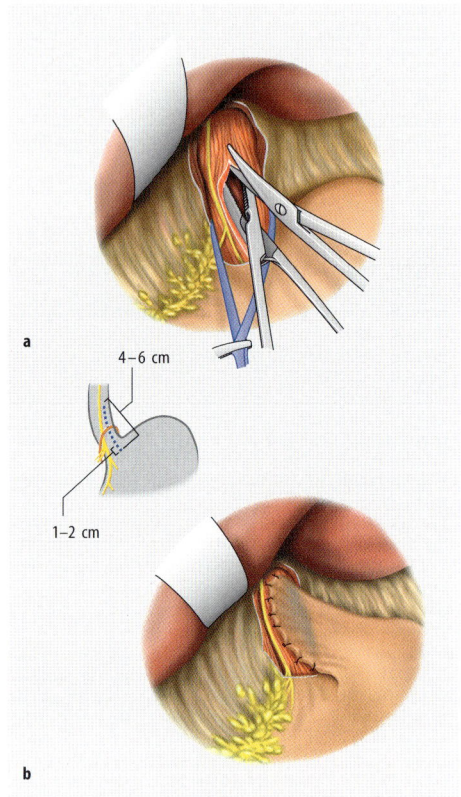

Abb. F31. Fundoplastik. a Myotomie des distalen Ösophagus, **b** Deckung der Myotomie durch eine Fundoplastik

Fun|do|pli|ca|tio *f, pl -ti|o|nes: Syn: Fundoplikation nach Nissen*; manschettenartige Umnähung des Magenfundus um die untere Speiseröhre; wird v.a. zur Therapie der Refluxösophagitis durchgeführt, da sie in mehr als 90 % aller Fälle zu einer effektiven und dauerhaften Refluxverhütung führt; *s.a. Essay Gastroösophageale Refluxkrankheit S. 1339*

Fun|do|sko|pie *f:* → *Ophthalmoskopie*

Fundus-Autofluoreszenz *f: s.u. Essay Altersabhängige Makuladegeneration S. 961*

Fun|dus flavimaculatus *m:* → *Stargardt-Krankheit*

Fun|du|skop *nt: Syn: Ophthalmoskop, Augenspiegel*; Instrument zur direkten Untersuchung des Augenhintergrundes [Ophthalmoskopie*]

Fun|du|sko|pie *f:* → *Ophthalmoskopie*

Fun|dus|re|sek|ti|on *f:* → *Fundektomie*

Fung|lä|mie *f: Syn: Mykämie, Myzetämie, Myzethämie*; Vorkommen von Pilzen im Blut bleibt bei Immungesunden meist ohne Folgen; immunsupprimierte Patienten entwickeln hingegen eine Pilzsepsis, mit Absiedlung der Pilze in verschiedenen Organen [Niere, Gehirn, Myokard, Auge, Milz und Leber], z.T. unter Ausbildung von Mikroabszessen; klinisch äußert sich eine Pilzsepsis meist durch das Auftreten septischer Temperaturen unter Breitspektrumantibiotikatherapie sowie ggf. Funktionseinschränkung der betroffenen Organe; *s.a. Essay Mykosen S. 1059*

Fun|gi *pl: Syn: Myzeten;* die mehr als 100.000 Arten umfassenden echten Pilze, die sexuelle Sporen bilden; Erreger von Mykosen bei Tieren und Menschen; *s.u. Essay Mykosen S. 1059*

Fu|ni|ku|li|tis *f, pl* **-tilden:** *Syn: Samenstrangentzündung, Funiculitis, Spermatitis, Deferentitis;* Entzündung des Samenstrangs [Funiculus spermaticus]; oft als Entzündung von Samenstrang und Nebenhoden [**Funikuloepididymitis**]; *s.a. Epididymitis, akutes Skrotum*

Fu|ni|ku|lo|zel|le *f: Syn: Hydrocele funiculi spermatici;* Flüssigkeitsansammlung im Verlauf des Samenstranges; *s.u. Hydrozele*

Funk|ti|ons|auf|nah|me *f:* Bezeichnung für Röntgenaufnahmen, bei der eine Gliedmaße, Gelenk usw. sich in einer Position befindet, die einer gewissen Funktionshaltung entspricht [z.B. bei Coxa valga in Abduktion, bei Coxa vara in Adduktion, bei Epiphyseolysis capitis femoris in Überstreckung]; Funktionsaufnahmen sind u.a. wichtig für die präoperative Planung bei Umstellungsosteotomie

Fu|ra|do|nin *nt:* → *Nitrofurantoin*

Fu|ra|no|cu|ma|ri|ne *pl:* → *Furocumarine*

Fu|r|chen|ke|ra|ti|tis *f, pl* **-tilden:** *Syn: Herpes-simplex-Keratitis; s.u. Herpeskeratitis*

Fu|ro|cu|ma|ri|ne *pl: Syn: Furanocumarine;* Oberbegriff für trizyklische Furanderivate, die entweder linear oder angular mit Cumarin★ verknüpft sind; zu den **linearen Furocumarinen** gehört z.B. Psoralen, zu den **angulären Furocumarinen** Pimpinellin

Fu|ro|se|mid *nt:* wichtigstes Schleifendiuretikum; Anw.: [Hirn-, Lungen-]Ödem, forcierte Diurese bei Vergiftungen, Ödemen oder Aszites, arterielle Hypertonie, Hyperkaliämie, Hyperkalzämie; NW: Hypokaliämie, Hypokalzämie, Hyponatriämie, verminderte Bicarbonatausscheidung, Hyperglykämie, Hyperurikämie, Übelkeit, Erbrechen, Tachykardie, erhöhte Thrombosegefahr

Fu|run|kel *m: Syn: Eiterbeule, Furunculus;* eitrige Haarbalgentzündung durch Staphylococcus★ aureus oder andere Staphylokokken; sie ist von einer Entzündung der regionalen Lymphknoten begleitet und heilt unter Veröden des Haarfollikels ab; v.a. **Gesichtsfurunkel** sind schmerzhaft und können bei Keimverschleppung ins Gehirn zu Sepsis oder Sinus-cavernosus-Thrombose führen; sie dürfen deshalb auf keinen Fall von Patienten ausgedrückt werden; **Therapie:** Zugsalben oder Wärmeapplikation bei noch nicht reifen Furunkeln; reife Furunkel können durch Stichinzision eröffnet und entleert werden; systemische Antibiotika; eine **Furunkulose,** d.h. ein wiederholtes Auftreten multipler Furunkel an z.T. unterschiedlichen Körperteilen, wird durch eine Abwehrschwäche, Erkrankungen des hämopoetischen Systems, Diabetes mellitus usw. begünstigt

Fu|sa|ri|um *nt:* weltweit vorkommende Fadenpilze, die Infektionen von Haut, Hornhaut und Nägel verursachen können; bilden z.T. Toxine [**Fusarium-Toxine**], z.T. Antibiotika; **Therapie:** Amphotericin★ B

Fu|si|din|säu|re *f: Syn: Acidum fusidicum;* bakteriostatisch und bakterizid wirkendes Steroidantibiotikum; wirkt u.a. gegen Staphylococcus aureus, Corynebacterium diphtheriae, Clostridien, Neisserien, Mycobacterium tuberculosis; **Anw.:** therapieresistente Staphylokokkeninfektionen [u.U. zusammen mit β-Lactamantibiotika]; NW: v.a. gastrointestinale Beschwerden wie Brechreiz, Erbrechen, Durchfall, Verstopfung oder Magenbeschwerden bei Nüchterngabe

Fu|so|bac|te|ri|um *nt: Syn: Fusobacterium;* gramnegative, obligat anaerobe Stäbchenbakterien, die oft Teil der physiologischen Flora [z.B. der Mundhöhle] sind

Fusobacterium fusiforme: *Syn: Fusobacterium Plaut-Vincenti, Fusobacterium nucleatum;* zusammen mit Borrelia★ vincentii Erreger der Angina★ Plaut-Vincent

Fusobacterium necrophorum: *Syn: Buday-Stäbchen, Sphaerophorus necrophorus/fundiliformis, Bacteroides fundiliformis;* Erreger von Weichteilinfektionen und evtl. eines septischen Krankheitsbildes [**Fundiliformis-Sepsis**]

Fu|so|bor|re|li|o|se *f: Syn: Fusospirochätose;* durch ein gemeinsames Vorkommen von Fusobacterium-Species und Spirochäten [**fusospirilläre Symbiose**] auf der Haut oder Schleimhaut hervorgerufene Erkrankung; *s.a. Angina Plaut-Vincent*

Fu|so|spi|ril|lo|se *f:* → *Angina Plaut-Vincent*

Fuß|pilz *m: Syn: Sportlerfuß, Fußpilzerkrankung, Athletenfuß, Fußmykose, Tinea pedis/pedum, Epidermophytia pedis/pedum, Epidermomycosis pedis;* durch Dermatophyten★ hervorgerufene, häufigste Pilzerkrankung überhaupt; je nach Form findet man juckende, getrübte Bläschen, v.a. im Fußgewölbe, die unter Schuppenkrustenbildung abheilen [**dyshidrosiformer Typ**], Erosionen und Rhagaden der Zehenzwischenräume [**intertriginöser Typ, Interdigitalmykose**], schuppende Hyperkeratosen der Fußränder und Ferse [**squamös-hyperkeratotischer Typ**] oder Rötung der Zehenzwischenräume zusammen mit feinlamellärer Schuppung der Fußränder [**oligosymptomatischer Typ**]; **DD:** Erythrasma, Psoriasis inversa, Fußekzem; **Therapie:** zuerst lokale Behandlung mit Undecylensäure- oder Oxychinolinderivaten, Tolnaftat★ oder Azolpräparaten; systemische Antimykotika [Itraconazol★, Fluconazol★, Terbinafin★] nur bei ausgedehnten oder refraktären Fällen

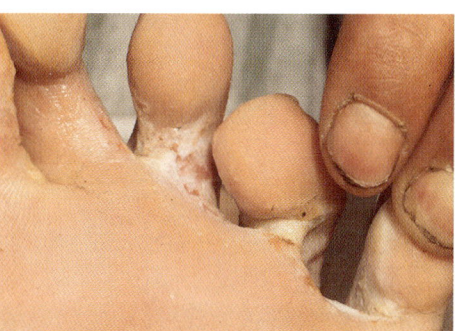

Abb. F32. Fußpilz

Fuß|re|flex|zo|nen|mas|sa|ge *f: s.u. Reflexzonenmassage*

Fuß|soh|len|fas|zi|en|kon|trak|tur *f:* → *Morbus Ledderhose*

Fuß|soh|len|war|ze *f:* → *Dornwarze*

Fuß|syn|drom, diabetisches *nt:* Diabetiker haben ein 15-fach erhöhtes Beinamputationsrisiko im Vergleich zu Nicht-Diabetikern; in der Pathogenese der akralen Läsionen beim diabetischen Fußsyndrom sind periphere sensible und autonome Polyneuropathien, die arterielle Verschlusskrankheit [pAVK] und Infektionen wichtig; *s.a. Essay Diabetes mellitus S. 253*

Füt|te|rungs|tu|ber|ku|lo|se *f: Syn: Ingestionstuberkulose;* bovine Tuberkulose durch Trinken kontaminierter Kuhmilch; tritt v.a. bei Kindern und Säuglingen auf

F-Wel|len *pl:* Flatter- oder Flimmerwellen im EKG; *s.a. Essay Elektrokardiogramm S. 317*

G

Gaaldelner Beiß *m*: → *Trombidiose*

Galbalpenltin *nt*: mit Gamma-Aminobuttersäure verwandtes Antiepileptikum; **Anw.**: therapieresistente Formen partieller Epilepsien; *s.a. Essay Epilepsie und Status epilepticus S. 365*

Galbellschwanzllarlve *f*: → *Zerkarie*

Gaenslen-Zeichen *nt*: Schmerzen in rheumatisch erkrankten Fingergrundgelenken bei kräftigem Händedruck [**Gaenslen Handgriff**]

Gaisböck-Syndrom *nt*: *Syn: Polycythaemia rubra hypertonica, Polycythaemia hypertonica*; *s.u. Polycythaemia*

Gallaktolgralfie, -gralphie *f*: *Syn: Duktografie, Duktugrafie, Glandulografie*; Röntgenkontrastdarstellung des Milchgangssystems der Brust; wird i.d.R. bei pathologischer Sekretion aus einem Milchgang durchgeführt; erfolgt dann als **retrograde Galaktografie** mit Injektion des Kontrastmittels in den sezernierenden Milchgang; findet man bei der Mammasonografie einen auffälligen Befund in einem Milchgang, ohne dass eine Sekretion vorhanden ist, wird zur Abklärung eine **antegrade Galaktografie** durchgeführt, bei der das Kontrastmittel nach Punktion eines Duktus unter Ultraschallkontrolle injiziert wird

Gallaktolmelter *m*: Gerät zur Bestimmung des spezifischen Gewichtes von Milch

Gallaktolpholrolgralfie, -gralphie *f*: → *Galaktografie*

Gallaktoslälmie *f*: *Syn: Galaktoseintoleranz, Galaktoseunverträglichkeit*; ein erhöhter Galaktosegehalt des Blutes kann durch eine verminderte Galaktoseclearance bei Schädigung des Leberparenchyms (Zirrhose, Hepatitis) verursacht werden; die angeborenen Galaktosämien beruhen jeweils auf einer autosomal-rezessiven Enzymopathie; bei der **hereditären Galaktosämie** führt ein Mangel an Galaktokinase [wandelt im ersten Schritt des Galaktosestoffwechsels Galaktose in Galaktose-1-phosphat um] zu Galaktosämie, Galaktosurie [**Galaktosediabetes**] und bereits in der 3.–5. Lebenswoche zur Glaukomentwicklung; **Therapie**: lebenslange lactosefreie und galaktosearme Diät; die **Prognose** ist bei frühzeitiger Diagnose und Therapie gut

die **klassische Galaktosämie** beruht auf einem Mangel an Galaktose-1-Phosphat-Uridyltransferase [wandelt Galaktose-1-phosphat in aktive Galaktose um], den schon bei Säuglingen zu Hypoglykämie, Krampfanfällen, Gedeihstörung und Hepatosplenomegalie führt; später kommt es zu Ausbildung einer Katarakt und auffälliger psychomotorischer Retardierung; **Therapie**: lebenslange lactosefreie und galaktosearme Diät; **Prognose**: selbst bei adäquater Diät Störungen der geistigen Entwicklung und Ausbildung neurologischer Symptome [Intentionstremor, Ataxie]

Gallaktolseltollelranzltest *m*: *Syn: Bauer-Probe*; Leberfunktionstest durch orale Galaktosegabe und Bestimmung der Spiegel in Blut oder Urin; die Galaktoseclearance ist vermindert bei Schädigung des Leberparenchyms [Zirrhose, Hepatitis] und Galaktoseintoleranz

Gallaktolzelrelbrolsidllilpildolse *f*: *Syn: Galaktozerebrosidose, Leukodystrophia cerebri progressiva hereditaria, Globoidzellen-Leukodystrophie*; *s.u. Leukodystrophie*

Gallaktlulrie *f*: → *Chylurie*

Gallanlgae rhizoma *nt*: Wurzelstock von Galgant*

Gallanltalmin *nt*: Acetylcholinesterasehemmer; **Anw.**: Demenz vom Alzheimer-Typ; **Dosierung**: 2×12 mg p.o.; **NW**: Erschöpfung, Schwindel, Kopfschmerzen, Somnolenz Verwirrtheit, Schlaflosigkeit, Übelkeit, Erbrechen, Diarrhoe, abdominelle Schmerzen, Dyspepsie, Appetitminderung und Gewichtsverlust

Galeazzi-Fraktur *f*: *Syn: Galeazzi-Luxationsfraktur, Galeazzi-Verletzung*; distale Radiusfraktur* mit Luxation des Ellenköpfchens im distalen Radioulnargelenk; ist i.d.R. Folge eines Sturzes auf den gebeugten Unterarm; **Therapie**: offene Reposition und Plattenosteosynthese; *s.a. Essay Fraktur, Luxation, Distorsion S. 423*

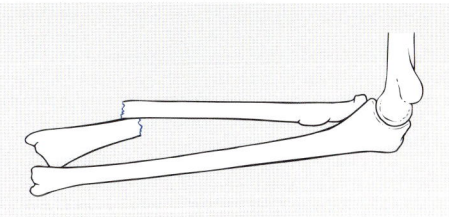

Abb. G1. Galeazzi-Fraktur

Gallelgae herba *f*: *Syn: Geißrautenkraut*; oberirdische Pflanzenteile der Geißraute*

Gallelga officinalis *f*: → *Geißraute*

Gallelopslidis herba *f*: *Syn: Lieber-Kräuter*, *s.u. Hohlzahn*

Gallelopslis segetum *f*: → *Hohlzahn*

Gallgant *m*: *Syn: Alpinia officinarum*; Staude aus der Familie der Ingwergewächse [Zingiberaceae]; verwendet wird der getrocknete Wurzelstock [**Galangae rhizoma**]; enthält ätherisches Öl, Flavonoide und ein scharf schmeckendes Harz mit u.a. Alpinol, Galangol; hemmt die Prostaglandinsynthese und wirkt damit entzündungshemmend; besitzt auch spasmolytische und antibakterielle Wirkung; **Anw.**: Verdauungsbeschwerden; traditionell bei Magen-Darm-Beschwerden, Anorexie, Hypochondrie

Gallili odorati herba *f*: *Syn: Waldmeisterkraut, Maikraut*; oberirdische Pflanzenteile des Waldmeisters*

Gallilum odoratum *nt*: → *Waldmeister*

Gallenblasen-Darm-Anastomose *f*: → *Cholezystoenterostomie*

Gallenblasen-Dünndarm-Anastomose *f*: → *Cholezystoenterostomie*

Gallenlblalsenldyslkilnelsie *f*: *Syn: Gallendyssynergie, biliäre Dystonie, Dyskinesie des Gallensystems, biliäre Dyskinese*; Störung der Gallenblasenentleerung, die als primäre Form bei vegetativer Dystonie auftreten kann; häufiger ist aber eine sekundäre Dysfunktion des Oddi-Sphinkters nach Gallenblasenentfernung [Postcholezystektomiesyndrom] oder Vagotomie, bei Schwangerschaft, Diabetes mellitus, Adipositas und Sichelzellanämie; kann zur Entwicklung einer Gallenkolik, intermittierenden Oberbauchbeschwerden, Erhöhung der Leber- und Pankreasenzyme sowie Pankreatitis führen; **Therapie**: Anticholinergika, organische Nitrate [Amylnitrit, Isosorbiddinitrat, Glyceroltrinitrat], Calciumantagonisten [Nifedipin]; evtl. endoskopische Sphinkterotomie

Gallenlblalsenlentlferlnung *f*: → *Cholezystektomie*

Gallenlblalsenlentlzünldung *f*: → *Cholezystitis*

Gallenlblalsenlerlöfflnung *f*: → *Cholezystotomie*

Gallenlblalsenlhyldrops *m*: *Syn: Stauungsgallenblase*; akute, schmerzhafte Vergrößerung der Gallenblase bei einem Verschluss des Ductus cysticus, z.B. durch einen Gallenstein; führt zu typischer Gallenkolik mit heftigen Schmerzen im rechten Oberbauch, die sich oft bis zum Unerträglichen steigern und nach hinten ins rechte Schulterblatt ausstrahlen; palpatorisch kann die prallgefüllte, druckdolente Gallenblase, die mit farbloser Galle gefüllt ist, lokalisiert werden; wichtig ist die Unterscheidung von schmerzhaftem Gallenblasenhydrops bei Zystikusverschluss und schmerzlosem Gallenblasenhydrops beim Gallengangsverschluss durch ein Gallengangskarzinom; **Diagnose**: Sonografie, Anamnese, körperlicher Befund; **Therapie:** Cholezystektomie

Gal|len|bla|sen|kar|zi|nom *nt:* vom Epithel der Gallenblase ausgehender Tumor, der v.a. im Alter und vorwiegend bei Frauen auftritt; ca. 2 % aller malignen Tumoren; **Klinik:** verläuft lange Zeit symptomarm, hat deshalb bei Diagnosestellung meist schon die Organgrenzen überschritten; bei Verschluss des Ductus cysticus kommt es zu Ikterus und schmerzlosem Gallenblasenhydrops [**Courvoisier-Zeichen**]; **Diagnose:** CT, Sonografie; **Therapie:** Cholezystektomie, evtl. kombiniert mit partieller Hepatektomie [Segmente IVa und V]; die **Prognose** ist überwiegend schlecht, weil der Tumor meist spät entdeckt wird; selbst bei zufällig entdeckten Tumoren im Frühstadium liegt die 5-Jahresüberlebensrate nur bei 50 %

Gal|len|bla|sen|per|fo|ra|ti|on *f:* → *Gallenblasenruptur*

Gal|len|bla|sen|rup|tur *f: Syn: Gallenblasenperforation;* Ruptur der Gallenblase bei z.B. Entzündung, Gallenblasenempyem oder Gallensteinen; führt zu akutem Abdomen

Gal|len|gangs|er|öff|nung *f:* → *Cholangiotomie*

Gal|len|gangs|kar|zi|nom *nt:* → *cholangiozelluläres Karzinom*

Gal|len|stein *m:* → *Cholelith*

Gal|len|stein|ent|fer|nung *f:* operative Eröffnung der Gallenwege zur Entfernung von Gallensteinen; Oberbegriff für Choledocholithotomie und Cholezystolithotomie

Gal|len|stein|krank|heit *f:* → *Cholelithiasis*

Gal|len|stein|lei|den *nt:* → *Cholelithiasis*

Gal|len|stein|pan|kre|a|ti|tis *f, pl* **-ti|ti|den:** *Syn: biliäre Pankreatitis; s.u. Pankreatitis*

Gal|len|wegs|en|do|sko|pie *f:* → *Cholangioskopie*

Gal|len|wegs|szin|ti|gra|fie, -gra|phie *f:* → *Choleszintigrafie*

Gal|lo|pa|mil *nt:* Calciumantagonist vom Phenylalkylamin-Typ, Koronardilatator; **Anw.:** Prophylaxe und Intervalltherapie der Angina pectoris, Koronarinsuffizienz, Hypertonie, Nachbehandlung des Herzinfarktes; **Dosierung:** 3–4 × tgl. 25–50 mg p.o.; **NW:** Schwindel, Benommenheit, Übelkeit, Obstipation; **Kontraind.:** schwere Herzinsuffizienz, Sinusknotensyndrom, Schock

Gal|lus|gerb|stof|fe *pl: Syn: Gallotannine;* von der Gallussäure abgeleitete Gerbstoffe

Gal|va|ni|sa|ti|on *f:* → *Galvanotherapie*

Gal|va|no|me|ter *nt: Syn: Galvanoskop;* Gerät zur Messung kleinster elektrischer Ströme und Spannungen

Gal|va|no|skop *nt:* → *Galvanometer*

Gal|va|no|the|ra|pie *f: Syn: Galvanisation;* Behandlung mit Gleichstrom hat eine analgetische, hyperämisierende und tonisierende bzw. detonisierende Wirkung [je nach Richtung des Stromflusses] und kann die Resorption von Substanzen durch die Haut fördern [Iontopherese]; Galvanisation [Vierzellenbad, Stangerbad, Elektrobad] ist indiziert bei Neuralgien und Entzündungen von Nerven und Nervenwurzeln, Brachialgie und Polyarthrose; **Kontraind.:** Schwangerschaft, Metallimplantate, insbesondere Herzschrittmacher, Tumorerkrankungen, periphere arterielle Verschlusskrankheit, venöse Rückflussstörungen und Dermatosen im Anwendungsbereich

Ga|ma|schen|ul|kus *nt:* zirkuläres Ulcus* cruris, das den gesamten Knöchelbereich umfasst; *s.a. Essay Krampfadern/Varizen S. 1643*

Ga|me|ten|trans|fer, intratubarer *m: s.u. Insemination*

Gam|ma|en|ze|phal|o|gra|fie, -gra|phie *f:* → *Hirnszintigrafie*

Gam|ma|her|pes|vi|ren *pl: Syn: γ-Herpesviren; s.u. Herpesviren*

Gam|ma|ka|me|ra *f: Syn: Anger-Kamera, Szintillationskamera;* das Detektorsystem enthält einen sog. Szintillationskristall, der beim Eindringen von Gammastrahlen Lichtblitze erzeugt, die sich im gesamten Kristall ausbreiten und von Photomultiplern registriert und verstärkt werden; die Stromimpulse können grafisch dargestellt oder elektronisch gespeichert werden

Gamma-Ketten-Krankheit *f: Syn: γ-Schwerkettenkrankheit, γ-Kettenkrankheit, Gamma-Schwerkettenkrankheit; s.u. Schwerkettenkrankheit*

Gamma-Nagel *m: s.u. Osteosynthese*

Gam|mo|pa|thie *f:* Erkrankung mit monoklonaler [**monoklonale**

Gammopathie], biklonaler [**biklonale Gammopathie, Doppelparaproteinämie**] oder polyklonaler [**polyklonale Gammopathie**] Immunglobulinvermehrung; **benigne monoklonale Gammopathien** sind häufig und nehmen mit steigendem Alter zu [1 % bei 25-Jährigen, 15 % bei 90-Jährigen]; bei ca. 20 % der Patienten kommt es im Laufe der Zeit aber zu einer Entartung des Zellklons und Ausbildung einer malignen B-Zellerkrankung [Plasmozytom, Morbus Waldenström, chronische lymphatische Leukämie]; aus diesem Grund werden die benignen monoklonalen Gammopathien auch als **monoclonal gammopathies of undetermined significance** [**MGUS**] bezeichnet; die Abgrenzung von benignen und malignen monoklonalen Gammopathien ist häufig schwierig, manchmal sogar unmöglich; *s.a. Essay Non-Hodgkin-Lymphome S. 1133*

Tab. G1. Gammopathie. Differenzialdiagnose von benigner monoklonaler Gammopathie [BMG] und multiplem Myelom

	BMG	Multiples Myelom
Paraproteinkonzentration	Niedrig	Meist hoch
Plasmazellinfiltration des Knochenmarks	Meist < 10 %	Meist > 10 %
Knochenläsionen	Keine	Bei 90 % der Patienten
Knozentration der Nichtparaprotein-Immunglobuline	Normal	Bei 80 % der Patienten erniedigt
Hämoglobin	Normal	Normal bis erniedigt
Kalzium	Normal	Normal bis erhöht

benigne monoklonale Gammopathie: v.a. bei älteren Patienten auftretende Gammopathie, die über einen langen Zeitraum konstant bleibt, nicht mit einer Verminderung normaler Immunglobuline oder mit einer Bildung eines Bence-Jones-Proteins verbunden ist, keine Osteolysen aufweist und somit letztlich keinen Krankheitswert besitzt; *s.a. Essay Non-Hodgkin-Lymphome S. 1133*

Gamstorp-Syndrom *nt: Syn: Adynamia episodica hereditaria, periodische hyperkaliämische Lähmung; s.u. Lähmung, dyskaliämische/periodische*

Gan|ci|clo|vir *nt:* Virustatikum; azyklisches Nucleosidanalogon, das durch die Thymidinkinase in das aktive Agens Gancyclovirtriphosphat verwandelt wird, das über eine Hemmung der DNA-Polymerase zum Zelltod führt; **Anw.:** Mittel der Wahl gegen das Zytomegalievirus; *s.a. Essay Gentransfer und Gentherapie S. 465*

Gan|gli|ek|to|mie *f:* → *Ganglionektomie*

Gan|gli|on *nt, pl* **-glia, -gli|en:** *Syn: Synovialzyste, Überbein;* mukoide Zystenbildung einer Gelenkkapsel oder des Sehnengleit-

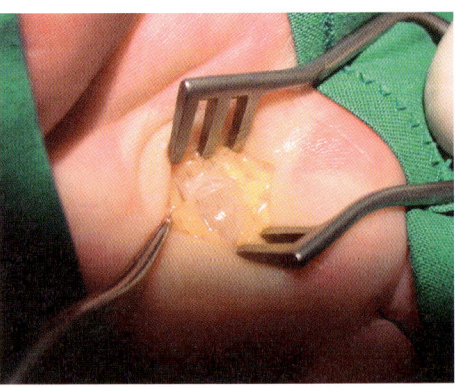

Abb. G2. Ganglion. Sehnenscheidenganglion als Nebenbefund bei Tendovaginitis* stenosans

gewebes; wird v.a. an der Streckseite des Handgelenks, am Fußrücken, Kniegelenk [**Baker-Zyste**] und am Außenmeniskus [**Meniskuszyste**] gefunden; muss differenzialdiagnostisch von bösartigen Tumoren der Gelenkkapsel oder Sehnenscheide abgegrenzt werden; **Klinik:** prall elastische, i.d.R. bis kirschgroße Schwellung; nicht druckschmerzhaft und auf der Unterlage nicht verschieblich; je nach Größe und Lage evtl. Schmerzen bei Bewegung; die **Therapie** besteht in radikaler chirurgischer Abtragung einschließlich des Ganglionstiels zur Vermeidung von Rezidiven

Gan|gli|o|nek|to|mie f: **1.** Syn: Ganglionexzision, Gangliektomie; Entfernung eines Überbeins [Ganglion] **2.** Syn: Gangliektomie; Entfernung eines Nervenganglions

Gan|grae|na emphysematosa f: → Gasbrand

Gan|grän f: Syn: Brand, gangräne Nekrose, Gangraena; Gewebeuntergang mit Nekrose, Autolyse und schwärzlicher Verfärbung; bei Infektion mit Fäulniserregern spricht man von **feuchter Gangrän**, bei eingetrockneter Nekrose von **trockener Gangrän**; eine **postthrombotische Gangrän** findet man i.d.R am Unterschenkel nach einer tiefen Beinvenenthrombose

gramnegative anaerobe kutane Gangrän: Syn: synergistische nekrotisierende Fasziitis; s.u. Fasziitis, nekrotisierende

Gang, spastischer m: Syn: Scherengang; gebremst wirkender Gang bei zentraler neurologischer Störung; auffällig ist die Beugung von Hüft- und Kniegelenk auch in der Belastungsphase; die Füße sind in Spitzfußstellung fixiert [nur der Vorfuß wird belastet] und die Adduktorenkontraktur führt zum Aneinanderreiben der Knie beim Gehen

Gän|se|fin|ger|kraut nt: Syn: Potentilla anserina; Kraut aus der Familie der Rosengewächse [Rosaceae]; verwendet werden die kurz vor oder während der Blüte gesammelten und getrockneten, ganzen oder zerkleinerten Blätter und Blüten [eigentliches Gänsefingerkraut, **Potentillae anserinae herba**]; sie enthalten v.a. Gerbstoffe, Flavonoide und Leukoanthocyanidine; **Anw.:** Aufgüsse und Galenika innerlich bei Dysmenorrhoe, akuten Durchfallerkrankungen und Entzündungen im Mund- und Rachenbereich; traditionell bei Darmkoliken, Blähungen, Meteorismus; auch als Blutstillungsmittel [Hämostyptikum]; in der Homöopathie bei Magen-Darm-Krämpfen, Gastritis und Dysmenorrhoe

Ganzkörper-Computertomografie f: → Ganzkörpertomografie

Ganz|kör|per|ple|thys|mo|gra|fie, -gra|phie f: Syn: Body-Plethysmografie, Körperplethysmografie; Plethysmografie, bei der der Proband in einer luftdicht abgeschlossenen Kabine sitzt und durch einen Pneumotachografen atmet; das Verfahren misst Atemwegswiderstände und intrathorakale Lungenvolumina

Ganz|kör|per|szin|ti|gra|fie, -gra|phie f: Szintigrafie des gesamten Körpers, z.B. bei der Tumordiagnostik

Ganz|kör|per|to|mo|gra|fie, -gra|phie f: Syn: Ganzkörper-Computertomografie; Computertomografie des gesamten Körpers; nur selten durchgeführt, meist werden nur Brustkorb und Abdomen dargestellt

Gard|ner|beiß m: → Trombidiose

Gard|ne|rel|la vaginalis f: gramnegatives oder gramlabiles Stäbchenbakterium, das bei Entzündungen der Scheide [Aminkolpitis*] und Harnröhre gefunden wird; s.a. Essay Entzündliche Erkrankungen der weiblichen Beckenorgane S. 1609, Essay Geschlechtskrankheiten – Genitale Kontaktinfektionen S. 475

Garré-Osteomyelitis f: → Osteomyelitis sicca Garré

Gar|ten|boh|ne f: Syn: Phaseolus vulgaris; einjährige Pflanze aus der Familie der Schmetterlingsblütler [Fabaceae]; verwendet werden die getrockneten Bohnen [**Phaseolus-vulgaris-Samen**, Phaseoli semen] sowie die getrockneten Fruchtwände [**Bohnenhülsen, -schalen**, Phaseoli fructus sine semine, Phaseoli pericarpium]; sie enthalten u.a. Phaseolin, Phytoalexine, Aminosäuren und Flavonoide sowie Phytagglutinin und Phasin [nur in der Bohne]; **Anw.:** traditionell bei Gicht, Rheuma, Nierenleiden, Harnsteinen, Herzerkrankungen; in der Homöopathie v.a. als Diuretikum, bei Nieren- und Blasenleiden, Gicht, Rheuma und Hexenschuss oder Ischias

Gar|ten|rau|te f: → Raute

Gartner-Gang-Zyste f: meist im seitlichen oberen Drittel der Scheidenwand liegende Vaginalzyste; ist i.d.R. asymptomatisch, kann aber als große Zyste imponieren und eine Zystozele vortäuschen; **Therapie:** Ausschneidung bei Beschwerden

Gärt|ner|mi|kro|spo|rie f: s.u. Microsporum gypseum

Gas|brand m: Syn: Gasgangrän, Gasödem, Gasphlegmone, malignes Ödem, Emphysema septicum/malignum, Oedema malignum, Gangraena emphysematosa; durch Clostridium* perfringens Typ A und andere Clostridienarten verursachte meldepflichtige schwere Wundinfektion, die durch hochgradige Toxämie und ausgedehnte Ödem- und/oder Gasbildung gekennzeichnet ist; von manchen Autoren wird die Bezeichnung Gasbrand oder Gasödem für nekrotisierende Entzündungen oberhalb der Faszien verwendet, während die Gasgangrän zusätzlich Myonekrosen aufweist

die Kontamination der Wunde kann exogen [z.B. durch Staub] oder endogen durch die physiologische Bakterienflora erfolgen; die Infektion kann aber nur entstehen, wenn anaerobe Bedingen herrschen, daher erhöhen schlecht durchblutete oder verschmutze Wunden, große Wundhöhlen und Fremdkörper im Gewebe das Risiko einer Entstehung; **Klinik:** ca. 2 Tage nach Infektion kommt es zu heftigen Schmerzen und schweren toxischen Symptomen [Fieber, Blutdruckabfall, Schock, Nierenversagen]; die Haut über der Wunde ist geschwollen und bräunlich-livide verfärbt; bei Palpation kann ein Knistern gefühlt werden; auf Druck entleert sich ein faulig-riechendes Sekret, das von Gasblasen durchsetzt ist; **Diagnose:** basiert auf Klinik und Anamnese; die Erreger können mikroskopisch [Gramfärbung] im Wundsekret dargestellt werden; **Therapie:** unverzügliche Wundrevision mit Entfernung des nekrotischen Gewebes; hoch dosiertes Penicillin G; evtl. hyperbare Sauerstofftherapie

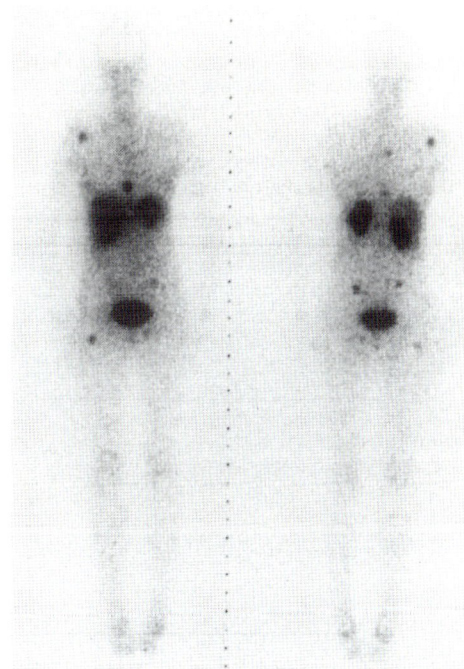

Abb. G3. Ganzkörperszintigrafie. Ganzkörperszintigrafie mit ^{111}In-Octreotid bei Karzinoid; 4 h p.i. finden sich zahlreiche pathologische Anreicherungen, v.a. im Skelett, als Zeichen einer ausgedehnten Metastasierung

Gas|chro|ma|to|gra|fie, -gra|phie *f:* Form der Chromatografie, bei der Gase oder leicht flüchtige Flüssigkeiten mit Hilfe eines inerten Trägergases über die Trennsäule geleitet werden; je nach Sorptionsmittel unterscheidet man **Gas-Adsorptions-chromatografie** [festes Adsorptionsmittel] und **Gas-Flüssig-keitschromatografie** [flüssiges Sorptionsmittel]

Gas|em|bo|lie *f:* → *Luftembolie*

Gas|trek|to|mie *f: Syn: Magenentfernung, totale Magenresektion;* operative Entfernung des Magens; in der Klinik unterscheidet man zwischen **subtotaler Gastrektomie** [4/5-Resektion; *s.a. Magenresektion nach Billroth II*], **totaler Gastrektomie** [Resektion von Magen und Omentum minus] und **erweiterter totaler Gastrektomie**, bei der auch angrenzende Strukturen [z.B. unterer Ösophagus, Pankreas] reseziert werden; *s.a. Magenersatz*

partielle Gastrektomie: → *Magenresektion*

gastric partitioning *nt: s.u. Magenbypass*

Gas|tri|nom *nt:* von den gastrinbildenden Zellen der Bauchspeicheldrüse oder seltener der Magenschleimhaut oder der Schleimhaut von Duodenum und Jejunum ausgehender endokriner Tumor des Magen-Darm-Traktes; Leitsymptom ist die Hypergastrinämie [**Zollinger-Ellison-Syndrom**] mit abdominellen Schmerzen, multiplen Ulzera und Diarrhoe; es kann sich um einen Solitärtumor handeln, meist liegen aber mehrere Tumoren unterschieden vor; **Diagnose:** Gastrinbestimmung [Immunoassay], CT, Ultraschall, Szintigrafie; **Therapie:** bei solitären Tumoren partielle Pankreatektomie; sonst Hemmung der Säuresekretion mit Protonenpumpenhemmern; *s.a. Essay Gastroösophageale Refluxkrankheit S. 1339, Essay Neubildungen des Dünndarms S. 287*

Gas|tri|tis *f, pl* **-tiden:** *Syn: Magenkatarrh, Magenschleimhautentzündung, Magenentzündung;* Entzündungen der Magenschleimhaut können nach der Akutheit in **akute, chronische Gastritiden** und Sonderformen [z.B. lymphozytäre Gastritis] unterteilt werden; nach der Lokalisation kann man **Antrumgastritis, Korpusgastritis** und **Pangastritis** unterscheiden; die **akute Gastritis** ist eine auf die Schleimhautoberfläche begrenzte akute Entzündung unterschiedlicher Genese [Alkohol, Medikamente, Viren, Bakterien]; sie ist durch Bauchschmerzen und Erbrechen gekennzeichnet; **Diagnose:** Gastroskopie, evtl. mit Biopsie; **Therapie:** Nahrungskarenz, Ausschaltung der auslösenden Noxe, bei Helicobacter pylori Eradikationstherapie durch eine Kombination von Antibiotika, H_2-Antihistaminikum und Säurehemmer

für die **chronische Gastritis** ist heute folgende Einteilung üblich: **Gastritis Typ A** [Autoimmungastritis, die die Korpusschleimhaut gefällt], **Gastritis Typ B** [Helicobacter-pylori-Gastritis der Antrumschleimhaut], **Gastritis Typ A/B** [Mischform von A und B mit Befall von Antrum- und Korpusschleimhaut] und **Gastritis Typ C** [chemisch bedingte Gastritis, v.a. bei Gallenreflux]; bei der chronischen Gastritis kommt es i.d.R. zur Atrophie der Schleimhaut, weshalb man meist von **chronisch-atrophischer Gastritis** spricht; bei Verdickung der Schleimhaut handelt es sich um eine **atrophisch-hyperplastische Gastritis**, während die **chronisch-follikuläre Gastritis** und die **follikuläre Gastritis** durch eine Proliferation der mukösen und submukösen Lymphfollikel bzw. nur der submukösen Lymphfollikel geprägt werden; *s.u. Essay Gastritis und peptisches Ulkus S. 443*

Gas|tro|a|nas|to|mo|se *f:* → *Gastrogastrostomie*

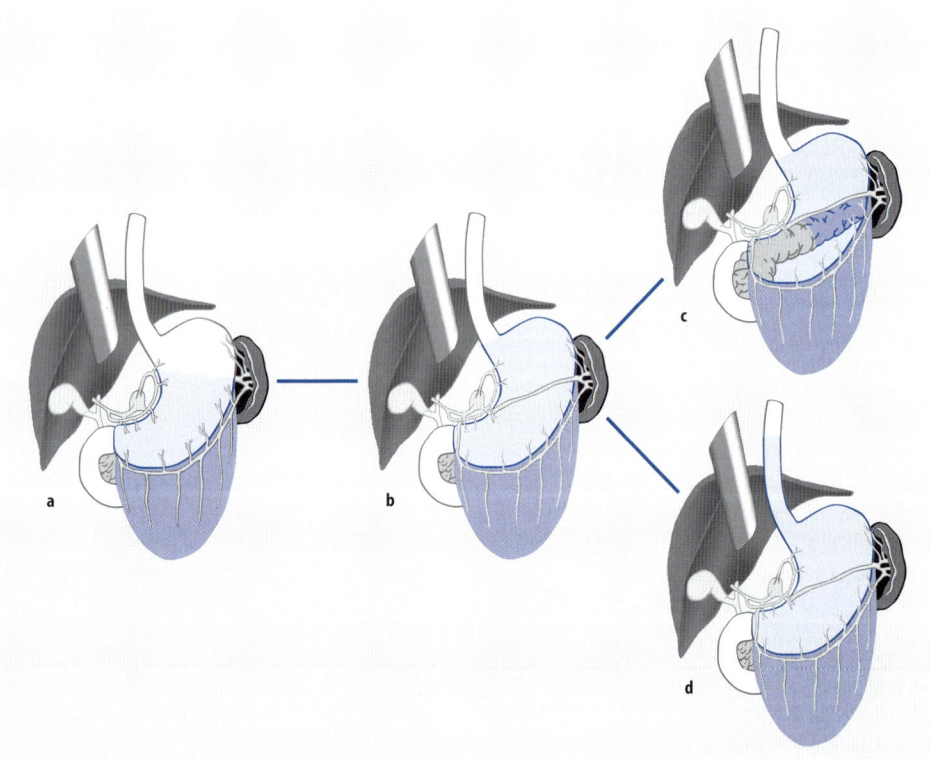

Abb. G4. Gastrektomie. a subtotale Gastrektomie, **b** totale Gastrektomie, **c** erweiterte totale Gastrektomie mit Pankreaslinksresektion und Splenektomie, **d** transmediastinal erweiterte totale Gastrektomie unter Mitnahme des distalen Ösophagus

Gastritis und peptisches Ulkus

P. Malfertheiner

G

Einleitung

Die Entdeckung von Helicobacter pylori, der medizinischen Fachwelt erstmals 1983 zugänglich gemacht, hat innerhalb nur weniger Jahre zu wesentlichen neuen Erkenntnissen geführt, sodass bereits 1990 ein neues System der Gastritisklassifikation [Sydney-System] vorgestellt wurde. Sie stellt die Grundlage für eine ursachenorientierte spezifische Klassifikation und Therapie der Gastritis dar. Allerdings müssen für die Therapieentscheidung bei Gastritis auch die begleitenden klinischen Manifestationen miteinbezogen werden.

Die größte Bedeutung der neugewonnenen Erkenntnisse über die Gastritis fand ihren Niederschlag darin, dass die Helicobacter-pylori-induzierte Gastritis als entscheidender Faktor für die Entwicklung des peptischen Ulkus im Magen und Duodenum erkannt wurde, d.h., eine primär säureinduzierte Erkrankung wurde in eine infektiöse, immunpathogenetisch gesteuerte Erkrankung umdefiniert. Daraus resultiert, dass das therapeutische Dogma der Säurehemmung als primäres Therapieprinzip beim Ulkus umgestoßen und in den meisten Fällen von einer antiinfektiösen Therapie abgelöst wurde.

Eine aktuelle Konsequenz und Relevanz aus den wissenschaftlichen Erkenntnissen über die H.-pylori-Infektion ist, dass in der nosologischen Zuordnung der Gastritisformen als auch der damit verbundenen zielgerichteten Behandlung eine Unterteilung von H.-pylori-induzierten/-assoziierten und -infektionsunabhängigen Formen der Gastritis sowie der peptischen Ulkuskrankheit vorgenommen wird.

Gastritis

Definition und Klassifikation

Die nosologische Entität der Gastritis basiert ausschließlich auf dem histologischen Befund. Bei Oberbauchbeschwerden wird der Begriff Gastritis als Synonym heute noch oft falsch verwendet. Hier gilt klarzustellen, dass Beschwerden im Oberbauch mit unterschiedlicher Komplexität als **Dyspepsie** definiert werden. Die Dyspepsie selbst ist häufigster klinischer Anlass zur Durchführung der Endoskopie mit Biopsien und erlaubt auf diesem Weg auch die Diagnose Gastritis. Der in diesem Zusammenhang geführte Nachweis von Gastritis ohne weiteren organpathologischen Befund mündet in die klinische Definition der **funktionellen Dyspepsie** mit entsprechend assoziierter Gastritisform. Allerdings wird die funktionelle Dyspepsie häufig auch ohne Assoziation mit Gastritis gefunden.

Da akute Oberbauchbeschwerden durch exogene Noxen [z.B. übermäßiger Genuss von hochprozentigem Alkohol, Nahrungsmitteltoxine, Infektionen, Medikamente] ausgelöst werden können und in aller Regel nicht durch Endoskopie mit Histologie abgeklärt werden, wird dafür die Diagnose **akute Gastritis** weitläufig gebraucht, aber wegen der raschen Selbstlimitierung als solche selten histologisch festgemacht. Das endoskopische Bild der akuten Gastritis zeigt eine hochrote ödematöse Schleimhaut [bei Alkohol] und Erosionen oder Hämorrhagien auf Schleimhautniveau [bei ASS]. Der histologische Befund beschreibt Ödeme mit kapillären Transsudationen von Leukozyten.

Im Weiteren wird ausschließlich die **chronische Gastritis** abgehandelt. Ihre verschiedenen Formen können nach der Ätiologie unterteilt werden

- H.-pylori-Gastritis mit verschiedenen Phänotypen
- Gastritisformen ohne jegliche Assoziation zur H.-pylori-Infektion
  - Chemisch-induzierte/reaktive Gastritis
  - Granulomatöse Gastritis
  - Crohn-Gastritis
  - Eosinophile Gastritis
  - Kollagene Gastritis
- Gastritisformen mit möglicher Assoziation zur H.-pylori-Infektion
  - Autoimmungastritis
  - Riesenfaltengastritis
  - Lymphozytäre Gastritis
- Seltene spezielle Formen der Gastritis

Dabei muss beachtet werden, dass für eine Reihe der in der Kategorie Gastritisformen ohne jegliche Assoziation zur H.-pylori-Infektion erfassten Gastritisformen H. pylori zum Zeitpunkt der Diagnose zwar nicht mehr nachweisbar ist, aber durchaus als initiierendes Agens in Frage kommt.

⚠️ **Die H.-pylori-assoziierte Gastritis ist weitaus am häufigsten und macht etwa 90% aller Formen der chronischen Gastritis aus.**

Die Charakterisierung und die ätiologische Zuordnung der Gastritis erfolgt durch histologische Befundung der endoskopisch entnommenen Biopsien aus dem Magenantrum und dem Magen-Fundus/Korpus-Bereich.

Der Weg zur **Diagnose** der Gastritis führt über die klinische Indikation zur **Gastroduodenoskopie**. Unabhängig vom endoskopisch makroskopischen Befund lautet die Empfehlung, **zwei Biopsien aus dem präpylorischen Antrum und zwei Biopsien aus dem Fundus und Korpus** zu entnehmen [Abb. 1a]. Eine von Pathologen vorgeschlagene 5. Biopsie aus der Angulusfalte ist diese bislang ohne klinische Relevanz. Die vier empfohlenen Biopsieentnahmen erfolgen unabhängig von möglichen zusätzlichen fokalen Magenläsionen, die ihrerseits gezielt biopsiebedürftig sind.

Das **Sydney-System** berücksichtigt Morphologie, Ätiologie und Topographie anhand von vorgegebenen Variablen [Abb. 1b]. Die histopathologische Beurteilung berücksichtigt
- Aktivitätsgrad der Entzündung [akut, chronisch]
- Grad der Atrophie
- Vorliegen einer intestinaler Metaplasie
- den Nachweis von H. pylori
- und weitere ätiologische Besonderheiten.

Der Ausbreitungsgrad der Gastritis wird ebenfalls mitberücksichtigt und nach dem prädominanten Entzündungsmuster in **antrumbetonte**, **korpusbetonte Gastritis** oder **Pangastritis** klassifiziert.

H.-pylori-positive Gastritis

Ätiologie und Pathogenese
Die Helicobacter-pylori-Infektion wird in der Regel bereits in der Kindheit erworben und fäkal-oral oder oral-oral [auch gastral-oral] übertragen. Der Mensch stellt die natürliche Quelle für diese Infektion dar. Die Diagnose Gastritis wird meistens erst im späteren Leben festgestellt, wenn eine Gastroduodenoskopie mit Biopsieentnahme durchgeführt wird.
Die H.-pylori-Gastritis imponiert als chronisch aktive Gastritis. Das Oberflächenepithel ist unterschiedlich dicht mit H. pylori kolonisiert und die Tunica propria der Magenschleimhaut wird von neutrophilen Granulozyten, Lymphozyten und Plasmazellen infiltriert. Dabei werden Veränderungen des Oberflächenepithels mit Ersatz durch Regeneratepithel, Schleimdepletion, verschiedene Formen der Metaplasie und fokale Atrophien in variabler Assoziation vorgefunden. Der Schweregrad der Entzündung wird einerseits durch unterschiedliche stammspezifische Virulenzfaktoren von H. pylori [s. Tab. 1] bestimmt, zum anderen sind wirtsbedingte genetische Prädispositionen [HLA-besondere Allelfrequenzen] sowie Umweltfaktoren und Ernährungsbesonderheiten involviert.

Tab. 1. Virulenzfaktoren von Helicobacter pylori

Pathogenitäts-faktor	Funktion	Lokalisierte Gene
CagA-Antigen[a]	Teil der Cag-Pathogenitätsinsel, induziert erhöhte Entzündungsaktivität	cagA
Zytotoxin[a]	Vakuolisierung der Zellen	vacA
Adhäsine	Anheftung an Magenmukosa	babA2, alpA, alpB
Urease	Säureschutz, Freisetzung von Säurestoffradikalen aus Phagozyten, Beweglichkeit, Chemotaxis	ureA, ureB, ureD-L
Flagellen	„Mobilität", Proteinfaltung, Nickeleinbau, -transport	aA,aB
Hitzeschock-proteine	Verstärkt Entzündungsreaktion	hspA, hspB
Proteine der äußeren Membran	Unklar	oipA
iceA[a]	Verstärkte Kolonisierung	iceA1, iceA2

[a] Höhere Prävalenz in Stämmen von Patienten mit Ulkus.

Die unterschiedliche Ausprägung der Gastritis prädisponiert in sehr differenzierter Weise für die Entstehung peptischer Ulzera oder von Magenneoplasien [Abb. 2]. Charakteristisch für die Entstehung eines

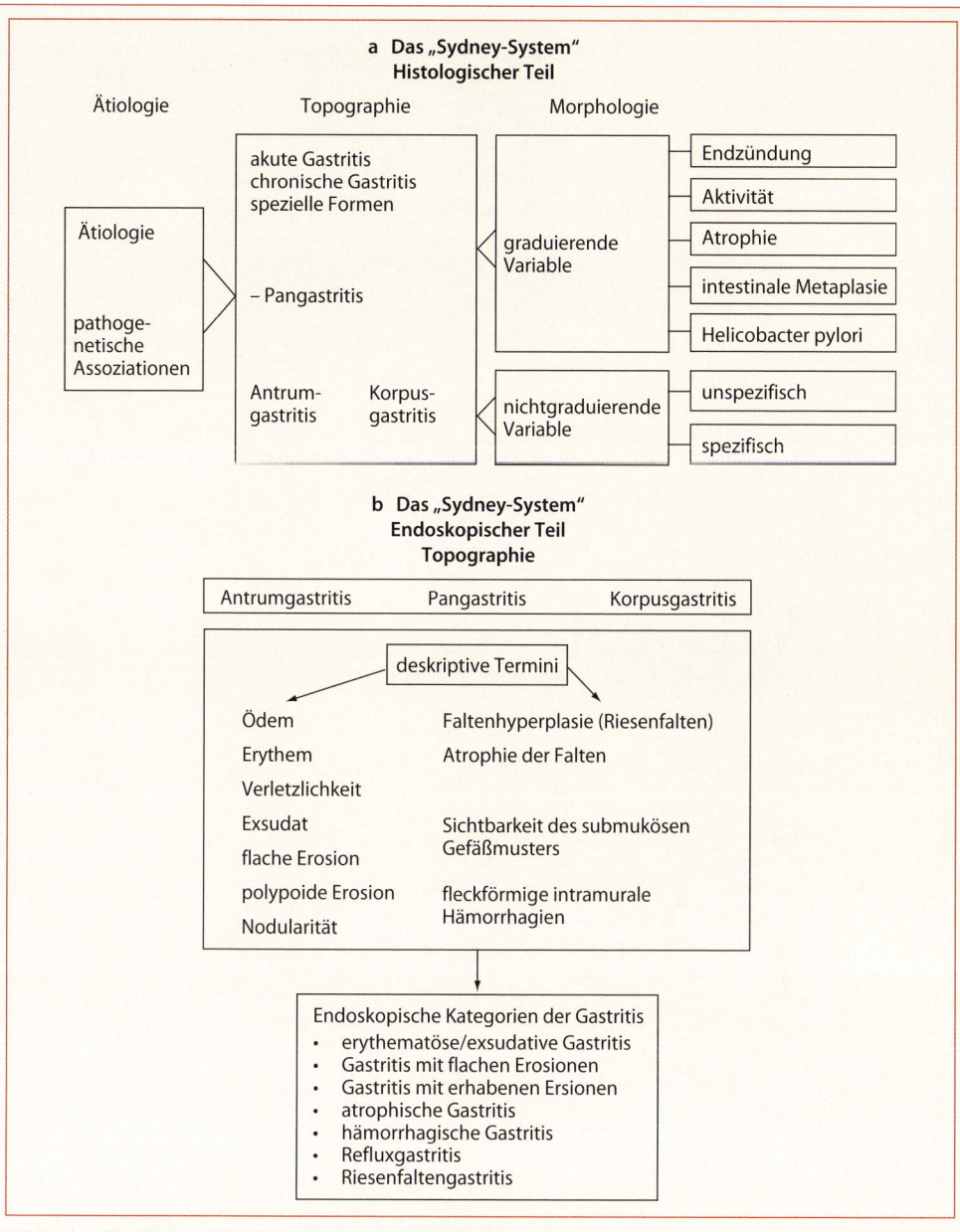

a Das „Sydney-System"
Histologischer Teil

Ätiologie   Topographie   Morphologie

Ätiologie

pathoge-
netische
Assoziationen

akute Gastritis
chronische Gastritis
spezielle Formen

– Pangastritis

Antrum-   Korpus-
gastritis   gastritis

graduierende
Variable

nichtgraduierende
Variable

Endzündung

Aktivität

Atrophie

intestinale Metaplasie

Helicobacter pylori

unspezifisch

spezifisch

b Das „Sydney-System"
Endoskopischer Teil
Topographie

Antrumgastritis   Pangastritis   Korpusgastritis

deskriptive Termini

Ödem

Erythem

Verletzlichkeit

Exsudat

flache Erosion

polypoide Erosion

Nodularität

Faltenhyperplasie (Riesenfalten)

Atrophie der Falten

Sichtbarkeit des submukösen
Gefäßmusters

fleckförmige intramurale
Hämorrhagien

Endoskopische Kategorien der Gastritis
• erythematöse/exsudative Gastritis
• Gastritis mit flachen Erosionen
• Gastritis mit erhabenen Ersionen
• atrophische Gastritis
• hämorrhagische Gastritis
• Refluxgastritis
• Riesenfaltengastritis

Abb.1. Sydney-Klassifikation. a Ilistologischer Teil; **b** endoskopischer Teil, Topographie

- Duodenalulkus ist die antrumprädominante Gastritis
- Magenulkus ist entweder eine mehr antrumbetont oder korpusprädominant bzw. gleichförmig ausgepräge Gastritis
- Magenkarzinoms ist die korpusbetonte Gastritis oder Pangastritis [s.a. Essay Neubildungen des Magens]

An diese verschiedenen Phänotypen der Gastritis ist auch ein differenziertes **Säuresekretionsverhalten** gekoppelt: Bei der **antrumdominanten Gastritis** finden sich **Hypergastrinämie und** eine **erhöhte Säuresekretion**, bei **korpusprädominanter sowie Pangastritis** ist die **Säuresekretion erniedrigt**.

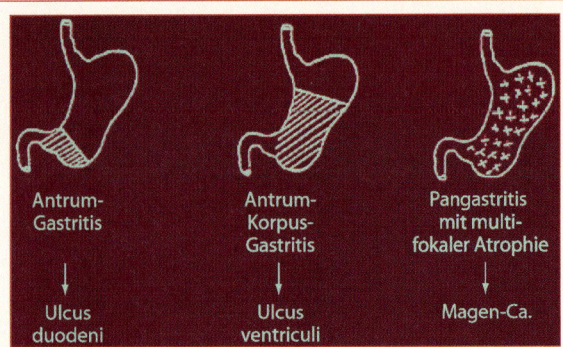

Abb. 2. Topographie der Gastritis mit den möglichen Folgekrankheiten

Durch die Behandlung der H.-pylori-Infektion wird die antrumprädominante Gastritis in der Regel komplett zurückgebildet und dies führt zur Normalisierung der Säuresekretion. Bei Pangastritis und multifokal atrophischen Veränderungen ist eine partielle, selten komplette Rückbildungsfähigkeit der Schleimhautveränderungen möglich. Bei fortgeschrittenem Stadium der atrophischen Veränderung ist häufig die H.-pylori-Besiedlung bereits spontan verschwunden, aber auch im Falle der noch bestehenden Infektion kann die Therapie in diesem Stadium Veränderungen der Magenschleimhaut nicht mehr zurückbilden.

Klinik und Diagnostik

❗ Weltweit sind ca. 50 % aller Menschen mit H. pylori infiziert, in Deutschland über 40 % der Menschen im Alter über 50 Jahren, aber nur etwa 10–15 % unter 20 Jahren.

Bei nahezu 80 % der H.-pylori-Infizierten verläuft die chronisch aktive Gastritis völlig symptomlos. Bei etwa 20% der Patienten treten entweder Symptome auf oder es stellen sich im Verlauf der chronischen Gastritis mit persistierender Infektion organische Erkrankungen des Magens ein. Es ist nach wie vor ungeklärt, unter welchen Bedingungen die Gastritis allein Beschwerden im Sinne einer **funktionellen Dyspepsie** [FD] auslöst. Gegenwärtig kann im individuellen Fall nur durch eine Behandlung der H.-pylori-Infektion herausgefunden werden, ob das Beschwerdebild mit Projektion auf den Oberbauch kausal mit der Gastritis in Zusammenhang stand.

Das **endoskopische Bild** ist sehr variabel: häufig ohne jegliche makroskopische Veränderungen mit fleckig gerötetem oder streifigem Muster im Antrum oder chronischen Erosionen. Floride fibrinbedeckte Erosionen finden sich nur selten bei einer H.-pylori-Gastritis. **Die Diagnose Gastritis wird histologisch gestellt** und kann in die erwähnten Subtypen unter Berücksichtigung der Aktivität, Chronizität und des Atrophiegrades differenziert werden.

Die **H.-pylori-positive Gastritis** kann aber auch durch eine Vielzahl **nichtinvasiver Tests** nachgewiesen werden. Die heute für die Klinik primär eingesetzten Nachweistests sind der ^{13}C-**Harnstoff-Atemtest** sowie der **H.-pylori-Stuhltest** zum Nachweis von H.-pylori-Antigenen im Stuhl. Beide Tests ermöglichen den Nachweis einer aktiven Besiedlung mit H. pylori, die immer von einer Entzündungsreaktion der Schleimhaut begleitet ist.

Serologische Nachweisverfahren sind hinsichtlich Sensitivität und Spezifität dem Atem- und Stuhltest deutlich unterlegen, da der Nachweis von Antikörpern nicht zwischen einer noch bestehenden oder einer durchgemachten Infektion unterscheiden kann. Sowohl Speichel- als auch Urinantikörperbestimmungen unterscheiden sich in ihrer Wertigkeit kaum von der serologischer Methoden.

Bei Therapieversagen und der Notwendigkeit zur Bestimmung der Antibiotikaresistenz stehen zwei Methoden zur Verfügung:

- endoskopische Biopsieentnahme aus Antrum und Korpus mit anschließender Anzüchtung und Resistenztestung
- sog. Fadentest: besteht in der Einnahme einer Kapsel, die an einen dünnen Faden gebunden ist und sich im Magen auflöst. Die Spitze des daraufhin aus dem Magen entfernten Fadens wird ebenfalls in Kultur mit Durchführung eines Antibiogramms gebracht

Die nichtinvasiven Tests eignen sich im klinischen Einsatz bei jungen Patienten < 45 Jahren, die wegen dyspeptischer Beschwerden ohne begleitende Alarmsymptome zum Arzt kommen. Der nichtinvasive Nachweis von H. pylori erlaubt es, ohne weiterführende Abklärung mittels Endoskopie eine H.-pylori-Therapie durchzuführen. Zur Therapiekontrolle nach einer H.-pylori-Behandlung sind die nichtinvasiven Tests [^{13}C-Harnstoff-Atemtest

H.-pylori-Stuhltest] ebenfalls die Methoden der Wahl. Nur bei besonderen histologischen Befunden mit Verdacht auf eine Präkanzerose muss zusätzlich eine endoskopisch/histologische Kontrolle erfolgen.

Therapie

Indikationen für die Therapie der H.-pylori-positiven Gastritis **werden unterteilt in „streng empfohlene" und in „ratsame" Indikationen** [Maastricht-Empfehlungen, Tab. 2]. Die Therapie der H.-pylori-Infektion bei gleichzeitig bestehenden Oberbauchbeschwerden im Sinne der funktionellen Dyspepsie ohne begleitende makroskopische Läsionen ist eine Option, bei der darauf hingewiesen werden muss, dass nur etwa einer von zwölf Behandelten trotz Heilung der Gastritis auch von seinen Oberbauchbeschwerden befreit wird. Allerdings ist derzeit auch keine bessere Alternativbehandlung verfügbar.

❗ Dringend zu empfehlen ist die Therapie der H.-pylori-Gastritis zur Prävention bei fortgeschrittenen Veränderungen, atrophischen Veränderungen der Gastritis sowie als Prävention bei Familienangehörigen ersten Grades von Patienten mit Magenkarzinom.

Die **Behandlung der H.-pylori-Gastritis** besteht aus einem **Protonenpumpenhemmer** [in Standarddosierung 2-mal täglich] **in Kombination mit zwei Antibiotika**, ebenfalls jeweils 2-mal täglich über 7–10 Tage [Details s.u. Therapie des peptischen Ulkus].
Eine **Sonderform der bakteriellen Gastritis** stellt die **H.-heilmannii-Infektion** dar. Sie ist sehr viel seltener und ihre Inzidenz wird auf 3 von 1000 Fällen mit Gastritis geschätzt. Die H.-heilmannii-Gastritis ist eine klassische Zoonose und kann vom Hund oder anderen Haustieren auf den Menschen übertragen werden. Auch diese Form der Gastritis ist häufig asymptomatisch; allerdings ist eine Assoziation mit peptischem Ulkus und niedrig malignem MALT-Lymphom nachgewiesen. Die **Therapie** kann mit einer **Wismutmonotherapie** [Bismutsubsalicylat oder Bismutsubcitrat] über 10–14 Tage oder in gleicher Form wie zur H.-pylori-Therapie erfolgen.

Tab. 2. Maastricht-Empfehlungen zur Behandlung bei H.-pylori-Infektion

Wann soll die H.-pylori-Infektion behandelt werden?	Wissenschaftliche Evidenz
Streng empfohlen	
Duodenalulkus/Magenulkus (aktiv oder nicht, inkl. der komplizierten Ulzera)	1
MALT-Lymphon (niedrig maligne)	2
Atrophische Gastritis	2
Z.n. partieller Magenresektion (bei Magenkarzinom, peptischem Ulkus)	3
Verwandte 1. Grades von Patienten mit Magenkrebs	3
Patientenwunsch	4
Ratsame Empfehlungen – relevante klinische Aussagen	
Funktionelle Dyspepsie	
H.-pylori-Eradikation ist eine adäquate therapeutische Option	2
Die Behandlung der H.-pylori-Infektion führt zu einer anhaltenden Verbesserung der Beschwerden bei einer begrenzten Gruppe von Patienten (ca. 10% besser im Vergleich zur symptomatischen Therapie)	2
Nichtsteroidale Antirheumatika	
H. pylori und NSAR/Aspirin sind unabhängige Risikofaktoren für die peptische Ulkuskrankheit	2
Die Behandlung der H.-pylori-Infektion	
... führt zu einer Reduktion von Ulzera, wenn die Therapie vor Gebrauch von NSAR erfolgt,	2
... ist allein nicht ausreichend, um rezidivierende Ulkusblutungen bei einer Hochrisikogruppe von NSAR-Verbauchern zu vermeiden,	2
... führt nicht zu einer rascheren Heilung bei Patienten mit Magen- und Duodenalulkus, die NSAR weiterhin einnehmen und mit PPI behandelt werden.	1
Gastroösophageale Refluxkrankheit (GERD)	
H.-pylori-Eradikation	
... führt in den allermeisten Fällen nicht zu einer Neuentwicklung der GERD	3
... führt nicht zu einer Verschlimmerung der GERD	3
Die H.-pylori-Behandlung sollte bei Patienten erfolgen, die eine Langzeitbehandlung mit einem potenten Säuresekretionshemmer bekommen	3

Nicht-H.-pylori-assoziierte Gastritiden

Gastritisformen ohne jegliche Assoziation zur H.-pylori-Infektion

Allen Formen liegt ein charakteristisches histologisches Bild zugrunde; klinische Manifestationen sind bis auf Ausnahmen variabel und reichen von Symptomlosigkeit bis zu epigastrischen Schmerzen und dem Symptomkomplex der Dyspepsie.
Chemisch-induzierte/reaktive Gastritis. Dazu zählen die durch nicht-steroidale Antirheumatika [NSAR] oder ASS sowie durch einen pathologisch erhöhten Gallereflux induzierten Formen. Das **endoskopische Charakteristikum** bei NSAR sind flache fibrinbedeckte Erosionen, die bei ASS häufiger auch hämorrhagisch tingiert sind. Das **histologische Bild** imponiert als geringgradige chronische, nichtaktive Entzündungsinfiltrate mit geringfügigem bis mäßigem apikalen Ödem der Schleimhaut sowie geringer Fibrose und Vermehrung der in der Tunica propria aszendierenden glatten Muskulatur. In Einzelfällen ist es auch für einen erfahrenen Pathologen

nicht immer möglich, zwischen einer chemischen Gastritis oder dem Zustand nach erfolgreicher Behandlung der H.-pylori-Infektion [Ex-H.-pylori-Gastritis] zu unterscheiden.

Komplikationen der chemischen Gastritis sind erosive oder ulzerative Läsionen. Die **Therapie** der NSAR-induzierten Gastritis erfolgt bei gleichzeitig bestehenden Symptomen oder zur Prävention NSAR-induzierter Ulzera. Die Behandlung besteht in der **Säuresekretionshemmung**, am effektivsten durch Protonenpumpeninhibitoren [PPI, einmal täglich in Standarddosierung].

Die **gallenrefluxinduzierte Gastritis** - klassisch bei Zustand nach subtotalen Magenresektionen [Billroth I und II] - wird ebenfalls durch Säuresekretionshemmung oder mit Antazida [Aluminiumhydroxid] oder Colestyramin* oder durch prokinetisch wirksame Substanzen [Domperidon*, Metoclopramid*] behandelt. Sie ist nur in seltenen Fällen symptomatisch und sollte auch nur dann mit einem der genannten Prinzipien therapiert werden.

Die **granulomatöse Gastritis** ist durch Epitheloidzellgranulome in der Magenschleimhaut ausgewiesen und zwingt hinsichtlich der **Ätiologie** zu folgenden Differenzialdiagnosen:

- infektiöse Genese [z.B. Tuberkulose, parasitär]
- nichtinfektiöse Genese infolge Sarkoidose, Morbus Crohn, allergische Granulomatose oder granulomatöse Vaskulitis
- durch Fremdkörper induziert, nach Eindringen von Fremdkörpern aus der Nahrung, Medikamente, auch Nahtmaterial
- idiopathisch, d.h. ohne eruierbare Ursache
- (zu beachten in seltenen Fällen!) als Begleitreaktion im Randgebiet von Karzinomen.

Die **Therapie** ist bei diesen unterschiedlichen Ursachen auf die Grundkrankheit ausgerichtet. Bei assoziierten dyspeptischen Beschwerden erfolgt als erster Schutz eine säurehemmende Therapie [PPI in Standarddosierung].

Außer den erwähnten granulomatösen Veränderungen, die sehr selten gefunden werden, existiert bei der **Crohn-Gastritis** ein sehr **charakteristisches Bild**, das auch in Abwesenheit von makroskopischen Läsionen wie Aphten, Ulzera, ödematösen Veränderungen, die Diagnose erlaubt. Ein fokales periglanduläres Lymphozyteninfiltrat mit herdförmig diskontinuierlichem Muster ist das histologische Charakteristikum. Diese Veränderungen erlauben durch die Diagnose auch einen wichtigen differenzialdiagnostischen Beitrag gegenüber der Colitis ulcerosa, die nicht von einer Gastritis begleitet wird. Die **Therapie** der Crohn-Gastritis mit makroskopisch sichtbaren Läsionen wird heute mit Protonenpumpenhemmern zusätzlich zur speziellen Crohn-Therapie versorgt. Bei Nachweis einer Crohn-Gastritis ohne makroskopisch endoskopische Veränderungen ist die allein auf den Morbus Crohn ausgerichtete Therapie ausreichend [*s.a. Essay Morbus Crohn*].

Das **histologische Bild** der **eosinophilen Gastritis** ist durch eine unterschiedlich stark ausgeprägte Durchsetzung mit Eosinophilen, die von der Mukosa ausgehend sich bisweilen auch in tiefere Schichten ablagern, charakterisiert. Das Befallsmuster ist sehr unterschiedlich. Häufig ist die eosinophile Gastritis nur ein Teilaspekt einer diffusen eosinophilen Enterokolitis oder ist mit einer eosinophilen Ösophagitis assoziiert. Klinisch handelt es sich dabei oft um einen Zufallsbefund, der im Rahmen einer Dyspepsieabklärung erhoben wird. Bei manchen Patienten, abhängig vom Ausprägungsgrad der Gastritis, treten auch heftige Schmerzen, Diarrhöen oder sogar Erbrechen auf.

Im Zusammenhang mit einem allergischen Asthma bronchiale muss außerdem an das seltene **Churg-Strauss-Syndrom** gedacht werden. Bei entsprechender Klinik ist die **Therapie** der eosinophilen Gastritis durch Kortikosteroidbehandlung zusammen mit der Einnahme eines Protonenpumpenhemmers indiziert.

Die **kollagene Gastritis** ist eine sehr seltene Form, die auch in Zusammenhang mit einer kollagenen Kolitis auftreten kann. **Charakteristisch** ist die bandartige Ablagerung von Kollagenen unter der Basalmembran des Epithels. Die Ätiopathogenese ist unklar und eine Behandlung nur bei gleichzeitig bestehender Symptomatik empfohlen. Auch hier ist vor allem die **Therapie** mit Kortikosteroiden und PPI indiziert.

Nicht-H.-pylori-positive Gastritis mit möglicher Assoziation zur H.-pylori-Infektion

Die **Autoimmungastritis** ist durch eine Atrophie des Drüsenkörpers in der Korpusschleimhaut charakterisiert, wobei **zwei Aktivitätsstadien** unterschieden werden müssen

- die aktive Form, gekennzeichnet durch diffuse Lymphozyteninfiltrationen in der Mukosa mit lokaler Zerstörung der Korpusdrüsen sowie einer Hypertrophie der verbleibenden Parietalzellen und
- die sog. ausgebrannte Form mit komplettem Verlust der Drüsenkörper, einschließlich der Parietalzellen, und nur geringfügigen Lymphozyteninfiltraten.

Die Antrumschleimhaut ist oft normal oder weist einen leicht bis mäßiggradigen Lymphozytenbesatz auf. Serologisch ist die autoimmune Gastritis durch den Nachweis von Parietalzellantikörpern und, abhängig vom Schweregrad der Atrophie, durch eine massive Erhöhung der Serumgastrinwerte gekennzeichnet. Die Magenfunktion weist eine **ausgeprägte Hypo- bis Achlorhydrie**, begleitet von **fehlender Bildung und Sekretion des Intrinsic Factors** auf, der für die Vitamin-B_{12}-Resorption essenziell ist.

Ätiologisch wird zumindest bei einem Teil der Patienten mit Autoimmungastritis H. pylori als auslösendes Agens angenommen, da in Seren von Patienten H.-pylori-Antikörper lange vor Auftreten der Atrophie nachgewiesen wurden. In der beginnenden „*aktiven Phase*" der autoimmunen Gastritis kann H. pylori ebenfalls noch serologisch nachgewiesen werden. Nur bei dieser Form ist eine H.-pylori-Therapie noch sinnvoll. Bei der voll ausgeprägten Autoimmungastritis ist hauptsächlich eine parenterale Substitution mit Vitamin B_{12} notwendig. Auch diese Form der Gastritis stellt ein erhöhtes Risiko für die Neoplasieentwicklung dar und Kontrollgastroskopien in zweijährigen Abständen werden empfohlen.

Bei der **Riesenfaltengastritis** [Morbus Ménétrier] ist die **Riesenfaltenbildung in Fundus- und Korpusschleimhaut** endoskopisch einfach erkennbar. Auch bei starker Luftinsufflation bleiben die groben Falten sichtbar, die nicht verstreichen. Der endoskopische Aspekt der Riesenfalten muss ätiologisch differenziert werden, da auch ein Lymphom, ein Karzinom oder eine granulomatöse Gastritis ausgeschlossen werden müssen. Klinisch kann in seltenen Fällen die exsudative Gastropathie zur Hypoalbuminämie mit ihren Folgen führen. **Histologisch** ist die Riesenfaltengastritis durch die foveoläre Hypertrophie definiert. **In vielen Fällen ist H. pylori die Ursache**, sodass durch eine Behandlung der Infektion eine komplette Rückbildung der Riesenfalten erzielt werden kann. Beim Fehlschlagen dieser Therapie müssen insbesondere neoplastische Erkrankungen nochmals mit größter Sorgfalt ausgeschlossen werden.

Lymphozytäre Gastritis: Eine seltene Sonderform, die durch die Vermehrung von intraepithelialen Lymphozyten in der Magenschleimhaut charakterisiert ist. Sie findet sich häufig im Zusammenhang mit einer Zöliakie. **Endoskopisch** kann das Bild durch multiple noduläre Erhabenheiten mit punktuellen Fibrinbelägen in den zentralen Einsenkungen einhergehen. Mehrere Fälle von lymphozytärer Gastritis ohne direkten H.-pylori-Nachweis, jedoch mit hohen Antikörpertitern gegen H. pylori konnten zur Normalisierung der Schleimhaut nach Eradikation geführt werden. Bei **sprue-assoziierter Gastritis** ist die glutenfreie Ernährung zur Behandlung der Grunderkrankung ausschlaggebend. Bei serologisch nachgewiesenen H.-pylori-Antikörpern sollte der Versuch einer H.-pylori-Eradikationstherapie unternommen werden.

Seltene und spezielle Formen der Gastritis

Hierzu zählt eine Reihe von virus- und parasiteninduzierten Gastritiden, die durch den spezifischen histologischen Nachweis erkannt werden. Bei Immunsupprimierten, insbesondere bei HIV-Patienten, ist am häufigsten die CMV-Infektion der Magenschleimhaut nachzuweisen.

Die **Evidenz für die verschiedenen Behandlungsvorschläge** bei chronischer Gastritis ist insgesamt, bis auf die H.-pylori-positive Gastritis, nahezu ausschließlich auf empirische Erfahrungen und vereinzelte Mitteilungen von Fallbeobachtungen gegründet [Tab. 3].

Tab. 3. Therapieoptionen der verschiedenen Gastritisformen

	Therapie	Evidenz
H.-pylori-Gastritis mit verschiedenen Phänotypen	H.-pylori-Eradikationstherapie	I-a
Gastritisformen ohne jegliche Assoziation zur H.-pylori-Infektion		
Chemisch-induzierte/reaktive Gastritis	PPI oder Antazida oder Prokinetika oder Cholestyramin	IV
Granulomatöse Gastritis	Therapie der Grundkrankheit oder symptomatisch	IV
Crohn-Gastritis	Therapie der Grunderkrankung	IV
Eosinophile Gastritis	PPI + Kortikosteroide	IV
Kollagene Gastritis	PPI + Kortikosteroide	IV
Gastritisformen mit möglicher Assoziation zur H.-pylori-Infektion		
Autoimmungastritis	B12-Substitution (parenteral)	
Riesenfaltengastritis	Bei H.-pylori-Nachweis Eradikationstherapie	III
Lymphozytäre Gastritis	Therapie der Grundkrankheit/H.-pylori-Eradikationstherapie	III
Seltene spezielle Formen der Gastritis	Falls spezifisch antiviral, antibakteriell	

Behandlung unter Berücksichtigung klinischer Manifestationen. Bei asymptomatischer chronischer Gastritis Behandlung nur zur Prävention von möglichen Komplikationen.

Peptisches Ulkus

Inzidenz

In den letzten 20 Jahren ist die Ulkuslebenszeitprävalenz von ca. 10 % auf etwa 2,5 % zurückgegangen, was auf die verbesserten Lebensbedingungen, abnehmenden Zigarettenkonsum sowie die Änderung im Ernährungsverhalten zurückzuführen ist. Ein weiterer wichtiger Faktor für die fallende Inzidenz ist die seit 1974 weit verfügbare und breit eingesetzte Behandlung mit H_2-Blockern, die seit 1989 mit Einführung des ersten PPI [Omeprazol] ergänzt und abgelöst wurde. **Der entscheidende Faktor für die Reduktion der Ulkuskrankheit ist** allerdings **die abnehmende Durchseuchung der Bevölkerung mit H. pylori**, die ihrerseits an die verbesserten hygienischen Bedingungen gebunden ist.

Ätiologie

Die Ulkusentstehung ist das Resultat einer multifaktoriellen pathogenetischen Kaskade, hat aber zwei Hauptfaktoren, von denen der eine die H.-pylori-Infektion als entscheidende Grundbedingung darstellt. Das klassische Postulat *„ohne Säure kein Ulkus"* hat alle neueren Entwicklungen überdauert und in sich aufgenommen, ist aber durch ein zweites Postulat, *„ohne H. pylori kein Ulkus"*, komplettiert worden. Es bleibt die Vorstellung gewahrt, dass das Zusammentreffen von Veränderungen der Säuresekretion, Schwächung der gastroduodenalen Mukosabarriere sowie die begünstigende Wirkung verschiedener Risikofaktoren für die Entstehung eines Ulkus verantwortlich sind.

❗ Die H.-pylori-Infektion als entscheidendes Grundleiden für die Entstehung des Magen- und Zwölffingerdarmgeschwürs ist die bahnbrechende Erkenntnis in der Ulkusforschung, die sich in den Jahren 1983–1994 etabliert hat.

Schließt man die selteneren und anderweitig definierten Ursachen des Ulkus aus, **so entstehen etwa 95 % der Duodenalulzera auf dem Boden einer H.-pylori-Infektion**. Auf Grund der häufigen NSAR-bedingten Induktion von Magenulzera ist die H.-pylori-Infektion **beim Magengeschwür mit ca. 70 %** seltener als das primäre Grundleiden anzusehen. **Weitere Ursachen** der Ulkuserkrankung sind die Einnahme von **nicht-steroidalen Antirheumatika** [NSAR] und **ASS** [Acetylsalicylsäure], das **Zollinger-Ellison-Syndrom** sowie weitere seltene Ursachen, die zu Magen- und Duodenalulzera führen können.

Tab. 4. Ursachen der Ulkuskrankheit

- Helicobacter-pylori-Infektion
- Medikation [z.B. NSAR]
- Helicobacter pylori + NSAR
- Idiopathisches Ulkus [keine bekannte Ätiologie, H. pylori und NSAR negativ]
- Hypersekretion der Magensäure [z.B. Gastrinom, Zollinger-Ellison-Syndrom]
- Anastomosenulkus [nach Magenoperation]
- Tumoren [z.B. Lymphom, Magenkarzinom]
- Systemische Erkrankungen [z.B. M. Crohn]
- Seltene Ursachen [z.B. CMV bei Immunsuppression]

Helicobacter-pylori-Infektion-assoziierte Pathogenese

Auf dem Boden der epidemiologischen Betrachtung ist das Risiko, an einem Ulkus zu erkranken, durch Vorliegen einer Helicobacter-pylori-Infektion mindestens um das 4-Fache erhöht. Dieses Risiko steigt um ein Vielfaches [25-fach], wenn die Infektion antrumprädominant ist und zudem mit einer ausgeprägten Entzündungsaktivität der Schleimhaut in diesem Magenabschnitt einhergeht. Der Ablauf der einzelnen Schritte, über die es durch eine H.-pylori-Infektion zur Ulkusläsion kommt, ist sehr komplex und differiert zwischen Ulcus duodeni und Ulcus ventriculi bis auf die gemeinsame Endstrecke der Mukosaschädigung.

Ulcus duodeni: Das phänotypische Muster der H.-pylori-induzierten Gastritis beim Ulcus duodeni ist die vorwiegend antrale Ausprägung mit hoher Entzündungsaktivität bei weniger starker Entzündungsreaktion der Korpus- und Fundusmukosa. Als Folge dieses Gastritismusters findet sich bei Patienten mit Duodenalulkus **häufig das Funktionskorrelat einer gesteigerten basalen und stimulierten Magensäuresekretion**.

Auf Grund der H.-pylori-Infektion kommt es zu einer **Abnahme der Bildung und** zu einer **verminderten Freisetzung von Somatostatin** in der Antrumschleimhaut. Durch den Wegfall des inhibitorischen Effekts von Somatostatin, das auf parakrinem Weg die G-Zellen des Antrums hemmend reguliert, folgt eine **überschießende Freisetzung von Gastrin** [Hypergastrinämie, vorwiegend Gastrin 17]. Die Vermittler dieses Effekts sind die im Entzündungsprozess freigesetzten Mediatoren Il-1 und TNF-α.

Neben der hormonal gesteigerten Magensäuresekretion setzt die antrale H.-pylori-Infektion auch ein nervales „Feedback-System" außer Gefecht. Dies trägt zur **verstärkten Säuresekretion** und zur **beschleunigten Magenentleerung** mit daraus resultierender **erhöhter Säurebelastung des Duodenums** bei. Als Folge einer verstärkten

Säurebelastung des Duodenums kommt es zur **Ausbildung der gastralen Metaplasie** und damit zur essenziellen Voraussetzung, dass H. pylori das Duodenum besiedeln und die Entzündungskaskade auch im Duodenum in Gang setzen kann [Duodenitis].

Eine Th-1-typische Effektorimmunantwort erlaubt schließlich die Verstärkung des zytotoxischen Effekts der Bakterienprodukte und begründet den immunpathogenetischen Beitrag zur Ulkusentstehung. Damit ist die Prädisposition für den weiteren Schädigungsablauf, der zum Ulkus führt, geschafft. Die zentrale Rolle von H. pylori und der beteiligten Kofaktoren als Basis für die Mukosaschädigung und die Entstehung des Ulcus duodeni sind in Abb. 3 zusammengefasst.

Ulcus ventriculi: Im Gegensatz zum Duodenalulkus ist die topographische Ausprägung der chronisch aktiven Gastritis durch eine eher **gleichmäßig starke Miteinbeziehung der Korpusschleimhaut** gekennzeichnet. Somit fehlt auch die für das Ulcus duodeni beschriebene Säurehypersekretion, es kommt zu einer **Hypochlorhydrie als Folge der Magenatrophie**. Die Kombination aus Infektion, resultierender Inflammation und lokaler bakterieller Faktoren führt zur Zerstörung der Mukosabarriere und so zur Entstehung des Ulcus ventriculi.

Gemeinsame Endstrecke: Zerstörung der Mukosabarriere: Bakterielle Enzyme, darunter v. a. Phospholipasen und in bestimmten Konzentrationen auch die Urease, schädigen die Schleimhautbarriere durch Bildung toxischer Produkte. Eine direkte Toxizität an der Magenschleimhaut wird in starkem Maße auch durch das **vakuolisierende Zytotoxin** [VacA] ausgeübt.

Der Grad der Mukosaschädigung ist zu einem erheblichen Teil auf die unterschiedliche Virulenz der H.-pylori-Stämme zurückzuführen.

Am besten charakterisiert sind Faktoren, die in einem Komplex von Genen, der sog. **Pathogenitätsinsel**, verankert sind. Als Marker für das Vorliegen dieser Pathogenitätsinsel mit erhöhter Virulenz wird der Nachweis des **zytotoxin-assoziierten Antigens** [Cag-A] geführt. CagA-positive Stämme verstärken die Entzündungsaktivität auf ausgeprägte Weise. Über 30 weitere Pathogenitätsfaktoren sind inzwischen bekannt [u.a. iceA, BabA,B und NAP], die zu einer verstärkten Entzündungsreaktion führen. Letztlich resultiert durch den direkten Angriff toxischer Bakterienprodukte sowie durch immunpathogenetische Reaktionen in der Schleimhaut das Ungleichgewicht, das zur Ausbildung des Ulkus in entscheidendem Maße beiträgt.

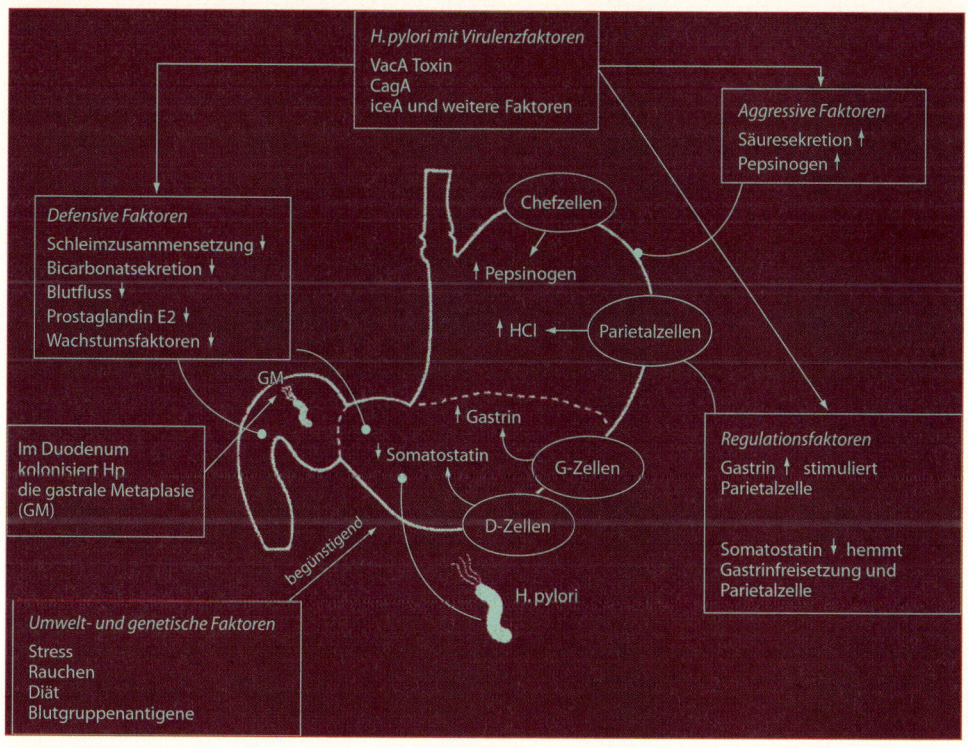

Abb. 3. Regulationsfaktoren, die zur Pathogenese des Ulcus duodeni beitragen

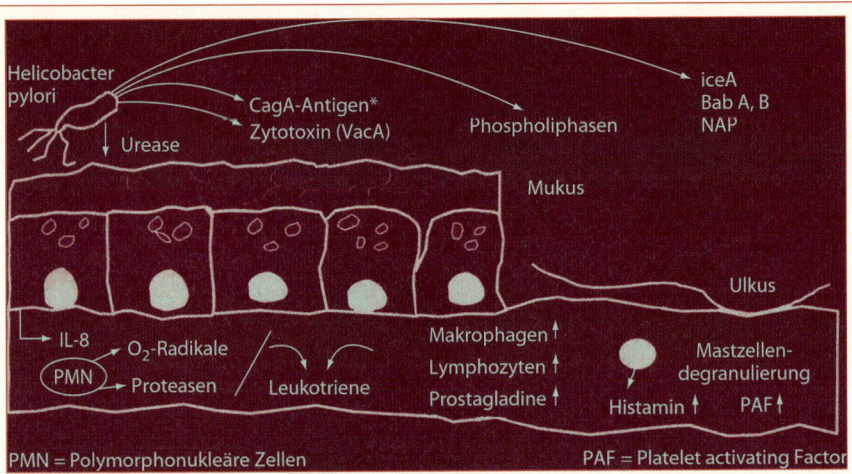

G

PMN = Polymorphonukleäre Zellen   PAF = Platelet activating Factor

Abb. 4. Pathogenese des Ulcus ventriculi

> **!** Der entscheidende Beweis für die Kausalität von H. pylori in der Ulkusentstehung liegt in der erfolgreichen Behandlung der H.-pylori-Infektion, die zu einer beschleunigten Abheilung des Ulkusleidens führt und weitere Rezidive ebenso wie Komplikationen verhindert.

Dies gilt gleichermaßen für das Magen- wie für das Duodenalulkus. Die essenziellen Mechanismen der Ulkusentstehung sind in Abb. 4 zusammengefasst.

Nicht-steroidale Antirheumatika [NSAR]

NSAR können zu einer Mukosaschädigung im gesamten Gastrointestinaltrakt führen. Die Schädigung erfolgt sowohl durch den direkten Kontakt als auch über den systemischen Weg. Lokal ist die Schädigung aufgrund der physikochemischen Eigenschaften der NSAR zu erklären. Saure Antiphlogistika, vor allem Salicylate, akkumulieren in den Magenepithelzellen, beeinträchtigen deren oxidativen Stoffwechsel und führen somit zur direkten Zellschädigung. Indirekt ist die Schädigung auf die Hemmung der endogenen Prostaglandinsynthese [Hemmung der Cyclooxygenase I] zurückzuführen.

Ansatzpunkt der NSAR ist die Inhibition der Cyclooxygenasen. Hierdurch wird die Transformation der Arachidonsäure zu Prostaglandin, Prostazyklin und Thromboxan verhindert. Zwei Isoformen der Cyclooxygenase sind beschrieben worden: COX-1 und COX-2. COX-1 ist für die Zytoprotektion des Magens entscheidend, sodass deren Inhibition zur Mukosaschädigung führt, wohingegen die Inhibition der COX-2 für den gewünschten entzündungshemmenden Effekt verantwortlich ist. Basierend auf der hohen gastrointestinalen Toxizität nichtselektiver NSAR wurden selektive **COX2-Inhibitoren** entwickelt, mit deutlich reduziertem Schädigungspotenzial der gastroduodenalen Schleimhaut.

Allerdings erfolgte im Herbst 2004 ein herber Rückschlag für diese Substanzklasse, nachdem Rofecoxib* wegen vermehrten Auftretens von kardiovaskulären Komplikationen vom Markt zurückgenommen wurde. Seither ist auch für die verbliebenen COX2-Inhibitoren eine beschränkte Indikation gegeben, und zurzeit ist unsicher, inwieweit die ganze Substanzklasse generell trotz der hohen antiphlogistischen Wirkung für den klinischen Einsatz erhalten bleibt.

Die Toxizität einzelner nicht-selektiver NSAR ist in Abb. 5 festgehalten. Bedacht werden muss allerdings, dass bei einer bereits bestehenden Ulzeration die COX2-Hemmung den Heilungsprozess behindert; gleichzeitige Einnahme von COX2-Hemmern und ASS führt zum gleichen Risiko von Magenläsionen wie bei NSAR-Einnahme.

H. pylori und NSAR

Trotz teils widersprüchlicher Datenlage wird eine Verstärkung der beiden schleimhautpathogenen Faktoren H. pylori und NSAR/ASS und somit ein erhöhtes Ulkusrisiko bei gleichzeitiger Präsenz beider Noxen angenommen. **Wird vor Beginn einer NSAR-Therapie die H.-pylori-Infektion erfolgreich behandelt, treten Ulzera viel seltener auf.** Eine besondere Rolle scheint dabei das ASS einzunehmen, da eine H.-pylori-infizierte Magenschleimhaut bei Aspirinexposition vermehrt zu Ulzera und Ulkuskomplikationen führt.

Generell scheint es, dass NSAR-assoziierte Magen-läsionen weniger von der H.-pylori-Infektion ab-hängig sind, während Läsionen im Duodenum bei gleichzeitigem Vorliegen beider Faktoren eher durch H. pylori bedingt sind. Die Stimulation der Prostaglandinsynthese im Rahmen einer H.-pylori-Infektion des Magens [chronische Gastritis] sowie die höhere Effizienz von Säureblockern bei gleichzeitiger H.-pylori-Infektion lässt bei ohnedies notwendiger Dauerbehandlung mit einem Säuresekretionshemmer unter diesen Bedingungen keinen Vorteil für die H.-pylori-Sanierung erkennen.

Klinik

Häufigstes Symptom bei Ulcera ventriculi und duo-deni sind Oberbauchschmerzen in vielfältiger Aus-prägung. Schmerzintensität, Zeitpunkt des Auftretens der Schmerzen in Beziehung zur Nahrungsaufnahme, Ausstrahlung der Schmerzen in den Rücken, Übelkeit und Erbrechen stellen das Spektrum der Symptome ohne Differenzierung zwischen Ulkus, Reizmagen oder sogar Karzinom dar. Letzteres macht häufig erst durch Alarmsymptome auf sich aufmerksam. **Für ein Ulcus duodeni sprechen eher Nüchternschmerzen und nächtliche epigastrische Schmerzen mit einer Besserung nach Nahrungsaufnahme.** Das NSAR- bzw. aspirininduzierte Ulkus ist vielfach symptomfrei und wird erst im Rahmen lebensbedrohlicher Kom-plikationen wie Blutung oder selten Perforation dia-gnostiziert.

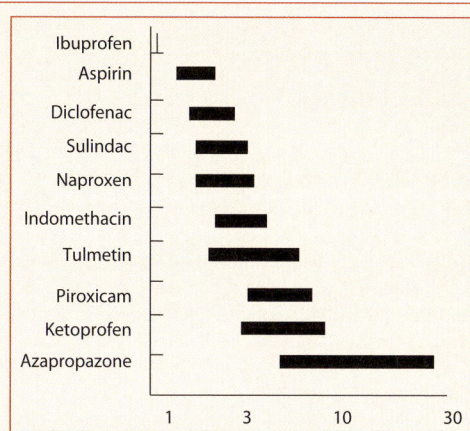

Abb. 5. Relatives Risiko schwerwiegender gastrointestinaler NSAR-Nebenwirkungen bezogen auf Ibuprofen

Tab. 5. Alarmsymptome

- Gewichtsabnahme
- Schluckstörungen
- Rezidivierendes Erbrechen
- Appetitlosigkeit
- Anämie
- Zeichen der gastrointestinalen Blutung
- Fieber

❗ Besonders zu beachten ist, dass Ulzera symptomfrei sein können und dies insbesondere bei NSAR-Ein-nahme.

Im Falle eines Blutungsschocks ohne Schmerzen und ohne Hämatemesis sollte eine Gastroduodenoskopie zum Nachweis postpylorischer oder sogar postbulbärer Duodenalulzera durchgeführt werden.

Diagnostik

Grundsätzlich müssen vier Wochen oder länger anhaltende Beschwerden hinsichtlich ihrer Ursache abgeklärt werden. **Die Diagnose Ulcus duodeni bzw. Ulcus ventriculi wird endoskopisch gestellt.** Röntgenuntersuchun-gen zur Primärdiagnostik sind heute obsolet. Bei der Endoskopie werden Größe, Lokalisation und der morpho-logische Charakter des Ulkus beschrieben.
Eine Ulkusblutung wird nach der Forrest-Klassifikation graduiert. Wichtig ist, die Dignität des Ulkus mittels Biopsie zu klären.
Test and Treat hat sich als neue diagnostische Strategie bei Patienten mit Oberbauchschmerzen ohne Alarm-symptome [Tab. 5] oder Teerstuhl bewährt. Bei Patienten < 45 Jahren bei negativer H.-pylori-Testung hat sich zunächst eine symptomatische Therapie etabliert. Bei positivem H. pylori Befund wird eine primäre Eradikati-onstherapie durchgeführt. Gründe für eine sofortige Endoskopie bleiben:
- Ausschlussdiagnostik einer funktionellen Dyspepsie bei rezidivierenden bzw. anhaltenden Symptomen
- Verdacht auf gastroösophageale Refluxkrankheit [GERD]

Die **Histologie** ist zwingend, um zwischen einem benignen oder malignem Ulkus zu unterscheiden. Hierzu sind ausreichende Biopsien [6–12] aus Ulkusgrund und -rand sowie Antrum und Korpus notwendig. Weiterhin ist die Überprüfung des H.-pylori-Status mittels Histologie, Kultur und/oder Ureaseschnelltest indiziert.
Eine **Wiederholung der Gastroskopie** ist bei klinisch unkompliziertem Verlauf nach sechs bis acht Wochen [mindestens vier Wochen nach H.-pylori-Eradikation] beim Ulcus ventriculi zwingend, um auch nach der Ulkusausheilung einen sicheren Ausschluss der Malignität zu erhalten. Hierbei sind Biopsien auch beim narbig abgeheilten Ulkus zu entnehmen, denn auch bei narbiger Abheilung muss ein Karzinom ausgeschlossen wer-

den. Beim komplizierten Ulkus, z.B. Blutung oder fehlendem Ansprechen der Symptome auf die Therapie, sind weitere Kontrollen empfohlen.

Spezielle Diagnostik

Bei multiplen Ulzerationen oder auch bei Ulzera in Verbindung mit Diarrhoe ist ein **Gastrinom** als Ursache des Ulkusleidens in Betracht zu ziehen. In der Regel sind beim Gastrinom die Serumgastrinspiegel mindestens um das 5-Fache erhöht.

Bei normalen bis leicht erhöhten Gastrinwerten bei Patienten mit H.-pylori-negativem Ulkus sollte zum sicheren Ausschluss eines Gastrinoms ein **Sekretintest** durchgeführt werden. Während im Normalfall der Gastrinspiegel nach Sekretin unverändert bleibt oder nur leicht ansteigt oder abfällt, ist ein 50 %-iger Anstieg des Gastrinspiegels nach der i.v.-Injektion von 1–2 E Sekretin/kg KG ein sensitives Indiz für das Vorliegen eines Gastrinoms. Die **Octreotidrezeptorszintigrafie** ist eine sehr sensitive Methode zum Nachweis und zur Lokalisierung eines Gastrinoms.

Therapie

Die Therapie des peptischen Ulkus richtet sich heute streng gegen die Ursachen des Ulkusleidens und basiert auf zwei wesentlichen Prinzipien

* Säurereduktion und
* H.-pylori-Eradikation.

Säurereduktion durch Protonenpumpenhemmer

Die Antagonisierung der Magensäure als Therapieprinzip hat nunmehr eine hundertjährige Laufzeit. Ein historischer Durchbruch war die Einführung der H_2-Rezeptorantagonisten mit überlegenem Effekt auf die Ulkusabheilung bis dato. Das aktuelle Zeitalter der Säurehemmung begann 1989. Mit Omeprazol* und den nachfolgend eingeführten weiteren **Protonenpumpeninhibitoren** [PPI] konnte aufgrund einer über die H_2-Rezeptorantagonisten hinausgehenden wesentlich effizienteren Säureblockade eine noch raschere Ulkusheilung erzielt werden. Während die **4-Wochen-Heilungsrate von Duodenalulzera** unter Standarddosierung der H_2-Rezeptorantagonisten bei 70 % lag, konnte durch Anwendung der Protonenpumpenhemmer in Standarddosierung die Heilungsrate auf **90 %** angehoben werden.

Therapiestudien zeigten, dass die Geschwindigkeit der Ulkusheilung abhängig vom Grad der Säuresuppression ist. Dabei ist es entscheidend, wie lange über den Zeitraum von 24 h der pH-Wert über 3,5 angehoben wird, weil ab einem pH-Wert von 3,5 Pepsinogen nicht mehr in das enzymatisch-aktive Pepsin umgewandelt wird, womit ein wesentlicher Aggressionsfaktor für die Magenschleimhaut wegfällt.

Die verfügbaren PPI werden als **Monotherapie nur bei H.-pylori-negativen bzw. NSAR-induzierten Ulzera** angewandt und zwar in folgender Tagesdosierung: Omeprazol* 20 mg, Lansoprazol* 30 mg, Pantoprazol* 40 mg, Rabeprazol* 20 mg. Eine weitere Entwicklung der PPI stellt Esomeprazol*, das linksdrehende Enantiomer des Racemats Omeprazol, dar. Aufgrund der verbesserten Pharmakokinetik ist Esomeprazol im direkten Vergleich mit Omeprazol hinsichtlich seines Wirkungseintritts rascher und erlaubt, über längere Zeit den therapeutischen pH-Wert > 3,5 zu halten. Standarddosis der Esomeprazol-Monotherapie ist 40 mg.

❗ Trotz der hohen Effizienz für die Abheilung des Ulkus im floriden Stadium ist der säuresupprimierenden Therapie eine wesentliche Grenze dahingehend gesetzt, dass sie die Ulkuskrankheit nicht heilen kann und auch bei kontinuierlicher Anwendung Rezidive der Magen- und Duodenalulzera nicht zu verhindern vermag.

Mukosaprotektoren

Weder für die Abheilung des floriden peptischen Ulkus noch zur Langzeitbehandlung wird heute noch auf Wirkprinzipien zurückgegriffen, die ihren primären Effekt über eine Stärkung der Mukosaresistenz bzw. über die Reparatur von Mukosaläsionen ausüben. Zu diesen Wirkprinzipien zählen Prostaglandinanaloga, Sucralfat* und Wismutsalze, die noch verfügbar gehalten werden, aber in der Therapie der Ulkuskrankheit in der Regel kaum oder gar keine Berücksichtigung mehr finden. In den USA wird das Prostaglandinanalogon Misoprostol aufgrund überzeugender Studiendaten noch zur Prävention von NSAR-Ulzera und -Komplikationen eingesetzt. Aufgrund der höheren Nebenwirkungsrate ist diese Therapie in Europa nur wenig in Gebrauch.

H.-pylori-Eradikation

Die Heilung der H.-pylori-Infektion stellt die primäre Therapie bei Ulkuskrankheit dar. Durch die effektive H.-pylori-Eradikation ist eine permanente Heilung des Ulkus mit einer Rezidivrate von weniger als 5 % möglich geworden und macht die Dauertherapie mit Säuresekretionshemmern heute in der Regel überflüssig.

Die derzeit gültige Therapieempfehlung ist eine kurzzeitige Triple-Therapie über mindestens 7 [bis max. 10] Tage mit PPI und als Antibiotika Clarithromycin in Kombination mit Amoxicillin oder Metronidazol [Tab. 6].

Tab. 6. Standardtherapie der H.-pylori-Infektion [Therapiedauer jeweils (mindestens) 7 Tage]

	PPI	Clarithromycin	Metronidazol	Amoxicillin
Option 1	PPI	2-mal 500 mg	Ø	2-mal 1000 mg
Option 2	PPI	2-mal 500 mg	2-mal 400 mg	Ø

Jeweils in Kombination mit einer zweimal täglichen Standard-Dosis eines PPI (alternativ: Omeprazol 2-mal 20 mg, Lansoprazol 2-mal 30 mg, Pantoprazol 2-mal 40 mg, Rabeprazol 2-mal 20 mg, Esomeprazol 2-mal 20 mg)

Clarithromycin*/Metronidazol* verursacht seltener [10%] weichen Stuhl oder eine Diarrhoe als Clarithromycin*/Amoxicillin* [20%], ist jedoch ungünstiger als Primärtherapie, da sehr häufig eine Metronidazolresistenz von H. pylori vorliegt.

Beide auf PPI basierende Kombinationstherapien führen zu Heilungsraten von mehr als 80 % unter Zugrundelegung einer Intention-to-treat-Analyse. Hierbei hat sich in der Kombination Clarithromycin/Amoxicillin eine Therapieoptimierung durch die höhere Clarithromycindosis von 2-mal 500 mg gezeigt.

Bei erstmaligem Therapieversagen kann ohne Antibiotikaresistenz auch auf ein festes **Second-Line-Schema** zurückgegriffen werden [Tab. 7].

Tab. 7. Second-Line-Therapie nach Therapieversagen [Therapiedauer 7 Tage]

Bismut	PPI in 2facher Standarddosierung	Tetrazyklin-Hydrochlorid	Metronidazol
Bismutsubcitrat 4-mal 120 mg oder Bismutsubsalicylat 4-mal 600 mg	Omeprazol 2-mal 20 mg, oder: Lansoprazol 2-mal 30 mg, oder: Pantoprazol 2-mal 40 mg, oder: Rabeprazol 2-mal 20 mg, oder: Esomeprazol 2-mal 20 mg	4-mal 500 mg	3-mal 500 mg

Für das Therapieversagen sind insbesondere eine schlechte Compliance bei der Medikamenteneinnahme, vorbestehende mikrobielle Resistenz gegen die verwendeten Antibiotika und unzureichende Säuresuppression verantwortlich.

Versagt auch die Second-Line-Therapie, so sollte eine **Resistenztestung** erfolgen. Prätherapeutisch sind in Deutschland bei Erwachsenen vor der ersten Therapie Resistenzen von 2–4 % vs. Clarithromycin* sowie 15–30 % vs. Metronidazol* bekannt. Eine Metronidazolresistenz reduziert den Therapieerfolg der C/M-Kombination auf etwa 60–70 %, eine Clarithromycinresistenz vermindert die Erfolgsrate sogar auf 30–50 %. Posttherapeutisch betragen die Resistenzraten gegen Metronidazol ca. 80 %, gegen Clarithromycin ca. 50 %.

Auch das Reserveschema der **Quadruple-Therapie** wird durch eine Metronidazolresistenz belastet, allerdings erhält man auch darunter noch Eradikationsraten um 70–80 %. In Kenntnis der Resistenztestung sollte man nach den Vorschlägen in Tabelle 8 vorgehen. Eine fehlgeschlagene Therapie sollte nicht wiederholt werden.

Wenn die bislang empfohlene Zweitlinientherapie [Quadruple-Therapie] den gewünschten Eradikationserfolg nicht ermöglicht, so sollte bevorzugt die Isolierung von H.-pylori-Keimen aus dem Magen mit Antibiotikaresistenztestung erfolgen.

Unter den **neueren Therapiemöglichkeiten** kann sowohl eine 2-fach-Therapie mit Protonenpumpenhemmer in Standarddosis 2-mal pro Tag, Rifabutin* [150 mg 2-mal pro Tag] und Amoxicillin* [2-mal 1 g pro Tag] oder Protonenpumpenhemmer 2-mal pro Tag in Standardtherapie mit Levofloxacin* [2-mal 250 mg, alternativ 500 mg 1-mal pro Tag] und Amoxicillin* [2-mal 1 g pro Tag] gegeben werden. Diese Therapien sollten nach wiederholtem Therapieversagen bevorzugt über 10 anstelle von 7 Tagen gegeben werden.

Tab. 8. Third-Line-Therapie nach Resistenzbestimmung

Nitroimidazol	Makrolid	Empfohlene Therapie
Empfindlich	Empfindlich	PPI-C-M oder PPI-C-A
Resistent	Empfindlich	PPI-C-A
Empfindlich	Resistent	PPI-Bismut-M-T
Resistent	Resistent	PPI 2× Standarddosis (bei Omeprazol sogar 3-mal 40 mg) -A 3-mal 1 g über 2 Wochen oder: PPI-Rifabutin 2-mal 150 mg-A 2-mal 1 g über 1 Woche (experimentell), Levofloxacin 2-mal 250 mg (500 mg)

PPI = Protonenpumpeninhibitor, C = Clarithromycin, A = Amoxicillin, M = Metronidazol, T = Tetrazyklin.

Tab. 10. Indikation zur Primärprophylaxe gastroduodenaler NSAR-Komplikationen mit PPI

- Anamnese für peptisches Ulkus
- Vorangegangene gastrointestinale Blutung
- Alter > 60 Jahre [> 70 Jahre]*
- Hohe NSAR-Dosis
- Begleitende Antikoagulanzien- oder Kortikosteroidtherapie
- Schwere Komorbidität
- Hoher Alkoholkonsum

* Studienlage unterschiedlich

Tab. 9. Therapie des H.-pylori-positiven Magen- und Duodenalulkus

	Evidenz
H.-pylori-Eradikationstherapie bei floridem Ulkus	I-a
Therapie der H.-pylori-Infektion bei anamnestischem Hinweis auf vorangegangene Ulzera	I-a
Therapie bei blutendem H.-pylori-positivem Ulkus	
• in der aktiven Blutungsphase PPI i.v. (z. B. Omeprazol 240 mg i.v./Tag) bis zur Wiederaufnahme der oralen Nahrungszufuhr	I-b
• nach Beginn der oralen Ernährung H.-pylori-Eradikation	I-a
– PPI bis zur kontrollierten Abheilung des Ulkus	
– nach Heilung der H.-pylori-Infektion keine weitere PPI-Verabreichung notwendig	

G

❗ **Das unkomplizierte Ulcus duodeni bedarf keiner über die 7 Tage hinausgehenden säurereduzierenden Therapie.**

Beim Ulcus ventriculi, beim komplizierten Ulkus mit stattgehabter Blutung und beim Ulcus duodeni mit einem Durchmesser von mehr als 2 cm ist über die H.-pylori-Therapie hinaus eine Säuresuppression mit PPI bis zur endoskopisch dokumentierten Abheilung der Läsion notwendig [Tab. 9].

Die **Kontrolle des Eradikationserfolges** sollte auch bei einem unkomplizierten Ulkus **in jedem Fall 4 Wochen nach Therapieende** erfolgen. Ein H.-pylori-negativer ^{13}C-Harnstoffatemtest [oder H.-pylori-Stuhl-Antigentest] nach der Therapie ist ein guter und ausreichender Parameter für die Ulkusheilung, sodass, Beschwerdefreiheit vorausgesetzt, auf die Kontrollendoskopie verzichtet werden kann.

Therapie des NSAR-assoziierten Ulkus

NSAR-assoziierte Ulzera sind häufiger im Magen als im Duodenum lokalisiert und neigen eher zu Komplikationen wie Blutung und Perforation als Ulzera anderer Genese. Sie haben ein ca. 4-fach erhöhtes Risiko für schwerwiegende Komplikationen. **Erste therapeutische Strategie ist der Verzicht auf NSAR.** Analgetische Ersatztherapien wie Paracetamol oder Opiatanaloga sind ohne ulzerogenes Potenzial. Die Wahl von NSAR mit niedrigerem Schädigungspotenzial an der Magenschleimhaut stellt eine weitere Option dar.

Bei erforderlicher Fortsetzung der NSAR-Therapie wird die Abheilung durch PPI gefördert und entsprechend mit einem PPI in Standarddosierung behandelt. Für eine höhere Dosierung als wirksamere Behandlung als die einer einfachen Standarddosis von PPI gibt es bislang keine Studiendaten.

Zur **Sekundärprophylaxe**, d.h. nach Abheilung der NSAR-assoziierten Ulzera und unter Fortsetzung der NSAR-Therapie, ist die Gabe von PPI als Langzeittherapie etabliert und hat sich bei Ulcus ventriculi dem Prostaglandinanalogon Misoprostol* ebenbürtig und bei Ulcus duodeni sogar überlegen gezeigt. Für die **Primärprophylaxe** zur Vermeidung von NSAR-induzierten Ulzera sind ebenfalls PPI am effektivsten und sollten bei Patienten mit erhöhtem Risiko [Tab. 10] zum Einsatz kommen. Für diese Indikationen ist auch Misoprostol geeignet, es weist aber erhebliche Nebenwirkungen auf.

Neue **COX-2-selektive NSAR** haben nach bisheriger begrenzter Erfahrung kein erhöhtes Risiko und stellen eine Therapiealternative zu den konventionellen NSAR dar. Einschränkend für die neuen selektiven COX-2-Inhibitoren ist die Datenlage aber insofern, als die gesenkte Ulkusinzidenz bislang nur über einen Beobachtungszeitraum von sechs Monaten bestätigt ist. Allerdings behindern COX-2-Inhibitoren die Ulkusheilung und der „magenfreundliche" Effekt ist vollständig aufgehoben, wenn ASS, selbst in niedriger Dosierung, zu den COX-2-Inhibitoren eingenommen wird.

Die wesentlichen therapiebestimmenden Fakten sind in Tabelle 11 zusammengefasst.

Therapie bei H.-pylori-Infektion und NSAR-assoziiertem Ulkus

Die Interaktionen beider ulzerogener Faktoren sind komplex und die Datenlage ist kontrovers. Es gibt sowohl synergistische als auch antagonistische Effekte hinsichtlich der Schleimhautschädigung beider Faktoren. Aus dieser Situation kann man zurzeit folgende Empfehlungen ableiten:

- Für eine Primärprophylaxe bei erstmaliger Exposition auf NSAR ist die H.-pylori-Eradikation ratsam, da die Ulkushäufigkeit dadurch auf seltene Ereignisse reduziert wird

- Bei Patienten mit hohem Risiko für Komplikationen der NSAR-Therapie ist die Eradikation allein jedoch keine ausreichende Prophylaxe, sodass eine Dauermedikation mit PPI angeschlossen werden soll.

Betrachtet man die Ulkusheilungsraten unter PPI-Therapie und fortgesetzter NSAR-Gabe, so findet sich ein schwacher Trend zu geringerer Heilungsrate innerhalb von acht Wochen bei H.-pylori-negativen Patienten. Dieser Effekt ist durch eine etwas verstärkte Wirksamkeit der Säuresekretionshemmer bei gleichzeitig bestehender H.-pylori-Infektion zurückzuführen. Diese pharmakologische Besonderheit mit geringfügigem Benefit auf die Akutabheilung sollte aber Patienten mit H.-pylori-positivem NSAR-assoziierten Ulkus nicht die H.-pylori-Therapie vorenthalten. Spätestens nach erfolgter Abheilung ist die Eradikation von H. pylori auch in dieser Situation ratsam.

Therapie seltener Ursachen der Ulkuskrankheit

Neben der säuresuppressiven und der H.-pylori-Therapie muss bei Identifizierung einer anderweitigen seltenen Ursache der Ulkuskrankheit diese der jeweiligen spezifischen Therapie zugeführt werden. Dies schließt die Kombination von PPI mit immunsuppressiver Therapie bei Morbus-Crohn-induzierten Magen- und Duodenalulzera sowie die kontinuierliche Säurehemmung mit PPI in hoher Dosierung als Monotherapie bei Gastrinom ein.

Tab. 11. Prävention und Therapie NSAR-assoziierter Ulzera

	Therapie	Evidenzgrad
Prävention		
vor NSAR-Einnahme und entsprechendem Risikoprofil des Patienten	PPI 1-mal Standarddosis	I-a
	Misoprostol[a] 400–800 µg/Tag	I-a
Langzeiteinnahme bei gleichzeitig bestehender H.-pylori-Infektion	Eradikation	I-b
Alternative zu Langzeit-PPI-Einnahme	COX-2-selektive Inhibitoren anstelle klassischer NSAR	I-b
zur Ulkusheilung	PPI (1-mal Standarddosis), 8 Wochen	I-b
	[Misoprostol[a] 800 µg/Tag]	II-a]
Sekundärprävention nach Ulkuskomplikationen	PPI-Langzeittherapie (Standarddosis 1-mal/Tag)	I-b
	bei H.-pylori-Infektion Eradikation zusätzlich empfohlen, aber allein nicht ausreichend!	I-b

[a] hohe Nebenwirkungsrate.

Therapierefraktäres Ulkus

Nur selten kommt es zur Therapieresistenz. Die Gründe hierfür könnten in einer inadäquaten Säuresuppression unter vorgegebener Dosierung oder einer mangelnden Compliance bei der Medikamenteneinnahme liegen. Weitere Kofaktoren sind fortgesetztes Rauchen oder Einnahme von NSAR ohne Magenschutztherapie. Seltenere Gründe sind genetische Variationen, die zu einer fehlenden Wirkung der PPI führen können.
Gegebenenfalls ist die säuresuppressive Therapie mittels pH-Metrie des Magens zu überprüfen. Bei Therapieresistenz ist eine erneute Überprüfung der Ätiologie des Ulkus notwendig.
Im seltenen Fall sollte nach Ausschöpfung aller konservativen Möglichkeiten die Magenoperation erwogen werden. Insbesondere bei therapierefraktärem Ulcus ventriculi muss konstant an die Möglichkeit einer zugrunde liegenden Neoplasie gedacht werden.

Therapie bei Ulkuskomplikationen

Unter den Komplikationen der Ulkuskrankheit nimmt die Ulkusblutung nach wie vor eine zentrale Rolle in der Notfallmedizin ein. Ulkusperforation und Ulkuspenetration ebenso wie die Magenausgangsstenose bei chronischem, nicht ausreichend behandelten Verlauf sind heute rar geworden.
Die **Jahresinzidenz der Ulkusblutung** ist trotz der insgesamt rückläufigen Inzidenz der Ulkuskrankheit nach wie vor gleich bleibend hoch mit 0,3-0,8/1000. Unter allen akuten gastrointestinalen Blutungen nimmt die peptische Ulkuskrankheit mit 55 % dabei den ersten Stellenwert ein. 75 % der Ulkusblutungen sistieren spontan, 25 % bluten erneut [*s.a. Essay Gastrointestinale Blutung*]. Die klinischen Manifestationen können sich als Erbrechen von frischem Blut [Hämatemesis], Erbrechen von Kaffeesatz [Ausdruck der stattgehabten Blutung], als perianale Abgänge von altem Blut [Melaena] und bei besonders massiven Blutungen sogar als frische Blutabgänge präsentieren.
Die **Behandlung der akuten Ulkusblutung** muss nach folgendem Ablauf erfolgen:
- Kreislaufstabilisierung [falls erforderlich]
- endoskopische Untersuchung zur Ursachenfindung: Bedient sich der Forrest-Kriterien anhand derer die Entscheidung über die endoskopische Blutstillung, die prognostische Einschätzung für eine Rezidivblutung und die Entscheidung über Art der Überwachung einschließlich der Notwendigkeit und den Zeitpunkt der endoskopischen Kontrollen, getroffen wird. Abhängig von den endoskopischen Stigmata liegt das Risiko für die Rezidivblutung zwischen 4 % [keine aktiven Blutungszeichen mehr] bis zu 80 % bei Nachweis einer aktuellen Blutung aus einem Gefäß oder bei noch sichtbarem Gefäßstiel

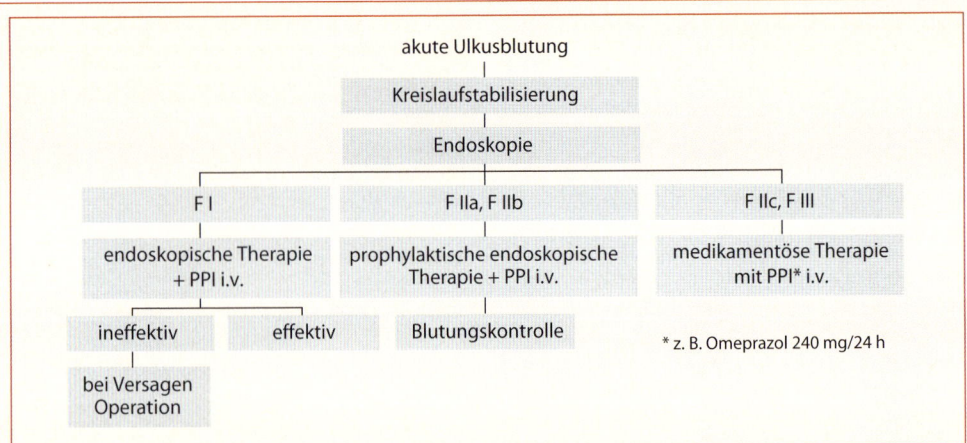

Abb. 6. Behandlungsschema bei akuter Ulkusblutung

- endoskopische Blutstillung und Risikoabschätzung für Blutungsrezidive: Die Therapie erfolgt entweder mittels einer Unterspritzung mit Suprarenin in Kochsalzlösung [1:10.000] oder mittels Fibrinkleber bzw. über eine mechanische Applikation von Clips. Diffus flächige Blutungen sind auch für die Plasmakoagulation mittels Argon-Beamer zugänglich.
- nach Blutstillung kausale Therapie im akuten Stadium durch Infusion von Protonenpumpenhemmer [z.B. Omeprazol* i.v. mit Tagesdosierung von 240 mg: 80 mg als Kurzinfusion gefolgt von 8 mg/h]

Die **Indikation zur Bluttransfusion** ist abhängig vom hämodynamischen Status der Blutungsrate und der Komorbidität. Als **Faustregel** gilt die Notwendigkeit einer Bluttransfusion bei **Abfall des Hb-Wertes unter 8 g/dl**, bei Patienten mit Komorbidität, insbesondere Herzerkrankungen, bereits bei einem Abfall des Hb unter 10 g/dl. Gleichzeitig ist die Korrektur von Koagulationsstörungen [Vitamin K, PPSB, FFP, Thrombozytenkonzentrate] notwendig.

Der **chirurgische Eingriff** ist heute nur noch in seltenen Fällen [weniger als 5 %] erforderlich, wenn die endoskopische Blutstillung versagt bzw. wenn aufgrund der Schwere und Lokalisation der Ulkusblutung [Bulbushinterwand] die endoskopische Versorgung als nicht ausreichend einzuschätzen ist. Chirurgisch sollte nach Möglichkeit auf eine lokale Maßnahme in Form der Umstechung zurückgegriffen werden.

Von vordergründiger Bedeutung ist, dass die Ursache der Ulkuskrankheit beseitigt wird. Bei H.-pylori-Positivität muss bei Wiederaufnahme der oralen Ernährung die H.-pylori-Eradikation nach Standarddosierung erfolgen. Bei medikamenten-(NSAR-)induzierter Ulkusblutung ist die kontinuierliche Weiterführung einer Protonenpumpenhemmertherapie notwendig. Bei gleichzeitig bestehender H.-pylori-Infektion und Einnahme von NSAR ist die Eradikationstherapie plus einer Weiterführung der PPI-Behandlung notwendig. Diesbezüglich nimmt das aspirininduzierte Ulkus eine Sonderstellung ein, da durch alleinige H.-pylori-Eradikation das Risiko einer neuerlichen Ulkusblutung sehr gering ist und sich bei der derzeitigen Studiendatenlage von einer Dauerbehandlung mit PPI nicht unterscheidet.

Die Ulkusperforation und die Ulkuspenetration werden heute selten beobachtet und sind eine Domäne der Chirurgie.

Die Therapie des Narbenbulbus mit Bildung einer Stenose kann durch endoskopische Ballondilatation therapiert werden, allerdings ist auch hier der chirurgische Eingriff in den meisten Fällen effektiver.

Quellenhinweise
Abb. 1, 5, 6: AM-productions, Wiesloch

Gas|tro|dis|ci|a|sis *f, pl* **-ses**: *Syn: Gastrodiscoidiasis*; in Asien vorkommende Darmerkrankung durch den Saugwurm **Gastrodiscoides hominis** [kleiner Darmegel]; verursacht Diarrhoe und abdominelle Schmerzen; **Diagnose:** Nachweis der Eier im Stuhl; **Therapie:** Praziquantel★; *s.u. Essay Helminthosen S. 553*

Gas|tro|du|o|de|nek|to|mie *f*: (Teil-)Entfernung von Magen und Duodenum; *s.a. Magenresektion*

Gas|tro|du|o|de|no|sko|pie *f*: endoskopische Untersuchung von Magen und Zwölffingerdarm; *s.a. Enteroskopie, Gastroskopie*

Gas|tro|du|o|de|no|sto|mie *f*: *Syn: gastroduodenale Anastomose, Magen-Duodenum-Fistel*; operative Verbindung von Magen und Duodenum; *s.a. Magenresektion*

Gas|tro|en|te|ri|tis *f, pl* **-tiden**: *Syn: Magen-Darm-Entzündung, Magen-Darm-Katarrh*; Entzündung (der Schleimhaut) von Magen und Dünndarm [Enteron]; häufig ist auch das Kolon mitbefallen [Gastroenterokolitis]; die weitaus häufigste Form ist die **infektiöse Gastroenteritis** durch Bakterien [Salmonella, Shigella, Escherichia coli, Campylobacter jejuni, Yersinia, Clostridium difficile, Choleravibrionen], Viren [Rota-, Adeno-, Entero-, Astroviren, Magen-Darm-Grippe], Pilze [Candida, Histoplasma] oder Protozoen [Giardia intestinalis, Cryptosporidium, Entamoeba histolytica], die oft Folge einer Nahrungsmittelvergiftung ist; v.a. bei Kindern in den unterentwickelten Ländern dominiert Rotavirus als Erreger und verursacht jährlich mehr als 1 Million Todesfälle verläuft klinisch i.d.R. als akuter Brechdurchfall ohne wesentliche Dehydratation; v.a. bei Kindern und älteren Patienten kann es aber zu mittelschwerer oder schwerer Dehydratation und Entwicklung einer Schocksymptomatik kommen; **Therapie:** die akute Gastroenteritis ohne Dehydratation kann rein diätetisch mit Nahrungskarenz für 1–2 Tage und danach stufenweisem Nahrungsaufbau behandelt werden; bei Gastroenteritis mit Dehydratation stehen die Rehydratation und der Ausgleich der Elektrolytverluste im Vordergrund; dies kann oral oder durch i.v.-Infusion erfolgen; Antibiotikagabe ist nur selten indiziert

Gas|tro|en|te|ro|a|nas|to|mo|se *f*: → *Gastroenterostomie*

Gas|tro|en|te|ro|kol|o|sto|mie *f*: operative Verbindung von Magen, Dünndarm und Kolon

Gas|tro|en|te|ro|plas|tik *f*: *Syn: Magen-Darm-Plastik*; plastische Operation von Magen und Darm; *s.a. Gastrektomie, Magenersatz*

Gas|tro|en|te|ro|sto|mie *f*: *Syn: Magen-Darm-Fistel, Magen-Dünndarm-Fistel, Gastroenteroanastomose, gastrointestinal Anastomose*; operative Verbindung von Magen und (Dünn-)Darm, z.B. zur Umgehung einer Duodenalstenose

Gas|tro|en|te|ro|to|mie *f*: operative Eröffnung von Magen und (Dünn-)Darm

Gas|tro|gas|tro|sto|mie *f*: *Syn: Gastroanastomose*; operative Verbindung zweier Magenabschnitte, z.B. Kardia und Pylorusregion

Gas|tro|ile|o|sto|mie *f*: *Syn: Magen-Ileum-Fistel, gastroileale Anastomose, Magen-Ileum-Anastomose*; operative Verbindung von Magen und Ileum

Gas|tro|in|tes|ti|nal|blu|tung *f*: → *Blutung, gastrointestinale*

Gas|tro|je|ju|no|sto|mie *f*: *Syn: Magen-Jejunum-Fistel, gastrojejunale Anastomose, Magen-Jejunum-Anastomose*; operative Verbindung von Magen und Jejunum; *s.a. Magenresektion*

Gas|tro|ko|lo|sto|mie *f*: *Syn: Magen-Kolon-Fistel*; operative Verbindung von Magen und Kolon

Gas|tro|ko|lo|to|mie *f*: operative Eröffnung von Magen und Kolon

Gas|tro|my|o|to|mie *f*: operative Durchtrennung der Magenwandmuskulatur; *s.a. Fundoplastik*

Gas|tro|pa|thia hypertrophica gigantea *f*: *Syn: Riesenfaltengastritis, Ménétrier-Syndrom, Morbus Ménétrier, Riesenfaltenmagen, Riesenfaltengastropathie*; zu Vergrößerung des Faltenreliefs führende chronische Entzündung der Magenschleimhaut unbekannter Genese; führt zu Oberbauchbeschwerden, Erbrechen, Diarrhoe, Eiweißverlust mit Ödemen, Hypo- oder Anazidität; ist eine Präkanzerose, die alle 2–3 Jahre endoskopisch kontrolliert werden sollte; die Riesenfaltengastritis bei

chronischer Helicobacter-pylori-Gastritis★ bietet endoskopisch dasselbe Bild, bildet sich aber nach Eradikationstherapie wieder zurück; *s.a. Essay Neubildungen des Magens S. 947, Essay Gastritis und peptisches Ulkus S. 443*

Gas|tro|plas|tik *f*: *Syn: Magenplastik*; plastische Operation des Magens; *s.a. Magenersatz*

Gas|tro|py|lo|rek|to|mie *f*: operative Entfernung der Pars pylorica des Magens; *s.a. Gastrektomie*

Gas|tror|rha|phie *f*: *Syn: Magennaht*; Naht der Magenwand nach traumatischer oder operativer Durchtrennung oder Inzision

Gas|tro|sko|pie *f*: *Syn: Magenspiegelung*; die endoskopische Untersuchung des Magens ist heute die Primärdiagnostik bei Verdacht auf Magentumoren, oberer gastrointestinaler Blutung oder Magenulkus

Gas|tro|sto|mie *f*: *Syn: Magenfistelung*; Anlegen einer äußeren Magenfistel [z.B. Witzel-Fistel★]

Gas|tro|to|mie *f*: *Syn: Magenschnitt*; operative Eröffnung des Magens

Gas|tro|ze|le *f*: **1.** *Syn: Magenhernie*; Hernie mit Magenteilen im Bruchsack **2.** *Syn: Magendivertikel*; meist asymptomatisches echtes oder falsches Divertikel der Magenwand; liegt meist subkardial, präpylorisch oder an der großen Kurvatur; oft Zufallsbefund beim Röntgen oder der Magenspiegelung; mögliche Komplikationen sind Divertikulitis, Ulkusbildung im Divertikel, Perforation, Blutung und Ausbildung einer gastrokolischen Fistel; **Therapie:** Abtragung bei Beschwerden oder Perforation

Gaucher-Erkrankung *f*: → *Morbus Gaucher*

Gau|men|kar|zi|nom *nt*: der weiche Gaumen ist häufiger betroffen als der harte; die Karzinome bilden flache Ulzera, können aber auch exophytisch wachsen; am harten Gaumen infiltrieren sie rasch den Knochen; Schmerzen treten erst im Spätstadium der Erkrankung auf; die Patienten klagen oft über schlecht sitzende Prothesen; *s.a. Essay Neubildungen der Mundhöhle S. 1049*

Gau|men|man|del|aus|schä|lung *f*: → *Tonsillektomie*

Gau|men|plas|tik *f*: *Syn: Palatoplastik, Uranoplastik*; plastische Operation zur Korrektur von Fehlbildungen [Gaumenspalte] oder Verletzungen; *s.u. Lippen-Kiefer-Gaumenspalte*

Gau|men|ver|la|ge|rung *f*: → *Push-back-Operation*

Gau|men|spal|te *f*: *Syn: Palatoschisis, Uranoschisis, Palatum fissum*; angeborene Spaltbildung des Gaumens; tritt meist zusammen mit Spalten der Lippe und des Kiefers auf; *s.u. Lippen-Kiefer-Gaumenspalte*

Gaumen-Zäpfchen-Plastik *f*: *Syn: Uranostaphyloplastik*; plastische Operation zur Korrektur von Fehlbildungen oder Verletzungen des Gaumens und des Zäpfchens; *s.a. Lippen-Kiefer-Gaumenspalte*

Ge|bär|mut|ter|aus|schal|bung *f*: → *Abrasio (uteri)*

Ge|bär|mut|ter|ent|fer|nung *f*: → *Hysterektomie*

Ge|bär|mut|ter|er|öff|nung *f*: → *Hysterotomie*

Ge|bär|mut|ter|kör|per|krebs *m*: → *Endometriumkarzinom*

Ge|bär|mut|ter|krebs *m*: *Syn: Uteruskarzinom*; von der Gebärmutter ausgehender bösartiger Tumor; je nach der Lage unterscheidet man **Zervixkarzinom**★ und **Endometriumkarzinom**★; *s.u. Essay Neubildungen des Uterus S. 1627*

Ge|bär|mut|ter|my|om *nt*: *Syn: Myoma uteri, Uterusmyom, Uterus myomatosus*; *s.u. Myom*

Ge|bär|mut|ter|plas|tik *f*: *Syn: Uterusplastik, Metroplastik*; plastische Chirurgie zur Behebung von Fehlbildungen oder zur Rekonstruktion nach Tumorentfernung

Ge|bär|mut|ter|po|lyp *m*: → *Korpuspolyp*

Ge|bär|mut|ter|riss *m*: → *Uterusruptur*

Ge|bär|mut|ter|rup|tur *f*: → *Uterusruptur*

Ge|bär|mut|ter|schnitt *m*: → *Hysterotomie*

Ge|bär|mut|ter|spie|ge|lung *f*: → *Hysteroskopie*

Gebrauchs-Dosimeter *nt*: *s.u. Dosimeter*

Ge|brauchs|test *m*: *Syn: Repeated Open Application Test*; *s.u. Epikutantest*

Gee-Herter-Heubner-Syndrom *nt*: → *Zöliakie*

Ge|fäß|mal *nt*: → *Naevus flammeus*

Ge|fäß|plas|tik *f*: *Syn: Angioplastik*; allgemeine Bezeichnung für

G

plastische Gefäßoperationen, wie z.B. Bypasschirurgie

Ge|fäß|trans|plan|ta|ti|on f: Transplantation von körpereigenen Gefäßabschnitten [z.B. Vena saphena magna], allogenen [Nabelschnurgefäße, Verstorbenenspende] oder xenogenen Gefäßen [Rind, Schwein] zum Gefäßersatz oder zur Gefäßplastik; *s.a. aortokoronarer Bypass*

Ge|fi|ti|nib nt: oraler niedrigmolekularer Tyrosinkinaseinhibitor; **Anw.**: nicht-kleinzelliges Bronchialkarzinom; *s.u. Essay Chemotherapie S. 185*

Ge|flü|gel|grip|pe f: *Syn: Vogelgrippe, aviäre Influenza; s.u. Influenza*

Ge|flü|gel|züch|ter|lun|ge f: *Syn: Vogelhalterlunge, Vogelzüchterlunge, Taubenzüchterlunge, Wellensittichhalterlunge*; exogen-allergische Alveolitis durch Inhalation von Kot- oder Federstaub von Vögeln; *s.a. Essay Lungen- und Atemwegserkrankungen durch Arbeit und Umwelt S. 1265*

Ge|gen|strom|im|mu|no|e|lek|tro|pho|re|se f: *s.u. Elektrophorese*

Ge|hirn|er|schüt|te|rung f: → *Kommotionssyndrom*

Ge|hirn|prel|lung f: → *Kontusionssyndrom*

Ge|hirn|schlag m: → *Schlaganfall*

Ge|hör|gang|ek|zem nt: *Syn: Otitis externa diffusa*; bakterielle, pilzbedingte oder allergische Entzündung des äußeren Gehörganges; wird v.a. durch Schädigung des Epithels [Wattestäbchen!] oder verunreinigtes Wasser verursacht; tritt als **akute, nässende Form** auf [meist durch Pseudomonas aeruginosa, Staphylococcus aureus oder Proteus], die dann als **akute Otitis externa** bezeichnet wird, oder als **trockene Form** mit Juckreiz und Schuppenbildung [meist durch Pilze]; *s.u. Essay Otitis externa S. 1193*

Ge|hör|gangs|fu|run|kel m: *Syn: Ohrfurunkel, Otitis externa furunculosa, Otitis externa circumscripta*; Staphylokokkeninfektion der Haarbälge des häutigen Gehörganges; führt zu umschriebener, schmerzhafter Schwellung des Epithels und der angrenzenden Weichteile; *s.u. Essay Otitis externa S. 1193*

Ge|hör|gangs|my|ko|se f: *Syn: Otomykose, Ohrmykose*; oft chronisch rezidivierende, auf den äußeren Gehörgang beschränkte Pilzinfektion; i.d.R. mit Juckreiz verbunden, aber meist schmerzlos; *s.u. Essay Otitis externa S. 1193*

Ge|hör|lo|sig|keit f: → *Taubheit*

Geh|or|the|se f: Orthese, die das Gehen bei z.B. Lähmung unterstützt; die **reziproke Gehorthese** ermöglicht querschnittsgelähmten Patienten umherzugehen

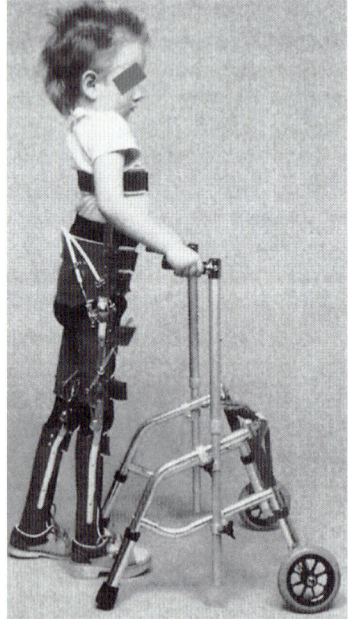

Abb. G5. Gehorthese. Reziproke Gehorthese

Geh|trai|ning nt: *s.u. Essay Periphere arterielle Verschlusskrankheit S. 1661*

Geiß|klee m: → *Geißraute*

Geiß|rau|te f: *Syn: Bockskraut, Geißklee, Ziegenraute, Galega officinalis*; Staude aus der Familie der Schmetterlingsblütler [Fabaceae]; verwendet werden die getrockneten oberirdischen Pflanzenteile [**Geißrautenkraut**, Galegae herba]; sie enthalten Alkaloide, Gerbstoffe, Saponine, Flavonoide und Guanidinderivate [Galegin, Hydroxygalegin]; **Anw.**: traditionell als Diuretikum und Antidiabetikum sowie bei ungenügender Milchbildung

Ge|i ur|ba|ni her|ba f: blühendes Kraut der Nelkenwurz*

Ge|i ur|ba|ni rhi|zo|ma nt: Wurzelstock der Nelkenwurz*

Ge|la|ti|ne f: beim Kochen von Kollagen entstehendes Eiweißgemisch; **Gelatine Typ A** [engl. acid] besitzt in wässriger Lösung einen pH-Wert von 3,8–6,0, **Gelatine Typ B** [engl. basic] einen von pH-Wert von 5,0–7,4; **Gelatinelösungen** spielen eine wichtige Rolle als Plasmaexpander; da sie weder die Nierenfunktion noch das Gerinnungssystem beeinträchtigen und somit auch bei Patienten mit derartigen Einschränkungen verwendet werden können; *s.a. Essay Prä- und postoperative Störungen im Flüssigkeits- und Elektrolythaushalt S. 327*

Gelb|fie|ber nt: *Syn: Ochropyra*; in den Tropen und Subtropen [Afrika, Süd- und Mittelamerika] auftretendes Fieber durch ein von Mücken [Aedes aegypti] übertragenes Arbovirus [**Gelbfiebervirus**]; kennzeichnend sind Leberschwellung, Gelbsucht und Hämaturie; **Klinik**: zweiphasischer Verlauf; in der 1. Phase Fieber, Schüttelfrost, Gelbsucht, Kopf- und Muskelschmerzen und Erbrechen; nach einer scheinbaren Erholung [bei einem Teil der Patienten erfolgt Ausheilung] kommt es zu einem massiven Rezidiv mit Fieber, Bradykardie und Blutungen; ca. 50 % der Patienten versterben in dieser Phase; die beiden Formen [**urbanes Gelbfieber** und **sylvatisches Gelbfieber**] sind klinisch nicht zu unterscheiden; **Diagnose**: Antikörpernachweis [HHT, ELISA]; **Prophylaxe**: Impfung; die erworbene Immunität hält ca. 10 Jahre an; *s.a. Essay Virusinfektionen S. 1667*

Gelb|holz nt: → *Faulbaum*

Gelb|kör|per|hor|mon nt: → *Progesteron*

Gelb|kreuz nt: *Syn: Senfgas; s.u. Essay Chemische Verletzungen S. 1653*

Gelb|wurz f: *Syn: Kurkuma, Gelbwurzel, Curcuma domestica, Curcuma longa*; Pflanze aus der Familie der Ingwergewächse [Zingiberaceae]; verwendet wird der Wurzelstock [**Curcumae domesticae rhizoma**], der ätherisches Öl, Sesquiterpenketone [Turmerone, Curlon, Zingiberen] und Dicinnamoylmethanderivate [z.B. Curcumin, Desmethoxycurcumin, Bisdesmethoxycurcumin] enthält; **Anw.**: innerlich bei Verdauungsbeschwerden, Völlegefühl, Blähungen, Meteorismus, Arthritis; traditionell bei Durchfall, Gelbsucht, Bronchitis und Wurmbefall; äußerlich bei entzündlichen und septischen Haut- und Augenerkrankungen

javanische Gelbwurz: *Syn: Curcuma xanthorrhiza, javanische Kurkuma*; Pflanze aus der Familie der Ingwergewächse [Zingiberaceae]; verwendet wird der Wurzelstock [**Curcumae xanthorrhizae rhizoma**], der ätherisches Öl [Curcumen, Xanthorrhizol, Germacren] und Curcuminoide [Curcumin] und Xanthorrhizol enthält; wirkt choleretisch und cholekinetisch; **Anw.**: traditionell bei Verdauungsbeschwerden, Leber- und Gallenleiden

Gelb|wur|zel f: → *Gelbwurz*

Gelb|wur|zel|stock m: *Syn: Kurkumawurzel, Curcumae domesticae rhizoma*; Wurzelstock der Gelbwurz*

Javanischer Gelbwurzelstock: *Syn: Javanische Kurkumawurzel, Curcumae xanthorrhizae rhizoma*; Wurzelstock der javanischen Gelbwurz*

Gel|chro|ma|to|gra|fie, -gra|phie f: *Syn: Gelfiltration, Ausschlusschromatografie, Gelfiltrationschromatografie, Molekularsiebchromatografie*; Chromatografie mit Gel als stationäre Phase; das Gel hat Poren mit einem definierten Durchmesser; damit können nur Moleküle bis zu einer gewissen Größe durch das Gel diffundieren

Ge|le|gen|heits|kräm|pfe *pl*: **Syn:** *Gelegenheitsanfälle, epileptische Reaktionen, Okkasionsanfälle*; einmalig auftretende Krämpfe, z.B. Fieberkrämpfe; *s.a. Essay Epilepsie und Status epilepticus S. 365*

Ge|lenk|chon|dro|ma|to|se *f*: **Syn:** *artikuläre/synoviale Chondromatose*; meist das Knie-, Hüft- oder Ellenbogengelenk betreffende Arthropathie mit multiplen Chondromen; typisch sind multiple freie Gelenkkörper, die zu Einklemmung und Blockierung führen; **Therapie:** arthroskopische Synovektomie und Entfernung der freien Gelenkkörper

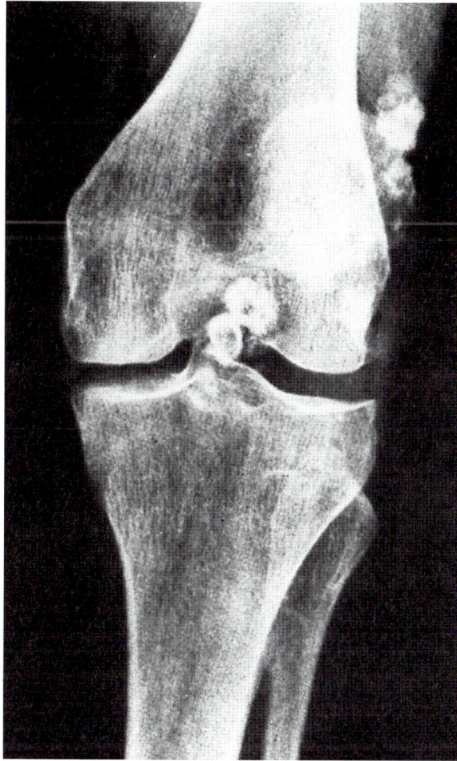

Abb. G6. Gelenkchondromatose

Ge|lenk|ei|te|rung *f*: → *Arthritis purulenta*
Ge|lenk|ent|fer|nung *f*: → *Arthrektomie*
Ge|lenk|ent|zün|dung *f*: → *Arthritis*
akut-eitrige Gelenkentzündung: → *Arthritis purulenta*
Ge|lenk|er|guss *m*: **Syn:** *Gelenkhydrops, Hydarthrose, Hydarthros, Hydrops articularis*; Flüssigkeitsansammlung in einem Gelenk; wichtig ist die Punktion des Ergusses zur Entlastung und zur diagnostischen Unterscheidung von eitrigem Erguss [v.a. bei Arthritis purulenta], blutigem Erguss [Trauma, selten Hämophilie], Reizerguss [symptomatische Arthritis] usw.; Fetttröpfchen im Punktat weisen auf eine Fraktur mit Eröffnung des Markraumes hin; *s.a. Arthritis exsudativa*
Ge|lenk|er|kran|kung, degenerative *f*: → *Arthrose*
Ge|lenk|er|öff|nung *f*: → *Arthrotomie*
Ge|lenk|er|satz *m*: → *Gelenkprothese*
Ge|lenk|fis|te|lung *f*: → *Arthrostomie*
Ge|lenk|gicht *f*: → *Arthritis urica*
Ge|lenk|hy|drops *m*: → *Gelenkerguss*
Ge|lenk|kör|per *m*: **Syn:** *Gelenkstein, Arthrolith*; intraartikulärer, krustierter Körper; meist gleichgesetzt mit **freier Gelenkkörper** [Gelenkmaus, Corpus liberum]; dabei handelt es sich meist um Knochen-Knorpel-Sequester, die im Rahmen degenerativer Erkrankungen [Osteochondrosis dissecans] oder nach Traumen entstehen; selten handelt es sich um entzündliche Strukturen [z.B. Reiskörper bei Tuberkulose]; da der freie Körper überall im Gelenk auftauchen und zu Einklemmungserscheinungen mit Schmerzen, Blockierung und Erguss führen kann, wird er als Gelenkmaus bezeichnet; **Therapie:** arthroskopische Entfernung; evtl. Reimplantation und Fixierung mit Schrauben oder Stiften

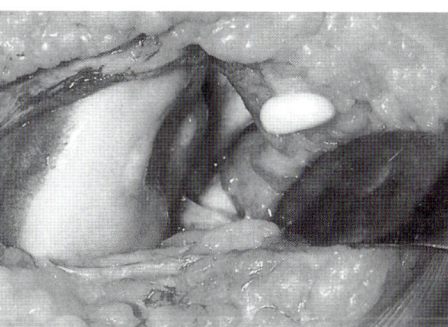

Abb. G7. Gelenkkörper. Gelenkmaus des rechten Kniegelenkes bei alter Osteochondrosis dissecans

Ge|lenk, künstliches *nt*: → *Gelenkprothese*
Ge|lenk|plas|tik *f*: → *Arthroplastik*
Ge|lenk|pro|the|se *f*: **Syn:** *künstliches Gelenk, Kunstgelenk, Alloarthroplastik, Gelenkersatz*; Prothese aus körperfremdem Material zum vollständigen [**Totalendoprothese**] oder teilweisen Ersatz [**Hemiprothese**] eines Gelenkes; die Entwicklung von Gelenkprothesen für praktisch alle größeren Gelenke ist einer der großen Fortschritte in der Medizin und hat die Lebensqualität und -erwartung von Millionen verbessert; alleine in der BRD werden pro Jahr ca. 200.000 Hüftendoprothesen* eingesetzt; trotzdem sollte die Indikation weiterhin nur nach sorgfältiger Abwägung aller Faktoren gestellt werden, weil die Implantation der Prothese mit einem unwiderruflichen Substanzverlust der gelenkbildenden Strukturen verbunden ist; weitere Gefahrenpunkte sind Früh- und Spätinfekte, thermische oder toxische Knochenschädigung durch den Zement, Prothesenlockerung, Ermüdungsbruch des Knochens oder der Prothese und rezidivierende Luxation bei Fehlimplantation
die Prothesenteile bestehen aus Metall, Polyethylen oder Keramik; die Verwendung der Kombination Metall-Polyethylen oder Keramik-Polyethylen vermindert den Materialabrieb und verlängert damit die Lebensdauer der Prothese; die Verankerung der Prothesenteile im Knochen kann mit oder ohne Zement erfolgen; **Knochenzement** besteht aus selbsthärtendem Polymethylmethacrylat, dem Antibiotika zur Verminderung des Infektionsrisikos beigemischt werden können; Knochenzement hat sich in großen Studien als zuverlässig erwiesen, trotzdem ist eine Alterung unvermeidlich, die den Zement spröde macht und zu einem Prothesenwechsel zwingt; bei jüngeren Patienten [< 60 Jahre] versucht man deshalb, zementfreie Prothesen einzusetzen, die durch Druck, Einschrauben oder Verriegelung verankert werden; der Austausch zementfreier Prothesen ist i.d.R. einfacher; *s.a. Alloplastik, s.a. Abb. G8*

Ge|lenk|punk|ti|on *f*: **Syn:** *Arthrozentese*; wird zu diagnostischen aber auch therapeutischen Zwecken durchgeführt; die Indikation muss sorgfältig gestellt werden, weil jede Punktion prinzipiell ein Infektionsrisiko darstellt, über das der Patient aufgeklärt werden muss; **Technik:** die Punktion muss unter streng aseptischen Bedingungen vorgenommen werden; das Hautareal um die Punktionsstelle wird mechanisch gereinigt und Haare gekürzt oder entfernt; darauf folgt eine sorgfältige Hautdesinfektion mit mindestens einminütiger Einwirkzeit; der Arzt führt eine hygienische Händedesinfektion durch und trägt sterile OP-Handschuhe und Gesichtsmaske; werden großlumige Kanülen verwandt, muss eine primäre Stich-

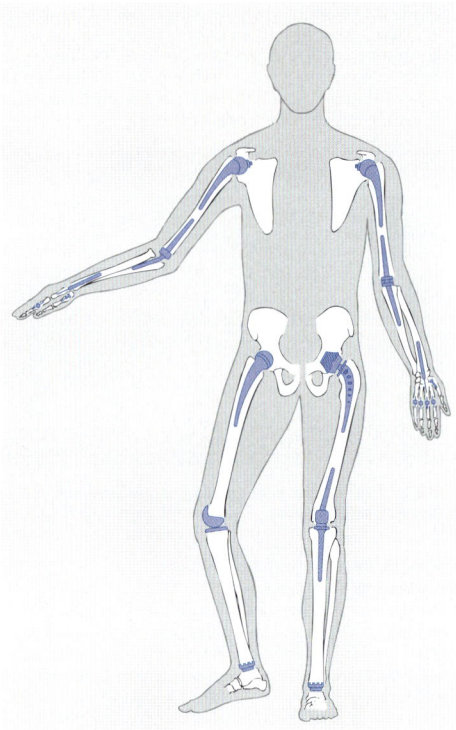

Abb. G8. Gelenkprothese

inzision in Lokalanästhesie vorgenommen werden, damit die Verschleppung eines Hautzylinders in das Gelenk vermieden wird

das Aspirat kann je nach Situation makroskopisch, mikroskropisch, mikrobiologisch, laborchemisch, zytologisch usw. untersucht werden; oft wirkt die Flüssigkeitsentnahme schon durch die Druckentlastung als therapeutische Maßnahme, bei hämorrhagischem Erguss kann sie Knorpelschäden und Verklebungen verhindern; vor der Instillation von Medikamenten, v.a. aggressiver Pharmaka bei Chemo- oder Radiosynoviorthese, muss sicher gestellt sein, dass die Kanüle eindeutig in der Gelenkhöhle liegt; nach der Punktion wird ein steriler Verband, evtl. auch eine elastische Kompression zur Verhinderung einer erneuten Ergussbildung angelegt

Ge|lenk|rheu|ma|tis|mus *m*: rheumatische Erkrankung der Gelenke; als **akuter Gelenkrheumatismus** die Gelenkbeteiligung beim rheumatischen Fieber* und als **chronischer Gelenkrheumatismus** die rheumatoide Arthritis*

Ge|lenk|spie|ge|lung *f*: → *Arthroskopie*

Ge|lenk|stei|fe *f*: angeborene oder erworbene Einschränkung der Gelenkbeweglichkeit mit noch vorhandener Restbeweglichkeit, z.B. als Folge einer Kontraktur oder Ankylose

Ge|lenk|sy|no|vek|to|mie *f*: → *Synovektomie*

Ge|lenk|tu|ber|ku|lo|se *f*: *Syn: Arthritis tuberculosa*; die Gelenktuberkulose kann als primäre Form [von der Synovialmembran ausgehend] oder sekundäre Form auftreten; sie führt i. d.R. zu totaler Gelenkzerstörung und Gelenkversteifung; **Diagnose**: Erregernachweis im Probematerial; **Therapie**: *s.u. Tuberkulose*

Ge|lenk|ver|schleiß *m*: → *Arthrose*

Ge|lenk|ver|stau|chung *f*: *Syn: Distorsion, Verstauchung, Verrenkung, Distorsio*; die Gelenkverstauchung ist meist Folge einer Luxation oder Subluxation mit Spontanreposition; die Überdehnung oder Verletzung der Bänder und Weichteilstruk-

turen führt zu Schwellung, Schmerzen, Funktionseinschränkung und evtl. Bluterguss in das Gelenk; **Diagnose**: Röntgen, CT; wichtig ist der Ausschluss von behandlungsbedürftigen Knochen- oder Bandverletzungen; **Therapie**: vorübergehende Ruhigstellung; evtl. Krankengymnastik; *s.a. Essay Fraktur, Luxation, Distorsion S. 423*

Gé|lineau-Syndrom *nt*: → *Narkolepsie*

Gel|se|mii rhizoma *nt*: *Syn: gelbe Jasminwurzel*; *s.u. Jasmin, falscher*

Gel|se|mi|um sempervirens *nt*: → *Jasmin, falscher*

GemCis-Schema *nt*: zur Behandlung von Harnblasenkarzinomen verwendetes Schema aus Gemcitabin* und Cisplatin*; ist heute die Standardchemotherapie des metastasierten Harnblasenkarzinoms; *s.a. Essay Neubildungen der Harnblase S. 147*

Gem|ci|ta|bin *nt*: *Syn: 2',2'-Difluordeoxycytidin*; Zytostatikum mit antimetabolischer Wirkung; Pyrimidinanalogon; **Anw.**: Pankreaskarzinom, Mammakarzinom, Ovarialkarzinom, Bronchialkarzinom, Harnblasenkarzinom, Palliativchemotherapie von Hodgkin-Lymphomen; *s.a. Essay Chemotherapie S. 185, Essay Neubildungen der Harnblase S. 147*

Gem|fi|bro|zil *f*: Lipidsenker der Fibratgruppe; Analogon des Clofibrats; **Anw.**: kombinierte Hyperlipidämien; **Dosierung**: 900 mg/d; **NW**: Leberfunktionsstörungen; **Kontraind.**: Leberfunktionsstörungen, Gallenblasenerkrankungen, schwere Nierenfunktionsstörungen, Schwangerschaft und Stillperiode; *s.a. Essay Fettstoffwechselstörungen S. 403*

Ge|ne|tic engineering *nt*: → *Genmanipulation*

Ge|ne|tik *f*: → *Vererbungslehre*

Gen, therapeutisches *nt*: das im Rahmen einer Gentherapie transferierte Gen [Transgen]; *s.u. Essay Gentransfer und Gentherapie S. 465*

Ge|ni|ku|la|tum|neur|al|gie *f*: *Syn: Ramsay Hunt-Syndrom, Neuralgia geniculata, Zoster oticus, Herpes zoster oticus*; schmerzhafte Gürtelrose [Zoster*] mit besonderer Beteiligung der Ohrmuschel, des äußeren Gehörgangs und des Innenohrs; kann zu Schwerhörigkeit oder Ertaubung führen; **Klinik**: der Schmerz ist initial auf das Ohr, das seitliche Gesicht und den Nacken lokalisiert; schmerzhafte Bläschen sitzen auf der Ohrmuschel, im äußeren Gehörgang und auf dem Trommelfell, z. T. aber auch auf der Zunge und am Gaumen; in der 1. oder 2. Krankheitswoche kommt es meist zu Fazialisparese mit halbseitiger Geschmackslähmung und Beeinträchtigung der Speichelsekretion; dazu kommen u.U. Schwindel und Nystagmus, Trigeminusneuralgie, Schluckbeschwerden und Schluckauf; **Therapie**: antivirale Therapie mit Aciclovir*, Valaciclovir* oder Famciclovir*; Antibiotika zur Verhütung einer bakteriellen Sekundärinfektion; Schmerzmittel

Ge|ni|o|plas|tik *f*: *Syn: Kinnplastik*; plastische Operation am Kinn

Ge|nis|tae tinctoriae herba *f*: *Syn: Färberginsterkraut, Ginsterkraut*; *s.u. Färberginster*

Ge|nis|ta tinctoria *f*: → *Färberginster*

Ge|ni|tal|tu|ber|ku|lo|se *f*: i.d.R. durch hämatogene Streuung entstehende, sekundäre Tuberkulose der Geschlechtsorgane; häufigste extrapulmonale Tuberkulose; bei Frauen meist Befall der Eileiter oder des Endometriums, bei Männern der Prostata oder der Hoden; *s.a. Urogenitaltuberkulose, Essay Entzündliche Erkrankungen der weiblichen Beckenorgane S. 1609*

Gen|kar|to|gra|fie, -gra|phie *f*: grafische Darstellung der Lage einzelner Gene auf den Chromosomen

Gen|ma|ni|pu|la|ti|on *f*: *Syn: genetische Manipulation, Genetic engineering, Gentechnologie*; Veränderung des Genoms von Pflanzen, Tieren oder Menschen zur Erforschung der Gene und zur Entwicklung neuer Arznei- und Nahrungsmittel oder Therapien; *s.a. Essay Gentransfer und Gentherapie S. 465*

Gen|tal|mi|cin *nt*: *Syn: Gentamycin*; von Micromonospora-Species gebildetes Aminoglykosid-Antibiotikum; hat in Abhängigkeit von der Konzentration eine bakteriostatische oder bakterizide Wirkung; gut wirksam gegen Staphylokokken, Listerien, Proteus, Bordetella, Haemophilus, Klebsiella, Mycoplasma, Neisseria, Proteus und Pseudomonas aeruginosa;

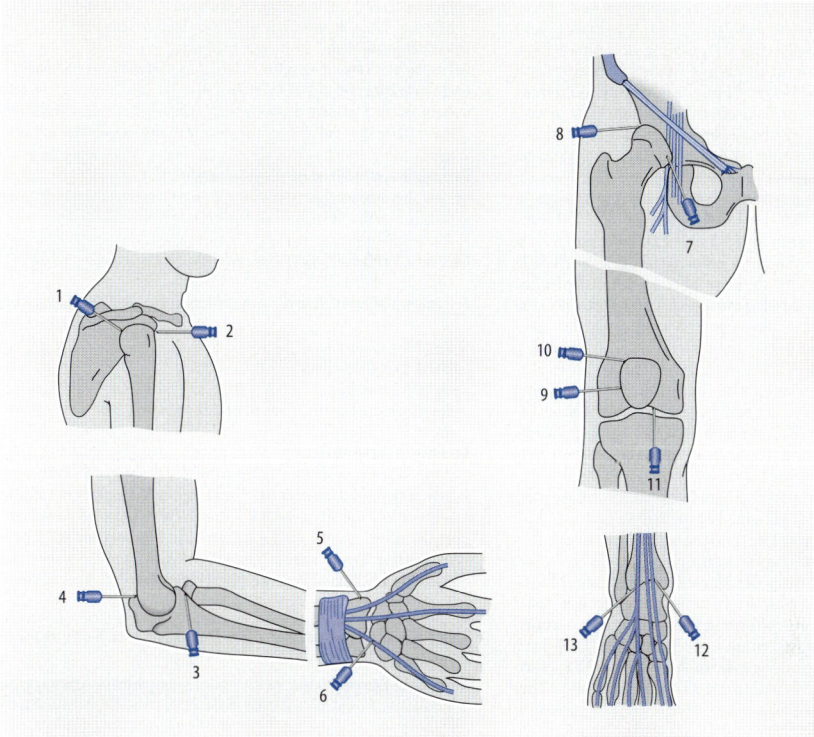

Abb. G9. Gelenkpunktion. Zugangswege für Gelenkpunktionen: **Schultergelenk: 1** dorsaler Zugang bei innenrotiertem Arm 2 cm medial und kaudal des hinteren Akromionrandes **2** ventraler Zugang bei leicht außenrotiertem, abduziertem Arm 1 cm lateral und kaudal des Processus coracoideus **Ellenbogengelenk 3** lateraler Zugang bei gebeugtem Ellenbogen und proniertem Unterarm zwischen Capitulum humeri und Radiusköpfchen **4** dorsaler Zugang proximal der Olekranonspitze durch den Trizepssehnenansatz **Handgelenk 5** dorsoradialer Zugang bei palmarflektiertem Handgelenk mit leichter Ulnarabduktion zwischen den Sehnen des Musculus extensor pollicis longus und Musculus extensor indicis distal des Processus styloideus radii **6** dorsoulnarer Zugang radial des Processus styloideus ulnae und ulnar der Sehne des Musculus extensor digiti minimi **Hüftgelenk 7** ventraler Zugang 2 cm lateral der Arteria femoralis und 2 cm kaudal des Leistenbandes **8** lateraler Zugang bei leicht abduziertem, innenrotiertem Bein oberhalb der Trochanterspitze **Kniegelenk 9** lateraler Zugang bei gestrecktem Knie und leicht angehobener Patella **10** lateral-proximaler Zugang ca. 2 cm lateral und proximal der Patella **11** ventraler Zugang bei sitzendem Patienten mit hängendem Unterschenkel medial der Patellarsehne zwischen Tibiakopf und Femurkondylus **oberes Sprunggelenk 12** ventromedialer Zugang bei leichter Plantarflexion des Fußes medial der Sehne des Musculus tibialis anterior **13** ventrolateraler Zugang lateral der Sehne des Musculus extensor digitorum longus zwischen Außenknöchel und Tibia

Anw.: Monotherapie v.a. von Harnwegsinfektionen; bei Sepsis, Meningitis und Pneumonie oft zusammen mit β-Lactamantibiotika [Acylureidopenicilline, Chephalosporine] und/oder Metronidazol* oder Clindamycin*; zur Behandlung von Knochen- und Weichteilinfektionen werden Gentamicin-PMMA-Ketten oder gentamicinhaltiger Knochenzement eingesetzt; **Dosierung:** initial Erwachsene, Kinder: 1 bis 2 mg/kg; Neugeborene: 2–2,5 mg/kg. Erhaltungsdosis Erwachsene: 4 8 mg/kg/24 h; Kinder: 4 12 mg/kg/24 h, Neugeborene: 2–7,5 mg/kg/24 h; **NW:** Nierenschäden [4–14 %], ototoxisch bei Akkumulation v.a. bei eingeschränkter Nierenfunktion; **Kontraind.:** Schwangerschaft, Allergie, Vorschädigung des Vestibular- und Cochlearorgans, terminale Niereninsuffizienz

Gen|tech|no|lo|gie *f:* → *Genmanipulation*

Gen|the|ra|pie *f:* Korrektur von genetischen Defekten oder Veränderung von Genen einer Zelle, z.B. zur Krebstherapie; *s.u. Essay Gentransfer und Gentherapie S. 465*

Gen|trans|fer *m: s.u. Essay Gentransfer und Gentherapie S. 465*

Geo|tri|cho|se *f:* Syn: *Geotrichum-Mykose;* Infektion durch **Geotrichum candidum** führt i.d.R. zu Befall der Haut, v.a. aber der Lunge mit Kavernenbildung, peribronchitischen Infiltraten und evtl. Abszessbildung; tritt v.a. bei abwehrge-schwächten Patienten [HIV, Tumor, Chemotherapie] auf; **Diagnose:** mikroskopischer und kultureller Pilznachweis; **Therapie:** Antimykotika [Imidazolderivate] lokal oder systemisch

Gel|pe|frin *nt:* Sympathomimetikum; Antihypotonikum; wird bei hypotensiven Zuständen, z.B. bei Orthostase oder nach längerer Bettlägerigkeit, verwendet; die Wirksamkeit ist aber nicht belegt

Gerbasi-Anämie *f:* Syn: *pseudoperniziöse Säuglingsanämie, reversible Megaloblastenanämie des Kindesalters, reversible megaloblastäre Anämie;* seltene, alimentäre, megaloblastäre Anämie bei untergewichtigen oder unterernährten Säuglingen oder Kleinkindern; spielt in Mitteleuropa keine Rolle mehr, wird aber noch in Ländern der 3. Welt gesehen

Gerb|stof|fe *pl:* Oligo- und Polyphenole pflanzlicher Herkunft, die zum Gerben von Haut zu Leder verwendet werden können; medizinisch wichtig sind Catechingerbstoffe, Tanningerbstoffe und Lamiaceengerbstoffe; sie wirken i.d.R. sekretionshemmend, antiphlogistisch, antimikrobiell und reizmildernd; **Anw.:** äußerlich zur Wundbehandlung, Entzündungen von Haut und Schleimhaut [z.B. in Gurgelmitteln], bei Hämorrhoiden; innerlich bei Verdauungsbeschwerden und Durchfallerkrankungen

Gerhardt-Syndrom *nt*: **Syn:** *Mitchell-Gerhardt-Syndrom, Weir-Mitchell-Krankheit, Erythromelalgie, Erythralgie, Erythermalgie, Akromelalgie*; anfallsartige Hyperämie der Akren nach Wärmeexposition; kommt als idiopathische Form, aber auch bei Diabetes mellitus, Polyzythämie, Endangiitis obliterans und verschiedenen neurologischen Krankheitsbildern vor; **Therapie:** Abkühlung [Eisbad] bessert die akuten Symptome; Acetylsalicylsäure und andere Schmerzmittel intern; evtl. paravertebrale Grenzstrangblockade

Ge|rin|nung, disseminierte intravasale *f*: **Syn:** *Verbrauchskoagulopathie, disseminierte intravasale Koagulation*; die disseminierte intravasale Gerinnung ist keine Erkrankung an sich, sondern nur Folgeerscheinung einer Grundkrankheit [z.B. Sepsis, septischer Abort]; sie kann aber zu lebensbedrohlichem Organversagen durch Thrombosierung der Mikrozirkulation und massive Blutungen führen; bei der Verbrauchskoagulopathie führt eine intravasale Aktivierung der Blutgerinnung zu einer vermehrten Bildung von Fibrinthromben, die zu Mikrothrombosen führen; gleichzeitig kommt es zu einer reaktiv gesteigerten Fibrinolyse und damit zu einem erhöhten Verbrauch an Gerinnungsfaktoren, Fibrinolysefaktoren und Thrombozyten, was zu einer vermehrten Blutungsneigung führt

man kann 3 Phasen unterscheiden: in der **Initialphase** oder **Aktivierungsphase** besteht eine kompensierte Hyperkoagulabilität mit Bildung von Fibrinthromben; während der **frühen Verbrauchsphase** kommt es zu einem Mangel an Gerinnungsfaktoren mit Störung der Hämostase und/oder Mikrozirkulationsstörungen durch Thrombosierung; die **späte Verbrauchsphase** zeigt das Vollbild von reaktiver Hyperfibrinolyse und Gerinnungsstörungen mit Blutungen; **Diagnose:** Bestimmung der Gerinnungsparameter [Quick, PTT, Fibrinogen, Blutungszeit, Thrombinzeit, D-Dimere, AT III]; **Therapie:** Behandlung der Hämostasestörungen, intensivmedizinische Schockbekämpfung und Therapie der Grunderkrankung

Tab. G2. Gerinnung, disseminierte intravasale. Therapie der verschiedenen DIC-Stadien

DIC-Stadium	Therapieoption [Dosis]
Initialphase	Heparin 10.000–20.000 IE/Tag
	(AT-III-Substitution bei AT-III-Mangel)
Frühe Verbrauchsphase	FFP bei Mangel an Hämostasekomponenten und/oder Volumendefizit
	AT-III-Substitution (Ziel 70 bis > 120 %)
	Heparin 0-600 IE/h (Cave: hämorrhagische Diathese)
Späte Verbrauchsphase	FFP
	AT-III-Substitution
	Faktorenkonzentrate (v.a. Fibrinogen)
	Thrombozytenkonzentrate (Prognose der Grundkrankheit berücksichtigen!)
Hyperfibrinolyse	Aprotinin (Bolus 200.000 KIE, 100.000 KIE/h)

Ge|rin|nungs|sta|tus *m*: umfasst i.d.R. die Globaltests **Thromboplastinzeit** [Quick, Quick-Wert]: zur Diagnose von Störungen der Faktoren II, V, VII und X; misst die Thrombinbildung nach Aktivierung mit Gewebethromboplastin; der Normalbereich liegt bei 70–100 [130] %; **partielle Thromboplastinzeit**: Test zur Kontrolle der intrinsischen Phase der Blutgerinnung, der die Thrombinbildung nach Aktivierung mit Phospholipiden [partielles Thromboplastin] misst; erfasst Störungen der Faktoren II, V, VIII, IX, X, XI und XII; der Normalbereich liegt reagenzabhängig bei 25–50 s; **Thrombinzeit** [Plasmathrombinzeit]: misst die Gerinnungszeit einer Citratblutprobe nach Zugabe von Thrombinlösung; erfasst Störungen der Fibrinpolymerisation [z.B. Spalt-

produkte, Dysfibrinogene, Medikamente]; wird durch Heparin und Hirudin gestört; der Normalbereich liegt bei 14–21 s

Ge|rin|nungs|stö|rung *f*: → *Koagulopathie*

Ger|mi|no|blas|tom *nt*: → *zentroblastisch-zentrozytisches Lymphom*

Gers|ten|krät|ze *f*: → *Getreidekrätze*

Ge|samt|do|sis *f, pl* -**sen**: **1.** → *Gesamtherddosis* **2.** die im Rahmen einer Therapie verabreichte Gesamtmenge eines Arzneimittels

Ge|samt|ei|sen|be|stand *m*: s.u. *Eisenstoffwechsel*

Ge|samt|herd|do|sis *f, pl* -**sen**: **Syn:** *Gesamtdosis*; Summe der bei fraktionierter Bestrahlung* gegebenen Einzeldosen; s.u. *Essay Tumortherapie S. 1593*

Ge|samt|schlaf|dauer *f*: **Syn:** *Gesamtschlafzeit*; s.u. *Essay Schlafstörungen S. 1413*

Ge|samt|schlaf|zeit *f*: **Syn:** *Gesamtschlafdauer*; s.u. *Essay Schlafstörungen S. 1413*

Ge|samt|thy|ro|xin *nt*: s.u. *T4-Test*

Ge|samt|tri|iod|thy|ro|nin *nt*: s.u. *T3-Test*

Ge|samt|über|le|ben *nt*: in der Onkologie die Zeit vom Beginn der Therapie bis zum Tod der Patienten; s.u. *Essay Tumortherapie S. 1593*

Ge|schlechts|krank|hei|ten *pl*: **Syn:** *Venerea*; traditionelle Bezeichnung für eine Gruppe früher meldepflichtiger Erkrankungen [Syphilis, Gonorrhoe, Ulcus molle, Lymphogranuloma inguinale], die überwiegend durch Sexualkontakt übertragen werden; davon abzugrenzen sind die sog. **sexuell übertragbaren Krankheiten** [sexually transmitted diseases], die auch durch Sexualverkehr übertragen werden und vorwie-

Tab. G3. Geschlechtskrankheiten. Erreger von sexuell übertragbaren Krankheiten

Bakterielle Infektionen	
Treponema pallidum	Syphilis
Neisseria gonorrhoeae	Gonorrhö
Haemophilus ducreyi	Ulcus molle
Donovania granulomatosis	Granuloma inguinale
Chlamydia trachomatis, L1-L3	Lymphogranuloma venereum
Chlamydia trachomatis, D-K	Okulogenitale Infektion
Genitale Mykoplasmen	Urogenitale Infektion
Anaerobe Bakterien	Bakterielle Vaginose
Darmbakterien	Enteritiden
Shigellen	
Salmonellen	
Kampylobakter	
Virale Infektionen	
Humanes Immundefizienzvirus (HIV)	AIDS
Humane Papillomaviren (HPV)	Condylomata acuminata, bowenoide Papeln, zervikale intraepitheliale Neoplasie
Molluscum-contagiosum-Virus (MCV)	Mollusca contagiosa
Hepatitis-B-Virus (HBV)	Hepatitis B
Herpes-simplex-Virus (HSV)	Herpes genitalis
Zytomegalievirus (CMV)	Zytomegalie
Pilzinfektionen	
Sprosspilze	Genitale Kandidiasis
Infektionen durch Protozoen	
Trichomonas vaginalis	Trichomoniasis
Enteritische Protozoen	Enteritiden
Giardia lamblia	
Entamoeba histolytica	
Cryptosporidium	
Infektionen durch Ektoparasiten	
Phthirus pubis	Pedikulose
Sarcoptes hominis	Skabies

Gentransfer und Gentherapie

K. Brand

G

Definition

Gentherapie ist das gezielte Einbringen eines funktionsfähigen Gens in Körperzellen mit therapeutischer Zielsetzung. Der Gentherapeut versucht entweder eine defekte Zellfunktion wiederherzustellen, wie etwa bei der Substitutionstherapie monogenetischer Erkrankungen, oder aber der Zelle eine zusätzliche Funktion zu vermitteln, wie etwa bei der Übertragung toxischer Gene. Damit können prinzipiell alle Erkrankungen, bei denen Proteine eine entscheidende pathogenetische Rolle spielen oder therapeutisch verwendet werden können, Ziel einer gentherapeutischen Behandlung sein.

Der Transfer des **therapeutischen Gens [Transgen]** erfolgt zumeist mittels eines **Transfervehikels**, des so genannten **Vektors**, der für die Aufnahme der DNA in die Zelle und den Transport in den Zellkern sorgt.

Geschichte von Gentransfer und Gentherapieansätzen

Obwohl es schon in den 60er-Jahren recht präzise Vorstellungen über die Möglichkeiten des Transfers rekombinanter DNA gab, wurden nennenswerte Fortschritte in der Methodik des Gentransfers erst in den späten 70er-Jahren erreicht, als ausgefeilte Transfektionstechniken und Selektionsmethoden in der Zellkultur mit den gewaltigen Fortschritten der rekombinanten DNA-Technologie verbunden werden konnten.

Das Transgen im Zentrum der therapeutischen Prinzipien

Eine gentherapeutische Expressionskassette besteht aus den regulatorischen Elementen, dem zu transferierenden therapeutischen Gen [Transgen] und einem Poly-A-Signal. Aus Gründen der Handhabbarkeit und des besseren Zugriffs wird in der Gentherapie fast ausschließlich mit cDNA, der von Introns befreiten [gespleißten], nur aus kodierenden Einheiten [Exons] bestehenden DNA, gearbeitet. Die Größe der üblicherweise verwendeten cDNA liegt zwischen 1 und 10 Kilobasenpaaren [kbp], ein Parameter, der bei vielen viralen Vektoren, die zurzeit noch Limitierungen in der maximalen Kapazität des Genoms haben, von Bedeutung sein kann. Bei der Wahl der Herkunft des Transgens werden humane Gene [Ausnahme: Suizid- und Markergene] bevorzugt, da von ihnen [bzw. ihren Expressionsprodukten] die geringste Modifizierung und Inaktivierung durch die Zielzelle und die geringste Immunogenität erwartet werden können.

Üblicherweise ist das Transgen eine Wildtyp-DNA, aber andere Strukturen sind auch möglich. Darunter sind mutierte Transgene, wie z.B. dominant negative Onkogene, die überexprimierte Onkogene hemmen können. In jüngerer Zeit hat es die Verfügbarkeit von Vektoren mit erhöhter Verpackungskapazität erlaubt, Gene in voller Länge inklusive der Introns in den Vektor aufzunehmen. Weitere Sequenzen, die gentherapeutisch transferiert werden können, sind **katalytische RNA**, **Ribozyme** und **kurze interferierende RNA [siRNA]**.

Verwandt mit Gentherapie ist die Antisense-Oligonukleotid-Therapie [in der Vermarktung] und die Decoy- oder Apatamer-Therapie [Hemmung von Proteinen durch Oligonukleotide].

Krebs-Gentherapie-Strategien und ihre Kandidatengene

Mit zwei Dritteln aller Studien nimmt die gentherapeutische Behandlung von Krebs eine dominante Stellung ein. Krebs-Gentherapie-Strategien im engeren Sinn, die auf eine möglichst vollständige Ausmerzung der Tumorzellen zielen, können von supportiven Maßnahmen zum Schutz des normalen Körpergewebes vor den Effekten der konventionellen Therapie, wie z.B. der Chemotherapie, unterschieden werden. Die Wahl der Gentherapie-Strategie und damit die Wahl des Transgens sind von entscheidender Bedeutung für die Anforderungen, die an den Vektor gestellt werden. Die meisten Tumorerkrankungen sind mit einer der folgenden Methoden in klinischen Gentherapiestudien behandelt worden.

Immunmodulation

Ein Großteil der klassischen immunologischen Ansätze bedient sich auch recht erfolgreich gentherapeutischer Techniken, im Wesentlichen um die Wirkung nachhaltiger zu gestalten. Man kann nach den Zielzellen, der Art des Gentransfers und nach dem transferierten Transgen unterscheiden.

Einer der interessantesten Zielzelltypen für genetische Modifikation sind T-Lymphozyten. Die Applikation **zytokintransduzierter, tumorinfiltrierender T-Lymphozyten [TILS]** war eines der ersten klinischen Gentherapie-Protokolle. Unter den transferierten Genen stehen tumorspezifische Antigene und Zytokine im Vordergrund.

Prodrug-konvertierende Enzyme [Suizidgen-Strategie]

Prinzip: Die Suizidgen-Strategie kombiniert die klassische zytotoxische Chemotherapie mit der Gentransfer-Technologie. Das zu Grunde liegende Konzept limitiert die Aktion eines bekannten zytotoxischen Medikamentes auf den Ort der Tumorläsion. Um dies zu erreichen, wird unter Verwendung eines Vektors die cDNA eines Prodrug-konvertierenden Enzyms in den Tumor eingebracht. Daraufhin erfolgt die regionale oder systemische Applikation der korrespondierenden, nicht-toxischen Prodrug. Sobald die Prodrug den Tumor erreicht und von den Tumorzellen aufgenommen wird, die das Prodrug-konvertierende Enzym exprimieren, wird sie in das zytotoxische Medikament konvertiert.

Im Falle konventioneller Chemotherapie können toxische und myeloablative Nebeneffekte dosislimitierend sein. Im Gegensatz dazu sind bei Verwendung des Suizidgen-Konzeptes zytotoxische Effekte der konvertierten Prodrug im Wesentlichen auf den Ort der Tumorinfiltration bezogen, und die Zeitdauer der Wirkung ist auf die Dauer des Vorhandenseins der Krebszellen, die das Prodrug-konvertierende Enzym exprimieren, beschränkt.

Außerdem wird die Effizienz der Suizidgen-Strategie durch den **Bystander-Effekt** verbessert. Dieser Effekt erlaubt die Abtötung auch von uninfizierten Tumorzellen in der Nachbarschaft infizierter Zellen aufgrund interzellulärer Kommunikation, die z.B. durch GAP-Junctions vermittelt wird. Dieser Mechanismus ist allerdings noch nicht vollständig verstanden.

Das am häufigsten verwendete Prodrug-konvertierende Enzym für klinische Applikationen ist das **Herpes-simplex-Virus-Thymidinkinase-Gen [HSVTK]**. Das Enzym Thymidinkinase [TK] phosphoryliert die Prodrug **Ganciclovir [GCV]** zum Ganciclovirmonophosphat, das dann zum toxischen Ganclovirtriphosphat weiter phosphoryliert wird. Die Hemmung der DNA-Polymerase durch Ganciclovirtriphosphat führt letztlich zum Zelltod.

Wie in anderen gentherapeutischen Strategien ist die Möglichkeit der Suizidgen-Strategie, Tumorzellen abzutöten, in experimentellen und klinischen Studien durch eine insgesamt niedrige Effizienz des Gentransfers in vivo limitiert. Dies ist wahrscheinlich der Hauptgrund für die ungenügende klinische Effizienz des Konzeptes in verschiedenen klinischen Phase-I-, -II- und -III-Studien unter Verwendung Retrovirus-produzierender Zellen.

Tumorsuppressorgene und Antionkogene

Die aktuellen gentherapeutischen Ansätze umfassen die Inaktivierung überexprimierter Onkogene durch Antisensemoleküle oder dominant negative Mutanten oder alternativ die Rekonstitution der Zellen mit Tumorsuppressorgenen, die verloren gegangen sind oder Mutationen erworben hatten. Die Überlegung ist hierbei nicht so sehr auf eine Reversion der Tumorzellen in die normalen Ausgangszellen gerichtet. Diese Aufgabe wäre schwierig zu lösen, weil während des Transformationsprozesses gewöhnlich mehr als eine Mutation durch die Tumorzelle akquiriert wird. Das Ziel ist eher, die Schwachstellen in der regulatorischen Balance der Zellen zu definieren und damit die Gene oder Genkombinationen, die den höchsten Einfluss auf die Induktion eines Zellzyklusarrests oder der Apoptose haben könnten, zu bestimmen. Es ist daher von entscheidender Bedeutung, ein ausreichendes Verständnis der zellulären Balance mit Blick auf die Signaltransduktion, Zellzyklusregulation und Empfänglichkeit für Apoptose zu haben. Am effizientesten ist es gewöhnlich, sich die Gene zum Ziel zu nehmen, die im jeweiligen Tumor bereits eine Fehlfunktion aufweisen. In einigen Fällen kann eine Kombination mehrerer Gene Aktivität und Effizienz erhöhen. Das weltweit erste [in China] und einzige zugelassene gentherapeutische Medikament ist ein adenoviral eingebrachtes p53-Tumorsuppressorgen.

Tumorlyse durch rekombinante Viren

Seit den frühen Anfängen war Krebstherapie durch virale Onkolyse eine der herausforderndsten Strategien zur Behandlung menschlicher Malignome. Die Idee, dass Viren als selektive Antikrebsagenzien benutzt werden könnten, geht fast ein Jahrhundert zurück.

Prinzip: Die Injektion des Virus direkt in den Tumor führt zur Transduktion einer bestimmten Zahl von Zellen, in denen virale Replikation stattfindet. In der Konsequenz werden die infizierten Zellen schließlich zerstört und virale Nachkommen werden freigesetzt, was die Ausbreitung der Infektion und einen Anstieg der Transfereffizienz erlaubt. Allerdings besteht die Herausforderung, die virale Replikation auf das Tumorgewebe zu begrenzen. Eine Strategie nutzt die Abhängigkeit entsprechend modifizierter replizierender Adenoviren vom Status des p53-Gens in der infizierten Zelle aus.

Antiangiogenetische und antiproteolytische Gentherapie

Diese Formen der Gentherapie unterscheiden sich von der Mehrzahl anderer, nicht-immunologischer Gentherapieansätze zur Krebstherapie insoweit, als die Produkte der entsprechenden Gene extrazellulär wirken. Dies entbindet von der Notwendigkeit, die Mehrzahl der Tumorzellen transduzieren zu müssen und erlaubt sogar, normales Gewebe, das häufig einfacher als der Tumor zu transduzieren ist, als Ziel des Gentransfers zu wählen. Inhibition der Angiogenese [Gefäßbildung] ist zu einem sehr viel versprechenden Ziel der Krebstherapie überhaupt und auch der Gentherapie geworden.

Exzessive Degradation und Umbauvorgänge der **extrazellulären Matrix [ECM]** sind entscheidende Punkte der Krebsprogression auf fast jedem Schritt vom ersten Zusammenbrechen der Basalmembran eines Primärtumors bis zum Wachstum etablierter Metastasen. Mit natürlichen Inhibitoren, z.B. Matrix-Metalloproteasen [MMPs] und den TIMPs [tissue inhibitor of metallproteinases], konnten dramatische Tumorreduktionen erreicht werden.

Medikamentenresistenz-Gene

Prinzip: Die Strategie des Transfers von Medikamentenresistenz-Genen [z.B. **Multiple-Medikamentenresistenz-Gen (MDR)**] zielt darauf ab, toxische Nebeneffekte der Chemotherapie zu verhindern, indem Normalzellen resistent für chemotherapeutische Toxizität gemacht werden. Dieser Ansatz versucht, das Problem zu lösen, dass die Zytotoxizität der Chemotherapie gewöhnlich nicht zwischen proliferierenden Normal- und Krebszellen unterscheiden kann.

Ganz besonders betroffen sind hämatopoetische Vorläuferzellen, was sich daran sehen lässt, dass die Knochenmarksuppression immer noch der dosislimitierende Effekt bei den meisten Hochdosischemotherapien ist.

Markerstudien

Obwohl nicht auf therapeutische Effizienz abzielend, gehören Studien, die durch den Transfer von Genen wie dem Antibiotikumresistenzgen Neomycinphosphotransferase Zellen markieren können, vielleicht zu den erfolgreichsten in der Gentherapie. Unter anderem konnte gezeigt werden, dass für Tumorrezidive bei autologer Knochenmarktransplantation häufig die eigenen unzureichend entfernten Tumorzellen verantwortlich sind. Weiterhin kann mit Markergenen die beste Methode der Elimination dieser kontaminierenden Tumorzellen in autologem, entnommenem Knochenmark ermittelt werden.

Monogenetische Erkrankungen

Monogenetische Erkrankungen sind das klassische Ziel der Gentherapie. Idealerweise wird ein defektes Gen, das zu einem bestimmten Krankheitsbild führt, durch Transfer einer gesunden Version kompensiert und die Krankheit dadurch geheilt.

Beispiel Schwere kombinierte Immundefekte: Diese Krankheitsgruppe hat besondere Bedeutung für die Gentherapie, da sie sowohl die Erkrankung des historisch ersten klinischen Gentherapieexperimentes als auch die Erkrankung des ersten erfolgreichen Gentherapieexperimentes mit Heilungen schwer kranker Patienten überhaupt beinhaltet. Der Überlebensvorteil genrestaurierter T-Lymphozyten ist wahrscheinlich einer der Gründe für den erfolgreichen Verlauf der Gentherapie von **X-SCID**, einer Erkrankung, die auf einem Defekt von γc-Zytokin-Rezeptor-Untereinheiten beruht und zu einer Immunmangelsituation führt, die die betroffenen männlichen Kinder zum Aufenthalt in keimfreien Sauerstoffzelten [**Bubble boys**] zwingt. Durch retroviralen Gentransfer wurde ex vivo ein gesundes Allel in Knochenmarksstammzellen transferiert und den Kindern reinfundiert. Mindestens 8 von 10 behandelten Kindern zeigten eine Korrektur der T-Zell-Defizienz und Besserungen der NK-Zell- und B-Zell-Aktivität, die nun bereits mindestens 5 Jahre anhält. Es traten keine opportunistischen Infektionen mehr auf, und die Kinder, deren einzige Rettung eine oft erfolglose Knochenmarkstransplantation ist, können ein normales Leben führen. Unglücklicherweise entwickelten drei der erfolgreich behandelten Jungen innerhalb von 3–5 Jahren nach der Therapie eine Leukämie, die chemotherapeutisch behandelt wurde. Ein Kind ist inzwischen verstorben. Letzten, inzwischen hochrangig publizierten Informationen zufolge hat im Rahmen der retroviralen Integration ins Wirtszellgenom eine Aktivierung eines möglichen Leukämiegens [LMO2] stattgefunden. Schon früher wurde vereinzelt die Gentherapie-assoziierte Tumorentstehung in Tierexperimenten beschrieben. Es wird eine strenge Nutzen-Risiko-Abwägung und Patientenaufklärung bei Verwendung integrierender Vektoren empfohlen. Es besteht die Möglichkeit, sich hier auch an den Indikationsstellungen für konventionelle Chemotherapie zu orientieren. Inzwischen wurde von einer zweiten unabhängigen Gruppe über eine erfolgreiche SCID-Gentherapie [mit ähnlicher Methode] bei 4 jungen Patienten berichtet.

Kardiovaskuläre Erkrankungen

Die meisten klinischen Studien versuchen über adenoviralen Transfer oder Transfer unverpackter DNA proangiogenetische [VEGF, FGF] oder antiproliferative Gene entweder in die Wände größerer Gefäße oder in Muskelgewebe zu bringen, um durch Gefäßwachstum oder Offenhalten großer Arterien die Blutzirkulation in gefährdeten Extremitäten und im Herzen zu verbessern. Gentransfer, wenn auch noch in unzureichendem Ausmaß, sowie Hinweise auf eine biologische Wirksamkeit in klinischen Studien wurden gefunden.

Infektionskrankheiten: AIDS

Eine ganze Reihe von klinischen Gentherapie-Studien wurde bereits durchgeführt und labormedizinische Reaktionen konnten festgestellt werden. Unter den Strategien sind solche zur Stärkung der körpereigenen Immunabwehr wie der adoptive Transfer von genmodifizierten, gegen HIV-infizierte Zellen gerichteten T-Lympho-zyten oder die Vakzinierung mit Genen, die für HIV-Bestandteile kodieren. Andere Strategien greifen an den verschiedenen Schritten des viralen Lebenszyklus an oder versuchen, die T-Zellen resistent gegen den HIV-Eintritt zu machen.

Neurodegenerative Erkrankungen

In einer ersten, noch nicht publizierten klinischen Studie zur Behandlung der Alzheimer-Krankheit [0,02–5 % Prävalenz] wurden Nervenwachstumsfaktor [NGF] produzierende Fibroblasten intrazerebral appliziert.

In der klinischen Testung war auch bereits ein gentherapeutischer Versuch zur Behandlung der **amyotrophen Lateralsklerose**. Der intrathekale Transfer von Zellen, die ex vivo mit einem neuralen Wachstumsfaktor transfiziert worden waren, erlaubte eine mindestens 17-tägige Sekretion des Transgenproduktes in die Rückenmarkflüssigkeit.

Unter den gentherapeutischen Strategien des Morbus Parkinson [0,1–1 % Prävalenz] findet sich der Transfer von L-Dopa oder Dopamin-transfizierten Zellen [Besserung von Verhaltensparametern bei Primaten], von Genen neurotropher Faktoren oder von anderen Genen, die einen dopaminergen Phänotyp produzieren.

Regulatorische Elemente

Die Bedeutung der **Expressionskontrollelemente** [EKE] für die erfolgreiche Anwendung der Gentherapie kann nicht genügend betont werden. Die Möglichkeit, Gene kontrolliert zu exprimieren und damit Proteine kontrolliert zu synthetisieren, stellt einen wichtigen Unterschied zu herkömmlichen Verfahren dar. Expressionskontrollelemente sind für die Expressionshöhe eines Gens in Abhängigkeit vom transfizierten Zelltyp verantwortlich. Damit besteht die Möglichkeit, die Transgenexpression z.B. auf den Tumor zu beschränken, selbst wenn mit dem Gentransfer auch Normalzellen getroffen wurden.

Gewebsspezifische Genexpression

Bei Säugetieren wird die für ein Protein kodierende DNA-Sequenz von der RNA-Polymerase II transkribiert. Um aktiv zu werden, muss das Enzym im Verbund mit Transkriptionsfaktoren an 5' vom Transkriptionsstart gelegene DNA-Sequenzen, die Promotorregion, binden. Weiter 5' oder auch 3' gelegene Enhancer haben zusätzlich Einfluss auf das Expressionsniveau des abgelesenen Gens. Bei identischem Genotyp haben die Zellen des Körpers teilweise sehr unterschiedliche Phänotypen, ein Phänomen, was vor allem in Unterschieden im Expressionsniveau der Gene begründet liegt. Welche Genloci in welchem Gewebe zu welchen Zeitpunkten aktiv sind, hängt von dem jeweiligen Satz an Transkriptionsfaktoren ab, über die ein Zelltyp verfügt. Promotoren oder Enhancer [EKE] werden für ein bestimmtes Gewebe oder einen Zelltyp als gewebespezifisch bezeichnet, wenn dort ein so spezifischer Satz an Transkriptionsfaktoren existiert, dass die EKE nur oder vorzugsweise in diesem bestimmten Zelltyp aktiv sind und das nachgeschaltete Gen aktivieren. Es ist von entscheidender Bedeutung für eine gentherapeutische Anwendung dieses Prinzips, dass ein gewebespezifischer Promotor

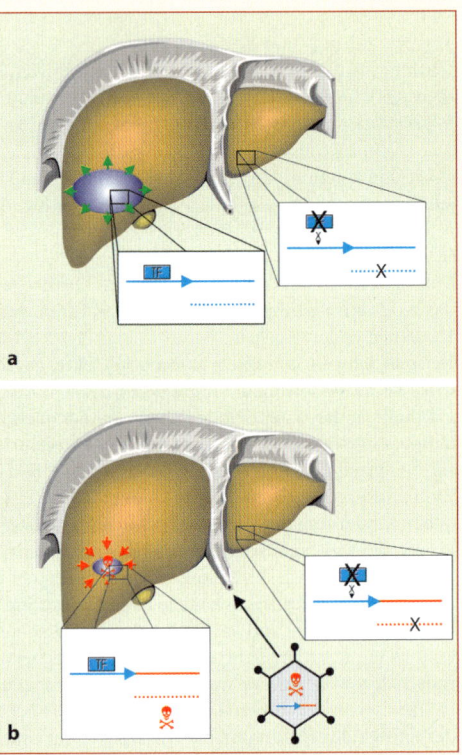

Abb. 1. Prinzip der gewebsspezifischen Genexpression. a Zunächst wird ein Promotor [durchgezogener blauer Pfeil] ermittelt, der im Tumor, nicht aber im Normalgewebe aktiv ist. Einen ersten Hinweis hierauf erhält man durch Expressionsunterschiede [Transkript = mRNA, gestrichelte blaue Linie] des jeweiligen dazugehörigen Gens [durchgezogene blaue Linie] in Tumor und Normalgewebe. Zwar sind der Kandidatenpromotor und sein Gen sowohl im Tumor als auch im Normalgewebe vorhanden, aber eine Genexpression ist nur im Tumor, der die notwendigen Transkriptionsfaktoren [TF] besitzt, möglich.

b Im nächsten Schritt wird der gefundene Promotor einem toxischen Transgen [rot] vorangestellt und diese therapeutische Kassette in einen Vektor eingebracht. Hierauf wird der Vektor in den Tumor eingebracht. Bei Applikation z.B. in ein zuführendes Gefäß wird zwar das gesamte Organ, also Tumor und Normalgewebe transduziert, aber die Expression des toxischen Transgens erfolgt nur im Tumor. Dadurch kann Tumorbehandlung ohne Nebenwirkungen für das behandelte Organ erreicht werden.

grundsätzlich ein heterologes Gen regulieren kann, das natürlicherweise von einem anderen Promotor exprimiert wird [Abb.1]. Die EKE vieler Gene sind heute gut charakterisiert, und für die meisten Gewebe sind auch mehr oder weniger gewebespezifische Promotoren bzw. Enhancer identifiziert worden.

Therapie-induzierbare Promotoren

Tumorspezifität ist auch durch Promotoren erreichbar, die chemotherapie- oder bestrahlungsinduzierbar sind. Die Promotoren für das Multi-Medikamentenresistenz-Gen MDR1, den bestrahlungsinduzierbaren Gewebsplasminogenaktivator [t-PA], das humane Hitzeschockprotein HSP70 oder das Glucose-regulierte Protein GRP78 sind in solche Stressantworten involviert und können als Therapie-induzierbare Promotoren eingesetzt werden.

Regulierbare Expression

Während bei der gentherapeutischen Behandlung von Krebs die Gewebsspezifität im Vordergrund steht, kommt bei Marker- und supportiven Studien und bei der Therapie nicht-tumoröser Erkrankungen der absoluten Höhe der Genexpression eine besondere Bedeutung zu. Eine Möglichkeit, von außen Einfluss auf das Expressionsniveau eines Transgens zu nehmen, bieten regulierbare Promotoren, z.B. das tet-System [am gebräuchlichsten, bisher noch nicht für klinischen Einsatz zugelassen], das Progesteron-System, das Rapamycin-System oder Systeme mit Designer-Transkriptionsfaktoren.

G

Der Vektor

DNA wird, von Ausnahmen abgesehen, ohne Hilfsmittel nur sehr schlecht von Zellen aufgenommen. Einer In-vivo-Anwendung nackter DNA steht außerdem die rasche Inaktivierung durch Nukleasen des Blutes entgegen. Es wurden daher Vektorsysteme entwickelt, die neben dem Schutz der DNA vor enzymatischem Abbau noch zwei weitere wichtige Aufgaben übernehmen:
- eine möglichst effiziente Aufnahme durch die Tumorzelle und
- die Gewährleistung, dass das Gen zunächst ins Zytosol und dann in den Zellkern gelangt.

Nicht-virale Methoden

Beispiel: Liposomen und Polymere: 87 [8,5 %] aller klinischen Gentherapiestudien verwenden kationische Liposomen, die wahrscheinlich die zurzeit wichtigsten nicht-viralen Vektoren sind. Versuche, die noch ungenügende Gentransfereffizienz kationischer Lipide und Polymere zu erhöhen, müssen drei wesentliche Barrieren überwinden: die Stabilität während und nach dem Herstellungsprozess, die extrazellulären und die intrazellulären Barrieren.

Kationische DNA-Komplexe binden an die negativ geladene Zellmembran und werden durch Endozytose aufgenommen. Wie auch bei viralen Vektoren wurde bereits ein Targeting durch Addition von Liganden für zelluläre Rezeptoren verwendet, um extrazelluläre Barrieren zu überwinden. Endozytotisch aufgenommene DNA bleibt nahezu im endosomalen Kompartiment, und es ist daher von höchster Bedeutung, dass die Freisetzung aus dem Endosom vor der lysosomalen Degradation beginnt. Nach dieser Freisetzung müssen die Nukleinsäuren zum Zellkern wandern. Da DNA im Zytoplasma nicht sehr stabil ist, muss der optimale Zeitpunkt für die Freisetzung der DNA aus dem Endosom und dem daraus resultierenden Verlust der Protektion vor Nukleasen bestimmt werden. Am Zellkern angekommen, muss eine weitere Hürde überwunden werden, da die nukleäre Aufnahme von DNA einer Länge von mehr als 250 Basenpaaren kaum möglich ist. Ein Erfolg versprechender Ansatz, um dieses Problem zu lösen, ist die Aufnahme **nukleärer Lokalisationssignale [NLS]** in die Liposomen.

Virale Vektoren

Virale Vektoren wurden in mehr als 70 % aller Gentherapiestudien eingesetzt. Anscheinend lassen sich die in Jahrmillionen der Evolution entwickelten Fähigkeiten der Viren, Wirtszellen zu infizieren, auch gentherapeutisch nutzen. Es ist natürlich eine Voraussetzung für einen letztlichen Erfolg, dass die viralen Eigenschaften nur so weit genutzt werden, wie sie zum Gentransfer gebraucht und alle darüber hinausgehenden Funktionen unterbunden werden können. Außerdem muss geprüft werden, ob die ebenfalls in Jahrmillionen entwickelten Abwehrmechanismen der infizierten Wirtszellen im Falle des therapeutischen Gentransfers umgangen werden. Aus Platzgründen wird hier nur ein Beispielvektor vorgestellt und bezüglich der Darstellung weiterer Vektoren auf Tabelle 2 verwiesen.

Tab. 1. Auswahl nicht im Text behandelter klinisch [wenn nicht anders erwähnt] gentherapeutisch behandelter Erkrankungen

Erkrankung	Gen	Vektoren	GT	Klin. Effekt	Ziele, Probleme
Zystische Fibrose	CFTR Rezeptor	Lipo, AAV, Ad	+	–	In-utero-GT
Duchenne Muskeldystrophie	Dystrophin	Plasmid	++	–	In-utero-GT
Adenosindesaminasemangel	ADA	Retro	+++	+	Langzeiteffekt
Septische Granulomatose	NADPase	Retro	+	–	Langzeitexpression
Hämophilie B	F IX	AAV	++	++	Langzeitexpression
Diabetes mellitus	Insulin	Lipo	ex vivo	präklin.	klinische Studie
Mucopolysaccharidose VII		Lenti	++	präklin.: ++	klinische Studie
Hypercholesterinämie	LDL-Rez.	AAV, Lenti, HD-Ad	++	präklin.: +++	klinische Studie
HNO-Tumoren	ohne E1B-55k	RCA	+	++	Kommerzialisierbarkeit?
Glioblastom	HSVtk	Retro-VPC	+	-	Erhöhung GT
Lungenkrebs	p53	Retro, Ad	+,++	+	Erhöhung GT
Melanom	Zytokine	Plasmid, Ad, Retro, Pocken	+	++	Vermarktung
Ovarialkarzinom	HSV-tk, anti-erbB-2	Ad	++	++	Erhöhung GT
Prostata-Ca	HSV-tk	Ad	-	++	Phase II-Studie
Blase	–	Vaccinia	+		Phase II-Studie

Abk.: RCA = Konditionell replikationskompetentes Adenovirus, VPC = Vektor-produzierende Zellen, GT = Gentransfer; weitere Abkürzungen s. Tab. 2

Tab. 2. Eigenschaften der wichtigsten gentherapeutischen Vektoren. Es wurden die derzeit verfügbaren Vektoren inklusive der Verbesserungen und Modifikationen der zurückliegenden Jahre berücksichtigt

	Gentransfer in ruhende Zellen	Langzeit-expression	Gentransfer in Tumoren	Immuno-genität	Akute Toxizität	Gefahr der Onkogenese	Zahl der klinischen Studien	Klinische Erfolge	Einfachheit der Herstellung
Adenoviren	+++	–	++	+++	++	–	260	++	+++
HD-Ad	+++	++	?	++	+	–	–	–	+
AAV	++	++-+++	+	(–)-+	–	+	27	++	++
Onco-Retroviren	–	+++	+	–	–	+++	261	+++	+++
Lentiviren	++	++-+++	+	+	+	+	?	–	++
HSV	++	+	++	+++	++	–	32	(+)	++
Vaccinia, Pocken	++	–	++	+++	+	–	109	(+)	+++
Chimäre Vektoren	+++	++-+++	?	+-+++	+-++	(–)-++	?	–	+
Liposomen	+	+	+	(–)-+	+	–	87	+	+++
Nackte DNA	+	+	+	–	–	–	162	+	+++
Bakterien	++		+	+++		–	3		+++

Abk. und Kurzcharakteristika: Lenti = Lentivirale Vektoren [HIV-abgeleitete Retroviren, die ruhende Zellen infizieren], AAV = Adenoassoziierte Virus-Vektoren [kleine apathogene Viren], HD-Ad = helferabhängige [*gutless*] adenovirale Vektoren [besitzen keine viralen Gene mehr], HSV = Herpes simplex-Virus-Vektoren [große neurotrophe Viren]; chimäre Vektoren: z. B. Retrovirusgenom innerhalb Adenovirusgenom, Transfer nackter DNA als unverpackte Plasmide oder gegebenenfalls mittels physikalischer Hilfsmittel, wie In-vivo-Elektroporation oder Genegun

Beispiel: Onco-Retroviren: Ein sehr populäres Gentransfervehikel, das in 27 % aller Gentherapiestudien eingesetzt wird und bei knapp der Hälfte aller behandelten Patienten verwendet wurde, sind Retrovirus-abgeleitete Vektoren, die gewöhnlich vom murinen Leukämievirus [MLV] stammen.

Das **Retrovirus** ist behüllt und besitzt einen inneren Core, der aus einer ikosahedralen [von 20 gleichseitigen Dreiecken begrenzten] Proteinschale, dem Kapsid, 2 Kopien der viralen genomischen mRNA und den drei zur Infektion benötigten Enzyme Protease, reverse Transkriptase und Integrase besteht. Diese viral kodierten Strukturen [gag und pol] bringt das Virus vom vorausgegangenen Zyklus in der letzten Wirtszelle mit.

Retrovirale Vektoren waren die ersten Vektoren, bei denen sämtliche viralen Gene von Vektor-produzierenden Zellen bereitgestellt wurden. Die retroviralen Vektoren selber enthalten nur noch die beiden Long Terminal

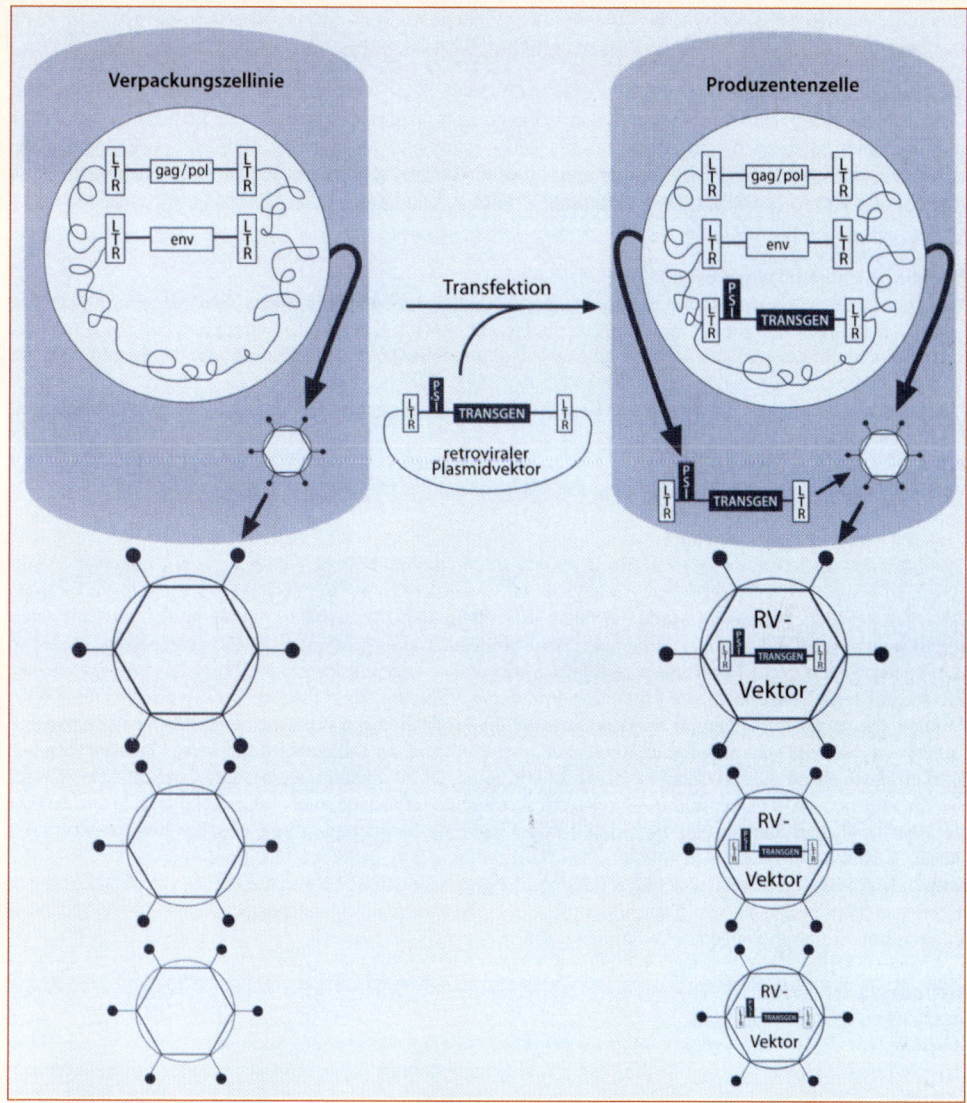

Abb. 2. Produktion retroviraler Vektoren. Links: Durch Transfektion mit entsprechenden retroviralen Plasmiden wird eine Verpackungszelllinie generiert, die nach Selektion stabil ins Genom integrierte retrovirale [gag/pol, env] Sequenzen besitzt. Die Expression retroviraler Sequenzen führt zur Produktion leerer Viruspartikel, da die retrovirale RNA nicht als virales Genom verpackt werden kann [fehlende Verpackungssequenz Psi]. **Rechts**: Die Transfektion der Verpackungszelllinie mit einem retroviralen, nur das Transgen [keine retroviralen Proteine] tragenden Plasmid führt zu dessen stabiler Integration. Aufgrund des vorhandenen Verpackungssignals auf dieser Sequenz kann die gebildete RNA als genomische RNA in die Virushüllen verpackt werden. Damit werden Transgen-tragende, replikationsdefiziente Viruspartikel gebildet. Die Auslagerung der retroviralen Gene auf die Verpackungszelllinie schafft außerdem erst den nötigen Platz für die Aufnahme des Transgens

Repeats [LTR] und das Verpackungssignal für das virale Genom, was ihnen die unerwünschte Replikationsfähigkeit auf den Zielzellen nimmt und außerdem den notwendigen Platz für das ebenfalls enthaltene Transgen schafft [Abb. 2].

Im Bereich der Krebsgentherapie wurden diese Vektoren klinisch vor allen Dingen für Ex-vivo-Transfer von Markergenen, Medikamentenresistenz-Genen und immunmodulatorischen Genen eingesetzt. Für den In-vivo-Gentransfer von Tumoren wurden anstelle der relativ niedrig titrigen Viren selbst Vektor-produzierende Zellen direkt in die Tumoren appliziert. Onco-Retroviren infizieren nur teilende Zellen, was ihre Verwendung für viele ruhende Zielgewebe und auch für die Tumortherapie [nur ein Teil der Zellen proliferiert] einschränkt. Die oben beschriebenen Fälle insertioneller Mutagenese erfolgten nach retroviralem Gentransfer.

Vektortargeting

Die zurzeit präferenziell verwendeten viralen Vektoren zum Gentransfer können eine Vielzahl von Zielzellen und Geweben infizieren. Wenn nur bestimmte Zellen getroffen werden sollen, kann es notwendig sein, die Oberfläche der Vektoren so zu modifizieren, dass die Zielzellen auf spezifischere Art infiziert werden. Dies kann durch Kopplung an zielzellspezifische Antikörper oder molekularbiologische Insertion der entsprechenden Gene in das Virusgenom erreicht werden.

Rechtliche und ethische Erwägungen

Experimentelle gentherapeutische Arbeiten werden durch das **Gentechnikgesetz [GenTG]** geregelt. Die klinischen Prüfungen unterliegen dem **Arzneimittelgesetz [AMG]**. Über die Genehmigung zur Durchführung von klinischen Studien entscheiden die lokalen Ethikkommissionen. Der Stellungnahme der Kommission für Somatische Gentherapie bei der Bundesärztekammer [BÄK] wird besondere Bedeutung beigemessen. Die BÄK hat außerdem Richtlinien für die somatische Gentherapie herausgegeben. Keimbahntherapie ist nach dem Embryonenschutzgesetz verboten.

Klinische Prüfungen müssen den Landesämtern für Gentechnische Sicherheit und dem Paul-Ehrlich-Institut oder dem Bundesinstitut für Arzneimittel- und Medizinprodukte gemeldet werden.

Zusammenfassung und Ausblick

Präklinische Gentransfers gibt es nunmehr schon seit 20 Jahren, klinische Gentherapie seit mehr als 15 Jahren. Eine Vielzahl von Vektoren und Transgenen wurde erfolgreich im Tiermodell getestet. Mehrere Vektoren und therapeutische Prinzipien wurden in mehr als 1000 Studien [Deutschland mit 64 Studien an dritter Stelle] klinisch geprüft. Das generelle Ergebnis dieser Studien ist, dass gentherapeutische Vektoren zumindest in den bisher eingesetzten Dosierungen gewöhnlich mit milder oder mittlerer akuter Toxizität toleriert werden, die reversibel ist. Eine erkennbare Effizienz wurde in der Mehrzahl der klinischen Studien gesehen. In einigen Studien konnte ein klarer Nutzen für den Patienten im Vergleich mit historischen Kontrollen oder in einigen Fällen auch im Vergleich mit internen Kontrollen festgestellt werden. Die besten Resultate in klinischen Studien sind anscheinend in all den Fällen erreicht worden, in denen die Zielerkrankung schon natürlicherweise gut für die Gentherapie geeignet war. Im Bereich der Krebsgentherapie ist hier als Beispiel die gute Erreichbarkeit der oberflächlichen Blasenkrebse für eine intravesikale virale Gentherapie zu nennen, die gute Erreichbarkeit von Hals-Nasen-Ohren-Krebsmanifestationen für intratumoralen Transfer replikationskompetenter Viren, die gute Infizierbarkeit des hepatozellulären Karzinoms durch adenovirale Vektoren oder des Glioblastoms durch Herpes simplex-Viren, die von Natur aus neurotrope Viren sind. Erfolg versprechende Resultate wurden bei den meisten immuntherapeutischen Studien gesehen, die nicht so stark wie andere Krebsgentherapien von einer hohen Effizienz des Gentransfers abhängen. Die neue bahnbrechende siRNA-Technologie begründet neue Hoffnungen auf eine effiziente Hemmung von Krebsgenen möglicherweise auch unter Verwendung gentherapeutischer Vektoren.

Auch im Bereich der Gentherapie monogenetischer Erkrankungen gab es einzelne Studien mit viel versprechenden Resultaten. Hervorzuheben ist die klinische Heilung mehrerer Jungen mit der schweren Immunmangelkrankheit X-SCID. Schließlich sind auch im kardiovaskulären Bereich Erfolg versprechende Studienresultate berichtet worden.

Trotz einzelner Erfolge kann aber von einem breiten Durchbruch der Gentherapie oder gar Einzug in den klinischen Alltag noch keine Rede sein. Das therapeutische Fenster der meisten gentherapeutischen Strategien ist anscheinend noch zu klein, um eine breitflächig überzeugende klinische Effizienz zu erlauben. Dies ist allerdings ein Problem, dem sich fast alle Formen medizinischer Therapie auf ihrem Weg zur Entwicklung einer routinemäßigen klinischen Behandlung ausgesetzt sehen. Dieses therapeutische Fenster kann erweitert werden, indem entweder weniger toxische therapeutische Prinzipien bzw. Vektorsysteme entwickelt werden, die es erlauben, die Dosis zu erhöhen, oder indem die Systeme effizienter gemacht werden, was eine höhere Wirksamkeit ohne Dosiserhöhung erlaubt. Gegenwärtig werden in der Gentherapie beide Wege verfolgt.

Die Zwischenschaltung mehrerer Schritte zwischen der Applikation einer aktiven Substanz und der Generierung eines beobachtbaren Effektes erlaubt ein ungewöhnlich hohes Maß an Freiheit der Regulation, was etwaige Nachteile dieser erhöhten Komplexität vermutlich kompensiert. Es ist möglich, sich mit den Methoden der Gentherapie in einem Grad an die Biologie der Zielerkrankung anzupassen, der bisher nicht erreichbar war. Auf diese Weise scheint die Natur tatsächlich bis zu einem gewissen Grad vorhersehbar und berechenbar zu sein, was die Voraussetzung für solche komplexeren therapeutischen Strategien ist.

gend die Genitalregion betreffen; von vielen Autoren werden die beiden Gruppen heute zusammengefasst, wobei den klassischen Geschlechtskrankheiten eine Sonderrolle eingeräumt wird; *s.u. Essay Geschlechtskrankheiten – Genitale Kontaktinfektionen S. 475*

Ge|schwürs|lei|den *nt*: → *Ulkuskrankheit*

Ge|sichts|fu|run|kel *m*: *s.u. Furunkel*

Ge|sichts|läh|mung *f*: → *Fazialisparese*

Ges|ta|ge|ne *pl*: *Syn:* gestagene Hormone; Hormone mit Progesteron-artiger Wirkung; *s.u. Essay Empfängnisverhütung und Familienplanung S. 343, Essay Klimakterische Störungen S. 805*

Ges|ta|gen|test *m*: *s.u. Östrogen-Gestagen-Test*

Ges|ta|ti|ons|di|a|be|tes *m*: *Syn:* Graviditätsdiabetes, Schwangerschaftsdiabetes; während der Schwangerschaft bestehende diabetische Stoffwechsellage; kann bereits vor der Schwangerschaft bestehen oder eine Erstmanifestation darstellen; die Klasse A der Einteilung nach White entspricht dem eigentlichen Gestationsdiabetes und enthält ca. 90 % aller Fälle; 50 % der Patientinnen entwickeln aber innerhalb der nächsten 15 Jahre einen klinisch manifesten Diabetes mellitus; sowohl die exakte Definition als auch die Diagnose des Gestationsdiabetes ist weiterhin umstritten; damit erklärt sich auch, dass die Häufigkeit mit 0,15 % bis fast 20 % angegeben wird; Einigkeit besteht aber darüber, dass Patientinnen mit Gestationsdiabetes eine gestörte Glukosetoleranz* aufweisen; da nicht alle Schwangeren einem oralen Glukosetoleranztest* unterworfen werden können, konzentriert man sich auf Patientinnen mit Risikofaktoren in der Anamnese [familiäre Belastung, Geburt eines makrosomen Kindes oder Kindes mit Fehlbildungen, Totgeburt, habitueller Abort, Alter] oder bei der Untersuchung [Übergewicht, Glukosurie, Hypertonie, Hydramnion]; wegen der 3–4fach erhöhten Morbidität und Mortalität von Kindern diabetischer Mütter, ist eine gute Einstellung des Blutzuckerspiegels [maximal 90 mg/dl nüchtern und 120 mg/dl 2 h postprandial] durch Ernährungsmaßnahmen und Insulingabe von größter Bedeutung; die Schwangere kann nach entsprechender Schulung selbst Blutzuckertagesprofile erstellen, sollte aber regelmäßig von einem erfahrenen Diabetologen gesehen werden; *s.a. Essay Diabetes mellitus S. 253*

Tab. G4. Gestationsdiabetes. Klassifizierung des Gestationsdiabetes (nach White 1978)

Klasse A	Blutzuckerkontrolle mit alleinigen Ernährungsmaßnahmen (unabhängig von Diabetesdauer und Diabetesmanifestation)
Klasse B	Klinisch manifester Diabetes, Beginn nach dem 20. Lebensjahr; Dauer < 10 Jahre, Keine vaskuläre Erkrankung
Klasse C	Beginn zwischen dem 10. und 20. Lebensjahr oder Krankheitsdauer von 10- 20 Jahren, Keine vaskuläre Erkrankung
Klasse D	Beginn < 10. Lebensjahr oder Dauer > 20 Jahre, schließt Patienten mit vaskulären Erkrankungen ein (Hypertonie, benigne Retinopathie, Arteriosklerose)
Klasse F	Nephropathie mit Makroproteinurie (> 0,5 g/24 h)
Klasse H	Koronarsklerose
Klasse R	Proliferative Retinopathie oder Glaskörperblutung

Ges|to|den *nt*: *Syn:* 13-Ethyl-17-hydroxy-18,19-dinor-17α-pregna-4,15-dien-20-in-3-on; gegenwärtig das wirksamste synthetische Gestagen; **Anw.:** hormonale Kontrazeption

Ges|to|se *f*: *Syn:* Gestationstoxikose, Schwangerschaftstoxikose; Oberbegriff für Erkrankungen, die nur im Zusammenhang mit einer Schwangerschaft auftreten; je nach dem Zeitpunkt des Auftretens unterschied man Frühgestose und Spätgestose, wobei Gestose und Spätgestose oft gleichgesetzt wurden; heute wird i.d.R. in Präeklampsie* und Eklampsie* unterteilt

Ge|trei|de|krät|ze *f*: *Syn:* Gerstenkrätze, Acarodermatitis urticarioides; Milbendermatitis durch die **Kugelbauchmilbe** [Pyemotes], die auf Stroh oder Getreide lebt; **Klinik:** Quaddelbildung und Juckreiz; evtl. Allgemeinsymptome [Fieber, Lymphknotenschwellung, Proteinurie, Ödeme]; **Therapie:** intern Antihistaminika, extern Corticoidsalbe oder -lotion

Ge|trei|de|staub|lun|ge *f*: *Syn:* Kornkäferlunge; exogen-allergische Alveolitis durch Einatmen von Geweben erhalten; es wird nur auf bestimme Reize Getreide; *s.a. Essay Lungen- und Atemwegserkrankungen durch Arbeit und Umwelt S. 1265*

Ge|um urbanum *nt*: → *Nelkenwurz*

Ge|we|be|plas|mi|no|gen|ak|ti|va|tor *m*: *Syn:* Fibrinokinase, Plasminogen human-Aktivator; bedeutendster physiologischer Aktivator der Fibrinolyse; tPA [tissue plasminogen activator] wird von Endothelzellen synthetisiert und ist in den meisten menschlichen Organen und Geweben enthalten; es wird nur auf bestimmte Reize und selektiv am Ort von Fibrinablagerungen oder Thromben aus den Endothelzellen in das Blut freigesetzt; in Abwesenheit von Fibrin ist tPA nur ein sehr schwach wirksamer Plasminogenaktivator und wird darüber hinaus durch Inhibitoren schnell inaktiviert und über die Leber eliminiert; bei Anwesenheit von Fibrin ist aufgrund einer stark erhöhten Affinität zum Substrat die Aktivität aber um das 1000–1500fache größer, was durch die Bildung eines thermodynamisch stabilen ternären Komplexes aus Fibrin, Plasminogen und tPA bedingt ist; diese hohe Affinität zum Plasminogen bewirkt eine effektive lokale Aktivierung der Fibrinolyse, während die Plasminogenaktivierung durch tPA im Plasma vergleichbar gering ist; für die Anwendung in der Lysetherapie* werden **rekombinante Gewebeplasminogenaktivatoren** [rPA, rtPA], wie z.B. Alteplase* oder Reteplase* verwendet; *s.u. Essay Akuter und rezidivierender Myokardinfarkt S. 1071, Essay Schlaganfall und zerebrovaskuläre Krankheiten S. 1423*

Ge|wer|be|akne *f*: *Syn:* Akne occupationalis; *s.u. Akne*

Ge|wichts|a|na|ly|se *f*: → *Gravimetrie*

Ge|win|de|loch *nt*: *s.u. Kortikalisschraube*

Ge|würz|bei|fuß *m*: → *Beifuß*

Gi|ar|dia lamblia *f*: *Syn:* Lamblia intestinalis; birnenförmiger Darmparasit, der in zwei Formen [Trophozoit; Zyste] auftritt; die Zysten wandeln sich nach oraler Aufnahme in Trophozoiten um, die sich im Darm vermehren und nach 3–4 Wochen wieder Zysten bilden, die mit dem Stuhl ausgeschieden werden; Giardia-Infektionen verlaufen asymptomatisch oder als Durchfallerkrankung; **Diagnose:** Zystennachweis im Stuhl; **Therapie:** Metronidazol*, Ornidazol*, Tinidazol* oral; *s.a. Essay Diarrhoe – entzündliche und nicht-entzündliche Formen S. 265, Essay Parasitosen S. 1217*

Gibert-Krankheit *f*: → *Pityriasis rosea*

Gicht *f*: *Syn:* familiäre Hyperurikämie; in Schüben verlaufende Erkrankung mit Erhöhung der Harnsäurekonzentration im Blut [Hyperurikämie]; die familiäre Hyperurikämie beruht auf einer angeborenen Störung des Purinstoffwechsels [**primäre Hyperurikämie**], die in 75–80 % der Fälle die Ausscheidung über die Niere beeinträchtigt und in 20–25 % zu einer vermehrten Harnsäurebildung führt; die Gicht bei **sekundärer Hyperurikämie** beruht dagegen nicht auf einer Stoffwechselstörung, sondern einer verminderten Ausscheidung oder erhöhten Bildung von Harnsäure und sollte deshalb besser als Hyperurikämiesyndrom bezeichnet werden; bei beiden Formen kommt es zu einer Ablagerung von Urat in bradytrophen Geweben [Knorpel, Knochen, Gelenkkapsel, Bänder, Sehnen] sowie in Nierengewebe; es gibt 4 Formen: **1. asymptomatische Hyperurikämie**: erhöhter Harnsäurespiegel, der zufällig entdeckt wird **2. akuter Gichtanfall**: entsteht durch Uratkristalle im Gelenkinnenraum und führt zu erheblicher Schwellung, Entzündung und Ergussbildung; beginnt meist nachts oder frühmorgens [i.d.R. nach üppiger Mahlzeit mit Alkoholgenuss] und ist extrem schmerzhaft; klassisch ist der Befall des Großzehengrundgelenkes [Podagra]; kann aber auch Knie- oder Daumengrundgelenk, Finger- und Handwurzelgelenke sowie das obere Sprunggelenk betreffen **3. interkritische Phase**: symptomfreies Intervall zwischen zwei Anfällen; die pathologischen Veränderungen sind aber progredient **4. chronische Gicht**: progrediente Zerstörung der Gelenke und benachbarter Knochenareale, Ausbildung von **Gichtknoten** [z.B. am Ohr], Entwicklung einer Gichtnephropathie

die **Diagnose** basiert auf Harnsäurespiegel, typischen Beschwerden, Nachweis von Uratkristallen in Gewebe oder Gelenkflüssigkeit; **Therapie**: Verringerung der Harnsäurebildung durch Nahrungsumstellung [Vermeidung purinreicher Lebensmittel, wie z.B. Schweinefleisch, Ölsardinen, grüne Bohnen] und Xanthinoxidasehemmer [Allopurinol]; Erhöhung der Harnsäureausscheidung durch Urikosurika [Probenecid, Benzbromaron]; im akuten Anfall Antiphlogistika [Indometacin, Ibuprofen, Acemetacin, Diclofenac], Colchicin und Corticosteroide; *s.u. Essay Gicht und andere Störungen des Purinstoffwechsels S. 487*

Gicht|ar|thri|tis *f*: → *Arthritis urica*

Gicht|ne|phro|pa|thie *f*: *Syn: Uratnephropathie, Gichtniere, Uratniere*; Nierenerkrankung und -schädigung bei chronischer Gicht; *s.u. Essay Gicht und andere Störungen des Purinstoffwechsels S. 487*

Gicht|nie|re *f*: → *Gichtnephropathie*

Gierke-Krankheit *f*: → *Glykogenose Typ I*

Gie|sin|ger Beiß *m*: → *Trombidiose*

Gieß|kan|nen|schim|mel *m*: → *Aspergillus*

Gifford-Zeichen *nt*: bei systemischer Sklerodermie, Basedow-Krankheit oder Myxödem kann das verdickte Oberlid nicht ektropioniert werden

Gift|jas|min *m*: → *Jasmin, falscher*

Gilbert-Meulengracht-Syndrom *nt*: → *intermittierende Hyperbilirubinämie Meulengracht*

Gilchrist-Krankheit *f*: → *nordamerikanische Blastomykose*

Gilchrist-Verband *m*: Schulter-Arm-Verband zur Ruhigstellung bei Verletzungen im Bereich des Schultergürtels

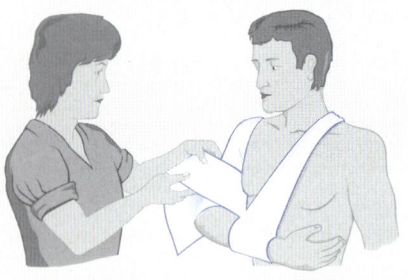

Abb. G10. Gilchrist-Verband

Gimbernat-Hernie *f*: *Syn: Laugier-Hernie*; Schenkelhernie* mit Bruchpforte im Ligamentum lacunare; *s.a. Essay Eingeweidebrüche/Hernien S. 577*

Gin|gi|va|hy|per|pla|sie *f*: *Syn: Zahnfleischhyperplasie, Gingiva hyperplastica, Fibromatosis gingivae*; sowohl hereditäre als auch durch exogene Faktoren [Hydantoin*] hervorgerufene bindegewebige Wucherung des Zahnfleisches; **Therapie**: Absetzen oder Vermeiden des auslösenden Agens; Zahnfleischexzision; Zahnsteinentfernung, tägliche Zahnfleischmassage

Gin|gi|vek|to|mie *f*: *Syn: Gingivoektomie*; Zahnfleischabtragung bei z.B. supraalveolären Taschen oder Zahnfleischhyperplasie

Gin|gi|vi|tis *f, pl -ti|den*: *Syn: Zahnfleischentzündung*; am häufigsten als akute **Gingivitis simplex** [Schmutzgingivitis] mit Rötung, Schwellung, Blutung beim Zähneputzen und evtl. Ulzeration oder **Gingivitis catarrhalis** mit Rötung und Blutungsneigung; Gingivitiden findet man besonders häufig während der Schwangerschaft [**Gingivitis gravidarum**, durch die verbesserte Durchblutung begünstigt] und als **HIV-assoziierte Gingivitis** [50 % der Patienten], evtl. mit Entzündung der Wurzelhaut [**HIV-assoziierte Periodontitis**]; die **hyperplastische** und **hypertrophische Gingivitis** sind oft schwer von einer Gingivahyperplasie zu unterscheiden; **Therapie**: Mundhygiene; eine spezifische Therapie ist praktisch nie erforderlich; *s.a. Essay HIV-Infektion – AIDS S. 625*

Gin|gi|vo|ek|to|mie *f*: → *Gingivektomie*

Gin|gi|vo|plas|tik *f*: *Syn: Zahnfleischplastik*; operative Wiederherstellung einer normalen Zahnfleischstruktur, z.B. bei Zahnfleischhyperplasie

Gin|gi|vo|sto|ma|ti|tis *f, pl -ti|ti|den*: *s.u. Stomatitis*

Gin|gi|vo|sto|ma|ti|tis herpetica *f*: *Syn: aphthöse Stomatitis, Stomatitis herpetica, Stomatitis aphthosa, Stomatitis maculo-fibrinosa*; akut verlaufende Erstinfektion durch Herpes-simplex-Virus Typ I [90 %] oder Typ II [10 %] mit schmerzhaften, stecknadelkopfgroßen Aphthen, die narbenlos abheilen; **Klinik**: Fieber, starke brennende Schmerzen, Speichelfluss, Mundgeruch, schmerzhafte Halslymphknoten; anfangs findet man Bläschen, später zahlreiche linsengroße Erosionen mit Fibrinbelag; **Therapie**: Betupfen mit Chromsäurelösung 5 % oder Gentianaviolettlösung 1 %; Virostatika [Aciclovir*, Idoxuridin*], Tetracainspray; *s.a. Herpes simplex*

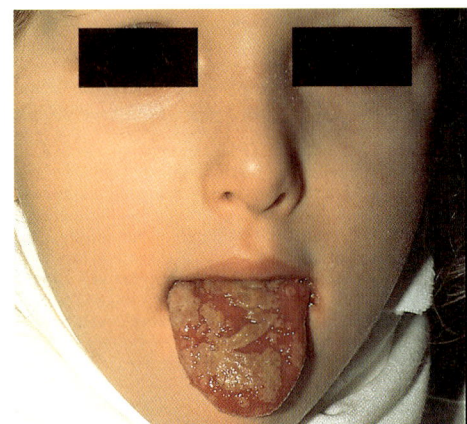

Abb. G11. Gingivostomatitis herpetica

Gink|go biloba *m*: *Syn: Fächerblattbaum, Gingkobaum, Mädchenhaarbaum*; Baum der Familie Ginkgoaceae; verwendet werden die **Gingkoblätter** [Gingko bilobae folium], aus denen **Ginkgo-biloba-Extrakt** gewonnen wird; er enthält Flavonoidglykoside, Ginkgolide und Bilobalide, die die Durchblutung fördern und die Erythrozyten- und Thrombozytenaggregation hemmen; **Anw.**: periphere und zentrale arterielle Durchblutungsstörungen, Claudicatio intermittens, Hirnleistungsschwäche [v.a. dementielle Syndrome bei primär degenerativer Demenz, vaskulärer Demenz und Mischformen], Schwindel, Tinnitus vaskulärer und involutiver Genese

Gin|seng *m*: *Syn: Panax ginseng, Panax pseudoginseng*; Staude aus der Familie der Efeugewächse [Araliaceae]; verwendet werden die Haupt-, Neben- u. Haarwurzeln [**Ginsengwurzel**, Ginseng radix], die Triterpensaponine [Ginsenoside] enthalten; sie stimulieren das Immunsystem, steigern die geistige und körperliche Leistungsfähigkeit und schützen vor Stress; neben den zwei Haupthandelssorten, dem **Weißen** und dem **Roten Ginseng**, werden 4 weitere Ginsengsorten, die nach ihren Herkunftsländern unterschieden werden, gehandelt: **chinesischer wilder** und **kultivierter Ginseng** sowie **koreanischer** und **japanischer Ginseng**; die am meisten geschätzte, oft sehr hoch bezahlte Wurzel des wildwachsenden chinesischen Ginseng ist sehr schwer erhältlich; die Sorten aus Korea und der Mandschurei werden ebenfalls sehr hoch bewertet, weniger hoch im Wert stehen die japanischen

Geschlechtskrankheiten – Genitale Kontaktinfektionen

R. Zangerle, P. Fritsch

G

Einleitung

Syphilis, Gonorrhoe, Ulcus molle, Lymphogranuloma venereum und das Granuloma inguinale wurden früher als **Geschlechtskrankheiten** [Venerea] zusammengefasst, vor allem weil in den Zeiten, als die „alten" Geschlechtskrankheitengesetze [Nachkriegszeit] erlassen wurden, nur diese als sexuell übertragbar erkannt worden waren. Nach und nach wurden aber mehr **sexuell übertragene Krankheiten** [*sexually transmitted diseases*, STD] bekannt, inzwischen wird die Bezeichnung **genitale Kontaktinfektionen** oder **sexuell übertragbare Infektionen** [*sexually transmitted/transmissible infections*, STI] oft bevorzugt.

Einige dieser Infektionen werden bei bestimmten Gruppen vorwiegend sexuell übertragen [z.B. Hepatitis B und Zytomegalievirus bei Erwachsenen] oder nur selten sexuell übertragen, aber gehäuft bei bestimmten Sexualpraktiken [z.B. Hepatitis A und Darminfektionserreger unter homosexuellen Männern]. Gemeinsam mit STI gelistet werden auch Krankheiten oder Erreger, bei denen die sexuelle Übertragbarkeit keine wesentliche [vulvovaginale Candidiasis] oder vermutlich keine Rolle [bakterielle Vaginose] spielt [s.u. Tab. 1].

In den 40-er Jahren des 20. Jahrhunderts wurden in vielen Ländern relativ strenge Geschlechtskrankheitengesetze erlassen, die u.a. eine Melde-, Untersuchungs-, Behandlungs- sowie eine Belehrungspflicht enthielten. In Deutschland ist seit 2001 das **Infektionsschutzgesetz** in Kraft, das die meisten der genannten Pflichten nicht mehr beinhaltet. **Namentlich meldepflichtig ist nur noch die akute Hepatitis B; HIV- und Syphilis-Infektionen müssen anonymisiert an das Robert-Koch-Institut [Berlin] gemeldet werden.**

Allgemeine Charakteristika sexuell übertragbarer Infektionen

Trotz der großen Vielfalt von Erregern [Treponemen, Chlamydien, Bakterien, Viren, Parasiten] und klinischer Symptome folgen die genitalen Kontaktinfektionen einer begrenzten Zahl von pathologischen Grundmustern [Tab. 1].

Gemeinsame Eigenschaften der meisten Erreger

- Weitgehende **Spezialisierung auf den Menschen**: Folgen sind Fehlen von Tierreservoirs, Notwendigkeit der Übertragung von Mensch zu Mensch; Ermangelung oder nur bedingte Verwertbarkeit von Tiermodellen.

Tab. 1. Syndrome durch sexuell übertragbare Erkrankungen und deren Erreger

Urethritis beim Mann [urethraler Fluor]	Gonokokken, Chlamydia trachomatis, Genitale Mykoplasmen [Mycoplasma genitalium, Ureaplasma urealyticum], Trichomonas vaginalis
Zervizitis [zervikaler Fluor]	Gonokokken, Chlamydia trachomatis selten: Herpes simplex
Vaginitis [vaginaler Fluor]	Trichomonas vaginalis, Candida albicans*, bakterielle Vaginose*
Genitale Erosionen/Ulzera [meist mit Lymphknotenschwellung]	Herpes simplex, Syphilis I selten: Haemophilus ducreyi [Ulcus molle], Lymphogranuloma venereum, Donovania granulomatis [Donovaniose]
Adnexitis [pelvic inflammatory disease]	Gonokokken, Chlamydia trachomatis, Teile der vaginalen Flora [Gardnerella vaginalis, Anaerobier, Haemophilus influenzae, Streptococcus agalactiae, gramnegative Stäbchen aus dem Darm], Mycoplasma hominis, Ureaplasma urealyticum
Sexuell erworbene Proktitis** [rektaler Fluor]	Gonokokken, Chlamydia trachomatis, Herpes simplex, Treponema pallidum, Darminfektionserreger [Proktokolitis]
Sexuell erworbene Systemerkrankungen	humanes Immundefizienzvirus [HIV], Hepatitis B-Virus [HBV], Syphilis II, III [Diagnose: Serologie]
Nicht als Syndrom klassifizierbar	Humane Papillomaviren [HPV, Condylomata acuminata], Scabies, Pediculosis pubis, Darminfektionserreger

* sexuelle Übertragung spielt eine unwesentliche [Candidiasis] oder unklare Rolle [bakterielle Vaginose]
** fast ausschließlich bei homosexuellen Männern

- Weitgehende **Spezialisierung auf die Genitalgegend** [Schleimhautepithel: Gonokokken, Scheidenmilieu: Trichomonaden, Haarquerschnitt: Pediculus pubis etc.].
- **Hohe Empfindlichkeit gegenüber physikalischen** [und meist auch **chemischen**] **Noxen**, insbesondere Austrocknung. Die Überlebenszeit der Erreger außerhalb des Organismus ist meist sehr kurz.
- **Relativ geringe Infektiosität** [gilt nicht für Herpes genitalis und Papillomavirus-Infektion!]: Voraussetzungen sind i.d.R. länger während physischer Kontakt ± Sekretaustausch und/oder mechanische Friktion und feuchtwarmes Milieu.
- **Mehrfach- und Mischinfektionen**: Da die Inkubationszeiten recht unterschiedlich sind, bleibt die „langsamere" Krankheit häufig zunächst unbemerkt. Daraus ergibt sich z.B. die Gefahr der unzureichenden Mitbehandlung einer noch nicht manifesten Syphilis durch die Gonorrhoe-Therapie [das Primärstadium der Syphilis wird unterdrückt, der Erkrankte kann direkt in die Latenzphase eingehen]. Ein anderes Beispiel ist die häufige Mischinfektion von Gonorrhoe und Chlamydien.

Eigenschaften von STI, die eine Bekämpfung erschweren

- Viele verursachen **keine Beschwerden** und können dennoch übertragen werden.
- Die meisten hinterlassen **keine protektive Immunität**. Bemühungen nach aktiven Immunisierungen sind bisher – mit Ausnahme der Hepatitis B – erfolglos geblieben.
- Virale STI [Condylomata acuminata, Herpes genitalis] **können nur beschränkt kausal behandelt werden**.
- Ihre **Verknüpfung mit dem Geschlechtstrieb** setzt die Wirksamkeit rationaler Aufklärung und prophylaktischer Bemühungen herab.

Psychologische Reaktionen

Ein erheblicher Teil von Patienten mit STI zeigen psychische Symptome, die nicht als Teil der Symptome der Infektionen, sondern als Reaktion auf die STI auftreten. **Die häufigsten Symptome sind Angst und depressive Verstimmung.** Sexuelle Aktivität kann zu Zeiten von Belastungssituationen [*life events*] vermehrt sein. Es gilt also nicht nur normale von psychopathologischen Reaktionen zu unterscheiden, sondern auch vorbestehende Zustände zu erfassen. Folgen von psychologischen Reaktionen können Partnerkonflikte, Konflikte mit der sozialen Umgebung und Konfliktsituationen mit dem Behandler oder Gesetz sein.

Um Einstellungen und Gründe für psychopathologische Reaktionen beim einzelnen Individuum beurteilen zu können, wurden Modelle beschrieben, die mindestens vier kategorische Zuschreibungen für STI enthalten:

- STI sind eine gerechte Folge von unüberlegtem sexuellen Verhalten und eine Strafe für sexuelle Sünden
- STI sind eine Konsequenz von individueller Unzulänglichkeit, die zu sexuell unüberlegtem Verhalten führt
- STI sind eine Konsequenz des Versagens von traditionellen sozialen Werten und rasantem sozialem Wandel
- STI sind nur das Resultat einer Exposition eines Individuums mit einem virulenten Pathogen

Es gibt eine Hierarchie mit abnehmendem Schuldgefühl von Zuschreibung 1–4 und eine gleichartige Hierarchie des Ausmaßes für das ein Individuum sich für die Infektion verantwortlich fühlt.

Epidemiologie

Aus der Verknüpfung mit dem Geschlechtsakt resultiert eine Reihe epidemiologischer Charakteristika aller STI. Bestimmend für die Ausbreitung in der Bevölkerung sind die de facto-Infektiosität des Erregers [d.h. dessen natürliche Infektiosität unter Einrechnung von Gegenmaßnahmen wie Kondomgebrauch, Impfungen etc.], die durchschnittliche Häufigkeit des Partnerwechsels, und die de facto-Dauer der Infektiosität [d.h. unter Einrechnung der Gegenmaßnahmen wie medizinische Versorgung, Partnermanagement etc.]. Diese Faktoren stehen miteinander in der Beziehung:

$$R = \beta \times C \times D$$

[R = Zahl der Neuinfektionen im Beobachtungszeitraum; β = Übertragungskoeffizient – Wahrscheinlichkeit der Übertragung pro Sexualkontakt; C = Zahl der Partner im Beobachtungszeitraum; D = durchschnittliche Dauer der Infektiosität].

Vulnerable Gruppen

Bestimmte Bevölkerungsgruppen haben ein deutlich höheres Infektionsrisiko.

- **Alter**: Inzidenzgipfel im frühen Erwachsenenalter [25–30 Jahre]
- **Geschlecht**: Lediglich im Alter unter 20 Jahren überwiegt das weibliche Geschlecht, danach stets das männliche

- **Regionale Faktoren**: Die Inzidenz von STI ist in Städten höher als auf dem Land und in Großstädten höher als in kleinen
- **Sozioökonomischer Status**
- **Prädilektion unterentwickelter Länder**
- **Berufliche Prädilektion**: Personen, die unter erzwungener zeitweiliger sexueller Enthaltsamkeit leben müssen [Militär, Schiffsbesatzungen, Fernfahrer, Migranten etc.]. Kondom benützende und oft von Amts wegen kontrollierte Prostituierte stellen keine herausragende Ansteckungsquelle dar
- **Männliche Homosexuelle**

Inzidenz und Prävalenz der genitalen Kontaktinfektionen

(Nach-)Kriegszeiten und Perioden gesellschaftlichen Umbruchs sind mit einem Anstieg der Inzidenz von Geschlechtskrankheiten verknüpft [Tab. 3]. Der letzte Inzidenzgipfel in den 70er-Jahren ist mit der „sexuellen Revolution"2 und dem Anstieg des Reiseverkehrs korreliert [Abb.1]. In den letzten 20 Jahren kam es in den westlichen Industrieländern bis vor kurzem zu einer Abnahme der Infektionszahlen vor allem der heilbaren STI. Ab Ende der 90-er Jahre wurde aber aus einzelnen Großstädten Europas, Nordamerikas und Australien eine starke Zunahme von Syphilis und rektaler Gonorrhoe bei homosexuellen Männern beschrieben. Seit 2000 hat sich dieser Trend auf die meisten westeuropäischen Länder ausgedehnt und verstärkt. Diese Zunahme an STI wird durch eine Zunahme von risikoreicher sexueller Aktivität verursacht. Eine plausible Erklärung für das risikoreichere sexuelle Verhalten bei homosexuellen Männern könnte eine Abnahme des Bedrohungsgefühls durch den Wandel von HIV/AIDS zu einer behandelbaren chronischen Krankheit sein.

Ob dies zur Erklärung ausreicht muss erst die weitere Entwicklung zeigen. Bisher folgt der dramatischen Zunahme der Syphilis bei homosexuellen Männern jedenfalls keine dementsprechende Zunahme an neuen HIV-Infektionen. Es ist möglich, dass es in dieser Population zu einer Zunahme von sexueller Aktivität und Verhaltensweisen gekommen ist, die Übertragungsrisiken für Gonorrhoe, Chlamydien und Syphilis bergen, aber nicht notwendigerweise für die HIV-Infektion. Als solche Verhaltensweisen seien ungeschützter Oralverkehr ohne Ejakulation sowie oral-anale Kontakte genannt.

Diagnose

❗ **Grundsätzlich ist jede genitale Kontaktinfektion Anlass, nach den anderen STI zu fahnden.**

Eine solche Alarmfunktion haben auch jene STI, deren Übertragungsmodus nicht ausschließlich durch Genitalkontakt erfolgt [z.B. Skabies, Hepatitis B, Kondylome].

Für Kondylome bleibt die **klinische Diagnose** [Tab. 4] die Domäne. Ähnliches gilt für Herpes genitalis, vor allem dann, wenn anamnestische Hinweise [Bläschen, rezidivierende Läsionen] vorliegen. In einigen Fällen

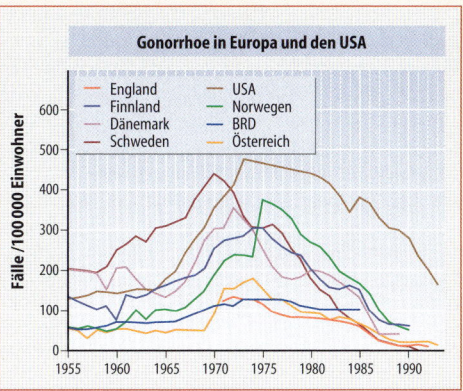

Abb. 1. Inzidenz der Gonorrhoe. Beachte den gleichmäßigen Verlauf mit dem Gipfel in den 70er-Jahren [Quelle: Reuter: Springer Lexikon Medizin, Springer Verlag 2004]

Tab. 2. Geschätzte **jährliche Neuinfektionen sexuell übertragbarer Infektionen [1999]**

	Neue Fälle (Millionen)	
	Weltweit	Westeuropa
HIV-Infektionen [2004]	5	0,03
Ulcus molle	7	< 0,001
Syphilis	12	0,14
Gonorrhoe	62	1
Chlamydien-Infektion	92	5
Trichomoniasis	174	11

Tab. 3. Meldungen von Geschlechtskrankheiten in Wien [1946–2001]

Jahr	Syphilis	Gonorrhoe	Ulcus molle	Lymphogranuloma venereum
1946	5.994	13.012	135	0
1951	420	2.709	3	0
1965	240	1.340	1	0
1970	397	3.462	2	0
1981	424	3.638	41	0
1988	163	1.299	3	2
1992	107	1.160	0	1
1997	167	291	0	0
1998	180	279	0	0
1999	130	311	0	0
2000	176	293	0	0
2001	228	413	0	0

G

[z.B. mehrere kleinere Ulzera] kann die Unterscheidung von einer Syphilis I schwierig sein, so dass ein Erreger-nachweis [**ätiologische Diagnose**] gefordert ist. Der kann manchmal misslingen, weil einerseits die Sensitivität für den Herpesnachweis für gängige Methoden [Tzanck-Test, direkte Immunfluoreszenz] < 80 % beträgt und andererseits die Luesserologie noch negativ sein kann und der Nachweis von Spirochäten im Dunkelfeld wegen antiseptischer Lokalbehandlung zuvor nicht gelingt. In diesen Fällen stellt man das **Syndrom der Genitalen Ulzera** [**Syndrom-Diagnose**] und behandelt empirisch [Tab. 4]. Für die Urethritis wird die Syndrom-Diagnose von der WHO für die Entwicklungsländer propagiert, aber auch in unseren Breitengraden kann dies sinnvoll sein [z.B. Urlauber, Durchreisende].

Urethritis beim Mann
Definition: Im Urethralsekret ≥ 5 Leukozyten in einem Gesichtsfeld der größten Vergrößerung [immer erfüllt, wenn sichtbares Sekret vorhanden].

G

Tab. 4. Prinzipielles zur Diagnostik von Geschlechtskrankheiten

	Klinische Diagnose	Syndrom-Diagnose	Ätiologische Diagnose
Definition	Identifikation der STI anhand der Symptome, basierend auf klinischer Erfahrung	Identifikation aller STI, die als Ursache des Syndroms infrage kommen, und Verab-reichung der empfohlenen Behandlung, basierend auf epidemiologischen Daten	Identifikation der Erreger mittels Labor-untersuchungen
Charakteristika	Auch bei erfahrenen Spezialisten nicht selten Fehldiagnose Übersehen von Mischinfektionen Surveillance ist schwierig	sofortige Behandlung Transmission und Komplikation verringert Syndrom-Surveillance möglich Abwägung der Behandlung möglichst vieler potentiell Infizierter [Sensitivität] gegenüber dem Risiko einer Überbehand-lung [Spezifität] Resistenz & Stigma	Tests können zeitlich [Zeitaufwand bis 1–2 Wochen] und finanziell [Kosten bis zu € 200] aufwendig sein Abhängig von Kompetenz des Labors
Beispiele	Herpes simplex Condylomata acuminata	Urethraler Fluor [= Urethritis] Genitale Erosionen/Ulzera [v.a. Entwick-lungsländer]	Syphilis HIV Hepatitis B Chlamydia trachomatis Gonorrhoe

Tab. 5. Antikörper- und direkter Erregernachweis zur Diagnose von sexuell übertragbaren Erkrankungen

	Antikörpernachweis	Direkter Erregernachweis
Syphilis	Cardiolipintests [RPR, VDRL] Spezifische Tests [TPHA, TPPA, MHA-TP, diverse EIA], Spezifität > 99 % Sensitivität aller Tests im Stadium I [Primäraf-fekt] < 75 %, ansonsten 99–100 %	T. pallidum kann in Kulturmedien nicht gezüchtet und in gefärbten Ausstrichpräpa-raten nicht erkannt werden. T. pallidum kann in Nativpräparaten im Dunkelfeld- oder Phasenkontrastmikroskop aufgrund typischer Form und charakteristischer Bewegungen nachgewiesen werden **Technik**: Reizsekret aus Ulkus [Syphilis I] oder erosiver Papel [Syphilis II] exprimieren und mit Kapillare oder Direktkontakt mit Deckglas auf Objektträger bringen. T. pallidum kann auch in der direkten Immunfluoreszenz nachgewiesen werden PCR nur in öffentlichen Labors in England verfügbar, keine kommerziellen Produkte
Chlamydia trachomatis	Nutzlos, Ausnahme: Lymphogranuloma venereum	Nukleinsäurenachweis mittels PCR oder SDA-Technik Methode der Wahl Material: Sekret oder Urin
Neisseria gonorrhoeae	Nutzlos	Intraleukozytäre Diplokokken im gefärbten Ausstrichpräparat [Methylenblau oder Gramfärbung] Kultur Methode der Wahl! Nukleinsäurenachweis mittels PCR, SDA [oder TMA]-Technik
HIV	ELISA + Westernblot Antikörper ab Tag 22 nach Infektion [nach ~1 Woche Symptome] nachweisbar	Nukleinsäurenachweis mittels RT-PCR, bDNA oder NASBA-Technik für Diagnose der akuten HIV-Infektion, positiv ab Tag 11. Kombinierte Antikörper/Antigen ELISA positiv ab Tag 16

Die Entzündung bleibt meist als **Urethritis anterior** beschränkt. **Symptome** sind **Prickeln und Brennen der Harnröhre**, das sich beim Urinieren verstärkt [**Dysurie**] und **schleimig-eitriger oder eitriger Ausfluss**. Asymptomatische Infektionen sind häufig.

> ❶ **Die Urethritis beim Mann ist die Spitze des Eisbergs der Infektionen durch Neisseria gonorrhoeae und Chlamydia trachomatis.**

Eine **spezifische Diagnose** soll angestrebt werden, weil es sich um eine meldepflichtige Erkrankung handeln und weil dies die Compliance und Partnersuche erleichtern kann. Urethralsekret wird mikroskopisch beurteilt und kulturell auf Gonokokken untersucht. Revolutionierend, inzwischen Routine geworden, ist der Nachweis von Gonokokken und Chlamydien aus der ersten Portion des Urins durch eine DNA-Amplifizierung mit PCR [z.B. Amplicor®] oder SDA [z.B. BD ProbeTec®] oder, weniger sensitiv, ein RNA-Nachweis mittels DNA-Hybridisierung [z.B. Gen-Probe®]. Nicht selten kann ein ätiogisches Agens nicht identifiziert werden, serologische Untersuchungen sind jedoch nie von Nutzen.

Persistiert die Urethritis oder rezidiviert sie ohne Reexposition (!) so kommen auch Trichomonaden infrage. Die Diagnostik der Urethrainfektion mit Trichomonas vaginalis liegt jedoch im Argen, weil das Nativpräparat nicht sehr sensitiv ist und andere Untersuchungsmethoden [Kultur, PCR] meist nicht zur Verfügung stehen.

Epididymitis

Eine **sexuell übertragene Epididymitis** ist üblicherweise von einer Urethritis begleitet, die häufig asymptomatisch ist. Bei Männern unter 35 Jahren sind deshalb **Neisseria gonorrhoeae und Chlamydia trachomatis die häufigsten Erreger**, bei homosexuellen Männern kann der insertive Partner auch Escherichia coli sexuell erwerben [Risikofaktor: chronisch bakterielle Prostatitis]. Im höheren Alter sind erworbene anatomische Pathologien [z.B. Prostatasteine, benigne Prostatahypertrophie] prädisponierend für eine Epididymitis, bei Kindern gilt gleiches [zugrunde liegende Strukturpathologien]. Erreger sind dann jeweils meist coliforme Bakterien oder Pseudomonas aeruginosa. Eine sofortige empirische Therapie muss vor dem Einlangen eines Erregernachweises eingeleitet werden.

Zervizitis [Zervikaler Fluor]

Das bei der Urethritis bereits Erwähnte [beim Mann ist die Urethritis die Spitze des Eisbergs der Infektionen durch Neisseria gonorrhoeae und Chlamydia trachomatis] gilt sinngemäß auch für Zervizitiden bei der Frau. **Die Zervizitis ist häufig asymptomatisch**, aber einige Frauen klagen über Ausfluss und/oder vaginale Blutung [z.B. nach Sexualverkehr].

Die mikroskopische Beurteilung von Zervikalsekret ist schwierig und deshalb auch nicht standardisiert [≥ 10 Leukozyten in einem Gesichtsfeld in der größten Vergrößerung ist nicht allgemein anerkannt]. Häufig ist eine persistierende oder rezidivierende mukopurulente Zervizitis nicht Folge einer Infektion, sondern eine unspezifische Entzündung, z.B. bei einer Ektopie. Deshalb ist die sensitivste und spezifischste Methode zur Abklärung einer Zervizitis erforderlich, am besten eignet sich der der Nukleinsäurenachweis von Neisseria gonorrhoeae und Chlamydia trachomatis mittels PCR oder SDA-Technik aus dem Harn [*s.a. Essay Entzündliche Krankheiten der weiblichen Beckenorgane*].

Vaginaler Fluor

Eine Vaginitis ist gewöhnlich assoziiert mit einem vaginalen Fluor und/oder Juckreiz/Irritation der Vulva; ein unangenehmer vaginaler Geruch kann vorhanden sein. Die drei häufigsten Erkrankungen, die mit vaginalem Fluor assoziiert sind, sind Trichomoniasis, bakterielle Vaginose [BV] und Candidiasis [s. Tab. 1]. Bei einem Teil der Frauen ist keine Laboruntersuchungen in der Lage, ein auslösendes Agens zu identifizieren, einerseits weil die Sensitivität der Nachweismethoden < 90 % liegt und andererseits die seltenen Krankheitsbilder der desquamativen entzündlichen Vaginitis und zytolytischen Vaginose in Frage kommen [*s.a. Essay Entzündliche Krankheiten der weiblichen Beckenorgane*].

Adnexitis [pelvic inflammatory disease]

Die **Adnexitis** umfasst ein Spektrum an entzündlichen Störungen des oberen weiblichen Genitaltraktes, einschließlich jeder Kombination aus Endometritis, Salpingitis, tubo-ovariellem Abszess und Peritonitis des Beckens. Sexuell übertragbare Erreger, besonders Neisseria gonorrhoeae und Chlamydia trachomatis sind in der Mehrzahl der Fälle involviert. Allerdings können auch Keime, die Teil der vaginalen Flora sein können, ebenso eine Adnexitis verursachen [*s.a. Essay Entzündliche Krankheiten der weiblichen Beckenorgane*].

Bei Jungfrauen ist die Adnexitis sehr selten zu finden und bei monogamen Frauen korreliert ihr Auftreten mit der Häufigkeit des Sexualverkehrs. Aufgrund der enormen Variation der Symptome ist die Diagnose der Adne-

Tab. 6. Diagnostische Merkmale und Management von vaginalen Infektionen

	Normale Vagina	Trichomoniasis	Candidiasis	Bakterielle Vaginose
Ätiologie	Lactobacillus vorherrschend	Trichomonas vaginalis	Candida albicans (91%), Candida glabrata (7%) und andere Candida species	Assoziiert mit Gardnerella vaginalis und diversen Anaerobier und Mycoplasmen
Typische Symptome	Keine	Reichlich Ausfluss (variabel!)	Jucken, Brennen der Vulva, Überempfindlichkeit der Vagina	Übelriechender, leicht vermehrter Ausfluss
Ausfluss Menge Farbe Konsistenz	Variabel; gering Klar oder weiß Flockig	Reichlich Gelb-grün (30%) Homogen, schaumig	Gering bis mäßig Weiß Bröckelig, adhärent	Mäßig Meist grau oder weiß Homogen, dünnflüssig***
Entzündung des Vaginalepithels	Keine	Vaginalepithel erythematös, Kolpitis macularis	Vaginalepithel erythematös, häufig Dermatitis der Vulva	Keine
pH der Vaginalflüssigkeit*	Meist ≤ 4,5	Meist ≥ 4,7	Meist ≤ 4,5	Meist ≥ 4,7***
Amin- (Fisch-)Geruch mit 10 % KOH	Fehlt	Kann vorhanden sein	Fehlt	Vorhanden***
Mikroskopie** Epithelzellen (EZ) Leuko per EZ Bakterien	Normal ≤ 1 Grampos. Stäbchen	Normal ≥ 1 Grampos. Stäbchen	Normal Variabel Grampos. Stäbchen	Clue cells*** ≤ 1 Gramvariable Kokkobazillen wenig Leukozyten; wenig Lactobacilli gegenüber reichlicher, gemischter Flora
Pathogen	–	T. vaginalis im Dunkelfeld/Phasenkontrastmikroskop; Sensitivität 80–90 %	Pseudohyphen in 80–90 %	
Standardtherapie	–	Metronidazol 2 g als Einzeldosis	Fluconazol 150 mg Einmaldosis Imidazolpräparat lokal	Metronidazol 500 mg 2× tgl. für 7 Tage Metronidazol Gel 1× tgl. für 5 Tage oder Clindamycin Creme 1× tgl. für 7 Tage
Standardtherapie des Partners	–	Metronidazol 2 g als Einzeldosis Screening für STI	Keine; Lokal Imidazolpräparat falls Balanitis	Keine; Screening auf STI?

*pH-Bestimmung nicht nützlich, wenn Blutbeimengungen vorhanden sind
**Um Pilzelemente festzustellen, ist das Vaginalsekret mit 10 % KOH zu versetzen; um andere Merkmale zu untersuchen wird das Vaginalsekret 1:1 mit 0.9 % NaCl vermischt; die Gramfärbung eignet sich auch sehr gut zum Erfassen von Pilzelementen und zur Unterscheidung der normalen Flora von der gemischten Flora der bakteriellen Vaginose, ist jedoch wenig sensitiv für T. vaginalis.
***Für die Diagnose bakterielle Vaginose müssen 3 dieser 4 Kriterien erfüllt sein.

xitis schwierig. **Viele Frauen haben diskrete oder milde Symptome, die nicht gleich an eine Adnexitis denken lassen.** Daraus folgt, dass eine Verzögerung der Diagnose und einer effizienten Therapie wahrscheinlich zu den entzündlichen Dauerfolgen beitragen. Eine laparoskopische Untersuchung würde eine akkurate Diagnose ermöglichen, deren Einsatz jedoch nicht gerechtfertigt erscheint, wenn die Symptome nur vage sind. Deshalb basiert die Diagnose einer Adnexitis meist auf klinischen Befunden, obwohl z.B. der positive prädiktive Wert einer klinischen Diagnose für eine Salpingitis im Vergleich zur Laparoskopie lediglich 65–90 % beträgt. Der positive prädiktive Wert einer klinischen Diagnose nimmt zu, wenn epidemiologische Charakteristika eine Infektion mit Neisseria gonorrhoeae oder Chlamydia trachomatis wahrscheinlich machen.
Eine **empirische Behandlung** sollte initiiert werden, wenn Frauen mit einem Risiko einer STD alle der folgenden **Minimalkriterien** erfüllen:

- Schmerzhaftigkeit des unteren Abdomens
- Schmerzhaftigkeit der Adnexe
- Schmerzhaftigkeit einer Bewegung der Zervix

Additive Kriterien, die die Diagnose einer Adnexitis unterstützen, sind:

- Kerntemperatur >38,3 °C
- Pathologischer vaginaler Fluor
- Erhöhte Blutsenkungsgeschwindigkeit
- Erhöhtes C-reaktives Protein
- Infektion der Zervix mit Neisseria gonorrhoeae oder Chlamydia trachomatis

Definitive Kriterien für die Diagnose einer Adnexitis sind in Einzelfällen gegeben, wenn folgendes vorliegt:

- Histopathologischer Hinweis für Endometritis
- Transvaginale Sonografie oder andere bildgebende Verfahren zeigen verdickte flüssigkeitsgefüllte Eileiter mit oder ohne freie Flüssigkeit oder tubo-ovarieller Abszess
- Laparoskopischer Befund einer Adnexitis

Genitale Ulzera/Erosionen

In Westeuropa kommen als infektiöse Ursache für genitale Erosionen/Ulzera ein **genitaler Herpes oder Syphilis I** in Frage, andere Erreger sind extrem selten. Das **klinische Bild** ist jeweils sehr charakteristisch, obwohl eine spezifische Diagnose, die auf Anamnese und klinischer Untersuchung allein beruht, nicht selten falsch ist. Die Ausprägung von klinischen Merkmalen, sowie die Rezidivrate eines genitalen Herpes hängen vom Virustyp, der vorherigen Immunität gegen autologes oder heterologes Virus, Geschlecht und Immunstatus des Wirtes ab. **Eine bestehende orolabiale Infektion mit Herpes simplex-1 [HSV-1] schützt offenbar vor einer sexuellen Übertragung eines genitalen HSV-1, nicht jedoch eines genitalen HSV-2, erhöht aber die Wahrscheinlichkeit einer asymptomatischen Übertragung von HSV-2** [70 % gegenüber 50 % bei HSV-1-Seronegativen]. Männer erwerben HSV-2 häufiger asymptomatisch als Frauen. Eine Infektion [Serokonversion] kann einer symptomatischen Erkrankung vorausgehen, welches im Management von Patienten hilfreich sein kann. Der Nachweis von HSV-2 spezifischen Antikörpern zum Zeitpunkt der ersten Präsentation von genitalen Läsionen kann zwischen einer frischen oder einer bereits länger zurückliegenden HSV-2 Infektion unterscheiden. Etwa 10–15 % der Patienten mit symptomatischer Erstinfektion mit HSV-2 zeigen keine äußerlichen Hautläsionen, sondern klinische Manifestationen, die allein auftretend nicht unmittelbar an genitalen Herpes denken lassen, wie Zystitis, Meningitis, Urethritis und Zervizitis.

Anders als bei Erstmanifestationen eines genitalen Herpes sind die Symptome und anatomischen Lokalisationen eines **rezidivierenden genitalen Herpes** auf die Genitalregion beschränkt. Die Symptome sind milder, betreffen häufig etwa 10 % der Fläche einer primären Infektion. Eine solche Episode kann 6–12 Tage dauern. Die meisten Patienten haben Prodromi, die vom milden Kribbeln bis zu seltenen Sakralneuralgien variieren können, 20 % haben Prodromi allein. Ähnlich der Erstmanifestation sind die Symptome des rezidivierenden genitalen Herpes bei der Frau stärker ausgeprägt [25 % haben Dysurie].

Häufig unterschätzt bzw. fehldiagnostiziert werden atypische Manifestationen eines rezidivierenden genitalen Herpes: lineäre Erosionen [DD: Trauma oder Candidiasis] oder nichtkonzentrische Erosionen ohne erythematösen Hof, sodass bei allen genitalen Läsionen eine Herpesinfektion mitberücksichtigt werden sollte. Wesentlich für die Morbidität ist die Häufigkeit der Rezidive, die nach einer Erstmanifestation von Jahr zu Jahr seltener werden [„ein Rezidiv pro Jahr weniger"], und bei HSV-2 wesentlich häufiger vorkommen als bei HSV-1 [0,33 Rezidive/Monat vs. 0,11]. Eine vorbestehende orolabiale Infektion mit HSV-1 scheint keinen Einfluss auf die Rezidivrate von HSV-2 zu haben. Eine Zunahme an Rezidiven bei Personen mit genitalem HSV-1 spricht für eine rezente Infektion mit HSV-2 [**genitaler HSV-1 schützt nicht vollständig vor HSV-2!**]. Subklinisches virales „Shedding" – an 2–3 % aller Tage – findet man bei 50–70 % der Personen mit genitalem Herpes in der Anamnese und gleich häufig auch bei Personen, die lediglich Antikörper gegen HSV-2 haben.

Gastrointestinale Syndrome

Sexuell übertragene gastrointestinale Syndrome schließen **Proktitis**, **Proktokolitis** und **Enteritis** ein [s. Tab. 1]. Eine Proktitis kommt vorwiegend bei Personen vor, die Analverkehr haben, eine Enteritis findet man bei Personen, deren Sexualpraxis auch oral-anale Kontakte umfasst. Die Proktokolitis kann über beide Wege erworben werden.

Die Proktitis ist gekennzeichnet durch rektalen Ausfluss, Tenesmen und Obstipation. Eine Proktokolitis liegt vor, wenn das Sigmoid mitbefallen ist, zusätzliche Symptome sind Durchfälle, Bauchkrämpfe und Fieber. Der rektale Fluor ist analog zum zervikalen/urethralen Fluor zu untersuchen, aber auch auf Syphilis I.

Tab. 7. Klinik, Diagnose und Therapie von Syphilis I und Herpes genitalis

	Syphilis I	Herpes simplex
Inkubationszeit	9–90 Tage	2–7 Tage
Primärläsion	Papel	Bläschen
Anzahl der Läsionen	Meist eine	Zahlreiche, können konfluieren
Durchmesser der Einzelläsion	5–15 mm	2–3 mm
Läsionsrand	Scharf begrenzt, erhaben, rund oder oval	Erythematös, bei Konfluenz polyzyklischer Rand!
Tiefe	Oberflächlich oder tief	Oberflächlich
Erosions-/Ulkusgrund	Glatt, nichteitrig, relativ gefäßarm	Serös, erythematös, gefäßarm
Induration	Hart	Keine Induration
Schmerzen	Selten	Häufig schmerzhaft
Lymphadenopathie	Hart, nicht schmerzhaft, bilateral	Hart, schmerzhaft, bei erster Manifestation häufig bilateral
Mikroskopie	Nachweis im Dunkelfeld oder mit Immunfluoreszenz nahezu immer möglich	Virusriesenzellen im Tzanck-Test [60 %], Antigennachweis mit Immunfluoreszenz [80 %]
Serologie	< 75 %	Sehr selten hilfreich
Kultur	Nicht möglich [außer Inokulation in Kaninchenhoden]	Zellkultur
Molekulare Amplifizierung	PCR experimentell	PCR experimentell
Therapie	2,4 Mill. IE Benzathin-Penicillin i.m. als Einmaldosis	**1. Episode**: Valaciclovir 1000 mg 2 × tgl. für 10 Tage Famciclovir 250 mg 3 × tgl. für 10 Tage In schweren Fällen Aciclovir i.v. **Rezidiv**: Valaciclovir 500 mg 2 × tgl. für 5 Tage **Supprimierung** [für mind. 1 Jahr]: Valaciclovir 500–1000 mg 1 × tgl. Famciclovir 250 mg 2 × tgl.
Therapie des Partners	2,4 Mill. IE Benzathin-Penicillin i.m. als Einmaldosis	Evaluation und Beratung

HIV Infektion *s.u. Essay HIV-Infektion/AIDS*

Genitale Warzen – Condylomata acuminata

Mehr als 20 HPV-Typen können den Genitaltrakt [einschließlich Zervix, Vagina, Urethra und Anus] infizieren. Die meisten HPV-Infektionen sind asymptomatisch, subklinisch oder bleiben unerkannt. Das Virus wird nach einigen Monaten meist wieder eliminiert, aber es gibt eine Minderheit, bei der die Infektion länger persistiert [high-risk-HPV, höheres Alter, HIV u.a.] und damit ein Risiko für zytologische Veränderungen gegeben ist. Sichtbare genitale Warzen werden meist durch die HPV-Typen 6 und 11 verursacht, die auch in Nase, Konjunktiva, Mundhöhle und Larynx vorkommen; gleichzeitige Infektionen mit multiplen Typen sind möglich. Im Unterschied zu perianalen Warzen findet man intraanale Warzen vorwiegend bei Personen mit rezeptivem Analverkehr.

Genitale intraepitheliale Neoplasien

Infektionen mit high-risk-HPV-Typen 16, 18, und viel seltener auch andere, **können bösartige Tumoren im Anogenitalbereich verursachen**. Dazu gehören:

- Das **Zervixkarzinom** und seine Vorstufen [zervikale intraepitheliale Neoplasien, CIN I–III, *s.a. Essay Neubildungen des Uterus*]
- Das **Vulvakarzinom** und seine Vorstufen [vulväre intraepitheliale Neoplasien (VIN), Bowenoide Papulose, Morbus Bowen] sowie das **verruköse Karzinom der Vulva** (Buschke-Löwenstein). Intraepitheliale Veränderungen im Bereich der Scheide [VAIN] sind zwar selten, werden aber leicht übersehen [*s.a. Essay Neubildungen von Vulva und Vagina*].
- Das **Analkarzinom** und seine Vorstufen [perianale und anale intraepitheliale Neoplasien (PAIN bzw. AIN), *s.a. Essay Neubildungen von Kolon, Rektum und Anus*].
- Das **Peniskarzinom** und seine Vorstufen [penile intraepiteliale Neoplasien (PIN)].

Derzeit gibt es international sehr unterschiedliche Empfehlungen über den Routineeinsatz eines HPV-Nachweises [Dot-Blot-Hybridisierung]. Mehrere Situationen werden für einen HPV-Nachweis für die Prävention des Zervixkarzinoms diskutiert: eine Triage von Patienten mit einem Befund PAP IIID [v.a. aber der seltene Befund PAP III], Kontrolle von CIN nach einer Konisation non in sano und ein primäres Screening in Kombination mit Zytologie. Erst weitere Studien werden den Weg weisen.

Therapie

Urethritis
Therapie der Wahl
- Gonokokken-Urethritis: Ceftriaxon 125 mg i.m. Einmaldosis
- Chlamydien-Urethritis: Azithromycin 1g oral Einmaldosis

> **!** Patienten mit Gonokokkeninfektion sind häufig [20–40 %] mit Chlamydien infiziert, weshalb eine routinemäßige Doppelbehandlung empfohlen wird [aber nicht vice versa!].

Dies hat möglicherweise für den an manchen Orten beobachteten Rückgang an Infektionen mit Chlamydien beigetragen.

Alternativen für Ceftriaxon sind andere 3. Generation Cephalosporine [gegen Chinolone zunehmend Resistenzen]. Bei einer **Urethritis ohne Gonokokkeninfektion** ist **Azithromycin** 1g als Einmaldosis das Mittel der Wahl [alternativ Doxycyclin 100 mg 2 × tgl. für 7 Tage]. Alle sexuellen Partner der letzten 60 Tage sollten evaluiert und behandelt werden, es sollte für 7 Tage kein Sexualverkehr erfolgen.

Für die Therapie einer **persistierenden oder rezidivierenden Urethritis** wird **Metronidazol** 2 g als Einmaldosis **und Erythromycin** Base 500 mg 4 × tgl. für 7 Tage empfohlen.

Epididymitis
- Neisseria gonorrhoeae und Chlamydia trachomatis wahrscheinlichste Erreger [Alter < 35 Jahre]: **Ceftriaxon** 250 mg i.m. als Einmaldosis **und Doxycyclin** 100 mg 2× tgl. für 10 Tage.
- Darmkeime wahrscheinlicher oder es besteht eine Cephalosporin- und/oder Tetrazyklinallergie: **Levofloxacin** 750 mg 1× tgl. für 10 Tage

Viele Patienten können ambulant behandelt werden. Sind die Schmerzen jedoch stark ist eine sofortige Hospitalisierung unumgänglich. Es gilt Diagnosen wie Abszess, Hodeninfarkt, Hodentumor, v.a. aber den akuten Notfall einer Hodentorsion, auszuschließen (Doppler-Ultraschall, Technetium-Szintigrafie). Die Hodentorsion ist dann zu erwarten, wenn es keine Hinweise für eine Entzündung oder Infektion gibt.

Zervizitis
Sinngemäß gilt das bei der Urethritis [s.o.] bereits Erwähnte.

Vaginaler Fluor
Die Therapie der drei häufigsten Erkrankungen ist in Tabelle 6 aufgelistet. Eine Trichomoniasis bedarf immer einer systemischen Therapie, bei gleichzeitiger Partnerbehandlung beträgt die Erfolgsrate 95 %. Ziel der Therapie der bakteriellen Vaginose ist die Befreiung von Symptomen unabhängig vom Status einer Schwangerschaft.

Adnexitis [Pelvic inflammatory disease]
Eine frühe, empirische antibiotische Therapie kann das Risiko einer Tubeninfertilität reduzieren. Zumindest die Einleitung der Therapie sollte in den meisten Fällen stationär erfolgen. Mehrere antibiotische Regime, die alle relevanten Keime abdecken, sind wirksam. Angeführt sind die Wichtigsten:
Intravenös:
- **Cefoxitin** 2 g i.v. alle 6 h **oder Cefotetan** 2 g i.v. alle 12 h **und Doxycyclin** 100 mg i.v. alle 12 h oder
- **Clindamycin** 900 mg alle 8 h und **Gentamycin** 1.5 mg/kg KG alle 8 h [Beginn mit 2 mg/kg]

Oral [ambulant]:
- **Levofloxacin** 500 mg 1 × tgl. für 14 Tage **und Metronidazol** 500 mg 2 × tgl. für 14 Tage oder
- **Ceftriaxon** 250 mg i.m. **und Doxycyclin** 100 mg 2 × 1 für 14 d **und Metronidazol** 500 mg 2 × 1 für 14 d

Eine Kontrolle des Nachweises von Neisseria gonorrhoeae und Chlamydia trachomatis sollte einen Monat nach Abschluss der Therapie erfolgen.

Genitale Ulzera/Erosionen

In der oralen Behandlung des genitalen Herpes wurde Aciclovir durch Famciclovir und Valaciclovir wegen besserer oraler Bioverfügbarkeit weitgehend verdrängt. Zahlreiche Therapieempfehlungen, gewonnen aus einer Mixtur von substantieller klinischer Erfahrung, Expertenmeinung, und einzelnen Studien für die Zulassung, sind vorhanden, darunter befindet sich widersprüchlich Anmutendes und leider fehlen auch „offizielle" Empfehlungen für orales Aciclovir 800 mg [s. Tab. 7].

Proktitis

Sind im rektalen Fluor Leukozyten, so ist auf jeden Fall folgende Therapie durchzuführen [weitere Therapie je nach Laboruntersuchungen]:

Ceftriaxon 125 mg i.m. als Einmaldosis **und Doxycyclin** 100 mg 2 × tgl. für 7 Tage **oder Azithromycin** 1g oral als Einmaldosis

HIV Infektion *s.u. Essay HIV-Infektion/AIDS*

Genitale Warzen – Condylomata acuminata

- **Das primäre Ziel einer Behandlung ist die Entfernung von sichtbaren Warzen.** Es gibt derzeit aber keine Daten über den Einfluss der Entfernung von sichtbaren Warzen auf den Verlauf einer HPV-Infektion [die Infektiosität kann, muss aber nicht abnehmen] und es gibt auch keine Studien, die belegen, dass die Behandlung von sichtbaren Warzen einen Effekt auf die Entstehung eines Zervixkarzinoms hat. Keine der verfügbaren Behandlungen ist einer anderen eindeutig überlegen, weshalb die Präferenz des Patienten und die jeweilige Erfahrung des Arztes/der Ärztin mit einer bestimmten Therapie gemeinsam über die Art der Therapie entscheiden. Die Therapie sollte gewechselt werden, wenn nach drei Behandlungen keine Änderung oder nach sechs keine vollständige Entfernung zu erzielen war. **Exophytische Warzen der Zervix dürfen nur von Experten behandelt werden!** Eine Nutzen-Risiko-Analyse sollte jede Warzenbehandlung begleiten, um Überbehandlungen zu vermeiden.

Verfügbare Therapien:
Durchführung durch Patient/in:
- Podofilox 0,5 % Lösung oder Gel [**cave** Schwangerschaft]
- Imiquimod 5 % Creme [**cave** Schwangerschaft]

Durchführung durch Arzt/Ärztin:
- Kryotherapie mit flüssigem Stickstoff
- Podophyllin-Harz [10–25 %, **cave** Schwangerschaft]
- Trichloressigsäure [80–90 %]
- Chirurgische Entfernung

Eine Partneruntersuchung wird nicht generell empfohlen, weil die Rolle der Reinfektion vermutlich gering ist, und bei Fehlen einer heilenden antiinfektiösen Therapie, eine Behandlung zur Reduktion einer Übertragung nicht realistisch ist. Partner können jedoch zweifellos von einer Untersuchung auf Warzen und andere STI profitieren. Frauen, deren Partner genitale Warzen haben, müssen unbedingt an die (6)–12-monatliche zytologische Untersuchung erinnert werden. Ehemänner, deren Frauen an einem invasiven Zervixkarzinom erkrankten, haben ein mäßig erhöhtes Risiko für Anal- und Peniskarzinom.

Vergewaltigung

- Alle Opfer einer Vergewaltigung sollten auf alle STI untersucht werden.
- Eine **prophylaktische Therapie** wird, ohne Ergebnisse abzuwarten, generell empfohlen; erstens weil sich Folgeuntersuchungen schwierig gestalten können und zweitens, eine prophylaktische Therapie zur Beruhigung beiträgt. Empfohlen wird:
  Ceftriaxon 125 mg i.m. als Einmaldosis **und**
  Azithromycin 1 g als Einmaldosis **und**
  Metronidazol 2 g als Einmaldosis **und**
  Beginn einer **Hepatitis B-Impfung**
- **Azithromycin** 1 g als Einmaldosis ist wirksam für die **Prävention der Syphilis**
- Die Durchführung einer **antiretroviralen Prophylaxe gegen HIV wird nicht prinzipiell empfohlen**, diese Entscheidung soll von Fall zu Fall getroffen werden.

Tab. 8. Präliminäre bzw. kontroversiell beurteilte Richtlinien im Management von STI

Schwangerschaft:
  STD-Screening in der Schwangerschaft
  Rolle eines universellen Screenings für bakterielle Vaginose
  Therapie der Syphilis [Penicillinallergie!]
  Therapie der Chlamydieninfektion

Sexueller Missbrauch:
  Verwendung molekularbiologischer Methoden bei sexuellem Missbrauch
  HIV postexpositionelle Prophylaxe

Syphilis:
  Mögliche Therapie der frühen Syphilis mit Azithromycin
  Evaluation des Verlaufs und der Therapie der Syphilis bei HIV-Infizierten
  Management der kongenitalen Syphilis bei gesunden Säuglingen mit niedrigem Antikörpertiter

Rolle der Anaerobier bei Adnexitis [pelvic inflammatory disease]

Management der rezidivierenden bakteriellen Vaginose

Optimale Dosierung von Virostatika bei Herpes genitalis

Rolle des HPV-DNA-Nachweises als primäres Screening bei pathologischem und fraglichem Zytologiebefund

Mikrobiologische Aspekte der rezidivierenden vulvovaginalen Candidiasis

Indikationen für Einzeldosis vs. multiple Dosis bei Chlamydieninfektionen

G

Prävention

Programme zur Kontrolle von STI basieren auf fünf wesentlichen Konzepten

1. **Aufklärung** über Verhaltensmaßnahmen zur Reduktion der Übertragung von STI
2. **Erfassung von asymptomatisch Infizierten und symptomatischen Personen**, bei denen es unwahrscheinlich ist, dass sie zeitgerecht eine adäquate Behandlung aufsuchen [z.B. Prostituierte]
3. **effektive Diagnose und Behandlung** von infizierten Individuen
4. **Evaluation, Behandlung und Beratung von sexuellen Partnern** von Personen mit STI
5. **Impfung** von Personen mit Risiko für eine STD, die mit einer Impfung vermeidbar ist.

Wenn durchwegs und korrekt verwendet, sind **Kondome** [für Männer, Latex] **ein effektiver Schutz gegen** solche **STI, die über genitale Sekrete bzw. Schleimhäute übertragen werden**, wie Gonorrhoe, Chlamydien, Trichomoniasis, HIV und Hepatitis B. Viele Kohortenstudien, auch solche mit serodiskordanten Partnerschaften, haben nachdrücklich den starken Schutz gegen die HIV-Infektion durch Kondomgebrauch bewiesen.
Kondome schützen weniger effektiv vor Infektionen, die über Haut-zu-Haut-Kontakt übertragen werden, wie Herpes simplex und humanes Papillomavirus [Kondome bedecken nicht alle exponierten Areale, jedoch wichtige].
Folgende **Empfehlungen für den richtigen Gebrauch von Kondomen** sollten gegeben werden:
- Vor jedem sexuellen Akt ein neues Kondom verwenden.
- Mit dem Kondom sorgfältig hantieren, um Schäden mit Fingernägeln, Zähnen oder anderen scharfen Gegenständen zu vermeiden.
- Das Kondom überziehen, wenn der Penis erigiert ist und vor jeglichem Genitalkontakt mit dem Partner.
- Sicherstellen, dass keine Luft in der Spitze des Kondoms eingefangen ist.
- Adäquate Lubrikation während des Sexualaktes sicherstellen, möglicherweise durch den Gebrauch von exogenen Lubrikantien.
- Nur Lubrikantien auf Wasserbasis verwenden. Lubrikantien auf Ölbasis [Vaseline, Massageöle, Cremes und Suppositorien u.a.] können Latex durchlässig machen.

Für Individuen mit Allergie gegen Latex [Gummiallergie] ist ein Kondom aus Polyurethan zu empfehlen. Auch das Kondom für die Frau [**Femidom**] ist aus Polyurethan, welches manche Frauen, trotz Unannehmlichkeit bei der Anwendung, wegen der Möglichkeit über Schutzmaßnahmen selber Kontrolle auszuüben, bevorzugen.
Der Einsatz von spermiziden Substanzen, wie Nonoxynol-9, **zum Schutz vor STI ist abzulehnen**. Nonoxynol-9 kann die Schleimhäute irritieren, sodass eine erhöhte Übertragung von STI möglich wird, zumindest für die HIV-Infektion ist dies belegt. Keine Daten existieren über die gemeinsame Verwendung von Nonoxynol-9 und Kondomen.

G

Im Prinzip sollten alle gegen **Hepatitis B** geimpft sein. Für Individuen mit einem erhöhten Risiko für STI gilt dies umso mehr, diese sollten auch gegen **Hepatitis A** geimpft werden.

Eine **jährliche Untersuchung auf Chlamydien** [DNA-Nachweis aus Urin] wird generell für alle sexuell aktiven Frauen bis zum 25. Lebensjahr empfohlen und sollte nach adäquater Therapie zur Reduktion von Adnexitis, ektopischer Schwangerschaft und Infertilität beitragen.

Die **Zirkumzision** schützt vor den meisten STI, zuletzt wurde in einer randomisierten Studie eine Reduktion der Transmission von HIV von 60% gefunden.

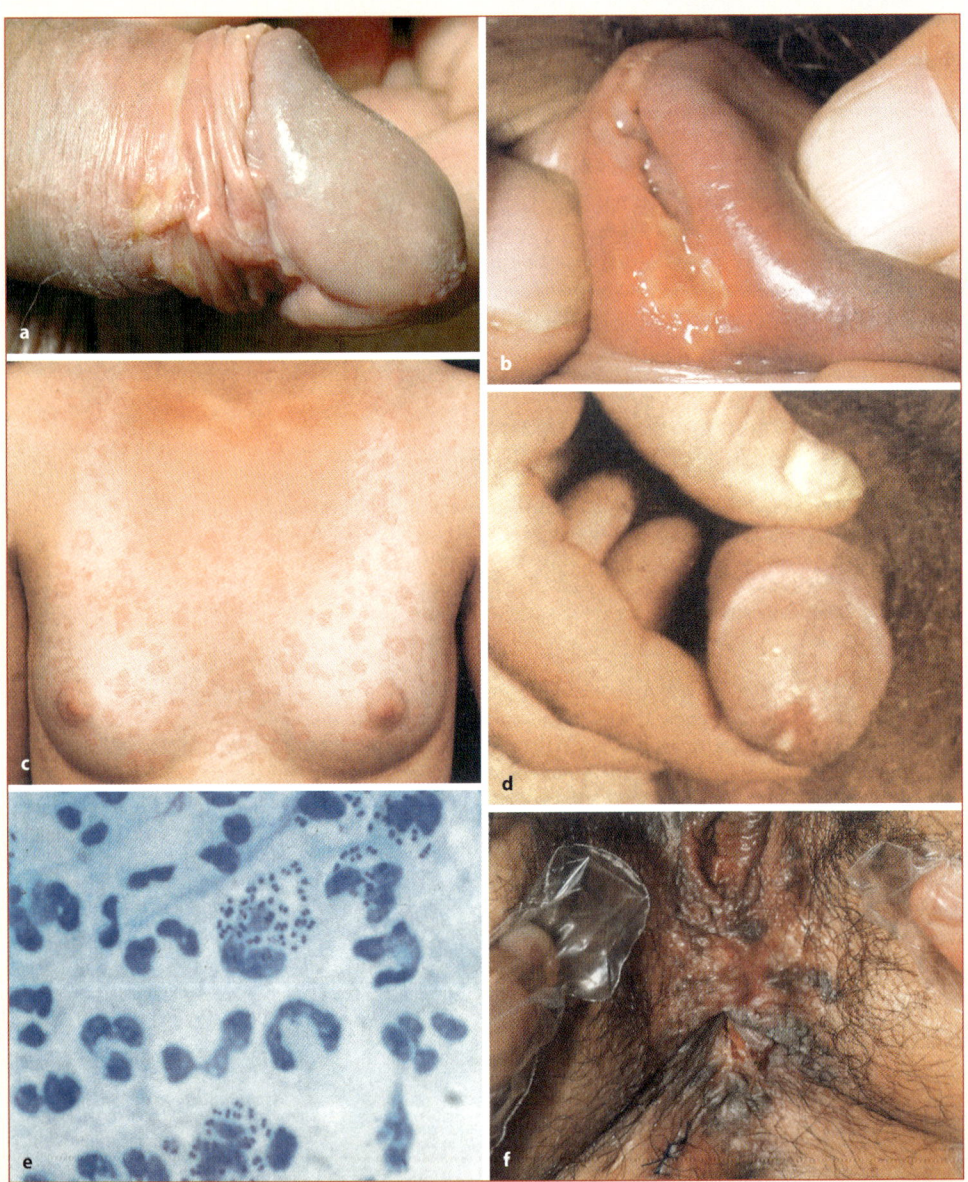

Abb. 2. Klinische Aspekte und Erreger genitaler Kontaktinfektionen. A Herpes genitalis [erosives Stadium]; B Syphilis I; C makulöses Exanthem bei Syphilis II [„Frühexanthem", DD: auch akute HIV Infektion!]; D eitriger Urethralausfluss bei Gonorrhoe; E mit Methylenblau gefärbtes Ausstrichpräparat bei Gonorrhoe mit intraleukozytären Diplokokken; F alte hyperpigmentierte Condylomata acuminata der Vulva [Quelle: A: Reuter: Springer Lexikon Medizin, Springer Verlag 2004; B–F: Fritsch: Dermatologie Venerologie, 2. Auflage, Springer Verlag 2004]

Gicht und andere Störungen des Purinstoffwechsels

W. Gröbner

G

Purinstoffwechsel

Purine werden mit der Nahrung aufgenommen oder im Organismus aus kleinen Bruchstücken aufgebaut. Als Endprodukt des Purinstoffwechsels entsteht beim Menschen Harnsäure. Ausgangssubstanz der Purinsynthese [Abb. 1] ist 5-Phosphoribosylpyrophosphat [PRPP], das mit Glutamin zu 5-Phosphoribosylamin reagiert. Dieser Schritt ist geschwindigkeitsbestimmend. Über eine Reihe weiterer Syntheseschritte entsteht Inosin-5-Phosphat [IMP], aus dem Adenosin-5-Phosphat [AMP] und Guanosin-5-Phosphat [GMP] hervorgehen. Ein weiterer Weg von IMP führt über Inosin, Hypoxanthin und Xanthin zu Harnsäure.

Untersuchungen zur Regulation der Purinsynthese ergaben, dass AMP, GMP sowie IMP den ersten Schritt der Purinsynthese, nämlich die Bildung von 5-Phosphoribosylamin aus PRPP und Glutamin im Sinne eines Feedback-Mechanismus hemmen. AMP und GMP hemmen auch ihre eigene Bildung aus IMP. Nach Produktion ausreichender Mengen von AMP, IMP und GMP wird die Neusynthese der Purine gebremst. Besondere Bedeutung bei der Aufrechterhaltung der intrazellulären Konzentration von AMP, IMP und GMP kommt den Enzymen Hypoxanthinguaninphosphoribosyltransferase [HPRTase] und Adeninphosphoribosyltransferase [APRTase] zu [Abb. 1, Reaktion 1 und 3].

Die Ausscheidung der gebildeten Harnsäure erfolgt zu 20–30 % über den Darm, der Hauptanteil wird über die Nieren eliminiert. Der renale Ausscheidungsmechanismus ist durch glomeruläre Filtration, tubuläre Rückresorption und tubuläre Sekretion gekennzeichnet.

Gicht

Definition

Gicht ist eine Krankheit, die meist als akute Monarthritis beginnt, nach symptomfreien Intervallen rezidiviert und allmählich in eine chronische destruierende Gelenkerkrankung übergeht. Tophi, Gichtgeschwüre, Uratnephropathie mit Niereninsuffizienz sowie Harnsäurenephrolithiasis stellen weitere klinische Manifestationen dar.

Ätiologie und Pathogenese

Ursache der Gicht ist die Hyperurikämie, d.h. eine Harnsäurekonzentration im Plasma oder Serum oberhalb des Normalbereichs. Zwischen Serum- und Plasmaharnsäurekonzentration kann bei Bestimmung mit enzymatischen Methoden kein Unterschied nachgewiesen werden. Unter Berücksichtigung der Löslichkeitsgrenze von Natriumurat im Plasma kann man die Hyperurikämie als eine Harnsäurekonzentration oberhalb 6,4 mg/dl definieren.

Eine Hyperurikämie entsteht, wenn Harnsäure vermehrt gebildet oder verringert ausgeschieden wird. In seltenen Fällen kombinieren sich beide Mechanismen [Tab. 1]. Die **familiäre Hyperurikämie** beruht bei der Mehrzahl aller Patienten [ca. 99 %] auf einer Störung der renalen Harnsäureausscheidung, nämlich der tubulären Harnsäuresekretion. Eine vermehrte endogene Harnsäuresynthese wird lediglich bei ca. 1 % aller Patienten beobachtet [verminderte Aktivität der

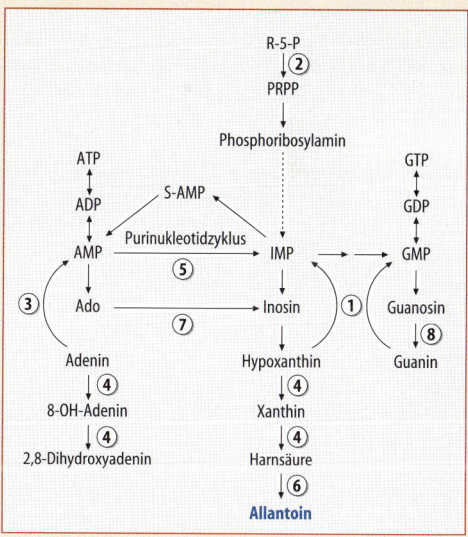

Abb. 1. Purinstoffwechsel. 1 = Hypoxanthinguaninphosphoribosyltransferase [HPRT-ase]; 2 = Phosphoribosylpyrophosphat [PRPP]-Synthetase; 3 = Adeninphosphoribosyltransferase [APRT-ase]; 4 = Xanthinoxidase; 5 = Myoadenylatdesaminase [MAD]; 6 = Rasburicase; 7 = Adenosindesaminase; 8 = Purinnucleosidphosphorylase; PRPP = 5-Phosphoribosylpyrophosphat; AMP = Adenosin-5-Phosphat, IMP = Inosin-5-Phosphat; GMP = Guanosin-5-Phosphat

Tab. 1. Einteilung der Hyperurikämien

Familiäre [primäre] Hyperurikämien

- Störung der tubulären Harnsäuresekretion [etwa 99 % aller Patienten]
- vermehrte endogene Harnsäuresynthese infolge von Enzymdefekten des Purinstoffwechsels [etwa 1 % aller Patienten]

Sekundäre Hyperurikämien

- vermehrte Harnsäurebildung, z.B. bei Leukosen, unter Zytostatikatherapie, bei einer hohen Purinzufuhr mit der Nahrung
- verminderte renale Harnsäureausscheidung [z.B. bei Niereninsuffizienz, unter Therapie mit Saluretika, Cyclosporin, Pyrazinamid]
- vermehrte Bildung assoziiert mit verminderter renaler Ausscheidung von Harnsäure [z.B. bei der Glykogenspeicherkrankheit Typ I oder bei reichlicher Zufuhr alkoholischer Getränke]

Tab. 2. Wichtige Ursachen und Beispiele sekundärer Hyperurikämien

Vermehrte Harnsäurebildung	Verminderte renale Harnsäureausscheidung
• chronische myeloische Leukämie	• Nierenkrankheiten
• Polycythämia vera	• Ketoacidose
• Osteomyelofibrose	– Fasten
• [sekundäre Polyglobulie bei Herz- und Lungenkrankheiten]	– entgleister Diabetes mellitus
• [hämolytische Anämien]	• Hyperlaktazidämien
• Glucose-6-Phosphatasemangel	– hohe Alkoholspiegel
• zytostatische Therapie und Bestrahlung	– Glucose-6-Phosphatasemangel
	• Arzneimittel
	– z.B. Saluretika, Cyclosporin, Pyrazinamid, Ethambutol
	• Vergiftungen, Blei

HPRTase: Kelley-Seegmiller-Syndrom; Überaktivität der PRPP-Synthetase] [Abb. 1, Reaktion 1 bzw. 2]. Von diesen familiären Hyperurikämien unterscheidet man **sekundäre Hyperurikämien** [Tab. 2].

Überschreitet die Harnsäurekonzentration in den Körperflüssigkeiten das Löslichkeitsprodukt, fällt Urat aus. Erfolgt dies unter Bildung von phagozytierbaren Mikrokristallen, kommt es zum **Gichtanfall**; bei chronischer Ablagerung entstehen **Tophi**.
Die **Uratnephropathie** kann primär als abakterielle interstitielle Nephritis aufgefasst werden; eine Pyelonephritis kommt häufig hinzu. **Harnsäuresteine** bei

Tab. 3. Häufigkeit des Befalls verschiedener Gelenke durch den ersten Gichtanfall

Gelenke	Häufigkeit
Großzehengrundgelenk	80 %
Sprunggelenk und Fußwurzel	10 %
Knie	5 %
Fingergelenk	3 %
Handgelenk	2 %
Gelenke der kleinen Zehen, Schulter, Hüfte und Ellenbogen	selten

der familiären Hyperurikämie ohne vermehrte renale Harnsäureausscheidung sind durch die Besonderheiten des tubulären Harnsäuretransports zu erklären. Bei vermehrter renaler Harnsäureausscheidung werden häufig Steine gebildet. Eine akute Harnsäuremehrausscheidung kann zu einer **akuten Harnsäurenephropathie** führen.

Anamnese
Die Gicht befällt Männer, meist im jungen und mittleren Lebensalter, selten Frauen nach der Menopause. Meist führt eine plötzlich auftretende Gelenkschwellung zur Konsultation des Arztes. Am häufigsten ist das Großzehengrundgelenk betroffen [Tab. 3]. Der erste Gichtanfall klingt in der Regel auch ohne Therapie wieder ab und macht völliger Beschwerdefreiheit Platz. Die Anamnese muss sich deshalb auch auf frühere Anfälle beziehen. Weitere anamnestische Fragen betreffen eine Nierenkolik, die der Gelenkgicht um viele Jahre vorausgehen kann, eine Bursitis [z.B. Bursitis olecrani] oder Tendovaginitis. Unerlässlich ist eine präzise Familienanamnese [Arthritis, Tophi, Nephrolithiasis, Niereninsuffizienz].

Symptome und Befund
Der typische **Gichtanfall** präsentiert sich als eine akute, mit unerträglichen Schmerzen einhergehende Monarthritis. Meist beobachtet man einen nächtlichen Beginn aus voller Gesundheit; Anfallsbeginn zur Nacht ist jedoch nicht obligatorisch. Neben dem Beginn aus voller Gesundheit kommen unspezifische, psychische, gastrointestinale und muskelrheumatische Prodromi vor. Auch die Ausbildung des Anfalls verläuft unterschiedlich

rasch; der Höhepunkt wird manchmal erst nach 36 Stunden erreicht. Neben Anfällen, die so schwer sind, dass der Patient die Bettdecke nicht verträgt, kommen auch leichtere Anfälle vor, bei denen deutliche Schmerzen nur bei Belastung des betroffenen Gelenkes empfunden werden. Auslösende Faktoren sind beispielsweise vermehrte Purinzufuhr mit der Nahrung, Alkoholexzesse und Traumata.

Der **Lokalbefund** besteht aus einer über die Gelenkgrenzen hinausgehenden Schwellung, Rötung und Überwärmung, extremer Palpationsempfindlichkeit sowie Einschränkung der passiven und aktiven Beweglichkeit. Selten entsteht durch Befall weiterer Gelenke ein polyarthritisches Krankheitsbild. Allgemeinreaktionen wie Fieber können das Krankheitsbild begleiten.

Die **chronische Gicht** ist durch Weichteil- und Knochentophi gekennzeichnet. Hauptlokalisation für Weichteiltophi sind Ohrmuscheln, Bursa olecrani und die Sehnenscheiden an der Streckseite der Finger.

Der Knochentophus liegt immer in der Nachbarschaft zu einem Gelenk; er kann das Gelenk zerstören, deformieren und den Knochen auftreiben.

Nicht selten sucht der Patient wegen einer Nierenkolik den Arzt auf [Schmerzen, Hämaturie, laborchemisch Erythrozyturie]. Eine Harnsäurenephrolithiasis kann der Gelenkgicht um Jahre vorausgehen.

Symptome der **Uratnephropathie** sind Proteinurie [kleiner 3 g/d], Leukozyturie, Erythrozyturie, Blutdruckerhöhung sowie ein langsam fortschreitender Nierenfunktionsverlust. Sekundäre Pyelonephritis und Harnsäurenephrolithiasis können die Nierenfunktionseinschränkung begünstigen.

Die **akute Harnsäurenephropathie** ist in der Regel Folge einer akut gesteigerten Harnsäurebildung mit Hyperurikämie und stark erhöhter renaler Harnsäureausscheidung. Sie ist durch eine rasch zunehmende Niereninsuffizienz gekennzeichnet und findet sich meist unter zytostatischer Behandlung oder Bestrahlungstherapie bei Patienten mit myelo- oder lymphoproliferativen Erkrankungen. Auch zu Beginn einer urikosurischen Therapie kann eine akute Harnsäurenephropathie auftreten, wenn nicht Vorsichtsmaßnahmen wie einschleichende Dosierung, ausreichende Flüssigkeitszufuhr und Harnneutralisierung beachtet werden.

Weitere Diagnostik

Ein Schema zur Diagnostik bei Hyperurikämie und Gicht ist in Tabelle 4 dargestellt. Die Diagnose der Gicht beruht auf der Anamnese, dem klinischen Befund, dem Nachweis von Uratablagerungen sowie einer Hyperurikämie. Das Ansprechen des Gichtanfalls auf Colchicin ist ebenfalls als diagnostisches Kriterium zu verwerten. Die Bestimmung der Serumharnsäure [2–3 Bestimmungen an verschiedenen Tagen zur Bestätigung der Diagnose Hyperurikämie] sollte aus dem Nüchternblut erfolgen. Dabei muss zur Bewertung des Ergebnisses die Arzneimitteltherapie berücksichtigt werden [Tab. 5]. Wird eine Hyperurikämie festgestellt, müssen weitere Maßnahmen zur Erkennung der Ursache der Hyperurikämie sowie zur Erkennung von klinischen Komplikationen einer erhöhten Serumharnsäurekonzentration getroffen werden [Tab. 6]. Bei jugendlichen Gichtpatienten, schwerer Verlaufsform einer Gicht oder rezidivierender Harnsäurenephrolithiasis sollte zum Nachweis einer vermehrten Harnsäurebildung neben der Serumharnsäure auch die Harnsäureausscheidung im 24-Stunden-Urin bestimmt werden [Normbereich unter Normalkost 500–600 mg/d].

Tab. 4. Diagnostik bei Hyperurikämie und Gicht

Eigenanamnese	Familienanamnese	Klinischer Befund
• akut aufgetretene Gelenkschwellung, evtl. früher akut aufgetretene Arthritiden oder Bursitis oder Tendovaginitis • Nierenkolik • reichlicher Gebrauch alkoholischer Getränke • Arzneimitteleinnahme z. B. Diuretika • Übergewicht	• Gicht bei männlichen Blutsverwandten väterlicher- wie mütterlicherseits • Nephrolithiasis • Niereninsuffizienz	• akute Monarthritis • evtl. Bursitis (z. B. Bursitis olecranii) oder Tendovaginitis • Tophi • Hypertonie

Laboruntersuchungen
Harnsäure im Serum und 24-h-Urin, Harnstatus, Harnstoff, Kreatinin, Elektrolyte, Lipide im Serum, Blutzucker, Differenzialblutbild

Technische Untersuchungen
• Röntgenaufnahme des betroffenen und kontralateralen Gelenks • Röntgenaufnahme der Vorfüße (Tophi?) • eventuell Gelenkpunktion zum Nachweis von Harnsäurekristallen • Ultraschall der Nieren, eventuell intravenöse Pyelographie

Eine Gelenkpunktion mit dem Nachweis von Harnsäurekristallen in den polymorphkernigen Leukozyten der Gelenkflüssigkeit kann diagnostisch notwendig sein und wird bei unklaren Gelenkschwellungen empfohlen. Im Polarisationsmikroskop ist der Harnsäurekristall bei Rotpolarisation negativ-doppelbrechend und parallel zur Kompensatorachse gelb, senkrecht dazu blau.

Harnsäure in Weichteiltophi lässt sich mithilfe der Murexid-Probe einfach nachweisen [Rotfärbung bei Erhitzen mit 1 Tropfen Salpetersäure].

Besondere diagnostische Bedeutung hat der röntgenologische Nachweis von Knochentophi. Sie kommen am häufigsten in den Großzehengrundgelenken und Fingergelenken, meist in Form runder Defekte ohne sklerosierten Randsaum vor. Die Knochentophi sitzen zunächst subchondral, erreichen bald die Gelenkflächen und zerstören sie.

Proteinurie, Leukozyturie, Erythrozyturie und Blutdruckerhöhung weisen auf eine Beteiligung der Niere bei Hyperurikämie hin. Wiederholte Untersuchungen des Harns auf Eiweiß und pathologische Sedimentbestandteile sowie die Bestimmung der Nierenretentionswerte und Serumelektrolyte sind notwendig. Eine Sonografie der Nieren, evtl. auch eine Pyelografie, ist ebenfalls empfehlenswert. Abgegangene Steine sind zu analysieren.

Differenzialdiagnose

Bei der Hyperurikämie ist differenzialdiagnostisch die familiäre Hyperurikämie von sekundären Formen abzugrenzen. Zum Nachweis des angeborenen Stoffwechseldefektes dienen die Familienanamnese und Verwandtenuntersuchungen [Tab. 4]. Sekundäre Hyperurikämien lassen sich durch Anfertigung eines vollständigen Blutbildes, Bestimmung der Nierenretentionswerte und Elektrolyte und den Harnstatus nachweisen. Unerlässlich ist eine präzise Arzneimittelanamnese.

Beim Gichtfall steht die Differenzialdiagnose der akuten Mon- oder Oligoarthritis im Vordergrund. Nahezu alle rheumatischen Erkrankungen können in einer dieser beiden Formen beginnen. Arthritis bei Gonorrhöe und anderen bakteriellen Infekten inkl. Borreliose und bei Viruserkrankungen sind ebenfalls in die Differenzialdiagnose einzubeziehen. Differenzialdiagnostische Probleme bereiten gelegentlich Schmerzen, Schwellungen, Rötungen und Überwärmungen, die nicht von einem Gelenk ausgehen, jedoch in der Nähe eines für einen Gichtfall sehr typischen Gelenks lokalisiert sind. So kann eine Phlegmone am medialen Vorfuß oder Fußrücken einem akuten Gichtfall ähnlich sein. Eine Bursitis an der Medialseite eines Großzehengrundgelenks, hervorgerufen durch mechanische Irritation oder einen Zustand nach Trauma, ist ein weiteres Beispiel.

Der Tophus ist differenzialdiagnostisch von Heberden-Knötchen [Fingerpolyarthrose], Rheumaknoten

Tab. 6. Wichtige Untersuchungen bei Hyperurikämie

Zur Diagnose bzw. Ausschluss sekundärer Hyperurikämien	• gesamtes Blutbild • Nierendiagnostik • Arzneimittelanamnese • ggf. spezielle Untersuchungen wie z.B. Lactatbestimmung im Serum
Zur Diagnose bzw. Ausschluss von Enzymdefekten des Purinstoffwechsels bei familiärer Hyperurikämie	• renale Tagesharnsäureausscheidung unter Normalkost oder standardisierten Ernährungsbedingungen, evtl. unter isoenergetischer purinfreier Formeldiät • Bestimmung der Aktivität von Schlüsselenzymen des Purinstoffwechsels [Hypoxanthinguaninphosphoribosyltransferase, 5-Phosphoribosylpyrophosphatsynthetase] aus Erythrozyten [Speziallaboratorien]
Zur Diagnose bzw. Ausschluss von Komplikationen einer Hyperurikämie	• Anamnese: Gichtanfälle?, Nephrolithiasis? • Tophi? [Weichteile, Knochen] • Uratnephropathie? • Nephrolithiasis? [Blutdruck, Harnstatus, Kreatinin, Harnstoff und Elektrolyte im Serum, Sonografie der Nieren, evtl. i.v.-Pyelogramm, Steinanalyse]
Zur Diagnose bzw. Ausschluss von weiteren Stoffwechselstörungen	• Cholesterin und Triglyceride im Serum • Blutzucker • Harnzuckerausscheidung im 24-Stunden-Urin, evtl. orale Glucosebelastung • HbA1c

Tab. 5. Einfluss von Arzneimitteln auf die Serumharnsäurekonzentration

Senkung des Serumharnsäurespiegels durch	Erhöhung des Serumharnsäurespiegels durch
• Xanthinoxidashemmer [Allopurinol] • Urikosurika • Salicylate [über 3 g/d] • Phenylbutazon in höherer Dosierung • Oxyphenbutazon in höherer Dosierung • Phenylindandion • Cumarine • Corticoide • Losartan	• Zytostatika • Saluretika • Salicylate [unter 3 g/d] • Phenylbutazon in niedriger Dosis • Oxyphenbutazon in niedriger Dosis • Probenecid in niedriger Dosis • Niridazol in niedriger Dosis • Nicotinsäure • L-Dopa • Pyrazinamid • Ethambutol • Methoxyfluran • Fructose-, Sorbit-, Xylit-Infusionen • Cyclosporin A

[chronische Polyarthritis], Xanthomen [familiäre Hypercholesterinämie], Fingerknöchelpolstern sowie Kalkknoten [Skerodermie, Dermatomyositis] abzugrenzen.

Bei der Differenzialdiagnose der Nephrolithiasis geben Serum- und Harndiagnostik sowie Ausscheidungsurografie wichtige Aufschlüsse. Bei röntgennegativen Konkrementen sind neben Harnsäuresteinen auch 2,8-Dihydroxyadenin- sowie Xanthinsteine differenzialdiagnostisch in Erwägung zu ziehen. Jeder abgegangene Stein sollte infrarotspektrometrisch analysiert werden, um ggf. eine gezielte Rezidivprophylaxe zu ermöglichen.

Die Differenzialdiagnose der Uratnephropathie umfasst in erster Linie die Nierenfunktionseinschränkung infolge Hypertonie, die chronische Glomerulonephritis, die chronische Bleinephropathie sowie die Niereninsuffizienz bei HPRTase-Mangel.

Therapie

Die Therapie der Gicht verfolgt 2 Ziele, nämlich einerseits die Behandlung des Gichtanfalls, andererseits die dauerhafte Senkung des Harnsäurebestands des Körpers.

Gichtanfall: Bei einem gesicherten Gichtanfall und normaler Nierenfunktion stellen nicht-steroidale Antiphlogistika wie z.B. Acemetacin*, Diclofenac* oder Indometacin* Mittel der 1. Wahl dar. Bei den zur Anfallsbehandlung benötigten hohen Dosen ist besonders auf unerwünschte Wirkungen zu achten. Nicht-steroidale Antiphlogistika sollten bis zum Abklingen des Gichtanfalls eingesetzt werden, in der Regel 3–4 Tage. Auch der selektive Cox-2-Hemmer Etoricoxib* in einer Dosierung von 120 mg 1× täglich ist in der Behandlung des akuten Gichtanfalls wirksam. Die entsprechenden Kontraindikationen, insbesondere nach den Erkenntnissen über das erhöhte kardiovaskuläre Risiko von Cox-2-Hemmern, sind dabei zu beachten. Bei Patienten mit Niereninsuffizienz, eingeschränkter Leberfunktion sowie Patienten mit erhöhtem Risiko für gastrointestinale Nebenwirkungen sollten nicht-steroidale Antiphlogistika nicht eingesetzt werden.

Bei diagnostisch nicht gesicherten Fällen empfiehlt sich der Einsatz von Colchicin*. Man gibt im Verlauf von 4 Stunden 4 mg Colchicin oral [z.B. Colchicum Dispert® 0,5 mg], dann in Abständen von 2 Stunden 0,5–1,0 mg. Die Höchstdosis beträgt am 1. Tag 6–8 mg. Nach eindeutiger Besserung reduziert man die Dosis rasch. Treten Diarrhöen auf, lassen sie sich meist unter Fortsetzung der Colchicinverabreichung durch geeignete Mittel [Loperamid*, Tinctura Opii] beherrschen. Bei Fällen, die nicht spätestens am 2. Tag eine Besserung erfahren, sollte Colchicin mit Glucocorticoiden kombiniert werden.

Bei Patienten mit eingeschränkter Nierenfunktion, bei denen Colchicin wegen der Kumulation und der damit verbundenen erhöhten Toxizität ungeeignet ist und ein nicht-steroidales Antiphlogistikum zu einer weiteren Verschlechterung der Nierenfunktion führen könnte, empfiehlt sich zur Behandlung des Gichtanfalls von vornherein der Einsatz von Glucocorticoiden. Glucocorticoide gibt man über 4 Tage, beginnend mit 40 [30–50 mg] Prednisolon-Äquivalent per os am 1. Tag, 30 mg am 2. Tag, 20 mg am 3. Tag und 10 mg am 4. Tag]. In besonders schweren Fällen kann die initiale Dosis auch über mehrere Tage beibehalten werden.

Dauertherapie der Hyperurikämie: Die Langzeittherapie der Hyperurikämie strebt eine dauerhafte Senkung des Harnsäurebestandes des Körpers an. Behandlungsziel ist eine Senkung des Serumharnsäurespiegels auf einen Wert von 5,0–5,5 mg/dl. Neben diätetischen Maßnahmen als Basistherapie stehen hierzu Arzneimittel zur Verfügung, die entweder die Harnsäurebildung hemmen [Urikostatika] oder die renale Harnsäureausscheidung erhöhen [Urikosurika]. Auch eine fixe Arzneimittelkombination steht zur Verfügung [Tab. 7]. Da zu Beginn einer medikamentösen harnsäuresenkenden Therapie gehäuft Gichtanfälle auftreten können, sollte etwa 3–6 Monate lang eine Colchicinprophylaxe [0,5–1,0 mg/Tag] durchgeführt werden.

Bei einer asymptomatischen Hyperurikämie bis etwa 9–10 mg/dl sind lediglich Ernährungsempfehlungen angebracht. Erst bei Serumharnsäurewerten über 9–10 mg/dl oder bei Vorliegen von klinischen Komplikationen einer Hyperurikämie [z.B. Gichtanfälle, Nephrolithiasis] besteht die Indikation für zusätzliche medikamentöse Maßnahmen. Bei sekundären Hyperurikämien steht [soweit möglich] die Behandlung der Grunderkrankung im Vordergrund.

Ernährungstherapie: Die Ziele der Ernährungstherapie sind in Tabelle 8 dargestellt. Hyperurikämischen Patienten wird empfohlen, täglich nur einmal Fisch, Fleisch oder Wurst [100–150 g] zu essen und Innereien zu meiden. Die Eiweißzufuhr von 12–15 Energieprozent muss vor allem in Milch- und mageren Milchprodukten bestehen. Auch Kartoffeln und Mehlprodukte sind nicht eiweißarm. Bei den diätetischen Vorschriften darf man nicht nur auf den Puringehalt eines Nahrungsmittels pro Gewichtseinheit achten, sondern man muss vielmehr auch den Puringehalt pro Energieeinheit oder pro Portion in Rechnung stellen.

Die Normalisierung des Körpergewichts bei Übergewicht sowie die Einschränkung der Alkoholzufuhr sind weitere Grundvoraussetzungen einer erfolgreichen diätetischen Therapie. Durch eine Wasserzufuhr von 2 Litern, bei heißem Wetter mehr, kommt die urikosurische Wirkung der Diurese zum Tragen.

Tab. 7. Maßnahmen zur Senkung der Serumharnsäurekonzentration

Maßnahme/Arzneimittel		Dosis	Nebenwirkungen
Diät			
Urikostatikum	Allopurinol	1 × tgl. 200–300 mg, Reduktion der Dosis bei eingeschränkter Nierenfunktion	gastrointestinale Störungen, allergische Reaktionen, Vaskulitis, generalisierte Allopurinolüberempfindlichkeitsreaktion, sehr selten granulomatöse Hepatitis
Urikosurika	Benzbromaron	1 × tgl. 25–100 mg, einschleichende Dosierung	gastrointestinale Störungen, Leberschäden, allergische Reaktionen, Kopfschmerzen, vermehrter Harndrang
	Probenecid	1–3 g/d, auf 3 Einzelportionen verteilt, einschleichende Dosierung	gastrointestinale Störungen, allergische Reaktionen, sehr selten nephrotisches Syndrom
kombinierte Behandlung	Kombination aus 100 mg Allopurinol und 20 mg Benzbromaron	1 × tgl. als Einmaldosis	gastrointestinale Störungen, allergische Reaktionen
Urikolytikum	Rasburicase	0,20 mg/kg KG i.v.	Fieber, Erbrechen, Durchfall, allergische Reaktionen

Tab. 8. Ernährungstherapie bei Hyperurikämie und Gicht

- Verringerung der Purinzufuhr mit der Nahrung
- Normalisierung des Körpergewichts bei Übergewicht
- Einschränkung des Alkoholkonsums
- ausreichende Flüssigkeitszufuhr

Tab. 9. Richtlinien für die Dosierung von Allopurinol bei eingeschränkter Nierenfunktion

Kreatinin-Clearance [ml/min]	Erhaltungsdosis von Allopurinol
0	100 mg jeden 3. Tag
10	100 mg jeden 2. Tag
20	100 mg täglich
40	150 mg täglich
60	200 mg täglich
80	250 mg täglich
≥ 100	300 mg täglich

Arzneimitteltherapie

Allopurinol hemmt die Xanthinoxidase und damit die Oxidation von Hypoxanthin zu Xanthin und von Xanthin zu Harnsäure [Abb. 1, Reaktion 4]. Außerdem führt Allopurinol zu einer Hemmung der Purinsynthese de novo sowie zu einer Beeinflussung des Pyrimidinstoffwechsels. Nach Verabreichung von Allopurinol kommt es zu einem Abfall der Serumharnsäure und der renalen Harnsäureausscheidung bei gleichzeitigem Anstieg der Ausscheidung von Hypoxanthin und Xanthin im Urin. Die therapeutische Tagesdosis von Allopurinol beträgt 200–300 mg [Tab. 7]. In Einzelfällen kann die Dosis gesteigert werden; dabei sollte jedoch wegen der Gefahr einer generalisierten Überempfindlichkeitsreaktion eine Oxipurinolkonzentration im Serum von 100 µmol/l nicht überschritten werden. Bei eingeschränkter Nierenfunktion ist die Allopurinoldosis zu reduzieren [Tab. 9]. Dialysepflichtige niereninsuffiziente Patienten sollten die erforderliche Allopurinoldosis nach der Dialyse einnehmen. Unerwünschte Wirkungen von Allopurinol sind selten [Häufigkeit 1–2 %; Tab. 7]. Am häufigsten werden gastrointestinale Störungen oder allergische Reaktionen beobachtet. Sehr seltene Fälle einer Vaskulitis sind beschrieben. Sie stellt die Grundlage der generalisierten Allopurinolüberempfindlichkeitsreaktion dar. Diese wurde meist nur beobachtet, wenn bei eingeschränkter Nierenfunktion die Allopurinoldosis nicht reduziert wurde. Zu den Symptomen gehören Fieber, Eosinophilie, Dermatitis [meist in Form eines juckenden makulopapulösen Exanthems], Leberfunktionsstörungen sowie zunehmende Niereninsuffizienz. Einzelfälle von unerwünschten Wirkungen unter Allopurinol sind z.B. Knochenmarksdepression, interstitielle Nephritis, Cholangitis, periphere Neuropathie.

Einige Interaktionen des Allopurinols mit anderen Arzneimitteln erklären sich durch die Hemmung der Xanthinoxidase durch Allopurinol. Bei gleichzeitiger Gabe von Allopurinol und 6-Mercaptopurin oder Azathioprin muss die Dosis der zuletzt genannten Substanzen um etwa 75 % reduziert werden. Weitere Arzneimittelinteraktionen von Allopurinol betreffen z.B. Kumarine, Theophyllin, Cyclophosphamid.

Der Vorteil von Allopurinol gegenüber urikosurisch wirksamen Substanzen liegt in der Hemmung der Harnsäurebildung und der dadurch bedingten Verminderung der renalen Harnsäureausscheidung. Daraus leiten sich auch die Indikationen zur Allopurinoltherapie ab. Eine unbedingte Indikation zur Allopurinoltherapie besteht z.B. bei Uratnephropathie, Harnsäurenephrolithiasis sowie Hyperurikämie in Folge vermehrter Harnsäurebildung.

Urikosurika. Benzbromaron und Probenecid stehen als urikosurisch wirksame Arzneimittel zur Verfügung. Die Wirkung der Urikosurika beruht auf einer Hemmung des tubulären Harnsäuretransports und damit in erster Linie der tubulären Harnsäurerückresorption. Es kommt als Folge davon bis zur Einstellung eines neuen Gleichgewichts zu einer vermehrten renalen Harnsäureausscheidung. Dadurch entsteht die Gefahr von tubulären Harnsäureausfällungen. Urikosurika müssen einschleichend dosiert werden. Gleichzeitig muss auf eine ausreichende Diurese sowie Harnneutralisierung [angestrebter Urin-pH 6,4–6,8] zu Beginn einer urikosurischen Behandlung geachtet werden. Urikosurika sollten nur noch bei Hyperurikämikern und Gichtpatienten mit normaler Harnsäureausscheidung und ohne jegliche renale Symptomatik eingesetzt werden.

Benzbromaron muss in Folge seiner protrahierten Wirkung nur einmal täglich verabreicht werden. Die Therapie wird einschleichend begonnen, die Tagesdosis beträgt 25–100 mg. Die häufigsten unerwünschten Wirkungen sind gastrointestinale Störungen [Übelkeit, Sodbrennen, Diarrhoe], auch Kopfschmerzen und vermehrter Harndrang können auftreten. Allergische Reaktionen werden sehr selten beobachtet. Einzelfälle von schweren Leberschäden sind beschrieben. Bei Anstieg der Leberwerte unter Benzbromaron muss das Arzneimittel abgesetzt werden. Arzneimittelinteraktionen bestehen mit Salicylaten, Pyrazinamid und Warfarin.

Probenecid wird in einer Dosierung von 1–3 g/Tag verabreicht, wobei eine Verteilung der ermittelten Tagesdosis auf 3 Einzeldosen erforderlich ist [Tab. 7]. Die Behandlung beginnt einschleichend. Unerwünschte Wirkungen sind Magen-Darm-Störungen und allergische Reaktionen, in Einzelfällen wurden eine Lebernekrose sowie ein nephrotisches Syndrom beschrieben. Arzneimittelinteraktionen bestehen z.B. mit Penicillin, Indometacin, Ciprofloxacin, Chloroquin, Salicylaten und Oxipurinol.

Kombinierte Behandlung: Als fixe Arzneimittelkombination sind Präparate im Handel, die 20 mg Benzbromaron und 100 mg Allopurinol enthalten. Ihre harnsäuresenkende Wirkung entspricht der von 300 mg Allopurinol bzw. weniger als 100 mg Benzbromaron. Für den Einsatz des Kombinationspräparates in der Behandlung der Hyperurikämie gibt es keine zwingende Indikation.

Rasburicase: Zur Prophylaxe und Therapie einer akuten Hyperurikämie, zur Verhinderung eines akuten Nierenversagens bei Patienten mit hämatologischen Malignomen und einer hohen Tumorlast sowie dem Risiko eines Tumorlyse-Syndroms nach Beginn einer Chemotherapie steht Rasburicase zur Verfügung, das die Oxidation von Harnsäure zu Allantoin katalysiert [Abb. 1, Reaktion 6, Tab. 7]. Nach intravenöser Verabreichung von Rasburicase kommt es zu einem schnellen und raschen Abfall der Serumharnsäurekonzentration, während gleichzeitig die renale Allantoinausscheidung ansteigt. Allantoin ist wesentlich besser löslich und nierengängiger als Harnsäure.

Therapie der Uratnephrolithiasis und der Uratnephropathie: Die konservative Therapie der Uratnephrolithiasis umfasst neben diätetischen Maßnahmen die Gabe von Allopurinol, die Harnneutralisierung durch Alkalizufuhr [angestrebter pH 6,4–6,8] sowie Maßnahmen zur Diuresesteigerung.
Die Behandlung der Uratnephropathie besteht in der Verabreichung von Allopurinol, ausreichender Flüssigkeitszufuhr sowie der Behandlung einer evtl. vorliegenden Hypertonie, Pyelonephritis oder Nephrolithiasis.

Prognose

Unter konsequenter harnsäuresenkender Therapie werden die Patienten nach wenigen Monaten anfallsfrei. Weichteiltophi verschwinden, Knochentophi können sich unter Wiederherstellung des Gelenks ebenfalls zurückbilden. Oft beobachtet man jedoch eine Defektheilung. Harnsäuresteine können sich unter Allopurinol auflösen, die Bildung von Harnsäuresteinen kann durch Allopurinol verhindert werden. Die Progression einer Uratnephropathie scheint unter Allopurinoltherapie aufgehalten zu werden.
Zahlreiche Untersuchungen wurden mit der Frage durchgeführt, ob ein erhöhter Serumharnsäurespiegel einen Risikofaktor für eine Arteriosklerose, insbesondere für die koronare Herzkrankheit, darstellt. Fasst man die Ergebnisse zahlreicher Studien zusammen, kommt man zu dem Schluss, dass die Hyperurikämie nicht als Risikofaktor, sondern als Risikoindikator aufzufassen ist.

Seltene Störungen des Purinstoffwechsels

Lesch-Nyhan-Syndrom

Das X-chromosomal vererbte Lesch-Nyhan-Syndrom beruht auf einem kompletten Verlust der HPRTase-Aktivität [Abb. 1, Reaktion 1]. Dies führt zu einer deutlich gesteigerten endogenen Harnsäurebildung mit Ausbildung einer massiven Hyperurikämie und Hyperurikosurie.

Klinische Zeichen sind Gichtarthritis, Tophi, Uratnephropathie mit Niereninsuffizienz und Hypertonie sowie Harnsäurenephrolithiasis. Außerdem treten neurologische Störungen in Form einer Choreoathetose, geistiger Unterentwicklung und einem eigenartigen selbstverstümmelnden Beißen der Lippen und Finger auf.

Die Diagnose erfolgt durch Bestimmung der HPRTase-Aktivität in hämolysierten Erythrozyten. Bei Vorliegen einer Schwangerschaft und Verdacht auf eine Chromosomenanomalie kann mittels Amniozentese ebenfalls die Diagnose gesichert werden.

Die **Therapie** besteht aus purinarmer Diät, der Verabreichung von Allopurinol, Harnneutralisierung, ausreichender Flüssigkeitszufuhr sowie symptomatischen Maßnahmen. Die neurologischen Symptome werden durch diese Therapie nicht beeinflusst.

Die **Prognose** der Erkrankung ist nicht günstig, da diese Patienten bereits jung an Infektionen und Niereninsuffizienz sterben.

Adeninphosphoribosyltransferase [APRTase]-Mangel und 2,8-Dihydroxyadeninlithiasis

Die Adeninphosphoribosyltransferase katalysiert die Bildung von Adenosin-5-Phosphat [AMP] aus Adenin [Abb. 1, Reaktion 3]. Fehlt das Enzym, wird Adenin mithilfe der Xanthinoxidase zu 2,8-Dihydroxyadenin oxidiert, das sehr schlecht löslich ist. Etwa 90 % der homozygoten Merkmalsträger haben Nierensteine aus 2,8-Dihydroxyadenin.

Klinische Folgen sind Nierenkoliken, Harnwegsinfekte und Niereninsuffizienz.

Die **Diagnose** erfolgt durch Bestimmung der APRTase-Aktivität in hämolysierten Erythrozyten sowie durch die Steinanalyse z.B. mittels Infrarotspektrometrie.

Die **Therapie** besteht in purinarmer Diät, reichlicher Flüssigkeitszufuhr sowie Gabe von Allopurinol.

Xanthinoxidasemangel und Xanthinlithiasis

Die Xanthinoxidase katalysiert die Oxidation von Hypoxanthin zu Xanthin und von Xanthin zu Harnsäure [Abb. 1, Reaktion 4]. Bei Patienten mit Xanthinoxidase-Mangel sind die Harnsäurekonzentrationen im Plasma und Urin sehr niedrig, während die renale Ausscheidung von Hypoxanthin und Xanthin deutlich erhöht ist.

Klinisch haben etwa 30 % eine Xanthinnephrolithiasis, einige Fälle von Myopathie sind beschrieben.

Die **Therapie** besteht in der Einnahme einer purinarmen Diät sowie reichlicher Flüssigkeitszufuhr.

Myoadenylatdesaminasemangel [MAD-Mangel] mit Myopathie

Es handelt sich um eine Störung des Purinnucleoidzyklus des Muskels [Abb. 1, Reaktion 5]. Beim MAD-Mangel kann die Skelettmuskulatur ihren Energiestoffwechsel aufgrund der Blockierung des Purinnucleoidzyklus nicht an den erhöhten Bedarf bei Arbeit anpassen. **Leitsymptom** sind Muskelschmerzen und -schwäche bei geringer körperlicher Belastung.

Die **Diagnose** wird durch den fehlenden Ammoniakanstieg im Arbeitsversuch sowie durch den histochemischen oder biochemischen Nachweis des Enzymmangels in Muskelbiopsien gestellt, eine molekulargenetische Diagnostik ist ebenfalls möglich.

Als symptomatische **Therapie** hat sich in einem Teil der Fälle die Gabe von Ribose oder Xylit [bis zu 20 g/h] in verteilten Dosen während körperlicher Belastung bewährt.

Störungen der Immunantwort

Bei einem Mangel an Adenosindesaminase [Abb. 1, Reaktion 7] entwickelt sich ein schwerer kombinierter Immundefekt, während der Mangel an Purinnucleosidphosphorylase [Abb. 1, Reaktion 8] zu einem zellulären Immundefekt führt. Beide Defekte treten nur im Kindesalter auf.

Quellenhinweise

Abb. 1: Bitmap, Mannheim

Sorten; **Anw.:** Tonikum, v.a. bei Müdigkeits- und Erschöpfungszuständen, Nachlassen der [geistigen, körperlichen] Leistungsfähigkeit, Konzentrationsschwäche und in der Rekonvaleszenz; in Asien traditionell als Mittel gegen Impotenz

amerikanischer Ginseng: *Syn: Panax quinquefolius*; in Nordamerika wachsende Panaxvariante; verwendet wird die getrocknete Wurzel, die ebenfalls in einer roten und weißen Form auf den Markt kommt; **Anw.:** entspricht Ginseng

Gins|ter|kraut *nt: Syn: Färberginsterkraut, Genistae tinctoriae herba; s.u. Färberginster*

Gips|kraut *nt:* Bezeichnung für Gypsophila-Arten, Stauden aus der Familie der Nelkengewächse [Caryophyllaceae]; wichtige Arten sind z.B. **italienisches/sizilianisches Gipskraut** [Gypsophila arrostii], **Büschelgipskraut** [Gypsophila fastigiata], **Rispengipskraut** [Gypsophila paniculata], **breitblättriges Gipskraut** [Gypsophila perfoliata] und **seifenartiges/spanisches Gipskraut** [Gypsophila struthium], von denen Gypsophila paniculata mit Abstand am wichtigsten ist; verwendet wird jeweils die Wurzel mit kurzen Wurzelstöcken [**weiße Seifenwurzel**, Saponariae alba radix, Gypsophilae radix]; sie enthält Saponine [Gypsophilasaponin] und Phytosterole; **Anw.:** Entzündungen der oberen Atemwege; traditionell bei Husten und äußerlich bei Ekzemen; im Haushalt und der Industrie als Waschmittel für Wolle und andere zarte Gewebe [Felle, Leder]

Girdlestone-Plastik *f: Syn: Girdlestone-Operation, Girdlestone-Hüfte*; indiziert bei schwerer Zerstörung von Hüftkopf und -pfanne, die nicht durch Implantation einer Totalendoprothese* behandelt werden kann; die Reste von Hüftkopf und -hals werden operativ abgetragen; der Femurstumpf wird von der Hüftpfanne und der Beckenschaufel gestützt; das Bein ist stark verkürzt [ca. 6 cm], erlaubt aber eine fast schmerzlose Bewegung

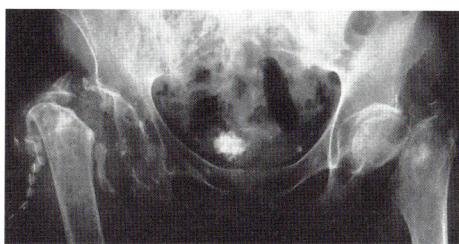

Abb. G12. Girdlestone-Plastik. Girdlestone-Plastik rechts bei 80-jähriger Patientin mit veralteter Schenkelhalsfraktur links

Gitelman-Syndrom *nt: s.u. Bartter-Syndrom*

Gi|to|xi|ge|nin *nt:* Aglykon von Gitoxin

Gi|to|xin *nt:* herzwirksames Glykosid aus Digitalis purpurea und Digitalis lanata; *s.u. Digitalisglykoside*

Git|ter|ke|ra|ti|tis *f, pl* **-ti|den:** *Syn: Herpes-simplex-Keratitis; s.u. Herpeskeratitis*

Git|ter|trans|plan|tat *nt:* → *Mesh-graft*

Glan|du|lo|gra|fie, -gra|phie *f:* **1.** Röntgenkontrastdarstellung einer Drüse, z.B. einer Speicheldrüse [Sialografie] **2.** → *Galaktografie*

Glanzmann-Naegeli-Syndrom *nt:* → *Thrombasthenie*

Glas|blä|ser|star *m: Syn: Feuerstar, Infrarotstar, Infrarotkatarakt, Wärmestar, Schmiedestar, Cataracta calorica*; durch Infrarotstrahlen hervorgerufene Linsentrübung; heute nur noch selten; *s.u. Essay Katarakt S. 783*

Glasgow-Koma-Skala *f:* international verbreitete Skala zur Beurteilung von bewusstlosen Patienten; *s.u. Koma*

Glas|kno|chen|krank|heit *f:* → *Osteogenesis imperfecta*

Glas|kör|per|ab|he|bung, hintere *f: s.u. Myopie*

Glas|kör|per|blu|tung *f:* Einblutung in den Glaskörper bei Trauma, diabetischer Retinopathie, Eales-Erkrankung oder degenerativer Schrumpfung des Glaskörpers können zu akuter Erblindung führen; wird das Blut nicht resorbiert, muss eine

Vitrektomie durchgeführt werden

Glas|kör|per|ent|fer|nung *f:* → *Vitrektomie*

Glas|kör|per|ne|o|vas|ku|la|ri|sa|ti|on *f: Syn: Neovaskularisation*; bei einer ausgeprägten proliferativen diabetischen Retinopathie* kommt es zu einer Gefäßneubildung auf der Rückseite des Glaskörpers, die von der Papille und den großen Gefäßbogen ausgeht; wegen des defekten Wandbaus dieser Gefäße kommt es leicht zu Exsudation und Einblutungen in den Glaskörper mit dramatischer Sehverschlechterung

Glas|kör|per, persistierender hyperplastischer primärer *m: s.u. Essay Retinoblastom S. 1355*

Glas|kör|per|re|sek|ti|on *f:* → *Vitrektomie*

Gla|ti|ra|mer|a|ce|tat *nt:* Immunmodulator; **Anw.:** zur Verminderung von Schubfrequenz und -schwere bei multipler Sklerose*

Glatzen|bil|dung, männliche *f:* → *androgenetische Alopezie*

Glau|co|ma *nt, pl* **-ma|ta:** → *Glaukom*

    Glaucoma acutum congestivum: → *Glaukomanfall*

    Glaucoma simplex: → *Offenwinkelglaukom*

Glau|kom *nt: Syn: grüner Star, Glaucoma*; Oberbegriff für ätiologisch unterschiedliche Krankheiten, deren gemeinsames Kennzeichen eine charakteristische Schädigung des Sehnervs [Exavation der Sehnervenpapille] mit nachfolgenden Gesichtsfelddefekten ist; als wichtigster Risikofaktor der Schädigung wird ein individuell zu hoher Augeninnendruck angesehen; an unterscheidet zwischen **primären** und **sekundären Glaukomen**; primäre Glaukome treten spontan auf, sekundäre Glaukome sind Folge von anderen Augenerkrankungen oder von Allgemeinerkrankungen; über 90 % der primären Glaukome in Europa sind **Offenwinkelglaukome**, weniger als 5 % **Winkelblockglaukome** [Anfallsglaukome]; in den asiatischen Ländern liegt der Anteil der Winkelblockglaukome bei bis zu 50 %

das Glaukom des Säuglings und Kleinkindes [**kongenitales Glaukom**] ist selten, bezüglich seiner Bedeutung für das Leben des Kindes aber besonders wichtig; die Häufigkeit des Glaukoms steigt mit dem Lebensalter, nach dem 40. Lebensjahr liegt der Augeninnendruck bei etwa 1,5 % aller Menschen oberhalb der statistischen Normgrenze, nach dem 70. Lebensjahr bei etwa 7 %; die Therapie basiert im Wesentlichen auf einer Senkung des Augeninnendrucks, der den Hauptrisikofaktor für die Entstehung und das Fortschreiten der Glaukomerkrankung darstellt; *s.u. Essay Glaukome S. 497, s.a. Tab. G5, Tab. G6*

    Glaukom der Kinder: → *Buphthalmus*

    kongenitales Glaukom: → *Buphthalmus*

    phakolytisches Glaukom: sekundäres Glaukom bei hypermaturer Katarakt; Linseneiweiß dringt durch die Linsenkapsel aus und wird von Makrophagen aufgenommen, die dann das Trabekelwerk verstopfen

Glau|kom|an|fall *m: Syn: akutes Winkelblockglaukom, Glaucoma acutum congestivum, Engwinkelglaukom, Winkelblockung*; anfallsartige starke Erhöhung des Augeninnendrucks durch Verlegung des Kammerwinkels; **Klinik:** das Auge fühlt sich steinhart an und ist gerötet; die Patienten klagen über heftige, dumpfe Schmerzen im Auge, die in den ganzen Kopf, die Zähne oder sogar den Bauchraum ausstrahlen können; es kommt zu Sehstörungen mit Nebelsehen oder Farbringen um Gegenstände bei Dunkelheit; **DD:** Iritis, akutes Sekundärglaukom; **Therapie:** das Winkelblockglaukom ist ein Notfall, weil eine akute Gefahr der Erblindung besteht; meist verwendet man Pilocarpin* [1–2 % zur Verengung der Pupille], Acetazolamid* [i.v. zur Hemmung der Kammerwasserbildung], Mannit* [20 %-ige Infusion zum Wasserentzug] und Apraclonidin*- und Betablocker-Augentropfen zur kurzfristigen Drucksenkung; *s.a. Essay Glaukome S. 497*

Glau|kom|fle|cken *pl:* weißliche Trübungen der vorderen Linsenrinde bei längerbestehendem Glaukomanfall; *s.u. Essay Glaukome S. 497*

Gleason-Gradifizierung *f:* Gradeinteilung des Prostatakarzinoms in 5 Grade; mit aufsteigendem Gleason-Grad nimmt die Entdifferenzierung zu; die Drüsenarchitektur ist bei Gleason-Grad 1–3 noch erkennbar, die Gleason-Grade 4 und 5

Tab. G5. Glaukom. Glaukomformen und ihre Ursachen

Glaukomform	Ursachen
primäre Glaukome	meist sporadisch, polygenetische Ursachen werden wegen familiärer Häufung vermutet
primäres Offenwinkelglaukom	Ablagerungen hyalinen Materials im Trabekelwerk (früher: Glaucoma chronicum simplex)
primäres Winkelblockglaukom	
akut: Glaukomanfall	Verlegung des Kammerwinkels durch die Irisbasis („Winkelblock") bei anlagemäßig engem Kammerwinkel
chronisch	Verklebungen des Kammerwinkels (Goniosynechien)
primäres kongenitales Glaukom des Säuglings	unvollständige oder fehlerhafte Differenzierung des Trabekelwerks und Kleinkindes (Hydrophthalmie, Buphthalmus)
sekundäre Glaukome (Auswahl)	
Neovaskularisationsglaukom	allmählich fortschreitender Verschluss des Kammerwinkels durch neu gebildete Gefäße und eine fibrovaskuläre Membran häufig bei Diabetes mellitus und nach Zentralvenenthrombose)
Pigmentdispersionsglaukom	Ablagerung von Pigment (aus der Rückfläche der Iris) im Kammerwinkel
Pseudoexfoliationsglaukom	Ablagerung von feinfibrillärem (sog. Pseudoexfoliations-) Material, das vor allem vom Ziliarepithel gebildet wird, im Kammerwinkel
Kortisonglaukom	Kortikosteroid-induzierte Ansammlung von Mukopolysacchariden im Trabekelwerk
entzündliches Glaukom	Ödem der Trabekelzellen bei Entzündung des Trabekelwerks (Trabekulitis, z.B. durch Herpes-simplex- oder Varizella-Zoster-Viren) oder Ablagerung von Entzündungsproteinen im Kammerwinkel
verletzungsbedingtes Glaukom	Zerreißung und Narbenbildung des Trabekelwerks (traumatisches Glaukom)
Glaukom durch Entwicklungsstörungen und Fehlbildungen	Differenzierungsstörung des Trabekelwerks, z.B. Axenfeld-Rieger-Anomalie

Tab. G6. Glaukom. Glaukomformen und ihre Ursachen

Pathomechanismus	Auswirkungen
Mechanisch durch erhöhten Augeninnendruck	Abknickung der Axone → Unterbrechung des retrograden Axoplasmatransports und damit fehlende Versorgung des Zellsomas mit Neurotrophinen → Zelltod (Apoptose)
Durchblutungsstörung durch erhöhten Augeninnendruck und Ateriosklerose	Minderversorgung der Papille → Degeneration von Nervenfaser- und Gliagewebe
fehlerhafte Zusammensetzung der Kollagene der Lamina cribrosa	Ausbuchtung der Bindegewebstrabekel der Lamina cribrosa nach hinten → Schädigung von Nervenfasern, Kapillaren und Glia

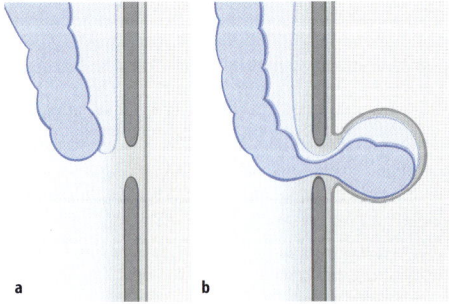

a   b

Abb. G13. Gleithernie

zeigen eine Auflösung der Drüsenarchitektur; *s.u. Essay Prostatakarzinom S. 1307*

Gleit|flä|chen|er|satz, retropatellarer *m: s.u. Knieendoprothese*

Gleit|her|nie *f:* **1.** *Syn: Gleitbruch;* Hernie, bei der ein mit Bauchfell überzogenes Organ durch eine Bruchpforte hin und her gleitet; ca. 3 % aller Hernien; *s.a. Essay Eingeweidebrüche/Hernien S. 577* **2.** *Syn: axiale Hiatushernie; s.u. Hiatushernie*

Gleit|ho|den *m:* Form der Hodenretention, bei der sich der Hoden in das Skrotum drücken lässt, dann aber wieder nach oben gleitet; *s.a. Maldescensus testis*

Gleit|loch *nt: s.u. Kortikalisschraube*

Glenn-Operation *f: Syn: Kava-Pulmonalis-Anastomose, bidirektionale kavopulmonale Anastomose;* bei Trikuspidalatresie mit Septumdefekt angelegte End-zu-End-Anastomose der Arteria pulmonalis dextra mit der Vena cava inferior, die zu einer Verbesserung der Lungendurchblutung führt

Gle|no|id|frak|tur *f: s.u. Skapulafraktur*

Gli|ben|cla|mid *nt:* wirksamstes Thioharnstoff-Derivat, perorales Antidiabetikum; HWZ 8–16 h; Wirkdauer 15 h; **Anw.:** Diabetes mellitus Typ II; **Dosierung:** 1,75–10,5 mg/d; **NW:** Hypoglykämie, gastrointestinale Symptome, allergische Reaktionen, Alkoholunverträglichkeit; **Kontraind.:** insulinpflichtiger Diabetes, Neigung zu Ketoazidose, instabile Diabetesformen, Präkoma, Coma diabeticum, Schwangerschaft; *s.a. Essay Diabetes mellitus S. 253*

Gli|born|u|rid *nt:* dem Glibenclamid☆ strukturverwandtes orales Antidiabetikum; HWZ 8 [5–11] h; **Anw.:** Diabetes mellitus Typ II; **Dosierung:** 12,5–50 mg/d p.o.; **NW:** Hypoglykämie, gastrointestinale Symptome, allergische Reaktionen, Alkoholunverträglichkeit; **Kontraind.:** insulinpflichtiger Diabetes, Neigung zu Ketoazidose, instabile Diabetesformen, Präkoma, Coma diabeticum, Schwangerschaft

Gli|cla|zid *nt:* dem Glibenclamid☆ strukturverwandtes orales Antidiabetikum; HWZ 10 [6–14] h; **Anw.:** Diabetes mellitus Typ II; **Dosierung:** 30–160 mg/d p.o.; **NW:** Hypoglykämie, gastrointestinale Symptome, allergische Reaktionen, Thrombozytopenie mit Purpura, hämolytische Anämie bei Glucose-6-phosphat-dehydrogenase-Mangel; Hauterscheinun-

Glaukome

F. Grehn

G

Definition

Glaukom [Grüner Star] nennt man eine Anzahl ätiologisch unterschiedlicher Krankheiten, deren gemeinsames Kennzeichen eine charakteristische Schädigung des Sehnervs [Exkavation der Sehnervenpapille] mit nachfolgenden Gesichtsfelddefekten ist. Als wichtigster Risikofaktor der Schädigung wird ein individuell zu hoher Augeninnendruck angesehen. Man unterscheidet zwischen **primären** und **sekundären Glaukomen**. Primäre Glaukome treten spontan auf, sekundäre Glaukome sind Folge von anderen Augenerkrankungen oder von Allgemeinerkrankungen. Über 90 % der primären Glaukome sind in Europa **Offenwinkelglaukome**, weniger als 5 % **Winkelblockglaukome** [Anfallsglaukome]; in den asiatischen Ländern liegt der Anteil der Winkelblockglaukome bei bis zu 50 %. Das Glaukom des Säuglings und Kleinkindes [**kongenitales Glaukom**] ist selten, bezüglich seiner Bedeutung für das Leben des Kindes aber besonders wichtig.

Die Häufigkeit des Glaukoms steigt mit dem Lebensalter. Nach dem 40. Lebensjahr liegt der Augeninnendruck bei etwa 1,5 % aller Menschen oberhalb der statistischen Normgrenze, nach dem 70. Lebensjahr bei etwa 7 %.

Die **Therapie** basiert im Wesentlichen auf einer Senkung des Augeninnendrucks, der den Hauptrisikofaktor für die Entstehung und das Fortschreiten der Glaukomerkrankung darstellt. Eine therapeutische Beeinflussung der Durchblutungssituation des Sehnervenkopfes und eine therapeutische Hemmung der zellulären Apoptosemechanismen [programmierter Zelltod] retinaler Ganglienzellen bzw. von deren Axonen [Nervenfasern] sind derzeit noch nicht ausreichend erforscht.

Regulation des Augeninnendrucks und seine Störungen, Schädigungsmechanismen

Der normale Augeninnendruck beträgt 15,5 ± 2,75 mmHg, d.h., die Normalwerte [±2 Standardabweichungen] liegen zwischen 10 und 21 mmHg. Der Augeninnendruck wird vom Kammerwasserfluss erzeugt und durch den Abflusswiderstand im Trabekelwerk geregelt. Das Kammerwasser wird vom Ziliarepithel gebildet [ca. 2 μl/min] und in die Hinterkammer abgegeben. Es umspült die Linse und fließt durch die Pupille in die Vorderkammer. Das Kammerwasser verlässt das Auge durch das schwammartige Trabekelwerk im Kammerwinkel, gelangt so in den Schlemmkanal und fließt über die Kollektorkanälchen schließlich in die Venen der Sklera oder über die Bindehaut ins Blutgefäßsystem [**trabekulärer Abfluss**]. Nur ein kleiner Teil [ca. 15 %] gelangt über andere Wege, insbesondere durch die Septen des Ziliarmuskels, in das Gefäßsystem der Chorioidea [**uveoskleraler Abfluss**]. Produktion, trabekulärer Abfluss und uveoskleraler Abfluss sind die drei Mechanismen, die zur Senkung des Augeninnendrucks pharmakologisch-therapeutisch beeinflusst werden können.

Die Kammerwasserproduktion unterliegt einem Tag-Nacht-Rhythmus und ist nachts um ca. 40 % vermindert, bleibt aber ansonsten konstant und ist vom tatsächlichen Augeninnendruck weitgehend unabhängig. Funktionen des Kammerwassers sind:

- Ernährung der angrenzenden Strukturen, insbesondere der Linse und der Hornhaut
- Aufrechterhaltung der Augapfelform für eine konstante Refraktion des Auges
- Detoxifikation des Augeninneren durch den hohen Ascorbinsäuregehalt des Kammerwassers.

Die **Erhöhung des Augeninnendrucks bei Glaukom entsteht ausschließlich durch Behinderung des Kammerwasserabflusses** im Trabekelwerk, nicht etwa durch Überproduktion von Kammerwasser. Ursache des Druckanstiegs sind krankhafte Veränderungen des Trabekelwerks. Der hierdurch erhöhte Augeninnendruck ruft langfristig die für das Glaukom typische Exkavation an der Papille hervor: Es kommt zu einem Schwund von Optikusfasern, d.h. von Axonen der retinalen Ganglienzellen. Hieran sind sowohl mechanische Faktoren als auch Minderdurchblutung beteiligt. Die meisten Optikusfasern laufen in einem Bogen auf die Papille zu, nur diejenigen zwischen Fovea und Papille verlaufen geradlinig. Beim Glaukom werden typischerweise die Nervenfasern mit bogenförmigem Verlauf zuerst geschädigt. Erst wenn mehr als 200.000–300.000 der 1,1 Millionen Axone geschädigt sind, treten Symptome in Form eines Gesichtsfeldausfalls auf.

Epidemiologie und sozioökonomische Bedeutung

Das Glaukom gehört zu den häufigsten Erblindungsursachen. Pro Jahr erblinden weltweit ca. 6,7 Millionen Menschen an Glaukom. In den Industrienationen rangiert es an 3. Stelle der Erblindungsursachen [nach Makuladegeneration und diabetischer Retinopathie], in den Entwicklungsländern an 2. Stelle [nach Katarakt]. In den Industrienationen ist die Erkrankung nur bei etwa 50 % der manifest Glaukomkranken bekannt, in Entwicklungsländern sehr viel seltener.

Prävalenz. Etwa 0,7–1 % der Bevölkerung leiden in Industrienationen an einem manifesten Glaukom mit Schädigung der Papille, etwa 1/10 sind dadurch erheblich sehbehindert oder erblindet. Die Prävalenz nimmt mit steigendem Lebensalter zu.

Sozioökonomische Bedeutung. In Westeuropa entstehen durch Blindengeld, Ausfall von Arbeitskraft und Frühberentung infolge Glaukoms jährlich höhere Kosten als durch die Behandlung des Glaukoms. Deshalb kommt der Früherkennung des Glaukoms [Vorsorgeuntersuchung mit Augendruckmessung und Papillenuntersuchung bei jeder Brillenbestimmung] eine besondere Bedeutung zu.

Augeninnendruckmessung

Bei der **Applanationstonometrie** nach Goldmann wird die Kraft gemessen, die notwendig ist, um ein planes Messkörperchen soweit mit der Hornhaut in Kontakt zu bringen, dass eine Fläche von ca. 3 mm Durchmesser abgeplattet wird. Dann entspricht der Anpressdruck dem intraokularen Druck. Er kann auf einer Skala abgelesen werden. Die Hornhaut ist dabei durch Oberflächenanästhesie [Augentropfen] betäubt. Das Applanationstonometer nach Goldmann misst am genauesten und wird deshalb routinemäßig verwendet, und zwar an der Spaltlampe am sitzenden Patienten [Abb. 1].

Diese Methode ist von der individuell unterschiedlichen Dehnungsfähigkeit von Kornea und Sklera nur wenig abhängig, jedoch relativ stark von der Hornhautdicke.

Für Messungen am liegenden Patienten, bei Kindern und außerhalb von Augenarztpraxis und Klinik wurden lageunabhängige Applanationstonometer entwickelt [Handapplanationstonometer].

Bei der **Non-Contact-Tonometrie** berührt das Messgerät die Hornhaut nicht. Sie wird durch einen Luftstoß abgeplattet und das hierdurch veränderte Reflexbild zur Messung benutzt. Damit entfällt die Oberflächenanästhesie der Hornhaut. Darüber hinaus besteht keine Gefahr einer Keimübertragung [z.B. Keratoconjunctivitis epidemica] oder einer Verletzung des Hornhautepithels. Jedoch ist die Messgenauigkeit geringer als beim Goldmann-Tonometer, der Luftstoß ist subjektiv unangenehm und das Messprinzip funktioniert nicht bei vernarbter Hornhautoberfläche.

Die **dynamische Contour-Tonometrie** misst nicht die Kraft, sondern den Druck. Dadurch ist sie von der Hornhautdicke unabhängig. Diese neue Methode ist noch in Entwicklung, kann aber auch den Druckpuls messen.

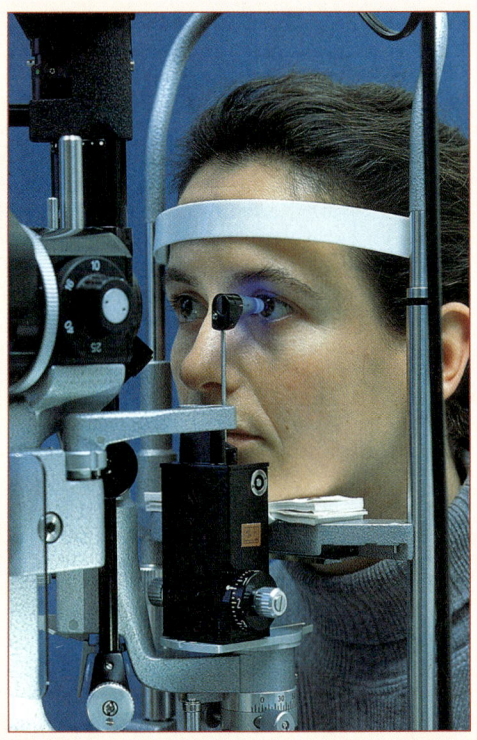

Abb. 1. Applanationstonometrie. Der Patient sitzt an der Spaltlampe. Das Messkörperchen wird nach Tropfanästhesie auf die Hornhaut aufgesetzt und die Federkraft des Instruments so eingestellt, dass diese dem Augeninnendruck entspricht. Die Abplattung der Hornhautoberfläche wird mit dem Spaltlampenmikroskop durch das transparente Messkörperchen kontrolliert

Primäre Glaukome

Primäres Offenwinkelglaukom

Die Augeninnendrucksteigerung beim primären Offenwinkelglaukom entsteht, weil sich im trabekulären Maschenwerk hyalines Material [Plaque-Material] ablagert, bevorzugt im kribriformen Anteil des Trabekelmaschenwerks, das an den Schlemmkanal angrenzt. **Sonderformen** sind die **okuläre Hypertension** [Augeninnendruck > 21 mmHg], bei der noch kein Sehnervenschaden, also definitionsgemäß auch noch kein Glaukom besteht, sowie das **Normaldruckglaukom**, bei dem der Schaden bei statistisch normalem Augeninnendruck [≤ 21 mmHg] entsteht. Man muss annehmen, dass eine besondere Vulnerabilität der Optikusfasern vorliegt und der Sehnerv bereits durch Augeninnendrücke geschädigt wird, die statistisch noch als normal gelten. Konsequente Augeninnendrucksenkung um mindestens 30 % kann den Gesichtsfeldverfall anhalten oder verlangsamen.

Nicht jede **okuläre Hypertension** muss behandelt werden. Die Wahrscheinlichkeit, dass sich aus einer okulären Hypertension ein Glaukom entwickelt, ist bei Vorliegen von Risikofaktoren erhöht. Bei Vorliegen mehrerer oder sehr gewichtiger Risikofaktoren ist auch bei der okulären Hypertension die Behandlung begründet:

- Augeninnendruck konstant über 26–28 mmHg
- relativ geringe Hornhautdicke [< 520 µm]
- Glaukomschaden am anderen Auge
- große Papillenexkavation [mehr als 60 % der Papillenfläche einnehmend] bei normaler Papillenfläche [Ausnahme: Makropapille]
- Seitendifferenz der Papillenexkavation von mehr als 20 % der Papillenfläche
- Streifenblutung am Papillenrand
- Nachweis von Pseudoexfoliationsmaterial auf der Linse oder Nachweis einer Pigmentdispersion
- höheres Lebensalter [> 70 Jahre] bei guter Lebenserwartung
- Myopie > –5 dpt
- Glaukom bei Blutsverwandten 1. Grades
- schwarze Hautfarbe
- schwere kardiovaskuläre Vorerkrankungen
- niedriger Blutdruck

Nicht jeder dieser Risikofaktoren hat das gleiche Gewicht. Das Zusammentreffen mehrerer Faktoren erhöht das Risiko einer drohenden Glaukomschädigung. Das Vorhandensein von mehreren gewichtigen Risikofaktoren veranlasst im Zweifelsfall zum Therapiebeginn in einem Druckbereich von 21–25 mmHg, auch ohne Gesichtsfeldschaden.

Die **Therapie** zielt im Wesentlichen darauf ab, den erhöhten Augeninnendruck zu senken. Die nach pathogenetischen Gesichtspunkten sinnvolle Verbesserung der Mikrozirkulation des Sehnervs ist heute nur in Ausnahmefällen möglich, z.B. bei Vasospasmus. Die medikamentöse Hemmung des programmierten Zelltodes [Apoptosehemmung] wird in Zukunft wahrscheinlich therapeutisch genutzt werden können.

Es gibt drei Methoden zur Senkung des Augeninnendrucks beim primären Offenwinkelglaukom:

- Medikamente [Augentropfen]
- Laserbehandlung
- Operation.

Üblicherweise wird mit einer medikamentösen Monotherapie begonnen und diese ggf. zu einer Kombinationstherapie erweitert. Ist eine medikamentöse Therapie nicht ausreichend, muss ergänzend eine Laserbehandlung oder schließlich eine Operation durchgeführt werden.

Vor Behandlungsbeginn sollte der für den Patienten gültige Druckbereich definiert werden, der ein Fortschreiten des Glaukomschadens voraussichtlich verhindert. Die Obergrenze dieses individuellen Druckbereiches nennt man **Zieldruck**. Der Zieldruck hängt insbesondere von vier Aspekten ab.

- Ausmaß des vorhandenen Glaukomschadens
- Augeninnendruck zum Zeitpunkt der Diagnosestellung
- Vorliegen von Risikofaktoren
- individuelle Lebenserwartung.

Tab. 1. Therapieoptionen bei Offenwinkelglaukom

Medikamentöse Therapie	Prostaglandinderivate: Latanoprost, Travoprost, Bimatoprost Betablocker: Timolol, Betaxolol, Metipranolol Sympathomimetika: α-2-Agonisten: Clonidin und Brimonidin; Dipivefrin lokal wirksame Carboanhydrasehemmer: Dorzolamid, Brinzolamid Parasympathomimetika: Pilocarpin
Lasertherapie	Lasertrabekuloplastik
Operationen	Filtrationsoperation [Trabekulektomie, Goniotrepanation], evtl. unter Verwendung von Mitomycin C oder 5-Fluorouracil tiefe Sklerektomie Viskokanalostomie

Eine Senkung des Augeninnendrucks unter die statistische Obergrenze von 21 mmHg allein ist nicht ausreichend. Je geringer die Drucksteigerung war, die zu dem Glaukomschaden geführt hat, desto stärker muss der Augeninnendruck gesenkt werden. Bei verminderter Drucktoleranz, bei sehr großer Exkavation oder fortgeschrittenem Gesichtsfeldverfall strebt man Drucke unter 15 mmHg an. Die Senkung des Augeninnendrucks ist umso dringlicher, je höher der Augeninnendruck und je stärker fortgeschritten die Gesichtsfeldeinschränkung ist. Ist bereits ein Auge am Glaukom erblindet, müssen Arzt und Patient die Situation besonders ernst nehmen.

Man muss den Patienten darüber aufklären, dass nicht ein als Zahl bezifferter Augeninnendruck, sondern die Aufrechterhaltung des Sehvermögens, insbesondere des Gesichtsfeldes das eigentliche Ziel der Behandlung ist. Niemals ist es möglich, einen bereits eingetretenen Schaden [Visus, Gesichtsfeld] wieder rückgängig zu machen.

❗ **Augeninnendruck, Sehnerv und Gesichtsfeld müssen bei jedem Glaukompatienten individuell geprüft und zeitlebens überwacht werden.**

Medikamentöse Therapie

Applikation: Zur Senkung des Augeninnendrucks werden Medikamente verwendet, die als Augentropfen gegeben werden können [Abb. 2]. Diese Substanzen haben lipophile und hydrophile Eigenschaften und durchdringen deshalb das Hornhautepithel und das Hornhautstroma. Sie reichern sich im Kammerwasser an und gelangen so an die Zielstrukturen [Trabekelwerk, Ziliarepithel]. Die galenischen Eigenschaften der Augentropfen sind deshalb von besonderer Bedeutung für die Resorptionsfähigkeit von Substanzen zur Augeninnendrucksenkung. Andererseits werden überschüssige Augentropfen aus dem Tränenfilm über den Tränen-Nasengang und die Nasenschleimhaut einer systemischen Resorption zugeführt, die Nebenwirkungen hervorrufen kann.

Die Halbwertzeit der Wirkung verschiedener Glaukommedikamente ist sehr unterschiedlich. Dies ist insbesondere für die Applikationsfrequenz von Bedeutung.

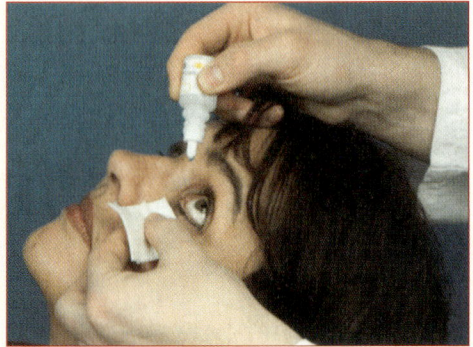

Abb. 2. Augentropfen. Bei vielen Augenkrankheiten muss der Patient selbst lernen, die Tropfen anzuwenden. Dies geschieht am besten in Rückenlage. Der Arzt darf bei der Tropfenapplikation die Wimpern oder die Hornhaut nicht berühren

Substanzen: Der Augeninnendruck kann mit fünf unterschiedlich wirkenden Substanzen gesenkt werden, die als Augentropfen allein oder in Kombination verabreicht werden können:

Prostaglandinderivate senken den Augeninnendruck, indem sie den uveoskleralen Abflussweg [durch die Septen des Ziliarmuskels] eröffnen. Die speziell für die Augenheilkunde entwickelten Substanzen **Latanoprost**, **Bimatoprost** und **Travoprost** wirken stark drucksenkend und müssen nur einmal abends getropft werden. Sie rufen keine nennenswerten Entzündungszeichen hervor, während die nativen Prostaglandine entzündliche Reaktionen am Auge fördern. Allerdings wird nach längerer Applikation von Prostaglandinderivaten die Irisfarbe dunkler [auffällig bei einseitiger Anwendung]. Prostaglandine führen zu einem verstärkten Wimpernwachstum, wenn sie über Jahre gegeben werden. Beide Nebenwirkungen sind aber ungefährlich.

Betablocker wirken über eine Drosselung der Kammerwasserproduktion. Der große Vorteil dieser Medikamentengruppe ist, dass sie keine Sehstörung auslösen: Pupille und Akkommodation werden nicht beeinflusst. Die lokale Verträglichkeit ist in der Regel gut. Betablocker sind allerdings absolut **kontraindiziert** bei Asthma bronchiale, bei Bradykardie und bei AV-Überleitungsstörungen 2. und 3. Grades. Selbst die geringen Mengen von Betablocker, die über die Bindehaut und den Tränen-Nasengang systemisch resorbiert werden, können einen lebensgefährlichen Asthmaanfall auslösen. Die meisten Präparate enthalten nicht-selektive Betablocker. Auch β-1-selektive Substanzen dürfen bei Asthma bronchiale nicht verwendet werden, da die Selektivität nie vollständig ist. Vorsicht mit Betablocker-Augentropfen ist auch bei Kontaktlinsenträgern und trockenem Auge geboten, da manche Betablocker die Hornhautsensibilität herabsetzen und die Trockenheit des Auges verstärken können. Betablocker-Augentropfen müssen in niedriger Konzentration [0,1 % und 0,2 %] 2 × täglich, in höherer Konzentration [0,5 %] 1 × täglich morgens getropft werden. Häufig verwendete Substanzen sind **Timolol**, **Betaxolol** und **Metipranolol**.

Carboanhydrasehemmer wirken durch eine Drosselung der Kammerwasserproduktion. Seit einigen Jahren stehen neue, als Augentropfen anwendbare Carboanhydrasehemmer zur Verfügung: **Dorzolamid** und **Brinzolamid** durchdringen die Hornhaut gut. Ihr Vorteil besteht neben der effektiven Drucksenkung darin, dass keine Pupillen- oder Akkommodationsstörung und keine Beeinflussung der Gefäßweite eintreten. Sie müssen 2–3 × täglich getropft werden, da ihre Halbwertzeit relativ kurz ist.

Ursprünglich konnten Carboanhydrasehemmer nur als Tabletten eingenommen oder intravenös gespritzt werden [z.B. **Acetazolamid**]. In dieser Form sind sie heute noch bei akutem Winkelblockglaukom [Glaukomanfall] in Dosen von 250 bis 1000 mg erforderlich, selten jedoch bei chronischen Glaukomformen. Ihre systemischen Nebenwirkungen [Metallgeschmack, Kribbeln an den Händen, Nierenkoliken, selten Leukopenie] machen eine Daueranwendung problematisch.

Sympathomimetika. Die α-2-agonistisch wirkenden Substanzen **Clonidin**, **Apraclonidin** und **Brimonidin** senken den Augeninnendruck durch Drosselung der Kammerwasserproduktion. Die Pupille bleibt unbeeinflusst, die Verträglichkeit ist unterschiedlich gut. Höhere Konzentrationen von Clonidin senken den Blutdruck, was bei Hypertonikern erwünscht, bei Hypotonikern aber gefährlich sein kann. Apraclonidin wirkt akut stark drucksenkend, nicht aber langfristig und ist deshalb nach operationsbedingten Steigerungen des Augeninnendrucks empfehlenswert [insbesondere Lasereingriffen]. Es hat eine relativ hohe Allergisierungsneigung. Brimonidin ist diesbezüglich günstiger und soll zusätzlich einen neuroprotektiven Effekt besitzen. Brimonidin muss 2–3 × täglich getropft werden.

Früher wurde Adrenalin bei Glaukom verabreicht. Heute verwendet man manchmal noch dessen Dipivalylester **Dipivefrin** [0,1 %]. Dipivefrin durchdringt die Hornhaut besser. Esterasen der Hornhaut spalten die wirksame Substanz Adrenalin ab. Die systemischen Nebenwirkungen sind geringer. Adrenalin wirkt wahrscheinlich über Beta-2-Rezeptoren auf das Trabekelwerk und verbessert den Kammerwasserabfluss. 2 Stunden nach Applikation lässt die Vasokonstriktion der Bindehautgefäße nach, und es entsteht bei vielen Patienten eine auffällige Rötung der Bindehaut [reaktive Hyperämie], die sehr unangenehm sein kann. Dipivefrin ist bei Asthmapatienten geeignet, da es teilweise systemisch resorbiert wird und bronchodilatatorisch wirkt. Dipivefrin muss 2 × täglich getropft werden.

Parasympathomimetika [Cholinergika, Miotika] sind die ältesten Glaukommedikamente, sie haben eine starke drucksenkende Wirkung. Heute werden nur noch **Pilocarpin** [0,5–2 %] und **Carbachol** [0,75–3 %] verwendet. Sie wirken direkt auf die postsynaptischen cholinergen Rezeptoren und steigern den Tonus des Ziliarmuskels, dessen Pars longitudinalis mit elastischen Fasern in das Trabekelwerk einstrahlt. Der mechanische Zug spreizt die Maschen des Trabekelwerks und verbessert so den Abfluss des Kammerwassers in den Schlemmkanal. Die gleichzeitig hervorgerufene Verengung der Pupille [Miosis] ist eine unerwünschte Nebenwirkung. Insbesondere bei älteren Menschen mit beginnender Linsentrübung vermindert die Pupillenverengung das Sehvermögen bei schlechter Beleuchtung und erschwert das Autofahren bei Nacht. Bei jüngeren Patienten, die noch gut akkommodieren können, entsteht durch die Anspannung des Ziliarmuskels eine störende Myopisierung [Kurzsichtigkeit]. Parasympathomimetika müssen wegen ihrer kurzen Wirkdauer 3–4 × täglich getropft werden. Durch Verwendung von Pilocarpin-Gel, Pilocarpin-Öl oder Medikamententräger kann die Applikationshäufigkeit reduziert werden.

❗ **Zur Kontrolle der Therapie-Effizienz sollte man den Augeninnendruck messen, kurz bevor die nächsten Augentropfen verabreicht werden [Nahtstellenmessung].**

Um tagesrhythmische Schwankungen des Augeninnendrucks zu erfassen, sind ein Tagesdruckprofil und eine Nachtmessung indiziert. Bei den meisten Menschen ist der Augeninnendruck in den frühen Morgenstunden am höchsten. Bei vielen Glaukompatienten entstehen nachts oder zu anderen Tageszeiten Druckspitzen.

Laserbehandlung

Die Behandlung des Trabekelmaschenwerkes mit „Laserschüssen" wird als **Lasertrabekuloplastik** [LTP] bezeichnet. Sie kommt zur Anwendung, wenn die Medikamentenwirkung nicht ausreicht oder die Augentropfen schlecht vertragen werden, aber noch nicht operiert werden muss. Für die Lasertrabekuloplastik wird meist ein Laser verwendet, der im Grünbereich emittiert [z.B. Argonionenlaser [514 nm] – Argonlasertrabekuloplastik, ALT; frequenzverdoppelter Nd:YAG-Laser [532 nm]; grüner Diodenlaser], wobei 80–100 Laserpunkte mit einer Energie von 0,2–1,0 W, 50 μm Durchmesser und 0,1 s Dauer über eine Gonioskopielinse auf die gesamte Zirkumferenz des Trabekelwerks verteilt werden [Abb. 3].

Die Dosierung der Energie richtet sich nach dem Gewebeeffekt: Weißfärbung oder Entstehen eines kleinen Verdampfungsbläschens zeigen die richtige Energie an. Die Wirkung des Lasers besteht in einer Verbesserung des Kammerwasserabflusses einer Drucksenkung von 5–8 mmHg. Bei stark pigmentiertem Trabekelwerk ist die Erfolgsrate höher als bei unpigmentiertem Trabekelwerk. Außerdem ist die Wirkungsdauer häufig nur auf einige Jahre oder kürzer beschränkt. Die **selektive Lasertrabekuloplastik** [SLT] verwendet gepulste, also sehr kurze Laserapplikationen, die weniger thermischen Effekt erzeugen. Eine bessere Wirkung ist aber nicht belegt, die SLT kann angeblich häufiger wiederholt werden, die ALT sollte nicht häufiger als zweimal wiederholt werden. Anstelle einer Operation oder nach erfolglosen Operationen wird die **Zyklophotokoagulation** angewendet. Sie

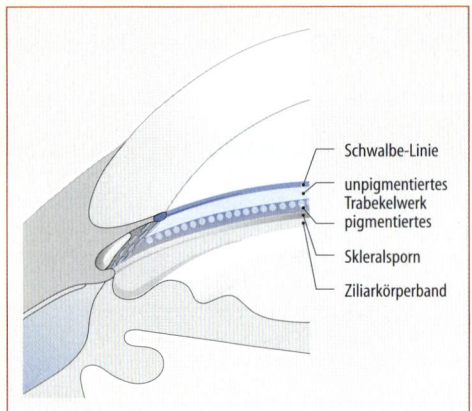

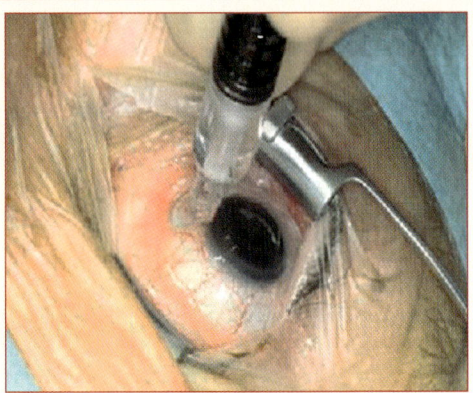

Abb. 3. **Laser-Trabekuloplastik.** Platzierung der Effekte im Trabekelwerk zwischen Skleralsporn und Schwalbe-Linie

Abb. 4. **Diodenlaser-Zyklophotokoagulation.** Der Rand der Sonde wird am Limbus aufgesetzt. Es werden 20 Herde in die gesamte Zirkumferenz gesetzt. Dadurch wird ein Teil des Ziliarepithels verödet, wodurch der Kammerwasserabfluss reduziert und der Augeninnendruck gesenkt wird

bewirkt eine Verödung des sezernierenden Ziliarepithels mit Reduktion der Kammerwasserproduktion. Hierbei wird ein Infrarotlaser [Neodymium-YAG- (1064 nm) oder besser ein Diodenlaser (810 nm)] verwendet, für dessen Licht die Sklera weitgehend transparent ist, sodass das Ziliarepithel ohne Eröffnung des Augapfels erreicht wird. Die Lasersonde wird ca. 1,5–3 mm hinter dem Limbus auf die Bindehaut/Sklera aufgesetzt, denn an dieser Stelle liegt auf der Innenseite der Sklera der Ziliarkörper. Man setzt ca. 20 Herde mit 2 W in die gesamte Zirkumferenz. Der Infrarotstrahl durchdringt die Sklera und den Ziliarmuskel und wird im Ziliarepithel absorbiert, das dadurch verödet [Abb. 4].

Operation
Eine Glaukomoperation ist in der Regel dann indiziert, wenn der Augeninnendruck durch Medikamente oder Lasertrabekuloplastik nicht ausreichend gesenkt werden kann und ein manifester Glaukomschaden [Papille/Gesichtsfeld] besteht oder fortschreitet. Nur ausnahmsweise wird bei einer okulären Hypertension eine Operation notwendig. Bei sehr fortgeschrittener Glaukomschädigung, schlecht regulierbarem Ausgangsdruck oder schlechter Compliance des Patienten wird diese Operation heutzutage relativ früh, evtl. auch primär, d.h. ohne vorherigen medikamentösen Therapieversuch empfohlen.
Man unterscheidet perforierende, d.h. den Augapfel eröffnende, sowie nicht-perforierende Operationsverfahren:

Perforierende Operationsverfahren, Filtrationsoperation.
Technik: Die Operation schafft dem Kammerwasser einen neuen Abflussweg unter die Bindehaut, wo es von Lymphgefäßen und Venen aufgenommen wird: Nach Öffnung der Bindehaut wird an der Oberfläche der Sklera auf der Höhe des Trabekelwerks ein kleines Skleradeckelchen präpariert. Dann wird durch das Trabekelwerk eine rechteckige Öffnung [**Trabekulektomie**] oder eine runde Öffnung [**Goniotrepanation**] in die vordere Augenkammer angelegt [Abb. 5a]. Anschließend wird das Skleradeckelchen über die Öffnung zurückgelegt und mit Fäden gerade so fixiert, dass es den Kammerwasserfluss ausreichend, aber nicht zu stark drosselt, wobei langfristig ein Augendruck zwischen 10 und 15 mmHg angestrebt wird. Danach wird die Bindehaut darüber wasserdicht verschlossen [Abb. 5b]. Das absickernde Kammerwasser wölbt die Bindehaut etwas vor, wodurch ein **Sickerkissen** entsteht, das vom Oberlid bedeckt und geschützt wird [Abb. 6].
Die Filtrationsoperation ist einerseits wirksamer als eine medikamentöse Behandlung oder die Lasertherapie, andererseits birgt die Eröffnung des Auges Risiken in sich. Bei korrekter Technik sind die postoperativen Komplikationen selten, häufig stört dagegen die natürlicherweise einsetzende Wundheilung. Diese führt unbeeinflusst in der Hälfte der Fälle zu einer Vernarbung mit einem partiellen oder vollständigen Verlust der Sickerkissenfunktion, sodass der Augeninnendruck wieder ansteigt. Besonders nach Voroperationen neigt das Bindegewebe der Konjunktiva zu verstärkter Kollagenbildung. In solchen Fällen werden heutzutage Antimetaboliten [Mitomycin* C, 5-Fluorouracil*] auf die Operationsstelle aufgebracht oder subkonjunktival appliziert, um die Narbenbildung zu bremsen.
Nicht-perforierende Operationsverfahren: Bei diesen Operationen wird der Augapfel nicht eröffnet. Sie werden neuerdings stärker diskutiert, weil ihre unmittelbaren postoperativen Komplikationen [insbesondere lang-

fristige Kataraktbildung] geringer sind als die der Filtrationsoperation. Die drucksenkende Wirkung ist aber schlechter.

Bei der **tiefen Sklerektomie** geht man ähnlich wie bei der Trabekulektomie vor, belässt aber eine mikroskopisch dünne Membran zur Vorderkammer [Innenwand des Schlemmkanals] und vermeidet dadurch einen zu starken Abfluss von Kammerwasser in den ersten Tagen nach der Operation.

Bei einer ähnlichen Modifikation [**Viskokanalostomie**] wird der Schlemmkanal durch hochviskose Hyaluronsäure aufgeweitet, unter der Vorstellung, dass das Kammerwasser so wieder seinen natürlichen Abflussweg nehmen kann.

Diese Operationsverfahren senken den Augeninnendruck jedoch nicht so effektiv wie die Filtrationsoperation, selbst wenn später die Innenwand des Schlemmkanals über eine Gonioskopielinse mit dem Nd:YAG-Laser geöffnet wird.

Auch die Effektivität der **Trabekulotomie** ist geringer als die der Filtrationsoperation, jedoch sind auch ihre Risiken geringer. Sie ist vom Wirkungsmechanismus her vorwiegend für das kongenitale Glaukom geeignet [siehe unten].

Andere Operationsverfahren, die gelegentlich bei primärem Offenwinkelglaukom zum Einsatz kommen, wenn andere Operationen erfolglos waren, sind **zyklodestruktive Eingriffe** [**Zyklokryotherapie** und **Zyklophotokoagulation**, s.o.], die den Ziliarkörper veröden und den Kammerwasserfluss reduzieren, sowie **Abflusssysteme** [**Molteno-, Ahmed-** oder **Baerveldt-Implantat**], die vorwiegend bei Sekundärglaukomen verwendet werden [Abb. 7].

Winkelblockglaukom

Das Winkelblockglaukom entsteht durch einen Kammerwinkelverschluss. Man unterscheidet ein **akutes**, ein **intermittierendes** und ein **chronisches Winkelblockglaukom**. Das Verständnis der Pathophysiologie des Winkelblockglaukoms ist für die Therapie besonders wichtig und wird deshalb kurz geschildert.

Dem **akuten Winkelblock** [**Glaukomanfall**] liegt eine akute Verlegung des Kammerwinkels durch die Irisbasis [Winkelblock] zugrunde. Dies kommt nur bei anlagemäßig engem Kammerwinkel, besonders bei Kurzbau [Hypermetropie] und relativ großer Linse [Alterslinse] vor. Die Disposition zum akuten Winkelblock kann man oft an der Abflachung der Vorderkammer, dem engen Kammerwinkel und der vorgewölbten Iris erkennen.

Der häufigste Auslöser des akuten Winkelblock ist ein **Pupillarblock**. Er entsteht bei flacher Vorderkammer, wenn die Irisrückfläche der Linse relativ straff aufliegt und der Durchfluss des Kammerwassers durch die Pupille dadurch behindert ist. Dabei entsteht ein Druckgefälle zwischen dem Raum hinter der Iris [Hinterkammer] und dem Raum vor der Iris [Vorderkammer]. Diese Situation bezeichnet man als **rela-**

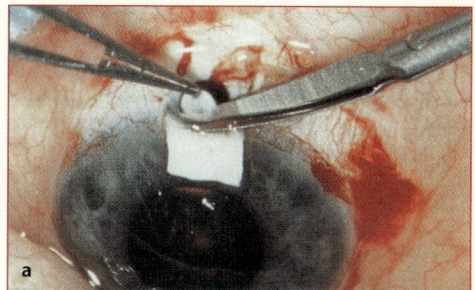
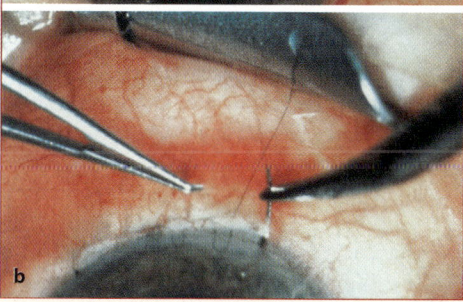

Abb. 5. **Filtrationsoperation [Goniotrepanation].** **a** Über die Öffnung in die Vorderkammer wird ein kleines Skleradeckelchen gelegt, das ein übermäßiges Abfließen von Kammerwasser verhindert. **b** Die Bindehaut wird mit einer Naht verschlossen

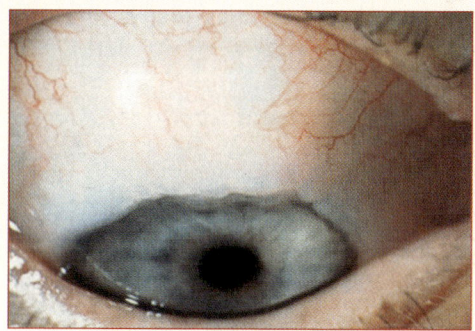

Abb. 6. **Sickerkissen nach Filtrationsoperation.** Die „glasige" Struktur mit reduzierter Gefäßzeichnung der Bindehaut ist zu erkennen

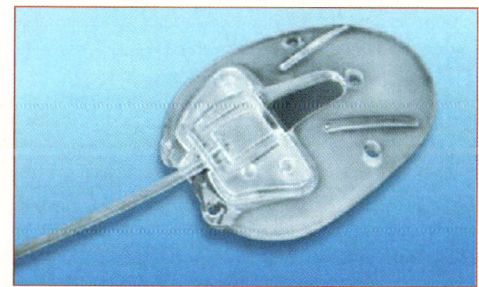

Abb. 7. **Ahmed-Implantat.** Dieses Implantat leitet das Kammerwasser aus der Vorderkammer durch einen Schlauch unter die Bindehaut ab. Ein Ventil sorgt dafür, dass der Augeninnendruck nicht zu stark abfällt, die Platte hält eine Resorptionsfläche frei

G

tiven **Pupillarblock**. Wenn die Pupille sich bei Dunkelheit erweitert oder bei einer Augenuntersuchung medikamentös weitgestellt wird, kann der Durchfluss durch die Pupille so stark behindert werden, dass ein **vollständiger Pupillarblock** resultiert. Dann staut sich das Kammerwasser in der Hinterkammer und drückt die dünne Iriswurzel nach vorne gegen das Trabekelwerk, wodurch der Kammerwinkel zirkulär verlegt [„blockiert"] wird [Abb. 8]. Ein **Glaukomanfall** ist die Folge: Der Augeninnendruck steigt innerhalb weniger Stunden auf 50–70 mmHg an und ruft starke Schmerzen und Sehstörungen hervor.

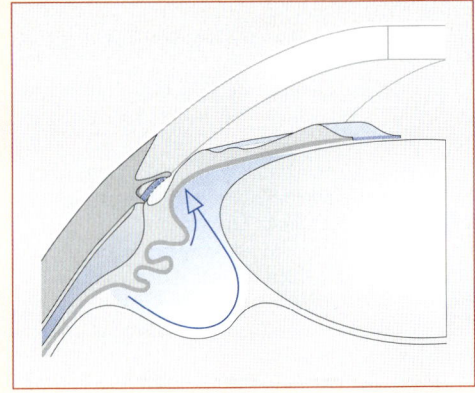

❗ **Keine Pupillenerweiterung bei flacher Vorderkammer!**

Abb. 8. **Pupillarblock bei Glaukomanfall.** Anstau des Kammerwassers hinter der Iris mit Verlegung des Kammerwinkels

Auch durch starke Miotika [Parasympathomimetika, z.B. Pilocarpin 2–4 %, Carbachol 1–3 %] wird der Durchfluss des Kammerwassers aufgrund der engen Pupille reduziert, sodass manchmal ein akuter Winkelblock auftreten kann. Deshalb darf man bei flacher Vorderkammer und Hypermetropie keine starken Miotika verabreichen.

Ein weiterer, wesentlich seltenerer Auslöser des akuten Winkelblockglaukoms ist der **Plateauiris-Mechanismus**: Die verdickte periphere Iris staucht sich bei Pupillenerweiterung in den Kammerwinkel und verursacht so einen Winkelblock. Eine medikamentöse Pupillenengstellung kann diese Form des Glaukomanfalls durchbrechen.

Der **intermittierende Winkelblock** ist eine Vorstufe des akuten Winkelblocks. Hierbei treten vorübergehende Drucksteigerungen durch Winkelverschluss auf, der Pupillarblock löst sich aber jeweils wieder spontan auf.

Ein **chronisches Winkelblockglaukom** entsteht meist, wenn ein Glaukomanfall nicht rechtzeitig behandelt wird: Dann entstehen Verklebungen des Kammerwinkels [**Goniosynechien**], die zu einer chronischen Steigerung des Augeninnendrucks mit Papillenschädigung und Gesichtsfeldeinschränkung führen. Primär, d.h. ohne vorangegangenen Glaukomanfall, entsteht ein chronisches Winkelblockglaukom in Europa selten, im asiatischen Raum dagegen häufiger.

❗ Die Begriffe **Winkelblockglaukom** und **Engwinkelglaukom** sollten nicht synonym benutzt werden, denn der Pathomechanismus des Winkelblockglaukoms ist der Winkelverschluss. Ein enger Kammerwinkel reicht für die Definition nicht aus: Auch ein primäres Offenwinkelglaukom kann einen relativ engen Kammerwinkel haben, jedoch liegt dem erhöhten Augeninnendruck dann kein Kammerwinkelverschluss, sondern eine Abflussbehinderung im Trabekelwerk zugrunde!

Symptome, Befunde

Das **akute Winkelblockglaukom** ist eine augenärztliche **Notfallsituation**, die jeder Allgemeinarzt erkennen muss, da eine Verzögerung der Behandlung das Augenlicht gefährdet. Deswegen wird kurz auf die **Symptome** und **Befunde** eingegangen:

- Schmerzen im Auge lokal und in der gleichseitigen Gesichtshälfte. Sie können in den ganzen Kopf, die Zähne oder in das Abdomen ausstrahlen
- Übelkeit und Erbrechen durch Vagusreizung
- Bradykardie, Herzrhythmusstörungen ebenfalls durch Vagusreiz
- Sehverschlechterung, Farbringe. Durch das Augendruck-bedingte Epithelödem der Hornhaut sieht der Patient wie durch eine Nebelwand, bei Dunkelheit sieht er Farbringe um die Lichtquellen.

❗ Das Auftreten der Symptome frontale, einseitige Kopfschmerzen, Nebelsehen und Wahrnehmen von Farbringen um Lichtquellen ist ein Warnsignal eines Glaukomanfalls und muss zu einer prophylaktischen **Iridektomie** veranlassen, wenn ein enger Kammerwinkel vorliegt.

Bei akutem Winkelblockglaukom lassen sich folgende **Befunde** erheben:

- stark erhöhter Augeninnendruck [50–70 mmHg]: Der Bulbus erscheint bei Palpation steinhart; eine Augendruckmessung durch den Augenarzt muss erfolgen
- Bindehautrötung und Erweiterung der Skleragefäße

- getrübtes Hornhautepithel
- Pupille entrundet, leicht erweitert und lichtstarr
- abgeflachte Vorderkammer
- bei längerem Bestehen des Glaukomanfalls weißliche Trübungen der vorderen Linsenrinde [**Glaukomflecken**] sowie Irisinfarkte.

Die **Therapie** erfolgt in zwei Schritten: Zunächst muss der Augeninnendruck **medikamentös** gesenkt und die Öffnung des Kammerwinkels gonioskopisch bestätigt werden. Als zweiter Schritt muss danach sofort eine **periphere Iridektomie** [Laser oder chirurgisch] ausgeführt werden. Die Iridektomie ist auch notwendig, wenn sich der Augeninnendruck mit Medikamenten leicht senken lässt oder andererseits hoch bleibt. Auch am 2. Auge muss bald eine prophylaktische Iridektomie mit dem Laser erfolgen, damit es nicht kurze Zeit später zum Glaukomanfall am 2. Auge kommt.

Medikamentöse Therapie: Die folgenden Medikamente werden gleichzeitig verabreicht und der Augeninnendruck in stündlichen Intervallen kontrolliert:
- **Carboanhydrasehemmer:** Acetazolamid intravenös [z.B. Diamox® 500–1000 mg i.v.]. Durch Drosselung der Kammerwasserproduktion sinkt der Augeninnendruck.
- **Parasympathomimetika**, z.B. **Pilocarpin-Augentropfen** [2 %] 3 × im Abstand von 10 Minuten. Durch die Pupillenverengung wird der Kammerwinkel mechanisch eröffnet und der Pupillarblock durchbrochen. Verengt sich die Pupille nicht, darf nicht weitergetropft werden, da sonst der Winkelblock durch Anspannung des Ziliarmuskels noch verstärkt wird.
- Bei unzureichender Wirkung von Acetazolamid und Pilocarpin werden **Betablocker-** bzw. **Apraclonidin-Augentropfen** verabreicht. Beide Substanzen senken den Augeninnendruck akut durch Drosselung der Kammerwasserproduktion [**Vorsicht bei Bradykardie oder Arrhythmie**].
- **Mannit 20 %:** 250 ml als Infusion, wenn die Augendrucksenkung aufgrund der anderen Maßnahmen nicht erreicht werden kann. Durch die hyperosmolare Lösung wird dem Auge Wasser entzogen. Wegen der generellen Flüssigkeitsverschiebung in den intravasalen Raum ist **Vorsicht bei herzinsuffizienten Patienten** geboten.

Operative Therapie. Die **periphere Iridektomie** [Ausschneiden einer kleinen peripheren Irislücke oben bei 12 Uhr] stellt eine Verbindung zwischen hinterer und vorderer Augenkammer her. Das Kammerwasser kann dann direkt in die Vorderkammer fließen, der Pupillarblock [Abb. 8] ist aufgehoben. Es werden zwei Methoden angewandt:

Die **chirurgische Iridektomie** [Abb. 9] ist bei Glaukomanfall dann vorzuziehen, wenn der Augeninnendruck nach medikamentöser Behandlung nicht ausreichend sinkt, der Winkel verschlossen bleibt und die Hornhaut trüb ist. Hierbei wird die Vorderkammer durch einen kleinen Schnitt operativ eröffnet und die Ausschneidung der Irislücke mit einer Mikroschere vorgenommen. Evtl. entstandene Synechien im Kammerwinkel können dabei durch Spülung in die Vorderkammer „gesprengt" werden.

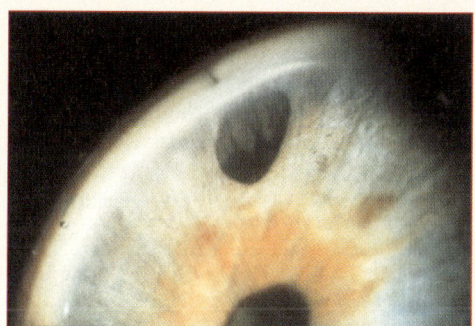

Abb. 9. Chirurgische Iridektomie. Hierdurch wird ein Kurzschluss zwischen hinterer und vorderer Augenkammer erreicht und der Pupillarblock aufgehoben

Die **Laseriridotomie** mit dem gepulsten Neodymium-YAG-Laser ist zu empfehlen, wenn der Augeninnendruck medikamentös normalisiert werden konnte, der Kammerwinkel sich wieder geöffnet hat und die Hornhaut klar ist, weiterhin als prophylaktischer Eingriff am 2. Auge. Der hochenergetische infrarote Laserstrahl wird ohne chirurgische Eröffnung des Auges bei eng gestellter Pupille [Pilocarpin] auf die Irisbasis fokussiert und mit 5–20 „Schüssen" eine Irislücke geschaffen. Wegen des kegelförmigen Strahlengangs wird die Laserenergie nur im Fokus wirksam, wobei die davor liegende Hornhaut und die dahinter liegende Linse nicht geschädigt werden.

Wenn bereits Goniosynechien vorhanden sind [chronisches Winkelblockglaukom], ist die periphere Iridektomie allein nicht mehr ausreichend wirksam und eine Lasertrabekuloplastik wegen des verschlossenen Kammerwinkels nicht möglich. Dann erfolgt eine medikamentöse Behandlung oder bei Unwirksamkeit eine Glaukomoperation.

Dringlichkeit der Therapie: Bei akutem Winkelblockglaukom besteht **Erblindungsgefahr** oder zumindest die Gefahr der Defektheilung mit Übergang in ein chronisches Winkelblockglaukom. Wenn innerhalb von 6 Stunden keine Senkung des Augeninnendrucks und keine Öffnung des Kammerwinkels erreicht werden, muss operiert werden. Andernfalls kommt es durch Goniosynechien zum chronischen Winkelblockglaukom. Deshalb muss auch der Allgemeinarzt darauf achten, dass keine Zeitverzögerung entsteht [dringlicher Transport in eine Klinik oder Praxis, die eine Laseriridektomie oder notfalls auch eine chirurgische Iridektomie ausführen kann].

Beim **intermittierenden Winkelblockglaukom** ist wegen des engen Kammerwinkels bereits prophylaktisch eine Laseriridotomie zu empfehlen.

Das **chronische Winkelblockglaukom** ist schwer zu therapieren: Medikamente sind oft unwirksam und eine Filtrationsoperation hat wegen der engen Vorderkammer ein höheres Risiko. In jedem Fall muss eine Iridektomie oder Iridotomie ausgeführt oder gegebenenfalls eine sehr voluminöse Linse entfernt werden.

Kongenitales Glaukom [Hydrophthalmie, Buphthalmus]

Das kongenitale Glaukom ist eine seltene, aber schwerwiegende Augenerkrankung, da sie zur Erblindung führt, wenn sie nicht entdeckt wird. Die Häufigkeit liegt bei ca. 1 Fall auf 10.000–18.000 Geburten. Es entsteht durch eine Entwicklungsstörung des Kammerwinkels. In 65–80 % der Fälle ist es beidseitig, allerdings meist unterschiedlich ausgeprägt. Der Manifestationszeitpunkt liegt meist im 1. Lebensjahr, zuweilen ist das Glaukom auch schon bei Geburt vorhanden. Die Vererbung ist meist autosomal-rezessiv mit geringer Penetranz, dadurch wird meist ein sporadisches Auftreten vorgetäuscht, bei Verwandtenehen ist das kongenitale Glaukom sehr viel häufiger. Geschlechtsverteilung: Knaben:Mädchen = 3:2.

Symptome, Befunde

- Lichtscheu, Lidkrampf und vermehrter Tränenfluss
- Vergrößerung der Hornhaut [Abb. 10]
- Hornhauttrübung. Durch den hohen Augeninnendruck kommt es zu einem Hornhautödem, dessen Intensität je nach aktuellem Augeninnendruck schwanken kann.
- Einrisse der Descemet-Membran entstehen durch den erhöhten Augeninnendruck.

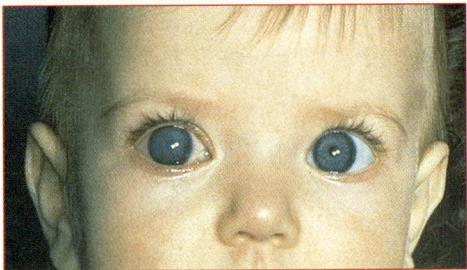

Abb. 10. Beginnende Hydrophthalmie. Der Hornhautdurchmesser des rechten Auges ist etwas größer als der des linken, die rechte Hornhaut ist getrübt

In der Regel müssen genaue Befunde im Rahmen einer Narkoseuntersuchung erhoben werden. Eine Ketaminnarkose beeinflusst den Augeninnendruck weniger als eine Narkose mit anderen Narkotika.

Messung des horizontalen Hornhautdurchmessers mit einem Messzirkel: Der Hornhautdurchmesser ist normalerweise bei Geburt oder im 1. Lebensjahr ≤ 10,5 mm, nach dem 1. Lebensjahr ≤ 12 mm und ab dem 3. Lebensjahr ≤ 12,5 mm. Bei kongenitalem Glaukom beträgt der Hornhautdurchmesser im 1. Lebensjahr oft 13–15 mm.

Ultraschallmessung der Augapfellänge: Der Augapfel ist bei gesunden Neugeborenen 17–20 mm lang, bei kongenitalem Glaukom oft auf 24–27 mm verlängert.

Ophthalmoskopie der Papille: Die Papille ist zentral exkaviert und häufig vergrößert. Die typische randständige Exkavation des Erwachsenen findet sich jedoch anfangs noch nicht, außerdem kann sich die Exkavation nach Drucksenkung zurückbilden.

Gonioskopie zur Beurteilung der Differenzierungsstörung des Kammerwinkels.

Messung des Augeninnendrucks wird heute in der Regel mit dem lageunabhängigen **Handapplanationstonometer** ausgeführt. Die Grenzwerte liegen bei Säuglingen etwa 3 mm Hg niedriger als bei Erwachsenen, also bei gesunden Säuglingen bei 8–18 mm Hg.

> **!** Das kongenitale Glaukom muss so früh wie möglich diagnostiziert werden, um die Schädigung der Papille zu verhindern. Gerade dem Arzt für Allgemeinmedizin und dem Kinderarzt fallen hier wichtige Aufgaben zu [Vorsorgeuntersuchungen].

Differenzialdiagnose

- Angeborene Tränenwegstenose [gefährliche Fehldiagnose]
- Megalocornea: anlagebedingte Hornhautvergrößerung ohne Descemet-Risse, ohne Hornhautödem und ohne Vergrößerung der Augapfellänge, normaler Augeninnendruck
- **Sekundäre kongenitale Glaukome** [z.B. Axenfeld-Rieger-Anomalie].

Therapie

Ein neu entdecktes kongenitales Glaukom ist immer eine Operationsindikation. Medikamente sind nicht ausreichend und nicht dauerhaft wirksam. Heute wird meist eine **Trabekulotomie** ausgeführt. Hierbei sucht der Operateur den Schlemmkanal von außen durch einen Schnitt auf, führt eine Sonde ein [Abb. 11] und schwenkt diese in die Vorderkammer, wobei das Gewebe zwischen dem Kanal und der Vorderkammer zerreißt. Dieser Spalt im embryonalen Gewebe bleibt zeitlebens offen. Wenn eine Operation nicht ausreicht, muss an einer zweiten Stelle der Zirkumferenz operiert werden. In etwa 80 % der Fälle lässt sich der Augeninnendruck mit 1–2 Operationen normalisieren.

Bereits in den 1940er-Jahren wurde die **Goniotomie** eingeführt, die sehr vielen Kindern mit kongenitalem Glaukom das Augenlicht gerettet hat. Bei dieser Operation wird ein Messerchen am Limbus von temporal quer durch die Vorderkammer eingeführt und das persistierende embryonale Gewebe im Kam-

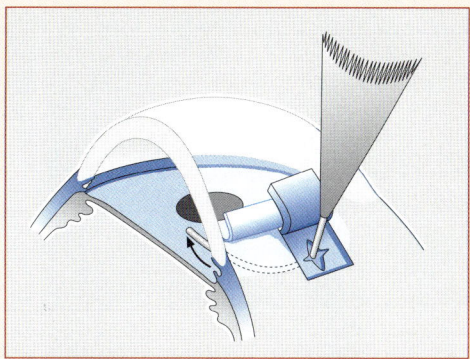

Abb. 11. Trabekulotomie. Von außen werden die Bindehaut und ein Skleraläppchen präpariert und der Schlemmkanal aufgesucht. In den Kanal wird eine Sonde eingeführt und das missgebildete Trabekelwerk durch Einschwenken nach innen aufgerissen. Dies erfolgt von der Operationsstelle aus nach rechts und nach links

merwinkel von innen eingeschnitten, sodass das Kammerwasser in den Schlemmkanal fließen kann.

Eine Operation hat nur Aussicht auf Erfolg, solange der Schlemmkanal noch nicht durch die Dehnung des vorderen Augenabschnitts verschlossen ist. Deshalb soll man sie ausführen, sobald die Diagnose kongenitales Glaukom bestätigt ist, also z.B. noch in der gleichen Narkose, in der auch die Untersuchung durchgeführt wurde. Es ist die Aufgabe aller an der Betreuung beteiligten Ärzte, also auch des Kinderarztes oder Allgemeinarztes, bei den Eltern Verständnis und Bereitschaft für die notwendige Operation und die Nachkontrollen zu erwirken. Diese Operationen erfordern wegen der Feinheit des Gewebes bei Säuglingen besondere augenchirurgische Erfahrung und spezielle Nahttechniken.

Verlaufskontrollen. In der Regel müssen die Befunde über 1 Jahr vierteljährlich kontrolliert werden, meist ebenfalls in Kurznarkose, bei gutem Verlauf später jährlich.

Anders als beim Erwachsenen kann sich beim Kleinkind die glaukomatöse Papillenexkavation nach operativer Senkung des Augeninnendrucks wieder teilweise zurückbilden.

 Besonders wichtig ist es, eine Amblyopie [Sehschwäche durch Benachteiligung des erkrankten Auges, insbesondere bei einseitiger Erkrankung] zu verhüten. Hierzu muss wie bei Schielbehandlung das besser sehende Auge abgeklebt werden, um das schwächere Auge zu trainieren.

Sekundäre Glaukome

Definition, Ursache

Sekundär nennt man Glaukomformen, die durch andere Augenleiden oder Allgemeinerkrankungen verursacht werden. Auch bei Sekundärglaukomen ist die Behinderung des Kammerwasserabflusses die Ursache für die Erhöhung des Augeninnendrucks.

Einteilung

Der Sehnervenschaden entsteht bei Sekundärglaukomen nahezu ausschließlich durch erhöhten intraokularen Druck. Daher kommt der Senkung des Augeninnendrucks eine besondere Bedeutung zu. Die Therapie orientiert sich stärker an der Pathogenese als an der Ätiologie. Deshalb werden die Sekundärglaukome besser nach pathogenetischen Gesichtspunkten eingeteilt.

Neovaskularisationsglaukom

Bei Ischämie der Netzhaut, besonders bei Diabetes mellitus und nach Zentralvenenverschluss, bildet die Netzhaut vaskuläre Wachstumsfaktoren, die im vorderen Augenabschnitt zu Gefäßneubildung führen [z.B. Rubeosis iridis]. Es entsteht eine fibrovaskuläre Membran im Kammerwinkel, die zu einem Winkelblock führt. Die Prognose des Neovaskularisationsglaukoms ist besonders schlecht.

Therapie. Bei Neovaskularisationsglaukom muss zuerst die retinale Ischämie mittels panretinaler Laserkoagulation behandelt werden. Hierzu werden mit dem im Grünbereich emittierenden Laser [Argon, frequenzverdoppelter Nd:YAG, Dioden] ca. 1000–2000 Herde in die mittlere Netzhautperipherie außerhalb der Ge-

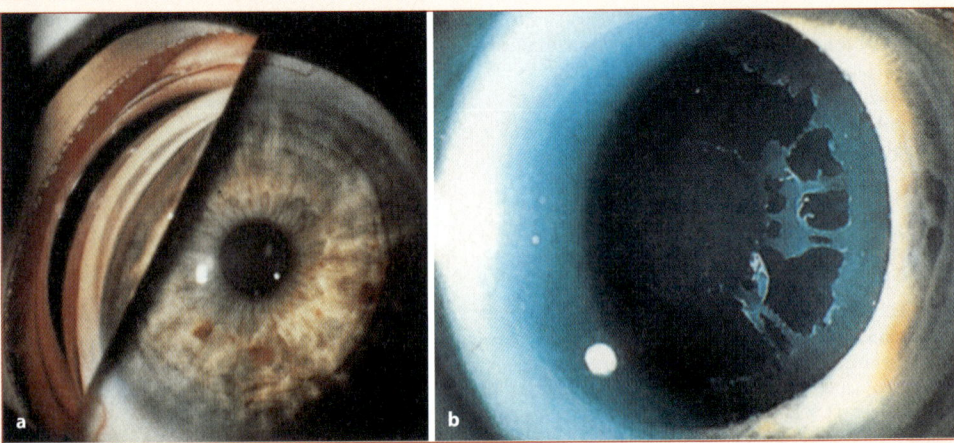

Abb. 12. Pigmentdispersionsglaukom [a] und Pseudoexfoliationsglaukom [b]. a Die Pigmentkörnchen sind auf der Iris verstreut sichtbar. Im gonioskopischen Bild [links] sieht man den Kammerwinkel dicht von Pigment ausgekleidet. b Feinfibrilläres Pseudoexfoliationsmaterial lagert sich auf der Linsenvorderfläche in konzentrischen Formen ab und verstopft das Trabekelwerk

fäßbögen verteilt. Dann kann zur Senkung des Augeninnendrucks ggf. eine Zyklophotokoagulation oder Zyklokryotherapie durchgeführt werden.

Pigmentdispersionsglaukom

Ursache ist eine nach hinten durchhängende Irisbasis, die auf den Zonulafasern reibt, wodurch Pigment von der Irisrückfläche freigesetzt wird [**Kirchenfensterphänomen**]. Die Pigmentgranula werden vom Trabekelendothel phagozytiert und verstopfen das Trabekelwerk [Abb. 12a]. Das Pigmentdispersionsglaukom findet sich häufig bei Männern mit Myopie im jüngeren Lebensalter.

Therapie. Engstellung der Pupille mit Pilocarpin oder α-1-Blockern vermindern die Retrokurvatur der Iris und können den Pigmentabrieb verringern. Der inverse Pupillarblock wird durch eine Iridektomie dauerhaft beseitigt und ist bei starker Retrokurvatur der Iris zu empfehlen. Außerdem erfolgt eine medikamentöse Augeninnendrucksenkung wie beim primären Offenwinkelglaukom. Eine Lasertrabekuloplastik ist häufig wirksam, bei Progression ist eine Filtrationsoperation indiziert.

Pseudoexfoliationsglaukom

Bei dieser sehr häufigen Form des Sekundärglaukoms lagert sich feinfibrilläres Material, das insbesondere vom Ziliarepithel gebildet wird, u.a. auf der Linse und im Kammerwinkel ab und verstopft die Abflusswege des Kammerwassers. Es treten oft hohe, stark schwankende Augeninnendruckwerte auf.

Therapie. Die Behandlung erfolgt zunächst medikamentös wie beim primären Offenwinkelglaukom. Die Lasertrabekuloplastik ist oft relativ gut wirksam, da das Trabekelwerk stark pigmentiert ist, die Wirkungsdauer ist aber oft nur kurz. Wegen der hohen Augendruckwerte ist häufiger eine Filtrationsoperation erforderlich als beim primären Offenwinkelglaukom. Das Pseudoexfoliationsmaterial kann mit einem speziellen Instrument aus dem Kammerwinkel operativ abgesaugt werden [Trabekelaspiration]. Die Drucksenkung und die Wirkungsdauer sind aber geringer als nach einer Filtrationsoperation.

Cortisonglaukom

Die Gabe von Corticosteroiden führt bei disponierten Personen nach einigen Wochen zu einem Augeninnendruckanstieg und langfristig zu einem sekundären Offenwinkelglaukom mit Schädigung von Sehnerv und Gesichtsfeld. Corticosteroidaugentropfen sind meist gefährlicher als systemische Corticosteroidgaben. Besonders gefährdet sind Personen mit hoher Myopie, insbesondere auch nach refraktiver Laserchirurgie [LASIK, PRK].

Therapie. Bei Cortisonglaukom Corticosteroidaugentropfen sofort absetzen! Zunächst kann man unter medikamentöser Drucksenkung abwarten, denn der Druck normalisiert sich anfangs noch spontan. Ist dies nicht der Fall, wird langfristig wie beim primären Offenwinkelglaukom behandelt [medikamentös, Lasertrabekuloplastik, Operation].

❶ Eine Verordnung von corticosteroidhaltigen Augentropfen ohne augenärztliche Kontrolle ist verboten! Für so entstandene Glaukomschäden kann der verordnende Arzt verantwortlich gemacht werden.

Phakolytisches Glaukom

Bei hypermaturer Katarakt dringt Linseneiweiß durch die Linsenkapsel. Die mit Linseneiweiß angefüllten Makrophagen verstopfen das Trabekelwerk.

Therapie. Kataraktoperation der phakolytischen trüben Linse nach medikamentöser Augendrucksenkung [meist Acetazolamid oder Mannitol erforderlich]. Danach Cortisonaugentropfen, um den postoperativen intraokularen Reizzustand zu dämpfen.

Entzündliches Glaukom

Entzündungen können ein Ödem der Trabekelzellen bewirken [Herpes-simplex-Trabekulitis, glaukomato-zyklitische Krise = Posner-Schlossman-Syndrom] oder die Maschen des Trabekelwerks durch Entzündungsproteine verstopfen.

Therapie. Bei entzündlichen Glaukomen wird die Ursache behandelt [bei Herpesinfektion: Virustatika [Aciclovir lokal und systemisch, ggf. lokale Corticosteroid-Augentropfen]. Zusätzlich wird medikamentös der Augeninnendruck gesenkt, meist durch Betablocker oder α-2-Agonisten [keine Prostaglandine und kein Pilocarpin] sowie durch systemische Gabe von Carboanhydrasehemmern.

Verletzungsbedingtes Glaukom [traumatisches Glaukom]

Bei einer Verletzung des Augapfels kann eine Blutung in die Vorderkammer die Abflusswege des Kammerwassers verlegen oder der Glaskörper sich in die Pupille einklemmen. Insbesondere nach traumatischer Glaskörperblutung sind Augendruckanstiege häufig. Bei einer schweren Augapfelprellung [Kontusion] entstehen Risse im Trabekelwerk. Die Narben führen zum Anstieg des Augeninnendrucks. Verätzungen [insbesondere durch Laugen] veröden den Schlemmkanal.

Therapie. Bei verletzungsbedingter Blutung kann zunächst unter medikamentöser Drucksenkung die Resorption des Blutes abgewartet werden oder, wenn notwendig, die Vorderkammer ausgespült werden. Bei chronischer Augendrucksteigerung durch Trabekelverletzung gelten die Grundsätze der medikamentösen und operativen Behandlung wie beim primären Offenwinkelglaukom. Sekundärglaukome durch Verätzung sind nur schwer behandelbar, da eine medikamentöse Drucksenkung oft nicht ausreicht und eine Operation wegen der gleichzeitig vorhandenen Bindehautvernarbung nur geringe Erfolgschancen hat. In sehr schwierigen Fällen wird ein Abflusssystem [z.B. Molteno-, Ahmed- oder Baerveldt-Implantat] auf der hinteren Sklera unter die Bindehaut implantiert. Das Kammerwasser wird dabei durch den Silikonschlauch unter die Bindehaut zu einer Kunststoffplatte abgeleitet, die eine Resorptionsfläche für Kammerwasser freihält.

Sekundärglaukome bei angeborenen Missbildungen des Auges

Ein Beispiel ist das Sturge-Weber-Syndrom: Bei Naevus flammeus des Gesichtes und Hämangiomen der Episklera und der Aderhaut entwickelt sich oft schon im Kindesalter ein ipsilaterales Sekundärglaukom. Daher muss man bei betroffenen Kindern regelmäßig den Augeninnendruck kontrollieren.

Therapie. Zunächst wird eine medikamentöse Therapie versucht. Bei Kleinkindern ist Brimonidin wegen der zentralnervösen Wirkung nicht erlaubt. Wegen des hohen episkleralen Venendruckes kommt es nach operativer Augendrucksenkung leicht zu Aderhautschwellung [chorioidaler Effusion]. Oft sind zyklodestrukive Eingriffe [Zyklophotokoagulation, Zyklokryotherapie] erforderlich.

Schlussbemerkung zur Therapie der Sekundärglaukome

Die medikamentöse Therapie und die Lasertrabekuloplastik sind bei komplizierten Sekundärglaukomen [neovaskulär, traumatisch, entzündlich, Missbildungen] im Allgemeinen weniger wirksam als bei primärem Offenwinkelglaukom oder sogar unwirksam. Die Filtrationseingriffe bei Sekundärglaukomen erfordern zur Vermeidung einer sekundären Sickerkissenvernarbung häufig die Verwendung von Mitomycin-C intraoperativ und von 5-Fluorouracil postoperativ. Mitomycin-C wird intraoperativ gegeben, indem man ein Schwämmchen mit ca. 100 µl einer 0,02 %- oder 0,05 %-igen Lösung tränkt, 3–5 Minuten auf die Operationsstelle unter die Bindehaut legt und dann nachspült. 5-Fluorouracil wird in Dosen von 5 mg subkonjunktival in den Sickerkissenbereich gespritzt, wobei je nach Vernarbung täglich 1 Injektion über mehrere Tage und danach noch einige Male wöchentlich gegeben wird.

Quellenhinweise

Abb. 1, 6, 10, 12: Reuter: Springer Lexikon Medizin, Springer Verlag 2004
Abb. 2, 4, 5, 7, 9: Grehn: Augenheilkunde, Springer Verlag 2005
Abb. 3, 8, 11: Bitmap, Mannheim

gen wie exfoliative Dermatitis, Stevens-Johnson-Syndrom, Ekzeme, photoallergische Erscheinungen; **Kontraind.**: insulinpflichtiger Diabetes, Neigung zu Ketoazidose, instabile Diabetesformen, Präkoma, Coma diabeticum, Schwangerschaft

Glied|er|satz *m*: → *Prothese*

Gli|me|pi|rid *nt*: Sulfonylharnstoff der 3. Generation; orales Antidiabetikum; wirkt schneller und länger als Glibenclamid, HWZ 5–7 h; **Anw.**: Diabetes mellitus Typ II; **Dosierung**: 2–8 mg/d; **NW**: Hypoglykämie, gastrointestinale Symptome, allergische Reaktionen, Alkoholunverträglichkeit; **Kontraind.**: insulinpflichtiger Diabetes, Neigung zu Ketoazidose, instabile Diabetesformen, Präkoma, Coma diabeticum, Schwangerschaft; *s.a. Essay Diabetes mellitus S. 253*

Gli|ni|de *pl*: Bezeichnung für orale Antidiabetika [Repaglinid, Nateglinid], die v.a. die postprandiale Insulinsekretion steigern; sie sind schnell wirksam [quick-on quick-off Phänomen], was die Diabeteseinstellung erleichtert und eine Medikation passend zu den Mahlzeiten mit mehr Spielraum ermöglicht; es sind weniger Zwischenmahlzeiten erforderlich, was von den Patienten positiv bewertet wird; *s.u. Essay Diabetes mellitus S. 253*

Gli|o|blas|to|ma multiforme *nt*: **Syn**: *buntes Glioblastom*; schnell wachsendes Glioblastom mit polymorphen Zellen; tritt meist nach dem 50. Lebensjahr auf und befällt Männer doppelt so oft wie Frauen; der Tumor geht von der weißen Substanz der Großhirnhemisphäre aus und wächst rasch infiltrierend; das rasche Wachstum führt zur Bildung arteriovenöser Anastomosen, Blutungsherden, Nekrose und Ödem; **Klinik**: Kopfschmerzen und Hirndruckzeichen sowie häufig Lähmungen und apoplektartige Verschlechterung; **Therapie**: eine Radikalentfernung ist nicht möglich, deshalb wird das befallene Gewebe möglichst weitgehend abgetragen und eine Nachbestrahlung durchgeführt; Zytostatika und Corticoide können das Leben der Patienten um einige Monate verlängern; **Prognose**: die mittlere Überlebenszeit beträgt ca. 6 Monate

Gli|om *nt*: **Syn**: *Neurogliom, Neuroma verum*; von den Gliazellen ausgehender Hirntumor; meist handelt es sich um langsam wachsende, gutartige Tumoren des Kindes- und Jugendalters, die nach Resektion eine sehr gute Prognose haben; das **maligne Gliom** [Glioblastom] ist ein aggressiver Hirntumor, der eine mittlere Überlebenszeit von 6–12 Monaten hat; *s.a. Glioblastoma multiforme, Astrozytom, Optikusgliom*

Gli|o|ma|to|se *f*: **Syn**: *Neurogliomatose, Gliomatosis cerebri*; Bezeichnung für eine diffuse Gliaproliferation mit Befall meist beider Hemisphären; führt zu Antriebsmangel, Konzentrationsverlust, Gedächtnisstörungen, epileptischen Anfällen und evtl. fokalen neurologischen Symptomen; die **Therapie** ist aufgrund der diffusen Ausbreitung schwierig; Chemotherapie und Strahlentherapie werden versucht, die Ergebnisse sind aber nicht überzeugend

Gli|pi|zid *nt*: dem Glibenclamid* strukturverwandtes orales Antidiabetikum; HWZ 2,7–4 h, bei eingeschränkter Nierenfunktion 6–12 h; **Anw.**: Diabetes mellitus Typ II; **Dosierung**: 2,5–30 mg/d p.o.; **NW**: Hypoglykämie, gastrointestinale Symptome, Kopfschmerzen und Schwindel; **Kontraind.**: insulinpflichtiger Diabetes, Neigung zu Ketoazidose, instabile Diabetesformen, Präkoma, Coma diabeticum, Schwangerschaft

Gli|qui|don *nt*: dem Glibenclamid* strukturverwandtes orales Antidiabetikum; HWZ 4–6 h; **Anw.**: Diabetes mellitus Typ II; **Dosierung**: 15–120 mg/d p.o.; **NW**: Hypoglykämie, gastrointestinale Symptome, Kopfschmerzen, allergische Hauterscheinungen; **Kontraind.**: insulinpflichtiger Diabetes, Neigung zu Ketoazidose, instabile Diabetesformen, Präkoma, Coma diabeticum, Schwangerschaft

Gli|so|xe|pid *nt*: dem Glibenclamid* strukturverwandtes orales Antidiabetikum; HWZ 1–2 h; **Anw.**: Diabetes mellitus Typ II; **Dosierung**: 2–16 mg/d p.o.; **NW**: Hypoglykämie, gastrointestinale Symptome, allergische Hauterscheinungen; **Kontraind.**: insulinpflichtiger Diabetes, Neigung zu Ketoazidose, instabile Diabetesformen, Präkoma, Coma diabeticum,

Schwangerschaft

Glisson-Krankheit *f*: **Syn**: *Englische Krankheit, Vitamin-D-Mangel-Rachitis*; *s.u. Rachitis*

Gli|ta|zo|ne *pl*: **Syn**: *Thiazolidindione*; Gruppe oraler Antidiabetika, die die Insulinresistenz an Insulinzielgeweben bei Typ-2-Diabetes vermindern bzw. die Insulinsensitivität erhöhen [**Insulinsensitizer**]; sie stimulieren die insulinstimulierte Glucoseaufnahme in periphere Gewebe, an der Leber verstärken sie die insulininduzierte Hemmung der endogenen Glucoseproduktion; *s.u. Essay Diabetes mellitus S. 253*

Glo|bal|in|suf|fi|zi|enz *f*: **Syn**: *globale Herzinsuffizienz*; *s.u. Essay Herzinsuffizienz S. 599*

Globoidzellen-Leukodystrophie *f*: **Syn**: *Galaktozerebrosidlipidose, Galaktozerebrosidose, Leukodystrophia cerebri progressiva hereditaria*; *s.u. Leukodystrophie*

Glo|cken|bil|sen|kraut *nt*: **Syn**: *Tollkraut, Scopolia carniolica*; Pflanze aus der Familie der Nachtschattengewächse [Solanaceae]; verwendet werden die getrockneten Blätter [**Scopoliae carniolicae folium**] und Wurzelstöcke [**Scopoliae carniolicae rhizoma**]; die Blätter enthalten Alkaloide [v.a. Scopolamin, Rutin, Aesculetin], Chlorogen- und Kaffeesäure, der Wurzelstock Alkaloide [v.a. Hyoscyamin, Scopolamin] und Cumarinderivate; besitzen anticholinerge und parasympatholytische Eigenschaften; wirken positiv chronotrop und dromotrop; **Anw.**: Krämpfe von Magen-Darm-Trakt, Gallengängen und ableitenden Harnwegen; traditionell bei Koliken, Gicht und als Schlafmittel

Glo|cken|gas|o|me|ter *nt*: *s.u. Spirometrie*

Glo|me|ru|lo|ne|phri|tis *f, pl* **-ti|den**: Entzündung des Nierengewebes mit primärem Befall der Glomeruli; Erkrankungen, die sich Anfangs ausschließlich auf die Glomeruli begrenzen werden als **primäre Glomerulonephritis** bezeichnet; während es sich bei der **sekundären Glomerulonephritis** um eine Entzündung im Rahmen einer Systemerkrankung [z.B. Lupus erythematodes] handelt; unter klinischen Aspekten kann man beide Formen und die diabetische Glomerulopathie zusammenfassen und 5 Verlaufsformen unterscheiden, die nebeneinander verlaufen und ineinander übergehen können; die histologische Diagnose ist für Therapieplanung und Prognose vom größter Wichtigkeit und muss durch eine Nierenbiopsie herbeigeführt werden

diffuse Glomerulonephritis: Stadium III der Nierenbeteiligung bei systemischem Lupus erythematodes; führt zu diffuser Zerstörung der Glomeruli; **Therapie**: Immunsuppression mit Steroiden und Cyclophosphamid*

endokapilläre Glomerulonephritis: **Syn**: *akute/akute diffuse/exsudative/exsudativ-proliferative/postinfektiöse Glomerulonephritis, Poststreptokokkennephritis, Poststreptokokkenglomerulonephritis*; meist im Anschluss an eine Streptokokkeninfektion auftretende Sekundärkrankheit durch Immunkomplexbildung; tritt auch nach Pneumokokken-, Staphylokokken-, Meningokokkeninfektionen und viralen Infekten [Mumps, Zytomegalievirus, Epstein-Barr-Virus] auf; **Therapie**: Antibiotika zur Eliminierung des Antigens; Immunsuppression hat keine Erfolge gezeigt; **Prognose**: Ausheilung bei 90 % der Kinder und 50–70 % der Erwachsenen; chronische Formen imponieren als membranoproliferative Glomerulonephritis

fokal-segmentale Glomerulonephritis: **Syn**: *fokal-segmental sklerosierende Glomerulonephritis, fokal-segmentale Glomerulosklerose, minimal proliferierende Glomerulonephritis mit fokaler Sklerose*; durch eine herdförmige juxtaglomeruläre Sklerose gekennzeichnete Form; bisher ist keine wirksame Therapie bekannt; ca. die Hälfte der Patienten entwickelt innerhalb von 10 Jahren eine dialysepflichtige Niereninsuffizienz

membranoproliferative Glomerulonephritis: zu Niereninsuffizienz führende, i.d.R. chronisch progressive Glomerulonephritis mit Mesangiumproliferation und Verdickung der Basalmembran; meist eine sekundäre Glomerulonephritis bei chronischen Entzündungen [Streptokokken, Staphylokokken, Hepatitis B und C; Lupus erythematodes], seltener idiopathisch; **Therapie**: Dipyridamol/Acetylsalicylsäure bei

Tab. G7. Glomerulonephritis. Klinische Verlaufsformen akuter und chronischer Glomerulonephritiden und histologische Diagnose

Klinische Verlaufsform	Symptomatik	Histologische Diagnosen
Akut/Nephritisch	Mikro- oder Makrohämaturie, Erythrozytenzylinder, Hypertonus, Ödeme, Proteinurie < 3,5 g/24 h, Kreatininanstieg, der spontan reversibel sein kann	Endokapillär proliferative GN, sekundäre Glomerulonephritiden (z.B. bei Lupus erythematodes, Morbus Wegener)
Nephrotisch (akut oder chronisch)	Proteinurie > 3,5 g/24 h, Hypoproteinämie, Hyperlipidämie, Ödeme, mit und ohne Hypertonus, mit und ohne Kreatininanstieg	„minimal change" GN, membranöse GN, fokal segmentale Glomerulosklerose, mesangioproliferative GN, membranoproliferative GN, Glomerulopathien (z.B. diabetische Nephrosklerose, Amyloidose)
Rapid progressiv	Rascher Nierenfunktionsverlust, nephritisch, gelegentlich nephrotisch	Intra- und extrakapilläre proliferative GN mit diffuser Halbmondbildung
Oligosymptomatisch	Mikrohämaturie, Proteinurie < 3,5 g/24 h, kein Nierenfunktionsverlust	Mesangioproliferative GN, „minimal change" GN
Chronisch	Langsamer Nierenfunktionsverlust, nephrotisches Syndrom oder Proteinurie < 3,5 g/24 h, Hämaturie	Mesangioproliferative GN, fokal segmentale Glomerulosklerose, membranöse GN, membranoproliferative GN, „minimal change" GN (ohne Nierenfunktionsverlust), Glomerulopathien

G

nephrotischem Syndrom oder Einschränkung der Nierenfunktion; die **Prognose** hängt vom Typ ab; Typ I führt nur bei 20 % zu Niereninsuffizienz, Typ II und III dagegen führen praktisch immer innerhalb von 10 Jahren zu einer dialysepflichtigen Niereninsuffizienz

membranöse Glomerulonephritis: *Syn: perimembranöse Glomerulonephritis*; klassische Immunkomplexnephritis durch zirkulierende Antigen-Antikörperkomplexe mit Ablagerung von Immunkomplexen auf der Basalmembran; häufigste Ursache des nephrotischen Syndroms im Erwachsenenalter, die häufig mit chronischen Infektionen [Streptokokken, Syphilis, Malaria, Hepatitis B], Tumoren [Hodgkin- und Non-Hodgkin-Lymphome], Medikamenten [Gold, Penicillamin] und Systemerkrankungen [Stadium V der Nierenbeteiligung bei Lupus erythematodes] assoziiert ist; **Therapie**: Elimination der auslösenden Noxe; Immunsuppression mit Steroiden und Chlorambucil*; alternativ Ciclosporin* [v.a. ältere Patienten]; **Prognose**: im Kindesalter ist eine spontane Ausheilung häufig; bei Erwachsenen kommt es bei 30 % innerhalb von 10 Jahren zu chronischer Niereninsuffizienz

mesangioproliferative Glomerulonephritis: häufigste primär chronische Glomerulonephritis; histologisch von einer Proliferation der Mesangiumzellen charakterisiert; **Therapie**: Steroide; **Prognose**: chronische Niereninsuffizienz bei 20–50 %

minimal proliferierende Glomerulonephritis: *Syn: glomeruläre Minimalläsionen, glomeruläre Minimalveränderungen, Minimal-change-Glomerulonephritis, Lipoidnephrose, Lipidnephrose*; durch eine Diskrepanz von histologischem Bild [nur minimale Veränderungen der Mesangiumzellen und der Basalmembran] und klinischen Symptomen [nephrotisches Syndrom] gekennzeichnete Erkrankung; **Therapie**: primär Corticosteroide, danach in Abhängigkeit vom Verlauf; **Prognose**: ca. 90 % der Kinder und 40–50 % der Erwachsenen gelangen nach der ersten Therapiephase in eine anhaltende Remission

minimal proliferierende interkapilläre Glomerulonephritis: milde Verlaufsform der mesangioproliferativen Glomerulonephritis

rapid-progressive Glomerulonephritis: *Syn: maligne/rasch progrediente/exsudativ-proliferative/exsudativ-proliferative/subakute Glomerulonephritis*; Glomerulonephritis [Immunkomplexnephritis oder Antibasalmembran-Glomerulonephritis] mit akutem Verlauf und terminaler Niereninsuffizienz innerhalb weniger Wochen; histologisch finden sich typische **Halbmonde** aus proliferierenden Epithelzellen und Monozyten zwischen Bowman-Kapsel und glomerulären Kapillarschlingen; **Therapie**: Steroidpulstherapie gefolgt von

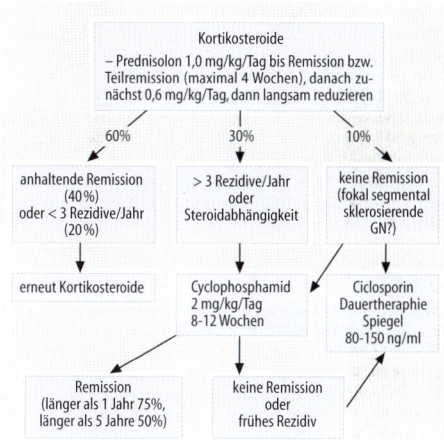

Kortikosteroide
– Prednisolon 1,0 mg/kg/Tag bis Remission bzw. Teilremission (maximal 4 Wochen), danach zunächst 0,6 mg/kg/Tag, dann langsam reduzieren

60% → anhaltende Remission (40%) oder < 3 Rezidive/Jahr (20%) → erneut Kortikosteroide → Remission (länger als 1 Jahr 75%, länger als 5 Jahre 50%)

30% → > 3 Rezidive/Jahr oder Steroidabhängigkeit → Cyclophosphamid 2 mg/kg/Tag 8–12 Wochen → keine Remission oder frühes Rezidiv

10% → keine Remission (fokal segmental sklerosierende GN?) → Ciclosporin Dauertherapie Spiegel 80–150 ng/ml

Abb. G14. Minimal proliferierende Glomerulonephritis. Therapieschema

oraler Steroidtherapie oder Steroidtherapie plus Cyclophosphamid*

Glo|me|ru|lo|pa|thie, diabetische f: → *Glomerulosklerose, diabetische*

Glo|me|ru|lo|skle|ro|se, diabetische f: *Syn: Kimmelstiel-Wilson-Syndrom, diabetische Nephrosklerose, diabetische Nephropathie, diabetische Glomerulopathie*; im Rahmen des Diabetes mellitus auftretende Schädigung der Glomeruli und Nierentubuli, die langfristig zu Niereninsuffizienz führt; die außerhalb der Niere entstehenden Gefäßschäden manifestieren sich u.a. in einer Retinopathia diabetica; die diabetische Glomerulosklerose tritt bei ca. 50 % der Typ-I-Diabetiker auf und ist für ca. 80 % aller Fälle von terminaler Niereninsuffizienz verantwortlich; Studien haben gezeigt, dass der arteriellen Hypertonie eine bedeutende Rolle bei der Progression der Erkrankung zukommt; **Therapie**: möglichst optimale Einstellung der Blutzuckerwerte; ACE-Hemmer [Captopril*] zeigen unabhängig von ihrer antihypertensiven Wirkung auch einen positiven Effekt auf die Progression der Veränderungen; *s.a. Essay Diabetes mellitus S. 253*

Glos|sek|to|mie f: *Syn: Zungenamputation*; (Teil-)Amputation der Zunge, z.B. bei Malignom von Zungenrand oder -rücken; Malignome des Zungengrundes sind oft weit fortgeschritten und eine Teilresektion ist ausgeschlossen

Glos|si|tis f, pl **-ti|den**: *Syn: Zungenentzündung, Zungenschleim-hautentzündung*; eine Entzündung äußert sich durch strei-fen- oder fleckförmige Rötung der Oberfläche, Zungenbren-nen und Schmerzen [v.a. an den Rändern], Parästhesie und Schmeckstörungen; bei chronischem Verlauf kommt es zu Atrophie der glatten, glänzenden, hochroten Schleimhaut; als **Ursache** kommen v.a. scharfe Zahnkanten und Zahnstein, Candidainfektion [Mundsoor], Vitamin A, B oder C-Man-gel, Menopause und Diabetes mellitus in Frage; gehäuft wird sie auch bei larvierten Depressionen gefunden; als **Hunter-Glossitis** bezeichnet man eine atrophische Glossitis als Begleiterscheinung von Anämien [perniziöse Anämie, Eisen-mangelanämie] oder Lebererkrankungen; die **Glossitis rhombica mediana** ist eine ätiologisch unklare Anomalie mit rautenförmigem, rotem Schleimhautbezirk des Zungen-rückens [Rautenzunge]; von manchen Autoren wird sie als seltene Manifestation des Mundsoors betrachtet; **Therapie**: Beseitigung der Ursache, Mundhygiene, Vermeidung schar-fer Getranke oder Speisen

Glossitis atrophicans: *Syn: Hunter-Glossitis, Moeller-Hun-ter-Glossitis, Moeller-Glossitis, Glossitis Moeller-Hunter*; atro-phische Glossitis als Begleiterscheinung von Anämien [perniziöse Anämie*, Eisenmangelanämie*] oder Lebererer-krankungen

Glossitis rhombica mediana: *Syn: Rautenzunge, Glossitis mediana rhombica*; ätiologisch unklare Anomalie mit rauten-förmigem, rotem Schleimhautbezirk des Zungenrückens; von manchen Autoren auch als seltene Manifestation des Mundsoors*

Glos|so|dy|na|mo|me|ter nt: Gerät zur Bestimmung der Muskel-kraft der Zunge

Glos|so|phy|tie f: → schwarze Haarzunge

Glos|so|plas|tik f: *Syn: Zungenplastik*; plastische Operation an der Zunge, z.B. nach Teilresektion bei Zungenkarzinom

Glos|sor|rha|phie f: *Syn: Zungennaht*; Naht der Zunge nach Verlet-zung oder Inzision

Glos|so|tri|chie f: → Haarzunge

Glot|tis|krampf m: *Syn: Stimmritzenkrampf, Laryngospasmus, Spasmus glottidis*; krampfartige Verengung mit Stridor, Atem-not, Zyanose, Angstgefühl und evtl. kurzer Bewusstlosigkeit [Ictus laryngis]; findet sich bei Tetanus, Spasmophilie, Fremdkörperreiz oder als **inspiratorischer funktioneller Stridor** mit paradoxer Stimmlippenbewegung, d.h., die Stimmlippe schließt sich bei Inspiration

Glucoseoxidase-Peroxidase-Reaktion f: zur enzymatischen Bestim-mung von Glucose in Blut und Harn verwendete Reaktion, bei der Glucoseoxidase die Oxidation von Glucose unter gleichzeitiger Bildung von Wasserstoffperoxid katalysiert, das durch eine Farbreaktion nachgewiesen wird; zum Nach-weis von Glucose eingesetzt [**Glucoseoxidaseteststreifen**]; Systeme zur Blutzuckerselbstkontrolle arbeiten ebenfalls mit der Glucoseoxidasemethode

Glucose-6-Phosphatdehydrogenasemangel m: *Syn: G-6-PDH-Man-gel, Glukose-6-Phosphatdehydrogenasemangel*; Glucose-6-phosphatdehydrogenase ist ein Enzym des Pentosephosphat-zyklus, das Glucose-6-phosphat zu 6-Phosphogluconolacton oxidiert; der X-chromosomal-rezessive Mangel ist die häu-figste Stoffwechselerkrankung [100 Millionen Menschen] überhaupt; sie betrifft überwiegend Farbige und Bewohner der Mittelmeergegend; bisher wurden ca. 250 Varianten mit unterschiedlicher Ausprägung und Klinik beschrieben; kli-nisch kommt es zu einer akuten oder chronischen hämoly-tischen Anämie, die durch oxidativ wirkende Substanzen [Phenacetin, Sulfonamide, Favabohnen] ausgelöst werden kann

Glucosephosphatisomerase-Mangel m: *Syn: Glucosephosphatisome-rase-Mangel*; **Glucosephosphatisomerase** katalysiert die re-versible Konversion von Glucose-6-phosphat und Fructose-6-phosphat; die autosomal-rezessive Stoffwechselstörung führt zu schwerer hämolytischer Anämie

α-Glu|co|si|da|se|hem|mer pl: *Syn: Alphaglucosidasehemmer*; hem-men die α-Glucosidase der Dünndarmmukosa und damit die Spaltung glucosehaltiger, mit der Nahrung zugeführter

Disaccharide; *s.a. Acarbose, Essay Diabetes mellitus S. 253*

Glukose-6-Phosphatdehydrogenasemangel m: → *Glucose-6-Phosphat-dehydrogenasemangel*

Glucosephosphatisomerase-Mangel m: → *Glucosephosphatisomera-se-Mangel*

Glu|ko|se|schwel|le f: Bezeichnung für die Glucosekonzentration des Plasmas [10 mmol/l], bei der die maximale Rückresorpti-onskapazität der Niere überschritten wird und es zur Aus-scheidung von Glucose im Harn kommt [Glukosurie]

Glu|ko|se|to|le|ranz f: Fähigkeit des Organismus eine zugeführte Glukosemenge physiologisch zu verarbeiten, d.h. ohne eine Erhöhung des Blutzuckerspiegels und ohne Glukoseausschei-dung im Harn; als **pathologische** oder **gestörte Glukosetoleranz** bezeichnet man erhöhte, aber nicht eindeutig einen Diabetes mellitus beweisende Blutzuckerwerte im Glukosetoleranztest; 30–60 % der Pati-enten entwickeln innerhalb von 10 Jahren einen klinisch ma-nifesten Diabetes; oft gleichgesetzt mit subklinischem Diabe-tes mellitus; *s.a. Essay Diabetes mellitus S. 253*

Glu|ko|se|to|le|ranztest m: *Syn: Glukosebelastung*; Test zur Be-stimmung der Glukosetoleranz bei Verdacht auf Diabetes* mellitus; ist indiziert bei grenzwertigem Blutzuckerspiegel, Glukosurie, familiärer Diabetesbelastung, Adipositas, Infekti-onsneigung, Fettstoffwechselstörungen und Neuropathien; je nach Zufuhrmechanismus unterscheidet man **intrave-nöse** und **orale Glukosetoleranztests**; bei den oralen Tests gibt es einfache Formen und Versionen mit zweimaliger Glu-cosezufuhr im Abstand von 90 Minuten [**Glukose-Doppel-belastung, Staub-Traugott-Versuch**]; am weitaus häufigsten wird aber der orale Glukosetoleranztest durchgeführt; **Durchführung**: Bestimmung der Nüchternblutglukose [Ka-pillarblut]; orale Aufnahme von 75 g Glucose in 250–300 ml Flüssigkeit oder 300 ml Glucose-Oligosaccharidgemisch; Be-stimmung der Blutglukose im Kapillarblut nach 1 h und 2 h **Auswertung**: kapilläre Blutglukose < 11,1 mmol/l nach 1 h und < 7,8 mmol/l nach 2 h **unauffälliger OGTT**; kapilläre Blutglukose > 11,1 mmol/l nach 1 h und Nüchternblutgluko-se > 6,7 mmol/l **manifester Diabetes mellitus**; kapilläre Blutglukose nach 2 h zwischen 7,8 und 11,1 mmol/l und Nüchternblutglukose < 6,7 mmol/l **pathologische Glukose-toleranz**; *s.a. Essay Diabetes mellitus S. 253*

Glu|ko|ze|rol|bro|si|do|se f: → Morbus Gaucher

Glu|tal|ral nt: *Syn: Pentandial, Glutaraldehyd, Glutardialdehyd*; Desinfektionsmittel; besitzt ein breites, dem Formaldehyd vergleichbares antimikrobielles Wirkungsspektrum, aller-dings nur im alkalischen Bereich [pH 7,5–8,5]; wirkt dann auch fungizid, sporozid und viruzid; **Anw.**: Geräte- und In-strumentendesinfektion

Glu|tar|säu|re|a|zid|u|rie f: *Syn: Glutarazidurie*; vermehrte Glutar-säureausscheidung im Harn; autosomal-rezessive Enzymo-pathie, die in zwei Formen vorkommt; bei **Glutarsäureazid-urie Typ I** liegt ein Mangel an Glutaryl-CoA-Dehydrogenase vor, bei **Glutarsäureazidurie Typ II** ein Acyl-CoA-Dehydro-genasemangel; beide Formen sind **klinisch** durch Muskel-hypotonie, Irritabilität und Zittrigkeit gekennzeichnet; lang-fristig kommt es zu progredienter Demenz, Hypoglykämie, metabolischer Azidose; **Therapie**: lysin- und tryptophanarme Diät verhindert die Progression des Leidens; *s.a. Essay Stö-rungen des Aminosäurestoffwechsels und Harnstoffzyklus S. 43*

Gluteus-medius-Parese f: Schädigung des Nervus gluteus superi-or führt zu Lähmung von Musculus gluteus medius und mi-nimus; die Insuffizienz dieser Muskeln bedingt ein positives Trendelenburg-Zeichen*, d.h. beim Einbeinstand auf dem kranken Bein kommt zum Absinken des Beckens zur gesun-den Seite; die Atrophie des Muskels führt zu einer tellerför-migen Einziehung der Gesäßwölbung; doppelseitige Parese imponiert als Entengang*

Gly|ce|rol|tri|ni|trat nt: *Syn: Nitroglycerin, Nitroglyzerin*; organi-sches Nitrat; koronarer Vasodilatator; **Anw.**: Angina pecto-ris, Myokardinfarkt, Koronarspasmus, hypertensive Krise, akute Linksherzinsuffizienz; **Dosierung**: Prophylaxe und Langzeitbehandlung der Angina pectoris: Salben- und Gel-

G

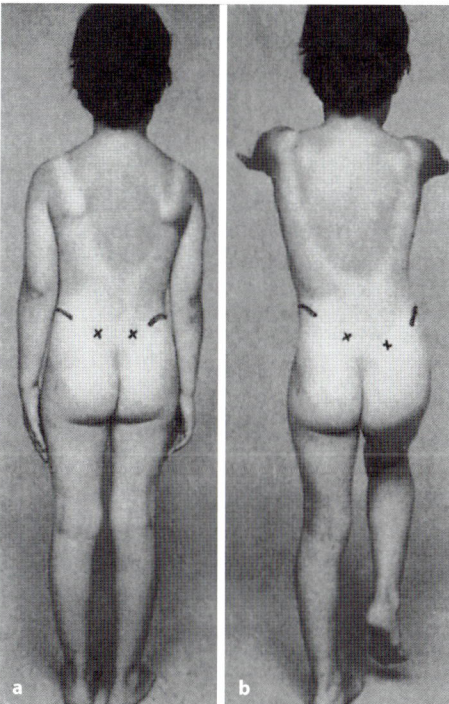

Abb. G15. Gluteus-medius-Parese. Positives Trendelenburg-Zeichen [b] bei Einbeinstand auf der erkrankten Seite

kapseln mit 20 bzw. 10 mg GTN 1–3 × tgl., 1 bis 1,5 g Salbe mit 2 % GTN 1–2 × tgl. auf die Haut auftragen; 1 × tgl. ein Pflaster mit einer Freisetzungsrate von 5 oder 10 mg GTN/d aufkleben; Kupierung und Prophylaxe der akuten Angina pectoris, Erstmaßnahme bei akutem Myokardinfarkt, akute Linksherzinsuffizienz mit Lungenödem: 0,2 bis 1,2 mg GTN sublingual als Sprayßtoß oder Zerbeißkapsel; instabile und vasospastische Prinzmetal-Angina, hypertensive Krise: 0,5 bis 1 mg/h GTN – maximal 10 mg/h parenteral; **NW**: *s.u. Nitrate, organische*

Gly|ci|ne max *f*: → *Soja*

Gly|cin|u|rie *f*: **Syn**: *Glyzinurie*; Glycinausscheidung im Harn;

Glycinurie mit Hyperglycinämie ist eine autosomal-rezessiv vererbte Störung des Glycinabbaus, die schon in den ersten Lebenstagen zu Krämpfen und Muskelhypotonie führt; *s.a. Essay Störungen des Aminosäurestoffwechsels und Harnstoffzyklus S. 43*

Gly|co|pyr|ro|ni|um|bro|mid *nt*: Parasympatholytikum, Spasmolytikum; **Anw.**: Krämpfe und Koliken im Magen-Darm-Trakt, perioperative Sekretionshemmung

Gly|cyr|rhi|za glabra *f*: → *Süßholz*

Gly|ko|ge|no|se *f*: **Syn**: *Glykogenspeicherkrankheit, Glykogenthesaurismose*; Oberbegriff für angeborene Störungen des Glykogenstoffwechsels, bei denen es durch einen Enzymdefekt zu vermehrter Ablagerung von normalem oder pathologischem Glykogen in verschiedenen Organen kommt; insgesamt wird die Inzidenz auf 1:25.000 Lebendgeborene geschätzt, wobei die Typen I und VI am häufigsten sind; die Glykogenose Typ VIII wird oft als Unterform von Typ VI betrachtet und Typ 0 wird von vielen Autoren nicht zu den Glykogenosen gerechnet

Glykogenose Typ 0: **Syn**: *Glykogensynthasemangel, Glykogensynthetasemangel*; sehr seltene Enzymopathie, bei der die Glykogenese gehemmt ist; der Glykogengehalt der Leber liegt unter 1 % [normal 3–5 %] und die Fastentoleranz ist vermindert; keine Glykogenose im eigentlichen Sinn

Glykogenose Typ I: **Syn**: *Gierke-Krankheit, von Gierke-Krankheit, van Creveld-von Gierke-Krankheit, hepatorenale Glykogenose*; durch einen autosomal-rezessiven Defekt der Glucose-6-phosphatase [**Typ Ia**] oder Glucose-6-phosphat-Translokase [**Typ Ib**] kommt es zur Ablagerung normalen Glykogens in Leber und Niere [Hepatorenomegalie]; beginnt meist schon bei Säuglingen [3–6 Monate]; klinisch auffällig sind schwere Hypoglykämie, Hyperlipämie und Minderwuchs; **Therapie**: häufige oder kontinuierliche Glucosezufuhr [Sondenernährung] und weitgehende Vermeidung von Lactose, Fructose und Saccharose; **Prognose**: bei frühzeitiger und konsequenter Behandlung normale geistige Entwicklung; im Erwachsenenalter kommt es aber meist zu Komplikationen [Niereninsuffizienz, Osteoporose], die die Lebenserwartung einschränken

Glykogenose Typ II: **Syn**: *Pompe-Krankheit, generalisierte maligne Glykogenose*; autosomal-rezessiv vererbter Mangel an lysosomaler α-1,4-Glucosidase mit Glykogeneinlagerung in Muskeln, Leber, Herz, Milz, Lunge und ZNS; klinisch gibt es drei Verlaufsformen, **frühinfantile**, **spätinfantile** und **adulte Form**, die alle tödlich verlaufen

Glykogenose Typ III: **Syn**: *Forbes-Syndrom, hepatomuskuläre benigne Glykogenose, Cori-Krankheit*; autosomal-rezessiver Mangel an Amylo-1,6-Glucosidase; dadurch kommt es zur Ablagerung eines pathologischen Glykogens in Leber,

Tab. G8. Glykogenose. Klassifikation der Glykogenosen

Typ	Enzymdefekt	Speicherorgan	Hypoglykämie	Symptome
Ia	Glucose-6-phosphatase	Leber, Niere	+++	Hepatomegalie, Hyperlaktatämie, Hypertriglyzeridämie, Hyperurikämie, Nephromegalie, Kleinwuchs, Blutungsneigung
Ib	Glucose-6-phosphat-Translokase	Leber	+++	Wie Ia, zusätzlich Neutropenie, Infektneigung
II	Lysosomale α-Glucosidase	Generalisiert	Nein	Infantile Form: Kardiomegalie, Hepatomegalie, progressive Muskelhypotonie Juvenile/adulte Form: Myopathie
III	Amylo-1,6-Glucosidase	Leber, Muskel, Erythrozyten	+	Hepatomegalie, Myopathie
IV	Brancher-Enzym	Leber	Nein	Leberzirrhose, Hepatosplenomegalie
V	Phosphorylase	Muskel	Nein	Muskelkrämpfe nach Belastung, rasche Ermüdbarkeit, Myoglobinurie
VI	Phosphorylase/Phosphorylase-B-Kinase	Leber, Muskel, Erythrozyten	Nein	Hepatomegalie
VII	Phosphofructokinase	Muskel, Erythrozyten	Nein	Wie V
0	Glykogensynthetase	Keine Speicherung	+++	Gedeihstörung

Herz und Skelettmuskulatur; klinisch auffällig sind Muskelschwäche, Hypotonie und Kardiohepatomegalie; die Muskelsymptome variieren von leicht bis schwer, werden aber meist erst nach der Pubertät krankheitsbestimmend

Glykogenose Typ IV: *Syn: Andersen-Krankheit, Amylopektinose, leberzirrhotische retikuloendotheliale Glykogenose;* durch Fehlen der Amylo-1,6-Glucosidase hervorgerufene Ablagerung vermindert verzweigter Glykogenmoleküle, die Amylopektin ähneln; **klinisch** stehen Leberzirrhose, Splenomegalie, portale Hypertension und Minderwuchs im Vordergrund; meist kommt es zu tödlichem Leberversagen vor dem 5. Lebensjahr

Glykogenose Typ V: *Syn: McArdle-Krankheit, muskuläre Glykogenose, Muskelphosphorylasemangel, Myophosphorylaseinsuffizienz;* autosomal-rezessiver, isolierter Mangel an Muskelphosphorylase mit Anreicherung von normalem Glykogen in der Skelettmuskulatur; die betroffenen Patienten [meist Erwachsene] klagen über Muskelschwäche und -krämpfe sowie rasche Erschöpfung

Glykogenose Typ VI: *Syn: Hers-Erkrankung, Hers-Glykogenose, Leberphosphorylaseinsuffizienz, Hepatophosphorylasemangel;* relativ gutartiger, autosomal-rezessiver Mangel an Leberphosphorylase, der zur Anreicherung von normalem Glykogen in der Leber führt; dadurch kommt es zu Hepatomegalie und Hypoglykämie

Glykogenose Typ VII: *Syn: Tarui-Krankheit, Muskelphosphofruktokinaseinsuffizienz, Muskelphosphofructokinaseinsuffizienz;* autosomal-rezessiver Mangel an Phosphofructokinase in der Skelettmuskulatur mit Ablagerung von normalem Glykogen; klinisch stehen Muskelkrämpfe und rasche Muskelerschöpfung sowie eine Myoglobinurie* im Vordergrund

Glykogenose Typ VIII: *Syn: hepatische Glykogenose, Phosphorylase-b-Kinase-Insuffizienz;* mild verlaufender, X-chromosomal-rezessiver Mangel an Phosphorylase-b-Kinase in der Leber; durch die Einlagerung von normalem Glykogen in die Leber kommt es zu Hepatomegalie und Hypoglykämie wird z.T. als Unterform von Glykogenose Typ VI angesehen

Glyko|gen|syn|the|tase|man|gel *m:* → *Glykogenose Typ 0*

Gly|ko|sa|li|cy|lat *nt:* → *Hydroxyethylsalicylat*

Gly|ko|lyl|harn|stoff *m: Syn: Hydantoin;* heute nicht mehr gebräuchliches Antiepileptikum; seine Derivate [Phenytoin, Allantoin, Nitrofurantoin] haben eine antiepileptische und hypnotische Wirkung

Glykoprotein-IIb/IIIa-Antagonisten *pl:* → *GP-IIb/IIIa-Antagonisten*

Gly|ko|syl|ze|ra|mid|li|pi|do|se *f:* → *Morbus Gaucher*

Gna|tho|plas|tik *f: Syn: Kieferplastik;* plastische Kieferoperation, z.B. zur Korrektur einer Kieferspalte [Gnathoschisis]; *s.u. Lippen-Kiefer-Gaumenspalte*

Gna|tho|sto|ma *nt, pl* **-ta:** Magenwurm von Schweinen, Hunden oder Katzen; nur selten auf den Menschen übertragen; **Gnathostoma spinigerum** führt in Südostasien zu einer Infektion mit abdominellen, respiratorischen, subkutanen oder anderen Symptome [abhängig von Wanderung]; wichtig ist der Befall des ZNS mit Radikulitis oder Myeloenzephalitis; **Diagnose:** CT, MRT, blutiger/xanthochromer Liquor, Serologie; **Therapie:** Albendazol*, Ivermectin*, Corticosteroide; *s.a. Essay Helminthosen S. 553*

GnRH-Analoga *pl: Syn: LHRH-Agonisten, GnRH-Agonisten, Gonadorelinanaloga;* synthetische Gonadoliberine, die eine höhere Rezeptoraffinität besitzen als Gonadorelin; werden v.a. in der Hormontherapie von Brust- und Prostatatumoren, Endometriose und Uterusmyomen verwendet; *s.a. Essay Neubildungen des Uterus S. 1627*

Gold *nt: Syn: Aurum;* Schwermetall der Kupfergruppe; zur Behandlung rheumatischer Erkrankungen [Basistherapeutikum] und für Zahnfüllungen verwendet; **radioaktives Gold** [Gold-198] wird in kolloidaler Lösung oder in fester Form [Goldseeds] zur Behandlung von Tumoren, v.a. von Leukämien mit Hepatosplenomegalie verwendet

Goldberger-Ableitungen *pl:* EKG-Ableitung von den Extremitäten; *s.u. Essay Elektrokardiogramm S. 317*

Goldflam-Krankheit *f:* → *Myasthenia gravis pseudoparalytica*

Goldmann-Applanationstonometer *nt:* → *Applanationstonometer*

Goldmann-Weekers-Adaptometer *nt: s.u. Adaptometrie*

Gold|mohn *m: Syn: Eschscholzia, kalifornischer Mohn, Eschscholzia californica;* Pflanze aus der Familie der Mohngewächse [Papaveraceae]; verwendet werden die während der Blüte gesammelten und getrockneten oberirdischen Teile [**Eschscholzienkraut**, Eschscholziae herba], die Alkaloide vom Protopin-Typ enthalten; **Anw.:** traditionell bei Schlafstörungen, nervöser Übererregbarkeit und Bettnässen; z.T. als Ersatzdroge für Marihuana missbraucht; in der Homöopathie zur Behandlung von Schlafstörungen

Gold|ru|te *f:* Bezeichnung für Solidago-Arten, wie z.B. Solidago canadensis [**kanadische Goldrute**], Solidago virgaurea [**echte/gewöhnliche Goldrute**], Solidago gigantea [**hohe Goldrute**], Pflanzen aus der Familie der Korbblütler [Asteraceae]; verwendet werden die oberirdischen Pflanzenteile [**Goldrutenkraut**, Solidaginis herba], die Saponine, Phenolglykoside und Flavonoide enthalten; **Anw.:** traditionell bei Gicht, Rheuma, Entzündung der ableitenden Harnwege und Nierengrieß; Solidago virgaurea bei Hauterkrankungen; in der Homöopathie Verwendung der frischer Blüten von Solidago virgaurea zur Behandlung von Gicht, Nierenentzündung und Prostatahyperplasie

Gold|thio|glu|co|se *f: Syn: Aurothioglukose, Aurothioglucose, Goldthioglukose;* goldhaltiges Antirheumatikum; Basistherapeutikum; **Anw.:** progrediente, therapieresistente rheumatoide Arthritis, juveniler Polyarthritis, Psoriasisarthritis; **Dosierung:** 50 mg Gold [100 mg Goldthioglucose] i.m. pro Woche bis zu einer kumulativen Menge von 1 bis 1,5 g; **NW:** gastrointestinale Störungen, v.a. weiche Stühle und Durchfälle, Haut- und Schleimhautallergien, medikamentöse Exantheme, in seltenen Fällen bis zur exfoliativen Dermatitis, Stomatitiden, Mundulzera, Goldnephropathie; **Kontraind.:** Goldallergie, Kollagenosen [v.a. Lupus erythematodes disseminatus], schwere Nieren- oder Lebererkrankungen, Knochenmarksuppression, Kolitis; *s.a. Essay Rheumatoide Arthritis S. 83*

Golf|spie|ler|el|len|bo|gen *m: Syn: Epicondylitis humeri ulnaris;* Entzündung des Epicondylus medialis humeri durch eine chronische Überanstrengung; **Therapie:** die Beschwerden verschwinden meist von selbst oder bei Schonung für 2–3 Wochen; ansonsten Ruhigstellung im Gipsverband, Infiltration mit Cortisonkristallsuspension oder Ultrasonophorese

Goltz-Gorlin-Syndrom *nt: Syn: Goltz-Peterson-Gorlin-Ravits-Syndrom, kongenitale ektodermale und mesodermale Dysplasie; s.u. Ektodermaldysplasie-Syndrome*

Go|nad|ek|to|mie *f: Syn: Gonadenentfernung;* operative Entfernung der Keimdrüsen/Gonaden

Go|na|den|ent|fer|nung *f:* → *Gonadektomie*

Go|na|do|blas|tom *nt:* seltener, gutartiger Tumor, der v. a. bei Gonadendysgenesie und jungen Männern [95 % der Fälle] auftritt; kann u.U. entarten und ein Dysgerminom bilden; *s. a. Essay Hodentumoren S. 651*

Go|na|do|li|be|rin *nt: Syn: Gonadorelin, Luliberin, Lutiliberin, LH-releasing-Faktor, LH-releasing-Hormon, Gonadotropin-releasing-Faktor, Gonadotropin-releasing-Hormon;* im Hypothalamus gebildetes Neurohormon, das die Freisetzung der Gonadotropine luteinisierendes Hormon [LH] und follikelstimulierendes Hormon [FSH] aus dem Hypophysenvorderlappen regelt; *s.a. GnRH-Analoga*

Go|na|do|rel|lin *nt:* → *Gonadoliberin*

Go|na|do|rel|lin|a|na|lo|ga *pl:* → *GnRH-Analoga*

Gonadotropin-releasing-Hormon *nt:* → *Gonadoliberin*

Gon|ag|ra *nt/f: Syn: Kniegicht;* Knieschmerzen bei Gicht; *s.u. Essay Gicht und andere Störungen des Purinstoffwechsels S. 487*

Gon|ar|thro|se *f: Syn: Kniegelenksarthrose;* degenerative Gelenkveränderung des Kniegelenkes; die Entwicklung wird durch präarthrotische Deformitäten [X-Bein, O-Bein, Genu recurvatum], Frakturen mit Gelenkbeteiligung, Meniskus- und Kreuzbandläsionen, Übergewicht, Schwerarbeit und anlagebedingte Minderwertigkeit des Knorpels begünstigt; **Klinik:** zunehmende belastungsabhängige Beschwerden, Bewegungseinschränkungen, Ergussbildung [v.a. bei aktivierter Arthrose], Kontraktur, Anfangsschmerz nach dem Aufstehen, der bei Bewegung [Einlaufen] besser wird; der Verlauf ist meist schubweise; **Diagnose**: Röntgen [Gelenkspaltverschmälerung, subchondrale Sklerosierung, Zystenbildung, Randkantenausziehung]; **Therapie**: Beseitigung der Ursache, u.a. durch Korrekturosteotomie; ansonsten primär konservative Behandlung, v.a. Physiotherapie [Wärme-, Elektrotherapie], Krankengymnastik [im Trockenen und im Wasser], Gehhilfe [Stock, Pufferabsätze], Gewichtsreduktion, nicht-steroidale Antirheumatika nur bei Bedarf; intraartikuläre Cortisoninjektionen nur bei aktiver Arthrose; im späteren Stadium [nach dem 65. Lebensjahr] meist zementierte oder zementfreie Knieendoprothese, eine operative Ver-

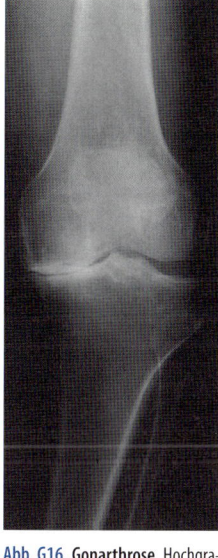

Abb. G16. Gonarthrose. Hochgradige Arthrose bei Genu varum

steifung ist praktisch nur noch nach Entfernung einer infizierten Prothese indiziert

Gon|ar|thro|to|mie f: operative Eröffnung des Kniegelenkes

Gon|gy|lo|ne|mi|a|sis f, pl **-ses**: Syn: Gongylonemainfektion; selten auf den Menschen übertragene, meist symptomarm verlaufende Erkrankung durch **Gongylonema pulchrum**; kann durch Wanderung zu oropharyngealen Irritationen führen; **Diagnose**: Erregernachweis nach Exzision; **Therapie**: chirurgische Entfernung, Albendazol*; s.a. Essay Helminthosen S. 553

Go|ni|o|plas|tik f: → Trabekuloplastik

Go|ni|o|sko|pie f: Syn: Kammerwinkelspiegelung; Untersuchung des Kammerwinkels des Auges; da der Kammerwinkel nicht direkt sichtbar ist, benötigt man spezielle Linsengeräte [Gonioskopierlinse], die das Licht in den Kammerwinkel ab-

lenken; s.a. Essay Glaukome S. 497

Go|ni|o|syn|e|chi|en pl: Syn: periphere vordere Synechien; Verklebungen des Kammerwinkels führen zu einer chronischen Steigerung des Augeninnendrucks mit Papillenschädigung und Gesichtsfeldeinschränkung; Ursache eines chronischen Winkelblockglaukoms; s.u. Essay Glaukome S. 497

Go|ni|o|to|mie f: → Trabekulotomie

Go|ni|o|tra|be|ku|lo|to|mie f: → Trabekulotomie

Go|ni|o|tre|pa|na|ti|on f: Filtrationsoperation mit Anlage einer runden Öffnung vom Trabekelwerk in die vordere Augenkammer; s.u. Essay Glaukome S. 497

Go|no|blen|nor|rhö f, pl **-rhö|en**: Syn: Gonokokkenkonjunktivitis, gonorrhoische Blennorrhö, Gonoblennorrhoe, Conjunctivitis gonorrhoica, Augentripper, Ophthalmoblennorrhoe; durch Gonokokken hervorgerufene eitrige Conjunctivitis; Neugeborene werden unter der Geburt durch die Mutter infiziert, Erwachsene beim Geschlechtsverkehr; **Klinik**: typisch ist die starke Eiteransammlung, die meist zwischen dem 1. und 3. Lebenstag auftritt; die Lider sind stark geschwollen, und beim Öffnen spritzt Eiter heraus; **Therapie**: lokal mit Penicillin-G-Tropfen; **Prophylaxe**: Neugeborenen wird 1 %-ige Silbernitratlösung in den Bindehautsack getropft [Credé-Prophylaxe]; in den USA wird heute aber meist Erythromycin* verwendet, da es besser gegen die häufigere **Chlamy-**

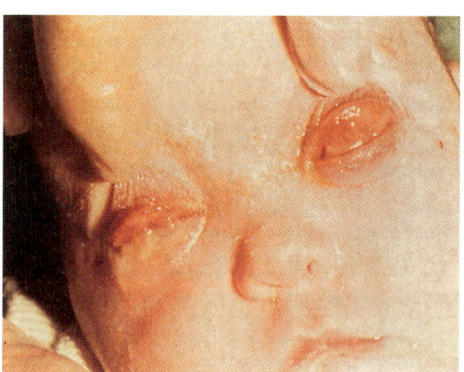

Abb. G18. Gonoblennorrhö

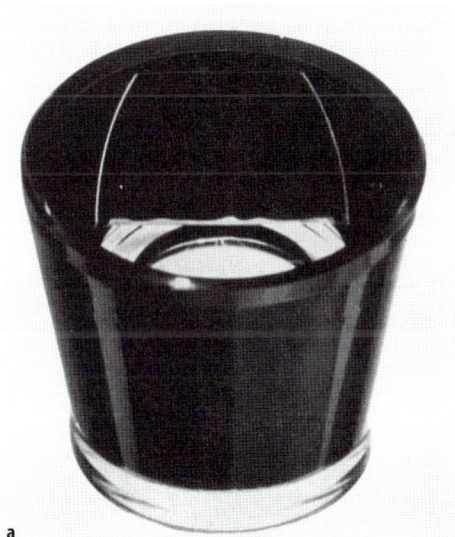

a

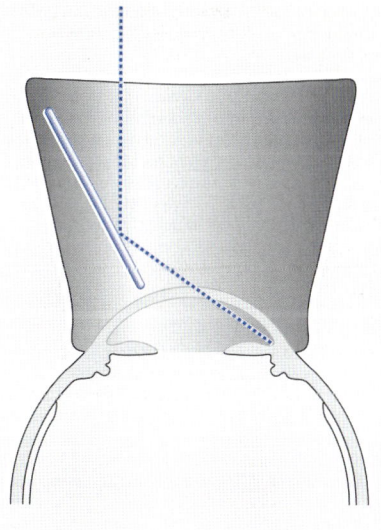

b

Abb. G17. Gonioskopie. a Gonioskopielinse nach Goldmann, **b** Schema des Strahlenganges

G

dienblennorrhoe wirkt

Go|no|coc|cus *m, pl* **-coc|ci**: *Syn: Gonokokkus, Gonokokke, Neisseria gonorrhoeae*; gramnegative, unbewegliche Diplokokken; einziger Wirt ist der Mensch; weltweit vorkommender Erreger der Gonorrhoe; variable Oberflächenstrukturen [Lipooligosaccharide, Pili, Proteine] spielen eine wichtige Rolle für die Verankerung auf den Schleimhäuten und die Fähigkeit zur Zellinvasion; wird v.a. durch Geschlechtsverkehr, Schleimhautkontakt oder unter der Geburt übertragen; **Diagnose**: Mikroskopie, Kultur; **Therapie**: Penicillin* G, Ceftriaxon*, Spectinomycin*

Go|no|kok|ken|in|fek|ti|on, disseminierte *f*: *Syn: Gonokokkensepsis, Gonokokkämie*; Vorkommen von Gonokokken im Blut; bei ca. 1–3 % aller Gonorrhöen breiten sich komplementresistente Stämme über den Blutweg aus und befallen extragenitale Strukturen [Gelenke, Perikard, Lunge, Hirnhäute]

Go|no|kok|ken|kon|junk|ti|vi|tis *f, pl* **-tiden**: → *Gonoblennorrhö*

Go|no|kok|ken|prok|ti|tis *f, pl* **-ti|ti|den**: *s.u. Gonorrhoe*

Go|no|kok|ken|zer|vi|zi|tis *f, pl* **-ti|den**: *Syn: Cervicitis gonorrhoica*; Cervicitis durch Gonokokken; tritt in ca. 80 % aller Fälle von Gonorrhoe auf; evtl. Ausgangspunkt einer aszendierenden Infektion der Adnexen; *s.a. Essay Entzündliche Erkrankungen der weiblichen Beckenorgane S. 1609*

Go|nor|rhoe *f, pl* **-rhöen**: *Syn: Tripper, Gonorrhö, Gonorrhoea, Morbus Neisser*; durch **Neisseria gonorrhoeae** hervorgerufene Geschlechtskrankheit, die bevorzugt die Schleimhäute von Harnröhre [**Urethritis gonorrhoica**], Gebärmutterhals [**Gonokokkenzervizitis**], Rektum [**Gonokokkenproktitis**], Rachen [**Rachentripper**] und Augenbindehaut [**Gonoblennorrhö**] befällt; die Übertragung erfolgt durch Geschlechtsverkehr, selten auch als Schmierinfektion; **Klinik**: bei Männern kommt es 3 Tage [2–7 Tage] nach Infektion zur Entzündung des vorderen Teils der Harnröhre mit Rötung des Meatus, Brennen beim Wasserlassen und Ausscheidung von rahmigem Eiter; im weiteren Verlauf Aufsteigen der Infektion [hintere Harnröhre, Prostata, Samenblase, Samenleiter, Nebenhoden]

bei Frauen wird die **untere Gonorrhoe** [Zervizitis, Urethritis, Bartholinitis] von der **oberen Gonorrhoe** [Endometritis, Salpingitis, Peritonitis] unterschieden; initial kommt es zur Entwicklung einer akuten gonorrhoischen Harnröhrenentzündung mit eitrigem Ausfluss, Brennen und Schmerzen beim Wasserlassen; die Harnröhrenentzündung wird chronisch und kann auch das Blasendreieck betreffen [**Trigonumzystitis**]; die Schleimhaut im Bereich der Schamlippen zeigt Rötung, Schwellung, Erosionen und oberflächliche Ulzerationen; die Infektion kann aufsteigen und praktische alle Abschnitte des Genitaltraktes betreffen [Eileiter, Endometrium, Eierstöcke]

Diagnostik: mikroskopischer oder kultureller Erregernachweis; Komplementbindungsreaktion bei metastatischen Beschwerden [z.B. Arthritis gonorrhoica]; **Therapie**: bei unkomplizierter Gonorrhoe Einmalinjektion [**One-shot-Therapie**] mit Spectinomycin* oder Cephalosporinen wie Ceftriaxon*, Ciprofloxacin*, Ofloxacin*; komplizierte Fälle müssen evtl. stationär behandelt werden; eingesetzt werden Cephalosporine der 3. Generation [z.B. Ceftriaxon*], Erythromycin* oder Chinolone* für mindestens 7 Tage; *s.a. Essay Geschlechtskrankheiten – Genitale Kontaktinfektionen S. 475, Essay Entzündliche Erkrankungen der weiblichen Beckenorgane S. 1609*

Go|no|zel|le *f*: → *Spermatozele*

Goodpasture-Syndrom *nt*: Autoimmunerkrankung mit rapid progressiver Glomerulonephritis und rezidivierenden Lungenblutungen durch eine Autoimmunvaskulitis und Alveolitis; es finden sich Antikörper sowohl gegen die glomeruläre als auch die alveoläre Basalmembran; **Therapie**: Immunsuppression mit Steroiden und Cyclophosphamid; Plasmapherese zur Abtrennung der Antikörperkomplexe, Nierentransplantation bei terminaler Insuffizienz und Fehlen der Antikörper nach Immunsuppression für mindestens 6 Monate

Gordon-Kniephänomen *nt*: *s.u. Chorea*

Gordon-Reflex *m*: Variante des Babinski-Reflexes; festes Kneten der Wadenmuskulatur führt bei Pyramidenbahnschädigung zu tonischer Dorsalbewegung der großen Zehe und oft auch spreizender Plantarbewegung der übrigen Zehen [**Fächerphänomen**]

Go|se|rel|lin *nt*: synthetisches GnRH-Analogon; vermindert die Steroidhormonbildung in Ovar und Hoden; Zytostatikum; **Anw.**: Brustkrebs nach der Menopause, hormonabhängiges Prostatakarzinom; Endometriose [nur noch selten], Leiomyome des Uterus um die Menopause; **NW**: Kopfschmerzen, Nausea, Stimmungslabilität sowie Depressionen, Gewichtszunahme und Muskelschmerzen; bei Frauen durch den Östrogenmangel erzeugte Wallungen, Scheidentrockenheit und verminderte Libido; *s.a. Essay Neubildungen der Brustdrüse S. 969, Essay Neubildungen des Uterus S. 1627*

Gos|sy|pol *nt*: tetrazyklisches Triterpen aus zwei gleichen Sesquiterpeneinheiten, das in den Samen und der Wurzelrinde von Gossypium-Arten [Baumwolle] enthalten ist; hat eine antioxidative, insektizide und spermizide Potenz; wird als orales Kontrazeptivum für den Mann [Pille für den Mann] diskutiert

Gottron-Papeln *pl*: *s.u. Essay Dermatomyositis – Polymyositis S. 245*

Gottron-Zeichen *nt*: *s.u. Essay Dermatomyositis – Polymyositis S. 245*

Gottstein-Heller-Operation *f*: → *Heller-Operation*

Gottstein-Operation *f*: → *Heller-Operation*

Gougerot-Hailey-Hailey-Krankheit *f*: → *Hailey-Hailey-Syndrom*

Gowers-Zeichen *nt*: Patienten mit Muskelschwäche bei progressiver Muskeldystrophie stützen sich beim Aufrichten auf den Oberschenkeln ab; *s.a. Muskeldystrophie, progressive*

G-6-PDH-Mangel *m*: → *Glucose-6-Phosphatdehydrogenasemangel*

GP-IIb/IIIa-Antagonisten *pl*: *Syn: Glykoprotein-IIb/IIIa-Antagonisten, Glykoprotein-IIb/IIIa-Rezeptor-Antagonisten, GP-IIb/IIIa-Rezeptor-Antagonisten*; neue Klasse von Thrombozytenaggregationshemmern, die selektiv an den Glykoprotein-IIb/IIIa-Rezeptor der Thrombozyten binden; vermindern die Thrombozytenaggregation und die Bindung von Fibrin an die Thrombozytenoberfläche; **Anw.**: instabile Angina pectoris, Behandlung das akuten Myokardinfarktes, evtl. zusammen mit PTCA; *s.a. Essay Akuter und rezidivierender Myokardinfarkt S. 1071*

Graefe-Zeichen *nt*: Zurückbleiben des Oberlids bei Blicksenkung des Auges; kommt v.a. bei Basedow-Krankheit* und retrobulbären Tumoren vor

Graf-Sonometer *m*: *s.u. Essay Hüftgelenksdysplasie S. 673*

Graft-versus-Host-Reaktion *f*: *Syn: GvH-Reaktion, Transplantat-Wirt-Reaktion*; Abstoßungsreaktion, bei der das transplantierte Gewebe eine Immunreaktion gegen Wirtsgewebe zeigt

Graham Steell-Geräusch *nt*: *Syn: Steell-Geräusch*; frühdiastolisches Herzgeräusch bei relativer Pulmonalinsuffizienz; Decrescendogeräusch im 3. Interkostalraum parasternal links

Gra|mi|nis flos *m*: → *Heublumen*

Gra|mi|nis rhizoma *m*: *Syn: Queckenwurzelstock, Ackergraswurzel, Agropyri repentis rhizoma*; Wurzelstock der Quecke*

Grand mal *nt*: *Syn: Grand-mal-Epilepsie*; generalisierte Epilepsie mit tonisch-klonischen Krampfanfällen; *s.u. Essay Epilepsie und Status epilepticus S. 365*

Gra|ni|set|ron *nt*: 5-HT3-Rezeptorantagonist; **Anw.**: Antiemetikum bei Zytostatika- und Strahlentherapie; **NW**: v.a. Kopfschmerz und Benommenheit; selten anaphylaktische Reaktionen mit Urtikaria und Angioödem

Gra|nu|lom *nt*: aus Granulationsgewebe bestehende knötchenartige Veränderung mit histiozytären Zellen [oft Epitheloidzellen] und evtl. zentraler exsudativer Nekrose und Riesenzellen; findet sich z.B. bei Tuberkulose oder schwer abbaubaren Fremdkörpern [Fremdkörpergranulom, Asbestose, Silikose]

Granuloma coccidioides: → *Coccidioidomycose*

Granuloma glutaeale infantum: *s.u. Windeldermatitis*

Granuloma inguinale: *Syn: Donovanosis, Donovaniosis, Granuloma venereum, Granuloma pudendum chronicum*; in den Tropen und Subtropen endemisch auftretende sexuell übertragene [keine Geschlechtskrankheit!], chronisch granulomatöse Erkrankung der Genitalregion durch Calymmatobacterium granulomatis; beginnt mit schmerzlosen subkutanen Papeln und Knoten, die sich in langsam wachsende Geschwüre umwandeln; Gefahr der Sekundärinfektion, die zu Nekrosen führen kann; **Therapie:** Tetracyclin* oder Cotrimoxazol* bis zur völligen Abheilung der Läsionen; *s.a. Essay Geschlechtskrankheiten – Genitale Kontaktinfektionen S. 475*

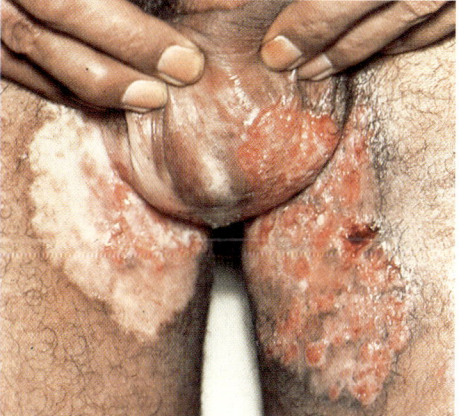

Abb. G19. Granuloma inguinale

Granuloma nitidum: *Syn: Pinkus-Krankheit, Lichen nitidus;* ätiologisch unklare, benigne Dermatose mit lichenoiden Papeln und lymphohistiozytären Infiltraten der Epidermis; eine Therapie ist selten nötig, da der Lichen selbst nach Jahren noch abheilen kann; bei Leidensdruck Retinoide oder Corticoide extern
Granuloma paracoccidioides: → *brasilianische Blastomykose*
rheumatisches Granulom: → *Rheumaknötchen*
Granuloma teleangiectaticum: *Syn: eruptives Angiom, proliferierendes Angiom, Stielknollen, Botryomykose, Botryomykom, Botryomycosis, Granuloma pediculatum, Granuloma pyogenicum;* gutartige, chronisch-eitrige, granulomatöse Erkrankung der Mundschleimhaut und der Haut von Gesicht, Händen und Zehen; tritt meist nach traumatischer Hautschädigung auf; **Klinik:** erbsengroße, weiche, rötlich-livide, leicht blutende Geschwulst; **Therapie:** Exzision

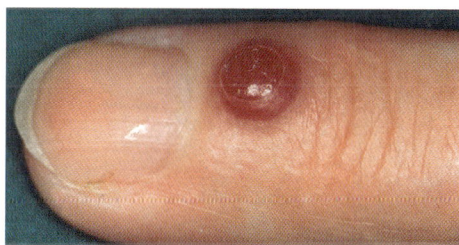

Abb. G20. Granuloma teleangiectaticum

Gra|nu|lo|ma|to|se *f: Syn: Granulomatosis;* Vorkommen multipler Granulome
allergische Granulomatose: → *Churg-Strauss-Syndrom*
Granulomatosis disciformis chronica et progressiva: *Syn: Miescher-Granulomatose, Granulomatosis tuberculoides pseudosclerodermiformis, Granulomatosis pseudosclerodermiformis symmetrica chronica Gottron, Necrobiosis lipoidica granulomatosa;* seltene, granulomatöse Variante des Oppenheim-Urbach-Syndroms [Necrobiosis lipoidica]

Granulomatosis infantiseptica: *Syn: Neugeborenenlisteriose;* Fetopathie durch eine intrauterine, diaplazentare Infektion mit Listeria monocytogenes; kennzeichnend ist die disseminierte Bildung von Granulomen in Haut, Leber, Lunge, Milz, Darm und Gehirn; die Letalität beträgt fast 100 % davon zu unterscheiden sind die **perinatale** und die **postnatale Listeriose** durch Infektion unter der Geburt bzw. postnatal durch die Umwelt, die beide zu Sepsis und Meningitis führen können; *s.a. Listeria*
rhinogene Granulomatose: → *Wegener-Granulomatose*
septische Granulomatose: *Syn: progressive septische Granulomatose, chronisch-familiäre kongenitale Dysphagozytose, kongenitale Dysphagozytose, chronische Granulomatose;* angeborener [X-chromosomaler oder autosomal-rezessiver] Phagozytosedefekt mit chronisch rezidivierenden, bakteriellen Infektionen; die Bakterien werden in die Zellen aufgenommen, können aber nicht abgetötet werden; damit kommt es zur Bildung von Granulomen; Antibiotika wiederum können die Bakterien nicht abtöten, weil sie in den Granulozyten vor ihnen geschützt sind

Gra|nu|lo|po|e|tin *nt:* → *Faktor, Granulozyten-Kolonie-stimulierender*
Gra|nu|lo|sa|zell|tu|mor *m:* meist gutartiger Tumor der Granulosazellen, der i.d.R. einseitig auftritt; östrogenbildende Granulosazelltumoren bei Kindern können zu Pseudopubertas praecox führen; bei Erwachsenen kann es zu glandulär-zystischer Hyperplasie des Endometriums, Vergrößerung von Uterus und Zunahme der Brustgröße kommen; die Patientinnen fühlen sich schwanger, ohne schwanger zu sein; **Diagnose:** Sonografie, CT, Laparoskopie; **Therapie:** laparoskopische Ovariektomie; *s.a. Essay Neubildungen des Ovars S. 1195*
Gra|nu|lo|sis rubra nasi *f: s.u. Hyperhidrose*
Grä|ser|der|ma|ti|tis *f, pl* -**ti|ti|den:** *Syn: Wiesengräserdermatitis, Wiesengrasdermatitis, Pflanzendermatitis, Phyto-Photodermatitis, phytophototoxische Dermatitis, Dermatitis pratensis, Dermatitis bullosa pratensis, Photodermatitis phytogenica;* durch Kontakt mit Pflanzen erworbene phototoxische Kontaktdermatitis; **Therapie:** Corticoidcreme, evtl. sterile Eröffnung der Blasen, feuchte Umschläge

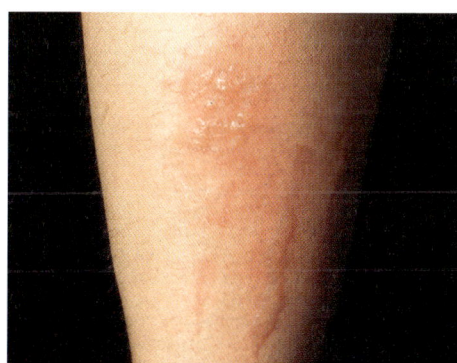

Abb. G21. Gräserdermatitis

Gra|vi|di|tät *f: Syn: Graviditas;* die Schwangerschaft, d.h., der Zeitraum von der Befruchtung bis zur Geburt; beträgt im Durchschnitt 280 Tage; oft wird der Begriff aber für den „Zustand" der Schwangeren und die physiologischen Veränderungen des Körpers als Anpassung an die Schwangerschaft verwendet; dazu gehören u.a. Steigerung von Ventilation und Herzminutenvolumen, Zunahme von Gesamtkörperwasser, Plasmavolumen und renalem Blutfluss, Abnahme der Osmolalität und des Gesamtgefäßwiderstandes, Vorbereitung der Brust auf die Laktation
ektopische Gravidität: → *Extrauteringravidität*
extrauterine Gravidität: → *Extrauteringravidität*

G

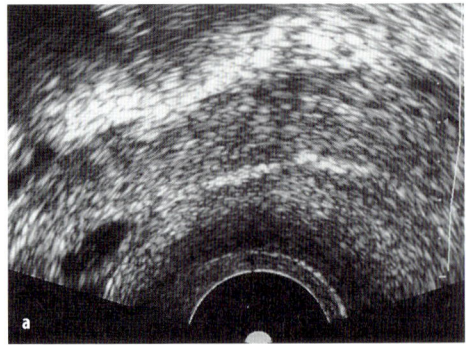
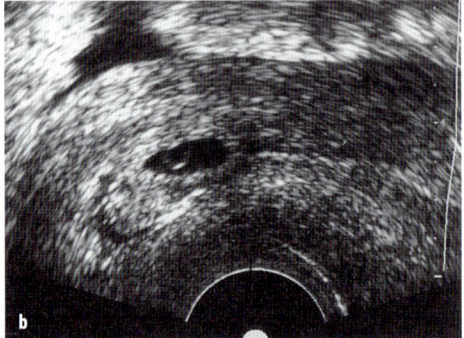

Abb. G22. Zervikale Gravidität. Ultraschallaufnahme mit Fruchtblase im Dottersack

zervikale Gravidität: *Syn: Zervikalgravidität*; eine Extrauteringravidität mit Einnistung im Zervikalkanal ist sehr selten, kann aber aufgrund ihrer Lage zu massiven Blutungen führen; Therapie: intraamniale Methotrexatapplikation; Kürettage; evtl. Hysterektomie

Gra|vi|di|täts|di|a|be|tes *m*: → *Gestationsdiabetes*

Gra|vi|me|trie *f*: *Syn: Gewichtsanalyse, gravimetrische Analyse*; quantitative Analyse durch Gewichtsbestimmung von Niederschlägen

Greenlight-Laserprostatektomie *f*: *Syn: Kalium-Titanyl-Phosphat-Laserprostatektomie, KTP-Laserprostatektomie; s.u. Essay Benignes Prostatahyperplasie-Syndrom S. 1295*

Gregg-Syndrom *nt*: → *Rötelnembryopathie*

Greither-Syndrom *nt*: → *Keratosis palmoplantaris transgrediens Typ Greither*

Grenz|strang|re|sek|ti|on *f*: *Syn: Sympathektomie*; teilweise oder vollständige Entfernung von Grenzstrangganglien

Grenz|zo|nen|am|pu|ta|ti|on *f*: Abtragung von nekrotischem Gewebe bis zum Übergang von krankem zu gesundem Gewebe

Grin|de|lia *f*: Bezeichnung für u.a. **Grindelia robusta** [Grindelie], **Grindelia camporum** [Grindelie] und **Grindelia squarrosa** [sperrige Grindelie], Pflanzen aus der Familie der Korbblütler [Asteraceae]; verwendet werden die getrockneten Stengelspitzen und Blätter [Grindeliakraut, Grindeliae herba]; sie enthalten ätherisches Öl, Harz [Grindeliasäure, Oxygrindeliasäure], Polyine und Bitterstoffe [Grindelin]; Anw.: traditionell bei Asthma bronchiale, Bronchitis, Entzündungen der oberen Atemwege, Nierenleiden und Rheuma; in der Homöopathie bei Asthma bronchiale und Bronchitis

Grind, feuchter *m*: → *Impetigo*

Grind|flech|te *f*: → *Impetigo*

Grip|pe *f*: → *Influenza*

Gri|se|o|ful|vin *nt*: von Penicillium griseofulvum produziertes orales Antimykotikum; wirkt u.a. gegen Dermatophyten wie Epidermophyton floccosum, Microsporum-Species und Trichophyton-Species; Anw.: systemische Therapie von Infekti-

onen der Haut, Haare und Nägel [z.B. Tinea corporis, Tinea cruris, Onychomykose]; **Dosierung:** Erwachsene 0,5–1 g/d p.o.; Kinder 10 mg/kg KG/d; die Behandlungsdauer beträgt 2–6 Wochen für Infektionen der Haut und Haare, 6–9 Monate für Infektionen der Fingernägel und bis zu 18 Monate für Infektionen der Zehennägel; **NW:** Kopfschmerzen, schwere Kopfschmerzen, Depressionen, Verwirrtheitszustände, Benommenheit, Schlaflosigkeit, Schwächegefühl, Mundtrockenheit, Geschmacksveränderungen, gastrointestinale Störungen, Angioödeme, Erythema multiforme, exfoliative Dermatitis; **Kontraind.:** Schwangerschaft, Porphyrie, Lebererkrankungen; *s.a. Essay Mykosen S. 1059*

Gru|ben|kopf|band|wurm *m*: *Syn: breiter Fischbandwurm; s.u. Fischbandwurmbefall*

Gruber-Widal-Reaktion *f*: *Syn: Gruber-Widal-Test, Widal-Reaktion, Widal-Test*; Agglutination von Bakterien mit Antiseren; wird v.a. zur Unterscheidung von Bakterienstämmen verwendet

Gruby-Krankheit *f*: → *Mikrosporie*

Grund|fre|quenz *f*: *Syn: Basalfrequenz, Basisfrequenz*; Herzfrequenz des Feten in der Wehenpause; *s.u. Kardiotokografie*

Grund|um|satz *m*: *Syn: Basalumsatz, basal metabolic rate*; Stoffwechselumsatz unter Ruhebedingungen; die Bestimmung erfolgt morgens [der Energieumsatz des Körpers zeigt tageszyklische Schwankungen mit einem Anstieg am Vormittag und einem Abfall während der Nacht], in Ruhe [körperliche und geistige Arbeit erhöht den Energieverbrauch], nüchtern [nach Nahrungsaufnahme, insbesondere von Eiweiß, kommt es zu einem postprandialen Anstieg des Energieumsatzes, der ca. 12 h anhält] und bei Indifferenztemperatur [Abweichungen der Umgebungstemperatur von der sog. thermischen Neutralzone beeinflussen den Energieumsatz]; damit kann der Grundumsatz auch als **morgendlicher Ruhe-Nüchternumsatz bei Indifferenztemperatur** definiert werden. Leber und Muskel tragen zusammen zur Hälfte zum Grundumsatz bei, während das Gehirn ca. 18 % beisteuert; aufgrund der größeren Muskelmasse liegt der Grundumsatz bei Männern ca. 15–20 % höher als bei Frauen; Säuglinge und Kleinkinder haben den höchsten Grundumsatz, danach nimmt er, mit Ausnahme der Pubertät, stetig ab; *s.a. Essay Adipositas S. 15*

Tab. G9. Grundumsatz. Anteil

Organ	Leber	Muskel	Gehirn	Herz	Nieren	Rest
Anteil	26 %	26 %	18 %	9 %	7 %	14 %

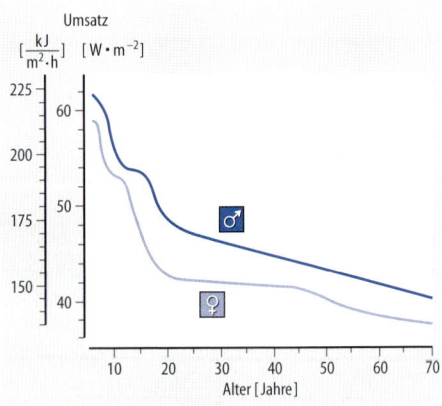

Abb. G23. Grundumsatz. Abhängigkeit des Grundumsatzes von Lebensalter und Geschlecht

Grün|holz|frak|tur *f*: *Syn: Grünholzbruch*; unvollständiger Bruch langer Röhrenknochen bei Kindern, bei dem das Periost

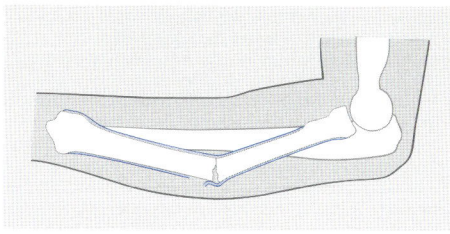

Abb. G24. Grünholzfraktur

unversehrt erhalten bleibt; die Behandlung ist immer konservativ; *s.a. Essay Fraktur, Luxation, Distorsion S. 423*

Grützlbeulltel m: *Syn: Epidermoidzyste, Epidermalzyste, Epidermiszyste, echtes Atherom, Epidermoid*; meist multiple, prallelastische, gelbe Tumoren durch versprengtes Epithelgewebe ohne Ausführungsgang; enthält Hornlamellen und Haare; kommt am häufigsten im Gesicht, am Rumpf und den proximalen Extremitätenabschnitten vor; **Therapie**: Exzision

Grynfeltt-Hernie f: Hernie mit Bruchpforte im Trigonum lumbale superius; *s.a. Essay Eingeweidebrüche/Hernien S. 577*

G-Streplto|ko|kiken pl: → *Streptococcus anginosus*

GTP-Zyklohydrolase-1-Mangel m: *s.u. Tetrahydrobiopterin-Mangel*

Gulai|fe|nel|sin nt: *Syn: Guajakolglycerolether*; Expektorans, Antiasthmatikum; Spasmolytikum; Sedativum; **Anw.:** akute und chronische Atemwegserkrankungen mit zähflüssigem Schleim, Husten bei Erkältungen und grippalen Infekten; **Dosierung**: 3–4 × tgl. 200–400 mg p.o.; **NW**: Wärmegefühl und Schwindel, selten Magenunverträglichkeit [Appetitlosigkeit, Übelkeit]

Gualjak nt: *Syn: Gujakholzbaum, Heiligenholz*; Bezeichnung für **Guaiacum officinale** und **Guaiacum sanctum**, Bäume aus der Familie der Jochbeingewächse [Zygophyllaceae]; verwendet werden **Guajakholz** [Pockholz, Guaiaci lignum], **Heiligenholzrinde** [Guaiaci cortex], ätherisches **Guajaköl** [Guaiaci aetheroleum] und **Guajakharz** [Guaiaci resina]; das Holz enthält 25 % Harz [(-)-Guajaretsäure, Dihydroguajaretsäure, Dehydroguajalignan], das Öl u.a. Guajol [Sesquiterpenalkohol], Triterpene und Sterine, die Rinde Triterpensaponine; **Anw.:** traditionell als Diuretikum sowie bei Gicht, rheumatischen Erkrankungen und Atemwegserkrankungen; früher auch bei Syphilis; in der Homöopathie bei Bronchitis, Pleuritis und rheumatischen Erkrankungen; *s.a. Guajakprobe*

Gulaljaklolglylcelrolle|ther m: → *Guaifenesin*

Gulaljaklprolbe f: *Syn: Guajaktest*; qualitativer Blutnachweis in Stuhl, Urin oder Magensaft mit Guajakharzlösung; die Lösung färbt sich bei Anwesenheit von Blut blau; die Probe ist äußerst empfindlich; ist sie negativ, ist eine weitere Probe auf Blut überflüssig

Gulalnam|pralzin nt: → *Amilorid*

Gulan|falcin nt: zentral wirksamer Alpha-2-Agonist; in der BRD nicht mehr im Handel

Guedel-Tubus m: Oropharyngealtubus zur Freihaltung der Atem-

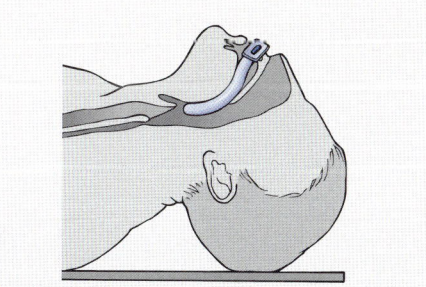

Abb. G25. Guedel-Tubus

wege; *s.a. Essay Verfahren zur Sicherung der Atemwege S. 759*

Guérin-Fraktur f: Form der Oberkieferfraktur mit horizontalem Verlauf der Frakturlinie; entspricht dem Typ III der Kieferfraktureinteilung nach LeFort; *s.a. Mittelgesichtsfraktur*

Guérin-Stern-Syndrom nt: *Syn: Arthrogryposis multiplex congenita, angeborene Gliederstarre*; angeborene, ein- oder beidseitige Kontraktur großer Gelenke durch Schrumpfung der Gelenkkapseln, Bänder und Muskeln bei allgemeiner Muskelhypotonie; **Therapie**: symptomatische Behandlung und Korrektur durch Redressionsbehandlung oder Operation [z.B. bei Klumpfüßen]

Guilford-Syndrom nt: *Syn: Christ-Siemens-Syndrom, anhidrotisch-ektodermale Dysplasie*; *s.u. Ektodermaldysplasie-Syndrome*

Guillain-Barré-Syndrom nt: *Syn: Polyradikuloneuritis, Radikuloneuritis, Neuronitis*; aufsteigende Entzündung und Lähmung von Spinalnerven und ihrer Wurzeln im Anschluss an Virusentzündungen [Zytomegalievirus, Epstein-Barr-Virus, Varicella-Zoster-Virus] oder Infektion mit Campylobacter jejuni, die auf einer Autoimmunreaktion gegen Nervengewebe beruht; sie kann in jedem Alter auftreten, bevorzugt aber junge Männer und Patienten zwischen 50 und 60 Jahren; **Klinik**: akuter oder subakuter Verlauf mit symmetrischen Lähmungen, an den Armen schwerer als an den Beinen; bei 15–20 % ist auch die Atemmuskulatur betroffen und sie müssen beatmet werden; es kommt zu Parästhesien und vegetativen Störungen mit einem Wechsel von Unter- und Überfunktion von Sympathikus und Parasympathikus; die dadurch bedingten Symptome, wie z.B. paroxysmale Tachykardie oder Bradykardie, periphere Vasokonstriktion, plötzliche Hypotonie, sind entscheidend für den Ausgang der Erkrankung; die **Diagnose** beruht auf dem klinischen Bild; **Therapie**: symptomatisch, Immunglobuline sind wirksam, obwohl der Mechanismus ungeklärt ist, Plasmapherese verkürzt den Krankheitsverlauf und fördert die Rückbildung der Lähmungen; **Prognose**: die Mortalität liegt bei 5 %; 60 % heilen komplett aus, der Rest behält Lähmungen oder Muskelschwächen

Guilnelalwurm m: *Syn: Dracunculus medinensis*; *s.u. Drakontiase*

Guilnelalwurmlbelfall m: → *Drakontiase*

Gumlmi nt/m: Bezeichnung für luftgetrocknete Säfte oder Harze verschiedener Pflanzen

Gummi arabicum: *Syn: arabisches Gummi, Akaziengummi, Acaciae gummi*; getrocknetes Sekret des Stamms von Acacia senegal und anderen Akazien-Arten; enthält Arabinsäure-Salze und saures Polysaccharid aus Arabinose, Rhamnose, Galaktose, Glucuronsäure; **Anw.**: Emulgator, Stabilisator, Mucilaginosum bei Katarrhen und Diarrhoen und als Bestandteil von Hustenbonbons

Gumlmilbandllilgaltur f: *s.u. Hämorrhoiden*

Gunn-Kreuzungszeichen nt: *Syn: Gunn-Zeichen*; *s.u. Retinopathia hypertensiva*

Günther-Krankheit f: → *kongenitale erythropoetische Porphyrie*

Gurlkenlkernlbandlwurm m: *Syn: Dipylidium caninum*; v.a. Hunde, seltener auch den Menschen befallender Bandwurm; ca. 20–40 cm lang, der Kopf hat Haken und vier Saugnäpfe; Infektion des Menschen [**Dipylidiasis**] verläuft meist inapparent, kann aber zu Durchfall, Krämpfen, Fieber und Urtikaria führen; **Diagnose**: Nachweis von Proglottiden im Stuhl; **Therapie**: Praziquantel* intern; *s.a. Essay Helminthosen S. 553*

Gurlkenlkraut nt: **1.** → *Boretsch* **2.** *Syn: Boretschkraut, Borretsch, Boraginis herba*; *s.u. Boretsch*

Gürltellrolse f: → *Zoster*

Guthrie-Hemmtest m: *Syn: Guthrie-Test*; Screeningtest zum Ausschluss von Phenylketonurie* bei Neugeborenen; am 4.–5. Lebenstag wird Kapillarblut auf Spezialfilterpapier [**Guthrie-Karte**] aufgetropft; die Karte wird auf eine mit Bacillus subtilis beimpfte Agarplatte aufgebracht; enthält die Blutprobe Phenylalanin kommt es zum Wachstum der Bakterien; *s.a. Essay Störungen des Aminosäurestoffwechsels und Harnstoffzyklus S. 43*

GvH-Reaktion *f*: → *Graft-versus-Host-Reaktion*

Gy|nä|ko|mas|tie *f*: Vergrößerung der männlichen Brustdrüse; als **echte Gynäkomastie** z.B. bei hormonbildenden Tumoren [β-HCG-bildende Seminome], Hypogonadismus, Hormontherapie bei Prostatatumoren und als reversible **Pubertätsgynäkomastie**; die **falsche Gynäkomastie** [Pseudogynäkomastie] kann einseitig [z.B. Lipom] oder beidseitig [bei Adipositas] sein; am häufigsten aber Begleitsymptom bei Leberzirrhose; *s.a. Essay Leberzirrhose S. 877*

Gy|no|plas|tik *f*: Chirurgie der weiblichen Geschlechtsorgane

Gypsophila-Arten *pl*: *s.u. Gipskraut*

Gyp|so|phi|lae radix *f*: *Syn: weiße Seifenwurzel, Saponariae alba radix*; Oberbegriff für die Wurzel von Gypsophila-Arten; je nach Stammpflanze handelt es sich um **levantinische** oder **sizilianische Seifenwurzel** bzw. **italienische Gipskrautwurzel** [Gypsophila arrostii], **polnische** oder **levantinische Seifenwurzel** [Gypsophila fastigiata], **levantinische, türkische, russische** oder **ungarische Seifenwurzel** [Gypsophila paniculata], **bulgarische** oder **russische Seifenwurzel** [Gypsophila perfoliata], **ägyptische** oder **spanische Seifenwurzel** [Gypsophila struthium]; sie enthalten Saponine [Gypsophilasaponin] und Phytosterole; **Anw.**: Entzündungen der oberen Atemwege; traditionell bei Husten und äußerlich bei Ekzemen; im Haushalt und der Industrie als Waschmittel für Wolle und andere zarte Gewebe [Felle, Leder]

Gy|ra|se|hem|mer *pl*: *Syn: Chinolone, Quinolone, Chinolonantibiotika*; Gyrase ist ein Bakterienenzym, das die Ausbildung der Tertiärstruktur der Bakterien-DNA steuert; wichtiges Enzym der bakteriellen Replikation, Rekombination, Reparatur und Transkription; Gyrasehemmer beeinträchtigen damit die bakterielle Replikation und Transkription und wirken bakterizid; da sie sich fast alle von der 4-Oxychinolin-3-carbonsäure [Chinolon] ableiten, werden sie auch als **Chinolonantibiotika** bezeichnet; sie wirken besser gegen gramnegative Erreger [Staphylokokken, Streptokokken, Neisserien, Escherichia coli, Klebsiellen, Salmonellen, Shigellen] als gegen grampositive Erreger; **Anw.**: Atemwegs-, Harnwegsinfekte, nosokomiale Infekte, Problemkeime; **NW**: v.a. gastrointestinale Beschwerden [Magenbeschwerden, Übelkeit, Erbrechen, Bauchschmerzen, Blähungen, Appetitlosigkeit, Durchfall, pseudomembranöse Enterokolitis], seltener allergische Reaktionen [Exantheme, Erytheme], Schwindel, Kopfschmerz, Schläfrigkeit, Schlaflosigkeit, intensive Traumerlebnisse bis zum Alptraum, Krampfanfälle, Eosinophilie, Leukozytose, Anämie; *s.a. Ciprofloxacin, Ofloxacin, Cinoxacin*

Gy|rek|to|mie *f*: (Teil-)Entfernung einer Kleinhirnwindung

H

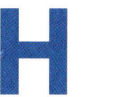

Haar|aus|fall *m*: ursprünglich bezeichnete **Effluvium** den Haarausfall, d.h. den aktuellen Vorgang, und **Alopezie** als Kahlheit das Resultat dieses Vorganges; diese Abgrenzung wird heute aber meist nicht mehr beachtet; *s.a. Alopezie*
Haarausfall vom männlichen Typ: → *androgenetische Alopezie*
Haar|bruch *m*: *Syn: Knochenfissur, Infraktur, Infraktion*; kleinste Knochenfraktur ohne typische Fraktursymptome
Haar|fol|li|kel|ent|zün|dung *f*: → *Follikulitis*
Haar|leu|ko|pla|kie, orale *f*: → *orale haarförmige Leukoplakie*
Haar|nest|grüb|chen *nt*: → *Pilonidalfistel*
Haar|pil|ze *pl*: Dermatophyten* können zu einem ektotrichen oder endotrichen Befall der Haare führen; beim **ektotrichen Haarbefall** penetrieren die Pilze das Haar von außen bis zur keratogenen Zone; ihre Arthrosporen umscheiden die Rinde [„*Stab, der in Asche gerollt wurde*"]; beim **endotrichen Haarbefall** durchsetzen die Pilze das gesamte Haar und ihre Sporen verdrängen das Haarmark [„*Sack, mit Nüssen gefüllt*"]; ektotricher Befall schwächt die mechanische Festigkeit mäßig, endotricher Befall stark; deshalb brechen die Haare z.T. oberhalb, z.T. in der Haut ab
Haar|wurm *m*: *Syn: Capillaria philippinensis*; *s.u. Essay Helminthosen S. 553*
Haar|zel|len|leuk|ä|mie *f*: *Syn: leukämische Retikuloendotheliose, Haarzell-Leukämie, Hairy-cell-Leukämie*; seltenes, langsam fortschreitendes Non-Hodgkin-Lymphom mit typischen Haarzellen im Blutausstrich; *s.a. Essay Non-Hodgkin-Lymphome S. 1133*

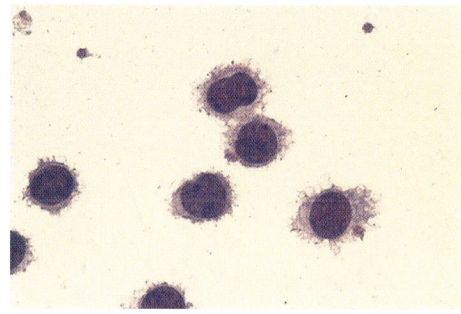

Abb. H1. Haarzellenleukämie

Haar|zell|scha|den *m*: *Syn: Innenohrschwerhörigkeit*; *s.u. Schwerhörigkeit*
Haar|zun|ge *f*: *Syn: Glossotrichie, Trichoglossie, Lingua pilosa/villosa*; Hypertrophie der filiformen Zungenpapillen; die **weiße Haarzunge** [orale haarförmige Leukoplakie*], weißlichleistenartige Veränderungen v.a. am Zungenrand bei HIV-Infektion*, gilt als prognostisch ungünstiges Zeichen
schwarze Haarzunge: *Syn: Glossophytie, Melanoglossie, Lingua villosa nigra, Lingua pilosa nigra*; durch Nicotinsäureamidmangel, chemische Reize, Bakterien oder Pilze hervorgerufene grauschwarze Hyperkeratose; **Therapie**: Behandlung der Ursache

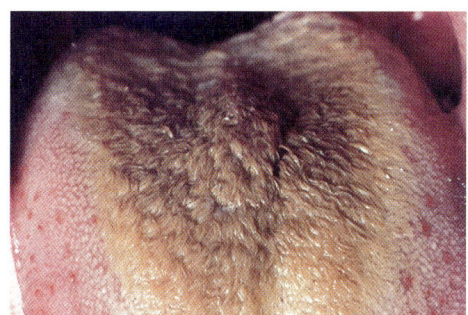

Abb. H2. Schwarze Haarzunge

HACEK-Gruppe *f*: Sammelbegriff für Haemophilus scrophilus, Actinobacillus actinomycetemcomitans, Cardiobacterium hominis, Eikenella corrodens und Kingella kingae, die alle Endokarditis verursachen können, schwer anzüchtbar sind und sich damit leicht der Diagnose entziehen; Haemophilus paraphrophilus wird heute ebenfalls dazu gerechnet
Ha|cken|fuß *m*: *Syn: Pes calcaneus*; Fußfehlstellung in Dorsalflexion; findet sich v.a. bei intrauterin erworbenen neuromuskulären Störungen [Spina bifida, Myelodysplasie]; Hackenfuß bei intrauteriner Zwangshaltung gleicht sich spontan innerhalb von Tagen aus; **Therapie**: manuelle Redression mit anschließender Schienen- oder Gipsredression; evtl. Korrektur durch Osteotomie mit Knochenkeilexzision
Ha|cken|gang *m*: bei Lähmung des Musculus triceps surae [Poliomyelitis, Meningomyelozele] oder Riss der Achillessehne kann der Fuß nicht vom Boden abgestoßen werden; die Patienten gehen in kurzen Schritten, ohne den Fuß abzurollen oder den Vorfuß zu belasten
Ha|cken|hohl|fuß *m*: *s.u. Hohlfuß*
Haem|an|gi|o|sar|co|ma haemorrhagicum multiplex *nt*: → *Kaposi-Sarkom*
Hae|mo|phi|lus *m*: gramnegative, fakultativ anaerobe Stäbchenbakterien, die keine Sporen bilden; wachsen nur auf bluthaltigen Medien; benötigt die Wachstumsfaktoren × [Hämin] und V [NAD]; *s.a. HACEK-Gruppe*

Tab. H1. Haemophilus. Species und Krankheiten

Arten	Krankheiten
H. influenzae (bekapselt: Typ B)	Meningitis, Sepsis, Epiglottis, Arthritis, (Pneumonie)
H. influenzae (unbekapselt)	Otitis media, Sinusitis, Konjunktivitis, Tracheobronchitis, Pneumonie
Biotyp aegyptius (Koch-Weeks)	Konjunktivitis
H. parainfluenzae	HNO-Infektionen, Endokarditis
H. ducreyi	Ulcus molle
H. aphrophilus	Endokarditis
H. paraphrophilus	Endokarditis

Haemophilus aegyptius: *Syn: Koch-Weeks-Bazillus, Haemophilus conjunctivitidis, Haemophilus aegyptius, Haemophilus influenzae biovar aegyptius*; Erreger einer eitrigen Konjunktivitis in tropischen und subtropischen Gebieten
Haemophilus ducreyi: *Syn: Streptobazillus des weichen Schankers, Ducrey-Streptobakterium, Coccobacillus ducreyi*; Erreger des Ulcus* molle
Haemophilus influenzae: *Syn: Pfeiffer-Bazillus, Pfeiffer-Influenzabazillus*; Erreger von eitriger Laryngitis, Konjunktivitis, Endokarditis, Meningitis und atypischer Pneumonie [v.a. als Sekundärinfektion bei Grippe]; manche Stämme tragen Polysaccharidkapseln und lassen sich in Serotypen A-F einteilen; davon ist **Haemophilus influenzae B** [HiB] ein ge-

fährlicher Erreger von Meningitis [Haemophilus-influenzae-Meningitis] oder Sepsis; ist empfindlich gegenüber Aminopenicillinen, Ureidopenicillinen, Cephalosporinen und Chloramphenicol; *s.a. Essay Pneumonie S. 1273*

Haemophilus parainfluenzae: physiologischer Teil der Flora der oberen Atemwege; selten Erreger von Atemwegsinfekten, Sepsis, Meningitis oder Endokarditis

Haemophilus-influenzae-Meningitis *f: Syn: Influenzabazillenmeningitis*; meist bei Kindern auftretende akut eitrige Meningitis mit hoher Mortalität im Neugeborenenalter; wird meist durch Haemophilus influenzae B verursacht; war bis zur Einführung der HiB-Schutzimpfung die häufigste eitrige Meningitis

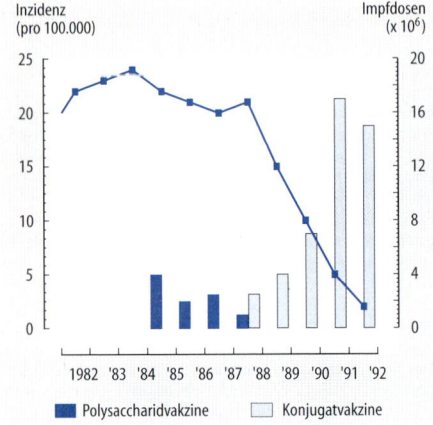

Abb. H3. Haemophilus-influenzae-Meningitis. Senkung der Inzidenz der Haemophilus-influenzae-Meningitis durch HiB-Impfung

Ha|fer *m: Syn: Avena sativa*; Pflanze aus der Familie der Süßgräser [Poaceae]; verwendet werden die reifen, getrockneten **Haferfrüchte** [Avenae fructus, **entspelzte Haferfrüchte,** Avenae fructus excorticatus], die grünen, kurz vor der Vollblüte geernteten oberirdischen Pflanzenteile [**Haferkraut,** Avenae herba] und die getrockneten Blätter und Stengel [**Haferstroh,** Avenae stramentum]; die Haferkörner enthalten Sterole und Steroidsaponine [Avenacosid A, B], Kraut und Stroh auch noch Flavonoide; **Anw.:** traditionell bei Magen-Darm-Beschwerden, nervösen Erschöpfungszuständen, rheumatischen Erkrankungen, Gicht und als Diuretikum; in Bädern zur äußerlichen Behandlung von entzündlichen, seborrhoischen Hauterkrankungen und Hauterkrankungen mit Juckreiz [Pruritus]; in der Homöopathie bei Schlafstörungen und Erschöpfungszuständen

Hafter-Ringe *pl: s.u. Hiatushernie*

Ha|ge|but|te *f:* Bezeichnung für **Rosa canina** [gemeine Heckenrose], **Rosa pendulina** [hängende Rose] und andere Sträucher aus der Familie der Rosengewächse [Rosaceae] bzw. die von ihnen gebildeten Früchte [Rosae fructus]; verwendet werden die Hagebutten, die **Hagebuttenschalen** [Rosae pseudofructus, Cynosbati fructus sine semine] sowie die getrockneten Früchte mit den anhaftenden Kelchblättern [**Rosae pseudofructus cum fructibus,** Cynosbati fructus] sowie; sie enthalten Carotinoide, Zucker, Fruchtsäuren, Pektine und Vitamin C [bis zu 1,7 %]; **Anw.:** traditionell zur Prophylaxe und Therapie von Vitamin-C-Mangel; auch bei grippalen Infekten, Erkältungen, Verdauungs- und Gallenbeschwerden und bei Beschwerden der ableitenden Harnwege

Ha|gel|korn *nt: Syn: Chalazion*; Vergrößerung einer oder mehrerer Meibom-Drüsen bei chronischer granulierender Entzündung; **Therapie:** kleine Hagelkörner bilden sich meist von alleine wieder zurück, große müssen evtl. operativ ausge-

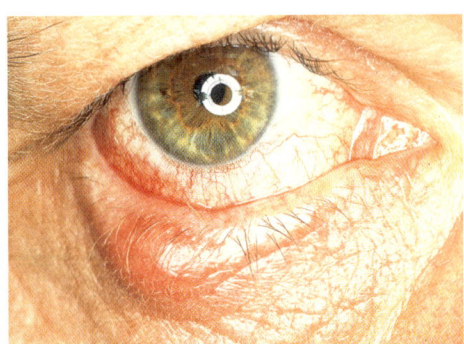

Abb. H4. Hagelkorn

schnitten werden; bei rezidivierenden Hagelkörnern muss an eine Systemerkrankung [z.B. Diabetes mellitus] gedacht werden

Hageman-Syndrom *nt: Syn: Faktor-XII-Mangel; s.u. Diathese, hämorrhagische*

Hah|nen|tritt *m:* → *Steppergang*

Hailey-Hailey-Syndrom *nt: Syn: Morbus Hailey-Hailey, familiärer gutartiger Pemphigus, Gougerot-Hailey-Hailey-Krankheit, Pemphigus chronicus benignus familiaris (Hailey-Hailey), Pemphigus Gougerot-Hailey-Hailey, Pemphigus chronicus, Dyskeratosis bullosa, Dyskeratosis bullosa hereditaria*; chronisch verlaufende rezidivierende Dermatose mit typischen nässenden Erosionen und Schuppenkrusten der großen Körperfalten; als **Auslöser** kommen Sonnenbestrahlung, Wärme, Reibung oder Infektionen vor; **Klinik:** initial solitäre oder gruppierte Bläschen, die jucken oder brennen; durch Konfluenz der Blasen kommt es zur Ausbildung ausgedehnter entzündlich-impetiginisierter Herde mit charakteristischen retikulären Erosionen; **Therapie:** bei kleineren Herden Antibiotika und Corticoide lokal; meist wird heute eine Dermabrasion durchgeführt, die oft dramatische Erfolge bringt

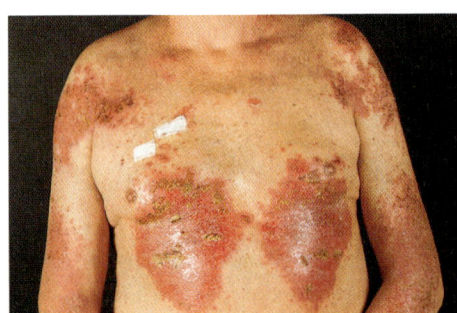

Abb. H5. Hailey-Hailey-Syndrom

Ha|ken|wurm *m: s.u. Ancylostoma*

Ha|ken|wurm|in|fek|ti|on *f: Syn: Ankylostomiasis, Ankylostomatosis, Ankylostomatidose*; meist durch **Ancylostoma duodenale** oder **Necator americanus** hervorgerufene Erkrankung mit Anämie, Magen-Darm-Symptomen [Verdauungsstörungen, Unterernährung], Lungenerkrankungen [eosinophiles Lungeninfiltrat] und evtl. Herzinsuffizienz; tritt v.a. in den Tropen und Subtropen auf; in gemäßigten Regionen auch bei Bergleuten [**Wurmkrankheit der Bergarbeiter**] und Tunnelarbeitern [**Tunnelanämie**]; die Anzahl der weltweiten Erkrankungen wird auf mehr als 1 Milliarde geschätzt; *s.u. Essay Tropenkrankheiten – importierte Krankheiten S. 1571, Essay Helminthosen S. 553*

Halb|e|lek|tro|lyt|lö|sung *f:* Infusionslösung, deren Elektrolytkonzentration der Hälfte der Elektrolytkonzentration des Extrazellulärraums entspricht; *s.a. Essay Prä- und postoperative Störungen im Flüssigkeits- und Elektrolythaushalt S. 327*

Hal|ci|no|nid *nt*: doppelt halogeniertes Glucocorticoid; **Anw.:** lokaler Entzündungshemmer, v.a. bei Dermatosen; **NW:** Atrophie der Cutis und des Fettgewebes, Gefäßfragilität und Purpura, Teleangiektasien, Striae, Pigmentverschiebungen, Störung der Wundheilung, Minderung der Infektresistenz, Steroidakne, kontaktallergische Ekzeme; bei sachgemäßer Anwendung keine systemischen NW

Hallermann-Streiff-Syndrom *nt*: *Syn: Hallermann-Streiff-François-Syndrom, Dysmorphia mandibulo-oculo-facialis, Dyskephaliesyndrom von François*; autosomal-rezessives Fehlbildungssyndrom mit Fehlbildungen von Schädel [Brachyzephalie], Gesicht [dünne Nase mit hypoplastischen Nasenflügeln, Mittelgesichtshypoplasie], Augen [Mikrophthalmus, Katarakt], Zähnen [Hypodontie, dysplastische Zähne], Kryptorchismus und mentaler Retardierung [15 % der Fälle]; *s.a. Ektodermaldysplasie-Syndrome*

Hallopeau-Krankheit *f*: *Syn: Eiterflechte, Acrodermatitis continua suppurativa, Acrodermatitis perstans*; ätiologisch ungeklärte, rezidivierende Erkrankung der Finger- und Zehenkuppen mit Pustelbildung und Mutilation; **Therapie:** Acitretin✶ intern, evtl. Methotrexat✶ bei Therapieresistenz; extern feuchte Umschläge; PUVA-Therapie✶

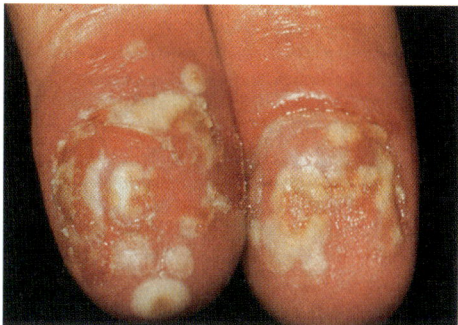

Abb. H6. Hallopeau-Krankheit

Hallopeau-Typ des Pemphigus vegetans *m*: *Syn: Pyoderma vegetans*; *s.u. Pemphigus vegetans*

Hal|lux malleus *m*: *Syn: Hammergroßzehe*; *s.u. Hammerzehe*

Hal|lux rigidus *m*: Versteifung des Großzehengrundgelenkes, z.B. in Beugestellung [**Hallux flexus**]; als Ursache kommen v.a. Gicht und rheumatoide Arthritis in Frage; **Therapie:** Teilresektion des Gelenkes; z.T. wird auch ein Gelenkersatz durchgeführt

Hal|lux valgus *m*: *Syn: X-Großzehe, Ballengroßzehe*; X-förmige Abknickung der Großzehe im Grundgelenk, die immer zusammen mit einem Spreizfuß auftritt; die Bildung wird durch zu enges Schuhwerk gefördert, meist liegt aber eine

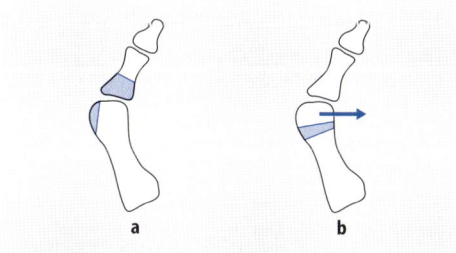

Abb. H7. Hallux valgus. Operation nach Brandes [a] und Osteotomie des Metatarsale I [b]

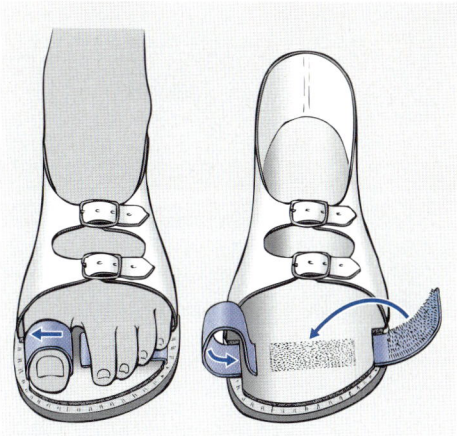

Abb. H8. Hallux valgus. Schlaufensandale zur Frühbehandlung und postoperativen Behandlung

H

genetische Disposition vor; **Klinik:** die Großzehe steht in Valgusstellung und das Metatarsalköpfchen imponiert als Pseudoexostose; die Hornhautschwiele über der Pseudoexostose kann chronisch gereizt sein, oft kommt es zu einer schmerzhaften Bursitis; **Therapie:** Krankengymnastik; das Tragen von Schlaufensandalen oder eine **Hallux-valgus-Nachtschiene** kann die weitere Progression einer beginnenden X-Großzehe aufhalten; bei schmerzhaften Druckschwielen wird eine Korrekturosteotomie durchgeführt; bei älteren Patienten wählt man oft die Resektionsarthroplastik nach Keller-Brandes [Resektion der Grundgliedbasis] oder eine Osteotomie des Metatarsale I [Hohmann-Keilosteotomie]

Hal|lo|me|ta|son *nt*: *Syn: 2-Chloroflumethason*; trihalogeniertes Glucocorticoid; **Anw.:** lokaler Entzündungshemmer, v.a. bei Dermatosen; **NW:** Atrophie der Cutis und des Fettgewebes, Gefäßfragilität und Purpura, Teleangiektasien, Striae, Pigmentverschiebungen, Störung der Wundheilung, Minderung der Infektresistenz, Steroidakne, kontaktallergische Ekzeme; bei sachgemäßer Anwendung keine systemischen NW

Hal|lo|me|trie *f*: Bestimmung des Durchmessers roter Blutkörperchen durch mikroskopische Messung des Halos der fixierten und geschrumpften Zellen im Blutausstrich

Halo-Nävus *m*: → *Sutton-Nävus*

Hal|lo|pe|ri|dol *nt*: *Syn: 4-[4-(4-Chlorphenyl)-4-hydroxypiperidino]-4'-fluor-butyrophenon*; Butyrophenonderivat; Neuroleptikum; **Anw.:** akute und chronische schizophrene Psychosen

Hal|lo|than *nt*: als Allgemeinanästhetikum verwendeter halogenierter Kohlenwasserstoff [Brom-Chlor-Trifluorethan]; farblose, klare Flüssigkeit, die unter Licht- und Wärmeeinwirkung zerfällt und deshalb geschützt aufbewahrt werden muss; nicht brennbar, nicht explosiv; Halothan flutet nur langsam an; hat eine gute narkotische Wirkung, schwache analgetische und muskelrelaxierende Wirkung; wird abgeatmet und zu 20 % in der Leber zu Trichloressigsäure, Brom und Chlorid abgebaut; zu den **NW** gehören Atemdepression, Blutdruckabfall, Halothanhepatitis, Verminderung der Nierendurchblutung und glomerulären Filtrationsrate sowie maligne Hyperthermie

Hal|lo|than|he|pa|ti|tis *f, pl* **-ti|ti|den**: relativ seltene Leberschädigung, die meist nur durch einen flüchtigen Ikterus in Erscheinung tritt; betrifft v.a. Frauen über 40 Jahre, Patienten mit Adipositas und mit intraoperativer Hypoxie

Hals|dis|sek|ti|on *f*: → *neck dissection*

Hals|fis|tel *f*: *Syn: Fistula colli congenita*; bei den Halsfisteln handelt es um Ausführungsgänge von **Halszysten**, die Reste

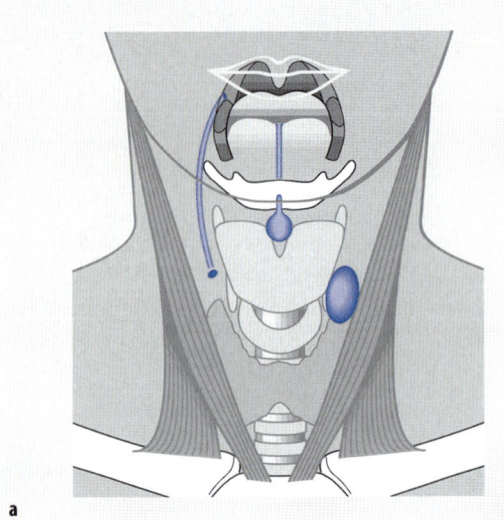
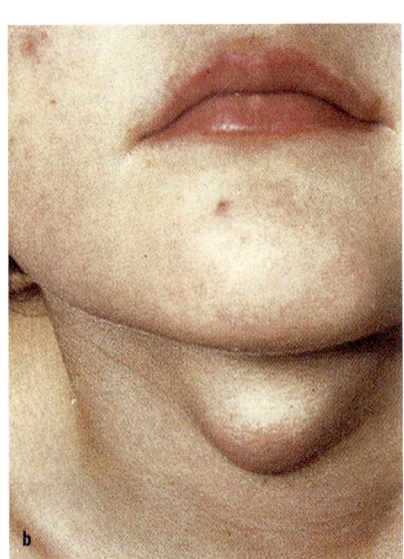

a

b

Abb. H9. Halsfistel. a Schema medianer und lateraler Halsfisteln, **b** mediane Halszyste

des embryonalen Ductus thyroglossalis [**mediane Halszyste**] oder der 2. Kiemenspalte [**laterale Halszyste**] darstellen; **mediane Halszysten** imponieren als prallelastische Schwellungen, die beim Schlucken nach oben steigen, **laterale Halszysten** dagegen sind nur schwer tastbar und werden i. d.R. erst bei Entstehung der Fistel auffällig; die Fistelmündung liegt meist am Vorderrand des Musculus sternocleidomastoideus in Höhe des Kehlkopfes; **Therapie:** sowohl die **mediane** als auch die **laterale Halsfistel** müssen sorgfältige totalexstirpiert werden, da sonst Rezidive auftreten; bei medianen Halsfisteln muss der mittlere Teil des Zungenbeinkörpers mit reseziert werden

Hals|lymph|kno|ten|tu|ber|ku|lo|se f: Syn: tuberkulöse Lymphadenitis colli; als primäre Tuberkulose eine Ingestionstuberkulose durch Trinken kontaminierter Kuhmilch, v.a. bei Kindern und Jugendlichen; häufiger ist heute aber die postprimäre Halslymphknotentuberkulose durch Streuung aus Lungenherden; **DD:** Lymphadenitis durch atypische Mykobakterien; **Therapie:** tuberkulostatische Therapie, Lymphknotenentfernung bei Therapieversagen oder Fistelbildung; *s.a. Essay Tuberkulose S. 1585*

Halsted-Operation f: Syn: radikale Mastektomie; klassische Form der Mastektomie* mit Entfernung von Musculus pectoralis major und minor und Ausräumung der Achsellymphknoten; wird heute nur noch selten durchgeführt; *s.a. Essay Neubildungen der Brustdrüse S. 969*

Häm|ag|glu|ti|na|tions|hemm|test m: serologischer Test zum Nachweis von Antikörpern oder Antigenen, der auf der Hemmung einer normalerweise auftretenden Hämagglutination beruht; **direkter/aktiver Hämagglutinationshemmtest:** in einem Serum vorhandene Antikörper neutralisieren Antigene [z.B. Virusantigen], die eine Hämagglutination bewirken würden; das Ausbleiben der Hämagglutination beweist das Vorhandensein der spezifischen Antikörper im Testserum und kann damit indirekt eine vorhandene oder abgelaufene Infektion beweisen; **indirekter/passiver Hämagglutinationshemmtest:** ein Testserum wird mit einem spezifischen Antiserum gemischt; die Antikörper des Antiserums neutralisieren Antigene des Testserums und verhindern damit die Agglutination der zugesetzten Erythrozyten

Ha|ma|me|lis f: Syn: virginische Zaubernuss, Hamamelis virginiana; Strauch aus der Familie der Hamamelidaceae; verwendet werden die getrockneten **Hamamelisblätter** [Hamamelidis folium], **Hamamelisrinde** [Hamamelidis cortex, die getrock-

nete Rinde der Stämme und Zweige] und **Hamameliswasser**, ein Wasserdampfdestillat der frischen Zweige bzw. Blätter [**Hamamelidis aqua, Hamamelidis corticis aqua**]; die Rinde enthält mehr als 4 % Gerbstoffe [Hamamelitannine, Ellagitannin, Catechintannine, Gallussäure]; die Blättern enthalten Gerbstoffe [v.a. Gallotannine], Flavonoide und ätherisches Öl, das auch die Hauptmenge des Destillats ausmacht; sowohl Rinde als auch Blätter und Destillat wirken entzündungshemmend und adstringierend; **Anw.:** äußerlich und innerlich bei z.B. lokalen Entzündungen der Haut und Schleimhaut, Hämorrhoiden, Krampfadern; die Blätter traditionell innerlich bei akutem Durchfall; in der Homöopathie bei Krampfadern, Hämorrhoiden und Haut- und Schleimhautblutungen

Häm|an|gi|o|en|do|the|li|om nt: Syn: Angioendotheliom; vom Endothel der Blutgefäße ausgehender semimaligner Tumor, der langsam lokal und mit nur geringer Tendenz zur Metastasierung wächst; histologisch unterscheidet man **kaposiformes Hämangioendotheliom** [tritt meist bei Kindern in den tiefen Weichteilen der oberen Extremität auf], **retiformes Hämangioendotheliom** [v.a. im mittleren Lebensalter auftretender Tumor mit netzförmigen Verzweigungen], **epitheloides Hämangioendotheliom** [solitärer, meist an ein großes Gefäß gebundener, schmerzhafter Tumor tiefer Weichteile] und **Spindelzellhämangioendotheliom** [rotblaue, solitäre oder multiple Knoten der Dermis oder Subkutis, v.a. der distalen Extremitäten]; alle Formen verlaufen protrahiert über Jahre; meist besteht eine Rezidivtendenz, aber kaum eine Neigung zu Metastasierung; **Therapie:** Exzision

pulmonale epitheloide Hämangioendotheliome: vaskuläre Neubildungen, die von Endothelzellen ausgehen. Zu 80 % sind Frauen betroffen; oft asymptomatisch, in einzelnen Fällen können jedoch alveoläre Blutungen oder thromboembolische Komplikationen als Erstmanifestation auftreten; *s. a. Essay Neubildungen von Bronchien und Lunge S. 921*

Häm|an|gi|om nt: Syn: Blutschwamm, Haemangioma; äußerlich sichtbarer kutaner oder subkutaner, gutartiger Gefäßtumor, der meist bei der Geburt vorhanden ist [**Säuglingshämangiom**] oder in den ersten Lebensmonaten entsteht [**infantiles Hämangiom**]; es gibt aber auch Formen, die erst im späteren Lebensalter entstehen [**senile Angiome, Granuloma pyogenicum**]; Hämangiome kommen auch im Rahmen von Fehlbildungssyndromen [Blaue-Gummiblasen-Nävus-Syndrom, Maffucci-Syndrom] vor; eine **Therapie** ist i.d.R. nicht nötig, da sich mehr als 70 % jugendlichen Hämangiome spontan vor dem 12. Lebensjahr zurückbilden; Laserbehandlung und Kryotherapie sowie Glucocorticoidtherapie führen i.d.R. zu Rückbildung und narbenlosen Abheilung

Haemangioma capillare: *Syn: Kapillarhämangiom, kapilläres Hämangiom*; aus wuchernden Kapillaren bestehendes harmloses Angiom, das v.a. bei Kleinkindern innerhalb der ersten Wochen auftritt [**kapilläres infantiles Hämangiom**]; wird wegen seiner roten Farbe und Form auch als **Erdbeerangiom** bezeichnet; tritt meist am Gesicht oder Hals auf [60 %] und kann mehrere Zentimeter groß werden [**kapilläres Riesenangiom**]; die Rückbildung kann Jahre dauern [50–60 % innerhalb von 5 Jahren, 90 % innerhalb von 9 Jahren]; **Therapie**: Farbstofflaser zur selektiven Zerstörung der Gefäße

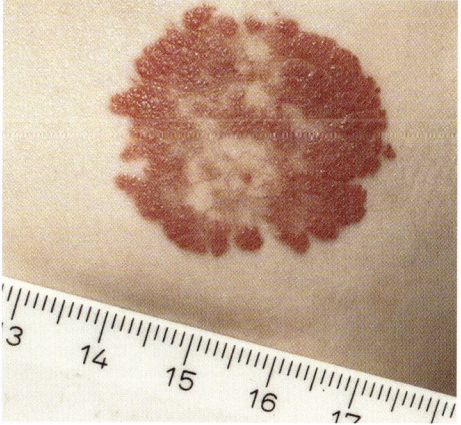

Abb. H10. Haemangioma capillare

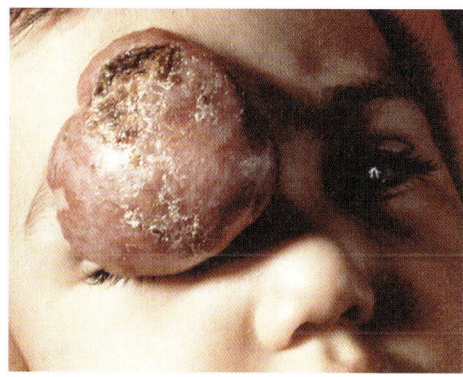

Abb. H11. Haemangioma capillare. Kapilläres Riesenangiom

epitheloides Hämangiom: *Syn: angiolymphoide Hyperplasie mit Eosinophilie*; seltene, chronisch-persistierende Kapillarproliferation mit ins Lumen vorspringenden epitheloiden Endothelzellen; bildet multiple, hautfarbene bis rötliche Knötchen an der Kopfhaut und im Ohr- und Nackenbereich; befällt v.a. Frauen mittleren Alters; eine in Japan vorkommende Erkrankung mit ähnlicher Symptomatik ist das **Kimura-Syndrom**, bei dem es sich um ein Pseudolymphom oder niedrig malignes Lymphom handelt; **Therapie**: Exzision

Haemangioma racemosum: *Syn: Rankenangiom, Angioma racemosum*; traubenförmiges, subkutanes Hämangiom, das aus verschlungenen Arterien und Venen mit zahlreichen Anastomosen besteht; findet sich v.a. am Kopf und den Extremitäten; **Therapie**: Verödung, Exzision bei kleineren Läsio-

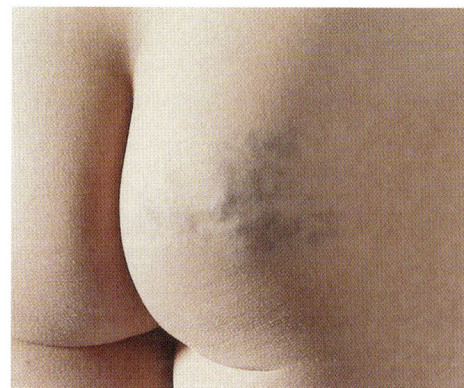

Abb. H12. Haemangioma racemosum

nen

sklerosierendes Hamangiom: benigner Lungentumor; ausgehend von primitiven respiratorischen Epithel kann eine Tumorausbreitung in regionale oder, in seltenen Fällen, auch in mediastinale Lymphknoten stattfinden; treten bevorzugt bei Frauen mittleren Alters auf und sind besonders häufig im ostasiatischen Raum zu finden; *s.a. Essay Neubildungen von Bronchien und Lunge S. 921*

Haemangioma tuberonodosum: *Syn: kavernöses Hämangiom, Kavernom, Haemangioma cavernosum*; meist schon bei der Geburt vorhandenes subkutanes Hämangiom mit venösen Hohlräumen, das mehrere Zentimeter groß sein kann; tritt auffällig oft zusammen mit einem Haemangioma racemosum auf; wächst wenig und hat nur eine geringe Tendenz zur Regression, d.h. es bleibt meist lebenslang erhalten; **Therapie**: Verödung

Hämangiom-Thrombopenie-Syndrom *nt*: → *Kasabach-Merritt-Syndrom*

Halmarltom *nt*: von einer embryonalen Gewebefehlbildung ausgehender Tumor, z.B. Naevus verrucosus; **Lungenhamartome** gehören zu den häufigsten benignen Tumoren der Lunge; dabei handelt es sich um Mischtumoren aus mesenchymalen Geweben, die zur normalen Organausstattung gehören, wie Knorpel, Fett, Bindegewebe oder Muskel; vielfach ist auch respiratorisches Epithel enthalten; **Hamartochondrome** sind Hamartome mit dominierendem Knorpelanteil; pulmonale Hamartome finden sich überwiegend bei männlichen Patienten mit einem Altersgipfel im 6. Lebensjahrzehnt; die Inzidenz in der Gesamtbevölkerung beträgt 0,25 %

gastrointestinale Hamartome [histologisch baumartig verzweigte Lamina muscularis mucosa] treten selten sporadisch, typischerweise aber beim Peutz-Jeghers-Syndrom [PJS] und der juvenilen Polyposis [JP] auf; das erbliche Cowden-Syndrom ist ebenfalls durch hamartomatöse Polypen sowie extraintestinale Manifestationen [orokutane Hamartome, keratotische Papeln, Zysten und Fibroadenome der Brust und Ovarien, etc.] charakterisiert; gastrointestinale Hamartome verursachen oft Blutungen, Dünndarminvagination oder Obstruktionen bei Kindern und jungen Erwachsenen; sie werden endoskopisch oder chirurgisch entfernt [zudem geringes malignes Transformationsrisiko]; *s.a. Essay Neubildungen von Bronchien und Lunge S. 921, Essay Neubildungen des Dünndarms S. 287*

Hamartom-Syndrom, multiples *nt*: → *Cowden-Syndrom*

Hälmaltelmeisis *f*: *Syn: Bluterbrechen, Vomitus cruentus*; Erbrechen von hellem oder dunkelbraunem [**Kaffeesatzerbrechen**] Blut; typisches Symptom der oberen gastrointestinalen Blutung; *s.u. Essay Gastrointestinale Blutung S. 155*

Hälmaltolchelzie *f*: *Syn: Blutstuhl, blutiger Stuhl*; eine sichtbare Blutbeimengung zum Stuhl ist typisch für die untere gastrointestinale Blutung, jedoch auch in 10 % bei massiver oberer gastrointestinaler Blutung; färbt das Blut den Stuhl schwarz, spricht man von **Teerstuhl** [Melaena]; **okkultes Blut** im Stuhl ist nur durch Tests nachweisbar; *s.u. Essay Gastrointestinale Blutung S. 155*

Hä|ma|tom, epidurales *nt*: *Syn*: *Epiduralblutung, extradurale Blutung, epidurale Blutung, extradurales Hämatom, Haematoma extradurale, Haematoma epidurale*; arterielle Blutung mit Bildung eines Blutergusses im Epiduralraum im Anschluss an ein Trauma, das oft minimal und den Patienten selbst nicht bewusst ist; oft kommt es deshalb erst nach einem freien Intervall von Stunden oder Tagen zur Ausbildung der **klinischen Symptome** zunehmende Bewusstseinseintrübung, kontralaterale Halbseitenlähmung, Okulomotoriuslähmung auf der betroffenen Seite; die **Diagnose** wird mittels Schädel-CT gesichert; **Therapie**: Schädeltrepanation und Drainage

Hä|ma|tom, intrazerebrales *nt*: ein Bluterguss im Gehirn bzw. eine Einblutung ins Gehirn tritt meist zusammen mit einem sub- oder epiduralen Hämatom auf; häufig findet sich ein symptomfreies Intervall zwischen Trauma und dem Auftreten von Symptomen; **Klinik**: Kopfschmerzen, Erbrechen, Atemstörungen, Hemiparese, Blutdruckanstieg, Bewusstseinseintrübung oder -verlust; weite, lichtstarre Pupillen bei Mittelhirneinklemmung; **Diagnose**: CT; **Therapie**: stereotaktische Punktion oder operative Entfernung; meist bleiben aber Restlähmungen zurück; die Letalität ist hoch

Hä|ma|tom|phal|lo|zele *f*: Nabelhernie* mit Einblutung

Hä|ma|tom, subdurales *nt*: *Syn*: *Subduralhämatom*; ein Bluterguss im Subduralraum tritt selten als **akutes subdurales Hämatom**, häufiger als **chronisches subdurales Hämatom** nach Bagatelltrauma auf; relativ häufig ist es auch bei chronischem Alkoholmissbrauch [**Pachymeningeosis haemorrhagica interna**]; typisch ist ein symptomfreies Intervall von Tagen bis Wochen zwischen Trauma [z.B. Kopfanschlagen beim Einsteigen in ein Auto] und dem Auftreten von Symptomen; **Klinik**: im Mittelpunkt steht eine zunehmende progrediente Störung von Antrieb und Bewusstsein; Zeichen einer Halbseitenlähmung finden sich nur bei einem kleineren Teil der Fälle; **Diagnose**: CT; **Therapie**: operative Entfernung

Hä|ma|to|mye|lo|gramm *nt*: → *zentrales Blutbild*

Hä|ma|to|po|e|tin *nt*: → *Erythropoetin*

Hä|ma|to|poie|tin *nt*: → *Erythropoetin*

Hä|ma|to|sep|sis *f*: **1.** → *Sepsis* **2.** → *Septikämie*

Hä|ma|to|zele *f*: **1.** *Syn*: *Blutbruch, Haematocele*; Blutansammlung in einem physiologischen Hohlraum oder einer Gewe-

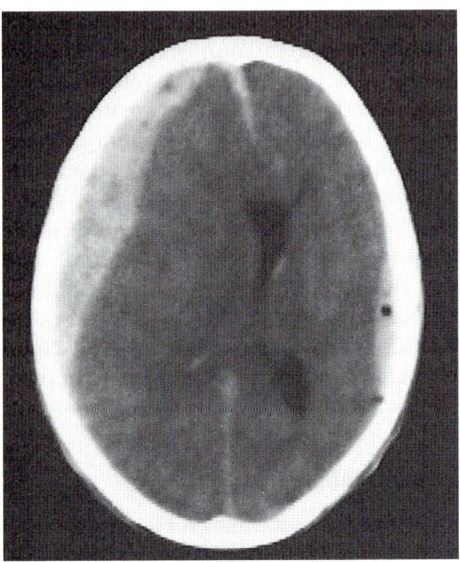

Abb. H13. **Subdurales Hämatom.** CT mit subduralem Hämatom rechts und epiduralem Hämatom links mit Luftbläschen

bespalte **2.** Einblutung in eine Körperhöhle **3.** *Syn*: *Haematocele testis*; Blutansammlung in der Tunica vaginalis des Hodens oder im Hodenparenchym; meist im Anschluss an ein direktes Trauma; damit findet man oft auch Verletzungen im Beckenbereich und der Harnröhre; **Therapie**: operative Entlastung mit dem Ziel den Hoden zu retten

Hä|ma|to|zyt|u|rie *f*: *Syn*: *echte Hämaturie, Erythrozyturie*; Ausscheidung von Erythrozyten im Harn; *s.a. Hämaturie*

Hä|mat|u|rie *f*: *Syn*: *Blutharnen, Haematuria*; Blutausscheidung im Harn; i.e.S. die vermehrte Ausscheidung von Erythrozyten [normal $10^6/24$ h]; eine mit bloßem Auge sichtbare Hämaturie wird als **makroskopische Hämaturie** bezeichnet, eine nur unter dem Mikroskop erkennbare Hämaturie dementsprechend als **mikroskopische Hämaturie**; klinisch wichtig ist auch die Unterscheidung zwischen **schmerzloser**

Tab. H2. **Hämaturie.** Stufendiagnostik

Untersuchung	Befund	Diagnose
Urinsediment	Bakterien und Leukozyten	Harnwegsinfekt
	Kristalle	Urolithiasis
	Hämaturie	Tumor/Urolithiasis
	Keine Erythrozyten	z.B. Myoglobinurie, z.B. medikamentös bedingt
Urinzytologie	Mäßig bis schlecht differenzierte Urothelzellen	Tumor
Sonografie	Raumforderung	Tumor
	Stein	Urolithiasis
	Ektasien des Nierenbeckenkelchsystems	Hydronephrose
Abdomenübersicht (im Stehen)	Schattengebendes Konkrement	Urolithiasis
	Psoasschatten nicht abgrenzbar	z.B. Hämatom, Abszess, Tumor
	Vermehrte intestinale Luftanreicherung	Inkompletter Ileus
	„freie" Luft	Bei z.B. Kolik, Organperforation
Urethrozytoskopie	Lokalisation der Blutungsquelle	Tumor, Prostatahyperplasie, Ektatische Venen, Endometriose, Stein, Fremdkörper
Urogramm, retrogrades Ureterpyelogramm	KM-Aussparung im Nierenbecken oder Harnleiter	Tumor, Urolithiasis
Computertomogramm Magnetresonanztomogramm Angiografie	In der Regel keine zusätzliche Information	

und **schmerzhafter Hämaturie**
Ätiologie und **Diagnostik:** 75 % aller Hämaturien sind durch Tumoren, Obstruktionen, Infekte und Harnsteine bedingt; die wichtigsten diagnostischen Methoden, neben Anamnese und klinischer Untersuchung, sind Urinsediment und -zytologie, Sonografie und andere bildgebende Verfahren sowie endoskopische Techniken; eine **Hämaturie ist solange als tumorverdächtiges Symptom einzustufen, bis ein Tumor ausgeschlossen werden kann**; *s.a. Essay Neubildungen der Harnblase S. 147*
falsche Hämaturie: *Syn: Pseudohämaturie*; Ausscheidung eines rot gefärbten Harns, z.B. bei Hämoglobinurie oder nach Verzehr von Roter Bete
makroskopische Hämaturie: → *Makrohämaturie*
mikroskopische Hämaturie: → *Mikrohämaturie*
Ham|mer|fin|ger *m: s.u. Fingerstrecksehnenabriss*
Ham|mer|ze|he *f: Syn: Digitus malleus*; meist erworbene Beugekontraktur der Endgelenke der Zehen mit Überstreckung im Grundgelenk; betrifft i.d.R. die zweite Zehe im Rahmen von Spreiz- oder Ballenhohlfuß; relativ häufig ist auch eine **Hammergroßzehe** [Hallux malleus]; **Therapie:** bei Beschwerden operative Behandlung, z.B. Hohmann-Resektion
Hä|mo|chro|ma|to|se *f. Syn: Siderophilie, Bronzediabetes, Eisenspeicherkrankheit*; chronische Speicherkrankheit mit erhöhter Eisenresorption und Hämosiderinablagerung in verschiedenen Organen [Leber, Bauchspeicheldrüse]; die autosomal-rezessive **idiopathische Hämochromatose** [(von) Recklinghausen-Appelbaum-Krankheit] tritt erst relativ spät in Erscheinung [Männer nach dem 30. Jahr, Frauen nach der Menopause]; **klinisch** auffällig sind Leberzirrhose, Diabetes mellitus und eine blau-braun-bronzefarbene Hautpigmentierung; daneben finden sich noch Müdigkeit und Abgeschlagenheit, Impotenz bzw. Amenorrhoe, Arthralgien, Herzrhythmusstörungen und Kardiomyopathie; die **Diagnose** basiert auf der Klinik und Laborbefunden [Transferrinsättigung, Serumferritin]; die Senkung der überschüssigen Eisenspeicher steht im Mittelpunkt der Therapie; durch wöchentliche Aderlässe von 500 ml [ca. 250 mg Eisen] gelingt dies in ca. 18 Monaten; danach ist i.d.R. ein Aderlass alle 1–3 Monate ausreichend; mit dieser Behandlung kann die Entwicklung einer Leberzirrhose verhindert werden und

die Lebenserwartung wird normalisiert; *s.a. Essay Leberzirrhose S. 877*
Hä|mo|di|a|ly|se *f: Syn: Blutwäsche, extrakorporale Dialyse*; künstliche Entfernung von harnpflichtigen Abfallprodukten und Wasser aus dem Blut bei z.B. akutem oder chronischem Nierenversagen; **Prinzip:** über eine Rollerpumpe wird arterielles Blut zu einem Dialysator gepumpt; im Dialysator diffundieren (harnpflichtige) Substanzen durch eine semipermeable Membran in eine Dialysatlösung, die zur Erhaltung eines möglichst großen Gradienten dem Blut entgegengesetzt fließt [Gegenstromprinzip]; die Porengröße der semipermeablen Membran bestimmt die Durchlässigkeit für Moleküle verschiedener Größe; da die Membran in beide Richtungen durchlässig ist, spielt die Konzentration von Substanzen im Dialysat ebenfalls eine große Rolle; meist führt man den Patienten während der Dialyse Calcium, Bicarbonat und Glucose zu, indem man ihre Konzentration im Dialysat höher einstellt als im Patientenblut; das gereinigte Blut durchläuft eine Luftfalle zur Abscheidung von Luftblasen und wird dann über eine Vene reinfundiert; Dialysefrequenz und -dauer sind individuell verschieden; im Schnitt wird 3-mal pro Woche für 4–5 Stunden dialysiert; **Komplikationen:** Blutdruckabfall oder -erhöhung, Übelkeit, Erbrechen, Kopfschmerzen, Krampfanfälle, Muskelkrämpfe, Dialysearthropathie, Dialyseosteopathie, **Hämodialysedysäquilibrium** [Bezeichnung für während oder nach Hämodialyse auftretende Hirnsymptome, wie z.B. Müdigkeit, Kopfschmerzen, Übelkeit, Erbrechen, Bewusstseinsstörung, Pulsbeschleunigung, Hypertonie und Krampfanfälle; beruht wahrscheinlich auf einem osmotischen Hirnödem; das Risiko kann durch langsame Dialyseeinleitung, mit nur 2–3 h Dialyse während der ersten 3–5 Tage, gesenkt werden]; *s.a. Peritonealdialyse, Hämofiltration, Essay Sepsis und septischer Schock S. 1455*
kontinuierliche venovenöse Hämodialyse: *s.u. Essay Sepsis und septischer Schock S. 1455*
Hä|mo|fil|tra|ti|on *f:* Blutreinigung durch Abfiltration von Stoffen und Zellfragmenten mittels Hämofilter; das gewonnene Ultrafiltrat enthält neben harnpflichtigen Substanzen auch Wasser und Elektrolyte, die dem Körper in Form einer Substitutionslösung wieder zugeführt werden müssen; die Pati-

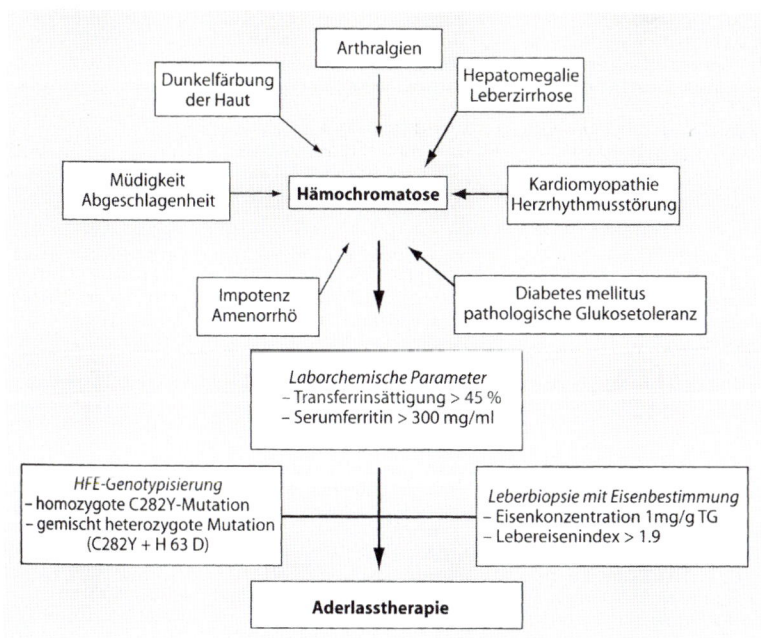

Abb. H14. Hämochromatose. Klinische Symptome und Diagnostik

527

enten müssen i.d.R. dreimal pro Woche hämofiltriert werden, wobei jeweils ca. 40 % des Körpergewichts filtriert und substituiert werden; nur ca. 3 % aller terminal niereninsuffizienten Patienten werden mit Hämofiltration behandelt, weil die Kosten höher sind im Vergleich zur Hämodialyse bei Patienten, die 24 h/Tag hämofiltriert werden müssen; verwendet man entweder die **kontinuierliche arteriovenöse Hämofiltration** [ein großlumiger Katheter verbindet Arteria und Vena femoralis; das Blut wird durch den Blutdruck des Patienten durch den zwischengeschalteten Hämofilter gepresst und die Substitutionslösung über einen Katheter in die Vene infundiert] oder die **kontinuierliche venovenöse Hämofiltration**, bei der das Blut von einer Pumpe extrakorporal durch den Filter gepumpt wird und nach Zusatz der Substitutionslösung wieder in eine Vene infundiert wird; *s.a. Essay Sepsis und septischer Schock S. 1455*

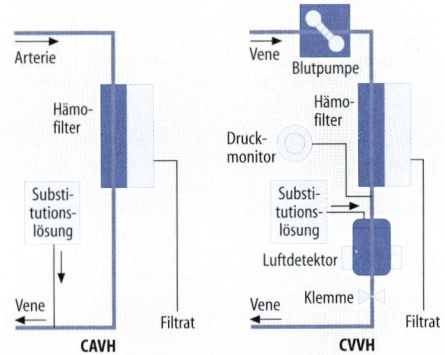

Abb. H15. Hämofiltration. CAVH = kontinuierliche arteriovenöse Hämofiltration, **CVVH** = kontinuierliche venovenöse Hämofiltration

Hä|mo|glo|bin A₁c *nt*: bei Gesunden liegt ca. 4–8 % des Hämoglobins in glykierter Form vor; bei Patienten mit Hyperglykämie [v.a. Diabetes* mellitus] steigt die Konzentration von Hämoglobin A₁c steil an; wegen der langen Lebensdauer von Hämoglobin erlaubt die Bestimmung von Hämoglobin A₁c im Blut von Diabetikern Rückschluss auf die Güte der Einstellung des Zuckerspiegels während der letzten Wochen bzw. der Compliance der Patienten mit ihren Diätvorschriften; *s.a. Essay Diabetes mellitus S. 253*
Hämoglobin-C-Thalassämie *f*: *Syn: HbC-Thalassämie*; kombinierte Heterozygotie für Hämoglobin C und β-Thalassämie mit schwerer Anämie
Hämoglobin-E-Thalassämie *f*: *Syn: HbE-Thalassämie*; kombinierte Heterozygotie für Hämoglobin E und β-Thalassämie mit schwerer Anämie
Hä|mo|glo|bi|no|me|trie *f*: *Syn: Hämoglobinbestimmung*; quantitative Bestimmung des Hämoglobingehaltes einer Probe; die Standardmethode ist die **Cyanmethämoglobinmethode**, also die photometrische Bestimmung nach Umwandlung in Cyanmethämoglobin; dabei wird Hämoglobin [Fe^{2+}] durch Zusatz von Kaliumferricyanid zu Methämoglobin [Fe^{3+}] oxidiert, das durch Kaliumcyanid in Cyanmethämoglobin überführt wird; die Angabe der Hämoglobinkonzentration erfolgt in g/dl, g/l oder mmol/l; der Umrechnungsfaktor von g/dl zu mmol/l ist 0,6206
Hä|mo|glo|bi|no|pa|thie *f*: erbliche Erkrankung mit Bildung von anomalen Hämoglobinformen; die wichtigsten klinischen Entitäten sind Thalassämie* und Sichelzellanämie*; andere anomale Hämoglobine, die Ursache einer Hämoglobinopathie sein können sind: **Hämoglobin C**: enthält Lysin anstatt Glutaminsäure in Position 6 der β-Kette; bei homozygoten Patienten kommt es zum Auftreten von Targetzellen und Normoblasten im Blutbild, Milzschwellung und hämolytischer Anämie [Hämoglobin-C-Krankheit], bei Heterozygo-

ten nur zur Targetzellbildung **Hämoglobin D**: zeigt Veränderungen der β-Kette; Homozygotie führt zu hämolytischer Anämie [Hämoglobin-D-Krankheit] **Hämoglobin E**: bei homozygoten Patienten kommt es zum Auftreten von Targetzellen und Normoblasten im Blutbild, Milzschwellung und hämolytischer Anämie [Hämoglobin-E-Krankheit], bei Heterozygoten nur zur Targetzellbildung **Hämoglobin H**: ein aus vier β-Ketten bestehendes anomales Hämoglobin, das bei verschiedenen α-Thalassämieformen gefunden wird; führt zu hämolytischer Anämie, Splenomegalie, Hypochromie und Anisozytose [Hämoglobin-H-Krankheit] **Hämoglobin I**: anomales Hämoglobin durch Störung der Aminosäuresequenz der α-Kette; führt zu Sichelzellbildung **Hämoglobin Lepore**: besteht aus zwei normalen α-Ketten und zwei anomalen Ketten, die Anteile von β- und δ-Ketten erhalten; führt zu einer milden hämolytischen Anämie **Hämoglobin M**: Oberbegriff für mehr als 250 anomale Hämoglobine mit Störung der Aminosäuresequenz der α- oder β-Kette, die alle zu Methämoglobinbildung führen

Tab. H3. Hämoglobinopathie. Genetisch bedingte Hämoglobinvarianten

Hämoglobin	Störung		Substitution
HbS	Sichelzellbildung	$β^6$	Glu → Val
HbM Iwate	Methämoglobinbildung	$α^{87}$	His → Tyr
HbM Boston	Methämoglobinbildung	$α^{58}$	His → Tyr
HbM Hyde park	Methämoglobinbildung	$β^{92}$	His → Tyr
HbM Saskatoon	Methämoglobinbildung	$β^{63}$	His → Tyr
HbM Milwaukee I	Methämoglobinbildung	$β^{67}$	Val → Glu
HbH Hammersmith	Abspaltung des Hämanteils	$β^{42}$	Phe → Ser

Hä|mo|glo|bin|quo|ti|ent *m*: *Syn: Färbeindex*; aus Hämoglobin und Erythrozytenzahl bestimmter Quotient; heute ersetzt durch Färbekoeffizient*
Hämoglobin-S-Thalassämie *f*: *Syn: Sichelzellthalassämie, Sichelzellenthalassämie, Mikrodrepanozytenkrankheit, HbS-Thalassämie*; kombinierte Heterozygotie für Hämoglobin S [Sichelzellenhämoglobin] und Thalassämie*; imponiert klinisch als Sichelzellenanämie* mit Symptomen der Thalassämie*
Hä|mo|glo|bin|urie, paroxysmale nächtliche *f*: *Syn: Schlafhämoglobinurie, Marchiafava-Micheli-Anämie; s.u. hämolytische Anämie*
Hä|mo|gramm *nt*: → Blutbild
Hä|mo|ko|la|gu|la|se *f*: → Reptilase
Hä|mo|ly|se|plaque|tech|nik *f*: *Syn: Jerne-Technik, Plaquetechnik*; Nachweis antikörperbildender Zellen unter Verwendung von Schaferythrozyten
Hä|mo|phi|lie *f*: *Syn: Bluterkrankheit, Haemophilia*; hereditäre Blutgerinnungsstörung mit verminderter Aktivität von Faktor VIII [Hämophilie A], IX [Hämophilie B] oder XI [Hämophilie C]; die klinische Einteilung basiert auf der Restaktivität und den klinischen Symptomen; **Hämophilie A** [klassische Hämophilie]: der Faktor-VIII-Mangel tritt mit einer Häufigkeit von 1:5000 beim männlichen Geschlecht auf und ist damit die häufigste schwere Blutgerinnungsstörung; er wird X-chromosomal-rezessiv vererbt und betrifft damit praktisch nur Männer, heterozygote Frauen sind symptomlose Überträger; durch den Mangel an Faktor VIII ist die Aktivierung von Faktor × im intrinsischen System gestört und die Aktivierung von Prothrombin ist verlangsamt und bleibt aus; die Hämophilie A ist kein einheitliches Krankheitsbild, sondern es kommen sowohl schwerste Formen vor, die bereits bei Säuglingen zu Blutungen führen, als auch subklinische Formen, die erst im Erwachsenenalter auftreten oder zufällig entdeckt werden; nach der Restaktivität von Faktor VIII unterscheidet man deshalb **4 Schweregrade**: schwer: < 1 %, mittelschwer: 1–5 %, leicht: 5–15 % und sub-

hämophil: 15–35 %
Klinik: i.d.R. treten die ersten Symptome auf, wenn die Kinder anfangen zu Stehen oder zu Laufen; die Blutungen betreffen v.a. große Gelenke [Sprung-, Knie-, Ellenbogengelenk] und führen unbehandelt zu Gelenkdeformitäten [Blutergelenk]; daneben kommt es zu Weichteil- und Muskelblutungen, seltener Hämaturie oder intrazerebralen Blutungen; **Diagnose:** Bestimmung der Faktor VIII-Aktivität; **Therapie:** lebenslange Substitutionstherapie, die i.d.R. als i.v.-Applikation vom Patienten oder bei Kindern von den Eltern vorgenommen werden kann; die verwendeten Faktorenkonzentrate enthalten hochgradig gereinigten Faktor VIII und Spuren an von Willebrand-Faktor; z.T. werden auch schon gentechnisch hergestellte Faktorenkonzentrate verwendet; DDAVP [1-Desamino-8-D-Arginin-Vasopressin] ist ein Derivat des antidiuretischen Hormons, das zu einem Anstieg der Konzentration von Faktor VIII und von Willebrand-Faktor im Blut führt; vor operativen Eingriffen muss der Spiegel in Abhängigkeit vom Eingriff auf das gewünschte Niveau angehoben werden; gefürchtetste Komplikation ist die Bildung von Antikörpern gegen den zugeführten Faktor [Hämophilie A 10–25 %, B ca. 3 %], die zu einer **Hemmkörperhämophilie** führt; zur Zeit gibt es noch keine eindeutig wirksame Gegenmaßnahme
beim **von Willebrand-Jürgens-Syndrom** [vaskuläre Hämophilie] besteht ein autosomal-dominanter Mangel an von Willebrand-Faktor [Faktor VIII-assoziiertes Antigen; ein oli-

gomeres Glykoprotein, das subendothelial und in Thrombozyten vorkommt; vermittelt die Adhäsion von Thrombozyten an das verletzte Gefäßendothel und schützt Faktor VIII vor vorzeitiger Proteolyse], was zu einem Faktor-VIII-Mangel und einer Störung der sekundären Hämostase mit Blutungsneigung, besonders im Frühjahr und Herbst führt; **Klinik:** rezidivierende Haut- und Schleimhautblutungen, Hyper- und Polymenorrhoe; seltener Gelenkeinblutungen; bei Verletzung oder Operation kann es zu schwer stillbaren Blutungen kommen; **labor.:** Blutungszeit verlängert, Faktor VIII unter 25 %; Verminderung des Ristocetin-Kofaktors; **DD:** idiopathische thrombozytopenische Purpura, Thrombozytopenie; **Therapie:** Frischplasma, Kryopräzipitat; **Prognose:** gut; meist kommt es nach dem 20. Lebensjahr zur Verminderung der Blutungsneigung

die **Hämophilie B** als Faktor-IX-Mangelkrankheit erfordert ebenfalls eine lebenslange **Substitutionstherapie,** die i.d.R. als i.v.-Applikation vom Patienten oder bei Kindern von den Eltern vorgenommen werden kann; die verwendeten Faktorenkonzentrate enthalten hochgradig gereinigten Faktor IX; **Hämophilie C,** der autosomal-rezessive Mangel an Faktor XI, tritt klinisch kaum in Erscheinung

Hallmolpolleltin *nt:* → *Erythropoetin*
Hällmolpoilleltin *nt:* → *Erythropoetin*
Hällmorlrholilldeklltolmie *f: Syn:* Hämorridektomie, Hämorrhoidenexzision; bei der operativen Entfernung von Hämorrhoiden wird in Steinschnittlage der Hämorrhoidalknoten von perianal nach intraanal elliptoid umschnitten und submukös exzidiert; die Basis wird oberhalb der Linea dentata ligiert und der Defekt mit resorbierbarer Naht in fortlaufender Nahttechnik verschlossen; *s.a. Abb. H16*
Hällmorlrholilden *pl: Syn:* Hämorrhoidalleiden; krampfaderähnliche Erweiterung des Mastdarmschwellkörpers [Corpus cavernosum recti]; die Ausbildung von Hämorrhoiden wird durch faser- und fettreiche Nahrung, Alkoholgenuss, Obstipation, psychischen Stress und Schwangerschaft gefördert; zusätzlich besteht eine familiäre Disposition; Hämorrhoiden können in den distalen Analkanal vorfallen, wodurch es zu Schwellung, Fibrosierung, Thrombosierung [**Hämorrhoidalthrombose**], Ulzeration und Blutung kommen kann; klinisch unterscheidet man: **Hämorrhoiden I. Grades** [früher als **innere Hämorrhoiden** bezeichnet; sie liegen oberhalb der Linea dentata und können nur endoskopisch diagnostiziert werden], **Hämorrhoiden II. Grades** [prolabieren beim Pressen unterhalb der Linea dentata, reponieren aber spontan], **Hämorrhoiden III. Grades** [prolabieren beim Pressen oder Stuhlgang nach außen und können spontan reponieren oder digital reponiert werden] und **Hämorrhoiden VI. Grades,** die dauerhaft extraanal liegen und deshalb früher als **äußere Hämorrhoiden** bezeichnet wurden
Therapie: Grad I und Grad II-Hämorrhoiden bedürfen i.d.R. keiner spezifischen Therapie; eine Basistherapie aus ballaststoffreicher Diät, ausreichender Flüssigkeitszufuhr, körperlicher Bewegung und sofortiger Entleerung bei Defäkationsdrang ist meist ausreichen; bei klinischen Symptomen [Juckreiz, Blutungen] können Externa und antiinflammatorische Substanzen [v.a. 5-Aminosalicylsäure] Abhilfe schaffen; Grad I-Hämorrhoiden können mit einer Infrarotkoagulation [induziert Fibrosierung über einer Koagulationsnekrose], Grad II-Hämorrhoiden sklerosiert oder mit einer **Gummibandligatur** behandelt werden; wichtig ist, dass die Ligatur oberhalb der Linea dentata angesetzt wird, weil es sonst zu starken Schmerzen kommt; bei Grad III und Grad IV-Hämorrhoiden ist eine Hämorrhoidektomie indiziert; *s.a. Abb. H17, Abb. H18*
Hällmorlrholildenlexlzilsilon *f:* → *Hämorrhoidektomie*
Hällmorlrilldeklltolmie *f:* → *Hämorrhoidektomie*
Handlbeulgeltest *m:* → *Phalen-Test*
Hänldeldeslinlfekltilon *f:* Ziel der **chirurgischen Händedesinfektion** ist die Beseitigung der transienten und der residenten Hautflora; zuerst wird in der **Waschphase** mit einer Bürste die Haut und der Nagelfalz von oberflächlichen Verunreinigungen befreit; in der folgenden **Desinfektionsphase** wer-

Tab. H4. Hämophilie. Schweregrad und Blutungsneigung

Schweregrad	Restaktivität [%]	Klinik
Schwere Form	< 2, meist < 1	Häufige und bedrohliche Blutungen, v.a. in Knie-, Ellbogen- und Sprunggelenke, Gefahr der hämophilen Arthropathie, Spontanblutungen
Mittelschwere Form	2–5	Kaum noch Gelenkblutung meist traumatisch, bei Entwicklung einer Arthropathie jedoch auch schwere Deformierungen möglich
Milde Form	5–10	Im Alltag oft langjährig unauffällig, allerdings bedrohliche Blutungen auch bei kleineren Eingriffen

Tab. H5. Hämophilie. Dosierung von Faktorkonzentraten

	Erforderlicher Faktorenspiegel[a]	Dauer der Substitution
Gelenkblutung	15–30 %	2 Tage
Muskel-, ausgedehnte Weichteilblutungen	40–50 %	2–3 Tage
Iliopsoas, Unterschenkel-, Unterarmmuskulatur	40–50 %	3–5 Tage
Mundhöhle, Zahnextraktion, kleine Operationen	30–50 %	5 Tage, evtl. länger Wundheilung beachten
Zerebrale, thorakale, abdominale Blutung, Frakturen der großen Röhrenknochen	50–100 %	4–14 Tage Wundheilung beachten
Große Operationen, OP im ZNS, Geburtshilfe	50–100 %	2–3 Wochen Wundheilung beachten

[a] 1 I.E. Faktor VII oder IX/kg KG hebt den Plasmaspiegel um 1 % an

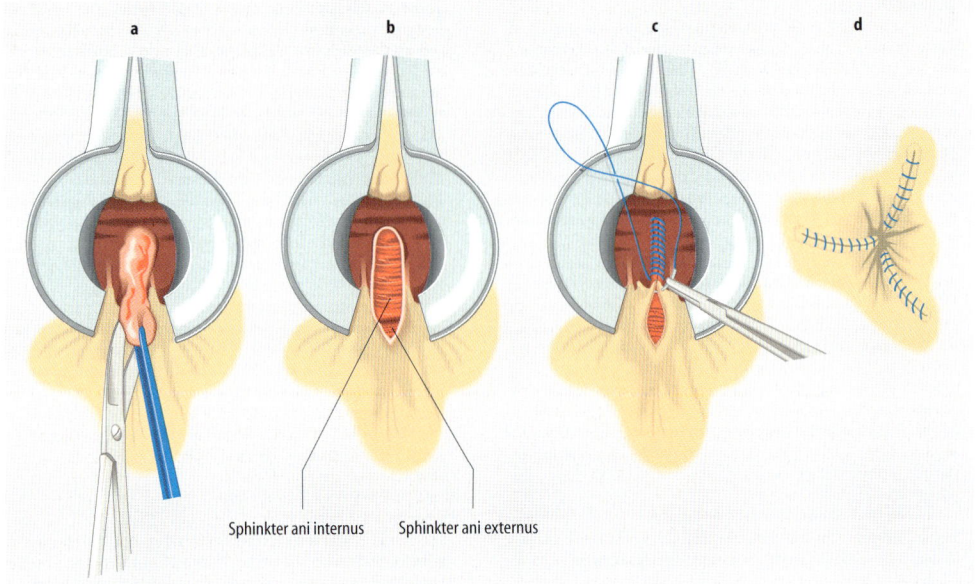

Abb. H16. **Hämorrhoidektomie. a** Umschneiden und Resektion des Hämorrhoidalknotens, **b** Zustand nach Resektion, **c** Naht des Anoderms, **d** Endzustand

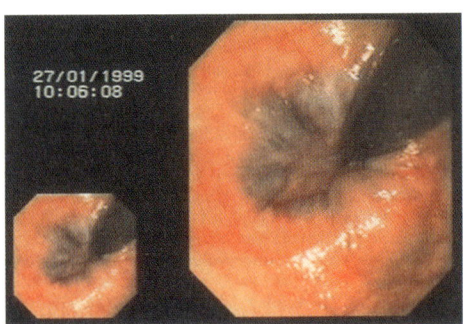

Abb. H17. **Hämorrhoiden.** Hämorrhoiden I. Grades in rekto-analer Retroversion

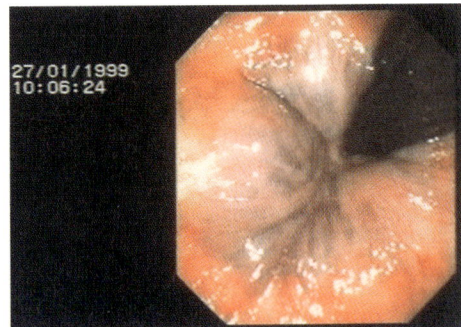

Abb. H18. **Hämorrhoiden.** Hämorrhoiden II. Grades in rekto-analer Retroversion

den meist Alkohole zur Abtötung der Keime verwendet die **hygienische Händedesinfektion** stellt die Beseitigung der transienten Hautflora in den Vordergrund; deshalb erfolgt zuerst die Desinfektion mit alkoholhaltigen Desinfektionsmitteln und dann die Händewaschung; die korrekt ausgeführte hygienische Händedesinfektion ist die effizienteste Methode zur Vermeidung iatrogener und nosokomialer Infektionen, denn „**Der größte Feind der Wunde ist die Hand des Arztes**„ [Bier]

Hand|li|ni|en|xan|thom *nt: s.u. Xanthom*

Hand-Schüller-Christian-Krankheit *f: Syn: Schüller-Hand-Christi-an-Krankheit, Christian-Schüller-Krankheit, Schüller-Krankheit*; im Kindesalter auftretende Form der Histiozytosis* × als Retikulohistiozytose mit Speicherung von Cholesterinkristallen; die Granulome führen zu Wucherungen an Skelett, Schädel, Orbita [Exophthalmus] und im Hypophysenbereich [kann zu Diabetes insipidus führen]; **Therapie:** Zytostatika kombiniert mit Corticosteroiden; Bestrahlung bei Hypophysenbefall; Adiuretin* bei Diabetes insipidus

Hand-Vorderarm-Zeichen *nt:* → *Léri-Vorderarmzeichen*

Hän|ge|bir|ke *f: Syn: gewöhnliche Birke, Betula pendula; s.u. Birke*

Hängematten-Theorie *f: s.u. Essay Harninkontinenz S. 533*

hangman's fracture *nt: s.u. Axisfraktur*

Hanot-Zirrhose *f: Syn: primär biliäre Zirrhose, primär biliäre Leberzirrhose;* vermutlich zu den Autoimmunerkrankungen gehörende, nicht-eitrige, destruierende Entzündung der intrahepatischen Gallengänge; 90 % der Fälle betreffen Frauen im mittleren Lebensalter; fast immer [95 % der Fälle] finden sich antimitochondriale Antikörper; verläuft in vier Stadien: **Stadium I:** chronisch destruierende nicht-eitrige Cholangitis mit Infiltration von T-Lymphozyten um die Gallengänge **Stadium II:** Schädigung und Proliferation der Gallengänge **Stadium III:** Untergang der Gallengänge, Mottenfraßnekrosen, Fibrose **Stadium IV:** Zirrhose; *s.a. Essay Leberzirrhose S. 877*

Hansen-Krankheit *f:* → *Lepra*

Han|ta|vi|rus *nt:* zu den Bunya-Viren gehörendes Virus, dessen Species das **hämorrhagische Fieber mit renalem Syndrom** und die **Nephropathia epidemica** verursachen; in Europa treten v.a. das **Puumala-Virus** und das **Dobrava-Virus** auf; das **Hantaan-Virus** wurde erstmals während des Korea-Krieges beschrieben und ist auch heute noch primär auf Ostasien beschränkt; bei Befall mit dem in den USA vorkommenden

Sin-Nombre-Virus kann es zu einem **Hantavirus-Pulmonary-Syndrom** mit interstitieller Pneumonie, Lungenödem, Pleuratranssudat und Herzversagen kommen; die Letalität beträgt dann bis zu 60 %; *s.a. Essay Virusinfektionen S. 1667*

Han|tel|tu|mor *m: s.u. Adenom, pleomorphes*

H₁-Antihistaminika *pl: s.u. Antihistaminikum*

H₂-Antihistaminika *pl: s.u. Antihistaminikum*

Har|le|kin|fe|tus *m: Syn: Ichthyosis congenita gravis; s.u. Ichthyosis*

Harn|ab|lei|tung *f:* Oberbegriff für alle Maßnahmen zur temporären oder permanenten Ableitung von Harn unter Umgehung oder Ersatz von Teilen des harnableitenden Systems; gängige Methoden der **temporären Harnableitung** sind Blasenkatheter, suprapubische Blasendrainage, Nephrostomie usw.; bei den **permanenten Harnableitungen** unterscheidet man Verfahren, die ein **inkontinentes** oder **nasses Urostoma** bilden [z.B. Kolon-Conduit★, Ileum-Conduit★] von Verfahren, die ein **kontinentes** oder **trockenes Urostoma** kreieren [z.B. Mainz-Pouch★, Kock-Pouch★]; dazu kommen noch **Blasenaugmentation**, d.h. Vergrößerung der Harnblase durch Aufnähen eines Darmsegments, z.B. terminales Ileum [**Hemi-Kock-Augmentation**] oder Ileozäkum [**Mainz-Augmentation**] und **Blasenersatz** durch Bildung einer künstlichen Blase nach totaler oder subtotaler Blasenentfernung; *s.a. Essay Harninkontinenz S. 533*

Tab. H6. Harnableitung. Methoden zur permanenten Harnableitung

Nasse Urostomata
- Ureterokutaneostomie
- Transureterokutaneostomie
- Ileumconduit
- Kolonconduit
- Ileozökalconduit
- Zystokutaneostomie

Ureterosigmoidostomie

Trockene Urostomata
- Kock-Pouch
- Mitrofanoff
- Benchekroun
- Mainz-Pouch

Blasenaugmentationen
- Zökalaugmentation
- Ilealaugmentation
- Ilealclamzystoplastie

Blasenersatz
- Ileumneoblase

Harn, bierbrauner *m: s.u. Porphyria cutanea tarda*

Harn|bla|sen|ent|fer|nung *f: Syn: Zystektomie;* operative Entfernung der Harnblase oder von Teilen der Blase; die vollständige Blasenentfernung bedingt die Schaffung einer Neoblase★ oder eines Conduits [Ileum-Conduit★, Kolon-Conduit★]

Harn|bla|sen|ent|zün|dung *f: → Cystitis*

Harn|bla|sen|her|nie *f: → Blasenhernie*

Harn|bla|sen|kar|zi|nom *nt: Syn: Blasenkarzinom, Blasenkrebs, Harnblasenkrebs;* v.a. ältere Männer betreffender, vom Blasenepithel ausgehender bösartiger Tumor; eine grobe klinische Einteilung erfolgt in **nicht-muskelinvasive** und in **muskelinvasive Tumoren;** 70–85 % der Tumoren sind bei Erstdiagnosestellung nicht-muskelinvasiv, die übrigen 15–25 % weisen bereits eine Infiltration der Wandmuskulatur auf oder sind bereits metastasiert; mehr als 90 % der Harnblasenkarzinome gehen vom Übergangsepithel der Harnblase aus [Urothelkarzinome], andere Entitäten des Harnblasenkarzinoms sind das Plattenepithelkarzinom und das Adenokarzinom der Harnblase; es sind mehrere Risikofaktoren nachgewiesen, z.B. aromatische Amine, Arsen, das

Nitrofuran FANFT, der Cyclophosphamidmetabolit Acrolein sowie Phenacetin; auch chronische Harnwegsinfekte können prädisponierend sein, weiterhin ist der Effekt des Zigarettenrauchens, aber auch der Gebrauch von bestimmten Haarfärbemitteln als Risikofaktor für das Harnblasenkarzinom gesichert; *s.u. Essay Neubildungen der Harnblase S. 147*

Harn|bla|sen|pa|pil|lom *f: Syn: Blasenpapillom;* von der Blasenschleimhaut ausgehender gutartiger Tumor, der zu schmerzloser Hämaturie führen kann; die Abtragung erfolgt mittels transurethraler Resektion★

Harn|bla|sen|plas|tik *f: Syn: Blasenplastik, Zystoplastik;* plastische Operation der Harnblase zur Rekonstruktion und/oder Verbesserung der Funktion; *s.a. Harnableitung*

Harn|bla|sen|spie|ge|lung *f: → Zystoskopie*

Harn|drang, imperativer *m: Syn: imperative Miktion, Dranginkontinenz, Urgeinkontinenz;* zwanghafter, nicht-unterdrückbarer Harndrang, der zu unwillkürlichem Harnabgang führt; *s.u. Essay Harninkontinenz S. 533*

Harn|fluss|mes|sung *f: → Uroflowmetrie*

Harn|in|kon|ti|nenz *f: Syn: Blaseninkontinenz, Incontinentia urinae;* Unfähigkeit, Harn in der Blase zurückzuhalten; *s.u. Essay Harninkontinenz S. 533*

    kindliche Harninkontinenz: unwillkürlicher Urinverlust auch tagsüber, eventuell zusammen mit Harnwegsinfekten und anderen körperlichen Auffälligkeiten; früher wurden dafür die Bezeichnungen Enuresis nocturna et diurna oder symptomatische [komplizierte] Enuresis verwendet; *s.u. Essay Harninkontinenz S. 533*

Harn|lei|ter-Bla|sen-Plas|tik *f: Syn: Ureterovesikoplastik;* plastische Operation von Harnleiter und Blase, z.B. Antirefluxplastik★ bei vesikoureteralem Reflux

Harn|lei|ter-Dünn|darm-Ana|sto|mo|se *f: → Ureteroenterostomie*

Harn|lei|ter-Haut-Fis|tel *f: → Ureterokutaneostomie*

Harn|lei|ter-Ile|um-Ana|sto|mo|se *f: → Ureteroileostomie*

Harn|lei|ter-Ko|lon-Ana|sto|mo|se *f: → Ureterokolostomie*

Harn|lei|ter|plas|tik *f: Syn: Ureteroplastik;* plastische Operation am Harnleiter, z.B. bei Fehlbildungen [Doppelbildung] oder Stenose

Harn|lei|ter|re|sek|ti|on *f: → Ureterektomie*

Harn|lei|ter|schnitt *m: → Ureterotomie*

Harn|lei|ter-Sig|ma-Fis|tel *f: → Ureterosigmoidostomie*

Harn|röh|re, instabile *f:* veraltete Bezeichnung für Harnröhreninkontinenz★ mit Harnröhrenrelaxierung

Harn|röh|ren|a|tre|sie *f: Syn: Urethraatresie, Atreturethrie; s.u. Harnröhrenstenose*

Harn|röh|ren|di|ver|ti|kel *nt: Syn: Urethrozele; s.u. Harnröhrenprolaps*

Harn|röh|ren|ent|zün|dung *f: → Urethritis*

Harn|röh|ren|in|kon|ti|nenz mit Harnröhrenrelaxierung *f:* unwillkürlicher Urinverlust aus der Harnröhre durch Harnröhrenrelaxierung ohne nachweisbare unwillkürliche Detrusorkontraktionen; klagen die Betroffenen auch über imperativen Harndrang, so entspricht das der früheren Diagnose der sensorischen Dranginkontinenz

Harn|röh|ren|naht *f: → Meatorrhaphie*

Harn|röh|ren|plas|tik *f: Syn: Urethroplastik, Urethraplastik;* plastische Operation der Harnröhre, z.B. bei Stenose oder Hypospadie

Harn|röh|ren|po|lyp *m: Syn: Urethralpolyp;* fibroepitheliale Polypen der Harnröhrenschleimhaut finden sich v.a. bei Frauen nach der Menopause; sie können zu Abflussstörungen, Inkontinenz oder Hämaturie führen; **Therapie:** endoskopische Abtragung

Harn|röh|ren|pro|laps *m: Syn: Urethrozele, Harnröhrenschleimhautprolaps;* eine Vorwölbung der Harnröhre in die Scheide ist meist durch ein **Harnröhrendivertikel** [echte Divertikel durch Aussackung der Harnröhre; sind oft nur mit einem kleinen Fistelgang mit der Harnröhre verbunden und haben eine Tendenz zur eitrigen Entzündung] oder eine Bindegewebsschwäche bedingt; **Therapie:** Abtragung des Divertikels von der Scheide her; bei Bindegewebsschwäche Kolporrhaphie

Harnröhren-Relaxierungsinkontinenz mit Drang *f*: nicht einheitlich verwendeter Terminus; entspricht einer Harnröhreninkontinenz mit Harnröhrenrelaxierung und imperativem Harndrang

Harn|röh|ren|schlit|zung *f*: → *Urethrotomie*

Harn|röh|ren|schnitt *m*: → *Urethrotomie*

Harn|röh|ren|spal|te *f*: angeborene Spaltbildung der Harnröhre mit aberranter Mündung; liegt die Mündung auf der Oberseite des Penis handelt es sich um eine **obere Harnröhrenspalte** oder **Epispadie***; bei Mündung auf der Unterseite des Penis um eine **untere Harnröhrenspalte** oder **Hypospadie***

Harn|röh|ren|spie|ge|lung *f*: → *Urethroskopie*

Harn|röh|ren|ste|no|se *f*: *Syn*: *Harnröhrenverengung, Urethrastenose, Harnröhrenstriktur, Strictura urethrae*; nur 10 % der kindlichen Harnröhrenstenosen beruht auf einem angeborenen Verschluss der Harnröhre [**Harnröhrenatresie**], der Rest ist zum größten Teil iatrogen bedingt oder häufiger eine erworbene [Entzündung, Tumor, Prostatahyperplasie, Verletzung (Katheterismus!)] Einengung des Harnröhrenlumens; **Therapie**: retrograde Ballondilatation oder Bougierung, Urethrotomie bei Striktur

Harn|säu|re *f*: *Syn*: *2,6,8-Trihydroxypurin*; in Wasser schwerlösliche organische Säure; beim Menschen Endprodukt des Purinabbaus; andere Säugetiere und Reptilien können die Harnsäure weiter zu Allantoin abbauen, das wesentlich besser wasserlöslich ist und damit weniger Probleme als die Harnsäure beim Transport im Blut bzw. der Ausscheidung über die Niere bereitet; die tägliche Ausscheidung im Harn hängt stark von der aufgenommenen Nahrung ab und liegt deshalb im Bereich von 350–2000 mg; eine erhöhte Konzentration und Ausscheidung findet sich u.a. bei der Gicht, bei Krankheiten des blutbildenden Systems [Leukämie] und bei Chemotherapie mit Purinanaloga; *s.a. Essay Gicht und andere Störungen des Purinstoffwechsels S. 487*

Harn|säu|re|in|farkt *m*: → *Harnsäurenephropathie, akute*

Harn|säu|re|ne|phro|pa|thie, akute *f*: *Syn*: *Harnsäureinfarkt*; akute Mehrausscheidung von Harnsäure führt zu Ablagerung von Harnsäurezylindern in den Nierentubuli mit Tubulusatrophie und evtl. zu tödlicher Urämie; kommt v.a. bei Neugeborenen [gesteigerter Erythrozytenabbau], Zytostatikatherapie und Nulldiät bei gleichzeitiger Applikation von Urikosurika vor; *s.u. Essay Gicht und andere Störungen des Purinstoffwechsels S. 487*

Harn|säu|re|stein *m*: *Syn*: *Uratstein*; 10–15 % aller Harnsteine; treten sowohl bei primärer als auch sekundärer Hyperurikämie* auf, allerdings ist die Steinbildung stark vom pH-Wert abhängig; *s.u. Essay Gicht und andere Störungen des Purinstoffwechsels S. 487*

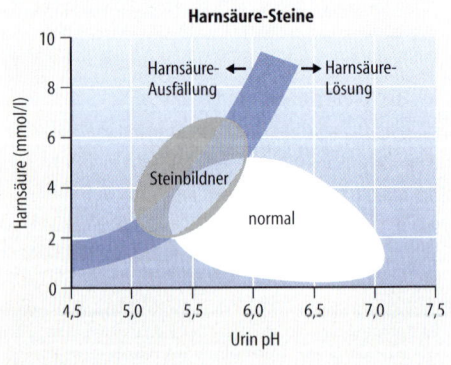

Abb. H19. Harnsäurestein. Löslichkeitsdiagramm für Harnsäuresteine

Harn|se|di|ment *nt*: *Syn*: *Urinsediment*; Bezeichnung für die im Harn enthaltenen organischen [Zellen, Bakterien] und kristallinen [Salze] Bestandteile; die Beurteilung erfolgt an frisch zentrifugiertem Harn; erlaubt sowohl qualitative als auch quantitative Aussagen [Leukozyturie bei mehr als 5 Leukozyten im Gesichtsfeld bei 400-facher Vergrößerung]; die größte Bedeutung liegt in der Diagnose von Mikrohämaturie, Kristallurie, Harnzylindern usw.

Harn|sep|sis *f*: *Syn*: *uroseptischer Schock, septisches Harnfieber, Urosepsis*; von den Harnwegen ausgehende Sepsis bzw. septischer Schock, der v.a. von Escherichia* coli, Proteus* mirabilis, Klebsiella* und Pseudomonas* aeruginosa verursacht wird; tritt gehäuft nach Operationen sowie bei Urolithiasis mit Harnstauung auf; besonders gefährdet sind ältere oder abwehrgeschwächte Patienten sowie Patienten mit Diabetes mellitus oder Leberinsuffizienz; **Klinik**: in der Frühphase Fieber mit septischen Temperaturen, Schüttelfrost, Ruhelosigkeit der Patienten, Blutdruckabfall und Tachykardie; später kommt es zu Bewusstseinseintrübung und metabolischer Azidose; **Therapie**: Beseitigung des Sepsisherdes; intensivmedizinische Betreuung, Breitbandantibiotika i.v.; **Prognose**: ca. 15 % der Patienten versterben am septischen Schock; *s.u. Essay Sepsis und septischer Schock S. 1455*

Harn|stein|lei|den *nt*: → *Urolithiasis*

Harn|stoff|zy|klus *m*: *Syn*: *Ornithinzyklus, Krebs-Henseleit-Zyklus*; in den Mitochondrien und dem Zytosol der Leberzellen ablaufender Zyklus, aus dem Ammoniak und Kohlendioxid Harnstoff bildet; **hereditäre Harnstoffzyklusdefekte** gehören mit einer kumulativen Inzidenz von ca. 1:20.000 zu den häufigeren Stoffwechseldefekten; bis auf den X-chromosomalen Ornithintranscarbamylasemangel* werden sie autosomal-rezessiv vererbt; klinisch manifestieren sich Harnstoffzyklusdefekte oft bereits beim Neugeborenen nach relativ kurzem unauffälligem Intervall von 24 bis 48 Stunden durch eine rasch progrediente Enzephalopathie mit Lethargie, Trinkschwäche, Hyperventilation, Krampfanfällen und zunehmendem Koma; später treten Temperaturlabilität, Reflexverlust oder auch eine Hirnblutung durch Gerinnungsstörung auf; bei milderen Verlaufsformen erkranken Säuglinge oder Kinder mit oft schleichender Symptomatik wie Gedeihstörung, Nahrungsverweigerung, Erbrechen und chronisch-neurologischen Beschwerden; *s.u. Essay Störungen des Aminosäurestoffwechsels und Harnstoffzyklus S. 43*

Harn|ver|gif|tung *f*: → *Urämie*

Harn|ver|halt *m*: *Syn*: *Anurese, Harnverhaltung*; akutes oder chronisches Unvermögen, die Blase spontan zu entleeren [post-

Tab. H7. Harnverhalt. Häufige Ursachen

Mechanische, infravesikale Obstruktion
Prostataadenom
Prostatakarzinom
Prostatitis
Blasenhalssklerose
Meatusstenose
Phimose
Urethrastriktur
Urethratumor
Urethraverletzung
Iatrogene Verletzung nach Zystoskopie und instrumentellen Manipulationen an der Urethra und Prostata

Funktionelle, infravesikale Obstruktion
Neurologische Ursachen
Polyradikulitis
Poliomyelitis
Rückenmarkstrauma
Diskusprolaps (L1–L5)
Psychogene Ursachen
Medikamentöse Ursachen
Vegetativ wirksame Medikamente
Psychopharmaka

Harninkontinenz

U. Zwergel

Unwillkürlicher Urin- oder Stuhlverlust ist peinlich; man spricht nicht oder nur ungern darüber. Demnach gehört Inkontinenz auch heutzutage noch zu den wichtigsten Tabus. Da Inkontinenz mit mehreren 100 Millionen Betroffenen ein weltweites Problem darstellt, lässt sich die epidemiologische Bedeutung erahnen.

Formen

Zu unterscheiden sind verschiedene Formen. Die neue Terminologie der International Continence Society von 2002 findet sich in Klammern; siehe auch Tabelle 1:

- **Stressinkontinenz** [Belastungsinkontinenz]: unwillkürlicher Urinverlust aus der Harnröhre bei körperlicher Belastung, d.h. bei passiver intravesikaler Druckerhöhung [Husten, Niesen, Bauchpresse] ohne imperativen Harndrang und ohne urodynamisch nachweisbare unwillkürliche Detrusorkontraktionen.
- **Dranginkontinenz**: unwillkürlicher Urinverlust aus der Harnröhre, der von imperativem Harndrang begleitet wird oder dem imperativer Harndrang vorausgeht. Daraus resultiert nach der Nomenklatur von 2002:
  - **Überaktive Blase** [OAB, Overactive Bladder Syndrome], neuer Terminus für instabile Blase: Symptomenkomplex mit Pollakisurie, Nykturie und imperativem Harndrang bis hin zur Dranginkontinenz [wobei eine Dranginkontinenz nicht unbedingt vorliegen muss].
  - **Motorische Dranginkontinenz** [**Detrusorhyperaktivitätsinkontinenz mit Drang**]: unwillkürlicher Urinverlust aus der Harnröhre bedingt durch urodynamisch nachweisbare unkontrollierte Detrusorkontraktionen mit intravesikaler Drucksteigerung, die der Betroffene als starken Harndrang empfindet. Unterschieden wird zwischen neurogener und nicht-neurogener [idiopathischer] Form.
- **Mischinkontinenz**: Urinverlust mit mehreren ursächlichen Faktoren, meist Belastungsinkontinenz zusammen mit imperativem Harndrang bzw. Dranginkontinenz [früher Stress-Urge-Inkontinenz].
- **Reflexinkontinenz** [neurogene Detrusorhyperaktivitätsinkontinenz]: unwillkürlicher Urinverlust aus der Harnröhre mit urodynamisch nachweisbaren unkontrollierten Detrusorkontraktionen und mit einem neurologischen Korrelat:
  - **Suprapontine Reflexinkontinenz** [**suprapontine Detrusorhyperaktivitätsinkontinenz**]: unwillkürlicher Urinverlust aus der Harnröhre mit urodynamisch nachweisbaren unkontrollierten Detrusorkontraktionen durch Verlust der Kontrolle über den Miktionsreflex z.B. bei Hirnleistungsstörungen.
  - **Spinale Reflexinkontinenz** [**spinale Detrusorhyperaktivitätsinkontinenz ohne Sensation**]: unwillkürlicher Urinverlust aus der Harnröhre mit urodynamisch nachweisbaren unkontrollierten Detrusorkontraktionen [z.B. bei Rückenmarkserkrankungen], die der Patient nicht als Harndrang empfindet.
- **Überlaufinkontinenz** [Inkontinenz mit chronischer Harnretention]: unwillkürlicher Urinverlust aus der Harnröhre bei [sehr] voller Blase wegen Blasenauslassobstruktion [z.B. Prostatahyperplasie] oder wegen Detrusorinsuffizienz.

Tab. 1. Fachbegriffe aus dem früheren Sprachgebrauch und nach der neuen Terminologie der *International Continence Society*

Alte Terminologie	Neue Terminologie
Stressinkontinenz	Belastungsinkontinenz
motorische Dranginkontinenz	Detrusorhyperaktivitätsinkontinenz mit Drang
motorischer Drang [instabile Blase]	überaktive Blase (mit Detrusorhyperaktivität)
Detrusorhyperreflexie	neurogene Detrusorhyperaktivität
Detrusorinstabilität	nicht-neurogene [idiopathische] Detrusorhyperaktivität
Reflexinkontinenz	neurogene Detrusorhyperaktivitätsinkontinenz
sensorischer Drang	überaktive [hypersensitive] Blase ohne Detrusorhyperaktivität
sensorische Dranginkontinenz	Harnröhren-Relaxierungsinkontinenz mit Drang
Überlauf-Inkontinenz	Inkontinenz bei chronischer Harnretention
[meist] Stress-Urge-Inkontinenz	Mischinkontinenz
	nicht-kategorisierbare Inkontinenz

- **Extraurethrale Inkontinenz**: unwillkürlicher Urinverlust unter Umgehung der Harnröhre, z.B. aus angeborenen Fehlanlagen des Harnleiters [ektop mündender Harnleiter in die Vagina bei Mädchen] oder aus Urinfisteln [Blasen-Scheiden-Fistel, Ureter-Scheiden-Fistel bei Frauen].
- **Monosymptomatische [primäre] Enuresis**: wiederholte nächtliche unwillkürliche Blasenentleerung nach dem 5. Lebensjahr, ohne erkennbare urologische oder neurologische Ursachen.
- **Kindliche Harninkontinenz**: unwillkürlicher Urinverlust auch tagsüber, eventuell zusammen mit Harnwegsinfekten und anderen körperlichen Auffälligkeiten; früher wurden dafür die Bezeichnungen Enuresis nocturna et diurna oder symptomatische [komplizierte] Enuresis verwendet.
- **Harninkontinenz mit Harnröhrenrelaxierung**: unwillkürlicher Urinverlust aus der Harnröhre durch Harnröhrenrelaxierung ohne nachweisbare unwillkürliche Detrusorkontraktionen [früher auch als instabile Harnröhre bezeichnet]. Klagt der/die Betroffene zudem über imperativen Harndrang, so entspricht das der früheren Diagnose der sensorischen Dranginkontinenz. Allerdings soll nach neuester Terminologie der Terminus der sensorischen Dranginkontinenz nicht verwendet werden; hier ist kein einheitlicher Sprachgebrauch zu finden.

Theorien des Kontinenz- bzw. Inkontinenzmechanismus

Drei-Komponenten-Mechanismus des Harnröhrenverschlusses [Harnkontinenz der Frau], Drucktransmissions-Theorie [nach Enhörning]: Nach Enhörning [1961] werden beim Kontinenzmechanismus drei Komponenten unterschieden:

1. **Intakte topografische Anatomie**: Die intakten anatomischen Strukturen der Harnröhre aus glatter und quergestreifter Muskulatur, deren normale kollagene und elastische Bindegewebsfasern sowie die unauffällige Schleimhaut mit submukösem Gefäßpolster sind wichtige Garanten für den Harnröhrenverschlussdruck, der den intravesikalen Druck immer und in jeglicher Position des Betroffenen übersteigt.
2. **Passive Drucktransmission**: Steigt der intraabdominelle Druck bei körperlicher Belastung, wird dieser vollständig auf die Blase übertragen, sodass sich auch der intravesikale Druck erhöht. Diese Druckerhöhung übersteigt den Urethraverschlussdruck in Ruhe [zumindest kurzzeitig] erheblich. Im Normalfall ist unter diesen Bedingungen durch die *passive Drucktransmission* Kontinenz gewährleistet. Da bei intakter Anatomie die intraabdominelle Druckerhöhung nicht nur auf die Blase übertragen wird, sondern über das perivesikale (-urethrale) Gewebe auch auf die Urethra, führt dies zu einem zusätzlichen intraurethralen Druckaufbau, wodurch der Druck im Bereich der Urethra wieder den Blasendruck übersteigt und so Harnkontinenz besteht. Voraussetzung für eine von seitlich auf die Harnröhre gerichtete suffiziente Drucktransmission ist eine normale Anatomie mit intaktem Beckenboden.
3. **Aktive Drucktransmission**: Wird darüber hinaus plötzlich der intraabdominelle Druck z.B. durch Husten, Niesen stark erhöht, so wird die quergestreifte Sphinkter-Beckenboden-Muskulatur aktiviert, die sich reflektorisch kontrahiert und so den intraurethralen Druck durch die *aktive Drucktransmission* erneut verstärkt. Voraussetzung dafür ist eine adäquate Kontraktionsleistung der Sphinkter-Beckenboden-Muskelgruppen.

Die Faktoren, die für einen suffizienten urethralen Verschlussmechanismus der *Frau* als verantwortlich angesehen werden, sind in Tab. 2 und Abb. 1 zusammengefasst. Für die Kontinenz müssen allerdings nicht alle Faktoren gleichzeitig und gleich stark vorhanden sein. Um in jeder Situation einen kontinenten Verschlussmechanismus zu haben, kann das Defizit einer Komponente durch eine andere kompensiert werden.

Hängematten-Theorie: Das Phänomen, dass der Urethraverschlussdruck, der durch Husten erhöht wird, bereits positiv ist, bevor der abdominelle Druck übertragen wird, lässt sich mit der Hängematten-Theorie nach DeLancey [1994] erklären. Demnach liegt die Urethra einer stützenden Schicht – aus endopelviner

Tab. 2. Faktoren für den suffizienten urethralen Verschlussmechanismus der Frau

- normale anatomische Strukturen und intakte topografische Anatomie
- einschließlich unauffälliger Harnröhren-Schleimhaut mit submukösem urethralen Gefäßpolster
- normale passive Transmission des intraabdominellen Druckes auf die Harnröhre
- normale aktive Drucktransmission [intakter aktiver Kontinenzmechanismus] mit normaler quergestreifter Sphinkter- und Beckenbodenmuskulatur

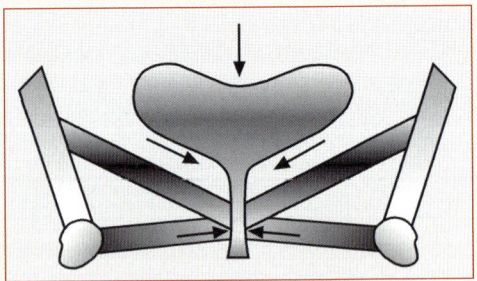

Abb. 1. Passive und aktive Drucktransmission bei intakter Anatomie und nervaler Versorgung. Schematische Darstellung

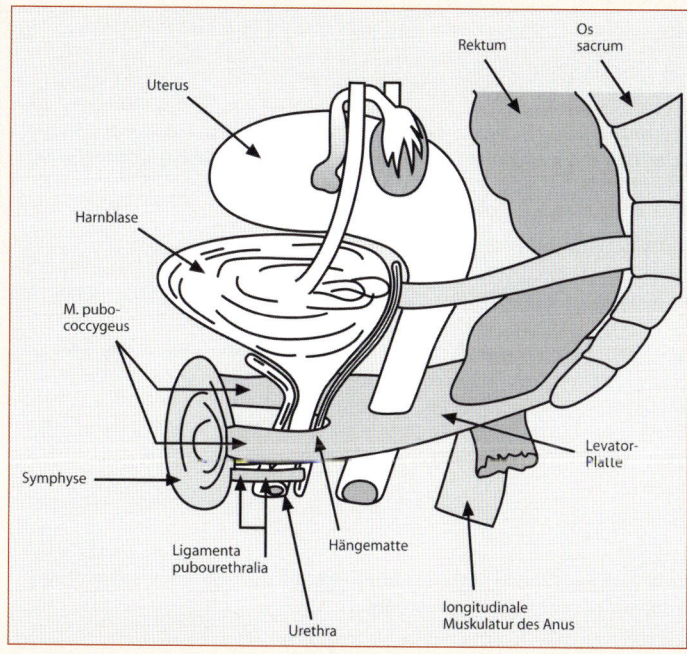

Abb. 2. **Integritätstheorie nach Ulmsten.** Komplexes Zusammenspiel der teilweise antagonistischen Muskelkräfte und des elastischen Widerlagers durch den Bandapparat

Faszie und vorderer Vaginalwand – auf, die ihre Stabilität aus der lateralen Verbindung zum Arcus tendineus fasciae pelvis und zum Musculus levator ani gewinnt. Unter Belastung [Hustenstoß] wird die Urethra gegen diese hängemattenähnliche Schicht gepresst, sodass ihr Lumen verschlossen wird, was mit der Erhöhung des Urethraverschlussdruckes einhergeht. Konsekutiv tritt nach DeLancey im Krankheitsfall eine Belastungsinkontinenz immer dann auf, wenn pathomorphologische Veränderungen dieser Stützschicht sowie ihrer lateralen Verbindungen vorliegen.

Integritäts-Theorie nach Ulmsten: Nach Ulmsten und Petros [1993] ist das Wichtigste für die Kontinenz die Integrität der am Kontinenzmechanismus beteiligten Strukturen [Vagina, Ligamente, Muskulatur und besonders Bindegewebe], die alle die Öffnung und den Verschluss der Harnröhre/Harnblase regulieren. Zu den wichtigsten Strukturen zählen die suburethrale „Hängematte" bzw. die Ligamenta pubourethralia et pubovesicalia, der Musculus pubococcygeus, die Levator-Platte, die longitudinale Muskulatur des Anus und das Bindegewebe, das die Strukturen miteinander verbindet [Abb. 2].

Der Harnröhrenverschluss wird demnach erzielt u.a. mit einer Bewegung der Vagina durch einen adäquaten Zug der Ligamenta pubourethralia nach ventral und über eine Kontraktion des Musculus pubococcygeus. Eine Kontraktion der Levator-Platte und der longitudinalen Muskulatur des Anus rufen eine Streckung bzw. eine Abknickung der proximalen Urethra hervor, sodass die Kontinenz immer erhalten wird.

Die wesentlichen Faktoren als Voraussetzungen für Kontinenz [nach Ulmsten] sind in Tab. 3 zusammengestellt.

Umgekehrt sind Faktoren für eine *Belastungs*inkontinenz die Schwäche der suburethralen „Hängematte" und die inadäquate Anspannung der Ligamenta pubourethralia, kombiniert mit einer verminderten Kraft der Muskulatur. Nach Ulmsten und Petros sind besonders prädisponierend für die Belastungsinkontinenz Veränderungen des gesamten Bindegewebes, das alle am Kontinenzmechanismus beteiligten Strukturen zusammenhält. Ist der periurethrale und perivaginale Bandapparat nicht mehr intakt, so können die Traktionsrichtungen und Kräfte nicht mehr korrekt wirken. Das bedeutet: das komplexe Zusammenspiel von teilweise antagonistischen Muskelkräften, aber auch vom straffen und gleichzeitig elastischen Widerlager [durch den Bandapparat] ist nicht mehr gewährleistet. Weitere ungünstige Faktoren sind Veränderungen an der Urethra selbst, die einen verminderten Tonus der Urethra zur Folge haben.

Tab. 3. Integritätstheorie nach Ulmsten

Wichtige Voraussetzungen für die Kontinenz
• intakter Bandapparat
• elastische vordere Vaginalwand
• intakte teilweise antagonistisch wirkende Beckenbodenmuskulatur
• ausreichender Urethratonus

Belastungsinkontinenz

Definition, Terminologie, Klassifikation und Symptomatik

> *Belastungsinkontinenz* oder *Stressinkontinenz* bedeutet unwillkürlicher Urinverlust aus der Harnröhre als Folge einer körperlichen Belastung mit intraabdominaler Druckerhöhung bei gleichzeitig fehlender Detrusoraktivität und ohne vermehrten Harndrang.

Dabei übersteigt der intraurethrale Druck den intravesikalen Druck nicht mehr in jeder Situation. Nach Ingelmann-Sundberg werden 3 Schweregrade unterschieden [Tab. 4]
Auf Vorschlag der Deutschen Kontinenz-Gesellschaft wurde die Einteilung in vier Schweregrade erweitert [s. Tab. 8].

Tab. 4. Schweregrade der Belastungsinkontinenz

Grad 1	Urinverlust beim Husten, Pressen, Niesen und schweren Heben
Grad 2	Urinverlust beim Gehen, Bewegen und Aufstehen
Grad 3	bereits Urinverlust in Ruhe

Dranginkontinenz

Definition, Terminologie, Klassifikation und Symptomatik

> *Dranginkontinenz* bedeutet unwillkürlicher Urinverlust aus der Harnröhre, der von imperativem Harndrang begleitet wird oder dem imperativer Harndrang vorausgeht.

Die Verwendung des Begriffes der Dranginkontinenz bietet allerdings häufig Anlass zu Verwirrung: Nach der Nomenklatur der *International Continence Society* wird Dranginkontinenz sowohl für die Symptomatik selbst als auch für die [urodynamische] Diagnose verwendet.
Nach der aktuellen Nomenklatur von 2002 werden neue Unterscheidungen getroffen:
- die überaktive Blase [s. Tab. 1] [früher motorischer Drang] beinhaltet den Symptomenkomplex der Pollakisurie, Nykturie und des imperativen Harndranges, wobei nicht zwingend eine Harninkontinenz auftritt
- die frühere motorische Dranginkontinenz, die auf der Basis diagnostischer Kriterien ermittelt wird, wird als Detrusorhyperaktivitätsinkontinenz mit Drang definiert [s. Tab. 1].

Die Situation wird noch komplizierter, wenn die sensorischen Störungen betrachtet werden. Sehr uneinheitlich ist der Umgang mit dem Begriff der **sensorischen Dranginkontinenz**. Nach neuesten Angaben wird dieser Terminus nicht mehr verwendet. Andererseits wird diese Form der Inkontinenz als **Harnröhren-Relaxierungsinkontinenz mit Drang** bezeichnet.
Da im täglichen Gebrauch die alten Begriffe wie Dranginkontinenz etabliert sind, lassen sie sich nicht so einfach eliminieren. Daher werden die klassischen Einteilungen und Begriffe hier weiter verwendet und erläutert.
Aus klinischer Sicht ist für die Dranginkontinenz zu unterscheiden zwischen primärer Form mit unbekannter Ätiologie und sekundärer [symptomatischer] Form mit bekannter Genese.

Motorische Dranginkontinenz [Detrusorhyperaktivitätsinkontinenz mit Drang]

Bei der Detrusorhyperaktivitätsinkontinenz [mit Drang] müssen im Wesentlichen die in Tab. 5 aufgeführten Diagnosen und Befunde als Ursachen überprüft werden, um die korrekte Diagnose der sekundären Form der Dranginkontinenz stellen zu können.

Tab. 5. Mögliche wesentliche Ursachen einer symptomatischen [sekundären] Dranginkontinenz [nicht nach der Häufigkeit des Auftretens geordnet]

- unspezifischer Harnwegsinfekt
- spezifische Zystitis [Tuberkulose, Bilharziose]
- interstitielle Zystitis
- Radiozystitis, Cyclophosphamid-Zystitis
- Östrogenmangel
- infravesikale Obstruktion
- anatomische Anomalien [Urethraldivertikel, -karunkel, -prolaps]
- Fremdkörper, Steine
- Tumoren [Blase, Prostata, Urethra]
- Beckenbodeninsuffizienz
- psychogene Ursachen?

Detrusorhyperaktivität, Detrusor-Sphinkter-Dyssynergie [Dyskoordination]

Definition, Terminologie, Klassifikation und Symptomatik

> *Detrusorhyperaktivität* bedeutet während der Füllungsphase der Harnblase unwillkürliche Detrusorkontraktionen, die spontan oder durch Provokation auftreten.

Ursächlich kann die **neurogene** von der **nicht-neurogenen Detrusorhyperaktivität** differenziert werden [s. auch Tab. 1]. Des Weiteren ist nach dem vorhandenen Harndranggefühl zu fragen, welches einerseits vorliegen oder teilweise bzw. gänzlich ausgefallen sein kann.
Grundsätzlich muss die Detrusorhyperaktivität nicht mit einem Urinverlust einhergehen. Ist dies jedoch der Fall, wird heute von der **Detrusorhyperaktivitätsinkontinenz** gesprochen.

Die bisherigen Ausführungen berücksichtigen nur die Veränderungen der Blasenmuskulatur [des Detrusor vesicae]. Ferner kann eine Störung des Zusammenspiels von Detrusor und Blasenauslass vorliegen. Hieraus resultieren meist funktionelle subvesikale Störungen, selten im Bereich des Blasenhalses, eher am externen urethralen Sphinkter. Zu unterscheiden ist auch hier zwischen neurogener oder nicht-neurogener Genese: Die **Detrusor-Sphinkter-Dyssynergie** [DSD] entsteht auf dem Boden einer neurologischen Erkrankung mit einer Entkopplung des sakralen Miktionszentrums vom pontinen Zentrum, das das Zusammenspiel von Detrusor und Sphinkter koordiniert und im Falle einer Koordinationsstörung zur DSD führt. Demgegenüber liegt [nach der neuen Nomenklatur] bei der **Detrusor-Sphinkter-Dyskoordination** kein [nachweisbares] neurologisches Korrelat vor.

Zusammenfassend ist festzuhalten, dass die Nomenklatur der neurogenen Blasenfunktionsstörungen als komplex anzusehen ist. Grundsätzlich werden folgende neurogene Funktionsstörungen unterschieden:
- nach der **Lokalisation** der neurologischen Schädigung zwischen infra- und supranukleärer Läsion [unter- oder oberhalb des sakralen Miktionszentrums]
- nach der **Qualität** zwischen sensorischer und motorischer Störung
- nach der **Quantität** zwischen kompletter und inkompletter Veränderung
- nach der **Suffizienz** der Blasenentleerung zwischen balancierter und nicht-balancierter Miktion, d.h. ohne oder mit Restharnbildung.

Neurogene Detrusorhyperaktivität (-hypoaktivität)
Als Ursachen [für Hyper- bzw. andererseits Hypoaktivität] sind zerebrale [suprapontine], spinale und subsakrale [Cauda equina- und periphere Nerven-] Läsionen möglich. Es kann sich dabei um Patienten mit sehr unterschiedlichen Erkrankungen wie Querschnittsyndrom, multipler Sklerose oder Morbus Parkinson handeln [Abb. 3], wobei die Läsionen auch verteilt [an mehreren Loci] im Nervensystem vorkommen können.

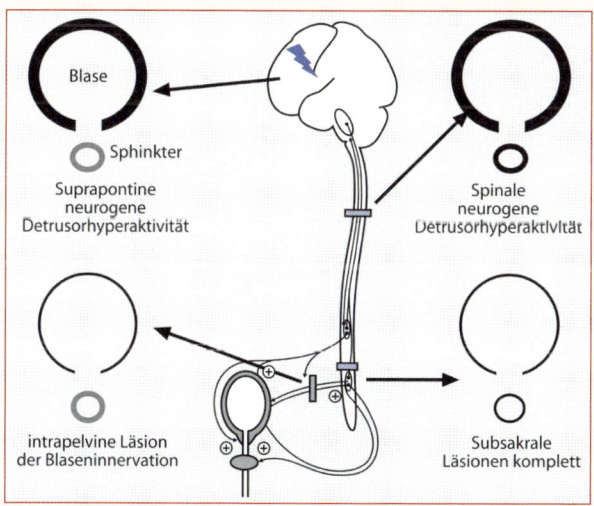

Abb. 3. Ursachen der neurogenen Funktionsstörungen. Schema in der Mitte mit Angaben zur Lokalisation der Läsionen [= Balken oder Blitz]; die vier äußeren Doppelkreise symbolisieren die urodynamischen Befundmuster [dicke Linien = Hyperaktivität, dünne Linien = Hypo- oder A-Kontraktilität; graue dicke Linie = Normalbefund]

Überlaufinkontinenz [Inkontinenz bei chronischer Harnretention]

Diese Form der Inkontinenz liegt vor, wenn der intravesikale Druck den der Urethra infolge Überfüllung der Harnblase übersteigt. Am ehesten kommt sie beim Mann mit obstruktiver Prostatahyperplasie vor.

Diagnostik

Anamnese: Eine ausführliche Miktionsanamnese ist immer Voraussetzung für eine exakte Symptomerfassung [Tab. 6].

Miktionsprotokoll, Miktionstagebuch: Damit werden [für 24 Stunden oder länger] die Zeit der Blasenentleerung, die entleerte Harnmenge, die Inkontinenzfrequenz und -intensität erfasst und übersichtlich registriert. Des Weiteren kann der Anlass ausgewertet werden, der zum Einnässen geführt hat. Gegebenenfalls wird auch die Zeit und Menge der Flüssigkeitszufuhr registriert, ebenso wie die Angabe, ob zum Zeitpunkt der Blasenentleerung der Patient noch trocken war oder bereits eingenässt hat.

Tests zur Inkontinenz-Quantifizierung:
- **Inkontinenz-Fragebögen**: Sie erfassen meist außer den Beschwerden der Miktion bzw. der Harninkontinenz auch Beeinträchtigungen der Lebensqualität und/oder Veränderungen der sexuellen Funktion.
- **Vorlagenwiegetest [PAD-Test]**: Er ist wenig aufwendig [Tab. 7] und kann eine Hilfe bei der Bestimmung des Inkontinenzausmaßes bzw. bei der Festlegung des therapeutischen Prozederes sein.

Anhand des Testergebnisses lassen sich vier Schweregrade der Inkontinenz unterteilen [Tab. 8].

- **Klinisch-körperliche Untersuchung der Frau**: Damit kann *einfach* [ohne Hilfsmittel] bereits eine Zystozele, Rektozele oder ein ausgeprägter Vaginalprolaps entdeckt werden.
- **Stress-Tests**: Bei dem von **Bonney** beschriebenen Test wird die Harnblase der Patientin bis zum Erreichen des Harndranges aufgefüllt. Unter Husten-Belastung wird der durch die Harnröhre abgehende Urin visuell erfasst.
- Der **Blasenhals-Elevationstest** [Abb. 4] ist eine Erweiterung des Stress-Tests: Beim Vorliegen eines hustensynchronen Urinverlustes werden bei unverändert gefüllter Blase der Zeige- und der Mittelfinger des Untersuchers vaginal [paraurethral] eingeführt, sodass der Blasenhals eleviert wird. Sistiert daraufhin der hustensynchrone Urinverlust, wird eine abnorme Lage und Beweglichkeit des unteren Urogenitaltraktes mit der Folge einer Belastungsinkontinenz angenommen.

Tab. 6. Miktionsanamnese

- Miktionsfrequenz am Tag und während der Nacht
- Blasenfüllungsgefühl [vorhanden, aufgehoben, imperativer Harndrang, vegetative Reaktionen]
- Blasenentleerungsgefühl [aufgehoben, Brennen, Schmerzen]
- Blasenentleerungsmodus [Startschwierigkeiten, Miktion mit Bauchpresse, Miktion nach Triggerung]
- Harnstrahlqualität [stark, abgeschwächt, tröpfelnd]
- Harnstrahlkontinuität [kontinuierliche oder unterbrochene Miktion, Nachträufeln, zweite Miktion]
- Restharngefühl
- vorhandene Hilfsmittel: intermittierender Katheterismus, Dauerkatheter

Tab. 7. Vorlagenwiegetest [PAD-Test]. Ein-Stunden-Kurztest mit klar definierten Schritten

1. Einlegen einer ausreichend dimensionierten, vorab gewogenen Vorlage
2. orale Flüssigkeitsaufnahme von 500 ml innerhalb von 15 min
3. Bewegung [spazieren gehen, einschl. Treppen steigen] für 60 min
4. gezielte Bewegungen: 10-mal Aufstehen vom Sitzen
5. 10-mal heftiges Husten
6. 5-mal zum Boden bücken
7. 1 min auf der Stelle laufen [abhängig vom jeweiligen Leistungsvermögen]
8. Hände unter laufendem Wasser waschen
9. zum Abschluss: erneutes Wiegen der Vorlage

Tab. 8. Einteilung der Inkontinenzschweregrade mit Hilfe des PAD-Testes

Grad	Inkontinenzschweregrad	Menge des Harnverlusts [ml/Std]
1	sporadisch	< 10
2	belastend	10 bis < 25
3	schwer	25 bis < 50
4	absolut	> 50

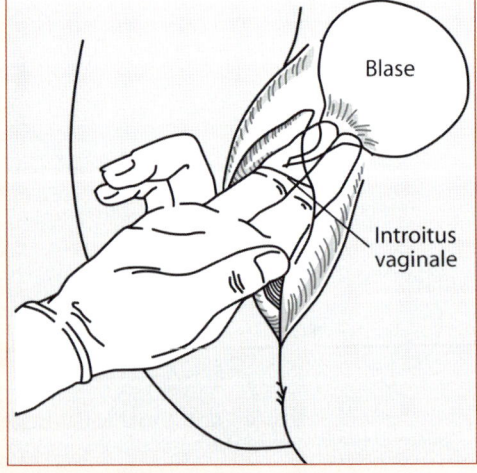

Abb. 4. Blasenhals-Elevationstest. Schematische Darstellung

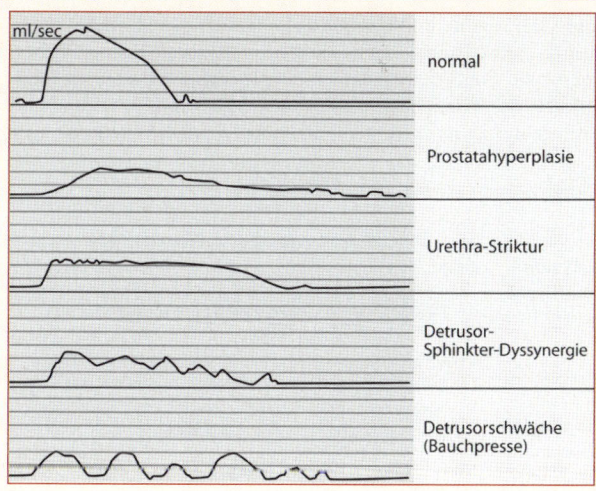

Abb. 5. Uroflowmetrie. Bei Prostatahyperplasie und Urethrastriktur sind die Miktionskurven ähnlich abgeflacht. Die Miktion unter Einsatz der Bauchpresse [bei Detrusorschwäche] zeigt keinen eindeutigen Unterschied zu dem Kurvenverlauf bei der Miktion eines Patienten mit Detrusor Sphinkter Dyssynergie

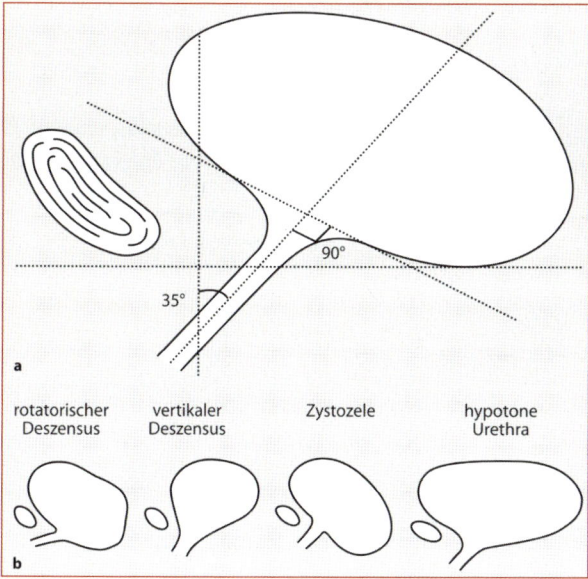

Abb. 6. Schematische Darstellung des lateralen Zyst[o]-[urethro]gramms bei normaler Anatomie [a] und bei verschiedenen pathologischen Befunden [b]

Labor: Hierzu zählt besonders die Untersuchung des Urins; sie umfasst die makro- und mikroskopische Analyse sowie die chemische und mikrobiologische Untersuchung [mit Resistenzbestimmung].

Apparative Diagnostik

Sonografie des oberen Harntraktes, Restharnbestimmung: Zur orientierenden Beurteilung des Harntraktes wird der Ultraschall als einfaches bildgebendes Verfahren eingesetzt. So gelingt es – ohne Katheterisierung und ausreichend exakt – das Restharnvolumen zu bestimmen.

Uroflowmetrie [Harnflussmessung]: Sie ist eine einfache nicht-invasive Methode mit ersten Hinweisen auf eine obstruktive und/oder neurogene Miktionsstörung [Abb. 5] [s. Tab. 11].

Spezielle bildgebende Verfahren bei Harninkontinenz:

• **Laterales Zyst(o)(urethro)gramm:** Hiermit werden bei der Frau in sagittaler und seitlicher Perspektive die mit Kontrastmittel gefüllte Harnblase und die Harnröhre, die mit einem röntgenologisch sichtbaren Spezialkatheter geschient ist, dargestellt [Abb. 6].

- **Sonografie des Blasenhalses, der Harnröhre, der Vagina und des Beckenbodens**: Diese Ultraschalluntersuchungen beinhalten einerseits die Vaginal- und Rektalsonografie sowie die intraurethrale Sonografie bzw. andererseits die Introitus- und Perinealsonografie. Sonografisch werden die gleichen Parameter [in Ruhe, unter Belastung] wie beim lateralen Zyst(o)(urethro)gramm beurteilt. Mit vergleichbaren Resultaten wie bei der röntgenologischen Diagnostik ist allerdings nur zu rechnen, wenn die sonografischen Untersuchungen von Erfahrenen durchgeführt werden.

Spezialdiagnostik bei Harninkontinenz

Urodynamik: Zur Diagnostik bzw. Differenzialdiagnostik der Harninkontinenz ist die Urodynamik [Zystometrie; Zystomanometrie] eine diagnostische Maßnahme mit klaren Indikationen [Tab. 9].

Messgrößen der Urodynamik:

- **Parameter für die Detrusorqualität**: Der tatsächliche Druck des Detrusor vesicae ergibt sich aus der Differenz des Blasen- [intravesikalen] Druckes und des Rektum- [abdominalen] Druckes. Dieser wird auch als Differenz- oder Detrusordruck bezeichnet. Die wesentlichen weiteren Parameter sind der Tab. 10 und der Abb. 7 zu entnehmen.
- **Parameter für die Reservoirfunktion und Entleerung der Blase**: siehe Tab. 11.
- **Beckenboden-Elektromyografie**: Zu den wichtigsten elektrophysiologischen Untersuchungen bei neurogener Dysfunktion des unteren Harntraktes gehört das EMG des Musculus sphincter ani externus.

Urethradruckprofil: Durch das simultane Messen von Blasen- und Urethradruck kann mit dem Urethradruckprofil [UDP, Sphinktermanometrie] die Verschlussfähigkeit der Urethra [durch langsames Zurückziehen des urethralen Messkatheters] in Ruhe und unter Stressbedingungen untersucht werden. Zum *qualitativen* Belastungsinkontinenznachweis reicht allerdings für viele Fälle die Basis-Urodynamik aus. Das UDP ist bei Patienten mit speziellen Fragestellungen [insbesondere präoperativ] notwendig.

Tab. 9. Indikationen zur urodynamischen Untersuchung bei Harninkontinenz

- bei Verdacht auf eine neurogene Inkontinenzform [Detrusorhyperaktivität, Mischinkontinenz]
- bei wirkungsloser konservativer Therapie [nach angemessenem Behandlungsversuch von etwa 4 Wochen, zumindest bei der medikamentösen Behandlung]
- immer vor [geplanter] chirurgischer Behandlung

Tab. 10. Zystometrie: Kurzdefinitionen der wichtigen Parameter zur Detrusorqualität

Parameter	Bedeutung	Einheit
Detrusor-[Differenz-]Druck	Differenz des Blasen- und Rektumdruckes	cmH_2O
Miktionsdruck	Intravesikaler Druck bei der Miktion	cmH_2O
Detrusor-Koeffizient [Compliance]	Dehnbarkeit des Detrusors: Quotient aus maximaler Blasenkapazität und intravesikalem Druckanstieg	$[ml/cmH_2O]$
Detrusorhyperaktivität	unwillkürlicher Detrusordruckanstieg mit/ohne Inkontinenz	

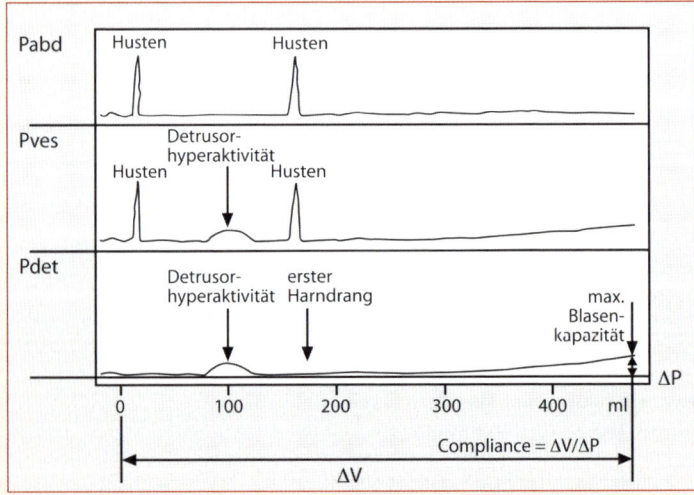

Abb. 7. Parameter der Zystometrie. Hustenstöße sind als Spikes im Abdominal- und intravesikalen Druck [obere und mittlere Kurve] zu erkennen. Bei korrekter Kalibrierung des Systems dürfen diese Druckzacken während des Hustens im Detrusordruck [untere Kurve] nicht auftreten. Eine Detrusorhyperaktivität ist als Druckwelle im intravesikalen und Detrusordruck erkennbar. Das Fehlen dieser Druckwelle in der Kurve des Abdominaldruckes zeigt, dass der Druckanstieg nicht durch Bauchpresse, sondern durch eine echte Detrusorkontraktion verursacht ist; Pabd = Abdominaldruck, Pves = intravesikaler Druck, Pdet = Detrusordruck; x-Achse = Füllungsvolumen der Blase

Messgrößen des Urethradruckprofils:

- **Ruheprofil:** Als wichtigste Parameter lassen sich die funktionelle Urethralänge und der maximale Urethraverschlussdruck bestimmen [Abb. 8, Tab. 12].
- **Stress-[Belastungs-]Profil:** Wenn sich mit dem Ruheprofil nur Vermutungen über die Suffizienz des Verschlussapparates äußern lassen, können nach Hustenstößen mit dem UDP weitere Aussagen zum Kontinenz-Druckverhalten getroffen werden. Im Normalfall kann über die gesamte funktionelle Harnröhrenlänge ein positiver Verschlussdruck, auch unter Belastung [simuliert durch Hustenstöße], aufrechterhalten und infolgedessen Harnkontinenz gewahrt werden [Abb. 9]. Ist unter Stressbedingungen dies nicht der Fall, ist also kein positiver Verschlussdruck über die gesamte funktionelle Urethralänge mehr nachweisbar, muss eine Belastungsinkontinenz angenommen werden [Abb. 9].

Tab. 12. Urethradruckprofil: Kurzdefinitionen wichtiger Parameter

Parameter	Bedeutung	Einheit
maximaler Urethradruck	Maximaldruck des Urethradruckprofils	cmH_2O
intravesikaler Druck	simultan gemessener Blasendruck	cmH_2O
maximaler Urethraverschlussdruck	Maximaler Urethradruck minus Blasendruck	cmH_2O
funktionelle Urethralänge	Abschnitt der Urethra, auf dem der Urethradruck den Blasendruck übersteigt	cm

Tab. 11. Zystometrie: Kurzdefinitionen der wichtigen Parameter zur Reservoirfunktion und Entleerung

Parameter	Bedeutung	Einheit
erster Harndrang	Blasenvolumen bei erstem Empfinden eines Harndranges	ml
maximale Blasenkapazität	Volumen, bei dem der Patient starken Miktionsdrang verspürt	ml
effektive Blasenkapazität	maximale Blasenkapazität minus Restharn	ml
maximaler Harnfluss	maximale Urinmenge pro Zeiteinheit	ml/sec
Restharn	Urinmenge in der Blase nach Miktion	ml

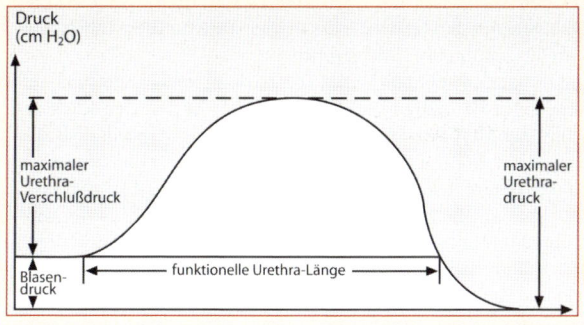

Abb. 8. Urethradruckprofil. Darstellung wichtiger Parameter

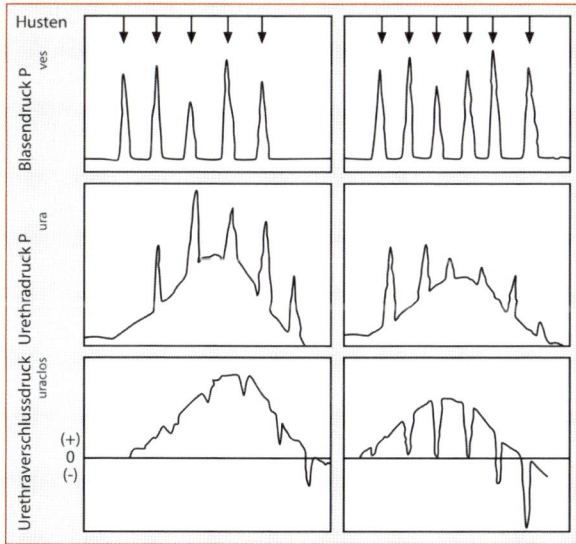

Abb. 9. Urethradruckprofil unter Provokationsbedingungen. a Normalbefund [links], **b** Belastungsinkontinenz [rechts].

a) Die durch Husten ausgelösten Druckspikes lassen sich in der Kurve der Blasendruckregistrierung gut erkennen. Bei normalem Urethraverschluss erfolgt unter Stressbedingung die Druckübertragung auf die Urethra nahezu verlustfrei, sodass im Urethradruck die Hustenspikes in nahezu gleicher Höhe erkennbar sind [links Mitte]. Dementsprechend errechnet sich für den Urethraverschlussdruck ein positiver Druckgradient.

b) Liegt demgegenüber eine Belastungsinkontinenz vor [rechts], erfolgt **keine** suffiziente Druckübertragung auf die Urethra; Druckverluste sind daran zu erkennen, dass die Längen der Druckzacken [rechts Mitte] vermindert sind, die auf das UDP aufgesetzt sind. In diesen Fällen ist der Urethraverschlussdruck zum Zeitpunkt des Hustenstoßes Null oder negativ, was als typisches Zeichen für eine Belastungsinkontinenz angesehen wird [rechts unten]

Zusammenfassung zur Diagnostik bei Harninkontinenz

Schematisch kann die Diagnostik bei Harninkontinenz in 3 Gruppen unterteilt werden [Tab. 13], wobei die Einteilungen und Zuordnungen variieren können.

Therapie

Medikamentöse Therapie der [weiblichen] Belastungsinkontinenz

Hormontherapie: Östrogene sollen am Urogenitalepithel die Proliferation und die Vaskularisation verbessern sowie eine Sensibilisierung von α-Rezeptoren hervorrufen. Sie können lokal als Vaginal-Ovula, -Suppositorien, -Creme, aber auch systemisch appliziert werden. Östrogene finden vor allem Anwendung bei Frauen mit Belastungsinkontinenz in der Postmenopause. Wegen möglicher Karzinominduktion und verschiedener Kontraindikationen, aber auch wegen immer wieder kontrovers diskutierter Effektivität ist die Östrogenbehandlung nicht unumstritten.

Tab. 13. Untersuchungen bei Harninkontinenz

Obligatorische Untersuchungen
• Anamnese
• Miktionsprotokoll
• klinische Untersuchung
• Urinstatus
• Restharn

Empfohlene Untersuchungen
• Fragebogen
• detaillierte Untersuchung
• Nierenfunktion, allgemeine Laborparameter
• Uroflowmetrie
• Urodynamik [Zystometrie] und Beckenboden-EMG
• bildgebende Verfahren [z. B. Introitus-, Perineal-, Vaginal- und Rektal-Sonografie]

Optionale Untersuchungen
• PAD-Test
• erweiterte Urodynamik [Harnröhrendruckprofil, leakpoint-pressure, Videourodynamik]
• Endoskopie
• eventuell spezielle bildgebende Verfahren [MRT, eventuell CT]

α-Adrenergika: Midodrin* bewirkt an der glatten Muskulatur der Harnröhre eine Erhöhung des Urethratonus. Wegen deutlicher kardialer Nebenwirkungen und der Tatsache, dass die Substanz für diese Indikation nicht zugelassen ist, wird Midodrin nur in sehr ausgewählten Fällen verordnet.

Duloxetin [z.B. Yentreve®]: Bei Belastungsinkontinenz-Patienten beruht die Wirkung dieser Substanz auf der Wiederaufnahmehemmung von Serotonin und Noradrenalin im Nucleus Onuf des sakralen Rückenmarks, wobei der Nucleus Onuf das Kerngebiet der Motoneurone des Nervus pudendus darstellt. Die klinische Wirksamkeit wird auf eine stärkere urethrale Kontraktion und einen anhaltenden Sphinktertonus *während* der Speicherphase zurückgeführt. Erste randomisierte Plazebo-kontrollierte Studien zeigten eine signifikante Verminderung der Inkontinenzperioden. Übelkeit ist die häufigste unerwünschte Nebenwirkung, die meist relativ kurz nach der ersten Einnahme auftritt und allgemein nur moderat bzw. vorübergehend ist. Selten wird u.a. über Kopfschmerzen, Schlaflosigkeit, Schwindel oder Durchfall geklagt. Insgesamt stellt Duloxetin ein neues, sehr vielversprechendes Medikament zur Behandlung der Belastungsinkontinenz dar. Weitere Daten bleiben abzuwarten.

Weitere Konservative Therapie der [weiblichen] Belastungsinkontinenz

Beckenboden-Training: Zum Beckenboden-Training gehören die Muskelbeherrschung und das Muskeltraining. Muskelbeherrschung bedeutet kontrollierte Beckenboden-Kontraktionen und -Relaxationen. Dabei können EMG-Registrierungen der Beckenbodenmuskulatur [auch des Analsphinkters oder der vorderen Bauchwandmuskulatur] hilfreich sein, um die Muskelbeherrschung schneller und effektiver zu erlernen. Muskeltraining als zweiter Schritt beinhaltet das Üben von Muskelkontraktionen des Beckenbodens. Hierzu können technische Hilfsmittel wie Perineometer, Druckaufnehmer, EMG-Geräte, Vaginalkonen oder die externe temporäre Elektrostimulation [s.u.] unterstützend eingesetzt werden. Erreicht werden soll eine Normalisierung der Beckenbodenaktivität und des Tonus der quergestreiften Muskulatur. Erfolgreich ist das Muskeltraining am ehesten bei Beckenboden-Hyporeaktivität, während ein ausgeprägter Descensus vaginae et vesicae bzw. eine Harnröhrenhypotonie für ein solches Training nicht geeignet ist.

Externe temporäre Elektrostimulation: Über eine Aktivierung der Fasern des Nervus pudendus kann einerseits der Beckenboden stimuliert, andererseits reflektorisch der Detrusor vesicae relaxiert werden. Deshalb eignet sich das Verfahren sowohl zur Behandlung der Beckenbodenschwäche [mit Bclastungsinkontinenz] als auch zur Therapie der Dranginkontinenz mit Detrusorhyperaktivität bzw. des *Overactive Bladder*-Syndromes.

Biofeedback: Biofeedback ist eine Technik, die dem Patienten und dem Therapeuten Informationen über normalerweise unbewusst ablaufende physiologische Prozesse liefert, und zwar durch visuelle, auditive oder taktile Signale. Diese Signale werden durch Ableitung eines messbaren physiologischen Parameters erzeugt und dann in einem Erziehungsprozess genutzt, mit dem erreicht werden soll, dass die unbewussten Abläufe beeinflusst und damit kontrolliert werden.

Spezielles Ziel des Biofeedbacks bei der Belastungsinkontinenz ist es, die Hyporeaktivität der Sphinkter-Beckenboden-Muskulatur zu verbessern. Dies bedeutet, dass über das Training der Kontraktionsschnelligkeit und -kraft die reflektorische Kontraktionsleistung des Beckenbodens erlernt und verbessert wird bzw. der Patient im richtigen Moment reagiert. Als messbare physiologische Parameter stehen Druck und Muskelaktivität zur Verfügung.

Ein Hauptproblem *aller* physikalischen Therapiemaßnahmen ist, dass sie vor allem von der Compliance aller Betroffenen und Beteiligten abhängen. Deshalb ist auf jeden Fall ein motivierter Patient, aber auch motiviertes ärztliches und nicht-ärztliches Personal erforderlich. Weitere unabdingbare Voraussetzungen sind ausführliche Instruktionen der Betroffenen.

Pessarbehandlung: Pessare wirken kontinenzverbessernd über die Reposition des Descensus vaginae et uteri mit Elevation der Harnröhre und des Blasenhalses. Die Indikation hierzu sollte sich, besonders bei längerfristiger Applikation, auf alte und/oder nicht operationsfähige Frauen beschränken.

Nässeschutz: Textile Nässeschutzartikel werden in verschiedensten Formen – als Vorlage, Windel und Slip – angeboten und stellen nur Hilfsmittel dar.

Operative Therapie der weiblichen Belastungsinkontinenz

Die Behandlungsoptionen sind variabel, sodass nur eine Auswahl dargestellt werden kann. Die **vordere Kolporrhaphie** gehört zu den klassischen vaginalen Operationsverfahren, die häufig im Rahmen z.B. von Hysterektomien durchgeführt werden. Sie kann aber *nicht* als Verfahren zur *alleinigen* Versorgung einer Belastungsinkontinenz angesehen werden.

Aktuell gewinnen Prolaps-chirurgische Eingriffe [bei Zysto-/Rektozelen, bei unterschiedlichen Defekten in den drei „Schadenszonen"] innerhalb der Urogynäkologie zunehmend an Bedeutung. Hierzu gehören neben der **transvaginalen Fixation** [sacrospinalis/-tuberalis] besonders die offen-chirurgische oder laparoskopische **Sakrokolpopexie**.

Suprapubische Suspensionsplastiken: Ziel ist es, die Urethra und den Blasenhals anzuheben, um ein stabiles Widerlager zu schaffen und um unter Stressbedingungen das Absinken der Blasenhalsregion und damit den Verlust der urethralen Drucktransmission zu verhindern. Weit verbreitet ist hier als Operationsverfahren die **Kolposuspension nach Burch** [Abb. 10].

Kombiniert vaginal-suprapubische Suspensionsplastiken: Ziel dieser Eingriffe ist gleichfalls die Elevation und Fixation des Blasenhalses in einer anatomisch korrekten Position, um eine bessere Drucktransmission unter Belastung zu ermöglichen. Das Ziel kann minimal invasiv mit speziellen Nadeln und Fäden erreicht werden [z.B. mit dem Verfahren nach **Stamey-Pereyra**] oder mittels eines offen-chirurgischen Schlingenverfahrens. Bei Letzterem handelt es sich z.B. um die Faszienzügelplastik. Bei dieser Technik werden Faszienstreifen retrosymphysär nach vaginal durchgezo-

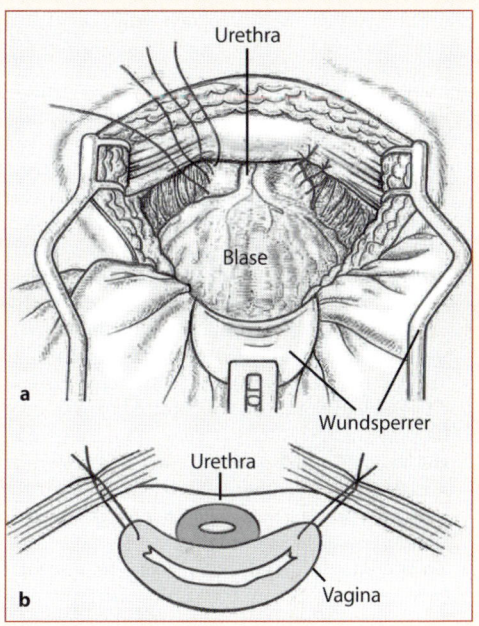

Abb. 10. Kolposuspension nach Burch. a Operations-Situs von ventral aus gesehen. **b** Schematische Darstellung im Querschnittt. Die Vaginalvorderwand wird urethrafern mit mehreren Nähten gefasst und beidseits am Ligamentum iliopectineum fixiert

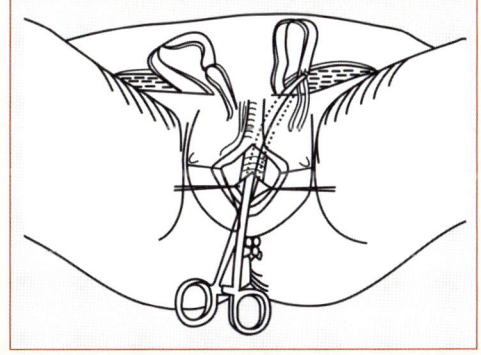

Abb. 11. Faszienzügelplastik. Retrosymphysäres Durchziehen der Faszienstreifen [hier mit Kornzange]

gen [Abb. 11] und dann unterhalb der Urethra bzw. des Blasenhalses vernäht; so bilden sie eine Schlinge, die durch Kletternähte angezogen wird, bis eine optimale Spannung und damit Dichtigkeit erreicht ist. Sogar bei drittgradiger Belastungsinkontinenz und auch bei Rezidiveingriffen wird von Kontinenzraten bis über 90 % berichtet. Nachteilig sind mögliche Überkorrekturen, bei denen postoperativ eine vermehrte Harndrangsymptomatik [neu] auftreten oder persistieren kann. Zusätzlich oder alternativ kann ebenso eine postoperative [nicht nur kurzfristige] Urinretention entstehen, sodass bei etwa 2 % der Patientinnen ein regelmäßiger Einmalkatheterismus als Langzeitmaßnahme erforderlich wird. Die hier genannten Eingriffe werden aktuell nur noch selten durchgeführt.

Tension-free Tapes: Anders als bei den bisher beschriebenen Verfahren [die auf der Drucktransmissionstheorie basieren] erfolgt nach der Integritätstheorie von Ulmsten und Petros keine Fixation, sondern das Band hält sich selbst im Gewebe. Dadurch soll weder eine Elevation noch eine Obstruktion bewirkt werden, sondern das Fremdmaterial soll lediglich als Matrix für eine Neufixation der Harnröhre dienen. Erreicht wird so ein spannungsfreies Umschlingen der Urethra mit dem punctum maximum des urethralen Verschlussdruckes im <u>mittleren</u> Harnröhrenbereich.

- **Tension-free Vaginal Tape** [TVT]: In der Original-TVT-Technik wird ein Proleneband in Lokal- oder Regionalanästhesie mittels einer speziellen Nadel von vaginal aus neben der Urethra und hinter der Symphyse nach ventral geführt [Abb. 12]. Wegen möglicher Blasenverletzungen ist intraoperativ eine Urethrozystoskopie notwendig.
- **Trans Obturator Tape** [TOT]: Hier wird das Band [z.B. gepresstes Polypropylen, z.B. ObTape® von Mentor-Porges] transobturatorial parallel zum Levator ani eingelegt [Abb. 13]. Das Verfahren erfolgt unter den gleichen pathophysiologischen Gesichtspunkten [ohne Fixation] wie die TVT-Technik. Als Vorteil gegenüber dem TVT-Verfahren erübrigt sich hier die zystoskopische Kontrolle.

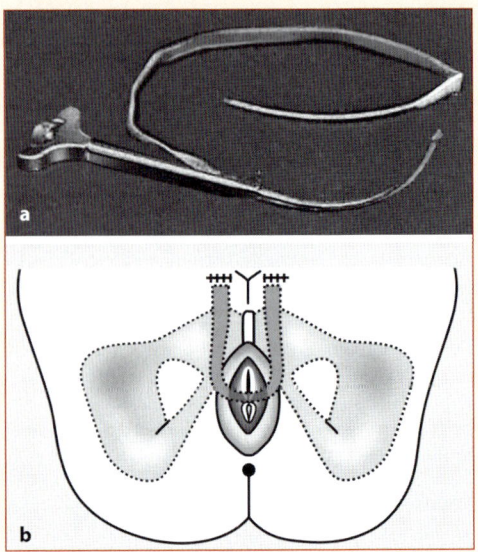

Abb. 12. a TVT-Instrumentarium [Proleneband mit Nadeln und Einführinstrument], **b** In-situ-Lage des tension free vaginal tape um die mittlere Harnröhre ohne Fixation des Bandes

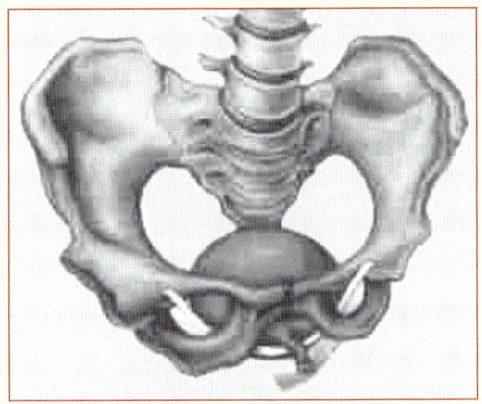

Abb. 13.Transobturator-Tape. Schematische Darstellung der Positionierung des transobturatorialen Bandes

Für die Tape-Behandlungen werden bisher meist Erfolgsraten von [weit] über 80 % angegeben. Als besonders vorteilhaft gilt die geringere Gefahr der Überkorrektur gegenüber früheren Verfahren. Langzeitergebnisse bleiben abzuwarten.

Injectables in die Harnröhre: Dextranomer*/Hyaluronsäuregel [z.B. Zuidex®] wird in die Urethra submukös injiziert und stellt eine andere minimal-invasive Therapieoption zur Behandlung der Stressinkontinenz dar. Anders als bei den früheren Materialien ist keine Migration mehr nachzuweisen. Längerfristige Erfahrungen bleiben abzuwarten, der Einsatz sollte kritisch und nur in spezialisierten Zentren erfolgen.

Operative Ausnahmeverfahren bei Belastungsinkontinenz
Artifizielle Sphinkterprothese, supravesikale Harnableitung: Die Einlage einer urethralen Sphinkter-Prothese wird z.B. nach radikaler Prostatektomie bei kompletter Harninkontinenz aufgrund einer Sphinkterläsion angewandt. Bei kompletter Zerstörung der weiblichen Harnröhre [z.B. nach Bestrahlung] kann die supravesikale kontinente oder inkontinente Harnableitung die letzte Lösung sein, um die miserable Lebensqualität der totalen Harninkontinenz zu beseitigen.

Schematisches Vorgehen bei Diagnostik und Therapie der Belastungsinkontinenz

Um den Patienten eine bestmögliche Therapie anzubieten, empfiehlt sich ein gestuftes Diagnostik- und Behandlungskonzept. Hierzu dient Tab. 14 als Orientierungshilfe.

Konservative Behandlung der Dranginkontinenz [Detrusorhyperaktivitätsinkontinenz mit Drang]

Miktions-Training: Hiermit sollen zu kurze oder [seltener] zu lange Miktionsintervalle aktiv so beeinflusst werden, dass idealerweise ein altersentsprechend normales Miktionsvolumen, ggfs. eine Senkung des Restharns und Kontinenz erreicht werden. Die aktive Verlängerung zu kurzer Miktionsintervalle erfolgt dadurch, dass der imperative Harndrang unterdrückt wird mit dem Ziel der stufenweisen Intervallverlängerung. Beim Auftreten des imperativen Harndranges sollen die Betroffenen versuchen, durch Kneifen des Beckenbodens den Harndrang zu unterdrücken. Über afferente Impulse des Nervus pudendus während des Kneifens wird [über entsprechende Reflexbahnen] eine Hemmung des Nervus pelvicus und konsekutiv eine Hemmung der Detrusorkontraktionen induziert. Die Verkürzung zu langer Miktionsintervalle ist demgegenüber dann indiziert, wenn der/die Betroffene Miktionsintervalle von 7 Stunden und mehr registriert hat bzw. das Miktionsvolumen jeweils 600 ml übersteigt. Das Miktions-Training besteht dann darin, regelmäßig die Blase zu vorgegebenen Zeiten [z.B. alle 3 Stunden] zu entleeren.

Toiletten-Training: Das Toiletten-Training wird empfohlen, wenn eine aktive Mitarbeit der Betroffenen nicht [mehr] in ausreichendem Maß möglich ist. Die Miktionszeit wird individuell angepasst in Abhängigkeit von den Einnässzeiten bzw. vom Blasenfüllungsvolumen. Wenn z.B. ein älterer Patient alle 2 Stunden plötzlich starken Harndrang verspürt, jedoch auf dem Weg zur Toilette den Urin nicht mehr halten kann und deshalb einnässt, kann ein Toiletten-Training hilfreich sein. Der Patient wird etwa alle 1 1/2 Stunden aufgefordert, die Toilette zur Blasenentleerung aufzusuchen, um damit dem imperativen Harndrang und der konsekutiven Dranginkontinenz zuvorzukommen.

Beckenboden-Training, Biofeedback: Durch Reduktion der Beckenbodenhyperaktivität und Tonusminderung der dortigen quer gestreiften Muskulatur kann über den spinalen Reflexbogen eine Normalisierung der Drangsymptomatik angestrebt bzw. ggfs. erreicht werden.

Medikamentöse Behandlung der Dranginkontinenz

Anticholinergika: Es handelt sich um Muskarinrezeptor-Antagonisten. Die Wirkung beruht auf der Dämpfung der Detrusorhyperaktivität. Therapeutisch werden aktuell am meisten genutzt M2/3 Muskarinrezeptor-Antagonisten [Tab. 15] und besonders Substanzen mit höherer Selektivität [Tolterodin*, z.B. Detrusitol®] bzw. Retard-Präparate [z.B. Lyrinel uno®]. Auch gibt es mittlerweile transdermale Applikationsmöglichkeiten [z.B. Kentera®]. Neue Muskarinrezeptor-Antagonisten wie Darifenacin* [z.B. Emselex®], Solifenacin* [z.B. Vesikur®] oder Fesoterodine haben kürzlich ihre Zulassung für diese Indikation erhalten oder befinden sich in Erprobung. Weitere Erfahrungen bleiben abzuwarten.

Tab. 14. Checkliste der Diagnostik und Therapie bei Belastungsinkontinenz

Diagnostik	
• Anamnese	– Einschätzung des Leidensdruckes
• Klinische Untersuchung	– vaginale Einstellung
	– Inkontinenz-Tests [Hustentest, Blasenelevationstest]
• Objektivierung der Belastungsinkontinenz	– PAD-Test
	– Urodynamik
	– Urethradruck-[Stress-]Profil
	– Urethro[zysto]grafie [sonografisch oder röntgenologisch]
• Entscheidung	– Ausschluss einer überaktiven Blase [Detrusorhyperaktivität]
	– Differenzierung hypotone oder/und hypermobile Urethra, Beckenbodenschwäche bzw. Unterteilung in die Defekte der „Schadenszonen"

Therapie
- konservative Maßnahmen [medikamentös, heute bes. Duloxetin], wenn ausgereizt
- Auswahl des Operationsverfahrens unter Berücksichtigung der Genese der Inkontinenz, der Komorbidität des Patienten [der Patientin] und des Merksatzes: operative Primärtherapie = effizienteste Therapie

Tab. 15. Aktuelle Anticholinergika

Substanz [Handelsname]	Wirkstoffgruppe
Oxybutynin [z.B. Dridase®]	M2/3 Anticholinergikum
Trospiumchlorid [z.B. Spasmex®]	M2/3 Anticholinergikum
Propiverin [z.B. Mictonetten®]	M2/3 Anticholinergikum
Tolterodin [z.B. Detrusitol®]	M2/3 Anticholinergikum
Darifenacin [z.B. Emselex®]	M3 Anticholinergikum

Da die Patienten unterschiedlich auf die Medikamente ansprechen, kann zur Therapieoptimierung ein Präparatewechsel oder eine -kombination manchmal sinnvoll sein.

Zu den Nebenwirkungen gehören Akkommodationsstörungen, Mydriasis, Mundtrockenheit, Obstipation und Tachykardien. Über Sehstörungen wird vergleichsweise selten berichtet.

Antidepressiva: Seit langem ist bekannt, dass Imipramin* [z.B. Tofranil®] eine gute Wirkung bei kindlicher Enuresis hat. Darüber hinaus wird es auch zur Behandlung der hyperaktiven Blase eingesetzt, allerdings mit unterschiedlicher Beurteilung; es handelt sich damit nicht um ein *First line*-Medikament.

Antispasmotika [**Myotonolytika**]: Diese die Spastik reduzierenden Pharmaka [Baclofen*, z.B. LioresaI®, Tizanidin*, z.B. Sirdalud®] werden häufig wegen neurologischer Krankheiten [z.B. zur Spastikreduktion bei MS-Patienten] eingesetzt. Grundsätzlich sollten diese Pharmaka zwar den Sphincter urethrae günstig beeinflussen. In praxi sind diese Effekte allerdings zur Behandlung der Detrusor-Sphinkter-Dyssynergie meist nicht ausreichend, um eine alleinige Anwendung bei Miktionssymptomen zu befürworten.

α-Rezeptorenblocker: Früher wurde Phenoxybenzamin* [z.B. Dibenzyran®] verwendet, das allerdings keine Selektivität für die Urethralmuskulatur hat. Heute gibt es selektivere α-Rezeptorenblocker [z.B. Tamsulosin*, z.B. Alna®]. Sie werden elektiv auch zur Beseitigung der Detrusor-Sphinkter-Dyssynergie eingesetzt, obwohl sie keine Zulassung hierfür haben und der Effekt [wenn unabhängig von einer benignen Prostatahyperplasie verordnet] nicht sicher einzuordnen ist.

Vasopressin-Analoga: Desmopressin* [z.B. DDAVP®, Minirin®, Nocutil®] besitzt einen ausgeprägten antidiuretischen Effekt und wird zur Therapie der primären Enuresis nocturna eingesetzt. Diese Substanz wurde u.a. auch zur Behandlung der Nykturie bei Erwachsenen verordnet. Die Effekte waren jedoch weniger deutlich als bei Kindern. Eine definitive Einordnung der Wirkung von Desmopressin bei Detrusorhyperaktivität ist bisher nicht möglich.

Vanillinoid-Rezeptor-Antagonisten [**Capsaicin, Resiniferatoxin**]: Die intravesikale Instillation dieser Substanzen blockiert die [unmyelinisierten] C-Fasern und führt so [nach initialer Überstimulation] zu einer Blasendesensibilisierung. Damit konnte z.B. die Miktionsfrequenz reduziert, die Blasenkapazität gesteigert werden; allerdings klagte eine nicht unerhebliche Zahl der Patienten nach Capsaicin-Behandlung über Nebenwirkungen wie Hämaturien, vermehrten Harndrang, suprapubischen Schmerz oder auch eine Flush-Symptomatik. Resiniferatoxin soll nicht nur deutlich potenter, sondern auch nebenwirkungsärmer sein und wird, wenn die spezielle Indikation gegeben ist, eher verwendet.

Interventionelle Maßnahmen bei Dranginkontinenz [Detrusorhyperaktivitätsinkontinenz mit Drang] [für ausgewählte Fälle]

Intermittierender [**Selbst-**]**Katheterismus**: Bei Patienten mit Detrusorhyperaktivität, die erhebliche Restharnbildung und gleichzeitig vermehrte Harndrangsymptomatik aufweisen, ist der intermittierende [Selbst-]Katheterismus [ISK] eine effektive und wenig invasive Möglichkeit zur sicheren Blasenentleerung mit konsekutiver Reduktion der Drangsymptomatik. Obwohl diese Therapieoption einfach klingt, setzt sie sich allgemein nicht durch. Gerade bei älteren Patienten und Hilfsbedürftigen, die sich nicht selbst katheterisieren können, stößt diese Behandlungsoption oft auf Widerstand.

Botulinumtoxin: Durch Injektionen von Botulinumtoxin [z.B. Botox®, Dysport®] in den Harnröhren-Schließmuskelbereich wird lokal eine etwa 3- bis 4-monatige Parese erreicht. Die bisherigen Ergebnisse sprechen für eine sinnvolle Anwendung z.B. bei ausgewählten Detrusor-Sphinkter-Dyssynergie-Patienten, wenn andere Verfahren ohne Erfolg waren. Des Weiteren gibt es neuere Erfahrungen über Botulinumtoxin-Injektionen direkt in den Detrusor vesicae zur Behandlung einer Detrusorhyperaktivität.

Electro Motive Drug Application [**EMDA**]: Durch das Zusammenwirken von Iontophorese und Elektrophorese [realisiert durch ein elektrisches Feld] wird eine gleichmäßigere intravesikale Diffusion von Medikamenten in tiefer liegende Gewebsschichten ermöglicht. Über einen speziellen transurethralen Blasenkatheter mit Spiralelektrode wird das Medikament [z.B. Oxybutynin*] bzw. ein Gemisch [z.B. aus Lidocain*, Dexamethason* und Adrenalin*] instilliert und über einen vorgegebenen Zeitraum Strom appliziert. Damit wird eine lokale Medikation ohne die wesentlichen [oralen] Pharmaka-Nebenwirkungen möglich. Bisher liegen gute Kurzzeit-Ergebnisse vor, weitere Erfahrungen bleiben abzuwarten.

Elektrostimulation:

- **Externe temporäre Elektrostimulation**: Dieses Verfahren wurde ursprünglich für die Behandlung der Belastungsinkontinenz entwickelt. Es zeigte sich jedoch, dass gerade Patienten mit Dranginkontinenz bei Detrusorhyperaktivität von dieser Methode sogar eher profitieren als Patienten mit Belastungsinkontinenz. Pathophysiologisch können durch Stimulation der afferenten Bahnen des Nervus pudendus bzw. der Sakralnerven [efferente] Hemm-Impulse auf den Detrusor vesicae verstärkt werden. Die Stimulation der Sakralnerven kann auch via Stimulation des Nervus tibialis [am Innenknöchel des Unterschenkels] erfolgen. Die Ergebnisse [insbesondere auf Dauer] werden allerdings kontrovers diskutiert.

- **Chronische [sakrale] Neuromodulation**: Hier handelt es sich um Stimulationsverfahren mit permanent implantierten Systemen. Für die Langzeit-Stimulation werden in die Sakralforamina [meist S3] Elektroden, die den Spinalnerven anliegen, permanent implantiert. Vor einer Permanent-Implantation wird in Lokalanästhesie eine perkutane Teststimulation, ein PNE-Test [*peripheral nerve evaluation test*] durchgeführt, um die Integrität der Spinalnerven und die muskuläre Reflexantwort bzw. den Erfolg der Maßnahme zu prüfen. Insgesamt handelt es sich um ein neues Verfahren für sehr ausgewählte Fälle.
- **Muskeltraining im Magnetfeld**: Die **Extracorporal Magnetic Innervation** [ExMI] basiert auf dem Faradayschen Prinzip der magnetischen Induktion [mit einem pulsierenden Magnetfeld]. Es wirkt als externe Kontraktionshilfe. Der Patient sitzt [vollständig bekleidet] auf dem Therapiestuhl. Der im Stuhl lokalisierte Therapiekopf fokussiert die Magnetimpulse, die in den Beckenboden eindringen, alle Zweige der pudendalen und splanchnischen Nerven aktivieren und so die Beckenbodenmuskeln anregen. Insbesondere Patienten mit hyperaktiver Blase und Detrusorhyperaktivitätsinkontinenz mit Drang, aber auch mit Belastungsinkontinenz oder Mischinkontinenz, sollen von diesem einfachen Verfahren ohne Nebenwirkungen profitieren; [Langzeit-]Effekte bzw. weitergehende Beurteilungen bleiben abzuwarten.

Denervierung:
- **Selektive Sakralnervenblockade**: Sie erfolgt reversibel mit der Injektion eines Lokalanästhetikums. Bei der irreversiblen [permanenten] Sakralnervenblockade wird Phenol* injiziert. Hier sind Komplikationen wie Fistelbildung oder eine komplette Detrusorareflexie bekannt, sodass die Indikation für die permanente Sakralnervenblockade sehr streng zu stellen ist. Der allgemeine Erfolg der Sakralnervenblockaden wird negativ beurteilt.
- **Hydraulische Blasendehnung**: Mithilfe eines „Kondoms" wird ein hoher intravesikaler hydrostatischer Druck erzielt. Die resultierende Ischämie bzw. die direkte Druckwirkung auf die Wand soll die intramuralen Nerven der Blase schädigen. Aufgrund fehlender [Langzeit-]Erfolge und wegen möglicher Komplikationen [Blasenperforationen, schlaffe Blase] ist die Indikation, wenn überhaupt, sehr streng zu stellen.
- **Blasentranssektion**: Die Transsektion der Blase beinhaltet eine partielle quere Durchtrennung des Detrusor vesicae oberhalb des Trigonums, um auf diesem Weg eine Denervierung der Blasenmuskulatur zu erreichen. Dieses [offen-operative] Verfahren wird allgemein sehr kritisch eingestuft.

Operative Maßnahmen bei Dranginkontinenz [Detrusorhyperaktivitätsinkontinenz mit Drang]
Die operativ-chirurgische Therapie der Dranginkontinenz steht immer am Ende der Therapieskala, sie ist als ultima ratio anzusehen. Hier werden exemplarisch einige Optionen kurz dargestellt:

Sphinkterotomie. Bei Männern mit Detrusorhyperaktivität und Inkontinenz kann die Inzision des Sphincter urethrae externus mit nachfolgender kompletter Harninkontinenz u.U. empfohlen werden. Die Harnableitung erfolgt mit Kondomurinal.

Blasenhalsverschluss und Zystostomie: Bei Frauen kann der Blasenausgang operativ verschlossen werden. Dann muss die Urinentleerung über eine Zystostomie erfolgen.

Blasenaugmentation: Bei der Autoaugmentation wird die Blasenmukosa durch Abpräparieren des Detrusors weitgehend freigelegt und damit ein künstliches Blasendivertikel geschaffen. Aufgrund der Windkesselfunktion ist eine Kompensation hoher intravesikaler Drucke möglich.
Bei der offen-chirurgischen Blasenaugmentation werden Dünndarm- oder Dickdarm Segmente zur Erweiterung der Blase verwendet. Dabei muss der verwendete Darmabschnitt detubularisiert werden. Unter Detubularisierung ist das antimesenteriale Durchtrennen von [aus der Darm-Kontinuität] ausgeschalteten Darmschlingen zu verstehen, sodass nach Eröffnung des Darmrohres eine Darmplatte entsteht. Durch das Aufnähen dieser Darmplatte auf die „Restblase" wird außer einer einfachen Erweiterung der Blasenkapazität und der Denervierung auch [wie bei der Autoaugmentation] das Windkesselprinzip genutzt.
Supravesikale Harnableitung: Die supravesikale Harnableitung kann inkontinent sein [z.B. als Ileumconduit = nasses Stoma] oder kontinent [z.B. als Mainz-Pouch mit Nabel-Stoma = Entleerung des Urins über das unsichtbare Nabelstoma mittels Katheter]. Der Detrusor vesicae ist auf jeden Fall vollständig ausgeschaltet.

Hilfsmittel bei Dranginkontinenz [Detrusorhyperaktivitätsinkontinenz mit Drang]

Kondomurinale: männliche Patienten können u.U. mit gut hautverträglichen Kondomurinalen versorgt werden.

Nässeschutz [Vorlagen und Windeln] als ultima ratio in Abhängigkeit von der Grunderkrankung.

Zusammenfassung zur Therapie der Harninkontinenz

Die Behandlung der Harninkontinenz kann nur nach ausführlicher Anamnese und Diagnostik erfolgen. Während zur Diagnostik [relativ klare] Leitlinien vorliegen, sind die Behandlungsoptionen äußerst variabel; darüber hinaus befinden sie sich in ständigem Umbruch, sodass die Tabelle 16 nur als eine Orientierungshilfe angesehen werden kann. Besonders ist darauf hinzuweisen, dass zunächst etablierte Standardmedikamente/-verfahren versucht werden müssen und dass bei deren Erfolglosigkeit der Patient aufgeklärt werden muss, wenn er *nicht* für die Indikation zugelassene Substanzen/Verfahren erhält. In diesen Fällen handelt es sich um so genannte individuelle Heilversuche.

Quellenhinweise

Abb. 1, 2, 4–7, 9–13: AM-productions, Wiesloch
Abb. 3, 8: Palmtag/Goepel/Heidler: Urodynamik, Springer Verlag 2004

Tab. 16. Mögliche Therapiekonzepte bei Belastungs- und Dranginkontinenz im Überblick [die Maßnahmen müssen nicht in der Reihenfolge erfolgen]

Inkontinenz-Form	Auswahl von möglichen Therapie-Optionen
Belastungsinkontinenz	• pharmakologische Stimulierung des Sphinkters urethrae externus und des Beckenbodenapparates [Duloxetin] • physikale Therapiemaßnahmen [Elektrostimulation, Biofeedback] • interventionelle Verfahren, z.B. aktuell besonders das Umschlingen der Urethra mit dem punctum maximum des urethralen Verschlussdruckes im mittleren Harnröhrenbereich [TVT, TOT]
Dranginkontinenz [Detrusorhyperaktivitätsinkontinenz mit Drang]	• pharmakologische Dämpfung der Detrusorhyperaktivität [Anticholinergika, evtl. Resiniferatoxin] • physikale Therapiemaßnahmen [Elektrostimulation, Biofeedback] • minimal-invasive Verfahren [Botulinumtoxin A, EMDA] • chirurgische Verfahren [ultima ratio]

renale Anurie]; die Ursache kann mechanisch oder funktionell sein, die weitaus häufigste Ursache sowohl der akuten als auch der chronischen Harnverhaltung ist die benigne Prostatahyperplasie; beim **akuten Harnverhalt** sind die Patienten unruhig und klagen über starke suprapubische Schmerzen; die gefüllte Blase ist als schmerzhafter Tumor zwischen Nabel und Symphyse tastbar; bei der **chronischen Harnverhaltung** spielen noch neurogene Blasenentleerungsstörungen und Stenosen von Blasenhals oder Urethra eine wichtige Rolle als Ursache; z.T. finden sich Restharnmengen von bis zu 5 l, obwohl die überdehnte Blase i.d.R. indolent ist und die Patienten nur über häufige Miktionen zu kleiner Urinmengen oder Überlaufinkontinenz klagen; Therapie: sofortige Entlastung der Blase durch suprapubische Blasenpunktion oder transurethralen Blasenkatheter; danach Behandlung der Ursache

Harn|waa|ge f: → *Urometer*

Harn|weg|in|fek|ti|on f: Syn: Harnwegsinfekt, Harnwegsinfektion; man unterscheidet zwischen **Infektionen der oberen Harnwege** [Niere, Nierenbecken], die meist mit Fieber und anderen systemischen Entzündungszeichen einhergehen, und **Infektionen der unteren Harnwege** [Harnleiter, Blase, Harnröhre], die nur lokale Entzündungszeichen zeigen und ohne Fieber verlaufen; man geht heute davon aus, dass es eine angeborene Infektanfälligkeit gibt, die auf Defekten im immunbiologischen Bereich beruht; ca. 95 % aller Harnweginfektionen betreffen Frauen und 5–10 % aller Frauen leiden an rezidivierenden Infekten; **rezidivierende Harnweginfektionen** sind von einander unabhängige Infektionen, die jeweils durch eine neue Keiminvasion verursacht werden; als Erregerreservoir für die rezidivierenden Infektionen der unteren Harnwege dient der Enddarm; die Bakterien wandern nach oben und infizieren zuerst die Harnröhre, später die Blase und können bis ins Nierenbecken wandern; davon zu unterscheiden sind **persistierende Harnweginfektionen**, d.h. durch einen dauernden Keimherd unterhaltene Harnweginfektionen, wobei der Herd im Harntrakt liegt; i.d.R. liegt auch eine Erregerpersistenz vor und in der Urinkultur wächst jeweils derselbe Erreger; von **unkomplizierten Harnweginfekten** spricht man, wenn keine Anomalie des Harntraktes vorliegt, während solche Anomalien [z.B. Reflux, Fisteln, Steine] als Ursache **komplizierter Harnweginfekte** auftreten

Diagnostik: Anamnese, Urinkultur, Harnsediment, Ultraschall, i.v.-Ausscheidungsurogramm, Isotopenuntersuchung; Therapie: Antibiotika gemäß dem Antibiogramm; am häufigsten verwendet werden Trimethoprim-Sulfamethoxazol*, Nitrofurantoin*, Cefalexin* und Gyrasehemmer*; als Faustregel gilt, dass **unkomplizierte Harnwegsinfekte** 3 Tage [manchmal hoch dosiert für 1 Tag] behandelt werden, **komplizierte Harnwegsinfekte** [z.B. Pyelonephritis] für mindestens 7 Tage; *s.a. Pyelonephritis, Nephritis, Cystitis*

Harn, weinroter m: *s.u. Porphyria cutanea tarda*

Ha|ron|ga f: Syn: Drachenblutbaum, Harungana madagascariensis; immergrünes Holzgewächs aus der Familie der Guttiferae; verwendet werden Rinde [**Harunganae madagascariensis cortex**] und Blätter [**Harunganae madagascariensis folium**]; sie enthalten 1,8-Dihydroxyanthracenderivate, die die Sekretion von Magen, Galle und Bauchspeicheldrüse anregen; Anw.: Verdauungsbeschwerden, exokrine Pankreasinsuffizienz

Har|pa|go|phy|ti radix f: Syn: Teufelskrallenwurzel; sekundäre Speicherwurzel der südafrikanischen Teufelskralle*

Har|pa|go|phy|tum procumbens nt: → *Teufelskralle, südafrikanische*

Harrington-Operation f: Syn: Skoliosekorrektur nach Harrington; Aufrichtung der Wirbelsäule durch Versteifung mit **Harrington-Stäben**

Hartmann-Operation f: abdominale Rektumamputation mit Blindverschluss des Rektumstumpfes und Anlage eines Anus praeter

Hart|me|tall|fi|bro|se f: seltene anorganische Pneumokoniose durch Inhalation von gesinterten Karbide von Wolfram, Tantal, Titan, Niob, Molybdän, Chrom und Vanadium; *s.u.*

Essay Lungen- und Atemwegserkrankungen durch Arbeit und Umwelt S. 1265

Hartnup-Syndrom nt: Syn: Hartnup-Krankheit, hereditäre Pellagra; seltener, autosomal-rezessiver Defekt der Aufnahme von neutralen und zyklischen Aminosäuren im Darm und Nierentubulus; durch den dadurch bedingten Tryptophan- und Nicotinamidmangel kommt es zu einer pellagraähnlichen Symptomatik mit Rötung, Schwellung und Juckreiz belichteter Hautareale; hinzu kommen zerebelläre Ataxie, psychische Veränderungen und eine psychomotorische Retardierung; Therapie: eiweißreiche Kost; Nicotinamid hochdosiert [200 mg/Tag]; die **Prognose** ist gut; das Leiden bessert sich mit zunehmendem Alter; *s.a. Essay Störungen des Aminosäurestoffwechsels und Harnstoffzyklus S. 43*

Hart|spann m: → *Myogelose*

Hart|strah|tech|nik f: Röntgenaufnahmetechnik mit Röhrenspannungen von 100–150 kV und Verwendung von Verstärkerfolien; damit vermindern sich Belichtungszeit und Strahlenbelastung; wird v.a. für Lungen-, Kehlkopf-, Rachen-, Luftröhren- und Magen-Darm-Trakt-Aufnahmen und in der Schwangerschaft eingesetzt

Ha|run|ga|nae madagascariensis folium nt: *s.u. Haronga*

Ha|run|ga|na madagascariensis f: → *Haronga*

Ha|sen|schar|te f: → *Lippenspalte*

Hashimoto-Thyreoiditis f: Syn: Autoimmunthyroiditis, Autoimmunthyreoiditis, Immunthyreoiditis, Immunthyroiditis, Struma lymphomatosa; Autoimmunkrankheit der Schilddrüse mit organspezifischen Autoantikörpern, die oft mit anderen Autoimmunerkrankungen assoziiert ist; trotz der Vergrößerung der Schilddrüse entwickelt sich eine behandlungsbedürftige Hypothyreose*

Hau|ben|me|nin|gi|tis f, pl -ti|den: Syn: Konvexitätsmeningitis; *s.u. bakterielle Meningitis*

Hau|he|chel, dornige f: Syn: Ononis spinosa; Pflanze aus der Familie der Schmetterlingsblütler [Fabaceae]; verwendet wird die **Hauhechelwurzel** [Ononidis radix], die Flavonoide, Isoflavonoide [Ononin] und ätherisches Öl enthält; Anw.: Diuretikum, v.a. bei Nierensteinen und Entzündungen der ableitenden Harnwege; traditionell bei Nieren- und Blasensteinen, rheumatischen Erkrankungen, Gicht und Ekzem; in der Homöopathie bei Erkrankungen der Niere und ableitenden Harnwege

Haupt|krüm|mung f: Syn: Primärkrümmung; *s.u. Skoliose*

Haus|frau|en|ek|zem nt: → *chronisch toxisches Kontaktekzem*

Haus|staub|al|ler|gie f: Syn: Hausstaubmilbenallergie; Allergie vom Soforttyp gegen Bestandteile des Hausstaubs, insbesondere Hausstaubmilben bzw. ihre Ausscheidungen [1 g Hausstaub kann 500–10.000 Hausstaubmilben enthalten!]; daneben spielen noch Federn, Tierhaare und Schimmelpilze eine bedeutende Rolle als Allergene; die **Behandlung** ist meist schwierig und i.d.R. unbefriedigend; die Erfolge einer Hyposensibilisierung sind meist nicht überzeugend; die besten Resultate werden durch Sanierung und Hygiene erreicht

Haut|des|in|fek|ti|on f: je nach der Art des geplanten Eingriffs [Injektion, Operation] wird das Desinfektionsmittel zwischen 30 Sekunden und 5 Minuten eingerieben; verwendet werden meist Alkohole oder Kombinationspräparate mit Alkoholen, PVP-Jod oder Quecksilberverbindungen, *s.a. Händedesinfektion*

Haut|ent|zün|dung f: → *Dermatitis*

Haut|ery|them|do|sis f: Syn: Erythemdosis; Bezeichnung für die Strahlendosis, die ein Erythem erzeugt, aber keine Dauerschädigung der Haut bewirkt

Haut|fi|brom nt: → *Dermatofibrom*

Haut|flo|ra f: Gesamtheit der physiologisch auf der Haut lebenden Mikroorganismen; man unterscheidet **residente** und **transiente Hautflora**; die Verteilung der residenten Flora ist nicht gleichmäßig und ändert sich je nach den Milieubedingungen; die wichtigsten Keime der residenten Flora sind Staphylokokken, Corynebakterien, Propionibakterien, Malassezia furfur sowie Mikrokokken; *s.a. Händedesinfektion, Hautdesinfektion, s.a. Abb. H20, Tab. H8*

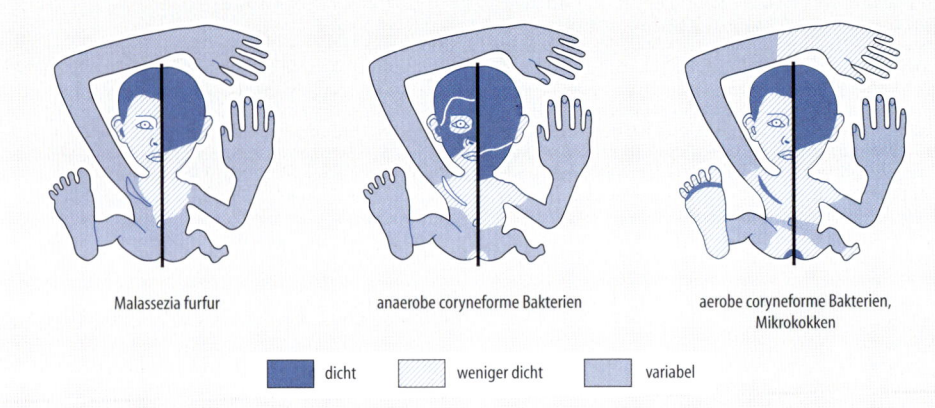

Malassezia furfur | anaerobe coryneforme Bakterien | aerobe coryneforme Bakterien, Mikrokokken

dicht   weniger dicht   variabel

H

Abb. H20. Hautflora. Verteilungsmuster verschiedener Keime der residenten Hautflora

Tab. H8. Hautflora. Residente und transiente Hautflora

Residente Flora	Transiente Flora
Massenhaft	Spärlich
Monoton	Divers
Im Gleichgewicht untereinander und mit dem physiologischen Milieu der Haut	Kann sich auf der Haut nicht halten
Permanent	Temporär
Soziale Gefüge	Fremdkörper im System der Hautflora
Bestimmt Individualität mit Schutzfunktion	Spiegelt Angebot der Umwelt wieder
Apathogen, fakultativ pathogen	Apathogen + pathogen

Haut|krebs m: Syn: Hautkarzinom; von der Epidermis ausgehender bösartiger Tumor; im weiteren Sinne das Plattenepithelkarzinom der Haut oder das Basaliom; der Begriff ist sehr unscharf und sollte nicht mehr verwendet werden; s.u. Melanom, Essay Bösartige Neubildungen der Haut S. 993
schwarzer Hautkrebs: → malignes Melanom
Haut|lap|pen, freier m: s.u. Hauttransplantation
Haut|lap|pen|plas|tik f: Syn: Hautplastik, Dermatoplastik; plastische Chirurgie zur Deckung von Hautdefekten; dabei unterscheidet man Hauttransplantation*, Lappenplastik* und freie Lappenplastik*; ja nach der Herkunft des Gewebes handelt es sich um eine **autologe** [patienteneigene Haut], **heterologe** [artfremdes Gewebe] oder **homologe Hautlappenplastik** [Gewebe von einem genetisch unterschiedlichen Individuum der gleichen Spezies, z.B. Geschwister, Spender]
Haut|leish|ma|ni|o|se f: Syn: kutane Leishmaniose, Hautleishmaniase, Leishmaniasis cutis; durch Leishmania tropica hervorgerufene lokalisierte Erkrankung der Haut ohne Systembeteiligung; typisch ist das Fortschreiten von juckendem Hautfleck über Papel zu weicher, verkrusteter Ulzeration, die allmählich [**Jahresbeule**] abheilt; je nach Region gibt es eine Reihe von lokalen Synonymen [Orientbeule, Aleppobeule, Jerichobeule, Biskrabeule, Delhibeule, Dattelbeule, Siskrabeule, Nilbeule, Lahorebeule]; **Therapie:** kleine Herde können chirurgisch entfernt werden; ausgedehntere Läsionen werden mit fünfwertigen Antimonpräparaten [Natriumstibogluconat] systemisch behandelt; **Prognose**: gut; verläuft

meist komplikationslos und heilt unter Hinterlassung einer atrophen, hyperpigmentierten Narbe ab; s.u. Essay Tropenkrankheiten – importierte Krankheiten S. 1571
amerikanische/südamerikanische Hautleishmaniose: *Syn: kutane Leishmaniose Südamerikas, Chiclero-Ulkus, Leishmaniasis brasiliensis*; durch verschiedene Leishmania-Species [Leishmania mexicana, Leishmania brasiliensis] hervorgerufene Hauterkrankung; je nach Erreger kommt es zu unterschiedlichen kutanen Läsionen mit unterschiedlicher Heilungstendenz; je nach Region gibt es lokale Synonyme [Pian bois, Bush yaws, Forest yaws]; **klinisch** unterscheidet man eine **kutane Form**, die ähnlich wie die Hautleishmaniose verläuft, und eine **mukokutane Form** mit fortschreitendem Befall von Pharynx, Larynx und Trachea, die chronisch rezidivierend verläuft und durch Auszehrung oder Sepsis zum Tode führt
Haut|maul|wurf m: → Larva migrans
Haut|milz|brand m: s.u. Anthrax
Haut|pilz m: **1.** → Dermatophyten **2.** → Hautpilzerkrankung
Haut|pilz|er|kran|kung f: **Syn:** kutane Mykose, Hautpilz, Dermatomykose, Dermatomycosis; oberflächliche oder tiefe Pilzerkrankung der Haut durch Dermatophyten, Hefen oder Schimmelpilze; Pilzerkrankungen der Haut sind häufig, verlaufen aber klinisch meist symptomarm, nur tiefe Pilzinfektionen führen zu stärkeren Entzündungszeichen; s.u. Essay Mykosen S. 1059
Haut|plas|tik f: → Hautlappenplastik
Haut|sar|ko|i|do|se f: s.u. Sarkoidose
Haut-Schleimhautleishmaniose Südamerikas f: **Syn:** südamerikanische Haut-Schleimhaut-Leishmaniose, Espundia, mukokutane Leishmaniose; mukokutane Form der südamerikanischen Hautleishmaniose mit Befall der Schleimhaut von Mund, Nase, Rachen und Kehlkopf; s.u. Essay Tropenkrankheiten – importierte Krankheiten S. 1571
Haut|schrift f: → Dermographismus
Haut|test m: **Syn:** Dermoreaktion; Testung der Hautreaktion auf Allergene; Hauttests, d.h. In-vivo-Allergietests, sind auch heute noch die praktisch wichtigsten Allergietest, da sie eine ökonomische Testung mehrerer Allergene zur selben Zeit erlauben; man unterscheidet **Epikutantests**, bei denen die zu testenden Allergene auf die Haut aufgebracht, und **Intrakutantests**, bei denen sie in die Haut eingebracht werden [Pricktest, Reibetest]
Haut|trans|plan|tat nt: frei verpflanztes Hautstück; s.u. Hauttransplantation
Haut|trans|plan|ta|ti|on f: plastische Chirurgie zur Deckung von Hautdefekten unter Verwendung von **freien Hautlappen**, d.h. Hautstücken ohne Gefäß- oder Nervenversorgung; während der ersten Stunden bis Tage erfolgt die Ernährung also

nur durch Diffusion und die Einheilung ist nur erfolgreich, wenn ein granulationsbildender Untergrund vorhanden ist und Gefäße schnell einsprossen; nach der Dicke des Hauttransplantats unterscheidet man **1. Vollhautlappen**: umfassen Dermis und Epidermis; sie heilen nur auf einer infektfreien, guten Granulationsfläche an, ergeben aber die ästhetisch besten Resultate; nachteilig ist, dass ihre Entnahme einen Defekt hinterlässt, der wiederum mit einem Lappen verschlossen werden muss

2. Spalthautlappen bestehen nur aus Epidermis und einem Teil der Dermis; man unterscheidet **Reverdin-Läppchen**, die praktisch nur aus Epidermis bestehen, **1/4-Spalthaut, 1/2-Spalthaut** und **3/4-Spalthaut**; die Entnahme [**Ernte**] erfolgt meist mit einem Dermatom; da die Hautanhangsgebilde [Haare, Schweißdrüsen] verbleiben, heilt die Entnahmestelle problemlos ab; damit ist eine Entnahme großer Mengen, z.B. zur Behandlung von ausgedehnten Verbrennungen, möglich; die Verwendung von **Mesh-graft** [freies Hauttransplantat, das durch spezielle Dermatome eingeschlitzt wird und damit wie ein Maschengitter auseinander gezogen werden kann] ermöglicht die Deckung ausgedehnter Wundflächen, da die Lücken durch Epithelialisierung vom Transplantat aus geschlossen werden; *s.a. Hautlappenplastik; s.u. Essay Verbrennungen S. 1655*

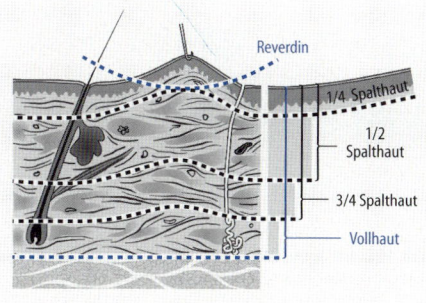

Abb. H21. Hauttransplantation. Typen freier Hauttransplantate

Haut|tu|ber|ku|lo|se *f: Syn: Tuberculosis cutis*; Oberbegriff für die verschiedenen primären und postprimären Tuberkuloseformen der Haut; insgesamt relativ selten; am häufigsten sind Tuberculosis cutis luposa [Lupus* vulgaris] und Tuberculo-sis* cutis colliquativa [Skrophuloderm]; die **primäre Hauttuberkulose** [besser **tuberkulöser Primärkomplex der Haut**] ist in Europa selten, tritt in Entwicklungsländern aber v.a. bei Kindern auf; sie heilt meist innerhalb eines Jahres unter Vernarbung aus; es kann aber auch zu hämatogener Aussaat und Organtuberkulose kommen; *s.a. Essay Tuberkulose S. 1585*

Haut|wolf *m: Syn: Wundsein, Wolf, Intertrigo, Dermatitis intertriginosa*; rote, meist juckende Hautveränderung der Körperfalten; findet sich häufig bei adipösen, leicht schwitzenden Patienten; Sekundärinfektion mit Bakterien und v.a. Candida* albicans ist eine häufige Komplikation; **Therapie**: Trockenlegen, Hautpflege; *s.a. Essay Mykosen S. 1059*

Haverhill-Fieber *nt:* → *Rattenbissfieber II*

HBc-Antigen *nt:* → *Hepatitis B-Core-Antigen*

HbC-Thalassämie *f:* → *Hämoglobin-C-Thalassämie*

HBe-Antigen *nt:* → *Hepatitis Be-Antigen*

HBe-Minusmutanten *pl: s.u. Essay Akute und chronische Virushepatitiden S. 567*

HBe-positive Wildtyp-Hepatitis B *f: s.u. Essay Akute und chronische Virushepatitiden S. 567*

HbE-Thalassämie *f:* → *Hämoglobin-E-Thalassämie*

HBsAG-Partikel *nt: s.u. Hepatitis-B-Virus*

HB$_s$-Antigen *nt:* → *Hepatitis B-Oberflächenantigen*

HbS-Thalassämie *f:* → *Hämoglobin-S-Thalassämie*

HBx-Protein *nt: s.u. Hepatitis-B-Virus*

IIDL-Mangel, familiärer *m: Syn: Tangier Krankheit, Analphalipoproteinämie*; autosomal-rezessiv vererbtes Fehlen der Alpha$_1$-Lipoproteine; **Klinik**: Hepatomegalie, Lymphadenopathie, diffuse Korneatrübung, periphere Neuropathien, hyperplastische orange-gelbliche Tonsillen; **Therapie**: diätetische Fettreduktion; *s.a. Essay Fettstoffwechselstörungen S. 403*

Heberden-Arthrose *f: s.u. Polyarthrose*

Heberden-Knoten *pl: s.u. Polyarthrose*

He|be|to|mie *f: Syn: Beckenringosteotomie, Pubeotomie, Pubiotomie, Hebotomie*; Durchtrennung des Beckenrings, z.B. zur Geburtserleichterung

He|bo|to|mie *f:* → *Hebetomie*

He|de|rae helicis folium *nt: Syn: Efeublätter; s.u. Efeu*

He|de|ra helix *f:* → *Efeu*

He|fe|my|ko|sen *pl:* von unechten Hefen verursachte Pilzerkrankungen, z.B. Candidose*

He|fen *pl:* einzellige Pilze, die sich durch Spaltung und/oder Sprossung vermehren; die meisten Hefen sind **echte Hefen**, d.h., sie vermehren sich auch geschlechtlich; sie spielen medizinisch kaum eine Rolle, sind aber wegen ihrer Fähigkeit zur (alkoholischen) Gärung von Bedeutung [z.B. Bier-, Backhefe]; zu den **unechten Hefen** gehören einige humanpathogene Arten, wie z.B. Candida*, Trichosporon*, Cryptococcus* neoformans

Hegar-Zeichen *nt:* die Gebärmutter ist im 2.–3. Schwangerschaftsmonat im Isthmusbereich besonders weich und leicht zusammendrückbar

Heiberg-Esmarch-Handgriff *m:* → *Esmarch-Heiberg-Handgriff*

Tab. H9. Hauttuberkulose. Klassifikation der Hauttuberkulose

I. Primäre Hauttuberkulose		Tuberkulöser Primärkomplex der Haut	
II. Postprimäre Hauttuberkulose	Inokulationstuberkulose	Gute Immunlage:	Tuberculosis verrucosa cutis [a]
		Mittelgute Immunlage:	(Ausnahmefälle von) Lupus vulgaris und Skrophuloderm [a]
		Schlechte Immunlage:	Tuberculosis ulcerosa cutis et mucosae [b,c]
	Hauttuberkulose durch endogene Ausbreitung	Lymphogen:	Lupus vulgaris
		Per continuitatem:	Lupus vulgaris, Skrophuloderm
		Hämatogen:	Lupus vulgaris, metastatischer tuberkulöser Abszess [c], akute Miliartuberkulose [c]
III. Impftuberkulose (BCG)		Milder tuberkulöser Primärkomplex der Haut; (Ausnahmefälle von Lupus vulgaris)	
IV. Tuberkulide			

[a] exogene Infektion, [b] Autoinokulation, [c] Immunlage schlecht

Hei|de|kraut *nt*: *Syn*: *Calluna vulgaris, Erica vulgaris*; Pflanze aus der Familie der Heidekrautgewächse [Ericaceae]; verwendet werden die oberirdischen Pflanzenteile einschließlich Blüten [**Callunae herba**] sowie die **Heideblüten** [Callunae flos] alleine; das Kraut enthält Flavonoide, Proanthocyanidine, Catechintannine, Anthocyane und Steroide, die Blüten reichlich Phenole [Catechin, Quercetin, Chlorogensäure, Epicatechin]; **Anw.**: traditionell innerlich bei Erkrankungen der Niere und ableitenden Harnwege, Prophylaxe und Therapie von Nierensteinen, Gicht, rheumatische und Magen-Darm-Erkrankungen; äußerlich zur Wundbehandlung

Hei|del|bee|re *f*: *Syn*: *Vaccinium myrtillus*; Pflanze aus der Familie der Heidekrautgewächse [Ericaceae]; verwendet werden die Früchte [**Heidelbeeren**, Myrtilli fructus], die Catechingerbstoffe, Anthocyane und Flavonglykoside enthalten, sowie die **Heidelbeerblätter** [Myrtilli folium]; besitzen eine adstringierende Wirkung; **Anw.**: bei Durchfallerkrankungen, Entzündungen im Bereich der Mund- und Rachenschleimhaut; traditionell bei Ekzemen; die Blätter traditionell als Adstringens

Heil|bä|der|be|hand|lung *f*: → *Balneotherapie*

Heil|er|de *f*: Bezeichnung für verschiedene Peloide [Ton, Lehm, Moorerde], die äußerlich [als Packung] oder innerlich bei Entzündungen, Quetschungen, Verbrennungen, Ekzemen usw. angewendet werden

Heil|li|gen|holz *nt*: → *Guajak*

Heil|li|gen|holz|rin|de *f*: *Syn*: Guaiaci cortex; *s.u. Guajak*

Heil|lung per pri|mam in|ten|ti|o|nem *f*: primäre Wundheilung*; *s.u. Essay Wundbehandlung S. 1699*

Heil|lung per se|cun|dam in|ten|ti|o|nem *f*: sekundäre Wundheilung*; *s.u. Essay Wundbehandlung S. 1699*

Heine-Medin-Krankheit *f*: *s.u. Poliomyelitis*

Heiß|hun|ger *f*: → *Bulimie*

Heiß|luft|des|in|fek|ti|on *f*: thermische Desinfektion mit heißer Luft; kann nur Keime der Resistenzstufe* 1 abtöten

He|le|nen|kraut *nt*: → *Alant*

He|le|nen|kraut|wur|zel *f*: *Syn*: Alantwurzel, Helenii rhizoma; getrockneter Wurzelstock von Alant*

He|le|ni|i rhi|zo|ma *nt*: *Syn*: Helenenkrautwurzel, Alantwurzel; getrockneter Wurzelstock von Alant*

He|le|nin *nt*: *Syn*: Alantkampfer; im ätherischen Öl der Helenkrautwurzel [Heleni rhizoma] vorkommende Substanz; wird als Expektorans und Antiseptikum verwendet

He|li|chry|si flos *m*: getrocknete Blütenstände der Strohblume*

He|li|chry|sum a|re|na|ri|um *nt*: → *Strohblume*

He|li|co|bac|ter py|lo|ri *m*: gramnegativer Erreger chronischer Magenschleimhautentzündung [Helicobacter-pylori-Gastritis] und wichtiger pathogenetischer Faktor für die Entstehung von Geschwüren am Magen [Ulcus ventriculi] und Zwölffingerdarm [Ulcus duodeni]; *s.u. Essay Gastritis und peptisches Ulkus S. 443*

He|li|co|bac|ter-py|lo|ri-Gas|tri|tis *f*: initial akute Gastritis, die in eine chronisch-atrophische Gastritis [Gastritis Typ B] übergehen kann; bisher ist nicht bekannt, welche Formen der akuten Erkrankung chronisch werden können; **Therapie**: Eradikation von Helicobacter pylori durch eine Kombination von Antibiotika, H₂-Antihistaminikum und Säurehemmer; *s.u. Essay Gastritis und peptisches Ulkus S. 443*

He|li|o|sis *f, pl* -ses: *Syn*: Sonnenstich; *s.u. Hitzeschaden*

He|li|o|tro|phe|ry|them *nt*: *s.u. Dermatomyositis*

Hel|ko|plas|tik *f*: *Syn*: Geschwürplastik, Geschwürversorgung, Ulkusplastik, Ulkusversorgung; operative Versorgung eines Geschwürs oder Ulkus

Heller-Operation *f*: *Syn*: Ösophagokardiomyotomie, Heller-Operation, Kardiotomie, Gottstein-Heller-Operation, Gottstein-Operation, Kardiomyotomie; Längsspaltung der Kardiamuskulatur bei Achalasie*; kann sowohl als laparoskopische als auch konventionelle Technik durchgeführt werden; kombiniert mit einer Fundoplikation zur Verhinderung eines gastroösophagealen Refluxes eine effektive Behandlungsform

Helligkeits-ERG *nt*: *s.u. Elektroretinografie*

HELLP-Syndrom *nt*: *s.u. Präeklampsie*

Hel|min|then *pl*: humanpathogene Würmer, die Infektionen

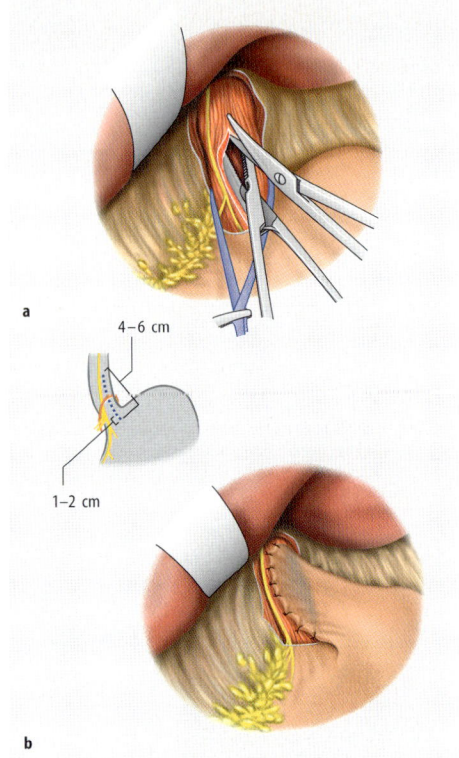

oder Infestationen verursachen können; dazu gehören Rundwürmer [Nematoda] sowie die zu den Plattwürmern [Plathelminthes] zählenden Egel [Trematoda] und Bandwürmer [Cestoda]; sie lassen sich in **gewebeständige Helminthen**, deren Aufenthalt sich weitestgehend auf Blut und Gewebe beschränkt, und **intestinale Helminthen**, bei denen sich die adulten Würmer im menschlichen Darm befinden, unterteilen; *s.u. Essay Helminthosen S. 553*

Hel|min|tho|se *f*: *Syn*: Wurmerkrankung, Wurmbefall, Wurmkrankheit, Wurminfektion, Helminthose, Helminthiase; Oberbegriff für alle durch Befall und Infektion mit parasitierenden Würmern [Nematoden, Cestoden, Trematoden] hervorgerufene Erkrankungen; *s.u. Essay Helminthosen S. 553*

Hel|lo|to|mie *f*: operative Entfernung von Hornhautschwielen oder Hühneraugen

Hel|mi|ar|thro|plas|tik *f*: → *Hemiprothese*

He|mi|block, links|an|te|ri|o|rer *m*: *s.u. intraventrikulärer Block*

He|mi|block, links|pos|te|ri|o|rer *m*: *s.u. intraventrikulärer Block*

Hel|chon|dro|dys|tro|phie *f*: → *Morbus Ollier*

He|mi|gas|trek|to|mie *f*: operative Entfernung einer Magenhälfte; *s.u. Magenresektion*

He|mi|glos|sek|to|mie *f*: operative Entfernung/Amputation einer Zungenhälfte; *s.a. Glossektomie*

He|mi|he|pa|tek|to|mie *f*: operative Entfernung der rechten oder linken Leberhälfte; *s.a. Hepatektomie*

He|mi|hy|per|hid|ro|se *f*: *s.u. Hyperhidrose*

Hemi-Kock-Augmentation *f*: *s.u. Harnableitung*

He|mi|kol|ek|to|mie *f*: operative Entfernung einer Kolonhälfte; bei der **rechtsseitigen Hemikolektomie** Entfernung von aufsteigendem Kolon und rechtem Drittel des Querkolons, bei **linksseitiger Hemikolektomie** Entfernung von absteigendem Kolon und evtl. linker Hälfte des Querkolons; *s.a. Essay*

Abb. H22. Heller-Operation. a Myotomie des distalen Ösophagus, **b** Deckung der Myotomie durch eine Fundoplastik

H

Helminthosen

R. Ignatius

Definition
Helminthosen sind durch Würmer verursachte Infektionen oder Infestationen des Menschen.

Einteilung
Humanpathogene **Helminthen**, also Rundwürmer [**Nematoda**] sowie die zu den Plattwürmern [**Plathelminthes**] zählenden Egel [**Trematoda**] und Bandwürmer [**Cestoda**], lassen sich in **gewebeständige Helminthen**, deren Aufenthalt sich weitestgehend auf Blut und Gewebe beschränkt, und **intestinale Helminthen**, bei denen sich die adulten Würmer im menschlichen Darm befinden, unterteilen.

Klinik
Klinisch-diagnostisch ergibt sich bei einer Vermehrung der eosinophilen Granulozyten im peripheren Blut [**Eosinophilie**] ein erster Hinweis auf die Erregerlokalisation. Helminthosen durch gewebeständige Würmer gehen meist mit einer Eosinophilie einher, da sich das Immunsystem intensiv mit den Erregern auseinander setzt und sowohl zelluläre als auch humorale Immunantworten induziert werden. Die Eosinophilie ist in ihrer Ausprägung vom Erregerbefall abhängig. So finden sich bei leichteren oder auch chronischen Infektionen oft weniger eosinophile Granulozyten im Differenzialblutbild als bei akuten Infektionen oder Erkrankungen mit großer Erregerlast. Das Ausmaß der Eosinophilie ist daneben auch abhängig vom Immunstatus des Patienten. Im Gegensatz zu systemischen Infektionen liegt bei isoliertem Befall des Darms meist keine Eosinophilie vor. Allerdings können Helminthen, die vor ihrer Ansiedlung im Darm durch den Körper wandern [z.B. *Ascaris lumbricoides*], eine vorübergehende Eosinophilie induzieren. Das Ausmaß der Symptomatik hängt bei Helminthosen fast immer von der Anzahl der vorhandenen Erreger ab, Autoinfektionen sind beim Menschen nur durch wenige Helminthen [*Enterobius vermicularis, Strongyloides stercoralis, Hymenolepis nana, Capillaria philippinensis*] möglich.

Diagnostik/Therapie
Bei der Diagnostik durch Nachweis von Eiern oder Larven sind die zum Teil sehr langen Präpatenzzeiten zu beachten. Therapeutisch wird bei den meisten Plattwurminfektionen heutzutage Praziquantel gegeben, während Nematodeninfektionen häufig mit Benzimidazolen behandelt werden.

Helminthosen des deutschsprachigen Raums
Aufgrund der allgemeinen hygienischen Bedingungen und weiterer Prophylaxemaßnahmen [z.B. Fleisch- und Fischuntersuchungen zur Vermeidung von Trichinosen sowie Infektionen mit Heringswürmern] sind autochthone Helminthosen im deutschsprachigen Raum meist Zoonosen, durch gewebeständige oder wandernde Wurmlarven verursacht und vergleichsweise selten.

Der **Fuchsbandwurm** [*Echinococcus multilocularis*] kommt im deutschsprachigen Raum bei Füchsen gebietsweise sehr häufig vor, Infektionen des Menschen sind dennoch selten. Der adulte Bandwurm lebt im Dünndarm von Füchsen, mit dem Kot werden die sehr umweltresistenten Eier bzw. mit Eiern gefüllte Bandwurmglieder ausgeschieden. Diese gelangen mit der Nahrung in die Zwischenwirte [Nagetiere], Larven [Onkosphären] schlüpfen im Dünndarm, durchdringen die Darmwand und gelangen über den Blut- oder Lymphweg meist in die Leber. Dort kommt es zur Ausbildung der Metazestoden mit asexueller Vermehrung. Werden die Zwischenwirte von Füchsen wieder gefressen, ist der Zyklus geschlossen. Der Mensch infiziert sich durch Aufnahme der Eier [z.B. durch kontaminierte Waldfrüchte] und ist i.d.R. Fehlwirt [Zwischenwirt ohne Zyklusvollendung]. In der Leber bilden sich nicht klar abgegrenzte Läsionen, bestehend aus Blasen und Zysten und umgeben von einem granulomatösen Entzündungsprozess, die sich tumorhaft, chronisch progredient im Gewebe [**alveoläre Echinokokkose**] ausbreiten. Nach einer meist mehrjährigen Inkubationszeit entwickeln die Patienten einen Ikterus oder klagen über unklare Oberbauchbeschwerden. Bei einem Teil der Patienten werden die Läsionen auch zufällig bei Abklärung unspezifischer Beschwerden entdeckt. Die Infektion kann auch abortiv verlaufen; unbehandelte, symptomatische Infektionen sind jedoch mit einer hohen Letalität [> 90 %] verbunden. Trotz der

Gewebeständigkeit des Erregers ist selten eine periphere Eosinophilie nachweisbar. Der direkte und indirekte Nachweis des Erregers beim Patienten ist nicht-namentlich zu melden.

Weiterhin kommen im deutschsprachigen Raum **Hunde- und Katzenspulwürmer** [*Toxocara* spp.] vor, deren wandernde Larven beim Menschen das klinische Bild der **Larva migrans visceralis** verursachen können. Die adulten Würmer besiedeln den Dünndarm von Hunden oder Katzen, die Eier werden mit dem Kot ausgeschieden. Nach akzidenteller oraler Aufnahme der Eier durch den Menschen [meist Kinder] schlüpfen die Larven im Dünndarm, durchdringen die Mukosa und können so in verschiedene Organe [Lunge, Leber, ZNS, Auge] gelangen. Die Symptomatik richtet sich nach dem jeweiligen Organbefall, eine Eosinophilie ist häufig nachweisbar. Eine durch wandernde Larven des **Waschbärspulwurms** [*Baylisascaris procyonis*] verursachte, oft fatal verlaufende eosinophile Meningoenzephalitis ist ausgesprochen selten.

Lästig, aber eher harmlos ist die Badedermatitis, verursacht durch das Eindringen der Larven von **Vogelschistosomen** [*Trichobilharzia* spp.], die zwar bald nach der Invasion absterben, jedoch ein u.U. stark juckendes Exanthem an den Eintrittsstellen verursachen können.

Von den intestinalen Helminthen häufiger im deutschsprachigen Raum vorkommend, da unabhängig von sozioökonomischen Faktoren verbreitet, ist der **Madenwurm** [*Enterobius vermicularis*, Oxyuris]. Der Mensch infiziert sich durch die orale Aufnahme der Eier. Die Weibchen kriechen nachts zum Anus, wo sie perianal die Eier ablegen, die schon nach wenigen Stunden infektiös sind. Die Eiablage löst einen starken Juckreiz aus. Nach Kratzen an den Fingernägeln haften gebliebene oder von der Bettwäsche aufgenommene Eier, die in den Mund gelangen, ermöglichen Autoinfektionen oder Infektionen anderer Personen. Meist sind Kinder betroffen, Infektionen ganzer Familien sind häufig. Die Diagnose erfolgt durch Nachweis der nächtlich von den Weibchen perianal abgelegten Eier mittels Abtupfen der Analregion früh morgens mit einem Klebstreifen und anschließendem Mikroskopieren des auf einen Objektträger geklebten Klebstreifens. Manchmal finden sich auch die adulten Würmer im Stuhl. Wichtig bei der Therapie ist die Durchbrechung der Infektkette [Wiederholung der Behandlung, Mitbehandlung infizierter Familienangehöriger].

Gewebeständige Helminthen bei Patienten mit Auslandsanamnese

Nach oraler Aufnahme der Eier des weltweit verbreiteten, allerdings in Mitteleuropa sehr selten gewordenen **Schweinebandwurms** [*Taenia solium*] führen die Entzündungsprozesse um die in das Gewebe wandernden Larven zur Zystizerkose, die sich häufig als ZNS-Infektion manifestiert [Neurozystizerkose], daneben jedoch auch Auge, Muskel und Haut befallen kann. Typische Symptome sind u.U. Muskelschmerzen, bedeutsamer sind Anzeichen von Enzephalitis, Meningitis und Gesichtsfeldausfälle.

Die adulten Erreger des **Hundebandwurms** [*Echinococcus granulosus*] leben im Dünndarm von Hunden; wie beim nahe verwandten Fuchsbandwurm infiziert sich der Mensch mit den ausgeschiedenen Eiern. Im Dünndarm der eigentlichen Zwischenwirte [Rinder, Schafe und andere Nutztiere] und auch des Menschen schlüpfen die Larven [Onkosphären], durchdringen die Darmwand und gelangen über den Blut- oder Lymphweg in die Zielorgane, meist Leber [50–70 %], aber auch Lunge [20–30 %] oder ZNS und andere Organe, wo sie sich asexuell vermehren [Ausbildung der Metazestoden]. Im Gegensatz zum Fuchsbandwurm sind die Metazestoden des Hundebandwurms klar abgegrenzte zystische Strukturen [**zystische Echinokokkose**]. Beim Menschen können nach einer Inkubationszeit von vielen Monaten bis Jahren rechtsseitige Oberbauchbeschwerden, Übelkeit, Erbrechen und ein Ikterus aufgrund von Cholestase, bei Lungenzysten chronischer Husten und Hämoptysen auftreten. Komplikationen [in weniger als 10 %] bestehen in bakteriellen Superinfektionen und Cholangitis, Pankreatitis mit Ikterus bzw. Pleuritis und Lungenabszessen. Lebensbedrohlich kann die allergische Reaktion [Anaphylaxie] auf Erregermaterial sein. Asymptomatische Verläufe sind auch nicht selten. Die zur Verfügung stehenden serologischen Tests geben nicht selten [insbesondere bei extrahepatischen Zysten] falsch-negative Ergebnisse. Eine Punktion der Zysten zu diagnostischen Zwecken sollte wegen der Gefahr der Erregerverschleppung unterbleiben. Allerdings kann eine Punktion mit Aspiration sowie Injektion und anschließender Reaspiration von Ethanol [PAIR] therapeutisch erwogen werden. Der direkte oder indirekte Nachweis des Erregers ist nicht-namentlich zu melden.

Die **Trichine** [*Trichinella spiralis* und 6 weitere *Trichinella*-Arten] verursacht gelegentlich auch in Europa kleinere Epidemien. Aufgrund der konsequenten Prophylaxe [Fleischkontrollen, Einfrieren des Fleisches] kommen autochthone Fälle dennoch im deutschsprachigen Raum äußerst selten vor. Die Trichinellose ist eine Zoonose, der Mensch infiziert sich durch Verzehr larvenhaltigen Fleisches, meist von Wildtieren, seltener auch von Haustieren. Im Dünndarm dringen die Larven in das Epithel ein und entwickeln sich zu den adulten Erregern. In diesem enteralen Stadium können beim Patienten abdominelle Schmerzen, Übelkeit, Erbrechen, Fieber und Diarrhö auftreten. Nach der Paarung gebären die Weibchen Larven, die über Herz und Lunge in die quergestreifte Muskulatur [u.U. auch in andere Organe wie Herz oder ZNS] gelangen. Bei *T. spiralis* und 5 weiteren

Spezies bildet sich dort rund um die nun spiralförmig aufgerollten Larven Kapseln, die später verkalken und in denen die Larven bis zu 30 Jahre überleben können. In diesem extraintestinalen Stadium stehen intermittierendes Fieber, Ödeme [besonders im Gesicht] und Muskelschmerzen im Vordergrund. Seltener finden sich eine Myokarditis, fortgesetzte Diarrhö, konjunktivale und/oder subungale Blutungen, Husten und Dyspnoe, Sehstörungen und Retinaschäden. Nach abgeschlossener Einwanderung der Larven in die Muskulatur [5–7 Wochen nach Infektion] gehen die Symptome allmählich zurück. In Abhängigkeit von der Anzahl der aufgenommenen Erreger und Wirtsfaktoren kann die Infektion auch asymptomatisch verlaufen, in ca. 1 % der Fälle verläuft die Infektion allerdings letal. Laborchemisch fallen vor allem eine anhaltende Eosinophilie sowie Erhöhungen der Creatinkinase [CK] und Lactatdehydrogenase [LDH] auf. Eine akute Infektion ist in Deutschland namentlich meldepflichtig.

Einige Rundwürmer sind aufgrund ihrer Zwischenwirte auf subtropische/tropische Temperaturen angewiesen. Hierzu zählen insbesondere die **Fadenwürmer** [**Filarien**]. Mehr als 100 Millionen Menschen sind mit den Erregern der **lymphatischen Filariasis** [*Wuchereria bancrofti*, *Brugia malayi* und *B. timori*] infiziert, die Mehrzahl entwickelt jedoch keine Symptome. Die durch verschiedene Stechmückengattungen [Culex, Aedes u.a.] übertragenen Larven entwickeln sich im Lymphsystem des Menschen zu adulten Würmern. Die von diesen produzierten Larven [Mikrofilarien] finden sich meist nachts im peripheren Blut. Pathologische Veränderungen beruhen auf Entzündungsreaktionen, ausgelöst durch wandernde und abgestorbene adulte Erreger. Nach einer Inkubationszeit von Wochen bis Monaten kann es rezidivierend zu Fieber und schmerzhaften Lymphknotenschwellungen und nachfolgenden Schwellungen der betroffenen Regionen, meist der unteren Extremitäten, kommen [Dermatolymphangioadenitis]. Die akute Filarienlymphangitis, meist ohne Fieber, ist eine Reaktion auf tote adulte Erreger und betrifft einen klar umschriebenen Lymphknoten oder eine Lymphbahn. Bei männlichen Patienten sind häufig die Genitalien in Form einer akuten Hydrozele mitbetroffen. Im chronischen Stadium können sich Lymphödeme, meist an den unteren Extremitäten, seltener an den Armen, Brüsten oder im Genitalbereich, und chronische Hydrozelen bilden. Auch rheumaartige Beschwerden werden beobachtet. Das Auftreten von milchig-trübem Urin ist Folge einer Chylurie [Durchbruch von Lymphgefäßen in die Harnwege]. Eine Sonderform der lymphatischen Filariasis ist die **tropische pulmonale Eosinophilie** [TPE]. Sie beruht wahrscheinlich auf allergischen Reaktionen gegen Erreger in der Lunge und ist durch insbesondere nachts auftretende Husten- und Asthmaanfälle bei ausgeprägter Eosinophilie, hohen Antikörpertitern gegen Filarienantigene und fehlenden Mikrofilarien in der Peripherie gekennzeichnet. Neuere Therapieansätze beruhen auf der Gabe von Antibiotika gegen Wolbachien [bakterielle Endosymbionten, die für die Fertilität der weiblichen Erreger von Bedeutung sind].

Onchocerca volvulus ist der Erreger der **Flussblindheit** [**Onchozerkose**]; mehr als 17 Millionen Menschen sind infiziert. Nach Übertragung der Erreger durch Kriebelmücken [Gattung *Simulium*] entwickeln sich die adulten Erreger, die sich in bindegewebigen, subkutanen Knoten [Onchozerkome], oft direkt über Knochen lokalisiert, abkapseln und meist keine Beschwerden verursachen. Von dort wandern die Mikrofilarien vornehmlich in die Haut und in die Augen, wo sie nach dem Absterben sowie die in ihnen enthaltenen Endosymbionten [Wolbachien] Entzündungsreaktionen in unterschiedlicher Ausprägung auslösen. Die Inkubationszeit beträgt meist länger als ein Jahr, klinisch imponieren vor allem ein stark juckendes, papulöses Exanthem, das später in eine chronische Dermatitis mit variablen Pigmentstörungen [„**Leopardenhaut**"], Hautverdickung [„**Leguanhaut**"], Lichenifikation und Atrophie [„hanging groins"] übergehen kann, sowie eine chronische Keratitis, die zur Blindheit führen kann. Asymptomatische Verläufe kommen auch vor. Die chirurgische Entfernung von Onchozerkomen ermöglicht den Nachweis adulter Erreger und kann therapeutisch wegen der Unterbindung der Produktion weiterer Mikrofilarien, insbesondere bei Onchozerkomen am Kopf, bedeutsam sein. Wie bei der lymphatischen Filariasis richten sich neue Therapieansätze mit der Gabe von Antibiotika gegen die bakteriellen Endosymbionten der Erreger.

Eine weitere häufige Filarie ist *Loa loa*, etwa 25 Millionen Menschen sind mit dem Erreger infiziert. Die infektiösen Larven werden durch Stechfliegen der Gattung *Chrysops* übertragen. Die sich hieraus entwickelnden adulten Erreger wandern durch die Augen sowie durch das subkutane Bindegewebe. Dieses verursacht rezidivierende juckende Schwellungen [Calabar-Schwellung], meist an den Händen und Unterarmen. Die Patienten können daneben generalisierten Juckreiz, Schwächegefühl und Gelenkschmerzen aufweisen, seltenere Komplikationen sind Meningitis, Nephropathie und Endokarditis. Die Durchwanderung des Auges [meist innerhalb von 10–15 Minuten] ist sehr schmerzhaft. Die subkonjunktival wandernden Würmer sind pathognomonisch für *L. loa* [„**Augenwurm**"] und können nach Lokalanästhesie entfernt werden.

Mansonella streptocerca, *M. perstans*, *M. ozzardi* sind kleinere Filarien, die von Simulien und kleinen Mücken der Gattung *Culicoides* auf den Menschen übertragen werden. Die Infektionen verlaufen meist mild oder symptomlos. Den Filarien nahe steht *Dracunculus medinensis* [**Medina-**, **Guineawurm**]; durch ihn verursachte Infektionen sind durch Prophylaxemaßnahmen selten geworden. Der Mensch infiziert sich durch Aufnahme von

H

Tab. 1. Häufige Helminthen im Blut oder Gewebe

Erreger	Deutscher Erregername/ Erkrankung	Vorkommen	Diagnostik	Therapie
Taenia solium	Schweinebandwurm/Zystizerkose	weltweit, bes. Entwicklungsländer	Sonografie, CT, MRT, Serologie	Praziquantel, Albendazol, ggf. OP
Echinococcus multilocularis	Fuchsbandwurm/alveoläre Echinokokkose	nördliche Hemisphäre, gemäßigte Zonen	Sonografie, CT, MRT, Serologie	OP, Albendazol
Echinococcus granulosus	Hundebandwurm/zystische Echinokokkose	weltweit, in Mitteleuropa selten	Sonografie, CT, MRT, Serologie	OP, Albendazol, PAIR
Toxocara spp.	Larva migrans visceralis	weltweit	Serologie	Albendazol
Trichinella spiralis + 6 weitere *Trichinella* spp.	Trichine/Trichinellose	weltweit	Serologie, Nachweis der Larven in Muskelbiopsie	Mebendazol, Albendazol, ggf. Kortikosteroide
1) *Wuchereria bancrofti* 2) *Brugia malayi, B. timori*	Lymphatische Filariasis	1) Afrika, Südamerika 2) Südostasien	Nachweis der Larven im Blut [meist nachts!], Serologie	Diethylcarbamazin
Onchocerca volvulus	Onchozerkose	West- und Ostafrika, Mittel- und Südamerika	Nachweis der Larven in Hautbiopsie [„*skin snip*"]	Ivermectin
Loa loa	Loiasis	Zentralafrika	Nachweis der Larven im Blut	Diethylcarbamazin
Ancylostoma spp., *Strongyloides* spp.	Larva migrans cutanea	weltweit in Tropen und Subtropen	Klinik	Ivermectin, Albendazol, topisch Thiabendazol
1) *Schistosoma masoni* 2) *S. japonicum*	Pärchenegel/Darmbilharziose, hepatolienale Bilharziose	1) Afrika, Naher Osten, Südamerika 2) Ostasien	Nachweis der Eier im Stuhl, Biopsie, Serologie	Praziquantel
Schistosoma haematobium	Pärchenegel/Blasenbilharziose	Afrika, Naher Osten	Nachweis der Eier im Urin, Biopsie, Serologie	Praziquantel
1) *Fasciola hepatica* 2) *F. gigantica*	1) Großer Leberegel 2) Riesenleberegel	1) weltweit 2) Afrika, Süd- und Südostasien	Nachweis der Eier in Stuhl und Gallensaft, Serologie	Triclabendazol
1) *Clonorchis sinensis* 2) *Opisthorchis viverrini* 3) *O. felineus*	1) Chinesischer Leberegel 2+3) Katzenleberegel	1) Ost- und Südostasien 2) Thailand, Laos 3) Osteuropa, Asien	Nachweis der Eier in Stuhl und Gallensaft, Serologie	Praziquantel
Paragonimus spp.	Lungenegel	weltweit in Tropen und Subtropen	Nachweis der Eier im Sputum oder Stuhl, Serologie	Praziquantel

infizierten Wasserflöhen mit dem Trinkwasser. Die Weibchen leben im Unterhautbindewege der Beine. Im Bereich der Knöchel geben sie durch kleine Hautöffnungen die Larven in das Süßwasser ab.

Ebenfalls eher harmlose Erkrankungen resultieren bei einer Fehlbesiedlung des Menschen mit Larven von tierischen Hakenwürmern, die subkutan wandern [**Larva migrans cutanea**], sich jedoch im Menschen nicht weiterentwickeln können. Erreger der Gattung *Strongyloides* können dieselben Symptome verursachen. Die Patienten klagen über u.U. starken Juckreiz und berichten von sich in oder unter der Haut bewegenden Gebilden.

Infektionen mit **Pärchenegeln** [**Schistosomiasis, Bilharziose**] sind in den Tropen häufig. Mehr als 200 Millionen Menschen sind infiziert, etwa 10 % davon mit schweren Symptomen. Aus Süßwasserschnecken geschlüpfte Larven [Zerkarien] dringen aktiv durch die intakte Haut, wodurch sich vorübergehend eine zum Teil heftig juckende Dermatitis mit makulopapulösem Exanthem an den Eintrittsstellen ausbilden kann. Im Menschen entwickeln sich die Erreger zu adulten Würmern, die nach der Paarung als Pärchen in die Endstromgebiete des Venengeflechts des kleinen Beckens [Blasenbilharziose, durch *S. haematobium*] bzw. der Mesenterialvenen [Darmbilharziose vor allem durch *Schistosoma mansoni* und *S. japonicum*, selten durch *S. intercalatum* oder *S. mekongi*] wandern und dort Eier produzieren. In diesem Stadium, 2–12 Wochen nach Invasion der Zerkarien, können einer Serumkrankheit ähnliche Symptome [Katayama-Syndrom] auftreten. Fieber, Kopfschmerzen, abdominelle Beschwerden, Myalgien, Diarrhö und nicht selten auch respiratorische Symptome stehen im Vordergrund. Ödeme, Urtikaria und vergrößerte Lymphknoten können auch vorhanden sein. Die Leber ist häufig

Tab. 2. Seltene Helminthen im Blut oder Gewebe

Erreger	Deutscher Erregername/Erkrankung	Vorkommen	Klinik	Diagnostik	Therapie
Taenia multiceps	Zönurose	vor allem Afrika und Südamerika, vereinzelte Fälle weltweit	meist ZNS- oder Augensymptomatik, Arachnoiditis, Hydrozephalus	CT, Exzision	OP, Praziquantel?
Spirometra spp.	Sparganose	weite Bereiche der Tropen und Subtropen	subkutane Schwellungen, selten Wanderung der Larven in Augen oder ZNS	Serologie, Exzision	OP
Echinococcus vogeli, E. oligarthus	polyzystische Echinokokkose	Mittel- und Südamerika	zystische Veränderungen in der Leber, selten andere Organe	CT, Serologie	OP, Albendazol
Baylisascaris procyonis	Waschbärspulwurm	USA, Europa	eosinophile Meningoenzephalitis	Nachweis der Larven in Hirnbiopsie	Albendazol?
Mansonella streptocerca		Westafrika	Dermatitis	Nachweis der Larven in Hautbiopsie [„skin snip"]	Diethylcarbamazin, Ivermectin
1) *Mansonella perstans* 2) *M. ozzardi*		1) Zentralafrika, Südamerika 2) Karibik, Mittel- und Südamerika	meist keine Symptome	Nachweis der Larven im Blut [bei *M. ozzardi* auch in der Haut]	Mebendazol, Albendazol
Dracunculus medinensis	Medinawurm, Guineawurm	Afrika	subkutane Schwellung am Bein mit Hautöffnung im Bereich der Knöchel	Klinik	Extraktion, Antibiotika
1) *Dirofilaria repens, D. tenuis* 2) *D. immitis*	1) subkutane Dirofilariasis 2) pulmonale Dirofilariasis	weltweit?	1) subkutane Knoten 2) meist asymptomatsich, selten Husten, Hämoptysen	Histologie	OP
Angiostrongylus cantonensis	Rattenlungenwurm	Südostasien, Karibik, Pazifikregion	eosinophile Meningitis, selten auch Augenbefall	Serologie, selten Nachweis der Larven im Liquor	selbstlimitierend, ggf. Kortikosteroide
Angiostrongylus costaricensis	abdominelle Angiostrongyloidiasis	Mittel- und Südamerika	eosinophile Gastroenteritis, Ileitis, Peritonitis	Histologie, Serologie	OP
Gnathostoma spinigerum		Südostasien	abdominelle, respiratorische, subkutane oder andere Symptome [abhängig von Wanderung], Radikulitis, Myeloenzephalitis	CT, MRT, blutiger/xanthochromer Liquor, Serologie	Albendazol, Ivermectin, Kortikosteroide
Anisakis spp., *Phocanema* spp., *Pseudoterranova decipiens*	Heringswurmerkrankung, Anisakiasis	weltweit	eosinophile Gastroenteritis, akutes Abdomen, allergische Reaktionen	Histologie, Serologie	selbstlimitierend, OP, endoskopische Entfernung, Albendazol?
Gongylonema pulchrum		weltweit verbreitet	wandernde oropharyngeale Irritationen	Erregernachweis nach Exzision	OP, Albendazol
Lagochilascaris minor		Karibik, Mittel- und Südamerika	subkutane Abszesse, nasopharyngeale Läsionen	Nachweis von Eiern, Larven und adulten Würmern in Läsionen	Albendazol, Ivermectin
Dicrocoelium dendriticum	Kleiner Leberegel	Europa, Afrika, Asien	Dyspepsie, Hepatomegalie	Nachweis der Eier im Stuhl	Praziquantel
1) *Schistosoma intercalatum* 2) *S. mekongi*	Darmbilharziose, hepatolienale Bilharziose	1) Nordafrika 2) Südostasien	wie bei *S. mansoni/S. japonicum*	Nachweis der Eier im Stuhl, Biopsie	Praziquantel
Trichobilharzia spp.	Badedermatitis	weltweit	Dermatitis	klinisch	symptomatisch

H

vergrößert, gelegentlich kann eine Splenomegalie auftreten. Eine kleinere Anzahl von Infizierten entwickeln anschließend Zeichen einer chronischen Infektion, die auf granulomatösen Entzündungsreaktionen auf die in das Blasen- bzw. Darmlumen wandernden sowie auf in andere Organe [z.B. Leber, Lunge oder ZNS] abgeschwemmte Eier beruhen. Bei der **Blasenbilharziose** stehen Dysurie und Hämaturie, verbunden mit Proteinurie und Leukozyturie im Vordergrund. Veränderungen im Bereich von Ureteren und Blase begünstigen das Entstehen einer Hydronephrose mit Gefahr des Nierenversagens und bakterielle Harnwegsinfektionen. Die Entstehung von Blasenkarzinomen ist mit der Erkrankung assoziiert. Bei etwa einem Drittel der infizierten Frauen findet sich ein genitaler Befall mit ulzerativen Veränderungen, Fistelbildungen und Hautläsionen. Gelegentlich können auch Darm oder Leber von einer *S. haematobium*-Infektion betroffen sein; jedoch ist dann die Verlaufsform meist milder als bei Infektionen mit *S. mansoni* oder *S. japonicum*. Diese Erreger verursachen die **intestinale Schistosomiasis**, eine chronische Entzündung des Kolons mit Tenesmen und blutiger oder schleimiger Diarrhoe mit Proteinverlust und Anämie. Ein geringer Prozentsatz von Patienten entwickelt die hepatolienale Verlaufsform, bei der in die Leber abgeschwemmte Eier granulomatöse Entzündungsreaktionen mit periportaler Fibrose erzeugen. Als Folge der portalen Hypertension kommt es zu Ösophagusvarizen, häufig sind Blutungen hieraus die ersten Symptome. Die Patienten klagen über Oberbauchbeschwerden, eine Hepatosplenomegalie ist nachweisbar, Aszitesbildung, Anämie und Panzytopenie können vorliegen. Die Syntheseleistung der Leber ist in der Regel nicht beeinträchtigt. Portokavale Shunts begünstigen zudem das Einschwemmen von Eiern in das Lungenstromgebiet mit Entstehung eines Cor pulmonale.

Verschiedene zoonotische Egel können den Menschen befallen [Tab. 1 und 2] und kommen gebietsweise relativ häufig vor. Der Mensch infiziert sich mit den Larven der verschiedenen **Leberegel** durch orale Aufnahme von kontaminierten Pflanzen [*Fasciola hepatica, F. gigantica, Dicrocoelium dendriticum*] oder rohem Fisch [*Clonorchis sinensis, Opisthorchis viverrini, O. felineus*]. Die Larven entwickeln sich zu den adulten Erregern, die die Leber und Gallengänge befallen. *Fasciola* spp. wandern durch Dünndarmwand und Bauchhöhle, die restlichen Erreger erreichen die Leber über den Ductus choledochus. Die Eier werden über Gallengänge und Darm ausgeschieden. Während leichtere Infektionen trotz oft vergrößerter Leber und Gallenblase meist asymptomatisch verlaufen, kann es einige Wochen nach Infektion zu rechtsseitigen Oberbauchbeschwerden, Fieber, Aszites- und Ödembildung sowie Verdauungsstörungen, Leukozytose und Anämie kommen. Komplikationen sind insbesondere die Entstehung eines Cholangiokarzinoms [assoziiert mit Infektionen durch *Clonorchis* und *Opisthorchis*], daneben Konkremente und Verschlüsse in Leber und Gallengängen, Cholangitis, Cholezystitis und Ikterus. *Fasciola* spp. können selten auch andere Organe befallen.

Die Larven des **Lungenegels** [*Paragonimus* spp.] werden meist durch den Verzehr roher Krebstiere auf den Menschen übertragen und wandern durch die Bauchhöhle und das Zwerchfell in die Lunge, gelegentlich auch in andere Organe [z.B. ZNS, Herz], wo sie sich zu den adulten Erregern entwickeln. Die klinischen Symptome [chronischer Husten mit blutigem Auswurf, Nachtschweiß, Thoraxschmerz und Pleuraerguss] können an eine Tuberkulose erinnern, ein zerebraler Befall kann zur eosinophilen Meningitis führen.
Die Erreger der **Zönurose** [*Taenia multiceps*] und **Sparganose** [*Spirometra* spp.] sind selten den Menschen befallende Larven von Bandwürmern, der Befall des ZNS oder des Auges kann jedoch in Einzelfällen klinisch dramatisch sein. Auch einige weitere, vorwiegend in den Tropen vorkommende Egel und Rundwürmer bzw. ihre Larven [s. Tab. 2] befallen selten den Menschen, die Infektionen können aber u.U. lebensgefährlich sein, insbesondere beim Befall des ZNS. Die Diagnose beruht meist auf dem Erregernachweis. Oft ist eine medikamentöse kausale Therapie nicht möglich oder sogar wegen der Gefahr einer sich verschlimmernden Symptomatik kontraindiziert.

Intestinale Helminthen v.a. bei Patienten mit Auslandsanamnese
Die häufigsten Wurmerkrankungen sind auf Helminthen, die den menschlichen Intestinaltrakt besiedeln, zurückzuführen [Tab. 3]. Die Erreger sind meist weltweit verbreitet, viele kommen insbesondere unter weniger hygienischen Bedingungen [z.B. in Entwicklungsländern] sehr häufig vor. Auch wenn die Infektionen meist asymptomatisch oder mild mit unspezifischen gastrointestinalen Beschwerden verlaufen, kann massiver Befall bei Kindern zu Wachstums- und Entwicklungsstörungen führen. Auch können die Folgen chronischer Infektionen, z.B. Eisenmangelanämie bei Hakenwurmbefall, zu erheblichen individuellen gesundheitlichen Problemen mit Einschränkung der körperlichen Leistungs- und dadurch verminderter Arbeitsfähigkeit führen.

Obwohl von imposanter Länge [bis zu 10 m] sind **Schweine- und Rinderbandwurm** [*Taenia solium, T. saginata*] eher harmlos, sofern sich nicht nach Verschlucken der Eier des Schweinebandwurms durch die Larven das klinische Bild der Zystizerkose [s.o.] ausbildet. Nach dem Verzehr von larvenhaltigem Fleisch entwickeln sich

Tab. 3. Intestinale Helminthen

Erreger	Deutscher Erreger-name	Vorkommen	Diagnostik	Therapie
Taenia saginata, T. solium	Rinder-, Schweine-bandwurm	weltweit, bes. Entwicklungs-länder	Nachweis der Proglottiden oder Eier im Stuhl	Praziquantel
Diphyllobothrium latum	Fischbandwurm	Europa, Asien, Nord- und Südamerika	Nachweis der Eier im Stuhl	Praziquantel
Hymenolepis nana	Zwergbandwurm	weltweit, bes. Entwicklungs-länder	Nachweis der Eier im Stuhl	Praziquantel
Hymenolepis diminuta	Rattenbandwurm	weltweit?	Nachweis der Eier im Stuhl	Praziquantel
Dipylidium caninum	Kürbiskernbandwurm	weltweit	Nachweis von Proglottiden im Stuhl	Praziquantel
Ascaris lumbricoides	Spulwurm	weltweit, bes. Entwicklungs-länder	Nachweis der Eier im Stuhl	Mebendazol, Albenda-zol, Ivermectin
Trichuris trichiura	Peitschenwurm	weltweit, bes. Entwicklungs-länder	Nachweis der Eier im Stuhl	Mebendazol, Albenda-zol, Ivermectin
Enterobius vermicularis	Madenwurm	weltweit	Klebstreifenmethode	Mebendazol, Albenda-zol, Pyrantel
Strongyloides stercoralis	Zwergfadenwurm	weltweit, bes. Entwicklungs-länder	Nachweis der Larven im Stuhl	Albendazol, Ivermectin
Capillaria philippinensis	Haarwurm	Südostasien	Nachweis von Eiern, Larven oder adulten Erregern im Stuhl	Mebendazol, Albendazol
Ancylostoma duodenale, Necator americanus	Hakenwurm	weite Bereiche der Tropen und Subtropen	Nachweis der Eier im Stuhl	Mebendazol, Albendazol
Trichostrongylus spp.	[Hakenwurm bei versch. Huftieren]	Afrika, Asien	Nachweis von Eiern im Stuhl	Pyrantel, Mebendazol, Albendazol
Fasciolopsis buski	Großer Darmegel	Ost- und Südostasien	Nachweis der Eier im Stuhl	Praziquantel
1) *Heterophyes heterophyes* 2) *Metagonimus yokogawai* 3) *Gastrodiscoides hominis* 4) *Echinostoma* spp.	Kleiner Darmegel	1) mittlerer Osten, Asien, Europa 2) Südosteuropa, Asien 3) Südostasien 4) Ost- und Südostasien	Nachweis von Eiern im Stuhl	Praziquantel

die adulten Erreger im Dünndarm. Der Mensch scheidet mit dem Stuhl die Eier oder auch die Proglottiden aus [abgetrennte, Eier enthaltende Körperglieder, die sich noch bewegen können, was u.U. Angstzustände auslöst]; in den Wirtstieren entwickeln sich hieraus wiederum die Larven, die in die Muskulatur einwandern.

Ebenfalls relativ harmlos ist der **Fischbandwurm** [*Diphyllobothrium latum*], der sich nach oraler Aufnahme von larvenhaltigem, ungegartem Süßwasserfisch im Dünndarm entwickelt. Die mit der Infektion assoziierte pernizöse Anämie mag auf den Verbrauch von Vitamin B12 durch den Parasiten zurückzuführen sein; allerdings wurde diese Komplikation in den letzten Jahrzehnten nicht mehr gesehen.

Überwiegend symptomlos sind auch Infektionen mit dem **Zwergbandwurm** [*Hymenolepis nana*], der fäkal-oral übertragen wird. Im Gegensatz zu den anderen humanpathogenen Bandwurmarten ist hier die komplette Entwicklung im Menschen möglich. Der Mensch infiziert sich meist durch orale Aufnahme der Eier [auch Autoinfektion]. Besonders Kinder sind infiziert, Infektionen mit mehreren Hundert der Erreger sind nicht selten. Weitere Endwirte sind Nagetiere; Insekten können als Zwischenwirte fungieren. Der nahe verwandte **Rattenbandwurm** [*Hymenolepis diminuta*] und auch der **Kürbiskernbandwurm** des Hundes [*Dipylidium caninum*] werden durch mit Flöhen kontaminierte Nahrungsmittel auf den Menschen übertragen. Die ähnlich verlaufenden Infektionen sind seltener.

Infektionen mit dem **Spulwurm** [*Ascaris lumbricoides*] zählen zu den häufigsten der Welt, über eine Milliarde Menschen sind infiziert. Der Mensch infiziert sich durch orale Aufnahme embryonierter Eier mit kontaminierter Nahrung, die Larven schlüpfen im Dünndarm und gelangen über den Blutweg [Leber, Herz] in die Lunge, wo sie in den Alveolarraum eindringen. Über die Trachea erreichen sie erneut den Ösophagus und entwickeln sich nach erneutem Verschlucken zu den adulten Erregern, die sich fortan im Dünndarm aufhalten. Die Wanderung durch die Lunge kann mit respiratorischen Symptomen einhergehen [flüchtiges eosinophiles Lungeninfiltrat, **eosinophiles Löffler-Syndrom**]. Allergische Reaktionen können bei wiederholtem Befall auf-

H

treten. Die gastrointestinale Symptomatik ist abhängig von der Anzahl der Würmer und kann in Oberbauchbeschwerden, kolikartigen Schmerzen und Erbrechen bestehen. Bei massivem Befall kann sich eine Ileus-Symptomatik entwickeln. Einzelne, im Dünndarm wandernde Würmer können durch Invasion und Obstruktion des Pankreas- oder Gallengangs entsprechende Symptome verursachen. Die ausgeschiedenen Eier sind noch nicht infektiös, die Reifung des Embryos benötigt klimaabhängig einige Wochen.

Diese Entwicklung entspricht im Wesentlichen auch derjenigen des **Peitschenwurms** [*Trichuris trichiura*], bei dem sich die adulten Erreger allerdings im Darm aus den Larven entwickeln und eine Wanderung durch extraintestinales Gewebe unterbleibt. Folglich ist die Infektion meist nicht mit der Entwicklung einer Eosinophilie verbunden. Die sich im Coecum und Kolon in der Darmwand festsetzenden Würmer können bei starkem Befall eine hämorrhagische Kolitis mit Dysenterie-ähnlichen Symptomen und Rektumprolaps verursachen. Anämie und niedrige Serumalbuminwerte resultieren nicht selten aus Doppelinfektionen mit anderen gastrointestinalen Infektionserregern.

Bei den **Hakenwürmern** [*Ancylostoma duodenale, Necator americanus*] dringen infektiöse [filariforme] Larven, die sich im Boden aus Eiern entwickelt haben, durch die Haut in den Menschen. Dieses frühe Stadium der Invasion kann mit Juckreiz verbunden sein. Von hier gelangen die Larven unter Weiterentwicklung nach Wanderung durch die Lunge [wie bei *Ascaris lumbricoides*, der denselben Weg nimmt, kann dieses zu respiratorischen Symptomen führen] schließlich in den Dünndarm. Hier setzen sich die nunmehr adulten Erreger an der Darmwand fest und saugen bis zu 0,15 ml Blut/Tag. Folge ist ein chronischer Blutverlust mit Ausbildung einer Eisenmangelanämie und Hypoproteinämie. Nicht-infektiöse Eier werden mit dem Stuhl ausgeschieden, aus ihnen schlüpfen zunächst ebenfalls nicht-infektiöse [rhabditiforme] Larven, die sich erst zur infektiösen Form umwandeln müssen, bevor ein neuer Wirt befallen werden kann. In einigen Gebieten recht häufig finden sich Infektionen des Menschen durch Hakenwürmer von Schafen und Ziegen [*Trichostrongylus* spp.]. Die Larven durchdringen die Haut oder, nach Aufnahme mit der Nahrung, die Schleimhaut und wandeln sich ohne Lungenpassage in die adulten Erreger um. Die Infektionen verlaufen meist asymptomatisch, selten findet sich eine leichte Anämie.

Auch die Larven des **Zwergfadenwurms** [*Strongyloides stercoralis*] durchdringen die Haut und wandern über die Lunge in den Dünndarm. Im Gegensatz zu den Hakenwürmern entwickeln sich jedoch noch im Menschen bereits die rhabditiformen Larven, die mit dem Stuhl ausgeschieden werden, und u.U. auch filariforme Larven, sodass auch bei dieser Spezies Autoinfektionen möglich sind. Meist beschränkt sich die Infektion auf den Darm, wo bei starkem Befall Diarrhoe und eine Enteropathie mit Malabsorption auftreten können. Hautirritationen ergeben sich beim initialen Eindringen der Erreger [meist an den Füßen] sowie später vorwiegend perianal oder am Rumpf durch wandernde autoinfektiöse Larven [„Larva currens"]. Bei Patienten mit zellulärer Immunsuppression [z.B. AIDS] kann sich ein u.U. letal verlaufendes Hyperinfektionssyndrom [massive Diarrhö, Enzephalopathie, Lungen- und Leberbeteiligung u.a. Symptomatik] durch starke Vermehrung und ungezielte Wanderung der Erreger im Körper entwickeln.

Eine ähnlich schwere, aufgrund von Autoinfektionen u.U. auch tödlich verlaufende Erkrankung kann der vergleichsweise seltene **Haarwurm** [*Capillaria philippinensis*] verursachen. Allerdings ist hier meist die Symptomatik auf den Gastrointestinaltrakt beschränkt.

Ebenfalls auf den Darm beschränkt ist der **große Darmegel** [*Fasciolopsis buski*], eigentlich ein Parasit des Schweines. Der Mensch infiziert sich durch Aufnahme der infektiösen Larven beim Verzehr verschiedener Arten von Frischwasserpflanzen. Schwere Infektionen können mit starker Diarrhoe, Anämie, Vitamin B12-Mangel, Ödemen und Aszitesbildung einhergehen. Auch Todesfälle wurden beschrieben.

Eine Reihe **kleiner Darmegel** [*Heterophyes heterophyes, Metagonimus yokogawai, Gastrodiscoides hominis, Echinostoma* spp.] befallen ebenfalls den Darm des Menschen und verursachen gelegentlich Diarrhoe und abdominelle Schmerzen. Wenn Eier [selten auch adulte Erreger] der ersten beiden Spezies, die tiefer in die Darmwand eingelagert sind, von dort Zugang zu Lymph- oder Blutgefäßen bekommen, können sie von dort abgespült und in anderen Organen [z.B. Herz, ZNS, Lunge, Leber] zu Entzündungsreaktionen führen.

Einige weitere intestinale Helminthen [z.B. verschiedene Cestoden von Vögeln und Nagetieren: *Raillietina* spp., *Bertiella* spp. und *Inermicapsifer* spp.; Affenhakenwürmer: *Oesophagostomum* spp., *Ternidens deminutus*] befallen sehr selten den Menschen; für einige dieser Parasiten sind nur wenige Fälle beschrieben.

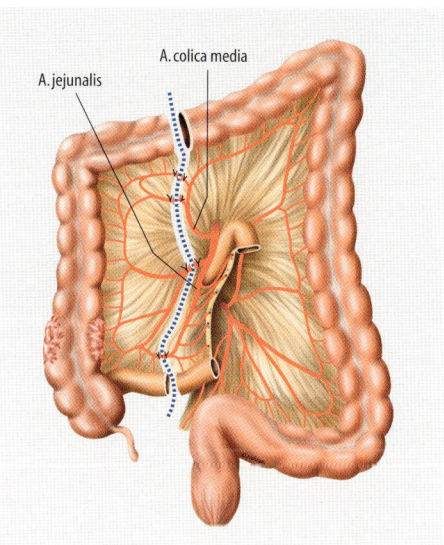

Abb. H23. Hemikolektomie. Resektionsausmaß bei Hemikolektomie rechts

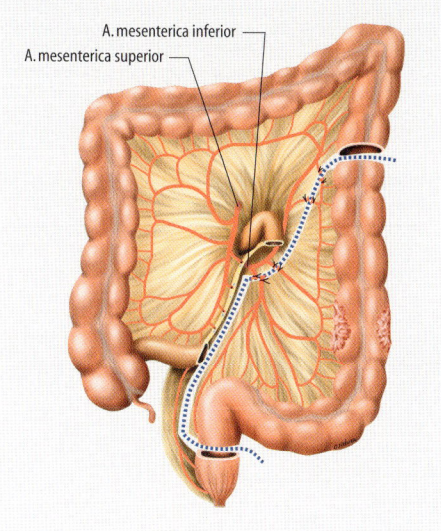

Abb. H24. Hemikolektomie. Resektionsausmaß bei Hemikolektomie links

Neubildungen von Kolon, Rektum und Anus S. 827

He|mi|kor|po|rek|to|mie *f:* selten durchgeführte ultraradikale Operation, bei der die gesamte untere Körperhälfte amputiert wird; der Darmausgang wird durch einen Anus praeter ersetzt und die Blase durch eine Ureterostomie

He|mi|kor|ti|kek|to|mie *f:* operative Entfernung der Rinde einer Großhirnhälfte

He|mi|kra|ni|ek|to|mie *f: Syn: Hemikraniotomie;* operative Entfernung einer Schädelhälfte

He|mi|kra|nie, paroxysmale *f: s.u. Essay Migräne – Kopfschmerz S. 1017*

He|mi|kra|ni|o|to|mie *f:* → *Hemikraniektomie*

He|mi|la|mi|nek|to|mie *f:* halbseitige Entfernung eines oder meh-

rerer Wirbelbögen der Wirbelsäule; wegen der Schwächung der Wirbelsäule nur noch selten durchgeführt; wenn immer möglich, wird eine laminäre Fensterung bevorzugt

He|mi|la|ryn|gek|to|mie *f:* operative Entfernung einer Kehlkopfhälfte; wurde früher bei halbseitigem Kehlkopfkarzinom durchgeführt, heute aber eher eine Rarität

He|mi|man|di|bu|lek|to|mie *f:* operative Entfernung einer Unterkieferhälfte

He|mi|ma|xil|lek|to|mie *f:* operative Entfernung einer Oberkieferhälfte

He|mi|ne|phrek|to|mie *f:* operative Entfernung eines Teils einer Niere oder der Hälfte einer Verschmelzungsniere; *s.a. Nephrektomie*

He|mi|ne|phro|u|re|te|rek|to|mie *f:* operative Entfernung der Hälfte einer Verschmelzungsniere und des Harnleiters

He|mi|pel|vek|to|mie *f:* Amputation einer Beckenhälfte und i.d.R. auch des Beines der entsprechenden Seite; wenn die Ausgangssituation es erlaubt, sollte die Gliedmaße aber erhalten werden; dazu kann eine individuell angefertigte **Beckenendoprothese** eingesetzt und mit dem noch erhaltenen Becken verbunden werden

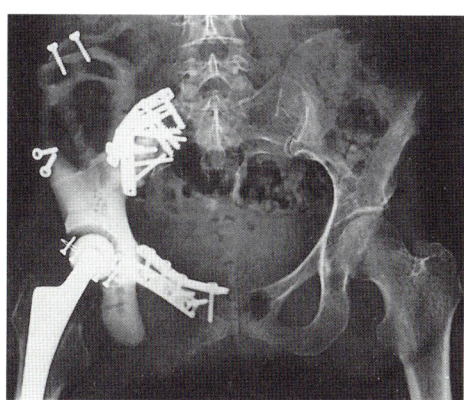

Abb. H25. Hemipelvektomie. Defektüberbrückung nach Hemipelvektomie rechts bei Osteosarkom des Darmbeins

He|mi|phal|an|gek|to|mie *f:* Teilamputation eines Finger- oder Zehenglieds

He|mi|pro|the|se *f: Syn: Hemiarthroplastik;* **1.** teilweiser Ersatz eines Gelenkes **2.** Prothese, die nur einen Teil eines Gelenkes ersetzt, z.B. Kopf des Hüftgelenks; heute fast nur noch als Kopfprothese des Humerus verwendet, wenn die Rotatorenmanschette weiterhin funktionsfähig ist; *s.a. Abb. H26*

He|mi|py|lo|rek|to|mie *f:* operative Entfernung der Hälfte der Pars pylorica des Magens

He|mi|sphä|rek|to|mie *f:* operative Entfernung einer Kleinhirnhemisphäre

He|mi|spo|ro|se *f:* Schimmelpilzinfektion mit **Hemispora stellata;** ähnelt klinisch einer Sporotrichose*

He|mi|stru|mek|to|mie *f:* operative Verkleinerung einer Struma; *s.a. Strumektomie*

He|mi|thy|re|o|id|ek|to|mie *f: Syn: Hemithyroidektomie;* operative Entfernung einer Schilddrüsenhälfte, auch als Lobektomie bezeichnet, weil ein vollständiger Lappen entfernt wird; *s.a. Strumektomie*

Hemm|kon|zen|tra|ti|on, minimale *f: s.u. Agardiffusionstest*

Hemm|kör|per|hä|mo|phi|lie *f: Syn: Immunhemmkörperhämophilie; s.u. Hämophilie*

Hen|na *f/nt: Syn: Lawsonia inermis;* Strauch aus der Familie der Blutweiderichgewächse [Lythraceae]; verwendet werden die getrockneten Blätter [**Lawsoniae folium**], die Naphthochinonfarbstoffe, hydroxylierte Naphthalinderivate und Gerbstoffe enthalten; sie haben eine adstringierende und diuretische Wirkung; **Anw.:** traditionell bei Magen- und Dünndarmgeschwür sowie Amöbenruhr; äußerlich bei Ekzemen

H

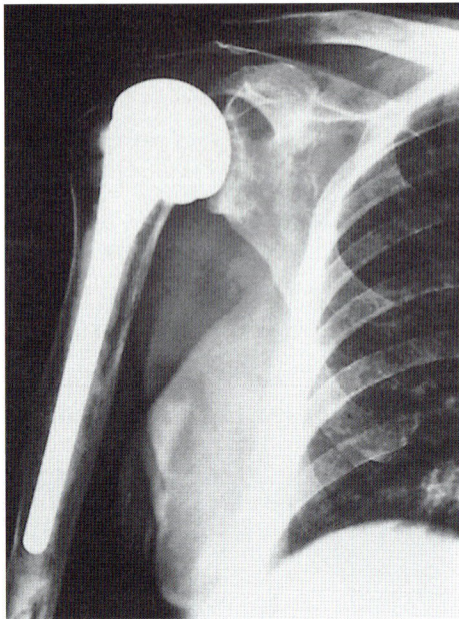

Abb. H26. Hemiprothese. Zementierte Kopfprothese des rechten Humerus

und Hautpilzerkrankungen; in Gesichts-, Haarwässern und Haarfärbemittel

Henoch-Syndrom *nt*: *Syn: Purpura fulminans*; *s.u. Purpura rheumatica*

He|pa|rin *nt*: u.a. in den Mastzellgranula vorkommendes, gerinnungshemmendes Glykosaminoglykan, das therapeutisch als Antikoagulans Verwendung findet; Heparin wirkt indirekt durch eine Aktivierung von Antithrombin III sowie einer Hemmung von Thrombokinase, Faktor V, IX und XII; hemmt in hoher Dosierung die Thrombozytenaggregation; wegen der aktivierenden Wirkung auf die Lipoproteinlipase hat es eine positive Wirkung bei Arteriosklerose; endogenes oder parenteral zugeführtes Heparin wird in der Leber durch Heparinasen abgebaut; **Anw.:** vorübergehende systemische Antikoagulation [meist intravenöse **Vollheparinisierung**] und Thromboseprophylaxe [**Low-dose-Heparin** subkutan]; **Dosierung**: abhängig von Gerinnungswerten, Art und Verlauf der Erkrankung, Gewicht und Alter des Patienten; zu berücksichtigen sind unterschiedliche Heparinempfindlichkeit und mögliche Änderung der Heparintoleranz im Verlauf der Therapie; **Thromboseprophylaxe** [Low-dose-Heparin] prä- und postoperativ 5.000–7.500 I.E. s.c. alle 8–12 h; **sekundäre Thromboseprophylaxe** [Verhütung von Rethrombosierungen] bei akutem Herzinfarkt 2–3 × 7.500 I.E. s.c.; **Thromboembolie** initial 5.000–10.000 I.E. I.v., gefolgt von Dauerinfusion von 25.000–40.000 I.E./24 h; bei Kindern initial 50 I.E./kg KG, anschließend 20 I.E./kg KG/h; **NW:** Blutungen, v.a. Haut, Schleimhäute, Wunden, Gastrointestinal- und Urogenitaltrakt; Anstieg von Transaminasen [GOT, GPT], γ-GT, LDH und Lipase im Serum, vorübergehender Haarausfall, Osteoporose; **Kontraind.:** hämorrhagische Diathese, Mangel an Gerinnungsfaktoren, schwere Einschränkungen der Leber-, Nieren- oder Pankreasfunktion, schwere Thrombozytopenie, Ulzera im Magen- oder Darmbereich, Hypertonie, Hirnblutung, Traumen oder chirurgische Eingriffe am ZNS, subakute bakterielle Endokarditis, Nieren-, Harnleitersteine, chronischer Alkoholismus, Retinopathie, Augenoperationen, Abortus imminens; besonders sorgfältige ärztliche Überwachung bei längerer Anwendung während der Schwangerschaft, gleichzeitiger Behandlung mit Fibrinolytika, oralen Antikoagulantien oder Acetylsalicylsäure; *s.u. Essay Thrombose und Embolie S. 1527*

He|pa|tek|to|mie *f*: *Syn: Leberentfernung, Leberresektion*; operative Entfernung der Leber oder eines Teils der Leber; es können kleinere Bezirke [**Keilexzision**] ausgeschnitten oder

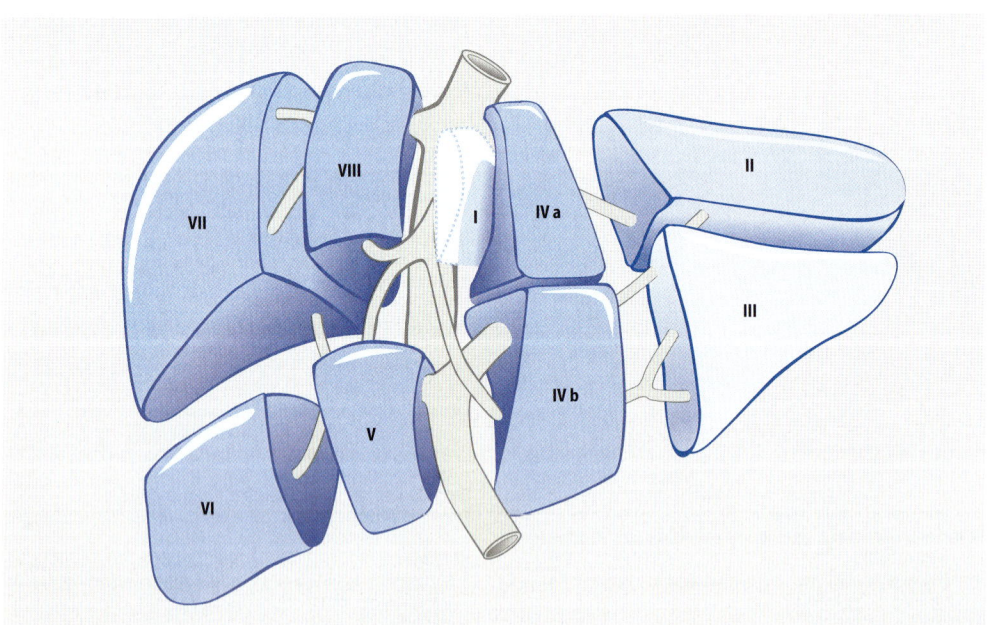

Abb. H27. Hepatektomie. Typische Formen der Leberresektion: bei Segmentresektion Entfernung von z.B. Segment II oder III, Hemihepatektomie rechts umfasst die Segmente V - VIII, bei der erweiterten Hemihepatektomie rechts werden auch noch die Segmente IV a und b reseziert

ganze Segmente [**Segmentresektion**] entfernt werden; bei der **Hemihepatektomie** wird der rechte oder linke Leberlappen reseziert; die **erweiterte Hemihepatektomie** umfasst einen Leberlappen plus Segmente des anderen Lappens

He|pa|ti|cae nobilis herba *f*: *Syn*: *Leberblümchenkraut*; oberirdische Pflanzenteile des Leberblümchens*

He|pa|ti|ca nobilis *f*: → *Leberblümchen*

He|pa|ti|ko|chol|an|gi|o|en|te|ro|sto|mie *f*: *Syn*: *Hepatikoenterostomie*; operative Verbindung von Ductus hepaticus communis und Dünndarm; *s.a. Hepatikojejunostomie*

He|pa|ti|ko|chol|an|gi|o|je|ju|no|sto|mie *f*: → *Hepatikojejunostomie*

He|pa|ti|ko|chol|e|do|cho|sto|mie *f*: operative Verbindung von Ductus hepaticus communis und Ductus choledochus

He|pa|ti|ko|do|cho|to|mie *f*: operative Eröffnung von Ductus hepaticus communis und Ductus choledochus

He|pa|ti|ko|du|o|de|no|sto|mie *f*: operative Verbindung von Ductus hepaticus communis und Duodenum

He|pa|ti|ko|en|te|ro|sto|mie *f*: → *Hepatikocholangioenterostomie*

He|pa|ti|ko|gas|tro|sto|mie *f*: operative Verbindung von Ductus hepaticus communis und Magen

He|pa|ti|ko|je|ju|no|sto|mie *f*: *Syn*: *Hepatikocholangiojejunostomie*; operative Verbindung von Ductus hepaticus communis und Jejunum, z.B. als **intrahepatische Hepatikojejunostomie nach Longmire** oder **portoenterale Hepatikojejunostomie nach Kasai** bei partieller biliärer Atresie zur Überbrückung der Zeit bis zu einer Lebertransplantation

He|pa|ti|ko|li|tho|to|mie *f*: operative Eröffnung des Ductus hepaticus communis und Entfernung von Gallensteinen

He|pa|ti|ko|sto|mie *f*: Anlegen einer äußeren Ductus hepaticus communis-Fistel zur Gallenableitung

He|pa|ti|ko|to|mie *f*: operative Eröffnung des Ductus hepaticus communis

He|pa|ti|tis *f*, *pl* **-ti|ti|den**: *Syn*: *Leberentzündung, Leberparenchymentzündung*; Entzündung des Leberparenchyms; kann infek-

tiös [Viren, Bakterien, Parasiten], toxisch [z.B. Alkoholhepatitis], autoimmunologisch oder reaktiv bedingt sein; klinisch manifestiert sich die Entzündung durch Appetitverlust, Störung des Allgemeinbefindens, Lebervergrößerung [Hepatomegalie], leichtes Fieber und Gelbsucht [Ikterus], die aber nur in der Hälfte der Fälle [v.a. akute Hepatitiden] auftritt; die **akute Hepatitis** ist i.d.R. eine Virushepatitis und verläuft klinisch auffällig, während die **chronische Hepatitis** vielfältige Ursachen haben kann und wesentlich symptomärmer verläuft; *s.u. Essay Akute und chronische Virushepatitiden S. 567, Essay Leberzirrhose S. 877, Essay Geschlechtskrankheiten – Genitale Kontaktinfektionen S. 475*

Hepatitis A: *Syn*: *Virushepatitis A, epidemische Hepatitis, Hepatitis epidemica*; durch das Hepatitis-A-Virus [HAV] her-

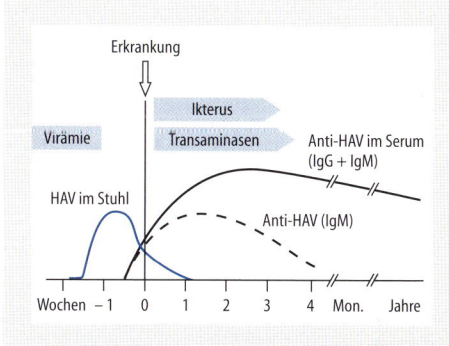

Abb. H28. Hepatitis A. Verlauf einer Hepatitis A

Tab. H10. Hepatitis. Wichtige Merkmale der Hepatitiden

Eigenschaft	Hepatitis						
	A	B	D	C	E	G	TTV
Inkubationsperiode Übertragung	2–6 Wochen Fäkal-oral (Wasser, Stuhl, Nahrungsmittel)	2–6 Monate Parenteral Intimverkehr Perinatal	2–10 Wochen Parenteral Intimverkehr (?) Perinatal	2–10 Wochen Parenteral Sexuell Sporadisch	6 Wochen Fäkal-oral Trinkwasser	? Parenteral Sexuell	? Parenteral Fäkal-oral Sexuell (++)
Infektiöses Material	Stuhl	Blut, Blutprodukte, Speichel, Sperma, Exsudate	Blut, Blutprodukte, Speichel, Sperma, Exsudate	Blut, Blutprodukte, Speichel, Sperma, Exsudate	Stuhl, Trinkwasser	Blut, Blutprodukte	Blut, Stuhl
Verlauf	Kurz, gutartig	Schwer Chronizität	Schwerer als HB „Akute Schübe" Leberkarzinom	Leichter als HB Chronizität einer Hepatitis B Leberkarzinom	Gutartig Kurz Zirrhose	Fraglich	?
Auftreten	Endemisch Epidemisch	Risikogruppen Endemisch Sporadisch Lokal-epidemisch	Risikogruppen Endemisch Sporadisch	Endemisch Sporadisch Risikogruppen	Endemisch Sporadisch	Sporadisch Endemisch Risikogruppen	Endemisch
Prophylaxe	Hepatitis A-IgG Aktive Impfung	Hepatitis B-IgG Aktive Impfung	Hepatitis B-IgG Aktive Impfung	?	?	?	? +
Inapparenz	etwa 50%	60–80%	+	Sporadisch 10–50% Posttransfusional 60%	?	+	
Chronizität	–	10%	60–80%	etwa 60–80%	–	persistent	+?
Fulminanz	0,6% von Hospitalisierten	Wildtyp 1% Mutanten 30%	Koinfektion 1–2% Superinfektion bis 50%	<1%	Männer 2–3% Gravide 22%	+(?)	+?

vorgerufene akute Virushepatitis [Inkubationszeit 15–45 Tage], die oft anikterisch verläuft und meist innerhalb von 4–8 Wochen ausheilt; die Übertragung erfolgt fäkal-oral über Lebensmittel [v.a. Salate, Muscheln] und Trinkwasser; die Schädigung der Leberzellen erfolgt indirekt durch zytotoxische Lymphozyten; **Klinik**, **Diagnose** und **Therapie** *s.u. Essay Akute und chronische Virushepatitiden S. 567*

alkoholtoxische Hepatitis: *Syn: chronische Alkoholhepatitis, alkoholische Hepatitis*; durch chronischen Alkoholabusus hervorgerufene (chronische) Leberentzündung, die zu Verfettung der Hepatozyten [Fettleberhepatitis] führt, aus der sich eine Leberzirrhose entwickeln kann

anästhetika-induzierte Hepatitis: *Syn: narkose-induzierte Hepatitis*; durch Narkosemittel hervorgerufene Leberzellschädigung [z.B. Halothanhepatitis]

autoimmune Hepatitis: → *Autoimmunhepatitis*

Hepatitis B: *Syn: Virushepatitis B, Serumhepatitis, Transfusionshepatitis, Inokulationshepatitis*; Virushepatitis [Hepatitis-B-Virus, HBV] mit langer Inkubationszeit [45–160 Tage], die vor allem durch direkten Kontakt mit Blut oder Serum übertragen wird; die klassische akute B-Hepatitis verläuft klinisch auffälliger als eine Hepatitis A, führt aber in den meisten Fällen zur Ausheilung; 5–10 % der Patienten entwickeln eine chronische Hepatitis; weltweit sind ca. 300 Millionen Menschen an Hepatitis B erkrankt; für Deutschland wird die Anzahl der Infektionen auf ca. 50.000 pro Jahr angesetzt

der größte Teil der Infektionen verläuft klinisch inapparent, d.h., das Immunsystem eliminiert die Viren aus dem Körper; ist die Anzahl der Viren zu groß oder das Immunsystem nicht kompetent genug, kommt es nach 2–6 Monaten [die Länge der Inkubationszeit hängt primär von der Menge der eingedrungenen Viren ab; je mehr Viren, desto kürzer die Inkubationszeit] zu klinischen Erscheinungen; die Schädigung der Leberzellen wird aber nicht von den Viren verursacht, sondern ist durch die Immunreaktion bedingt, die die befallenen Zellen zerstört und das Virus eliminiert; die infizierten Zellen exprimieren Virusantigene [v.a. HBcAg und HBeAg], die als Zielantigen für zytotoxische T-Zellen dienen; bleibt die Eliminierung der Viren inkomplett, kommt es zur Ausbildung einer chronischen Hepatitis; **Kli**

nik, **Diagnose** und **Therapie** *s.u. Essay Akute und chronische Virushepatitiden S. 567*

Hepatitis C: *Syn: Virushepatitis C*; parenteral übertragene häufigste Form der Posttransfusionshepatitis [Erreger: Hepatitis-C-Virus, HCV]; der klinische Verlauf ist meist leichter als bei anderen Virushepatitiden; 60–80 % der Patienten mit klinisch manifester Hepatitis C entwickeln eine chronische Hepatitis; weniger als 1 % entwickeln eine fulminant tödliche Form; **Klinik**, **Diagnose** und **Therapie** *s.u. Essay Akute und chronische Virushepatitiden S. 567*

chronisch-aggressive Hepatitis: *Syn: chronisch-aktive Hepatitis*; meist als Folge einer Virushepatitis [Hepatitis B, Non-A-Non-B-Hepatitis] auftretende chronische Hepatitis mit typischen pathohistologischen Veränderungen [Mottenfraßnekrose]; eine Ausheilung ist auch noch nach Jahren möglich, häufiger kommt es aber zur Entwicklung einer Leberzirrhose und/oder eines primären Leberzellkarzinoms*; **Diagnose:** Klinik, Serologie, Biopsie; **Therapie:** Interferon-α

chronische Hepatitis: Sammelbezeichnung für chronisch verlaufende [mindestens 6 Monate] Hepatitiden unterschiedlicher Ätiologie; *s.u. Essay Akute und chronische Virushepatitiden S. 567*

chronisch-persistierende Hepatitis: chronische Hepatitis auf viraler oder medikamentös-toxischer Grundlage; i.d.R. gute Ausheilungstendenz und nur selten Übergang [10 %] in eine chronisch-aggressive Form; **Diagnose:** Klinik, Serologie, Biopsie; **Therapie:** symptomatisch; Interferon-α wenn es Zeichen eines Übergangs in die chronisch-aggressive Form gibt

Hepatitis D: *Syn: Deltahepatitis, Virushepatitis D*; durch das Deltaagens hervorgerufene Virushepatitis, die an das Vorhandensein von Hepatitis B-Viren gebunden ist; es gibt vier mögliche Krankheitsverläufe: 1. bei einer primären Doppelinfektion mit HBV und HDV kommt es zu einer meist schwer verlaufenden Hepatitis B, die i.d.R. ausheilt, außer es kommt zu einer Lebernekrose; 2. oft geht die primäre Doppelinfektion aber in eine chronisch-aktive Hepatitis und später Zirrhose über; bei Sekundärinfektion von HBsAg-Trägern mit dem Deltaagens kann es 3. zu einer akuten Hepatitis mit Ausheilung oder 4. zu chronisch-aktiver Hepatitis mit Zirrhose und oft fulminantem Verlauf kommen

Hepatitis E: *Syn: Virushepatitis E*; durch das Hepatitis-E-Virus [HEV] hervorgerufene epidemische Hepatitisform; die Übertragung erfolgt fäkal-oral, v.a. über Trinkwasser; nach einer Inkubationszeit von 18–64 Tagen kommt es zu einer akuten Hepatitis, die klinisch einer schweren Hepatitis A gleicht; die **Diagnose** erfolgt serologisch durch Nachweis von HEV-Antigen; heilt vollständig aus, hinterlässt aber keine bleibende Immunität, d.h. Reinfektionen sind möglich

Hepatitis G: *Syn: Virushepatitis G*; durch RNA-Viren [Hepatitis-G-Virus, Hepatitis-GB-Virus-C] verursachte Hepatitis, die ca. 3 % aller akuten und 17 % aller chronischen Hepatitiden ausmacht; es ist aber ungeklärt, ob die Viren alleine eine Hepatitis verursachen können; oft findet man sie gemeinsam mit Hepatitis C-Virus und HIV

lupoide Hepatitis: → *Bearn-Kunkel-Slater-Syndrom*

reaktive Hepatitis: *Syn: Minimalhepatitis, reaktiv-unspezifische Hepatitis*; Sammelbegriff für diffuse oder herdförmige entzündliche Begleitreaktionen bei Lebererkrankungen unterschiedlicher Genese [Tumor, Fettleber]

Hepatitis-A-Virus *nt*: weltweit verbreitetes Picornavirus, das v.a. fäkal-oral übertragen wird; wurde 1973 entdeckt; *s.a. Essay Akute und chronische Virushepatitiden S. 567*

Hepatitis B-Core-Antigen *nt*: *Syn: HBc-Antigen*; nicht im Blut auftretendes Antigen des Viruskapsids des Hepatitis-B-Virus; Vorstufe von Hepatitis Be-Antigen; *s.a. Essay Akute und chronische Virushepatitiden S. 567*

Hepatitis Be-Antigen *nt*: *Syn: HBe-Antigen*; im Serum nachweisbares Antigen des Hepatitis-B-Virus, das während der Virusreplikation gebildet und ins Blut abgegeben wird; regt die Bildung von spezifischen Antikörpern [Anti-HBe] an; *s.a. Essay Akute und chronische Virushepatitiden S. 567*

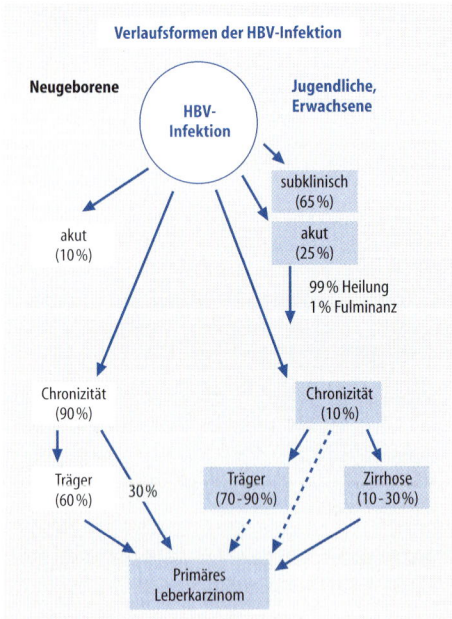

Abb. H29. Hepatitis B. Verlaufsformen der Hepatitis B

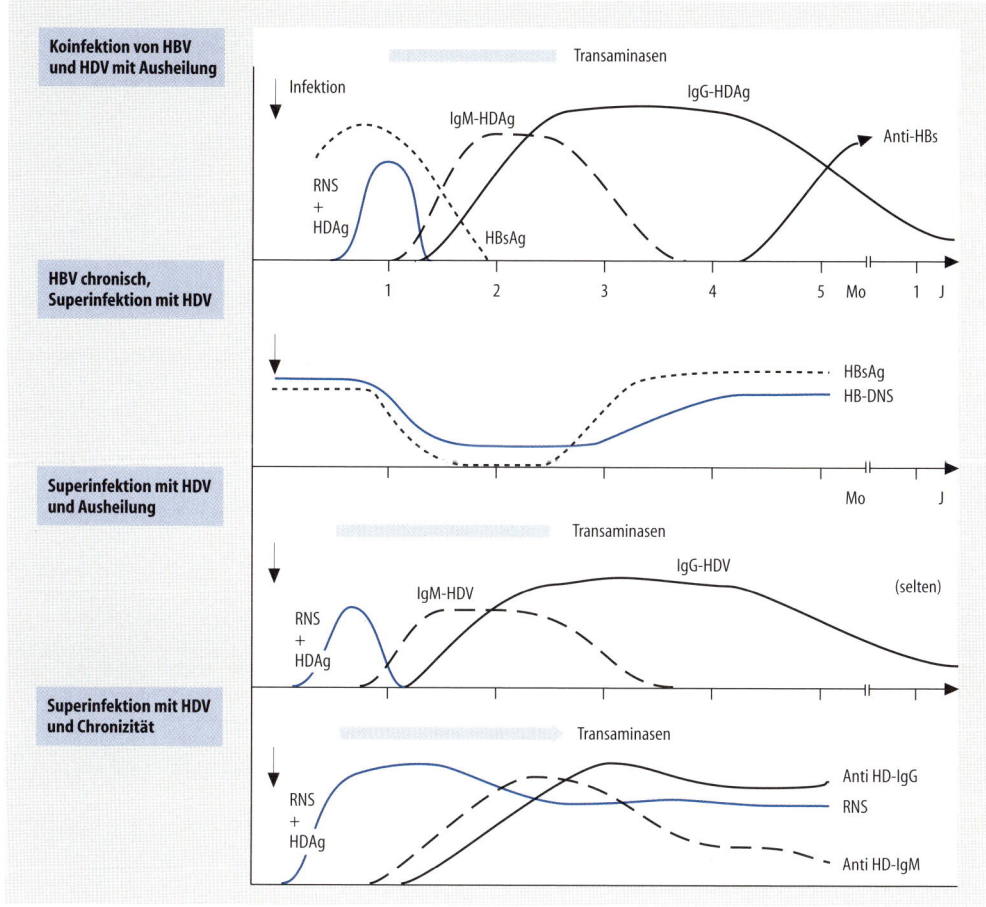

Abb. H30. Hepatitis D. Koinfektion von Hepatitis B und D bzw. Superinfektion mit Hepatitis-D-Virus

Hepatitis B-Oberflächenantigen *nt: Syn: Australiaantigen, Hepatitis B surface-Antigen, HB$_S$-Antigen*; auf der Oberfläche von Hepatitis B-Viren auftretendes Antigen mit Bedeutung für Diagnostik und Verlaufsbeobachtung; *s.u. Essay Akute und chronische Virushepatitiden S. 567*

Hepatitis-B-Virus *nt*: DNA-Virus, das v.a. parenteral übertragen wird; das komplette Virus besteht aus einem Kapsid aus Hepatitis B-Core-Antigen, das die Doppelstrang-DNA enthält, und einer lipidhaltigen Hülle mit den Hepatitis B-Oberflächenantigen; bei der Replikation des Virus in der Wirtszelle werden außer dem Virus auch noch **HBsAG-Partikel** gebildet und freigesetzt; es sind rundliche oder filamentöse Partikel aus Hepatitis B-Oberflächenantigen, die aber nicht infektiös sind; daneben wird noch das lösliche HBe-Antigen ins Blut abgegeben; das Virus bildet das sog. **HBx-Protein**, das als Aktivator verschiedener viraler und zellulärer Promotoren wirkt und eine wichtige Rolle bei der Entstehung des Leberzellkarzinoms spielt

die Spiegel der verschiedenen Antigene bzw. der gegen sie gebildeten Antikörper schwanken zu verschiedenen Zeitpunkten der Infektion; sie erlauben nicht nur die Diagnose der Erkrankung, sondern helfen auch bei der Prognose des Verlaufs der chronischen Formen; *s.a. Essay Akute und chronische Virushepatitiden S. 567, s.a. Abb. H31, Abb. H32*

Hepatitis-C-Virus *nt*: RNA-haltiges Flavivirus; wird v.a. parenteral übertragen; *s.a. Essay Akute und chronische Virushepatitiden S. 567*

Hepatitis-D-Virus *nt: Syn: Hepatitis-Delta-Virus, Deltaagens*; defektes RNA-Virus, das ein Helfervirus [Hepatitis B-Virus] benötigt; Erreger der Hepatitis D; findet sich v.a. in Süditalien, Zentralafrika, im vorderen Orient sowie bei i.v.-Drogenabhängigen; in Deutschland liegt die Durchseuchung unter 1 %, bei i.v.-Drogenabhängigen aber bei 40 %; die Übertragung findet durch Geschlechtsverkehr, Kontakt mit Blut oder Blutprodukten, Speichel, nicht-sterilisierte Nadeln usw. statt; *s.a. Essay Akute und chronische Virushepatitiden S. 567*

Hepatitis-E-Virus *nt*: Plusstrang-RNA-Virus, das endemisch und epidemisch in Asien, Afrika und Südamerika vorkommt; wird fäkal oral übertragen; Erreger der Hepatitis E; *s.a. Hepatitisviren*

Hepatitis-GB-Virus-C *nt*: RNA-haltiges Flavivirus; Erreger der Hepatitis G; wird durch Blut oder Blutprodukte sowie sexuell übertragen; *s.a. Hepatitisviren*

Hepatitis-G-Virus *nt*: RNA-haltiges Flavivirus; Erreger der Hepatitis G; wird durch Blut oder Blutprodukte sowie sexuell übertragen; *s.a. Hepatitisviren*

He|pa|ti|tis|vi|ren *pl*: die Erreger von virus-bedingten Hepatiden gehören sowohl zu den DNA- als auch RNA-Viren; sie können akute und chronische Erkrankungen hervorrufen sowie Leberzirrhose und Leberzellkarzinom; *s.a. Essay Akute und chronische Virushepatitiden S. 567, Essay Virusinfektionen S. 1667, s.a. Tab. H11*

He|pa|to|blas|tom *nt: Syn: Lebermischtumor*; embryonaler Leber-

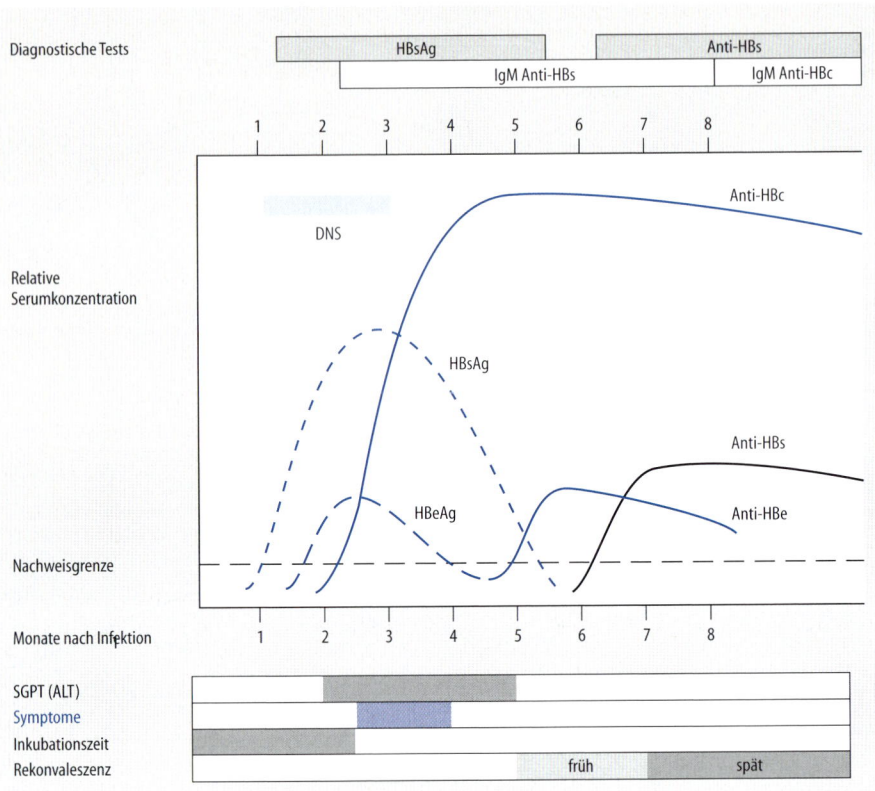

Abb. H31. Hepatitis-B-Virus. Ablauf einer Infektion mit dem Hepatitis-B-Virus

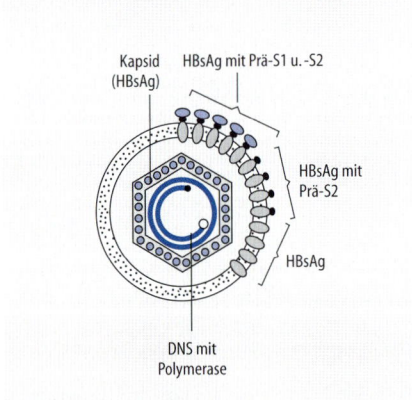

Abb. H32. Hepatitis-B-Virus

tumor, der auch Knochen und Osteoid enthält; tritt v.a. bei Kindern vor dem 4. Lebensjahr auf; wächst schnell und metastasiert frühzeitig, meist in die Lunge; **Prognose:** schlecht

He|pa|to|chol|an|gi|o|l|du|o|de|no|sto|mie f: operative Verbindung von Gallenwegen und Duodenum nach einer Teilentfernung [meist Segmentresektion] von Lebergewebe

He|pa|to|chol|an|gi|o|en|te|ro|sto|mie f: Syn: Hepatoenterostomie; operative Verbindung von Gallenwegen und Dünndarm nach einer Teilentfernung [meist Segmentresektion] von Le-

bergewebe; *s.a. Hepatoportoenterostomie*

He|pa|to|chol|an|gi|o|gas|tro|sto|mie f: operative Verbindung von Gallenwegen und Magen nach einer Teilentfernung [meist Segmentresektion] von Lebergewebe

He|pa|to|chol|an|gi|o|je|ju|no|sto|mie f: operative Verbindung von Gallenwegen und Jejunum nach einer Teilentfernung [meist Segmentresektion] von Lebergewebe; *s.a. Hepatoporto-enterostomie*

He|pa|to|chol|an|gi|o|sto|mie f: Anlegen einer äußeren Gallenwegsfistel zur Gallenableitung

He|pa|to|en|te|ro|sto|mie f: → *Hepatocholangioenterostomie*

He|pa|to|gra|fie, -gra|phie f: Röntgenkontrastdarstellung der Leberarterie [Arteria hepatica communis] und ihrer Äste als Sonderform der selektiven Angiografie

He|pa|to|lie|no|gra|fie, -gra|phie f: → *Splenoportografie*

He|pa|to|li|thek|to|mie f: operative Entfernung von Lebersteinen [Hepatolithen]

He|pa|tom|phal|lo|ze|le f: Syn: Hepatoomphalos; Nabelschnurbruch mit Teilen der Leber im Bruchsack; *s.a. Essay Eingeweidebrüche/Hernien S. 577*

He|pa|to|om|pha|los m: → *Hepatomphalozele*

He|pa|to|phle|bo|gra|fie, -gra|phie f: Syn: Leberphlebografie; Röntgenkontrastdarstellung der Lebervenen; *s.a. Splenoportografie*

He|pa|to|phos|pho|ry|la|se|man|gel m: → *Glykogenose Typ VI*

He|pa|to|por|to|en|te|ro|sto|mie f: bei partieller biliärer Atresie wird zur Überbrückung der Zeit bis zu einer Lebertransplantation eine Anastomose intrahepatischer Gallengänge mit Darmschlingen angelegt; das Ausmaß der Exploration unterscheidet die unterschiedlichen Techniken [**Hepatoportoenterostomie nach Kasai, Ito oder Schweizer**], wobei die HPE nach Schweizer am extensivsten ist; *s.a. Abb. H33*

He|pa|tor|rha|phie f: Syn: Lebernaht; Naht der Leber nach Verlet-

Akute und chronische Virushepatitiden

G. Gerken

Virushepatitiden gehören zu den häufigsten humanen Infektionskrankheiten. Mehr als eine halbe Milliarde Menschen sind weltweit an einer chronischen Hepatitis B- oder C-Virusinfektion erkrankt. Vorwiegend kommt die Erkrankung in Afrika und Südostasien vor, die Durchseuchung in den westlichen Ländern beträgt weniger als ein Prozent. Während die enteral übertragenen Hepatitiden A und E nur akute und in seltenen Fällen fulminante Verläufe hervorrufen, sind insbesondere die Hepatitis B, ihre Coinfektionen bzw. Superinfektionen mit dem Hepatitis Delta-Virus und die Hepatitis C durch sowohl fulminante als auch chronische Verlaufsformen mit der Möglichkeit des Übergangs in eine Leberzirrhose gekennzeichnet.

Die chronischen Virushepatitiden B und C stellen auch das wichtigste Risiko zur Entwicklung eines primären Leberzellkarzinoms* [HCC] dar, das weltweit zu den häufigsten menschlichen Tumoren mit steigender Tendenz auch in den westlichen Ländern gehört. Um die Folgen der chronischen Virushepatitis zu verhindern bzw. die Erkrankung zu stoppen, werden heute spezifische Therapiemaßnahmen wie die Behandlung mit Immunmodulatoren [z.B. pegylierte Alpha-Interferone] und Nukleosid-Analoga [z.B. Lamivudin*, Adefovir*, Ribavirin*] eingesetzt. Seit einigen Jahren stehen aufgrund der Entschlüsselung der Virus-Genome aktive Impfstoffe gegen Hepatitis B und Hepatitis A zur Verfügung.

Tab. 1. Diagnostik der Virushepatitiden. Serologische Profile bei chronischer Virushepatitis

Diagnose	Befund						Kommentar
	HbsAg	HbeAg	HBV-DNA [quantitativ]	Anti-Delta	Anti-HCV	HCV-RNA [quantitativ]	
Hepatitis B	+	+	+	–	–	–	HBV-Wildtyp
Hepatitis B	+	–	+	–	–	–	HBV-Mutanten
Hepatitis D	+	+/–	+/–	+	–	–	HDV-RNA [Serum]
Hepatitis C	–	–	–	–	+	+	HCV-Genotyp [1 und 3 – Nachweis]
Hepatitis NA/E	–	–	–	–	–	–	anti-HBc pos., allein okkulte HBV-Infektion, HGV-RNA [selten]
Hepatitis NA/G	–	–	–	–	–	–	z.B. AIH, „HxV", metabolisch, toxisch

Hepatitis A

Epidemiologie und Pathogenese

Das **Hepatitis A-Virus** [HAV] ist ein Picornavirus, besitzt eine 8 kb lange Einzelstrang-RNA und existiert als ein einzelner Serotyp.

Die **HAV-Infektion** erfolgt meist fäkal-oral durch kontaminiertes Wasser oder Nahrungsmittel, wie Muscheln oder roher Fisch, in seltenen Fällen ist aber auch eine parenterale Übertragung möglich. Dementsprechend häufig ist das Auftreten der HAV-Infektion in Gegenden mit niedrigen sanitären und hygienischen Standards. In Deutschland haben altersabhängig etwa 50 % der Erwachsenen eine Hepatitis A durchgemacht. In den Entwicklungsländern liegt die Durchseuchung bei nahezu 100 %. Hier wird die Infektion meist schon in der Kindheit erworben und verläuft in der Mehrzahl der Fälle asymptomatisch. Niedriger sozialer Status und Unterbringung in Gemeinschaftsunterkünften sind Risikofaktoren für eine HAV-Infektion. Die sexuelle Übertragung ist selten.

Nach der Inokulation gelangt das Virus nach kurzer Virämie in die Leber. Die Virusvermehrung in den Leberzellen ruft eine immunpathologische Reaktion hervor, gekennzeichnet durch spezifische zytotoxische Lymphozyten, die zur Hepatitis-Reaktion in der Leber führen. Die Virusausscheidung erfolgt über die Gallenwege und über den Stuhl.

Klinik

Die Hepatitis A ist eine Erkrankung mit klinisch variabler Symptomatik, die von asymptomatischen Verläufen mit nur leichten allgemeinen Symptomen bis zu schweren ikterischen Verläufen mit Leberversagen [0,6 % der Fälle] führen kann. Dabei verläuft die Infektion meist dann schwerer, wenn sie in höherem Lebensalter oder bei zusätzlichen Risikofaktoren wie Adipositas, metabolischem Syndrom, Begleitmedikation und Begleiterkrankungen erworben wird. Nach einer **Inkubationszeit** von ca. 2–6 Wochen [im Mittel 32 Tage] kommt es üblicherweise zu einer wenige Tage anhaltenden Phase mit Allgemeinsymptomen, gekennzeichnet durch Schwäche, Müdigkeit, Fieber, Gelenkbeschwerden und Appetitlosigkeit. In dieser Phase können auch Übelkeit, Erbrechen, Durchfall oder Obstipation auftreten. Vorübergehend kann ein makulopapulöses [masernähnliches] Exanthem vorhanden sein. Eine Hepatosplenomegalie findet sich in ca. 10 % der Fälle.

In der Prodromalphase der HAV-Infektion kommt es zu einem raschen Anstieg der Transaminasen, deren Maximum zu Beginn des klinischen Ikterus erreicht wird [Transaminasenhöhe mehr als 1.000 U/l]. Der Ikterus hält etwa 2–3 Wochen an. In den meisten Fällen beginnt nach der 4. Erkrankungswoche die komplette klinische und biochemische Remission. Bereits zu Beginn der Erkrankung läßt sich HAV-IgM im Blut nachweisen, während die Ausscheidung des HAV-Virus bereits stark rückläufig ist. Die Inzidenz der fulminanten Hepatitis A liegt bei ca. 0,6 %, die Letalität der akuten Erkrankung ist beschränkt auf die fulminanten Verläufe, die gegebenenfalls eine Lebertransplantation erfordern. Als Folge der Infektion treten im allgemeinen keine chronischen Verläufe auf. In seltenen Fällen kann eine vorübergehende Induktion einer Autoimmunreaktion nachweisbar sein. Die extrahepatische Manifestation der Virushepatitis ist meist auf die akute Phase der Erkrankung beschränkt.

Diagnostik

Serologisch wird die akute Hepatitis A durch den Nachweis von IgM-Antikörpern [anti-HAV-IgM] im Blut diagnostiziert. Als Hinweis auf eine abgelaufene Hepatitis A werden im Serum lebenslang Antiköper vom IgG-Typ [anti-HAV-IgG] nachgewiesen. Eine molekulare Diagnostik [HAV-PCR] ist im Allgemeinen, ebenso wie die Bestimmung der Virusausscheidung im Stuhl, ohne klinische Bedeutung.

Therapie und Prophylaxe

❗ **Eine spezifische Therapie der Hepatitis A existiert nicht, symptomatische Maßnahmen wie Flüssigkeitszufuhr, fettarme Diät und Vermeidung von hepatotoxischen Noxen sind ausreichend.**

Seit einigen Jahren existiert eine **aktive Immunprophylaxe**, die bereits in der Kindheit eingesetzt werden kann. Nach einem Monat entwickeln 95 % der Erwachsenen bereits nach 2 Injektionen des Impfstoffes, der aus inaktivierten Viruspartikeln besteht, lebenslang protektive Antikörper. Die Impfung sollte insbesondere bei Risikopersonen wie Tropenreisenden, medizinischem Personal, Reinigungspersonal, Kanalarbeitern, Küchenpersonal, Laborpersonal, Patienten mit chronischen Leberkrankheiten, Personal in Kindergärten und Schulen, Personal und Insassen von Gefängnissen sowie Bewohnern von Gemeinschafts- und Flüchtlingsunterkünften großzügig erfolgen. Auch als **Last-Minute-Impfung** vor einer Hochrisikoreise oder als postexpositionelle Impfung ist die Verabreichung des Impfstoffes in doppelter Einmaldosierung zu empfehlen. Aktuell kann auch eine Hepatitis A/B-Kombinationsimpfung empfohlen werden.

Hepatitis B

Epidemiologie

Weltweit zählt das Hepatitis B-Virus mit mehr als 350 Millionen chronischen HBV-Trägern immer noch zu den häufigsten Infektionserkrankungen des Menschen. Gebiete mit hoher HBV-Trägerrate wie Südostasien, Teile Afrikas und Südamerikas weisen eine Durchseuchung der Bevölkerung von 7–20 % auf, während sich in Gebieten mit niedriger Endemierate wie Westeuropa und Nordamerika eine Trägerrate von weniger als 1 % nachweisen lässt. Das Virus wird überwiegend parenteral oder durch sexuelle Kontakte übertragen. Bei infizierten Personen befindet es sich in nahezu allen Körperflüssigkeiten wie Blut, Speichel, Urin, Galle, Muttermilch und Sperma. Die größte Bedeutung für eine Übertragung haben Blut- und Schleimhautkontakte. Bereits kleinste Mengen infizierten Blutes [0,00004 ml] können, wenn diese bei Minimalverletzungen, auch über Schleimhäute, in den Körper aufgenommen wird, eine Hepatitis B hervorrufen. Je höher der Anteil chronischer Virusträger in der Bevölkerung, desto größer ist die Bedeutung der vertikalen Transmission von der Mutter auf das ungeborene oder neugeborene Kind. Hierbei beträgt die Übertragungswahrscheinlichkeit im dritten Trimenon und unmittelbar vor der Geburt in Abhängigkeit von der Höhe der Virämie bis zu 80 %. Besonders fatal ist, dass gerade infizierte Neugeborene in über 80 % auch eine chronische Hepatitis B mit allen Folgekomplikationen entwickeln.

Virologie und Pathogenese

Das **Hepatitis B-Virus** [HBV] gehört zur Gruppe der Hepadna-Viren und besteht aus einer 3,2 kb langen Doppelstrang-DNA mit spezifischen Virusgenom-Abschnitten: **S-Gen, Polymerase-Gen, Core-Gen** und **X-Gen**. Im Nukleokapsid des Hepatitis-B-Core-Antigen [HBcAg] befindet sich die HBV-DNA und als Teil davon die HBV-Polymerase mit reverser Transkriptase-Aktivität. Die Hülle des Virus ist zusammengesetzt aus dem **Major Surface-Antigen** [HBsAg] und den **Prä-S-Proteinen** [Prä-S-Antigen], die wie spikeartige Antennen aus der Hülle herausragen.

Das HBsAg ist der Träger des immundominanten Antigens, das eine protektive Antikörperreaktion hervorruft. Es wird im Zytoplasma der Leberzelle im Überschuss gebildet, sodass es in freier Form im Plasma in großen Mengen vorkommt. Das **HBeAg** ist ein Bestandteil des Kernproteins und ein wichtiger Marker für die Replikation des Virus sowie die Infektiösität des Serums. Durch ein Stop-Kodon in der Prä-Core-Region kann das HBeAg verloren gehen, obwohl die Virusreplikation fortgesetzt wird [**HBe-Minusmutanten**]. Diese Gruppe stellt heute die häufigste Gruppe der chronischen HBV-Virusträger dar.

Das HBV ist nicht direkt zytopathogen. Eine zelluläre Immunantwort gegen infizierte Zellen führt zum Zelluntergang der Leberzellen. Die Virus-DNA wird nach der Aufnahme in die Zelle in das Wirtsgenom integriert und kann dort lebenslang persistieren. Sie kann sowohl Ausgangssubstrat für eine Reaktivierung der Viruserkrankung trotz HBsAg-Elimination sein als auch ein Risikofaktor für eine virale Hepatokarzinogenese darstellen.

Klinik

Die **Inkubationszeit** nach HBV-Infektion beträgt 6 Wochen bis 6 Monate, im Mittel etwa 2–3 Monate. Nach einer Prodromalphase entsteht bei etwa 25 % der Patienten ein Ikterus. Der Verlauf ist umso schwerer, je älter der Patient ist. Prinzipiell ist eine ikterische Erkrankung prognostisch günstiger als ein asymptomatischer Verlauf, der meistens chronisch wird. Etwa 85–90 % der Erwachsenen überwinden die Infektion nach ikterischem Stadium innerhalb eines halben Jahres mit Elimination des HBs-Antigens. In etwa 1 % der Fälle entsteht im akuten Stadium ein fulminanter Verlauf der Hepatitis B mit konsekutivem Leberversagen, das eine Indikation zu einer sofortigen Lebertransplantation darstellt. Im Rahmen der akuten Hepatitis B können klinisch eine Reihe von extrahepatischen Manifestationen wie Arthritis, Kryoglobulinämie, Glomerulonephritis, Vaskulitis, rheumatoide Arthritis oder Myokarditis im Sinne einer Immunkomplexerkrankung beobachtet werden.

Diagnostik

Serologisch finden sich bei der akuten HBV-Infektion hohe Titer von HBs-Ag, HBe-Ag sowie anti-HBc-IgM-Antikörper. Als direkter Marker der Virusreplikation ist die HBV-DNA im Serum nachweisbar. Nach Beginn der Ausheilungsphase der Hepatitis verschwinden die Virusantigene aus dem Serum und es entwickeln sich innerhalb von 2–3 Monaten Antikörper gegen HBeAg [Anti-HBe] und HBsAg [Anti-HBs]. Der Übergang in eine chronische Hepatitis B ist serologisch gekennzeichnet durch das Persistieren der Replikationsmarker [HBV-DNA, HBeAg und hohe Titer von HBsAg]. Hält die replikative Phase der Hepatitis B länger als 6 Monate an, ist per definitionem von einer chronischen Verlaufsform auszugehen. In dieser Phase lassen sich dann als Sonderformen zwei unterschiedliche chronische HBV-Verläufe differenzieren: zum einen die HBe-positive Verlaufsform mit positiver HBV-DNA [**HBe-positive Wildtyp-Hepatitis B**] sowie die HBe-Antigen-negative Form der chronischen Hepatitis B [**HBe-minus-Mutanten**]. Die Bestimmung der HBV-Genotypen [A, B, C, D] kann für Prognose und Therapieansprechen von Bedeutung sein.

Therapie der akuten Hepatitis B

! **Da die akute Verlaufsform der Hepatitis B in der Regel in über 90 % der Fälle einen selbstlimitierenden Verlauf nimmt, ist eine spezifische Therapie hierbei nicht erforderlich. Symptomatische Therapiemaßnahmen reichen in der Regel aus.**

Bei einem drohenden akuten Leberversagen mit Entwicklung einer fulminanten Virushepatitis ist experimentell die Möglichkeit einer antiviralen Therapie in einem hierzu erfahrenen Zentrum gegeben. Als Substanz wird Lamivudin* bzw. Adefovir* eingesetzt. Meist muss jedoch die Entscheidung zu einer sofortigen Lebertransplantation [HU-Meldung] in einem Transplantationszentrum als lebensrettende Maßnahme getroffen werden. Die antivirale Vorbehandlung mit Lamivudin* ist jedoch für die perioperative Phase wichtig zur Senkung des Risikos einer Reinfektion der transplantierten Leber in der Posttransplantationsphase.

Immunprophylaxe

Mit dem gentechnisch hergestellten HBs-Ag ist seit Mitte der 80er-Jahre ein wirksamer Impfstoff gegen Hepatitis B vorhanden. Die Impfung sollte dreimal innerhalb von sechs Monaten zum Zeitpunkt Null, nach einem Monat und nach sechs Monaten erfolgen. Hierbei liegt die Effektivität bei 95–98 %. Bei einer Anti-HBs-Konzentration von weniger als 10 U/l wird eine Auffrischungsimpfung empfohlen. Zur **Postexpositionsprophylaxe** nach Inokulation mit HBV-positivem Material beim Ungeimpften kann eine simultane aktive und passive Impfung eine Infektion verhindern. Von großer Bedeutung sind Impfprogramme bei Neugeborenen in Ländern mit hoher Prävalenz sowie in Risikogruppen mit HBV-positiven schwangeren Müttern. Prophylaktisch kann eine Impfung auch kombiniert mit Hepatitis A und B durchgeführt werden, selbst als **Last-minute-Gabe** mit beschleunigtem Impfschema [0/1/3 Wochen].

Therapie der chronischen Hepatitis B

Zur Behandlung einer chronischen Hepatitis B stehen heute sowohl Immunmodulatoren wie Interferon als auch antivirale Medikamente wie Lamivudin* und Adefovir* zur Verfügung. Seit mehr als 20 Jahren liegen Erfahrungen mit der Gabe von Interferonen [mittlerweile in der pegylierten Form des Interferon-alpha-2a] vor. Interferone wirken immunmodulatorisch und führen so zur Induktion einer spezifischen T-Zell-Antwort mit der Folge der Seroelimination von HBe-Antigenen. Weltweit betragen die Ansprechraten einer chronischen Hepatitis B unter Interferontherapie ca. 30–35 %, wenn Interferon alpha in einer Dosierung von 3 × 5–6 Millionen Einheiten pro Woche bis 6 Monate verabreicht wird. Durch die Interferon-Gabe wird zumindest die spontane HBe-Antigen-Serumkonversionsrate verdreifacht, was kurzfristig zu einer Verminderung der Leber-Dekompensation, zu einem Stopp der Progression der Lebererkrankung und zu einer Senkung der HCC-Inzidenz führt.

Günstige prognostische Faktoren für die Interferon-Therapie stellen hohe Transaminasen, niedrige HBV-DNA im Serum, junge Patienten unter 40 Jahren, fehlende Begleiterkrankungen, Frühphase der Chronizität [keine Zirrhose] und fehlende HBV-DNA-Mutantenentwicklung dar.

Nachteile der Interferontherapie sind die Notwendigkeit der subkutanen Gabe und die vergleichsweise schlechte Verträglichkeit mit grippeähnlichen Symptomen, Stimmungsveränderungen im Sinne von Depression, Knochenmarkssuppression und die hepatotoxische Wirkung im fortgeschrittenen Stadium einer Leberzirrhose. Auch können Autoimmunreaktionen wie Autoimmunthyreoiditis getriggert werden.

Bei HBe-Antigen-negativen Patienten mit chronischer Hepatitis B wird unter Interferon ebenfalls eine Reduktion der HBV-DNA beobachtet, jedoch kommt es nach Absetzen der Therapie erneut zur Reaktivierung der Infektion. Für diese Form der chronischen Hepatitis B stehen zum einen Nukleosid-Analoga in der Therapie im Vordergrund, zum anderen werden klinische Prüfungen zum Einsatz von Kombinationstherapien mit pegylierten Interferonen durchgeführt [Tab. 2].

Tab. 2. Therapie bei Hepatitis B. Kompensierte und immunkompetente Patienten

HBeAg positiv	HBeAg negativ [Prä-core Varianten]
bevorzugt IFN: • hohe ALT • niedrige HBV-DNA • keine Kontraindikationen • motivierte Patienten **bevorzugt Nukleotid/Nukleosid-Analoga:** • niedrige ALT • hohe HBV-DNA • ausgewählte Patienten	**Nukleotid/Nukleosid-Analoga:** • Langzeit-Therapie normalerweise erforderlich • bevorzugt Therapien mit niedrigem Resistenzrisiko: ADV • *Cave:* Langzeittherapie noch experimentell [z.B. IFN, Kombi]

Als neue Therapieoptionen der replikativen Hepatitis B haben sich in den letzten Jahren antivirale Substanzen etabliert. Hierzu gehören das Nukleosid-Analogon Lamivudin* und das Nukleotid-Analogon Adefovir*, die zur Therapie der chronischen Hepatitis B bereits zugelassen sind.

Lamivudin* kann in einer Dosierung von 100 mg täglich zur primären Therapie der HBe-Antigen-positiven Patienten aufgrund mehrerer multizentrischer Studien als Langzeittherapie oral erfolgreich eingesetzt werden. Es sollte bis mindestens 6 Monate nach erfolgter HBe-Antigen-Serokonversion gegeben werden. Die einjährige Behandlung bewirkt eine dauerhafte HBe-Ag-Serokonversionsrate von 20 %. Nach zweijähriger Therapie liegt die Rate bei 30 %, nach 3 Jahren bei 40 % und nach 5 Jahren bei ca. 60 %. Hierbei gelten die gleichen günstigen prognostischen Faktoren für das Ansprechen wie bei der Interferontherapie. Lamivudin* hemmt die virale RNA-abhängige HBV-DNA-Polymerase. Bei ca. 20 % der Patienten entwickelt der Erreger durch Mutationen im Polymerase-Gen eine Resistenz, die sich durch einen Wiederanstieg der HBV-DNA und der Transaminasen klinisch zu erkennen gibt. Solche Mutationen im Polymerase-Gen des Hepatitis B-Virus werden als YMDD-Mutationen bezeichnet. Je länger die Behandlungsdauer ist, desto höher ist die Rate der Resistenzentwicklung, die nach ca. 3–4 Jahren bis zu 50–60 % beträgt. Lamivudin ist gut verträglich und hat keine wesentlichen Nebenwirkungsraten.

Im Falle einer Resistenzentwicklung kann mittlerweile als Alternativpräparat das Nukleotid-Analogon Adefovir* verabreicht werden. Adefovir* ist ebenfalls eine direkt wirksame antivirale Substanz, die oral in einer Dosierung von 10 mg pro Tag sowohl bei HBe-Ag-positiver als auch HBe-Ag-negativer chronischer Hepatitis B verabreicht werden kann. Hierbei sind bessere und schnellere Ansprechraten mit Normalisierung der Transaminasen, Verlust der HBV-DNA aus dem Serum, HBe-Ag-Serokonversion zu erwarten als unter Lamivudin*. Der Hauptvorteil von Adefovir im Vergleich zu Lamivudin besteht jedoch in der selteneren Resistenzentwicklung, die nur bis zu 2 % nach 3 Jahren beträgt. Auch ist Adefovir gegen Lamivudin-resistente HBV-Partikel wirksam. Zu beachten ist jedoch über längere Zeit und bei höherer Dosierung eine Beeinträchtigung der Nierenfunktion, die regelmäßig überwacht werden sollte. Als neue Substanz ist derzeit Tenofovir in der klinischen Prüfung.

Kombinationstherapien zur Behandlung der chronischen HBV-Infektion, bestehend aus pegyliertem Interferon in Kombination mit antiviralen Substanzen wie Lamivudin*, Adefovir* und anderen sind derzeit noch in der klinischen Erprobung, sodass ein abschließendes Ergebnis dazu noch nicht vorliegt. Aus diesen Studien lässt sich zumindest ableiten, dass die chronische Hepatitis B erfolgreich mit pegyliertem Interferon* alpha [Peginterferon alfa] behandelt werden kann und dass bestimmte Genotypen des Hepatitis B-Virus wie Genotyp A und B deutlich besser von der Therapie profitieren als die Genotypen C und D.

Hepatitis Delta

Das **Heptitis-Delta-Virus** [HDV] ist ein defektes RNA-Virus und benötigt für seine Replikation die Hüllproteine des Hepatitis B-Virus. Somit kann eine Hepatitis D nur auftreten, wenn eine Hepatitis B bereits vorliegt oder beide Viren gleichzeitig übertragen werden. Das HDV wird wie das HBV parenteral übertragen. Die Hepatitis D ist besonders im vorderen Orient, in Süditalien und Zentralafrika verbreitet; in Mitteleuropa sind vor allem Drogenabhängige betroffen. Das HDV ist wahrscheinlich direkt zytopathogen. Eine Simultaninfektion führt in der Regel zur akuten Hepatitis mit Ikterus und spontaner Ausheilung wie bei der Hepatitis B, gelegentlich treten jedoch auch fulminante Verläufe mit akutem Leberversagen auf. Eine Superinfektion eines HBs-Ag-Trägers mit dem Deltavirus führt zu einer beschleunigten Zirrhoseentstehung.

> ❗ **Die Therapie der Delta-Hepatitis ist zunächst symptomatisch, eine spezifische antivirale Therapie existiert nicht. Bei fulminanten Verläufen kann nur eine Lebertransplantation die Patienten retten.**

Die chronische Hepatitis Delta verläuft meist progressiv mit Entwicklung einer beschleunigten Leberzirrhose. Zur Therapie werden Interferone in hohen Dosen eingesetzt, woraus ein vorübergehender Stopp der Progression der Grunderkrankung resultiert. Hier existiert durch die Therapie mit pegylierten Interferonen eine Therapieoption. Ist eine dekompensierte Hepatitis Delta-assoziierte Leberzirrhose vorhanden, so sind die Erfolgsaussichten einer Lebertransplantation eher besser als bei einer chronischen Hepatitis B, da eine Reinfektion seltener die Folge ist.

Hepatitis C

Epidemiologie

Weltweit wird die Zahl der HCV-infizierten Patienten auf mehr als 100–200 Millionen geschätzt, mit steigender Tendenz. In Deutschland beträgt die Durchseuchung mit dem Hepatitis C-Virus etwa 0,5–1 % in der Bevölkerung, wohingegen in manchen Gebieten in Südostasien bis zu 50 % betroffen sind. In der westlichen Welt ist heute die HCV-assoziierte Leberzirrhose der Risikofaktor ersten Ranges für die Entwicklung eines Leberkarzinoms.

Virologie und Pathogenese

Das **Hepatitis C-Virus** wurde erstmals im Jahre 1989 als ein einzelsträngiges RNA-Virus aus der Gruppe der Flaviviridae identifiziert. Das Virus besitzt eine hohe genetische Variabilität mit mehr als 10 mittlerweile identifizierten Genotypen, die teilweise noch in Subtypen unterteilt sind. Von klinischer Bedeutung sind lediglich die Genotypen 1 und 3 sowie in gewissem Maße 4, 5 und 6. Das HCV ist wahrscheinlich nicht direkt zytopathogen, sondern induziert eine spezifische zytotoxische T-Zellantwort, die zur Hepatitis führt.

Das HCV wird parenteral vor allem durch Blutkontakt übertragen. Anders als bei der Hepatitis B scheinen Infektionen über andere Körperflüssigkeiten nicht oder nur selten zu erfolgen. So ist auch die Infektionswahrscheinlichkeit bei Sexualkontakten eher gering und nur bei Patienten mit extrem hoher Viruslast wie zum Beispiel bei HIV/HCV-Koinfektion möglich. Bei nahezu 40 % der infizierten Patienten ist die Infektionsquelle und der Infektionsweg unklar. Die Hepatitis C ist durch eine hohe Chronifizierungsrate von ca. 70 % gekennzeichnet. Die Inkubationszeit beträgt nach Infektion ca. 2 bis 32 Wochen. Die akute Hepatitis C zeigt in zwei Drittel der Fälle einen eher asymptomatischen oder milden Verlauf. Ein fulminanter Verlauf ist hingegen sehr selten und meist nur bei bestehenden Kofaktoren oder Komorbiditäten vorhanden. Eine symptomatische, ikterische, akute Hepatitis C ist meist ein günstiger Prognosefaktor mit spontaner Ausheilungstendenz in ca. 30–40 % der Fälle. Risikofaktoren für die Chronifizierung der Hepatitis stellen z.B. der Übertragungsweg, die Menge des inokulierten Virus und Wirtsfaktoren wie Alter, genetisches Profil und Immunkompetenz dar. Die akute Hepatitis C wird durch den Nachweis von HCV-RNA im Blut nach Exposition gesichert. Anti-HCV-Antikörper treten meist verzögert 4–24 Wochen nach dem akuten Ereignis auf. Neben der Antikörperentwicklung, die keine protektiven Antikörper darstellen, und der Nachweisbarkeit der HCV-Virämie im Serum ist die Bestimmung der HCV-Genotypen von prognostischer Bedeutung für den natürlichen Verlauf und die Therapieansprechrate. So verläuft die Infektion mit dem HCV-Genotyp 1b eher schlechter und führt häufiger zu Leberzirrhose und HCC-Entwicklung als der Genotyp 3. Auch das Ansprechen ist unterschiedlich und schlechter für den Genotyp 1b als für den Genotyp 3, der meist in der Gruppe der Drogenabhängigen auftritt.

Therapie der akuten Hepatitis C

Aufgrund der hohen Chronifizierungsrate einer akuten Hepatitis C ist eine spezifische Therapie heute als Standard etabliert. Neueste Studien zeigen, dass ein Ansprechen von über 95 % erreicht werden kann mit einer adäquaten Interferon alpha-Monotherapie für 3–6 Monate. Die Studienlage zeigt, dass eine Therapie mit Interferon alpha, mindestens 5–6 Millionen Einheiten dreimal pro Woche, für 6 Monate erfolgen sollte. Alternativ wird sich die wöchentliche Einmalgabe von pegyliertem Interferon alpha 2a oder 2b gemäß der Studienlage etablieren. Wird eine akute Hepatitis C verzögert diagnostiziert, so sollte bereits primär eine Kombinationstherapie mit pegyliertem Interferon und Ribavirin* nach aktuellem Standard verabreicht werden.

Therapie der chronischen Hepatitis C

❗ **Die chronische Hepatitis C ist mittlerweile die häufigste Form der Virushepatitiden in Deutschland.**

Ein Drittel der Patienten bleibt asymptomatisch, ein Drittel der Patienten entwickelt langsam progredient eine Leberzirrhose, ein weiteres Drittel zeigt einen rascheren Verlauf mit einer Leberzirrhose und deren Komplikationen und einer hohen Assoziation zum Auftreten eines Leberzellkarzinoms. Kofaktoren für eine solche Entwicklung stellen insbesondere Alkoholkonsum, metabolisches Syndrom, Alter und ein kompromittiertes Immunsystem dar. Die gegenwärtige Standardtherapie der chronischen Hepatitis C besteht aus der Gabe von pegyliertem Interferon [2a oder 2b], das nur noch einmal wöchentlich injiziert wird. In Kombination mit dem Nukleosid-Analogon Ribavirin* konnte der Erfolg der Hepatitis C-Therapie deutlich verbessert werden. So beträgt bei der Behandlung der Hepatitis C mit dem Virus-Genotyp 2 und 3 mit pegyliertem Interferon und Ribavirin* die Ansprechrate ca. 80 % bei einer Therapiedauer von 24 Wochen. Bei den schwieriger zu behandelnden Patienten mit dem Genotyp 1 oder 4 muss die Behandlung in der Regel über 48 Wochen durchgeführt werden als Kombination des pegylierten Interferon alpha 2a oder 2b einmal wöchentlich zusammen mit Ribavirin* [1000–1200 mg p.o. täglich]. Hierbei erreichen die HCV-Genotyp-1-Patienten eine Ansprechrate von ca. 50 %. Für die Steuerung der Therapie von Bedeutung ist die Vorhersagbarkeit des Therapieerfolges nach Ablauf von drei Monaten. Hierbei ist entscheidend, dass die Senkung der Viruslast mehr als zwei Zehnerpotenzen beträgt. Nur dann ist von einem langfristigen Therapieerfolg auszugehen. Bei den Patienten, die innerhalb von drei Monaten keine Zeichen einer Senkung der Viruslast aufweisen, ist auch im weiteren Verlauf nicht mehr mit einer Elimination zu rechnen. Wenn aufgrund einer HCV-assoziierten Leberzirrhose eine Lebertransplantation durchgeführt wird, kommt es bei transplantierten Patienten nahezu in allen Fällen zu einer Reinfektion des Lebertransplantates mit HCV-Viruspersistenz. Die Kombinationstherapie von pegyliertem Interferon mit Ribavirin* ist auch bei diesen Patienten unter engmaschiger Verlaufskontrolle in einem erfahrenen Leberzentrum eine Alternative, um die Progression einer erneuten chronischen Lebererkrankung zu vermeiden.

Eine Immunprophylaxe bzw. eine Postexpositionsprophylaxe der Hepatitis C-Virusinfektion ist derzeit noch nicht möglich. Jedoch werden aktuell Studien durch Impfung mit antiviralen Nukleinsäuren durchgeführt [Protease-, Polymerase-, Helikase-Inhibitoren]. Auch eine DNA-Vakzinierung wird prinzipiell evaluiert. Realistischerweise wird die Entwicklung eines solchen Impfstoffes noch einige Jahre bis zur klinischen Anwendung in Anspruch nehmen.

Tab. H11. Hepatitisviren

Eigenschaft	Hepatitis						
	A	B	D	C	E	G	TTV
Erreger	HAV	HBV	HDV	HCV	HEV	HGV	TTV
Nucleinsäure	RNS (+)	DNS +/−	RNS (-)	RNS (+)	RNS (+)	RNS (+)	DNS (+)
Genom (kb)	7,8	3,2 kbp	1,7	9,4	7,5	9,4	3,8 kb
Durchmesser (nm)	28	42	36	60–70	34	?	?
Hülle	−	+	+ (HBV)	+	−	+	-
Virusfamilie	Picorna	Hepadna	Virusoid	Flavi	„Hepatitis E"	Flavi	Circino
Züchtung in vitro	+	(+)	−	(+)	−	−	−
Stabilität −20 °C	+	+	?	?	sehr gering	?	?
Stabilität 60 °C/1 h	stabil	stabil	fast inaktiv	fast inaktiv	?	?	?
Stabilität 100 °C/20 min	inaktiviert	inaktiviert	inaktiviert	inaktiviert	?	?	?

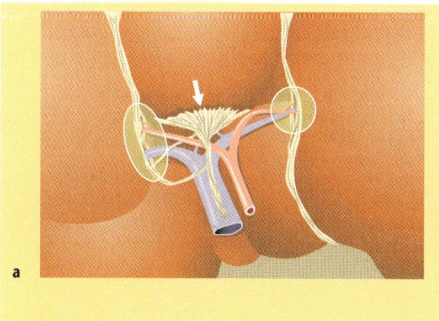

a

Exploration der Leberpforte

Die Exploration der Leberpforte zur Durchführung einer HPE nach SCHWEIZER beschränkt sich nicht auf die Region der fibrösen Leberpfortenplatte wie beim Verfahren nach KASAI vielmehr wird die Excision der Leberpforte über die rechte und linke laterale Leberpfortenfissur weitergeführt. Dort können größere Gallengangsrudimente des rechten und linken Leberlappens gefunden werden.

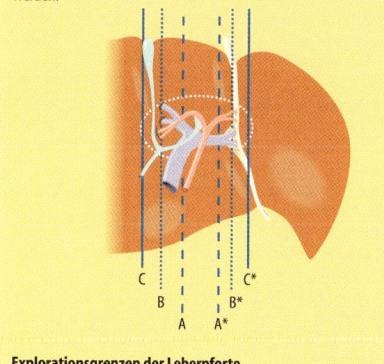

Explorationsgrenzen der Leberpforte
A–A*: nach KASAI, B–B*: nach ITO, C–C*: nach SCHWEIZER

b

Abb. H33. Hepatoportoenterostomie. Explorationsausmaß bei Hepatoportoenterostomie: der Pfeil in [a] kennzeichnet die Leberpforte nach Kasai, der Kreis und das Oval die Leberpforte nach Schweizer

zung oder Inzision

He|pa|tor|rhe|xis f: → Leberruptur

He|pa|to|sko|pie f: direkte Betrachtung der Leber, direkte Leberuntersuchung

He|pa|to|sple|no|gra|fie, -gra|phie f: → Splenoportografie

He|pa|to|to|mie f: Syn: Leberschnitt; Durchtrennung der Leber oder von Lebergewebe

He|pa|to|vi|rus nt, pl -ren: Gattung der Picornaviridae; enthält u.a. das Hepatitis A-Virus; s.a. Hepatitisviren

He|pa|to|zel|le f: Syn: Leberbruch; Hernie mit Teilen der Leber im Bruchsack; s.a. Essay Eingeweidebrüche/Hernien S. 577

Hep|ta|drin nt: → Tuaminoheptan

1,7-Hep|tan|di|car|bon|säu|re f: → Azelainsäure

Her|ba f: (Heil-)Kraut; meist Bezeichnung für die getrockneten oberirdischen Teile [Blätter, Blüten, Früchte, Stengel] von Heilkräutern; wurde früher in der Pharmazie bei der Bezeichnung der verwendeten Pflanzenteile vor den Pflanzennamen gestellt, steht heute aber hinter dem Namen

Herba Absinthii: Syn: Magenkraut, Wermutkraut, Absinthii herba; s.u. Artemisia absinthium

Herba Adonidis: Syn: Adoniskraut, Adonidis herba; s.u. Adonisröschen

Herba Agrimoniae: Syn: Odermennigkraut, Agrimoniae herba; s.u. Odermennig

Herba Alchemillae: Syn: Frauenmantelkraut, Alchemillae herba; s.u. Frauenmantel

Herba Anserinae: Syn: Gänsefingerkraut, Potentillae anserinae herba; s.u. Gänsefingerkraut

Herba Bardanae: Syn: Klettenkraut, Bardanae herba; s.u. Klette

Herba Bursae pastoris: Syn: Hirtentäschelkraut, Bursae-pastoris herba; s.u. Hirtentäschel

Herba Cardui benedicti: Syn: Benediktenkraut, Kardobenediktenkraut, Cnici benedicti herba; s.u. Kardobenedikte

Herba Centaurii: Syn: Tausendgüldenkraut, Fieberkraut, Centaurii herba; s.u. Centaurium erythraea

Herba Chelidonii: Syn: Chelidonii herba; s.u. Schöllkraut

Herba Convallariae: Syn: Maiglöckchenkraut, Convallariae herba; s.u. Maiglöckchen

Herba Droserae: Syn: Sonnentaukraut, Droserae herba; s.u. Sonnentau

Herba Echinaceae purpureae: Syn: Purpursonnenhutkraut, Echinaceae purpureae herba; s.u. Echinacea purpurea

Herba Equiseti: Syn: Schachtelhalmkraut, Pferdeschwanzkraut, Equiseti herba; s.u. Schachtelhalm

Herba Fumariae: Syn: Erdrauchkraut, Fumariae herba; s.u. Erdrauch

Herba Galeopsidis: Syn: Lieber-Kräuter, Galeopsidis herba; s.u. Hohlzahn

Herba Grindeliae: Syn: Grindeliakraut, Grindeliae herba; s.u. Grindelia

Herba Hyperici: Syn: Johanniskraut, Hyperici herba; s.u. Johanniskraut

Herba Leonuri: Syn: Leonuri herba; s.u. Herzgespann

Herba Lycopi: Syn: Wolfstrappkraut, Lycopi herba; s.u. Wolfstrapp

Herba Marrubii albi: Syn: Andornkraut, Marrubii herba; s.u.

Andorn

Herba Meliloti: *Syn: Steinklee, Meliloti herba; s.u. Steinklee*

Herba Millefolii: *Syn: Schafgarbenkraut, Millefolii herba; s.u. Schafgarbe*

Herba Nasturtii: *Syn: Brunnenkressenkraut, Nasturtii herba; s.u. Brunnenkresse*

Herba Passiflorae: *Syn: Passionsblumenkraut, Passiflorae herba; s.u. Passionsblume*

Herba Plantaginis lanceolatae: *Syn: Spitzwegerichkraut, Plantaginis lanceolatae herba; s.u. Spitzwegerich*

Herba Polygoni avicularis: *Syn: Vogelknöterichkraut, Weidmann-Tee, Polygoni avicularis herba; s.u. Vogelknöterich*

Herba Saniculae: *Syn: Sanikelkraut, Saniculae herba; s.u. Sanikel*

Herba Serpylli: *Syn: Quendelkraut, Serpylli herba; s.u. Quendel*

Herba Solidaginis: *Syn: Solidaginis herba; s.u. Goldrute*

Herba Spiraeae: *Syn: Mädesüßkraut, Spiraeae herba; s.u. Mädesüß*

Herba Symphyti: *Syn: Beinwellkraut, Symphyti herba; s.u. Beinwell*

Herba Taraxaci: *Syn: Löwenzahnkraut, Taraxaci herba; s.u. Löwenzahn*

Herba Thymi: *Syn: Thymiankraut, Thymi herba; s.u. Thymian*

Herba Tropaeoli: *Syn: Tropaeoli herba; s.u. Kapuzinerkresse*

Herba Urticae: *Syn: Brennesselkraut, Urticae herba; s.u. Brennessel*

Herba Violae tricoloris: *Syn: Violae tricoloris herba; s.u. Stiefmütterchen*

Herba Visci albi: *Syn: Mistelkraut, Visci albi herba; s.u. Mistel*

Herbst|bei|ße *f:* → *Trombidiose*

Herbst|krät|ze *f:* → *Trombidiose*

Herbst|zeit|lo|se *f: Syn: Colchicum autumnale;* zu den Liliengewächsen gehörende Pflanze, die Colchicin und andere Alkaloide enthält; **Herbstzeitlosensamen** [Colchici semen], **Herbstzeitlosenblüten** [Colchici flos] und **Herbstzeitlosenknollen** [Colchici tuber, Bulbus Colchici] werden zu Behandlung von Gicht [Gichtmittel ohne Beeinflussung des Harnsäurestoffwechsels], Gastroenteritis, Krampfneigung und rheumatischen Erkrankungen eingesetzt

He|re|do|pa|thia atactica polyneuritiformis *f: s.u. Neuropathien, hereditäre motorische und sensible*

He|rings|wurm *m: Syn: Anisakis marina;* dem Spulwurm [Ascaris lumbricoides] verwandter Wurm; der natürliche Endwirt sind Robben, Heringe der Zwischenwirt; beim Menschen [Fehlendwirt] entsteht ein Darmerkrankung [**Heringswurmkrankheit**, Anisakiasis] mit Ausbildung eosinophiler Granulome und Abszessen; in seltenen Fällen kommt es zu einem akuten Abdomen; **Diagnose:** Histologie, Serologie; **Therapie:** selbstlimitierend chirurgische oder endoskopische Entfernung, evtl. Albendazol★; *s.a. Essay Helminthosen S. 553*

Herlitz-Syndrom *nt: Syn: Herlitz-Typ der Epidermolysis bullosa junctionalis, Epidermolysis bullosa hereditaria letalis; s.u. Epidermolysis*

Her|nia *f, pl* **-ni|ae:** → *Hernie*

Hernia abdominalis: → *Bauchwandhernie*

Hernia accreta: irreponible Hernie, bei der der Bruchsackinhalt mit dem Bruchsack verwachsen ist

Hernia cicatricea: → *Narbenbruch*

Hernia cruralis: → *Schenkelhernie*

Hernia diaphragmatica: *Syn: Zwerchfellhernie;* Hernie durch eine (anatomische) Lücke im Zwerchfell; man unterscheidet Hernien im Bereich des Hiatus oesophagus [Hiatushernien] und **extrahiatale Hernien** [Morgagni-Hernie, Bochdalek Hernie]

Hernia disci intervertebralis: → *Bandscheibenprolaps*

Hernia epigastrica: → *Epigastrozele*

Hernia femoralis: → *Schenkelhernie*

Hernia femoralis pectinea: *Syn: Cloquet-Hernie;* Schenkelhernie mit dem Canalis femoralis als Bruchpforte

Hernia femoralis retrovascularis: *Syn: Narath-Hernie;* Schenkelhernie mit Bruchsack in der Lacuna vasorum retroinguinalis

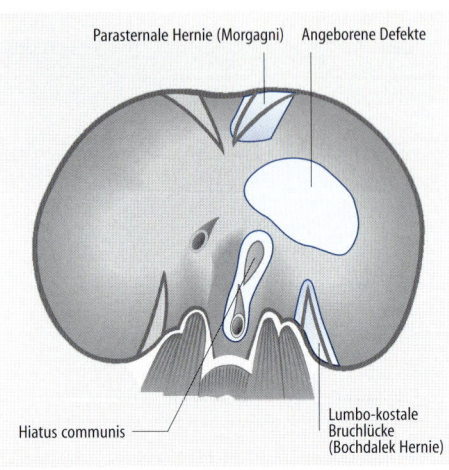

Abb. H34. Hernia diaphragmatica. Extrahiatale Zwerchfellhernien

Hernia funiculi umbilicalis: → *Omphalozele*

Hernia hypogastrica: → *hypogastrische Hernie*

Hernia incarcerata: → *inkarzerierte Hernie*

Hernia inguinalis: → *Leistenbruch*

Hernia inguinoscrotalis: indirekte Leistenhernie [Hernia inguinalis indirecta], die bis in das Skrotum hinabreicht

Hernia interna: *Syn: innere Hernie;* innerhalb der Bauchhöhle liegende Hernien sind von außen nicht sichtbar und werden deshalb meist erst bei Einklemmung mit Ileus diagnostiziert oder im Rahmen eines Eingriffs entdeckt

Hernia ischiadica: → *Beckenhernie*

Hernia lentis: → *Lentozele*

Hernia lineae albae: *Syn: mediane/mittlere Bauchwandhernie;* Bauchwandhernie in der Linea alba; liegt die Bruchpforte oberhalb des Nabels handelt es sich um epigastrische Hernie [**Hernia epigastrica**], liegt sie unterhalb des Nabels um eine hypogastrische Hernie [**Hernia hypogastrica**]

Hernia lumbalis: → *Lumbalhernie*

Hernia omentalis: 1. innere Hernie durch Lücken im Bauchnetz [Omentum] **2.** → *Epiplozele*

Hernia ovarialis: *Syn: Ovariozele;* Hernie mit Eierstock im Bruchsack

Hernia paraumbilicalis: Bauchwandhernie um den Nabel herum

Hernia permagna: irreponible Hernie mit übergroßem Bruchsack

Hernia postoperativa: selten verwendete Bezeichnung für Narbenbruch★

Hernia rectalis: → *Rektozele*

Hernia retroperitonealis: → *Treitz-Hernie*

Hernia scrotalis: → *Hodenbruch*

Hernia synovialis: *Syn: Birkett-Hernie, Synovialhernie;* Vorfall der Membrana synovialis durch eine Lücke in der Gelenkkapsel; muss bei Beschwerden reponiert und die Lücke verschlossen werden

Hernia umbilicalis: → *Nabelbruch*

Hernia varicosa: → *Varikozele*

Hernia ventralis: → *Bauchwandhernie*

Her|ni|a|ri|ae herba *f:* oberirdische Teile von Bruchkraut★

Her|ni|a|ri|a glabra *f: s.u. Bruchkraut*

Her|ni|a|ri|a hirsuta *f: s.u. Bruchkraut*

Her|ni|a|ti|on *f: Syn: Hernienbildung, Bruchbildung;* Ausbildung einer Hernie durch Vorfall des Bruchsacks durch eine natürliche oder erworbene Lücke; *s.a. Hernie, Essay Eingeweidebrüche/Hernien S. 577*

Her|nie *f: Syn: Bruch, Hernia, Eingeweidebruch;* angeborene oder erworbene Verlagerung von Bauchorganen [**Bruchinhalt**] in eine sackartige Ausstülpung des Bauchfells [**Bruch-**

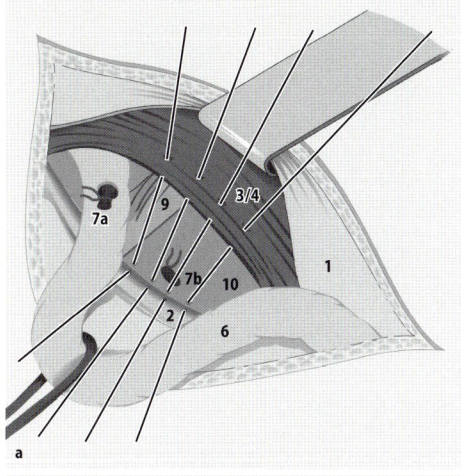

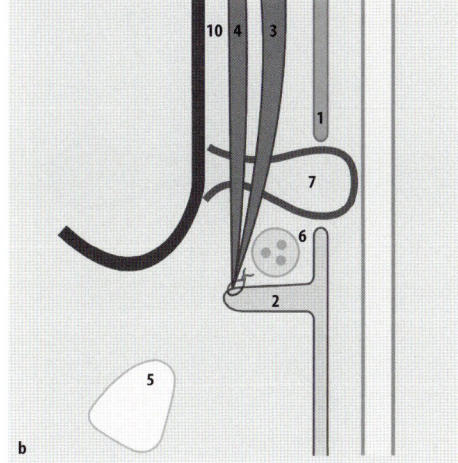

Abb. H35. Hernienplastik. Hernienplastik nach Bassini zur Versorgung einer Leistenhernie [siehe Text]: **1** Externusaponeurose, **2** Leistenband, **3/4** Musculi obliquus internus [3] und transversus [4], **5** Pecten ossis pubis, **6** Funiculus spermaticus **7a** indirekte Leistenhernie, **7b** direkte Leistenhernie **9** Arteria und Vena femoralis **10** Fascia transversalis

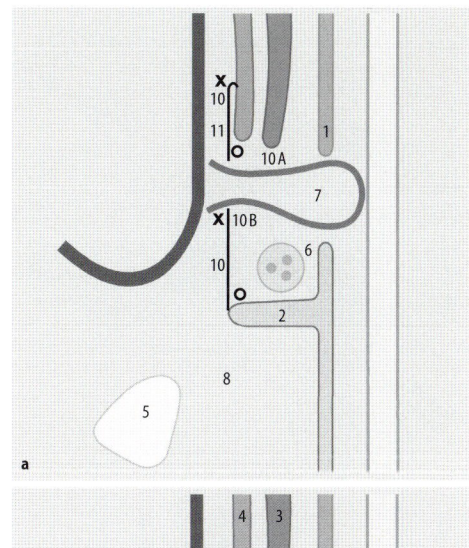

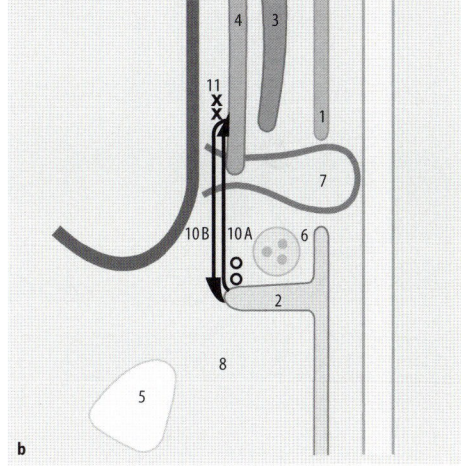

Abb. H36. Hernienplastik. Hernienplastik nach Shouldice zur Versorgung einer Leistenhernie [siehe Text]: **1** Externusaponeurose, **2** Leistenband, **3/4** Musculi obliquus internus [3] und transversus [4], **5** Pecten ossis pubis, **6** Funiculus spermaticus, **7** Leistenhernie, **10A,** B Doppelung der Fascia transversalis, **11** präperitoneales Fettgewebe

sack], die ganz oder teilweise durch eine angeborene oder erworbene Lücke in der Bauchwand [**Bruchpforte**] hervortritt [**äußere Hernie**] oder innerhalb der Bauchhöhle oder des Thorax liegt [**innere Hernie**]

5–10 % der Bevölkerung haben eine Hernie, wobei 90 % auf Männer entfallen; mit 75 % ist die Leistenhernie weitaus am häufigsten; Schenkel , Narben und Nabelhernie machen jeweils ca. 5–10 % der Brüche aus; die Symptomatik ist meist unspezifisch und eine Operation kann meist als Wahleingriff vorgenommen werden; *s.u. Essay Eingeweidebrüche/Hernien S. 577*

eingeklemmte Hernie: → *inkarzerierte Hernie*

epigastrische Hernie: → *Epigastrozele*

gastroösophageale Hernie: *Syn: axiale Hiatushernie; s.u. Hiatushernie*

hypogastrische Hernie: *Syn: Hernia hypogastrica*; unterhalb des Nabels liegende mittlere Bauchwandhernie, d.h., die Bruchpforte liegt in der Linea alba zwischen Nabel und Symphyse; **differenzialdiagnostisch** muss eine Rektusdiastase ausgeschlossen werden, da diese konservativ behandelt werden kann

inkarzerierte Hernie: *Syn: eingeklemmte Hernie, Hernia incarcerata*; irreponible Hernie, bei der der Bruchsack in der Bruchpforte eingeklemmt ist; kann bei inneren und äußeren Hernien auftreten; befinden sich Darmteile im Bruchsack, kommt es zur Obstruktion und zur Ausbildung eines mechanischen Ileus [dritthäufigste Ileusursache]; die Einklemmung führt zu venöser Stauung und Ödembildung, die die Rückverlagerung weiter erschwert; im weiteren Verlauf wird auch die Blutzufuhr gedrosselt und es kommt zur Darmstrangulation mit Darmwandnekrose und später Perforation; eine Sonderform der inkarzerierten Hernie ist die **Richter-Hernie**, bei der nur ein Teil der Darmwand eingeklemmt ist; **therapeutisch** steht die vorsichtige manuelle Reposition der Hernie im Vordergrund der Bemühungen; allerdings darf sie nur in den ersten Stunden versucht werden, da sonst die Gefahr besteht, dass bereits irreversibel geschädigter Darm in die Bauchhöhle zurückverlagert wird; i.d.R. wird deshalb eine Notoperation durchgeführt

Her|ni|en|plas|tik f: *Syn: Bruchoperation, Hernienoperation, Hernioplastik*; operative Beseitigung einer Leisten- oder Schenkelhernie mit Versorgung des Bruchsacks und Verschluss

H

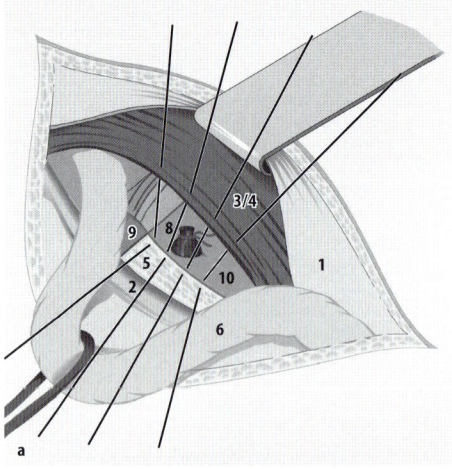

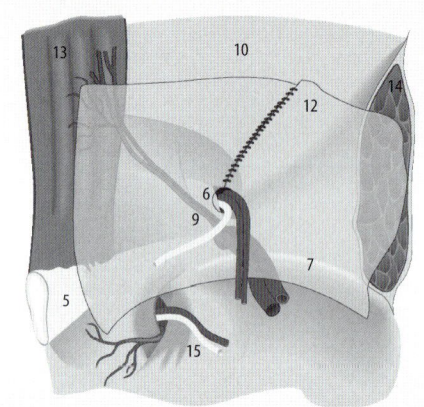

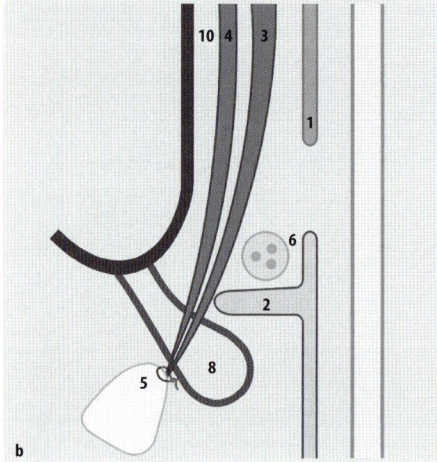

a

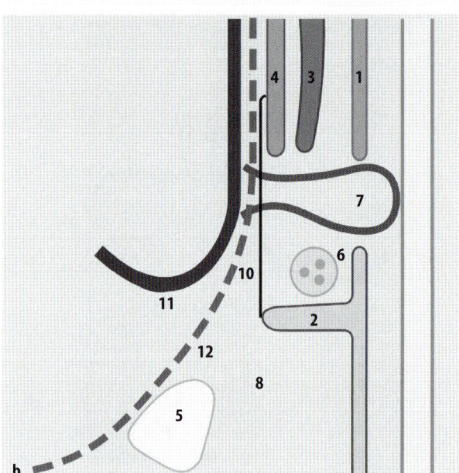

b

Abb. H37. Hernienplastik. Hernienplastik nach McVay-Lotheissen zur Versorgung einer Femoralhernie [siehe Text]: **1** Externusaponeurose, **2** Leistenband, **3/4** Musculi obliquus internus [3] und transversus [4], **5** Pecten ossis pubis, **6** Ligamentum rotundum, **8** Femoralhernie **9** Arteria und Vena femoralis **10** Fascia transversalis

Abb. H38. Hernienplastik. Hernienplastik nach Stoppa zur Versorgung einer Rezidivleistenhernie: **1** Externusaponeurose, **2** Leistenband, **3/4** Musculi obliquus internus [3] und transversus [4], **5** Pecten ossis pubis, **6** Ligamentum rotundum, **7** Rezidivleistenhernie **9** Arteria und Vena femoralis mit Abgang von Arteria und Vena epigastrica inferior, **10** Fascia transversalis, **11** Peritoneum, **12** Kunststoffnetz, **13** Musculus rectus abdominis, **14** Musculus psoas, **15** Arteria obturatoria und Nervus obturatorius

der Bruchpforte; die klassischen Verfahren sind **1. Hernienplastik nach Bassini:** der Verschluss des Bruchs bei Leistenbrüchen erfolgt durch Anheftung von Musculus obliquus internus abdominis, Musculus transversus abdominis und Fascia transversalis an das Leistenband; heute obsolet **2. Hernienplastik nach Shouldice:** verschließt die Bruchpforte bei Leistenbrüchen durch eine Verdopplung der Fascia transversalis und ihre Naht an das Leistenband **3. Hernienplastik nach McVay-Lotheissen:** zum Bruchpfortenverschluss bei Schenkelhernien werden Musculus obliquus internus abdominis, Musculus transversus abdominis und Fascia transversalis an das Pecten ossis pubis fixiert **4. Hernienplastik nach Stoppa:** Methode zur Versorgung von großen, doppelseitigen Leistenhernien und Rezidivhernien; über einen präperitonealen Zugang wird ein großes, nichtresorbierbares Kunststoffnetz zwischen Bauchfell und Bauchwand eingebracht

in den letzten Jahren wurde eine Reihe von laparoskopischen Techniken eingeführt; die wichtigsten sind **Direktnaht der Bruchlücke**, **IPOM-Technik** [intraperitoneal onlay mesh technique], bei der ein Kunststoffnetz intraperitoneal aufgelegt wird, **TAPP-Technik** [transabdominal preperitoneal mesh technique], mit transabdominaler Platzierung eines Kunststoffnetzes zwischen Bauchfell und Bauchwand, und die **TEP-Technik** [total extraperitoneal mesh technique], bei der, ähnlich wie bei Stoppa, ein Kunststoffnetz zwischen Bauchfell und Bauchwand eingebracht wird; bisher liegen noch keine Langzeiterfahrungen zu diesen Techniken vor, es sieht aber so aus, als könnte sich die TEP-Technik zur Methode der Wahl unter den laparoskopischen Hernienoperationen entwickeln; *s.a. Essay Eingeweidebrüche/Hernien S. 577*

Hernienplastik nach Lichtenstein: *s.u. Essay Eingeweidebrüche/Hernien S. 577*

Hernienplastik nach Moschkowitz: *s.u. Essay Eingeweidebrüche/Hernien S. 577*

Her|ni|o|la|pa|ro|to|mie *f:* Hernienplastik mit Eröffnung des Bauchraums

Her|ni|o|plas|tik *f:* → *Hernienplastik*

Eingeweidebrüche/Hernien

Syn.: Hernia, Bruch

B. Wölnerhanssen, R. Peterli

Definition
Eine Hernie ist das Austreten von Eingeweideteilen in eine abnorme Ausstülpung des Peritonealsackes. Die Hernie besteht aus Bruchpforte, Bruchsack und Bruchsackinhalt [Netz, Dünndarm oder Dickdarm]. Hernien gehören zu den häufigsten chirurgischen Krankheitsbildern: 5–10 % der Bevölkerung sind betroffen.

Einteilungen
Siehe Tabelle 1.

Tab. 1. Einteilung der Hernien

primäre Hernie	durch lokale Gewebeschwäche und erhöhten intraabdominellen Druck entstandene Hernie ohne spezifische Ursache	
sekundäre Hernie	intraabdomineller Druck nimmt zu bei pathologischen Prozessen und führt zur klinischen Manifestation einer an sich bereits vorhandenen Hernie	z.B. Aszites, Ovarial-Prozess, Ileus bei stenosierendem kolorektalem Karzinom, Gravidität
äußere Hernie	der Bruchsack wölbt sich durch die Bauchdecke nach außen vor.	z.B. Inguinal-, Femoral-, Nabelhernien, epigastrische Hernien, Narbenhernie
innere Hernie	der Bruchsack liegt innerhalb der Bauchhöhle oder im Thorax	z.B. Hiatushernie, Treitz-Hernie [Flexura duodenojejunalis]
angeborene Hernie	Hernia congenita	z. T. Nabelhernien, Inguinalhernien
erworbene Hernie	Hernia acquisita	typisch: direkte Inguinalhernie, Narbenhernie
häufige Lokalisationen	Inguinalhernie, Umbilikalhernie, epigastrische Hernie	
seltenere Lokalisationen	Spieghel-Hernie [lateral des M. rectus an der Kreuzungsstelle von Linea semilunaris und Linea arcuata], Hernia obturatoria [durch das Foramen obturatorium], Hernia ischiadica [durch das Foramen ischiadicum], Hernia lumbalis [durch oberes und unteres Lendendreieck], Hernia perinealis [durch die Fossa ischiorectalis]	
spezielle Hernie	Littré-Hernie [Meckel-Divertikel im Bruchsack], Richter-Hernie [Teil der Darmwand im Bruchsack, d. h. nicht ganze Zirkumferenz des Darmes herniert, somit keine Passagestörung, jedoch Zirkulationsstörung!], Gleithernie [Eingeweide bilden einen Teil der Bruchwand].	
inkarzerierte Hernie	s. unten	

Ätiologie/Pathogenese

Prädisposition
Anlagemäßige Schwäche der Bauchwand, die sich vor allem in anatomisch kritischen Stellen [z.B. Inguinalgegend, Nabelgegend] auswirkt.
Hernien treten beispielsweise bei Kollagenstoffwechselstörungen gehäuft auf [erbliche Bindegewebsschwäche].

Belastung der Bauchwand
Erhöhung des intraabdominellen Druckes [z.B. Betätigung der Bauchpresse bei körperlicher Schwerarbeit, Glasbläser, Blasinstrumente, Husten [chronische Bronchitis], Obstipation, Blasenentleerungsstörung [Prostatahy-

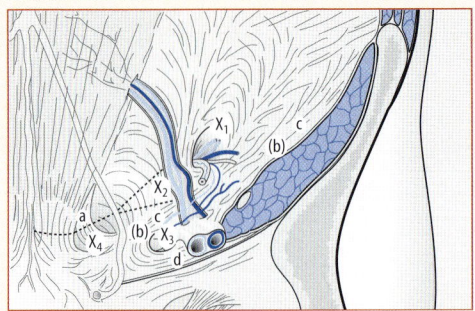

Abb. 1. Anatomie der Leistenregion [Ansicht von innen]. 1 = Lig. inguinale, 2 = epigastrische Gefäße, 3 = Femoralgefäße, 4 = M. ileopsoas, 5 = Falx inguinale, 6 = Plica umbilicalis mediana, 7 = Plica umbilicalis medialis, I = indirekte Hernie, II = direkte Hernie, III = femorale Hernie

H

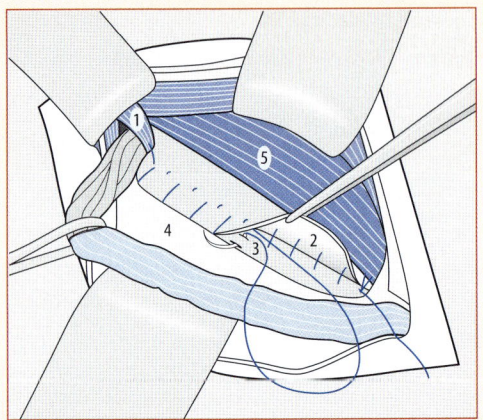

Abb. 2. OP nach Shouldice. 1 = innerer Leistenring, 2 = craniale Lefze der Faszia transversalis, 3 = caudale Lefze der Faszia transversalis, 4 = Leistenband, 5 = M. obliquus internus

perplasie], intraabdominelle Raumforderung [Tumor in abdomine, Aszites, Schwangerschaft].

Symptomatik
- Schmerzen im Bereich der Bruchlücke bei längerem Stehen und Gehen
- Vorwölbung des Bruches vor allem bei Zunahme des intraabdominellen Druckes [Husten, Stehen, Pressen]
- Schmerzen beim Anspannen der Bauchmuskulatur [Pressversuch, Heben von Lasten]
- Nausea und Schmerzen durch peritoneale Reizung
- im Falle einer Darmeinklemmung: Ileussymptomatik [Passagestörung: heftige Schmerzen, Erbrechen]
- häufig: keine Beschwerden, lediglich Vorwölbung.

Klinischer Befund
Untersuchung im Stehen und Liegen:
- Bruchlücke: Lokalisation, Größe
- Bruchinhalt: Auskultation [Darmgeräusche?]
- Bruchsack abgrenzen, reponieren.

Diagnostik
- typische Anamnese und Palpationsbefund
- Auskultation: Darminhalt?
- Sonografie der Abdominalwand unter Provokation einer Hernierung [Pressversuch], z.B. im Stehen; indiziert bei unklarem klinischen Befund
- Diaphanoskopie zum Ausschluss einer Hydrozele★
- selten Computertomografie [Abgrenzung großer Narbenhernien]
- bei Verdacht auf Inkarzeration: Röntgen des Abdomen, Leeraufnahme: Passagestörung? Mechanischer Ileus?

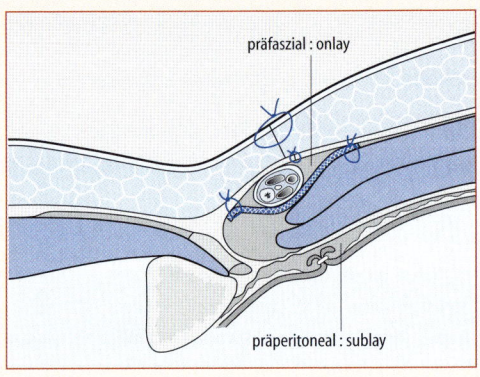

Abb. 3. Seitenbild: Position der Netzeinlage

In gewissen Fällen ist eine genauere Ursachensuche zum Ausschluss einer sekundären Hernie ratsam. Gesucht wird z.B. eine zu Grunde liegende intraabdominelle Raumforderung: Karzinom [Anamnese, rektaldigitale Untersuchung], Aszites [Leberzirrhose], Prostatahyperplasie [genaue Miktionsanamnese], Obstipation, chronischer Husten.

Therapie

 Hernien sollten grundsätzlich operativ behandelt werden, da eine Spontanheilung nicht möglich ist. Konservative Maßnahmen [Bruchbänder] bringen kaum Beschwerdefreiheit und verhindern die Komplikationen nicht.

Auch bei betagten Patienten ist das Risiko einer nicht behandelten Hernie [Letalität infolge Inkarzeration] in der Regel größer als die der Hernienoperation [Operationsrisiko].

Prinzipien der Hernien-OP

- **Darstellung und Versorgung des Bruchsackes/-inhaltes**: Nach Reposition des Bruchsackinhaltes [bzw. eventuell Resektion von nekrotischem, inkarzeriertem Inhalt] wird der Bruchsack in aller Regel abgetragen. Ein breitbasiger Bruchsack [z.B. direkte Inguinalhernie] kann in die Bauchhöhle eingestülpt werden.
Bei Gleithernien soll der Bruchsack nicht eröffnet werden, da es zu Eingeweideverletzungen kommen kann.
- **Versorgung der Bruchpforte**: Zur Verhütung eines Rezidivs wird die Bruchpforte verschlossen bzw. eingeengt und eventuell verstärkt [mit Eigengewebe oder Fremdmaterial].
- **Eingeklemmte Hernie**: In den ersten Stunden nach Beginn der Einklemmung darf eine manuelle Reposition vorsichtig versucht werden. Es gilt, dabei auf ausreichende Analgesie und langsames Vorgehen [konstanter Druck über einige Minuten] zu achten. Der Hernienverschluss erfolgt früh-elektiv.
- **Inkarzerierte Hernie**: Bei längerem Bestehen einer Einklemmung wird von einer Reposition des unter Umständen irreversibel geschädigten Inhaltes abgeraten, da dieses Vorgehen zur intraabdominellen Darmperforation mit nachfolgender Peritonitis führen kann. Die Operation erfolgt daher notfallmäßig: Beurteilung der Darmvitalität, eventuell Darmresektion, anschließend Hernienverschluss.
- **Hospitalisation**: Die Hospitalisationsdauer bei elektiven Eingriffen an Inguinal-/Nabel-/epigastrischen Hernien liegt zwischen 1 und 5 Tagen. Eine ambulante Versorgung ist auch möglich. Bei großen Bauchwandhernien ist die Hospitalisationsdauer eventuell länger.
- **Anästhesie**: bei Inguinal- und Femoralhernien i.d.R. Regionalanästhesie [selten: Lokalanästhesie], bei Bauchwandhernien; laparoskopische Eingriffe: Intubationsnarkose
- **Letalität**: Elektiveingriff unter 1 %, Inkarzeration: bis 10 %.

Komplikationen

Im unkomplizierten Stadium einer Hernie kann der Bruchsackinhalt problemlos in das Abdomen reponiert werden. **Irreponibilität** einer Hernie liegt vor, wenn:

- der Bruchsack bei langem Bestehen einer Hernie mit dem Inhalt verwachsen ist [Hernia acreta, von lat. *crescere* = wachsen]
- die Hernie so groß geworden ist, dass für den Bruchinhalt im Abdomen gar keinen Platz mehr vorhanden ist [Hernia permagna]
- eine Inkarzeration vorliegt.

Bei der **Inkarzeration** kommt es infolge einer Einklemmung zu einer venösen Stase mit Ödembildung und Schwellung. Eine Reposition des Inhaltes wird damit erschwert und ab einem gewissen Zeitpunkt unmöglich. Handelt es sich beim Bruchinhalt um Darm, so kommt es infolge der Obstruktion des Lumens zu einer Passagestörung [mechanischer Ileus]. Mit zunehmender Schwellung wird zusätzlich zum venösen Rückfluss die arterielle Zirkulation gedrosselt und infolgedessen kommt es zur Darmstrangulation, Darmwandnekrose und später zur Darmperforation mit lokaler oder diffuser Peritonitis.
Klinischer Befund der inkarzerierten Hernie: Lokal evtl. gespannte, gerötete Haut [Darmnekrose, Perforation], darunter harte, stark dolente Schwellung. Passagestörung: Zeichen eines Ileus.

Allgemeine Operationskomplikationen

- Nachblutung
- Wundinfekt
- bei Kunststoffnetz: Schrumpfung, Dislokation
- Hernienrezidiv
- Serom.

Vorsorge/Prävention

Es ist keine Primärprävention möglich. Eine Inkarzeration sollte durch den operativen Verschluss jeder Hernie vermieden werden [auch asymptomatische Hernie].

Inguinalhernie

Ätiologie

Während der Fötalzeit besteht physiologischerweise einer Verbindung [Processus vaginalis] zwischen der Peritonealhöhle und dem Cavum serosum testis, die üblicherweise vor der Geburt obliteriert. Ansonsten verschließt sich der Processus vaginalis meist bis zum 2. Lebensjahr spontan. Bleibt er offen, kann sich später eine indirekte Hernie entwickeln. Die direkte Hernie entwickelt sich – wie alle anderen Bauchwandhernien – durch die Kombination einer Schwachstelle der Bauchwand mit einem erhöhten intraabdominellen Druck. Es besteht daher eine Prädominanz des männlichen Geschlechtes [m:w = 9:1]. Diese Geschlechterverteilung liegt einerseits an der Entwicklung des männlichen Genitales [Hodendeszensus hinterlässt den Inguinalkanal als Schwachstelle: indirekte Hernie] sowie in der oft stärkeren körperlichen Berufsbeanspruchung [erhöhter intraabdomineller Druck bei Hebearbeit, direkte Hernie].

Die Inguinalhernie ist die häufigste Hernienform [75 % aller Hernien].

Anatomie

Das Leistenband, das von der Spina iliaca anterior superior zum Tuberculum pubicum zieht, trennt den oberhalb liegenden Leistenkanal von der unterhalb liegenden Lacuna vasorum und musculorum ab. Durch den Leistenkanal zieht beim Mann der Funiculus spermaticus, bei der Frau das Ligamentum rotundum uteri.

Die vier Wände des Leistenkanals werden gebildet durch:
- **ventral**: Aponeurose des Musculus obliquus externus
- **dorsal**: Fascia transversalis und Peritoneum mit präperitonealem Fett
- **kranial**: Rand des Musculus obliquus internus und transversus
- **kaudal**: Leistenband

Nerven: Nervus illiohypogastricus, Nervus illioinguinalis, Ramus genitalis des Nervus genitofemoralis.

Einteilungen

Die Hinterwand wird durch die tiefen epigastrischen Gefäße in einen lateralen [Anulus inguinalis internus, Austritt des Funiculus bzw. Ligamentum rotundum] und einen medialen Abschnitt unterteilt, wobei die indirekte Hernie lateral der epigastrischen Gefäße durch den Inguinalkanal und die direkte Hernie medial der Gefäße durch die Bauchwand austritt. Klinisch ist eine Unterscheidung i.d.R. nicht möglich, die Einteilung erfolgt intraoperativ.

Eine bis ins Skrotum reichende Inguinalhernie wird auch Inguinoskrotalhernie genannt. Inguinalhernien treten oberhalb des Leistenbandes aus.
- **Indirekte Hernie** [laterale Inguinalhernie]: Der Bruchsack herniert durch den Inguinalkanal, 65 % der Inguinalhernien
- **Direkte Hernie** [mediale Inguinalhernie]: Der Bruchsack herniert direkt durch die Bauchwand, 20 % der Inguinalhernien, in 15 % sind indirekte und direkte Hernien gleichzeitig vorhanden
- **Gleithernie**: der Bruchsack wird teilweise von Eingeweiden gebildet [Peritoneum viscerale; beispielsweise Coecum-, Blasen-, Sigmawand], 3 % aller Hernien
- **Bilaterale Hernie**: in 15 % sind beidseitige Hernien vorhanden.

Tab. 2. Leistenhernienklassifikation nach Nyhus

Typ I	indirekte Inguinalhernie mit normal großem inneren Leistenring
Typ II	indirekte Inguinalhernie mit weitem inneren Leistenring, aber intakter hinterer Wand des Leistenkanals
Typ III	defekte Hinterwand des Leistenkanals A direkte Inguinalhernie B indirekte Inguinalhernie mit weitem inneren Leistenring und Schwächung der Transversalisfaszie C Femoralhernie
Typ IV	Rezidivhernie A direkt B indirekt C femoral D kombiniert

Klinischer Befund

- **kleine Inguinalhernie**: der Zeigefinger wird über die Skrotalhaut und den Anulus inguinalis externus in den Inguinalkanal vorgeschoben, dabei Palpation der Weite des Inguinalringes. Wird der Patient nun aufgefordert zu husten, kann ein Hustenanprall [d.h. Anprallen des Bruchsackes gegen den palpierenden Finger] gespürt werden.
- **große, inguinoskrotale Hernie**: Blickdiagnose, große Vorwölbung inguinal. Bei Darminhalt sind u.U. Darmgeräusche auskultierbar.

Differenzialdiagnose
- Lokale Vorwölbung: Lymphom [entzündlich, maligne], Abszess, Lipom, ektoper Hoden, Varixknoten der Vena saphena magna
- bei inguinoskrotaler Hernie: Hydrozele, Orchitis, Epididymitis, Hodentumor, Hodentorsion
- Schmerzen in der Inguina: Coxarthrose, Insertionstendinose [Adduktorenmuskeln].

Hernienverschluss

Offene Methoden
Über einen schrägen Inguinalschnitt wird die Aponeurose des Musculus obliquus externus vom Anulus inguinalis externus her nach lateral gespalten und damit der Leistenkanal eröffnet. Der Bruchsack wird präpariert und entweder abgetragen [indirekte Inguinalhernie, Femoralhernie] oder eingestülpt [direkte Hernie]. Die Bruchpforte wird wie folgt eingeengt:

Bassini-Naht [obsolet]: Einzelknopfnaht der Transversalisfaszie gemeinsam mit dem Musculus obliquus internus an das Leistenband.

Transversalisplastik nach Barwell/Shouldice: In der **Methode nach Barwell** wird die Fascia transversalis gespalten und anschließend unter Doppelung wieder vernäht. Dabei wird mittels eines nicht-resorbierbaren Schlingenfadens eine fortlaufende Naht zunächst von medial nach lateral angelegt, wobei die dorsale Seite der kranialen Lefze [Arcus tendineus] mit der kaudalen Lefze der Fascia transversalis vernäht wird. Der innere Leistenring wird schließlich so eingeengt, dass der Funiculus spermaticus nicht stranguliert wird, aber auch keine Lücke mehr besteht [Faustregel: der kleine Finger sollte noch darin Platz haben]. Danach wird die zweite Reihe angelegt, indem auf dem Rückweg von lateral nach medial, diesmal das freie Ende der kranialen Lefze an den Ansatz des Leistenbandes pexiert wird.
In der **Technik nach Shouldice** werden zusätzlich zwei Nahtreihen zur Verstärkung angelegt, wobei der Musculus transversus und Musculus obliquus internus an das Leistenband genäht werden.
Indikation: Erstmanifestation einer Hernie, junge Patienten, kräftige Transversalisfaszie, kleine indirekte Hernie.

Hernienoperation nach Lichtenstein: Nach Reposition des Bruchsackes und Darstellung des inneren Leistenringes wird bei ausgedünnter Leistenhinterwand die Transversalisfaszie gerafft und darüber, d.h. ventral der Fascia transversalis, ein Kunststoffnetz eingelegt, mittels fortlaufender Naht an den Ansatz des Leistenbandes pexiert und mit Einzelknopfnähten locker an die Fascia transversalis respektive Musculus obliquus internus adaptiert. Der mediale Teil des Netzes überragt dabei das Tuberculum pubicum um 2–3 cm, der laterale, zuvor geschlitzte Teil umschließt überlappend den Funiculus und führt so zu einer Einengung des inneren Leistenringes.
Indikation: Rezidivhernien, ausgedünnte Fascia transversalis bei großer direkter Hernie, Berufsanamnese mit häufigem Heben schwerer Lasten.

Hernienplastik nach Stoppa: Über einen medianen präperitonealen Zugang im Unterbauch wird nach Reposition der Hernie zwischen Peritonealsack und Bauchwand ein nicht-resorbierbares Kunststoffnetz eingelegt.
Indikation: Rezidivhernien, große, doppelseitige Hernien.

Rutkow-Plug: Die Bruchpforte wird mit einem doppelschirmartigen Stopfen [mesh plug] verschlossen. Die Leistenregion wird nicht präpariert.

Minimal-invasive Methoden
TEP [total extraperitoneal mesh technique, laparoskopischer Stoppa]: **Zugänge**: infraumbilical [Kamera] in die Rektusscheide und mittels CO_2-Insufflation wird ein künstlicher präperitonealer Hohlraum geschaffen [Präpneumoperitoneum], Arbeitskanäle paramedian [auf der Gegenseite des Bruches] und über dem Beckenkamm [auf der Seite des Bruches]. Der Bruchsack wird präpariert und in die Bauchhöhle zurückgezogen. Es folgt eine präperitoneale Netzeinlage, wobei das Netz i.d.R. kranial und medial des inneren Leistenringes und am Cooper-Ligament fixiert wird.
Indikation: Rezidivhernie, Wunsch des Patienten.

Weitere laparoskopische Methoden: **IPOM** [*intraperitoneal onlay mesh technique*], **TAPP** [*transabdominal preperitoneal mesh technique*].

Tab. 3. Methoden im Überblick

Bezeichnung	Indikation	Netzlage	Technik	Zugang
Lichtenstein	Inguinalhernie, Rezidiv	präfaszial*	offen	inguinal
TIPP [Rives]	Inguinalhernie	präperitoneal**	offen	inguinal
Stoppa	große Inguinalhernie, Rezidiv	präperitoneal	offen	median
TAPP	Inguinalhernie, Rezidiv	präperitoneal	endoskopisch	transabdominal
TEP	Inguinalhernie, Rezidiv	präperitoneal	endoskopisch	extraabdominal
netzverstärkte Narbenher-nie-Plastik	große Bauchwand-, Narben-, Nabel-, epigastrische Hernie	präfaszial	offen	über Bauchwandhernie
Rives	große Bauchwand-, Narbenhernie	präperitoneal	offen	median

* präfaszial = onlay: Netz liegt ventral des M. obliquus internus
** präperitoneal = sublay: dorsal der Transversalisfaszie

OP-Komplikationen
- Hernienrezidiv: 1–10 %, je nach OP-Technik, Verwendung von Kunststoffnetzen, Ausbildungsstand des Operateurs
- Sensibilitätsverlust bei Durchtrennung der Nerven
- Inguinodynie: Nerv wird gereizt durch akzidentelle Einnähung in die Plastik oder Kontakt mit dem Netz
- Verletzung von Eingeweiden: Darm, Blase
- Hodenatrophie infolge Schädigung der Samenstranggefäße
- Durchtrennung des Ductus deferens

Femoralhernie

Anatomie
Die Femoralhernie tritt im Gegensatz zur Inguinalhernie unterhalb des Leistenbandes aus. Die Bruchpforte liegt unterhalb des Leistenbandes und oberhalb des Pecten ossis pubis in der Lacuna vasorum, medial der Gefäße [A. und V. femoralis]. Häufig sind ältere Frauen betroffen [m:w = 1:3].

Operation
- **OP nach Lotheissen/McVay**: Fixation der Fascia transversalis und des Musculus internus an das Ligamentum pubicum [Cooper] und Leistenband
- **OP nach Moschkowitz**: Einengung der Femorallücke durch Naht des Leistenbandes an das Ligamentum pubicum [Cooper]
- **präperitoneale Netzeinlage**: OP nach Stoppa oder TEP.

Umbilikalhernie

Ätiologie
- **kongenital**: physiologische Bauchwandlücke im Fötalalter, verschließt sich üblicherweise nach der Geburt bzw. in den ersten Lebensjahren.
- **erworben**: Gravidität, Adipositas, Hebearbeit, Aszites
- **Bruchpforte**: Anulus umbilicalis

Klinischer Befund
Die Bruchlücke ist im Liegen [bei entspannter Bauchdecke] palpabel, im Stehen/Pressversuch: Bruchsack tastbar/sichtbar.

Operation
Abtragung des Bruchsackes, direkte Naht der Linea alba, eventuell überlappend [Mayo-Plastik], bei großer Lücke/Schwerarbeiter oder schwacher Bauchwand: Netzverstärkung.
Anschließend Rekonstruktion des Hautnabels.

Epigastrische Hernie

Ätiologie
Erworben.

Klinischer Befund
Bruchpforte [meist mehrere] liegen in der Linea alba, zwischen Xiphoid und Umbilicus. Bei der Untersuchung lässt man den Patienten aus dem Liegen aufsitzen, ohne sich mit den Armen aufzustützen. Beim Anspannen der Bauchdecke wird der Bruch palpabel bzw. sogar sichtbar. Differenzialdiagnostisch muss die Rektusdiastase in Betracht gezogen werden. Hierbei kommt es zu einer Schwächung und Vorwölbung der ganzen Linea alba ohne Bruchlücke.

Operation
Abtragung des Bruchsackes, direkte Naht der Linea alba, eventuell in Doppelungstechnik [nach Mayo]. Bei großer Lücke/Schwerarbeiter oder schwacher Bauchwand: Netzverstärkung.

Narbenhernien

Ätiologie
Immer erworben [z.B. nach Laparatomie].

Risikofaktoren
Wunddehiszenz/-infekt, Mangelernährung, Abdomen: querer Zugang < längs, Diabetes mellitus, höheres Alter, Adipositas, Rauchen, Kortikosteroide, Niereninsuffizienz, Anämie.

Operation
Präparation und Reposition des Bruchsackes. Danach direkter Verschluss. Zusätzlich Verstärkung durch Kunststoffnetz entweder in Onlay-Technik [erhöhte Seromgefahr] oder in Sublay-Technik, d.h., das Netz wird auf die hintere Rektusscheide respektive unterhalb der Linea arcuata präperitoneal angebracht. Bei der **OP nach Rives** wird das Netz an der lateralen Rektusumschlagfalte verspannt und eingenäht.

Hydrozelen

Definition
Flüssigkeitsansammlung innerhalb der Tunica vaginalis testis [Hydrocele testis] oder seltener im Verlauf des Samenstranges [Hydrocele funiculi].

Ätiologie
Idiopathisch, symptomatisch [nach Trauma, Hodentumoren, Begleithydrozele bei Entzündungen des Hodens/Nebenhodens].

Klinischer Befund
Vorwölbung inguinal, Diaphanoskopie = positiv, d.h., das Licht einer direkt auf die Vorwölbung aufgesetzten Lichtquelle ergibt ein rötliches Durchschimmern [Transparenz].

Operation
Der Hydrozelensack wird abgetragen [**OP nach von Bergmann**] oder umgestülpt [**OP nach Winkelmann**]. Nach Abtragung wird das distale Ende nicht verschlossen, sondern offen gelassen.

Quellenhinweise
Abb. 1, 2, 3: O. Nehren, Mannheim

Her|ni|o|to|mie *f*: kaum noch verwendete Bezeichnung für Hernienoperation; heute durch Hernienplastik ersetzt

Herp|an|gi|na *f*: *Syn: Zahorsky-Syndrom, Angina herpetica, Pharyngitis herpetica*; durch Coxsackievirus* A verursachte fieberhafte Entzündung des Rachens mit Bläschenbildung, hohem Fieber und Lymphknotenschwellung; *Therapie*: Bettruhe, Mundpflege, Antiphlogistikum, Antipyretikum, Antibiotikum bei bakterieller Sekundärinfektion

Her|pes *m*: allgemeine Bezeichnung für einen Hautausschlag mit Bläschenbildung; heute meist gleichgesetzt mit Herpes simplex

Herpes corneae: → *Herpeskeratitis*

Herpes febrilis: *Syn: Herpes labialis, Fieberbläschen*; Herpes simplex der Lippen

Herpes genitalis: rezidivierende Haut-Schleimhautinfektion des Genitaltraktes durch Herpes-simplex-Virus Typ II [90 %] oder Typ I [10 %]; wird primär durch Geschlechtsverkehr [**Herpes sexualis**] übertragen; bei Erstinfektion während der Schwangerschaft kommt es in bis zu 50 % der Fälle zum Abort, während Rezidive keinen Einfluss auf die Schwangerschaft haben; *s.a. Herpes gestationis, Essay Geschlechtskrankheiten – Genitale Kontaktinfektionen S. 475*

Herpes gestationis: *Syn: Pemphigus gravidarum*; seltene [1:50.000 Schwangerschaften], in der zweiten Schwangerschaftshälfte auftretende Autoimmunkrankheit mit Blasenbildung, die zu Früh- oder Totgeburt führen kann; beginnt meist mit starkem Juckreiz und erythematösen, urtikariellen oder multiformen Läsionen am und um den Nabel und in den Striae distensae; nach Tagen bis Wochen kann es zu Generalisation der Läsionen kommen, die aber nur selten das Gesicht und nie die Schleimhäute betreffen; *Therapie*: lokale Corticosteroide, bei massivem Befall Corticoidstöße; nach der Schwangerschaft kommt es in 20 % zu Rezidiven unter oralen Kontrazeptiva

unterhalb derselben; bei Herpes-simplex-Virus Typ II ist das Verhältnis genau umgekehrt; beide Typen werden nur durch direkten Kontakt übertragen, Herpes-simplex-Virus Typ I v.a. durch Küssen und Herpes-simplex-Virus Typ II durch Sexualkontakt; deshalb treten die Primärinfektionen i.d.R. an der Mundschleimhaut [Gingivostomatitis herpetica] oder Genitalschleimhaut [**Herpes genitalis**] auf; der größte Teil der Primärinfektionen verläuft aber subklinisch, v.a. Kinder unter 5 Jahren erkranken praktisch nie; der Körper kann das Virus eliminieren oder es wandert über sensible Hautnerven zu den Dorsalganglien und nistet sich im Trigeminusganglion [Herpes-simplex-Virus Typ I] oder Lumbal- und Sakralganglien [Herpes-simplex-Virus Typ II] ein und verbleibt dort lebenslänglich; die Betroffenen werden damit zu asymptomatischen Virusträgern oder es kommt zu chronischen Rezidiven; diese werden durch endogene [Monatszyklus, Fieber] oder exogene Triggerfaktoren [UV-Licht, Geschlechtsverkehr] ausgelöst; die Häufigkeit und Schwere des **chronisch-rezidivierenden Herpes** simplex schwankt von Patient zu Patient; am häufigsten sind **Herpes genitalis** und **Herpes labialis**; beide nehmen im Laufe der Zeit an Intensität ab; da sich keine vollständige Immunität entwickelt, ist eine Reinfektion [**InokulationsHerpes-simplex**] zu jeder Zeit möglich

Therapie: hängt von der Klinik und dem Stadium ab; mild verlaufende Primärinfektion werden symptomatisch behandelt [Mundspülungen, Sitzbäder, Analgetika, Lokalanästhetika]; bei schwer verlaufenden Erstinfektionen und ausgedehnten Rezidiven Aciclovir*, Valaciclovir*, Famciclovir* systemisch; lokale Rezidive sprechen gut auf Aciclovir* und Derivate an; bei gehäuften Rezidiven kann eine Dauerprophylaxe oder eine intermittierende Suppression [z.B. vor dem Urlaub oder der Menstruation] versucht werden; die Rezidivrate wird damit z.T. um 75 % vermindert; *s.a. Essay Geschlechtskrankheiten – Genitale Kontaktinfektionen S. 475*

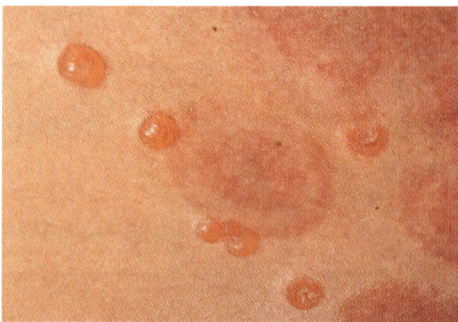

Abb. H39. Herpes gestationis

Herpes labialis: *Syn: Herpes febrilis, Fieberbläschen*; Herpes simplex der Lippen

Herpes sexualis: durch Geschlechtsverkehr übertragene Primär- oder Reinfektion mit Herpes-simplex-Virus Typ II; manifestiert sich v.a. als Entzündung von Vulva und Vagina [**Vulvovaginitis herpetica**] bei der Frau, Entzündung von Eichel und Vorhaut [**Balanoposthitis herpetica**] beim Mann, **Proctitis herpetica** bei Analverkehr und Herpes labialis bei Oralverkehr; *Therapie s.u. Herpes simplex*

Herpes simplex: durch das Herpes-simplex-Virus Typ I oder II ausgelöste Infektionskrankheit, die lokalisiert [Lippen, Genitalbereich] oder generalisiert auftreten kann; lokale Herpes simplex-Fälle neigen zu Rezidiven, die durch körperliche [Menstruation, fiebrige Infekte] oder psychische Belastungen ausgelöst werden; bei Patienten mit geschwächter Abwehrlage [HIV-Infektion, Leukämie, Immunsuppression] kann es zu schwersten Verläufen und Sepsis kommen Herpes-simplex-Virus Typ I verursacht vornehmlich Infektionen oberhalb der Gürtellinie [90 %] und selten Infektionen

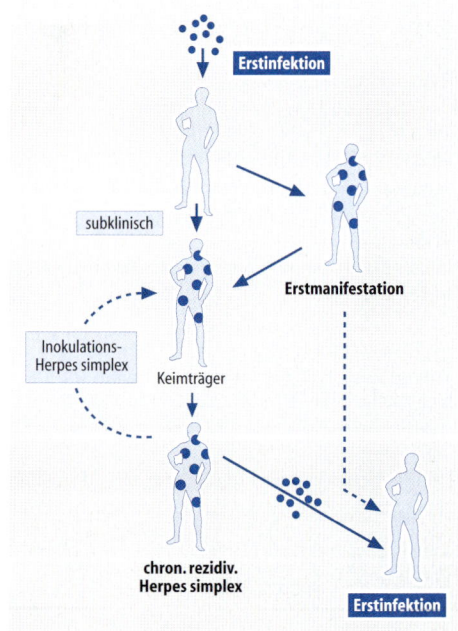

Abb. H40. Herpes simplex. Infektionskette bei Herpes simplex-Infektion

Herpes zoster: → *Zoster*
Herpes zoster ophthalmicus: → *Zoster ophthalmicus*
Herpes zoster oticus: → *Genikulatumneuralgie*
Her|pes|gin|gi|vi|tis *f, pl* **-ti|den**: hauptsächlich die Mundschleim

haut betreffende Form der Gingivostomatitis* herpetica

Her|pes|ke|ra|ti|tis *f, pl -ti|ti|den: Syn: Herpes corneae (simplex)*; meist einseitige, herpetische Infektion der Hornhaut, die primär als häufig rezidivierende, oberflächliche **Herpes-simplex**-Keratitis imponiert; von der Klinik her unterscheidet man **Keratitis superficialis punctata** [typisch sind graue Epithelflecken], **Keratitis dendritica** [mit typischen astförmig-verzweigten Epithelläsionen, die mit Fluoreszein angefärbt werden können; kann auch bei Zoster auftreten] sowie die tiefen Formen **Keratitis interstitialis herpetica** [auf das Parenchym übergreifend] und **herpetische Endotheliitis***; wichtig ist die frühe Diagnose [Spaltlampenuntersuchung, Anfärbung der Hirnhaut mit Fluoreszein] und konsequente

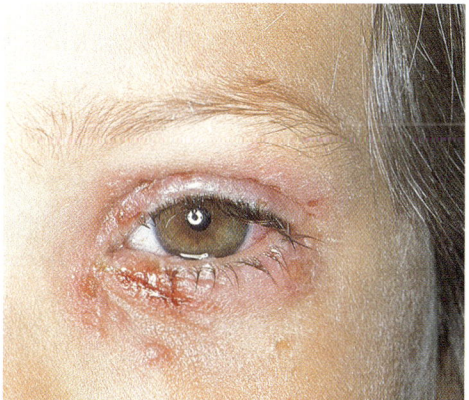

Abb. H41. Herpeskeratitis. Herpes-simplex-Keratitis

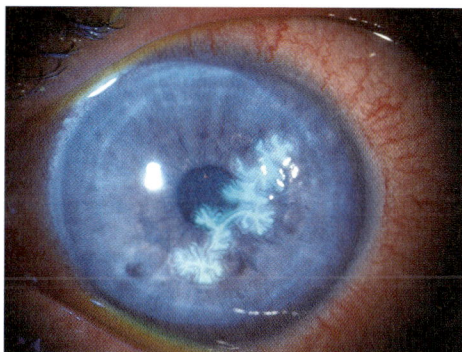

Abb. H42. Herpeskeratitis. Keratitis dendritica durch Herpes simplex-Viren

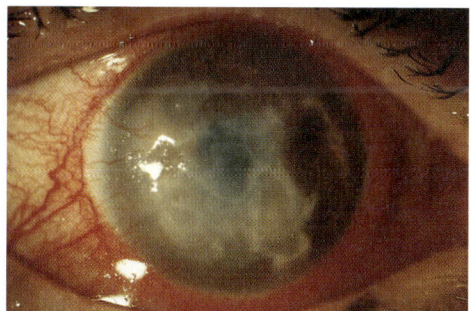

Abb. H43. Herpeskeratitis. Keratitis metaherpetica

adäquate **Therapie** [bei oberflächlicher Herpeskeratitis Aciclovir-Augensalbe oder Trifluorthymidin-Augentropfen; bei tiefer Herpeskeratitis Aciclovir* systemisch]; Spätfolge rezidivierender Herpeskeratitis sind v.a. vaskulierte Hornhautnarben, die oft eine Keratoplastik benötigen; die **Keratitis metaherpetica** ist ebenfalls Spätfolge einer rezidivierenden Herpes-simplex-Keratitis mit Epithelschädigung der Hornhaut mit Ulkusbildung; sie ist schwierig zu behandeln und erfordert i.d.R. eine Keratoplastik

Her|pes|re|ti|ni|tis *f: s.u. HIV-Retinopathie*

Herpes-simplex-Keratitis *f: Syn: Furchenkeratitis, Gitterkeratitis*; *s.u. Herpeskeratitis*

Herpes-simplex-Trabekulitis *f:* entzündliches Glaukom bei Herpesinfektion durch ein Ödem der Trabekelzellen; *s.u. Essay Glaukome S. 497*

Herpes-simplex-Virus *nt: Syn: Herpesvirus hominis*; in zwei Typen [Herpes-simplex-Virus Typ I und II] vorkommendes DNA-Virus mit weltweiter Verbreitung; beide Typen sind Erreger von Herpes simplex

Herpes-simplex-Virus Typ I: *Syn: HSV-Typ I, orales Herpes-simplex-Virus, labiales Herpes-simplex-Virus*; durch direkten Kontakt [v.a. Küssen] übertragener Erreger von Herpes simplex und Herpes labialis

Herpes-simplex-Virus Typ II: *Syn: HSV-Typ II, genitales Herpes-simplex-Virus, venerisches Herpes-simplex-Virus*; i.d.R. durch Geschlechtsverkehr übertragener Erreger von Herpes simplex, Herpes sexualis und Herpes genitalis; *s.a. Essay Geschlechtskrankheiten – Genitale Kontaktinfektionen S. 475*

Herpes-simplex-Virus-Thymidinkinase-Gen *nt: s.u. Essay Gentransfer und Gentherapie S. 465*

Her|pes|vi|ren *pl: Syn: Herpesviridae*; weltweit verbreitete DNA-Viren, die eine Vielzahl von Erkrankungen [u.a. Enzephalitis, Meningitis, Pneumonie, Hepatitis, Herpes] verursachen können; alle Herpesviren besitzen die Fähigkeit zur Reaktivierung aus einer Latenz, d.h., sie persistieren trotz Anwesenheit neutralisierender Antikörper oft lebenslang im Organismus und können wiederholt Rezidive hervorrufen; man unterscheidet α-Herpesviren [Herpes-simplex-Virus, Varicella-Zoster-Virus], β-Herpesviren [Zytomegalievirus, Humanes Herpesvirus 6 und 7] und γ-Herpesviren [Epstein-Barr-Virus, Humanes Herpesvirus 8], die alle humanpathogen sind; *s.a. Essay Virusinfektionen S. 1667*

humanes Herpesvirus 8: → *Kaposi-Sarkom-assoziiertes Herpesvirus*

humanes Herpesvirus Typ 4: → *Epstein-Barr-Virus*

Kaposi-Sarkom-assoziiertes Herpesvirus: *Syn: humanes Herpesvirus 8*; wurde Mitte der 90er-Jahre isoliert, sequenziert und kultiviert; findet man in Endothelzellen und Spindelzellen von Kaposi-Sarkomen; *s.a. Kaposi-Sarkom; Essay HIV-Infektion – AIDS S. 625*

Her|pes|vi|rus hominis *nt:* → *Herpes-simplex-Virus*

Her|pes|vi|rus varicellae *nt:* → *Varicella-Zoster-Virus*

Herpes-zoster-Virus *nt:* → *Varicella-Zoster-Virus*

Herpin-Janz-Syndrom *nt: Syn: juvenile myoklonische Epilepsie, Impulsiv-petit-mal*; v.a. bei Jugendlichen vorkommende Petit-mal-Form mit plötzlich einschießenden Muskelzuckungen; *s.a. Essay Epilepsie und Status epilepticus S. 365*

Her|rick-Syndrom *nt:* → *Sichelzellenanämie*

Hers-Erkrankung *f:* → *Glykogenose Typ VI*

Herter-Heubner-Syndrom *nt:* → *Zöliakie*

Hertoghe-Zeichen *nt:* Ausfall oder Rarefizierung der lateralen Augenbrauen bei z.B. atopischem Ekzem* oder Hypothyreose*; *s.a. Essay Atopisches Ekzem S. 313*

Herxheimer-Jarisch-Reaktion *f:* → *Jarisch-Herxheimer-Reaktion*

Herxheimer-Krankheit *f:* → *Acrodermatitis chronica atrophicans*

Herz|an|eu|rys|ma *nt: Syn: Herzwandaneurysma, Kammerwandaneurysma*; Aneurysma der Herzwand, z.B. nach Infarkt; *s.a. Essay Akuter und rezidivierender Myokardinfarkt S. 1071*

Herz|asth|ma *nt: Syn: Asthma cardiale*; meist in der Nacht auftretende Atemnot durch eine Lungenstauung bei Linksherzinsuffizienz; kann im Extremfall zu einem kardialbedingten akuten Lungenödem führen; die Unterscheidung von einem

Asthma bronchiale ist oft schwierig, da beide Erkrankungen zu ähnlicher Symptomatik [extreme Dyspnoe, Bronchospasmus, Pulsus paradoxus, aufrechter Sitz mit Abstützung der Arme, diffuse Rasselgeräusche usw.] führen; *s.a. Essay Herzinsuffizienz S. 599*

Herz|aus|kul|ta|ti|on *f:* die 4 Standardauskultationsstellen sind: **Aortenklappe** 2. Interkostalraum rechts, parasternal **Pulmonalklappe** 2. Interkostalraum links, parasternal **Mitralklappe** Herzspitze **Trikuspidalklappe** Ansatz der 5. Rippe rechts, parasternal
Herztöne sind physiologisch auftretende Töne, die durch Bewegung des Muskels und der Klappen entstehen; der 1. und der 2 Herzton sind physiologisch, zusätzliche Töne, z.B. 3. Herzton, 4. Herzton, systolischer Klick, oder Spaltungen des 1. oder 2. Herztones werden als **Extratöne** bezeichnet; **Herzgeräusche** sind zwischen den Herztönen auftretende Geräusche, die durch Strömungsturbulenzen des Blutes verursacht werden; Einfallzeit, Dauer und Charakter [Crescendo, Decrescendo] der Geräusche sowie das Punctum maximum erlauben eine Zuordnung zu bestimmten Ursachen; **diastolische Herzgeräusche** findet man z.B. bei Mitralklappenstenose und bei Aorten- und Pulmonalklappeninsuffizienz, während **systolische Herzgeräusche** auf Mitral- oder Trikuspidalklappeninsuffizienz bzw. Aorten- oder Pulmonalklappenstenose hinweisen

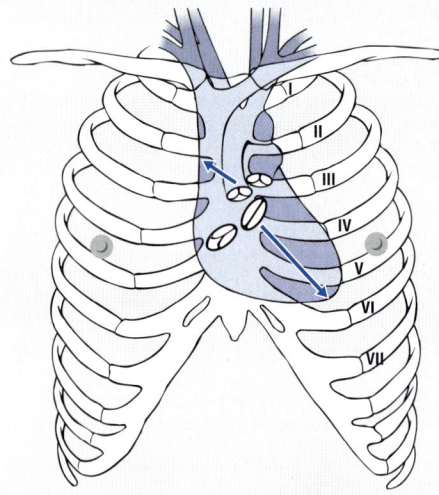

Abb. H44. **Herzauskultation.** Auskultationspunkte der Herzklappen

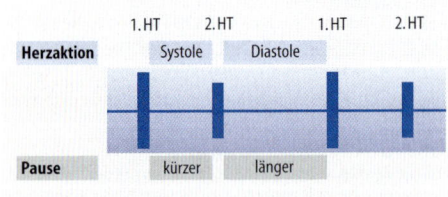

Abb. H45. **Herzauskultation.** Pausenlänge zwischen den Herztönen

Herz|beu|tel|ent|zün|dung *f:* → *Perikarditis*
Herz|beu|tel|er|öff|nung *f:* → *Perikardiotomie*
Herz|beu|tel|re|sek|ti|on *f: Syn: Herzbeutelentfernung, Perikardektomie, Perikardresektion;* teilweise oder vollständige Abtragung des Perikards, z.B. bei konstriktiver Perikarditis
Herz|beu|tel|tam|po|na|de *f:* → *Perikardtamponade*
Herz|block *m:* → *kardialer Block*

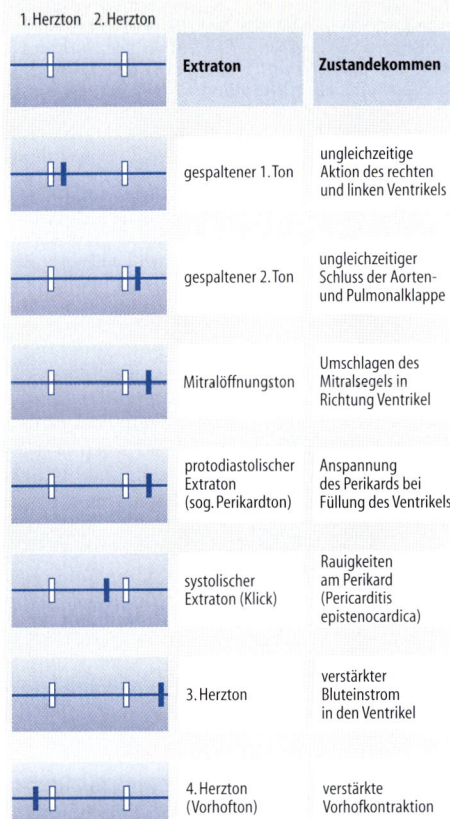

Abb. H46. **Herzauskultation.** Extratöne

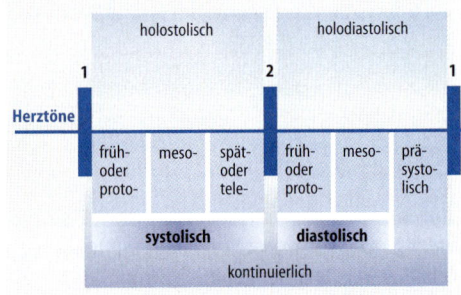

Abb. H47. **Herzauskultation.** Zeitliche Zuordnung der Herzgeräusche

Herz|er|kran|kung, koronare *f:* Oberbegriff für alle Formen der Koronarinsuffizienz, die auf einer stenosierenden Einengung der Koronargefäße beruhen, und die zu Angina pectoris, Herzinfarkt, Herzinsuffizienz, Herzrhythmusstörungen oder plötzlichem Herztod führen können; als Risikofaktoren wirken v.a. arterielle Hypertonie, Diabetes mellitus, Fettstoffwechselstörungen, chronische Herzinsuffizienz, Arteriosklerose, Nicotinabusus, Antikonzeptiva und Zustand nach Myokardinfarkt; **klinisch** manifestiert sich die koronare Herzerkrankung meist als Angina pectoris mit typischen retrosternalen Schmerzen und Ausstrahlung in den linken Pektoralismuskel, zur Innenseite des linken Arms bis zum kleinen Finger, in den Hals, Unterkiefer und zum Oberbauch;

Koronare Herzerkrankung

Syn.: koronare Herzkrankheit, stenosierende Koronarsklerose, degenerative Koronarerkrankung

Abk.: KHE, KHK

T. Meinertz

Die koronare Herzerkrankung ist eine nach Pathogenese, klinischem Bild, Prognose und Therapie heterogene Erkrankung. Allen symptomatischen Erscheinungsformen gemeinsam ist die in der Regel hämodynamisch bedeutsame atherosklerotisch bedingte Stenose eines großen epikardialen Koronargefäßes und eine daraus resultierende akute oder chronische Ischämie bzw. Myokardnekrose. Der Übergang zwischen altersgemäßer und altersinadäquater Atherosklerose ist fließend, die Definition KHK ist somit von semantischen Kriterien abhängig.

Formen und Stadien

In den **Frühstadien** fehlen klinische Symptome, obwohl bereits Störungen der endothelialen Funktion der Koronargefäße und/oder eine altersinadäquate Atherosklerose vorliegen. In den **fortgeschrittenen Stadien** tritt mit zunehmender Einengung der Gefäße zunächst unter Belastungsbedingungen eine Unterversorgung des entsprechenden vom eingeengten Gefäß versorgten Herzmuskelareals auf [**stabile Angina pectoris**]. Bei einer Reduktion des Blutflusses, schon in körperlicher Ruhe, kommt es zum klinischen Bild des **akuten Koronarsyndrom** [ACS]. Dieses umfasst sowohl die instabile Angina pectoris als auch den Myokardinfarkt ohne ST-Strecken- sowie mit ST-Streckenhebung [NSTEMI sowie STEMI]. **Herzrhythmusstörungen** können sowohl im Rahmen einer akuten Myokardischämie auftreten als auch bei chronischer koronarer Herzkrankheit. **Rezidivierende Herzinfarkte** führen gemeinsam mit einer ischämischen Myokardschädigung zur linksventrikulären Dysfunktion und klinisch Herzinsuffizienz.

Diagnostik

Man unterscheidet zwischen **Notfall-** und **elektiver Diagnostik**:

- **In der Notfallsituation** [instabile Angina pectoris, akuter Myokardinfarkt] spielen neben der Beurteilung der klinischen Symptomatik, der Risikofaktoren und des Untersuchungsbefundes das Elektrokardiogramm mit Verlaufskontrolle sowie das myokardinfarktspezifische Enzymverhalten [CKMB-Masse, Troponin T und I] die wichtigste Rolle. Bei unklaren diagnostischen Verhältnissen oder therapeutischen nicht beeinflussbarem klinischen Bild verschafft die Koronarangiografie meist die therapieentscheidenden Informationen [z.B. Differenzialtherapie zwischen medikamentöser, interventioneller oder operativer Therapie].
- Vor allen elektiven therapeutischen Maßnahmen ist eine systematische, meist hierarchisch aufgebaute **Stufendiagnostik** sinnvoll. Sie umfasst neben der Beurteilung des klinischen Bildes EKG, Belastungs-EKG, Echokardiogramm, Stressechokardiogramm sowie magnetresonanztomografische und/oder szintigrafische Verfahren zum Nachweis einer myokardialen Ischämie. Wichtig bei chronischer Koronarkrankheit ist die Unterscheidung zwischen myokardialer Narbe und vitalem Myokard [Stressechokardiogramm, Thalliumszintigrafie mit Reinfektion oder Positronen-Emissions-Tomografie]. Abklärung durch Koronarangiografie, ob interventionelle oder operative Verfahren sinnvoll und/oder möglich sind.

Therapeutische Ziele

❗ **Wichtigstes therapeutisches Ziel in der Notfallsituation ist die Abwendung des drohenden Todes bzw. schwerer, die Lebenserwartung des Patienten einschränkender Krankheitszustände [z.B. akuter Myokardinfarkt, Herzinsuffizienz, lebensbedrohliche Herzrhythmusstörungen].**

Grundsätzliches Therapieziel ist die Hemmung der Progression der koronaren Atherosklerose. Sie ist verantwortlich für den progredienten Krankheitsverlauf und die verminderte Lebenserwartung.

Ziel der symptomatischen Therapie ist die Besserung des Beschwerdebildes und die Steigerung der körperlichen Leistungsfähigkeit. Ein ungelöstes therapeutisches Problem ist dagegen die Verhinderung akuter Koronarsyndrome. Diesen liegen eine Ruptur der Deckkappe der atherosklerotischen Plaque mit konsekutiver Aktivierung der lokalen Thrombogenese zugrunde. Eine Plaqueruptur lässt sich bis heute nicht wirksam beeinflussen, die nachfolgende Thrombogenese kann dagegen zum Teil verhindert werden.

Therapeutische Prinzipien

Wichtige Prinzipien sind die Meidung bzw. der Abbau von Risikofaktoren, wie z.B. von Nikotinkonsum, und eine vernünftige Lebensführung [regelmäßiges Ausdauertraining]. Zusätzlich erfolgt meist eine medikamentöse Therapie zur Beeinflussung der Risikofaktoren. Besonders bedeutsam ist die Behandlung der Risikokrankheiten Hyperlipoproteinämie, Diabetes mellitus und arterielle Hypertonie.

Bei der medikamentösen, interventionellen und operativen Therapie muss im Einzelfall festgelegt werden, ob die therapeutische Maßnahme im Wesentlichen unter symptomatischen Aspekten [Verbesserung der Lebensqualität] oder zur Normalisierung der Lebenserwartung eingesetzt wird. Ein häufiger Fehler bei der Behandlung der KHK besteht darin, dass nicht klar definiert wird, welches therapeutische Ziel beim Einzelpatienten im Vordergrund steht.

Angina pectoris [*s.a. Essay Angina pectoris*]

Stabile Angina pectoris bezeichnet eine Angina pectoris-Symptomatik, die sich innerhalb eines bestimmten Beobachtungszeitraumes [z.B. ein bis drei Monate] nach Stärke, Art der Auslösbarkeit, Häufigkeit und Dauer der Anfälle nicht wesentlich verändert. Auslösend für Angina pectoris wirken körperliche und/oder seelische Belastungen sowie Kälteeinwirkung. Pathophysiologisch besteht ein Missverhältnis zwischen Sauerstoffangebot und Sauerstoffbedarf des Herzmuskels unter den genannten Belastungsbedingungen. Als Therapieziel soll die Beschwerdesymptomatik vermindert und die körperliche Belastbarkeit des Patienten verbessert werden. Dies durch Änderung der Lebensführung und Beeinflussung der Risikofaktoren. Zusätzlich durch Medikamente über eine Senkung der Vorlast, Senkung der Herzfrequenz, Erweiterung der großen epikardialen Koronargefäße und Senkung der Nachlast des Herzens. Über die genannten Mechanismen wirken die Standardmedikamente zur Beeinflussung der stabilen Angina pectoris: Betablocker, Calciumantagonisten und Nitrate. Bei nicht ausreichender Wirksamkeit zusätzlich interventionelle oder operative Verfahren.

Instabile Angina pectoris bezeichnete ursprünglich die klinische Verlaufsform einer Angina pectoris mit folgenden Charakteristika: Zunahme der Angina pectoris-Beschwerden nach Anfallshäufigkeit, Dauer und Schweregrad bzw. erschwertes Ansprechen auf Therapie [innerhalb von ein bis drei Monaten]. Nach heutiger Vorstellung ist die **Ruheangina** als Maximalvariante der instabilen Angina pectoris eine Verlaufsform des akuten Koronarsyndroms s.u.].

Die **Prinzmetal-Angina** ist eine Sonderform der instabilen Angina pectoris. Es handelt sich um Angina pectoris-Attacken – meist in Ruhe – durch Spasmus einer großen epikardialen Koronararterie – meist ausgehend von einer hämodynamisch nicht bedeutsamen Koronargefäßstenose. Anfallsweise auftretendes dramatisches klinisches Bild mit infarkttypischen Schmerzen und vegetativen Begleitsymptomen, ST-Hebungen im EKG und häufig lebensbedrohlichen ventrikulären Herzrhythmusstörungen [polymorphe Kammertachykardien]. Ein Übergang in einen akuten Myokardinfarkt ist möglich.

Therapie: Systemische Gabe von Nitraten, kurz und sofort wirksame Calciumantagonisten [Dihydropyridine] sowie, wenn erfolglos, möglichst interventioneller Koronartherapie mit intrakoronarer Gabe von Verapamil bzw. perkutaner koronarer Angioplastie.

Mikrovaskularangina bezeichnet eine Angina pectoris bzw. Ischämie durch funktionelle und/oder bleibende Einengung der Koronargefäße im Bereich der koronaren Endstrombahn [Arteriolen]. Charakteristisch ist die Einschränkung der so genannten Koronarreserve, d.h. limitierte Steigerung des koronaren Blutflusses bei Bedarf bei normalen epikardialen Koronargefäßen. Klinisch findet man typische sowie atypische Angina pectoris-Beschwerden sowie meist ein pathologisches Belastungs-EKG. Die Prognose ist günstig, es besteht aber eine schwierige therapeutische Beeinflussbarkeit [keine aussagekräftigen kontrollierten Studien].

Stumme Myokardischämie ist eine Myokardischämie ohne Angina pectoris-Symptomatik, die gehäuft bei Diabetikern mit Neuropathie auftritt. Prognostisch ist sie ähnlich bedeutsam wie die symptomatische Ischämie, insbesondere bei Patienten mit Mehrgefäßerkrankung oder mit Hauptstammstenose. Eine vollständig asymptomatische Koronarischämie ist selten. Bei der Mehrzahl der Patienten treten dagegen sowohl asymptomatische als auch symptomatische Ischämieepisoden auf.

Therapie: Betablocker, Calciumantagonisten und Nitrate. Unter prognostischen Aspekten Betablocker zu bevorzugen.

Akutes Koronarsyndrom [ACS] [*s.a. Essay Akuter und rezidivierender Myokardinfarkt*]
Phase der koronaren Herzkrankheit, die unmittelbar lebensbedrohlich ist. Die Patienten werden anhand des EKG-Befundes sowie der myokardspezifischen Enzyme [Troponine, CKMB-Masse] in die Gruppen **akutes Koronarsyndrom mit ST-Segmenthebung** [STEMI] und **ohne ST-Segmenthebung** [NSTEMI und instabile Angina] unterschieden.
Dem ACS liegt eine Ruptur oder Fissur der Deckplatte einer atherosklerotischen Plaque zugrunde. Plaqueruptur- bzw. -fissur liegen meist im Bereich einer Koronargefäßstenose, betroffen sind durchaus auch hämodynamisch nicht bedeutsame Stenosen. Am Ort der Plaqueruptur kommt es zur Bildung des Plättchenthrombus, mit dessen Wachstum in das Koronarlumen entsteht ein okkludierender gemischter Thrombus.

❶ Die Fissur oder Ruptur der Deckplatte der atherosklerotischen Plaque lässt sich bis heute, trotz des Einsatzes gefäßprotektiver Medikamente wie CSE-Hemmern und ACE-Hemmern nicht therapeutisch verhindern. Die Entwicklung des Koronarthrombus kann dagegen durch zahlreiche gerinnungshemmende Medikamente beeinflusst werden.

Im Bereich der Plaqueruptur bzw. in den benachbarten Abschnitten der großen epikardialen Koronargefäße kommt es häufig zu spastischer Einengung. Diese kann ebenfalls medikamentös beeinflusst werden. Ebenso die gleichzeitig ablaufende, meist schwere myokardiale Ischämie.

H

Akutes Koronarsyndrom ohne ST-Segmenthebung [NSTEMI]
- **Pathophysiologie**: Plaqueruptur bzw. Fissur mit inkomplettem thrombotischem Koronargefäßverschluss evtl. mit distaler Embolisation. **Diagnostisch** typische Angina pectoris-Symptomatik in Ruhe, in der Regel mit ST-Veränderungen [ST-Segmentsenkung, T-Wellen-Inversion] sowie Troponinerhöhung.
- **Risikostratifikation**: Deutliche Troponinerhöhung, deutliche ST-Senkungen, hämodynamische Instabilität, Rhythmusinstabilität, hohes Lebensalter, früher abgelaufene Myokardinfarkte, deutliche Erhöhung der biologischen Marker CRP, Kreatinin, NT-BNP sowie angiografische Befunde [Hauptstammstenose, schwere Dreigefäßerkrankung]. Die Differenzierung zwischen instabiler Angina pectoris [Ruhe-Angina und NSTEMI] erfolgt durch Messung der Troponine bzw. der CKMB-Masse. Sind diese Parameter erhöht, liegt Definitionsgemäß ein NSTEMI vor.
- **Therapeutisch** dienen zur Minderung der Angina pectoris-Symptomatik bzw. Reduktion der Ischämie Nitrate, Betablocker und im Einzelfall [stark erhöhte Blutdruckwerte] Calciumantagonisten. Betablocker sind besonders antiischämisch wirksam, wenn gleichzeitig erhöhte Blutdruckwerte und/oder eine Tachykardie besteht. Kurzzeitig wirksame Calciumantagonisten wie Nifedipin sind zu vermeiden. Patienten mit den o.g. Risikokriterien profitieren besonders von der invasiven, im Vergleich, zur konservativen Strategie. Dagegen haben Patienten ohne jeden Risikomarker keinen Vorteil von einer frühinvasiven Strategie.

Akutes Koronarsyndrom mit ST-Segmenthebung [STEMI]
- **Pathophysiologie**: Unmittelbare Ursache ist ein kompletter thrombotischer Verschluss eines großen epikardialen Koronargefäßes. Im Versorgungsgebiet dieses Gefäßes kommt es innerhalb von Minuten bis zu 12 Stunden zu einer Myokardnekrose. Dabei entsteht der mit Abstand größte Teil der Nekrose zwischen der 30. und 180. Minute nach Eintritt des Verschlusses. Die Ausdehnung der Nekrose ist von der Größe des Versorgungsgebietes des verschlossenen, dem zeitlichen Verlauf des Eintritts des Koronargefäßverschlusses [abrupt vs. langsam], dem Vorhandensein einer Kollateralversorgung sowie dem Sauerstoffverbrauch des gefährdeten Myokards abhängig. Zentraler Angriffspunkt der Therapie muss daher die möglichst umgehende Beseitigung [Rekanalisation] des Koronargefäßverschlusses.
- **Diagnostik**: Bei typischen Thoraxschmerzen in Ruhe von mehr als 20 Minuten Dauer ist die Verdachtsdiagnose eines Myokardinfarktes zu stellen. Bei Diabetikern, alten Patienten und Frauen ist die Symptomatik häufig atypisch. Von einem STEMI ist auszugehen, wenn eine ST-Segmenthebung von ≥ 0.1 mV in mindestens zwei zusammenhängenden Extremitätenableitungen oder gleich oder mehr als 0.2 mV in mindestens zwei zusammenhängenden Brustwandableitungen vorliegt. Ebenso bei einem Linksschenkelblock mit infarkttypischer Symptomatik. Die Diagnose wird durch den Anstieg der o.g. Biomarker bestätigt, die Messung der Biomarker darf die Therapieentscheidung nicht aufhalten.
- Die **Wirksamkeit der Thrombolyse** bei STEMI ist bis zur 12. Stunde nach Symptombeginn belegt und strikt zeitabhängig. In den ersten zwei bis vier Stunden nach Symptombeginn besteht ein expotentieller Wirkungsverlust der Lysetherapie, danach nimmt die Wirkung der Lyse linear ab. Deshalb ist jeder Zeitgewinn in den ersten Stunden nach Symptombeginn von erheblicher Bedeutung für die Prognose. Die zeitliche Vorverlagerung einer geplanten Fibrinolyse auf den Zeitpunkt des ersten prähospitalen Patientenkontaktes ist daher anzustreben. Die prästationäre Fibrinolyse ist in den ersten drei Stunden nach Schmerzbeginn besonders

wirksam, nur eine primäre Katheterintervention ist prognostisch noch günstiger. Bei einem Zeitgewinn von 90 Minuten und mehr ist auch der Langzeitnutzen einer prähospitalen Thrombolyse belegt.

- Nach der **stationären Aufnahme** muss die **Reperfusionstherapie** fortgesetzt bzw. unverzüglich eingeleitet werden. Die Einleitung soll nicht länger als 30 Minuten dauern, bei geplanter primärer Katheterintervention [perkutane koronare Intervention, PCI] darf das „door to balloon"-Intervall nicht mehr als 60 Minuten betragen.

Herzinsuffizienz [*s.a. Essay Herzinsuffizienz*]

Die koronare Herzkrankheit ist in der westlichen Welt heutzutage häufigste Ursache einer Herzinsuffizienz. Ihre Häufigkeit nimmt mit steigendem Lebensalter expotentiell zu. Ursache der Herzinsuffizienz ist eine linksventrikuläre Dysfunktion bzw. eingeschränkte linksventrikuläre Funktion mit meist mehrfach abgelaufenen Myokardinfarkten und/oder das gleichzeitige Vorliegen größerer Areale von stummem oder hybernating myoardium bzw. chronischer Ischämie. Mechanistisch liegt sowohl [vorwiegend] eine systolische als auch eine zusätzliche diastolische Funktionsstörung des linken Ventrikels vor.

Klinisch bestehen die typischen Symptome einer Herzinsuffizienz und häufig zusätzliche Zeichen einer myokardialen Ischämie. Wichtigster **prognostischer Marker** ist das Ausmaß der linksventrikulären Funktionsstörung. Bei einer LVEF < ist die Lebenserwartung deutlich eingeschränkt. Die Patienten versterben durch Pumpversagen, Reinfarkte oder einem plötzlichen Herztod.

In jedem Fall ist – wenn immer möglich – eine kausale **Therapie** anzustreben [PCI, ACB-OP, Mitralklappenrekonstruktion bei Mitralinsuffizienz, door-Plastik bei entsprechend ungünstiger Ventrikelgeometrie]. Unter den symptomatischen Therapiemaßnahmen spielt mit Abstand die frühzeitig einsetzende präventive Therapie die größte Rolle. Schon bei Patienten mit asymptomatischer linksventrikulärer Dysfunktion kann durch eine Langzeittherapie z.B. mit ACE-Inhibitoren die Prognose des Patienten verbessert und das Auftreten der Herzinsuffizienz zeitlich herausgezögert werden. Die konservative Therapie entspricht im Übrigen der Standardtherapie bei Herzinsuffizienz.

Herzrhythmusstörungen [*s.a. Essay Herzrhythmusstörungen*]

Es gibt keine für die Koronarkrankheit typische Herzrhythmusstörung. Folgende Herzrhythmusstörungen finden sich jedoch bei koronarer Herzkrankheit:

- Vorhofflimmern [STEMI mit Herzinsuffizienz]
- akzelerierter idioventrikulärer Rhythmus [AIVR] bei STEMI mit erfolgreicher Reperfusion
- nicht anhaltende Kammertachykardien [STEMI und Zustand nach STEMI, insbesondere bei linksventrikulärer Dysfunktion bzw. eingeschränkter linksventrikulärer Funktion]
- anhaltende Kammertachykardien [STEMI, Zustand nach STEMI und linksventrikulärer Dysfunktion]
- höhergradige AV-Blockbilder [STEMI, insbesondere Hinterwandinfarkt].

Ursachen sind Ischämie, Reperfusion, linksventrikuläre Hypertrophie, Narbenbildung, erhöhte Wandspannung sowie stummes und hybernating myocardium. **Mechanismen** sind früher oder späte Nachdepolarisationen sowie Reentry.

Die Arrhythmien sind im Kontext der jeweiligen klinischen Situation versehen und zu behandeln. **Prognostisch** ungünstig sind anhaltende Kammertachykardien bei deutlich eingeschränkter linksventrikulärer Funktion. **Behandlungsbedarf** besteht unter symptomatischen, hämodynamischen und prognostischen Aspekten. **Therapieoptionen** sind – an erster Stelle – Behandlung der Grundkrankheit bzw. der Arrhythmieursache [z.B. STEMI]. Behandlung mit Antiarrhythmika ist mit Ausnahme der Betablocker unter prognostischen Gesichtspunkten nicht effektiv. Zur Verbesserung der Prognose bei Patienten mit eingeschränkter linksventrikulärer Funktion [LVEF < 35 %] ist die Implantation eines ICDs [Defibrillators] zu erwägen. Obligatorisch ist diese Maßnahme bei allen Patienten, die zusätzlich hämodynamisch nicht oder schlecht tolerierte anhaltende Kammertachykardien haben.

Risikofaktoren und Prävention

Bei den **KHK-Risikofaktoren** unterscheidet man solche erster und zweiter Ordnung sowie Risikofaktoren, die heutzutage beeinflussbar sind und solche die nicht beeinflussbar sind. Außerdem muss man zwischen Risikofaktoren und Risikokrankheiten unterscheiden.

Nicht beeinflussbare Risikofaktoren: Lebensalter und familiäre Belastung durch koronare Herzkrankheit.

Beeinflussbare Risikofaktoren: Diabetes mellitus, Fettstoffwechselstörung, Nicotinabusus, Hypertonie sowie Bewegungsmangel, Adipositas, Hyperurikämie und Niereninsuffizienz.

Die Strategie zur Beeinflussung der Risikofaktoren richtet sich nach dem individuellen Gesamtrisiko des Patienten. Dabei sollte eine systematische Risikostratifizierung durchgeführt werden [z.B. nach dem validierten Risikoscore nach PROCAM oder dem Risikoscore der European Society of Cardiology].

> ❗ **Durch präventive Maßnahmen werden Leistungsfähigkeit und Lebenserwartung des KHK-Patienten deutlich verbessert.**

Dabei spielt die Motivation und Compliance des Patienten eine entscheidende Rolle. Hierzu bedarf der Patient einer kontinuierlichen ärztlichen Betreuung. Aufklärung, Beratung und Schulung sind wesentliche Elemente des Risikofaktorenmanagements. Die nichtmedikamentösen Behandlungsmöglichkeiten [Lebensstiländerung] bilden die Grundlage des Risikofaktorenmanagements.

Fettstoffwechselstörungen [s.a. Essay Störungen des Lipidstoffwechsels]

Das Myokardinfarktrisiko nimmt mit steigendem LDL-Cholesterinwert zu. Auch erhöhte Triglycerid- sowie erniedrigte HDL-Cholesterinwerte sind mit einem erhöhten kardiovaskulären Risiko verbunden. Die Senkung des LDL-Cholesterins führt bei Patienten mit koronarer Herzkrankheit zu einer Verlangsamung der Progression der koronaren Arteriosklerose, gelegentlich sogar zu dessen Stillstand und Regression. Gleichzeitig kommt es zu einer Abnahme der kardiovaskulären Ereignisse um 30 bis 40 % und zu einer Reduktion der Sterblichkeit in der gleichen Größenordnung. Bei Patienten mit KHK und/oder Diabetes mellitus führt die Therapie mit Statinen unabhängig vom Ausgangswert des LDL-Cholesterins zu einer signifikanten Verbesserung der Prognose.

Zu den **therapeutischen Maßnahmen** gehören Lebensstiländerungen, wie Anpassung der Ernährung, Gewichtsreduktion und regelmäßiges körperliches Training. Sie sind Basis jeder fettmodifizierten Therapie. Alleine sind diese Maßnahmen jedoch meist nicht ausreichend und sollten deshalb durch eine medikamentöse Therapie bevorzugt durch die Gabe eines Statins ergänzt werden.

Die **Zielwerte für Blutfette** liegen bei Patienten mit KHK wie folgt:

- LDL-Cholesterin < 100 mg%, besser < 70 mg%
- HDL > 40 mg%
- Triglyceride < 200 mg%.

Zur medikamentösen Therapie einer Fettstoffwechselstörung stehen heute im Wesentlichen folgende Substanzgruppe zur Verfügung: Statine, Fibrate, Ionenaustauscher, Nikotinsäurederivate und Cholesterinresorptionshemmer.

Arterielle Hypertonie [s.a. Essay Arterielle Hypertonie]

Das kardiovaskuläre Risiko nimmt kontinuierlich mit der Höhe des Blutdrucks zu. Bereits dauerhaft hochnormale Blutdruckwerte [130-139/85-89 mmHg] sind mit einem erhöhten kardiovaskulären Risiko verbunden.

> ❗ **Durch die adäquate Behandlung der arteriellen Hypertonie kann das kardiovaskuläre Risiko signifikant gesenkt werden.**

Therapieziel ist die Senkung der Ruheblutdruckwerte unter 130/85 mmHg. Insbesondere Patienten mit Herzinsuffizienz, Niereninsuffizienz und Diabetes mellitus profitieren von einer konsequenten Senkung der Blutdruckwerte. Empfohlen werden für diese Patientengruppen Ruheblutdruckwerte unter 120/80 mmHg.

Grundsätzlich sollte zunächst durch **Lebensstiländerungen** der Blutdruck beeinflusst werden. Hierzu gehören Gewichtsnormalisierung, regelmäßiges körperliches Ausdauertraining, Begrenzung des Alkoholkonsums sowie Reduktion der Kochsalzzufuhr. Meist reichen diese Maßnahmen jedoch nicht aus, eine zusätzliche medikamentöse Therapie ist erforderlich. Dafür eignen sich insbesondere Betablocker, ACE-Hemmer, AT1-Rezeptorenblocker und niedrig dosierte Thiaziddiuretika. Meist gelingt es nicht mit einer Monotherapie den Blutdruck ausreichend zu senken. Praktiziert wird daher heute meist eine Kombinationstherapie in der ein niedrig dosiertes Thiazid mit einem Vertreter der o.g. Substanzgruppen kombiniert wird.

Diabetes mellitus/Metabolisches Syndrom [s.a. Essay Diabetes mellitus]

Patienten mit Diabetes mellitus oder metabolischem Syndrom gehören zu einer Hochrisikogruppe. In dieser ist ein besonders strengen Management der Risikofaktoren erforderlich. Die **Therapieziele** sind:

- Gewichtsreduktion [Ziel: Body-Mass-Index 20-25 kg/qm]
- Verbesserung der körperlichen Leistungsfähigkeit
- Blutdruckeinstellung [< 120/80 mmHg], ACE-Hemmer sind Substanzen der Wahl, bei Unverträglichkeit oder Nebenwirkungen AT1-Rezeptorenblocker
- Senkung der Blutfette [LDL-Cholesterin < 100 mg%, nach Möglichkeit sogar 70 mg%, Triglyceride < 150 mg%], normoglykämische Blutdruckeinstellung HBA1c < 6.5 %

Medikamentöse Therapie der koronaren Herzkrankheit

Thrombozytenaggregationshemmer wirken auf unterschiedlichem Wege aggregationshemmend. Zur Standardtherapie der stabilen Angina pectoris gehört die tägliche Einnahme von Acetylsalicylsäure* [Dosis 75 mg bis 325 mg täglich]. Deren Prognose-verbessernde Wirkung ist auch bei stabiler Angina pectoris praktisch gesichert. Bei Kontraindikation bzw. Unverträglichkeit von ASS Einsatz von Clopidogrel* 75 mg täglich. Unter bestimmten Bedingungen auch Kombinationstherapie von ASS und Clopidogrel [s.u. interventionelle Koronartherapie].

Betablocker wirken antiischämisch und senken die Häufigkeit kardiovaskulärer Ereignisse bei manifester Koronarkrankheit. Betablocker haben eine Reihe günstiger Effekte: Sie hemmen die Wirkung endogener Katecholamine und exogener Betasympathomimetika, sie reduzieren die Herzfrequenz und vermindern die Kontraktilität und senken dadurch den kardialen Sauerstoffbedarf. Über diese Mechanismen vermindern sie die Angina pectoris-Symptomatik und bessern die Belastungstoleranz. Sie senken die Sterblichkeit von Patienten nach durchgemachtem Myokardinfarkt und die von Patienten mit Herzinsuffizienz. Sie reduzieren bei Patienten mit Hypertonie die kardiovaskuläre Morbidität und Letalität. Betablocker sind daher Arzneimittel der ersten Wahl zur Behandlung des chronisch Koronarkranken mit Angina pectoris-Symptomatik.

Nitrate und andere NO-Donatoren können im Gegensatz zu Betablockern und Calciumantagonisten auch zur Anfallsunterbrechung und zur Kurzzeitprophylaxe gegenüber Angina pectoris-Anfällen eingesetzt werden. Ihre antiischämische Wirkung unter Kurz- und Dauertherapie ist für verschiedene Nitrate [Isosorbiddinitrat*, Isosorbidmononitrat*, Pentaerythrityltetranitrat*, Glyceroltrinitrat* i.v.] erwiesen. Hinweise für einen günstigen Effekt auf die Prognose bei stabiler Angina pectoris gibt es bis heute nicht. Ein ungünstiger Einfluss von Nitraten und anderen NO-Donatoren auf den Langzeitverlauf der koronaren Herzkrankheit wird kontrovers diskutiert, ist aber nicht erwiesen. **Vorteil** der Nitrate ist das Fehlen schwerer Nebenwirkungen, die große therapeutische Breite und ihre gute Kombinierbarkeit mit anderen antiischämisch wirksamen Substanzen. **Nachteil** ist die potenzielle Toleranzentwicklung bei allen unter höherer Dosierung. Dieser Entwicklung kann durch entsprechende Dosierungsvorgaben mit einem Nitrat-freien Intervall begegnet werden. Der Einsatz von Nitraten ist immer dann sinnvoll, wenn antianginöse und/oder antiischämische Effekte – meist bei einer schon bestehenden Basistherapie – erreicht werden sollen.

Calciumantagonisten hemmen am Herzen und an der glatten Muskulatur der Gefäße den Einstrom von Calciumionen aus dem Extrazellularraum während des Aktionspotentials. Man unterscheidet in vier verschiedenen Gruppen: Calciumantagonisten vom Verapamil-Typ, Calciumantagonisten vom Nifedipin-Typ, Calciumantagonisten vom Diltiazem-Typ sowie T-Kanalblocker.

Die Hemmung des Calciumeinstroms führt zu einer Vasodilatation [vorwiegend im Bereich der arteriellen Gefäße und am Herzen], zu einer Hemmung der Kontraktionskraft des Herzens und einer Verminderung der Herzfrequenz, die jedoch bei den Dihydropyridinen durch eine adrenerge Gegenreaktion maskiert wird. Calciumantagonisten wirken über die Mechanismen antianginös und antiischämisch. Prospektive, randomisierte Studien konnten keinen sicheren Einfluss von Calciumantagonisten auf die Prognose der koronaren Herzkrankheit nachweisen. Calciumantagonisten werden deshalb zur symptomatischen Behandlung der Angina pectoris eingesetzt. Diese Therapie ist besonders effektiv, wenn die Patienten gleichzeitig eine arterielle Hypertonie haben. Hier haben sich insbesondere die langwirksamen Dihydropyridinen [z.B. Amlodipin* und Lercanidipin*] als zusätzliche Medikamente bewährt.

ACE-Hemmer verringern das Risiko für Tod und Myokardinfarkt bei Patienten mit einem erhöhten Risiko für kardiovaskuläre Ereignisse mit und auch ohne Zeichen der Herzinsuffizienz. Zu unterscheiden sind kurzwirksame und länger wirksame ACE-Inhibitoren. ACE-Hemmer senken durch Hemmung des Konversionsenzyms den peripheren Widerstand und damit den Blutdruck bei hypertensiven Patienten mit koronarer Herzkrankheit. Sie erniedrigten den Auswurfwiderstand bei Patienten mit Zeichen einer Herzinsuffizienz bzw. mit eingeschränkter linksventrikulärer Funktion. Sie vermindern den Prozess des „Remodellings" nach Myokardinfarkt und reduzieren das Risiko für einen Reinfarkt und die Entwicklung einer Herzinsuffizienz in der Postinfarktphase. Durch Hemmung der vaskulotoxischen Effekte von Angiotensin II vermindern sie die vaskuläre Sauerstoffradikalbildung und verbessern damit die Endothelfunktion der Gefäße. Auf diese Weise wirken sie antiatherogen.

Angiotensin-Rezeptorantagonisten [AT1-Blocker] wirken als spezifische Hemmstoffe am Subtyp I-Rezeptor des Angiotensinrezeptors. Sie werden daher auch als AT1-Antagonisten bezeichnet. Da die Mehrzahl der schädigenden Einflüsse von Angiotensin über sog. AT1-Rezeptoren vermittelt wird, lassen sich mit diesen AT1-Rezeptorantagonisten ähnliche Effekte erzielen, wie sie durch AT1-Hemmer erreicht werden. Nachgewiesen ist deren klinische Wirksamkeit bisher allerdings nicht für alle Situation, in denen sich ACE-Inhibitoren als günstig erwiesen haben. Gegenüber den ACE-Hemmern bieten sie den Vorteil, dass die häufigen Nebenwirkungen der ACE-Hemmer [trockener Reizhusten] deutlich seltener auftreten. Oft werden AT1-Antagonisten eingesetzt, wenn eigentlich ein ACE-Hemmer indiziert ist, dieser aber nicht vertragen wird [insbesondere bei Patienten mit Bluthochdruck, chronischer Herzinsuffizienz , nach durchgemachtem Myokardinfarkt und bei Diabetes mellitus]. Wichtig für eine so genannte Anti-Remodelling-Therapie im Bereich der Gefäße und des Herzmuskels ist eine ausreichend hohe Dosierung. Dies gilt für ACE-Inhibitoren und für AT1-Rezeptorantagonisten in gleicher Weise.

Interventionelle und operative Therapie

Diese, auch **revaskularisierende Therapie** genannt, hat zum Ziel, die myokardiale Perfusion zu verbessern bzw. wiederherzustellen. Dies kann entweder durch einen Eingriff an den nativen Koronargefäßen [**perkutane koronare Intervention**, PCI] oder durch Überbrückung stenosierter bzw. verschlossener Gefäßsegmente durch eine **aortokoronare Bypassoperation** [ACB-OP] erreicht werden. Die **Indikation zu einer Revaskularisation** [PCI oder ACB-OP] ist grundsätzlich unter folgenden Bedingungen gegeben.

- **Hauptstammstenose**
- **Koronare Dreigefäßerkrankung** und **koronare Ein- und Zweigefäßerkrankung mit Beteiligung des proximalen Ramus interventricularis anterior**. Eine Reduktion der Mortalität konnte vor allem bei eingeschränkter linksventrikulärer Funktion für diese Patientengruppen nachgewiesen werden. Dies bezüglich sind beide revaskularisierende Verfahren der medikamentösen Therapie überlegen. Beim Vergleich der revaskularisierenden Verfahren bestehen nach den bisherigen Daten zwischen ACVB-OP und PCI keine Unterschiede. Bei der Hauptstammstenose und bei Diabetikern scheint die Bypass-OP überlegen zu sein.
- **Signifikante Koronarstenosen jeglicher Lokalisation**, wenn der Patient trotz optimaler Therapie symptomatisch ist und/oder einen Ischämienachweis für ein bedeutsames Perfusionsareal vorliegt. Hier besteht grundsätzlich zunächst die Indikation zur Durchführung einer PCI, nur wenn dies technisch nicht möglich ist, kommt auch eine Bypass-OP in Frage.
- **Manifeste Herzinsuffizienz bei** „ischämischer Kardiomyopathie" mit Ischämienachweis. Hier muss nach den individuellen Gegebenheiten entschieden werden, ob eine ACB-OP oder eine PCI sinnvoll ist.
- **Maligne Rhythmusstörungen** ischämischer Genese, hier gilt das gleiche für die Differenzialindikation zwischen Operation und Intervention
- Mindestens **50 %-ige Stenose an Koronargefäßen** bei Herzoperationen aus anderer Indikation [z.B. Klappen-OP].

Interventionelle Koronartherapie

! **Die perkutane transluminale Koronarintervention [PCI] gehört heute sowohl bei stabiler Angina pectoris als auch beim akuten Koronarsyndrom [ACS] zur Standardtherapie.**

Das Regelverfahren umfasst die Ballondilatation und die nachfolgende Stentimplantation [letztere bei mehr als 90 % aller interventionell behandelten Patienten]. Alternative bzw. ergänzende Verfahren, wie Rotablation oder koronare Brachytherapie, werden nur bei speziellen Indikationen angewandt.

Indikationsstellung: Zu unterscheiden ist nach dem klinischen Bild zwischen stabiler Angina pectoris und ACS, nach der Indikationsstellung zwischen gesicherter, möglicher und fehlender Indikation zur PCI. Zu diesem Themenkomplex liegen für die einzelnen Krankheitsformen der koronaren Herzkrankheit Leitlinien der Fachgesellschaften vor, die auch Angaben zum Evidenzgrad der Empfehlung liefern [Leitlinien der ESC z.B. 2005 erschienen]. Zur Ergänzung s.a. interventionelle und operative Therapie.

Durchführung: Die Intervention ist sowohl über transfemorale, transbrachiale oder transradiale Zugänge möglich. Einbringen des Führungskatheters in das Koronarostium, anschließend Passage der Stenose mit steuerbarem Führungsdraht. Letzterer dient als Schiene für den Ballonkatheter. Nach Einbringen des Ballons in die Stenose Ballonentfaltung bis zum vollständigen Erreichen seines Diameters für 10 bis 120 Sekunden. Angiografische Kontrolle des Dilatationserfolges nach Rückzug des Ballons in den Führungskatheter. In der Regel zusätzliche Implantation einer Gefäßstütze. Heutzutage häufig durchgeführte primäre Stentimplantation mit Implantation des Stents direkt ohne vorherige Ballondilatation.

Ergebnisse, Erfolgskontrolle und Restenoseproblematik: Die PCI gilt als erfolgreich, wenn eine Reduktion der Stenose unter 50 % ohne interventionsbezogene Komplikationen erreicht wird. Ein gutes Resultat liegt vor, wenn eine Restenose von weniger als 25 % vorliegt. Der Erfolg der PCI wird meist visuell semiquantitativ beurteilt. Bei unklaren PCI-Ergebnissen eventuell zusätzliche Erfolgsbeurteilung durch intravaskuläre Ultraschalluntersuchung [IVUS]. Die klinische Erfolgskontrolle erfolgt durch Beurteilung der Beschwerdesymptomatik [vergleich prä- und postinterventionell]. Nützlich ist zusätzlich der Vergleich der objektiven Ischämiesituation [Belastungstest, Myokardszintigrafie, Stressechokardiogramm] vor und nach koronarer Intervention. Eine angiografische Nachkontrolle ist bei gutem klinischen Erfolg in der Regel nicht erforderlich.

H

> ❗ **Größter Nachteil – und damit Limitation dieses Verfahrens – ist das Wiederauftreten von Stenosen im Bereich der Dilatationsstelle.**

Die Häufigkeit der Restenosen bei alleiniger PTCA liegt bei 30 bis 40 %, nach Implantation eines nicht beschichteten Stents bei 20 bis 30 % und nach Implantation eines antiproliferativ beschichteten Stents bei 6 bis 12 %. Mehr als die Hälfte der Patienten mit Restenosierungen sind klinisch erneut symptomatisch. In der Regel kommt es innerhalb von sechs Monaten nach der Intervention zum Auftreten von Restenosen. Ursache ist eine myointimale Hyperplasie der Gefäßwand zum Teil als Antwort auf die Gefäßwandverletzung durch die PCI. Der momentan wirksamste Ansatz um die Restenosehäufigkeit zu senken ist die Verwendung antiproliferativ beschichteter Stents. Restenosen können erneut dilatiert werden, allerdings liegt das Risiko einer erneuten Restenose in der gleichen, o.g., Größenordnung. Wiederholte Restenosierungen an mehreren dilatierten Gefäßen können schließlich Anlass zur Durchführung einer Bypass-OP sein.

Die **primäre Erfolgsrate** bei einer elektiven PTCA liegt heute in der Größenordnung von über 95 %, die Erfolgsrate bei kompletten Koronargefäßverschlüssen in der Größenordnung von 70 % [deutlich abnehmende Erfolgswahrscheinlichkeit einer Rekanalisation mit zunehmendem Alter des Verschlusses].

Risiken und Komplikationen:

- **Todesfälle** kommen vor allem bei Notfallinterventionen, z.B. bei Behandlungen des ACS und des kardiogenen Schocks vor. Bei der elektiven PCI sind Todesfälle sehr selten [< 0.2 % der Behandlungen].
- **Akute Myokardinfarkte** sind die wichtigste, schwerwiegende und relativ häufige Komplikation bei PCI. Bei elektiven Interventionen liegt die Inzidenz des STEMI bei etwa 1 % und des NSTEMI bei mindestens 4 %.
- Die Häufigkeit einer **notfallmäßigen Bypassoperation** liegt bei weniger als 1 % der PCI. Die Häufigkeit ist allerdings trotz Verwendung von Stents nicht zurückgegangen, da in den letzten Jahren zunehmend „kompliziertere" Fälle mittels PCI behandelt werden.
- **Vaskuläre Komplikationen**: Bei der transfemoralen Judgkins-Technik kann es zu Hämatomen, arteriovenösen Fisteln, arteriellen Thrombosen und Aneurysmata spuria bei 0,7–9 % aller PCI kommen. Gehäuft finden sich diese Komplikationen bei adipösen Patienten und solchen mit arterieller Verschlusskrankheit, bei Frauen und bei gleichzeitiger intensiver Gerinnungshemmung.
- **Flusslimitierende Dissektionen und Perforationen** treten bei 2 bis 6 % der Patienten auf. Sie können meist durch eine sofortige Stentimplantation erfolgreiche behandelt werden. Absolute Raritäten sind komplette Einrisse oder Perforationen der Gefäßwand [weniger 1 ‰]. Diese sind im Einzelfall durch Stentimplantation, Perikarddrainage oder in seltenen Fällen auch durch eine akute Bypassoperation zu beherrschen.
- **Koronarembolien**: Häufige Emboliequelle sind Gefäßwandveränderungen alter, degenerierter Bypässe. Embolien können hier auch schon durch Führungsdrähte, Vorschieben des Ballons oder Stents ausgelöst werden. Hierdurch kommt es meist vorübergehend zu einer Verminderung des Flusses im Bereich des Koronargefäßes mit Tendenz zur spontanen Besserung. Heutzutage stehen Protektionssysteme zur Verfügung durch die embolisches Material aufgefangen und anschließend abgesaugt werden kann.

Kombinierte Koronarangiografie/Koronarintervention [sog. Primavista-PCI]
In bestimmten klinischen Situationen ist es sinnvoll, dass sich der Koronarangiografie die Intervention unmittelbar anschließt. So beim ACS sowie bei Vorliegen einer Restenose. Aus ökonomischen, logistischen und psychologischen Gründen [auf Wunsch des Patienten] besteht zunehmend die Tendenz, auch elektive PCI-Eingriffe direkt im Anschluss an die Koronarangiografie durchzuführen. Von einer „Primavista-PCI" wird gesprochen, wenn sich dies Verfahren direkt an eine erstmals durchgeführte Koronarangiografie anschließt. Eine „Primavista-PCI" sollte nicht bei Hochrisiko-Patienten sowie in Situation durchgeführt werden, bei denen anstelle einer PCI alternativ eine Bypass-OP in Frage kommt.

Implantation von Gefäßstützen [Stents]
Diese Maßnahme ist heute das ergänzende Standardverfahren zur Ballondilatation. Der Akuterfolg der PTCA ist durch folgende Prozesse limitiert: Relativ große Häufigkeit ausgedehnter Dissektionen mit und ohne Flusslimitationen. Erhebliches „Recoil" [elastische Rückstellung] der Gefäßwand mit unzureichendem PTCA-Erfolg. Außerdem ist der Langzeit-Erfolg der PTCA durch die Restenoseentwicklung limitiert.
Allen drei genannten Prozessen wirkt die Stentimplantation entgegen. In der Regel verwendet man heute Stents, die entweder aus Metallröhrchen geschnitten oder aus Metalldrähten vorgeformt sind. Das Material besteht aus verschiedenen Metalllegierungen. Die Gefäßstützen sind bereits auf Ballons vormontiert. Es werden zunehmend Stents verwendet, die eine antiproliferative Beschichtung haben [z.B. mit Sirolimus* oder Paclitaxel*] um eine überschießende Neointimabildung nach dem PCI-Trauma zu verhindern. Aus dieser Beschichtung wird über einen Zeitraum von mehreren Wochen das antiproliferative Pharmakon freigesetzt [**Drug eluting Stent**, DES].

Die Prämedikation und die Medikation während der Stentimplantation unterscheidet sich nicht von der der normalen PTCA. Zur Vermeidung akuter und subakuter Stentthrombosen ist neben Acetylsalicylsäure eine Vor- und konsequente Nachbehandlung mit Clopidogrel erforderlich.

Ergebnisse und Komplikationen der Stent-Implantation: Die Erfolgshäufigkeit bei Stentimplantation liegt heute bei ca. 99 %. Grenzen der Implantierbarkeit von Stents ergeben sich dort, wo durch starke Knickbildung oder Biegung der Koronargefäße sowie durch ausgeprägte Koronargefäßverkalkung ein Stent nicht bis in die vordilatierte Stenose vorgebracht werden kann. Die früher häufig und gefürchtete Komplikation der Stentimplantation, die akute und subakute Stentthrombose, ist heute bei der o.g. Interventionstherapie mit Acetylsalicylsäure* und Clopidogrel* eine Rarität. Häufig sind dagegen bei der Implantation von Stents über längere Gefäßstrecken Verschlüsse von Seitenästen. Hierdurch kann es zu meist kleineren Myokardinfarkten im Bereich dieser Seitenäste kommen.

In-Stent-Restenosen werden durch erneute Dilatation mit höherem Druck oder einem größeren Ballon beseitigt. Bei Vorliegen einer Neointimahyperplasie werden derzeit neben einer erneuten PTCA additive Verfahren, wie die intrakoronare Brachytherapie sowie die Implantation eines weiteren Stents im Stent [meist beschichteter Stent] zur Behandlung eingesetzt. Auch nach Behandlung einer In-Stent-Restenose bleibt das Risiko einer erneuten Stenosierung im Bereich des Stents hoch [etwa 20 bis 50 %].

Stentimplantation bei allen Patienten?

Der Nutzen der Stentimplantation zur Behandlung der PCI-Komplikationen steht nicht zur Diskussion, so z.B. beim akuten Koronargefäßverschluss oder ausgedehnter Dissektion. Unter diesen Bedingungen besteht am Nutzen der Stentimplantation keinerlei Zweifel. Aus Metaanalysen randomisierter Studien an über 9000 Patienten weiß man heute, dass auch die elektive Stentimplantation im Vergleich zur alleinigen Ballondilatation nicht nur zur Verbesserung der Akutergebnisse und zur deutlichen Verminderung der Restenoserate, sondern auch zu einem besseren klinischen Verlauf einschließlich Besserung der Prognose beiträgt.

Indikation zur PCI bei stabiler Angina pectoris: Bei allen Patienten mit stabiler Angina pectoris und ausgedehnter Ischämie ist die PCI der medikamentösen Therapie überlegen: Bessere Beeinflussung der Angina pectoris-Beschwerden, wenige koronare Ereignisse in der Folgezeit [z.B. Auftreten eines ACS] und Lebensverlängerung.

Indikation zur PCI bei speziellen Patientengruppen mit stabiler Angina pectoris: Bei chronischem kompletten Koronargefäßverschluss kann das Koronargefäß mit vertretbarem Risiko [wichtigste Risiken: Perforation des Koronargefäßes oder Seitenastverschluss] bei nicht zu langer Verschlussdauer [z.B. kürzer ein Jahr] erfolgreich wiedereröffnet werden. Dies nicht nur mit angiografischem, sondern auch mit klinischem Erfolg. Die früher hohe Restenosehäufigkeit bzw. Wiederverschlusshäufigkeit [30 bis 50 %] mit konventionellen Stents, kann durch die Implantation von DES gesenkt werden.

Zu den weiteren speziellen Patientengruppen mit Indikation zur PCI gehören solche mit hohem Risiko für ein koronarchirurgischen Eingriff. Ebenso solche mit „geschütztem linken Hauptstamm"[LAD oder CFX-Gefäßsystem bypassversorgt]. Hier kann eine PCI des Hauptstamms mit vertretbarem Risiko [etwa 2 % periprozedurale Komplikation] und klinischer Wirksamkeit durchgeführt werden.

Dagegen ist bei Patienten mit „ungeschütztem linken Hauptstamm" nach wie vor die ACB-Operation das Behandlungsverfahren der Wahl. Die PCI des ungeschützten linken Hauptstamms kommt nur die Patienten mit deutliche erhöhtem Risiko für eine ACB-OP in Frage. Gleiches gilt für Patienten mit Mehrgefäßerkrankung und Diabetes mellitus. Nach den bisherigen Erfahrungen ist die ACB-OP der PCI überlegen, bei Hochoperationsrisiko ist die PCI eine vernünftige Alternative.

Indikation zur PCI bei akutem Koronarsyndrom ohne ST-Segmenthebung: Siehe oben unter Therapie NSTEMI. Unter dem Aspekt PCI werden die Patienten nach dem Überlebensrisiko und dem Auftreten lebensbedrohlicher Komplikationen in zwei Gruppen eingeteilt. Solche mit normalem [niedrigen] und solche mit erhöhtem [hohem] Risiko. Die Klassifikation erfolgt aufgrund klinischer, elektrokardiografischer und laborchemischer Risikomerkmale. Entsprechend **Risikoindikatoren** sind:

- Rezidivierende Ruheschmerzen
- Dynamische ST-Streckenveränderungen: ST-Senkung ≥ 0.1 mV oder transiente [mehr als 30 Minuten] ST-Segmentelevation ≥ 0.1 mV
- Erhöhtes Troponin I- T oder erhöhte CKMB Spiegel
- Hämodynamische Instabilität innerhalb der Beobachtungszeit
- Wesentliche Arrhythmien [ventrikuläre Tachykardien, Kammerflimmern]
- Frühe postinfarktinstabile Angina pectoris
- Diabetes mellitus
- Hohes Lebensalter [mehr als 65 bis 70 Jahre]

- Vorbekannte Merkmale, wie anamnestisch koronare Herzkrankheit, Zustand nach Myokardinfarkt, Zustand nach PCI, Zustand nach ACB-OP
- Eingeschränkte Nierenfunktion

Bei Hochrisikopatienten mit NSTEMI-ACS oder bei instabiler Angina pectoris, ist die Durchführung einer PCI mit Stentimplantation möglichst frühzeitig [< 48 h nach Schmerzbeginn] indiziert.

Indikation zur PCI bei akutem Koronarsyndrom mit ST-Segmenthebung: Siehe oben unter Therapie STEMI. Unter dem Aspekt PCI unterscheidet man folgendes Vorgehen:
- **Primäre PCI**: Intervention an dem für die klinische Symptomatik verantwortlichen Koronargefäß innerhalb von 12 Stunden nach Beginn der Beschwerden ohne vorherige thrombolytische Therapie
- **Facilitated PCI** [„erleichterte PCI"]: Geplante Koronarintervention innerhalb von 12 Stunden nach Beginn der Infarktsymptome, in unmittelbarem Anschluss an eine meist thrombolytische Therapie
- **Rescue PCI**: PCI im Bereich einer Koronararterie nach fehlgeschlagener thrombolytischer Therapie
- **Emergency PCI** [„Notfall-PCI"]
- **Postthrombolyte PCI**: Routinemäßige PCI nach Thrombolysetherapie
- **Ischämiegetriggerte PCI**: PCI nach entsprechendem Ischämienachweis

Das praktische Vorgehen einer medikamentösen Begleittherapie folgt den Empfehlungen der Leitlinien der ESC bzw. DGK. Die **Behandlungsleitlinien** bezüglich des interventionellen Vorgehens lassen sich folgendermaßen zusammenfassen:
- Die primäre PCI ist Behandlungsverfahren der Wahl bei allen Patienten, die sich mit einem STEMI in einem Krankenhaus mit der Möglichkeit der Durchführung einer PCI und einem entsprechend erfahrenem Team vorstellen. Unter logistischen Aspekten kann eine Verzögerung [Vorbereitungszeit, Transportzeit] von bis zu 90 Minuten in Kauf genommen werden
- Patienten mit Kontraindikationen zur Thrombolysetherapie sollten ohne Verzug zur primären PCI überwiesen werden
- Beim kardiogenem Schock kann eine notfallmäßig durchgeführte PCI für den Patienten lebensrettend sein und sollte schon in einem frühen Stadium erwogen werden
- Die Überlegenheit der primären PCI im Vergleich zur thrombolytischen Therapie gilt besonders für die Patientengruppe, die zwischen der 3. und 12. Stunde nach Symptombeginn zur Behandlung kommt
- Eine Rescue-PCI wird immer dann empfohlen, wenn die thrombolytische Therapie nach klinischen Kriterien 45 bis 60 Minuten nach deren Beginn nicht zum Erfolg geführt hat
- Nach einer erfolgreichen Thrombolysetherapie wird allgemein eine routinemäßig durchgeführte Koronarangiografie innerhalb von 24 h einschließlich einer meist notwendigen PCI empfohlen
- In jedem Fall sollte bei den Patienten nach erfolgreicher Thrombolyse, die Hinweise für eine spontane oder induzierbare Ischämie haben, vor der Entlassung aus stationärer Behandlung eine Koronarangiografie und eine Revaskularisation durchgeführt werden. Zur Begleittherapie während und nach PCI bei STEMI siehe entsprechende Leitlinien der ECS und der DGK

Alternative und adjunktive interventionelle Therapieverfahren
Akzeptiertes Standardverfahren zur Behandlung von In-Stent-Restenosen ist die **intrakoronare Brachytherapie**. Ihre Wirksamkeit ist in kontrollierten klinischen Studien gut belegt. Ob die Implantation von beschichteten Stents zur Behandlung von In-Stent-Restenosen der Brachytherapie überlegen ist – wie erste Studienergebnisse andeuten – müssen kontrollierte vergleichende Studien zeigen.
Der **Cutting-Ballon** wird zur Behandlung von In-Stent-Restenosen eingesetzt, wenn sich der konventionelle Ballon nicht in der In-Stent-Restenose fixieren lässt. Sein Einsatz ist daher bei der Behandlung von In-Stent-Restenosen unter Umständen gerechtfertigt.
Die **Rotablation** [hochfrequente Rotablationsangioplastie] beruht auf einer mechanischen Abtragung von unelastischen und verkalkten Gefäßstrukturen durch einen Diamantbohrer, der mit mehr als 150.000 Umdrehungen pro Minute auf einem Führungsdraht rotiert. Bei der Bohrung werden zusätzlich Partikel von der Wand abgelöst, die jedoch in 90 % der Fälle eine Größe von 10 µm nicht überschreiten und die Endstrombahn nicht verlegen.
Eine **Indikation** für den Einsatz des Rotablators besteht, wenn eine Stenose mit einem Draht passiert, jedoch wegen ihres Kalkgehaltes nicht mit einem Ballonkatheter passiert bzw. aufgeweitet werden kann. Die Restenoserate nach Rotablation ist nicht geringer als bei konventioneller PTCA. Komplikationen sind häufiger.
Drug-eluting-Stents [DES]. Die Entwicklung beschichteter Stents [DES] dient im Wesentlichen zur Verminderung der Häufigkeit von In-Stent-Restenosen und damit verbunden einer möglichen Senkung bisher erforderlicher Revaskularisierungsmaßnahmen nach PCI. Bis heute haben sich nur die **Sirolimus- und Paclitaxel-frei-**

setzender **Matrixstents** klinisch durchgesetzt. Diese Stenttypen zeigen eine erhebliche geringere Restenosierung im Vergleich zu unbeschichteten Stents des gleichen Typs. Dies gilt für Monate aber auch nach einigen Studien für Jahre nach der Intervention. Stentthrombosen, inkomplette Stent-Apositionen oder Bildung von Aneurysmen waren bei adäquater Implantation und Nachbehandlung selten und haben keine klinische Bedeutung. Der Einsatz von Sirolimus- und Paclitaxel-beschichteten, auf einer Polymerbasis den Wirkstoff freisetzenden Stents, führt nicht nur zu einer geringeren Restenosehäufigkeit, sondern auch zu einer erheblichen relativen Abnahme von Reinterventionen im Vergleich zu unbeschichteten Stents im Verlauf von 6 bis 12 Monaten nach Implantation. Allerdings konnten keine signifikanten Reduktionen von Mortalität und Häufigkeit von Myokardinfarkten sowie eine verminderte Notwendigkeit der Bypassoperation nachgewiesen werden. Dies ist im Wesentlichen darauf zurückzuführen, dass in der Patientengruppe mit nicht beschichteten Stents meist rechtzeitig erneute Revaskularisationen durchgeführt wurden. Nach der Mehrzahl der Studienergebnisse ist der absolute Nutzen des DES bei den Patientengruppe mit höherem Risiko für eine Restenose deutlich größer als bei Patientengruppe mit geringerem Restenoserisiko.

> **(!)** **Demnach besteht kein Zweifel, dass die Mehrzahl der Patienten, die sich eine PCI unterzieht, von der Implantation eines DES profitieren.**

H

Die derzeitigen Empfehlungen zur Implantation der DES beruhen auf zwei unterschiedlichen Prinzipien: Da die DES um ein vielfaches teurer sind als die nicht beschichteten Stents, ist die Grundlage der Empfehlung eine entsprechende Kosteneffektivitätsberechnung. Im anderen Fall folgen die Empfehlungen jeweils den entsprechenden Ein- und Ausschlusskriterien der entscheidenden groß angelegten randomisierten Studien mit klinischen Endpunkten. Bei Berücksichtigung von Kosten-Effektivitäts-Relationen profitieren insbesondere die Patienten mit hohem individuellen Risiko für In-Stent-Restenosen vom beschichteten Stent – im Wesentlichen durch Vermeidung erneuter Revaskularisationen. Unter diesen Umständen kann eine DES-Implantation günstiger bis kostenneutral gegenüber der Anwendung der nicht beschichteten Stents sein. Evidenzbasierte Empfehlungen für den Gebrauch von DES müssen und folgen den Ein- und Ausschlusskriterien groß angelegter randomisierter Studien.

Aortokoronare Bypassoperation [ACB-OP]. Medikamentöse Therapie, interventionelle Verfahren und Bypassoperation sind keine konkurrierenden, sondern einander ergänzende Verfahren. Unter Berücksichtigung des Beschwerdebildes, des Ischämiepotentials, der linksventrikulären Funktionsstörung und insbesondere der Koronaranatomie werden Patienten bevorzugt einer Koronarintervention oder einer Bypassoperation zugeführt. Andererseits gibt es eine relativ große Gruppe von Patienten, bei denen sowohl eine Koronarintervention als auch eine Bypassoperation technisch möglich und grundsätzlich sinnvoll ist.

Welche Patienten soll man operieren? Welche soll man interventionell behandeln?

Diese Fragestellung wurde in den letzten Jahren in großen multizentrischen, z.B. multinationalen, randomisierten Studien untersucht. Eingeschlossen wurden Patienten, bei denen technisch sowohl eine Bypassoperation als auch eine Koronarintervention möglich und nach der Indikation sinnvoll waren. Bewertungskriterien für den Erfolg der Therapie waren kurz- und langfristiges Überleben, prozedurale Todesfälle, ereignisfreies Überleben über Monate bzw. Jahre nach dem Eingriff, Häufigkeit von Angina pectoris-typischen Beschwerden, Notwendigkeit erneuter Interventionen bzw. einer Bypassoperation. Bei einer Synopsis der Ergebnisse aller Studien an mehr als 5200 Patienten fanden sich keine Unterschiede in der Mortalität zwischen beiden Behandlungsgruppen [interventionell versus operativ]. Ebenso bestand kein Unterschied in der kardialen Mortalität und der Häufigkeit von Myokardinfarkt zwischen beiden Behandlungsgruppen. Erneute Angina pectoris-Beschwerden traten jedoch in der mittels Intervention behandelten Patientengruppe deutlich häufiger auf als in der operierten. Zusätzliche therapeutische Maßnahmen [interventionelle Koronartherapie, Bypassoperation] waren in der interventionell behandelten Patientengruppe deutlich häufiger notwendig als in der operativ behandelten. Prognostisch profitierten lediglich Diabetiker eindeutig mehr von der Bypassoperation als von interventionellen Therapieverfahren. Bezüglich des finanziellen Aufwandes scheinen zumindest längerfristig keine erheblichen Unterschiede zwischen beiden Therapieverfahren zu bestehen. Durch die wiederholt notwendig werdenden Interventionen wird der initiale Kostenvorteil der nicht operativ behandelten Patientengruppe längerfristig kompensiert.

Die Ergebnisse müssen insofern mit gewissen Vorbehalten interpretiert werden als koronare Interventionen in den meisten dieser Studien im wesentlichen ohne Benutzung der heute üblichen Stenttechnik, insbesondere nicht unter Benutzung beschichteter Stents, durchgeführt wurden. Andererseits hat sich auch die chirurgische Technik in den letzten Jahren erheblich verbessert: Komplette arterielle Revaskularisation, OPCAB-Technik. Randomisierte Studien mit Vergleich der jeweils neuesten und besten interventionellen und chirurgischen Techniken werden derzeit durchgeführt.

der akute Myokardinfarkt und Herzrhythmusstörungen sind ebenfalls typische Manifestationen; **Diagnose:** Klinik, Anamnese, EKG, Echokardiografie, MRT, Herzkatheter, Koronarangiografie; **Labor:** Blutzucker, Triglyceride, Gesamtcholesterin, HDL- und LDL-Cholesterin, Lipoprotein-α, Apolipoprotein A und B, Herzmuskelenzyme [CK, CK-MB]; **DD:** Lungenembolie, Pneumothorax, Pleuritis sicca, Interkostalneuralgie, Aortendissektion, Kardiomyopathien, Perimyokarditis, Refluxösophagitis, Hiatushernie, peptisches Ulkus, Ösophagusruptur, funktionelle Herzbeschwerden, Herzangst, Panikattacken; **Therapie:** bei der akuten Manifestation steht die Behandlung der Angina pectoris, des Infarktes, der Insuffizienz oder der Rhythmusstörung im Vordergrund; danach erfolgt eine beschwerdeorientierte Therapie und die Ausschaltung von Risiko- oder Auslösefaktoren; *s.u. Essay Koronare Herzerkrankung S. 587*

Herz|feh|ler m: *Syn: Vitium cordis, Herzvitium*; Oberbegriff für angeborene oder erworbene Fehlbildungen des Herzens oder der Herzklappen; Herzfehler mit Einengung der Herzklappen oder Ausflussbahn können zu Druckbelastung und Herzhypertrophie führen; bei Herzklappeninsuffizienz oder Defekten mit Links-Rechts- oder Rechts-Links-Shunt kommt es zu Volumenbelastung, die langfristig zu Erweiterung der Binnenräume [Herzdilatation] führt; es hat sich bewährt Herzfehler in drei Gruppen zu unterteilen: **1. Herz- und Gefäßfehler ohne Shuntverbindung:** dazu gehören u.a. die angeborenen und erworbenen Herzklappenfehler, Transposition der großen Gefäße, Aortenisthmusstenose, Aortenbogenanomalien **2. Herz- und Gefäßfehler mit Links-Rechts-Shunt:** z.B. persistierender Ductus arteriosus, Vorhofseptumdefekt, Ventrikelseptumdefekt, atrioventrikulärer Septumdefekt **3. Herz- und Gefäßfehler mit Rechts-Links-Shunt:** z.B. Fallot-Tetralogie, -Trilogie, -Pentalogie, Pulmonalatresie mit Ventrikelseptumdefekt, Trikuspidalatresie

Herz|fre|quenz, fetale f: *s.u. Kardiotokografie*

Herz|ge|spann nt: Bezeichnung für Leonurus cardiaca [**echtes Herzgespann**] und Leonurus quinquelobatus [**fünflappiges Herzgespannkraut**], Pflanzen aus der Familie der Lippenblütler [Lamiaceae]; verwendet werden die getrockneten oberirdischen Pflanzenteile [**Herzgespannkraut**, Leonuri herba]; sie enthalten Alkaloide, Flavonoide, Iridoide, Di- und Triterpene, Gerbstoffe und ätherisches Öl; **Anw.:** traditionell bei Asthma bronchiale, klimakterischen Beschwerden, nervöser Reizbarkeit, nervösen Herzbeschwerden, Hyperthyreose und Bluthochdruck [Hypertonie]

Herz|gly|ko|si|de pl: → *Digitalisglykoside*

Herz|in|farkt m: → *Myokardinfarkt*

Herz|in|suf|fi|zi|enz f: *Syn: Herzversagen, Herzmuskelschwäche, Myokardinsuffizienz, Insufficientia cordis*; Unfähigkeit des Herzens, eine ausreichende Pumpleistung zu vollbringen; die Insuffizienz kann auf bestimmte Teile der Herzens beschränkt sein [**Linksherzinsuffizienz, Rechtsherzinsuffizienz**] oder das ganze Herz betreffen [**Globalinsuffizienz, globale Herzinsuffizienz**]; nach der Schwere der Insuffizienz unterscheidet man **Belastungsinsuffizienz** und **Ruheinsuffi-**

zienz; wenn die Kompensationsmechanismen des Körpers erschöpft sind, kommt es zum klinischen Bild der **dekompensierten Herzinsuffizienz**; *s.u. Essay Herzinsuffizienz S. 599, Essay Koronare Herzerkrankung S. 587*

Herz|klap|pen|er|satz m: → *Herzklappenprothese*

Herz|klap|pen|plas|tik f: *Syn: Valvoplastik, Klappenplastik, Valvuloplastik*; plastische Operation einer Herzklappe zur Wiederherstellung der Funktion, z.B. bei Stenose oder Insuffizienz; *s.a. Herzklappenprothese*

Herz|klap|pen|pro|the|se f: *Syn: Herzklappenersatz, Klappenersatz, Klappenprothese*; aus alloplastischem oder biologischem Material hergestellte künstliche Herzklappe; bei den **mechanischen Herzklappenprothesen** unterscheidet man **Kippscheibenprothesen** und **Doppelflügelprothesen**; die modernen mechanischen Herzklappenprothesen sind extrem körperfreundlich und verursachen nur eine geringe mechanische Hämolyse; da sie aber thrombogen wirken, ist eine lebenslange Behandlung mit Antikoagulantien [Cumarinderivate] nötig

bei den **biologischen Herzklappenprothesen** handelt es sich entweder um **xenogene Herzklappenprothesen** [meist Schweineherzklappen] oder **allogene Herzklappenprothesen** [Leichentransplantate]; biologische Ersatzklappen haben den Vorteil, dass keine Antikoagulation erforderlich ist; dafür haben sie nur eine begrenzte Haltbarkeit und allogene Transplantate können eine Abstoßungsreaktion auslösen

Herz|klap|pen|spal|tung f: → *Kardiovalvulotomie*

Herz|krank|heit, koronare f: → *Herzerkrankung, koronare*

Herz-Lungen-Transplantation f: bei irreversibler Schädigung von Herz und Lunge durchgeführte Transplantation; die häufigste chirurgische Komplikation ist die Insuffizienz der bronchialen Anastomosen in der Frühphase; die **1-Jahres-Überlebensrate** liegt bei ca. 80 %, die **5-Jahres-Rate** bei 50–60 %; *s.u. Essay Transplantationschirurgie S. 1549*

Herz|mas|sa|ge m: rhythmische Kompression des Herzens zur Aufrechterhaltung oder Wiederherstellung eines Blutkreislaufs; entweder durch Druck auf die Brustwand [**extrathorakale Herzmassage**] oder durch direkte Kompression [**intrathorakale Herzmassage**] nach Eröffnung des Brustkorbs; *s. u. Reanimation*

Herz|mus|kel|ent|zün|dung f: → *Myokarditis*

Herz|mus|kel|schwä|che f: *s.u. Essay Herzinsuffizienz S. 599*

Herz|rhyth|mus|stö|rung f: *Syn: Arrhythmia, Arrhythmie*; Störung des normalen Herzrhythmus oder der normalen Rhythmusbildung und Erregungsausbreitung; nach dem Sitz der Störung unterscheidet man **ventrikuläre Arrhythmien** [in der Kammer oder von der Kammer ausgehend, z.B. Kammerflimmern] und **supraventrikuläre Arrhythmien** [z.B. AV-Knotentachykardie]

Arrhythmien sind eine häufige Begleiterscheinung und Komplikation von Myokardinfarkten; nach dem zeitlichen Auftreten werden **frühe** [< 30 min nach Ischämiebeginn] und **späte Arrhythmien** unterschieden, wobei die früheren Arrhythmien für die hohe Letalität der Infarkte [30 %] bereits vor dem Erreichen des Krankenhauses verantwortlich

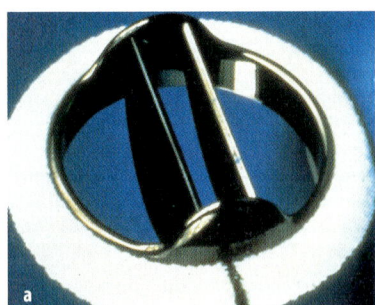
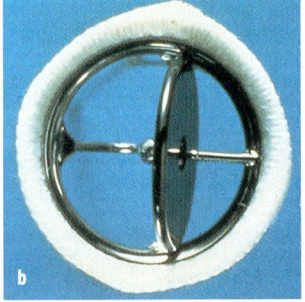
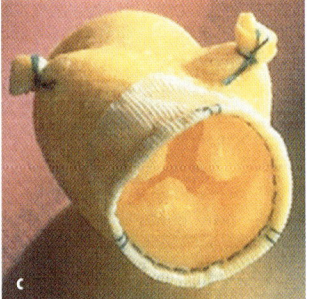

Abb. H48. Herzklappenprothese. a mechanische Doppelflügelprothese, **b** Kippscheibenprothese, **c** Schweineklappe auf Gerüst montiert

Herzinsuffizienz

Syn.: Herz[muskel]schwäche, Pumpversagen, Herzversagen, Myokardinsuffizienz, Insufficientia cordis

Abk.: HI

W. Schillinger, G. Hasenfuß

Definition

Unvermögen des Herzens, das vom Organismus benötigte Herzzeitvolumen zu fördern. Klinische Entität als gemeinsame Endstrecke von Erkrankungen unterschiedlichster Ätiologie. Die Einteilung erfolgt nach verschiedenen Gesichtspunkten: Unterschieden wird in Abhängigkeit von der bevorzugt betroffenen Kammer zwischen **Links-**, **Rechts-** und **Globalherzinsuffizienz**, je nach vorliegender Funktionsstörung zwischen **systolischer** und **diastolischer Herzinsuffizienz** und nach dem zeitlichen Verlauf ihrer Entwicklung zwischen der **akuten** [Verlauf über Stunden/Tage] und **chronischen Herzinsuffizienz** [Verlauf über Monate/Jahre]. Bei der chronischen Herzinsuffizienz unterscheidet man zudem nach dem klinischen Schweregrad eine **kompensierte** und **dekompensierte** Form. Diese Unterteilungen spielen vor allem für die Therapie eine Rolle, allen Formen können unterschiedlichste Erkrankungen zugrunde liegen.

Ätiologie

Häufigste Ursache der chronischen Herzinsuffizienz stellt in den westlichen Ländern die koronare Herzerkrankung dar [54–70 %], die in 35–52 % von einer arteriellen Hypertonie begleitet wird [arterielle Hypertonie als alleinige Ursache 9–20 %]. Eine Übersicht der Ätiologie der Herzinsuffizienz zeigt Tabelle 1. Häufig findet sich eine systolische Dysfunktion, bei klinischen Symptomen einer Herzinsuffizienz und normaler systolischer Pumpfunktion ist eine diastolische Dysfunktion abzuklären [*s.a. Essay Arterielle Hypertonie, Essay Koronare Herzerkrankung*]

Tab. 1. Ätiologie

Chronische Herzinsuffizienz
• chronische ischämische Herzerkrankung, ischämische Kardiomyopathie [ICM]
• hypertensive Herzerkrankung
• Kardiomyopathien
– dilatative Kardiomyopathie [DCM]
– hypertrophe, obstruktive und nicht-obstruktive Kardiomyopathie [HOCM, HNCM]
– restriktive Kardiomyopathie [RCM]
• Klappenerkrankungen [z.B. Aortenstenose, Mitralinsuffizienz]
• andere kardiale Vitien
• Perikarderkrankungen [z.B. Perikarditis constrictiva]
• Myokarditis
• toxische Schädigung [z.B. Anthrazykline]
• Stoffwechselstörungen [z.B. Hyperthyreose, Diabetes mellitus]
• u.a.

Akute Herzinsuffizienz
• akute Dekompensation einer chronischen Herzinsuffizienz
• hypertensive Krise
• akuter Herzinfarkt
• Herzrhythmusstörungen
– Bradykarde [z.B. Bradyarrhythmia absoluta bei Vorhofflimmern, SA-/AV-Blockierungen]
– Tachykarde [z.B. Tachyarrhythmia absoluta bei Vorhofflimmern]
• akute Klappenerkrankungen [z.B. ischämischer Papillarmuskelabriss]
• Perikardtamponade
• Post-partum-Kardiomyopathie
• u.a.

Epidemiologie

Eine der häufigsten internistischen Erkrankungen überhaupt: > 10 Mio. Patienten in Europa, die Anzahl der Neuerkrankungen beträgt 2–12/1000/Jahr. Dies ist vor allem durch veränderte Altersstrukturen bei verlängerten Überlebenschancen im Rahmen des medizinischen Fortschritts bedingt. Inzidenz und Prävalenz der chronischen Herzinsuffizienz sind altersabhängig [< 1 % der 45–55-Jährigen; 2–5 % der 65–75-Jährigen; ca. 10 % der > 80-Jährigen], Männer sind häufiger betroffen als Frauen [1,5:1]; im höheren Alter nimmt der Anteil der diastolischen Herzinsuffizienz zu [30 % bei männlichen, 40 % bei weiblichen Individuen].

Physiologische Regelmechanismen

Determinanten des Herzzeitvolumens:
- Die **Inotropie** [Kontraktionskraft des Herzmuskels] des gesunden Herzens ist proportional zur Vorlast bzw.

Vordehnung [Frank-Starling-Mechanismus, Kraft-Spannungs-Beziehung], der Herzfrequenz [Bowditch-Effekt, Kraft-Frequenz-Beziehung, Frequenzinotropie, Treppe] und dem Sympathikotonus.

- Die **Nachlast** [Auswurfwiderstand des Ventrikels] wird durch den arteriellen Blutdruck in Abhängigkeit vom totalen peripheren Gefäßwiderstand bestimmt.
- Die **Herzfrequenz** [Chronotropie] ist abhängig von der Sympathikus-/Parasympathikusaktivität.

Pathophysiologie

Eine Reduktion des Herzzeitvolumens führt im Rahmen der physiologischen Regelmechanismen zu neurohumoralen Anpassungsvorgängen [Aktivierung des Renin-Angiotensin-Aldosteron-Systems, des Sympathikus, Ausschüttung von vasoaktiven Substanzen und Zytokinen], die eine passagere Verbesserung der hämodynamischen Situation infolge erhöhter myokardialer Inotropie und Chronotropie, aufgrund peripherer Vasokonstriktion und Flüssigkeitsretention mit erhöhter Vorlast und Erhöhung des enddiastolischen Füllungsdruckes und kompensatorischer Myokardhypertrophie bewirken. Ansteigende Kapillardrucke führen jedoch zu pulmonaler Stauung und peripheren Ödemen. Maladaptive Konsequenzen des neurohumoralen und hämodynamischen Stresses stellen zudem erhöhter myokardialer Sauerstoffverbrauch mit Zelluntergang sowie Induktion von Apoptose [programmierter Zelltod] und *Remodelling* [pathologischer Umbau] dar. Es finden sich eine gesteigerte interstitielle Fibrose und Veränderungen der myokardialen Genexpression mit Störungen der Calcium-Homöostase des sarkoplasmatischen Retikulums, β1-Rezeptor-Downregulation und Veränderung der Membranströme mit der Folge einer verminderten Frequenz- und Sympathikus-abhängig rekrutierbaren inotropen Reserve [negative Kraft-Frequenz-Beziehung, vermindertes Ansprechen auf Katecholamine] und des Auftretens maligner Herzrhythmusstörungen.

Symptomatik

Typische Symptome bzw. beklagte Beschwerden sind Abnahme der Belastbarkeit, [Belastungs-]Dyspnoe, Orthopnoe, Asthma cardiale [z.B. nächtlicher Husten], Angina pectoris, Gewichtszunahme oder -abnahme, Ödeme, Müdigkeit, Schwäche, Nykturie, Herzrhythmusstörungen, Symptome der Grundkrankheit. Anamnestisch häufig Vorliegen kardiovaskulärer Risikofaktoren. Bei Vorliegen von Risiken [Tab. 2: Stadium A–C nach AHA] sind bei Routineuntersuchungen die Symptome gezielt zu erfragen.

Klinischer/Körperlicher Befund

Die Klinik ist durch Flüssigkeitsretention mit Überwässerung und stauungsbedingter Organdysfunktion geprägt. Abhängig von der vorwiegend betroffenen Herzhöhle, Befunde der Links-, Rechts- und globalen Herzinsuffizienz [Tab. 3].

Diagnostik

Die Diagnostik dient der Verifizierung und Objektivierung der klinischen Diagnose, der ätiologischen Abklärung und Planung der Therapiestrategie.

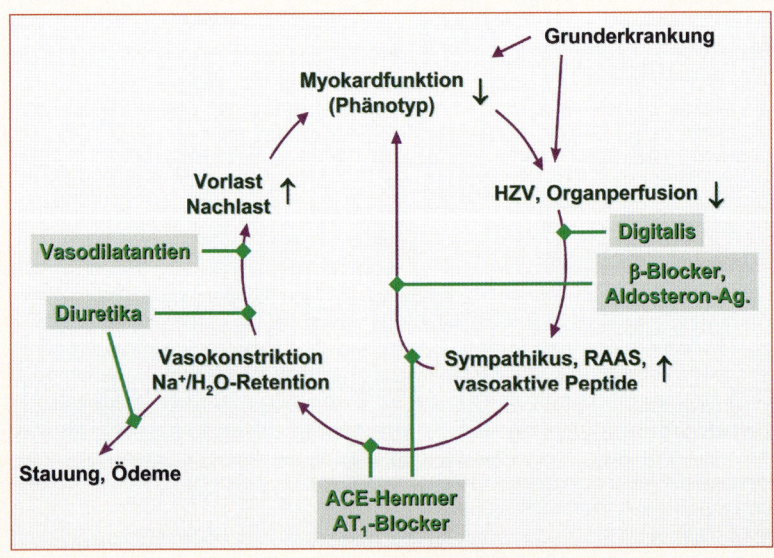

Abb. 1. Circulus vitiosus der Herzinsuffizienz und therapeutische Angriffspunkte

Tab. 2. Klassifikation

Klassifikation nach der New York Heart Association [NYHA] Einteilung nach Symptomatik	
NYHA I	Herzerkrankung ohne körperliche Einschränkung; alltäglich körperliche Belastung verursacht keine inadäquate Erschöpfung, Rhythmusstörungen, Dyspnoe oder Angina pectoris
NYHA II	Herzerkrankung mit leichter Einschränkung der körperlichen Leistungsfähigkeit; keine Beschwerden in Ruhe; alltägliche körperliche Belastung verursacht Erschöpfung, Rhythmusstörungen, Dyspnoe oder Angina pectoris
NYHA III	Herzerkrankung mit höhergradiger Einschränkung der körperlichen Leistungsfähigkeit bei gewohnter Tätigkeit; keine Beschwerden in Ruhe; geringe körperliche Belastung verursacht Erschöpfung, Rhythmusstörungen, Dyspnoe oder Angina pectoris
NYHA IV	Herzerkrankung mit Beschwerden bei allen körperlichen Aktivitäten und in Ruhe; Bettlägrigkeit
Klassifikation nach der American Heart Association [AHA] Einteilung nach Symptomatik und Ausmaß der kardialen Schädigung	
Stadium A	hohes Herzinsuffizienz-Risiko, da Faktoren vorliegen, die stark mit dem Auftreten einer Herzinsuffizienz assoziiert sind; keine strukturelle Herzerkrankung; noch nie Herzinsuffizienzsymptome
Stadium B	strukturelle Herzerkrankung, die eng mit der Entstehung einer Herzinsuffizienz assoziiert ist; bislang keine Herzinsuffizienzsymptome
Stadium C	strukturelle Herzerkrankung mit früheren oder derzeitigen Herzinsuffizienzsymptomen
Stadium D	fortgeschrittene strukturelle Herzerkrankung und schwere Herzinsuffizienzsymptome in Ruhe trotz maximaler medikamentöser Therapie und Notwendigkeit spezieller Maßnahmen [z.B. HTx, Katecholamine, *assist device*]

Tab. 3. Klinischer/körperlicher Befund

Linksherzinsuffizienz	Rechtsherzinsuffizienz
mit Rückwärtsversagen • Dyspnoe [anfangs Belastung-, später Ruhedyspnoe], Tachypnoe, Orthopnoe [Einsatz der Atemhilfsmuskulatur] • Asthma cardiale [anfallsweise Orthopnoe und nächtlicher Husten] Herzfehlerzellen [hämosiderinhaltige Alveolarmakrophagen] im Sputum, Auskultation: feuchte, nicht-klingende Rasselgeräusche • Zyanose • Lungenödem mit Orthopnoe, schaumiger Auswurf • Auskultation: feuchte, ohrferne Rasselgeräusche, 3. Herzton [Füllungston, evtl. Galopprhythmus] **mit Vorwärtsversagen** [*forward failure*] • Leistungsminderung, Schwächegefühl • zerebrale Funktionsstörungen [Verwirrtheit, mnestische Störungen] • Hypotonie, kardiogener Schock • kalte Extremitäten, Marmorierung	**mit Rückstau in den großen Kreislauf** • sichtbare Venenstauung [Halsvenen, Venen am Zungengrund] • Gewichtszunahme, Ödeme [prätibial, Fußrücken, Anasarka] • Stauungsleber, Stauungszirrhose, Ikterus, Aszites • hepatogulärer Reflux • Stauungsgastritis [Appetitlosigkeit, Blähungen]
Gemeinsame Symptome und Globalinsuffizienz	
• Nykturie • Pleuraergüsse [Stauungstranssudate] • Pulsus alternans [insbesondere bei Vorhofflimmern] • Tachykardie, Herzrhythmusstörungen • Thrombenbildung [intrakardial, V.a. linker Vorhof, peripher venös], • thromboembolische Komplikationen	

Labor

Blutbild, Nierenretentionswerte, Kreatinin-Clearance, Elektrolyte, Leberwerte, BNP [*brain natriuretic peptide*] bzw. NT[N-terminales]-proBNP, hohe Spezifität für den Ausschluss einer Herzinsuffizienz bei symptomatischen Patienten, außerdem im Einzelfall Risikostratifizierung und Verlaufsparameter bei gesicherter Herzinsuffizienz zur Beurteilung des Therapieerfolges; Lipidstatus. Bei akuter Herzinsuffizienz und spezieller Fragestellung: Blutgasanalyse, INR, CRP, D-Dimere [hohe Spezifität zum Ausschluss der Differenzialdiagnose Lungenembolie], Glukose, CK, CK-MB, Troponin T oder I, Urinstatus.

Spezial-Labor
TSH basal [vor Koronarangiografie bzw. PTCA, jodhaltiges Kontrastmittel].

Elektrokardiogramm
Hypertrophiezeichen [Sokolow-Lyon- oder Lewis-Index], Schenkelblöcke, insbesondere Linksschenkelblock, Erregungsrückbildungsstörungen, EKG-„Narben" [z.B. Q-Zacken, R-Verlust,] bei abgelaufenem Myokardinfarkt, tachy- und bradykarde Rhythmusstörungen [Vorhofflimmern, ventrikuläre Rhythmusstörungen, SA- und AV-Blockierungen]. **Bei unauffälligem EKG muss die Diagnose Herzinsuffizienz überprüft werden.**

Langzeit-EKG
Fakultativ, z.B. Nachweis intermittierenden Vorhofflimmerns, falls davon die Entscheidung zur Antikoagulation abhängig gemacht wird; evtl. zum Nachweis symptomatischer Bradykardien zur Evaluation der Schrittmacher-Indikation bzw. Indikation zur Resynchronisationstherapie. Für die Überprüfung der Indikation zur ICD-Implantation nach neueren Studien in der Regel nicht mehr erforderlich.

Transthorakale Echokardiografie
Basisdiagnostik: Vergrößerte Herzhöhlen, Hypertrophiezeichen [Myokarddicke], regionale Wandbewegungsstörungen [Hypo-, Dys- oder Akinesie], Myokardnarben, Aneurysma, Beurteilung der globalen systolischen linksventrikulären Kammerfunktion [Berechnung der Ejektionsfraktion, z.B. Scheibchensummationsmethode nach Simpson], Nachweis einer diastolischen Dysfunktion [transmitraler, E/A-, und pulmonal-venöser Fluss, Gewebedoppler der Mitralklappenringgeschwindigkeit], Beurteilung der Herzklappenfunktion [morphologisch, Farb- und CW-Doppler], Füllungszustand der Lebervenen und V. cava inferior, bei vorhandener Trikuspidalinsuffizienz abschätzen des pulmonal-arteriellen Druckes, Perikard- und Pleuraergüsse; intra- und interventrikuläre Dyssynchronie vor Implantation eines biventrikulären Schrittmachers.

Transösophageale Echokardiografie
Fakultativ, z.B. zum Ausschluss von Vorhofthromben vor elektrischer Kardioversion oder ergänzend vor operativer Korrektur von Klappenvitien [z.B. Entscheidung Mitralklappenrekonstruktion versus -ersatz durch Kunstklappe].

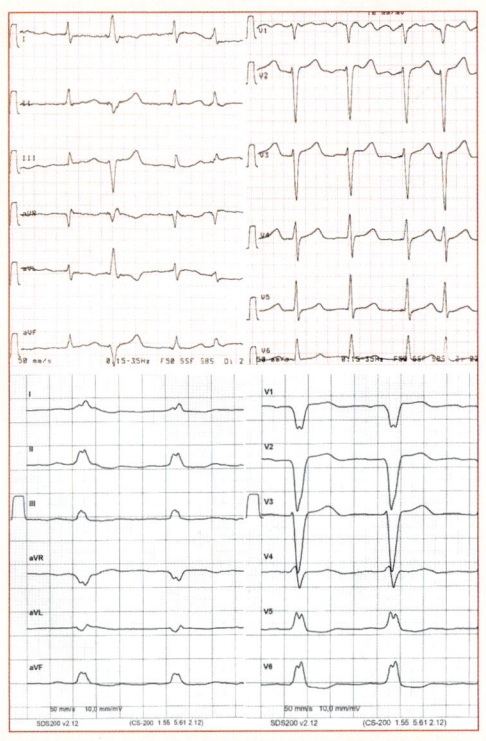

Abb. 2. Typische EKG-Befunde. Oben: Tachyarrhythmia absoluta bei Vorhofflimmern, **unten:** kompletter Linksschenkelblock

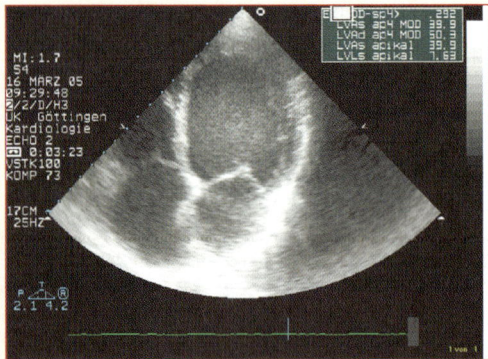
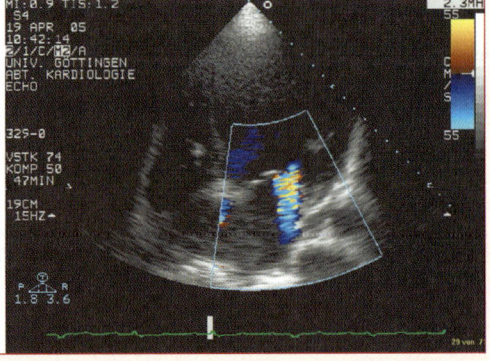

Abb. 3. Transthorakale Echokardiografie. Links: LV-Dilatation mit kugeliger Ventrikelgeometrie, **rechts:** Mitralinsuffizienz II°

Röntgen der Thoraxorgane

- Herzvergrößerung [Herz-Thorax-Quotient = HTQ < 0,5]
- bei Linksherzinsuffizienz Zeichen der Lungenstauung: Kerley B-Linien [gestaute Lymphgefäße bei interstitiellem Ödem], prominente Hilusgefäße, verbreiterte, vermehrte Lungenvenenzeichnung, bei alveolärem Lungenödem Milchglaszeichnung, evtl. Pleuraerguss
- bei Rechtsherzinsuffizienz: Verbreiterung der V. azygos als früheste Veränderung, Verbreiterung der V. cava superior und des rechten Vorhofs. In seitlicher Projektion Einengung des Retrokardialraumes.
- Abklärung pulmonaler Differenzialdiagnosen. Cave: Eine unauffällige Röntgen-Thoraxaufnahme schließt eine Herzinsuffizienz nicht aus!

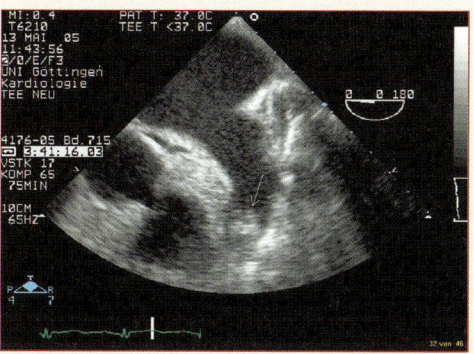

Abb. 4. Vorhofthrombus. Im linken Vorhofohr ist ein Thrombus durch einen Pfeil markiert

Magnetresonanztomografie [MRT]

Bei unzureichenden echokardiografischen Bedingungen und speziellen Fragestellungen. Exakte Größenbestimmung der Herzhöhlen, Bestimmung des enddiastolischen Ventrikelvolumens, Bestimmung der ventrikulären Ejektionsfraktion, Herzklappenfunktion, Herzanatomie. Myokardnarben, Aneurysma. Nachweis einer belastungsinduzierten Koronarinsuffizienz durch pharmakologischen Stress [Adenosin, Dobutamin].

Herzkatheterdiagnostik

Linksherzkatheter, Klärung der zugrundeliegenden Ätiologie, insbesondere Nachweis oder Ausschluss einer koronaren Herzerkrankung, Rechtsherzkatheter, Evaluation von Klappen- und anderer kardialer Vitien, Bestimmung des Herzzeitindex [Thermodilutionsmethode, Oximetrie nach Fick], Bestimmung pulmonaler Widerstände [Reversibilität einer pulmonalen Hypertonie, z.B. vor Herztransplantation]. Entnahme einer rechtsventrikulären Myokardbiopsie in Ausnahmefällen bei unklarer Ätiologie.

6-Minuten-Gehtest

Einfacher und sensitiver Belastungstest [Strecke (m), die in 6 min zurückgelegt wird] zur Therapie- und Verlaufskontrolle auf abgemessenem Parcours oder Laufband.

Spiroergometrie

Risikostratifizierung und zur Herztransplantation-Evaluation. Eine maximale Sauerstoffaufnahme $VO_2 < 10$ ml/min ist mit besonders hohem, eine $VO_2 > 18$ ml/min mit niedrigem Risiko assoziiert.

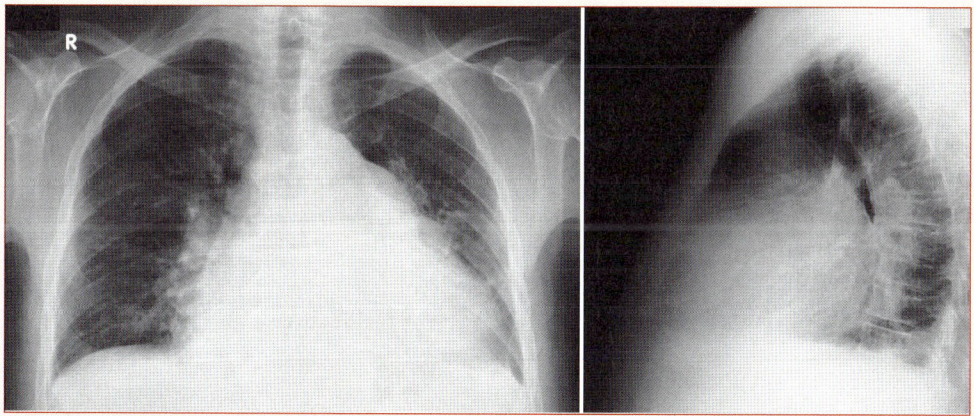

Abb. 5. Kardiomegalie. Röntgen-Thoraxaufnahme in 2 Ebenen mit ausgeprägter Kardiomegalie und Zeichen der chronischen Stauung. In der Seitaufnahme [rechts] zeigt sich ein Randwinkelerguss

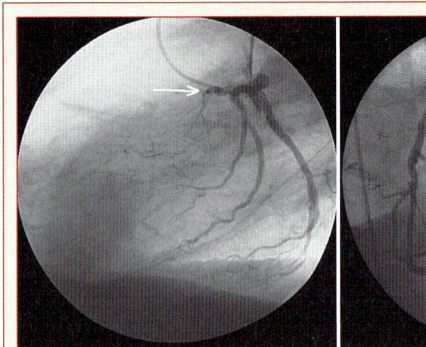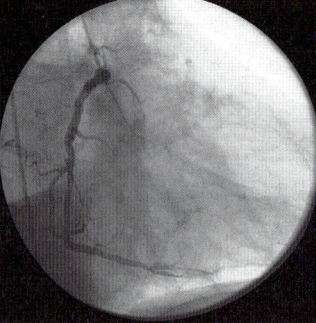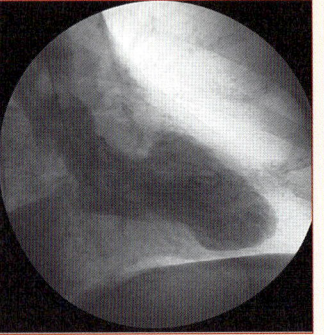

Abb. 6. Abgelaufener Vorderwandspitzeninfarkt. Links: Verschluss des medialen RIVA; **Mitte**: die rechte Kranzarterie gibt einen R. interventricularis post. ab, der nicht bis zur LV-Spitze reicht; **rechts**: großes Vorderwandaneurysma

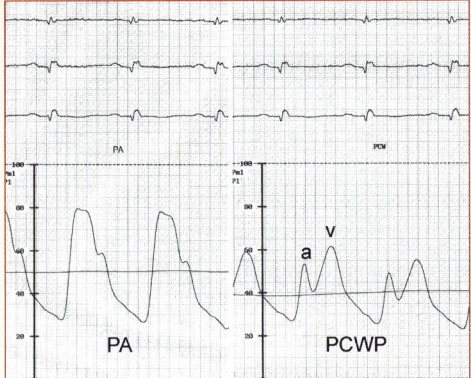

Abb. 7. Rechtsherzkatheter, pulmonal-arterielle Hypertonie, signifikante v-Welle. Links: pulmonal-arterielle Druckkurve [PA] mit Darstellung einer schweren pulmonal-arteriellen Hypertonie; **rechts**: die pulmonal-kapilläre Verschlussdruckkurve [PCWP] zeigt eine signifikant erhöhte v-Welle. Die Patientin [82 J.] leidet an einer schweren Mitralinsuffizienz

Spirometrie
Differenzialdiagnostische Abklärung einer pulmonalen Erkrankung. Erkennen einer obstruktiven Ventilationsstörung vor Einleitung einer β-Blocker-Therapie.

Ambulantes Schlafapnoe-Screen
Zusatzdiagnostik. Statistische Häufung des obstruktiven und zentralen Schlafapnoe-Syndroms bei Herzinsuffizienzpatienten; trägt zur Progression der Herzinsuffizienz aufgrund weiterer hämodynamischer Verschlechterung und Sympathikusaktivierung bei. Kausale Therapie möglich.

Differenzialdiagnosen
Eine Reihe an Differenzialdiagnosen ist zu betrachten. Eine wichtige Rolle spielen insbesondere Erkrankungen der Lungen sowie Leber- und Nierenerkrankungen [Tab. 4].

Tab. 4. Differenzialdiagnosen

Dyspnoe	• Lungenembolie • Pneumonie • COPD, Asthma bronchiale • Lungengerüsterkrankungen • Pneumothorax • Pleuraerguss [infektiös, entzündlich, maligne, Hypoalbuminämie] • Zwerchfellparese • Glottisödem, Trachealstenose • Anämie • psychogen • u.a.
Periphere Ödeme	• Phlebothrombose, chronisch venöse Insuffizienz • Niereninsuffizienz • nephrotisches Syndrom • Leberzirrhose • Lymphödeme • medikamentös [z.B. Glukokortikoide, NSAR, Kalzium-Antagonisten] • u.a.
Halsvenenstau	• Tumoren • Thrombose der V. cava superior • u.a.
Aszites	• Leberzirrhose • Budd-Chiari-Syndrom • infektiös, entzündlich, maligne, Hypoalbuminämie • u.a.
Lungenödem	• toxisch • Niereninsuffizienz • u.a.
Zyanose	• Lungenerkrankungen [zentrale Zyanose] • Methämoglobinzyanose • Polyglobulie • Kälteexposition, periphere Durchblutungsstörungen • u.a.

H

Therapie

Akute Herzinsuffizienz

Sofortige kausale Therapie: Da das Einleiten einer unverzüglichen, kausalen Therapie für die Prognose von entscheidender Bedeutung ist, sollte die Diagnose der zugrundeliegenden Erkrankung möglichst rasch [klinisch, laborchemisch, apparativ] gestellt werden:

Akuter Herzinfarkt

- Rekanalisationstherapie, Akut-PTCA/Stentimplantation, Fibrinolysetherapie; nur bei besonderer Indikation: operative Revaskularisation, akute Herzklappeninsuffizienzen oder Shuntvitien, kardiochirurgische Verfahren
- hypertensive Krise: Blutdrucksenkung
- Perikardtamponade: Perikardpunktion
- bradykarde Herzrhythmusstörungen: Atropin*, Suprarenin, Anlage einer Schrittmachertherapie
- tachykarde Herzrhythmusstörungen: medikamentöse Frequenznormalisierung, Elektrokardioversion.

Akutes, kardiogenes Lungenödem

- Sitzende Lagerung; Sauerstoffgabe [2–10 l/Minute]
- Vorlastsenkung durch Nitrate [rasche Senkung durch sublinguale Nitrate: Nitroglycerin* 0,8 mg alle 10 Minuten bei systolischem Blutdruck > 90 mmHG; kontinuierliche Senkung durch intravenöse Nitratgabe: 0,5–3 mg/h [Dosis nach Blutdruck] bei systolischem Blutdruck > 100 mmHG und fehlenden Schockzeichen. Bei Nicht-Ansprechen auf Nitrate: Vor- und Nachlastsenkung durch Nitroprussidnatrium* [kontinuierliche, arterielle Blutdruckmessung obligat, möglichst zusätzlich Bestimmung des peripheren Gefäßwiderstandes [SVR] durch Pulmonaliskatheter; wenn SVR > 1200 dyn × sec × cm-5 und systolischer Blutdruck > 90 mmHG: Nitroprussidnatrium 0,1 µg/kg KG/min, je nach klinischer und hämodynamischer Reaktion schrittweise Erhöhung. Indikation: bei Patienten mit schwerer Mitral- oder Aortenklappeninsuffizienz, ausgeprägte, arterielle Hypertonie; **Cave:** maximale Infusionsdauer 24–48 Stunden [Gefahr der Cyanid-/Thiocyanat-Toxizität]. **Anmerkung:** Günstige Effekte haben sich auch bei Anwendung der natriuretischen und vasodilatierenden Substanz Nesiritid* [rekombinantes BNP, z. Zt. in Deutschland nicht zugelassen] gezeigt.
- Vorlastsenkung durch Schleifendiuretika [z.B. Furosemid* 0,5–1 mg/kg KG i.v.; Dosisanpassung bei eingeschränkter Nierenfunktion]. Bei vermindertem Ansprechen auf Diuretika sowie bei präexistenter Niereninsuffizienz ggf. Hämofiltration
- Sedierung [intravenöse Morphingabe: 1–3 mg fraktioniert]
- Evtl. positiv inotrop wirksame β-Rezeptoragonisten [Dobutamin* 2–20 µg/kg KG/min i.v. bei kardiogenem Lungenödem und Hypotonie [70–100 mmHG]; bei beginnender Schocksymptomatik Dopamin* 5–20 µg/kg KG/min; bei Blutdruck < 70 mmHG und fortschreitender Schocksymptomatik: zusätzlich Noradrenalin 0,05–0,3 µg/kg KG/min]
- Evtl. Intubation und Beatmung mit positiv-endexpiratorischem Druck [PEEP] bei respiratorischer Globalinsuffizienz, drohender Erschöpfung des Patienten sowie bei respiratorischer Azidose
- Evtl. Implantation einer intraaortalen Ballongegenpulsationspumpe [IABP] bei Patienten mit therapierefraktärem Lungenödem.

Kardiogener Schock

Falls auslösende Ursache nicht korrigierbar, hohe Mortalität ≥ 85 %. Zunächst relative oder absolute Verminderung des linksventrikulären Füllungsdrucks als Ursache der Hypotonie ausschließen [diuretische Therapie, akute Volumenverschiebungen, rechtsventrikulärer Myokardinfarkt, Perikardtamponade u.a.], evtl. Volumenversuch [probatorisch 500 ml NaCl 0,9 % als Bolus]. Frühzeitige Echokardiografie zur Diagnosefindung [Perikarderguss, linksventrikuläre Pumpfunktion, akute Rechtsherzbelastung]. Falls keine rasche klinische Besserung eintritt, müssen Katecholamine eingesetzt werden:

Bei schwerer Hypotonie [RRsys < 70 mmHg] und/oder Schock in Gegenwart einer Volumenüberladung oder trotz adäquater Volumengabe in erster Linie Noradrenalin* [0,05–0,3 µg/kg KG/min i.v.]. **Wirkung:** vasopressorische α-mimetische Wirkungen, schwächere positiv-inotrope β-sympathomimetische Effekte.

Bei Persistenz von Hypotonie und/oder Schock: Implantation einer intraaortalen Gegenpulsation [IABP] erwägen. Nach Blutdruckstabilisierung Kombination von Noradrenalin mit dem β1-selektiven Dobutamin* in niedriger bis mittlerer Dosierung [2–10 µg/kg KG/min]. **Wirkung:** Steigerung des Herzzeitvolumen. Rasche Reduktion der Noradrenalin-Dosis anstreben.

Bei ungenügendem klinischen Ansprechen: Kombination der Katecholamine mit einem Phosphodiesterase-Inhibitor [z.B. Milrinon* 0,25–0,75 µg/kg KG/min] sinnvoll. **Wirkung:** Hemmung des Abbaus von zyklischem

H

AMP. **Cave**: Blutdruckabfall bei intravasaler Hypovolämie, zeitlich begrenzte Therapie wegen proarrhythmischer Effekte und möglicherweise erhöhter Mortalität.

Als Alternative: Calcium-sensitivierende Substanzen [Calzciumsensitizer*] wie Levosimendan*. **Wirkung:** Sensitivierung der kontraktilen Proteine für die aktivierenden Calciumionen mit Steigerung von Herzminutenvolumen und Senkung der Füllungsdrucke, ohne den Energieverbrauch zu steigern; außerdem werden keine proarrhythmischen Effekte beobachtet. Kombination mit niedrig dosiertem Noradrenalin stellt eine mögliche Therapieoption beim refraktären kardiogenen Schock dar. Levosimendan besitzt in einigen europäischen Ländern die Zulassung, in Deutschland ist die Substanz noch nicht auf dem Markt.

Patienten, die auf o.g. Maßnahmen nicht adäquat ansprechen und die potenzielle Kandidaten für eine Herztransplantation darstellen oder bei denen potenziell korrigierbare Ursachen zugrundeliegen, sollten für den Einsatz von künstlichen Herzersatzsystemen [*assist device*] evaluiert werden. Ggf. sollte Kontakt mit einem erfahrenen kardiochirurgischen Zentrum aufgenommen werden.

Chronische Herzinsuffizienz
Chronische systolische Herzinsuffizienz
Therapieziele: Beschwerdebesserung, Progressionshemmung/-verzögerung, Prävention des plötzlichen Herztodes, Mortalitätsminderung, Senkung der Hospitalisierungsrate.

Kausale Therapie:
- koronare Herzkrankheit: Beseitigung einer Koronarinsuffizienz [PTCA/Stent, operative Revaskularisation, medikamentös]
- optimale Einstellung aller Risikofaktoren: antihypertensive Therapie, Einstellung eines Diabetes mellitus, Nikotinentwöhnung, Behandlung einer Lipidstoffwechselstörung
- Therapie einer pulmonalen Hypertonie, einer Myokarditis, Kardiomyopathie
- Behandlung einer Anämie: Transfusion, kausale Behandlung
- kardiochirurgische Korrektur von Herzklappenvitien [Mitralklappenchirurgie, auch bei schwerer linksventrikulärer Dysfunktion]
- konstriktive Perikarditis: Perikardektomie
- bradykarde Herzrhythmusstörungen: Schrittmachertherapie
- tachykarde Herzrhythmusstörungen: medikamentöse Herzfrequenzstabilisierung.

Allgemeinmaßnahmen: Gewichtsnormalisierung, diätetische Maßnahmen [leicht verdauliche Kost, kleine Mahlzeiten, keine Mahlzeiten am späten Abend, kaliumreiche Speisen, Kochsalzrestriktion (< 3 g/Tag)], Flüssigkeitsrestriktion [2 l/Tag; bei schwerer Herzinsuffizienz < 1,5 l/Tag]; morgendliche Gewichtskontrollen; Einschränkung des Alkoholkonsums [< 30 g/Tag bei Männern; < 20 g/Tag bei Frauen], Nikotinkarenz; leichtes, aerobes Ausdauertraining [Gehen, Radfahren über 20–60 Minuten 3–5 ×/Woche ist bei NYHA I–III empfehlenswert, bei dekompensierter Herzinsuffizienz jedoch Bettruhe]; Stuhlregulierung; Weglassen von Medikamenten, die eine Verschlechterung der Herzinsuffizienz bewirken können [z.B. NSAR, Antiarrhythmika, Calciumantagonisten], Thromboseprophylaxe, Atemtherapie, intensivierte Schulung und Patientenführung durch spezialisierte Herzinsuffizienz-Teams, Anbindung an spezialisierte Zentren.

Medikamentöse Therapie: Die Therapie basiert auf einer neurohumoralen Blockade als direktem Eingriff in die Pathophysiologie [Abb. 1] sowie in der Behandlung einer Flüssigkeitsretention und Aufrechterhaltung der Diurese. Digitalisglykoside zur Steigerung der Herzmuskelkraft kommen zusätzlich zum Einsatz. Die Therapie richtet sich zudem nach den klinischen Stadien nach NYHA [Tab. 2, Abb. 8].

Angiotensin-Conversions-Enzym [ACE]-Hemmer: Empfohlen für symptomatische und asymptomatische Patienten [NYHA I-IV] mit Verminderung der

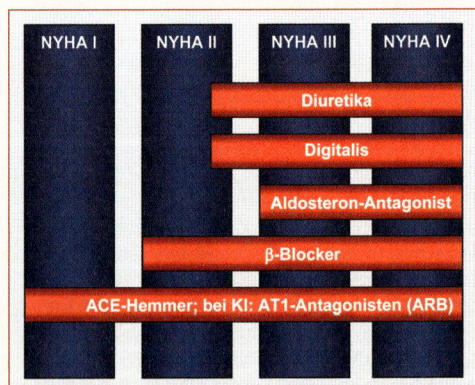

Abb. 8. Therapie nach NYHA-Stadien. Medikamentöse Therapie der Herzinsuffizienz orientiert sich an den klinischen Stadien der Erkrankung nach der New York Heart Association [NYHA]

linksventrikulären Funktion [EF ≤ 40 %]. Mehrere große Studien belegen eine Verringerung der Mortalität und Hospitalisierungsrate aufgrund progredienter Herzinsuffizienz bei symptomatischen und eine Verminderung der Hospitalisierung bei asymptomatischen Patienten. Verbesserte Prognose bei Infarktpatienten unter Langzeittherapie; daher begonnene Therapie, wenn gut vertragen, beibehalten.

Wirkung: Senkung von Vor- und Nachlast, Reduktion der Hypertrophie, positive Beeinflussung der Endothelfunktion; **Kontraindikationen:** Obstruktion des linksventrikulären Auswurftraktes, Allergie, Gravidität und Laktation; beidseitige Nierenarterienstenose, angioneurotisches Ödem, gleichzeitige Therapie mit kaliumsparenden Diuretika, Hyperkaliämie [≥ 5,5 mmol/l], gleichzeitige immunsuppressive Therapie, Unverträglichkeitsreaktionen, schwere Niereninsuffizienz [Kreatinin-Clearance < 30 ml/min], Leberinsuffizienz, u.a.; **Dosierung:** vgl. Tab. 5; die Erstdosis sollte aufgrund möglicher, symptomatischer Hypotonie niedrig angesetzt werden und der Patient hiernach für ca. 2–4 Stunden überwacht werden; bei ambulanter Einstellung alternativ abendliche Erstapplikation. Ggf. zunächst andere Vasodilatanzien absetzen. Titration über mehrere Wochen [mit Verdopplung der Dosis alle 2 Wochen] bis zur maximal verträglichen Dosis unter Kontrolle von Blutdruck, Blutbild, Elektrolyten, Nierenretentionswerten [Anstieg des Serum-Kreatinins bis zu 30 % unbedenklich]. **Nebenwirkungen:** Reizhusten [5–10 % der Fälle, andere Ursachen, insbesondere pulmonal-venöse Stauung ausschließen], Kopfschmerzen, Schwindel, gastrointestinale Störungen, Hyperkaliämie; seltener Störungen des Geschmackssinnes, Proteinurie, Nieren-/Leberfunktionsstörungen, Cholestase, Exantheme, Blutbildveränderungen, angioneurotisches Ödem u.a.

Tab. 5. Dosierungen und Titrationsschema

	Startdosis [mg]	Zieldosis [mg]	Intervall bis zur Dosissteigerung [Wochen]	Studie
ACE-Hemmer				
Captopril	3 × 6,25	3 × 50	[1–]2	SAVE
Enalapril	2 × 2,5	2 × 10[–20]	[1–]2	SOLVD, CONSENSUS
Lisinopril	1 × 2,5	1 × 10[–40]	[1–]2	ATLAS
Ramipril	2 × 1,25	2 × 5	[1–]2	AIRE
Trandolapril	1 × 1,0	1 × 4,0	[1–]2	TRACE
Angiotensin-II-Typ 1-Rezeptor-Blocker				
Candesartan	1 × 4–8	1 × 32	2	CHARM
Valsartan	2 × 20–40	2 × 80–160	2	VALIANT, Val-HeFT
Losartan	1 × 12,5	1 × 50	1[–2]	OPTIMAAL, ELITE II
β-Blocker				
Bisoprolol	1 × 1,25	1 × 10	2[–4]	CIBIS II
Metoprololsuccinat	1 × 11,875	1 × 190	2[–4]	MERIT-HF
Carvedilol	2 × 3,125	2 × 25	2[–4]	COPERNICUS, US-CARVE-DILOL
Nebivolol	1 × 1,25	1 × 10	2[–4]	SENIORS
Aldosteron-Antagonisten				
Spironolacton	1 × 12,5	1 × 12,5–25[50]		RALES
Eplerenon	1 × 25	1 × 50	4	EPHESUS
Vasodilatatoren; bei Afro-Amerikanern oder ACE-Hemmern/ARB-Unverträglichkeit				
ISDN/[Di-]Hydralazin	3 × 20/37,5	3 × 40/75	variabel	A-HeFT, V-HeFT

β-Rezeptorblocker: Empfehlung bei Patienten mit symptomatischer, stabiler ischämischer oder nicht-ischämischer systolischer Herzinsuffizienz ab NYHA-Stadium II, nach Myokardinfarkt mit systolischer Dysfunktion bereits im Stadium I zusätzlich zur Standardtherapie mit ACE-Hemmer und ggf. Diuretika unter Berücksichtigung der Kontraindikationen. Im Rahmen großer Studien wurde eine Reduktion der Gesamtmortalität, des plötzlichen Herztodes und der Hospitalisierungsrate sowie Verbesserung der Symptomatik nachgewiesen. **Wirkung:** Frequenznormalisierung, Ökonomisierung der Herztätigkeit, Antagonisierung der deletären Sympathikushyperaktivität. Unterschieden werden kardioselektive β1-Rezeptorblocker und Substanzen mit zusätzlicher Wirkung an β2- [z.B. Bronchialmuskulatur] und α-Rezeptoren [z.B. Gefäßmuskulatur]; vgl. Tab. 6.

Darüber hinaus gibt es Substanzen mit intrinsischer Aktivität, für die aber keine Prognoseverbesserung gezeigt werden konnte. **Kontraindikationen:** Dekompensierte Herzinsuffizienz, symptomatische Hypotonie und Bradykardie, Sick-Sinus-Syndrom, AV-Block > I° [bei fehlendem Schrittmacherschutz], Asthma bronchiale; relative Kontraindikation auch bei COPD und fortgeschrittener pAVK. Gleichzeitige Therapie mit Calciumantagonisten vom Verapamil-Typ [vorher absetzen]. **Dosierung:** Dosierung s. Tab. 5; grundsätzlich beträgt die Initialdosis ca. 10 % der späteren Zieldosis, von größter Bedeutung ist eine vorsichtige, einschleichende Dosierung unter sorgfältiger, klinischer Überwachung. β-Blocker nicht abrupt absetzen [Rebound-Effekt auf Sympathikus]. Während der Dosissteigerung werden regelmäßige Kontrollen von Herzinsuffizienzzeichen, Flüssigkeitsretention, Blutdruck, Puls und EKG empfohlen. Bei Hypotension Indikation für andere Antihypertensiva überprüfen. Bei bradykarden Rhythmusstörungen ggf. Reduktion/Absetzen bradykardisierender Substanzen [Digitalis, Amiodaron]. Bei obstruktiven Lungenerkrankungen β1-selektive Substanzen. Ggf. Einweisung in ein Zentrum zur Therapieeinleitung. **Nebenwirkungen:** Bradykardie, Bronchospasmus, Übelkeit, Müdigkeit, Abschwächung der Insulinsensitivität und Verstärkung einer Hypoglykämie bei Diabetes mellitus, Maskierung von Hypoglykämiesymptomen, selten Aktivierung einer Psoriasis, erektile Dysfunktion.

Tab. 6. Wirkung von β-Rezeptorenblockern

	β1-Blockade	β2-Blockade	α-Blockade	ISA*	Zusätzliche Effekte**
Metoprolol	+++	–	–	–	–
Bisoprolol	+++	–	–	–	–
Carvedilol	+++	+++	+++	–	+
Nebivolol	+++	–	–	–	+
Bucindolol***	+++	+++	–	+	–

* intrinsische Aktivität, ** antioxidativ, antiproliferativ, Stimulation der NO-Freisetzung, *** nicht zur Therapie der Herzinsuffizienz zugelassen

Angiotensin II-Typ 1-Rezeptorblocker [ARB]: Alternative bei ACE-Hemmer-Intoleranz mit vergleichbarer Senkung der Mortalität. Inkonsistente Datenlage für die additive Gabe zu ACE-Hemmer- und β-Blocker-Tripel-Therapie, wahrscheinlich Reduktion der Hospitalisierungsrate ohne zusätzlichen Nutzen hinsichtlich Mortalität, aber signifikante Zunahme an [insbesondere renalen] Nebenwirkungen. Versuch der Tripel-Therapie bei therapierefraktären Patienten mit guter Nierenfunktion. **Wirkung:** spezifische Bindung an den AT-II-Typ 1-Rezeptor. **Kontraindikationen:** wie bei ACE-Hemmern. **Dosierung:** vgl. Tab. 5. Beginn mit niedriger Dosis, Dosisverdopplung alle 2 Wochen, Zieldosis bzw. höchste tolerierte Dosis anstreben; Kontrolle von Blutdruck, Retentionswerten, Elektrolyten. Blutdruckkontrollen; ggf. vorher andere Antihypertensiva, insbesondere Vasodilatanzien, und Diuretika reduzieren. **Nebenwirkungen:** wie bei ACE-Hemmern, allerdings vermindertes Auftreten von Reizhusten oder angioneurotischem Ödem.

Diuretika: Empfehlung ab einem NYHA-Stadium II, vorrangig bei Herzinsuffizienz mit Flüssigkeitsretention oder ehemals vorgelegener Flüssigkeitsretention [z.B. Lungenödem, periphere Ödeme]; sollten möglichst mit ACE-Hemmern kombiniert werden. Je nach Schwere der Symptomatik Wahl eines Schleifen- oder Thiazid-Diuretikums, evtl. Kombination bei ungenügendem Ansprechen aufgrund sequenzieller Angriffspunkte am Nephron. Kaliumsparende Diuretika sind nur bei persistierender Hypokaliämie trotz optimaler Therapie mit ACE-Hemmer und Spironolacton indiziert, werden aber gegenüber einer reinen Kalium-Substitution bevorzugt. **Wirkung:** Verminderung der Flüssigkeitsretention über eine Hemmung der Natriumreabsorption in den Nierentubuli. **Kontraindikationen:** Schwere Niereninsuffizienz, schwere Leberfunktionsstörungen, Hypokaliämie, Hyponatriämie, Hypovolämie, Überempfindlichkeit gegen Sulfonamide. Für Thiazidderivate gilt zusätzlich: Hyperkalzämie, Anwendungsbeschränkung bei Gicht. **Dosierung:** Grundsätzlich Dosierung nach Symptomatik und Diurese anpassen; tägliche, morgendliche Gewichtskontrollen; laborchemische Verlaufskontrollen von Retentionswerten und Elektrolyten. **Cave:** Bei therapierefraktären Ödemen Hämofiltration oder -dialyse erwägen. **Nebenwirkungen:** Störungen des Elektrolythaushaltes [Hypokaliämie, Hypomagnesiämie, Hyponatriämie] und des Säure-Basen-Haushaltes, Hypotonie, Nierenfunktionsstörungen, Hyperurikämie, Glukoseintoleranz, Hautausschläge, Beeinträchtigung des Hörvermögens.

Aldosteron-Rezeptor-Antagonisten: Spironolacton* in den NYHA-Stadien III-IV der chronischen Herzinsuffizienz und Eplerenon* bei eingeschränkter linksventrikulärer Funktion [EF ≤ 40 %] nach akutem Myokardinfarkt bewirken eine Reduktion von Mortalität, Verminderung der Hospitalisierungsrate und symptomatische

Verbesserung. Zusätzlich indiziert bei persistierender Hypokaliämie trotz ACE-Hemmer-Therapie. Eplerenon wirkt relativ spezifisch am Aldosteronrezeptor, daher im Gegensatz zu Spironolacton kein erhöhtes Auftreten von Menstruationsstörungen [Frauen] bzw. Gynäkomastie und Impotenz [Männer] im Vergleich zu Plazebo, aber ähnliche Effekte auf den Salz- und Wasserhaushalt [Hyperkaliämie]. **Wirkung:** hemmt die kardiale Kollagensynthese und Fibrose, Hemmung der Kalium- und Magnesiumausscheidung und der Natriumretention, Hemmung der Noradrenalinaufnahme; Verbesserung der Endothelfunktion, antithrombotischer Effekt. **Kontraindikationen:** Hyperkaliämie [> 5 mmol/l], Niereninsuffizienz [Kreatinin > 2,5,mg/dl, Kreatinin-Clearance < 30 ml/min], akutes Nierenversagen, Anurie, Schwangerschaft, Stillzeit. **Dosierung:** vgl. Tab. 5; engmaschige Kontrollen von Serum-Kalium und -Kreatinin; **Nebenwirkungen:** Gynäkomastie [Spironolacton], Hauterscheinungen, Osteomalazie, zentralnervöse Störungen, gastrointestinale Störungen, selten Hepatitis, Störungen des Elektrolythaushaltes [insbesondere Hyperkaliämie, Hyponatriämie], Blutbildveränderungen.

Herzglykoside: Frequenzkontrolle bei Vorhofflimmern mit Tachyarrhythmie, in dieser Indikation gut geeignet zur Kombination mit β-Blockern. Bei Patienten mit deutlicher Symptomatik [EF ≤ 40 %, NYHA III-IV] Beschwerdebesserung und Verringerung der Morbidität. Kein Einfluss auf die Mortalität. Offenbar dosisabhängige Effekte; in Subgruppenanalysen günstigste Effekte bei niedrigen Serumspiegeln. **Wirkung:** Hemmung der Na/K-ATPase, durch konsekutive Beeinflussung der Aktivität des Natrium-, Calcium-Austauschers der Zellmembran verbessertes intrazelluläres Calcium-Angebot [positiv inotrop], aber Erhöhung des Sauerstoffverbrauchs. Negativ chrono- und dromotrop. **Kontraindikationen:** Bradyarrhythmia, WPW-Syndrom, obstruktive Kardiomyopathie. **Dosierung:** z.B. 1 × 0,125–0,25 mg Digoxin*, bei Tachyarrhythmie ggf. aufdosieren 1–3 Tage 2–3 × 0,4–0,5 mg i.v., dann Erhaltungsdosis mit niedrigem Serumspiegel 0,5–0,8 ng/ml anstreben. **Nebenwirkungen:** AV-Blockierungen, Übelkeit, Erbrechen, Durchfall, neurotoxische Wirkungen [Gelbsehen]. **Cave:** erhöhte Empfindlichkeit bei Hypokaliämie, Hypomagnesiämie, Hyperkalzämie, Hypoxie, Myokardinfarkt, Niereninsuffizienz.

Hydralazin-Isosorbidnitrat-Kombination: Senkung der Mortalität und Besserung der Symptomatik im Vergleich zu Plazebo, jedoch geringer als durch ACE-Hemmer. Früher Alternative bei ACE-Hemmer-Unverträglichkeit vor Verfügbarkeit der AT1-Rezeptorblocker. Bei Afro-Amerikanern Mortalitätssenkung bei Gabe additiv zur Standardtherapie mit ACE-Hemmer und β-Blocker. **Wirkung:** Vasodilatation. **Kontraindikationen:** symptomatische Hypotonie. **Dosierung:** s. Tab. 5. **Nebenwirkungen:** Kopfschmerzen, Blutdruckabfall, Lupus erythematodes [Hydralazin].

Calciumantagonisten: Vasodilatation. Nicht empfohlen, da Prognoseverschlechterung der chronischen systolischen Herzinsuffizienz; außer Amlodipin* und Felodipin*. Für letztgenannte Substanzen evtl. spezielle Indikationen, z.B. ergänzend zur Therapie der Angina pectoris oder der arteriellen Hypertonie. Nicht Therapie der 1. Wahl! **Cave:** vermehrte Ödembildung unter Amlodipin.

α-Blocker: Vasodilatation. Keine spezielle Indikation.

Positiv inotrope Substanzen: repetitive Anwendung von β-Mimetika [Katecholamine], Phosphodiesterase-Inhibitoren oder β-Blocker mit intrinsischer β1-stimulierender Aktivität erhöht die Sterblichkeit. Verbesserte Symptomatik und geringere Nebenwirkungen des Calciumsensitizers Levosimendan im Vergleich zu Dobutamin bei schwer symptomatischen oder dekompensierten Patienten. Experimentelle Ansätze mit repetitiver Anwendung von Levosimendan bei der chronischen systolischen Herzinsuffizienz.

Thrombozytenaggregationshemmung/Antikoagulation: Acetylsalicylsäure bei KHK, Antikoagulation zur Prophylaxe von Thromboembolien bei Vorhofflimmern. Keine spezielle Indikation bei der chronischen Herzinsuffizienz.

Antiarrhythmika: Außer β-Blocker [s. dort] keine spezielle Indikation, keine Prognoseverbesserung. Klasse I-Antiarrhythmika sollten nicht eingesetzt werden und sind bei stenosierender KHK kontraindiziert. Amiodaron* ist effektiv in der Behandlung supraventrikulärer Rhythmusstörungen [z.B. Rhythmus- oder Frequenzkontrolle bei Vorhofflimmern]; Amiodaron ist zur Primärprävention ventrikulärer Arrhythmien nicht zu empfehlen und in der Sekundärprävention der ICD-Implantation unterlegen. **Nebenwirkungen der Amiodarontherapie:** Hyper- und Hypothyreose, Hepatitis, Lungenfibrose, Korneaablagerungen.

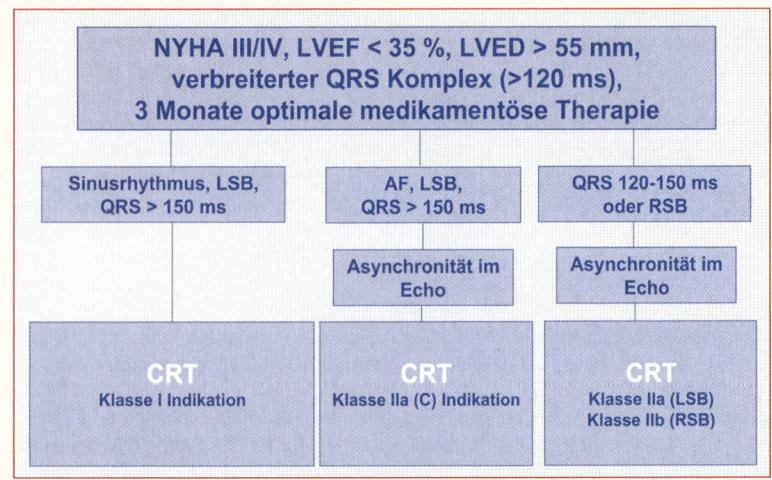

NYHA III/IV, LVEF < 35 %, LVED > 55 mm,
verbreiterter QRS Komplex (>120 ms),
3 Monate optimale medikamentöse Therapie

Sinusrhythmus, LSB,
QRS > 150 ms

AF, LSB,
QRS > 150 ms

QRS 120-150 ms
oder RSB

Asynchronität im
Echo

Asynchronität im
Echo

CRT
Klasse I Indikation

CRT
Klasse IIa (C) Indikation

CRT
Klasse IIa (LSB)
Klasse IIb (RSB)

Abb.9.CRT-Indikation. Fluss-diagramm mit diagnostischen Kriterien und Evidenzgraden für die Indikation zur Resynchronisationstherapie. CRT = cardiale Resynchronisationstherapie

H

Chronische diastolische Herzinsuffizienz
Etwa 20–40 % der Patienten mit typischer Herzinsuffizienz-Symptomatik, aber normaler systolischer linksventrikulärer Funktion. Kaum evidenzbasierte Empfehlungen.

Kontrolle der physiologischen Variablen Blutdruck, Herzfrequenz, zirkulierendes Blutvolumen und ggf. prä-existente Myokardischämie: β-Blocker zur Frequenzsenkung und damit verbundenen Verlängerung der Diastolendauer, z.B. Carvedilol*, mit zusätzlichen α-blockierenden, vasodilatierenden Wirkungen. Alternativ Calciumantagonisten vom Verapamil-Typ [insbesondere bei hypertropher Kardiomyopathie]. Bei Vorhofflimmern sollte eine Konversion in den Sinusrhythmus angestrebt werden [Verbesserung der Ventrikelfüllung durch aktive Vorhofkontraktion]. ACE-Hemmer zur Blutdrucksenkung, Verbesserung der myokardialen Relaxation und diastolischen Dehnbarkeit; langfristig Rückgang der Hypertrophie [evtl. AT1-Blocker mit gleichem Ziel]. Diuretika bei Flüssigkeitsüberladung notwendig. **Cave:** Vorlast/Füllungsdrucke nicht zu exzessiv senken, sonst kann dies eine weitere Verminderung des myokardialen Schlagvolumens und des Herzminutenvolumens bewirken.

Herzschrittmacher, biventrikuläre Schrittmacher: Konventionelle Schrittmacher haben keine spezielle Indikation zur Behandlung der Herzinsuffizienz, außer bei symptomatischen Bradykardien. Die Inzidenz des Vorhofflimmerns und die Hospitalisierungsrate steigen mit der Häufigkeit der rechtsventrikulären Stimulation, was für die Programmierung des Aggregates beachtet werden muss. Biventrikuläre Schrittmacher sind bei schwer symptomatischen Patienten [NYHA III-IV] mit reduzierter linksventrikulärer Funktion [EF ≤ 35 %] und QRS-Verbreiterung [≥ 120 ms] zur Resynchronisation des Kontraktionsablaufes indiziert; hierdurch kann eine Senkung der Mortalität und eine Verbesserung der Beschwerden erzielt werden.

Erweiterte Maßnahmen
Implantierbare Kardioverter-Defibrillatoren [ICD]: indiziert nach überlebtem plötzlichen Herztod, bei instabilen anhaltenden ventrikulären Tachykardien und wahrscheinlich bei hochgradig reduzierter linksventrikulärer Pumpfunktion nach Myokardinfarkt zur Senkung der Mortalität. Zurzeit noch keine eindeutige Indikation bei hochgradig eingeschränkter Pumpfunktion nicht-ischämischer Genese. Die Datenlage ist im Fluss.

Herztransplantation: Bei schwerer therapierefraktärer Herzinsuffizienz; Verbesserung der Mortalität und der Belastbarkeit. **Kontraindikationen:** Alter > 65 Jahre, fixierte pulmonal-arterielle Hypertonie, Malignom, nicht-sanierbare Infektherde, Ko-Morbidität. **Nebenwirkungen:** Folgen der Immunsuppression, wie Infekte, Malignome, Nierenfunktionsstörungen, u.a.

Kunstherz/Herzunterstützungssysteme [VAD, *ventricular assist device*]: normalerweise zur Überbrückung [*Bridging*] bis zur Transplantation [in 88–96 % der Fälle erfolgreich]. In Einzelfällen sind Explantationen der Systeme nach kardialer Entlastung und Stabilisierung beschrieben.

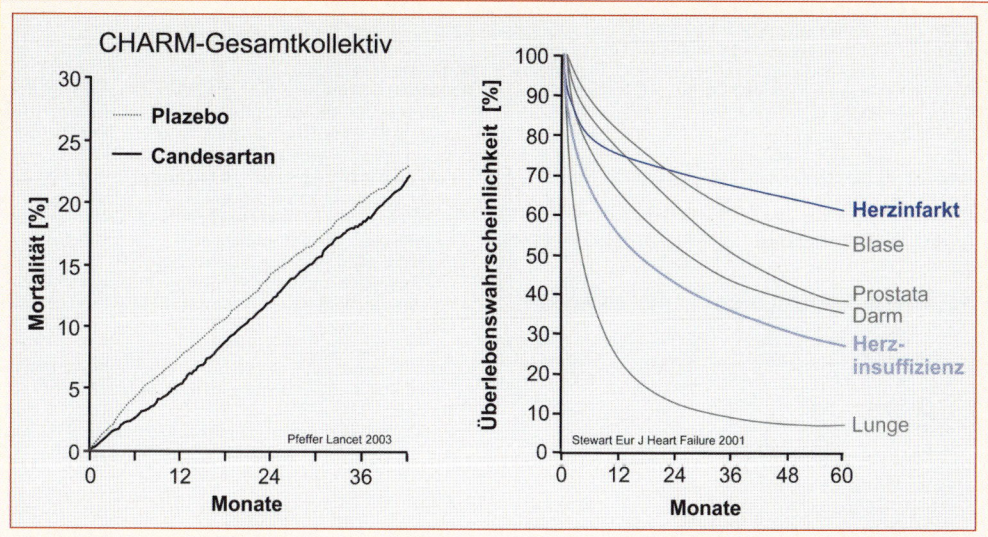

Abb. 10. Prognose. Links: Mortalität des Gesamtkollektivs der CHARM-Studie, am Ende des Beobachtungszeitraums waren ca. 23–25 % der Patienten verstorben; **rechts:** Überlebensrate männlicher herzinsuffizienter Patienten im Vergleich zu Herzinfarktpatienten und Tumorpatienten in einem Kollektiv aus dem Jahre 2001

Prognose

Abhängig vom Ausmaß der Pumpfunktionsstörung, der Symptomatik, der Grunderkrankung und von Begleiterkrankungen. Die 5-Jahres-Überlebensrate nach einer Herztransplantation beträgt 70–80 % und ist durch die Folgen der immunsuppressiven Therapie limitiert.

Vorsorge/Prävention

Primärprophylaxe: Frühzeitiges Erkennen, Behandeln und Minimieren von kardiovaskulären Risikofaktoren [arterielle Hypertonie, Diabetes mellitus, Hyperlipoproteinämie], strikte Nikotinkarenz [ggf. Raucherentwöhnung]; rechtzeitige Einleitung interventioneller oder operativer Maßnahmen, bei KHK Überprüfen der Indikation zur Revaskularisierung; optimale Sekundärprophylaxe.

sind; die Manifestation hängt von der Ausdehnung des Infarktes, vom Vorhandensein von Kollateralen und von der autonomen Aktivität ab; besonders im Bereich der Grenzzonen zwischen ischämischem und gesundem Gewebe resultieren polymorphe ventrikuläre Tachykardien bis hin zum Kammerflimmern; nach einer Reperfusion können ebenfalls bedrohliche Arrhythmien auftreten; sie sind Folge der Ausschüttung von sauren Metaboliten [z.B. Lactat], die sich während der Ischämie in den Myozyten gebildet haben; *s.a.*

Tab. H12. Herzrhythmusstörung. Ursachen von Herzrhythmusstörungen

Koronare Herzkrankheit (v.a. akute Ischämie, Zustand nach Myokardinfarkt)
Kardiomyopathie
Dilatativ
Hypertroph
Restriktiv
Infiltrativ
Entzündliche Herzerkrankungen
Angeborene und erworbene Herzklappenfehler
Mitralklappenprolaps
Tumoren des Herzens
Thoraxtraumen
ZNS-Erkrankungen und Störungen der autonomen Innervation des Herzens
Degenerative Erkrankungen des Reizbildungs- und Erregungsleitungssystems
Neuromuskuläre Erkrankungen
Äthylalkohol
Pharmaka
Antiarrhythmika
Trizyklische Antidepressiva und Phenothiazine
Herzglykoside
Elektrolytstörungen des K-, Ca-, Na- und Mg-Stoffwechsels
Extrakardiale Erkrankungen
Lebererkrankungen
Nierenerkrankungen
Hyper- und Hypothyreose, Hyperparathyreoidismus
Phächromozytom, Akromegalie
Autoimmunerkrankungen
Herzschrittmacher
Psychische Ursachen

Essay Akuter und rezidivierender Myokardinfarkt S. 1071, Essay Herzrhythmusstörungen S. 613, Essay Koronare Herzerkrankung S. 587, Essay Thrombose und Embolie S. 1527

Herz|schlag *m*: → *Sekundentod*

Herz|schritt|ma|cher *m*: *Syn:* künstlicher Herzschrittmacher, Schrittmacher, Pacemaker; prinzipiell kann man zwischen **bedarfsgesteuerten Herzschrittmachern**, die über die Herzstromkurve gesteuert werden und nur bei Bedarf einspringen, und **starrfrequenten Herzschrittmachern** mit konstanter Frequenz unterscheiden; bei den Bedarfsschrittmachern unterscheidet man noch **kammergesteuerte** und **vorhofgesteuerte Bedarfsschrittmacher**; Festfrequenzschrittmacher werden aber kaum noch verwendet

i.d.R. werden heute programmierbare **Einkammersysteme**, die entweder Vorhof oder Ventrikel stimulieren, oder **Zweikammersysteme** mit bifokaler Stimulation verwendet; diese Systeme erlauben eine größtmögliche Anpassung an die zu Grunde liegende Störung und damit eine Verbesserung der Funktion und eine Erhöhung der Lebensqualität der Patienten

jeder Schrittmacher wird durch einen Kode aus 5 Buchstaben kodiert, der Angaben über den Stimulationsort, die steuernde Kammer [Detektionsort], die Betriebsart, Programmierbarkeit und Antitachykardiefunktionen zusammenfasst; die gebräuchlichsten Systeme sind: **VVI-Stimulation**: steuernde und stimulierte Kammer: rechter Ventrikel; supraventrikuläre Erregung oder Extrasystolen inhibieren den Schrittmacher, d.h., es handelt sich um einen bedarfsgesteuerten Herzschrittmacher; **AAI-Stimulation**: steuernde und stimulierte Kammer: rechter Vorhof; Anstieg der Sinusfrequenz und supraventrikuläre Extrasystolen inhibieren den Schrittmacher; **DDD-Stimulation**: programmierbares System zur sequentiellen Stimulation von Vorhof und Kammer, das auch von Vorhof und Kammer gesteuert wird; **DDI-Stimulation**: bedarfsgesteuerter Herzschrittmacher der Vorhof und Kammer stimuliert, wenn Vorhof- und Kammerfrequenz unter eine gewählte Basisfrequenz sinken; *s.a. Essay Herzrhythmusstörungen S. 613*

Herz|still|stand *m*: *Syn: Asystolie*; durch Ausbleiben der Herzmuskelkontraktion ausgelöster Herz-Kreislauf-Stillstand; kommt als temporäres Phänomen bei neurokardiogener Synkope bei 1/3 der Patienten vor; führt zum sog. Null-Linien-EKG, das Zeichen des Herztodes ist; ohne sofortige Reanimation Exitus letalis

bei Kammerflimmern kommt es durch die völlig unkoordinierte elektrische Aktivität des Herzens zu einem sog. **hyperdynamen Herzstillstand**; *s.a. Essay Herzrhythmusstörungen S. 613*

Herz|strom|kur|ve *f*: *Syn: Elektrokardiogramm*; bei der Elektrokardiografie gewonnene Aufzeichnung; *s.u. Essay Elektrokardiogramm S. 317*

Herz|throm|bo|se *f*: die meisten Thromben bilden sich im Herzohr bei Vorhofflimmern, als Parietalthromben der Kammerwand bei Herzinfarkt oder an den Herzklappen bei Endo-

Tab. H13. Herzschrittmacher. Erläuterung von Herzschrittmachercodes

Stimulationsort	Detektionsort	Betriebsart	Programmierbarkeit	Antitachykardiefunktion
V = Ventrikel
A = Vorhof (Atrium)
D = Vorhof und Ventrikel	V = Ventrikel
A = Vorhof (Atrium)
D = Vorhof und Ventrikel	I = Inhibition
T = Triggerung
D = Inhibition und Triggerung	P = bis 2 Funktionen
M = multiprogrammierbar
0 = nicht programmierbar
C = Telemetrie
R = Frequenzadaption	0 = Keine
B = Burst
S = Scanning
E = Extern
V	V	I	0	0
V	D	D	M	0
D	V	I	M	0
D	D	D	M	0
A	A	I	P	0
A	A	I	M	B

Herzrhythmusstörungen

M. Wieczorek, W. Schöls

H

TACHYKARDE HERZRHYTHMUSSTÖRUNGEN

Supraventrikuläre Arrhythmien

Supraventrikuläre Extrasystolen und -arrhythmien können prinzipiell allen anatomischen Strukturen oberhalb des His-Bündels entspringen, wobei für die einfache Extrasystolie vorwiegend der Sinusknoten und das Vorhofmyokard verantwortlich sind.

Supraventrikuläre Extrasystolen

Häufiger und per se harmloser Befund bei Herzgesunden. Bei Patienten mit intermittierendem Vorhofflimmern häufige und typische Triggerarrhythmie.

Pathophysiologie: Lokalisation eines ektopen atrialen Fokus überall im rechten und linken Vorhof möglich. Bei Patienten mit paroxysmalem Vorhofflimmern gehäuft Foki im Bereich der Pulmonalvenenostien.

EKG: Vorzeitiges Einfallen singulärer atrialer Extrasystolen mit von Sinus-P-Wellen abweichender Polarität. Bei Patienten mit paroxysmalem Vorhofflimmern gehäuft im Sinne eines P-auf-T-Phänomens, d.h. sehr frühzeitig in die vorangehende T-Welle einfallende P-Wellen, die diese dann überlagern.

Klinik: In der Regel sporadisches Herzstolpern mit unterschiedlichem Belästigungsgrad, z.T. auch völlig asymptomatisch.

Therapie: Üblicherweise keine, nur bei starker Belästigung antiarrhythmische Medikation, z.B. mit einem Klasse-I- oder -III-Antiarrhythmikum*.

Supraventrikuläre Tachykardien

AV-Knoten-Reentry-Tachykardien [AVNRT]

Häufigste anfallsartige [paroxysmale] supraventrikuläre Tachykardie im Erwachsenenalter. Erstmanifestation zumeist im 3. Lebensjahrzehnt. Unbehandelt typischerweise Zunahme der Tachykardie-Episoden hinsichtlich Anfallsdauer und -frequenz über Monate und Jahre hinweg. Anfallsauslösung zumeist durch spontanes Auftreten supraventrikulärer oder ventrikulärer Extrasystolen.

Pathophysiologie: Die AVNRT geht auf eine wohl angeborene Längsdissoziation des AV-Knotens zurück. Während des Sinusrhythmuses erfolgt die Kammeraktivierung meist über eine schnell leitende Bahn [*fast pathway*] mit relativ langer Refraktärzeit. Der parallel hierzu in einer langsamer leitenden Bahn mit kurzer Refraktärzeit [*slow pathway*] sich ausbreitende Impuls findet das His-Bündel als gemeinsame Endstrecke refraktär vor und erlischt. Vorzeitig einfallende atriale Extrasystolen können bei noch refraktärer schneller Leitungsbahn ggf. ausschließlich über den *slow pathway* übergeleitet werden, um dann retrograd den *fast pathway* zu aktivieren. Auf dieser Basis entstehen innerhalb des kompakten AV-Knotens Reentry-Tachykardien mit Simultanaktivierung von Kammern und Vorhöfen, in der Mehrzahl der Fälle als **Slow-fast-reentry-Tachykardie** ohne erkennbare P-Wellen im Oberflächen-EKG.

EKG: Regelmäßige Tachykardie mit Herzfrequenzen von 150 bis 220/Minute ohne erkennbare P-Wellen, typischerweise mit schmalem QRS-Komplex.

Klinik: Schlagartiges Auftreten und Abklingen von Herzrasen mit einer Dauer von Minuten bis Stunden. Bei Herzgesunden bis auf Herzrasen in der Regel keine weitere wesentliche Beeinträchtigung, bei herzkranken Patienten jedoch Blutdruckabfall, Angina pectoris, Schwindel und Synkope möglich.
Häufig Harnflut während und nach der Tachykardie-Episode.

Therapie: Akuttherapie durch Antiarrhythmika* mit bremsender Wirkung auf den AV-Knoten, wie z.B. Adenosin* oder Verapamil* intravenös.
Vermeidung weiterer Anfallsepisoden durch elektrophysiologische Diagnostik und anschließende **Katheterverödung** der langsamen AV-Knoten-Bahn mit einer Erfolgsquote um 98 %.

Tachykardien unter Einbezug eines akzessorischen Leitungsbündels

Durch eine angeborene atrioventrikuläre Zusatzverbindung [Kent-Bündel] treten meist im 2.–3. Lebensjahrzehnt supraventrikuläre Tachykardien unter Beteiligung des AV-Knotens und dieser Kurzschlussverbindung auf. Während des Sinusrhythmuses kommt es zu einer Parallel-Aktivierung der Kammern über den AV-Knoten und das meist schnell leitende akzessorische Bündel. Die vorzeitige Kammeraktivierung [Präexzitation] zeigt sich im EKG durch eine Verkürzung der PQ-Zeit und einem trägen initialen Aufstrich des QRS-Komplexes [Delta-Welle].

Pathophysiologie: Unter Einbezug des Kent-Bündels und des AV-Knotens sind prinzipiell zwei verschiedenartige Reentry-Tachykardien möglich:

1. Tachykardien mit schmalem QRS-Komplex

Das Kent-Bündel leitet während der Tachykardie retrograd vom Ventrikel auf die Vorhöfe zurück, der Reentry-Kreis wird durch die antegrade Leitung des AV-Knotens von den Vorhöfen auf die Kammern geschlossen. Die Folge ist eine **orthodrome Circus movement-Tachykardie**.

EKG: Schmale QRS-Komplexe, Herzfrequenzen zwischen 160 und 220/Minute.

Gelegentlich sind zwischen den QRS-Komplexen negative P-Wellen als Ausdruck einer retrograden Vorhofdepolarisation über das Kent-Bündel erkennbar.

2. Tachykardie mit breitem QRS-Komplex

Das Kent-Bündel leitet jetzt antegrad von den Vorhöfen auf die Kammern und erzeugt durch die primäre Aktivierung des ventrikulären Arbeitsmyokards einen maximal präexzitierten, breiten QRS-Komplex. Der Reentry-Kreis wird retrograd durch die AV-Knoten-Leitung von den Ventrikeln zurück in die Vorhöfe geschlossen. Es resultiert eine **antidrome Circus movement-Tachykardie**.

EKG: Breiter, maximal präexzitierter QRS-Komplex mit Linksschenkelblock-Morphologie in Ableitung V1 [sternal negativ] bei rechtsseitiger Insertion der akzessorischen Bahn und rechtsschenkelblockartiger QRS-Morphologie [sternal positiv] bei linksventrikulärer Insertion des Kent-Bündels.

Klinik: Oftmals asymptomatisch, Delta-Welle als elektrokardiografischer Zufallsbefund. Ansonsten paroxysmale Tachykardien mit schmalen oder breiten QRS-Komplexen, klinisch kaum von den Tachykardie-Episoden der AVNRT zu unterscheiden.

Sonderstellung: Vorhofflimmern und antegrade Präexzitation

Hohe Kammerfrequenzen bis hin zu Kammerflimmern bei Auftreten von Vorhofflimmern und gleichzeitig kurzer Refraktärzeit der akzessorischen Bahn möglich. Daher hohes Gefährdungspotenzial dieser Patientengruppe.

Therapie: Akuttherapie durch Medikamente mit dominanter Wirkung auf die akzessorische Leitungsverbindung oder den AV-Knoten, je nach vorliegender Tachykardie. Bei Tachykardie mit breitem QRS-Komplex vorzugsweise Ajmalin* intravenös. Bei Tachykardien mit schmalem QRS-Komplex z.B. Adenosin* i.v.; bei Vorhofflimmern vorzugsweise Gabe von Ajmalin*, Verapamil* ist hier kontraindiziert.

Kurative **Katheterablation** mit hohen Erfolgsquoten beim symptomatischen Patienten oder beim gefährdeten asymptomatischen Träger einer akzessorischen Verbindung. Dabei Elimination der akzessorischen Verbindung mittels Radiofrequenzstrom.

Ektope atriale Tachykardien [EAT]

Insgesamt heterogene Gruppe fokaler Tachykardien mit Unterschieden in Mechanismus, Lokalisation und klinischer Bedeutung:

- **Unifokale atriale Tachykardie:** Ein singulärer umschriebener Tachykardie-Fokus im rechten oder linken Vorhof interferiert mit der normalen Sinusknotenfunktion. Es kommt zu paroxysmalen Tachykardie-Episoden. Vorkommen auch bei Herzgesunden ohne erkennbare organisch Schädigung.
- **Multifokale atriale Tachykardie:** Multiple Tachykardie-Foki in beiden Vorhöfen mit wechselnder Fokus-Aktivität. Praktisch immer Ausdruck einer strukturellen kardialen Schädigung, wie z.B. Cor pulmonale, Herzinsuffizienz oder Theophyllin-Intoxikation.
- **Atriale Tachykardie mit AV-Block:** Recht typische Rhythmusstörung bei Digitalisintoxikation.

EKG: Tachykardien mit abgrenzbaren P-Wellen, die nicht den Sinus-P-Wellen [positiv in I, II und III] entsprechen. Frequenzen 120 bis 220/Minute. Diagnose der multifokalen atrialen Tachykardie bei Nachweis mindestens drei unterschiedlich konfigurierter ektoper P-Wellen unter laufender Tachykardie.

Klinik: Entweder paroxysmaler Charakter wie bei AVNRT und AVRT oder seltener allmähliches „Aufwärmen" und Abklingen des Tachykardie-Anfalls.

Therapie: Möglichst kausale Therapie, d.h. Therapie des Cor pulmonale oder der Herzinsuffizienz bzw. Beendigung der Digitalis-Medikation.

Bei Herzgesunden mit ektoper atrialer Tachykardie medikamentöser Therapieversuch mit Propafenon* oder Flecainid* möglich, alternativ elektrophysiologische Lokalisation des Tachykardie-Fokus mit dem Ziel einer kurativen **Katheterablation**.

Vorhofflattern

Anders als bei den fokalen atrialen Tachykardien liegt hier eine **Makroreentry-Tachykardie** auf Vorhofebene vor. Dies bedeutet atriale Aktivität an einer definierten Stelle zu jedem Zeitpunkt des Herzzyklus. Daher auch kontinuierliche, undulierende F-Wellen im 12-Kanal-EKG [im Gegensatz zu den isoelektrischen Linien zwischen den P-Wellen bei atrialen Tachykardien]. Durch funktionelle und anatomische Barrieren intraatrial wird die Aufrechterhaltung eines Vorhofflatterns erst möglich. Meist bei organischer Herzkrankheit auftretend, seltener auch bei Herzgesunden. Manchmal bedingt durch Klasse-I- oder -III-Antiarrhythmika* bei Patienten mit Vorhofflimmern.

Pathophysiologie: Je nach Lokalisation und Orientierung des Makroreentry-Kreises werden verschiedene Typen des Vorhofflatterns voneinander unterschieden:

* **Typisches Vorhofflattern:** Makroreentry ausschließlich im rechten Vorhof, der linke Vorhof wird passiv aktiviert. Rotation des elektrischen Impulses um den Trikuspidalklappenring. Rotation im Gegen-Uhrzeigensinn bedeutet Vorhofflattern **common type**, im Uhrzeigersinn vom **uncommon type**. Beide Typen des Vorhofflatterns nehmen intrakardial identische Wege, lediglich die Rotationsrichtung ist unterschiedlich. Die an der Beteiligung und Aufrechterhaltung des Vorhofflatterns beteiligten intrakardialen Strukturen gelten als aufgeklärt.
* **Atypisches Vorhofflattern:** Vorhofarrhythmien mit kontinuierlichen F-Wellen, die nicht dem typischen Sägezahnmuster entsprechen. Heterogene Gruppe diverser Tachykardien, die unterschiedliche anatomische und/oder funktionelle intrakardiale Hindernisse umlaufen oder durch fokale Automatie bedingt sind. Aufklärung des individuellen Makroreentry-Kreises meist nur durch umfangreiche elektrophysiologische Untersuchungen unter Einsatz dreidimensionaler Mapping-Verfahren möglich.

EKG: Undulierende F-Wellen ohne isoelektrische Linie, Frequenzen um 250/Minute, meist mit 2:1-Überleitung auf die Kammern. Bei typischem Vorhofflattern negative F-Wellen in den inferioren Ableitungen II, III und aVF [*common type*]. Bei *uncommon type* des typischen Vorhofflatterns entsprechend positive F-Wellen inferior. Atypisches Vorhofflattern mit unterschiedlichen F-Wellen, je nach Mechanismus.

Klinik: Bei klassischer 2:1-Überleitung mit Kammer-Frequenzen von 120–140/Minute gelegentlich nur milde klinische Symptomatik, manchmal elektrokardiografischer Zufallsbefund. Bei Belastung inadäquate Herzfrequenzmodulation mit konsekutiver Luftnot. Gehäuftes Auftreten bei Patienten mit arterieller Hypertonie. Nicht selten gemeinsames Auftreten von Vorhofflattern und Vorhofflimmern.

Therapie: Versuch der Akuttherapie mit Verapamil*, β-Blockade und/oder Digitalis* [Herabsetzung der Kammerfrequenz durch Verlangsamung der AV-Knoten-Überleitung]. Versuch der chemischen Kardioversion durch Klasse-I-Antiarrhythmika*, jedoch Gefahr der 1:1-Überleitung bei Verlängerung der atrialen Zykluslänge des Vorhofflatterns. Praktisch immer erfolgreich ist die elektrische **Kardioversion** in Kurznarkose, jedoch hohe Rezidivquote. Kausale Therapie des typischen Vorhofflatterns durch endokardiale Katheterablation. Hierdurch dauerhafte Erfolgsquoten um 85 %. **Katheterablation** von atypischem Vorhofflattern technisch aufwändig und mit deutlich niedrigeren Erfolgsquoten assoziiert. Daher nicht Therapie der ersten Wahl. Effektive Antikoagulation bei Dauer über 48 Stunden und struktureller Herzerkrankung zur Vermeidung kardialer Thrombembolien.

Vorhofflimmern

Häufigste Rhythmusstörung im Erwachsenenalter, Inzidenz ca. 10 % bei einem Alter über 80 Jahre. Vorkommen auch bei sonst herzgesunden Patienten [*lone atrial fibrillation*]. Gehäuft bei Patienten mit arterieller Hypertonie/ hypertensiver Herzkrankheit und Herzinsuffizienz. Extrakardiale Trigger für Vorhofflimmern z.B. Hyperthyreose, Lungenembolie, Alkoholexzesse [*holiday heart syndrome*] und medikamentös-toxische Effekte [β-Sympathomimetika]. Keine akut lebensbedrohliche Rhythmusstörung, aber für viele Patienten Einschränkung der Lebensqualität, kann über Sekundäreffekte [kardiale Thrombembolien und Entstehen einer Herzinsuffizienz durch permanente Tachyarrhythmie] die Lebenserwartung verkürzen.

Pathophysiologie: Multiple Reentry-Kreise in beiden Vorhöfen, dadurch ggf. Perpetuierung der Arrhythmie. Initiierung in der Regel durch Entladung hoch frequenten atrialer Foki aus der Region der Pulmonalveneneinnmündungen. Weiterbestehen des Vorhofflimmerns insbesondere bei Vorliegen eines atrialen Substrats: Vorhof-vergrößerung, Schädigung des Vorhofgewebes durch kardiale und extrakardiale Faktoren. Durch Wegfall der atrialen Kontraktion Verminderung des Herzzeitvolumens um 20 % in Ruhe. In der Regel tachyarrhythmische Überleitung über den AV-Knoten auf die Kammern. Durch wechselnd kurze Diastolendauern rascher Anstieg des pulmonalarteriellen Drucks bei Patienten mit Hypertonie, hierdurch Dyspnoe-Symptomatik bei geringer körperlicher Belastung.

EKG: Unregelmäßige Überleitung über den AV-Knoten bedingt absolute Kammerarrhythmie mit Frequenzen zwischen 100 und 150/Minute, im Einzelfall auch schneller. Fehlende P-Wellen, unregelmäßige RR-Intervalle, undulierende Basislinie mit flimmerförmigen Auslenkungen.

Klinik: Unterscheidung verschiedener Verlaufsformen:

- **Paroxysmales Vorhofflimmern:** Zumeist besteht Sinusrhythmus, der durch unterschiedlich lange, plötzlich auftretende Anfälle von Vorhofflimmern unterbrochen wird. Spontanes Wiederauftreten von Sinusrhythmus nach Stunden bzw. Tagen. Meist hoher Belästigungsgrad des Patienten durch Palpitationen aufgrund des raschen Wechseln der Rhythmen. Häufige Verlaufsform bei idiopathischem Vorhofflimmern. Übergang in persistierendes oder chronisches Vorhofflimmern nach mehreren Jahren möglich.
- **Persistierendes [und chronisches] Vorhofflimmern:** Es besteht Vorhofflimmern als Grundrhythmus über einen längeren Zeitraum hinweg, ohne dass es zur spontanen Re-Rhythmisierung kommt. Die Kammerfre-quenz in Ruhe und unter Belastung bestimmt den Grad der subjektiven Beeinträchtigung [Palpitationen und Dyspnoe bei körperlicher Belastung].

Kardiale Thrombembolien als Komplikation des Vorhofflimmerns bei Patienten mit Risikokonstellation können bei beiden Verlausformen auftreten. Entsprechend besteht die Indikation zur Antikoagulation.

Therapie: Prinzipiell sind zwei Therapiestrategien denkbar:

- **Frequenzkontrolle:** Einsatz von Medikamenten mit bevorzugter Wirkung auf den AV-Knoten, um die Kam-merfrequenz in Ruhe und unter Belastung zu begrenzen: Einsatz von Digitalis*, Calciumantagonisten* bzw. Betablockern*. Vorzugsweise dann Primärstrategie, wenn das Erreichen und Aufrechterhalten von Sinus-rhythmus aufgrund verschiedenen klinischer und echokardiografischer Parameter als unwahrscheinlich an-zusehen ist.
- **Rhythmuskontrolle:** Versuch der Wiederherstellung und Aufrechterhaltung von Sinusrhythmus, medika-mentös durch Einsatz von Klasse-I- oder -III-Antiarrhythmika* oder elektrisch durch Kardioversion* in Kurznarkose. Unter Umständen nach kritischer Risikoabwägung Versuch der Rezidivprophylaxe durch anti-arrhythmische Dauertherapie.
- **Vermeidung von Thrombembolien:** Unabhängig von der Primärtherapie Antikoagulation zur Vermeidung von kardialen Thrombembolien [Ausnahme: jüngere Patienten (unter 65 Jahre) mit idiopathischem Vorhof-flimmern]. Bei Risikofaktoren [rheumatische Vitien, Diabetes, Hypertonus, eingeschränkte Ventrikelfunktion, stattgehabte Embolie, Hyperthyreose und Alter über 65 Jahre] Gabe von Phenprocoumon, nur in Ausnahme-fällen Plättchenaggregationshemmer.

Ventrikuläre Arrhythmien

Nicht nur das Ausmaß der ventrikulären Arrhythmie, sondern auch die Frage nach der kardialen Grunderkran-kung bestimmt die Therapienotwendigkeit. Grundsätzlich kann bei der Therapie ventrikulärer Arrhythmien zwischen einer symptomatischen und einer prognostischen Indikation unterschieden werden. Prognostisch ist die Therapieindikation dann, wenn durch die Behandlung ein wissenschaftlich belegter Überlebensvorteil er-reicht werden kann.

Ventrikuläre Extrasystolie

Häufiger Befund im Rahmen von Langzeit-EKG-Registrierungen, ggf. auch bei Herzgesunden.

Pathophysiologie: Zu unterscheiden sind monomorphe von polymorphen ventrikulären Arrhythmien, wobei die Entstehung **monomorpher Extrasystolen** in der Regel einem singulären Ektopiezentrum im ventrikulären Myokard zugeschrieben werden kann. Die ventrikuläre Extrasystolie ist meist ohne prognostische Bedeutung, sofern keine strukturelle kardiale Erkrankung vorliegt. **Polymorphe bzw. polytope ventrikuläre Extrasystolie** findet sich mehrheitlich bei strukturellen kardialen Erkrankungen. Ventrikuläre Ektopie kann einen links- wie rechtsventrikulären Ursprung haben. Als Sonderform der rechtsventrikulären Extrasystolie gilt die **repetitive monomorphe ventrikuläre Extrasystolie bzw. Tachykardie** [RMVT]. Definitionsgemäß liegt keine strukturelle Herzerkrankung vor, die Prognose ist exzellent. Grundlage bildet ein Arrhythmiefokus im rechtsventrikulären Ausflusstrakt.

EKG: Nachweis eines vorzeitigen breiten QRS-Komplexes ohne vorangehende P-Wellen. Linksschenkelblock-artige Deformierung weist auf einen rechtsventrikulären Ursprung hin, rechtsschenkelblockartige Konfiguration des vorzeitigen QRS-Komplexes spricht für einen linksventrikulären Ursprung. Polymorphe ventrikuläre Extrasystolie meint unterschiedlich konfigurierte QRS-Komplexe, bigeminiformes Auftreten beschreibt den Umstand, dass jedem Normalschlag eine ventrikuläre Extrasystole folgt.

Klinik: Ventrikuläre Extrasystolie oft völlig asymptomatisch, ggf. Zufallsbefund im EKG. Ansonsten Herzstolpern z.T. mit erheblicher Einschränkung der Lebensqualität. Ventrikulärer Bigeminus kann aufgrund der Vorzeitigkeit der ventrikulären Extrasystole mit nachfolgend kurzer diastolischer Füllungsphase zu einer peripheren Bradykardie mit entsprechenden Symptomen führen.

Ventrikuläre Tachykardie

Nicht-anhaltende ventrikuläre Tachykardien

Repetitive ventrikuläre Extrasystolen, mindestens drei konsekutive Schläge bis maximal 30 Sekunden anhaltend.

Pathophysiologie: Meist organischen Ursprungs, z.B. koronare Herzkrankheit mit Infarktnarbe im Sinne eins Reentry, aber auch bei hypertensiver Herzkrankheit mit diffuser Schädigung des Myokards. Seltener als idiopathische monomorphe ventrikuläre Tachykardie bei strukturell unauffälligem Myokard, z.B. als repetitive monomorphe ventrikuläre Tachykardie [RMVT].

EKG: Zumeist regelmäßige Tachykardie mit atrioventrikulärer Dissoziation und schenkelblockartig deformierten, breiten QRS-Komplexen.

Klinik: Herzrasen, Schwindel, Präsynkope oder Synkope unter der Tachykardie, je nach Frequenz, Begleiterkrankung und Ventrikelfunktion.

Therapie: Wenn immer möglich, kausale Therapie der Grunderkrankung, wie z.B. Beseitigung der Ischämie bei koronarer Herzkrankheit. Akute Arrhythmiesuppression bei nicht-anhaltenden VTs nur selten erforderlich. Bei repetitivem Auftreten ggf. symptomatische Therapie mit Klasse-I- oder -III-Antiarrhythmika* in Abhängigkeit von der Grunderkrankung. Einige idiopathische ventrikuläre Tachykardien sprechen gut auf Verapamil* an. Bei Postinfarkt-Patienten und evtl. auch bei Patienten mit dilatativer Kardiomyopathie mit linksventrikulärer Ejektionsfraktion unter 35 % prophylaktische ICD-Implantation [MADIT, SCD-HEFT].

Anhaltende ventrikuläre Tachykardien

Ventrikuläre Tachykardie mit einer Dauer über 30 Sekunden oder der Notwendigkeit einer frühzeitigeren Intervention bei hämodynamischer Intoleranz.

Pathophysiologie und EKG: Siehe dazu Ausführungen zu den nicht-anhaltenden ventrikulären Tachykardien im vorherigen Abschnitt. Anhaltende ventrikuläre Tachykardien mit Linksschenkelblock-Morphologie lassen als Ursprungsort an den rechten Ventrikel und damit bei jüngeren Patienten an das Vorliegen einer arrhythmogenen rechtsventrikulären Erkrankung mit Fettgewebsinfiltration des rechtsventrikulären Myokards oder an eine benigne idiopathische RVOT-Tachykardie denken.

Klinik: Bei Vorliegen einer strukturellen kardialen Erkrankung stellt die anhaltende ventrikuläre Tachykardie eine akute Bedrohung dar. Degeneration in Kammerflimmern ist jederzeit möglich, ebenso das Auftreten eines kardiogenen Schocks oder eines Lungenödems bei schlechter linksventrikulärer Funktion.

Therapie: Akuttherapie der anhaltenden Breitkomplex-Tachykardie z.B. durch Ajmalin* i.v. Bei instabiler Hämodynamik **Kardioversion** des Patienten in Kurznarkose. Darüber hinaus stets Versuch einer möglichst kausalen Therapie.

Elektive Versorgung des Patienten mit einem ICD bei Vorliegen einer strukturellen kardialen Erkrankung, da in der Regel ein hohes Rezidivrisiko besteht. Ggf. additive antiarrhythmische Begleitmedikation. Bei *electrical storm* [repetitives Auftreten multipler VTs mit nur kurz dauernden Phasen von Sinusrhythmus zwischen den Episoden] ggf. simultane Gabe eines Betablockers* in Verbindung mit Amiodaron*.

Idiopathische ventrikuläre Tachykardien sind meist einer kurativen **Katheterablation** zugänglich.

Kammerflattern und Kammerflimmern

Hochfrequente und [bei Kammerflimmern] völlig unkoordinierte elektrische Aktivität des Herzens mit konsekutivem hyperdynamen Stillstand infolge fehlender elektromechanischer Kopplung.

Pathophysiologie: Primäres Rhythmusereignis oder aus einer schnellen ventrikulären Tachykardie entstehend. Mikroreentry mit der Neigung zur Perpetuierung. In der Regel auf der Basis einer schweren kardialen Schädigung, selten auch als idiopathisches Kammerflimmern ohne strukturelle kardiale Erkrankung.

Als Ausdruck einer kongenitalen Ionenkanal-Erkrankung in Verbindung mit rechtspräkordialen ST-Streckenelevationen und Rechtsschenkelblock-ähnlicher QRS-Morphologie [**Brugada-Syndrom**].

EKG: Arrhythmische hoch frequente Flimmerwellen mit Frequenzen über 300/Minute [Kammerflimmern] oder etwas organisierter als Kammerflattern mit haarnadelähnlichem Kurvenverlauf.

Klinik: Nach Auftreten von Kammerflattern/-flimmern Adams-Stokes-Anfall* innerhalb weniger Sekunden infolge eines hyperdynamen Herzstillstandes mit der Notwendigkeit der kardiopulmonalen Reanimation/Defibrillation.

Therapie: Akut kommt nur die externe Defibrillation in Betracht, in der Regel verbunden mit einer kardiopulmonalen Reanimation*. Elektiv Versorgung des reanimierten Patienten mit einem ICD, sofern kein auslösendes Ereignis [z.B. Elektrolytstörung, Proarrhythmie oder akuter Myokardinfarkt] nachgewiesen werden kann.

Kammertorsaden

Spezielle elektrokardiografische Form polymorpher ventrikulärer Tachykardien infolge unterschiedlicher kardialer und extrakardialer Störungen.

Pathophysiologie: Auf dem Boden angeborener und erworbener QT-Verlängerungen, wobei typische *long-short* Sequenzen die Kammertorsade initiieren.

Pathophysiologisch liegen den Kammertorsaden frühe und späte Nachdepolarisationen zugrunde. Erworbenes langes QT-Syndrom mit Kammertorsaden häufig medikamentös induziert [Antiarrhythmika der Klassen I und III, Antidepressiva, Antihistaminika, Antibiotika u.a.].

EKG: Polymorphe ventrikuläre Tachykardie mit periodischem Wechsel von QRS-Amplitude und -Achse [Kammerflattern vom Spitzenumkehrtyp].

Klinik: Synkope/Präsynkope bei spontaner Terminierung. Kreislaufstillstand bei Persistenz oder Degeneration in Kammerflimmern.

Therapie: Kausale Therapie z.B. durch Medikamenten-Verzicht. Akut Magnesium und ggf. passagere Schrittmacherstimulation zur Vermeidung von Bradykardien. Bei kongenitalem **long QT-Syndrom** prophylaktische Gabe von Betablockern*. Bei angeborenen Formen mit Kammertorsaden ICD-Implantation.

BRADYKARDE HERZRHYTHMUSSTÖRUNGEN

SA-Blockierungen und Sinusarrest

Pathophysiologie: Meist Folge struktureller kardialer Erkrankungen [z.B. hypertensive Herzkrankheit] oder Teilaspekt des Sick-Sinus-Syndroms [s.u.]. Aber auch Folge von Medikamenteneffekten insbesondere bei Überdosierung [Digitalis, Antiarrhythmika].

EKG:
- **SA-Block I. Grades**: elektrophysiologisch messbare Verlängerung der sinuatrialen Leitungszeit, im Oberflächen-EKG nicht-nachweisbare Veränderung
- **SA-Block II. Grades**: bei konstanter PQ-Zeit von Schlag zu Schlag sich verkürzende PP-Intervalle bis eine Pause eintritt [**Wenckebach**], die kürzer ist als das Doppelte des vorangehenden PP-Intervalls, oder Pausen, deren Dauer dem Mehrfachen des normalen PP-Intervalls entsprechen [**Mobitz**]
- **SA-Block III. Grades**: totale Leitungsblockade vom Sinusknoten auf das Vorhofmyokard. In der Regel dann Auftreten eines bradykarden Ersatzrhythmuses.

Im EKG nicht zu unterscheiden von Sinusarrest, der ausbleibenden Erregungsbildung im Sinusknoten.

Klinik: Bei länger andauernden, repetitiven Blockierungen lange asystole Pausen oder ausgeprägte Bradykardien mit konsekutiven Symptomen [Schwindel, Schwäche oder Synkope]. Insgesamt gute Prognose quod vitam.

Therapie: Absetzen bzw. Reduktion kardiodepressiver Medikamente. Bei eindeutig auf die Bradykardien/Asystolien zu beziehenden Symptomen Implantation eines Schrittmachersystems, vorzugsweise als AAIR-Schrittmacher bei isolierter Störung der Sinusknotenfunktion. Nur bei gleichzeitigen AV-Knoten-Leitungsstörungen [binodale Erkrankung] Implantation eines DDD-Schrittmachers.

Syndrom des kranken Sinusknotens [Sick-Sinus-Syndrom]

Symptomenkomplex mit diversen Rhythmusstörungen, die alle Folge einer gestörten Sinusknotenfunktion darstellen. Hierzu gehören:
- persistierende, inadäquate Sinusbradykardien
- intermittierender Sinusarrest oder unterschiedliche Formen der SA-Blockierungen
- Tachykardie-Bradykardie-Episoden.

Pathophysiologie. Meist strukturelle Schädigung der Sinusknotenregion, z.B. durch hypertensive und koronare Herzkrankheit, aber auch durch primär degenerative Prozesse im Reizleitungssystem [Morbus Lenègre und Morbus Lev]

EKG: z.B. inadäquate Sinusbradykardien und -tachykardien, SA-Blockierungen oder auch paroxysmales Vorhofflimmern. Häufig lange präautomatische Pausen bei Terminierung von Vorhoftachykardien bis zur Wiederaufnahme der regulären Sinusknotenaktivität.

Klinik: Palpitationen und Herzrasen infolge tachykarder Rhythmen, Schwäche und Kollapsneigung bei vorherrschender Bradykardie oder Asystolie. Erfassen des Sick-Sinus-Syndroms durch Anamnese, Langzeit-EKG, Ergometrie, invasive Messung der Sinusknotenerholungszeit.

Therapie: Bei symptomatischer Bradykardie Implantation eines AAIR-Schrittmachers, bei Bradykardie-Tachykardie-Syndrom Schrittmachertherapie plus antiarrhythmische Einstellung.

Störungen der AV-Knoten-/His-Purkinje-Funktion

Verschiedene Formen AV-Blockierungen.

Pathophysiologie: Durch unterschiedliche Schädigungen [koronare Herzkrankheit, Hypertonie, Kardiomyopathie, Myokarditis u.a.] oder unter dem Einfluss kardiodepressiver Medikamente [vor allem Antiarrhythmika*] entwickelt sich eine Funktionsstörung auf der Ebene des AV-Knoten-His-Purkinje-Systems. Dies reicht von Leitungsprolongationen bis zur Leitungsblockade auf unterschiedlichen Ebenen.

EKG:
- **AV-Block I. Grades**: Prolongation der PQ-Überleitungszeit über 0,2 Sekunden ohne eigentliche Blockierung. Lokalisation der Leitungsstörung im AV-Knoten.
- **AV-Block II. Grades**:
  – Typ 1 [**Wenckebach-Periodizität**] mit progressiver Prolongation der PQ-Zeiten bis zum Ausfall einer P-Welle und nachfolgend kürzester PQ-Überleitung im ersten wieder übergeleiteten Schlag. Lokalisation des Blocks in der Regel auf der Ebene des AV-Knotens.
  – Typ 2 [**Mobitz**]: plötzlicher Ausfall einzelner P-Wellen ohne vorherige Leitungsprolongation, oft in Kombination mit Schenkelblockierungen. Lokalisation des Leitungsblocks meist auf der Ebene des His-Purkinje-Systems.
  – Sonderform: Jede zweite P-Welle wird in der Überleitung blockiert im Sinne eines 2:1-Überleitungsblocks.
- **AV-Block III. Grades**: komplette Dissoziation von Vorhof- und Kammeraktivität, wobei normofrequente P-Wellen ohne Beziehung zu langsam schlagenden QRS-Komplexen stehen. Schmale QRS-Komplexe bei ventrikulärem Ersatzrhythmus aus der AV-Junktion, breite und sehr langsame QRS-Komplexe bei Ersatzrhythmus aus dem Arbeitsmyokard.

Klinik: AV-Block I. Grades lediglich EKG-Diagnose, klinisch asymptomatisch. Bei AV-Block II. Grades Typ Wenckebach und Mobitz meist keine typische Beschwerdesymptomatik, sofern nicht intermittierend drittgradige AV-Blockierungen mit längeren Asystolien vorliegen. Bei AV-Block II. Grades mit 2:1-Block periphere Bradykardie mit Schwindel, Schwäche oder Synkope möglich.
Bei AV-Blockierungen unter Belastung Belastungsinsuffizienz aufgrund einer inadäquaten Frequenzmodulation. Bei AV-Block III. Grades Symptomatik in Abhängigkeit von der Lokalisation und Stabilität des ventrikulären Ersatzzentrums. Bei längeren Asystolien Synkopen [Adams-Stokes-Anfälle*].

Therapie: keine spezifische Therapie bei asymptomatischem AV-Block I. Grades und bei AV-Block II. Grades Typ Wenckebach in Verbindung mit schmalen QRS-Komplexen. Insbesondere bei Letztgenanntem nicht, wenn dieser zu Zeiten hohen Vagotonus [z.B. im Schlaf] auftritt. Schrittmacherindikation bei AV-Block II. Grades Typ Mobitz, wenn dieser mit breiten QRS-Komplexen assoziiert ist, unter Belastung verstärkt auftritt oder aber Bradykardie-spezifische Symptome [Schwindel, Synkopen] vorliegen. Hier Verdacht auf prognostisch ungünstige infrahissäre Leitungsstörung, sodass auch eine Progression zum totalen AV-Block möglich ist oder bereits intermittierend stattgefunden hat [Synkope!]. AV-Block II. Grades mit 2:1-Überleitung bedingt durch das inadäquate Frequenzverhalten oft eine symptomatische Schrittmacherindikation. Bei gleichzeitigem Nachweis breiter QRS-Komplexe erfolgt die Schrittmacherversorgung mit einem DDD-System aus prognostischer Indikation [Gefahr der Entstehung eines AV-Block III. Grades]. Der erworbene AV-Block III. Grades ist aus symptomatischer und prognostischer Indikation mit einem DDD-Schrittmachersystem zu versorgen, sofern nicht extrakardiale Faktoren sein Entstehen begünstigt haben. Zu nennen wären in diesem Zusammenhang negativ dromotrop wirkende Medikamente [z.B. Antiarrhythmika] oder extreme Elektrolytverschiebungen [z.B. Hyperkaliämie].

karditis; die Thromben können sich lösen und Ursache einer Lungenembolie oder einer zerebralen oder peripheren arteriellen Embolie sein; *s.a. Embolie, Essay Thrombose und Embolie S. 1527*

Herz|tod, akuter/plötzlicher *m*: → *Sekundentod*

Herz|trans|plan|ta|ti|on *f*: *Syn*: *Herzverpflanzung*; Ersatz eines erkrankten Herzens durch das Herz eines verstorbenen Spenders; man unterscheidet **orthotope Herztransplantation** [Einpflanzung am selben Ort] und **heterotope Herztransplantation** [Einpflanzung an anderer Stelle]; sie wird meist bei dilatativer oder ischämischer Kardiomyopathie mit terminaler Herzinsuffizienz und einer geschätzten Lebenserwartung von unter 1 Jahr durchgeführt; die **1-Jahres-Überlebensrate** liegt bei mehr als 80 %, die **5-Jahres-Rate** bei 60–70 % und die **10-Jahres-Rate** im Bereich von 40–50 %; *s.u. Essay Transplantationschirurgie S. 1549*

Herz|un|ter|stüt|zungs|sys|tem *nt*: *Syn*: *ventricular assist device*; *s. u. Essay Herzinsuffizienz S. 599*

Herz|ver|sa|gen *nt*: *s.u. Essay Herzinsuffizienz S. 599*

Herz|wand|an|eu|rys|ma *nt*: → *Herzaneurysma*

Herz|wand|rup|tur *f*: *Syn*: *Herzruptur, Myokardruptur*; Riss der Herzwand durch Trauma oder bei ausgedehntem Myokardinfarkt; führt i.d.R. zur sofortigen Perikardtamponade und zum Tod des Patienten; *s.a. Essay Akuter und rezidivierender Myokardinfarkt S. 1071*

Herz|wurm *m*: *Syn*: *Dirofilaria immitis*; bei Hunden, Katzen und Füchsen in der Herzmuskulatur gefundener Parasit, der selten auf den Menschen übertragen wird; die resultierende **pulmonale Dirofilariasis** verläuft meist asymptomatisch, selten kommt es zu Husten, Hämoptyse; *s.a. Essay Helminthosen S. 553*

Hesselbach-Hernie *f*: *Syn*: *Cooper-Hernie*; seitliche Schenkelhernie* durch die Lacuna musculorum retroinguinalis; *s.a. Essay Eingeweidebrüche/Hernien S. 577*

He|te|ro|chrom|ie|zy|kli|tis Fuchs *f*: *Syn*: *heterochrome Zyklitis, Fuchs-Heterochromiezyklitis*; embryonale Entwicklungsstörung mit Farbunterschieden der Hornhaut [Heterochromie] und Entzündungszeichen des Ziliarkörpers [Zyklitis]; führt zu Glaskörpertrübungen, Katarakt [15 %] und Sekundärglaukom

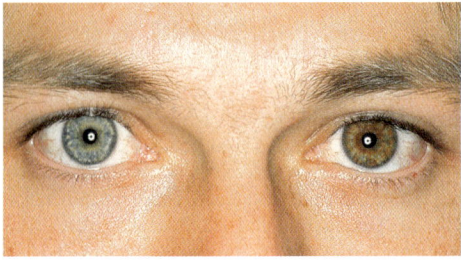

Abb. H49. Heterochromiezyklitis Fuchs

He|te|ro|ke|ra|to|plas|tik *f*: *Syn*: *heterologe Hornhautplastik*; Keratoplastik unter Verwendung von heterologem Material

He|te|ro|pho|rie *f*: → *latentes Schielen*

He|te|ro|phy|li|a|sis *f, pl*-**ses**: *Syn*: *Heterophyes-Infektion, Heterophydiasis, Heterophyose*; in Afrika und Asien auch Europa auftretender Befall mit **Heterophyes heterophyes** [kleiner Darmegel, Zwergdarmegel] oder anderen Heterophyes-Species; verläuft i.d.R. als Durchfallerkrankung; in seltenen Fällen hämatogene Streuung und Befall von Myokard oder Zentralnervensystem; **Diagnose**: Nachweis der Eier im Stuhl; **Therapie**: Praziquantel*; *s.u. Essay Helminthosen S. 553*

He|te|ro|pie *f*: *Syn*: *Heteropsie, Heteroskopie*; ungleiches Sehvermögen der Augen

He|te|ro|plas|tik *f*: *Syn*: *heterogene/heterologe/xenogene/xenogenetische Transplantation, Xenotransplantation, Heterotransplantation, Xenoplastik*; plastische Operation mit Übertragung von artfremdem Gewebe; *s.a. Essay Transplantationschirurgie S. 1549*

He|te|ro|sko|pie *f*: **1.** Bestimmung des Schielwinkels **2.** → *Heteropie*

He|te|ro|trans|plan|ta|ti|on *f*: → *Heteroplastik*

He|te|ro|tro|pie *f*: → *Schielen*

Heu|blu|men *pl*: *Syn*: *Graminis flos*; Bezeichnung für die Blüten, Früchte und sonstigen oberirdische Pflanzenteile von Gräsern [Poaceen]; sie enthalten ein ätherisches Öl mit Cumarinen und besitzen eine durchblutungsfördernde und muskelentspannende Wirkung; **Anw.**: als **Heublumensack** zur lokalen Wärmetherapie bei z.B. rheumatischen Beschwerden, Leber- und Gallenleiden, Magen-Darm-Störungen, Verspannungen der Rückenmuskulatur, Ischialgie, Lumbago; als **Heublumenbad** bei rheumatischen Beschwerden und zur Förderung des Stoffwechsels

Heubner-Herter-Krankheit *f*: → *Zöliakie*

Heubner-Sternenkarte *f*: *Syn*: *Sternhimmelmuster*; *s.u. Windpocken*

Heu|krät|ze *f*: → *Trombidiose*

Heu|sa|men *pl*: *Syn*: *Flohsamen, Psyllii semen*; *s.u. Flohsamen*

Heu|schnup|fen *m*: → *saisonale Rhinitis*

Heu|schnup|fen|kon|junk|ti|vi|tis *f*: *s.u. Konjunktivitis*

He|xa|chlo|ro|phen *nt*: *Syn*: *3,3´,4,4´,6,6´-Hexachlor-2,2´-methylendiphenol*; wasserunlösliches Phenolderivat mit stärkerer bakterizider Wirkung als Phenol; wirkt nur gegen grampositive Bakterien, damit selektieren sich gramnegative Bakterien, v.a. Pseudomonas aeruginosa; **Anw.**: Desinfektionsmittel, Deodorant

He|xa|de|cyl|phos|pho|cho|lin *nt*: → *Miltefosin*

1-He|xa|de|cyl|py|ri|di|ni|um|chlo|rid *nt*: → *Cetylpyridiniumchlorid*

He|xa|de|cyl|tri|me|thyl|am|mo|ni|um|bro|mid *nt*: → *Cetrimoniumbromid*

He|xa|me|thy|len|te|tra|min *nt*: → *Methenamin*

He|xa|me|thyl|mel|a|min *nt*: → *Altretamin*

He|xa|mil|din *nt*: *Syn*: *4,4´-(Hexamethylendioxy)-dibenzamidin*; lokales Chemotherapeutikum mit Wirkung gegen Bakterien und Pilze; **Anw.**: Infektionen von Auge, Ohren, Haut und Schleimhaut

He|xen|schuss *m*: → *Lumbago*

He|xo|pre|na|lin *nt*: Bronchodilatator, Antiasthmatikum; Tokolytikum [v.a. bei drohender Frühgeburt]; **Anw.**: Atemwegsobstruktion; akute intrauterine Asphyxie; **Dosierung**: Aerosol 3–4 × 200 µg/d, maximal 12 × 200 µg/d; als Tokolytikum i.v. oder per infusionem

Hey-Hernie *f*: *Syn*: *Hernia encystica*; erworbener Leistenbruch* in einem abgeschlossenen Teil des Processus vaginalis peritonei; *s.a. Essay Eingeweidebrüche/Hernien S. 577*

Hi|a|tus|gleit|her|nie *f*: *Syn*: *axiale Hiatushernie*; *s.u. Hiatushernie*

Hi|a|tus|her|nie *f*: Hernie mit teilweiser oder vollständiger Verlagerung des Magens durch den Hiatus oesophageus in das Mediastinum oder den Thorax; man unterscheidet **axiale Hiatushernie** [bei der der Magen durch die Bruchpforte hoch und runter gleitet; wird im Laufe des Lebens häufiger und umfasst ca. 70 % der Hiatushernien älterer Patienten], **paraösophageale Hiatushernie** [Hiatushernie, bei der Teile des Magens permanent neben der Speiseröhre im Mediastinum liegen; bei 80 % der Fälle liegt ein Hiatus communis vor] und **gemischte Hiatushernie** [meist aus einer axialen Hiatushernie entstehende Mischform, bei der, im Gegensatz zur paraösophagealen Hernie, auch die Kardia nach oben verlagert ist]; im Extremfall kann es zur vollständigen Verlagerung des Magens in den Thorax kommen [**upside-down stomach**]; **pathogenetisch** liegt entweder eine angeborene Fehlbildung vor [Hiatus communis] oder (häufiger) eine Bindegewebsschwäche; Hiatushernien sind i.d.R. erworben, selten auch angeboren

Klinik: axiale Hernien verlaufen oft asymptomatisch; die häufigsten Beschwerden sind Völlegefühl, Aufstoßen, Sodbrennen durch Säure- oder Nahrungsreflux, Refluxgastritis; bei paraösophagealer oder gemischter Hiatushernie besteht die Gefahr mechanischer Komplikationen [venöse Stauung, Stauungsgastritis, Magenwandnekrose, Strangulation]; die **Diagnose** kann endoskopisch gestellt werden, Röntgenaufnahmen sind aber wesentlich aussagekräftiger; in der Kontrastmittelaufnahem kann man in typischen Fällen drei **Hafter-Ringe** erkennen: der erste am Eingang in das Vestibulum oesophageale, der zweite in Höhe der Kardia und der dritte am Hiatus oesophageus; **Therapie**: die axiale Hernie wird nur bei schwerer Refluxkrankheit operiert [Fundoplicatio], bei den anderen Formen wird der Magen in die Bauchhöhle zurückverlagert und die Bruchlücke [evtl. mittels Fundopexie] verschlossen; *s.a. Essay Eingeweidebrüche/Hernien S. 577*

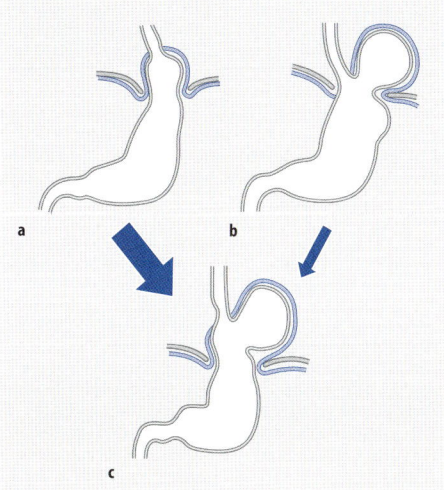

Abb. H50. Hiatushernie. Einteilung der Hiatushernien: **a** axial, **b** paraösophageal, **c** gemischt

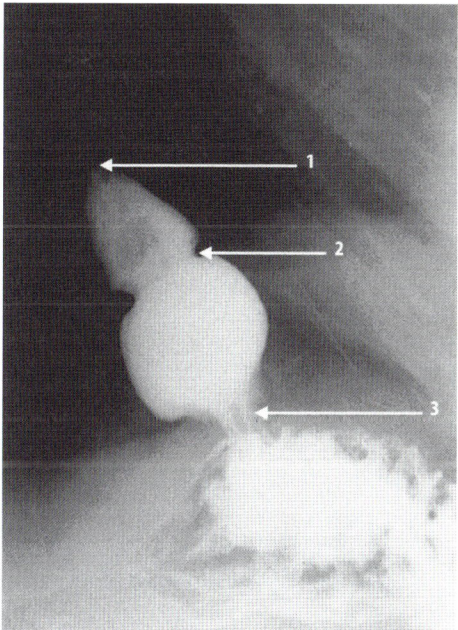

Abb. H51. Hiatushernie. Kontrastmittelaufnahme mit charakteristischen Hafter-Ringen am Eingang in das Vestibulum oesophageale [1], in Höhe der Kardia [2] und am Hiatus oesophageus [3]

Hibbs-Operation *f*: **Syn:** *Skoliosekorrektur nach Hibbs, Risser-Hibbs-Operation*; Aufrichtung und Versteifung der Wirbelsäule durch Verödung der Wirbelgelenke und Fusion der Wirbelbögen

Hilbisikus *m*: **Syn:** *Hibiscus sabdariffa*; Pflanze aus der Familie der Malvengewächse [Malvaceae]; verwendet die getrockneten Kelche und Außenkelche [**Malventee**, Hibisci flos], die u.a. Anthocyane, Flavonoide, Phytosterole, Polysaccharide, Pektin und Pflanzensäuren [bis zu 30 %; Zitronen-, Äpfel-, Wein- und Hibiskussäure] enthalten; **Anw.:** traditionell bei Erkältungen, Entzündungen von oberen Atemwegen und Magen; appetitanregendes Mittel und Aromatikum

Hildraldelnilitis suppurativa *f*: → *Schweißdrüsenabszess*

Hildraldelnom *nt*: **Syn:** *Schweißdrüsenadenom, Syringom, Adenoma sudoriparum, Hidradenoma*; benignes Adenom der Schweißdrüsen, das v.a. bei erwachsenen Frauen auftritt; die bevorzugte Lokalisation ist am Unterlid; seltener sind Hals, Brust oder Genitale betroffen

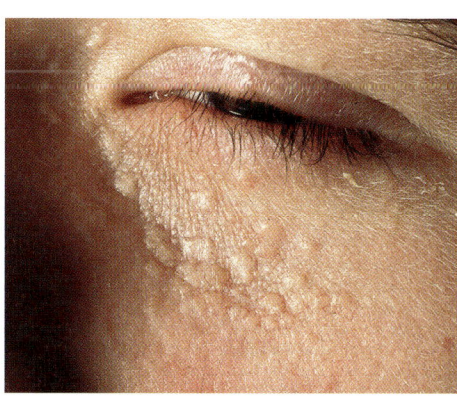

Abb. H52. Hidradenom. Hidradenome des Unterlids

Hidradenoma eruptivum: → *Fox-Fordyce-Krankheit*

Hildroa *f*: **Syn:** *Hydroa*; durch Lichteinwirkung hervorgerufene Dermatose mit juckenden Bläschen

Hidroa bullosa/herpetiformis/mitis et gravis/pruriginosa: → *Dermatitis herpetiformis Duhring*

high density lipoprotein *nt*: **Syn:** *HDL, Lipoprotein mit hoher Dichte, α-Lipoprotein, Alphalipoprotein*; *s.u. Lipoprotein*

High-flow-Priapismus *m*: *s.u. Priapismus*

high intensity focused ultrasound *nt*: **Syn:** *fokussierter Ultraschall hoher Intensität*; *s.u. Essay Benignes Prostatahyperplasie-Syndrom S. 1295*

Highly Active Antiretroviral Therapy *nt/f*: **Syn:** *hochaktive antiretrovirale Therapie*; *s.u. Essay HIV-Infektion – AIDS S. 625*

Highouménakis-Zeichen *nt*: beidseitige Verdickung der medialen Enden der Schlüsselbeine bei angeborener Syphilis

high-pressure reflux *m/nt*: *s.u. Reflux, vesikoureteraler*

Hilgenreiner-Linie *f*: *s.u. Essay Hüftgelenksdysplasie S. 673*

Hill-Sachs-Läsion *f*: *s.u. Schulterluxation*

Hill-Zeichen *nt*: Erhöhung des Blutdrucks in der Arteria femoralis um 60–100 mmHg gegenüber dem Oberarm bei Aortenklappeninsuffizienz und offenem Ductus arteriosus

Hilluslutulberlkulllose *f*: **Syn:** *Bronchiallymphknotentuberkulose*; Tuberkulose der Lymphknoten im Lungenhilum; meist als Teil des Primärkomplexes bei Lungentuberkulose*; *s.a. Essay Tuberkulose S. 1585*

Himlbeelre *f*: **Syn:** *Rubus idaeus*; Strauch aus der Familie der Rosengewächse [Rosaceae]; verwendet werden die Früchte [**Himbeeren**, Rubi idaei fructus] sowie die Laubblätter [**Himbeerblätter**, Rubi idaei folium]; die Beeren enthalten Anthocyanglykoside, Flavonoide, organische Säuren [z.B. Äpfel-, Zitronen- und Kaffeesäure] Zucker, Pektin, Vitamin A und C, die Blätter Gerbstoffe, Flavonoide und Vitamin C; **Anw.:** die Früchte werden zur Saftgewinnung [**Rubi idaei succus**] oder getrocknet in Teemischungen verwendet; die Blätter sind in Tees zur Abführung oder Blutreinigung enthalten; Aufgüsse werden auch bei Magen-Darm-Beschwerden, Durchfallerkrankungen, Exanthemen und bei Entzündungen im Mund- und Rachenraum empfohlen

Him|beer|ge|lee|stuhl m: *s.u. Amöbenruhr*

Him|beer|zun|ge f: *Syn: Erdbeerzunge, Scharlachzunge; s.u. Scharlach*

Hines-Brown-Test m: *Syn: Cold-pressure-Test, CP-Test*; klinischer Test zur Beurteilung der Kreislaufregulation bei Kältebelastung; eine Hand wird für 1 Minute in Eiswasser eingetaucht; der Blutdruck wird vor und während des Eintauchens gemessen; normal ist ein Anstieg um 10–25 mmHg während der Kältebelastung und eine Rückkehr zu Normalwerten innerhalb von 2–3 min nach Ende der Belastung; der Wert ist erhöht bei Phäochromozytom und Hypertonie

Hin|ken nt: *Syn: Claudicatio, Claudikation*; man kann drei Arten unterscheiden, wobei das sog. **intermittierende Hinken** [Claudicatio* intermittens] nicht zum Hinken i.e.S. gerechnet wird: 1. schmerzbedingtes **Schonhinken** [Schmerzhinken] zeigt ein ataktisches Gangbild und weist auf eine schmerzhafte Erkrankung der unteren Gliedmaße [z.B. Koxitis, Morbus Perthes, Hüftkopflösung, Gonitis, Kniegelenkserguss, Prellung, Hallux rigidus] hin; eine Sonderform ist das sog. **Entlastungshinken** oder **Duchenne-Hinken** bei einer Erkrankung des Hüftgelenks; zur Reduzierung von Belastung und Schmerz wird der Oberkörper zur erkrankten Seite hin geneigt; bei beidseitiger Hüftgelenksaffektion entsteht damit ein Watschelgang, der eine beidseitige Lähmung des Nervus gluteus superior vortäuschen kann 2. **Lähmungshinken** [auch Insuffizienzhinken] beruht i.d.R. auf einer neurogenen, muskeldystrophischen oder traumatischen Schädigung; nicht selten ist eine Schädigung des Nervus gluteus superior nach unsachgemäßer intramuskulärer Injektion die Ursache; auffällig ist ein positives Trendelenburg-Zeichen*, das aber übersehen werden kann, wenn es zur Verlagerung des Oberkörpers zur Standseite [Duchenne-Zeichen] und zu Anhebung des Beckens auf der Gegenseite kommt 3. **Verkürzungshinken** durch eine Beinlängendifferenz findet sich i.d.R. erst ab einer Differenz von 2 cm; den Extremgrad, das sog. **Kotau-Hinken** findet man bei starken Hüftbeugekontrakturen, die i.d.R. auf einer Koxarthrose beruhen

Hin|ter|kam|mer|lin|se f: *s.u. Essay Katarakt S. 783*

Hin|ter|wand|in|farkt m: *Syn: posteriorer Myokardinfarkt*; Myokardinfarkt im Bereich der Herzhinterwand; *s.a. Essay Akuter und rezidivierender Myokardinfarkt S. 1071*

Hiob-Syndrom nt: → *Hyper-IgE-Syndrom*

Hip|po|cas|ta|ni folium nt: *Syn: Rosskastanienblätter; s.u. Rosskastanie*

Hippokrates-Reposition f: Methode zur Einrenkung des Schultergelenks

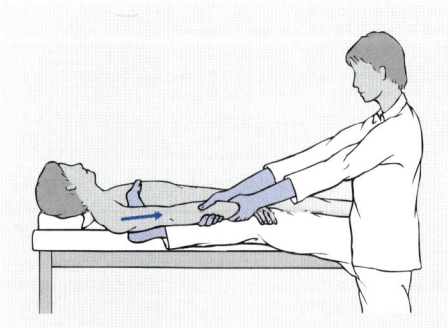

Abb. H53. Hippokrates-Reposition

Hirn|abs|zess m: *Syn: intrazerebraler Abszess, Gehirnabszess*; Abszesse im Hirngewebe entstehen posttraumatisch nach offenem Schädel-Hirn-Trauma, durch Fortleitung von Entzündungen im Mittelohr-, Sinus- oder Mastoidbereich oder durch hämatogene Streuung aus der Lunge [Empyem, Abszess, Bronchiektasien], dem Herzen [Endokarditis], Knochenmark [Osteomyelitis], von Zahn- oder Tonsillarabszessen usw.; in ca. 1/3 der Fälle bleibt der Streuherd unbekannt

posttraumatische Abszesse führen meist zur Bildung eines **Frühabszesses** mit akuter Symptomatik; es kann aber auch noch nach Jahren, u.U. sogar Jahrzehnten, zur Bildung von **Spätabszessen** kommen; **fortgeleitete Abszesse** sind meist solitär und liegen in der Nähe des Ausgangsherdes; dagegen sind **hämatogene Abszesse** oft multipel und betreffen sowohl Großhirn als auch Kleinhirn, wobei sie im Großhirn den schlecht durchbluteten Grenzbereich zwischen Mark und Rinde bevorzugen; die häufigsten **Erreger** sind Streptokokken, Staphylococcus aureus, Pneumokokken, Enterokokken und Anaerobier; bei immungeschwächten Patienten finden sich auch Pilze [Aspergillus, Candida] und Parasiten [Toxoplasma gondii]

die **Symptomatik** ist wechselhaft; akute Fälle zeigen eine rasche Entwicklung mit Kopfschmerzen, Nackensteifigkeit, Bewusstseinseintrübung und neurologischen Ausfällen durch die intrakranielle Drucksteigerung; bei chronischen Abszessen fehlen die Hirndruckzeichen, dafür stehen fokale epileptische Anfälle und andere Herdsymptome [z.B. Hemiparese, Hemianopsie] im Vordergrund; die Patienten sind schwer krank, trotzdem können allgemeine Entzündungszeichen [Fieber, BSG-Erhöhung, Leukozytose] fehlen; die **Diagnose** stützt sich auf das klinische Bild und wird i.d.R. durch ein CT oder MRT bestätigt; die **Therapie** besteht in der Abszessausräumung oder -drainage in Kombination mit Antibiotikatherapie; frische, hämatogene Abszesse, die noch nicht abgekapselt sind, können zunächst auch konservativ behandelt werden; die Identifizierung und Sanierung des Streuherdes ist genauso wichtig wie die Abszessbehandlung

die **Prognose** hängt primär vom neurologischen Zustand vor dem Behandlungsbeginn ab; komatöse Patienten haben eine schlechtere Prognose als wache und orientierte Patienten; die Letalität bei chronischen Abszessen liegt im Bereich von 10 % und bei akuten Abszessen bei über 20 %; ca. 30 % behalten neurologische Restsymptome [meist Lähmungen oder Anfallsleiden], und in etwa 10 % der Fälle kommt es zum Rezidiv oder Spätabszess

Hirn|an|eu|rys|ma nt, pl **-ma|ta**: *Syn: intrakranielles Aneurysma; s. u. Aneurysma*

Hirn|an|gi|o|gra|fie, -gra|phie f: → *zerebrale Angiografie*

Hirn|blu|tung f: → *Blutung, intrazerebral*

Hirn|durch|blu|tungs|stö|rung f: *Syn: zerebrovaskuläre Insuffizienz, zerebrale Durchblutungsstörung*; meist durch eine Arteriosklerose der Hirngefäße verursachte Minderdurchblutung des Gehirns, die zu einem Schlaganfall führen kann; *s.a. Essay Schlaganfall und zerebrovaskuläre Krankheiten S. 1423*

Hirn|em|bo|lie f: eine Embolie von Hirnarterien ist die Ursache von ca. 30 % aller Schlaganfälle; die Emboli können aus dem Herzen [**kardiale Embolie**], den zuführenden Arterien [**arterio-arterielle Embolie**] oder [selten] intrakraniellen Arterien stammen; kardiale Embolien finden sich v.a. bei ulzerativer Endokarditis der Aortenklappe, Vorhofflimmern, Herzwandaneurysma oder akutem Myokardinfarkt; die Emboli bei arterio-arterieller Embolie stammen meist aus Aorta, Karotis oder Vertebralarterien; insbesondere arteriosklerotische Plaques der Karotisbifurkation können Ursache von Hirnembolien mit lokalen oder ausgedehnten Hirnschäden sein; *s.a. Embolie, Essay Thrombose und Embolie S. 1527, Essay Schlaganfall und zerebrovaskuläre Krankheiten S. 1423*

Hirn|haut|ent|zün|dung f: → *Meningitis*

Hirn|in|farkt m: Untergang von Hirngewebe durch Ischämie [ischämischer zerebraler Insult] oder Einblutung [intrazerebrale Blutung]; *s.a. Essay Schlaganfall und zerebrovaskuläre*

Krankheiten S. 1423

Hirn|ö|dem *nt*: eine Flüssigkeitseinlagerung in das Hirngewebe findet sich bei akuten Störungen [Apoplexie], Entzündungen [Enzephalitis] und Tumoren; das Ödem kann durch eine intrazelluläre Wassereinlagerung [**zytotoxisches Hirnödem**] oder Flüssigkeitsaustritt aus den Gefäßen in den Extrazellularraum [**vasogenes Hirnödem**] entstehen; oft kommen auch Mischformen vor; durch die Flüssigkeitseinlagerung kommt es zu einer Hirnschwellung, die zu einer Verminderung des zerebralen Blutflusses durch Kompression des Gewebes und evtl. sekundärer Hirnschädigung führt; zusätzlich kann es zu intrakranialer Drucksteigerung und Hirndrucksymptomen kommen; Therapie: Osmotherapie mit niedermolekularen, hypertonen Lösungen [Glycerin, Mannitol, NaCl 7 %], forcierte Diurese mit osmotischen Diuretika [Mannitol 20 %], Hyperventilation [Senkung des arteriellen pCO_2 führt zu einer vorübergehenden Senkung des intrakraniellen Druckes]; Steroide [Indometacin, Dexamethason]

Hirn|prel|lung *f*: → *Kontusionssyndrom*

Hirn|si|nus|throm|bo|se *f*: → *Sinusthrombose*

Hirn|sti|mu|la|ti|on, tiefe *f*: *s.u. Essay Parkinson-Syndrome S. 1229*

Hirn|szin|ti|gra|fie, -gra|phie *f*: Syn: *Gammaenzephalografie*; szintigrafisches Verfahren, das entweder die Durchblutung einzelner Bezirke [**dynamische Hirnszintigrafie**] oder die Speicherung von Gammastrahlern im Hirngewebe [**statische Hirnszintigrafie**] darstellt

Hirn|tod *m*: Syn: *zerebraler Tod*; Tod durch einen irreversiblen Ausfall aller Hirnfunktionen; die Kreislauffunktionen können weiterhin erhalten sein [**dissoziierter Hirntod**]; diese Fälle sind selten, aber wichtig, weil sie die Entnahme von Organen zur Transplantation ermöglichen; die **klinischen Zeichen des Hirntodes** sind: Koma, Lichtstarre beider Pupillen, Fehlen des Kornealreflexes, keine Reaktion auf Schmerzreize im Versorgungsgebiet des Nervus trigeminus, Fehlen des pharyngealen Trachealreflexes, Fehlen des vestibulookulären Reflexes und Ausfall der Spontanatmung; der Hirntod darf attestiert werden, wenn zwei unabhängige Untersucher diese Kriterien bestätigt haben und die Zeichen mindestens 12 Stunden [bei primärer Hirnschädigung, z.B. Trauma, Hirnschlag], 72 Stunden [bei sekundärer Hirnschädigung, z.B. Intoxikation] oder 48 Stunden [bei Kindern unter 2 Jahren] bestehen; zur Verkürzung der Beobachtungszeit werden Zusatzuntersuchungen [EEG, frühe akustisch evozierte Potenziale, somatosensibel evozierte Potenziale] eingesetzt; damit darf bei Erwachsenen mit primärer Hirnschädigung der Hirntod früher bescheinigt werden

Hirn|ve|nen|throm|bo|se *f*: seltene Thrombose der intrazerebralen Venen [Vena cerebri magna, Venae cerebri basales und internae]; führt zu Kopfschmerzen, Apathie, Verwirrtheit, Hydrozephalus und zunehmender Bewusstseinseintrübung; *s.a. Sinusthrombose, Essay Thrombose und Embolie S. 1527*

Hirschsprung-Krankheit *f*: → *Morbus Hirschsprung*

Hir|ten|tä|schel *nt*: Syn: *Capsella bursa-pastoris*; Pflanze aus der Familie der Kreuzblütler [Brassicaceae]; verwendet werden die getrockneten oberirdischen Pflanzenteile [**Hirtentäschelkraut**, Bursae-pastoris herba], die v.a. Aminosäuren, Proteine und organische Säuren enthalten; Anw.: traditionell als blutstillendes Mittel, sowohl lokal [Nasenbluten] als auch systemisch [z.B. bei Regelstörungen]; in der Homöopathie bei Gebärmutter- und Schleimhautblutungen sowie bei Nierensteinen

Hi|ru|din *nt*: im Speichel des Blutegels [Hirudo medicinalis] enthaltener Hemmstoff der Blutgerinnung; stärkster selektiver Hemmstoff des Thrombins; im Gegensatz zu Heparin ist die Wirkung unabhängig von Antithrombin III; Anw.: äußerlich zur Behandlung von Blutergüssen, Venenentzündungen und entzündeten Krampfadern

His-Bündel-Elektrokardiografie *f*: intrakardiale Ableitung der Erregungsausbreitung im His-Bündel; *s.a. Essay Elektrokardiogramm S. 317*

His|ta|bu|ti|zin *nt*: Syn: *Buclizin*; Antiallergikum; Antihistaminikum; Antiemetikum; Sedativum; nur selten verwendet

His|ta|do|xy|la|min *nt*: → *Doxylamin*

His|ta|min *nt*: bei der Decarboxylierung von Histidin entstehendes biogenes Amin; wichtigster Mediator der allergischen Entzündungsreaktion und Neurotransmitter im Gehirn; Histamin führt über H_1-**Rezeptoren** zu einer Kontraktion der glatten Muskulatur der Atemwege und des Gastrointestinaltraktes und über eine Freisetzung von NO aus den Endothelzellen zur Relaxation glatter Gefäßmuskelzellen; Bindung an H_2-**Rezeptoren** der Belegzellen der Magenschleimhaut bewirkt eine Steigerung der Salzsäureproduktion im Magen; Antagonisten gegen diese Rezeptoren spielen eine bedeutende Rolle in der Therapie von allergischen Erkrankungen und Geschwüren des Magen-Darm-Traktes; der größte Teil des Histamins wird durch Histaminase abgebaut; *s.a. Antihistaminikum*

His|ta|min|an|ta|go|nist *m*: → *Antihistaminikum*

Histamin-H_1-Rezeptorantagonisten *pl*: Syn: *H_1-Antihistaminika*; *s.u. Antihistaminikum*

Histamin-H_2-Rezeptorantagonisten *pl*: Syn: *H_2-Antihistaminika*; *s.u. Antihistaminikum*

Histamin-H_1-Rezeptorenblocker *pl*: Syn: *H_1-Antihistaminika*; *s.u. Antihistaminikum*

Histamin-H_2-Rezeptorenblocker *pl*: Syn: *H_2-Antihistaminika*; *s.u. Antihistaminikum*

His|ta|min|re|zep|to|ren|blo|cker *m*: → *Antihistaminikum*

His|ti|din|ä|mie *f*: Syn: *Hyperhistidinämie*; erhöhter Histidingehalt des Blutes; als **transitorische Histidinämie** bei Neugeborenen oder auch als seltener, autosomal-rezessiver Histidinasemangel, der zu geistiger Retardierung und Krampfanfällen führen kann; *s.a. Essay Störungen des Aminosäurestoffwechsels und Harnstoffzyklus S. 43*

His|ti|o|zy|tom *nt*: → *Dermatofibrom*

His|ti|o|zy|to|se *f*: Syn: *Histiocytosis, Histiozytosis*; durch eine Proliferation von Zellen der Monozyten-Makrophagen-Reihe [Histiozyten] hervorgerufene lokalisierte oder systemische Erkrankung; prinzipiell kann man zwischen **malignen Histiozytosen** und **benignen Histiozytosen** unterscheiden, die auch als **Non-X-Histiozytosen** bezeichnet werden

maligne Histiozytose: Syn: *maligne Retikulohistiozytose, histiozytäre medulläre Retikulose*; systemische Histiozytenproliferation im Anschluss an einen Virusinfekt [meist Herpes-Viren] oder bei Immundefekten; durch Befall des Knochenmarks kommt es zu Panzytopenie und einem tödlichen Verlauf in 50 % der Fälle

maligne generalisierte Histiozytose: Syn: *Abt-Letterer-Siwe-Krankheit, Morbus Letterer-Siwe, Letterer-Siwe-Krankheit, akute Säuglingsretikulose, maligne Säuglingsretikulose*; generalisierte Variante der Histiozytosis × mit Granulomen in Haut, Milz, Lymphknoten, Leber, Lunge und Knochen; betrifft bevorzugt Kleinkinder; typisch ist ein akuter Verlauf mit hoher Sterberate [90 %]; Therapie: Zytostatikatherapie und hoch dosierte Corticoide; Antibiotikaabdeckung und Bluttransfusionen

seeblaue Histiozytose: unspezifische Erkrankung, die nach den bei verschiedenen Krankheiten [Leukämie, Lipoidose] auftretenden **seeblauen Histiozyten** bzw. **seeblauen Histio-**

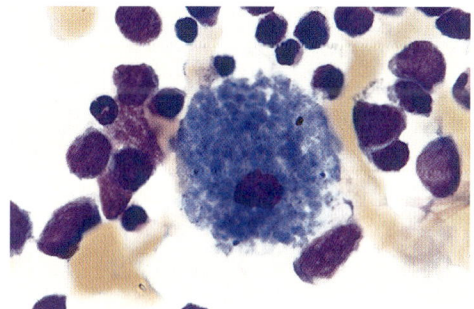

Abb. H54. Seeblaue Histiozytose

zytomen benannt wird

Histiozytosis X: *Syn: Langerhans-Zellhistiozytose, Histiozytose X*; durch eine Proliferation von **Langerhans-Zellen** [Makrophagen der Epidermis, die Antigene aufnehmen und in regionären Lymphknoten den T-Lymphozyten präsentieren] gekennzeichnete Histiozytose; Oberbegriff für eosinophiles Granulom, Abt-Letterer-Siwe-Krankheit und Hand-Schüller-Christian-Krankheit

His|to|plas|ma *nt*: dimorphe Pilzgattung, die unterhalb von 30 °C in Myzelform und bei 37 °C als Hefe vorliegt; **Histoplasma capsulatum** ist der Erreger der Histoplasmose, der häufigsten systemischen Mykose in den USA; **Histoplasma duboisii** verursacht die afrikanische Histoplasmose

His|to|plas|mo|se *f*: *Syn: Darling-Krankheit, Histoplasma-Mykose*; Befall und Infektion mit Histoplasma capsulatum; nach Einatmung von sporenhaltigem Staub kommt es primär zu einer Infektion der Atemwege und der Lunge [**akute pulmonale Histoplasmose**], die klinisch kaum von Tuberkulose zu unterscheiden ist; die spezifischen Granulome [**Histoplasmome**] sind makroskopisch nicht von Tuberkeln zu unterscheiden; später [v.a. bei immungeschwächten Patienten] kommt es zu lymphogener Aussaat und Entwicklung einer Systemmykose [**disseminierte Histoplasmose**]; **Diagnose**: kultureller Nachweis [Sputum, Bronchiallavage, Lymphknoten-, Leber-, Milzbiopsie]; Antigennachweis [RIA] in Serum oder Urin; Hauttest mit **Histoplasmin**, einem Pilzantigen von Histoplasma capsulatum; **Therapie**: Ketoconazol* oder Itraconazol* intern; in schweren Fällen Amphotericin* B intravenös; *s.a. Essay Mykosen S. 1059*

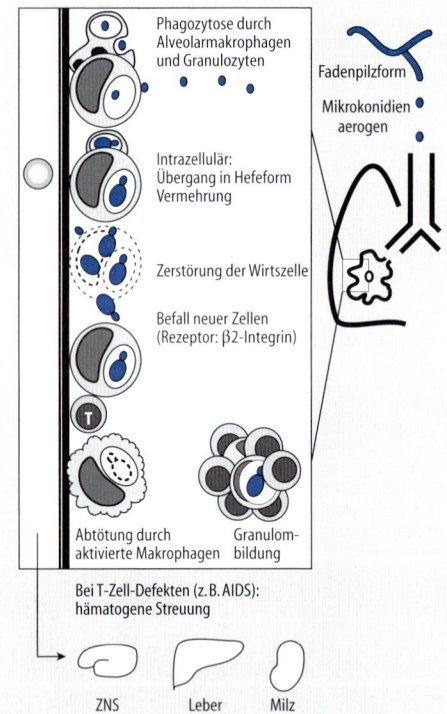

Phagozytose durch Alveolarmakrophagen und Granulozyten

Fadenpilzform

Mikrokonidien aerogen

Intrazellulär: Übergang in Hefeform Vermehrung

Zerstörung der Wirtszelle

Befall neuer Zellen (Rezeptor: β2-Integrin)

Abtötung durch aktivierte Makrophagen

Granulombildung

Bei T-Zell-Defekten (z.B. AIDS): hämatogene Streuung

ZNS   Leber   Milz

Abb. H55. Histoplasmose. Pathogenese der Histoplasmose

afrikanische Histoplasmose: seltene afrikanische Variante durch Histoplasma duboisii; charakteristisch sind ausgedehnte subkutane Granulome mit Abszessbildung und Hauterosion

Hit|ze|pi|ckel *pl*: → *Miliaria*

Hit|ze|scha|den *m*: exogene Wärmezufuhr wird durch Verdunstung von körpereigener Flüssigkeit kompensiert; das erste Zeichen eines bedrohlichen Wasser- und Elektrolytverlustes sind i.d.R. Muskelkrämpfe [**Hitzekrämpfe**]; wird der Flüssigkeitsverlust zu groß, kommt es zu **Hitzeerschöpfung** mit Abgeschlagenheit, Benommenheit, feuchter kaltschweißiger Haut und beginnender Schocksymptomatik; **Therapie**: Lagerung in einem kühlen Raum, Flachlagerung, orale i.v.-Gabe von Flüssigkeit und Elektrolyten; weitere Hitzebelastung oder unzureichende Therapie führt zu einem **Hitzschlag** mit Kreislaufversagen und extremer Temperaturerhöhung; **Klinik**: Bewusstseinseintrübung bis Bewusstlosigkeit, Temperatur über 40 °C, Schockzeichen, die Haut ist zuerst rot, trocken und heiß, später grau und zyanotisch; **Therapie**: Lagerung in einem kühlen Raum, Flachlagerung mit erhöhtem Kopf, Sauerstoffbeatmung, i.v.-Gabe von Flüssigkeit und Elektrolyten, bei Bewusstlosigkeit Intubation und Beatmung

der mit Abstand häufigste Hitzeschaden ist der durch eine übermäßige Sonneneinwirkung auf den ungeschützten Kopf und den Nacken verursachte **Sonnenstich** [Heliosis, Insolation]; es entsteht ein Hitzestau mit Reizung der Hirnhäute [Meningismus]; am häufigsten betroffen sind Säuglinge und Kleinkinder; auffällig ist, dass die Körperhaut meist kühl ist, während der Kopf extrem heiß sein kann; dazu kommen Übelkeit, Erbrechen, Nackensteifigkeit, Kopfschmerzen und evtl. Kreislaufbeschwerden; evtl. Übergang in einen Hitzschlag

Hit|ze|wal|lun|gen *pl*: die im Klimakterium auftretende fliegende Hitze beruht auf dem Wegfall der peripheren Hormone [v.a. Östrogene] und der dadurch bedingten vegetativen Labilität; *s.u. Essay Klimakterische Störungen S. 805*

HIV-Auszehrungssyndrom *nt*: *Syn: HIV-assoziiertes Auszehrungssyndrom, wasting syndrome*; Gewichtsverlust ist ein sehr charakteristisches Symptom der HIV-Infektion und kann enorme Ausmaße annehmen; bei mehr als 10 % spricht man, wenn keine anderen Erkrankungen vorliegen, von einem HIV-assoziierten Auszehrungssyndrom; die Genese des Gewichtsverlusts ist multifaktoriell und umfasst u.a. verminderte Nahrungsaufnahme, intestinale Dysfunktion und metabolische Störungen; Hauptfaktor ist die verminderte Nahrungsaufnahme, die bei der HIV-Infektion entweder permanent besteht oder sich immer wieder wiederholt; *s.u. Essay HIV-Infektion – AIDS S. 625*

HIV-Enzephalopathie *f*: *Syn: AIDS-Enzephalopathie*; subakut verlaufende Enzephalitis; die im Spätstadium zu einer AIDS-Demenz führt; *s.u. Essay HIV-Infektion – AIDS S. 625*

HIV-Infektion *f*: chronische Infektion mit dem Retrovirus HIV [Human Immunodeficiency Virus], das durch Geschlechtsverkehr, Blut-Blut-Kontakt und vertikal von der Mutter auf das Kind übertragbar ist, ist die Ursache von AIDS [Acquired Immunodeficiency Syndrome]; AIDS ist ein ohne den Einsatz antiretroviraler Kombinationstherapien innerhalb kurzer Zeit zum Tod führendes Syndrom – ein Spektrum klinischer Merkmale, die Folge der Störung wesentlicher Teile des Immunsystems sind: opportunistische Infektionen, maligne Tumoren, das HIV-Auszehrungssyndrom und die HIV-Enzephalopathie; wesentliche biologische Eigenschaften der HIV-Infektion sind der lebenslange Verbleib des Virus im Wirtsgenom und die dadurch gegebene lebenslange Infektiosität, die sehr lange Zeit von der Infektion bis zur Manifestation von AIDS [unbehandelt im Mittel 10 Jahre] und der der außerordentliche Polymorphismus des Virus, der die Aussichten auf Entwicklung einer Vakzine trübt; *s.u. Essay HIV-Infektion – AIDS S. 625*

HIV-Protease *f*: Dimer aus zwei identischen, gefalteten Untereinheiten aus je 99 Aminosäuren; ihr Substrat sind die viralen gag- und pol-Proteinpräkursoren, die sie hydrolytisch an einer Phenylalanin-Prolin-Peptidbindung zu funktionsfähigen HIV-Enzymen und Kapsidproteinen spaltet; dieses Spaltungsmuster ist für retrovirale Proteasen spezifisch, was die Synthese hochselektiver HIV-Proteasehemmer ermöglichte; *s.u. Essay HIV-Infektion – AIDS S. 625*

H

HIV-Infektion – AIDS

R. Zangerle

Die chronische Infektion mit dem Retrovirus HIV [Human Immunodeficiency Virus], das durch Geschlechtsverkehr, Blut-Blut-Kontakt und vertikal von der Mutter auf das Kind übertragbar ist, ist die Ursache von AIDS [Acquired Immunodeficiency Syndrome]. AIDS ist ein ohne den Einsatz antiretroviraler Kombinationstherapien innerhalb kurzer Zeit zum Tod führendes Syndrom – ein Spektrum klinischer Merkmale, die Folge der Störung wesentlicher Teile des Immunsystems sind: opportunistische Infektionen, maligne Tumoren, das HIV-Auszehrungssyndrom und die HIV-Enzephalopathie.

Wesentliche biologische Eigenschaften der HIV-Infektion sind:
- der lebenslange Verbleib des Virus im Wirtsgenom und die dadurch gegebene lebenslange Infektiosität
- die sehr lange Zeit von der Infektion bis zur Manifestation von AIDS [unbehandelt im Mittel 10 Jahre]
- der außerordentliche Polymorphismus des Virus, der die Aussichten auf eine Vakzine trübt

Epidemiologie
Nach Schätzungen der WHO sind im Jahr 2004 4,9 Mio. Menschen mit HIV infiziert worden und 3,1 Mio. Menschen an AIDS verstorben, darunter 580.000 Kinder. Ende 2004 lebten weltweit 40 Mio. HIV-infizierte Personen, allein 28 Mio. in Afrika südlich der Sahara. Ende 1999 hatten 119 Länder weltweit eine Prävalenz bei Erwachsenen von < 1 %, 16 afrikanische Länder hingegen von > 10 %. Ende 2004 wurde die Zahl der Infizierten in Westeuropa auf 580.000, in Deutschland auf 43.000, in Österreich auf 6.000 und in der Schweiz auf 13.000 geschätzt.

Übertragung
Geschlechtsverkehr: Das Risiko einer HIV-Übertragung durch einen neuen Partner wird für die ersten Wochen auf bis zu 5 % geschätzt. Für die Zeit danach ist das geschätzte Risiko für einen einzigen Vaginalverkehr kleiner als 1 %, kann allerdings durch bestimmte Risikofaktoren stark erhöht sein. HIV wird über Genitalsekrete übertragen, wobei die HIV-Menge im Samen höher ist als im vaginalen/zervikalen Sekret – die Übertragung Mann-Frau ist daher auch häufiger als umgekehrt. Analverkehr ist bei der Übertragung von HIV wirksamer als Vaginalverkehr. Das größte Risiko besteht beim rezeptiven [passiven] Analverkehr. Auch Oralverkehr kann, wenngleich sehr selten, zur HIV-Übertragung führen. Kondome, von guter Qualität und richtig angewendet, schützen vor der HIV-Infektion [wenn auch nicht absolut].
Blut zu Blut: Eine Stichverletzung mit einer [durch unmittelbar vorhergehende Benutzung] HIV-kontaminierten Nadel bei medizinischem Personal führt in etwa 0,3 % der Fälle zur Infektion, Kontakt von HIV-kontaminiertem Blut mit Schleimhäuten [Konjunktiven!] durch Blutspritzer in etwa 0,1 %. Das Risiko einer Infektion durch gemeinsame Benutzung des Injektionsbestecks bei Drogenbenutzern [Needle-Sharing] dürfte ein bis einige Prozente betragen, das einer HIV-kontaminierten Bluttransfusion über 90 %.
Mutter auf Kind: Intrauterin bzw. v.a. perinatal werden etwa 15–25 % der Kinder HIV-positiver Mütter infiziert. Alle Säuglinge HIV-positiver Mütter haben jedoch bis zu 18–24 Monate nach der Geburt mütterliche Antikörper [der HIV-Test fällt in diesem Zeitraum „positiv" aus, auch wenn keine Infektion vorliegt].

Virologie
HIV-1 ist der Prototyp eines Lentivirus [Untergruppe der Retroviren]. Diese verursachen charakteristisch träge Infektionen, die häufig das Zentralnervensystem betreffen, eine lange klinische Latenzzeit haben und, bei persistierender Virämie, eine nur schwache Immunantwort hervorrufen. Im Elektronenmikroskop zeigt das HIV-1-Virion eine Ikosaeder-Struktur, aus der 72 Spikes ragen [Abb. 1]. Diese entsprechen Tri- oder Tetrameren des Hüllglykoproteins gp 120, das über das gp 41 in der doppellagigen Lipidhülle verankert ist. Die letztere stammt von der Wirtszelle und enthält auch deren Proteine, einschließlich der MHC I- und MHC II-Antigene. Der Kern von HIV-1 enthält vier Nucleokapsidproteine [p24, p17, p9 und p6] und zwei Kopien einer Einzelstrang-RNA, die wieder mit präformierten viralen Enzymen assoziiert sind [reverse Transkriptase, Ribonuclease H, Integrase und HIV-Protease].

Pathogenese

Die fundamentale pathologische Auffälligkeit bei HIV-Infizierten ist die Dysfunktion der CD4+-T-Lymphozyten, sowohl quantitativ als auch qualitativ. Die opportunistischen Infektionen bei fortgeschrittener HIV-Infektion sind primär Folge des Defekts in Zahl und Funktion der CD4+-T-Lymphozyten.

Hypothesen: Die wichtigsten Ursachen für die Verminderung der CD4+-T- Lymphozyten sind

- einerseits deren verkürzte Lebenszeit
- andererseits die gestörte Erneuerung der T-Lymphozyten in Knochenmark, Thymus und Peripherie.

Für die **Verkürzung der Lebenszeit** ist ein direkter zytopathischer Effekt vor allem in der Phase der akuten HIV-Infektion ein wichtiger Faktor. Später, während der chronischen HIV-Infektion, spielt dieser Mechanismus jedoch eine untergeordnete Rolle, weil nur

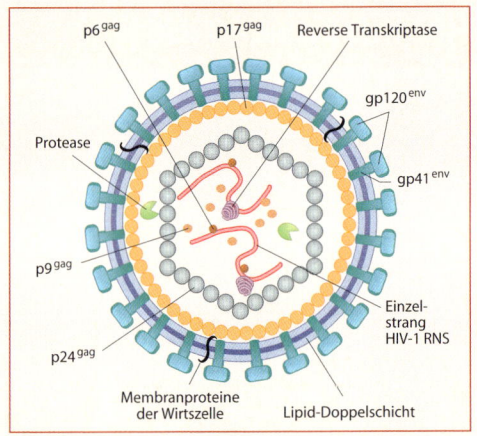

Abb. 1. **Aufbau von HIV-1**

sehr wenige Zellen aktiv HIV replizieren [*„viele Tote, wenig Munition"*]. Weitere durch In-vitro-Daten belegte Mechanismen sind: Synzytienbildung; Zerstörung HIV-infizierter CD4+-T-Lymphozyten durch spezifische zytotoxische T-Lymphozyten, Apoptose.

Der **Defekt der Hämatopoese** im Knochenmark wird durch die Wirkung von viralen Proteinen und HIV-induzierten Zytokinen auf das Überleben und das klonogene Potential der CD34+ Vorläuferzellen mediiert. Weiterhin tragen eine Störung im *„microenvironment"* des Thymus und eine Verminderung von Thymozyten zur mangelhaften Erneuerung der CD4+-T-Lymphozyten bei. Schließlich ist die Proliferation naiver CD4+-T-Lymphozyten im Blut durch einen gestörten Zellzyklus gehemmt [virale Proteine beeinträchtigen Signaltransduktion via den T-Zell Rezeptor].

Dass einer dieser Mechanismen das primäre pathologische Ereignis darstellt, ist allerdings weniger wahrscheinlich, als dass sie alle Epiphänomene einer generalisierten Immunaktivierung sind.

Klinische Manifestationen

Das klinische Spektrum HIV-bedingter Krankheitsbilder ist fachüberschreitend und mannigfaltig. Im Folgenden werden nur die wichtigsten und häufigsten dargestellt.

Akute („primäre") HIV-Infektion [akutes retrovirales Syndrom]

Die akute HIV-Infektion ist ein polymorphes virales Syndrom, das typischerweise 2 Wochen nach Exposition und nachfolgender Infektion mit HIV auftritt [Abb. 2]. Das Spektrum reicht von Symptomlosigkeit [10 %?] über ein Mononukleose-ähnliches Syndrom bis zu einem lebensbedrohlichen Krankheitsbild [extrem selten]. Sie wird meist nicht diagnostiziert, einerseits wegen ihrer unspezifischen Symptomatik, andererseits weil an eine HIV-Infektion nicht gedacht wird. Dennoch ist die akute HIV-Infektion ein erkennbares klinisches Syndrom. Die Diagnose sollte bei akuten fieberhaften Episoden stets erwogen werden, wenn eine HIV-Exposition möglich war. **Klinische Manifestationen**, die die Verdachtsdiagnose unterstützen, sind: das Exanthem [Abb. 3], mukokutane Erosionen, Lymphadenopathie und eine nicht-eitrige Pharyngitis. Das **Exanthem** der akuten HIV-Infektion ist erythematös bis makulopapulös, vereinzelt varizelliform, symmetrisch, die Läsionen sind 5–10 mm groß und nicht-juckend; es befällt meist Gesicht und Stamm, kann jedoch auch generalisiert sein. Begleitsymptome sind Fieber, Arthralgien und andere Systemzeichen. Es kann einem Exanthem bei Röteln, [solange keine Antibiotika eingenommen wurden] seltenen Exanthemen bei EBV- und CMV-Infektion und einem Erstlingsexanthem bei Lues II ähneln [Tab. 1]. Da das Ausmaß der klinischen Symptome mit der Höhe der Virämie korreliert, sollte praktisch bei allen Patienten, die wegen der Symptome der akuten HIV-Infektion den Arzt aufsuchen, der kombinierte Antikörper/Antigentest positiv ausfallen [PCR zu 100 % positiv]. Das Erkennen einer akuten HIV-Infektion ist für den Betroffenen, aber auch epidemiologisch sehr bedeutsam: Die Beratung Betroffener über Schutzmaßnahmen kann so bereits Jahre früher stattfinden – die HIV-Infektion verläuft in der Regel jahrelang asymptomatisch, und die Betroffenen stehen meist in einem Alter, wo sie nur selten ärztliche Hilfe suchen müssen. Ein kurz zurückliegender Kontakt erleichtert auch die Untersuchung des Partners. Der Nutzen einer antiretroviralen Behandlung der akuten HIV-Infektion ist nicht belegt. Die Symptome der akuten HIV-Infektion dauern Tage bis wenige Wochen.

Tab. 1. Differenzialdiagnose der akuten HIV-Infektion

- Epstein-Barr-Virus-Mononukleose
- Zytomegalievirus-Mononukleose
- Röteln
- Varizellen
- Grippe
- Andere virale Infektionen (z.B. Coxsackievirus)
- Lues II
- Toxoplasmose
- Arzneimittelexanthem

Tab. 2. Klassifikation der HIV-Infektion [CDC 1993]. Zusammenfassung

CD4 Lymphozyten	Klinische Stadien		
	A asymptomatisch Lymphadenopathie	B symptomatisch	C AIDS-definierende Erkrankungen
(1) > 500/ml (> 28 %)	A1	B1	C1
(2) 200–499/ml (14–28 %)	A2	B2	C2
(3) < 200/ml (< 14 %)	A3	B3	C3

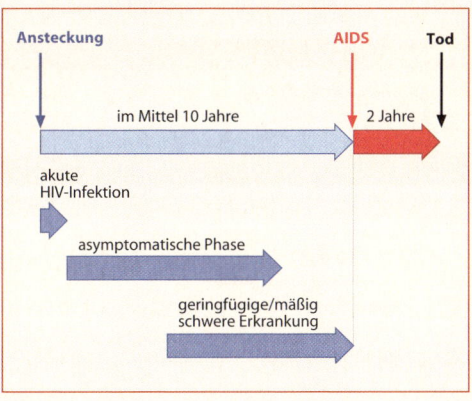

Abb. 2. Verlauf der HIV-Infektion ohne antiretrovirale Kombinationstherapie

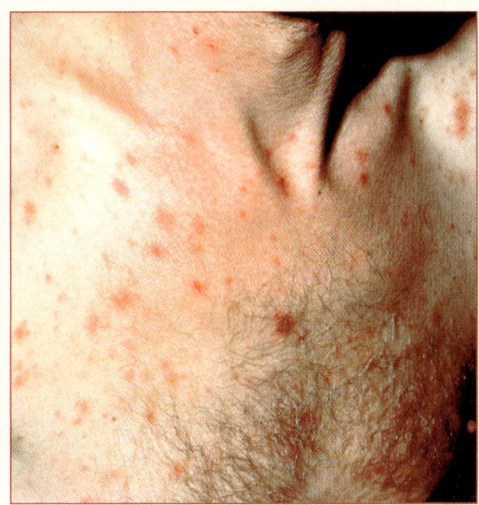

Abb. 3. Varicelliformes Exanthem bei akuter HIV-Infektion

Chronische HIV-Infektion

Eine 1993 von der CDC eingeführte **Klassifikation** ist immer noch in Gebrauch, doch ist ihre klinische Nützlichkeit begrenzt. Es sei in Erinnerung gerufen, dass diese Klassifikation mehr ein Werkzeug für epidemiologische Zwecke als für ein ausgeklügeltes klinisches „Staging" darstellt. Die Klassifikation sieht vor, die Patienten in eine von drei klinischen Kategorien [A, B, C] und eine von drei CD4-Lymphozyten-Kategorien [1, 2, 3] einzuordnen. Eine Rückstufung sowohl innerhalb der klinischen als auch der Laborkategorien nach Besserung ist nicht vorgesehen [Tab. 2, 3].

Die meisten HIV-Infizierten sind nach der akuten HIV-Infektion jahrelang asymptomatisch. Später im Verlauf treten charakteristische, aber unspezifische konstitutionelle Symptome auf, einzeln oder kombiniert. Die häufigste opportunistische Infektion ist die Soorstomatitis, ohne antiretrovirale Therapie ist sie bei fortschreitender Immundefizienz irgendwann bei fast allen HIV-Infizierten zu finden [Abb. 4]. Häufig, jedoch nicht zwangsläufig, findet man unspezifische Laborveränderungen, die auf eine HIV-Infektion hinweisen können [Tab. 4].

AIDS-definierende Erkrankungen

Die häufigsten initialen AIDS-definierenden Erkrankungen bei Patienten, deren HIV-Infektion bislang nicht erkannt wurde, sind

- **HIV-Auszehrungssyndrom** [Wasting Syndrome]: Gewichtsverlust ist ein sehr charakteristisches Symptom der HIV-Infektion und kann enorme Ausmaße annehmen. Bei mehr als 10 % spricht man, wenn keine anderen Erkrankungen vorliegen, von einem HIV-assoziierten Auszehrungssyndrom [Ausschlussdiagnose!]. Die Genese des Gewichtsverlusts ist multifaktoriell:
- verminderte Nahrungsaufnahme
- intestinale Dysfunktion
- metabolische Störungen

Tab. 3. Klassifikation der HIV-Infektion [CDC 1993 und europäische AIDS-Falldefinition für Meldezwecke 1993]

Kategorie A

- asymptomatische HIV-Infektion
- persistierende generalisierte Lymphadenopathie (LAS)
- akute („primäre") HIV-Infektion (auch in der Anamnese)

Kategorie B (früher „ARC")

Krankheitssymptome oder Erkrankungen, die nicht in die AIDS-definierende Kategorie C fallen aber dennoch der HIV-Infektion zuzuordnen sind. Hierzu zählen:

- bazilläre Angiomatose
- oropharyngeale Kandida-Infektionen
- vulvovaginale Kandida-Infektionen: chronisch (länger als ein Monat) oder schlecht therapierbar
- zervikale Dysplasien oder Carcinoma in situ
- konstitutionelle Symptome wie Fieber über 38,5 °C (> 1 Monat) oder Diarrhoe (> 1 Monat)
- orale Haarleukoplakie
- Herpes Zoster: Befall von mindestens zwei Dermatomen oder Rezidive in einem Dermatom
- idiopathische thrombozytopenische Purpura
- Listeriose
- Entzündungen des kleinen Beckens besonders bei Komplikationen (Tuben-, Ovarialabszess)
- periphere Neuropathie
- viszerale Leishmaniose

Kategorie C (= AIDS)

AIDS-definierende Erkrankungen
- Kandidiasis von Trachea, Bronchien oder Lungen
- Kandidiasis des Ösophagus
- invasives Zervixkarzinom
- disseminierte Kokzidioidomykose (an anderer Lokalisation als oder zusätzlich zu den Lungen, den zervikalen oder Hiluslymphknoten)
- extrapulmonale Kryptokokkose
- chronische intestinale Kryptosporidiose, > als ein Monat persistierend
- Zytomegalievirus-Erkrankung bei Patienten, die älter als ein Monat sind
- Zytomegalievirus-Retinitis mit Visusverlust
- HIV-Enzephalopathie oder „subakute HIV-Enzephalitis"
- Herpes-simplex-Virus (Ulkus > 1 Monat persistierend) oder Pneumonie/Ösophagitis unbestimmter Dauer bei Patienten, die älter als ein Monat sind
- disseminierte Histoplasmose (andere Lokalisation als oder zusätzlich zu Lungen-, zervikalen oder Hiluslymphknoten)
- chronische intestinale Isosporiasis, > als ein Monat persistierend
- Kaposi-Sarkom
- Lymphom: Burkitt- oder Nicht-Burkitt-Typ
- Lymphom: immunoblastischer Typ
- Lymphom des ZNS
- jede disseminierte, durch andere Mykobakterien als M. tuberculosis verursachte mykobakterielle Erkrankung
- extrapulmonale Tuberkulose: an zumindest einer anderen Lokalisation außer den Lungen, ohne Berücksichtigung auf gleichzeitige pulmonale Beteiligung
- Lungentuberkulose
- Pneumocystis-jiroveci-Pneumonie
- rezidivierende Pneumonie
- progressive multifokale Leukenzephalopathie
- wiederkehrende Salmonellenseptikämie (nontyphoid)
- Toxoplasmose des Gehirns
- HIV-Auszehrungssyndrom (HIV-Kachexie)

bei Kindern unter 13 Jahren:
- lymphoide interstitielle Pneumonie und/oder pulmonale lymphoide Hyperplasie (LIP/PLH-Komplex)
- multiple oder wiederkehrende schwere bakterielle Infektionen, und zwar jede Kombination von mindestens 2, die innerhalb einer Periode von 2 Jahren liegen: Septikämie, Pneurnonie, Meningitis, Knochen- oder Gelenksinfektion oder Abszess eines inneren Organs oder einer Körperhöhle (ausgeschlossen Otitis media, oberflächliche Haut-und Schleimhautinfektionen und Katheter-assoziierte Infektionen)

Hauptfaktor ist die verminderte Nahrungsaufnahme. Eine solche ist zwar generell für systemische Infektionen typisch, aber meist von nur kurzer Dauer; bei der HIV-Infektion besteht sie jedoch entweder permanent oder wiederholt sich immer wieder. Biochemische Mediatoren der Auszehrung wurden bisher nicht identifiziert, diskutiert werden INF-α, IL-1, IL-6 und TNF-β. Zahlreiche therapeutische Maßnahmen brachten bis zur Ära der HAART nur bescheidene Erfolge, seit dieser ist das Krankheitsbild meistens weitgehend reversibel. Dies spricht für eine pathogenetische Rolle der Immunaktivierung. Das HIV-Auszehrungssyndrom ist nicht mit einem schweren Lipodystrophiesyndrom [s.u.] zu verwechseln. Beim HIV-Auszehrungssyndrom nimmt die gesamte Körperzellmasse ab

- **Soorösophagitis**: Kann die Nahrungsaufnahme durch Dysphagie [*Das Essen bleibt stecken*] oder Odynophagie stark beeinträchtigen. Häufige Symptome können aber auch diffuse epigastrische Beschwerden oder Singultus sein
- **Pneumocystis-jiroveci-Pneumonie**: Ist die vorherrschende Infektion der Lunge und in etwa 30–40 % immer noch die initiale Erkrankung bei AIDS. Ihr Beginn ist schleichend; die ersten Symptome sind trockener Husten und Fieber, später Atemnot, vorerst bei Belastung. Mit fortschreitender Dauer kann sie einen fulminanten Verlauf nehmen; die rechtzeitige Diagnose ist daher wichtig, oft aber schwierig, weil sowohl die physikalische Untersuchung als auch – zu Beginn – das Thoraxröntgen unauffällig sein können. Erst später zeigt das Thoraxröntgen die charakteristischen bilateralen, sich schmetterlingsförmig in die Peripherie ausbreitenden, jedoch nicht diagnostischen Infiltrate. Der Erregernachweis erfolgt durch eine Bronchiallavage
- **rezidivierende bakterielle Pneumonien**: Hauptsächliche Erreger sind Pneumokokken. Oft sind bakterielle Pneumonien bei HIV-Infizierten mit Bakteriämie assoziiert, die Erreger sind daher relativ häufig aus dem Blut kultivierbar. Bakterielle Pneumonien können durch diffuse Infiltrate verursacht werden, die fälschlicherweise für eine atypische Pneumonie gehalten werden.
- **Tuberkulose**: Es besteht eine erhöhte Inzidenz an Tuberkuloseerkrankungen, besonders hoch ist diese bei rezenten Immigranten aus Entwicklungsländern. Sie manifestiert sich meist als extrapulmonale Tuberkulose [Lymphadenitis, z.B. zervikal], oft jedoch in Verbindung mit Lungentuberkulose. Klinischer Verdacht besteht bei Fieber, Anämie und Nachtschweiß. Im Lungenröntgen können Infiltrate in allen Lokalisationen der Lunge auftreten, weshalb die Tuberkulose häufig für eine bakterielle Pneumonie gehalten und die Diagnosestellung dementsprechend verzögert wird
- **zerebrale Toxoplasmose**: Häufigste ZNS-Manifestation. Sie ist fast immer Folge der Reaktivierung einer latenten Infektion; Antikörper sind daher in > 90 % der Fälle nachweisbar positiv. Die Toxoplasmose präsen-

Tab. 4. Charakteristika der chronischen HIV-Infektion vor Manifestation von AIDS: Indikationen für einen HIV-Test

Jahrelang meist asymptomatisch ± Lymphadenopathie	
Charakteristisch, aber unspezifisch sind konstitutionelle Symptome, die einzeln oder kombiniert auftreten:	Gewichtsverlust Nachtschweiß Müdigkeit Fieber Anorexie Diarrhoe
dermatologisch:	trockene Haut seborrhoisches Ekzem Herpes Zoster orale haarige Leukoplakie Soorstomatitis
neurologisch/psychiatrisch:	Minderung des Kurzzeitgedächtnisses, psychomotorische Verlangsamung Polyneuropathie epileptische Anfälle
Frauen:	stark erhöhtes Risiko von zervikaler intraepithelialer Neoplasie (und Zervixkarzinom)
Häufig, jedoch nicht zwangsläufig, findet man unspezifische Laborveränderungen, die auf eine HIV-Infektion hinweisen können:	erniedrigtes HDL-Cholesterin erhöhte Triglyzeride Hypergammaglobulinämie Hyperimmunglobulinämie (IgG ↑) erhöhte Senkung Thrombozytopenie, Anämie, Lymphozytopenie, Leukopenie erhöhtes Ferritin erhöhte Immunaktivierungsparameter (z.B. ß2-Mikroglobulin, Neopterin etc.)

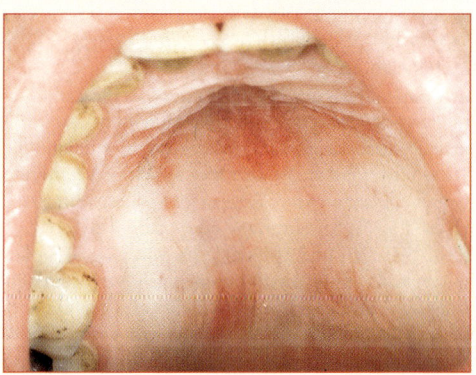

Abb. 4. Soorstomatitis bei HIV-Infektion. Atrophe Form: flächige glatte Erytheme, Beläge fehlen

tiert sich meist mit lokalen Herdzeichen [üblicherweise Lähmung einer Gliedmaße], Kopfschmerz, Anfällen, Fieber und Bewusstseinsstörungen. Die Diagnose erfolgt mit der Computertomografie [typische, meist mehrere ringspeichernde Raumforderungen] und dem Ansprechen auf eine Therapie [Pyrimethamin und Sulfadiazin].

HIV-assoziierte Enzephalopathie

Vor Einführung der HAART entwickelte etwa ein Drittel der Erwachsenen und die Hälfte der Kinder mit AIDS eine klinisch manifeste Enzephalopathie als direkte Folge der HIV-Infektion. Die HIV-Enzephalopathie ist ein langsam progressiver Prozess, die CD4+-T-Lymphozytenzahl liegt üblicherweise unter 200/µl [auch in Abwesenheit opportunistischer Infektionen oder Tumoren]. Die resultierenden neurologischen Störungen sind zunächst eine Einschränkung des Kurzzeitgedächtnisses, psychomotorische Verlangsamung und Beeinträchtigung koordinierter Bewegungen, in späten Stadien globale Demenz. HIV wird schon in frühen Stadien der Infektion über periphere Monozyten in das Gehirn verbracht [*HIV ist neuroinvasiv*]. Die schwerwiegenden Symptome entstehen jedoch nicht durch Infektion der Neuronen [*HIV ist nicht neurotrop*]. Infiziert werden Makrophagen, Mikroglia und vielkernige Riesenzellen, Astrozyten hingegen höchst selten [nur bei Kindern]; die Schädigung der Neuronen erfolgt indirekt und wird erst in späten Stadien der Infektion manifest [*HIV ist neurovirulent*]. Die Schädigung erfolgt wahrscheinlich über die chronische Aktivierung der Makrophagen [INF-α, lösliches gp 120] mit Freisetzung von deren Stoffwechselprodukten [Stickstoffmonoxyd, Chinolonsäure, Arachidonsäure, PAF] und Zytokinen [TNF-β, IL-1]. Die antiretrovirale Kombinationstherapie führt üblicherweise zur Unterdrückung der viralen Replikation in allen Kompartimenten [*antiretrovirale Therapie ist neuroprotektiv*]. Die Diagnose der HIV-Enzephalopathie wird klinisch gestellt. Die klinisch-neurologische Untersuchung zeigt keine fokalen Läsionen, im MRT findet man in fortgeschrittenen Fällen Atrophie und in der T-2-Gewichtung flockige Ödeme der weißen Substanz ohne Masseneffekt und ohne Kontrastmittelanspeicherung. Im Liquor korreliert der Schweregrad der Enzephalopathie mit der Menge an HIV-RNA und löslichen Parametern der der Immunaktivierung. Die HIV-Enzephalopathie ist im Anfangsstadium – das durchaus auch mit massiven Symptomen einhergehen kann – durch adäquate antiretrovirale Therapie reversibel.

Vakuoläre Myelopathie

Hierbei handelt es sich um eine meist gemeinsam mit der HIV-assoziierten Enzephalopathie auftretende subakute, langsam progrediente Erkrankung des Rückenmarks. Klinisch finden sich relativ früh schwere Gangstörungen mit Ataxie und Spastik, Harn- und Stuhlinkontinenz. Diese Erkrankung ähnelt den degenerativen Veränderungen bei Vitamin-B12-Mangel.

Periphere Polyneuropathie

Verschiedene Formen von Polyneuropathien können auftreten. In späten Stadien findet man häufig eine distal betonte, vorwiegend sensorische axonale Neuropathie, ähnlich der diabetischen Neuropathie. Die Behandlung ist symptomatisch.

Maligne Tumoren

Das **Kaposi-Sarkom** ist der häufigste HIV-assoziierte Tumor. Homosexuelle Patienten entwickelten bis zur Einführung der antiretroviralen Kombinationstherapien im Lauf ihrer Erkrankung sehr häufig [ca. 30 % der Fälle] Kaposi-Sarkome, Drogenkonsumenten, Hämophile oder heterosexuell Infizierte hingegen nur sehr selten. Diese unterschiedliche Inzidenz nährte seit langem die Vermutung, dass ein sexuell [und über transplantierte Gewebe] übertragbarer Erreger im Spiel ist. Mitte der 90er-Jahre wurde das **Kaposi-Sarkom-assoziierte Herpesvirus** [KSHV] bzw. **humane Herpesvirus 8** [HHV-8] isoliert, sequenziert und kultiviert. HHV-8 findet man in Endothelzellen und Spindelzellen von Kaposi-Sarkomen. Retrospektive Analysen zeigten, dass Patienten, die wegen CMV-Komplikationen Foscarnet erhalten hatten, signifikant seltener Kaposi-Sarkome entwickelten. Serologische Studien wiesen Antikörper gegen HHV-8 bei Patienten mit Kaposi-Sarkom und bei Personen mit hohem Risiko für ein solches nach, nur selten aber bei der Allgemeinbevölkerung. HHV-8 gilt als notwendige, aber nicht ausreichende Voraussetzung zur Entstehung des Kaposi-Sarkoms; Kofaktoren sind das HIV-tat-Protein und Zytokine [Interferon-α]. Androgene und Glukokortikoide stimulieren das Wachstum. Zumindest Ausdehnung und Progredienz des Kaposi-Sarkoms hängen von diesen Begleitfaktoren ab.

Das Kaposi-Sarkom ist initial eine Hyperplasie, die sich vermutlich erst bei längerem Bestand in ein Sarkom umwandelt. Es verhält sich nicht wie maligne Tumoren sonst: es metastasiert nicht, sondern tritt an mehreren Stellen gleichzeitig auf. Das Kaposi-Sarkom war bis zur Einführung der HAART unheilbar; selbst ein komplettes Ansprechen hielt nur für die Dauer der Therapie an. Primäres Behandlungsziel war ist daher die Palliation von Symptomen [Schmerzen, Schluckbeschwerden, Husten, Atemnot, Obstipation u.a.] und eine kosmetische Verbesserung [häufig auffallende Herde im Gesicht!]. Zuerst sollte ein Ansprechen des Kaposi-Sarkoms auf die antiretrovirale Therapie abgewartet werden. Häufig bilden sich die Kaposi-Läsionen unter HAART allein zurück, die Läsionen können jedoch auch lange persistieren oder selten in Zahl und Größe zunehmen. Bei raschem Fortschreiten und/oder massiver Ausdehnung sind liposomale Darreichungsformen von Doxorubicin und Daunorubicin Mittel der Wahl.

Non-Hodgkin-Lymphome treten bei bis zu 10 % aller AIDS-Patienten auf. Meist handelt es sich um hochmaligne B-Zell-Lymphome, etwa gleich häufig um lymphoblastische [Burkitt- und Non-Burkitt-Typen], großzellige und immunoblastische Lymphome. Ihre Entstehung beruht nicht nur auf dem HIV-bedingten Immundefekt, sondern v.a. auf der kontinuierlichen Aktivierung von B-Lymphozyten durch HIV und EBV, die zur Translokation des cmyc-Onkogens und schließlich zur unkontrollierten Proliferation führen kann. In 50 % der AIDS-assoziierten Lymphome kann das EBV-Genom nachgewiesen werden. Seit Einführung der HAART ist die Inzidenz der Lymphome rückläufig. Eine klinische Besonderheit dieser Lymphome ist ihr häufiges primär extranodales Vorkommen; bevorzugt sind ZNS, Gastrointestinaltrakt und Knochenmark sowie ansonsten atypische Lokalisationen [Hoden, Lunge, Muskeln u.a.]. B-Symptomatik ist häufig. Gleichzeitige opportunistische Infektionen sind prognostisch ungünstig.

Die eingeschränkte Knochenmarkreserve dieser Patienten gestaltet eine Chemotherapie schwierig. Der Einsatz der HAART führt zu einer Aufhebung der HIV-assoziierten Hämatosuppression, wodurch die Chemotherapien besser vertragen und voll dosiert werden können. Zur Anwendung kommen das CHOP oder ein modifiziertes m-BACOD-Schema, beide zuletzt in Kombination mit Rituximab [erhöhte Rate an Infektionen!], wenn der Tumor CD20 exprimiert. Empfohlen wird eine intrathekale Chemoprophylaxe mit Cytosin-Arabinosid oder Methotrexat zur Verhinderung leptomeningealer Absiedlungen.

Die Assoziation von Immundefizienz mit **anogenitalen Plattenepithelkarzinomen** ist lange bekannt; so haben immunsupprimierte Transplantatempfänger ein 100-faches Risiko von Anal- oder Vulva- und das 14-fache Risiko von Zervixkarzinomen. Ähnliches ist für AIDS-Patienten zu erwarten, obwohl dies in den Statistiken bislang noch keinen Niederschlag fand. Dies war vermutlich eine Folge der verkürzten Lebenszeit HIV-Infizierter; bei deren Ansteigen ist auch mit gehäuftem Auftreten von Analkarzinomen zu rechnen. Ein Hinweis darauf ist die Tatsache, dass High-Risk-HPV-DNA in der [unbefallenen] Analhaut homosexueller Männer viel häufiger gefunden wird, wenn sie HIV positiv als wenn sie HIV-negativ sind; dies gilt auch für anale intraepitheliale Neoplasien. Ähnlich ist bei HIV-infizierten Frauen das Risiko einer zervikalen intraepithelialen Neoplasie deutlich erhöht, jedoch wurden bisher nur wenige Fälle invasiver Zervixkarzinome beschrieben. Auch hier muss bei verbesserter Lebenserwartung mit einer Zunahme gerechnet werden. Seit 1993 gehört das Zervixkarzinom zur Definition von AIDS.

Infektionen des Verdauungstrakts

Die häufigste opportunistische Infektion ist die **Soorstomatitis** und die **Soorösophagitis**. Der Erreger ist meist Candida albicans. Häufigkeit und Schwere korrelieren mit der Schwere der Immundefizienz. Ösophagitis mit Ulkusbildung kann außer durch Candida auch durch HSV oder CMV verursacht werden. Die Ulzera sind meist riesig und reaktionslos. CMV ist auch Erreger einer Gastritis und in vielen Fällen einer Kolitis. Homosexuelle AIDS-Patienten haben häufiger Durchfälle als Drogenbenutzer. Die Durchfälle können bei Dünndarmbefall [Kryptosporidiose] überaus massiv sein [Wasserverlust bis zu >10 l täglich].

Die Abklärung einer Diarrhö erfolgt in Stufen:

- bei akuter Diarrhö: Salmonellen, Shigellen, Campylobacter und, bei vorhergehender Antibiotikaeinnahme, Clostridium difficile
- bei chronischer Diarrhö [> 1 Monat] zusätzlich: Kryptosporidien, Mikrosporidien, CMV, atypische Mykobakterien sowie Wurmeier und andere Parasiten

Hepatobiliäres System

Das hepatobiliäre System nimmt bei der HIV-Infektion zunehmend eine zentrale Rolle ein, weisen doch fast alle HIV-Infizierten im Verlauf ihrer Erkrankung [meist bei CD4+-Zellen < 200/µl] pathologische Leberfunktionsparameter auf. Die Ursachen sind vielschichtig: die Leber kann sowohl das Reservoir oft vorbestehender, mit unterschiedlichen Risikosituationen assoziierter Infektionen [Hepatitis B und C] als auch Zielorgan bestimmter opportunistischer Infektionen sein [Mykobakteriosen, CMV, Kryptokokkose, Krypto- und Mikrosporidiosen]; schließlich manifestieren sich dort nicht selten Medikamentennebenwirkungen [Stavudin, Didanosin, Nevirapin]. Vor allem die Hepatitis C ist inzwischen eine der Hauptursachen für Morbidität und Mortalität bei HIV-Infizierten. Die HIV-Infektion ist ein wichtiger Risikofaktor für eine raschere Progression der Hepatitis C, insbesondere wenn die CD4+-Zellen unter 200/µl abgefallen sind. Die Gallenwege, einschließlich der Gallenblase, sind in fortgeschrittenen Stadien der HIV-Infektion [CD4 < 50/µl] häufig von Kryptosporidien, Mikrosporidien und/oder CMV befallen. Im Ultraschall zeigt sich eine Erweiterung der intra- und/oder extrahepatischen Gallenwege und Gallenblase und eine Wandverdickung [sklerosierende Cholangitis].

Dermatologische Manifestationen

Die meisten HIV-Infizierten entwickeln Hautläsionen, sofern sie über einen längeren Zeitraum beobachtet werden. Einige Dermatosen sind *„neu"* und [fast] pathognomonisch [z.B. orale haarige Leukoplakie, bazilläre Angiomatose, eosinophile Follikulitis], die Mehrzahl ist hingegen unspezifisch [z.B. seborrhoische Dermatitis, chronische bakterielle Follikulitis, Xerosis/Pseudoichthyosis].

- **Seborrhoische Dermatitis** tritt bei etwa 80 % der HIV-Infizierten auf und ist nicht selten das erste klinische Zeichen der HIV-Infektion.
- **Psoriasis** ist bei HIV-Infizierten häufig. Oft triggert die HIV-Infektion eine Erstmanifestation, eine prä-existente Psoriasis exazerbiert.
- **Papular Dermatitis of AIDS:** Nicht ungewöhnlich bei der HIV-Infektion sind schlecht definierbare, Neuro-dermitis- oder auch Psoriasis-ähnliche Bilder, die bei fortgeschrittener Immundefizienz auftreten [CD4+-TLymphozyten < 200/µl].
- **Hyperpigmentierungen** sind ein häufiger Befund bei HIV-Infizierten. Sie manifestieren sich als diffuse, fle-ckige Läsionen des Gesichts [ähnlich dem Melasma], vorwiegend bei weit fortgeschrittener Infektion [CD4+-Lymphozyten < 50/µl]; sie sind meist mit generalisierter Xerosis assoziiert.
- **Staphylococcus aureus** ist der häufigste kutane Erreger bei der HIV-Infektion. Er kann eine Vielzahl von Läsionen hervorrufen: Follikulitis [häufigste Manifestation; Prädilektionsstellen: Gesicht, Stamm, Leisten-region], bullöse Impetigo, Furunkel, Phlegmone, Hidradenitis-suppurativa-ähnliche Plaques.
- Sehr häufig sind Infektionen sowohl mit **HSV** als auch **VZV**. Beide sind durch ihren schweren, nekrotisie-renden und langwierigen Verlauf gekennzeichnet. Herpes simplex tritt bei HIV-Infektion häufig als Herpes genitalis bzw. perianalis in Erscheinung.
- **Mollusca contagiosa** sind bei fortgeschrittener HIV-Infektion sehr häufig; Prädilektionsstellen sind Gesicht, Genitalregion und Stamm.
- **Scabies** kann bei der HIV-Infektion atypisch auftreten: disseminierte Papeln ohne Juckreiz [anergische Form] oder generalisierter Befall ähnlich einem Arzneimittelexanthem [exazerbierte Form] und schließlich eine ge-neralisierte krustig-schuppige Form [Scabies norvegica].
- Bedeutsam sind ferner **Läsionen der Mundschleimhaut**. Die **orale haarige Leukoplakie** kommt nur selten außerhalb der HIV-Infektion vor. Sie wird als eine EBV-induzierte benigne epitheliale Hyperplasie interpre-tiert.
- **Erkrankungen des gingivoparodontalen Gewebes** werden bei bis zu 50 % der HIV-Infizierten gefunden: **HIV-assoziierte Gingivitis** [Rötung der Gingiva entlang einer oder mehrerer Zahngruppen, auch in Abwe-senheit von Plaques] und **HIV-assoziierte Periodontitis** [rascher und gleichzeitiger Verlust von Schleimhaut und Knochen mit nachfolgender Zahnlockerung und -ausfall].

Hyperinflammatorische und Autoimmunphänomene

Die chronische HIV-Infektion ist nicht nur durch Immundefizienz, sondern auch durch Immundysregulation charakterisiert, das Auftreten vieler **Autoimmunphänomene** ist daher nicht verwunderlich: Produktion von Autoantikörpern, polyklonale B-Zell-Aktivierung, Aufregulierung der Zytokinproduktion, antivirale Zytoto-xizität und Kreuzreaktionen zwischen HLA-Determinanten und HIV-1-Hüllproteinen.

- **Diffuses infiltratives Lymphozytose-Syndrom:** Gehäuft bei Personen mit bestimmten HLA-Merkmalen [HLA-DRB1*1102, *1301 oder *1302] wird eine HIV-getriebene Expansion von CD8+-T-Lymphozyten be-obachtet, die zu einem oder mehreren der folgenden Krankheitsbilder führen kann: Vergrößerung der Spei-cheldrüsen [Parotis in 100 %], meist verknüpft mit milder Sicca-Symptomatik; Polyarthralgien, Myopathien, Neuropathien, lymphozytäre interstitielle Pneumonie, lymphozytäre Hepatitis, Fazialisparese, HIV-Nephro-pathie [fokale Glomerulosklerose]. Sehr selten erfolgt eine diffuse Infiltration der Haut mit HIV-Antigen-spe-zifischen CD8+-T-Lymphozyten unter dem Bild eines Sézary-Syndroms. Die Behandlung dieser Krankheits-bilder ist nicht etabliert; systemische Kortikosteroide sind symptomatisch hilfreich.
- **HIV-assoziierte Thrombozytopenie:** Unter den [vielen möglichen] Ursachen einer Thrombozytopenie im Rahmen der HIV-Infektion ist die immunmediierte [d.h. mit Autoantikörpern gegen Thrombozytenantigene einhergehende] die häufigste. Ihre Inzidenz korreliert nicht mit dem Fortschreiten der HIV-Infektion. Im Ge-gensatz zur idiopathischen Thrombozytopenie bei HIV-Negativen findet man meist eine mäßige Splenomega-lie – die Thrombozytenproduktion und das Überleben der Thrombozyten sind vermindert. Megakaryozyten und Thrombozyten exprimieren den CXCR4-Rezeptor, und das Auftreten der Thrombozytopenie scheint mit bestimmten HIV-Quasispezies assoziiert zu sein. Antiretrovirale Therapie korrigiert die Werte meist soweit, dass keine weiteren Maßnahmen erforderlich sind.

Diagnose der HIV-Infektion

Der HIV-Test ist eine differenzialdiagnostische Hilfe zur Abklärung von Symptomen und Erkrankungen. Für diesen Zweck [medizinische Indikation] wird der HIV-Test zu selten verwendet, weil die Diagnose HIV-Infektion in etwa 30 % der Fälle erst in einem fortgeschrittenen Stadium [CD4-Zellzahl < 200/ml] gestellt wird. Als **Suchtest** wird der empfindliche Enzymimmunoassay [ELISA] eingesetzt, der entweder Antikörper allein oder Antigen und Antikörper gleichzeitig nachweisen kann [Abb. 5 und Tab. 5]. Mithilfe der derzeit zugelassenen HIV-Tests [ELISA] können Antikörper sowohl gegen HIV-1 wie auch HIV-2 nachgewiesen werden. Die Serokonversion [Auftreten von IgG-Antikörpern gegen HIV] tritt zu 50 % innerhalb von 3 Wochen ein, zu > 90 % innerhalb von 3 Monaten, zu 99–100 % in 6 Monaten. Ein im ELISA erhobenes positives Testergebnis muss in einem zweiten Testverfahren bestätigt werden. In der Regel geschieht dies mit Hilfe der Western-Blot-Technik. Ein positiver Western-Blot liegt dann vor, wenn mindestens zwei HIV-spezifische Banden auftreten. Bei Positivität einzelner Banden lautet das Ergebnis „unbestimmt", und die Untersuchung ist nach 1 und 6 Monaten zu wiederholen. Als negativ ist ein Western-Blot nur dann zu beurteilen, wenn er keinerlei Banden aufweist. Seltene falsch positive Antikörpernachweise mittels ELISA findet man bei Zuständen mit polyklonaler B-Zell-Aktivierung [Autoimmunerkrankungen, Infekte u.a.].

Tab. 5. Diagnostik der HIV Infektion

	HIV-1+2 Antikörper-suchtest	HIV-1+2 Antikörper und p24 Antigen Kombinationstest	Western-Blot	HIV-1 RNA
Material	Serum	Serum	Serum	Frisches EDTA Plasma
Funktion	Antikörper gegen HIV	Antikörper gegen HIV Virales Protein (p24)	Antikörper gegen HIV Auftrennung der Antikörper	Amplifikation viraler RNS
Methoden	ELISA (EIA)	ELISA (EIA)	Western-Blot; Ergebnis positiv, wenn mindestens zwei der folgenden drei Banden positiv ist (p24, gp 160 oder gp120)	RT-PCR, bDNS, NASBA,
Indikation	Suchtest Schnelltest	Suchtest (v.a. frische Infektion)	Bestätigung Unterscheidung HIV-1 /-2	(Suchtest frische Infektion) (Bestätigung) Progressionsparameter Therapiekontrolle
Akute HIV Infektion (Frühester Nachweis)	Tag 22	Tag 16		Tag 11 Sensitivität 100% Spezifität 98%
Sensitivität bei chronischer Infektion	99,99%	99,99%	99,99%	
Spezifität bei chronischer Infektion	99,8–99,9%		100%	

Verlauf der HIV-Infektion

Ohne antiretrovirale Therapie dauert es durchschnittlich 10 Jahre, bis die Dysfunktion des Immunsystems so weit fortgeschritten ist, dass Folgekrankheiten auftreten [Abb. 2 und Tab.4], die die Manifestation von AIDS definieren. Im Laufe von 20 Jahren würden mindestens 90 % der HIV-Infizierten AIDS entwickeln. Meist geht der Manifestation von AIDS eine mäßig schwere Erkrankung voraus. Die Analyse weltweit gesammelter Daten von Serokonvertern [also von Personen, deren Infektionszeitpunkt dokumentiert ist] hat den Stellenwert des Einflusses folgender Faktoren auf die individuelle Progression der HIV-Infektion klargestellt:

- **Lebensalter**: Dieses ist der stärkste bestimmende Faktor für die Progression, und zwar über das gesamte Altersspektrum [außer bei Säuglingen]: 30-Jährige erkranken rascher als 20-Jährige, 40-Jährige rascher als 30-Jährige usw.
- **Genetische Faktoren**: Der heterozygote Defekt im Ko-Rezeptor CCR 5 [CCR5-] und eine Mutation im CCR2-Rezeptor [CCR2-64I] verzögern die Progression mäßig. Raschere Progression zeigen hingegen Patienten, die bestimmte Allele des HLA-B*35 tragen [HLA-B*35-Px].
- **Keinen** [unabhängigen] **Einfluss** auf den Verlauf haben die ethnische Herkunft, das Geschlecht [bei Frauen sind allerdings aus ungeklärten Gründen die Virusmengen im peripheren Blut in den ersten Jahren nach der

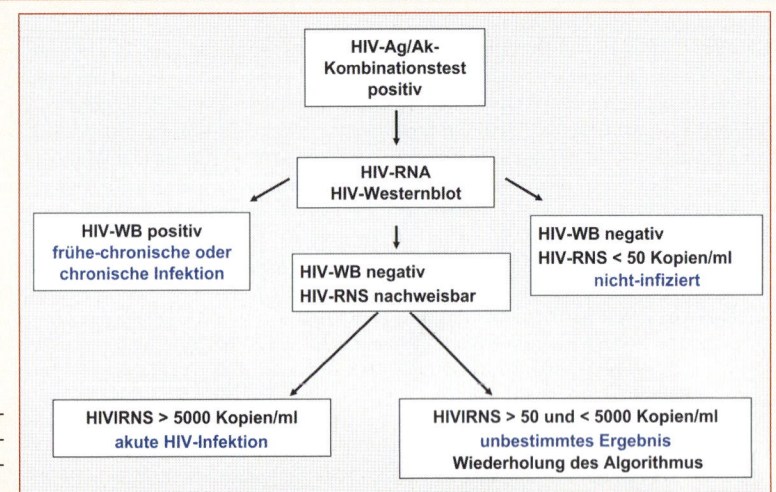

HIV-Ag/Ak-
Kombinationstest
positiv

HIV-RNA
HIV-Westernblot

HIV-WB positiv
frühe-chronische oder
chronische Infektion

HIV-WB negativ
HIV-RNS nachweisbar

HIV-WB negativ
HIV-RNS < 50 Kopien/ml
nicht-infiziert

Abb. 5. Algorithmus für Diagnose HIV-Infektion bei akuter oder chronischer HIV-Infektion

HIVIRNS > 5000 Kopien/ml
akute HIV-Infektion

HIVIRNS > 50 und < 5000 Kopien/ml
unbestimmtes Ergebnis
Wiederholung des Algorithmus

HIV-Infektion niedriger] und die Route der Infektion [außer perinatale Übertragung in den ersten Lebensjahren].

- Seroprävalenz-Kohortenstudien [die auch Patienten umfassen, deren Infektionszeitpunkt nicht bekannt ist] zeigten, dass Patienten, die gleichzeitig mit dem **Zytomegalievirus** infiziert sind, rascher progredient sind. Eine GB-Virus-C [Hepatitis-G-Virus]-Virämie verzögert hingegen die Progression der HIV-Infektion; unklar ist, ob die Virämie dafür direkt verantwortlich ist oder nur einen Marker für eine nicht definierte protektive Wirtseigenschaft darstellt. Studien über die Rollen von Alkohol, Drogen und depressiver Verstimmung auf den Abfall der CD4+-T-Lymphozyten kamen zu widersprüchlichen Schlussfolgerungen – offenbar sind diese Einflüsse nur von marginaler Bedeutung.

Langzeitüberlebende mit HIV [Long-term Nonprogressors]

Etwa 5 % der HIV-Infizierten haben auch nach 10 Jahren nicht nur keine klinischen Symptome, sondern auch eine stabile und im Normbereich liegende Zahl von CD4+-T-Lymphozyten. Virologische Untersuchungen fanden im Lymphknoten eine niedrige Rate im Netzwerk der follikulären dendritischen Zellen eingefangener Viren und nur sehr selten Virus-exprimierende Zellen. Die Virusmenge im peripheren Blut ist ebenfalls signifikant niedriger als bei Patienten mit progressiver HIV-Infektion. Das Virus ist bei den meisten Long-term Nonprogressors replikationskompetent und infektiös, nur vereinzelt wurden attenuierte Virusmutanten gefunden [z.B. fehlendes nef im HIV-Genom]. Long-term Nonprogressors zeigen eine starke spezifische humorale wie zellvermittelte Immunität, die offenbar so kompetent ist, dass keine inappropriate Immunaktivierung folgt.

Progressionsparameter

Dies sind Marker, die Aussagen über das erreichte Stadium der HIV-Infektion sowie über den in den nächsten Monaten [bis wenigen Jahren] zu erwartenden Verlauf zulassen. Sie dienen zur Hilfe bei der Entscheidung, ob und welche therapeutischen Maßnahmen zu ergreifen sind [Tab. 6 und Tab. 7].

- **Klinische Marker**: Zahlreiche Prädiktoren [„Marker"] der Progression der HIV-Infektion wurden untersucht. So gibt es Hinweise, dass Individuen mit einem ausgeprägten akuten retroviralen Syndrom [s.u.] rascher progredient sind als solche, die mit wenigen Symptomen serokonvertieren. Die zuverlässigsten klinischen Marker sind orale Candidiasis, persistierendes Fieber, Diarrhöen unklarer Ursache und [unbeabsichtigter] Gewichtsverlust. Wichtige Hinweise sind weiterhin die orale haarige

Tab. 6. Messung der CD4 T Lymphozytenzahl und der Plasma HIV RNS

CD 4 T Lymphozyten	HIV-RNS
• Marker der Immundefizienz	• Marker der viralen Replikation
• Durchflusszytometrie	
• EDTA Vollblut	• Quantitative Amplifikation viraler RNS
• Zellen pro µl	
• Intraindividuelle Variation (bis zu 30%)	• EDTA Plasma
	• Kopien/ml (log$_{10}$ Kopien/ml)
• Zirkadian Variation	• Intra-Assay Variation bis 0,3 log$_{10}$ Kopien/ml
• % und Absolutzahl beachten	
	• Präanalytik beachten
	• Lineärer Bereich je nach Assay (ultrasensitiv, standard)

Leukoplakie und Herpes zoster [bei Befall von > 2 Dermatomen oder rezidivierend]. Lymphadenopathie ist nicht mit Progression assoziiert, wohl aber eine schnelle Involution von vergrößerten Lymphknoten. Klinische Marker sind insgesamt als wenig sensitiv zu werten, weil sie keine Messgröße sind, die bei allen HIV-Infizierten zu einem gegebenen Zeitpunkt erhoben werden kann.

- **Immunologische Marker**: Die quantitative Bestimmung der CD4+-T Lymphozyten im peripheren Blut [mittels FACS] ist seit Beginn der HIV-Epidemie ein zentraler Test. Ihre Rolle als prognostischer Marker zu einem frühen Zeitpunkt der Infektion ist jedoch zweifelhaft; nach einer umfangreichen Studie entwickelte nur das Patienten-Quartile mit der niedrigsten CD4-Zellzahl [< 375/ml] rascher AIDS. In einigen Studien war der Prozentanteil der CD4-Zellen oder die Rate des CD4-Zell-Abfalls [„Slope"] ein besserer Progressionsmarker als deren absolute Zahl. Der durchschnittliche Abfall der CD4+-T-Lymphozyten beträgt 60–80 Zellen/ml/Jahr, doch haben viele Patienten über längere Zeiträume stabile Werte [auch im pathologischen Bereich]; andere dagegen machen einen jähen Abfall durch. Die CD4-Zellzahl unterliegt tageszeitlichen Schwankungen [bei normaler CD4-Zellzahl 50–150 Zellen/ml]. Ein selten verwendeter, wenngleich der zuverlässigste Marker ist das Maß der Expression von CD38 pro CD8+-T-Lymphozyt [„relative Fluoreszenzintensität"]. Auch erhöhte Konzentrationen löslicher Marker der Immunaktivierung [z.B. Neopterin] und niedriges Hämoglobin sind mit rascherem Abfall der CD4+-T-Lymphozyten und Progression zu AIDS assoziiert, unabhängig von der Zahl der CD4+-T-Lymphozyten und der Menge der Plasma-HIV-RNA.
- **Virologische Marker**: Die direkte quantitative Messung von HIV-RNA im Plasma ist zwar auch ein Marker der Progression, v.a. aber dient diese Messung zur Beurteilung des antiretroviralen Therapieeffekts. Drei **Methoden** stehen zur spezifischen und sensitiven Messung der HIV-RNA zur Verfügung: **branched DNA** [bDNA], **Reverse-Transcription-PCR** [RT-PCR] und **Nucleic Acid Sequence-based Amplification** [NASBA]. Die Sensitivität dieser Verfahren wird laufend verbessert; heute liegt die Grenze der Nachweisbarkeit üblicherweise bei 50 Viruskopien/ml Plasma.

Tab. 7. Progressionsmarker der HIV Infektion. Risiko für asymptomatische Patienten ohne HIV-Therapie, in den nächsten 6 Monaten an AIDS zu erkranken

Alter	Viruslast	CD4+ T-Lymphozyten/µl									
		bis 50	51–100	101–150	151–200	201–250	251–300	300–350	351–400	401–450	451–500
bis 25	bis 3 000	6,8	3,7	2,3	1,6	1,1	0,8	0,6	0,5	0,4	0,3
	3–10 000	9,6	5,3	3,4	2,3	1,6	1,2	0,9	0,7	0,5	0,4
	10–30 000	13,3	7,4	4,7	3,2	2,2	1,6	1,2	0,9	0,7	0,6
	30–100 000	18,6	10,6	6,7	4,6	3,2	2,4	1,8	1,4	1,1	0,8
	über 100 000	25,1	14,5	9,3	6,3	4,5	3,3	2,5	1,9	1,5	1,2
26–35	bis 3 000	8,5	4,7	3,0	2,0	1,4	1,0	0,8	0,6	0,5	0,4
	3–10 000	12,1	6,7	4,3	2,9	2,0	1,5	1,1	0,9	0,7	0,5
	10–30 000	16,6	9,3	5,9	4,0	2,8	2,1	1,6	1,2	0,9	0,7
	30–100 000	23,1	13,2	8,5	5,8	4,1	3,0	2,3	1,7	1,3	1,1
	über 100 000	30,8	18,0	11,7	8,0	5,7	4,2	3,1	2,4	1,9	1,5
36–45	bis 3 000	10,7	5,9	3,7	2,5	1,8	1,3	1,0	0,7	0,6	0,5
	3–10 000	15,1	8,5	5,4	3,6	2,6	1,9	1,4	1,1	0,8	0,7
	10–30 000	20,6	11,7	7,5	5,1	3,6	2,6	2,0	1,5	1,2	0,9
	30–100 000	28,4	16,5	10,6	7,3	5,2	3,8	2,9	2,2	1,7	1,3
	über 100 000	37,4	22,4	14,6	10,1	7,2	5,3	4,0	3,1	2,4	1,9
über 45	bis 3 000	13,4	7,5	4,7	3,2	2,3	1,7	1,2	0,9	0,7	0,6
	3–10 000	18,8	10,7	6,8	4,6	3,3	2,4	1,8	1,4	1,1	0,8
	10–30 000	25,4	14,6	9,4	6,4	4,6	3,3	2,5	1,9	1,5	1,2
	30–100 000	34,6	20,5	13,3	9,2	6,5	4,8	3,6	2,8	2,2	1,7
	über 100 000	44,8	27,5	18,2	12,6	9,1	6,7	5,0	3,9	3,0	2,4

Initiale Untersuchung von HIV-Infizierten [Staging]

Das Staging hilft Patienten und Arzt, eine prognostische und therapeutische Strategie zu formulieren. Es umfasst die Erhebung der Progressionsparameter, eine körperliche Untersuchung mit Anamnese und Laboruntersuchungen: Blutsenkungsgeschwindigkeit, Blutbild inkl. Differenzialblutbild, Leber- und Nierenfunktionsparameter, Harnstatus, [Ultraschall des Abdomens und Thorax-Röntgen]. Bei Frauen [unabhängig vom Alter] kommt ein Zervikalabstrich [halbjährliche Kontrollen!] hinzu. Eine initiale Untersuchung des Augenhintergrundes empfiehlt sich erst bei einer CD4+-Zellzahl < 100/ml. Erfasst werden sollten auch Ko-Infektionen mit Hepatitis B, Hepatitis C, Zytomegalievirus, Toxoplasma gondii und M. tuberculosis [Intrakutantest].

Antiretrovirale Therapie

Prinzipien der antiretroviralen Therapie

Zidovudin, ein Nucleosidanalogon, wurde erstmals 1986 eingesetzt. Bereits 1989 wurde klar, dass Monotherapien rasch zu Resistenzen führen. Große Veränderungen gab es 1996 durch die Einführung von Proteasehemmern, die gemeinsam mit 2 Nucleosiden in Form von sog. **Triple-Therapien** eingesetzt wurden. Da gleichzeitig auch die Messung der Plasma-HIV-RNA möglich wurde, konnte die Wirkung der Medikamente direkt in vivo beurteilt werden. Die antivirale Replikationshemmung einer solchen Triple-Therapie ist in der Regel so stark, dass keine HIV-RNA mehr im Plasma nachweisbar ist [daher in Abgrenzung zu den früheren Mono- oder Dualtherapien als **Highly Active Antiretroviral Therapy** (hochaktive antiretrovirale Therapie, HAART) bezeichnet].

Wichtige Forschergruppen vertraten noch Ende der 90er-Jahre die Ansicht, dass HIV eradiziert werden könne, wenn HAART für einige [5–10] Jahre konsequent fortgeführt wird. Inzwischen hat man erkannt, dass die Eradikation des latenten Reservoirs [d.h. der Zellen, in denen das HIV-Genom als Provirus eingebaut ist] selbst unter der Voraussetzung vollständiger Unterdrückung der Virusreplikation viele Jahrzehnte dauern würde; allerdings läuft auch unter HAART eine dauernde, wenn auch minimale Virusreplikation ab, die eine Eradikation des Virus zunichte macht. Auch der Versuch, das latente Reservoir durch Immunstimulierung [durch IL-2- und/oder anti-CD3- und anti-CD28-Antikörper] zu aktivieren und damit – bei gleichzeitiger HAART – dem natürlichen Zelltod zuzuführen, konnte die Größe des latenten Reservoirs nicht wesentlich verringern. Die HIV-Infektion ist also nicht heilbar, aber sie wurde zu einer behandelbaren chronischen Krankheit.

Ziele der antiretroviralen Therapie sind:
- Reduktion der HIV-assoziierten Morbidität und Mortalität
- Verbesserung der Lebensqualität

Erreicht werden können diese Ziele, wenn die Zahl der CD4+-T-Lymphozyten erhöht [oder auf relativ hohem Niveau gehalten] wird. Dies wiederum erfordert eine „maximale" Unterdrückung der Virusreplikation, um die Bildung von medikamentenresistenten Mutanten zu verhindern und so eine Langzeitkontrolle der HIV-Replikation zu ermöglichen. Das Risiko des Auftretens von medikamentenresistenten Mutanten ist hoch, weil
- Hoher viraler Turnover [1010 Viren pro Tag]
- Hohe Mutationsrate [1 Substitution pro Genom pro Replikationsrunde]
- Hohe Rate an Rekombination [7–20 Rekombinationen pro Genom pro Replikationsrunde]

Angriffspunkte im Replikationzyklus von HIV

Mehrere Stellen des Lebenszyklus von HIV sind Angriffspunkte therapeutischen Eingreifens. Die derzeit geeignetsten sind die Enzyme reverse Transkriptase und die HIV-spezifische Protease. Die Hemmung eines weiteren Enzyms, der Integrase, erleidet in der klinischen Erprobung immer wieder Rückschläge. Viel versprechend sind Ergebnisse klinischer Studien mit einer medikamentösen Blockade der Virus-Korezeptoren CCR5 [und CXCR4]; solche Substanzen wären auch topisch [*Mikrobizide*] als Infektionsschutz gegen HIV einsetzbar. Ein kleines Peptidanalogon des gp41 ist als Fusionsinhibitor in klinischer Verwendung.

Nucleosidanaloge Reverse-Transkriptase-Hemmer [NRTI]

Die Reverse Transkriptase von HIV ist eine RNA-abhängige DNA-Polymerase. Nucleosidanaloga werden durch Enzyme der Wirtszelle zu Triphosphaten phosphoryliert und erst dadurch zu aktiven Medikamenten: sie konkurrieren mit den natürlich vorkommenden Nucleotiden um die Bindungsstelle an der Reversen Transkriptase und werden als falsche Bausteine in die DNA eingebaut. **Zidovudin**, das erste dieser Medikamente, wurde vor mehr als 30 Jahren entwickelt. Es ist ein Dideoxynucleosid, in dessen 3'-Position eine Hydroxylgruppe fehlt, wodurch eine weitere Polymerisation der DNA-Kette verhindert wird [Kettenabbruch]. Zuletzt gelang es für einige Nucleoside, die Galenik so zu verbessern, dass durch Einmal-täglich-Gabe und/oder Kombinationspräparate die Medikamenteneinnahme stark erleichtert wurde. Die Nebenwirkungen der Nucleoside sind zahlreich und teilweise überlappend, viele davon sind Folge ihrer mitochondrialen Toxizität [s.u.].

Nicht-nucleosidanaloge Reverse-Transkriptase-Hemmer [NNRTI]

Sie hemmen die Reverse Transkriptase durch nicht-kompetitive Bindung an eine hydrophobe Tasche des Enzymmoleküls. NNRTI wirken wesentlich stärker hemmend auf die HIV-Replikation als Nucleosidanaloga, führen in Monotherapie aber sehr rasch [in wenigen Wochen] zur Resistenz; man spricht von einer sog. *niederen genetischen Barriere*. Alle NNRTI verursachen sehr häufig Exantheme [s.u.].

HIV-Proteasehemmer [PI]

Die HIV-Protease ist ein Dimer aus zwei identischen, gefalteten Untereinheiten aus je 99 Aminosäuren. Ihr Substrat sind die viralen gag- und pol-Proteinpräkursoren, die sie hydrolytisch an einer Phenylalanin-Prolin-Peptidbindung zu funktionsfähigen HIV-Enzymen und Kapsidproteinen spaltet. Dieses Spaltungsmuster ist für retrovirale Proteasen spezifisch, was die Synthese hochselektiver HIV-Proteasehemmer ermöglichte. PI wirken in der Posttranslationsphase der HIV-Replikation; bis auf die neuesten PI Tipranavir und TMC114 sind sie „peptidomimetische" Moleküle, ähneln dem natürlichen Substrat des Enzyms und binden wie dieses an die HIV-Protease, können jedoch nicht hydrolysiert werden und blockieren daher das Enzym. Dies führt zur Bildung unreifer, nicht-infektiöser Virionen.

Derzeit stehen neun Substanzen zur Verfügung: **Atazanavir, Fosamprenavir, Indinavir, Lopinavir, Nelfinavir, Ritonavir, Saquinavir, Tipranavir und TMC114**. Ihr klinischer Nutzen hängt wesentlich von der Beachtung ihrer komplexen pharmakokinetischen und pharmakodynamischen Eigenschaften ab [die auch die Entwicklung dieser Substanzklasse kompliziert haben]. So sind einige Substanzen dieser Klasse – obwohl in vitro höchst aktiv – in vivo wirkungslos, weil das Serum-α1-saure Glykoprotein ihren intrazellulären Einbau verhindert. Sämtliche PI werden vom Zytochrom-p450-3A-System metabolisiert [First-Pass Effect]. Entscheidender wirkt sich auf die Bioverfügbarkeit jedoch aus, dass PI – in unterschiedlichem Ausmaß – das Zytochrom-p450-3A-System hemmen [Nelfinavir und Ritonavir hemmen zusätzlich auch p450 2D6]. Medikamente mit niedriger therapeutischer Breite, die durch Zytochrom p450 3A metabolisiert werden, erreichen bei gleichzeitiger Gabe aller PI toxische Plasmakonzentrationen und sind daher kontraindiziert [z.B. Astemizol, Terfenadin, Cisaprid, Midazolam, Triazolam, Simvastatin, Lovastatin und Ergotalkaloide]. Bei Ritonavir enthält die Liste noch weitere kontraindizierte Medikamente [z.B. Bepridil, Amiodaron, Flecainid, Chinin, Propafenon, Clozapin, Pimozid] bzw. Medikamente, deren Spiegel oder Wirkung streng kontrolliert werden müssen [z.B. Bupropion, Amitriptylin, Sildenafil u.a.].

Ritonavir ist der stärkste Hemmer des Zytochrom-p450-3A4-Systems. Diese Eigenschaft wird in der antiretroviralen Therapie eingesetzt, um die Plasmaspiegel [insbesondere Talspiegel – Cmin] anderer PI zu heben, v.a. um die Potenz dieser PI zu steigern. PI werden deshalb inzwischen bevorzugt gemeinsam mit einer „Babydosis" [jeweils 100 mg] Ritonavir verabreicht [wirkt in dieser Dosierung kaum supprimierend auf die Virusreplikation]. Das Zytochrom-p450-3A4-System stark induzierende Medikamente wie Johanniskrautpräparate und Rifampicin sind wegen der Senkung der PI-Spiegel kontraindiziert. Schwächere Induktoren wie Carbamazepin und Phenytoin sollten vermieden werden oder erfordern Dosisanpassungen. Medikamente, die das Zytochrom-p450-3A-System hemmen, wie z.B. Itraconazol und Clarithromycin führen zu erhöhten PI-Spiegeln, wobei dann jedoch keine Dosisanpassung erfolgt. Die Konzentrationen von PI im Blut ergeben jedoch nicht immer ein adäquates Bild der Wirkung, weil dafür die intrazellulären Spiegel entscheidend sind. Letztere werden wesentlich durch die Expression und Funktion des p-Glykoproteins beeinflusst, des Produkts des MDR1 [Multi Drug Resistance]-Gens. Das p-Glykoprotein bildet einen Zellmembran-Kanal aus, über den Medikamente [nicht alle Medikamente sind jedoch Substrate] aus den Zellen geschleust werden [eine Ursache von Chemoresistenz maligner Tumoren!]. Im Gehirn ist das p-Glykoprotein konstitutiv höher exprimiert -einer der Gründe für die niederen Medikamentenspiegel in diesem Kompartiment. Ritonavir scheint die Funktion des p-Glykoproteins etwas zu hemmen. Eine Abnahme der Empfindlichkeit gegen PI [phänotypische Resistenz] erfordert in der Regel die Akkumulation mehrerer Mutationen von HIV [genotypische Resistenz], die schrittweise erfolgt. PI sind [mit Ausnahme von Nelfinavir] deshalb Substanzen mit hoher genetischer Barriere.

Welche Kombination soll gewählt werden?

Es sollten immer drei antiretrovirale Medikamente kombiniert werden. Folgende Therapieformen stehen zur Auswahl:

- 2 NRTI + 1 PI
- 2 NRTI + 1 NNRTI
- (3 NRTI)
- (1-2 NRTI + 1 NNRTI + 1 PI)

Die initiale antiretrovirale Therapie sollte mit 2 NRTI und 1 NNRTI oder mit 2 NRTI und 1 PI erfolgen [Tab. 8]. Ein Wechsel der antiretroviralen Therapie auf 3 NRTI erfolgt gelegentlich bei erfolgreicher Unterdrückung der viralen Replikation [gemessen an der Nicht-Nachweisbarkeit der Plasma-HIV-RNA] bei NNRTI- oder PI-assoziierten Nebenwirkungen. Eine Kombination von Medikamenten aller Klassen [NRTI + NNRTI + PI] wird selten als *Induktionstherapie* bei weit fortgeschrittener HIV-Infektion für wenige Monate gegeben, bevor man auf eine reduzierte Therapie wechselt [ansonsten bei eingeschränkter Wirksamkeit (Resistenz) einzelner Medikamente].

Fast jede antiretrovirale Therapie enthält die Kombination von 2 NRTI. Manche Kombinationen sind nicht erlaubt: z.B. Zidovudin + Stavudin [Antagonismus!]. Wegen leichterer Einnahme [Compliance!] und vermindertem Risiko einer Lipodystrophie werden Kombinationspräparate wie Abacavir/Lamivudin [z.B. Kivexa®] und Tenofovir/Emtricitabin [z.B. Truvada®] favorisiert eingesetzt, aber auch das bereits länger erhältliche Zidovudin/Lamivudin [z.B. Combivir®] ist noch häufig in Verwendung [Tab. 9].

Tab. 8. Initiale antiretrovirale Therapie 2005: A × B × C

Empfohlene Medikamente		
A	B	C
Efavirenz	Abacavir	Lamivudin
Lopinavir/r	Tenofovir	Emtricitabin
	Zidovudin	
Alternativ-Medikamente		
Fosamprenavir/r	Didanosin	
Saquinavir/r		
Spezielle Populationen (z.B. Schwangerschaft)		
Nelfinavir	Zidovudin	
Spezielle Populationen (z.B. Frauen mit Kinderwunsch und CD4 < 250)		
Nevirapin		
Spezielle Populationen (z.B. hohes kardiovaskuläres Risiko)		
Atazanavir/r?		

Was ist der beste Zeitpunkt des Therapiebeginns?

Eine klare Indikation für eine antiretrovirale Therapie besteht bei Patienten mit AIDS oder schweren Symptomen. Bei asymptomatischer HIV-Infektion ist ein langfristiger Nutzen durch randomisierte kontrollierte Studien belegt, sofern die CD4+-T-Lymphozytenzahlen bei < 200/µl liegen; für Patienten mit CD4-Zellzahlen > 200/µl liegen derartige Studien mit klaren klinischen Endpunkten nicht vor.

Soll „früh" behandelt werden, um irreversible Schäden möglichst zu vermeiden, oder „spät", um Wirkverluste durch Resistenzbildung oder Nebenwirkungen zu verhindern?

Auch hier ergibt sich ein methodisches Problem: je wirksamer die Therapie, desto länger dauert es, bis Daten über klinische Langzeitfolgen vorliegen. Deshalb müssen Analysen randomisierter kontrollierter Studien gemeinsam mit solchen über den natürlichen Verlauf der HIV-Infektion [Tab. 7] als Entscheidungsgrundlage für den Behandlungsbeginn dienen. Die Entscheidung über den Beginn einer antiretroviralen Therapie hängt ab von:

- dem Risiko der Progression zu AIDS, bestimmt durch die Zahl der CD4+-T-Lymphozyten und der HIV-RNA im Plasma [vgl. Progressionsmarker der HIV-Infektion]
- Nutzen und individuellen Risiken der antiretroviralen Therapie
- der Fähigkeit des Patienten zu „perfekter" Compliance. Die Behandlungsziele und die Notwendigkeit der Compliance müssen vom Patienten verstanden und unterstützt werden.

❶ Der Behandlungsbeginn ist anzustreben bei CD4+-T-Lymphozyten persistierend auf < 350/µl.

Bei CD4+-T-Lymphozytenzahlen > 200/µl sollten Laborwerte nicht als „zwingende" Grundlage therapeutischer Entscheidungen gewertet werden. Es muss ein Entscheidungsfreiraum bleiben, in dem das Vorhandensein oder Fehlen von zusätzlichen Risikofaktoren für raschere Progression berücksichtigt wird [z.B. Zeichen erhöhter Immunaktivierung, hohe Plasma-HIV-RNA, höheres Alter]. Zu bedenken ist auch, dass der Beginn einer HAART i.Allg. keine Notfallentscheidung ist [Ausnahmen: Postexpositionsprophylaxe, Prophylaxe der perinatalen Transmission und Erstpräsentation in fortgeschrittenem Stadium].

In den ersten Wochen bis wenige Monate nach Beginn einer HAART können durch die einsetzende Immunrekonstitution *inflammatorische Erkrankungen* auftreten [auch als *paradoxe Reaktionen* oder *Immunrekonstitutionserkrankungen* bezeichnet]. Hierbei kommt es entweder zur Verschlechterung einer vorhandenen oder zur Manifestation einer bisher subklinischen opportunistischen Infektion. Charakteristisch sind solche Reaktionen bei Erkrankungen durch Pneumocystis jiroveci, Zytomegalievirus, Mykobakteriosen und Systemmykosen [aber auch bei Hepatitis B oder C]. Die Reaktionen sind im Prinzip selbstlimitiert und meist nicht bedrohlich, doch kann im Einzelfall eine Therapie mit nicht-steroidalen Antiphlogistika oder Kortikosteroiden indiziert sein. Zur Prävention wird mehrheitlich empfohlen, zuerst 3–8 Wochen [je nach Art und Schweregrad der Infektion] eine

Tab. 9. Antiretrovirale Substanzen

Substanz*	Dosierung bei Erwachsenen	Alimentäre Einnahmevorschriften	Nebenwirkungen	Dosis-Anpassung
Nukleosidische/Nucleotidische Reverse Transkriptase Inhibitoren, (NRTI/NtRTI)				
Einzelpräparate				
Abacavir (ABC) ZIAGEN, 1999	300 mg bid; 600 mg qd	keine	Hypersensitivitätssyndrom, sonst minimale Toxizität	
Didanosin (ddI) VIDEX, 1991	>60 kg 400 mg qd, <60 kg 250 mg qd	nüchtern#	Pankreatitis, periphere Neuropathie,	Niereninsuffizienz
Emtricitabine (FTC) EMTRIVA, 2003	200 mg qd	keine	minimale Toxizität	Niereninsuffizienz
Lamivudin (3TC) EPIVIR, 1995	150 mg bid oder 300 mg qd < 50 kg 2 mg/kg bid	keine	minimale Toxizität	Niereninsuffizienz
Stavudin (d4T) ZERIT, 1994	> 60 kg 40 mg bid < 60 kg 30 mg bid	keine	Periphere Neuropathie, Lipoatrophie	Niereninsuffizienz
Tenofovir (TDF) VIREAD, 2000	300 mg qd	besser mit Essen	Nephrotoxizität, Osteomalazie?	Niereninsuffizienz
Zidovudin (AZT, ZDV) RETROVIR, 1987	300 mg bid	keine	Anämie, GI Intoleranz**, Lipoatrophie	Niereninsuffizienz
Kombinationspräparate				
ABC+3TC KIVEXA, 2004	1 Tbl. (ABC+3TC) qd	keine	siehe Einzelsubstanzen	
TDF+FTC TRUVADA, 2004	1 Tbl. (TDF+FTC) qd	besser mit Essen	siehe Einzelsubstanzen	
AZT+3TC COMBIVIR, 1997	1 Tbl. (AZT+3TC) bid	keine	siehe Einzelsubstanzen	
AZT+3TC+ABC TRIZIVIR, 2000	1 Tbl. (AZT+3TC+ABC) bid	keine	siehe Einzelsubstanzen	
Nicht- Nukleosidische Reverse Transkriptase Inhibitoren (NNRTI)				
Efavirenz (EFV) SUSTIVA/STOCRIN, 1998	600 mg qd	fette Mahlzeit vermeiden	ZNS: Insomie, Schwindel; Exanthem, Teratogenität,	
Nevirapine (NVP) VIRAMUNE, 1996	200 mg qd für 14 Tage dann 200 mg bid	keine	Exanthem, Hepatitis (zT fulminant)	
Protease Inhibitoren (PI)				
Nicht mit Ritonavir geboosterte Protease Inhibitoren (PI)				
Nelfinavir (NFV) VIRACEPT, 1997	1250 mg bid	mit Essen einnehmen	Diarrhoe, PI-Nebenwirkungen***	
Boosterung mit Ritonavir [jeweils mit 100 mg Norvir (= r), außer Kaletra]				
Atazanavir (ATV) REYATAZ, 2003	(300 mg ATV+100 mg r) qd	mit Essen einnehmen, kein PPI## einnehmen	indirekte Hyperbilirubinämie, verlängertes QT Intervall?	Leberinsuffizienz
Fosamprenavir (FPV) TELZIR, 2003	(700 mg FPV+ 100 mg r) bid	keine	GI Intoleranz**, Exanthem, PI-Nebenwirkungen***	Leberinsuffizienz
Indinavir (IDV) CRIXIVAN, 1996	(400–800 mg IDV+ 100 mg r) bid	Keine, Trinkmenge >1,5L/Tag	GI-Intoleranz**, Nephrolithiasis, Hyperbilirubinämie, Retinoidartige Effekte, PI-Nebenwirkungen***	Leberinsuffizienz
Lopinavir/Ritonavir (LPV/RTV) KALETRA, 2000/2006	2 Tbl (LPV/r) bid oder 5 ml Lösung bid	keine	GI Intoleranz**, PI-Nebenwirkungen***	?
Saquinavir (SQV-HGC), 500mg INVIRASE, 1995/2005	(1000 mg SQV+ 100 mg r) bid	mit Essen einnehmen	GI Intoleranz**, Cephalea, PI-Nebenwirkungen***	?
Tipranavir (TPV) APTIVUS 2005	(500 mgTPV+200 mg r) bid	mit Essen einnehmen keine Antazida einnehmen	GI Intoleranz**, Hyperlipidämie, Transaminasenerhöhung	Leberinsuffizienz
Fusionsinhibitoren (FI)				

Tab. 9. Antiretrovirale Substanzen

Substanz*	Dosierung bei Erwachsenen	Alimentäre Einnahmevorschriften	Nebenwirkungen	Dosis-Anpassung
Enfuvirtide (T20) FUZEON, 2003	90 mg T20 bid subkutan	keine	Lokalreaktionen, Exanthem	

qd: 1x täglich (24 stündlich), bid: 2x täglich (12 stündlich),

*Generischer Name, Abkürzung, Handelsname, Hersteller, Zulassungsjahr

**Gastrointestinale Nebenwirkungen (Übelkeit, Erbrechen, Meteorismus, Diarrhoe)

***Hyperlipidämie, Erhöhung der Transaminasen, Hyperglykämie, Fettverteilungsstörung, möglicherweise vermehrt Blutungen bei Hämophilen

1 Stunde vor und 2 Stunden nach einer Mahlzeit.

Protonen-Pumpen-Inhibitor

alleinige Therapie einer opportunistischen Infektion durchzuführen und erst dann die antiretrovirale Therapie zu beginnen.

Monitoring der antiretroviralen Therapie

Essenzielle Begleitmaßnahme jeder Therapie ist ein adäquates Monitoring. Jede Therapie muss klare Veränderungen der Labormarker bewirken, nämlich:

- Abfall der HIV-RNA unter die Nachweisbarkeitsgrenze innerhalb von 6[-9] Monaten
- Anstieg der CD4+-T-Lymphozyten

Die Messung der HIV-RNA im Plasma erfolgt meist alle drei Monate. Bei korrekter Medikamenteneinnahme sollte die HIV-RNA im Plasma bei > 90 % der Patienten unter die Nachweisbarkeitsgrenze fallen. Ein Wiederauftreten nachweisbarer HIV-RNA in geringen Mengen [50–200 Kopien/ml] ist kein Anlass für eine Therapiemodifikation [Abb. 6], hierbei scheint es sich meistens um irrelevante Abweichungen vom Mittelwert zu handeln. Das bedeutet aber auch, dass selbst bei maximaler Unterdrückung meist eine geringe virale Replikation stattfindet. Bei Plasma-HIV-RNA über 1000 Kopien/ml wird eine Resistenzbestimmung durchgeführt, bei Mengen zwischen 200 und 1000 Kopien/ml wird das Intervall bis zur nächsten Messung auf 4–6 Wochen verkürzt. Der Anstieg der CD4+-T-Lymphozyten im Blut erfolgt meist wenige Wochen nach Beginn der HAART, zunächst weniger als Folge von Neubildung sondern vorwiegend aufgrund der Normalisierung der Verteilung der Lymphozyten vom Lymphgewebe ins periphere Blut. In den folgenden Monaten kommt es zur Expansion von Memory-CD4+-T-Lymphozyten, die Neubildung von naiven CD4+-T-Lymphozyten beginnt häufig erst nach einem halben Jahr. Der Prozess der Immunrekonstitution kann Jahre dauern. Er führt nicht nur zur dramatischen Abnahme opportunistischer Infektionen, sondern macht auch das Absetzen der primären und sekundären Prophylaxen gegen diese möglich. Die Immunrekonstitution scheint jedoch nicht vollständig zu sein; es gibt Individuen, deren CD4+-T-Lymphozytenzahl nicht oder nur wenig ansteigt. Risikofaktoren hiefür sind höheres Alter, eine niedrige CD4-Zellzahl vor Therapie, lange Dauer der HIV-Infektion und die chronische Hepatitis C. Unsicher ist die Rolle der Messung von Medikamentenspiegeln, methodische Schwierigkeiten der

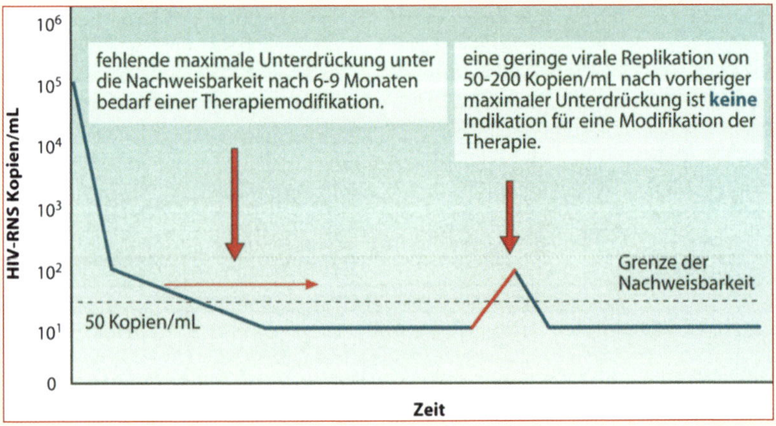

fehlende maximale Unterdrückung unter die Nachweisbarkeit nach 6-9 Monaten bedarf einer Therapiemodifikation.

eine geringe virale Replikation von 50-200 Kopien/mL nach vorheriger maximaler Unterdrückung ist **keine** Indikation für eine Modifikation der Therapie.

Grenze der Nachweisbarkeit

50 Kopien/mL

Abb. 6. Behandlungsziel bei der HIV-Infektion ist die Unterdrückung der Plasma-HIV-RNA unter die Grenze der Nachweisbarkeit. Der Abfall der Plasma-HIV-RNA erfolgt biphasisch

Nachweise und große interindividuelle Variabilität erschweren deren Interpretation; allgemein empfohlen wird die Messung von Proteasehemmerspiegeln bei Leberinsuffizienz. Sehr niedrige Medikamentenspiegel sind meist Folge mangelnder Compliance, die daher systematisch „monitorisiert" werden sollte. Dies geschieht selten direkt [z.B. durch elektronische Messung der Medikamentenentnahme], sondern meist indirekt [Frequenz der Medikamentenverschreibung, Einhalten der Termine, Telefonkontakte, SMS etc.].

🛈 **Die Compliance spielt eine zentrale Rolle bei der antiretroviralen Therapie: die virale Replikation wird nur dann langfristig unterdrückt, wenn die Medikamenteneinnahme zu > 80–90 % korrekt erfolgt.**

Bei vielen anderen chronischen Erkrankungen sind vorübergehende Fehler der Medikamenteneinnahme nachträglich korrigierbar, HIV verzeiht Fehler jedoch kaum [sondern speichert die dadurch entstandenen HIV-Mutationen im Genom].

Kann [soll] die antiretrovirale Therapie unterbrochen werden?
Therapieunterbrechungen können aus unterschiedlichen Motiven vorgenommen werden:
• Nebenwirkungen
• Therapiemüdigkeit des Patienten
• beabsichtigter Wechsel zum Wildtyp bei multipler Resistenz
• Stärkung der Immunantwort gegen HIV in der Behandlung der akuten HIV-Infektion

Während die beiden ersten Motive nahe liegend sind, sind die letzteren mehr theoretischer Natur, und die erwünschte Wirkung durch Studien nicht belegt. Die Therapie kann ohne Gefahr von Mutationen unterbrochen werden, wenn die verwendeten Medikamente eine ähnliche Halbwertszeit haben und gleichzeitig abgesetzt werden. Nicht präzise geklärt ist die Vorgehensweise bei unterschiedlichen Halbwertszeiten [z.B. Kombination mit Efavirenz]. Wenn Patienten mit multiplen Resistenzmutationen in ihrer Plasma-HIV-RNA die antiretrovirale Therapie absetzen, können diese Mutationen nach 12 Wochen nur noch selten nachgewiesen werden. Ohne antiretrovirale Therapie besteht kein Selektionsdruck für resistente Mutanten, sodass der Wildtyp HIV, der im „Archiv" der proviralen DNA überdauerte, wieder überhand nimmt. Dieser Prozess kommt durch die meist größere „Fitness" des Wildtyps zustande. Ganz analog werden jedoch auch resistente Mutanten in der proviralen DNA archiviert, sodass – bei neuerlicher Therapie – die resistenten Mutanten selektiert werden können. Deshalb sind Therapieunterbrechungen zur Steigerung der antiviralen Wirkung nicht sinnvoll, gelegentlich zeigen sie einen Nutzen, wenn nach der Unterbrechung eine bisher nicht verwendete Medikamentenklasse zur Verfügung steht.
Ein Patient [*Berliner Patient*] erhielt in einer sehr frühen Phase der akuten HIV-Infektion eine antiretrovirale Therapie mit [ungewollten!] Unterbrechungen; nach Absetzen der Therapie war HIV-RNA in seinem Plasma persistierend nicht mehr nachweisbar. Nach diesem Modell kamen Therapieunterbrechungen [**strukturierte Therapie-Interruption**, STI] in Mode [vorübergehend auch im chronischen Stadium der HIV-Infektion].

🛈 **Das Konzept der STI bringt bei der akuten HIV-Infektion keine gesicherten Erfolge, aber Gefahren von frühzeitiger Resistenzbildung und Nebenwirkungen.**

Beides macht diese Behandlung zu einem Experiment mit Risiko. Deshalb wird in neuen Studien die antiretrovirale Therapie bei der akuten HIV-Infektion auf 6–12 Monate begrenzt [ohne Unterbrechung gegeben]. Bei chronischer HIV-Infektion führen STIs bei etwa 20 % der Patienten zu leicht niedrigeren Plasma-HIV-RNA-Konzentrationen als vor der antiretroviralen Therapie. Diesen Nutzen hatten fast nur Patienten mit höheren CD4-Zellzahlen [um 400 Zellen/µl] und niedrigeren Plasma-HIV-RNA-Werten [um 10.000 Kopien/µl] vor der Therapie, also Patienten, die eine HIV-Therapie nicht dringlich benötigten.

🛈 **Das Konzept einer kontinuierlichen Therapie zeigte im Vergleich zu einer solchen, die bei CD4 Lymphozyten >350/µl unterbrochen und bei <250/µl wiederaufgenommen wird und so fort, signifikant weniger Komplikationen!**

Resistenz gegen antiretrovirale Medikamente
Eine Resistenzentwicklung mit Verlust antiretroviraler Aktivität ist das wesentliche Limit für die Langzeitwirksamkeit sämtlicher Medikamente gegen HIV. Resistente Mutanten liegen auch schon vor einer Therapie vor [*Quasispezies*]. Diese *natürlich* vorkommenden Resistenzmutationen [*Polymorphismen*] existieren vermutlich innerhalb eines einzelnen Genoms jeweils nur als singuläre [selten als zweifache] Mutation. Für Polymorphismen sind in einer Kombinationstherapie daher fast immer Medikamente enthalten, die die virale Replikation

H

ausreichend hemmen. Bei durch antiretrovirale Therapie selektionierter Resistenz können multiple Mutationen innerhalb eines Genoms Auftreten [Rekombination], welche die Wirksamkeit wesentlich beeinträchtigen können.

Darauf basiert das Konzept der antiretroviralen Therapie: die Virusreplikation so lange und so stark wie möglich zu senken, um die Mutations- und Rekombinationsrate zu reduzieren. Nach diesem Konzept ist die Entwicklung von Resistenzmutationen dann am wahrscheinlichsten, wenn sich der Selektionsdruck durch die antiretrovirale Aktivität und die Virusreplikation, die in reziprokem Verhältnis zur antiretroviralen Aktivität steht, die Waage halten. Ohne oder unter unwirksamer antiretroviraler Therapie haben resistente Virusmutanten keinen Wachstumsvorteil gegenüber den Wildtypen, eine Resistenzselektion ist daher unwahrscheinlich. Schwach wirksame oder unzureichend dosierte antiretrovirale Therapie führt hingegen zur teilweisen Suppression der Virusreplikation [nämlich des empfindlichen Wildtyps]; resistente Virusmutanten können daher die Oberhand gewinnen. Deshalb entwickelten Patienten, die bis Mitte der 90er-Jahre lediglich Mono- oder Dualtherapien mit NRTI erhalten hatten, meistens resistente Mutanten. Bei starker antiretroviraler Aktivität können vorbestehende resistente Virusmutanten keinen höheren Resistenzgrad entwickeln, weil dazu meist – s.o. – die Anhäufung mehrerer genotypischer Mutationen notwendig ist, die wieder eine höhere Virusreplikation voraussetzt. Der Prozess der Entstehung dieser Mutationen wird daher gebremst. Die bisherige klinische Erfahrung bestätigt die Richtigkeit dieses Konzepts. Wenn die initiale antiretrovirale Therapie, bestehend aus 2 NRTI + 1 PI oder 2 NRTI + 1 NNRTI, die Plasma-HIV-RNA unter die Nachweisbarkeitsgrenze abgesenkt hat, so ist die Wahrscheinlichkeit eines virologischen „Rebounds" bei adäquater Compliance für viele Jahre als extrem gering einzuschätzen.

Eine Abnahme der Empfindlichkeit gegen antiretrovirale Medikamente kann mit Viruskulturen beurteilt werden [*phänotypische Resistenzbestimmung*]. Für diesen Zweck werden [bis auf die Reverse Transkriptase und Protease] vollständige, definierte HIV-Genome mit dem Genom für Reverse Transkriptase und Protease vom Patienten rekombiniert. Diese Testung ist technisch anspruchsvoll, teuer und dauert einige Wochen, weshalb zur Erfassung einer Resistenz meist die Genomsequenz für die Reverse Transkriptase und Protease bestimmt wird [*genotypische Resistenzbestimmung*, Tab. 10]. Empfohlen wird diese Analyse bei Plasma-HIV-RNA-Konzentrationen > 1000 Kopien/ml. Innerhalb der Medikamentenklassen besteht eine beträchtliche Kreuzresistenz, sodass die Therapieauswahl unter Umständen bereits nach einem ersten virologischen Therapieversagen eingeschränkt ist.

Die Interpretation von Resistenzmutationen kann äußerst komplex sein, weshalb in solchen Fällen das Genom von Referenzzentren beurteilt wird [z.B. HIV-Datenbank der Stanford University, Kalifornien] und/oder eine phänotypische Analyse unverzichtbar wird, deren Ergebnis die Empfindlichkeit des Virus gegenüber individuellen Medikamenten anzeigt. Manche Mutationen, wie die M184V-Mutation der Reversen Transkriptase und die

Tab. 10. Charakteristika genotypischer und phänotypischer Resistenztests

	Genotypischer Resistenztest	Phänotypischer Resistenztest
Definition	Nachweis von vorhandenen spezifischen Mutationen	Virusisolate oder rekombinante Viren aus Patientenplasma werden in Viruskulturen getestet
	Resistenz wird über Analyse von Datenbanken abgeleitet	Quantifizierung der Medikamentendosis, die zur Hemmung der viralen Replikation nötig ist
Vorteile	• Ergebnis innerhalb von Tagen • Technisch einfacher • Gesichert zuverlässig zum Abschätzen des kurzfristigen virologischen Ansprechens • Mutationen können schon vor der phänotypischen Resistenz auftreten • Billiger als phänotypischer Resistenztest	• Direktes Messen der Resistenz • Ergebnisse einfach zu verstehen (z.B. IC50) • Kann für alle Medikamente angewendet werden auch ohne Wissen über das genotypische Korrelat von Resistenz • Berücksichtigt auch die Auswirkung von Interaktionen zwischen Mutationen
Nachteile	• Nur indirektes Erfassen von Resistenz • Muss nicht mit dem Phänotyp korrelieren • Interpretation notwendig • Kann Interaktionen zwischen Mutationen nicht bewerten • Genotypisches Korrelat von Resistenz bei manchen Medikamenten unklar (z.B. Stavudin) • Viruslast > 1000 Kopien/mL nötig • Erfasst Minoritätenspezies nicht	• Ergenbisse erst nach Wochen • Schwellenwerte zur Definition von Resistenz nicht für alle Medikamente definiert, und für unterschiedliche Tests nicht standardisiert • Berücksichtigt nicht die Wirkung von Medikamenten in Kombination • Teurer als genotypischer Resistenztest • Benötigt HIV RNA > 500–1000 • Erfasst Minoritätenspezies nicht

meisten Mutationen des Proteasegens, sind mit biologischen Nachteilen für das Virus assoziiert [Verlust an „Fitness"] – mit dem Ergebnis, dass trotz „virologischen" Therapieversagens eine anhaltende Immunrekonstitution zu beobachten ist [*diskrepantes* Ansprechen]. Deshalb kann in solchen Fällen, bei eingeschränkten Optionen, die antiretrovirale Therapie trotz Resistenzbildung beibehalten werden. Durch weitere Evolution und supplementäre Mutationen kann sich die Fitness des Virus jedoch [nach einigen Jahren] wieder regenerieren, sodass die Zahl der CD4-Zellen wieder sinkt.

Resistenzmutationen können miteinander komplex interagieren, sodass die Wirksamkeit antiretroviraler Substanzen überproportional vermindert, aber auch verbessert werden kann. So werden bei multiplen NRTI-verursachten Resistenzmutationen NNRTI oft wirksamer [*Hypersuszeptibilität*]. Eine zusätzlich erworbene M184V-Mutation kann eine Viruspopulation mit vorher bestehender Zidovudin-Resistenz [Mutationen M41L oder T215Y/F] wieder Zidovudin-empfindlich machen [trotz Beibehalten der Aminosäuresubstitution in Positionen 41 und 215].

Management der Therapie-assoziierten Toxizität

Die enorm eindrucksvolle Wirksamkeit der HAART impliziert lange – ein normales Leben lange? – Therapien, weshalb das Augenmerk zunehmend auf Nebenwirkungen gelenkt wird. Nebenwirkungen [und nicht die Entwicklung von Resistenzmutationen] sind der häufigste Grund von Therapiemodifikationen [im ersten Jahr bis zu 50 %] oder -unterbrechungen. Eine Therapieänderung kann sich auf den Austausch desjenigen Medikaments beschränken, welches ursächlich für die Nebenwirkungen ist. Eine solche Vorgehensweise ist jedoch nur erlaubt, wenn die Plasma-HIV-RNA unter der Nachweisbarkeitsgrenze liegt.

Der gemeinsame pathogenetische Nenner der Toxizität von NRTI ist die Schädigung von Mitochondrien: NRTI hemmen auch die Polymerase-γ der Wirtszellen – ein essenzielles Enzym für die Synthese der mitochondrialen DNA, die wiederum einen wichtigen Teil der mitochondrialen Proteine kodiert, was zu verminderter oxidativer Phosphorylierung führt. Viele Organstörungen können durch mitochondriale Toxizität der NRTI erklärt werden; am besten dokumentiert sind Laktatazidosen mit Lebersteatose, Pankreatitis, Myopathie und Polyneuropathie. NRTI-behandelte Patienten entwickeln analoge Komplikationen wie solche mit angeborenen Störungen der oxidativen Phosphorylierung, z.B. Diabetes mellitus Typ II und Dyslipidämien. Die Rolle der Nucleoside bei den Dyslipidämien ist jedoch nicht gänzlich geklärt, insbesondere in Hinblick darauf, dass solche Komplikationen auch durch die anderen antiretroviralen Substanzen [v.a. PI, aber auch Efavirenz] hervorgerufen werden können. NRTI spielen eine zentrale Rolle in der Entwicklung des Lipoatrophiesyndroms.

Laktatazidosen verlaufen meist tödlich und sind selten [2–8/1000 Patienten-Jahre]. Erhöhtes Risiko haben Frauen, Patienten mit Übergewicht und mit Hepatitis B/C. Alle NRTI können diese Komplikation auslösen, besonders häufig Stavudin [v.a. in Kombination mit Didanosin], sehr selten Lamivudin, Abacavir und Tenofovir. Eine asymptomatische **Hyperlaktatämie** mit meist normaler Leberfunktion kommt hingegen relativ häufig vor [Assoziation mit Stavudin und Didanosin]. Sie kann entweder durch erhöhte Lactatproduktion [Muskel, GI-Trakt u.a.] oder verminderte -clearance [Leber, renaler Cortex, u.a.] entstehen; beides als mögliche Folge einer subklinischen mitochondrialen Schädigung, die durch die verschiedenen NRTI in verschiedenen Organen und unterschiedlichem Schweregrad hervorgerufen wird. Nach Absetzen der Medikation normalisieren sich die Lactatspiegel.

NNRTI verursachen sehr häufig **Exantheme** [> 20 %], insbesondere Nevirapin, welches aus diesem Grund bei bis zu 8 % der Patienten abgesetzt werden muss. Ein erhöhtes Risiko trifft Frauen bei einer CD4-Zellzahl von > 250 Zellen/µl. Nevirapin, v.a. aber Abacavir [NRTI], sind auch Ursachen eines generalisierten **Hypersensitivitätssyndroms** [auch **drug induced delayed multiorgan hypersensitivity syndrome** (DIDMOHS) oder **drug rash with eosinophilia and systemic symptoms** (DRESS)] Ein erhöhtes Risiko für das Abacavir-induzierte Hypersensitivitätssyndrom haben Patienten mit der gemeinsamen Eigenschaft HLA-B*5701, HLA-DR7 und HLA-DQ3 oder Patienten, die Abacavir als initiale Therapie erhalten (zumindest während der akuten HIV-Infektion].

Das auffälligste mit der HIV-Therapie assoziierte Phänomen ist zweifellos das **Lipodystrophiesyndrom**. Diese typische Kombination von Verlust des subkutanen Fettgewebes an Extremitäten [Abb. 7] und oft auch im Gesicht und abdominaler Korpulenz wird von den Patienten gefürchtet. **Lipoatrophie** und **Lipoakkumulation** können gemeinsam oder getrennt auftreten und zunehmend wird klarer, dass es sich um mehr als eine Entität handelt. Beide Zustände sind sehr häufig mit Hypertriglyzeridämie mit oder ohne Insulinresistenz assoziiert; allerdings können diese metabolischen Störungen auch ohne Änderung der Fettverteilung auftreten. Die Lipoakkumulation findet sich in erster Linie im abdominalen viszeralen Fett, aber auch im Nacken [*Büffelhöcker*], Brust und Schultergürtel. Trotz der Sichtbarkeit stehen allgemeingültige diagnostische Kriterien für diese Veränderungen in der Fettverteilung noch aus. Objektiviert werden können Fettverteilungsstörungen mit morphometrischen Methoden [DEXA-Scan in Verbindung mit CT/MRI – auch hiermit fehlen jedoch wegen der hohen Variabilität im Körperbau Kriterien für initiale Stadien].

Lipoakkumulation ist möglicherweise einfach Folge einer unkontrollierten Gewichtszunahme, dafür spricht die Assoziation mit dem Ausmaß der Immunrekonstitution und eine vergleichbare Häufigkeit mit gleichaltrigen HIV-negativen Personen. Hingegen ist die Lipoatrophie bei HIV-infizierten Patienten sehr häufig anzutreffen, das Risiko nimmt mit Alter, Krankheitsdauer und Schweregrad der Immundefizienz zu und ist v.a. mit dem Gebrauch bestimmter NRTI [Stavudin > Zidovudin > Didanosin], geringfügig mit dem Gebrauch von Proteasehemmern assoziiert. Ein Wechsel von den Thymidinanaloga Stavudin und Zidovudin auf Abacavir führte zu einer langsamen und leichten Besserung der Lipoatrophie; auch zeigten Patienten mit Tenofovir im Vergleich zu Stavudin wesentlich seltener eine Lipoatrophie, sodass Abacavir und Tenofovir jeweils mit Lamivudin oder Emtiticabin immer mehr das NRTI-Rückgrat der antiretroviralen Therapie bilden. Darüber hinaus ist eine spezifische Behandlung der Lipodystrophie nicht bekannt; eine Unterspritzung mit Milchsäurepolymeren ist oft lohnend.

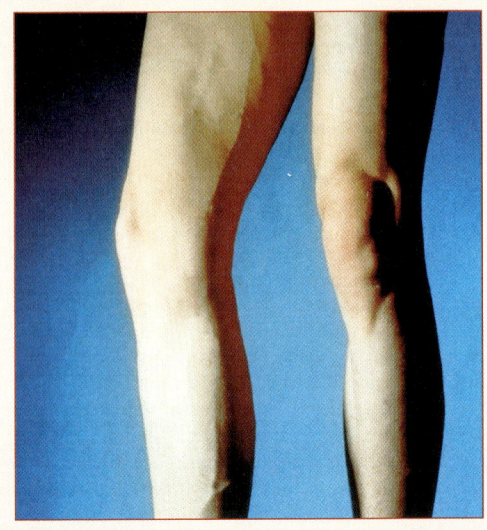

Abb. 7. 36-jährige Frau mit subkutanem Fettverlust [subjektive Beschwerde: „große Venen"]

Metabolische Störungen mit der Konstellation von niedrigen HDL-Werten in Verbindung mit nicht selten erhöhtem LDL haben schon früh die Besorgnis genährt, dass die antiretrovirale Therapie Herzinfarkte begünstigen könnte [Abb. 8]. Zusätzliche kardiovaskuläre Risikofaktoren wie Insulinresistenz oder Nikotinkonsum sind bei HIV-Patienten ebenfalls häufig vorzufinden. In mehreren, aber nicht allen Kohortenstudien wurden auch geringfügige Anstiege der kardiovaskulären Ereignisse und eine mögliche Assoziation mit der antiretroviralen Therapie gefunden.

Immunmodulatorische Therapien

Die Rekonstitution des gestörten Immunsystems und die Stärkung der spezifischen Immunantwort auf HIV bleiben zumindest vom theoretischen Standpunkt aus auch in der Ära der HAART ein wichtiges Ziel, da die Wiederherstellung der Immunfunktionen durch Unterdrückung der HIV-Replikation selbst bei längerfristiger Dauer unvollständig bleiben oder mit schweren Nebenwirkungen erkauft sein kann. Studien mit Isoprinosin,

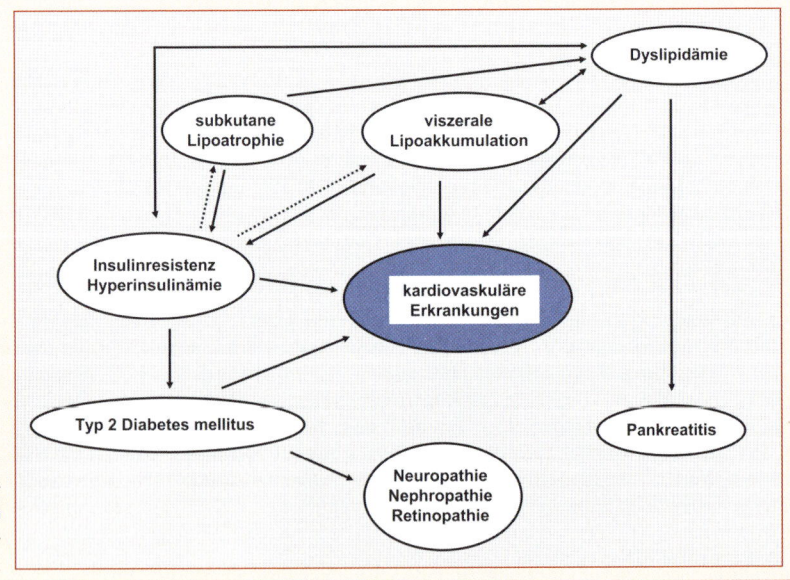

Abb. 8. Metabolische Störungen bei HIV-Infektion und antiretroviraler Therapie

N-Acetyl-Cystein, Thymopentin, Interferon-α und -β und den Anti-TNF-Substanzen Pentoxifyllin und Thalidomid zeigten jedoch keinen signifikanten Nutzen.

Die subkutane Gabe von IL-2 [z.B. für 5 Tage alle 8 Wochen] führt zu einem substanziellen Anstieg der CD4+-Zellen ohne Anstieg der Plasma-HIV-RNA, die Zahl der CD8+-T-Lymphozyten bleibt konstant – allerdings mit möglicher Stärkung der CD8+-Effektor-Funktion. HAART mit komplementärer IL-2-Therapie oder beide Therapien alternierend sind daher nach wie vor verfolgenswerte Konzepte.

Sonstige Therapien
Andere Therapiemodalitäten wie Psychotherapie, Sport oder Vorschläge zur Lebensgestaltung sind ein Beitrag zum allgemeinen Wohlbefinden, haben jedoch nach derzeitigen Wissensstand keinen Einfluss auf die Progression der HIV-Infektion.

Ernährung
Zahlreiche Mangelzustände wurden im Verlauf der HIV-Infektion beschrieben, z.B. an Zink, Selen, Vitamin A, Vitamin B6 und Vitamin B12. Zu deren Behebung wurden ebenso zahlreiche Nahrungszusätze und Diäten entwickelt, ohne dass ein klarer Nutzen dokumentiert wurde. Patienten, denen Zink verabreicht wurde, hatten sogar in mehreren Studien eine schlechtere Prognose; daher muss vor einer Zinksubstitution, die den geschätzten Tagesbedarf übersteigt, gewarnt werden. Ähnliches gilt für Vitamin-A-Mangel. Dieser ist zwar mit einer schlechteren Prognose und höherer Übertragungsrate von HIV-positiven Müttern auf das Kind assoziiert, doch gilt dasselbe für ein Zuviel an Vitamin A [sog. U-Kurve]. Weniger Zurückhaltung sollte hingegen in der Substitution von Vitamin B6 und B12 geübt werden. Für Vitamin C und E liegen Ergebnisse randomisierter klinischer Studien nicht vor [neue Nicht-HIV-Studien warnen vor zuviel Vitamin E].

❗ Derzeit ist keine Diät bekannt, die die HIV-Infektion selbst günstig beeinflusst.

Die Ernährung spielt jedoch eine wichtige Rolle bei der Prävention und Mitigierung metabolischer Störungen im Rahmen der HAART [Hypertriglyceridämie, Insulinresistenz, Diabetes].

Expositions- und Primärprophylaxe für Infektionen
Opportunistische Infektionen werden durch [meist ubiquitär vorkommende] Erreger verursacht, die Immungesunden wenig bis nichts anhaben können. Die vorwiegend betroffenen Organe sind Haut/Schleimhaut, Lunge, ZNS, Auge und Darm. Durch Verbesserung der Expositions- und medikamentösen Prophylaxe sowie die Immunrekonstitution infolge der antiretroviralen Kombinationstherapie hat die Inzidenz dieser Erkrankungen dramatisch abgenommen.

- **Pneumocystis-jiroveci-Pneumonie**: Sie kann durch eine primäre Prophylaxe vollständig vermieden werden. Die Prophylaxe erfolgt stadienabhängig, sobald die Zahl der CD4+-T-Lymphozyten auf < 200/µl gefallen ist. Mittel der Wahl ist Trimethoprim/Sulfamethoxazol [160 mg/800 mg 1 × täglich oder halbe Dosis]; bei Unverträglichkeit Inhalationen mit Pentamidin [300 mg monatlich mittels Respirgard II], Atovaquon [1500 mg] oder Dapson [100 mg], jeweils 1 × täglich. Die Prophylaxe kann abgesetzt werden, wenn die CD4+-T-Lymphozyten = 3 Monate > 200/µl liegen.
- **Toxoplasmose**: Vor Einführung der Prophylaxe entwickelten AIDS-Patienten mit latenter Infektion [Vorhandensein von Antikörpern!] zu 30–50 % eine zerebrale Toxoplasmose, davon die Hälfte als initiale AIDS-Manifestation. Primäre Prophylaxe ist bei CD4+-Zellen < 200/µl indiziert, Mittel der Wahl ist Trimethoprim/Sulfamethoxazol [wie oben]; alternativ: Dapson [50 mg täglich] + Pyrimethamin [50 mg wöchentlich] oder Atovaquon [1500 mg täglich] ± Pyrimethamin [25 mg täglich], jeweils mit Calciumfolinat. Bei Fehlen von Antikörpern beschränkt man sich auf die Expositionsprophylaxe [kein ungenügend erhitztes Fleisch; Meiden von Katzenkot etc.]. Die Prophylaxe kann abgesetzt werden, wenn die CD4+-Zellen = 3 Monate > 200/µl liegen.
- **Mycobacterium-avium-complex**: Bei CD4+-T-Lymphozyten < 50/µl ist eine primäre Prophylaxe mit Clarithromycin [500 mg b.i.d.] oder Azithromycin [1200 mg wöchentlich] indiziert. Sie kann abgesetzt werden, wenn die CD4+-Zellen = 3 Monate > 100/µl liegen.
- **Tuberkulose**: Bei positivem Tuberkulintest [Induration > 5 mm bei 5 IE PPD] wird eine INH-Prophylaxe für 9 Monate empfohlen, da das Risiko einer Reaktivierung der Tuberkulose bei HIV-Infizierten mit bis zu 5 % pro Jahr angegeben wird. Die Rate falschnegativer Tuberkulinreaktionen nimmt mit der Progression der HIV-Infektion zu. Bei Kontakt mit einem Patienten mit Lungentuberkulose wird eine Prophylaxe unabhängig vom Ergebnis des Intrakutantests empfohlen.
- **Zytomegalievirus**: Komplikationen durch CMV kommen fast nur vor, wenn die CD4+-Zellen auf < 50/µl abgefallen sind. Eine primäre Prophylaxe mit antiviralen Medikamenten wird nicht empfohlen, üblich ist

eine sog. präemptive Therapie bei Virämie [gemessen mittels pp65-Antigen oder CMV-DNA]. Bei Fehlen von Antikörpern sollten im Bedarfsfall CMV-freie Blutprodukte verabreicht werden.

- **Kryptosporidiose**: Die Übertragung erfolgt über die fäkal-orale Route; neben Mensch-zu-Mensch-Übertragung sind Kälber und Lämmer Hauptquellen der Infektion. Prophylaxe: Handhygiene, Verwendung nur von deklariertem Trinkwasser
- **Hepatitis B**: Impfung bei Fehlen von Antikörpern
- **Hepatitis A**: Eine Impfung wird empfohlen für homosexuelle Männer, i.v.-Drogengebraucher, Hämophilie-Patienten und Patienten mit Lebererkrankungen [Hepatitis B und C].
- **Pneumokokken**: Eine Impfung wird empfohlen, obwohl die Wirkung nicht gesichert ist.
- **Influenza**: Jährliche Grippeimpfung wird empfohlen.
- **Varizellen**: Die Sicherheit einer Impfung wird derzeit evaluiert.
- Für alle **Impfungen** gilt: Die Impfantwort kann durch die Immundefizienz fehlen, weshalb Impfungen bei einer CD4-Zellzahl > 200/µl und/oder Plasma-HIV-RNA unter der Nachweisbarkeitsgrenze empfohlen werden. Fallberichte von schweren disseminierten Erkrankungen bei HIV-Infizierten wurden bei folgenden Lebendimpfstoffen beschrieben: Varizellen, BCG, Polio, Pocken, Masern und Gelbfieber. Impfungen gegen Masern und Gelbfieber können bei asymptomatischen HIV-Infizierten durchgeführt werden.

Prävention

Blut-zu-Blut-Übertragung: Die Einführung des HIV-Tests zum Screening von Blutspenden hat das Risiko einer Übertragung von HIV im Transfusionswesen drastisch vermindert. Eine Übertragung ist aber nach wie vor möglich, weil die mittlere Dauer von der Infektion bis zum Auftreten von Antikörpern gegen HIV [Serokonversion] 45 Tage beträgt.

> ❗ Die Wahrscheinlichkeit, in Deutschland oder Österreich eine HIV-Antikörper-negative, aber dennoch HIV-kontaminierte Transfusion zu erhalten, wurde mit 1:500.000 oder kleiner berechnet.

Medizinisches Personal: Sollte prinzipiell jedes Blut bzw. Blutbestandteile wie Serum, Plasma u.a. als potenziell infektiös ansehen, ebenso Samen, Vaginalsekret, Liquor, Gelenks-, Pleura-, Perikard-, Peritonealflüssigkeit [Aszites], Fruchtwasser und alle Gewebe. Alles andere [Harn, Stuhl, Speichel, Nasensekret, Tränen, Erbrochenes] hat – falls nicht sichtbare Blutbeimengungen enthalten sind – für die Übertragung von HIV keine praktische Bedeutung. Nadeln oder Skalpelle dürfen nie in die Hülle zurückgesteckt werden [häufigste Ursache für Verletzungen!], sondern müssen sofort [selbst!] an Ort und Stelle – und möglichst ohne die Nadel von der Spritze zu trennen – in einem stichfesten und verschließbaren Behälter entsorgt werden.

Injizierende Drogenbenutzer: Die starke Verbreitung der HIV-Infektion in diesem Personenkreis hat den Umgang mit Drogen und Drogenabhängigen deutlich im Sinne einer Politik der Schadensbegrenzung [*Harm Reduction*] beeinflusst: es gilt, den größten Schaden abzuwenden, nämlich die HIV-Infektion – die Erreichung einer absoluten Drogenfreiheit muss dahinter zurückstehen. Folgen dieser Politik waren die Legalisierung der Nadel- und Spritzenabgabe, Nadelaustausch- und Substitutionsprogramme sowie andere Maßnahmen. Der in den letzten Jahren vielerorts beobachtete dramatische Rückgang neuer HIV-Infektionen unter injizierenden Drogenbenutzern kann als Erfolg dieser Politik gesehen werden, obwohl dies wissenschaftlich kaum zu belegen ist [z.B. aus ethischen Gründen keine randomisierten kontrollierten Studien].

Sexuelle Übertragung: Hauptinstrument der Prävention ist die Aufklärung, die die Idee des *Safer Sex* durchsetzen soll [Verwendung von Kondomen, Vermeidung von Kontakt mit dem infektiösen Sperma etc.]. Bereits Ende der 90er-Jahre wurde aus einzelnen Großstädten Europas, Nordamerikas und Australiens eine starke Zunahme von Syphilis und rektaler Gonorrhö bei homosexuellen Männern beschrieben. Diese Zunahme an STI wird durch eine Zunahme von risikoreicher sexueller Aktivität verursacht. Eine plausible Erklärung für das risikoreichere sexuelle Verhalten bei homosexuellen Männern könnte eine Abnahme des Bedrohungsgefühls durch den Wandel von HIV/AIDS zu einer behandelbaren chronischen Krankheit sein. Bisher folgt der dramatischen Zunahme der Syphilis bei homosexuellen Männern jedenfalls keine dementsprechende Zunahme an neuen HIV-Infektionen. Es ist möglich, dass es in dieser Population zu einer Zunahme von sexuellen Aktivitäten und Verhaltensweisen gekommen ist, die Übertragungsrisiken für Gonorrhö, Chlamydien und Syphilis bergen, aber nicht notwendigerweise für die HIV-Infektion.

Angesichts der Kofaktoren-Rolle, die STI bei der HIV-Transmission spielen, scheint eine Integration der HIV-Prävention in eine generelle STI-Prävention mehr als ratsam. Sehr kontrovers wird die Prävention der heterosexuellen Übertragung von HIV diskutiert.

> ❗ Das Risiko der Akquisition einer HIV-Infektion ist in der Gesellschaft sehr ungleich verteilt. Epidemiologische Daten zeigen, dass das höchste Risiko für Personen besteht, deren Sexualpartner aus Endemiegebieten stammen; ein erhöhtes Risiko haben auch Personen mit STI, der größte Teil der Heterosexuellen hingegen hat ein außerordentlich geringes Risiko.

Daraus ergibt sich ein Dilemma: Soll die Aufklärung gleichermaßen alle ansprechen [*AIDS kann jede(n) treffen*] oder soll sie sich auf wesentliche Gruppen beschränken [*AIDS betrifft Risikogruppen*]? Die erste Option läuft – selbst bei Betonung des niedrigen Risikos [und der schwerwiegenden Folgen] – Gefahr, bei vielen im Laufe von Jahren unglaubwürdig zu werden. Die meisten Menschen tun sich mit der Verarbeitung solcher „abstrakter" Botschaften schwer und unter- oder überschätzen deshalb ihr Risiko. Die Konzentration der Aufklärung auf Risikogruppen birgt hingegen die Gefahr einer verstärkten Stigmatisierung der hauptsächlich von der HIV-Infektion Betroffenen und schafft ein Klima, das die Prävention ebenfalls ungünstig beeinflusst [neben den schädlichen Folgen für den sozialen Zusammenhalt].

Postexpositionelle Prophylaxe [PEP]

In einer Fall-Kontroll-Studie, die berufliche Expositionen gegenüber HIV umfasste, wurde gezeigt, dass Zidovudin als PEP das Risiko einer HIV-Infektion um etwa 80 % reduzieren kann. Da trotz PEP mit einer HAART [= 3 Medikamente] drei gesicherte berufliche HIV-Infektionen dokumentiert sind, ist klar, dass auch Kombinationstherapien Übertragungen nicht absolut verhindern können. Zwei dieser Infektionen betrafen partiell medikamentenresistente Viren, sodass Expertenwissen häufig unverzichtbar ist. Eine PEP wird auch bei nicht-beruflicher Exposition gegenüber HIV durchgeführt, und zwar bei ungeschütztem vaginalen/analen Geschlechtsverkehr oder bei gemeinsamem Gebrauch von Injektionsbesteck [Tab. 11]. Wenn der HIV-Status der Kontaktperson unbekannt

Tab. 11. Indikation zur antiretroviralen postexpositionellen Prophylaxe („PEP") nach sexueller und anderer HIV-Exposition (Gemeinsame Richtlinie der Deutschen und Österreichischen AIDS-Gesellschaft)

Empfohlen bei:
ungeschütztem vaginalem oder analem Geschlechtsverkehr (z.B. geplatztes Kondom) mit einer HIV-infizierten Person
Gebrauch HIV-kontaminierten Injektionsbestecks durch mehrere Drogengebrauchende (gemeinsam oder nacheinander)
Anbieten bei:
ungeschütztem oralem Geschlechtsverkehr mit Aufnahme von Sperma des HIV-infizierten Partners in den Mund
Nicht Empfehlen bei:
Küssen und anderen Sexualpraktiken ohne Sperma/Blut-Schleimhaut-Kontakte
Verletzung an Spritzenbesteck (Drogen oder Insulin)

ist, müssen die Umstände der Exposition für die Entscheidung berücksichtigt werden. Je nach Umständen empfiehlt sich eine vorläufige PEP, die nach Erhalt des HIV-Status der Kontaktperson wieder abgebrochen werden kann. Zeigte die Kontaktperson Risikoverhalten, muss sie auf das Vorliegen einer akuten HIV-Infektion untersucht und bei Verdacht eine Bestimmung der HIV-RNA durchgeführt werden. Bis zu einem Drittel des medizinischen Personals mit PEP benötigt eine Modifikation der antiretroviralen Therapie [z.B. Tenofovir statt Zidovudin wegen Übelkeit] oder bricht diese sogar selbsttätig ab. NNRTI wie Nevirapin [schwere Leberschädigung] und Efavirenz [ZNS-Symptome in den ersten Tagen können die belastende Situation einer HIV-Exposition weiter verschlimmern] werden in Standardsituationen nicht empfohlen.

Empfohlen werden:
- Combivir® [Zidovudin/Lamivudin] 2 × 1 oder Truvada® [Tenofovir/Emtricitabin] 1 × 1 und
- Kaletra® [Lopinavir/Ritonavir] 2 × 2 oder Telzir/Norvir je 2 × 1 [Fosamprenavir/Ritonavir]

Die PEP sollte so rasch wie möglich nach der Exposition durchgeführt werden [innerhalb von Minuten bis wenigen Stunden]. Der zeitliche Spielraum, der für den Beginn der PEP bei optimaler Wirksamkeit offen steht, ist nicht bekannt, ebensowenig deren optimale Dauer. Da mit Zidovudin eine Reduktion des Infektionsrisikos für eine 4-wöchige Behandlung dokumentiert wurde, werden allgemein vier Wochen empfohlen. Zu Beginn und zwei Wochen später sollten wegen der Toxizität der antiretroviralen Medikamente Blutbild, Nieren- und Leberfunktionsparameter bestimmt werden. Schwangerschaft ist kein Ausschlussgrund für eine beruflich begründete PEP, doch muss eine mögliche Schädigung des Föten bei der Entscheidung mitberücksichtigt werden. Ein Expertenrat ist einzuholen.

Übertragung von der Mutter auf das Kind

Eine Zidovudin-Behandlung HIV-positiver Mütter während der Schwangerschaft und der Neugeborenen in den ersten Lebenswochen führte zur Verminderung des Übertragungsrisikos von 25 % auf 8 %. Die Kombination von Zidovudin [Monotherapie!] mit einer elektiven Sectio caesarea in SSW 38 [zur Vermeidung des Blasensprungs] reduziert das Risiko einer Übertragung weiter auf etwa 2 %. Da Monotherapien rasch zu Resistenzen führen können, die die zukünftigen Therapieoptionen einschränken, werden Schwangere mit gängigen

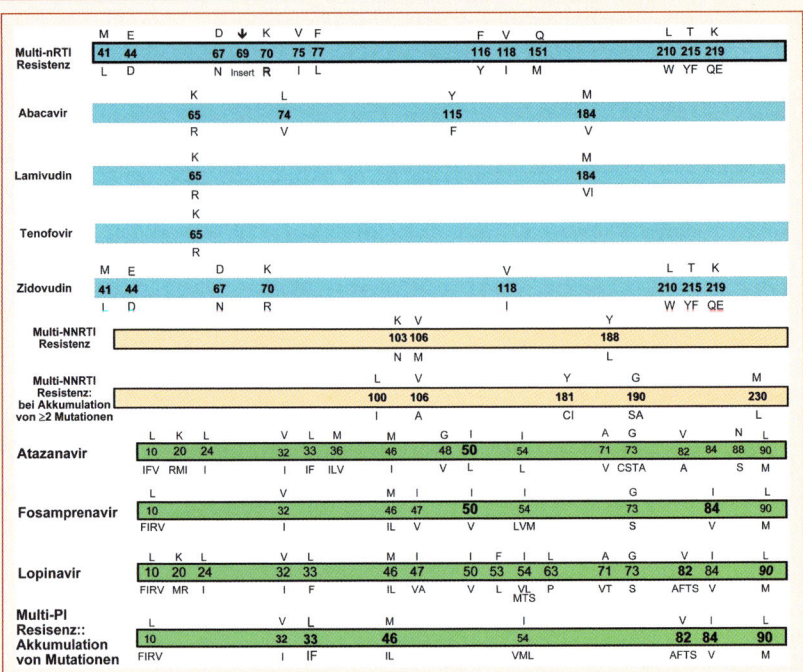

Abb. 9. Resistenzen. a Mutationen selektiert durch Nukleosidische Reverse Transkriptase Inhibitoren. **b** Mutationen selektiert durch Nicht-Nukleosidische Reverse Transkriptase Inhibitoren. **c** Mutationen selektiert durch Proteseinhibitoren

Kombinationstherapien behandelt. Seither sind Übertragungen von HIV auf das Kind extrem selten geworden. Bei adäquater antiretroviraler Therapie [Plasma-HIV-RNA unter der Nachweisbarkeitsgrenze ab dem Ende des 2. Trimenons] bleibt die elektive Sectio caesarea von fraglichem Nutzen, wird aber weiterhin empfohlen ebenso wie die postpartale Prophylaxe beim Neugeborenen mit Zidovudin über 4–6 Wochen. Allen Schwangeren sollte routinemäßig der HIV-Test angeboten werden. Selbst wenn die antiretrovirale Therapie erst Stunden vor der Geburt begonnen [und beim Neugeborenen fortgeführt] wird, kann damit die perinatale Übertragung um 50 % reduziert werden.

Bei natürlicher Geburt muss auf alle Fälle verhindert werden, dass zwischen Blasensprung und Entbindung mehr als 4 Stunden verstreichen. Wichtig ist ferner die Vermeidung invasiver Maßnahmen wie Amniozentese, Platzieren einer Schädelelektrode und Sammeln von fötalem Blut. Empfohlen wird ferner, das Stillen zu unterlassen, weil auf diesem Weg HIV übertragen werden kann [8 % bei unbehandelten Müttern].

Impfungen gegen HIV

Eine Vielzahl von Impfstoffen aus bestimmten viralen Proteinen oder Antigenen [meist gp 160 oder gp 120] wurde getestet. Schutz konnte im Tiermodell nur für bestimmte Laborstämme erreicht werden, nie für das Wildtyp-Virus. Einige dieser Impfstoffe wurden bereits an HIV-negativen Personen getestet – bisher ohne Erfolg. Auf Proteinen basierende Impfungen, die eine Infektion über Bildung neutralisierender Antikörper verhindern sollen [sterilisierende Immunität], werden als wenig aussichtsreich eingeschätzt.

Beobachtungen sprechen dafür, dass bei einer erfolgreichen Impfung eher zytotoxische CD8+-T-Lymphozyten eine zentrale Rolle spielen könnten: ihr häufiges Vorhandensein bei HIV-Negativen mit hohem Infektionsrisiko und die mit ihrem Auftreten assoziierte drastische Verminderung Virus-exprimierender Zellen während der akuten HIV-Infektion. Mit einer solchen Immunantwort könnte zwar nicht die Infektion, aber doch das Auftreten von Krankheitssymptomen verhindert oder verzögert werden.

Quellenhinweise

Abb. 1, 2, 3, 4, 7: Reuter: Springer Lexikon Medizin, Springer Verlag 2004
Abb. 5, 8, 9: AM-productions, Wiesloch
Abb. 6: Fritsch: Dermatologie, Venerologie, Springer Verlag 2004

HIV-Proteasehemmer *m*: wirken in der Posttranslationsphase der HIV-Replikation; bis auf die neuesten PI sind sie peptidomimetische Moleküle, ähneln dem natürlichen Substrat des Enzyms und binden wie dieses an die HIV-Protease, können jedoch nicht hydrolysiert werden und blockieren daher das Enzym; dies führt zur Bildung unreifer, nicht-infektiöser Virionen; *s.u. Essay HIV-Infektion – AIDS S. 625*

HIV-Retinopathie *f*: *Syn: AIDS-Retinopathie*; Netzhauterkrankung im Rahmen einer HIV-Infektion; diffuse Mikroangiopathie mit Cotton-wool-Flecken und Mikroaneurysmen; am häufigsten ist die **Zytomegalieretinitis** mit Blutungen und ischämischen Nekrosen der Netzhaut, gefolgt von **Herpesretinitis** und **Toxoplasmoseretinochorioiditis**; *s.u. Essay HIV-Infektion – AIDS S. 625*

HIV-Virus *nt*: *Syn: AIDS-Virus, humanes Immundefizienzvirus*; zu den Retroviren gehörendes Virus [human immunodeficiency virus], das in zwei Varianten [HIV-1, HIV-2] vorkommt; *s.u. Essay HIV-Infektion – AIDS S. 625*

HKB-Ruptur *f*: Ruptur des hinteren Kreuzbandes; *s.u. Kreuzbandruptur*

H-Krankheit *f*: → *Schwerkettenkrankheit*

HMG-CoA-Reduktase-Hemmer *pl*: *Syn: Cholesterin-Synthese-Enzym-Hemmer, CSE-Hemmer, Statine*; als Lipidsenker verwendete Hemmer der HMG-CoA-Reduktase, die die Cholesterinsynthese hemmen und zum Absinken der intrazellulären Cholesterinkonzentration führen; der dadurch hervorgerufene Anstieg der LDL-Rezeptorzahl führt zur Aktivierung des LDL-Abbaus und der Senkung des Plasmacholesterinspiegels; *s.u. Essay Fettstoffwechselstörungen S. 403*

HMG-CoA-Reduktase *f*: Enzym, das in der Cholesterinsynthese HMG-CoA zu Mevalonsäure reduziert; Schlüsselenzym, das im Hunger und bei Diabetes mellitus eine verminderte Aktivität aufweist; bei Hyperthyreose ist die Aktivität erhöht; *s.a. HMG-CoA-Reduktase-Hemmer*

Hobelspanphänomen *nt*: die pityriasiforme Schuppung bei Pityriasis versicolor wird deutlicher, wenn die Haut zart mit dem Fingernagel oder Glasspatel bestrichen wird

Hochdosistherapie mit autologer Stammzelltransplantation *f*: *Syn: Hochdosischemotherapie mit autologer Stammzelltransplantation*; *s.u. Essay Hodgkin-Lymphome S. 661, Essay Non-Hodgkin-Lymphome S. 1133*

Hochdruckkrankheit *f*: → *arterielle Hypertonie*

Hochdruckkrise *f*: → *Krise, hypertensive*

Hochfrequenzdiathermie *f*: → *Diathermie*

Hochfrequenz-Radioablation *f*: minimal-invasive Methode zur Therapie varikös veränderter Stammvenen; *s.u. Essay Krampfadern/Varizen S. 1643*

Hochfrequenztherapie *f*: wird unterteilt in **Kurzwellentherapie** [27 MHz, 11 m], **Ultrahochfrequenztherapie** [auch **Dezimeterwellentherapie**, 434 MHz, 69 cm] und **Mikrowellentherapie** [2450 MHz, 12,25 cm]; Hochfrequenztherapie führt zur Erwärmung tiefer Gewebe [deshalb auch als **Diathermie** bezeichnet], fördert die Durchblutung, wirkt schmerzlindernd und tonussтärkend; sie wird deshalb v.a. bei degenerativen und entzündlichen Erkrankungen innerer Strukturen, der Knochen, Gelenke, Muskeln und Sehnen verwendet; ist kontraindiziert bei Schwangerschaft, Metallimplantaten, insbesondere Herzschrittmachern, Tumorerkrankungen, peripherer arterieller Verschlusskrankheit, venösen Rückflussstörungen und Dermatosen im Anwendungsbereich

Hochfrequenzwärmetherapie *f*: → *Diathermie*

Hochtonschwerhörigkeit *f*: *Syn: basokochleäre Schwerhörigkeit*; *s.u. Schwerhörigkeit*

Hochwuchs *m*: *Syn: Großwuchs, Makrosomie*; verstärktes Längenwachstum [oberhalb der 97. Perzentile] kommt am häufigsten als **familiärer** oder **konstitutioneller Hochwuchs** vor, der nicht behandlungsbedürftig ist; ein **temporärer Hochwuchs** tritt bei vorzeitiger Pubertät und Adipositas auf; seltene Ursachen sind Wiedemann-Beckwith-Syndrom, Sotos-Syndrom, Klinefelter-Syndrom, erhöhter Wachstumshormonspiegel [Gigantismus], Marfan-Syndrom und Homocystinurie

Hodenbruch *m*: *Syn: Skrotalhernie, Hernia scrotalis*; bis in den Hodensack reichender Leistenbruch*; *s.a. Essay Eingeweidebrüche/Hernien S. 577*

Hodendystopie *f*: *s.u. Maldescensus testis*

Hodenektopie *f*: *s.u. Maldescensus testis*

Hodenentfernung *f*: → *Orchidektomie*

Hodenfixierung *f*: *Syn: Orchidopexie, Orchipexie, Orchiopexie*; operative Anheftung/Fixierung des Hodens im Hodensack, z.B. im Anschluss an eine Hodentorsion

Hodeninsuffizienz *f*: Unfähigkeit der Hoden Spermatozyten [**exkretorische** oder **tubuläre Hodeninsuffizienz**] oder Hormone [**inkretorische** oder **interstitielle Hodeninsuffizienz**] zu bilden; bei **primärer Hodeninsuffizienz** liegt die Ursache im Hoden [z.B. Maldescensus, Hodenatrophie], bei **sekundärer Hodeninsuffizienz** liegt eine Störung der Hypothalamus-Hypophysen-Gonadenachse vor [idiopathischer hypogonadotroper Hypogonadismus]; der Ausfall der endokrinen Funktion kann zu Fertilitätsstörungen, Libidoverlust und Impotenz führen

Hodeninzision *f*: → *Orchiotomie*

Hodenkarzinom *nt*: *Syn: Hodenkrebs*; *s.u. Hodentumor, Essay Hodentumoren S. 651*

Hodenneuralgie *f*: *Syn: Orchialgie*; heftige anfallsartige Schmerzen im Hoden oder Skrotum; die Ursache liegt in einer Irritation des Nervus genitofemoralis oder bleibt unbekannt [**Cooper-Hodenneuralgie**]

Hodenretention *f*: *Syn: Retentio testis*; *s.u. Maldescensus testis*

Hodentorsion *f*: Drehung von Hoden und Samenstrang führt zu plötzlich einsetzenden starken Schmerzen, evtl. kombiniert mit Übelkeit, Erbrechen und Peritonismus; pathoanatomisch unterscheidet man **intravaginale**, **extravaginale** und **mesorchiale Hodentorsion**, allerdings hat diese Einteilung keine Bedeutung für die Behandlung; bei der **klinischen Untersuchung** findet sich ein schmerzhafter Hodenhochstand sowie ein Fortbestehen oder gar eine Verstärkung der Schmerzen bei Hodenhochlagerung [**Prehn-Zeichen**]; **Therapie**: die Hodentorsion ist ein urologischer Notfall; als erstes wird eine manuelle Detorquierung durch vorsichtige Drehung nach lateral versucht; selbst wenn diese gelingt, ist eine operative Freilegung und Hodenfixierung indiziert, während der auch der andere Hoden fixiert werden sollte; *s.a. akutes Skrotum, s.a. Tab. H14*

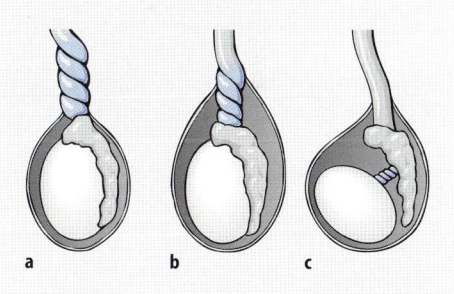

a   b   c

Abb. H56. Hodentorsion. a extravaginal, **b** intravaginal, **c** mesorchial

Hodentuberkulose *f*: *Syn: Orchitis tuberculosa*; selten nur auf den Hoden beschränkte, meist auch den Nebenhoden betreffende Form der Urogenitaltuberkulose*

Hodentumor *m*: mehr als 90 % der Hodentumoren entfallen auf **germinale Hodentumoren** [Seminome], der Rest verteilt sich auf die Gruppe der **nicht-germinalen Hodentumoren**, von denen die Leydig-Zelltumoren und malignen Lymphome jeweils ca. 1/3 der Fälle ausmachen; epidermale Zysten finden sich bei einem weiteren Viertel; alle anderen Tumorformen sind eher selten; die **Therapie** der Nichtseminome entspricht im Prinzip der der Seminome, wegen der hohen Metastasierungshäufigkeit wird aber praktisch immer auch eine retroperitoneale Lymphknotenausräumung vorge-

Tab. H14. Hodentorsion. DD der häufigsten Hodenerkrankungen

	Alter	Befund	AZ	Fieber	Schmerz	Leuko-zytose	Urin	Sonografie
Hodentor-sion	Altersgipfel zwischen dem 13. u. 17. Lebensalter u. vor dem 1. Lebensjahr	Hodenhochstand, Neben-hoden an atypischer Stelle, Prehnzeichen pos.	reduziert bis Schock-sympto-matik	initial –	++	initial –	–	homogene Struktur
akute bakterielle Epididymitis	bei Jugendlichen selten, Altersgipfel im 20.–30. u. 40.–50. Lebensjahr	Nebenhoden vergrößert, induriert, druckdolent, überwärmt, Nebenhoden nur anfangs vom Hoden abgrenzbar, Prehnzeichen neg.	reduziert	+	+	+	Leukos, Erys, Bakter. +	Nebenhoden inhomo-gen, Hoden homogen u. abgrenzbar
Hodentumor	Altersgipfel 20.–35. Lebensjahr	häufig schmerzlos, langsam zunehmender derber Tumor tastbar	unbeein-flusst	–	–	–	–	echoarme oder echorei-che Parenchymverände-rung
Orchitis	ab Kleinkind	im Verlauf ausgeprägte Schwellung von Hoden u. Nebenhoden, heftige Berüh-rungsempfindlichkeit, Rötung u. Verdickung der überwärmten Skrotalhaut	reduziert	+	+	(+)	–	
chron. rez. Epididymitis	häufig nach der Pubertät	derbe, lokale Induration evtl. mit Begleithydrozele	unbeein-flusst	–	lokal begrenz-ter Schmerz	–	(+)	
Hydrozele	ab Kleinkind	prall elastischer Skrotaltu-mor zu tasten, Hoden nicht abgrenzbar, Diaphanosk. +	unbeein-flusst	–	(+)			erh. Schalltranspar. d. Flüssigkeitsansammlung, Hoden gut abgrenzbar

Tab. H15. Hodentumor. WHO-Klassifikation der Hodentumoren

1 Keimzelltumoren

  1.1 Prämaligne Läsion: Testikuläre intraepitheliale Neoplasie (TIN), auch: intratubuläre Keimzellneoplasie

  1.2 Keimzelltumoren eines histologischen Typs

    1.2.1 Seminom

    1.2.2 Spermatozytisches Seminom

    1.2.3 Emryonales Karzinom

    1.2.4 Dottersacktumor

    1.2.5 Polyembryom

    1.2.6 Trophoblastische Tumoren (Chorionkarzinom)

    1.2.7 Teratom

      1.2.7.1 reifes Teratom

      1.2.7.2 unreifes Teratom

      1.2.7.3 Teratom mit maligner Transformation

  1.3 Mischformen von Keimzelltumoren, u. a. Teratokarzinom (= Teratom + embryonales Karzinom)

2 Maligne Keimstrang-Stroma-Tumoren

  Maligne Leydig-Zell-Tumoren

  Maligne Sertoliz-Zll-Tumoren

3 Benigne Keimstrang-Stroma-Tumoren

  u.a. benigne Leydig-Zell-Tumoren

4.–11. Diverse seltene testikuläre Tumoren und paratestikuläre Tumoren

  u. a. Lymphome des Hodens, Adenomatoidtumoren des Nebenhodens, paratestikuläre Sarkome

nommen; die **5-Jahres-Überlebensraten** von Seminomem und Nichtseminomen sind ungefähr gleich; *s.u. Essay Hoden-tumoren S. 651*

Hodgkin-Lymphom *nt*: *Syn: Hodgkin-Paltauf-Steinberg-Krank-heit, Paltauf-Steinberg-Krankheit, Morbus Hodgkin, maligne Lymphogranulomatose, Lymphogranulomatosis maligna*; vom lymphatischen Gewebe ausgehende maligne Erkran-kung; die Prognose hängt von der histologischen Form, dem Krankheitsstadium und dem Vorhandensein von Begleit-symptomen [z.B. Nachtschweiß] ab; *s.u. Essay Hodgkin-Lym-phome S. 661*

Hodgkin-Paragranulom *nt*: *Syn: Paragranulom*; lymphozytenrei-che Form des Hodgkin-Lymphoms; heute als **lymphozyten-prädominantes Hodgkin-Lymphom** [LPHL] bezeichnet; *s.a. Essay Hodgkin-Lymphome S. 661*

Hodgkin-Zelle *f*: *Syn: Granulomzelle*; einkernige Riesenzelle bei Hodgkin-Lymphom

Hoffa-Lorenz-Operation *f*: offene Reposition einer angeborenen Hüftluxation; nur selten indiziert

Hoffmann-Tinel-Zeichen *nt*: *Syn: Tinel-Hoffmann-Klopfzeichen, Hoffmann-Tinel-Klopfzeichen*; Perkussion der Weichteile bzw. des Hautareals über einem geschädigten oder durch-trennten peripheren Nerven wird als schmerzhaft empfun-den; weist auf die beginnende Regeneration des Achsenzylin-ders hin

Höhen|krank|heit *f*: *Syn: Bergkrankheit*; durch Sauerstoffmangel hervorgerufene akute oder chronische, körperliche und geistige Leistungsminderung; bis zu einer Höhe von 4000 m kann der verminderte Sauerstoffpartialdruck kompensiert werden; ab 3000 m kann es zum **Höhenrausch** kommen, der dem akuten Alkoholrausch vergleichbar ist; jenseits von 7000 m kann der niedrige O_2-Partialdruck zu einer lebensbe-drohlichen Sauerstoffmangelversorgung des Zentralnerven-systems führen; die **akute Höhenkrankheit** ist durch Kopf-schmerzen, Übelkeit, Erbrechen, Schwindel und Atemnot gekennzeichnet; evtl. kommt es zur Entwicklung eines **Höhenlungenödems** und Bewusstlosigkeit [**Höhenkollaps**]

Hodentumoren

Syn.: Gonadale Tumoren, Testikulärtumoren

M. Seitz, O. Reich und Ch. Stief

Definition

Hodentumoren sind zumeist bösartige Neoplasien, die in über 90 % der Fälle von den Keimzellen des Mannes ausgehen [**Keimzelltumoren**, Abb. 1]. In der Gruppe der stromalen Tumoren [**Nichtkeimzelltumoren**] dominieren die **Leydig-Zelltumoren**, die überwiegend nach dem 30. Lebensjahr gesehen werden und in 90 % der Fälle benigne sind. Daneben bestehen auch die Tumoren ohne Klassifikation [z.B. Gonadoblastome, Lymphome, Metastasen, Adenome, Fibrome]. Ohne Behandlung sind Keimzelltumoren immer tödlich. Mit einer frühzeitigen Behandlung kann Hodenkrebs dagegen bei den meisten Männern auch bei Metastasierung dauerhaft geheilt werden. Je früher ein bösartiger Hodentumor erkannt wird, desto einfacher ist dessen Behandlung und desto besser sind die Heilungsaussichten.

Epidemiologie

Die Inzidenz von Keimzelltumoren nahm in den letzten Jahrzehnten in den westlichen Industriestaaten deutlich zu. In der zweiten Hälfte des 20. Jahrhunderts verdoppelte sich die Anzahl der Neuerkrankungen etwa alle 20 Jahre. Innerhalb Europas schwankt die Inzidenz von Region zu Region. In Deutschland werden 6–7 Neuerkrankungen pro 100.000 Männer im Jahr registriert. Hodentumoren machen 1 % aller Tumoren des Mannes aus. Im dritten bis vierten Lebensjahrzehnt sind Keimzelltumoren die häufigsten Tumoren des Mannes. Bei jedem zweiten Patienten sind zum Zeitpunkt der Diagnosestellung bereits Metastasen nachweisbar.

Ätiologie

Häufungen von Hodentumoren innerhalb einzelner Familien lassen den Schluss zu, dass eine genetische Prädisposition für die Tumorgenese verantwortlich sein muss. Das Risiko für Verwandte ersten Grades von Patienten mit Hodentumoren ist um den Faktor 3 bis 10 erhöht. Aber auch Umweltfaktoren haben einen Einfluss

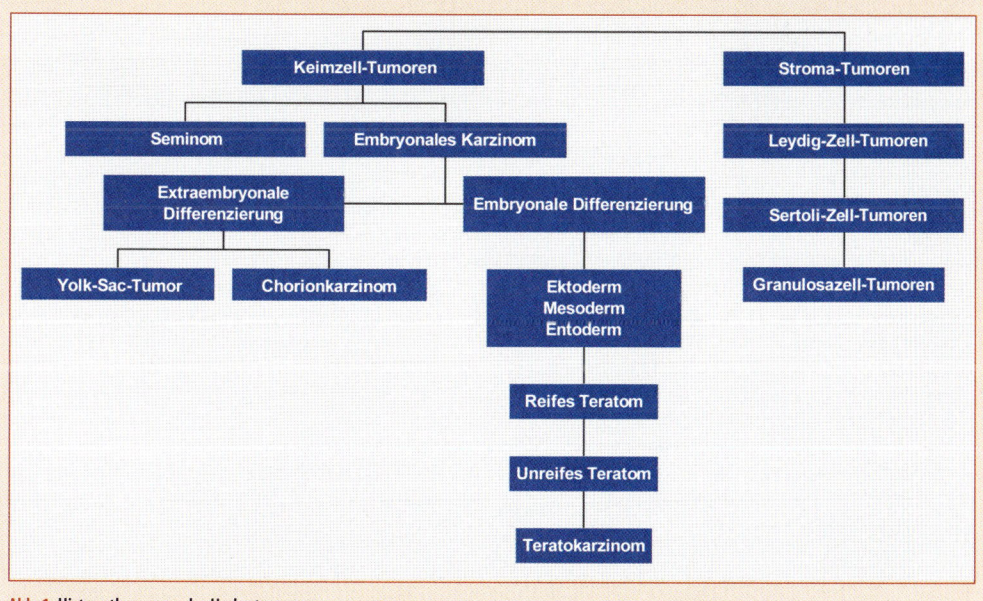

Abb. 1. **Histopathogenese der Hodentumoren**

auf die Karzinogenese. Hier werden der Einsatz von Pflanzenschutz- und Insektenvernichtungsmitteln, früher Beginn der Pubertät, Viruserkrankungen, Lösungsmittel-, Schwermetall- und Exposition gegenüber Chrom u.a. diskutiert.

Der am besten gesicherte Risikofaktor für eine Hodentumorerkrankung ist der angeborene Kryptorchismus, bei dem das relative Risiko zwischen 3 und 14 liegt. Ein ebenfalls gesicherter Risikofaktor sind Patienten mit angeborenen Leistenbrüchen. Andere Studien ergaben eine höhere Inzidenz bei Patienten mit hoher Schulbildung und hoch qualifizierten Berufen und haben einen Zusammenhang zwischen überwiegend sitzender Lebensweise und erhöhtem Erkrankungsrisiko postuliert.

Tumorbiologie und Anatomie

Das gute Ansprechen und die guten therapeutischen Optionen der Hodentumoren liegt in mehreren Faktoren begründet. Zum einen nehmen die Hodentumoren ihren Ausgang vom Keimzellgewebe, zum anderen haben sie ein schnelles Tumorwachstum, was sie sowohl der Bestrahlung als auch Chemotherapeutika zugänglich machen. Tumormarker wie das HCG oder AFP können das Ansprechen oder Versagen einer Therapie dokumentieren. Ein weiterer Faktor der guten Heilungsaussichten ist die Tatsache, dass diese Tumorentität bei jungen, anderweitig gesunden Patienten auftritt, die die nötige, z.T. aggressive Therapie gut tolerieren. Entscheidend ist auch das gut vorhersagbare Metastasierungsmuster. Hodentumoren zeichnen sich durch primär lymphogene Metastasierungswege aus [Ausnahme: Chorionkarzinom mit überwiegend hämatogener Metastasierung]. Vom Primarius im Hoden metastasieren die Tumoren über die retroperitonealen Lymphknoten in das hintere Mediastinum. Von Fernmetastasen sind Lunge, Leber, Knochen und Gehirn betroffen.

Anatomische Studien konnten belegen, dass die primären Lymphabflussgebiete der Hoden ihrem embryologischen Ursprung entsprechen. Die Drainage des rechten Hodens beinhaltet die interaortokavale, präkavale und parakavale Lymphknotenregion, während der linke Hoden sein Abflussgebiet paraaortal und präaortal hat. Anatomisch existieren vier bis acht Lymphgefäße, die die Samenstranggefäße durch den Anulus inguinalis internus ins Retroperitoneum begleiten.

Hodentumoren können aber auch durch das lokale Ausmaß des Primärbefundes den Ort der Lymphknotenmetastasen beeinflussen. Der Lymphabfluss des Nebenhodens liegt im distalen Bereich der Arteria iliaca externa, der des Skrotums in den inguinalen Lymphknoten. Dies erklärt, warum Hodentumoren niemals von skrotal aus angegangen werden dürfen. Durch Inzision der Skrotalhaut und Verletzung von inneren und äußeren Lymphgefäßen kann sich der Metastasierungsweg von streng retroperitoneal nach inguinal ausdehnen [z.B. auch nach vorangegangener skrotaler Hydrozelenresektion].

Diagnostik

Die Primärdiagnostik des Hodentumors umfasst neben der Anamnese, der klinischen Untersuchung und dem Ultraschall die Bestimmung der Tumormarker. Als Staging-Untersuchung gilt die Computertomografie [Abdomen/Becken und Thorax] als Diagnostikum der Wahl [Abb. 2].

Anamnese und Symptomatik

Anamnestisch beschreiben die Patienten eine derbe, zunehmende Vergrößerung des Testikels mit z.T. steinharten Indurationen, die Hoden, Nebenhoden, Samenstrang und Skrotalhaut einnehmen können. Teilweise werden rezidivierende Schmerzen und Schweregefühl im Hoden und in der Leiste beschrieben. Diese Symptome [Tab. 1] führen schließlich den Patienten zum Arzt. Die durchschnittliche Zeitspanne vom ersten Symptom bis zur Diagnose beträgt fünf bis zehn Monate. Aus Schamgefühl werden Angaben zur Dauer seit dem ersten Auftreten der Beschwerden oft deutlich verkürzt. Häufig machen die Betroffenen Bagatelltraumen aus der unmittelbaren Vergangenheit, aber auch aus der Kindheit für die Hodenschwellung verantwortlich.

Selten befinden sich Patienten in deutlich reduziertem Allgemeinzustand mit Abgeschlagenheit und Leistungsschwäche, Kachexie und B-Symptomatik sowie pulmonaler Insuffizienz als Ausdruck einer weit fortgeschrittenen, metastasierten Erkrankung. Bei anderen machen sich vergrößerte Lymphknotenpakete mit Kreuzschmerzen, ein veränderter Hormonhaushalt mit Schwellung der Brustdrüsen [Gynäkomastie bei 10 %] bemerkbar. Neben dem kontralateralen Hodentumor sind Maldeszensus/Kryptorchismus und Hodentumoren bei erstgradigen Verwandten gesicherte Risikofaktoren für die Entwicklung eines Keimzelltumors und sollten daher als Risikofaktoren in der Anamnese berücksichtigt werden.

Bei 95 % der betroffenen Männer treten Hodentumoren nur unilateral auf. Sind die Hoden gar nicht betroffen, und entsteht die Erkrankung aus versprengtem Hodengewebe außerhalb des Hodens, wird von **extragonadalem Keimzelltumor** gesprochen.

> **!** **Jeder vergrößerte, harte, schmerzlose Hoden und jede plötzlich aufgetretene Hydrozele [kann Primärtumordiagnose maskieren] sind tumorverdächtig und bedürfen einer Abklärung!**

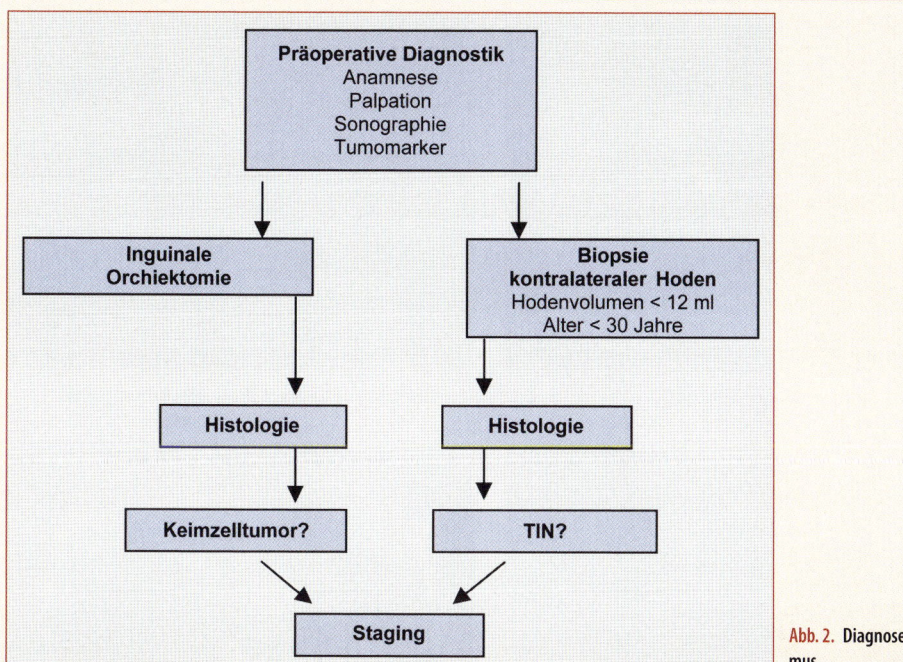

Abb. 2. Diagnose-Algorithmus

Klinische Untersuchung

Die Palpation des Hodens ist in vielen Fällen diagnoseweisend. Dabei tastet sich der Testikel teils glatt, teils höckrig von derber Konsistenz. Eine zu starke Palpation sollte wegen der Gefahr der Tumorzellaussaat unterlassen werden. Die Abdomenuntersuchung kann Hinweise auf vergrößerte Lymphknoten-Pakete erbringen. Die Auskultation der Lungen deckt gelegentlich indirekt Filiae durch atelektatische Veränderungen auf.

Tab. 1. Symptome von Hodentumoren

Beschwerden im Anfangsstadium der Erkrankung
• schmerzlose[r]/schmerzhafte[r] Schwellung/Knoten
• Schweregefühl und/oder Ziehen in der Hoden/Leiste
Beschwerden im fortgeschrittenen Stadium der Erkrankung
• zunehmende Vergrößerung des Hodens
• Rückenschmerzen durch Vergrößerung der Lymphknoten im Retroperitoneum
• Vergrößerung und Schmerzhaftigkeit der Brustdrüsen

Sonografie

Die Ultraschalluntersuchung der Hoden [mindestens 7,5 MHz-Schallkopf] ist die Standarduntersuchung mit hoher Sensitivität und zur Beurteilung des Skrotalinhalts obligat. Hodentumoren zeigen ein sehr heterogenes Bild. Es finden sich umschriebene Raumforderungen mit hypo-, iso- und hyperechogenen Arealen mit hyper- und hypoperfundierten Duplexmustern [Abb. 3–5]. Augenmerk sollte zusätzlich auf den Gegenhoden gerichtet werden, um Mikrolithiasis, präinvasive Läsionen [TIN = testikuläre intraepitheliale Neoplasie] oder kontralaterale Hodentumoren nicht zu übersehen, die in 5–8 % der Fälle zu beobachten sind. Zusätzlich sollte das Volumen des nicht-betroffenen Testikels bestimmt werden.

Orientierend müssen Retroperitoneal- und Abdominalraum sonografiert werden, um frühzeitig bei Lymphknoten- und Lebermetastasen die Weichen für das weitere Prozedere zu stellen. Harntransportstörungen können prätherapeutisch erkannt werden und im Rahmen der Narkose zur Primärtherapie mit einem Double-J-Katheter abgeleitet werden, was auch im Hinblick zur Erhaltung der Nierenfunktion vor potenzieller Chemotherapie wichtig sein kann.

Labordiagnostik

Neben der Bestimmung des Blutbildes, der Transaminasen und der alkalische Phosphatase ist die Evaluation der Tumormarker AFP [α-Fetoprotein, HWZ ~ 5 Tage], β-HCG [β-humanes Choriongonadotropin, HWZ ~ 24 Std.], LDH [Lactatdehydrogenase] und beim Seminom fakultativ PLAP [plazentare alkalische Phosphatase] zwingend erforderlich, insbesondere für die Einteilung der metastasierten Keimzelltumoren in Prognosegruppen nach IGCCCG [*International Germ Cell Cancer Collaborative Group*]. Die Bestimmung muss daher vor der inguinalen Semikastratio erfolgen.

H

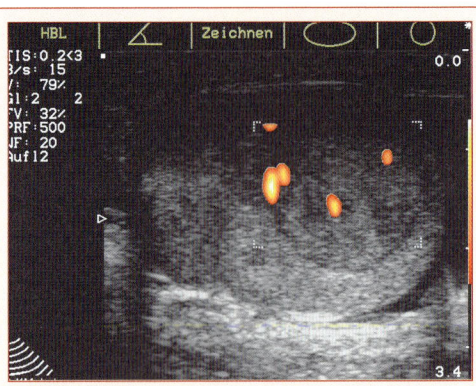

Abb. 3. Seminom [Power-Doppler-Sonografie]

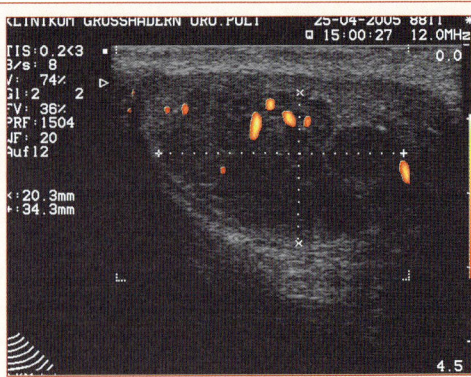

Abb. 4. Embryonalzellkarzinom [Power-Doppler-Sonografie]

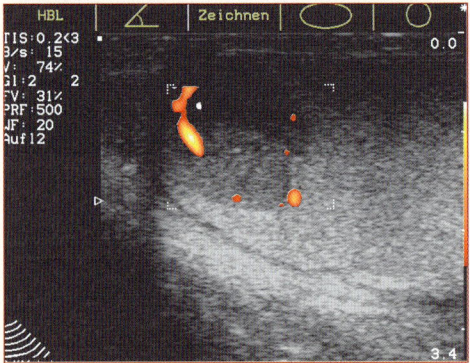

Abb. 5. Leydig-Zell-Tumor [Power-Doppler-Sonografie]

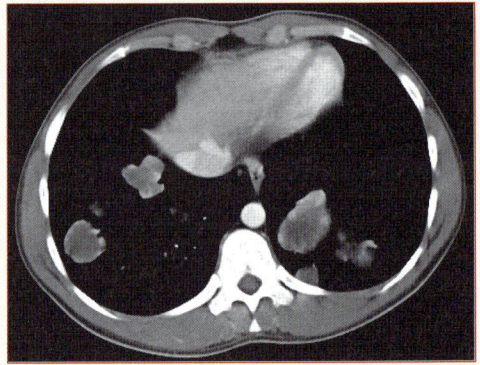

Abb. 6. Pulmonale Metastasen eines Nicht-Seminoms

Mindestens ein Tumormarker ist initial bei 75 % der Hodentumoren erhöht. Bei einer AFP-Erhöhung im Serum wird dies als Hinweis auf einen Kombinationstumor des Hodens gedeutet. Keine Erhöhung sind bei Seminomen und beim Chorionkarzinom nachzuweisen. Das β-HCG ist bei 15 % der Seminome und bei 75 % der Nicht-Seminome erhöht.

AFP, β-HCG und PLAP [nur Seminom] gelten als spezifische Verlaufstumormarker, das LDH als unspezifischer Marker.

Staging

Zur Ausbreitungsdiagnostik sind das CT-Abdomen/-Becken und CT-Thorax [Abb. 6 und 7] obligat. Beim hämatogen metastasierten Hodentumor sollte das Staging durch eine Skelettszintigrafie und durch ein

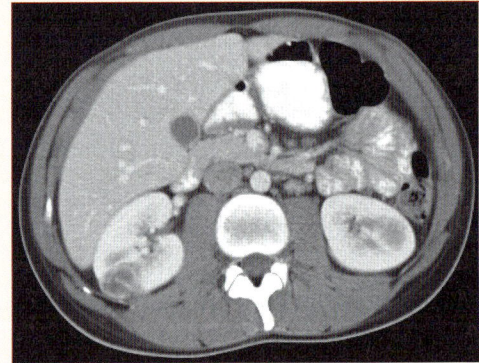

Abb. 7. Nierenmetastase eines Nicht-Seminoms

Schädel-CT bzw. -MRT ergänzt werden. Die Magnetresonanztomografie des Abdomens/Beckens stellt derzeitig keine geeignete Staging-Untersuchung dar, das MRT des Hodens ist der Sonografie nicht überlegen. Die Wertigkeit der 18F-FDG-PET bzw. -PET/CT wird z.Zt. in Studien evaluiert und sollte aufgrund einer fehlenden Validierung nur speziellen Fragestellungen vorbehalten sein.

Differenzialdiagnose

Häufigste Fehldiagnosen bei Einweisung sind die Epididymitis und Epididymo-Orchitis sowie die Hydrozele [10 % aller Hodentumoren durch Begleithydrozele maskiert]. Differenzialdiagnostisch kommen die Sperma-

tozele, die Hämatozele, die Hodentorsion, die Hodentuberkulose und die Skrotalhernie in Betracht
[Tab. 2].

> ❗ **Jede unklare Raumforderung des Hodens bedarf
> einer Abklärung mittels inguinaler Freilegung.**

Therapie

Besteht aufgrund der klinischen Untersuchung mit
Palpation und Sonografie des Skrotalinhaltes der Verdacht auf einen Hodentumor, muss die Hodenfrei-
legung erfolgen. Über einen Inguinalschnitt wird die
Externusaponeurose gespalten, die Blutperfusion im
Funiculus spermaticus mit einer weichen Klemme
unterbrochen, der Testikel über den äußeren Leistenring nach inguinal luxiert und mit Tüchern umlegt.
Anschließend werden die Hodenhüllen eröffnet und
das Hodengewebe inspiziert. Bei Unsicherheit hinsichtlich der Dignität muss eine Biopsie und ggf. die
Enukleation des Tumors erfolgen, um im Rahmen einer Schnellschnittuntersuchung eine histologische
Diagnose vom Pathologen zu erhalten. Bestätigt sich
der Verdacht auf einen malignen Keimzelltumor, besteht die onkologische Therapie in einer **hohen inguinalen Semikastratio testis**, bei der Samenstrang mit
begleitenden Gefäßen am inneren Leistenring auf Höhe der peritonealen Umschlagsfalte getrennt voneinander ligiert und abgesetzt werden [Abb. 8].
Die Biopsie des kontralateralen Hodens von skrotal
aus wird weiterhin kontrovers diskutiert. Zum Zeitpunkt der Semikastratio testis können in 5–8 % der
Patienten eine testikuläre intraepitheliale Neoplasie

Tab. 2. Differenzialdiagnosen der Hodentumoren

Epididymitis	Entzündungszeichen, Harnwegsinfekt, Druck-dolenz, Nebenhoden sonografisch verplumpt, Hoden meist mit homogenem Echomuster
Epididymitis tuber-culosa	kontenförmige Auftreibung des Ductus deferens [Rosenkranz-Phänomen]
Hämatozele	Anamnese mit Trauma
Hodentorsion	Anamnese, Druckdolenz, Hypoperfusion im Duplex-Modus, positives Prehn-Zeichen
Mumpsorchitis	simultane Parotitis
Skrotalhernie	Palpation, Auskultation, Ultraschall
Spermatozele	Hoden mit homogenem Echomuster, Sperma-tozele [Nebenhoden] echofrei

Anmerkung: Besteht bei einem jungen Mann eine retroperitoneale
und/oder mediastinale Raumforderung, ist auch an einen extragonadalen Keimzelltumor zu denken. Die Diagnose wird durch Erhöhung der
genannten Tumormarker verifiziert. Bei einem Drittel der Fälle besteht
gleichzeitig eine testikuläre intraepitheliale Neoplasie [TIN]. Diese kann
mittels Hodenbiopsie gesichert werden. In der Regel erfolgt jedoch
zunächst eine systemische platinbasierte Chemotherapie aufgrund des
extragonadalen Befundes. Die notwendige sekundäre Abklärung der
Hoden sollte frühestens sechs Monate nach Abschluss der Chemotherapie
durchgeführt werden. Bei unauffälligen Tumormarkerwerten können eine
Diagnosesicherung durch Biopsie aus dem Tumorprozess erfolgen oder
unter der Verdachtsdiagnose eines extragonadalen Keimzelltumors das
Ansprechen auf die Chemotherapie beobachtet und das weitere Vorgehen
festgelegt werden.

[TIN] nachgewiesen werden, die als obligate Präkanzerose gilt. Leitlinien empfehlen eine Biopsie nur bei Patienten, die jünger als 30 Jahre sind und deren Hodenvolumen < 12 ml beträgt, da hier das Risiko einer TIN
bei 34 % liegt. Die Therapie der TIN im kontralateralen Hoden besteht in der Radiatio mit 20 Gy. Da bei dieser
Therapieform alle Spermatogenesezellen abgetötet werden, muss mit dem Patienten die irreversible Infertilität
besprochen werden. Bei ca. 25 % wird gleichfalls die Leydig-Zellfunktion gestört, sodass diese Patienten einen
substitutionspflichtigen Testosteronmangel entwickeln können.

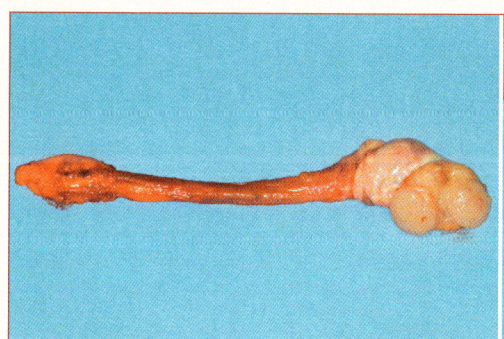 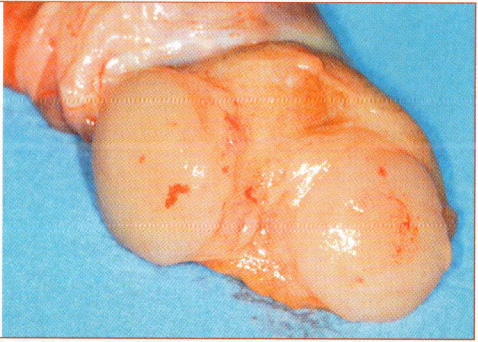

Abb. 8. Links: Operationspräparat mit Samenstrang, begleitenden Gefäßen, eröffneten Hodenhüllen; **rechts:** Schnittfläche des Tumors mit dem typischen
fischfleischartigen Aspekt des Seminoms

Stadiengerechte Therapie

Die stadiengerechte Therapie richtet sich nach dem Stadium der Erkrankung und der Histologie des Tumors nach WHO. Neben der **TNM-Klassifikation** [Tab. 3] hat sich die **Lugano-Klassifikation** [Tab. 4] und bei den fortgeschrittenen Tumoren die **Einteilung nach Prognosekriterien** [IGCCCG, Tab. 5] durchgesetzt.

Grundsätzlich besteht die Möglichkeit folgender stadiengerechter Therapieregime:

- Die **Wait-and-see-Strategie** sollte nur von Urologen/Onkologen mit sehr umfangreicher Erfahrung in der Betreuung von Patienten mit Hodentumoren [Seminom CS I oder Nicht-Seminom CS I – *Low-risk*-Gruppe] gewählt werden. Nachteil ist der sehr hohe Aufwand an engmaschigen Kontrolluntersuchungen [Sonografie, Computertomografie, Tumormarker], die zu zusätzlichen Kosten führen und gleichzeitig eine optimale Compliance des Patienten verlangen. Die psychische Komponente der Wait-and-see-Strategie darf dabei nicht unterschätzt werden, da die Rezidivrate bei ca. 20 % liegt, Rückfälle bis 9 Jahre nach der Diagnosestellung auftreten können und die dann benötigte Therapie intensiver sein wird. Auf der anderen Seite können auf diese Weise eine Übertherapie bei einem Großteil der Patienten vermieden werden [z.B. beim reinen Seminom im Stadium I ~ 80 %].

- Die **retroperitoneale Lymphadenektomie** [RLA] hat ihren Stellenwert in der Diagnostik und Behandlung der Patienten mit nicht-seminomatösen Hodentumoren. Neben der diagnostischen Option zur Verifizierung des Tumorstadiums [CS I, 70 % haben keine LK-Metastasen und sind daher übertherapiert] macht dieser operative Eingriff auch bei einem Teil der Patienten einen therapeutischen Sinn [CS IIA+B] und hat – nach Modifikationen in der Operationstechnik – lediglich eine geringe Morbidität mit wenig Komplikationen [Infertilität, retrograde Ejakulation]. Nach den neuesten interdisziplinären Leitlinien durch europäische Experten wird die Indikation zur RLA auf diejenigen Patienten [CS I] eingeschränkt, die sich nicht für die primäre Chemotherapie [z.B. eingeschränkte Nierenfunktion] oder die *Wait-and-see*-Strategie [z.B. schlechte Compliance] eignen. Bei den Patienten im CS IIA empfehlen die gleichen Leitlinien die RLA nur bei Markerfreiheit und bei Patienten im CS IIB nur nach primärer Chemotherapie. Die Indikation zur RLA muss auch bei Patienten nach Chemotherapie zur Residualtumorresektion gestellt werden.

- Die **Radiatio** hat ihren Stellenwert in der Behandlung des Seminoms vom klinischen Stadium I bis IIB [Abb. 9]. Während im Stadium I die adjuvante Radiotherapie auf eine Devitalisierung okkulter Metastasen abzielt und bis vor kurzem als Standardtherapie galt, muss heute nach evidenzbasierten Kriterien dem Patienten als Alternative eine systemische Chemotherapie mit Carboplatin oder die Surveillance-Strategie empfohlen werden. Patienten mit einem Seminom im CS I weisen nur in 20 % der Fälle okkulte Metastasen auf, sodass die Monochemotherapie wie auch die Radiatio eine Übertherapie bei 80 % der Patienten darstellt. Die Strahlendosis wird derzeitig von 26 auf 20 Gy herabgesetzt. Rezidive sind nach adjuvanter Bestrahlung mit 3–4 % recht niedrig und beschränken sich auf nicht-bestrahlte Regionen. Ohne Einschränkung werden Seminome des Stadiums IIA [30 Gy] und IIB [36 Gy] sowie die TIN [20 Gy] einer Radiotherapie zugeführt.

- Die **Chemotherapie** ist durch internationale Konsensempfehlungen hinsichtlich der Indikation, der Auswahl der Chemotherapeutika und der Anzahl der Zyklen in engen Grenzen festgelegt. Dabei finden neben dem klassischem **PEB-Schema** [Cisplatin* 20 mg/m^2, Etoposid* 100 mg/m^2, Bleomycin* 30 mg/m^2] das **PEI-Schema** [Cisplatin* 20 mg/m^2, Etoposid* 75 mg/m^2, Ifosfamid* 1.200 mg/m^2] Anwendung. Beim Seminom CS I wird inzwischen die Carboplatin*-Monotherapie [1–2 Zyklen] als Alternative zu Radiatio und Surveillance-Strategie empfohlen. Ab Seminomen mit CS IIC und III besteht die Indikation zur Polychemotherapie mit 4 Zyklen PEB-Schema [Ausnahme: Seminom CS IIC – günstiges Risiko: 3 Zyklen PEB-Schema]. Nicht-Seminome im CS I – *high-risk* – sowie alle anderen Nicht-Seminome werden einer Polychemotherapie mit 2 bis 4 Zyklen nach dem PEB-Schema behandelt.

Der Therapiealgorithmus für die Indikationsstellung der stadiengerechten Therapie der Seminome und Nicht-Seminome [Abb. 10 und 11] macht die Komplexität der Therapie bei den Hodentumoren deutlich.

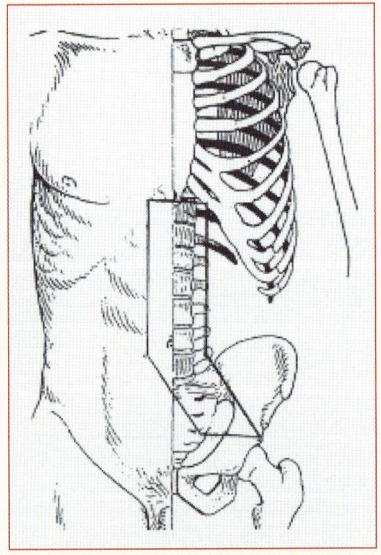

Abb. 9. Strahlenfeld beim linksseitigen Seminom CS IIA + IIB

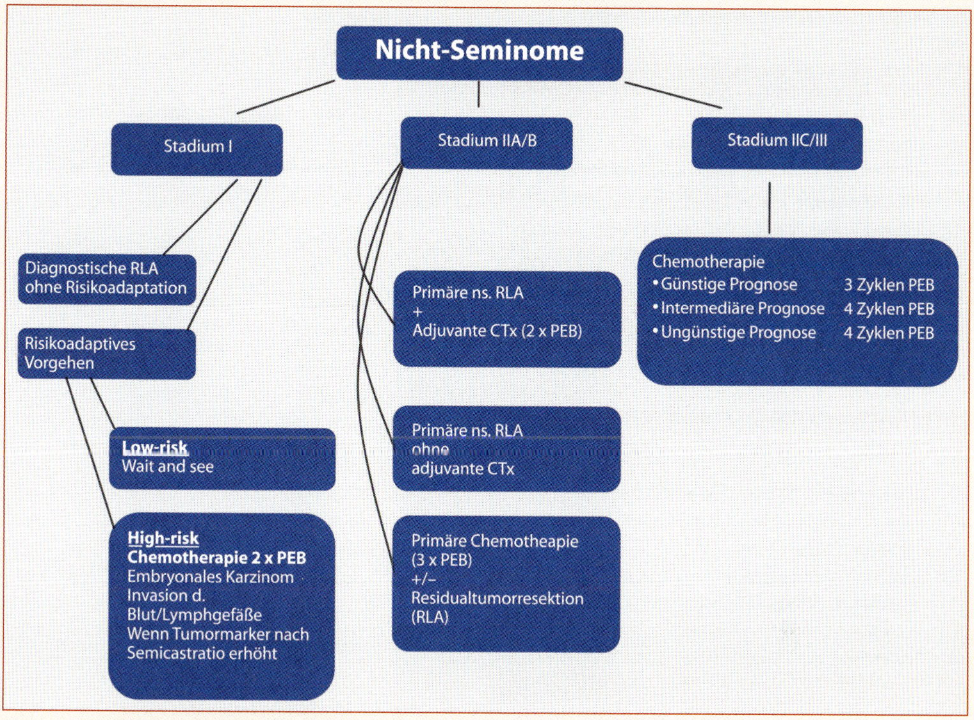

Abb. 10. Therapie-Algorithmus der Nicht-Seminome. ns. = Nerv-schonend

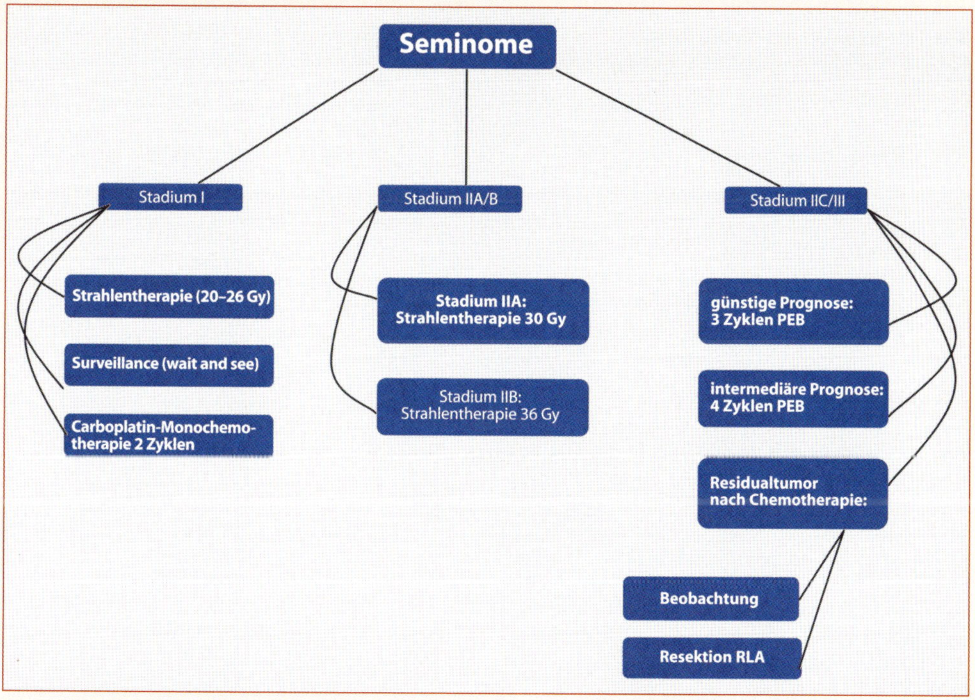

Abb. 11. Therapie-Algorithmus der Seminome

Tab. 3. TNM-Klassifikation der Keimzelltumoren nach UICC [6. Auflage 2003]

Klassifikation des Primärtumors [pT]	
pT0:	keine Anzeichen eines Primärtumors
pTis:	intratubulärer Tumor [Carcinoma in situ, TIN]
pT1:	Tumor begrenzt auf Hoden und Nebenhoden ohne Lymph-/Blutgefäßinvasion
pT2:	Tumor begrenzt auf Hoden und Nebenhoden mit Lymph-/Blutgefäßinvasion oder Tumor mit Ausdehnung durch die Tunica albuginea in die Tunica vaginalis
pT3:	Tumor infiltriert den Samenstrang mit/ohne Lymph-/Blutgefäßinvasion
pT4:	Tumor infiltriert das Skrotum mit/ohne Lymph-/Blutgefäßinvasion

Klassifikation von Lymphknotenmetastasen [cN und pN]	
NX:	regionäre Lymphknoten können nicht untersucht werden
N0:	kein Hinweis für regionäre Lymphknotenmetastasen
N1:	regionäre Lymphknotenmetastasen < 2 cm im Durchmesser, Anzahl < 5
N2:	regionäre Lymphknotenmetastasen ≥ 2 cm und ≤ 5 cm im Durchmesser oder Anzahl > 5 mit einem max. Durchmesser ≤ 5 cm
N3:	regionäre Lymphknotenmetastasen > 5 cm

Klassifikation von Fernmetastasen [M]	
MX:	Fernmetastasen können nicht beurteilt werden
M0:	kein Hinweis auf Fernmetastasen
M1a:	nicht-regionäre Lymphknoten- oder Lungenmetastasen
M1b:	viszerale Metastasen außerhalb der Lunge

Klassifikation von Serumtumormarkern [S]	
SX:	Serumtumormarker wurden nicht bestimmt bzw. liegen nicht vor
S0:	Tumormarker im Normbereich
S1:	LDH < 1,5 × Norm und HCG < 5.000 U/l und AFP < 1.000 ng/ml
S2:	LDH 1,5–10 × Norm oder HCG 5.000–50.000 U/l oder AFP 1.000–10.000 ng/ml
S3:	LDH > 10 × Norm oder HCG > 50.000 U/l oder AFP > 10.000 ng/ml

Komplikationen

Bei etwa 3/4 der Patienten mit einem Keimzelltumor des Hodens findet sich zum Zeitpunkt der Diagnose eine **Einschränkung der Fertilität**. Diese krankheitsassoziierte Fertilitätsstörung ist aber teilweise reversibel, sofern durch die Therapie selbst keine Schäden gesetzt werden. Langfristig sind 75–95 % der Patienten als potenziell fertil anzusehen, wenn als Therapiemaßnahme nur die inguinale Orchiketomie und eine nervschonende RLA erfolgen. Da selbst bei der nervschonenden Operation eine retrograde Ejakulation auftreten kann, sollte bei allen Patienten vor diesem Eingriff eine Kryokonservierung von Sperma angeboten werden.

Tab. 4. Lugano-Klassifikation

Stadium 0	pTis	N0	M0	S0, SX
Stadium I				
Ia	pT1	N0	M0	S0
Ib	pT2–4	N0	M0	S0
Is	jedes pT/TX	N0	M0	S1–3
Stadium II				
IIA	jedes pT/TX	N1	M0	S0
	jedes pT/TX	N1	M0	S1
IIB	jedes pT/TX	N2	M0	S0
	jedes pT/TX	N2	M0	S1
IIC	jedes pT/TX	N3	M0	S0
	jedes pT/TX	N3	M0	S1
Stadium III				
IIIA	jedes pT/TX	jedes N	M1, M1a	S0
	jedes pT/TX	jedes N	M1, M1a	S1
IIIB	jedes pT/TX	N1–3	M0	S2
	jedes pT/TX	jedes N	M1, M1a	S2
IIIC	jedes pT/TX	N1–3	M0	S3
	jedes pT/TX	jedes N	M1, M1a	S3
	jedes pT/TX	jedes N	M1b	jedes S

Tab. 5. Prognose-Klassifikation der IGCCCG

Prognose-kategorie	Seminom	Nicht-Seminom	Überlebensrate
günstig	jede Primärlokalisation keine nicht-pulmonalen, viszeralen Metastasen jede Markerhöhe	gonadaler oder retroperitonealer Tumor keine nicht-pulmonalen, viszeralen Metastasen AFP < 1.000 ng/ml und HCG < 5.000 IU/l und LDH < 1,5 × Norm	> 90 %
intermediär	jede Primärlokalisation nicht-pulmonale, viszerale Metastasen [ZNS, Leber, Skelett, etc.] jede Markerhöhe	gonadaler oder retroperitonealer Tumor keine nicht-pulmonalen, viszeralen Metastasen AFP 1.000–10.000 ng/ml oder HCG 5.000–50.000 IU/l oder LDH 1,5–10 × Norm	> 75 %
ungünstig		primärer mediastinaler Keimzelltumor gonadaler oder retroperitonealer Tumor mit nicht-pulmonalen Metastasen [ZNS, Leber, Skelett, etc.] AFP > 10.000 ng/ml oder HCG > 50.000 IU/l oder LDH > 1,5–10 × Norm	≤ 50 %

Diese Vorsichtsmaßnahme trifft auch auf diejenigen Patienten zu, die sich einer Chemotherapie unterziehen müssen. Bei der Mehrheit kommt es zu einer teilweisen Normalisierung der Spermatogenese in einem Zeitraum von 2 bis 5 Jahren. Ein kleiner Teil der Patienten wird aber dauerhaft infertil als Folge der Chemotherapie bleiben. Auch die Leydig-Zellfunktion [Testosteronproduktion] kann gestört werden und bei einer kumulativen Cisplatindosis von 400 mg/m² und mehr eine dauerhafte Testosteronsubstitution notwendig werden.

Eine alleinige paraaortale Radiotherapie führt aufgrund der sehr geringen Streustrahlung am Hoden zu keiner messbaren Verringerung der Spermatogenese oder Funktionsstörung der Leydig-Zellen. Bei 20–30 % der Patienten tritt 3 bis 6 Monate nach der Chemotherapie eine Raynaud-Symptomatik an den Akren im Sinne einer **vaskulären Toxizität** auf. Bei ca. 50 % der Patienten bildet sich der vaskuläre Schaden innerhalb einiger Jahre wieder zurück.

Weiterhin sind thromboembolische Verschlüsse an den unteren Extremitäten, apoplektische Insulte und Myokardinfarkte im zeitlichen Zusammenhang mit der Chemotherapie beschrieben worden. Bei kumulativen Cisplatindosen von mehr als 400 mg/m² tritt bei der Mehrzahl der Patienten eine sensorische **Polyneuropathie** auf, die sich nach Monaten und Jahren zurückbilden kann. Hörverschlechterung und Tinnitus als Ausdruck einer **Ototoxizität** geben 20 % der Patienten nach Chemotherapie in der Langzeitnachsorge an. Eine signifikante **Nephrotoxizität** findet sich in 20 % der Fälle mit einer mäßigen Erhöhung des Serumkreatinins. Die kritische Grenzdosis des Bleomycins liegt bei etwa 360 mg mit konsekutiver Einschränkung der Diffusionskapazität als Ausdruck der **pulmonalen Toxizität**. Insbesondere Patienten mit ausgedehnten Lungenmetastasen tragen hier ein erhöhtes Risiko für bleomycininduzierte pulmonale Komplikationen.

Bei Langzeitüberlebenden mit Hodentumor zeigte sich nach Jahrzehnten eine Häufung **sekundärer Malignome**. Etoposidhaltige Chemotherapeutika erhöhen das Risiko von akuten Leukämien und myelodysplastischen Syndromen. Die Radiatio führt zu einem gehäuften Auftreten von soliden Tumoren, wobei nicht unerwähnt bleiben darf, dass in früheren Jahren andere Bestrahlungstechniken und Bestrahlungsfelder angewandt wurden. Eine Kurzzusammenstellung findet sich in Tabelle 6.

Tab. 6. Komplikationen nach Chemotherapie und Radiatio

- Einschränkung der Fertilität – 40 bis 50 %
- vaskuläre Toxizität – Raynaud-Phänomen – 30 %
- Ototoxizität – Innenohrschwerhörigkeit und Tinnitus – 20 %
- periphere sensorische Polyneuropathie – 15 %
- thromembolische Komplikationen – Myokardinfarkt, apoplektischer Insult
- Nephrotoxizität – Niereninsuffizienz
- pulmonale Insuffizienz – Diffusionsstörung
- sekundäre Malignome

Kryokonservierung

Abnorme Spermiogramme bei Patienten mit Keimzelltumoren sind nicht selten. Daher sollten vor jeder weiterführenden Therapie vor oder nach der Orchiektomie ein Spermiogramm und eine Kryokonservierung durchgeführt werden.

Prognose

Die Heilungsrate des Hodentumors beträgt stadienunabhängig 94 %. Im klinischen Stadium I kann von einer Heilung in annähernd 100 % der Fälle ausgegangen werden und selbst im Stadium IIA und IIB sind Heilungsraten bis 97 % dokumentiert.

Die Risikostratefizierung für metastasierte Hodentumoren erfolgt nach der Konsensus-Prognoseklassifikation der IGCCCG. In dieser Prognoseklassifikation kommt den Tumormarkern HCG, AFP und LDH eine herausragende Stellung als Prognoseparameter zu [s. Tab 5]. Die 5-Jahres-Überlebensrate der günstigen Prognosegruppe liegt bei über 90 %. Die intermediäre Prognosegruppe hat eine 5-Jahres-Überlebensrate von 79 %, während in der ungünstigen Prognosegruppe diese Rate auf lediglich 48 % abfällt.

Prävention

Dystope Hoden haben ein deutlich erhöhtes Risiko einen Hodentumor zu entwickeln. Die Ursache der erhöhten Tumordisposition beim Kryptorchismus ist noch nicht geklärt. Bisher fehlen klinische Daten, ob eine frühzeitige Lagekorrektur [medikamentös oder operativ] vor dem Abschluss des 2. Lebensjahres eine Verminderung des Krebsrisikos bewirken kann. Die früher geübte Praxis zwischen dem 5. und 12. Lebensjahr eine Funikulolyse und Orchidopexie durchzuführen, konnte das Risiko nicht verringern.

Quellenhinweise

Abb. 1, 2, 10, 11: AM-productions, Wiesloch

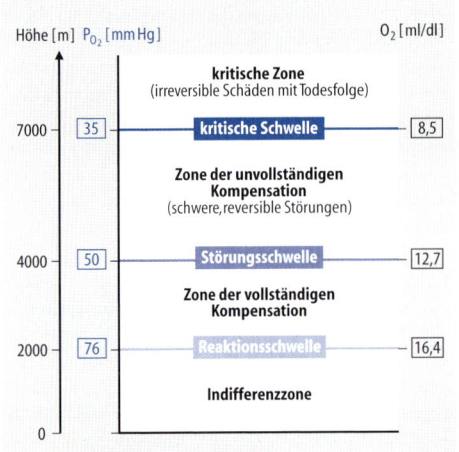

Höhe [m] P_{O_2} [mmHg] O_2 [ml/dl]

kritische Zone
(irreversible Schäden mit Todesfolge)

7000   35   **kritische Schwelle**   8,5

Zone der unvollständigen Kompensation
(schwere, reversible Störungen)

4000   50   **Störungsschwelle**   12,7

Zone der vollständigen Kompensation

2000   76   **Reaktionsschwelle**   16,4

Indifferenzzone

0

Abb. H57. Höhenkrankheit. Höhenbedingter Sauerstoffmangel

Tab. H16. Höhenkrankheit. Vergleich verschiedener Parameter bei Höhenbewohnern und Tieflandbewohnern

	4540 m ü.M.	Meereshöhe
Blut		
Erythrozyten (Mio/µl)	6,44	5,11
Retikulozyten (Tausend/µl)	46	18
Thrombozyten (Tausend/µl)	419	401
Leukozyten (Tausend/µl)	7,0	6,7
Hämatokrit (%)	60	47
Hämoglobingehalt (g/l)	201	156
Blutvolumen (ml/kg)	101	80
Plasmavolumen (ml/kg)	39	42
pH-Wert, arterielles Blut	7,39	7,41
Pufferbasen (mmol/l)	45,6	49,2
Atemzeitvolumen in Ruhe, BTPS (1 x min^{-1} x kg^{-1})	0,19	0,13
pO_2 alveolär (mm Hg)	51	104
pCO_2, alveolär (mm Hg)	29,1	38,6
Arterielle O_2-Sättigung in Ruhe (%)	81	98
Herzfrequenz in Ruhe (min^{-1})	72	72
Blutdruck in Ruhe (mm Hg)	93/63	116/79

die **chronische Höhenkrankheit** ist ein in den Höhenlagen der Anden vorkommendes Syndrom mit großem Thorax, Polyzythämie und hohem Myoglobin- und Hämingehalt von Muskel und Geweben als Anpassung an den chronischen Sauerstoffmangel

Höhen|schie|len *nt: Syn: Strabismus verticalis*; Schielen, bei dem ein Auge nach oben oder unten abwandert; stellt das rechte Auge höher als das linke, spricht man von **Hypertropie**, steht es tiefer von **Hypotropie**

Hohl|fuß *m: Syn: Pes cavus, Pes excavatus*; definiert als eine Überhöhung des Fußlängsgewölbes; bildet die Ferse den tiefsten Punkt, spricht man von **Hackenhohlfuß**, ist der Vorfuß tiefer von **Ballenhohlfuß**; am häufigsten ist der **idiopathische Hohlfuß**, der sich zwischen dem 8. und 12. Lebensjahr entwickelt und bis zum Abschluss des Wachs-

tums fortschreitet; andere Ursachen sind Friedreich-Ataxie, Myelodysplasie, Spina bifida, Muskeldystrophien und Lähmungen; **Klinik:** außer dem Hohlfuß findet man noch eine Varusstellung der Ferse, Krallenzehen und Spreizfuß [**Hohlspreizfuß**]; **Therapie:** Einlagen, evtl. orthopädische Schuhe; nach Wachstumsabschluss Mittelfußosteotomie mit dorsaler Keilosteotomie zur Abflachung des Längsgewölbes

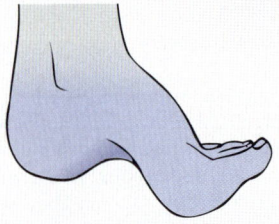

Abb. H58. Hohlfuß

Hohl|zahn *m: Syn: Galeopsis segetum*; Pflanze aus der Familie der Lippenblütler [Lamiaceae]; verwendet werden die getrockneten oberirdischen Pflanzenteile [**Lieber-Kräuter**, Galeopsidis herba]; sie enthalten Gerbstoffe, Saponine, Betaine und Iridoide; **Anw.:** bei Atemwegsentzündungen

Hohmann-Keilosteotomie *f: Syn: Hohmann-Operation*; Keilosteotomie des Metatarsalknochens zur Korrektur des Hallux✳ valgus; die Sehne des Musculus abductor hallucis wird medial und unten an die Gelenkkapsel genäht

Hohmann-Operation *f*: **1.** → *Hohmann-Keilosteotomie* **2.** bei Hammerzehe Resektion des Köpfchens der Grundphalanx und Raffung der Streckersehne **3.** bei chronischer Epicondylitis [Tennisellenbogen] Durchtrennung der Ursprünge der Handstrecker am Epicondylus lateralis humeri

Hol|der|bee|ren *pl: Syn: Holunderbeeren, Sambuci fructus; s.u. Holunder, schwarzer*

Holmes-Phänomen *nt: Syn: Holmes-Stewart-Phänomen, Rückstossphänomen, Rückschlagphänomen, Reboundphänomen*; überschießende Rückbewegung nach plötzlicher Aufhebung eines entgegengerichteten Widerstandes bei Kleinhirnerkrankungen

Holmium-YAG-Laser-Resektion der Prostata *f: Syn: Holmium-Laser-Resektion; s.u. Essay Benignes Prostatahyperplasie-Syndrom S. 1295*

Hol|o|kar|bo|xy|la|se|syn|the|ta|se|man|gel *m*: hereditärer Defekt des Biotinstoffwechsels, der sich oft schon im Neugeborenenalter mit einer akuten Stoffwechselkrise manifestiert; *s.u. Essay Störungen des Aminosäurestoffwechsels und Harnstoffzyklus S. 43*

Holter-Monitoring *nt: s.u. Essay Elektrokardiogramm S. 317*

Holthouse-Hernie *f*: kombinierte Schenkel- und Leistenhernie; *s.a. Essay Eingeweidebrüche/Hernien S. 577*

Hollun|der, schwarzer *m: Syn: deutscher Flieder, Sambucus nigra*; Strauch aus der Familie der Geißblattgewächse [Caprifoliaceae]; verwendet werden die **Holunderblüten** [Sambuci flos; enthalten Flavonoide, Steroide und Triterpene; fördern die Schweiß- und Bronchialsekretion]; **Holunderrinde** [Sambuci cortex, enthält Triterpene, Gerbstoffe], **Holunderblätter** [Sambuci folium; enthalten Flavonoide, Triterpene, Sterole], **Holderbeeren** [Holunderbeeren, Sambuci fructus] und **Holunderwurzel** [Sambuci radix]; **Anw.:** Blüten und Blätter als Tee [**Fliedertee**] als schweißtreibendes Mittel [Diaphoretikum] bei Erkältungen; traditionell auch bei rheumatischen Erkrankungen und Ödemen; die Wurzel und Rinde als Abführ- und Brechmittel; in der Homöopathie bei Atemwegsentzündungen [v.a. Bronchitis] und Nachtschweiß bei grippalen Infekten

Holz|schuh|herz *nt: Syn: Coeur en sabot; s.u. Fallot-Tetralogie*

Holz|staub|lun|ge *f: Syn: Papierstaublunge*; exogen-allergische Al-

Hodgkin-Lymphome

Syn.: Morbus Hodgkin, maligne Lymphogranulomatose, Hodgkin-Paltauf-Steinberg-Krankheit, Paltauf-Steinberg-Krankheit, Lymphogranulomatosis maligna

Abk.: HL, HD

B. Klimm, V. Diehl

Definition

Das Hodgkin-Lymphom [HL] ist ein malignes Lymphom, das erstmals 1832 von Thomas Hodgkin beschrieben wurde. Im Frühstadium ist die Erkrankung prinzipiell auf Lymphknoten und lymphatisches Gewebe begrenzt, später kann es jedoch zum systemischen Befall extralymphatischer Organe [z.B. Leber, Lunge, Knochenmark, Knochen] kommen.

Histologie

Das **klassische Hodgkin-Lymphom** [cHL] weist als Diagnosemerkmal in den befallenen Lymphknoten wenige, aber typische Tumorzellen auf, die so genannten einkernigen **Hodgkin-Zellen** oder mehrkernigen **Reed-Sternberg-Zellen** [HRS]. Umgeben werden diese charakteristischen Zellen von einer bunten Zytologie durch Ansammlung reaktiver Lymphozyten, Eosinophilen, Histiozyten und Plasmazellen. Je nach Subtyp zeigt sich eine mehr oder weniger ausgeprägte Sklerose. Eine Sonderform neben den Typen des klassischen HL ist das **lymphozytenprädominante HL** [LPHL], ehemals auch noduläres Paragranulom genannt, bei dem die Tumorzellen als **lymphozytäre und histiozytäre** [L&H-] **Zellen** bezeichnet werden. Die histologische Differenzierung folgt der WHO-Klassifikation [Tab. 1].

Tab. 1. WHO-Klassifikation des Hodgkin-Lymphoms

Maligne lymphatische Systemerkrankungen: Hodgkin-Lymphom
Klassisches Hodgkin-Lymphom [cHL]
• Nodulär sklerosierendes Hodgkin-Lymphom [NS, Grad 1 und 2]
• Hodgkin-Lymphom gemischter Zellularität [MC]
• Lymphozytenreiches klassisches Hodgkin-Lymphom [LR]
• Lymphozytenarme Form des Hodgkin-Lymphoms [LD]
Noduläres lymphozytenpredominantes Hodgkin-Lymphom [LPHL]

Ätiologie

Die Ätiologie ist weitestgehend unbekannt. Als Ursprung der malignen Zellen konnte für die meisten Fälle eine monoklonale Abstammung von B-Zellen des Keimzentrums nachgewiesen werden, die jedoch keine spezifischen Antikörper produzieren und der normalen Apoptose entgehen. Ätiologisch wird ein Zusammenspiel verschiedenster Risikofaktoren angenommen, darunter eine mögliche Beteiligung von Viren in der Vorgeschichte [EBV, TT-Viren] oder eine Immundysregulation. Auch könnten erbliche Faktoren bzw. eine genetische Veranlagung eine Rolle spielen, da es gelegentlich familiäre Häufungen bei Kindern und Geschwistern, insbesondere eineiigen Zwillingen, gibt.

Epidemiologie

Das Hodgkin-Lymphom macht nur ungefähr 0,5 % aller Tumorerkrankungen aus und zeigt eine über die letzten Jahrzehnte gleichbleibend niedrige Inzidenz mit 2–3 neu erkrankten Personen pro 100.000 pro Jahr. Das mittlere Erkrankungsalter liegt mit 41 Jahren niedrig, ein Gipfel liegt im jungen Erwachsenenalter [20.–30. Lebensjahr]. Die Mortalität hat innerhalb der letzten 30 Jahre, insbesondere seit den 90er-Jahren, durch Therapieverbesserungen erheblich abgenommen und liegt bei ca. 0,5 pro 100.000 pro Jahr.

Symptomatik

Das Leitsymptom der Erkrankung ist die sichtbare oder tastbare Schwellung peripherer stammnaher Lymphknoten, in 70 % der Fälle zervikal [Abb. 1], seltener supraklavikulär, axillär oder inguinal. Die Lymphknoten können Kartoffelsack-ähnlich zu Paketen verbacken sein und sind normalerweise schmerzlos. Je nach Stadium und Ausprägung berichten Patienten über allgemeine Symptome wie Abgeschlagenheit, Leistungsminderung, Juckreiz oder selten den Lymphknotenschmerz nach Alkoholgenuss. Daneben gibt es charakteristische

B-Symptome:
- Fieber > 38 °C [undulierender Verlauf: Pel-Ebstein-Fieber] und/oder
- starker Nachtschweiß und/oder
- Gewichtsverlust [> 10 % des Körpergewichts in 6 Monaten], jeweils ohne andere erklärende Ursache.

Auf einen Mediastinalbefall können Druckgefühl, Husten, Dyspnoe oder eine obere Einflussstauung hinweisen. Abdominaler Befall geht öfter mit B-Symptomen einher. Eine Hepatosplenomegalie kann auf einen disseminierten Befall hinweisen, aber auch die normal große Leber und Milz können befallen sein. In fortgeschrittenem Stadium kommt es gelegentlich zu Knochenschmerzen, neurologischen oder endokrinologischen Störungen.

Klinischer und histologischer Befund
Die Anamnese umfasst die klinische Symptomatik, die Dynamik des Lymphknotenwachstums, vorangegangene Virusinfektionen und familiäre hämatologische Erkrankungen. Zur körperlichen Untersuchung gehören insbesondere das Abtasten aller zugänglichen Lymphknotenschwellungen sowie die abdominelle Palpation von Milz, Leber und Resistenzen.
Die Diagnose der Erkrankung erfolgt durch histologische Sicherung und ist aus therapeutischen und prognostischen Gründen unerlässlich. Hierzu wird eine [wenn nötig wiederholte] Biopsie vergrößerter Lymphknoten durchgeführt, wenn erforderlich auch durch Mediastinoskopie oder abdominelle Entnahme,

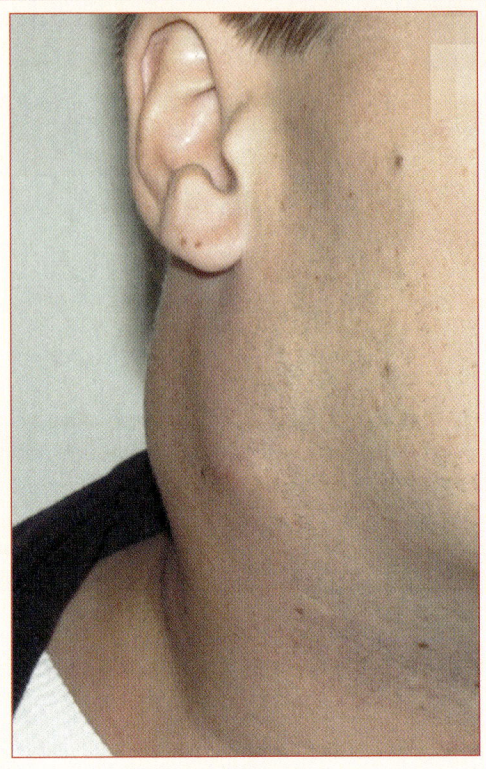

Abb. 1. **Leitsymptom.** Schwellung peripherer stammnaher Lymphknoten

und an einen erfahrenen Hämatopathologen geschickt. Eine Referenzdiagnostik ist empfehlenswert. Eine alleinige Zytologie durch Feinnadelpunktion reicht keineswegs aus, andererseits verbessert auch ein ausgedehntes Ausräumen aller Lymphknoten nicht die Prognose.

Diagnostik

❗ **Der Stellenwert einer exakten, bildgebenden Diagnostik ist besonders hoch, da nur die genaue Stadieneinteilung eine risikoadaptierte Therapie erlaubt.**

Die Untersuchungen richten sich auf Lymphknoten- und Organveränderungen, das Übergreifen der Erkrankung auf benachbarte Strukturen sowie den Nachweis von Lymphknoten in untypischer Lage und Formation.

Labor
Die Laboruntersuchungen dienen sowohl der Bestimmung von Risikofaktoren als auch der Feststellung der Organfunktionen und somit der Durchführbarkeit der Therapie. Als Untersuchungen vor Therapie werden empfohlen: Blutbild inklusive Differenzialblutbild, Elektrolyte, Gerinnungsstatus, BSG, GOT, GPT, γ-GT, AP, LDH, Glucose, Bilirubin, Kreatinin, Harnstoff, Harnsäure, Gesamteiweiß, Albumin, Krea-Clearance, TSH basal, EBV, Hepatitis B, Hepatitis C, HIV 1/2-Antikörpersuchtest.
Das Hodgkin-Lymphom kann eine Reihe von Veränderungen der Laborwerte zeigen, die allerdings nicht spezifisch sind. Niedrige Leukozyten- und Thrombozytenwerte machen einen Knochenmarkbefall wahrscheinlich. Die alkalische Phosphatase [AP] kann sowohl bei Leber- als auch bei Knochenbefall erhöht sein, aber auch Normalwerte sind mit einem Befall vereinbar. Die LDH ist beim Morbus Hodgkin – anders als bei den hochmalignen Non-Hodgkin-Lymphomen* – seltener und weniger stark erhöht. Die BSG ist abhängig von der Höhe als Risikofaktor einzustufen. Bei schlechten Organfunktionen [z.B. Leber, Niere] muss evtl. die Diagnostik weiter intensiviert werden und möglicherweise eine Dosisanpassung der Therapeutika erfolgen bzw. das geplante Therapieschema komplett verändert werden.

Röntgen-Thorax
Standard ist die Aufnahme des Thorax in 2 Ebenen.

Sonografie
Standard ist die Sonografie des Abdomens mit der Dokumentation von vergrößerten Lymphknoten, Inhomogenitäten von Milz, Leber und weiteren Bauchorganen.
Die Sonografie kann weiterhin zur Beurteilung der Weichteile insbesondere des Halses eingesetzt werden.

Computertomografie
Die Computertomografie [CT] von Hals, Thorax und Abdomen [einschließlich der Leistenregion] gilt heute als Standard. Nach der Nativaufnahme erfolgt ein weiteres CT mit Kontrastmittel. Die Lückenlosigkeit und Qualität der CT-Aufnahmen ist für die Beurteilung entscheidend.

Knochenmarkbiopsie
Für die Beckenkammbiopsie mit der Jamshidi-Nadel gilt die Spina iliaca posterior superior als günstigster Punktionsort. Die Länge des Knochenzylinders sollte ca. 1,5 cm betragen und zur Beurteilung an einen erfahrenen Hämatopathologen geschickt werden.

Skelettszintigrafie
Bei jedem Patienten wird eine Skelettszintigrafie als Suchmethode für Knochenbefall durchgeführt.

Echokardiografie und Lungenfunktionsuntersuchungen
Die Durchführung der kardiologischen Parameter dient der Erfassung vorbestehender Herzerkrankungen, um ggf. bei eingeschränkter Herzfunktion die Therapie modifiziert zu planen. Bei der Lungenfunktion sollten PO_2, PCO_2, DCO und Vitalkapazität bestimmt werden. Bei stark eingeschränkter Auswurfleistung des Herzens ist eine Therapie mit Anthrazyklinen, bei pathologischer Lungenfunktion eine Therapie mit Bleomycin ggf. nicht möglich. Auch ist die Erhebung der kardialen und pulmonalen Funktion wichtig als Ausgangswert für die spätere Erfassung von möglichen Langzeittoxizitäten der Therapie.

Fakultative Diagnostik [Kernspintomografie, Leberbiopsie, PET]
Klinisch verdächtige extranodale Befälle oder Organbefälle sind mit den entsprechenden Methoden weiter abzuklären [z.B. Röntgen- oder MRT-Zielaufnahmen bei Verdacht auf Knochenbefall]. Die Kernspintomografie kann anstelle der Computertomografie z.B. bei bekannter Kontrastmittelallergie eingesetzt werden. Die früher bei infradiaphragmalem Befall noch routinemäßig durchgeführte Leberbiopsie findet heute nur noch in Ausnahmefällen statt. Ist sie in bestimmten Sonderfällen und bei Therapierelevanz dennoch indiziert, sollten mithilfe bildgebender Diagnostik eventuell vorliegende Inhomogenitäten genau dargestellt werden, um eine gezielte Punktion durchzuführen. Die Aussagekraft der Positronemissionstomografie [FDG-PET] bei HL ist gegenwärtig Gegenstand klinischer Studien.

Stellenwert von Lymphangiografie, Laparotomie und Splenektomie
Die bipedale Lymphangiografie wird heute nicht mehr durchgeführt. Die explorative Laparotomie mit Splenektomie wurde früher trotz der hohen Komplikationsrate [OP-Risiko, OPSI-Syndrom, etc.] durchgeführt, da die alleinige Radiotherapie noch die bevorzugte Standardtherapie bei den frühen Stadien darstellte. Durch bessere Bildgebung sowie durch Einführung der Chemotherapie auch in frühen Stadien ist die explorative Laparotomie mit Splenektomie heute in der Regel nicht mehr indiziert.

Fertilitätsdiagnostik
Zur Bestimmung der Gonadenfunktion bei nicht abgeschlossener Familienplanung wird bei Frauen prätherapeutisch die Zyklusanamnese dokumentiert, bei Männern ein Spermiogramm durchgeführt und ggf. FSH, LH, Testosteron bestimmt. Zusätzlich sollte unbedingt auf die Möglichkeit prätherapeutischer Sperma-Kryokonservation hingewiesen werden. Bei Frauen wird der genaue Stellenwert von Kontrazeptiva und GnRH-Analoga bei der Protektion der ovariellen Fertilität unter Chemotherapie derzeit in klinischen Studien ermittelt. Eine Kryokonservation von Eizellen und Ovargewebe ist noch als sehr experimentell zu betrachten.

Stadieneinteilung und Risikofaktoren
Die klinische Stadieneinteilung [Stadium I–IV] erfolgt nach der **modifizierten Ann-Arbor-Klassifikation** [Tab. 2]. **B-Symptome** [Fieber, Nachtschweiß, Gewichtsverlust] treten in etwa einem Drittel der Fälle auf. Fehlen sie,

Tab. 2. Klinische Stadieneinteilung nach der Ann-Arbor-Klassifikation

Stadium	Beschreibung
I	Befall einer einzigen Lymphknotenregion [I,N] oder Befall einer einzigen Lymphknotenregion mit Übergriff auf benachbartes extralymphatisches Gewebe oder einzelner, lokalisierter Herd in einem extralymphatischen Organ [I,E] [exklusive Leberbefall: immer Stadium IV]
II	Befall von 2 oder mehr Lymphknotenregionen auf der gleichen Seite des Zwerchfells [II,N] oder lokalisierter Befall eines extralymphatischen Gewebes und einer oder mehrerer Lymphknotenregionen auf der gleichen Seite des Zwerchfells [II,E]
III	Befall von Lymphknotenregionen beidseits des Zwerchfells ± Milzbefall oder Befall von Lymphknotenregionen beidseits des Zwerchfells ± Milzbefall zusätzlich zu lokalisiertem Befall extralymphatischen Gewebes. III$_1$ mit oder ohne Befall von Milz, Milzhilus, zöliakalen LK, Leberpforte III$_2$ mit Befall von paraaortalen, iliakalen, mesenterialen LK
IV	Nichtlokalisierter, diffuser oder disseminierter Befall eines oder mehrerer extralymphatischer Organe oder Gewebe, mit oder ohne Befall des lymphatischen Systems
N	nodal [Lymphknoten, Milz, Thymus, Waldeyer-Rachenring, Appendix und Peyer-Plaques]
A	keine Symptome
B	Fieber > 38 °C, Nachtschweiß, Gewichtsverlust von > 10 % in den letzten 6 Monaten
X	Bulk, große Lymphommassen [großer Mediastinaltumor > 1/3 des Thoraxdurchmessers; Lymphom > 10 cm im größten Durchmesser]
E	Beteiligung eines einzelnen extranodalen Organs per continuitatem oder nahe eines befallenen LK

so erhalten die Stadien I bis IV den Zusatz A, wenn mindestens eines der B-Symptome vorliegt den Zusatz B. Als Risikofaktoren gelten klinische Merkmale, die zusätzlich zum Ann-Arbor-Stadium das Risiko für eine ungünstige Prognose erhöhen. In den Studien der *Deutschen-Hodgkin-Lymphom-Studiengruppe* [DHSG] werden die folgenden Befunde als Risikofaktoren bei der Therapieplanung berücksichtigt:
a) Großer Mediastinaltumor ist definiert als Tumor, dessen größte Ausdehnung größer oder gleich einem Drittel des knöchernen Thoraxquerdurchmessers entspricht. Diese Maße werden anhand der p.a. Röntgenaufnahme bestimmt. Gemessen wird auf Zwerchfellhöhe von den Rippeninnenseiten an.
b) Extranodalbefall wird definiert als umschriebene Beteiligung von extralymphatischem Gewebe, d. h. entweder durch direktes Einwachsen aus einem beteiligten Lymphknoten oder mit engem anatomischem Bezug. Auch zwei oder mehr E-Befälle sind mit einem Stadium II oder III verträglich.
c) Hohe BSG ist definiert als mindestens 30 mm in der ersten Stunde bei B-Symptomatik, sonst mindestens 50 mm/h.
d) Befall von mindestens 3 Lymphknotenarealen.

🛑 *Vorsicht*: **Für die Festlegung des Stadiums ist die Anzahl und Lokalisation der Lymphknotenregionen [Abb. 2a] wichtig, für die Festlegung des Risikofaktors d] jedoch die Anzahl der Lymphknotenareale [Abb. 2b], die nicht identisch sind, sondern zum Teil mehrere Regionen umfassen.**

Differenzialdiagnose
Alle anderen Entitäten von benignen und malignen Lymphadenopathien bilden die Differenzialdiagnose zum Hodgkin-Lymphom. Benigne Lymphadenopathien können infektiöser Genese sein, z.B. bakteriell [vor allem pyogene und tuberkulöse Manifestationen], viral [z.B. EBV, HIV, CMV, Katzenkratzkrankheit], durch Pilze [z.B. Coccidioidomykose] oder Parasiten [z.B. Toxoplasmose]. Eine reaktive Genese wird beispielsweise bei Sarkoidose, Hauterkrankungen, Bindegewebserkrankungen oder Einnahme bestimmter Medikamente [z.B. Diphenylhydantoin] beobachtet. Bei malignem Ursprung kommen andere maligne Lymphome sowie Lymphknotenmetastasen anderer solider Tumoren in Betracht.

🛑 **Die Diagnose HL kann nur histologisch durch den Pathologen gestellt werden.**

Die Unterscheidung zwischen den verschiedenen Typen der Hodgkin- und Non-Hodgkin-Lymphome ist nicht immer einfach und sollte möglichst durch ein Referenzzentrum für Lymphknotenpathologie bestätigt werden. Ganz selten gibt es „composite Lymphoma" mit Anteilen von beiden Entitäten zugleich.

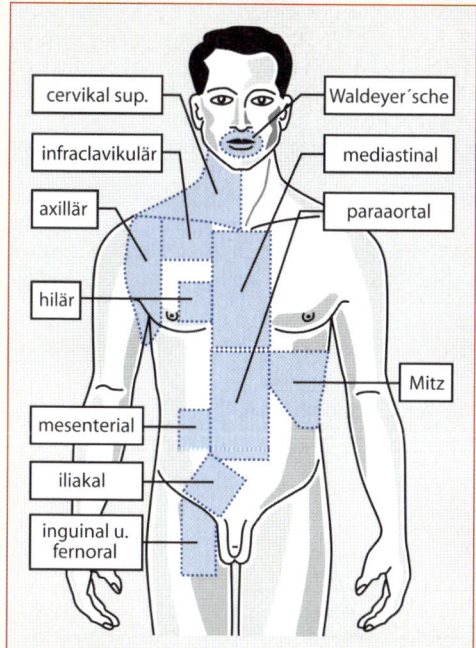

Abb. 2a. Lymphknotenregionen

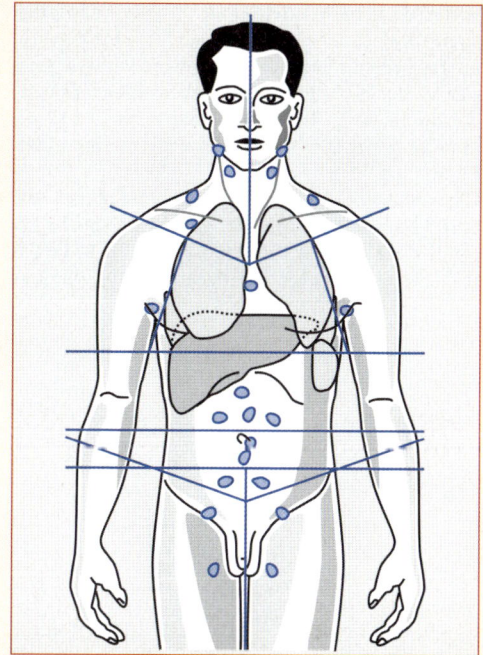

Abb. 2b. Lymphknotenareale

H

Therapie

Primärtherapie

Abhängig vom jeweiligen Stadium und Risikoprofil wird eine Primärtherapie für frühe, intermediäre oder fortgeschrittene Stadien empfohlen. Mit der Therapie wird unmittelbar nach Abschluss der initialen Staginguntersuchungen begonnen. Generell ist die Durchführung der Primärtherapie im Rahmen von klinischen Studien wünschenswert, sofern die Patienten die Ein- und Ausschlusskriterien erfüllen und ihr Einverständnis geben. Die Chemotherapie sollte von hämatologisch erfahrenen Ärzten und Zentren durchgeführt werden, die sich mit den Schemata und Begleitmedikationen auskennen, und Risiken, Nebenwirkungen sowie Früh- und Spättoxizitäten erkennen und richtig einschätzen können.

Frühe Stadien. Die moderne Therapie der frühen Stadien sieht die Kombination einer gering toxischen Chemotherapie mit einer Strahlentherapie der befallenen Lymphknotenareale in **Involved field-Technik** [IF, s.u.] vor. In klinischen Studien wird geprüft, wieviel Zyklen und welche Substanzen einer Polychemotherapie [ABVD = Adriamycin [Doxorubicin*], Bleomycin*, Vincristin* und Dacarbazin*] in Kombination mit welcher Bestrahlungsintensität das rezidivfreie Überleben verbessern oder bei gleich bleibender Effektivität die Toxizität verringern. **Standardtherapie sind derzeit 2 Zyklen ABVD gefolgt von 30 Gy IF-Strahlentherapie** bzw. Einschluss in die Therapiestudie HD13 [Abb. 3A]. Aufgrund seines besonders benignen Verlaufs stellt die Therapie des streng lokalisierten LPHL [Stadium IA ohne Risikofaktoren] eine Ausnahme dar. Hier werden derzeit Patienten mit alleiniger 30 Gy IF-Bestrahlung behandelt. Auch werden für das lokalisierte LPHD die primäre *Watch and wait-Strategie* nach operativer Entfernung und der Einsatz von Rituximab* in der *First-line-Therapie* in klinischen Studien geprüft.

Intermediäre Stadien. Die Patienten erhalten in der Regel 4 Zyklen einer Polychemotherapie und eine anschließende IF-Bestrahlung. **Standardtherapie sind derzeit 4 Zyklen ABVD und 30 Gy IF**. In klinischen Studien wird geprüft, ob die Bestrahlungsdosis verringert werden kann, ohne das Überleben zu verschlechtern. Ebenso werden neue intensivere Therapieschemata, die Erfolg bei fortgeschrittenen Stadien zeigten, auf ihr Wirkungs- und Toxizitätsprofil hin geprüft, da das FFTF [freedom from treatment failure] und das Gesamtüberleben bei intermediären Stadien noch relativ eng bei demjenigen fortgeschrittener Stadien liegt. Aktuelle Therapiestudie ist HD14 [Abb. 3B].

H

Fortgeschrittene Stadien. In der Therapie der fortgeschrittenen Stadien werden initial 8 Zyklen einer intensiven Polychemotherapie durchgeführt. Durch Einführung des BEACOPP-eskaliert-Schemas konnte auch für fortgeschrittene Stadien eine deutliche Verbesserung des FFTFs und des Gesamtüberlebens nach 5 Jahren erzielt werden [siehe Prognose]. Daher stellen **8 Zyklen BEACOPP-Schema** [Bleomycin*, Etoposid*, Adriamycin [Doxorubicin*], Cyclophosphamid*, Oncovin [Vincristin*], Procarbazin* und Prednisolon*] eskaliert – zumindest in der DHSG – **die derzeitige Standardtherapie für diese Patientengruppe** dar. Eine anschließende Bestrahlung auf einen Tumorrest sollte interdisziplinär auf der Basis der Ergebnisse im Restaging nach Gabe der Chemotherapie entschieden werden. Im Rahmen der HD12 sowie der aktuellen HD15-Studie wird derzeit analysiert, ob eine Reduktion der Chemotherapie-bedingten Toxizität durch Reduktion von 8 Zyklen BEACOPP eskaliert auf 6 Zyklen bzw. 4 Zyklen [+ 4 BEACOPP basis] oder durch Anwendung des BEACOPP-14-Schemas [keine eskalierte Dosis, dafür zeitgeraffte Verabreichung] ohne Effektivitätsverlust möglich ist. Auch wird die

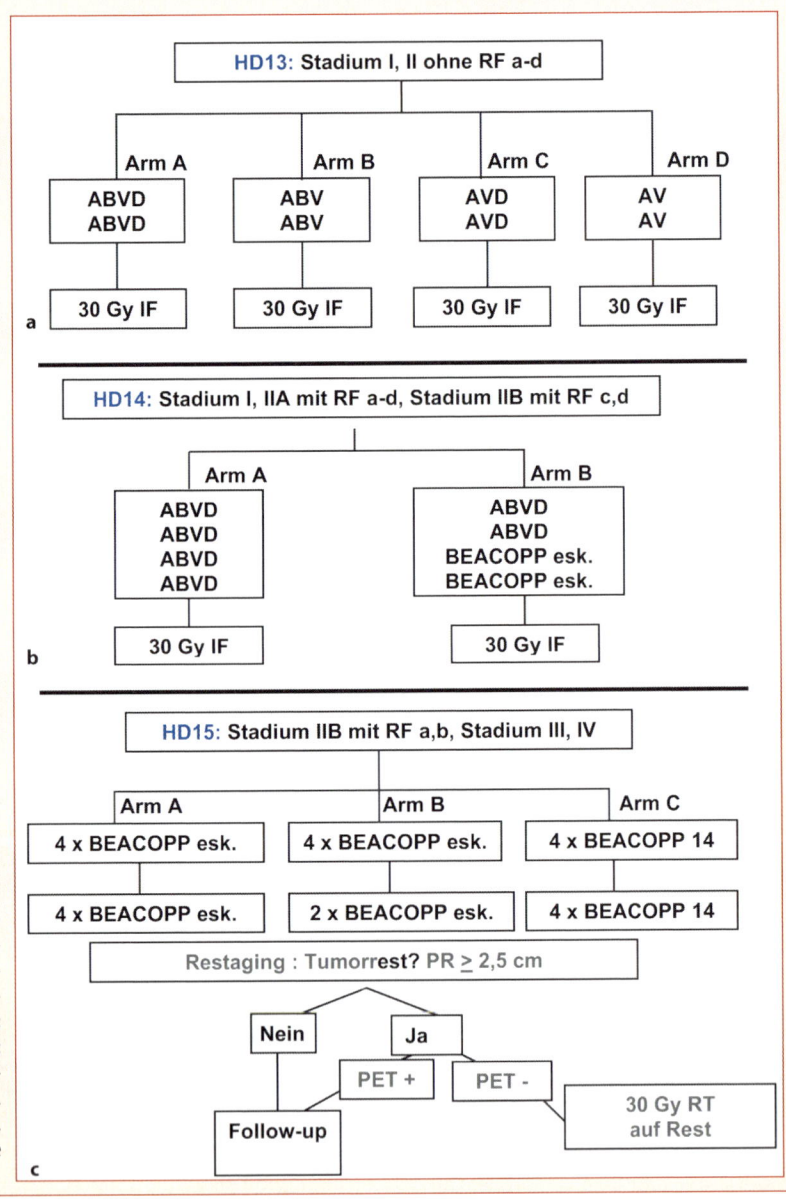

Abb. 3. Aktuell rekrutierende Studien der DHSG (Beginn 2003) in der Primärtherapie des Hodgkin-Lymphoms. A. HD13 (frühe); B. HD14 (intermediäre); C. HD15(fortgeschritteneStadien). Risikofaktoren (RF): a. großer Mediastinaltumor, b. Extranodalbefall, c. hohe BSG, d. ≥ 3 LK-Areale

Aussagefähigkeit des FDG-PETs für die Notwendigkeit einer Strahlentherapie auf vitale Tumorreste über 2,5 cm im Rahmen der HD15-Studie geprüft [Abb. 3C]. Außerhalb von Studien werden in der Regel nodale Resttumoren ≥ 1,5 cm und verdächtige lokalisierte Knochenläsionen nachbestrahlt. Ob ggf. auf eine Strahlentherapie nach erfolgreicher Chemotherapie vollständig verzichtet werden kann, ist Gegenstand aktueller Studien.

Primärtherapie für ältere Patienten und Kinder. Für Patienten über 60 Jahre wird ein BEACOPP-Schema in der Regel aufgrund der erhöhten Komplikationsrate mit vermehrter Hämatotoxizität und Infektionsrate nicht mehr empfohlen. Abhängig von Organfunktionen und Begleiterkrankungen können ältere Patienten in intermediären und fortgeschrittenen Stadien in spezielle Therapiestudien eingebracht werden oder angepasst an ihre Situation evtl. mit ABVD oder anderen Schemata in kurativer Intention therapiert werden. Für Kinder besteht die Möglichkeit in Kinderstudien behandelt zu werden.

Strahlentherapie. Die Strahlentherapie sollte bei frühen und intermediären Stadien möglichst bereits vor Beginn der Chemotherapie geplant werden. Bei ausreichender Knochenmarksreserve beginnt sie zügig nach Abschluss der Chemotherapie und erfolgtem Zwischen-Restaging. Die Größe der Bestrahlungsfelder richtet sich bei frühen und intermediären Stadien nach dem initialen Befall, bei fortgeschrittenen Stadien nach der Größe eines möglichen Resttumors. Hohe Strahlendosen sowie große Strahlenfelder [z.B. Mantelfeld], die in **Extended field-Technik** [EF] bestrahlt werden, finden in der primären Therapie keine Anwendung mehr. Stattdessen wird heutzutage das Prinzip der **Involved field-Technik** [IF] genutzt, d.h. die ausschließliche Bestrahlung klinisch manifest befallener Lymphknotenregionen. Standard ist derzeit eine Bestrahlung mit 30 Gy IF nach Chemotherapie für frühe und intermediäre Stadien. Fortgeschrittene Stadien erhalten ggf. 30 Gy Radiatio auf Restgewebe. Einzeldosis 1,8–2 Gy täglich an 5 Tagen, 10 Gy Wochendosis. Ob in bestimmten Fällen eine Reduktion der Strahlendosis [z.B. von 30 auf 20 Gy] erfolgen kann, wird durch aktuelle Studienauswertungen ermittelt.

Rezidivtherapie

Ein Rezidiv ist definiert als das Auftreten neuer oder Wiedererscheinen initialer Tumorläsionen oder B-Symptome nach kompletter Remission frühestens nach 3 Monaten nach Therapieende, bei kürzerem Intervall spricht man von Progress. Im Fall eines Rezidivs oder Progresses ist ein neues Staging inklusive neuer Histologie zur genauen Erfassung der Krankheitsausbreitung erforderlich. Ziel der Rezidivtherapie ist das Erreichen einer erneuten anhaltenden Remission. Für die Wahl der Rezidivtherapie spielen viele Faktoren eine bedeutende Rolle, darunter fallen: Stadium und histologischer Subtyp von Primärtumor und Rezidiv, histologische Sicherung [**Cave**: Sekundärneoplasien], Alter des Patienten, Dauer der Remission [3–12 Monate = Frührezidiv, > 12 Monate = Spätrezidiv], initiale Therapie, Rezidiv im oder außerhalb des Strahlenfeldes, etc. Kurative Therapieoptionen eines Rezidivs können je nach Situation und Vortherapie eine Salvagestrahlentherapie, eine konventionelle Salvagechemotherapie, eine Antikörpertherapie, oder [in den meisten Fällen] eine Hochdosischemotherapie [HDCT] mit autologer Stammzelltransplantation [ASCT] beinhalten. Für die Entscheidungsfindung sollte immer ein hämatologisches Zentrum konsultiert werden.

Hochdosischemotherapie und autologe Stammzelltransplantation. Die autologe Stammzelltransplantation nach Hochdosistherapie hat sich gegenüber der autologen Knochenmarktransplantation [ABMT] als Standard durchgesetzt. Mithilfe der peripheren Blutstammzelltransplantation und der Gabe von Wachstumsfaktoren können effektive Chemotherapieschemata in hohen Dosen gegeben werden. Wichtige prognostische Faktoren für die Hochdosischemotherapie mit autologer Stammzelltransplantation sind der Zeitraum zwischen Primärtherapie und Rezidiv, die Chemosensitivität des Tumors und das Stadium vor Therapiebeginn. Weiterhin beeinflusst die Tumormasse das Ergebnis der Hochdosistherapie. Daher sollte das Tumorvolumen vor Beginn einer Chemotherapie mit konventioneller Salvagechemotherapie verringert werden. Die **Hochdosischemotherapie mit autologer Stammzelltransplantation** weist gute Ergebnisse auf [HDR1- und HDR2-Studie der DHSG] und hat sich daher als **Standard in der Rezidivtherapie** durchgesetzt.

Experimentelle Rezidivtherapie. Bei Patienten mit multiplem Rezidiv kommen nach Ausschöpfung aller Standards evtl. auch experimentelle Optionen infrage. Die allogene Stammzelltransplantation konnte sich aufgrund der hohen transplantationsassoziierten Mortalität noch nicht als Rezidivtherapie durchsetzen. Eine mögliche Alternative zu der klassischen allogenen Transplantation stellt die allogene Stammzelltransplantation nach einer nicht-myeloablativen Konditionierung [Mini-Allo] dar. Aktuell soll dieser Ansatz mit deutlich verminderter Toxizität innerhalb einer HD-R-Allo-Studie geprüft werden.

Ziel von **Antikörpertherapien** dagegen ist die selektive Destruktion residueller Tumorzellen. Das Hodgkin-Lymphom ist für immuntherapeutische Ansätze besonders geeignet, da die H-RS-Zellen auf ihrer Zelloberfläche eine große Menge von Antigenen [CD30, CD25] exprimieren, die nur bei wenigen anderen Zellen zu finden sind. Diese Eigenschaft und auch die sehr gute Vaskularisierung der Lymphknoten, die das Anschwemmen monoklonaler Antikörper über den Blutweg gewährleistet, bilden die Grundlage der antikörper-basierten Immuntherapie. Gegenwärtig werden verschiedene Ansätze geprüft: Immuntoxine, bispezifische Antikörper, Radionuklide oder monoklonale Antikörper. Offene Phase-I/II-Studien aus diesem Bereich können bei der DHSG erfragt werden.

Die Wirksamkeit von Rituximab*, eines Antikörpers gegen CD20, konnte bereits für das CD20-positive LPHL [noduläres Paragranulom] gezeigt werden, sodass die Einführung der Substanz in der Ersttherapie des streng lokalisierten LPHL im Stadium IA ohne Risikofaktoren diskutiert wird. Antikörpertherapien werden in der Regel extrem gut von den Patienten toleriert und können in bestimmten Fällen erfolgreich eingesetzt werden. Sie ersetzen allerdings keinesfalls die etablierten Primärtherapien.

Palliative Therapie

Abhängig von Alter, Vortherapie, dem Krankheitsverlauf und sonstigen Erkrankungen eines Patienten sollte beraten werden, ob ein kuratives Vorgehen noch sinnvoll und möglich ist oder ein palliatives Therapiekonzept vorzuziehen ist bzw. als einzige Möglichkeit verbleibt. Mit einer palliativen Therapie kann häufig noch eine zufriedenstellende Linderung von Beschwerden und eine Verbesserung der Lebensqualität, öfters sogar partielle Remissionen erlangt werden. Mehrere Monotherapien können gewählt werden, die ggf. durch eine Kortikosteroidtherapie ergänzt werden. Gemcitabin* wurde in einer Phase-II-Studie geprüft und erwies sich als geeignete Palliativchemotherapie, auch für Patienten mit teilweise multiplen Vortherapien. Alternative Monotherapien können Substanzen wie Vinorelbin*, Vinblastin*, Idarubicin* oder Etoposid* beinhalten.

Prognose

Mit Einführung der Chemotherapie vor der Strahlentherapie in frühen Stadien konnte die ehemals hohe Rezidivrate und somit das ereignisfreie Überleben [FFTF] deutlich verbessert werden: FFTF nach 5 Jahren 91 % bei 2× ABVD und Strahlentherapie versus 75 % bei alleiniger Strahlentherapie; 5-Jahres-Gesamtüberleben ca. 94 % [HD7-Studie der DHSG]. In den intermediären Stadien liegt das 5-Jahres-FFTF nach kombinierter Radiochemotherapie bei ca. 83 % und das Gesamtüberleben bei ca. 91 % [HD8-Studie der DHSG]. Auch in den fortgeschrittenen Stadien ließ sich in den letzten Jahren mit der Intensivierung der Polychemotherapie durch Einführung des BEACOPP-eskaliert-Schemas eine deutliche Verbesserung der Heilungsraten erzielen: Das 5-Jahres-FFTF liegt damit bei 87 %, das Gesamtüberleben bei 91 % [HD9-Studie der DHSG].

Die Prognose für Patienten mit einem Rezidiv ist von verschiedenen Faktoren abhängig, wie Vortherapie, Zeitraum bis zum Rezidiv, Stadium im Rezidiv etc. Generell konnte das ereignisfreie Überleben durch Einführung der Hochdosischemotherapie sowohl für Früh- als auch für Spätrezidive deutlich gebessert werden, für Frührezidive auf > 41 %, für Spätrezidive auf ca. 75 % [HD-R1-Studie der DHSG]. Bei Patienten mit primär progredientem Krankheitsverlauf sind die tumorfreien und Gesamt-Überlebensraten jedoch sehr schlecht. Auch Patienten, die aufgrund von hohem Alter oder Komorbiditäten nicht in Studien eingeschlossen werden können oder Organdysfunktionen aufweisen, die eine entsprechende Therapie nicht erlauben, haben teilweise eine deutlich schlechtere Prognose.

Vorsorge und Nachsorge

Aufgrund der ungeklärten Ätiologie gibt es zur Prävention keine klaren Empfehlungen. Für die Früherkennung ist auf die unter Symptomatik beschriebenen Zeichen zu achten. Unklare Lymphknoten-Vergrößerungen, die länger als 3 Wochen bestehen oder progredienten Verlauf zeigen, sollten auch bei sonstiger Symptomfreiheit und unauffälligen Blutbild zügig histologisch abgeklärt werden.

Für die Nachsorge ist wichtig: Etwa 2/3 aller Rezidive treten in den ersten 2,5 Jahren nach Therapie auf, über 90 % in den ersten 5 Jahren. Daher wird im ersten Jahr nach 3, 6 und 12 Monaten eine Nachsorge empfohlen, dann halbjährlich und ab dem 5. Jahr jährlich. Auch sollte auf das Auftreten von Sekundärneoplasien [AML, NHL oder solide Tumoren] geachtet werden, die durch die Therapie begünstigt werden können [insbesondere nach den früher üblichen hohen Stahlendosen und großen Strahlenfeldern]. Ein sinnvoller Untersuchungskatalog kann bei der DHSG erfragt werden. Patienten können bei Wunsch auch an Selbsthilfegruppen teilnehmen.

Quellenhinweise

Abb. 2, 3: AM-productions, Wiesloch

veolitis durch Inhalation von Pilzsporen [Alternaria, Actinomyces] bei Arbeitern in Sägewerken oder Papierfabriken; *s.a. Essay Lungen- und Atemwegserkrankungen durch Arbeit und Umwelt S. 1265*

Homans-Operation *f*: Ligatur der Vena femoralis wird an der Einmündung der Vena femoralis profunda als operative Embolieprophylaxe bei tiefer Beinvenenthrombose; *s.a. Essay Thrombose und Embolie S. 1527*

Homans-Zeichen *nt*: Schmerzen in Wade und Kniekehle bei passiver Dorsalflexion des Fußes als Zeichen einer Thrombose der tiefen Unterschenkelvenen

Hom|a|tro|pin *nt*: Tropinester der Mandelsäure; **Homatropinhydrobromid** und **Homatropinmethylbromid** werden als Mydriatikum in Augentropfen verwendet

Ho|mo|cys|te|in|äl|mie *f*: → *Hyperhomocysteinämie*

Ho|mo|cys|tin|äl|mie *f*: → *Hyperhomocysteinämie*

Ho|mo|cys|tin|u|rie *f*: *Syn:* Homozystinurie; bei der Homocystinausscheidung im Harn unterscheidet man nach der Ursache **Homocystinurie Typ I** oder **klassische Homocystinurie** [autosomal-rezessiver Defekt der Cystathionin-β-synthetase] und **Homocystinurie Typ II** oder **5',10'-Methyltetrahydrofolatreduktase-Mangel**; *s.u. Essay Störungen des Aminosäurestoffwechsels und Harnstoffzyklus S. 43*

Ho|mo|gen|ti|sin|u|rie *f*: Homogentisinsäureausscheidung im Harn; *s.a. Alkaptonurie*

Ho|moi|o|plas|tik *f*: → *Homotransplantation*

Ho|moi|o|trans|plan|ta|ti|on *f*: → *Homotransplantation*

Ho|mo|ke|ra|to|plas|tik *f*: *Syn:* homologe Hornhautplastik; Keratoplastik unter Verwendung von homologem Material

Ho|mö|o|plas|tik *f*: → *Homotransplantation*

Ho|mo|plas|tik *f*: → *Homotransplantation*

Ho|mo|trans|plan|ta|ti|on *f*: *Syn:* homologe/allogene/allogenetische Transplantation, Homoplastik, Homoioplastik, Allotransplantation, Homoiotransplantation; plastische Operation mit Übertragung von homologem Gewebe, d.h. Gewebe von einem genetisch unterschiedlichen Individuum der gleichen Spezies [z.B. Geschwister, Spender]; *s.a. Essay Transplantationschirurgie S. 1549*

Hop|fen *m*: *Syn:* Humulus lupulus; Pflanze aus der Familie der Hanfgewächse [Cannabaceae]; verwendet werden die Fruchtstände [Hopfenzapfen, Lupuli strobulus], die ätherisches Öl und Bittersäuren [Humulon, Lupulon] enthalten; sie haben eine beruhigende und schlaffördernde Wirkung; selten werden auch die sog. **Hopfendrüsen** [Lupuli glandula] verwendet; **Anw.:** bei Schlafstörungen, Angst und Unruhe; traditionell auch bei nervösen Magen- und Gallebeschwerden sowie bei depressiven Verstimmungen; in der Homöopathie bei Schlaflosigkeit und Hautentzündungen mit Bläschenbildung

Hopf-Keratose *f*: *Syn:* Hopf-Syndrom, Acrokeratosis verruciformis; autosomal-dominante Verhornungsanomalie mit warzenartigen Papeln, v.a. an Hand- und Fußrücken; z.T. wird ein Übergang in ein spinozelluläres Karzinom beschrieben; **Therapie:** lokale Keratolytika

Hoppe-Goldflam-Syndrom *nt*: → *Myasthenia gravis pseudoparalytica*

Hor|de|o|lum *nt, pl* **-la**: Abszess der Lidranddrüsen mit Durchbruch nach außen [**Hordeolum externum**] oder innen [**Hordeolum internum**]; **Therapie:** Wärme [Rotlicht] zur Förderung der Abkapselung oder des Durchbruchs nach außen; evtl. Inzision; lokale Antibiotikabehandlung; bei Rezidiven [**Hordeolosis**] kann ein Diabetes mellitus vorliegen

Ho|ri|zon|tal|typ *m*: *s.u. Essay Elektrokardiogramm S. 317*

Hor|mon, atriales natriuretisches *nt*: *Syn:* atrialer natriuretischer Faktor, Atriopeptin, Atriopeptid, atriales natriuretisches Peptid; *s.u. natriuretisches Peptid*

Hor|mo|ne, gestagene Hormone *pl*: → *Gestagene*

Hor|mo|ne, östrogene *pl*: → *Östrogene*

Hor|mon, lipotropes *nt*: → *β-Lipotropin*

Hor|mon|the|ra|pie *f*: *Syn:* Hormonersatztherapie; allgemeine Bezeichnung für die Behandlung mit Hormonpräparaten; am häufigsten als Hormontherapie im Klimakterium und der Postmenopause; *s.u. Essay Klimakterische Störungen S. 805*

Horn|haut|de|ge|ne|ra|ti|on *f*: *Syn:* Keratonose; degenerative Er-

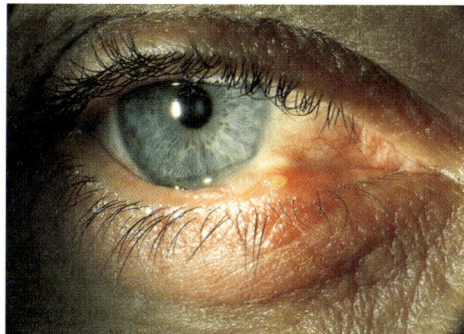

Abb. H59. Hordeolum

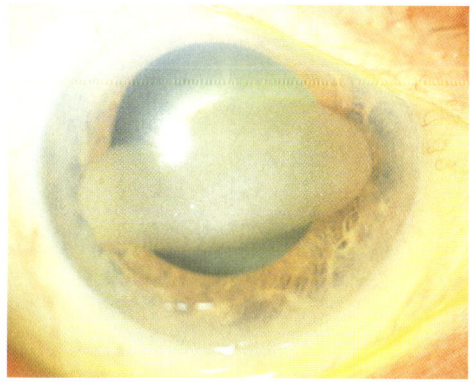

Abb. H60. Hornhautdegeneration. Bandförmige Hornhautdegeneration

H

krankung der Augenhornhaut; dazu gehören z.B. Arcus lipoides, Kayser-Fleischer-Ring, Randfurchenkeratitis und die **bandförmige Hornhautdegeneration** bei Patienten mit juveniler Polyarthritis

Horn|haut|durch|tren|nung *f*: → *Keratotomie*

Horn|haut|dys|tro|phie *f*: hereditäre Störung des Hornhautstoffwechsels, die zu Hornhauttrübung und Sehstörungen führt; die Dystrophie kann von Hornhautepithel, -stroma- oder -endothel ausgehen, meist betrifft die Trübung aber das Stroma; nach der Art der Trübung unterscheidet man **bröckelige, kristalline** oder **gittrige Hornhautdystrophie**; die Sehschärfe wird meist erst ab dem 2. Jahrzehnt beeinträchtigt; bei der autosomal-rezessiven **fleckigen Hornhautdystrophie** [Fehr-Syndrom] kommt es zu Mukopolysaccharidab-

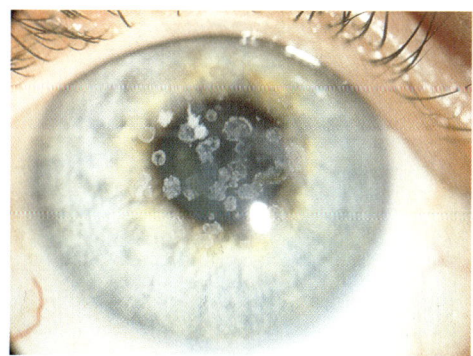

Abb. H61. Hornhautdystrophie. Bröckelige Hornhautdystrophie

H

lagerungen in der Hornhaut; sie beginnt bereits im 1. Lebensjahr und führt langfristig zu zunehmender Sehminderung bis hin zur rudimentären Hell-Dunkel-Wahrnehmung jenseits des 40.–50. Lebensjahres; **Therapie:** Hornhautplastik, Excimer-Laser-Chirurgie bei oberflächlichen Formen

Hornhautendothel-Mikroskopie f: *Syn: Endothelzellmikroskopie;* Untersuchung des Endothels der Hornhautrückfläche mit einem Spaltlampenmikroskop; durch eine spezielle Technik können die Zellgrenzen des Endothels gut dargestellt werden

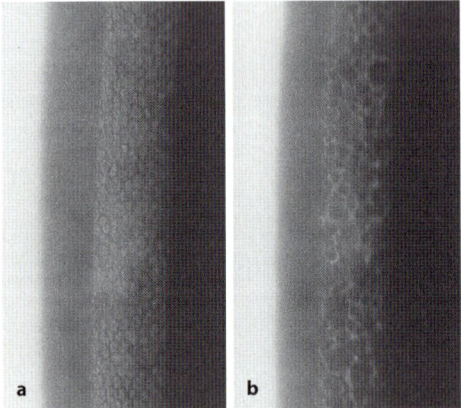

Abb. H62. Hornhautendothel-Mikroskopie. a Normalbefund, **b** vergrößertes und polymorphes Endothelmuster bei Endotheldystrophie [Cornea guttata]

Horn|haut|e|ro|si|on f: *Syn: Erosio corneae*; schmerzhafte Abschilferung des Hornhautepithels des Auges; sie ruft Tränenfluss, Lidkrampf und Augenrötung hervor, auch wenn die eigentliche Schädigung oft klein ist und erst nach Anfärben mit

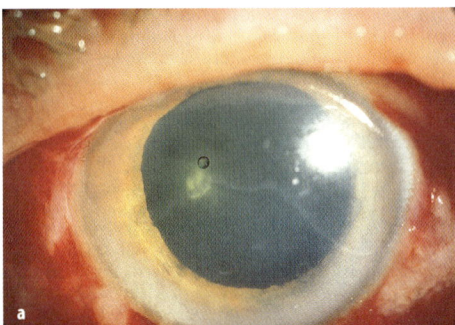

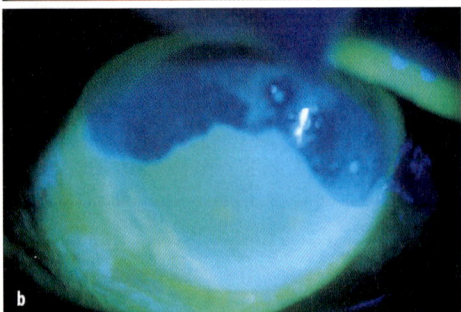

Abb. H63. Hornhauterosion. a Nativbild, **b** Färbung mit Fluoreszein und Beleuchtung mit Blaufilter

Fluoreszein sichtbar wird; als **Ursache** kommen v.a. mechanische Schädigung [Kontaktlinsen] oder Verätzung vor; **Therapie:** desinfizierende oder antibiotische Salbe, festsitzender Augenverband; **Prognose:** meist Abheilung innerhalb von 1–2 Tagen

Horn|haut|ge|schwür nt: *Syn: Ulcus corneae, ulzerative Keratitis;* bei Infektion der Hornhaut auftretendes Geschwür; wird meist durch Bakterien oder Viren [z.B. Herpeskeratitis], seltener durch Pilze verursacht; bei jüngeren Patienten sind sie oft durch verschmutzte oder zu lang getragene Kontaktlinsen verursacht, bei älteren Patienten findet man sie bei Abwehrschwäche und v.a. bei chronischem Alkoholismus; die häufigsten bakteriellen **Erreger** sind Staphylococcus aureus, Pneumokokken, Pseudomonas aeruginosa und seltener Moraxella lacunata, Escherichia coli, Serratia marcescens oder Proteus-Species; **klinisch** auffällig sind Rötung der Bindehaut, Lichtscheu, Schmerzen, Lidkrampf; das Hornhautinfiltrat kann makroskopisch oder mit der Spaltlampe sichtbar sein

die Keime dringen durch Läsionen des Epithels in die Hornhaut ein und bilden ein graues Geschwür mit einem typischen Leukozytenring; durch ringförmige Ausbreitung entsteht ein **Ringulkus** und meist auch eine Eiteransammlung in der vorderen Augenkammer [Hypopyon]; die Entzündung verursacht i.d.R. auch ein Einsprossen von Gefäßen in die Hornhaut, wobei das Muster vom Sitz des Ulkus abhängt; **Komplikationen:** Perforation der Hornhaut oder eine Verdünnung mit Ausbildung einer Descemetozele, Leukom, Hornhautstaphylom, Narbenbildung auf der Oberfläche; das **Ulcus serpens** [kriechendes Hornhautgeschwür] ist die gefährlichste Form, weil es innerhalb von Stunden oder Tagen fortschreiten und zu einer Hornhautperforation mit drohendem Augenverlust führen kann; **Therapie:** Antibiotika lokal als Augentropfen, evtl. Ruhigstellung der Pupillen mit Atropintropfen; Abtragung von Narben mittels Laserchirurgie oder als partielle Hornhautplastik; bei Perforation und Amöbenkeratitis kann eine **akute Keratoplastik** [auch **Keratoplastik á chaud**] notwendig werden

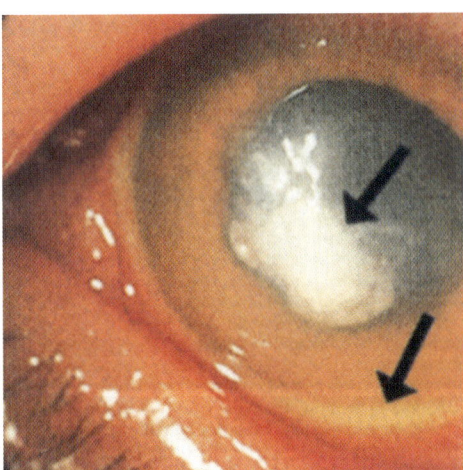

Abb. H64. Hornhautgeschwür. Ulcus serpens [oberer Pfeil] mit Hypopyon [unterer Pfeil]

Horn|haut|ke|gel m· → *Keratokonus*
Horn|haut|my|ko|se f: *Syn: Keratomykose, Keratitis mycotica, Pilzkeratitis;* Pilzinfektionen der Hornhaut sind meist durch multiple weißliche Stromainfiltrate charakterisiert; sie werden am häufigsten von Candida albicans verursacht; **Klinik:** meist langsam verlaufende Entzündung, mit weißen Hornhautinfiltraten und oft typischen Satelliten und Hypopyon; **Therapie:** Natamycin, Nystatin* lokal; *s.a. Abb. H65*
Horn|haut|plas|tik f: → *Keratoplastik*

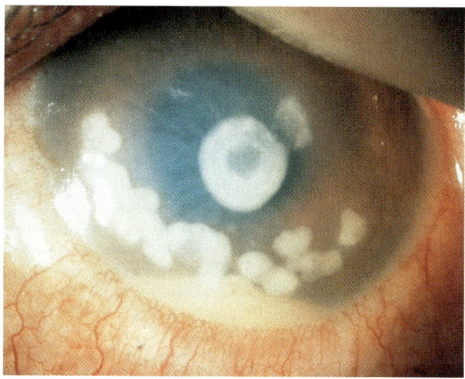

Abb. H65. Hornhautmykose. Pilzkeratitis mit Satelliten und Hypopyon

Horn|haut|riss *m*: → *Keratorrhexis*
Horn|haut|rup|tur *f*: → *Keratorrhexis*
Horn|haut|schnitt *m*: → *Keratotomie*
Horn|haut|trans|plan|ta|ti|on *f*: → *Keratoplastik*
Hör|schlauch *m*: → *Phonendoskop*
Hör|sturz *m*: *Syn: akuter Hörverlust, Angina pectoris des Innenohrs*; i.d.R. einseitige, plötzliche Innenohrschwerhörigkeit, deren Ursache unbekannt ist [**idiopathischer Hörsturz**] oder die eine Folge einer anderen Erkrankung ist [**symptomatischer Hörsturz**]; wichtige Ursachen des symptomatischen Hörsturzes sind (plötzliche) Blutdruckänderungen, vasomotorische Störungen, Vertebralisinsuffizienz, kochleäre Mikrozirkulationsstörungen, Virus- oder Borrelieninfektion, Autoimmunerkrankungen, Ruptur des runden Fensters, Innenohrembolie, Einblutung; **Klinik**: plötzlich auftretende einseitige Schwerhörigkeit oder Taubheit, Druck im Ohr, Ohrgeräusch; im Gegensatz zu Morbus Ménière aber kein Drehschwindel, keine neurologischen Symptome; **Diagnose**: Tonaudiogramm, Weber-Versuch, Abklärung möglicher Grunderkrankungen; **Therapie**: hämorrheologische Infusionstherapie mit Hydroxyethylstärkelösung [6 %] oder niedermolekularer Dextranlösung [10 %]; Stellatumblockade, Corticoide; weitere Maßnahmen je nach Grunderkrankung; **Prognose**: bei frühem Behandlungsbeginn Restitutio ad integrum in mehr als 90 % der Fälle; Spontanremissionen sind möglich
Horton-Magath-Brown-Syndrom *nt*: → *Arteriitis cranialis*
Horton-Neuralgie *f*: → *Clusterkopfschmerz*
Horton-Riesenzellarteriitis *f*: → *Arteriitis cranialis*
Horton-Syndrom *nt*: **1.** → *Clusterkopfschmerz* **2.** → *Arteriitis cranialis*
Hör|ver|lust, akuter *m*: → *Hörsturz*
hospital acquired pneumonia *nt/f*: *Syn: nosokomiale Pneumonie*; *s.u. Essay Pneumonie S. 1273*
Hos|pi|tal|kei|me *pl*: *Syn: Nosokomialkeime*; *s.u. Essay Nosokomiale Infektionen S. 723*
Host-versus-Graft-Reaktion *f*: *Syn: Wirt-anti-Transplantat-Reaktion, Abstoßungsreaktion*; bei der das Immunsystem des Empfängers gegen das transplantierte Organ oder Gewebe reagiert
Howship-Romberg-Phänomen *nt*: von der Oberschenkelinnenseite zur Knieinnenseite ausstrahlener Schmerz bei Reizung des Nervus obturatorius
HPRTase *f*: → *Hypoxanthinguaninphosphoribosyltransferase*
H₁-Rezeptorantagonisten *pl*: *Syn: H₁-Antihistaminika*; *s.u. Antihistaminikum*
H₂-Rezeptorantagonisten *pl*: *Syn: H₂-Antihistaminika*; *s.u. Antihistaminikum*
H₁-Rezeptorenblocker *pl*: *Syn: H₁-Antihistaminika*; *s.u. Antihistaminikum*
H₂-Rezeptorenblocker *pl*: *Syn: H₂-Antihistaminika*; *s.u. Antihistaminikum*

H-Shunt, mesokavaler *m*: *s.u. Shunt, portokavaler*
5-HT3-Rezeptorantagonisten *pl*: Substanzen, die durch Hemmung der 5-HT3-Rezeptoren eine antiemetische Wirkung besitzen; sie sind aber nur wirksam, wenn Serotonin an der Auslösung von Übelkeit und Erbrechen beteiligt ist; sie werden deshalb bevorzugt zur antiemetischen Therapie bei systemischer Chemotherapie verwendet
Hueter-Mayo-Operation *f*: operative Korrektur bei Hallux* valgus durch Teilresektion des 1. Metatarsalköpfchens
Huf|lat|tich *m*: *Syn: Tussilago farfara*; Pflanze aus der Familie der Korbblütler [Asteraceae]; verwendet werden die **Huflattichblätter** [Farfarae folium], die Gerbstoffe, Schleim und Pyrrolizidinalkaloide enthalten, sowie selten die **Huflattichblüten** [Farfarae flos]; **Anw.**: bei Heiserkeit und Husten; traditionell bei Asthma bronchiale, Fieber, Harnwegsentzündungen und -krämpfen; in der Homöopathie Verwendung der frischen Blätter v.a. bei Atemwegsinfekten
Hüft|ar|thro|plas|tik *f*: → *Hüftendoprothese*
Hüft|dys|pla|sie *f*: *Syn: Pfannendysplasie, Azetabulumdysplasie, kongenitale Hüftdysplasie/Hüftgelenkdysplasie, Dysplasia coxae congenita*; je nach dem Ausmaß der Entwicklungsstörung und dem Grad der dadurch bedingten Luxation unterscheidet man: Pfannendysplasie ohne Luxation, Subluxation und Luxation; sekundär kommt es zu Verzögerung des Hüftkopfwachstums, Fehlstellung im Hüftgelenk [Coxa valga, Coxa antetorta], Ausbildung einer Sekundärpfanne, Weichteilveränderungen [Kontraktur] und Koxarthrose; **Klinik**: bei Säuglingen deuten Abspreizbehinderung im Hüftgelenk, Asymmetrie der Hautfalten am Oberschenkel und Instabilitätszeichen [Ortolani-Zeichen] auf eine Hüftdysplasie hin; **Diagnose**: körperliche Untersuchung, Ultraschall; **Therapie**: funktionelle Frühbehandlung mit Spreizhosen, Beugespreizbandagen u.ä.; wichtig ist, dass eine vorhandene Hüftluxation zuerst eingerenkt und in der Pfanne gehalten wird; kommt es nach dem 3. Lebensjahr weiterhin zu Luxationen, ist eine Beckenosteotomie mit Rekonstruktion des Pfannendaches angebracht; *s.u. Essay Hüftgelenksdysplasie S. 673*

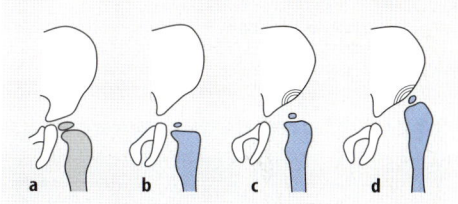

Abb. H66. Hüftdysplasie. a Normalzustand, **b** Dysplasie ohne Luxation, **c** Subluxation mit Sekundärveränderungen, **d** Luxation mit Sekundärveränderungen

Hüf|te, künstliche *f*: → *Hüftendoprothese*
Hüft|en|do|pro|the|se *f*: *Syn: Hüftgelenkprothese, Hüftgelenkersatz, Hüfttotalendoprothese, künstliche Hüfte, Hüft-TEP, Hüftarthroplastik, Hüftgelenksplastik*; häufigste Gelenkersatzoperation, alleine in Deutschland werden pro Jahr ca. 200.000 Hüftendoprothesen eingesetzt, wobei Koxarthrose und mediale Schenkelhalsfrakturen die häufigste Indikationen sind; alle Modelle bestehen aus zwei Teilen: einer Schale, die als künstliche Hüftpfanne wirkt, und einem Hüftkopf mit Stiel zur Verankerung im Femur; sowohl die Pfanne als auch der Hüftkopf werden mit oder ohne Zement im Knochen verankert; zementierte Prothesen haben sich in großen Studien als zuverlässig erwiesen, trotzdem ist eine Zementalterung unvermeidlich, die den Zement spröde macht und zu einem Prothesenwechsel zwingt; bei jüngeren Patienten [< 60 Jahre] versucht man deshalb, zementfreie Prothesen einzusetzen, die durch Druck, Einschrauben oder Verriegelung verankert werden; **Hybridprothesen** bestehen aus ei-

ner zementfreien Pfanne und einem zementierten Schaft; als Materialien haben sich Metall und Keramik für Kopf und Stiel und Polyethylen für die Pfanne bewährt

durch den Einsatz von Computern und Lasern werden die Prothesen heute exakter implantiert als in der Vergangenheit; damit kommt es seltener zu Luxation oder Prothesenlockerung, womit die postoperative Lebensqualität der Patienten und die Lebensdauer der Prothese erhöht wird; trotzdem sollte die Indikation weiterhin nur nach sorgfältiger Abwägung aller Faktoren gestellt werden, weil die Implantation der Prothese mit einem unwiderruflichen Substanzverlust der gelenkbildenden Strukturen verbunden ist; *s.a. Gelenkprothese, Essay Koxarthrose S. 847*

Hüft|ge|lenk|ar|thro|se *f*: → *Koxarthrose*

Hüft|ge|lenk|er|satz *m*: → *Hüftendoprothese*

Hüft|ge|lenk|lu|xa|ti|on *f*: *Syn:* Hüftluxation, Luxatio coxae; angeborene [**Luxatio coxae congenita**] oder erworbene [Entzündung, Trauma] Verrenkung des Hüftgelenks; bei der angeborenen Form ist die Luxation lediglich eine Komplikation der Hüftdysplasie; *s.a. Essay Hüftgelenksdysplasie S. 673*

Hüft|ge|lenk|pro|the|se *f*: → *Hüftendoprothese*

Hüft|ge|lenks|lu|xa|ti|ons|frak|tur *f*: Fraktur der Hüftgelenkspfanne mit Luxation des Oberschenkels; *s.a. Acetabulumfraktur*

Hüft|ge|lenk|so|no|gra|fie, -gra|phie *f*: *Syn:* Hüftsonografie; Ultraschalluntersuchung des Hüftgelenks; v.a. zur Beurteilung der

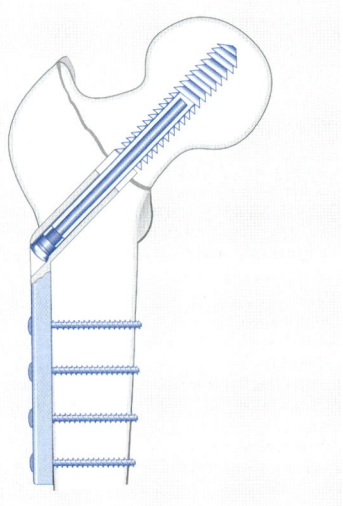

Abb. H67. **Hüftendoprothese.** Zementfreie Hüftendoprothese

angeborenen Hüftgelenkdysplasie; die Bewertung des sonografischen Befundes erfolgt meist nach der von Graf vorgeschlagenen Einteilung in die Typen I [ausgereiftes Gelenk, nicht kontrollbedürftig] bis IV [hochluxierte Hüfte, heute nur noch bei älteren Kindern, deren Luxation nicht erkannt wurde]; *s.a. Essay Hüftgelenksdysplasie S. 673*

Hüft|ge|lenks|plas|tik *f*: → *Hüftendoprothese*

Hüft|ge|lenks|tu|ber|ku|lo|se *f*: *Syn:* tuberkulöse Koxitis, Coxitis tuberculosa; eine Gelenktuberkulose des Hüftgelenkes kann als primäre Form [von der Synovialmembran ausgehend] oder sekundäre Form auftreten; führt i.d.R. zu totaler Gelenkzerstörung und Gelenkversteifung; **Diagnose:** Erregernachweis im Probematerial; **Therapie:** *s.u. Tuberkulose*

Hüft|hin|ken *nt*: *Syn:* Trendelenburg-Hinken; Hinken bei einseitiger Lähmung des Musculus gluteus medius oder einer Erkrankung des Hüftgelenks; der Rumpf wird zur Entlastung der Hüfte zur erkrankten Seite hin geneigt, wodurch das typische Gangbild entsteht; doppelseitiges Hüfthinken wird als Entengang* bezeichnet

Hüft|kopf|ne|kro|se, idiopathische des Erwachsenen *f*: → *Femurkopfnekrose, avaskuläre*

Hüft-Lenden-Strecksteife *f*: Kontraktur der Ischiokruralmuskulatur hindert die Hüftbeugung und verursacht einen Schiebegang*

Hüft|pfan|nen|frak|tur *f*: → *Acetabulumfraktur*

Hüft|schrau|be, dynamische *f*: Implantat zur Behandlung pertrochantärer Femurfrakturen; die in den Femurkopf eingebrachte Schraube kann bei Belastung in der Schraubenhülse gleiten; damit werden Scherkräfte in Kompressionskräfte umgewandelt; *s.u. Essay Fraktur, Luxation, Distorsion S. 423*

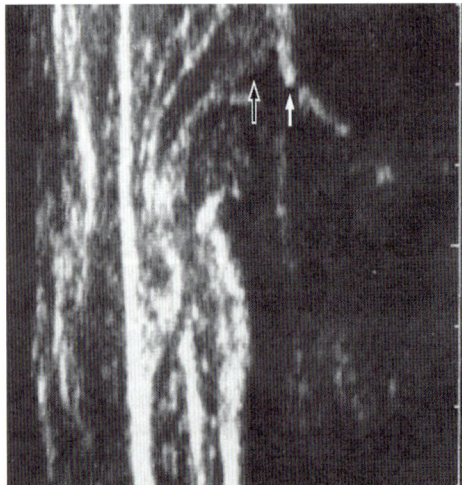

Abb. H68. **Hüftgelenksonografie.** 3 Monate altes Mädchen mit Hüftsubluxation Typ IIIb nach Graf; der knöcherne Erker [schwarzer Pfeil] ist flach, die knöcherne Formgebung mangelhaft, der knorpelige Pfannenrand [weißer Pfeil] verdrängt

Abb. H69. **Dynamische Hüftschraube**

Hüft-TEP *f*: → *Hüftendoprothese*

Hüft|to|tal|en|do|pro|the|se *f*: → *Hüftendoprothese*

Hüh|ner|au|ge *nt*: → *Clavus*

Huhner-Test *m*: *Syn:* Sims-Huhner-Test, postkoitaler Spermakompatibilitätstest, Postkoitaltest; Untersuchung von Zervixschleim nach dem Beischlaf zur Abklärung von Fertilitätsstörungen; der Zervixschleim wird ca. 6 h nach dem Beischlaf entnommen; reichlich vorhandene, bewegliche Spermien sprechen für fertiles Sperma [positiver Test]; mehrfach negative Tests in der präovulatorischen Phase deuten auf eine zervikale Fertilitätsstörung hin

Hu|man|al|bu|min *nt*: Infusionslösung als Plasmaersatzmittel; **Anw.:** hypovolämischer Schock, Hypalbuminämie [v.a. Verbrennungen]; **NW:** allergische Reaktionen, Fieber, Hypo-

Hüftgelenksdysplasie

J. Matussek

Definition
Bei der Hüftgelenksdysplasie oder -unreife handelt es sich um eine Entwicklungsstörung am kindlichen Bewegungsapparat besonders im Bereich der Hüftgelenkspfanne, welche unbehandelt zu einer Hüftgelenksluxation oder -ausrenkung führen kann. Sie ist bei regionalen Unterschieden die häufigste Fehlbildung des wachsenden kindlichen Skelettes, welche in unbehandelter Form zu einer manifesten Behinderung mit Watschelgang, eingeschränkter Gehfähigkeit und frühzeitiger Coxarthrose und den daraus resultierenden erheblichen persönlichen und sozialen Problemen, inklusive der hohen Behandlungskosten für die Allgemeinheit führt.

Historisches
Bereits Hippokrates beschrieb in seinem Werk „Über die Krankheiten" im Kapitel „Über die Gelenke" [Ed. E. Littre 1839–1861] das Krankheitsbild der Hüftluxation mit seinen Symptomen der Bewegungseinschränkung und der Beinlängendifferenz, ohne sich zum Thema der Ätiologie, Pathogenese und Frühdiagnose genauer zu äußern. Wilhelm Roser empfahl 1879, die Position der Beinchen beim Neugeborenen zu beachten, um nicht erst Jahre später eine böse Überraschung nach Gehbeginn der Kinder mit luxiertem Hüftgelenk zu erleben. Allerdings erst mit den systematischen Arbeiten von Ortolani 1937 und später durch Von Rosen 1956 stand eine routinemäßige klinische Untersuchung des Neugeborenen nach einer standardisierten Methode zur Verfugung. Revolutioniert wurde die Frühdiagnostik schließlich durch die von Graf 1983 angegebene und standardisierte Ultraschalldiagnostik des Säuglingshüftgelenkes. Die routinemäßige Vorsorge-Ultraschalluntersuchung der Hüftgelenke des Neugeborenen im Rahmen der vorgeschriebenen Kindesuntersuchungen U2/U3 ermöglicht eine frühestmögliche Feststellung einer Hüftdysplasie und dementsprechend einen raschen und effektiven Behandlungsbeginn.

Epidemiologie
Die Hüftgelenksdysplasie wird in Deutschland mit einer Inzidenz von 2–4 % der Geburten beobachtet. Manifeste Hüftgelenksluxationen und -subluxationen allerdings werden nur in 0,2 % der Fälle mittels Sonografie festgestellt. Die Geschlechtsproportion männlich zu weiblich wird mit 1:5 bis 1:8 angegeben, wobei das linke Hüftgelenk häufiger und stärker betroffen ist als das rechte. Dies ist mit der so genannten hauptsächlich anzutreffenden I. Lage des Fötus in uteri zu erklären, welche eine Adduktionsstellung der linken Hüfte favorisiert.

Ätiologie und Pathophysiologie
Ätiologisch wird ein multifaktorielles Geschehen diskutiert. Neben erblichen Faktoren, die zu einer Häufung von Hüftdysplasien in familiären Zusammenhängen führen, sind mechanische, hormonelle und neurologische Einflüsse beschrieben worden. So werden Fehlproportionen zwischen Gebärmutter und Fötus während der Schwangerschaft genauso in der Analyse berücksichtigt, wie ein Missverhältnis von Fruchtwassermenge und Kindesgröße [Oligohydramnion]. Vorausgesetzt wird die mechanische Hypothese, dass sich das Hüftgelenk nur dann regelrecht entwickelt, wenn dem Kindesbeinchen genügend Bewegungsfreiheit in allen Bewegungsgraden zur Verfügung steht. Insbesondere Adduktions-Beuge-Fehlhaltungen im Rahmen von gebärmütterlicher Raumnot oder auch durch dysbalancierte Fehlinnervation führt zu einer ungünstigen Belastung lateraler Pfannenanteile des Os ilium mit Fehlwachstum und resultierender mangelnder Pfannenüberdachung. Andererseits kann Raumnot und/oder Fehlinnervation [Spastizität/asymmetrische Lähmung] auch zu einer inadäquaten Entwicklung des koxalen Femurendes mit vermehrter und persistierender Schenkelhalsantetorsion [Coxa antetorta] und -valgität [Coxa valga] führen. Die erhöhte Inzidenz der Pfannendysplasie auf der linken Seite ist auf die Prädominanz der I. Lage mit linksseitiger Hüftadduktion für eine lange Zeit der Schwangerschaft zurückzuführen.

Klinische Zeichen
Diese beziehen sich auf die Untersuchung von Bewegungseinschränkungen, Faltenasymmetrien, Tastbefunde und insbesondere Instabilitäten in Rücken- und Bauchlage des Neugeborenen. Die Wertigkeit der klinischen Zeichen, die auf eine Hüftgelenksdysplasie und ggf. -luxation hinweisen könnten, muss in Abhängigkeit zum

H

Alter und zum Schweregrad der Veränderungen bezüglich Gelenkkongruenz und etwaiger Dislokation der Gelenkpartner gesehen werden.

❗ **Da mehr als die Hälfte aller Hüftdysplasien im Rückblick allerdings klinisch stumm verläuft, ist für die Mehrheit der Fälle neben der klinischen Untersuchung ein bildgebendes Verfahren unerlässlich.**

- **Abduktionseinschränkung/Beinverkürzung**: Diesem Zeichen kommt erst nach der Neugeborenenperiode eine Bedeutung zu, da seine Prüfung direkt nach Geburt häufig falsch negative Befunde ergeben kann. Kontrakturen der Adduktorenmuskulatur, wie sie bei Hüftreifungsstörungen gesehen werden, können direkt nach der Geburt im Seitenvergleich Werte von weniger als 10 Grad betragen und damit sehr unzuverlässig zu prüfen sein. Beidseitige Abduktionsdefizite sind oft schwer zu erkennen oder können gelegentlich bei beidseitiger kompletter Luxation vollständig fehlen. Asymmetrische Befunde bedürfen der Abklärung. Dies trifft natürlich auch für die nur bei stattgehabter Luxation beobachtbare Beinverkürzung zu.
- **Faltenasymmetrie**: Das Relief der Hautfalten kann in der Frühdiagnostik einer stattgehabten Hüftluxation asymmetrisch sein, wobei die Signifikanz dieses Zeichens als gering erachtet wird. Auch bei völlig normalen Kindern zeigen sich in 30–56 % klinisch unbedeutende Faltenreliefunterschiede.
- **Tastbefunde und Stabilitätsprüfungen**: Die Feststellung der Stabilität des Hüftkopfes in der Hüftpfanne ist das Hauptziel der klinischen Untersuchung. Dies wird mit dem **Roser-Ortolani-Zeichen*** oder dem **Barlow-Test*** geprüft. Hierbei handelt es sich um die Auslösung eines schnappenden Geräusches und/oder Gefühls an den Fingerspitzen des Untersuchers, das bei instabilen Hüften innerhalb der ersten Lebenstage und -wochen auftritt, wenn der Hüftkopf unter Adduktion und leichtem Druck über den azetabulären Rand hinausgeschoben werden kann und bei Abduktion mit einem hör- und/oder fühlbaren Schnappen wieder in das Zentrum des Azetabulums zurück gleitet. Über das Ausmaß und den wahren Grad einer Instabilität und Dysplasie des Hüftgelenkes geben diese Tests allerdings nicht ausreichend Informationen.

Bildgebende Verfahren
- **Hüftgelenkssonografie** [Abb. 1a]:

  ❗ **Als Idealforderung gilt, eine etwaige Hüftdysplasie zum Zeitpunkt der Geburt zu erkennen, um eine notwendige Therapie sofort einleiten zu können.**

Bezüglich der physikalischen Gewebeeigenschaften des Säuglingsskeletts ergibt sich daraus als einzig sinnvolles, weil wenig invasives, preiswertes und hochspezifisches bildgebendes Verfahren die Ultraschalluntersuchung. Diese wird mit hochauflösenden 7,5 Mhz Linear-Schallköpfen im so genannten B-Mode-Verfahren durchgeführt. Der Säugling wird zum Zwecke der Untersuchung, wie sie von Graf beschrieben und einge-

Abb. 1. a Normale Hüftgelenkssonografie. **b** Hilfslinien zur Vermessung des normalen Hüftsonogramms: weiße Linie = horizontale Hilfslinie durch Pfannenerker; blaue Linie = Pfannendachlinie mit alpha-Winkel zwischen blauer und roter Linie; gelbe Linie = knorpeliges Pfannendach mit beta-Winkel zwischen gelber und roter Linie; rote Linie = Ombredanne-Linie

führt wurde, entkleidet in einer Lagerungsschale in Seitenlage verbracht, um einen Bildschnitt in der Fronta-lebene durch das Azetabulum zu erzeugen. Hierzu wird auf Höhe des großen Trochanters in der Längsachse des Körpers unter leichter 30 Grad Flexion der Hüfte in neutraler Adduktion der Linearschallkopf aufgesetzt. Auf dem erzeugten Ultraschallbild werden die anatomischen Landmarken, wesentlich dem Azetabulum zu-gehörig, markiert: laterales Os ilium, terminales Os ilium, knöcherner Pfannenerker, knorpeliger Pfannener-ker, Labrum acetabulare. Neben einer senkrechten Grundlinie senkrecht auf dem knöchernen Erker stehend werden nun zwei Hilfslinien zur Bestimmung des knöchernen **Alpha-Pfannendachwinkels** und des knor-peligen **Beta-Pfannenerkerwinkels** angelegt [Abb.1b]. Die erzielten Winkelwerte werden mit dem Alter des Kindes in Relation gesetzt. Nach Abschluss des 3. Lebensmonats mit der Kinderuntersuchung U4 sollte bei ausgereiften Verhältnissen ein Alpha-Wert von > 64 Grad und ein Beta-Wert von < 55Grad vorliegen [Abb. 3]. Die Hüftsonografie kann je nach Verknöcherungsgeschwindigkeit bis zum 6.–8. Lebensmonat [LM] zur Dia-gnostik und zum Therapieverlauf eingesetzt werden.

- **Konventionelles Röntgen**: Zur Kontrolle einer sonografisch unterstützten Hüftdysplasietherapie muss im beginnenden Gehalter des Kindes [15.-18. LM] eine konventionelle Beckenübersichts-Röntgenaufnahme an-gefertigt werden. An dieser Aufnahme kann der Sachverhalt einer Restdysplasie festgestellt werden. Hierzu werden orientierend auf dem Röntgenbild Vermessungen durchgeführt, welche Aussagen zum knöchernen Pfannendach, insbesondere der Qualität und dem Ausmaß der Überdachung erlaubt, weiterhin Informati-onen zur Zentrierung des Hüftkopfes unter dem Pfannendach zulässt.
  Einzuzeichnende **Hilfslinien**: Hilgenreiner-Linie, Ombredanne-Linie, Ménard-Shenton-Linie, Pfannendach-linie [AC-Winkel], Zentrum-Ecken-Winkel [CE-Winkel], CCD-Winkel, Schenkelhals-Antetorsions-Bestim-mung (Abb.4).
  Weitere **spezielle Röntgenaufnahmen** können bei speziellen Fragestellungen notwendig werden: Rippstein-Aufnahme, Faux-profile-Aufnahme, Beckenübersicht in Abduktion.
  Etwaige Indikationen zu einem operativen Vorgehen zur Behandlung einer Restdysplasie oder Hüftluxation ergeben sich aus der Vermessung der o.g. Röntgenbilder im Zusammenhang mit dem Krankheitsverlauf.
- **Kernspintomografie**: Nur unter speziellen Fragestellungen einer Hüftkopfdurchblutungsstörung, spezieller Operationstechniken oder einer unklaren Irreponibilität bei Hüft-(Sub-)luxation zur Identifizierung von Hin-dernissen ist eine MRT indiziert.

Konservative Therapie

Allgemeines

❗ Bei der konservativen Therapie ist die echte angeborene Hüftgelenksdysplasie mit ihrer deformierenden Problematik von der physiologischen Reifungsverzögerung der Hüftgelenkspfanne zu unterscheiden.

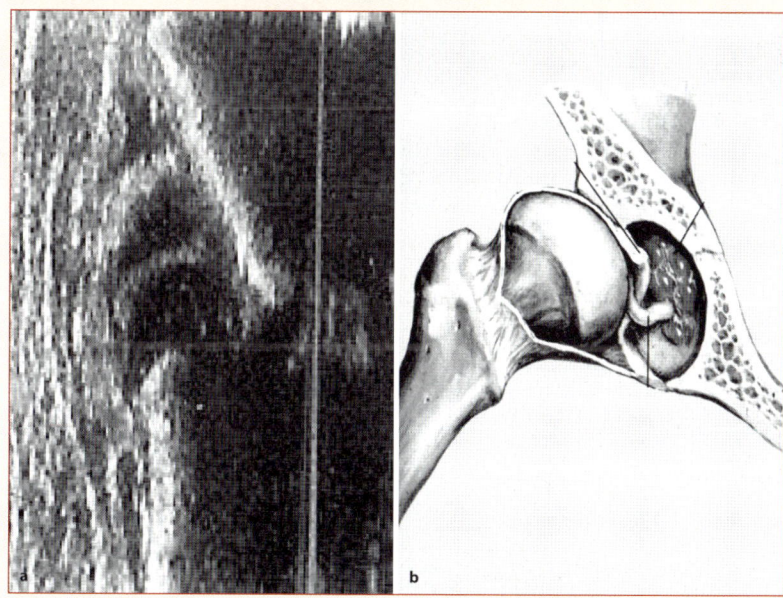

Abb.2. a Sonogramm ei-ner luxierten Hüfte Typ IV nach Graf. **b** Schema des anatomischen Korrelats bei älterer Hüftluxation (nachgezeichnet nach F. Netter)

H

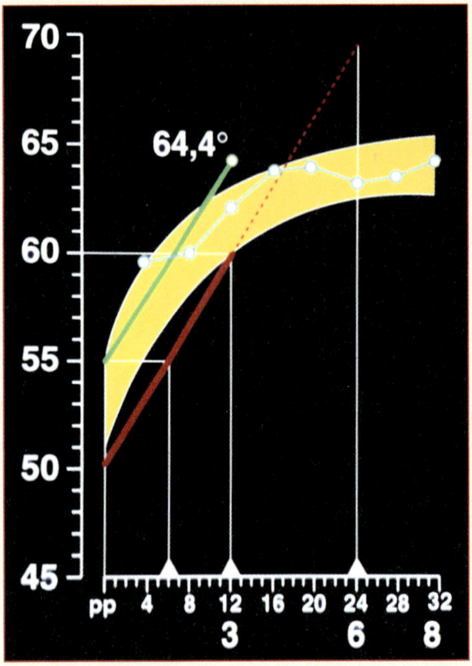

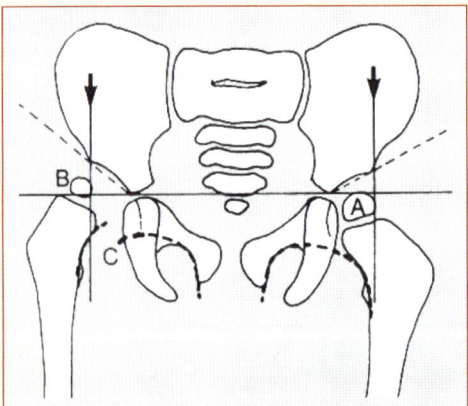

Abb. 3. **Entwicklung des Pfannendachwinkels Alpha (x-Achse) über den Zeitraum bis 8. LM (y-Achse):** Gelbes Band entspricht der physiologischen Entwicklungsbandbreite von 80 % der Kinder (rote Linie = Mindestanforderungen an die physiologische Entwicklung, grüne Linie = häufige normale physiologische Entwicklung Lebenswoche 1–12) nach Matthiessen

Abb. 4. Schema Röntgen-Beckenübersicht nach Krämer mit horizontaler Hilgenreiner-Linie, senkrechter Ombredanne-Linie beidseits, gestrichelter Pfannendach-Linie [AC-Winkel], bogenförmiger Ménard-Shenton-Linie [C], zentriertem Hüftkopf [A] und dezentriertem Hüftkopf [B]

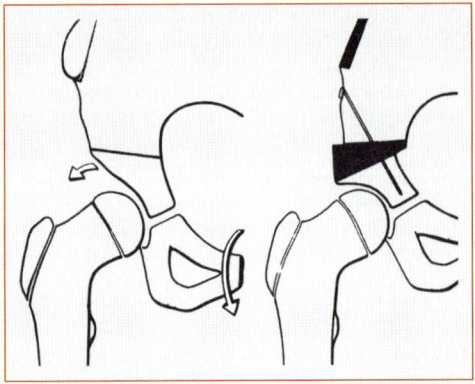

Abb. 5. Schema der Beckenosteotomie nach Salter mit Schwenkung der Pfanne über den Hüftkopf, Knochenkeilinterponat und temporärer Drahtfixierung

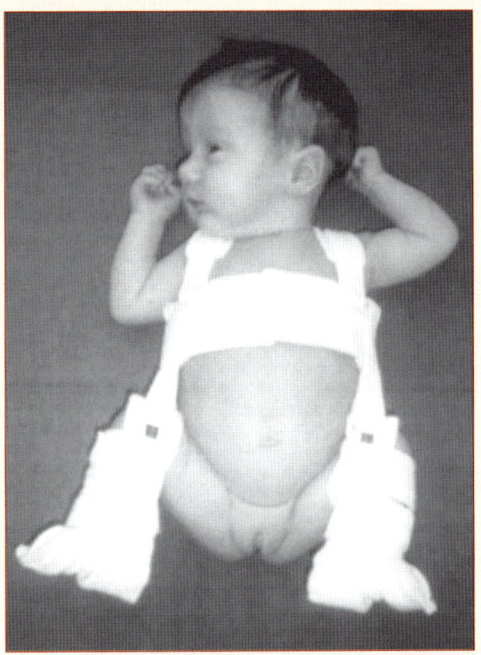

Abb. 6. Säugling in Pavlik-Bandage in typischer Sitz-Hock-Stellung

Während bei der ersten das unten angegebene Schema greifen sollte, gilt für die zweite im Allgemeinen kein Behandlungsdogma. Dies beruht auf der Beobachtung, dass viele stabile Neugeborenengelenke sonografisch zunächst vom Alpha-/Beta-Winkel her im Unreife-Bereich Typ IIa nach Graf [50–59 Grad alpha] charakterisiert werden und dann auch ohne jegliche Therapie im Verlaufe der nächsten Wochen deutliche physiologische Reifungsfortschritte erleben. Mit Hilfe des **Graf-Sonometers** kann dieser Reifungsfortschritt der Pfanne numerisch verfolgt und mit einem „plus"/"minus" charakterisiert werden, sofern dieser Prozess nach 3. LM abgeschlossen ist oder nicht. Kann man in den ersten Lebenswochen eine nicht-physiologische Nachreifung der Pfanne beobachten [Typ IIa – nach Graf], ist mit einer Abspreizschiene [z.B. Tübinger Beugebandage nach Bernau] zu behandeln. Ist die Nachreifung gemäß dem Sonometer physiologisch [Typ IIa + nach Graf], kann auf eine spezifische Behandlung ggf. verzichtet werden. Eine subtile Feinkontrolle der physiologischen Nachreifung ist immer durchzuführen, um eine Über- oder Unterbehandlung zu vermeiden.

Spezifisches

In der modernen Ära der sonografischen Früherkennung und sonografiebegleiteten Frühbehandlung der angeborenen Hüftgelenksdysplasie sind drei Behandlungsphasen zu unterscheiden:

- **Repositionsphase**
- **Retentionsphase**
- **Nachreifungsphase**

Entscheidend für die Wahl der Behandlungsmethode ist das Ausmaß der Hüftreifungsstörung sowie das Alter des Kindes, wobei die bereits stattgehabte Hüftluxation die schwierigste Situation darstellt [Abb. 2a & b]: Hier muss es gelingen, den Hüftkopf schonend zu reponieren, dann zu retinieren, dann die Nachreifungsphase zu begleiten.

Die Sonografie als Screeningtest zum Zeitpunkt der Kindesuntersuchung U2 ermöglicht jetzt, einen notwendigen Behandlungsbeginn in der 1.-6. Lebenswoche zu realisieren. Ziel ist, den Hüftkopf luxationssicher in der Primärpfanne einzustellen und das empfindliche und dysplastische präformierte Pfannendach zu entlasten. Durch eine Sitz-Hock-Position kann ein Remodellierungsprozess der verformten Hüftgelenkspfanne erreicht werden [Abb. 6]. Pathoanatomische Veränderungen sind in den ersten Lebenswochen noch nicht so weit fortgeschritten, dass atraumatische spontane Gelenkrepositionen nicht möglich wären.

Sehr dynamisch und effektiv lässt sich beim Neugeborenen sowohl die Reposition als auch die Retention z.B. mit der **Pavlik-Bandage** erzielen [Abb. 6]. Sofern keine Kontrakturen vorliegen, die eine vorübergehende Extensionsvorbehandlung notwendig machen, wird diese Bandage von erfahrenem Personal direkt auf die Haut des Säuglings angepasst und für 24 Std. täglich belassen. Sie lässt die Bewegung der Beinchen in einem ungefährlichen Bewegungssegment zu und fördert so die rasche Nachreifung durch einen positiven Wachstumsreiz auf das Gelenk. Dies ist ein essentieller Vorteil gegenüber Gips-Repositions-Retentions-Manövern [**Fettweis-Gips**].

Ist zunächst eine **Reposition** in eine zentrale azetabuläre Position erforderlich, wird eine Abspreizung von ca. 65 Grad beidseits bei einer Beugung von ca.110 Grad in einem für eine potentielle Hüftkopfnekrose ungefährlichen Bereich vorjustiert. Wöchentliche sonografische Kontrollen müssen diesen Repositionsprozess begleiten bis zum Abschluss der 3. Behandlungswoche. Die Reposition ist dann im Allgemeinen abgeschlossen, sodass jetzt die Phase der **Retention** in 45 Grad Abspreizung und 90–100 Grad Hüftbeugung zu erfolgen hat für weitere 3 Wochen.

Die **Nachreifungsphase**, welche ja bereits überlappend in der Retentionsphase begonnen hat, wird mit in einer weichen abnehmbaren **Spreizhose** z.B. vom Typ Graf/Mittelmeier in der sog. **Humanposition** [60 Grad Beugung 45 Grad Abspreizung] für weitere 4 Wochen fortgesetzt. Sonografisch wird die Nachreifungsphase bis zum Abschluss begleitet [siehe Normwerte oben]. Gegebenenfalls muss bei konzentrischer Hüftkopfreposition ohne adäquate Pfannenreifung auch bis weit über den 3. LM hinaus eine Abspreizbehandlung fortgesetzt werden. Hierzu liefert die Industrie eine Vielfalt von Schienen, Orthesen und Bandagen. Liegt auch nach dem 3. LM keine ausreichende zentrierte Einstellung des Hüftkopfes vor, muss operativ eine offene Reposition erfolgen.

Nach Beginn der Steh- und Gehphase ist dann routinemäßig eine Röntgenkontrolle notwendig, um eine etwaige Restdysplasie der Pfanne auszuschließen [s.u. Bildgebende Verfahren]. Abspreizgehschienen werden dann in ausgewählten Fällen eingesetzt, wenngleich die klinische Evidenz für eine zwingende Empfehlung nicht ausreicht.

Die **Overhead-Extensions-Repositions-Behandlung nach Krämer** ist ursprünglich in der präsonografischen Ära zur Frühbehandlung bereits luxierter Gelenke [im 6.-9. LM] erfolgreich eingesetzt worden. Sie hat in der alltäglichen Routine in den Ländern mit sonografischem Neugeborenen-Hüftscreening aber nur noch eine untergeordnete praktische Bedeutung.

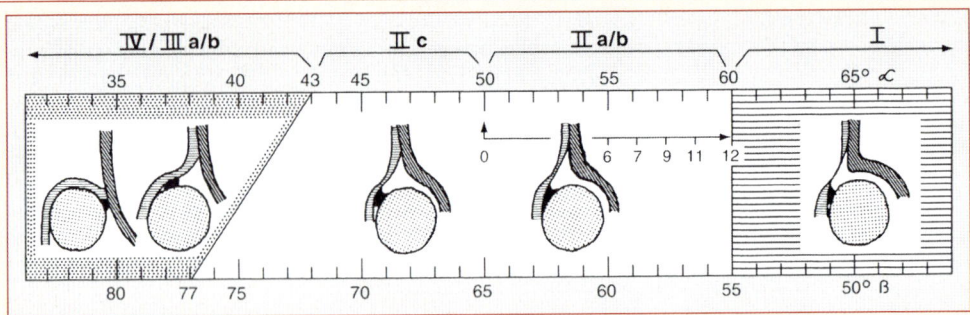

Abb. 7. Das Hüftsonometer nach Graf zeigt schematisch die Zuordnung der verschiedenen Hüfttypen zum Knochenwinkel α bzw. Knorpelwinkel β

Operative Therapie

Wir unterscheiden die operative Behandlung von Repositionshindernissen des Hüftkopfes noch im Säuglingsalter von der Behandlung von sekundären Luxationen des Hüftkopfes im späteren Steh- und Gehalter aufgrund einer unbehandelten Pfannendysplasie. Weiterhin wird die Behandlung von idiopathischen Restdysplasien des Azetabulums nach zuvor durchgeführter Abspreizbehandlung im 3./4. LJ von sekundären Gelenkdysplasien und -luxationen aufgrund neuropathischer Grunderkrankungen [z.B. spastische Zerebralparese, Spina bifida]. Auf letztere wird in diesem Essay nicht eingegangen.

a) Gelingt eine konzentrische Reposition im Rahmen der Frühbehandlung der Dysplasie z.B. mit der Pavlik-Bandage nicht, so muss spätestens nach Abschluss der ersten 3. LM an mechanische Repositionshindernisse [z.B. eingeschlagenes Labrum acetabulare, Vakat-Fett, elongiertes Lig. capitis femoris, Tendo m. psoas, Abb. 2b] gedacht werden. Diese gilt es durch eine **offene Reposition über einen antero-medialen Zugang** [Adduktorenzugang] **nach Ludloff/Matussek** auszuräumen. Der Kopf kann über eine Ligamentum femoris capitis-Zügelung in der Pfanne retiniert werden. Eine 12 wöchige Fettweis-Gips Nachbehandlung, während der die Pfanne nachreift, ist obligatorisch.

b) Bei sekundären Spätluxationen sind **offene Repositionen** [mit gleicher Problematik siehe a)] **über den anterolateralen Zugang nach Smith-Peterson** notwendig. Kombiniert werden diese mit zeitgleichen oder zweizeitigen pfannenplastischen Maßnahmen [s.u.] zur Verbesserung der Überdachung des Kopfes, bzw. mit varisierenden und derotierenden intertrochantären Femurosteotomien [DVO] zur Tiefeinstellung des Femurkopfes in die Pfanne und Reduktion des Antetorsionswinkels. Postoperativ ist ein Bein-Becken-Fuß-Gips notwendig für 6 Wochen.

c) Bei der schweren Pfannenrestdysplasie ist mit dem 3.-4 LJ eine Pfannenneuorientierung durch eine **Beckenosteotomie nach Salter** [Abb. 5] alleine oder in Kombination mit einer DVO sinnvoll. Postoperativ ist ein Bein-Becken-Fuß-Gips notwendig für 6 Wochen.

d) Solange die Wachstumsfuge des Azetabulums offen ist, können azetabuloplastische Maßnahmen wie die **Osteotomien nach Dega und Pemberton** zur Verbesserung der Pfannendachneigung herangezogen werden. Prinzipiell sind diese Osteotomien dazu geeignet, nach kranial exzentrisch aufgeweitete Pfannendächer wieder konzentrisch über den Hüftkopf zu kippen, während die Salter-Osteotomie in erster Linie eine Reorientierung der vorhandenen dysplastischen Pfanne nach lateral und ventral darstellt [Abb. 5].

e) Bei Patienten mit schweren Restdysplasien der Gelenkpfanne und abgeschlossenem Fugenwachstum bis zum ca. 30 LJ steht die **dreifache Osteotomie** des Azetabulums **nach Tönnis oder Ganz** zur Auswahl, deren Ziel die latero-ventrale Verkippung der dysplastischen Pfanne über den Hüftkopf darstellt.

f) Die früher weit verbreitete **Beckenosteotomie nach Chiari** wird heute nur noch in Ausnahmefällen durchgeführt. Hierbei wird direkt kranial der Pfanne extraartikulär das Os ilium osteotomiert und das kaudale Azetabulum nach medial verschoben: Es entsteht durch den Os ilium-Balkon über dem Hüftkopf eine verbesserte Überdachung, ohne allerdings Gelenkknorpel in dieser Region zu generieren.

Quellenhinweise

Abb. 4, 5, 7: AM-productions, Wiesloch

tonie, Schock

Hu|man|cho|ri|on|go|na|do|tro|pin *nt*: → *Choriongonadotropin*

Hu|man|in|su|lin *nt*: synthetisch hergestelltes Insulin, das von der Struktur her dem Insulin des Körpers entspricht; kann aus Aminosäuren synthetisiert werden; häufiger ist aber die Herstellung mittels gentechnologischer Verfahren [**biosynthetisches Humaninsulin**] oder die enzymatische Umwandlung von Schweineinsulin in Humaninsulin [**semisynthetisches Humaninsulin**]; *s.a. Essay Diabetes mellitus S. 253*

Hu|me|rus|frak|tur *f*: *Syn:* Oberarmbruch, Oberarmfraktur; die Frakturen des Oberarmknochens werden in **Humeruskopffrakturen, Humerusschaftfrakturen** und **distale Humerusfrakturen** unterteilt; *s.a. Essay Fraktur, Luxation, Distorsion S. 423*

distale Humerusfraktur: man unterscheidet **suprakondyläre Humerusfraktur** [extraartikuläre Fraktur], **monokondylare Humerusfraktur** [partielle Gelenkfraktur, meist Fraktur des Condylus lateralis humeri] und vollständige Gelenkfrakturen [**bikondyläre** oder **transkondyläre Humerusfraktur**]; im Kindesalter ist die **suprakondyläre Humerusfraktur** die häufigste Fraktur überhaupt [10 % aller Frakturen]; sie entsteht bei Sturz auf die ausgestreckte Hand bei leicht gebeugtem

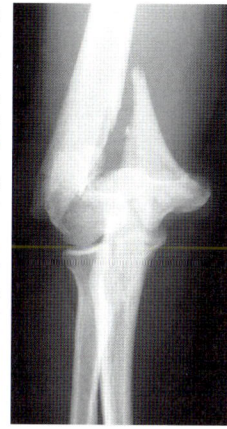

Abb. H70. Distale Humerusfraktur. Per- und suprakondyläre Humerusfraktur [Y-Fraktur]

oder gestrecktem Ellenbogen; gelingt die geschlossene Reposition kann konservativ behandelt werden; da Rotationsfehler kaum korrigiert werden können, muss die Indikation zur Operation aber großzügig gestellt werden

im Erwachsenenalter ist die Therapie immer operativ; extraartikuläre Frakturen werden mittels Plattenosteosynthese

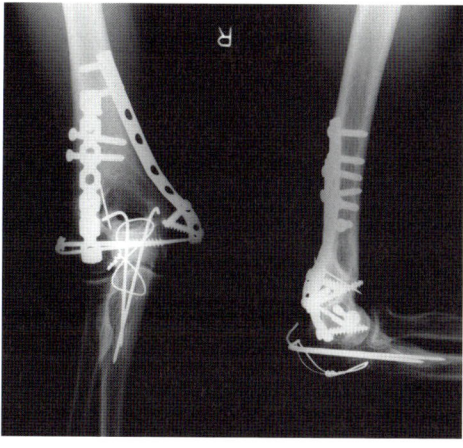

Abb. H71. Distale Humerusfraktur. Anatomiegerechte Rekonstruktion mit Doppelplattenosteosynthese und temporärer Olecranonosteotomie [durch Zuggurtung stabilisiert]

versorgt, intraartikuläre Frakturen benötigen oft einen Fixateur externe oder eine Versorgung in mehreren Schritten

proximale Humerusfraktur: → *Humeruskopffraktur*

Hu|me|rus|kopf|frak|tur *f*: *Syn: proximale Humerusfraktur*; Frakturen des Oberarmknochens sind häufig bei älteren Menschen [Osteoporose]; bei jüngeren Patienten findet man sie meist nur bei Verkehrsunfällen oder Polytraumen; bei älteren Patienten handelt es sich i.d.R. um nicht dislozierte Frakturen, die konservativ [z.B. Gilchrist-Verband] behandelt werden können; bei jüngeren Patienten liegen oft mehrere Fragmente vor und der Kopf ist aus der Gelenkpfanne disloziert; Mehrfragmentfrakturen können nach Neer oder der AO klassifiziert werden; nach Analyse der Röntgenaufnahmen kann man nach Anzahl der Fragment sowie der Lage der Fragmente [keine Dislokation bis hin zur Luxationsfraktur] die

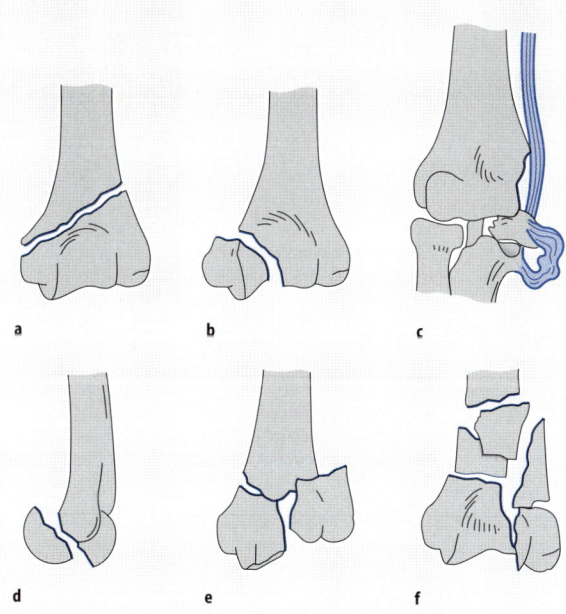

Abb. H72. Distale Humerusfraktur. Einteilung der distalen Humerusfrakturen: **a** suprakondyläre Fraktur, **b** kondyläre Fraktur, **c** epikondyläre Fraktur mit Bandausriss, **d** Abscherfraktur des Capitulum humeri, **e** Y-Fraktur, **f** Trümmerfraktur

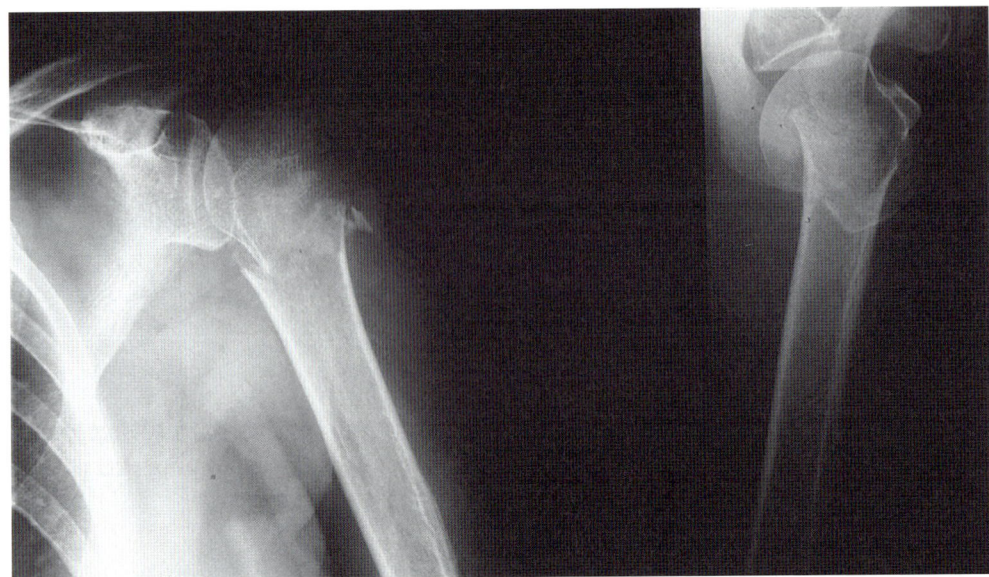

Abb. H73. Humeruskopffraktur. Dislozierte Humeruskopffraktur

Therapie festlegen; einge-
stauchte Frakturen mit geringer Verschiebung [ca. 80 %,
v.a. die subkapitale Fraktur älterer Patienten] werden konservativ behandelt; nach einer
ersten Phase der Ruhigstellung
[Gilchrist-, Desault-Verband]
beginnt man mit Pendelübun-
gen und nach 2–3 Wochen
mit aktiven und passiven Bewegungsübungen; oft liegt
aber eine Abrissfraktur des
Tuberculum minus oder ma-
jus vor, die eine Tendenz zur
Dislokation nach medial hat
und ein subakromiales Impin-
gement verursachen kann;
deshalb wird eine Reposition
des Fragmentes und Fixierung
mit einer Schraube empfohlen; Mehrfragmentfrakturen
mit Dislokation müssen offen
reponiert und der Humeruskopf rekonstruiert werden;
bei osteoporotischen Kno-
chen und kommt es posttraumatisch zu einer Humerus-
kopfnekrose, ist eine Hüft-
kopfprothese indiziert; *s.a. Essay Fraktur, Luxation, Distorsion S. 423*

Hu|me|rus|schaft|frak|tur f: Brüche
des Oberarmknochens im

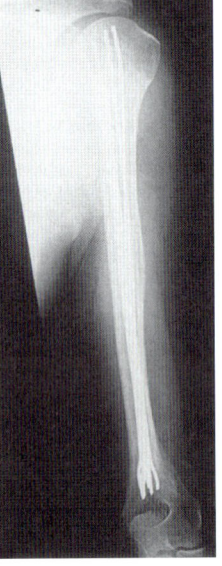

Abb. H74. Humeruskopffraktur.
Dislozierte Humeruskopffraktur:
Röntgenkontrolle 12 Monate nach
geschlossener Reposition und retrograder Markraumschienung

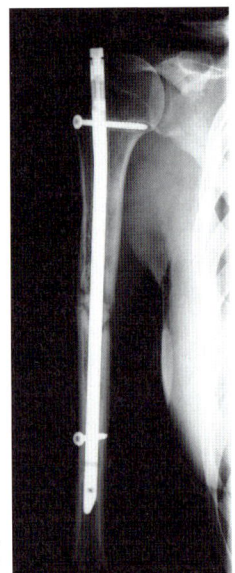

Abb. H75. Humerusschaftfraktur.
Von oben eingebrachter Verriegelungsnagel

eingeführt; im gelenknahen Bereich wird die Plattenosteosynthese bevorzugt; *s.a. Essay Fraktur, Luxation, Distorsion
S. 423*

Hun|de|band|wurm m: → *Echinococcus granulosus*

Hun|de|band|wurm|krank|heit f: → *zystische Echinokokkose*

Hun|de|spul|wurm m: *Syn: Toxocara canis; s.u. Toxocara, Essay Hel-
minthosen S. 553*

Hunds|zun|ge f: *Syn: Cynoglossum officinale, Cynoglossum clan-
destinum*; Pflanze aus der Familie der Rauhblattgewächse
[Boraginaceae]; verwendet werden die getrocknete Wurzel
[**Cynoglossi radix**] und das blühende, getrocknete Kraut
[**Cynoglossi herba**]; die Wurzel enthält verschiedene Alkaloide [u.a. Cynoglossin, Consolidin, Concolicin und Cyno-
glossidin], das Kraut ebenfalls bis zu 1,7 % Alkaloide [v.a.

Schaft entstehen i.d.R. durch eine direkte Krafteinwirkung;
Gefäß- und Nervenschäden [v.a. Nervus radialis] dürfen
nicht übersehen werden; **Therapie:** Drehbrüche sind meist
relativ stabil und können konservativ [doppelte Kunststoff-
schale, Hänge-, Extensionsgips] behandelt werden; Querbrü-
che, Trümmerbrüche und Biegungsbrüche sind instabil und
müssen operativ versorgt werden; meist wird eine retrograde
Marknagelung [Ender-Nägel, Marchetti-Vinzetti-Nägel
durchgeführt oder es wird ein Marknagel mit Verriegelung

Heliosupin]; **Anw.:** traditionell innerlich bei Magen-Darm-Beschwerden, Bronchitis; äußerlich bei Rheuma, Muskelschmerzen, Neuralgien, Venenerkrankungen, Thrombophlebitis und zur Behandlung von schlecht heilenden Wunden und Narben

Hun|ger|kur f: → *Nulldiät*

Hun|ger|ty|phus m: → *epidemisches Fleckfieber*

Hunner-Ulzera pl: *s.u. Cystitis*

Hunner-Zystitis f: *Syn:* Cystitis interstitialis/intermuralis, interstitielle Zystitis; *s.u. Cystitis*

Hunter-Glossitis f: *Syn:* Moeller-Hunter-Glossitis, Moeller-Glossitis, Glossitis Moeller-Hunter, Moeller-Glossitis, Moeller-Hunter-Glossitis, Glossitis atrophicans; *s.u. Glossitis*

Hunter-Syndrom nt: → *Mukopolysaccharidose II*

Huntington-Chorea f: *s.u. Chorea*

Huppert-Krankheit f: → *Plasmozytom*

Hurler-Syndrom nt: → *Mukopolysaccharidose I-H*

Hürthle-Tumor m: *Syn:* Hürthle-Zelladenom, Hürthle-Struma, oxyphiles Schilddrüsenadenom, Onkozytom; von den **Hürthle-Zellen** ausgehender Schilddrüsentumor, der nur selten maligne entartet; *s.a. Schilddrüsenkarzinom*

Hus|ten|asth|ma nt: *Syn:* Cough-Variant-Asthma; *s.u. Essay Asthma bronchiale und Status asthmaticus S. 95*

Hus|ten|frak|tur f: durch einen starken und andauernden Hustenanfall verursacht Rippenfraktur, v.a. bei ausgeprägter Osteoporose

Hutchinson-Weber-Peutz-Syndrom nt: → *Peutz-Jeghers-Syndrom*

Hutter-Zeichen nt: *Syn:* Psoasrandzeichen, Psoasrandphänomen, Psoaszeichen; bei infektiös-toxischer Nierenparenchymschädigung findet man im Röntgenbild eine geradlinige Begrenzung des Nierenbeckens durch eine mediale Anlagerung des Musculus psoas major

HVL-Insuffizienz f: → *Hypophysenvorderlappeninsuffizienz*

h-Welle f: durch die passive Venendehnung am Ende der Ventrikelfüllung erzeugte Welle in der Venensphygmografie; findet man nur bei langsamer Herzfrequenz

HWS-Schleudertrauma nt: *Syn:* whiplash injury, Peitschenschlagphänomen, Schleudertrauma, Whiplash-Syndrom; Verletzung der Halswirbelsäule durch plötzliche Überstreckung [Hyperextension] und nachfolgendes Nackenvorneschleudern [Hyperflexion] bei Auffahrunfällen; **Klinik:** nach einem beschwerdefreien Intervall [Stunden bis Tage] kommt es zur Entwicklung eines **posttraumatischen Zervikalsyndroms** mit Nacken-Hinterkopf-Schmerzen und schmerzhafter Bewegungseinschränkung der Halswirbelsäule; zusätzlich können noch Brachialgie, Okzipitalisneuralgie, **posttraumatisches zervikozephales Syndrom** mit vestibulären Störungen, akustischen Phänomenen, okulären und psychischen Symptomen, und eine Obstruktion der Arteria vertebralis auftreten; **Therapie:** Ruhigstellung in einer Halskrause, Kältepackungen

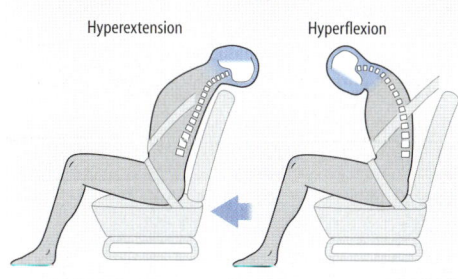

Abb. H76. HWS-Schleudertrauma

HWS-Syndrom nt: → *Zervikalsyndrom*

Hya|lo|hyl|pho|my|ze|ten pl: Fadenpilze, deren Zellwände kein Melanin enthalten und die daher ungefärbt sind

Hy|brid|fi|xa|teur m: *s.u. Fixateur externe*

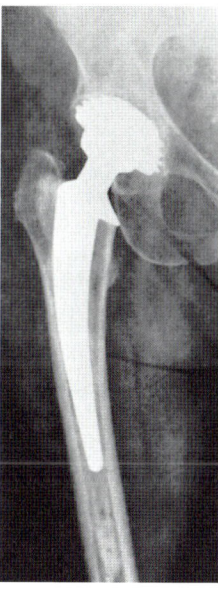

Abb. H77. Hybridprothese. Hüftendoprothese mit eingeschraubter Pfanne und einzementiertem Schaft

Hy|brid|pro|the|se f: Gelenkprothese, bei der ein Teil mit Zement fixiert und ein Teil zementfrei implantiert wird

Hy|dan|to|in nt: *Syn:* Glykolylharnstoff; heute nicht mehr gebräuchliches Antiepileptikum; seine Derivate [Phenytoin, Allantoin, Nitrofurantoin] haben eine antiepileptische und hypnotische Wirkung

Hyd|arth|ros m: → *Gelenkerguss*

Hy|da|til|de f: → *Echinokokkenzyste*

Hy|da|ti|do|se f: → *Echinokokkose*

Hy|da|ti|do|ze|le f: Hodenbruch durch eine vergrößerte Appendix epididymidis

Hyde-Krankheit f: *Syn:* nodulöse Prurigo, Prurigo nodularis Hyde; *s.u. Prurigo*

Hy|dra|la|zin nt: Antihypertensivum; Vasodilatator; wirkt hauptsächlich durch einen Angriff an der glatten Muskulatur kleiner Arterien und Arteriolen; **Anw.:** mittelgradige und schwere arterielle Hypertonie, Herzinsuffizienz, verminderte Nierenfunktion, Retinopathie sowie hypertensive Notfällen; in der Schwangerschaft bei Schwangerschaftshypertonie, Eklampsie und Präeklampsie; die Kombination **Hydralazin-Isosorbidnitrat** wird zur Behandlung der Herzinsuffizienz bei Afroamerikanern oder ACE-Hemmern/ARB-Unverträglichkeit verwendet; *s.a. Essay Herzinsuffizienz S. 599*

Hy|dram|ni|on nt: *Syn:* Polyhydramnie, Polyhydramnion; übermäßige Fruchtwassermenge, d.h. mehr als 1,5–2 l; bei 2/3 der Schwangeren mit Polyhydramnion lassen sich weder mütterliche noch fetale Auffälligkeiten finden; beim Rest der Fälle kann das Polyhydramnion Hinweis auf eine fetale Erkrankung sein; **Therapie:** im Vordergrund der Behandlung steht die Überwachung der Schwangeren, da Polyhydramnion zu vorzeitiger Plazentalösung, uteriner Dysfunktion und atonischen Nachblutungen führen kann; *s.a. Tab. H17*

Hy|drar|gy|rie f: → *Quecksilbervergiftung*

Hy|drar|gy|ro|se f: → *Quecksilbervergiftung*

Hy|drar|thro|se f: → *Gelenkerguss*

Hy|dri|a|trie f: → *Hydrotherapie*

Hy|dro|ce|le f: *Syn:* Wasserbruch, Hydrozele; Wasser-/Exsudatansammlung in einer serösen Höhle; meist gleichgesetzt mit Hydrocele testis

Hydrocele testis: *Syn:* Wasserbruch, Hydrozele; Flüssigkeitsansammlung in der Tunica vaginalis testis; es gibt sowohl primäre als auch sekundäre Formen [**Begleithydrozele** bei z.B. Leistenhernie, Epididymitis, Orchitis, Hodentumoren oder -torsion]; **klinisch** verläuft die Hydrozele unauffällig;

Tab. H17. Hydramnion. Hydramnion und fetale Erkrankungen

Störung des fetalen Schluckaktes und/oder der gastrointestinalen Resorption
  Ösophagusatresie
  Zwerchfellhernie (starke Abknickung des gastroösophagealen Winkels)
  Tumoren in Hals und Mediastinum
  Darmobstruktionen
  Neuromuskuläre Schluckstörungen (z.B. bei Arthrogryposis multiplex)
  Darmobstruktionen (zusätzliches Erbrechen des Feten)

Renale Fehlbildungen
  Subpelvine Stenose
  Refluxuropathien
  Bartter-Syndrom

Vermehrte Transsudation membranöser Läsionen
  Neuralrohrdefekte
  – Anenzephalie
  – Enzephalozele
  – Spina bifida aperta (selten)
  Bauchwanddefekte
  – Omphalozele
  Gastroschisis (selten)

Erhöhte kardiale Vorlast mit kompensatorisch erhöhter Urinproduktion
  Fetale Anämie
  – Blutgruppeninkompatibilität
  – Fetomaternale Transfusion
  – Parovirus-B19-Infektion
  Kardiale Insuffizienz
  – Herzfehler
  – Tachyarrhythmie
  – High-cardiac-output-Failure (fetale und plazentare Tumoren, arteriovenöse Fisteln, parasitärer Zwilling)
  Fetofetales Transfusionssyndrom
  Obstruktion des venösen Blutflusses
  – Zwergwuchs mit Thoraxdysplasie
  – Kongenitale zystisch-adenomatöse Lungenfehlbildung
  – Primärer Hydrothorax

die Hodenvergrößerung entsteht langsam und wird oft erst durch Einblutung [**Hämatozele**] oder Eiterbildung [**Pyozele**] akut; die **Diagnose** basiert auf Palpation, Diaphanoskopie und Sonografie; die Therapie ist operativ; die Tunica vaginalis wird umgeschlagen und fixiert [**Winkelmann**] oder reseziert [**von Bergmann**]; besteht Verdacht auf einen offenen Processus vaginalis oder liegt gleichzeitig auch eine Funikulozele vor, erfolgt der Zugang von inguinal

Hy|dro|ce|phal|lus communicans *m*: → *Normaldruckhydrozephalus*

Hy|dro|chlo|ro|thi|a|zid *nt*: orales Thiaziddiuretikum; Saluretikum; HWZ 6–14 h; **Anw.:** Ödemausschwemmung, Hypertonie, Herzinsuffizienz, renaler Diabetes insipidus; **Dosierung:** Herzinsuffizienz [NYHA Klassen II–III] Erhaltungsdosis 25–100 mg/d; arterielle Hypertonie 12,5–25 mg/d; renaler Diabetes insipidus 25–100 mg/d auf drei Dosen verteilt; **NW:** Hypokaliämie, Hyponatriämie, Hypomagnesiämie, Hautrötung, Juckreiz, Urticaria, Fieber, Purpura, nekrotisierende Vaskulitis mit Hämaturie, Photosensibilisierung, Schwindel, Müdigkeit, Kopfschmerzen, orthostatische Beschwerden, Mundtrockenheit, Durst und Schwächegefühl, Apathie, Benommenheit, EKG-Veränderungen, Rhythmusstörungen und gesteigerte Digitalisempfindlichkeit besonders bei Hypokaliämie, Kreislaufstörungen, Hypovolämie, Blutbildveränderungen mit Leukopenie, Thrombozytopenie, Agranulozytose, aplastische und hämolytische Anämie; **Kontraind.:** fortgeschrittene Niereninsuffizienz, schwere Leberfunktionsstörungen, Überempfindlichkeit gegen Sulfonamide, Hypovolämie, Hyponatriämie, Hypokaliämie, Diabetes mellitus

Hy|dro|col|don *nt*: **Syn:** *Dihydrocodeinon*; halbsynthetisches Morphinderivat mit antitussiver und analgetischer Wirkung; **Anw.:** Antitussivum, v.a. bei starkem oder schmerzhaftem Reizhusten [Tumorpatienten]; in anderen Ländern [z.B. USA] auch als Analgetikum

Hy|dro|cor|ti|son *nt*: → *Cortisol*

Hy|dro|gel|lin|se *f*: *s.u. Essay Katarakt S. 783*

Hy|dro|gen|flu|o|rid *nt*: → *Flusssäure*

Hy|dro|kor|ti|son *nt*: → *Cortisol*

Hy|dro|mor|phon *nt*: **Syn:** *Dihydromorphinon*; Morphinderivat; starkes Analgetikum, besitzt eine 6–7-fach höhere Potenz als Morphin; **Anw.:** Krebsschmerz, Schmerzen bei Herzinfarkt, Verbrennungen, Nierenkoliken, postoperative und posttraumatische Schmerzen

Hy|droph|thal|mie *f*: → *Buphthalmus*

Hy|drops *m*: **Syn:** *Wassersucht*; Flüssigkeitsansammlung in einer Körperhöhle [**Hydrops verus**] oder im interstitiellen Raum; Flüssigkeitsansammlung im Gewebe wird als Ödem bezeichnet

Hydrops articularis: → *Gelenkerguss*

Hydrops fetalis: **Syn:** *Hydrops fetus universalis, Hydrops congenitus universalis, Hydrops universalis fetus*; schwerste Form des Morbus* haemolyticus neonatorum mit allgemeinem Ödem, Aszites, Pleura- und Perikarderguss und Leber- und Herzinsuffizienz; **Therapie:** vorzeitige Beendigung der Schwangerschaft durch Schnittentbindung, intensivmedizinische Betreuung, Austauschtransfusion

Hy|dro|the|ra|pie *f*: **Syn:** *Wasserheilkunde, Hydriatrie*; therapeutische Anwendung von Wasser, z.B. als Waschungen, Wickel,

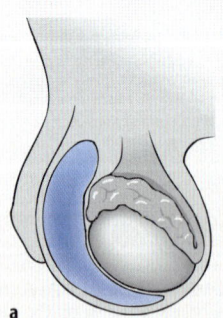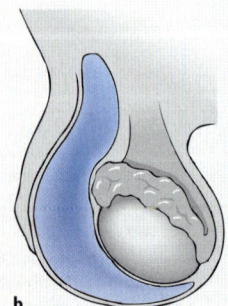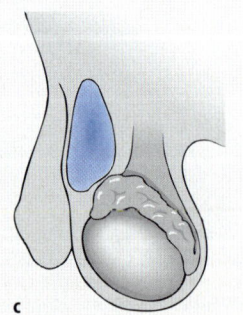

Abb. H78. Hydrocele testis. Hydrocele testis der Tunica vaginalis testis [a], Tunica vaginalis communis [b], Tunica funicularis [c]

Packungen, Gussbehandlung, Teilbäder, Vollbäder, medizinische Bäder; eine wichtige Rolle spielt v.a. die Behandlung in Bewegungsbädern im Anschluss an Verletzungen und Operationen; *s.a. Balneotherapie*

Hy|dro|to|mie *f*: schonende Trennung von Geweben durch Injektion von Wasser

4'-Hy|dro|xy|a|cet|a|ni|lid *nt*: → *Paracetamol*

o-Hy|dro|xy|benz|a|mid *nt*: → *Salicylamid*

o-Hy|dro|xy|ben|zo|el|säu|re *f*: → *Salicylsäure*

Hy|dro|xy|carb|a|mid *nt*: *Syn: Hydroxyurea*; Zytostatikum; hemmt die DNA-Synthese in der S-Phase; **Anw.**: chronisch-granulozytäre Leukämien, Non-Hodgkin-Lymphome, Polycythaemia vera, Thrombozythämie; **NW**: Kopfschmerzen, Schläfrigkeit, Schwindel, Desorientierung, Halluzinationen, Krämpfe; Myelosuppression, gastrointestinale Störungen, Alopezie; **Kontraind.**: Niereninsuffizienz

8-Hy|dro|xy|chi|no|lin *nt*: *Syn: 8-Chinolinol, 8-Oxychinolin, Oxin*; Antiseptikum; Desinfiziens; wirkt v.a. gegen Dermatophyten, Hefen und grampositive Bakterien; **Anw.**: in antiseptischen Lösungen, v.a. als Gurgelmittel; als Dermatikum in Salben

Hy|dro|xy|chlo|ro|quin *nt*: Antimalariamittel; **Anw.**: Malariaprophylaxe, Lupus erythematodes, Arthritis, Lambliasis; **NW**: irreversible Netzhautschädigungen, gastrointestinale Beschwerden, Exantheme, epileptiforme Krämpfe; *s.a. Essay Systemischer Lupus erythematodes S. 935, Essay Rheumatoide Arthritis S. 83*

1-α-Hy|dro|xy|cho|le|cal|ci|fe|rol *nt*: → *Alfacalcidol*

17-Hy|dro|xy|cor|ti|cos|te|ron *nt*: → *Cortisol*

14-Hy|dro|xy|dau|no|my|cin *nt*: → *Doxorubicin*

Hy|dro|xy|dau|no|ru|bi|cin *nt*: → *Doxorubicin*

Hy|dro|xy|di|chlor|qui|nal|din *nt*: → *Chlorquinaldol*

C2/C6-Hydroxyethylierungsverhältnis *nt*: *s.u. Essay Prä- und postoperative Störungen im Flüssigkeits- und Elektrolythaushalt S. 327*

Hy|dro|xy|e|thyl|sa|li|cy|lat *nt*: *Syn: Glykolsalicylat, Ethylenglykolsalicylat*; Salicylsäurederivat; Hyperämikum, Rubefaciens; **Anw.**: in Gelen, Salben oder Pasten zur bei Muskel-, Gelenk- und Gliederschmerzen nach stumpfen Verletzungen und bei rheumatischen Erkrankungen

Hy|dro|xy|e|thyl|stär|ke *f*: *Syn: Hydroxyäthylstärke*; hochverzweigte Stärkemoleküle zur Herstellung von Plasmaersatzlösungen; die Hydroxyethylierung verzögert den Abbau durch

Serumamylase; *s.a. Essay Prä- und postoperative Störungen im Flüssigkeits- und Elektrolythaushalt S. 327*

2-Hy|dro|xy|e|thyl|tri|me|thyl|am|mo|ni|um|sa|li|cy|lat *nt*: → *Cholinsalicylat*

11β-Hydroxylasedefekt *m*: *Syn: adrenogenitales Syndrom mit 11β-Hydroxylasedefekt*; *s.u. adrenogenitales Syndrom*

17α-Hydroxylasedefekt *m*: *Syn: adrenogenitales Syndrom mit 17α-Hydroxylasedefekt*; *s.u. adrenogenitales Syndrom*

21-Hydroxylasedefekt *m*: *Syn: adrenogenitales Syndrom mit 21-Hydroxylasedefekt*; *s.u. adrenogenitales Syndrom*

21-Hy|dro|xy|pro|ges|te|ron *nt*: → *Desoxycorton*

3β-Hydroxysteroiddehydrogenase-Defekt *m*: *Syn: adrenogenitales Syndrom mit 3β-Hydroxysteroiddehydrogenase-Defekt*; *s.u. adrenogenitales Syndrom*

Hy|dro|xy|to|lu|ol *nt*: → *Kresol*

5-Hy|dro|xy|tryp|to|phan *nt*: *Syn: Oxitriptan*; Biosynthesezwischenprodukt zwischen Tryptophan und Serotonin [5-Hydroxytryptamin, 5HT], Antidepressivum; **Anw.**: Myoklonien, Friedreich-Ataxie, Migraineprophylaxe, die Anwendung bei Schlaflosigkeit und Depressionen bei Serotoninmangel ist fraglich; **NW**: zentrale Stimulation und Erbrechen

Hy|dro|xy|ty|ra|min *nt*: → *Dopamin*

3-Hy|dro|xy|ty|ro|sin *nt*: → *3,4-Dihydroxyphenylalanin*

Hy|dro|xy|u|rea *nt*: → *Hydroxycarbamid*

Hy|dro|xy|zin *nt*: H_1-Antihistaminikum; Sedativum; Antiemetikum; Tranquilizer; **Anw.**: Juckreiz, Urticaria; symptomatische Behandlung von Spannungs-, Erregungs- und Angstzuständen, psychogen bedingte Schlafstörungen; **Dosierung**: als Sedativum 50–100 mg/d p.o., bis 200 mg/d bei stationärer Behandlung; als Antipruriginosum 25–75 mg/d p.o.; **NW**: Benommenheit, Müdigkeit, Schläfrigkeit, selten Mundtrockenheit, Schwindel, motorische Überaktivität bis hin zu leichter Erregung und Schlaflosigkeit; **Kontraind.**: Engwinkelglaukom, Prostatahyperplasie mit Restharnbildung

Hy|dro|ze|le *f*: **1.** → *Hydrocele* **2.** → *Hydrocele testis*

Hy|men|al|a|tre|sie *f*: *Syn: hymenale Atresie, Atresia hymenalis*; Verschluss der Vagina durch ein nicht perforiertes Hymen; führt zu Abflussbehinderung nach der Menarche mit Ausbildung von Hämatokolpos, Hämatometra, Hämatosalpinx und in schweren Fällen eines akuten Abdomens; **Therapie**: kreuzweise Inzision

Hy|men|al|plas|tik *f*: selten verwendete Bezeichnung für Hyme-

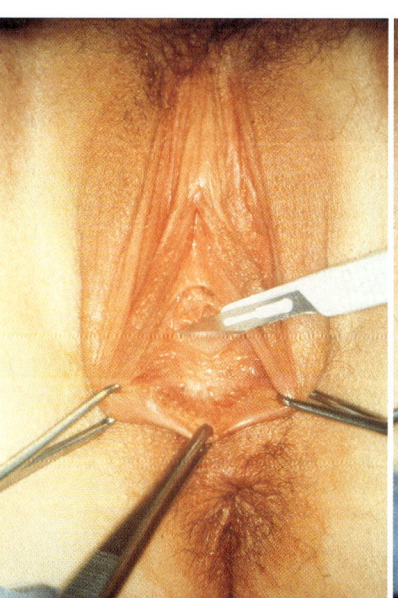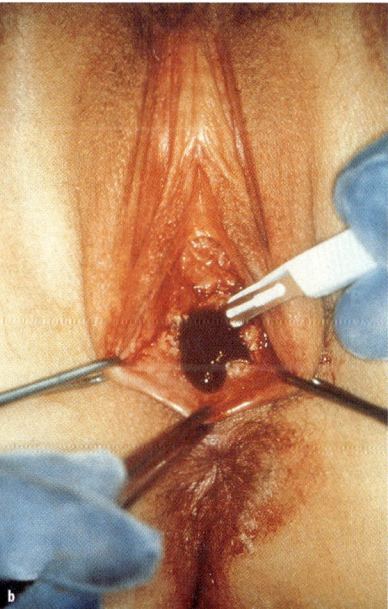

Abb. H79. Hymenalatresie. Inzision und Abfluss gestauten Blutes bei Hämatokolpos

norrhaphie*

Hy|me|nek|to|mie *f*: operative Entfernung des Jungfernhäutchens/Hymen

Hy|me|no|le|pi|a|sis *f, pl* **-ses**: *Syn: Zwergbandwurminfektion, Hymenolepidose*; Befall und Infektion mit Hymenolepis nana, seltener Hymenolepis diminuta; führt v.a. bei Kindern zu Leibschmerzen, Durchfall und Pruritus ani; **Diagnose**: Wurm oder Proglottidennachweis im Stuhl; **Therapie**: Praziquantel* intern; *s.a. Essay Helminthosen S. 553*

Hy|me|no|le|pis diminuta *f*: *Syn: Rattenbandwurm, Mäusebandwurm*; weltweit verbreiteter Dünndarmparasit von Nagetieren und Menschen [End- und Zwischenwirt]; selten Erreger einer Hymenolepiasis

Hy|me|no|le|pis nana *f*: *Syn: Zwergbandwurm*; Dünndarmparasit von Nagetieren und Menschen [End- und Zwischenwirt]; verursacht Hymenolepiasis

Hy|me|nor|rha|phie *f*: *Syn: Hymennaht*; Naht des Jungfernhäutchens

Hy|me|no|to|mie *f*: *Syn: Hymenspaltung*; operative Hymendurchtrennung, Hymendurchschneidung

Hy|os|cin *nt*: → *Scopolamin*

Hy|os|cin|bu|tyl|bro|mid *nt*: → *Butylscopolaminiumbromid*

Hy|per|ad|re|na|lin|ä|mie *f*: *Syn: Adrenalinämie*; erhöhter Adrenalingehalt des Blutes [Normalbereich 20–100 pg/ml], z.B. bei Stress oder Phäochromozytom; wegen der Abhängigkeit von emotionaler und körperlicher Belastung spielt die Bestimmung im Plasma [zusammen mit den anderen Katecholaminen Dopamin, Noradrenalin, Metanephrin, Normetanephrin, Vanillinmandelsäure] auch bei Verdacht auf ein Phäochromozytom kaum eine Rolle; aussagekräftiger ist die Bestimmung der Katecholamine im 24-h-Urin; erhöhte Werte für Adrenalin [normal 4–20μg/24 h], Noradrenalin [normal 23–105 μg/24 h], Metanephrin [normal < 0,4 mg/24 h] und Normetanephrin [normal < 0,8 mg/24 h] sprechen für ein Phäochromozytom, wenn alle 4 Parameter normal sind, ist ein Tumor praktisch ausgeschlossen; erhöhte Werte für Dopamin [normal 190–450 μg/24 h] und Vanillinmandelsäure [normal < 8 mg/24 h] sprechen für ein Neuroblastom

Hy|per|al|dos|te|ron|ä|mie *f*: erhöhter Aldosterongehalt des Blutes; *s.u. Hyperaldosteronismus*

Hy|per|al|dos|te|ro|nis|mus *m*: *Syn: Aldosteronismus*; übermäßige Aldosteronproduktion führt zu Hypokaliämie, Hypomagnesiämie, Hyperkaliurie, metabolische Azidose, mäßig bis stark erhöhtem Blutdruck, Muskelschwäche oder -parese, Herzrhythmusstörungen, Tetanien, Müdigkeit, Polyurie und Polydipsie; als Ursache kommen Aldosteron-produzierende Tumoren der Nebennierenrinde [primärer Hyperaldosteronismus] oder beim **sekundären Hyperaldosteronismus** eine extrarenale Stimulation der Aldosteronsekretion [Nierenarterienstenose, Phäochromozytom, Diuretika, Laxanzien, Ovulationshemmer] vor; **Therapie**: Elimination der Ursache

primärer Hyperaldosteronismus: *Syn: Conn-Syndrom, primärer Aldosteronismus*; durch einen Aldosteron-produzierenden Tumor der Nebennierenrinde ausgelöster Hyperaldosteronismus, der v.a. zu Hypokaliämie, Hypertonie [mäßig bis stark], Proteinurie, EKG-Veränderungen und Hypona-

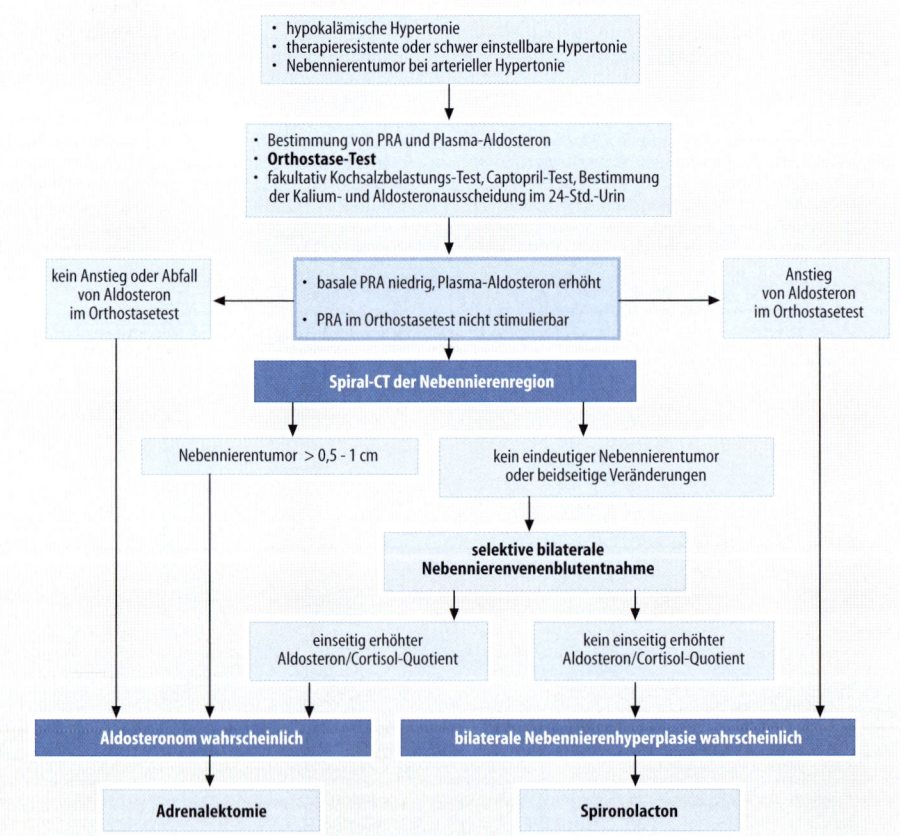

Abb. H80. Primärer Hyperaldosteronismus. Diagnostik und Therapie des primären Hyperaldosteronismus

Tab. H18. Hyperbilirubinämie. Konjugierte Hyperbilirubinämien

	Rotor-Syndrom	Dubin-Jonson-Syndrom	Summerskill-Syndrom
Geschlechterverteilung (m:w)	1:1	1:1	1:1
Häufigkeit	Sehr selten	Häufig (bis 6 % der Bevölkerung)	Sehr selten
Vererbungsmodus	Autosomal rezessiv	Autosomal rezessiv	Unbekannt
Defekt	Unbekannt	Möglich: Chromosom 10q24	Unbekannt
Pathophysiologische Störung	Speicherdefekt (?) Defekt der Konjugation (?)	Defekt des kanalikulären multispezifischen Transporters organischer Anionen	Membran (?)
Manifestationsalter	Jugendliches Alter	Adoleszenz	Adoleszenz
Symptomatik	Asymptomatisch Bilirubin bis 5 mg/dl	Bilirubin meist bis 5 mg/dl	Cholestasemarker phasisch ↑ Pruritus in Prodromalphase
Leberfunktion	Normal	Normal	Normal
Diagnose	Koproporphyrinurie	Schwarzpigmentierte Leber Koproporphyrin Isomer I > 70%	Intermittierende Cholestase bei gutem AZ und Ausschluss anderer Ursachen
Therapie	Keine	Keine	Symptomatisch (Gallensäuren, Behandlung des Pruritus)
Prognose	Gut	Gut	Gut

triämie führt; primärer Hyperaldosteronismus bei bilateraler Nebennierenrindenhyperplasie wird als **idiopathischer Hyperaldosteronismus** bezeichnet; **Klinik:** Muskelschwäche oder -parese, Herzrhythmusstörungen, Tetanien, Müdigkeit, Polyurie, Polydipsie; **DD:** sekundärer Hyperaldosteronismus, Hypokaliämie bei Laxanzienabusus, Durchfall oder Erbrechen, Cushing-Syndrom; **Diagnose** und **Therapie:** *s. Abb. H80*

Hy|per|a|mi|no|a|zid|ä|mie *f: Syn: Aminoazidämie;* erhöhter Aminosäuregehalt des Blutes; meist durch eine Enzymopathie bedingt; *s.a. Essay Störungen des Aminosäurestoffwechsels und Harnstoffzyklus S. 43*

Hy|per|a|mi|no|a|zid|u|rie *f: Syn: Aminoazidurie;* gesteigerte Aminosäureausscheidung im Harn [mehr als 1–3 g pro Tag]; meist liegt eine Stoffwechselentgleisung oder Störung des Aminosäurestoffwechsels vor; *s.a. Essay Störungen des Aminosäurestoffwechsels und Harnstoffzyklus S. 43*

Hy|per|am|mon|ä|mie *f: Syn: Hyperammoniämie, Ammonämie, Ammoniämie;* erhöhter Ammoniakgehalt des Blutes; die **angeborene Hyperammonämie** beruht auf Enzym- oder Koenzymdefekten, die den Abbau von Aminosäuren und Fettsäuren bzw. den Harnstoffzyklus hemmen; bei der **erworbenen Hyperammonämie** handelt es sich meist um die Folge einer vermehrten Ammoniakbildung im Darm oder einer Leberinsuffizienz; *s.a. Essay Störungen des Aminosäurestoffwechsels und Harnstoffzyklus S. 43*

Hy|per|am|mon|u|rie *f:* erhöhte Ammoniakausscheidung im Harn [normal 20–50 mmol/24 h]; ist meist Zeichen einer Säurebelastung [Azidose, Hunger, Diabetes mellitus]; *s.a. Essay Störungen des Aminosäurestoffwechsels und Harnstoffzyklus S. 43*

Hy|per|ar|gi|nin|ä|mie *f: Syn: Arginasemangel, Argininämie;* autosomal-rezessiver Mangel an Arginase [vorwiegend in der Leber lokalisiertes Schlüsselenzym der Harnstoffsynthese; spaltet L-Arginin in Harnstoff und L-Ornithin] mit Blockade des Harnstoffzyklus; führt zu erhöhten Blutspiegeln von Arginin und Ammoniak, Argininurie, epileptiformen Krämpfen und Hirnschäden; **Therapie:** argininarme Diät; *s.a. Essay Störungen des Aminosäurestoffwechsels und Harnstoffzyklus S. 43*

Hy|per|a|zot|ä|mie *f:* → *Azotämie*

Hy|per|be|ta|a|la|nin|ä|mie *f: Syn: β-Alaninämie;* erhöhter β-Alaningehalt des Blutes; *s.a. Essay Störungen des Aminosäurestoffwechsels und Harnstoffzyklus S. 43*

Hy|per|be|ta|li|po|pro|te|in|ä|mie, primäre *f:* → *familiäre Hypercholesterinämie*

Hy|per|bi|li|ru|bin|ä|mie *f:* erhöhter Bilirubingehalt des Blutes;

Tab. H19. Hyperbilirubinämie. Ätiologie konjugierter Hyperbilirubinämien

Intrahepatische Cholestase	Extrahepatische Cholestase
Neonatale Hepatitis, Hepatitis B	Gallengangsatresie
Perinatale Infektionen (CMV u.a.)	Choledochuszyste
Syndrom der eingedickten Galle	Mukoviszidose
Parenterale Ernährung	
α₁-Antitrypsin-Mangel	
Galaktosämie, Tyrosinose	
Intrahepatische Gallengangshypoplasie (Alagille-Syndrom)	

unterschieden wird zwischen **konjugierter Hyperbilirubinämie** durch eine Erhöhung des konjugierten Bilirubins [wasserlöslich und damit über die Niere ausscheidbar; die drei wichtigsten Formen sind: Rotor-Syndrom, Dubin-Johnson-Syndrom und Summerskill-Syndrom], und **unkonjugierter Hyperbilirubinämie** durch Erhöhung des unkonjugierten wasserunlöslichen Bilirubins, z.B. bei kongenitaler dyserythropoetischer Anämie, intermittierender Hyperbilirubinämie Meulengracht oder idiopathischer Hyperbilirubinämie

idiopathische Hyperbilirubinämie: *Syn: Crigler-Najjar-Syndrom;* familiärer nicht-hämolytischer Ikterus des Neugeborenen durch einen Mangel an Glucuronyltransferase; beim **Typ I** liegt ein kompletter Enzymmangel vor; damit sind die Bilirubinwerte extrem hoch [20–40 mg/dl] und können zu einem Kernikterus führen; beim **Typ II** liegt nur ein partieller Mangel vor und die Bilirubinwerte sind mäßig erhöht [9–20 mg/dl]; **Therapie:** bei Typ I Austauschtransfusion und evtl. Lebertransplantation im Kindesalter; Typ II erfordert meist keine Therapie; Phenobarbital✶ senkt den Bilirubinspiegel

intermittierende Hyperbilirubinämie Meulengracht: *Syn: Meulengracht-Syndrom, Meulengracht-Gilbert-Syndrom, Icterus juvenilis intermittens Meulengracht, Gilbert-Meulengracht-Syndrom, Morbus Meulengracht;* häufige [2–6 % der Bevölkerung], hereditäre unkonjugierte Hyperbilirubinämie, die v.a. Männer unter 25 Jahren betrifft; kann durch Stress, Infektionen oder Fasten ausgelöst werden; die Leberfunktion ist normal; keine Therapie notwendig

Tab. H20. **Hyperbilirubinämie.** Ätiologie unkonjugierter Hyperbilirubinämien

Erkrankungen bzw. Störungen

Mit gesteigerter Hämolyse

Blutgruppeninkompatibilität

  Rh, ABO, Kell, Duffy u.a.

Neonatale Infektionen (bakteriell, viral)

Genetisch bedingte hämolytische Anämien

  Enzymdefekte: Glucose-6-Phosphatdehydrogenase, Pyruvatkinase
  Membrandefekte: Sphärozytose u.a.
  Hämoglobinopathien (homozygote α-Thalassämie)

Ohne Hämolyse

Verminderte Bilirubinkonjugation:

  Physiologischer Ikterus
  Muttermilchikterus
  Kinder diabetischer Mütter
  Crigler-Najjar-Syndrom (genetisch bedingter Glukuronyltransferase-mangel)
  Gilbert-Meulengracht-Syndrom (verminderte Bilirubinaufnahme in die Leberzelle)
  Hypothyreose
  Medikamente (Pregnandiol)

Vermehrter Bilirubinanfall

  Polyzythämie
  Organblutungen, Hämatome

Vermehrte enterale Rückresorption von Bilirubin

  Intestinale Obstruktion
  Unzureichende Ernährung (verminderte Peristaltik)

Hyperbilirubinämie des Neugeborenen: bei den Hyperbilirubinämien der Neugeborenen handelt es sich meist um **unkonjugierte Hyperbilirubinämien** mit oder ohne Hämolyse; **konjugierte Hyperbilirubinämien** aufgrund intra- oder extrahepatischer Cholestase sind wesentlich seltener; *s.a. Morbus haemolyticus neonatorum*

Hy|per|cho|les|te|rin|ä|mie *f: Syn: Hypercholesterolämie*; erhöhter Cholesteringehalt des Blutes; neben der **familiären Hypercholesterinämie** spielt v.a. die **sekundäre Hypercholesterinämie** bei Diabetes mellitus, Hypothyreose, Alkoholismus, Lebererkrankungen usw. ein Rolle; am häufigsten ist aber die sog. **polygene Hypercholesterinämie**, die wahrscheinlich durch eine geringe Abweichung mehrerer Enzyme, Trans-

Tab. H22. **Hypercholesterinämie.** Ernährungsempfehlungen bei Hypercholesterinämie

Nahrungs-bestandteil	Maßnahme	Nahrungsmittel	
		Meiden	Bevorzugen
Gesättigte Fette Cholesterin	Vermindern	Wurstwaren, fettes Fleisch, Vollmilchprodukte, Käse	Fisch, besonders Seefisch, fettarmes Geflügel, mageres Fleisch, Magermilchprodukte (möglichst ≤ 0,3 % Fett)
Ungesättigte Fette	Beibehalten oder vermindern (trans-ungesättigt)	Gehärtete Fette, Fertigbackwaren	Pflanzliche Fette und Öle, diätetische Brotaufstriche
Ballaststoffe	Erhöhen		Getreideprodukte, Vollkornteigwaren, Gemüse, Vollkornreis, Kartoffeln, Obst

Tab. H21. **Hyperbilirubinämie.** Unkonjugierte Hyperbilirubinämien

	Kongenitale dyserythropoetische Anämie	Intermittierende Hyperbilirubinämie Meulengracht	Idiopathische Hyperbilirubinämie	
			Typ I	Typ II
Geschlechterverteilung (m:w)	1:1	4:1	1:1	1:1
Häufigkeit	Selten	Häufig (bis 6 % der Bevölkerung)	Sehr selten	
Vererbungsmodus	Autosomal dominant	Autosomal dominant	Autosomal rezessiv	Autosomal rezessiv und autosomal dominant mit inkompletter Penetranz
Defekt	Chromosom 15 (Typ III)			
Pathophysiologische Störung	Ineffektive Erythropoese: intramedullärer Untergang erythrozytärer Vorstufen	Gestörter Transport organischer Anionen Störung der Glucuronierung	Inaktivität der UDP-Glucuronyltransferasen (UGT)	Verminderte Aktivität der UGT
Manifestationsalter	Jugendliches Alter	Adoleszenz	Neugeborene	Säuglinge bis Erwachsenenalter
Symptomatik	Hyperbilirubinämie bis 4 mg/dl	Bilirubin bis 4 mg/dl	Bilirubin: 20–40 mg/dl Kernikterus	Bilirubin < 20 mg/dl Fakultativ Kernikterus
Leberfunktion	Normal	Normal	Normal	Normal
Diagnose	^{13}C-markiertes „Shunt-Bilirubin"	Koproporphyrin Isomer I ≈ 50 % ↑ Fastentest	Keine hepatische UGT-Aktivität	Verminderte UGT-Aktivität Phenobarbital-Test
Therapie	Behandlung der Anämie und der sekundären Hämochromatose	Keine	Phototherapie, Plasmapherese, Lebertransplantation	Enzyminduktion durch Phenobarbital
Prognose	Gut	Gut	Ernst	Gut bis ernst

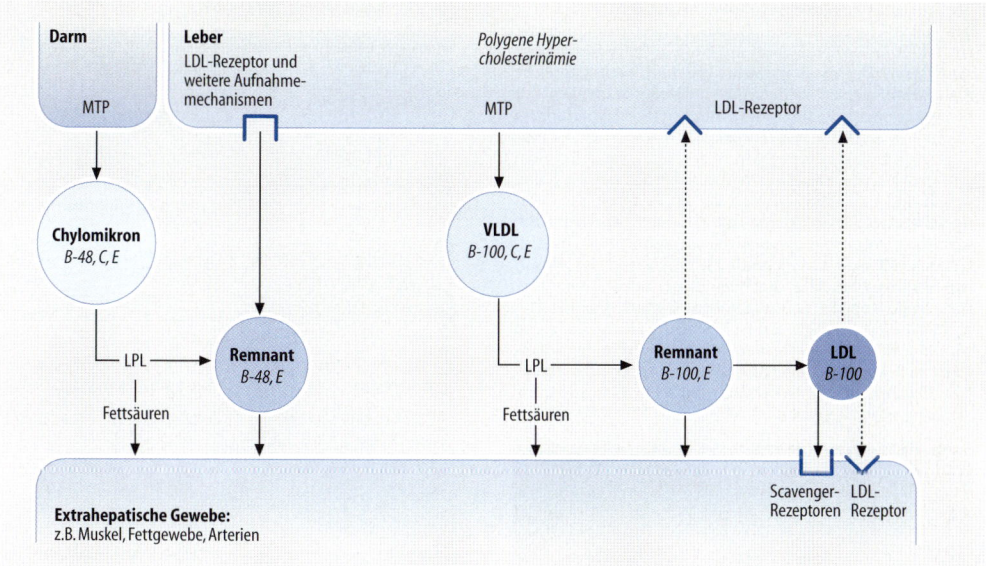

Abb. H81. Hypercholesterinämie. Störung des LDL-Katabolismus bei polygener Hypercholesterinämie

ferfaktoren und Bindungsproteine des Cholesterinstoffwechsels verursacht wird; allerdings kommt es erst bei einer erhöhten Aufnahme von gesättigten Fettsäuren und Cholesterin mit der Nahrung zur Entwicklung einer Hypercholesterinämie; die langfristig entstehenden Schäden [Arteriosklerose, koronare Herzkrankheit, arterielle Verschlusskrankheit] machen diese diätetische Hypercholesterinämie zu einer der wichtigsten klinischen Entitäten, die v.a. bei Patienten im mittleren und höheren Alter mit Nahrungsumstellung und/oder Medikamenten [Lipidsenker] behandelt werden muss; *s.u. Essay Fettstoffwechselstörungen S. 403*
familiäre Hypercholesterinämie: *Syn: Hyperlipoproteinämie Typ IIa, essenzielle Hypercholesterinämie, familiäre idiopathische hypercholesterinämische Xanthomatose, primäre*

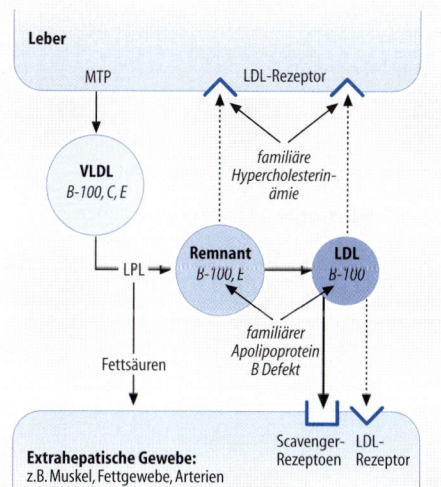

Abb. H82. Familiäre Hypercholesterinämie. Störung des LDL-Katabolismus bei familiärer Hypercholesterinämie

Hyperbetalipoproteinämie, LDL-Rezeptordefekt; Hyperlipoproteinämie★ mit extrem hohen Cholesterinwerten und sehr hohem Arterioskleroserisiko; typisch sind tuberöse Xanthome, Xanthelasmen und ein Arcus lipoides corneae
Hypercholesterinämie mit Hypertriglyzeridämie: *Syn: Hyperlipoproteinämie Typ III*; *s.u. Hyperlipoproteinämie*
Hy|per|chy|lo|mi|kron|ä|mie *f*: *Syn: Chylomikronämie*; Erhöhung der Chylomikronen im Blut; *s.u. Hyperlipoproteinämie; Essay Fettstoffwechselstörungen S. 403*
Hyperchylomikronämie und Hyperpräbetalipoproteinämie: *Syn: Hyperlipoproteinämie Typ V*; *s.u. Hyperlipoproteinämie*
Hy|per|e|me|sis gravidarum *f*: *s.u. Emesis gravidarum*
Hy|per|gly|cin|ä|mie *f*: *Syn: Hyperglyzinämie*; erhöhter Glycingehalt des Blutes; die **nicht-ketotische Hyperglycinämie** ist eine autosomal-rezessiv vererbte Störung des Glycinabbaus, die schon in den ersten Lebenstagen zu Krämpfen und Muskelhypotonie führt; wegen des erhöhten Glycinspiegels und der Ausscheidung im Harn spricht man auch von **Glycinurie mit Hyperglycinämie**; *s.a. Essay Störungen des Aminosäurestoffwechsels und Harnstoffzyklus S. 43*
Hy|per|go|na|dis|mus *m*: endokrine Gonadenüberfunktion, z.B. bei hormonproduzierendem Tumor; kann zu Pubertas praecox oder Hypergenitalismus führen; ein **hypergonadotroper Hypergonadismus** tritt bei Frauen physiologisch im perimenopausalen Bereich ein und signalisiert eine Erschöpfung der ovariellen Reserven; unphysiologisch ist diese Situation immer, wenn sie vor dem 40. Lebensjahr eintritt; Ursachen können z.B. Operationen an den Ovarien oder Chemotherapien, darüber hinaus aber auch Autoimmunerkrankungen, z.B. im Rahmen polyglandulärer Autoimmunendokrinopathien mit gleichzeitiger Beteiligung z.B. der Inselzellen des Pankreas [Diabetes mellitus Typ I], Erkrankungen der Schilddrüse [Hashimoto-Thyreoiditis, Basedow-Krankheit] und eine prämature Ovarialinsuffizienz sein; *s.a. Essay Infertilität und Sterilität S. 733*
Hy|per|hid|ro|se *f*: *Syn: übermäßiges Schwitzen, Hyperhidrosis, Hyperidrosis, Polyhidrose, Polyhidrosis, Polyidrosis*; eine vermehrte Schweißsekretion ist z.T. konstitutionell bedingt, z.T. aber symptomatisch bei endokrinen oder neurologischen Störungen; die **generalisierte Hyperhidrose**, v.a. als Nachtschweiß, ist ein häufiges Symptom von Systemerkrankungen wie Tuberkulose, Kollagenose, Lymphom, Diabetes melli-

tus, Thyreotoxikose oder Hypopituitarismus
eine **lokale Hyperhidrose**, z.B. axilläre oder palmoplantare Hyperhidrose, ist meist emotional bedingt [nervöses Schwitzen], kann aber auch gustatorische und mastikatorische Reize hervorgerufen werden [**gustatorisches Schwitzen**]; eine seltene unregelmäßig dominant vererbte Hyperhidrose ist das sog. **Schwitznäschen** [Jadassohn-Krankheit, Granulosis rubra nasi] mit Hyperhidrose der Nasenspitze, Erythem und evtl. kleinen Blasen; es tritt nur bei Kindern auf und verschwindet spontan während der Pubertät; eine **halbseitige/einseitige Hyperhidrose** mit auf eine Körperhälfte beschränkte Steigerung der Schweißsekretion findet man in seltenen Fällen als alternierende Hemihyperhidrose [**Hemihyperhidrosis cruciata**] mit Hemihyperhidrose einer Gesichtshälfte und der kontralateralen Körperhälfte; die Hyperhidrose *kann zu einer Aufweichung der Hornschicht und zur Besiedlung mit Bakterien führen, die oft einen unangenehmen Körpergeruch* [Bromhidrose] *verursacht*; **Therapie**: Hygiene, lokale Anwendung von Deodoranzien; *s.a. aurikulotemporales Syndrom*

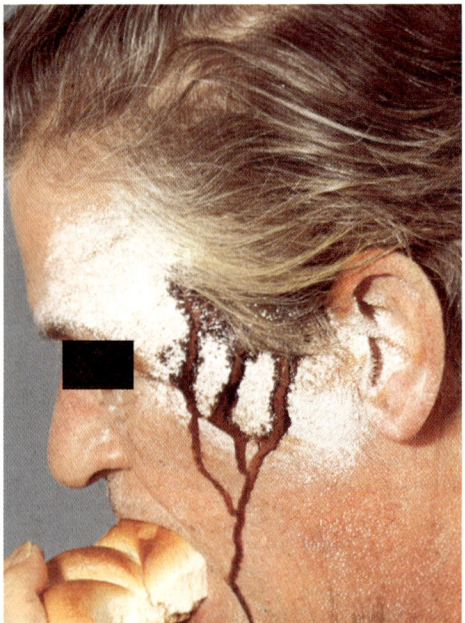

Abb. H83. Hyperhidrose. Gustatorisches Schwitzen

Hy|per|his|ti|din|ä|mie *f*: → *Histidinämie*
Hy|per|hol|mo|cys|te|in|ä|mie *f*: *Syn: Hyperhomozysteinämie, Homocystinämie, Homozystinämie, Homocysteinämie, Homozysteinämie*; erhöhter Homocysteingehalt des Blutes, v.a. bei Homocystinurie; führt u.a. zu arterieller Verschlusskrankheit; *s.a. Essay Störungen des Aminosäurestoffwechsels und Harnstoffzyklus S. 43*
Hy|per|hy|dra|ta|ti|on *f*: übermäßiger Wassergehalt des Körpers, Überwässerung; man unterscheidet **hypertone Hyperhydratation** [mit vorwiegendem Kochsalzüberschuss; basiert meist auf einer exzessiven Salzzufuhr, z.B. Verschlucken von Meerwasser], **hypotone Hyperhydratation** [mit vorwiegendem Wasserüberschuss; Ursache sind meist exzessive Wasseraufnahme (Infusionen!) oder gesteigerte Wasserretention bei ADH-Überschuss] sowie **isotone Hyperhydratation** [Überschuss von Wasser und Kochsalz im Körper; oft durch Niereninsuffizienz, Hyperaldosteronismus oder übermäßige Infusion von Kochsalzlösungen bedingt]; *s.a. Essay Prä- und postoperative Störungen im Flüssigkeits- und Elektrolythaushalt S. 327*

Tab. H23. Hyperkalzämie. Differenzialdiagnose

Primärer Hyperparathyreoidismus	Osteolyse ↑, Ca-Reabsorption ↑, 1,25-DHCC-Bildung ↑
Tertiärer Hyperparathyreoidismus	Osteolyse ↑, Ca-Reabsorption ↑, 1,25-DHCC-Bildung ↑
Tumorhyperkalzämie einschl. Plasmozytom, Leukämien, Lymphomen	Sekretion osteolytischer Wirkstoffe wie PTH-artiges Peptid, Prostaglandine, Zytokine wie IL-1, IL-6, 1,25-DHCC
Immobilisation bei Osteoporose, schwere Frakturen (Jüngere), Morbus Paget (cave Koinzidenz mit prim. HPT), akute intermittierende Porphyrie	Gesteigerte Ca^{2+}-Freisetzung aus Skelett
Hyperthyreose	Gesteigerter Knochenstoffwechsel
Ausfall der Glucocorticoide: akuter Morbus Addison, Zustand nach Operation eines Cushing-Syndrom	Ausfall eines „PTH-Antagonisten"
Akutes Nierenversagen	Verminderung der Kalziurie
Exsikkose	Verminderung der Kalziurie
Familiäre benigne hypokalziurische Hyperkalzämie	Verminderung der Kalziurie
Hartes-Wasser-Syndrom	Dialyse mit zu hohem Ca^{2+}
Sarkoidose	Vermehrte Bildung von 1,25-DHCC
Tuberkulose	Vermehrte Bildung von 1,25-DHCC
Histoplasmose	Vermehrte Bildung von 1,25-DHCC
AIDS	Osteolyse durch Viren
Infantile idiopathische Hyperkalzämie	?
Medikamente	
Vitamin-D-Intoxikation etc.	Ca^{2+}-Absorption ↑, Osteolyse ↑
Vitamin-A-Intoxikation	Osteolyse ↑
Thiazidmedikation (bei „belasteter" Kalziumhomöostase)	Verminderung der Kalziurie
Tamoxifen bei Brustkrebsmetastasen	Paradoxe Aktivierung der Krebszellen → Osteolyse ↑
Theophyllin	?
ASS-Intoxikation	?

Hy|pe|ri|ci herba *f*: oberirdische Pflanzenteile von Johanniskraut*
Hy|pe|ri|cum perforatum *nt*: → *Johanniskraut*
Hyper-IgE-Syndrom *nt*: *Syn: Hiob-Syndrom, Buckley-Syndrom, Hyperimmunglobulin-E-Staphylokokkenabszess-Syndrom*; wahrscheinlich autosomal-rezessiv vererbte Störung der TH1-Lymphozyten, die klinisch durch rezidivierende, abszedierende Staphylokokkeninfektionen von Haut und Luftwegen, ekzematoider Dermatitis, Eosinophilie und extrem hohe Serum-IgE-Werte gekennzeichnet ist; beginnt i.d.R. im Säuglings- oder Kindesalter und führt zu Wachstumsretardierung, vergröberten Gesichtszügen sowie Osteoporose mit Spontanfrakturen; die Therapie ist meist unbefriedigend; antibiotische Dauerprophylaxe und evtl. Immunglobulinsubstitution zeigen z.T. gute Erfolge; die Wirksamkeit von Ciclosporin* A, Antihistaminika und γ-Interferon ist weiterhin fraglich
Hy|per|ka|li|ä|mie *f*: *Syn: Hyperkalämie, Kaliämie*; erhöhter Kaliumgehalt des Blutes [> 6,5 mmol/l]; die häufigsten Ursachen

Tab. H24. Hyperkortizismus

	Hormonüberproduktion	Syndrom	Ursachen	Folge
Zona fasciculata	Cortisol	Cushing-Syndrom	ACTH	Beidseitige, z.T. knotige NNR-Hyperplasie
			Unbekannte Faktoren	Beidseitige mikronoduläre NNR-Hyperplasie
			Autonomes Tumorwachstum	Adenom, Karzinom
Zona glomerulosa	Aldosteron	Primärer Aldosteronismus (Conn-Syndrom)	Autonomes Tumorwachstum	Adenom, Karzinom
			Unbekannter Faktor	Beidseitige NNR-Hyperplasie
		Sekundärer Aldosteronismus	Renin-Angiotensin	Beidseitige NNR-Hyperplasie
Zona reticularis	DHEA-S, Androstendion, Testosteron	Androgenüberproduktion	Autonomes Tumorwachstum	Karzinom, (Adenom)
		Adrenogenitales Syndrom (AGS)	Enzymdefekt der Cortisolbiosynthese (Cortisol ↓, ACTH ↑, 17-(OH)-Progesteron ↑, Androstendion ↑	Beidseitige NNR-Hyperplasie

sind Nierenversagen, Nebenniereninsuffizienz, massive Kaliumzufuhr, starke Hämolyse oder Muskeltraumen; bei Azidose kommt es zu einer Verschiebung von Kalium aus den Zellen in den Extrazellularraum [**extrazelluläre Hyperkaliämie**], bei Alkalose zur Verschiebung in die Zellen und damit zur **intrazellulären Hyperkaliämie**; *s.u. Essay Prä- und postoperative Störungen im Flüssigkeits- und Elektrolythaushalt S. 327, Essay Akute Störungen des Wasser-, Elektrolyt- und Säure-Basen-Haushalts S. 1387, Essay Elektrokardiogramm S. 317*

Hy|per|kalz|ä|mie *f: Syn: Hyperkalziämie, Hypercalcämie, Hypercalciämie;* die Hauptursachen für einen erhöhten Calciumgehalt des Blutes [> 2,6 mmol/l] sind eine Erhöhung der Aufnahme im Darm, eine Verminderung der Ausscheidung über die Niere und die erhöhte Mobilisierung aus den Knochen bei z.B. primärem Hyperparathyreoidismus oder Tumoren [**maligne Hyperkalzämie, Tumorhyperkalzämie**]; manchmal handelt es sich auch um eine Hyperkalzämie bei erhöhter Vitamin D-Einnahme; die **chronische idiopathische Hyperkalzämie** [Fanconi-Schlesinger-Syndrom, Schlesinger-Syndrom] ist eine zentralbedingte Regulationsstörung des Calcium- und Phosphathaushaltes unbekannter Ätiologie; sie führt schon im Kleinkindalter zu Osteosklerose, Nephrosklerose, Weichteilverkalkungen, geistiger Retardierung; **Therapie:** Vitamin D-arme Ernährung, Senkung des Calciumspiegels; *s.u. Essay Akute Störungen des Wasser-, Elektrolyt- und Säure-Basen-Haushalts S. 1387*
infantile idiopathische Hyperkalzämie: → *Williams-Beuren-Syndrom*

Hy|per|kalz|i|u|rie *f: Syn: Hyperkalzurie, Hypercalciurie;* eine vermehrte Calciumausscheidung im Harn [> 6,25 mmol/24 h bei Frauen; > 7,5 mmol/24 h bei Männern] kann idiopathisch bedingt sein, häufiger findet man sie aber bei Hyperparathyreoidismus, Knochenmetastasen, Morbus Cushing, Vitamin D-Intoxikation u.ä

Hy|per|ke|ra|to|se *f: Syn: Hyperkeratosis;* Verdickung der Hornhaut durch vermehrte Proliferation der Hornzellen [**Proliferationshyperkeratose**] oder verminderte Abschilferung der Oberfläche [**Retentionshyperkeratose**]; die beiden häufigsten erworbenen Formen sind die **Hyperkeratosis follicularis**, eine durch Vitamin A-Mangel hervorgerufene follikuläre Hyperkeratose mit trockener, asch-grauer Haut [Krötenhaut, Phrynoderm], und die **Hyperkeratosis follicularis et parafollicularis in cutem penetrans (Kyrle)**, eine seltene, gehäuft bei Diabetes mellitus oder Niereninsuffizienz auftretende Hyperkeratose mit einzelnen oder multiplen hyperkeratotischen Papeln der Beine
von den angeborenen Formen sind die **Hyperkeratosis lenti-**

cularis perstans (Flegel) [wahrscheinlich autosomal-dominant vererbte, disseminierte hyperkeratotische Papeln der Unterschenkel und des Fußrückens] und die **Hyperkeratosis ichthyosiformis congenita** [Ichthyosis congenita, *s.u. Ichthyosis*] von klinischer Bedeutung
Hyperkeratosis concentrica: → *Porokeratosis Mibelli*
Hyperkeratosis figurata centrifugata atrophicans: → *Porokeratosis Mibelli*
Hyperkeratosis monstruosa: *Syn: Saurierhaut, Sauriasis, Ichthyosis hystrix*; Oberbegriff für alle Hyperkeratosen mit schwarz-braunen, krokodilartigen Schuppen
Hy|per|ko|a|gu|la|bi|li|tät *f:* erhöhte Gerinnbarkeit des Blutes; *s.u. disseminierte intravasale Gerinnung*
Hy|per|kor|ti|zis|mus *m:* Überfunktion der Nebennierenrinde führt zu vermehrter Produktion von Glucocorticoiden [Hyperkortisolismus, Cushing-Syndrom], Mineralocorticoiden [primärer Hyperaldosteronismus] und Androgenen [adrenogenitales Syndrom]
Hy|per|leu|ko|zy|to|se *f: Syn: leukämoide Reaktion, leukämische Reaktion, Pseudoleukämie*; extreme Leukozytose mit einer Erhöhung der Leukozytenzahl auf Werte über 20.000/μl und starker Linksverschiebung
Hy|per|lip|ämie *f: Syn: Lipämie*; vermehrter Neutralfettgehalt des Blutes
fettinduzierte Hyperlipämie: *Syn: Hyperlipoproteinämie Typ I; s.u. Hyperlipoproteinämie*
Hy|per|li|pa|zid|ä|mie *f: Syn: Lipazidämie*; Erhöhung der freien Fettsäuren im Blut
Hy|per|li|pid|ä|mie *f: Syn: Lipidämie*; vermehrter Gesamtlipidgehalt des Blutes, Erhöhung der Serumlipide; *s.u. Hyperlipoproteinämie, Essay Fettstoffwechselstörungen S. 403*
Hy|per|li|po|pro|te|in|ä|mie *f:* vermehrter Lipoproteingehalt des Blutes; sowohl die primären als auch die sekundären Formen sind potenziell mit einem erhöhten kardiovaskulären Risiko belastet; zur Bestimmung des individuellen Risikos müssen aber andere Risikofaktoren wie z.B. Rauchen, Bewegungsmangel, Stress, Diabetes mellitus, Hypertonus usw. in Betracht gezogen werden
da das kardiovaskuläre Risiko exponentiell mit dem LDL-Cholesterinspiegel zunimmt, haben alle Hyperlipoproteinämien mit erhöhtem LDL [Typ IIa, IIb, III; IV] ein hohes Risiko, während die Formen, bei denen es zur Erhöhung von VLDL und Chylomikronen kommt [Typ I, V], kein Arterioskleroserisiko haben; die **Therapie** der Hyperlipoproteinämien hat das Ziel, die LDL-Cholesterinwerte im Bereich von < 160 mg/dl [< 4 mmol/l] zu halten; liegen noch andere Risikofaktoren vor, muss dieser Wert niedriger angesetzt werden; bei Hochrisikopatienten [z.B. Diabetiker mit Hyper-

tonus] sollten die Werte unter 100 mg/dl liegen; *s.u. Essay Fettstoffwechselstörungen S. 403*

primäre Hyperlipoproteinämie: *Syn: essenzielle Hyperlipoproteinämie*; autosomal vererbte Erkrankung, die von Fredrickson in den sechziger Jahren in 5 Typen eingeteilt wurde; sie wird aber zunehmend von einer Klassifikation abgelöst, die mehr auf den molekularen Ursachen beruht und die auch einer Erhöhung des HDL-Cholesterins [Lipoproteine hoher Dichte, high-density lipoproteins] Rechnung trägt; bei vielen Autoren findet sich eine familiär kombinierte Hyperlipidämie, die durch eine Erhöhung der Plasmaspiegel von Apolipoprotein B und einem Wechsel zwischen den verschiedenen Fredrickson-Typen beim Patienten oder seinen Familienangehörigen charakterisiert ist

Hyperlipoproteinämie Typ I [Bürger-Grütz-Syndrom, fettinduzierte/exogene Hypertriglyzeridämie, fettinduzierte/exogene Hyperlipämie, familiärer C-II-Apoproteinmangel, fettinduzierte Hyperlipämie]: sehr seltene, autosomal-rezessive Lipidspeicherkrankheit mit Neigung zur Ausbildung von eruptiven Xanthomen auf dem Rücken, der Brust, den Armen und der Glutealregion, Hepatosplenomegalie und zentralnervösen Störungen; das Arterioskleroserisiko ist gering; bei diätetischer Behandlung ist die Prognose sehr gut; **Hyperlipoproteinämie Typ II** [kombinierte Hyperlipoproteinämie]: durch eine Erhöhung von Cholesterin und β-Lipoprotein gekennzeichnete Form; **Hyperlipoproteinämie Typ IIa** [essenzielle/familiäre Hypercholesterinämie, familiäre idiopathische hypercholesterinämische Xanthomatose, primäre Hyperbetalipoproteinämie, LDL-Rezeptordefekt]: Hyperlipoproteinämie mit extrem hohen Cholesterinwerten und sehr hohem Arterioskleroserisiko; typisch sind tuberöse Xanthome, Xanthelasmen und ein Arcus lipoides corneae; **Hyperlipoproteinämie Typ IIb** [(familiäre) kombinierte Hyperlipidämie]: Hyperlipoproteinämie mit Erhöhung von Cholesterin, LDL und VLDL; führt zu frühzeitig auftretender schwerer Arteriosklerose; **Hyperlipoproteinämie Typ III** [Hypercholesterinämie mit Hypertriglyzeridämie, Broad-Beta-Disease, Hyperlipoproteinämie mit breiter Betabande]: Hyperlipoproteinämie mit Erhöhung von Triglyceriden und VLDL und einer typischen verbreiterten β-Lipoproteinbande; das Arterioskleroserisiko ist hoch; **Hyperlipoproteinämie Typ IV** [endogene/kohlenhydratinduzierte Hyperlipidämie/Triglyzeridämie, familiäre Hypertriglyzeridämie]: durch eine Erhöhung von Triglyceriden, VLDL und Präbetalipoproteinen markierte Hyperlipoproteinämie mit hohem Arterioskleroserisiko; **Hyperlipoproteinämie Typ V** [exogen-endogene Hyperlipoproteinämie, kalorisch-induzierte Hyperlipoproteinämie, Hyperchylomikronämie und Hyperpräbetalipoproteinämie]: sowohl endogen bedingte als auch durch Kohlenhydrat- und Fettzufuhr ausgelöste Hyperlipoproteinämie mit niedrigem Arterioskleroserisiko

Hy|per|ly|sin|ä|mie *f*: *Syn: Lysinintoleranz*; erhöhter Lysingehalt des Blutes als Folge einer angeborenen Enzymopathie; *s.a. Essay Störungen des Aminosäurestoffwechsels und Harnstoffzyklus S. 43*

Hy|per|mag|ne|si|äl|mie *f*: erhöhter Magnesiumgehalt des Blutes [> 1,1 mmol/l], z.B. bei Niereninsuffizienz oder Urämie; *s.u. Essay Akute Störungen des Wasser-, Elektrolyt- und Säure-Basen-Haushalts S. 1387*

Hy|per|me|nor|rhoe *f, pl* **-rhoen**: übermäßig starke Menstruationsblutung [mehr 150 ml Blutverlust]; in 80 % der Fälle liegen organische Ursachen vor [Endometriose, Myome, Polypen, Karzinom]; *s.a. Essay Zyklusstörungen S. 1721*

Hy|per|me|tro|pie *f*: *Syn: Hyperopie, Übersichtigkeit, Weitsichtigkeit*; bei Hypermetropie vereinigen sich parallel einfallende Lichtstrahlen erst hinter der Netzhaut, d.h., auf der Netzhaut entstehen nur unscharfe Zerstreuungsherde; die Patienten können deshalb entfernt liegende Objekte nicht scharf sehen; in den meisten Fällen ist das Auge zu kurz [**Achsenhypermetropie**], seltener ist die Brechkraft zu gering [**Brechungshypermetropie**]; die Bestimmung des zu korrigierenden Brechungsdefizits, d.h., die **totale Hypermetropie** ist oft schwierig, weil die dauernde Anspannung des Akkommodationsapparates zum Ausgleich der Weitsichtigkeit bei jüngeren Patienten so fixiert ist, dass selbst der Ausgleich mit Plusgläsern nicht zur Entspannung führt; der durch die Plusgläser messbare Anteil der Hypermetropie wird deshalb als **manifeste Hypermetropie** bezeichnet; der Rest, der erst nach Lähmung der Akkommodation mit z.B. Atropin messbar ist, heißt **latente Hypermetropie**

Therapie: Korrektur mit Plusgläsern [Sammellinsen] oder Kontaktlinsen, refraktive Laserchirurgie; **Komplikationen**: die Hypermetropie ist eine häufige Mitursache des Einwärtsschielens; der Grund dafür liegt darin, dass sich bei Konvergenz der Augen die Akkommodationskraft erhöht; Hypermetropie kann auch zu einer Unschärfe der Papille führen, die als **Pseudoneuritis hypermetropica** bezeichnet wird; die häufigste Komplikation ist aber das Winkelblockglaukom bei Erwachsenen

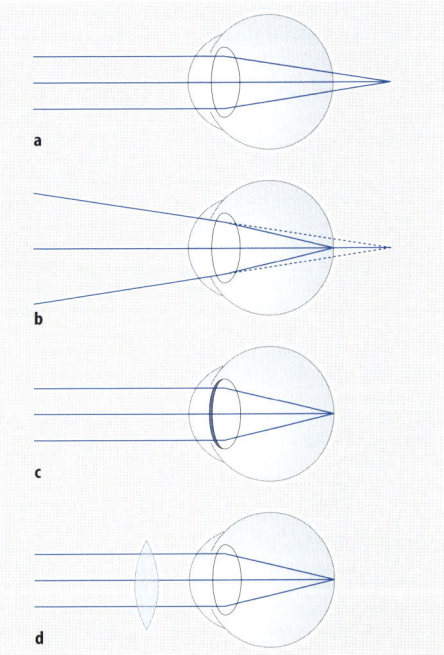

Abb. H85. Hypermetropie. a parallel einfallende Strahlen vereinigen sich hinter der Netzhaut, **b** von der Netzhaut reflektierte Strahlen verlassen das Auge divergent, **c** parallel einfallende Strahlen können durch verstärkte Wölbung der Linse [Akkommodation] auf der Netzhaut vereinigt werden, **d** Korrektur der Hypermetropie mit einem Plusglas

Hy|per|na|tri|äl|mie *f*: *Syn: Hypernaträmie*; erhöhter Natriumgehalt des Blutes [< 145 mmol/l]; als kritische Grenze ist eine Serumnatriumkonzentration von etwa 160 mmol/l einzustufen, bei Werten darüber ist eine Letalität von 60–70 % zu beobachten; die häufigsten Ursachen sind Hyperaldosteronismus, Cushing-Syndrom, Störungen des Wasserhaushaltes

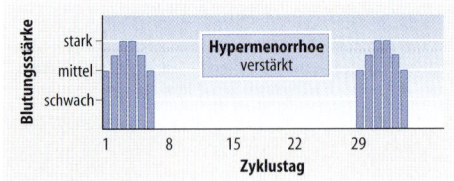

Abb. H84. Hypermenorrhoe

[hypertone Hyperhydratation]; *s.a. Essay Prä- und postoperative Störungen im Flüssigkeits- und Elektrolythaushalt S. 327*

Hy|per|o|pie *f*: → *Hypermetropie*

Hy|per|o|re|xie *f*: → *Bulimie*

Hy|per|pa|ra|thy|re|o|i|dis|mus *m*: *Syn: Hyperparathyroidismus, Hyperparathyreose, Nebenschilddrüsenüberfunktion*; bei der Überfunktion der Nebenschilddrüse unterscheidet man zwischen primären, sekundären und tertiären Formen; bei primärem und tertiärem Hyperparathyreoidismus kommt es zu Osteolyse und Hyperkalzämie, während der sekundäre Hyperparathyreoidismus zu Osteopathie und Hypokalzämie führt

der **primäre Hyperparathyreoidismus** wird in mehr als 80 % der Fälle durch ein solitäres autonomes Adenom der Nebenschilddrüse verursacht, beim Rest liegen Erkrankungen mehrerer Drüsen [multiple endokrine Neoplasie] oder ein solitäres Nebenschilddrüsenkarzinom vor [**paraneoplastischer Hyperparathyreoidismus**]; die erhöhte Parathormonausschüttung führt zu Osteolyse und Hyperkalzämie, die eine Reihe von funktionellen Störungen bewirkt, die aber alle reversibel sind; neben diesem **symptomatischen Hyperparathyreoidismus** gibt es aber auch einen **asymptomatischen Hyperparathyreoidismus**, bei dem ein primärer Hyperparathyreoidismus biochemisch gesichert wurde, aber keine Symptome vorliegen; es ist unklar, ob es sich um eine benigne Verlaufsform oder nur eine Frühform des symptomatischen Hyperparathyreoidismus handelt; **Diagnose**: Bestimmung des Parathormons im Blut; Angiografie, CT und MRT zur Lokalisation des Tumors; **Therapie**: operative Entfernung des Adenoms; ist das nicht möglich, symptomatische Therapie der Hyperkalzämie durch reichliches Trinken calciumarmer Flüssigkeit, calcium- und Vitamin D-arme Diät; Hemmung der Osteolyse durch Östrogene, Kalzitonin oder Bisphosphonate [Pamidronat, Clodronat, Ibandronat]; eine **Komplikation** des chronischen Hyperparathyreoidismus ist eine akute Erhöhung des Calciumspiegels und die Ausbildung einer **hyperkalzämischen Krise** [akuter Hyperparathyreoidismus] mit extremer Hyperkalzämie, Polyurie, Polydipsie, Exsikkose, Erbrechen, Ileus, Schock, Bewusstseinseintrübung, Koma; eine Hämodialyse zur Entfernung von Calcium ist oft die einzige Therapie

der **sekundäre Hyperparathyreoidismus** beruht auf einer Erhöhung der Parathormonausschüttung bei Hypokalzämie; man unterscheidet **renaler sekundärer Hyperparathyreoidismus** [terminale Niereninsuffizienz führt zu einer verminderten Phosphatausscheidung; die damit entstehende Hyperphosphatämie führt zu Hypokalzämie; die Niere bildet weniger Calcitriol, womit die Calciumresorption im Darm vermindert wird; ist gekennzeichnet von Hypokalzämie, Hyperphosphatämie, renaler Osteopathie und einer Hypertrophie und Hyperplasie aller vier Nebenschilddrüsen] und **intestinaler sekundärer Hyperparathyreoidismus** [entsteht durch Calciummalabsorption, z.B. bei Zöliakie; ist durch Hypokalzämie, Hypophosphatämie und verminderte Calcium- und Phosphatausscheidung im Harn gekennzeichnet]

kommt es beim renalen sekundären Hyperparathyreoidismus zu einer sekundären Autonomie der Nebenschilddrüsen, entsteht ein **tertiärer Hyperparathyreoidismus**, der zu Hyperkalzämie und Osteolysen führt

Hy|per|phe|nyl|a|la|nin|ä|mie *f*: *Syn: Phenylalaninämie*; erhöhter Phenylalaningehalt des Blutes [> 55 μmol/l]; *s.u. Essay Störungen des Aminosäurestoffwechsels und Harnstoffzyklus S. 43*

Hyperphenylalaninämie durch Cofaktormangel: → *Tetrahydrobiopterin-Mangel*

Hy|per|phos|phat|ä|mie *f*: liegt vor, wenn die Serumphosphatkonzentration > 1,8 mmol/l [Kinder, Neugeborene > 2,4 mmol/l] beträgt; im Gegensatz zu anderen Elektrolyten schwankt die Plasmakonzentration von anorganischem Phosphat beträchtlich und selbst Werte von 2 mmol/l müssen noch als normale Schwankung angesehen werden; *s.u. Essay Akute Störungen des Wasser-, Elektrolyt- und Säure-Basen-Haushalts S. 1387*

Hy|per|pla|sie, abgeblutete glandulär-zystische *f*: *s.u. Follikelpersistenz*

Hy|per|pla|sie, angiolymphoide mit Eosinophilie *f*: → *epitheloides Hämangiom*

Hy|per|pla|sie, atypische duktale *f*: proliferierende Mastopathie der duktalen Epithelzellen mit Atypien ist mit einem 4–5-fach erhöhten Mammakarzinom-Risiko verbunden.; durch medikamentöse Prophylaxe mit Antiöstrogenen [Tamoxifen*] kann das Brustkrebsrisiko um ca. 70 % verringert werden; *s.a. Essay Neubildungen der Brustdrüse S. 969*

Hy|per|pla|sie, epitheliale *f*: Mastopathie mit überschießender Proliferation der lobulären und duktalen Epithelzellen; histologisch werden Formen ohne Atypien [25 % Häufigkeit] und mit Atypien [4 % Häufigkeit] unterschieden; *s.a. Essay Neubildungen der Brustdrüse S. 969*

Hy|per|poly|me|nor|rhoe *f*: *Syn: Polyhypermenorrhoe*; zu häufige und verstärkte Regelblutung, d.h., der Zyklus ist kürzer als 21 Tage; ist behandlungsbedürftig, wenn die häufigen Blutungen zu einer Eisenmangelanämie führen; *s.a. Essay Zyklusstörungen S. 1721*

Tab. H25. Hyperparathyreoidismus. Symptome bei primärem Hyperparathyreoidismus

Betroffenes Organ	Funktionelle Störung (hyperkalzämiebedingt reversibel)	Dekompensation bei parathyreotoxischer Krise	Morphologische Veränderung („Organmanifestation")
Niere	Hyposthenurie, Polyurie (→ Polydipsie), Elektrolytverlust (Ca^{2+}, Na^+, K^+ → Hypokaliämie)	Oligurie, Anurie → Niereninsuffizienz	Nephrolithiasis, Nephrokalzinose
Skelett	(Pseudogicht)		Osteolyse – mikroskopisch-makroskopisch Maximalform: Osteodystrophia fibrosa generalisata cystica (v. Recklinghausen) (heute selten)
Intestinum Magen Pankreas Gallenblase	Übelkeit, Erbrechen, Obstipation Vermehrte Säuresekretion Vermehrte Enzymsekretion	(verstärkt)	Peptischer Ulkus (?) Pankreatitis Cholelithiasis (?)
Muskulatur	Adynamie, Reflexabschwächung		
Zentralnervensystem	Müdigkeit, Kopfschmerzen, EEG-Veränderungen, Psychosyndrom: Antriebsverminderung, Verstimmung, Somnolenz, Koma	Somnolenz, Koma → Exitus	Liquorveränderungen
Herz/Kreislauf	Hypertonie, QT-Zeitverkürzung		

Hy|per|pro|lak|tin|ä|mie f: *Syn: Hyperprolactinämie*; erhöhter Prolactingehalt des Serums; v.a. bei Frauen muss eine medikamentöse Auslösung ausgeschlossen werden; **Klinik**: bei Frauen findet man Spannungsgefühl in der Brust, Libidoverlust, Oligo- bis Amenorrhoe, Sterilität, seltener Galaktorrhoe, Gewichtszunahme, Hirsutismus, Akne, Kopfschmerzen und Sehstörungen; bei Männern sind die Initialsymptome oft unauffällig [Libido- und Potenzverlust, Fertilitätsstörung]; verminderter Bartwuchs und Kopfschmerzen sind meist schon Zeichen eines Makroadenoms der Hypophyse; soweit keine kausale **Therapie** möglich ist, hat sich die Gabe von Prolactinhemmern [Bromocriptin★, Cabergolin★, Metergolin★, Quinagolid★] bewährt; *s.a. Essay Zyklusstörungen S. 1721*

Tab. H26. **Hyperprolaktinämie.** Ursachen der Hyperprolaktinämie

Zentralnervöse Ursachen
Physiologisch nachts und in den ersten 3 Morgenstunden
Stress
HVL-Mikro-Makro-Adenom
Hypothalamische Störung
Unterbrechung des Hypophysenstiels
„Empty"-Sella-Syndrom

Medikamente
Östrogene
Phenothiazine
Trizyklische Antidepressiva
Metoclopramid
Butyrophenone
Reserpin
α-Methyldopa
Opiate
Cimetidin
Isoniazid

Verschiedenes
Schwangerschaft und Stillperiode
Blasenmole
Brustmanipulation
Geschlechtsverkehr (nur bei Frauen)
Primäre Hypothyreose
Hypoglykämie
Nierenversagen
Leberversagen
Ektope Hormonproduktion (sehr selten)

Hy|per|py|re|xie f: hohes Fieber [> 40,5 °C], z.B. als **Hyperpyrexiesyndrom** oder **hyperpyretische Toxikose** [bei Darminfekten vorkommende Störung der Temperaturregelung mit Fieber von 41°C oder höher] oder **maligne Hyperpyrexie**, einer seltenen [1:30.000], vererbbaren Konstitution zur Entwicklung einer Hyperthermie im Anschluss an eine Anästhesie; offenbar liegt eine latente Störung der Regulation des sarkoplasmatischen Retikulums vor, die durch Triggersubstanzen klinisch manifest werden kann; **Klinik**: bis zu 24 h nach einer Narkose kommt es zu Hyperthermie [bis zu 43 °C], Anstieg von Atemfrequenz und Atemvolumen, Zyanose, schwerer metabolischer Azidose, Hyperkapnie und Hypoxie; **Therapie**: Beatmung mit 100 %-igem Sauerstoff bei erhöhter Beatmungsfrequenz, Kühlung der Körperoberfläche und von Magen und Darm [Spülung mit Eiswasser], Ausgleich der metabolischen Azidose

Hy|per|re|a|gi|bi|li|tät, bronchiale f: bei der Überempfindlichkeit der Atemwege handelt es sich um einen pathophysiologischen Zustand, bei dem die Reaktivität des Bronchialsystems die physiologischen Grenzen übersteigt; diese erhöhte Sensibilität erweitert das Spektrum der Exazerbationen auslösenden Trigger von den an Ort und Zeit gebundenen Allergenen auf eine Vielzahl von Faktoren oder Situationen der unmittelbaren Umwelt, wie z.B. nass-kalte Luft, irritative Gase, Rauch, Abgase, Feinstaub, Lösungsmittel, körperliche Belastung oder bestimmte Medikamente [vor allem Betablocker]; die bronchiale Hyperreagibilität bestimmt damit wesentlich den Verlauf eines Asthma bronchiale, da diesen Atemwegsirritantien im Alltag praktisch nicht aus dem Weg gegangen werden kann; *s.u. Essay Asthma bronchiale und Status asthmaticus S. 95*

Hy|per|sen|si|ti|vi|täts|pneu|mo|ni|tis f, pl **-tiden**: *Syn: exogen-allergische Alveolitis*; → *exogen-allergische Alveolitis*

Hy|per|sen|si|ti|vi|täts|syn|drom nt: *s.u. Essay HIV-Infektion – AIDS S. 625*

Hy|per|som|nie f: *Syn: Schlafsucht, Hypnomanie*; pathologisches Schlafbedürfnis, das neurotisch oder organisch [Intoxikation, Hirnschädigung] bedingt sein kann; *s.a. Narkolepsie, Essay Schlafstörungen S. 1413*

Hy|per|sple|nis|mus m: *Syn: Hypersplenie, Hyperspleniesyndrom, Milzüberfunktion*; eine Überfunktion der Milz ist durch periphere Zytopenie, hyperregeneratorisches Knochenmark und Milzschwellung [Splenomegalie; kann auch fehlen] gekennzeichnet; bei 1/3 der Erkrankungen kann keine Ursache gefunden werden [**primärer** oder **idiopathischer Hypersplenismus**]; der Hälfte der Fälle mit **sekundärem Hypersplenismus** liegt eine Erkrankung der Leber [Zirrhose, Pfortaderverschluss, Budd-Chiari-Syndrom] zugrunde, die zu Splenomegalie führt; die andere Hälfte wird durch Erkrankungen der Hämatopoese [Osteomyelofibrose, Leukämien, Lymphome] oder systemische Erkrankungen und Entzündungen [Mononukleose, Endocarditis lenta, Sarkoidose, Morbus Gaucher] verursacht; die Splenomegalie führt zu Sequestrierung größerer Mengen von Thrombozyten, Erythrozyten und Leukozyten, die auch vermehrt geschädigt und abgebaut werden; **Diagnose**: Milz- und Knochenmarkpunktion; Bestimmung der Erythrozyten- und Thrombozytenüberlebenszeit mit markierten Zellen; **Therapie**: Behandlung der Grunderkrankung, Splenektomie bei primärem Hypersplenismus, seltener bei sekundären Hypersplenismus; evtl. Milzbestrahlung bei Vorliegen einer Kontraindikation für die Splenektomie

Hypertelorismus-Hypospadie-Syndrom nt: *Syn: Opitz-Syndrom*; autosomal-dominanter oder geschlechtsgebundener Symptomenkomplex mit Hypertelorismus, Hypospadie und Lippen-Kiefer-Gaumen-Spalte

Hy|per|ten|si|on f: → *arterielle Hypertonie*

okuläre Hypertension: *Syn: intraokuläre Hypertension*; Erhöhung des Augeninnendrucks auf > 21 mmHg; nicht jede okuläre Hypertension muss behandelt werden; die Wahrscheinlichkeit, dass sich aus einer okulären Hypertension ein Glaukom entwickelt, ist bei Vorliegen von Risikofaktoren [z.B. starke Myopie, familiäre Belastung] erhöht; *s.u. Essay Glaukome S. 497*

portale Hypertension: *Syn: Pfortaderhochdruck, portale Hypertonie*; Erhöhung des Pfortaderdrucks auf Werte, die 10 mmHg über dem Druck im rechten Vorhof liegen; wird durch eine Erhöhung des Ausflusswiderstandes durch eine posthepatische [Lebervenenthrombose], intrahepatische [Leberzirrhose] oder prähepatische [Pfortaderthrombose] Blockade verursacht; führt zu Ösophagusvarizen, intestinalen Blutungen, Aszites oder Enzephalopathie; **Diagnose**: Endoskopie, Sonografie, Angiografie, Duplexsonografie; Ziel der **Therapie** ist eine langfristige Drucksenkung und Herstellung eines Shuntkreislaufs durch Anlage eines portokavalen Shunts oder **transjugulären intrahepatischen portosystemischen Shunts** [TIPS]; *s.a. Essay Leberzirrhose S. 877*

Hy|per|ther|mie f: *Syn: Überwärmung, Überhitzung*; pathologische Erhöhung der Körpertemperatur durch Wärmezufuhr von außen [*s.a. Hitzeschaden*] oder vermehrte Wärmebildung im Körper bei Störung der zentralen Wärmeregulation [**zentrale Hyperthermie**]; die **maligne Hyperthermie** [maligne Hyperpyrexie] ist eine seltene [1:30.000], vererbbare Konstitution zur Entwicklung einer Hyperthermie im Anschluss an eine Anästhesie; offenbar liegt eine latente Störung der Regulation des sarkoplasmatischen Retikulums vor, die durch Triggersubstanzen klinisch manifest werden kann; **Klinik:** bis zu 24 h nach einer Narkose kommt es zu Hyperthermie [bis zu 43 °C], Anstieg von Atemfrequenz und Atemvolumen, Zyanose, schwerer metabolischer Azidose, Hyperkapnie und Hypoxie; **Therapie:** Beatmung mit 100 %-igem Sauerstoff bei erhöhter Beatmungsfrequenz, Kühlung der Körperoberfläche und von Magen und Darm [Spülung mit Eiswasser], Ausgleich der metabolischen Azidose

Hy|per|thy|re|o|se f: *Syn: Schilddrüsenüberfunktion, Hyperthyreoidismus, Hyperthyreoidie*; definiert als Überfunktion der Schilddrüse mit gesteigerter Bildung und Abgabe von Schilddrüsenhormonen [Triiodthyronin, Thyroxin] in den Blutkreislauf; als Ursache der erhöhten Hormonausscheidung kommen Autoimmunprozesse [z.B. Basedow-Krankheit, Hashimoto-Thyreoiditis], Schilddrüsenentzündungen [z.B. subakute Thyreoiditis de Quervain, Strahlenthyreoiditis], funktionelle Autonomie [z.B. autonomes Schilddrüsenadenom, Struma], Tumoren [Schilddrüsenadenom, -karzinom], übermäßige Iodzufuhr [iodinduzierte Hyperthyreose], exogene Hormonzufuhr und Endokrinopathien [hypophysär, paraneoplastisch] vor; eine **konnatale Hyperthyreose** entsteht durch den Übergang mütterlicher Antikörper in den fetalen Kreislauf; das Krankheitsbild ist durch die Halbwertzeit der Antikörper selbstlimitierend; **klinisch** auffällig sind psychomotorische Unruhe, Reizbarkeit, Stimmungslabilität, warme und feuchte Haut, Augensymptome [endokrine Orbitopathie], Hyperhidrose, Durchfälle, Gewichtsverlust, Heißhunger, Haarausfall, Tachykardie, erhöhte Blutdruckamplitude und feinschlägiger Tremor; die **Diagnose:** beruht v.a. auf der Bestimmung von TSH, T_3 und T_4; **Therapie:** Elimination der Ursache; Wiederherstellung einer euthyreoten Stoffwechsellage durch chemische Blockade der

Hormonsynthese mit Thyreostatika oder Verminderung der hormonbildenden Zellmasse durch Teilresektion der Schilddrüse oder Radioiodtherapie
im Verlauf einer unbehandelten Hyperthyreose, nach abruptem Absetzen einer medikamentösen Therapie oder nach Radioiodtherapie kann es zu einer **thyreotoxischen Krise** kommen, die durch Herzrhythmien, Tachykardie, Hyperthermie und zunehmende Kreislaufinsuffizienz gekennzeichnet ist; die **Therapie** ist komplex, weil sowohl die zugrunde liegende Hyperthyreose als auch die jeweiligen Symptome behandelt werden müssen

Hy|per|to|nie f: erhöhte Spannung, erhöhter Tonus; im Alltag meist gleichgesetzt mit arterieller Hypertonie
arterielle Hypertonie: *Syn: Bluthochdruck, Hypertension, Hochdruckkrankheit*; war früher definiert als eine dauernde Erhöhung des Blutdrucks im arteriellen System auf Werte von > 140 mmHg systolisch vor der 65. Lebensjahr oder > 160 mmHg ab dem 65 Lebensjahr und > 90 mmHg diastolisch; da es sich aber in vielen Studien [u.a. Framingham-Studie] gezeigt hat, dass es keine eindeutigen Grenzwerte gibt, arbeiten unterschiedliche Autoren mit unterschiedlichen Grenzwerten; der weitaus größte Teil der Patienten [95 %] hat eine **essenzielle Hypertonie**; diese Diagnose kann aber erst gestellt werden, wenn eine sekundäre Hypertonie ausgeschlossen wurde; die häufigsten Ursachen einer **sekundären Hypertonie** sind renovaskuläre und renoparenchymale Hypertension, Phäochromozytom, Diabetes mellitus, hormonale Kontrazeptiva und nicht-steroidale Antiphlogistika
die arterielle Hypertonie ist direkt oder indirekt für eine Reihe von Organschäden und Gefäßschäden verantwortlich, die sich u.a. als koronare Herzkrankheit, Linksherzhypertrophie, Herzinsuffizienz, Aortenstenose, benigne und maligne Nephrosklerose, Atherosklerose, Aneurysmata, Augenschäden, intrazerebrale Blutung manifestieren können; diese Schäden werden durch zusätzliche Risikofaktoren [Diabetes mellitus, Nicotin- und Alkoholabusus, Hyperlipidämie] noch verstärkt oder akzeleriert; Ziel der **Therapie** ist die Blutdrucksenkung, Verminderung oder Ausschaltung von Risikofaktoren und die Rückbildung bestehender Organschäden

Tab. H27. Hyperthyreose. Therapie der thyreotoxischen Krise

Maßnahme	Dosierung
Thiamazol	160–240 mg/Tag i.v.
Iodid (wenn iodinduzierte Krise ausgeschlossen)	3× 10 Trpf. gesättigte Kalium-iodidlösung
β-Blocker (Propranolol)	4× 20–80 mg Dociton p.o. evtl. über Magensonde
Glucocorticoide	Prednison 150–300 mg i.v.
Digitalis	Hochdosiert
Sauerstoffgabe	2–4 l/min
Antibiotikaprophylaxe	z.B. Amoxicillin und Clavulan-Säure
Thromboembolieprophylaxe	Heparin 10 000–15 000 IE
Elektrolytsubstitution	Kalium, NaCl
Hibernation	Eisbeutel
Kalorienzufuhr	Entsprechend dem gesteigerten Bedarf bis 3000 kcal
Lithium bei Iodkontamination	ca. 1,5 g Lithiumchlorid i.v. oder -acetat p.o.
Notfallmäßige Schilddrüsen-resektion	Effektivste Maßnahme bei Ineffektivität von Thyreostatika
Plasmapherese mit Hohlfasermembran	Kontinuierlicher Plasmaentzug

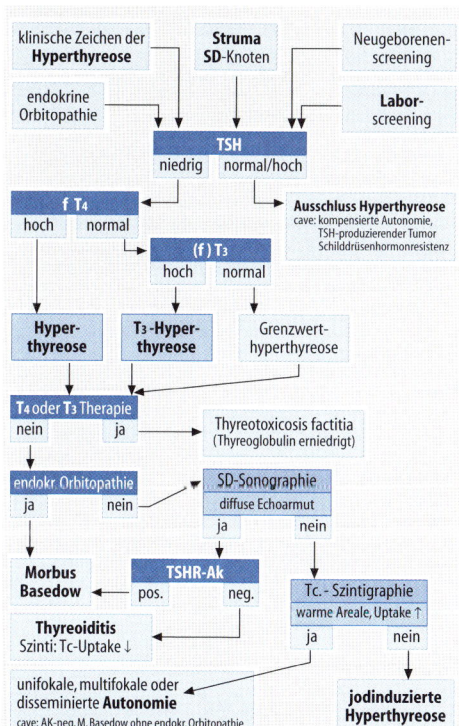

Abb. H86. Hyperthyreose. Diagnoseschema

bzw. die Vermeidung weiterer Schädigungen; aus dieser Zielsetzung wird verständlich, dass die Hochdrucktherapie sowohl medikamentöse als auch nicht-medikamentöse Maßnahmen umfasst, und dass der Patientenführung und -aufklärung eine bedeutende Rolle zukommt; die nicht-medikamentösen Maßnahmen bestehen in einer langfristigen und konsequenten Veränderung der Lebensgewohnheiten und umfassen Kochsalzrestriktion, Gewichtsreduktion, fett- und kaliumarme Kost, Alkohol- und Nicotinverzicht, Stressreduktion und körperliche Aktivität [Ausgleichssport]; die medikamentöse Behandlung hängt von der Schwere der Hypertonie, Begleiterkrankungen und Organschäden, vorliegenden Risikofaktoren, Alter des Patienten, Lebensqualität, Kostenerwägungen und Nebenwirkungen ab; *s.u. Essay Arterielle Hypertonie S. 695*

Tab. H28. Arterielle Hypertonie. Einteilungen der arteriellen Hypertonie

Deutsche Liga zur Bekämpfung des Hohen Blutdrucks	
Normaler systolischer Blutdruck:	bis 140 mm Hg vor dem 64. Lebensjahr
	bis 160 mm Hg ab dem 65. Lebensjahr
Normaler diastolischer Blutdruck:	bis 90 mm Hg für alle Lebensalter

Weltgesundheitsorganisation (WHO)	
Normotonie:	< 140/90 mm Hg
Grenzwerthypertonie:	140–159/90–94 mm Hg
Manifeste Hypertonie:	>160/95 mm Hg

Joint National Committee on Detection, Evaluation and Treatment of High Blood Pressure	
Normotonie:	
DBD < 85 mm Hg	SBD < 130 mm Hg
Noch-normale Blutdruckwerte:	
DBD 85–89 mm Hg	SBD 130–139 mm Hg
Hypertonie:	
Milde (Stufe 1):	
DBD 90–99 mm Hg	SBD 140–159 mm Hg
Mittelschwere (Stufe 2):	
DBD 100–109 mm Hg	SBD 160–179 mm Hg
Schwere (Stufe 3):	
DBD 110–119 mm Hg	SBD 180–209 mm Hg
Sehr schwere (Stufe 4):	
DBD > 120 mm Hg	SBD > 210 mm Hg

maligne Hypertonie: Hypertonie mit dauerhaften diastolischen Werten von > 120 mmHg; führt unbehandelt zu tödlichem Ausgang innerhalb von 2 Jahren; besonders häufig bei renaler Hypertonie und Phäochromozytom; **Therapie:** ACE-Hemmer, Calciumantagonisten

neurogene Hypertonie: *Syn: neurogener Hochdruck, Entzügelungshochdruck*; Bluthochdruck und Tachykardie bei Ausfall der nervalen Regulationsmechanismen, z.B. bei Polyneuritis, Schädigung der Pressorezeptoren, Schädelbasisfraktur

portale Hypertonie: → *portale Hypertension*

pulmonale Hypertonie: *Syn: pulmonalarterielle Hypertonie*; chronische Erhöhung des pulmonalen Mitteldrucks über 20 mmHg in Ruhe und über 30 mmHg bei Belastung [**manifeste pulmonale Hypertonie**]; liegt der Ruhewert unter 20 mmHg, steigt aber unter Belastung auf > 30 mmHg an, spricht man von **latenter pulmonaler Hypertonie**; bei **schwerer pulmonaler Hypertonie** ist der Druck oft > 55 mmHg

und es kommt zu einer Erniedrigung des Herzzeitvolumens; die **Ursachen** der pulmonalen Hypertonie sind vielfältig; man kann drei Gruppen unterscheiden: **ausgedehnter Lungenparenchymschaden** [bei z.B. Tuberkulose, chronischer Bronchitis, Pneumokoniosen, Fibrose, Bronchiektase oder Asthma bronchiale], **Obstruktion der Lungengefäßbahn** [durch rezidivierende Mikroembolien, primäre Pulmonalsklerose, Angiitiden oder Medikamente] und **extrapulmonale Erkrankungen**, die zu einer Einschränkung der Lungenfunktion führen [z.B. Trichterbrust, Kyphoskoliose, Pleuraschwarten, Poliomyelitis]; **Klinik:** anfangs stehen die Symptome der zugrunde liegenden Erkrankungen im Vordergrund; später kommt es dann zu Zeichen einer Rechtsherzinsuffizienz [rasche Erschöpfbarkeit, Abnahme der Leistungsfähigkeit, Belastungsdyspnoe, Tachykardie, Ödeme, epigastrische Beschwerden, gestaute Halsvenen, betonter 2. Herzton]; **Diagnose:** im EKG Steil- bis Rechtstyp, $S_I/S_{II}/S_{III}$-**Typ** [S-Zacke in I, II und III], P pulmonale, evtl. inkompletter Rechtsschenkelblock, Thoraxröntgen, Echokardiografie, Rechtsherzkatheter; **Therapie:** Behandlung der Grunderkrankung, Sauerstofftherapie, Vasodilatatoren [Calciumantagonisten, ACE-Hemmer], Diuretika, Digitalis

renale Hypertonie: durch eine Nierenerkrankung verursachte Hypertonie; kann durch die Nierenarterie [**renovaskuläre Hypertension**] oder das Parenchym [**renoparenchymale Hypertension**] bedingt sein

systolische Hypertonie: permanenter systolischer Druck von mehr als 140 mmHg bei normalem diastolischem Druck

Hy|per|tri|gly|ze|rid|ä|mie f: *Syn: Hypertriglyceridämie, Triglyzeridämie*; erhöhter Triglyceridgehalt des Blutes; die **sekundäre Hypertriglyzeridämie**, beruht wie die polygene Hypolipoproteinämie* auf einer Kombination von Anlage und Über- und Fehlernährung; sie ist wesentlich häufiger als die **primäre Hypertriglyzeridämie**, die in eine **exogene** und eine **familiäre Hypertriglyzeridämie** unterteilt werden kann; *s.u. Hyperlipoproteinämie, Essay Fettstoffwechselstörungen S. 403*

familiäre Hypertriglyzeridämie: *Syn: Hyperlipoproteinämie Typ IV*; *s.u. Hyperlipoproteinämie*

fettinduzierte/exogene Hypertriglyzeridämie: *Syn: Hyperlipoproteinämie Typ I*; *s.u. Hyperlipoproteinämie*

Hy|per|tro|phie, biventrikuläre f: Hypertrophie beider Herzventrikel; *s.u. Essay Elektrokardiogramm S. 317*

Hypertrophie-EKG nt: *s.u. Essay Elektrokardiogramm S. 317*

Hy|per|tro|phie, linksventrikuläre f: *Syn: Linksherzhypertrophie, Linkshypertrophie*; Arbeitshypertrophie der linken Herzkammer, z.B. bei Aortenstenose oder Aortenklappenstenose; *s.a. Essay Elektrokardiogramm S. 317*

Hy|per|tro|phie, rechtsventrikuläre f: *Syn: Rechtsherzhypertrophie, Rechtshypertrophie*; Arbeitshypertrophie der rechten Herzkammer, z.B. bei Pulmonalstenose oder Trikuspidalklappeninsuffizienz; *s.a. Essay Elektrokardiogramm S. 317*

Hy|per|tro|pie f: *s.u. Höhenschielen*

Hy|per|ty|ro|sin|ä|mie f: → *Tyrosinämie*

Hy|per|u|rik|ä|mie f: *Syn: Hyperurikosämie*; erhöhter Harnsäuregehalt des Blutes; die **primäre Hyperurikämie** beruht auf einer angeborenen Störung des Purinstoffwechsels und verursacht die **familiäre Hyperurikämie** [Gicht]; die **sekundäre Hyperurikämie** ist eine Folge einer verminderten Ausscheidung [v.a. bei Saluretikatherapie] oder einer vermehrten Bildung [Strahlentherapie, Zytostatikatherapie]; *s.u. Essay Gicht und andere Störungen des Purinstoffwechsels S. 487*

Hy|per|u|rik|ä|mie|syn|drom nt: **1.** Bezeichnung für das klinische Bild bei sekundärer Hyperurikämie; **2.** selten verwendetes Synonym für Lesch-Nyhan-Syndrom; *s.u. Essay Gicht und andere Störungen des Purinstoffwechsels S. 487*

Hy|per|val|lin|ä|mie f: *Syn: Valinämie*; erhöhter Valingehalt des Blutes; *s.a. Essay Störungen des Aminosäurestoffwechsels und Harnstoffzyklus S. 43*

Hy|per|vol|ä|mie f: vermehrtes Plasmavolumen, Erhöhung des zirkulierenden Blutvolumens bei Hyperhydratation; *s.a. Essay Prä- und postoperative Störungen im Flüssigkeits- und Elektrolythaushalt S. 327*

Arterielle Hypertonie

H. Haller

Einleitung und Definition

Unter Berücksichtigung der Ergebnisse großer epidemiologischer und interventioneller Studien wird in den aktuellen nationalen und internationalen Richtlinien ein **Blutdruck oberhalb von 140/90 mmHg** als **manifeste Hypertonie** definiert [Tab. 1].

Da das kardiovaskuläre Risiko jedoch selbst im normotensiven Bereich mit steigendem Blutdruck zunimmt, muss man sich der Willkürlichkeit dieser Grenzziehung bewusst sein. Für die Therapie des Hypertonikers gilt deshalb, dass für die Entscheidung, ob und wie der erhöhte Blutdruck behandelt werden sollte, das **kardiovaskuläre Gesamtrisiko** des Patienten erfasst werden muss. Letzteres leitet sich nicht nur von der absoluten Blutdruckhöhe, sondern auch von Begleiterkrankungen, zusätzlichen Risikofaktoren sowie hochdruckbedingten Zielorganschäden ab [s. Tabelle 2 und 3].

Tab. 1. Klassifikation von Blutdruckbereichen. Wenn der systolische und diastolische Blutdruck bei einem Patienten in unterschiedliche Klassen fallen, sollte die höhere Klasse Anwendung finden

Klassifikation	Systolisch [mmHg]	Diastolisch [mmHg]
optimal	<120	<80
normal	<130	<85
Grenzwerthypertonie	130–139	85–89
milde Hypertonie (Schweregrad 1)	140–159	90–99
mittelschwere Hypertonie (Schweregrad 2)	160–179	100–109
schwere Hypertonie (Schweregrad 3)	≥180	≥110
isolierte systolische Hypertonie	≥140	<90

Nichtsdestotrotz hilft die Einteilung der Blutdruckwerte, den Risikofaktor Bluthochdruck zu quantifizieren und entsprechend der Blutdruckhöhe und den Begleitumständen eine optimale Therapie einzuleiten [*s.a. Essay Herzinsuffizienz, Essay Koronare Herzerkrankung*]

Nach der in Tabelle 1 aufgeführten Klassifikation sind in den westlichen Industrieländern bis zu 25 % der erwachsenen Bevölkerung Hypertoniker. Die Prävalenz der Hypertonie nimmt mit steigendem Lebensalter zu und ist jenseits des 65. Lebensjahres besonders hoch. Als Besonderheit findet sich bei älteren Menschen häufig eine sog. **isolierte systolische Hypertonie**, d.h. ein erhöhter systolischer Blutdruck bei gleichzeitig normalem diastolischen Blutdruck. Dies wird auf die Zunahme der Steifigkeit der Aorta im höheren Lebensalter zurückgeführt. Epidemiologische Langzeitstudien wie z.B. die **Framingham-Studie** und die **Multiple Risk Factor Intervention Trial** [MRFIT] haben allerdings belegt, dass es mit jedem Anstieg sowohl des diastolischen als auch des systolischen Blutdrucks unabhängig von Alter oder Geschlecht zu einer Zunahme von kardiovaskulären Ereignissen kommt. So haben z.B. Patienten mit einem systolischen Blutdruck über 160 mmHg, d.h. auch Patienten mit isolierter systolischer Hypertonie, im Vergleich zu Patienten mit einem systolischen Blutdruck unter 140 mmHg ein zwei- bis dreifach erhöhtes Risiko, Angina pectoris, Myokardinfarkt, Vorhofflimmern, periphere Verschlusskrankheit oder plötzlichen Herztod durch Herzrhythmusstörungen zu bekommen. Das

Tab. 2. Risikostratifizierung zur Prognosebeurteilung und Therapieeinleitung

Andere Risikofaktoren und Erkrankungen	Blutdruck [mmHg]		
	Schweregrad 1 (milde Hypertonie) SBD 140–159 oder DBD 90–99	Schweregrad 2 (mittelschwere Hypertonie) SBD 160–179 oder DBD 100–109	Schweregrad 3 (schwere Hypertonie) SBD ≥180 oder DBD ≥110
Keine	Niedriges Risiko	Mittleres Risiko	Hohes Risiko
1 bis 2 Risikofaktoren	Mittleres Risiko	Mittleres Risiko	Sehr hohes Risiko
3 oder mehr Risikofaktoren oder Diabetes oder Endorganschäden	Hohes Risiko	Hohes Risiko	Sehr hohes Risiko
Folgeerkrankungen	Sehr hohes Risiko	Sehr hohes Risiko	Sehr hohes Risiko

SBD = systolischer Blutdruck; DBD = diastolischer Blutdruck

Risiko für Hypertoniker, an einer Herzinsuffizienz, einem Schlaganfall oder an einer Niereninsuffizienz zu erkranken, ist sogar 3- bis 4-fach höher als für Personen mit normalem Blutdruck.

Aus praktischen Gründen wird die **primäre arterielle oder essenzielle Hypertonie** von sog. sekundären Ursachen eines Bluthochdrucks unterschieden. Die primäre Hypertonie wird als Bluthochdruck ohne erkennbare bzw. fassbare Ursachen definiert, wohingegen bei Vorliegen einer **sekundären Hypertonie** die Blutdruckerhöhung durch eine bekannte Störung verursacht wird. **Die primäre arterielle Hypertonie ist im Gesamtkollektiv aller Hypertoniker bei bis zu 95 % der Patienten vorzufinden**, die sekundären Ursachen sind weitaus seltener. Das Erkennen von sekundären Hochdruckursachen ist allerdings wichtig, da der Patient wegen der zugrunde liegenden Erkrankung evtl. gefährdet ist [Phäochromozytom!] und/oder einer kurativen Behandlung zugeführt werden kann [z.B. Korrektur einer Nierenarterienstenose].

Diagnostik

Da die arterielle Hypertonie lange Zeit asymptomatisch verlaufen kann, wird sie oft nur zufällig durch eine Blutdruckmessung festgestellt. Hochdruck-assoziierte Symptome treten in der Regel nur bei Patienten mit einem schweren Hypertonus auf und sollten Anlass zur sofortigen diagnostischen Abklärung sein, um ernsthafte Endorganschäden zu vermeiden [**maligne Hypertonie!**]. Typisch sind Kopfschmerzen beim Aufwachen, die meist okzipital lokalisiert sind, Schwindel, Ohrensausen, Nervosität, Palpitationen, Nasenbluten, Sehstörungen und leichte Erschöpfbarkeit.

Im weiteren Verlauf kann eine Vielzahl von Folgeerkrankungen [s. Tab. 3] mit der entsprechenden klinischen Symptomatik auftreten. Sie können bei Patienten mit unerkannter Blutdruckerhöhung der erste Hinweis auf das Vorliegen einer arteriellen Hypertonie sein.

Der Blutdruck wird durch viele Faktoren beeinflusst, wie z.B. körperliche Aktivität oder Stress [Blutdrucksteigerung bei ärztlicher Untersuchung [sog. „*Weißkittelhypertonie*"].

> ❗ **Die Deutsche Liga zur Bekämpfung des hohen Blutdruckes empfiehlt daher zur Diagnosesicherung mindestens drei Blutdruckmessungen an zwei verschiedenen Tagen.**

Dabei soll der Blutdruck nach 5 min im Sitzen oder Liegen unter Ruhebedingungen gemessen werden. Bei therapeutischen Entscheidungen im Grenzbereich sollten zusätzliche Informationen anhand von Blutdruckselbstmessung und ambulanter 24-h-Blutdruckmessung herangezogen werden. Ist eine Blutdruckerhöhung gesichert, sind Untersuchungen zur Erkennung sekundärer Hochdruckursachen, zusätzlicher kardiovaskulärer Risikofaktoren und Zielorganschäden notwendig.

Ausschluss von sekundären Hochdruckursachen

> ❗ **Die Diagnose einer primären Hypertonie ist eine Ausschlussdiagnose, wenn das Vorliegen einer sekundären Hochdruckursache unwahrscheinlich gemacht worden ist.**

Insbesondere das Auftreten einer arteriellen Hypertonie vor dem 30. und nach dem 50. Lebensjahr, negative Familienanamnese, rasche Entwicklung, höhergradige Hypertonie [diastolischer Blutdruck >105 mmHg],

Tab. 3. Bluthochdruck. Risiken und Folgen

Kardiovaskuläre Risikofaktoren [anzuwenden bei der Risikostratifizierung, s. Tabelle 2]:
Schweregrad der Hypertonie
Alter: Männer > 55 Jahre, Frauen > 65 Jahre
Nikotinkonsum
Dyslipidämie
• Gesamtcholesterin > 6,5 mmol/l
• LDL-Cholesterin > 4,0 mmol/l
• HDL-Cholesterin < 1,2 mmol/l
Diabetes mellitus
Familienanamnese mit frühzeitiger kardiovaskulärer Erkrankung
Übergewicht

Endorganschäden
Linksventrikuläre Hypertrophie [im EKG oder ECHO]
Mikroalbuminurie [30–300 mg/Tag]
Serumkreatininerhöhung [M: 1,3–1,5 mg/dl; F: 1,2–1,4 mg/dl]
Sonografischer oder radiologischer Nachweis arteriosklerotischer Plaques an den großen Gefäßen
Hypertensive Retinopathie I–II°

Folgeerkrankungen
Zerebrovaskuläre Erkrankungen
• Schlaganfall oder TIA
• Hirnblutung
Herzerkrankungen
• Koronare Herzerkrankung
• Herzinsuffizienz
Niereninsuffizienz [Kreatinin >2,0 mg/dl]
• [Kreatinin M: > 1,5 mg/dl; F: >1,4 mg/dl]
• Proteinurie > 300 mg/Tag
Gefäßerkrankungen
• Dissezierendes Aortenaneurysma
• Periphere Verschlusskrankheit
• Hypertensive Retinopathie III–IV° [Hämorrhagien, Exsudate oder Papillenödem]

Tab. 4. Untersuchungen zum Ausschluss einer sekundären Hypertonie

Untersuchung	Begründung
Obligat	
Urinstatus	Proteinurie oder Hämaturie bei parenchymatöser Nierenerkrankung
Serumkreatinin bzw. Kreatinin-Clearance	Kreatininerhöhung bzw. Verminderung der Kreatinin-Clearance (genauer!) bei parenchymatöser Nierenerkrankung
Serumkalium	Hypokaliämie bei M. Conn
Bei gegebenen Verdacht	
Urinsediment	Dysmorphe Erythrozyten und evtl. Erythrozytenzylinder bei Glomerulonephritis
Abdomensonografie	Nebennierentumor, parenchymatöse Nierenerkrankung
Dopplersonografie	Nierenarterienstenose
24-h-Urinkatecholamine (Essigsäure!)	Erhöht bei Phäochromozytom
24-h-Urinkaliumausscheidung	Erhöht bei M. Conn
Serumaldosteron und Reninaktivität	Erhöht bzw. erniedrigt bei M. Conn
Serumkortisoltagesprofil	Pathologisch bei Cushing-Syndrom
Blutgasanalyse	Metabolische Alkalose bei M. Conn
MRT-Kopf	Neurovaskuläre Kompression
Schlaflabor	Schafapnoesyndrom

Tab. 5. Untersuchungen zum Erfassen von zusätzlichen kardiovaskulären Risikofaktoren und Folgeerkrankungen

Untersuchung	Begründung
Obligat	
Body-Mass-Index [BMI: Körpergewicht (kg)/Körpergröße^2 (m^2)]	Übergewicht (BMI >26 kg/m^2) Adipositas (BMI >30 kg/m^2)
Mikroalbuminurie	Nierenschädigung, kardiovaskulärer Prognosemarker
Serumkreatinin	Niereninsuffizienz
Serumglukose	Diabetes
Triglyzeride und Gesamtcholesterin (ggf. HDL- und LDL-Cholesterin)	Dyslipidämie
EKG	Ischämiezeichen (KHK), linksventrikuläre Hypertrophie
Fakultativ	
Oraler Glukosebelastungstest	Glukoseintoleranz
24-h-Urin	Proteinurie, Kreatinin-Clearance
Abdomensonografie	Bauchaortenaneurysma, verminderte Nierengröße bei Nephrosklerose
Echokardiografie	Linksventrikuläre Hypertrophie, LV-Funktion
Belastungs-EKG	Ischämiezeichen (KHK)
B-Bild und Dopplersonografie der A. carotis	Intima-Media-Dicke, Stenosen
Funduskopie	Fundus hypertonicus (Prognosemarker!)

Therapierefraktärität trotz Dreifachtherapie und eine **unklare Nierenfunktionseinschränkung** sprechen für das Vorliegen einer **sekundären Hypertonie**. An eine **renovaskuläre Hypertonie** sollte speziell bei Vorliegen einer sonografisch einseitig kleinen Niere, systolisch/diastolischem Strömungsgeräusch paraumbilikal oder in der Flanke [häufig falschpositiv bei extrarenalen Gefäßstenosen im Abdominalbereich], bei Atherosklerose in anderen Gefäßregionen [AVK, KHK] und bei Nierenfunktionseinschränkung nach Gabe von ACE-Hemmern bzw. von AT$_1$-Rezeptorenblockern gedacht werden.

Erfassen von weiteren Risikofaktoren und von Zielorganschäden

Zum Abschätzen des kardiovaskulären Gesamtrisikos sollten zusätzliche Risikofaktoren und Zielorganschäden erfasst werden, wie z.B. Diabetes mellitus, Dyslipidämie und Übergewicht [Tab. 5]. Bei Vorliegen von **Übergewicht spielt die Verteilung des Körperfetts** für das Risiko **eine entscheidende Rolle**. Stammbetonte, so genannte androide Fettsucht mit Bauchansatz hat eine engere Beziehung zum kardiovaskulären Risiko als hüftbetonte gynoide Fettsucht. Sie ist anhand des **Taille-Hüft-Quotienten** [hip-waist ratio] quantifizierbar; der Quotient sollte unter 0,8 liegen.

Eine positive Familienanamnese bezüglich kardiovaskulärer Zwischenfälle bei Verwandten ersten Grades **sagt das Risiko besser vorher als die Summe der bekannten Risikofaktoren**. Bei jedem Hypertoniker sollte daher eine Familienanamnese erhoben und deren Ergebnis in die Therapieentscheidung einbezogen werden.

Die Fahndung nach Zielorganschäden umfasst die Anamnese zur Erfassung vaskulärer Komplikationen [Apoplex, TIA, KHK, Angina pectoris und Myokardinfarkt, pAVK] und die gezielte Untersuchung nach Hochdruckfolgen an Herz, Niere, Gefäßen und Auge. Die Kombination von Anamnese, physikalischer Untersuchung, Ruhe- sowie Belastungs-EKG und Echokardiogramm erfasst mit hoher Sensitivität hochdruckbedingte kardiale Schäden, sodass auf die Thorax-Röntgenuntersuchungen wegen geringer Sensitivität verzichtet werden kann. Bei Hypertonikern kann es auch ohne Vorliegen einer Koronarstenose zu einer Angina pectoris kommen. Dies ist auf die verminderte Koronarreserve zurückzuführen [Syndrom X].

Durch Nephrosklerose kommt es bei Patienten mit (langjähriger) Hypertonie zur Albuminurie [Normwert: unter 20 mg/l, bzw. unter 30 mg/24 h]. Diese ist ein hochsensitiver Prädiktor des kardiovaskulären Risikos, weshalb ihre Erfassung als Verlaufskontrolle bei der Therapie wertvolle Information gibt.

Vor Therapiebeginn ist es v.a. bei älteren Patienten nützlich, die A. carotis mit B-Bild und dopplersonografisch zu untersuchen, da bei höhergradigen Verschlüssen eine übermäßige Blutdrucksenkung zu neurologischen Katastrophen führen kann. Außerdem sollte bei älteren Patienten die Aorta abdominalis zur Erkennung von Aneurysmata sonografisch untersucht werden.

Der sog. *„benigne Fundus"* erfasst unspezifische Veränderungen der Gefäße. Von größter Wichtigkeit ist jedoch die Erkennung des *„malignen Fundus"*, d.h. von Streifenblutungen, baumwollflockigen Exsudaten und Papillenschwellung, die eine maligne Gangart der Hypertonie anzeigen.

Therapie

⚠ **Das primäre Ziel der Hochdruckbehandlung besteht nicht allein darin, den Blutdruck zu senken, sondern die Lebenserwartung des Patienten unter Wahrung der Lebensqualität zu steigern.**

Dies bedeutet, dass die antihypertensive Therapie in erster Linie die Zahl kardiovaskulärer Zwischenfälle vermindern muss und die Rückbildung von Zielorganschäden fördern sollte. Die Therapie des Hypertonikers umfasst deshalb neben der eigentlichen Blutdrucksenkung die Behandlung aller korrigierbaren kardiovaskulären Risikofaktoren.

Zu behandelnder Patientenkreis

Berücksichtigt man den Hypertonieschweregrad und die in Tabelle 3 zusammengefassten Risikofaktoren, Endorganschäden und Folgeerkrankungen, dann lässt sich aufgrund von Daten aus großen epidemiologischen Studien das kardiovaskuläre Gesamtrisiko des einzelnen Patienten einer von vier Risikoklassen zuordnen [s. Tab. 2]. Die Wahrscheinlichkeit, einen kardiovaskulär bedingten Todesfall, einen nichttödlichen Schlaganfall und/oder Myokardinfarkt in den folgenden 10 Jahren zu haben, beträgt bei

- niedrigem Risiko <15 %
- mittlerem Risiko etwa 15–20 %
- hohem Risiko etwa 20–30 %
- sehr hohem Risiko 30 % und mehr.

Die **aktuellen WHO/ISH-Therapieempfehlungen**, die praktisch unverändert von der Deutschen Liga zur Bekämpfung des hohen Blutdrucks übernommen wurden, sind in Abb. 1 dargestellt. Demnach sollten **alle Patienten mit einem Blutdruck von mehr als 140/90 mmHg** behandelt werden. Je nach Risikoklasse wird jedoch ein unterschiedliches Vorgehen empfohlen. Bei **Patienten mit niedrigem und mittlerem Gesamtrisiko** sollten **zunächst nichtmedikamentöse Maßnahmen** [s.u.] für einen Zeitraum von 3–12 Monaten zum Tragen kommen, da mindestens 25 % dieser Patienten im Verlauf von einem Jahr ihren erhöhten Gelegenheitsblutdruck verlieren. Wenn sich der Blutdruck nach der vorgegebenen Zeit nicht normalisiert hat, sollte eine medikamentöse Therapie eingeleitet werden. Bei **Patienten mit hohem bzw. sehr hohem Risiko** wird **neben nichtmedikamentösen Maßnahmen** ein **sofortiger Beginn der medikamentösen antihypertensiven Therapie** empfohlen.

Nichtmedikamentöse Maßnahmen zur Blutdrucksenkung

Es ist heute gesichert, dass übermäßige diätetische Kochsalzzufuhr bei genetisch Prädisponierten den Blutdruck geringfügig steigert. Besonders kochsalzempfindlich sind übergewichtige Patienten mit metabolischem Syndrom und Patienten mit Typ-1- und Typ-2-Diabetes-mellitus. Von Wichtigkeit ist ferner die Tatsache, dass durch **diätetische Kochsalzbeschränkung** die Wirksamkeit von allen Antihypertensiva potenziert wird. Empfohlen wird eine Kochsalzbeschränkung **auf 6 g/Tag** [etwa 100 mmol/Tag]. Dies kann ohne gravierende Einschnitte in die Lebensqualität der Patienten erreicht werden, allein durch Vermeidung von Nahrungsmitteln, denen beim Zubereitungsprozess reichlich Kochsalz zugesetzt wird [gesalzene Fleischwaren, z.B. Salami, konserviertes Gemüse, Fertiggerichte, Tiefkühlkost etc.] und Vermeidung des Zusalzens während der Speisenzubereitung und bei Tisch.

Die Mitarbeit des Patienten kann durch Überprüfung der Natriumausscheidung im 24-h-Harn monitorisiert werden. Ergebnisse aus neueren prospektiven Studien haben klar belegt, dass nicht nur Kochsalzrestriktion, sondern auch eine Kalzium- und Kalium-haltige Ernährung [fettarme Milchprodukte, Obst, Gemüse] bei hypertensiven Patienten den Blutdruck senkt [sog. **DASH-Diät**]. Die Erhöhung der Kaliumzufuhr hatte in einigen Studien sogar eine Verminderung des Schlaganfallrisikos zur Folge.

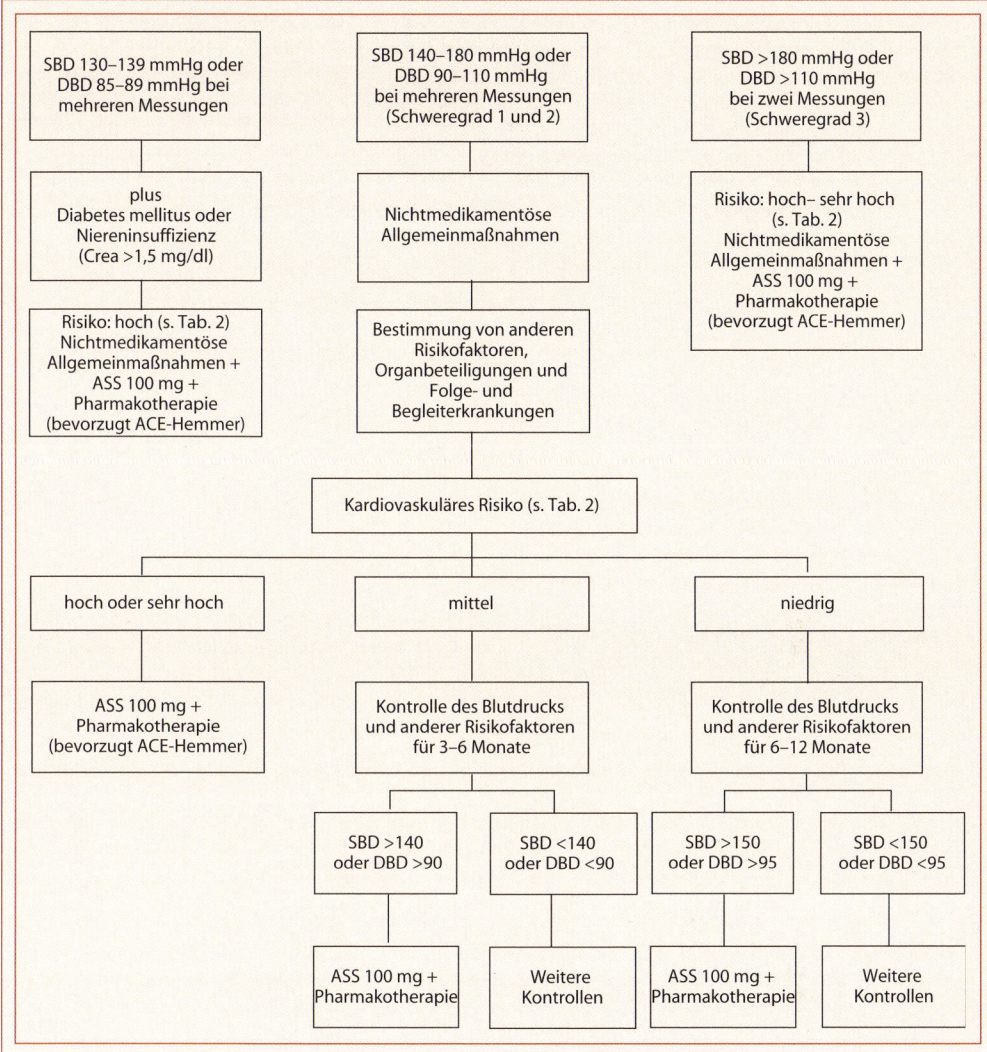

Abb. 1. Indikationsstellung zur Therapie in Abhängigkeit von Blutdruck und Risikokonstellation [modifiziert nach Empfehlungen der WHO/ISH und der Deutschen Liga zur Bekämpfung des hohen Blutdrucks]. SBD = systolischer Blutdruck; DBD = diastolischer Blutdruck

Die **Gewichtsreduktion** ist ein wichtiges Element der antihypertensiven Behandlung. Für die Motivierung des Patienten ist es wichtig, dass der Großteil der antihypertensiven Wirkung bereits nach den ersten Kilogramm Gewichtabnahme erzielt wird. Durch Gewichtsreduktion wird auch die Kochsalzsensitivität des Blutdrucks bei übergewichtigen Hypertonikern deutlich vermindert. Eine **fettarme Reduktionskost** empfiehlt sich **bei allen übergewichtigen, dyslipidämischen und diabetischen Hochdruckpatienten**. Dies bedeutet die **Zufuhr von initial 20–25 kcal/kg/Tag und Reduktion des Fettanteils auf 30 % der Energie**, wobei besonders auf die Zufuhr von einfach und mehrfach ungesättigten Fettsäuren zu achten ist. Eine fettbeschränkte Kost beinhaltet in erster Linie eine Verminderung der Zufuhr von Fleisch, Eiern und Zusatzfetten wie Butter, Palmitin etc.

Der regelmäßige **Ausgleichssport** ist ein wichtiges Element in der Behandlung des Hypertonikers. Sport haftet nicht wie anderen Allgemeinmaßnahmen der Makel des Verzichts auf (vermeintliche) Lebensgenüsse an; vielmehr wird der Sport treibende Patient belohnt durch positiv motivierende Erlebnisse. Körperliche Belastung führt kurzfristig zu Blutdruckanstieg; dieser ist wegen der beeinträchtigten Vasodilatation beim Hypertoniker noch ausgeprägter. Nach längerer Ausdauerbelastung [über 15 min] kommt es auch beim untrainierten Hypertoniker zu einem länger anhaltenden Blutdruckabfall. Regelmäßiges **Ausdauertraining** kann eine bleibende

Senkung des peripheren Widerstands [Vasodilation] bewirken. Zur Erreichung eines optimalen Trainingseffektes sollte 2- bis 3-mal pro Woche mindestens 15, optimal 45 min geübt werden. Als Faustregel sollte dabei eine Trainingspulsfrequenz von 180 minus Lebensalter erreicht werden. **Geeignete Sportarten** sind Laufen, Radfahren und Schwimmen, **abzuraten** ist von Kraftsportarten und Sportarten, die isometrische Anteile umfassen. Vor Beginn eines körperlichen Trainings sollten durch ärztliche Untersuchung und Belastungsergometrie kardiale Risiken ausgeschlossen werden, wie z.B. das Risiko eines übermäßigen Blutdruckanstiegs.

Alkoholkonsum jenseits einer Schwelle von etwa 30 g/Tag führt dosisabhängig zum Blutdruckanstieg. Die **Verminderung eines überhöhten Alkoholkonsums** sollte deshalb allen regelmäßig Alkohol trinkenden Hypertonikern empfohlen werden, da in den letzten Jahren mehrere Studien zeigten, dass ein moderater Alkoholkonsum die kardiovaskuläre Mortalität reduziert. Der hypertensive Patient muss deshalb zum vernünftigen Umgang mit dem Alkohol angeleitet werden.

Stressreduktion ist in geringem Umfang blutdrucksenkend. Dennoch sind der Stressverminderung in der modernen Berufswelt meist enge Grenzen gezogen.

Tab. 6. Relativer Effekt von Allgemeinmaßnahmen auf den Blutdruck und das kardiovaskuläre Risiko

	Blutdrucksenkung	Senkung des kardiovaskulären Risikos
Gewichtsabnahme	+++	?
Alkoholbeschränkung[1]	++	+ – ++
Kochsalzbeschränkung	++	?
Erhöhte Kalium-Zufuhr	++	+
DASH[2]-Diät	++	?
Steigerung der körperlichen Aktivität	++	++
Vegetarische Ernährung	+	+
Reichlicher Fischverzehr	+	++
Erhöhte Faserstoffaufnahme	+	++
Einstellung des Rauchens	–	+++
Fettbeschränkung und Fettmodifikation[3]	–	+
Stressreduktion	+	?

+ = Positiver Einfluss; – = fehlender Einfluss
[1] Maximal 20–30 g Alkohol/Tag bei Männern bzw. 10–15 g bei Frauen;
[2] DASH – Dietary Approaches to Stop Hypertension;
[3] bei Gesamtcholesterinwerten über 6,5 mmol/l (250 mg/dl).

Grundsätze der medikamentösen antihypertensiven Therapie

Prinzipiell sollten Antihypertensiva einschleichend dosiert und die Dosis bis zum Erreichen des Zielblutdrucks titriert werden, um Hypotonie-Episoden zu vermeiden. Generell sollten heute bevorzugt Antihypertensiva mit langer Wirkungsdauer [24-h-Wirkung bei einmal täglicher Dosierung] eingesetzt werden, um die Tablettenzahl zu reduzieren und die Compliance zu erhöhen. Die antihypertensive Wirkung am Ende des Dosierungsintervalls, bezogen auf die Maximalwirkung [sog. *trough-to-peak ratio*], sollte deutlich über 50 % liegen.

 Da die arterielle Hypertonie im Allgemeinen asymptomatisch ist und meistens eine lebenslange Therapie erforderlich macht, ist es wichtig, dass die eingesetzten Medikamente nicht die Lebensqualität beeinträchtigen, z.B. durch Verminderung der Organperfusion mit Abnahme der körperlichen Leistungsfähigkeit und/oder erektiler Impotenz.

Die Beachtung der Lebensqualität während der Therapie verbessert eindeutig die Therapietreue.

Die **Therapieempfehlungen der Deutschen Hochdruckliga** sind in den Abbildungen 2 und 3 dargestellt. Sie beruhen auf der Erfahrung, dass nur bei 50–60 % der Patienten mit milder Hypertonie eine Blutdrucknormalisierung mit einer Monotherapie gelingt, wohingegen bei den übrigen Patienten eine Kombinationstherapie, vorzugsweise zunächst mit einen Diuretikum, notwendig ist. **Je schwerer der Hypertonus, desto seltener ist eine Monotherapie möglich**, dies ist z.B. oft bei Patienten mit Diabetes mellitus der Fall. Das Prinzip der Kombinationstherapie besteht darin, Nebenwirkungen zu minimieren und Kompensationsmechanismen, mit deren Hilfe der Organismus der Blutdrucksenkung entgegenwirkt, pharmakologisch zu blockieren [z.B. ACE-Hemmer plus Diuretikum; letzteres steigert durch negative Natriumbilanz die Aktivität und damit die Hemmbarkeit des Renin-Angiotensin-Systems]. Eine Kombination von Präparaten, die einen vergleichbaren Wirkangriffspunkt haben oder ein stark unterschiedliches pharmakokinetisches Profil zeigen [z.B. kurze und lange Halbwertzeit], ist nicht sinnvoll. Pharmakokinetisch und pharmakodynamisch sinnvoll begründete fixe Kombinationspräparate gestatten, es die Zahl der täglich einzunehmenden Tabletten zu vermindern und die Kosten zu senken.

Prinzipien der Medikamentenauswahl

Die Medikamentenauswahl muss sich v.a. nach Begleiterkrankungen, Risikoprofil und Nebenwirkungen richten. Tabelle 7 fasst einige wichtige, bei Hypertonikern häufig vorkommende Begleiterkrankungen und die sich daraus ergebenden spezifischen Indikationen und Kontraindikationen einzelner Antihypertensiva zusammen. Ein weiterer Aspekt sind mögliche negative Auswirkungen der Antihypertensiva auf Stoffwechselparameter.

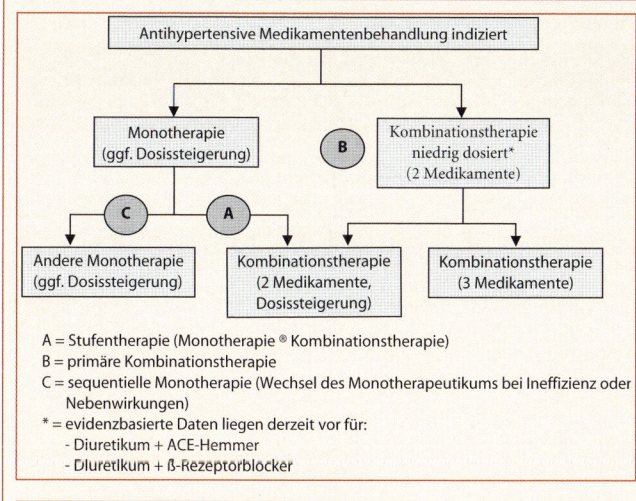

A = Stufentherapie (Monotherapie ® Kombinationstherapie)
B = primäre Kombinationstherapie
C = sequentielle Monotherapie (Wechsel des Monotherapeutikums bei Ineffizienz oder Nebenwirkungen)
* = evidenzbasierte Daten liegen derzeit vor für:
  - Diuretikum + ACE-Hemmer
  - Diuretikum + ß-Rezeptorblocker

Abb. 2. Richtlinien zur medikamentösen Therapie [Deutsche Hochdruckliga 2003]

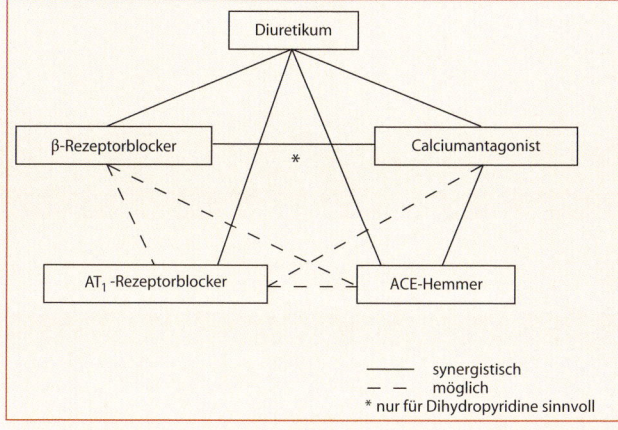

synergistisch
— — möglich
* nur für Dihydropyridine sinnvoll

Abb. 3. Sinnvolle und mögliche „first-line" Antihypertensiva-Kombinationen

Bezüglich der Nebenwirkungen ist darauf hinzuweisen, dass viele Therapiekomplikationen ausgeprägt dosisabhängig sind. Tabelle 8 listet die therapeutischen Dosen und Nebenwirkungen der gängigen Antihypertensivaklassen auf.

Betreuung der Hypertoniker

Hypertoniker sind chronisch Kranke mit meist geringem Leidensdruck. Eine optimale Behandlung der Hypertonie zwingt zu eingreifender Änderung des Lebensstils. Die Einsicht in diese Maßnahmen ist daher gebunden an gute Information und an die hohe Motivation des Patienten. Ein wichtiges Element zur Erhöhung der Therapietreue sind regelmäßige Blutdruckselbstmessungen des Patienten. Daneben sind regelmäßige ärztliche Kontrollen zur Kontrolle des Therapieerfolges, Motivierung des Patienten, Erfassung von Nebenwirkungen, Durchführung von Laborkontrollen sowie zur Verlaufskontrolle hochdruckbedingter Organschäden unerlässlich. Auffällige Befindlichkeitsminderung sollte daran denken lassen, dass der in der Praxis gemessene Gelegenheitsblutdruck evtl. überhöht ist, sodass unter häuslichen Bedingungen die Blutdruckwerte zu niedrig liegen. Dies kann ggf. durch 24-h-Blutdruck-Monitoring belegt werden. Es ist auch wichtig, den Blutdruck im Sitzen und im Stehen zu messen, um bei älteren Patienten oder Diabetikern orthostatische Blutdruckabfälle unter Therapie und Sturzgefährdung zu vermeiden.

Häufig stellt sich die Frage, ob die antihypertensive Medikation versuchsweise abgesetzt werden kann. **Es ist selten, dass ein Patient**, der nach dem obigen sorgfältigen Vorgehen als medikamentpflichtig erkannt worden war, **nach Absetzen der Medikamente langfristig medikamentenfrei normotensiv bleibt.** Dies kommt zwar nach einer erheblichen Gewichtsreduktion oder nach kardiovaskulären Ereignissen wie Myokardinfarkt etc. vor. Bei Fehlen derartiger Umstände sollte man sehr zurückhaltend mit dem Aussetzen der antihypertensiven Therapie sein. Es muss auch bedacht werden, dass sich während der antihypertensiven Therapie die hochdruckbe-

Tab. 7. Differenzialtherapie der Hypertonie unter Berücksichtigung von Begleiterkrankungen

	Thiaziddiuretika	β-Rezeptorblocker[1]	ACE-Hemmer AT$_1$-Rezeptorblocker	Calciumantagonisten	
				Diltiazem Verapamil	langwirkende Dihydropyridine
Junge Patienten (<50 Jahre)	+ – ++	++	++	+	+
Hohes Alter (>65 Jahre)	++	+	+	+	+ – ++
Isolierte systolische Hypertonie	++	+	+	+	+ – ++
Herzerkrankungen					
Angina pectoris	+	++	+	++	+[2]
Myokardinfarkt	+	++	++	+	–
Z.n.Bypassoperation oder PTCA	+	+	++	+	+
Herzinsuffizienz	++[3]	++[4]	++	–	+/–
Linksventrikuläre Hypertrophie	++	+	++	+	+
Hypertrophe Cardiomyopathie	+/-	++	+/–	++	+
Bradykardie					
AV-Block,SA-Block	+	–	+	–	+
Sinusknotensyndrom	++	+/–	+	+	+
Tachykardien					
Supraventrikulär	+	++	+	++	+
Ventrikulär	+	++	+	+	+
Lungenkrankheiten					
Obstruktive Lungenerkrankung	+	–	+	+	+
Nierenkrankheiten					
Bilaterale Nierenarterienstenose	+	+	–	+	+
Niereninsuffizienz[5]	++[6]	+/–	++[7]	+	+
Diabetische Nephropathie	+	+	++	+	+
Stoffwechselkrankheiten					
Diabetes mellitus	+	(+/–) – +[8]	++	+	+
Verminderte Glukosetoleranz	+	+/–	++	+	+
Gicht	+/–	+	+	+	+
Dyslipidämie	+/–	+/–	+	+	+
Osteoporose	++	+	+	+	+
Gefäßerkrankungen					
Cerebrale Durchblutungsstörungen	++	+	++	+	+ – ++
Periphere Verschlusskrankheit	+	–	++	+	+
Aortenaneurysma	+	++	+	+	+
Schwangerschaft	–	+	–	+	+
Sonstige Erkrankungen					
Migräne	+	++	+	++	+
Hyperthyreose	+	++	+	+	+
Seniler Tremor	+	++	+	+	+

++ = Mittel der Wahl; + = geeignet; +/– = nicht geeignet; – = kontraindiziert
[1] Bevorzugter Einsatz von β$_1$-selektiven beta-Blockern, außer beim essentiellen Tremor
[2] bei instabiler Angina pectoris kontraindiziert
[3] Zusätzlich Gabe vonSchleifendiuretika wenn Wirkung nicht ausreichend (sequentielle Nephronblockade)
[4] Gefahr der negativen inotropen Wirkung, deshalb einschleichende Dosierung
[5] Ein initialer Kreatininanstieg nach Blutdrucksenkung ist in der Regel funktionell und sollte nicht zwingend zum Therapie-Abbruch führen. Die Kumulationsgefahr und Zunahme der Nebenwirkungen renal ausgeschiedener Medikamente muß beachtet werden
[6] Wenn Kreatinin-Clearance <40 ml/min durch Schleifendiuretika ersetzen oder ergänzen
[7] Therapiebeginn bis zu einem Serumkreatinin von etwa 5,0 mg/dl unter Vorsichtsmaßnahmen möglich (regelmäßige Serumkreatinin und -kalium Kontrollen!)
[8] evtl. verminderte Hypoglykämiewahrnehmung

Tab. 8. Auswahl der gängigsten Medikamente zur Therapie der Hypertonie

Wirksubstanz	Handelsname (Beispiele)	Tagesdosis [mg]	Nebenwirkungen
Diuretika			
Thiazide			Hypokaliämie, Hyponaträmie, Hyperglykämie, Hyperurikämie und Gicht,
Hydrochlorothiazid[a]	Esidrix	12,5–25	Hypercholesterinämie, Hypertriglyzeridämie,Potenzstörungen, Dehydratation,
Chlorthalidon	Hygroton	12,5–25	Hyperkalzämie (bei Thiaziden); Hypokalzämie (bei Schleifendiuretika),
Schleifendiuretika			Ototoxizität bei Furosemid
Furosemid[a]	Lasix	1–2 × 20–80	
Torasemid	Unat	1–2 × 5	
Beta-Rezeptorenblocker			
β_1-selektiv			Bradykardie, Herzinsuffizienz, Bronchospasmus, Raynaud-Phänomen, Müdigkeit,
Atenolol[a]	Tenormin	50–100	Schlafstörungen, Halluzinationen, Schwindel, Depression, Hypertriglyzeridämie,
Bisoprolol[a]	Concor	2,5–10	Hypercholesterinämie, Psoriasis, gestörte Hypoglykämiewahrnehmung bei
Metoprolol[a]	Beloc	1–2 × 50–100	Diabetikern (vor allem bei nicht selektiven Betablockern)
Nicht β_1-selektiv			
Propranolol[a]	Dociton	2 × 40–80	
β- und α-Blocker			
Carvedilol	Dilatrend	12,5–2 × 25	
Calciumantagonisten			
Dihydropyridine			Tachykardie, Flush, gastrointestinale Störungen, Ödeme bei 5–10%, Kopf-
Nifedipin[a]	Adalat retard	2–3 × 20	schmerzen
Nitrendipin[a]	Bayotensin	1–2 × 10–20	
Amlodipin[a]	Norvasc	5–10	
Felodipin[a]	Modip	2,5–10	
Lercanidipin	Carmen	10–20	
Benzothiazepine			Diltiazem und Verapamil: Bradykardie, AV-Block, Obstipation, periphere Ödeme,
Diltiazem[a]	Dilzem retard	2 × 120	Zahnfleischhypertrophie (Diltiazem)
Phenylalkylamine			
Verapamil[a]	Isoptin retard	1–2 × 120–240	
ACE-Hemmer			
Enalapril[a]	Xanef	2,5–20	Leukopenie (insbesondere bei Captopril), Panzytopenie, Hypotonie, Husten,
Captopril[a]	Lopirin	2 × 12,5–3 × 50	Angioödem, urtikarielles Exanthem, Fieber, Geschmacksstörungen, akutes Nieren-
Fosinopril	Fosinorm	2,5–20	versagen bei beidseitiger Nierenarterienstenose, Hyperkaliämie
Lisinopril[a]	Acerbon	10–20	
Ramipril	Delix	1,25–10	
Quinapril	Accupro	2,5–40	
Trandolapril	Gopten	0,5–4	
AT$_1$-Rezeptorenblocker			
Candesartan	Blopress	4–16	Hypotonie, akutes Nierenversagen bei bds. Nierenarterienstenose, Hyperkaliämie
Eprosartan	Teveten	600–800	
Irbesartan	Aprovel	150–300	
Losartan	Lorzaar	50–100	
Telmisartan	Micardis	40–80	
Valsartan	Diovan	80–160	
Olmesartan	Olmetec	10–40	
α_1-Rezeptorenblocker			
Doxazosin[a]	Diblocin	1–16	Orthostase, Tachykardie, Palpitationen, Schwindel, Flush, Kopfschmerz
Prazosin[a]	Minipress	1 × 1–2 × 6	
Urapidil	Ebrantil	2 × 30–3 × 60	
Antisympathotonika			
α-Methyldopa[a]	Presinol	3 × 125–750	Bradykardie, Sedierung, Mundtrockenheit, Müdigkeit, orthostastische Hypotonie,
Clonidin[a]	Catapressan	2 × 0,075–0,3	Schlafosigkeit, Potenzstörungen
Moxonidin[a]	Cynt	0,2–0,6	
Direkte Vasodilatatoren			
Dihydralazin[a]	Nepresol	3 × 12,5–50	Kopfschmerz, Tachykardie, Anorexie, Angina pectoris, Flüssigkeitsretention,
Minoxidil	Lonolox	2 × 5–3 × 10	Medikamentenlupus durch Dihydralazin, Haarwuchs im Gesicht und am Körper unter Minoxidil

Die Dosisempfehlungen entsprechen nicht in allen Fällen den Angaben in den Packungsbeilagen. Die Auswahl der Handelsnamen ist willkürlich.

[a] Medikamente, von denen Generika existieren.

H

Tab. 9. Empfehlungen zur Verlaufskontrolle bei der Betreuung unkomplizierter Hochdruckkranker

- Initial in 1- bis 2-wöchigen Abständen ärztliche Messung des Blutdrucks im Sitzen und Stehen (Orthostase!); bei guter Blutdruckeinstellung Kontrolle in 3- bis 4-monatigem Abstand
- Regelmäßige gezielte Befragung nach Nebenwirkungen
- Laborkontrollen:
    - Diuretika: anfänglich 2-wöchentlich, später alle 6 Monate Serumkalium, gelegentlich Serumharnsäure, -magnesium, -natrium, -kreatinin, -glukose und -lipide
    - Betarezeptorenblocker: in mehrmonatigen Abständen Lipidstatus und Glukose
    - ACE-Hemmer und AT_1-Rezeptorblocker: zu Therapiebeginn mehrfach S-Kreatinin und -Kalium
- Verlaufskontrolle bzw. Erfassung hochdruckbedingter Organschäden
- Alle 1–3 Jahre S-Kreatinin oder Kreatinin-Clearance, EKG, Urinstatus, ggf. Echokardiogramm, Belastungs-EKG, angiologischer Status

Tab. 10. Checkliste Patienten mit therapierefraktärem Bluthochdruck

- Stimmt die Blutdruckmessung? Gerätefehler, Pseudohypertonie (Gefäßsklerose)
- Ist das Blutdrucktagesprofil abnorm oder liegt eine „Weißkittelhypertonie" vor? Messung durch nichtärztliches Personal, Selbstmessung, ambulante 24-h-Blutdruckmessung
- Ist die Dosis der Medikamente zu niedrig oder die Kombination nicht sinnvoll?
- Ist die Einnahmetreue mangelhaft? Vergesslichkeit bei älteren Patienten, ungenügende Aufklärung; Nebenwirkungen, z.B. Potenzstörungen, kompliziertes Einnahmeschema
- Wird blutdrucksteigernde Begleitmedikation eingenommen? Kontrazeptiva, nichtsteroidale Entzündungshemmer, Steroide, Cyclosporin, Sympathikomimetika, Lakritze, Erythropoietin (beim niereninsuffizienten Patienten)
- Ist die Kochsalzzufuhr überhöht? Bestimmung von Natrium im 24-h-Harn
- Liegt ein Anstieg des Körpergewichts vor? Regelmäßige Gewichtskontrolle
- Besteht übermäßiger Alkoholkonsum?
- Handelt es sich um eine (schwere) sekundäre Hypertonie? Nierenarterienstenose, Phäochromozytom, Niereninsuffizienz, Morbus Conn
- Liegt ein Schlafapnoesyndrom (obstruktive schlafbezogene Atemstörung) oder eine neurovaskuläre Kompression des Hirnstamms vor?

dingte Hypertrophie kardialer und vaskulärer Strukturen zurückbildet, d.h., dass wichtige Verstärkermechanismen, die zur Aufrechterhaltung eines erhöhten Blutdrucks beitragen, reduziert werden. Ein Wiederanstieg des Blutdrucks zeigt sich daher oft erst nach Monaten und führt Patienten erst nach ein bis zwei Jahren mit einem schweren Hochdruckrezidiv wieder in ärztliche Behandlung.

Wenn ein hypertensiver Patient unter einer Dreifachkombination [inkl. Diuretikum] in adäquater Dosierung nicht normotensiv ist, so ist eine Reihe von Überlegungen angezeigt [Tab. 10]. Findet sich keine Erklärung, bietet sich die Gabe eines hochpotenten Vasodilators an, z.B. Minoxidil. Bei diesen **Patienten mit refraktärer Hypertonie** ist die Überweisung in eine Spezialambulanz ratsam. Erfahrungsgemäß ist der Ausschluss fehlender Einnahmetreue besonders wichtig. Das Fehlen der typischen Bradykardie unter Betarezeptorenblockern oder mangelnde Hemmung des zirkulierenden ACE unter ACE-Hemmern deuten auf mangelnde Therapietreue hin. Falls Zweifel bestehen, empfiehlt es sich, die Patienten unter Aufsicht Antihypertensiva einnehmen zu lassen. Nicht zuletzt sollte bei entsprechenden anamnestischen Hinweisen [z.B. nächtliche Atempausen bei starkem Schnarchen, fragmentierter nächtlicher Schlaf mit pathologischer Einschlafneigung am Tage] das Vorliegen eines Schlafapnoesyndroms ausgeschlossen werden. Gegebenenfalls muss auch der Lebenspartner nach typischen Symptomen befragt werden.

Spezielle Probleme der Bluthochdrucktherapie

Hochdruck im Alter: Durch randomisierte plazebokontrollierte Studien ist klar belegt, dass die antihypertensive Behandlung des älteren Menschen [einschließlich der isolierten systolischen Hypertonie] die Häufigkeit kardio- und zerebrovaskulärer Zwischenfälle deutlich vermindert. Beim älteren Menschen verdienen einige Punkte besondere Aufmerksamkeit:

- Durch atherosklerotische Gefäßveränderungen kann der plethysmografisch gemessene Blutdruckwert überhöht sein [Pseudohypertonie]
- Der alte Mensch ist häufig nicht in der Lage, komplexen Behandlungsvorschriften zu folgen. Besonders bei Verwirrung des Patienten ist auch auf Fehleinnahme der Medikamente zu achten. Es empfehlen sich einfache Therapieschemata mit wenigen Medikamenteneinnahmen
- Der alte Patient ist besonders orthostasegefährdet, speziell bei Hypovolämie [z.B. Erbrechen, Durchfall, forcierte Diuretikabehandlung], bei autonomer Polyneuropathie [z.B. Diabetes] oder bei gleichzeitiger Behandlung mit Psychopharmaka. Deshalb empfiehlt es sich, regelmäßig den Blutdruck auch im Stehen zu messen

- Da nicht selten klinisch latente Stenosen der Koronar- und Gehirngefäße bestehen, sollte die Blutdrucksenkung langsam, evtl. über Wochen erfolgen

Hypertonie bei Diabetes mellitus: Diabetes mellitus und Hypertonie treten häufig zusammen auf; beim Typ-I-Diabetiker im Regelfall durch die Entwicklung einer diabetischen Nephropathie, beim Typ-II-Diabetiker bereits oft vorher auf Grund des vorangehenden metabolischen Syndroms. Da Patienten mit Diabetes mellitus und Hypertonus ein besonders hohes kardiovaskuläres Risiko haben, wird von der WHO und der Deutschen Liga zur Bekämpfung des hohen Blutdrucks bereits **bei einem Blutdruck von über 130/85 mmHg** eine **medikamentöse Therapie** empfohlen. Aufgrund von Daten aus neueren prospektiven kontrollierten Studien wird bei dieser Patientengruppe der Einsatz von ACE-Hemmern und neuerdings auch AT_1-Rezeptorblockern bevorzugt, da sie die Insulinresistenz verbessern und die Inzidenz eines neu aufgetretenen Typ-2-Diabetes-mellitus bei Patienten mit primärer Hypertonie vermindern.

Ferner konnte in der HOPE-Studie gezeigt werden, dass durch die Gabe des ACE-Hemmers Ramipril bei Diabetikern mit einem weiteren kardiovaskulären Risikofaktor die Mortalität unabhängig vom Effekt auf den Blutdruck gesenkt wird. Ein ähnliches Ergebnis zeigte auch die LIFE-Studie für den AT_1-Rezeptorblocker Losartan. Außerdem konnten prospektive plazebokontrollierte Studien belegen, dass die Hemmung des Renin-Angiotensin-Systems mit ACE-Hemmern [bei Patienten mit Typ-1-Diabetes] bzw. mit AT_1-Rezeptorenblockern [bei Patienten mit Typ-2-Diabetes] renoprotektiv ist, d.h., das Voranschreiten einer bestehenden diabetischen Nephropathie wird unabhängig von der Blutdrucksenkung durch diese Medikamentengruppe stärker verlangsamt als mit konventionellen Antihypertensiva. Da bei nephropathischen Diabetikern eine strenge Blutdrucksenkung in den gewünschten Zielbereich von unter 130/80 mmHg in der Regel sowieso nicht ohne antihypertensive Kombinationstherapie erreicht wird, sollte eine sinnvolle Kombination immer einen ACE-Hemmer oder AT_1-Rezeptorenblocker einschließen.

Hochdruck bei Nierenkrankheiten und Niereninsuffizienz: Eine Nierenkrankheit kann sowohl Ursache [**renale Hypertonie**] als auch Folge eines Bluthochdrucks sein [**hypertensive Nephropathie**]. Die Häufigkeit, mit der bei einer bestehenden Nierenkrankheit ein Hochdruck auftritt, hängt vom Grad der Nierenfunktionseinschränkung, der Höhe der Kochsalzzufuhr, dem Geschlecht [häufiger bei Männern], dem Lebensalter [häufiger im fortgeschrittenem Lebensalter] und der Art der Nierenerkrankung ab.

Das Auftreten einer Hypertonie bei nierenkranken Patienten ist ein wichtiger prognostischer Faktor, da mit steigendem Blutdruck die Proteinurie sowie die Geschwindigkeit des renalen Funktionsverlustes zunehmen und das Risiko atherosklerotischer Komplikationen [die bei Niereninsuffizienten 20-mal häufiger auftreten als bei Nierengesunden] weiter gesteigert wird. Bei **Hypertonie mit Nierenerkrankung** sollte deshalb eine Blutdruckerhöhung bereits **im normotensiven Bereich [> 130/85 mmHg] behandelt** und der Blutdruck, wenn dies toleriert wird, auf 125/80 mmHg oder darunter gesenkt werden. In prospektiven kontrollierten Studien verzögerten ACE-Hemmer im Vergleich zu anderen Antihypertensiva den Nierenfunktionsverlust signifikant stärker [renoprotektive Wirkung], weshalb sie bei Nierenpatienten unter Beachtung der bekannten Vorsichtsmaßnahmen bevorzugt eingesetzt werden sollten. Bei Patienten mit fortgeschrittener Niereninsuffizienz [S-Kreatinin über 5 mg/dl] sollte jedoch auf die Erstgabe eines ACE-Hemmers [und auch eines AT_1-Rezeptorblockers!] verzichtet werden, da der häufige initiale Serumkreatininanstieg eine sofortige Dialysepflichtigkeit zur Folge haben kann.

Neuere Untersuchungen deuten auf eine gesteigerte Aktivität des sympathischen Nervensystems bei Vorliegen einer Nierenerkrankung bzw. Niereninsuffizienz hin. Dies begründet die gute antihypertensive Wirksamkeit von Antisympathotonika [z.B. Clonidin] bei nierenkranken Patienten. Die Blutdrucksenkung bei hypertensiven Patienten mit Niereninsuffizienz wird oft von einem initialen Kreatininanstieg begleitet. Diese Veränderungen sind in der Regel funktionell und sollten nicht zwingend zum Abbruch der Therapie führen. Viele Antihypertensiva müssen wegen Kumulationsgefahr in ihrer Dosis der Nierenfunktion angepasst werden.

Hochdruck bei koronarer Herzerkrankung: Bei koronarer Herzerkrankung kann eine abrupte Blutdrucksenkung zu Minderperfusion subendokardialer Myokardbezirke und myokardialer Ischämie [Angina pectoris, bis hin zum Myokardinfarkt] führen. Bei der Blutdrucksenkung sind neben den klassischen Antihypertensiva Nitrate besonders günstig, da sie neben der Nachlast auch die Vorlast senken [*s.a. Essay Angina pectoris, Essay Koronare Herzerkrankung*].

Hochdruckbehandlung bei Schwangeren: Die Behandlung einer Schwangeren mit Hypertonus [schwangerschaftsinduzierte Hypertonie, Präeklampsie und Eklampsie] stellt eine besondere Herausforderung dar. Bei Patientinnen mit milder Hypertonie ist eine antihypertensive Therapie mit α-**Methyldopa** und **Hydralazin** die **Standardtherapie**; gute Erfahrungen liegen auch für $α_1$-selektive Rezeptorenblocker [Metoprolol und Atenolol] vor. **Strikt kontraindiziert sind ACE-Hemmer und AT$_1$-Rezeptorenblocker**, da sie Fetopathien hervorrufen und **Kalziumantagonisten** [Nifedipin] **im ersten Trimenon**. Diuretika können bei Schwangeren mit leichtem Hypertonus eingesetzt werden, sind aber bei Patienten mit Präeklampsie wegen der bereits bestehenden intravaskulären Volumenkontraktion unbedingt zu meiden. Patientinnen mit schwerer Hypertonie oder sogar mit Präeklampsie [Hochdruck, Proteinurie, Ödeme] sollten hospitalisiert und ein Nephrologe hinzugezogen werden.

Hypertensive Krise und hypertensiver Notfall

Die **hypertensive Krise** ist als **exzessive Blutdruckerhöhung mit diastolischen Blutdruckwerten über 120 mmHg** definiert, **ohne** dass **erkennbare Organschäden** vorliegen. In solchen Fällen ist eine behutsame Blutdrucknormalisierung durch körperliche Ruhe und orale Gabe von Antihypertensiva ausreichend.

> ⊘ Ein *hypertensiver Notfall* liegt dagegen vor, wenn infolge eines krankhaft erhöhten Blutdrucks eine lebensbedrohliche Situation entstanden ist und die klinische Situation eine sofortige Drucksenkung verlangt, um weitere hochdruckinduzierte Organschäden zu verhindern.

Dies ist der Fall, wenn neben stark erhöhten Blutdruckwerten auch kardiovaskuläre oder zerebrale Endorganschäden vorliegen [hypertensive Enzephalopathie, intrakraniale Blutung mit neurologischen Ausfällen, dissezierendes Aortenaneurysma, akuter oder drohender Myokardinfarkt, akutes Linksherzversagen mit drohendem Lungenödem, Eklampsie, maligne Hypertonie]. Die sofortige, jedoch nicht abrupte Blutdrucksenkung, die beim hypertensiven Notfall angezeigt ist, macht evtl. eine intravenöse Therapie unter intensivmedizinischer Überwachung notwendig.

Bei Hypertonikern ist die Autoregulation der zerebralen Durchblutung nur im Bereich höherer Blutdruckwerte intakt. Eine zu starke Absenkung des Blutdrucks führt deshalb bereits bei Blutdruckwerten im oberen Normbereich zu zerebraler Hypoperfusion und kann neurologische Katastrophen verursachen [akute Erblindung, Hemiplegie oder Paraparese]. Besondere Vorsicht ist beim älteren Patienten geboten, bei dem häufig zusätzlich arteriosklerotische Stenosen der großen hirnversorgenden Gefäße vorliegen. Daher sollte der Blutdruck nicht mehr als um 25 % innerhalb der ersten Stunde gesenkt werden, auf jeden Fall nicht unter 150/100 mmHg! Die gängigen Medikamente zur ambulanten und stationären Behandlung einer hypertensiven Krise bzw. eines hypertensiven Notfalls sind in Tabelle 11 zusammengefasst.

Tab. 11. Therapie der hypertensiven Krise und des hypertensiven Notfalls

Medikament	Anwendung	Anfangsdosis	Zeitverlauf der Wirkung	
			Beginn	Dauer
Sofortmaßnahmen				
Nifedipin[a]	Kapsel zerbeißen	5 mg, nach 20 Minuten 2. Gabe	5–15 min	2–4 h
Nitrendipin[a]	Phiole oral	5 mg, nach 20 Minuten 2. Gabe	5–10 min	2–4 h
Nitroglycerin	Oral	3 Hübe oder 1,2 mg als Kapsel	2–10 min	10–30 min
Urapidil	i.v.	25 mg, nach 20 Minuten 2. Gabe	2–10 min	3–6 h
Captopril	Oral	12,5–25 mg	10–20 min	2–4 h
Clonidin	s.c.	0,075–0,15 mg	10–20 min	3–6 h
Lasix	i.v.	40–80 mg bei (Prä-)Lungenödem	5–10 min	1–3 h
Stationäre Maßnahmen				
Nitroglyzerin	Kontinuierlich i.v.	5–10 mg/min	1–5 min	3–10 min
Dihydralazin	i.v.	Bolus 6,25–12,5 µg, nach 30 min 2. Gabe 0,1–0,2 mg	5–10 min	1 h
Urapidil	Kontinuierlich i.v.	15 mg/h	10 min	3–6 h
Nitroprussid Natrium	Kontinuierlich i.v.	0,25 µg/kg/min	Sofort	2–5 min
Diazoxid	i.v.	Bolus 150 mg	1–5 min	4–12 h

[a] Kurzwirksame Kalziumantagonisten können durch Erzeugung einer Reflextachykardie bei koronarkranken Patienten Angina-pectoris-Anfälle auslösen, weshalb ihr Einsatz bei diesen Patienten unterbleiben sollte.

Quellenhinweise

Abb. 1, 2, 3: AM-productions, Wiesloch

Hy|pho|my|ze|ten *pl*: → *Fadenpilze*

Hy|po|ad|re|no|kor|ti|zis|mus *m*: → *Nebennierenrindeninsuffizienz*

Hy|po|al|dos|te|ro|nis|mus *m*: *Syn: Aldosteronmangel*; eine verminderte Aldosteronproduktion findet sich bei primärer oder sekundärer Nebenniereninsuffizienz, adrenogenitalem Syndrom mit Salzverlust, Aldosteronsynthesestörungen, verminderten Renin- oder Angiotensin-II-Spiegeln oder bei Therapie mit Betablockern, ACE-Hemmern und nicht-steroidalen Antiphlogistika; als Folge des Aldosteronmangels entsteht eine Hyperkaliämie mit bradykarden Herzrhythmusstörungen; *Therapie*: Kaliumrestriktion, kaliuretische Diuretika [Furosemid, Thiazide], Therapie oder Beseitigung der Ursache

Hy|po|cho|les|te|rin|ä|mie *f*: verminderter Cholesteringehalt des Blutes, z.B. bei Leberparenchymschädigung oder Hyperthyreose; die **primäre Hypocholesterinämie** ist relativ häufig und klinisch unauffällig; sie schützt die Patienten aber vor koronarer Herzkrankheit

Hy|po|fi|bri|no|gen|ä|mie *f*: *s.u. Diathese, hämorrhagische*

Hy|po|glyk|ä|mie *f*: *Syn: Glukopenie, Glucopenie*; Verminderung des Blutzuckers unter Normalwerte [< 2,5 mmol/l]; die häufigste Form, die Hypoglykämie bei Diabetikern, die mit Insulin oder Sulfonylharnstoff behandelt werden, beruht auf einem relativen oder absoluten Überschuss an Insulin; die **Symptome** hängen vom Schweregrad der Hypoglykämie ab; eine **leichte Hypoglykämie** äußert sich in Kopfschmerzen, Konzentrationsstörungen, Verstimmung oder Reizbarkeit, Angst und Unruhe, Verwirrtheit, Blässe, Zittern, Schweißausbruch, Tachykardie, Blutdruckanstieg und Heißhunger; bei **schwerer Hypoglykämie** kann es zu Sehstörungen, Krampfanfällen und Bewusstseinseintrübung kommen; kommt es zur Bewusstlosigkeit spricht man von **hypoglykämischem Schock**

Diagnose: Blutzuckerteststreifen bestätigen die klinische Verdachtsdiagnose; *Therapie*: bei erhaltenem Bewusstsein Traubenzucker oder zuckerhaltige Getränke; bei Bewusstseinseintrübung oder Bewusstlosigkeit Glucoselösung 50 % i.v., danach u.U. Glucoselösung als Infusion [5 % oder 10 %]

postprandiale/reaktive Hypoglykämie: → *Spät-Dumping*

Hy|po|go|na|dis|mus *m*: angeborene oder erworbene Unterfunktion der Keimdrüsen [Gonaden] führt zu Unter- oder Rück-

Tab. H29. Hypoglykämie. Einteilung und Differenzialdiagnose

Reaktive und postalimentäre Hypoglykämie
Spontanhypoglykämie bei vegetativer Labilität (häufig)
Dumping-Syndrom nach Magenresektion
Hereditäre Fruktoseintoleranz (selten)
Diabetes mellitus im Frühstadium (möglicherweise)
Organische Nüchternhypoglykämie
Pankreasinselzelladenom oder -karzinom (Insulinom)
Extrapankreatische Tumoren (retroperitoneale Sarkome, Fibrome)
Hypophysenvorderlappeninsuffizienz
Nebennierenrindeninsuffizienz (z.B. Morbus Addison)
Diffuse Leberparenchymerkrankungen (z.B. Zirrhose, Hepatitis)
Glykogenspeicherkrankheiten
Schwangerschaft
Schwere Malnutrition, insbesondere bei Alkoholabusus
Exogen induzierte Hypoglykämie
Überdosierung von Insulin oder Sulfonylharnstoff
Artefiziell durch Insulin oder Sulfonylharnstoff (z.B. bei Persönlichkeitsstörung, „Hypoglycaemia factitia")
Alkoholabusus und Nahrungskarenz
Andere Medikamente (z.B. Sulfonamide, Salicylate, β-Blocker)

entwicklung der sekundären und evtl. primären Geschlechtsorgane und Infertilität; liegt die Ursache in den Gonaden [z.B. Anorchie] kommt es zu einer Überproduktion von Gonadotropinen und der **primäre Hypogonadismus** wird deshalb auch als **hypergonadotropiner Hypogonadismus** bezeichnet; beim **sekundären Hypogonadismus** liegt eine verminderte Gonadotropinausschüttung vor, man spricht deshalb auch von **hypogonadotropem Hypogonadismus**; *Therapie*: Ziel ist ein normale psychosexuelle Entwicklung der betroffenen Patienten durch Langzeitsubstitution mit Östrogen und Progesteron bei Mädchen und Testosteron bei Jungen; *s.a. Essay Infertilität und Sterilität S. 733*

Tab. H30. Hypogonadismus. Symptomatik des männlichen Hypogonadismus in Abhängigkeit vom Manifestationsalter

Betroffenes Organ	Vor abgeschlossener Pubertät	Nach abgeschlossener Pubertät
Kehlkopf	Ausbleibende Stimmutation	Keine Änderung der Stimme
Behaarung	Horizontale Pubeshaargrenze, gerade Stirnhaargrenze, mangelnder Bartwuchs	Nachlassende sekundäre Geschlechtsbehaarung
Haut	Fehlende Sebumproduktion, Blässe, Hautfältelung, ausbleibende Akne	Fehlende Sebumproduktion, Atrophie, Blässe, Hautfältelung
Knochen	Eunuchoider Hochwuchs, Osteoporose	Osteoporose
Knochenmark	Leichte Anämie	Leichte Anämie
Muskulatur	Unterentwickelt	Atrophie
Prostata	Unterentwickelt	Atrophie
Penis	Infantil	Keine Größenänderung
Hoden	Eventuell Hodenhochstand, kleines Volumen	Hodenvolumenabnahme
Spermatogenese	Nicht initiiert	Sistiert
Libido und Potenz	Nicht entwickelt	Verlust

idiopathischer hypogonadotroper Hypogonadismus: bei 8 % aller Männer mit Fertilitätsstörungen vorkommende idiopathische Störung der pulsatilen Hormonfreisetzung von Gonadotropin-releasing-Hormon; führt zu Großwuchs, fehlender Virilisierung, Hypogonadismus und Pubertas tarda; liegt auch eine Anosmie und Farbenblindheit vor, spricht man von **Kallmann-Syndrom**

Tab. H31. Idiopathischer hypogonadotroper Hypogonadismus

Ursache:	gestörte Pulsatilität der Hormonachse
Häufigkeit:	ca. 8 % der fertilitätsgestorten Manner
Habitus:	eher Großwuchs, fehlende Virilisierung; Riechstörung und gelegentlich Farbenblindheit bei Kallman-Syndrom
Hoden:	klein; Volumen < 5 ml
Hormone:	LH, FSH und Testosteron ↓

Hy|po|ka|li|ä|mie *f*: *Syn: Hypokaliämie*; verminderter Kaliumgehalt des Blutes [< 3,5 mmol/l]; die häufigsten Ursachen sind verminderte Zufuhr, erhöhte renale Ausscheidung [renal tubuläre Azidose, Aldosteronismus] oder gastrointestinale Verluste [Erbrechen, Diarrhoe, Malabsorption], Medikamente [Diuretika, Laxanzienabusus], Hyperinsulinämie, Alkalose, Schwitzen; **Symptome**: Müdigkeit, Muskelschwäche, Lähmung, Herzrhythmusstörungen [u.a. ST-Senkung, U-Wellen im EKG], hypodynamischer Ileus, herabgesetzte Glukosetoleranz, Senkung des Insulinspiegels; **Therapie**: orale oder parenterale Kaliumsubstitution; *s.u. Essay Prä- und postoperative Störungen im Flüssigkeits- und Elektrolythaushalt S. 327, Essay Akute Störungen des Wasser-, Elektrolyt- und Säure-Basen-Haushalts S. 1387, Essay Elektrokardiogramm S. 317*

Hy|po|kalz|ä|mie *f: Syn: Hypokalziämie*; die wichtigsten Ursachen eines verminderten Calciumgehalt des Blutes [< 2,0 mmol/l] sind verminderte Zufuhr und/oder Resorption, Vitamin D-Mangel, Hypoparathyreoidismus, Niereninsuffizienz und renal tubuläre Azidose; **Klinik**: gesteigerte neuromuskuläre Übererregbarkeit [Chvostek-Zeichen, Pfötchenstellung, Tetanie], Verkürzung der ST-Strecke im EKG, trophische Hautstörungen, Zahnschäden, Katarakt; **Therapie**: orale oder parenterale Calciumsubstitution; u.U. Cholecalciferol; *s.u. Essay Akute Störungen des Wasser-, Elektrolyt- und Säure-Basen-Haushalts S. 1387*

Hy|po|ko|a|gu|la|bi|li|tät *f*: verminderte Gerinnbarkeit des Blutes; kann auf einer Vermehrung gerinnungshemmender Stoffe oder einer Verminderung gerinnungsfördernder Faktoren [z.B. Hämophilie] beruhen; therapeutisch durch Antikoagulanzien zur Verhütung von Thrombosen und Embolien; *s.a. Diathese, hämorrhagische*

Hy|po|kor|ti|ka|lis|mus *m*: → *Nebennierenrindeninsuffizienz*
Hy|po|kor|ti|zis|mus *m*: → *Nebennierenrindeninsuffizienz*
Hy|po|mag|ne|si|ä|mie *f*: ein verminderter Magnesiumgehalt des Blutes [< 0,7 mmol/l] ist am häufigsten bedingt durch renale [Aldosteronismus, Alkoholismus, osmotische Diurese] oder intestinale Elektrolytverluste [Diarrhoe], extremes Schwitzen oder Schleifendiuretika; **Klinik**: Muskelschwäche, Agitation, neuromuskuläre Erregbarkeit, Vorhoftachykardie oder -flimmern, ventrikuläre und supraventrikuläre Rhythmusstörungen, Kammerflimmern, Wadenkrämpfe; **Therapie**: orale oder parenterale Magnesiumsubstitution; *s.u. Essay Akute Störungen des Wasser-, Elektrolyt- und Säure-Basen-Haushalts S. 1387*

Hy|po|ma|nie *f: Syn: hypomanisches Syndrom*; leichte Form des manischen Syndroms; *s.a. Essay Affektive Störungen S. 1495*

Hy|po|me|nor|rhoe *f, pl* -**rhoen**: (zu) schwache und kurze Menstruationsblutung [Blutverlust unter 25 ml]; *s.a. Essay Zyklusstörungen S. 1721*

Hy|po|na|tri|ä|mie *f: Syn: Hyponatriämie*; verminderter Natriumgehalt des Blutes [< 135 mmol/l]; Serumkonzentrationen unter 120 mmol/l sind prinzipiell lebensbedrohlich, bei Konzentrationen von weniger als 105 mmol/l ist eine Letalität von fast 60 % beschrieben; die Ursache liegt entweder in einem Wasserüberschuss [Hyperhydratation] oder einem Natriummangel [**absolute Hyponatriämie**]; **Klinik**: Blutdrucksenkung [v.a. Orthostase], Verminderung von Herzminutenvolumen und Nierendurchblutung, Trockenheit von Haut und Schleimhäuten, verminderter Hautturgor, Schwäche, Lethargie und u.U. Verwirrtheit; **Therapie**: in leichten Fällen erhöhte Kochsalzzufuhr über die Nahrung, ansonsten Infusionstherapie mit hypertoner NaCl-Lösung [3 %] bei Natriummangel oder isotonischer NaCl-Lösung [0,9 %] bei hypovolämischer Hypohydratation; *s.a. Essay Akute Störungen des Wasser-, Elektrolyt- und Säure-Basen-Haushalts S. 1387, Essay Prä- und postoperative Störungen im Flüssigkeits- und Elektrolythaushalt S. 327*

Hy|po|pha|ryn|go|sko|pie *f*: Untersuchung des Hypopharynx, d.h. des unteren Schlundbereiches über und hinter dem Kehlkopf; die **direkte Hypopharyngoskopie** verwendet ein spezielles Endoskop [Hypopharyngoskop]

Hy|po|pha|rynx|di|ver|ti|kel *nt: s.u. Ösophagusdivertikel*
Hy|po|pha|rynx|kar|zi|nom *nt: Syn: äußeres Kehlkopfkarzinom*; durch Risikofaktoren [Rauchen, Alkohol, berufliche Exposition?] begünstigter bösartiger Tumor, der v.a. ältere Männer betrifft; kann im Bereich des Recessus piriformis, der Hinterwand des Hypopharynx oder der Postkrikoidgegend sitzen; durch das Fehlen von Frühsymptomen wird der Tu-

Tab. H32. **Hyponatriämie.** Klassifikation der Hyponatriämien

Messtechnische Fehlbestimmung (Faktitiös)

> Hyperproteinämie
> Hyperlipidämie

Hypertone Serumosmolarität

> Hyperglykämie
> Mannitol
> Mannose

Hypotone Serumosmolarität

> Vermindertes EZFV
>> Diuretika
>> Diarrhoe, Erbrechen
>> Starkes Schwitzen
>> Blutverlust
>> Zerebraler Salzverlust
>> Morbus Addison u.a.

> Normales EZFV
>> SIADH
>> Postoperativ, Übelkeit
>> Wasserintoxikation, z.B. psychogen
>> Gabe von Vasopressin (-Analoga)
>> Hypothyreoidismus, Morbus Addison

> Vermindertes effektives Blutvolumen
>> Herzinsuffizienz
>> Leberzirrhose
>> Nephrotisches Syndrom
>> Chronische Niereninsuffizienz

mor meist erst spät erkannt und hat dann schon Metastasen gesetzt; die 5-Jahresüberlebensrate liegt daher nur bei 30 %; **Klinik**: am Anfang Schluckbeschwerden, Kloß- oder Fremdkörpergefühl, Stiche zum Ohr, Verschlucken; zu Heiserkeit kommt es erst bei Befall der Aryknorpel; **Therapie**: Teilresektion des Hypopharynx oder Laryngektomie mit Hypopharynxteilresektion und neck dissection; Radiochemotherapie als Alternative zur Operation; dann häufig auch Tracheotomie und evtl. perkutane endoskopische Gastrostomie; *s.a. Essay Neubildungen des Larynx S. 793*

Hy|po|phos|phat|ä|mie *f*: bei einer Serumphosphatkonzentration von < 0,8 mmol/l handelt es sich um eine **Hypophosphatämie**, bei einer Serumphosphatkonzentration von < 0,3 mmol/l um eine **schwere Hypophosphatämie**; führt zu allgemeiner Schwäche, Muskelschwäche oder Myopathie, Herzmuskelschwäche, Beeinträchtigung der Erythrozyten-, Leukozyten- und Thrombozytenfunktion, neurologische Störungen; **Therapie**: Beseitigung der Ursache; orale oder intravenöse Phosphatsubstitution; *s.u. Essay Akute Störungen des Wasser-, Elektrolyt- und Säure-Basen-Haushalts S. 1387*

Hy|po|phos|pha|ta|sie *f: Syn: Rathbun-Syndrom, Phosphatmangelrachitis*; durch einen angeborenen Mangel an alkalischer Phosphatase [im alkalischen Bereich (ph 8,7) wirksame Phosphatase, die in Leber, Dünndarm, Knochen und Niere vorkommt] verursachte Störung des Calcium- und Phosphatstoffwechsels, die zu einer gestörten Mineralisation der Knochenmatrix führt; je nach Manifestationsalter unterscheidet man: **infantile Hypophosphatasie**: schwere Mineralisationsstörungen und Knochenverbiegungen sind bereits bei der Geburt vorhanden oder entwickeln sich im Säuglingsalter; die Säuglinge mit einer Hyperkalzämie und Krampfanfällen; viele versterben an pulmonalen Komplikationen der Rippenbrüche und Brustkorbinstabilität; **juvenile Hypophosphatasie**: führt zu Kleinwuchs, Rachitis und vorzeitigem Verlust der Milchzähne; **adulte Hypophosphatasie**: milde Verlaufsform mit Knochenschmerzen, meist generalisierter Osteoporose und Knochendeformitäten; bisher ist keine kausale Therapie möglich; orthopädische Korrektur

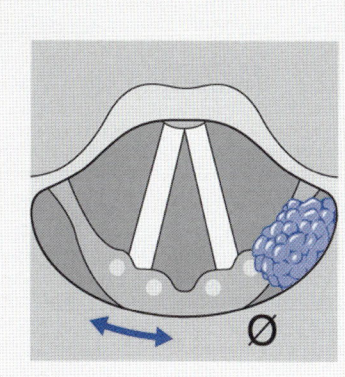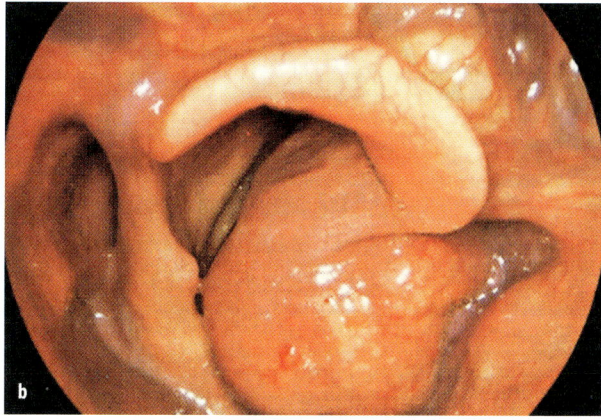

a

b

Abb. H87. Hypopharynxkarzinom. Schema [**a**] und Hypopharynxkarzinom im linken Sinus piriformis [**b**]

Tab. H33. Hypophosphatämie. Häufige Ursachen

Verminderte intestinale Resorption
Isolierte Reduktion der Phosphatzufuhr
Phosphat-Binder
Erbrechen
Malabsorptionssyndrom
Steatorrhoe
Vitamin D-Mangel
Renale Resorptionsstörungen
Hyperparathyreoidismus
Renal-tubuläre Störungen (z.B. Phosphatdiabetes)
EZFV-Expansion
Diuretika (z.B. Acetozolamid)
Kortikosteroide
Tumor-assoziierte Verluste
Nach Nierentransplantation
Stoffwechselstörungen
Alkoholismus
Metabolische Azidose
Diabetische Ketoazidose
Metabolische Alkalose
Sonstige Ursachen
Respiratorische Alkalose (gesteigerte Glykolyse)
Glucose/Insulin-Infusionen
Behandlung mit Androgenen (Anabolika)
Vermehrte Aufnahme durch den Knochen
Totale parenterale Ernährung
Erholung nach längerem Hungern
Erholung nach (therapeutischer) Hypothermie
Hitzeverbrennungen

von Fehlstellungen und Behandlung von Frakturen

Hy|po|phy|sek|to|mie *f*: bei der operativen Entfernung der Hypophyse erfolgt der Zugang entweder durch die Nasennebenhöhlen [**transsphenoidale Hypophysektomie**] oder durch Eröffnung der Schädelhöhle unterhalb des Stirnbeins [**transkranielle subfrontale Hypophysektomie**]

Hy|po|phy|sen|a|de|no|me *pl*: gutartige Tumoren, die von den verschiedenen Zellarten der Hypophyse ausgehen, **eosinophile** oder **azidophile Hypophysenadenome** von den Alphazellen,

basophile Hypophysenadenome von den Betazellen und **chromophobe Hypophysenadenome** von den Gammazellen; Adenome mit einem Durchmesser von weniger als 1 cm werden als **Mikroadenome**, größere als **Makroadenome** bezeichnet

Hypophysenadenome können zu einer vermehrten Sekretion von Vorderlappenhormonen führen [hormonaktive Hypophysenadenome] oder ohne Einfluss auf die Hormonsekretion bleiben [hormoninaktive Hypophysenadenome]; die **hormoninaktiven Adenome** bleiben klinisch oft länger stumm und sind bei Diagnosestellung deshalb oft schon Makroadenome; durch ihr Wachstum können sie zu Läsionen des Chiasma opticum und Hemianopie oder zu Verdrängung des III. Ventrikels und Hydrozephalus führen; große Tumoren können bis zum Temporallappen reichen und Ursache von partiellen epileptischen Anfällen sein

die **hormonaktiven Hypophysenadenome** können vermehrt Wachstumshormon [Akromegalie, Gigantismus], Prolactin [Hyperprolaktinämie] oder adrenokortikotropes Hormon [Cushing-Syndrom] bilden; eine Überproduktion von

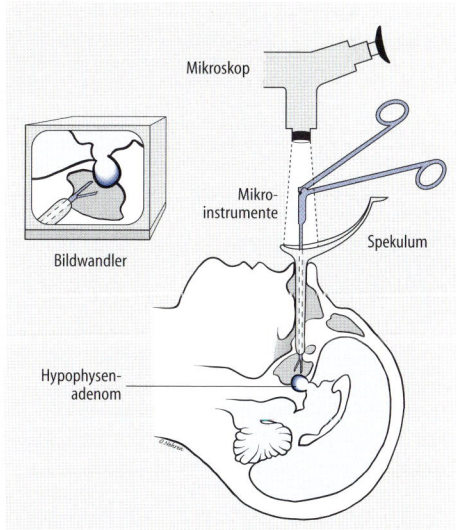

Abb. H88. Hypophysektomie. Schema einer transsphenoidalen Hypophysektomie

TSH, FSH oder LH spielt klinisch nur selten eine Rolle; z.T. kommt es auch zur vermehrten Bildung von zwei Hormonen, meist Wachstumshormon und Prolactin; **Diagnose**: Bestimmung der Hormonspiegel, endokrinologische Tests, CT, MRT; **Therapie**: transsphenoidale oder offene Entfernung des Adenoms und postoperative Substitutionstherapie; bei prolactinproduzierenden Adenomen Behandlung mit Dopaminantagonisten [Bromocriptin★]; Operation nur bei Makroadenomen mit Gesichtsfeldausfällen

Hy|po|phy|sen|in|suf|fi|zi|enz f: → *Hypophysenvorderlappeninsuffizienz*

Hy|po|phy|sen|ko|ma nt: *Syn: hypopituitäre Krise, akute Hypophysenvorderlappeninsuffizienz*; *s.u. Hypophysenvorderlappeninsuffizienz*

Hy|po|phy|sen|vor|der|lap|pen|in|suf|fi|zi|enz f: *Syn: HVL-Insuffizienz, Simmonds-Syndrom, Hypopituitarismus, Hypophyseninsuffizienz*; Unterfunktion der Hormonbildung im Hypophysenvorderlappen, die alle [**Panhypopituitarismus**] oder nur einzelne Hormone betreffen kann; die **akute Hypophysenvorderlappeninsuffizienz** ist meist durch Einblutung oder Nekrose, Traumen [Abriss des Hypophysenstiels bei Schleudertraumen] oder Operationen bedingt; eine **chronische Hypophysenvorderlappeninsuffizienz** wird i.d.R. durch Tumoren der Hypophyse, des Hypothalamus, des Rachendaches [Kraniopharyngeom] oder chronische Entzündungen [Sarkoidose, Histiozytosis X, lymphozytäre Hypophysitis] verursacht; das **klinische Bild** hängt vom Umfang der fehlenden Hormonsekretion ab; da der Ausfall von STH und Prolactin nur in bestimmten Entwicklungsphasen sichtbar wird, bestimmen der Ausfall der Hormonproduktion in Nebennierenrinde [sekundäre Nebennierenrindeninsuffizienz], Schilddrüse [sekundäre Hypothyreose] und Gonaden [sekundärer Hypogonadismus] das klinische Bild; bei kompletter HVL-Insuffizienz findet man einen totalen Ausfall der Axillar- und Schambehaarung, Muskelschwäche und deutliche Hypotonie [Nebennierenrindeninsuffizienz], Müdigkeit, Oberlidödeme und Kälteintoleranz [Hypothyreose] sowie sekundäre Amenorrhoe bei Frauen und Libidoverlust, Impotenz, verminderte Spermiogenese bei Männern [Hypogonadismus]; **Therapie**: Substitution der fehlenden oder verminderten Hormone

Stresssituationen [schwere Infekte, Traumen, Operationen] können zur Ausbildung einer **akuten Hypophysenvorderlappeninsuffizienz** führen; sie kann aber auch primär durch Einblutung oder Nekrose, Traumen [Abriss des Hypophysenstiels bei Schleudertraumen] oder Operation entstehen; der akute Ausfall der Hormonbildung in Nebennierenrinde und Schilddrüse führt zu massiven Störungen des Energie-, Flüssigkeits- und Elektrolythaushaltes mit Bewusstseinseintrübung und Koma [**Hypophysenkoma**]

postpartale Hypophysenvorderlappeninsuffizienz: *Syn: Sheehan-Syndrom*; postpartale Nekrose des Hypophysenvor-

derlappens durch einen intrapartalen oder früh postpartalen Blutverlust und eine dadurch bedingte hypovolämische Ischämie der Hypophyse; beim Vollbild kommt es zum Fehlen aller Hypophysenvorderlappenhormone; **Klinik**: Ausbleiben der Laktation [Prolactinmangel], Hypogonadismus mit Amenorrhoe, Hypotrophie der Brust, Rarefizierung der Schambehaarung, Libidoverlust [FSH- und LH-Mangel] sowie sekundäre Hypothyreose [TSH-Mangel] und adrenokortikaler Insuffizienz; **Therapie**: lebenslange Hormonsubstitution

Hy|po|pi|tu|i|ta|ris|mus m: → *Hypophysenvorderlappeninsuffizienz*

Hy|po|pla|sie, fokale dermale f: *s.u. Ektodermaldysplasie-Syndrome*

Hy|po|pro|ac|ce|le|rin|ämie f: *Syn: Owren-Syndrom, Faktor-V-Mangel, Parahämophilie (A), Hypoproakzelerinämie*; seltener, autosomal-rezessiver Mangel an Blutgerinnungsfaktor V; führt zu erhöhter Blutungsneigung, wenn der Spiegel unter 10–20 % sinkt; **Therapie**: Ersatztherapie mit Frischplasma; *s.u. Diathese, hämorrhagische*

Hy|po|pro|con|ver|tin|ämie f: *Syn: Faktor-VII-Mangel, Parahämophilie B, Hypoconvertinämie*; *s.u. Diathese, hämorrhagische*

Hy|po|pro|throm|bin|ämie f: *Syn: Faktor-II-Mangel*; *s.u. Diathese, hämorrhagische*

Hy|po|pyon|ke|ra|ti|tis f, pl -ti|ti|den: i.d.R. nach einer traumatischen Hornhautschädigung entstehende bakterielle Entzündung mit Eiteransammlung in der vorderen Augenkammer [**Hypopyon**] und typischem serpiginösen Hornhautulkus [Ulcus corneae serpens]; **Therapie**: antibakterielle Augentropfen [z.B. Gentamicin★, Polymyxin★ B, Norfloxacin★, Chloramphenicol★], Ruhigstellung der Pupille mit Atropin-Augentropfen [1 % 3 × tgl.]

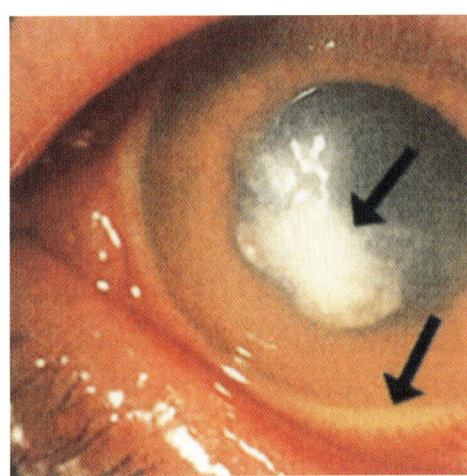

Abb. H89. Hypopyonkeratitis. Ulcus serpens [oberer Pfeil] und Hypopyon [unterer Pfeil]

Hy|po|sen|si|bi|li|sie|rung f: *Syn: Deallergisierung, Desallergisierung, Desensibilisierung*; Herabsetzung der Allergiebereitschaft durch Injektion oder Inhalation ansteigender Allergendosen; eine Erhaltungsdosis muss nach Abschluss der Initialphase für weitere 3–5 Jahre regelmäßig verabreicht werden; eignet sich insbesondere für allergisches Asthma bronchiale, Rhinitis und Konjunktivitis durch saisonale und perenniale Allergene, Allergien durch Tierhaare und Insektengiftallergie; die Erfolgsrate liegt bei mehr als 90 % für Insektengifte und 80–85 % für allergische Rhinitis und allergisches Asthma, aber nur bei 60–70 % für Hausstaubmilben; *s.a. Essay Asthma bronchiale und Status asthmaticus S. 95*

Hy|po|spa|die f: *Syn: untere Harnröhrenspalte, Fissura urethrae inferior*; Fehlbildung der Harnröhre mit Mündung auf der Unterseite des Penis; distal von der Mündung fehlen Harnröhre und Harnröhrenschwellkörper; an ihrer Stelle liegt ei-

Tab. H34. Hypophysenvorderlappeninsuffizienz. Notfalltherapie bei akuter Hypophysenvorderlappeninsuffizienz

Maßnahme	Dosierung
NNR-Steroide	50 mg Hydrokortison i.v., anschließend 5 mg Hydrocortison/h am 1. Tag, 2,5 mg Hydrocortison/h am 2. Tag und dann rasche Reduktion auf die Erhaltungsdosis in 2–3 Tagen
Schilddrüsenhormone	Liothyronin (T_3) 100 µg per infusionem/24 h oder 5mal 20 µg über eine Magensonde
Volumensubstitution	5 %-Glucose und 0,9 %-NaCl-Lösung im Verhältnis 1:1, 2000–4000 ml in 2–4 h. Bei ausgeprägtem Volumenmangel (ZVD < 5 cm H_2O) zusätzlich 5 %-Albumin oder Plasmaersatzstoffe
Beatmung	Bei Hypoventilation (pCO_2 > 60 mmHg)
Erwärmung	Vorsichtige Erwärmung innerhalb von 24 h auf 37 °C

ne fibröser Bindegewebsstrang, die sog. **Chorda penis**, dadurch ist der Penis nach unten gekrümmt; die Lage der Harnröhrenöffnung hängt davon ab, wann die Hemmungsfehlbildung eintritt; dementsprechend unterscheidet man **perineale**, **skrotale**, **penoskrotale**, **penile** und **koronare Hypospadie**

Therapie: kosmetische und funktionelle Korrektur der Fehlmündung und der Penisverkrümmung [z.B. Meyer-Burgdorff-Operation]

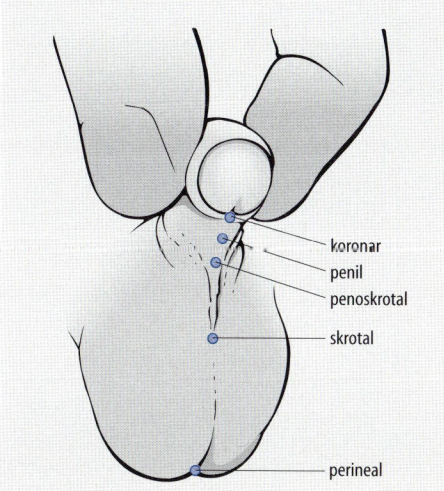

koronar
penil
penoskrotal

skrotal

perineal

Abb. H90. Hypospadie. Lokalisation des Meatus bei Hypospadieformen

Hy|po|ten|si|on f: → Hypotonie
primäre orthostatische Hypotension: → Shy-Drager-Syndrom

Hy|po|thal|a|mo|to|mie f: Durchtrennung des hinteren Teils des Hypothalamus; nur noch selten eingesetzte Operation zur Behandlung verschiedener Psychosen

Hy|po|ther|mie f: Syn: Unterkühlung; definiert als eine Körperkerntemperatur von weniger als 35 °C; meistens wird die Rektaltemperatur zum Abschätzen der Kerntemperatur verwendet; da der Mensch als tropisches Lebewesen nur über begrenzte Mechanismen der **Kälteanpassung** [zitterfreie Wärmebildung, Erhöhung des Grundumsatzes, Toleranzbildung] verfügt, ist er nur durch **Verhaltensanpassung** [Kleidung, Behausung, Heizung] in der Lage, längere Kälteexposition zu überstehen; sobald die Kälteabwehr überbeansprucht wird [niedrige Außentemperatur, kaltes Wasser], kommt es zum Absinken der Körpertemperatur [**akzidentelle Hypothermie**]; die Abkühlung führt zu einer Verlangsamung metabolischer Prozesse und damit zu einer erhöhten Ischämietoleranz der Gewebe; aus diesem Grund können hypotherme Patienten [z.B. nach Einbrechen beim Schlittschuhlaufen] selbst nach längerer Ischämie wiederbelebt werden; fällt die Kerntemperatur aber unter 26–28 °C kommt es meist zum Tod durch Herzflimmern; *s.a. Essay Kälteschäden S. 433*

Hy|po|thy|re|o|se f: Syn: Schilddrüsenunterfunktion, Hypothyroidismus, Hypothyreoidismus; eine Unterfunktion der Schilddrüse mit verminderter Bildung und Abgabe von Schilddrüsenhormonen [Triiodthyronin, Thyroxin] in den Blutkreislauf kann mit oder ohne Struma auftreten; **klinisch** auffällig sind Apathie und Antriebslosigkeit, Hypothermie mit Kälteempfindlichkeit, diffuses und zirkumskriptes Myxödem, struppiges Haar, Hypotension und Bradykardie; es gibt sowohl angeborene als auch erworbene Formen; man kann auch eine Einteilung in **primäre** oder **thyreogene Hypothyreosen** [bei Entwicklungsstörungen der Schilddrüse, Ent-

zündungen oder Enzymopathie] und **sekundäre Hypothyreosen** vornehmen, wobei als Ursache eine Hypophyseninsuffizienz [**hypophysäre Hypothyreose**] oder eine Störung der TRH-Bildung im Hypothalamus [**hypothalamische Hypothyreose**] vorliegen kann; von manchen Autoren wird die hypophysäre Hypothyreose auch als sekundäre Hypothyreose und die hypothalamische Hypothyreose als **tertiäre Hypothyreose** bezeichnet; die periphere Hormonresistenz ist eine seltene Spätmanifestation; **Diagnose**: körperlicher Befund, Bestimmung des TSH-Spiegels und der Schilddrüsenhormone; **Therapie**: Iod-reiche Ernährung bei Iodmangelhypothyreose; ansonsten lebenslange Substitution mit Schilddrüsenhormon, wobei Triiodthyronin das Mittel der Wahl ist

die **angeborene Hypothyreose** ist i.d.R. eine primäre Hypothyreose, die meist durch eine Schilddrüsenaplasie oder -agenesie [60–80 %] oder -ektopie [15 %] bedingt ist; angeborene sekundäre Hypothyreosen sind extrem selten; vor Einführung des Neugeborenenscreenings kam es in ca. 50 % der Fälle zur Entwicklung eines Kretinismus mit Störungen der Intelligenzentwicklung, des Hörvermögens und der Sprachentwicklung; **Klinik**: unmittelbar nach der Geburt sind die Säuglinge unauffällig; im Laufe der ersten Wochen kann es zu verlängertem Neugeborenenikterus [Icterus prolongatus], Nabelhernie, Muskelhypotonie, Obstipation, Schläfrigkeit, trockener und marmorierter Haut, Hypothermie, Bradykardie und Makroglossie kommen; **Diagnose**: Hypothyreose-Screening, d.h., Bestimmung des TSH-Spiegels zwischen dem 4. und 7. Lebenstag; Werte von > 100 mU/l sind praktisch beweisend; bei Werten von > 20 mU/l werden zusätzlich die Schilddrüsenhormone bestimmt; **Therapie**: lebenslange Hormonsubstitution

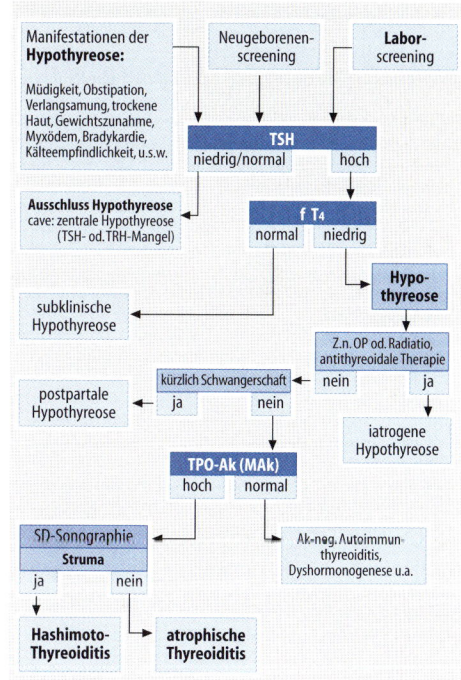

Abb. H91. Hypothyreose. Diagnoseschema

Hy|po|to|nie f: Syn: Hypotension; Druckverminderung, Tonusverminderung, Spannungsverminderung; i.d.R. gleichgesetzt mit **niedrigem Blutdruck** bzw. **chronischer arterieller Hypotonie**; ein Absinken des arteriellen Blutdrucks unter

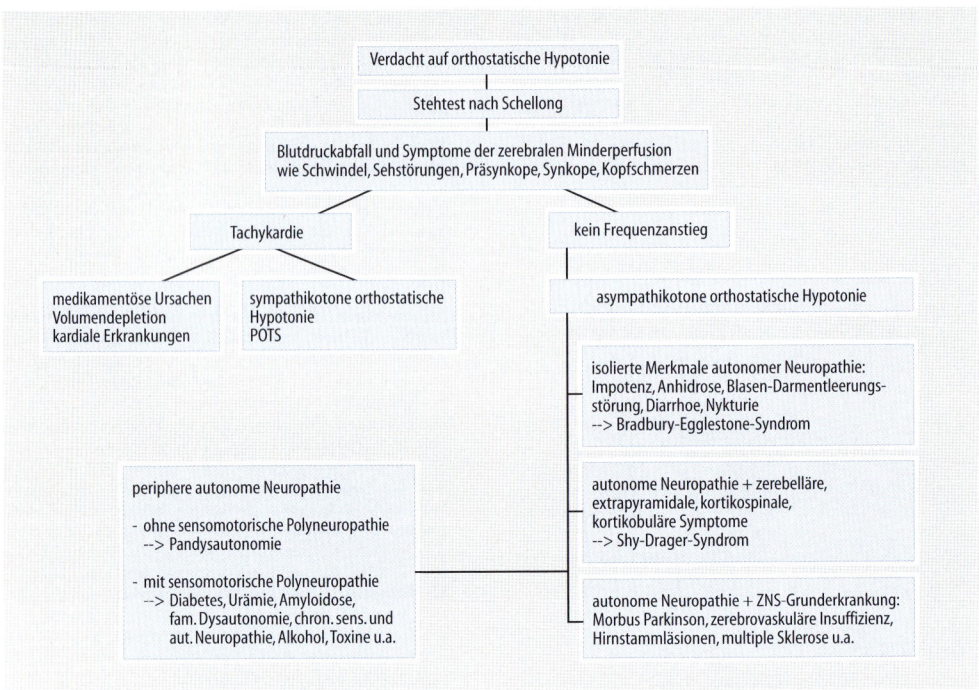

Abb. H92. Hypotonie. Diagnoseschema orthostatische Hypotonie [*POTS* = postural orthostatic tachycardia syndrome]

Werte von 105/60 mmHg alleine besitzt keinen Krankheitswert, sondern wird erst durch das Auftreten von Symptomen [z.B. Schwindel, Ohrensausen, Autophonie, Schwarzwerden vor den Augen, Synkope] und die dadurch verursachte Beeinträchtigung des Befindens oder der Leistungsfähigkeit behandlungsbedürftig; in den meisten Ländern wird die Hypotonie deshalb nicht als Erkrankung anerkannt; wichtiger als eine Einteilung in **essenzielle** und **sekundäre Hypotonien**, ist eine Unterteilung in **lageunabhängige Hypotonien** [bei Volumenmangel oder kardialen Erkrankungen mit Hypotonie] und **orthostatische Hypotonien**, die im Stehen auftreten; sie werden noch in **nicht autonom-neurogene** oder **sympathikotone Hypotonien** und **autonomneurogene** oder **asympathikotone Hypotonien** unterteilt; der Schellong-Stehtest ist der entscheidende diagnostische Test, der das weitere Vorgehen diktiert; **Therapie**: Behandlung der Ursache bei lageunabhängiger Hypotonie; bei der **sympathikotonen Hypotonie** ist meist keine Therapie nötig; körperliche Aktivität, evtl. schon als Morgengymnastik im Bett vor dem Aufstehen, Wechselduschen, Bürstenmassagen, Schwimmen, dosierte Koffeinzufuhr usw. sind meist ausreichend; die asympathikotonen Hypotonien können mit einer Kombination von Dihydroergotamin*, Fludrocortison* und Sympathomimetika therapiert werden, allerdings ist der Effekt oft unzureichend

Hy|po|tro|pie *f: s.u. Höhenschielen*

Hy|po|vol|ä|mie *f:* Verminderung der zirkulierenden Blutmenge, z.B. nach starken Blut- oder Flüssigkeitsverlusten; ist die Zell-Plasma-Ratio unverändert, spricht man von **einfacher Hypovolämie**, bei Erhöhung der Zellzahl von **polyzythämischer Hypovolämie** und bei Verminderung von **oligozythämischer Hypovolämie**; *s.a. Essay Prä- und postoperative Störungen im Flüssigkeits- und Elektrolythaushalt S. 327*

Hy|po|xan|thin|gu|a|nin|phos|pho|ri|bo|syl|trans|fe|ra|se *f: Syn*: HPRTase; Enzym des Purinabbaus; verminderte Aktivität führt zu einer vermehrten Harnsäurebildung und primärer Gicht; HPRTase-Magel ist auch Ursache des Lesch-Nyhan-

Tab. H35. Hypotonie. Medikamentöse Therapie der chronischen Hypotonie

Stoffgruppe	Arzneistoff	Tagesdosis (orale Gabe)
Sympathomimetika		
Mit überwiegender α-Wirkung	Midodrin	2mal 1,25–2,5 mg
	Norfenefrin	3mal 15–45 mg
	Oxilofrin	2-3mal 16–32 mg
Mit kombinierter α-β-Wirkung	Etilefrin	3mal 5–10 mg
		1–2mal 25 mg retard
Indirekt	Amezinium	1–3mal 10–30 mg
Mutterkornalkaloide	Dihydroergotamin	2mal 1–2 mg
		2mal 2,5 mg retard
Mineralocorticoide	9-α-Fludrocortison	0,1–0,2 mg (initial bis 0,5 mg)
Andere	Clonidin	0,15–0,3–0,6 mg
	L-Dihydroxyphenyl-serin	800–1200 mg
	Desmopressin	0,5–0,4 µg (i.v./s.c.!)
	Indomethacin	50–200 mg
	Octreotid	0,05 mg s.c. (!)
Übliche Kombinationen		
Bei sympathikotoner orthostatischer Hypotonie:	Dihydroergotamin und Etilefrin (oder Norfenefrin)	
	Dihydroergotamin und Fludrocortison	
	Etilefrin (oder Norfenefrin) und Fludrocortison	
Bei asympathikotoner orthostatischer Hypotonie:	Fludrocortison und Etilefrin	
	Fludrocortison und Dihydroergotamin	
	Fludrocortison/Etilefrin/Dihydroergotamin	

Syndroms; *s.a. Essay Gicht und andere Störungen des Purinstoffwechsels S. 487*

Hys|so|pi aetheroleum *nt*: **Syn:** *Ysopöl*; *s.u. Ysop*

Hys|so|pi herba *f*: **Syn:** *Ysopkraut, Ispenkraut, Josefskraut*; *s.u. Ysop*

Hys|so|pus officinalis *m*: → *Ysop*

Hys|ter|ec|to|mia *f*: → *Hysterektomie*

Hys|ter|ek|to|mie *f*: **Syn:** *Gebärmutterentfernung, Hysterectomia, Uterusexstirpation, Uterusentfernung*; operative Entfernung der gesamten Gebärmutter [totale Hysterektomie] oder von Teilen der Gebärmutter [subtotale Hysterektomie]; nach der Art des Zuganges unterscheidet man abdominale und vaginale Hysterektomie; bei der **abdominalen Hysterektomie** erfolgt die Gebärmutterentfernung durch den Bauchraum; die Vorteile liegen in der Übersichtlichkeit des Operationsgebietes und der Möglichkeit der Erweiterung des Operationsgebietes [z.B. zur Entfernung der Adnexe]; man unterscheidet noch zwischen **intrafaszialer** und **extrafaszialer Technik**, wobei die intrafasziale Technik vorwiegend bei gutartigen Tumoren gewählt wird, während die extrafasziale Technik bei Malignomen erste Wahl ist, weil sie die Entfernung des oberen Drittels oder Viertels der Scheide ermöglicht

die Gebärmutterentfernung durch die Scheide [**vaginale Hysterektomie**] ist für die Patientinnen weniger belastend und ermöglicht i.d.R. eine frühere Entlassung; sie ist aber technisch anspruchsvoller und eine Indikation zur gleichzeitigen Adnexexstirpation muss sehr streng gestellt werden; kann die Gebärmutter nicht in toto durch den transvaginalen Zugang entfernt werden, kann sie zerstückelt werden [**vaginale Hysterektomie mit Morcellement**]; *s.a. Essay Neubildungen des Uterus S. 1627*

radikale Hysterektomie: totale Entfernung der Gebärmutter mit angrenzendem Gewebe und den Beckenlymphknoten; früher war die **radikale Hysterektomie nach Wertheim-Meigs** die bekannteste Form, heute kennt man mehrere Typen, die je nach Ausgangslage gewählt werden können; *s.a. Essay Neubildungen des Uterus S. 1627*

Hys|te|ro|gra|fie, -gra|phie *f*: **Syn:** *Uterografie*; Röntgenkontrastdar-

Tab. H36. Hysterektomie. Indikationen für eine vaginale oder abdominale Hysterektomie

Vaginale Hysterektomie	Abdominale Hysterektomie
Uterovaginaler Prolaps	Dysfunktionelle uterine Blutung, wenn vaginales Vorgehen nicht möglich oder kontraindiziert
Dysfunktionelle uterine Blutung	Endometriose, chronische pelvine Entzündungen
Schwere Dysmenorrhoe mit Schmerzen im kleinen Becken	Schmerzsyndrom des kleinen Beckens
Symptomatische Myome	Gutartige Adnextumoren einer postmenopausalen Frau
Zervikale intraepitheliale Neoplasie	Symptomatischer Uterus myomatosus (submukos, intramural)
Atypische adenomatöse Hyperplasie und In-situ-Karzinom des Corpus uteri	Asymptomatische Myome > 10 cm Durchmesser
Wenn abdominales Vorgehen nicht sinnvoll, z. B. bei Adipositas per magna bei einem Endometriumkarzinom Grad I	Uterussarkom
	Korpuskarzinom Ovarialkarzinom Tubenkarzinom

Tab. H37. Radikale Hysterektomie. Fünf Typen der Hysterektomie

Typ	Definition
Typ I	Einfache extrafasziale Hysterektomie
Typ II	Radikale Hysterektomie mit Abtragung der Parametrien medial des Ureters
Typ III	Radikale Hysterektomie mit Abtragung der Parametrien lateral des Ureters
Typ IV	Erweiterte radikale Hysterektomie (hier werden das periurethrale Gewebe, die A.vesicalis superior und 3/4 der Scheide mit entfernt)
Typ V	Partielle Exenteration (hier werden Teile des distalen Ureters und Teile der Blase reseziert)

H

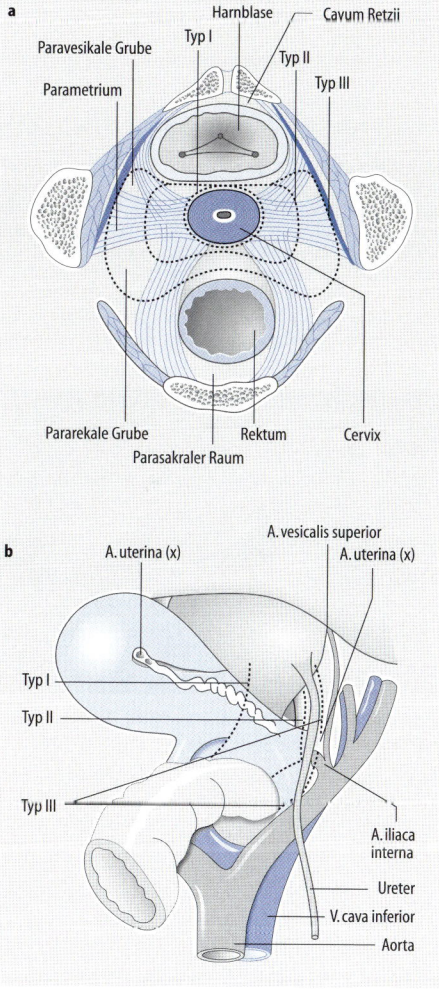

Abb. H93. Radikale Hysterektomie. Resektionslinien radikaler Hysterektomien im Querschnitt [a] und der Seitenansicht [b]

713

stellung der Gebärmutterhöhle; *s.a. Hysterosalpingokontrast-sonografie*

Hys|te|ro|kol|pek|to|mie *f:* operative Entfernung von Gebärmutter und Scheide; *s.a. Essay Neubildungen des Uterus S. 1627*

Hys|te|ro|kol|pos|ko|pie *f:* endoskopische Untersuchung von Scheide und Gebärmutter; *s.a. Kolposkopie, Hysteroskopie*

Hys|te|ro|kol|po|zel|le *f:* Hernie mit Teilen von Gebärmutter und Scheide im Bruchsack; *s.a. Essay Eingeweidebrüche/Hernien S. 577*

Hys|te|ro|my|ol|mek|to|mie *f:* operative Entfernung eines Gebärmuttermyoms; die Art des Vorgehens hängt von der Größe und Lage des Myoms ab; eine **laparoskopische Myomektomie** ist nur bei kleinen subserösen Myomen möglich; submuköse Myoma können im Rahmen einer **operativen Hysteroskopie** angetragen werden, und intramurale Myome werden laparoskopisch oder während einer Laparomyomektomie ausgeschält [**Myomenukleation**]; *s.a. Essay Neubildungen des Uterus S. 1627*

Hys|te|ro|my|o|to|mie *f:* → *Hysterotomie*

Hystero-oophorektomie *f: Syn: Hysteroovariektomie;* operative Entfernung von Gebärmutter und Eierstöcken

Hys|te|ro|o|va|ri|ek|to|mie *f:* → *Hystero-oophorektomie*

Hys|te|ror|rha|phie *f: Syn: Gebärmutternaht, Uterusnaht;* Naht der Gebärmutter nach traumatischer oder operativer Eröffnung oder Inzision

Hys|te|ror|rhe|xis *f:* → *Uterusruptur*

Hys|te|ro|sal|pin|gek|to|mie *f:* operative Entfernung von Gebärmutter und Eileitern

Hys|te|ro|sal|pin|go|gra|fie, -gra|phie *f: Syn: Uterotubografie, Metrotubografie, Hysterotubografie, Uterosalpingografie, Metrosalpingografie;* Röntgenkontrastdarstellung von Gebärmutterhöhle und Eileitern; *s.a. Hysterosalpingokontrastsonografie*

Hys|te|ro|sal|pin|go|kon|trast|so|no|gra|fie, -gra|phie *f:* Ultraschalluntersuchung von Gebärmutterhöhle und Eileitern nach Infusion von physiologischer Kochsalzlösung oder Ultraschallkontrastmittel; wird v.a. zur Überprüfung der Tubendurchgängigkeit oder zur Erkennung intrakavitärer Veränderungen eingesetzt

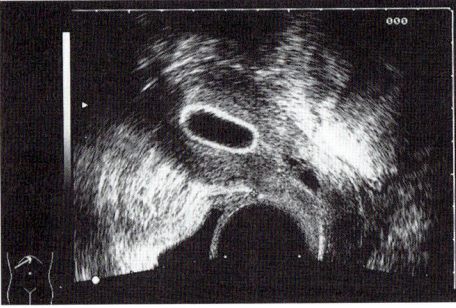

Abb. H94. Hysterosalpingokontrastsonografie. Im Uterus liegender Katheter mit intrakavitärer Blockung

Hysterosalpingo-oophorektomie *f: Syn: Hysterosalpingoovariektomie;* operative Entfernung von Gebärmutter, Eileitern und Eierstöcken [Hysterektomie mit Adnexektomie]

Hys|te|ro|sal|pin|go|o|va|ri|ek|to|mie *f:* → *Hysterosalpingo-oophorektomie*

Hys|te|ro|sal|pin|go|sto|mie *f:* operative Verbindung von Gebärmutter und Eileiter(n)

Hys|te|ros|ko|pie *f: Syn: Gebärmutterspiegelung;* endoskopische Untersuchung der Gebärmutter zur Diagnose [**diagnostische Hysteroskopie**] oder Therapie [**therapeutischen Hysteroskopie**] von Veränderungen; bei Verwendung von Minihysteroskopen entfällt die Dilatation des Zervixkanals mit Hegar-Bougies; bei Verdacht auf ein Endometriumkarzinom* ist die Hysteroskopie mit fraktionierter Abrasio Goldstandard der Diagnose; die separate Beurteilung von Zervix- und Korpusabradat soll helfen, Adenokarzinome der Zervix und Endometriumkarzinome mit Zervixbefall von auf das Corpus uteri begrenzten Endometriumkarzinomen abzugrenzen

die Untersuchung kann mit oder ohne Lokalanästhesie ambulant durchgeführt werden; wichtig ist die Bilanzierung des Distensionsmediums [meist elektrolytfreie Lösung], da v.a. bei der therapeutischen Hysteroskopie die Gefahr einer Intravasation besteht; die Hauptindikation für eine therapeutische Hysteroskopie ist die Elektroresektion von submukösen Myomen, Polypen und Endometrium [**Endometriumablation**]; *s.a. Essay Neubildungen des Uterus S. 1627*

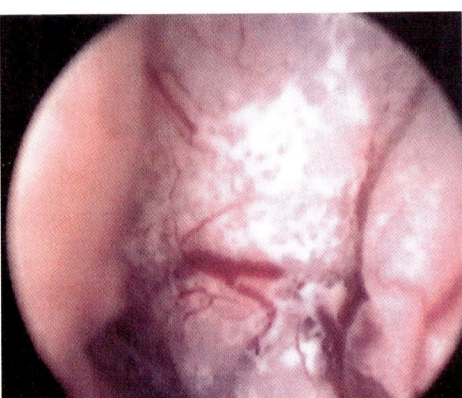

Abb. H95. Hysteroskopie. Malignitätsverdächtiger Polyp des Cavum uteri; die pathohistologische Untersuchung fand ein invasives Adenokarzinom

Hys|te|ro|to|mie *f: Syn: Gebärmutterschnitt, Gebärmuttereröffnung, Hysteromyotomie, Hysterotomia;* operative Eröffnung der Gebärmutter

Hys|te|ro|tra|che|lo|plas|tik *f: Syn: Zervixplastik;* plastische Operation des Gebärmutterhalses

Hys|te|ro|tu|bo|gra|fie, -gra|phie *f:* → *Hysterosalpingografie*

Hys|te|ro|zel|le *f: Syn: Hernia uterina;* Hernie mit Teilen der Gebärmutter im Bruchsack; *s.a. Essay Eingeweidebrüche/Hernien S. 577*

Hy|ver|mec|tin *nt:* → *Ivermectin*

Handflächen und Fußsohlen sind bei der autosomalen Form oft leicht schwielig verdickt und zeigen eine verstärkte Furchung der Handlinien [**Ichthyose-Hand**, **I-Hand**]; bei der X-chromosomalen Form fehlt diese Verdickung; histologisch zeigen beide Formen eine Orthokeratose, allerdings fehlt bei der autosomalen Form das Stratum granulosum; Therapie: Keratolytika [Salicylsäure, Milchsäure, Kochsalz] und Harnstoffsalbe oder rückfettende Bäder bei milden Formen; Retinoide [Acitretin*] intern bei schweren Formen

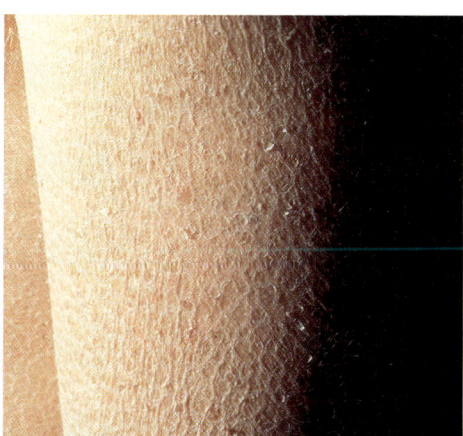

Abb. I1. Ichthyosis vulgaris

Ibu|pro|fen *nt*: *Syn: 2-(4-Isobutylphenyl)-propionsäure*; nicht-steroidales Antiphlogistikum, Analgetikum, Antirheumatikum, Antiarthritikum; **Anw.**: Skelett- und Muskelschmerzen, rheumatische Erkrankungen, akuter Gichtanfall, Migräne; **NW**: v. a. gastrointestinale Nebenwirkungen, selten gastrointestinale Ulzerationen mit Hämorrhagien; bei antirheumatisch wirksamen Dosen manchmal zentralnervöse Nebenwirkungen wie Einschränkungen des Reaktionsvermögens

Ich|thyo|sis *f, pl* **-ses**: *Syn: Ichthyose*; Oberbegriff für angeborene oder erworbene Dermatosen mit fischschuppenartiger Haut; die **Ichthyosis congenita** [Hyperkeratosis ichthyosiformis congenita] ist eine angeborene [meist autosomal-rezessive] Verhornungsstörung unterschiedlicher Ausprägung; die beiden Haupttypen sind Ichthyosis vulgaris und Ichthyosis lamellosa; bei der autosomal-rezessiv vererbten schwersten Form, der **Ichthyosis congenita gravis**, kommt es schon intrauterin zur Ausbildung dunkler panzerartiger Hornplatten sowie einer Ektropionierung von Lippen, Lidern und Genitalschleimhaut und Entwicklung einer Plattnase; früher war ein tödlicher Verlauf unabwendbar, heute besteht durch Retinoide eine gute Überlebenschance, allerdings geht sie dann in eine erythrodermische lamelläre Ichthyose über; daneben gibt es auch noch eine milde Verlaufsform [**Ichthyosis congenita mitis**], sowie eine sich erst im Säuglingsalter manifestierende Verlaufsform [**Ichthyosis congenita tarda**]
Ichthyosis anserina: → *Lichen pilaris*
Ichthyosis hystrix: *Syn: Saurierhaut, Sauriasis, Hyperkeratosis monstruosa*; Oberbegriff für alle Hyperkeratosen mit schwarz-braunen, krokodilartigen Schuppen
Ichthyosis lamellosa: *Syn: lamelläre Desquamation bei Neugeborenen*; bereits bei der Geburt vorhandene Verhornungsstörung mit lamellärer Schuppung und diffuser Rötung [Kollodiumbaby]
Ichthyosis linearis circumflexa: *Syn: Comèl-Netherton-Syndrom*; autosomal-rezessive Verhornungsstörung, die eine Zwischenstellung zwischen Ichthyosis und Erythrodermie einnimmt; typisch sind girlandenartige, braunrote Hyperkeratosen auf einer diffus geröteten Haut; Therapie: *s.u. Ichthyosis vulgaris*
Ichthyosis scrophulosorum: → *Lichen pilaris*
Ichthyosis vulgaris: *Syn: Fischschuppenkrankheit, Ichthyosis simplex*; autosomal-dominant [1:300] oder X-chromosomal-rezessiv [1:6.000] vererbte Retentionshyperkeratose mit symmetrischem Befall der Streckseiten der Extremitäten unter Aussparung der Gelenkbeugen; bei der **autosomal-dominanten Ichthyose** findet sich oft eine Kombination mit Lichen pilaris oder Atopien; bei der **X-chromosomal-rezessiven Form** kommt es regelmäßig zu Hornhauttrübungen und Hodenhochstand; als **Ichthyosis senilis** bezeichnet man die kleinlamellär schuppende, trockene Haut älterer Menschen
Klinik: die Ausprägung ist variabel, wobei die X-chromosomale Form i. d. R. schwerer verläuft und schon im Säuglingsalter oder sogar bei der Geburt [**Kollodiumbaby**] vorhanden sein kann; beide Formen zeigen eine ausgeprägt trockene, raue Haut, die von polygonalen weißen-schmutziggrauen, anhaftenden Schuppen bedeckt ist; bei stärkerer Ausprägung werden die Schuppen größer und dunkler [**Eidechsenleder**];

Ic|te|rus *m*: → *Ikterus*
Icterus juvenilis intermittens Meulengracht: → *intermittierende Hyperbilirubinämie Meulengracht*
Icterus neonatorum: → *Neugeborenenikterus*
Ic|tus laryngis *m*: *s.u. Stimmritzenkrampf*
Ida|ru|bi|cin *nt*: *Syn: 4-Demethoxydaunomycin, 4-Demethoxydaunorubicin*; Anthrazyklinderivat; zytostatisch wirksames Antibiotikum; **Anw.**: akute myeloische Leukämie, Mammakarzinom, Palliativchemotherapie von Hodgkin-Lymphomen; *s.a. Essay Chemotherapie S. 185*
Idox|u|ri|din *nt*: *Syn: 2'-Deoxy-5-iodouridin, 5-Iododeoxyuridin*; Virustatikum; Nucleosidanalogon; **Anw.**: Herpes simplex-Infektionen; kaum noch verwendet
α-L-Iduronidase-Mangel *m*: → *Mukopolysaccharidose I-H*
Ifos|fa|mid *nt*: alkylierendes Zytostatikum; **Anw.**: Bronchialkarzinom, Hodentumoren, maligne Lymphome; *s.a. Essay Chemotherapie S. 185*
IgA-Nephritis *f, pl* **-ti|den**: *Syn: mesangioproliferative IgA-Glomerulonephritis, IgA-Nephropathie, Berger-Krankheit, Berger-Nephropathie*; durch mesangiale IgA-Ablagerung hervorgerufene Glomerulonephritis* mit rezidivierender, schmerzloser Hämaturie, die v. a. Männer zwischen 20 und 40 Jahren betrifft; der Verlauf ist relative benigne, trotzdem werden 20–50 % der Patienten dialysepflichtig; Therapie: Steroide oral; evtl. Antibiotika zur Sanierung eines Infektherdes; bei Makrohämaturie vermehrte Flüssigkeitsaufnahme [> 3 l/Tag] und Diuretika
Igel|kopf *m*: → *Echinacea*
IgG-Test *m*: *s.u. Fluorescent-Treponema pallidum-Antikörper-Test*
19S-IgM-FTA-ABS-Test *m*: *s.u. Fluorescent-Treponema pallidum-Antikörper-Test*
I-Hand *f*: *Syn: Ichthyose-Hand*; *s.u. Ichthyosis vulgaris*
Ik|te|rus *m*: *Syn: Gelbsucht, Icterus*; durch eine Ablagerung von Bilirubin in Haut, Schleimhaut und Sklera hervorgerufene Gelbfärbung bei Hyperbilirubinämie von mehr als 3 mg/dl [51 mol/l]; je nach Entstehungsmechanismus unterscheidet man zwischen: 1. **hepatischer Ikterus** durch eine unzureichende Funktion der Leberzellen; kann weiter unterteilt werden in: **prämikrosomaler Ikterus** [Behinderung der Bilirubinaufnahme in die Zelle, Transportstörung für Bilirubin],

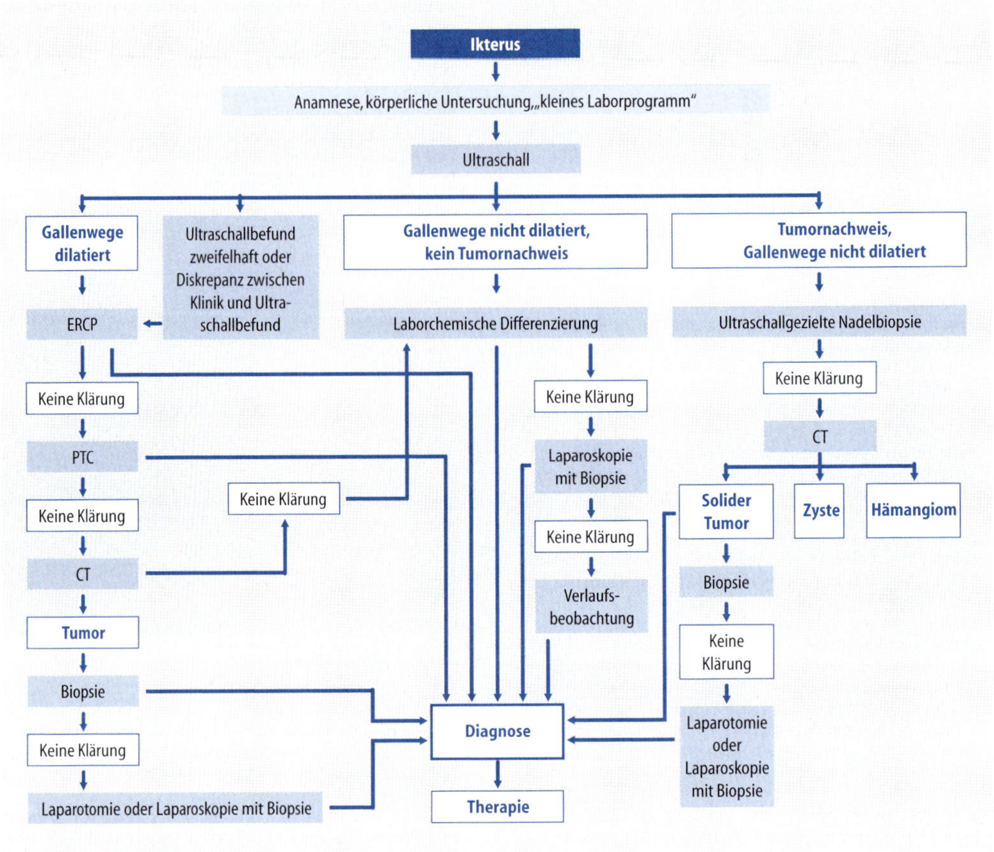

Abb. I2. Ikterus. Diagnoseschema

mikrosomaler Ikterus [Uridyl-Glucuronyltransferase-Mangel, Störung der Konjugation], **postmikrosomal-präterminaler Ikterus** [gestörte Bilirubinsekretion bei Dubin-Johnson-Syndrom oder Rotor-Syndrom] und **postmikrosomal-terminaler Ikterus** [zu Cholestase führende globale Exkretionsstörung, z.B. cholestatische Hepatitiden, Zirrhosen, Schwangerschaftscholestase] **2. extrahepatischer Ikterus,** der noch weiter in **antehepatischen Ikterus** [die Ursache liegt physiologisch vor der Leber, z.B. hämolytischer Ikterus, Icterus neonatorum gravis] und **posthepatischen Ikterus** [die Ursache liegt physiologisch hinter der Leber, z.B. bei destruierender oder sklerosierender extrahepatischer Cholangitis, posthepatischer Abflussbehinderung (Steine, Tumoren, Choledochuszysten)] unterteilt wird

Klinik: 60–80 % der Patienten klagen über Oberbauchschmerzen, Juckreiz [oft Wochen bis Monate vor dem Ikterus], Dunkelfärbung des Urins, hellen Stuhl, Appetitlosigkeit, Übelkeit und Erbrechen, allgemeine Schwäche; **Diagnose:** Anamnese, körperliche Untersuchung, Labor [direktes/indirektes Bilirubin, AST, ALT, alkalische Phosphatase, γ-GT, Leukozyten, Thrombozyten, Quick], Sonografie, CT, Cholegrafie, Leberbiopsie; *s.a. Essay Leberzirrhose S. 877*

familiärer hämolytischer Ikterus: → *Kugelzellanämie*

Ile|ek|to|mie f: *Syn: Ileumresektion*; operative Entfernung des Ileums

Ile|i|tis regionalis/terminalis f: → *Enteritis regionalis Crohn*

Ile|o|a|no|sto|mie f: operative Verbindung von Ileum und Anus nach Resektion von Kolon und Rektum

Ile|o|co|li|tis regionalis/terminalis f: → *Enteritis regionalis Crohn*

Ile|o|i|le|o|a|nas|to|mo|se f: → *Ileoileostomie*

Ile|o|i|le|o|sto|mie f: *Syn: Ileoileoanastomose*; operative Verbindung zweier Abschnitte des Ileums nach Resektion des Mittelstücks

Ile|o|je|ju|no|sto|mie f: *Syn: Ileum-Jejunum-Fistel, Jejunum-Ileum-Fistel, Jejunoileostomie*; operative Verbindung von Ileum und Jejunum

Ile|o|ko|lo|sto|mie f: *Syn: Ileum-Kolon-Fistel*; operative Verbindung von Ileum und Kolon

Ile|o|ko|lo|to|mie f: Eröffnung von Ileum und Kolon

Ile|o|prok|to|sto|mie f: *Syn: Ileum-Rektum-Fistel, Ileorektostomie*; operative Verbindung von Ileum und Rektum

Ile|o|rek|to|sto|mie f: → *Ileoproktostomie*

Ile|or|rha|phie f: *Syn: Ileumnaht*; Naht des Ileums nach traumatischer oder operativer Eröffnung oder Inzision

Ile|o|sig|mo|i|do|sto|mie f: *Syn: Ileum-Sigma-Fistel*; operative Verbindung von Ileum und Sigma

Ile|o|sko|pie f: die endoskopische Untersuchung des Ileums erfolgt entweder als Teil einer Enteroskopie [oberes Ileum] oder als retrograde Ileoskopie der distalen 20–25 cm im Rahmen einer **totalen Ileokoloskopie**; ist v.a. bei chronischer Diarrhoe und chronisch entzündlichen Darmerkrankungen indiziert

Ile|o|stoma nt, pl **-mata**: *Syn: Ileumafter, Ileumfistel*; operativ angelegte äußere Ileumfistel zur temporären oder permanenten Stuhl- oder Harnausleitung [Ileum-Conduit✱]; kann als **endständiges** oder **doppelläufiges Ileostoma** angelegt werden; wichtig ist, dass das Stoma deutlich über das Hautniveau erhaben ist, damit der flüssige Stuhl nicht die Haut

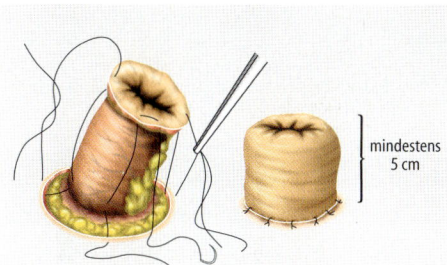

Abb. I3. Ileostoma. Endständiges Ileostoma

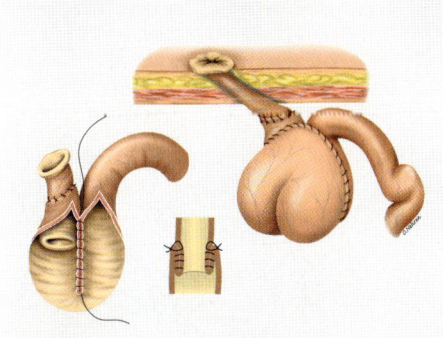

Abb. I4. Ileostoma. Kontinentes Ileostoma nach Kock

aufweicht und mazeriert, sondern in das Auffangsystem abläuft

das **Ileostoma nach Kock** ist ein kontinentes Stoma mit einer Beutelbildung aus terminalem Ileum und Invagination des ausführenden Darmsegmentes in diesen Beutel hinein; *s.a. Anus praeter*

Ile|o|sto|mie *f: Syn: Ileumfistelung;* Anlegen einer äußeren Ileumfistel; *s.a. Ileostoma*

Ile|o|to|mie *f: Syn: Ileumschnitt;* operative Eröffnung des Ileums

Ile|o|trans|ver|so|sto|mie *f: Syn: Ileum-Transversum-Fistel;* operative Verbindung von Ileum und Querkolon

Ile|o|zä|ko|sto|mie *f: Syn: Ileum-Zäkum-Fistel;* operative Verbindung von Ileum und Zäkum

Ile|o|zä|kal|tu|ber|ku|lo|se *f:* Tuberkulose des Ileozäkalbereichs; häufige Lokalisation der Darmtuberkulose

Ile|o|zys|to|plas|tik *f:* Ersatz oder Vergrößerung der Harnblase durch eine ausgeschaltete Ileumschlinge, z.B. Ileum-Conduit*

Ile|o|zys|to|sto|mie *f: Syn: Ileum-Blasen-Fistel;* operative Verbindung von Blase und Ileum zur Harnableitung; *s.a. Ileum-Conduit*

Ile|um|af|ter *m:* → *Ilcostoma*

Ile|um|bla|se *f:* → *Ileum-Conduit*

Ileum-Blasen-Fistel *f:* → *Ileozystostomie*

Ileum-Conduit *m/nt: Syn: Bricker-Operation, Bricker-Plastik, Bricker-Blase, Ileumblase, Ileumersatzblase, Dünndarmblase;* künstliche Harnableitung mit Bildung einer Ersatzblase aus einem ausgeschalteten Ileumabschnitt und Ausleitung des Harns über ein Ileostoma; seit mehr als 50 Jahren Standardmethode der supravesikalen Harnableitung; wird aber zunehmend durch einen orthotopen Blasenersatz [Ileumneoblase] verdrängt; **Ind.:** bei radikaler Zystektomie bei Karzinom, inoperablen Blasentumoren, beidseitige Harnstauung bei inoperablen Tumoren des kleinen Beckens, irreparabler Funktionsverlust der Harnblase; **Kontraind.:** chronisch entzündliche Darmerkrankungen [Colitis ulcerosa,

Morbus Crohn], vorbestrahlter Darm; **Frühkomplikationen** sind v.a. Anastomosenleck [2 %], Harnleiterobstruktion [2 %], mechanischer oder paralytischer Ileus [1–10 %]; die perioperative Mortalität liegt im Bereich von ca. 5 %; zu den **Spätkomplikationen** gehören Schädigungen der oberen Harnwege [bis zu 20 %], Harnleiterstriktur [5 %] und Stomastenose [2–10 %]; *s.a. Essay Neubildungen der Harnblase S. 147*

Ile|um|er|satz|bla|se *f:* → *Ileum-Conduit*

Ile|um|fis|tel *f:* **1.** vom Ileum ausgehende Dünndarmfistel, die nach außen führt [**äußere Ileumfistel**] oder in andere Darmabschnitte oder Organe mündet [**innere Ileumfistel**] **2.** → *Ileostoma*

Ile|um|fis|te|lung *f:* → *Ileostomie*

Ileum-Jejunum-Fistel *f:* → *Ileojejunostomie*

Ileum-Kolon-Fistel *f:* → *Ileokolostomie*

Ile|um|ne|o|bla|se *f: Syn: orthotoper Blasenersatz;* Bildung einer kontinenten Ersatzblase aus dem terminalen Ileum und Ableitung des Harns durch die Harnröhre; hat sich heute zur Standardmethode entwickelt, solange der Sphinkter externus erhalten werden kann; die Methode hat wesentlich weniger Früh- und Spätkomplikationen als der Ileum-Conduit und wird auch aus ästhetischen Gründen von den Patienten bevorzugt; *s.a. Essay Neubildungen der Harnblase S. 147, s.a. Abb. I6*

Ileum-Rektum-Fistel *f:* → *Ileoproktostomie*

Ile|um|re|sek|ti|on *f: Syn: Ileektomie;* operative Entfernung des Ileums

Ileum-Sigma-Fistel *f:* → *Ileosigmoidostomie*

Ileum-Transversum-Fistel *f:* → *Ileotransversostomie*

Ileum-Zäkum-Fistel *f:* → *Ileozäkostomie*

Ile|us *m, pl* **Ile|en, Ilei:** *Syn: Darmverschluss;* vollständige Unterbrechung der Darmpassage durch Verschluss der Darmlichtung oder Darmlähmung; die Unterscheidung von einem **Subileus** mit nur inkompletter Passagestörung ist oft nur schwer möglich; die durch den Ileus ausgelöste Symptomatik mit Allgemeinerscheinungen [siehe unten] wird als **Ileuskrankheit** bezeichnet; von den meisten Chirurgen wird eine Unterteilung in **mechanischer**, **paralytischer** und **vaskulärer Ileus** vorgenommen; andere Autoren betrachten den paralytischen Ileus als eine Unterform des **funktionellen Ileus** [Ileus durch Störung oder Aufhebung der Peristaltik]; beim **postoperativen Ileus** handelt es sich meist um einen paralytischen Ileus, der oft schwer von einer postoperativen physiologischen Darmatonie abzugrenzen ist; ein konservativer Behandlungsversuch durch Sympathikolyse, Parasympathomimetika oder hyperosmolare Substanzen ist gerechtfertigt

der Darmverschluss führt zu einer Ausdehnung oder Überdehnung des Darmlumens, die im Mittelpunkt der **Patho-**

Tab. I1. Ileus. Ileusformen

Mechanisch	Paralytisch	Vaskulär
Ohne Störung der Blutzirkulation	Toxisch-entzündlich	Arterielle Embolie
Adhäsionen, Briden, Tumor, atypischer Darminhalt, Entzündungen, Darmwandschaden	Peritonitis	Arterielle Thrombose
	Vergiftung	Venenthrombose
		Vaskulitis
	Metabolisch	Kollagenosen
	Elektrolytstörung	Chronischer Gefäßverschluss
	Stoffwechselerkrankung	Nichtokklusive mesenteriale Ischämie (NOMI)
Mit Störung der Blutzirkulation	**Reflektorisch**	
(Strangulationsileus)	Ureterstein	
Inkarzeration	Volle Blase	
Invagination	Wirbelbrüche	
Volvulus	Neurologisch-psychiatrisch	
	„Idiopathisch"	

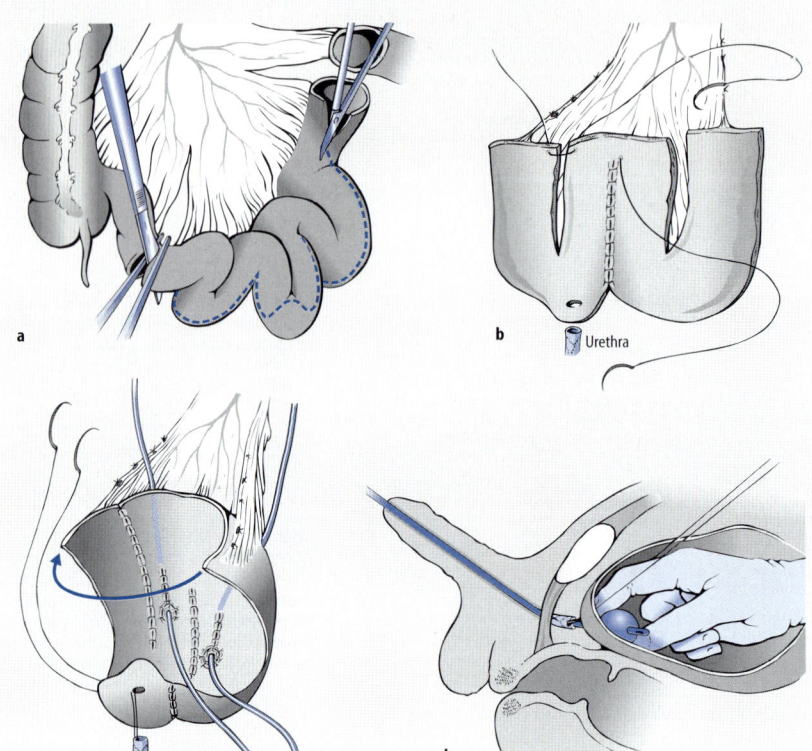

Abb. 15. Ileumneoblase. a Isolierung von 60–70 cm distalem Ileum, antimesenteriale Eröffnung, **b** W-förmige Lagerung, **c, d** Anastomose mit Harnleitern und Harnröhre

physiologie des Ileus steht; sie führt zu einer Störung der Mikrozirkulation der Darmwand und lokaler Hypoxie; es kommt zu ischämischer Schädigung der Wand mit Perforation und Peritonitis, die zu paralytischem Ileus und Schock führen kann; gleichzeitig kommt es zu einer vermehrten Flüssigkeitsabsonderung in den Darm, die die Darmdistension noch verstärkt [Circulus vitiosus]; **Klinik**: meist akut einsetzendes schweres Krankheitsbild mit Übelkeit, Erbrechen, Stuhl- und Windverhaltung, starken Schmerzen, Zunahme des Bauchumfanges, Bewusstseinsbeeinträchtigung bis hin zum Koma; **Diagnose**: körperliche Untersuchung und v.a. die Schmerzanamnese führen meist schon zur Erstellung einer Arbeitsdiagnose, die durch apparative Verfahren [Labor, Sonografie, Abdomenleeraufnahme, a.p.-Thoraxaufnahme, Endoskopie, CT, NMR, Angiografie] oder eine Probelaparotomie bestätigt werden kann; eine chirurgische **Therapie** ist indiziert bei Peritonitis, Strangulationsileus, hohem Dünndarmileus und komplettem mechanischen Ileus, wobei die gewählte Operationsmethode von der Ursache abhängt; bei paralytischem Ileus kann zuerst versucht werden die Darmtätigkeit durch Sympathikolyse oder Parasympathomimetika anzuregen; *s.u. Essay Abdominalschmerz und akutes Abdomen S. 25*

Ilex paraguariensis f: → *Mate*

Il|i|o|in|gui|nal|neur|al|gie f: *Syn: Ilioinguinalsyndrom*; Neuralgie des Nervus ilioinguinalis mit Schmerzausstrahlung vom Rücken zur Leiste; führt zu Adduktion und Innenrotation des Oberschenkels; **Therapie**: Infiltration von Lokalanästhetikum; evtl. Neurolyse bei Versagen der Injektionsbehandlung

Il|i|ci|um stellatum *nt*: → *Sternanis*

Il|i|ci|um verum *nt*: → *Sternanis*

Il|o|prost *nt*: orales Prostaglandin, synthetisches Analogon von Prostazyklin; Thrombozytenaggregationshemmer; **Anw.:** Thrombangiitis obliterans mit schweren Durchblutungsstö-

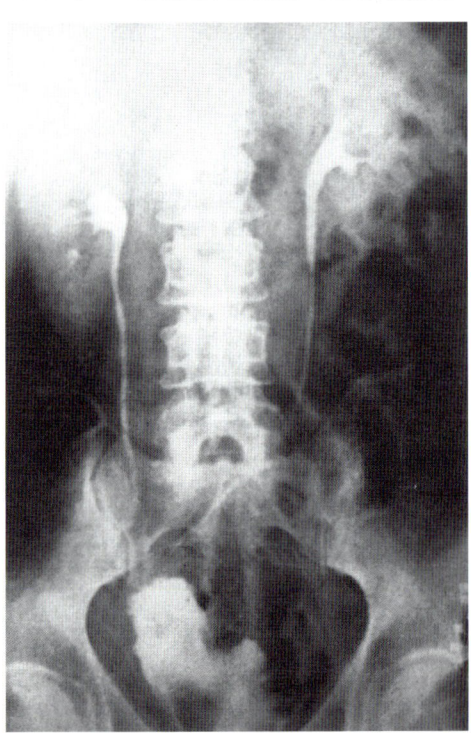

Abb. 16. Ileumneoblase. i.v.-Urogramm mit orthotopem Blasenersatz

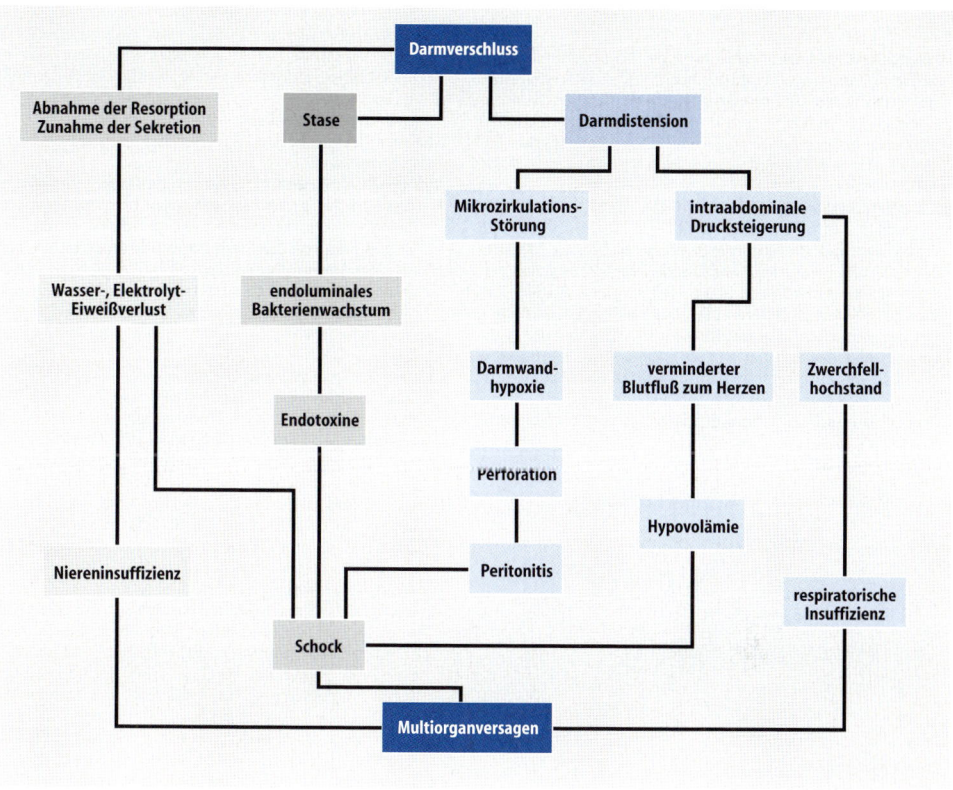

Abb. 17. Ileus. Pathophysiologie des Ileus

rungen, arterielle Verschlusskrankheit, Raynaud-Syndrom, Erfrierungen

Ima|ti|nib *nt*: Tyrosinkinaseinhibitor; Zytostatikum; **Anw.:** BCR-ABL-positive CML, GIST-Tumoren; *s.u. Essay Chemotherapie S. 185, Essay Neubildungen des Dünndarms S. 287, Essay Akute Leukämien S. 889*

Imi|da|zol|carb|ox|a|mid *nt*: → *Dacarbazin*

Imi|no|di|pep|tid|u|rie *f*: seltener, autosomal-rezessiver Defekt, bei dem es zur Ausscheidung von Prolin- und Hydroxyprolin-haltigen Di- und Tripeptiden im Harn kommt; *s.a. Essay Störungen des Aminosäurestoffwechsels und Harnstoffzyklus S. 43*

Imi|no|gly|cin|u|rie *f*: seltene [1:15.000 Lebendgeburten], autosomal-rezessive Ausscheidung von Glycin, Prolin und Hydroxyprolin im Harn; *s.a. Essay Störungen des Aminosäurestoffwechsels und Harnstoffzyklus S. 43*

Imi|pe|nem *nt*: *Syn:* N-Formamidoylthienamycin; Carbapenem-Antibiotikum; besitzt das weiteste Wirkspektrum von allen bis heute verwendeten Antibiotika, das praktisch alle klinisch bedeutenden Erreger umfasst; Imipenem wird aber von der körpereigenen Dehydropeptidase-1 abgebaut; um dies zu verhindern, wird es in fixer Kombination mit Cilastatin verordnet; Cilastatin ist ein spezifischer Hemmer der Dehydropeptidase-1 und wirksamer Hemmstoff des Imipenemmetabolismus; bei Gabe von Imipenem/Cilastatin werden damit therapeutisch wirksame Imipenemspiegel sowohl im Urin als auch im Plasma erreicht; Cilastatin besitzt keine eigene antibakterielle Aktivität und hat keinen Einfluss auf die antimikrobielle Aktivität von Imipenem; **Anw.:** schwere Infektionen der Atemwege, Nieren, Harnwege, Knochen, Gelenke, Geschlechtsorgane, Haut und Weichteile, Sepsis; **NW:** *s.u. Penicillin*

Imi|pra|min *nt*: trizyklisches Antidepressivum, Thymoleptikum;

Anw.: depressive Zustände, chronische Schmerzzustände, Trigeminusneuralgie; retrograde Ejakulation; **NW:** Schläfrigkeit, Konzentrationsstörungen, Blutdruckabfall, Sehstörungen, Auslösung von Glaukomanfällen, Mundtrockenheit, Herzrhythmusstörungen, Obstipation, Miktionsstörungen, Störungen der Sexualfunktion, Gedächtnisstörungen

Imi|qui|mod *nt*: Immunmodulator; führt wahrscheinlich zu einer Stimulation von B-Zellen sowie zu einer Induktion von Interferon-α und anderen Zytokinen; **Anw.:** lokale Behandlung von Condyloma acuminata; selten bei Basaliom

Im|mer|grün *nt*: Bezeichnung für Vinca major [**großes Immergrün**] und Vinca minor [**kleines Immergrün**], Pflanzen aus der Familie der Immergrüngewächse [Apocynaceae]; verwendet werden die oberirdischen Pflanzenteile [**Vincae minoris herba, Vinca-major-Kraut**] und die **Immergrünblätter** [Vinca minoris folium], die Indolalkaloide [z.B. Vincamin] enthalten; **Anw.:** Vinca minor traditionell zur Unterstützung oder Verbesserung der geistigen Leistungskraft und bei zerebralen Durchblutungsstörungen, als Geriatrikum, Sedativum, Antihypertensivum und zur Blutstillung; Vinca major innerlich bei Menorrhagie, Leukorrhoe und Bettnässen, äußerlich gegen Hämorrhoiden; in der Homöopathie bei Ekzemen, Haut- und Schleimhautentzündungen sowie Blutungen

Im|mi|gra|ti|ons|cho|les|te|a|tom *nt*: *s.u. Cholesteatom*

Im|mo|bi|li|sa|ti|ons|os|te|o|po|ro|se *f*: durch eine längere Ruhigstellung [meist im Schienen- oder Gipsverband] hervorgerufene Osteoporose; *s.u. Essay Osteoporose S. 1171*

Im|mun|de|fekt, schwerer kombinierter *m*: *Syn: Schweizer-Typ der Agammaglobulinämie*; autosomal-rezessiv vererbter schwerer Immundefekt mit Fehlen der Immunglobuline, hochgradiger Hypoplasie der lymphatischen Gewebe und Fehlen der B- und T-Lymphozyten; ohne Knochenmarkstransplantation meist tödlicher Verlauf im 1. Lebensjahr; *s.a. Essay Gentransfer und Gentherapie S. 465*

Im|mun|de|fekt|syn|drom, erworbenes *nt*: *Syn*: *acquired immunodeficiency syndrome, AIDS*; durch das HIV-Virus hervorgerufenes erworbenes Immunmangelsyndrom [**a**cquired **i**mmunodeficiency **s**yndrome] mit rezidivierenden Infektionen durch opportunistische Erreger und Bildung spezifischer Tumoren [Kaposi-Sarkom]; *s.a. Essay HIV-Infektion – AIDS S. 625*

Im|mun|de|fi|zi|enz|vi|rus, humanes *nt*: → *HIV-Virus*

Im|mun|di|fu|si|on *f*: Testmethode, die auf der Diffusion von Antigenen und Antikörpern in einem halbfesten Medium [Gel] beruht; beim Aufeinandertreffen von spezifischen Antigenen und Antikörpern bilden sich Antigen-Antikörper-Komplexe, die präzipitieren und dargestellt werden können; bei der **einfachen Immundiffusion** ist entweder der Antikörper oder das Antigen an die Trägersubstanz gebunden, während bei der **doppelten Immundiffusion** sowohl Antigen als auch Antikörper sich durch Diffusion im Gel ausbreiten; die **radiale Immundiffusion** ist eine einfache Im-

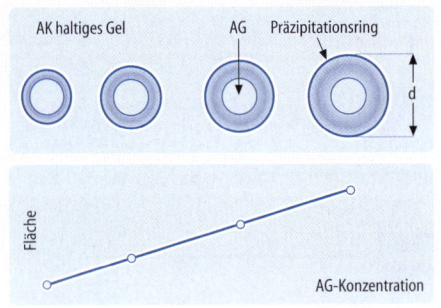

Abb. I8. Immundiffusion. Radiale Immundiffusion: Die Fläche des Präzipitationsringes ist proportional zur Antigenkonzentration

mundiffusion, bei der die Testlösung in ausgestanzte Löcher eingebracht wird und radial in das umgebende Gel diffundiert; die Größe des entstehenden Präzipitatringes erlaubt Rückschlüsse auf die Menge des Antigens oder Antikörpers in der Probe

Im|mun|dop|pel|dif|fu|si|on *f*: → *Ouchterlony-Test*

Im|mun|e|lek|tro|pho|re|se *f*: *Syn*: *Immunoelektrophorese*; *s.u. Elektrophorese*

Im|mun|flu|o|res|zenz|test *m*: auf Immunfluoreszenz beruhender Test zum Nachweis von Antigenen oder Antikörpern; binden sich die markierten Antikörper direkt an das Antigen, spricht man von **direktem Immunfluoreszenztest**; beim **indirekten Immunfluoreszenztest** bindet sich der Antikörper an das Antigen, das dann mit einem markierten Antikörper sichtbar gemacht wird [Sandwich-Methode*]

Im|mun|in|ter|fe|ron *nt*: *Syn*: *Interferon-γ, γ-Interferon*; *s.u. Interferone*

Im|mun|kom|plex|pur|pu|ra *f*: → *Purpura rheumatica*

Im|mun|kom|plex|vas|ku|li|tis *f, pl* **-ti|den**: *Syn*: *leukozytoklastische/ hyperergische/kutane nekrotisierende Vaskulitis, Immunvaskulitis, Vasculitis hyperergica cutis, Vasculitis allergica, Arteriitis allergica cutis*; zu den Immunkomplexkrankheiten zählende Gefäßentzündung, die durch Medikamente, bakterielle und virale Infekte ausgelöst wird oder idiopathisch auftritt; sie betrifft v.a. die postkapillären Venolen der Haut, der Befall innerer Organe und das Ausmaß der Allgemeinsymptome schwankt von Fall zu Fall; **Klinik**: akuter oder schubweiser Verlauf mit Petechien oft nur an Unterschenkel und Knöchel, bei schwereren Formen auch an Oberschenkeln und Rumpf; die Petechien konfluieren zu dunkelroten, schmerzhaften Infiltraten, die sich aber gewöhnlich innerhalb von Tagen bis Wochen unter Hinterlassung einer Hyperpigmentierung [Hämosiderin] zurückbilden; größere, entzündliche Läsionen bilden zentrale, nekrotische Blasen und Ulzera; die Abheilung dauert wesentlich länger; der Organbefall [Gelenke, Muskel, Niere, GE-Trakt, Zentralnervensystem] ist i.d.R. mild und ohne große Beschwerden; **Therapie**: Beseitigung der Ursache; bei schwereren Fällen Corticoidstöße und evtl. Cyclophosphamid*

Im|mun|ne|phe|lo|me|trie *f*: Nephelometrie, bei der die Antigen-Anti-

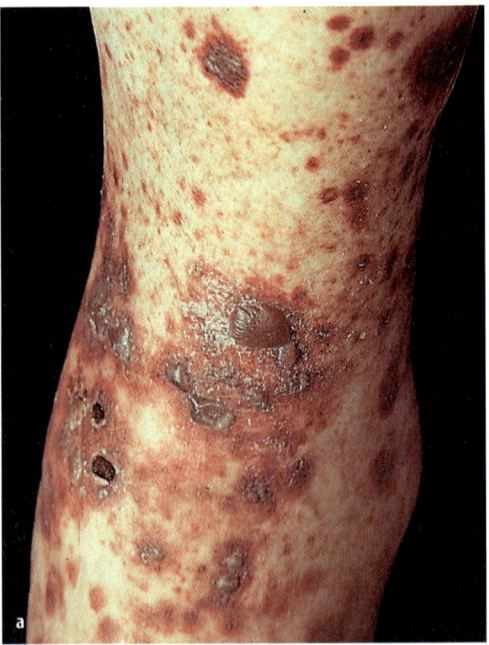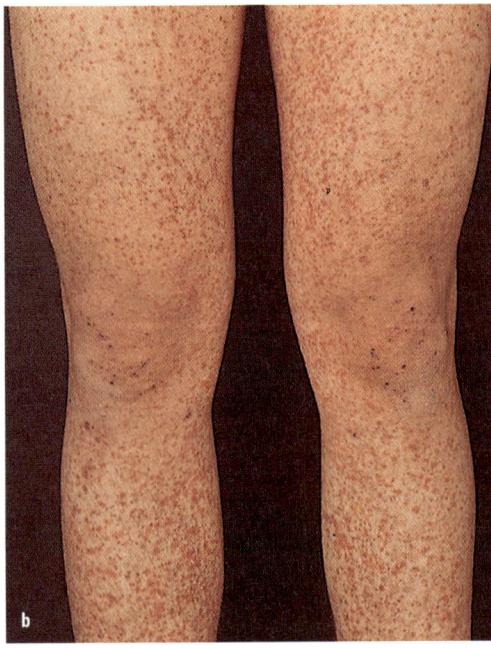

Abb. I9. Immunkomplexvaskulitis. a größere, hämorrhagisch-nekrotische Blasen, **b** exanthematische Purpura

körper-Komplexe das Licht streuen

Im|mu|no|as|say m: Syn: Immunassay; qualitative oder quantitative Bestimmungsmethode, die auf einer Antigen-Antikörper-Reaktion beruht; z.B. Enzymimmunoassay, Enzyme-linked-immunosorbent-Assay, Enzyme-multiplied-immunoassay-technique, Radioimmunoassay

Im|mu|no|zy|tom nt: niedrig malignes Non-Hodgkin-Lymphom aus B-Lymphozyten; s.a. Essay Bösartige Neubildungen der Haut S. 993, Essay Non-Hodgkin-Lymphome S. 1133
plasmozytisches Immunozytom: → Plasmozytom

Im|mun|re|kon|sti|tu|ti|ons|er|kran|kun|gen pl: Syn: paradoxe Reaktionen, inflammatorische Erkrankungen; s.u. Essay HIV-Infektion – AIDS S. 625

Im|mun|sup|pres|si|on f: Syn: Immunosuppression, Immunodepression, Immundepression; Unterdrückung oder Abschwächung der Immunreaktion durch chemische oder biologische Substanzen [Corticosteroide, Zytostatika, Antiseren] oder ionisierende Strahlen; wird zur Unterdrückung oder Abschwächung der Immunreaktion, z.B. bei Autoimmunerkrankungen oder Transplantation durchgeführt

erst die Entdeckung potenter abstoßungshemmender Immunsuppressiva ermöglichte die Entwicklung der Organtransplantationen; eine immunsuppressive Wirkung von Corticosteroiden konnte im September 1948 der amerikanische Arzt S. Hench in Rochester nachweisen, indem er einem Patienten mit rheumatoider Arthritis die erste Dosis eines Cortisonpräparates verabreichte; 1951–1953 testeten die späteren britischen Nobelpreisträger Medawar und Morgan erfolgreich den positiven Effekt von Cortisonacetat an Hauttransplantaten von Mäusen und Kaninchen; damit stellten die Steroide die erste Kategorie von Medikamenten mit immunsuppressiver Wirkung bei Organtransplantationen dar; bis heute finden Glucocorticoide in der Basistherapie zur Immunsuppression bei Organtransplantierten eine breite Anwendung

mit der klinischen Einführung von Azathioprin*, nach erfolgreich durchgeführten Studien an Hunden durch Sir Roy Calne im Jahre 1962, stand ein weiteres hoch wirksames Immunsuppressivum zur Verfügung; mit der klinischen Einführung von Ciclosporin*, getestet an nierentransplantierten Patienten im Jahr 1978, gelang der definitive Durchbruch in der Prävention und Behandlung von Abstoßungsreaktionen; mTOR-hemmende immunsuppressive Medikamente wie Sirolimus* oder Everolimus* und monoklonale Anti-CD25-Antikörper wie Daclizumab* und Basiliximab* repräsentieren die jüngste Generation immunsuppressiver Medikamente; sie verhindern die komplette T-Zell-Aktivierung und damit die T-Zell-Teilung und -Proliferation; sie werden mit zunehmendem Erfolg nach spezieller Indikation und meist als Kombinationspräparate mit anderen Immunsuppressiva routinemäßig klinisch eingesetzt; IMPDH-hemmende immunsuppressive Medikamente wie Mycophenolat-Mofetil* [MMF] blockieren die DNA-Synthese; s.a. Essay Transplantationschirurgie S. 1549

Im|mun|szin|ti|gra|fie, -gra|phie f: Szintigrafie unter Verwendung radioaktiv-markierter monoklonaler Antikörper

Im|mun|throm|bo|zy|to|pe|nie f: durch Autoantikörper gegen Thrombozyten verursachte Thrombozytopenie; äußert sich i.d.R. als thrombozytopenische Purpura

Im|mun|thy|re|oi|di|tis f, pl **-tiden**: → Hashimoto-Thyreoiditis

Im|mun|to|xin nt: Syn: Immunotoxin; monoklonaler Antikörper, an den ein Toxin oder Zytostatikum angelagert wurde; wird experimentell zur Therapie von malignen Tumoren eingesetzt

Im|mun|tur|bi|di|me|trie f: Turbidimetrie, bei der Antigen-Antikörper-Komplexe gebildet werden und eine Trübung verursachen

Impact of Weight on Quality of Life-Fragebogen m: Fragebogen mit insgesamt 74 Fragen, der den subjektiven Einfluss des Körpergewichtes auf die Lebensqualität der Patienten befragt; oft wird aber mit einer verkürzten Version mit 31 Fragen und 5 Subskalen [IWQOL-Lite] gearbeitet; s.a. Essay Adipositas S. 15

Im|pe|danz|au|di|o|me|trie f: Trommelfell und Mittelohr reflektieren einen kleinen Teil der einfallenden Schallenergie; dieser sog. akustische Widerstand [Impedanz] kann audiometrisch bestimmt werden; die Impedanzaudiometrie misst Impedanzänderungen durch Kontraktion der Mittelohrmuskeln [**Stapediusreflex**, Tensorreflex] oder Änderung des Luftdruckes im äußeren Gehörgang [**Tympanometrie**]; dient in erster Linie der objektiven Funktionsdiagnostik des Schallleitungsapparates

Im|pe|ti|go f: Syn: Eiterflechte, Krustenflechte, Pustelflechte, feuchter Grind, Grindflechte, Impetigo contagiosa/vulgaris; durch Eitererreger hervorgerufene Hauterkrankung mit eitriger Blasen- und Pustelbildung; die **kleinblasige Impetigo** wird durch Streptokokken verursacht [Streptokokkenimpetigo], die **bullöse Impetigo** durch Staphylokokken [Staphylokokkenimpetigo]; beide Formen heilen unbehandelt im Laufe von Wochen von alleine ab; **Therapie**: orales Penicillin zur Verhütung von Poststreptokokkenerkrankungen bei Streptokokkenimpetigo oder systemischen Allgemeinerscheinungen bei Staphylokokkenimpetigo

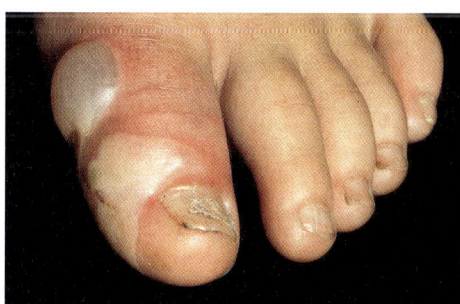

Abb. I10. Impetigo. Staphylokokkenimpetigo

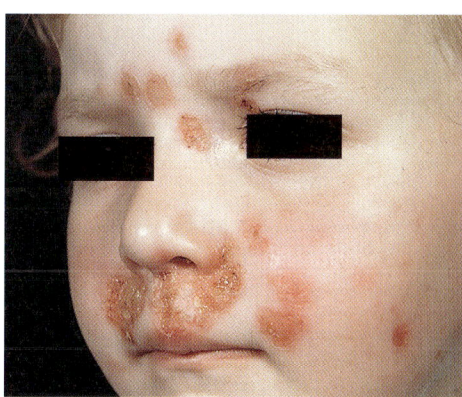

Abb. I11. Impetigo. Streptokokkenimpetigo

Impetigo bullosa: → Pemphigus neonatorum
Impetigo follicularis Bockhart: Syn: Staphylodermia Bockhart, Staphylodermia follicularis, Impetigo Bockhart, Folliculitis staphylogenes superficialis, Folliculitis pustulosa; s.u. Folliculitis

Impetigo scabida: Syn: Asbestgrind, Tinea amiantacea (Alibert), Tinea asbestina, Pityriasis amiantacea, Keratosis follicularis amiantacea; meist im Rahmen anderer Erkrankungen [Seborrhoe, atopisches Ekzem] auftretende asbestartige, weiß-schimmernde Schuppen der Kopfhaut; der Begriff wird heute nur noch selten verwendet

Impf|en|ze|pha|li|tis f, pl **-tiden**: Syn: Impfenzephalomyelitis, Impfenzephalopathie, Vakzinationsenzephalitis, Encephalomyelitis postvaccinalis; nach einer Impfung [Masern, Röteln] auftre-

I

tende akute oder subakute Entzündung, die auf einer Immunreaktion beruht; ist heute extrem selten

Impf|plan m: Syn: *Impfkalender*; in den meisten Ländern gibt es allgemein empfohlene oder gesetzlich vorgeschriebene Impfungen; während in Deutschland diese Impfungen empfohlen werden und die Compliance der Eltern z.T. großen Schwankungen unterliegt, hat die Impfpflicht in anderen Ländern zu z.T. erstaunlichen Ergebnissen geführt; so gibt es z.B. in den USA pro Jahr nur noch eine Handvoll an Masern- und Rötelnerkrankungen und die Haemophilus-influenzae-Meningitis ist ebenfalls sehr selten geworden

in Deutschland gibt die Ständige Impfkommission am Robert-Koch-Institut [STIKO] Empfehlungen für Impfungen heraus, die i.d.R. von den Gesundheitsbehörden der Länder übernommen werden; halten sich Ärzte an diese Empfehlungen, dann übernimmt der Staat die Kosten der Behandlung bei einem Impfschaden

Impf|tu|ber|ku|lo|se f: Syn: *Inokulationstuberkulose*; Tuberkulose, meist der Haut, durch Inokulation von Tuberkulosebakterien; *s.a. Tuberculosis cutis verrucosa*

Im|plan|tat, subkutanes nt: *s.u. Mastektomie*

Im|plan|tat, subpektorales nt: *s.u. Mastektomie*

Im|po|tenz f: meist verwendet im Sinne von **männlicher Impotenz** oder **Impotentia coeundi**, d.h. des Unvermögens, den Beischlaf auszuführen; man kann dabei eine **erektile Impotenz** [erektile Dysfunktion], eine **ejakulatorische Impotenz** [Unfähigkeit zum Orgasmus] und **Ejakulationsstörungen** [Ejaculatio praecox, Ejaculatio retardata] unterscheiden; die Ursache kann im psychischen [**psychogene Impotenz**] oder somatischen Bereich [**symptomatische Impotenz**] liegen; eine spezielle Form der psychogenen Impotenz ist die sog. **relative Impotenz**, die auf einer Abneigung gegen den Partner, die Art des versuchten Geschlechtsverkehrs, der Situation etc. beruht

Impotentia concipiendi [Unfähigkeit zu empfangen] und **Impotentia gestandi** [Unfähigkeit eine Schwangerschaft auszutragen] können Ursachen eines unerfüllten Kinderwunsches sein, ebenso die **Impotentia generandi** [Zeugungsunfähigkeit]; *s.a. Essay Infertilität und Sterilität S. 733, Essay Erektions- und Ejakulationsstörungen S. 295*

erektile Impotenz: → *Dysfunktion, erektile*

Im|pres|si|ons|frak|tur f: Syn: *Impressionsbruch, Schädelimpressionsfraktur*; durch lokale Druckeinwirkung verursachte Fraktur des Schädeldaches, mit Verlagerung von Knochenteilen nach innen; v.a. offene Impressionsfrakturen müssen wegen der Infektionsgefahr dringlichst operativ versorgt werden; *s.a. Essay Fraktur, Luxation, Distorsion S. 423*

Im|pres|si|ons|to|no|me|ter nt: Instrument zur Messung des Augeninnendrucks durch Aufsetzen auf die Hornhaut; wird heute nur noch selten verwendet; *s.a. Applanationstonometrie*

Impuls-Doppler-Sonografie f: Syn: *PW-Doppler-Sonografie*; *s.u. Doppler-Sonografie*

Im|puls|e|cho|gra|fie, -gra|phie f: Syn: *Impuls-Echo-Verfahren*; *s.u. Sonografie*

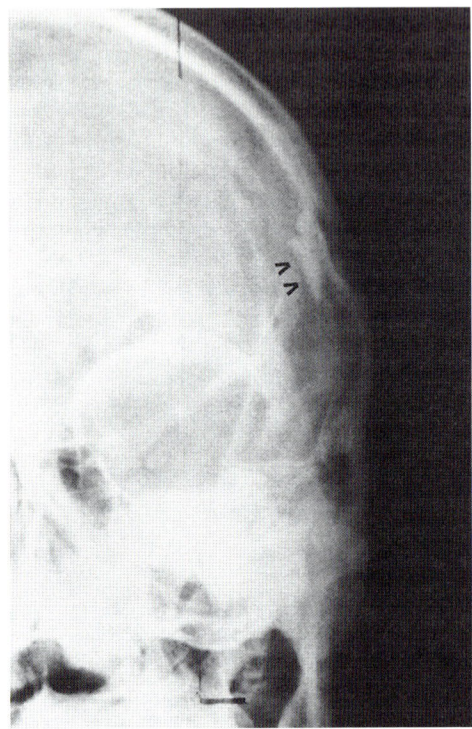

Abb. I12. Impressionsfraktur

Impuls-Echo-Verfahren nt: → *Impulsechografie*

Impulsiv-petit-mal nt: Syn: *Herpin-Janz-Syndrom, juvenile myoklonische Epilepsie*; v.a. bei Jugendlichen vorkommende Petit-mal-Form mit plötzlich einschießenden Muskelzuckungen; *s.a. Essay Epilepsie und Status epilepticus S. 365*

In|ak|ti|vi|täts|os|te|o|po|ro|se f: Osteoporose durch mangelnde Belastung; meist bei älteren Patienten und v.a. Patientinnen; bei Ruhigstellung spricht man von einer Immobilisationsosteoporose; *s.u. Essay Osteoporose S. 1171*

Incisura scapulae-Syndrom nt: Kompressionssyndrom des Nervus suprascapularis im osteofibrösen Kanal der Incisura scapulae; seltenes Krankheitsbild; *s.u. Essay Nervenkompressionssyndrome S. 1099*

In|con|ti|nen|tia pigmenti Typ Bloch-Sulzberger f: Syn: *Bloch-Sulzberger-Syndrom, Bloch-Sulzberger-Krankheit, Pigmentdermatose Siemens-Bloch, Melanoblastosis Bloch-Sulzberger*; X-chromosomal dominante Dermatose mit spritzerartigen

Tab. I2. Impfplan. Allgemein empfohlene Impfungen

Impfung	Geburt	3. Monat	4. Monat	5. Monat	Ab 12. Monat	6. Jahr	Ab 11. Jahr
Hepatitis B	1[a]	1		2	3		1-2-3[b]
DPT		1	2	3	4	5[c]	Booster[c]
Hib		1	2	3	4		
IPV[d]		1	2	3	4		
MMR					1	2	

[a] Bei HBs-Ag-positiven Müttern 1. aktive Impfung in den ersten 12 Stunden nach Geburt mit HB-Immunglobulin. Bei unbekanntem HBs-Status der Mutter ebenfalls 1. aktive Impfung in den ersten 12 Stunden nach Geburt. 1 und 6 Monate später folgen 2. und 3. aktive Impfung

[b] Bei bislang nicht geimpften Jugendlichen 3 Impfungen im Abstand von 1 und 6 Monaten

[c] 5. Impfung im 6. Lebensjahr nur mit Diphtherie- und Tetanustoxoid (Td), ab dem 11. Lebensjahr Auffrischung des Pertussisimpfschutzes und erneute Td-Impfung

[d] 4 Impfungen nur bei Verwendung von DPT-IPV (Hib)-Kombinationsimpfstoffen. Bei Verwendung von IPV-Einzelimpfstoffen 2 oder 3 Impfungen

Nosokomiale Infektionen

M. Mielke, N. Wischnewski

Medizinisch-diagnostische, therapeutische und pflegerische Maßnahmen sind mit einem je nach ihrer Art, ihrem Umfang und ihrer Invasivität unterschiedlichen Infektionsrisiko verbunden.

Neben den gastrointestinalen Infektionen gehören die dabei ggf. auftretenden nosokomialen [griech. *nosokomeion*: das Krankenhaus] Infektionen in Deutschland, wie in anderen Industrienationen, zu den am häufigsten beobachteten Infektionen und zu den häufigsten **Komplikationen medizinischer Maßnahmen** überhaupt.

(!) Als nosokomiale Infektion wird im weiteren Sinne jede im zeitlichen Zusammenhang mit einer stationären oder ambulanten medizinischen Maßnahme auftretende klinisch apparente Infektion bezeichnet, die bei Aufnahme bzw. Therapiebeginn weder vorhanden noch in der Inkubationsphase war.

Diese Definition liegt auch der Legaldefinition im Infektionsschutzgesetz [IfSG, § 2] zugrunde. Im englischen Schrifttum wird zunehmend der Begriff *health care associated infections* gebräuchlicher.

Wie bei anderen Infektionen setzt sich das Infektionsrisiko aus **Exposition** [gegenüber dem Erreger] und **Disposition** des Patienten zusammen. Im Falle der nosokomialen Infektionen kommt jedoch der Disposition [z.B. durch organische Vorschädigung im Rahmen der die Behandlung auslösenden Grunderkrankung] besondere Bedeutung zu. Hieraus folgt, dass das Infektionsrisiko zum überwiegenden Teil aus der körpereigenen mikrobiellen Flora des Patienten resultiert [**endogene Infektion**] und nosokomial, d.h. im Rahmen einer medizinischen Maßnahme erworben, nicht gleichbedeutend mit iatrogen im Sinne einer schuldhaften Verursachung ist. Nur ca. ein Drittel der beobachteten nosokomialen Infektionen sind gegenwärtig vermeidbar und gehen z.B. zurück auf folgende **Übertragungen**:

- von Patient zu Patient
- vom Personal auf den Patienten [und umgekehrt] bzw. indirekt
- über kontaminierte Kontaktflächen
- über kontaminierte Medizinprodukte [z.B. Endoskope, chirurgische Instrumente] oder Arzneimittel [z.B. kontaminierte Infusions- oder Inhalationslösungen] sowie wie in anderen Gemeinschaftseinrichtungen auch
- über Lebensmittel und Wasser [z.B. Legionellen] und schließlich
- im Rahmen von Umbaumaßnahmen, bei denen es zur Freisetzung von opportunistischen Krankheitserregern [z.B. Aspergillen] kommen kann.

Insbesondere dieser Teil nosokomialer Infektionen ist vermeidbar durch das koordinierte Zusammenspiel von geeigneten **Präventionsmaßnahmen** wie

- Surveillance [Erfassung und Bewertung von nosokomialen Infektionen]
- optimierte Behandlungs- und Pflegetechniken [z.B. bei Injektionen, Punktionen, Infusionen, Beatmung, Katheterisierung der Harnblase oder Wundversorgung]
- kontrollierten und adäquaten perioperativen und therapeutischen Antibiotikaeinsatz
- Maßnahmen zur Unterbrechung von Infektketten [z.B. Isolierungs- und Desinfektionsmaßnahmen]
- sachgerechte Aufbereitung von mehrfach verwendeten Medizinprodukten
- geeignete baulich-funktionelle Voraussetzungen und betrieblich-organisatorische Maßnahmen
- angemessene Zahl betreuenden Personals
- kontinuierliche Schulung und arbeitsmedizinische Überwachung der Mitarbeiter.

(!) Dieses Potenzial auszuschöpfen, ist die Aufgabe der Krankenhaushygiene.

Aktuelle und wachsende Bedeutung erlangt die Problematik nosokomialer Infektionen durch die zunehmende Behandlung von Patienten mit schweren Grundleiden [z.B. Patienten mit hämato-onkologischen Erkrankungen oder Nieren-/Lungenversagen] und anderen **disponierenden Risikofaktoren** wie:

- geringes oder hohes Lebensalter [d.h. Frühgeborene oder Kinder unter 2 Jahren bzw. alte Menschen über 60 Jahre]

- weit verbreitete Anwendung invasiver diagnostischer und therapeutischer Verfahren sowie
- der häufig damit einhergehenden breiten Anwendung von Antibiotika [insbesondere auf Intensivstationen] und der damit verbundenen Resistenzproblematik.

Bei den **Erregern** nosokomialer Infektionen handelt es sich überwiegend um Bakterien oder Pilze der physiologischen Flora der Haut, des Nasen-Rachen-Raums, des Genital- und Perianalbereiches oder des Darmes, die durch Läsionen an Haut- und Schleimhäuten [z.B. Verletzungen, Ekzeme] oder aufgrund invasiver Eingriffe in primär sterile Körperhöhlen [z.B. Harnblase, Lunge] bzw. in die Blutbahn oder das Gewebe verschleppt werden [s.a. Tab. 1]. Darüber hinaus kommen solche Erreger in Betracht, die durch direkten Kontakt zwischen Patienten, unmittelbar vom Pflegepersonal über Handkontakt oder aerogen bzw. über kontaminierte Medizinprodukte, Instrumente, Arzneimittel und Flächen auf den Patienten übertragen werden [exogene Infektion].

Allgemein können drei nosokomial bedeutsame **exogene Infektionswege** unterschieden werden:
- Infektionen über den Blutweg bzw. durch Inokulation [z.B. bei HBV- und HCV-Infektion],
- Infektionen durch unmittelbaren Haut- oder Schleimhautkontakt [z.B. bei MRSA],
- Infektionen über Tröpfchen oder Tröpfchenkerne [z.B. bei Influenza bzw. Tuberkulose].

Die **Krankheitsbilder** umfassen
- bei Kontakt von Haut oder Schleimhaut mit kontaminierten Oberflächen Konjunktivitis [z.B. durch Adenoviren] oder virale Hauterkrankungen [z.B. durch HSV, HPV]
- bei Eindringen in die verletzte Haut z.B. postoperative bakterielle Wundinfektionen
- bei Eindringen der Erreger auf dem Blutweg [z.B. im Rahmen von Injektionen, Punktionen, Inzisionen oder Infusionen] eine Phlebitis, Sepsis, Endokarditis oder Meningitis bzw. eine Hepatitis [HBV-, HCV-Infektion] oder, in extrem seltenen Fällen, eine HIV-Infektion
- bei Punktionen und Operationen an Knochen und Gelenken eine Osteomyelitis oder Arthritis
- bei Nahtinsuffizienzen nach intraabdominellen Eingriffen eine Peritonitis
- bei Anwendung kontaminierter Endoskope bei invasiven Eingriffen z.B. eine Cholangitis, Pankreatitis oder Arthritis
- bei Befall der Atemwege im Zusammenhang mit Intubation, Tracheotomie oder künstlicher Beatmung, Absaugung oder Inhalation eine Bronchitis, Tracheobronchitis, Sinusitis oder Pneumonie
- bei Infektion der Harnwege im Rahmen der Katheterisierung der Harnblase oder der Zystoskopie eine Urethritis, Zystopyelonephritis, Nierenabszesse oder eine Urosepsis

❗ **Als häufigste nosokomiale Infektionen werden beatmungsassoziierte Pneumonien, katheterassoziierte Harnwegsinfekte, katheterassoziierte Septikämien und postoperative Wundinfektionen beobachtet.**

Je nach medizinischer Disziplin [z.B. chirurgische versus internistische Intensivmedizin] unterscheidet sich die relative Häufigkeit der genannten Infektionen.

Die **häufigsten Erreger** dieser Infektionen sind in Tabelle 1 dargestellt. Bei postoperativen Wundinfektionen ist die Rangfolge der häufigsten Erreger je nach Fachdisziplin verschieden, z.B. in der Traumatologie, Orthopädie, Herz- und Gefäßchirurgie *Staphylococcus aureus* [*S. aureus*] > koagulase negative Staphylokokken > Enterokokken/Streptokokken > *E. coli*, *Klebsiella*, *Enterobacter*, *Pseudomonas spp.*, während in der Abdominalchirurgie umgekehrt die gramnegativen Bakterien und Enterokokken gegenüber *S. aureus* dominieren.

Tab. 1. Häufigste, im Rahmen eines Krankenhaus-Infektions-Surveillance-Systems [KISS] angegebene Erreger nosokomialer Infektionen auf Intensivstationen* [Anteil der häufigsten Erreger in %]

Häufigste Erreger nosokomialer Infektionen [NI]	Alle device-assoziierten NI [n = 18.073]	Beatmungs-assoziierte Pneumonie	Katheter-assoziierte Harnwegs-infektion	Katheter-assoziierte Sepsis
Koagulase-negative Staphylokokken	9,1			31,0
S. aureus	16,5	24,2		15,2
Enterococcus spp.	13,4	9,0	25,4	11,7
E. coli	13,9	10,4	25,7	
Klebsiella spp.	7,4	12,0	6,4	4,9
Enterobacter spp.	7,4			5,7
Pseudomonas aeruginosa	14,2	17,1	13,5	
Candida albicans	11,2		11,3	
ohne Erregernachweis	10,6	12,4	6,3	15,8

* Geffers et al. Erreger nosokomialer Infektionen auf Intensivstationen: Daten des Krankenhaus-Infektions-Surveillance-Systems [KISS] aus 274 Intensivstationen. Anästhesiol Intensivmed. Notfallmed Schmerzther 2004; 39: 15–19

Diagnostik

Bei den in Tabelle 1 genannten [fakultativ pathogenen] Erregern ist das ausgelöste Krankheitsbild der nosokomialen Infektion von den Zeichen der jeweiligen **Lokalinfektion** [z.B. Pneumonie, Harnwegsinfektion, Wundinfektion] bzw. einer **Sepsis** geprägt. Eine definierte Inkubationszeit kann nicht angegeben werden; sie ist wesentlich von der Infektionsdosis und der Eintrittspforte sowie der Disposition des Patienten abhängig. Die Diagnose beruht auf der [möglichst frühzeitigen] Erkennung der Lokalinfektionszeichen [z.B. Rötung, Schwellung, Schmerz, entzündliche Infiltration bzw. Sekretion einschließlich entsprechender Veränderungen im Röntgenbild der Lunge], dem Nachweis systemischer Infektionsparameter [Fieber, Leukozytose, CRP-Erhöhung] sowie der mikrobiologischen Untersuchung des

- Trachialsekrets [quantitative mikrobiologische Analyse von BAL-Flüssigkeit]
- Urins
- Wundsekrets [Abstrich] bzw. von
- Blutkulturen

mit dem Ziel des **Erregernachweises** und der **Resistenztestung**. Für die Diagnostik bei Verdacht auf systemische Candida-Infektion, Aspergillose und Legionellose stehen Antigennachweise in Serum bzw. Urin zur Verfügung.

Die Unterscheidung beatmungsassoziierter Entzündungsreaktionen der Atemwege von einer mikrobiell bedingten Pneumonie sowie die Diagnose einer Sepsis ist eine tägliche Herausforderung in der Intensivmedizin im Spannungsfeld anzustrebender frühzeitiger antiinfektiver Therapie und Beschränkung des Antibiotikaeinsatzes zur Verminderung des Selektionsdrucks.

Therapie

Die antibiotische Therapie nosokomialer Infektionen erfolgt zunächst kalkuliert [gemäß lokalem Therapieschema] auf der Basis der am häufigsten nachgewiesenen Erreger [Tab. 1] und deren durch fortlaufende Erhebung bekannten Resistenz [s. auch Tab. 2] und schließlich entsprechend dem mikrobiologisch nachgewiesenen Erreger und dessen Antibiogramm unter Berücksichtigung der Vorerkrankungen und der klinischen Manifestation beim Patienten. In die Überlegungen zur sachgerechten kalkulierten Therapie gehen verschiedene Aspekte ein. Hinsichtlich des erforderlichen **Wirkungsspektrums** ist insbesondere von Bedeutung, ob

- *S. aureus* [ggf. MRSA] und/oder
- *Pseudomonas, Acinetobacter, Enterobacter spp.*

bei dem für das jeweilige Krankheitsbild und das Risikoprofil des Patienten typischen Erregerspektrum berücksichtigt werden müssen. Darüber hinaus ist die Gewebegängigkeit der in die engere Wahl gezogenen Antibiotika sowie das Vorliegen einer Nieren- und/oder Leberinsuffizienz von Bedeutung. Auf dieser Basis wird ein geeignetes Antibiotikum bzw. eine geeignete Kombination ausgewählt [s. Tab. 2].

Verlauf und **Prognose** werden wesentlich von den Vorerkrankungen des Patienten bestimmt. Nosokomiale Infektionen können den postoperativen Verlauf komplizieren [Verzögerung der Wundheilung, Pneumonie, Verlängerung der Liegezeiten] sowie den Erfolg grundsätzlich in Frage stellen [siehe z.B. Komplikationen nach Implantation von Fremdkörpern/Prothesen].

Ein **Therapieversagen** kann beruhen:

- auf einer primär unwirksamen [da den tatsächlichen Erreger oder dessen **Resistenz** nicht berücksichtigenden] Therapie
- auf einer **Superinfektion** mit einem resistenten Erreger
- auf der Ausbildung von **Komplikationen**, die die Antibiotikatherapie erschweren, wie z.B. Abzess- oder Empyembildung.

Im Rahmen der **kalkulierten Therapie** nosokomialer Infektionen kommen häufig **Antibiotikakombinationen** zum Einsatz. Die Auswahl richtet sich nach dem jeweilig zu erwartenden Erreger- und Resistenzspektrum. Die Kombination verfolgt dabei das Ziel, das Wirkungsspektrum zu erweitern sowie die Wirkung durch Synergismus zu intensivieren. Dies ist insbesondere bei Patienten mit immunologischer Abwehrschwäche sowie bei Erregern mit speziellen Resistenzen gegen Antibiotika [hohe MHK, z.B. bei Pseudomonas spp.] bedeutsam.

Der **sinnvolle Einsatz von Antibiotika** im Krankenhaus wird bestimmt durch

- die Qualität der Infektionsdiagnose [d.h. die schnellst mögliche Entscheidung darüber, ob eine (nosokomiale) Infektion vorliegt]
- die Güte der kalkulierten Initialtherapie [d.h. der auf der Basis des bekannten Erreger- und Resistenzspektrums gewählten Antibiotikatherapie vor Eintreffen des mikrobiologischen Befundes]
- die frühestmögliche Umstellung auf eine gezielte Deeskalations-/Sequenztherapie sowie
- die Dauer der Antibiotikagabe.

Tab. 2. Typische Wirkungsspektren häufig eingesetzter Antibiotika

Antibiotika	Staph.	Strept.	Entero-kokken	E.coli	Prot.–	Klebs.	Prot.+	Enterob.	Pseud.	Acinet.	Anaer./Bact. grampos.	gramneg.
Penicillin G/V	++	++++	+								++++	
Oxacillin/Fluclo-xacillin Cave: MRSA	++++	++										
Ampicillin	++	++	++++	++	++						++++	
Mezlocillin	++	++	++++	++++	++	++					++++	++++
Piperacillin*	++	++	++++	++++	++++	++++	++++	++++	++		++++	++++
Pip* + Tazobactam Cave: MRSA	++++	++++	++++	++++	++++	++++	++++	++	++	++++	++++	++++
Cephalexin/Cefazolin Cave: MRSA	++++	++++		++++	++++	++					++++	
Cefaclor	++++	++++		++++	++++	++	+				++++	
Cefotiam/Cefotaxim*	++++	++++		++++	++++	++++	++	++		+	++++	+
Ceftriaxon*	++	++		++++	++++	++++	++	++	+	+	++++	++
Ceftazidim	++	++		++++	++++	++++	++++	++++	++++	+	++++	+
Aztreonam**				++++	++++	++++	++++	++	++			
Imipenem**/Meropenem* Cave: MRSA	++	++++	++++	++++	++++	++++	++++	++++	++++	++	++++	++++
Gentamicin**	++			++++	++++	++++	++++	++++	++++	+		
TMP/SMZ	++++	++	++	++++	++++	++++	++					
Cipro-/Ofloxa-cin** Cave: MRSA	++	++	++	++	++++	++++	++++	++++	++++	+		
Vancomycin	++++	++++	++++								++++	
Teicoplanin	++++	++++	++++								++++	
Erythromycin Cave: MRSA	++	++		[Legionella, Chlamydien, M. pneumoniae, B. pertussis, H. influenzae, Campylobacter, Treponemen]								
Doxycyclin	++	++		++++ [Gonokokken, Chlamydien, Mycoplasmen, H. influenzae, Legionella, Rickettsien, Leptospiren, F. tularensis, Brucella, Pasteurella, Yersinien, Erysipelothrix, Vibrionen]	++++	++	++				++++	+
Metronidazol											++	++++
Clindamycin Cave: MRSA	++++	++++									++++	++++

*Cave: S. maltophilia, **Cave: B. cepacia; S. maltophilia, +, + +, ++++ = relative Wirksamkeit

Perioperative Antibiotikaprophylaxe

Bestimmte operative Eingriffe an physiologisch kolonisierten bzw. traumatisch verunreinigten Organen wie z.B. am Respirationstrakt, Darmtrakt oder im Genitalbereich [z.B. Hysterektomie, Prostatektomie] sowie bei Amputationen von Gliedmaßen sind mit einem erhöhten Risiko postoperativer Wundinfektionen verbunden. Bei diesen Eingriffen kann die systemische perioperative Applikation von Antibiotika entsprechend dem zu erwartenden Erregerspektrum prophylaktisch sinnvoll sein, um das endogene nosokomiale Infektionsrisiko zu reduzieren [zur Durchführung und Indikation wird auf die entsprechenden Leitlinien der Paul Ehrlich-Gesellschaft verwiesen: www.peg.de].

Die Bedeutung der Prävalenz gegen Antibiotika-resistente Erreger liegt nicht zuletzt darin begründet, dass die Berücksichtigung dieser Resistenz bei der Gestaltung der kalkulierten Therapie zum immer häufigeren Einsatz von teuren und besonders schwer zu ersetzenden Reservesubstanzen [wie z.B. Vancomycin*] führt. Diese erhöhen ihrerseits den Selektionsdruck und fördern so die Verbreitung immer resistenterer Erreger [z.B. von Vancomycin-resistenten Enterokokken]. Gegenwärtig besteht diese Problematik in Deutschland bei Methicillin[Oxacillin]-resistenten *Staphylokokkus aureus*-Stämmen [MRSA], den *E. coli*- und *Klebsiella*-Stämmen mit *extended spectrum* β-Laktamasen [ESBL] und resistenten Pseudomonaden. In bestimmten medizinischen Bereichen liegt der Anteil von MRSA-Isolaten bezogen auf die Gesamtheit von *Staphylococcus aureus*-Isolaten bereits jetzt bei 60 % [www.rki.de; Informationen zu MRSA]. Um eine Verbreitung dieser Bakterien in einer Einrichtung durch geeignete Maßnahmen zu vermeiden, kann ein Screening auf das Vorliegen einer entsprechenden Kolonisation bei Aufnahme sinnvoll sein.

Zu einem unüberwindbaren Problem kann die Therapie nosokomialer Infektionen dann werden, wenn die Infektion durch multiresistente Organismen ausgelöst wurde. Hierzu gehören neben den oben Genannten auch Glykopeptid-resistente Enterokokken [GRE bzw. VRE] sowie Isolate von Methicillin-resistenten *Staphylococcus aureus*, die zusätzlich eine [intermediäre] Vancomycin-Resistenz sowie eine Resistenz gegen die neu entwickelten Oxazoladinone besitzen. Da derartige Infektionen zudem in bestimmten Risikogruppen wie Diabetiker, Dialysepatienten oder Patienten mit Leberzirrhose gehäuft auftreten, kann eine Infektion mit diesen Erregern mit heutigen Mitteln unbeherrschbar sein.

Die **Resistenz der Bakterien** beruht auf

- der Produktion von Antibiotika-inaktivierenden Enzymen [z.B. β-Laktamasen]
- Änderungen in der Permeabilität der Zellwand [Aufnahme vermindert oder Abgabe erhöht]
- Umgehung des Angriffspunktes des Antibiotikums
- Veränderung der Bindungsstruktur für das Antibiotikum in der Zellwand.

In einigen Fällen ist die Eigenschaft plasmidgebunden und durch Transformation übertragbar [z.B. bei *extended-spectrum* β-Laktamasen].

Aufgrund des engen Zusammenhanges zwischen dem von dem Einsatz des Antibiotikums ausgehenden **Selektionsdruck** und der **Häufigkeit resistenter Erreger** ist die systematische Erfassung von Isolaten mit bestimmten Resistenzen und Multiresistenzen, wie sie nach § 23 Abs. 1 IfSG vorgeschrieben ist, auch eine bewährte Methode, entsprechende Risikobereiche sowie Cluster bzw. Ausbrüche zu erkennen [s.a. Abb. 1]. Auch die **Erfassung des Antibiotikaverbrauchs** kann wertvolle Information für die Bewertung von Resistenzentwicklungen liefern. Wird eine ungewöhnliche Häufung derartiger Erreger bzw. Infektionen beobachtet, muss neben den praktizierten Hygienemaßnahmen auch das geübte Antibiotika-Regime hinterfragt und gegebenenfalls geändert werden. Empfehlungen zur rationalen Antibiotikatherapie werden z.B. von der Paul-Ehrlich-Gesellschaft herausgegeben [www.peg.de].

Eine weitere gegenwärtig relevante Problematik besteht bei Bakterien, deren pathogenes Potenzial zwar gering ist, die jedoch aufgrund einer besonderen Affinität zu den Oberflächen von Fremdkörpern z.B. intravasalen Kathetern und primärer Resistenz schwer zu therapierende Blutstrominfektionen hervorrufen können. Zu diesen gehören insbesondere Koagulase-negative Staphylokokken, die als typische Hautkolonisationskeime weit verbreitet sind. Das Zusammentreffen aus Schwere der Infektion, Schwierigkeit einer eindeutigen ursächlichen Diagnose und der Antibiotika-Resistenz führt häufig zum breiten Einsatz hoch wirksamer Glykopeptide [z.B. Vancomycin] mit all den damit verbundenen Folgeproblemen, z.B. der Verbreitung von Vancomycin-resistenten Enterokokken [VRE].

Wie im Falle Antibiotika-resistenter Enterokokken kann *Clostridium difficile* als potenziell pathogener endogener Erreger der Darmflora durch Antibiotikagabe selektiert werden. Aufgrund seiner spezifischen Pathogenitätsfaktoren [Toxine] kann es in der Folge zu einer nosokomialen pseudomembranösen Kolitis kommen.

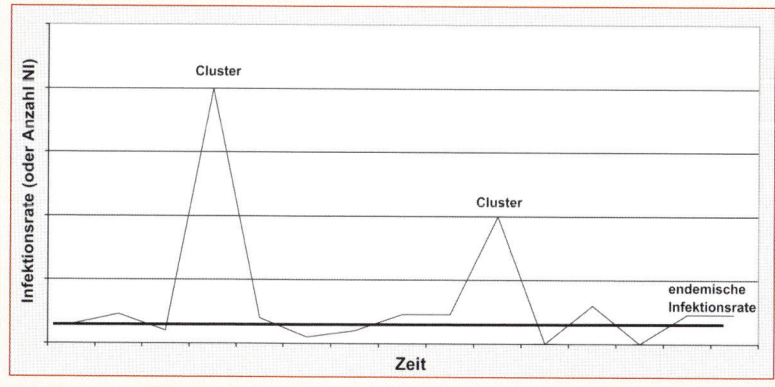

Abb. 1. Unterschied zwischen endemischer Infektionsrate und Cluster [zeitliche Häufung] nosokomialer Infektionen. Nosokomiale Infektionen können sporadisch [vereinzelt] mit einer für die jeweilige Einrichtung typischen [höheren oder niedrigeren] endemischen Infektionsrate oder in Form ungewöhnlicher Häufungen als Cluster [Ausbruch] auftreten

727

Aufgrund des breiten Einsatzes von Antibiotika und der häufiger anzutreffenden Veränderungen der Darmmukosa der Patienten kann es insbesondere auf hämato-onkologischen Stationen zu Ausbrüchen kommen. Resistenzen gegen Cefalosporine bei gramnegativen Bakterien führen nicht selten zum verstärkten Einsatz von Chinolonen und Carbapenemen mit den daraus resultierenden Konsequenzen für die relative Vermehrung von MRSA sowie entsprechend resistenten und anspruchslosen, z.B. in Wasser lebensfähigen *Pseudomonas aeruginosa*, *Stenotrophomonas maltophilia* und *Acinetobacter sp.* sowie von Sprosspilzen [*Candida sp.*].

Nosokomiale Virusinfektionen

Das Problem von nosokomialen Virusinfektionen unterscheidet sich von dem der bakteriellen Infektionen. Viel häufiger sind hier Fragen der vorbestehenden Immunität [s. Seroprävalenz und Impfstatus] und des *Face-to-face*-Kontaktes bei aerogener [bzw. Tröpfchen-]Übertragung sowie die Übertragung durch Blut, sowohl vom Patienten auf das Pflegepersonal als auch umgekehrt, von Bedeutung. Ein Selektionsdruck durch antibakterielle Chemotherapeutika tritt nicht auf. Beispiele sind nosokomiale Übertragungen von RSV, Adeno-, Influenza- und Parainfluenzaviren. Dabei ist auch die Übertragung von nasalen Sekreten durch Handkontakt zu anderen Personen ein wichtiger Übertragungsweg. Neben den fäkal-oral übertragbaren Virusinfektionen [z.B. Rotaviren, Adenoviren, HAV, Noroviren], der aerogenen bzw. durch Kontakt übertragbaren Infektionen [z.B. Varicella-zoster-Virus, Masernvirus und HSV] spielen bei medizinischen Maßnahmen insbesondere auch parenteral übertragene Virusinfektionen [z.B. HIV, HBV, HCV und CMV] eine bedeutendere Rolle. Gerade bei den Virusinfektionen wird die Bedeutung entsprechender Präventionsmaßnahmen im Zusammenhang mit Organtransplantationen und Bluttransfusionen, der sicheren Aufbereitung von Medizinprodukten und der konsequenten Impfung des Personals im Rahmen der arbeitsmedizinischen Betreuung [HBV-, HAV-, Poliovirus-, MMR-, Influenza-, VZV-Impfung, *www.rki.de*; Stichwort: STIKO] deutlich. Hierbei ist in entsprechenden Risikobereichen [z.B. Hämodialyseeinrichtungen, Neugeborenenstationen oder Labor] das gesamte Personal einzubeziehen [s. auch Biostoff-Verordnung].

Infektionen können bei Verletzungsträchtigen Eingriffen auch vom Personal auf den Patienten erfolgen, wie Beispiele der Übertragung von HBV, HCV oder HIV gezeigt haben [s. hierzu die Empfehlungen der DVV unter *www.dvv-ev.de*].

Prävention

Eine Voraussetzung für die sachgerechte Prävention von nosokomialen Infektionen ist, dass diese Infektionen sowie Erreger mit speziellen Resistenzen und Multiresistenzen fortlaufend erfasst und bewertet [s. § 23 Abs. 1 IfSG] sowie strukturierte Maßnahmen zum Ausbruchmanagement [s. § 6 Abs. 3 und § 23 Abs.2 IfSG] im Vorfeld erarbeitet und eingeübt werden [weitere Informationen unter *www.rki.de*].

❗ Auf der Basis verschiedener Studien wird gegenwärtig davon ausgegangen, dass bei Ausschöpfung aller bekannten Präventionsmaßnahmen in Kombination mit der systematischen Erfassung und Bewertung von Infektionsraten ca. ein Drittel aller nosokomialer Infektionen vermeidbar sind.

Diese Einschätzung wird durch molekularbiologische Analyse von Erregerisolaten gesicherter Transmissionen auf Intensivstationen unterstützt. Für die praktische Durchführung von Surveillance- und Präventionsmaßnahmen wird auf die umfangreichen Empfehlungen der Kommission für Krankenhaushygiene und Infektionsprävention beim Robert Koch-Institut hingewiesen [*www.rki.de*].

Für die **Identifizierung der Erreger und deren Resistenztestung** stehen heute [teil-]automatisierte Systeme zur Verfügung, die nach Isolierung Spezies und Resistenzmuster innerhalb von 6 h zu bestimmen erlauben. Zusammen mit der Umsetzung von § 23 Abs. 1 IfSG ist somit in den medizinisch-mikrobiologischen Laboratorien eine Infrastruktur etabliert, die Veränderungen im Resistenzverhalten nosokomial bedeutsamer Erreger rasch erkennen lässt [*www.dghm.de*].

Ein interessantes Werkzeug beim Umgang mit bzw. der Prävention von Resistenzproblemen ist die Ermittlung und Bewertung von **Antibiotika-Anwendungsdichten**, d.h. des Antibiotikaverbrauches in einem definierten Zeitraum [z.B. monatlich] bezogen auf die Patiententage in einem definierten Bereich [z.B. Intensivstation].

❗ Die Dokumentation sinkender oder niedriger Infektions- und Resistenzraten objektiviert das Erreichen des Präventionszieles.

Infektionspräventive Hygienemaßnahmen gliedern sich in
- Standardhygienemaßnahmen [s. unten], die generell vom gesamten medizinischen Personal eingehalten werden müssen

- die Vermeidung bzw. sofortige Dekontamination von potenziell infektiösen Verunreinigungen im Patienten-umfeld
- die sachgerechte Aufbereitung von Medizinprodukten, die unabhängig vom bekannten Infektionsstatus des Patienten generell erfolgt sowie
- spezifische Hygienemaßnahmen bei der Durchführung von invasiven diagnostischen, therapeutischen oder pflegerischen Eingriffen am Patienten bzw. bei der Betreuung kontagiöser Patienten.

Paradigmatisch für das präventive Potenzial geeigneter hygienischer Maßnahmen waren die Beobachtungen und Schlussfolgerungen von Ignatz Semmelweis, der vor über 150 Jahren in Wien die Bedeutung der hygienischen Händedesinfektion für die Prävention der Puerperalsepsis [Kindbettfieber] demonstrierte. Zu den **Standardhygienemaßnahmen** zählen daher die hygienische Händedesinfektion nach jedem Patientenkontakt sowie vor Manipulationen an Eintrittspforten bei ein und dem selben Patienten und die Verwendung von Einmalhandschuhen und Schutzkittel, wenn eine Kontamination mit Sekreten oder Exkreten zu erwarten ist. Die Haut- und Schleimhautdesinfektion/-antiseptik wird mit den vom Desinfektionsmittelhersteller angegebenen Verfahren und Einwirkzeiten durchgeführt. Der Umgang mit Gefäß- und Blasenkathetern, die endotracheale Absaugung oder die Manipulation am Infusionssystem erfordert geschultes Personal. Bei einem chirurgischen Verbandwechsel ist neben der Standardhygiene die *No touch*-Technik, die berührungsfreie Vorgehensweise unter Einsatz steriler Verbandmaterialien, die wichtigste präventive Maßnahme.
Als wichtigste Personalschutzmaßnahme wird hier auf die unbedingte **Vermeidung von Stich- oder Schnittverletzung** mit durch Blut kontaminierten scharfen Gegenständen [z.B. Kanülen] hingewiesen [*www.baua.de*]. Bei invasiven Maßnahmen ist ein strenges **aseptisches Vorgehen** obligat. Hier sind zusätzlich zur Standardhygiene spezielle Schutzmaßnahmen erforderlich.

Maßnahmen zur Unterbrechung von Infektketten
Die allgemeinen Präventionsmaßnahmen werden durch Methoden der **Isolierung** von Patienten, die Erreger an oder in sich tragen und an das Umfeld abgeben, dass daraus eine Infektionsgefahr resultiert, ergänzt.

Ausbruchmanagement
Auch bei Beachtung etablierter Präventionsmaßnahmen kann das gehäufte Auftreten von Infektionen im Krankenhaus im Rahmen eines Clusters bzw. Ausbruchs nicht mit Sicherheit ausgeschlossen werden. Während ein Cluster als Häufung von Fällen auch ohne Vergleich mit einer endemischen Infektionsrate [*baseline*] wahrgenommen werden kann, ist ein Ausbruch als das Auftreten von mehr Fällen als zeitlich oder räumlich zu erwarten wären definiert [s. Abb. 1].
Ein Vergleich von einrichtungsinternen Daten mit Literaturdaten bzw. den Referenzdaten des Nationalen Referenzzentrums für die Surveillance von nosokomialen Infektionen ist möglich, wobei jedoch auf die Verwendung einheitlicher Definitionen für die nosokomialen Infektionen sowie auf ggf. krankenhausspezifische spezielle Patientengruppen mit besonderen Dispositionen [z.B. Transplantationspatienten, Neugeborene] geachtet werden muss. Auch die Erfassung von Erregern mit besonderen Resistenzen und Multiresistenzen ist eine Methode, Cluster dieser therapeutisch besonders schwierig zu beherrschenden Infektionserreger rasch zu erkennen.
Um im Rahmen eines Ausbruchs bzw. Clusters so rasch wie möglich eine Weiterverbreitung der Erreger zu verhindern, müssen **Auslöseereignisse**, Vorgehensweisen und Maßnahmen zum Ausbruchmanagement [z.B. Quellensuche und Sanierung, Identifikation und Unterbrechung von Übertragungswegen, weitere Kontrollmaßnahmen] im Vorfeld etabliert sein.
Gemäß § 6 Abs. 2 IfSG ist das gehäufte Auftreten nosokomialer Infektionen, bei denen ein epidemischer Zusammenhang wahrscheinlich ist oder vermutet wird, dem zuständigen Gesundheitsamt als Ausbruch nicht-namentlich zu melden, um dieses so rasch wie möglich in die Kontrolle des Geschehens einzubeziehen.
Ziel des Ausbruchmanagements ist, durch zusätzlich einzuleitende Maßnahmen eine Weiterverbreitung der gehäuft aufgetretenen Erreger zu verhindern sowie die Infektionsquelle zu ermitteln und zu sanieren. Beispiele für Ausbrüche nosokomialer Infektionen sind Septikämien durch kontaminierte Infusionslösungen oder Blutprodukte sowie Ausbrüche von Durchfallerkrankungen auf Säuglingsstationen durch die Verbreitung enteropathogener Viren [insbesondere Rotaviren]. Besondere Aufmerksamkeit erregen in den letzten Jahren auch Ausbrüche mit Noroviren in Krankenhäusern und Altenheimen, die aufgrund der massiven Ausscheidung in Stuhl und Erbrochenem sowie der geringen Infektionsdosis nur durch rigorose Hygienemaßnahmen und ggf. Sperrung der betroffenen Einheit für Neuaufnahmen zu beherrschen sind.

Quellenhinweise
Abb. 1: AM-productions, Wiesloch

Pigmentflecken und Anomalien der Augen, der Zähne und des ZNS sowie anderen Missbildungen [Herzfehler, Skelett]; **Klinik:** schon bei Neugeborenen kommt es zur Ausbildung von Erythemen und Bläschen [**vesikulöses Stadium**]; später kommt es dann zur Bildung von Pigmentflecken; **Prognose:** die Hauterscheinungen heilen meist bis zum Erwachsenenalter ab; damit hängt die Prognose von den Begleiterkrankungen ab

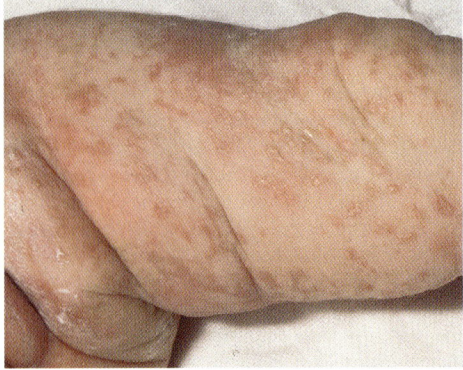

Abb. I13. Incontinentia pigmenti Typ Bloch-Sulzberger

In|con|ti|nen|tia pigmenti Typ Franceschetti-Jadassohn f: *Syn: Franceschetti-Jadassohn-Syndrom, Melanophorennävus, Naegeli-Bloch-Sulzberger-Syndrom, familiärer Chromatophorennävus, Dermatitis pigmentosa reticularis, Naegeli-Syndrom*; autosomal-dominante Dermatose mit Hyperpigmentierungen, Palmoplantarkeratosen, Zahnanomalien, Alopezie und Hypohidrose; *s.a. Ektodermaldysplasie-Syndrome*

In|con|ti|nen|tia urinae f: *Syn: Blaseninkontinenz, Harninkontinenz*; Unfähigkeit, Harn in der Blase zurückzuhalten; *s.u. Essay Harninkontinenz S. 533*

In|da|na|zo|lin nt: *Syn: 2-(4-Indanylamino)-2-imidazolin*; α-Sympathomimetikum, Vasokonstriktor; **Anw.:** lokal bei Schnupfen und allergischer Rhinitis; **Dosierung:** 3–4 × tgl. einen Sprühstoß in jedes Nasenloch oder mit der Pipette 2–3 Tropfen einer 0,1 %-igen Lösung in jedes Nasenloch träufeln; **NW:** reaktive Hyperämie an der Nasenschleimhaut; bei Anwendung über Wochen Gefahr der Schleimhautatrophie; zentrale Erregung, Kopfschmerzen, Herzklopfen, Herzrhythmusstörungen, pektanginöse Beschwerden [nur bei systemischer Aufnahme]; **Kontraind.:** Engwinkelglaukom, Rhinitis sicca, bei Säuglingen und Kleinkindern vorsichtig dosieren, Vorsicht bei Hypertonie, Thyreotoxikose, Phäochromozytom, schweren Herzerkrankungen

In|da|pa|mid nt: *Syn: 4-Chlor-N-(2-methylindolin-1-yl)-3-sulfamoyl-benzamid*; wirkt in niedriger Konzentration als Antihypertensivum und in höherer Konzentration als Saluretikum; **Anw.:** arterielle Hypertonie; **Dosierung:** 2,5 mg/d p.o. als Antihypertensivum, 5 mg/d p.o. als Saluretikum; **NW:** Elektrolytstörungen [Hypokaliämie, Hyponatriämie, seltener Hypomagnesiämie], EKG-Veränderungen, Rhythmusstörungen, Anstieg harnpflichtiger Substanzen, Anstieg des Harnsäureplasmaspiegels und Gichtanfälle bei prädisponierten Patienten, Übelkeit, Erbrechen, Transaminasenanstieg, Hepatitis, Muskelspasmen, Blutbildveränderungen [Leukopenie, Thrombopenie, Agranulozytose, aplastische Anämie]; **Kontraind.:** Anurie, fortgeschrittene Niereninsuffizienz, schwere Leberfunktionsstörungen, therapieresistente Hypokaliämie, Sulfonamidallergie, Hyperurikämie und Gicht, systemischer Lupus erythematodes, Kinder unter 12 Jahren

In|dex, chemotherapeutischer m: *Syn: therapeutische Breite, therapeutischer Index*; Verhältnis der für den Erreger schädlichen Konzentration eines Chemotherapeutikums zu der für den Wirt verträglichen Konzentration; je größer der Wert, desto weniger Nebenwirkungen und Schäden können erwartet werden

In|dif|fe|renz|typ m: *s.u. Essay Elektrokardiogramm S. 317*

In|di|ka|tor|ver|dün|nungs|me|tho|de f: *Syn: Indikatorverdünnungstechnik*; Methode zur Bestimmung von Kreislaufgrößen [z.B. Blutvolumen, Herzzeitvolumen] durch Injektion oder Inhalation eines Indikators [Farbstoff, Kältelösung, radioaktives Isotop]

In|di|na|vir nt: HIV-Proteasehemmer; hemmt die Protease von HIV-1 etwa 10-fach stärker als die von HIV-2; **Anw.:** HIV-Infektion mit fortschreitender oder fortgeschrittener Immunschwäche; **Dosierung:** 800 mg alle 8 Stunden, die Einnahmezeiten müssen möglichst exakt eingehalten werden; **NW:** führt in bis zu 14 % zur Bildung von Harnsteinen [**Indinavirsteine**], gastrointestinalen Symptomen, Anstieg der Leberwerte; *s.a. Essay HIV-Infektion – AIDS S. 625*

In|di|vi|du|al|do|si|me|ter nt: *Syn: Personendosimeter*; gesetzlich vorgeschriebenes Dosimeter zur Kontrolle der Strahlenbelastung von Personen, die beruflich strahlenexponiert sind; meist werden Filmdosimeter oder Füllhalterdosimeter verwendet

In|do|bu|fen nt: selektiver, reversibler Hemmer der Thrombozyten-Cyclooxygenase; hemmt damit die Kollagen-, ADP-, Thrombin-, PAF- und Arachidonsäure-induzierte Thrombozytenaggregation; **Anw.:** zerebrale, periphere und koronare thromboembolische Gefäßerkrankungen; **Dosierung:** 200 mg/d p.o.; **NW:** Dyspepsie, Bauchschmerzen, Übelkeit, Erbrechen, Obstipation, Kopfschmerz, Schwindel, Exantheme

In|do|me|ta|cin nt: nicht-steroidales Antiphlogistikum, Prostaglandinsynthesehemmer; hat, wenn überhaupt, nur eine geringe Selektivität für Cyclooxygenase-Isoenzym 2 [COX-2]; **Anw.:** chronische Polyarthritis, rheumatische Erkrankungen, Gichtanfall, Lumbalgie, Entzündungen von Sehnen, Sehnenscheiden und Schleimbeutel, Zoster; **NW:** gastrointestinale Symptome, Magen-Darm-Ulzera, Haarausfall, Kopfschmerzen, Hyperglykämie, Schwindel, Bronchospasmus

In|do|ra|min nt: *Syn: N-{1-[2-(3-Indolyl)ethyl]-4-piperidyl}benzamid*; peripheres α-Sympatholytikum; Antihypertensivum; **Anw.:** leichte bis mittelgradige Hypertonie Monotherapie oder in Kombination mit einem Diuretikum, mittlere und mittelschwere Hypertonie in Kombination mit einem Betablocker und einem Diuretikum; **Dosierung:** 2–3 × tgl. 25–200 mg p.o.; **NW:** Sedation, Mundtrockenheit, Schwindel, Ejakulationsstörungen

In|du|ra|tio penis plastica f: → *Peyronie-Krankheit*

In|farkt m: Gewebeuntergang [Nekrose] durch akute Unterbrechung der Blutzufuhr; die häufigsten Ursachen sind Thrombus, Embolus, Arteriosklerose und Einblutung; Gefäßkonstriktion oder -spasmen sind seltene Ursachen; *s.a. Myokardinfarkt, apoplektischer Insult*

In|fekt m: → *Infektionskrankheit*

In|fekt|ar|thri|tis f, pl **-tiden**: nicht klar definierter Begriff, der früher sowohl für infektiöse als auch postinfektiöse Arthritis verwendet wurde; heute obsolet

In|fek|ti|on f: Ansteckung mit einem Erreger, d.h., Ansiedlung, Wachstum und Vermehrung eines Mikroorganismus [Bakterium, Virus, Pilz, Einzeller] in einem Makroorganismus [Mensch, Tier, Pflanze] mit nachfolgender Abwehrreaktion und Schädigung des Makroorganismus; solange keine subjektiven oder objektiven Symptome vorliegen, handelt es sich um eine **asymptomatische Infektion**; sobald subjektive oder objektive Krankheitszeichen vom Patienten berichtet werden oder vom Untersucher gefunden werden können, spricht man von **symptomatischer Infektion** oder **Infektionskrankheit**; Infektionen können nach der Art des Verlaufes [akut, chronisch], dem Agens [bakteriell, viral], der Lokalisation [lokal, systemisch] usw. eingeteilt werden; *s.a. Essay Nosokomiale Infektionen S. 723, Essay Mykosen S. 1059, Essay Parasitosen S. 1217, Essay Virusinfektionen S. 1667, Essay Pneumonie S. 1273*

In|fek|ti|ons|in|dex m: *Syn: Kontagionsindex*; Anzahl der tatsächlich an einer Infektionskrankheit erkrankten Patienten, bezogen auf 100 exponierte, nicht-immune Patienten

In|fek|ti|ons|krank|heit f: *Syn: Infekt, Infektion*; durch Ansteckung

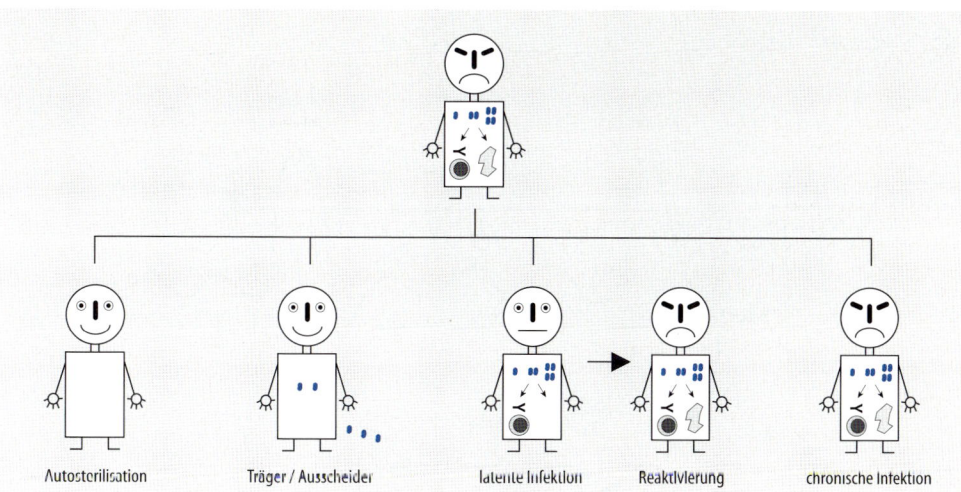

Autosterilisation   Träger / Ausscheider   latente Infektion   Reaktivierung   chronische Infektion

Abb. I14. Infektionskrankheit. Verlaufsmöglichkeiten einer Infektion

mit einem Erreger hervorgerufene Krankheit; liegt erst vor, wenn subjektive und objektive Krankheitszeichen vom Patienten berichtet oder vom Untersucher gefunden werden können; oft wird der Begriff im Sinne von Allgemeininfektion verwendet; prinzipiell gibt es 4 verschiedene Endergebnisse einer Infektion [wenn man von einem tödlichen Ausgang absieht]: **1. Autosterilisation:** der Erreger wird vollkommen aus dem Körper eliminiert; dabei kann es zur Ausbildung einer dauerhaften Immunität kommen **2.** der Patient wird zum asymptomatischen **Träger** oder **Carrier,** der den Erreger ausscheidet und als Infektionsquelle wirkt **3. latente Infektionen** können über Monate bis Jahre klinisch stumm bleiben, bevor sie wieder aktiv werden **4. chronische Infektion** mit Verlauf über Monate oder Jahre

In|fekt|pseud|ar|thro|se *f:* infizierte Pseudarthrosen entstehen meist im Anschluss an eine offene Fraktur oder Trümmerfraktur mit sekundärer Infektion eines Sequesters; **Diagnose:** Klinik, Röntgen [Tomografie, CT, MRT, Szintigrafie]; **Therapie:** Débridement der Weichteile und Entfernung infizierter oder nekrotischer Knochenteile; wenn nötig Metallentfernung und Anlage eines Fixateur externe; evtl. wiederholtes Einlegen von Septopalketten; nach Abklingen der Infektion stabile Osteosynthese, evtl. Spongiosaplastik oder Knochentransplantation

In|fekt|stein *m: s.u. Urolithiasis*

In|fer|ti|li|tät *f: Syn: Impotentia generandi;* Unfruchtbarkeit; Unfähigkeit zum Austragen einer Schwangerschaft; heute oft gleichgesetzt mit Sterilität [Unfähigkeit zu konzipieren]; *s.u. Essay Infertilität und Sterilität S. 733*

In|fi|bu|la|ti|on *f:* Typ III der rituellen Beschneidung; *s.u. Klitoridektomie*

In|fli|xi|mab *nt:* chimärer, monoklonaler Antikörper gegen Tumornekrosefaktor α; **Anw.:** zugelassen zur Behandlung aggressiver Verlaufsformen der rheumatoiden Arthritis, chronisch-entzündlicher Darmerkrankungen [Colitis ulcerosa, Morbus Crohn] und Morbus Bechterew; **NW:** Antikörperbildung mit allergischer Reaktion; Kopfschmerzen, Müdigkeit, Übelkeit, Husten, erhöhtes Risiko für Infektionen der Atemwege [Sinusitis, Pharyngitis, Bronchitis, einschließlich Tuberkulose]; **Kontraind.:** aktive oder latente Tuberkulose, andere bakterielle Infektionen; *s.a. Essay Psoriasis S. 1317, Essay Rheumatoide Arthritis S. 83*

In|flu|en|za *f, pl* -**zae**: *Syn: Virusgrippe, (echte) Grippe;* hochkontagiöse akute Allgemeinerkrankung, die endemisch, epidemisch oder pandemisch auftreten kann; die zu den Orthomyxoviren gehörenden Influenzaviren kommen drei Subtypen

[**Influenza A-Virus, Influenza B-Virus, Influenza C-Virus**] vor; das Virusreservoir ist fast immer der Mensch; nur die Influenza A-Viren sind auch im Tierreich weit verbreitet [Schweine, Geflügel, Pferde]; früher wurde angenommen, dass nur die Erreger der Schweineinfluenza auf den Menschen übertragbar sind, seit 1997 ist aber bekannt, dass bei intensivem Kontakt mit erkrankten Tieren eine Übertragung von aviären Influenzaviren auf den Menschen erfolgen kann [s.u.]

auf der Virushülle lokalisierte Antigene [Neuraminidase (N), Hämagglutinin (H)] führen über Veränderungen der Antigenstruktur [Antigendrift, Antigenshift] zur Bildung von Serovarianten, die neue Pan- oder Epidemien auslösen können; in den letzten 100 Jahren haben Subtypen von Influenza A-Virus fünf Pandemien verursacht, die meist in China ihren Ausgang nahmen; die sog. **Spanische Grippe** von 1918/19 [Subtyp H1N1] forderte mehr als 20 Millionen Todesopfer und verursachte als Folgeerkrankung die von Economo-Enzephalitis; die sog. **Asiatische Grippe** von 1957 wurde durch den Subtyp H2N2 verursacht, 1968 begann dann die Ära von H3N2; seit 1977 dominieren H1N1 und H3N2; eine Pandemie beginnt mit einer sich rapide ausbreitenden Infektionswelle; in den folgenden Jahren kommt es zu Nachwellen, die Personen infizieren, die von der ersten Welle verschont blieben oder nur schwach immunisiert wurden; während dieser Zeit treten auch neue Varianten des Subtyps auf [**Antigendrift**], die sporadische Ausbrüche verursachen; nach 15–20 Jahren sind ca. 75 % der Weltbevölkerung immunisiert und es treten nur noch sporadische Infektionen auf; kommt es jetzt durch **Antigenshift** zur Ausbildung eines neuen Subtyps, beginnt der Zyklus von vorne Influenzaviren können in bebrüteten Hühnereiern und Affennierenzellkulturen gezüchtet werden; die Übertragung erfolgt als Tröpfcheninfektion von erkrankten oder subklinisch infizierten Patienten; nur die Hälfte der Infizierten zeigt klinische Symptome, der Rest macht die Krankheit symptomlos durch; die Haupterkrankungszeit für Grippe ist der Winter; der Begriff wird oft auch für grippale Infekte durch andere Viren [Rhino-, Adeno-, Corona-, Parainfluenzaviren] verwendet

die Grippe ist eine schwere Erkrankung, die v.a. bei älteren und abwehrgeschwächten Patienten tödlich verlaufen kann; die Inkubationszeit beträgt 1–5 Tage und der Krankheitsverlauf ca. 8–10 Tage; die Viren bleiben während der Erkrankung vorwiegend im Bronchialbaum lokalisiert und verursachen eine Epithelschädigung mit Transsudation, Nekrose

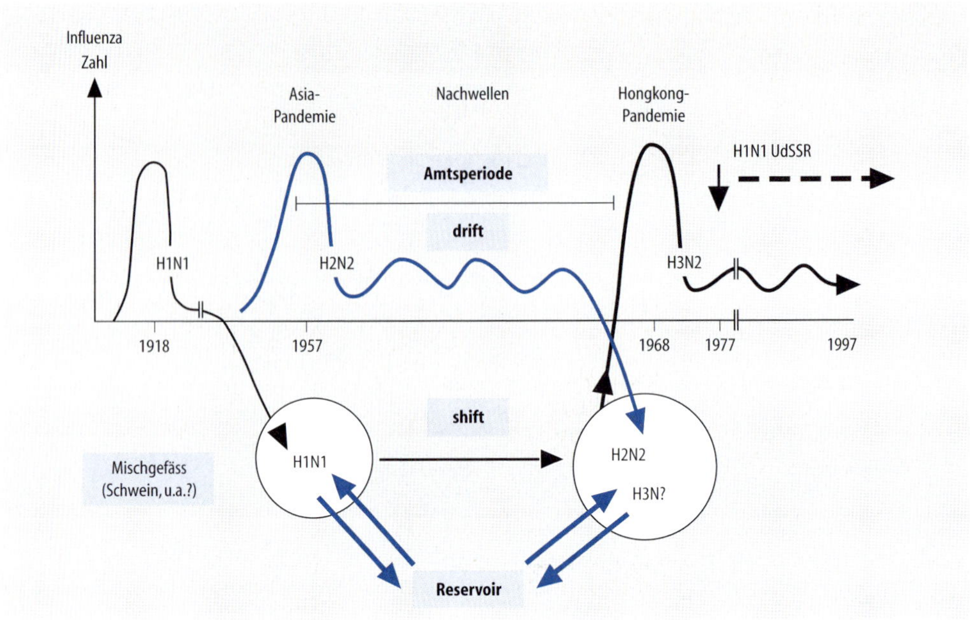

Abb. I15. Influenza. Epidemiologie der Influenza

und Desquamation; es kommt zu hohem Fieber, Kopfschmerzen, Schüttelfrost, Glieder- und Muskelschmerzen sowie einem allgemeinen Krankheitsgefühl; v.a. bei älteren Patienten kommt es auch zu Myokarditis mit Kreislaufschwäche; es besteht eine Bronchitis, evtl. auch eine Laryngotracheitis oder Pneumonie; häufig kommt es zu bakterieller Sekundärinfektion [Streptokokken, Staphylokokken, Haemophilus influenzae] und Pneumonie; weitere Komplikationen sind Otitis media, Meningitis, Enzephalitis, Guillain-Barré-Syndrom und Pseudokrupp bei Kindern; **Therapie**: symptomatische Behandlung, Amantadin*, Neuraminidaseinhibitoren; **Prävention**: Impfung mit einem Spaltimpfstoff verleiht einen 50 %-igen Schutz gegen eine Infektion, bei den anderen Patienten verläuft die Infektion abgeschwächt; der Impfschutz hält für ca. 12 Monate an; die Schutzimpfung ist für alle älteren und abwehrgeschwächten Patienten sowie medizinisches Personal indiziert

die **Vogelgrippe** [Geflügelgrippe, aviäre Influenza] ist eine seit mehr als 100 Jahren bekannte weltweite Infektion durch Influenza A-Viren; die Erregerverbreitung erfolgt durch Zug- und Wasservögel; neben Vögeln spielen aber auch Meeressäugetiere, Schweine und Pferde sowie der Mensch eine Rolle als Virusreservoir; die Übertragung erfolgt durch Kot oder Tröpfcheninfektion; Zugvögel erkranken nur selten, dafür sind v.a. Hühner sehr anfällig, mit einer Todesrate von nahezu 100 %; verantwortlich für die schweren Ausbrüche der „*Geflügelpest*" sind **hochpathogene aviäre Influenzastämme** [HPAI] der Subtypen H5 und H7; es existieren aber auch unter diesen Subtypen **niedrigpathogene Varianten** [LPAI], die wahrscheinlich nach längerer Adaption in der Vogelpopulation zu hochpathogenen Stämmen mutieren können; die sich seit Dezember 2003 ausbreitende Epidemie wird durch den Subtyp H5N1 verursacht; bisher sind mehr als 150 Millionen Vögel daran verstorben; bis Ende April 2006 wurden der WHO insgesamt 205 humane Erkrankungen mit 113 Todesfällen gemeldet; die Mehrzahl der Erkrankungen trat in Asien auf, 12 Fälle [4 mit tödlichem Verlauf] wurden aber aus der Türkei berichtet; 2003 gab es in Holland einen Ausbruch mit dem Subtyp H7N7 mit 89 Erkrankungen, von denen ein Patient verstarb

das Virus ist v.a. im Kot infizierten Geflügels konzentriert und wird hauptsächlich durch Inhalation virushaltiger Staubteilchen und Kontakt bei mangelnder Händehygiene auf den Menschen übertragen; eine Übertragung von Mensch zu Mensch scheint in Einzelfällen möglich; Sorge bereitet die Möglichkeit eines genetischen Reassortment durch eine gleichzeitige Doppelinfektion eines Wirts [Mensch, Schwein] mit humanen und aviären Influenza A-Viren; der neue Subtyp könnte dann die Artenbarriere überwinden und bei passender Adaption zu einer neuen Pandemie führen

nach einer eher langen Inkubationszeit [bis zu 2 Wochen] kommt es zu einem schweren Verlauf, der insbesondere durch Infektionen der unteren Atemwege gekennzeichnet ist; Pneumonien sind häufig und es kann schnell zu einer respiratorischen Insuffizienz kommen; Kinder sind i.d.R. schwerer befallen als Erwachsene; H5N1-Viren sind resistent gegenüber M_2-Blockern [Amantadin, Rimantadin], Neuraminidaseinhibitoren [Oseltamivir, Zanamivir] sind aber wirksam; Influenzaimpfstoffe zur Vorbeugung der menschlichen Grippe sind nicht gegen die Vogelgrippe wirksam; *s.a. Essay Virusinfektionen S. 1667*

Tab. I3. Influenza. Pandemien durch Influenza

Virussubtyp	Pandemie-beginn	Antigen-formel	Bemerkungen
A3 Hongkong-ähnlich	1889	H3N8	
A1 Swine-ähnlich	1918	H1N1	„Spanische Grippe"
A3 Hongkong	1968	H3N2 H1N1	kommen seit 1977 gleichzeitig vor
A1 UdSSR	1977		

In|flu|en|za|bak|te|ri|en *pl*: → *Haemophilus influenzae*
In|flu|en|za|ba|zil|len|me|nin|gi|tis *f, pl* -**ti|den**: → *Haemophilus-influenzae-Meningitis*
In|frak|ti|on *f*: → *Haarbruch*

Infertilität und Sterilität

M. Ludwig

Definitionen

Unter **Infertilität** wird im engeren Sinne die Unfähigkeit zum Austragen einer Schwangerschaft verstanden, obwohl eine solche durchaus eintreten kann, unter einer **Sterilität** im engeren Sinne die Unfähigkeit zu konzipieren. Mittlerweile werden beide Begriffe aber synonym verwendet.

Auf Seiten des Mannes existieren die Begriffe **Impotentia coeundi**, der die Unmöglichkeit zur Vollziehung des vaginalen Geschlechtsverkehrs bezeichnet. Davon abgegrenzt ist die **Impotentia generandi**, die im engeren Sinne der weiblichen **Sterilität** entspricht und bezeichnet, dass im Ejakulat kein ausreichendes Fertilisierungspotenzial der Spermien vorliegt.

Grundsätzlich wird der Begriff des **unerfüllten Kinderwunsches** favorisiert da mittlerweile klar wird, dass es sich eigentlich um ein relatives Problem der Zeugungsfähigkeit handelt. Die **wirkliche Sterilität** gibt es nur in Ausnahmefällen. Auch bei einer hochgradigen Tubenpathologie oder einer hochgradigen Einschränkung der männlichen Zeugungsfähigkeit ist eigentlich immer – wenn auch in beschränktem Maße – die Möglichkeit einer Spontankonzeption gegeben.

Ursachenverteilung

Auf prozentuale Angaben muss bei der Ursachenverteilung verzichtet werden, da epidemiologische Studien nur begrenzt vorliegen und nach verschiedenen Selektionskriterien sehr unterschiedliche Zahlen kursieren.

> ❶ Die häufigste Ursache liegt auf Seiten der Frau mit Sicherheit im endokrinen Bereich.

Hier sind sekundäre endokrine Störungen, wie die Hyperprolaktinämie, die Schilddrüsenfunktionsstörung und die Hyperandrogenämie adrenaler Genese abzugrenzen von direkten ovariellen Störungen, wie dem hypogonadotropen Hypogonadismus, dem hypergonadotropen Hypergonadismus und der ovariellen Hyperandrogenämie in ihren verschiedenen Erscheinungsformen.

Bei einem **hypogonadotropen Hypogonadismus** handelt es sich um eine relative Verminderung eines der beiden Gonadotropine [follikelstimulierendes Hormon, FSH; luteinisierendes Hormon, LH], wobei im Regelfall v.a. das LH betroffen ist. Dies gilt insbesondere z.B. bei der Anorexia* nervosa oder der Zyklusfunktionsstörung bei der untergewichtigen Patientin. Hierbei ist anzumerken, dass diese Störungen häufig über viele Jahre andauern, selbst wenn sich das Körpergewicht längst wieder normalisiert hat. Ein komplettes Fehlen der Gonadotropine ergibt sich z.B. bei Hypophysentumoren bzw. nach Operationen im hypophysennahen Bereich.

Der **hypergonadotrope Hypergonadismus** tritt physiologisch im perimenopausalen Bereich ein und signalisiert eine Erschöpfung der ovariellen Reserven. Unphysiologisch ist diese Situation immer, wenn sie vor dem 40. Lebensjahr eintritt. Ursachen können z.B. Operationen an den Ovarien oder Chemotherapien, darüber hinaus aber auch Autoimmunerkrankungen, z.B. im Rahmen polyglandulärer Autoimmunendokrinopathien mit gleichzeitiger Beteiligung z.B. der Inselzellen des Pankreas [Diabetes mellitus Typ I], Erkrankungen der Schilddrüse [Hashimoto-Thyreoiditis, Morbus Basedow] und eben eine prämature Ovarialinsuffizienz [*premature ovarian failure*, POF] sein.

Leitsymptome der endokrinen Störung sind neben den Merkmalen der primaren endokrinen Erkrankung [z.B. im Bereich der Schilddrüse] vor allem die Oligo- und Amenorrhoe. Unter einer **Oligomenorrhoe** wird eine Verlängerung des Zyklus auf über 35 Tage verstanden. Von einer **primären Amenorrhoe** spricht man, wenn im Leben einer Frau noch nie eine Menstruationsblutung eingetreten ist. Eine **sekundäre Amenorrhoe** liegt vor, wenn über 3 Monate [nach anderen Definitionen über 6 Monate] keine Menstruationsblutung eingetreten ist, obwohl vorher bereits auf spontanem Wege zumindest einmalig im Leben eine Menstruationsblutung statt gefunden hat.

Ein einfaches Schema zur Abklärung endokriner Störungen bei Oligo- und Amenorrhoen zeigt die Abbildung 1.

Neben den endokrinen Störungen gibt es auf Seiten der Frau insbesondere die **tubaren Ursachen, uterinen Ursachen** sowie die **Endometriose**.

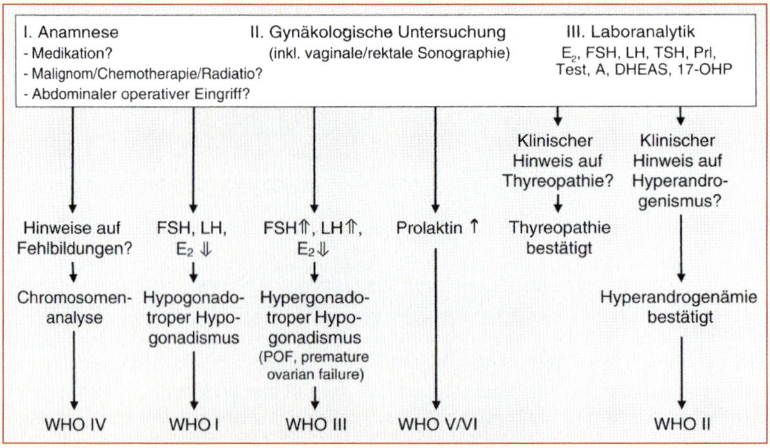

Abb. 1. Endokrine und apparative Abklärung der Amenorrhoe. Angegeben sind, soweit vorliegend, die verschiedenen WHO-Gruppen der Amenorrhoe-Ursachen. Die endokrine Abklärung kann sich auf die angegebenen Parameter begrenzen, wobei initial zur Abklärung der hyperandrogenämischen Störungen die Kontrolle von Testosteron, Androstendion und DHEA-S in aller Regel ausreicht. Wenn sich dabei Auffälligkeiten zeigen, kann 17-Hydroxyprogesteron (17-OHP) nachbestimmt werden, um Hinweise auf einen adrenalen Enzymdefekt nicht zu übersehen

Die **tubaren Ursachen** liegen z.B. vor nach Adnexitiden oder vorangehenden Extrauteringraviditäten sowie nach einer Salpingektomie, z.B. im Rahmen eines Tuboovarialabszesses. Das Diagnostikum der Wahl ist die Laparoskopie mit Chromopertubation* und Hysteroskopie* zur gleichzeitigen Abklärung der **uterinen Ursachen.** Diese wiederum beinhalten mögliche Fehlbildungen des Uterus, insbesondere uterine Septen, aber darüber hinausgehend auch intrauterine Adhäsionen oder im Extremfall z.B. das **Asherman**-Syndrom, das ein komplettes Fehlen des Stratum functionale des Endometriums bezeichnet. Klinisch äußert sich dies durch eine Hypo- oder Amenorrhoe. Mittlerweile wird dazu geraten, insbesondere im Falle einer anamnestisch oder mit anderen diagnostischen Verfahren nicht diagnostizierbaren Ursache des unerfüllten Kinderwunsches immer auch zumindest eine Hysteroskopie der Kinderwunsch-Patientin durchzuführen.

Die **Endometriose** kann die Fertilität auf verschiedene Weisen einschränken. Bei einer minimalen Endometriose kommt es offensichtlich durch die Produktion von Zytokinen zu einer extremen Beeinträchtigung der Follikelreifung und Eizellqualität sowie auch der Tubenmotilität. Eine Störung der uterinen Peristaltik führt zu einer Einschränkung bzw. Veränderung des Spermientransportes. Morphologische Veränderungen, insbesondere bei der fortgeschrittenen Endometriose, können zu tubaren Faktoren oder auch zu einer uterinen Ursache führen. Auch hier ist das Diagnostikum der Wahl die Laparoskopie, dann kombiniert mit einer operativen Sanierung der Endometriose und ggf. hormoneller Nachbehandlung. Letztere ist die Domäne der Gestagenpräparate sowie der GnRH-Agonisten. Insbesondere bei der fortgeschrittenen Endometriose wird eine Therapie über 3 bis 6 Monate empfohlen, um eine optimale Ausgangssituation für eine aktive Kinderwunschbehandlung zu schaffen.

Die Klärung der **männlichen Subfertilität** obliegt dem versierten Andrologen oder Reproduktionsmediziner. Sie umfasst neben der körperlichen und apparativen Untersuchung [Skrotal-Sonografie] insbesondere ein nach WHO-Standard erstelltes Spermiogramm. Normalwerte für ein Spermiogramm sind in Tabelle 1 wiedergegeben. Es muss mittlerweile angenommen werden, dass in den seltensten Fällen eine Einschränkung der männlichen Zeugungsfähigkeit einer operativen oder endokrinen Therapie zugänglich sein wird. So sind z.B. Varikozelen* eine mögliche Ursache der Einschränkung der männlichen Zeugungsfähigkeit. Deren Entfernung wird aber unabhängig vom Grad der Ausprägung in aller Regel der Fälle keine Besserung des Spermiogrammbefundes mit sich bringen.

Lediglich die seltenen Fälle eines hypogonadotropen Hypogonadismus des Mannes oder das Vorliegen sekundärer Endokrinopathien, wie z.B. einer Hyperprolaktinämie, einer Schilddrüsenfunktionsstörung oder auch der adrenale Enzymdefekt mit adrenaler Hyperandrogenämie können endokrin-therapeutisch beeinflusst werden. Dies macht jedoch sicherlich weniger als 3 % der Fälle einer Einschränkung der männlichen Zeugungsfähigkeit aus.

Die **idiopathische Sterilität** beschreibt entweder das komplette Fehlen jeder Einschränkung der Fertilität auf Seiten beider Partner oder aber das Vorliegen minimaler Veränderungen auf beiden Seiten, die für sich genommen den unerfüllten Kinderwunsch nicht erklären können, sondern nur in ihrer Kombination dann zum Ausbleiben der gewünschten Schwangerschaft führen.

Therapien

Bei **endokrinen Störungen** ist selbstverständlich die Therapie der Wahl eine Korrektur der endokrinen Situation, z.B. durch Einsatz von Prolaktinhemmern [Hyperprolaktinämie] oder Einstellung der Schilddrüsendysfunktion [Thyreostatika, L-Thyroxin*] oder eine Suppression der adrenalen Hyperandrogenämie [Dexamethason*]. Die essenzielle ovarielle Hyperandrogenämie, also eine ovarielle Hyperandrogenämie, ohne offensichtliche andere Ursache ist einer reinen endokrinen Korrektur nicht zugänglich.

Demgegenüber findet sich beim **polyzystischen Ovarsyndrom*** [PCOS] mit Kombination einer Oligo-/Amenorrhoe und ovariellen Hyperandrogenämie nicht selten eine Insulinresistenz, die nach entsprechender Abklärung über einen oralen Glukosetoleranztest* mit Insulinbestimmung sehr effektiv durch eine **Metformin-Therapie** behandelt werden kann. Hiermit ist nicht selten auch ein langfristig

Tab. 1. Definitionen

Normozoospermie:	ein in allen Parametern unauffälliges Spermiogramm
Oligozoospermie:	isoliert verminderte Zahl der Spermien
Asthenozoospermie:	isolierte Einschränkung der Motilität der Spermien [< 25 % WHO-A-Motilität und < 25 % WHO-A- und B-Motilität vorhanden]
Teratozoospermie:	weniger als 15 % der Spermien weisen eine normale Morphologie auf [dieser Wert kann Laborabhängig schwanken; wichtig ist, dass von dem jeweils das Spermiogramm erstellenden Arzt der laborinterne Normalwert mitgeteilt wird]
Azoospermie:	es fehlen Spermien im Ejakulat
Aspermie:	kein Ejakulat vorhanden

Hinsichtlich der Motilität sind folgende Einteilungen wichtig:

WHO-A:	schnell progressiv: ≥ 25 µm/s bei 37 °C und ≥ 20 µm/s bei 20 °C 25 µm = 5 Kopflängen oder 1 Schwanzlänge
WHO-B:	langsam progressiv
WHO-C:	nicht-progressive Beweglichkeit [< 5 µm/s]
WHO-D:	immobil

Normalwerte:

Zahl:	> 20 Millionen Spermien/ml
Motilität:	> 50 % WHO A + B, oder > 25 % WHO A
Morphologie:	≥ 15 % normal

positiver Effekt auf die gestörte Stoffwechselsituation nicht nur im Hinblick auf die periphere Insulinresistenz, sondern auch die häufig vorliegende Adipositas mit Hypercholesterinämie und ggf. Hypertriglyceridämie assoziiert.

Bei der hypothalamisch-hypophysären Dysfunktion, wie sie z.B. beim PCO-Syndrom vorliegt, ist die Therapie mit **Clomifencitrat**, einem selektiven Östrogenrezeptor-Modulator, Therapie der ersten Wahl. Clomifen wird in einer Dosierung von 50, 100 oder 150 mg ab dem 2. bis 5. Zyklustag ggf. nach Einleitung einer Menstruationsblutung bei der amenorrhoeischen Patientin über 5 Tage gegeben. Dabei wird mit der niedrigsten Dosierung [50 mg] begonnen und bei Nichtansprechen der Ovarien ggf. im Folgezyklus auf 100 oder dann auch 150 mg täglich gesteigert. Eine weitere Steigerung ist nicht sinnvoll. Eine Therapie über mehr als 4 bis 6 Behandlungszyklen, in denen es jeweils zu einer Ovulation, aber nicht zum Eintritt einer Schwangerschaft gekommen ist, ist ebenso nicht sinnvoll. Danach muss auf eine **Gonadotropin-Stimulation** umgeschwenkt werden. Bei diesen Formen der endokrinen Störungen kann ein reines FSH-Präparat verwendet werden. Bei der hypogonadotropen hyponadalen Patientin müssen – aufgrund des Fehlens beider Gonadotropine – Gonadotropin-Präparate mit FSH- und LH-Aktivität eingesetzt werden [z.B. humanes Menopausengonadotropin, Kombination aus rekombinantem humanem LH und FSH].

Der hypergonadotrope Hypogonadismus mit einer Einschränkung der ovariellen Reserven ist unabhängig von der Ursache keiner Therapie im Sinne des homologen Systems zugänglich. Das **homologe System** beschreibt dabei die Verwendung der Spermien und Eizellen der beiden Partner. Demgegenüber kann im **donogenen System** eine Eizellspende als sehr effektive Therapie eingesetzt werden. Dies ist in Deutschland jedoch aufgrund des Embryonen-Schutzgesetzes nicht zulässig.

Die **intrauterine Insemination** ist die Therapie der Wahl bei der idiopathischen Sterilität oder bei Formen der leichten Einschränkung der männlichen Zeugungsfähigkeit. Ein Einsatz über 3 bis 4 Behandlungszyklen, normalerweise unter Gonadotropin-Stimulation, ist sinnvoll und sehr effektiv. Dabei muss in Abhängigkeit von der Anamnese der Patientin entschieden werden, ob vor Start der Behandlung ggf. noch die tubare Situation abgeklärt werden sollte.

Unter der **donogenen Insemination**, die auch in Deutschland möglich ist, jedoch von den Krankenkassen nicht bezahlt wird, wird die Verwendung von Spermien eines Spenders im Falle der männlichen Zeugungsunfähigkeit für eine intrauterine Insemination verstanden.

Beim Fehlschlag der Insemination oder aber beim Vorliegen eines tubaren Faktors ist die **In-vitro-Fertilisation** [IVF] mit Zusammenführung der Gameten der Partner außerhalb des Körpers die Methode der ersten Wahl. Sie wird bei gleichzeitigem oder alleinigem Vorliegen der hochgradigen Einschränkung der männlichen Zeugungsfähigkeit mit einer **intrazytoplasmatischen Spermieninjektion** [ICSI] kombiniert. Dabei werden die Spermien unter mikroskopischer Kontrolle einzeln in jeweils eine Eizelle mikroinjiziert. Die biologischen Abläufe, die dadurch außerhalb des Körpers sichtbar werden, sind in Abbildung 2 dargestellt.

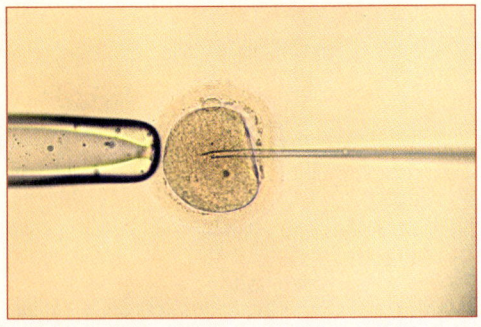

Abb. 2. Intrazytoplasmatische Spermieninjektion [ICSI]. Nach Entfernung der Kumuluszellen lässt sich evaluieren, ob sich die Eizelle in der Metaphase II befindet [1. Polkörper erkennbar bei 12 Uhr]. In diesem Stadium wird die ICSI durchgeführt. Die Injektionskapillare [**rechts**, Durchmesser an der Spitze ca. 3 mm] und die Haltepipette [**links**, Durchmesser ca. 40 mm] sind zu erkennen

Es sei erwähnt, dass durch die ICSI auch Fälle der **Azoospermie**, also des kompletten Fehlens von Spermien im Ejakulat, behandelbar werden. In diesen Fällen wird vor Therapiebeginn durch eine Hodenbiopsie oder eine Nebenhodenpunktion festgestellt, ob im Hoden bzw. im Nebenhoden fertilisierungsfähige Spermien vorliegen. Dieses Material wird in aller Regel der Fälle dann tiefgefroren, sodass nicht vor jedem Behandlungszyklus erneut eine Operation durchgeführt werden muss. Diese Eingriffe werden als **MESA** [mikrochirurgische epididymale Spermienaspiration] und **TESE** [testikuläre Spermienextraktion] bezeichnet.

Assistierte reproduktionsmedizinische Techniken [ART] sind alle Methoden, die über die spontane natürliche Konzeption hinausgehen. ART umfasst also neben IVF und ICSI auch die intrauterine Insemination. Einige Autoren fassen unter dem Begriff ART nur IVF und ICSI zusammen.

Erfolge

Werden alle Kinderwunsch-Paare, die sich zu irgendeinem Zeitpunkt zu einer Behandlung vorstellen, zusammengenommen, liegt die kumulative Chance zur Geburt eines Kindes etwa im Bereich von über 80 %. Nimmt man nur die Verfahren der ART, liegt die kumulative Wahrscheinlichkeit zur Geburt eines Kindes durchschnittlich bei etwa 60 %.

Die kumulative Chance, allein durch eine Clomifen-Stimulation zu konzipieren und ein Kind zu gebären, liegt nach 4 bis 6 Behandlungszyklen bei etwa 50 %. Dies ist unter Berücksichtigung der Tatsache, dass dabei kein invasiver Eingriff notwendig ist und nur eine Tabletten-Stimulation über 5 Tage durchgeführt wird, eine extrem hohe Rate.

Bei der intrauterinen Insemination kann nach 3 bis 4 Behandlungen mit einer Geburtenrate von etwa 40 % gerechnet werden. Bei der IVF oder ICSI kann durchschnittlich eine Geburtenrate nach 4 bis 6 Behandlungszyklen von 50 bis 60 % angenommen werden.

Diese durchschnittlichen Erfolgschancen sind extrem abhängig von der individuellen Situation des Paares. Dabei spielt neben dem wesentlichen Faktor des Alters der Patientin auch die Kinderwunschdauer, die Ursache des unerfüllten Kinderwunsches und schließlich auch das Alter des Partners eine bedeutende Rolle. Die Einschätzung der individuellen Chancen zu einer Spontankonzeption einerseits und demgegenüber der Konzeption durch die verschiedenen Methoden der Kinderwunschtherapie sind die wichtigsten Inhalte eines Beratungsgespräches vor Aufnahme einer Kinderwunschbehandlung. Das Paar muss vor Aufnahme einer Kinderwunschbehandlung in die Lage versetzt werden, eben diese Chancen vor dem Hintergrund der eigenen individuellen Situation abzuschätzen und einzuordnen.

Komplikationen und Risiken

Vier relevante Komplikationen bzw. Risiken müssen vor einer Kinderwunschbehandlung mit dem betroffenen Paar besprochen werden.

• Zum einen birgt jede ovarielle Stimulation insbesondere bei der Verwendung von Gonadotropinen das Risiko eines ovariellen Hyperstimulationssyndroms [OHSS], das über vasoaktive Substanzen aus den Follikeln zu einer Verschiebung von Flüssigkeit und zur Bildung von Aszites, Pleura- und ggf. auch Perikardergüssen führt. Dies fördert das Risiko von Thrombosen und Embolien. Die Wahrscheinlichkeit eines schweren OHSS liegt bei 2 % aller hoch dosierten Gonadotropinbehandlungen, eine Thrombose ist allerdings eine Rarität.

- Das operative Risiko der Eizellgewinnung [Follikelpunktion] ist im Rahmen der IVF relevant und liegt bei 1:1.000 hinsichtlich Blutungen, entzündlichen Komplikationen und Verletzungen von Nachbarorganen.
- Das höchste Risiko betrifft die Möglichkeit von Mehrlingen mit den Folgen für Schwangerschaft und Geburt im Falle der Übertragung mehrerer Embryonen bei der IVF bzw. der Reifung von mehreren Eizellen bei der ovariellen Stimulation, z.B. im Rahmen der intrauterinen Insemination.
- Schließlich muss noch das offensichtlich erhöhte Risiko für Fehlbildungen und Schwangerschaftskomplikationen erläutert werden. Dies ist offenbar unabhängig von der gewählten Behandlungsform und anscheinend direkt mit dem Problem des unerfüllten Kinderwunsches assoziiert. Ggf. hat der Schweregrad der Fertilitätseinschränkung eine Bedeutung, die über genetische Faktoren auch diese Risiken mit beeinflusst. Gerade in diesem Bereich sind viele Fragen und Zusammenhänge ungeklärt. Die Risikoerhöhung liegt bei einem Faktor von etwa 1,2–1,4 im Vergleich zu spontan konzipierten Schwangerschaften.

Kostensituation

Durch das **Gesundheitsmodernisierungsgesetz** [GMG] ist seit 01.01.04 für die Methoden der intrauterinen Insemination, der IVF und ICSI, eine Zuzahlung von 50 % gesetzlich krankenversicherter Patienten notwendig. Dies gilt sowohl für die ärztlichen Leistungen als auch für die Laborleistungen und die verwendeten Medikamente. Diese Regelungen finden sich im § 27A Sozialgesetzbuch V. Sie werden weiter ausgeführt durch die entsprechenden Richtlinien des Bundesausschusses der Ärzte und Krankenkassen. Die grundlegende Diagnostik bei Kinderwunschpaaren, wie z.B. die hormonelle Abklärung oder auch die Laparoskopie und die Erstellung eines andrologischen Status, sind von dieser Situation ausgenommen. Auch z.B. eine Clomifen-Stimulation oder eine reine Gonadotropin-Stimulation werden komplett vom gesetzlichen Krankenversicherer getragen.
Bei der intrauterinen Insemination werden 8 Behandlungszyklen im Spontanzyklus, 3 Behandlungszyklen unter Gonadotropin-Stimulation und bei der IvF und ICSI insgesamt 3 Behandlungszyklen zu 50 % bezuschusst. Dies gilt allerdings nur dann, wenn das betroffene Paar verheiratet ist, beide Partner das 25. Lebensjahr erreicht haben, die Frau nicht älter als 40 und der Mann nicht älter 50 Jahre alt ist. Ferner werden nur Behandlungen im homologen System bezuschusst. Eine Sterilisation darf nicht Ursache des unerfüllten Kinderwunsches sein.

Quellenhinweise

Abb. 1: Ludwig: Kinderwunschsprechstunde, Springer Verlag 2004
Abb. 2: Reuter: Springer Lexikon Medizin, Springer Verlag 2004

Infraktur f: → Haarbruch

Infrarottherapie f: lokale Thermotherapie mit Infrarotlicht; **Anw.**: Myalgien, chronische Sehnenentzündungen und Gelenkerkrankungen, Muskelverspannungen, Sinusitis; **Kontraind.**: akute Entzündungen, akute Schübe chronischer Entzündungen, Dermatosen, Tuberkulose, Tumoren im Anwendungsbereich

Infrarotthermografie, -graphie f: → Thermografie

Infundibulektomie f: Syn: Infundibulumresektion; Ausschneidung des Infundibulums [Conus arteriosus] des Herzens

Infundibulumresektion f: → Infundibulektomie

Infundibulumstenose f: Syn: subvalvuläre Pulmonalstenose; s. u. Pulmonalstenose

Infusionscholangiografie, -graphie f: Cholangiografie mit Applikation des Kontrastmittels über eine i.v.-Infusion

Infusionscholezystocholangiografie, -graphie f: Cholezystocholangiografie mit Applikation des Kontrastmittels über eine i.v.-Infusion

Infusionskavernosometrie, dynamische f: s.u. Kavernosometrie

Infusionsurografie, -graphie f: Urografie mit Applikation des Kontrastmittels über eine i.v.-Infusion; s.u. Ausscheidungsurografie

Ingestionstuberkulose f: Syn: Fütterungstuberkulose; bovine Tuberkulose durch Trinken kontaminierter Kuhmilch; tritt v.a. bei Kindern und Säuglingen auf

Inguinalhernie f: → Leistenbruch

Inguinalhoden m: Syn: Leistenhoden; Form der Hodenretention, bei der ein oder beide Hoden im Leistenkanal liegt/liegen; s.a. Maldescensus testis

Inguinaltunnelsyndrom nt: Nervenkompressionssyndrom durch eine Kompression des Nervus cutaneus femoris lateralis im Inguinalkanal; **Klinik**: Parästhesien [Ameisenlaufen, Taubheitsgefühl], Berührungsempfindlichkeit der Haut und ein brennendes Schmerzen an der Oberschenkelaußenseite; **Therapie**: i.d.R. hilft Infiltration mit einem Lokalanästhetikum; in seltenen Fällen ist eine Neurolyse indiziert

Ingwer m: Syn: Zingiber officinale; Pflanze aus der Familie der Ingwergewächse [Zingiberaceae]; verwendet wird der Wurzelstock [Ingwer, Ingwerwurzel, Zingiberis rhizoma], das ätherisches Öl mit Sesquiterpenen [Zingiberen, Zingiberol] und scharf schmeckende Substanzen [Gingerole, Shogaole] enthält; fördert die Speichel-, Magensaft- und Gallensekretion; steigert Tonus und Peristaltik des Darms; hat eine antiemetische Wirkung; **Anw.**: Verdauungsbeschwerden, zur Verhinderung oder Milderung der Symptome der Reisekrankheit, v.a. als Gewürz; traditionell bei Neurasthenie, chronischer Enteritis, Husten, Harnverhaltung, Unterleibsleiden, Rheuma und Halsentzündung

deutscher Ingwer: → Kalmus

Inhalationsszintigrafie, -graphie f: Lungenszintigrafie mit Einatmung radioaktiver Aerosole

Inhalationstrauma nt: bei Verbrennungen muss immer auch an ein Inhalationstrauma gedacht werden; die Wahrscheinlichkeit dafür nimmt mit dem Verbrennungsausmaß zu: bei rund 2/3 der Patienten mit Verbrennungen > 70 % der Körperoberfläche sind auch die Atemwege betroffen; Verbrennungsunfälle in geschlossenen Räumen, Verbrennungen im Gesicht, heisere Stimme oder schwarzes Sputum weisen auf ein mögliches Inhalationstrauma hin; s.u. Essay Verbrennungen S. 1655

Inhalationstuberkulose f: durch Einatmen von Tuberkelbazillen hervorgerufene Tuberkulose der Atemwege und der Lunge; häufigster Infektionsmechanismus der Lungentuberkulose; s.a. Essay Tuberkulose S. 1585

Injektion, intraartikuläre f: spielt v.a. in der Orthopädie und Rheumatologie eine große Rolle; meist werden Glucocorticoide [zur Behandlung der aktiven Arthrose] und Chondroprotektiva [zur Verbesserung des Stoffwechsels und zur Verzögerung der Progredienz oder langfristigen Verbesserung] zusammen injiziert; wegen der hohen Infektionsgefahr sollte die Indikation aber sorgfältig gestellt werden und die Injektion muss unter hoch aseptischen Bedingungen erfolgen

Injektion, konjunktivale f: s.u. Konjunktivitis

Injury Severity Score m: der Injury Severity Score [ISS] orientiert sich an den drei am schwersten verletzten Körperregionen; die AIS-Scores [Abbreviated Injury Scale*] dieser Regionen werden zum Quadrat genommen und addiert; ist die Summe größer als 16, liegt ein Polytrauma vor; s.a. Essay Polytrauma S. 1285

Inkontinenz f: Syn: Incontinentia; Unvermögen, den Harn oder Stuhl einzuhalten; s.a. Essay Harninkontinenz S. 533
anale Inkontinenz: Syn: Stuhlinkontinenz, Darminkontinenz, Incontinentia alvi; die häufigsten Ursachen der Inkontinenz für Gas, flüssigen oder festen Stuhl sind perineale Schäden unter der Geburt, chirurgische Eingriffe [Zustand nach Fistelchirurgie, manueller Dilatation, subkutaner Sphinkterotomie, Hämorrhoidektomie, Fissurausschneidung], Beckenbodensenkung und neurologische Schäden bei Diabetes mellitus, Meningomyelozele, zentraler Diskushernie, multipler Sklerose oder AIDS; als seltene Ursachen finden sich noch Pfählungsverletzungen [auch nach Analverkehr], Megarektum oder idiopathische Beckenbodenneuropathie; **Diagnose**: Anamnese, digitale Untersuchung, Proktoskopie, anale Manometrie; die **Therapie** ist oft schwierig; bei eindeutigem Sphinkterdefekt führt eine **overlapping-Plastik** in 80 % der Fälle zu normaler Kontinenz; ist eine Sphinkterrekonstruktion nicht möglich, wird u.U. die Anlage eines Anus praeter nötig
extraurethrale Inkontinenz: unwillkürlicher Urinverlust unter Umgehung der Harnröhre, z.B. aus angeborenen Fehlanlagen des Harnleiters [ektop mündender Harnleiter in die Vagina bei Mädchen] oder aus Urinfisteln [Blasen-Scheiden-Fistel, Ureter-Scheiden-Fistel bei Erwachsenen]
Inkontinenz mit chronischer Harnretention: Syn: Überlaufinkontinenz; Inkontinenz bei hoher Restharnmenge bei mechanischer Obstruktion der Blasenentleerung oder bei vermindert dehnbarer Blase [**low compliance bladder**] mit oder ohne Verschlussinsuffizienz der Harnröhre; in beiden Fällen überschreitet der intravesikale Druck zu einem bestimmten Zeitpunkt den intraurethralen Druck und es kommt zum spontanen Harnabgang; s.u. Essay Harninkontinenz S. 533

Inkudektomie f: Syn: Ambossentfernung; operative Entfernung des Amboss [Incus]

Inlet-Defekt m: Syn: Einlass-Defekt; s.u. Ventrikelseptumdefekt

Inlet-Projektion f: Technik für Beckenaufnahmen; der Strahlengang ist 60° zur Eingangsebene gekippt; s.a. Beckenringfraktur

Innenbandruptur f: → mediale Seitenbandruptur

Innenknöchelfraktur f: s.u. Knöchelfraktur

Innenohrschwerhörigkeit f: s.u. Schwerhörigkeit

Inokulationshepatitis f, pl -titiden: → Hepatitis B

Inokulations-Herpes-simplex m: s.u. Herpes simplex

Inokulationslymphoretikulose, benigne f: → Katzenkratzkrankheit

Inokulationstuberkulose f: Syn: Impftuberkulose; Tuberkulose, meist der Haut, durch Inokulation von Tuberkulosebakterien; s.a. Tuberculosis cutis verrucosa
primäre Inokulationstuberkulose: primäre Hauttuberkulose*

Inositolnicotinat nt: Syn: myo-Inositolhexanicotinat, Hexanicotinylinositol, Inositolniacinat; Nicotinsäurederivat; Prodrug der Nicotinsäure; Lipidsenker; Vasodilatator; **Anw.**: essenzielle Hyperlipoproteinämie [Typ IIa, IIb, III, IV, V], sekundäre Hyperlipoproteinämien; **Dosierung**: 1–3 g/d verteilt auf drei gleich große Einzelgaben; **NW**: Hals- und Gesichtsrötung, gastrointestinale Reizerscheinungen [Sodbrennen, Appetitlosigkeit, Völlegefühl, Hyperazidität, Übelkeit, Erbrechen, Diarrhoe]; **Kontraind.**: akute Herz-Kreislauf-Insuffizienz

Inoskopie f: mikroskopische Untersuchung der Faserbestandteile von Sputum, Ergüssen usw. nach enzymatischer Andauung

Insellappen m: Syn: Arterienlappen; Lappenplastik, bei der der ernährende Gefäßstiel über eine größere Strecke herauspräpariert wird; der Lappen erscheint dadurch nur noch als

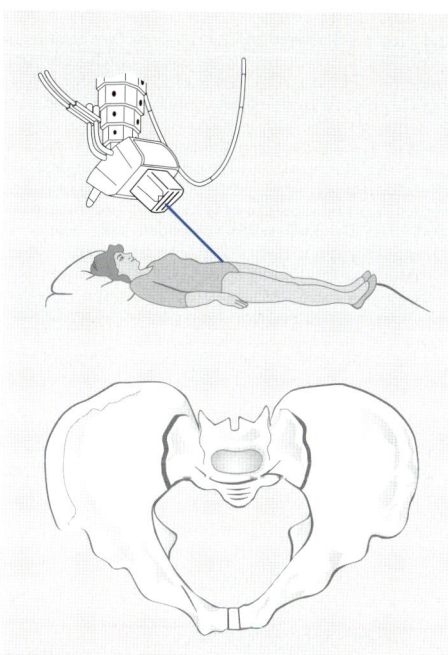

Abb. I16. Inlet-Projektion

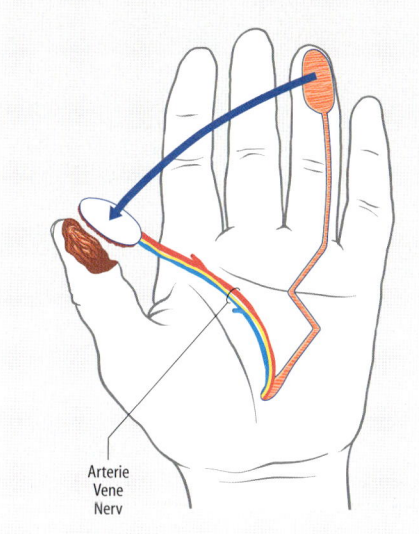

Arterie
Vene
Nerv

Abb. I17. Insellappen

kleine Insel

In|sel|zell|a|de|nom *nt: Syn: Nesidiom, Pankreasinselzelladenom, Nesidioblastom, Adenoma insulocellulare*; von den Inselzellen der Bauchspeicheldrüse ausgehender gutartiger Tumor; *s.a. Insulinom, Essay Neubildungen des Dünndarms S. 287, Essay Neubildungen des Pankreas S. 1207*

VIP-produzierendes Inselzelladenom: *Syn: VIPom, Vipom, D_1-Tumor*; gutartiger Tumor der Bauchspeicheldrüse, der va-

soaktive intestinale Peptide bildet; Ursache des Verner-Morrison-Syndroms✶

In|sel|zell|an|ti|kör|per, zytoplasmatische *pl:* Autoantikörper, die i.d.R. vor und zum Zeitpunkt der Manifestation von Typ-1-Diabetes mellitus im Serum nachweisbar sind; *s.a. Essay Diabetes mellitus S. 253*

In|sel|zell|kar|zi|nom *nt:* malignes Insulinom✶

In|sel|zell|trans|plan|ta|ti|on *f: Syn: Inseltransplantation*; Transplantation von Gewebe der Langerhans-Inseln; bisher nur selten [ca. 500 Fälle] durchgeführtes Verfahren, bei dem isolierte und gereinigte Inselzellen von Leichenspendern über die Pfortader infundiert werden; die Hoffnung, damit Diabetespatienten zu heilen, hat sich nur in sehr wenigen Fällen erfüllt; *s.u. Essay Transplantationschirurgie S. 1549*

In|se|mi|na|ti|on *f:* Befruchtung, meist im Sinne von künstlicher Befruchtung [**artifizielle Insemination**]; erfolgt entweder als **homologe Insemination** mit Samen des Partners/Ehemannes oder **heterologe bzw. donogene Insemination** mit Spendersamen bzw. Einzellspende [ist in Deutschland aufgrund des Embryonen-Schutzgesetzes nicht zulässig]; **Technik**: das gewaschene und vorbereitete Sperma wird in einer Plastikkappe vor die Portio gelegt oder direkt in den Zervikalkanal, den Uterus [**intrauterine Insemination**, Therapie der Wahl bei der idiopathischen Sterilität oder bei Formen der leichten Einschränkung der männlichen Zeugungsfähigkeit] oder Eileiter injiziert; der **intratubare Gametentransfer**, bei dem sowohl Oozyten als auch gewaschene und aufbereitete Spermien laparoskopisch in eine oder beide Tuben eingebracht werden, wird heute kaum noch durchgeführt; *s.a. Essay Infertilität und Sterilität S. 733*

Tab. I4. Insemination. Indikationen zur artifiziellen Insemination

Von Seiten des Mannes	Von Seiten der Frau	Von Seiten des Paares
Parvisemie	Gestörte Zervixfunktion (Dysmukorrhoe, Sperma-tozoen-Antikörper bei der Frau)	Gestörte Spermato-zoen-Muskus-Interaktion (negativer Postkoitaltest)
Impotentia coeundi	Faktoren, die eine vaginale Deponierung unmöglich machen (z.B. Scheidenstenose, Dyspareunie)	Psychologische Indikationen
Oligoasthenoterato-zoospermie		
Retrograde Ejaku-lation		
Spermatozoen-Antikörper beim Mann		

In|ser|ti|ons|plas|tik *f: s.u. Arthroplastik*

In|ser|ti|ons|ten|do|pa|thia supraspinata *f:* schmerzhafter Reizzustand des Sehnenansatzes des Musculus supraspinatus; *s.u. Periarthropathia humeroscapularis, Supraspinatussyndrom*

In-situ-Karzinom *nt: Syn: Oberflächenkarzinom, präinvasives/intraepitheliales Karzinom, Carcinoma in situ*; Karzinom von Haut oder Schleimhaut, das die Basalmembran noch nicht durchbrochen hat

In-situ-Karzinome der Brust: *Syn: nicht-invasive Mammakarzinome*; werden unterteilt in **duktales Carcinoma in situ** [DCIS] und **lobuläres Carcinoma in situ** [LCIS], wobei der Übergang fließend ist; *s.u. Mammakarzinom, s.a. Essay Neubildungen der Brustdrüse S. 969*

In|so|la|ti|on *f: s.u. Hitzeschaden*

In|som|nie *f: Syn: Insomnia*; Störung des Einschlafens oder Durchschlafens; **Einschlafstörungen** beruhen auf einer Störung des Schlafzentrums [primäre Einschlafstörung] oder sind durch externe Ursachen [Medikamente, Umwelteinflüsse] bedingt; sie können in jedem Alter auftreten, während **Durchschlafstörungen** mit steigendem Alter zunehmen; man findet sie aber auch bei fiebrigen Erkrankungen und Psychosen [v.a. Depressionen]; *s.u. Essay Schlafstörungen S. 1413*

In|sta|bi|li|tät des Schultergelenkes f: *s.u. Schulterluxation*

In|suf|fi|ci|en|tia cordis f: *s.u. Essay Herzinsuffizienz S. 599*

In|suf|fi|zi|enz, chronisch-venöse f: *Syn: chronische Veneninsuffizienz*; durch eine chronische venöse Abflussstörung im Beinbereich verursachter Symptomenkomplex mit Ödemen, subfaszialer Stauung und Hautveränderungen; nach L. Widmer unterscheidet man drei Stadien: **Stadium I**: prä- und subfasziales Ödem, Dilatation kleiner Venen unterhalb des Innenknöchels [**Corona phlebectatica paraplantaris**] **Stadium II**: Induration der Haut, Stauungsekzem, Dermatosklerose, Hyperpigmentierung **Stadium III**: venöses Unterschenkelgeschwür [Ulcus cruris] bzw. Zustand nach Ulcus cruris

als **Ursache** findet man meist eine ausgeprägte Varikose mit Insuffizienz tiefer Venen und Perforansvenen, Störungen der Muskelpumpe [nach Frakturen, bei Lähmungen] oder einen Zustand nach tiefer Beinvenenthrombose [postthrombotisches Syndrom*]; **Diagnose**: Anamnese, klinischer Befund, Doppler-Sonografie, Plethysmografie; **Therapie**: Kompressionsstrümpfe bzw. Kurzzugverbände, die nur einen niedrigen Ruhedruck besitzen und deshalb auch nachts belassen werden können, Behandlung bestehender Geschwüre; *s.u. Essay Krampfadern/Varizen S. 1643*

In|suf|fi|zi|enz|hin|ken nt: *Syn: Lähmungshinken*; beruht i.d.R. auf einer neurogenen, muskeldystrophischen oder traumatischen Schädigung; nicht selten ist eine Schädigung des Nervus gluteus superior nach unsachgemäßer intramuskulärer Injektion die Ursache; auffällig ist ein positives Trendelenburg-Zeichen*, das aber übersehen werden kann, wenn es zur Verlagerung des Oberkörpers zur Standseite [Duchenne-Zeichen] und zu Anhebung des Beckens auf der Gegenseite kommt

In|suf|fi|zi|enz, respiratorische f: *Syn: Atmungsinsuffizienz*; Störung des Gasaustausches, die zu einer mangelhaften Sauerstoffversorgung und unzureichender CO_2-Abgabe führt; kann auf einer Störung der inneren oder äußeren Atmung beruhen; klinisch unterscheidet man zwischen akuter und chronischer respiratorischer Insuffizienz; die **akute respiratorische Insuffizienz** beruht auf einem rasch progredienten Verlust der Atempumpfunktion oder Gasaustauschfunktion; die häufigsten zugrunde liegenden Erkrankungen sind Pneumonie, Asthmaanfall, Lungenembolie, Pneumothorax und kardiogenes Lungenödem; klinisch kommt es innerhalb kürzester Zeit zur Ausbildung innerhalb kürzester Zeit zu einem lebensbedrohlichen Zustand [Schocklunge*]

die **chronische respiratorische Insuffizienz** ist wesentlich häufiger als die akute Form, da ca. 20 % der Erwachsenen an einer chronisch-obstruktiven Atemwegserkrankung leiden und ca. 1/3 davon eine chronische respiratorische Insuffizienz entwickeln; i.d.R. besteht über Jahre eine kompensierte oder latente Form, die unter Ruhebedingungen unauffällig ist und erst bei Belastung manifest wird; später kommt es häufig zu akuter Progredienz und terminaler Dekompensation; im Vordergrund der **Therapie** steht die Behandlung der jeweiligen Grundkrankheit [z.B. Pneumokoniose, Asthma bronchiale, Pleuraschwarten, Adipositas] bzw. die Elimination von Expositionsfaktoren; die symptomatische Behandlung der chronischen respiratorischen Insuffizienz besteht v.a. aus O_2-Langzeittherapie, intermittierender Selbstbeatmung [meist nachts als Maskenbeatmung] und einer individuell abgestimmten Stimulation oder Dämpfung des Atemzentrums; Atemgymnastik und physikalische Therapie zur Drainage von Schleim bei schleimproduzierenden Erkrankungen; *s.a. Essay Chronisch-obstruktive Lungenkrankheiten und Lungenemphysem S. 911, Essay Lungen- und Atemwegserkrankungen durch Arbeit und Um-*

welt S. 1265

In|suf|fi|zi|enz, zerebrovaskuläre f: *Syn: zerebrale Durchblutungsstörung, Hirndurchblutungsstörung*; meist durch eine Arteriosklerose der Hirngefäße verursachte Minderdurchblutung des Gehirns, die zu einem Schlaganfall führen kann; *s.a. Essay Schlaganfall und zerebrovaskuläre Krankheiten S. 1423*

In|su|lin nt: *Syn: Insulinum*; in den Betazellen der Langerhans-Inseln der Bauchspeicheldrüse gebildetes Hormon, das den Blutzuckerspiegel regelt; Proteohormon aus zwei Ketten, A-Kette [21 Aminosäuren] und B-Kette [30 Aminosäuren], die über zwei Disulfidbrücken verbunden sind; eine weitere Disulfidbrücke innerhalb der A-Kette stabilisiert die Raumstruktur von Insulin; die beiden Ketten sind ursprünglich Teil von Vorstufen [**Präproinsulin, Proinsulin**], aus denen eine spezifische Prohormon-Konvertase das Mittelstück [**C-Peptid**] herausschneidet; in den Speichergranula der Betazellen liegt Insulin als stark kondensierter Zinkkomplex vor, im Blut kommt es aber wahrscheinlich nur in monomerer Form vor

der physiologische Reiz zur Insulinsekretion aus den β-Zellen ist die Glucosekonzentration in der extrazellulären Flüssigkeit; sobald diese ca. 3 mmol/l überschreitet, kommt es zu einer Erhöhung der Insulinsekretion, d.h., unter normalen Bedingungen führt eine Erhöhung der Glucosekonzentration zu einem Anstieg der Insulinkonzentration im peripheren Blut; dieses Phänomen ist die Grundlage des Glukosetoleranztests* zur Diagnose von präklinischen Stadien

Tab. I5. Insulin. Stoffwechselwirkungen von Insulin

Wirkung	Effekt	Stoffwechselwirkung
Schnell	Steigerung des Glucosetransports in Skelettmuskel und Adipozyt	Senkung der Blutglucosekonzentration, Steigerung der Glykogensynthese und Glykolyse der Skelettmuskulatur; Steigerung der Triacylglycerinsynthese im Fettgewebe
	Aktivierung der Glykogensynthase	Steigerung der Glykogensynthese in Leber und Skelettmuskulatur
	Aktivierung der cAMP-spezifischen Phosphodiesterase	Senkung des cAMP-Spiegels; in Fettgewebe Hemmung der Lipolyse, in Leber und Skelettmuskel Hemmung der Glykogenolyse und Stimulierung der Glykogensynthese; in Leber Hemmung der Gluconeogenese
	Steigerung des Aminosäuretransports in Skelettmuskel	Steigerung der zellulären Aminosäurekonzentration; Stimulierung der Proteinbiosynthese
Langsam	Induktion der Lipoproteinlipase	Steigerung der Spaltung von VLDL-Triacylglycerinen; Stimulierung der Triacylglycerinbiosynthese
	Induktion von Glucokinase, Phosphofructokinase, Pyruvatkinase	Stimulierung der Glykolyse
	Repression von Pyruvat-Carboxylase, PEP-Carboxylase, Fructose-1,6-Bisphosphatase und Glucose-6-Phosphatase	Hemmung der Gluconeogenese

des Diabetes mellitus; die Insulinfreisetzung wird auch durch Aminosäuren, Fettsäuren und Ketonkörper angeregt, allerdings nur in Gegenwart von Glucose; gastrisches inhibitorisches Peptid, Glucagon-ähnliches Peptid und Sulfonylharnstoffe [orale Antidiabetika] fördern ebenfalls die Insulinfreisetzung; Noradrenalin, Adrenalin und Somatostatin dagegen hemmen die Insulinsekretion

Insulin ist durch seinen Einfluss auf Muskulatur, Fettgewebe und Leber das wichtigste anabole Hormon des Körpers; es stimuliert die Glucoseaufnahme, Glykogenese und Proteinbiosynthese; durch eine Hemmung des Adenylatcyclasesystems wird die Wirkung Insulin-antagonistischer kataboler Hormone blockiert; die unterschiedliche Ansprechbarkeit von Geweben auf Insulin beruht auf dem Vorhandensein bzw. der Abwesenheit spezifischer **Insulinrezeptoren**, die z.B. in Erythrozyten oder der Niere fehlen

therapeutisch werden heute Humaninsulin oder entsprechende Analoga verwendet; dabei kommen zwei Insulinkonzentrationen zur Anwendung: U40 [40 IE/ml] für konventionelle Spritzen und U100 [100 IE/ml] in Ampullen für Injektionshilfen [Pens], in Fertigspritzen und für Insulinpumpen; nach der Wirkungsdauer unterscheidet man **kurz wirksame Insuline**: Normalinsulin [Wirkdauer 2–8 h] oder Humaninsulinanaloga [Wirkdauer 2–5 h] **Verzögerungsinsuline**: Intermediärinsulin [meist NPH, Neutral Protamin Hagedorn], Wirkdauer etwa 8–12 h [dosisabhängig] oder Langzeitinsulin, z.B. sehr lang wirksame Insulinanaloga [Wirkdauer bis 24 h] sowie **Mischinsuline** [Kombinationsinsuline]: entweder Mischung aus kurz wirksamem Normalinsulin und länger wirksamem Intermediärinsulin [NPH] oder Mischung aus sehr kurz wirksamem Insulinanalogon und Analogon-Protamin-Suspension [biphasische Protamin-Mischanaloga]; *s.a. Essay Diabetes mellitus S. 253*

inhalatives Insulin: ein neues, nicht-invasives Therapieprinzip bei Typ-1- und bei Typ-2-Diabetes, bei dem Humaninsulin mit einem Inhalator als Trockenpulveraerosol [dry powder aerosol] in die Lungen eingeatmet wird

In|su|lin|a|nal|o|ga *pl*: von Insulin abgeleitete Substanzen zur Therapie von Diabetes mellitus; *s.u. Essay Diabetes mellitus S. 253*

In|su|lin|an|ti|kör|per *pl*: vor der Verwendung von Humaninsulin kam es bei der Insulintherapie häufig zur Bildung von IgG-Antikörpern gegen das Fremdinsulin; damit ergibt sich eine scheinbare Resistenz gegen Insulin, die zu einer Erhöhung der Dosis auf z.T. mehr als 100 IE pro Tag zwingen kann; *s.a. Insulin-Autoantikörper*

Insulin-Autoantikörper *pl*: Autoantikörper, die i.d.R. vor und zum Zeitpunkt der Manifestation von Typ-1-Diabetes mellitus im Serum nachweisbar sind; *s.a. Essay Diabetes mellitus S. 253*

In|su|lin|in|fu|si|on, kontinuierliche subkutane *f*: *Syn: Insulinpumpe*; eine extern tragbare, elektronisch gesteuerte Präzisionspumpe infundiert Normalinsulin [oder ein kurz wirksames Insulinanalogon] über einen Katheter subkutan, sowohl kontinuierlich [basal] als auch mahlzeitenbezogen [prandial, Bolus]; typische Indikationen für CSII sind Typ-1-Diabetes mellitus, vor allem bei labilem Blutzucker; vereinzelt für jüngere Typ-2-Diabetiker oder Patienten mit schmerzhafter, diabetischer Neuropathie; *s.u. Essay Diabetes mellitus S. 253*

In|su|lin|in|jek|ti|o|nen, multiple subkutane *pl*: → *intensivierte konventionelle Insulintherapie*

In|su|li|nom *nt*: *Syn: B-Zelltumor, Beta-Zelltumor*; von den B-Zellen der Langerhans-Inseln ausgehender Insulin-produzierender Tumor; sie sind oft benigne und treten über die Neuroglukopenie mit Schwindel, Wortfindungs- und Bewusstseinsstörungen in Erscheinung; **Therapie**: operative Resektion nach oftmals schwieriger Tumorlokalisation, bei metastasierten Tumoren Diazoxid* [2 × 25 bis 3 × 200 mg/Tag p.o.] oder Octreotid* [3 × 25 bis 3 × 200 µg/Tag s.c.], Tumorreduktion [operatives Debulking, Chemoembolisation, Ablation einzelner Herde] bei unkontrollierter Hormonproduktion; *s.a. Essay Neubildungen des Dünndarms S. 287,*

Essay Neubildungen des Pankreas S. 1207

In|su|lin|pum|pe *f*: → *Insulininfusion, kontinuierliche subkutane*

In|su|lin|re|sis|tenz *f*: **1.** verminderte biologische Wirksamkeit auf den Glucosestoffwechsel; beim insulinresistenten Typ-2-Diabetes mellitus ist die Insulinstimulation der Glucoseaufnahme von Geweben vermindert; darüber hinaus wird die hepatische Glucoseproduktion durch Insulin nur ungenügend gehemmt **2.** durch Insulinantikörper hervorgerufener Mehrbedarf an zugeführtem Insulin; *s.a. Essay Diabetes mellitus S. 253*

In|su|lin|sen|si|til|zer *pl*: z.T. verwendete Bezeichnung für Glitazone*; *s.a. Essay Diabetes mellitus S. 253*

In|su|lin|the|ra|pie *f*: typische Indikationen für eine Insulintherapie sind Typ-1-Diabetes mellitus [absolute Indikation], Typ-2-Diabetes, bei unbefriedigender Wirksamkeit von oralen Antidiabetika oder bei Kontraindikationen, bei Stoffwechselentgleisungen, perioperativ bei Diabetes mellitus z.B. nach Pankreasresektion; bei der **konventionellen Insulintherapie** wird zweimal täglich [vor dem Frühstück und vor dem Abendessen] Mischinsulin injiziert; häufig werden Präparate verwendet, die aus 20–30 % Normalinsulin und 70–80 % Intermediärinsulin [NPH] zusammengesetzt sind; diese Insulinmischungen gewährleisten eine relativ kontinuierliche Blutzucker-senkende Wirkung; ergänzt wird diese Insulintherapie durch eine angepasste Ernährung, i.d.R. 3 Haupt- und 3 Zwischenmahlzeiten; *s.a. Essay Diabetes mellitus S. 253*

intensivierte konventionelle Insulintherapie: *Syn: Basis-Bolus-Therapie, physiologische Insulintherapie, multiple subkutane Insulininjektionen*; versucht durch eine Mischung von basaler und prandialer, variabler, mahlzeitenabhängiger Insulinabgabe die physiologische Insulinsekretion weitgehend zu imitieren; *s.u. Essay Diabetes mellitus S. 253*

physiologische Insulintherapie: → *intensivierte konventionelle Insulintherapie*

In|sult, apoplektischer *m*: *Syn: Schlaganfall, Gehirnschlag, Apoplexie, akuter zerebraler Insult, akute zerebrovaskuläre Erkrankung, Apoplexia cerebri*; durch eine akute Ischämie [**ischämischer Insult**] verursachte zentrale Ausfallssymptomatik; je nach Schwere und Dauer der Symptome unterscheidet man: **1. transitorische ischämische Attacke** [TIA] mit Rückbildung der Symptome innerhalb von 24 Stunden **2. prolongiertes reversibles ischämisches neurologisches Defizit** [PRIND] bzw. **reversibles ischämisches neurologisches Defizit** [RIND] mit vollständig reversibler Symptomatik, die länger als 24 Stunden anhält **3. partiell reversible ischämische neurologische Symptomatik** [PRINS], die sich langsam entwickelt und nicht oder nur teilweise reversibel ist **4. persistierender Hirninfarkt** mit bleibenden neurologischen Schäden; Grad und Ausdehnung des ischämischen Infarktes hängen von der Lokalisation des Gefäßverschlusses, der Größe des Gefäßes und dem Vorhandensein von Anastomosen ab; *s.u. Essay Schlaganfall und zerebrovaskuläre Krankheiten S. 1423*

Integritäts-Theorie nach Ulmsten *f*: *s.u. Essay Harninkontinenz S. 533*

In|ter|di|gi|tal|my|ko|se *f*: Pilzinfektion im Interdigitalraum zwischen Fingern oder Zehen; am häufigsten als Tinea* manus oder Tinea pedis [Fußpilz*]

In|ter|fe|ro|ne *pl*: von Zellen nach einer Virusinfektion gebildete Zytokine, die den Körper vor anderen Viren schützen; je nach der Zellart, von der das Interferon gebildet wird, unterscheidet man das von Leukozyten gebildete **Leukozyteninterferon** [α-Interferon], von Fibroblasten gebildetes **Fibroblasteninterferon** [β-Interferon] und von Lymphozyten stammendes **Immuninterferon** [γ-Interferon]

neben dem Schutz vor Virusinfektionen hemmen die Interferone das Wachstum von hämopoetischen Vorläuferzellen, Fibroblasten und Lymphozyten, weshalb sie auch in der Therapie von verschiedenen malignen Tumoren [v.a. Leukämien und Lymphomen] eingesetzt werden

pegyliertes Interferon alpha: *Syn: Peginterferon alfa*; durch Pegylierung* von Interferon α hergestelltes Interferon, das nach s.c.-Injektion aus dem s.c.-Depot langsamer resorbiert und langsamer eliminiert wird als normales Interferon, so dass mit Injektionen im Abstand von 1 Woche konstant ausreichende Wirkstoffspiegel erreichbar sind; **Anw.:** Monotherapie der Hepatitis C-Infektion mit oder ohne Zirrhose; eine Kombination mit antiviralen Substanzen wie Lamivudin*, Adefovir* und Ribavirin* ist noch in der klinischen Erprobung; *s.a. Essay Akute und chronische Virushepatitiden S. 567*

In|ter|kos|tal|neur|al|gie *f*: gürtelförmige Schmerzen in einem oder mehreren Rippenzwischenräumen; treten z.B. bei Zoster* auf; liegt die Ursache in einer Schädigung oder Reizung thorakaler Spinalnervenwurzeln, ist die Bezeichnung **thorakales Wurzelsyndrom** angebracht; *s.a. Essay Degenerative Wirbelsäulenerkrankungen S. 125*

In|ter|kri|ko|thy|re|o|to|mie *f*: → *Koniotomie*

In|ter|kri|ko|thy|ro|to|mie *f*: → *Koniotomie*

In|ter|leu|ki|ne *pl*: von Leukozyten gebildete Zytokine, die als Mediatoren des Immunsystems von Bedeutung sind; wahrscheinlich gibt es mehr als 20 verschiedene Formen; IL-4 und IL-10 gehören zu den antiinflammatorischen Zytokinen, während IL-1, IL-6 und IL-8 eine proinflammatorische Wirkung besitzen; eine vermehrte Expression von IL-4, IL-5, IL-10 und IL-13 wird als eine Ursache des atopischen Ekzems* angenommen

Interleukin-1: wird von Makrophagen, Endothelzellen, Keratinozyten und Korneaepithelzellen gebildet; Freisetzung aktiviert die Akute-Phase-Antwort auf bakterielle Infektionen oder Gewebezerstörung; Interleukin-1 stimuliert eine Reihe von Effektorzellen und die Sekretion von ACTH und Cortisol

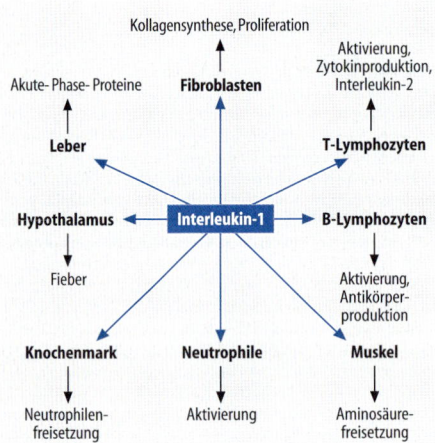

Abb. I18. Interleukin-1. Biologische Wirkungen von Interleukin-1

Interleukin-2: von T-Lymphozyten gebildetes Interleukin, dessen Sekretion von Interleukin-1 stimuliert wird; gentechnisch hergestelltes Interleukin-2 wird erfolgreich in der Behandlung verschiedener Karzinome eingesetzt

Interleukin-3: von T-Lymphozyten gebildeter hämopoetischer Wachstumsfaktor, der die Bildung von neutrophilen Granulozyten im Knochenmark stimuliert

Interleukin-4: von T-Helferzellen gebildet; stimuliert B-Lymphozyten; eine vermehrte Expression wird als eine Ursache des atopischen Ekzems* angenommen

Interleukin-5: von T-Helferzellen gebildet; stimuliert B-Lymphozyten und die Antikörperbildung; eine vermehrte Expression wird als eine Ursache des atopischen Ekzems* angenommen

Interleukin-6: von T-Lymphozyten, Makrophagen, Endothelzellen und Fibroblasten gebildet; stimuliert Zellwachs-

tum [Plasmazellen, Keratinozyten, Mesangiumzellen] und Blutbildung im Knochenmark sowie die Bildung von Akute-Phase-Proteinen

Interleukin-7: von Endothelzellen und Fibroblasten gebildet; Wachstumsfaktor der Lymphopoese

Interleukin-8: von vielen Zellen gebildeter chemotaktischer Faktor

Interleukin-9: von T-Lymphozyten gebildeter Wachstumsfaktor für Helferzellen

Interleukin-10: *Syn: cytokine synthesis inhibitory factor*; hemmt die Zytokinsynthese und die Bildung von γ-Interferon; eine vermehrte Expression wird als eine Ursache des atopischen Ekzems* angenommen

In|ter|me|di|är|in|su|lin *nt*: Insulinpräparat mit mittellanger Wirkungsdauer; meist NPH-Insulin; *s.a. Essay Diabetes mellitus S. 253*

International Prostatic Symptom Score *m*: *Syn: IPS-Score*; *s.u. Essay Benignes Prostatahyperplasie-Syndrom S. 1295*

In|ter|pha|lan|ge|al|ar|thro|se *f*: *Syn: Bouchard-Arthrose*; *s.u. Polyarthrose*

In|ter|tri|go *f*: → *Hautwolf*

In|ter|vall|ope|ra|ti|on *f*: Operation im beschwerde- oder entzündungsfreien Intervall einer chronischen Erkrankung [z.B. Colitis ulcerosa, Morbus Crohn]

In|ter|vall, progressionsfreies *nt*: in der Onkologie Bezeichnung für den Zeitabschnitt vom Beginn der Therapie bis zum Nachweis der Progression; *s.u. Essay Tumortherapie S. 1593*

In|tes|ti|nal|gra|nu|lo|ma|to|se, lipophage *f*: → *Morbus Whipple*

In|tes|ti|nal|tu|ber|ku|lo|se *f*: *Syn: Darmtuberkulose*; meist sekundärer Befall des Darms bei hämatogener Streuung oder kanalikulärer Ausbreitung durch Verschlucken im Rahmen einer Lungentuberkulose; nur selten als Primärerkrankung durch verseuchte Kuhmilch [Ingestionstuberkulose]; *s.a. Essay Tuberkulose S. 1585*

In|ti|mek|to|mie *f*: → *Thrombendarteriektomie*

In|to|le|ranz|trias *f*: *s.u. Analgetikaintoleranz*

In|to|xi|ka|ti|on *f*: *Syn: Vergiftung*; Erkrankung durch Einnahme einer giftigen Substanz [**exogene Intoxikation**] oder Bildung eines Toxins im Körper [**Autointoxikation**]; **Klinik** und **Therapie** hängen von der Art der Vergiftung ab, im Vordergrund steht aber immer die Sicherung der Vitalfunktionen [Atmung, Kreislauf] und die Verhinderung einer weiteren Giftzufuhr [z.B. bei Gasen]; wichtig ist ein möglichst früher Beginn der Dekontamination, im Zweifelsfall kann damit aber bis zur Aufnahme in die Klinik gewartet werden; eine falsche Maßnahme [z.B. provoziertes Erbrechen bei Laugen- oder Säureverätzung] kann die bereits eingetretenen Schäden noch verstärken oder erst eine lebensbedrohliche Situation hervorrufen; *s.u. Essay Intoxikationen S. 743*

akute inhalative Intoxikation: Sonderform der akuten Bronchitis durch Inhalation von Gasen oder Dämpfen bei z.B. Unfällen, Bränden oder beim Schnüffeln von Lösemitteln; *s.u. Essay Akute Bronchitis S. 165*

alimentäre Intoxikation: → *Lebensmittelvergiftung*

In|to|xi|ka|ti|ons|psy|cho|se *f*: *Syn: toxische Psychose*; durch verschiedene Giftstoffe [Arsen, Thallium, Pilzgifte], Medikamente, Alkohol oder Nicotin hervorgerufenes psychotisches Zustandsbild, das v.a. von Halluzinationen geprägt ist; chronische Intoxikationspsychosen können zur Entwicklung einer Demenz führen; *s.a. Essay Dementielle Syndrome S. 239*

In|tra|kutan|naht *f*: *s.u. Essay Nahttechnik und Nahtmaterial S. 1085*

In|tra|ku|tan|test *m*: Allergietestung durch Einbringen des Allergens in die Haut, z.B. Casoni-Test, Frenkel-Test; *s.a. Epikutantest*

In|tra|o|ku|lar|lin|se *f*: *Syn: intraokulare Linse, intraokulare Kunststofflinse, Kunstlinse, Linsenprothese*; künstliche Augenlinse [i.d.R. Polymethylmethacrylat], die nach Linsenextraktion bei Katarakt eingesetzt wird; *s.u. Essay Katarakt S. 783*

In|tra|u|te|rin|pes|sar *nt*: *Syn: Spirale, Intrauterinspirale, intrauterine device*; in die Gebärmutter eingeführte, meist spiralförmige Struktur, die entweder nur die Einnistung der Frucht verhindert oder auch Progesteron* abgibt und damit

Intoxikationen

L.S. Weilemann

Grundlagen und allgemeine Aspekte

Da es keine Meldepflicht gibt, ist die Gesamtzahl akuter Vergiftungsfälle in Deutschland nicht ausreichend bekannt. Schätzungen belaufen sich auf 150.000–200.000 Vergiftungen pro Jahr. Hierunter fallen sowohl akzidentielle als auch Vergiftungen in parasuizidaler und suizidaler Absicht, wobei letztere im Erwachsenenalter dominieren.

Betrachtet man die Häufigkeitsverteilung verschiedener Noxen am Vergiftungsaufkommen, so ergibt sich folgendes Bild:

❗ Arzneimittel dominieren mit 80 % der Fälle, gefolgt von Pflanzenschutzmitteln, Reizgasen sowie gewerblichen und chemischen Noxen mit einem Gesamtanteil von etwa 20 %.

Meist liegt eine perorale Aufnahme der Noxe vor [ca. 80 %], allerdings ist eine Zunahme inhalativer Intoxikationen im Laufe der Jahre von etwa 5 % auf 15 % zu verzeichnen, die nahezu ausnahmslos akzidentiell bedingt sind. Der Anteil perkutaner Vergiftungen liegt bei etwa 4–8 %. Die Zahlen gelten sowohl für die Anzahl klinisch behandelter Patienten als auch für die telefonische Giftberatung.

Schlüsselt man den großen Anteil peroraler **Arzneimittelvergiftungen** weiter auf, so ergibt sich folgendes Ursachenspektrum für stationär behandelte Intoxikationen: **Hypnotika und Sedativa dominieren, gefolgt von Psychopharmaka**, es folgen Analgetika – insbesondere Paracetamol-haltige – und eine Reihe sonstiger Arzneimittel, wobei Betablocker- und Herzglykosidvergiftungen hier zahlenmäßig den größten Anteil stellen.

Die Aufgliederung von Vergiftungen und deren klinische Beurteilung wird dadurch kompliziert, dass Kombinationsvergiftungen durch gleichzeitige Einnahme verschiedener Noxen häufig sind.

❗ In mindestens 50 % der klinisch behandelten Vergiftungsfälle ist mit einer Kombinationsvergiftung zu rechnen.

Die gleichzeitige Einnahme einer Überdosis von Arzneimitteln und Alkohol in einer das Vergiftungsbild mitbestimmenden Dosis ist bei mindestens 20 % der Fälle nachweisbar. Die präklinische und klinische Bedeutung der Intoxikationen hinsichtlich Differenzialdiagnose und Differenzialtherapie wird deutlich, wenn der Anteil bewusstloser, intoxikierter Patienten an der Gesamtzahl der Komata nichttraumatischer, unklarer Genese erfasst wird. Unabhängig von regionalen Gegebenheiten zeigt sich, dass Intoxikationen sowohl klinisch als auch präklinisch an erster Stelle stehen.

❗ Das Ausmaß einer Vergiftung wird sich nie allein auf Grund der absolut eingenommenen Menge eines Stoffes prognostizieren lassen.

Entscheidend sind daher, neben der Ingestionslatenz, Art der Einnahme und der Substanzform, vielmehr die tatsächlich resorbierte Menge und die sich daraus ergebenden toxikologisch relevanten Blutwerte und Gewebespiegel. Jede Intoxikation ist individuell zu bewerten. Folgende Faktoren müssen bedacht werden:

- Ingestionslatenz, d.h. die Zeit von der Aufnahme der Noxe bis zum ersten Therapieschritt
- Füllungszustand des Magens
- Gesundheitszustand des Patienten
- Art der Substanz [flüssig, Retardpräparat]

Bei der Beurteilung der Schwere einer Intoxikation ist folgende Tatsache zu beachten: Zwar ist den häufig vorkommenden Schlafmittel- und Psychopharmakaintoxikationen eigen, dass sie ab einer gewissen Dosierung Bewusstseinseintrübungen und Ateminsuffizienz bewirken. Die Patienten sind jedoch bei der genannten Medikamentengruppe eher durch extrazentrale Wirkungen und Nebenwirkungen gefährdet. Dies sind in erster Linie Herzrhythmusstörungen jeglicher Ausprägung, generalisierte oder fokale Krampfanfälle und Organschäden mit Latenz von Stunden bis Tage.

Merke: Jede Vergiftung ist das Produkt aus Menge × Zeit. Extrazentrale Komplikationen prägen Schwere und Gefährdung. Bewusstseinzustand des Patienten und die Schwere einer Intoxikation korrelieren nicht!

Klinik und Diagnostik

Vorgehen und somatische Befunde
Die wesentlichen vier Möglichkeiten für die Diagnose einer Vergiftung sind:
- **Inspektion der Umgebung des Patienten**: Der erste Schritt ist die Inspektion der Umgebung des Erkrankten. Leere Arzneimittelpackungen, Flaschen oder Gläser mit suspektem Inhalt liefern häufig den entscheidenden Verdacht auf das Vorliegen einer Vergiftung. Suspekte Materialien sind in jedem Fall für die toxikologische Analyse zu asservieren.
- **Befragen des Patienten oder der Umgebungspersonen**: Die Befragung konzentriert sich auf die sechs "W": Wer? Was? Wann? Wie? Wieviel? Warum?
- **Telefonische Giftinformation**: Bei Verdacht auf das Vorliegen einer Intoxikation bieten die telefonischen Giftinformationszentralen sowohl differenzialdiagnostische als auch differenzialtherapeutische Hilfe an. Die bundeseinheitliche Rufnummer ist: Ortsvorwahl plus 19240. Zum Beispiel Mainz: 06131/19240.
- **Klinischer Befund**: Die Deutung der Befunde wird durch die Vielzahl der in Frage kommenden Noxen erschwert. Es gibt jedoch Symptome, die bei akuten exogenen Intoxikationen besonders häufig vorkommen und damit charakteristisch für das Vorliegen spezieller Vergiftungen sind, vor allem, wenn zwei oder mehrere dieser Symptome gleichzeitig auftreten.

Typische Vergiftungssymptome, die bei 90 % aller klinisch behandelten Vergiftungsfälle vorkommen sind:
- **Zentralnervöse und periphernervöse Störungen**: Durch Intoxikationen können zentralnervöse Symptome in Form von Bewusstseinsstörungen über Somnolenz, Sopor bis hin zum Koma oder auch als Exzitation in Form von Unruhe, Verwirrtheit, Rausch und Erregungszuständen sowie mit Tremor bis hin zu generalisierten Krampfanfällen auftreten. Für die Bedeutung zentralnervöser Störungen bei Schlafmittelvergiftungen ist wichtig zu wissen, dass Exzitationserscheinungen nicht nur im Aufwachstadium wie bei der klassischen Barbituratvergiftung vorkommen, sondern dass Hypermotorik und tonisch-klonische Krämpfe bei bestimmten Substanzen auch auf dem Höhepunkt der Vergiftung auftreten können. **Periphernervöse** Symptome sind vielschichtig und in aller Regel nicht richtungweisend. Die Klassifizierung des Vergiftungsgrades erfolgt insbesondere für Hypnotika und Psychopharmaka gemäß der **Stadieneinteilung nach Proudfood** [Tab. 1], die sich an der Bewusstseinseintrübung orientiert.
- **Akute gastrointestinale Störungen**: Übelkeit, Brechreiz sowie Erbrechen und Durchfälle, die auch blutig sein können, kommen bei einer Vielzahl von Noxen vor. Hierzu zählen insbesondere Vergiftungen mit chlorierten Kohlenwasserstoffen, Pilzen sowie Paracetamol. Typisch für solche Intoxikationen ist das gleichzeitige Auftreten einer akuten Nieren- oder Leberzellschädigung.
- Auffälliger **Foetor ex ore** oder ein auffälliger Geruch des Erbrochenen können den Erfahrenen auf die Möglichkeit einer Vergiftung hinweisen und sind darüber hinaus differenzialdiagnostisch zum Ausschluss endogener Komata verwertbar.
- **Hautläsionen** bis hin zur Blasenbildung finden sich bei Schlafmittel- und Psychopharmakaintoxikationen. Die Hautläsionen gleichen denen von Verbrennungen. Im Blaseninhalt kann die eingenommene Substanz toxikologisch analysiert werden. Diese sog. Schlafmittelblasen treten nach mindestens 12 Stunden Liegedauer auf und sind zum Teil durch Lage und Druck, zum Teil durch die auftretenden Zellpermeabilitätsstörungen bedingt. Säuren und Laugen, aber auch Oxidationsmittel können akut zu Hautläsionen führen. Solche Hautveränderungen in Grand-veränd...

Tab. 1. Stadieneinteilung nach Proudfood zur Bewertung der Bewusstseinseinschränkung

Stadium	Zustand des Patienten
0	bewusstseinsklar
I	schläfrig, ansprechbar
II	bewusstlos, Reaktion auf leichte Schmerzreize
III	bewusstlos, Reaktion auf starke Schmerzreize
IV	bewusstlos, keine Reaktion auf Schmerzreize

Atmung und Kreislauf werden unabhängig hiervon beurteilt

Tab. 2. Herzrhythmusstörungen

Bradykardie, AV-Block	Sinus- oder supraventrikuläre Tachykardie	ventrikuläre Tachykardie
Digitalisglykoside	Adrenergika	Amphetamine
Insektizide	Anticholinergika	Kokain
Lithium	Benzodiazepine	Digitalisglykoside
	Ethanol	Phenothiazine
	Theophyllin	Theophyllin
		Anticholinergika

rungen lassen sich unter Umständen diagnostisch verwerten. Schließlich können Einstichstellen bei Verdacht auf Drogenintoxikation differenzialdiagnostisch weiterhelfen.

- **Arrhythmien**: Sie sind besonders dann auf Vergiftungen verdächtig, wenn sie unter Berücksichtigung von Alter sowie Vorgeschichte unerwartet auftreten. Im Rahmen der klinischen Diagnostik sind darüber hinaus Herzrhythmusstörungen diagnostisch verwertbar [Tab. 2].
- **Temperaturregulationsstörungen**

Spezielle toxikologische Diagnostik

Schnelltests
Für den direkten Nachweis von Giften steht eine begrenzte Anzahl von einfachen Schnelltests zur Verfügung, die auch bettseitig durchzuführen sind und keinen apparativen Aufwand erfordern. Schnelltests sind jedoch nie beweisend für das Vorliegen einer Intoxikation, sondern allenfalls richtungweisend.

Semiquantitative Verfahren
Die in der Regel halbquantitativen Verfahren beruhen meist auf einer Antigen-Antikörper-Reaktion. Die gebräuchlichsten Systeme sind die **Enzyme-Multiplied-Immunoassay-Technique** [EMIT] sowie der **Fluoreszenz-Polarisations-Immunoassay** [FPIA]. Derzeit verfügbare EMIT-Tests zum Nachweis im Serum und Urin stehen für folgende Substanzen bzw. Medikamentengruppen zur Verfügung: Amphetamine, Barbiturate, Benzodiazepine, Cannabinoide, Ethanol, Methadon und Opiate
Die Empfindlichkeit der Urintests ist größer als die der Serumtests. Die Ergebnisse der Serumuntersuchungen müssen immer kritisch gewertet werden, da insbesondere bei den Barbituraten und Benzodiazepinen sowie auch bei den trizyklischen Antidepressiva zum Teil erhebliche Unterschiede in der Nachweisgrenze der einzelnen Medikamente innerhalb der Gruppen bestehen.

Quantitative Analysen
Für weiterreichende therapeutische Konsequenzen, wie insbesondere extrakorporale Verfahren, ist eine quantitative toxikologische Analytik erforderlich. Dieser quantitative Nachweis von Giften erfordert eine größere apparative Ausstattung und kann nur in speziell dafür eingerichteten toxikologischen Laboren durchgeführt werden. Die zur Verfügung stehenden Verfahren sind unter anderem Photometrie, Gaschromatografie/Massenspektrometrie [GC/MS] und Atomabsorptionsspektrometrie [AAS]

Primäre Giftelimination
Bis vor kurzem waren Magenspülung und/oder provoziertes Erbrechen Standardtherapie bei allen Patienten mit oralen Vergiftungen. Hier hat sich im Laufe der letzten Jahre ein Wandel vollzogen, so dass diese Verfahren nicht mehr als Goldstandard gelten können, sondern an erster Stelle der Primärmaßnahmen die Gabe von Carbo medicinalis, bei gegebener Indikation, steht.
Nachfolgend die zusammengefassten Richtlinien der genannten Maßnahmen gemäß den Empfehlungen der nationalen und internationalen Gesellschaften.

Induzierte Emesis
Ein Erbrechen sollte allenfalls innerhalb der ersten ein bis zwei Stunden nach Ingestion einer Substanz ausgelöst werden. Auch im Erwachsenenalter ist die Gabe von **Ipecacuanha-Sirup** unter Beachten der Kontraindikationen **bei wachen und bewusstseinsklaren Patienten Mittel der Wahl.**

> ❗ Die Applikation von Kochsalz zum induzierten Erbrechen ist obsolet, ebenso die Gabe von Apomorphin.

Verboten ist das Auslösen von Erbrechen bei:
- Schaumbildnern [z.B. Geschirrspülmittel]
- Lösemitteln [z.B. Verdünner oder Benzin]
- Säuren und Laugen
- Substanzen, die auf Grund rascher Resorption zentralnervöse Störungen hervorrufen können [am häufigsten trizyklische Antidepressiva].

Cave: Latenz bis zum Wirkeintritt des Ipecacuanha-Sirups beachten [15–20 min.]. Zusätzlich ist eine spätere Kohleapplikation, die in den meisten Fällen indiziert ist, erschwert.

Magenspülung

Eine Magenspülung ist nur sinnvoll bei Einnahme toxisch relevanter Mengen einer Noxe innerhalb der ersten ein bis zwei Stunden nach Ingestion und wenn die induzierte Emesis kontraindiziert ist. Eine Ausnahme vom Zeitfenster kann im Individualfall gegeben sein, wenn eine Magen-Darm-Atonie vorliegt. Eine Magenspülung sollte in jedem Fall unter Schutz des Respirationstraktes erfolgen. Die Kontraindikationen sind vergleichbar denen der Emesis. Auch nach einer Magenspülung ist die Gabe von Kohle indiziert um eine Adsorption der Substanz aus tieferen Darmabschnitten zu erreichen. Die Gifteliminierung ist erst dann erfolgreich beendet, wenn die Kohle ausgeschieden ist.

Carbo medicinalis

Sowohl in vitro Untersuchungen als auch Tierexperimente und klinische Studien belegen den Nutzen und die adsorptive Wirkung von Carbo medicinalis, allerdings nur bei Gabe einer quantitativ ausreichenden Menge. **Dosierungsrichtlinien** für Carbo medicinalis: Erwachsene 25–100 Gramm.

Bei Substanzen mit enterohepatischem Kreislauf oder Rückresorption in den Darm und Substanzen mit verlängerter Halbwertszeit und sehr kleinem Verteilungsvolumen kann die wiederholte Gabe von Carbo medicinalis sinnvoll sein. Die **Indikation zur rezidivierenden Kohlegabe** gemäß der Empfehlungen der Fachgesellschaften gilt für: Carbamazepin, Theophyllin, Phenobarbital, Chinin. Eine mögliche **sinnvolle Indikationserweiterung** gilt für: Chinidin, Chloroquin, Digitalis, Amanitin und Colchicum.

Wie bereits erwähnt ist die Entgiftung erst dann erfolgreich wenn die Kohle zeitnah ausgeschieden ist. Um dies zu erreichen ist häufig das Auslösen eine Diarrhoe indiziert. Als Abführmittel kommen Sorbit 20 % [250 ml p.o.] und Glaubersalz [250 mg/kg KG p.o.] infrage. Von „herkömmlichen" Diarrhoika, die ggf. die enterale Resorption fördern, sollte Abstand genommen werden. Die nachfolgende Aufstellung [Tab. 3] führt Substanzen auf, bei denen die Gabe von Carbo medicinalis nicht sinnvoll ist.

Tab. 3. Substanzen, bei denen die Gabe von Carbo medicinalis nicht sinnvoll ist

Benzin, Petroleum	Lösungsmittel	Lithium
Ethylenglykol und	Waschmittel, Tenside	Thallium
Derivate	Säuren und Laugen	Blausäure [CN]
Methanol, Ethanol		

Bei so genannten **Body Packern**, z.B. zum Schmuggeln von in Plastik [Kondome] verpackten und verschluckten Drogen, ist die Gabe von Carbo medicinalis umstritten. Einer möglicherweise durch die Kohle induzierten erhöhten Perforationsgefahr steht die absolute Indikation bei stattgehabter Perforation gegenüber.

Kohlegabe unmittelbar nach Emetikatherapie ist nicht sinnvoll.

Sekundäre Gifteliminierung

Die Indikation für eine sekundäre Gifteliminierung stützt sich auf folgende Fakten:
- Klinisch-internistische Befunde [z.B. respiratorische oder hämodynamische Insuffizienz]
- Klinisch-neurologische Befunde [z.B. Koma]
- Neurologische Zusatzuntersuchungen, z.B. Elektroenzephalogramm
- Kritische Blutspiegelkonzentrationen einer Substanz

Sind mindestens drei der genannten Vorraussetzungen erfüllt, ist die Indikation von klinischer Seite und unter der Vorraussetzung, dass eine suffiziente primäre Gifteliminierung eingeleitet wurde, als gesichert zu betrachten. Hinzukommen müssen selbstverständlich Kenntnisse von Resorptionskinetik, Metabolismus, Verteilungsvolumen und Elimination der eingenommenen Substanz.

Die wichtigsten **Verfahren zur Verkürzung der Eliminationshalbwertszeit** einer Substanz sind:
- Forcierte Diurese
- Hämodialyse
- Hämoperfusion
- Plasmapherese [sehr selten]

Die substanzbezogenen, möglichen Indikationen für die einzelnen Verfahren sind in Tabelle 4 zusammengefasst.

Tab. 4. Substanzbezogene mögliche Indikationen für die Verfahren zur Verkürzung der Eliminationshalbwertszeit

Forcierte Diurese	Hämodialyse	Hämoperfusion
Lithium	wie forcierte Diurese	Barbiturate
Phenobarbital	Ethanol	Digitalis
Salicylate/Thallium	Ethylenglykol	Herbizide
Rhabdomyolyse	Methanol	Insektizide
im Rahmen einer	Quecksilber	Theophyllin
Intoxikation bei noch		Valproat
erhaltener Nieren-		
funktion		

> ❗ Sekundäre Gifteliminationsmaßnahmen erfordern eine strenge Indikationsstellung und sind nur nach Ausschöpfen der Primärmaßnahmen sinnvoll und wenn die Effektivität des Sekundärverfahrens über der endogenen Plasmaclearance liegt. Es empfiehlt sich immer Rücksprache mit einem Giftinformationszentrum [GIZ].

Antidottherapie

Bei den Antidota wird unterschieden zwischen solchen, die für den Notfall relevant und solchen, die der Klinik vorbehalten sind. Allen gemeinsam ist eine kritische Abschätzung des Verhältnisses Nutzen zu Risiko vor der Gabe. Bei schwersten Intoxikationen mit Atemdepression sollte eine Intubation mit Beatmung vor einer kontinuierlichen Antidottherapie stehen. Tabelle 5 zeigt eine Übersicht über notfallrelevante Antidota, ihre Indikationen, gängige Dosierungen und Risiken bei Intoxikation.

Die nachfolgenden Tabellen 6 und 7 geben eine Übersicht zu Intoxikationen bei denen ein Antidot sinnvoll und verfügbar ist sowie Dosierungen der wichtigsten Antidote in der Klinik.

Bei der Indikationsstellung der primären und sekundären Giftelimination und zu allen Fragen der Intoxikation helfen die Giftinformationszentralen [siehe Tabelle im Anhang].

Tab. 5. Notfallrelevante Antidota mit Indikation, Dosierung und Risiken bei Intoxikation

Substanz	Indikation	Dosierung	Risiko
Naloxon	schwerste Opiat-Intoxikation mit Depression von Atmung und Herz-Kreislauf, ggf. diagnostisch	0,4–2 mg i.v. oder endotracheal	HWZ 60 Min., Entzugssymptomatik
Carbo medicinalis	Universaladsorbens	0,25 bis g/kg KG p.o.	s. Tab. 3
Atropin	Organophosphate	0,5–1 [–2] mg i.v. nach Klinik titrieren	Gabe nach Klinik Cave: Darmatonie, Gefahr der Atropin-Intoxikation!
Physostigmin	anticholinerges Syndrom	2 mg langsam i.v.	nur als ultima ratio verwenden, strenge Indikation bei Patienten mit erhöhtem kardialem Risikoprofil
Biperiden	extrapyramidale Symptomatik nach Psychopharmakaintoxikation	0,04 mg/kg KG langsam i.v., bis zu 4 mal täglich	neurologisches und kardiales Nebenwirkungsprofil
Cortison	Rauchgas	nach Klinik p.i. oder i.v.	umstritten, Nutzen in kleineren Studien erwiesen
Ethanol	Methanol/Ethylenglykol	5–7 mg/kg KG einer 10 % Lösung,	Fomepizol ist eine gute Alternative
4-DMAP [4-Dimethylaminophenol]	Cyanide	3–4 mg/kg KG [ca. 250 mg] mit reichlich in die Spritze aspiriertem Blut langsam i.v.	anschließend Natrium-Thiosulfat, bei Kombinationsintoxikation mit Kohlenmonoxid Dosisreduktion Cave: Meth-Hb-Spiegel!
Natrium-Thiosulfat 10 %	Cyanide, N-Lost, S-Lost	Cyanide: 50–100 mg/kg KG bis insges. zu 500 mg/kg KG bei Wdh., Lost: 100 mg/kg KG i.v. sofort	alleine bei Alkylantien (N-Lost, S-Lost), bei Cyaniden nach DMAP
Hydroxycobalamin	Blausäure	70 mg/kg KG i.v. ggf. repititiv	untoxische Metabolisierung des Cyanids

Tab. 6. Alphabetische Liste der speziellen Medikamente und Antidote bei Vergiftungen. Absolute Dosisangaben für Erwachsene [ca. 70 kg KG]; Indikationen zur Applikation in jedem Falle mit einem Giftinformationszentrum absprechen

Substanz	Präparat	Indikation	Dosierung	Anmerkungen
Aktivkohle	Ultracarbon, Kohle pulvis, Carbo medicinalis	Universaladsorbens bei oralen Intoxikationen **Kontraind.:** orale Intoxikationen mit Säuren oder Laugen	in Wasser aufgeschwemmt 0,5–1 g/kg KG oral oder über Magensonde	**Cave:** Erbrechen mit Aspiration, daher langsam fraktionierte Gabe
Atropinsulfat	Atropinsulfat	Intoxikation mit Alkylphosphaten, Carbamaten	initial 2–10 mg i.v. [biologische Titration nach Symptomatik]; Erhaltungsdosis: 0,5–2 mg/h i.v.	**Cave:** Überdosierung [Atropinintoxikation], EKG-Monitoring
Biperiden	Akineton® 5 mg/Ampulle	Intoxikationen mit Psychopharmaka bei extrapyramidaler Symptomatik	initial: 0,04 mg/kg KG langsam i.v. [2–4 mal tgl. wiederholbar]	
Botulismus-Antitoxin	Botulismus-Antitoxin Behring [vom Pferd]	gesicherter Botulismus; dringender Verdacht auf Botulismus	zuerst intrakutaner Verträglichkeitstest [0,1 ml des 1:10 verdünnten Antitoxins]; bei Verträglichkeit 250 ml langsam i.v., weitere 250 ml als Infusion i.v. danach	**Cave:** allergische, anaphylaktische Reaktionen möglich [Fremdeiweiß]!
Calciumgluconat	Calciumgluconat 10 %; 20 %; Flusssäure-Notfallkit	äußerliche Kontamination mit Flusssäure	**Extremitäten:** sofortige intraarterielle Injektion von 1–2 Ampullen [ca. 10 ml] Calciumgluconat 10 %; in der Klinik intraarterielle Perfusion der betroffenen Gliedmaßen mit Calciumgluconat [10 ml Ca-Gluc. 20 % + 40 ml NaCl 0,9 %] über 4 Stunden bis zum Sistieren der Schmerzen; falls nicht möglich Verfahren wie bei Kopf **Kopf/Rumpf:** lokale Infiltration mit Calciumgluconat 10 % und Auflegen von Calciumgluconat-Kompressen	
D-Penicillamin	Metalcaptase®, Trolovol®	chron. Intoxikation mit Kupfer, Blei, Zink, Gold, Quecksilber	1000 mg/d p.o. [Erwachsene]; bei Langzeitbehandlung maximal 40 mg/kg KG/d	
Deferoxamin	Desferal®	Intoxikationen mit Eisen, Aluminium [Serumspiegel bestimmen!]	**p.o.** bis 12 g [Erwachsene]; sehr bitter, deshalb über Magensonde; orale Gabe nur in der Frühphase sinnvoll **i.v.** 15 mg/kg/h [Maximaldosis 80 mg/kg KG in 24 h] 2 g mit Aqua dest ad inj. zu einer 10 %igen Lösung verdünnen, falls Weiterverdünnung erforderlich mit Glucose 5 % verdünnen	**Cave:** Deferoxamin ist inkompatibel mit isotoner NaCl-Lösung!
Dexamethason-Dosieraerosol	Auxiloson®; Pulmicort® (Budenosid)	Lungenödemprophylaxe bei inhalativer Intoxikation mit Reizgasen	alle 5 Minuten 2 Hub bis Aerosoldose verbraucht	
Diazepam	Valium®	Intoxikation mit Chloroquin; allgemein Krampfanfälle bei Intoxikationen	**Chloroquin.:** initial 1 mg/kg KG in 15–30 Minuten i.v. [eventuell Dosis verdoppeln]; Erhaltungsdosis 0,1 mg/kg KG/h i.v. über 48 h **Antikonvulsivum:** 5–10 mg langsam i.v. [Erwachsene]	
Digitalis-Antitoxin	Digitalis-Antidot BM [vom Schaf]	gesicherte, lebensbedrohliche Intoxikation mit Digitalis	in Abhängigkeit vom Digitaliskörperbestand, wobei 1 mg Digitalisglykosid von 80 mg Digitalisantidot gebunden wird **Digitalisserumspiegel bekannt:** Berechnung des Körperbestandes: Digoxin: {Serumkonz. (ng/ml) × 5,6 × kg}/1000 = Bestand in mg Digitoxin: {Serumkonz. (ng/ml) × 0,56 × kg}/1000 = Bestand in mg Antikörperdosis (i.v.) in mg = Bestand (mg)/0,015 **Digitalisspiegel unbekannt:** 160–240 mg Antidot i.v., danach 30 mg/h	**Cave:** allergische, anaphylaktische Reaktionen möglich [Fremdeiweiß]!

Tab. 6. Alphabetische Liste der speziellen Medikamente und Antidote bei Vergiftungen. Absolute Dosisangaben für Erwachsene [ca. 70 kg KG]; Indikationen zur Applikation in jedem Falle mit einem Giftinformationszentrum absprechen

Substanz	Präparat	Indikation	Dosierung	Anmerkungen
Dimercapto-propansul-fonat	DMPS-Heyl®, Dimaval® (DMPS), Mercuval®	akute und chron. Intoxikationen mit organischen und anorganischen Quecksilbersalzen, Quecksilberdämpfen; chron. Intoxikationen mit Blei und Silber; Intoxikationen mit Antimon, Arsen, Chrom, Gold, Kobalt, Kupfer, Plutonium, Uran	**parenteral** [nur wenn orale Applikation nicht möglich]: verteilt auf Einzeldosen von jeweils 250 mg langsam i.v.: 1. Tag: 2000 mg/24 h; 2. Tag: 1500 mg/24 h; 3. Tag: 1000 mg/24 h; 4.–6. Tag: 750 mg/24 h; danach 250–750 mg/Tag bzw. orale Gabe **oral**: initial bis zu 2400 mg/Tag in mehreren Dosen gleichmäßig verteilt bis zum 2. Tag, ab 3. Tag Erhaltungsdosis von 300–400 mg/Tag	
4-Dimethyla-minophenol	4-DMAP	Intoxikationen mit Cyaniden	250 mg [= ca. 3–4 mg/kg KG] mit reichlich in der Spritze aspiriertem Blut langsam i.v.; anschließend Natriumthiosulfat	bei Kombinationsvergiftungen mit CO u.U. niedrigere Dosierung
Dimeticon	Lefax® liquid; Sab® simplex	orale Intoxikation mit Schaumbildnern	10 ml p.o.	
Eisen(III)hexa-cyano-ferrat(II); Berliner Blau	Antidotum Thallii-Heyl, Radiogar-dase-Cs	Intoxikationen mit Thallium, Caesium	initial 3000 mg oral, danach Erhaltungsdosis mit 250 mg/kg KG/d oral [aufgeteilt in 2–4 Dosen] bis Thalliumausscheidung im Urin 0–10 µg/24 h	
Ethanol	Alkohol-Konzentrat 95 % [1 ml entspricht 0,8 g Ethanol]	Intoxikation mit Methanol, Ethylenglykol	Erstellung einer 10 %igen Lösung (v/v) in 5 %iger Glucose [z.B.: 50 ml Alkohol-Konzentrat 95 % ad 500 ml Glucose 5 %; 1 ml enthält ca. 0,08 g Ethanol] initial: 5–7,5 ml/kg KG der 10 %igen Lösung i.v.; Erhaltungsdosis: 1–1,5 ml/kg KG/h der 10 %igen Lösung i.v.	Ethanolkonzentration im Blut soll zwischen 0,5 ‰ und 1,0 ‰ liegen
Ethylendiamin-tetraacetat (EDTA)	Calcium Vitis® i.v. 20 %	Intoxikationen mit Blei, Chrom, Eisen, Kobalt, Kupfer, Nickel, Mangan, Plutonium, Quecksilber, Thorium, Zink, Uran	initial 15–20 mg/kg KG in 2 h i.v. [in NaCl 0,9 %-Lösung]; Erhaltungsdosis bis 50 mg/kg/d, aufgeteilt in 3 Dosen/d	bei Langzeitbehandlung Pause nach max. 5 Tagen
Flumazenil	Anexate®	Intoxikation mit Benzodiazepinen	0,3–0,6 mg i.v., bei Bedarf wiederholbar bis Gesamtdosis von ca. 1 mg [Titration nach Klinik]	**Cave**: Entzugssymptomatik; Krämpfe bei Mischintox. mit trizyklischen Antidepressiva
Folinsäure	Leucovorin®	Intoxikation mit Folsäureantagonisten, Methotrexat	initial 6–15 mg/m^2 i.v.; Erhaltungsdosis: 6–15 mg/m^2 i.v. alle 6 h **Methotrexat**: 15–90 mg/ langsam i.v. alle 6 h	exakte Dosierung nach Serumspiegel-Nomogramm bis Serumspiegel im Normbereich [< 0,1 µmol/l]
Folsäure	Folsan®	unterstützend bei Intoxikation mit Methanol, Ameisensäure	2,5 mg/kg KG oral, bis maximal 10 mg/kg KG/d in 4 Einzeldosen	
Glaubersalz	Natriumsul-fat als Abführmittel	allgemein im Rahmen der primären Giftelimination zur Induktion einer forcierten Diarrhoe	15–30 g verdünnt oral	
Hydroxy-cobalamin	Cyanokit 2,5g	Cyanid-Intoxikation wenn kein 4-DMAP vorhanden; auch bei Verdacht	2,5 g Trockensubstanz mit 100 ml NaCl 0,9 % verdünnen; initial 70 mg/kg KG-Bolus [Erwachsener: 5 g] als Kurzinfusion i.v.; ggf. Wiederholung der Dosis bis zu 2 malig über jeweils 30 Minuten nach Symptomatik	

I

Tab. 6. Alphabetische Liste der speziellen Medikamente und Antidote bei Vergiftungen. Absolute Dosisangaben für Erwachsene [ca. 70 kg KG]; Indikationen zur Applikation in jedem Falle mit einem Giftinformationszentrum absprechen

Substanz	Präparat	Indikation	Dosierung	Anmerkungen
Ipecacuanha-Sirup	verschiedene Rezepturen; Orpec®	Induktion von Erbrechen bei oralen Intoxikation	20–30 ml Sirup, anschließend ca. 500 ml Wasser [Erwachsene]; Kinder: 1–2 Jahre: 10 ml; ab 2 Jahre 20 ml	**Kontraind.**: zu erwartende oder eingetretene Bewusstseinseintrübung/Krampfanfälle, Intoxikationen mit Schaumbildnern, Säuren, Laugen, organ. Lösungsmitteln, Alkylphosphaten, Paraquat, Diquat
Methylenblau	Methylenblau Vitis® i.v. 1 %	Intoxikationen mit Met-Hb-Bildnern [außer Chlorat]	1 %-ige Lösung [10mg/ml]: 1–2 mg/kg KG, entspricht 0,1–0,2 ml/kg KG der 1 %-igen Lösung; bei Bedarf Wiederholung der Dosis nach 30 Minuten	max. Gesamtdosis: 7 mg/kg KG
N-Acetyl-cystein	Fluimucil®-Antidot	Intoxikation mit Paracetamol [Acrylnitril, Methacrylnitril, Methylbromid]	initial 150 mg/kg KG in 200ml Glucose 5 % über 60 Minuten i.v. Erhaltung 1: 50 mg/kg KG in 500ml Glucose 5 % über 4 Stunden i.v. Erhaltung 2: 100 mg/kg KG in 1000ml Glucose 5 % über 16 Stunden i.v.	Gesamtdosis: 300 mg/kg KG in 21 Stunden
Naloxon	Narcanti®	Intoxikation mit Opiaten	5–10 µg/kg i.v. oder s.c. [1–2 Ampullen à 0,4 mg bei Erwachsenen]; bei nachlassender Wirkung Nachinjektion, ggf. mehrfach oder Dauerinfusion	**Cave**: Entzugssymptomatik; [„Patientenflucht"] HWZ ca. 60 min.]
Natrium-thiosulfat	Natriumthiosulfat 10 %, S-hydril®	Intoxikation mit Cyaniden nach Gabe von 4-DMAP; alleine bei Intoxikation mit Alkylantien wie N-Lost, S-Lost	**Cyanide**: 50–100 mg/kg KG langsam i.v. [nach Gabe von 4-DMAP]; bei Bedarf Wiederholung bis zu insges. 500 mg/kg KG **Lost**: sofort 100–500 mg/kg KG i.v. [10 %-ige Lösung: 1 g Natriumthiosulfat/10ml]	
Obidoxim	Toxogonin®	Intoxikation mit Parathion	initial 3–4 mg/kg KG i.v. als Bolus innerhalb der ersten 6 h nach Intoxikation; Dosis kann in 24 h 3–4 mal wiederholt werden Erhaltungsdosis 1. Tag 2,0 mg/kg KG; 2. Tag 1,5 mg/kg KG; 3. Tag 1,0 mg/kg KG; danach selten sinnvoll [Ampulle mit 250 mg/ml]	**Cave**: Ersetzt nicht das Atropin! Keine Anwendung bei Carbamaten
Penicillin G	Penicillin-G	Intoxikation mit Amanitin [Knollenblätterpilz u.a.]	0,5–1,0 Mio. E/kg KG/d	
Physostigmin-salicylat	Anticholium®	Intoxikation mit Atropin und anderen Anticholinergika, Belladonna, Pantherina, Antihistaminika, trizyklische Antidepressiva	1–2 mg [Erwachsene] langsam i.v. unter fortlaufender Herzrhythmuskontrolle, ggf. mehrfach wiederholen oder Dauerinfusion mit 2 mg/h i.v.	**Cave**: Bradykardie [EKG-Monitoring !]; Atropin hebt die Physostigminwirkung sofort auf
Polyethylen-glykol-400	Lutrol-E, Roticlean-E	äußerliche Anwendung bei Hautkontamination mit Phenolen, Dioxinen, Furanen, organischen Lösemitteln	kontaminierte Hautareale damit einreiben, anschließend mit Wasser und Seife abwaschen	
Pyridoxin	Vitamin-B6, Benadon	Intoxikation mit Isoniazid, Crimidin	1 g i.v. als Bolus pro 1 g Isoniazid; bei unbekannter Menge: 5 g i.v. initial. max. Gesamtdosis 40 g	
Silibinin	Legalon® SIL	Intoxikation mit Amanitin [Knollenblätterpilz u.a.]	5 mg/kg KG Bolus i.v. über 1 Stunde; Erhaltungsdosis: 20 mg/kg KG/d i.v. als Dauerinfusion	Behandlungsdauer 4–5 Tage
Toluidinblau	Toluidinblau	Methämoglobinämie bei Intoxikation mit Met-Hb-Bildnern [Nitrite, Anilin]	2–4 mg/kg KG i.v.; Wirkung innerhalb von 10 min.	bei Met-Hb-Anstieg < 40 % einmalige Wiederholung
Vitamin K	Konakion®	Intoxikation mit Cumarin-Derivaten [Vit. K-Antagonisten]	25 mg/Tag p.o.; 0,3 mg/kg KG langsam i.v.	**Cave**: verzögerter Wirkungseintritt, Schockgefahr bei i.v.-Gabe

Tab. 7. Alphabetische Liste der Intoxikationen, bei denen ein Antidot verfügbar und bei entsprechender Indikation sinnvoll ist

Substanz	Antidot [Handelspräparat]
Alkylphosphate	Atropinsulfat [Atropinsulfat], Obidoxim [Toxogonin®]
Allgemein	Universaladsorbens Kohle [Ultracarbon, Carbo medicinalis]
Aluminium	Deferoxamin [Desferal®]
Amanitin	Penicillin G [Penicillin-G], Silibinin [Legalon® SIL]
Ameisensäure	Folsäure [Folsan®]
Antihistaminika	ggf. Physostigminsalicylat [Anticholium®]
Antimon	Dimercaptopropanosulfonat [DMPS-Heyl®, Dimaval®]
Arsen	Dimercaptopropanosulfonat [DMPS-Heyl®, Dimaval®]
Atropin	Physostigminsalicylat [Anticholium®]
Baclofen	Physostigminsalicylat [Anticholium®]
Belladonna	Physostigminsalicylat [Anticholium®]
Benzodiazepine	Flumazenil [Anexate®]
Blei	Ethylendiamintetraacetat [EDTA] [Calcium Vitis®], Dimercaptopropanosulfonat [DMPS-Heyl®, Dimaval®] wenn nicht verfügbar, dann D-Penicillamin [Metalcaptase®]
Botulismus	Botulismus-Antitoxin [Botulismus-Antitoxin Behring]
Caesium	Eisen(III)hexacyanoferrat(II) [Antidotum Thallii-Heyl]
Carbamate	Atropinsulfat [Atropinsulfat]
Chloroquin	Diazepam [Valium®]
Chrom	Dimercaptopropanosulfonat [DMPS-Heyl®, Dimaval®]
Codein	Naloxon [Narcanti®]
Crimidin	Pyridoxin [Vitamin B6]
Cumarin-Derivate	Phytomenadion, Vitamin-K [Konakion®]
Cyanide	initial und bei Verdacht: Hydroxycobalamine [Cyanokit 2,5g] initial 4-Dimethylaminophenol [4-DMAP], dann Natriumthiosulfat [Natriumthiosulfat 10 %, S-hydril®]
Dextroprop-oxyphen	Naloxon [Narcanti®]
Digitalis	Digitalis-Antitoxin [Digitalis-Antidot BM]
Dioxine	Polyethylenglykol 400 [äußerlich] [Lutrol-E, Roticlean-E]
Eisen-(III)	Deferoxamin [Desferal®]
Ethylenglykol	Ethanol [Alkohol-Konzentrat 95 %]
Flusssäure	Calciumgluconat [Calciumgluconat 10 %, Flusssäure-Notfallkit]

Substanz	Antidot [Handelspräparat]
Furane	Polyethylenglykol-400 [äußerlich] [Lutrol-E, Roticlean-E]
Gold	Dimercaptopropanosulfonat [DMPS-Heyl®, Dimaval®], D-Penicillamin [Metalcaptase®]
Heroin	Naloxon [Narcanti®]
Isoniazid	Pyridoxin [Vitamin B6]
Kobalt	Dimercaptopropanosulfonat [DMPS-Heyl®, Dimaval®]
Kupfer	D-Penicillamin [Metalcaptase®]
Lost	Natriumthiosulfat [Natriumthiosulfat 10 %, S-hydril®]
Met-Hb-Bildner	Methylenblau [Methylenblau Vitis], Toluidinblau [Toluidinblau]
Methadon	Naloxon [Narcanti®]
Methanol	Ethanol [Alkohol-Konzentrat 95 %], Folsäure [Folsan®]
Methotrexat	Calciumfolinat [Leukovorin®]
Opiate	Naloxon [Narcanti®]
Organische Lösungsmittel	Polyethylenglykol-400 [äußerlich] [Lutrol-E, Roticlean-E]
Oxalsäure	Calciumgluconat [Calciumgluconat 10 %]
Paracetamol	N-Acetylcystein [Fluimucil®-Antidot]
Parathion	Atropinsulfat [Atropinsulfat], Obidoxim [Toxogonin®]
Pentazocin	Naloxon [Narcanti®]
Phenole	Polyethylenglykol-400 [äußerlich] [Lutrol-E, Roticlean-E]
Plutonium	Dimercaptopropanosulfonat [DMPS-Heyl®, Dimaval®]
Psychopharmaka mitextra-pyramida-ler Symptomatik	Biperiden [Akineton®]
Quecksilber	Dimercaptopropanosulfonat [DMPS-Heyl®, Dimaval®]
Reizgasinhalation	Dexamethason [Auxiloson®]
Schaumbildner	Dimeticon [Lefax® liquid, Sab® simplex]
Silber	Dimercaptopropanosulfonat [DMPS-Heyl®, Dimaval®]
Thallium	Eisen(III)hexacyanoferrat(II) [Antidotum Thallii-Heyl]
Trizyklische Antidepressiva	ggf. Physostigminsalicylat [Anticholium®]
Uran	Dimercaptopropanosulfonat [DMPS-Heyl®, Dimaval®]
Zink	D-Penicillamin [Metalcaptase®]

I

Ausgewählte Vergiftungen

Tranquillanzien
Die wichtigsten Vertreter sind die Benzodiazepine, Carbaminsäureester und Diphenylmethanderivate.

Klinik: Monointoxikationen verlaufen in aller Regel auch bei hohen Dosen harmlos, das Symptombild ist geprägt von Hyporeflexie, Hypotonie und respiratorischer Insuffizienz sowie, auch wechselnd, mit paradoxen Reaktionen wie Aggressivität und Agitiertheit.

Therapie: Ganz im Vordergrund steht die frühzeitige Kohlegabe mit nachfolgendem Auslösen einer Diarrhoe und anschließender Überwachung von Herz und Kreislauf. Die forcierte Diurese ist bei Tranquillanzien nicht sinnvoll und nicht indiziert. Eine Ausnahme bildet Meprobamat. Extrakorporale Verfahren sind nur selten indiziert.

Mit dem Benzodiazepin-Rezeprotantagonisten **Flumazenil** steht ein wirksames Antidot zur Verfügung. Bei Vorliegen hoher Benzodiazepinkonzentrationen sind wiederholt intravenöse Injektionen erforderlich, da die Wirkung des Antagonisten auf Grund kurzer Halbwertszeit oft rasch nachlässt.

Cave: Flumazenil besitzt eine HWZ von etwa 45 Minuten. Gefahren sind erneutes Eintrüben, Entwicklung von Entzugssymptomatik bei vorherigem Benzodiazepinabusus und Einschränkung der medikamentösen Therapie bei Substanzen, die die Krampfschwelle senken, z.B. bei möglichen Mischintoxikationen [Neuroleptika, Antidepressiva, Alkohol].

Antidepressiva
Klinik: Die Vergiftung ist durch zentrale und periphere anticholinerge Symptome gekennzeichnet. Das klinische Bild ist somit als „atropinartig" zu bezeichnen. Auf Grund der besonderen Pharmakokinetik und des hohen Verteilungsvolumens der gängigen Antidepressiva treten Symptome rasch nach 30 bis 60 Minuten post ingestionem auf, erreichen ein Maximum nach ca. 12 Stunden und mit einem Abklingen der Symptomatik ist erst nach 36 bis vereinzelt 80 Stunden zu rechnen.

Die **Symptome des anticholinergen Syndroms** sind:
- trockene Haut und trockene Schleimhaut
- Mydriasis
- Fieber
- Tachykardie
- Erregung bis zum Delir
- Ataxie
- Pyramidenbahnzeichen

Es besteht eine dosisabhängige chinidinähnliche Auswirkung auf das Herz mit Verminderung der Kontraktilität, Erregungsausbreitungsstörungen und Erregungsleitungsstörungen können auftreten. Ähnlich wie bei Antiarrhythmika vom membranstabilisierenden Typ kommt es im EKG zu Verlängerung der PQ-Zeit, der QRS-Dauer und der QT-Zeit.

Die wichtigsten Symptome bei einer Intoxikation mit trizyklischen Antidepressiva sind in Tabelle 8 zusammengefasst.

Tab. 8. Die wichtigsten Symptome bei Intoxikation mit trizyklischen Antidepressiva

Parasympathikus	ZNS	Kardiovaskulär	Atmung
Mundtrockenheit	Erregung	Sinustachykardie	Atemdepression
Sehstörungen	Myoklonien	Bradykardie	Aspiration
Mydriasis	Krämpfe	ventrikuläre Tachykardien	Apnoe
Obstipation	Halluzinationen	Leitungsstörungen	
Harnretention	Pyramidenbahnzeichen	Asystolie	
Fieber	Koma	Herzrhythmusstörungen	

Die wichtigsten **therapeutischen Maßnahmen** im Überblick:
- Die Kohlegabe ist die sinnvollste Erstmaßnahme, Erbrechen und Magenspülung treten in den Hintergrund.
- Konsequente Überwachung der Darmfunktion mit frühzeitigem abführen der applizierten Kohle und ggf. Darmstimulation.
- Eine forcierte Diurese ist nutzlos.

- Für Substanzen mit anticholinergen Effekten kann eine Antidotbehandlung mit Physostigminsalicylat in Erwägung gezogen werden.
- Eine Indikation zur sekundären Giftelimination besteht nur bei schwersten Vergiftungen und ist kritisch zu stellen, da die Voraussetzungen hierfür ungünstig sind.

Merke: Intoxikationen mit trizyklischen Antidepressiva führen zu einem anticholinergen Syndrom. Die Schwere der Vergiftung ist nicht unbedingt dosisabhängig. Auf Grund der Pharmakokinetik ist eine lange Überwachungszeit erforderlich. Bei Auftreten von schweren, therapieresistenten Herzrhythmusstörungen und/oder generalisierten Krämpfen ist eine Antidotbehandlung mit Physostigminsalicylat [0,02–0,06 mg/kg KG langsam i.v.] indiziert.

Salicylsäure und Derivate

Klinik: Bei leichteren Intoxikationen stehen Schwindel, Tinnitus, Schweißausbrüche, Übelkeit, Erbrechen sowie Verwirrtheit im Vordergrund. Die schweren Intoxikationen sind durch Hyperventilation, Fieber, Ketose sowie respiratorische Alkalose und metabolische Azidose gekennzeichnet. Insbesondere die metabolische Azidose ist ein wichtiger differenzialdiagnostischer Hinweis für das Vorliegen einer Salicylatintoxikation. Hinzu kommen Gerinnungsstörungen und eine Zunahme der Kapillarfragibilität und bei schwersten Vergiftungen Depression des zentralen Nervensystems bis hin zum tiefen Koma sowie Nierenfunktionseinschränkung bis hin zum akuten Nierenversagen. Die Letaldosis wird mit 25–30 g Acetylsalicylsäure angegeben.

Therapie: Wegen rascher Resorption ist Kohle Mittel der ersten Wahl. Entscheidend sind ein lückenloses Monitoring des Säure-Basen-Haushaltes und ein entsprechender Ausgleich der schweren Azidose durch die Gabe von Bicarbonat. Bei schwersten Intoxikationen ist die Hämodialyse sekundäres Eliminationsverfahren erster Wahl, vorher sollte jedoch versucht werden mittels alkalischer Diurese als Begleittherapie eine Reduktion des Serumspiegels zu erzielen. Die Indikation zur Hämodialyse wird in Abhängigkeit vom klinischen Vergiftungsbild zusammen mit dem Serum-Salicylatspiegel gestellt. Ein Serumspiegel von mehr als 130 mg/dl, zusammen mit therapierefraktärer Azidose und persistierender zentralnervöser Symptomatik gilt als gesicherte Indikation für die Hämodialyse.

Merke: Das Vergiftungsbild bei Einnahme von Salicylaten ist durch die metabolische Azidose geprägt. Bei schwersten Intoxikationen ist die Hämodialyse Mittel der Wahl.

Paracetamol

Kommt als Monosubstanz sehr häufig vor und ist insbesondere auch in Analgetika-Mischpräparaten enthalten.

Klinik: Die Symptomatik beginnt mit gastrointestinalen Erscheinungen wie Übelkeit und Erbrechen und kann initial ausgesprochen diskret und uncharakteristisch sein. Erste Symptome treten in der Regel nach 2–14 Stunden auf. Spätestens nach 24–36 Stunden post ingestionem beobachtet man Zeichen der Leberschädigung, wobei eine erhöhte SGOT/SGPT bzw. eine Synthesestörung der Gerinnungsenzyme im Vordergrund stehen. Die Thromboplastinzeit nach Quick sollte bestimmt werden. Ab einer Dosierung von 150 mg/kg KG muss mit Leberschäden gerechnet werden. Bei Lebervorschäden liegt diese Grenze bereits bei 70 mg/kg KG, bei Kindern ab 80–200 mg/kg KG.

Therapie: Im Vordergrund steht die Gabe von Carbo medicinalis. In Abhängigkeit von der Schwere der Vergiftung ist eine Einleitung einer spezifischen Therapie mit dem Antidot **N-Acetylcystein** i.v. sinnvoll. Die Behandlung mit N-Acetylcystein ist auch bei Verdacht indiziert und muss bis zum Beweis des Gegenteils fortgeführt werden.

Es besteht eine Beziehung zwischen Paracetamol-Blutspiegel und Ausmaß der Leberschädigung, die auf Grund der Glutathion abhängigen Verstoffwechselung bei akuter Intoxikation als logarithmische Funktion angesehen werden kann [Abb. 1]. Sonst übliche „therapeutische" Spiegel verlieren bei einer akuten Paracetamolintoxikation ihre Relevanz. Eine Blutspiegelbestimmung ist bei dieser Intoxikation sinnvoll und sollte, wann immer möglich, durchgeführt werden. Gemäß des Nomogramms nach Rumack und Matthew [Abb. 1] ist eine sinnvolle Wertung einer möglichen Leberschädigung bei einer Paracetamolintoxikation nur 4–24 Stunden post ingestionem möglich.

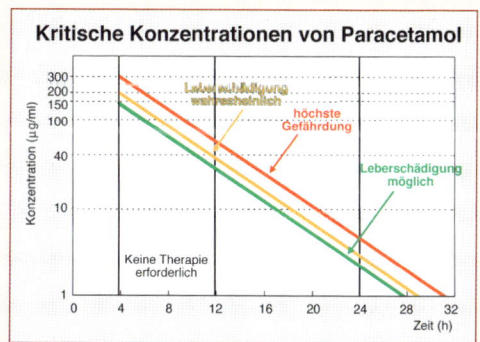

Abb. 1. Nomogramm nach Rumack und Matthew

Tab. 9. Symptome bei Organophosphatintoxikation

Erfolgsorgan	Symptome
Auge	Miosis, gelegentlich Mydriasis [bei Überwiegen endogener Katecholaminkonzentrationen], Rötung, Tränenfluss
Herz-Kreislauf	Bradykardie, Hypotonie, gelegentlich Tachykardie bei Überwiegen der endogenen Katecholaminkonzentration
Bronchialsystem	verstärkter Speichelfluss, verstärkte Bronchialsekretion
Magen-Darm-Trakt	Übelkeit, Erbrechen, Stuhlgang
Urogenitaltrakt	Urinabgang
Muskulatur	Fibrillation, Myoklonien, Zuckungen
Zentrales Nervensystem	Bewusstseinseintrübungen bis zum Koma, Atemdepression, Atemlähmung, Hypothermie

Dosierung von N-Acetylcystein bei Paracetamolvergiftungen siehe Tabelle 6.

Engmaschige Kontrolle der Transaminasen sowie Kontrolle des Quick-Wertes als Hinweis auf Synthesestörung der Leber. Beim Nachweis schwerster Leberschädigung ist ein Transplantationszentrum zu kontaktieren, um möglicherweise den Patienten einer zeitgerechten Lebertransplantation zuzuführen. Ggf. werden Antidottherapie und Überwachung so lange fortgeführt, bis sich die Leberparameter normalisiert haben.

Merke: Auch bei Verdacht auf Vorliegen einer Paracetamolintoxikation ist die frühzeitige Gabe von N-Acetylcystein lebensrettend.

Ethylalkohol

Gemeinsames Merkmal aller akuten Alkoholvergiftungen und verlaufsbestimmend ist die metabolische Azidose. Dies gilt auch für den Trinkalkohol.

Klinik: Psychomotorische Erregung jeglicher Ausprägung mit Übergängen in Adynamie oder gar Lähmung sind kennzeichnend. Übelkeit und Erbrechen sind häufig und charakteristisch. Die Haut ist heiß und trocken, obgleich die Kerntemperatur oft beträchtlich bis auf 30°C abnehmen kann. Bei einer Blutalkoholkonzentration von 2 ‰ überwiegen die narkotischen Symptome, und es können Konvulsionen und Atemdepression auftreten. Bei jahrelangem Alkoholabusus kann durch Gewöhnung diese Grenze auch höher liegen. Metabolische Azidose ohne Schock und beträchtliche Grade von Hypoglykämie sind laborchemisch fassbare Zeichen der akuten Ethanolintoxikation.

Therapie: Ist der Patient noch ansprechbar, und sind Schluck- und Würgereflex erhalten, kann eine rasche Magenentleerung durch Emesis, unter Beachtung der Indikationen und Kontraindikationen, sinnvoll sein. Eine Kohlegabe ist bei Alkoholen wegen der begrenzten Adsorptionskapazität nicht sinnvoll.

Bewusstlose Patienten sind prinzipiell intensiv-überwachungspflichtig. Die wichtigsten Überwachungsmaßnahmen wie Blutzucker- und Elektrolytkontrolle, Hämatokrit, Blutgasanalyse und Harnausscheidung sind für alle Alkoholintoxikierten gleich. Nur wenn sich der Zustand unter dieser Therapie nicht innerhalb weniger Stunden bessert, kann eine Hämodialyse Mittel der Wahl sein. Andere Maßnahmen als die genannten haben sich nicht als sinnvoll und wirksam supportiv erwiesen.

Organophosphate

Organophosphate sind stark lipophile Substanzen mit guter Resorbierbarkeit. Ihre Wirkung besteht in einer Hemmung der Acetylcholinesterase mit der Folge, dass der körpereigene Überträgerstoff Acetylcholin nicht mehr gespalten werden kann, und es damit zur endogenen Acetylcholinvergiftung kommt. Klinisch bedeutsam sind neben **Parathion** die Organophosphate **Demeton-S-methylsulfoxid** und **Dimethoat**.

Klinik: Entsprechend dem Angriff von Acetylcholin unterscheidet man bei der Intoxikation zwischen sog. muscarinartiger und nicotinartiger Wirkung. Laborchemisch ist die Organophosphatintoxikation durch Erniedrigung der Cholinesteraseaktivität, absolute Hyperlaktämie und Hyperglykämie gekennzeichnet.

Die wichtigsten Symptome der Organophosphatintoxikation sind in Tabelle 9 zusammengefasst.

Therapie: Im Vordergrund steht die primäre Giftelimination durch Magenspülung mit mindestens 100 Litern Wasser und anschließender Instillation von Carbo medicinalis [0,5–1 g/kg KG] mit nachfolgendem Auslösen einer forcierten Diarrhoe. Eine forcierte Diurese ist nutzlos und sogar gefährlich. Bei schwersten Vergiftungen ist innerhalb der ersten 12 Stunden die Hämoperfusion als extrakorporales Verfahren Mittel der Wahl. Die Gabe von Atropin in einer Dosis von 0,5–1 [–2] mg i.v. wird allein in Abhängigkeit von Bronchialsekretion, Salivation und hämodynamisch relevanter Bradykardie durchgeführt.

Als Cholinesterasereaktivator kann bei einigen Substanzen der Einsatz von **Obidoxim** innerhalb der ersten 24 h erfolgen.

Anhang

Giftinformationszentralen in Deutschland, Österreich und der Schweiz:

Plz, Ort	Telefon/Fax	Adresse
D-55131 Mainz	06131-19240, 06131-232466 oder 0700-GIFTINFO Fax: 06131-232468	Giftinformantionszentrum, Klinische Toxikologie der II. Med. Klinik der Univ. Mainz, Langenbeckstr. 1 http://www.giftinfo.uni-mainz.de
D-14050 Berlin	030-19240 Fax: 030-3430721	Beratungsstelle bei Vergiftungserscheinungen und Embryonaltoxikologie, Spanndauer Damm 130, Haus 10
D-37075 Göttingen	0551-19240	Giftinformationszentrum Nord der Uni Göttingen, Robert Koch-Str. 40
D-53113 Bonn	0228-2873211, -3333 Fax: 0228-2873314	Informationszentrale für Vergiftungen der Universitätskinderklinik, Adenauerallee 119
D-66424 Homburg	06841-19240 Fax: 06841-16-8314	Informations- u. Behandlungszentrum für Vergiftungen , Gebäude 9, Universitätsklinik für Kinder- und Jugendmedizin, 66421 Homburg/Saar
D-79106 Freiburg	0761-19240 Fax: 0761-270-4457	Informationszentrale für Vergiftungen der Univ.kinderklinik, Mathildenstr. 1
D-81675 München	089-19240 Fax: 089-4140-2467	Giftnotruf München der Toxikologischen Abt. der II. Med. Klinik der TU, Ismaninger Str. 22
D-90419 Nürnberg	0911-398-2451 Fax: 0911-3892205	II. Med. Klinik des Klinikums Giftinformationszentrale, Flur Str. 22
D-99089 Erfurt	0361-730730 Fax: 0361-7307317	Gemeinsames Giftinformationszentrum der Länder am Klinikum Erfurt, Nordhäuserstr. 74
A-1090 Wien	+0043-222- 4064343	Vergiftungsinformationszentrale, Allgemeines Krankenhaus, Währinger Gürtel 18–20
CH-Zürich	+41(0)12516666	Schweizerisches Toxikologisches Informationszentrum

I

ähnlich wie die Minipille* wirkt; Intrauterinpessare verursachen eine sterile Endometritis, die zur Inaktivierung der Spermatozoen führt; zusätzlich wirken die von kupferhaltigen Spiralen freigesetzten Kupferionen spermizid; Intrauterinpessare werden von den meisten anderen Frauen gut vertragen; teilweise kommt es aber zu einer Dysmenorrhoe, die zur Entfernung zwingt; in sehr seltenen Fällen kommt es zur Dislokation oder Perforation; *s.u. Essay Empfängnisverhütung und Familienplanung S. 343*

In|tu|ba|ti|on f: *Syn: Intubieren, endotracheale Intubation;* Einführung eines Tubus in die Luftröhre; der Tubus kann durch den Mund [**orotracheale Intubation**] oder die Nase [**nasotracheale Intubation**] eingeführt werden; orotracheale Intubation wird für nur kurzzeitige Intubation [Narkose] bevorzugt, während bei Langzeitbeatmung der nasotracheale Zugang gewählt wird; der Tubus sichert freie Atemwege, schützt vor Aspiration und erlaubt eine (maschinelle oder manuelle) kontrollierte Beatmung; *s.a. Essay Verfahren zur Sicherung der Atemwege S. 759*

unmögliche Intubation: *s.u. Essay Verfahren zur Sicherung der Atemwege S. 759*

In|tu|ba|ti|ons|fi|ber|skop, starres nt: *s.u. Essay Verfahren zur Sicherung der Atemwege S. 759*

In|tu|ba|ti|ons|la|rynx|mas|ke f: *s.u. Essay Verfahren zur Sicherung der Atemwege S. 759*

In|u|la helenium f: → *Alant*

In|u|lin nt: aus ca. 30 Fructoseeinheiten aufgebautes Polyfructosan, das als Reservepolysaccharid in vielen Pflanzenwurzeln gefunden wird; wird zur Bestimmung des extrazellulären Raumes und der glomerulären Filtrationsrate eingesetzt

In|va|si|ons|test m: *Syn: Kurzrok-Miller-Test, Miller-Kurzrok-Test;* In-vitro-Test, bei dem geprüft wird, ob die Spermien durch das Zervixsekret gehemmt werden

In|ver|si|ons|gas|tro|sko|pie f: Magenspiegelung mit einem flexiblen Gastroskop, das eine Betrachtung der Magenabschnitte um die Speiseröhreneinmündung erlaubt

In-vitro-Fertilisation f: *Syn: extrakorporale Befruchtung, künstliche Befruchtung, Reagenzglasbefruchtung;* Befruchtung außerhalb des Körpers mit Einpflanzung der befruchteten Eizelle [Embryonentransfer] in die Gebärmutter; *s.a. Essay Infertilität und Sterilität S. 733*

In|vo|lu|ti|ons|de|pres|si|on f: *Syn: Involutionsmelancholie, involutive Depression;* im Alter auftretende depressive Grundstimmung; oft auch als Bezeichnung für eine erst im Alter auftretende endogene Depression* verwendet

Involved field-Technik f: Strahlentherapie, bei der ausschließlich klinisch manifest befallene Lymphknotenregionen bestrahlt werden; *s.a. Essay Hodgkin-Lymphome S. 661*

Io|nen|aus|tau|scher|chro|ma|to|gra|fie, -gra|phie f: Chromatografie mit Verwendung von Ionenaustauschern als stationäre Phase

Ipe|ca|cu|an|ha f: → *Brechwurz*

Ipe|ca|cu|an|ha|wur|zel f: → *Brechwurz*

Ipe|cac|wur|zel f: → *Brechwurz*

IPOM-Technik f: Technik [intraperitoneal onlay mesh technique] der laparoskopischen Hernienplastik, bei der ein Kunststoffnetz intraperitoneal aufgelegt und damit die Bruchlücke verschlossen wird; *s.a. Essay Eingeweidebrüche/Hernien S. 577*

Ipra|tro|pi|um|bro|mid nt: Parasympatholytikum; Spasmolytikum; Bronchodilatator; Antiasthmatikum; Anw.: Prophylaxe und Therapie von chronisch-obstruktiver Bronchitis, Emphysembronchitis und Asthma bronchiale; *s.a. Essay Asthma bronchiale und Status asthmaticus S. 95*

Ipro|ve|ra|tril nt: → *Verapamil*

IPS-Score m: *Syn: International Prostatic Symptom Score; s.u. Essay Benignes Prostatahyperplasie-Syndrom S. 1295*

Iri|dek|to|mie f: *Syn: Irisentfernung, Irisresektion, Korektomie;* operative (Teil-)Entfernung der Iris; v.a. die **periphere** oder **basale Iridektomie** zur Behandlung des Pupillarblocks beim akuten Glaukomanfall zur Schaffung einer Irislücke, die vordere und hintere Augenkammer verbindet; erfolgt als **chirurgische Iridektomie oder Laser-Iridektomie** [Nd:YAG-Laser]; allerdings kann der Nd:YAG-Laser nur bei klarer

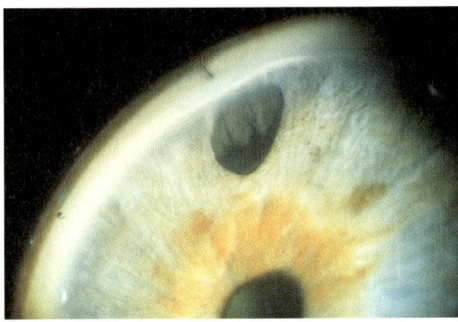
Abb. I19. Iridektomie. Periphere Laser-Iridektomie bei Glaukom

Hornhaut eingesetzt werden; der Laserstrahl wird auf die Irisbasis fokussiert und schafft eine Lücke ohne Hornhaut oder Linse zu schädigen; *s.a. Essay Glaukome S. 497*

Iri|dis rhizoma nt: *Syn: Schwertlilienwurzelstock, Veilchenwurzel, Iriswurzel; s.u. Schwertlilie*

Iri|do|ce|le f: → *Iridoptose*

Iri|do|di|a|ly|se f: *Syn: Iridodialysis;* Ablösung oder Abriss der Iris vom Ziliarkörper, i.d.R. als Folge eines stumpfen Bulbustraumas; führt zu Blendung und Sehstörungen, deren Ausmaß vom Umfang der Ablösung abhängt; bei sehr schweren Prellungen kann die Iris vollständig vom Ansatz abgerissen werden und es entsteht eine **traumatische Aniridie**; **Therapie**: Ruhigstellung von Iris und Ziliarkörper mit Atropintropfen; bei erhöhtem Augeninnendruck medikamentöse Senkung; operative Wiederannähung der Irisbasis

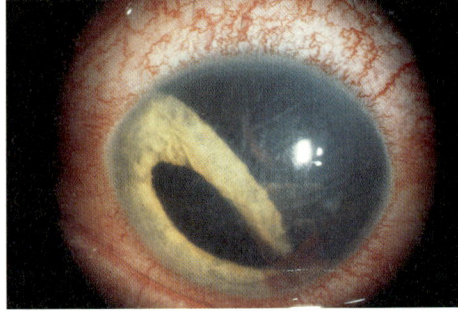
Abb. I20. Iridodialyse. Irisabriss nach stumpfem Bulbustrauma

Iri|do|kor|ne|o|skle|rek|to|mie f: operative Teilentfernung von Iris, Kornea und Sklera

Iri|dop|to|se f: *Syn: Irisprolaps, Iridoptosis, Iridozele, Irishernie, Prolapsus iridis;* Vorwölbung eines Teils der Iris durch einen traumatisch oder im Rahmen einer Hornhautentzündung [Ulcus corneae serpens] entstandenen Defekt der Hornhaut; **Therapie**: operative Versorgung des Hornhautdefektes

Iri|dor|rhe|xis f: *Syn: Irisriss;* bei Augapfelprellung kann es zu Rissen der Iris kommen; je nach Lage unterscheidet man **Sphinkterrisse** [am Pupillarrand] oder **Iridodialyse** [Abriss der Irisbasis vom Ziliarkörper]

Iri|do|skle|ro|to|mie f: Einschneiden/Durchtrennen von Iris und Sklera

Iri|do|to|mie f: *Syn: Irisschnitt, Irisdurchtrennung, Iritomie, Koretotomie;* eine chirurgische Durchtrennung oder Laserdurchtrennung [Nd:YAG-Laser] der Iris wird meist zur Behandlung oder Prophylaxe des akuten Glaukomanfalls durchgeführt; *s.a. Iridektomie, Essay Glaukome S. 497*

Iri|do|zel|le f: → *Iridoptose*

Iri|do|zyk|lek|to|mie f: operative Teilentfernung von Iris und Ziliarkörper, z.B. bei malignem Melanom der Irisbasis

Iri|do|zy|kli|tis f, pl **-ti|den**: *Syn: Iridocyclitis;* eine Entzündung von Iris und Ziliarkörper ist häufig eine immunologisch aus-

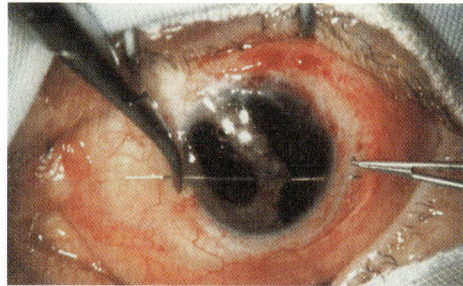

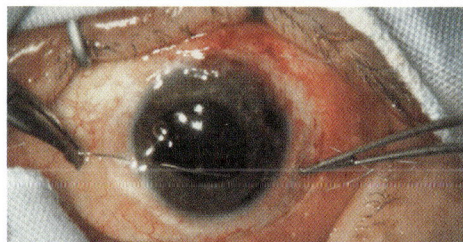

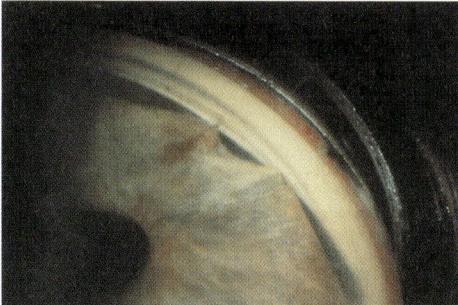

Abb. 121. Iridodialyse. a Befund einer traumatischen Iridodialyse zu Beginn der Operation, **b** Wiederanheftung der Irisbasis mit langer Nadel und Kunststofffaden, **c** gonioskopisches Bild einer angenähten Irisbasis

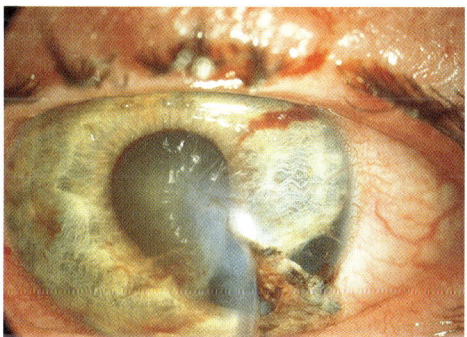

Abb. 122. Iridoptose. Große Schnittverletzung der Hornhaut mit Irisprolaps

gelöste Begleiterkrankung bei z.B. juveniler rheumatoider Arthritis, Morbus Bechterew, Reiter-Syndrom, Behçet-Krankheit und Sarkoidose; andere Ursachen sind Parasiten [Toxoplasma], Viren [Herpes, Zoster, HIV] und exogene und endogene Allergene; **Therapie:** Weitstellung der Pupille [Mydriatika], nicht-steroidale Entzündungshemmer, Corticosteroide lokal als Augentropfen oder in schweren Fällen

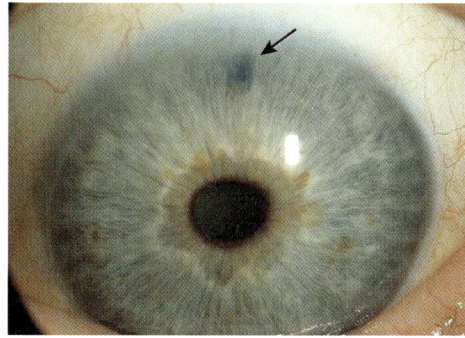

Abb. 123. Iridotomie. Laser-Iridotomie [Nd:YAG-Laser]

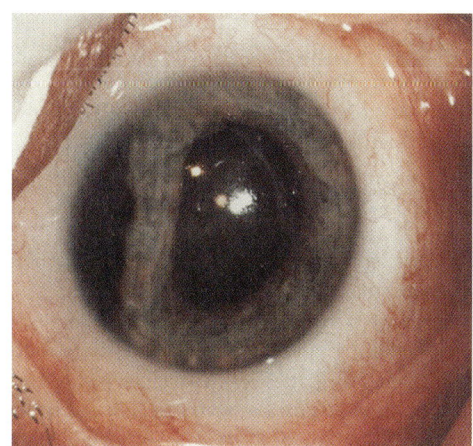

Abb. 124. Iridozyklektomie. Zustand nach Iridozyklektomie bei malignem Melanom des Ziliarkörpers

systemisch; unbehandelt kommt es zu Synechien zwischen Linse und Iris

Iri|do|zys|tek|to|mie *f*: operative Teilentfernung von Iris und Linsenkapsel; *s.a. Iridektomie*

Iri|no|te|can *nt*: zytostatisch wirkendes Derivat des Camptothecin, eines Pflanzenalkaloids aus Camptotheca acuminata; **Anw.:** zusammen mit 5-Fluorouracil* und Folinsäure* zur Chemotherapie von Adenokarzinomen des Dünn- und Dickdarms; kolorektales Karzinom, Magenkarzinom; **NW:** cholinerges Syndrom mit akuter Bradykardie und Hypotonie, verzögert auch zu ausgeprägte Durchfälle; *s.u. Essay Chemotherapie S. 185*

Iris|blen|den|phä|no|men *nt*: bei Akrozyanose oder arterieller Verschlusskrankheit lässt sich die blaurote Hautverfärbung nicht wegdrücken; nach Loslassen sieht man einen langsamen Rückstrom von zyanotischem venösen Blut von der Peripherie her

Iris|block *m*: → *Pupillarblock*

Iris|her|nie *f*: → *Iridoptose*

Iris|pro|laps *m*: → *Iridoptose*

Iris|re|sek|ti|on *f*: → *Iridektomie*

Iris|riss *m*: → *Iridorrhexis*

Iris|schnitt *f*: → *Iridotomie*

Iris|wur|zel *f*: **Syn:** *Iridis rhizoma, Schwertlilienwurzelstock, Veilchenwurzel; s.u. Schwertlilie*

Iri|tis *f, pl* **-ti|den: Syn:** *Regenbogenhautentzündung*; Entzündungen der Iris treten selten isoliert auf, sondern sind meist Teilaspekt einer Iridozyklitis; **Therapie:** Weitstellung der Pupille [Mydriatika], nicht-steroidale Entzündungshemmer, Corti-

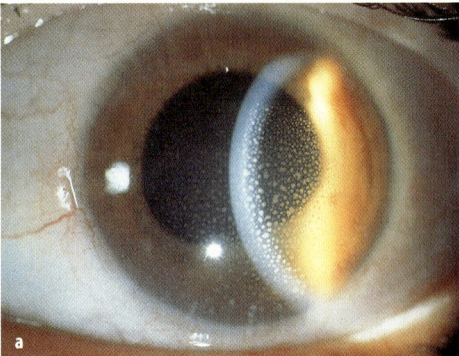
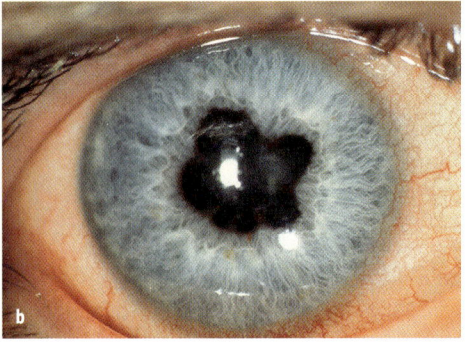

Abb. 125. Iritis. a Weiß-graue Präzipitate der Hirnhautrückfläche bei Iritis, **b** Kleeblattpupille durch Synechien zwischen Linse und Iris

costeroide lokal als Augentropfen oder in schweren Fällen systemisch; unbehandelt kommt es zu Synechien zwischen Linse und Iris

Iri|to|mie *f*: → *Iridotomie*

IRT/DNA-Test *m*: s.u. zystische Fibrose

IRT-Test *m*: s.u. zystische Fibrose

Is|chi|al|gie *f*: *Syn*: Ischias, Ischiassyndrom, Lumboischialgie, lumbales Wurzelsyndrom; von der Kreuzbeingegend ausgehende, bis in die Fußspitzen ausstrahlende Schmerzen im Versorgungsgebiet des Nervus ischiadicus; je nach der Höhe der Wurzelreizung unterscheidet man klinisch zwischen **hohem lumbalen Wurzelsyndrom** [Reizung von $L_{3/4}$], L_5-**Ischialgie** und S_1-**Ischialgie**; **Klinik**: segmental ausstrahlende Schmerzen, dermatomabhängige Sensibilitätsstörungen, Störungen der Motorik, Reflexstörungen, positives Lasègue-Zeichen, skoliotische Fehlhaltung [Vanzetti-Zeichen]; **Therapie**: konservative Behandlung [Bettruhe, Wärmeapplikation, Massage, Elektrotherapie, Analgetika]; Traktion, evtl. Orthesen; bei Bandscheibenprolaps u.U. operative Behandlung; *s.a. Essay Degenerative Wirbelsäulenerkrankungen S. 125, Essay Rückenschmerzen S. 1373*

Is|chi|as *f/m*: → *Ischialgie*

Is|chi|as|syn|drom *nt*: → *Ischialgie*

Is|chi|o|ze|le *f*: *Syn*: Beckenhernie, Hernia ischiadica; Hernie mit Foramen ischiadicum majus oder minus als Bruchpforte; *s.a. Essay Eingeweidebrüche/Hernien S. 577*

Is|o|a|myl|ni|trit *nt*: → *Amylnitrit*

Is|o|bu|tyl|hy|dro|chlo|ro|thi|a|zid *nt*: *Syn*: Thiabutazid, Butizid; Saluretikum; **Anw.**: Ödeme bei Herzinsuffizienz, Niereninsuffizienz, Diabetes insipidus; **Dosierung**: 5–15 mg/d p.o.; **NW**: Hypokaliämie, Erhöhung von Blutzucker- und Harnsäurespiegel; **Kontraind.**: Hyponatriämie, Hypokaliämie, Hyperkalzämie, Hyperurikämie, stark eingeschränkte Nierenfunktion [Kreatinin-Clearance unter 30 ml/min], schwere Leberfunktionsstörungen, Sulfonamidallergie, Schwangerschaft

Is|o|co|na|zol *nt*: Antibiotikum, Antimykotikum mit Wirkung gegen Candida-Species, Dermatophyten und Schimmelpilze; *s.a. Essay Mykosen S. 1059*

Is|o|flu|ran *nt*: als Allgemeinanästhetikum verwendeter halogenierter Kohlenwasserstoff [Chlor-Trifluorethyldifluormethylether]; Isomer von Enfluran*; besitzt eine gute hypnotische und sehr gute muskelrelaxierende Wirkung, aber nur eine schwach analgetische Wirkung

Is|o|me|pro|bal|mat *nt*: → *Carisoprodol*

Is|o|ni|a|zid *nt*: *Syn*: Isonikotinsäurehydrazid, Isonicotinsäurehydrazid, Pyridin-4-carbonsäurehydrazid; Tuberkulostatikum mit Wirkung auf schnell wachsende Tuberkulosebakterien; wirkt tuberkulostatisch und in hoher Konzentration auch tuberkulozid; da es bei Monotherapie rasch zur Resistenzentwicklung kommt, wird es nur in Kombination mit anderen Tuberkulostatika [Ethambutol*, Streptomycin*] eingesetzt; NW und **Dosierung** *s.u. Essay Tuberkulose S. 1585*

Is|o|ni|co|tin|säu|re|hy|dra|zid *nt*: → *Isoniazid*

Is|o|ni|pe|ca|in *nt*: → *Pethidin*

Isop *m*: → *Ysop*

Is|o|phan|in|su|lin *nt*: *Syn*: Insulinum isophanum, NPH-Insulin, Neutral-Protamin-Hagedorn-Insulin; kristalliner Insulin-Protamin-Komplex; Intermediärinsulin, d.h. Verzögerungsinsulin mit mittellanger Wirkungsdauer [10–22 h]; *s.a. Essay Diabetes mellitus S. 253*

Is|o|plas|tik *f*: → *Isotransplantation*

Is|o|preg|ne|non *nt*: → *Dydrogesteron*

Is|o|pre|na|lin *nt*: *Syn*: Isopropydin, Isoproterenol, Isopropylnoradrenalin; Antiasthmatikum, Antipruriginosum, Bronchodilatator mit starken kardialen Nebenwirkungen; **Anw.**: Anfallsverhütung bei Asthma bronchiale, Störungen der Erregungsüberleitung des Herzens; heute nur noch selten verwendet

Is|o|pro|py|din *nt*: → *Isoprenalin*

Is|o|pro|pyl|me|pro|bal|mat *nt*: → *Carisoprodol*

Is|o|pro|pyl|nor|a|dre|na|lin *nt*: → *Isoprenalin*

Is|o|pro|te|re|nol *nt*: → *Isoprenalin*

Is|o|pte|ren|pe|ri|me|trie *f*: s.u. Perimetrie

Is|o|sor|bid|di|ni|trat *nt*: organisches Nitrat; Vasodilatator; verbessert den Wirkungsgrad der Herzarbeit und senkt den Sauerstoffbedarf des Myokards; **Anw.**: Angina pectoris, Myokardinfarkt, Lungenödem, hypertone Krise; **Dosierung**: nach Bedarf. 2–3 × tgl. eine Tablette mit 20 mg ISDN p.o., steigerbar bis 2 × 40 mg p.o.; Depotformen 2–3 × tgl. 20 mg oder 1–2 × tgl. 40 bis 80 mg oder einmal tgl. 120 mg; sublingual zur Kupierung und Prophylaxe des Angina-pectoris-Anfalls Tabletten mit 5, 10 oder 20 mg ISDN unter die Zunge oder in die Wangentasche zergehen lassen, bzw. 1 bis 3 Sprühstöße [entsprechend 1,25–3,75 mg ISDN] in den Mund sprühen; als Inhalierspray zur pulmonalen Resorption 1–3 Sprühstöße [à 1,25 mg] in den Mund sprühen und dabei tief einatmen; stationär 1–2 mg/h i.v., bis maximal 10 mg/h ISDN; zur topischen Applikation abends 50–200 mg ISDN [entsprechend 0,5–2 g 10 %-ige Salbe] auf einer Mindestfläche von 20 × 20 cm am Oberkörper auftragen; als Transdermalspray 1–2 × tgl. 1–2 Sprühstöße à 30 mg ISDN aus 20 cm Entfernung auf die Haut sprühen und Einreiben; **NW**: *s.u. Nitrate, organische*

Is|o|sor|bid|mo|no|ni|trat *nt*: *Syn*: Isosorbid-5-nitrat; organisches Nitrat; Vasodilatator; verbessert den Wirkungsgrad der Herzarbeit und senkt den Sauerstoffbedarf des Myokards; **Anw.**: Angina pectoris, Myokardinfarkt, Lungenödem, hypertone Krise; **Dosierung**: Angina pectoris: 3 × tgl. 20 mg p.o.; bei Herzinsuffizienz Dosierung nach Bedarf, beginnend mit 2–3 × tgl. eine Tablette p.o. á 20 mg, steigerbar bis 2 × 80 mg; zur Vermeidung einer Nitrattoleranz sollten konstante Plasmaspiegel im Tagesverlauf vermieden werden; **NW**: *s.u. Nitrate, organische*

Is|o|spo|ro|se *f*: *Syn*: Isosporainfektion, Isosporiasis; seltene, meist nur in den Tropen oder bei AIDS-Patienten vorkommende Durchfallerkrankung durch **Isospora belli** oder **Isospora hominis**; **Therapie**: Trimethoprim-Sulfamethoxazol*; *s.a. Essay Parasitosen S. 1217*

Is|o|to|pen|lym|pho|gra|fie, -gra|phie *f*: → *Lymphoszintigrafie*

Verfahren zur Sicherung der Atemwege

A. Thierbach

Die vitale Bedeutung und die Vulnerabilität des ventilatorischen Systems, bei dem innerhalb kurzer Zeit aus geringfügigen Problemen lebensbedrohliche Situationen entstehen können, erfordern rasche und erfolgreiche Maßnahmen zur Sicherung der Atemwege. Die Sicherung von Oxigenierung und Ventilation als zentralen Aufgaben der Atmung stehen deswegen sowohl bei Patienten in Allgemeinanästhesie als auch bei Notfallpatienten an erster Stelle der Therapiemaßnahmen.

Probleme bei einer endotrachealen Intubation treten, abhängig von der Erfahrung des Durchführenden und vom Patientengut, mit einer Inzidenz zwischen 1 und 18 % auf. Eine Häufung von Komplikationen kann bei dem Zusammentreffen von prognostisch ungünstigen Faktoren beobachtet werden. Bei der Sicherung der Atemwege sind neben anatomischen und funktionellen Problemen auch besondere Schwierigkeiten zu bedenken, die bei Verletzungen oder akuten Erkrankungen auftreten können.

Verglichen mit der Einleitung einer Routinenarkose ist vor allem im Notfall von einer deutlich schwierigeren Situation auszugehen: Zusätzlich zu den spezifischen, vorher bestehenden Problemen wird die Sicherung der Atemwege bei Notfallpatienten durch verschiedene Aspekte wesentlich kompliziert [Tab. 1].

Tab. 1. Besondere Probleme bei der Sicherung der Atemwege von Notfallpatienten

- minimale Möglichkeiten einer spezifischen Voruntersuchung resultieren in einer unvollständigen Risikoeinschätzung
- die Situation im Notfall ist gekennzeichnet von nicht vorhersehbaren personellen, örtlichen, zeitlichen und umgebungstechnischen Gegebenheiten mit gravierendem Einfluss auf den Erfolg der ärztlichen Maßnahmen
- Traumata und akute Erkrankungen können zusätzlich relative oder absolute Intubationshindernisse und Beatmungsprobleme bedingen
- die Intubation von Notfallpatienten erfordert unter Umständen die Einleitung einer Allgemeinanästhesie, verbunden mit einem Sistieren der Spontanatmung, Verlust der Schutzreflexe und relevanten pathophysiologischen Reaktionen

Ein Misserfolg in der Atemwegssicherung kann innerhalb kürzester Zeit die Morbidität und Mortalität des Patienten drastisch erhöhen. Die Daten des *Closed Claims Project* der *American Society of Anesthesiologists* zeigen, dass die häufigste Ursache für Morbidität und Mortalität im Zusammenhang mit einer Anästhesie Probleme bei der Sicherung der Atemwege sind. Über 30 % aller durch Anästhesie bedingten Todesfälle werden auf ein Missmanagement bei der Sicherung der Atemwege zurückgeführt.

Besonders gravierende Probleme mit unmittelbarer Auswirkung auf Mortalität und Morbidität betreffen vor allem die *Cannot intubate, cannot ventilate*-Situation sowie die unerkannte Fehlintubation.

> Die *Cannot intubate, cannot ventilate-Situation* beschreibt die Unmöglichkeit, den Patienten mit der Maske zu beatmen und den Tubus in der Trachea zu platzieren. Diese Situation verursacht innerhalb weniger Minuten schwere hypoxische Schäden am Patienten bis hin zu seinem Tod.

Eine Verabreichung von Sauerstoff vor den Intubationsversuchen – die Präoxigenierung – jedes spontan atmenden Patienten reduziert die Gefahr einer Hypoxie deutlich und bietet mehr Zeit für den Wechsel auf ein alternatives Verfahren zur Sicherung der Atemwege. Neben der Möglichkeit zur Beatmung über Beutel-Ventil-Maskensysteme und direkter Laryngoskopie müssen alternative Verfahren, vor allem supraglottische Hilfsmittel, unmittelbar zur Verfügung stehen.

Bei einer *Cannot intubate, cannot ventilate*-Situation bedarf es eines planmäßigen, im Vorfeld trainierten Vorgehens anhand eines Algorithmus. Alternativen zur endotrachealen Intubation mittels direkter Laryngoskopie müssen sofort verfügbar sein, um die Notwendigkeit eines chirurgischen Zugangs zu den Atemwegen als ultima ratio so gering wie möglich zu halten.

> ❗ Die *unerkannte [ösophageale] Fehlintubation* bzw. akzidenzielle, unbemerkte Extubation stellt den gravierendsten Zwischenfall beim Management der Atemwege dar.

Die Verifikation der korrekten endotrachealen Lage der Tubusspitze bietet im Rahmen der klinischen Anästhesie durch ein standardisiertes Vorgehen und Monitoring jedoch selten Probleme.

Im Rahmen der Versorgung von Notfallpatienten – insbesondere im präklinischen Bereich – bieten eine hohe persönliche Qualifikation und Erfahrung, die wiederholte Überprüfung klinischer Zeichen sowie die Detektion endexspiratorischen Kohlendioxids durch Kapnometrie hinreichende Sicherheit.

Verfahren

Prinzipiell stehen eine Vielzahl von Verfahren zur Verfügung, die unterschiedlich gut geeignet sind, bei Patienten ohne Eigenatmung eine Oxigenierung und Ventilation vorzunehmen sowie die Atemwege zu sichern, d.h. einer Aspiration vorzubeugen.

Zu den Verfahren zählen vor allem

- Beutel-Ventil-Masken-Systeme
- die endotracheale Intubation mit Hilfe von
  - direkter [verschiedene Laryngoskopspatel und deren Modifikationen] oder
  - indirekter Laryngoskopie durch flexible oder starre Intubationsfiberskope
- supraglottische Hilfsmittel wie
  - der EasyTube [EzT]
  - der ösophago-tracheale Combitubus [ETC]
  - die Larynxmaske und ihre Modifikationen
  - der Larynxtubus
- der chirurgische Atemweg.

Beutel-Ventil-Masken-Beatmung

Die Beatmung mit Hilfe von Beutel-Ventil-Maskensystemen stellt eine weltweit verbreitete Technik dar, die regelmäßig zur Ventilation und Oxigenierung von Patienten eingesetzt wird.

Um bei der Maskenbeatmung einen möglichst hohen inspiratorischen Anteil von Sauerstoff zu erzielen, ist ein Sauerstoffflow von ca. 10 l/min sowie ein Reservoir am Beatmungsbeutel oder die Beatmung über ein Narkosekreissystem erforderlich.

Um einer Regurgitation von Mageninhalt und konsekutiver Aspiration flüssiger oder fester Stoffe in die Trachea oder tieferen Atemwege vorzubeugen, sollten Patienten mit hohem Aspirationsrisiko schnellstmöglich intubiert werden, statt sie längere Zeit mit einer Maske zu beatmen. Im Einzelfall muss jedoch, falls die Intubation eines desoxigenisierten Patienten nicht innerhalb eines Zeitraumes von rund 40 Sekunden gelingt, eine Maskenbeatmung zwischen den Intubationsversuchen durchgeführt werden.

Hierbei ist auf die Anwendung des Krikoiddrucks nach Sellick zur manuellen Okklusion des Ösophagus zu achten. Diese Maßnahme verhindert zum einen das Einströmen von Luft mit der Gefahr einer Überblähung des Magens, zum anderen das passive Aufsteigen von Mageninhalt aus dem Ösophagus in den Rachenraum [Regurgitation].

Die akzidenzielle Insufflation von Luft in den Magen während der Maskenbeatmung wird ab einem Druck von höchstens 15 bis 18 cmH20 im Ösophagus ausgelöst und ist bei höheren Beatmungsdrucken regelmäßig nachweisbar. Die gefährlichen Spitzen des Beatmungsdrucks werden vor allem durch zu große Hubvolumina und die Applikation der Hubvolumina innerhalb kurzer Zeit, zum Teil in Kombination mit einer Obstruktion der oberen Luftwege, verursacht.

Die Insufflation von Luft in den Magen im Rahmen der Beutel-Masken-Beatmung kann durch Anwendung der in Tabelle 2 genannten Techniken reduziert werden.

Tab. 2. Techniken zur Vermeidung einer Aspiration während einer Maskenbeatmung

- Applikation von Krikoiddruck nach Sellick
- Reduktion des inspiratorischen Flows durch Verabreichung des Beatmungshubs über eine Zeit von 1,0–2,0 Sekunden
- Reduktion des Hubvolumens unter Gabe von Sauerstoff auf 6–7 ml/kgKG entsprechend gerade sichtbar ausgelösten Thoraxexkursionen
- Vermeidung von CPAP oder PEEP
- sofortige Korrektur einer Verlegung der Atemwege

Endotracheale Intubation

Die endotracheale Intubation wurde häufig als Goldstandard der Sicherung der Atemwege beschrieben. Sie ist prinzipiell bei jeder Form der maschinellen Beatmung indiziert.

Das Einführen eines Endotrachealtubus durch den Mund oder die Nase in die Trachea und deren Abdichtung mit Hilfe des Cuffs gewährleistet gegenüber einer Maskenbeatmung wesentliche Vorteile. Der endotracheal positionierte Tubuscuff dichtet die Trachea bis zu Beatmungsdrucken von rund 50 mbar ab und verhindert das Eindringen fester oder flüssiger Fremdkörper.

Nachteile der endotrachealen Intubation betreffen zum einen die erforderliche Erfahrung mit der zum Teil komplexen Technik, zum anderen die Kontrolle und definitive Verifikation der Lage der Tubusspitze in der Trachea.

Direkte Laryngoskopie

Bei der direkten Laryngoskopie wird der Larynx mit einem speziellen Instrument, dem Laryngoskop, sichtbar gemacht. Ein Laryngoskop besteht aus den drei Hauptkomponenten Spatel, Griff mit Batterien und Lichtquelle.

In Abhängigkeit von der Erfahrung des Arztes sowie patientenimmanenten und umgebungsbedingten Faktoren werden Erfolgsraten bei der endotrachealen Intubation zwischen 50 und 98 % einer Serie von bis zu 3 Intubationen beschrieben.

Schwierige Laryngoskopie

Misslingt die endotracheale Intubation im ersten Versuch, sind während fortgesetzter Oxigenierung und Ventilation – in der Regel durch Maskenbeatmung – zunächst die in Tabelle 3 genannten Maßnahmen zur Verbesserung der Situation zu ergreifen, um eine orotracheale Intubation bei schwierigen anatomischen Verhältnissen durchzuführen. Nach höchstens zwei weiteren Versuchen muss jedoch zu alternativen Techniken gegriffen werden.

Tab. 3. Maßnahmen bei schwieriger Laryngoskopie

- Hilfestellung durch erfahrene Kollegen
- Lagerung des Kopfes in verbesserter Jackson-Position [Schnüffelstellung]
- Druck einer Hilfsperson auf das Krikoid [BURP – *backward upward rightward pressure*], um den Kehlkopf der optischen Achse des Intubateurs zu nähern
- Wahl eines um 0,5–1,0 mm Innendurchmesser kleineren Tubus
- Biegen des Tubus mit einliegendem Führungsstab in eine Hockeyschläger-Form
- Vorschieben des Führungsstabs bis er um 1–2 cm über die Tubusspitze hinausragt
- Anwendung eines Laryngoskopspatels anderer Größe oder Form

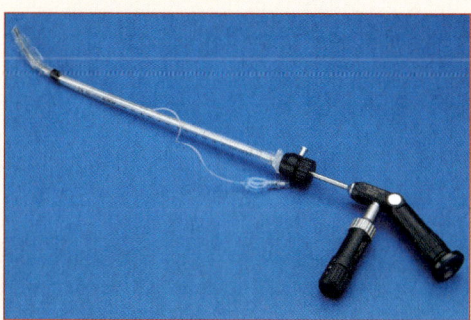

Abb. 1. Bonfils. Starres Intubationsfiberskop mit batteriebetriebener Lichtquelle

Fiberoptische Verfahren

Flexible oder starre Intubationsfiberskope, wie z.B. das Bonfils [Abb. 1], stellen in der Anästhesie die effektivsten Hilfsmittel bei einer erwarteten schwierigen Intubation dar. Sie sind relativ dünne Instrumente, auf deren distales Ende ein Endotrachealtubus aufgefädelt werden kann.

Die Vorteile dieser Technik wurden u.a. für Patienten, die an angeborenen oder erworbenen Anomalien mit Einfluss auf die Anatomie des oberen Respirationstrakts, der Halswirbelsäule sowie der -weichteile leiden, beschrieben.

Bei der endotrachealen Intubation mithilfe von Intubationsfiberskopen kann der Patient so lange spontan atmen, bis der Tubus sicher in der Trachea platziert ist. Erst dann wird die Anästhesie eingeleitet. Das Einführen des Intubationsfiberskops und des Tubus wird nach Analgosedierung des Patienten und zusätzlicher topischer Anästhesie der Schleimhäute gut toleriert.

Der Einsatz dieser Technik ist jedoch nicht nur im Rahmen der Anästhesieeinleitung oder auf einer Intensivstation möglich. Mehrere Hersteller bieten batteriebetriebene Optiken mit integrierten Lichtquellen an, die problemlos zum Patienten transportiert werden können.

Lagekontrolle des Tubus

Die Kontrolle der korrekten intratrachealen Lage der Tubusspitze ist unmittelbar nach jeder Intubation und nach Lagerungsmaßnahmen erforderlich. Ein kontinuierlich durchgeführtes Monitoring durch Kapnografie ist vor allem während der Durchführung von Transport- und Lagerungsmaßnahmen dieser besonders gefährdeten Patienten von großer Bedeutung.

Alle klinischen Methoden zur Überwachung und Lagekontrolle nach endotrachealer Intubation [Tab. 4] gelten, mit Ausnahme der direkten Sichtkontrolle des Tubus zwischen den Stimmbändern, als unsichere Zeichen. Bei jedem Patienten ist der Nachweis mindestens eines der sicheren Zeichen der regelrechten intratrachealen Tubuslage zu fordern. Sollte dieser Nachweis nicht möglich sein, dürfen alle klinischen Zeichen keinen Hinweis auf eine Fehllage ergeben.

Tab. 4. Methoden der Lagekontrolle des Endotrachealtubus

Sichere Zeichen
• visueller Nachweis des Tubusverlaufs zwischen den Stimmbändern durch direkte Laryngoskopie
• Kapnografie btw. -metrie [Ausnahme: Patient im Herz-Kreislauf-Stillstand]
• Fiberoptik

Unsichere Zeichen
• beidseitige Auskultation des Thorax apikal und basal
• Auskultation des Epigastriums als Gegenprobe
• Beobachtung der seitengleichen Thoraxexkursionen unter Beatmung
• Beschlagen des eingeführten Endotrachealtubus bei der ersten Exspiration durch kondensierte Ausatemluft
• forciertes Ansaugen von Luft mit entsprechenden Hilfsmitteln [*esophageal detector device*, EDD], das sich nur durch den korrekt intratracheal positionierten Tubus durchführen lässt]

Supraglottische Hilfsmittel

EasyTube

Der EasyTube wurde für den klinischen und präklinischen Einsatz bei allen Formen des Managements schwieriger Atemwege entwickelt. Er besteht aus einem doppellumigen Tubus, bei dem eine Ventilation sowohl bei trachealer als auch bei ösophagealer Lage der Tubusspitze möglich ist. Ein großer oropharyngealer Cuff ermöglicht eine zusätzliche Stabilisierung sowie eine Abdichtung der Atemwege zum Oro- und Nasopharynx hin. Der Cuff am distalen Ende dichtet je nach Lage der Tubusspitze, die einem Standard-Endotrachealtubus gleicht, die Trachea oder den Ösophagus ab. Auch bei trachealer Lage der Tubusspitze bleibt die Trachea durch das zweite Lumen weiterhin zugänglich [Abb. 2].

Der EasyTube vereinigt einige der wesentlichen Merkmale eines Endotrachealtubus und des Combitube und bietet die in Tabelle 5 genannten Vorteile.

Der EasyTube wurde zur Sicherung der Atemwege und Beatmung im Rahmen der kardiopulmonalen Reanimation, bei schwierigen Luftwegen sowie während der Allgemeinanästhesie entwickelt. Bei fehlender Möglichkeit zur direkten Laryngoskopie, wie bei anatomischen Varianten, schwer zugänglichen Patienten oder Frakturen des Gesichtsschädel, kann der EasyTube auch blind, d.h. ohne Laryngoskopie, eingeführt werden.

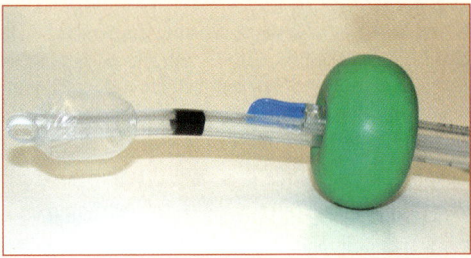

Abb. 2. EasyTube: distales Ende. Auch bei ösophagealer Lage des Tubus bleibt die Trachea zugänglich

Tab. 5. Vorteile des EasyTube

• für erwachsene Patienten lediglich eine Größe erforderlich
• Größen für Erwachsene und Kinder verfügbar
• latexfreies Material
• distales Ende entspricht einem üblichen Endotrachealtubus
• atraumatische endotracheale Positionierung
• Trachea auch bei ösophagealer Lage der Tubusspitze zugänglich
• Schutz vor Aspiration

Ösophago-trachealer Combitube [ETC]

Der ösophago-tracheale Combitube wurde primär als Notfalltubus entwickelt. Er stellt ein *Back-up Device* dar, das im Rahmen von Notfallintubationen trotz schwieriger Anatomie, ungünstiger Beleuchtung, präklinisch limitierter Ausrüstung und beengten Platzverhältnissen eine Sicherung der Atemwege und rasche Oxigenierung ermöglicht. Das eine Lumen ähnelt einem konventionellen Endotrachealtubus, das andere stellt einen Ösophagusverschlusstubus mit Oropharyngealballon dar.

Für die Intubation bedarf es keiner Vorbereitung. Das Einführen mithilfe eines Laryngoskops ist zwar sinnvoll, jedoch kann der ETC auch blind platziert werden. Zwei Markierungen am Tubus zeigen die korrekte Einführtiefe an. Der ETC dichtet die Atemwege auch in ösophagealer Lage bis zu einem Atemwegsdruck von über 40 mbar ab. Damit ist dieses Hilfsmittel insbesondere für Patienten mit hohen Beatmungsdrucken, z.B. im Rahmen einer Reanimation, geeignet, und das Aspirationsrisiko wird wie beim Endotrachealtubus als gering eingeschätzt.

Die Spitze des blind eingeführten Combitube liegt in einem hohen Prozentsatz im Ösophagus. Deshalb wird die erste Ventilation über das blaue Lumen durchgeführt, und Luft strömt durch kleine Perforationen im distal verschlossenen Lumen in die Trachea [Abb. 3]. Bei ösophagealer Lage der Spitze kann problemlos eine Magensonde vorgeschoben werden, ein wesentlicher Vorteil in der Versorgung des nicht-nüchternen Patienten.

Die Verwendung des Combitube stellt eine echte Notfallmaßnahme dar, die bei unerwartet aufgetretenen Intubationsschwierigkeiten in der Regel eine sichere Ventilation erlaubt. Weitere Indikationen ergeben sich für einen primären Einsatz bei absehbar schwierigen Intubationen, z.B. bei einem eingeklemmten und schwer zugänglichen Patienten in einem Fahrzeug mit sofortiger Beatmungspflicht.

Larynxmasken

Standard-Larynxmaske. Die Larynxmaske [*laryngeal mask airway* – LMA] findet seit Jahren eine weltweite Verbreitung und wird bei verschiedenen Anästhesieverfahren angewandt. Sie ist in jeder Größe für Säuglinge bis zu Erwachsenen verfügbar.

Durch die Larynxmaske wird mit einem um den ovalen Körper angebrachten Cuff unter Abdichtung des Larynxraumes eine Beatmung des Patienten ermöglicht, ohne die Trachea zu intubieren.

Die LMA kann als supraglottischer Atemweg vom in dieser Technik Erfahrenen rasch und ohne zusätzliche Hilfsmittel platziert werden. Die LMA verringert im Vergleich zur Beutel-Masken-Beatmung das Aspirationsrisiko.

Intubationslarynxmaske. Die Intubationslarynxmaske [ILMA] stellt eine Weiterentwicklung der LMA dar, die die Passage eines speziellen Endotrachealtubus durch die Glottis in die Trachea erlaubt [Abb. 4]. Die ILMA ist auch für Patienten mit schwierigen Atemwegsverhältnissen wie reduzierter Mundöffnung oder reduzierter Beweglichkeit der Halswirbelsäule geeignet.

Larynxtubus

Der Larynxtubus [LT] besteht aus einem Tubus mit, ähnlich dem Combitube, einem pharyngealen und einem ösophagealen Cuff [Abb. 5]. Eine Weiterentwicklung des LT, der **Larynxtubus-Suction** [LTS], ermöglicht das Einführen einer Magensonde durch ein zweites Lumen. Dadurch wird der Aspirationsschutz des LTS gegenüber dem LT noch verbessert.

Die Einführung erfolgt blind bis die Markierungen am Tubus zwischen den Zahnreihen liegen. Der pharyngeale Cuff und der ösophageale Cuff werden über eine gemeinsame Zuleitung gefüllt. Der ösophageale Cuff verschließt den Ösophaguseingang, der pharyngeale, ähnlich dem des Combitube, den Mund- und Nasen-Rachen-Raum. Zwischen beiden Cuffs befindet sich im supraglottischen Raum der Luftauslass.

Chirurgischer Atemweg

Krikothyreotomie

Der **chirurgische Atemweg**, in der Regel die Krikothyreotomie [Koniotomie] beim Erwachsenen bzw. die transtracheale Ventilation beim Kind, stellen, auch in der Reanimationssituation, lediglich eine Ultima ratio dar.

Der Zugang zur Trachea wird durch das Ligamentum cricothyroideum, das sich zwischen Schildknorpel und Ringknorpel aufspannt, geschaffen. Die Durchführung einer Koniotomie erfolgt typischerweise operativ mit einem Skalpell, einer Klemme oder Spekulum zum Spreizen der Strukturen sowie einem Endotrachealtubus. Es sind jedoch auch diverse Sets im Handel erhältlich.

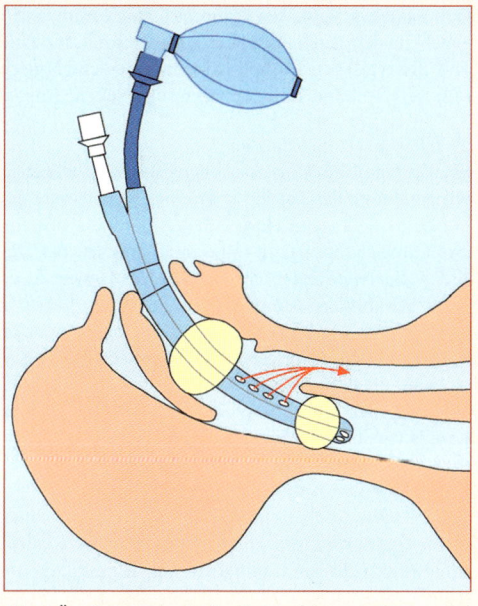

Abb. 3. Ösophago-trachealer Combitubus. Schema der Beatmung bei Lage im Ösophagus

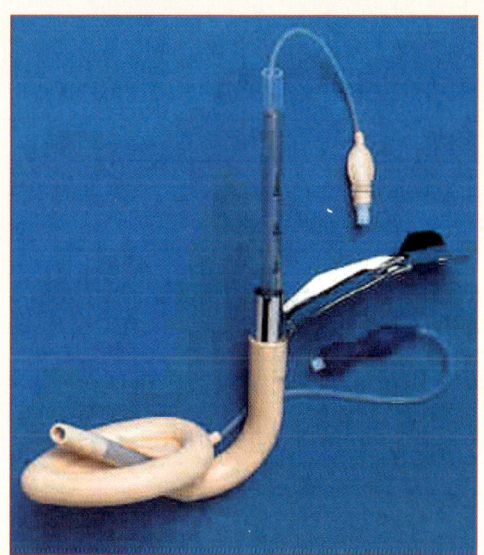

Abb. 4. Intubationslarynxmaske

Der für diese Verfahren erforderliche Zeitaufwand, die im Vergleich zu den genannten Standardverfahren aufwändige Technik und die typischen Komplikationen eines chirurgischen Eingriffs reduzieren die Indikationen auf wenige seltene Ausnahmen.

Transtracheale Ventilation

Bei Patienten bis zum 10. Lebensjahr wird wegen der besonderen Anatomie des Larynx statt einer Koniotomie eine perkutane Punktion des Ligamentum cricothyreoideum mit einer möglichst großlumigen [Spezial-]Kanüle durchgeführt. Bei Säuglingen und Kleinkindern punktiert man kaudal des Larynx in der Mitte zwischen Schildknorpel und Jugulum.

Die Punktion erfolgt zum Schutz der Stimmbänder in einem Winkel von 45° zur Frontalebene in kaudaler Richtung. Wenn Luft in einer auf die Punktionskanüle aufgesetzten und mit Flüssigkeit gefüllten Spritze aspiriert werden kann, wird der Kunststoffteil der Kanüle vorsichtig in die Trachea vorgeschoben.

Wahl des adäquaten Verfahrens

Alle blinden Intubationstechniken, also ohne optische Kontrolle der Platzierung des Hilfsmittels, beinhalten den Nachteil, die Atemwege nicht auf Traumatisierung, Blutung, Fremdkörper oder andere pathologische Zustände inspizieren zu können. Diese Bedingungen gelten jedoch als relative Kontraindikationen für diese Verfahren. Wo immer möglich, sollte eine Intubation unter Sicht vorgenommen werden.

Auswahl der Technik unter Zeitnot

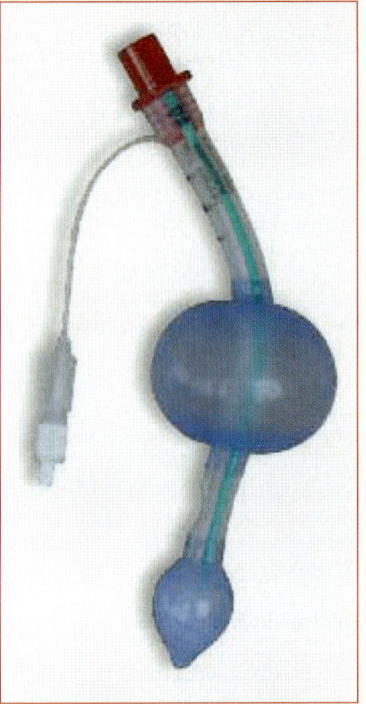

Abb. 5. Larynxtubus

Die erfolgreiche Lösung von Problemen bei der Etablierung eines sicheren Zugangs zu den oberen Luftwegen bedarf eines strukturierten Vorgehens, dessen Ablauf bereits im Vorfeld allen Beteiligten bekannt sein muss.

Das Management schwieriger Intubationsverhältnisse bei einem Patienten ohne Eigenatmung ist – im Vergleich zu vorhersehbaren Problemen im Rahmen geplanter Anästhesien – ungleich anspruchsvoller.

Ein planmäßiges Vorgehen anhand eines Algorithmus ermöglicht zum einen die Schulung des Personals und Vorbereitung der Ausrüstung, zum anderen auch die effiziente Entscheidungsfindung während des Handelns unter Zeitnot.

Der Grad der Gefährdung des Patienten bestimmt die Dringlichkeit der Verfahren genauso wie die anzuwendende Technik und das mit ihr verbundene Risiko.

Katastrophale Situationen wie *Cannot intubate, cannot ventilate*-Situation ereignen sich vor allem, wenn schwierige Atemwege nicht erkannt oder unterschätzt werden. Deswegen ist eine Präoxigenierung des Patienten, auch bei einer Indikation zur Notfallintervention, durch mindestens fünf tiefe Inhalationen reinen Sauerstoffs unbedingt durchzuführen.

Als Ziel aller Maßnahmen muss der Arzt immer die Oxigenation des Patienten sicherstellen. Er sollte nicht versuchen, lediglich die Intubation mit allen Mitteln zu erzwingen und dabei alternative Verfahren zu vernachlässigen. Damit soll auch ein gewaltsames Vorgehen vermieden werden, bei dem nach Traumatisierung der oberen Luftwege regelmäßig Schwellungen und Läsionen der Schleimhaut sowie Blutungen mit einer weiteren Verschlechterung der Atemwegsverhältnisse zu beobachten sind.

Algorithmus

Ein Algorithmus für die Notfallintubation stellt die Abfolge der verschiedenen beschriebenen Verfahren dar. Er muss regelmäßig an neue Techniken und Verfahren angepasst werden [Abb. 6].

Ausgangspunkt aller Maßnahmen ist die Einschätzung, ob erhebliche Schwierigkeiten bei der Sicherung der Atemwege zu erwarten sind. In diesem Fall dürfen weitere invasive Maßnahmen nur im Rahmen einer sofortigen Interventionsindikation durchgeführt werden. In allen anderen Fällen sollte dem Patienten Sauerstoff angeboten und eine rasche Verbesserung der individuellen Situation durch den Einsatz adäquater Hilfsmittel und geschulten Personals angestrebt werden.

Multiple vergebliche Intubationsversuche werden spätestens nach dem 3. Versuch beendet und Alternativen angewandt, um die Oxigenierung sicherzustellen und eine weitere Verschlechterung der Atemwegssituation, wie

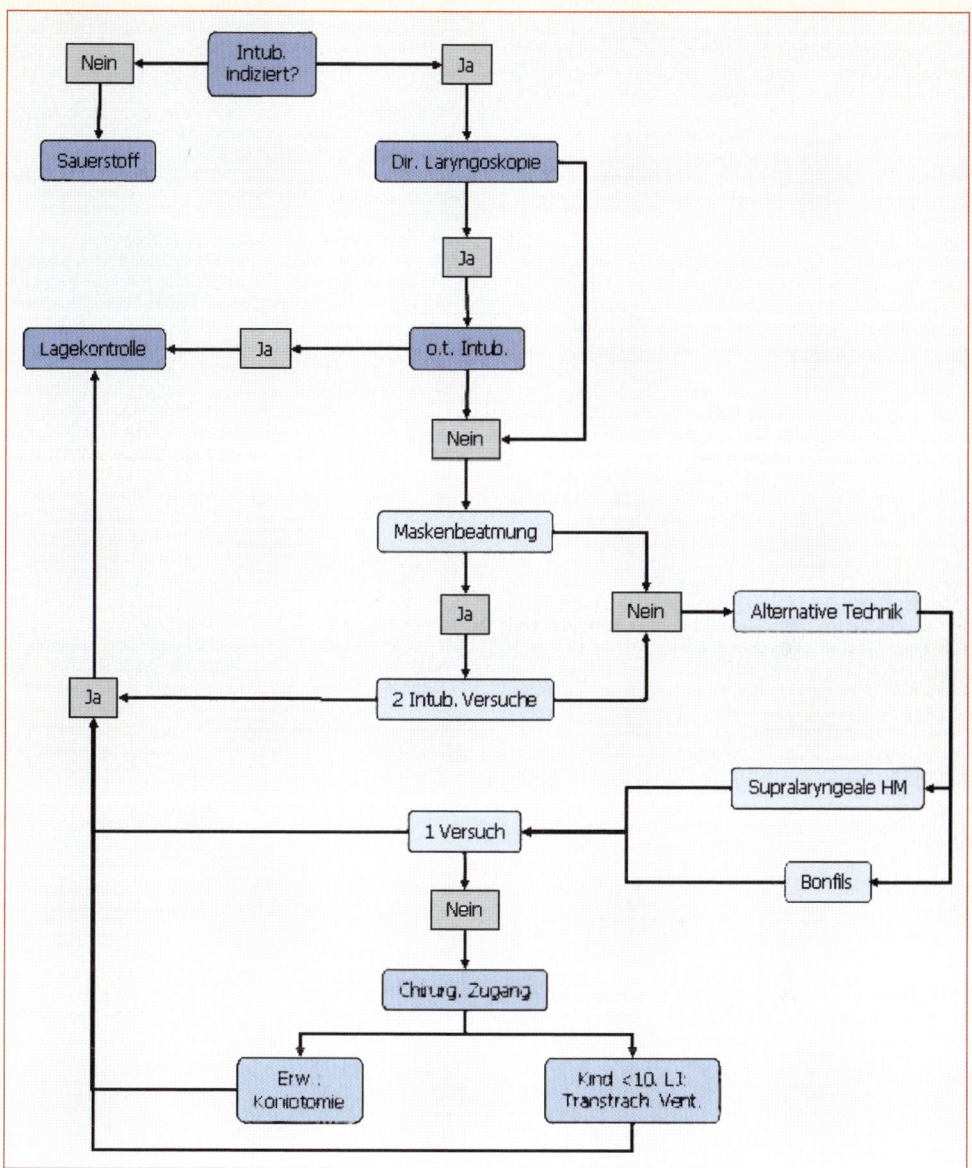

Abb. 6. Algorithmus für die Sicherung der Atemwege im Notfall. ET = endotracheal, o.t. = orotracheal [alternative Hilfsmittel beinhalten EasyTube, ösophago-trachealer Combitubus, *laryngeal mask airway* sowie Larynxtubus]

z.B. die Ausbildung von Schwellungen oder die Provokation von Blutungen, zu vermeiden.

Kann nach einem Intubationsversuch überhaupt keine Maskenbeatmung vorgenommen werden, darf keine Zeit mit weiteren vergeblichen Intubationsversuchen verloren gehen. Erfolg verspricht eher der Wechsel zu einem supraglottischen Verfahren.

Falls auch dieses Verfahren nicht zum Erfolg führt, muss unverzüglich ein chirurgischer Zugang geschaffen werden.

Die gesamte Dauer bis zur Sicherung der Atemwege eines Patienten mit Apnoe darf, auch bei Komplikationen, die individuelle Hypoxietoleranz von im Allgemeinen höchstens 5 Minuten nicht überschreiten.

Isoltolpenlmyellolgralfie, -gralphie f: → *Myeloszintigrafie*

Isoltransiplanitaltilon f: *Syn: isologe/isogene/isogenetische/syngene/syngenetische Transplantation, Isoplastik*; plastische Operation mit Übertragungen von artgleichem und genetisch identischem [isogenem] Gewebe; *s.a. Essay Transplantationschirurgie S. 1549*

Isoltreltilnolin nt: *Syn: 13-cis-Vitamin-A-Säure, 13-cis-Retinsäure*; Aknetherapeutikum; **Anw.:** systemische Behandlung von schweren Formen der Akne conglobata; topisch bei Akne papulopustulosa; seltener auch bei Morbus Darier, Ichthyosis, Keratosis, Pityriasis rubra, Lichen planus und Lupus erythematodes; **Dosierung:** systemisch 0,5–1,0 mg/kg KG/d verteilt auf 1–2 Einzeldosen; bei schlechter Verträglichkeit Reduktion auf 100–200 µg/kg/d, bei schweren Fällen Steigerung bis auf 2 mg/kg/d; Behandlungsdauer ca. 20 Wochen, sofern nicht vorher eine erhebliche Rückbildung eintritt; eine erneute Anwendung erst nach einer Therapiepause von 2 Monaten; **NW:** Veränderungen von Haut und Schleimhaut [Erythem, Pruritus], Haarausfall, Störungen der Finger- und Fußnagelstruktur, gastrointestinale Störungen mit Nausea und Erbrechen, Hyperostosen, Blepharokonjunktivitis und Störungen der Tränensekretion mit Austrocknungsphänomenen auch mit Sehstörungen; starke teratogene und embryotoxische Wirkung [das Missbildungsrisiko ist angeblich höher als nach Thalidomid]; **Kontraind.:** Schwangerschaft, Stillzeit, akute Dermatitiden und Ekzeme, Anwendung an Auge und Schleimhäuten

IsolvalleIrianlalzidlälmie f: autosomal-rezessive Enzymopathie [Mangel an Isovaleryl-CoA-Dehydrogenase] mit erhöhtem Isovaleriansäurespiegel im Blut, Ketoazidose, Erbrechen und evtl. Koma; **Therapie:** leucinarme Diät; *s.a. Essay Störungen des Aminosäurestoffwechsels und Harnstoffzyklus S. 43*

Isoxlsulprin nt: β-Sympathomimetikum, peripherer Vasodilatator; **Anw.:** zentrale und periphere Durchblutungsstörungen; **NW:** in höherer Dosierung Hypotonie, Tachykardie, ventrikuläre Rhythmusstörungen; **Kontraind.:** arterielle Blutungen, frischer Myokardinfarkt, frische Apoplexie, paroxysmale Tachykardie, Tachyarrhythmie, hypotoner Kollapszustand, Thyreotoxikose, idiopathische hypertrophe subvalvuläre Aortenstenose

Islpenlkraut nt: *Syn: Ysopkraut, Josefskraut, Hyssopi herba*; *s.u. Ysop*

Isthlmekltolmie f: *Syn: Isthmusresektion*; operative Entfernung eines Organisthmus, z.B. des Schilddrüsenisthmus

Isthlmorlrhalphie f: bei Zervixinsuffizienz durchgeführte Raffung des Isthmus uteri durch Ausschneidung und Cerclage

Isthlmuslrelsekltilon f: → *Isthmektomie*

Isthlmuslstelnolse f: → *Aortenisthmusstenose*

Ito-Nävus m: *Syn: deltoido-akromiale Melanozytose, Nävus Ito, Naevus fuscocoeruleus acromiodeltoideus/deltoideoacromialis*; meist angeborener melanozytärer Nävus im Bereich der Schulter und des Oberkörpers; bedarf keiner Therapie, da keine Melanomentwicklung eintritt

Itralconlalzol nt: Antimykotikum mit breitem Wirkungsspektrum [Hefen, Sprosspilze, Dermatophyten, Schimmelpilze, Strahlenpilze]; **Anw.:** Pilzinfektionen der Haut und Nägel, systemische Mykosen, Pityriasis versicolor, Kryptokokkenmeningitis; **Dosierung:** Dermatomykosen und Onychomykosen 100–200 mg/d p.o., Vaginalcandidose 200 mg/d über drei Tage, Kryptokokkose, Blastomykose, Histoplasmose, pulmonale Aspergillose und Kokzidioidomykose 100–400 mg/d, bei schweren Systemmykosen bis zu 600 mg/d; **NW:** gastrointestinale Irritationen, Schwindel und/oder Erbrechen, Durchfälle, Flatulenz, Veränderungen der Transaminasen, der alkalischen Phosphatase, der Lactatdehydrogenase und des Bilirubins im Plasma, Hypokaliämie und Erhöhung der Triglyceride; *s.a. Essay Mykosen S. 1059*

Iverlmeclтin nt: *Syn: Hyvermectin*; Makrolidantibiotikum, Anthelmintikum mit starker Wirkung gegen Filarien; **Anw.:** Mittel der Wahl bei Strongyloidiasis und Onchozerkose; *s.a. Essay Tropenkrankheiten – importierte Krankheiten S. 1571, Essay Helminthosen S. 553*

IWQOL-Lite nt: *s.u. Impact of Weight on Quality of Life-Fragebogen*

J

der Familie der Myrtengewächse [Myrtaceae]; verwendet werden die getrockneten **Jambulsamen** [Syzygii cumini semen] und die getrocknete Stammrinde [**Jambulrinde**, Syzygii cumini cortex]; beide enthalten Gerbstoffe mit adstringierender Wirkung; **Anw.:** lokal bei Entzündungen der Mund- und Rachenschleimhaut, äußerlich bei oberflächlichen Entzündungen der Haut und innerlich bei akuten Durchfallerkrankungen; traditionell bei Diabetes mellitus, Magen- und Pankreasbeschwerden, Depressionen und Erschöpfungszuständen; auch als Karminativum, Spasmolytikum, Stomachikum und Roborans; in der Homöopathie bei Diabetes mellitus

Janetta-Operation f: *Syn: neurovaskuläre Dekompression nach Janetta*; neurochirurgische Methode der Wahl bei Trigeminusneuralgie, die auf einer Kompression der Nervenwurzel durch eine elongierte Kleinhirnarterie beruht; die Erfolgsquote der Lösung liegt bei ca. 80 %

Jansen-Ritter-Radikaloperation f: *Syn: Jansen-Radikaloperation*; radikale Ausräumung der Stirnhöhle mit Schleimhautentfernung und Teilentfernung des knöchernen Stirnhöhlenbodens; damit wird eine breite Verbindung mit der Nase hergestellt, die einer Mukozelenbildung vorbeugt; indiziert bei Mukozele, frontobasalen Frakturen [Duraplastik], Stirnhöhlenpolypen oder endokranialen Prozessen

Jarisch-Herxheimer-Reaktion f: *Syn: Herxheimer-Jarisch-Reaktion*; 2–6 h nach Penicillinbehandlung einer Syphilis treten oft vehemente grippeähnliche Symptome, Fieber, Kopf-, Gelenks- und Muskelschmerzen auf; granulomatöse Läsionen des Spätstadiums entwickeln einen massiven entzündlichen Schub [z.B. Hirndrucksymptome, Extremfall: Aortenruptur]; niedrige Anfangsdosierung des Antibiotikums [„Einschleichen"] ist zwecklos [Alles-oder-Nichts-Reaktion]kann es durch den massiven Zerfall von Erregern und die dadurch bedingte Freisetzung von Toxinen zu Fieber, Schüttelfrost und Allgemeinreaktionen kommen; bei Folgegaben tritt keine Reaktion auf

Jasmin, falscher m: *Syn: gelber/wilder Jasmin, Gelsemium sempervirens*; Strauch aus der Familie der Loganiaceae; verwendet wird der getrocknete **Gelsemiumwurzelstock** mit Wurzeln [**Gelsemii rhizoma**]; enthält u.a. Indolalkaloide [Gelsemin, Gelsemicin, Gelsedin, Sempervirin], Gerbstoffe und ätherisches Öl; regt das Zentralnervensystem an und hat eine schmerzlindernde und dämpfende Wirkung; **Anw.:** traditionell bei Neuralgie, Migräne, Asthma bronchiale und nervöser Übererregung; ebenfalls bei Hämorrhoidal- und Uterusblutungen; in der Homöopathie bei Grippe, Migräne, Neuralgie, Myokarditis und Regelstörungen

Jasmin, gelber m: → *Jasmin, falscher*

Jasmin, wilder m: → *Jasmin, falscher*

Jasminwurzel, gelbe f: *Syn: Gelsemii rhizoma, Rhizoma Gelsemii; s.u. Jasmin, falscher*

Jalvatee m: *Syn: Orthosiphonblätter, Orthosiphonis folium; s.u. Katzenbart*

Jeans-Krankheit f: *s.u. Meralgia paraesthetica*

Jefferson-Fraktur f: *s.u. Atlasfraktur*

Jeghers-Syndrom nt: → *Peutz-Jeghers-Syndrom*

Jejunalfistelung f: → *Jejunostomie*

Jejunektomie f: *Syn: Jejunumresektion*; operative Entfernung des Jejunums

Jejunoileostomie f: *Syn: Ileum-Jejunum-Fistel, Jejunum-Ileum-Fistel, Ileojejunostomie*; operative Verbindung von Ileum und Jejunum

Jejunojejunostomie f: operative Verbindung/Anastomosierung von zwei Jejunumabschnitten

Jejunokolostomie f: *Syn: Jejunum-Kolon-Fistel*; operative Verbindung von Jejunum und Kolon

Jejunorrhaphie f: *Syn: Jejunumnaht*; Naht des Jejunums nach traumatischer oder operativer Eröffnung oder Inzision

Jejunostomie f: *Syn: Jejunalfistelung, Jejunumfistelung*; operatives Anlegen einer äußeren Jejunumfistel

Jejunotomie f: *Syn: Jejunumeröffnung, Jejunumschnitt*; operative Eröffnung des Jejunums

Jejunozäkostomie f: *Syn: Jejunum-Zäkum-Fistel*; operative

Jaboulay-Winkelmann-Operation f: *Syn: Jaboulay-Operation, Winkelmann-Operation*; operative Therapie der Hydrozele, bei der die Tunica vaginalis testis eröffnet und nach hinten geschlagen wird

Jaccoud-Arthritis f: nicht-erosiv bedingte Verformung der Gelenke bei systemischem Lupus* erythematodes

Jaccoud-Zeichen nt: Einziehung der Zwischenrippenräume während der Systole bei Verwachsungen mit dem Herzbeutel

Jackson-Epilepsie f: Epilepsieform mit partiellen Anfällen, die mit Zuckungen im distalen Teil einer Extremität beginnt, die sich langsam nach proximal ausbreiten [**Jackson-Anfall**]; das Bewusstsein der Patienten ist dabei unbeeinträchtigt; *s.a. Essay Epilepsie und Status epilepticus S. 365*

Jacobaea vulgaris f: → *Jakobskreuzkraut*

Jacquet-Syndrom nt: *Syn: Christ-Siemens-Syndrom, anhidrotisch-ektodermale Dysplasie; s.u. Ektodermaldysplasie-Syndrome*

Jadassohn-Krankheit f: *s.u. Hyperhidrose*

Jägerdistel f: → *Eberwurz*

Jahresbeule f: *s.u. Hautleishmaniose*

Jakob-Creutzfeldt-Erkrankung f: *Syn: subakute spongiforme Enzephalopathie, Creutzfeldt-Jakob-Erkrankung*; durch Prionen verursachte seltene Erkrankung des ZNS mit fortschreitender Degeneration und tödlichem Ausgang; in Mitteleuropa beträgt die Inzidenz 0,5–1 pro 1 Million Einwohner pro Jahr; sie betrifft v.a. ältere Patienten zwischen 55 und 75 Jahren und Frauen etwa 50 % häufiger als Männer; 85 % der Erkrankungen treten sporadisch auf, 15 % sind erblich bedingt; iatrogene Fälle durch Wachstumshormon aus Kadaverhypophysen oder Transplantation von Kornea oder Dura wurden berichtet; die Inkubationszeit beträgt 10–30 Jahre, der Krankheitsverlauf meist weniger als 1 Jahr [90 %]; **Klinik:** anfangs kommt es zu Schlaflosigkeit, Verhaltensstörungen und vegetativen Regulationsstörungen; dann zu progredienter Demenz, EEG-Veränderungen, Myoklonien, Pyramidenbahnzeichen, Choreoathetose, motorischen Störungen; im Terminalstadium finden sich Rigor, Spastik und schließlich Dezerebration

in den letzten Jahren gab es eine neue **Variante Creutzfeldt-Jakob-Erkrankung** [CJE-Variante] mit kürzerer Inkubationszeit, die durch Übertragung der bovinen spongiformen Enzephalopathie der Rinder [Rinderwahnsinn] auf den Menschen entstand

Jakobsgreiskraut nt: → *Jakobskreuzkraut*

Jakobskraut nt: → *Jakobskreuzkraut*

Jakobskreuzkraut nt: *Syn: Jakobsgreiskraut, Jakobskraut, großes Kreuzkraut, Jacobaea vulgaris, Senecio jacobaea*; Pflanze aus der Familie der Korbblütler [Asteraceae]; verwendet werden die oberirdischen Pflanzenteile [Senecionis jacobaeae herba]; sie enthalten v.a. ätherisches Öl, Pyrrolizidinalkaloide und Mineralsalze [Phosphat, Oxalat]; **Anw.:** traditionell bei Menstruationsbeschwerden [Amenorrhoe, Dysmenorrhoe], Blasenentzündung, Magenschmerzen, Harndrang, Durchfall, chronischem Husten, Rheuma, Anämie und anämischen Kopfschmerzen

Jambolanapflaume f: → *Jambulbaum*

Jambul m: → *Jambulbaum*

Jambulbaum m: *Syn: Jambul, Jambolanapflaume, Syzygium cuminii, Eugenia jambolana, Syzygium jambolana*; Pflanze aus

Verbindung von Jejunum und Zäkum

Je|ju|num|er|öff|nung *f*: → *Jejunotomie*

Je|ju|num|fis|te|lung *f*: → *Jejunostomie*

Jejunum-Ileum-Fistel *f*: → *Jejunoileostomie*

Jejunum-Kolon-Fistel *f*: → *Jejunokolostomie*

Je|ju|num|naht *f*: → *Jejunorrhaphie*

Je|ju|num|re|sek|ti|on *f*: → *Jejunektomie*

Je|ju|num|schnitt *f*: → *Jejunotomie*

Jejunum-Zäkum-Fistel *f*: → *Jejunozäkostomie*

Jellinek-Zeichen *nt*: Pigmentierung der Augenlider bei Hyperthyreose

Jerne-Technik *f*: **1.** *Syn: Plaquetechnik*; virologische Methode, die den zytopathischen Effekt ausnutzt; virusinfizierte Zellen werden durch das Virus zerstört und bilden im Agargel sichtbare Plaques **2.** *Syn: Plaquetechnik, Hämolyseplaquetechnik*; Nachweis antikörperbildender Zellen unter Verwendung von Schaferythrozyten

Jervell-Lange-Nielsen-Syndrom *nt*: *Syn: QT-Syndrom*; autosomal-rezessive Verlängerung des QT-Intervalls im EKG mit gleichzeitiger Innenohrtaubheit; führt bereits im Kindesalter zu Synkopen bei plötzlicher körperlicher oder emotionaler Belastung; **Therapie:** Schrittmacherimplantation

Jessner-Cole-Syndrom *nt*: *Syn: fokale dermale Hypoplasie, Goltz-Gorlin-Syndrom, kongenitale ektodermale und mesodermale Dysplasie*; *s.u. Ektodermaldysplasie-Syndrome*

Jet-Lag *m*: wird der Schlaf-Wach-Rhythmus durch äußere Faktoren wie z.B. Flugreisen in andere Zeitzonen desynchronisiert, entwickelt sich schnell Schlaflosigkeit und Tagesschläfrigkeit, wenn die innere Uhr geht vor oder nach; *s.u. Essay Schlafstörungen S. 1413*

Jet-wash-Technik *f*: *Syn: Jet-wash-Methode*; Wasserstrahllavage der Gebärmutterhöhle und anschließende Zytodiagnostik bei Verdacht auf ein asymptomatisches Korpuskarzinom

Jod|pro|be *f*: *s.u. Kolposkopie*

Jo|han|nis|bee|re, rote *f*: *Syn: Ribes rubrum*; Strauch aus der Familie der Stachelbeergewächse [Grossulariaceae]; verwendet werden die reifen roten Johannisbeeren [**Ribis rubri fructus**], die v.a. Fruchtsäuren [Citronen-, Äpfel-, Oxal-, Weinsäure], Vitamine und Invertzucker enthalten; **Anw.:** als Saft bei fieberhaften Erkrankungen

Jo|han|nis|bee|re, schwarze *f*: *Syn: Ribes nigrum*; Strauch aus der Familie der Stachelbeergewächse [Grossulariaceae]; verwendet werden die reifen schwarzen Johannisbeeren [**Ribis nigri fructus**] sowie die getrockneten **schwarzen Johannisbeerblätter** [Ribis nigri folium]; die Beeren sind reich an Vitamin C [bis zu 0,3 %], Fruchtsäuren und Invertzucker; enthalten auch Flavonoide und Anthocyane; die Blätter enthalten Flavonoide; **Anw.:** die Beeren traditionell bei Keuchhusten, Erkältungskrankheiten und Magenschmerzen; getrocknet als Diuretikum; die zerkleinerten Blätter traditionell als Diuretikum; ebenfalls bei Gicht, Rheuma, Keuchhusten und Migräne; äußerlich zur Wundbehandlung

Jo|han|nis|kraut *nt*: *Syn: echtes Johanniskraut, Hypericum perforatum*; Pflanze aus der Familie der Johanniskrautgewächse [Hypericaceae]; verwendet wird das aus den oberirdischen Pflanzenteilen [**Hyperici herba**] gewonnene **Johanniskrautöl**; enthält Flavonoide und Naphthobianthrone [Hypericin, Pseudohypericin, Protohypericin, Protopseudohypericin und Zyklopseudohypericin]; **Anw.:** innerlich bei psychovegetativem Syndrom, depressiven Verstimmungszuständen, Angst und Unruhe; äußerlich bei Verletzungen, Verbrennungen und Muskelschmerzen; traditionell auch bei Gallenblasenerkrankungen, Gastritis, Bronchitis, Asthma, Diarrhoe, Enuresis nocturna, Rheuma, Gicht sowie gegen Würmer; in der Homöopathie bei depressiven Zuständen, Nervenverletzungen und -schmerzen und als Wundheilmittel

Jones-Kriterien *pl*: Kriterien für die Diagnose von rheumatischem Fieber*; man unterscheidet 5 **Hauptkriterien** [Karditis, Polyarthritis, Chorea minor, subkutane Knötchen, Erythema anulare rheumaticum] und **6 Nebenkriterien** [Fieber, Gelenkschmerzen, verlängertes P-R im EKG, erhöhte BSG, C-reaktives Protein oder Leukozytose, Hinweis auf vorausgegangene Infektion mit β-hämolysierenden Streptokokken, rheumatisches Fieber in der Anamnese]; dazu kommen noch Begleitsymptome wie Gewichtsverlust, Schwitzen, Blässe, Anämie, leichte Ermüdbarkeit usw.; bei Vorliegen von 2 Hauptsymptomen oder 1 Hauptsymptom und 2 Nebensymptomen ist die Diagnose wahrscheinlich

Jo|sa|my|cin *nt*: orales Makrolidantibiotikum; wirkt u.a. gegen Staphylokokken, Chlamydien, Mycoplasma und Bacteroides fragilis

Jo|sefs|kraut *nt*: *Syn: Ysopkraut, Ispenkraut, Hyssopi herba*; *s.u. Ysop*

Jo-1-Syndrom *nt*: *Syn: Antisynthetase-Syndrom*; *s.u. Essay Dermatomyositis – Polymyositis S. 245*

J-Pouch *m/nt*: *s.u. Proktokolektomie*

Judkins-Technik *f*: *Syn: Seldinger-Judkins-Technik*; Seldinger-Technik*, bei der der Katheter über die Arteria femoralis eingeführt wird

Ju|glan|dis folium *nt*: *Syn: Walnussblätter*; *s.u. Walnuss, echte*

Jug|lan|dis regiae cortex *m*: *Syn: grüne Walnussschalen*; *s.u. Walnuss, echte*

Ju|glans regia *f*: → *Walnuss, echte*

Ju|ni|pe|ri aetheroleum *nt*: *Syn: Wacholderöl, Wacholderbeerenöl*; *s.u. Wacholder*

Ju|ni|pe|ri fructus *m*: *Syn: Wacholderbeeren*; *s.u. Wacholder*

Ju|ni|pe|ri lignum *nt*: *Syn: Wacholderholz*; *s.u. Wacholder*

Ju|ni|pe|rus communis *m*: → *Wacholder*

Ju|ve|nil|stru|ma *f*: → *Struma adolescentium*

J

K

Kach|ek|tin *nt*: → *Tumor-Nekrose-Faktor*
Kal|dal|ver|stel|lung *f*: *s.u. Rekurrensparese*
Kal|dal|ver|trans|plan|tat *nt*: nur noch selten verwendetes Synonym für Verstorbenenspende★
Kaf|fee|satz|er|bre|chen *nt*: *Syn*: kaffeesatzartiges Erbrechen; *s.u. Hämatemesis*
Kahler-Krankheit *f*: → *Plasmozytom*
Kahl|heit *f*: *Syn*: Alopecia, Alopezie; ursprünglich bezeichnete **Effluvium** den Haarausfall, d.h. den aktuellen Vorgang, und **Alopezie** als Kahlheit das Resultat dieses Vorganges; diese Abgrenzung wird heute aber meist nicht mehr beachtet; *s.u. Alopezie*
Kahn|bein|frak|tur *f*: **1.** *Syn*: Skaphoidfraktur, Navikularefraktur, Kahnbeinbruch; Fraktur des Kahnbeins der Hand [Skaphoid]; meist handelt es sich um eine Hyperflexionsfraktur, die oft in den ersten Röntgenaufnahmen nicht sichtbar ist; bei typischer Anamnese und klinischer Symptomatik [Schwellung, Druckschmerz in der Tabatière] sollte deshalb eine Ruhigstellung im Gipsverband und Kontrolle nach 1–2 Wochen erfolgen; übersehene Kahnbeinfrakturen führen häufig zur Entwicklung von Pseudarthrosen; **Therapie**: i.d.R. konservative Behandlung für 6–8 Wochen im Navikularegips

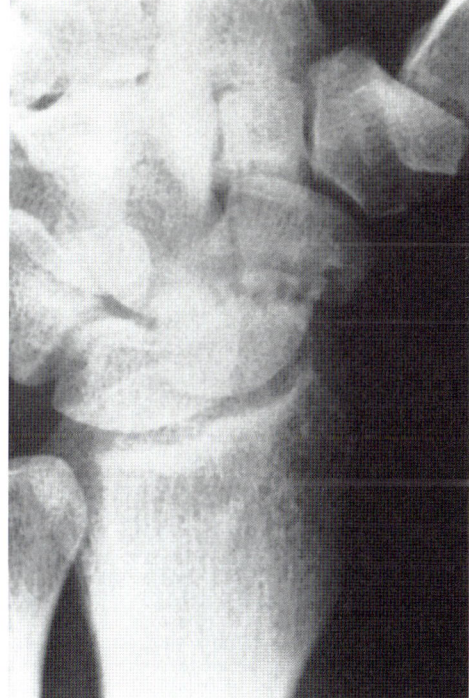

Abb. K1. **Kahnbeinfraktur**

[Unterarmgips mit Daumeneinschluss]; dislozierte Frakturen, Frakturen mit vertikalem Bruchspalt, Kombinationsverletzungen [de Quervain-Luxationsfraktur] werden operativ versorgt [z.B. mit Herbert-Schraube] **2.** *Syn*: Skaphoidfraktur, Navikularefraktur, Kahnbeinbruch; Fraktur des Kahnbeins des Fußes [Navikulare]; häufig handelt es sich um eine Ausrissfraktur der **Tuberositas ossis navicularis**, an der der Musculus tibialis posterior ansetzt; **Therapie**: konservativ; bei Ausrissfrakturen Reposition und Stabilisierung mit einer Schraube; *s.a. Essay Fraktur, Luxation, Distorsion S. 423*
Kahn|bein|ne|kro|se, aseptische/avaskuläre *f*: → *Morbus Köhler I*
Ka|je|put *m*: → *Cajeput*
Ka|je|put|öl *nt*: *Syn*: Melaleuca-cajeputi-Öl, Cajeputi aetheroleum; *s.u. Cajeput*
Kak|tus|blü|ten *pl*: *Syn*: Selenicereus-grandiflorus-Blüten, Selenicerei grandiflori flos; *s.u. Königin der Nacht*
Kak|tus|kraut *nt*: *Syn*: Selenicereus-grandiflorus-Kraut, Selenicerei grandiflori herba; *s.u. Königin der Nacht*
Kala-Azar *f*: *Syn*: viszerale Leishmaniose, Dum-Dum-Fieber, Splenomegalia tropica, Leishmaniasis furunculosa, Leishmaniasis interna; in subtropischen und tropischen Ländern sowie im Mittelmeerraum vorkommende, chronische Erkrankung der Haut und des retikuloendothelialen Systems von Leber, Milz und Knochenmark durch Leishmania donovani, chagasi oder infantum; *s.u. Essay Tropenkrankheiten – importierte Krankheiten S. 1571*
Kalabar-Schwellung *f*: → *Loiasis*
Ka|len|der|me|tho|de *f*: → *Knaus-Ogino-Methode*
Ka|li|ä|mie *f*: → *Hyperkaliämie*
Ka|li|kek|to|mie *f*: operative Nierenkelchentfernung
Ka|li|ko|plas|tik *f*: *Syn*: Nierenkelchplastik; plastische Operation der Nierenkelche, z.B. bei Kelchdivertikel
Ka|li|ko|to|mie *f*: operative Nierenkelcheröffnung
Ka|li|lau|ge|prä|pa|rat *nt*: *s.u. Essay Mykosen S. 1059*
Ka|li|um|can|re|no|at *nt*: kompetitiver Aldosteronantagonist; kaliumsparendes Diuretikum; Antihypertensivum; **Anw.**: Hyperaldosteronismus, Leberzirrhose mit Ascites, Herzinsuffizienz; **Dosierung**: Erwachsene 200–400 mg/d p.o., Kinder 2–3 mg/kg KG/d; **NW**: Hyponatriämie, häufiger Hyperkaliämie [v.a. Patienten mit Niereninsuffizienz], gastrointestinale Störungen mit Krämpfen und Diarrhoe, Kopfschmerzen, Schläfrigkeit, Ataxie und Verwirrtheitszustände, bei Frauen Menstruationsbeschwerden bis zur Amenorrhoe, Hirsutismus, bei Männern Potenzstörungen und Gynäkomastie, tiefe Stimme, Haarausfall, Osteomalazie
Ka|li|um|gra|di|ent, transtubulärer *m*: *s.u. Essay Akute Störungen des Wasser-, Elektrolyt- und Säure-Basen-Haushalts S. 1387*
Ka|li|um|haus|halt *m*: Kalium ist ein wichtiger Elektrolyt, der zu 90 % intrazellulär liegt; die Gesamtkaliummenge des Körpers beträgt ca. 50 mmol/kg Körpergewicht oder ca. 3,5 mol bei 70 kg Körpergewicht; die tägliche Neuaufnahme liegt bei ca. 65 mmol; Kalium wird über den Urin [90 %], den Magen-Darm-Trakt [10 %] und die Haut ausgeschieden

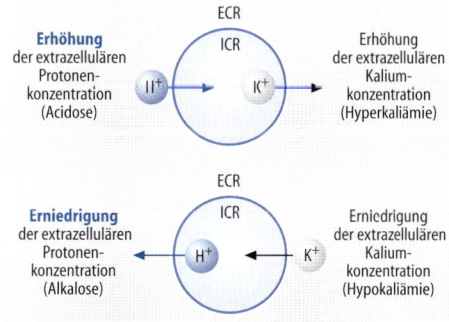

Abb. K2. **Kaliumhaushalt.** Verschiebung von K+ zwischen Intra- und Extrazellularraum

Tab. K1. **Kaliumhaushalt.** Daten zum Kaliumstoffwechsel

Verteilung von Kalium im Organismus	mmol/kg Körper- gewicht	Prozentualer Anteil an der Gesamtmenge	mmol/l Flüssigkeit
Kaliumkonzentration des Blutplasmas			4,0 mmol/l
Normalbereich			3,5–5,5 mmol/l
Tägliche Ausscheidung mit dem Urin			60–80 mmol/l
Tägliche Zufuhr mit der Nahrung			65 mmol (50– 150 mmol/l)
Gesamtmenge im Organismus	53,8	100,0	
Im Intrazellulärraum	48,3	89,6	
Im Extrazellulärraum	5,5	10,4	
Plasma	0,2	0,4	
Interstitielle Flüssig- keit, Lymphe	0,5	1,0	
Sehnen und Knorpel	0,2	0,4	
Knochen (gesamte Menge)	4,1	7,6	
Transzelluläre Flüssigkeit	0,5	1,0	

aus der relativ geringen extrazellulären Konzentration [3,5–5,5 mmol/l] und der Bedeutung der Niere als Hauptausscheidungsorgan folgt, dass schon geringe Störungen der Nierenfunktion, die zu einer Verminderung oder Erhöhung der Kaliumausscheidung führen, die Kaliumkonzentration des Blutplasmas erheblich verändern, und zu Hyperkaliämie oder Hypokaliämie führen können; Hyper- und Hypokaliämie sind oft aber auch Folgen von Störungen des Säure-Basen-Haushaltes; Azidose führt zu einer Verschiebung von Kaliumionen in den Extrazellularraum und damit Hyperkaliämie, bei Alkalose kommt es zum umgekehrten Vorgang und damit zu Hypokaliämie; *s.a. Hyperkaliämie, Hypokaliämie, s.u. Essay Prä- und postoperative Störungen im Flüssigkeits- und Elektrolythaushalt S. 327, Essay Akute Störungen des Wasser-, Elektrolyt- und Säure-Basen-Haushalts S. 1387*

Ka|li|um|per|man|ga|nat *nt*: *Syn*: *Kalium permanganicum*; als Antiseptikum verwendetes Oxidationsmittel mit biozider und biostatischer Wirkung auch gegen Viren; **Anw.**: Kaliumpermanganat-Lösung [hellrosa Lösung] zur Wundreinigung [0,1–0,3 %], als Haut- [0,1–0,3 %] sowie Mund- und Schleimhautantiseptikum und Gurgelmittel [maximal 0,03 %]; Kaliumpermanganat-Bäder [etwa 1:10 000 verdünnt] bei Pyodermien, nässenden Dermatosen, Erythrodermie, mykotischen und bakteriellen Ekzemen; **Kontraind.**: Schwangerschaft, bekannte Methämoglobinreduktase-Insuffizienz

Ka|li|um per|man|ga|ni|cum *nt*: → *Kaliumpermanganat*

Kalium-Titanyl-Phosphat-Laserprostatektomie *f*: *Syn*: *Greenlight-Laserprostatektomie, KTP-Laserprostatektomie*; *s.u. Essay Benignes Prostatahyperplasie-Syndrom S. 1295*

Kal|ka|ne|us|frak|tur *f*: → *Fersenbeinfraktur*

Kalk|star *f*: durch Kalksalzeinlagerung hervorgerufene Katarakt; *s.u. Essay Katarakt S. 783*

Kallikrein-Trypsin-Inaktivator *m*: → *Aprotinin*

Kallmann-Syndrom *nt*: idiopathischer hypogonadotroper Hypogonadismus mit Anosmie und Farbenblindheit; *s.a. Essay Zyklusstörungen S. 1721*

Kal|lus|dis|trak|ti|on *f*: *s.u. Verlängerungsosteotomie*

Kal|mus *m*: *Syn*: *echter Kalmus, deutscher Ingwer, deutscher Zitwer, Acorus calamus*; Pflanze aus der Familie der Aronstabgewächse [Araceae]; verwendet wird der Wurzelstock [Calami rhizoma], der ätherisches **Kalmusöl** [Calami aethero-

leum] und Bitterstoffe enthält; **Anw.**: traditionell als Bittermittel; innerlich bei Magen-Darm-Beschwerden, Blähungen und Verdauungsbeschwerden; äußerlich in Mund- und Gurgelwässern sowie bei rheumatischen Erkrankungen

Ka|lo|ri|me|trie *f*: *Syn*: *Wärmemessung*; **1.** Messung der bei der Verbrennung einer Substanz freiwerdenden Wärme zur Bestimmung des Brennwertes **2.** Messung oder Bestimmung des Energieumsatzes lebender Zellen; bei der **direkten Kalorimetrie** wird die abgegebene Wärme mit einem Kalorimeter gemessen; die **indirekte Kalorimetrie** misst Parameter, die einen Rückschluss auf den Energieverbrauch ermöglichen, wie z.B. Sauerstoffverbrauch und Kohlendioxidabgabe

Käl|te|an|pas|sung *f*: *s.u. Hypothermie*

Käl|te|asth|ma *nt*: *s.u. Essay Asthma bronchiale und Status asthmaticus S. 95*

Käl|te|kon|ser|vie|rung *f*: → *Kryokonservierung*

Käl|te|pan|ni|ku|li|tis *f*: *s.u. Pannikulitis*

Käl|te|the|ra|pie *f*: → *Kryotherapie*

Käl|te|ur|ti|ka|ria *f*: *Syn*: *Urticaria e frigore*; durch Kälteeinwirkung hervorgerufene physikalische Urtikaria*; man unterscheidet erworbene und familiäre Formen sowie die lokalisierte **Kältekontakturtikaria** und die systemische Form, bei der es zu einer ausgebreiteten Urtikaria kommt

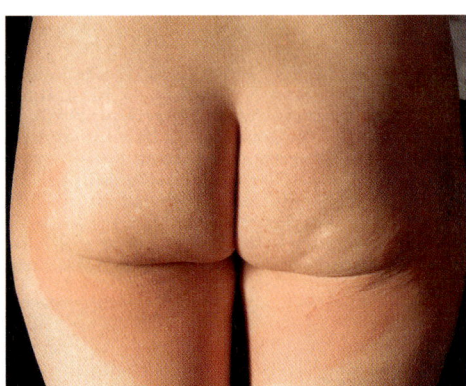

Abb. K3. Kälteurtikaria. Kältekontakturtikaria

Kal|zi|no|se *f*: *Syn*: *Calcinosis*; eine Speicherkrankheit durch Calciumablagerung in Geweben kann durch systemische Bedingungen, wie z.B. Hyperparathyreoidismus, oder lokale Faktoren, z.B. Trauma oder Entzündung, verursacht werden; beim ersten Mechanismus, spricht man von **metastatischer Kalzinose**, beim zweiten von **dystropher Kalzinose**; die Therapie hängt von der jeweiligen Ursache ab

Kal|zi|um|an|ta|go|nist *m*: → *Calciumantagonist*

Kal|zi|um|blo|cker *m*: → *Calciumantagonist*

Kal|zi|um|haus|halt *m*: → *Calciumhaushalt*

Ka|me|run|schwel|lung *f*: → *Loiasis*

Ka|mil|le *f*: *Syn*: *echte/deutsche Kamille, Matricaria chamomilla/officinalis/recutita, Chamomilla recutita, Chamomilla*; zu den Korbblütlern [Asteraceae] gehörende Heilpflanze, deren Blütenköpfe [**Kamillenblüten**, Matricariae flos] und das aus ihnen gewonnene ätherische **Kamillenöl** [Matricariae aetheroleum] zahlreiche Wirkstoffe [Matricin, Chamazulen] enthalten; wirkt antiphlogistisch, antibakteriell, spasmolytisch, desodorierend und fördert die Wundheilung; **Anw.**: Teeaufgüsse und standardisierte Auszüge äußerlich bei Haut- und Schleimhautentzündungen, Erkrankungen der Atemwege, Anal- und Genitalbereich; innerlich bei Spasmen, Magen-Darm-Entzündungen, Unruhe, Reizbarkeit, Schlafstörungen und Menstruationsbeschwerden; hervorragend als Zusatz für Pflegepräparate, wie Seifen, Waschlotionen, Haarshampoos und -wässer, Badezusätze, Cremes, Lippenstifte, Hautlotionen, Gesichtsmasken, Desodorantien, Rasierschäu-

Tab. K2. Kalzinose. Wichtige Formen

Metastatische Kalzinosen
Hyperkalziämisch
Primärer Hyperparathyreodismus
Tumoren (Knochenmetastasen, multiples Myelom, Morbus Paget)
Normokalziämisch
Niereninsuffizienz (mit sekundärem Hyperparathyreoidismus)
Primärer Hyperparathyreoidismus
Pseudohypoparathyreoidismus
Oxalurie

Dystrophe Kalzinosen
Traumatisch (Narben, Hämatome, Verbrennungen etc.)
Hauttumoren (z.B. Trichilemmalzyste, Basaliom, Pilomatrixom, Angiom, Lipom, Syringom)
Postthrombotisches Syndrom
Entzündliche Hauterkrankungen (z.B. Akne vulgaris, Herpes, Fremdkörperreaktion, Parasiten)
Systemkrankheiten (z.B. Sarkoidose, Sklerodermie, CREST-Syndrom, Lupus erythematodes, Dermatomyositis, Porphyria cutanea tarda, Ehlers-Danlos-Syndrom, Pseudoxanthoma elasticum)

me, After-Shave- und After-Sun-Präparate, sowie für Mundpflegepräparate, wie Zahnpasten, -gels und Mundwässer, geeignet

römische Kamille: *Syn: Chamaemelum nobile, Anthemis nobilis*; Staude aus der Familie der Korbblütler [Asteraceae]; verwendet werden die getrockneten Blütenköpfchen [**Chamomillae romanae flos, Anthemidis flos**] und das aus ihnen gewonnene ätherische **römische Kamillenöl** [Chamomillae romanae aetheroleum]; enthalten Sesquiterpenlactone, Flavonoide, Cumarine, Polyine, Triterpene und Steroide; besitzt eine antimikrobielle Wirkung; **Anw.**: traditionell innerlich bei Völlegefühl, Blähungen, Entzündungen im Mund- und Rachenraum, Magenbeschwerden, Magenschleimhautentzündung, Schnupfen und Nasennebenhöhlenentzündung; äußerlich bei chronischer Dermatitis, Ekzemen, Wunden und zur Hautpflege; in der Homöopathie bei nervösen Störungen sowie Magen-Darm-Beschwerden

Kam|mer|flat|tern *nt*: Herzrhythmusstörung mit schnellen [220–350/min] und regelmäßigen Kontraktionen; Übergang in Kammerflimmern möglich; **Therapie**: *s.u. Kammertachykardie*

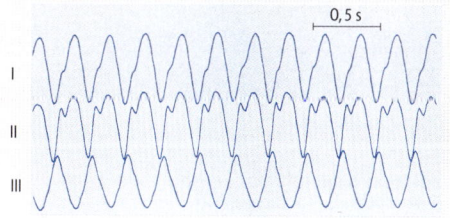

Abb. K4. Kammerflattern. Haarnadelkurvenform der QRS-Komplexe

Kam|mer|flim|mern *nt*: asynchrones, extrem schnelles [300–500/min] Schlagen von Vorhöfen und Kammern; führt zu einem funktionellen Herz-Kreislauf-Stillstand; **Akuttherapie**: externe DC-Defibrillation [200–400 Ws] ist die einzige lebensrettende Maßnahme bei Kammerflimmern; **Dauertherapie**:

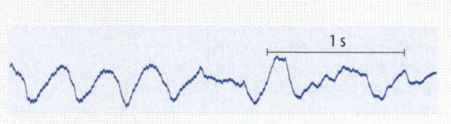

Abb. K5. Kammerflimmern

Tab. K3. Kammerflimmern. Invasive Therapieoptionen

Katheterablation	
Etabliert	– WPW-Syndrom
	– AV-Knoten-Tachykardie
	– AV-Ablation bei therapieresistenter Tachyarrhythmie durch Vorhofflimmern
	– Bestimmte Formen von Kammertachykardien (unaufhörlich, bei Herzgesunden, Bundle-Branch-Reentry)
Experimentell	Vorhofflimmern (MAZE)

Implantierbarer Defibrillator	
Etabliert	– Sekundärprophylaxe des plötzlichen Herztodes nach Herz-Kreislauf-Stillstand oder hämodynamisch gravierender Kammertachykardie
	– Primärprophylaxe des plötzlichen Herztodes bei koronarer Herzerkrankung mit reduzierter linksventrikulärer Auswurffraktion (unter 35%), asymptomatischen ventrikulären Salven sowie elektrophysiologisch induzierbarer und nicht durch Antiarrhythmika supprimierbarer anhaltender ventrikulärer Tachyarrhythmie (seltene Indikation)
Nicht etabliert	– Alle anderen denkbaren Indikationen zur Primärprophylaxe des plötzlichen Herztodes

Sotalol* und Amiodaron* sind die Mittel der Wahl bei einer medikamentösen Behandlung; *s.a. Essay Herzrhythmusstörungen S. 613*

Kam|mer|sep|tum|de|fekt *m*: → *Ventrikelseptumdefekt*

Kam|mer|ta|chy|kar|die *f*: *Syn: ventrikuläre Tachykardie*; Tachykardie mit Erregungsursprung in den Tawara-Schenkeln; **Akuttherapie**: Lidocain* oder Ajmalin* sind die Mittel der Wahl zur medikamentösen Akuttherapie; bei Erfolglosigkeit antitachykarde Stimulation oder Kardioversion; *s.a. Essay Herzrhythmusstörungen S. 613*

Kam|mer|tor|sa|den *pl*: spezielle elektrokardiografische Form po-

Tab. K4. Kammertachykardie. Medikamentöse Therapie

Arzneistoff	Orale Dosierung für Dauertherapie
β-Blocker, z.B. Propranolol,	3× 20 – 3× 40 mg
Metoprolol	2× 50 – 2× 100 mg
Propafenon	3× 150 – 3× 300 mg
Mexiletin	2× 200 – 4× 200 mg
Ajmalin	2× 20 – 4× 20 mg
Disopyramid	3× 100 – 4× 200 mg
Chinidin	3× 250 – 3× 500 mg
Flecainid	2× 100 – 2× 200 mg
Sotalol	3× 80 – 3× 160 mg
Amiodaron	200–400 mg (nach Aufsättigung mit 600–1000 mg/Tag für 14 Tage

lymorpher ventrikulärer Tachykardien auf dem Boden angeborener und erworbener QT-Verlängerungen; *s.u. Essay Herzrhythmusstörungen S. 613*

Kam|mer|wand|an|eu|rys|ma *nt*: → *Herzaneurysma*

Kam|mer|win|kel|spie|ge|lung *f*: → *Gonioskopie*

Kam|pi|me|trie *f*: Untersuchung des zentralen Gesichtsfeldbereichs bei Verdacht auf ein Skotom; der Patient fixiert das Zentrum eines schwarzen Schirms, während der Untersucher helle Reizmarken, die auf schwarzen Stäbchen befestigt sind, vorschiebt und damit die Wahrnehmbarkeit im zentralen und parazentralen Gesichtsfeld bestimmt; bei der **Rauschfeldkampimetrie** blickt der Patient auf einen Monitor, auf dem ein Flimmerbild [wie bei einem defekten Fernseher] projiziert wird; der Patient kann mit einer Maus das Skotom selbst umfahren; *s.a. Essay Glaukome S. 497*

Ka|na|li|ku|lo|rhi|no|sto|mie *f*: operative Verbindung von Tränengang und Nasenhöhle

Ka|na|my|cin *nt*: von Streptomyces kanamyceticus gebildetes Aminoglykosidantibiotikum; aufgrund der hohen Ototoxizität nur noch lokale Anwendung als Augensalbe und Augentropfen

Kan|di|da|my|ko|se *f*: → *Candidose*

Kan|di|do|se *f*: → *Candidose*

Ka|ni|kol|la|fie|ber *nt*: → *Leptospirosis canicola*

Kanner-Syndrom *nt*: *Syn: frühkindlicher Autismus*; bereits im Säuglingsalter beginnende Kontaktstörung mit Sprachstörungen oder Sprachretardierung; die Säuglinge versuchen nicht Kontakt mit der Mutter oder der Umwelt aufzunehmen; sie erscheinen starr und emotionslos, zeigen Koordinations- und Wahrnehmungsschwächen sowie verbale und Handlungsstereotypen; **Therapie**: Verhaltenstherapie; Heilpädagogik, evtl. Psychopharmaka; die **Prognose** ist ungünstig, oft kommt es zu lebenslanger Behinderung

Kann|ten|fil|ter *pl*: *s.u. Essay Hereditäre Netzhautdystrophien S. 1119*

Kan|thek|to|mie *f*: *Syn: Lidwinkelresektion*; Ausschneidung des Lidwinkels, z.B. bei Basaliom

Kan|tho|plas|tik *f*: *Syn: Augenwinkelplastik, Lidwinkelplastik*; plastische Operation am Lidwinkel, z.B. nach Verletzung oder bei Blepharophimose

Kan|thor|rha|phie *f*: *Syn: Kanthorrhaphie*; Naht des Lidwinkels

Kan|tho|to|mie *f*: Spaltung/Durchtrennung des äußeren Lidwinkels

Ka|pil|lar|em|bo|lie *f*: eine Embolie von Kapillaren durch z.B. verschleppte Zellen, Fetttröpfchen, Cholesterinkristalle [**Cholesterinkristallembolie**], Ablösung von atheromatösem Material [**Atheroembolie**] oder Krankheitserreger bleibt i.d.R. klinisch stumm; *s.a. Embolie*

Ka|pil|lar|hä|man|gi|om *nt*: → *Haemangioma capillare*

Ka|pil|lar|mi|kro|sko|pie *f*: *Syn: Kapillaroskopie, Angioskopie*; direkte Betrachtung oberflächlicher Kapillaren mit einem Kapillarmikroskop, z.B. zur Beurteilung morphologischer Veränderungen bei systemischem Lupus* erythematodes

Ka|pil|la|ro|sko|pie *f*: → *Kapillarmikroskopie*

Ka|pil|lar|puls *m*: *Syn: Quincke-Zeichen, Quincke-Kapillarpuls*; sichtbares Pulsieren von Kapillaren [z.B. **Nagelpuls**] bei Aorteninsuffizienz oder anderen Erkrankungen mit erhöhter Blutdruckamplitude

Kap|no|gra|fie, -gra|phie *f*: Messung des Kohlendioxidgehaltes in der ausgeatmeten Luft

Kap|no|me|trie *f*: Messung des Kohlendioxidgehaltes eines Gases oder einer Lösung

Kaposi-Dermatitis *f*: → *Ekzema herpeticatum*

Kaposi-Sarkom *f*: *Syn: Morbus Kaposi, Retikuloangiomatose, Angioretikulomatose, idiopathisches multiples Pigmentsarkom Kaposi, Sarcoma idiopathicum multiplex haemorrhagicum, Haemangiosarcoma haemorrhagicum multiplex*; früher nur sporadisch auftretendes [**klassisches/sporadisches Kaposi-Sarkom**] Sarkom, als Komplikation einer HIV-Infektion [**epidemisches Kaposi-Sarkom**] aber von zunehmender Bedeutung; daneben gibt es noch ein **endemisches** oder **afrikanisches Kaposi-Sarkom**, das v.a. in Äquatorialafrika auftritt und dort bis zu 10 % aller malignen Tumoren

ausmacht; unter **iatrogenem Kaposi-Sarkom** versteht man ein klassisches Kaposi-Sarkom bei Immunsuppression nach Organtransplantation

Klinik: initial braunrot-livide knotige Effloreszenzen der Haut und Schleimhaut mit Tendenz zur Ulzeration; im weiteren Verlauf Befall von Lymphknoten und inneren Organen [Leber, Herz, Lunge]; die klassische Form beginnt meist als akraler Typ mit Läsionen an den Beinen, Füßen, Händen und Armen, die z.T. schmerzhaft, z.T. symptomlos sind; in seltenen Fällen kommt es zur Bildung von Lymphzysten [**zystisches Kaposi-Sarkom**]; das epidemische Kaposi-Sarkom dagegen ist meist vom Stammtyp und befällt v.a. Gesicht, Mundschleimhaut, Konjunktiva und die Genitale; die **Therapie** ist auf Palliation ausgerichtet; Solitärherde können exzidiert oder mit Laser behandelt werden; Röntgentherapie mit weichen Strahlen [20–30 Gy Gesamtdosis] zeigt gute Erfolge, verhindert aber keine Rezidive; bei noch guter Abwehrlage Interferon-α oder Polychemotherapie [Vincristin*, Vinblastin*, Bleomycin*, Adriamycin*]; *s.a. Essay HIV-Infektion – AIDS S. 625*

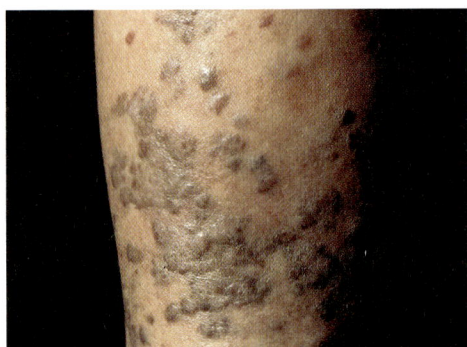

Abb. K6. Kaposi-Sarkom

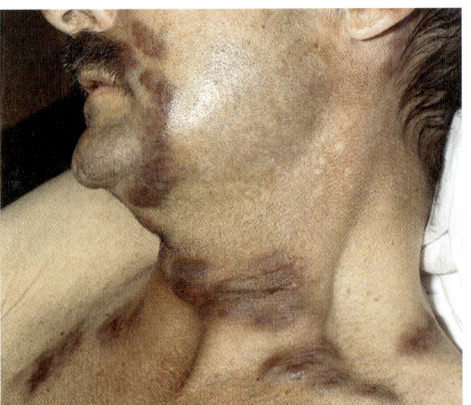

Abb. K7. Kaposi-Sarkom

Kap|sel|en|do|sko|pie *f*: *s.u. Essay Gastrointestinale Blutung S. 155*

Kap|sel|er|öff|nung *f*: → *Kapsulotomie*

Kap|sel|naht *f*: → *Kapsulorrhaphie*

Kap|sel|plas|tik *f*: plastische Operation einer Gelenkkapsel

Kap|sel|spal|tung *f*: → *Kapsulotomie*

Kap|sel|star *m*: unter der Kapsel liegende Linsentrübungen; *s.u. Essay Katarakt S. 783*

Kap|su|lek|to|mie *f*: operative (Teil-)Entfernung einer (Organ-) Kapsel

Kap|su|lor|rhe|xis *f*: operative Eröffnung der vorderen Linsenkapsel; *s.u. Essay Katarakt S. 783*

Kap|sul|or|rha|phie f: Syn: Kapselnaht; Naht einer (Gelenk-)Kapsel

Kap|sul|o|to|mie f: Syn: Kapseleröffnung, Kapselspaltung; **1.** operative Eröffnung einer (Organ-)Kapsel **2.** Eröffnung der hinteren Kapsel der Augenlinse [meist mit einem Nd:YAG-Laser] zur Durchtrennung eines Nachstars im Anschluss an eine extrakapsuläre Kataraktoperation; s.a. Essay Katarakt S. 783

Ka|pu|zi|ner|kres|se f: Syn: Blumenkresse, Salatkresse, Tropaeolum majus; Pflanze aus der Familie der Kapuzinerkressengewächse [Tropaeolaceae]; die oberirdischen Pflanzenteile [**Tropaeoli herba**] enthalten ätherisches Öl mit **Benzylsenföl**, das eine bakteriostatische, virustatische und fungizide Wirkung besitzt, äußerlich wirkt es hyperämisierend; **Anw.:** Infektionen/Entzündungen der Atemwege und der ableitenden Harnwege; traditionell auch bei rheumatischen Erkrankungen, Arthrose, Tonsillitis, Nasennebenhöhlenentzündung und zur Stärkung des Immunsystems

Karb|a|mid|pur|pu|ra f: → Purpura pigmentosa progressiva

Kar|bo|an|hy|dra|se f: → Carboanhydrase

Kar|bo|an|hy|dra|se|hem|mer m: → Carboanhydrasehemmer

Kar|bo|nat|de|hy|dra|ta|se f: → Carboanhydrase

Kar|da|mom nt: Syn: Kardamompflanze, Elettaria cardamomum; Pflanze aus der Familie der Ingwergewächse [Zingiberaceae]; verwendet werden die **Kardamomensamen** [Cardamomi fructus] und das aus ihnen destillierte ätherische **Kardamomenöl** [Cardamomi aetheroleum]; sie enthalten u.a. Cineol und α-Terpinylacetat; **Anw.:** traditionell bei Appetitlosigkeit und Verdauungsbeschwerden; Aromamittel, Gewürz

Kar|di|a|a|cha|la|sie f: → Achalasie

Kar|di|a|kar|zi|nom nt: von der Kardiaschleimhaut ausgehendes Adenokarzinom; bei Diagnosestellung sind nur noch 10 % auf den Magen beschränkt, der Rest infiltriert meist den distalen Ösophagus [ösophagogastrales Übergangskarzinom Typ II] und ist schwer von einem Barrett-Karzinom zu unterscheiden; **Therapie:** partielle Ösophagogastrektomie mit Ösophagusplastik; s.u. Essay Neubildungen des Magens S. 947

Kar|di|a|plas|tik f: Syn: Kardioplastik, Ösophagogastroplastik; Erweiterungsplastik der Kardia, z.B. Kardiomyotomie [Heller-Operation*]

Kar|di|a|re|sek|ti|on f: → Kardiektomie

Kar|di|ek|to|mie f: Syn: Kardiaresektion; operative Entfernung der Kardia des Magens

Kar|di|o|gra|fie, -gra|phie f: **1.** Oberbegriff für Verfahren zur Darstellung oder Aufzeichnung der Herzstruktur oder -funktion **2.** Röntgenkontrastdarstellung der Herzkammern; meist als Angiokardiografie

Kar|di|o|ky|mo|gra|fie, -gra|phie f: Aufzeichnung der Herzbewegung mit einem Elektrokymografen; s.a. Elektrokymografie

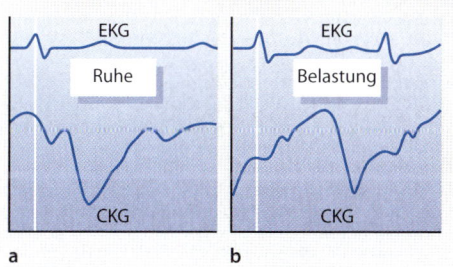

Abb. K8. Kardiokymografie. a normales Kardiokymogramm in Ruhe; **b** pathologische Belastungsreaktion mit pansystolischer Auswärtsbewegung des Herzen [stellt sich als Aufwärtsbewegung dar]

Kar|di|o|my|o|pa|thie f: Syn: Myokardiopathie, Cardiomyopathie; Oberbegriff für Erkrankungen der Herzmuskulatur, die zu

Tab. K5. Kardiomyopathie. WHO-Klassifikation

Dilatative Kardiomyopathien
  Idiopathische Kardiomyopathie
  Familiär/genetisch bedingte Kardiomyopathien
  Entzündliche Kardiomyopathien
  Sonderformen der spezifischen Kardiomyopathien

Hypertrophe Kardiomyopathien
  Hypertroph obstruktive Kardiomyopathie
  Hypertroph nichtobstruktive Kardiomyopathie

Restriktive Kardiomyopathien

Arrythmogene rechtsventrikuläre Kardiomyopathie

Unklassizierte Kardiomyopathien
  Fibroelastose
  Systolische Kontraktionsstörung ohne Ventrikeldilatation
  Mitochondriale Kardiomyopathien

Spezifische Kardiomyopathien
  Ischämische Kardiomyopathie
  Klappenvitien
  Hypertonie
  Entzündliche/infektiöse Erkrankungen
  Tachykardieinduzierte Kardiomyopathien
  Metabolische Kardiomyopathien
  Systemerkrankungen
  Muskeldystrophien
  Nueromuskuläre Erkrankungen
  Hypersensitive/toxische Reaktionen
  Peripartale Kardiomyopathie

Einschränkung der Herzfunktion führen; früher verstand man darunter Herzerkrankungen, die nicht durch angeborene oder erworbene Herzfehler, Erkrankungen des Perikards, arterielle oder pulmonale Hypertonie oder Koronarsklerose bedingt sind und zu einer Hypertrophie des Myokards führen; eine Unterteilung in **primäre** und **sekundäre Kardiomyopathien** spielt heute kaum noch eine Rolle; die zurzeit gültige Klassifikation unterscheidet **dilatative, hypertrophe, restriktive, spezifische** und **unklassizierte Kardiomyopathien**; dazu kommt noch die **arrhythmogene rechtsventrikuläre Kardiomyopathie** als eigenständige Entität; das **klinische Bild** ist bei allen Formen von zunehmender Herzinsuffizienz und Herzvergrößerung geprägt; die **Therapie** unterscheidet sich je nach der Form; häufig wird aber letztendlich eine Herztransplantation nötig

arrhythmogene rechtsventrikuläre Kardiomyopathie: Syn: arrhythmogene rechtsventrikuläre Dysfunktion; autosomaldominante Erkrankung mit inkompletter Penetration, die v.a. junge Männer betrifft; sie fängt im rechten Ventrikel an, greift später auch auf den linken Ventrikel über und führt zu einem zunehmendem Ersatz von Herzmuskelgewebe durch Fett- und Bindegewebe; **Klinik:** Rechtsherzhypertrophie mit ventrikulären und supraventrikulären Tachykardien und Synkopen; selten kommt es zum plötzlichen Herztod [3 % aller unerwarteten Todesfälle bei Leistungssportlern]; **Therapie:** symptomatische Behandlung der Rechtsherzinsuffizienz, Herztransplantation

dilatative Kardiomyopathie: Syn: kongestive Kardiomyopathie; Oberbegriff für Kardiomyopathien, die zu einer Erweiterung der Ventrikel, Abnahme der linksventrikulären Auswurffraktion und zunehmender Einschränkung der Herzfunktion führen; dazu gehören sowohl idiopathische als auch familiäre, entzündliche [im Prinzip eine chronische Myokarditis mit Erweiterung der Ventrikel und progressiver Dysfunktion; i.d.R. liegt eine chronische virale oder autoimmunologische Myokarditis vor], toxische [**alkohol-toxische Kardiomyopathie**] und Sonderformen spezifischer Kardiomyopathien [metabolische Kardiomyopathie bei endokrinen Erkrankungen wie Diabetes mellitus, Hyperthyreo-

Tab. K6. **Kardiomyopathie.** Ursachen

Entzündlich	Viren, Bakterien, Rikettsien, Mykobakterien, Spirochäten, Pilze, Parasiten Nichtinfektiös: Kollagenosen, Granulomatosen, Kawasaki-Syndrom
Metabolisch	Mangel an Thiamin, Selen, Caritin, Hypo-/Hyperkalzämie, Hypophosphatämie, Hypervitaminose D; Akromegalie, Thyreotoxikose, Hypothyreose, Urämie, Cushing-Syndrom, Phäochromozytom, Diabetes mellitus, Gicht, Oxalose, Porphyrie, Elektrolytstörung
Toxisch	Alkohol, Kobalt, Zytostatika, Blei, CO, Lithium, Katecholamine, Quecksilber, Schlangengift, Pracetamol, Steroide, Kokain, Methysergid
Infiltrativ	Amyloidose, Hämochromatose, Glykogenspeicherkrankheiten, Sarkoidose, Morbus Fabry, Morbus Whipple, Morbus Gaucher
Fibroplastisch	Endomyokardfibrose, Löffler-Syndrom, Karzinoid
Hämatologisch	Sichelzellenanämie, Polyzythämie, thrombotisch-thrombozytopenische Purpura, Leukämien
Hypersensitivität bei	Antibiotika, Sulfonamiden, Antikonvulsiva, Tuberkulostatika, Antiphlogistika, Diuretika, Methyldopa, Tetanustoxoid, Amitriptylin, kardiale Abstoßung, Riesenzellmyokarditis
Genetisch	Hypertrophe dilatative, restriktive und hypertrophe rechtsventrikuläre Kardiomyopathie
Idiopathisch	Idiopathische dilatative, restriktive und hypertrophe rechtsventrikuläre Kardiomyopathie
Andere	Postpartale/peripartale Kardiomyopathie, abnorme Hitzeeinwirkung, Hypothermie, Röntgenbestrahlung, Tachykardie, Vasospasmen der Mikrozirkulation, Einschränkung der Koronarreserve, Degeneration kardialer Ganglien, Alteration des kardialen Zytoskeletts

K

Tab. K7. **Dilatative Kardiomyopathie.** Stufenschema der Therapie

Stufe I
Elimination kardiotoxischer bzw. kardiodepressiver Substanzen
Körperliche Schonung, Kochsalz- und Wasserrestriktion

Stufe II
ACE-Hemmer[a], evtl. Diuretika

Stufe III
ACE-Hemmer, Diuretika, Herzglykoside

Stufe IV
ACE-Hemmer, Diuretikakombinationen, Herzglykoside, zusätzlich β-Blocker

Stufe V
Evtl. zusätzlich intermittierend positiv ionotrope Substanzen i.v. (z.B. Dobutamin i.v.)
Evtl. andere positiv ionotrope Substanzen i.v. (PDE-Hemmer, Sympathomimetika, dopaminerge Substanzen)

Stufe VI
Herztransplantation

[a] Nur bei Unverträglichkeit: Hydralazin/ISDN oder Angiotension-II-Rezeptor-Antagonisten

se, Phäochromozytom sowie Speicherkrankheiten oder neuromuskulären Erkrankungen]; die **Therapie** folgt einem Stufenschema; am Ende ist aber eine Herztransplantation oft die letzte Option

hypertrophe Kardiomyopathie: Kardiomyopathie mit Hypertrophie v.a. des linken Ventrikels und der Kammerscheidewand; kann mit Ausflussbehinderung [**hypertrophe obstruktive Kardiomyopathie**] oder auch ohne [**hypertrophe nichtobstruktive Kardiomyopathie**] auftreten; kommt familiär gehäuft vor; 50 % werden autosomal-dominant vererbt; **Klinik**: Angina pectoris, Luftnot, kurzzeitige Bewusstseinsstörungen bis hin zur Synkope; die **Therapie** folgt ebenfalls einem Stufenschema mit Herztransplantation als letzte Option

Tab. K8. **Hypertrophe Kardiomyopathie.** Stufenschema der Therapie

Stufe I
Körperliche Schonung, Vermeidung von Akutbelastungen physischer und psychischer Art

Stufe II
Kalziumantagonisten oder β-Blocker

Stufe III
Therapie wie bei Stufe II
Bei pulmonaler Stauung evtl. Diuretika
Bei Vorhofflimmern evtl. Digitalis
Bei Tachyarrhythmien: Disopyramid, Amiodaron
Bei symptomatischen ventrikulären Tacharrhythmien: antiarrhythmische Therapie nach elektrophysiologischer Austestung, evtl. ICD

Stufe IV
Bei nicht erfolgreicher medikamentöser Therapie über 6 Monate und deutlicher Obstruktion
DDD-pacing
Transaortale Myektomie
Perkutane transluminale septale Myokardablation

Stufe V
Herztransplantation

restriktive Kardiomyopathie: *Syn: obliterative Kardiomyopathie*; Kardiomyopathie durch eine Störung der Ausdehnungsfähigkeit des Ventrikels; meist handelt es sich um sekundäre Kardiomyopathien z.B. bei Endomyokardfibrose, Amyloidose, Sarkoidose, Hämochromatose oder Löffler-Endokarditis; die **Therapie** besteht in einer Behandlung des Grundleidens; die Herzinsuffizienz kann evtl. durch Digitalis und Diuretika gebessert werden

Kar|di|o|my|o|to|mie *f:* → *Heller-Operation*
Kar|di|o|plas|tik *f:* → *Kardiaplastik*
Kar|di|or|rha|phie *f: Syn: Herzmuskelnaht*; Naht der Herzwand oder der Herzmuskulatur nach traumatischer oder operativer Durchtrennung oder Inzision
Kar|di|o|skol|pie *f: Syn: Oszillokardioskopie, Elektrokardioskopie*; direkte Darstellung der EKG-Kurve auf einem Sichtgerät [Kardioskop]; wird z.B. auf der Intensivstation oder als Miniversion im Notarztwagen eingesetzt
Kar|di|o|spas|mus *m:* → *Achalasie*
Kar|di|o|to|ko|gra|fie, -gra|phie *f: Syn: Cardiotokografie*; gleichzeitige Aufzeichnung von fetalem Herzschlag und Wehentätigkeit; hat wie kaum eine andere Methode die Geburtsmedizin beeinflusst, da sie bereits in der Schwangerschaft als intermittierendes Verfahren eingesetzt werden kann, vor allem aber unter der Geburt die kontinuierliche Überwachung des Feten gestattet; damit wurde die stichprobenartige, diskontinuierliche Auskultation der kindlichen Herztöne mit dem Stethoskop durch die fortlaufende akustische Wiedergabe und grafische Aufzeichnung der momentanen fetalen Herzfrequenz [**Kardiografie**] abgelöst; parallel dazu wurde die empirische Beurteilung der Wehenqualität durch Handauf-

legen auf das Abdomen im Bereich des Fundus uteri durch die lückenlose grafische Darstellung der Wehentätigkeit [**Tokografie**] ersetzt; die kombinierte Anwendung beider Verfahren, die Kardiotokografie [CTG] mit simultaner Registrierung der momentanen **fetalen Herzfrequenz** [FHF] und der Uteruskontraktionen, gibt Aufschluss über die aktuelle, fetale Sauerstoffversorgung

bei der systematischen Beurteilung des Kardiotokogramms sind folgende Kriterien des fetalen Herzfrequenzmusters von Bedeutung: **Basalfrequenz** [Grundfrequenz]: die über einen längeren Zeitraum mit weitgehend konstantem Mittelwert beibehaltene FHF; das Niveau in der CTG-Aufzeichnung wird durch eine gedachte horizontale Linie durch den Mittelwert der Oszillationen gekennzeichnet, die so genannte **Basislinie** [Baseline]; nach den FIGO-Richtlinien sind folgende Grenzbereiche zu beachten: normale FHF [Normokardie] [110–150 SpM; SpM = Schläge pro Minute], leichte Tachykardie [150–170 SpM, > 10 min], schwere Tachykardie [> 171 SpM, > 10 min], leichte Bradykardie [100–110 SpM, > 3 min], schwere Bradykardie [< 100 SpM, > 3 min]

Veränderungen [Alterationen] **der FHF** sind durch eine Frequenzzunahme oder -abnahme markiert und werden in **langfristige, mittelfristige** und **kurzfristige FHF-Alterationen** unterteilt; als **langfristige FHF-Veränderungen** gelten im Vergleich zur Normokardie die **fetale Tachykardie** und die **fetale Bradykardie**

als **mittelfristige FHF-Veränderungen** gelten: periodische Akzelerationen, sporadische Akzelerationen, periodische Dezelerationen [frühe Dezelerationen (Dip I), späte Dezelerationen (Dip II), variable Dezelerationen] und sporadische Dezelerationen [Dip 0, prolongierte Dezelerationen]; von **Akzeleration** spricht man, wenn eine Frequenzbeschleunigung von mindestens 15 SpM über mindestens 15 s bis zu maximal 10 Minuten Dauer anhält; eine **Dezeleration** ist eine intermittierende Verlangsamung der FHF von mindestens 15 SpM über mindestens 15 s bis zu höchstens 3 Minuten Dauer

wehenunabhängige, **kurzfristige FHF-Veränderungen**, die den lang- und mittelfristigen FHF-Alterationen aufgepfropft sind, werden als **Oszillation** [Fluktuation] bezeichnet; ihre Beurteilung erlaubt sowohl unter physiologischen als auch unter pathologischen Bedingungen eine qualitative Aussage über die Reaktionsfähigkeit des fetalen Herz-Kreislauf-Systems auf endogene und exogene Reize; in Abhängigkeit von der Amplitude [Bandbreite] unterscheidet man 4 Fluktuationsmuster: **silenter Typ** [silenter Typus, Oszillationstyp 0]: < 5 SpM; ist als potenzielles Hypoxiezeichen zu interpretieren; als besonders ungünstig ist der silente Typ in Kombination mit späten Dezelerationen zu bewerten; **eingeengt-undulatorischer Typ** [eingeengt-undulatorischer Typus, Oszillationstyp I]: 5–10 SpM; ist ebenfalls als Warnhinweis für eine potenzielle Hypoxie zu werten; **undulatorischer Typ** [undulatorischer Typus, Oszillationstyp II]: 10–25 SpM, 5–10 Nulldurchgänge/min; spiegelt das normale Reaktionsmuster wieder und ist bei der antepartalen Kontrolle als Zeichen ungestörten kindlichen Befindens zu werten; **saltatorischer Typ** [saltatorische Undulation, Oszillationstyp III]: > 25 SpM; ist ein Hinweis auf eine Nabelschnurkompression; tritt er zusammen mit späten Dezelerationen auf, ist in Abhängigkeit vom sub partu festgestellten fetalen Skalpblut-pH die Beendigung der Geburt angezeigt

Karldilotolmie f: **1.** Syn: Herzeröffnung, Herzschnitt; Eröffnung des Herzkammern oder Vorhöfe **2.** → Heller-Operation

Karldiolvalllvulloltolmie f: Syn: Herzklappenspaltung, Valvulotomie, Valvotomie, Klappenspaltung; operative Spaltung einer stenotischen Herzklappe; die früher bevorzugte Kommissurotomie* wird heute meist nur noch als Zwischenlösung verstanden und eine Herzklappenprothese angestrebt

Karldiolverlsilon f: Normalisierung des Herzrhythmus durch Medikamente oder elektrischen Strom; die **elektrische Kardioversion** ist ein der Elektrodefibrillation verwandtes Verfahren zur Therapie von Vorhofflimmern und Vorhofflattern; der Gleichstromstoß wird von der P-Welle des EKGs ausgelöst und stellt den normalen Sinusrhythmus wieder her; wird meist intraoperativ oder auf der Intensivstation eingesetzt; s.a. Essay Herzrhythmusstörungen S. 613

Karldolbenleldiklte f: Syn: Cnicus benedictus, Carduus benedictus; Pflanze aus der Familie der Korbblütler [Asteraceae]; verwendet werden die getrockneten Blätter, oberen Stengelteile und Blütenstauden [**Benediktenkraut**, Cnici benedicti herba] es enthält Bitterstoffe [v.a. Cnicin], die die Speichel- und Magensaftsekretion fördern; **Anw.**: traditionell bei Appetitlosigkeit, Dyspepsie, Ulcus ventriculi/duodeni, Durchfallerkrankungen, Gallenbeschwerden, Erkältungskrankheiten und Asthma bronchiale

Karlslbalder Salz nt: Syn: Sal Carolinum; Gemisch aus Natrium- und Kaliumsulfat, Natriumhydrogensulfat und Natriumchlorid; **Anw.**: in lauwarmem Wasser gelöst als Abführmittel

Karnofsky-Index m: Syn: Aktivitätsindex, Karnofsky-Skala; Index zur Bewertung des Allgemeinbefindens von Patienten; wird

Tab. K9. Karnofsky-Index

Definition	[%]	Kriterien
Der Patient hat eine normale Aktivität: keine besondere Pflege erforderlich	100	Normal: keine Klagen, keine Krankheitszeichen nachweisbar
	90	Normale Aktivität: geringfügige Befunde oder Symptome der Krankheit
	80	Normale Aktivität mit Anstrengung: einzelne Symptome oder Befunde
Arbeitsunfähig; Leben im häuslichen Milieu möglich; die meisten persönlichen Bedürfnisse können selbst verrichtet werden, gelegentliche Unterstützung erforderlich	70	Der Patient sorgt für sich, ist aber nicht in der Lage, regelmäßig zu arbeiten
	60	Gelegentliche Hilfe erforderlich, die meisten Bedürfnisse können selbst erledigt werden
	50	Beträchtliche Unterstützung und häufige Arztbesuche notwendig
Der Patient ist nicht in der Lage, sich selbst zu versorgen; benötigt Betreuung auf einer Pflegestation oder im Krankenhaus; rasche Progression der Erkrankung möglich	40	Regelmäßig besondere Pflege und Unterstützung erforderlich
	30	Stark geschwächt: Krankenhausaufnahme indiziert. Zustand noch nicht bedrohlich
	20	Sehr krank. Krankenhauseinweisung und sofortige stützende therapeutische Maßnahmen erforderlich
	10	Moribund: letaler Prozess rasch fortschreitend
	0	Tod

z.B. bei der Therapieplanung von Tumorpatienten herangezogen; *s.a. Essay Operationsvorbereitung S. 193*

Ka|ro|ti|ne *pl: Syn: Carotine*; in der Natur weit verbreitete Gruppe von Pflanzenfarbstoffen, die im Körper in Vitamin A umgewandelt werden; das Karotingemisch der Karotten besteht zu 85 % aus β-Karotin; es wird zur Vitamin A-Therapie sowie als Dermatikum bei Vitiligo, Lichtdermatose, erythropoetischer Protoporphyrie verwendet

Ka|ro|tis|an|gi|o|gra|fie, -gra|phie *f: Syn: Karotisarteriografie*; Röntgenkontrastdarstellung der Arteria carotis (interna) und ihrer Äste, Form der selektiven zerebralen Angiografie

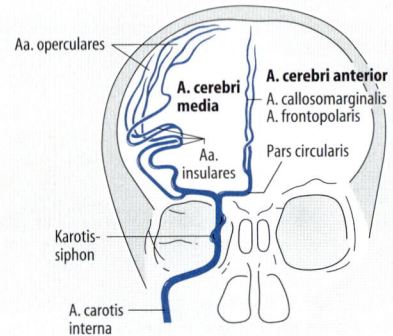

Ka|ro|tis|end|ar|te|ri|ek|to|mie *f*: Eröffnung der Karotis [externa/interna/communis] und Ausschälung eines alten Thrombus

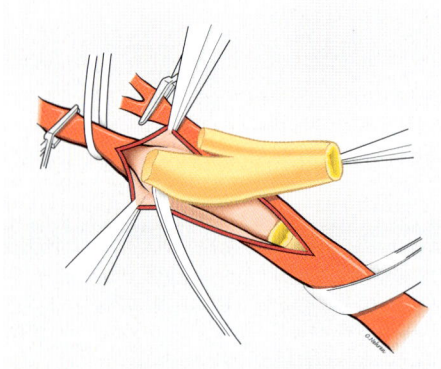

Abb. K10. Karotisendarteriektomie. Karotisendarteriektomie im Bereich der Karotisgabel

Ka|ro|tis|si|nus|re|flex, hyperaktiver *m*: → *Karotissinussyndrom*

Ka|ro|tis|si|nus|syn|drom *nt: Syn: hyperaktiver Karotissinusreflex, Charcot-Weiss-Baker-Syndrom, Carotis-sinus-Syndrom*; durch Schlag oder Druck auf den Karotissinus ausgelöste Bradykardie; evtl. auch Hypotonie oder Bewusstlosigkeit; steht die Bradykardie im Vordergrund, spricht man von **kardioinhibitorischem Typ**, wenn der Blutdruckabfall dominiert von **vasodepressorischem Typ**; **Klinik**: ausgelöst wird der Reflex z.B. durch abrupte Kopfdrehung und Überstrecken des Halses, Rasieren, Zuknöpfen des Hemdkragens etc.; es kommt zu Unsicherheits- und Schwächegefühl, Verschwommensehen und evtl. kurzfristiger Synkope; **Therapie**: beim

kardioinhibitorischen Typ mit Synkopen ist die Implantation eines Schrittmachers indiziert; beim vasodepressorischen Typ steht die Vermeidung der auslösenden Ursache im Vordergrund

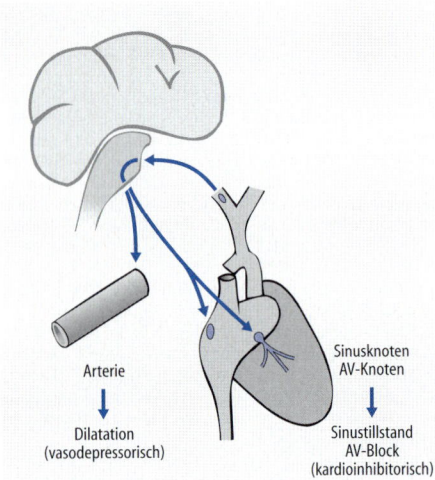

Abb. K11. Karotissinussyndrom. Reflexbogen beim Karotissinussyndrom

Ka|ro|tis|si|nus|syn|ko|pe *f: Syn: Carotissinussynkope*; *s.u. vasovagale Synkope*

Ka|ro|tis|ste|no|se *f: Syn: Carotisstenose*; Stenose der Arteria carotis communis [**Arteria-carotis-communis-Stenose**] oder

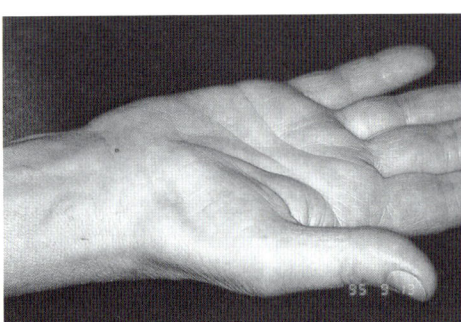

Abb. K12. Karpaltunnelsyndrom. Ausgedehnte Thenaratrophie bei Medianuslähmung

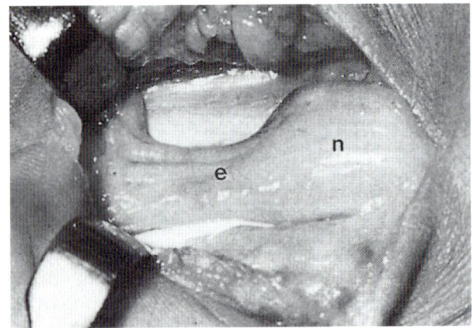

Abb. K13. Karpaltunnelsyndrom. Hochgradige Einengung des Nervus medianus [e] und proximales Pseudoneurom [n]

Arteria carotis interna [**Arteria-carotis-interna-Stenose**]; anfangs symptomlos, kommt es im weiteren Verlauf zu zerebralen Durchflussstörungen bis hin zum kompletten ischämischen Hirninfarkt; in seltenen Fällen zeigt auch eine **Arteria-carotis-externa-Stenose** die gleiche Symptomatik; asymptomatische Karotisstenosen von über 60 % bedingen ein Schlaganfallrisiko von 3 % pro Jahr; **Therapie**: Angioplastie, Karotisendarterektomie; *s.a. Essay Schlaganfall und zerebrovaskuläre Krankheiten S. 1423*

Kar|pal|tun|nel|syn|drom *nt: Syn: Medianuskompressionssyndrom, Handgelenktunnelsyndrom*; die Druckschädigung des Ner-

vus medianus im Karpaltunnel ist das häufigste periphere Nervenkompressionssyndrom; alleine in Deutschland werden pro Jahr mehr als 100.000 Fälle operativ behandelt; das Syndrom wird durch eine vorbestehende Enge des Karpaltunnels und wiederholte bzw. chronische Belastung des Handgelenkes [**repetitive strain injury**] ausgelöst und betrifft deshalb meist zuerst die Arbeitshand; später ist i.d.R. dann aber auch die andere Hand betroffen; tritt auch gehäuft in der Schwangerschaft auf [wahrscheinlich führt eine Ödembildung zur Einengung des Kanals]; Frauen, v.a. in der 2. Lebenshälfte, sind häufiger betroffen als Männer; **Klinik**:

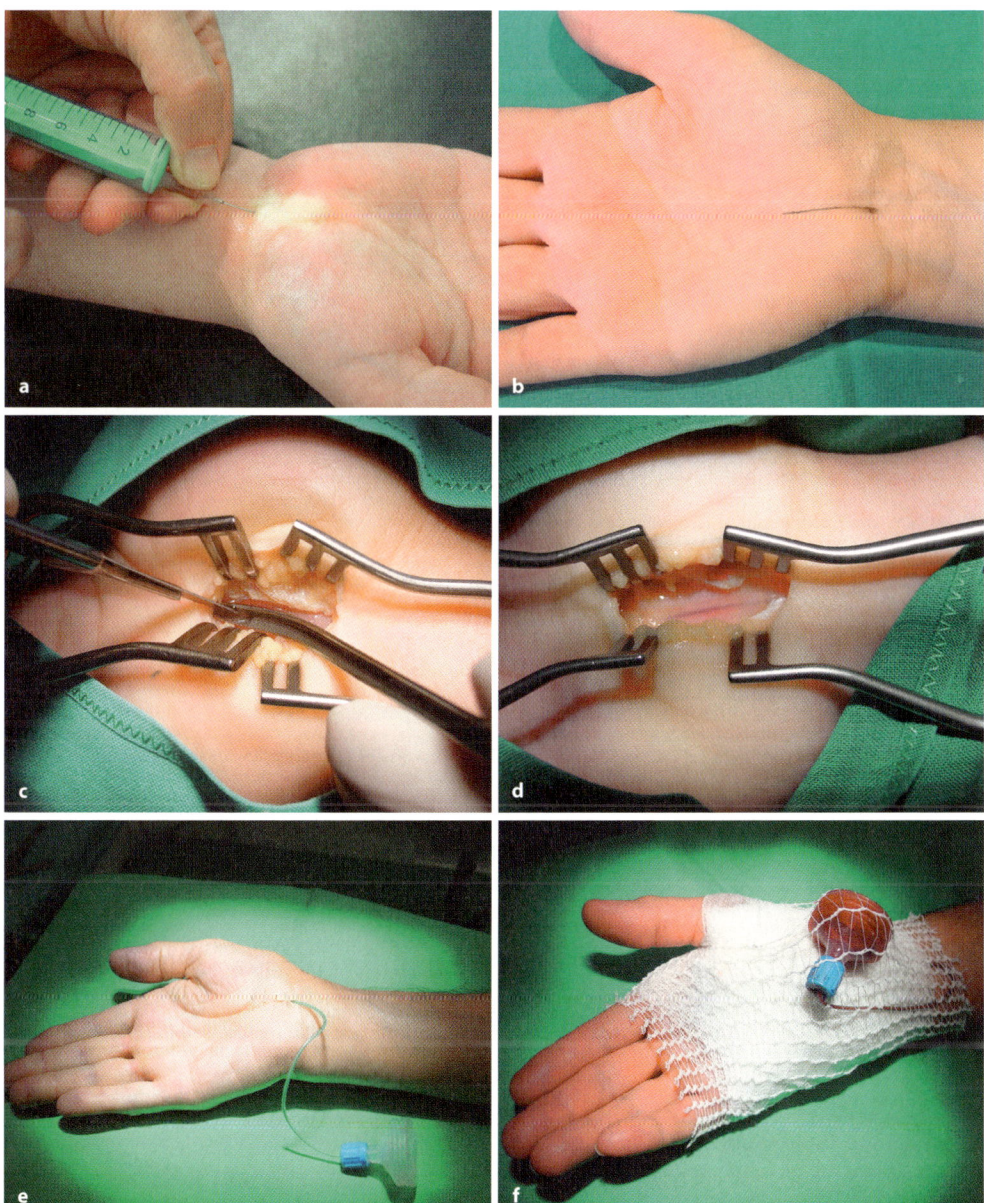

Abb. K14. Karpaltunnelsyndrom. Technik der offenen Retinaculumspaltung: **a** Infiltration des Lokalanästhetikums vor Anlegen der Blutsperre, **b** ca. 3 cm lange Inzision von der Handgelenksmitte in Richtung zur Hohlhand, **c** Zustand nach Spaltung des Retinaculums über eine Rinnensonde, **d** sichtbare Gefäßinjektion des Nervus medianus, **e** Hautnaht mit 4 Rückstichnähten, **f** Verband mit 2 Kompressen und halbelastischer Binde

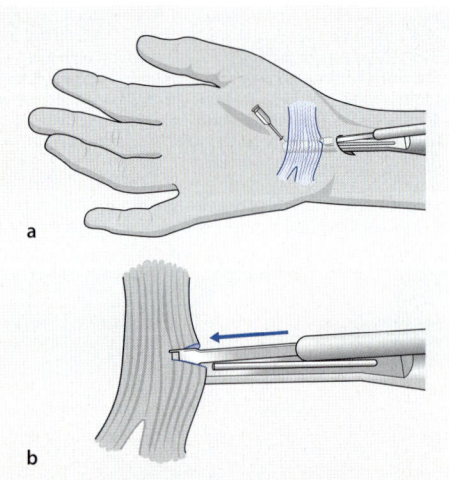

Abb. K15. Karpaltunnelsyndrom. Ein-Portal-Technik nach Menon: **a** Hautinzision, Markierung des distalen Retinaculumendes mit einer Nadel von außen, **b** Einführen von Arbeitskanüle, Messer und Endoskop von proximal, Durchtrennung des Retinaculums von proximal nach distal

beginnt mit nächtlichen, schmerzhaften, oft brennenden Parästhesien auf der Beugeseite der ersten 3 Finger; später kommt es zu Hypästhesie und schließlich zu Parese und Atrophie der Daumenballenmuskeln; Klagen der Patienten über „eingeschlafene" Hände sichern schon fast die Diagnose; **Diagnose:** Klinik, EMG [Bestimmung der distalen motorischen Latenz des Nervus medianus; gleichzeitige Untersuchung des antidromen sensiblen Nervenaktionspotenzials], Ninhydrintest vermindert; **DD:** Plexus-brachialis-Reizung, Rückenmarksprozesse, Veränderungen im Bereich der HWS, Tendosynovitis, Epikondylitis; **Therapie:** im Frühstadium Ruhigstellung und/oder wiederholte Injektion von Lidocain und Prednison; meist aber operative Behandlung mit Spaltung des Retinaculum musculorum flexorum manus; bei rheumatischer Tendosynovitis auch Synovektomie; neben offenen Verfahren haben sich in den letzten Jahren v.a. endoskopische Techniken etabliert [ca. 20–30 % aller Eingriffe]; die Masse der Eingriffe wird heute nicht mehr in der Klinik, sondern in Praxen vorgenommen; die offene Spaltung des Retinaculums ist eine sichere und i.d.R. komplikationsarme Methode; Läsionen des Nervus medianus, des Arterienbogens der Hohlhand oder der Beugesehnen sind bei erfahrenen Operateuren praktisch ausgeschlossen; bei den minimal-invasiven Operationstechniken kann man zwischen **monoportalen Techniken** [auch Ein-Portal-Technik, nur eine Inzision] und **biportalen Techniken** [Zwei-Portal-Technik, zwei Inzisionen] unterscheiden; die bekanntesten Ein-Portal-Techniken sind die nach Agee und Menon, bei den Zwei-Portal-Techniken ist die Chow-Technik am weitesten verbreitet; die Wahl der Technik hängt ganz allein vom Operateur ab, die Komplikationsrate liegt bei allen Methoden unter 1 %; *s.a. Essay Nervenkompressionssyndrome S. 1099, s.a. Abb. K16*

Kar|pek|to|mie *f:* teilweise oder vollständige Amputation eines Mittelhandknochens

Kar|zi|no|lid *nt:* neuroendokriner, semimaligner Tumor, der Serotonin, Histamin und andere Peptide [Kinine, Prostaglandine] produzieren kann; 88 % der Karzinoide finden sich im Magen-Darm-Trakt, wobei die meisten in Appendix, Rektum oder im Jejunun-Ileum-Bereich vorkommen; sie stammen von den enterochromaffinen Zellen ab und stellen 1,5 % aller malignen gastrointestinalen Tumoren dar; daneben gibt es noch ein Karzinoid der Lunge [ca. 12 %]

das Vollbild des sog. **Karzinoidsyndroms** entsteht nur, wenn

die endokrin aktiven Substanzen nicht in der Leber inaktiviert werden [meist nach Lebermetastasierung], sondern in den Kreislauf gelangen; dann besteht das **klinische Bild** aus Endokardfibrose mit Herzinsuffizienz, vasomotorischen Symptomen [Flush, Zyanose], Bronchokonstriktion mit Husten, Dyspnoe und Asthma, Hepatomegalie durch Lebermetastasen und Zeichen einer intestinalen Hypermotilität [Krämpfe, Aufstoßen, Diarrhoe, Übelkeit, Erbrechen]; **Therapie:** chirurgische Entfernung des Tumorgewebes; Chemotherapie, Serotoninantagonisten; die **Prognose** hängt von der Primärlokalisation und dem Stadium ab; mit einer 5-Jahresüberlebensquote von 82 % für alle Stadien ist sie aber relativ gut; *s.a. Essay Neubildungen des Dünndarms S. 287*

Tab. K10. Karzinoid. 5-Jahresüberlebensrate von Karzinoidpatienten in Abhängigkeit von der Primärlokalisation

Lokalisation	Stadium			Alle Stadien
	lokal	regionär	diffus	
Magen	93	23	–	52
Dünndarm	75	59	19	54
Appendix	100	100	27	99
Kolon	77	65	17	52
Rektum	92	44	7	83
Lungen	96	71	11	87
Alle Lokalisationen	94	64	18	82

Karzinoid der Lunge: *Syn: Bronchuskarzinoid*; ca. 12 % aller Karzinoide finden sich in der Lunge; sie machen etwa 2 % aller Lungenkarzinome aus; nach der aktuell gültigen Systematik der WHO zählen sie zu den malignen epithelialen Lungentumoren, stellen jedoch innerhalb der bronchopulmonalen Neoplasien eine besondere Tumorentität dar; im Gegensatz zu den Bronchialkarzinomen gilt das Rauchen für die Entstehung der Karzinoide nicht als Risikofaktor; Männer und Frauen sind gleichermaßen häufig betroffen; der Altersgipfel liegt im 4. Lebensjahrzehnt; *s.u. Essay Neubildungen von Bronchien und Lunge S. 921*

Kar|zi|nom *nt: Syn: Carcinoma, malignes Epitheliom, Krebs*; vom Epithel von Haut, Schleimhaut und Organen ausgehende häufigste maligne Geschwulst [ca. 80 % aller Malignome]; *s.a. Essay Chemotherapie S. 185, Essay Tumortherapie S. 1593*

anorektales Karzinom: Karzinom im Anorektalbereich; *s.a. Analkarzinom, Kolonkarzinom*

bronchiolo-alveoläres Karzinom: → *bronchiolo-alveoläres Lungenkarzinom*

cholangiozelluläres Karzinom: *Syn: Gallengangskarzinom, malignes Cholangiom, Carcinoma cholangiocellulare*; von den intrahepatischen Gallengängen ausgehender bösartiger Tumor der Leber; wächst lange Zeit symptomarm [Leistungs-, Gewichtsverlust] und wird erst bei Obstruktion der Gallenwege [Ikterus] oder Lebervergrößerung auffällig; Karzinome im Bereich der Hepatikusgabel [Klatskin-Tumoren] sind chirurgisch nicht resektabel, die Prognose ist daher schlecht; **Diagnose:** Ultraschall, CT, Szintigrafie, ultraschallgesteuerte Feinnadelbiopsie; **Therapie:** operative Entfernung ist die Methode der Wahl; extrahepatische Metastasen werden mittels Chemotherapie behandelt; der Wert der regionären Chemotherapie ist weiterhin umstritten, *s.a. Abb. K17*

hepatozelluläres Karzinom: *Syn: primäres Leberzellkarzinom, malignes Hepatom, Carcinoma hepatocellulare*; von den Leberzellen ausgehendes, häufigstes primäres Karzinom der Leber; entsteht oft auf dem Boden einer Zirrhose; in Zentralafrika und dem fernen Osten viermal so häufig wie in Europa; wächst lange Zeit symptomarm [Leistungs-, Gewichtsverlust] und wird erst bei Obstruktion der Gallenwege [Ikterus] oder Lebervergrößerung auffällig; **Diagnose:** Ultraschall, CT, Szintigrafie, ultraschallgesteuerte Feinnadel-

K

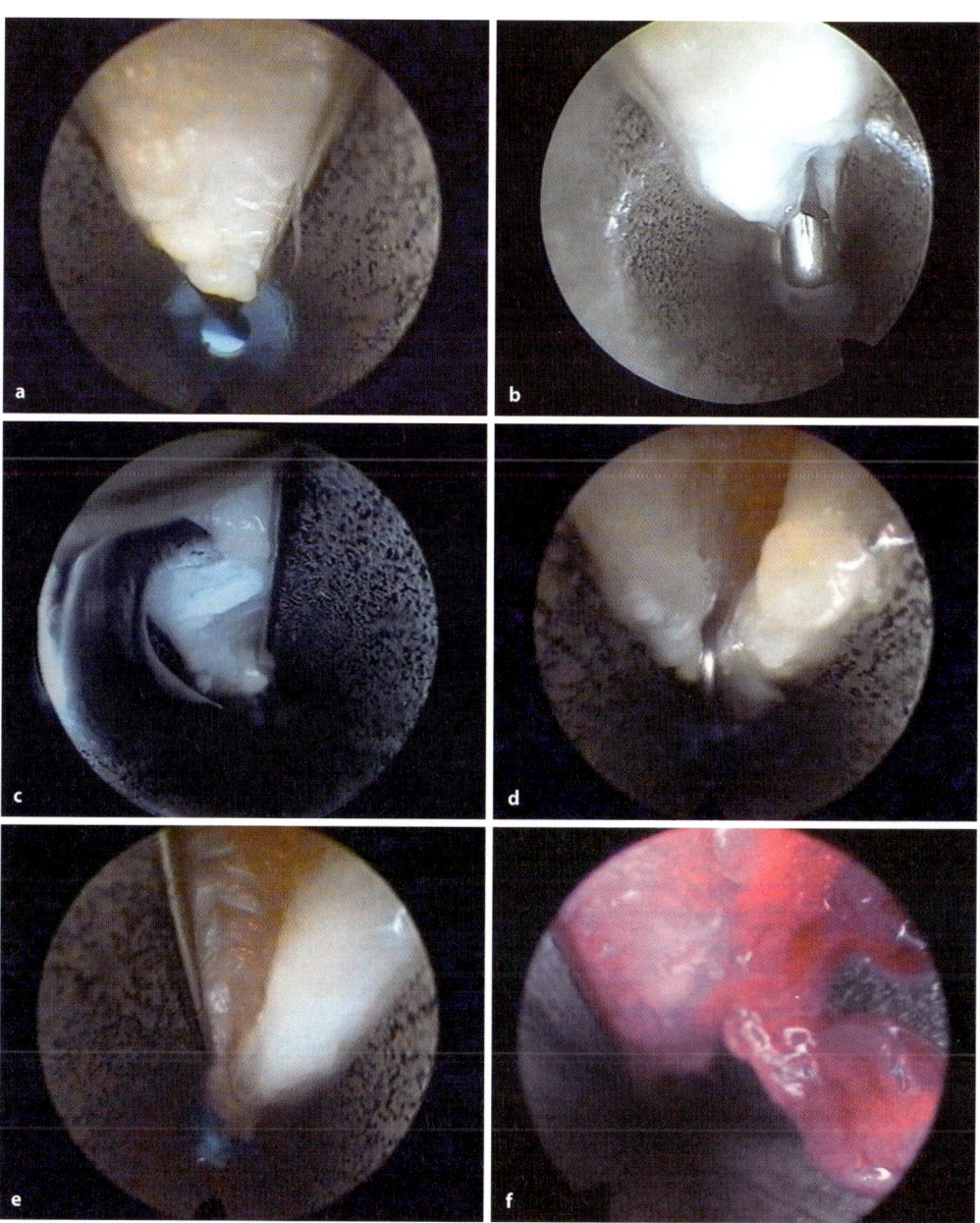

Abb. K16. Karpaltunnelsyndrom. Zwei-Portal-Technik nach Chow: **a** Darstellung des Retinaculums, **b** Inzision des distalen Endes mit einem anterograden Messer von distal, **c** und **d** Spaltung von distal nach proximal mit einem sichelförmigen retrograden Messer, **e** Kontrolle der kompletten Spaltung,, **f** Behinderung der Sicht durch prolabiertes entzündlich verändertes Synovialgewebe

biopsie; Therapie: operative Entfernung ist die Methode der Wahl; manchmal kommt auch eine Lebertransplantation in Frage, allerdings müssen extrahepatische Metastasen ausgeschlossen werden; extrahepatische Metastasen werden mittels Chemotherapie behandelt; der Wert der regionären Chemotherapie ist weiterhin umstritten; *s.a. Essay Leberzirrhose S. 877*

hereditäres nichtpolypöses kolorektales Karzinom: *Syn: hereditäres kolorektales Karzinom ohne Polypose*; das autosomal-dominante HNPCC [**h**ereditary **n**onpolyposis colorec-

tal cancer] ist möglicherweise das häufigste erbliche Syndrom gesteigerter Karzinomsuszeptibilität; nach Schätzungen sind zwischen 1,4–13 % der sporadischen Kolonkarzinome auf unterschiedliche Formen dieses Syndroms zurückzuführen; HNPCC-assoziierte kolorektale Karzinome treten im Durchschnitt mit 45 Jahren und in 2/3 der Fälle proximal der linken Kolonflexur auf; histologisch weisen sie typischerweise ein heterogenes Wachstumsmuster mit neben solid-undifferenzierter auch muzinöser bzw. siegelringzelliger Morphologie auf; häufig finden sich ausgeprägte intra-

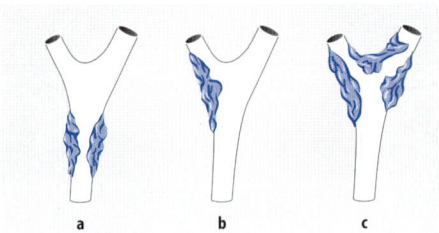

Abb. K17. Cholangiozelluläres Karzinom. Klatskin-Tumoren: **a** nur Ductus hepaticus, **b** Ductus hepaticus und Seitenast, **c** Ductus hepaticus und beide Seitenäste

und peritumorale lymphozytäre Infiltrate, was auf eine besondere Immunigenität der Tumorzellen hinweisen könnte, die wiederum eine Ursache für die günstigeren Überlebensraten bei HNPCC- gegenüber anderen KRK-Patienten sein könnten; in etwa 30 % der Patienten ist ein gleich- bzw. mehrzeitiges Auftreten weiterer KRK oder anderer extrakolonischer Neoplasien zu beobachten; zu den in 30–40 % der HNPCC-Familien auch isoliert auftretenden extrakolonischen Manifestationen gehören [in absteigender Reihenfolge] Endometriumkarzinome, Urothelkarzinome des Nierenbeckens und des Ureters, Magenkarzinome, Karzinome des hepatobiliären Systems sowie des Dünndarms; ob es sich bei den traditionell zum HNPCC-Tumorspektrum gezählten Ovarialkarzinomen um Primärtumoren handelt oder um metastatische Absiedlungen intestinaler oder endometrieller Tumoren ist noch nicht eindeutig geklärt; das Karzinomerkrankungsrisiko bis zum 70. Lebensjahr ist insgesamt höher für männliche als für weibliche Merkmalsträger [91 % gegenüber 69 %], für KRK sogar mehr als doppelt so hoch [74 % gegenüber 30 %]; das KRK-Risiko wird bei Frauen jedoch vom Endometriumkarzinomrisiko [42 %] übertroffen; *s.a. Essay Neubildungen des Uterus S. 1627, Essay Neubildungen von Kolon, Rektum und Anus S. 827*

intraepitheliales Karzinom: → *Carcinoma in situ*

kolorektales Karzinom: der größte Teil der Fälle tritt sporadisch auf, es gibt aber auch familiär gehäuft auftretende Formen [**erbliche Dickdarmkrebs-Syndrome**]; das autosomaldominante **hereditäre nichtpolypöse kolorektale Karzinom** [**HNPCC**, auch hereditäres kolorektales Karzinom ohne Polypose] ist möglicherweise das häufigste erbliche Syndrom mit gesteigerter Karzinomsuszeptibilität; *s.u. Kolonkarzinom, Essay Neubildungen von Kolon, Rektum und Anus S. 827*

kutanes neuroendokrines Karzinom: → *Merkel-Zellkarzinom*

orales Karzinom: *Syn: Mundhöhlenkarzinom*; Plattenepithelkarzinome der Mundhöhle und des Oropharynx machen ca. 2–4 % aller bösartigen Erkrankungen in Mitteleuropa aus; bei einer 5-Jahres-Heilungsrate von unter 50 % ergeben sich dabei jährliche Mortalitätsraten von 4,0 Männern pro 100.000 Einwohnern und 1,3 Frauen pro 100.000 Einwohnern; der prozentuale Anteil von oralen Karzinomen an der Gesamtheit aller Malignome ist jedoch sehr unterschiedlich, besonders in Frankreich und in Italien, aber auch in Irland sind diese Tumoren drei- bis viermal so häufig anzutreffen wie in Deutschland; weltweit gesehen ist diese Tumorgruppe vor allen Dingen in Asien sehr häufig; in Indien machen Mundhöhlen- und Oropharynxkarzinome fast die Hälfte aller bösartigen Erkrankungen aus; die häufigsten Lokalisationen des Mundhöhlenkarzinoms sind die Zunge, der Mundboden und die Lippe; die Mehrzahl der Patienten sind Männer [80 %] im Alter zwischen 55 und 65 Jahren mit schlechtem Ernährungszustand, Tabak- und Alkoholabusus, kariösem Gebiss, meist an einer begleitenden kardiopulmonalen Erkrankung leidend und einer niederen sozioökonomischen Schicht angehörend; in letzter Zeit finden sich Mundhöhlenmalignome auch bei Männern jenseits des 70.

Lebensjahres und bei jungen Frauen; *s.u. Essay Neubildungen der Mundhöhle S. 1049*

präinvasives Karzinom: → *Carcinoma in situ*

spinozelluläres Karzinom: → *Spinaliom*

trabekuläres Karzinom: → *Merkel-Zellkarzinom*

Kasabach-Merritt-Syndrom *nt: Syn: Thrombozytopenie-Hämangiom-Syndrom, Merritt-Syndrom, Hämangiom-Thrombopenie-Syndrom, Thrombopenie-Hämangiom-Syndrom*; bei Riesenhämangiomen kann es durch Thrombose im Angiom zu Thrombopenie und Verbrauchskoagulopathie kommen; die Mortalität liegt bei 20–30 %; **Therapie:** Antikoagulation, Substitution von Thrombozyten und Faktoren, Röntgenbestrahlung des Riesenangioms

Kälse|pap|pel *f:* → *Malve, wilde*

Kälse|wäl|scher|lun|ge *f:* exogen-allergische Alveolitis durch **Penicillium casei** bei Arbeitern in Käsereien; *s.a. Essay Lungen- und Atemwegserkrankungen durch Arbeit und Umwelt S. 1265*

Kas|sia *f:* → *chinesischer Zimt*

Kas|sia|blü|ten *pl: Syn: Zimtblüten, Cassiae flos; s.u. chinesischer Zimt*

Kas|sia|öl *nt: Syn: chinesisches Zimtöl, Cinnamomi cassiae aetheroleum; s.u. chinesischer Zimt*

Kas|ten|la|ge|rung *f:* einfache, aber oft effektive Behandlungsmethode bei Ischialgie

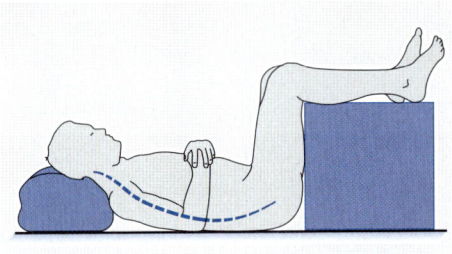

Abb. K18. Kastenlagerung

Kas|tor|öl *nt:* → *Rizinusöl*

Kas|tra|ti|on *f: Syn: Kastrierung;* Ausschaltung oder Entfernung der männlichen oder weiblichen Keimdrüsen; Kastration vor der Pubertät [**präpubertale Kastration**] führt psychosexueller Reifehemmung und Entwicklung eines Eunuchismus bei Männern; Kastration nach der Pubertät [**postpubertale Kastration**] führt bei Männern zu Feminisierung und bei Frauen zu Virilisierung

die Entfernung der Keimdrüsen aus medizinischen Gründen wird als **Gonadektomie** [**Orchiektomie; Ovariektomie**] bezeichnet; einseitige Gonadenentfernung [**Semikastration**] gilt als Methode der Wahl bei malignen Hodentumoren

eine Kastration zur Behandlung von Sexualstraftätern als **freiwillige Kastration**, wird heute praktisch nicht mehr durchgeführt, weil sie nur die Libido vermindert, die Objektwahl, d.h. die sexuelle Orientierung, aber unverändert weiter besteht; da Hormonpräparate zur Erhöhung der Libido leicht erhältlich sind, ist es einfach für die Straftäter, ihren Sexualtrieb wieder zu erhalten; *s.a. Essay Hodentumoren S. 651*

Kas|ta|la|se *f:* Hydroperoxidase, die die Spaltung von Wasserstoffperoxid in Wasser und Sauerstoff katalysiert; sie ist wichtig für die Entgiftung von Wasserstoffperoxid, das während der Oxidation von Fettsäuren und Aminosäuren in den Peroxisomen der Zellen entsteht; v.a. in Japan und Korea gibt es eine autosomal-dominante Enzymopathie mit Fehlen von Katalase in Blut und Geweben, die als **Akatalasämie** oder **Takahara-Krankheit** bezeichnet wird; **klinisch** auffällig sind rezidivierende Geschwüre und Nekrosen im Mund- und Rachenbereich, da das von vergrünenden Streptokokken der Mundhöhle gebildete Peroxid nicht gespalten wird; **Thera-**

pie: Antibiotikaabdeckung, Ulkusbehandlung, Zahnextraktion

Kaltaplasma *nt*: heißer Breiumschlag; **Anw.**: Schmerzlinderung, oberflächliche Entzündungen, rheumatische Erkrankungen, Unfall- und Sportverletzungen

Katarakt *f*: *Syn: grauer Star, Cataracta*; angeborene oder erworbene Linsentrübung; die Bezeichnung grauer Star beruht auf der grauen Farbe der Pupille bei totaler Linsentrübung; die häufigste Kataraktform und die häufigste Augenerkrankung die operativ behandelt werden muss, ist der sog. **Altersstar** [Cataracta senilis]; alle anderen angeborenen oder erworbenen Starformen sind wesentlich seltener

vom Entwicklungsablauf her kann man folgende Stadien unterscheiden: **Cataracta incipiens** [beginnender Altersstar mit nur geringen Trübungen], **Cataracta provecta** [fortgeschrittener Altersstar], **Cataracta immatura** oder **praematura** [unreifer Star, der bei der Augenspiegelung noch den rötlichen Schein der Aderhaut erkennen lässt], **Cataracta matura** [reifer Altersstar mit totaler Linsentrübung] und **Cataracta hypermatura** [überreifer Altersstar mit partieller Verflüssigung der Linse]; **Diagnose**: am aussagefähigsten ist die Spaltlampenuntersuchung; bei der Ophthalmoskopie kann der unerfahrene Untersucher durch den sog. **Altersreflex** [die Linse älterer Patienten sieht grau aus, ohne dass eine Katarakt vorhanden wäre] getäuscht werden; **Therapie**: Starbrillen und Kontaktlinsen können in den Anfangsstadien eingesetzt werden; langfristig wird aber fast immer eine operative Behandlung [intra- oder extrakapsuläre Phakektomie, Phakoemulsifikation] nötig; *s.u. Essay Katarakt S. 783*

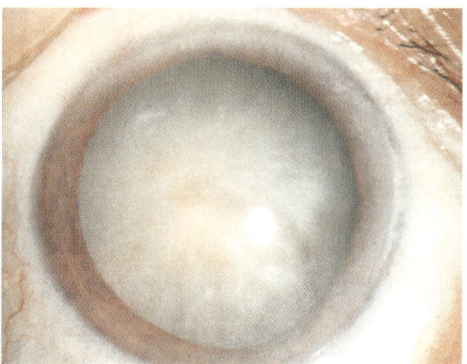

Abb. K19. Katarakt. Reifer Altersstar mit totaler Linsentrübung

Kataraktlextraktion *f*: → *Kataraktoperation*

Kataraktloperation *f*: *Syn: Staroperation*; Bezeichnung für die operative (Teil-)Entfernung der Augenlinse bei Katarakt; prinzipiell kann man unterscheiden zwischen **intrakapsulärer Kataraktextraktion** [ICCE], bei der die gesamte Linse samt Kapsel entfernt wird, und **extrakapsulärer Kataraktextraktion** [ECCE], bei der nur die Linse wird entfernt und die Linsenkapsel als Halteapparat der eingesetzten Hinterkammerlinse dient; *s.a. Phakektomie, Essay Katarakt S. 783*

Katayama-Fieber *nt*: *Syn: Yangtse-Fieber*; akutes, fieberhaftes Stadium der Schistosomiasis japonica mit Eosinophilie, Fieber, Atembeschwerden, Übelkeit, Myalgie, Hepatomegalie und Schmerzen im rechten Oberbauch, Durchfall und selten aseptischer Meningitis und Lymphadenopathie; *s.u. Essay Tropenkrankheiten – importierte Krankheiten S. 1571, Essay Helminthosen S. 553*

Katharltikum *nt, pl* -**va**: starkes Abführmittel

Katheterlablaltion *f*: Methode zur gezielten Gewebezerstörung mittels Radiofrequenzstrom; wird v.a. bei Herzrhythmusstörungen durch akzessorische Leitungsbahnen eingesetzt; *s.a. Essay Herzrhythmusstörungen S. 613*

Kathelterlenlteirolstolmie *f*: operative Eröffnung des (Dünn-) Darms und Einlegung eines Katheters, z.B. zur Druckentlas-

tung oder Nahrungszufuhr

Kalthelterlgaslstrolstolmie *f*: operative Eröffnung des Magens und Einlegung eines Katheters, z.B. zur Nahrungszufuhr [Witzel-Fistel]

KalthelterljelJunolstolmie *f*: operative Eröffnung des Jejunums und Einlegung eines Katheters, z.B. zur Druckentlastung oder Nahrungszufuhr

Kalthelterlspitzenlmalnolmeter *nt*: → *Katheterertipmanometer*

Kalthelterltiplmalnolmeter *nt*: *Syn: Katheterspitzenmanometer*; auf der Spitze eines Katheters angebrachtes Manometer zur direkten Druckmessung in Gefäßen oder Hohlorganen [Herz, Blase]

Katlzenlballdrilan *m*: → *Baldrian*

Katlzenlbart *m*: *Syn: Orthosiphon aristatus, Orthosiphon stamineus, Orthosiphon spicatus*; Pflanze aus der Familie der Lippenblütler [Lamiaceae]; verwendet werden die getrockneten Laubblätter und Stengelspitzen [**Orthosiphonblätter**, Orthosiphonis folium], die ätherisches Öl mit Sesquiterpenen, Flavonen und Saponinen enthalten; **Anw.**: traditionell bei Blasen- und Nierenleiden [Steine, Albuminurie, Hämaturie], Gallensteinen, Gicht und rheumatischen Beschwerden

Katlzenlkratzlkranklheit *f*: *Syn: cat-scratch-disease, Miyagawanellose, Felinose, benigne Inokulationslymphoretikulose, benigne infektiöse Lymphoretikulose*; durch Katzen übertragene regionale Lymphknotenentzündung durch **Bartonella henselae**; der Erreger dringt über Kratz- oder Bisswunden in die Haut ein; nach 3–10 Tagen entsteht an der Eintrittswunde ein kleines Knötchen und 1–2 Wochen später kommt es zur Vergrößerung der regionalen Lymphknoten; die Lymphknotenvergrößerung und -entzündung hält bis zu 6 Monaten an und bildet sich dann spontan zurück; in ca. 10 % kommt es zur Einschmelzung der Lymphknoten; eine **systemische Katzenkratzkrankheit** mit Fieber und Befall innerer Organe ist selten; **Diagnose**: Erregernachweis im Biopsiematerial mittels PCR; serologische Tests [IFA, ELISA] auf IgM oder IgG; **Therapie**: i.d.R. nicht nötig; bei abwehrgeschwächten Patienten Erythromycin✳, Azithromycin✳, Clarithromycin✳ oder Rifampicin✳

Katlzenllelberlelgel *m*: v.a. in Osteuropa und Asien [**Opisthorchis felineus**] bzw. Südostasien [**Opisthorchis viverrini**] vorkommender Leberegel; beim Menschen Erreger der Opisthorchiasis✳

Katlzenlpfötlchen, gelbes *nt*: → *Strohblume*

Katlzenlpfötlchen, gemeines *nt*: *Syn: Antennaria dioica*; Pflanze aus der Familie der Korbblütler [Asteraceae]; die **Katzenpfötchenblüten** [Antennariae dioicae flos] enthalten Ursolsäure und Luteolinglykoside; **Anw.**: traditionell bei Erkrankungen von Darm [v.a. Durchfall], Gallen- und Atemwegen

Katlzenlspullwurm *m*: *Syn: Toxocara cati*; *s.u. Toxocara, Essay Helminthosen S. 553*

Katlzenlwurlzel *f*: *Syn: Baldrianwurzel, Augenwurzel, Valerianae radix*; *s.u. Baldrian*

Kauldalsynldrom *nt*: *Syn: Caudasyndrom, Cauda-equina-Syndrom*; durch eine Schädigung der Cauda equina [v.a. Bandscheibenvorfall, Trauma] hervorgerufene neurologische Symptomatik; **Klinik**: beim **vollständigen Kaudasyndrom** finden sich eine periphere Lähmung beider Beine [evtl. etwas asymmetrisch], Reithosenanästhesie und Störung der anderen Sinnesqualitäten in den Lumbal- und Sakralsegmenten; Unmöglichkeit der spontanen Blasen und Mastdarmentleerung, Impotentia coeundi; bei **hohem Kaudasyndrom** können Analreflex und Sphinktertonus erhalten sein; das **untere Kaudasyndrom** ist nur schwer von einem **Konussyndrom** bei Schädigung des Conus medullaris abzugrenzen, die zu Urin- und Stuhlinkontinenz und Ausfall der Sensibilität in den Segmenten S_{3-5} führt

Kauffmann-White-Schema *nt*: *s.u. Salmonella*

Kava-Kava *f*: *Syn: Rauschpfeffer, Kava-Kava rhizoma, Piperis methystici rhizoma*; Wurzelstock von **Rauschpfeffer** [Piper methysticum], einer Pflanze aus der Familie der Pfeffergewächse [Piperaceae]; enthält Kavalactone [z.B. Kavain, Dihydrokavain, Methysticin, 7,8-Dihydromethysticin] mit angstlösender [anxiolytischer] Wirkung; **Anw.**: bei nervöser

K

Angst, Anspannung, Unruhe; in der Homöopathie bei geistiger und körperlicher Erschöpfung, nervöser Angst und Unruhe

Kava-Pulmonalis-Anastomose *f*: → *Glenn-Operation*

Ka|va|sper|rolpe|ra|ti|on *f*: *Syn*: *Vena-cava-Blockade, Vena-cava-inferior-Sperrung*; zur Embolieprophylaxe durchgeführte Blockierung der Vena cava inferior von außen [**Kavaklip**] oder innen [**Kavafilter**]; indiziert bei Patienten mit Kontraindikationen gegen eine Antikoagulation; effektive Technik, die aber ein Operationsrisiko von 2–5 % [bis zu 20 % bei Herzinsuffizienz] hat

Kalver|nen|er|öff|nung *f*: → *Kavernotomie*

Kalver|nen|zei|chen *nt*: *Syn*: *Friedreich-Zeichen, Friedreich-Schallwechsel*; Änderung der Tonlage des tympanitischen Perkussionsschalls über Lungenkavernen; bei Einatmung wird sie höher, bei Ausatmung tiefer

Kalver|nom *nt*: → *Haemangioma tuberonodosum*

Kalver|no|sko|pie *f*: *Syn*: *Speleoskopie*; endoskopische Untersuchung einer Lungenkaverne

Kalver|no|so|gra|fie, -gra|phie *f*: *Syn*: *Cavernosografie*; Röntgenkontrastdarstellung der Penisschwellkörper [Corpora cavernosa] zur Abklärung von erektiler Dysfunktion, Priapismus mit Verdacht auf Schwellkörperthrombosierung und Verdacht auf Metastasen in den Schwellkörpern; *s.a. Essay Erektions- und Ejakulationsstörungen S. 295*

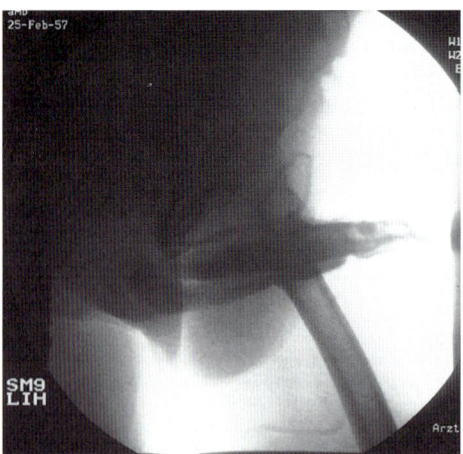

Abb. K20. Kavernosografie. Traumatisch bedingter kavernoglandulärer Shunt

Kalver|no|so|me|trie *f*: *Syn*: *Cavernosometrie*; Messung der Durchflussgrößen der Penisschwellkörper zur Abklärung einer erektilen Dysfunktion*; bei der **dynamischen Infusionskavernosometrie** wird nach Punktion der Schwellkörper der intrakavernöse Druck im flakziden Zustand und nach Pharmakotestung gemessen; *s.a. Essay Erektions- und Ejakulationsstörungen S. 295*

Kalver|no|sto|mie *f*: *Syn*: *Speleostomie*; operative Eröffnung einer Lungenkaverne mit Anlage einer äußeren Fistel

Kalver|no|sus|throm|bo|se *f*: *Syn*: *Sinus-cavernosus-Thrombose*; Thrombose des Sinus cavernosus durch entzündliche Prozesse der Nasenhöhle oder Hirnhäute oder durch Weiterleitung aus der Vena angularis; *s.a. Sinusthrombose*

Kalver|no|to|mie *f*: *Syn*: *Kaverneneröffnung, Speleotomie*; operative Eröffnung einer Lungenkaverne

Ka|vo|gra|fie, -gra|phie *f*: Röntgenkontrastdarstellung der Vena cava inferior oder superior; für die Vena cava superior [**obere Kavografie**] erfolgt die Kontrastmittelapplikation durch Injektion in Armvenen; für die Darstellung der Vena cava inferior [**untere Kavografie**] wird Kontrastmittel in Oberschenkel- oder Beckenvenen injiziert

Kawasaki-Syndrom *nt*: → *Lymphknotensyndrom, mukokutanes*

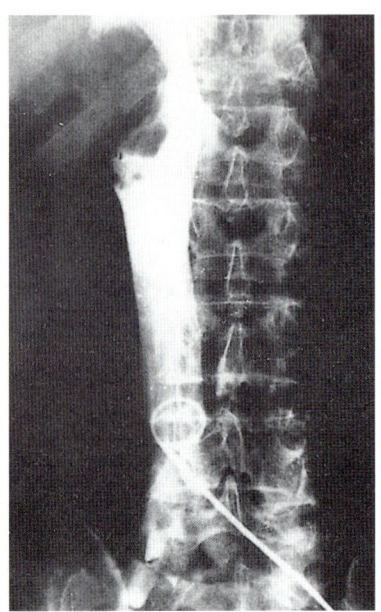

Abb. K21. Kavografie. Darstellung der unteren Vena cava mit Kontrastmittelinjektion über einen Femoralis-Katheter. Die Kontrastmittelaussparung in Höhe der rechten Nierenvene wird durch einen Tumorthrombus verursacht.

Kayser-Fleischer-Kornealring *m*: *Syn*: *Kayser-Fleischer-Ring*; kupferhaltiger Hornhautring, z.B. bei Morbus* Wilson

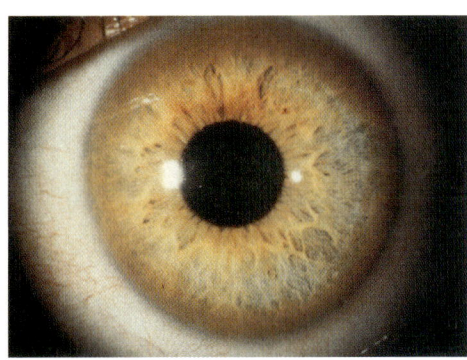

Abb. K22. Kayser-Fleischer-Kornealring

Ke|bu|zon *nt*: *Syn*: *Ketophenylbutazon*; Pyrazolonderivat mit analgetischer, antiphlogistischer und urikosurischer Wirkung; Antirheumatikum; die Anwendung von Kebuzon ist nicht empfohlen

Ke|gel|blu|me, blasse *f*: → *Echinacea pallida*

Ke|gel|blu|me, purpurfarbene *f*: → *Echinacea purpurea*

Ke|gel|blu|me, schmalbättrige *f*: → *Echinacea angustifolia*

Kehl|de|ckel|ent|fer|nung *f*: → *Epiglottektomie*

Kehl|kopf|ent|fer|nung *f*: → *Laryngektomie*

Kehl|kopf|ex|stir|pa|tion *f*: → *Laryngektomie*

Kehl|kopf|fis|tel|ung *f*: → *Laryngostomie*

Kehl|kopf|frak|tur *f*: → *Larynxfraktur*

Kehl|kopf|kar|zi|nom *nt*: *Syn*: *Kehlkopfkrebs, Larynxkarzinom*; man unterscheidet zwischen dem eigentlichen oder **inneren Kehlkopfkarzinom** und dem auch als äußeres Kehlkopfkarzinom bezeichneten Hypopharynxkarzinom*; häufigstes

Katarakt

Syn.: Cataracta, grauer Star, Star

G. Auffarth

Unter einer Katarakt versteht man eine angeborene oder erworbene Trübung der Augenlinse. Die häufigste Form des grauen Stares ist der Altersstar. Weltweit sind laut WHO etwa 50 Millionen Menschen durch eine Katarakt erblindet [Tendenz zunehmend]. Die operative Entfernung der getrübten Augenlinse mit Implantation einer Kunstlinse stellt zurzeit die einzige Therapieform dar. Die Staroperation ist die häufigste OP-Form in der gesamten Medizin [USA: ca. 2,5 Millionen/Jahr; Deutschland ca. 650.000/Jahr; Stand 2005].

Embryologie der Linse

Die Linse entwickelt sich aus dem Ektoderm über dem Augenbecher. Eine blasenförmige Abschnürung des Ektoderms stülpt sich schon im 1. Fetalmonat in den Becher der sekundären Augenblase ein und trennt sich von dem Ektoderm durch Zwischenschieben einer Mesodermschicht [Anlage des Irisvorderblattes und der Hornhaut]. Aus einschichtigem Epithel besteht die Vorderfläche der Linse. Um die früher ausgebildeten Fasern legen sich die am Äquator stets nachwachsenden Linsenfasern schalenförmig herum. Mit der Zeit werden diese durch Wasserabgabe dünner und bilden dann den **Linsenkern**, während immer neue **Rindenschichten** während des ganzen Lebens entstehen. Durch die zunehmende Größe und Verhärtung des Kerns ist das normale Altern der Linse gekennzeichnet

Form: glasklarer, bikonvexer Körper [Lens cristallina]; die Hinterfläche ist mit einem Radius von 6 mm stärker gekrümmt als die Vorderfläche [10 mm]

Gewicht: 220 mg beim Erwachsenen, ist jedoch altersabhängig und nimmt im Laufe des Lebens um das Fünffache zu.

Formen der Katarakt

Der angeborene oder erworbene Verlust der Durchsichtigkeit der Linse beschreibt die Katarakt [grauer Star]. Aus dem Arabischen und Griechischen kommt das Wort *Katarakt* und bedeutet so viel wie *Wasserfall* [arabisch: ma = Wasser, griechisch: katarrhaktes = herabstürzend]. Erstmals im 8. Jahrhundert trat der Begriff *Star* in der Literatur [*staraplint* nach Hirschberg] auf. Das Ganze beruhte auf den leblosen Blick der blinden Starpatienten und läst sich von dem Verb starren ableiten.

Folgende **charakteristische Symptome** gehen mit der Katarakt einher:

- Fortschreiten des Visusverlustes
- Verzerrtes, unscharfes Sehen
- Zunehmendes Blendungsgefühl
- Veränderte Farbwahrnehmung
- Subjektiv verbesserter Nahvisus und Dämmerungssehen gegenüber Fernvisus und Tagessehen
- Diplopie [monokulare Doppelbilder] und Polyopie durch Prismenwirkung der Linse

Einteilung

Katarakte werden in der Literatur nach folgenden Kriterien klassifiziert:

Nach dem Zeitpunkt des Auftretens [erworbene oder angeborene Katarakt]

I. Erworbene Katarakte [über 99 %]

- Alterskatarakt [Cataracta senilis, über 90 %]
- Katarakt bei Allgemeinerkrankungen: Diabetes mellitus, Galaktosämie, Niereninsuffizienz, Mannosidose, Morbus Fabry, Lowe-Syndrom, Morbus Wilson, myotone Dystrophie, Tetanie, Hautleiden
- Katarakt bei anderen Augenerkrankungen [Cataracta complicata]: Heterochromiekatarakt [am häufigsten], Katarakt bei chronischer Iridozyklitis, Katarakt bei retinaler Vaskulitis, Katarakt bei Retinopathia pigmentosa

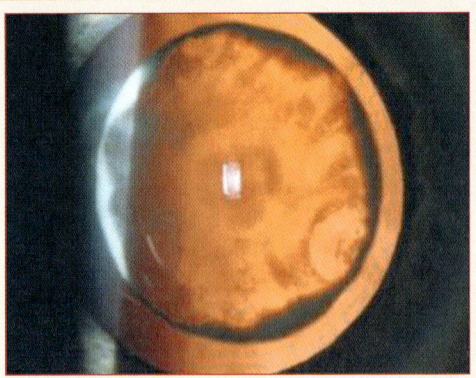

Abb. 1. Cataracta congenita. Angeborener hinterer Polstar [Cataracta polaris posterior]

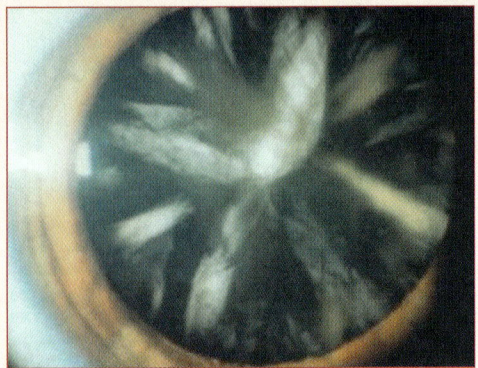

Abb. 3. Cataracta corticalis. Rindenstar bei Diabetes mellitus

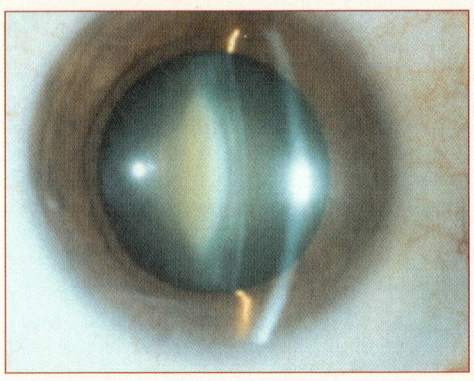

Abb. 2. Cataracta nuclearis. Altersbedingter Kernstar

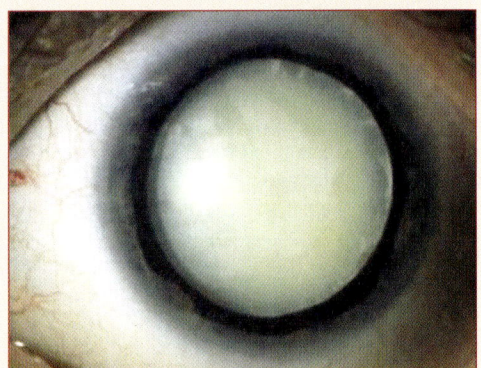

Abb. 4. Cataracta matura. Reifer Altersstar

- Katarakt nach intraokularen Eingriffen: nach Vitrektomie und Glaskörperersatz, nach filtrierenden Eingriffen
- Katarakt bei Verletzungen [Cataracta traumatica]: Kontusions-/Perforationsrosette, Infrarotstar, Blitzstar, Strahlenstar
- Medikamentös bedingte Katarakt: Kortisonkatarakt, selten bei Chlorpromazin, Miotika, Busulphan

II. Kongenitale/angeborene Katarakte [unter 1 %]
- Vererbte kongenitale Katarakte [autosomal-dominant, autosomal-rezessiv, sporadisch, x-gebunden]: Cataracta zonularis, Cataracta nuclearis, Cataracta coronaria, Cataracta coerulaea, Cataracta polaris anterior oder posterior
- Katarakte infolge frühembryonaler Schädigung bei: Röteln, Mumps, Hepatitis, Toxoplasmose, andere: Polio, Masern, Grippe, Herpes zoster, Herpes simplex, Varicella, Pocken, Lues, Gonorrhoe, Scharlach, Trisomie 13, 18, 21

Nach dem Reifegrad
- Cataracta incipiens
- Cataracta provecta
- Cataracta immatura
- Cataracta matura
- Cataracta hypermatura

Nach der Morphologie
- Cataracta nuclearis
- Cataracta corticalis

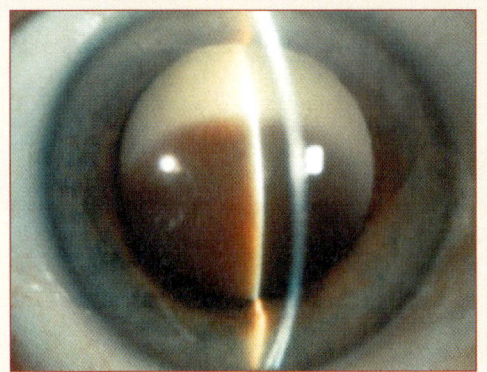

Abb. 5. **Cataracta morgagnie.** Überreifer Altersstar: Der schwere harte Linsenkern setzt sich nach unten ab während die bereits verflüssigte Rinde sich nach oben verschiebt

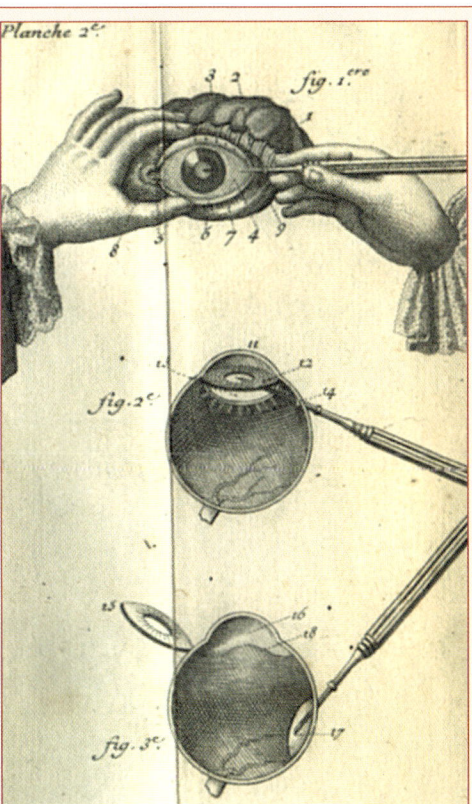

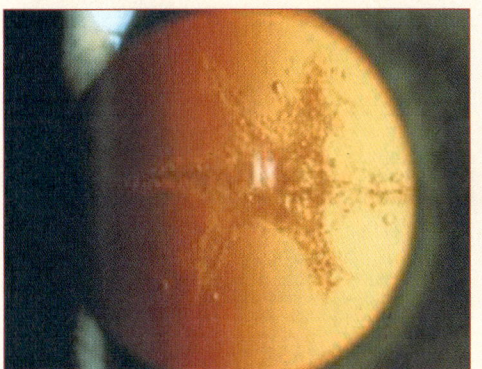

Abb. 6. **Cataracta complicata bei Retinopathia pigmentosa.** Hinterer subkapsulärer Rindenstar bei degenerativer Netzhauterkrankung

Abb. 7. Beschreibung der typischen Staroperation durch Niederdrücken der Linse in den Glaskörper [Couching] von Brisseau. (Aus: M. Brisseau: Traite de la cataracte et du Glaucoma. Verlag Laurent D'Houry, Paris, 1709, Anhang)

- Cataracta subcapsularis
- Mischformen

❗ **99 % aller Katarakte im klinischen Alltag sind erworbene Katarakte, davon sind 90 % der Alterskatarakt zuzuschreiben.**

Entwicklung der Kataraktchirurgie

Vor mehr als 3000 Jahren wurden bereits Techniken zur operativen Entfernung der getrübten Augenlinse im indoarabischen und griechischen Sprachraum schriftlich erwähnt. Es lässt sich der genaue Zeitpunkt der ersten Kataraktoperation nicht mehr nachvollziehen.

Am Anfang wurde der so genannte *Starstich* durchgeführt. Hierbei wurde die Linse mittels einer Starnadel in den Glaskörper hineingedrückt.

Der Franzose Daviel entfernte in der Mitte des 18. Jahrhunderts die Linse aus der Hinterkammer durch einen Hornhautschnitt.

Es setzten sich ab dem 20. Jahrhundert zwei Verfahren der Linsenextraktion endgültig durch:

Intrakapsuläre Kataraktextraktion [ICCE]
Die gesamte Linse samt Kapsel wird entfernt.

K

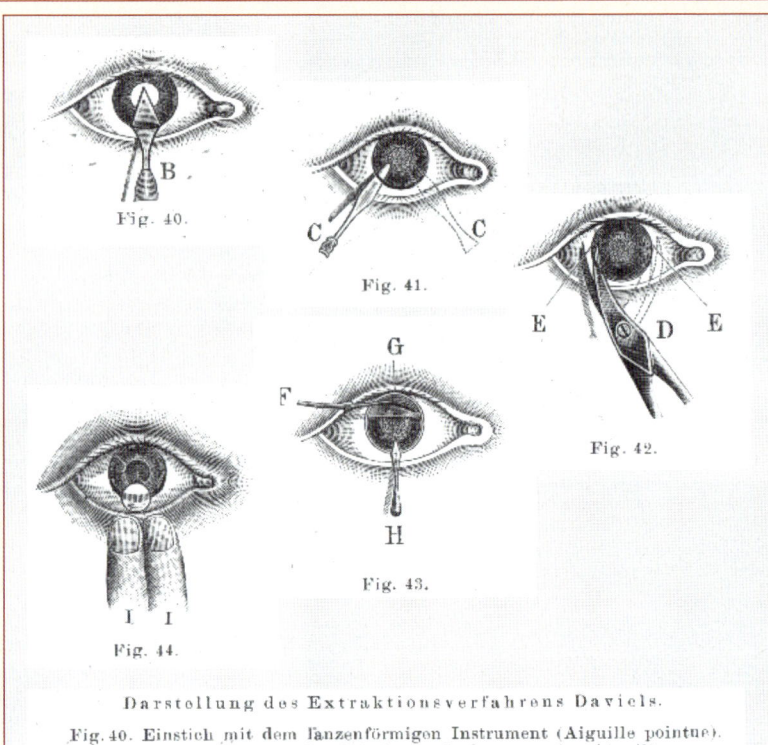

Abb. 8. Historische Darstellung des Extraktionsverfahrens nach Daviel. Die Schnittführung und Linsenextraktion erfolgte am unteren Limbus

Darstellung des Extraktionsverfahrens Daviels.

Fig. 40. Einstich mit dem lanzenförmigen Instrument (Aiguille pointue).
Fig. 41. Erweiterung des Schnittes mit der stumpfen Aiguille.
Fig. 42. Vollendung des Schnittes mit der Schere.
Fig. 43. Eröffnung der Kapsel.
Fig. 44. Entbindung der Linse.

Vorteile:
- Technisch einfacher als ECCE
- Kann Lupen-kontrolliert durchgeführt werden [3. Welt]
- Keine speziellen Instrumente erforderlich
- Hohe Erfolgsrate, meist kein Zweiteingriff erforderlich
- Klare Medien, kein Nachstar

Nachteile:
- Häufig Glaskörperverlust
- Großer Wundspalt [> 180], folglich längere postoperative Rehabilitationsphase
- Höhere Inzidenz von zystoidem Makulaödem und Netzhautablösung im Vergleich zu ECCE
- Erfordert bei intraokularer Korrektur das Einsetzen von Vorderkammerlinse [VKL], irisfixierter Intraokularlinse [IOL] oder transskleral fixierter Hinterkammerlinse [HKL]

Extrakapsuläre Kataraktextraktion [ECCE]
Nur die Linse wird entfernt und die Linsenkapsel dient als Halteapparat der eingesetzten Hinterkammerlinse.
Vorteile:
- Selten zystoides Makulaödem, Netzhautablösung und Glaskörperverlust
- Kleinere Schnittführung möglich [< 160], postoperative Rehabilitationsphasen kürzer als bei ICCE
- Anschlussoperationen sind bei intakter Hinterkapsel leichter möglich
- HKL-Implantationen sind durchführbar

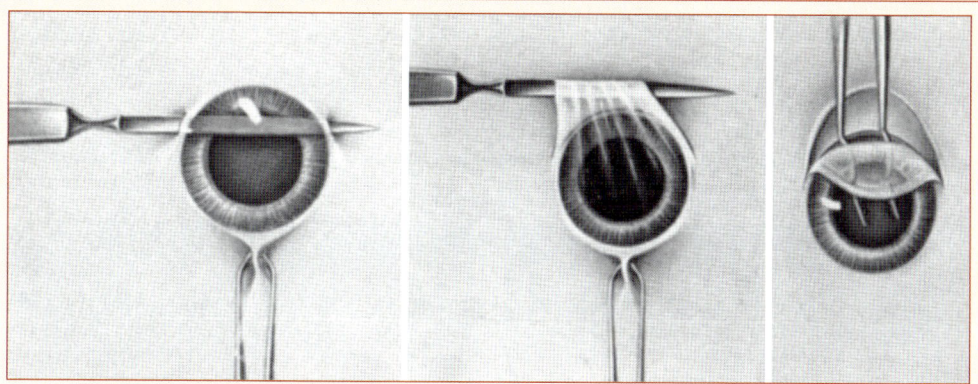

Abb. 9. Schematische Darstellung des Graefe-Schnittes zur Linearextraktion der Linse

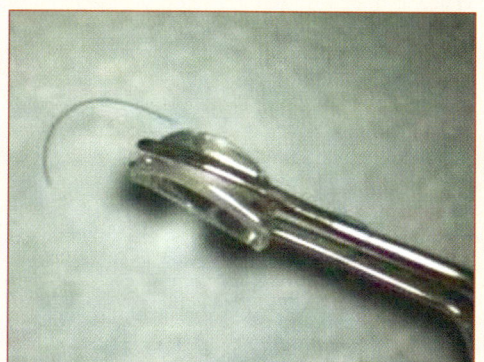

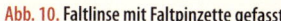

Abb. 10. Faltlinse mit Faltpinzette gefasst

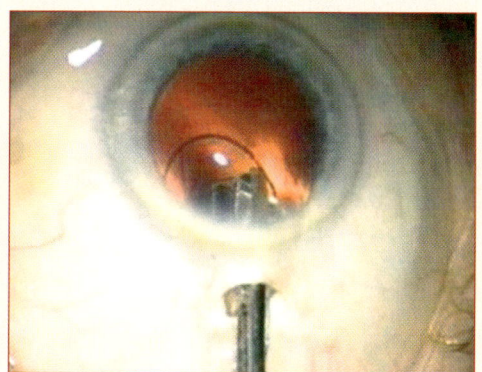

Abb. 11. Faltlinsenimplantation in das Auge

Nachteile:
- Erfordert höheren apparativen Aufwand, dadurch technisch schwieriger durchführbar
- Nachstar [Elschnig-Perlen, Kapselfibrose]

Durch Harms und Mackensen wurde in den 60-iger Jahren die OP-Mikroskopie in der Augenheilkunde eingeführt. Auch die Erfindung der **Phakoemulsifikation** durch Kelman und die Entwicklung der **Intraokularlinsen** und ihre Implantation durch H. Ridley 1949 führte dazu, dass die ECCE mit all ihren Vorteilen sich als Standard-OP-Verfahren in den Industrieländern durchsetzte.

Folgende Schritte gehören zu einer **modernen Kataraktoperation**:
1. **Clear-Cornea-Schnitt** [selbstschließender kleiner Starschnitt in der Hornhaut] oder **sklerokornealer oder limbaler Tunnelschnitt** [präpariert mit Metall- oder Diamantklinge]
2. **Kapsulorhexis** [CCC, Continuous Curvilinear Capsulorhexis], d.h. Eröffnung der vorderen Linsenkapsel unter dem Schutz von Viskoelastika
3. **Hydrodissektion** [ermöglicht eine Hydrosegmentierung von Linsenkern und Rinde]
4. **Phakoemulsifikation**, d.h. Zerkleinerung und Absaugen des harten Linsenkerns mittels einer Ultraschallsonde
5. **Kapselreinigung** [Cortical clean-up], d.h. Absaugen der aus ihrem Zellverband losgelösten und im Kapselsack verstreuten Epithelzellen/Rindenanteile mittels eines Saug-/Spülgerätes
6. **Implantation** und Kapselsackfixation **einer faltbaren Intraokularlinse**

Entwicklung der Intraokularlinsen

Generation I

Vor ca. 50 Jahren begann die moderne Kataraktchirurgie in Kombination mit einer Intraokularlinsenimplantation. Am 29. November 1949 wurde durch **Sir Harold Ridley** die erste Linsenimplantation in London durchgeführt. Nach einer ECCE wurde eine **Hinterkammerlinse** aus Polymethylmethacrylat [PMMA, Plexiglas®] in den Kapselsack implantiert.

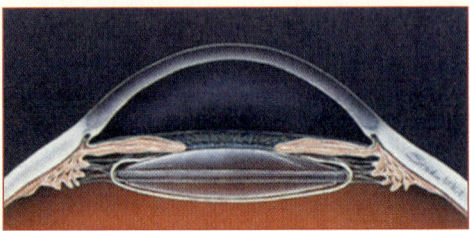

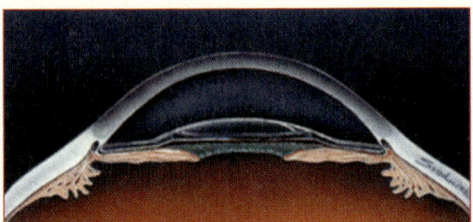

Abb. 12. Schematische Darstellung einer implantierten Ridley-Linse. Die Linse sollte nach extrakapsulärer Kataraktextraktion im Kapselsack fixiert werden. (Aus: D. J. Apple et al: Intraocular Lenses. Evolution, designs, complications and pathology. Baltimore, Willliams & Wilkins, 1989)

Abb. 13. Schematische Darstellung einer implantierten Vorderkammerlinse. Die Linse konnte nach intra- oder extrakapsulärer Kataraktextraktion in der Vorderkammer fixiert werden. (Zeichnung aus: D.J. Apple et al: Intraocular Lenses. Evolution, designs, complications and pathology. Baltimore, Williams & Wilkins, 1989)

Häufige Komplikationen waren entzündliche Reaktionen und Linsenluxationen. Aus diesen Gründen suchte man nach neuen Fixationsorten für die Linse.

Generation II

Die früheren **Vorderkammerlinsen** [VKL] wurden modifiziert und im Kammerwinkel fixiert. Die zweite Generation ließ sich in starre/semistarre und flexible/semiflexible Vorderkammerlinsen unterteilen, die wiederum offene oder geschlossene Haptikschlaufen besaßen.
Entzündliche Reaktionen, Erosionen von Fixationselementen in uvealen Strukturen, korneale Komplikationen und Hornhautdekompensationen veranlassten eine Weiterentwicklung der Implantations- und Fixationsorte.

Generation III

1953 wurde von **Epstein** als erster eine Linse in die Iris fixiert. Trotz verschiedener Linsendesigns konnte die Problematik der Dislokation zwar eingedämmt werden, aber die Entwicklung von Pigmentdispersionsglaukomen, Irispigmentepitheldefekten und korneale Komplikationen wurden nicht verhindert.

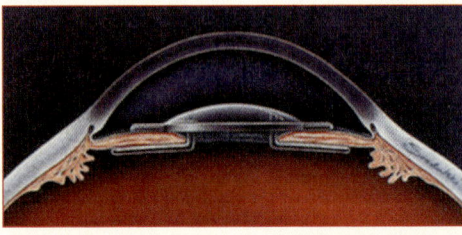

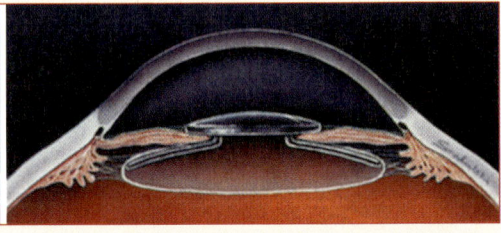

Abb. 14. Schematische Darstellung einer irisfixierten IOL. Links: Vierschlingenlinse nach Binkhorst **Rechts:** Iridokapsuläre Fixation einer Zweischlingenlinse nach Binkhorst (Zeichnung aus D.J. Apple et al: Intraocular Lenses. Evolution, designs, complications and pathology. Baltimore, Williams & Wilkins, 1989)

Generation IV

Durch die Verbesserung der Oberflächenverarbeitung, des Herstellungsverfahrens, des Designs und der Dimensionierung wurde die Vorderkammerlinse in den 60-igern und 70-iger Jahren weiter entwickelt.
Auf Grund von Erosionen in den Kammerwinkeln und im Ziliarkörperbereich führte die geschlossene Haptikschlaufe zu erheblichen Hornhautdekompensationen und uveitischen Reaktionen, weshalb sie vom FDA [Food and Drug Administration] in den USA 1987 vom Markt genommen wurden.

Die modernen Vorderkammerlinsen [**Generation IVb**] werden heute noch verwendet und zeichnen sich durch wesentlich geringere Komplikationsraten als frühere VKL aus.

Generation V
Die Ära der Hinterkammerlinsen wurde durch die Einführung der Operationsmikroskopie durch **Harms** und **Mackensen** in den 60-iger Jahren, den Einsatz der Phakoemulsifikation der Linse durch **Kelman** eingeläutet.
Drei Hauptgruppen werden unterschieden:
- **Va** PMMA-HKL
- **Vb** Weichlinsen
- **Vc** Spezialentwicklungen

Man erprobte verschiedene Linsendesigns: offene/geschlossene, starre/flexible Haptik, einstückig/dreistückig [d.h. Linse und Haptik aus einem Material oder aus unterschiedlichen Materialien] und Fixationsorte [z.B. Sulkus-, Iris- und Kapselsackfixation, symmetrisch/asymmetrisch].

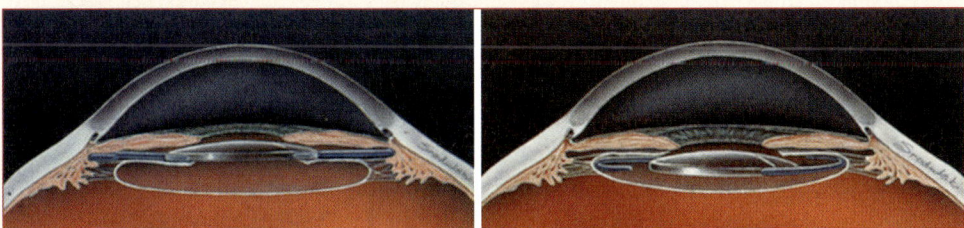

Abb. 15. Schematische Darstellung implantierter Hinterkammerlinsen. Links: Fixation im Sulcus ciliaris. **Rechts:** Fixation im Kapselsack (Zeichnung aus D.J. Apple et al: Intraocular Lenses. Evolution, designs, complications and pathology. Baltimore, Williams & Wilkins, 1989)

Die ersten **faltbaren, weichen IOLs** aus Hydrogel entstanden in den 50-iger Jahren. Zwanzig Jahre später erfolgte die erste Implantation ins menschliche Auge durch **Epstein**. **Zhou** implantierte 1978 die erste **Silikon-IOL**.
Die vergleichbar gute Biokompatibilität der Silikon-HKL mit den PMMA Linsen belegten klinische und experimentelle Studien.

Generation Vc: Die Akkommodationsfähigkeit der Linsen wiederherzustellen war das Ziel weiterer Entwicklungen. Es entstanden Bifokal- und Multifokallinsen, die jedoch auch Nachteile im Kontrastsehen und erhöhtes Blendungsempfinden mit sich brachten. Außerdem wurden **injizierbare Linsen von Hettlich** und **Silikon-Ballon-Linsen von Nishi** et al., sowie **Hydrogellinsen** [Expansile-Full-Size-IOL] **von Blumenthal** entwickelt, die jedoch bislang nur tierexperimentell implantiert wurden.

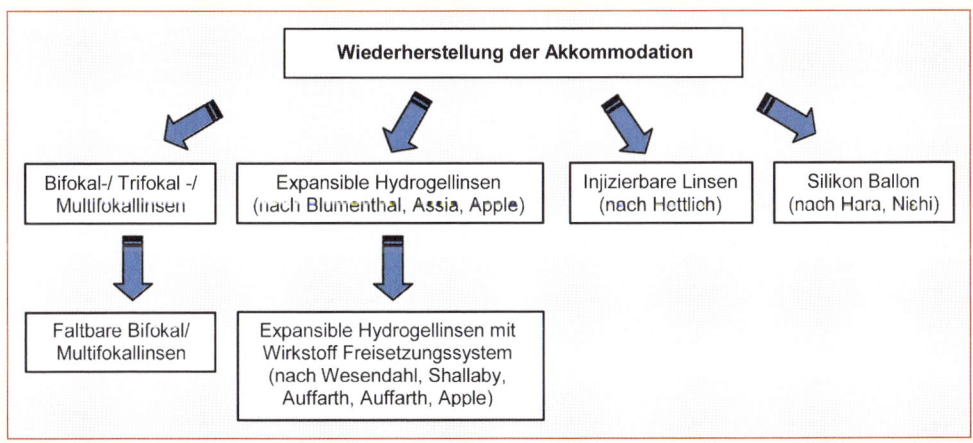

Abb. 16. Schematische Darstellung einiger Ansätze zur Entwicklung von Intraokularlinsen, zur Wiederherstellung der Akkommodationsfähigkeit

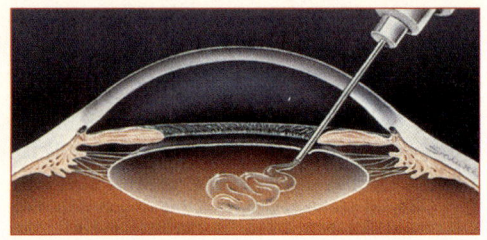

Abb. 17. Schematische Darstellung des Prinzips der injizierbaren Linse nach endokapsulärer Kataraktextraktion. (Zeichnung aus D.J. APPLE et al: Intraocular Lenses. Evolution, designs, complications and pathology. Baltimore, Williams & Wilkins, 1989)

Generation VI

In dieser Kategorie sind die neuesten IOLs zusammen gefasst. Die Einteilung wird nach den jeweiligen chirurgischen Eingriffen vorgenommen.

Die bei Routineeingriffen bei altersbedingter Katarakt mit **Standard-PMMA-IOLs** oder die in den Industrieländern verwendeten **modernen Faltlinsen bilden die erste Gruppe**. Die Faltlinse bietet den Vorteil der kleineren Inzisionsgröße von 3–4 mm im Gegensatz zur PMMA Linse von 5–6 mm. Entwicklungen im Bereich der korneaalen und korneoskleralen Tunnelschnittkonstruktion konnten außerdem einen wasserdichten, nahtlosen Wundschluss erreichen, wodurch die Wundheilungszeit enorm verringert wurde.

Für komplizierte kataraktchirurgische Operationen sind **Speziallinsen** notwendig, die die **zweite Gruppe** der IOLs **dieser Generation** umfasst. Zu dieser Kategorie zählen Linsen mit angepasster Dimensionierung bei pädiatrischen Altersgruppen, IOL-Oberflächenbeschichtungen bei entzündlichen Erkrankungen, Aniridielinsen und andere Spezialanfertigungen.

Mit der **refraktiven Kataraktchirurgie** befasst sich schließlich die **letzte Gruppe der IOLs**. Es gibt keine Einschränkungen, wie auch in der gesamten sechsten Generation. Alle Linsendesigns und Linsenmaterialien werden eingesetzt, abhängig ob sie von der Industrie angeboten werden oder nicht.

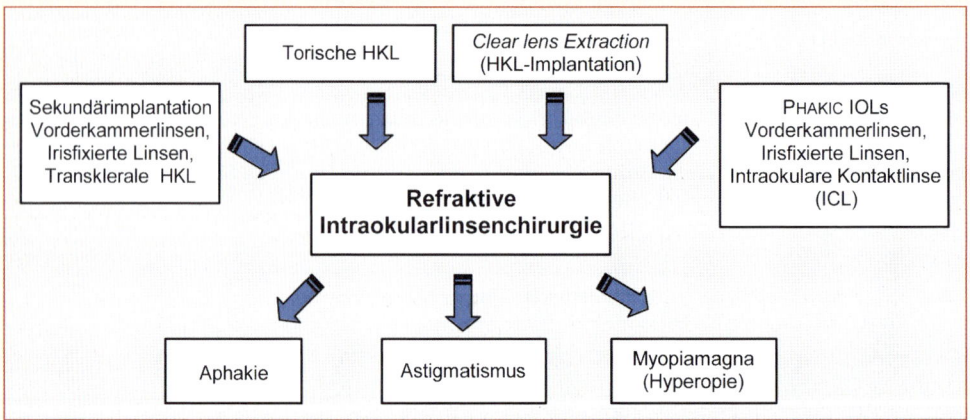

Abb. 18. Schematische Darstellung der Möglichkeiten und Indikationen der refraktiven Linsenchirurgie

Quellenhinweise
Abb. 8, 9, 16, 18: AM-productions, Wiesloch

Karzinom im Halsbereich; je nach Lage unterscheidet man **supraglottische**, **glottische** und **subglottische Kehlkopfkarzinome**; tritt v.a. bei älteren Männern auf und wird durch chronischen Tabak- und Alkoholkonsum ausgelöst; Asbest, Chromate, Benzol, Nickel und aromatische Kohlenwasserstoffe können bei langfristiger beruflicher Exposition ebenfalls Kehlkopfkarzinome verursachen

das **Stimmlippenkarzinom** ist das häufigste glottische Karzinom; da es meist früh diagnostiziert wird und nur wenig Lymphgefäße die Stimmlippe versorgen, hat es die beste Prognose unter den Kehlkopfkarzinomen; **supraglottische** und **subglottische Kehlkopfkarzinome** werden dagegen oft erst spät diagnostiziert, weil sie erst bei Befall der Stimmlippe Heiserkeit verursachen; vorher kommt es nur zu einem uncharakteristischen Druckgefühl im Kehlkopf, evtl. mit rauer Stimme und kloßiger Sprache, selten Schluckbeschwerden durch Befall des Oropharynx; bei Diagnosestellung liegen bei 40–50 % bereits beidseitige tiefe Lymphknotenmetastasen vor und die Prognose ist deshalb weniger gut [5-Jahresüberlebensrate 60 %]; das **transglottische Kehlkopfkarzinom**, das alle Kehlkopfetagen betrifft, hat ebenfalls eine schlechte Prognose; Diagnose: Laryngoskopie; Therapie: endolaryngeale Laserchirurgie bei kleineren Tumoren, Laryngektomie evtl. mit neck dissection bei größeren Tumoren, postoperative Nachbestrahlung; *s.a. Essay Neubildungen des Larynx S. 793*

Kehl|kopf|läh|mung *f*: *Syn*: *Stimmlippenlähmung, Larynxlähmung, Laryngoplegie, Laryngoparalyse*; vollständige oder unvollständige Lähmung der Kehlkopfmuskulatur, die zu einer einseitigen oder beidseitigen Lähmung der Stimmlippe führt; die seltene **arthrogene Kehlkopflähmung** beruht auf einer Stimmbandlähmung durch Ankylose der Aryknorpel bei rheumatoider Arthritis; eine **myogene Kehlkopflähmung** basiert auf einer direkten Schädigung der Kehlkopfmuskeln, die selten isolierte Muskeln betrifft; als Ursache findet man spezifische Entzündungen, Diphtherie oder Trichinose; die **Klinik** hängt von dem/den befallenen Muskel(n) ab; meist kommt es zu Heiserkeit, evtl. auch zu Atemnot; **Therapie**: Stimmübungen, Elektrotherapie

Stimmbandlähmungen durch Läsion des Nervus laryngeus superior und/oder Nervus laryngeus inferior bzw. Nervus laryngeus recurrens werden als **infranukleäre** oder **neurogene Kehlkopflähmung** bezeichnet; liegt eine Schädigung von Hirnnervenkernen, des motorischen Kortex oder der zentralen Bahnen zugrunde, spricht man von **zentraler** oder **nukleärer Kehlkopflähmung**; die **bulbäre Kehlkopflähmung** bei Bulbärparalyse ist von Schluckstörungen [Dysphagie] und Verschlucken begleitet; *s.a. Rekurrensparese*

Kehl|kopf|ö|dem *nt*: Ödem der Kehlkopfschleimhaut; *s.a. Kehlkopfstenose, Reinke-Ödem*

Kehl|kopf|pa|pil|lom *nt*: → *Larynxpapillom*

Kehl|kopf|plas|tik *f*: *Syn*: *Larynxplastik*; plastische Operation des Kehlkopfs, z.B. nach Karzinomentfernung

Kehl|kopf|spal|tung *f*: → *Laryngotomie*

Kehl|kopf|spie|ge|lung *f*: → *Laryngoskopie*

Kehl|kopf|ste|no|se *f*: *Syn*: *Larynxverengung, Larynxstenose, Kehlkopfverengung, Laryngostenose*; Einengung der Kehlkopflichtung durch z.B. Kehlkopfödem [häufige Intubationsfolge!] oder Tumoren der Stimmritze; **Klinik**: Atemnot, inspiratorischer und exspiratorischer Stridor bei Einengung auf ca. die Hälfte; **Therapie**: endoskopische Fremdkörper- oder Tumorentfernung, evtl. Erweiterungsplastik; bei inoperablen Tumoren Anlage eines Tracheostomas

Kehl|kopf|tu|ber|ku|lo|se *f*: *Syn*: *tuberkulöse Laryngitis, Larynxtuberkulose, Laryngophthise, Laryngitis tuberculosa*; meist im Zusammenhang mit einer Lungentuberkulose auftretende tuberkulöse Kehlkopfentzündung; *s.a. Essay Tuberkulose S. 1585*

Kehl|kopf|ver|en|gung *f*: → *Kehlkopfstenose*

Kehrer-Zeichen *nt*: Druckschmerzhaftigkeit über den Austrittstellen des Nervus occipitalis major am Hinterkopf als Zeichen einer Hirndrucksteigerung

Kehr-Zeichen *nt*: in die linke Schulter ausstrahlender Oberbauch-

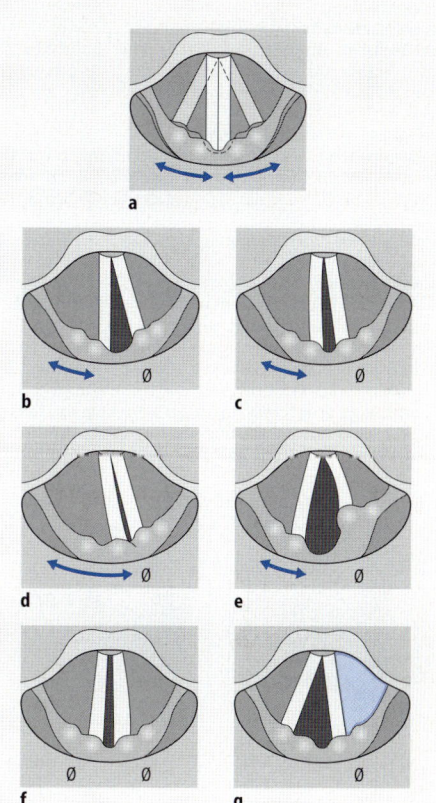

Abb. K23. Kehlkopflähmung. Neurogene Kehlkopflähmung: **a** normale Beweglichkeit, **b** Intermediärstellung links bei Lähmung von Nervus laryngeus superior und Nervus laryngeus inferior, **c** Paramedianstellung links bei Lähmung des linken Nervus laryngeus inferior, **d** Anlegen der nicht gelähmten Stimmlippe an die gelähmte Stimmlippe verbessert die Stimme, **e** Kadaverstellung bei Atrophie der gelähmten linken Stimmlippe, **f** beidseitige Paramedianstellung bei beidseitiger Lähmung des Nervus laryngeus inferior, **g** Medialisierung der gelähmten linken Stimmlippe durch Einlegen eines Silikonkeiles

schmerz mit Hyperästhesie der Haut bei Milz- oder Tubarruptur

Keil|os|te|o|to|mie *f*: keilförmige Ausschneidung von Knochenteilen zur Korrektur von Fehlstellungen oder -bildungen; *s.a. Korrekturosteotomie, Osteotomie*

Keil|wir|bel *m*: angeborene oder erworbene Keilform eines Wirbels; führt zu Wirbelsäulenverkrümmung; *s.a. Essay Osteoporose S. 11/1*

Keinig-Zeichen *nt*: gelblich-hyperkeratotischer Nagelfalz bei Dermatomyositis

Kelly-Arytänoidopexie *f*: *Syn*: *Kelly-Operation, Arytänoidopexie*; operative Anheftung der Aryknorpel

Kelly-Paterson-Syndrom *nt*: → *Plummer-Vinson-Syndrom*

Kelloid *nt*: spontan oder nach Verletzungen/Operation auftretende fibromartige Hautwucherung, die über den Bereich der Wunde hinausgeht oder auf den Wundbereich beschränkt ist [hypertrophe Narbe]; Farbige und Kinder neigen mehr zu Keloidbildung als Weiße und Erwachsene; Keloide können sich auch nach Jahren noch spontan zurückbilden; Therapie: externe oder intraläsionale Steroidapplikation; eine chirurgische Abtragung muss von einer postoperativen Bestrahlung begleitet werden, sonst kommt es erneut zur

Keloidbildung; *s.a. Essay Wundbehandlung S. 1699*

Ke|lo|id|blas|to|my|ko|se *f:* → *Lobomykose*

Kent-Bündel *nt:* akzessorisches Überleitungsbündel von rechtem Vorhof zur rechten Kammer; führt zu Erregungsleitungs- und Herzrhythmusstörungen; *s.u. Essay Herzrhythmusstörungen S. 613*

Keph|al|gie *f:* → *Clusterkopfschmerz*

Ke|phal|lo|me|trie *f:* *Syn:* *Kopfmessung*; Bestimmung von Kopfmaßen, wie z.B. Umfang, Durchmesser usw.; als **intrauterine Kephalometrie** wird die Messung des kindlichen Schädels bezeichnet

Ke|phal|lo|to|mie *f:* Durchtrennung der Schädelknochen eines abgestorbenen Fetus

Kerandel-Zeichen *nt:* Hyperästhesie langer Röhrenknochen mit gesteigerter Druckschmerzhaftigkeit; typisch, aber nicht obligat bei afrikanischer Trypanosomiasis; *s.u. Essay Tropenkrankheiten – importierte Krankheiten S. 1571*

Ke|ra|tek|to|mie *f:* *Syn:* *Kerektomie, Hornhautentfernung, Hornhautabtragung*; operative Entfernung/Abtragung der Augenhornhaut [Cornea]; wird meist zur Korrektur von Kurzsichtigkeit oder Astigmatismus durchgeführt; die zur Zeit populärsten Techniken sind, **photorefraktive Keratektomie,**

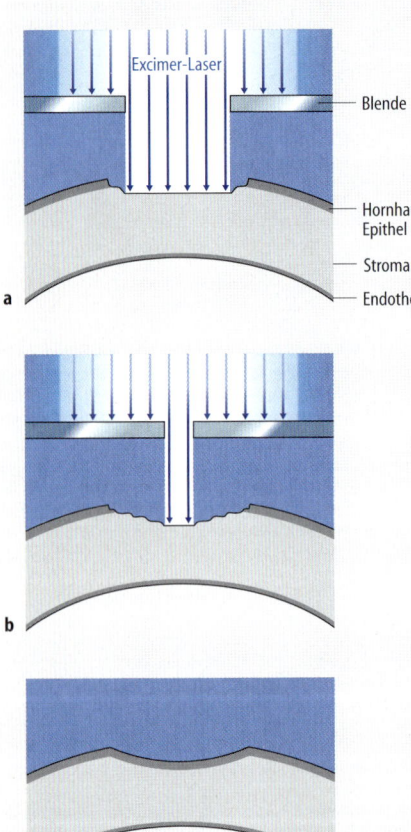

Abb. K24. Photorefraktive Keratektomie. a nach Abschaben des Hornhautepithels wird mit dem Laser die oberflächliche Schicht [Bowman-Membran, vorderes Stroma] abgetragen, **b** Abtragung eines Musters in Abhängigkeit von der Ausgangslage, z.B. topografie-gesteuert bei Unregelmäßigkeiten der Hornhautoberfläche oder aberrationsgesteuert bei Aberrationsfehlern; **c** überzeichnete Darstellung der neuen Wölbung

Laser-in-situ-Keratomileusis [LASIK] und **Laser-assited-Keratomileusis** [LASEK]

photorefraktive Keratektomie: Verfahren, bei dem das Hornhautepithel und die vorderen Hornhautschicht mit einem Laser [Excimer-Laser] abgetragen wird; damit wird die Hornhautwölbung verändert und die Brechkraft der Hornhaut abgeschwächt; wird v.a. zur Korrektur einer mittleren Kurzsichtigkeit [2–6 dpt] eingesetzt; Hyperopien können bis maximal 3 dpt korrigiert werden, Astigmatismus wird durch die Abtragung ovaler Muster ausgeglichen

phototherapeutische Keratektomie: Abtragung der Hornhautoberfläche mit einem Laser [Excimer-Laser] zur Therapie von rezidivierenden Erosionen oder Hornhautnarben; die Brechkraft wird dabei nicht verändert

Ke|ra|ti|tis *f, pl* **-ti|ti|den:** *Syn:* *Hornhautentzündung*; die Entzündung kann die gesamte Hornhaut oder nur Teile [Epithel, oberflächliche Schichten, Stroma, Endothel] betreffen; oft findet man auch eine Entzündung der Bindehaut [Keratoconjunctivitis]; die wichtigsten **Ursachen** sind Trockenheit bei Benetzungsstörungen, Bakterien [Hypopyonkeratitis], Viren [Herpes-simplex-Keratitis], Pilze [Hornhautmykose], Protozoen, Parasiten, Immunreaktionen und Reizzustände [z.B. Aerosolkeratitis]; **klinisch** auffällig sind v.a. Epitheltrübung bei oberflächlichem Befall, weißliches Infiltrat bei Stromabefall und scheibenförmige Quellung bei Endothelentzündung

Keratitis dendritica: *s.u. Herpeskeratitis*

Keratitis disciformis: → *Endotheliitis, herpetische*

Keratitis e lagophthalmo: *Syn:* *Keratopathia e lagophthalmo*; durch einen unvollständigen Lidschluss [Narbenektropium, Fazialisparese] hervorgerufene Hornhautschädigung mit Epitheldefekten und Ulkusgefahr

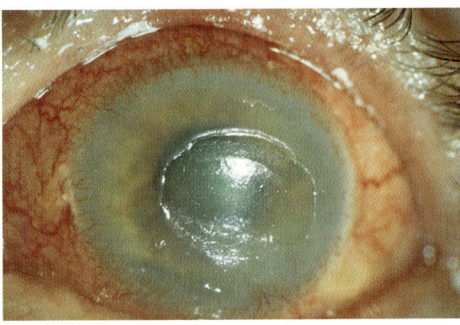

Abb. K25. Keratitis e lagophthalmo

Keratitis geographica: großflächige Form der Keratitis dendritica bei Anwendung von Cortisonaugentropfen

Keratitis interstitialis: *Syn:* *interstitielle Keratitis, parenchymatöse Keratitis, Keratitis parenchymatosa*; *s.u. Herpeskeratitis*

Keratitis metaherpetica: *s.u. Herpeskeratitis*

Keratitis mycotica: → *Hornhautmykose*

Keratitis purulenta: *Syn:* *eitrige Keratitis, Keratitis suppurativa*; eitrige Hornhautentzündung meist bakterieller Genese; oft gleichgesetzt mit Hypopyonkeratitis; **Therapie:** antibakterielle Augentropfen [z.B. Gentamicin, Polymyxin B, Norfloxacin, Chloramphenicol], Ruhigstellung der Pupille mit Atropin-Augentropfen [1 % 3 × tgl.]; *s.a. Abb. K26*

Keratitis sicca: *Syn:* *Keratoconjunctivitis sicca*; durch eine mangelhafte Tränensekretion bedingte Hornhautschädigung; Teilaspekt des Sjögren-Syndroms

Keratitis superficialis punctata: kombinierte Entzündung von Horn- und Bindehaut bei gestörter Benetzung der Hornhaut; es kommt zu Fremdkörpergefühl, roten und trockenen Augen, evtl. zu Tränenfluss; **Therapie:** wenn die Ursache nicht beseitigt werden kann, werden künstliche Tränen [Tränenersatzmittel] eingetropft

Neubildungen des Larynx

S. Preyer

Unterschieden werden gutartige und bösartige Neubildungen, deren Symptomatik im Anfangsstadium gleich ist.

Symptome

Typisches Frühsymptom aller Neubildungen des Kehlkopfes ist eine länger anhaltende Heiserkeit [länger als 3 Wochen], vor allem bei unmittelbar von den Stimmbändern ausgehenden Tumoren. Hinzu kommen Fremdkörpergefühl im Hals, Schluckbeschwerden und ein häufiges Bedürfnis sich zu räuspern. Bei fortschreitender Ausbreitung von bösartigen Tumoren kommt es zu Schmerzen beim Schlucken, die bis ins gleichseitige Ohr ausstrahlen können. Es kann Luftnot mit einem lauten Einatemgeräusch [Stridor] sowie blutiger Auswurf eintreten. Gleichzeitig können sich vergrößerte, derbe, wenig schmerzhafte Lymphknoten am Hals bilden. Bei Fortschreiten der Erkrankung sind allgemeine Abgeschlagenheit, Probleme bei der Nahrungsaufnahme, Schwäche, Müdigkeit und eine rasche Gewichtsabnahme möglich.

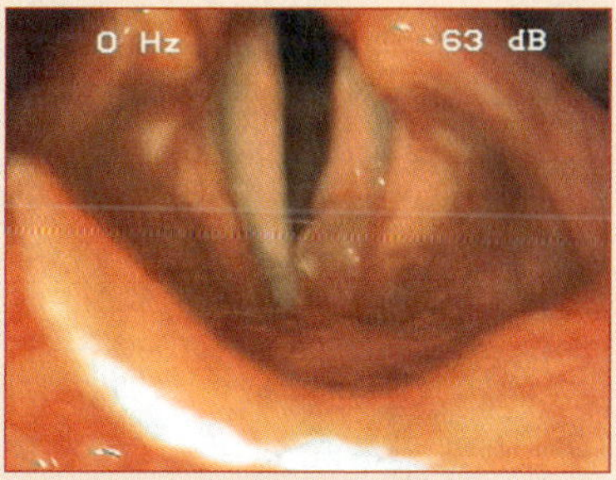

Abb. 1. **Innere Laryngozele.** Kugeliger Tumor im Bereich des vorderen Drittels der linken Stimmlippe aus dem Sinus Morgagni [Schleimhautfurche zwischen Stimmlippe und Taschenfalte] kommend

Gutartige Neubildungen

Laryngozele

Schleimhautsack ausgehend vom Ventriculus laryngis [Sinus Morgagni], der im Kehlkopf meist auf Höhe der Taschenfalte sichtbar wird [**innere Laryngozele**] [Abb. 1] oder sich zwischen Zungenbein und Schildknorpel nach außen stülpen kann [**äußere Laryngozele**]. Der Sack kann mit Luft oder Schleim gefüllt sein. Bei Glasbläsern oder Trompetern kommt die Erkrankung etwas häufiger vor. Je nach Größe der Zelen kann die Entfernung von innen über den Kehlkopf gelingen, oder es muss von außen operiert werden.

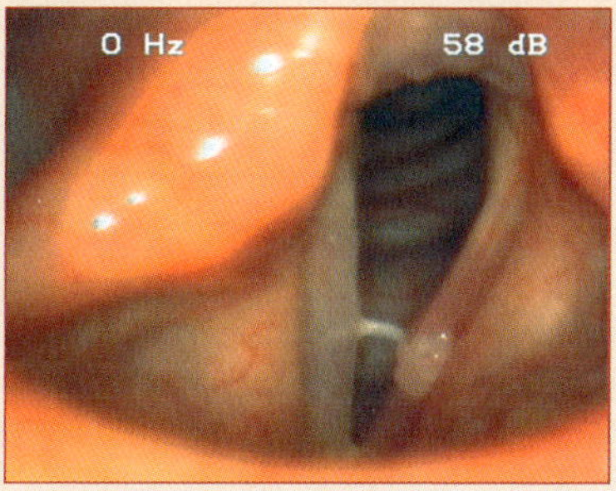

Stimmlippenpolyp

Bindegewebige Schleimhautwucherung der Stimmlippe auf entzündlicher Grundlage oder als echte Neubildung. Sie kann gestielt oder breitbasig den Stimmlippen in den vorderen zwei Dritteln aufsitzen und tritt meist nur einseitig auf. Die Therapie besteht in einer mikrochirurgischen Entfernung der Polypen [Abb. 2].

Abb. 2. **Stimmlippenpolyp.** Kleiner gestielter Tumor auf der linken Stimmlippe in den lufthaltigen Raum zwischen den zwei Stimmlippen hineinragend

Stimmlippenknötchen [Phonationsknötchen, Schreiknötchen, Sängerknötchen]

Es handelt sich um kleine Knötchen, die symmetrisch am Übergang vom mittleren zum vorderen Stimmlippendrittel, dem Punkt maximaler Stimmlippenschwingung, entstehen. Ursache ist eine falsche Sprech- oder Singtechnik bei Erwachsenen in Berufen mit entsprechender Stimmbelastung oder bei Kindern durch Schreien. Je nach Größe und Stadium der Knötchen, weiche oder harte Knötchen, kann das Erlernen einer korrekten Sprech- und Singtechnik in einer Stimmübungsbehandlung die Knötchen zum Verschwinden bringen oder müssen die Knötchen zusätzlich mikrochirurgisch abgetragen werden [Abb. 3].

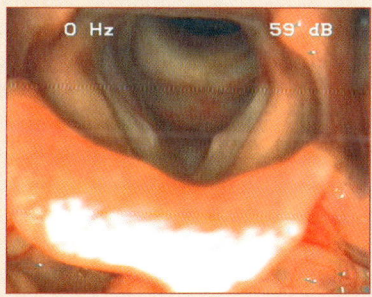

Abb. 3. **Stimmlippenknötchen.** Verdickung beider Stimmlippen am Übergang vom vorderen zum mittleren Stimmlippendrittel

Larynxpapillome [bei Kindern Synonym mit dem Begriff rezidivierende Papillomatose des Respirationstraktes] [Abb. 4]
Es muss die kindliche Form von der Erwachsenenform unterschieden werden. Bei den Papillomen der Kinder handelt es sich um breitbasige oder gestielte himbeerartige Tumoren, die durch eine Infektion mit humanen Papillomaviren* [HPV] induziert wurden. Am häufigsten sind die Viren HPV 6 und 11 Auslöser. Die Tumoren können an mehreren Stellen gleichzeitig auftreten und/oder beetartig wachsen, nach operativer Entfernung wachsen sie häufig an der gleichen Stelle oder andernorts wieder nach. Oft sistiert die Erkrankung mit Eintritt in die Pubertät. Eine Ausbreitung in die unteren Luftwege mit Befall von Trachea, Bronchien und Lunge ist möglich. Die Therapie besteht in einer mikrochirurgischen Abtragung der Papillome in Vollnarkose. Begleitend kann eine Behandlung mit Interferon oder einem Virostatikum erfolgen. Eine Impfung gegen Papillomaviren ist in der Entwicklung.
Bei Erwachsenen stellen Papillome im Kehlkopf eine Präkanzerose dar, d.h., sie können zum Kehlkopfkarzinom entarten. Wie bei Kindern werden die Erwachsenenpapillome ebenfalls mikrochirurgisch entfernt, wachsen aber häufig nach. Deshalb wird oft zusätzlich während der Operation lokal ein Virostatikum eingespritzt.

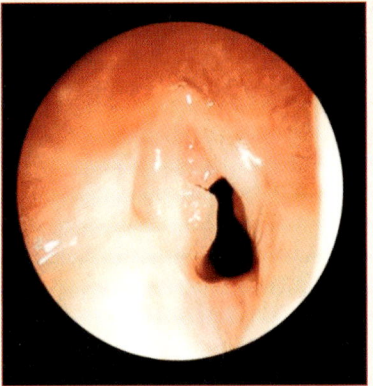

Abb. 4. Larynxpapillome. Mehrere Papillombeete im Kehlkopf, die Stimmritze teilweise verlegend bei einem 12-jährigen Jungen

Kontaktgranulom
Ein Geschwür oder eine Gewebswucherung im Bereich des Processus vocalis, dem Insertionspunkt des Stimmbandes am Stellknorpel. Die Veränderung kann Folge einer übermäßigen Stimmbelastung sein oder nach einer Vollnarkose mit Beatmungsschlauch entstehen. Begünstigend wirkt ein Zurückfließen von Magensaft über die Speiseröhre [gastroösophagealer Reflux]. Die Behandlung besteht in der mikrochirurgischen Abtragung [Abb. 5].

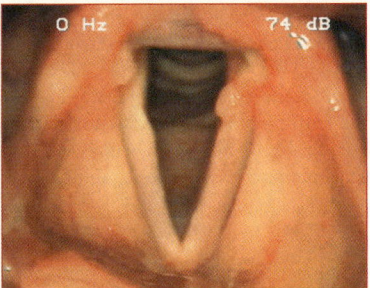

Abb. 5. Kontaktgranulom. Großer kugeliger Tumor am Übergang vom Stellknorpel zum hinteren Drittel der linken Stimmlippe

Reinke-Ödem
Es handelt sich um eine Gewebswasseransammlung [Ödem] zwischen dem Stimmbandmuskel und dem darüberliegenden Epithel [Abb. 6]. Betroffen sind Erwachsene mit Stimmbelastung und hartem Stimmeinsatz sowie Raucher. Die Stimmlippen sehen lappig und aufgequollen aus und können den freien Raum im Kehlkopf einengen. Genügt das Erlernen einer korrekten Stimmbildung durch eine Stimmübungsbehandlung nicht, sollte das Ödem mikrochirurgisch entlastet werden.

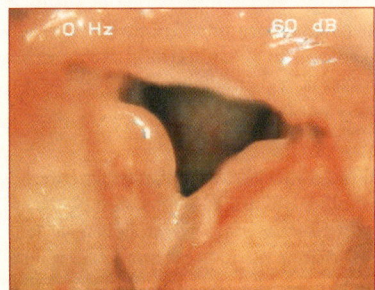

Abb. 6. Reinke-Ödem. Beide Stimmlippen sind durch eine Gewebswassereinlagerung vor allem im vorderen Drittel stark aufgequollen; links ist der Befund weniger stark ausgeprägt als rechts

Andere gutartige Tumoren
Ausgehend von der Schleimhautauskleidung des Kehlkopfes und des darunter liegenden Bindegewebes, Fettgewebes, der Gefäßversorgung und Muskulatur oder des Knorpels können andere gutartige Tumoren wachsen [Chondrom, Lipom, Hämangiom, Fibrom, Adenom], die allerdings sehr selten sind. Die Therapie besteht in der mikrochirurgischen Abtragung und feingeweblichen Untersuchung des Tumors.

Bösartige Neubildungen

Präkanzerosen
Bei dieser Gruppe von Neubildungen handelt es sich um Schleimhautveränderungen, die nicht alle Kriterien eines bösartigen Geschehens erfüllen, aus denen sich jedoch überdurchschnittlich häufig im weiteren Verlauf eine bösartige Neubildung entwickelt. Bei der **Leukoplakie** handelt es sich um einen im Schleimhautniveau

gelegenen weißen Fleck, bei der **Pachydermie** ist die Schleimhautveränderung etwas erhaben [Abb. 7]. In der feingeweblichen Untersuchung werden drei Veränderungsgrade [Dysplasiegrade] unterschieden: Die geringgradige Veränderung [Grad I] ähnelt noch sehr stark der Originalschleimhaut, bei der mittelgradigen Veränderungen ist die Schleimhaut stärker verändert, die hochgradige Dysplasie erinnert schon sehr stark an das feingewebliche Erscheinungsbild des Kehlkopfkrebses und wird deshalb genauso konsequent mikrochirurgisch entfernt und fachärztlich nachkontrolliert. Derartige Präkanzerosen können symptomlos sein, aber auch bei der chronischen Laryngitis auftreten oder im Rahmen eines Kehlkopfkrebses gefunden werden und mit Heiserkeit, Fremdkörpergefühl und Räusperzwang einhergehen.

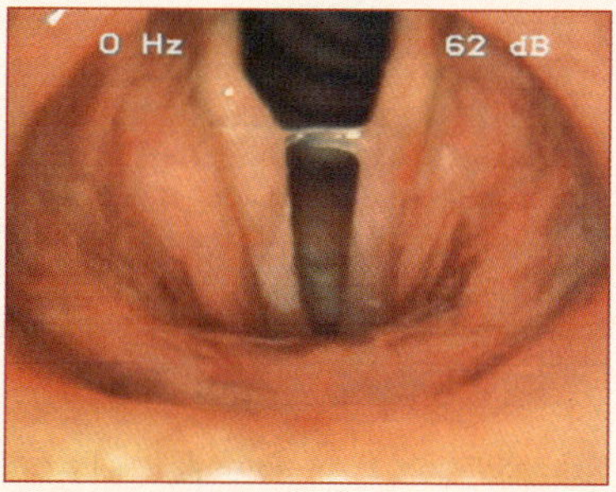

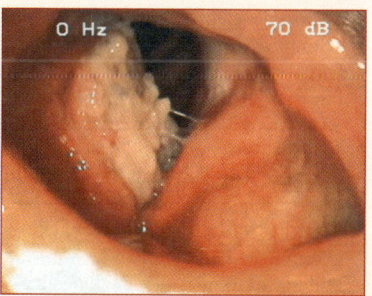

Abb. 7. Leukoplakie. Weißliche flächige Veränderung im Bereich des vorderen Drittels der rechten Stimmlippe

Kehlkopfkrebs [Larynxkarzinom]

Kehlkopfkrebs ist eine bösartige Neubildung des Kehlkopfes und gehört zur großen Gruppe der Kopf-Hals-Tumoren [Abb. 8]. Wie die anderen Kopf-Hals-Tumoren geht er von der Schleimhaut aus. Feingeweblich handelt es sich in 95 % der Fälle um Plattenepithelkarzinome. Kehlkopfkrebs macht etwa 2 % aller Krebserkrankungen aus, ist also im Vergleich zu anderen relativ selten. Es erkranken überwiegend Männer; das Geschlechterverhältnis Männer zu Frauen wird bei verschiedenen großen Studien mit 5:1 bis 9:1 angegeben. Das bevorzugte Alter ist das 40.–70. Lebensjahr. Tendenziell nimmt in den letzten Jahren die Zahl der betroffenen Patienten zu, Frauen sind zunehmend häufiger betroffen, und die Patienten sind am Krankheitsbeginn jünger.

Abb. 8. Larynxkarzinom. Großer höckeriger Tumor, der die Stimmlippe rechts vor allem hinten betrifft und nach unten Richtung Luftröhre und nach oben Richtung Taschenfalte vorgewachsen ist. Das Stimmband bewegt sich durch den einwachsenden Tumor nicht mehr

Prädisponierende Faktoren. Wichtigster Faktor bei der Entstehung von Kehlkopfkrebs sind inhalierte Giftstoffe, vor allem das Rauchen; zahlenmäßig weniger wichtig ist das Einatmen von Teerstoffen [Straßenbau], halogenierten Kohlenwasserstoffen oder Holzstäuben. Verstärkt wird das Erkrankungsrisiko durch gleichzeitigen Alkoholkonsum. Raucher mit gleichzeitig hohem Alkoholkonsum haben ein 15-fach erhöhtes Risiko, ein Larynxkarzinom zu entwickeln.

Diagnostik. Der Tumor kann in der Regel bei der Spiegeluntersuchung oder Endoskopie des Kehlkopfes durch den Facharzt gesehen werden. Anschließend wird eine Gewebeprobe gewonnen, um festzustellen, ob es sich um einen bösartigen Tumor handelt. Der Tumor könnte sich bereits zum Zeitpunkt der Diagnosestellung in die lokalen Lymphknoten ausgebreitet haben. Daher wird eine Computertomografie des Halses und Brustraums durchgeführt. Die Feststellung von Tumorausdehnung und -lokalisation anhand der Untersuchungsergebnisse helfen dem behandelnden Arzt, das Tumorstadium festzulegen.

Therapie. Sie richtet sich nach der Tumorlokalisation und -größe sowie nach dem Tumorstadium und individuellen Faktoren wie Alter des Betroffenen und körperlicher Allgemeinzustand. Die Behandlung zielt auf eine Zerstörung bzw. Entfernung des Tumorgewebes und die Verhinderung der Tumorausbreitung im Körper. Als allgemeine Richtlinie gelten folgende Vorgehensweisen:

- **Frühes Tumorstadium:** Kleine Tumoren können mit ausreichendem Sicherheitsabstand unter Erhalt von Schlucken und Stimmgebung operativ entfernt werden. Dies gelingt in der Mehrzahl der Fälle durch eine Operation von innen, wobei heutzutage die Laserchirurgie Verwendung findet. Mit ähnlichen Ergebnissen wird alternativ die alleinige Strahlentherapie mit oder ohne begleitende Chemotherapie durchgeführt.
- **Mittleres Tumorstadium:** Angestrebt wird die operative Entfernung des Tumors mit oder ohne gleichzeitige Ausräumung des regionären Lymphabflusses. Meistens kann eine brauchbare Stimme erhalten werden, doch je mehr Gewebe entfernt werden muss, desto schlechter werden Schlucken und Stimmgebung. Gelegentlich muss nach solchen Operationen ein Luftröhrenschnitt [Tracheostoma] angelegt werden, um die Atmung sicherzustellen. Zusätzlich oder als alleinige Behandlung kann eine Bestrahlung mit oder ohne begleitende Chemotherapie angezeigt sein.
- **Fortgeschrittenes Tumorstadium:** Bei fortgeschrittenen Tumoren kann eine komplette Entfernung des Kehlkopfes [**Laryngektomie**] meist in Kombination mit einer Ausräumung der Lymphbahnen [**neck dissection**]

notwendig werden. In der Regel wird eine **Nachbestrahlung** angeschlossen. Da bei der Operation die Kontinuität zwischen der Lunge einerseits und Mund und Nase andererseits unterbrochen wird, muss unten am Hals ein permanenter Luftröhrenschnitt zur Sicherung der Atmung angelegt werden. Der Patient ohne Kehlkopf [Laryngektomierter] kann normal essen und trinken, muss aber über den Luftröhrenschnitt atmen, husten und niesen. Bei der Kehlkopfentfernung geht die normale Stimme verloren, was die Lebensqualität des Laryngektomierten einschränkt. Eine Kehlkopfentfernung wird daher immer häufiger abgelehnt. Als alternative Behandlungsmethode kommt dann eine kombinierte **Radiochemotherapie** infrage. Erste Studien ergaben, dass diese Behandlung möglicherweise ähnlich erfolgreich ist wie die Operation in Kombination mit Bestrahlung.

Rehabilitation. Es ist normal, dass Patienten nach Operationen am Kehlkopf eine Übungstherapie zur Verbesserung der Schluckfunktion und/oder der Stimme benötigen. Ein kleiner Prozentsatz der Patienten hat bleibende Schluckprobleme [ca. 5 %] und muss über einen Magenschlauch ernährt werden. Die Störung der Stimmfunktion hängt in ihrer Ausprägung von Art, Größe und Lokalisation des entfernten Tumors beziehungsweise vom Gewebedefekt im Kehlkopf ab.

Die Stimmrehabilitation nach einer totalen Kehlkopfentfernung kann auf drei Wegen erfolgen:

- Durch künstliche Anlage einer Verbindung zwischen Luftröhrenschnitt und Schlund [**Sprechfistel**]. Diese Fistel muss operativ oder mithilfe einer **Stimmprothese** so gestaltet sein, dass Luft von der Luftröhre über den Schlund nach oben entweichen kann, aber Nahrung nicht über den Fistelkanal in die Luftröhre übertritt.
- Alternativ erlernen Kehlkopflose die **Ösophagusersatzstimme**, bei der verschluckte Luft dosiert regurgitiert wird. Die regurgitierte Luft versetzt die Speiseröhren- und Schlundwand in Schwingung und produziert einen tieffrequenten Ton, der im Mundraum zum Sprechen verwendet werden kann.
- Als dritte Alternative stehen elektronische, batteriebetriebene Schwingungsgeber [**Elektrolarynx**] zur Verfügung, die an den Schlund oder Mundboden gehalten werden. Diese Schwingungen können wieder zur Sprachbildung verwendet werden, klingen allerdings sehr unnatürlich.

Prognose. Im Frühstadium können mehr als 90 % der Patienten geheilt werden. Bei größeren Tumoren werden noch 50–60 % der Betroffenen gesund. Wenn der Tumor einmal in Organe außerhalb der Kopf-Hals-Region gestreut hat, ist eine Heilung nicht mehr möglich. Studien haben gezeigt, dass fast ein Drittel der Patienten, die erfolgreich von einer Krebserkrankung des Kehlkopfes oder anderen Teilgebieten des oberen Respirations- und Verdauungstraktes geheilt wurden, an anderer Stelle in der Kopf-Hals-Region einen zweiten Krebs entwickeln, insbesondere wenn Alkohol- und Tabakkonsum nicht aufgegeben werden. Unbehandelt verläuft die Krebserkrankung des Kehlkopfes tödlich durch frühe Verlegung der Atemwege und/oder die Unfähigkeit zur Nahrungsaufnahme bei Einwachsen des Tumors in den Schlund und die Speiseröhre sowie im Spätstadium durch Generalisierung des Tumorleidens im gesamten Körper.

Vorsorge und Prävention. Jede Heiserkeit, die länger als 3 Wochen andauert, sollte mit einer Spiegelung des Kehlkopfes durch einen Spezialisten abgeklärt werden. Der wichtigste Risikofaktor für die Entstehung des Kehlkopfkrebses ist das Rauchen.

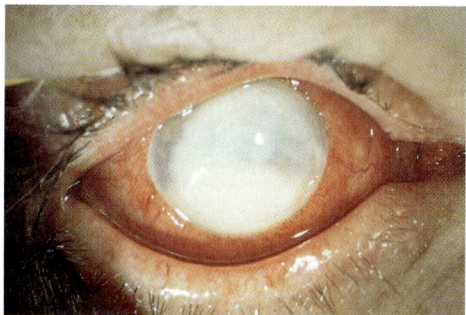

Abb. K26. Keratitis purulenta

ulzerative Keratitis: → *Hornhautgeschwür*

Ke|ra|to|a|kan|thom *nt: Syn: selbstheilendes Stachelzellkarzinom, selbstheilender Stachelzellkrebs, Molluscum sebaceum/pseudo-carcinomatosum;* v.a. Hände und Gesicht befallender, gutartiger Hauttumor [Pseudo-Karzinom] älterer Patienten, der sich spontan zurückbildet; das **klassische Keratoakanthom** ist ein schnell wachsender, derber Knoten mit zentraler, kraterförmiger Einsenkung; er wird selten größer als 3 cm und ist i.d.R. nach maximal 6 Monaten wieder verheilt; daneben gibt eine seltene, familiär gehäuft auftretende Form mit **multiplen Keratoakanthomen** und in seltenen Fällen auch **Riesenkeratoakanthome** oder **multifokale Keratoakanthome**, die ein Korallenriff-artiges Bild zeigen; **Therapie**: klassische Keratoakanthome heilen von alleine ab, z.T. ist aber eine Exzision angebracht; bei multiplen Keratoakanthomen kann Etretinat* versucht werden, die Behandlung ist aber langwierig und nicht immer erfolgreich; *s.a. Es-*

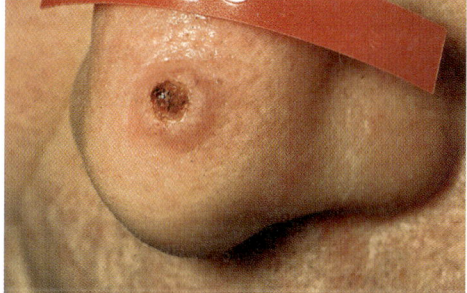

Abb. K27. Keratoakanthom. Klassisches Keratoakanthom

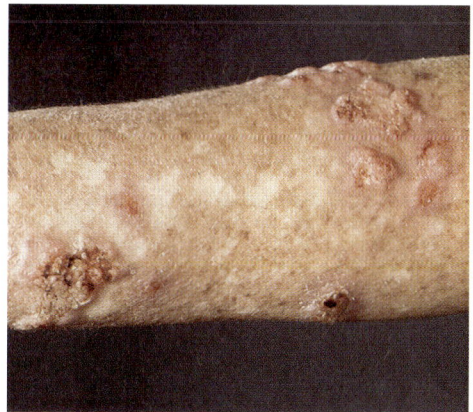

Abb. K28. Keratoakanthom. Multiple Keratoakanthome

say Bösartige Neubildungen der Haut S. 993

Ke|ra|to|a|tro|pho|der|mie *f:* → *Porokeratosis Mibelli*

Ke|ra|to|con|junc|ti|vi|tis *f, pl* **-ti|den:** *Syn: Keratokonjunktivitis;* Entzündung von Hornhaut und Bindehaut; die Abgrenzung von einer reinen Konjunktivitis ist oft schwer

Keratoconjunctivitis eccematosa: → *Conjunctivitis eccematosa*

Keratoconjunctivitis epidemica: *Syn: epidemische Keratokonjunktivitis;* meist durch das **Adenovirus Typ 8** oder **Typ 19** hervorgerufene hoch kontagiöse Infektion; **Klinik**: beginnt meist an einem Auge mit Schwellung und Rötung der Bindehaut sowie Schwellung der präaurikulären und submandibulären Lymphknoten; das Sekret ist zunächst wässrig, später mukoserös; die Patienten klagen auch über ein ausgeprägtes Fremdkörpergefühl; nach 4–8 Tagen wird dann auch das andere Auge befallen; bei münzenförmigen Infiltraten der Hornhaut spricht man von **Keratoconjunctivitis nummularis**

Therapie: eine spezifische Behandlung ist nicht möglich; die Entzündung heilt meist innerhalb von 2–4 Wochen allmählich wieder ab; wichtig ist die Vermeidung der Übertragung, da die Keratoconjunctivitis epidemica hoch infektiös ist; die Patienten sollten die Hände regelmäßig desinfizieren und Hautkontakt mit anderen Personen vermeiden; innerhalb der Familie dürfen Waschlappen oder Handtücher nicht von anderen Familienmitgliedern benutzt werden

 K

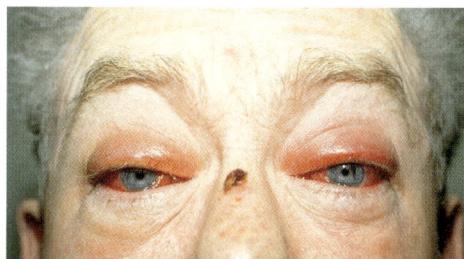

Abb. K29. Keratoconjunctivitis epidemica

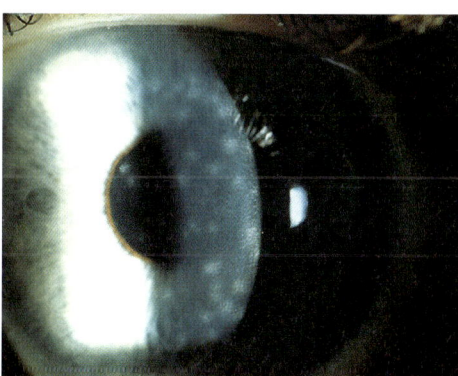

Abb. K30. Keratoconjunctivitis epidemica. Keratoconjunctivitis nummularis

Keratoconjunctivitis photoelectrica: *Syn: Conjunctivitis actinica, Conjunctivitis photoelectrica, Ophthalmia photoelectrica;* die häufigste Form einer Schädigung durch energiereiche Strahlung ist die Schädigung durch UV-Strahlen, z.B. beim Schweißen oder als **Schneeblindheit**; die UV-Strahlung schädigt das Hornhautepithel und führt zu kleinen, schmerzhaften Erosionen; es kommt zu starken Schmerzen, Rötung, Tränenfluss und Lidkrampf; **Therapie**: desinfizierende Augensalbe zur Vorbeugung gegen Sekundärinfektionen, Augenverband [Binoculus], Schmerzmittel, Bettruhe; **Prognose**:

heilt i.d.R. innerhalb von 24 Stunden ab

Ke|ra|to|der|mia excentrica *f:* → *Porokeratosis Mibelli*

Ke|ra|to|der|mia palmoplantaris *f:* → *Keratosis palmoplantaris*

Ke|ra|to|glo|bus *m:* kugelförmige Vorwölbung der Augenhornhaut; beruht wahrscheinlich auf einer Schwäche des Kollagens der Hornhaut; **Therapie:** Kontaktlinse; evtl. Keratoplastik; *s.a. Keratokonus*

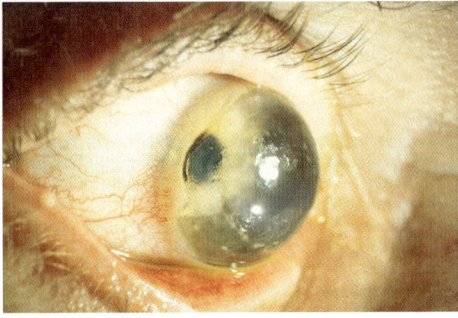

Abb. K31. Keratoglobus

Ke|ra|to|ko|nus *m: Syn: Hornhautkegel*; ätiologisch unklare Hornhautvorwölbung bei normalem Augeninnendruck; beruht wie der Keratoglobus wahrscheinlich auf einer Schwäche des Kollagens der Hornhaut; durch die unregelmäßige Vorwölbung der Hornhaut entsteht ein irregulärer myoper Astigmatismus; der Keratokonus schreitet schubweise fort, wobei die größte Progredienz zwischen dem 10. und 20. Lebensjahr liegt; oft kommt es zum Riss der Descemet-Membran mit Eintrübung der Hornhaut [**akuter Keratokonus**]; **Therapie:** im Anfangsstadium Kontaktlinse, später Keratoplastik

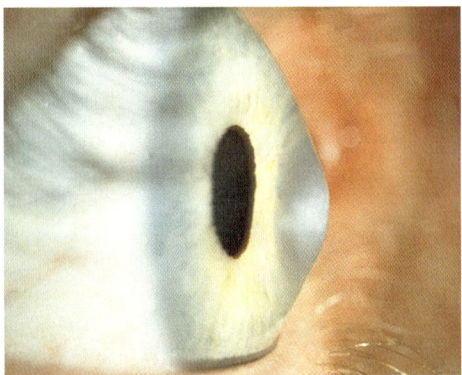

Abb. K32. Keratokonus

Ke|ra|to|ma palmare et plantare hereditarium *nt:* → *Keratosis palmoplantaris diffusa circumscripta*

Ke|ra|to|ma palmare et plantare hereditarium dissipatum *nt:* → *Keratosis palmoplantaris papulosa*

Ke|ra|to|me|trie *f:* → *Ophthalmometrie*

Ke|ra|to|my|ko|se *f:* → *Hornhautmykose*

Ke|ra|to|no|se *f:* → *Hornhautdegeneration*

Ke|ra|to|plas|tik *f: Syn: Hornhauttransplantation, Hornhautplastik*; teilweiser [**lamelläre** oder **partielle Keratoplastik**] oder vollständiger Ersatz der Augenhornhaut [**perforierende** oder **totale Keratoplastik**] durch eine homologe Spenderhornhaut [Leichenspende]; die Zeit zwischen Tod des Spenders und Transplantation kann 12–18 Stunden betragen; der Erfolg hängt im Wesentlichen davon ab, ob die Empfängerhornhaut Gefäße enthält oder nicht; bei eingewachsenen

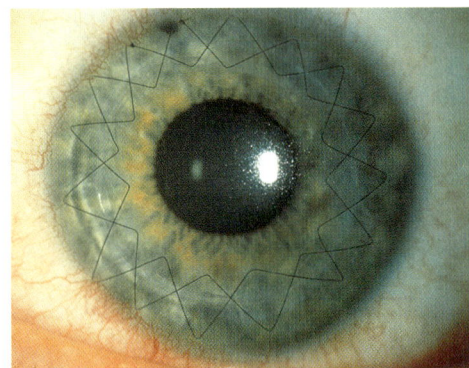

Abb. K33. Keratoplastik. Die Spenderhornhaut wurde mit zwei 30 µm dicken Nylonfäden eingenäht

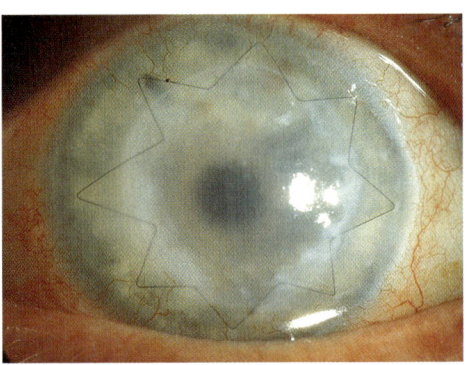

Abb. K34. Keratoplastik. Abstoßungsreaktion nach Keratoplastik

Gefäßen [z.B. Herpeskeratitis] ist die Wahrscheinlichkeit einer Immunreaktion hoch

Ke|ra|tor|rhe|xis *f: Syn: Hornhautriss, Hornhautruptur*; meist traumatisch bedingte Ruptur der Augenhornhaut; vor der Einführung der Anschnallpflicht häufige Verletzung bei Autounfällen [**Windschutzscheibenverletzung**]; ist selten nur auf die Hornhaut beschränkt; wenn die Läsion groß genug ist, kann die Iris [Iridoptose] und evtl. die Linse prolabieren [Lentozele]; der Riss muss operativ versorgt werden, allerdings kommt es oft zu Narbenbildung und Hornhauttrübungen, die später eine Hornhauttransplantation [Keratoplastik] erforderlich machen

Ke|ra|to|se *f: Syn: Keratosis*; allgemeine Bezeichnung für angeborene oder erworbene Verhornungsstörungen der Haut, die meist von Schuppenbildung begleitet werden; die Abgrenzung von Hyperkeratose ist nicht immer eindeutig

Keratosis actinica/solaris/senilis: → *aktinische Keratose*

aktinische Keratose: *Syn: senile Keratose, Lichtkeratose, Keratosis actinica, Keratosis solaris, Keratosis senilis, Keratoma senile*; durch langfristige Lichteinwirkung an lichtexponierten Stellen [Stirn, Glatze, Nase, Handrücken] entstehende Dermatose; je nach klinischem Bild unterscheidet man eine **erythematische Form, keratotische Form** und **pigmentierte aktinische Form**; häufigste Präkanzerose der Haut, geht in 20–25 % der Fälle langfristig in ein Spinaliom✳ über; **Therapie:** Exzision, Kryotherapie bei vereinzelten Läsionen; bei multiplen Keratosen lokale Chemotherapie mit Fluorouracil✳; *s.a. Essay Bösartige Neubildungen der Haut S. 993*

Keratosis diffusa maligna: *Syn: Ichthyosis congenita gravis*; *s.u. Ichthyosis*

Keratosis follicularis amiantacea: *Syn: Asbestgrind, Tinea amiantacea (Alibert), Tinea asbestina, Pityriasis amiantacea, Impetigo scabida*; meist im Rahmen anderer Erkrankungen

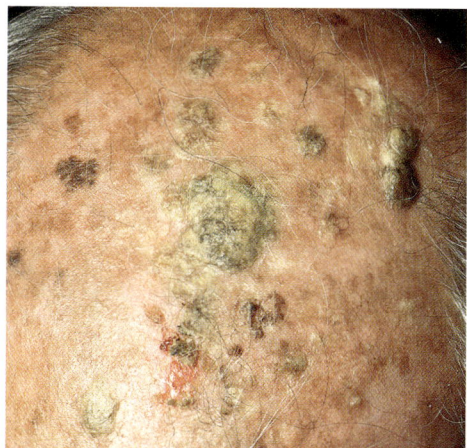

Abb. K35. Aktinische Keratose

[Seborrhoe, atopisches Ekzem] auftretende asbestartige, weiß-schimmernde Schuppen der Kopfhaut; der Begriff wird heute nur noch selten verwendet

Keratosis palmoplantaris: *Syn: palmoplantare Keratose, Palmoplantarkeratose, Keratodermia palmoplantaris, Ichthyosis palmaris et plantaris Thost*; Oberbegriff für angeborene oder erworbene Verhornungsstörungen der Handteller und Fußsohlen; die **hereditären Palmoplantarkeratosen** sind wesentlich häufiger als erworbene Formen und können morphologisch in Palmoplantarkeratosen mit flächenhaftem/diffusem oder streifenförmigem/inselförmigem oder disseminiertem/papulösem Befall unterteilt werden

Tab. K11. **Keratosis palmoplantaris.** Übersicht über die hereditären Palmoplantarkeratosen

Keratosis extremitatum hereditaria transgrediens et progrediens
Keratosis palmaris et plantaris cum surditate congenita et leuconychia totalis unguium
Keratosis palmoplantaris circumscripta
Keratosis palmoplantaris circumscripta seu areata
Keratosis palmoplantaris cum degeneratione granulosa
Keratosis palmoplantaris diffusa circumscripta
Keratosis palmoplantaris mit Hypotrichose
Keratosis palmoplantaris mit Ösophaguskarzinom
Keratosis palmoplantaris mit Uhrglasnägeln und Knochenhypertrophie
Keratosis palmoplantaris mit Skleroatrophie
Keratosis palmoplantaris mutilans
Keratosis palmoplantaris papulosa seu maculosa
Keratosis palmoplantaris transgrediens
Keratosis palmoplantaris varians
Howell-Evans-Syndrom
Pachyonychia-congenita
Papillon-Lefèvre-Syndrom
Syndrom der zystischen Augenlider, palmoplantare Keratosen, Hypodontie und Hypotrichose

Keratosis palmoplantaris diffusa circumscripta: *Syn: Morbus Unna-Thost, Ichthyosis palmaris et plantaris (Thost), Keratoma palmare et plantare hereditarium*; autosomal-dominant vererbte Verhornungsstörung der Handteller und Fußsohlen, die sich schon im 1. oder 2. Lebensjahr manifestiert; häufig begleitet von Hyperhidrose und Fingernagel-

wucherung; **Therapie:** Keratolytika extern; evtl. Retinoide intern; **Prognose:** lebenslang vorhanden; verstärkt bei mechanischer Belastung

Keratosis palmoplantaris diffusa non circumscripta: *Syn: Papillon-Lefèvre-Syndrom, Keratosis palmoplantaris mit Parodontose/Periodontose*; autosomal-rezessiv vererbte, palmoplantare Verhornungsstörung mit Zahnanomalien und Entzündungen im Mundbereich [Gingivitis, Parodontitis]

Keratosis palmoplantaris maculosa: → *Keratosis palmoplantaris papulosa*

Keratosis palmoplantaris mutilans: *Syn: Vohwinkel-Syndrom, Keratoma hereditarium mutilans, mutilierendes palmoplantares Keratoderm, Pseudoainhum-artige Dermatose*; vermutlich autosomal-dominant vererbte, polysymptomatische Erkrankung mit Hyperkeratose der Handfläche und Fußsohle, Kontrakturen, ringförmigen Schnürfurchen und Spontanamputation von Fingern und Zehen

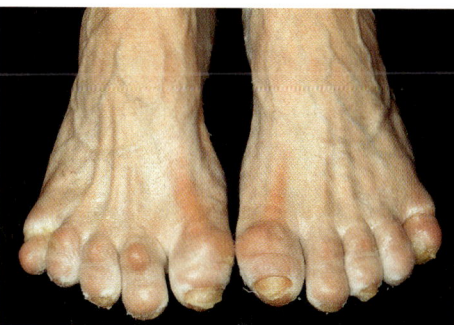

Abb. K36. **Keratosis palmoplantaris mutilans**

Keratosis palmoplantaris papulosa: *Syn: Keratoma palmare et plantare hereditarium dissipatum, Keratosis palmoplantaris maculosa*; autosomal-dominante Palmarkeratose mit Ausbildung von Hornkegeln

Keratosis palmoplantaris transgrediens: *Syn: Keratosis palmare et plantare hereditarium transgrediens, Mal de Meleda, Mljet-Krankheit*; v.a. allem in Dalmatien [Insel Mljet] vorkommende Form mit ausgeprägten Hyperkeratosen, die im Laufe der Zeit auf Handrücken, Unterarme, Fußrücken und Unterschenkel übergreifen; autosomal-rezessives Leiden, das mit Brachyphalangie, Hyperhidrose, Koilonychie und EEG-Veränderungen assoziiert ist

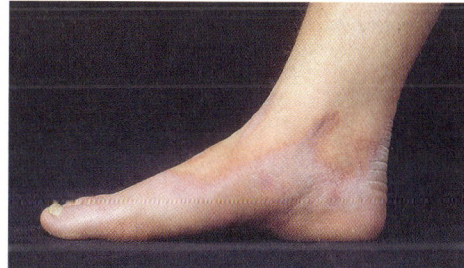

Abb. K37. **Keratosis palmoplantaris transgrediens**

Keratosis palmoplantaris transgrediens Typ Greither: *Syn: Keratodermia palmoplantaris progressiva, Keratosis extremitatum hereditaria transgrediens et progrediens, Greither-Syndrom*; autosomal-dominante, progrediente Palmoplantarkeratose, die auch auf Hand-, Fußrücken, Unterarme und -schenkel übergreift

Keratosis pilaris: → *Lichen pilaris*

Keratosis pilaris rubra atrophicans faciei: *Syn: Keratosis*

pilaris rubra faciei, Keratosis pilaris faciei, Ulerythema ophry-ogenes; autosomal-dominant vererbte Verhornungsstörung der Gesichtshaut mit diffuser Hautrötung und Follikelatrophie der Augenbrauen; Form der atrophisierenden Lichen* pilaris

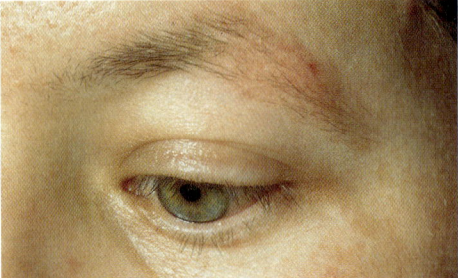

Abb. K38. Keratosis pilaris rubra atrophicans faciei

Keratosis suprafollicularis: → *Lichen pilaris*
Keratosis vegetans: → *Morbus Darier*
Ke|ra|to|skop *nt*: → *Placido-Scheibe*
Ke|ra|to|sko|pie *f*: Untersuchung mit einer Placido-Scheibe* zur Beurteilung der Regelmäßigkeit der Hornhaut und der Hornhautwölbung

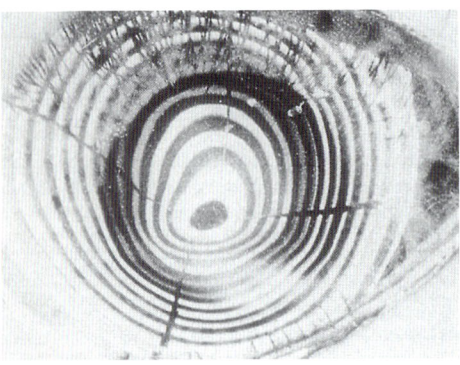

Abb. K39. Keratoskopie. Reflexbild der Placido-Scheibe auf der Hornhautoberfläche bei Keratokonus

Ke|ra|to|to|mie *f*: *Syn:* Korneotomie, Hornhautschnitt, Hornhaut-durchtrennung; Durchtrennung oder Einschneidung der Augenhornhaut; als **radiäre Keratotomie** früher zur Korrektur

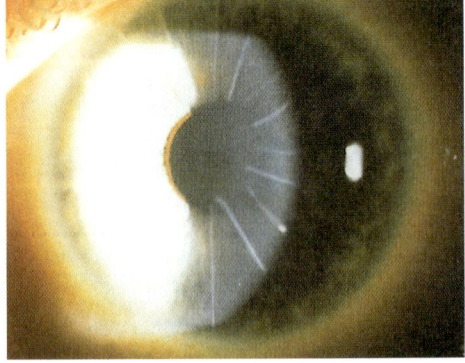

Abb. K40. Keratotomie. Radiäre Keratotomie zur Korrektur einer Kurzsichtigkeit

der Kurzsichtigkeit eingesetzt
Ker|ek|to|mie *f*: → *Keratektomie*
Ke|ri|on Celsi *nt*: → *Trichophytia profunda capitis*
Kernig-Zeichen *nt*: Unmöglichkeit der aktiven Streckung des Beins im Kniegelenk beim sitzenden Patienten bzw. Beugung des gestreckten Beines oder Streckung des gebeugten Beines beim liegenden Patienten; findet sich bei Reiz- und Entzündungszuständen von Hirn- und Rückenmarkshäuten, Ischiassyndrom oder Bandscheibenschaden
Kern|re|so|nanz|spek|tro|sko|pie *f*: → *MR-Spektroskopie*
Kern|spin|re|so|nanz *f*: → *Magnetresonanz*
Kern|spin|re|so|nanz|spek|tro|sko|pie *f*: *Syn:* NMR-Spektroskopie, MR-Spektroskopie; Strukturanalyse von Molekülen durch spektroskopische Messung der induzierten Kernspinresonanz
Kern|spin|re|so|nanz|to|mo|gra|fie, -gra|phie *f*: → *Magnetresonanzto-mografie*
Kern|spin|to|mo|gra|fie, -gra|phie *f*: → *Magnetresonanztomografie*
Kern|star *m*: *Syn:* Zentralstar, Cataracta nuclearis, Cataracta centralis; Katarakt des Linsenkerns; *s.u. Essay Katarakt S. 783*
Ker|zen|fleck|phä|no|men *nt*: *Syn:* Kerzenspanphänomen, Kerzen-tropfphänomen; die Schuppen bei Psoriasis* vulgaris haften nur locker und lassen sich in toto abheben
KES-Gruppe *f*: *s.u. Klebsiella*
Ket|a|min *nt*: Anästhetikum mit analeptischer und neuroleptischer Wirkung; wird auch als Analgetikum verwendet; **Anw.:** Narkoseeinleitung und -aufrechterhaltung [zusammen mit Distickstoffmonoxid, Benzozodiazepinen oder Propofol]; **NW:** zentrale exzitatorische Phänomene, Alpträume, Halluzinationen, Angstgefühl
Ket|a|zo|lam *nt*: Benzodiazepin mit kurzer Halbwertzeit [2 h]; die Metaboliten [v.a. Diazepam] haben aber eine HWZ von 24–48 h; **Anw.:** akute und chronische Spannungs-, Erregungs-, Angstzustände; **Dosierung:** 15–30 mg/d p.o., maximal 60 mg/d; **NW:** *s.u. Benzodiazepine*
Ke|to|a|zi|do|se *f*: *Syn:* Ketoacidose; durch eine Erhöhung der Ketonkörper hervorgerufene metabolische Azidose; oft fälschlicherweise gleichgesetzt mit Acetonämie; *s.a. Essay Störungen des Aminosäurestoffwechsels und Harnstoffzyklus S. 43*

diabetische Ketoazidose: Ketoazidose bei entgleistem Diabetes mellitus; *s.a. Essay Diabetes mellitus S. 253*
Ke|to|a|zid|u|rie *f*: Ketosäureausscheidung im Harn; entspricht der Ketonurie
Ke|to|con|a|zol *nt*: orales Breitbandantimykotikum; wirkt gegen fast alle Pilze [Sprosspilze, Dermatophyten, Schimmelpilze, Fadenpilze, Hefen, Strahlenpilze] sowie Plasmodien und Leishmanien; **NW:** gastrointestinale Störungen, Anstieg der Serumtransaminasen; *s.a. Essay Mykosen S. 1059*
Ke|ton|ä|mie *f*: *Syn:* Azetonämie, Acetonämie; erhöhter Aceton- oder Ketonkörpergehalt des Blutes; *s.a. Essay Störungen des Aminosäurestoffwechsels und Harnstoffzyklus S. 43*
Ke|ton|u|rie *f*: *Syn:* Acetonurie, Azetonurie; Ausscheidung von Aceton bzw. Ketonkörpern im Urin; ist meist Symptom einer Stoffwechselentgleisung [Hunger, Diabetes mellitus], kann aber auch in der Schwangerschaft auftreten; *s.a. Essay Störungen des Aminosäurestoffwechsels und Harnstoffzyklus S. 43, Essay Diabetes mellitus S. 253*
Ke|to|phe|nyl|bu|tal|zon *nt*: → *Kebuzon*
Ke|to|pro|fen *nt*: *Syn:* 3-Benzoylhydratropasäure; nicht-steroidales Antiphlogistikum; Antirheumatikum; **Anw.:** rheumatoide Arthritis, entzündliche und degenerative Gelenkerkrankungen, Morbus Bechterew, akuter Gichtanfall; relativ selten verwendet
Ke|to|ti|fen *nt*: H$_1$-Antihistaminikum, Antiasthmatikum, Antiallergikum; **Anw.:** Langzeitprophylaxe von Asthma bronchiale und allergischen Atemwegserkrankungen; **Dosierung:** als Prophylaktikum bei Asthma bronchiale: 1–2 × 1–2 mg/d; **NW:** Sedierung, Beeinträchtigung der Reaktionsbereitschaft
Ket|ten|frak|tur *f*: mehrere Frakturen an einer Extremität, z.B. Oberschenkel- und Unterschenkelfraktur bei Polytrauma; *s.a. Essay Fraktur, Luxation, Distorsion S. 423*

Keuch|hus|ten *m*: → *Pertussis*
Keusch|lamm *nt*: → *Mönchspfeffer*
Khartum-Senna *f*: Syn: *Alexandriner-Senna*; *s.u. Sennesblätter*
Khel|la|früch|te *pl*: Syn: *Doppelachänen, Ammeos visnagae fructus*; *s.u. Ammei*
Khel|lin *nt*: Syn: *Visammin*; in Khellakraut [Ammi visnaga] vorkommendes Furanochrom; **Anw.**: Spasmolytikum bei koronaren Durchblutungsstörungen, Angina pectoris, Asthma bronchiale; **Dosierung**: 2–3 × 25 mg/d; **NW**: Nausea, Schwindel, Schlaflosigkeit, Erbrechen, Durchfall; bei i.v.-Anwendung Kollapsgefahr
Kie|fer *f*: Oberbegriff für **Pinus sylvestris** und andere Pinus-Arten der Familie der Kieferngewächse [Pinaceae]; verwendet werden Triebe [**Kiefersprossen**, Pini turiones] und das aus frischen Nadeln, Zweigspitzen oder jüngeren Ästen gewonnene ätherische **Pinienöl** [Pini aetheroleum]; enthält u.a. α-Pinen [bis zu 50 %] und β-Pinen [bis zu 30 %], Cymol und Campfer; wirkt schwach antiseptisch und hyperämisierend sowie sekretolytisch; **Anw.**: äußerlich für Einreibungen [**Fichtennadelfranzbranntwein**]; in Ölen oder Salben bei leichten Muskel- und Nervenschmerzen oder Entzündungen der Atemwege
Kie|fer|höh|len|ei|te|rung *f*: *s.u. Sinusitis maxillaris*
Kie|fer|höh|len|ent|zün|dung *f*: → *Sinusitis maxillaris*
Kie|fer|plas|tik *f*: → *Gnathoplastik*
Kiel-Klassifikation maligner Lymphome *f*: *s.u. Essay Non-Hodgkin-Lymphome S. 1133*
Kien|böck-Krankheit *f*: → *Lunatummalazie*
Kien|böck-Zeichen *nt*: paradoxe Zwerchfellbewegung bei einseitiger Lähmung des Nervus phrenicus oder Pneumothorax; die gelähmte Seite bewegt sich bei Einatmung nach oben und bei Ausatmung nach unten
Kie|sel|staub|lun|ge *f*: → *Silikose*
Kil|ler|kok|ken *pl*: *s.u. Fasziitis, nekrotisierende*
Killian-Septumresektion *f*: Syn: *subperichondrale Septumresektion*; früher häufig bei Septumdeviation durchgeführte subperichondrale bzw. subperiostale Resektion der vorspringenden Knorpel- und Knochenteile

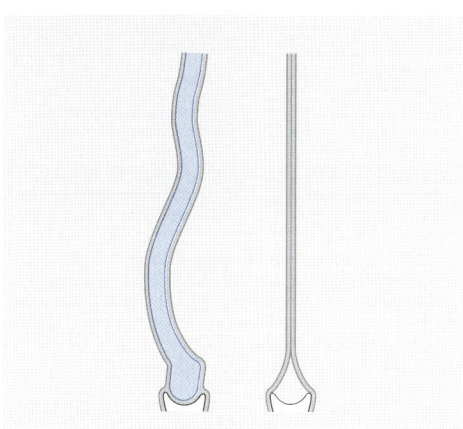

Abb. K41. Killian-Septumresektion. Schema der subperichondralen Septumresektion

Kimmelstiel-Wilson-Syndrom *nt*: Syn: *diabetische Nephrosklerose, diabetische Nephropathie, diabetische Glomerulopathie, diabetische Glomerulosklerose*; im Rahmen des Diabetes mellitus auftretende Schädigung der Glomeruli und Nierentubuli, die langfristig zu Niereninsuffizienz führt; die außerhalb der Niere entstehenden Gefäßschäden manifestieren sich u.a. in einer Retinopathia diabetica; die diabetische Glomerulosklerose tritt bei ca. 50 % der Typ-I-Diabetiker auf und ist für ca. 80 % aller Fälle von terminaler Niereninsuffizienz verantwortlich; Studien haben gezeigt, dass der arteriellen Hy-

pertonie eine bedeutende Rolle bei der Progression der Erkrankung zukommt; **Therapie**: möglichst optimale Einstellung der Blutzuckerwerte; ACE-Hemmer [Captopril*] zeigen unabhängig von ihrer antihypertensiven Wirkung auch einen positiven Effekt auf die Progression der Veränderungen; *s.a. Essay Diabetes mellitus S. 253*
Kimura-Syndrom *nt*: *s.u. epitheloides Hämangiom*
Kin|der|läh|mung *f*: *s.u. Poliomyelitis*
Kin|der|wunsch, unerfüllter *m*: *s.u. Essay Infertilität und Sterilität S. 733*
Kindler-Thrombosezeichen *nt*: bei Thrombose des Sinus sigmoideus oder Sinus transversus steigt der Liquordruck bei Kompression der Vena jugularis der erkrankten Seite nur gering oder überhaupt nicht an
Ki|ne|an|gi|o|gra|fie, -gra|phie *f*: Kineradiografie kontrastmittelgeüllter Blutgefäße
Ki|ne|an|gio|kar|di|o|gra|fie, -gra|phie *f*: Kineradiografie des Herzens und der großen Blutgefäße
Ki|ne|den|si|to|me|trie *f*: Methode zur Erfassung von Bewegungsabläufen in Gefäßen oder dem Herzen durch fotoelektrische Messung der Veränderungen der Schwärzung von Röntgenkinofilmen
Ki|ne|kar|di|o|gra|fie, -gra|phie *f*: Kineradiografie des Herzens
Ki|ne|ma|to|gra|fie, -gra|phie *f*: → *Kineradiografie*
Ki|ne|ö|so|pha|go|gra|fie, -gra|phie *f*: Kineradiografie der Speiseröhre
Ki|ne|phle|bo|gra|fie, -gra|phie *f*: Phlebografie mit Serienaufnahmen
Ki|ne|plas|tik *f*: Syn: *plastische Amputation*; Amputation, bei der ein funktionsfähiger Amputationsstumpf geschaffen wird; z.B. Krukenberg-Stumpf
Ki|ne|ra|di|o|gra|fie, -gra|phie *f*: Syn: *Kinematografie, Röntgenkinematografie*; Serienaufnahmetechnik bei Röntgendurchleuchtung; die Bildfrequenz [bis zu 600 Bilder/Sekunde] ermöglicht Aussagen über Durchblutung, Beweglichkeit von Strukturen usw.
Ki|ne|to|sko|pie *f*: Serienaufnahmetechnik zur Begutachtung von Bewegungsabläufen
Ki|ne|u|ro|gra|fie, -gra|phie *f*: Kineradiografie der ableitenden Harnwege
kinky hair disease *nt*: → *Menkes-Syndrom*
Kinn|plas|tik *f*: Syn: *Mentoplastik, Genioplastik*; plastische Chirurgie am Kinn, z.B. bei Hypogenie
Kipp|schei|ben|pro|the|se *f*: künstliche mechanische Herzklappe mit scheibenförmiger beweglicher Verschlussklappe, z.B. Björk-Shiley-Prothese; *s.a. Herzklappenprothese*

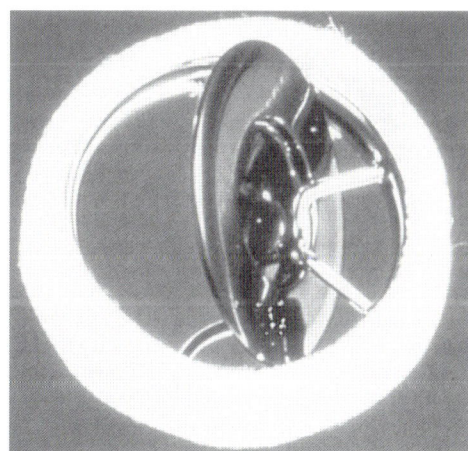

Abb. K42. Kippscheibenprothese

Kir|chen|fens|ter|phä|no|men *nt*: *s.u. Essay Glaukome S. 497*
Kirschner-Operation *f*: perkutane Elektrokoagulation der Trigemi-

nuswurzel bei Trigeminusneuralgie

kissing disease *nt*: → *infektiöse Mononukleose*

kissing spine *nt*: *s.u. Baastrup-Zeichen*

Kissing-Spine-Syndrom *nt*: → *Baastrup-Zeichen*

Kla|di|o|se *f*: → *Cladiosis*

Klap|pen|plas|tik *f*: *Syn*: *Valvoplastik, Herzklappenplastik, Valvuloplastik*; plastische Operation einer Herzklappe zur Wiederherstellung der Funktion, z.B. bei Stenose oder Insuffizienz; *s.a. Herzklappenprothese*

Klap|pen|spal|tung *f*: → *Kardiovalvulotomie*

Klär|fak|tor *m*: → *Lipoproteinlipase*

Klasse-I-, -II-, -III-, IV-Antiarrhythmika *pl*: *Syn*: *Natriumantagonisten, Membranstabilisatoren*; *s.u. Antiarrhythmikum*

Klas|si|fi|ka|tion nach Borrmann *f*: Einteilung des Magenkarzinoms nach makroskopischen Gesichtspunkten; die Typen I und II werden auch als **lokalisierter Typ** bezeichnet, die Typen III und IV als **infiltrativer Typ**; der lokalisierte Typ hat eine 5-Jahresüberlebensrate von 35–40 %, der infiltrative Typ von 10 %; *s.a. Laurén-Klassifikation, Essay Neubildungen des Magens S. 947*

Klas|si|fi|ka|tion nach Gustilo und Anderson *f*: Einteilung offener Frakturen in O1–O4; *s.u. Essay Fraktur, Luxation, Distorsion S. 423*

Klas|si|fi|ka|tion nach Lown und Wolf *f*: *s.u. ventrikuläre Extrasystole*

Klas|si|fi|ka|tion nach Pauwels *f*: *s.u. Schenkelhalsfraktur*

Klas|si|fi|ka|tion nach Tscherne und Oestern *f*: Einteilung geschlossener Frakturen in G0–G3; *s.u. Essay Fraktur, Luxation, Distorsion S. 423*

Klatsch|mohn *m*: *Syn*: *Feldmohn, Mohnblumen, Papaver rhoeas*; Pflanze aus der Familie der Mohngewächse [Papaveraceae]; die getrockneten Kronblätter [**Klatschmohnblüten**, Rhoeados flos] enthalten Anthocyanglykoside [v.a. Mecocyanin, Cyanin] und Isochinolinalkaloide [v.a. Rhoeadin]; sie besitzen eine sedierende Wirkung und fördern die Expektoration; **Anw.**: traditionell bei Atemwegsbeschwerden und Schlafstörungen; ebenfalls als beruhigendes und schmerzstillendes Mittel

Klatskin-Tumor *m*: *s.u. cholangiozelluläres Karzinom*

Klau|en|ze|he *f*: → *Krallenzehe*

Kla|vi|ku|la|frak|tur *f*: *Syn*: *Schlüsselbeinbruch, Schlüsselbeinfraktur*; Schlüsselbeinbrüche entstehen meist durch Sturz auf den ausgestreckten Arm oder die Schulter; in Abhängigkeit von der Lokalisation unterscheidet man **mediale**, **mittlere** und **laterale Klavikulafrakturen**; *s.a. Essay Fraktur, Luxation, Distorsion S. 423*

laterale Klavikulafraktur: sie werden nach der **Einteilung von Jäger und Breitner** klassifiziert; Typ I, III und IV können meist konservativ behandelt werden [Gilchrist-Verband,

Rucksackverband], Typ II muss operative reponiert und fixiert werden; die rupturierten Bänder sollten ebenfalls genäht werden

mediale Klavikulafraktur: Frakturen im medialen/inneren Drittel sind oft von Luxationen im Sternoklavikulargelenk begleitet; **Therapie**: müssen operativ reponiert und fixiert werden

mittlere Klavikulafraktur: häufigste Frakturform [70 % der Klavikulafrakturen]; **Therapie**: i.d.R. konservativ mit Rucksackverband für 3 Wochen; anfangs muss der Verband täglich angezogen werden, damit die Reposition gehalten wird; offene Frakturen und Pseudarthrosen müssen operativ fixiert werden

Kla|vi|ku|la|pseud|ar|thro|se *f*: angeborene Pseudarthrosen [meist rechtsseitig, wahrscheinlich durch Pulsation einer hochstehenden Arteria subclavia bedingt] sind eher selten; häufiger sind Pseudarthrosen nach Fraktur oder Osteotomie; **Therapie**: bei vitaler Pseudarthrose i.d.R. Stabilisierung und/oder Kompression der Fragmente [Plattenosteosynthese; bei avitaler Pseudarthrose operative Entfernung infizierter oder nekrotischer Knochenteile; anschließend stabile Osteosynthese, evtl. Spongiosaplastik oder Knochentransplantation

Kla|vus *m*, *pl* **-vi**: → *Clavus*

Kleb|si|el|la *f*: gramnegative, anaerobe, unbewegliche Stäbchenbakterien, die als Erreger von eitrigen Lokalinfektionen oder Sepsis und als Nosokomialkeime gefürchtet sind; werden oft mit Enterobacter und Serratia zur **KES-Gruppe** zusammengefasst; *s.a. Essay Nosokomiale Infektionen S. 723*

Klebsiella pneumoniae: *Syn*: *Klebsiella-Bakterium, Bacterium pneumoniae Friedländer, Friedländer-Bacillus*; gramnegatives Bakterium mit zahlreichen Antigentypen; Erreger von Klebsiellenpneumonie*, Harnwegsinfektionen und Sepsis, v.a. bei abwehrgeschwächten Patienten; die Bakterien werden über kontaminierte Gegenstände, pflanzliche Lebensmittel [v.a. Salate] und aerogen [Klimaanlagen] aufgenommen

Klebsiella pneumoniae ozaenae: *Syn*: *Klebsiella ozaenae, Ozäna-Bakterium*; Erreger von Atemwegsinfekten und der Stinknase [Ozäna]

Klebsiella pneumoniae rhinoscleromatis: *Syn*: *Rhinosklerom-Bakterium, Klebsiella rhinoscleromatis*; Erreger des Rhinoskleroms

Klebs|i|el|len|pneu|mo|nie *f*: *Syn*: *Friedländer-Pneumonie*; häufig bei älteren und abwehrgeschwächten Patienten sowie Patienten mit chronisch-obstruktiver Lungenerkrankung, Diabetes mellitus und Alkoholabusus auftretende bakterielle Lungenentzündung durch den Klebsiella pneumoniae[Friedländer-Bacillus]; **Therapie**: Breitspektrumcephalosporine [z.B. Ceftriaxon*, Cefotaxim*], Imipenem*; *s.a. Essay Nosokomiale Infektionen S. 723, Essay Pneumonie S. 1273*

Klebs-Löffler-Bazillus *m*: → *Corynebacterium diphtheriae*

Klei|der|laus|be|fall *m*: *Syn*: *Pediculosis corporis/vestimentorum*; *s.u. Pediculosis*

Klei|do|to|mie *f*: *Syn*: *Clavikotomie*; operative Durchtrennung des Schlüsselbeins [Clavicula]

Kleie|flech|te *f*: → *Pityriasis*

Klei|en|pilz|flech|te *f*: → *Pityriasis versicolor*

Klein|hirn|abs|zess *m*: meist durch Fortleitung [Mittelohrentzündung, Mastoiditis] oder nach Trauma entstehender Abszess; klinisch imponieren Kopfschmerzen, Nackensteifigkeit, Schwindel, Nystagmus, Erbrechen, Fazialislähmung, Hirndrucksteigerung; die **Therapie** umfasst eine operative Sanierung kombiniert mit Antibiotikagabe

Klein|hirn|blu|tung *f*: *s.u. Essay Schlaganfall und zerebrovaskuläre Krankheiten S. 1423*

Klein|hirn|brü|cken|win|kel|tu|mor *m*: → *Akustikusneurinom*

Klein|wuchs *m*: → *Mikrosomie*

Klet|te *f*: Bezeichnung für **Arctium lappa** [große Klette] und andere Arctium-Arten aus der Familie der Korbblütler [Asteraceae]; die **Klettenwurzel** [Bardanae radix, Arctii radix] enthält Kohlenhydrate [v.a. Inulin] und ätherisches Öl; die im ersten Jahr gesammelten und getrockneten Blätter [**Klettenkraut**, Bardanae herba] enthalten Sesquiterpene, Tr-

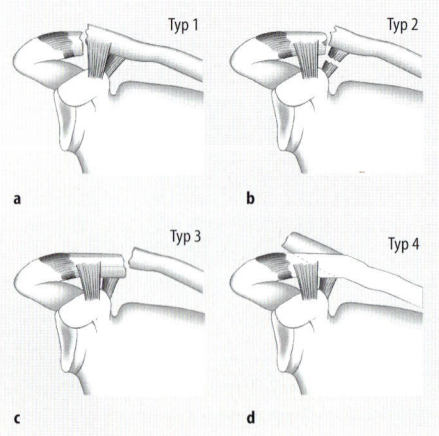

Typ 1   Typ 2

a   b

Typ 3   Typ 4

c   d

Abb. K43. Laterale Klavikulafraktur. Einteilung der lateralen Klavikulafrakturen nach Jäger und Breitner

terpene und Vitamin C; **Anw.**: traditionell als Diuretikum und Diaphoretikum sowie als Abführmittel und zur Blutreinigung; bei Gicht, Gallen- und Nierensteinen und rheumatischen Erkrankungen; äußerlich und in der Homöopathie Anwendung bei Hautleiden [Ekzem, Lichen, Ichthyosis, Psoriasis]; nach Kneipp die Blätter als Tee gegen Magengeschwüre und Magenentzündung und äußerlich bei Hautleiden, Juckreiz, Rissen und Schrammen sowie zu Umschlägen

Klick-Syndrom *nt*: → *Mitralklappenprolaps-Syndrom*

Kli|mak|te|ri|um *nt*: *Syn: Climacterium, Klimax, Wechseljahre der Frau, Climacter, Climax*; Übergangsphase von der vollen Geschlechtsreife zum Senium, die von Hitzewallungen, unregelmäßiger Menstruation, Stimmungsschwankungen, Schlafstörungen, Kreislaufbeschwerden u.ä. gekennzeichnet ist; die Abnahme der Eierstockfunktion führt zu einer abnehmenden Bildung von Progesteron und Östradiol und einem reaktiven Anstieg von FSH und LH; die Zyklen werden unregelmäßig und der Anteil anovulatorischer Zyklen nimmt zu; die letzte Monatsblutung [meist im 51.–52. Jahr] wird [retrospektiv nach einjähriger Amenorrhoe] als **Menopause** bezeichnet, der Zeitraum vor der Menopause als **Prämenopause**, die Zeit danach als **Postmenopause**; *s.u. Essay Klimakterische Störungen S. 805*

Klimakterium virile: *Syn: Wechseljahre des Mannes, Climacterium virile*; durch das Absinken der Androgenbildung hervorgerufener Symptomenkomplex, der dem Klimakterium der Frau ähnelt; die häufigsten Symptome sind Erektionsstörungen, Libidoverlust, depressive Verstimmung, Antriebslosigkeit, leichte Ermüdbarkeit, abnehmende Leistungsfähigkeit und Hitzewallungen

Klinefelter-Syndrom *nt*: *Syn: Klinefelter-Reifenstein-Albright-Syndrom*; durch verschiedene Trisomien [meist 47,XXY], 48,XXXY, 48,XXYY oder 49,XXXXY hervorgerufener Hypogonadismus mit eunuchoidem Hochwuchs, Gynäkomastie, weiblichem Behaarungstypus und Sterilität; die Häufigkeit liegt bei 1:1000 männlichen Neugeborenen; bei Jungen mit leichter mentaler Retardierung beträgt die Häufigkeit 1:100, bei infertilen Männern 1:10; die **Diagnose** erfolgt bei Ausbleiben der Pubertät oder bei Aspermie oder Hypogonadismus

Kli|to|ri|dek|to|mie *f*: *Syn: Klitorisektomie, Klitorisresektion, Klitorisentfernung*; operative Entfernung der Klitoris; wird noch in einigen Ländern oder von Volksgruppen zur Verminderung der sexuellen Empfindungsfähigkeit durchgeführt [**weibliche Beschneidung, female genital mutilation**]; nach Schätzungen der Weltgesundheitsorganisation sind weltweit ca. 130 Millionen Frauen von einer Form der rituellen Beschneidung betroffen; die häufigsten physischen Komplikationen sind Dysmenorrhoe, Dyspareunie, Narbenkeloide, Einschlusszysten, Dysurie, Hämatokolpos, rezidivierende Harnwegsinfektionen, Harnabflussstörungen und Urininkontinenz

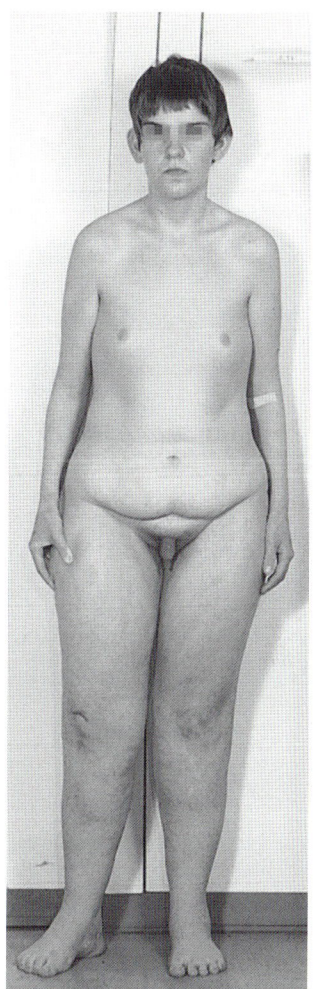

Abb. K44. Klinefelter-Syndrom

Tab. K12. Typen der rituellen Beschneidung von Frauen

Typ	
I	Entfernung von Klitoris und Präputium
II	Entfernung von Klitoris, Präputium und Labia minora
III [Infibulation]	Entfernung von Klitoris, Präputium, Labia minora und Teilen der Labia majora
IV	andere Formen

Kli|to|ri|do|to|mie *f*: weibliche Beschneidung; *s.u. Klitoridektomie*
Kli|to|ris|ek|to|mie *f*: → *Klitoridektomie*
Kli|to|ris|ent|fer|nung *f*: → *Klitoridektomie*
Kli|to|ris|in|zi|si|on *f*: → *Klitorotomie*
Kli|to|ris|re|sek|ti|on *f*: → *Klitoridektomie*
Kli|to|ris|riss *m*: durch starke Überdehnung unter der Geburt verursachter Riss, der meist nur oberflächlich ist; tiefere oder stark blutende Risse müssen vernäht werden, dabei ist auf den Harnröhrenausgang zu achten

Kli|to|ro|to|mie *f*: *Syn: Klitorisinzision, Klitorisspaltung*; Spaltung der Klitoris

Klon|or|chi|a|lsis *f, pl* **-ses**: → *Clonorchiasis*

Klos|tri|die *f*: → *Clostridium*

Klump|fuß *m*: *Syn: Pes equinovarus (excavatus et adductus)*; angeborene Fußfehlstellung mit Spitzfußstellung im Sprunggelenk, Hohlfuß, Adduktion des Vorfußes und Innendrehung des Rückfußes; betrifft Jungen doppelt so häufig wie Mädchen; **Therapie**: schonendes Redressement sobald als möglich nach der Geburt und Retention der erreichten Korrektur im Gipsverband, der alle 3–4 Tage zur Vermeidung von Druckstellen gewechselt werden muss; der Hochstand des Fersenbeins kann später durch eine Verlängerung der Achillessehne korrigiert werden; da die konservative Behandlung nicht das ursächliche Ungleichgewicht der Muskelkräfte beseitigt, ist die krankengymnastische Nachbehandlung von größter Wichtigkeit; eine Gefahr bei der Behandlung ist die Ausbildung eines Schaukelfußes durch falsches Redressement mit Hochbiegen des Vorfußes; bleibt die konservative Behandlung erfolglos, können eine Verpflanzung des Musculus tibialis anterior und Arthrodese des

K

K

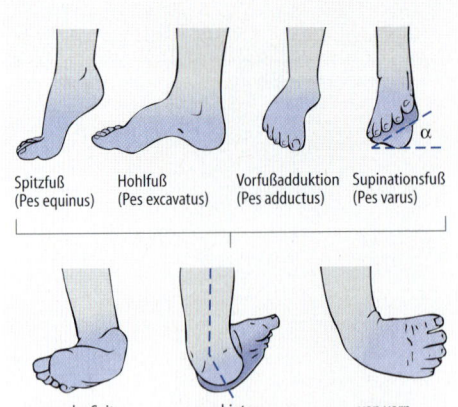

Spitzfuß
(Pes equinus)

Hohlfuß
(Pes excavatus)

Vorfußadduktion
(Pes adductus)

Supinationsfuß
(Pes varus)

α

von der Seite

von hinten

von vorn

Abb. K45. Klumpfuß

unteren Sprunggelenkes versucht werden

paralytischer Klumpfuß: erworbener Klumpfuß bei schlaffer oder spastischer Lähmung [z.B. Poliomyelitis], Verletzungen des Nervus peroneus, frühkindlicher Hirnschädigung oder apoplektischem Insult; die **Therapie** besteht aus aktiven und passiven Übungen und Schienenbehandlung

Knäu|el|fi|la|rie f: Syn: Onchocerca volvulus; s.u. Onchozerkose

Knaus-Ogino-Methode f: Syn: Knaus-Methode, Kalendermethode, Rhythmusmethode; natürliche Verhütungsmethode, die auf der Berechnung der empfängnisfähigen Tage mittels Menstruationskalender beruht; heute wird die Methode wegen ihrer Unzuverlässigkeit aber mehr und mehr zur Bestimmung der fruchtbaren Tage [9.–17. Tag des Zyklus] eingesetzt; s.a. Essay Empfängnisverhütung und Familienplanung S. 343

Knie|en|do|pro|the|se f: Syn: Kniegelenksprothese; die komplizierte Biomechanik des Kniegelenkes macht die Entwicklung von Knieendoprothese schwierig und auch heute gibt es noch kein Modell, das den Hüftendoprothesen gleichwertig wäre; monokondyläre **Schlittenprothesen** [z.B. bei auf ein Gelenkkompartiment beschränkter Gonarthrose eingesetzt] werden, egal ob zementfrei oder einzementiert, von den meisten Chirurgen negativ beurteilt, weil sie nur selten zu Schmerzfreiheit führen und i.d.R. früh locker werden; zementierte und zementfreie **bikondyläre Prothesen** sind heute die Methode der Wahl bei Patienten ab dem 65. Lebensjahr; bei Pangonarthrose wird sie durch einen **retropatellaren Gleitflächenersatz** ergänzt; **Scharnierprothesen**

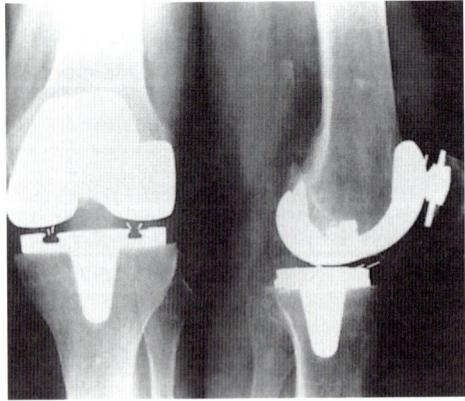

Abb. K46. Knieendoprothese. Zementfreie, bikondyläre Prothese

werden kaum noch eingesetzt, dafür sind **Rotationsendoprothesen** im Kommen

das primär größte Problem für ungekoppelte bikondyläre Prothesen stellt die Anpassung der Weichteile an die Jahre der Fehlstellung dar, die einem Einsatz der Prothese in einer anatomisch korrekten Position im Wege steht; es muss also eine Lösung [engl. release] der Weichteile erfolgen, die aber nicht immer zufriedenstellende Ergebnisse bringt; deshalb wird von vielen Chirurgen die Implantation von Rotationsendoprothesen vorgezogen, die dieses Problem ignorieren und eine frühzeitige physiotherapeutische Mobilisierung der i.d.R. älteren Patienten erlauben; im Gegensatz zur Hüftendoprothetik setzen sich weltweit zementierte Prothesen durch, weil es seltener zu Lockerung und zu Revisionsbedarf kommt

Knie|ge|lenk|band|rup|tur f: Syn: Kniegelenkbänderriss; Risse der Kniegelenkbänder können das vordere oder hintere Kreuzband oder das laterale oder medial Seitenband betreffen; s.a. Kreuzbandruptur, Seitenbandruptur

Knie|ge|lenks|ar|thro|de|se f: operative Versteifung des Kniegelenkes; früher relativ häufig bei fortgeschrittener Gonarthrose durchgeführt, v.a. in ärmeren Ländern; Dank der Fortschritte bei der Entwicklung von Knieendoprothesen heute nur noch selten vorgenommen

Knie|ge|lenks|ar|thro|se f: → Gonarthrose

Knie|ge|lenks|pro|the|se f: → Knieendoprothese

Knie|schei|ben|bruch m: → Patellafraktur

Knob|lauch m: Syn: Allium sativum; Pflanze aus der Familie der Liliaceae [Alliaceae]; die Zwiebeln oder Knollen [**Allii sativi bulbus**] enthalten schwefelhaltige organische Verbindungen, v.a. **Allicin**, das aus dem geruchlosen **Alliin** entsteht; besitzt eine antibakterielle und antimykotisch Wirkung; Allicin senkt den Blutlipidspiegel und hemmt die Thrombozytenaggregation; Alliin, Cycloalliin, S-Methylcystein und S-Propylcystein steigern die Fibrinolyse; das ätherische **Knoblauchöl** [Allii sativi aetheroleum] besteht v.a. aus Alliinderivaten; verwendet werden sowohl die frischen Knollen als auch Präparationen aus frischer und getrockneter Zwiebel [**Allii sativi bulbus siccatus**], wie z.B. Knoblauchpastillen oder Knoblauchpulver-Dragees; **Anw.**: traditionell bei erhöhten Blutlipidspiegeln und zur Arterioskleroseprophylaxe sowie zur Förderung der Durchblutung und Verdauung; in der Homöopathie bei Verdauungsstörungen, Entzündungen des Magen-Darm-Traktes und Bluthochdruck

wilder Knoblauch: → Bärlauch

Knö|chel-Arm-Index m: Syn: ankle brachial index; s.u. Essay Periphere arterielle Verschlusskrankheit S. 1661

Knö|chel|frak|tur f: Syn: Knöchelbruch, Malleolarfraktur, Malleolusfraktur, Fractura malleolaris; Fraktur eines [**Innenknöchelfraktur, Außenknöchelfraktur**] oder beider Knöchel [**bimalleoläre Fraktur**]; aufgrund der Struktur des oberen Sprunggelenkes handelt es sich um kombinierte Verletzungen von Fraktur und Bandläsion(en); die gebräuchlichste **Einteilung der Knöchelfrakturen nach Weber** basiert auf der Lage der Frakturlinie in Relation zur Syndesmose; eine Sonderform stellt die **Maisonneuve-Fraktur** dar; sie ist eine hohe Fibulafraktur [Typ-Weber C] mit Einriss der Membrana interossea auf ganzer Länge

Therapie: i.d.R. operativ, nur stabile, nicht-dislozierte Frakturen können konservativ [Ruhigstellung im Gips-/Kunststoffverband] behandelt werden; bei der Operation steht die exakte anatomische Reposition im Vordergrund; Kapsel- und Bandverletzungen werden genäht, die reponierten Fragmente mittels [Schrauben-, Zuggurtungs-, Platten-]Osteosynthese fixiert; s.a. Essay Fraktur, Luxation, Distorsion S. 423, s.a. Abb. K47, Abb. K48, Abb. K49

Kno|chen|an|eu|rys|ma, benignes nt: → aneurysmatische Knochenzyste

Kno|chen|bruch m: → Fraktur

Kno|chen|ei|te|rung f: Syn: Ostitis purulenta; eitrige Knochenentzündung; s.a. Osteomyelitis

chronische Knocheneiterung: Syn: chronisch epitympanale Otitis media, erworbenes Cholesteatom, Otitis media chronica

Klimakterische Störungen

W. Braendle

Definitionen

Als **Klimakterium** wird die Lebensphase bezeichnet, in der die typischen Symptome der nachlassenden ovariellen Funktion erlebt werden, etwa zwischen dem 45. und 50. Lebensjahr. Ein Viertel der weiblichen Bevölkerung Deutschlands befindet sich in diesem Alter und 85 % von ihnen beklagen Beschwerden, die durch den Östrogenabfall hervorgerufen werden und durch eine Hormonsubstitution therapeutisch beeinflusst werden können.

Die **Menopause** ist definiert als die letzte Menstruationsblutung, der 1 Jahr lang keine Blutung folgt. Die **Postmenopause** ist die gesamte Phase nach dem Auftreten der letzten Regelblutung. Die Menopause liegt bei gesunden, normal ernährten Frauen im 50. bis 52. Lebensjahr, doch mit großer Varianz. 1 % aller Frauen haben eine vorzeitige Menopause, vor dem 40. Lebensjahr und etwa 10 % vor dem 46. Lebensjahr.

Als **Prämenopause** wird zum einen der Zeitraum vor Eintritt der Menopause verstanden, in dem bereits endokrine Veränderungen stattfinden, der sich somit auf 1 oder 2 Jahre vor der Menopause beschränkt. Die Weltgesundheitsorganisation [WHO] hat durch ihre Terminologie-Gruppe empfohlen, darunter die gesamte Zeit der fortpflanzungsfähigen Periode bis zur letzten Menstruationsblutung zu bezeichnen.

K

Endokrine Ursache des Eintritts der Menopause ist die nachlassende Ovarialfunktion. Dies aber tritt nicht plötzlich ein, sondern ist Folge bereits sehr früh beginnender Prozesse. Neben einer Varianz der Zykluslänge kommt es sowohl zu einer verminderten Östrogenproduktion in der Follikelphase bei prämenopausalen Frauen als auch zu vorübergehend erhöhten Östrogenspiegeln, häufig im Zusammenhang mit anovulatorischen Zyklen. Hier bestehen sowohl interindividuelle Unterschiede als auch unterschiedliche Verläufe.

Auch nach der Menopause werden häufig noch Östradiolanstiege gefunden. Nicht selten können insbesondere unter sequenzieller Substitutionsbehandlung zyklische Anstiege und ein konsekutiver Abfall der Östradiolspiegel erfolgen, eine der Ursachen für irreguläre Blutungen unter einer Substitutionsbehandlung. Aber auch ohne Substitutionsbehandlung können intermittierende Östradiolanstiege auftreten. Dies muss nach dem Wiederabfall der Spiegel nicht mit einer Menstruationsblutung einhergehen, da die Phasen des Östradiolanstiegs meist sehr kurz sind.

Symptomatik

Hitzewallungen sind das bekannteste Zeichen des klimakterischen Beschwerdekomplexes. Ihre Häufigkeit und insbesondere ihre Ausprägung sind aber individuell sehr unterschiedlich. Subjektive Schilderungen nennen eine plötzliche, vorübergehende Erscheinung, die mit einer Erwärmung bis intensiven Erhitzung, beginnend im oberen Teil des Körpers, über Kopf, Gesicht, Hals, Arme – einhergehend mit einer Rötung –, bis hin zu einem Schweißausbruch und nachträglichem Frieren. Dieses ist die häufigste und charakteristische Schilderung, sie werden aber in Ausmaß und Dauer auch in den einzelnen Komponenten sehr unterschiedlich erlebt und von einigen Frauen gar nicht wahrgenommen.

❗ Etwa 60–90 % der Frauen in den westlichen Industrieländern leiden unter Hitzewallungen, die meisten von ihnen über 1–2 Jahre, etwa ein Viertel aber auch länger als 5 Jahre.

Seit der klassischen Arbeit von Molnar ist definitiv geklärt: Hitzewallungen sind ein objektiv nachweisbares, pathophysiologisches Geschehen. Das subjektiv sicherste Zeichen ist eine intensive Hitze im Gesichts-, Hals- und Schulterbereich, ein Zustand, der mehrere Minuten anhält. Er wird durch eine deutlich sichtbare Hautrötung der betreffenden Körperpartien objektivierbar. Die Durchblutung der Haut wird stärker, die Herzfrequenz steigt an, und die Hauttemperatur – insbesondere die der Akren – erhöht sich. Verbunden sind die Hitzewallungen mit einem ausgesprochenen Missempfinden und können von Kopfschmerzen, Übelkeit, Abgeschlagenheit und spürbarem Herzklopfen begleitet werden.

Neben psychischen Faktoren – wie emotionale Erregtheit – werden auch exogene Faktoren, wie Hitze, gewisse Speisen, Kaffee, Alkohol oder Stress als auslösende Faktoren genannt.

Im englischen Sprachgebrauch wird zwischen subjektiven und objektiven Symptomen differenziert. *Hot flash* bezeichnet die subjektive kortikale Wahrnehmung der Symptomatik, *hot flush* definiert die sichtbare Hautrötung. Dabei werden *hot flashes* häufiger registriert als *hot flushes*. Die Häufigkeit von Hitzewallungen wurde in der Studie von Voda mit 51 pro 24 Stunden erfasst ohne einen auffallenden Unterschied zwischen Tag und Nacht. 22 % der Hitzewallungen traten während des Schlafes auf und führten bei 17 der 20 Frauen stets zum Aufwachen. In einer Studie von Erlik, in der 9 Personen über 3 aufeinanderfolgende Nächte in einem Schlaflabor untersucht wurden, fand sich bei 8 Personen ein signifikanter Zusammenhang zwischen Hitzewallungen und Aufwachen. Bei den meisten setzte das Aufwachen bereits vor jeder messbaren Änderung des Hautwiderstandes oder der Hauttemperatur ein. Etwa eine halbe bis eine Minute nach dem Aufwachen kam es zu messbaren Änderungen des Hautwiderstandes und der Temperatur. Ein Maximum der peripheren Änderungen wurde 4 bis 8 Minuten nach Beginn des Aufwachens gefunden. Diese zeitlichen Beziehungen ähnelten sehr dem

Tab. 1. Häufigkeit klimakterischer Beschwerden

	nach Nestler u. Sies 1991	nach Neugarten u. Kraines 1965
Depressionen	30 %	78 %
Gewichtszunahme		61 %
Herzklopfen	24 %	44 %
Hitzewallungen	55 %	68 %
Irritierbarkeit	29 %	
Kopfschmerzen	38 %	71 %
Müdigkeit	43 %	88 %
Nervosität	41 %	
psychische Labilität		92 %
Rückenschmerzen	25 %	48 %
Schlaflosigkeit	32 %	51 %
Schwindel	24 %	
Schwitzen	39 %	
Stechen und Kribbeln	22 %	
Vergesslichkeit		64 %

Ablauf einer Hitzewallung im Wachzustand vom Einsetzen subjektiv empfundener aufsteigender Hitze, bis zum Nachweis der Änderungen peripherer Funktionen. Daraus wurde der Schluss gezogen, dass das Einsetzen des Aufwachens und der Beginn der kortikalen Wahrnehmung einer Hitzewallung in einer zentralen Störung ihre Ursachen haben muss und nicht die subjektiv empfundene Symptomatik Folge des Schwitzens und der gesteigerten Hautdurchblutung ist.

Regulation der Körpertemperatur

Die Kontrolle der Temperaturregelung beim Menschen wird nach unseren heutigen Vorstellungen über einen zentralen hypothalamischen Thermostaten geregelt, der die Kerntemperatur des Körpers mit einem Temperatur-Sollwert vergleicht. Der Temperatur-Sollwert kann durch verschiedene Substanzen beeinflusst werden. Fieber auslösende Stoffe [Pyrogene] bewirken, dass der zentrale Sollwert gegenüber der Kerntemperatur erhöht eingestellt wird. Eine Steigerung der Wärmeproduktion und verringerte Wärmeabgabe bewirken, dass die Kerntemperatur auf den neueren, höheren Sollwert steigt. Bei einer Hitzewallung hingegen wird der zentrale Thermostat auf einen niedrigeren Wert eingestellt. Um die Kerntemperatur diesem neuen Sollwert anzupassen, werden Mechanismen [Dilatation der Hautgefäße und vermehrte Durchblutung] eingeleitet, die zur Wärmeabgabe und zum Schwitzen führen.

In jüngsten Studien wurde zur Registrierung der Körperkerntemperatur eine Radiotelemetrie-Pille verwendet, die geschluckt wird und auf diese Weise direkt die Temperatur im Körperinneren misst. Dadurch konnten auch minimale Körperkerntemperatur-Differenzen erfasst werden. Registriert wurden dabei Körperkerntemperaturerhöhungen um nur 0,08 °C. Es ist aber bekannt, dass sehr geringe Erhöhungen der Körperkerntemperatur zur Erhöhung der peripheren Temperatur führen, die ca. 20-mal größer sind, d.h., eine Körperkerntemperaturänderung um 0,08 °C entspricht einem peripheren Temperaturanstieg um ca. 1,6 °C. Aber auch in diesen Studien war nicht in allen Fällen ein Körperkerntemperaturanstieg während der Hitzewallung nachweisbar. Es fanden sich aber einige Unterschiede zwischen symptomatischen und asymptomatischen Frauen. So war die thermoneutrale Zone, innerhalb der Schwitzen und Frieren nicht vorkommen, bei postmenopausalen Frauen mit gespürten Hitzewallungen 0 °C, bei asymptomatischen jedoch 0,4 °C.

Da aus Plazebo-kontrollieren Doppelblindstudien erwiesen ist, dass Östrogene gegenüber Plazebo Hitzewallungen signifikant reduzieren können, aber auch relativ häufig durch Plazebo Einfluss auf subjektive Hitzewallungen sowohl im Ausprägungsgrad als auch in der Häufigkeit erfolgen, untersuchten Freedman und Blacker den Einfluss einer Östrogensubstitution auf die Körperkerntemperatur und die objektive Rate an Hitzewallungen [gemessen an der Hautleitfähigkeit über dem Sternum]. Dabei fand sich eine signifikante Reduktion der Hitzewallungen unter Östrogensubstitution, keine Änderung der Körperkerntemperatur, wohl aber eine Änderung des Körperkerntemperatur-Schwellenwertes, bei dem Schwitzen auftrat, und keine messbaren Änderungen im Noradrenalin-System. Allerdings waren die Noradrenalin-Spiegel nur im peripheren Blut gemessen worden. Es gibt demgegenüber deutliche Hinweise, dass Östradiol katecholaminerge Neurone im Gehirn moduliert. Der genaue Mechanismus der Östrogenwirkung, der zur Reduktion der Hitzewallungen führt, kann damit nach wie vor nicht mit Bestimmtheit angegeben werden. Es ist aber interessant, dass in dieser Studie, in der Hitzewallungen objektiv registriert wurden, in der Plazebo-Gruppe keine Abnahme, sondern sogar eine geringe Zunahme der Hitzewallungen gefunden wurde.

Endokrine Faktoren der Hitzewallungen

❗ **Es ist seit langem bekannt, dass nicht der absolute Östrogenmangel, sondern der Abfall der Östrogene dazu führt, dass Hitzewallungen ausgelöst werden.**

Frauen mit einer Gonadendysgenesie beispielsweise, die nie normal hohe Erwachsenen-Östrogenspiegel haben, empfinden keine Hitzewallungen. Erst, wenn sie substituiert worden sind und diese Substitution unterbrochen wird, verspüren sie Hitzewallungen.

Man hat in vielen Studien Korrelationen zwischen der absoluten Höhe der Östradiolspiegel und dem individuellen Auftreten von Hitzewallungen nachzuweisen versucht. Es ließen sich aber keine Korrelationen zu bestimmten Absolutspiegeln zeigen. Dass aber der relative Abfall der Plasmaöstrogenspiegel ein kausaler Faktor für das Auftreten von Hitzewallungen ist, hat sich gerade in jüngster Zeit durch die Anwendung von GnRH-Agonisten nachweisen lassen, die nach initialer Stimulation der Gonadotropinausschüttung zu einem hypogonadotropen und damit auch hypoöstrogenen Zustand führen. Bei Patientinnen, die auf diese Weise behandelt werden, kommt es grundsätzlich zum Auftreten von Hitzewallungen. Dies kann als sicheres subjektives Zeichen der Wirkung der GnRH-Analoga registriert werden. Ebenso findet sich bei anderen Ursachen eines plötzlichen Östrogenentzugs – wie der Ovarektomie – regelhaft nach kurzer Zeit das Auftreten von Hitzewallungen.

Welches der spezifische Angriffspunkt ist, über den der Östrogenmangel zu Hitzewallungen führt, ist bisher nicht sicher geklärt. Es können daher im Folgenden nur einige bekannte Zusammenhänge zwischen Östrogenen und Stoffwechselparametern des zentralen Nervensystems aufgezeigt werden. Der Stoffwechsel der biogenen Amine [Dopamin, Noradrenalin, Serotonin] ist sehr eng verknüpft mit Metaboliten der Östrogene, den Katecholöstrogenen. Katecholöstrogene hemmen kompetitiv die biologische Inaktivierung von Noradrenalin durch die Katecholorthomethyltransferase. Auch die Synthese biogener Amine wird durch Katecholöstrogene direkt beeinflusst, z.B. durch die Hemmung der Tyrosinhydroxylase. Noradrenalin oder Dopamin sowie Serotonin sind mit der Regulation der Schlaftiefe und dem REM-Schlaf eng verknüpft. Werden Noradrenalin oder Dopamin enthaltende Stellen zerstört, kommt es zur Abnahme des REM-Schlafes. Non-REM-Schlafphasen werden vermindert, wenn Serotonin enthaltende Gebiete verletzt werden.

Als weiteres zentrales Bindeglied zwischen verminderten Östrogeneinflüssen und dem Auftreten klimakterischer Symptome müssen die Prostaglandine angesehen werden. Die Abhängigkeit der Prostaglandinsynthese im Gehirn von östrogener Stimulation konnte tierexperimentell nachgewiesen werden.

Therapie des klimakterischen Beschwerdekomplexes

❗ **Da der Abfall der Östrogene die Ursache für das Auftreten klimakterischer Beschwerden ist, ist folgerichtig die Östrogen- oder Östrogen-Gestagen-Behandlung die adäquate und effektivste Therapie dieses Beschwerdekomplexes.**

Dass diese Behandlung objektiv geeignet ist, den klimakterischen Beschwerdekomplex wirksam zu beeinflussen und Hitzewallungen zum Verschwinden zu bringen, ist durch Plazebo-kontrollierte, prospektive Doppelblindstudien belegt sowie durch Studien, in denen vor und unter der Therapie die Hitzewallungen bzw. Hautwiderstandsanderungen gemessen wurden. Dabei wurden in Studien, bei denen Hautwiderstandsmessungen als objektives Maß einer Hitzewallung erfolgten, kein Einfluss der Plazebomedikation auf die Hitzewallungen gefunden, während in Studien, bei denen die Hitzewallungen durch die Patientin selbst registriert und berichtet wurden, regelmäßig auch ein deutlicher Effekt der Plazebopräparate gefunden wurde.

Die Art der Hormonapplikation, ob oral oder transdermal, über Pflaster oder Gel, nasal mit Spray oder durch Injektion von Depotpräparaten, richtet sich wesentlich nach den Wünschen der Patientin. Grundsätzlich wird mit einer niedrigen Dosis begonnen und die Titration der wirksamen Dosis erfolgt entsprechend dem Einfluss auf die Beschwerden. Eine Korrelation zwischen gemessenen Östradiolspiegeln und der Beschwerdesymptomatik besteht nicht. Hier sind sehr große individuelle Unterschiede möglich, die wahrscheinlich auf eine unterschiedliche Pharmakokinetik und Pharmakodynamik, d.h. eine unterschiedliche Verstoffwechselung und Übermittlung der Wirkung zurückzuführen sein dürften. So kann sogar in der Prämenopause bei noch regelmäßigen

Zyklen über klimakterische Beschwerden geklagt werden. Hier kann lediglich symptomatisch eine Therapie erfolgen, d.h., kommt es unter der Therapie zum Verschwinden oder zur Besserung der geklagten Symptome, ist damit erwiesen, dass es sich um eine Östrogenmangelsymptomatik gehandelt hat.

In dieser Phase, der Prämenopause, würde eine Substitution bei vorhandenem Uterus grundsätzlich zyklisch erfolgen, um zugleich einer Endometriumhyperplasie vorzubeugen. Ein stabiler Menstruationszyklus in dieser Phase ist zudem wesentlich für die Kooperation der Patientin, da bekannt ist, dass Blutungsstörungen der häufigste Grund für das Absetzen der Behandlung durch die Patientin selbst ist.

❗ Bei Zustand nach Uterusexstirpation sollte die Behandlung mit Östrogenen alleine erfolgen.

Ein Gestagenzusatz ist lediglich zum Schutz des Endometriums erforderlich, da bei vorhandenem Uterus eine langzeitige alleinige Östrogenbehandlung nach mehreren Studien mit gehäuftem Auftreten endometrialer Hyperplasien und auch Endometriumkarzinomen* verbunden ist. Die Gestagenbehandlung sollte dabei, wenn sie in zyklischer Form erfolgt, mindestens über 10 Tage gegeben werden, da nur bei dieser Mindestdauer nicht mit einer erhöhten Inzidenz an Endometriumkarzinomen* gerechnet werden muss. Ebenso kann aber eine dauerhaft kombinierte Behandlung von Östrogenen und Gestagenen erfolgen.

Entscheidend vor Therapiebeginn ist ein ausführliches Gespräch mit der Frau über Indikation, Vor- und Nachteile einer Hormonbehandlung, ihre Wirkung und ihre möglichen Nebenwirkungen. Dabei sollte zum einen auf vorübergehende Beschwerden hingewiesen werden, die bei der Einnahme in den ersten Behandlungsmonaten auftreten können – wie Brustspannen, Wassereinlagerungen, Blutungsstörungen sowie die erhöhte Thromboembolierate und bei Langzeiteinnahme, insbesondere von Östrogenen und Gestagenen, die gering erhöhte Inzidenz an Mammakarzinomen*. Bei der Anamneseerhebung ist insbesondere auf individuelle Risikofaktoren zu achten. So stellt eine Thrombose in der Eigen- oder Familienanamnese zumindest eine relative Kontraindikation gegen eine Hormonbehandlung dar, ggf. können in diesen Fällen spezielle Untersuchungen durchgeführt werden. Entscheidend ist, dass durch dieses informative Gespräch die Frau selbst in die Lage versetzt wird zu entscheiden, ob sie Hormone einnehmen möchte oder nicht.

Prophylaxe

Auf der Basis der Ergebnisse großer Beobachtungsstudien wurde Anfang der 90iger Jahre überlegt, ob es sinnvoll sei, aus prophylaktischen Gründen, insbesondere zur Prävention der Osteoporose und kardiovaskulärer Erkrankungen, bei allen postmenopausalen Frauen, Östrogene oder Östrogen-Gestagen-Kombinationen, auch noch in hohem Alter, anzuwenden. Um die Frage zu beantworten, wurde die *Women's Health Initiative* [WHI]-Studie initiiert. Die Frage wurde durch die WHI-Studie eindeutig beantwortet:

❗ Es ist nicht zum Nutzen, in höherem Alter mit der Einnahme eines Östrogen-Gestagen-Präparates aus prophylaktischen Gründen zu beginnen, denn das Nutzen-Risiko-Verhältnis kehrt sich hier sogar möglicherweise um.

Es gilt grundsätzlich, dass eine Hormonsubstitution nur nach entsprechender Indikationsstellung verordnet werden soll. Diese Indikationsstellung kann jeweils nur im Einzelfall auf der Basis eines individuellen Risikoprofils und einer ausführlichen Information über Vor- und Nachteile erfolgen. Dabei muss neben der Indikationsstellung für die Östrogenbehandlung eine zusätzliche Gestagengabe ebenfalls nur bei Indikation erfolgen. Auch über die Dauer der Substitutionsbehandlung muss individuell entschieden werden. Bei jährlichen Kontrolluntersuchungen sollte die Indikation für die Hormontherapie überprüft werden. Nach einiger Zeit kann – falls initial eine Dosiserhöhung erforderlich war, um die Beschwerden erfolgreich zu behandeln – die Dosis reduziert werden.

Randomisierte, Plazebo-kontrollierte Doppelblind-Interventionsstudien gelten als *evidence based medicine level I* für die Überprüfung der Wirksamkeit und Unbedenklichkeit eines Medikamentes. Ihre Aussagekraft hinsichtlich Wirksamkeit und Therapierisiko bestimmter Patientengruppen ist jedoch davon abhängig, ob das meist hoch selektierte, in die Studie aufgenommene Probandenkollektiv den Patienten entspricht, bei denen im ärztlichen Alltag die Therapie begonnen wird.

Im 5. Lebensjahrzehnt ist die Rate koronarer Herzerkrankungen und Myokardinfarkte bei Männern deutlich höher als bei Frauen. Nach der Menopause kommt es zu einem erheblichen Anstieg der Inzidenz und Schwere von koronaren Herzerkrankungen aufgrund der beschleunigten Entwicklung der Atherosklerose, die mit der Dauer des Östrogenmangels korreliert. Durch eine rechtzeitige Behandlung postmenopausaler Frauen mit Östrogenen können diese Veränderungen verhindert bzw. verzögert werden. Diese primäre Prävention koronarer Herzerkrankungen durch eine Östrogentherapie ist jedoch nur möglich, wenn das arterielle Endothel noch keine schweren Schädigungen aufweist. So ist in der WHI-Studie mit Östrogenen und MPA das Risiko koronarer Herzerkrankungen bei der Behandlung in den ersten 10 Jahren nach der Menopause nicht erhöht [RR 0,89], und in dem Studienarm, in dem mit Östrogenen alleine behandelt wurde, ist es in der Altersgruppe 50–59 sogar deutlich, wenn auch nicht signifikant, erniedrigt [HR 0,56].

Deutlich bestätigt durch die WHI wurde der protektive Effekt sowohl der Östrogen- als auch der Östrogen-Gestagen-Behandlung auf den Knochen. Die Rate osteoporotisch bedingter Frakturen war signifikant erniedrigt.

Nebenwirkungen

Bestätigt wurden durch die randomisierten Studien die Ergebnisse mehrerer Beobachtungsstudien der 90iger Jahre, dass die Rate **thromboembolischer Erkrankungen** sowohl unter einer Östrogen-Monotherapie als auch unter kombinierter Östrogen-Gestagen-Behandlung deutlich erhöht ist, insbesondere im ersten Behandlungsjahr. Dies bedeutet bei einer venösen Thrombose in der Anamnese, dass die Hormonsubstitution kontraindiziert ist, da das Risiko eines Rezidivs deutlich erhöht ist.

Das erhöhte **Thromboserisiko** spielt auch bei der Entstehung ischämischer zerebraler Erkrankungen eine Rolle. Hinsichtlich der Inzidenz von Schlaganfällen ist die Datenlage widersprüchlich. In der WHI-Studie wurde vor allem in einem höheren Alter eine erhöhte Rate **ischämischer und hämorrhagischer Schlaganfälle** gefunden. Die Mortalität scheint nach den vorliegenden Studien jedoch nicht erhöht zu sein.

Aus den Ergebnissen der *Nurses Health Study* und der Oxford-Reanalyse muss geschlossen werden, dass unter einer Behandlung mit Östrogenen und Gestagenen über mehr als 5 Jahre die Inzidenz an **Mammakarzinomen** erhöht ist. Dies wurde auch durch die WHI-Studie bestätigt. Bei Frauen, die nur im Rahmen der Studie mit Hormonen behandelt worden waren, fand sich mit einem relativen Risiko von 1,06 noch keine erhöhte Inzidenz. Erst, wenn die Frauen einbezogen wurden, die bereits vor Eintritt in die Studie über Jahre mit Hormonen behandelt worden waren, stieg das Risiko deutlich an [HR 1,26]. Damit liegt die Zunahme des Brustkrebsrisikos unter der Hormonsubstitution in der gleichen Größenordnung, wie vorherige Studien gezeigt hatten, und entspricht einer Risikoerhöhung wie bei einer frühen Menarche, einer späten ersten Geburt oder einer späten Menopause. Das erhöhte Risiko normalisiert sich zudem nach Absetzen der Hormone. Unter alleiniger Östrogenbehandlung fanden sich widersprüchliche Ergebnisse. Große Metaanalysen haben kein erhöhtes Risiko gezeigt, und auch in dem Östrogen-Mono-Arm der WHI-Studie fand sich keine erhöhte Inzidenz invasiver Mammakarzinome [HR 0,77].

K

K

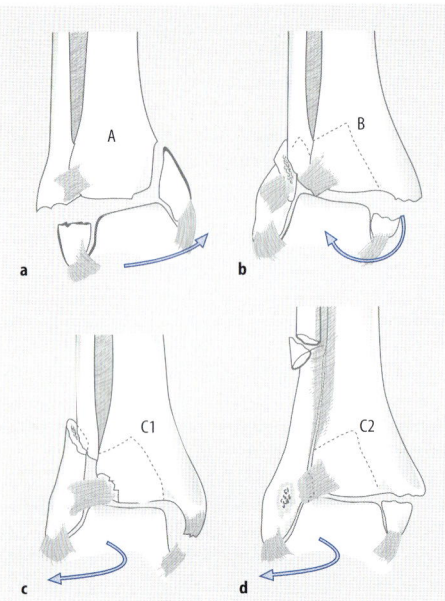

Abb. K47. Knöchelfraktur. Einteilung der Knöchelfrakturen nach Weber

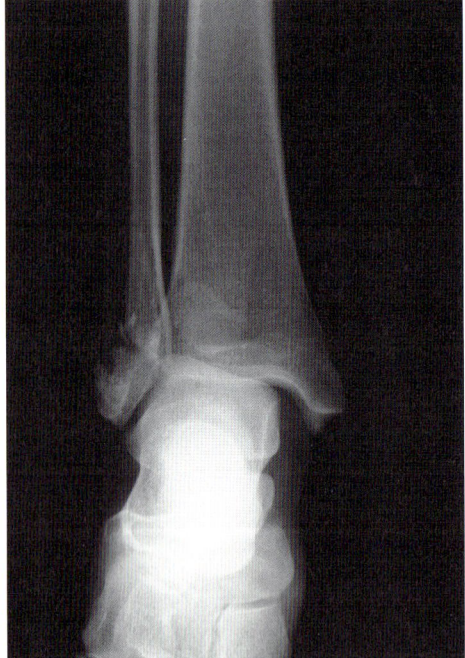

Abb. K48. Knöchelfraktur. Luxationsfraktur des oberen Sprunggelenkes mit Außenknöchelfraktur, Riss des Deltabandes und hinterem Volkmann-Dreieck

epitympanalis; s.u. Essay Otitis media S. 1181
Kno|chen|fis|sur *f:* → *Haarbruch*
Kno|chen|kör|per|chen *pl: s.u. Retinitis pigmentosa*
Kno|chen|mark|ent|zün|dung *f:* → *Osteomyelitis*
Kno|chen|mark|fi|bro|se *f:* → *Osteomyelofibrose*

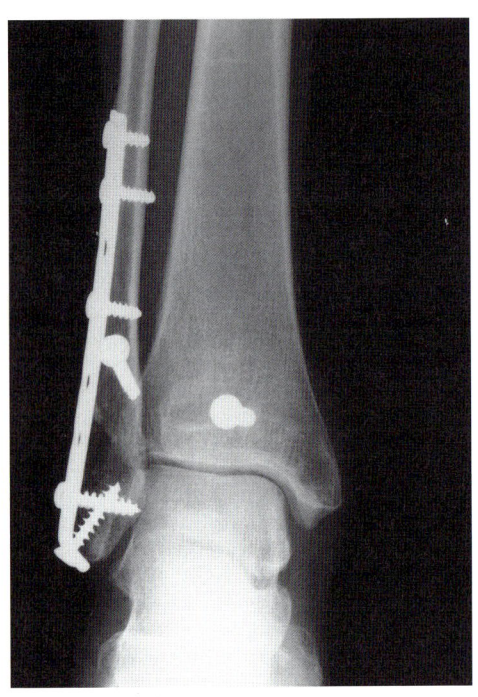

Abb. K49. Knöchelfraktur. Stabilisierung der Fibulafraktur mit Drittelplatte und Gleitlochschraube, Volkmann-Dreieck reponiert und mit Schraube fixiert

Kno|chen|mark|ö|dem *nt:* Bezeichnung für eine durch ein interstitielles Ödem verursachte intramedulläre Druckerhöhung; *s.a. Essay Knochennekrosen S. 811, Essay Kreuzbandverletzungen S. 853*
Kno|chen|mark|trans|plan|ta|ti|on *f: Syn: Knochenmarktransfusion;* Übertragung von Knochenmark des Patienten [**autologe Knochenmarktransplantation**] oder von Spendern [**allogene Knochenmarktransplantation**], z.B. bei der Leukämietherapie; das Knochenmark wird i.d.R. unter Vollnarkose durch multiple Punktionen des Beckenkamms gewonnen; da ca. 1000–1200 ml Knochenmarkblut entnommen werden müssen, wird die Knochenmarktransplantation fast nur noch für allogene Transplantationen eingesetzt und wo immer möglich durch die risikoärmere Transplantation von Blutstammzellen ersetzt; *s.a. Stammzelltransplantation, Essay Akute Leukämien S. 889*
Kno|chen|ne|kro|se *f: Syn: Osteonekrose;* meist lokalisiertes Absterben von Knochengewebe; am häufigsten als aseptische Knochennekrose, daneben auch bei chemischer oder physikalischer Störung oder als post-traumatische Knochennekrose im Anschluss an eine Verletzung, i.d.R. Fraktur; die **aseptische** oder **spontane Knochennekrose** ist eine vorwiegend das wachsende Skelett von Kindern und Jugendlichen betreffende Gruppe von Erkrankungen, die durch eine umschriebene ischämische Nekrose von Knochen (und meist auch Knorpelgewebe) charakterisiert werden; sie finden sich v.a. im Ansatzbereich der Achillessehne [Apophysitis calcanei], der Tibiaapophyse [Osgood-Schlatter-Syndrom], am Os naviculare [Morbus Köhler I] und den Metatarsalköpfchen [Morbus Köhler II]; *s.a. Essay Knochennekrosen S. 811*
Knochen-Paget *m:* → *Morbus Paget*
Kno|chen|plas|tik *f: Syn: Osteoplastik;* plastische Chirurgie der Knochen, z.B. Osteosynthese, Spondylodese
Kno|chen|re|sek|ti|on *f:* → *Osteoektomie*
Kno|chen|sar|kom *nt:* → *Osteosarkom*

Knochennekrosen

Syn.: aseptische/avaskuläre Osteonekrose, Osteochondronekrose

K.M. Peters

Definition

Bei den aseptischen Osteonekrosen handelt es sich um erworbene lokalisierte Skeletterkrankungen meist unbekannter Ätiologie, die durch typische Verlaufsformen und Lokalisationen charakterisiert sind. Alters- und Geschlechtsverteilung sowie ein beidseitiges Auftreten sind bei den einzelnen Osteonekrosen unterschiedlich. Als häufigste Knochennekrose im Kindesalter gilt der **Morbus Perthes**, im Erwachsenenalter die **aseptische Femurkopfnekrose** [Tab. 1] [Abb. 1–4].

Zur Gruppe der aseptischen Knochennekrosen zählt auch die **Osteochondrosis dissecans**. Hier handelt es sich um eine umschriebene subchondrale Osteonekrose mit Abstoßung des Nekrosebezirkes [Dissekat] in den Gelenkraum. Lokalisiert ist die Osteochondrosis dissecans an den gewichttragenden Abschnitten der großen

Tab. 1. Häufige aseptische Knochennekrosen

Lokalisation	Eigenname	Alters- und Geschlechtsverteilung		Bilateraler Befall
		[Jahre]	[männlich:weiblich]	
Femurkopfepiphyse	Morbus Perthes	3–12	4:1	20 %
Femurkopf		30–50	4:1	50 %
Lunatum	Morbus Kienböck	20–30	4:1	
Femurkondylus	Morbus Ahlbäck	60–70	1:3	
Brust- und Lenden-wirbelkörper	Morbus Scheuermann	10–20	2:1	
Metatarsaleköpfchen II–IV	Morbus Köhler II	12–18	1:4	+
Naviculare pedis	Morbus Köhler I	3–6	2:1	30 %
Capitulum humeri	Morbus Panner	6–10	hauptsächlich Jungen	

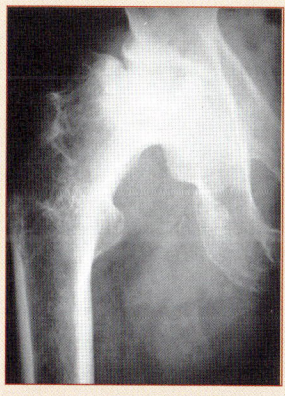

Abb. 1. Weit fortgeschrittene Femurkopf-nekrose rechts. ARCO-Stadium V bei einem 38-jährigen Patienten

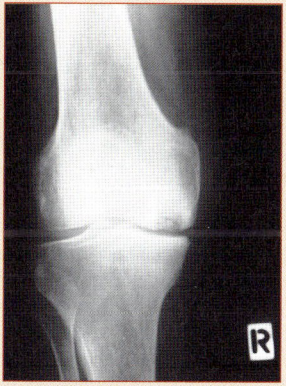

Abb. 2. Morbus Ahlbäck. Im rechten Kniege-lenk mit typischer Lokalisation im medialen Femurkondylus

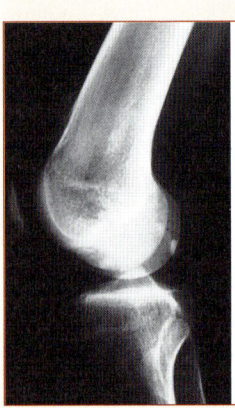
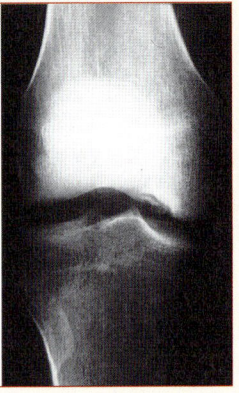

Abb. 3. Morbus Köhler II. Am rechten Os metatarsale II

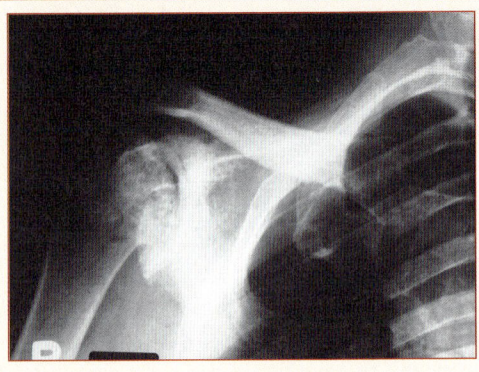

Abb. 4. Sekundäre Humeruskopfnekrose rechts nach langjähriger Kortisoneinnahme. 68-jährige Patientin mit rheumatoider Arthritis; die idiopathische Humeruskopfnekrose [Morbus Hass] ist selten

Abb. 5. Ausgeprägte Osteochondrosis dissecans. Im medialen Femurkondylus des linken Kniegelenks [a seitlich, b a.-p.]

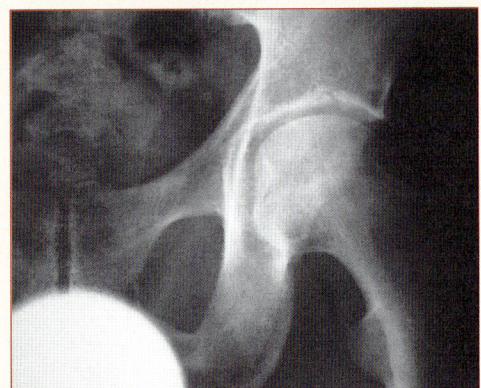

Abb. 6. Osteochondrosis dissecans acetabuli links. Eine seltene Lokalisation

Gelenke [laterale Fläche des medialen Femurkondylus als häufigste Lokalisation, Capitulum humeri, medialer Abschnitt der Talusrolle, kranialer Hüftkopfanteil] [Abb. 5–6].

Die Zugehörigkeit des im Adoleszentenalter auftretenden **Morbus Scheuermann** zur Krankheitsgruppe der aseptischen Osteonekrosen wird von manchen Autoren infrage gestellt [Abb. 7–8]. Da die Diagnose eines Morbus Scheuermann zu häufig gestellt wird, sind Angaben in der Literatur, dass der Morbus Scheuermann bei 20 % der Bevölkerung vorkommt, deutlich zu hoch. Der **Morbus Osgood-Schlatter** mit seiner Lokalisation an der Apophyse der Tuberositas tibiae und der **Morbus Sinding-Larsen-Johansson** der Patellaspitze stellen nach heutiger Lehrmeinung eher traumatisch bedingte Insertionstendopathien als Knochennekrosen dar.

Als Ätiologie werden wiederholte Mikrotraumen, vaskuläre und konstitutionelle Faktoren diskutiert. Als Risikofaktoren für die Entwicklung verschiedener aseptischer Knochennekrosen, z.B. der Femurkopfnekrose des Erwachsenen, wurden Kortisonmedikation, Chemotherapie, Hyperurikämie, Alkoholabusus, Hepatopathie, Hyperlipoproteinämie, Diabetes mellitus und systemischer Lupus erythematodes identifiziert. Tritt eine Osteonekrose nach Bestrahlung [Radioosteonekrose], nach Fraktur [z.B. traumatische Femurkopfnekrose nach medialer Schenkelhalsfraktur] oder nach lokaler bakterieller Infektion auf, ist die Ätiologie geklärt. Die Nekrose kann entweder den gesamten Knochen [**Morbus Köhler I, Morbus Kienböck**], randständige Knochenteile [**Morbus Ahlbäck**] oder die gesamte Epiphyse [**Morbus Panner, Morbus Perthes**] betreffen.

Pathogenese

Wahrscheinlich entstehen die aseptischen Osteonekrosen auf dem Boden einer lokalen Durchblutungsstörung. Hier werden Gefäßverschlüsse durch Mikroembolien ebenso beschrieben wie Kompressionen der sinusoidalen

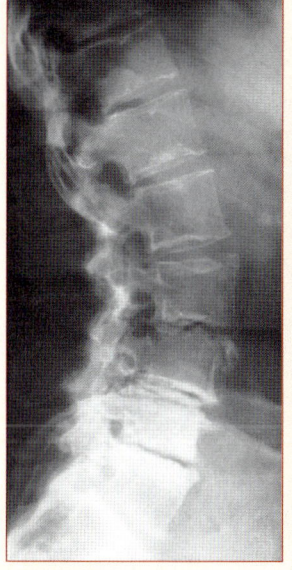

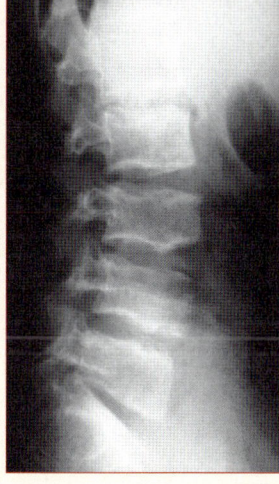

Tab. 2. Stadien der aseptischen Osteonekrosen nach Froberg et al. 1996

Sta-dium	Nativ-Röntgen	MRT	CT	Knochen-szintigrafie
I	–	+	–	+
II	fleckige Entkal-kung oder diffuse Osteoporose	+	+	+
III	Fragmentation, Osteolysen und Sklerosierungen, Gelenkflächen-einbrüche	+	+	+
IV	Arthrose			

Abb. 7. Thorakaler Morbus Scheuermann. Auch erhebliche degenerative Veränderungen der LWS

Abb. 8. Lumbaler Morbus Scheuermann. Unregelmäßig begrenzte Wirbelkörpergrund- und -deckplatten

Gefäße durch perivasale Druckerhöhungen des Fettmarks. Der Verlauf der Osteonekrosen lässt sich in Stadien einteilen [Tab. 2]. Für einige Osteonekrosen existieren gesonderte Stadieneinteilungen [z.B. aseptische Femurkopfnekrose ARCO-Stadien 0–VI, Morbus Kienböck Decoulx-Stadien I–IV].

Die Osteonekrose beginnt im Knochenmark. 6–12 Stunden nach Beginn der Ischämie lassen sich dort keine hämatopoetischen Zellen mehr nachweisen, an ihre Stelle treten Makrophagen und fettbeladene Histiozyten. 12–48 Stunden später sind die zellulären Anteile des Knochens betroffen, dann folgt die Nekrose des Fettgewebes. Die Knochentrabekel wirken zunächst verplumpt und zeigen später eine Hypotrophie. Es treten Mikrofrakturen auf. Am Übergang der Nekrosezone zum nicht betroffenen Knochen kommt es zu einer Entzündungsreaktion mit Ausbildung einer reaktiven Grenzfläche. Wachsen Blutgefäße und Bindegewebe aus dem gesunden Knochen in die demarkierte Nekrosezone ein, ist je nach Lage und Ausdehnung der Nekrose eine teilweise oder auch vollständige Revitalisierung des Nekroseareals möglich.

Symptomatik

Die Symptome einer aseptischen Knochennekrose sind Schmerz und Bewegungseinschränkung und haben abhängig von der Lokalisation der Nekrosezone unterschiedlich ausgeprägte Auswirkungen auf den Patienten. Die schmerzhafte Arthrose stellt häufig den Endzustand dar.

Diagnostik

Am Anfang der radiologischen Diagnostik der Knochennekrosen stehen Nativ-Röntgenaufnahmen der betroffenen Knochenregionen, gefolgt von der MRT, mit der eine frühzeitige Diagnosestellung und eine exaktere Erfassung des Nekroseareals gelingt. Laborchemisch zeigen die Knochennekrosen keine Auffälligkeiten. Die Bestimmung von Entzündungsparametern [BSG, CRP] ist vor allem zur Abgrenzung von entzündlich bedingten Knochenerkrankungen erforderlich. Geringe Anstiege der alkalischen Phosphatase können bei größeren Prozessen den Hinweis auf ossäre Umbauvorgänge geben.

Differenzialdiagnose

Die Differenzialdiagnosen ergeben sich häufig aus der Lokalisation der Osteonekrose. Prinzipiell sind im Initialstadium einer aseptischen Osteonekrose alle Erkrankungen, die mit einer umschriebenen Osteolyse einhergehen, abzugrenzen, z.B. Knochenmarködeme, mikrotraumatisch entstandene Bone Bruises, Tumoren und Entzündungen oder lokalisierte Osteoporosen. Liegen bereits nativ-radiologisch nachweisbare Knochenveränderungen vor, stellen benigne und maligne Knochentumoren sowie Osteomyelitiden die wesentlichen Differenzialdiagnosen dar.

Therapie
Eine kausale Behandlung der aseptischen Knochennekrosen gibt es bisher nicht. Das therapeutische Vorgehen richtet sich nach der Größe und Lokalisation der Nekrosezone, dem Verlaufsstadium und dem Alter des Patienten. Im Initialstadium einer Osteonekrose kann eine konservative Therapie mittels Entlastung des betroffenen Knochenabschnitts erfolgreich sein. In fortgeschritteneren Stadien ist die Therapie vorwiegend operativ.

Prognose
Die Prognose einer aseptischen Knochennekrose ist abhängig von der Lokalisation und Ausdehnung der Nekrosezone, vom Stadium der Knochennekrose bei Diagnosestellung und vom Alter des Patienten.

Vorsorge/Prävention
Präventive Maßnahmen erstrecken sich in der Vermeidung von Risikofaktoren für Knochennekrosen [z.B. Hyperurikämie, Alkoholismus] und der frühzeitigen konsequenten Diagnostik bei Patienten mit Risikoerkrankungen, z.B. nach Nierentransplantation, Kortisontherapie, Chemotherapie.

Morbus Perthes
Syn.: Morbus Legg-Calvé-Perthes, Perthes-Krankheit, Perthes-Legg-Calvé-Krankheit, Legg-Calvé-Perthes-Krankheit, Legg-Calvé-Perthes-Waldenström-Krankheit, Perthes-Calvé-Legg-Krankheit, Osteochondrosis deformans coxae juvenilis, idiopathische kindliche Hüftkopfnekrose, juvenile Osteochondrose des Hüftkopfes, Coxa plana

Definition
Der Morbus Perthes stellt eine aseptische Knochennekrose der koxalen Femurepiphyse mit häufiger Beteiligung der Wachstumsfuge und auch der Metaphyse beim Kind dar [Abb. 9].

Mit einem Befall der Gesamtbevölkerung von 0,08–0,44 % gehört der Morbus Perthes zu den häufigsten aseptischen Knochennekrosen. Die Ätiologie ist – wie die vieler anderer aseptischer Knochennekrosen – unklar. Bis zur Vereinigung des epiphysären und metaphysären Blutkreislaufs zu Beginn der Pubertät bleibt die Blutversorgung des juvenilen Femurkopfs kritisch und hängt vorwiegend von der lateralen Epiphysenarterie ab. Wahrscheinlich wirken konstitutionelle und genetische Faktoren wie kongenitale Gefäßanomalien und/oder hormonelle Dysregulationen beim Morbus Perthes mit. 90 % der an einem Morbus Perthes erkrankten Kindern weisen ein retardiertes Skelettalter auf. Bei 7 % der Erkrankten findet sich eine familiäre Häufung.

Pathogenese
Durchblutungsstörungen im Bereich der Femurkopfepiphyse führen zur Nekrose des Knochenkerns mit nachfolgendem Abbau des nekrotischen Knochens und anschließendem Wiederaufbau.

Die Perthes-Erkrankung wird in vier Stadien unterteilt:
- Im nativ-radiologisch negativen **Initialstadium** kommt es zu einem sichtbaren Gelenkerguss. Durch eine Wachstumsretardierung des Kopfkerns resultiert eine scheinbare Gelenkspaltverbreiterung.

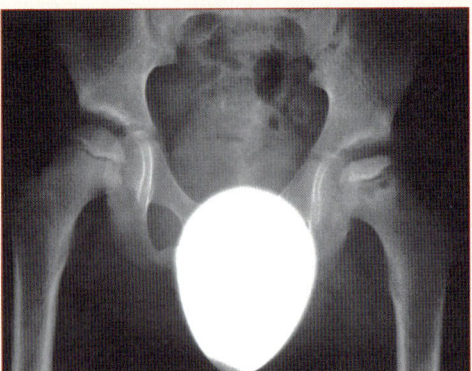
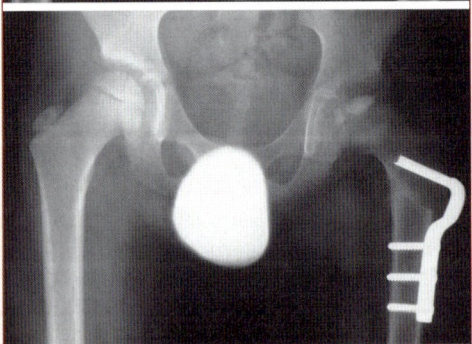

Abb. 9. Morbus Perthes links. Ausgedehnte metaphysäre Beteiligung [Catteral IV] [a] vor und [b] sechs Monate nach flektierender und varisierender Umstellungsosteotomie

- Im sich anschließenden **Kondensationsstadium** sintert der Kopfkern zusammen. Im Röntgenbild imponieren Verdichtungen und Sklerosierungen.
- Im **Fragmentationsstadium** stellen sich im Röntgenbild infolge Gefäßaussprossung und zunehmender Resorption der Nekrosezone gleichzeitig Verdichtungs- und Aufhellungsbezirke dar.
- Im **Reparationsstadium** wird nekrotisches Gewebe durch neu gebildeten Knochen ersetzt. Es kommt zum strukturellen Wiederaufbau des juvenilen Femurkopfes.

Symptomatik

Hinken und Knieschmerzen bei Kindern, insbesondere bei Jungen zwischen dem dritten und neunten Lebensjahr, sollten immer an einen Morbus Perthes denken lassen. Das Allgemeinbefinden ist beim Morbus Perthes nie beeinträchtigt.

Klinischer Befund

Die Bewegungseinschränkung des betroffenen Hüftgelenkes, insbesondere eine reduzierte Rotations- und Abspreizbeweglichkeit, sind frühe klinische Befunde beim Morbus Perthes. Die Abspreizhemmung lässt sich gut als positives **Patrick-** oder **Viererzeichen** demonstrieren [eingeschränkte Abspreizung des 90° gebeugten Oberschenkels]. Seltener finden sich bereits initial Beuge- und Anspreizkontrakturen. Eine Schonhaltung mit Atrophie der Gluteal- und Oberschenkelmuskulatur gilt als Spätsymptom des Morbus Perthes.

Diagnostik

Nach den Standard-Röntgenaufnahmen Beckenübersicht und axiale Aufnahme ist die MRT heute fester Bestandteil in der Frühdiagnostik. Neben einem frühzeitigen Nachweis der Nekrose lassen sich mittels MRT exakte Aussagen über die Ausdehnung der Nekrosezone machen. Die Sonografie dient der Ergussdiagnostik und kann in der Verlaufskontrolle eingesetzt werden. Die Ausdehnung der Nekrosezone beim Morbus Perthes wird nach **Catteral** in vier Gruppen eingeteilt [Tab. 3]. Die Zuordnung eines Patienten zu einer bestimmten Catteral-Gruppe ist für das therapeutische Vorgehen entscheidend. Große Bedeutung hat ferner das Erkennen von Risikofaktoren mit ungünstiger Prognose [**Head-at-risk-Zeichen**] [Tab. 4]. Laborchemisch bestehen beim Morbus Perthes wie bei allen aeseptischen Knochennekrosen keine Auffälligkeiten.

Tab. 3. Klassifikation des Morbus Perthes anhand der epiphysären Beteiligung nach Catteral

Catteral I	ventraler Teil der Epiphyse betroffen, kein Sequester
Catteral II	Hälfte der Epiphyse betroffen, Sequester vorhanden, kleine metaphysäre Beteiligung
Catteral III	¾ der Epiphyse betroffen, breiter Sequester vorhanden, diffuse metaphysäre Läsion
Catteral IV	gesamte Epiphyse sequestriert, ausgedehnte metaphysäre Beteiligung

Tab. 4. Head-at-risk-Zeichen des Morbus Perthes

- Gage Sign [kleines osteoporotisches Segment am lateralen proximalen Schenkelhals]
- Lateralisation des Hüftkopfes
- Verkalkungen im lateralen Anteil der knorpeligen Epiphyse
- metaphysäre Beteiligung
- Horizontalstellung der Epiphysenfuge

Differenzialdiagnose

Im Frühstadium bei noch negativem Röntgenbefund, aber sonografisch nachweisbarem Hüfterguss, ist die Coxitis fugax eine wichtige Differenzialdiagnose, da sie in der gleichen Altersgruppe wie der Morbus Perthes auftritt. Jungen sind doppelt so häufig wie Mädchen betroffen. Die **Coxitis fugax** [Hüftschnupfen] entwickelt sich typischerweise einige Tage bis Wochen nach einem Allgemeininfekt und klingt nach 2–3 Wochen spontan und folgenlos ab. Eine **eitrige Coxitis**, eine hüftgelenknahe **Osteomyelitis** sowie eine **rheumatoide Arthritis** sind in der Regel durch eine starke Beeinträchtigung des Allgemeinbefindens und deutlich erhöhte Entzündungsparameter gekennzeichnet. **Epiphysäre Dysplasien** können radiologisch große Ähnlichkeiten zum Morbus Perthes aufweisen, unterscheiden sich jedoch durch eine nur geringe oder fehlende klinische Symptomatik, einen in der Regel symmetrischen Befall beider Hüften und das Fehlen des für die aseptischen Knochennekrosen typischen Verlaufs. Seltene Differenzialdiagnosen sind Tumorerkrankungen und Osteonekrosen bei Leukosen sowie nach Kortikosteroidtherapie.

Therapie

Ziel der Therapie des Morbus Perthes ist stets der Wiederaufbau des Femurkopfes in möglichst anatomischer Normalform. Entscheidend ist die Früherkennung der Erkrankung und ein Behandlungsbeginn vor Eintritt der Deformierung des Femurkopfes. Die Therapie orientiert sich an den Catteral-Gruppen:

- **Catteral-Gruppen I und II:** Bei Kindern unter fünf Jahren, fehlenden Head-at-risk-Zeichen und freier Beweglichkeit des betroffenen Hüftgelenks sind relative Schonung und eine Kontrolle des Verlaufs ausreichend.

  Ist es bereits zu einer Bewegungseinschränkung des betroffenen Hüftgelenks gekommen, erfolgt mobilisierende krankengymnastische Behandlung. Liegt zusätzlich ein schmerzhafter Gelenkerguss vor, kommen ergänzend zur Physiotherapie analgetisch-antiphlogistische Maßnahmen, Extensionsbehandlungen des Hüftgelenks und vorübergehende Bettruhe zum Einsatz.

- **Catteral-Gruppen III und IV:** Bei Kindern unter fünf Jahren ist eine vorübergehende, den Hüftkopf zentrierende und druckentlastende Gips- oder Schienenbehandlung angezeigt.

  Bei älteren Kindern wird die operative Zentrierung des Femurkopfes in der Gelenkpfanne [Verbesserung des containment] durch eine Beckenosteotomie* nach Salter und/oder die varisierende derotierende intertrochantäre Femurosteotonie* angestrebt. Liegen *Head-at-risk*-Zeichen vor, wird auch bei jüngeren Kindern die operative Gelenkzentrierung vorgenommen. Eine Versorgung der Hüfte mit einer Orthese, z.B. Thomas-Splint*, wird heute generell nicht mehr empfohlen.

Prognose

Der Krankheitsverlauf des Morbus Perthes erstreckt sich über 2–4 Jahre. Der therapeutische Erfolg hängt beim Morbus Perthes vom Erkrankungsalter, von den Röntgenkriterien [Catteral-Gruppe, *Head-at-risk*-Zeichen] und der noch vorhandenen Gelenkbeweglichkeit bei Therapiebeginn ab. Ist das Kind bei Therapiebeginn bereits älter als sieben Jahre, sind die Erfolgsaussichten auch nach operativer Femurkopfzentrierung stark eingeschränkt. Andererseits sind die Endergebnisse beim Früh-Perthes auch ohne Behandlung sehr gut.

Nach Abschluss der Perthes-Erkrankung kann eine mehr oder weniger ausgeprägte Deformität des Femurkopfes resultieren, wobei ein inkongruenter Femurkopf eine präarthrotische Deformität darstellt. Ca. 5 % aller Koxarthrosen sind auf einen abgelaufenen Morbus Perthes zurückzuführen [Abb. 10].

Vorsorge/Prävention

Da eine ursächliche Therapie des Morbus Perthes bis heute nicht möglich ist, sind eine möglichst frühzeitige Diagnosestellung und eine konsequente Therapie unter Berücksichtigung der Catteral-Gruppe und der Risikofaktoren entscheidend.

Aseptische Femurkopfnekrose

Syn.: Nicht-traumatische, avaskuläre oder ischämische Femur- oder Hüftkopfnekrose, idiopathische Hüftkopfnekrose

Definition

Die aseptische Femurkopfnekrose ist eine auf einer lokalen Durchblutungsstörung beruhende Osteonekrose des Femurkopfes des Erwachsenen. Die Inzidenz liegt in Deutschland bei 0,01 % bei einer jährlichen Neuerkrankungsrate von 3000–7000 Patienten. Die Erkrankung findet sich bevorzugt bei Männern zwischen 30 und 50 Jahren [Tab. 1] und hat damit auch eine hohe sozioökonomische Bedeutung.

Pathogenese

Wie bei allen aseptischen Knochennekrosen ist auch bei der Femurkopfnekrose die Pathogenese nicht eindeutig geklärt. Am wahrscheinlichsten erscheint eine ischämische Zirkulationsstörung des Femurkopfes. Für die Ischämie werden verschiedene Ursachen sowohl im Bereich der arteriellen Blutversorgung als auch beim venösen Abfluss diskutiert:

- Arteriosklerose, arterielle Hypertonie, Vaskulitis, Embolie
- Venenthrombose, Gelenkerguss.

Ferner kommen eine Verlegung der intraossären Kapillaren z.B. durch Fettembolie oder eine Gefäßkompression im Knochen durch extravaskuläre Ursachen wie Fettzellhypertrophie oder Mikrofrakturen infrage. Die Ischämie bedingt eine Membranschädigung der Gefäße, was zu einem interstitiellen Ödem mit intramedullärer Druckerhöhung im Kompartment Femurkopf [**compartment syndrome of the hip**] führt. Die Folge ist eine weitere Minderung der Gefäßversorgung im betroffenen Areal des Femurkopfes mit Nekroseentstehung [Abb. 11].

Als Risikofaktoren für die Entwicklung einer Femurkopfnekrose wurden identifiziert: Kortikoidmedikation, Hyperurikämie, Alkoholabusus, Hyperlipoproteinämie, Hepatopathie, Diabetes mellitus, systemischer Lupus erythematodes. Auch im Rahmen einer Schwangerschaft kann sich in seltenen Fällen eine Hüftkopfnekrose entwickeln. Bei einem Teil der Patienten lässt sich jedoch trotz intensiver Suche kein Risikofaktor finden.

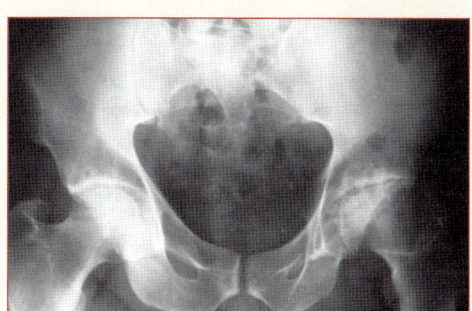

Abb. 10. Sekundäre Koxarthrose links. Nach Morbus Perthes und Umstellungsosteotomie im Alter von 46 Jahren

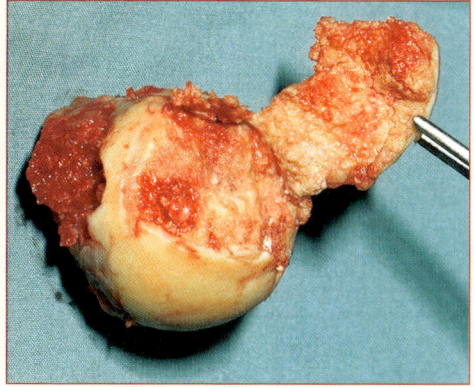

Abb. 11. Fortgeschrittene Femurkopfnekrose. Die Nekrosezone mit darüber liegendem Knorpel lässt sich leicht ablösen. Der Femurkopf wurde im Rahmen der Hüft-TEP-Implantation entfernt

Betroffen ist bei der Femurkopfnekrose in der Regel der tragende, kranioventrale Bereich des Femurkopfes.

Symptomatik

Die Patienten berichten über allmählich zunehmende, belastungsabhängige Hüft- und Leistenschmerzen.

Klinischer Befund

Bei der klinischen Untersuchung lässt sich ein Druckschmerz in der Leiste und ein Bewegungsschmerz insbesondere bei der Rotation provozieren. Die Bewegungseinschränkung betrifft vor allem die Abspreizung und die Rotation. Die Beugefähigkeit des betroffenen Hüftgelenkes bleibt relativ lange erhalten. Im weiteren Verlauf der Erkrankung kann es zu einer Adduktionskontraktur mit funktioneller Beinverkürzung kommen. Bricht im Endstadium der Femurkopf ein, kann auch eine reale Beinverkürzung resultieren. Klinisch lässt sich die Femurkopfnekrose nicht von der Koxarthrose unterscheiden.

Diagnostik

Am Anfang der Diagnostik der aseptischen Femurkopfnekrose stehen Nativröntgenaufnahmen der Hüfte in zwei Ebenen. Im Frühstadium lassen sich jedoch trotz der Beschwerden nicht immer radiologische Veränderungen nachweisen; der Goldstandard zur Frühdiagnose ist die Kernspintomografie.

Für die Stadieneinteilung der aseptischen Femurkopfnekrose existieren verschiedene Kassifikationen. Die **ARCO-Klassifikation** [*Association Internationale de Recherche sur la Circulation osseuse*] berücksichtigt sowohl nativradiologische als auch MR-tomografische Kriterien und ist derzeit die gebräuchlichste [Tab. 5].

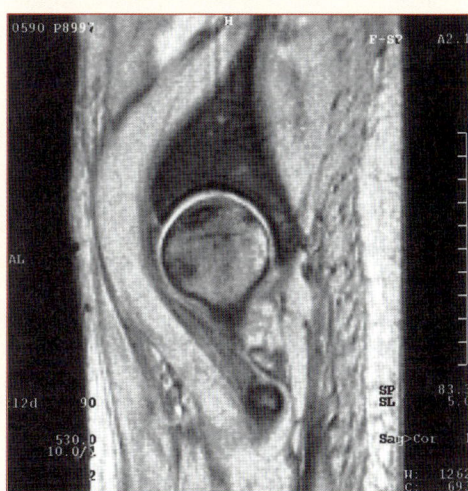

Abb. 12. Femurkopfnekrose ARCO-Stadium I. Röntgen noch negativ, MRT positiv

Tab. 5. ARCO-Klassifikation der aseptischen Femurkopfnekrose

Stadium 0	keine radiologischen Veränderungen; alle bildgebenden Verfahren einschließlich MRT negativ; lediglich positive Histologie
Stadium I	Röntgen negativ; MRT positiv
Stadium II	Röntgen und MRT positiv; Hüftkopfkontur erhalten
Stadium III	subchondrale Fraktur im Röntgenbild
Stadium IV	Abflachung des Femurkopfes, noch annähernd normal weiter Gelenkspalt
Stadium V	Abflachung des Femurkopfes mit Sekundärarthrose
Stadium VI	vollständige Gelenkdestruktion

Neben dem ARCO-Stadium sind das Ausmaß der Nekrose in Prozent des Femurkopfvolumens und die Lokalisation der Nekrosezone Kriterien für den Schweregrad der Erkrankung [Abb. 12–14].

K

K

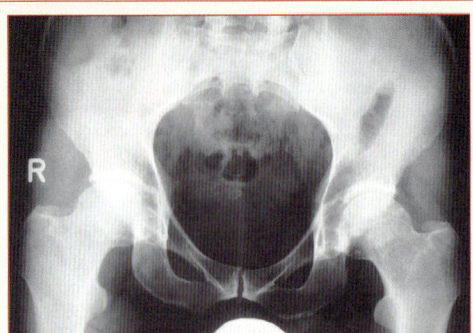

Abb. 13. Beidseitige Femurkopfnekrose. 35-jähriger Patient: rechts ARCO-Stadium III, links II

Differenzialdiagnose

In den frühen Stadien lässt sich die Femurkopfnekrose von der **Koxarthrose** durch die fehlende Beteiligung der Pfanne abgrenzen. Im Spätstadium kann die Unterscheidung zwischen Femurkopfnekrose und Koxarthrose schwierig sein, weil die Femurkopfnekrose sekundär zur Arthrose führen und sich bei einer fortgeschrittenen Koxarthrose eine Nekrose im Hüftkopf ausbilden kann [Abb. 15]. Weitere Differenzialdiagnosen sind entzündliche Erkrankungen der Hüfte, hüftnahe Tumoren sowie bisweilen eine **schleichende Schenkelhalsfraktur bei Osteoporose**. Von der nicht-traumatischen aseptischen Femurkopfnekrose ist ferner die **posttraumatische Femurkopfnekrose**, die sich in bis zu 30 % nach medialer Schenkelhalsfraktur entwickelt, zu differenzieren.

Eine weitere wichtige Differenzialdiagnose stellt das **Knochenmarködem** [transitorisches Marködem] der Hüfte dar. Betroffen ist stets der gesamte Femurkopf bis zur Intertrochantärregion [Abb. 16]. Ob es sich dabei um ein eigenständiges Krankheitsbild oder um ein Vorstadium der Hüftkopfnekrose handelt, ist seit Jahrzehnten umstritten und bis heute nicht endgültig geklärt. Klinisch fallen bei Patienten mit Knochenmarködem heftigste Schmerzen auf; außerdem ist in der Regel nur eine Hüfte betroffen.

Therapie

Eine kausale Behandlung der aseptischen Femurkopfnekrose ist bisher nicht möglich. Das symptomatische therapeutische Vorgehen ist abhängig vom Alter des Patienten, ein- oder beidseitigem Befall, Hüftgelenksbeweglichkeit bei Diagnosestellung, Lokalisation und Ausdehnung des Nekroseherdes sowie von den Risikofaktoren.

Die konservativen Möglichkeiten sind beschränkt. Sie erschöpfen sich in Entlastung des betroffenen Beins, Traktionen und Physiotherapie sowie Elektrotherapie [z.B. Hochvolt]. Magnetfeld- und hyperbare Sauerstofftherapie konnten bisher ebenfalls nicht überzeugen.

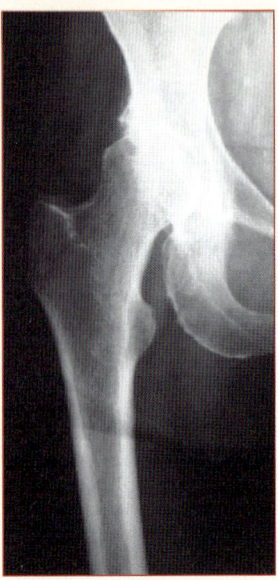

Abb. 15. Rechtsseitige Koxarthrose. Mit erheblicher Zystenbildung im Femurkopf bei einer 67-jährigen Patientin

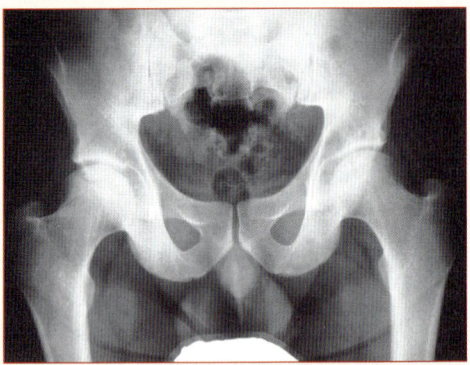

Abb. 14. Femurkopfnekrose ARCO-Stadium III. Beidseits bei einem 33-jährigen Patienten

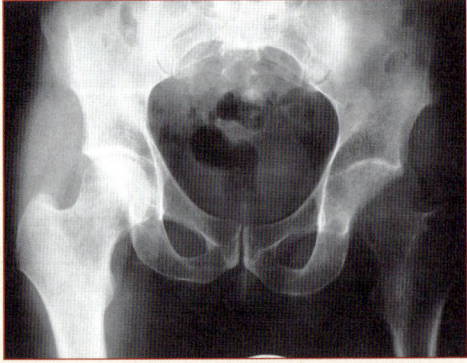

Abb. 16. Knochenmarködem der linken Hüfte. Mit deutlicher Entkalkung des gesamten Femurkopfes

Die meisten Femurkopfnekrosen müssen operativ behandelt werden. Die Wahl des Eingriffs richtet sich nach dem Nekrosestadium [Tab. 6].

Prognose

Die Prognose der Femurkopfnekrose ist umso besser, je kleiner das nekrotische Areal im Hüftkopf und je besser die Vaskularisierung sind.

Die Markraumdekompression kann lediglich die Progression der Nekrose verhindern; dies soll im Stadium I in bis zu 80 % der Fälle gelingen. Eine Restitutio ad integrum ist nicht möglich.

Stanzzylinder-Umkehrplastik und gefäßgestielter Beckenkammspan haben bisher keine guten Langzeitergebnisse aufzuweisen, sodass auch im Stadium II bereits Umstellungsosteotomien vorgenommen werden.

Sind die Nekrosenherde klein, und können sie durch die Umstellung aus der Hauptbelastungszone herausgedreht werden, ist die Umstellungsosteotomie ein erfolgreiches Verfahren: Nach fünf Jahren ist der Hüftkopf noch bei 90 % der Patienten funktionsfähig, nach 10 Jahren bei 60 %.

Handelt es sich hingegen um ausgedehnte Nekrosen, oder ist der Hüftkopf schon eingebrochen, bleibt auch bei jungen Patienten nur die Versorgung mit einer Totalendoprothese. Ein Oberflächenersatz [z.B. McMinn-Prothese] ist nicht sinnvoll, da die Nekrosezone häufig unterschätzt wird und dann unter der Prothesenkappe fortschreitet.

Die Arthrodese ist wegen der häufig doppelseitigen Erkrankung nicht indiziert; außerdem entstehen häufig Pseudoarthrosen.

Unbehandelt führt die Nekrose nach 12– 24 Monaten zum Hüftkopfeinbruch. Die aseptische Hüftkopfnekrose ist die häufigste Indikation zur Implantation einer Hüftendoprothese beim jüngeren Menschen.

Vorsorge, Prävention

Für die Prävention der aseptischen Hüftkopfnekrose gelten prinzipiell die gleichen Grundsätze wie bei allen aseptischen Knochennekrosen: Da eine kausale Therapie nicht verfügbar ist, entscheidet eine möglichst frühzeitige Diagnosestellung über die Langzeitprognose.

Tab. 6. Stadienabhängige operative Therapie der Femurkopfnekrose

ARCO-Stadium	Nekrose-ausdehnung	Operationsverfahren
I, II	< 1/3	Markraum-Dekompression durch Bohrung
	> 1/3	Knochentransplantation [Stanzzylinder-Umkehrplastik oder gefäßgestielter Beckenkammspan]
III, IV	< 1/3	intertrochantäre Umstellungsosteotomie
	> 1/3	Totalendoprothese
V, VI		Totalendoprothese

K

Knolchenlspan *m*: zur Knochenplastik oder Knochentransplantation verwendetes Knochenstück aus Kortikalis, Spongiosa oder Kortikalis-Spongiosa

Knolchenlspanlplasltik *f*: Knochenplastik unter Verwendung von Knochenspänen, z.B. zur Wirbelsäulenversteifung

Knolchenlsylphillis, kongenitale *f*: *Syn: Wegner-Krankheit, Osteochondritis syphilitica*; meist schon im Säuglingsalter auftretende zu Epiphysenlösung führende Manifestation der angeborenen Syphilis

Knolchenlszinltilgralfie, -gralphie *f*: Szintigrafie des Skeletts oder einzelner Knochen; basiert auf der Lokalisation und der Ausdehnung von Bezirken mit erhöhtem Calciumstoffwechsel [z.B. Knochenmetastasen, entzündliche Knochenaffektionen]; zeigt oft früher pathologische Befunde als andere Verfahren [Röntgen] und wird zum Staging von Tumoren mit Tendenz zur Bildung von Knochenmetastasen [z.B. Prostatakarzinom] eingesetzt

in der Orthopädie arbeitet man oft mit der sog. **Dreiphasenszintigrafie**, die Informationen über die Durchblutung der umgebenden Weichteile [**angiografische Phase**] und des Knochens insbesondere über den Knochenstoffwechsel [**frühstatische Phase**] sowie über den Knochenstoffwechsel, insbesondere die Aktivität der Osteoblasten [**spätstatische Phase**]; damit lassen sich u.a. Veränderungen bei degenerativen oder entzündlichen Veränderungen, Frakturen, Osteoporose und Osteomalazie feststellen; leukozytenreiche Entzündungsherde können mit radioaktiv-markierten autologen Leukozyten nachgewiesen werden [**Leukozytenszintigrafie**]

Knolchenltransplanltaltilon *f*: Verpflanzung von Knochen zur Deckung von Defekten, Verstärkung von Gelenken oder Versteifung von Wirbeln etc.; je nach Herkunft des Knochens unterscheidet man **autogene Knochentransplantation** [patienteneigener Knochen], **allogene** oder **homologe Knochentransplantation** [Spenderknochen] und **xenogene** oder **heterologe Knochentransplantation** [Tierknochen]; allerdings spielt heute fast nur noch die autologe Transplantation eine Rolle in der Praxis; man unterscheidet **Kortikalisspan** [z.B. bei Arthrodese oder Arthrorise], **kortikospongiöser Span** [z.B. als Keil bei Anhebeosteotomie; am günstigsten ist die gestielte Transplantation mit mikrochirurgischer Ge-

fäßnaht, z.B. eincs Fibulaabschnittes] und **Spongiosatransplantat**; die Verwendung autologer Spongiosa ist mit Abstand am günstigsten und zeigt die besten Erfolge, allerdings ist ein zweiter Eingriff zur Entnahme [meist Beckenkamm, Tibiakopf oder Trochanter major] nötig; die wichtigsten **Indikationen** sind: posttraumatische Substanzdefekte, atrophe Pseudarthrosen, Knochendefekt bei gutartigen Tumoren [z.B. juvenile Knochenzyste] oder nach Ausräumung eines Tumors oder einer Osteitis und Knochenplastiken [Arthrodese, Spondylodese]

Knolchenltulberlkullolse *f*: *Syn: Ostitis tuberculosa*; meist hämatogen entstehende Tuberkulose des Knochengewebes; betrifft oft Gelenke [**Gelenktuberkulose**]; klinisch histologisch unterscheidet man die **exsudativ-verkäsende Knochentuberkulose**, bei der klinisch die Bildung von kalten Abszessen [bei tuberkulöser Osteomyelitis auch im Knochenmark] im Vordergrund steht, und die **produktiv-granulierende Knochentuberkulose**, die zur Bildung von schwammigem Granulationsgewebe und Resorptionslakunen führt [**Knochenfraß**]; Therapie: *s.u. Essay Tuberkulose S. 1585*

Knolchenltulmolren *pl*: primäre Knochentumoren, sowohl benigne als auch maligne, sind selten; so kann man in Deutschland z.B. mit 1500–1900 malignen Knochentumoren pro Jahr rechnen; fast alle Knochentumoren treten vor dem 30. Lebensjahr auf, trotzdem muss man sie auch bei älteren Patienten differenzialdiagnostisch in Erwägung ziehen; etwa die Hälfte der Tumoren befällt beide Geschlechter gleich stark, die andere Hälfte bevorzugt Männer im Verhältnis 2:1 bis 3:1; histologisch kann man benigne, tumorähnliche, semimaligne und maligne Tumoren unterscheiden, wobei klinisch noch eine Unterteilung in niedrig- und hochmaligne Tumoren wichtig ist; die meisten Tumoren liegen primär metaphysär, eine wichtige Ausnahme ist das Chondroblastom, das i.d.R. epiphysär beginnt

Klinik: Knochentumoren verursachen anfänglich kaum Beschwerden [Ausnahme Osteoidosteom] und werden erst auffällig wenn es zu pathologischen Frakturen oder Kompressionssymptomen der Umgebung [z.B. Nervenkompression] kommt; Knochenschmerzen und Schwellung werden von den Patienten oft bagatellisiert [da muss ich mich gestoßen

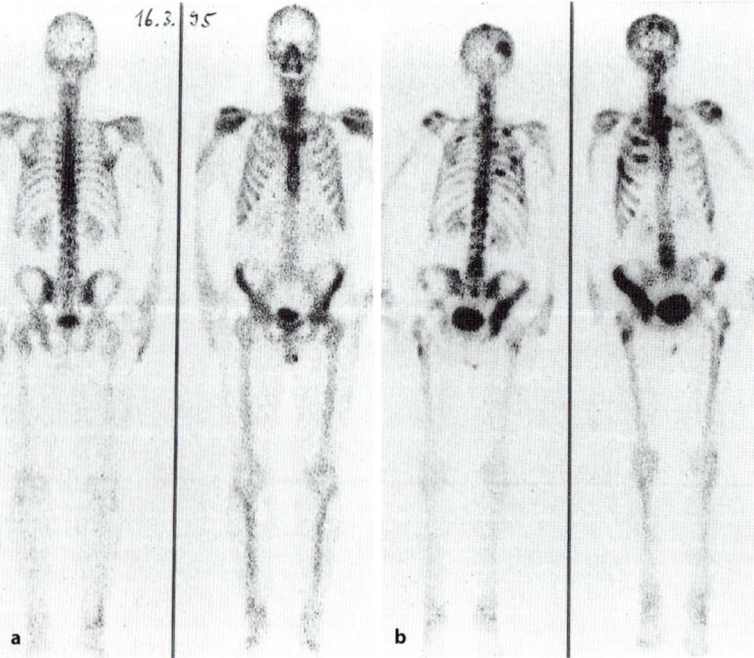

Abb. K50. Knochenszintigrafie. **a** normales Szintigramm mit homologer Speicherung von 99m-Technetiumphosphat, **b** multiple herdförmige Anreicherungen bei diffuser Knochenmetastasierung eines Prostatakarzinoms

Tab. K13. **Knochentumoren.** Charakteristika benigner und semimaligner Tumoren

Tumor	Bevorzugte Altersklasse	Geschlecht	Besonderheiten der Lokalisation	Typische Symptome	Röntgen	Szintigrafie
Osteoidosteom	11–30 Jahre	Männlich zu weiblich = 2:1	Keine	Nachtschmerz	Nidus, ausgedehnte Sklerose	++
Osteoblastom	11–30 Jahre	Männlich zu weiblich = 2:1	Wirbelsäule, Sakrum	0	Teilweise erhebliche Destruktion	++
Solitäres Enchondrom	Alle Altersklassen	Männlich zu weiblich = 1:1	Hand, Fuß	0	Kalkspritzerartige Ossifikationsherde	(+)
Chondroblastom	11–20 Jahre	Männlich zu weiblich = 3:1	Epiphyse	Typischer Gelenkschmerz	Häufig exzentrisch gelegene epiphysäre Osteolyse	(+) bis +
Osteochondrom	1–50 Jahre	Männlich zu weiblich = 2:1	Nur sehr selten diaphysär	Weichteilkompression	Knorpelkappe nicht sichtbar	0 bis (+)
Knochenfibrom	5–20 Jahre	Männlich zu weiblich = 2:1	Untere Extremität, kniegelenknahe	Symptomlos	Exzentrische Lage mit traubenförmiger Sklerosierung	0
Knochenzyste	5–20 Jahre	Männlich zu weiblich = 2:1	Proximaler Humerus, proximales Femur	Pathologische Fraktur	Zur Diaphyse wandernde Zyste	0
Aneurysmatische Knochenzyste	11–20 Jahre	Männlich zu weiblich = 1:1	Lange Röhrenknochen, Wirbelsäule	0	Auftreibung des Knochens, ausgedünnte Kortikalis, feine Septierung	(+)
Osteoklastom	21–40 Jahre	Männlich zu weiblich = 1:1	Kniegelenknahe, epi-/metaphysär	Gelenkschmerz	Exzentrische, epi-/metaphysäre Lage, ausgeprägte Destruktion, knochenüberschreitend, geringe Randreaktion	++

Tab. K14. **Knochentumoren.** Charakteristika maligner Tumoren

Tumor	Bevorzugte Altersklasse	Geschlecht	Besonderheiten der Lokalisation	Typische Symptome	Röntgen	Szintigrafie
Klassisches Osteosarkom	11–20 Jahre	Männlich zu weiblich = 2:1	60–70 % kniegelenknahe, metaphysär	Kniegelenknahe Schwellung, selten schmerzhaft	Spiculae, Codman-Dreieck, osteolytische oder osteoblastische Knochenveränderung	+++
Zentrales Chondrosarkom	30–70 Jahre	Männlich zu weiblich = 1:2	Auch diaphysär	Lange Anamnese	Osteolyse mit kalkspritzerartigen Einlagerungen	+
Ewing-Sarkom	10–15 Jahre	Männlich zu weiblich = 1,5:1	Platte Knochen bevorzugt	Ähnlich wie Osteomyelitis	Mottenfraß, Zwiebelschalen	(+) bis ++
Fibrosarkom	Nach Pubertät	Männlich zu weiblich = 1:1	Metaphysär	0	Osteolyse, gelegentlich mottenfraßartig	+
Malignes fibröses Histiozytom	Nach Pubertät	Männlich zu weiblich = 2:1	Metaphysär	0	Osteolyse, Kortikalisdestruktion	+ bis ++
Chordom	40–70 Jahre	Männlich zu weiblich = 3:1	Meist Sakrum	Sich über viele Jahr entwickelnd	Erst spät erkennbare Destruktion	+

haben], was die Diagnosestellung verzögert; **Diagnose:** Anamnese, körperliche Untersuchung, Sonografie, Röntgen [nativ, Tomografie, CT], MRT, Knochenszintigramm, PET, Biopsie [i.d.R. nur, wenn die anderen Methoden keine Zuordnung ermöglichen]; **Therapie:** bei benignen Tumoren abhängig von Lage und Histologie; bei malignen Tumoren ist i.d.R. eine multimodale Therapie aus Operation, Chemotherapie und Bestrahlung indiziert; für die chirurgische Planung auf der Basis des **Surgical Staging System** [SSS] gilt: Stadium Ia – weite Resektion, Stadium Ib – Amputation, Stadium IIa – komplette Entfernung der betroffenen Kompartimente, Stadium IIb – Amputation mit Entfernung aller Kompartimente; ein besonderes Problem stellen dabei Knochentumoren der Wirbelsäule dar, weil kranial von S2 keine weite Resektion mehr möglich ist; **Prognose:** die Einführung der multimodalen Therapie hat je nach Tumor zu z.T. eindrucksvollen Ergebnissen geführt; so stieg die 5-Jahres-überlebensrate bei Osteosarkomen von ca. 20 % auf ca. 80 % an; bei Primärsitz am Stamm liegt sie aber weiterhin nur im Bereich von 35–52 %; *s.a. Abb. K51*

Kno|chen|ze|ment *m*: besteht aus selbsthärtendem Polymethylmethacrylat; wird zur Verankerung von Prothesen im Knochen oder im Rahmen einer Osteosynthese verwendet; zur Verminderung des Infektionsrisikos können Antibiotika beigemischt werden; Knochenzement hat sich in großen Studien als zuverlässig erwiesen, trotzdem kommt es langfristig zu einer Alterung, die den Zement spröde macht und zur einer Prothesenlockerung führen kann

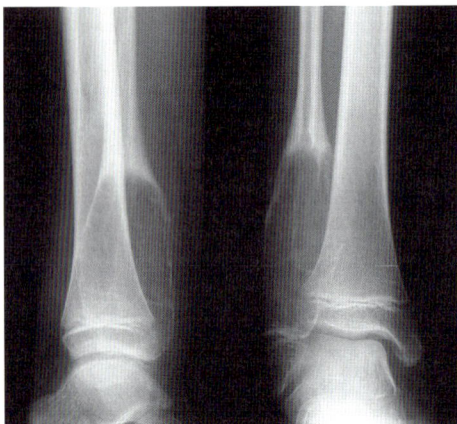

Abb. K51. Knochentumoren. Typisch radiologische Veränderungen bei benignen und malignen Tumoren

Kno|chen|zys|te *f*: keine Zyste im eigentlichen Sinn, sondern eine Hohlraumbildung im Knochen; wird entweder als Zufallsbefund beim Röntgen entdeckt oder führt zu Spontanfraktur

aneurysmatische Knochenzyste: *Syn: hämorrhagische/hämangiomatöse Knochenzyste, aneurysmatischer Riesenzelltumor, benignes Knochenaneurysma*; in den Metaphysen langer Röhrenknochen auftretende mehrkammerige, blutgefüllte Zyste; tritt vorwiegend zwischen dem 15. und 30. Lebensjahr auf; Klinik: lokale Schmerzen und Knochenschwellung durch expansives Wachstum; Röntgen: die Abgrenzung von malignen Tumoren ist wegen des expansiven Wachstums mit Ausdünnung der Kortikalis oft schwierig; eine Biopsie ist daher meist empfehlenswert; Therapie: wegen der Rezidivgefahr ist die En-bloc-Resektion mit Ausgleich des Defektes durch Spongiosa die Methode der Wahl; alternativ dazu können Embolisation oder Bestrahlung [bei ungünstigem Sitz] verursacht werden

einfache Knochenzyste: *Syn: solitäre Knochenzyste, Solitärzyste, juvenile Knochenzyste*; meist im Wachstumsalter [5.–20. Lebensjahr] auftretende Zyste mit unbekannter Pathogenese; kommt in den Metaphysen langer Röhrenknochen oder in spongiösen Knochen [z.B. Fersenbein] vor; Therapie: Ausräumung und Auffüllung mit Spongiosa; z.T. ist auch eine wiederholte Punktion mit Cortisoninjektion erfolgreich; die Prognose ist gut, meist kommt es zur Spontanheilung; eine Fraktur kann zur Einblutung führen, was die Heilung fördert, aber auch zu Fehlstellung führen kann

hämangiomatöse Knochenzyste: → *aneurysmatische Knochenzyste*

hämorrhagische Knochenzyste: → *aneurysmatische Knochenzyste*

juvenile Knochenzyste: → *einfache Knochenzyste*

solitäre Knochenzyste: → *einfache Knochenzyste*

Knopf|loch|de|for|mi|tät *f*: s.u. *Fingerstrecksehnenabriss*

Knor|pel|kno|chen|trans|plan|tat *nt*: die Verpflanzung von autologen Transplantaten ist begrenzt, weil es nur wenig Stellen

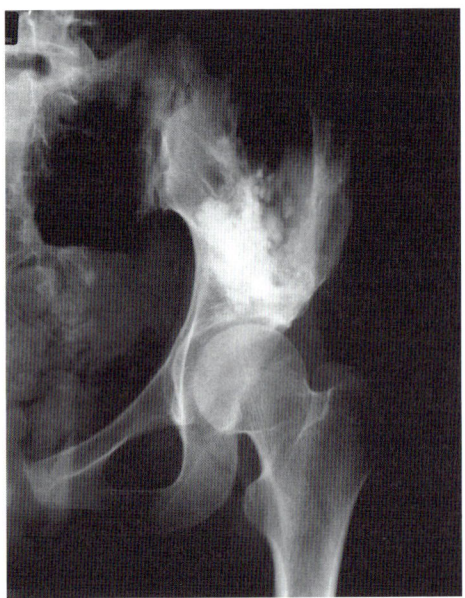

Abb. K52. Aneurysmatische Knochenzyste. Zyste in der distalen Fibula bei 9-jährigem Mädchen

Abb. K54. Einfache Knochenzyste. Postoperative Aufnahme nach Kürettage und Auffüllung mit autologer Spongiosa

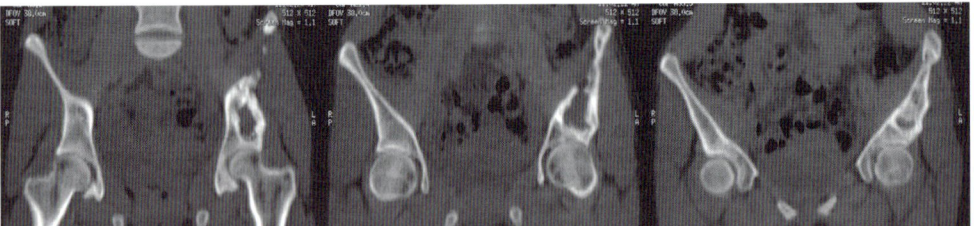

Abb. K53. Einfache Knochenzyste. Becken-CT einer 22-jährigen Patientin mit Zyste im linken Os ilium

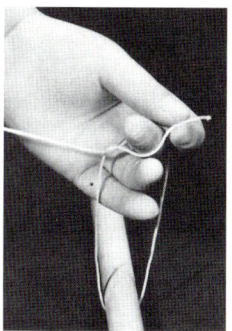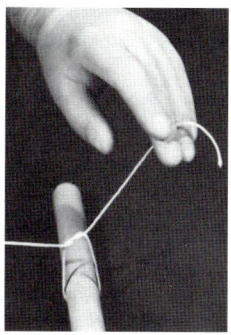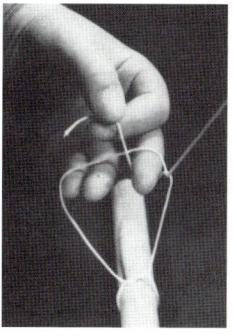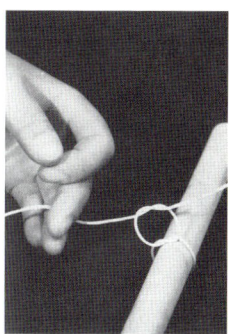

Abb. K55. Knoten. Chirurgischer Knoten: beim einhändigen Knüpfen wird der Faden in Laufrichtung aus dem Knoten geführt und abwechselnd über den Zeigefinger und den Kleinfinger an die Handfläche gebracht; damit wird der Knoten mit Sicherheit gegenläufig

[Rückseite der Femurkondylen, Außenrand des Patellagleitlagers] zur Entnahme gibt; dort können mit Stanzen Zylinder entnommen und in z.B. Talus oder Femurkondyle eingepasst werden

Knor|pel|plas|tik *f:* → *Chondroplastik*
Knor|pel|re|sek|ti|on *f:* → *Chondrektomie*
Knor|pel|sar|kom *nt:* → *Chondrosarkom*
Knöt|chen, episkleritisches *nt: s.u.* Episkleritis
Knöt|chen|flech|te *f:* → *Lichen ruber planus*
Knöt|chen, rheumatisches *nt:* → *Rheumaknötchen*
Knoten *m: Syn: doppelter/chirurgischer Knoten;* beim **einfachen Knoten** werden die beiden Fadenenden gegenseitig umschlungen; der Knoten ist aber alleine nicht ausreichend sitzfest und wird i.d.R. durch zwei weitere, gegenläufige Knoten gesichert; beim **chirurgischen Knoten** werden die Enden doppelt umschlungen und man erreicht damit etwa die doppelte Reibung und einen festeren Sitz; er wird aber durch einen oder zwei einfache Knoten abgesichert; der **Schifferknoten** ist ein doppelter, einfacher, gegenläufig geschlungener Knoten; *s.a. Essay Nahttechnik und Nahtmaterial S. 1085*
Kno|ten|fi|la|ri|o|se *f:* → *Onchozerkose*
Kno|ten|lep|ra *f: Syn: tuberkuloide Lepra, Lepra tuberculoides; s.u.* Lepra
Kno|ten|ro|se *f:* → *Erythema nodosum*
Kno|ten|stru|ma *f: Syn: Knotenkropf, Struma nodosa;* euthyreote Struma mit knotigen Hyperplasien; bedarf meist keiner Behandlung; bei mechanischen Problemen, autonomen Arealen oder Malignomverdacht Strumektomie oder Radioiodtherapie
Kno|ten|ta|chy|kar|die *f: Syn: AV-Knotentachykardie;* Tachykardie mit Ursprung im Atrioventrikularknoten; ein Großteil entsteht als Reentrytachykardie [**AV-Knoten-Reentrytachykardie**]; in diesen Fällen ist die Katheterablation heute die Methode der Wahl; *s.u. Essay Herzrhythmusstörungen S. 613*
Ko|a|gu|lo|pa|thie *f: Syn: Blutgerinnungsstörung, Gerinnungsstörung;* angeborene oder erworbene Störung der Blutgerinnung; Störungen, die zu einer Blutungstendenz führen, werden als **Minuskoagulopathien** bezeichnet, Störungen mit einer erhöhten Gerinnungstendenz dementsprechend als **Pluskoagulopathien**; *s.a. Diathese, hämorrhagische*
Ko|ark|to|to|mie *f: Syn: Strikturendurchtrennung;* Durchtrennung einer Striktur [Koarktation]
Köbner-Phänomen *nt: Syn: isomorpher Reizeffekt;* Auftreten der typischen Hauterscheinungen einer Erkrankung nach mechanischer/chemischer/thermischer Reizung, z.B. bei Psoriasis* vulgaris
Kocher-Kragenschnitt *m:* querer, nach unten leicht konkaver Hautschnitt etwa fingerbreit über der Jochgrube; wird v.a. bei Strumektomie und kollarer Mediastinotomie gewählt
Koch|salz|hy|per|ther|mie *nt: Syn: Salzfieber, Durstfieber;* meist Säuglinge betreffende Hyperthermie bei Wasserverlust oder Salzüberschuss im Körper; **Therapie**: Flüssigkeitszufuhr

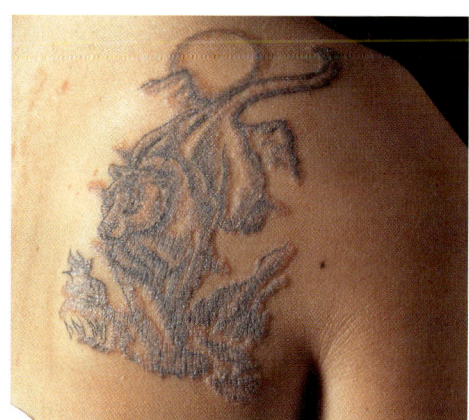

Abb. K56. Köbner-Phänomen. Köbner-Phänomen bei Psoriasis*

Koch|salz|lö|sung, physiologische *f: Syn: isotone Kochsalzlösung;* mit dem Blutserum isotone 0,9 %-ige Kochsalzlösung; entspricht in ihrer Elektrolytzusammensetzung jedoch nicht der des Plasmas, da die Konzentration von Natrium mit 154 mval/l und Chlorid mit ebenfalls 154 mmol/l höher bzw. deutlich höher ist als die entsprechenden Konzentrationen im Plasma; wird v.a. für Injektionen und Infusionen verwendet sowie als kurzfristiger Volumenersatz im Notfall; *s.a. Essay Prä- und postoperative Störungen im Flüssigkeits- und Elektrolythaushalt S. 327*
Koch-Weeks-Bazillus *m:* → *Haemophilus aegyptius*
Koch-Weeks-Konjunktivitis *f: Syn: akute kontagiöse Konjunktivitis; s.u.* Konjunktivitis
Kock-Pouch *m/nt:* Methode zur Bildung einer Ersatzblase aus einer Ileumschlinge; die Darminvagination führt zur Bildung eines kontinenten Urostomas, das vom Patienten über einen Katheter entleert wird; trotz Kontinenzraten von bis zu 90 % wird die Technik mehr und mehr durch Ileumneoblasen* ersetzt; ist aber noch indiziert bei querschnittsgelähmten Patienten; *s.a. Essay Neubildungen der Harnblase S. 147, s.a. Abb. K57*
Ko|de|in *nt:* → *Codein*
Kof|fe|in *nt:* → *Coffein*
Ko|hä|renz|to|mo|gra|fie, optische *f:* bildgebendes Verfahren, bei dem Lichtteilchen herausgefiltert werden, die nach Bestrahlung einer Oberfläche genau einmal im Gewebe gestreut wurden; *s.u. Essay Altersabhängige Makuladegeneration S. 961*
Koh|le, medizinische *f: Syn: Aktivkohle, Carbo medicinalis/activatus/adsorbens;* aus pflanzlichen Substanzen gewonnene

K

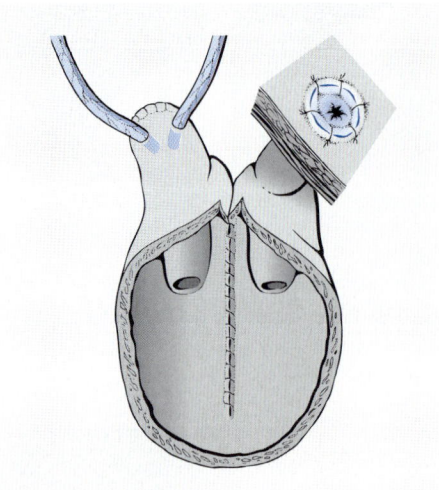

Abb. K57. Kock-Pouch

Kohle, die gelöste Teilchen absorbiert; **Anw.:** intern bei Meteorismus, Flatulenz und zur Adsorption von Bakterien im Darm; extern als Wundstreupulver

Kohllenldiloxidllalser *m: Syn: CO₂-Laser*; langwelliger Gaslaser; kann zur Verkohlung und Verdampfung von Gewebe in der ästhetischen Chirurgie verwendet werden; schneidet Gewebe wie ein Skalpell und führt gleichzeitig zur Blutstillung

Kohllenldiloxidlverlgifltung *f: Syn: CO₂-Vergiftung*; steigt der Anteil von Kohlendioxid in der Atemluft über 8–10 % kommt es zu Kopfschmerzen, Atemnot, Ohrensausen und Blutdruckerhöhung; ein weiterer Anstieg führt zu Bewusstlosigkeit oder Koma [**Kohlendioxidnarkose**] und Tod [mehr als 12 %]

Kohllenlmonloxidlverlgifltung *f: Syn: CO-Vergiftung, CO-Intoxikation, Kohlenmonoxidintoxikation*; durch die Bildung von Kohlenmonoxidhämoglobin kommt es in der Initialphase zu Sauerstoffmangel, Atemnot, rosiger Hautfarbe, Schwindel, Kopfschmerzen, Übelkeit und Erbrechen; im weiteren Verlauf bilden sich ein Lähmungsstadium mit Schwäche und Kraftlosigkeit, Willenlosigkeit, Schläfrigkeit, Unruhe, Verwirrtheit, Bewusstlosigkeit und Tod durch Atemlähmung; **cave:** bei Kohlenmonoxidvergiftung ist die Pulsoxymetrie unzuverlässig, weil sie Carboxyhämoglobin nicht von oxygeniertem Hämoglobin unterscheiden kann!; **Therapie:** Giftentfernung, Atemhilfe, Sauerstoffbeatmung; bei Azidose Alkalisierung, bei Anurie Hämodialyse; *s.a. Essay Verbrennungen S. 1655, Essay Intoxikationen S. 743*

Kohllenlsäulrelanlhyldralse *f: → Carboanhydrase*

Kohllenlstaublllunlge *f: → Lungenanthrakose*

Kohlenstoff-13-Exhalationstest *m: Syn: ¹³C-Harnstoff-Atemtest*; Bestimmung des Verhältnisses von ¹³CO₂ zu ¹²CO₂ in der Atemluft mittels Massenspektrometer; die Probanden nehmen mit ¹³C-markierten Harnstoff auf [z.B. in Orangensaft], der von der Urease von Helicobacter pylori im Magen zu ¹³CO₂ gespalten wird, das über die Lunge abgeatmet wird; damit steigt der Quotient von ¹³CO₂/¹²CO₂ bei Helicobacter-pylori-Infektion an

Köhler-Freiberg-Krankheit *f: → Morbus Köhler II*

Köhler-Krankheit *f: → Morbus Köhler I*

Kolkalin *nt: Syn: Cocain, Erythroxylin*; unter das Betäubungsmittelgesetz fallendes, in Cocablättern [Folia Cocae] enthaltenes Alkaloid, das nur noch als Lokalanästhetikum bei Eingriffen am Auge, im Hals-Nasen-Ohren-Bereich und am Kiefer verwendet wird; wegen seiner zentralnervösen Wirkung [Euphorie, Leistungssteigerung] hat es eine große Bedeutung als Rauschgift erlangt

bei habituellem Kokainmissbrauch und psychischer Abhängigkeit [Kokain-Typ der Abhängigkeit] kommt es zu einer chronischen Kokainvergiftung [**Kokainismus**]; **Symptome:** motorische Unruhe, Halluzinationen, Euphorie, später Schwindel, Lähmungen; bei **Kokainschnupfen** Entzündung, Ulzeration und evtl. Perforation der Nasenscheidewand

Kolkarldenlelrylthem *nt: → Erythema exsudativum multiforme*

Koklzildilolildolmylkolse *f: → Coccidioidomycose*

Koklzylgelallfisltel *f: → Pilonidalfistel*

Koklzylgekltolmie *f: Syn: Steißbeinentfernung, Steißbeinresektion*; eine Resektion wird in seltenen Fällen von therapierefraktärer Kokzygodynie vorgenommen

Koklzylgoldylnie *f: Syn: Coccygodynie, Steißbeinschmerz*; Schmerzen im Bereich des Steißbeins und evtl. des Enddarms; findet sich häufiger bei Frauen [Trauma unter der Entbindung]; die häufigsten Ursachen sind Trauma, langes Sitzen [**TV bottom**] und Neuralgien; **Therapie:** Lokalanästhesie, in schweren Fällen Steißbeinresektion

Koklzylgoltolmie *f:* operative Steißbeinlösung; wird durchgeführt, wenn das Steißbein nach vorne steht und als Geburtshindernis wirkt

Kolla *f: Syn: Kolabaum*; Bezeichnung für **Cola acuminata**, **Cola nitida** und andere Cola-Arten aus der Familie der Sterculiaceae; die getrockneten **Kolasamen** [Colae semen] enthalten u.a. Coffein, Theobromin und Gerbstoffe; **Anw.:** traditionell zur Dämpfung des Hunger- und Durstgefühls, bei Diarrhoe und geistiger und körperlicher Ermüdung; auch zur Anregung der Magensaftsekretion; als Geschmackszugabe zu Backwaren und Süßigkeiten

Kollbenlschimlmel *m: → Aspergillus*

Kollchilzin *nt: → Colchicin*

Kolllekltolmie *f: Syn: Dickdarmentfernung, Dickdarmexstirpation, Kolonentfernung, Kolonexstirpation*; operative Entfernung des gesamten Kolons [Pankolektomie] oder von Teilabschnitten [Kolonresektion, Hemikolektomie, Transversumresektion]; *s.a. Essay Neubildungen von Kolon, Rektum und Anus S. 827*

Kolllilbakltelrilen *pl: Syn: koliforme/coliforme Bakterien, Colibakterien*; Bezeichnung für physiologisch im Darm vorkommende gramnegative, stäbchenförmige Bakterien der Familie Enterobacteriaceae

Kolllilbalzillus *m, -li: → Escherichia coli*

Kolllilenltelrilitis *f, pl -tilden:* meldepflichtige Darmentzündung durch enteropathogene Escherichia* coli; bei Befall von Säuglingen als **Kolidyspepsie** bezeichnet

Kolllitis *f, pl -tilden: → Colitis*

Antibiotika-assoziierte/pseudomembranöse Kolitis: *→ Antibiotika-assoziierte Colitis*

Kolllalgelnolse *f: Syn: Kollagenkrankheit, Kollagenopathie*; Oberbegriff für systemische Erkrankungen mit Bindegewebsdegeneration; meist kommt es zur Bildung von Autoantikörpern; dazu gehören Lupus* erythematodes, Dermatomyositis*, Sjögren-Syndrom*, Sklerodermie* und Sharp-Syndrom*

Koller-Test *m: Syn: Vitamin-K-Test*; parenterale Applikation von Vitamin K bei verlängerter Thromboplastinzeit; steigt das Prothrombin nicht an, besteht ein Leberparenchymschaden

Kolllilkulllekltolmie *f:* Resektion des Samenhügels [Colliculus seminalis], z.B. bei Azoospermie bei postinfektiösem Verschluss des Ductus ejaculatorius

Kolllloldilumlbalby *nt: s.u. Ichthyosis vulgaris*

Kolllloldilzyslte *f:* gutartiger, zystischer Tumor im Bereich des Foramen interventriculare, der zur Blockade der Liquorzirkulation und damit zu Hirndrucksymptomatik führen kann; **therapeutisch** reicht meist die stereotaktische Punktion und Entleerung aus

Kölnisch-Wasser-Dermatitis *f: Syn: Berloque-Dermatitis*; phototoxische Kontaktdermatitis durch ätherische Öle [v.a. Bergamottöl]; **Therapie:** Meidung bzw. Entfernung der auslösenden Substanz

Kolllolkolllolstolmie *f: Syn: Kolon-Kolon-Anastomose*; operative Vereinigung zweier Kolonabschnitte nach Resektion des Zwischenstücks; die Vereinigung erfolgt als End-zu-End-Ana-

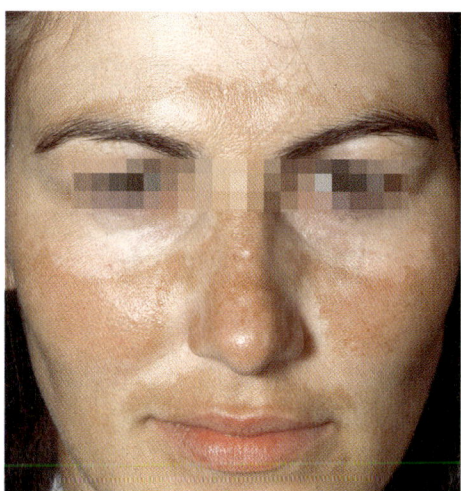

Abb. K58. Kölnisch-Wasser-Dermatitis

stomose

Kolon, braunes *nt: Syn: Zottenmelanose, Dickdarmmelanose, Melanosis coli*; meist durch Laxanzienabusus hervorgerufene Braunfärbung der Dickdarmschleimhaut

Kolon-Conduit *m/nt: Syn: Colon-Conduit*; künstliche Harnableitung mit Bildung einer Ersatzblase aus einem ausgeschalteten Kolonabschnitt; seit mehr als 50 Jahren Standardmethode der supravesikalen Harnableitung*; **Ind.:** bei radikaler Zystektomie bei Karzinom, inoperablen Blasentumoren, beidseitige Harnstauung bei inoperablen Tumoren des kleinen Beckens, irreparabler Funktionsverlust der Harnblase; **Kontraind.:** chronisch entzündliche Darmerkrankungen [Colitis ulcerosa, Morbus Crohn], vorbestrahlter Darm; **Frühkomplikationen** sind v.a. Anastomosenleck [2 %], Harnleiterobstruktion [2 %], mechanischer oder paralytischer Ileus [1–10 %]; die perioperative Mortalität liegt im Bereich von ca. 5 %; zu den **Spätkomplikationen** gehören

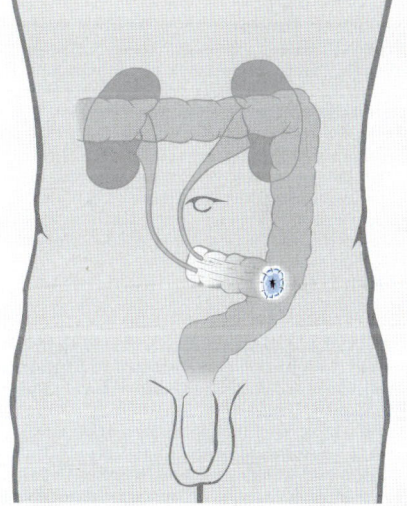

Abb. K59. Kolon-Conduit. Aus einem isolierten Sigmasegment kreiertes Kolon-Conduit

Schädigungen der oberen Harnwege [bis zu 20 %], Harnleiterstriktur [5 %] und Stomastenose [2–10 %]

Kol|lon|di|ver|ti|ku|lo|se *f: Syn: Dickdarmdivertikulose*; Vorhandensein multipler echter oder falscher Divertikel der Dickdarmwand; die meisten Kolondivertikel finden sich im Colon descendens und Sigma; ihre Häufigkeit steigt mit zunehmendem Alter an, nach dem 70. Lebensjahr finden sie sich bei mehr als 70 % aller Patienten; verläuft meist asymptomatisch, kann aber zu Divertikulitis, Blutung, Stenose, Fistelbildung oder Perforation führen; *s.u. Essay Divertikulose und Divertikulitis S. 275*

Kol|lon|en|do|sko|pie *f:* → *Koloskopie*

Kol|lon|ent|fer|nung *f:* → *Kolektomie*

Kol|lon|ent|zün|dung *f:* → *Colitis*

Kol|lon|ex|stir|pa|tion *f:* → *Kolektomie*

Kol|lon|fis|te|lung *f:* → *Kolostomie*

Kol|lon, irritables *nt:* → *Reizdarmsyndrom*

Kol|lon|kar|zi|nom *nt: Syn: Dickdarmkarzinom, Kolonkrebs, Dickdarmkrebs*; meist im unteren Kolonbereich [**kolorektales Karzinom**] lokalisiertes dritthäufigstes Karzinom; die Inzidenz in Westeuropa und den USA liegt bei 20–30/100.000; familiär gehäuft auftretende Formen [**erbliche Dickdarmkrebs-Syndrome**, z.B. hereditäres nicht-polypöses kolorektales Karzinom] sind bekannt, der weitaus größte Teil wird aber wahrscheinlich durch eine falsche Ernährung [zuviel Fett- und Fleischkonsum, nicht genug Ballaststoffe] zumindest mitverursacht; bisher gibt es aber keinen eindeutigen Beweis für einen kausalen Zusammenhang

früher ging man davon aus, dass der größte Teil der Tumoren im Rektum oder unteren Kolonbereich lokalisiert ist, heute findet sich aber mehr eine Verschiebung nach oral, d. h., Karzinome des rechten Kolons sind im Zunehmen begriffen; trotzdem können die meisten Dickdarmkarzinome bei der Krebsvorsorge [digitale Rektumexploration, Test auf okkultes Blut, Koloskopie] entdeckt werden; Kolonkarzinome wachsen i.d.R. langsam und werden wegen ihrer klinischen Unauffälligkeit erst spät diagnostiziert; nach Durchbrechen der Darmwand können sie in Nachbarstrukturen [Magen, Leber, Pankreas, Bauchwand, Retroperitoneum] einwachsen; die Metastasierung erfolgt hämatogen über die Pfortader in die Leber, seltener in Lunge oder Skelett

die **Klinik** hängt von der Lokalisation des Tumors ab; Tumoren des rechten Kolons verursachen Anämie, Gewichtsverlust, okkulte Blutung, Leistungsabfall, palpablen Tumor und evtl. Schmerzen im rechten Unterbauch sowie Stuhlunregelmäßigkeiten; im linken Kolon und Sigma sitzende Tumoren können kolikartige Schmerzen, Stuhlunregelmäßigkeiten [Wechsel von Durchfall und Verstopfung], Meteorismus und Blut- und Schleimabgang verursachen; dazu kommen Ileus, Blutung, Perforation und Fistelbildung als mögliche Komplikationen; **Diagnose:** digitale Palpation, Sigmoidoskopie, Koloskopie, Doppelkontraströntgen; die **Therapie** hängt vom Ergebnis des Tumorstagings ab; der Tumor wird soweit als möglich operativ entfernt, wobei das Ausmaß der Resektion vom Tumorwachstum bestimmt wird; solitäre oder periphere Lebermetastasen werden oft im gleichen Eingriff rese-

Tab. K15. Kolonkarzinom. Resektion in Abhängigkeit von der Tumorlokalisation

Lokalisation	Standardresektion
Zäkum, Colon ascendens	Hemikolektomie rechts
Rechte Flexur, proximales Colon transversum	Erweiterte Hemikolektomie rechts
Colon transversum	Transversumresektion
Linke Kolonflexur	Erweiterte Hemikolektomie links
Colon descendens, proximales Sigma	Hemikolektomie links
Mittleres und distales Sigma	Radikale Sigmaresektion

ziert; postoperative Therapie mit 5-FU/Folinsäure verbessert die Prognose beträchtlich; *s.u. Essay Neubildungen von Kolon, Rektum und Anus S. 827*

Kolon-Kolon-Anastomose *f:* → *Kolokolostomie*

Kollon|neulrolse *f:* → *Reizdarmsyndrom*

Kollon|pollyp *m: Syn: Dickdarmpolyp;* meist von der Kolonschleimhaut ausgehender Polyp; evtl. multiples Auftreten bei familiärer adenomatöser Polypose*; man unterscheidet **neoplastische** [Adenome] und **nicht-neoplastische Polypen** [hyperplastische, mukosale, submukosale, inflammatorische Pseudopolypen] sowie **hamartomatöse Polypen**; 75–80 % sind breitbasige oder gestielte, tubuläre Adenome; sie treten v.a. im Rektosigmoid auf; ihre Entartungstendenz nimmt mit steigender Größe zu [mehr als 10 % bei mehr als 2 cm Durchmesser]; villöse Adenome finden sich v.a. im Rektum; sie sind schwammig weich und können Ursache erheblicher Wasser-, Elektrolyt- und Eiweißverluste sein; ihre Entartungsrate liegt bei über 30 %; als Mischform kommen noch tubulovillöse Adenome vor; *s.u. Essay Neubildungen von Kolon, Rektum und Anus S. 827*

Kolon-Rektum-Anastomose *f:* → *Kolorektostomie*

Kollon|relsekltilon *f:* operative Entfernung von Teilen des Kolons; es handelt sich entweder um eine Resektion kleinerer Abschnitte [z.B. Entfernung des Querkolons, Transversumresektion] oder um die Entfernung einer Kolonhälfte [Hemikolektomie]; *s.a. Essay Neubildungen von Kolon, Rektum und Anus S. 827*

Kolon-Sigma-Anastomose *f:* → *Kolosigmoidostomie*

Kollon|spielgellung *f:* → *Koloskopie*

Kolon-Zäkum-Fistel *f:* → *Kolozäkostomie*

Kollo|pelxoltolmie *f:* kombinierte Koloneröffnung [Kolotomie] und -fixierung [Kolopexie]

Kollo|prokltekltolmie *f:* → *Proktokolektomie*

Kollo|quinlthe *f: Syn: Citrullus colocynthis;* Pflanze aus der Familie der Kürbisgewächse [Cucurbitaceae]; die reifen Früchte [**Colocynthidis fructus**] enthalten Phenolsäuren und Bitterstoffe [bis zu 3 % Cucurbitacine]; **Anw.:** als drastisches Abführmittel bei akuter und chronischer Obstipation; in der Homöopathie bei Neuralgie, Neuritis, Ischialgie, Migräne, Magen-Darm-Krämpfen, Koliken sowie Menstruationsbeschwerden

Kollo|rekltolstolmie *f: Syn: Kolon-Rektum-Fistel, Kolon-Rektum-Anastomose;* End-zu-End-Anastomose von Kolon und Rektum

Kollo|rilmeltrie *f: Syn: kolorimetrische Analyse;* quantitative Bestimmung gelöster Substanzen durch Messung der Farbstärke gegen Vergleichslösungen

Kollor|rhalphie *f: Syn: Dickdarmnaht, Kolonnaht;* Naht des Kolons nach traumatischer oder operativer Eröffnung oder Inzision

Kollo|siglmoildolstolmie *f: Syn: Kolon-Sigma-Fistel, Kolon-Sigma-Anastomose;* End-zu-End-Anastomose von Kolon und Sigma

Kollo|skolpie *f: Syn: Kolonoskopie, Dickdarmspiegelung, Kolonspiegelung, Kolonendoskopie;* endoskopische Untersuchung des Kolons mit einem flexiblen Endoskop, das bis zum Zäkum [**totale Koloskopie**] oder in das distale Ileum [**Ileokoloskopie**] vorgeschoben werden kann; die wichtigsten **Indikationen** sind chronische Diarrhoe, akute und chronische untere gastrointestinale Blutung, unklare Schmerzzustände und Verdacht auf Tumoren; eine **adäquate Darmreinigung** ist eine wichtige Voraussetzung, allerdings gibt es dafür keine eindeutig anerkannte Methode; die Lavage mit Polyethylenglykollösung führt zu einer guten Reinigung, wird aber von ca. 10 % der Patienten nicht toleriert; Laxanzien werden i.d.R. gut toleriert, haben aber einen wesentlich schlechteren Reinigungseffekt; eine Prämedikation ist nicht obligat, wird aber von vielen Patienten positiv beurteilt; die wichtigsten Komplikationen sind Blutung und Perforation; die Gesamtkomplikationsrate liegt im Bereich von 0,2 %

Kollolstolmie *f: Syn: Dickdarmfistelung, Kolonfistelung;* Anlegen einer äußeren Dickdarmfistel mit Bildung eines Dickdarmafters [**Kolostoma**]; *s.a. Anus praeter, Ileostoma*

Kolloltolmie *f: Syn: Dickdarmeröffnung, Koloneröffnung;* operative Eröffnung des Kolons

Kollolzälkolstolmie *f: Syn: Zäkum-Kolon-Fistel, Kolon-Zäkum-Fistel, Zäkokolostomie;* operative Verbindung von Kolon und Zäkum

Kollpekltolmie *f:* Ausschneidung/Exzision der Scheidenwand; *s. a. Essay Neubildungen des Uterus S. 1627*

Kollphyslterlekltolmie *f:* → *Kolpohysterektomie*

Kollpiltis *f, pl* **-tilden:** *Syn: Scheidenentzündung, Vaginitis, Colpitis;* Entzündungen der Scheide werden praktisch immer durch eine Störung des sauren Scheidenmilieus verursacht; da das Scheidenmilieu sich erst im Laufe der Pubertät einstellt und nach der Menopause sich durch den Abfall der Östrogenbildung wieder verändert, findet man Scheidenentzündungen häufig bei jungen Mädchen und postmenopausalen Frauen

die häufigsten Erreger sind Gardnerella* vaginalis [bakterielle Vaginose*], Candida*-Species [vaginaler Soor*], Mycoplasma*-Species, Trichomonas* vaginalis [Trichomoniasis*] und Chlamydia* trachomatis; bei jungen Mädchen, postmenopausalen Frauen und Schwangeren werden oft β-hämolysierende Streptokokken* gefunden; da es meist zu Mitbeteiligung der Vulva kommt, ist i.d.R. die Bezeichnung **Vulvovaginitis** angebracht; werden keine Leukozyten im Ausfluss gefunden, spricht man von **Vaginose**; bei fast allen Entzündungen kommt es zu vermehrtem Ausfluss, der je nach der Ursache gefärbt, dick- oder dünnflüssig sein kann, manchmal kommt es zu Reizung und Rötung der Vulvahaut oder zu fischartigem Geruch; *s.a. Essay Entzündliche Erkrankungen der weiblichen Beckenorgane S. 1609*

Kollpolgralfie, -gralphie *f:* Röntgenkontrastdarstellung der Scheide

Kollpolhyslterlekltolmie *f:* **1.** *Syn: transvaginale Hysterektomie, vaginale Hysterektomie, Hysterectomia vaginalis, Kolphysterektomie; s.u. Hysterektomie* **2.** eine kombinierte Entfernung von Scheide und Gebärmutter wird in seltenen Fällen von Uterusprolaps durchgeführt, wenn bei älteren Frauen ein Totalprolaps vorliegt und keine sexuelle Aktivität mehr besteht; durch das fehlen der Vagina ist aber eine postoperative Harninkontinenz nur schwer zu korrigieren

Kollpolmylkolse *f: Syn: Scheidenmykose, Vaginomykose, Vaginalmykose;* Pilzerkrankung der Scheide; am häufigsten durch Candida* albicans [Vulvovaginitis* candidamycetica]

Kollpolmylolmekltolmie *f: Syn: transvaginale Myomektomie;* transvaginale Entfernung eines Myoms der Gebärmutter; *s.a. Essay Neubildungen des Uterus S. 1627*

Kollpolpalthie *f:* → *Vaginose*

Kollpolpelrilnelolplasltik *f: Syn: Scheidendammplastik, Vaginoperineoplastik;* plastische Operation von Scheide und Damm, z.B. nach Scheidendammriss; *s.a. hintere Kolporrhaphie*

Kollpolpelrilnelorlrhalphie *f: Syn: Scheidendammnaht, Vaginoperineorrhaphie;* Naht von Scheide und Damm, z.B. nach Scheidendammriss

Kollpolplasltik *f: Syn: Scheidenplastik, Vaginalplastik, Vaginoplastik;* plastische Operation der Scheide, z.B. hintere Kolporrhaphie; auch Bezeichnung für die Schaffung einer künstlichen Scheide [**Neovagina**] bei Fehlbildungen oder Atresie der Vagina

Kollpolptolse *f:* → *Scheidenvorfall*

Kollporlrhalphie *f: Syn: Kolporrhaphia;* **1.** *Syn: Scheidennaht, Vaginalnaht, Kolporrhaphia;* Naht der Scheide(nwand) nach traumatischer oder operativer Durchtrennung **2.** *Syn: Kolporrhaphia, Scheidenraffung, Kolporrhaphia;* Einengung des Scheidenlumens durch Raffung der vorderen oder hinteren Scheidenwand [hintere Kolporrhaphie]

hintere Kolporrhaphie: *Syn: Kolporrhaphia posterior, hintere Beckenbodenplastik;* Raffung und Stützung der hinteren Scheidenwand bei Rektozele oder Descensus uteri et vaginae; durch Vereinigung von Diaphragma rectovaginale und Musculus levator ani wird ein tragfähiges Septum rectovaginale geschaffen; eine zusätzliche Stützung des Septums kann noch durch eine **Levatorfaszienplastik nach Shaw und O'Sullivan** durch Vereinigung der Levatorfaszie in der Mitte

Neubildungen von Kolon, Rektum und Anus

I. Montali, M. von Flüe

Kolonkarzinom

Ätiologie/Pathogenese

Gutartige Neubildungen [Polypen] sind Vorwölbungen im Darmlumen, die sich über das Schleimhautniveau hinaus erheben [Abb. 1]. Man unterscheidet **neoplastische** [Adenome] und **nicht-neoplastische Polypen** [hyperplastische, mukosale, inflammatorische Pseudopolypen und submukosale] sowie **hamartomatöse Polypen**. Das Kolonkarzinom entsteht am häufigsten durch die Adenom-Karzinom-Sequenz sporadisch [90 %] [Abb. 2]. Die maligne Entwicklung der Adenome korreliert mit deren Größe und dem histologischen Typ. Familiäres Auftreten [weniger als 5 %] kommt bei der **familiären adenomatösen Polyposis** [FAP] und beim **hereditären nicht-polypösen kolorektalen Karzinom** [HNPCC] vor. Auch das Vorkommen vom sporadischen Kolonkarzinom bei Verwandten 1. Grades erhöht das Risiko.

Eine Korrelation zwischen Kost und der Entstehung von Kolonkarzinomen besteht bei ballastarmer Ernährung und fett-/fleischreicher Kost. Die Einnahme einer frucht- und gemüsereichen Ernährung soll protektiv wirken. Die Colitis ulcerosa birgt ebenfalls ein erhöhtes Risiko für die Entstehung von Kolonkarzinomen, wobei Ausmaß und Dauer der Krankheit eine Rolle spielen.

Bei **Kolonkarzinomen** handelt es sich histologisch meistens um Adenokarzinome. Diese metastasieren lymphatisch und hämatogen typischerweise über das Portalsystem in die Leber, in das Skelett oder in die Lunge sowie per continuitatem in die Nachbarorgane.

Tab. 1. Klassifikation maligner Tumoren des Kolons

TNM-Klassifikation	
Tis	Carcinoma in situ
T1	Tumor infiltriert Submukosa
T2	Tumor infiltriert die Muscularis propria
T3	Tumor infiltriert in die Subserosa oder perikolische Gewebe
T4	Tumor infiltriert Nachbarorgane
N0	keine regionären Lymphknotenmetastasen
N1	Metastase in 1–3 regionären Lymphknoten
N2	Metastase in 4 oder mehr regionären Lymphknoten
M0	keine Fernmetastasen
M1	Fernmetastasen

UICC-Klassifikation (Stadiengruppierung)			
Stadium	T	N	M
I	T1	N0	M0
	T2	N0	M0
IIA	T3	N0	M0
IIB	T4	N0	M0
IIIA	T1-2	N1	M0
IIIB	T3-4	N1	M0
IIIC	jedes T	N2	M0
IV	jedes T	jedes N	M1

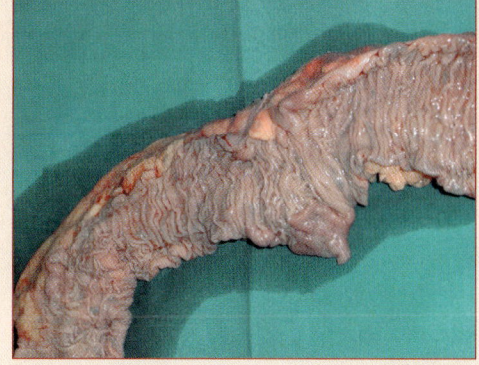

Abb. 1. Breitbasiger Polyp

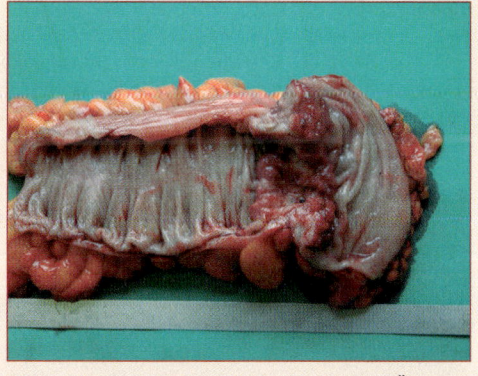

Abb. 2. Exulzeriertes Adenkarzinom des rektosigmoidalen Übergang

Symptomatik

Änderung der Stuhlgewohnheiten mit Abwechslung von Obstipation und Durchfall erwecken den Verdacht auf ein Kolonkarzinom. Weitere Manifestationen sind Blutung ab ano sowie chronische Anämie wegen okkulten Blutverlusts. Weitere unspezifische Symptome sind krampfartige Schmerzen, Schleimabgang und Gewichtsverlust. Beim fortgeschrittenen Stadium kann der Tumor abdominal palpierbar sein und zu einem Ileus oder zu einer Perforation führen. Zudem können spezifische Symptome nach Infiltration benachbarter Organen [z.B. kolovaginale oder kolovesikale Fisteln] auftreten.

Diagnostik

Die Diagnose eines Kolonkarzinoms wird durch die Koloskopie mit Biopsieentnahmen gestellt.
Stuhluntersuchungen auf okkultes Blut, die repetitiv positiv ausfallen, sollten Anlass zu einer endoskopischen Untersuchung geben. Der Doppelkontraströntgeneinlauf stellt eine Alternative bei Patienten dar, die nicht einer Koloskopie unterzogen werden können.

Zum **präoperativen Staging** wird eine vollständige Koloskopie durchgeführt [falls der Tumor nicht passierbar ist, sollte diese 3–6 Monaten postoperativ noch durchgeführt werden], um synchrone Karzinome auszuschließen. Dazu werden eine Sonografie der Leber und eine Thoraxröntgenaufnahme zum Ausschluss von Fernmetastasen durchgeführt. Die Bestimmung des **CEA** [carcinoembryonales Antigen] dient der **Tumornachsorge** und sollte bereits präoperativ abgenommen werden. Bei großen und infiltrativ wachsende Tumoren soll die Sonografie der Leber durch und Computertomografie [CT] des Abdomens ersetzt werden. Diese gibt Auskunft über lokale Ausdehnung, regionale Lymphknoten und hepatische Metastasen [Abb. 3]. Weitere spezifische Untersuchungen [z.B. gynäkologische Untersuchung, Zystografie] sollten bei entsprechendem Verdacht verordnet werden.

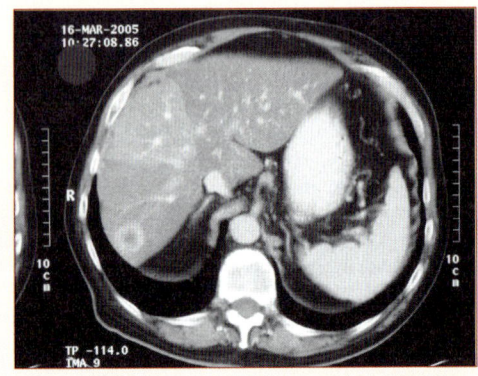

Abb. 3. Solitäre Lebermetastase

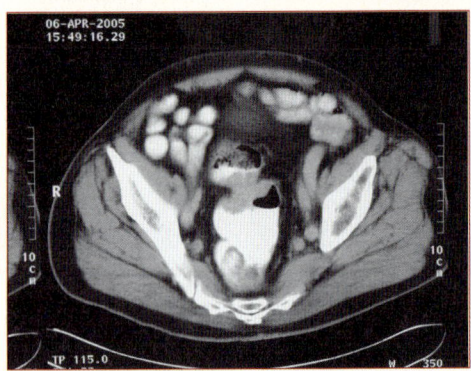

Abb. 4. Stenosierender Tumor am rektosigmoidalen Übergang in der CT

Differenzialdiagnose

Differenzialdiagnostisch muss an weitere Ursachen gedacht werden, die zu einer Kolonobstruktion [große Polypen, Kompression von außen] oder zu einer Anämie [Blutungen bei Divertikulose, chronische Darmentzündungen, Anämien anderweitiger Ursachen] führen können.

Therapie

Wenn immer möglich [lokale Radikalität und Allgemeinzustand des Patienten] besteht die Therapie des Kolonkarzinoms in der **Resektion des erkrankten Kolonabschnitts** mit dem entsprechenden regionären Lymphabflussgebiet. Die Darmkontinuität wird durch eine End-zu-End-Anastomose wiederhergestellt [je nach Tumorlokalisation Hemikolektomie rechts, Transversumresektion oder Hemikolektomie links]. Diese erfolgt nach einer orthograden Darmlavage und unter Antibiotikaprophylaxe für 24 h. Die Resektion kann heutzutage auch laparoskopisch durchgeführt werden. Die onkologische Radikalität sollte auch bei dieser Technik angewandt werden.

Im Falle einer hochgradigen Stenose muss evtl. zunächst ein doppelläufiges Entlastungsstoma vorgeschaltet werden, um anschließend bei nicht mehr gestautem und dilatiertem Darm die Resektion durchzuführen. Bei Patienten mit fortgeschrittenem Leiden sollten die infiltrierten Umgebungsorgane soweit möglich en-bloc mitreseziert werden. Wo eine radikale Operation nicht möglich ist, sind Umgehungsoperationen oder das Anlegen eines endständigen Stomas indiziert.

Im Falle von synchronen **Lebermetastasen** [10–25 %] können diese bei der gleichen Laparotomie reseziert werden, vorausgesetzt, das Primärkarzinom kann vollständig im Gesunden entfernt werden und die Ausdehnung der Metastasen ist limitiert. Ansonsten werden diese zu einem späteren Zeitpunkt nach neo-adjuvanter Chemotherapie elektiv reseziert. Weitere Therapiemöglichkeiten der Lebermetastasen bestehen in ablativen Verfahren [Radiofrequenzablation oder Kryochirurgie]

Je nach Tumorstadium [> T3] bzw. nodalem Stadium [N+] wird eine **adjuvante Chemotherapie** der Operation angeschlossen. Damit kann das Überleben verlängert werden. Die Chemotherapie besteht aus 5-FU kombiniert mit Leucovorin.

Mögliche **Komplikationen** der chirurgischen Therapie sind allgemeine Komplikationen [Nachblutung, Wundinfekte, Narbenhernie, Verwachsungen] sowie systemische postoperative Komplikationen [kardiale, pulmonale, Kathetersepsis]. Dazu kommt das Risiko einer Anastomoseninsuffizienz oder Stomakomplikationen, wie beispielsweise die Retraktion und die parastomale Hernie.

Nachsorge

Die Nachsorge hat zum Ziel, bei Patienten, die kurativ behandelt wurden, möglichst früh lokale Rezidive oder systemische Metastasen zu entdecken. Da die meisten Lokalrezidive in den ersten 2 postoperativen Jahren auftreten, werden in dieser Zeitspanne regelmäßige Kontrollen empfohlen [Tab. 2]. Anamnese, klinische Untersuchung und CEA-Titer-Bestimmung sollten in 3-monatlichem Abstand erfolgen. Die Sonografie der Leber wird alle 6 Monate und die Koloskopie alle 3 Jahre durchgeführt.

Tab. 2. Nachsorgeschema. Nachsorgeuntersuchungen beim Kolonkarzinom

Monate	3	6	12	18	24	36	48	60
Klinische Untersuchung und CEA	x	x	x	x	x	x	x	x
Koloskopie						x		
Lebersonografie		x	x	x	x	x	x	x

Prognose

Die Prognose ist stadiumsabhängig: Ohne Lymphknotenbefall beträgt das 5-Jahres-Überleben 60–80 %, bei Lymphknotenbefall beträgt die 5-Jahres-Überlebensrate bereits nur noch 30–40 %, und im Fall von resezierbaren Lebermetastasen erreicht sie auch 25–40 %.

Rektumkarzinom

Definition

Als Rektumkarzinome werden die Tumoren definiert, die sich mit dem aboralen Rand bis 16 cm ab anokutaner Linie befinden.

Ätiologie/Pathogenese

Die Entstehung des Rektumkarzinoms entspricht der vom Kolonkarzinom mit der Adenom-Karzinom-Sequenz, es zeigt jedoch Unterschiede bezüglich Lymphknotenmetastasierung bedingt durch die zum Teil extraperitoneale Lage. Die Lymphknotenmetastasierung folgt zum Teil dem Weg der Arteria rectalis superior und bei Karzinomen im unteren Drittel dem Weg der Arteria rectalis media und der Iliaca-interna-Gefäßen.

Die direkte venöse Ausbreitung präsentiert sich mit Leber- und Lungenmetastasen. Auch beim Rektumkarzinom handelt es sich meistens um ein Adenokarzinom.

Tumorklassifikation

Entspricht prä- und postoperativ der Stadieneinteilung der Kolonkarzinome [s. Tab. 1].

Symptomatik

Blutabgang ab ano ist das häufigste Symptom. Dazu kommen die Stuhlunregelmäßigkeit und die Bleistiftform des Stuhls. Weitere spezifische Symptome entstehen bei der Fistelbildung [Stuhlabgang per vaginam oder rezidivierende Harnwegsinfekte] oder bei kompletter Obstruktion [Ileus].

Diagnostik

An erster Stelle der Diagnostik liegt die digital-rektale Untersuchung. Viele Tumoren sind bereits klinisch palpierbar. Darauf folgt die Rektosigmoidoskopie mit Biopsieentnahmen. Eine vollständige Koloskopie sollte zum Ausschluss von synchronen Tumoren im Kolon durchgeführt werden.

Zur Tiefenausdehnung und Beurteilung des Lymphknotenbefalls dient die endorektale Sonografie mit einer Sensitivität von 67–93 % für das T-Stadium und 62–83 % für das N-Stadium. Im Weiteren sollten zudem noch eine CT des Abdomens zur Suche nach Lebermetastasen, ein konventionelles Röntgenbild des Thorax sowie die präoperative CEA-Bestimmung erfolgen. Im Einzelfall können noch eine CT des Thorax, eine Positronenemissionstomografie [PET] oder eine gynäkologische/urologische Untersuchung notwendig sein.

Therapie

Nach abgeschlossenem Staging wird das therapeutische Vorgehen festgelegt. Bei Patienten, die in den präoperativen Abklärungen ein T3/T4- oder N+-Stadium zeigten, hat sich die **neoadjuvante Radiochemotherapie mit anschließender Operation** nach 6 Wochen etabliert. Die Radiochemotherapie kann auch postoperativ durchgeführt werden, zeigt aber Nachteile bezüglich Sphinktererhaltung und Lokalrezidive.

Die präoperativen Vorbereitungen umfassen die Aufklärung des Patienten über alle mögliche Risiken des Eingriffs, gegebenenfalls die Stomaeinzeichnung, die orthograde Darmlavage sofern keine wesentliche Stenose vorhanden ist, die Thromboembolieprophylaxe und die perioperative Antibiotikaprophylaxe.

Das gewählte Resektionsverfahren hängt von der Lokalisation des Primärtumors und von seiner Ausdehnung ab. In der Regel erfolgt eine **Anteriorresektion** des Rektums **mit totaler mesorektaler Exzision** [TME]. Dabei muss der distale Resektionsrand einen Sicherheitsabstand von mindestens 2 cm haben. Mitentfernt wird auch das Lymphabflussgebiet mit hoher Ligatur der Vena mesenterica inferior.

Die Darmkontinuität wird bei Tumoren des oberen Rektums durch eine End-zu-End-Anastomose wieder hergestellt. Bei Tumoren des mittleren und unteren Rektums muss die Ampulle ersetzt werden. Dafür stehen mehrere Möglichkeiten zur Verfügung: die J-Pouch-, die Seit-zu-End-Anastomose oder die transverse Koloplastik. Bei diesen Rekonstruktionen wird ein protektives Stoma vorgeschaltet, das 6–8 Wochen postoperativ zurückverlegt werden kann.

Bei tief sitzenden Karzinomen [bis zur Linea dentata reichend], die keine Anastomose mehr erlauben, wird eine **abdominoperineale Rektumamputation** mit Exzision des Anus durchgeführt. Das Kolon descendens wird als endständiges Stoma an der Bauchdecke ausgeleitet.

Bei T1- und hochdifferenzierten Karzinomen [G1] 5–17 cm ab ano, die mobil und kleiner als 3 cm sind, kann eine transanale Tumorexzision erfolgen [transanale endoskopische Mikrochirurgie, TEM]. Dabei ist zu erwähnen, dass auch in frühen Stadien [T1] ein Lymphknotenbefall vorkommen kann [5 %].

Die möglichen postoperativen **Komplikationen** nach Rektumresektion umfassen die Anastomoseninsuffizienz, Miktions- oder Sexualstörungen bei Verletzungen des präsakralen Nervenplexus und die Stuhlinkontinenz.

Nachsorge

Die Nachsorge dient der Entdeckung eines lokal oder fern gelegenen Rezidivtumors, der potenziell behandelbar ist. Wichtig sind dabei die digitale rektale Untersuchung sowie die Proktoskopie und die endorektale Sonografie. Die übrige Nachsorge mittels Sonografie der Leber und CEA-Wert-Bestimmung entspricht der des Kolonkarzinoms [Tab. 2].

Prognose

Wie beim Kolonkarzinom ist die Prognose abhängig vom Lymphknotenstadium. Das 5-Jahres-Überleben beträgt bei N0-Stadien 65–80 % und 25–40 % bei Lymphknotenbefall.

Tumoren der Analregion

Ätiologie/Pathogenese

In der Pathogenese von Tumoren der Analgegend finden sich gehäuft Infekte mit dem humanen Papillomavirus* [HPV] oder Herpes-simplex-Viren der anogenitalen Region. Auch andere sexuell-übertragbare Krankheiten finden sich häufig in der persönlichen Anamnese [Gonorrhoe, Chlamydien]. Ebenfalls wird eine Assoziation mit einer Immunsuppression und einem HIV-Infekt beobachtet.

Klassifikation

Man unterscheidet nach histologisch-anatomischem Aufbau des Anus:

- **Analrandkarzinome**: Dabei handelt es sich um Hauttumoren, die von perianal bis zu einem Radius von 5 cm um den Anus reichen [Plattenepithelkarzinom, Basalzellkarzinom, verruköses Karzinom, Morbus Bowen, Morbus Paget]. Die Therapie dieser Tumoren besteht in der Regel in einer Lokalexzision.
- **Analkanalkarzinome**: Diese Tumoren gehen von der Linea anocutanea bis ca. 2 cm oberhalb der Linea dentata aus. Am häufigsten handelt es sich um Plattenepithelkarzinome [ca. 80 %]. Das Adenokarzinom ist wesentlich seltener. Weitere Tumoren wie Melanome oder Lymphome sind Raritäten.

Symptomatik

Die Symptomatik besteht aus rektalen Blutungen, Schmerzen oder Fremdkörpergefühl. Häufig sind die Symptome unspezifisch. Bei fortgeschrittenem Leiden können Stenosen und Fisteln auftreten.

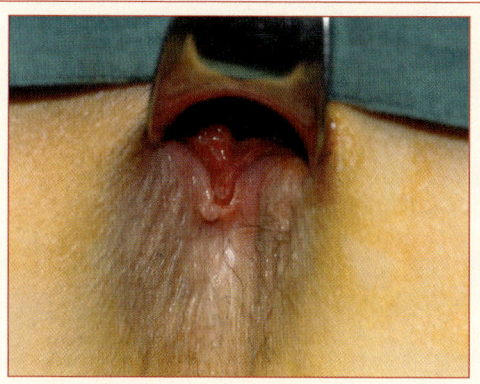
Abb. 5. Analkarzinom

Tab. 3. TNM-Klassifikation maligner Tumoren des Analkanals

T is	Carcinoma in situ
T1	Tumor 2 cm oder weniger in grösster Ausdehnung
T2	Tumor mehr als 2 cm aber weniger als 5 cm in größter Ausdehnung
T3	Tumor mehr als 5 cm in größter Ausdehnung
T4	Tumor jeder Größe mit Infiltration benachbarter Organe
N0	keine Lymphknotenmetastasen
N1	Metastasen in perirektalen Lymphknoten
N2	Metastasen in Lymphknoten der A. iliaca interna einer Seite und/oder in inguinalen Lymphknoten einer Seite
N3	Metstasen in Lymphknoten der A. iliaca interna bds. oder inguinal bds. oder perirektel und inguinal
M0	keine Fernmetastasen
M1	Fernmetastasen

Diagnostik

Die Diagnostik besteht aus der digitalen rektalen Untersuchung, der Rektoskopie mit Biopsie und der klinischen Untersuchung der Leistenregion zu Identifikation von vergrößerten Lymphknoten. Dazu kommen die Endosonografie zur Bestimmung der lokalen Ausdehnung, die Koloskopie zum Ausschluss anderer Tumoren, die CT oder Magnetresonanz [MR] zur Beurteilung der regionalen Lymphknoten und der Leber sowie die Röntgenuntersuchung des Thorax zum Ausschluss von Lungenmetastasen.

Differenzialdiagnose

Hauttumoren, Rektalulkus, Condylomata

Therapie

Der erste therapeutische Schritt bei der Behandlung der Analkanalkarzinome besteht in einer **Radiochemotherapie** mit 5-FU und Mitomycin unabhängig von Tumorstadium oder Lymphknotenbefall. Bei fehlender Regression oder Progression des Tumors ist eine **abdominoperineale Rektumamputation** indiziert, evtl. mit Lymphadenektomie inguinal bei tumorbefallenen Lymphknoten.

Die kombinierte Radiochemotherapie kann zu Durchfällen und zum Auftreten von Fisteln, schmerzhaften Ulzerationen, Inkontinenz oder Stenosen führen. Diese können durch eine doppelläufige Kolostomie behandelt werden.

Weitere **Komplikationen** sind die allgemein toxischen Nebenwirkungen der Chemotherapie, das Auftreten von Lymphödemen nach Bestrahlung oder Chirurgie der Leiste sowie die postoperativen Komplikationen nach Rektumexstirpation und Wundheilungsstörungen nach präoperativer Radiotherapie.

Die Therapie der Analrandkarzinome besteht in der Regel in einer Lokalexzision.

Nachsorge

Nach konservativer Therapie sollten die Patienten in 3-monatigen Abständen klinisch untersucht werden [mit inguinaler Palpation!] mit Anorektoskopie, Endosonografie und gegebenenfalls Biopsie. Ziel der Nachsorge ist die frühe Entdeckung eines Rezidivs, damit dieses durch eine Rektumamputation kurativ behandelt werden kann.

Prognose

Die 5-Jahres-Überlebensrate liegt bei 70–85 %. Der wichtigste prognostische Faktor beim Analkarzinom ist das T-Stadium. Zweittumoren sind aber häufig und können die Prognose mitbeeinflussen.

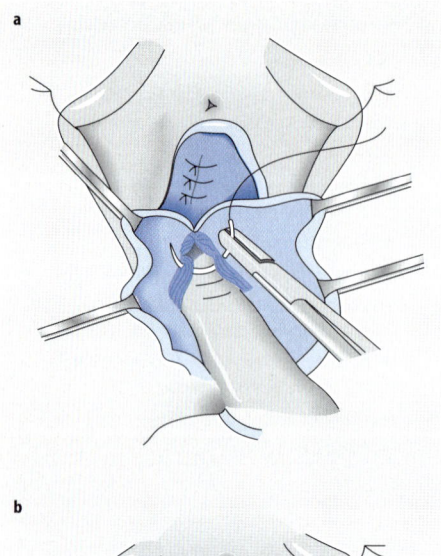

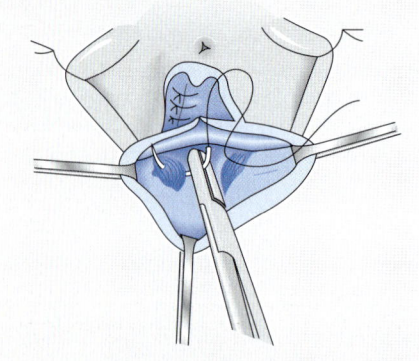

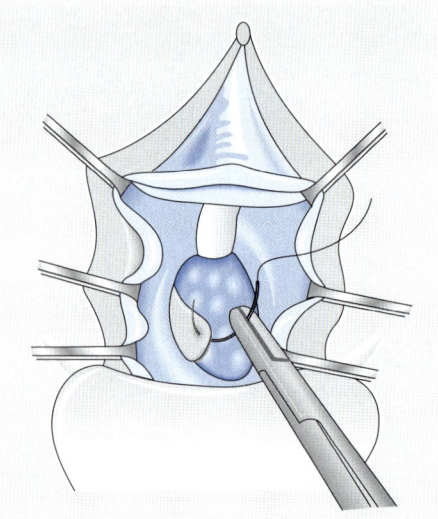

Abb. K61. **Vordere Kolporrhaphie.** Das paravesikale Gewebe [Blasen-pfeiler] wird durch quere Nähte nach medial verlagert und vernäht, wodurch eine Doppelung der Faszie unter der Blase entsteht

Abb. K60. **Hintere Kolporrhaphie. a** das pararektale Gewebe [Rektum-pfeiler] wird nach medial verlagert und vernäht, wodurch eine Doppelung der Faszie unter dem Rektum entsteht, **b** durch mediane Vereinigung der Levatorschenkel wird der Damm verbreitert und der Hiatus genitalis verkleinert

erreicht werden

vordere Kolporrhaphie: *Syn: Kolporrhaphia anterior, vorde-re Beckenbodenplastik*; das paravesikale Gewebe wird nach medial verlagert und vernäht, wodurch eine Doppelung der Faszie unter der Blase entsteht; wird nur durchgeführt, wenn ein zentraler Defekt zur Stressinkontinenz geführt hat, weil sie häufig zu Rezidiven führt; *s.a. Essay Harninkontinenz S. 533*

Kol|por|rhe|xis *f: Syn: Scheidenriss*; Einriss der Scheide unter der Geburt; meist als Scheidendammriss*; nach sachgerechtem Nahtverschluss ist die Heilungstendenz gut; *s.a. Dammriss*

Kol|po|sko|pie *f: Syn: Vaginoskopie, Scheidenspiegelung*; direkte Betrachtung der Scheidenschleimhaut mit einer Lupe [**Kol-poskop**] oder einem Mikroskop [**Kolpomikroskop**]; durch Betüpfeln mit 3–5 %-iger Essigsäurelösung werden Oberflä-chenveränderungen besser sichtbar; mit der **Jodprobe** kön-nen Epithelanomalien deutlich werden, weil Zylinderepithel jodnegativ ist, während sich das normale Plattenepithel von Scheide und Portio durch seinen Glykogenanteil bei Be-tupfen mit **Schiller-Jodlösung** braun verfärbt

Kol|po|sus|pen|si|on *f*: v.a. bei Stressinkontinenz durchgeführte Operation, bei der die abgesenkte Blase in die normale anato-mische Lage gebracht und das paravaginale Gewebe am Periost der Beckensymphyse [**Marshall-Marchetti-Krantz-** Operation] oder am Ligamentum iliopectineum [**Burch-** Operation] suspendiert wird; als Methode der Wahl gilt heute die von der Marshall-Marchetti-Krantz-Operation ab-geleitete **modifizierte Kolposuspension**; *s.a. Essay Harnin-kontinenz S. 533*

Kol|po|to|mie *f: Syn: Vaginotomie, Scheidenschnitt, Vaginal-schnitt*; Durchtrennung/Inzision der Scheidenwand

Kol|po|u|re|te|ro|to|mie *f: Syn: transvaginale Ureterotomie*; Eröff-nung des Harnleiters durch die Scheide

Kol|po|u|re|te|ro|zys|to|to|mie *f: Syn: Kolpozystoureterotomie, trans-vaginale Ureterozystotomie*; Eröffnung von Blase und Harn-leiter durch die Scheide

Kol|po|ze|le *f*: → *Scheidenbruch*

Kol|po|zö|li|o|to|mie *f: Syn: Coeliotomia vaginalis, transvaginale Zöliotomie*; Eröffnung der Bauchhöhle durch die Scheide

Kol|po|zys|to|plas|tik *f: Syn: Scheiden-Blasen-Plastik*; plastische Operation von Scheide und Blase; am häufigsten bei Blasen-inkontinenz oder Blasenkarzinom; *s.a. Kolposuspension*

Kol|po|zys|to|to|mie *f: Syn: transvaginale Zystotomie, Scheiden-Blasen-Schnitt, transvaginaler Blasenschnitt*; Eröffnung der Blase durch die Scheide

Kol|po|zys|to|u|re|te|ro|to|mie *f*: → *Kolpoureterozystotomie*

Kol|po|zys|to|u|re|te|ro|zys|to|to|mie *f: Syn: transvaginale Zystoure-terozystotomie*; Freilegung der Harnleitermündungen durch Eröffnung von Scheide und Blase

Kol|lum|no|to|mie *f: Syn: Rhachitomie, Rhachiotomie*; Osteotomie der Wirbelsäule, z.B. zur Korrektur von Skoliose oder Ky-phose

Ko|ma *nt, pl* -**ma|ta**: *Syn: Coma*; definiert als tiefe Bewusstlosig-keit, aus der der Patient nicht erweckt werden kann; eine weitere Differenzierung kann anhand neurologischer Symp-tome [Reflexe, Motorik, Pupillenbefund, Pupillenreaktion, Lidreflex, Schluck-, Würg-, Hustenreflex, Hirnstammreflexe] und der Funktionsfähigkeit von Atmungs-, Herz-Kreislauf-und Temperaturzentren erfolgen; in der Praxis wird meist die **Glasgow-Koma-Skala** verwendet; die **Therapie** hängt von der Ursache ab; im Vordergrund steht aber immer die Stabilisierung vitaler Funktion [Atmung, Herz, Kreislauf, Wasser- und Elektrolythaushalt]; sobald diese stabilisiert sind, kann mit der weiteren diagnostischen Abklärung bzw. Behandlung begonnen werden; *s.a. Tab. K17*

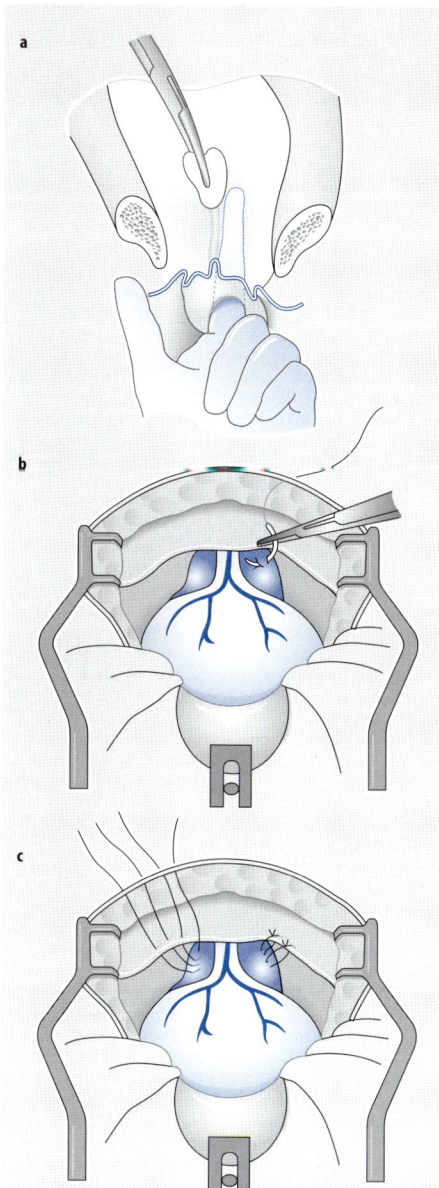

Einschränkung der Leberfunktion und damit zum Koma führt, und **exogenes hepatisches Koma**, bei dem eine akute Überlastung der vorgeschädigten Leber zu einem Ausfall der Leberfunktion führt [**Leberausfallskoma**]

hyperglykämisches Koma: *Syn:* diabetisches Koma, Kussmaul-Koma, Coma hyperglycaemicum; durch einen entgleisten Diabetes mellitus verursachtes Koma mit Hyperglykämie, Hyperketonämie und **Kussmaul-Atmung** [rhythmische Atmung mit tiefen Atemzügen]; das hyperglykämische Koma entwickelt sich langsam; es kommt zu Appetitlosigkeit, starkem Durstgefühl, trockener Adynamie, Bewusstlosigkeit; beim Diabetes mellitus Typ I kommt es zu einer ausgeprägten Ketoazidose [**ketoazidotisches Koma**], während beim Diabetes mellitus Typ II die extrem hohen Blutzuckerspiegel von mehr als 55,5 mmol/l zur Ausbildung eines **hyperosmolaren Komas** führen; *Therapie:* Rehydrierung mit isotoner Kochsalzlösung; i.v.-Insulininfusion; Ausgleich der Elektrolyte, v.a. Kalium; Ausgleich der Azidose mit Natriumbicarbonatlösung; *s.a. Essay Diabetes mellitus S. 253*

hyperosmolares Koma: *Syn: Coma hyperosmolare, hyperglykämisches hyperosmolares nicht-ketoazidotisches Dehydratationssyndrom*; ist durch eine exzessive Hyperglykämie, ausgeprägte Exsikkose, Hyperosmolarität und Bewusstseinsstörungen gekennzeichnet; im Unterschied zur diabetischen Ketoazidose fehlen eine ausgeprägte Ketose [Ketonurie] und eine Azidose; betroffen sind bevorzugt ältere Patienten, bei denen zuvor häufig kein Typ-2-Diabetes mellitus bekannt ist; die klinische Symptomatik und die Therapie sind ähnlich wie bei diabetischer Ketoazidose, eine Azidoseatmung wird jedoch nicht beobachtet; *s.u. Essay Diabetes mellitus S. 253*

hypoglykämisches Koma: *Syn: hypoglykämischer Schock, Coma hypoglycaemicum*; ein komatöser Zustand bei Hypoglykämie entwickelt sich meist plötzlich ohne größere Prodromi; die Patienten sind auffällig unruhig und oft kommt es zu generalisierten Krampfanfällen; *Therapie:* 50 ml Glucose 40 % i.v.; danach je nach Ursache

hypophysäres Koma: ein Koma bei Dekompensation einer chronischen Hypophysenvorderlappeninsuffizienz* imponiert v.a. durch Hypothermie, Hypotonie, Hypoventilation, Bradykardie und Hypoglykämie; als Auslöser kommen v.a. Infektionen, Trauma, Operationen und Stress in Frage

ketoazidotisches Koma: *s.u. hyperglykämisches Koma*

thyreotoxisches Koma: *Syn: Basedow-Koma, Coma basedowicum*; sich aus einer thyreotoxischen Krise entwickelndes Koma; *Therapie: s.u. Hyperthyreose*

Ko|ma|zy|lin|der *pl*: bei hyperglykämischem Koma auftretende granulierte Harnzylinder

Kombe-Strophanthin *nt*: *Syn: k-Strophanthin; s.u. Strophanthin*

Kom|bi|na|ti|ons|in|su|lin *nt*: *Syn: Mischinsulin*; entweder eine Mischung aus kurz wirksamem Normalinsulin und länger wirksamem Intermediärinsulin [NPH] oder eine Mischung aus sehr kurz wirksamem Insulinanalogon und Analogon-Protamin-Suspension [biphasische Protamin-Mischanaloga]; *s.u. Essay Diabetes mellitus S. 253*

Abb. KG2. Kolposuspension. Modifizierte Kolposuspension: **a** stumpfes Medialisieren von Blase und Urethra mit Tupfer, **b** tangenzial laterales Einstechen im Bereich des Blasenhalses mit nicht resorbierbarem Nahtmaterial, **c** Knüpfen unter lockerem Anheben mit dem in der Vagina platzierten Finger unter Vermeidung jeglicher Spannung

diabetisches Koma: → *hyperglykämisches Koma*

falsches Koma: *Syn: Pseudokoma, Elektrolytkoma*; komatöser Zustand bei Störungen des Elektrolythaushaltes

hepatisches Koma: *Syn: Leberkoma, Coma hepaticum*; durch Störung der Leberfunktion hervorgerufenes Koma; wird unterteilt in **endogenes hepatisches Koma** durch Viren oder Toxine hervorgerufene Zerstörung des Leberparenchyms [deshalb auch als **Leberzerfallskoma** bezeichnet], die zur

Tab. K16. Koma. Glasgow-Koma-Skala

Augenöffnen		Motorische Reaktionen		Sprachliche Reaktionen	
Spontan	4	Befolgt Aufforderungen	6	Orientiert	5
Akustische Stimuli	3	Lokalisiert einen Stimulus	5	Verwirrt	4
Schmerzreize	2	Zieht die Extremitäten zurück	4	Einzelne Wörter	3
Fehlen	1	Flexionshaltung	3	Unartikulierte Laute	2
		Extensionshaltung	2	Keine	1
		Keine Bewegung	1		

Tab. K17. Koma. Neurologische Notfalluntersuchung bei bewusstlosen Patienten

Anamnestische Daten

Abrupter oder langsamer Beginn des Komas

Kopftrauma in der jüngeren Vorgeschichte

Pogrediente oder intermittierende Lähmung

Fieber, Kopfschmerz

Diabetes, Hypertonie, Herzinfarkte

Frühere Insulte

Bekannte Epilepsie

Psychiatrische Anamnese, Alkohol, Drogen, Tabletten

Körperliche Inspektion

Spontanatmung, Atemmuster

Kopfhaltung (Überstrecken, Kopfwendung)

Spontane Bewegungen symmetrisch oder asymmetrisch

Fokale Anfälle oder Myoklonien

Spontane Streck- oder Beugesynergien

Verletzungen

Erbrochenes, Urinabgang

Allgemeine Hautveränderungen, Exsikkose, Kachexie

Umgebung: Tablettendosen, Injektionsnadeln, Alkoholflaschen, Unordnung

Untersuchungsschritte

Beste Reaktion auf lautes Anrufen

Sprachäußerung: orientiert – verwirrt – aphasisch – fehlend

Augenöffnen: Zuwendung – ohne Zuwendung

Beste Reaktion auf Schmerzreize

Abwehrbewegungen: gerichtet – ungerichtet – fehlend

Steck- und Beugesynergien, Myoklonien, Wälzen

Keine Reaktion

Nackensteifigkeit und Kopfwendung

Pupillen

Weite: Isokorie – Anisokorie

Reaktion direkt und konsensuell: vorhanden – verzögert – ausgefallen

Augenstellung

Bulbusstellung spontan: konjugiert – mittelständig

Fixation – ohne Fixation divergierend – schwimmende Bewegungen – konjugierte Deviation – spontaner Nystagmus

Okulozephaler Reflex

Durch Fixation aufgehoben

Ausgedehnt positiv: konjugiert – diskonjugiert

Gering positiv: konjugiert – diskonjugiert

Dissoziierte, tonische Restreaktion

Fehlend

Schutzreflexe

Korneal- und Blinkreflex: vorhanden – einseitig gestört – fehlend

Reflektorisches Augenschließen bei Drohbewegungen in beiden Gesichtsfeldhälften

Würgreflex

Muskeltonus

Schlaff – normal – gesteigert, wechselnd – asymmetrisch (Sehnenreflex – Pyramidenbahnzeichen)

Auskultation der Halsgefäße, evtl. Orbita

Zentrale Atemstörungen und vegetative Regulationsstörungen

Kom|mi|nu|tiv|frak|tur f: → *Trümmerfraktur*

Kom|mis|su|ror|rha|phie f: *Syn:* *Kommissurenraffung*; Raffung der Herzklappenkommissuren

Kom|mis|su|ro|to|mie f: *Syn:* *Kommissurenschnitt*; Durchtrennung der Herzklappenkommissuren bei Klappenstenose; bei der **offenen Kommissurotomie** erfolgt der Zugang über die Aorta [bei Aortenklappenstenose] bzw. die Pulmonalarterie [bei Pulmonalisstenose]; die Trennung kann mit dem Finger erfolgen [**digitale Kommissurotomie**] oder mit einem speziellen **Kommissurotom**; die **geschlossene Kommissurotomie** verwendet Dilatatoren [**Brock-Sprengung, transventrikuläre Kommissurotomie**] oder Ballonkatheter [**Ballonvaluloplastie**]; wegen der Gefahr der unkontrollierten Sprengung mit Zerreißung der Klappensegel werden geschlossene Techniken heute seltener durchgeführt

Kom|mo|ti|ons|syn|drom nt: *Syn:* *Gehirnerschütterung, Commotio cerebri*; vollständig reversible, vorübergehende Einschränkung der Hirnfunktion nach einem Trauma; das **Kardinalsymptom ist eine Bewusstlosigkeit, deren Dauer weniger als 1 Stunde beträgt**; sie führt zu einer Erinnerungsstörung für den Zeitpunkt des Traumas und eine gewisse Zeit danach [**anterograde** oder **posttraumatische Amnesie**]; meist besteht auch eine **retrograde Amnesie**, d.h., die letzten Minuten oder Sekunden vor dem Unfall können nicht erinnert werden; die posttraumatische Amnesie hellt sich über 1 bis 2 Stunden wieder auf; während dieser Zeit können die Patienten scheinbar normal funktionieren, obwohl sie sich später nicht mehr daran erinnern können; vestibuläre Symptome, wie z.B. Schwindel, Übelkeit, Erbrechen und Nystagmus können auf eine **Commotio labyrinthi** hinweisen

das häufigste Symptom nach einer Gehirnerschütterung sind anhaltende Kopfschmerzen; dazu kommen noch allgemeine Leistungsschwäche, gesteigerte Reizbarkeit, Empfindlichkeit gegenüber Sonnenlicht oder hellem Licht, Alkoholintoleranz und Kreislauflabilität; **Therapie**: die früher verordnete Bettruhe von 2–3 Wochen ist weder nötig noch sinnvoll; wenn überhaupt, dann sollten die Patienten nicht mehr als 2–3 Tage ruhen, da sich gezeigt hat, dass frühe Mobilisierung unter Aufsicht das Abklingen der Beschwerden fördert; *s.a. Kontusionssyndrom*

Kom|part|ment|syn|drom nt: *Syn:* *Logensyndrom*; sowohl am Ober- als auch am Unterkörper ist die Muskulatur in Logen gegliedert, die durch unnachgiebige Strukturen [Faszien, Membranen, Knochen] begrenzt werden; Volumenzunahme des Inhaltes einer Loge [z.B. durch Einblutung] oder einer Verkleinerung des Kompartimentvolumens führt damit zu einer Druckerhöhung, die die Durchblutung vermindert und eine ischämische Nekrose mit neuromuskulären Ausfällen auslösen kann; Logensyndrome können prinzipiell in allen Gliedmaßenabschnitten und auch am Gesäß auftreten, meist findet man sie aber am Unterschenkel, v.a. als Kompartmentsyndrom der prätibialen Unterschenkelmuskulatur [**Tibialis-anterior-Syndrom**] im Anschluss an Frakturen, Sportverletzungen oder Überbelastung

akute Kompartmentsyndrome zeichnen sich **klinisch** heftige, brennend-bohrende Schmerzen aus, die einige Stunden nach dem auslösenden Ereignis einsetzen; der Schmerz nimmt ständig an Intensität zu und wird durch eine passive Dehnung der Muskulatur noch verstärkt; häufig findet man auch eine Schmerzprojektion in das sensible Versorgungsgebiet der betroffenen Nerven; anfangs sind arterielle Pulse und Mikrozirkulation noch normal, später sind sie aber gestört und im Extremfall ist kein Puls mehr tastbar; **Diagnose**: Anamnese, klinischer Befund, Messung des subfaszialen Gewebsdruckes, Arteriografie, Phlebografie; **DD**: Thrombophlebitis, Erysipel, Phlegmone, periphere oder zentrale Nervenschädigung, Sudeck-Syndrom, Ergotismus, Lymphadenitis, Osteomyelitis; **Therapie**: beim geringsten Verdacht Spaltung aller Verbände und Faszienspaltung innerhalb der ersten 24 Stunden; Entfernung von Gewebsresten und Hämatomen; Haut und Faszie werden offen gelassen, die Deckung erfolgt sekundär

chronisch-rezidivierende Kompartmentsyndrome sind

Überlastungssyndrome aktiver und passiver Bewegungsorgane; sie beruhen auf einer raschen Volumenzunahme der Muskulatur [z.B. bei Anabolikaabusus], an die sich die Faszien nicht schnell genug anpassen können; sie wurden für die Tibialis-anterior-, Peroneus-, Oberschenkel- und Unterarmbeugerlogen beschrieben; **klinisch** findet man eine stark schmerzhafte Muskulatur mit erhöhter Spannung und evtl. Myogelosen; **DD:** Insertionstendinopathie, Ermüdungsfraktur, Thrombophlebitis, Jogger-Krankheit, Hyperabduktionssyndrom; **Therapie:** Ruhigstellung und Entspannung durch Massagen, Muskelrelaxantien, Antiphlogistika; eine Faszienspaltung ist praktisch nie indiziert

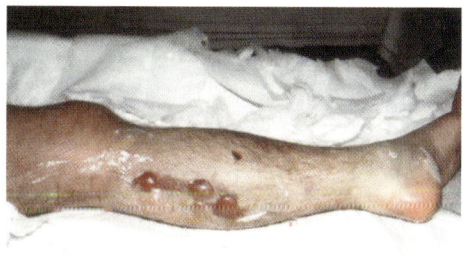

Abb. K63. Kompartmentsyndrom. Schwellung der Unterschenkelmuskulatur und Spannungsblasen bei Mehretagenfraktur

Tab. K18. Kompartmentsyndrom. Auslösende Ursachen

Veränderung des Kompartimentvolumens
Kompression durch Verbände, Blutsperre, pneumatische Antithrombosestiefel, Extremitätenkompression bei Intoxikation u. a.
Extensionsbehandlung bei Frakturen
Verschluss von Fasziendefekten
Lagerung (Elevation und/oder Kompression): Seitenlage, Extensionstisch mit Beinhalterung, Knie-Brust-Lagerung

Vermehrung des Kompartimentinhalts
Blutung: Gefäßverletzung, Hämophilie, Antikoagulantientherapie
Infusionsbehandlung: venöse Druckinfusion, Arthroskopie, periphere Nervenblockade
Ödem durch verstärkte Kapillarpermeabilität: Ischämie-Reperfusions-Verletzung (arterielle Verletzung, Thrombose, Embolie, transferfreier Muskellappen, Operation in Blutleere, ergotamininduzierter Vasospasmus, Muskeltraining)
Muskelhypertrophie
Poplitealzyste
Kombination von Blutung und Ödem: Fraktur, Osteotomie, Kontusion

Kompartmentsyndrom der Hüfte: *Syn: compartment syndrome of the hip;* Bezeichnung für eine durch ein interstitielles Ödem verursachte intramedulläre Druckerhöhung im Kompartment Femurkopf; *s.u. Essay Knochennekrosen S. 811*

Kom|ple|ment|bin|dungs|re|ak|ti|on f: *Syn: Komplementfixationsreaktion;* serologischer Test zum Nachweis komplementbindender Antikörper im Patientenserum; der Antikörper in der Probe reagiert mit einem zugesetzten spezifischen Antigen und für damit zur Komplementaktivierung und zum Verbrauch von Komplement; der Komplementverbrauch ist ein Maß für die Menge an komplementbindendem Antikörper in der Probe

Kom|plex, HIV-assoziierter kognitiv-motorischer m: *Syn: AIDS-Demenz-Komplex, HIV-assoziierte Enzephalopathie;* vor Einführung der HAART entwickelte etwa ein Drittel der Erwachsenen und die Hälfte der Kinder mit AIDS eine klinisch manifeste Enzephalopathie als direkte Folge der HIV-Infektion; die HIV-Enzephalopathie ist ein langsam progressiver Prozess, die resultierenden neurologischen Störungen sind zunächst eine Einschränkung des Kurzzeitgedächtnisses, psychomotorische Verlangsamung und Beeinträchtigung koordinierter Bewegungen, in späten Stadien globale Demenz; *s.u. Essay HIV-Infektion – AIDS S. 625*

Kom|pres|si|ons|frak|tur f: → *Stauchungsfraktur*

Kom|pres|si|ons|os|te|o|syn|the|se f: → *Druckosteosynthese*

Kom|pres|si|ons|plat|te f: → *Druckplatte*

Kom|pres|si|ons|schrau|be f: *Syn: Zugschraube;* presst Fragmente bei einer Osteosynthese zusammen; je nach Gewinde unterscheidet man zwischen **Spongiosaschraube** und **Kortikalisschraube;** *s.u. Essay Fraktur, Luxation, Distorsion S. 423*

Kom|pres|si|ons|so|no|gra|fie, -gra|phie f: eine normale Extremitätenvene lässt sich durch den Andruck der Ultraschallsonde völlig komprimieren; die fehlende Komprimierbarkeit der Vene im Querschnitt gilt als wichtigstes Symptom einer Thrombose; bei proximaler Thrombose [Oberschenkel und Kniekehle] betragen Sensitivität und Spezifität zwischen 95 und 100 %; sie ist damit die Methode der ersten Wahl bei Thromboseverdacht; *s.a. Essay Thrombose und Embolie S. 1527*

Kom|pres|si|ons|the|ra|pie f: Behandlung bzw. Vorbeugung von Thrombosen, chronischer Veneninsuffizienz, postthrombotischem Syndrom usw. durch Bindenverbände, **Kompressionsstrümpfe** oder aufblasbare Manschetten; *s.a. Essay Krampfadern/Varizen S. 1643, Essay Thrombose und Embolie S. 1527, s.a. Tab. K19*

Kom|pres|si|ons|u|ro|gra|fie, -gra|phie f: Urografie mit Kompression der Harnleiter zur besseren Darstellung des Nierenbecken

Kon|chek|to|mie f: *Syn: Muschelentfernung, Nasenmuschelentfernung, Turbinektomie;* operative Entfernung einer Nasenmuschel; wird nur selten durchgeführt, weil es zu Trockenheit und später Ozaena kommt

Kon|cho|skop nt: Nasenspiegel für die mittlere und hintere Rhinoskopie*

Kon|cho|to|mie f: *Syn: Muschelresektion, Nasenmuschelresektion, Turbinektomie;* Teilentfernung einer Nasenmuschel

Kon|dom nt: *Syn: Präservativ;* meist aus Latex bestehendes, über den Penis zu streifendes, mechanisches Kontrazeptivum; *s.u. Essay Empfängnisverhütung und Familienplanung S. 343*

Kon|du|ran|go|rin|de f: → *Condurangorinde*

Kon|dy|lek|to|mie f: *Syn: Kondylenabtragung, Kondylenresektion;* Abtragung/Resektion einer Kondyle

Kon|dy|len|frak|tur f: Fraktur im Bereich einer oder beider Kondylen des Humerus oder Femurs; *s.a. Humerusfraktur, Femurfraktur*

Kon|dy|len|re|sek|ti|on f: → *Kondylektomie*

Kon|dy|len|schrau|be, dynamische f: Implantat zur Behandlung distaler Femurfrakturen; die Schraube kann bei Belastung in der Schraubenhülse gleiten, damit werden Scherkräfte in Kompressionskräfte umgewandelt

Kon|dy|len|spal|tung f: → *Kondylotomie*

Kon|dy|lom nt: *Syn: Condyloma;* warzen- oder papillenförmige Hyperplasie von Plattenepithel der Haut oder Schleimhaut, z.B. das Condyloma planum

spitzes Kondylom: → *Feigwarze*

Kon|dy|lo|to|mie f: *Syn: Kondylendurchtrennung, Kondylenspaltung;* Durchtrennung/Spaltung einer Kondyle

Kö|ni|gin der Nacht f: *Syn: Selenicereus grandiflorus, Cactus grandiflorus;* Pflanze aus der Familie der Kaktusgewächse [Cactaceae]; verwendet werden die Blüten [**Selenicerei grandiflori flos**] und oberirdischen Pflanzenteile [**Selenicerei grandiflori herba**]; sie enthalten Flavonoidglykoside und Amine [u.a. Tyramin und -derivate]; **Anw.:** traditionell bei nervösen Herzbeschwerden und Angina pectoris, Harnleiden; in der Homöopathie bei Angina pectoris, Myokarditis und Perikarditis

Kö|nigs|ker|ze f: Bezeichnung für **Verbascum densiflorum/thap-**

Tab. K19. Kompressionstherapie. Übersicht über Kompressionstherapien

„Elastische" Verbände	„Unelastische" Verbände
(Langzugbinden)	(Kurzzugbinden und Zinkleimverbände)
Sehr elastisch mit hohem Ruhedruck und niedrigem Arbeitsdruck	Nur geringe Dehnbarkeit, daher relativ unelastisch. Da sie einen niedrigen Ruhedruck besitzen, können sie auch nachts belassen werden (daher auch die Bezeichnung „Fixverbände"). Diese Verbände besitzen einen hohen Arbeitsdruck
Ruhedruck: An der ruhenden, also inaktiven Extremität wird aufgrund der hohen Elastizität ein oberflächlicher Dauerdruck durch die Rückschnellkraft der Binde erzeugt. Bei Muskelkontraktion gibt diese Binde „elastisch" ohne wesentliche Druckerhöhung nach	*Arbeitsdruck*: Durch die Unelastizität wird eine effiziente Druckerhöhung bei Muskelkontraktion gewährleistet. Diese Druckerhöhung setzt sich bis in die tiefen Leitvenen fort
Indikationen	
Kompression bei immobilen Patienten, oberflächliche Ruhe-Kompression, z.B. bei Lymphödem	Kompressionstherapie bei mobilen Patienten mit CVI, Ulcus crusis venosum, CVI-bedingten Ödemen, auch bei arterieller Durchblutungsstörung Grad I–II möglich
Kontraindikationen	
Ambulante Kompressionstherapie bei mobilen Patienten mit Veneninsuffizienz, arterielle Durchblutungsstörung, Mikroangiopathie, Hautinfektionen, kardiale Insuffizienz	Schwerste arterielle Durchblutungsstörungen, schwere kardiale Insuffizienz
Medizinische Kompressionsstrümpfe („graduated compression stockings")	
Kompressionsklassen I–IV, je nach Stärke der gewünschten Kompressionswirkung. Zur ambulanten Therapie sehr gut geeignet. Diese Strümpfe werden nach entsprechenden Maßen hergestellt und individuell angemessen (cave: vorhandene Ödeme ergeben falsche Größen).	
Indikationen	
Kompressionsklasse I: Thromboseprophylaxestrümpfe, milde chronische Veneninsuffizienz, retikuläre Varikositas	
Kompressionsklasse II: Varikositas, chronische Veneninsuffizienz Grad II, erst nach der Beseitigung von Ödemen sinnvoll	
Kompressionsklasse III: Chronische Veneninsuffizienz Grad III, schwere Dermatosklerose, schwerer postthrombotischer Schaden	
Kompressionsklasse IV: Irreversible Lymphödeme, indurierte Ödeme	
Kontraindikationen	
Nässende Dermatosen, Hautinfektionen, Ödeme, arterielle Durchblutungsstörungen (unter 70 mmHg Knöchelarteriendruck ist jede Kompressionstherapie kontraindiziert)	
Die Akzeptanz von Kompressionsstrümpfen seitens des Patienten ist nicht immer groß. Zur Erhöhung der Compliance wurden zahlreiche moderne Fabrikate in diversen Farben hergestellt. Bei Behinderung sind Anziehhilfsgestelle im Fachhandel beziehbar.	
Apparative Kompression	
Mit aufblasbaren Manschetten, die intermittierende Drucke ausüben, evtl. auch mehrkämmrige Druckwellenmassagegeräte	
Indikation	
Thromboseprophylaxe bei Bettlägerigen, Entstauungstherapie (zusätzlich zu Kompressionsverbänden und manueller Therapie) besonders bei Lymphödem und anderen schweren Ödemursachen	

siforme [große/großblumige Königskerze], **Verbascum thapsus** [echte Königskerze] und **Verbascum phlomoides** [Königskerze], Pflanzen aus der Familie der Braunwurzgewächse [Scrophulariaceae]; die Blumenkronen [**Wollblumen**, Verbasci flos] und die **Königskerzenblätter** [Verbasci folium] enthalten Saponine, Flavonoide und Schleimstoffe; sie besitzen eine reizlindernde Wirkung und fördern die Expektoration; *Anw.*: bei Atemwegserkrankungen und Heiserkeit; äußerlich als Umschlag bei Frostbeulen, Prellungen und Hautentzündungen

Ko|ni|ko|to|mie *f:* → *Koniotomie*

Ko|ni|o|spo|ro|se *f: Syn: Ahornrindenschälerkrankheit, Ahornrindenkrankheit, Towey-Krankheit*; durch den Schimmelpilz Coniosporium verursachte exogen-allergische Alveolitis bei Holzarbeitern; *s.a. Essay Lungen- und Atemwegserkrankungen durch Arbeit und Umwelt S. 1265*

Ko|ni|o|to|mie *f: Syn: Konikotomie, Interkrikothyreotomie, Interkrikothyrotomie, Krikothyreotomie, Krikothyrotomie, Krikothyroidotomie*; Spaltung des Ligamentum cricothyroideum medianum als Notfalleingriff bei Erstickungsgefahr; der Kehlkopf wird zwischen Daumen und Zeigefinger fixiert und eine Längsinzision direkt über dem Schild- und Ringknorpel durchgeführt; danach erfolgt die Querspaltung und der Zugang wird durch eine Schere oder Pinzette offen gehalten und ein Tubus platziert; *s.a. Essay Verfahren zur Sicherung der Atemwege S. 759*

Ko|ni|sa|ti|on *f: Syn: Portiokonisation, Zervixkonisation*; konusförmige Gewebeausschneidung aus der Portio vaginalis cervicis zur Biopsieentnahme [**Konusbiopsie**] oder Therapie; *s.u. Essay Neubildungen des Uterus S. 1627*

Kon|junk|ti|val|test *m: Syn: Konjunktivalprobe, Ophthalmoreaktion, Ophthalmotest*; Allergietest durch Einbringen des Allergens in den Bindehautsack

Kon|junk|ti|vi|tis *f, pl* -**ti|den**: *Syn: Bindehautentzündung, Conjunctivitis*; typische Zeichen einer Entzündung der Augenbindehaut sind Rötung durch eine vermehrte Gefäßfüllung [**konjunktivale Injektion**], seröse/schleimige/eitrige Sekretion und Schwellung [unterschiedlich ausgeprägt, im Extremfall Chemose]; dazu kommen noch Lichtscheu und Tränenfluss in wechselndem Ausmaß; oft finden sich auch Lym-

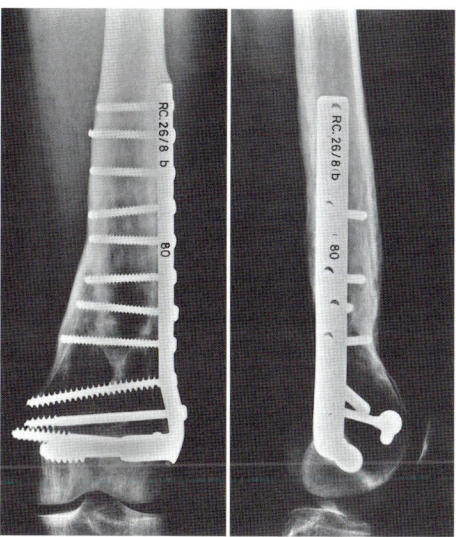

Abb. K64. Dynamische Kondylenschraube

phozytenansammlungen [Follikel] oder abgeplattete Vorwölbungen [Papillen] der Bindehaut, wobei Follikel typisch für Virus- und Chlamydieninfektionen sind, und Papillen für allergische Bindehautentzündungen; häufig kommt es auch zu einer Beteiligung der Hornhaut [Keratokonjunktivitis]; in Mitteleuropa treten unspezifische [Bindehautkatarrh*], allergische, virale und bakterielle Bindehautentzündungen etwa gleich häufig auf

die **allergische Konjunktivitis** findet sich meist im Rahmen einer Atopie; die häufigsten Auslöser sind Medikamente, Kosmetika, Tierhaare und v.a. Pollen [**Heuschnupfenkonjunktivitis** mit Rhinitis, heftigem Niesen und Tränen, Chemose und Fremdkörpergefühl]; **Therapie**: kurzfristig adstringierende Augentropfen [Naphazolin], selten auch Corticoidtropfen [Fluorometholon]; langfristig cromoglicinhaltige Augentropfen; Desensibilisierung

sowohl grampositive als auch gramnegative Bakterien können eine **bakterielle Konjunktivitis** verursachen; die **Koch-Weeks-Konjunktivitis** durch Haemophilus* aegyptius ist eine kontagiöse akut verlaufende Infektion

unspezifische Konjunktivitis: → *Bindehautkatarrh*

Kon|junk|ti|vo|da|kry|o|zys|to|sto|mie *f*: operative Verbindung von

Tab. K20. Konjunktivitis. Typische Erreger, Klinik und Therapie bakterieller Konjunktivitiden

Grampositive Bakterien	Besondere Zeichen	Therapie
Staphylococcus epidermidis	Meist blande „physiologische Flora"	
Staphylococcus aureus	Starke Sekretion, Schleimiges Sekret	Gentamicin-AT, Vancomycin
Pneumokokken	Hämorrhagisch, einseitiger Beginn	Penicillin
Streptokokken	Blepharitis ulcerosa	Erythromycin-AT, Ciprofloxacin-AT, Ofloxacin-AT, Norfloxacin-AT
Neisseria diphtheriae	Membranöse, blutende Conjunctivitis	
Gramnegative Bakterien	**Zeichen**	**Therapie**
Pseudomonas aeruginosa	Zäh haftender, gelblich-grüner Schleim, Hornhautulkus	Gentamycin-AT, Polymyxin-B-AT
Haemophilus lacunatus	Seröses Sekret, livide Verfärbung der Lidhaut, ulzerierende Lidränder	Zinksulfat-AT, Gentamycin-AT
Haemophilus aegypticus	Eitrig hämorrhagische Membranen	Tetracyclin-AT, Chloramphenicol-AT
Haemophilus influenza		
Proteus mirabilis	Hornhautulkus	Gentamicin-AT, Penicillin-AT
Gonokokken	Eitrig-verklebte Lider bei Neugeborenen	Penicillin-AT
Chlamydien	Mischbild aus Follikeln und Papillen der subtarsalen Bindehaut	Tetracyclin-AT, Erythromycin-AT

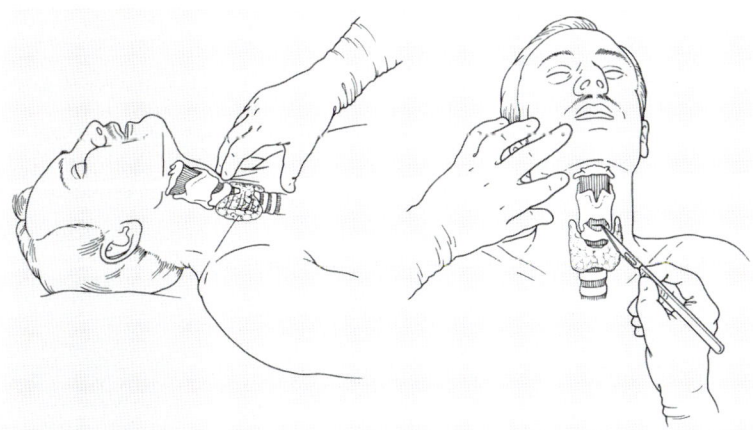

Abb. K65. Koniotomie. Schema der Koniotomie

Bindehautsack und Tränensack

Kon|junk|ti|vo|rhi|no|sto|mie f: operative Verbindung von Bindehautsack und Nasenhöhle

Kon|kor|danz, ventrikuloarterielle f: s.u. *Trikuspidalatresie*

Kon|nek|ti|on, totale cavopulmonale f: s.u. *Fontan-Operation*

Kon|ta|gi|ons|in|dex m: Syn: *Infektionsindex*; Anzahl der tatsächlich an einer Infektionskrankheit erkrankten Patienten bezogen auf 100 exponierte, nicht-immune Patienten

Kon|takt|ak|ne f: Syn: *Akne vinenata*; s.u. *Akne*

Kon|takt|al|ler|gen nt: Syn: *Kontaktekzematogen*; Allergen, das durch Kontakt mit der Haut oder Schleimhaut eine Allergie hervorrufen kann; meist handelt es sich um Haptene, die kovalent an ein Trägerprotein gebunden werden müssen; *s.a. allergisches Kontaktekzem, Essay Kontaktekzem S. 839*

Tab. K21. Kontaktallergen. Häufige Kontaktallergene

Neomycin	Antibiotischer Zusatz in Lokaltherapeutika
Procain, Benzocain	Lokalanästhetika, antipruriginöse und analgesierende Externa
Sulfonamide	Lokaltherapeutika
Wollwachsalkohole	Salbengrundlagen (Lanolin), Kosmetika, Möbelpolitur, Skiwachse
Sorbitansesquioleat	Emulgator in Lokaltherapeutika, Kosmetika (auch Naturkosmetika)
Terpentin	Lösungsmittel, Farben, Lacke, Schuhcremes, Druckerschwärze
Perubalsam	Lokaltherapeutika, Salben, Kosmetika, Duft- und Geschmackstoff
Duftstoffe	Parfüms, Kosmetika
Mercapto- und Thiuramverbindungen	Vulkanisationsbeschleuniger, in vielen Gummiartikeln
Formalin	Desinfektionsmittel, schweißhemmende Mittel, Beizen, Kunststoffe, Textilien, Papierprodukte, Kosmetika (konservierende Substanzen setzen Formaldehyd frei)
Sublimat	Desinfektionsmittel, Imprägnierungsmittel für Hölzer und Fasern, Galvanisierung
Kaliumdichromat	Zement, Antioxidans und Antikorrosivum, Farben, Öle, Gerbstoffe, Streichhölzer
Nickelsulfat	Metalle, Metallgegenstände an der Kleidung, Modeschmuck, Katalysatoren, Farben, Beizen
Kobaltsulfat	Zement, Galvanisation, Öle, Kühlmittel, Lacke, Firnisse
Acrylate	Prothesen, Zahntechnik, Lacke
Epoxyharze	In Klebern, Plastikmaterialien
p-Phenylendiamin	Dunkle Farbstoffe in Textilien, Druckerschwärze
p-Toluylendiamin	Zahlreiche Farbstoffe (Haarfärbemittel)
p-Hydroxybenzoesäureester („Parabene")	Konservierungsmittel in Lebensmitteln und vielen Externa
Thioglykolsäuresalze	Dauerwellen–, Harrglättungspräparate
Kolophonium	Adhäsives Harz (Mastix), in Wachsen

Kon|takt|al|ler|gie f: allergische Reaktion durch ein Kontaktallergen; wird meist im Sinne von allergischem Kontaktekzem verwendet

Kon|takt|der|ma|ti|tis f, pl **-ti|ti|den**: → *Kontaktekzem*

Kontaktdermatitis durch Kosmetika: durch Kosmetika hervorgerufenes phototoxische Kontaktdermatitis [z.B. Kölnisch-Wasser-Dermatitis]

nicht-allergische Kontaktdermatitis: Sammelbegriff für

Kontaktekzeme, die durch nicht-allergische Prozesse ausgelöst werden, wie phototoxische Kontaktdermatitis und toxisches Kontaktekzem

photoallergische Kontaktdermatitis: Syn: *photoallergische Dermatitis, photoallergisches Ekzem, Photokontaktallergie, Fotokontaktallergie*; durch eine Überempfindlichkeit der Haut gegen Lichtstrahlen verursachte akute oder chronische Entzündung; primär nicht-allergisierende Substanzen werden vom Licht in Haptene umgewandelt, die nach Kopplung an Proteine eine Sensibilisierung auslösen; im akuten Stadium kommt es zu Rötung und Blasenbildung, später zu Pigmentierung und Lichenifikation der betroffenen Hautareale; die Therapie besteht in der Vermeidung von Allergenen; im akuten Stadium sind corticoidhaltige Externa von Nutzen

phototoxische Kontaktdermatitis: Syn: *Photokontaktdermatitis, Fotokontaktdermatitis, phototoxische Dermatitis, phototoxisches Ekzem*; durch photochemische Reaktionen ausgelöste nicht-allergische Kontaktdermatitis; die phototoxische Substanz kann von außen kommen [Medikamente, ätherische Öle, Farbstoffe] oder im Körper gebildet werden [Porphyrine]; das **klinische Bild** gleicht dem des photoallergischen Ekzems; **Therapie**: Meidung bzw. Entfernung der auslösenden Substanz oder Behandlung des Grundleidens

Kon|takt|ek|zem nt: Syn: *Kontaktdermatitis*; durch Kontakt mit Fremdstoffen ausgelöstes exogenes Ekzem; man unterscheidet **toxische** und **allergische Kontaktekzeme**, die beide akut oder chronisch verlaufen können; klinisch und histologisch sind sie oft nicht unterscheidbar; damit sind Anamnese und Hauttestung von großer Bedeutung; **Therapie**: Vermeidung bzw. Entfernung des auslösenden Agens, u.U. Arbeitsplatzwechsel; Corticoidsalben lokal abwechselnd mit Pflegesalben; *s.a. Essay Kontaktekzem S. 839, s.a. Abb. K66*

allergisches Kontaktekzem: Syn: *allergische Kontaktdermatitis, kontaktallergisches Ekzem*; akut oder chronisch verlaufendes Ekzem, das auf einer Allergie vom Spättyp beruht; häufige Allergene oder Haptene sind Metalle [Nickel, Cobalt, Chrom], Gerbstoffe, Arzneimittel [Perubalsam, Neomycin, Eugenol, Benzocain]; **Klinik**: beim akuten Ekzem kommt es zum unspezifischen Bild eines Kontaktekzems [Rötung, intradermale Bläschenbildung], das auf die Kontaktstelle und die nähere Umgebung begrenzt ist; bei der chronischen Form findet sich ein wesentlich bunteres Bild [Rötung, Schuppung, Lichenifikation, Krustenbildung, Erosionen]; **differenzialdiagnostisch** kommen u.a. toxisches Kontaktekzem, endogenes Ekzem, Arzneimittelexanthem und mikrobielles Ekzem infrage; die **Therapie** besteht im Wesentlichen in der Vermeidung der auslösenden Allergene; im akuten Stadium sind feuchte Umschläge und corticoidhaltige Externa angebracht; chronische Formen sprechen gut auf rückfettende und teerhaltige Externa an; *s.a. Essay Kontaktekzem S. 839*

chronisch toxisches Kontaktekzem: Syn: *toxisch-irritatives Kontaktekzem, Abnutzungsdermatose, Hausfrauenekzem, degenerative Dermatitis, kumulativ-toxisches Ekzem, chronisch toxische Kontaktdermatitis, chronisch degeneratives Kontaktekzem, kumulativ-subtoxisches Kontaktekzem*; nach jahrelangem Kontakt mit der Noxe vorhandenes Ekzem, das auf den Kontaktbereich begrenzt ist; meist handelt es sich um ein hyperkeratotisch-schuppendes, evtl. nässendes Ekzem mit Rissen und Rhagaden; tritt am häufigsten bei beruflicher Exposition [Maurer, Mechaniker, Anstreicher] und bei Hausfrauen [Waschmittel, Detergenzien] auf; die Abheilung ist oft sehr langsam

toxisches Kontaktekzem: Syn: *toxische Kontaktdermatitis, nicht-allergische Kontaktdermatitis, Dermatitis toxica*; durch direkte toxische Wirkung ausgelöste akute oder chronische Kontaktdermatitis; das **akute toxische Kontaktekzem** entwickelt sich meist innerhalb von Stunden und bildet sich nach Entfernung der auslösenden Noxe ebenso schnell wieder zurück; meist kommt es zu Rötung und Blasenbildung, die auf das Kontaktfeld begrenzt ist; *s.a. chronisch toxisches Kontaktekzem*

Kon|takt|gra|nu|lom nt: Geschwür oder eine Gewebswucherung

Kontaktekzem

Syn.: Kontaktdermatitis

P. Altmeyer, A. Potthoff

Die allergische Kontaktdermatitis oder auch das allergische Kontaktekzem ist eine durch sensibilisierte T-Lymphozyten vermittelte allergische Reaktion vom verzögerten Typ. Nach direktem Kontakt oder über den *Airborn*-Mechanismus [z.B. Beschwerden im Bereich der Augen durch Nagellack] kommt es nach 24–72 Stunden zu juckenden Erythemen, Papeln und einem teils ausgeprägten Ödem. Unterschieden werden akute, subakute und chronische Ekzeme.

Klinik

Zum **akuten Kontaktekzem** kommt es vor allem bei intensivem Kontakt mit dem Allergen, guter Penetranz des Stoffes und hohem Sensibilisierungsgrad. Es kann zu Vesikeln und Blasen kommen. Es resultieren nässende Ekzeme mit starkem Juckreiz [Abb. 1].
Durch hämatogene Streuung können Hautveränderungen an kontaktfernen Körperstellen auftreten. **Subakute Ekzeme** entstehen nach längerer Einwirkdauer auch bei geringerer Allergenmenge, bei mittlerem Sensibilisierungsgrad und mittelgradiger Penetranz. Hier überwiegen Schuppung und Lichenifikation. Diese Form kann in ein **chronisches Ekzem** übergehen, das durch ein eher geringes Erythem bei ausgeprägter Schuppung und Lichenifikation gekennzeichnet ist. Insbesondere an der Leistenhaut kann es auch zu Hyperkeratosen und Rhagaden kommen. Komplikationen können durch eine bakterielle Superinfektion und Ausbildung einer Lymphangitis oder eines Erysipels entstehen.

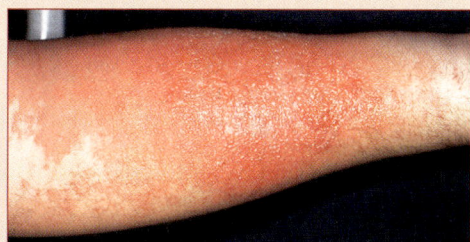

Abb. 1. Schweres allergisches Kontaktekzem

Lokalisation

Im Prinzip kann jede Stelle des Körpers betroffen sein. Häufig führt die Lokalisation schon zur Eingrenzung des auslösenden Agens. Im Augenbereich sind häufig Make-up, Augentropfen oder die Brille ursächlich für das Ekzem. Zu denken ist auch an flüchtige Stoffe, die über *Airborn*-Mechanismen zu Beschwerden führen [z.B. Nagellack, Latex]. An der Kopfhaut werden Färbe-, Dauerwellen- und Pflegemittel angewendet. Bei Nickelallergie finden sich häufig Hautveränderungen im Bereich von Modeschmuck, Knöpfen, Gürtelschnallen, Uhren und Büstenhaltern.

Differenzialdiagnosen

Beim **toxischen Kontaktekzem** tritt eine schärfere Begrenzung auf, keine Streuherde und es besteht eher eine Schmerzhaftigkeit als Juckreiz.
Bei atopischer Diathese ist die Abgrenzung zu einem **atopischen Ekzem** schwierig. Das **mikrobielle Ekzem** ist bisher ätiologisch nicht geklärt. Es muss ebenso als Differenzialdiagnose in Erwägung gezogen werden wie die **Psoriasis vulgaris** bzw. **Psoriasis palmoplantaris**. Auch hier finden sich eher scharf begrenzte Hautveränderungen und ggf. typische Psoriasisphänomene [letztes Häutchen, Kerzenwachsphänomen]. Die Abgrenzung zum **Erysipel** ist meist leicht. Hier ist die Allgemeinsymptomatik mit Fieber und Leukozytose wegweisend. An den Händen und Füßen sowie intertriginös sollte eine **Pilzinfektion** ausgeschlossen werden.

Diagnostik

Die Anamnese sollte neben den möglichen Kontaktstoffen auch eine Berufsanamnese umfassen. Die Familienanamnese sollte besonders eine atopische Diathese erfragen. Nach vollständiger Abheilung der ekzematösen Hautveränderungen sollte ein Epikutantest* erfolgen. Bei schwachen Allergenen mit eventuell falsch negativer Epikutantestung sollte eine Reexposition [Repeated-Open-Application-Test] auf einem begrenzten Areal erfolgen. Zur Abschätzung der atopischen Diathese kann zusätzlich eine Bestimmung des Gesamt-IgE und ein orientierender Pricktest erfolgen.

Wichtige Kontaktallergene

⚠ **Nickelsulfat ist das häufigste Kontaktallergen. Bis zu 20 % der jüngeren Frauen und Männer mit Ohrringen sind sensibilisiert.**

In der Regel ist ein intensiver Kontakt nötig. Flüchtige Kontakte [z.B. Münzgeld] reichen für eine Sensibilisierung nicht aus. Nickelsulfate kommen im Alltag in Modeschmuck, Jeansknöpfen, Uhren, Büstenhaltern, Brillen, Weißgold und in metallischen Nagellacken vor. Beruflicher Kontakt ist beim Verchromen, Galvanisieren und bei Zementarbeiten möglich. Gleichzeitig tritt häufig eine Kobaltchloridallergie auf. Auch dieser Inhaltsstoff ist in Zement enthalten, weiterhin kommt er in blauem Lidstift, Keramikfarben und in Metallen zusammen mit Nickel vor.

Chromsalze [v.a. Chromate] sind weit verbreitet in Baustoffen und in Leder. Eine besondere berufliche Relevanz besteht bei Maurern, Bauarbeitern, Galvanisateuren und Bergleuten. Hier spielen auch baustoffkontaminierte Arbeitsschuhe eine wichtige Rolle.

Während Typ IV-Allergien auf Latexprotein selbst selten sind, haben andere Gummiinhaltsstoffe wie Farbstoffe, Vulkanisationsbeschleuniger, Alterungsschutzmittel und Antioxidanzien eine große Bedeutung bei Handschuhallergien. Zu den Einzelstoffen gehören Benzothiazole, Thiurame, Carbamate, Para-Aminoverbindungen, Diphenylguanidin und Thioharnstoffe.

Duftstoffe, Konservierungsstoffe und Zusatzstoffe wie Antibiotika und Pflanzenextrakte sind in zahlreichen Dermatika und Kosmetikprodukten zu finden. Auch die Salbengrundlagen können Allergene enthalten [z.B. Wollwachsalkohole].

Eine untergeordnete Rolle spielen Pflanzen, Dentalstoffe und Arzneimittel als Kontaktallergene. Die häufigsten Allergene werden durch die Deutsche Kontaktdermatitis-Gruppe in einer „Hitliste" zusammengefasst. Ihre Bedeutung ist, abhängig von ihrer Verbreitung, von Land zu Land verschieden aufgrund unterschiedlicher Zulassungsbestimmungen oder Marktanteile.

Therapie

⚠ **Die wichtigste Maßnahme besteht in der Allergenkarenz.**

Des Weiteren kommen externe Glucocorticoide zum Einsatz. Bei hämatogener Streuung oder ausgedehntem Befund kann auch systemisch steroidal z.B. mit initial 50–150 mg Prednisolon* i.v., dann oral ausschleichend

Tab. 1. Hitliste der Kontaktallergene

Substanz	Positiv [%]
Nickel[II]-sulfat	15,9
Duftstoff-Mix	9,8
Perubalsam [Myroxylon Pereirae]	9,1
Kobalt[II]-chlorid	5,8
Kaliumdichromat	4,5
Kolophonium	4,4
Wollwachsalkohole	4,2
Methyldibromoglutaronitrile [MDBGN]/Phenoxyethanol [PE]	4,0
p-Phenylendiamin	4,0
Kompositen-Mix	3,7

[z.B. um 10 mg/d reduzieren] behandelt werden. Gegen Juckreiz wirken Antihistaminika, z.B. Desloratadin* oral oder Dimetinden* i.v. Bei akutem nässendem Ekzem kommen Glucocorticoide in wässriger Grundlage, z.B. Triamcinolonacetonid* 0,1 % in Unguentum emulsificans aquosum, oder Prednicarbat*, z.B. Dermatop Creme® mit feuchten Umschlägen [0,9 % NaCl-Lösung oder kalter Schwarztee], zur Anwendung. Bei subakutem Ekzem erfolgt die Behandlung mit potenten Glucocorticoiden [z.B. Mometasonfuroat*] als Creme oder Salbe.

Bei chronischen Ekzemen sollte eine fette Grundlage gewählt werden, bei hyperkeratotischen Formen ggf. unter Zusatz von 5–10 % Salicylsäure* [z.B. Kerasal Basissalbe®]. Besonders therapieresistente Veränderungen können okklusiv behandelt werden. Plaqueförmige Herde können auch mit Glucocorticoid-Kristallsuspension [z.B. Triam10 Lichtenstein®] unterspritzt werden. Nach Besserung sollte auf ein schwächeres Glucocorticoid [z.B. Hydrocortisonacetat* 1 % in Vaselinum album] gewechselt werden. Anschließend können die Steroide mit Übergang auf z.B. Teer- oder Schieferöl-haltige fette Grundlagen ausgeschlichen werden. Bei Kontaktsensibilisierung gegen Externa sollte eine inerte Grundlage, z.B. Vaselinum album gewählt werden. Im Augenlidbereich und Genitalbereich sollten höher potente Glucocorticoide vermieden werden, da hier die Gefahr der Steroidatrophie besonders hoch ist.

Prophylaxe und Schutzmaßnahmen

Insbesondere bei bekannter atopischer Diathese sollten Stoffe, die häufig Kontaktallergien auslösen, gemieden werden. Dies gilt sowohl für Modeschmuck als auch für stark duftstoffhaltige und konservierungsmittelreiche Externa. Bei der Berufswahl sollten hautbelastende Tätigkeiten, z.B. im Frisörhandwerk, gemieden werden.

Sind schon Sensibilisierungen bekannt, sollte auf konsequente Allergenkarenz, z.B. chromfreie Schuhe und PVC-Handschuhe, geachtet werden. Insbesondere bei Allergie gegen Externa sollten nur indifferente Rezepturen zum Einsatz kommen, z.B. bei Patienten mit Ulcus cruris. Bei der Behandlung chronischer Wunden muss auf die mögliche Sensibilisierung gegenüber Antibiotika durch externe Therapie hingewiesen werden.

K

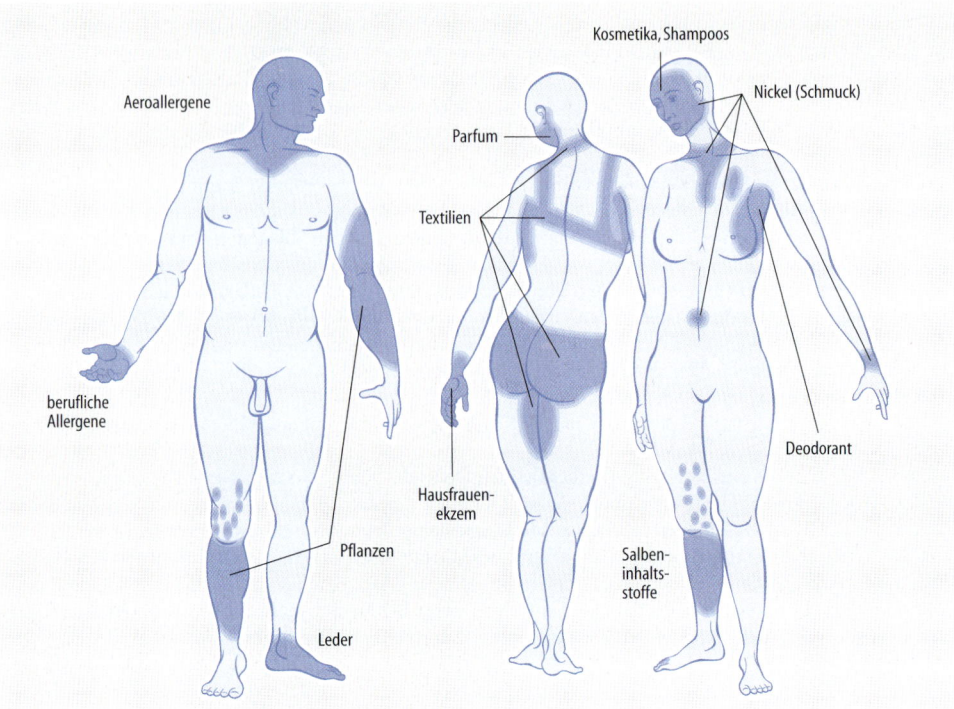

Abb. K66. Kontaktekzem. Typische Lokalisation und Auslöser von Kontaktekzemen

im Bereich des Processus vocalis, dem Insertionspunkt des Stimmbandes am Stellknorpel; kann Folge einer übermäßigen Stimmbelastung sein [*s.a. Sängerknötchen*] oder nach einer Vollnarkose mit Beatmungsschlauch entstehen; begünstigend wirkt ein Zurückfließen von Magensaft über die Speiseröhre [gastroösophagealer Reflux*]; die Behandlung besteht in der mikrochirurgischen Abtragung; *s.a. Essay Neubildungen des Larynx S. 793*

Kon|takt|in|fek|tion f: Krankheitsübertragung durch direkten Kontakt mit einem infizierten Menschen oder Tier [**direkte Kontaktinfektion**] oder durch Kontakt mit infizierten Gegenständen [**indirekte Kontaktinfektion**]

genitale Kontaktinfektion: *Syn: sexuell übertragbare Krankheit, sexually transmitted infection*; *s.u. Geschlechtskrankheiten, Essay Geschlechtskrankheiten – Genitale Kontaktinfektionen S. 475*

Kon|takt|ther|mo|gra|fie, -gra|phie f: *Syn: Plattenthermografie*; Thermografie, bei der mit Flüssigkristallen gefüllte Platten oder Folien direkt auf den Körper aufgelegt werden; die gewonnenen Wärmebilder werden zur Dokumentation abfotografiert

Kon|trak|tur f: *Syn: Gelenkkontraktur*; angeborene oder erworbene, permanente Gelenkfehlstellung mit Einschränkung der Beweglichkeit; wenn noch eine Restbeweglichkeit besteht, spricht man von **Gelenksteife** [z.B. Schultersteife]; Kontrakturen können nach der Art der Fehlstellung bezeichnet werden [Beuge-, Streck-, Innenrotations-, Außenrotations-, Abduktions-, Adduktions-, Supinations-, Pronationskontraktur]; wichtiger ist aber die Unterscheidung nach der Ätiologie in **arthrogene** [vom Gelenk ausgehend], **dermatogene** [durch Veränderungen der Haut], **dologene** [schmerzbedingte], **neurogene** [durch Nervenschäden], **ontogenetische** [durch angeborene Fehlbildungen] und **tendomyogene Kontraktur** [durch Erkrankungen von Sehne und/oder Muskeln]; dazu kommen noch **Kontrakturen als Lagerungs-**

deformität, z.B. bei langfristiger Immobilisierung
die Therapie ist primär konservativ mit aktiven und passiven Bewegungsübungen, [Wärmeanwendungen und Massagen, Kontraktion gegen einen Widerstand, Stimulation und Kräftigung der Antagonisten, Lagerungsschienen, motorgetriebenen Bewegungsschienen usw.]; operativ greift man nur ein, wenn eine Sehnenverlängerung [z.B. Achillotomie bei Spitzfuß] oder Gelenkmobilisierung [Arthrolyse] angebracht ist

Tab. K22. Kontrakturen

Ursache	Merkmal	Beispiel
Ontogenetisch	Angeboren	Angeborener Klumpfuß
Neurogen	Lähmung	Lähmungsklumpfuß
Dologen	Entlastungshaltung	Ischialgie
Arthrogen	Im Gelenk	Rheuma
Dermatogen	Narbenschrumpfung	Fingerbeugekontraktur
Tendomyogen	Sehnenmuskelschrumpfung	Volkmann-Kontraktur
Lagerungsdeformität	Behandlungsfehler	Spitzfuß

Volkmann ischämische Kontraktur: → *Volkmann-Kontraktur*

Kon|trast|mit|tel nt: *Syn: negatives Kontrastmittel*; → *Röntgenkontrastmittel*

Kon|tra|zep|ti|on f: *Syn: Empfängnisverhütung, Konzeptionsverhütung, Antikonzeption*; Methoden zur Verhinderung der Konzeption oder der Einnistung der Frucht in der Gebärmutter; *s.u. Essay Empfängnisverhütung und Familienpla-*

nung S. 343

Kon|tra|zep|ti|vum *nt, pl* **-va:** *Syn: Antikonzeptivum, Verhütungsmittel, empfängnisverhütendes/antikonzeptionelles Mittel;* bei den empfängnisverhütenden Mitteln unterscheidet man **1. mechanische Verhütungsmittel,** z.B. Kondom, Scheidendiaphragma **2.** lokal wirkende **chemische Verhütungsmittel,** z.B. spermizide Stoffe, die als Schaum oder Creme in die Scheide eingebracht werden **3. Intrauterinpessare,** die entweder nur die Einnistung verhindern oder auch Progesteron abgeben **4. hormonelle Verhütungsmittel,** z.B. Antibabypille, Dreimonatsspritze **5. Postkoitalpille** [Pille danach, morning after pill], die die Einnistung verhindert und **6. Pille für den Mann,** die bisher noch nicht weit verbreitet ist; *s.u. Essay Empfängnisverhütung und Familienplanung S. 343*

Kon|tu|si|ons|star *m: Syn: Kontusionskatarakt;* nach einer Augapfelprellung auftretender irreversibler Star; *s.u. Essay Katarakt S. 783*

Kon|tu|si|ons|syn|drom *nt: Syn: Hirnprellung, Hirnkontusion, Gehirnkontusion, Gehirnprellung, Contusio cerebri;* gedeckte Hirnverletzung bei stumpfem Schädeltrauma; die **klinische Symptomatik** hängt von der Schwere der Gewebequetschung ab, immer findet man aber eine **Bewusstlosigkeit von mehr als 1 Stunde,** zerebrale Herdsymptome [z.B. Lähmung, Epilepsie] und eine posttraumatische Psychose [**Kontusionspsychose**]; **Prognose:** die Rückbildung der initialen Symptomatik verläuft langsam; neurologische Ausfallserscheinungen [z.B. Ataxie, Parese, Aphasie] können Monate oder sogar dauernd bestehen bleiben; nach dem Erwachen aus der Bewusstlosigkeit bzw. dem Koma besteht meist eine traumatische Psychose, die sich nur langsam bessert, und nach Wochen in einen psychopathologischen Defektzustand übergeht [Nachlassen der kognitiven Funktionen, Verhaltensänderungen, neurologische Herdsymptome]; *s.a. Kommotionssyndrom*

Ko|nus|bi|op|sie *f:* Entnahme einer konusförmigen Gewebeprobe aus der Portio vaginalis cervicis; *s.a. Essay Neubildungen des Uterus S. 1627*

Ko|nus|ste|no|se *f: Syn:* subvalvuläre Pulmonalstenose; *s.u. Pulmonalstenose*

Ko|nus|syn|drom *nt: Syn: Conus-medullaris-Syndrom, Conussyndrom;* durch Schädigung des Conus medullaris verursachte neurologische Symptomatik mit Urin- und Stuhlinkontinenz und Ausfall der Sensibilität in den Segmenten S_{3-5}; *s.a. Kaudasyndrom*

Kon|ve|xi|täts|me|nin|gi|tis *f, pl* **-ti|den:** *Syn: Haubenmeningitis; s.u. bakterielle Meningitis*

Kon|zep|ti|ons|fä|hig|keit *f: Syn: Empfängnisfähigkeit, Potentia coeńcipiendi; s.u. Fertilität*

Kon|zep|ti|ons|ver|hü|tung *f: → Kontrazeption*

Kopf|grind *m: → Favus*

Kopf|laus *f: s.u. Pediculosis*

Kopf|laus|be|fall *m: Syn: Pediculosis capitis; s.u. Pediculosis*

Kopf|mes|sung *f: → Kephalometrie*

Kopf|nei|ge|test *m:* bei Trochlearislähmung kommt es zu Höhenabweichung bei unterschiedlicher Kopfneigung; der Patient fixiert beide Augen auf ein Objekt und der Untersucher bewegt den Kopf des Patienten nach rechts und links; bei rechtsseitiger Trochlearislähmung weicht das rechte Auge bei Kopfneigung nach rechts nach oben ab [**Bielschowsky-Zeichen**]; bei Neigung nach links entsteht keine Höhenabweichung

Kopf|schmer|zen *pl: Syn: Kopfweh, Zephalgie, Kephalalgie, Kephalodynie, Cephalalgia, Cephalgia;* Kopfschmerzen sind nach den Rückenschmerzen das zweithäufigste Schmerzsyndrom; der weitaus größte Teil hat keine klinische Bedeutung, sondern beruht auf Erschöpfung, Stress usw.; z.T. kann sich aber ein behandlungsbedürftiges Krankheitsbild entwickeln [chronischer Spannungskopfschmerz]; wichtig ist die Abklärung aller chronischen oder rezidivierenden Schmerzzustände, da sie Symptom eines pathologischen Zustandes [Glaukom, Tumor] sein können; *s.u. Essay Migräne – Kopfschmerz S. 1017*

Kopf|te|ta|nus *m: Syn: Tetanus capitis; s.u. Tetanus*

Koplik-Flecken *pl:* bei Masern* vor dem Ausschlag auftretende weißliche Stippchen der Wangenschleimhaut

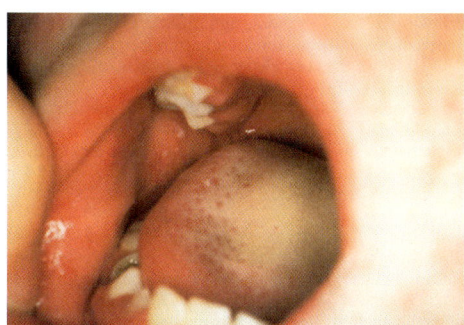

Abb. K68. Koplik-Flecken

Korb|hen|kel|riss *m: s.u. Meniskusriss*

Korb|zel|len|hy|per|pla|sie *f: Syn:* sklerosierende Adenose, Adenosis Schimmelbusch, Schimmelbusch-Krankheit; mit Sklerosie-

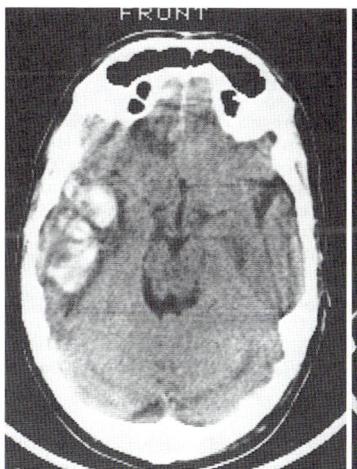

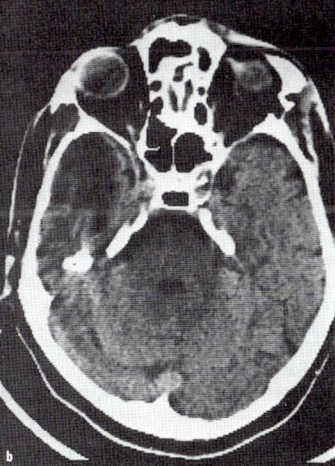

Abb. K67. Kontusionssyndrom. a frische Kontusionsblutung rechts temporal, **b** residualer temporaler Substanzdefekt im CT

rung der Drüsen einhergehende Form der Mastopathie* mit leicht erhöhtem Mammakarzinom-Risiko; *s.a. Essay Neubildungen der Brustdrüse S. 969*

Korlekltolmie *f:* → *Iridektomie*

Korleltoltolmie *f:* → *Iridotomie*

Korlrilanlder *m: Syn: Coriandrum sativum*; Pflanze aus der Familie der Doldengewächse [Apiaceae]; verwendet werden die reifen, getrockneten **Korianderfrüchte** [Coriandri fructus] und das durch Wasserdampfdestillation aus ihnen gewonnene ätherische **Korianderöl** [Coriandri aetheroleum]; das Öl enthält v.a. Linalool sowie Cumarine und Phenolcarbonsäuren; besitzt eine karminative, verdauungsfördernde, krampflösende und antimikrobielle Wirkung; **Anw.:** bei Appetitlosigkeit, Verdauungs- oder Oberbauchbeschwerden [Völlegefühl, Blähungen, krampfartige Schmerzen]; das Öl traditionell innerlich bei Wurmerkrankungen und äußerlich bei Gelenkschmerzen, rheumatischen Erkrankungen und schlecht heilenden Wunden

Korlrilolmeltrie *f: Syn: Pupillometrie, Pupillenmessung*; Messung der Pupillengröße und -rundung

Korlkenlzielherlölsolphalgus *m: s.u. Ösophagospasmus*

Korklstaublunlge *f: Syn: Suberose, Suberosis*; in Portugal vorkommende, exogen-allergische Alveolitis durch Inhalation von **Penicillium frequetans**; *s.a. Essay Lungen- und Atemwegserkrankungen durch Arbeit und Umwelt S. 1265*

Kornlblulme *f: Syn: Centaurea cyanus*; Pflanze aus der Familie der Korbblütler [Asteraceae]; verwendet werden die getrockneten Röhrenblüten oder der gesamte Blütenstand [**Cyani flos**]; enthalten Flavonoide und Anthocyane; **Anw.:** traditionell als Abführmittel, Tonikum, harntreibendes und schleimlösendes Mittel; bei Fieber, Menstruationsstörungen und Genitalfluor

Korlnelolmeltrie *f:* Messung des Hornhautdurchmessers

Korlneloltolmie *f:* → *Keratotomie*

Kornlkälferllunlge *f: Syn: Getreidestaublunge*; exogen-allergische Alveolitis durch Antigene des Kornkäfers bei Verfütterung von befallenem Getreide; *s.a. Essay Lungen- und Atemwegserkrankungen durch Arbeit und Umwelt S. 1265*

Kornlminlze *f: Syn: Ackerminze; s.u. japanisches Pfefferminzöl*

Korlrolnarlanlgilolgralfie, -gralphie *f: Syn: Koronarografie*; selektive Röntgenkontrastdarstellung der Koronargefäße des Herzens zur Diagnose von Stenosen und Koronaranomalien als Grundlage für eine interventionelle oder operative Therapieplanung; die Kontrastmittelinjektion erfolgt über transfemoral [Seldinger-Judkins-Technik] oder transbrachial [Seldinger-Sones-Technik] eingeführte Katheter

von einer **therapeutischen Koronarangiografie** spricht man, wenn im Rahmen der Angiografie auch eine therapeutische Intervention erfolgt; seit der ersten Stenoseaufdehnung durch A. Grüntzig 1977 hat die therapeutische Koronarangiografie ständig an Bedeutung gewonnen und gehört heute zu den am häufigsten vorgenommenen Interventionen

Korlrolnarlanlgilolplasltie, perkutane transluminale *f:* → *perkutane transluminale koronare Angioplastie*

Korlrolnalre Herzlerlkranlkung/Herzlkranklheit *f:* → *Herzerkrankung, koronare*

Korlrolnarlerlkranlkung, degenerative *f:* → *Herzerkrankung, koronare*

Korlrolnarlinlsuflfilzilenz *f: Syn: koronare/kardiale Durchblutungsstörung*; durch eine absolute oder relative Mangeldurchblutung der Koronararterien verursachte Form der koronaren Herzkrankheit; bei akuter Koronarinsuffizienz kommt es zum Angina pectoris-Anfall; i.d.R. beruht die Ischämie auf einer primären Koronarinsuffizienz, deren Ursache meist eine stenosierende Sklerose der Koronargefäße ist; weitere Ursachen sind in Fällen mit unauffälligen großen Herzkranzgefäßen eine Erkrankung der kleinen intramuralen Gefäße [small vessel disease] oder Spasmen der Koronargefäße; neben diesen morphologischen Faktoren sind funktionelle Veränderungen von Bedeutung, wie Abnahme des Perfusionsdrucks oder des Sauerstoffgehaltes des Blutes bei z.B. Anämie, Hypoxämie, Vitien, was zu einer sekundären Koronarinsuffizienz führt; *s.a. Essay Angina pectoris S. 59*

Korlrolnarlinlterlvenltilon, perkutane *f: s.u. Essay Akuter und rezidivierender Myokardinfarkt S. 1071, Essay Koronare Herzerkrankung S. 587*

Koronarsinus-Defekt *m: s.u. Vorhofseptumdefekt*

Korlrolnarlstelnolse *f:* Einengung der Lichtung der Herzkranzgefäße, die meist durch sklerotische Prozesse bedingt ist; sie werden aufgrund des angiografischen Befundes in drei Typen eingeteilt, wobei diese Einteilung Stenosegrad und Lage der Stenose berücksichtigt und eine Erfolgsrate für interventionelle Therapien gibt; *s.u. Essay Koronare Herzerkrankung S. 587*

Tab. K23. Koronarstenose. Klassifizierung

Typ-A-Stenose	Erfolgsquote über 85 %, niedriges Interventionsrisiko	Umschrieben unter 10 mm Länge – konzentrisch – leicht erreichbar – in einem geraden Gefäßsegment (unter 45°) – glatte Kontur – wenig oder keine Verkalkung – kein Verschluss – nicht am Abgang – kein Abgang eines größeren Gefäßes im Bereich der Stenose – kein Thrombus
Typ-B-Stenose	mäßige Erfolgsrate 60–85 %, mittleres Interventionsrisiko	Längere Stenose (10–20 mm) – exzentrisch – mäßige Gefäßwindung proximal der Stenose – Angulierung des Gefäßsegmentes mit der Stenose 45–90° – unregelmäßige Kontur – mittlere bis starke Verkalkung – komplette Verschlüsse jünger als 3 Monate – Abgangsstenose – Verzweigungsstenose, Thrombus im Bereich der Stenose
Typ-C-Stenose	niedrige Erfolgsrate unter 60 %, hohes Interventionsrisiko	Diffuse Stenose über 20 mm Länge – ausgeprägte Schlängelung des proximalen Segments – ausgeprägte Angulierung des Gefäßsegments mit der Stenose über 90° – Verschlüsse, die älter als 3 Monate sind – keine Möglichkeit, wichtige Seitenäste zu schützen – alte Venenbrücke mit Stenosen.

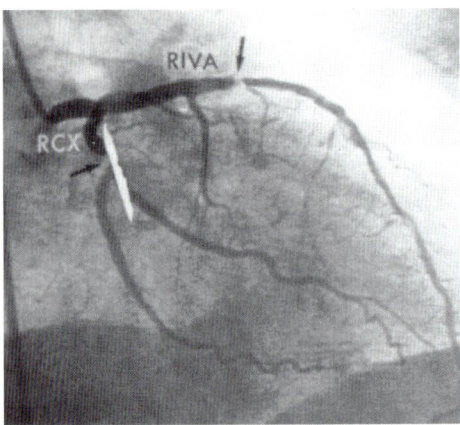

Abb. K69. Koronarangiografie. Angiogramm des linken Herzkranzsystems mit isolierten, konzentrischen Stenosen im Ramus interventricularis anterior [RIVA] und Ramus circumflexus [RCX]

Korlrolnarlsynldrom, akutes *nt:* Oberbegriff für die fließend ineinander übergehenden klinischen Entitäten instabile Angina pectoris [IAP], nicht-transmuraler Myokardinfarkt oder auch Nicht-ST-Streckenhebungsinfarkt [non ST-segment-elevation myocardial infarction] sowie transmuraler Myokardinfarkt mit ST-Streckenhebung [ST-segment-elevation myocardial infarction]; *s.a. Essay Akuter und rezidivierender Myokardinfarkt S. 1071, Essay Angina pectoris S. 59, Essay Koronare Herzerkrankung S. 587*

Ko|ro|nar|the|ra|peu|ti|kum *nt, pl* -**ka**: Mittel zur Behandlung oder Linderung von Erkrankungen der Herzkranzgefäße, insbesondere der koronaren Herzkrankheit und Angina pectoris; dazu gehören u.a. organische Nitrate, Calciumantagonisten, β-Sympatholytika und Koronardilatatoren; *s.a. Essay Angina pectoris S. 59, Essay Koronare Herzerkrankung S. 587*

Ko|ro|nar|throm|bo|se *f: Syn: Koronararterienthrombose*; Thrombose in den Koronargefäßen; führt zu Koronarstenose und evtl. akutem Myokardinfarkt; *s.a. Essay Koronare Herzerkrankung S. 587, Essay Thrombose und Embolie S. 1527*

Ko|ro|sko|pie *f:* → *Skiaskopie*

Kör|per|laus|be|fall *m: Syn: Pediculosis corporis/vestimentorum*; *s.u. Pediculosis*

Kör|per|mas|se|in|dex *m:* → *Body-Mass-Index*

Kör|per|ple|thys|mo|gra|fie, -gra|phie *f:* → *Ganzkörperplethysmografie*

Kor|po|ra|frak|tur *f:* → *Penisfraktur*

Kor|po|ro|plas|tik nach Nesbit *f: s.u. Penisdeviation*

Kor|pus|ade|nom *nt:* → *Korpuspolyp*

Kor|pus|gas|tri|tis *f, pl* -**ti|den**: *s.u. Gastritis*

Kor|pus|kar|zi|nom *nt:* → *Endometriumkarzinom*

Kor|pus|po|lyp *m: Syn: Korpusadenom, Adenoma corporis uteri, Uteruspolyp, Gebärmutterpolyp*; ein Schleimhautpolyp des Gebärmutterkörpers bildet sich auf dem Boden einer Endometriumhyperplasie und tritt in 80 % der Fälle solitär auf; sitzt meist im Fundus am Tubeneingang, seltener am inneren Muttermund; sie kommen v.a. in der Peri- und Postmenopause vor und sind in 43 % der Fälle mit einem Uterus myomatosus und in 30–55 % mit einem Endometriumkarzinom✶ assoziiert; das Risiko der malignen Entartung der Polypen liegt unter 1 %; **Klinik**: bei größeren Polypen Hypermenorrhoe, Menorrhagie oder Metrorrhagie; nach der Menopause Blutungen; selten kommt es zu Geburt des Polypen in die Scheide oder Stieldrehung mit wehenartigen Schmerzen; **Diagnose**: Kolposkopie, Hysteroskopie; **Therapie**: hysteroskopische Abtragung oder Kürettage; Hysterektomie bei multiplen Polypen [**Polyposis corporis uteri**] oder Verdacht auf Entartung; *s.a. Essay Neubildungen des Uterus S. 1627*

Kor|rek|tur|os|te|o|to|mie *f*: Osteotomie zur Korrektur von angeborenen oder erworbenen Fehlbildungen oder Fehlstellungen; die häufigste Form ist die **Umstellungsosteotomie** z.B. zur Korrektur einer Varus- oder Valgusstellung; damit die postoperative Heilung gut verläuft, müssen Osteotomien in spongiosareichen metaphysären Knochenabschnitten [intertrochantär, suprakondylär, supramalleolar, Tibiakopf] an-

gelegt werden; die Fixation erfolgt i.d.R. via Druckosteosynthese, wobei am Tibiakopf eine Minimalosteosynthese mit Blount-Klammern ausreichend ist; manche Techniken, wie z.B. die Anhebeosteotomie mit Implantation eines kortikospongiösen Spans, sind aber so stabil, dass keine Osteosynthese erforderlich ist; die postoperative Nachbehandlung entspricht immer der von Frakturen

Kor|sett *nt: s.u. Rumpforthese*

Kor|ti|ka|lis|los|te|o|id *nt:* → *Osteoidosteom*

Kor|ti|ka|lis|schrau|be *f*: Knochenschraube, die in der Kortikalis greift; wird sie als Zugschraube verwendet, muss das Bohrloch auf der Seite des Schraubenkopfes [sog. **Gleitloch**] groß genug sein, um den ganzen Außendurchmesser der Schraube aufzunehmen; das Loch auf der gegenüberliegenden Seite, wird als **Gewindeloch** bezeichnet; bei **selbstschneidenden** Kortikalisschrauben erübrigt sich das präzise Vorschneiden eines Gewindes; *s.a. Schraubenosteosynthese*

Kor|ti|ka|lis|span *m: Syn: Kortikalistransplantat; s.u. Knochentransplantation*

Kortikalis-Spongiosaspan *m: Syn: kortikospongiöser Span; s.u. Knochentransplantation*

Kor|ti|ka|lis|trans|plan|tat *nt; Syn: Kortikalisspan; s.u. Knochentransplantation*

Kor|ti|kek|to|mie *f: Syn: Topektomie*; spezifische Entfernung oder Ausschaltung von Hirnrindenarealen

Kor|ti|sol *nt:* → *Cortisol*

Kor|ti|son *nt:* → *Cortison*

Kor|ti|son|glau|kom *nt: Syn: Cortisonglaukom*; sekundäres Glaukom bei Cortisonanwendung; die Gabe von Corticosteroiden führt bei disponierten Personen nach einigen Wochen zu einem Augeninnendruckanstieg und langfristig zu einem sekundären Offenwinkelglaukom mit Schädigung von Sehnerv und Gesichtsfeld; Corticosteroidaugentropfen sind meist gefährlicher als systemische Corticosteroidgaben, besonders gefährdet sind Personen mit hoher Myopie, insbesondere auch nach refraktiver Laserchirurgie [LASIK, PRK]; *s.u. Essay Glaukome S. 497*

Kor|ti|son|star *m: Syn: Steroidkatarakt, Cortisonstar*; Katarakt bei langfristiger lokaler oder systemischer Glucocorticoidtherapie; meist als hintere, schalenförmige Rindentrübung; *s.u. Essay Katarakt S. 783*

Ko|ry|ne|bak|te|ri|um *nt, pl* -**ri|en**: → *Corynebacterium*

Ko|ry|za *f: s.u. Rhinitis*

Kos|me|ti|ka|ak|ne *f: Syn: Akne cosmetica; s.u. Akne*

Kos|tek|to|mie *f: Syn: Rippenresektion, Rippenexzision*; operative (Teil-)Entfernung einer oder mehrerer Rippen, z.B. bei En-bloc-Resektion eines Lungentumors

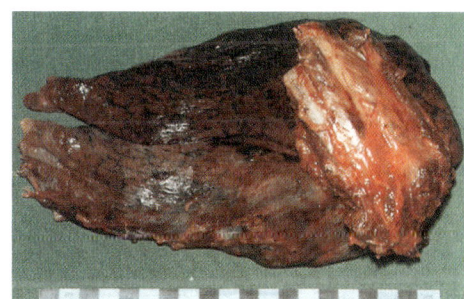

Abb. K71. Kostektomie. En-bloc-Resektion bei Bronchialkarzinom mit Infiltration von Pleura und Brustwand [Ausbrechertumor]

Kos|to|chond|ro|se *f: Syn: Tietze-Syndrom, Chondropathia tuberosa*; ätiologisch ungeklärte, schmerzhafte Anschwellung von Rippenknorpeln, v.a. am Sternalansatz der 2. und 3. Rippe; **Therapie**: Infiltration mit Lokalanästhetika; nicht-steroidale Antiphlogistika

Kos|to|ster|no|plas|tik *f: Syn: Rippen-Sternum-Plastik*; kombinierte Plastik von Sternum und Rippe(n)

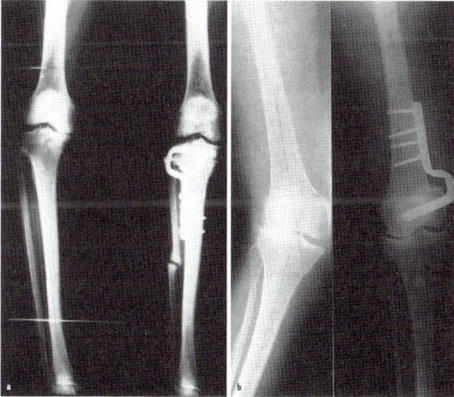

Abb. K70. Korrekturosteotomie. Korrekturosteotomie bei Genu varum [**links**] und Genu valgum [**rechts**]

K

Kos|to|to|mie f: *Syn: Rippendurchtrennung*; Durchtrennung einer oder mehrerer Rippen

Kos|to|trans|ver|sek|to|mie f: kombinierte Entfernung von Querfortsatz des Wirbels und Rippenköpfchen

Kos|to|um|bi|li|kal|schnitt m: *s.u. Laparotomie*

Kotau-Hinken nt: die Extremform des Verkürzungshinkens findet man bei starken Hüftbeugekontrakturen, die i.d.R. auf einer Koxarthrose beruhen

Kot|fis|tel f: → *Anus praeter*

Kox|ar|thro|se f: *Syn: Hüftgelenkarthrose, Hüftarthrose, Coxarthrosis, Malum coxae senile, Arthrosis deformans coxae*; bei der **primären Koxarthrose** lässt sich kein auslösender Faktor feststellen, während bei der wesentlich häufigeren **sekundären Koxarthrose** Vorerkrankungen [Epiphysenlösung, Hüftdysplasie, Morbus Perthes] oder Verletzungen [Schenkelhalsfraktur, Pfannenfraktur] bekannt sind; **Klinik:** schmerzhafte Bewegungseinschränkung [wichtig ist, dass die Schmerzen nicht mit dem Ausmaß der Knochenzerstörung im Röntgenbild korrelieren, sondern vom Ausmaß der Gelenkkapselreizung und Begleitentzündung der Synovialis abhängen], Innenrotation, Adduktions- und Beugekontrakturen, Entlastungsfehlhaltung, Hinken; **Röntgen:** Gelenkspaltverschmälerung, subchondrale Sklerosierung, Geröllzysten, Deformierung von Hüftkopf und -pfanne, Randosteophyten; **Therapie:** zuerst konservativ: Wärme, Bewegungsbäder, intraartikuläre Injektionen, Schuheinlagen, Absatzerhöhung, Krankengymnastik zur Muskeldehnung und Gelenkmobilisation, Gewichtskontrolle (!); operativ: Umstellungsosteotomie, Totalendoprothese [bei jüngeren Patienten zementfrei, bei älteren einzementiert]; *s.u. Essay Koxarthrose S. 847*

Ko|xi|tis f, pl **-ti|den**: *Syn: Hüftgelenksentzündung, Koxarthritis, Coxarthritis, Coxitis*; die häufigsten Formen sind bakterielle, rheumatische und, v.a. bei Kindern, die flüchtige Koxitis als Begleitarthritis bei Allgemeininfektionen

bakterielle Koxitis: v.a. im Säuglingsalter [**Säuglingskoxitis, Neugeborenenkoxitis**] auftretende Infektion durch hämatogene Aussaat von Eitererregern [Streptokokken, Staphylokokken] oder Tuberkelbazillen [**tuberkulöse Koxitis**]; **Klinik:** schmerzbedingte Bewegungseinschränkung im Hüftgelenk, evtl. Schwellung und Rötung über der Hüfte; **Diagnose:** Gelenkpunktion und Untersuchung des Aspirats, Röntgen; **Therapie:** Ruhigstellung, Antibiotika, evtl. operative oder arthroskopische Sanierung; **Prognose:** v.a. bei der Tuberkulose kommt es meist zu Schädigung des Hüftkopfes und langfristig zu Koxarthrose

flüchtige Koxitis: *Syn: Coxitis fugax*; v.a. bei Kindern auftretende Begleitarthritis bei Allgemeininfektion, die wahrscheinlich auf einer partiell-allergischen Reaktion der Synovialmembran beruht; der Schmerz ist belastungsabhängig mit Projektion ins Kniegelenk; **DD:** Morbus Perthes, bakterielle Koxitis; **Therapie:** Entlastung, Analgetika, nicht-steroidale Antiphlogistika; **Prognose:** heilt folgenlos aus

rheumatische Koxitis: Koxitis als Teil einer rheumatischen oder rheumatoiden Arthritis*

tuberkulöse Koxitis: *Syn: Hüftgelenkstuberkulose, tuberkulöse Hüftgelenkentzündung, Coxitis tuberculosa*; eine Gelenktuberkulose des Hüftgelenkes kann als primäre Form [von der Synovialmembran ausgehend] oder sekundäre Form auftreten; führt i.d.R. zu totaler Gelenkzerstörung und Gelenkversteifung; **Diagnose:** Erregernachweis im Probematerial; **Therapie:** *s.u. Tuberkulose*

Kral|len|hand f: beruht auf einer Atrophie der Musculi lumbricales bei z.B. Ulnarislähmung* oder spinaler Muskelatrophie Typ Aran-Duchenne

Kral|len|ze|he f: *Syn: Klauenzehe*; meist erworbene Beugekontraktur der End- und Mittelgelenke der Zehen mit Überstreckung im Grundgelenk; kommt v.a. bei Spreiz- und Hohlfuß vor; **Therapie:** bei Beschwerden operative Behandlung, z.B. Hohmann-Resektion

Kra|me|ria triandra f: *s.u. Ratanhiawurzel*

Krampf|ader m: *Syn: Varize, Varix, Varixknoten, Krampfaderknoten, Varikosität*; unregelmäßig erweiterte und geschlän-

gelte oberflächliche Vene; die Venenklappen sind entweder insuffizient, zerstört oder fehlen vollständig; damit kommt es zu einer Umkehr der Strömungsrichtung in den Varizen, d.h., die Muskelpumpe des Beines pumpt das Blut nicht zum Herzen, sondern das Blut fließt in den Varizen nach distal, also retrograd; beim ruhigen entspannten Stehen steht das Blut in den Varizen still oder fließt nur sehr langsam; der insgesamt ungenügende venöse Abtransport aus den Hautbezirken des Beines führt zu chronischer Veneninsuffizienz und den damit verbundenen Komplikationen; liegt der Varizenbildung eine allgemeine Bindegewebsschwäche zugrunde, spricht man von **primären Varizen** bzw. **primärer Varikose**; die Patienten zeigen oft auch andere, durch die Bindegewebsschwäche bedingte Krankheitszeichen, wie z.B. Senkfuß, Leistenbruch oder Bandscheibenvorfall; bei den erworbenen **sekundären Varizen** [**sekundäre Varikose**], liegt i.d.R. ein Kollateralkreislauf bei chronischem Verschluss oder Insuffizienz der tiefen Venen vor; klinisch kann oft nicht oder nur schwer zwischen primärer und sekundärer Varikose unterschieden werden; *s.u. Essay Krampfadern/Varizen S. 1643*

Krampf|ader|bruch m: → *Varikozele*

Krampf|ader|ent|fer|nung f: → *Varikektomie*

Krampf|ader|ope|ra|tion f: → *Varikektomie*

Krampf|ader|schnitt m: → *Varikotomie*

Krampf|an|fall m: *Syn: epileptischer Anfall*; wenn ein ausreichend starker Reiz auftritt, ist prinzipiell jedes Gehirn dazu in der Lage, einen Krampfanfall zu erleiden; wichtig ist die Unterscheidung von einmalig auftretenden Anfällen [auch Gelegenheitskrämpfe] und wiederholt auftretenden Krämpfen, die das Krankheitsbild der Epilepsie prägen; *s.u. Essay Epilepsie und Status epilepticus S. 365*

Kra|ni|ek|to|mie f: Schädeleröffnung durch Ausschneiden eines Knochenstücks

Kra|nio|me|trie f: *Syn: Schädelmessung*; Bestimmung von Schädelmaßen; wird v.a. in der Zahnheilkunde und der Anthropologie eingesetzt

Kra|nio|pha|ryn|ge|om nt: *Syn: Kraniopharyngiom, Erdheim-Tumor*; aus Resten des Hypophysenganges [Ductus craniopharyngeus] bestehender Hirntumor, der durch lokales Wachstum zu neurologischen Störungen führt; tritt v.a. im Kindes- und Jugendalter auf; kann benigne oder semimaligne mit verdrängendem und destruierendem Wachstum sein; Kraniopharyngeome haben eine feste Kapsel und sind i.d.R. mehrfach gekammert; typisch sind Verkalkungen; **Klinik:** der Verlauf ist langsam; initial stehen Kopfschmerzen und Erbrechen im Vordergrund; später kommt es zu Hypophysenvorderlappeninsuffizienz mit Diabetes insipidus und evtl. Hypogenitalismus; es kommt zu bizarren Gesichtsfelddefekten und bilateraler Optikusatrophie bei Druck auf das Chiasma opticum; **Diagnose:** CT, MRT; **Therapie:** operative Abtragung und Bestrahlung

Kra|nio|plas|tik f: *Syn: Schädelplastik*; plastische Operation zur Deckung von Schädeldefekten oder zur Korrektur von Schädelfehlbildungen oder -deformitäten

Kra|nio|to|mie f: *Syn: Schädeleröffnung*; operative Eröffnung des Schädeldaches durch Ausschneiden eines Knochenstücks; wird das Knochenstück wieder eingesetzt, spricht man von **osteoplastischer Kraniotomie**, wird es dauerhaft entfernt von **osteoklastischer Kraniotomie**

Krank|heit f: *Syn: Erkrankung, Morbus*; durch subjektive oder objektive Symptome gekennzeichnete körperliche, geistige oder seelische Veränderung oder Störung

importierte Krankheiten: *s.u. Essay Tropenkrankheiten – importierte Krankheiten S. 1571, Essay Helminthosen S. 553*

sexuell übertragbare Krankheiten: *Syn: genitale Kontaktinfektionen, sexually transmitted infections, venerisch übertragene Krankheiten*; *s.u. Geschlechtskrankheiten, Essay Geschlechtskrankheiten – Genitale Kontaktinfektionen S. 475*

Kranz|star m: *Syn: Cataracta coronaria*; Katarakt mit kranzförmiger Trübung der Linsenrinde; *s.u. Essay Katarakt S. 783*

Krapp m: *Syn: Färberröte, Rubia tinctorum*; Staude aus der Familie der Rötegewächse [Rubiaceae]; verwendet wird die

Koxarthrose

Syn.: Coxarthrose, Coxarthrosis, Malum coxae senile, Arthrosis deformans coxae

K. Bernsmann, M. Wiese

Definition
Als Koxarthrose wird eine Hüftgelenksabnutzung bezeichnet. Verschiedene mechanische oder biologische Faktoren können eine Arthrose begünstigen oder auslösen.

Einteilung der Arthrosen
Man kann primäre von sekundären Arthrosen unterscheiden. **Primäre Arthrosen** entstehen durch die Alterung der Gewebe. Bei **sekundären Arthrosen** kann eine gestörte Mechanik die Ursache des Gelenkverschleißes sein. Diese kann zum Beispiel durch eine Hüftdysplasie, Epiphysiolysis capitis femoris, Morbus Perthes, idiopathische Hüftkopfnekrosen oder Gelenkfrakturen ausgelöst sein. Die Physiologie des Gelenkes kann auch durch Erkrankungen wie eine Infektion, eine rheumatische Erkrankung oder eine Stoffwechselstörung wie eine Gicht oder Chondrokalzinose negativ beeinflusst sein.

Epidemiologie
Radiologisch definierte Koxarthrosen treten jenseits des 55. Lebensjahrs mit einer Prävalenz von durchschnittlich 7 % der Männer und 10 % der Frauen auf. Ein Erkrankungsgipfel findet sich zwischen dem 50. und 60. Lebensjahr. Etwa ein Drittel der Patienten ist doppelseitig betroffen. Nach Hackenbroch liegt der Anteil der Sekundärarthrosen bei 77 %, darunter befanden sich 29 % Dysplasie- und 18 % epiphysär erkrankte Hüften.

Symptomatik und Diagnostik
Bei der **Anamnese** werden zunächst vorzeitige Ermüdung, Steife und später Schmerzen bei Bewegungsbeginn mit nachfolgendem schmerzfreien Intervall sowie schließlich Belastungs- und Ruheschmerzen angegeben. Die Schmerzprojektion erfolgt in Oberschenkel, Knie, Leiste, Trochanterbereich und Gesäßgegend.

Das zweite Hauptsymptom der Erkrankung ist die Bewegungseinschränkung des Gelenkes. Zunächst findet sich hier klinisch eine dezente, endgradige, gelegentlich schmerzhafte Bewegungseinschränkung bei Einwärtsdrehung des Hüftkopfes und Abspreizung des Beines.

Der beginnende Verlust der Streckfähigkeit kann mit dem **Thomas-Handgriff** festgestellt werden: Dazu wird die vermehrte Beckenkippung nach vorne mit Hyperlordose der Lendenwirbelsäule durch maximales Beugen der gegenseitigen Hüfte in Rückenlage aufgehoben. Im Stand werden ein Hohlkreuz und eine funktionelle Beinverkürzung registriert.

Typische Bewegungsstörungen sind das Duchenne- und das Trendelenburg-Zeichen.

- Beim **positiven Duchenne-Zeichen** neigt sich der Patient beim Laufen in der Standbeinphase zur Seite des erkrankten Hüftgelenkes und versucht, durch eine Verkürzung des Lastarmes eine Schmerzreduktion zu erzielen.

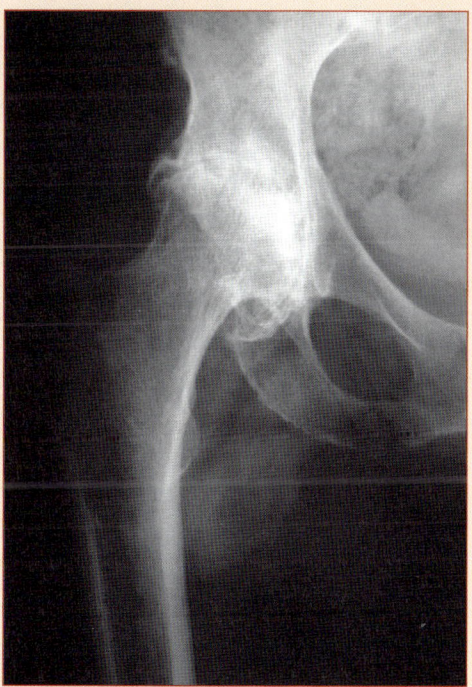

Abb. 1. Hochgradige Koxarthrose rechts

- Beim **positiven Trendelenburg-Zeichen** ist der Patient aufgrund einer Schwäche der Glutealmuskulatur nicht in der Lage, das Becken mit der geschwächten Gesäßmuskulatur der erkrankten Seite zu stabilisieren. Oft findet sich schließlich ein verminderter Abduktoreneinsatz infolge muskulärer Schwäche oder zur Schmerzvermeidung. Zu unterscheiden ist zwischen Schon-, Insuffizienz- und Verkürzungshinken. Bei fortgeschrittener Krankheit fallen Muskelatrophien am Oberschenkel oder der Glutealregion und oft eine charakteristische Beuge-Außenrotations-Adduktionskontraktur auf.

Radiologischer Befund

Die Röntgenuntersuchung ist zur Diagnostik unerlässlich. Typische Zeichen der Arthrose sind der aufgehobene oder verschmälerte Gelenkspalt und die Osteophyten am Rand der Pfanne und des Schenkelhalses. In späteren Stadien können auch ausgedehnte Zysten im Femurkopf oder der Pfanne auftreten [Abb. 1]. Eine Korrelation zwischen Röntgenbefund, klinisch-objektivem Befund und Beschwerden ist nur mit großer Einschränkung herstellbar: Etwa die Hälfte der radiologisch erkennbaren Koxarthrosen ist klinisch stumm. Aber auch stark schmerzhafte Gelenke können nur geringe arthrotische Veränderungen im Röntgenbild zeigen.

Neben einer Aufnahme im a.p.-Strahlengang kann eine 2. Ebene in der **Lagerungstechnik nach Lauenstein** durchgeführt werden.

Differenzialdiagnostik

Bei Schmerzangaben in der Leiste müssen zunächst abdominelle Ursachen wie Hernien, Entzündungen [z.B. Appendizitis, Divertikulitis] oder gynäkologische oder urologische Krankheitsbilder ausgeschlossen werden. Oft geben Arthrosepatienten auch initial Beschwerden auf der Oberschenkelaußenseite und in der Knieregion an, sodass häufig zunächst Erkrankungen in diesem Bereich ausgeschlossen werden. Spätestens nach Ausbildung einer typischen Bewegungseinschränkung des Hüftgelenkes bereitet die Differenzialdiagnostik jedoch kaum noch Schwierigkeiten. Die häufig konkurrierend bestehende Spondylarthrose* mit dem Bild eines pseudoradikulären Lumbal-Syndroms ist mithilfe der klinischen Untersuchung oft als Verursacher der gleichen Beschwerdesymptomatik nicht zu differenzieren. Die Durchführung einer probatorischen Lokalanästhesie des Hüftgelenkes ist dann der einzige, jedoch invasive Weg zur korrekten Diagnosestellung.

Therapie

Konservative Therapie

Die konservative Therapie muss zunächst durch einen Wechsel zwischen Belastung und Entlastung versuchen, die Ernährungssituation für den Restknorpel zu verbessern. Empfehlenswert sind regelmäßige Bewegung ohne plötzliche Lastspitzen, etwa in Form von Gymnastik, Radfahren und Schwimmen im warmen Wasser. Entlastungen durch Handstock oder Unterarmgehstütze sind wirkungsvoll, aber bei Patienten meist unbeliebt. Keilkissen, Toilettenaufsitz und die Vermeidung tiefer Sitzgelegenheiten erleichtern durch die Begrenzung der Beugung das Sitzen und Aufstehen. Die krankengymnastische Übungsbehandlungen dienen der Kontrakturprophylaxe und -beseitigung. Das Krafttraining der Muskulatur im schmerzfreien Intervall dient zur Beseitigung von Hinken und Ermüdungsschmerz sowie Verbesserung des Gangbildes. Mit physikalischen Maßnahmen wie Elektrotherapie, Ultraschall und ggf. wiederholten Lokalanästhesien, evtl. mit einer geringen Menge Kortikosteroidzusatz, können oft quälende Begleittendinosen am Trochanter major oder Beckenkamm gelindert werden. Durch die Reduktion der Hüftbeweglichkeit entwickeln sich bei vielen Patienten auch chronische Schleimbeutelreizungen der Bursa trochanterica. Auch hier bringen Infiltrationen der Kapsel oder der Bursa mit Lokalanästhetika und ggf. Kortikosteroiden eine meist nur vorübergehende Erleichterung.

Eine Ultraschalluntersuchung der Hüfte kann einen Gelenkerguss oder eine Kapselverdickung nachweisen.

❗ **Intraartikuläre Steroidinjektionen sollten wegen der Gefahr der Hüftkopfnekrose nur in Ausnahmefällen gegeben werden.**

Bei chronisch entzündlichen Gelenkerkrankungen kann auch eine Radiosynoviorthese des Hüftgelenkes mit einer intraartikulären Rheniumgabe eine deutliche Linderung erbringen. Chemosynoviorthesen der Hüfte sollten wegen der zu erwartenden starken Schwellung und Ergussbildung nicht durchgeführt werden, da hierdurch die Gefahr einer Hüftkopfnekrose ansteigt.

Eine **lokale Injektionsbehandlung** – idealerweise bildgesteuert [C-Bogen] mit Hyalonsäure oder auch Interleukinen – ist geeignet, den Reizzustand des Gelenkes zu verringern. Eine strukturelle Verbesserung des Knorpels ist nicht erreichbar.

Die **orale Gabe von nicht-steroidalen Antirheumatika** [NSAR], auch über lange Zeiträume, ist weit verbreitet. In der Regel sind NSAR tatsächlich auch außerhalb der aktivierten Koxarthrose wirksam, aber wegen des Risikos ernsthafter gastrointestinaler Komplikationen zur Langzeittherapie nicht geeignet. Selektive COX-2-Hemmer müssen die Langzeitverträglichkeit und -wirkung noch beweisen. In jüngster Zeit gab die Veröffentlichung von einigen Studien, die auf erhöhte kardiovaskuläre Risiken der COX-2-Hemmer hindeuten, Anlass, auch diese neue Substanzklasse kritisch zu bewerten.

Das Fortschreiten der Arthrose ist im Einzelfall sehr unterschiedlich, insgesamt jedoch wegen des degenerativen Krankheitscharakters selbst bei Ausschöpfung aller konservativen Behandlungsmöglichkeiten nicht zu stoppen. Klinische Remissionen – in der Regel jedoch keine röntgenologischen – sind möglich. Auch rasche Verlaufsformen, die in kurzer Zeit zu einer kompletten Zerstörung des Gelenkes führen, sind möglich.

Operative Therapie

Ein Großteil der Koxarthrosen muss letztlich operativ behandelt werden. Ziel jeder operativen Therapie ist es, die Schmerzen zu lindern, eine Einsteifung und einen Funktionsverlust zu reduzieren und soweit möglich mechanische Ursachen für einen vorzeitigen Verschleiß wie etwa eine nicht ausreichende Überdachung des Kopfes etwa bei einer Dysplasie zu reduzieren. Hier stehen zunächst hüftgelenkserhaltende Verfahren zur Verfügung. Hierzu zählen **intertrochantere Femurosteotomien** wie etwa varisierende oder valgisierende Operationen, **Beckenosteotomien** z.B. nach **Chiari** oder **Salter** oder 3-fach Osteotomien nach **Tönnis**. Daneben spielt besonders in fortgeschrittenen Stadien die Implantation von **Endoprothesen** eine große Rolle [Abb. 2]. In den letzten 30 Jahren wurden hier große Fortschritte erzielt. Es stehen heute zahlreiche modulare Prothesensysteme zur Verfügung. Dadurch sind in der Patientenversorgung viele Adaptationen der Größen der Prothesenkomponenten und der Spannungsverhältnisse der Weichteile möglich. Verschiedene Verankerungssysteme der Prothesenkomponenten – mit oder ohne Verwendung von Knochenzement – können verwendet werden. Bei jüngeren Patienten haben sich bei geeigneter Knochenqualität zementlose Verankerungsysteme bewährt. In der letzten Zeit werden besonders bei jungen Patienten zum Zeitpunkt der Primäroperation knochensparende Verfahren wie Kurzschaftprothesen oder Kappenprothesen angeboten, die nur wenig Knochenresektion erfordern oder die Oberfläche des Hüftkopfes und der Pfanne erneuern. Für diese Systeme stehen jedoch noch Langzeitstudien mit großen Fallzahlen aus.

In Deutschland übersteigt die Anzahl der mit einer **Hüfttotalendoprothese** [HTEP] versorgten Patienten 150.000 pro Jahr. Die Tendenz ist weltweit deutlich steigend. Der Gewinn an Lebensqualität für den Patienten, der durch diese Operation angeboten wird, ist hoch und führt zu einer enormen Akzeptanz in der Bevölkerung.

Bei der großen Anzahl an Eingriffen ist auch die Anzahl der Komplikationen hoch, die aufgrund von Problemen und Fehlern bei der HTEP-Implantation auftreten können. Die Rate an Luxationen variiert in Abhängigkeit vom Zugangsweg, vom Alter des Patienten, wird aber auch durch Längen-, Größen- und Positionierungsmissverhältnisse der Komponenten beeinflusst. Sie liegt in der Literatur zwischen 0,4 % und 10 %.

Mehrbelastungen, hervorgerufen durch Fehlposition [insbesondere der Pfanne] können zum erhöhten Abrieb des UHMWPE im Bereich der höchsten Belastung führen. Die Folge dieser Vorgänge kann die aseptische Lockerung der H-TEP-Komponenten sein.

Neben den Fehlern in der Komponentenabstimmung ist die Fehlpositionierung der endoprothetischen Pfanne einer der Gründe für das Versagen einer Hüft-TEP. Die exakte Positionierung der Anteversion der Hüftpfanne ist intraoperativ besonders schwierig zu erzielen. Die Schwierigkeit resultiert aus den unterschiedlichen Referenzsystemen, die der Operateur zur Ver-

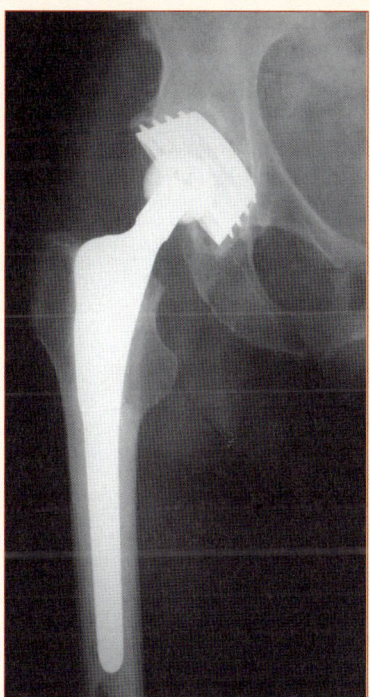

Abb. 2. Implantierte Hüftprothese. In diesem Fall wurde ein zementfreier Schraubring im Beckenknochen implantiert und der Femurschaft der Prothese mit Knochenzement verankert

fügung hat, um die Lage des Patienten auf dem OP-Tisch, Stellung des OP-Tisches und im beschränkten Umfang anatomische Landmarks im Situs zur Orientierung zu bewerten. Eine exakte präoperative Planung der Position ist alleine durch Standard-Röntgenbilder dreidimensional nicht möglich. Daher wurden in den vergangenen Jahren zunehmend technische Hilfsmittel wie Navigation oder Robotersysteme eingeführt, um die Positionierung der Prothesenkomponenten zu erleichtern. Für den Einsatz von knochenbearbeitenden Robotern ist meist jedoch eine starre Fixation der Knochen erforderlich, die nur durch Klemm- oder Schraubverbindungen am Knochen angebracht werden können. Hierdurch traten in einigen Studien höhere Komplikationsraten und Weichteilverletzungen auf.

Optische Abtastsysteme, die die Lage von Instrumenten im Raum überwachen können, haben sich als praktikabler erwiesen. Diese können den Operateur in Echtzeit an die geplante Position der Prothesenkomponenten heranführen [navigieren].

Es bleibt zunächst abzuwarten, ob genauere Prothesenimplantationen auch längere Standzeiten der Prothesen ermöglichen werden.

Eine häufige Komplikation ist die mechanische Lockerung einer Endoprothese. Die bei etwa 10 % in den ersten 10 Jahren nach einer Operation auftritt. Daher sollten etwa alle 1–2 Jahre Röntgenkontrollen der Prothesen durchgeführt werden.

In ausgewählten Fällen kann auch eine **Arthrodese** zur Reduktion der Schmerzen eingesetzt werden. Diese technisch anspruchsvolle OP wird jedoch durch gute langfristige Erfolge der Endoprothesen immer seltener durchgeführt.

K

Wurzel [**Rubiae tinctorum radix**], die Anthracenderivate [v.a. Alizarin, Ruberythrinsäure] enthält; **Anw.**: traditionell bei Blasen- und Nierenkrankheiten [v.a. Steinleiden]; auch bei Durchfallerkrankungen, offenen Wunden und Geschwüren; in der Homöopathie bei Nierensteinen

K-ras-Mutation *f*: *s.u. Pankreaskarzinom*

Krät|ze *f*: → *Skabies*

Kratz|test *m*: *Syn*: *Scratchtest, Skarifikationstest*; Hauttest, bei dem das Allergen in die Haut eingekratzt wird

Krau|ro|sis *f, pl* -**ses**: *Syn*: *Kraurose, Craurosis*; eine zu Atrophie und Schrumpfung führende Erkrankung der Halbschleimhaut der Genitalregion; die **Kraurosis penis** betrifft Vorhaut und Eichel; sie ist wesentlich seltener als die **Kraurosis vulvae**, eine durch Atrophie der Vulvahaut und Schwund von Schamlippen und Klitoris gekennzeichnete Form des Lichen sclerosus et atrophicus; meist besteht ein mäßiger bis starker Juckreiz; **Therapie**: Corticoide lokal lindern die Symptome, beeinflussen aber nicht den langsam progredienten Verlauf; lokale Testosteronapplikation scheint zur Besserung zu führen, ist aber von Virilisierung begleitet

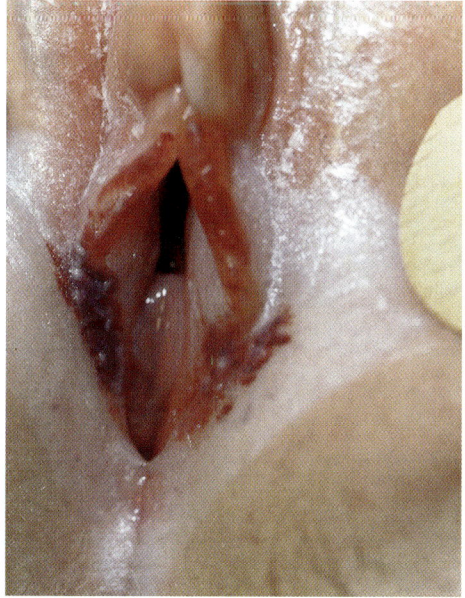

Abb. K72. Kraurosis. Kraurosis vulvae

Krau|se|min|ze *f*: *Syn*: *Mentha spicata var. crispa*; Pflanze aus der Familie der Lippenblütler [Lamiaceae]; verwendet werden die getrockneten **Krauseminzblätter** [Menthae crispae folium] und das durch Wasserdampfdestillation der frischen, blühenden, oberirdischen Teile gewonnene **Krauseminzöl** [Menthae crispae aetheroleum]; das Öl enthält Carvon und Limonen sowie andere Terpene und methylierte Flavone, besitzt eine antimikrobielle und insektizide Wirkung; **Anw.**: bei Magen-Darm-Beschwerden und Blähungen sowie zur Inhalation bei Erkältungskrankheiten; Bestandteil [Aromamittel] von Mundwässern, Zahnpasten und Kaugummi

Krause-Wolfe-Lappen *m*: *Syn*: *Wolfe-Krause-Lappen*; Vollhautlappen; *s.u. Hauttransplantation*

Kraus|haar|syn|drom *nt*: → *Menkes-Syndrom*

Kre|a|tin|ki|na|se *f*: → *Creatinkinase*

Kre|a|tin|phos|pho|ki|na|se *f*: → *Creatinkinase*

Krebs|ek|zem der Brust *nt*: → *Paget-Krebs*

Krebs-Henseleit-Zyklus *m*: → *Harnstoffzyklus*

Kreis|lauf|tren|nung *f*: *s.u. Fontan-Operation*

Kre|sol *nt*: *Syn*: *Cresol, Methylphenol, Hydroxytoluol*; Gemisch aus **o**-, **m**- und **p**-**Kresol**; Destillationsprodukt des Steinkoh-

lenteers; schwer löslich in Wasser; **Anw.**: Desinfektionsmittel

Kreuz|band|rup|tur *f*: bei den Kreuzbandrupturen unterscheidet man akute und chronische Bandverletzungen; akute Rupturen entstehen meist bei Sport- oder Unfallverletzungen; 80 % aller vorderen Kreuzbandrupturen [**VKB-Ruptur**] entstehen durch ein Innenrotationstrauma der Tibia gegenüber dem Femur [Drehbewegung beim Laufen oder Springen] oder durch eine Kombination von Valgusstellung und Außenrotation [Skifahren]; bei den hinteren Kreuzbandverletzungen [**HKB-Ruptur**] sind nur ca. 30 % Sportverletzungen, der Rest entsteht bei Verkehrsunfällen sowie durch Hyperextension oder Hyperreflexion; bei beiden Arten der Kreuzbandruptur liegen meist noch andere Verletzungen vor [Riss des medialen Seitenbandes, Meniskusschaden beim vorderen Kreuzband; Ausrissfraktur aus dem Tibiaplateau, posterolateraler Komplex beim hinteren Kreuzband]; Rupturen des vorderen Kreuzbandes sind wesentlich häufiger [mehr als 35.000 Fälle pro Jahr in Deutschland] als Rupturen des hinteren Kreuzbandes [ca. 2500 Fälle pro Jahr] neben der (Unfall-)Anamnese steht die klinische Untersuchung im Vordergrund der **Diagnostik**, allerdings kann diese bei akuter Ruptur mit Erguss und schmerzbedingter Versteifung erschwert sein; am aussagekräftigsten sind Schubladenphänomen* und Lachman-Test*; Röntgenaufnahmen dienen dem Ausschluss von knöchernen Begleitverletzungen beim akuten Riss bzw. der präoperativen Beurteilung der Gelenkverhältnisse; die Methode der Wahl ist die MRT, die eine sehr hohe Aussagekraft hat; die früher häufige Arthroskopie wird nur noch durchgeführt, wenn eine operative Behandlung geplant ist

Therapie: bei älteren und/oder sportlich nicht aktiven Patienten kann konservativ behandelt werden; dabei steht die Stabilisierung des Gelenkes durch gezieltes Muskelaufbau-

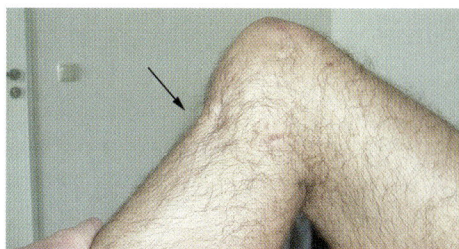

Abb. K73. Kreuzbandruptur. Dorsales Durchhangzeichen bei HKB-Ruptur

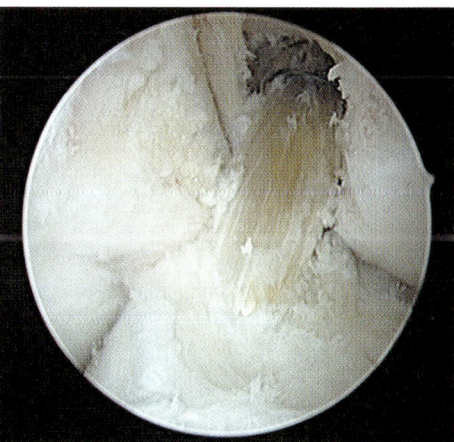

Abb. K74. Kreuzbandruptur. Arthroskopischer Ersatz des vorderen Kreuzbandes durch eine autologe Semitendinosus-Gracilis-Plastik

training im Vordergrund [2/3 der Patienten können eine isolierte VKB-Ruptur ausreichend kompensieren]; durch die Entwicklung der minimal invasiven arthroskopischen Operationstechniken wird die Indikation zur Operation heute aber großzügiger gestellt als früher; dabei gilt der autologe Ersatz durch Semitendinosus-Gracilis-, Patellarsehnen- oder Quadrizepssehnentransplantat heute als bevorzugte Methode; *s.a. Essay Kreuzbandverletzungen S. 853*

Kreuz|bein|re|sek|ti|on f: → *Sakrektomie*

Kreuz|dorn m: *Syn: Stechdorn, Wegdorn, Rhamnus catharticus*; Strauch aus der Familie der Kreuzdorngewächse [Rhamnaceae]; verwendet werden die **Kreuzdornbeeren** [Rhamni cathartici fructus], die 1,8-Dihydroxyanthracenderivate enthalten; **Anw.**: als Abführmittel bei habitueller Obstipation; traditionell bei Leber- und Gallenleiden, rheumatischen Erkrankungen, Gicht und Hautkrankheiten

Kreuz|in|fek|ti|on f: gegenseitiges Anstecken zweier Patienten mit unterschiedlichen Erregern; findet sich v.a. in Krankenhäusern; *s.a. Essay Nosokomiale Infektionen S. 723*

Kreuz|kraut nt: *Syn: gemeines Kreuzkraut, Senecio vulgaris*; Pflanze aus der Familie der Korbblütler [Asteraceae]; verwendet werden die getrockneten, oberirdischen Pflanzenteile [**Senecionis vulgaris herba**], die Pyrrolizidinalkaloide, Inulin, ätherisches Öl und Vitamin C enthalten; **Anw.**: traditionell bei Menstruationsstörungen; auch als Anthelmintikum oder Hämostyptikum

großes Kreuzkraut: → *Jakobskreuzkraut*

Kreuz|pro|be f: *Syn: Cross-match*; In-vitro-Test zur Überprüfung der Verträglichkeit von Spender- und Empfängerblut vor einer Bluttransfusion; die **Majorprobe** testet die Kompatibilität von Spendererythrozyten und Empfängerserum, die **Minorprobe** die Verträglichkeit von Empfängererythrozyten und Spenderserum

Kreuz|schmer|zen pl: → *Rückenschmerzen*

Kriech|krank|heit f: → *Larva migrans*

Kriegs|ty|phus m: → *epidemisches Fleckfieber*

Kri|ko|id|ek|to|mie f: *Syn: Ringknorpelexzision*; operative (Teil-) Entfernung des Ringknorpels

Kri|ko|thy|re|o|to|mie f: → *Koniotomie*

Kri|ko|thy|ro|i|do|to|mie f: → *Koniotomie*

Kri|ko|thy|ro|to|mie f: → *Koniotomie*

Kri|ko|to|mie f: *Syn: Ringknorpelspaltung*; operative Spaltung des Ringknorpels

Kri|ko|tra|che|o|to|mie f: Spaltung von Ringknorpel und Trachea; *s.a. Koniotomie, Essay Verfahren zur Sicherung der Atemwege S. 759*

Krim|fie|ber nt: *Syn: Balkangrippe, Balkanfieber, Schlachthausfieber, Q-Fieber*; meldepflichtige, weltweit vorkommende Infektionskrankheit durch Coxiella* burnetii; die Übertragung erfolgt durch kontaminierte Staubpartikel; 50 % der Infektionen verlaufen asymptomatisch oder werden als grippaler Infekt gedeutet; der Rest verläuft als fieberhafte Erkrankung mit oder ohne Lungenentzündung [**Q-Fieber-Pneumonie**]; in Leber und Knochenmark können typische Granulome [**doughnut-Granulome**] gefunden werden; bei Patienten mit vorgeschädigten oder künstlichen Herzklappen kommt es häufig zu einer **Q-Fieber-Endokarditis** mit Vegetationen an Aorten- und Mitralklappe; in seltenen Fällen tritt eine Meningoenzephalitis auf; **Diagnose**: Komplementbindungsreaktion, serologischer Antikörpernachweis; **Therapie**: Tetracycline

Kri|se, glaukomatozyklitische f: *Syn: Posner-Schlossman-Syndrom*; *s.u. Essay Glaukome S. 497*

Kri|se, hypertensive f: *Syn: Hochdruckkrise, Blutdruckkrise, hypertone Krise*; anfallsartiger Anstieg des Blutdrucks auf systolische Werte von mehr als 200 mmHg oder diastolische Werte über 120 mmHg; solange keine erkennbaren Organschäden vorliegen, spricht man von hypertensiver Krise, liegen Organschäden vor und besteht eine lebensbedrohliche Situation, die eine sofortige Drucksenkung verlangt, liegt ein **hypertensiver Notfall** vor; die häufigsten Ursachen sind essenzielle, renovaskuläre oder renoparenchymatöse Hypertonie, EPH-Gestose, Hyperthyreose, Phäochromozytom,

intrazerebrale Blutung und plötzliches Absetzen von Antihypertensiva; **Klinik**: Kopfschmerz, Schwindel, Verwirrtheit, Sehstörungen, Bewusstseinseintrübung bis hin zum Koma, Dyspnoe, Angina pectoris, Oligurie oder Anurie; **Therapie**: sofortige, aber nicht abrupte Blutdrucksenkung; orale Gabe von Nifedipin*, Nitrendipin* oder Nitroglycerin*, i.v.-Injektion von Clonidin*, Dihydralazin*, Urapidil*; *s.a. Essay Arterielle Hypertonie S. 695*

Kri|se, hyperthyreote/thyreotoxische f: *Syn: Basedow-Krise, Schilddrüsenkrise*; *s.u. Hyperthyreose*

Kri|se, hypopituitäre f: *Syn: Hypophysenkoma, akute Hypophysenvorderlappeninsuffizienz*; *s.u. Hypophysenvorderlappeninsuffizienz*

Kris|tall|ar|thro|pa|thie f: Bezeichnung für Gelenkerkrankungen, die durch eine Ablagerung von Kristallen hervorgerufen werden, wie z.B. Gelenkgicht [Arthritis urica] und Chondrokalzinose

Kris|tal|lo|i|de pl: *Syn: kristalloide Lösungen*; Bezeichnung für Elektrolytlösungen oder niedermolekulare Kohlenhydratlösungen zur i.v.-Infusion; sie unterscheiden sich in ihrer Osmolarität [plasmaisoton, -hyperton oder -hypoton] und in ihrem Elektrolytgehalt [Voll-, Ein-Drittel- und Zwei-Drittel-Elektrolytlösungen]; sie können frei durch Kapillarmembranen diffundieren und bleiben daher nur zu höchstens einem Drittel im Gefäßsystem; zentraler Bestandteil jeder Flüssigkeitstherapie; *s.a. Essay Prä- und postoperative Störungen im Flüssigkeits- und Elektrolythaushalt S. 327*

Krogius-Kapselplastik f: *Syn: Ali-Krogius-Kapselplastik*; Verfahren zur Behandlung der habituellen Patellaluxation; die laterale Kniegelenkkapsel wird verstärkt und der Musculus gracilis wird an der Patella angesetzt, damit er sie bei Anspannung nach medial zieht

Kro|kus m: → *Safran*

Krompecher-Karzinom nt: → *Basaliom*

Krönig-Schallfelder pl: perkutorische Felder mit Lungenschall über der Lungenspitze; sind normalerweise auf beiden Seiten gleichbreit; eine einseitige Einengung findet man bei Atelektase, Infiltration [v.a. Tuberkulose] oder Pleuraprozessen

Krönlein-Hernie f: seltene Bruchform, bei der der Bruchsack z.T. im Leistenkanal und z.T. interparietal liegt; *s.a. Essay Eingeweidebrüche/Hernien S. 577*

Krönlein-Orbitalresektion f: *Syn: Krönlein-Operation*; temporäre Resektion der lateralen Orbitawand als Zugang bei der Ausräumung von Orbitatumoren [z.B. pleomorphes Adenom der Tränendrüse]

Krönlein-Orbitaresektion f: *s.u. Dakryadenektomie*

Kropf|ent|fer|nung f: → *Strumektomie*

Kross|ek|to|mie f: *Syn: Crossektomie*; operative Entfernung des Mündungssegmentes der Vena saphena magna in die Vena femoralis; *s.a. Essay Krampfadern/Varizen S. 1643*

Krö|ten|haut f: *Syn: Hyperkeratosis follicularis*; *s.u. Hyperkeratose*

Krukenberg-Plastik f: → *Krukenberg-Stumpf*

Krukenberg-Stumpf m: *Syn: Krukenberg-Plastik*; Technik zur Bildung einer Greifzange bei Unterarmamputation; funktio-

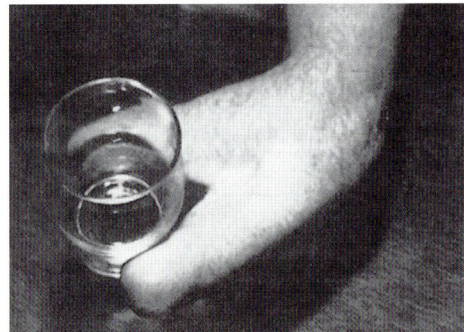

Abb. K75. Krukenberg-Stumpf

Kreuzbandverletzungen

W. Nebelung

Anatomie

Schon Claudius Galenus, der Leibarzt des römischen Kaisers Marc Aurel, bezeichnete die sich in der Ansicht von vorn überkreuzenden Bänder im Inneren des Kniegelenkes als *ligamenta genu cruciata*, ein Begriff, der sich bis heute fast unverändert als Kreuzbänder erhalten hat.

Das **vordere Kreuzband** [Ligamentum cruciatum anterius, LCA] besitzt an der Innenfläche des lateralen Condylus posterior seinen Ursprung und verläuft in der Interkondylärgrube nach ventral, wo es mittig am Tuberculum anterius tibiae inseriert [Abb. 1]. Das **hintere Kreuzband** [Ligamentum cruciatum posterius, LCP] hat seinen Ursprung im ventralen Bereich der Innenseite des medialen Femurkondylus und verläuft von dort abwärts nach hinten, wo es an der Rückseite der Tibia inseriert. Beide Kreuzbänder wandern entwicklungsgeschichtlich von hinten in das Kniegelenk und werden über subsynovial laufende Gefäße und Nerven versorgt. Das LCA läuft dabei durch den freien Kniegelenksraum, das LCP besitzt dagegen ständig einen breiten extraartikulären Kontakt, was für die Spontanheilung des hinteren Kreuzbandes nach einer Ruptur Bedeutung hat.

Die Länge der Kreuzbänder beträgt je nach Größe des Menschen zwischen 2 und 4 cm. Wegen der komplexen intraligamentären Faserstruktur der Kreuzbänder unterscheiden sich die einzelnen Faserlängen erheblich. Die

K

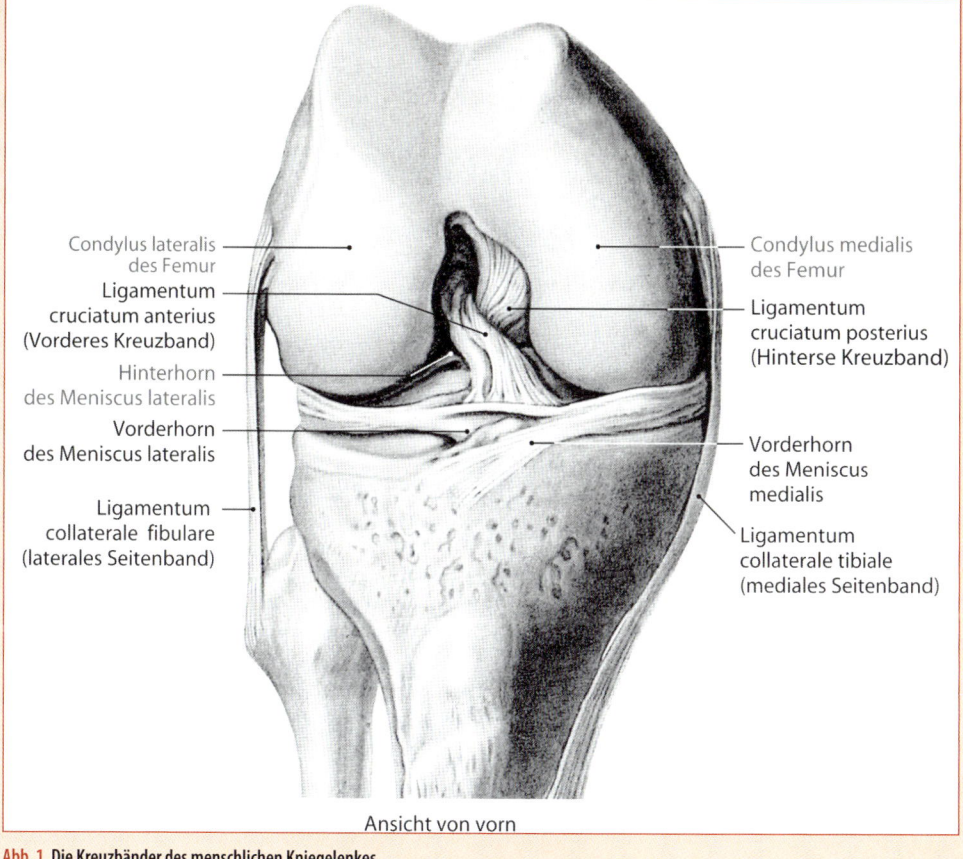

Condylus lateralis des Femur
Ligamentum cruciatum anterius (Vorderes Kreuzband)
Hinterhorn des Meniscus lateralis
Vorderhorn des Meniscus lateralis
Ligamentum collaterale fibulare (laterales Seitenband)

Condylus medialis des Femur
Ligamentum cruciatum posterius (Hinterse Kreuzband)
Vorderhorn des Meniscus medialis
Ligamentum collaterale tibiale (mediales Seitenband)

Ansicht von vorn

Abb. 1. Die Kreuzbänder des menschlichen Kniegelenkes

Reißlast der Kreuzbänder beträgt bei Erwachsenen zwischen 2.500 und 4.000 N, ist aber im Alter und bei Frauen geringer.

Funktion

Die beiden Kreuzbänder dienen der Stabilitätssicherung der Tibia gegen das Femur. Die Seitenbänder des Kniegelenkes sichern das Gelenk gegen Varus[O-Bein]- und Valgus[X-Bein]-Instabilität ab. Da der Mensch in der Sagittalebene eine freie Kniestreckung und 150°-Flexion erreicht, ist ein Schutz des vorderen oder hinteren Wegklappens des Unterschenkels [Schublade] durch die Kreuzbänder notwendig.

Das LCA sichert den Unterschenkel gegen die Ventraltranslation [eine vorwärts gerichtet Schubladenbewegung] ab. Die posteriore Translation [hintere Schublade] wird durch das intakte hintere Kreuzband verhindert. Die entsprechenden Faserbündel oder -züge der beiden Kreuzbänder spannen sich bei allen Winkelstellungen des Kniegelenkes an und verhindern die pathologischen Schubladenphänomene, ermöglichen aber trotzdem eine freie Kniebeugung.

Pathologie

Die komplette oder teilweise Zerreißung des vorderen oder hinteren Kreuzbandes [**Kreuzbandruptur**] ist eine der häufigsten und schwerwiegendsten Knieverletzungen. **Agenesien** der Kreuzbänder sind sehr selten, sie treten in Kombination mit ossären Hemmungsmissbildungen auf.

Epidemiologie

Man schätzt die jährliche Inzidenz von Kreuzbandverletzungen in Deutschland auf etwa 30 bis 70 je 100.000 Einwohnern. Skisport, Ballsportarten mit schnellen Richtungswechseln und Sportarten mit Körperkontakt sind die Hauptursachen von Kreuzbandverletzungen. Beim alpinen Skisport hat die Verbreitung der modernen Skistiefel zum Rückgang der Sprunggelenksverletzungen, aber zur Zunahme der Kniebandverletzungen geführt.

Pathomechanismus

Zu **vorderen Kreuzbandverletzungen** führen meist akute Krafteinwirkungen auf den gebeugten Unterschenkel, der kurzzeitig einer Rotationslast ausgesetzt wird. Bei Ballsportarten kann die Ursache eine direkte Gewalteinwirkung [z.B. Gleittackling mit gestrecktem Bein beim Fußball] oder eine indirekte Gewalteinwirkung [z.B. Umknicken des Kniegelenkes bei der Landung nach einem Sprungwurf beim Handball] sein.

Beim Skifahren treten akute Rotationskräfte auf, wenn bei nicht-auslösender Skibindung während oder nach einem Sturz der Unterschenkel in eine irreguläre Position gezwungen wird. Die korrekte Einstellung der Sicherheitsbindungen ist zur Verletzungsprophylaxe unbedingt notwendig! Durch das Fahren mit höherer Geschwindigkeit kann ein Kontrollverlust in leichter Rückwärtslage auftreten [Rückwärtssturz], in diesen Fällen führt die massive Kraftanspannung des Quadrizeps zum Zug auf das vordere Kreuzband. In Kombination mit O- oder X-Bein-Stress bei einem Sturz kann es dann zu einem Reißen des vorderen Kreuzbandes kommen. Frauen sind von Kreuzbandverletzungen ohne Gegnerkontakt etwa 2- bis 3-mal häufiger als Männer betroffen.

Hintere Kreuzbandverletzungen erfordern meist stärkere Gewalteinwirkungen [z.B. Verkehrsunfälle]. Klassisch sind Auffahrverletzungen, bei denen der gebeugte Unterschenkel gegen das Armaturenbrett nach hinten gedrückt wird. Ein weiterer typischer Mechanismus ist eine gewaltsame Überstreckung des Kniegelenkes.

Begleitverletzungen

Fast immer gehen Kreuzbandrupturen mit Begleitverletzungen einher:

- **Knochenmarködeme** [*bone bruise*]: Störung der Integration der trabekulären Knochenstruktur. Sie sind in der Magnetresonanztomografie [MRT] erkennbar. Typische Lokalisation:
  - LCA-Ruptur: lateraler Kondylus und laterales Tibiaplateau im hinteren Teil
  - LCP-Ruptur: weniger regelmäßig im ventralen Teil der lateralen Tibia
  - Therapie: Belastungsreduktion durch Verordnung von Unterarmgehstützen für 1–4 Wochen
- **Seitenbandverletzungen**: Das Innenband ist häufiger als das Außenband betroffen.
  Innenbandverletzungen werden in 3 Grade eingeteilt:
  - Grad 1: intraligamentäre Verletzung, erhaltene Stabilität; klinisch: Druckschmerz, minimale Schwellung, Dehnungsschmerz
  - Grad 2: zusätzlich leichte Instabilität unter Valgusstress
  - Grad 3: komplette Läsion des Innenbandes, Instabilität in Streckung und leichter Beugung, kann auch mit LCA- und LCP-Ruptur gemeinsam auftreten, selten auch in Kombination mit einer Patellaluxation.

– **Therapie**:
Grad 1 und 2: nicht-operativ, Flexionslimitierung für 3 Wochen, Orthese meist ausreichend; falls die Orthese dem Knie keinen ausreichenden Schutz gegen das Aufklappen beim Auftreten gibt, ist eine Entlastung mit Gehstützen angezeigt.
Grad 3: konservativ bei guter Adaptation der Bandreste, sonst operative Versorgung.
Außenbandläsion: Partielle Läsionen mit Einblutung bei erhaltener Stabilität werden nicht-operativ behandelt, die [seltenen] kompletten Läsionen mit Instabilität sollten kurzfristig operativ refixiert werden.
- **Meniskusverletzungen** [*s.a. Essay Meniskusverletzungen*]:
  – medialer Meniskus: basisnahe Risse in der Nähe der dorsalen Kapsel, seltener quetschungsbedingte Lappenrisse
  – lateraler Meniskus: durch Kompression bei X-Bein-Stress kompressionsbedingte Längs- oder Radiärrisse.
  – **Therapie**: Rein basisnahe Läsionen in unmittelbarer Nähe der Gelenkkapsel heilen spontan, andere Rissformen sollten durch Naht oder Partialresektion arthroskopisch operiert werden.
- **Knorpelverletzungen**: meist femurseitige Kompressions- und Abscherverletzungen.
  – **Therapie**: je nach Ausdehnung und Alter unterschiedlich. Bei Kindern und Jugendlichen sehr gute Tendenz zur Spontanheilung bei Entlastung [mindestens 6 Wochen]. Bei Erwachsenen sind knorpelchirurgische Maßnahmen unter Umständen angezeigt [Abrasion mit Mikrofrakturierung, osteochondraler Transfer oder Chondrozytentransplantation].

Diagnostik

Anamnese

Nach meist typischem Unfallmechanismus [siehe Pathomechanismus] treten sofort Schmerzen und Funktionsverlust auf. Kniegelenkserguss und Schmerzen verstärken sich meist im Verlauf der nächsten Stunden. Unsicherheitsgefühle treten oft bei kombinierten Verletzungen [Seitenbänder] auf. Das Leitsymptom einer Kreuzbandverletzung ist der **Hämarthros**, der allerdings bei hinteren Kreuzbandverletzungen oft fehlt.
Symptomatische Patienten mit chronischen Kreuzbandinstabilitäten geben Unsicherheitssymptome des Kniegelenkes bei schnellen Richtungswechseln an. Mitunter ist die *Giving-way*-Symptomatik nur beim Sport auffällig, manche Patienten leiden jedoch bei vielfältigen Alltagstätigkeiten unter Instabilitätsempfindungen des betroffenen Kniegelenkes.

Klinische Untersuchung

Unmittelbar nach der Verletzung zeigen die Patienten in der Regel eine Bewegungseinschränkung des betroffenen Kniegelenkes, besonders eine **Streckhemmung**, die sich meist nach einigen Wochen bessert. Der klassische Untersuchungstest einer vorderen Kreuzbandläsion ist die Prüfung des **vorderen Schubladenphänomens** in etwa 20°-Kniebeugung [**Lachman-Test**, Abb. 2]. Weniger verlässlich ist das Schubladenphänomen bei 90°-Kniebeugung. Erfahrene Untersucher lösen das **Pivot-shift-Zeichen** aus [Subluxieren des lateralen Tibiaplateaus bei Valgusstress und Innenrotation]. Eine seitendifferente Überstreckbarkeit des Kniegelenkes, eine Seitenbandaufklappbarkeit oder eine vermehrte Unterschenkelrotationsfähigkeit sind Zeichen kombinierter Instabilitäten. Hintere Instabilitäten zeigen ein **hinteres Schubladenphänomen**, das besonders bei 90° auffällt. Wichtig ist, ein hinteres nicht mit einem vorderen Schubladenphänomen zu verwechseln.

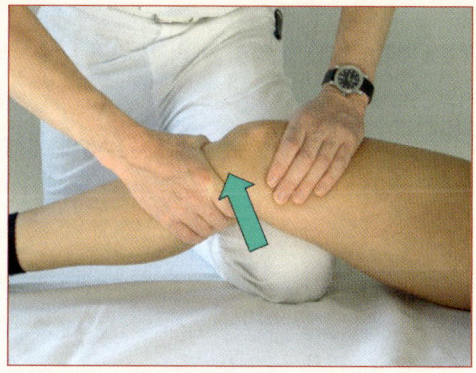

Abb. 2. Untersuchung eines Kniegelenkes mit dem Lachman-Test. Die Hand des Untersuchers schiebt den Unterschenkel nach ventral [Pfeil], der Untersucher beurteilt das Ausmaß der Verschieblichkeit und den gefühlten Endpunkt der Tibiaverschiebung

Röntgen

Bei akuten intraligamentären Verletzungen unauffällig. Ossäre Bandausrisse sind erkennbar. Chronische Instabilitäten, besonders hintere, können mittels gehaltener Röntgenaufnahmen [**Stressaufnahmen**] in ihrem Ausmaß beurteilt werden. Eine Seitendifferenz von über 10 mm spricht für eine komplette LCP-Läsion mit Begleitverletzungen, die unter Umständen zusätzlich therapiert werden sollten. Eine geringe Seitendifferenz [bis zu 8 mm] ist für eine Teilruptur typisch.

Instrumentelle Stabilitätsprüfung

Besonders für vordere Instabilitäten ist die instrumentelle Stabilitätsprüfung eine sehr gut geeignete Methode der Quantifizierung der Kreuzbandinstabilität [Abb. 3].

Bildgebung

Nativradiologisch ist das LCA nicht erkennbar. In der MRT sind akute Risse und Begleitläsionen gut nachweisbar. Die Quantifizierung, also die Unterscheidung von Partial- und Komplettrupturen, ist mit der Kernspintomografie meist nicht möglich [Abb. 4].

Spontanverlauf

Die Hauptgefahr einer vorderen Kreuzbandinstabilität ist die Schädigung der Menisci, die im Lauf der Zeit durch eine Überlastung des Innenmeniskushinterhorns hervorgerufen wird [Abb. 5].

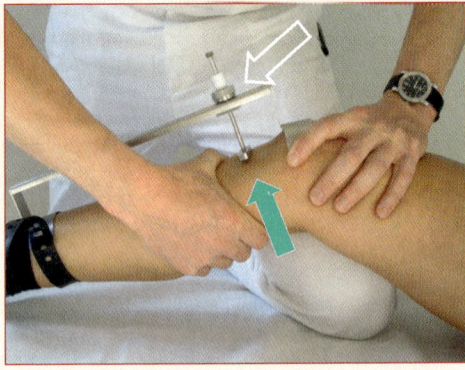

Abb. 3. Instrumentelle Stabilitätstestung mit dem Rolimeter. An einem kleinen Messstab kann die anteriore Verschieblichkeit abgelesen werden. Ab 3 mm Seitendifferenz liegt sehr wahrscheinlich eine Kreuzbandruptur vor

Zerstörungen der Menisci [s.a. Essay Meniskusverletzungen], die als Stoßdämpfer eine wichtige Schutzfunktion für den Gelenkknorpel besitzen, sind ein signifikanter Arthrosefaktor. Andauernder langjähriger kniebelastender Leistungssport oder Adipositas führen bei fehlenden Menisci regelmäßig zur Knorpelabnutzung und Gonarthrose. Hintere Kreuzbandinstabilitäten führen nach unterschiedlich langen Zeiträumen [Monate bis 20 Jahre] zu einer Überdehnung der posterolateralen Kapsel, bei Genu varum auch zur Außenbandinstabilität mit Varusgonarthrose.

Konservative Therapie

Akutmaßnahmen

Akutmaßnahmen sind neben der Schmerzbehandlung die Ruhigstellung und Kühlung sowie Kontrolle der Durchblutung und Nervenfunktion. Wenige Stunden nach der Verletzung entwickeln die Patienten eine Streckhemmung, meist mit Hämarthros und diffuser Schmerzhaftigkeit. Notwendig sind ein nativradiologischer Frakturausschluss sowie Maßnahmen zur Abschwellung [Kühlung] sowie eventuell eine Entlastungspunktion des Hämarthros. Isolierte LCA-Rupturen zeigen klinisch schon nach 1–2 Wochen einen Rückgang der Streckhemmung und der Schmerzhaftigkeit sowie in der Stabilitätstestung lediglich einen isolierten positiven Lachman-Test.

Indikation zur MRT

Lassen klinische Untersuchung und Verlauf Zweifel am Vorliegen einer isolierten vorderen Kreuzbandruptur aufkommen, sollte eine genaue Abklärung der Begleitverletzungen durch eine Kernspintomografie erfolgen.

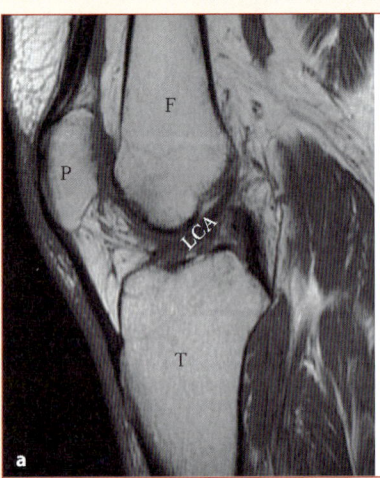
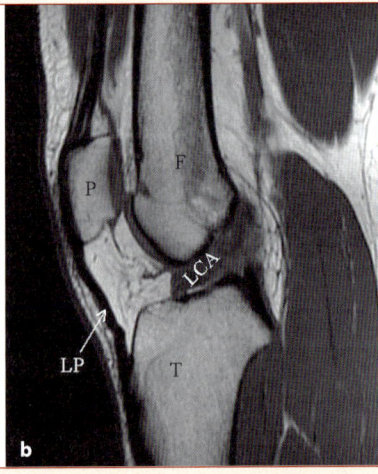

Abb. 4. Kernspintomografische Darstellung eines intakten [a] und eines rupturierten [b] vorderen Kreuzbandes. Deutliche Auftreibung und Signalzunahme mit Kontinuitätsverlust im rechten Bild [b] [f = Femur, t = Tibia, a = vorderes Kreuzband, LCA = vorderes Kreuzband]

Der weniger routinierte Untersucher sollte die Indikation zur MRT großzügiger stellen. Bei Verfügbarkeit der MRT besteht keine Indikation zur diagnostischen Arthroskopie.

Ruhigstellung

Hintere Kreuzbandverletzungen können mit einer strecknahen Retention über 3–4 Wochen erfolgreich behandelt werden. Eine dorsal des Schienbeinkopfes in einer Lagerungsschiene eingearbeitete Pelotte reponiert die Tibia nach ventral. Anschließend wird die Beugung langsam freigegeben und eine spezielle PCL-Orthese für 3 Monate getragen. Vordere Kreuzbandrisse zeigen ein schlechteres spontanes Heilungsverhalten. Die gerissenen Fasern des LCA sind im Gegensatz zu denen des hinteren Bandes dem Gelenkmilieu direkt ausgesetzt. Trotzdem kann man davon ausgehen, dass Partialrupturen unter bestimmten Bedingungen ein gewisses Heilungs- bzw. Vernarbungspotenzial besitzen. Aus diesem Grund sollten gerissene LCA-Fasern nur reseziert werden, falls eine spätere Kreuzbandoperation unumgänglich ist.

Chronische Instabilitäten

Ein gezielter Kraftaufbau der kniefĂhrenden Muskulatur bessert in vielen Fällen die Instabilitätssymptome. Orthesen [kniefĂhrende Schienen mit Gelenken] bessern ebenfalls die Symptome, werden aber dauerhaft nur von wenigen Patienten akzeptiert. Viele Patienten modifizieren ihre sportliche Aktivität, d.h., Sportarten mit schnellen Richtungswechseln werden vermieden.

Operative Therapie

Die wichtigste Indikation zur Kreuzbandersatzoperation ist das rezidivierende Auftreten von Instabilitätsphänomenen des betroffenen Kniegelenkes. Generell sollten Patienten mit einem Kreuzbandriss zunächst über 2–3 Monate testen, inwiefern überhaupt Instabilitätssymptome auftreten. Bei Patienten, die eine Sportart mit vielen schnellen Richtungswechseln ausüben, ist eine stabilisierende Operation auch ohne

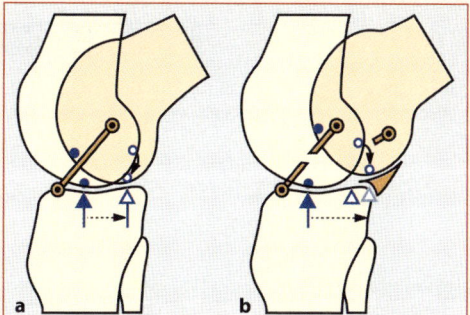

Abb. 5. Kann das fehlende vordere Kreuzband das Kniegelenk nicht mehr in der Ventralrichtung stabilisieren, übernimmt das mediale Meniskushinterhorn dessen Funktion. Bei zuviel Stress wird durch die chronische Mikrotraumatisierung das Meniskushinterhorn überlastet und unter Umständen irreversibel beschädigt

Tab. 1. Faktoren bei Patienten mit anteriorer Kreuzbandinstabilität, die die Inzidenz späterer Meniskusoperationen [mit nachfolgender Arthroseentwicklung] erhöhen

- kniebelastende sportliche Tätigkeit mit schnellen Richtungswechseln [Fußball, Tennis, etwa über 100–150 Stunden pro Jahr]
- großes Schubladenphänomen [manuelle, instrumentelle oder stressradiologische Messung]
- häufig auftretendes Unsicherheitsgefühl [*giving way*]

Tab. 2. Operationsverfahren bei Kreuzbandverletzungen

intraligamentäre LCA-Verletzung	autologe Bandersatzoperation
knöcherner tibialer Ausriss des LCA	bei Dislokation Fixation mit Schrauben oder Drähten
knöcherner tibialer Ausriss des LCP	Verschraubung von dorsal
intraligamentäre LCP-Ruptur	autologe Bandersatzoperation
intraligamentäre knochennahe Läsion des LCA oder LCP bei Kindern	akut Nahtfixation, chronisch autologe Bandersatzoperation

Belastungserprobung etwa 4–6 Wochen nach dem Unfall angezeigt [Tab. 1, Abb. 6–8], da ohnehin sehr wahrscheinlich eine Stabilisierungsoperation notwendig ist. Eine LCA-Verletzung ist keine Notfallindikation für eine Bandoperation.

Autologe Bandersatzoperation

Therapiestandard in der Behandlung der intraligamentären vorderen Kreuzbandläsion ist die autologe Kreuzbandersatzoperation. Bis auf wenige Ausnahmen [Tab. 2] sind etwaige Nahtversuche des Kreuzbandes nicht indiziert. Die Verwendung künstlicher Bänder ist wegen unbefriedigender Ergebnisse verlassen, die Laserbehandlung von Partialrupturen [*shrinking*] ist eine rein experimentelle Methode und sollte kontrollierten Studien vorbehalten werden.

❗ Der Therapiestandard der Stabilisierungsoperation sowohl der vorderen als auch der hinteren Kreuzbandverletzung ist heute die Implantation eines autologen Sehnentransplantates ausreichender Stabilität, das im Kniegelenk an den originären Ansatzbereichen der Kreuzbänder platziert und befestigt wird.

Zur Rekonstruktion der Kreuzbänder werden Bohrkanäle durch Tibia und Femur angelegt, deren Eintrittspunkte in das Kniegelenk genau den ursprünglichen Bandansätzen der gerissenen Kreuzbänder entsprechen

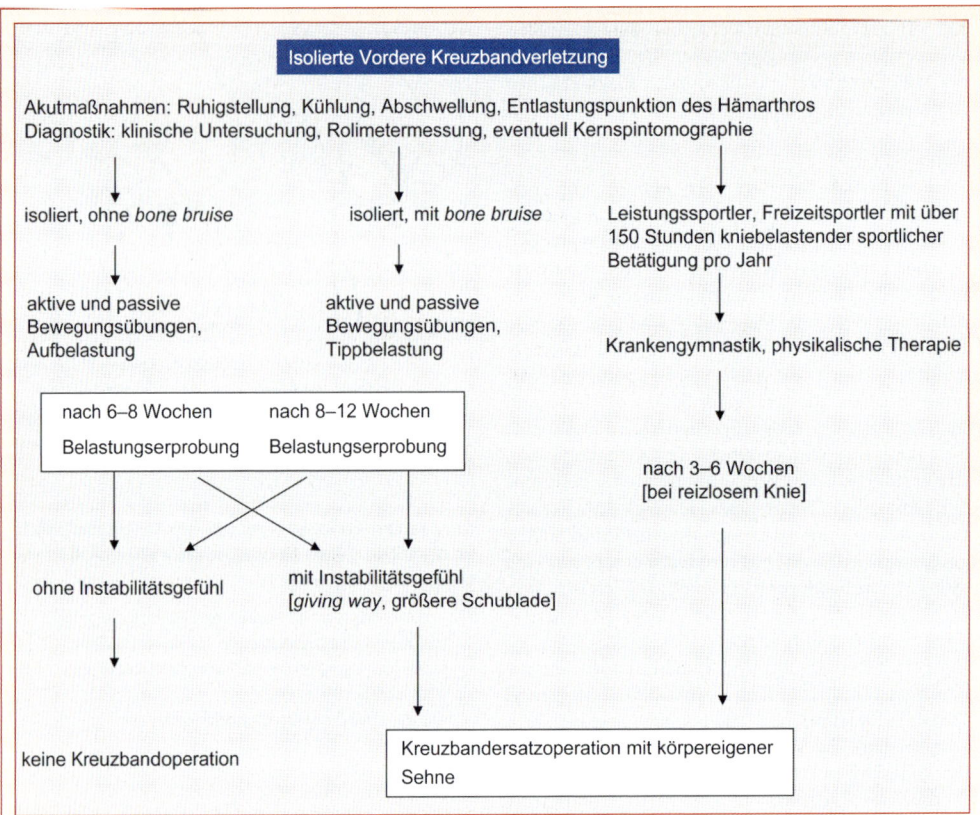

Isolierte Vordere Kreuzbandverletzung

Akutmaßnahmen: Ruhigstellung, Kühlung, Abschwellung, Entlastungspunktion des Hämarthros
Diagnostik: klinische Untersuchung, Rolimetermessung, eventuell Kernspintomographie

isoliert, ohne *bone bruise*

isoliert, mit *bone bruise*

Leistungssportler, Freizeitsportler mit über 150 Stunden kniebelastender sportlicher Betätigung pro Jahr

aktive und passive Bewegungsübungen, Aufbelastung

aktive und passive Bewegungsübungen, Tippbelastung

Krankengymnastik, physikalische Therapie

nach 6–8 Wochen Belastungserprobung

nach 8–12 Wochen Belastungserprobung

nach 3–6 Wochen [bei reizlosem Knie]

ohne Instabilitätsgefühl

mit Instabilitätsgefühl [*giving way*, größere Schublade]

keine Kreuzbandoperation

Kreuzbandersatzoperation mit körpereigener Sehne

Abb. 6. Therapiestrategie bei isolierten vorderen Kreuzbandrupturen

[Abb. 9]. Zur Fixation des Bandtransplantates im Knochenkanal kommen vielfältige technische Möglichkeiten [Dübel- oder Interferenzschrauben, Nahtknöpfe, Querstäbe, Verblockung] zum Einsatz. Die meisten Operateure bevorzugen heute die arthroskopische Operationstechnik, nicht zuletzt, da Begleitverletzungen besser erkannt und behandelt werden können.

Als geeignete Transplantatquellen stehen zum vorderen als auch hinteren Kreuzbandersatz die Patellasehne, die Pes anserinus-Sehnen und die Quadrizepssehne zur Verfügung. Grundsätzlich erlauben alle drei Transplantate eine stabile Rekonstruktion des Kreuzbandes. Wegen der vermeidbaren Beeinträchtigung des Streckapparates und der geringeren Morbidität präferieren heute viele Operateure die Sehnen des Pes anserinus [Semitendinosussehne, eventuell zusätzlich die Gracilissehne]. Die Verwendung eines Teils der Patella- oder Quadrizepssehne mit einem anhängenden Knochenblock bietet den Vorteil des problemlosen Einwachsens des eingebrachten Transplantates [Knochen-Knochen-Heilung]. Freie Sehnentransplantate benötigen abhängig von der Art der Sehnenfixation längere Zeiträume.

In Nordamerika werden wegen der gegebenen Verfügbarkeit häufig allogene Sehnen zum Kreuzbandersatz verwendet. Der Vorteil ist die fehlende Entnahmemorbidität, allerdings sind die Avitalität, potenzielle Übertragungsrisiken und die Kosten der Transplantate von Nachteil.

Nachbehandlung

Die während einer Kreuzbandersatzoperation eingebrachten Sehnentransplantate werden heute in der Regel so stabil fixiert, das der Patient unmittelbar nach der Operation volle Last auf das gestreckte Bein geben kann.

Neben der postoperativen Schmerztherapie sollten neben Ruhe und Hochlagerung vorrangig abschwellende Maßnahmen erfolgen [Lymphdrainage]. Die Orthesenverordnung ist umstritten, zumindest bei Seitenbandinstabilitäten und beim hinteren Kreuzband aber anzuraten. Eine Einschränkung der Streckung durch eine verordnete Orthese ist nicht wünschenswert oder notwendig. Die Krankengymnastik dient der Wiedererlangung der Beweglichkeit und Kraft. Zusätzlich sollte versucht werden, durch gezieltes Training die koordinativen Fähigkeiten des Kniegelenkes bzw. betroffenen Extremität zu verbessern. Kontaktsport oder Sportarten mit

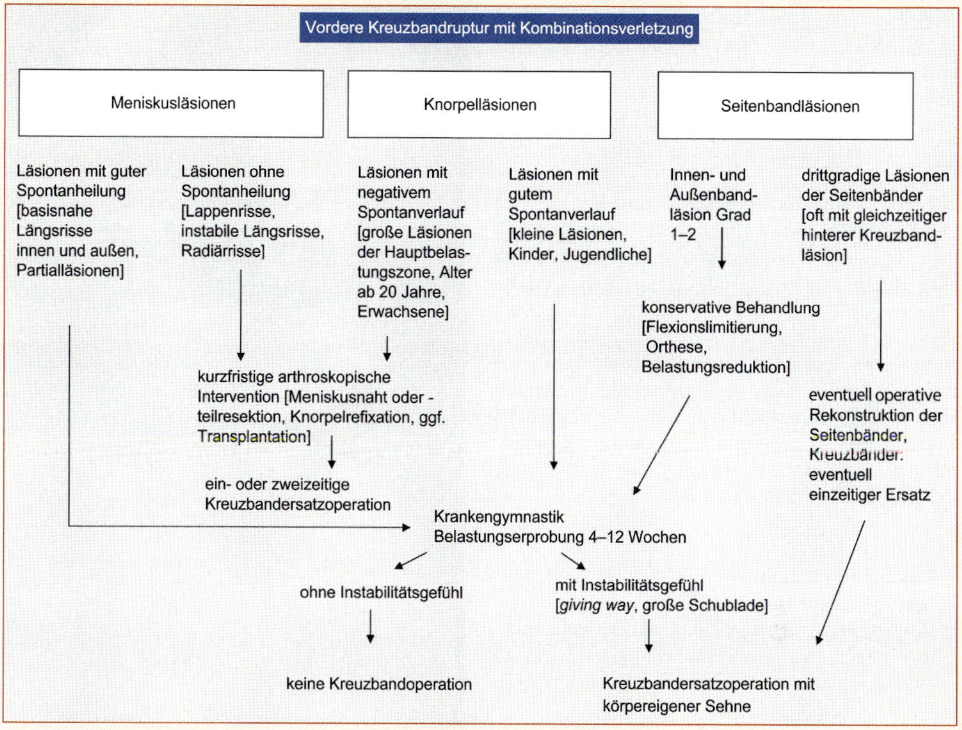

Vordere Kreuzbandruptur mit Kombinationsverletzung

Meniskusläsionen | Knorpelläsionen | Seitenbandläsionen

Läsionen mit guter Spontanheilung [basisnahe Längsrisse innen und außen, Partialläsionen]

Läsionen ohne Spontanheilung [Lappenrisse, instabile Längsrisse, Radiärrisse]

Läsionen mit negativem Spontanverlauf [große Läsionen der Hauptbelastungszone, Alter ab 20 Jahre, Erwachsene]

Läsionen mit gutem Spontanverlauf [kleine Läsionen, Kinder, Jugendliche]

Innen- und Außenbandläsion Grad 1–2

drittgradige Läsionen der Seitenbänder [oft mit gleichzeitiger hinterer Kreuzbandläsion]

kurzfristige arthroskopische Intervention [Meniskusnaht oder -teilresektion, Knorpelrefixation, ggf. Transplantation]

konservative Behandlung [Flexionslimitierung, Orthese, Belastungsreduktion]

eventuell operative Rekonstruktion der Seitenbänder, Kreuzbänder, eventuell einzeitiger Ersatz

ein- oder zweizeitige Kreuzbandersatzoperation

Krankengymnastik Belastungserprobung 4–12 Wochen

ohne Instabilitätsgefühl

mit Instabilitätsgefühl [giving way, große Schublade]

keine Kreuzbandoperation

Kreuzbandersatzoperation mit körpereigener Sehne

Abb. 7. Therapiestrategie bei Kombinationsverletzungen des vorderen Kreuzbandes

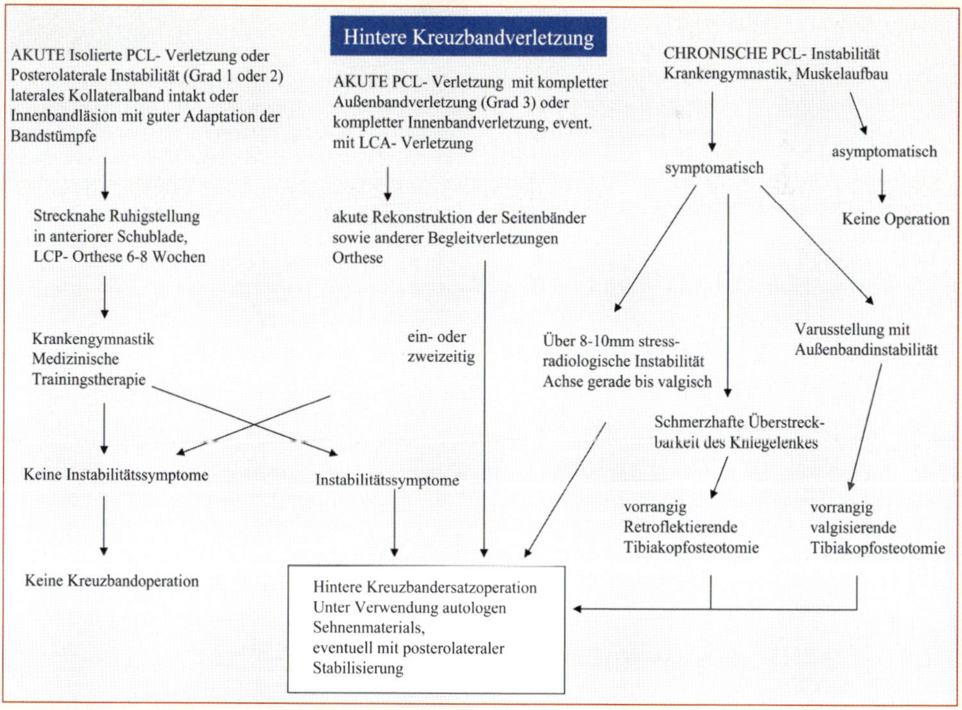

Hintere Kreuzbandverletzung

AKUTE Isolierte PCL- Verletzung oder Posterolaterale Instabilität (Grad 1 oder 2) laterales Kollateralband intakt oder Innenbandläsion mit guter Adaptation der Bandstümpfe

AKUTE PCL- Verletzung mit kompletter Außenbandverletzung (Grad 3) oder kompletter Innenbandverletzung, event. mit LCA- Verletzung

CHRONISCHE PCL- Instabilität Krankengymnastik, Muskelaufbau

symptomatisch

asymptomatisch

Strecknahe Ruhigstellung in anteriorer Schublade, LCP- Orthese 6-8 Wochen

akute Rekonstruktion der Seitenbänder sowie anderer Begleitverletzungen Orthese

Keine Operation

Krankengymnastik Medizinische Trainingstherapie

ein- oder zweizeitig

Über 8-10mm stress-radiologische Instabilität Achse gerade bis valgisch

Varusstellung mit Außenbandinstabilität

Keine Instabilitätssymptome

Instabilitätssymptome

Schmerzhafte Überstreckbarkeit des Kniegelenkes

Keine Kreuzbandoperation

vorrangig Retroflektierende Tibiakopfosteotomie

vorrangig valgisierende Tibiakopfosteotomie

Hintere Kreuzbandersatzoperation Unter Verwendung autologen Sehnenmaterials, eventuell mit posterolateraler Stabilisierung

Abb. 8. Therapiestrategie bei hinterer Kreuzbandverletzung

K

schnellen Richtungswechseln erfordern in der Regel eine 6- bis 8-monatige Pause nach der Kreuzbandoperation.

Nach hinteren Kreuzbandoperationen wird die Beugung langsamer freigegeben, da das hintere Kreuzband in Flexion angespannt wird. Neben einer Orthese wird meist eine Ent- oder Tippbelastung des operierten Beines für 6 Wochen verordnet.

Das eingebrachte Sehnentransplantat unterliegt neben dem Heilungsprozess an den umgebenden Knochen auch einem langfristigen intraligamentären Umbauprozess. Aus Tierversuchen kann man abschätzen, dass das eingebrachte Kreuzbandtransplantat über 50 % seiner Stabilität in den ersten 6 Monaten nach der Operation verliert, im Verlaufe von 1–2 Jahren aber wieder gewinnt. Wird während dieser Zeit bereits wieder kniebelastende sportliche Tätigkeit durchgeführt, ist eine entsprechende muskuläre Abschirmung des eingebrachten Bandes notwendig.

Komplikationen

- **Erneute Instabilität**: etwa in 10 % der Fälle, häufiger bei bandlaxen Individuen und [nicht-versorgten] Begleitinstabilitäten. Ursachen sind erneutes Trauma, mangelnde Einheilung oder Umbau des Transplantates, eventuell eine nicht-optimale Platzierung.
- **Infektion**: unter 1 %, erfordert sofortige Intervention mit Spülung.
- **Zyklops-Syndrom**: bindegewebige Wucherung im vorderen Anteil der Interkondylärgrube, führt zu Schmerzen bei Belastung, besonders strecknah. Therapie: arthroskopische Entfernung.
- **Arthrofibrose**: seltene, aber schwerwiegende, wahrscheinlich autoimmunologisch bedingte allgemeine Kapselkontraktur des Kniegelenkes. Vermehrt bei Operationen in der Frühphase nach LCA-Ruptur. Therapie: Cortison, Krankengymnastik, später operative Therapie.
- **Kompartment-Syndrom**: selten, entsprechende Überwachung, ggf. Fascienspaltung notwendig.
- **Gefäßverletzungen**: sehr selten, bei hinteren Kreuzbandrevisionsoperationen beschrieben.
- **Patella baja** [intrapatellares Kontraktursyndrom]: selten, operative Revision meist notwendig.

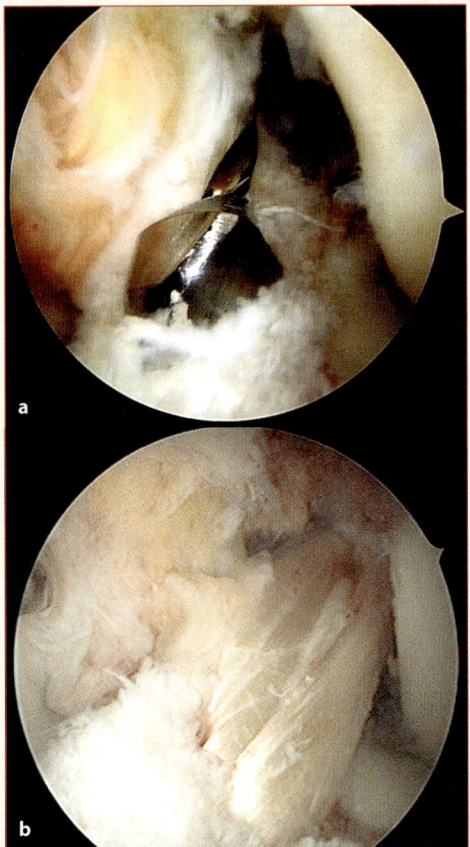

Abb. 9. Arthroskopische Bilder einer vorderen Kreuzbandersatzoperation. Zur Kreuzbandersatzplastik wird mit einem Zielgerät ein Draht in die Mitte des originären Bandansatzes gebohrt, der anschließend überbohrt wird [a]. Nach Wiederholung des Manövers im Femur wird das Bandtransplantat, hier eine autologe Sehne, durch die Bohrlöcher eingezogen und in diesen befestigt.

Prognose

In etwa 90 % der Fälle gelingt eine Restabilisierung des Kniegelenkes, was zu einer nachgewiesenen Verminderung der Inzidenz von Meniskusläsionen führt. Bei kombinierten Verletzungen und hinteren Kreuzbandoperationen bestehen geringere Erfolgsraten. Allerdings zeigen auch stabil operierte Kniegelenke nach 10 Jahren deutlich mehr Abnutzungszeichen als die gesunde Gegenseite. Das originäre Kreuzband mit seiner komplizierten Faserarchitektur und komplexen Propriozeptions- und Steuerungsfunktion kann durch die derzeitig zur Verfügung stehenden operativen Möglichkeiten nicht vollständig ersetzt werden. Nach der derzeitigen Datenlage hat eine Kreuzbandoperation keinen Einfluss auf die Entwicklung einer Gonarthrose, dagegen führt die fehlende Stoßdämpferfunktion entfernter Menisci häufig zur Knorpelabnutzung im Sinne einer Arthrose.

Quellenhinweise

Abb. 1, 5, 6, 7, 8: AM-productions, Wiesloch

nell hervorragend, wird aber kosmetisch eher negativ beurteilt

Krukenberg-Tumor *m*: beidseitige Eierstockmetastasen eines Primärtumors des Magen-Darm-Traktes [90 % Magenkarzinom]; oft handelt es sich um schleimbildende Tumoren mit typischen Siegelringzellen; *s.a. Essay Neubildungen des Ovars S. 1195*

Krupp *m*: *Syn: Croup; s.u. Kruppsyndrom*

Krupp|syn|drom *nt*: *Syn: Pseudokrupp, Pseudocroup*; Oberbegriff für Erkrankungen der Atemwege, die zu Kehlkopfverengung mit Atemnot, inspiratorischem Stridor und meist bellendem Husten [**Krupphusten**] führen; trat früher v.a. bei Diphtherie auf [**echter/diphtherischer Krupp**], während heute andere Ursachen im Vordergrund stehen; aus diesem Grund wird die klinische Entität besser als Kruppsyndrom bezeichnet; dazu gehören neben dem echten Krupp noch **spastischer Krupp** [beginnt meist plötzlich, oft mitten in der Nacht, aus völliger Gesundheit heraus mit bellendem Husten und inspiratorischem Stridor], **akuter infektiöser Krupp** [dramatisch verlaufende akute Entzündung und Schwellung der Kehlkopfschleimhaut; beginnt mit trockenem, bellenden Husten und zunehmendem inspiratorischen und exspiratorischen Stridor, bis hin zu schwerster Atemnot; entwickelt sich aus einem Virusinfekt [Grippe] durch bakterielle Sekundärinfektion; wird durch rezidivierende Infekte der oberen Luftwege bei Rachen- und Gaumenmandelhyperplasie begünstigt] und die **bakterielle Laryngotracheitis/Laryngobronchotracheitis** [meist auf einen Virusinfekt (Grippe) folgende Sekundärinfektion von Kehlkopf, Luftröhre und Bronchien mit Staphylococcus aureus, Pneumokokken, Haemophilus influenzae oder Moraxella catarrhalis; führt zu hohem Fieber, Heiserkeit, Husten, in- und exspiratorischem Stridor und Halsschmerzen; **Klinik**: der Verlauf der verschiedenen Formen variiert, alle führen aber zu bellendem Husten, inspiratorischem Stridor und Atemnot; bei schwerer Dyspnoe findet sich auch Tachypnoe [> 50/min], Tachykardie [> 150/min], Unruhe, Zyanose und Pulsus paradoxus; **Diagnose**: klinisches Bild und Anamnese; **DD**: Epiglottisödem; die **Therapie** hängt vom Schweregrad der Atemnot ab; leichte Formen können zu Hause mit Steroiden [oral, Inhalation], Antihistaminika und Sedativa behandelt werden; schwere Formen müssen stationär aufgenommen und behandelt werden [befeuchteter Sauerstoff, Steroide, Antihistaminika]

Krus|ten|flech|te *f*: → *Impetigo*

Kry|o|hä|mor|rho|i|dek|to|mie *f*: kryochirurgische Hämorrhoidektomie

Kry|o|hy|po|phy|sek|to|mie *f*: kryochirurgische Hypophysektomie

Kry|o|kon|ser|vie|rung *f*: *Syn: Kältekonservierung*; Konservierung von biologischem Material durch Tieffrieren, z.B. die Entnahme und Konservierung von Sperma vor Beginn einer Chemotherapie bei malignem Hodentumor; *s.a. Essay Hodentumoren S. 651*

Kry|o|pal|li|dek|to|mie *f*: kryochirurgische Pallidektomie

Kry|o|pros|ta|tek|to|mie *f*: kryochirurgische Prostatektomie

Kry|o|tha|la|mo|to|mie *f*: kryochirurgische Thalamotomie

Kry|o|the|ra|pie *f*: *Syn: Kältetherapie*; meist lokale, therapeutische Anwendung von Kälte in Form von Eiswürfeln, -wickeln oder -kompressen; wirkt anästhetisch und verhindert in der Frühphase einer Verletzung die Ödembildung bzw. Schwellung und erleichtert damit den Heilungsprozess und die Mobilisierung; **Indikation**: Weichteilschwellung nach Operation und akutem (Sport-)Trauma, rheumatische Entzündungen, Hämatome

Kry|o|ton|sil|lek|to|mie *f*: eine kryochirurgische Tonsillektomie wird praktisch nur bei Hämophilie durchgeführt

Kryp|ten|ton|sil|li|tis *f*: → *Angina lacunaris*

Kryp|to|kok|ko|se *f*: *Syn: Kryptokokkusmykose, Cryptococcose, Cryptococcus-Mykose, Torulose, Busse-Buschke-Krankheit*; durch Cryptococco neoformans hervorgerufene Mykose der Lunge, Meningen, Leber und seltener der Haut; tritt meist bei Patienten mit geschwächter Abwehrlage [Frühgeborene, Tumoren, HIV-Infektion] auf; der Erreger wächst v.

a. auf Vogelkot, und die Aufnahme erfolgt i.d.R. durch Inhalation von kontaminiertem Staub; die entstehende **pulmonale Kryptokokkose** verläuft chronisch über Monate bis Jahre, heilt aber bei normaler Immunlage meist spontan aus; z.T. kommt es aber zur Dissemination und Entwicklung einer **Kryptokokkenmeningitis** [häufigste Todesfolge der Kryptokokkose]; **Diagnose**: Pilzkultur [Sabouraud-Glucose-Agar] aus Blut, Sputum, Liquor, Urin, Biopsiematerial; lichtmikroskopische Darstellung im Tuschepräparat gelingt nur bei hohen Erregermengen; **Therapie**: Amphotericin★ B [evtl. kombiniert mit Flucytosin★ und Fluconazol★] für mindestens 6 Wochen; **Prognose** hohe Rezidivneigung; daher werden für das 1. Jahr regelmäßige Kontrolluntersuchungen [Kultur] empfohlen; *s.a. Essay Mykosen S. 1059*

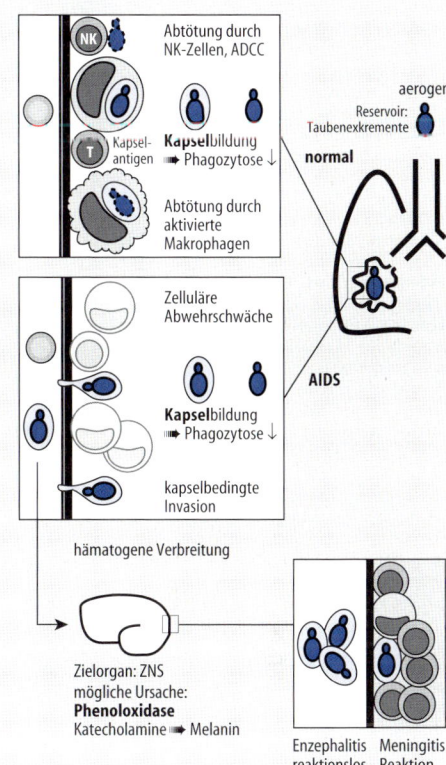

Abb. K76. Kryptokokkose. Pathogenese der Kryptokokkose

Kryp|to|kok|kus *m, pl* **-ken**: → *Cryptococcus*

Kryp|to|me|nor|rhoe *f, pl* **-rhoen**: nicht nach außen abfließende Monatsblutung bei angeborenem und erworbenen Verschluss von Scheide oder Zervix; imponiert klinisch als Amenorrhoe; *s.a. Essay Zyklusstörungen S. 1721*

Kryp|tor|chis|mus *m*: *s.u. Maldescensus testis*

Kryp|to|spo|ri|die *f*: → *Cryptosporidium*

KTP-Laserprostatektomie *f*: *Syn: Greenlight-Laserprostatektomie, Kalium-Titanyl-Phosphat-Laserprostatektomie; s.u. Essay Benignes Prostatahyperplasie-Syndrom S. 1295*

Ku|bi|tal|tun|nel|syn|drom *nt*: *s.u. Essay Nervenkompressionssyndrome S. 1099*

Kü|chen|schel|le *f*: Oberbegriff für die **gemeine Küchenschelle** [Pulsatilla vulgaris, Anemone pulsatilla] und die **Wiesenküchenschelle** [Pulsatilla pratensis, Anemone pratensis], Pflanzen aus der Familie der Hahnenfußgewächse [Ranunculaceae]; verwendet werden die getrockneten, oberirdischen Pflanzenteile [**Küchenschellenkraut**, Pulsatillae herba]; sie enthalten Gerbstoffe, Harze, Saponine und Anthocyane; wirkt sedativ, hämolytisch und antibakteriell; hemmt die Mitose; **Anw.:** traditionell als Sedativum [v.a. bei Neuralgie, Migräne], Diuretikum und Diaphoretikum; bei Gicht, Rheuma, Grippe, funktionellen Störungen des Magen-Darm-Trakts und Menstruationsbeschwerden; in der Homöopathie Zubereitungen aus Pulsatilla pratensis bei Menstruations-, Magen-, Darm-, Leberbeschwerden, Konjunktivitis, Mittelohrentzündung, Nasenschleimhautentzündung und Krampfadern

Ku|gel|ar|ti|scho|cke f: → *Artischocke*

Kugelberg-Welander-Krankheit f: *Syn: juvenile Form der spinalen Muskelatrophie; s.u. spinale Muskelatrophie*

Ku|gel|zell|an|ämie f: *Syn: Minkowski-Chauffard-Syndrom, hereditäre Sphärozytose, Minkowski-Chauffard-Gänsslen-Syndrom, Kugelzellenikterus, Kugelzellenanämie, familiärer hämolytischer Ikterus, Morbus Minkowski-Chauffard*; häufigste erbliche, hämolytische Anämie in Europa mit meist autosomal-dominantem Erbgang; charakteristisch sind kugelförmige Erythrozyten [Kugelzellen] im Blutbild, Hämolyse, Milzvergrößerung und Gelbsucht; *s.a. hämolytische Anämie*

Kuh|milch|an|ämie f: hypochrome Anämie durch einen Eisen- und Kupfermangel bei Säuglingen, die nur mit Kuhmilch ernährt werden; spielt in Mitteleuropa keine Rolle mehr, wird aber noch in Ländern der 3. Welt gesehen

Kuhn-Tubus m: Doppellumentubus, der sich durch seine S-Form den anatomischen Verhältnissen des Rachens anpasst; *s.a. Essay Verfahren zur Sicherung der Atemwege S. 759*

Kul|do|sko|pie f: *Syn: Douglasskopie*; endoskopische Untersuchung des Douglas-Raums mit einem starren **Kuldoskop**

Kul|do|to|mie f: operative Eröffnung des Douglas-Raums

Ku|ma|rin nt: → *Cumarin*

Ku|ma|rin|de|ri|va|te pl: → *Cumarinderivate*

Küm|mel m: *Syn: echter/gemeiner/gewöhnlicher Kümmel, Carum carvi*; Pflanze aus der Familie der Doldengewächse [Apiaceae]; verwendet werden die Spaltfrüchte [**Kümmelkörner**, Carvi fructus] und das aus ihnen gewonnene ätherische **Kümmelöl** [Carvi aetheroleum], das v.a. Carvon enthält; besitzt eine krampflösende und antibakterielle Wirkung; **Anw.:** bei Verdauungsbeschwerden [leichte Krämpfe, Blähungen, Völlegefühl]; traditionell auch als Galaktagogum, appetitanregendes Mittel und in hautreizenden Einreibungen und als Badezusatz

süßer Kümmel: *Syn: Anis, Anisi fructus*; Spaltfrüchte von Anis*

Kunst|af|ter m: → *Anus praeter*

Kunst|ge|lenk nt: → *Gelenkprothese*

Kunst|glied nt: → *Prothese*

Kunst|herz nt: *s.u. Essay Herzinsuffizienz S. 599*

Kunst|stoff|lin|se, intraokulare f: → *Intraokularlinse*

Kup|fer|fin|nen pl: → *Rosazea*

Kup|fer|star m: *Syn: Sonnenblumenkatarakt, Chalkosis, Chalcosis lentis*; durch Kupferablagerung entstandene Verfärbung der Linse; meist durch Kupfersplitter verursacht; *s.u. Essay Katarakt S. 783*

Ku|ra|re nt: → *Curare*

Kür|bis|sa|men pl: *Syn: Kürbiskerne, Cucurbitae peponis semen*; die Samen von **Ölkürbis** [Cucurbita pepo] und Kulturvarianten; enthalten u.a. Öl, Cucurbitin, Aminosäuren, Phytosterole und Tocopherole; **Anw.:** Reizblase und Miktionsbeschwerden bei benigner Prostatahyperplasie; traditionell auch gegen Band- und Spulwürmer; in der Homöopathie als Antiemetikum; *s.a. Essay Benignes Prostatahyperplasie-Syndrom S. 1295*

Kur|ku|ma f: → *Gelbwurz*

javanische Kurkuma: → *javanische Gelbwurz*

Kur|ku|ma|wur|zel f: *Syn: Gelbwurzelstock, Curcumae domesticae rhizoma*; Wurzelstock der Gelbwurz*

Javanische Kurkumawurzel: *Syn: Javanischer Gelbwurzelstock, Curcumae xanthorrhizae rhizoma*; Wurzelstock der javanischen Gelbwurz*

Kurzrok-Miller-Test m: *Syn: Invasionstest, Miller-Kurzrok-Test*; In-vitro-Test, bei dem geprüft wird, ob die Spermien durch das Zervixsekret gehemmt werden

Kurz|sich|tig|keit f: → *Myopie*

Kurz|wel|len|di|a|ther|mie f: → *Kurzwellentherapie*

Kurz|wel|len|the|ra|pie f: *Syn: Kurzwellendiathermie*; Form der Hochfrequenztherapie mit einer Wellenlänge von 11 m und Frequenz von 27 MHz; v.a. zur Behandlung von Subkutis und oberflächlichen Muskeln eingesetzt

Kurz|zeit|me|di|ka|men|te pl: *Syn: Reliever, Bedarfsmedikamente*; Bezeichnung für Asthmamedikamente, die nur beim Auftreten von Beschwerden zum Einsatz kommen; es handelt sich um kurz wirksamen β_2-Sympathikomimetika, die auch als **Notfall**- oder **Rettungsspray** bezeichnet werden; sie sollten deshalb stets mitgeführt werden [z.B. in der Hosentasche, Manteltasche oder Handtasche] und im Bedarfsfall zur Verfügung stehen; *s.u. Essay Asthma bronchiale und Status asthmaticus S. 95*

Kurzzeit-Sulfonamide pl: Sulfonamidantibiotika mit einer Halbwertszeit von 2–8 h [z.B. Sulfadimidin, Sulfafurazol]

Kuss|hand f: → *Fallhand*

Kussmaul-Atmung f: *Syn: Lufthunger, Kussmaul-Kien-Atmung, große Atmung*; rhythmische Atmung mit tiefen Atemzügen, z.B. bei metabolischer Azidose

Kussmaul-Koma nt: → *hyperglykämisches Koma*

Kussmaul-Maier-Krankheit f: → *Panarteriitis nodosa*

Küstner-Zeichen nt: bei Druck auf das Bauchdecke oberhalb der Symphyse steigt der Uterus nach oben; ist die Plazenta noch nicht gelöst, steigt sie mit und die Nabelschnur verkürzt sich; bei Plazentalösung steigt der Uterus nach oben, die Nabelschnur bleibt aber unverändert

Ku|tis|lap|pen m: ursprünglich Bezeichnung für einen freien Hautlappen, von dem die obere Epidermis abgeschabt wurde; wird heute aber meist im Sinne von Spalthautlappen* verwendet

Ku|tis|lap|pen|plas|tik f: Hauttransplantation unter Verwendung eines Kutislappens

Kux-Operation f: thorakoskopische Sympathektomie der thorakalen Grenzstrangganglien

Kveim-Hauttest m: *Syn: Kveim-Nickerson-Test*; Intrakutantest auf Sarkoidose mit **Kveim-Antigen**, einem Extrakt aus Sarkoidosegranulomen; heute obsolet

Kwa|shi|or|kor m: *Syn: tropischer Mehlnährschaden, malignes Unterernährungssyndrom*; in den Tropen und Subtropen vorkommende Gedeihstörung von Säuglingen und Kleinkindern bei Eiweißmangel; führt zu z.T. massiven Ödemen, Hepatomegalie, Diarrhoe, Apathie, Störung der körperlichen und geistigen Entwicklung, Muskelatrophie, Hautveränderung mit Pigmentverlust; **Therapie:** Eiweißzufuhr; **Prognose:** bei leichten Fällen Rückbildung der Veränderungen; schwere und rezidivierende Fälle haben eine hohe Sterberate

Ky|mo|gra|fie, -gra|phie f: fortlaufende Aufzeichnung von Bewegungsvorgängen [z.B. Muskelkontraktion] oder Zustandsänderungen [z.B. Blutdruck]

Kyrle-Krankheit f: *Syn: Hyperkeratosis follicularis et parafollicularis in cutem penetrans (Kyrle); s.u. Hyperkeratose*

L

Labhardt-Zeichen *nt*: livide Verfärbung des Introitus vulvae und der Vagina in der Frühschwangerschaft

La|bi|al|ten|gerb|stof|fe *pl*: → Lamiaceengerbstoffe

La|bio|plas|tik *f*: *Syn*: *Lippenplastik, Cheiloplastik*; plastische Operation zur Korrektur angeborener oder erworbener Lippendefekte; *s.u. Lippen-Kiefer-Gaumenspalte*

La|by|rinth|ek|to|mie *f*: *Syn*: *Labyrinthexzision*; operative Entfernung des Innenohrlabyrinths

La|by|rinth|er|öff|nung *f*: → Labyrinthotomie

La|by|rin|tho|to|mie *f*: *Syn*: *Labyrintheröffnung*; operative Eröffnung des Innenohrlabyrinths

La|by|rinth|schwer|hö|rig|keit *f*: *Syn*: *Innenohrschwerhörigkeit*; *s.u. Schwerhörigkeit*

Lach|gas *nt*: *Syn*: *Distickstoffoxid, Stickoxydul, Distickstoffmonoxid*; farb- und geruchloses Gas mit berauschender und schmerzstillender Wirkung; Lachgas hat keine muskelrelaxierende Wirkung und nur eine schlechte hypnotische Wirkung [Bewusstlosigkeit erst bei einer Konzentration von 85 % oder mehr in der Atemluft]; Lachgas flutet rasch an, d.h., die Partialdrücke in Alveolarraum und Blut gleichen sich schnell an; außerdem fördert es die Aufnahme anderer Gase [**Second-gas-Effekt**]; das Abfluten erfolgt ebenfalls rasch und kann zur Ausbildung einer Diffusionshypoxie führen; *Anw.*: als Analgetikum in der Geburtshilfe, Zahnheilkunde oder bei Myokardinfarkt; bei Inhalationsanästhesien und intravenösen Anästhesien; **Dosierung**: bis zu 50 % in der Einatmungsluft mit mindestens 30 % Sauerstoff

Lachman-Test *m*: Prüfung der Ventralverschieblichkeit der Tibia bei 20° Kniebeugung bei Verdacht auf eine Verletzung des vorderen Kreuzbandes; *s.a. Schubladenphänomen, Essay Kreuzbandverletzungen S. 853*

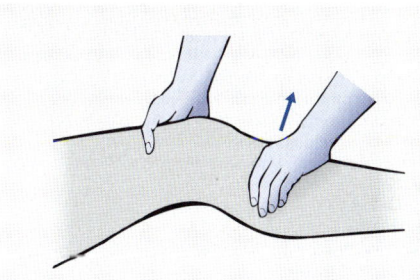

Abb. L1. Lachman-Test

Lac|to|ba|cil|lus *m, pl* **-li**: *Syn*: *Milchsäurestäbchen, Laktobazillus*; grampositive, unbewegliche, sporenlose Stäbchenbakterien, die Glucose zu Milchsäure vergären; kommen in der Mundhöhle, dem Magen-Darm-Trakt und der Scheide [Döderlein-Stäbchen] vor

Lac|tu|lo|se *f*: synthetisches Disaccharid aus Galaktose und Fructose; wird als osmotisches Abführmittel und zur Verminderung der Ammoniakresorption bei hepatischer Enzephalopathie verwendet

La|ge|typ *m*: *s.u. Essay Elektrokardiogramm S. 317*

Lagrange-Operation *f*: *Syn*: *Sklerektoiridektomie*; Teilentfernung von Sklera und Iris bei Glaukom; *s.a. Essay Glaukome S. 497*

Läh|mung, dyskaliämische/periodische *f*: Oberbegriff für angeborene, periodisch auftretende Lähmungen; die **periodische hyperkaliämische Lähmung** [Gamstorp-Syndrom, Adynamia episodica hereditaria] ist eine autosomal-dominante Erkrankung mit anfallsweiser schlaffer Lähmung der Muskeln von Stamm und Extremitäten, die meist schon vor dem 20. Lebensjahr beginnt; **Klinik**: die Anfälle sind nur kurz [Minuten bis 1 Stunde] und kommen meist tagsüber vor; Kälte, Fasten und Ruhe nach körperlicher Anstrengung wirken als Auslöser; die im EKG sichtbare Verlängerung der PQ-Zeit und Abflachung der P-Welle bleiben asymptomatisch; **Therapie**: im Anfall Calciumgluconat i.v.; Carboanhydrasehemmer zur Prophylaxe

die autosomal-rezessive **periodische hypokaliämische Lähmung** [Westphal-Syndrom] befällt bevorzugt Männer und beginnt meist um das 20. Lebensjahr; die Schwere und Frequenz der Lähmungen nimmt bis zur Lebensmitte zu und dann langsam ab; beginnt oft nachts oder am frühen Morgen im Schlaf, kann aber auch durch körperliche Anstrengung mit nachfolgender Ruhe und kohlenhydratreicher Kost provoziert werden; selten kommt es im akuten Anfall zu Atemlähmung oder Herzversagen; **Therapie**: Kalium oral oder i.v.

bei der **periodischen normokaliämischen Lähmung** handelt es sich um eine wahrscheinlich autosomal-dominante Erkrankung mit anfallsweiser schlaffer Lähmung der Muskeln von Stamm und Extremitäten, die meist schon vor dem 5. Lebensjahr beginnt; beginnt oft nachts oder am frühen Morgen im Schlaf, kann aber auch durch körperliche Anstrengung mit nachfolgender Ruhe, Fasten und Alkoholgenuss ausgelöst werden; die Lähmung kann bis zu drei Wochen anhalten; **Therapie**: NaCl-Infusionen; **Prophylaxe**: kohlenhydratarme Diät, 9-α-Fluorohydrocortison

Läh|mungs|hin|ken *nt*: *Syn*: *Insuffizienzhinken*; beruht i.d.R. auf einer neurogenen, muskeldystrophischen oder traumatischen Schädigung; nicht selten ist eine Schädigung des Nervus gluteus superior nach unsachgemäßer intramuskulärer Injektion die Ursache; auffällig ist ein positives Trendelenburg-Zeichen*, das aber übersehen werden kann, wenn es zur Verlagerung des Oberkörpers zur Standseite [Duchenne-Zeichen] und zu Anhebung des Beckens auf der Gegenseite kommt

Läh|mungs|schie|len *nt*: *Syn*: *Strabismus paralyticus, Strabismus incomitans*; durch Lähmung von Augenmuskeln verursachtes Schielen; im Gegensatz zum Begleitschielen* beginnt das Lähmungsschielen plötzlich, mit Sehen von Doppelbildern, zur Einschränkung des Sehfeldes des gelähmten Auges und zu kompensatorischer Kopfhaltung [in Aktionsrichtung des gelähmten Muskels]; der Schielwinkel* ist inkonstant und nimmt in Aktionsrichtung des gelähmten Muskels zu

zur Feststellung, welcher Nerv oder äußere Augenmuskel gelähmt ist, prüft man die Augenbewegungen in den 6 diagnostischen Blickrichtungen; bei **Abducensparese** ist der Musculus rectus lateralis bulbi gelähmt und das Auge steht nach innen [in Konvergenzstellung]; **Trochlearisparese** führt zu Lähmung des Musculus obliquus superior bulbi und damit sind Adduktion und Senkung des gelähmten Auges behindert; bei **Okulomotoriusparese** können alle vier versorgten Muskeln [Musculus rectus superior, inferior, medialis bulbi, Musculus obliquus inferior bulbi] und der Musculus levator palpebrae superioris gelähmt sein; das betroffene Auge steht nach außen und ist vom Oberlid überdeckt; Pupille und Akkommodation sind gelähmt; **Therapie**: operative Korrektur, allerdings frühestens nach einem Jahr; *s.a. Schielen*

La|kri|mo|to|mie *f*: *Syn*: *Tränensackeröffnung; Tränengangseröffnung*; operative Eröffnung des Tränensacks oder des Tränengangs

Lak|ta|se|man|gel m: Syn: Lactasemangel; angeborener oder erworbener Mangel an Lactase in der Darmschleimhaut verursacht eine **Laktoseintoleranz**; bei Verzehr von Milch und Milchprodukten kommt es damit i.d.R. zu krampfartigen Leibschmerzen und Durchfällen; ein **sekundärer Laktasemangel** tritt meist im Anschluss an Infektionen oder Entzündungen des Dünndarms auf; der **angeborene Laktasemangel** ist die häufigste Form des primären Disaccharidasemangels; er tritt in zwei Varianten auf, dem extrem seltenen **kongenitalen Laktasemangel**, der zu krampfartigen Leibschmerzen, Durchfällen und Gedeihstörung der Säuglinge führt, und dem **primären Laktasemangel**, bei dem zum Zeitpunkt der Geburt eine normale Laktaseaktivität vorliegt, die im Laufe der Jahre langsam abnimmt; **Therapie**: Vermeidung von Milch und Milchprodukten

Lambert-Eaton-Rooke-Syndrom nt: Syn: pseudomyasthenisches Syndrom; bei Autoimmunerkrankungen oder kleinzelligem Bronchialkarzinom [80 % der Fälle] vorkommende vorzeitige Ermüdbarkeit der Beckengürtelmuskulatur, die durch Antikörper gegen Calciumkanäle im präsynaptischen Terminal ausgelöst wird; später kann es auch zu Ptose, Doppelbildern und Schluckstörung kommen; auffällig ist, dass die Muskelschwäche bei kurzdauernder Belastung besser wird, dann aber wieder abnimmt; als vegetative Symptome finden sich Mundtrockenheit, Potenzprobleme, Hypohidrose, Verstopfung und Harnverhalt; **Diagnose**: Stimulations-EMG, Tensilon-Test* zur Abgrenzung von Myasthenia gravis pseudoparalytica, Antikörpernachweis; **Therapie**: Behandlung des Grundleidens; Immunsuppression mit Prednisolon*, Plasmapherese, Steigerung der neuromuskulären Überleitung mit 3,4-Aminopyridin-Guanidinhydrochlorid

Lam|blia intestinalis f: → Giardia lamblia

La|mi|a|ce|en|gerb|stof|fe pl: Syn: Labiatengerbstoffe; schwach wirksame Gerbstoffe, z.B. Rosmarinsäure; finden sich in Lippenblütlern [Lamiaceae]

La|mii albi herba f: Syn: weißes Taubnesselkraut; oberirdische Pflanzenteile der weißen Taubnessel*

La|mi|nek|to|mie f: Syn: Wirbelbogenresektion; operative Entfernung eines Wirbelbogens

La|mi|no|to|mie f: Syn: Wirbelbogendurchtrennung; operative Durchtrennung eines Wirbelbogens

La|mi|um album nt: → Taubnessel, weiße

La|mi|vu|din nt: Syn: Dideoxythiacytidin; nucleosidanaloger Reverse-Transkriptase-Hemmer, der intrazellulär zum 5'-Triphosphat phosphoryliert wird; inhibiert kompetitiv die reverse Transkriptase von HIV-1 und HIV-2 und führt zu einem Kettenabbruch bei der reversen Transkription; **Anw.**: HIV-Infektion in Kombination mit anderen antiretroviralen Medikamenten [Zidovudin, Didanosin, Stavudin, Saquinavir, Delavirdin, Nevirapin], zur Behandlung der chronischen Hepatitis B; s.a. Essay HIV-Infektion – AIDS S. 625, Essay Akute und chronische Virushepatitiden S. 567

La|mo|tri|gin nt: Antiepileptikum; HWZ 15–30 h; **Anw.**: tonisch-klonische Anfälle, komplexe fokale Anfälle, Absencen, Myoklonien; **Dosierung**: 200–400 mg/d; **NW**: Schwindel, Diplopie, Schläfrigkeit, Kopfschmerzen, Ataxie, Asthenie, Übelkeit, vereinzelt Juckreiz; s.a. Essay Epilepsie und Status epilepticus S. 365

La|mo|xac|tam nt: → Latamoxef

La|na|to|sid pl: Gruppe herzwirksamer Glykoside [Lanatosid A-E] aus Digitalis lanata; s.u. Digitalisglykoside

Lancefield-Gruppen pl: s.u. Streptococcus

Landouzy-Typhobazillose f: → Tuberkulosesepsis

Langerhans-Zellen pl: s.u. Histiozytosis X

Langerhans-Zellhistiozytose f: → Histiozytosis X

Langsame-Wellen-Schlaf m: Syn: Slow-wave-sleep, Tiefschlaf; s.u. Schlaf

Längsfraktur, extratympanale f: s.u. Felsenbeinlängsfraktur

Längs-Querfraktur f: s.u. Felsenbeinfraktur

Langzeit-EEG nt: Langzeit-EEG-Untersuchungen über 24 Stunden spielen eine zunehmende Rolle in der Neurologie, v.a. in der Epileptologie; das EEG wird auf einem kleinen transportablen Recorder aufgezeichnet, womit der Patient frei beweglich ist; der Hauptvorteil besteht darin, dass bei einer 24-stündigen Ableitung die Wahrscheinlichkeit einer Registrierung von nur selten oder passager auftretenden elektrischen Phänomenen [z.B. epilepsietypische Potenziale] wesentlich höher ist als beim Standard-EEG, das willkürlich 20–30 min. der elektrischen Hirntätigkeit herausgreift

Lang|zeit|e|lek|tro|kar|di|o|gra|fie, -gra|phie f: kontinuierliche EKG-Aufzeichnung über 24–48 Stunden; s.a. Essay Elektrokardiogramm S. 317

Lang|zeit|im|plan|tat nt: subkutan eingebrachtes Implantat, das über drei Jahre kontinuierlich Depotgestagen [z.B. Etonogestrel*] abgibt und als hormonales Kontrazeptivum wirkt; s.a. Essay Empfängnisverhütung und Familienplanung S. 343

Lang|zeit|in|su|lin nt: s.u. Verzögerungsinsuline

Lang|zeit|me|di|ka|men|te f: Syn: Controller, Dauermedikamente; Bezeichnung für Asthmamedikamente, die einmal oder zweimal täglich regelmäßig entweder morgens und/oder abends einzunehmen sind; besonders wichtig ist, dass die Einnahme der Medikamente unabhängig von den jeweiligen Beschwerden erfolgt; zu den Dauermedikamenten gehören inhalative Glucocorticoide, Leukotrienhemmer, Theophyllin oder lang wirksame β_2-Sympathikomimetika; s.u. Essay Asthma bronchiale und Status asthmaticus S. 95

Langzeit-Sulfonamide pl: Sulfonamidantibiotika mit einer Halbwertzeit von 9–12 h [z.B. Sulfamethoxazol, Sulfamoxol]

Lang|zeit|über|le|ben|de mit HIV pl: Syn: Long-term Nonprogressors; etwa 5 % der HIV-Infizierten haben auch nach 10 Jahren nicht nur keine klinischen Symptome, sondern auch eine stabile und im Normbereich liegende Zahl von CD4+-T-Lymphozyten; die Virusmenge im peripheren Blut ist ebenfalls signifikant niedriger als bei Patienten mit progressiver HIV-Infektion; das Virus ist bei den meisten Long-term Nonprogressors replikationskompetent und infektiös, nur vereinzelt wurden attenuierte Virusmutanten gefunden [z.B. fehlendes nef im HIV-Genom]; Long-term Nonprogressors zeigen eine starke spezifische humorale wie zellvermittelte Immunität, die offenbar so kompetent ist, dass keine inappropriate Immunaktivierung folgt; s.u. Essay HIV-Infektion – AIDS S. 625

Lansing-Virus nt: s.u. Poliomyelitis

Lan|so|pra|zol nt: irreversibler Protonenpumpenhemmer; senkt die Säuresekretion der Magenschleimhaut; **Anw.**: Magen-Darm-Geschwüre, Refluxösophagitis, Gastritis; in Kombination mit zwei Antibiotika [z.B. Clarithromycin und Metronidazol] zur Eradikation von Helicobacter pylori; **Dosierung**: 30 mg morgens vor dem Frühstück; in Einzelfällen doppelte Dosierung; die Behandlungsdauer beträgt 2 bis maximal 8 Wochen; Eradikation von Helicobacter pylori 2 × 30 mg für 7 Tage in Kombination mit den Antibiotika; **NW**: Kopfschmerzen, Schwindel, Angstgefühl, Unruhe, Oberbauchbeschwerden, Diarrhoe, Übelkeit, Obstipation, Erektionsstörungen; **Kontraind.**: Leberinsuffizienz; während der Schwangerschaft und der Stillzeit und bei Kindern sollte es nicht angewendet werden [mangelnde Erfahrung]

Lan|zet|te|gel m: Syn: Dicrocoelium dendriticum/lanceolatum; s.u. Dicrocoelium

Lan|zett|kok|ken pl: → Streptococcus pneumoniae

La|pa|rek|to|mie f: Syn: Bauchwandexzision, Bauchdeckenplastik; Teilentfernung der Bauchwand

La|pa|ro|en|te|ro|sto|mie f: Anlegen eines künstlichen Darmausgangs [Anus praeter] in der Bauchwand

La|pa|ro|en|te|ro|to|mie f: Laparotomie mit Eröffnung des Darms

La|pa|ro|gas|tro|sto|mie f: Syn: Zöliogastrostomie; Anlegen einer äußeren Magenfistel in der Bauchwand

La|pa|ro|gas|tro|to|mie f: Syn: Zöliogastrotomie; Laparotomie mit Eröffnung des Magens

La|pa|ro|he|pa|to|to|mie f: Laparotomie mit Leberschnitt

La|pa|ro|hys|te|rek|to|mie f: Syn: Hysterectomia abdominalis, transabdominale/abdominale Hysterektomie; die Vorteile einer Hysterektomie durch den Bauchraum liegen in der Übersichtlichkeit des Operationsgebietes und der Möglichkeit der Erweiterung des Operationsgebietes [z.B. zur Entfernung der Adnexe]; man unterscheidet zwischen **intrafaszi-**

aler und **extrafaszialer Technik**, wobei die intrafasziale Technik vorwiegend bei gutartigen Tumoren gewählt wird, während die extrafasziale Technik bei Malignomen erste Wahl ist, weil sie die Entfernung des oberen Drittels oder Viertels der Scheide ermöglicht

Laparohystero-oophorektomie *f: Syn: Laparohystero-ovariektomie*; transabdominelle Entfernung von Gebärmutter und Eierstöcken; *s.a. Hysterektomie*

Laparohystero-ovariektomie *f:* → *Laparohystero-oophorektomie*

Laparohysterosalpingo-oophorektomie *f: Syn: Laparohysterosalpingo-ovariektomie*; transabdominelle Entfernung von Gebärmutter, Eileitern und Eierstöcken; *s.a. Hysterektomie*

Laparohysterosalpingo-ovariektomie *f:* → *Laparohysterosalpingo-oophorektomie*

La|pa|ro|hys|te|ro|to|mie *f: Syn: transabdominelle Hysterotomie, Zöliohysterotomie*; Hysterotomie durch den Bauchraum

La|pa|ro|i|le|o|to|mie *f:* Laparotomie mit Eröffnung des Ileums

La|pa|ro|ko|lo|sto|mie *f:* Anlegen eines Dickdarmafters [Kolostoma] in der Bauchwand; *s.a. Anus praeter, Ileostoma*

La|pa|ro|my|o|mek|to|mie *f:* transabdominelle Myomektomie

La|pa|ro|my|o|mo|to|mie *f:* transabdominelle Myomotomie

Laparo-ovariektomie *f:* transabdominelle Ovariektomie

La|pa|ror|rha|phie *f: Syn: Bauchwandnaht, Zöliorrhaphie*; Naht der Bauchwand nach traumatischer oder operativer Eröffnung oder Inzision

La|pa|ro|sal|pin|gek|to|mie *f: Syn: Zöliosalpingektomie, transabdominelle Salpingektomie*; transabdominelle Entfernung eines oder beider Eileiter

Laparosalpingo-oophorektomie *f: Syn: Laparosalpingo-ovariektomie*; transabdominelle Entfernung von Eileiter und Eierstock

Laparosalpingo-ovariektomie *f:* → *Laparosalpingo-oophorektomie*

La|pa|ro|sal|pin|go|to|mie *f: Syn: Zöliosalpingotomie*; transabdominelle Salpingotomie

La|pa|ro|sko|pie *f: Syn: Bauchspiegelung*; endoskopische Untersuchung der Bauchhöhle nach Insufflation von Gas [Luft, CO_2] über einen Trokar [**Veress-Nadel**] und Inzision der Bauchwand; meist zur diagnostischen Abklärung unklarer Zustände durchgeführt [z.B. akutes Abdomen]; kann nahtlos in einen therapeutischen Eingriff [minimal invasive Chirurgie] übergehen

La|pa|ro|sple|nek|to|mie *f:* transabdominelle Splenektomie

La|pa|ro|sple|no|to|mie *f:* transabdominelle Splenotomie

La|pa|ro|to|mie *f: Syn: Bauchschnitt, Zöliotomie, Coeliotomia*; operative Eröffnung der Bauchhöhle; die Wahl der Schnittführung hängt von dem geplanten Eingriff ab; **Längsschnitte** in der Medianlinie oder parallel dazu erlauben eine gute Übersicht und sind bei Bedarf erweiterbar; **quere Bauchschnitte** heilen besser, sind weniger schmerzhaft und kosmetisch ansprechend; **Rippenbogenrandschnitt** und **Kostoumbilikalschnitt** werden für Operationen im seitlichen Oberbauch gewählt; *s.a. Essay Abdominalschmerz und akutes Abdomen S. 25*

explorative Laparotomie: *Syn: Probelaparotomie, Explorativlaparotomie*; Eröffnung der Bauchhöhle zur Abklärung eines unklaren Zustandes oder zum Tumorstaging [**Staging-Laparotomie**]; heute mehr und mehr durch laparoskopische Techniken ersetzt

La|pa|ro|zele *f:* → *Bauchwandhernie*

La|pa|ro|zys|tek|to|mie *f:* transabdominelle Blasenentfernung

La|pa|ro|zys|to|to|mie *f:* transabdominelle Blaseneröffnung

Lap|pen, axial durchbluteter *m: Syn: axial pattern flap; s.u. Lappenplastik*

Lap|pen|plas|tik *f:* Deckung von Hautdefekten durch gestielte Hautlappen, die aus der gesamten Haut und evtl. dem subkutanen Fettgewebe und weiteren Geweben, wie z.B. Muskel, Knochen, bestehen [**kombinierte Lappenplastik**]; je nach der Art der Gefäßversorgung unterscheidet man **randomisiert durchblutete Lappen** [random pattern flap] mit undefinierter kapillärer Versorgung und **axial durchblutete Lappen** [axial pattern flap] mit einem genau definierten Gefäßbaum; wird für die Lappenplastik Gewebe aus der unmittelbaren Umgebung des Defektes verwendet, spricht man

von **Nahlappen**; je nach der Art der Verlagerung [Schwenken, Rotieren, Verschieben oder Transponieren] unterscheidet man **Schwenklappen**, **Rotationslappen**, **Verschiebelappen** und **Transpositionslappen**; wird der Lappen entfernt von der Entnahmestelle eingesetzt [z.B. Crossover-Plastik*] bezeichnet man ihn als **Fernlappen**; wird der Lappen in mehr als einem Schritt verpflanzt, spricht man von **Wanderlappen**

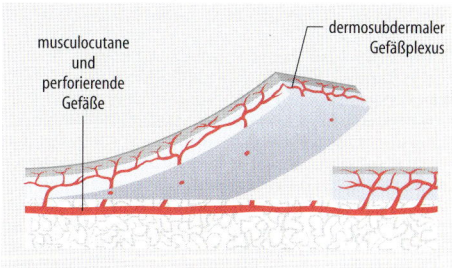

Abb. L2. Lappenplastik. Subkutan randomisiert durchbluteter Lappen [random pattern flap]

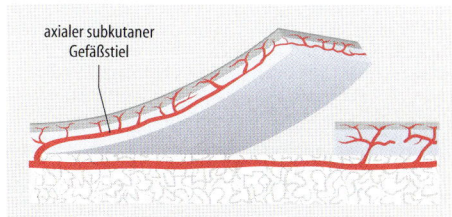

Abb. L3. Lappenplastik. Axial durchbluteter Lappen [axial pattern flap]

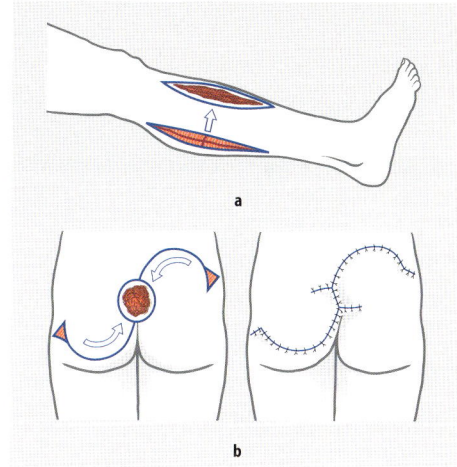

Abb. L4. Lappenplastik. Nahlappen: **a** Transpositionslappen, **b** Rotationslappen als Dekubitusplastik

Lap|pen, randomisiert durchbluteter *m: Syn: random pattern flap; s.u. Lappenplastik*

Lap|pen|re|sek|ti|on *f: Syn: Lobektomie*; operative Entfernung eines Organlappens

Lär|che *f: Syn: europäische Lärche, Larix decidua*; Baum aus der Familie der Kiefergewächse [Pinaceae]; verwendet wird der aus den Stämmen gewonnene Balsam [**Lärchenterpentin**, venezianisches Terpentin, Terebinthina laricina/veneta], der ätherisches Öl [α-Pinen, β-Pinen, Caren, Limonen],

Harzsauren und Diterpene enthält; hat eine hyperämisierende und antiseptische Wirkung; **Anw.**: äußerlich bei rheumatischen und neuralgischen Beschwerden sowie Furunkeln; traditionell bei Entzündungen und Eiterungen und als lokales Antiseptikum; innerlich als Diuretikum

La|rix de|ci|dua f: *Syn: europäische Lärche*; → *Lärche*

Lärm|schwer|hö|rig|keit f: *Syn: chronisches Lärmtrauma*; *s.u. Schwerhörigkeit*

Lärm|trau|ma nt: Schädigung des Gehörs durch eine überschwellige Lärmeinwirkung; das **akute Lärmtrauma** durch Lärmpegel über 120 dB (A) ist selten, meist handelt es sich um ein **chronisches Lärmtrauma** [Lärmschwerhörigkeit] bei beruflicher Lärmexposition; *s.a. Schwerhörigkeit*

Larrey-Hernie f: Zwerchfellhernie* in der Larrey-Spalte

Lar|va mi|grans f: *Syn: Hautmaulwurf, wandernde Myiasis, Kriechkrankheit, creeping disease, Myiasis linearis migrans*; durch Nematodenlarven hervorgerufene, stark juckende Dermatitis mit typischen geröteten Gangstrukturen in der Haut; die Larven bewegen sich unterschiedlich schnell, die Larve von Strongyloides* stercoralis erreicht bis zu 10 cm/h [**Larva currens**]; da die Larven oft im warmen Sand gefunden werden und sich in die nackte Haut einbohren, ist die Larva migrans eine typische **Urlaubsdermatose**; bei Larva migrans durch humanpathogene Wurmlarven [Ancylostoma* duodenale, Necator* americanus, Strongyloides* stercoralis] kann es in seltenen Fällen zu einem Befall innerer Organe kommen [**viszerale Larva migrans**]; **Therapie**: Thiabendazol* systemisch; **Prognose**: selbstlimitierende Erkrankung, die meist innerhalb nur 4 Wochen spontan abheilt; *s.a. Essay Tropenkrankheiten – importierte Krankheiten S. 1571, Essay Helminthosen S. 553*

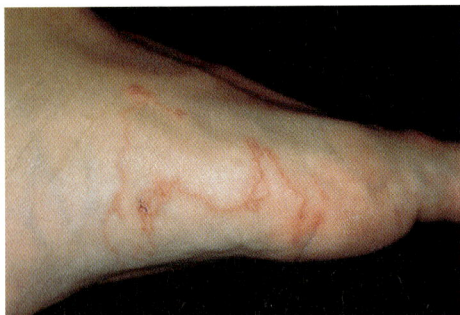

Abb. L5. Larva migrans

La|ryn|gek|to|mie f: *Syn: Kehlkopfentfernung, Kehlkopfexstirpation, Larynxentfernung, Larynxexstirpation*; operative (Teil-)Entfernung des Kehlkopfes; die Totalexstirpation ist meist auch mit einer Ausräumung der angrenzenden Muskeln und Lymphknoten verbunden [**Neck dissection en bloc**]; die Totalentfernung macht eine Trennung von Luft- und Speiseweg nötig; damit verliert der Laryngektomierte u.a. Sprache, Mundatmung, Riechvermögen und Bauchpresse; der Tracheastumpf wird in die Halshaut eingenäht und bildet ein **Tracheostoma**; wichtigste Aufgabe in der postoperativen Betreuung ist die Hilfe bei der Wiedergewinnung der Sprache; die **chirurgische Stimmrehabilitation** besteht in der Bildung einer **Neoglottis**; dabei handelt es sich um einen Shunt von der Trachea zum Hypopharynx oder Ösophagusmund, durch den Luft gepresst werden kann; die **konservative Stimmrehabilitation** umfasst 1. **Ösophagusersatzstimme**: verschluckte Luft wird hochgerülpst [Rülpssprache, Ruktussprache], und der Ösophagusmund formt daraus Laute [**Pseudoglottis**] 2. **Elektrolarynx**: kleiner, batteriebetriebener Tongenerator, der auf die Haut über dem Mundboden oder Hals aufgesetzt wird; die von ihm ausgehenden Schwingungen breiten sich in die Weichteile fort und werden durch die Luft in Rachen, Nase und Mund in eine monotone Sprache umgesetzt 3. **Stimmprothesen**: in den Hypopharynx eingesetzte Ventile, die mit der Trachea verbunden sind; *s.a. Essay Neubildungen des Larynx S. 793*

La|ryn|gi|tis f, pl **-ti|den**: *Syn: Larynxentzündung, Kehlkopfentzündung*; Entzündung der Kehlkopfschleimhaut oder des Kehlkopfskeletts

Laryngitis acuta: *Syn: akute Laryngitis, akute katarrhalische Laryngitis*; akute katarrhalische Kehlkopfentzündung als Teilerscheinung einer [meist viralen] Entzündung der oberen Luftwege oder nach übermäßiger Belastung durch trockene, rauchhaltige Luft [nicht-entzündlicher Reizzustand]; **Klinik**: raue Stimme, Heiserkeit bis Aphonie, Trockenheitsgefühl, Brennen und Kitzeln im Hals, Hustenreiz, evtl. Schmerzen; **Diagnose**: Laryngoskopie: die Stimmlippen sind gerötet, meist findet sich Fibrin und zäher Schleim auf den Stimmlippen; **Therapie**: Stimmschonung, Rauchverbot, Antitussivum, Dampfinhalation [Kamille, Salbei], Antibiotika bei eitriger Entzündung

Laryngitis chronica hyperplastica: *Syn: hyperplastische Laryngitis*; chronische Laryngitis mit Hyperplasie der Stimmlippenschleimhaut, v.a. bei Rauchern und Stimmbelastung; **Klinik**: Heiserkeit mit tiefer Stimme, Dysphonie bis Aphonie; wechselnde Stimme durch Flottieren der polypösen, hyperplastischen Schleimhaut; **Diagnose**: Laryngoskopie, polypös-ödematöse Stimmlippen [**Reinke-Ödem**]; **Therapie**: Elimination der Ursache; Abtragung [Stripping] der polypösen Massen mittels direkter Laryngoskopie in Allgemeinnarkose

Laryngitis chronica sicca: chronische Laryngitis, z.B. bei Glasbläsern, Hochofenarbeitern, Heizern und Rauchern; die Rachen- und Kehlkopfschleimhaut ist extrem trocken und z.T. mit zähem Schleim bedeckt; **Therapie**: Arbeitsplatzwechsel, Inhalation mit Sole oder Bromhexin

chronische katarrhalische Laryngitis: *Syn: Laryngitis chronica*; meist schmerzfreie chronische Kehlkopfentzündung mit Heiserkeit, Globusgefühl und Räusperzwang; **Ursachen**: ungenügende Behandlung der Stimmschonung bei Laryngitis acuta, berufliche Exposition zu Stäuben oder Wettereinflüssen, Rauchen, Behinderung der Nasenatmung mit ständiger Mundatmung, Überbelastung bei falscher Stimmtechnik; **Diagnose**: Laryngoskopie: die Stimmlippen sind gerötet und verdickt, schleimbedeckt oder auffällig trocken; die Schleimhaut ist gerötet und aufgelockert; **Therapie**: Stimmschonung [Verbot von Nicotin, Alkohol, scharfen Gewürzen], Elimination schädlicher Einflüsse, Dampfinhalation, evtl. Klimakur [Seeklima]

kruppöse Laryngitis: *Syn: akuter infektiöser Krupp*; *s.u. Kruppsyndrom*

Laryngitis stridulosa: zu den Kruppsyndromen* gehörende akute Kehlkopfaffektion mit Heiserkeit, Husten und inspiratorischem Stridor; meist gleichgesetzt mit Laryngitis subglottica acuta

Laryngitis subglottica acuta: *Syn: akuter infektiöser Krupp*; *s.u. Kruppsyndrom*

tuberkulöse Laryngitis: → *Larynxtuberkulose*

La|ryn|go|fis|sur f: mediane Laryngotomie*

La|ryn|go|gra|fie, -gra|phie f: eine Röntgenkontrastdarstellung des Larynx wird nur selten durchgeführt

La|ryn|go|pa|ra|ly|se f: → *Kehlkopflähmung*

La|ryn|go|pha|ryn|gek|to|mie f: kombinierte Laryngektomie und Pharyngektomie

La|ryn|go|pho|nie f: über dem Kehlkopf auskultierbare Stimme

La|ryn|go|ple|gie f: → *Kehlkopflähmung*

La|ryn|go|py|o|ze|le f: mit Eiter gefüllte Laryngozele

La|ryn|gor|rha|phie f: *Syn: Kehlkopfnaht*; Naht des Kehlkopfs nach traumatischer oder operativer Eröffnung

La|ryn|go|sko|pie f: *Syn: Kehlkopfspiegelung*; endoskopische Untersuchung des Kehlkopfes als **direkte Laryngoskopie** unter Verwendung einer speziellen Optik, oder als **indirekte Laryngoskopie** mit einem Kehlkopfspiegel; *s.a. Essay Verfahren zur Sicherung der Atemwege S. 759, s.a. Abb. L7, Abb. L8, Abb. L9*

La|ryn|go|spas|mus m: *Syn: Stimmritzenkrampf, Glottiskrampf, Spasmus glottidis*; krampfartige Verengung mit Stridor, Atem-

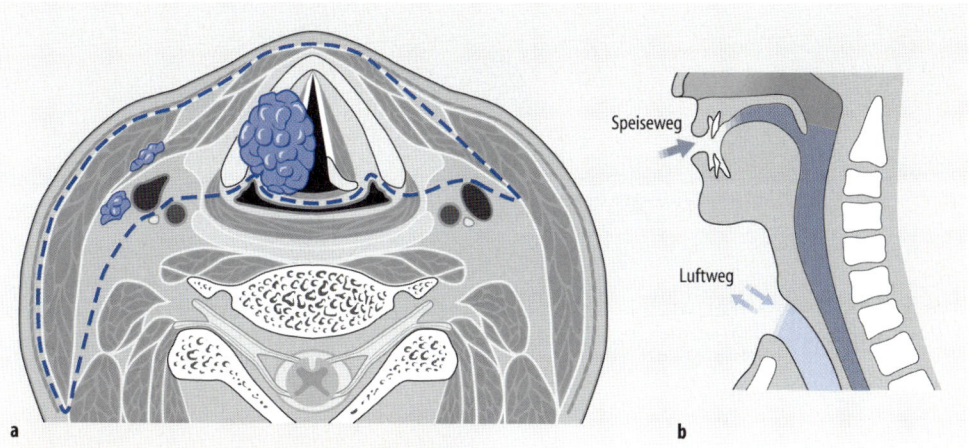

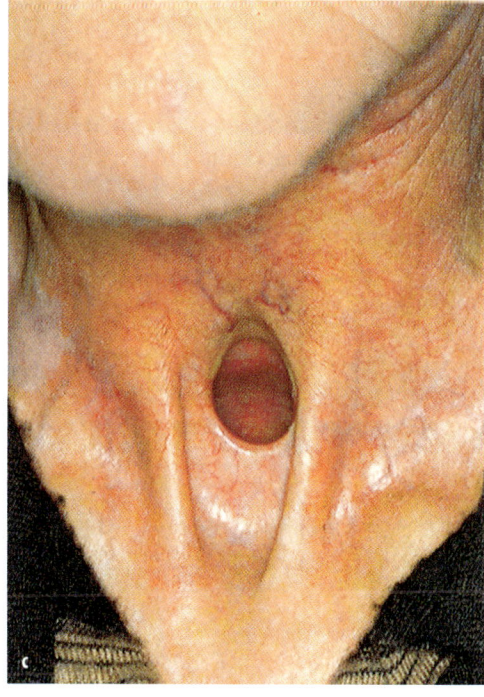

Abb. L6. Laryngektomie. a Schema der neck dissection en bloc, **b** Trennung von Luft- und Speiseweg, **c** Zustand nach Laryngektomie

not, Zyanose, Angstgefühl und evtl. kurzer Bewusstlosigkeit [Ictus laryngis]; findet sich bei Tetanus, Spasmophilie, Fremdkörperreiz oder als inspiratorischer funktioneller Stridor mit paradoxer Stimmlippenbewegung, d.h., die Stimmlippe schließt sich bei Inspiration

La|ryn|go|ste|no|se f: → *Kehlkopfstenose*

La|ryn|go|sto|mie f: *Syn: Kehlkopffistelung*; Anlegen einer Kehlkopffistel

La|ryn|go|stro|bo|sko|pie f: stroboskopische Untersuchung der Stimmlippen; macht die für das bloße Auge zu schnellen Stimmlippenschwingungen sichtbar; durch Synchronisation von Lichtblitzfrequenz und Stimmlippenschwingungen können die Stimmlippen scheinbar still stehen oder es kann ein scheinbar verlangsamter Ablauf beobachtet werden; wird zur Diagnose von funktionellen und strukturellen Stimmstörungen verwendet

La|ryn|go|to|mie f: *Syn: Kehlkopferöffnung, Kehlkopfspaltung*; operative Eröffnung des Larynx

La|ryn|go|tra|che|i|tis, bakterielle f: *Syn: bakterielle Laryngobronchotracheitis*; zu den Kruppsyndromen gehörende, meist auf einen Virusinfekt [Grippe] folgende Sekundärinfektion von Kehlkopf, Luftröhre und Bronchien mit Staphylococcus aureus, Pneumokokken, Haemophilus influenzae oder Moraxella catarrhalis; führt zu hohem Fieber, Heiserkeit, Husten, in- und exspiratorischem Stridor und Halsschmerzen; **Therapie**: angefeuchteter Sauerstoff, Antibiotika, Antipyretika

La|ryn|go|tra|che|o|bron|cho|sko|pie f: endoskopische Untersuchung von Kehlkopf, Luftröhre und Bronchien

La|ryn|go|tra|che|o|sko|pie f: endoskopische Untersuchung von Kehlkopf und Luftröhre

La|ryn|go|tra|che|o|to|mie f: *Syn: Tracheolaryngotomie*; Eröffnung von Larynx und Trachea; *s.a. Essay Verfahren zur Sicherung der Atemwege S. 759*

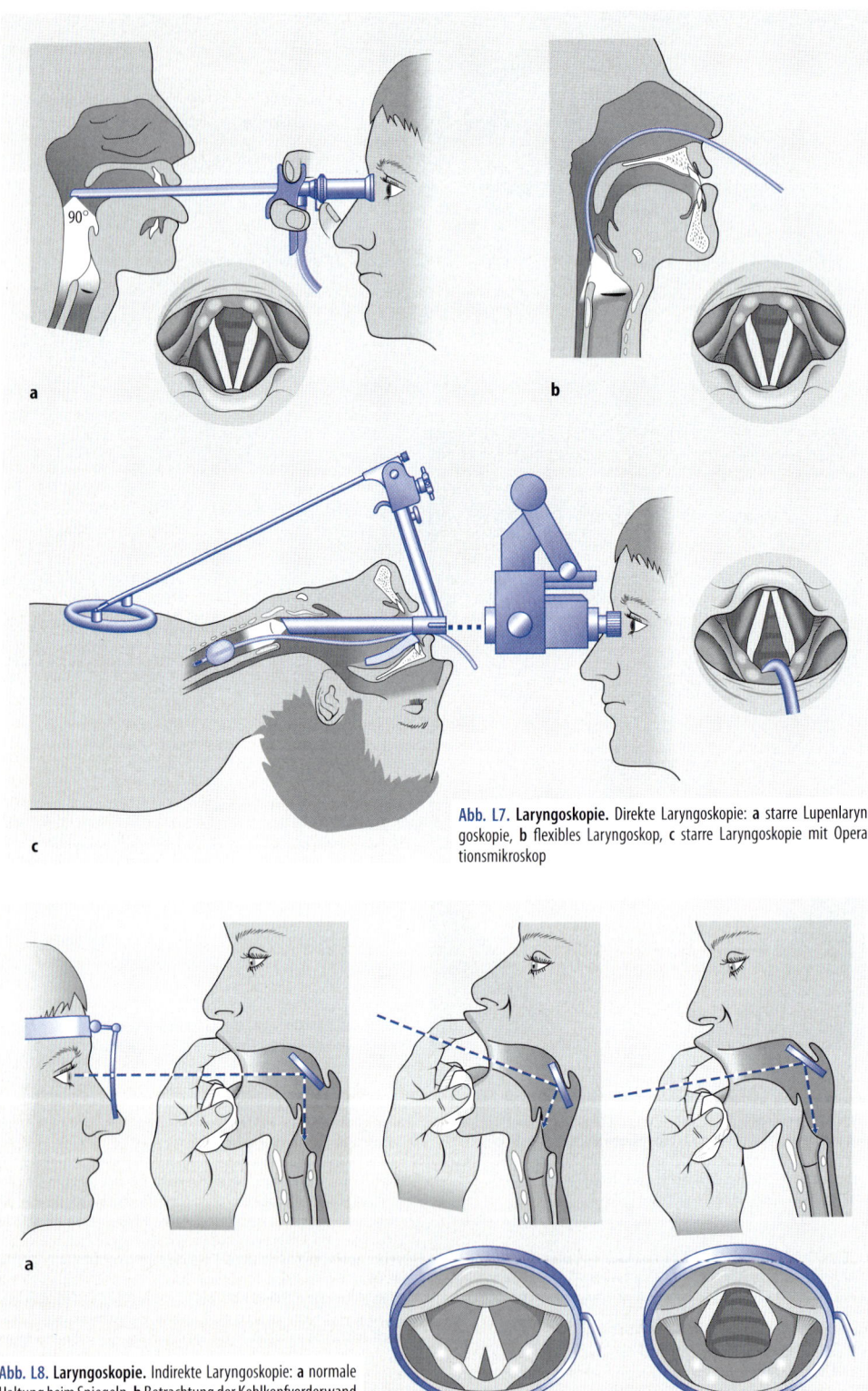

Abb. L7. **Laryngoskopie.** Direkte Laryngoskopie: **a** starre Lupenlaryngoskopie, **b** flexibles Laryngoskop, **c** starre Laryngoskopie mit Operationsmikroskop

Abb. L8. **Laryngoskopie.** Indirekte Laryngoskopie: **a** normale Haltung beim Spiegeln, **b** Betrachtung der Kehlkopfvorderwand [vordere Kommissur], **c** Betrachtung der Kehlkopfhinterwand

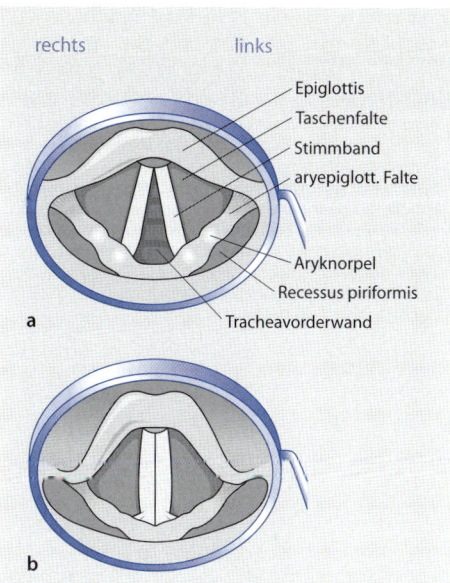

rechts links

Epiglottis
Taschenfalte
Stimmband
aryepiglott. Falte

Aryknorpel
Recessus piriformis
Tracheavorderwand

a

b

Abb. L9. Laryngoskopie. Kehlkopfspiegelbild: **a** Respirationsstellung, **b** Phonationsstellung

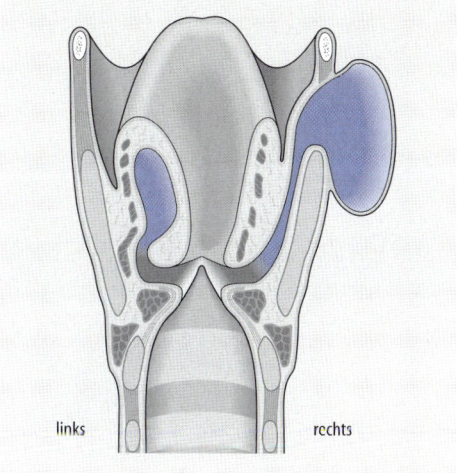

links rechts

Abb. L10. Laryngozele. Innere [links] und äußere Laryngozele [rechts] im Kehlkopfquerschnitt

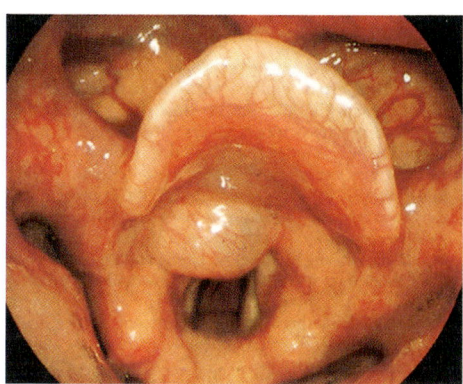

Abb. L11. Laryngozele. Innere Laryngozele

La|ryn|go|xe|ro|se *f: Syn: Laryngoxerosis*; pathologische Trockenheit der Kehlkopfschleimhaut; führt zu Laryngitis chronica sicca

La|ryn|go|ze|le *f: Syn: Luftsack, Luftgeschwulst, Laryngocele*; angeborene oder erworbene Aussackung des Morgagni-Ventrikels [Ventriculus laryngis]; wölbt sich die Aussackung nach außen vor, spricht man von **äußerer Laryngozele**; bei **inneren Laryngozelen** liegt die Aussackung im Kehlkopf und kann zu Heiserkeit und Luftnot führen; **Diagnose**: der Luftsack stellt sich gut in Sonogramm, CT oder MRT dar; **Therapie**: Abtragung von außen; kleinere Laryngozelen können auch endolaryngeal exstirpiert werden; *s.a. Essay Neubildungen des Larynx S. 793*

La|rynx|ent|fer|nung *f:* → *Laryngektomie*

La|rynx|ex|stir|pa|tion *f:* → *Laryngektomie*

La|rynx|frak|tur *f: Syn: Larynxknorpelfraktur, Kehlkopffraktur*; Fraktur des knorpeligen Kehlkopfgerüstes, v.a. des Schildknorpels; **Therapie**: instabile Frakturen können durch endotracheale Intubation oder Einlage eines T-Röhrchens geschient werden; bei Dislokation von Fragmenten sollte eine operative Fixierung [Chondrosynthese mit Titanplatten] durchgeführt werden; *s.a. Abb. L13*

La|rynx|kar|zi|nom *nt:* → *Kehlkopfkarzinom*

La|rynx|knor|pel|frak|tur *f:* → *Larynxfraktur*

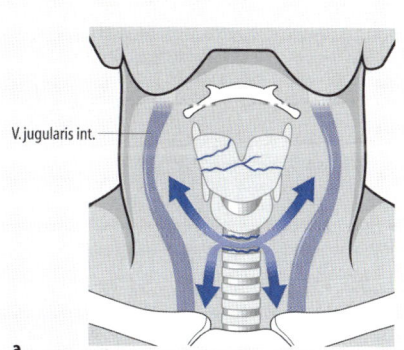

V. jugularis int.

a

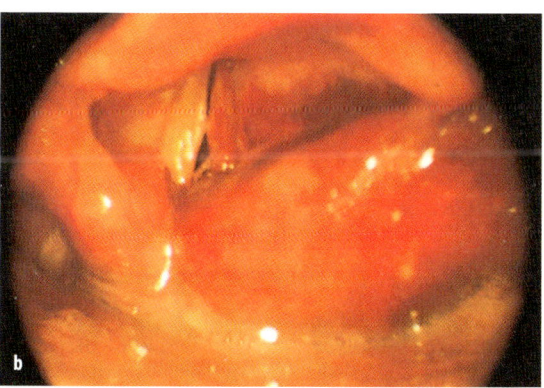

b

Abb. L12. Larynxfraktur. Schema der Gewalteinwirkung [a] und endolaryngeales Hämatom [b]

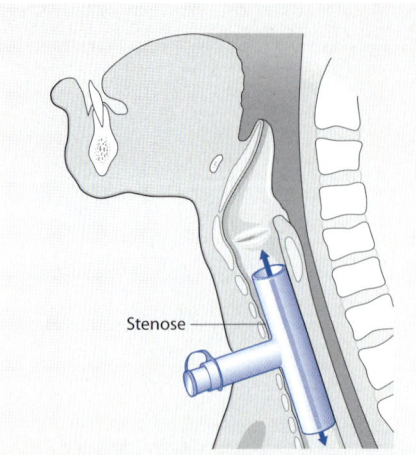

Abb. L13. Larynxfraktur. Innere Schienung mit T-Röhrchen

La|rynx|läh|mung f: → Kehlkopflähmung
La|rynx|mas|ke f: s.u. Essay Verfahren zur Sicherung der Atemwege S. 759
La|rynx|pa|pil|lom nt: blumenkohlartiger Tumor der Kehlkopfschleimhaut; meist kommt es zur Bildung multipler Papillome [**Larynxpapillomatose**]; es muss eine kindliche Form von der Erwachsenenform unterschieden werden; bei den Papillomen der Kinder handelt es sich um breitbasige oder gestielte himbeerartige Tumoren, die durch eine Infektion mit humanen Papillomaviren★ [v.a. HPV 6 und 11] induziert wurden; die Tumoren können an mehreren Stellen gleichzeitig auftreten und/oder beetartig wachsen, nach operativer Entfernung wachsen sie häufig an der gleichen Stelle oder andernorts wieder nach [**rezidivierende Papillomatose des Respirationstraktes**]; oft sistiert die Erkrankung mit Eintritt in die Pubertät; eine Ausbreitung in die unteren Luftwege mit Befall von Trachea, Bronchien und Lunge ist möglich; bei Erwachsenen stellen Papillome im Kehlkopf eine Präkanzerose dar, d.h., sie können zum Kehlkopfkarzinom entarten; s.a. Essay Neubildungen des Larynx S. 793

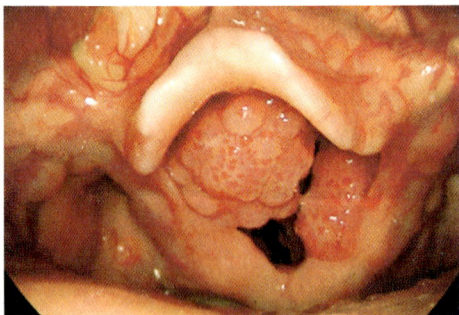

Abb. L14. Larynxpapillom. Larynxpapillomatose

La|rynx|plas|tik f: Syn: Kehlkopfplastik; plastische Operation des Kehlkopfs, z.B. nach Karzinomentfernung
La|rynx|ste|no|se f: → Kehlkopfstenose
La|rynx|tu|ber|ku|lo|se f: Syn: tuberkulöse Laryngitis, Kehlkopftuberkulose, Laryngophthise, Laryngitis tuberculosa; meist im Zusammenhang mit einer Lungentuberkulose auftretende tuberkulöse Kehlkopfentzündung; s.a. Essay Tuberkulose S. 1585

La|rynx|tu|bus m: s.u. Essay Verfahren zur Sicherung der Atemwege S. 759
Larynx-Tubus-Suctioning nt: s.u. Essay Verfahren zur Sicherung der Atemwege S. 759
Lasègue-Zeichen nt: Schmerzen bei Dehnung des Nervus ischiadicus bei Bandscheibenvorfall und Ischiassyndrom; der Patient liegt auf dem Rücken und der Untersucher hebt das gestreckte Bein langsam bis zur Senkrechten oder bis der Schmerz zu stark wird; beim **umgekehrten Lasègue** liegt der Patient auf dem Bauch und das Bein wird passiv im Knie gebeugt und in der Hüfte überstreckt; bei positivem Lasègue-Zeichen empfindet der Patient Schmerzen und hebt die Hüfte auf der betroffenen Seite hoch, um den Schmerz zu mildern; kann auch gekreuzt auftreten; s.a. Bragard-Zeichen

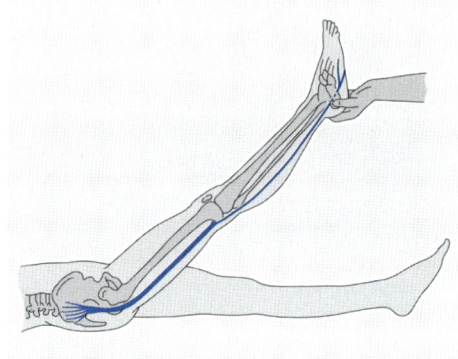

Abb. L15. Lasègue-Zeichen

La|ser|ab|la|ti|on, visuelle der Prostata f: s.u. Essay Benignes Prostatahyperplasie-Syndrom S. 1295
Laser-assited-Keratomileusis f: Abwandlung der photorefraktiven Keratektomie★, bei der eine Hornhautlamelle abgeschnitten und zurückgeklappt und das oberflächliche Hornhautstroma mit einem Excimer-Laser★ abradiert wird
Laser-Diskektomie f: s.u. Bandscheibenresektion
Laser-in-situ-Keratomileusis f: mit einem mechanischen Präzisionsmesser wird eine Hornhautlamelle abgeschnitten und zurückgeklappt; dann wird mit einem Excimer-Laser★ soviel Gewebe, wie zur Korrektur der Kurzsichtigkeit notwendig ist, abgetragen; die Hornhautlamelle wird wieder zurückgelegt und fixiert; kann zur Korrektur von Myopien [bis 10 dpt.], Hyperopien [bis 3 dpt.] und Astigmatismus [bis 6 dpt.] verwendet werden
Laser-Iridektomie f: s.u. Iridektomie
La|ser|i|ri|do|to|mie f: s.u. Iridotomie, Essay Glaukome S. 497
La|ser|ko|a|gu|la|ti|on, panretinale f: Methode zur Behandlung der retinalen Ischämie bei Neovaskularisationsglaukom★; dabei werden mit einem im Grünbereich emittierenden Laser [Argon, frequenzverdoppelter Nd:YAG, Dioden] ca. 1000–2000 Herde in die mittlere Netzhautperipherie außerhalb der Gefäßbögen verteilt; s.u. Essay Glaukome S. 497
La|ser|ne|phe|lo|me|trie f: Nephelometrie mit Laserlicht
Laser-Scan-Mikroskop nt: Mikroskop, bei dem das Objekt von einem Laserstrahl abgetastet wird; das reflektierte Licht wird von Detektoren gemessen und zu einem Bild verarbeitet
La|ser|the|ra|pie, endovasale f: minimal-invasive Methode zur Therapie variküs veränderter Stammvenen; s.u. Essay Krampfadern/Varizen S. 1643
Laser-Tomografie f: Methode zur Herstellung von dreidimensionalen Bildern/Fotografien von Oberflächen; wird u.a. in der Augenheilkunde zur Anfertigung einer dreidimensionalen, digitalen Oberflächenkarte der Papille verwendet, die zur quantitativen Verlaufskontrolle bei beginnendem Glaukom geeignet ist

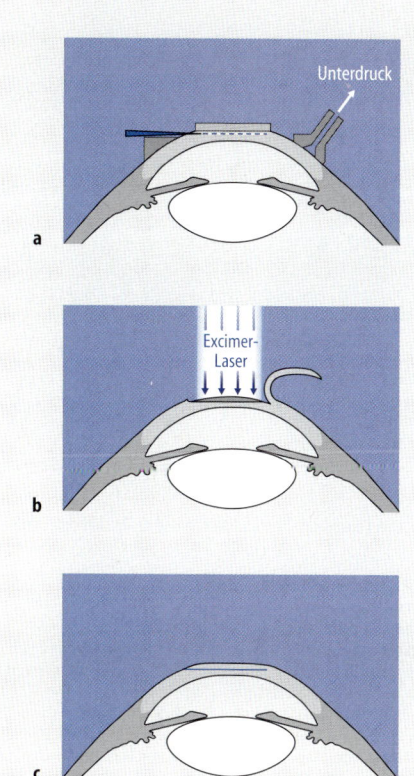

Abb. L16. Laser-in-situ-Keratomileusis. a oberflächenparalleles Einschneiden einer Hornhautlamelle, **b** Abtragung von Stroma durch den Excimer-Laser, **c** die zurückgelegte Hornhautlamelle haftet ohne Naht an

La|ser|tra|be|ku|lo|plas|tik f: s.u. Trabekuloplastik

Las|sa|fie|ber nt: in Westafrika vorkommendes hämorrhagisches Fieber durch das **Lassavirus**, ein hochkontagiöses Arenavirus; s.a. Essay Virusinfektionen S. 1667

La|ta|mo|xef nt: Syn: Lamoxactam, Moxalactam; parenterales Cephalosporin der 3. Generation mit erweitertem Wirkungsspektrum; wirkt gegen grampositive und gramnegative Erreger, v.a. Streptokokken, Haemophilus influenzae, Escherichia coli, Klebsiella, Proteus, Providencia, Morganella morganii, Salmonella, Shigella, Enterobacter, Serratia, Neisseria gonorrhoeae, Neisseria meningitidis, Bacteroides fragilis, Fusobacterium, Clostridium, Veillonella, Peptokokken, Peptostreptokokken; **NW**: s.u. Cephalosporin

La|ta|no|prost nt: Derivat von Prostaglandin $F_{2\alpha}$; senkt den intraokularen Druck durch Förderung des uveaskleralen Abflusses; **Anw.**: Weitwinkelglaukom, okuläre Hypertension; **Dosierung**: 0,005 % als Augentropfen; **NW**: vordere Uveitis, Hornhautepithelveränderungen, die nach Absetzen verschwinden, gesteigerte Augenlidpigmentierungen, Irispigmentierungen; s.u. Essay Glaukome S. 497

La|te|ral|in|farkt m: Syn: Seitenwandinfarkt, Seiteninfarkt; Myokardinfarkt an der Grenze von Vorder- und Hinterwand; s.a. Essay Akuter und rezidivierender Myokardinfarkt S. 1071

La|te|ral|skle|ro|se, amyotrophe f: Syn: Charcot-Krankheit, amyotrophische/myatrophische Lateralsklerose; meist Männer zwischen 40 und 65 Jahren befallende Systemerkrankung des Rückenmarks mit Muskelatrophie, Spastik, Krämpfen, später Atembeschwerden und Bulbärparalyse; nur 5 % sind autosomal-dominant vererbt; die mittlere Krankheitsdauer liegt

bei 25 Monaten [6 Monate – 20 Jahre]; histopathologisch findet sich eine Atrophie von Hirnkernen und eine Degeneration der Pyramidenbahnen; die **Klinik** der Initialsymptome schwankt stark; bei ca. 25 % beginnt die Erkrankung mit einer Atrophie der kleinen Handmuskeln, gefolgt von einer Paraspastik der Beine [**initial-atrophe** oder **brachial-amyotrophe Form**]; ebenso häufig ist ein Beginn mit atrophischer Parese der Füße und Unterschenkel [**lumbosakral-amyotrophe Form**] oder spastische Parese der Füße und Unterschenkel [**initial-spastische Form**]; der Rest beginnt mit Bulbärparalyse [**bulbäre Form**] und verläuft i.d.R. akut; das sich entwickelnde Vollbild der amyotrophen Lateralsklerose ist durch eine Kombination von atrophischen und spastischen Lähmungen gekennzeichnet, die praktisch alle Extremitäten betreffen; oft findet sich auch pathologisches Weinen oder Lachen; eine kausale **Therapie** ist nicht möglich; es kann nur versucht werden, die Symptome zu mildern; s.a. Essay Gentransfer und Gentherapie S. 465

Latex-Rheumafaktor-Test m: Latextest zum Nachweis von Rheumafaktoren*

La|tex|test m: Syn: Latexagglutinationstest; immunologischer Agglutinationstest mit Latexpartikeln, die mit Antigen oder Antikörper beladen sind

Lat|schen|kie|fer f: Syn: Latsche, Pinus mugo ssp. pumilio; Baum aus der Familie der Kieferngewächse [Pinaceae]; verwendet wird das aus den frischen Nadeln, Zweigspitzen und jungen Ästen gewonnene ätherische **Latschenkieferöl** [Pini pumilionis aetheroleum], das u.a. α- und β-Phellandren, α- und β-Pinen, Limonen und Anisaldehyd enthält; wirkt hyperämisierend und schwach antiseptisch sowie sekretolytisch; **Anw.**: äußerlich [Einreibemittel, Badezusatz] und in Inhalationslösungen bei Erkältungskrankheiten, rheumatischen und neuralgischen Beschwerden

Lat|wer|ge f: Syn: Electuarium; Brei aus pulverförmigem Arzneimittel mit Honig, Sirup, Öl oder Dickextrakten

Lau|da|num liquidum nt: → Opiumtinktur

Lauenstein-Technik f: Röntgentechnik für Aufnahmen des Hüftgelenks; der Patient liegt auf dem Rücken, die Beine sind im Hüft- und Kniegelenk gebeugt und nach außen rotiert; ist bei Verdacht auf Epiphysiolysis capitis femoris indiziert, wenn die a.-p.-Aufnahme nicht eindeutig ist; s.a. Essay Koxarthrose S. 847

Lauf|band|er|go|me|trie f: Ergometrie, bei der der Proband auf einem Laufband mit einstellbarer Geschwindigkeit und Stei-

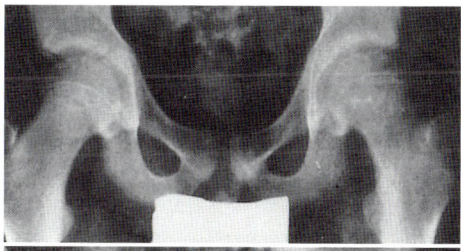

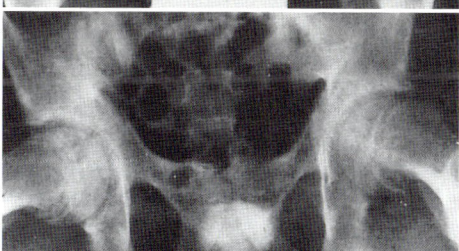

Abb. L17. Lauenstein-Technik. Epiphysiolysis capitis femoris: weitgehend unverdächtige a.-p.-Aufnahme [oben] und deutlich sichtbare Dislokation links in der Lauenstein-Aufnahme [unten]

gungswinkel geht oder rennt; meist werden EKG, Spirome trie, Atemgasanalyse usw. während der Belastung durchgeführt

Laugen\ver\let\zung f: s.u. Essay Chemische Verletzungen S. 1653

Laugier-Hernie f: Syn: Gimbernat-Hernie; Schenkelhernie* mit Bruchpforte im Ligamentum lacunare; s.a. Essay Eingeweidebrüche/Hernien S. 577

Laurell-Immunelektrophorese f: s.u. Elektrophorese

Laurence-Moon-Bardet-Biedl-Syndrom nt: Syn: Laurence-Moon-Syndrom, Bardet-Biedl-Syndrom, Laurence-Moon-Biedl-Syndrom, Laurence-Moon-Biedl-Bardet-Syndrom, dienzephaloretinale Degeneration; autosomal-rezessives Fehlbildungssyndrom mit Retinitis pigmentosa, Adipositas, Innenohrschwerhörigkeit und leichter Intelligenzminderung; s.a. Essay Hereditäre Netzhautdystrophien S. 1119

Laurén-Klassifikation f: Klassifikation der Magenkarzinome in zwei Typen: **1. intestinaler** oder **epidemischer Typ**: makroskopisch scharf abgrenzbarer Tumor; ist von Präkanzerosen und vom Lebensalter abhängig; entspricht in etwa dem lokalisierten Typ [Typ I und II] der Klassifikation* nach Borrmann; **2. diffuser** oder **endemischer Typ**: unscharf abgegrenzter Typ, der sich großflächig in der Magenwand ausbreitet; ist wahrscheinlich von genetischen Faktoren abhängig; entspricht dem infiltrativen Typ [Typ III und IV] der Klassifikation* nach Borrmann; s.a. Essay Neubildungen des Magens S. 947

Läu\se pl: Syn: Anoplura; flügellose Insekten mit stechend-saugenden Mundwerkzeuge, die sich mit Klammerfüßen am Wirt anheften; sie spielen weltweit als Krankheitsüberträger eine wichtige Rolle; s.a. Pediculosis, Essay Parasitosen S. 1217

Läu\se\be\fall m: → Pediculosis

Läu\se\ek\zem nt: s.u. Pediculosis

Läu\se\fleck\fie\ber nt: → epidemisches Fleckfieber

Läu\se\rück\fall\fie\ber nt: Syn: epidemisches Rückfallfieber, epidemisches europäisches Rückfallfieber; durch Läuse übertragenes Rückfallfieber durch Borrelia* recurrentis; die Erreger werden mit dem Läusekot auf der Haut abgelagert und gelangen durch Reiben oder Kratzen in die Haut; **Klinik:** schwere, meist 3–6 Tage andauernde Fieberanfälle [39–41 °C], mit Schüttelfrost, starken Kopf-, Gelenk- und Muskelschmerzen sowie allgemeiner Schwäche; zusätzlich kommt es zu Leber- und Milzschwellung und Beteiligung von Lunge [Bronchopneumonie], Gelenke, Niere, Herz [Myokarditis] und Zentralnervensystem; das fieberfreie Intervall zwischen zwei Anfällen dauert zwischen 6–10 Tagen; unbehandelt kommt es zu 3–4 Rezidiven, bevor die Patienten an Multiorganversagen oder Herzinsuffizienz versterben; **Diagnose:** mikroskopischer Erregernachweis; **Therapie:** Tetracycline [Doxy-

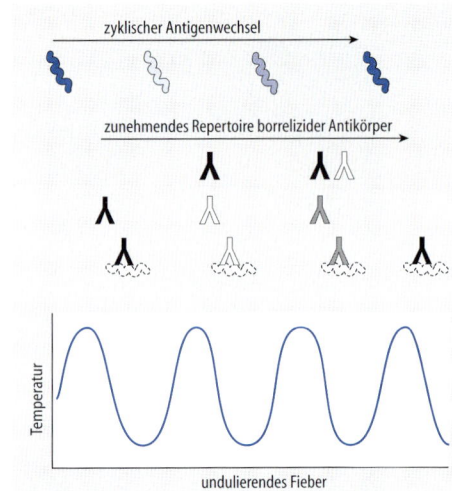

Abb. L18. Läuserückfallfieber. Pathogenese des Läuserückfallfiebers

cyclin*] oder Erythromycin*; s.a. Essay Parasitosen S. 1217

La\van\du\la angustifolia f: → Lavendel

La\van\du\lae aetheroleum nt: Syn: Lavendelöl; s.u. Lavendel

La\ven\del m: Syn: echter Lavendel, Lavandula angustifolia; Pflanze aus der Familie der Lippenblütler [Lamiaceae]; verwendet werden die **Lavendelblüten** [Lavandulae flos] und das aus ihnen gewonnene ätherische **Lavendelöl** [Lavandulae aetheroleum]; das Öl enthält u.a. Linalylacetat, Linalool, Campfer, β-Ocimen und Cineol, die Blüten auch noch spezielle Gerbstoffe [z.B. Rosmarinsäure]; **Anw.:** traditionell bei Kopfschmerz und Schwindel; innerlich zur Behandlung funktioneller Kreislaufstörungen, Oberbauchbeschwerden, Unruhezuständen und Einschlafstörungen

Lä\vo\kar\di\o\gra\fie, -gra\phie f: Syn: linksventrikuläre Angiografie, LV-Angiografie; Röntgenkontrastdarstellung der linken Herzhälfte und des Anfangs der Aorta; die Kontrastmittelinjektion erfolgt i.d.R. über einen Linksherzkatheter [**retrograde arterielle Lävokardiografie**] oder als **transseptale Lävokardiografie** [Rechtsherzkatheter mit Punktion des Vorhofseptums]

die Aufnahmen werden i.d.R. in 30° **rechtsanteriorer Schräg-**

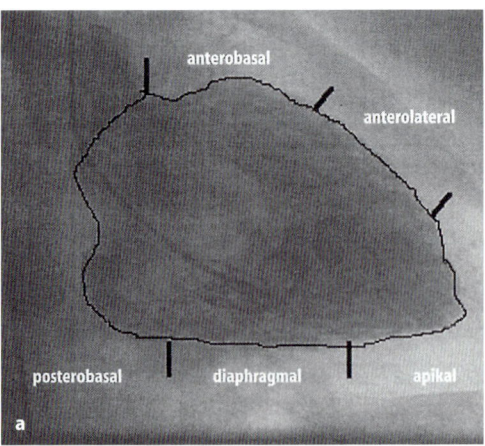
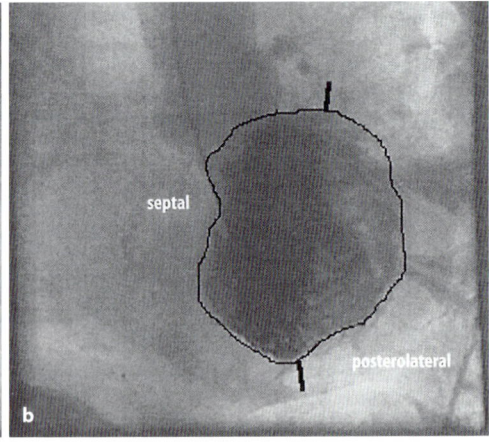

Abb. L19. Lävokardiografie. Darstellung der Wandsegmente des linken Ventrikels in a Rechtsschrägposition [RAO 30 Grad], b Linksschrägposition [LAO 60 Grad]

position [RAO] und 60° **linksanteriorer Schrägposition** [LAO] während der Inspiration angefertigt; sie liefern Informationen über z.B. Ventrikelgröße, regionale und globale Myokardfunktion, Obstruktion der Ausflussbahn, Aneurysma und Ausmaß einer Mitralklappeninsuffizienz

Law|so|ni|ae folium *nt: Syn: Hennablätter; s.u. Henna*

Law|so|ni|la inermis *f: → Henna*

La|xans *nt, pl -xan|zi|en, -xan|ti|en: → Abführmittel*

La|xa|tiv *nt: → Abführmittel*

LC-DC-Platte *f:* Druckplatte, die nicht mehr komplett auf dem Knochen aufliegt und daher erheblich weniger Mikrozirkulationsstörungen am Periost erzeugt; *s.u. Essay Fraktur, Luxation, Distorsion S. 423*

LCAT-Mangel, primärer *m: → Lecithin-Cholesterin-Acyltransferase-Mangel, primärer*

LCM-Virus *nt:* RNA-Virus; Erreger der lymphozytären Choriomeningitis*

LDE-Stadien *pl:* Stadieneinteilung der rheumatoiden Arthritis nach Larsen, Dahle und Eek auf der Basis der radiologisch sichtbaren Veränderungen; *s.u. Essay Rheumatoide Arthritis S. 83*

LDL-Apherese *f:* Aphereseverfahren sind indiziert bei Patienten mit der seltenen homozygoten familiären Hypercholesterinämie und bei Patienten, deren LDL-Cholesterin trotz maximaler diätetischer und medikamentöser Therapie nicht in den Zielbereich zu reduzieren ist; *s.u. Essay Fettstoffwechselstörungen S. 403*

LDL/HDL-Cholesterinquotient *m:* Verhältnis von LDL-Cholesterin und HDL-Cholesterin im Blut; Werte von > 5 [LDL-Cholesterin > 135 mg/dl, HDL-Cholesterin < 35 mg/dl] zeigen ein erhöhtes Arterioskleroserisiko an; *s.a. Essay Fettstoffwechselstörungen S. 403*

LDL-Rezeptordefekt *m: → familiäre Hypercholesterinämie*

Lebend-Leberspende *f: Syn: Teilleberspende;* v.a. bei Kindern durchgeführte Teiltransplantation, bei der sich ein in der Regel naher Verwandter zur Teilleberspende zur Verfügung stellt; nach umfangreicher Abklärung erfolgt beim gesunden Spender die Entfernung der geeigneten Leberhälfte, während die andere Hälfte im Körper verbleibt und nach einer regenerativen Phase die Funktion vollständig aufnehmen kann; *s.u. Essay Transplantationschirurgie S. 1549*

Le|bend|spen|de *f:* Transplantation von Organen oder Organteilen i.d.R. in der Regel naher Verwandter, z.B. als Lebendleberspende oder Lebendnierenspende; im Jahre 2003 wurden allein in Deutschland insgesamt 2.111 Nieren verpflanzt, 405 [16,1 %] davon waren Lebendnierenspenden; wesentliche Vorteile der Lebendspende sind, neben der höheren Chance einer HLA-Kompatibilität, die hohe Qualität des gespendeten Organs, die Planbarkeit der Operation, eine kurze Ischämiezeit und eine deutlich kürzere Wartezeit; *s.u. Essay Transplantationschirurgie S. 1549*

Lebens|baum, abendländischer/amerikanischer *m: s.u. Thuja (occidentalis)*

Le|bens|baum|spitzen *pl: Syn: Lebenskraut, Thujae occidentalis herba, Summitates Thujae; s.u. Thuja (occidentalis)*

Le|bens|kraut *nt: Syn: Thujae occidentalis herba, Summitates Thujae, Lebensbaumspitzen; s.u. Thuja (occidentalis)*

Le|bens|mit|tel|ver|gif|tung *f: Syn: Nahrungsmittelintoxikation, alimentäre Intoxikation;* durch Verzehr von verunreinigter oder infizierter Nahrung hervorgerufene Erkrankung, durch chemische [Metalle], natürliche [Pilzvergiftung, Fischvergiftung] oder bakterielle [Salmonella, Staphylokokken, Clostridium] Toxine; führt meist innerhalb weniger Stunden nach Aufnahme zu Übelkeit, Erbrechen, Bauchkrämpfen und Diarrhoe; die Erkrankung ist i.d.R. selbstlimitierend und dauert selten länger als 24 h; *s.a. Essay Diarrhoe – entzündliche und nicht-entzündliche Formen S. 265*

Leber|abs|zess *m: Syn: intrahepatischer/hepatischer Abszess;* bei Abszessen im Lebergewebe handelt es sich meist um **pyogene Leberabszesse**, die durch metastatische Absiedlung entstehen; 90 % der Abszesse werden durch Bakterien [v.a. Escherichia coli, gramnegative Keime] verursacht, 10 % durch Parasiten [**Amöbenabszess** durch Entamoeba histoly-

tica]; **klinisch** kommt es zu einem akuten Verlauf mit hohem Fieber, Schüttelfrost, lokalisierter Peritonitis und Schmerzen im rechten Oberbauch oder zu einem schleichenden Verlauf mit unspezifischen Symptomen [Übelkeit, Appetitlosigkeit, Gewichtsverlust, leichtes Fieber, Leberschwellung]

die **Diagnose** beruht meist auf Sonografie oder CT-Aufnahmen; serologische Test helfen bei der Identifizierung des Erregers; **Therapie**: pyogene Abszesse werden chirurgisch ausgeräumt und die Streuquelle saniert; Antibiotikabehandlung; Solitärabszesse können punktiert und drainiert werden; Amöbenabszesse heilen meist unter Antibiotikabehandlung [Metronidazol*] ab; bei bakterieller Sekundärinfektion muss chirurgisch interveniert werden

Leber|aus|falls|ko|ma *nt, pl -ma|ta: s.u. Leberkoma*

Leber|blüm|chen *nt: Syn: blaue Schlüsselblume, Leberkraut, Hepatica nobilis;* Pflanze aus der Familie der Hahnenfußgewächse [Ranunculaceae]; verwendet werden die oberirdischen Pflanzenteile [**Leberblümchenkraut**, Hepaticae nobilis herba], die u.a. Lactonglucoside [Ranunculin, Protoanemonin, Anemonin], Flavonoidglykoside und Anthocyane enthalten; **Anw.**: traditionell bei Leber- und Gallenbeschwerden und als mildes Diuretikum bei Nieren- und Blasenleiden; in der Homöopathie bei Pharyngitis

Leber|bruch *m: Syn: Hepatozele;* Hernie mit Teilen der Leber im Bruchsack; *s.a. Essay Eingeweidebrüche/Hernien S. 577*

Leber|egel *pl:* Bezeichnung für Helminthen, die die Leber und Gallengänge befallen; dazu gehören u.a. Fasciola hepatica, Fasciola gigantea, Dicrocoelium dendriticum, Clonorchis sinensis, Opisthorchis viverrini und Opisthorchis felineus

chinesische Leberegel *Syn: Clonorchis/Opisthorchis sinensis;* in Ostasien vorkommender Erreger der Clonorchiasis*

großer Leberegel *Syn: Fasciola hepatica; s.u. Leberegelkrankheit*

kleiner Leberegel *Syn: Dicrocoelium dendriticum/lanceolatum; s.u. Dicrocoelium*

Leber|egel|krank|heit *f: Syn: Faszioliasis, Fasziolose, Fasciolosis, Fascioliasis;* Befall durch Fasciola hepatica oder gigantea; i.d.R. kommt es zur Entwicklung einer Gallengangsobstruktion [evtl. Ikterus] und schmerzhafter Hepatomegalie mit rechtsseitigen Oberbauchbeschwerden, Fieber, Aszites- und Ödembildung sowie Verdauungsstörungen, Leukozytose und Anämie; **Diagnose**: Nachweis der Eier in Stuhl und Gallensaft, Serologie; **Therapie**: Triclabendazol*; *s.u. Essay Helminthosen S. 553*

Leber|ent|fer|nung *f: → Hepatektomie*

Leber|ent|zün|dung *f: → Hepatitis*

Leber|fi|bro|se *f:* durch eine Schädigung und Nekrose von Leberparenchymzellen hervorgerufene bindegewebige Vernarbung durch eine Umwandlung von Kollagen Typ III in Kollagen Typ I und Vermehrung elastischer Fasern; bei chronischen Prozessen [Stauungsleber, Alkoholhepatitis, chronische Hepatitis] Vorstufe der Leberzirrhose; die seltene, ätiologisch ungeklärte **kongenitale Leberfibrose** ist häufig [50 %] mit Zystennieren und Pankreasfibrose assoziiert; *s.a. Essay Leberzirrhose S. 877*

Leber|haut|zei|chen *pl: s.u. Essay Leberzirrhose S. 877*

Leber|kar|zi|nom *nt:* von den Leberzellen [Leberzellkarzinom] oder Gallengängen [Gallengangskarzinom] ausgehender bösartiger Tumor; das **sekundäre Leberkarzinom** entsteht durch Lebermetastasen oder direktes Übergreifen eines Gallenblasenkarzinoms; *s.a. Leberzellkarzinom*

Leber|ko|ma *nt, pl -ma|ta: Syn: hepatisches Koma, Coma hepaticum;* durch Störung der Leberfunktion hervorgerufenes Koma; wird unterteilt in **endogenes Leberkoma** durch Viren oder Toxine hervorgerufene Zerstörung des Leberparenchyms [deshalb auch als **Leberzerfallskoma** bezeichnet], die zur Einschränkung der Leberfunktion und damit zum Koma führt, und **exogenes Leberkoma**, bei dem eine akute Überlastung der vorgeschädigten Leber zu einem Ausfall der Leberfunktion führt [**Leberausfallskoma**]

Leber|lap|pen|re|sek|ti|on *f: Syn: Leberlobektomie; Hemihepatektomie;* operative Entfernung eines Leberlappens; *s.a. Hepatektomie*

Le|ber|lo|bek|to|mie f: → *Leberlappenresektion*

Le|ber|misch|tu|mor m: → *Hepatoblastom*

Leber-Optikusatrophie f: *Syn:* Leber-Syndrom, kongenitale Amaurose Leber; rezessiv-geschlechtsgebundene, i.d.R. beidseitige Atrophie des Sehnervens mit Erblindung; beginnt meist als atypische Retinitis* pigmentosa vor der Geburt oder kurz danach und führt schon bald zur Erblindung; *s.u. Essay Hereditäre Netzhautdystrophien S. 1119*

Le|ber|phle|bo|gra|fie, -gra|phie f: → *Hepatophlebografie*

Le|ber|phos|pho|ry|la|se|in|suf|fi|zi|enz f: → *Glykogenose Typ VI*

Le|ber|re|sek|ti|on f: → *Hepatektomie*

Le|ber|riss m: → *Leberruptur*

Le|ber|rup|tur f: *Syn:* Leberriss, Hepatorrhexis; Zerreißungen der Leber findet man v.a. bei stumpfer Gewalteinwirkung, v.a. Verkehrsunfällen; Klinik und Therapie hängen von Art und Ausmaß der Verletzung ab; **Klinik:** bei entsprechender Anamnese, Kontusionsmarken über dem rechten Oberbauch und unteren Brustkorb, Schmerzen im rechten Oberbauch und zunehmender Schocksymptomatik muss eine Ruptur ausgeschlossen werden; **Diagnose:** Ultraschall, CT; **Therapie: geschlossene Leberrupturen** können abwartend behandelt werden und erst das Auftreten von Komplikationen [**zweizeitige Leberruptur**, Fistelbildung mit Hämobilie] macht eine operative Intervention nötig; **offene Leberrupturen** müssen operativ versorgt werden; die meisten Risse können durch einfache Naht oder Fibrinkleber verschlossen werden; bei größeren Rupturen, v.a. bei Mitbeteiligung der Vena cava inferior, kann eine Teilentfernung [Hepatektomie] notwendig werden

Le|ber|szin|ti|gra|fie, -gra|phie f: Szintigrafie des Lebergewebes; die statische Szintigrafie hat mit der Einführung der Sonografie ihre Bedeutung verloren; die Sequenzszintigrafie mit z.B. Iminodiacetatderivaten zur Darstellung der hepatozellulären Funktion und des Gallenflusses ist aber weiterhin von Bedeutung

Le|ber|trans|plan|ta|ti|on f: bei Erwachsenen werden Lebertransplantationen v.a. bei endgradiger Leberzirrhose, metabolischen Lebererkrankungen [Morbus Wilson, Hämochromatose], Lebertumoren oder akutem Leberversagen durchgeführt; bei Kindern stehen v.a. angeborene Missbildungen der Gallenwege im Vordergrund, bei Jugendlichen metabolische Erkrankungen; bei Erwachsenen werden Leichenorgane als **orthotope Lebertransplantation** eingesetzt; die Leber kann entweder als ganzes Organ transplantiert werden oder wird noch im Spender oder nach Entfernung in zwei Hälften zerlegt; eine **Split-Lebertransplantation** kommt nur bei einem geeigneten Spenderorgan zustande; sie ist häufig bei pädiatrischen Transplantationen indiziert; bei Kindern kann auch eine **Lebendleberspende** [Verwandtenspende] des links-lateralen Leberlappens durchgeführt werden; die Überlebensrate hängt im Wesentlichen von der Grundkrankheit ab; Patienten mit Zirrhose haben die beste Prognose; bei Tu-

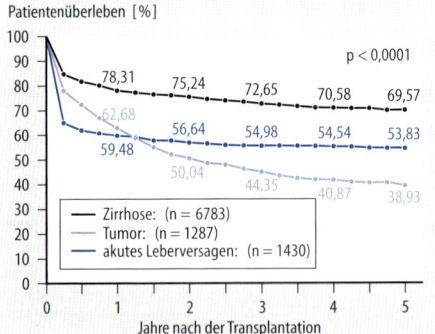

Patientenüberleben [%]

p < 0,0001

78,31 75,24 72,65 70,58 69,57
62,68
56,64 54,98 54,54 53,83
59,48
50,04 44,35 40,87 38,93

— Zirrhose: (n = 6783)
— Tumor: (n = 1287)
— akutes Leberversagen: (n = 1430)

Jahre nach der Transplantation

Abb. L20. Lebertransplantation. Überlebensraten nach Lebertransplantation

Tab. L1. Lebertransplantation. Indikationen und Kontraindikationen

Indikationen
Akutes Leberversagen unterschiedlichster Ätiologie

Endstadien chronischer Lebererkrankungen
  Virusinfektionen (HBV, δ-Virus, HCV)
  Autoimmune Formen
  Alkoholtoxische Form
  Primäre biliäre Zirrhose
  Primäre sklerosierende Cholangitis
  Budd-Chiari-Syndrom, venookklusives Syndrom
  Morbus Wilson
  α_1-Antitrypsinmangel
  Hämochromatose

Maligne Tumoren in Einzelfällen
Unklare Ätiologie
Andere seltene Ursachen, z.B. Echinococcus alveolaris, Oxalose, Amyloidose etc.

Bei Kindern:
  Biliäre Atresie oder Hypoplasie
  Neonatale Hepatitis
  Seltene Ursachen

Kontraindikationen

Absolute Kontraindikationen
  Septische Erkrankung außerhalb des Gallengangssystems
  Schwere extrahepatische Erkrankungen (z.B. kardial, pulmonal)
  Metastasiertes Tumorleiden
  Fortgesetzter Alkohol-, Drogenabusus
  AIDS
  Irreversible Hirnschädigung
  Mangelnde Compliance

Relative bzw. kontrovers beurteilte Kontraindikationen:
  Thrombose im Pfortadergebiet
  Ausgedehnte oder wiederhotle Oberbauchoperationen
  Akute obere intestinale Blutung
  HIV-Infektion
  Alter (> 65 Jahre?)

morpatienten kommt es häufig zu Tumorrezidiven, die die 5-Jahres-Überlebensrate nach unten drücken; *s.u. Essay Transplantationschirurgie S. 1549*

Le|ber|ver|fet|tung f: *Syn:* Leberepithelverfettung, fettige Degeneration der Leber, fettige Metamorphose der Leber; reversible fettige Degeneration von Leberzellen bei gesteigerter Fettsynthese, Fettverwertungsstörung oder Störung des Fetttransportes aus der Zelle; der normale Fettgehalt der Leber liegt unter 5 %; bei mehr als 5 % spricht man von Leberverfettung, bei mehr als 50 % von Fettleber; die häufigsten Ursachen sind Alkohol, Diabetes mellitus, Unter- oder Überernährung, Medikamente [Tetracycline, Valproinsäure, Methotrexat, Corticosteroide], Schwangerschaft und Endokrinopathien [Hypo-, Hyperthyreose]

Le|ber|zell|a|de|nom nt: *Syn:* benignes Hepatom; gutartiger, scharf abgegrenzter Lebertumor aus Zellbalken und Sinusoiden; war früher selten, nimmt heute aber wahrscheinlich infolge der Einnahme von Hormonpräparaten zu

Le|ber|zell|kar|zi|nom nt: *Syn:* primäres Leberzellkarzinom, hepatozelluläres Karzinom, malignes Hepatom, Carcinoma hepatocellulare; von den Leberzellen ausgehendes, häufigstes primäres Karzinom der Leber; entsteht oft auf dem Boden einer Zirrhose; in Zentralafrika und dem fernen Osten viermal so häufig wie in Europa; wächst lange Zeit symptomarm [Leistungs-, Gewichtsverlust] und wird erst bei Obstruktion der Gallenwege [Ikterus] oder Lebervergrößerung auffällig; **Diagnose:** Ultraschall, CT, Szintigrafie, ultraschallgesteuerte

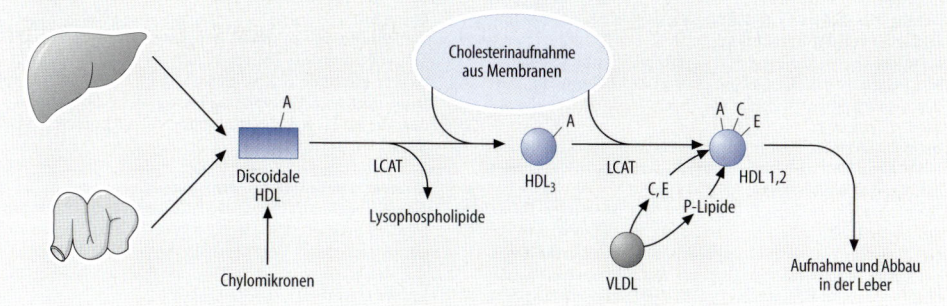

Abb. L21. Lecithin-Cholesterin-Acyltransferase. Rolle von LCAT beim reversen Cholesterintransport

Feinnadelbiopsie; **Therapie**: operative Entfernung ist die Methode der Wahl; manchmal kommt auch eine Lebertransplantation in Frage, allerdings müssen extrahepatische Metastasen ausgeschlossen werden; extrahepatische Metastasen werden mittels Chemotherapie behandelt; der Wert der regionären Chemotherapie ist weiterhin umstritten; *s.a. Essay Leberzirrhose S. 877*

Le|ber|zer|falls|ko|ma *nt, pl* -**ma|ta**: *s.u. Leberkoma*

Le|ber|zir|rho|se *f: Syn: Cirrhosis hepatis; Zirrhose*; Oberbegriff für chronische Lebererkrankungen, die durch Entzündung, Parenchymuntergang, Regeneration und Ausbildung von Bindegewebssepten zu einer Veränderung der Leberarchitektur und damit zu einer Beeinträchtigung von Durchblutung und Leberfunktion führen; Regeneratknoten kommen bei den meisten Formen vor und führen zu einer Unterteilung in **kleinknotige** und **großknotige Leberzirrhosen**, wobei diese morphologische Einteilung keine Rückschlüsse auf die Ätiologie erlaubt; *s.u. Essay Leberzirrhose S. 877*

Lecithin/Sphingomyelin-Quotient *m: s.u. Atemnotsyndrom des Neugeborenen*

Lecithin-Cholesterin-Acyltransferase *f: Syn: Lezithin-Cholesterin-Acyltransferase*; in der Leber gebildetes Enzym, das die Bildung von Cholesterinestern katalysiert; wird von HDL-Vorstufen gebunden und katalysiert die Reaktion Cholesterin + Phosphatidylcholin → Cholesterinester + Lysophosphatidylcholin; damit nimmt der Cholesteringehalt der HDL zu, die es zur Leber transportiert [**reverser Cholesterintransport**], wo es abgebaut und über die Galle ausgeschieden wird

Lecithin-Cholesterin-Acyltransferase-Mangel, primärer *m: Syn: Norum-Krankheit, primärer LCAT-Mangel, familiärer Serumcholesterinestermangel*; autosomal-rezessive Enzymopathie, die den reversen Cholesterintransport stört; führt u.a. zu hämolytischer Anämie durch eine Störung der Erythrozytenmembran, Proteinurie, Nierenerkrankungen und Hornhauttrübung durch Lipidablagerung; das freie Cholesterin im Serum ist erhöht; **Therapie**: cholesterinarme Ernährung; *s.a. Essay Fettstoffwechselstörungen S. 403*

Leck, ka|pil|la|res *nt: s.u. Essay Sepsis und septischer Schock S. 1455*

Ledderhose-Syndrom I *nt:* → *Morbus Ledderhose*

Lederer-Anämie *f: s.u. hämolytische Anämie*

Le|der|haut|ent|zün|dung *f:* → *Skleritis*

Le|di palustri herba *f:* blühendes Kraut von Sumpfporst*

Le|dum palustre *nt:* → *Sumpfporst*

Le|flu|no|mid *nt:* Prodrug, wird im Körper in einen Metaboliten mit antiinflammatorischer und immunsuppressiver Wirkung umgewandelt; **Anw.**: Autoimmunkrankheiten [rheumatoide Arthritis, Lupus erythematodes, Myasthenia gravis, Psoriasis; Unterdrückung der Abstoßung von Transplantaten [zusammen mit Ciclosporin A]; **Dosierung**: 10–25 mg/d; **NW**: gastrointestinale Symptome, Gewichtsverlust, allergische Hauterscheinungen, reversible Alopezie; *s.a. Essay Psoriasis S. 1317, Essay Systemischer Lupus erythematodes*

S. 935, Essay Rheumatoide Arthritis S. 83

LeFort-Klassifikation der Mittelgesichtsfrakturen *f: s.u. Mittelgesichtsfraktur*

Legg-Calvé-Perthes-Krankheit *f:* → *Morbus Perthes*

Le|gi|o|närs|krank|heit *f: s.u. Legionella*

Le|gi|o|nel|la *f: Syn: Legionelle*; gramnegative, sporenlose Stäbchenbakterien, die v.a. in Kühltürmen, Klimaanlagen und Trinkwasserbehältern gefunden werden; die Übertragung erfolgt aerogen [Tröpfcheninfektion], wenn die Erreger z.B. durch Klimaanlagen in die Luft abgegeben werden; eine Übertragung von Mensch zu Mensch findet nicht statt; bei den **Legionellosen** handelt es sich i.d.R. um Infektionen der oberen Atemwege oder Lunge, es kann aber auch eine sog. **Legionärs-** oder **Veteranenkrankheit**, d.h. eine meldepflichtige, atypische Pneumonie durch Legionella pneumophila vorliegen; der Erreger bildet primär Herde in der Lunge, aus denen er aber septisch metastasieren und Absiedlungen in der Haut und inneren Organen [Herz, Leber, Pankreas, Darm] bilden kann; **Klinik**: nach einer Inkubationszeit von 2–10 Tagen Kopfschmerzen, Fieber, Durchfälle und Zeichen einer Beteiligung des Zentralnervensystems; unbehandelt versterben 5–15 % der Patienten; **Diagnose**: Antigenbestimmung im Urin [ELISA], mikroskopischer Nachweis in der bronchoalveolären Lavageflüssigkeit; Anzüchtung in cysteinhaltigen Nährböden; **Therapie**: Makrolidantibiotika [Erythromycin*]; *s.a. Essay Pneumonie S. 1273*

Tab. L2. Legionella. Species und Krankheiten

Arten	Krankheiten
L. pneumophila	Legionärskrankheit, Pontiac-Fieber (Enzephalopathie), (Endokarditis)
L. micdadei	Pittsburgh-Pneumonie, Pontiac-Fieber
L. feeleii	Pontiac-Fieber
L. anisa	

Le|gi|o|nel|lo|se *f: s.u. Legionella*

Leich|dorn *m:* → *Clavus*

Lei|chen|trans|plan|tat *nt: Syn: Kadavertransplantat*; nur noch selten verwendetes Synonym für Verstorbenenspende*

Lei|chen|tu|ber|kel *nt:* → *Tuberculosis cutis verrucosa*

Leichtketten-Krankheit *f: Syn: Bence-Jones-Krankheit, L-Ketten-Krankheit, Bence-Jones-Plasmozytom*; Variante des Plasmozytoms* mit ausschließlicher Bildung und Ausscheidung von **Bence-Jones-Eiweißkörpern** [aus Paraprotein der L-Ketten von Immunglobulinen bestehende Eiweißkörper] und Nierenschädigung

Lein|samen *pl: Syn: Flachslinsen, Flachssamen, Lini semen*; die Samen von Lein [Flachs, Linum usitatissimum], einer Pflanze aus der Familie der Leingewächse [Linaceae]; enthält Leinöl, Proteine, Ballaststoffe und cyanogene Glykoside [u.a. Linustatin, Linamarin]; **Anw.**: innerlich bei habitueller

Obstipation, Colon irritabile, Divertikulitis; als Schleimzubereitung bei Gastritis und Enteritis; äußerlich als Breiumschlag bei lokaler Entzündung

Lei|o|my|om *nt:* **Syn:** *Leiomyoma;* gutartiger Tumor aus glatten Muskelfasern, z.B. der Gefäße [**vaskuläres Leiomyom**] oder der Gebärmutter [Uterusmyom]; *s.a. Essay Neubildungen des Uterus S. 1627*

metastasierendes Leiomyom: Leiomyom des Uterus, das lymphogen und hämatogen metastasiert [z.B. in die Lunge], histologisch aber benigne ist

Lei|o|my|o|sar|kom *nt:* **Syn:** *Leiomyosarcoma;* bösartiger Tumor aus glatten Muskelfasern; kommt v.a. im Magen und der Gebärmutter vor; das **Leiomyosarkom der Gebärmutter** ist ein rasch wachsendes Malignom des Myometriums, das lymphogen und hämatogen [v.a. in die Lunge] metastasiert; die 5-Jahresüberlebensrate wird z.T. mit 50 % angegeben, z. T. mit maximal 10 %; tritt meist bei Frauen über 60 Jahren auf und ist 50-mal seltener als das Korpuskarzinom; *s.a. Essay Neubildungen des Uterus S. 1627*

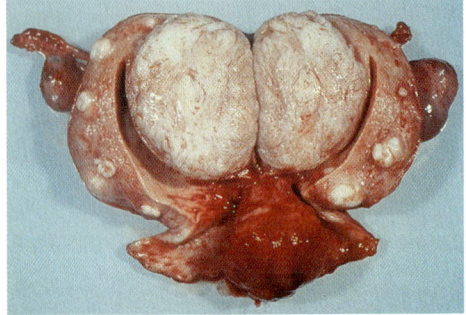

Abb. L22. Leiomyosarkom. Leiomyosarkom des Uterus

Leish|ma|ni|o|se *f:* **Syn:** *Leishmaniasis, Leishmaniase, Leishmaniosis;* durch Leishmania-Species hervorgerufene Infektionskrankheit, die Haut, Schleimhaut oder innere Organe befallen kann; tritt in Europa nur im Mittelmeerraum auf, weltweit schätzt man die Zahl der Erkrankten aber auf 12 Millionen mit ca. 2 Millionen Neuerkrankungen pro Jahr

Leishmanien sind parasitäre Protozoen, die bei Wirbeltieren und Menschen in den Zellen des retikulohistiozytären Systems und in Monozyten leben; sie werden von Sandmücken [Phlebotomus, Lutzomyia] in einer begeißelten Form übertragen [**promastigote Form**] und gehen im Menschen in ein unbegeißeltes, intrazelluläres Stadium [**amastigote Form**] über; man kann die Leishmanien in drei Gruppen einteilen: **1.** Erreger der viszeralen Leishmaniose [Leishmania donovani, infantum, chagasi]; **2.** Erreger der kutanen Leishmaniose [Leishmania tropica, major, aethopia] und **3.** Erreger der kutanen Leishmaniose Südamerikas [Leishmania brasiliensis, mexicana]; *s.u. Essay Tropenkrankheiten – importierte Krankheiten S. 1571, Essay Parasitosen S. 1217*

Leish|ma|no|i|de, Post-Kala-Azar dermale *pl:* **Syn:** *Post-Kala-Azar-Hautleishmanid, Post-Kala-Azar-Hautleishmanoid, Post-Kala-Azar-Dermatose, Post-Kala-Azar dermale Leishmaniose;* Monate bis Jahre nach Abheilung einer viszeralen Leishmaniose auftretende hypopigmentierte, kleinknotige oder verruköse, Leishmanien-haltige Herde; **Therapie:** Antimon-V-Präparate, bei Resistenz Diamidine [Pentamidin*] oder Amphotericin* B

Leis|ten|bruch *m:* **Syn:** *Inguinalhernie, Leistenhernie, Hernia inguinalis;* Leistenbrüche sind die häufigsten Brüche überhaupt [75 % aller Hernien], wobei Männer aus anatomischen Gründen häufiger betroffen sind als Frauen; indirekte Leistenbrüche sind wesentlich häufiger [65 %] als direkte Brüche [20 %]; bei 15 % der Fälle liegen beide Typen gleichzeitig vor; beidseitige Hernien sind relativ häufig [15 % der Fälle]; jüngere Patienten haben meist eine indirekte Hernie, während im mittleren und höheren Alter die direkte Hernie dominiert

die **Symptome** sind meist nur schwach ausgeprägt; anfänglich verspüren die Patienten nur bei längerem Stehen und Gehen ziehende Schmerzen in der Leistengegend; später kann dort eine Vorwölbung beobachtet oder palpiert werden, die im Liegen abnimmt und bei Bauchpresse [Valsalva-Versuch] zunimmt; *s.a. Essay Eingeweidebrüche/Hernien S. 577*

direkter Leistenbruch: **Syn:** *innerer/gerader Leistenbruch, Hernia inguinalis interna/medialis/directa;* durch die innere/mittlere Leistengrube [Fossa inguinalis medialis] austretender Leistenbruch; liegt oberhalb des Leistenbandes und medial der epigastrischen Gefäße; die direkte Leistenhernie ist immer erworben

indirekter Leistenbruch: **Syn:** *äußerer/seitlicher/schräger Leistenbruch, Hernia inguinalis externa/indirecta/lateralis/obliqua;* durch die äußere/seitliche Leistengrube [Fossa inguinalis lateralis] austretender Leistenbruch; liegt oberhalb des Leistenbandes und lateral der epigastrischen Gefäße; kann beim Mann bis in das Skrotum reichen [Hernia inguinoscrotalis]; die indirekte Leistenhernie kann angeboren [offener Processus vaginalis testis] oder erworben sein

Leis|ten|ho|den *m:* **Syn:** *Inguinalhoden;* Form der Hodenretention, bei der ein oder beide Hoden im Leistenkanal liegt/liegen; *s.a. Maldescensus testis*

Leis|tungs|um|satz *m:* *s.u. Energieumsatz*

Lei|tungs|an|äs|the|sie *f:* **Syn:** *Leitungsblock, Nervenblock;* Schmerzausschaltung durch Anästhesie eines Nerven; als **periphere Leitungsanästhesie** durch perineurale Injektion von Anästhetikum oder Plexusblockade, als **rückenmarknahe Leitungsanästhesie** die Spinal- oder Periduralanästhesie; *s.a. Essay Postoperative Schmerztherapie S. 1431*

Lei|tungs|stö|rung *f:* → *Erregungsleitungsstörung*

Leit|ve|nen|in|suf|fi|zi|enz *f:* Insuffizienz der tiefer Venen, die den Rücktransport des venösen Blutes durch die tiefen Venen [Vv. tibiales et fibulares, V. poplitea, V. femoralis] einschränkt und zur Varizenbildung führt; eine **primäre Leitveneninsuffizienz** ist selten und entsteht entweder kongenital durch eine Klappenagenesie, -dysplasie oder durch eine primäre Klappeninsuffizienz des tiefen Venensystems; eine **sekundäre Leitveneninsuffizienz** wird beobachtet auf dem Boden einer fortgeschrittenen Varikosis des epifaszialen Venensystems [VSM, VSP, Perforansvenen] und konsekutiver Ektasie und Klappeninsuffizienzen der tiefen Venen; im extremen Krankheitsverlauf werden bei schwerer Stammvarikose auch die Beckenvenen [V. iliaca externa und V. iliaca communis] ektatisch und teilweise spindelförmig erweitert; diagnostisch [Ultraschall-Dopplerdiagnostik] kann dies als **proximale Leitveneninsuffizienz** festgestellt werden; der Nachweis einer sekundären Leitveneninsuffizienz bei primärer Varikosis besitzt einen großen Stellenwert, da bei vorgesehener operativer Korrektur der Stammvarikosis Beschwerden durch die verbleibende sekundäre tiefe Leitveneninsuffizienz zu erwarten sind [z.B. Schwellneigung] und auch nach der operativen Therapie weiter behandelt werden müssen; *s.u. Essay Krampfadern/Varizen S. 1643*

L.e.-Körper *pl:* → *Lupus erythematodes-Körper*

Le|mon|gras *nt:* **Syn:** *Zitronengras, Cymbopogon citratus;* Pflanze aus der Familie der Süßgräser [Poaceae]; verwendet werden die oberirdischen Pflanzenteile [**Cymbopogonis citrati herba**] und das aus ihnen gewonnene ätherische **Lemongrasöl** [Cymbopogonis citrati aetheroleum], das u.a. Citral, Myrcen und Triterpene enthält; das Öl besitzt eine antibakterielle, schmerzstillende und beruhigende Wirkung; **Anw.:** traditionell innerlich bei Appetitlosigkeit, Magen-Darm-Beschwerden, Durchfall, nervöser Unruhe und fieberhaften Erkrankungen; äußerlich bei Lumbago, Rheuma und neuralgischen Schmerzen

Len|den|bruch *m:* **Syn:** *Lumbalhernie, Lendenhernie, Hernia lumbalis;* Hernie mit Bruchpforte im Trigonum lumbale [Petit-Hernie] oder Trigonum lumbale superius [Grynfeltt-Hernie]; *s.a. Essay Eingeweidebrüche/Hernien S. 577*

Leberzirrhose

C. Bähr, S. Zeuzem

Definition

Die Leberzirrhose ist das Endstadium eines fibrösen narbigen Umbaus der Leber und die damit verbundene Zerstörung der normalen Läppchenarchitektur mit Ausbildung von bindegewebigen Septen [Fibrose]. Damit einher geht nahezu immer eine Störung der intrahepatischen [venösen, portalen, arteriellen] Hämodynamik. Die Leberzirrhose kann in verschiedenen morphologischen Formen als **kleinknotige, grobknotige** oder **gemischte Zirrhose mit oder ohne Regeneratknoten** vorkommen. Verschiedene chronische Reize wie Viren, Toxine, abnorme Stoffwechselmetabolite, chronische Entzündungen oder eine chronische Stauung können im Verlauf zu einer Leberzirrhose führen. Die Leberzirrhose kann mit vielen Komplikationen einhergehen. Die Lebenserwartung der Patienten ist deutlich reduziert, in Deutschland sterben etwa 25.000 Menschen pro Jahr an einer Leberzirrhose.

Die häufigste **Ursache** der Leberzirrhose in der westlichen Welt ist der **chronische Alkoholabusus** mit ca. 50 %. Gefolgt wird er von den **chronischen Virushepatitiden** [C > B > D]. In der südöstlichen Welt machen die chronischen Virushepatitiden bei weitem den größten Anteil der Ursachen für eine Leberzirrhose aus. Weitere Ursachen können **nicht-alkoholische Steatohepatitiden** [NASH], **Autoimmunhepatitiden** und **Gallenwegserkrankungen** wie die primär biliäre Zirrhose, die primär sklerosierende Cholangitis oder Gallengangsstenosen und -atresien sein. Auch Speichererkrankungen wie die **Hämochromatose**, der **Morbus Wilson**, oder **Stoffwechselerkrankungen** wie z.B. der **α1-Antitrypsinmangel** können ursächlich sein. Vaskuläre Ursachen wie z.B. das **Budd-Chiari-Syndrom** [Verschluss der Lebervenen] oder die chronische Rechtsherzinsuffizienz sind seltene Grundkrankheiten, die zur Zirrhose führen können. Eine Rarität in Europa stellen tropische Infektionen mit dem Leberegel oder Schistosomen dar.

Noch 1960 wurden ein Drittel der Leberzirrhosen als kryptogen bezeichnet. Dieser Anteil liegt mittlerweile nur noch bei 10–15 %. Dies mag unter anderem an dem in letzter Zeit immer stärker werdenden Verständnis für die NASH als Ursache der Zirrhoseentstehung liegen.

Symptomatik

Die Symptomatik kann im Anfangsstadium noch sehr unspezifisch sein [Müdigkeit, Abgeschlagenheit, Infektanfälligkeit, Gewichtsverlust]. Später können Druck- und Völlegefühl im Oberbauch und Gewichtszunahme bei Aszites hinzukommen.

Klinische/Körperliche Befunde

- **Ikterus:** Bezeichnet die Gelbfärbung der Skleren und der Haut bei Anstieg des Bilirubins > 2–3 mg/dl.
- **Leberhautzeichen:** Es gibt zahlreiche Hautzeichen, die auf eine Zirrhose hinweisen können: z.B. Spider naevi und Teleangiektasien, die bevorzugt am Stamm vorkommen. Sie besitzen eine zentrale Arteriole, die von kleinen Gefäßen umgeben ist. Als Ursache wird eine gesteigerte Ratio von Östradiol zu freiem Testosteron vermutet, was letztlich noch nicht bewiesen ist. Ein weiteres Hautzeichen kann das Palmarerythem, die Rotfärbung der Handinnenfläche, sein.
- **Gynäkomastie:** Vergrößerung des Brustdrüsenkörpers beim Mann. Ursächlich wird eine gesteigerte Produktion von Androgenen in der Nebenniere und daraus resultierend eine vermehrte Konversion zu Estradiol vermutet. Gleichzeitig kommt es dadurch oft zu einem Verlust der sekundären Körperbehaarung und der **Bauchglatze** bei Mann.
- **Caput medusae:** Bei einer portaler Hypertension kommt es oft zu einer Rekanalisation der Vena umbilicalis. Das kann zu einem Shunt zwischen den Paraumbilikalvenen und den oberflächlichen Bauchvenen führen, die dann prominent unter der Bauchhaut sichtbar sind.
- **Hepatomegalie:** Im Initialstadium der Leberzirrhose kann die Leber vergrößert sein. Im Verlauf der Erkrankung wird sie meistens kleiner. Ist die Leber tastbar, ist sie von fester, häufig knotiger Konsistenz.
- **Splenomegalie:** Sie wird bei Leberzirrhose, besonders bei einer nicht-alkoholischen Genese, häufig beobachtet. Es wird allgemein angenommen, dass die Splenomegalie als Folge des Pfortaderhochdrucks [portaler Hypertonus] auftritt, obwohl die Größe der Milz nicht gut mit dem Pfortaderdruck korreliert. Wahrscheinlich spielen noch andere, bislang ungeklärte Ursachen hierfür eine Rolle.

L

- **Aszites:** Ansammlung von freier Flüssigkeit im Bauchraum. Plötzliche rasche Gewichtszunahme und Bauchumfangsvermehrung können ein Hinweis auf Aszites sein. Sonografisch lassen sich schon geringe Mengen [ab ca. 100 ml] freier Flüssigkeit einfach nachweisen. Der Aszites geht häufig mit peripheren Ödemen einher.
- **Hepatische Enzephalopathie:** potenziell reversible neuropsychiatrische Störung bis hin zum Koma, die durch eine Entgiftungsstörung und/oder Umgehungskreisläufe der Leber ausgelöst wird.
- **Flapping tremor [Asterixis]:** grobschlägiger, asynchroner Tremor beider ausgestreckter, dorsalflektierter Hände. Er wird häufig bei Patienten mit hepatischer Enzephalopathie im Stadium II beobachtet.
- **Hodenatrophie:** Durch die eingeschränkte Metabolisierung und damit Inaktivierung von Östradiol kommt es zu einer endogenen Suppression des gonadotropen Regelkreises und damit zur Entwicklung eines hypogonadotropen Hypogonadismus mit Atrophie der Hoden, Testosteronmangel, Libido- und Potenzverlust und Ausbildung einer Gynäkomastie. Besonders gefährdet sind Patienten mit einer Hämochromatose, da die Hypophyse selbst durch Eisenakkumulation in ihrer Funktion gestört sein kann.
- **Weitere Befunde:**
  - Dupuytren-Kontraktur
  - Foetor hepaticus

Labordiagnostik
- **Aminotransferasen:** „Leberenzyme", die Höhe sagt jedoch nichts über das Fibrosestadium aus. Häufig sind sie bei Vorliegen einer Fibrose nur mäßig erhöht. Bei leichten Leberzellschäden ist der **de Ritis-Quotient** GOT/GPT < 1. Bei schweren Leberzellschäden verschiebt er sich zugunsten der GOT.

⚠ **Normale Transferasen schließen eine Leberzirrhose nicht aus.**

- **Gamma-Glutamyl-Transpeptidase:** sehr sensibler Wert, steigt insbesondere bei Cholestase an. Ist typischerweise auch bei der alkoholischen und der nicht-alkoholischen Steatohepatitis [ASH, NASH] deutlich erhöht.
- **Alkalische Phosphatase:** bei Cholestase meistens erhöht, selten aber über das 2–3-Fache. Höhere Aktivitäten werden insbesondere bei der primär sklerosierenden Cholangitis oder der primär biliären Zirrhose gesehen.
- **Bilirubin:** Abbauprodukt des Hämoglobins und auch ein Marker der Syntheseleistung der Leber. Normale Werte bei kompensierter Zirrhose, Anstieg bei Dekompensation.
- **Albumin:** Da das Albumin ausschließlich in der Leber synthetisiert wird, korreliert der Abfall des Albumins mit der Verringerung der Lebersynthese und damit mit dem Fortschreiten der Zirrhose. Wichtiger Ko-Faktor in der Aszitesentstehung.
- **Prothrombin-Zeit [Quick/INR]:** Die Leber synthetisiert für die Blutgerinnung verschiedene wichtige Proteine. So spiegelt u.a. die Prothrombin-Zeit die Lebersynthese wider, ihr Abfall signalisiert eine Verminderung der Syntheseleistung.
- **Immunglobuline:** Die Erhöhung der Immunglobuline bei Patienten mit Leberzirrhose liegt möglicherweise am Übertritt von Bakterien-Antigenen aus dem Portalvenensystem in das lymphatische Gewebe.
- **Natrium:** Hyponatriämie ist häufig bei Leberzirrhose und Aszites. Die Ursache liegt in der verminderten Ausscheidung von freiem Wasser, was anfänglich an der gesteigerten Produktion von antidiuretischem Hormon liegt.
- **Thrombozyten:** Thrombozytopenie ist häufig bei Pfortaderhochdruck und Splenomegalie. Der Abfall der Thrombozyten kann als ein Marker für eine Zirrhoseentwicklung gewertet werden.
- Häufig sind auch **Anämie** und **Leukopenie.**
- **Fibrose-Marker:** Zurzeit werden serologische Tests zur Fibroseeinschätzung entwickelt. Bislang steht für die klinische Routine der Fibro-Test [γ-GT, Bilirubin, α2-Makroglobulin, Apoprotein A1, Haptoglobin] Internetbasiert zur Verfügung.

Apparative Diagnostik
- **Sonografie:** Das Leberparenchym erscheint im Ultraschall inhomogen verdichtet, die Oberfläche unregelmäßig, der Leberrand abgerundet. Typischerweise ist der rechte Leberlappen hypotroph, während der Lobus caudatus oder der linke Leberlappen hypertrophiert ist. Die Sonografie eignet sich auch zum Aufspüren von intrahepatischen Raumforderungen, wie zum Beispiel dem hepatozellulären Karzinom*. Unklare Raumforderungen können mittels der Kontrastmittel-Sonografie genauer differenziert werden. Mithilfe der Duplexsonografie kann der Pfortaderfluss [verändert bei der Zirrhose] bestimmt und eine Pfortaderthrombose erkannt werden. Zusätzlich werden zurzeit Methoden entwickelt, mithilfe der Ultraschalltechnik die Elastizität des Lebergewebes und somit den Fibrosegrad zu bestimmen.

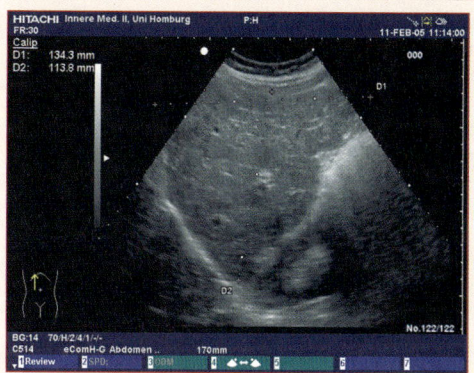

Abb. 1. Sonografisches Bild einer Leberzirrhose. Die Leber erscheint leicht verkleinert mit unregelmäßiger Oberfläche, verdichtetem, inhomogenem Leberparenchym und rarefizierten Gefäßen

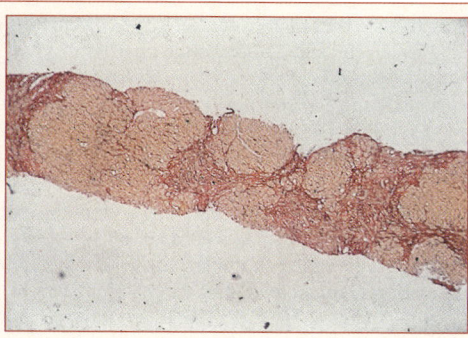

Abb. 2. Punktat aus einer zirrhotischen Leber. Der zirrhotische Umbau ist in der Bindegewebefärbung leicht zu erkennen. Domagk [50-fach]

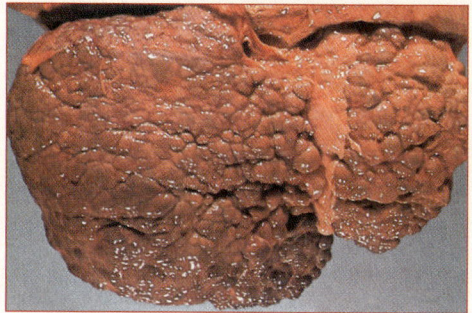

Abb. 3. Makronoduläre Leberzirrhose mit grobknotiger Oberfläche

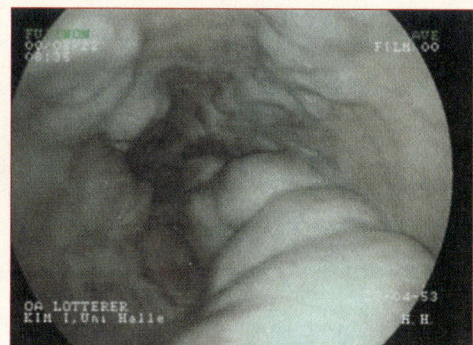

Abb. 4. Ösophagusvarizen ohne Blutung

- **Computertomografie/Magnetresonanztomografie:** eignen sich weniger gut zur Beurteilung diffuser Leberschädigungen, aber gut zum Nachweis von Komplikationen der Leberzirrhose, wie dem Nachweis von Raumforderungen [z.B. hepatozelluläres Karzinom*, Aszites] oder einer Pfortaderthrombose.

Diagnosesicherung
Leberbiopsie: Mittel der Wahl zur Diagnosesicherung ist die perkutane, transjuguläre oder laparoskopische Leberbiopsie. Die Sensitivität liegt je nach Methode, Größe und Anzahl der Proben bei 80–100 %. Mindestens 10–15 Portalfelder sollten beurteilbar sein. Die Leberbiopsie ist zur Diagnosesicherung bei eindeutiger Klinik, Laborkonstellation und/oder Bildgebung [inklusive Nachweis von Ösophagusvarizen in der Ösophago-Gastro-Duodenoskopie] nicht zwingend erforderlich.

Komplikationen
- **Aszites:** Fast 60 % der Patienten mit einer Leberzirrhose entwickeln innerhalb von 10 Jahren einen Aszites. Die 2-Jahres-Überlebensrate liegt dann noch bei ca. 50 %. Ausgeprägter Aszites kann zu einem Zwerchfellhochstand mit Behinderung der Atmung führen. Zusätzlich entwickeln sich häufig aufgrund des erhöhten intraabdominellen Druckes Leisten-, Bauchwand- oder Zwerchfellhernien. Zum Ausschluss einer spontan bakteriellen Peritonitis [SBP] sollte der Aszites diagnostisch punktiert werden. Die Diagnose wird bei einer Granulozytenzahl > 250/µl [> 500 Leukozyten/µl] und/oder einem Keimnachweis in der Kultur gestellt.
- **spontan bakterielle Peritonitis [SBP]:** hämatogene Infektion mit überwiegend gramnegativen Erregern. Primär kommt es bei Patienten mit Aszites zu einer Translokation intestinaler Bakterien in die mesenterialen Lymphknoten. Dort kann die lokale Abwehr gestört sein, sodass über eine Bakteriämie und über Lymph-

gefäße die Bakterien in den Aszites gelangen. Klinische Symptome der SBP sind unspezifisch. Fieber, abdominelle Schmerzen oder Zeichen der hepatischen Enzephalopathie sind nicht regelhaft. Ohne frühzeitige antibiotische Behandlung ist die Mortalität hoch.

- **Hepatorenales Syndrom:** Entwicklung eines akuten [Typ 1]/subakuten [Typ 2] (potenziell reversiblen) Nierenversagens bei fortgeschrittener Zirrhose auf dem Boden einer schlechter werdenden Nierenperfusion. Klinische und laborchemische Befunde sind typischerweise ein therapierefraktärer Aszites mit Oligurie bei unauffälligem Urin-Sediment, eine Verdünnungshyponatriämie [Früh- und Warnsymptom], eine niedrige Natriumausscheidung [< 10 mmol/24 h] und ein Anstieg des Plasma-Kreatinins. Das hepatorenale Syndrom hat insgesamt eine schlechte Prognose.
- **Ösophagusvarizen-Blutung:** Ursache ist der Pfortaderhochdruck, der zu Umgehungskreisläufen in der Speiseröhre führen kann. Eine Varizenblutung tritt bei ca. 25–40 % der Patienten mit Leberzirrhose auf. Trotz mittlerweile guten endoskopischen Interventionsmöglichkeiten und unterstützenden medikamentösen Therapien zur portalen Drucksenkung ist die Mortalität bei einer Ösophagusvarizen-Blutung insbesondere durch begleitende Infekte immer noch hoch.
- **Hepatopulmonales Syndrom:** Trias aus portaler Hypertension, Hypoxämie und allgemeiner pulmonaler Vasodilatation. Tritt je nach diagnostischen Kriterien und Methoden bei 4–47 % der Patienten auf. Der Verdacht auf ein hepatopulmonales Syndrom besteht, wenn bei einer vorliegenden Leberererkrankung der arterielle pO_2 unter 80 mmHg [ohne Berücksichtigung des hyperventilierten CO_2] liegt, ohne dass eine zugrunde liegende Lungen- oder Herzerkrankung nachweisbar ist. Die Diffusionskapazität liegt oft unter 80 % des Sollwertes. Die Patienten klagen über Dyspnoe vor allem im Stehen [Abfall des pO_2 > 5 mmHg], die sich im Liegen bessert. Der erhöhten Lungenperfusion steht eine unveränderte Lungenventilation gegenüber, sodass ein gestörtes Ventilations-Perfusions-Verhältnis mit funktionellem intrapulmonalen Shunt resultiert.
- **Hepatischer Hydrothorax:** Genese unsicher, wird u.a. durch den Übertritt von Aszites aus dem Bauchraum in die Pleura durch Zwerchfelldefekte verursacht.
- **Hepatische Enzephalopathie:** beschreibt potenziell reversible neuropsychiatrische Veränderungen. Erste Anzeichen können Schlafstörungen und die Aufhebung des Tag-Nacht-Rhythmus sein. Weitere Symptome sind eine psychomotorische Verlangsamung, Konzentrationsschwierigkeiten, Asterixis und gesteigerte Muskelreflexe. Komplikationen wie eine Infektion, Hypokaliämie, Ösophagusvarizenblutung, Obstipation, Hyponatriämie, eine aggressive diuretische Therapie oder die Einnahme von Sedativa können die hepatische Enzephalopathie auslösen bzw. aggravieren.
- **Hepatozelluläres Karzinom** [HCC]: Patienten mit Leberzirrhose haben ein deutlich erhöhtes Risiko, ein HCC zu entwickeln. Die ursächliche Erkrankung hat einen Einfluss auf die Höhe des Risikos. Patienten mit Hepatitis B oder C oder Patienten mit einer Hämochromatose haben das höchste Risiko. Die Patienten bleiben lange asymptomatisch. Symptome wie abdominelle Schmerzen, Ikterus, Völlegefühl oder eine palpable Tumormasse entwickeln sich erst bei deutlicher Größenzunahme des Tumors. Paraneoplastisch können eine Hypoglykämie, Erythrozytose, Diarrhoen oder eine Hyperkalzämie auftreten.
  In der Diagnostik kann die Bestimmung des Alpha-Fetoproteins [AFP] hilfreich sein. Bei Patienten mit Leberzirrhose und erhöhtem AFP sollte besonders sorgfältig nach einem HCC gesucht werden. Das mittlere Überleben bei Vorliegen eines HCC liegt zwischen 6 und 20 Monaten.

Therapie

Die vordringlichsten Behandlungsziele sind,

- die Grundkrankheit zu behandeln und damit das Fortschreiten der Fibrose zu verlangsamen bzw. zu stoppen,
- Komplikationen zu verhindern und zu behandeln,
- weitere Noxen zu meiden und Infektionen zu verhindern [z.B. durch Hepatitis A- und B-Impfung gemäß STIKO-Empfehlung]
- den optimalen Zeitpunkt für eine Lebertransplantation zu definieren.

Therapie der Grundkrankheit

- **Alkoholtoxische Leberzirrhose:** konsequente Alkoholabstinenz verlängert das Überleben.
- **Autoimmunhepatitis:** immunsuppressive Therapie führt selbst bei Vorliegen einer Zirrhose zu einer deutlich verbesserten 10-Jahres-Überlebensrate.
- **Hämochromatose:** Durch wiederholte Aderlässe kann der Körpereisenbestand reduziert und die Progression verlangsamt bzw. gestoppt werden.

- **Morbus Wilson:** Kupfer wird mithilfe des Chelatbildners D-Penicillamin oder Trientine eliminiert.
- **Hepatitis B:** Die Behandlung mit Nukleosidanaloga kann zur Verbesserung der Histologie führen und somit das Risiko einer HCC-Entwicklung verringern. [Pegylierte] Interferone sollten wegen des Risikos eines *flare-up* mit Dekompensation der Leberfunktion nicht eingesetzt werden.
- **Hepatitis C:** Eine Interferon-Therapie verlangsamt die Fibrogenese und kann sogar das Fibrosestadium verbessern. Auch das HCC-Risiko wird verringert.

Therapie der Komplikationen

- **Aszites:** Bei geringem Aszites genügt eine Flüssigkeits- und Kochsalzrestriktion. Bei ausgeprägteren Fällen sollte eine diuretische Therapie eingeleitet werden. Bewährt hat sich der Einsatz von Aldosteronantagonisten [z.B. Spironolacton*] gegebenenfalls in Kombination mit einem Schleifendiuretikum [z.B. Furosemid*, Torasemid*]. Bei zunehmender Diuretikaresistenz kann unter engmaschiger Kontrolle der Elektrolyte die Therapie mit einem Thiaziddiuretikum ergänzt werden. Hierbei wird die Diuretikaresistenz durch eine sequenzielle Nephronblockade überwunden. Ein zu rasches Ausschwemmen ist zu vermeiden, da es darunter zu schwerwiegenden Elektrolytstörungen, einer hepatischen Enzephalopathie oder der Entwicklung eines hepatorenalen Syndroms kommen kann.

> ⚠ Ziel ist ein Gewichtsverlust von 500 g pro Tag bei zusätzlichen peripheren Ödemen und 300 g bei alleinigem Aszites.

  Eine genaue Bilanzierung der Ein- und Ausfuhr ist sinnvoll. Bei therapierefraktären Fällen oder Spannungsaszites ist zusätzlich eine therapeutische Punktion [Parazentese] angezeigt. Bei einer Punktion von mehr als 4 Litern sollte Albumin substituiert werden. Eine weitere Option bei therapierefraktärem Aszites ist die Anlage eines transjugulären intrahepatischen portosystemischen Shunts [TIPS]. Hierbei wird radiologisch ein Stent zwischen eine Lebervene und einen Pfortaderast gelegt. Hauptkomplikation ist das Auftreten bzw. Verschlechterung einer hepatischen Enzephalopathie.
- **Ösophagusvarizen:** Patienten mit Leberzirrhose sollten auf das Vorliegen von Ösophagusvarizen untersucht werden. Als primäre Blutungsprophylaxe bei Vorliegen von Varizen wird der Einsatz eines nicht-kardioselektiven Betablockers empfohlen. Bei Patienten mit klinischen Zeichen einer akuten Varizenblutung sollte bereits vor Diagnosesicherung mit einer medikamentösen Therapie zur Senkung des portalvenösen Druckes begonnen werden. Für diese Indikation stehen das Vasopressin-Analogon Terlipressin oder Somatostatin und -Analoga zur Verfügung. Da bei einer akuten Varizenblutung ein hohes Risiko für bakterielle Infektionen besteht, ist heute die zusätzliche Antibiotikatherapie [z.B. Gyrasehemmer] Standard. Die endoskopische Therapie der Ösophagusvarizenblutung umfasst die Injektion von Sklerosierungsmitteln und die Gummibandligatur. Diese Therapien werden auch zur Rezidivprophylaxe eingesetzt. Hier konkurrieren die endoskopischen Verfahren mit dem TIPS, der die portale Hypertension senkt und das Blutungsrisiko aus Ösophagusvarizen reduzieren kann.
- **Hepatorenales Syndrom:** Patienten mit einem **akuten hepatorenalen Syndrom Typ 1** sollten mit hoher Dringlichkeit auf die Lebertransplantationsliste gesetzt werden. Gleichzeitig sollte eine Therapie mit einem Vasokonstriktor, z.B. Terlipressin* [nach Studienlage 0,5 mg i.v. alle 4 h als Bolus, im Verlauf auf max. 2 mg i.v. steigerbar], in Kombination mit intravenösem Albumin eingeleitet werden. Sollte die medikamentöse Therapie keinen Erfolg zeigen, kann die Anlage eines TIPS erfolgen. Zusätzlich ist bei einer Verdünnungshyponatriämie eine Flüssigkeitsrestriktion auf 1.000 ml pro Tag sinnvoll. Eine Hämodialyse ist in diesen Fällen nicht effektiv und sollte nur bei spezifischen klinischen Indikationen wie pulmonale Ödeme, schwere Hyperkaliämie oder metabolische Azidose in Betracht gezogen werden. Bei Patienten mit einem **subakuten hepatorenalen Syndrom Typ 2** steht die Behandlung des therapierefraktären Aszites im Vordergrund. Hier sollte eine regelmäßige Parazentese mit Albuminsubstitution erfolgen. Eine diuretische Therapie des Aszites ist nur sinnvoll, wenn sie eine signifikante Natriurese verursacht [> 30 mmol/Tag]. Die Kochsalzzufuhr wird auf 40–80 mmol/Tag beschränkt. Auch diese Patienten sollten für eine Lebertransplantation evaluiert werden. Im Vorfeld können dann auch hier Vasokonstriktoren oder TIPS eingesetzt werden. Nach Lebertransplantation ist das hepatorenale Syndrom reversibel.
- **SBP:** Das Risiko einer spontan bakteriellen Peritonitis kann durch die adäquate diuretische Behandlung des Aszites vermindert werden. Darüber hinaus sollte jede Infektion oder der Verdacht darauf schnell antibiotisch behandelt werden. Nach einer intestinalen Blutung, die das Risiko für eine SBP erhöht, sollte immer antibiotisch behandelt werden. Spätestens nach einem Rezidiv einer SBP sollte eine antibiotische Prophylaxe mit einem Gyrasehemmer erfolgen.

- **Hepatische Enzephalopathie** [HE]: Der Einsatz von Laktulose*, besonders effektiv als Laktuloseeinlauf [20 %ige Lösung], kann die bakterielle Urease und somit die Ammoniak-Bildung im Darm hemmen und den pH-Wert des Darmes erniedrigen, was zu einer verringerten Reabsorption von Ammoniak aus dem Kolon durch erhöhte Ionisierung zu NH_4^+ führt. Der intravenöse Einsatz von Ornithinaspartat hat sich bei der HE Stadium III und IV bewährt.
- **Lebertransplantation** [LTX]: Die Lebertransplantation ist der einzig kurative Behandlungsansatz der fortgeschrittenen Leberzirrhose [Child-Pugh B, C]. Entscheidend ist, die Patienten rechtzeitig, unter Berücksichtigung der Wartezeit auf ein Spenderorgan, zu evaluieren und an ein Transplantationszentrum anzubinden. Indikationen für eine LTX sind typischerweise ein Child-Pugh-Score [Tab. 1] von ≥ 7 und/oder Komplikationen der Zirrhose wie z.B. ein HCC [Frühstadium], intestinale Blutungen, spontan bakterielle Peritonitiden, hepatische Enzephalopathie, therapierefraktärer Aszites, unstillbarer Juckreiz und rezidivierende biliäre Infektionen.

Prognose

Die Child-Pugh-Klassifikation ist für die Prognoseeinschätzung hilfreich. In den **Child-Pugh-Score** fließen Daten wie Albumin, Bilirubin, INR/Quick, Aszites und das Stadium der hepatischen Enzephalopathie ein. Die 1-Jahres-Überlebensrate liegt im Stadium Child A bei 100 %, Child B bei 80 % und Child C bei 45 %. Die Mortalität bei abdominellen Eingriffen liegt im Child A-Stadium bei 10 %, Child B bei 30 % und Child C bei 82 %. Zusätzlich wurde für Patienten, die auf eine Lebertransplantation warten, der *Model of End-Stage Liver Disease* [MELD]-*Score* entwickelt, der einen guten prädiktiven Wert für die 3-Monats-Mortalität besitzt. Der **MELD-Score** setzt sich aus Serum-Kreatinin, Gesamt-Bilirubin und INR zusammen [Tab. 2].

Vorsorge/Prävention

Eine wirksame Prävention für Krankheiten, die zur Leberzirrhose führen können, gibt es durch die Impfung gegen Hepatitis B. Ebenso ist die Vermeidung hepatotoxischer Substanzen wie zum Beispiel Alkohol präventiv. Adäquater Lebensstil und Ernährung können die Entwicklung einer Steatohepatitis vermeiden. Für andere Erkrankungen, die zur Zirrhose führen, ist die Früherkennung und frühzeitige Therapie wichtig, um die Entwicklung der Leberzirrhose zu verhindern.

Quellenhinweise

Abb. 2: Dancygier: Klinische Hepatologie, Springer Verlag 2003
Abb. 3: Eder/Gedigk: Allgemeine Pathologie und pathologische Anatomie, Springer Verlag 1990
Abb. 4: Schölmerich: Medizinische Therapie in Klinik und Praxis, Springer Verlag 2003

Tab. 1. Child-Pugh-Score zur Prognoseabschätzung bei Leberzirrhose

	1 Punkt	2 Punkte	3 Punkte
Albumin i.S. [g/l]	> 35	28–35	< 28
Bilirubin i.S. [mg/dl] [µmol/l]	< 2,0 [≤ 34]	2,0–3,0 [34–51]	> 3,0 [≥ 51]
Quick [%]	> 70	40–70	< 40
Aszites [Sonografie]	fehlend	leicht	mittelgradig
Enzephalopathie	0	I–II	III–IV

Child A: 5–6 Punkte
Child B: 7–9 Punkte
Child C: 10–15 Punkte

Tab. 2. MELD-Score zur Einschätzung der 3-Monats-Mortalität

MELD-Score	3-Monats-Mortalität
< 9	3 %
10–19	8 %
20–29	24 %
30–39	60 %
40	81 %

Variablen:
- Kreatinin i.S. [mg/dl]
- Gesamt-Bilirubin i.S. [mg/dl]
- INR

Folgende Regeln müssen beachtet werden:
- 1 ist der minimal akzeptable Wert für jede Variable
- der maximal akzeptable Wert des Serum-Kreatinins ist 4, wurde in der vorausgehenden Woche zweimal hämodialysiert wird der Wert automatisch auf 4 gesetzt
- der maximale Wert des MELD-Scores ist 40

Formel:
MELD Score = 9,57*ln[Krea] + 3,78*ln[Bili] + 11,2*ln[INR] + 6,43

Len|den|wulst *m*: Verdrehung der Wirbel um die Längsachse [z.B. bei Skoliose] führt zu einem stärkeren Hervortreten der langen Rückenstrecker, das klinisch als Lendenwulst imponiert

Lennert-Lymphom *nt*: **Syn**: *lymphoepithelioides Lymphom*; im höheren Alter auftretendes Non-Hodgkin-Lymphom*; T-Zell-Lymphom mit niedrigem Malignitätsgrad

Lennox-Syndrom *nt*: **Syn**: *myoklonisch-astatische Epilepsie, Lennox-Gastaut-Syndrom*; den Blitz-Nick-Salaam-Krämpfen verwandte myoklonische Anfälle; kommt genetisch bedingt oder als Folge einer schweren prä- oder perinatalen Hirnschädigung vor; beginnt i.d.R. um das 4. Lebensjahr mit tonischen Anfällen und plötzlichem Tonusverlust, der zum Hinfallen führt; dazu kommen häufig Beugemyoklonien der Arme, orale Automatismen oder Zucken der Gesichtsmuskeln; *s.a. Essay Epilepsie und Status epilepticus S. 365*

Le|no|gras|tim *nt*: gentechnisch hergestellter rekombinanter menschlicher Granulozyten-koloniestimulierender Faktor mit 20-fach verstärkter Wirkung; wird bei Neutropenien unterschiedlichster Ursache [z.B. Kostman-Syndrom, Knochenmarktransplantation, Chemotherapie] zur schnelleren Regeneration verabreicht; **NW**: Kopfschmerzen, Müdigkeit, Erbrechen, dünne Haare, Knochenschmerzen durch massive Leukozytenbildung

Lente-Insuline *pl*: *s.u. Essay Diabetes mellitus S. 253*

Len|tek|to|mie *f*: → *Phakektomie*

Len|ti|go maligna *f*: **Syn**: *prämaligne Melanose, melanotische Präkanzerose, Dubreuilh-Erkrankung, Dubreuilh-Hutchinson-Krankheit, Melanosis circumscripta praeblastomatosa (Dubreuilh), Melanosis circumscripta praecancerosa (Dubreuilh)*; aus einem Altersfleck entstehendes, langsam wachsendes Melanom [In-situ-Melanom]; unbehandelt Übergang in ein **Lentigo-maligna Melanom**; findet sich fast ausschließlich an sonnenexponierten Körperregionen [Gesicht, Handrücken, Unterarme]; die solitäre Läsion kann bis zu handtellergroß werden, ist aber nicht erhaben und damit nicht tastbar; sie ist unregelmäßig mit scharfer Begrenzung; **DD**: malignes Melanom, aktinische Keratose, seborrhoische Warze, Lentigo senilis und simplex; **Therapie**: Exzision; wenn das nicht möglich ist Röntgenbestrahlung, Dermabrasion oder Kryochirurgie; *s.a. Essay Bösartige Neubildungen der Haut S. 993*

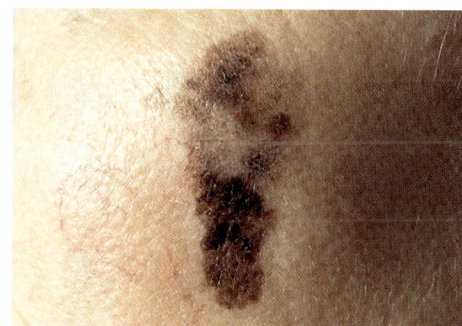

Abb. L23. Lentigo maligna

Len|ti|go|po|ly|po|se *f*: → *Peutz-Jeghers-Syndrom*

Len|ti|vi|ri|nae *pl*: **Syn**: *Lentiviren*; zu den Retroviren gehörende Subfamilie mit z.T. jahrelanger Inkubationszeit; enthält u.a. HIV-Virus, Visna-Virus und simian immunodeficiency virus

Len|to|ze|le *f*: **Syn**: *Linsenvorfall, Phakozele, Hernia lentis*; Vorfall der Linse durch einen Defekt von Hornhaut oder Sklera; tritt nur selten im Rahmen schwerer offener Augenverletzungen auf; **Therapie**: i.d.R. ist eine Entfernung der Linse [Lentektomie] die einzige Option; der Erfolg einer Implantation einer Kunststofflinse hängt vom Ausmaß der Verletzung ab

Le|o|nu|ri cae herba *f*: **Syn**: *Herzgespannkraut*; oberirdische Pflan-

zenteile von Herzgespann*

Le|o|nu|rus cardiaca *m*: *s.u. Herzgespann*

Le|o|nu|rus quinquelobatus *m*: *s.u. Herzgespann*

Leon-Virus *nt*: *s.u. Poliomyelitis*

Leopold-Handgriffe *pl*: vier Handgriffe zur Untersuchung der Schwangeren zur Beurteilung von Größe und Lage des Fetus: der **1. Leopold-Handgriff** ermittelt den Fundusstand; der **2. Leopold-Handgriff** dient der Ermittlung der Stellung des kindlichen Rückens, der **3. Leopold-Handgriff** dient der Feststellung des vorangehenden Kindsteiles und der **4. Leopold-Handgriff** ermittelt die Beziehung des vorausgehenden Teiles zum Beckeneingang

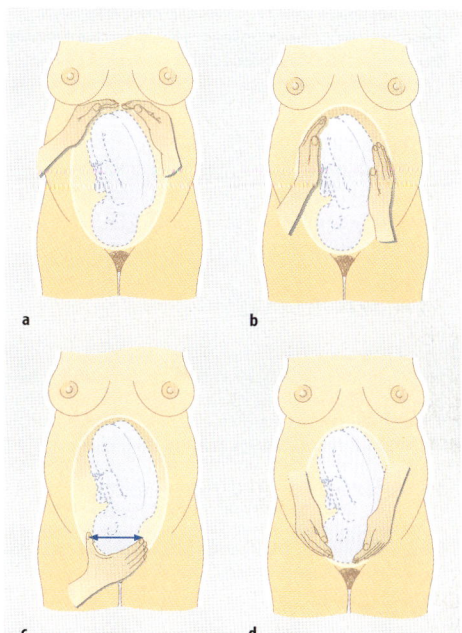

Abb. L24. Leopold-Handgriffe. **a** 1. Leopold-Handgriff, **b** 2. Leopold-Handgriff **c** 3. Leopold-Handgriff, **d** 4. Leopold-Handgriff

Le|pra *f*: **Syn**: *Aussatz, Hansen-Krankheit, Morbus Hansen, Hansenosis*; chronische Infektionskrankheit durch Mycobacterium leprae, die durch sensible und trophische Störungen, Lähmungen und Verstümmelungen gekennzeichnet ist; z.Z. sind weltweit mehr als 5,5 Millionen Menschen an Lepra erkrankt und die Zahl der Neuerkrankungen wird auf 1 Million pro Jahr geschätzt; die Erkrankung beginnt meist im Jugendalter und bevorzugt das männliche Geschlecht; es gibt einen engen Zusammenhang von sozioökonomischen Verhältnissen und Leprahäufigkeit; die meisten Fälle treten in Süd- und Zentralamerika, Afrika und Süd- und Ostasien auf; **Klinik**: am Anfang ist schleichend mit Entwicklung von Muskelschwäche, Parästhesie und Hypästhesie umschriebener Hautbezirke; es kommt zur Ausbildung einer **indeterminierten Lepra**, durch nur wenige unscharf begrenzte, hypopigmentierte und hypästhetische Flecken gekennzeichnet ist; sie kann spontan ausheilen oder in eine klinisch manifeste „determinierte" Lepra übergehen kann; je nach dem klinischen Bild und dem Ergebnis des **Lepromin-Tests** [Intrakutantest mit Lepromin, einer aus lepromatösem Gewebe gewonnene Antigensuspension; ist bei tuberkuloider Lepra positiv, bei lepromatöser Lepra negativ] kann man zwei Polformen unterscheiden: **1. lepromatöse Lepra**: extrem ansteckende Lepraform mit massiver Hautinfiltration und Ausbreitung auf den gesamten Körper im Laufe von

L

Tab. L3. Lepra. Klassifikation nach Ridley-Jopling

	TT Tuberkuloid	BT Borderline-tuberkuloid	BB Borderline	BL Borderline-lepromatös	LL Lepromatös
Zahl der Läsionen	Einzelne	Einige	Mäßig viele	Zahlreiche	Sehr viele
Beschaffenheit	Oberflächlich infiltriert, schuppig	Infiltriert		„Wachsig"	„Wachsig"
Hypästhesie	Voll ausgeprägt	Ausgeprägt	Mäßig	Milde	Fehlt
„slit-skin smear"	Negativ	Negativ oder ±	+ / ++	+++	++++
Lepromin-Test	+++	+ / ++	–	–	–

Tab. L4. Leptospira. Leptospira-Serovare mit Relevanz für Europa

Serovar	Haus-/Nutztier-Reservoir	Wildtier-Reservoir
Leptospira icterohaemorrhagiae	Hund, Schwein, Pferd, Rind	Ratte, Maus, Fuchs
Leptospira canicola	Hund, Schwein, Rind, Katze, Pferd	Ratte Wühlmaus
Leptospira pomona	Schwein, Rind, Ziege, Hund, Katze, Pferd, Schaf	Fuchs, Hirsch, Maus, Wühlmaus, Kaninchen
Leptospira tarassovi	Pferd, Schaf	Kaninchen
Leptospira grippotyphosa	Rind, Ziege, Schaf, Schwein, Hund, Katze	Wühlmaus, Ratte, Fuchs, Bisamratte, Kaninchen
Leptospira bataviae	Hund, Katze, Rind	Maus, Ratte, Wühlmaus
Leptospira hardjo	Rind	
Leptospira sejroe		Maus, Ratte
Leptospira bratislava		Igel

Monaten oder Jahren; es entstehen ausgedehnte Verdickungen der Haut [v.a. Gesicht und Extremitäten] und Schleimhaut der oberen Atemwege; die Läsionen enthalten zahlreiche Erreger [**Lepraglobi**]; unbehandelt kommt es zu progredientem Verlauf und tödlichem Ausgang **2. tuberkuloide Lepra**: gutartige Lepraform mit niedriger Kontagiosität und guter Prognose, die spontan ausheilen kann; typisch ist das Bild einer **makuloanästhetischen Lepra** mit hypopigmentierten, anästhetischen, anhidrotischen Herden, die peripher fortschreiten und gleichzeitig zentral abheilen; bei den Herden können strangartig verdickte Nerven getastet werden

dazwischen liegen drei Übergangsformen von **Borderline-Lepra** [dimorphe Lepra]; ähnelt sie mehr der tuberkuloiden Lepra und ist der Lepromin-Test positiv, spricht man von **borderline-tuberkuloider Lepra**, bei negativem Lepromin-Test und einem an lepromatöse Lepra erinnernden Bild von **borderline-lepromatöser Lepra**

Therapie: paucibacilläre Lepraformen [mit nur wenig Erregern in den Läsionen; indeterminierte, tuberkuloide, borderline-tuberkuloide Lepra] mit einer Kombination von Dapson✳ und Rifampicin✳ für 6 Monate; alle anderen Formen mit einer Kombination von Dapson✳, Rifampicin✳ und Clofazimin✳ für mindestens 2 Jahre

bei Verbesserung der Immunlage unter der Therapie oder bei spontaner Besserung kann es zu sog. **reversal reactions** kommen; bei tuberkuloider und dimorpher Lepra treten zelluläre Reaktionen [**Typ-I-Reaktionen**], wie z.B. Erythem, Schwellung und Schmerzen auf; bei lepromatöser Lepra finden sich humorale Reaktionen durch zirkulierende Immunkomplexe [**Typ-II-Reaktionen**], wie z.B. Erythema nodosum, Fieber, Polyneuritis, Polyarthritis, Glomerulonephritis; Thalidomid✳ wirkt gut gegen Typ-II-Reaktionen

Lep|tin *nt*: Gewebshormon des Fettgewebes, das die Fettmasse des Körpers reguliert; eine Resistenz des Leptinrezeptors wird als Ursache für anlagebedingte Fettsucht diskutiert; *s.a. Essay Adipositas S. 15*

Lep|to|me|nin|gi|tis *f, pl* **-ti|den**: *s.u. Meningitis*

Lep|to|spi|ra *f*: Gattung gramnegativer, schraubenförmig gewundener, kleiderbügelförmiger Bakterien; werden von befallenen Tieren [v.a. Nagern] mit dem Urin ausgeschieden und oft über kontaminiertes Wasser vom Menschen aufgenommen; Erreger zyklischer Allgemeininfektionen [Leptospi-

rose]

Leptospira interrogans: Bakterium mit mehr als 200 Serotypen; **Leptospira interrogans serovar icterohaemorrhagiae** ist der Erreger der Leptospirosis icterohaemorrhagica

Leptospira pomona: Erreger der weltweit auftretenden Leptospirosis pomona

Lep|to|spi|ro|se *f*: *Syn:* Leptospirenerkrankung, Leptospirosis; Befall und Infektion mit Leptospira-Arten; tritt weltweit auf, v.a. aber dort, wo künstlich bewässert wird bzw. die Pflanzen im Wasser stehen [Reis-, Zuckerrohranbau]; in Mitteleuropa werden kaum noch Fälle berichtet, in Südostasien sieht die Lage aber anders aus und Reisende in diese Gebiete können eine Infektion mitbringen

Leptospirosis bataviae: *Syn: Reisfeldfieber, Reisfeldleptospirose, Bataviafieber, indonesische Weil-Krankheit*; akut fieberhafte Leptospirose mit oder ohne Ikterus durch Leptospira bataviae; tritt hauptsächlich in Südostasien auf

Leptospirosis canicola: *Syn: Kanikolafieber, Canicolafieber, Stuttgarter-Hundeseuche*; primär Hunde betreffende, selten auf den Menschen übertragene Leptospirose; verläuft milder als die Leptospirosis icterohaemorrhagica

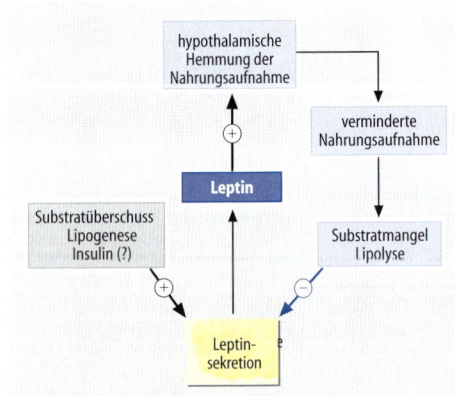

Abb. L25. Leptin. Regulation der Fettmasse durch Leptin

Leptospirosis grippotyphosa: *Syn: Feldfieber, Erntefieber, Schlammfieber, Sumpffieber, Erbsenpflückerkrankheit*; epidemisch auftretende anikterische Leptospirose; verläuft meist als hoch fieberhafte grippeähnliche Erkrankung; am häufigsten ist die durch Leptospira grippotyphosa hervorgerufene Form; **Therapie:** Penicillin* G i.v.

Leptospirosis icterohaemorrhagica: *Syn: Morbus Weil, Weil-Krankheit, Wasserfieber*; meldepflichtige, akute Infektionskrankheit durch Leptospira interrogans-Subspecies; in der ersten Phase kommt es zu starken Kopf- und Muskelschmerzen, Konjunktivitis, Exanthemen und evtl. Meningismus; in der zweiten Phase dominieren Ikterus, Anämie, Nephritis und Meningitis das klinische Bild; **Diagnose:** Antikörpernachweis im Serum; Erregeranzucht aus Blut, Liquor [in der 1. Krankheitswoche] und Urin [ab der 2. Woche]; **Therapie:** leichte Formen Doxycyclin* oral, schwere Formen Penicillin* G i.v.

Leptospirosis pomona: *Syn: Schweinehüterkrankheit, Bouchet-Gsell-Krankheit*; weltweit auftretende akute Infektionskrankheit durch Leptospira pomona; der Verlauf ist klinisch durch Kopf- und Muskelschmerzen, Meningismus [evtl. sogar Meningitis] und Leberbeteiligung [Ikterus] gekennzeichnet; **Therapie:** leichte Formen Doxycyclin* oral, schwere Formen Penicillin* G i.v.

Ler|ca|ni|di|pin *nt:* Dihydropyridin mit negativ inotroper, dromotroper und chronotroper Wirkung; blockiert reversibel und relativ selektiv die Calciumkanäle der glatten Gefäßmuskulatur; **Antihypertensivum; Anw.:** milde und moderate arterielle Hypertonie, koronare Herzerkrankung [mit Hypertonie]; **Dosierung:** 10 [–20] mg/d p.o.; **NW:** Kopfschmerz, Schwindel, Orthostasestörungen, Knöchelödeme, Herzklopfen; **Kontraind.:** schwere Leber- oder Niereninsuffizienz

Leriche-Brüning-Operation *f: Syn: periarterielle Sympathektomie*; Entfernung der periarteriellen Sympathikusgeflechte zur Behandlung von Durchblutungsstörungen

Leriche-Syndrom *nt: Syn: Aortenbifurkationssyndrom, Bifurkationssyndrom*; durch einen Verschluss der Aortengabel hervorgerufene Minderdurchblutung der Beine und die damit entstehenden Symptome [Beinschmerzen, Blässe, Claudicatio intermittens]; **Therapie:** erfordert operative Beseitigung der Ursache [Embolus, Thrombus] oder Bypass bei Atherosklerose

Léri-Vorderarmzeichen *nt: Syn: Hand-Vorderarm-Zeichen*; einseitiges Fehlen oder Abschwächung der Mitbewegung des Ellenbogengelenks bei passiver Beugung von Fingern und Handgelenk

Leroux-Robert-Operation *f:* frontolaterale vertikale Teilresektion des Kehlkopfes bei Stimmlippenkarzinom mit Übergreifen auf die vordere Kommissur; heute meist abgelöst durch eine endolaryngeale Laserresektion

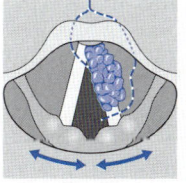

Abb. L26. Leroux-Robert-Operation. frontolaterale vertikale Teilresektion des Kehlkopfes bei Stimmlippenkarzinom

Leschke-Syndrom *nt: Syn: kongenitale Pigmentdystrophie, Dystrophia pigmentosa*; Variante der Neurofibromatosis* generalisata mit makulöser Hautpigmentierung aber ohne Hauttumoren

Lesch-Nyhan-Syndrom *nt: Syn: Automutilationssyndrom, Hyperurikämiesyndrom*; X-chromosomal-rezessive Störung des Purinstoffwechsels durch einen kompletten Mangel an Hypoxanthinguaninphosphoribosyltransferase; führt zu einer Erhöhung von Harnsäure- und Hypoxanthinspiegel im Blut mit Intelligenzstörung und Selbstverstümmelung; *s.u. Essay Gicht und andere Störungen des Purinstoffwechsels S. 487*

LE-Syndrom, neonatales *nt:* → *neonataler Lupus erythematodes*

Le|tro|zol *nt:* selektiver oraler nicht-steroidaler Aromatasehemmer; **Anw.:** postmenopausale metastasierende Mammakarzinome; *s.a. Essay Neubildungen der Brustdrüse S. 969*

Letterer-Siwe-Krankheit *f: Syn: Abt-Letterer-Siwe-Krankheit, Morbus Letterer-Siwe, akute Säuglingsretikulose, maligne Säuglingsretikulose, maligne generalisierte Histiozytose*; generalisierte Variante der Histiozytosis × mit Granulomen in Haut, Milz, Lymphknoten, Leber, Lunge und Knochen; betrifft bevorzugt Kleinkinder; typisch ist ein akuter Verlauf mit hoher Sterberate [90 %]; **Therapie:** Zytostatikatherapie und hoch dosierte Corticoide; Antibiotikaabdeckung und Bluttransfusionen

Leu|ci|nose *f:* → *Ahornsirup-Syndrom*

Leu|co|der|ma centrifugum acquisitum *nt:* → *Sutton-Nävus*

Leu|co|en|ce|pha|li|tis periaxialis *f:* → *konzentrische Sklerose*

Leu|co|vo|rin *nt:* → *Folinsäure*

Leuk|ämie *f: Syn: Leukose*; Sammelbegriff für maligne Erkrankungen des blutbildenden Systems, die von einer Erhöhung der weißen Blutkörperchen im peripheren Blut gekennzeichnet sind; bei **aleukämischer Leukämie** fehlt die typische Erhöhung der weißen Blutkörperchen; als **subleukämische Leukämie** wird eine akute Leukämie mit nicht oder nur mäßig erhöhter Leukozytenzahl bezeichnet

Leukämien können nach der Herkunft der Zellen in z.B. lymphatische und myeloische Leukämien und nach dem Verlauf in z.B. akute und chronische Leukämien unterteilt werden; besser ist aber eine Unterteilung in akute Leukämien, Hodgkin- und Non-Hodgkin-Lymphome

akute Leukämie: *Syn: unreifzellige Leukose, unreifzellige Leukämie*; durch das Auftreten von unreifen Vorstufen in Knochenmark und Blutausstrich charakterisierte, akut verlaufende Erkrankung; je nach der betroffenen Zellreihe unterscheidet man **akute lymphatische** und **akute myeloische Leukämien;** innerhalb dieser Gruppen erfolgt eine Subklassifikation nach der Morphologie bzw. Zytogenetik und der Zugehörigkeit zur B- oder T-Zellreihe

akute Leukämien machen ca. 2–4 % aller malignen Tumoren aus; die **akute lymphatische Leukämie** ist die häufigste Leukämie des Kindesalters; sie wird durch Lymphoblasten im Blutbild charakterisiert [**akute Lymphoblastenleukämie**]; die immunologische Einteilung in **B-Linien-ALL** und **T-Linien-ALL** ist von Bedeutung für Therapie und Prognose; die **akute myeloische Leukämie** ist häufigste akute Leukämie des Erwachsenenalters; sie wird nach den Kriterien der FAB-Klassifizierung [s.u.] in Subformen unterteilt

genetische Prädisposition, zytogenetische Anomalien [Chromosomenanomalien, meist balancierte Translokation] und Exposition mit kanzerogenen Substanzen sind die Hauptfaktoren, die zur Bildung einer akuten Leukämie führen können; **Klinik:** die Verdrängung der normalen Blutbildung führt zu Anämie [Müdigkeit, Kopfschmerzen, Schwindel, Ohrensausen], Granulozytopenie [Fieber, Infektanfälligkeit, Haut- und Schleimhautulzera], Thrombozytopenie [Nasenbluten, Zahnfleischbluten, Haut- und Schleimhautblutungen, gastrointestinale und zerebrale Blutungen] und Lymphozytopenie [Infektanfälligkeit]; dazu kommen noch Hepatosplenomegalie, Zahnfleischhyperplasie, Lymphknotenvergrößerung und oft Meningismus [v.a. bei akuter lymphatischer Leukämie]

Diagnostik: wichtig für Therapie und Prognose ist die Diagnose der exakten Subform, daher werden Blut und Knochenmarkaspirat morphologisch, zytochemisch, zytogenetisch, molekulargenetisch und mittels Immunphänotypisierung untersucht; die **Therapie** der akuten Leukämien ist auf die vollständige Heilung ausgerichtet; im ersten Schritt, der so genannten **Induktionstherapie,** wird versucht, durch gezielte Chemotherapie eine Vollremission zu erreichen; im zweiten Schritt, der **Therapie in Remission,** versucht man, noch vorhandene Tumorzellen zu beseitigen; dies geschieht mittels wiederholter Chemotherapie oder Zerstörung des patienteneigenen Knochenmarks mit Zytostatika oder Bestrahlung und Knochenmarktransplantation; zusätzlich ist noch eine **supportive Therapie** zur Prophylaxe oder Behandlung der Nebenwirkungen der Therapie nötig

Prognose: bei Kindern und Jugendlichen liegt die Rate der Vollremissionen bei akuter lymphatischer Leukämie bei ca. 80–85 %, bei Erwachsenen bei ca. 65–75 %; die Langzeitüberlebensrate beträgt ca. 50–60 %; die Zahlen für die akute myeloische Leukämie liegen niedriger und nehmen mit zunehmendem Alter ab; 60–70 % erreichen eine Vollremission; die Überlebensrate nach HLA-kompatibler Knochenmarktransplantation liegt bei ca. 40–50 %, ohne Transplantation bei 25–35 %; *s.u. Essay Akute Leukämien S. 889*

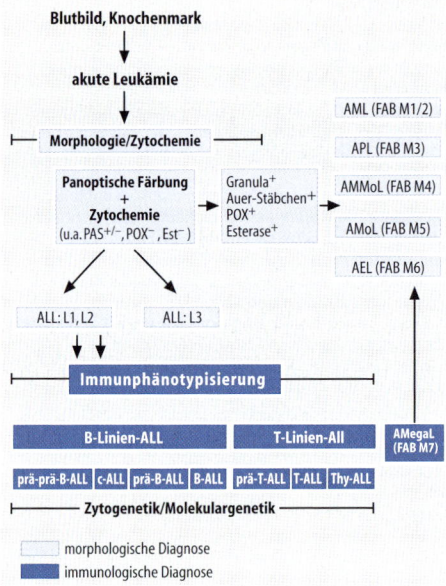

Abb. L27. Akute Leukämie. Diagnoseschema

B-lymphoblastäre Leukämie: *s.u. Essay Non-Hodgkin-Lymphome S. 1133*

chronische Leukämien: *Syn: reifzellige Leukämien;* chronisch verlaufende Leukämieformen, die durch einen langsam progredienten Verlauf gekennzeichnet sind und meist erst im höheren Alter auftreten; *s.a. Essay Hodgkin-Lymphome S. 661, Essay Non-Hodgkin-Lymphome S. 1133*

chronische lymphatische Leukämie: *Syn: chronische lymphozytische Leukämie, chronische lymphozytäre Leukämie, chronische Lymphadenose;* zu den Non-Hodgkin-Lymphomen gerechnete Leukämie, die meist zwischen dem 60. und 70. Lebensjahr auftritt; bisher sind fast nur Formen der B-Zellreihe aufgetreten [B-CLL]; weniger als 5 % der Fälle zeigen Merkmale der T-Lymphozyten [T-CLL]; ihre Prognose ist wesentlich ungünstiger; bei der B-CLL wurde in den letzten Jahren zwei Unterformen unterschieden: **1. unmutierte CLL:** die leukämischen Zellen zeigen umgelagerte VH-Gene mit weniger als 2 % Mutationen; sie entsprechen naiven B-Zellen ohne Antigenkontakt und ohne Weiterentwicklung innerhalb der Keimzentren des Lymphknotens [prä-germinal] **2. mutierte CLL:** zeigt verstärkt somatische Mutationen des IgV-Gens [mutierte CLL]; die Zelle entspricht einer Memory- oder Gedächtnis-Zelle [post-germinal]; *s.u. Essay Non-Hodgkin-Lymphome S. 1133*

lymphoblastäre Leukämie: aus Lymphoblasten bestehendes hochmalignes Lymphom; kommt es zur Ausschwemmung

Tab. L5. Myeloische Leukämie. FAB-Klassifikation der akuten myeloischen Leukämie

FAB-Subtyp	Morphologie	Zytogenetik	Weitere Merkmale
M0	blastär-undifferenziert	t(3;21) (1q26;q22)	myeloische Immunmarker
M1	myeloblastär-undifferenziert		
M2	myeloblastär-differenziert	t(8,21 (q22;q22)	Auer-Stäbchen
M3	promyelozytär-hypergranulär	t(15;17) (q22;q11-12)	Auer-Stäbchen
M3 variant	promyeozytär-mikrogranulär	t(15,17) (q22;q11-12)	
M4	myelomonozytär		
M4 Eo	myelomonozytär mit Eosinophilie	t/inv 16 (p13;q22)	abnorme Eosinophilie
M5a	monoblastär	t(9;11) (p21-22;q23) andere Translokationen (11) (q23)	
M5b	promonozytär-monozytär		
M6	erythroblastär-myeloblastär		
M7	megakaryo-blastär		plättchenspezif. Immunmarker

von unreifen Formen aus dem Knochenmark spricht man von akuter lymphatischer Leukämie; *s.u. Essay Non-Hodgkin-Lymphome S. 1133, Essay Akute Leukämien S. 889*

lymphatische Leukämie: *Syn: lymphozytische Leukämie, Lymphoblastenleukämie;* durch eine Proliferation von Zellen des lymphatischen Systems gekennzeichnete akute oder chronische lymphatische Leukämie; *s.a. Essay Akute Leukämien S. 889, Essay Non-Hodgkin-Lymphome S. 1133*

myeloische Leukämie: *Syn: granulozytäre Leukämie;* durch eine Proliferation von Zellen des myeloischen Systems gekennzeichnete akute oder chronische Leukämie; die **akute myeloische Leukämie** ist die häufigste akute Leukämie des Erwachsenenalters mit verschiedenen Unterformen; die Einteilung erfolgt nach den Kriterien der **FAB-Klassifizierung** [French American British Cooperative Group]

die **chronische myeloische Leukämie** beginnt meist im mittleren Lebensalter; der Verlauf ist langsam progredient mit schleichendem Beginn; am Ende steht meist ein terminaler Blastenschub

T-lymphoblastäre Leukämie: *s.u. Essay Non-Hodgkin-Lymphome S. 1133*

Leuken|ze|pha|li|tis, subakute sklerosierende van Bogaert *f: Syn: subakute sklerosierende Panenzephalitis, Einschlusskörperenzephalitis Dawson;* chronisch-progrediente, alle Hirnteile [Panenzephalitis] betreffende Slow-virus-Infektion, die mehrere (bis zu 30) Jahre nach einer akuter Maserninfektion auftritt

Leu|ke|rin *nt:* → *Mercaptopurin*

Leu|ko|dys|tro|phie *f: Syn: Leukodystrophia;* Oberbegriff für Erkrankungen, die zu einer Entmarkung der weißen Hirnsubstanz führen; sie sind wesentlich seltener als die durch Speicherkrankheiten verursachte Schädigung der grauen Substanz [Poliodystrophie]; die autosomal-rezessive **metachromatische Leukodystrophie** führt zu einem Mangel an Arylsulfatase A und Einlagerung von Sulfatiden [**Sulfatidlipidose, Sulfatidose**] in ZNS, periphere Nerven und Niere; sie beginnt meist im frühen Kindesalter mit einem auffälligen

Tab. L6. Myeloische Leukämie. Stadien der chronischen myeloischen Leukämie

Chronische Phasen				
Blutausstrich			**Knochenmark**	
GP:	Pathologische Linksverschiebung Eosinophile vermehrt Basophile vermehrt		GP:	Stark hyperplastisch Linksverschiebung Eosinophile vermehrt Basophile vermehrt
EP:	Normoblasten vereinzelt Anisozytose, Polychromasie		EP:	Vermindert (absolut oder relativ)
ThP:	Thrombozyten meist vermehrt Anisozytose, Riesenplättchen Megakaryozytenkerne vereinzelt		ThP:	Megakaryozyten meist vermehrt, z.T. abnorme Formen (Mikrokaryozyten)
Akzelerierte Phase				
Blutausstrich			**Knochenmark**	
GP:	Pathologische Linksverschiebung Pseudo-Pelger Stärkeres Auftreten von N.E. bzw. „Blasten" < 20% Basophile gelegentlich deutliche Zunahme < 30%		GP:	Pathologische Linksverschiebung Stärkeres Auftreten von N.E. bzw. „Blasten" < 20% Basophile gelegentlich deutlich vermehrt
EP:	Normoblasten vereinzelt Anisozytose, Polychromasie		EP:	Vermindert
ThP:	Thrombozyten normal bis vermindert Anisozytose Megakaryozytenkerne vereinzelt		ThP:	Normal bis vermindert
Akute Phase (Blastenschub)				
Blutausstrich			**Knochenmark**	
GP:	Fast ausschließlich N.E. („Blasten")		GP:	Fast ausschließlich N.E. („Blasten"), > 30%
EP:	Erhebliche Anisozytose Polychromasie, Normoblasten		EP:	Erheblich vermindert
ThP:	Thrombozyten erheblich vermindert bis fehlend Anisozytose, Megakaryozytenkerne		ThP:	Erheblich vermindert

N.E.: nicht einzuordnende Zellen, GP: Granulozytopoese, EP: Erythrozytopoese, ThP: Thrombozytopoese, Megakaryozytopoese

L

Stillstand von motorischer und geistiger Entwicklung; das **klinische Bild** ist von der Trias doppelseitige, spastische Lähmungen, doppelseitige Optikusatrophie mit Erblindung und Demenz gekennzeichnet; der Verlauf ist progredient über Monate oder Jahre; erst im Erwachsenenalter beginnende Formen verlaufen langsamer, sind aber ebenfalls tödlich; eine tödlich verlaufende Form der metachromatischen Leukodystrophie mit geistiger Retardierung, progredienter spastischer Tetraparese, Schluckstörungen und epileptiformen Anfällen wird als **Scholz-Syndrom** oder **Scholz-Bielschowsky-Henneberg-Sklerosetyp** bezeichnet

die **Globoidzellen-Leukodystrophie** ist ein autosomal-rezessiv vererbter Defekt der Galaktosylceramidase mit Entmarkungsarealen und Ablagerung von Cerebrosiden in Riesenzellen [**Globoidzellen**]; sie beginnt entweder schon im Säuglingsalter [**frühkindliche Form**] der nach dem 2. Lebensjahr [**juvenile Form**], verläuft rasch progredient mit Erblindung, Spastik, zerebellaren Symptomen, Demenz und Enthirnungsstarre

Leu|ko|gramm *nt: Syn: Differenzialblutbild;* weißes Blutbild mit Auszählung der verschiedenen Leukozytenformen; *s.u. Blutbild*

Leu|ko|ke|ra|to|sis *f, pl* -**ses**: → *Leukoplakie*

Leu|ko|ko|rie *f: s.u. Retinoblastom*

Leu|ko|pla|kie *f: Syn: Weißschwielenkrankheit, Leukoplakia, Leukokeratosis;* Verhornungsstörung der Schleimhaut mit Bildung weißer Herde [**Leukoplakia simplex**]; die verruköse oder erosive Form [**Leukoplakia verrucosa, erosiva**] gilt als Präkanzerose; kann angeboren [z.B. weißer Schleimhaut-

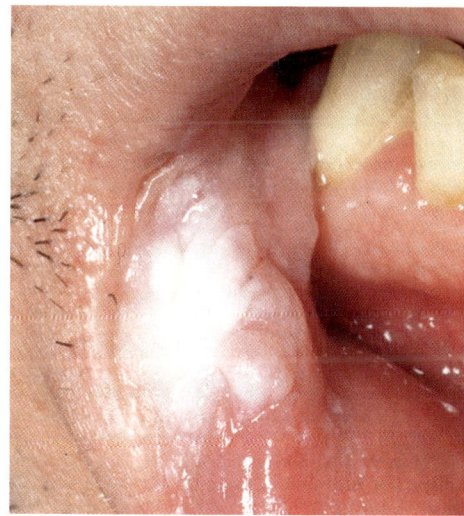

Abb. L28. Leukoplakie

nävus] oder [häufiger] erworben sein; *s.u. Essay Neubildungen der Mundhöhle S. 1049*

orale haarförmige Leukoplakie: *Syn: weiße Haarzunge, orale Haarleukoplakie*; weißlich-leistenartige Veränderungen durch das Epstein-Barr-Virus, v.a. am Zungenrand bei HIV-Infektion*; gilt als prognostisch ungünstiges Zeichen; 48 % der Befallenen entwickelt AIDS innerhalb von 16 Monaten und 63 % innerhalb von 31 Monaten; *s.a. Essay HIV-Infektion – AIDS S. 625*

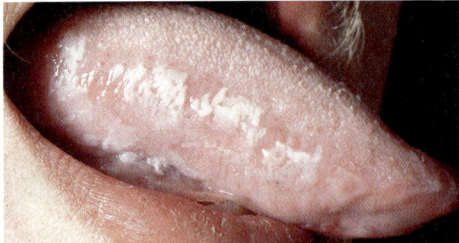

Abb. L29. Orale haarförmige Leukoplakie

Leu|kor|rhoe *f, pl*: → *Fluor albus*

Leukostase-Syndrom *nt*: Beeinträchtigung lebenswichtiger Organe durch Minderperfusion bei Hyperleukozytose; häufige Komplikation bei akuter lymphatischer Leukämie ab Leukozytenzahlen von > 150.000/μl; *s.a. Essay Akute Leukämien S. 889*

Leu|ko|to|mie *f*: kaum noch durchgeführte Durchtrennung von Verbindungsfasern zwischen Thalamus und Stirnhirn; heute durch stereotaktische Hirnoperationen ersetzt

Leu|ko|zy|ten|in|ter|fe|ron *nt*: *Syn: Interferon-α, α-Interferon*; *s.u. Interferone*

Leu|ko|zy|ten|szin|ti|gra|fie, -gra|phie *f*: *s.u. Knochenszintigrafie*

Leu|pro|re|lin *nt*: *Syn: Leuprolid*; synthetischer GnRH-Antagonist; vermindert die Steroidhormonbildung in Ovar und Hoden; **Anw.**: Zytostatikum bei Prostatakarzinom; benigne Prostatahyperplasie [zusammen mit Flutamid]; Uterusmyome, Endometriose; **NW**: Wallungen, Impotenz, Schlafstörungen, Schwitzen, Kopfschmerzen, Knochenschmerzen, Nausea, Akne, Depressionen

Le|val|mi|sol *nt*: *Syn: L-Tetramisol*; Anthelmintikum, Immunstimulans; **Anw.**: Mittel der Wahl bei Ascaris lumbricoides-Infektionen; **Dosierung**: Erwachsene Einmaldosis von 150 mg, Kinder 40–80 mg; **NW**: selten Übelkeit, Erbrechen, abdominelle Schmerzen oder Kopfschmerzen; *s.a. Essay Helminthosen S. 553*

Lev|ar|te|re|nol *nt*: → *Noradrenalin*

Le|va|tor|fas|zi|en|plas|tik nach Shaw und O'Sullivan *f*: *s.u. hintere Kolporrhaphie*

Leventhal-Syndrom *nt*: → *Syndrom der polyzystischen Ovarien*

Le|ve|til|ra|ce|tam *nt*: Antiepileptikum; HWZ 6–8 h, bei älteren Patienten 9–11 h; *s.u. Essay Epilepsie und Status epilepticus S. 365*

Le|vis|ti|ci radix *f*: Wurzel und Wurzelstock von Liebstöckel*

Le|vis|ti|cum officinale *nt*: → *Liebstöckel*

Le|vo|bu|no|lol *nt*: stark wirksamer nicht-kardioselektiver Betablocker; **Anw.**: Senkung des erhöhten Augeninnendrucks bei chronischem Weitwinkelglaukom; **Dosierung**: 1 Tropfen einer 0,5 %-igen Lösung 2 × tgl., bei längerer Therapie i.d.R. 1 Tropfen 1 × tgl.; **NW**: leichtes Stechen oder Brennen im Auge, Blepharoconjunctivitis, in seltenen Fällen verminderte Sehschärfe, Iridocyclitis, Keratopathie und Keratitis superficialis

Le|vo|cal|bas|tin *nt*: H₁-Antihistaminikum, Antiallergikum; **Anw.**: allergische Rhinitis und Konjunktivitis; **Dosierung**: allergischer Konjunktivitis 2–3 × tgl. 1 Tropfen [entspricht 15 μg], bei allergischer Rhinitis 2–3 × tgl. 2 Sprühstöße [entspricht 50 μl]; **NW**: Kopfschmerzen, Müdigkeit, Somnolenz, Brennen in der Nase

Le|vo|do|pa *nt*: → *L-Dopa*

Le|vo|flo|xa|cin *nt*: Gyrasehemmer, Fluorochinolon; S-Isomer

von Ofloxacin*; besitzt eine antibakterielle Wirkung gegen grampositive, gramnegative und atypische Erreger [Haemophilus influenzae, Moraxella catharalis, Mycoplasma pneumoniae, Legionella pneumophila, Chlamydia pneumoniae]; gilt derzeit als wirksamste Substanz gegen Legionellen; **Anw.**: Infektionen des Respirationstraktes, der Haut, Weichteile und der Harntraktes; **Dosierung**: 3-mal tgl. 100 mg; mildere Infektionen einmalige Gabe von 500 mg; **NW**: Magen-Darm-Störungen, Übelkeit, Erbrechen, Verwirrtheit

Le|vo|me|pro|ma|zin *nt*: *Syn: Levopromazin*; niederpotentes Neuroleptikum mit schwacher antipsychotischer und antidepressiver, aber stark sedierender Wirkung; HWZ 17 h; **Anw.**: schizophrene Psychosen, Manien, agitierte Depression, reaktive Psychosen, starke Schmerzzustände

Le|vo|met|ha|don *nt*: *Syn: L-Methadon*; L-Form von Methadon*; **Anw.**: starkes Analgetikum zur Behandlung vom chronischen Schmerzen, postoperativen Schmerzen und Schmerzen beim Herzinfarkt; Langzeittherapie chronischer Schmerzen und Tumorschmerzen; auch zur Substitutionstherapie bei Heroinabhängigkeit verwendet

Le|vo|met|hor|phan *nt*: antitussiv wirkendes Opioid

Le|vo|nor|ges|trel *nt*: *Syn: D-Norgestrel*; stark wirkendes Gestagen; **Anw.**: hormonale Kontrazeption [zusammen mit Ethinylestradiol]

Le|vo|sil|men|dan *nt*: Calciumsensitizer mit ähnlichen Eigenschaften wie Pimobendan; wirkt positiv inotrop und hemmend auf die Phosphodiesterase III des Myokards; *s.a. Essay Herzinsuffizienz S. 599*

Levothyroxin-Natrium *nt*: Natriumsalz von Thyroxin; **Anw.**: Schilddrüsenhormonsubstitution bei Hypothyreose, euthyreoter Struma, Thyreoidektomie

Lewandowsky-Lutz-Krankheit *f*: *Syn: Verrucosis generalisata (Lewandowsky-Lutz), Epidermodysplasia verruciformis*; meist schon im Säuglings- oder Kindesalter beginnende, z.T. durch Viren [**HP-Viren**] hervorgerufene, z.T. familiär gehäuft auftretende generalisierte Warzenerkrankung mit hoher Wahrscheinlichkeit einer malignen Entartung; die verrukösen oder papulösen Papillome treten isoliert oder beetartig auf; man findet sie v.a. an lichtexponierten Arealen sowie palmoplantar; **Therapie**: evtl. Exzision; **Prognose**: hängt vom verursachenden Virus ab; bei HP-Viren Typ 5, 8 und 14 besteht eine hohe Tendenz zur malignen Entartung

Lewy-Körper *pl*: runde, eosinophile, konzentrische, zytoplasmatische Einschlüsse in Gehirnzellen bei Parkinson-Syndrom; *s.u. Essay Parkinson-Syndrome S. 1229, Essay Dementielle Syndrome S. 239*

Lewy-Körperdemenz *f*: zweithäufigste Form der degenerativen Demenz mit Lewy-Körpern [runde, eosinophile, konzentrische, zytoplasmatische Einschlüsse in Gehirnzellen] in der Hirnrinde; es kommt zu einem progressiven Nachlassen der kognitiven Leistungen, was sich v.a. durch visuokonstruktive Störungen [z.B. semantische Aphasie, visuelle Agnosie, Amusie] äußert; typisch sind auch komplexe visuelle Halluzinationen, die zu systematisierten Wahnideen führen können; die Prognose ist schlecht, langfristig wird fast immer eine Unterbringung in einer geschlossenen Abteilung notwendig; *s.a. Essay Dementielle Syndrome S. 239*

Leydig-Zelltumor *m*: i.d.R. gutartiger, endokrinaktiver Tumor der Leydig-Zwischenzellen; nur 5 % werden maligne; führt u.a. zu Gynäkomastie oder Pubertas praecox; insgesamt selten [3 % der Hodentumoren], aber häufigster nicht-germinaler Hodentumor; **Therapie**: Hodenentfernung; *s.a. Essay Hodentumoren S. 651*

L.e.-Zellen *pl*: → *Lupus erythematodes-Zellen*

L.E.-Zellen-Phänomen *nt*: → *Lupus erythematodes-Zellen-Phänomen*

LGL-Leukämie *f*: *Syn: Lymphozytose großer granulärer Lymphozyten*; Non-Hodgkin-Lymphom mit äußerst variablem Verlauf und unsicherer Prognose; der T-Zell-Typ verläuft indolent, während der NK-Zell-Typ einen aggressiven Verlauf aufweist; *s.a. Essay Non-Hodgkin-Lymphome S. 1133*

Lhermitte-Zeichen *nt*: *Syn: Nackenbeugezeichen nach Lhermitte*; bei chronischer Entzündung der Rückenmarkshäute, extramedullären Raumforderungen und multipler Sklerose ver-

Akute Leukämien

Syn.: akute Leukosen, akute Hämoblastosen

P. Staib

Einführung

Die Bezeichnung **Leukämie** [= weißes Blut] wurde 1845 von Rudolf Virchow wegen erheblicher Vermehrung von weißen Zellen im Blut eines Patienten mit fortgeschrittener chronischer myeloischer Leukämie [CML] geprägt. Während Patienten mit chronischer Leukämie immer eine Leukozytose aufweisen, können Patienten mit akuter Leukämie normale oder gar verminderte Leukozytenzahlen im Blut haben.

Unter dem Begriff Leukämie werden verschiedene Erkrankungen zusammengefasst, die durch maligne Transformation hämatopoetischer Zellen entstehen. Gemeinsames Merkmal ist die Proliferation von Leukämiezellen im Knochenmark und ggf. in lymphatischen Geweben und deren Ausschwemmung ins periphere Blut. Die Symptome der Erkrankungen resultieren aus der Verdrängung und Unterdrückung der normalen Hämatopoese und der Beeinträchtigung des Immunsystems.

Die **Unterteilung der Leukämien** erfolgt nach

- dem **transformierten Zelltyp** [myeloisch - lymphatisch]
- dem **Differenzierungsgrad** [reifzellig - unreifzellig]
- dem **natürlichen Verlauf** [akut - chronisch]

Die Einteilung in akute und chronische Leukämien ist als historisch anzusehen. Sie hat heutzutage nur praktische Relevanz für die primäre Diagnose. **Akute Leukämien** sind in der Regel unreifzellig und führen unbehandelt innerhalb weniger Wochen zum Tode. Effektive zytostatische Therapien führen zu einem hohen Prozentsatz zu Remissionen und in etwa 30–35 % der Fälle zur Heilung. **Chronische Leukämien** sind überwiegend reifzellig und weisen einen protrahierten Verlauf über Jahre auf [*s.a. Essay Hodgkin-Lymphom, Essay Non-Hodgkin-Lymphome*].

In diesem Beitrag erfolgt die Beschreibung der **akuten Leukämie allgemein**, der **akuten myeloischen Leukämie** und **akuten lymphatischen Leukämie** im Speziellen.

Kurzdefinition akute Leukämie

Maligne Transformation unreifer hämatopoetischer Zellen mit konsekutiver Proliferation und Akkumulation neoplastischer myeloischer oder lymphatischer Zellen immer im Knochenmark, zumeist auch im Blut und in lymphatischen Geweben, seltener in anderen Organen. Die Folgen sind klinische Zeichen der hämatopoetischen Insuffizienz mit Granulozytopenie, Anämie und Thrombozytopenie. Entsprechend des Zelltyps wird die **akute myeloische Leukämie** [AML] von der **akuten lymphatischen Leukämie** [ALL] unterschieden.

Ätiologie

Die Ätiologie der akuten Leukämien ist unklar und sicherlich multifaktoriell. Eine Reihe **prädisponierender Faktoren** sind jedoch bekannt:

- **Ionisierende Strahlen:** Ein Zusammenhang zwischen hoher Strahlenexposition und der Entstehung von AML und ALL ist bewiesen. **Beispiele:** Nuklearwaffenangriffe [Hiroshima]; berufliche Exposition [medizinischer Bereich, Atomindustrie]; Strahlentherapie.
  Es besteht ein linearer Zusammenhang zwischen kumulativer Strahlendosis und Leukämieinzidenz ab 1 Gy Gesamtbelastung des Organismus. **Die Annahme, es gebe eine untere, ungefährliche Grenze der Strahlenbelastung** [Strahlengrenzdosis], **ist jedoch nicht gerechtfertigt.**
- **Chemikalien: Benzol** und seine Homologe sind nach Nr. 1303 der Berufskrankheitenverordnung als leukämogene Substanzen anerkannt. Im Einzelfall kann es schwer sein, einen kausalen Zusammenhang nachzuweisen, insbesondere da der Anfall von Benzol durch die chemische Industrie reduziert wurde. Für andere industrielle Chemikalien bestehen nur Verdachtsmomente.
- **Rauchen:** Das relative Risiko, eine AML zu entwickeln, ist bei Rauchern um das 1,4- bis 2,4-Fache statistisch signifikant erhöht. Ursache hierfür sind möglicherweise die im Zigarettenrauch nachweisbaren Benzolderivate.

- **Zytostatika** zur Therapie maligner Erkrankungen oder zur immunsuppressiven Therapie [auto-]immunologischer Krankheiten besitzen ein zum Teil hohes leukämogenes Potenzial. So ist die Induktion sekundärer akuter myeloischer Leukämien vor allem durch **alkylierende Substanzen** [z.B. Melphalan★], aber auch durch **Topoisomerase-II-Inhibitoren** wie Anthrazykline [z.B. Doxorubicin★] oder Epipodophyllotoxine [z.B. Etoposid★] gut belegt. Ungefähr 3–4 % der Patienten mit Hodgkin-Lymphomen in kompletter Remission entwickeln innerhalb von zehn Jahren nach einer Chemotherapie eine sekundäre AML.
- **Hereditäre Faktoren:** Bei einer Reihe hereditärer oder kongenitaler Erkrankungen ist die Leukämieinzidenz erhöht, die Gründe dafür sind unklar. Hierzu gehören z.B. Down-Syndrom, Ataxia teleangiectatica, Klinefelter-Syndrom, Fanconi-Anämie, Osteogenesis imperfecta.
- **Hämatologische Erkrankungen:** Etwa 10–15 % aller akuten myeloischen Leukämien entstehen *sekundär* als Terminalstadium eines häufig langjährig bestehenden **myelodysplastischen Syndroms**, welches früher auch synonym als Präleukämie oder „*smoldering leukemia*" bezeichnet wurde. Weitere, für eine sekundäre AML prädisponierende Erkrankungen sind die **myeloproliferativen Syndrome** [z.B. CML], **aplastische Anämie** sowie die **paroxysmale nächtliche Hämoglobinurie**.
- **Viren:** Das Retrovirus **HTLV I und II** [human T-cell leukemia virus] hat in einigen Regionen Japans und der Karibik einen Großteil der Bevölkerung durchseucht und begünstigt die Entstehung von akuten lymphatischen Leukämien vom T-Zell-Typ [**T-ALL**]. Auch dem **Epstein-Barr-Virus** wird eine mögliche ätiologische Bedeutung bei der Entstehung der B-ALL eingeräumt.

Pathogenese

Akute Leukämien sind das Ergebnis einer **malignen Transformation** primitiver hämatopoetischer Zellen, und zwar **einer myeloisch determinierten Stammzelle bei** der AML und **einer lymphatisch determinierten Stammzelle bei** der ALL.

Die maligne Transformation ist das Ergebnis eines mehrstufigen Prozesses, wobei insbesondere molekulargenetische Alterationen eine entscheidende Rolle spielen. Daher können in bis zu zwei Drittel der AML-Patienten numerische oder strukturelle **Chromosomenaberrationen** nachgewiesen werden, von denen angenommen wird, dass sie eine ursächliche Rolle bei der Leukämieentstehung spielen. Die genauen Mechanismen sind größtenteils noch ungeklärt, aber Störungen in der Regulation der Proliferation und Differenzierung als Folge von Genaktivierungen und Genfusionen werden diskutiert.

❶ **Der zytogenetische Befund stellt heute den wichtigsten prognostischen Faktor bei der AML und auch bei der ALL dar!**

Für alle akuten Leukämien wird angenommen, dass eine einzelne Zelle entartet und klonal expandiert. Hauptcharakteristikum der Leukämiezellen ist ihre Unfähigkeit, über das Stadium der Myeloblasten oder Promyelozyten bei der AML bzw. der Lymphoblasten bei der ALL zu nichtteilungsfähigen Zellen auszureifen. Die **unbegrenzte Teilungsfähigkeit** und die damit verbundene unkontrollierte Proliferation führen zur Akkumulation großer Blastenmengen und zur Verdrängung der normalen Hämatopoese. Häufig schwemmen die Blasten ins periphere Blut aus und führen zu einer Leukozytose. Seltener werden andere Organe infiltriert und in ihrer Funktion gestört.

Sind **keine auslösenden Faktoren** bekannt, handelt es sich um eine **primäre bzw. de-novo akute Leukämie**. Im Falle einer zytostatischen Vorbehandlung, Bestrahlung oder einer anderen malignen hämatologischen Vorerkrankung wird von einer **sekundären Form** ausgegangen. Zumeist handelt es sich um sekundäre AML, während sekundäre ALL extrem selten vorkommen.

Epidemiologie

Die **AML** stellt mit durchschnittlich 3–4 Neuerkrankungen pro 100.000 Einwohner im Jahr eine relativ häufige maligne Erkrankung dar. Mit Ausnahme der Neonatalperiode ist die AML eine Krankheit des Erwachsenenalters. Wie für die meisten malignen Erkrankungen nimmt die Inzidenz mit höherem Alter zu. Ab einem Alter von 65 Jahren beträgt die Inzidenz 15 Fälle pro 100.000 Einwohner/Jahr. Im Kindesalter hat die AML einen Anteil von ca. 20 % aller akuten Leukämien, während die akuten lymphatischen Leukämien mit 80 % wesentlich häufiger vorkommen.

Die **ALL** ist die häufigste kindliche Leukämie, während sie beim Erwachsenen nur etwa 20 % aller akuten Leukämien ausmacht. Die ALL hat ein erstes Inzidenzmaximum von 3–4 pro 100.000 Einwohner bei Kindern zwischen 2 und 10 Jahren. Im mittleren Lebensalter ist die ALL seltener, nimmt dann aber wie auch die AML mit höherem Alter zu und erreicht in der achten Lebensdekade ungefähr wieder die Inzidenz des Kindesalters.

Symptomatik

Zwischen dem Auftreten erster unspezifischer Allgemeinsymptome und dem manifesten Krankheitsbild liegen selten mehr als drei Monate. Ausnahmen bilden jene Leukämien, die sekundär aus myelodysplastischen Syndromen entstehen. Unter **unspezifischen Allgemeinsymptomen** sind Leistungsminderung, Müdigkeit, Nachtschweiß, Inappetenz, Gewichtsverlust, Fieber und Knochenschmerzen zu nennen.

Die Symptomatik der akuten Leukämien wird durch die Verdrängung der normalen Hämatopoese im Knochenmark mit erheblicher Verminderung reifer, funktionsfähiger Zellen im peripheren Blut bestimmt. Oft kommt es zur Anämie mit entsprechenden **Anämiezeichen** [z.B. Müdigkeit, Schwäche, Blässe], zur **Granulozytopenie** mit der Folge insbesondere bakterieller **Infektionen** [z.B. Pneumonien, Hautinfektionen] und zur **Thrombozytopenie** mit **Blutungszeichen** [z.B. Petechien, Hämatome, Nasenbluten; Tab. 1]. Die Verminderung der Zellen der drei hämatopoetischen Reihen im Blut ist meist unterschiedlich stark ausgeprägt.

Extramedulläre Organmanifestationen, sog. **Chlorome**, finden sich vor allem bei der monozytären AML und führen bei ca. 5 % der Patienten zu **Hautinfiltrationen** und **Gingivahyperplasie**, seltener zu einem Befall des ZNS bzw. der Hirnhäute [sog. **Meningeosis leucaemica**]. Oft findet sich eine mittelgradige **Hepatosplenomegalie**, seltener eine **Lymphknotenvergrößerung**, als Ausdruck einer Organinfiltration insbesondere bei monozytär differenzierter AML. Eine **Verbrauchskoagulopathie** [DIC] wird vor allem bei der akuten Promyelozytenleukämie beobachtet.

Eine **Hepatosplenomegalie** ist mit ca. 50 % bei der ALL nicht selten. Im Vergleich zur AML [30 %] findet sich bei der ALL mit 60–70 % häufiger eine **periphere Lymphknotenschwellung**. Eine **Meningeosis leucaemica** mit entsprechender neurologischer Symptomatik wie starke Kopfschmerzen, Sehstörungen [z.B. Doppelbilder], Paresen, Schwindel und Hirnnervenausfällen ist mit bis zu 10 % bei der ALL häufiger anzutreffen. Darüber hinaus kann es zur Infiltration verschiedener Organe [z.B. Lunge, Pleura, Haut, Hoden] in bis zu 30 % der Fälle kommen. Typisch für die **T-ALL** ist ein begleitender **Mediastinaltumor** [60 %], der zu retrosternalem Druckgefühl, Atemnot bis hin zur **oberen Einflussstauung** führen kann.

Diagnostik

Die Diagnose einer akuten Leukämie ist leicht zu stellen, die genauere Festlegung des Zelltyps ist jedoch oft schwierig und erfordert den Einsatz spezieller Methoden.

Initial: Blutbild, Differenzialblutbild, allgemeine Laborparameter

Das **Blutbild** gibt erste Hinweise: Praktisch immer liegt eine ausgeprägte **Thrombozytopenie** vor, häufig mit Werten zwischen 10.000 und 50.000 pro Mikroliter. Bedingt durch die relativ lange Lebensdauer der Erythrozyten ist die **Anämie** mit Hämoglobinwerten um 8–10 g/dl [4,8–6 mmol/l] zumeist nur mittelgradig. Die absolute **Leukozytenzahl** ist im Hinblick auf die Diagnose unspezifisch, sie kann normal, erniedrigt oder erhöht sein. Das **Differenzialblutbild** gibt weitere Hinweise: Die **Granulozyten** sind stark vermindert, und zumeist, aber nicht immer, finden sich unreife Zellen, sog. **Blasten.** Das Vorhandensein von unreifen Blasten neben ausgereiften Granulozyten, bei Fehlen der in der Entwicklung befindlichen Zwischenstufen [Linksverschiebung], wird als **Hiatus leucaemicus** bezeichnet. Der Nachweis von sog. **Auer-Stäbchen** in den Blasten beweist die Diagnose einer AML.

Im Rahmen des Routinelabors finden sich häufig eine **BSG-Beschleunigung** als Ausdruck des akuten Krankheitsgeschehens sowie eine **Erhöhung der LDH und der Harnsäure** als Hinweis auf einen vermehrten Zellumsatz, d.h. gesteigerte Produktion und Zerfall von Zellen. Der **Gerinnungsstatus mit Quick, aPTT, Fibrinogen und D-Dimeren** gibt Aufschluss über Aktivierung der Gerinnung im Sinne einer Verbrauchskoagulopathie.

Tab.1. Befunde und Beschwerden bei akuten Leukämien

Anämie	Blässe, Müdigkeit, Leistungsschwäche, Belastungsdyspnoe, Tachykardie
Granulozytopenie	Häufig: Fieber, Pneumonie, Bronchitis, Haut- und Weichteilinfektionen Seltener: Soor, Pyelonephritis, Abszesse, Meningitis
Thrombozytopenie	Häufig: Hämatome spontan oder nach Bagatelltraumen, Petechien, Nasenbluten, Zahnfleischbluten Seltener: Gastrointestinalblutung, Hämoptyse, ZNS-Blutung
AML assoziiert	Häufig: Hepatosplenomegalie Seltener: Insbesondere bei monozytärer AML [M4/M5]: Chlorom, Hautinfiltration, Gingivahyperplasie, Meningeosis leucaemica [selten] Promyelozytenleukämie [M3]: Verbrauchskoagulopathie
ALL assoziiert	Häufig: periphere Lymphknotenschwellung, Hepatosplenomegalie, Meningeosis leucaemica [bis zu 10 %], Kopfschmerzen, Sehstörungen, Hirnnervenausfälle, Mediastinaltumor bei T-ALL [60 %!]

Weiterführende Diagnostik: Knochenmarkpunktion, HLA-Typisierung

Zur Diagnosesicherung muss eine **Knochenmarkpunktion** zur Markaspiration erfolgen: Bevorzugte Punktionsstelle ist die Crista iliaca posterior superior [**Beckenkammpunktion**], weniger das Sternum [Sternalpunktion]. Nur in besonderen Situationen wie z.B. bei Adipositas permagna oder strahlentherapeutisch behandelter Beckenregion sollte auf das Sternum in der Mittellinie in Höhe des zweiten oder dritten Interkostalraums als Punktionsstelle ausgewichen werden; denn bei versehentlichem Durchbohren des Sternums kann als vital bedrohliche Komplikation eine Perikardtamponade auftreten. Eine Knochenmarkhistologie mittels Stanzbiopsie ist in der Regel nicht erforderlich.

Die Gewinnung von Knochenmark dient der genauen **Klassifikation** einer akuten Leukämie, wobei das Knochenmarkmaterial folgenden Untersuchungsmethoden im Rahmen einer modernen Leukämiediagnostik zugeführt werden sollte:

- **Zytomorphologie und Zytochemie**: In den panoptisch, nach May-Grünwald-Giemsa gefärbten Knochenmarkausstrichen [**Pappenheim-Färbung**] findet sich typischerweise eine stark erhöhte Zelldichte von unreifen, blastären Zellen. Zellen der regulären Hämatopoese sind entweder stark vermindert oder fehlen vollständig. Aus der **Morphologie** der Blasten ergeben sich Hinweise auf ihre Herkunft. Eine Besonderheit ist der Nachweis von **Auer-Stäbchen,** die bei etwa einem Viertel der AML im Zytoplasma nachweisbar sind. Auer-Stäbchen sind Zellorganellen, die aus azurophilen Granula gebildet werden. Sie sind beweisend, eine Granulation hinweisend für den myeloischen Ursprung der Blasten [Abb. 1].

  Mit **zytochemischen Färbungen** kann die AML in der Regel von der ALL abgegrenzt werden. Blasten myeloischer Herkunft sind **Myeloperoxidase-positiv**, und solche monozytären Ursprungs sind α-**Naphthylacetatesterase-positiv**. Sind Blasten positiv für Peroxidase und Esterase, so liegt eine myelomonozytäre Differenzierung vor.

  Bei der ALL finden sich morphologisch **kleine bis mittelgroße Blasten**, deren Zytoplasmasaum schmal bis mittelweit ist und in der Regel **keine Granulation** enthält [Abb. 2]. Im Unterschied zur AML reagieren die Blasten zytochemisch negativ auf Peroxidase und Esterase, aber meist **positiv** auf **Perjodsäure-Schiff-(PAS)-Reagens**. Eine fokal positive Reaktion auf **saure Phosphatase** weist auf das Vorliegen einer **T-Linien ALL** hin.

- **Immunphänotypisierung**: Die Charakterisierung der Expression verschiedener linienspezifischer oder auch aberranter Oberflächenantigene auf den Leukämiezellen mit Hilfe monoklonaler Antikörper ist ein wichtiger Bestandteil der modernen Leukämiediagnostik. Der Immunphänotyp dient zum einen zur eindeutigen Differenzierung zwischen myeloischen und lymphatischen Leukämien und zum anderen der genauen Klassifikation bei sehr unreifen, morphologisch nicht eindeutigen Formen akuter Leukämien. So kann die Diagnose einer Myeloblastenleukämie mit minimaler Differenzierung [AML M0] und einer Megakaryoblastenleukämie [AML M7] nur mit dem Nachweis des entsprechenden Immunphänotyps gestellt werden.

  Noch entscheidender als für die AML ist die Bestimmung des Immunphänotyps für die Klassifizierung der ALL, da dieser Therapie und Prognose entscheidend bestimmt. Daher ist die ALL-Diagnostik eine Domäne der **Immunzytologie**. Der immunologische Phänotyp lymphatischer Blasten wird mittels monoklonaler Antikörper wie T-Zell-Marker, B-Zell-Marker, common-ALL-Antigen [CALLA, CD10] durchflusszytometrisch analysiert.

- **Zytogenetik**: Der **zytogenetische Befund** stellt heute den **wichtigsten prognostischen Faktor akuter Leukämien** dar. Bei ca. 2/3 aller **AML**-Patienten lassen sich mittels der konventionellen Zytogenetik strukturelle und/oder numerische Chromosomenaberrationen nachweisen. Bei der AML unterteilt man den chromoso-

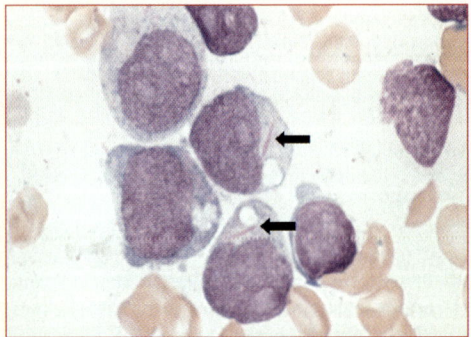

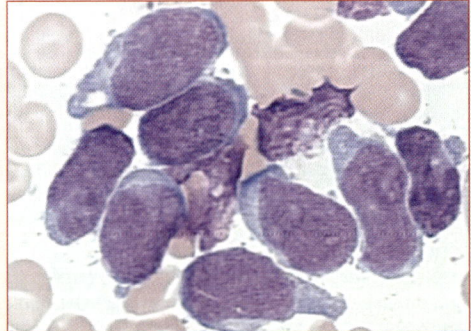

Abb. 1. Knochenmarkausstrich einer AML FAB M2 mit Nachweis von Auer-Stäbchen [Pfeil]

Abb. 2. Knochenmarkausstrich mit Blasten ohne zytoplasmatische Granulation. Immunphänotypisch c-ALL

Tab. 2. FAB-Klassifikation der AML

FAB	Subtyp	Kennzeichen	Assoziierter Karyotyp	Häufigkeit [%]
M0	Ohne Ausreifung	POX neg.; CD13+, CD33+, MPO+		1–3
M1	Mit minimaler Ausreifung	POX +.; Auer-Stäbe +/-		15–20
M2	Mit Ausreifung	Auer-Stäbe +	t(8;21)	30
M3	Promyelozytenleukämie	Auer-Bündel [faggot cells]	t(15;17)	5–10
M4/M4eo	Akute myelomonozytäre Leukämie	Eo: Abnorme Eosinophile	inv(16); t(16;16)	15–25
M5a/b	Monoblastenleukämie ohne [a] bzw. mit [b] Ausreifung	Gingivahyperplasie	t(9;11); 11q23	10–15
M6	Erythroblastenleukämie	Glycophorin A+		4
M7	Megakaryoblastenleukämie	CD41+; CD42+; CD61+		1

[POX = zytochemische Peroxidase, MPO = immunologischer Nachweis der Myeloperoxidase; modifiziert nach Bennett]

malen Befund [Karyotyp] in Abhängigkeit von der Prognose in drei verschiedene Gruppen ein, nämlich **prognostisch günstige, intermediäre und ungünstige Zytogenetik**, wobei die Einordnung der verschiedenen Aberrationen in die drei Gruppen international nicht immer einheitlich gehandhabt wird. Die **Translokationen** zwischen den Chromosomen 8 und 21 [t(8;21)], zwischen den Chromosomen 15 und 17 [t(15;17)] sowie die **Inversion** des Chromosoms 16 wird in der Regel als prognostisch günstig eingestuft. Ein normaler Karyotyp nimmt eine intermediäre prognostische Position ein, während **Deletionen** oder der komplette Verlust eines **Chromosoms 5 oder 7** sowie komplexe Chromosomenaberrationen [= mehr als 2 Aberrationen] eine äußerst ungünstige Prognose nach sich ziehen.

Bei etwa 60–75 % der erwachsenen **ALL**-Patienten sind strukturelle oder numerische Chromosomenaberrationen nachweisbar, die mit spezifischen Subgruppen der ALL assoziiert sind. Die für die ALL wichtigsten Chromosomenaberrationen sind die **t(4;11)**, die **t(8;14)** und das Philadelphia-Chromosom mit **t(9;22)** [= Ph+ ALL] als häufigste und prognostisch ungünstigste Anomalien. Letztere ist in der Subgruppe der c-ALL in 40–50 % der Fälle nachweisbar [bei Kindern nur ca. 4 %]. Das entstandene Fusionsgen führt zur Expression eines aberranten Fusionsproteins BCR-ABL mit erhöhter Tyrosinkinase-Aktivität, das wahrscheinlich durch eine Stimulation der Zellproliferation das maligne Wachstum auslöst. Das Philadelphia-Chromosom ist ebenfalls in fast 100 % aller Patienten mit CML nachweisbar. Die Translokation t(4;11) findet sich vor allem in mehr als 50 % der Patienten mit pro-B-ALL.

- **Molekulargenetische Untersuchungstechniken** wie z.B. PCR oder FISH ermöglichen darüber hinaus einen empfindlicheren Nachweis chromosomaler Aberrationen und spielen eine zunehmend wichtige Rolle in der Remissionsüberwachung, d.h. in der Untersuchung minimaler, mikroskopisch nicht nachweisbarer **Resterkrankung** [**minimal residual disease**, MRD]. Außerdem können neue pathogenetisch und prognostisch relevante Veränderungen der DNA bzw. Mutationen wesentlich sensitiver detektiert und definiert werden als mit der klassischen Zytogenetik. Bei der AML sind beispielsweise Marker zu nennen wie PML-RARα, AML1/ETO, FLT3-Muation, NPM-1-Mutation, WT1-Gen. Bei der ALL sind z.B. Gentranskripte wie das BCR-ABL als Korrelat des Philadelphia-Chromosoms und das MLL/AF4 zu erwähnen. Darüber hinaus bietet der Nachweis klonaler Rearrangements der T-Zell-Rezeptor- oder Immunglobulin-Gene bei Patienten mit ALL die Möglichkeit, für jeden individuellen Patienten spezifisch eine molekularbiologische Remissionsüberwachung durchzuführen.

Klassifikation

Die Einteilung der akuten Leukämien ist im Wandel begriffen. Heute wird allgemein für die **AML** die **FAB-Klassifikation** [French-American-British group] verwendet, die im wesentlichen auf morphologischen und zytochemischen Kriterien beruht, aber durch den Immunphänotyp teilweise ergänzt wurde [Tab. 2]. Von der WHO wurde im Jahre 2000 eine neue AML-Klassifikation vorgeschlagen, in der die AML in erster Linie nach dem Karyotyp klassifiziert wird und die morphologische Typisierung aufgrund geringer prognostischer Relevanz entsprechend mehr in den Hintergrund gerückt wird. Die **WHO-Klassifikation** etabliert sich zunehmend [Tab. 3].

Tab. 3. WHO-Klassifikation der AML

AML mit spezifischen zytogenetischen Aberrationen
- t(8;21)
- t(15;17)
- (inv16)
- 11q23

AML mit Dysplasiezeichen mehrerer Zellreihen [Erythro-, Granulo-, Thrombopoese]

Therapie assoziierte(s) AML und MDS
- Nach Alkylantien
- Nach Epipodophyllotoxinen
- Andere

AML nicht weiter kategorisiert

Die Einteilung der **ALL** nach zytomorphologischen und zytochemischen Kriterien erfolgt [wie bei der AML] gemäß der **FAB-Klassifikation** und umfasst die **Subtypen L1, L2, L3** [Tab. 4]. Für die Prognose und die Therapie hat diese Einteilung jedoch keine wesentliche Bedeutung. Die einzige Ausnahme hiervon ist der Subtyp L3, der bei Bestehen der typischen Morphologie für das Vorliegen einer so genannten

Tab. 4. Morphologische Klassifikation der ALL nach FAB

Subtyp	Morphologie	Immunologie
L1	Kleinzellig, monomorph	B-Typ, T-Typ
L2	Gemischtzellig	B-Typ, T-Typ
L3	Burkitt-like, großzellig, zytoplasmatische Vakuolen	reife B-ALL

Burkitt-like, d.h. reifzelligen B-ALL spricht und eine andere Therapie erfährt als die unreifzelligen ALL.
Für die ALL relevanter als die Zytomorphologie ist die **Einteilung nach immunzytologischen Kriterien** infolge der unterschiedlichen Expression von zellulären Oberflächenantigenen. Hierbei werden folgende **Subtypen** unterschieden: **prä-prä-B-ALL oder pro-B-ALL**, **common(c)-ALL**, **prä-B-ALL** [alles so genannte „B-precursor"-ALL], weiterhin **B-ALL**, **prä-T-ALL** und **T-ALL** [s. Tab. 5]. Diese unterschiedlichen Phänotypen werden in den heutigen Protokollen z.T. sehr unterschiedlich behandelt und weisen eine auch sehr unterschiedliche Prognose auf.

Ergänzende Diagnostik

Liquorpunktion
Auch bei fehlenden neurologischen Symptomen muss bei der ALL im Gegensatz zur AML initial eine Liquorpunktion durchgeführt werden, um einen geringgradigen Befall ohne klinische Beschwerden auszuschließen. Ein ZNS-Befall liegt vor, wenn bei erhöhter Zellzahl [>19/3 Zellen oder > 5 Zellen/µl] morphologisch leukämische Blasten nachgewiesen werden. Konsequenz eines Befalls ist eine intensivierte lokale Therapie des ZNS.

Bildgebende Verfahren
Bei Splenomegalie und/oder deutlich vergrößerten Lymphknoten ist der Einsatz der Sonografie und ggf. der Computertomografie sinnvoll, um einen Ausgangsbefund für spätere Verlaufskontrollen zu haben. Dies ist insbesondere wichtig für den Nachweis und ggf. für Verlaufskontrollen bei extramedullärer Organmanifestation. Mit einem konventionellen Röntgenbild des Thorax kann leicht ein begleitender Mediastinaltumor bei T-Linien-ALL diagnostiziert werden.

HLA-Typisierung
Eine Typisierung der Histokompatibilitäts-Merkmale sollte bei jüngeren Patienten unter 60 Jahren bei Diagnosestellung initiiert werden, wenn ein potentieller Stammzellspender in der Familie vorhanden ist oder bei unter 50- bis 55-jährigen Patienten ggf. eine Fremdspender-Stammzelltransplantation erwogen wird. Die initiale HLA-Typisierung, die später unter der Chemotherapie in der Aplasie nicht mehr möglich ist, ermöglicht so eine frühzeitige Spendersuche sowohl bei der AML als auch bei der ALL.

Tab. 5. Immunzytologie/Immunologische Subgruppen der ALL

Immunologische Klassifikation	Positives Markerantigen	Häufigkeit
B-Linien-ALL	CD19+ u./o. CD79a+ u./o. CD22+	**70–75 %**
Pro B-ALL [B-I]	Keine weiteren Antigene	10–15 %
Common ALL [B-II]	CD10+	50 %
Prä-B-ALL [B-III]	CD10+ und cy IgM+	10 %
Reife B-ALL [B-IV]	sIgM+, kappa oder lambda Leichtkettenrestriktion [cy oder s]	<5 %
T-Linien ALL	cyCD3 oder sCD3	**25 %**
Pro T-ALL [T-I]	CD7+	5–10 %
Prä T-ALL [T-II]	CD2+ u./o. CD5+ u.o.CD8+	
Kortikale (Thymische) T-ALL [T-III]	CD1a+	15–20 %
Reife T-ALL [T-IV]	sCD3+,CD1a-	

+ = positiver Befund für das jeweilige Antigen, s = surface (Oberfläche), cy = cytoplasmatisch

Differenzialdiagnose

Differenzialdiagnose	Maßnahme zum Ausschluss
Akute lymphatische Leukämie bzw. Akute myeloische Leukämie	Knochenmarkpunktion zur Beurteilung der Zytomorphologie der Blasten einschließlich der Zytochemie, Immunphänotypisierung und Zytogenetik
Hochmalignes Non-Hodgkin-Lymphom bzw. lymphoblastisches NHL	Knochenmarkpunktion [Aspiration und Beckenkammbiopsie] zur Beurteilung des Ausmaßes der Knochenmarkinfiltration, Immunphänotypisierung, Zytogenetik. Ggf. Lymphknotenbiopsie. Bei <25 % Blasten im Knochenmark liegt definitionsgemäß ein lymphoblastisches NHL mit Knochenmarkbefall vor; bei >25 % liegt eine ALL vor
Verdrängung der Hämatopoese durch andere maligne Prozesse: Knochenmark-Karzinose	Im Knochenmarkausstrich Nachweis von Tumorzellverbänden
CML-Blastenkrise [Finalstadium der CML]	Bek. CML in der Anamnese; bei primärer Blastenkrise (Immun-)Typisierung der Blasten im Knochenmark; Zytogenetik: Nachweis des Philadelphia-Chromosoms bzw. molekularbiologisch von bcr-abl
Myelodysplastisches Syndrom	Fließende Übergänge zur AML; MDS in der Anamnese; Nachweis von Reifungsstörungen der Hämatopoese [Dysplasiezeichen] im Knochenmarkausstrich; Zytogenetik
Aplastische Anämie	hypozelluläres bis aplastisches Knochenmark
Perniziöse Anämie	Erniedrigter Vitamin B_{12}-/Folsäurespiegel; megaloblastäre Hämatopoese im Knochenmarkausstrich
Virusinfekt; Mononukleose	Positive EBV-/Virusserologie; Nachweis atypischer Lymphozyten [Viruzyten] im peripheren Blut; normale Hämatopoese im Knochenmarkausstrich

Therapie

Die Therapie basiert auf folgenden Säulen: **Chemotherapie, supportive Therapie, allogene oder autologe Stammzelltransplantation**. Zunehmend halten auch **neuere Entwicklungen** Einzug in die therapeutischen Optionen.

Chemotherapie allgemein

❗ **Die Polychemotherapie stellt initial die einzige kurative Therapie bei akuten Leukämien dar. Die Strahlentherapie wird nur additiv bei ZNS-Beteiligung bzw. prophylaktisch bei der ALL eingesetzt.**

Das **Prinzip einer kurativ ausgerichteten Chemotherapie ist die Vernichtung einer möglichst großen Anzahl von Leukämiezellen.** Zytostatika wirken jedoch nicht selektiv auf Leukämiezellen, sondern schädigen auch schnell wachsende Gewebe, in erster Linie die Zellen der Hämatopoese, der Haare, der Haut, der Schleimhäute und die Keimzellen, aber auch lebenswichtige Organe wie die Leber, das Herz, die Nieren und das ZNS. Somit ist die Polychemotherapie immer eine Therapie, die potenziell lebensgefährliche Auswirkungen hat.
Hieraus ergibt sich auch für einige, meist ältere Patienten aufgrund von Begleiterkrankungen eine **Kontraindikation für eine Standardchemotherapie.** Hierzu gehören eine dekompensierte Herzinsuffizienz, chronische Lungenerkrankungen, Leber- und Nierenfunktionsstörungen, unkontrollierte schwere Infektion [z.B. Pneumonie] oder Sepsis. Aus den o.g. Gründen sollten Patienten mit akuten Leukämien möglichst in Zentren bzw. Kliniken mit ausgewiesener Expertise und möglichst in klinischen Studien behandelt werden.
Fortschritte in der Chemotherapie und in der supportiven Therapie [s.u.] haben zu deutlich verbesserten Remissions- und Überlebensraten geführt.

❗ **Heute ist das Hauptproblem bei der Behandlung akuter Leukämien nicht das Erreichen der kompletten Remission, sondern deren Erhaltung.**

Als **komplette Remission** wird die Normalisierung der Hämatopoese mit weitgehend normalisierten Blutbild-Werten und mikroskopischem Nachweis von weniger als 5 % Blasten im Knochenmark bezeichnet. Die **klinischen Kriterien** sind:
- weniger als 5 % Blasten im Knochenmark und Blastenfreiheit im peripheren Blut
- die Wiederherstellung des normalen Blutbildes mit
  - Granulozyten $\geq$ 1.500/µl [1,5 G/l]
  - Thrombozyten > 100.000/µl [100 G/l]
- keine extramedulläre Manifestation

Es hat sich gezeigt, dass nach Erreichen der kompletten Remission eine weitere Therapie notwendig ist, wobei in der Behandlung insgesamt folgende Therapiephasen bzw. -optionen unterschieden werden:
- Induktionstherapie
- Konsolidierungstherapie
- Erhaltungstherapie

Chemotherapie bei AML

In der **Induktionstherapie** werden 1–2 Chemotherapiekurse gegeben, um möglichst rasch eine komplette Remission zu erzielen. Bei etwa 60–75 % der Patienten mit AML kann hierdurch eine komplette Remission erwartet werden. Als weltweit üblicher Standard gilt eine Therapie mit dem Antimetabolit **Cytosinarabinosid*** [Ara-C] in Kombination mit einem Anthrazyklin, z.B. **Daunorubicin* oder Idarubicin***. In einigen Therapieschemata wird auch noch eine dritte Substanz verwendet, z.B. Thioguanin* oder Etoposid*. Vorteile für die Anwendung einer dritten Substanz sind allerdings nicht sicher belegt.

Mit Erreichen einer kompletten Remission [s.u.] sind zwar mikroskopisch keine leukämischen Blasten mehr nachweisbar, aber noch in einer signifikanten Zahl [10^8–10^9] vorhanden. Durch die **Konsolidierungstherapie** soll der maligne Klon weiter reduziert bzw. eliminiert werden. Im Rahmen der Konsolidierungsphase folgen ein bis mehrere Zyklen einer Ara-C-haltigen Chemotherapie, die meist auch mit Anthrazyklinen kombiniert ist.
Sowohl in der Induktions- als auch in der Konsolidierungstherapie kommt Ara-C in unterschiedlichen Dosierungen zur Anwendung. Mit Einführung von **hochdosiertem Ara-C** [1–3 g/m² Körperoberfläche pro Dosis] konnten das leukämiefreie Überleben und das Gesamtüberleben je nach Konstellation der Prognosefaktoren auf 40 bis über 50 % gesteigert werden.
Nicht alle Patienten tolerieren jedoch hochdosiertes Ara-C, insbesondere treten bei älteren Patienten [> 60 Jahre] zu starke Nebenwirkungen auf [Neurotoxizität]. In dieser Situation, in der auf hochdosiertes Ara-C verzichtet wird oder werden muss, ist eine **Erhaltungstherapie** sinnvoll. In der Erhaltungstherapie, die sich über bis zu 3 Jahren erstreckt, wird meist Ara-C mit verschiedenen Substanzen wie z.B. Thioguanin*, Cyclophosphamid* oder Anthrazyklinen kombiniert. Die Therapie wird alle 4–6 Wochen wiederholt und so mild dosiert, dass eine ambulante Durchführung der Therapie möglich ist.

Ein Sonderfall ist die **akute Promyelozytenleukämie** [AML FAB M3], bei der zusätzlich **ALL-Trans-Retinolsäure** [all-trans retinoid acid, ATRA] eingesetzt wird, das zur Ausdifferenzierung der Promyelozyten und alleine bereits zu einer kompletten Remission führen kann, obwohl es sich nicht um ein Zytostatikum handelt. In Studien konnte durch die Kombination von ATRA mit einer Anthrazyklin-haltigen Chemotherapie das leukämiefreie sowie das Gesamtüberleben auf 70 % und höher nach 4 Jahren verbessert werden, so dass die Promyelozytenleukämie die AML mit der besten Prognose darstellt. Als weitere Therapieoption einer Differenzierungstherapie gewinnt zunehmend das **Arsentrioxid** an Bedeutung, das bereits in der Rezidivtherapie zugelassen ist.

Chemotherapie bei ALL

Die ALL ist keine einheitliche Erkrankung, sondern lässt sich in Subgruppen mit erheblichen prognostischen Unterschieden unterteilen. Entsprechend wird die Therapie nach der zu erwartenden Prognose risikostratifiziert, d.h. mit unterschiedlicher Intensität und verschiedenen Therapieelementen durchgeführt. Grundlage für diese **Risikostratifizierung** der Therapie sind vor allem die Ergebnisse der Immunphänotypisierung und der Zytogenetik neben klinischen Faktoren, aber neuerdings auch der Verlauf der nachweisbaren minimalen Resterkrankung. Letzteres ist Gegenstand in einer der weltweit größten klinischen Studien zur ALL beim Erwachsenen [Protokoll der deutschen ALL Studiengruppe GMALL 07/2003, Universität Frankfurt/Main]. Man unterscheidet zwischen **Standardrisiko, Hochrisiko und Höchstrisiko**.
Wie bei der AML gliedert sich die Therapie der ALL in die drei Phasen **Induktion, Konsolidierung und Erhaltung**. Allerdings sind Induktion und Konsolidierung wesentlich länger als bei der AML. So erfolgen über ein ganzes Jahr lang nach der Induktion intermittierend eine Reihe von Zyklen verschiedener Polychemotherapie-Schemata, die als Konsolidation I und II sowie Reinduktion bezeichnet werden. In diesen Therapieregimen kommen viele Zytostatika zur Anwendung wie z.B. die Anthrazykline **Daunorubicin* und Idarubicin***, **Cytosinarabinosid***, **Corticosteroide**, das Spindelgift **Vincristin***, **L-Asparaginase***, **Cyclophosphamid* und Methotrexat***, um nur die wichtigsten zu nennen. Hiervon abweichend erhalten Patienten mit einer reifen B-ALL sechs Zyklen mit einer intensiven Chemotherapie, die neben vielen anderen Zytostatika vor allem hochdosiertes Methotrexat* enthält.
Patienten mit einem sog. Standardrisiko erhalten nach der Konsolidierungsphase eine **Erhaltungstherapie** mit niedrig dosiertem **6-Mercaptopurin* und Methotrexat*** bis zu einer Gesamttherapiedauer von 2,5 Jahren,

wenn ein niedriger Level einer minimalen Resterkrankung molekularbiologisch nachweisbar ist.

Ohne Durchführung einer **ZNS-Prophylaxe** lag die Rate der ZNS-Rezidive bei über 30 %. Nach Einführung einer spezifischen ZNS-gerichteten Therapie mit wiederholter **intrathekaler Zytostatikaapplikation und ZNS-Bestrahlung** konnte die Rate an ZNS-Rezidiven auf 2–5 % reduziert werden. Die intrathekale Therapie besteht meist aus einer Kombination von Methotrexat*, Cytosinarabinosid* und Dexamethason*. Die ZNS-Bestrahlung erfolgt auf das ganze Hirn ohne Neuroachse in einer Gesamtdosis von 24 Gy.

Stammzelltransplantation

Für jüngere Patienten [< 55–60 Jahre] sollte immer die Möglichkeit der Transplantation von Knochenmarksstammzellen [Knochenmarktransplantation] oder peripheren Blutstammzellen in die therapeutischen Überlegungen einbezogen werden. Es stehen grundsätzlich zwei Verfahren zur Verfügung:

- Die **allogene Stammzelltransplantation** HLA-identischer bzw. -kompatibler Geschwister, anderer Familienangehöriger oder unverwandter Fremdspender.
- Die **autologe Transplantation** von in Vollremission gewonnenen Stammzellen des Patienten.

Die **allogene Stammzelltransplantation** stellt eine sehr effektive, aber auch sehr aggressive Konsolidierungsmaßnahme für eine bereits erreichte komplette Remission dar. Trotz einer deutlich höheren Heilungsrate, verglichen mit alleiniger Chemotherapie, sind die Toxizität und Langzeitfolgen nicht unerheblich. Der Stellenwert der autologen Transplantation ist derzeit Gegenstand vieler klinischen Studien. Bisherige Ergebnisse lassen eine bessere Prognose als mit alleiniger Chemotherapie vermuten.

Bei der **AML** sollte in erster kompletter Remission eine allogene Stammzelltransplantation HLA-identischer verwandter Spender angestrebt werden, ausgenommen davon sind Patienten mit einem prognostisch günstigen Karyotyp, insbesondere mit der Translokation t(15;17). Bei Erreichen einer zweiten kompletten Remission nach einem Rezidiv sollte möglichst immer eine allogene Stammzelltransplantation, gegebenenfalls auch mit einem HLA-kompatiblen, unverwandten Spender, durchgeführt werden, wenn das Alter und der Gesamtzustand des Patienten dies erlauben.

Für Patienten mit **ALL** mit hohem Risiko oder hohem molekularbiologischen Level einer minimalen Resterkrankung sollten frühzeitig während der Konsolidation die allogene oder autologe Stammzelltransplantation angestrebt werden, um die kurativen Aussichten zu erhöhen. Im Falle eines Rezidivs ist insbesondere die allogene Stammzelltransplantation die einzig verbleibende kurative Therapieoption.

Neuere Entwicklungen

Im Zeitalter der Molekularbiologie halten neue Erkenntnisse zunehmend Einzug in die Therapiemöglichkeiten der akuten Leukämien.

Für die **AML** ist in den USA das **Gemtuzumab Ozogamicin** [CMA676, z.B. Mylotarg®] in der Rezidivtherapie bereits zugelassen. Es handelt sich dabei um einen humanisierten monoklonalen, gegen das CD33-Epitop, einem für die AML typischen und spezifischen Oberflächenmerkmal, gerichteten Antikörper, der mit dem Anthrazyklin Calicheamicin gekoppelt ist. In der Monotherapie bei Rezidiven hat dieser Antikörper eine beachtliche antileukämische Wirksamkeit von 30 % Remissionen bei gleichzeitig weniger Nebenwirkungen verglichen mit einer Chemotherapie gezeigt. Andere Wirkprinzipien wie die Beeinflussung der **Neoangiogenese** [z.B. Thalidomid] oder die Blockade der **Signaltransduktion** [**Tyrosinkinase- und Farnesyltransferase-Inhibitoren**] halten zunehmend Einzug in die Therapie der AML und auch der ALL.

Auch bei der ALL haben sich neue sog. „*Targets*" in der Therapie ergeben. So hat der in der Therapie der CML bereits etablierte Tyrosinkinase-Inhibitor **Imatinib*** als spezifischer Inhibitor der bcr-abl Tyrosinkinase, dem Genprodukt des Philadelphia-Chromosoms, eine sehr hohe antileukämische Wirksamkeit bei der Ph+ ALL gezeigt. Imatinib wird derzeit in Studien bei der ALL geprüft. Der humanisierte monoklonale Antikörper **Rituximab***, der gegen das für B-Zellen typische CD20-Epitop gerichtet ist, findet ebenfalls Anwendung in der Therapie der B-ALL.

Supportive Therapie

Die Therapie akuter Leukämien führt zu einer wochenlangen **Knochenmarkaplasie**, d.h. aufgrund der initialen Verdrängung durch die Leukämie und der zusätzlichen Schädigung der originären Hämatopoese durch die Chemotherapie findet keine Produktion von Granulozyten, Erythrozyten und Thrombozyten statt. In dieser Zeit sind die Patienten in hohem Maße durch Blutungen und Infektionen gefährdet. Deshalb sollte die Behandlung nur in spezialisierten Zentren durchgeführt werden.

Voraussetzung für die intensiven Chemotherapien ist eine begleitende, adäquate **supportive Therapie**. Hierunter werden vor allem Maßnahmen wie Blutzellersatz, Infektionsprophylaxe bzw. -behandlung zusammengefasst, die der Verhütung und Behandlung krankheits- oder therapieinduzierter Komplikationen dienen.

- **Blutzellersatz:** Die Anämie kann durch die Gabe von **Erythrozytenkonzentraten** leicht behandelt werden. Der Hb-Wert sollte über 8 g/dl [4,8 mmol/l], bei alten Patienten über 10 g/dl [6 mmol/l] gehalten werden. Eine stark erhöhte Blutungsgefahr besteht bei Werten unter 20.000 Thrombozyten/µl [20 G/l], die dann entsprechend mit **Thrombozytenkonzentraten** substituiert werden müssen. Der Ersatz von Granulozyten ist schwierig und wird in der Regel nicht durchgeführt.
- **Infektionen:** Durch die mehrwöchige, therapieinduzierte **Granulozytopenie** sind die Patienten in hohem Maße infektionsgefährdet. Zur Prophylaxe dienen Isolierbehandlung, sorgfältigste Hygiene im Umgang mit den Patienten sowie eine **selektive Darmdekontamination** durch nicht resorbierbare Antibiotika. Dennoch entwickeln letztlich alle Patienten im Verlauf der Behandlung vor allem **bakterielle Infektionen** und nicht selten systemische **Pilzinfektionen** von Lunge, Leber und/oder Milz, aber auch Virusinfekte kommen vor. Eine rechtzeitige **antiinfektiöse Therapie** ist entscheidend für das Überleben der Patienten.
- Der Einsatz von hämatopoetischen **Wachstumsfaktoren** wie G-CSF hat zu einer signifikanten Verkürzung der Aplasiedauer nach Chemotherapie und zu einer Verkürzung der Fieberepisoden geführt, eine Verbesserung der Therapieergebnisse bzw. Prognose konnte jedoch bisher nicht gezeigt werden.

Tab. 6. Komplikationen der ALL

Komplikation	Häufigkeit
Leukostase-Syndrom [Beeinträchtigung lebenswichtiger Organe durch Minderperfusion bei Hyperleukozytose]	Häufig ab Leukozytenzahlen >150.000/µl
Schwere Infektionen durch Bakterien und Pilze, seltener durch Viren [z.B. Pneumonie, Sepsis, Weichteilinfektionen, Organmykosen]	95–100 %
Blutungen [z.B. Petechien, Epistaxis, letale intrazerebrale Blutung]	95–100 %
Verbrauchskoagulopathie [DIC]	Häufig bei Promyelozytenleukämie [AML M3]
Uratnephropathie, akutes Nierenversagen, Tumor-Lyse-Syndrom	Häufig bei hoher Leukozytenzahl [>50.000/µl] und hochdosierter Chemotherapie ohne initiale Vorphase-Therapie
Entzündungen der Schleimhäute im GI-Trakt [Mukositis, Diarrhoen]	Häufige Nebenwirkung der Chemotherapie
ZNS-Toxizität bei hochdosierter Ara-C Therapie [z.B. Krampfanfall, neurologische Defizite, akutes zerebelläres Syndrom]	< 60 Jahre: bis 10 % ≥ 60 Jahre: >30 % Irreversible Schäden: 30–40 %
ZNS-Befall	ALL bis 10 %; AML unter 5 %

Verlauf und Prognose

Noch vor 20 Jahren führte eine akute Leukämie rasch zum Tode, seitdem hat sich die Prognose deutlich verbessert.

! **Außer bei sehr alten Patienten ist jede akute Leukämie potenziell heilbar und sollte entsprechend behandelt werden.**

Mit alleiniger Chemotherapie sind ca. 30–35 % aller Patienten langfristig in Remission und als geheilt anzusehen. Durch die allogene Stammzelltransplantation konnte die Prognose zusätzlich verbessert werden. Im Kindesalter sind die Ergebnisse insgesamt deutlich günstiger.

AML

Die **Prognose** wird im Wesentlichen durch den **Karyotyp** und das **Alter** des Patienten bestimmt. Der Anteil kompletter Remissionen liegt für Erwachsene unter 60 Jahren bei 70 %. Auch Patienten über 60 Jahre können erfolgreich therapiert werden; die Ergebnisse werden mit beeinflusst von biologischem Alter und komplizierenden Begleiterkrankungen.

In der Gruppe der **günstigen Karyotypen** [t(15; 17); t(8; 21); inv 16] können **50–60 %** der Patienten **durch alleinige Chemotherapie langfristig geheilt**, d.h. mehr als fünf Jahre in Remission gebracht werden, wohingegen **maximal 20 %** der Patienten mit **ungünstigem Karyotyp** [z.B. Deletionen oder Verlust der Chromosomen 5 oder 7, komplexe Karyotypen] eine langfristige Remission erreichen. Ein normaler Karyotyp nimmt prognostisch eine Mittelstellung zwischen den beiden oben genannten Gruppen ein. Mit zunehmendem Alter steigt die Häufigkeit prognostisch ungünstiger chromosomaler Aberrationen. Ungefähr 30–35 % aller Patienten unter 60 Jahre können langfristig geheilt werden, was bedeutet, dass die Mehrzahl der Patienten in den ersten fünf Jahren ein Rezidiv erleidet.

Durch eine allogene Stammzelltransplantation in erster Remission bleiben zwischen 45 und 70 % der Patienten langfristig krankheitsfrei, während durch die autologe Transplantation mit ca. 45 % deutlich weniger in anhaltender Remission bleiben. Die Ergebnisse der autologen Transplantation sind aber möglicherweise besser als für die alleinige Chemotherapie. Insgesamt stellen die transplantierten Patienten eine positive Selektion dar, da ältere Patienten und solche mit Frührezidiv für eine Transplantation nicht in Frage kommen, weshalb der unmittelbare Vergleich der Therapieergebnisse zwischen Chemotherapie und Transplantation nicht ganz unproblematisch ist.

ALL

Vor mehr als 15 Jahren lag die Heilungsrate der ALL bei nur 10 %. Mit Einführung intensiver Chemotherapie-Schemata konnte eine deutliche Verbesserung der Prognose erreicht werden. Mit 80–90 % ist der Anteil kompletter Remissionen bei der ALL höher als bei der AML. Doch sind auch hier Rezidive häufig, zumeist in den ersten drei Jahren. Ergebnisse großer internationaler Studien zeigen, dass **nach zehn Jahren 30–35 % aller erwachsenen Patienten mit ALL leukämiefrei** leben. Mittels allogener Stammzelltransplantation konnte das leukämiefreie Überleben im Mittel auf 45 % bis maximal 66 % der Patienten verbessert werden.

Die Heilungschancen sind jedoch abhängig von den jeweiligen Subgruppen bzw. von dem jeweiligen Risiko, wie bereits oben angedeutet wurde, und **variieren zwischen <10 % und 58 %**. Die **ungünstige Prognose der B-Vorläufer-ALL** liegt an der hohen Inzidenz des **Philadelphia-Chromsoms**, das trotz Intensivierung der Chemotherapie nach wie vor mit einer Heilungsrate **unter 10 %** einhergeht. Nur eine rechtzeitige allogene Stammzelltransplantation kann hier wie auch bei anderen Hochrisikokonstellationen die Aussichten auf eine Heilung erhöhen. Nur wenn kein Familien- oder Fremdspender gefunden wird, kommt eine autologe Stammzelltransplantation mit deutlich schlechteren Ergebnissen in Frage. Im Gegensatz zur Ph+ ALL konnten in den letzten Jahren die Ergebnisse der **T-ALL**, der **pro-B-ALL** und der **reifen B-ALL** durch intensivierte Therapieansätze auf **bis zu über 50 % leukämiefreies Leben** verbessert werden.

Neben zytogenetischem Befund und Immunphänotyp sind weitere klinische und biologische Faktoren prognostisch relevant. So haben ein **höheres Lebensalter** [>55 Jahre], eine initial **hohe Leukozytenzahl** [> 30.000/µl bei B-Vorläufer-ALL, > 100.000/µl bei T-ALL] sowie das **verzögerte Eintreten einer kompletten Remission** [> 4 Wochen] einen **ungünstigen Einfluss** auf Remissionsrate und leukämiefreies Überleben.

Eine für die Therapie der ALL sehr bedeutsame Neuerung dürfte der molekularbiologische Nachweis der sog. minimalen Resterkrankung [MRD] mittels der PCR sein. Der Nachweis von MRD bei der ALL beinhaltet, dass bei anhaltender hämatologischer kompletter Remission noch Zellen des malignen Klons nachweisbar sind. Ab einem bestimmten Niveau, das zwischen 1×10^{-3} bis 10^{-5} maligne Zellen im Knochenmark liegt, ist das Risiko für ein Rezidiv der Erkrankung sehr hoch. In den entsprechenden pädiatrischen ALL-Studien ist der hohe prädiktive Wert des MRD-Nachweises bereits gesichert. Entsprechende Untersuchungen beim Erwachsenen werden derzeit durchgeführt.

Rezidiv

Bei Patienten mit einem Rückfall [Rezidiv] einer **AML** kann bis zu 50 % der Fälle mit geeigneten Zytostatikakombinationen eine zweite Remission erzielt werden, die jedoch ohne anschließende Transplantation meist nicht länger als 6–12 Monate anhält. Eine erfolgreiche allogene Stammzelltransplantation ist in der Regel die einzige Möglichkeit, in bis zu 20 % noch eine Heilung zu erzielen.

Im Falle eines Rezidivs einer **ALL** kann zwar mittels einer intensiven Polychemotherapie in einem Prozentsatz von bis zu 50–60 % erneut eine komplette Remission erreicht werden, die jedoch in aller Regel nur sehr kurz anhält. Es verbleiben oft nur wenige Wochen Zeit, um möglichst eine allogene Stammzelltransplantation durchzuführen, die die einzige kurative Option in dieser Situation darstellt. Mit alleiniger Chemotherapie beträgt die Heilungschance unter 10 %.

Zusammenfassung

Akute Leukämien sind das Ergebnis einer malignen Transformation einer myeloisch [AML] oder lymphatisch [ALL] determinierten Stammzelle, wobei insbesondere molekulargenetische Alterationen eine entscheidende pathogenetische, diagnostische und prognostische Rolle spielen. Die Symptomatik wird beherrscht durch die Folgen der verdrängten originären Hämatopoese mit Anämie [Blässe, Müdigkeit u.a.], Granulozytopenie [Infektionen] und Thrombopenie [Blutungen]. Die entscheidende Diagnostik ist neben dem Differentialblutbild die Knochenmarkaspiration für die morphologische, vor allem aber die immunphänotypische und zytogenetische Analyse. Für die AML wird als sog. Induktionstherapie eine intensive Chemotherapie mit einem Anthrazyklin [Daunorubicin, Idarubicin] in Kombination mit Cytosinarabinosid durchgeführt. Als konsolidierende Maßnahme kommt neben weiterer Chemotherapie auch die allogene oder autologe Stammzelltransplantation in Frage. Die Therapie der ALL erfolgt differenziell mit zahlreichen verschiedenen Zytostatika nach einer Risikostratifizierung in verschiedene prognostische Subgruppen als Induktions- und Konsolidierungstherapie. Patienten mit hohem Risiko, insbesondere mit der sehr ungünstigen Philadelphia-positiven ALL, sollten frühzeitig einer allogenen Stammzelltransplantation zugeführt werden.

spürt der Patient bei starker Beugung des Kopfes nach vorn Parästhesien in den Armen und der Schulter

LH-releasing-Hormon *nt:* → *Gonadoliberin*

LHRH-Agonisten *pl:* → *GnRH-Analoga*

Libman-Sacks-Endokarditis *f:* **Syn:** *Libman-Sacks-Syndrom, Endokarditis Libman-Sacks, atypische verruköse Endokarditis, Endocarditis thrombotica;* Endokardbefall bei systemischem Lupus* erythematodes; betrifft v.a. die AV-Klappen; es kommt zu fibrinoiden Nekrosen des Endokards, v.a. an der Unterseite der Klappen, an die sich Thromben anlagern, die durch Granulationsgewebe organisiert werden; diese Wärzchen werden meist erst post mortem entdeckt, in seltenen Fällen können sie sich aber ablösen und eine Embolie verursachen; die Klappenschäden spielen hämodynamisch kaum eine Rolle und führen nur selten zur Entwicklung einer Insuffizienz; meist bleibt die Erkrankung aber unerkannt oder wird von den Symptomen der häufigeren Perikarditis oder Myokarditis überdeckt; *s.a. Essay Systemischer Lupus erythematodes S. 935*

Lichen *f:* **1.** **Syn:** *Flechte*; unspezifische Bezeichnung für eine Reihe chronischer Hautkrankheiten mit Knötchenbildung **2.** *(biolog.)* Flechte

Lichen albus: → *Lichen sclerosus et atrophicus*

Lichen anulatus: → *Pityriasis rosea*

Lichen fibromucinoidosus: → *Lichen myxoedematosus*

Lichen islandicus: → *Moos, isländisches*

Lichen myxoedematosus: Syn: *Mucinosis papulosa, Mucinosis lichenoides, Myxodermia papulosa, Lichen fibromucinoidosus, papulöse Muzinose;* ätiologisch ungeklärte, v.a. Arme, Rumpf und Oberschenkel befallende, papulöse, disseminierte Erkrankung mit Anreicherung von schleimartigen Substanzen im kutanen Bindegewebe; die ausgeprägte Form wird als Arndt-Gottron-Syndrom bezeichnet; **Klinik:** weiche oder prallelastische, gelblich-weiße oder gelblich-rötliche Papeln, v.a. an Rumpf, Armen und Oberschenkel; systemische Begleiterscheinungen [Leberfunktionsstörungen, Plasmazellinfiltration des Knochenmarks, IgG-Paraproteinämie] sind relativ selten; **Therapie:** Zytostatika [Cyclophosphamid*, Chlorambucil*, Melphalan*] evtl. kombiniert mit Corticoiden intern, Isotretinoin* oder PUVA-Therapie* extern

Lichen nitidus: Syn: *Pinkus-Krankheit, Granuloma nitidum;* ätiologisch unklare, benigne Dermatose mit lichenoiden Papeln und lymphohistiozytären Infiltraten der Epidermis; eine Therapie ist selten nötig, da die Lichen selbst nach Jahren noch abheilen kann; bei Leidensdruck Retinoide oder Corticoide extern

Lichen pilaris: Syn: *Keratosis suprafollicularis/pilaris, Ichthy-osis anserina/scrophulosorum;* wahrscheinlich autosomal-dominante Verhornungsstörung, die fast die Hälfte der Bevölkerung betrifft; **Klinik:** multiple, kleine, raue Knötchen v.a. auf den Streckseiten von Armen und Beinen; lassen sich leicht abkratzen; **Verlauf:** die Hyperkeratosen treten im Kindesalter und besonders bei Mädchen im Pubertätsalter auf und verschwinden meist im Erwachsenenalter; i.d.R. ist keine Therapie notwendig; bei Leidensdruck Keratolytika [Salicylsäure 2–3 %] oder Retinoide [Tretinoin 0,005 %]; wichtig ist das sparsame Verwenden von Reinigungsmitteln oder Seifen, besser sind hydrophile Körperöle

Lichen ruber planus: Syn: *Knötchenflechte, Lichen ruber, Lichen planus;* chronische Entzündung der Haut und Schleimhaut mit juckenden Papeln, die auch die Nägel, nie aber innere Organe befällt; sie ist meist quälend und schmerzhaft, aber immer harmlos und muss nur selten intensiv therapiert werden; tritt weltweit auf und ist eine der häufigsten Hauterkrankungen; **Ätiologie:** Autoimmunreaktion gegen die basalen Keratinozyten der Haut, die z.B. durch Medikamente ausgelöst werden kann; **Klinik:** kleine [0,5–1 mm], heftig juckende, pyramidenstumpfartige, matt glänzende, rote Papeln; stehen herdförmig in Gruppen, die von Wickham-Streifen* begrenzt werden, die ein weißliches Netzwerk bilden; besonders deutlich sind die Wickham-Streifen an der Mund- und Genitalschleimhaut; typisch ist auch ein meist stark ausgeprägtes Köbner-Phänomen; bei ca. 1/3 der Patienten kommt es auch zum Schleimhautbefall [**Lichen ruber mucosae**], v.a. des Mundes [Wickham-Streifen, diffuse weißliche Plaques der Wangenschleimhaut], Penis [v.a. Glans] und weiblichen Genitales; der **Lichen ruber vesiculosus/bullosus** betrifft ebenfalls meist die Schleimhaut; bei Befall der Haut kommt es zur Bildung vereinzelter wasserheller Blasen; schmerzhafte Erosionen der Schleimhaut des Mundes, seltener auch der Genitalien, sind charakteristisch für den **Lichen ruber planus erosivus mucosae**; dazu kommen oft ausgedehnte Erosionen an Wangen, Zahnfleisch und Gaumen, die ebenfalls sehr schmerzhaft sind; der **Lichen ruber anularis** zeigt zentral abheilende und peripher fortschreitende Effloreszenzen, die ringförmig [anulär] erscheinen; verruköse Effloreszenzen mit bis zu 1 cm großen Papeln, v.a. an den Streckseiten der Unterschenkel, sind typisch für **Lichen ruber verrucosus**, während der **Lichen ruber linearis/striatus** eine band- oder streifenförmige Anordnung der Effloreszenzen zeigt; der **Lichen ruber erosivus** führt zu schmerzhaften Erosionen zwischen den Zehen und an der Fußsohle; bei ca. 10 % der Lichen ruber planus-Patienen kommt es auch zu Nagelbefall mit Verdünnung, Längsriffelung und Atrophie [**Lichen ruber unguium**]; beim **Lichen ruber generalisatus/exanthematicus** findet man häufig Medikamente [Goldsalze, Arsenverbindungen] als Auslöser; hierbei kann es zur Ausbildung einer Erythrodermie kommen; **Therapie:** Corticoidsalben, Teerpräparate, evtl. Vitamin-A-Säure extern; Etretinat* intern; Kombinationstherapie [UV-B-Phototherapie, Photochemotherapie]

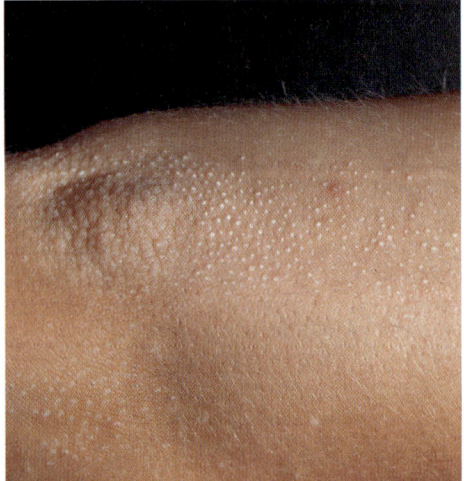

Abb. L30. Lichen pilaris

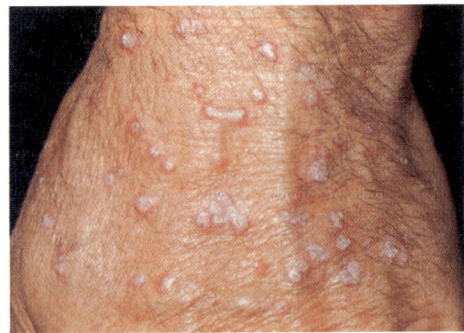

Abb. L31. Lichen ruber planus

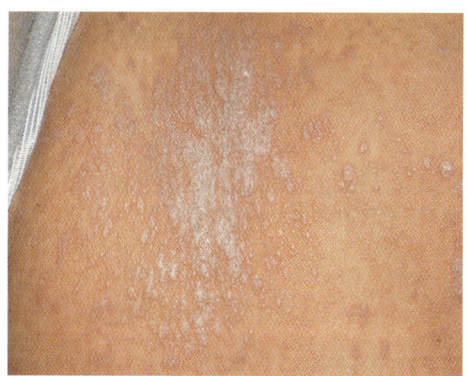

Abb. L32. Lichen ruber planus. Lichen ruber generalisatus/exanthematicus

Lichen sclerosus et atrophicus: *Syn*: *Weißfleckenkrankheit, White-Spot-Disease, Lichen albus*; erbsengroße, porzellanweiße, atrophische Flecken der Haut und Schleimhaut von Hals, Nacken, Schulter, Brust und Genitale; **Klinik**: primär gruppierte, elfenbeinfarbene, hyperkeratotische Papeln, die im Laufe der Krankheit zu weißlichen Plaques konfluieren; nach Monaten bis Jahren atrophiert die befallene Haut und führt u.U. zu Stenosen; **Therapie**: lokale Corticoidbehandlung mildert das klinische Bild, ohne den Verlauf zu beeinflussen; Versuche mit Kryotherapie oder interner Behandlung mit z.B. Etretinat waren wenig erfolgreich; **Prognose**: der Verlauf ist schubartig progredient; selten kommt es zu partieller oder vollständiger Rückbildung von Herden

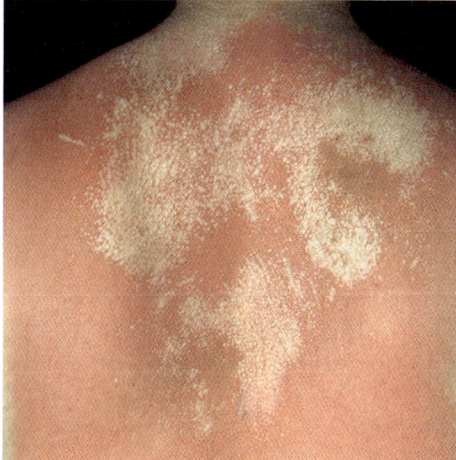

Abb. L33. Lichen sclerosus et atrophicus

Lichen sclerosus vulvae: Lichen sclerosus et atrophicus der Vulva; *s.u. Essay Neubildungen von Vulva und Vagina S. 1685*
Lichen striatus: *s.u. epidermaler Nävus*
Lichen Vidal: *Syn*: *Lichen simplex chronicus (Vidal), Lichen chronicus (Vidal)*; → *Neurodermitis circumscripta*
Lich-Grégoir-Operation *f*: *Syn*: *Antirefluxplastik nach Lich-Grégoir*; *s.u. Antirefluxplastik*
Licht|der|ma|to|se *f*: *Syn*: *Photodermatose, Photodermatitis, Lichtdermatitis, Fotodermatose, Fotodermatitis*; entzündliche Hautveränderung durch eine photoallergische Reaktion [Photokontaktallergie] oder phototoxische Wirkung [Photokontaktdermatitis]

Lupus erythematodes-artige Lichtdermatose: → *Lichtekzem*
polymorphe Lichtdermatose (Haxthausen): → *Lichtekzem*
Licht|ek|zem *nt*: *Syn*: *polymorphe Lichtdermatose (Haxthausen), polymorpher Lichtausschlag, Sommerprurigo, Lupus erythematodes-artige Lichtdermatose, Dermatopathia photoelectrica, Prurigo aestivalis, Ekzema solare*; ätiologisch ungeklärte, durch Sonnenlicht hervorgerufene Dermatose; die Art der Hautveränderungen ist extrem variabel [plaque-artig, ekzem-artig, urtikariell, erythematös] und wechselt oft von Mal zu Mal; die wichtigste prophylaktische und therapeutische Maßnahme ist Vermeidung bzw. Begrenzung der Exposition
Licht|ke|ra|to|se *f*: → *aktinische Keratose*
Licht|schrumpf|haut *f*: → *Xeroderma pigmentosum*
Licht|ur|ti|ka|ria *f*: *Syn*: *Sonnenurtikaria, Sommerurtikaria, photoallergische Urtikaria, Urticaria photogenica/solaris, Sonnenallergie*; akute Reaktion der Haut auf Sonnenlichteinstrahlung mit Rötung, Juckreiz und Quaddelbildung; bei großflächiger Lichteinwirkung kann es zu Allgemeinsymptomen [Kopfschmerzen, Bronchospasmus, Kollaps, Schock] kommen; **Therapie**: Antihistaminika intern; Lichtschutz

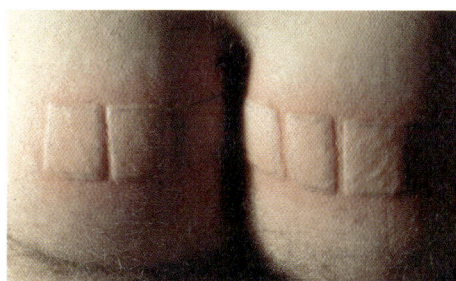

Abb. L34. Lichturtikaria. Reaktion nach UVA-Test

Lid|ek|tro|pi|um *nt*: → *Ektropium 1.*
Li|do|cain *nt*: *Syn*: *Lignocain*; Lokalanästhetikum Antiarrhythmikum der Klasse IB; **Anw.**: ventrikuläre Extrasystolen und Arrhythmien [v.a. nach Myokardinfarkt], Kammerflimmern; Oberflächen-, Infiltrations- und Leitungsanästhesie; **NW**: Sinusarrest, AV-Block, Hypotonie, Bradykardie, Asystolie, Schwindel, Krampfanfälle; **Kontraind.**: absolut: Sinusknotensyndrom, AV-Block II. und III. Grades; relativ ausgeprägte Bradykardie, stärkere Hypotonie, AV-Block I. Grades, schwere Herzinsuffizienz, schwere Ateminsuffizienz, Epilepsie
Lid|plas|tik *f*: *Syn*: *Blepharoplastik*; plastische Operation der Augenlider, z.B. bei Oberlidptose; i.d.R. Teil einer ästhetischplastischen Korrektur der Augenlider
Lid|rand|re|sek|ti|on *f*: *Syn*: *Ziliektomie*; operative Entfernung des Lidrandes und der Zilien
Lid|schluss|re|ak|ti|on *f*: *Syn*: *Lidschlussreflex, Westphal-Pilcz-Zeichen*; reflektorischer Lidschluss bei Berührung der Hornhaut, der Haut um das Auge oder plötzlicher Blendung
Lid|win|kel|plas|tik *f*: *Syn*: *Augenwinkelplastik, Kanthoplastik*; plastische Operation am Lidwinkel, z.B. nach Verletzung oder bei Blepharophimose
Lid|win|kel|re|sek|ti|on *f*: *Syn*: *Kanthektomie*; Ausschneidung des Lidwinkels, z.B. bei Basaliom
Lid|xan|the|las|ma *nt*: *Syn*: *Xanthelasma palpebrarum*; *s.u. Xanthelasma*
Lieber-Kräuter *pl*: *Syn*: *Galeopsidis herba*; *s.u. Hohlzahn*
Liebermann-Cole-Syndrom *nt*: *Syn*: *fokale dermale Hypoplasie, Goltz-Gorlin-Syndrom, kongenitale ektodermale und mesodermale Dysplasie*; *s.u. Ektodermaldysplasie-Syndrome*
Lieb|stö|ckel *m*: *Syn*: *Maggikraut, Bergliebstöckel, Levisticum officinale*; Pflanze aus der Familie der Doldengewächse [Apiaceae]; verwendet werden Wurzel und Wurzelstock [**Liebstöckelwurzel**, Levistici radix], die ätherisches **Liebstöckelöl** [u.a. Ligusticumlacton, Ligustilid, Sedanolid] und Cumarin-

derivate enthalten; **Anw.**: Diuretikum; traditionell als Karminativum, Stomachikum; in der Homöopathie bei Otitis media; Liebstöckelkraut [Levistici herba] und Liebstöckelfrüchte [Levistici fructus] werden nur als Gewürz verwendet

Li|e|no|gra|fie, -gra|phie *f*: → *Splenografie*

Li|ga|ment|re|sek|ti|on *f*: → *Syndesmektomie*

Ligase-Kettenreaktion *f*: der Polymerasekettenreaktion* verwandtes Verfahren zum Nachweis kleinster DNA- oder RNA-Mengen

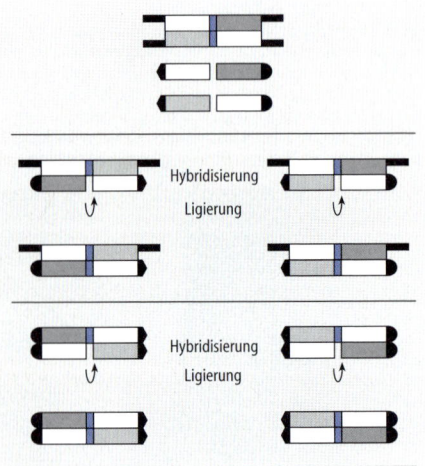

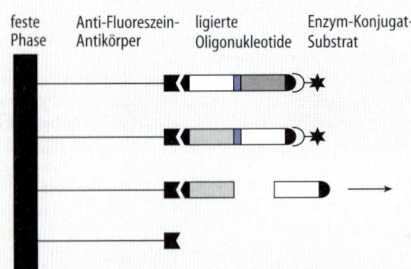

feste Phase · Anti-Fluoreszein-Antikörper · ligierte Oligonukleotide · Enzym-Konjugat-Substrat

Ligase-Kettenreaktion (LCR)
Bei der Ligasekettenreaktion wird ein kurzer, bekannter DNA-Abschnitt (ca. 50 Basenpaare) in vitro vermehrt. Die Spezifität der Reaktion beruht auf der Verwendung von vier Oligonukleotiden, die komplementär zu dem zu vermehrenden DNA-Abschnitt sind. Die Oligonukleotide sind markiert, z.B. mit Fluoreszein und Bioton. Die Reaktion besteht aus der mehrfachen Wiederholung von Zyklen, die sich in folgende Schritte untergliedern: (1) Hitze-Denaturierung, (2) Hybridisierung der Oligonukleotide, (3) Ligierung der benachbarten Oligonukleotide durch Herstellung einer Phosphodiesterbindung mittels hitzestabiler DNA-Ligase.
Die Ligationsreaktion erfolgt nur bei unmittelbar benachbarten Oligonukleotiden, die mit einem einzelsträngigen DNA-Strang hybridisiert sind, da ausschließlich doppelsträngige DNA als Substrat für die DNA-Ligase dient; als Einzelstrang vorliegende Oligonukleotide werden nicht ligiert. Die Beurteilung der Reaktion erfolgt über die Bindung der Fluoreszein markierten DNA an Anti-Fluoreszein-Antikörper, die an einer festen Phase immobilisiert sind, nach Entfernung nicht gebundener markierter Oligonukleotide.

Abb. L35. Ligase-Kettenreaktion

Li|ga|tur *f*: Unterbindung/Abbindung eines Gefäßes oder Hohlorgans; *s.u. Essay Nahttechnik und Nahtmaterial S. 1085*

Lignac-Fanconi-Krankheit *f*: → *Cystinose*

Lig|no|ca|in *nt*: → *Lidocain*

Lig|num *nt, pl* **-na**: Holz; wird heute in der Pharmazie hinter den Pflanzennamen gestellt

Lilac-Ring *m*: *s.u. zirkumskripte Sklerodermie*

Li|la|krank|heit *f*: → *Dermatomyositis*

Liley-Zonen *pl*: *s.u. Morbus haemolyticus neonatorum*

Li|mo|nis aetheroleum *nt*: → *Zitronenöl*

Lin|co|my|cin *nt*: von Streptomyces lincolnensis gebildetes bakteriostatisches Antibiotikum; bindet an die S-50-Untereinheit von Ribosomen und hemmt damit die Polysombildung und Eiweißsynthese; wirkt v.a. gegen grampositive Erreger, Anaerobier und Actinomyces israeli; wird v.a. bei Staphylokokkeninfektionen bei Penicillin-Allergie oder Oxacillin-Resistenz verwendet; **NW**: gastrointestinale Störungen, v.a. Durchfall, Leukopenie, Exantheme

Lin|de *f*: **Syn**: *Tilia*; Oberbegriff für **Sommerlinde** [Tilia platyphyllos] und **Winterlinde** [Tilia cordata], Bäume aus der Familie der Lindengewächse [Tiliaceae]; verwendet werden die **Lindenblüten** [Tiliae flos; enthalten Flavonoide und Gerbstoffe], **Lindenrinde** [Tiliae cortex, enthält v.a. Gerbstoffe], **Lindenblätter** [Tiliae folium] und **Lindenholz** [Tiliae lignum]; v.a. die Blüten wirken antitussiv, adstringierend, diaphoretisch, diuretisch, sedierend und schmerzstillend; **Anw.**: traditionell bei Erkältungskrankheiten mit Reizhusten sowie als Diuretikum, Stomachikum, Spasmolytikum und Sedativum

Li|ne|zo|lid *nt*: parenterales Antibiotikum; Oxazolidinon; bindet direkt an die ribosomale 50S-Untereinheit und verhindert die Translation; wirkt v.a. gegen Enterococcus faecium, Enterococcus faecalis, Staphylococcus aureus, Staphylococcus epidermidis, Staphylococcus haemolyticus, Streptococcus agalactiae, Streptococcus pneumoniae, Streptococcus pyogenes, Streptococcus viridans, Pasteurella multocida; **Anw.**: v.a. nosokomiale und außerhalb des Krankenhauses erworbene Pneumonien, komplizierte und unkomplizierte Infektionen der Haut und Hautanhangsgebilde; **NW**: gastrointestinale Störungen, Diarrhoe, Übelkeit, Verfärbungen der Zunge

Lin|gua pilosa/villosa *f*: → *Haarzunge*

Lin|gua pilosa/villosa nigra *f*: → *schwarze Haarzunge*

Lin|gu|lek|to|mie *f*: Resektion der Lingula pulmonis

Li|ni semen *nt*: → *Leinsamen*

Links|ap|pen|di|zi|tis *f*: *s.u. Divertikulitis*

Links|herz|hy|per|tro|phie *f*: → *Hypertrophie, linksventrikuläre*

Links|herz|in|suf|fi|zi|enz *f*: **Syn**: *Linksinsuffizienz*; *s.u. Essay Herzinsuffizienz S. 599*

Links|herz|syn|drom, hypoplastisches *nt*: **Syn**: *hypoplastischer linker Ventrikel, Linksherzhypoplasie-Syndrom*; angeborener Herzfehler mit Unterentwicklung des linken Ventrikels und meist auch der aufsteigenden Aorta; die Aorten- und Mitralklappe sind eingeengt oder verschlossen und der Ductus arteriosus bleibt i.d.R. nach der Geburt offen; der rechte Ventrikel übernimmt bereits intrauterin die Blutversorgung des gesamten Körpers; **Klinik**: in den ersten Stunden nach der Geburt kommt es zur Ausbildung von Mischzyanose, Tachypnoe, Dyspnoe, Schwitzen und Trinkschwäche; schließt sich der Ductus arteriosus kommt es zu akuter lebensbedrohlicher Zyanose; **Diagnose**: Echokardiografie; **Therapie**: Offenhalten des Ductus arteriosus durch Infusion von Prostaglandin E_1 oder Stentimplantation; **Norwood-Operation**: Schaffung einer funktionsfähigen Aorta aus Pulmonalarterienstamm und hypoplastischer Aorta; Verschluss der Pulmonalarterienbifurkation und Anlage eines aortopulmonalen Shunts; Herztransplantation wäre die Methode der Wahl, leider gibt es kaum Spenderherzen für Säuglinge

Links|hy|per|tro|phie *f*: → *Hypertrophie, linksventrikuläre*

Links|schen|kel|block *m*: Blockierung oder Verzögerung der Erregungsleitung im linken Tawara-Schenkel; *s.u. Essay Elektrokardiogramm S. 317*

Links|typ *m*: *s.u. Essay Elektrokardiogramm S. 317*

Li|nol|säu|re f: Syn: Leinölsäure; essenzielle, zweifach ungesättigte Fettsäure; findet sich in Pflanzenölen und Depotfetten; Vorgängersubstanz von Arachidonsäure, aus der zahlreiche proinflammatorische Mediatoren, aber auch Prostaglandine mit immunsuppressiver Wirkung synthetisiert werden können; aus diesem Grund enthalten moderne Lösungen zur parenteralen Ernährung deutlich weniger Linolsäure, entweder durch Beimischung von mittelkettigen Triglyceriden mit Kokosnussöl oder durch Kombination mit Olivenöl; s.a. Essay Postoperative parenterale Ernährung S. 377

Lin|sen|ent|fer|nung f: → Phakektomie

Lin|sen|ex|stir|pa|tion f: → Phakektomie

Lin|sen|ex|trak|ti|on f: → Phakektomie

Lin|sen|im|plan|ta|tion f: Einsetzen einer künstlichen Linse nach Linsenextraktion; s.a. Phakektomie, Essay Katarakt S. 783

Lin|sen|kap|sel|re|sek|ti|on f: → Phakozystektomie

Lin|sen|pro|the|se f: Syn: intraokulare Linse, intraokulare Kunststofflinse, Kunstlinse, Intraokularlinse; künstliche Augenlinse [i.d.R. Polymethylmethacrylat], die nach Linsenextraktion bei Katarakt eingesetzt wird; s.u. Essay Katarakt S. 783

Lin|sen|vor|fall m: → Lentozele

Linton-Nachlas-Sonde f: s.u. Ösophagusvarizen

Linton-Shunt m: Syn: proximaler splenorenaler Shunt; s.u. portokavaler Shunt

Lip|äl|mie f: Syn: Hyperlipämie; vermehrter Neutralfettgehalt des Blutes

Li|pa|ro|ze|le f: Syn: Fettbruch, Liparozele, Lipozele, Adipozele; Hernie mit Fettgewebe im Bruchsack; s.u. Essay Eingeweidebrüche/Hernien S. 577

Lip|a|zid|äl|mie f: Syn: Hyperlipazidämie; Erhöhung der freien Fettsäuren im Blut

Lip|ek|to|mie f: Syn: Fettentfernung, Fettgewebsentfernung; operative Entfernung von Fettgewebe; s.a. Liposuktion

Lip|id|äl|mie f: Syn: Hyperlipidämie; vermehrter Gesamtlipidgehalt des Blutes, Erhöhung der Serumlipide; s.u. Hyperlipoproteinämie, Essay Fettstoffwechselstörungen S. 403

Lip|id|neph|ro|se f: → minimal proliferierende Glomerulonephritis

Lip|id|sen|ker m: Syn: Antilipidämikum, Antihyperlipämikum; Arzneimittel mit Wirkung gegen erhöhte Blutlipidspiegel; s.a. Essay Fettstoffwechselstörungen S. 403

Lip|id|stig|ma|ta pl: Bezeichnung für körperliche Anzeichen einer schweren Fettstoffwechselstörung; dazu zählen Arcus lipoides corneae, Xanthelasmen, Strecksehnenxanthome [z.B. an den Achillessehnen] und eruptive Xanthome; s.a. Essay Fettstoffwechselstörungen S. 403

Li|po|chon|dro|dys|tro|phie f: → Mukopolysaccharidose I-H

Li|po|dys|tro|phie f: Syn: Lipodystrophia, Fettgewebsschwund; progredienter Schwund des Fettgewebes tritt als **partielle Lipodystrophie** v.a. bei präpubertären Mädchen auf; beginnt im Gesicht und breitet sich langsam nach kaudal aus; die **generalisierte Lipodystrophie** ist meist familiär bedingt und ist häufig mit Typ I Diabetes mellitus, Hepatomegalie und Glomerulonephritis assoziiert; die **progressive Lipodystrophie** [Berardinelli-Seip-Syndrom], eine ätiologisch ungeklärte, autosomal-rezessive Endokrinopathie, führt zu akromegaloidem Hochwuchs, Muskelhypertrophie, Hypergenitalismus, generalisierter progressiver Lipodystrophie, polyzystischen Ovarien, Hyperlipidämie, Hepatosplenomegalie, Acanthosis nigricans und insulinresistentem aketotischen Diabetes mellitus

intestinale Lipodystrophie: → Morbus Whipple

Li|po|dys|tro|phie|syn|drom nt: s.u. Essay HIV-Infektion – AIDS S. 625

Li|po|id|his|ti|o|zy|to|se vom Kerasintyp f: → Morbus Gaucher

Li|po|id|neph|ro|se f: → minimal proliferierende Glomerulonephritis

Li|po|mi|kron nt: → Chylomikron

Li|po|poly|sac|cha|rid nt: aus Lipid A und Polysacchariden aufgebauter Bestandteil der Zellwand gramnegativer Bakterien; Lipid A wirkt als Endotoxin und verursacht Fieber, Komplementaktivierung, Verbrauchskoagulopathie, hypotonen Schock und eine Induktion von Entzündungsmediatoren; s.a. Essay Sepsis und septischer Schock S. 1455

Li|po|pro|te|in nt: aus einem Lipid- und einem Eiweißanteil

[**Apolipoprotein**] bestehendes Molekül; Lipoproteine werden in der Leber und Darmwand synthetisiert; ihre Hauptaufgabe ist der Transport von Cholesterin, Lipiden und fettlöslichen Vitaminen im Blut; eingeteilt werden sie nach ihrer Dichte bzw. ihrer Wanderungsgeschwindigkeit in der Lipoproteinelektrophorese in: **LDL** [Lipoprotein mit geringer Dichte, low-density lipoprotein, Betalipoprotein, β-Lipoprotein]: transportiert Cholesterin zu extrahepatischen Geweben und reguliert deren Cholesterinbiosynthese **HDL** [Lipoprotein mit hoher Dichte, high-density lipoprotein, α-Lipoprotein, Alphalipoprotein]: je zur Hälfte aus Protein und Lipid bestehendes Molekül, das in der Darmschleimhaut und der Leber gebildet wird; dient dem Rücktransport von Cholesterin zur Leber, wo es abgebaut und über die Galle ausgeschieden wird **VLDL** [Lipoprotein mit sehr geringer Dichte, very low-density lipoprotein, prä-β-Lipoprotein, Präbetalipoprotein]: v.a. in der Leber gebildetes Lipoprotein mit hohem Triglyceridanteil **Chylomikronen** [Chyluströpfchen]: in der Darmschleimhaut gebildete Lipoidprotein-Partikel als Transportform für Triacylglycerine im Blut; Chylomikronen werden in den Zellen der Duodenumschleimhaut gebildet und per Exozytose in den Extrazellularraum abgegeben; sie werden von Lymphgefäßen aufgenommen und gelangen über den Ductus thoracicus in den Kreislauf; in extrahepatischen Geweben werden die Triacylglycerine von Lipoproteinlipase in Glycerin und Fettsäuren gespalten; die Fettsäuren werden von den Geweben aufgenommen und metabolisiert, während das Glycerin von den Chylomikronen zur Leber gelangt und dort phosphoryliert und in den Metabolismus eingeschleust wird; während der Passage durch den Körper werden auch Cholesterin und Apolipoprotein A auf HDL-Vorstufen übertragen; die Chylomikronenreste [sog. **Remnants**] gelangen zur Leber, wo sie in die Hepatozyten aufgenommen und abgebaut werden; s.a. Essay Fettstoffwechselstörungen S. 403, s.a. Abb. L36

α-Lipoprotein: dem LDL ähnliches Lipoprotein, das aber zusätzlich zum Apolipoprotein B ein α-Apolipoprotein enthält; s.u. Essay Fettstoffwechselstörungen S. 403

Lipoprotein X: Syn: X-Protein; aus Phospholipiden, Cholesterin und Proteinen aufgebauter Komplex, der bei primärem LCAT-Mangel und Cholestase im Blut auftritt

Li|po|pro|te|in|li|pa|se f: Syn: Klärfaktor; auf der Außenseite der Plasmamembran vieler Zellen lokalisiertes Enzym, das Triacylglycerine des VLDLs und der Chylomikronen zu Glycerin und Fettsäuren hydrolysiert und damit die Aufnahme der Fettsäuren in die Zelle ermöglicht; wird durch Insulin induziert; s.a. Chylomikron

Li|po|suk|ti|on f: Syn: Fettabsaugung, Fettaspiration; perkutane Absaugung von Fettgewebe mit einer Spezialkanüle; wird praktisch immer aus ästhetischen oder kosmetischen Gründen durchgeführt; auch wenn Fettabsaugung an vielen Körperstellen möglich ist, werden in Europa 90 % aller Eingriffe zur Fettaspiration im Oberschenkelbereich bei Frauen vorgenommen [sog. Reithosenfett]; die früher oft angewandte **trockene Liposuktion**, bei der ohne jegliche Infiltration gearbeitet wird, ist heute weitgehend obsolet, weil die Infiltration von Lokalanästhetikum mit Adrenalinzusatz bei der **feuchten Liposuktion** [Tumeszenztechnik] zu einer wesentlichen Reduktion des Blutverlustes führt; in den letzten Jahren hat sich die **Ultraschall-Liposuktion** [SMEI-Technik nach Zocchi] durchgesetzt; dabei wird eine hohle Ultraschallsonde eingeführt, die ein simultanes Verflüssigen und Absaugen ermöglicht; s.a. Abb. L37, Abb. L38

β-Li|po|tro|pin nt: Syn: lipotropes Hormon; aus Proopiomelanocortin abgespaltetes Proteohormon der Hypophyse mit lipolytischer Wirkung; aus ihm können durch Proteolyse α-MSH, α-Lipotropin und β-Enkephalin abgespalten werden

Li|po|zel|le f: → Liparozele

Lip|pen|in|zi|si|on f: → Cheilotomie

Lip|pen|kar|zi|nom nt: vermehrt bei Pfeifenrauchern auftretendes Plattenepithelkarzinom der Unterlippe, selten auch der Oberlippe; Leukoplakie* und Morbus* Bowen sind Präkanzerosen des Lippenkarzinoms; **Therapie:** großzügige Keilex-

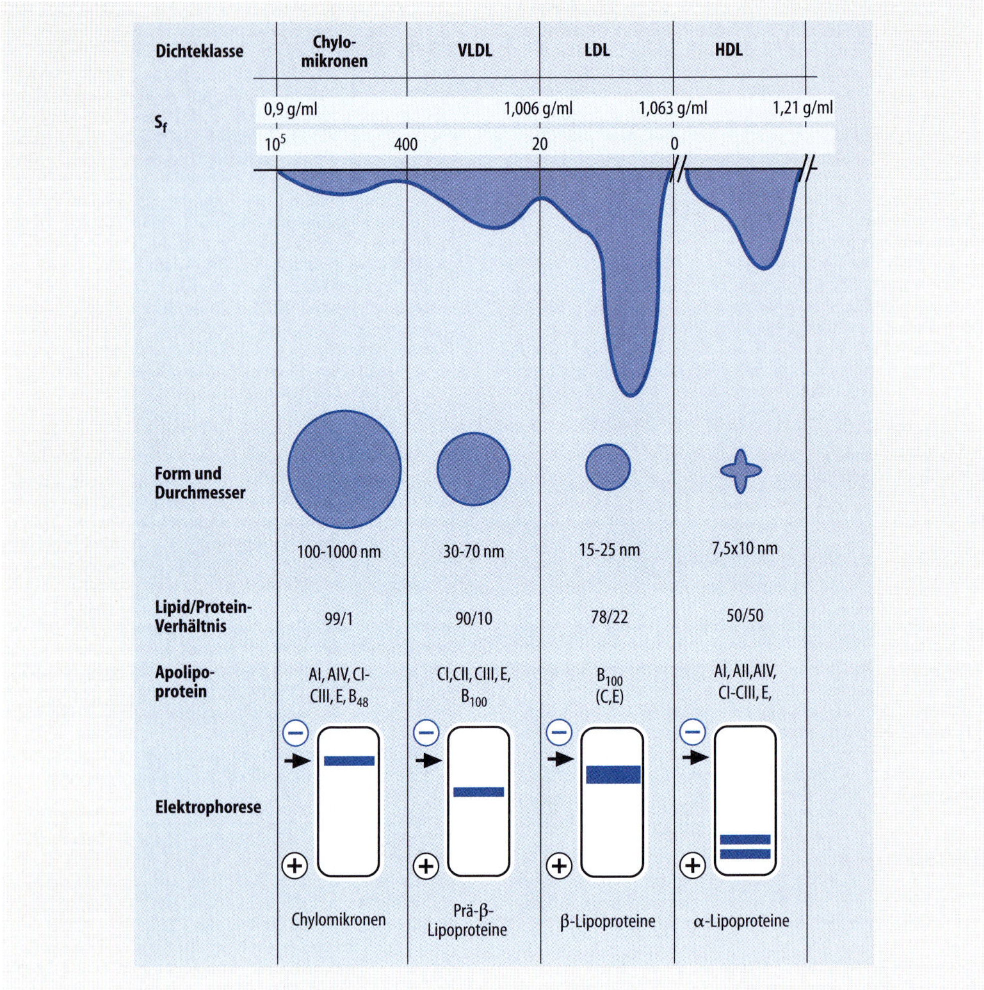

Dichteklasse	Chylo-mikronen	VLDL	LDL	HDL

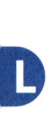

Abb. L36. Lipoprotein. Einteilung und Eigenschaften der Lipoproteine

zision, evtl. rekonstruktive Lippenplastik; *s.a. Essay Neubildungen der Mundhöhle S. 1049*

Lippen-Kiefer-Gaumenspalte *f: Syn: Wolfsrachen, Cheilognathopalatoschisis, LKG-Spalte*; angeborene Hemmungsfehlbildung mit Spalte der seitlichen Oberlippe, des Oberkiefers und des harten und weichen Gaumens; nach den Gliedmaßenfehlbildungen [Klumpfuß] der zweithäufigste Fehlbildungskomplex; die Häufigkeit der Spalten hat sich in den letzten 100 Jahren verdreifacht und liegt in Mitteleuropa heute bei 1:450 Geburten; der Anstieg macht deutlich, dass exogene Faktoren eine wichtige Rolle in der **Ätiologie** spielen; andererseits gibt es eindeutige Hinweise auf eine genetische Prädisposition; zu den exogenen Faktoren gehören u.a. chemische Noxen und Medikamente [Alkohol, Nikotin], Virusinfektionen, ionisierende Strahlen und Alter der Mutter; ist auch Begleitsymptom bei Pätau-Syndrom, Wolf-Hirschhorn-Syndrom und DiGeorge-Syndrom; **Therapie:** operativer Verschluss der Lippenspalte und des Nasenbodens mit ca. 3 Monaten, des weichen Gaumens mit ca. 1 Jahr und des harten Gaumens nach ca. 18 Monaten; bei einseitigen Lippenspalten führt die **Lippenplastik nach Tennison und Randall** zu guten Resultaten; bei doppelseitiger Lippenspalte hat sich

die **Lippenplastik nach Veau** bewährt, weil sie beste Voraussetzungen für spätere Korrekturen schafft; bei Lippenspalte und Spalte im vorderen Gaumenbereich erfolgt der Verschluss i.d.R. durch die **Lippen-Kieferplastik nach Veau und Axthausen**, die nur Gewebe aus der unmittelbaren Umgebung der Spalte verwendet; die **Brückenlappenplastik nach Langenbeck-Ernst-Veau-Axthausen** und die **Stiellappenplastik nach Pichler und Veau** sind die am häufigsten verwendeten Techniken zum Gaumenverschluss; *s.a. Abb. L40, Abb. L41, Tab. L7, Abb. L42, Abb. L43, Abb. L44*

Lippen-Kiefer-Spalte *f: Syn: Cheilognathoschisis*; häufigste angeborene Hemmungsfehlbildung mit Spalte der seitlichen Oberlippe und des Oberkiefers; *s.u. Lippen-Kiefer-Gaumenspalte*

Lippen-Mund-Plastik *f: Syn: Cheilostomatoplastik*; plastische oder kosmetische Chirurgie an Lippe und Mund; *s.a. Lippen-Kiefer-Gaumenspalte*

Lip|pen|naht *f:* → *Cheilorrhaphie*

Lip|pen|plas|tik *f: Syn: Cheiloplastik, Labioplastik*; plastische Operation zur Korrektur angeborener oder erworbener Lippendefekte; *s.u. Lippen-Kiefer-Gaumenspalte*

Lippenplastik nach Tennison und Randall: *s.u. Lippen-Kiefer-Gaumenspalte*

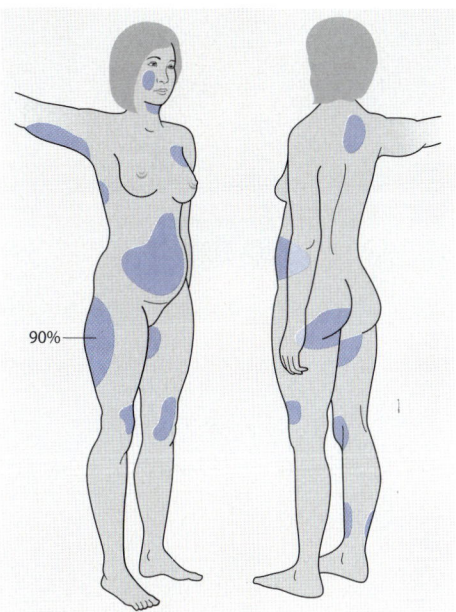

Abb. L37. Liposuktion. Fettabsaugung ist an vielen Körperstellen möglich, in Europa werden 90 % aller Fettaspirationen im Oberschenkelbereich bei Frauen vorgenommen

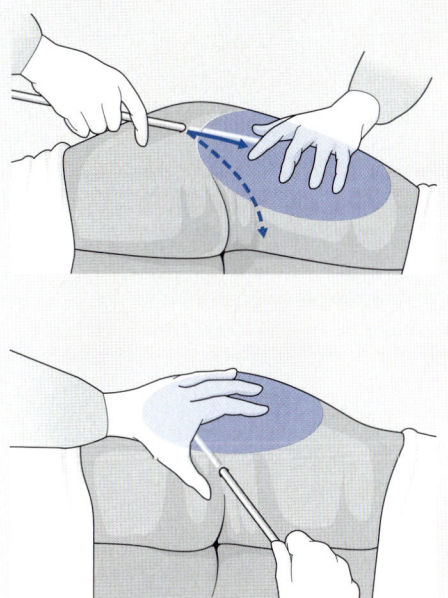

Abb. L38. Liposuktion. Der Zugang zum Fett im trochanteren Bereich [Reithosenfett] erfolgt am besten von einer Stichinzision im Hüftbereich aus [oben]; in Seiten- oder Bauchlage kann auch eine Inzision in der Infragluteualfalte gewählt werden [unten]

Lippenplastik nach Veau: *s.u. Lippen-Kiefer-Gaumenspalte*

Lip|pen|schnitt *f:* → *Cheilotomie*

Lip|pen|spal|te *f: Syn: Hasenscharte, Cheiloschisis*; angeborene, ein- oder beidseitige Spaltenbildung der Oberlippe; meist zusammen mit Kieferspalte [Lippen-Kiefer-Spalte]; *s.u. Lippen-Kiefer-Gaumenspalte*

Li|qui|ri|ti|ae radix *f: Syn: Süßholzwurzel*; Wurzel und Ausläufer von Süßholz*

Li|quor|szin|ti|gra|fie, -gra|phie *f:* szintigrafische Darstellung der Liquorräume von Gehirn und Rückenmark

Li|quor|un|ter|druck|syn|drom, postpunktionelles *nt:* 1–2 Tage nach einer Lumbalpunktion auftretende heftige Kopfschmerzen, Übelkeit, Erbrechen, Ohrensausen und evtl. Ohnmacht als Zeichen eines passageren Liquorunterdruckes; wird durch Setzen eines Blutpfropfes und 24 h Bettruhe nach der Punktion fast immer vermieden; **Therapie:** Elektrolytinfusionen, Antiemetika, Analgetika, Bettruhe

L₅-Ischialgie *f: s.u. Ischialgie*

Lisch-Knötchen *pl: s.u. Neurofibromatose*

Lisfranc-Luxationsfraktur *f: Syn: Lisfranc-Luxation*; meist durch Sturz aus großer Höhe oder Verkehrsunfälle verursachte Fraktur von Mittelfußknochen mit Luxation in der Lisfranc-Gelenklinie und Ruptur der Bänder; eine Reposition und

Stabilisierung ist immer indiziert; *s.a. Essay Fraktur, Luxation, Distorsion S. 423; s.a. Abb. L45, Abb. L46*

Li|si|no|pril *nt:* ACE-Hemmer; **Anw.:** arterielle Hypertonie, Herzinsuffizienz; **Dosierung:** initial 1 × 2,5 mg/d p.o., maximal 1 × 10[–40] mg/d; *s.a. Essay Herzinsuffizienz S. 599, Essay Arterielle Hypertonie S. 695*

LIS-System *nt: s.u. Essay Fraktur, Luxation, Distorsion S. 423*

Lis|te|ria *f:* grampositive, peritrich begeißelte Stäbchenbakterien, die eine Neigung zur Kettenbildung haben; medizinisch wichtig ist nur **Listeria monocytogenes**, die im Darm von Haus- und Wildtieren vorkommt, aber auch in Wasser, Abfällen und Erdproben gefunden wird; die Übertragung auf den Menschen erfolgt durch direkten Kontakt mit infizierten Tieren oder durch kontaminierte Lebensmittel [Milch und Milchprodukte]

beim Erwachsenen kommt es meist zu grippeartigen Infekten, aber auch zu **Listerienmeningitis** [verläuft bei bis zu 40 % der Patienten tödlich] oder **Listerienmeningoenzephalitis** [führt oft zur Abszessbildung; verläuft bei mehr als 50 % der Patienten tödlich]; die häufigste Infektion ist aber die **Schwangerenlisteriose**, die in jeder Phase der Schwangerschaft auftreten kann, allerdings am häufigsten im letzten

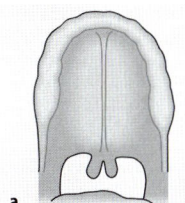
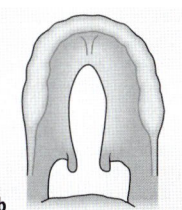
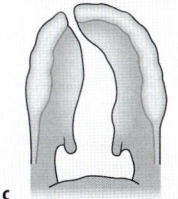
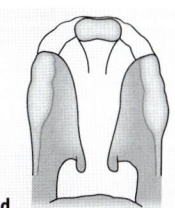

Abb. L39. Lippen-Kiefer-Gaumenspalte. Gaumenspalten: **a** Uvula bifida, **b** Spalte im weichen und hinteren Teil des harten Gaumens, **c** Lippen-Kiefer-Gaumenspalte, **d** doppelseitige Lippen-Kiefer-Gaumenspalte

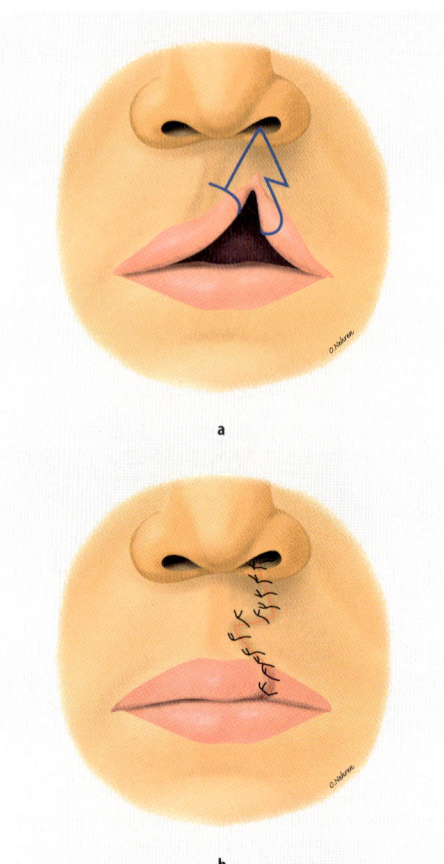

a

b

Abb. L40. Lippen-Kiefer-Gaumenspalte. Lippenplastik nach Tennison und Randall: **a** Schnittführung, **b** nach schichtweisem Verschluss

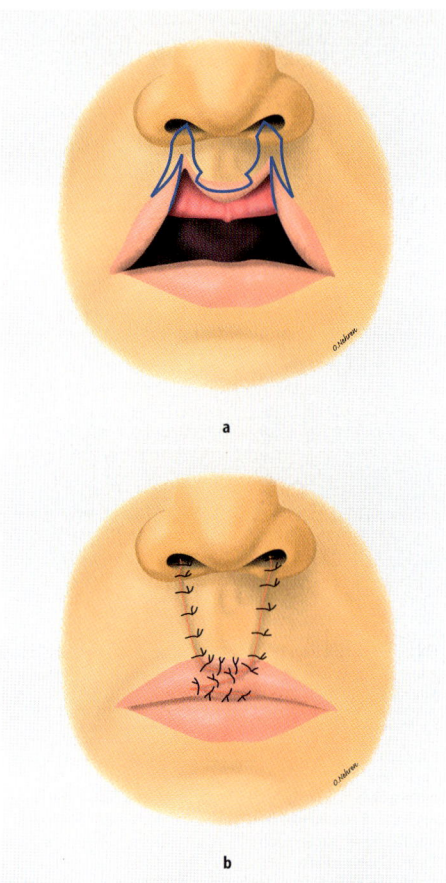

a

b

Abb. L41. Lippen-Kiefer-Gaumenspalte. Lippenplastik nach Veau: **a** Schnittführung, **b** nach schichtweisem Verschluss bei einzeitiger Technik

Tab. L7. Lippen-Kiefer-Gaumenspalte. Internationale Klassifikation der Lippen-Kiefer-Gaumenspalten

Gruppe 1	Spaltformen d. vorderen (primären) embryonalen Gaumens
	Lippe rechts und/oder links
	Kiefer rechts und/oder links
Gruppe 2	Spaltformen des vorderen und hinteren (primären und sekundären) embryonalen Gaumens
	Lippe rechts und/oder links
	Kiefer rechts und/oder links
	Harter Gaumen rechts und/oder links
	Weicher Gaumen median
Gruppe 3	Spaltformen des hinteren (sekundären) embryonalen Gaumens
	Harter Gaumen rechts und/oder links
	Weicher Gaumen median
Gruppe 4	Seltene Gesichtsspalten
	Mediane Spalten mit oder ohne Hypoplasie (Aplasie) der Praemaxilla
	Schräge Gesichtsspalten (oroorbital)
	Quere Gesichtsspalten (oroaurikulär)
	Spalten der Unterlippe, der Nase oder andere seltene Spalten

Schwangerschaftsdrittel; sie verläuft als grippaler Infekt und wird oft als Bagatellinfekt abgetan; kann aber durch eine Entzündung der Plazenta oder des Endometriums zum Abort führen; bei diaplazentarer Infektion entwickelt sich eine Neugeborenenlisteriose*; außerdem besteht die Gefahr einer Infektion bei vorzeitigem Blasensprung oder unter der Geburt; **Diagnose:** Erregernachweis nach Anzucht auf z.B. Blutagar oder Tryptikase-Soja-Bouillon; **Therapie:** Ampicillin* oder andere Aminopenicilline

Li|su|rid *nt*: Ergolin-Derivat; Dopaminagonist, Serotoninantagonist; **Anw.:** Parkinson-Syndrome; Abstillmittel; Migraine; **Dosierung:** Parkinson-Syndrome 2–3 × 0,2 mg p.o.; Migräneprophylaxe 3 × tgl. 0,025 mg p.o.; **NW:** Übelkeit, Schwindel, Erbrechen, Müdigkeit, Schlafstörungen, Kopfschmerzen; **Kontraind.:** schwere periphere arterielle Durchblutungsstörungen, orthostatische Hypotonie, Koronarinsuffizienz, eingeschränkte Leber- und Nierenfunktion, Schwangerschaft; *s.a. Essay Parkinson-Syndrome S. 1229*

Li|tho|kla|sie *f*: → *Lithotripsie*

Li|tho|to|mie *f*: **Syn:** *Steinschnitt*; operative Entfernung eines Konkrements/Steins; i.e.S. die Lithozystotomie

Li|tho|trip|sie *f*: **Syn:** *Lithoklasie, Steinzertrümmerung*; Zertrümmerung von Gallen-, Blasen-, Nierensteinen etc. mittels Ultraschall, elektrohydraulischer Stoßwellen [extrakorporale Stoßwellenlithotripsie*], Laserbestrahlung oder mit dem Li-

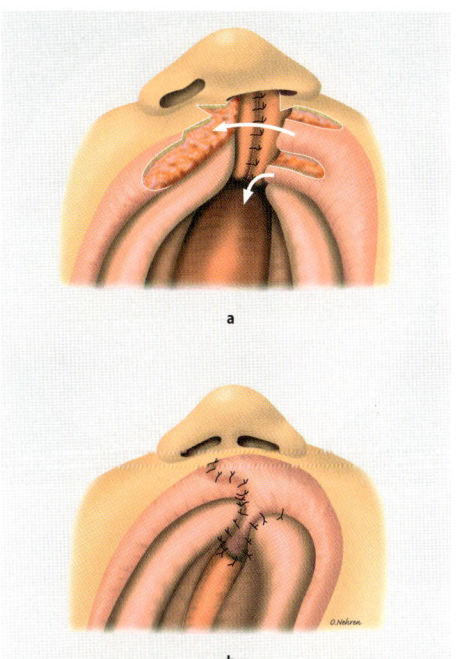

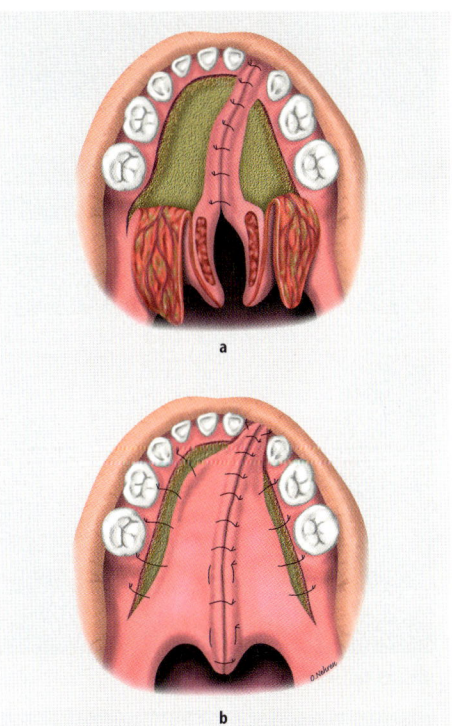

Abb. L42. Lippen-Kiefer-Gaumenspalte. Lippen-Kieferplastik nach Veau und Axthausen mit zweischichtigem Weichteilverschluss: **a** Mukoperiostlappen vom Nasenseptum und der lateralen Kieferspalte bilden die nasale Schicht, **b** überflüssige Lippenschleimhaut wird in den Spaltenbereich eingeschlagen und für die orale Schicht verwendet

Abb. L44. Lippen-Kiefer-Gaumenspalte. Stiellappenplastik nach Pichler und Veau: **a** die nasale Schicht im Bereich des harten Gaumens wurde unter Verwendung nasaler Schleimhaut verschlossen, die Stiellappen sind abpräpariert und die Spaltränder im Velumbereich in ein orales und nasales Blatt aufgespalten, **b** die medial verlagerten Stiellappen bilden eine geschlossene orale Schicht, die lateralen Entlastungsschnitte sind mit Adaptationsnähten versorgt

thotriptor und Absaugung der Trümmer; am häufigsten als **transurethrale Lithotripsie** zur Zerkleinerung und Absaugung von Blasensteinen

Li|tho|zys|to|to|mie *f: Syn: Blasensteinschnitt, Blasensteinoperation, Blasensteinentfernung, Zystolithektomie*; operative Blaseneröffnung und Steinentfernung; die klassische Eröffnung der Blase über einen suprapubischen Zugang wird heute praktisch nicht mehr durchgeführt [weniger als 1 % aller Fälle]; die Methode der Wahl ist eine **transurethrale Lithotripsie** mit Absaugung der Konkrementfragmente

Little-Krankheit *f: Syn: Diplegia spastica infantilis; s.u. Diplegie*

Littré-Hernie *f: Syn: Darmwandhernie, Darmwandbruch, Richter-Hernie, Richter-Littré-Hernie*; Hernie mit Einklemmung der Darmwand in der Bruchpforte; ist wie alle inkarzerierten Hernien ein chirurgischer Notfall und muss entweder geschlossen reponiert oder operativ versorgt werden; *s.a. Essay Eingeweidebrüche/Hernien S. 577*

L-Ketten-Krankheit *f:* → *Leichtketten-Krankheit*

LKG-Spalte *f:* → *Lippen-Kiefer-Gaumenspalte*

L-Me|tha|don *nt:* → *Levomethadon*

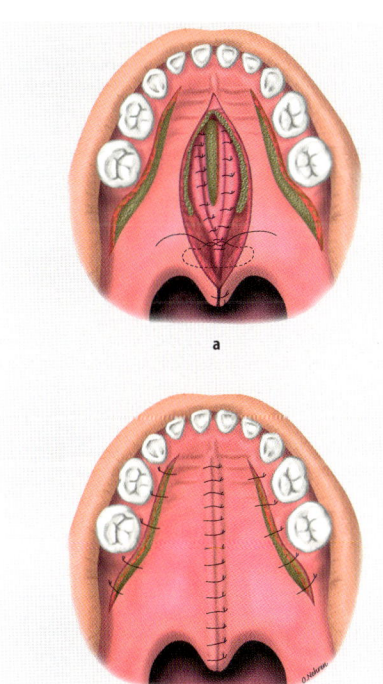

Abb. L43. Lippen-Kiefer-Gaumenspalte. Brückenlappenplastik nach Langenbeck-Ernst-Veau-Axthausen: **a** die Brückenlappen sind umschnitten und mobilisiert, die nasale Schicht wurde unter Verwendung der Vomerschleimhaut gebildet, **b** die Brückenlappen sind nach medial verlagert und bilden die orale Schicht, die lateralen Entlastungsschnitte im Bereich des Hamulus sind locker austamponiert

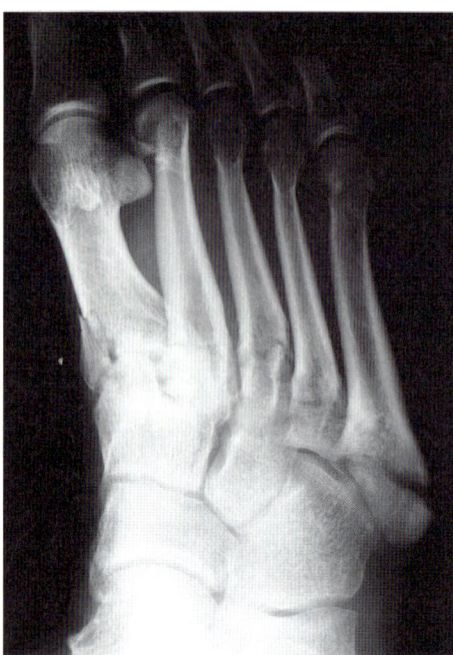

Abb. L45. Lisfranc-Luxationsfraktur

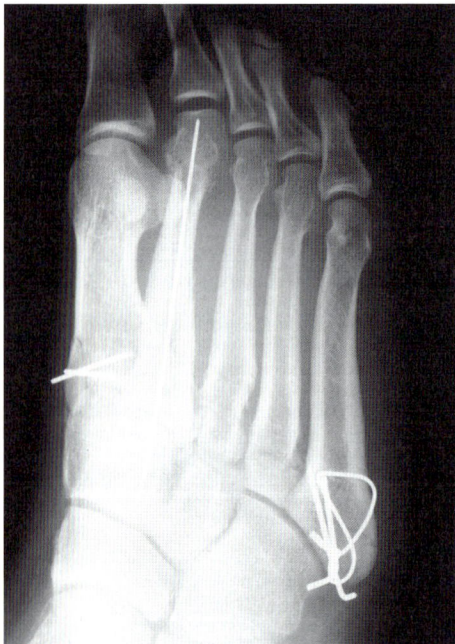

Abb. L46. Lisfranc-Luxationsfraktur. Geschlossene Reposition mit Stabilisierung durch Kirschner-Draht im 2. Strahl und Minimalosteosynthesen der Basis der Metatarsale I und V

LMP-Tumor m: → *Tumor mit low malignant potential*

Loa loa f: *Syn: Augenwurm, Wanderfilarie, Taglarvenfilarie, Filaria loa*; in Afrika vorkommender parasitärer Fadenwurm, der durch Bremsen [Chrysops] übertragen wird; Erreger der

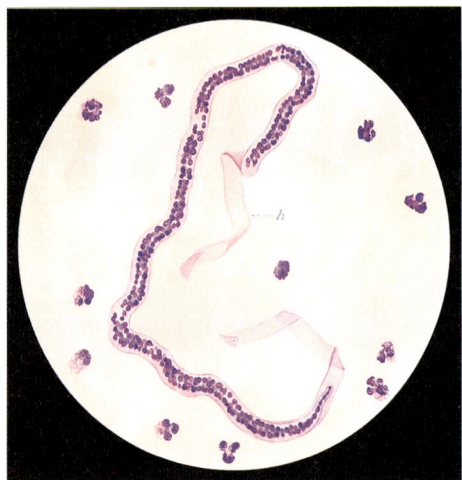

Abb. L47. Loa loa

Loiasis

Lo|bek|to|mie f: *Syn: Lappenresektion*; operative Entfernung eines Organlappens, z.B. eines Lungenlappens bei Lungenkarzinom; *s.a. Essay Neubildungen von Bronchien und Lunge S. 921*

Lobo-Krankheit f: → *Lobomykose*

Lo|bo|my|ko|se f: *Syn: Lobo-Krankheit, Keloidblastomykose, Blastomycosis queloidana*; chronische Mykose der Haut und Unterhaut mit keloid-ähnlichen Knoten durch **Loboa loboi**; tritt v.a. in Mittel- und Südamerika auf; **Therapie:** chirurgische Abtragung; bisher ist keine antimykotische Therapie bekannt

Lo|bo|to|mie f: kaum noch durchgeführte Durchtrennung von Verbindungsfasern zwischen Thalamus und Stirnhirn; heute durch stereotaktische Hirnoperationen ersetzt

Lo|chi|lo|met|ra f: *Syn: Lochialstau*; Lochienstauung in der Gebärmutter durch eine Abflussbehinderung; **Therapie:** Spasmolytika und Oxytocin*

Loch|ka|nü|le f: Trachealkanüle mit äußerer Öffnung, die beim Sprechen mit dem Finger verschlossen werden kann

Lo|fe|pra|min nt: trizyklisches Antidepressivum vom Imipramin-Typ; HWZ 0,7–2 h [Metaboliten 12–54 h]; **Anw.:** mono- und bipolare Depression, reaktive, neurotische und Erschöpfungsdepression, somatische Depression und larvierte Formen der Depression; **Dosierung:** 70–210 mg/d; **NW:** insgesamt wesentlich schwächer als die von Imipramin* oder Desipramin*; Mundtrockenheit, Obstipation, Miktionsbeschwerden, Schlafstörungen, feinschlägiger Tremor

Löffler-Bazillus m: → *Corynebacterium diphtheriae*

Löffler-Endokarditis f: *Syn: Endocarditis parietalis fibroplastica, Löffler-Syndrom*; akut verlaufende Endokarditis mit vorwiegendem Befall der rechten Herzkammer; histologisch finden sich Eosinophilie sowie fibrotische Verdickung des apikalen und subvalvulären Endokards, die häufig zu Thromboembolien führt; neben dem Herz können auch Lunge, Knochenmark, Gehirn, Nieren, Gastrointestinaltrakt, Leber und Haut betroffen sein [hypereosinophiles Syndrom]; **Therapie:** Glucocorticoide, rekombinantes Interferon-α, Thrombozytenaggregationshemmer; evtl. operative Endokardresektion und Klappenersatz

Löffler-Syndrom, eosinophiles nt: *Syn: eosinophiles Lungeninfiltrat Löffler*; bei Ankylostomiasis* und Strongyloidiasis* kommt es während der Lungenpassage zu einem flüchtigen Syndrom mit Bluteosinophilie, seröser Exsudation in die Alveolen und peribronchialer entzündlich-eosinophiler Infiltration; *s.a. Essay Tropenkrankheiten – importierte Krankheiten S. 1571, Essay Helminthosen S. 553*

Löfgren-Syndrom nt: akute Form bzw. Frühform der Sarkoidose*; typisch sind akuter Beginn mit Fieber, Erythema nodosum, Schwellung der mediastinalen Lymphknoten und eine An- oder Hypergie im Tuberkulintest; **Therapie:** Glucocorticoide; **Prognose:** gut, ca. 95 % zeigen eine spontane Remission

Lo|gen|syn|drom nt: → *Kompartmentsyndrom*

Lo|i|a|sis f, pl **-ses:** *Syn: Loa-loa-Infektion, Loa-loa-Filariose, Filaria-loa-Infektion, Loaose, Calabar-Schwellung, Kalabar-Schwellung, Kamerunschwellung*; in Afrika vorkommende Filariose durch Loa* loa; charakteristisch sind die ödematösen Hautschwellungen durch eine Überempfindlichkeitsreaktion auf die subkutan umherwandernden Filarien; hinzu kommen Eosinophilie, juckende Knötchen und Konjunktivitis oder Episkleritis bei Augenbefall; **DD:** Onchozerkose; **Therapie:** Diethylcarbamazin*; *s.u. Essay Helminthosen S. 553*

Lo|kal|an|äs|the|sie f: *Syn: Regionalanästhesie, örtliche Betäubung*; lokale Schmerzausschaltung durch eine Blockierung der Schmerzrezeptoren oder der Erregungsleitung in den Nervenfasern; *s.a. Essay Postoperative Schmerztherapie S. 1431*

Lo|kal|an|äs|the|ti|kum nt, pl **-ka:** die älteren Lokalanästhetika, wie z.B. Benzocain, Procain, Tetracain, gehören zum sog. **Ester-Typ**, weil es sich um organische Ester handelt; mittlerweile werden sie aber von Lokalanästhetika vom **Anilid-Typ** [Etidocain, Bupivacain, Lidocain] abgelöst

Lo|kal|i|sa|ti|ons|sig|na|le, nukleäre pl: *s.u. Essay Gentransfer und Gentherapie S. 465*

Lombard-Zeichen nt: unwillkürliche Verstärkung der Sprechlautstärke bei einseitiger Schwerhörigkeit, wenn die Eigenkontrolle durch das normal hörende Ohr z.B. mittels Bárány-Lärmtrommel unterbrochen wird

Lo|mus|tin nt: *Syn: CCNU*; alkylierendes Zytostatikum; **Anw.:** Hodgkin-Lymphom, Monotherapie oder als Teil einer Kombinationsbehandlung [CEP-Schema*, CVPP-Schema*]

Lo|na|zo|lac nt: nicht-steroidales Antiphlogistikum; Analgetikum; Antipyretikum; **Anw.:** rheumatoide Arthritis, Spondylitis ankylosans, akute Reizzustände degenerativer rheumatischer Erkrankungen der Gelenke und der Wirbelsäule; nur selten verwendet

Longmire-Operation f: **1.** Magenersatz durch isoperistaltische Jejunuminterposition **2.** Ösophagusersatz nach Teilresektion durch ein freies Dünndarminterponat; die Gefäße werden mikrochirurgisch an die Hals- oder Thoraxgefäße anastomosiert

Long-Segment-Barrett-Ösophagus m: *s.u. Essay Gastroösophageale Refluxkrankheit S. 1339*

Long-term Nonprogressors pl: *Syn: Langzeitüberlebende mit HIV*; etwa 5 % der HIV-Infizierten haben auch nach 10 Jahren nicht nur keine klinischen Symptome, sondern auch eine stabile und im Normbereich liegende Zahl von CD4+-T-Lymphozyten; die Virusmenge im peripheren Blut ist ebenfalls signifikant niedriger als bei Patienten mit progressiver HIV-Infektion; das Virus ist bei den meisten Long-term Nonprogressors replikationskompetent und infektiös, nur vereinzelt wurden attenuierte Virusmutanten gefunden [z.B. fehlendes nef im HIV-Genom]; Long-term Nonprogressors zeigen eine starke spezifische humorale wie zellvermittelte Immunität, die offenbar so kompetent ist, dass keine inappropriate Immunaktivierung folgt; *s.u. Essay HIV-Infektion – AIDS S. 625*

Lo|per|a|mid nt: Antidiarrhoikum, das die Peristaltik hemmt und die Wasser- und Elektrolytresorption fördert; **Anw.:** akute und chronische Diarrhoe; **Dosierung:** bei akutem Durchfall Erwachsene initial 4 mg Loperamid, gefolgt von 2 mg nach jedem ungeformten Stuhl; übliche Tagesdosis 6–8 mg, maximal 12 mg; Kinder ab 8 Jahren bekommen zu Beginn 2 mg, danach bei Bedarf 2, maximal 3 weitere Einzeldosen von 2 mg; Kinder ab 8 Jahren initial 2 mg, danach bei Bedarf 2, maximal 3 weitere Dosen von 2 mg; Kinder zwischen 2 und 8 Jahren nach jedem ungeformtem Stuhl Loperamid als Lösung [0,04 mg/kg KG, maximal 4 × pro Tag]; bei chronischer Diarrhoe 2 × 2 mg für Erwachsene, 2 mg für Kinder

über 8 Jahren, 0,04 mg/kg KG für Kinder zwischen 2 und 8 Jahren; **NW:** selten Mattigkeit, Mundtrockenheit, Kopfschmerzen und Schwindel, krampfartige Bauchbeschwerden, Übelkeit und Erbrechen; **Kontraind.:** Kinder unter 2 Jahren

Lo|pi|nal|vir nt: HIV-Proteasehemmer; **Anw.:** Kombinationstherapie mit HIV-Infektionen; *s.a. Essay HIV-Infektion – AIDS S. 625*

Lo|pra|zo|lam nt: mittellang wirkendes Benzodiazepin; HWZ 6–11 h, bei älteren Patienten bis 20 h; **Anw.:** Sedativum, Hypnotikum; **Dosierung:** 0,5–1 mg/d p.o.; **NW:** *s.u. Benzodiazepine*

Lo|ra|ti|din nt: H₁-Antihistaminikum ohne sedierende Wirkung und mit langer Halbwertszeit; nur selten [p.o. bei allergischer Rhinitis] verwendet

Lor|a|ze|pam nt: mittellang wirkendes Benzodiazepin; HWZ 13–15 h; **Anw.:** Angstzustände, Status epilepticus, präoperative Sedierung, Schlafstörungen, Zwangsneurosen, Phobien; **Dosierung:** als Anxiolytikum 0,5–4 mg/d p.o., maximal 7 mg/d bei stationärer Behandlung; als Hypnotikum 1–2 mg/d; Status epilepticus i.d.R. 4 mg i.v.; **NW:** *s.u. Benzodiazepine*

Lor|met|a|ze|pam nt: mittellang wirkendes Benzodiazepin; HWZ 10–14 h; **Anw.:** Ein- und Durchschlafstörungen, präoperative Sedierung; **Dosierung:** als Hypnotikum 0,5–2 mg p.o.; zur Prämedikation 1–2 mg p.o. oder 0,2–2 mg i.v.; **NW:** *s.u. Benzodiazepine*

Lo|sar|tan nt: Angiotensin-II-Blocker, Antihypertensivum; **Anw.:** essenzielle Hypertonie, Herzinsuffizienz; **Dosierung:** Hypertonie 50 mg/d p.o.; Herzinsuffizienz initial 1 × 12,5 mg/d p.o., später maximal 1 × 50 mg/d; *s.a. Essay Herzinsuffizienz S. 599*

Los|lass|schmerz m: *s.u. Appendizitis*

Lö|sun|gen, kristalloide pl: → *Kristalloide*

Lo|va|sta|tin nt: Cholesterin-Synthese-Enzym-Hemmer; Lipidsenker; erniedrigt das Gesamtcholesterin und LDL-Cholesterin, das Verhältnis LDL/HDL und die Triglyceride bei Patienten mit familiärer Hypercholesterinämie; das HDL wird leicht erhöht; **Anw.:** primäre Hypercholesterinämie, kombinierte Hypercholesterinämie und Hypertriglyzeridämie; **Dosierung:** initial 20 mg mit dem Abendessen, Steigerung auf maximal 80 mg/d verteilt auf zwei Einzelgaben; **NW:** gastrointestinale Beschwerden [Durchfall, Blähungen, Verstopfung, Bauchschmerzen], seltener Sodbrennen, Mundtrockenheit, Geschmacksstörungen, Muskelkrämpfe und Muskelschmerzen; **Kontraind.:** Schwangerschaft und Stillperiode, gestörte Leberfunktion, Cholestase oder persistierende Erhöhung der Transaminasen unklarer Genese, schwere Nierenfunktionsstörung; *s.a. Essay Fettstoffwechselstörungen S. 403*

low compliance bladder nt: *s.u. Inkontinenz mit chronischer Harnretention*

low-density lipoprotein nt: *Syn: LDL, Lipoprotein mit geringer Dichte, Betalipoprotein*; *s.u. Lipoprotein*

Low-dose-Heparin nt: *s.u. Heparin*

Lö|wen|zahn nt: *Syn: Ackerzichorie, Butterblume, Taraxacum officinale*; Pflanze aus der Familie der Korbblütler [Asteraceae]; verwendet werden die oberirdischen Pflanzenteile [**Löwenzahnkraut**, Taraxaci herba], die Wurzeln [**Löwenwurzel**, Taraxaci radix] sowie vor der Blütezeit gesammelte und getrocknete ganze Pflanzen [**Löwenwurzel mit Kraut**, Taraxaci radix cum herba]; sie enthalten v.a. Triterpene, Carotine, Flavonoide, Phytosterole und Sesquiterpenlactone [Eudesmanolide, Germakranolide]; **Anw.:** bei Appetitlosigkeit, Verdauungsbeschwerden, zur Anregung der Diurese und des Gallenflusses; traditionell bei Gicht, Rheuma, chronischen Ekzemen und zur Blutreinigung; in der Homöopathie Zubereitungen aus der ganzen frischen Pflanze bei u.a. Leber- und Gallenleiden, Magenbeschwerden und -entzündung, Reizblase

lower urinary tract symptoms pl: *Syn: Symptome des unteren Harntraktes*; *s.u. Prostatahypertrophie, s.u. Essay Benignes Prostatahyperplasie-Syndrom S. 1295*

Low-flow-Priapismus m: *s.u. Priapismus*

Lown-Klassifizierung f: Klassifizierung tachykarder ventrikulärer

Tab. L8. Lown-Klassifizierung

	24 h-Bandaufzeichnung	Bei Ergometerbelastung
Grad 0	Keine Arrhythmie	Keine Arrhythmie
Grad 1	Isolierte unifokale VES <30/h oder >1/min	Isolierte unifokale VES <3/min
Grad 2	Isolierte unifokale VES >30/h oder >1/min	Isolierte unifokale VES >2/min
Grad 3	Multiforme VES	Multiforme VES
Grad 4	a) VES-Paare b) VES-Salven oder Kammer-tachykardien	a) VES-Paare b) VES-Salven oder Kammer-tachykardien
Grad 5	Frühzeitiges VES; R-auf-T-Phänomen	Frühzeitiges VES; R-auf-T-Phänomen

Arrhythmien auf der Basis einer EKG-Schreibung; *s.a. Essay Herzrhythmusstörungen S. 613*

low-pressure reflux *m/nt*: *s.u. Reflux, vesikoureteraler*

Luc-Operation *f*: → *Caldwell-Luc-Operation*

Ludwig-Angina *f*: *Syn: Angina Ludovici*; ist keine Angina, sondern eine von den Zähnen oder der Glandula sublingualis oder submandibularis ausgehende Mundbodenphlegmone; **Therapie**: Punktion oder Inzision submental oder submandibulär, Antibiotika

Lu|es *f*: → *Syphilis*

Luf|fa *f*: **1.** → *Schwammgurke* **2.** *Syn: Luffaschwamm*; *s.u. Schwammgurke*

Luffa aegyptiaca/cylindrica: → *Schwammgurke*

Luffa operculata/purgans: *Syn: Momordica operculata*; Kletterpflanze aus der Familie der Kürbisgewächse [Cucurbitaceae]; die getrockneten **Luffa-operculata-Früchte** enthalten Cucurbitacine und Triterpensaponine; **Anw.**: traditionell als Laxans und Diuretikum; in der Homöopathie bei Rhinitis und Heuschnupfen

Luft|du|sche *f*: → *Politzer-Verfahren*

Luft|em|bo|lie *f*: *Syn: Pneumohämie, Pneumatohämie, Gasembolie*; durch Luft-/Gasbläschen im arteriellen Kreislauf [**arterielle Luftembolie**] oder im venösen System [**venöse Luftembolie**] hervorgerufene Embolie; geht mit plötzlicher Atemnot [Dyspnoe], Zyanose, Hypotension und Schock einher; die tödliche Luftmenge ist relativ groß [0,5–1,5 ml/kg KG] und wird nur selten bei akzidenteller Injektion überschritten

Luft|ge|schwulst *f*: → *Laryngozele*

Luft|hun|ger *m*: *Syn: Kussmaul-Atmung, Kussmaul-Kien-Atmung, große Atmung*; rhythmische Atmung mit tiefen Atemzügen, z.B. bei metabolischer Azidose

Luft|röh|ren|fis|tel *f*: → *Tracheostoma*

Luft|röh|ren|plas|tik *f*: → *Tracheoplastik*

Luft|röh|ren|schnitt *m*: → *Tracheotomie*

Luft|röh|ren|spie|ge|lung *f*: → *Tracheoskopie*

Luft|sack *m*: → *Laryngozele*

Lugano-Klassifikation *f*: *s.u. Essay Hodentumoren S. 651*

Lum|bal|go *f*: *Syn: Lumbalgie, Hexenschuss*; durch einen rückbildungsfähigen Bandscheibenvorfall ausgelöste akute, rezidivierende Kreuzschmerzen mit steifer Fehlhaltung der Lendenwirbelsäule; **Klinik**: i.d.R. überwiegen die sensiblen Störungen mit segmentalen Schmerzen, Dysästhesie, Hypästhesie, Hypalgesie und schmerzbedingter Bewegungseinschränkung; in 80 % der Fälle ist ein Nervendehnungsschmerz [Lasègue-Zeichen] auslösbar; **Therapie**: Bettruhe, lokale Wärmeanwendung [Rotlicht, Fango, hyperämisierende Mittel], Schmerzmittel und Entzündungshemmer [z.B. Diclofenac*], Muskelrelaxanzien [z.B. Diazepam*]; nach Abklingen der akuten Beschwerden Massagen und Krankengymnastik; *s.a. Essay Degenerative Wirbelsäulenerkrankungen S. 125, Essay Rückenschmerzen S. 1373*

Lum|bal|her|nie *f*: *Syn: Lendenbruch, Lendenhernie, Hernia lumbalis*; Hernie mit Bruchpforte im Trigonum lumbale [Petit-

Hernie] oder Trigonum lumbale superius [Grynfeltt-Hernie]; *s.a. Essay Eingeweidebrüche/Hernien S. 577*

Lum|bal|punk|ti|on *f*: die Entnahme von Liquor cerebrospinalis durch Punktion des Durasacks im Lumbalbereich wird unter sterilen Bedingungen beim sitzenden oder liegenden Patienten vorgenommen, der den Rücken maximal krümmen muss; eine Lokalanästhesie ist i.d.R. nicht nötig; die Punktionsnadel wird unterhalb des Conus medullaris zwischen den Dornfortsätzen des 3. und 4. oder 4. und 5. Lendenwirbelkörpers eingeführt; zur Vermeidung eines postpunktionellen Liquorunterdrucksyndroms wird die Kanüle nach Entnahme des Liquors 2–3 cm zurückgezogen und der Punktionskanal durch Injektion von 5 ml Patientenblut mit einem Blutpfrof verschlossen; die Patienten sollten für 2–3 Stunden auf dem Bauch liegen und die nächsten 24 h flach auf dem Bauch oder Rücken

Lum|bal|syn|drom *nt*: *Syn: LWS-Syndrom*; Bezeichnung für die klinische Symptomatik durch degenerative Erkrankungen der Lendenwirbelsäule; *s.u. Essay Degenerative Wirbelsäulenerkrankungen S. 125, Essay Rückenschmerzen S. 1373*

Lum|bar|ko|lo|sto|mie *f*: Kolostomie* durch einen Zugang in der Lendengegend

Lum|bar|ko|lo|to|mie *f*: Kolotomie* durch einen Zugang in der Lendengegend

Lum|bo|is|chi|al|gie *f*: → *Ischialgie*

Lu|me|fan|trin *nt*: Malariamittel, das in fixer Kombination mit Artemether eingesetzt wird; *s.a. Essay Tropenkrankheiten – importierte Krankheiten S. 1571*

Lu|mi|nes|zenz|im|mu|no|as|say *m*: dem Radioimmunoassay vergleichbare Methode, bei der eine Lumineszenz erzeugt und gemessen wird

Lum|pek|to|mie *f*: Form der brusterhaltenden Tumorentfernung bei Brustkrebs, bei der nur der Tumor und angrenzendes Gewebe entfernt werden; *s.a. Essay Neubildungen der Brustdrüse S. 969*

Lu|na|tum|mal|la|zie *f*: *Syn: Morbus Kienböck, Kienböck-Krankheit*; aseptische Knochennekrose des Os lunatum, die v.a. Männer im Alter von 20 bis 30 Jahren betrifft; die Nekrose führt zu Schmerzen im Handgelenk und i.d.R. zu Arthrosis deformans; **Diagnose**: das Röntgenbild erlaubt eine Stadieneinteilung in Stadium 0 [keine Veränderungen sichtbar] bis IV [Fragmentation und Deformierung des Os lunatum, radiokarpale Arthrose, Höhenverminderung der Handwurzel durch karpalen Kollaps]; **Therapie**: Ruhigstellung für 3–5 Monate im Gipsverband; bei Arthrose evtl. Arthrodese; *s.a. Essay Knochennekrosen S. 811*

Lun|gen|abs|zess *m*: *Syn: pulmonaler/intrapulmonaler Abszess*; sie entstehen entweder als bronchogene Infekte, durch häma-

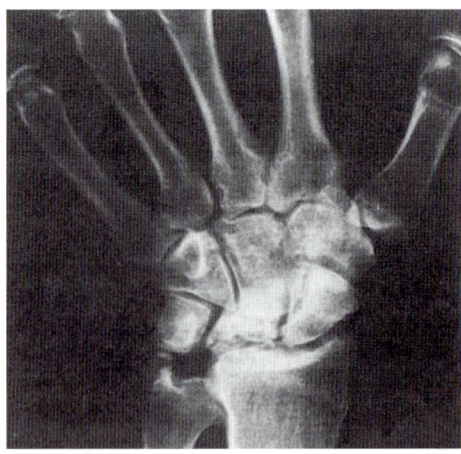

Abb. L48. Lunatummalazie. Stadium III mit Fragmentation des Os lunatum und Arthrose der Interkarpalgelenke

Chronisch-obstruktive Lungenkrankheiten und Lungenemphysem

A. Gillisen

Definition

Die **chronisch-obstruktive Lungenerkrankung** [COPD] ist entsprechend der Empfehlung der Deutschen Atemwegsliga und der Deutschen Gesellschaft für Pneumologie wie folgt definiert:

> „Die COPD lässt sich als eine Krankheit definieren, die durch eine progrediente, nach Gabe von Bronchodilatatoren und/oder Glukokortikoiden nicht vollständig reversible Atemwegsobstruktion auf dem Boden einer chronischen Bronchitis und/oder eines Lungenemphysems gekennzeichnet ist."

Das **Lungenemphysem** wird pathologisch-anatomisch definiert. Es ist charakterisiert durch eine dauerhafte und irreversible Überblähung der Atemwege distal der Bronchioli terminales. Es wird begleitet von einer Destruktion der Alveolarwände ohne wesentliche Fibrose des umgebenden Lungengewebes. Beim Lungenemphysem ist die Gasaustauschfläche der Lunge reduziert. Typischer Weise findet sich das Lungenemphysem bei der COPD, allerdings variieren dabei das Ausmaß der Obstruktion, Lungenüberblähung und Gasaustauschstörung unabhängig voneinander.

Epidemiologie

Die COPD gehört weltweit zu den häufigsten chronischen Krankheiten, den wichtigsten Todesursachen und den führenden Ursachen von Arbeitsunfähigkeit und Frühberentung. Sie ist gleichermaßen in Industrie- und in Entwicklungsländern eine führende Ursache von Morbidität und Mortalität, beide weiterhin mit steigender Tendenz. Die Prävalenz wird in Deutschland auf 10–12 % geschätzt.

Pathophysiologie

Die COPD wird durch exogene Noxen, meist inhalatives Zigarettenrauchen, ausgelöst und unterhalten. Meist verläuft die Krankheit über Jahre und Jahrzehnte und der Therapieeffekt ist marginal. Es wird zwischen gesicherten und wahrscheinlichen Risikofaktoren unterschieden [Tab. 1].

Durch inhalative Noxen ausgelöste Entzündungsvorgänge führen in den Atemwegen zu einer Aktivierung von Alveolarmakrophagen und Bronchialepithelzellen. Diese setzen chemotaktische Faktoren und zelluläre Entzündungsfaktoren einschließlich Interleukin-8 und Leukotrien B4 frei. Durch die in diesem Rahmen aktivierten neutrophilen Granulozyten perpetuiert die Entzündungsreaktion mit Freisetzung von reaktiven Sauerstoffmetaboliten [Oxidantien] und Proteasen, die – sofern nicht durch Antioxidantien [z.B. Glutathion, Catalase, Superoxiddismutase] oder Antiproteasen [alpha1-Antitrysin, secretory leukoprotease inhibitor] inaktiviert – zu Hyperkrinie und Lungenemphysembildung führen. Bei fortgeschrittenen Erkrankungsformen und langjährigen Verläufen werden zudem zytotoxische CD8+-Lymphozyten nachgewiesen. MCP-1 [Monozyten chemotaktisches Protein-1] ist ein Makrophagen-autoaktivierendes Protein, das die Makrophagenaktivierung zusätzlich stimuliert und unterhält [Abb. 1].

Das **Lungenemphysem** gilt als Endstadium eines destruierenden Prozesses mit einer Vergrößerung der normalerweise mikroskopisch kleinen Alveolen. Es wird entsprechend dem pathologisch-anatomischen Erscheinungsbild eingeteilt in:

Tab. 1. COPD-Risikofaktoren

Gesicherte Risikofaktoren
langjährige Zigarettenrauchexposition
langjährige Staubexposition [z.B. Silikat-haltige Stäube bei Bergleuten]
alpha1-Antitrypsinmangel [Sonderform der COPD]

Wahrscheinliche Risikofaktoren
Luftverschmutzung [Emissionen inkl. Feinstäube, Smogsituationen]
Passivrauchexposition
virale Atemwegsinfekte
sozioökonomische Faktoren [z.B. Armut, niedriger sozioökonomischer Status]
Alkoholabusus
zunehmendes Alter
männliches Geschlecht
familiäre Belastung [ein genetischer Zusammenhang wurde allerdings nie beschrieben]
bronchiale Hyperreaktivität

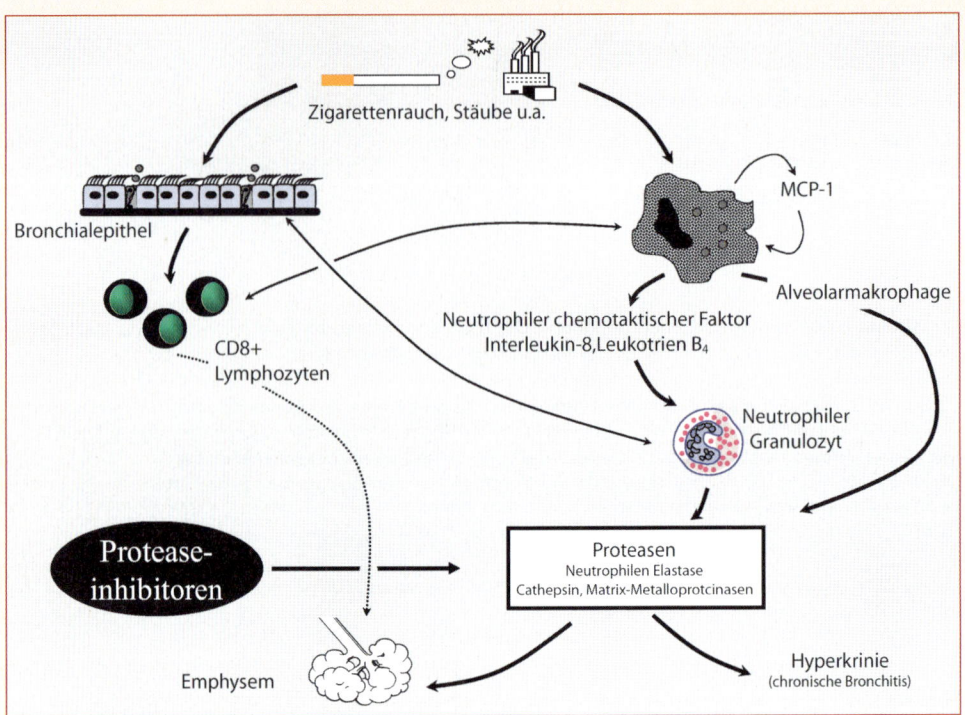

Abb. 1. Modell der zellulären Entzündung bei der COPD

- **centriacinäres Lungenemphysem**, das am häufigsten bei Zigarettenrauchern beobachtet wird. Es ist durch eine Erweiterung der Alveolen und der terminalen Bronchiolen charakterisiert und findet sich fokal in den Lungenoberlappen und in den apikalen Bereichen der Lungenunterlappen.
- **panacinäres Lungenemphysem**, das häufig bei Patienten mit einem alpha1-Antitrypsinmangel oder älteren Patienten gefunden wird. Die panacinäre Form bezeichnet eine multilokuläre/flächenhafte Erweiterung vieler Acini mit Betonung der basalen Lungenabschnitte.

In der Praxis finden sich meist Mischformen, weswegen diese Einteilung klinisch nur eine untergeordnete Bedeutung besitzt.

Drei wesentliche Ursachen sind auf zellulärer Ebene für die Emphysembildung verantwortlich:
- **Proteasen-Antiproteasen-Ungleichgewicht**: Proteasen und Oxidantien haben vielfältige biologische Aufgaben und werden u.a. als unspezifische zelluläre Abwehrreaktion von Entzündungszellen freigesetzt. Proteasen sind Endopeptidasen, die Proteine durch die Hydrolyse von Peptidbindungen zerstören. Unter diesen ist die neutrophile Elastase wegen ihrer hohen elastolytischen Kapazität [100 %] besonders aggressiv und wird als bedeutungsvollste Protease für die Lungenemphysementstehung angesehen. Werden diese Proteasen durch Antiproteasen, wie dem alpha1-Antitryspin oder dem sekretorischen Leukoprotease-Inhibitor [SLIPI] nicht gehemmt, kommt es zum „Andauen" von gesundem Lungengewebe mit der Ausbildung eines Lungenemphysems.
- **Oxidantien-Antioxidantien-Ungleichgewicht**: Oxidantien sind z.T. hoch reaktive Sauerstoffmetabolite, die einen Elektronentransfer von einer ganzen Reihe von Molekülen fördern können, wodurch diese oxidiert werden. Sie werden entweder inhaliert [wie es bei Zigarettenrauchern oder Patienten, die mit hohen FiO_2-Drücken beatmet werden, bekannt ist] oder vermehrt von aktivierten Entzündungszellen [z.B. Makrophagen, Granulozyten] produziert. Sofern sie nicht durch Antioxidantien, wie Peptiden des Glutathion-Redoxzykluses, Vitamin C, diversen Proteinen und Enzymen [z.B. Superoxiddismutase, Katalase] inhibiert werden, können sie gesundes Lungengewebe zerstören und im Rahmen von Reparaturprozessen die Emphysementstehung akzelerieren.

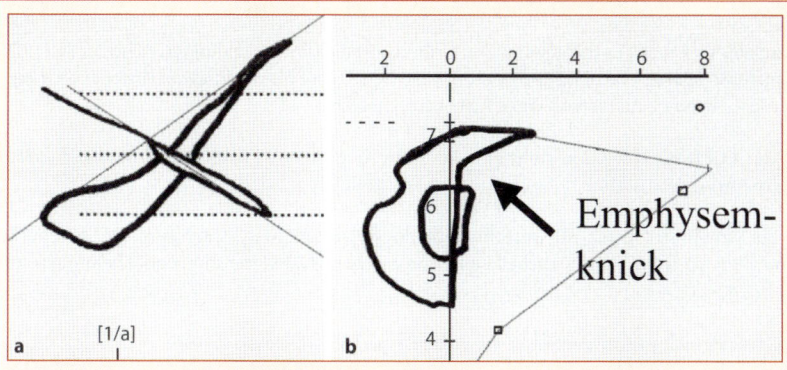

Abb. 2. A. Die Resistance-Schleife ist keulenförmig deformiert und zeigt eine Atemwegsobstruktion an. **B.** Spirometrische Kurve: Der Emphysemknick [Pfeil] ist deutlich zu erkennen

- **Alpha1-Antitrypsinmangel:** Hepatozyten sind nicht in der Lage, ausreichend große Mengen oder überhaupt alpha1-Antitrypsin zu bilden. Die Inzidenz liegt bei 0,1–0,3 %. Es sind etwa 80 Allele bekannt, der Erbgang ist homozygot rezessiv. Betroffene Kinder leiden häufiger an Leberzirrhose, Erwachsene an einem Lungenemphysem. Da diese Antiprotease > 90 % der neutrophilen Elastase zu hemmen vermag und eine 25-mal höhere Assoziationskonstante mit diesem Enzym als mit allen anderen Proteasen besitzt, fehlt bei einem Mangel ein wichtiges proteolytisches Schutzprotein. In der Folge entwickeln Erwachsene frühzeitig, d.h. im 30. und 40. Lebensjahr, ein Lungenemphysem. Bei rauchenden alpha1-Antitrypsin-Mangelpatienten entsteht das Emphysem ca. 10 Jahre früher als bei nicht-rauchenden Patienten. Die mittlere Lebenserwartung liegt derzeit bei Rauchern zwischen 48 und 52, bei Nichtrauchern zwischen 60 und 68 Jahren.

Diagnostik

In der Praxis kann die Unterscheidung von COPD und Asthma bronchiale schwierig sein, sodass neben der Basisdiagnostik eine fundierte Differenzialdiagnostik erforderlich ist. Zur **Basisdiagnostik** gehören:
- Anamnese einschließlich Berufsanamnese, Symptome, klinische Untersuchung
- Lungenfunktionsprüfung [Spirometrie mit Bestimmung der Ein-Sekundenkapazität (FEV1), Abb. 2], einschließlich Reversibilitätstest der Atemwegsobstruktion [dient auch der differenzialdiagnostischen Abgrenzung zum Asthma bronchiale]
- bei diagnostischer Unsicherheit, zur Abklärung von COPD-typischen Komplikationen und Komorbiditäten zusätzlich:
- Bodyplethysmografie
- kapilläre oder arterielle Blutgasanalyse [pO_2, pCO_2, pH]
- bronchialer Hyperreaktivitätstest
- EKG
- Röntgen-Thorax, ggf. Computertomografie der Lunge [Abb. 3].

Die exakte **Emphysemdiagnostik** ist nur durch eine histologische Evaluation möglich, obwohl auch die Computertomografie [insbesondere in hochauflösender Technik] eine gute Abschätzung erlaubt [Abb. 3]. Klinische und auch lungenfunktionsanalytische Kriterien sind diesbezüglich unterstützend, da sich in der Bodyplethysmografie die Überblähung darstellen lässt [Abb. 2]. Die diagnostische Sensitivität und Spezifität der klinischen Untersuchung und der Lungenfunktionsprüfung ist bis auf ausgeprägte Emphysemformen schlecht. Aktuell wird an verschiedenen Techniken gearbeitet, mittels bildgebender Verfahren, d.h. insbesondere der Computertomografie und von Magnetresonanzverfahren, softwaregestützt das Lungenemphysem besser zu quantifizieren.

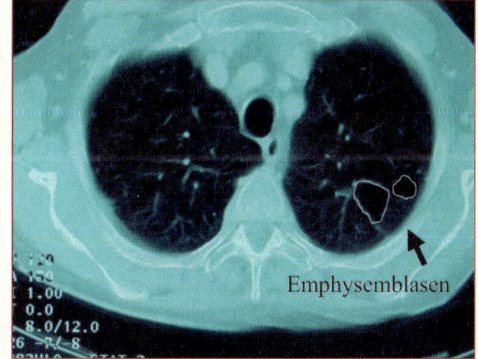

Abb. 3. Die Computertomografie der Lunge zeigt Emphysemblasen [markiert]

Anamnese und Symptome

Sowohl aus prognostischen, aber auch aus therapeutischen Gründen ist die Unterscheidung zwischen der COPD und dem Asthma bronchiale wichtig [Tab. 2]. Die Symptome der COPD und die damit assoziierten physischen Einschränkungen werden von den Patienten oft lange Zeit [Jahre] negiert.

❗ **Im Vordergrund der COPD-Beschwerden steht eine langsam progrediente, fixierte und medikamentös kaum reversible Atemwegsobstruktion mit nur geringen tageszeitlichen Schwankungen.**

Klinisch imponieren die Symptome Husten, Auswurf und Dyspnoe unter Belastung [Treppensteigen] bzw. auch in Ruhe bei schweren Fällen. 50 % der Raucher geben einen chronischen Husten mit morgendlichem Auswurf an.

Tab. 2. Unterscheidungsmerkmale der wichtigsten obstruktiven Atemwegserkrankungen Asthma bronchiale und COPD

	Asthma bronchiale	COPD
Alter bei Erkrankungsbeginn	extrinsisches Asthma: frühe Jugend intrinsisches Asthma: meist unter 40 Jahre	meist älter als 45. Lebensjahr
Inzidenz	ca. 5 % Tendenz steigend	Bronchitis 10–20 %
Allergie	häufig	selten
chronische Bronchitis	keine	fast immer vorhanden
Raucherstatus	wie Durchschnittbevölkerung	fast immer
Dyspnoe	anfallsartig, oft nachts	chronisch-persistierend
Familienanamnese	häufig positiv	fast immer negativ
Lungenfunktion	variable Atemwegsobstruktion	fixierte Atemwegsobstruktion
Therapieeffekt	meist gut	oft schlecht

Es werden die beiden charakteristischen Emphysem-Typen unterschieden [Tab. 3]:
- **Pink puffer** vom Emphysem-Typ [Typ A der COPD]
- **Blue bloater** vom Bronchitiker-Typ [Typ B der COPD].

In der Praxis dominieren jedoch Mischtypen.

Tab. 3. Unterscheidungskriterien der wichtigsten COPD-/Emphysem-Typen *Pink puffer* und *Blue bloater*

	Pink puffer	Blue bloater
Klinik	Ruhedyspnoe geringe Lippenzyanose Lungenüberblähung	Belastungsdyspnoe deutliche Zyanose periphere Ödeme
Ernährungszustand	pulmonale Kachexie	Adipositas
Hämatokrit	normal	Polyglobulie
Blutgasanalyse	leichte Hypoxämie Normokapnie	schwere Hypoxämie Hyperkapnie

Lungenfunktionsprüfung

Die Lungenfunktionsprüfung hat einen zentralen Stellenwert in der Diagnostik und der Verlaufskontrolle der COPD. Sie ermöglicht
- eine Objektivierung der Beschwerden,
- eine Schweregradeinteilung [Ausmaß der Atemwegsobstruktion],
- eine Verlaufskontrolle [Hinweis für Prognose, Therapiekontrolle] und
- eine differenzialdiagnostische Abgrenzung der Dyspnoesymptomatik anderer Ursachen.

Zur Messung der Atemwegsobstruktion stehen zur Verfügung:
- Peak-Flow-Bestimmung [für die COPD wegen Patientenabhängigkeit der Messung und der im Gegensatz zum Asthma fehlenden Flow-Variabilität nur bedingt geeignet],

- Spirometrie [Basisdiagnosik] und
- Bodyplethysmografie [ergänzende Diagnostik].

Differenzialdiagnose

Die wichtigste Differenzialdiagnose ist das Asthma bronchiale. Insbesondere in fortgeschrittenen Fällen kann die Unterscheidung zwischen beiden Erkrankungen schwierig sein und ist aus klinischer Sicht nicht unumstritten, weil sich das therapeutische Management kaum noch unterscheidet. Begleiterkrankungen wie das sekundäre Cor pulmonale chronicum und das Lungenemphysem sind trotz allem beim schweren Asthma im Gegensatz zur COPD eine Rarität. [*s.a. Essay Asthma bronchiale*]

In Tab. 4 sind Erkrankungen und Umstände genannt, die mit einer Atemwegsobstruktion assoziiert sind.

Therapie der COPD

Die Therapie gliedert sich in:
- pharmakologische,
- ergänzende nicht-pharmakologische Therapiemaßnahmen und
- die Prävention.

Ferner muss zwischen dem stabilen Erkrankungszustand und der Exazerbation unterschieden werden, da die Indikation und die Effizienz der gewählten Therapiemaßnahme von dem Erkrankungszustand abhängen.

Pharmakotherapie

Die Pharmakotherapie erfolgt schweregradabhängig [Abb. 4].

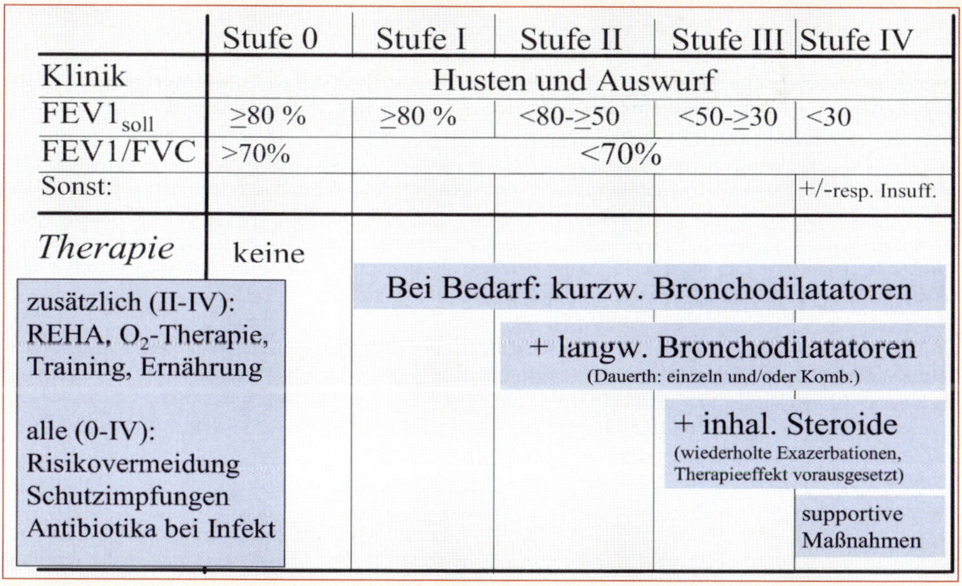

Tab. 4. Wichtigste Differenzialdiagnosen bei Atemwegsobstruktion

Wichtigste Differenzialdiagnosen im Erwachsenenalter
- Asthma bronchiale
- chronisch-obstruktive Lungenerkrankung [COPD]
- kardiale Insuffizienz unterschiedlicher Ursachen
- Tumoren im Respirationstrakt
- medikamentös ausgelöste Atemwegsobstruktion, z.B. Betablocker
- Allergie-/Unverträglichkeitsreaktionen
- allergische Alveolitis

Seltene Differenzialdiagnosen im Erwachsenenalter
- Atemwegsstenosen, z.B. bei Fremdkörperaspiration, Trachealstenosen, Bronchomalazie, Bronchusstenose
- gastroösophagealer Reflux
- Hyperventilationssyndrom
- allergische bronchopulmonale Aspergillose
- vocal cord dysfunction [Larynxspasmus]

Wichtige Differenzialdiagnosen vorwiegend im Kindesalter
- virale und bakterielle Infekte
- Bronchiolitiden
- Mukoviszidose
- Fremdkörperaspiration
- hereditäre Bronchiektasie

	Stufe 0	Stufe I	Stufe II	Stufe III	Stufe IV
Klinik	Husten und Auswurf				
$FEV1_{soll}$	$\geq 80\ \%$	$\geq 80\ \%$	$<80->50$	$<50->30$	<30
FEV1/FVC	>70%	<70%			
Sonst:					+/-resp. Insuff.
Therapie	keine				

zusätzlich (II-IV): REHA, O$_2$-Therapie, Training, Ernährung

alle (0-IV): Risikovermeidung Schutzimpfungen Antibiotika bei Infekt

Bei Bedarf: kurzw. Bronchodilatatoren

+ langw. Bronchodilatatoren
(Dauerth: einzeln und/oder Komb.)

+ inhal. Steroide
(wiederholte Exazerbationen, Therapieeffekt vorausgesetzt)

supportive Maßnahmen

Abb. 4. Therapieschema zur COPD in Abhängigkeit zum Schweregrad der Lungenfunktionseinschränkung. FEV1 = Ein-Sekundenkapazität, FVC = forcierte Vitalkapazität, resp. Insuff. = respiratorische Insuffizienz

L

Der pharmakologische Therapieansatz verhindert nicht die langjährige Lungenfunktionsverschlechterung, sondern dient primär der Symptomreduktion und der Exazerbationssenkung.

Bronchodilatativ wirkende Medikamente, die entweder als Bedarfsmedikation oder als Dauermedikation verabreicht werden, bilden das wichtigste Standbein der Pharmakotherapie dieser Patienten. Zu diesen zählen in der Dauertherapie:
- inhalativ applizierte kurz- und langwirksame Beta-2-Agonisten
- inhalative kurz- und langwirksame Anticholinergika
- oral gegebene Methylxanthine

Therapie der Exazerbation

Die Exazerbation ist als Eskalation mit der Notwendigkeit einer intensiveren Pharmakotherapie und ärztlichen Betreuung des betroffenen COPD-Patienten definiert. Auslöser sind meist bronchiale/pulmonale virale und/oder bakterielle Infekt [meist S. pneumoniae, H. influenzae und M. catarrhalis] oder exogene Faktoren [z.B. Emissionen, Smog-Situation]. Eine hohe Exazerbationsfrequenz ist mit einem beschleunigten jährlichen FEV_1-Abfall assoziiert. Die Therapie basiert zunächst auf einer **Dosissteigerung der o.g. Substanzgruppen**. Die **im Notfall** hoch dosiert applizierte **systemische Corticosteroidtherapie** [i.v. oder oral] bewirkte gegenüber Placebo eine signifikant schnellere Besserung der Lungenfunktion. Eine längere Therapiedauer als maximal 14 Tage nach der Exazerbation hatte allerdings den gleichen Therapieeffekt wie Placebo und ist daher nicht empfohlen.

Bei Hypoxie ist eine **Sauerstoffsubstitution** obligat, wobei eine Hyperkapnie bei wachem und kreislaufstabilem Patienten mit ausgeglichenem Säure-Basen-Haushalt toleriert werden kann. Die Notwendigkeit ergibt sich aus pH-Abfall und/oder $PaCO_2$-Anstieg und ist mit einer Prognoseverschlechterung assoziiert.

Eine kalkulierte **Antibiotikatherapie**, die nur bei Verdacht oder Nachweis einer bakteriellen Ursache indiziert ist und bei putridem Sputum angenommen werden kann, muss dieses Keimspektrum berücksichtigen.

Nicht-pharmakologische Therapie

Die nicht-pharmakologische Therapie gliedert sich in:
- Sauerstofftherapie [obwohl O_2 eigentlich als ein Pharmakon einzustufen ist]
- nicht-invasive und invasive Beatmungstherapie
- operative Optionen: Lungenvolumenreduktionschirurgie, Bullektomie und Lungentransplantation.

Prinzip der **Lungenvolumenreduktionschirurgie** [LVR] ist die operative Reduktion überblähter Lungenabschnitte unter Missachtung der anatomischen Lungengrenzen mit dem Ziel, dass sich das gesunde Lungenparenchym ausdehnen und so besser an der Ventilation teilnehmen kann. Dabei wird ca. 20–30 % des Lungenvolumens und damit die Überblähung reduziert. Allerdings verschlechtert sich die Lungenfunktion postoperativ wieder, sodass der auf die Lungenfunktion mit einer ca. 20–30 %-igen Verbesserung und auf das subjektive Empfinden der Patienten erzielbare Effekt zeitlimitiert ist. Bei sorgfältiger Patientenselektion sind positive Effekte 3–4 Jahre nachgewiesen. Die *National Emphysema Treatment Studie* [NETT] belegte eindrucksvoll, dass die Operation nur bei ganz bestimmten Patienten ohne erhöhtem Risikoprofil mit einer sehr definierten Emphysemlokalisation einen klinischen Vorteil bot gegenüber einer Standardtherapie, in der auch eine intensivierte Rehabilitation durchgeführt wurde. Ein bedeutsames Problem in der operierten Gruppe war vor allem die erhöhte Mortalitätsrate. Der klinische Effekt der LVR bei Patienten mit alpha1-Antitrypsin-Mangel ist minimal, weswegen die LVR bei diesen Patienten nicht indiziert ist.

Große Emphysembullae können insbesondere bei einer basalen Lage zu erheblichen funktionellen Beeinträchtigungen führen. Solche Blasen komprimieren gesundes Lungenparenchym, sodass dieses nicht mehr oder nur noch eingeschränkt am Gasaustausch teilnehmen kann. Bei sorgfältiger Patientenauswahl kann die Entfernung einzelner sehr großer Blasen [**Bullektomie**] zu einer bleibenden funktionellen pulmonalen Verbesserung führen.

Die **Lungentransplantation** ist bei Patienten im Endstadium die letzte therapeutische Option. Sie kann entweder ein- oder doppelseitig, seltener als Herz-Lungen-Transplantation vorgenommen werden. Die Überlebensrate fällt über einen Zeitraum bis zu 10 Jahren sukzessive ab, wobei die Ausbildung einer Bronchiolitis obliterans die Ursache ist. Die Halbwertszeit [Überlebenszeit] beträgt je nach Transplantationsform für alle Lungen [d.h. einschließlich der Patienten, die wegen einer zystischen Fibrose, Mukoviszidose, Lungenfibrosen oder anderen pulmonalen Erkrankungen transplantiert werden mussten] nach Transplantation ca. 3,8–4,5 Jahre. Die aktuelle 5-Jahres-Überlebensrate liegt unter 60 %.

Rehabilitation

Die pulmonale Rehabilitation ist integraler Teil aller Therapieempfehlungen bei COPD-Patienten. Sie ist indiziert, wenn sich die Patienten trotz optimaler Pharmakotherapie klinisch und lungenfunktionell nicht oder nur unzureichend bessern und symptomatisch bleiben. Schulungsprogramme helfen den Therapieerfolg zu erhalten und zu optimieren sowie die Patientencompliance zu verbessern. In fachspezifischen Rehabilitationsprogrammen werden Patienten optimal auf operative Eingriffe vorbereitet bzw. es lässt sich postoperativ die Erholungszeit des Patienten beschleunigen und der Therapieerfolg zusätzlich verbessern sowie mittel- bis langfristig sichern.

Therapie des Lungenemphysems

Da es sich bei dem Lungenemphysem per definitionem um eine irreversible Veränderung handelt, gibt es folglich keine kurative Pharmakotherapie. Damit beschränkt sich die Therapie auf die bei der COPD empfohlenen Therapiemaßnahmen.

Eine typische Komplikation des Lungenemphysems sind Pneumothoraces durch eine Emphysemblasenruptur. Primär wird der Emphysem-verursachte Pneumothorax durch eine Saugdrainageanlage versorgt, muss aber im Wiederholungsfall mittels Pleurodese, die heute standardgemäß mittels videoassistierter Thorakoskopie durchgeführt wird, therapiert werden.

Alpha1-Antitrypsin-Substitutionstherapie

Beim alpha1-Antitrypsinmangel besteht die Hoffnung, durch eine Substitutionstherapie die typischerweise vorhandene beschleunigte Lungenfunktionsverschlechterung zu bremsen. Da es sich jedoch um eine langsam progrediente Erkrankung handelt, ist die klinische Effektivität schwierig nachzuweisen. Das in Deutschland zur Verfügung stehende intravenös zu applizierende alpha1-Antitrypsin ist deswegen auch nur aufgrund der biochemischen Effekte zugelassen worden. Indikationen zur wöchentlichen intravenösen Substitutionstherapie, die in der Regel mit 60 mg/kg Körpergewicht durchgeführt wird, sind:

- niedriger alpha1-Antitrypsin-Serumspiegel: < 11 µmol bzw. < 0,8 g/l oder < 35 % des Sollwertes
- eingeschränkte Lungenfunktion: FEV1 30–65 % des Sollwertes oder
- FEV1-Abfall von > 120 ml/Jahr.

Nicht infrage kommen Patienten mit einem heterozygoten Mangel, Patienten mit normaler Lungenfunktion oder fehlender bzw. geringer jährlicher Lungenfunktionsverschlechterung in der Verlaufsbeobachtung und Raucher.

Prophylaxe

Die wichtigsten prophylaktischen Maßnahmen der COPD sind:

- **Reduktion/Vermeidung inhalativer Noxen**: Die Vermeidung von Risikofaktoren und die Nikotinabstinenz sind die einzigen kurativen Behandlungsansätze, da sie eine Lungenfunktionsverschlechterung verhindern bzw. minimieren helfen und die COPD-Letalität senken. Die Tabakrauchentwöhnung ist schwierig und mit einer Rückfallrate von bis zu 80 % im ersten Jahr nur bei wenigen Patienten dauerhaft erfolgreich.
- **Impfungen** [Influenza, Pneumokokken] zur Vermeidung rezidivierender Infektexazerbationen.

Für das Emphysem gilt, dass nur durch prophylaktische Maßnahmen, d.h. insbesondere durch die Tabakrauchentwöhnung, die pathologische Emphysementstehung wirkungsvoll verhindert werden kann.

togene Streuung, sekundäre Infektion von Lungenzysten oder bei Zerfall von Tumoren [bis zu 50 % aller Abszesse!]; hämatogene Abszesse treten meist multipel auf und können alle Lungenteile befallen, während bronchogene Abszesse bevorzugt die dorsalen Segmente der rechten Lunge betreffen; die häufigsten Erreger sind Staphylokokken und Escherichia coli; **klinisch** ist der Lungenabszess kaum von einer bakteriellen Lungenentzündung zu unterscheiden; findet der Abszess Anschluss an die Bronchien kommt es zu Autodrainage und (vorübergehender) Besserung der Symptome; erfolgt die Drainage in die Pleurahöhle, bildet sich ein Pleuraempyem; die **Therapie** hängt von der Lage des Abszesses ab; solitäre Herde können bronchoskopisch oder transpleural drainiert werden; bronchogene Abszesse sprechen meist gut auf Lagerungsdrainage und Antibiotikatherapie an; kann der Herd nicht drainiert werden, ist eine Exzision angebracht, die evtl. ein oder mehrere Segmente oder einen ganzen Lungenlappen umfassen kann

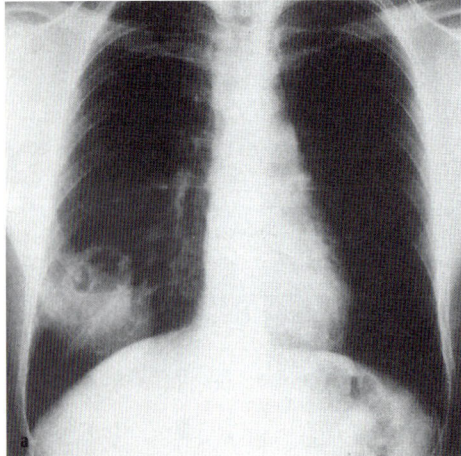

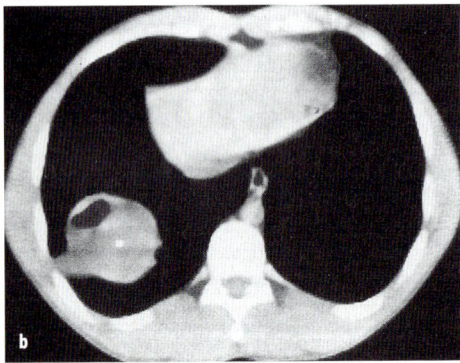

Abb. L49. Lungenabszess. Abszess im rechten Unterlappen: **a** Übersichtsaufnahme, **b** CT in Rückenlage

Lun|gen|a|de|no|ma|to|se f: → *bronchiolo-alveoläres Lungenkarzinom*

Lun|gen|ak|ti|no|my|ko|se f: s.u. *Aktinomykose*

Lun|gen|anth|ra|ko|se f: **Syn:** *Kohlenstaublunge, Kohlenstaubpneumokoniose, Anthrakose, Anthracosis pulmonum*; zu den Pneumokoniosen zählende, durch langjährige Einatmung von Kohlenstaub hervorgerufene Erkrankung; die Ablagerung in den Alveolen führt zur Ausbildung eines Lungenemphysems; oft handelt es sich um eine Anthrakosilikose durch kieselsäurehaltigen Kohlenstaub; *s.u. Essay Lungen- und Atemwegserkrankungen durch Arbeit und Umwelt S. 1265*

Lun|gen|as|per|gil|lom nt: bei Patienten mit vorbestehenden Lungenerkrankungen wie Karzinom, Tuberkulose, Lungenabszessen oder Sarkoidose auftretendes Myzetom in vorgebildeten Höhlen [Kaverne, Bronchiektase]; trotz fehlender Gewebeinvasion kommt es häufig zu Hämoptysen; die Symptomatik und der Verlauf sind ausschließlich durch die Grunderkrankung bestimmt; *s.a. Essay Mykosen S. 1059*

Lun|gen|as|per|gil|lo|se f: entsteht bei Patienten mit Neutropenie infolge von hämatologischen Erkrankungen oder nach Cortison- bzw. Chemotherapie; nach Sporeninhalation kommt es zu Fieber, gefolgt von radiologisch nachweisbaren pulmonalen Infiltraten mit variabler Symptomatik wie Husten oder pleuralen Schmerzen; durch invasives Wachstum in Gefäße entstehen Infarzierungen, die sich durch Hämoptysen äußern können; benachbarte Organe wie Herz oder Leber können durch Ausbreitung per continuitatem befallen werden; in einem Drittel der Fälle kommt es zu hämatogener Streuung mit resultierender schmerzloser Endophthalmitis, ischämischer Optikusneuropathie [einseitiger Sehverlust] sowie zerebraler Infarzierung oder Abszessbildung [neurologische Ausfallserscheinungen]; metastatische Hautveränderungen und Wirbelsäulenschmerzen infolge vertebraler Osteomyelitis kommen ebenfalls vor; *s.a. Essay Mykosen S. 1059*

Lun|gen|bil|har|zi|o|se f: **Syn:** *Schistosomiasis pulmonalis*; seltene, mit unspezifischen Symptomen verlaufende Infektion durch Schistosoma* mansoni; in Ausnahmefällen kommt es zu Nekrose und Zeichen einer pulmonalen Hypertension; *s.u. Essay Tropenkrankheiten – importierte Krankheiten S. 1571, Essay Helminthosen S. 553*

Lun|gen|blä|hung f: → *Lungenemphysem*

Lun|gen|e|gel m: **Syn:** *Paragonimus*; bestachelte Saugwürmer; Lungenparasiten von Mensch und Tieren; *s.u. Paragonimiasis*

Lun|gen|em|bo|lie f: **Syn:** *Lungenarterienembolie*; Verschluss einer Lungenarterie durch einen Embolus [z.B. Thrombus, Fetttröpfchen, Knochenmarkspartikel, Amnionflüssigkeit, Tumorzellen, Bakterien, Parasiten, Fremdkörper]; die Gefahr der Entwicklung einer Lungenembolie wird v.a. durch Bettlägrigkeit nach Operationen, Unfällen, Entbindung oder bei internistischen Erkrankungen gefördert; v.a. übergewichtige Patienten und Patienten mit tiefer Beinvenenthrombose* in der Anamnese sind besonders gefährdet; die **Klinik** hängt vom Ausmaß der Gefäßeinengung und der Lokalisation des Verschlusses ab; die Embolie kann als subklinische oder klinisch manifeste Erkrankungen verlaufen; der Großteil der klinisch manifesten Lungenembolien verläuft unter dem Bild eines akuten Cor* pulmonale, z.T. kommt es aber auch zu einem Schockzustand; die Patienten klagen über akute Dyspnoe, Tachypnoe, Pleuraschmerzen, Husten, Palpitationen und pektanginöse Beschwerden; **Diagnose:** Anamnese, körperliche Untersuchung, Auskultation [betonter 2. Herzton], EKG, Lungenperfusions- und Lungenventilationsszintigrafie; **DD:** Myokardinfarkt, Angina pectoris, Pneumothorax, Lungenödem, Asthma bronchiale, Pneumonie, Pleuritis, Aortendissektion, Interkostalneuralgie; **Therapie:** Antikoagulation mit Heparininfusion [25.000–30.000 IU/24 h als Dauerinfusion], Bettruhe, Sedierung, Analgetika, Sauerstoff; kleine und mittlere Lungenembolien heilen unter Bildung einer Infarktnarbe ab; selten kommt es zur Ausbildung einer Infarktpneumonie; bei massiver Lungenembolie mit kardiogenem Schock muss die Betreuung auf der Intensivstation erfolgen; in seltenen Fällen [Verschluss zentraler Lungenarterien] ist eine operative pulmonale Embolektomie indiziert

v.a. nach Traumen, Operationen, Geburt oder bei bettlägerigen Patienten [v.a. Patienten mit Herzinsuffizienz, Krampfadern, Thrombophlebitis oder Thrombosen in der Anamnese] ist die **Embolieprophylaxe** zur Verhinderung einer Thrombose oder Thromboembolie von größter Bedeutung; die postoperative bzw. posttraumatische Thromboseprophylaxe besteht i.d.R. aus einer medikamentösen Prophylaxe [Low-dose-Heparin 2–3 × 5.000 IE subkutan, niedermolekulares Heparin einmal täglich] sowie Allgemeinmaßnahmen [physikalische Prophylaxe], wie z.B. Kompressionsstrümpfe, Krankengymnastik, Früh- oder Sofortmobilisation, Volumenauffüllung, Hochstellen des Bettendes, Hochlagerung der Beine usw.; genauso wichtig ist die **Prophylaxe rezidivierender Lungenembolien** durch Behandlung des Grundleidens, langfristige Antikoagulantientherapie, Krankengymnastik, Stützstrümpfe, evtl. Varizenbehandlung, Venenligatur oder Vena-cava-Filter; *s.a. Essay Thrombose und Embolie S. 1527*

Tab. L9. Lungenembolie. Nosologie von Lungenemboli

Thromboembolie
Thrombophlebitis (unter Extremitäten und Beckenvenen: 80–90 %; V. cava inferior und obere Extremitäten: 10–20 %)
Herzerkrankung, (chronische) Herzinsuffizienz, Vorhofflimmern, Kardiomyopathie, Endokarditis
Disseminierte intravasale Gerinnung (z.B. Verbrauchskoagulopathie)
Iatrogen (Kava-Katheter, Femotalis-Punktion)
Prädisponierende Faktoren: Medikamente (Diuretika, Glucocorticoide, Antikonzeptiva u.a.), Malignome (Pankreaskarzinom u.a.)
Fettgewebs- und Knochenmarkspartikel (Ø 10–15 µm)
Knochenfraktur, Verbrennung, Weichteilverletzung, Crush-Syndrom, äußere Herzmassage, Herzoperation mit extrakorporaler Zirkulation, Lymphographie, Schlangenbiss
Luft
Venentraumatisierung, chirurgische und geburtshilflich-gynäkologische Eingriffe, Abort, Herzkatheteruntersuchungen, i.v. Injektionen und Infusionen, Retropneumoperitoneum
Gewebs- und Tumorzellen
Trauma, Organpunktionen, operative Eingriffe, Chorionepitheliom, Nierenkarzinom, primäres Leberkarzinom, Magenkarzinom
Bakterien und Parasiten
Schistosomiasis, Ankylostomiasis
Amnionflüssigkeit
Intrauteriner Fruchttod, Riesenbaby, vorzeitige Plazentalösung
Fremdkörper
Abgebrochene Injektionsnadeln, Venenkatheter

Tab. L10. Lungenembolie. Klassifikation und Einteilung in Schweregrade

I.	Akut, chronisch-rezidivierend			
II.	Ausmaß der pulmonal-arteriellen Querschnittseinengung:			
	Klein (< 25 %)	Submassiv (25–50 %)	Massiv (50 %)	Fulminant (> 66 %)
	Akute, kurzfristige Symptome	Akute Dyspnoe, Tachykardie	Schwere, akute Dyspnoe, Kollaps	Schock
	pO$_2$ normal	< 80–90 mmHg	< 60 mmHg	< 40 mmHg
III.	Hämodynamischer Schweregrad [I–IV]			
IV.	Lokalisation der Embolie (zentral, intermediär, disseminiert)			

Lun\|gen\|em\|phy\|sem *nt: Syn: Emphysema pulmonum, Lungenblähung;* meist erworbene, irreversible Überblähung der Lungenalveolen mit Veränderung oder Zerstörung des Lungengewebes; histopathologisch kann man **zentroazinäres** oder **zentrilobuläres Lungenemphysem** [Zerstörung im Bereich der Alveolen und Bronchiolen; häufigste Form], **panlo-**

buläres oder **panazinäres Lungenemphysem** [gleichmäßige Zerstörung der Alveolen eines Lappens], **irreguläres Lungenemphysem** und **großbullöses Lungenemphysem** [die Emphysenblasen führen zu Druckatrophie des benachbarten Gewebes; Ruptur führt zu Pneumothorax als häufiger Komplikation] unterscheiden; die wichtigsten Ursachen sind Rauchen, α_1-Antitrypsinmangel und Altersatrophie [**seniles Lungenemphysem**]

Klinik: Atemnot, zuerst bei Belastung, später auch in Ruhe; Einschränkung der Lungenfunktion [reduzierte Sekundenkapazität, eingeschränkte Atembreite]; Patienten mit zentrilobulärem Lungenemphysem leiden v.a. an chronischer Bronchitis [**bronchitisches Lungenemphysem**] und werden wegen ihres Erscheinungsbildes als blue bloater bezeichnet; beim panazinären und irregulären Lungenemphysem stehen meist die Emphysemsymptome im Vordergrund [**emphysematisches Lungenemphysem**] und die Patienten imponieren als pink puffer; **Therapie:** Vermeidung der auslösenden Noxen, Antibiotikatherapie von Infekten, Expektoranzien bei bronchitischen Symptomen, Physio- und Klimatherapie; operative Verfahren kommen nur bei bullösem Emphysem in Betracht; eine einseitige oder doppelseitige Lungentransplantation ist nur bei Ex- oder Nichtrauchern unter 60 Jahren und bei einer Lebenserwartung von weniger als 18 Monaten indiziert; *s.a. Essay Chronisch-obstruktive Lungenkrankheiten und Lungenemphysem S. 911, Essay Lungen- und Atemwegserkrankungen durch Arbeit und Umwelt S. 1265*

Lun\|gen\|ent\|zün\|dung *f:* → *Pneumonie*

Lun\|gen\|er\|kran\|kung, chronisch-obstruktive *f:* definiert als eine Krankheit, die durch eine progrediente, nach Gabe von Bronchodilatatoren und/oder Glucocorticoiden nicht vollständig reversible Atemwegsobstruktion auf dem Boden einer chronischen Bronchitis und/oder eines Lungenemphysems gekennzeichnet ist; *s.u. Essay Chronisch-obstruktive Lungenkrankheiten und Lungenemphysem S. 911*

Lun\|gen\|fell\|ent\|zün\|dung *f: s.u. Pleuritis*

Lun\|gen\|fi\|bro\|se *f:* meist durch chronisch-entzündliche Lungenerkrankungen hervorgerufener bindegewebiger Umbau des Lungengewebes mit Entwicklung einer restriktiven Ventilationsstörung; bei den Lungenfibrosen durch Einwirkung externer Noxen stehen die Pneumokoniosen und die exogen-allergische Alveolitis im Vordergrund; physikalisch-chemische Lungenfibrosen [Strahlenpneumonitis, Lungenfibrose bei erhöhter Sauerstoffkonzentration der Atemluft] und Lungenfibrosen durch Medikamente [v.a. Zytostatika] sind wesentlich seltener und heilen nach Elimination der Noxe i.d.R. folgenlos ab; bei einer Reihe von systemischen Erkrankungen kann es im Verlauf auch zu Lungenbefall und Lungenfibrose kommen; am häufigsten bei Kollagenosen [Sklerodermie, systemischer Lupus erythematodes, rheumatoide Arthritis, Dermatomyositis, Sjögren-Syndrom], Vaskulitiden [Periarteriitis nodosa, Wegener-Granulomatose, Goodpasture-Syndrom], Histiozytosis X, Mukoviszidose und Lungenproteinose; *s.a. Essay Lungen- und Atemwegserkrankungen durch Arbeit und Umwelt S. 1265*

Lun\|gen\|funk\|ti\|ons\|stö\|rung, schockbedingte *f:* → *Schocklunge*

Lun\|gen\|ha\|mar\|tom *nt: s.u. Hamartom*

Lun\|gen\|in\|farkt *m:* Infarzierung meist peripherer Lungenabschnitte durch eine Verlegung von Pulmonalarterienästen [Lungenembolie]; i.d.R. handelt es sich um einen **hämorrhagischen Lungeninfarkt** [mit Einblutung], seltener um einen **anämischen Lungeninfarkt**; **Klinik:** plötzlich einsetzender Lokal- oder Retrosternalschmerz, Tachypnoe, Dyspnoe, Unruhe, Angstgefühl, evtl. Zyanose, Blutspucken, Fieber und kleiner, schneller Puls; **DD, Diagnose** und **Therapie** *s.u. Lungenembolie*

Lun\|gen\|in\|fil\|trat *nt:* Verdichtung von Lungengewebe durch Exsudat und Zelleinwanderung; ist im Röntgenbild als Verdichtung sichtbar; klinisch findet man eine Dämpfung bei Perkussion, klingende Rasselgeräusche, Bronchophonie oder Bronchialatmen

eosinophiles Lungeninfiltrat Löffler: *Syn: eosinophiles Löff-*

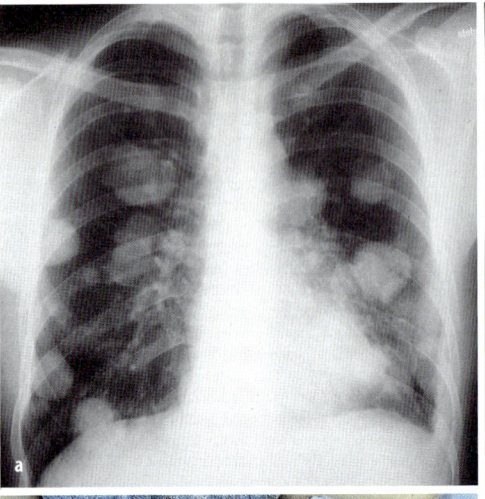
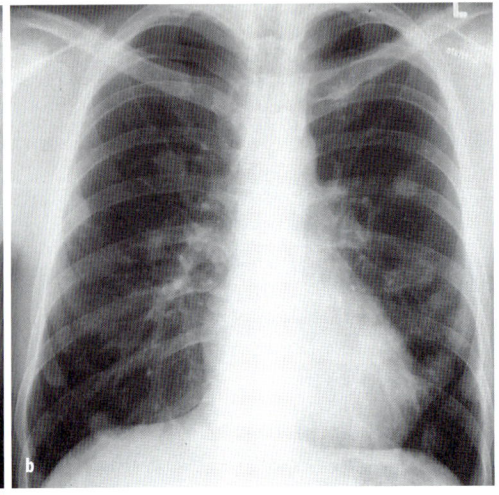
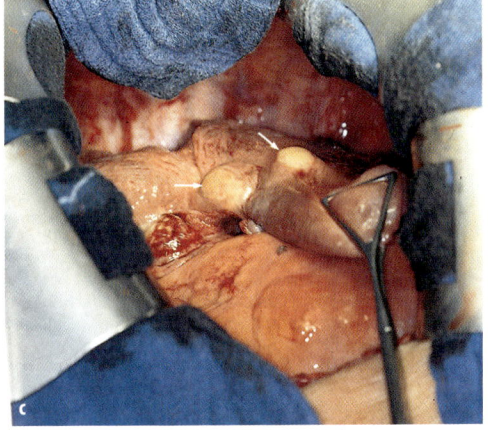

L

Abb. L50. Lungenmetastasen. Diffuse Lungenmetastasen bei Hodenteratom: **a** vor Chemotherapie, **b** nach Chemotherapie, **c** operative Entfernung von Restherden

ler-Syndrom; bei Ankylostomiasis* und Strongyloidiasis* kommt es während der Lungenpassage zu einem flüchtigen Syndrom mit Bluteosinophilie, seröser Exsudation in die Alveolen und peribronchialer entzündlich-eosinophiler Infiltration; *s.a. Essay Tropenkrankheiten – importierte Krankheiten S. 1571, Essay Helminthosen S. 553*

Lun|gen|kar|zi|nom *nt: Syn: Lungenkrebs*; die Begriffe Lungenkarzinom und Bronchialkarzinom werden allgemein synonym verwendet, wenngleich Lungenkarzinom präziser ist, da Tumoren sowohl vom Bronchial- als auch vom Alveolarepithel Ausgang nehmen können; das Bronchialkarzinom ist das häufigste Karzinom des Mannes und das dritthäufigste Karzinom der Frau; unter histologischen Aspekten kann man die Bronchialkarzinome in **kleinzellige** und **nichtkleinzellige Bronchialkarzinome** [v.a. Plattenepithelkarzinom, Adenokarzinom, großzelliges Bronchialkarzinom] einteilen; bei Männern und Rauchern findet sich v.a. das Plattenepithelkarzinom, bei Frauen und Nichtrauchern handelt es sich meist um ein Adenokarzinom

außer dem Bronchialkarzinom gibt es noch vom Mesothel ausgehende bösartige Pleuratumoren und die sehr seltenen Weichteilsarkome; *s.u. Essay Neubildungen von Bronchien und Lunge S. 921*

bronchiolo-alveoläres Lungenkarzinom: *Syn: bronchiolo-alveoläres Karzinom, Alveolarzellkarzinom, Lungenadenomatose, Carcinoma alveolocellulare/alveolare*; seltenes Adenokarzinom der Lunge; trotz frühzeitiger hämatogener Metastasierung ist die Prognose relativ gut, weil die Tumorver-

dopplungszeit oft über 100 Tage beträgt, d.h., es kommt zu einem langsamen, oft jahrelangen Verlauf; tritt gehäuft bei Frauen und vermehrt bei Nichtrauchern auf; *s.u. Essay Neubildungen von Bronchien und Lunge S. 921*

Lun|gen|kraut *nt: Syn: echtes Lungenkraut, Pulmonaria officinalis, Pulmonaria maculosa*; Pflanze aus der Familie der Rauhblattgewächse [Boraginaceae]; verwendet werden die getrockneten, oberirdischen Pflanzenteile [**Pulmonariae herba**], die Gerbstoffe, Flavonoide und Allantoin enthalten; **Anw.:** traditionell bei Erkrankungen von Atemwegen, Magen-Darm-Trakt, Niere und ableitenden Harnwegen; auch als Adstringens und zur Wundbehandlung; in der Homöopathie bei Entzündungen der oberen Atemwege

Lun|gen|me|tas|ta|sen *pl*: wegen ihrer Lage zwischen großem und kleinem Kreislauf ist die Lunge häufig Sitz von hämatogenen, aber auch bronchogenen und lymphogenen Fernmetastasen; am häufigsten findet man Lungenmetastasen bei Osteosarkom, Brust-, Prostata-, Nieren-, Nebennieren-, Gebärmutter-, Eierstock-, Hodenkarzinom

Lun|gen|milz|brand *m: s.u. Anthrax*

Lun|gen|my|ko|se *f: Syn: Pneumomykose, Pneumonomykose*; Pilzerkrankungen der Lunge findet man meist bei immungeschwächten Patienten [HIV-Infektion, Chemotherapie]; *s.a. Essay Mykosen S. 1059*

Lun|gen|ö|dem *nt*: Flüssigkeitsansammlung im Lungengewebe [**interstitielles Lungenödem**] oder den Lungenbläschen [**intraalveoläres Lungenödem**]; die häufigsten Ursachen sind Linksherzinsuffizienz [**kardiales Lungenödem**] oder Ver-

Neubildungen von Bronchien und Lunge

H. Zabeck, H. Dienemann

Im Bereich der Lunge und der Bronchien gibt es eine Reihe verschiedener Neubildungen, wobei die malignen Tumorarten um ein Vielfaches häufiger auftreten. Benigne Lungentumoren sind mit weniger als 5 % aller bronchopulmonalen Neoplasien vergleichsweise selten.

GUTARTIGE NEUBILDUNGEN

Im Folgenden werden die wichtigsten gutartigen bronchopulmonalen Neoplasien mit ihren Besonderheiten kurz dargestellt.

Benigne epitheliale Tumoren

Bronchialadenome sind sehr seltene, von den Schleimhautdrüsen ausgehende Tumoren, deren Entstehungsursache bisher unklar ist. Man unterscheidet anhand von Ursprung und Wachstumsform **alveoläre** und **papilläre Adenome** sowie **Zystadenome**. **Pleomorphe Adenome** stellen eine Tumormischform aus epithelialem Gewebe und Bindegewebe dar.

Papillome, gutartige mit Epithel überzogene Bindegewebsgeschwülste, können sich innerhalb der tracheobronchialen Schleimhaut bilden. Man unterscheidet **Plattenepithelpapillome**, die [meist] exophytisches oder [seltener] invertierendes Wachstum zeigen, von den extrem seltenen **glandulären Papillomen**. Ätiologisch gibt es beim Plattenepithelpapillom Hinweise auf einen Zusammenhang mit dem humanen Papillomavirus* [HPV]. Männer sind häufiger betroffen bei einem Altersdurchschnitt von 54 Jahren.

Die Ätiologie der glandulären Papillome ist unklar. Beide Geschlechter sind gleich häufig betroffen. Der Altersdurchschnitt liegt bei 68 Jahren.

Mischformen kommen vor.

Benigne Mischtumoren

Am häufigsten unter den gutartigen Befunden der Lunge finden sich **Hamartome**. Es handelt sich dabei um Mischtumoren bestehend aus mesenchymalen Geweben, die zur normalen Organausstattung gehören, wie Knorpel, Fett, Bindegewebe oder Muskel. Vielfach ist auch respiratorisches Epithel enthalten. Der häufig gebrauchte Begriff **Hamartochondrom** bezeichnet ein Hamartom mit dominierendem Knorpelanteil.

Hamartome finden sich überwiegend bei männlichen Patienten mit einem Altersgipfel im 6. Lebensjahrzehnt. Die Inzidenz in der Gesamtbevölkerung beträgt 0,25 %.

Teratome der Lunge bestehen aus von allen drei Keimblättern ausgehenden Geweben, die meist völlig ausdifferenziert sind. So können beispielsweise Haare oder Zähne enthalten sein. Teratome fallen häufig durch Brustschmerzen, Husten, oft mit Blutbeimengung, oder Infektsymptome auf. Als spezifisches Symptom gilt das Abhusten von Haaren [Trichoptysis]. Frauen sind geringfügig häufiger betroffen. Die meisten Teratome treten zwischen dem 2. und 4. Lebensjahrzehnt auf.

Sklerosierende Hämangiome stellen eine besondere Tumorentität dar. Ausgehend vom primitiven respiratorischen Epithel kann eine Tumorausbreitung in regionale oder, in seltenen Fällen, auch in mediastinale Lymphknoten stattfinden. Sklerosierende Hämangiome treten bevorzugt bei Frauen mittleren Alters auf und sind besonders häufig im ostasiatischen Raum zu finden.

Klarzelltumoren sind extrem selten. Es handelt sich hierbei um gutartige Neoplasien, die wahrscheinlich von perivaskulären Epitheloidzellen ausgehen.

Benigne mesenchymale Tumoren

Reife Fettgewebstumoren, **Lipome,** finden sich selten im Bronchialsystem.

Chondrome entsprechen Tumoren, die vom bronchialen Knorpelgewebe ausgehen.

Leiomyome gehen von der glatten Muskulatur aus. Als Besonderheit können pulmonale Leiomyome multipel vorkommen, bei Frauen gemeinsam mit Uterusmyomen.

Hämangiome, gutartige Blutgefäßneubildungen, können multifokal innerhalb der Lunge oder synchron mit Manifestationen in anderen Organen auftreten.

Pulmonale epitheloide Hämangioendotheliome sind vaskuläre Neubildungen, die von Endothelzellen ausgehen. Zu 80 % sind Frauen betroffen. Die Patienten sind oft asymptomatisch, in einzelnen Fällen können jedoch alveoläre Blutungen oder thromboembolische Komplikationen als Erstmanifestation auftreten.

Allen gutartigen Neoplasien ist gemeinsam, dass sie in der Mehrzahl der Fälle keine Beschwerden verursachen und daher meist nur zufällig entdeckt werden. Besteht Tumorwachstum innerhalb des Bronchialsystems, kann es durch Einengung oder Verlegung der Luftwege zu Atelektasen mit nachfolgender [postobstruktiver] Lungenentzündung kommen.

> ❗ Da anhand bildgebender Verfahren keine sichere Aussage zur Dignität eines Lungenherdes gemacht werden kann, muss bis zum Beweis des Gegenteils vom Vorliegen einer bösartigen Neubildung ausgegangen werden.

Kann durch Tumorbiopsie kein sicherer Malignomausschluss geführt werden oder erscheint diese aufgrund der Lage und Größe der Raumforderung nicht Erfolg versprechend, besteht grundsätzlich die Indikation zu operativer Entfernung des Befundes.

Die **Prognose** bei gutartiger bronchopulmonaler Neubildung ist sehr gut. Mit der Tumorentfernung im Gesunden kann von einer definitiven Heilung des Patienten ausgegangen werden. Tumorrezidive sind bei gutartigen Tumorformen eine Seltenheit. Regelmäßige Nachuntersuchungen sind daher nicht erforderlich.

BÖSARTIGE NEUBILDUNGEN

Unter den primären malignen bronchopulmonalen Neoplasien finden sich überwiegend epitheliale Tumoren: Karzinome. Bei der häufigsten Form, dem Lungenkarzinom oder Bronchialkarzinom unterscheidet man anhand der zugrunde liegenden Zellart zwischen den beiden großen Hauptgruppen der kleinzelligen und nichtkleinzelligen Bronchialkarzinome, die sich sowohl in ihren Eigenschaften als auch in der Behandlung deutlich unterscheiden. Insgesamt machen die Lungenkarzinome mehr als 95 % aller malignen bronchopulmonalen Neoplasien aus.

Eine besondere Entität bösartiger Tumoren stellt das Karzinoid dar, eine Tumorart, die wegen des klinisch eher günstigen Verlaufs früher als semimaligne bezeichnet wurde.

Weiterhin finden sich, wenngleich deutlich seltener, maligne mesenchymale Tumorarten, maligne Lymphome, primäre Keimzelltumoren und verschiedene Mischtumoren.

Lungen- oder Bronchialkarzinom

Die Begriffe **Lungenkarzinom** und **Bronchialkarzinom** werden allgemein synonym verwendet, wenngleich Lungenkarzinom [*lung cancer*] präziser ist, da Tumoren sowohl vom Bronchial- als auch vom Alveolarepithel Ausgang nehmen können.

Epidemiologie

Das Lungenkarzinom stellt sowohl in Deutschland als auch global die häufigste Krebstodesursache dar. Im Jahr 2003 verstarben in Deutschland 214.788 Bundesbürger an einer Krebserkrankung, davon 39.286 an Lungenkrebs. Während bei Männern die Zahl der Neuerkrankungen in den letzten Jahren leicht rückläufig ist, nimmt innerhalb der weiblichen Bevölkerung die Zahl der Lungenkrebserkrankungen kontinuierlich zu. Ursächlich dafür ist die wachsende Zahl an Raucherinnen.

Abbildung 1 zeigt die geschätzte Zahl der jährlichen malignen Neuerkrankungen in Deutschland, verteilt nach Organ und Geschlecht.

Risikofaktoren

- **Zigarettenrauchen**: Der Zusammenhang zwischen Rauchen und dem Auftreten von Bronchialkarzinomen ist allgemein anerkannt. Etwa 85 % der Todesfälle durch ein Lungenkarzinom sind auf Tabakkonsum [inhalatives Rauchen] zurückzuführen. Das Lungenkrebsrisiko steigt mit zunehmender Dosis. Generell haben Raucher ein um das 10-Fache erhöhtes Lungenkrebsrisiko gegenüber Nichtrauchern. Bei einem täglichen Konsum von mehr als 20 Zigaretten beträgt das Risiko etwa das 20-Fache. Je früher mit dem Rauchen begonnen wird, umso höher das Erkrankungsrisiko. Inzwischen gilt es als gesichert, dass auch durch Passivrauchen das Lungenkrebsrisiko signifikant erhöht ist.
- **Exposition** gegenüber Arsen, Asbest, Kadmium, Chrom, Nickel und polyzyklischen aromatischen Kohlenwasserstoffen
- **Umweltfaktoren**, insbesondere Luftverschmutzung
- **Radioaktive Strahlung**

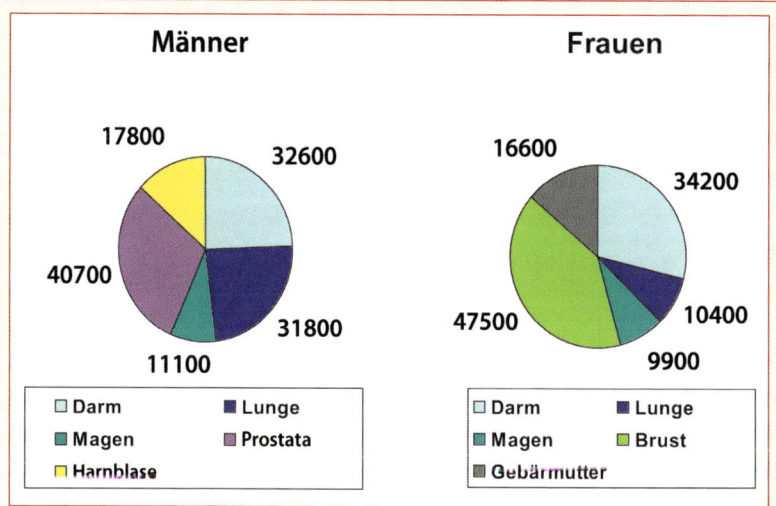

Abb. 1. Anzahl jährlicher maligner Neuerkrankungen nach Organursprung

- **Lungennarben**, z.B. nach Tuberkulose
- Möglicherweise gibt es **genetische Komponenten**, jedoch konnte ein Zusammenhang zwischen Erbgut und der Entstehung von Lungenkarzinomen bisher nicht eindeutig gezeigt werden.

Einteilung nach pathologisch-anatomischen Kriterien

Es werden zwei histologische Hauptformen des Lungenkarzinoms unterschieden: das **kleinzellige** und das **nicht-kleinzellige Karzinom**.

Das **kleinzellige Bronchialkarzinom** macht in Deutschland 20–25 % aller Bronchialkarzinome aus. Mit 75–80 % aller Bronchialkarzinome stellen die nicht-kleinzelligen somit die größere Untergruppe dar. Die aktuelle **WHO/IASLC-Klassifikation** unterscheidet **kleinzellige Karzinome** und **kombinierte kleinzellige Karzinome**, die neben kleinzelligen Anteilen auch Anteile nicht-kleinzelliger [adenoid, plattenepithelial oder großzellig differenziert] Karzinome enthalten.

Die **nicht-kleinzelligen Karzinome** werden anhand der zugrunde liegenden Zellart weiter untergliedert in die Unterformen **Plattenepithelkarzinom, Adenokarzinom, großzelliges Karzinom**. Nach der dritten revidierten WHO/IASLC-Klassifikation von 1999 zählen zusätzlich die selten vorkommenden adenosquamösen Karzinome, Karzinome mit pleomorphen, sarkomatoiden und sarkomatösen Elementen, Karzinoidtumoren, Karzinome vom Speicheldrüsentyp und unklassifizierte Karzinome zu den Hauptgruppen bösartiger epithelialer Lungentumoren. Innerhalb der 9 Hauptgruppen sind inzwischen mehr als 60 histologisch charakterisierbare Subtypen definiert.

Darüber hinaus finden sich Mischformen der genannten Karzinomarten. Die Tumorklassifizierung erfolgt in diesen Fällen nach dem vorherrschenden Typ.

Die Angaben über die Verteilung der einzelnen Karzinomarten sind in der Literatur sehr unterschiedlich, insbesondere scheint es auch deutliche geografische Unterschiede zu geben. Bei Männern kommt insgesamt das Plattenepithelkarzinom am häufigsten vor, während bei Frauen eine etwa gleichmäßige Verteilung zwischen Plattenepithelkarzinomen, Adenokarzinomen und Kleinzellern zu verzeichnen ist. Die Inzidenz der Plattenepithelkarzinome zeigte sich in den letzten Jahren rückläufig, die der Adenokarzinome ansteigend.

Tumorklassifikation und Stadieneinteilung

Die Tumorklassifikation der Bronchialkarzinome erfolgt entsprechend der TNM-Definition der UICC [*Union Internationale contre le Cancer*] und der daraus abgeleiteten Stadieneinteilung. Da Therapie und Prognose des Lungenkarzinoms stadienabhängig sind, ist eine exakte Tumorklassifikation anzustreben.

Der T-Status beschreibt die Größe des Primärtumors sowie seine Lagebeziehung zu den benachbarten Organen bzw. Strukturen [Tab. 1].

Die aus der **TNM-Klassifikation** resultierenden Tumorstadien verteilen sich wie in Tabelle 2 dargestellt.

Speziell für das kleinzellige Bronchialkarzinom gibt es zusätzlich die Stadieneinteilung nach der **Marburger Klassifikation** [Tab. 3].

L

Tab. 1. TNM-Klassifikation

T-Primärtumor

TX	Primärtumor kann nicht beurteilt werden, bzw. Nachweis von malignen Zellen im Sputum oder bei Bronchialspülungen, jedoch Tumor weder radiologisch noch bronchoskopisch sichtbar
T0	Kein Anhalt für Primärtumor
Tis	Carcinoma in situ
T1	Tumor 3 cm oder weniger in größter Ausdehnung, umgeben von Lungengewebe oder viszeraler Pleura, kein bronchoskopischer Nachweis einer Infiltration proximal eines Lappenbronchus (Hauptbronchus frei)
T2	Tumor mit einem der nachfolgenden Kennzeichen hinsichtlich Größe und Ausbreitung: Tumor mehr als 3 cm in größter Ausdehnung Tumor mit Befall des Hauptbronchus, 2 cm oder weiter distal der Carina Tumor infiltriert viszerale Pleura Assoziierte Atelektase oder obstruktive Entzündung bis zum Hilus, aber nicht der ganzen Lunge
T3	Tumor jeder Größe mit direkter Infiltration einer der folgenden Strukturen: Brustwand, Zwerchfell, mediastinale Pleura, parietales Perikard oder Tumor im Hauptbronchus weniger als 2 cm distal der Carina, aber Carina selbst nicht befallen oder Tumor mit Atelektase oder obstruktiver Entzündung der ganzen Lunge
T4	Tumor jeder Größe mit Infiltration einer der folgenden Strukturen: Mediastinum, Herz, große Gefäße, Trachea, Ösophagus, Wirbelkörper, Carina; getrennte(r) Tumorknoten im gleichen Lappen oder Tumor mit malignem Pleuraerguss

N-Regionäre Lymphknoten

NX	Regionäre Lymphknoten können nicht beurteilt werden
N0	Keine regionären Lymphknotenmetastasen
N1	Metastasen in ipsilateralen peribronchialen Lymphknoten und/oder ipsilateralen Hiluslymphknoten (einschließlich einer direkten Ausbreitung des Primärtumors)
N2	Metastasen in ipsilateralen mediastinalen und/oder subkranialen Lymphknoten
N3	Metastasen in kontralateralen mediastinalen, kontralateralen Hilus-, ipsi- oder kontralateralen Skalenus- oder supraklavikulären Lymphknoten

Tab. 1. TNM-Klassifikation (Fortsetzung)

M-Metastasen

MX	Das Vorliegen von Metastasen kann nicht beurteilt werden
M0	Keine Fernmetastasen
M1	Fernmetastasen

Tab. 2. Tumorstadien

IA	T1 N0 M0
IB	T2 N0 M0
IIA	T1 N1 M0
IIB	T2 N1 M0 T3 N0 M0
IIIA	T1–3 N2 M0 T3 N1 M0
IIIB	jedes T, N3 M0 T4, jedes N, M0
IV	jedes T, jedes N, M1

Tab. 3. Stadieneinteilung nach der Marburger Klassifikation

very limited disease	Primärtumor von Lungengewebe oder viszeraler Pleura umgeben, mit maximal partieller Atelektase, kleiner Winkelerguss ohne maligne Zellen, Lymphknotenbefall hilär ipsilateral
limited disease	Primärtumor mit Infiltration von Thoraxwand, mediastinaler Pleura oder Zwerchfell; Totalatelektase einer Lunge, Lymphknotenbefall mediastinal ipsi- oder kontralateral sowie kontralateral hilär
extensive disease I	Primärtumor mit Herz-, Ösophagus- oder Wirbelsäuleninfiltration, maligner Pleuraerguss, maligner Perikarderguss, Rekurrensparese, Phrenikusparese, Vena cava superior-Syndrom, Lymphknotenbefall supraklavikulär ipsi- oder kontralateral
extensive disease IIa	hämatogene Fernmetastasen in einem Organ einschließlich kontralateralem Lymphknotenbefall
extensive disease IIb	hämatogene Fernmetastasen in mehr als einem Organ

Diagnostik der Bronchialkarzinome

! **Ähnlich wie die gutartigen Lungentumoren sind auch Karzinome oft lange Zeit ohne Symptome, was dazu führt, dass bei etwa 2/3 aller Betroffenen die Diagnose erst in fortgeschrittenem, d.h. nicht mehr operablem Stadium gestellt wird.**

Lungenkarzinome in früheren Stadien werden meist zufällig entdeckt, d.h. mittels Röntgenaufnahmen des Thorax, die anlässlich operationsvorbereitender Maßnahmen veranlasst wurden.

Anamnese. Wenn überhaupt über Beschwerden geklagt wird, handelt es sich meistens um chronischen Husten, oft mit Auswurf, zum Teil mit Blutbeimengungen. Luftnot, rezidivierende Lungenentzündungen, Abhusten größerer Blutmengen sind Ausdruck einer zentralen Atemwegobstruktion. Heiserkeit, Schmerzen im Arm oder Brustkorbbereich und Schwellung von Hals und Gesicht lenken den Verdacht auf organüberschreitendes Tumorwachstum oder eine Beteiligung zentraler Lymphknotenstationen.

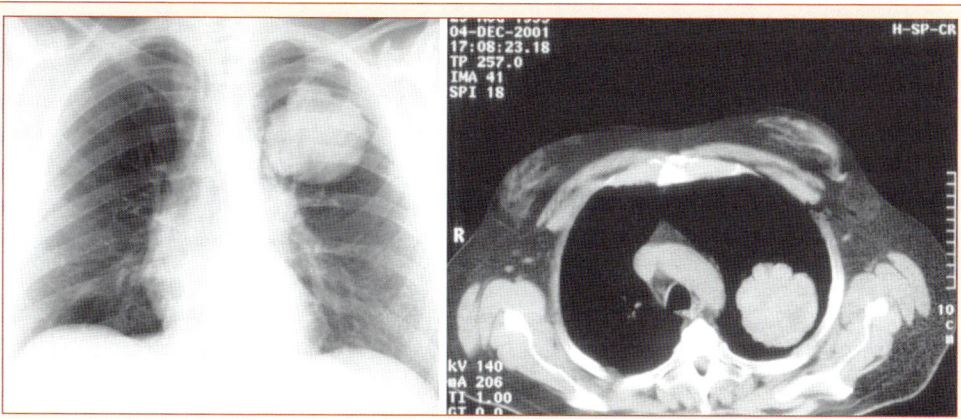

Abb. 2. Bronchialkarzinom des linken Lungenoberlappens. Radiologisch T2

Als Hinweis auf eine weit fortgeschrittene Erkrankung sind allgemeine Zeichen wie Appetitlosigkeit, Gewichtsverlust oder Leistungsabfall zu werten.

Körperliche Untersuchung. Ist der Tumor auf die Lungenperipherie beschränkt, finden sich nur selten spezifische Krankheitsmerkmale. Pathologische Untersuchungsbefunde wie tastbar vergrößerte zervikale oder supraklavikuläre Lymphknoten, obere Einflussstauung oder ein Horner-Syndrom deuten ein fortgeschrittenes Tumorstadium an.

Bildgebende Untersuchungsverfahren. Bildgebende Verfahren sind für die Beurteilung von Größe, Lage und Umgebungsbeziehung eines Tumors und damit für das *clinical staging* unverzichtbar. Ein Großteil der bronchopulmonalen Neoplasien ist bereits in der **Röntgen-Thorax**-Untersuchung in zwei Ebenen sichtbar. Zur Präzisierung der Tumorgröße und Lage-

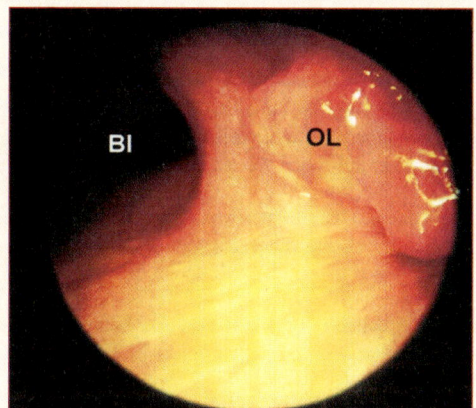

Abb. 3. Endoskopischer Aspekt. Tumorausläufer im rechten Oberlappen [= OL], BI = Bronchus intermedius

beziehung zu den Nachbarstrukturen ist eine **Computertomografie des Thorax** [CT] erforderlich. Besteht der Verdacht auf eine Infiltration der Brustwand, des Mediastinums oder der Wirbelsäule kann zur Abschätzung der lokalen Operabilität eine **Magnetresonanztomografie** [MRT] sinnvoll sein.

Um Fernmetastasen zu diagnostizieren bzw. auszuschließen, werden üblicherweise eine **Ultraschalluntersuchung des Abdomens**, eine **Skelettszintigrafie** sowie eine **Computertomografie oder Kernspintomografie des Schädels** durchgeführt. Zunehmend findet bei speziellen Fragestellungen, etwa zur nicht-invasiven Beurteilung mediastinaler Lymphknoten oder metastasenverdächtiger Läsionen, auch die **Positronen-Emissionstomografie** [PET] Verwendung. Bei Verdacht auf einen begleitenden Pleuraerguss kommt oft eine **Ultraschalluntersuchung des Thorax** zum Einsatz.

Invasive diagnostische Verfahren. Diese dienen insbesondere dem konkreten Tumornachweis durch Biopsie sowie der präoperativen Stadieneinteilung. Zum Einsatz kommen **bronchoskopische Verfahren** mit endobronchialer oder transbronchialer Tumorbiopsie oder transtrachealer Punktion mediastinaler Lymphknoten.

Zur Abklärung des mediastinalen Lymphknotenstatus kann bei Verdacht auf einen N2- oder N3-Status [Lymphknotendurchmesser in der kürzesten Achse über 10 mm] eine **Mediastinoskopie mit Lymphknotenbiopsie** durchgeführt werden. Sie leistet somit einen wesentlichen Beitrag zur Stadienzuordnung des Patienten und erlaubt im positiven Fall eine Typisierung des Tumors, falls der Primärtumor einer direkten Biopsie nicht zugänglich ist.

Besteht ein Pleuraerguss und somit der Verdacht auf eine Pleurakarzinose, kann dies durch **videoassistierte Thorakoskopie und gezielte Biopsie** aus verdächtigen Bezirken verifiziert oder ausgeschlossen werden.

Zur histologischen Sicherung des Primärtumors steht auch die gezielte **transthorakale Punktion** zur Verfügung. Die Indikation besteht jedoch nur, wenn Argumente gegen eine Operation vorliegen und sich gleichzeitig therapeutische Konsequenzen aus einem Tumornachweis ergeben.

Tumormarker

Durch die Messung von tumorassoziierten Antigenen wird versucht, Rückschlüsse auf das Vorliegen, den Verlauf oder die Prognose von Lungenkarzinomen zu ziehen. Am häufigsten werden **CEA, CYFRA 21-1** und **NSE** bestimmt. Weitere Marker wie SCC, TPA, TPS und ProGRP sind Gegenstand der aktuellen Forschung.

Da keiner der genannten Marker für das Lungenkarzinom spezifisch ist, stellen sie lediglich eine Zusatzinformation dar und sind allenfalls als Verlaufs- und Prognoseparameter zu verwenden.

Biologische Eigenschaften

Kleinzellige Lungenkarzinome wachsen bevorzugt in den zentralen Lungenabschnitten. Sie zeichnen sich durch eine sehr kurze Tumorverdopplungszeit [55 Tage] aus. Durch einen sehr frühen Anschluss an Blut- und Lymphgefäße entwickeln sie frühzeitig Lymphknoten- und hämatogene Metastasen. Zum Diagnosezeitpunkt sind kleinzellige Karzinome meist weit fortgeschritten, etwa 40 % imponieren bereits mit Fernmetastasen. Es ist daher a priori von einer systemischen Erkrankung auszugehen. Häufig besteht ein paraneoplastisches Syndrom, wenn der Tumor Peptidhormone wie ADH, ACTH, Parathormon u.a. bildet.

Die WHO führt kleinzellige Karzinome heute in der Tumorgruppe der neuroendokrinen Tumoren mit dem höchsten Malignitätsgrad.

Für nicht-kleinzellige Karzinome wird eine Tumorverdopplungszeit von etwa 100 Tagen angegeben. Während Plattenepithelkarzinome sich bevorzugt im Bereich der Segment- und Subsegmentbronchien als stenosierend wachsende Tumoren entwickeln, finden sich Adenokarzinome überwiegend in der Lungenperipherie.

Eine besondere Form der nicht-kleinzelligen Karzinome stellt aufgrund eines an eine Pneumonie erinnernden, mitunter multifokalen Wachstums das **bronchiolo-alveoläre Karzinom** dar.

Der **Pancoast-Tumor** bezeichnet den von der Lungenspitze ausgehenden Tumor, der angrenzende Strukturen wie Plexus brachialis, Rippen, Hals- und Brustwirbel oder apikale Rippen infiltriert und entsprechende Beschwerden verursacht [Schmerzen in Schulter und Oberarm, Zeichen der N. ulnaris-Schädigung, Horner-Trias]. Bevorzugte Lokalisationen der Fernmetastasen sind bei kleinzelligem wie nicht-kleinzelligem Karzinom die kontralaterale Lunge, Skelett, Leber, Gehirn und Nebennieren.

Unbehandelt liegt die durchschnittliche Lebenserwartung bei Diagnosestellung des Nicht-Kleinzellers im Bereich von wenigen Monaten, des Kleinzellers im Bereich von wenigen Wochen. Die individuelle Prognose wird im Wesentlichen durch das Stadium bestimmt. Patientenseitige Faktoren wie Allgemeinzustand, Ausmaß der Gewichtsabnahme u.a. sind eher als Ausdruck des Tumorstadiums aufzufassen.

Therapie und Prognose
Kleinzelliges Karzinom

Ein kurativer Therapieansatz besteht nur im Stadium **limited disease**. In fortgeschrittenem Stadium, **extensive disease**, wird jegliche Therapie unter palliativen Gesichtspunkten durchgeführt. Aufgrund der biologischen Ei-

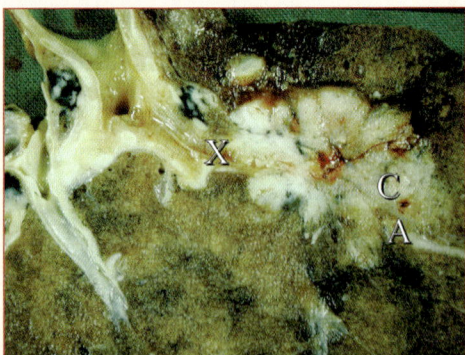

Abb. 4. Zentrales Plattenepithelkarzinom [= CA] mit Verschluss eines Segmentbronchus [= X]

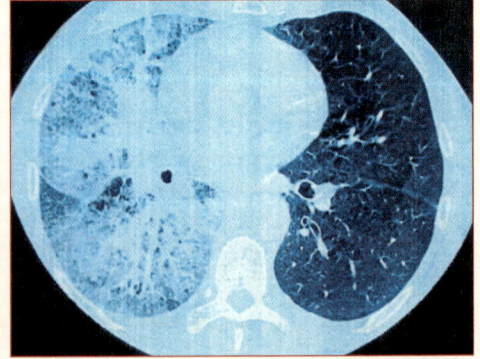

Abb. 5. Bronchiolo-alveoläres Karzinom im rechten Unterlappen

genschaften zeigt das kleinzellige Karzinom eine hohe Sensitivität gegenüber Chemotherapie und Radiotherapie.

In den meisten Fällen wird eine systemische Behandlung in Form einer Chemotherapie durchgeführt. Da unter einer Monochemotherapie komplette Remissionen sehr selten sind, hat sich die **Polychemotherapie als Standard** durchgesetzt. Durch sie werden heute höhere Remissionsraten, längere Remissionsdauer und längere Überlebensdauer erzielt. Es wird in der Regel eine Kombination aus 2–4 zytostatischen Präparaten in ihrer jeweils maximal tolerablen Dosis eingesetzt, wobei sich bisher keine bestimmte Zytostatika-Kombination gegenüber anderen als überlegen erwiesen hat. Je günstiger die Ausgangssituation [Stadium, Allgemeinzustand] und somit die Prognose, umso aggressiver wird die Therapie gewählt, insbesondere bei potenziell kurativem Ansatz.

Als wesentliche **prognostische Faktoren** werden die Tumorausdehnung und der Leistungsindex der Patienten gewertet. Eine entscheidende Rolle für die Prognose spielt das Vorhandensein hämatogener Fernmetastasen, wobei die Zahl der von Metastasen befallenen Organe ausschlaggebend ist, während dem Ort der Metastasen an sich keine wesentliche Bedeutung zugesprochen wird.

Folgende **Substanzen** kommen in der zytostatischen Therapie des kleinzelligen Bronchialkarzinoms heute häufig zur Anwendung: Ifosfamid*, Epirubicin*, Carboplatin*, Cisplatin*, Etoposid*, Doxorubicin*, Vincristin*, Cyclophosphamid*. Sie können in verschiedensten Kombinationen eingesetzt werden.

Im Stadium *limited disease* ist in 70 bis über 95 % ein Ansprechen zu registrieren, wobei es sich bei 30 bis 50 % um komplette Remissionen handelt. Wird nach dem ersten Behandlungszyklus ein Nichtansprechen des Tumors festgestellt, muss das Therapieschema variiert werden. Nach Erreichen einer kompletten Remission ist es sinnvoll, noch zwei weitere Zyklen zur Konsolidierung zu applizieren. Die gesamte Therapiedauer beträgt 4 bis maximal 6 Behandlungszyklen.

Aufgrund der Überlegenheit der Polychemotherapie kommt eine primäre **Strahlentherapie** mit kurativem Ansatz nur in Ausnahmefällen zum Einsatz. Dagegen wird die Strahlentherapie jedoch in Kombination mit der Chemotherapie oder unter palliativer Indikation eingesetzt. Bei gleichzeitiger Thoraxbestrahlung hat sich die Kombination der Substanzen Etoposid* und Cisplatin* als weniger toxisch für Lunge, Haut und Ösophagus erwiesen, weswegen sie vielerorts in der Behandlung des kleinzelligen Bronchialkarzinoms im Stadium *limited disease* bevorzugt wird.

Indikationen zur Strahlentherapie:

- Konsolidierung bei kompletter Remission nach Chemotherapie im Stadium *limited disease* und *extensive disease I*
- Zusätzliche kurative Option bei partieller Remission oder Chemotherapieversagen [*no response*]
- Prophylaktische Ganzhirnbestrahlung zur Vorbeugung von Hirnmetastasen bei gutem Ansprechen des Primärtumors im Stadium *limited disease* auf die Chemotherapie
- Notfallindikation bei akut bedrohlichen Tumorkomplikationen, z.B. obere Einflussstauung, Atemnot oder Hämoptoe, bzw. palliative Indikation bei drohenden Tumorkomplikationen
- Palliative Indikation bei medikamentös nicht-beherrschbaren Tumorschmerzen
- Palliative Indikation bei tumorinduziertem quälenden Hustenreiz
- Palliative Strahlentherapie bei Fernmetastasen, insbesondere Skelett- und ZNS-Metastasen

Operative Verfahren kommen nur in Ausnahmefällen zum Einsatz:

- Prä- oder intraoperativ als kleinzelliges Bronchialkarzinom gesicherter peripherer Lungenrundherd, entsprechend einem Stadium T1 N0 oder T2 N0 bzw. *limited disease*. In diesen Fällen ist die anatomische Resektion des tumortragenden Lungenlappens mit mediastinaler Lymphknotendissektion als Therapieverfahren akzeptiert, wobei eine adjuvante Chemotherapie angeschlossen wird.
- Multimodale Therapieverfahren nach Induktionschemotherapie bei zentralem kleinzelligen Karzinom. Es scheint sich das Gesamtüberleben durch Tumorresektion als Ergänzung zur Hochdosischemotherapie mit Stammzelltransplantation zu verbessern.
- Salvage-Operation bei Nichtansprechen oder partieller Remission unter Chemotherapie. Versagt die Chemotherapie, stellt die chirurgische Tumorentfernung eine Therapieoption dar, wobei sich histologisch in diesen Fällen häufig Mischtumoren finden, d.h. offensichtlich nicht-kleinzellige Anteile für das ausbleibende Ansprechen mitverantwortlich waren.
- Palliative Operationsindikation bei Tumorkomplikationen, z.B. zentrale Einschmelzung, Blutungskomplikationen oder Abszessbildung.

Nicht-kleinzelliges Karzinom

Die Therapie wird stadienabhängig und angepasst an den Allgemeinzustand des Patienten durchgeführt. Im Gegensatz zum kleinzelligen Bronchialkarzinom spielt hier die **operative Tumorentfernung**, oft eingebunden in ein multimodales Tumorkonzept, die tragende Rolle. Unter der Voraussetzung funktioneller Operabilität [kooperativer Patient, Vitalkapazität, 1-Sekunden-Ausatemkapazität, max. Sauerstoffaufnahme mindestens 50 % des Solls] wird in den Tumorstadien I–IIIa unter kurativer Zielsetzung der tumortragende Lungenabschnitt entfernt, komplettiert durch systematische ipsilaterale Lymphknotendissektion, der eher eine diagnostische als therapeutische Funktion zukommt. Es wird grundsätzlich eine Tumorentfernung im Gesunden angestrebt, da inkomplette Resektionen mit einer sehr ungünstigen Prognose einhergehen. So kommen in Abhängigkeit von Tumorgröße und -ausdehnung die einfache **Lobektomie** [Entfernung eines Lungenlappens], die **Bilobektomie** [Entfernung von zwei Lungenlappen] oder die **Pneumonektomie** [Entfernung einer Lunge] zum Einsatz. Überschreitet der Tumor die Lungengrenzen, werden **erweiterte Verfahren** eingesetzt, d.h. infiltrierte Strukturen in Nachbarschaft zum erkrankten Lungenabschnitt, wie etwa Brustwand, Herzbeutel oder Zwerchfell, en bloc mitentfernt.

Unter günstigen Voraussetzungen lässt sich trotz zentraler Tumorlokalisation eine Pneumonektomie vermeiden. In diesen Fällen wird nach Lappenentfernung einschließlich eines zentralen Bronchial- und/oder Gefäßabschnittes [**Manschettenresektion**] die Kontinuität durch End-zu-End-Naht wiederhergestellt. Derartige bronchoplastische bzw. angioplastische Verfahren dienen dem größtmöglichen Funktionserhalt, ohne gleichzeitig die Radikalität einzuschränken.

Tab. 4. Prognose des kleinzelligen Bronchialkarzinoms mit Polychemotherapie

	Komplette Remission	Mediane Überlebenszeit	1-Jahres-Überlebensrate	5-Jahres-Überlebensrate
limited disease	30–50 %	12 Monate	40–70 %	6–12 %
extensive disease	< 20 %	6–9 Monate	20–50 %	0–1 %

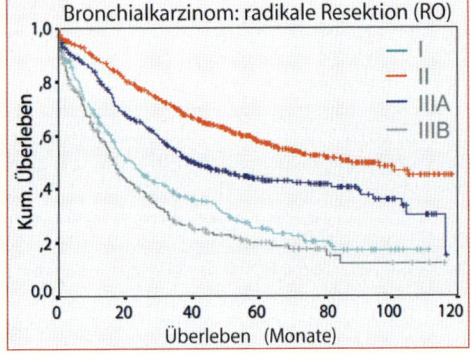

Abb. 6. **Bronchialkarzinom.** Radikale Resektion [R0]

Zentrale Tumoren mit Infiltration der Trachealbifurkation erfordern entweder die **Bifurkationsresektion** mit Anastomosierung beider Hauptbronchien und der Trachea oder [häufiger] die **Pneumonektomie** auf der erkrankten Seite unter Einschluss der Bifurkation und die anschließende End-zu-End-Verbindung zwischen Trachea und verbliebenem Hauptbronchus.

Nur bei stark eingeschränkter Lungenfunktion ist die anatomische Resektion einzelner Lungensegmente [anstelle einer Lobektomie] in Kombination mit der systematischen Lymphknotendissektion zulässig.

Ergibt die histologische Aufarbeitung des Operationspräparates einen N2-Status, wird die adjuvante Radiotherapie des Mediastinums unter Einschluss der supraklavikulären Regionen empfohlen. Zwar konnte bisher kein Überlebensvorteil durch Bestrahlung gezeigt werden, jedoch lässt sich vermutlich die Lokalrezidivrate senken. Zur postoperativen Strahlentherapie wird auch im Falle einer inkompletten Resektion geraten.

Die Rolle der **Chemotherapie** im Rahmen multimodaler Konzepte in den Stadien I–IIIa ist noch nicht endgültig beantwortet. Die adjuvante Chemotherapie ist bisher kein Standard, wenngleich aktuelle Studien auf der Basis platinhaltiger Zytostatika erste Hinweise darauf geben, dass sich die Prognose verbessern lässt.

Zur Wertigkeit der präoperativen [neoadjuvanten] Chemotherapie liegen widersprüchliche Daten vor; dennoch wird in den meisten Zentren bei Nachweis eines N2-Status eine präoperative Chemotherapie praktiziert, was in Einzelfällen in einer Tumornekrose in Primarius und Lymphknoten resultiert und den Patienten somit in ein niedrigeres Stadium überführt [*downstaging*].

Da der **Pancoast-Tumor** wegen der ungünstigen Lagebeziehung zu Plexus brachialis und Wirbelsäule selten eine komplette Sanierung durch Operation zulässt, hat sich die **Sandwich-Technik** durchgesetzt, bestehend aus präoperativer Strahlentherapie mit 40 Gy, anschließender Tumorentfernung und postoperativer Aufsättigung des ehemaligen Tumorgebiets auf 60 Gy.

Bei **funktioneller Inoperabilität** wird in den Stadien I und II die Radiotherapie mit kurativer Intention als Therapie der Wahl eingesetzt. Die Standarddosis beträgt 60–70 Gy, konventionell fraktioniert mit 5 × 2 Gy/Woche. Voraussetzungen für eine kurative Strahlentherapie ist ein Tumordurchmesser von unter 5 cm.

Die **Tumorstadien IIIb und IV** sind die Domäne der Chemotherapie. Insbesondere durch die modernen platinhaltigen Zytostatika kann in vielen Fällen neben einer Besserung der Lebensqualität eine Verlängerung der Überlebenszeit erreicht werden. Da die Palliation im Vordergrund steht, muss das Therapieschema dem Allgemeinzustand des Patienten angepasst sein.

Eine **palliative Strahlentherapie** kann bei metastasierten Lungenkarzinomen [Stadium IV] mit drohenden Komplikationen sowie bei inoperablen, lokal weit fortgeschrittenen Tumoren bei Patienten in schlechtem Allgemeinzustand zur Anwendung kommen.

Bronchuskarzinoid

Bronchuskarzinoide machen etwa 2 % aller Lungenkarzinome aus. Sie zählen nach der aktuell gültigen Systematik der WHO zu den malignen epithelialen Lungentumoren, stellen jedoch innerhalb der bronchopulmonalen Neoplasien eine besondere Tumorentität dar. Sie werden den neuroendokrinen Tumoren zugeordnet, die an verschiedenen Stellen im menschlichen Körper vorkommen können. Sie zeichnen sich durch die Fähigkeit zur Synthese von Neuropeptiden und Neuroaminen aus. Etwa 12 % aller Karzinoide finden sich in der Lunge.

Im Gegensatz zu den Bronchialkarzinomen gilt das Rauchen für die Entstehung der Karzinoide nicht als Risikofaktor. Männer und Frauen sind gleichermaßen häufig betroffen. Der Altersgipfel liegt im 4. Lebensjahrzehnt.

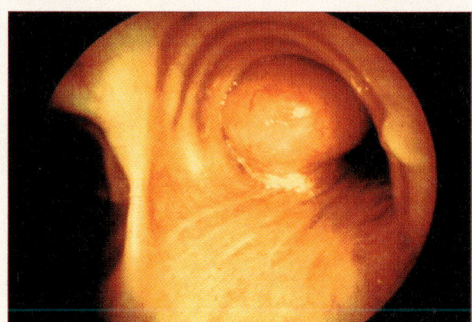

Abb. 7. Karzinoid im rechten Hauptbronchus

Die meisten Karzinoide [80–85 %] finden sich in den zentralen Lungenabschnitten, wo etwa ein Drittel ausschließlich endobronchial und Zweidrittel überwiegend endobronchial wachsen. Nur etwa 10 % der zentralen Karzinoide breiten sich extrabronchial aus. Zentrale Karzinoide mit kleinem endobronchialen Anteil und überwiegend extrabronchialem Wachstum werden auch als **Eisbergtumoren** bezeichnet. 15 % der Karzinoide sind in der Lungenperipherie lokalisiert.

Histologisch unterscheidet man anhand der Mitosendichte typische und atypische Formen: **Typische Karzinoide** zeigen weniger als 2, **atypische Karzinoide** 2–10 Mitosen pro Quadratmillimeter. Letztere weisen gehäuft Nekrosen auf und finden sich mehrheitlich in der Lungenperipherie. Ein Lymphknotenbefall wird bei typischen Karzinoiden in 10–20 %, bei atypischen Karzinoiden in bis zu 40 % angetroffen.

Symptome und Diagnostik

Etwa in 50 % werden Karzinoide zufallsbefundlich erhoben, ansonsten stehen Reizhusten, Hämoptysen, Fieber infolge von Retentionspneumonie im Vordergrund. Vielfach wird die durch zentrale Bronchusobstruktion verursachte Lungenüberblähung auch als Asthma fehlgedeutet.

Ein **Karzinoidsyndrom** [Flush, Zyanose, Endokardfibrose mit Herzinsuffizienz, Bronchokonstriktion mit Husten, Dyspnoe und Asthma, Diarrhoe, Übelkeit und Erbrechen] kommt selten vor und ist dann als Zeichen einer bestehenden Lebermetastasierung zu werten.

Typische wie auch atypische Karzinoide können auch im Rahmen von multiplen endokrinen Neoplasien [MEN] Typ I vorkommen.

Bei endobronchialem Wachstum lässt sich die Diagnose bronchoskopisch sichern. In diesen Fällen imponiert der Tumor als kugelige Raumforderung mit glatter, bei Kontakt leicht blutender Oberfläche. Da bereits der endoskopische Tumornachweis die OP-Indikation begründet, erübrigt sich eine Biopsie und die histologische Bestätigung.

Ein spezielles diagnostisches Verfahren zum Nachweis eines Karzinoids stellt die Octreotid-Szintigrafie dar. Die Sensitivität dieser Untersuchung wird mit 80–90 % angegeben.

Therapie und Prognose

Da Karzinoide nur eine geringe Sensitivität gegenüber Chemotherapie und Strahlentherapie aufweisen, stellt unter kurativen Gesichtspunkten die operative Entfernung des Tumors, meist durch **Lobektomie** oder in Kombination mit einer **Bronchus-Manschettenresektion** und ergänzt durch systematische Lymphknotendissektion, die Therapie der Wahl dar. Gegenstand aktueller Studien ist eine adjuvante Chemotherapie bei atypischem Karzinoid.

Nach radikaler operativer Entfernung und in Abwesenheit von Lymphknoten-Metastasen werden 5-Jahres-Überlebensraten bis zu 96 % berichtet, bei Vorliegen von Lymphknoten-Metastasen noch bis 70 %; Bei Fernmetastasen sinkt die 5-Jahres-Überlebensrate auf 12 %.

Seltene Raumforderungen

Intrathorakale maligne Lymphome

Primär pulmonale Lymphome, die vom lymphatischen Gewebe der Lunge ausgehen, machen etwa 0,5 % aller malignen bronchopulmonalen Neoplasien aus. Man unterscheidet, wie auch bei den extrapulmonalen Lymphomen, zwischen Hodgkin-Lymphomen und Non-Hodgkin-Lymphomen.

Staging und Behandlung unterscheiden sich nicht von den Prinzipien, die für extrathorakale Lymphome gelten. Wird ein pulmonales Lymphom intraoperativ im Rahmen der chirurgischen Abklärung eines Rundherdes diagnostiziert, ist die Durchführung einer anatomischen Resektion des tumortragenden Lungenanteils mit systematischer Lymphknotendissektion indiziert, zumal u.a. die methodischen Einschränkungen der intraoperativen Schnellschnittdiagnostik in Betracht zu ziehen sind.

Pulmonale Non-Hodgkin-Lymphome, die meist vom B-Zelltyp sind, werden zur Planung der Therapie unterschieden in lymphozytäre [kleinzellige] und histiozytäre [großzellige] Tumoren. Meist erfolgt die Diagnosestellung, wie auch bei den pulmonalen Hodgkin-Lymphomen, erst intraoperativ. Im Falle eines histiozytären Non-Hodgkin-Lymphoms sowie bei fortgeschrittenem Stadium eines lymphozytären Non-Hodgkin-Lymphoms wird eine Chemotherapie angeschlossen.

Maligne mesenchymale Tumoren

Primäre mesenchymale Tumoren haben einen Anteil von etwa 0,1 % aller malignen bronchopulmonalen Neoplasien des Thorax. Es handelt sich dabei meist um Weichgewebesarkome, seltener um Chondrosarkome oder Osteosarkome.

Relativ am häufigsten wurde bisher das maligne fibröse Histiozytom beschrieben, das sich, wie alle Weichgewebesarkome, meist als relativ scharf begrenzte, solitäre intrapulmonale Raumforderung präsentiert und entweder zufallsbefundlich imponiert oder über Verdrängungserscheinungen auffällig wird.

Die Operationsindikation lässt sich bereits aus dem Computertomogramm ableiten und setzt keinen spezifischen pathohistologischen Befund voraus. Die Radikalität des Eingriffs bestimmt im Wesentlichen die Langzeitprognose.

Nach kurativer Operation werden 5-Jahres-Überlebensraten von über 30 % berichtet.

Maligne Keimzelltumoren

Maligne Teratome bestehen aus Anteilen aller drei Keimblätter. Es finden sich intrathorakal sowohl Teratome, die primär von der Lunge ausgehen, als auch solche, die, ausgehend von einer primär mediastinalen Raumforderung, die Lunge sekundär infiltrieren. Diagnostik und Therapie entsprechen den Grundsätzen des nichtkleinzelligen Bronchialkarzinoms.

Primär pulmonale Chorionkarzinome entstehen aus ektopem Gewebe in der Lunge. Als Leitsymptom treten Hämoptysen auf. Die Sicherung der Diagnose erfolgt durch immunhistochemischen Nachweis von humanem Choriongonadotropin [HCG] oder Alphafetoprotein. Die Therapie besteht in der chirurgischen Resektion mit nachfolgender hochaggressiver Chemotherapie. Die Prognose ist auch mit Therapie infaust.

Das **pulmonale Blastom** ist als ein Tumor mit unterschiedlicher maligner Potenz definiert, der die Embryonalstrukturen des Herkunftsorgans in untergeordneter Weise reproduziert. Es hat seinen Altersgipfel im 4. Lebensjahrzehnt und tritt gehäuft bei Rauchern auf. Nach radikaler chirurgischer Resektion werden 5-Jahres-Überlebensraten von 55 % erreicht. Tumorrezidive erscheinen meist in Form von Fernmetastasen, die dann vor allem im Gehirn auftreten.

Das **Karzinosarkom** ist ein maligner Tumor, der sowohl Karzinomanteile als auch Sarkomanteile aufweist. Es können differenzierte mesenchymale Strukturen wie maligne Knorpel-, Knochen- oder Muskelanteile vorhanden sein. Männer sind häufiger betroffen als Frauen.

Nach kurativer Resektion werden die 5-Jahres-Überlebensraten mit unter 20 % angegeben.

Das **intravaskuläre bronchioloalveoläre Karzinom** [IVBAK] entsteht durch maligne Entartung der Gefäßendothelien und wird histologisch den niedrig malignen mesenchymalen Tumoren zugeordnet. Bevorzugt werden jüngere Frauen betroffen. Der Tumor zeichnet sich durch multifokales bilaterales, knotiges Wachstum aus. Bisher ist keine spezifische Therapie bekannt. Durch üblicherweise langsame Tumorprogression werden auch ohne Therapie 10-Jahres-Überlebensraten bis 55 % erreicht.

Sehr selten finden sich im Bereich der Luftwege primäre **maligne Melanome** und **primär pulmonale Plasmozytome**. Beide Tumorarten verhalten sich klinisch wie Lungenkarzinome. Standardtherapie ist jeweils die chirurgische Resektion.

minderung des kolloidosmotischen Druckes und erhöhte Gefäßdurchlässigkeit [**nicht-kardiales Lungenödem**]

die **Klinik** umfasst Unruhe, Angst, Schwitzen, Tachypnoe, Hypoxämie, Zyanose, Tachykardie und schaumigen Auswurf; bei der Auskultation findet man feuchte [und oft auch zusätzlich trockene] Rasselgeräusche bei intraalveolärem Lungenödem, die aber bei interstitiellem Lungenödem fehlen; **Diagnose:** körperliche Untersuchung, EKG, Thoraxröntgen, Blutgasanalyse, Echokardiografie; **Therapie:** symptomatische Behandlung [aufrechte Körperhaltung, Sauerstoffbeatmung, Nitroglycerin* und Furosemid* zur Vorlastsenkung, Nifedipin* oder Nitroprussidnatrium* zur Nachlastsenkung, Sedierung, evtl. CPAP-Beatmung] zur Besserung des Akutstadiums; Therapie der Ursache; *s.a. Essay Herzinsuffizienz S. 599*

Tab. L11. Lungenödem. Pathogenese des Lungenödems

Filtration
Hydrostatischer Druckgradient Kapillare – Alveole
Lungenkapillardruck („kardiogenes Lungenödem"), erhöht bei allen Zuständen mit Linksherzinsuffizienz (z.B. Hypertonie, dekompensierts Aortenvitium, Mitralinsuffizienz, dilatative Kardiomyopathie, koronare Herzkrankheit), bei Mitralstenose, Hypervolämie jeder Genese, venookklusiver Lungenerkrankung
Intraalveolärer Druck, z.B. bei Bronchusstenosen, nach Pleurapunktion
Kolloidosmotischer Druck des Plasmas[a]
Hypoproteinämie bzw. Hypalbuminämie (nephrotisches Syndrom, alimentärer Eiweißmangel, eiweißverlierende Enteropathie, allgemeine Überwässerung bei Niereninsuffizienz
Kapillarpermeabilität („Permeabilitätsödem", ARDS)
Toxine und Noxen bei Sepsis, Schock, Trauma, DIC, Urämie, Viruspneumonie, Medikamente (Heroin, Barbiturate, Aspirin, Nitrofurantoin, Histamin), Magensaftaspiration, Reizgasinhalation, Strahlenpneumonitis
Lymphabstrom[a]
Venöse Hypertonie (Rechtsherzinsuffizienz jeder Genese, Perikardkonstriktion) Mediastinalprozesse, Lymphangiosis
Ungeklärte Pathogenese
Höhenlungenödem, neurogenes Lungenödem, nach Kardioversion, nach extrakorporaler Zirkulation (Herz-Lungen-Maschine), Katecholaminexzess (z.B. Phäochromozytom), Eklampsie, Narkotikaüberdosis, Ödem nach Lungentransplantation

[a] Als alleinige Ursache eines Lungenödems kaum wirksam

Lun|gen|pest f: Syn: Pestpneumonie; Pneumonie durch Einatmung von Pesterregern [**primäre Lungenpest**] oder Streuung aus Herden im Körper [**sekundäre Lungenpest**]; die primäre Lungenpest hat eine Inkubationszeit von 2 Tagen; sie verläuft fulminant und führt unbehandelt innerhalb von 2 Tagen zum Tod; *s.a. Pest*

Lun|gen|pro|te|i|no|se f: Syn: pulmonale alveoläre Proteinose, Alveolarproteinose; seltene, chronisch verlaufende Lungenerkrankung durch eine übermäßige Produktion von Surfactant-Faktor; in schweren Fällen kommt es zu Dyspnoe; **Therapie:** Heparininhalation, Bronchiallavage

Lun|gen|re|sek|ti|on f: operative Entfernung eines Lungenflügels [**Pneumonektomie**], Lungenlappens [**Lobektomie**] oder Lungensegmentes [**Lungensegmentresektion**]

Lun|gen|schnitt f: → Pneumotomie

Lun|gen|si|li|ko|se f: → Silikose

Lun|gen|spit|zen|tu|ber|ku|lo|se f: Syn: Spitzentuberkulose, apikaler Reinfekt; Befall der Lungenspitzen im Rahmen einer lokalisierten hämatogenen Streuung einer Lungentuberkulose

Lun|gen|szin|ti|gra|fie, -gra|phie f: Szintigrafie der Lungen zur Untersuchung der Perfusion [**Lungenperfusionsszintigrafie**] oder Ventilation [**Lungenventilationsszintigrafie**]

Lun|gen|trans|plan|ta|ti|on nt: Transplantation einer oder beider Lungenflügel; bei Emphysem und Lungenfibrose wird meist nur ein Lungenflügel transplantiert [**Einzellungentransplantation**], bei primär pulmonaler Hypertonie oder Eisenmenger-Syndrom werden beide Flügel ersetzt [**Doppellungentransplantation**]; bei Erkrankungen, die Herz und Lunge betreffen, wird eine kombinierte Herz-Lungen-Transplantation bevorzugt; die Überlebensrate fällt über einen Zeitraum bis zu 10 Jahren sukzessive ab, wobei die Ausbildung einer Bronchiolitis obliterans die Ursache ist; die 1-Jahres-Überlebensquote liegt bei ca. 80 % und 5 Jahren im Bereich von 50–60 %; *s.a. Essay Chronisch-obstruktive Lungenkrankheiten und Lungenemphysem S. 911, Essay Transplantationschirurgie S. 1549*

Lun|gen|tu|ber|ku|lo|se f: häufigste Form der postprimären Tuberkulose [85 % aller Fälle], die durch eine hämatogene oder lymphogene Streuung zum Befall anderer Organe führen kann; in 95 % aller Tuberkulosefälle beginnt die Erkrankung mit der Inhalation von Mykobakterien und der Bildung eines **Primäraffektes** in der Lunge; von hier gelangen Bakterien auf dem Lymphweg zu den Hiluslymphknoten, die sich entzünden und zusammen mit dem Primäraffekt den so genannten **Primärkomplex** bilden; bei mehr als 90 % aller Patienten bleibt die Infektion in diesem Stadium stehen, Primäraffekt und Primärkomplex vernarben und verkalken; die verkalkten Herde können aber lebenslang vermehrungsfähige Tuberkulosebakterien enthalten, d.h., sie können als Ausgangsherd für eine postprimäre Streuung dienen; bei einem kleineren Teil der Patienten kommt es schon in diesem Stadium zur lymphogenen oder hämatogenen Streuung und Befall innerer Organe [Niere, Knochenepiphysen, Milz]; am häufigsten sind die **Simon-Spitzenherde**, die noch nach Jahrzehnten reaktiviert werden können

die eigentliche Lungentuberkulose entsteht bei der Hälfte der Patienten innerhalb der ersten zwei Jahre nach Infektion, bei der anderen Hälfte später; sie beginnt mit einer käsigen Nekrosierung des Granuloms und Bildung einer Kaverne; findet die Kaverne Anschluss an einen Bronchus, kommt es zur **offenen Lungentuberkulose** mit Abhusten der Erreger; wird ein Blutgefäß eröffnet, kommt es zur hämatogenen Streuung und damit zur Organtuberkulose und zum Bluthusten [Hämoptyse]; **Klinik, Diagnose** und **Therapie** *s.u. Essay Tuberkulose S. 1585*

Lun|gen|ve|nen|fehl|ein|mün|dung f: Syn: Pulmonalvenentransposition, Lungenvenentransposition; angeborene Angiokardiopathie mit Einmündung der Lungenvenen in z.B. den rechten Vorhof oder eine Vena cava; bei der **partiellen Lungenvenenfehleinmündung** münden eine oder mehrere Pulmonalvenen in Vena cava superior oder rechten Vorhof oder Vena cava inferior; oft findet sich ein begleitender Vorhofseptumdefekt; es kommt zu rechtsventrikulärer Volumenbelastung und pulmonaler Rezirkulation; bei der **totalen Lungenvenenfehleinmündung** vereinigen sich die Lungenvenen in einem Sammelgefäß, das dann in die Vena cava superior [**suprakardialer Typ**, 45 %], den rechten Vorhof oder Koronarsinus [**kardialer Typ**, 26 %], die Vena cava inferior oder Pfortader [**infrakardialer Typ**, 24 %] oder in zwei dieser Gefäße mündet [**gemischter Typ**, 5 %]; der dadurch entstehende Links-Rechts-Shunt führt zu einer Steigerung der Lungendurchblutung und erheblicher Zyanose; die Säuglinge können nur überleben, wenn ein Rechts-Links-Shunt [meist Vorhofseptumdefekt] besteht; **Therapie:** Einpflanzung der Lungenvene in den linken Vorhof; die Operationsletalität liegt bei 10–20 %, wobei der infrakardiale Typ das höchste Risiko hat; *s.a. Transposition der großen Gefäße*

Lun|gen|ve|nen|trans|po|si|ti|on f: → Lungenvenenfehleinmündung

Lun|gen|ven|ti|la|ti|ons|szin|ti|gra|fie, -gra|phie f: → Ventilationsszintigrafie

Lun|gen|vo|lu|men|re|duk|ti|ons|chi|rur|gie f: operative Reduktion überblähter Lungenabschnitte unter Missachtung der anatomischen Lungengrenzen mit dem Ziel, dass sich das gesunde

L

Lungenparenchym ausdehnen und so besser an der Ventilation teilnehmen kann; dabei wird ca. 20–30 % des Lungenvolumens reseziert und damit die Überblähung reduziert; *s.u. Essay Chronisch-obstruktive Lungenkrankheiten und Lungenemphysem S. 911*

Lu|pus *m*: kurz für Lupus erythematodes und Lupus vulgaris

Lupus erythematodes: *Syn: Lupus erythematosus, Erythematodes, Schmetterlingsflechte*; zu den Kollagenosen gehörende systemische Autoimmunerkrankung der Haut und innerer Organe, bei der praktisch immer Antikörper gegen Zellkernantigene [**antinukleäre Antikörper**] gefunden werden; meist unterscheidet man 3 Hauptformen: **systemischer Lupus erythematodes** oder Lupus erythematodes visceralis, **chronisch-diskoider Lupus erythematodes** und **subakut kutaner Lupus erythematodes**; *s.a. Essay Systemischer Lupus erythematodes S. 935*

chronisch-diskoider Lupus erythematodes: *Syn: Lupus erythematodes chronicus discoides, Discoid-Lupus erythematosus, nagende Flechte*; häufigste Form des Lupus erythematodes der Haut; ist durch scharf begrenzte, schuppende Erytheme und Atrophie der Haut des Gesichts, selten auch von Rumpf und Extremitäten gekennzeichnet; der Verlauf ist schubartig und selbstlimitierend; systemische Symptome fehlen fast immer; die Erkrankung tritt weltweit und vorwiegend bei jüngeren Patienten auf, wobei Frauen 2- bis 3-mal häufiger betroffen sind als Männer; ca. 10-mal häufiger als der systemische Lupus erythematodes

Klinik: beginnt meist als symptomarmes münzengroßes, solitäres, scheibenförmiges Erythem mit hyperkeratotisch-rauer Oberfläche; die Lokalisation ist i.d.R. an lichtexponierten Arealen [Nase, Wange, Stirn, Lippen, Ohrmuschel], seltener an Kopfhaut, Mundschleimhaut oder Rumpf; entfernt man die Hautschuppen, sieht man auf der Unterseite einen Hornzapfen [**Reißnagelphänomen, Tapeziernagelphänomen**]; die Haut im Zentrum des Erythems wird atroph, dünn und glänzend, während der Rand als erythematössquamöser Ring weiter wächst; das Wachstum kommt schließlich zum Stillstand, und der aktive Randsaum verschwindet; zurück bleiben depigmentierte, atrophe Areale, die als **ausgebrannter chronisch-diskoider Lupus erythematodes** bezeichnet werden

man unterscheidet 3 Sonderformen: **1. hypertropher chronisch-diskoider Lupus erythematodes**: die Läsionen sind v.a. an den Extremitätenstreckseiten und palmoplantar zu finden; sie sind knotig-flach und hyperkeratotisch **2. Lupus erythematodes profundus** oder Lupuspannikulitis: Mitbeteiligung des subkutanen Fettgewebes; oft auch beim systemischen Lupus erythematodes **3. Lupus erythematodes chronicus disseminatus** [disseminierter chronisch-diskoider Lupus erythematodes]: durch eine hohe Krankheitsaktivität mit multiplen Herde gekennzeichnete Form, die oft in einen systemischen Lupus erythematodes übergeht

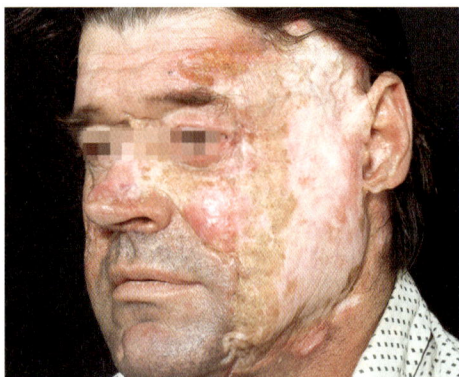

Abb. L51. Chronisch-diskoider Lupus erythematodes

Tab. L12. **Chronisch-diskoider Lupus erythematodes.** Differenzialdiagnose des chronisch-diskoiden Lupus erythematodes

Früher CDLE	Aktinische Keratosen, Morbus Bowen, oberflächliches Basaliom, polymorphe Lichtdermatose, seborrhoisches Ekzem, Psoriasis, „lymphocytic infiltration" Jessner-Kanof, Plaqueform der Sarkoidose
Später CDLE	Anuläre Psoriasis, Erythema anulare centrifugum, Epidermomykose, oberflächliche Trichomykose, Korallenriff-Keratoakanthom
„ausgebrannter" CDLE	Vitiligo, atrophe Narben (z.B. nach Verbrennung)
CDLE am Kapillitium	Lichen ruber planopilaris, Morphea, andere vernarbende Alopezien
CDLE der Mundschleimhaut	Lichen ruber erosivus, Leukoplakie, chronisch rezidivierende Aphthen
CDLE palmoplantar	Psoriasis, Morbus Reiter, Tylose, hyperkeratotische plantare Mykose, Porokeratose
Hypertropher CDLE	Hypertropher Lichen ruber, Basiliom, Plattenepithelkarzinom, Keratoakanthom, Prurigo nodularis
LE profundus	Traumatische Pannikulitis, Schwannom, Epithelioma calcificans

DD: polymorphe Lichtdermatose, Rosazea, seborrhoisches Ekzem, Psoriasis vulgaris, aktinische Keratose; **Diagnostik**: ca. 75 % der Herde zeigen bei direkter Immunfluoreszenz Ablagerungen von Immunglobulinen und Komplementkomponenten an der dermoepidermalen Grenze [Lupusband]; nur wenige Patienten zeigen eine Anämie oder mäßige Leukopenie; bei Vorkommen antinukleärer Antikörper ist die Wahrscheinlichkeit eines Übergangs in einen systemischen Lupus erythematodes erhöht; **Therapie**: Corticoidsalben extern, evtl. direkte Injektion von Corticoidkristallsuspension in die Läsionen; bei Nichtansprechen, ausgedehnten Herden oder Lichtsensibilität in der Anamnese kann Chloroquin* intern gegeben werden; **Prognose**: chronischer, meist selbstlimitierender Verlauf; Abheilung mit Atrophie und Depigmentierung; ca. 5 % gehen in einen systemischen Lupus erythematodes über

Lupus erythematodes integumentalis: *Syn: Lupus erythematodes chronicus*; chronischer Lupus erythematodes der Haut ohne Beteiligung innerer Organe; tritt v.a. bei Frauen im mittleren Alter auf; kann zu vernarbender Alopezie und spinozellulärem Karzinom* führen **DD**: Rosazea, polymorphe Lichtdermatose, seborrhoisches Ekzem, Psoriasis vulgaris, aktinische Keratose; **Therapie**: Chloroquin* oder Corticoide intern; Corticoide extern

medikamenten-induzierter Lupus erythematodes: milde Verlaufsform des systemischen Lupus erythematodes bei Einnahme verschiedener Medikamente; bildet sich nach Absetzen wieder zurück, allerdings können die antinukleären Antikörper noch monatelang persistieren

neonataler Lupus erythematodes: *Syn: neonatales LE-Syn-*

Tab. L13. Medikamenten-induzierter Lupus erythematodes

Definitive Assoziation	Procainamid, Hydralazin, Isoniazid, Chlorpromazin, Methyldopa
Mögliche Assoziation	Penicillamin, Dilantin, Chinidin
Fragliche Assoziation	Gold, diverse Antibiotika, Griseofulvin, u.v.a.m.

drom; durch einen diaplazentaren Transfer von IgG-Autoantikörpern verursachtes Syndrom, das durch Endokardfibroelastose, Hautläsionen und Blutbildveränderungen [hämolytische Anämie, Thrombopenie] gekennzeichnet ist; am wichtigsten sind die Reizleitungsstörungen [oft irreversibler AV-Block], die in ca. 50 % der Fälle schon im ersten Lebensmonat zum Ableben führen

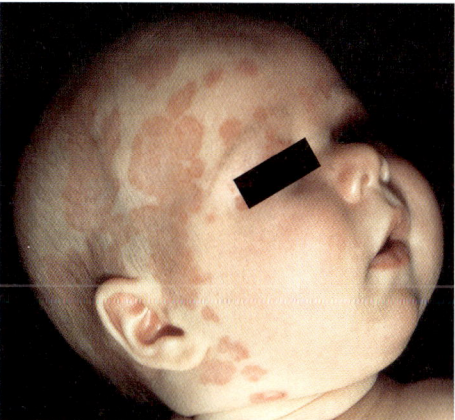

Abb. L52. Neonataler Lupus erythematodes

subakut kutaner Lupus erythematodes: *Syn: Lupus erythematodes chronicus superficialis disseminatus, anulär-gyrierter Lupus erythematodes*; milde Verlaufsform des systemischen Lupus* erythematodes, die aber im Unterschied zum Lupus* erythematodes integumentalis eine Systembeteiligung aufweist; **Klinik:** anuläre oder gyrierte, multiple, kleinfleckige, mäßig schuppende Herde, v.a. im Gesicht, an den Armen und dem oberen Thorax; nur selten kommt es zu Atrophie oder Alopezie; Nieren- oder ZNS-Beteiligung ist selten; häufiger findet man Gelenkentzündungen oder Serositis; **DD:** polymorphe Lichtdermatose, Rosazea, seborrhoisches Ekzem, Psoriasis vulgaris, aktinische Keratose, Tinea faciei; **Therapie:** Chloroquin* intern begleitet von lokaler Corticoidbehandlung; **Prognose:** chronischer, selbstlimitierender Verlauf; Spontanheilung nach Monaten bis Jahren; in ca. 5 % Übergang in einen systemischen Lupus erythematodes

systemischer Lupus erythematodes: *Syn: Systemerythematodes, Lupus erythematodes visceralis*; weltweit verbreitete Multisystemkrankheit, die die Haut, innere Organe und das Zentralnervensystem befällt; das klinische Bild ist extrem vielfältig [*„Der systemische Lupus erythematodes kann jede Krankheit imitieren"*] und durch multiple Organ- und Systemsymptome und einen schubartigen Verlauf gekennzeichnet; die Erkrankung kann zum Stillstand kommen [**ausgebrannter Lupus erythematodes** mit Defektzuständen] oder durch Organschäden zum Tode führen; es ist umstritten, ob die Therapie nur zur Linderung führt oder auch eine komplette Heilung bewirken kann; *s.u. Essay Systemischer Lupus erythematodes S. 935*

Lupus pernio: *Syn: Chilblain-Lupus*; Form des Lupus erythematodes mit bläulichen Knoten an den kälteexponierten Akren; auch Hautmanifestation bei Sarkoidose*

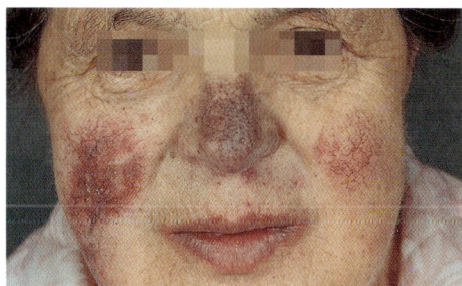

Abb. L53. Lupus pernio

Lupus vulgaris: *Syn: Tuberculosis luposa cutis et mucosae, Tuberculosis cutis luposa, fressende Flechte*; postprimäre Hauttuberkulose* mit Sitz in der Dermis; entsteht durch lymphogene oder hämatogene Aussaat oder per continuitatem; ist in ca. 50 % mit aktiver Organtuberkulose assoziiert; **Klinik:** beginnt meist mit einem oder nur wenigen Herden, i.d.R. als unscharf begrenzter, rötlich-brauner **Lupusfleck** oder flaches **Lupusknötchen** mit weicher Konsistenz, v.a. am Gesicht; typisch ist die **apfelgeleeartige Eigenfarbe** bei Glasspateldruck und ein positives **Sondenphänomen** [**Sondenversuch:** eine angepresste Knopfsonde bricht leicht in die Haut ein]

im Verlauf der Ausbreitung können die Herde flach bleiben [**Lupus planus**], hypertrophieren [**Lupus hypertrophicus**] oder sich tumorös verändern [**Lupus tumidus**]; als Sekundärveränderung kommt es zu psoriasiformer Schuppung [**Lupus exfoliativus**], warzenartiger Verhornung [**Lupus verrucosus**], Ulzeration [**Lupus ulcerosus**] oder Ulzeration mit papillösen Vegetationen [**Lupus vegetans**]; kommt es zur Zerstörung von Bindegewebe oder Knorpel mit Entstellung der Patienten, spricht man von **Lupus mutilans** [z.B. erworbener Wolfsrachen]; der **Verlauf** ist außerordentlich chronisch und Stillstand oder Spontanheilung sehr selten; die Abheilung der Herde mit Atrophie und Narbenbildung führt z.T. zu Kontrakturen, Ektropium usw.; der Lupus vulga-

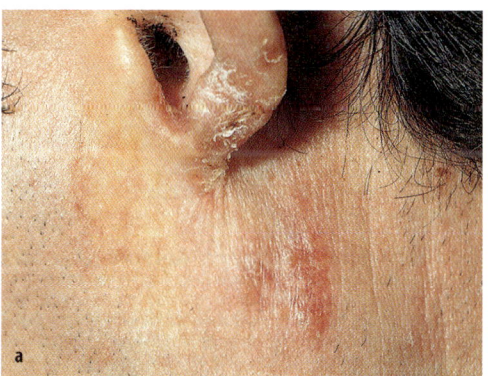
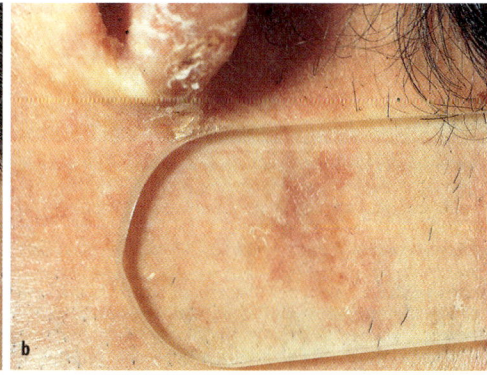

Abb. L54. Lupus vulgaris. Typische apfelgelee-artige Eigenfarbe bei Glasspateldruck [b]

ris gilt als Präkanzerose, allerdings haben fast alle Patienten mit sog. **Lupuskarzinom** [Carcinoma in lupo] Röntgen- oder UV-Bestrahlung in der Vorgeschichte; **Therapie**: Tuberkulostatika intern; kleine Herde können exzidiert werden; anschließend über Monate Tuberkulostatika

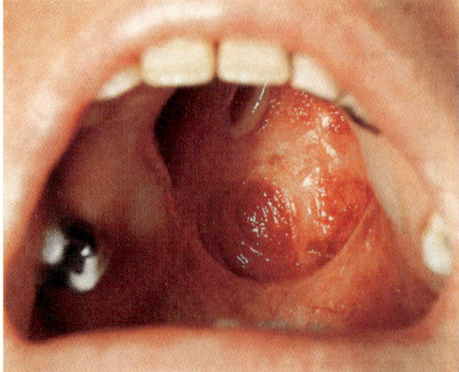

Abb. L55. Lupus vulgaris. Erworbener Wolfsrachen bei Lupus mutilans

Lu|pus|band *nt*: Ablagerungen von Immunglobulinen und Komplementkomponenten an der dermoepidermalen Grenze bei direkter Immunfluoreszenz; findet sich bei systemischem Lupus erythematosus und bei chronisch-diskoidem Lupus erythematodes

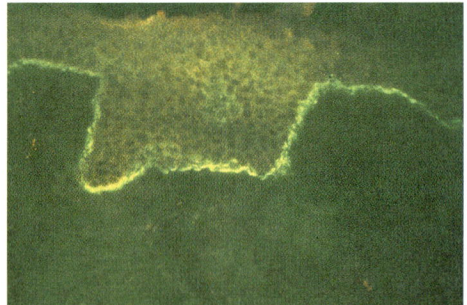

Abb. L56. Lupusband

Lupus erythematodes-Körper *pl*: *Syn*: *L.e.-Körper, L.E.-Körper*; basophile Einschlusskörper in Lupus erythematodes-Zellen

Lupus erythematodes-Zellen *pl*: *Syn*: *L.e.-Zellen, L.E.-Zellen, E-Zellen*; typische neutrophile Granulozyten mit basophilen Einschlusskörpern bei Lupus erythematodes

Lupus erythematodes-Zellen-Phänomen *nt*: *Syn*: *Lupus erythematodes-Phänomen, L.E.-Phänomen, L.E.-Zellen-Phänomen*; Auftreten von Lupus erythematodes-Zellen in Blut, Knochenmark und evtl. Ergüssen; heute kaum noch zur Diagnose verwendet

Lu|pus|kar|zi|nom *nt*: → *Carcinoma in lupo*

Lu|pus|ne|phri|tis *f, pl* **-ti|den**: *Syn*: *Lupusniere, Lupusnephropathie, lupoide Nephritis*; Immunkomplexglomerulonephritis bei systemischem Lupus erythematodes; *s.u. Essay Systemischer Lupus erythematodes S. 935*

Lu|pus|pan|ni|ku|li|tis *f*: *s.u. chronisch-diskoider Lupus erythematodes*

Luque-Operation *f*: *Syn*: *Spondylodese nach Luque*; Versteifung der Lendenwirbelsäule mit **Luque-Stäben** zur Skoliosekorrektur; dabei werden die Wirbelbögen durch Drahtschlingen an die Stäbe herangezogen; erlaubt eine korsettfreie Nachbehandlung

Lust-Zeichen *nt*: *Syn*: *Fibularisphänomen*; bei Tetanie oder Spas-

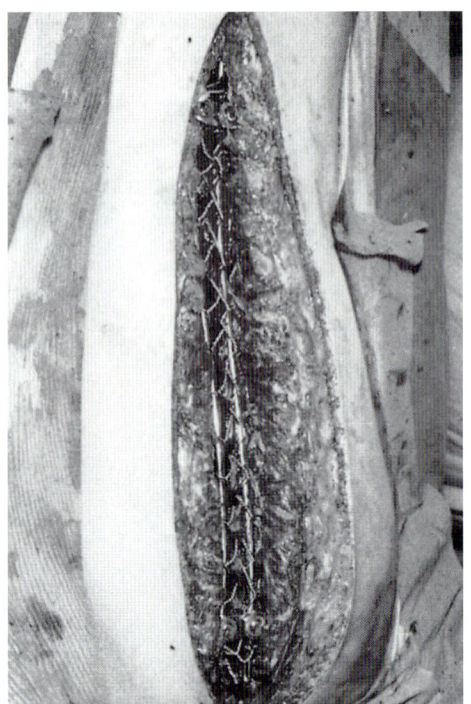

Abb. L57. Luque-Operation. Intraoperativer Situs

mophilie kommt es bei Beklopfen des Nervus fibularis hinter dem Wadenbeinköpfchen zu einer kurzen Hebung und Pronation des Fußes

Lutembacher-Syndrom *nt*: *Syn*: *Lutembacher-Komplex*; angeborener Vorhofseptumdefekt mit Mitralstenose; **Therapie**: Verschluss des Vorhofseptumdefektes und Dilatation oder Kommissurotomie der Mitralklappe; später meist Klappenersatz

Lu|te|o|hor|mon *nt*: → *Progesteron*

Lu|ti|li|be|rin *nt*: → *Gonadoliberin*

Lutz-Splendore-Almeida-Krankheit *f*: → *brasilianische Blastomykose*

Lu|xa|ti|on *f*: *Syn*: *Luxatio, Verrenkung, Ausrenkung*; vollständige Separation der gelenkbildenden Knochenenden mit Fehlstellung und Funktionsverlust; führt meist zu Verletzungen von Gelenkstrukturen [Kapsel, Bänder, Gelenklippe, Gelenkknorpel], die die Einrenkung behindern, die Heilung verzögern oder zu habituellen Luxationen führen können; die **Diagnose** stützt sich auf Anamnese, Befund, Röntgenbild, seltener CT; die **Therapie** besteht in einer umgehenden Reposition und Wiederherstellung anatomisch korrekter Verhältnisse, evtl. Kapselraffung oder -verstärkung zur Verhinderung von Rezidiven; Krankengymnastik zur Wiederherstellung des Bewegungsfreiraumes und zur Verhütung von Rezidiven; *s.u. Essay Fraktur, Luxation, Distorsion S. 423*

Luxatio axillaris: *s.u. Schulterluxation*

Luxatio humeri: → *Schulterluxation*

Luxatio subcoracoidea: *s.u. Schulterluxation*

Lu|xa|ti|ons|frak|tur *f*: *Syn*: *Frakturdislokation, Verrenkungsbruch*; gelenknahe oder intraartikuläre Fraktur mit Luxation der Fragmente oder eines angrenzenden Knochens; es handelt sich um instabile Frakturen mit Verletzung des Bandapparates der Kapsel; oft kommt es auch zur Abscherung von Gelenkknorpel [**flake fracture**]; findet sich v.a. im Bereich der großen Gelenke [Sprunggelenk, Hüftgelenk, Ellenbogengelenk]; eine Reposition und Stabilisierung ist immer indiziert; *s.a. Essay Fraktur, Luxation, Distorsion S. 423*

LV-Angiografie *f*: → *Lävokardiografie*

Systemischer Lupus erythematodes

Syn.: Lupus erythematodes visceralis   *Abk.*: SLE

K. Ahmadi-Simab, B. Hellmich, W. Gross

Definition

Der systemische Lupus erythematodes ist eine schubweise verlaufende chronisch-entzündliche Systemerkrankung, die besonders häufig junge Frauen betrifft. Der SLE zählt zur Gruppe der Kollagenosen*, die als autoimmunologische Systemerkrankungen durch die Bildung nicht-organspezifischer Autoantikörper und einem systemischen Befall innerer Organe definiert sind. Häufig finden sich Manifestationen der Haut, des blutbildenden Systems und der Schleimhäute, des Bewegungsapparates [Arthritis, Myositis] und der serösen Häute [Pleura, Perikard u.a.]. Prognostisch bedeutsam sind insbesondere ein Befall der Nieren und des zentralen Nervensystems. Diagnostisch wegweisend sind antinukleäre Antikörper [ANA]; pathognomonisch sind Autoantikörper gegen dsDNA und Sm. Darüber hinaus finden sich manchmal eine Plethora an Autoantikörpern z.B. gegen Blutzellen bei klinisch korrespondierenden Zytopenien.

Klinischer und körperlicher Befund, Symptomatik

Das klinische Manifestationsspektrum des SLE ist vielfältig heterogen und variabel. Der SLE kann verschiedene Organe betreffen. Die Häufigkeit typischer Manifestationen ist in der Tabelle 1 zusammengefasst.
Es gibt einige typische Symptome, bei deren [gemeinsamem] Auftreten an einen SLE gedacht werden sollte:

- **Allgemeinsymptome:** Fast immer fühlen sich die Patienten müde, krank und abgeschlagen, manchmal bestehen Fieber oder subfebrile Temperaturen ohne Erkältungssymptome.
- **Haut:** Für den SLE ist das **Schmetterlingserythem** im Gesicht typisch, das insbesondere durch Sonnenlichtexposition induziert oder verstärkt wird [Photosensitivität]. Weitere kutane Manifestationen eines SLE sind leuchtend rote, scheibenförmig erhabene Hautveränderungen [**diskoider Lupus**], eine Livedo reticularis [charakteristischer Befund bei Patienten mit Anti-Cardiolipin-AK], ein Nagelfalzerythem, ein kreisrunder, meist reversibler [Alopecia* areata] oder diffuser Haarausfall [Effluvium*] und Aphthen der Mundschleimhaut.
- **Gelenke, Muskel- und Skelettsystem:** Typisch sind morgendliche Arthralgien der großen und kleinen Gelenke oder Arthritiden, am häufigsten polyartikulär. Im Gegensatz zur rheumatoiden Arthritis* führt die Polyarthritis des SLE nicht zu erosiven Destruktionen der Gelenke. Dennoch kann eine nicht-erosiv bedingte Verformung der Gelenke auftreten [**Jaccoud-Arthritis**]. Ein Mitbefall der Sehnenscheiden [Tendovaginitis] ist möglich. Unspezifische Myalgien treten in Phasen einer aktiven Erkrankung häufig auf, seltener ist eine manifeste Myositis. Bei etwa 15 % der SLE-Patienten kann eine aseptische Knochennekrose [bevorzugt: Hüftgelenke] auftreten.
- **Gefäße:** Vor allem bei Kältereiz entsteht ein Gefäßspasmus der Fingergefäße, der die Finger weiß und teilweise bläulich verfärbt [**Raynaud-Syndrom**]. Eine sekundäre Vaskulitis meist kleiner Gefäße mit Bildung akraler Nekrosen findet sich eher selten und muss klinisch und pharmakoangiografisch von schweren Verläufen eines Raynaud-Syndroms unterschieden werden. Durch noch nicht näher geklärte Pathomechanismen kommt es beim SLE zur prämaturen Arteriosklerose.
- **Niere:** Die Nierenbeteiligung [Glomerulonephritis] zählt zu der häufigsten Organmanifestation des SLE [über 70 % der Fälle]. Proteinurie, Mikrohämaturie [mit Erythrozyten-Zylindern oder dysmorphen Erythrozyten] sind im Urinsediment zu erkennen.

❗ **Die Lupusnephritis [LN] bestimmt maßgeblich die Prognose des SLE.**

Tab. 1. Manifestationen des SLE

Symptome	Häufigkeit [%]
Müdigkeit, Abgeschlagenheit	74–100
Fieber	40–80
Gewichtsverlust	44–60
Arthritis [Jaccoud-Arthritis] oder Arthralgie	83–95
Hautbeteiligung	80–91
Nierenbeteiligung [Lupusnephritis]	50–73
gastrointestinale Beteiligung	38–44
Lungenbeteiligung	24–98
kardiale Beteiligung	20–46
ZNS-Beteiligung	25–75

Immunhistologisch wurde die Lupusnephritis [LN] nach WHO in 6 prognostisch unterschiedlich zu bewertende Klassen eingeteilt. Die 1974 erstmalig erstellte Version der LN-Klassifikation wurde 2003 gemäß *Society of Nephrology/Renal Pathology Society* [ISN/RPS] revidiert [Tab. 2]. Die diffus proliferative LN hat die schlechteste Prognose. Dabei spielt eine frühzeitige Diagnose und Therapie der LN eine wesentliche Rolle zur Prävention einer chronischen Niereninsuffizienz.

- **Herz: Libman-Sacks-Endokarditis*** ist die klassische kardiale Manifestation des SLE. Häufiger sind eine Perikarditis bzw. Myokarditis. Das Risiko für eine koronare Herzerkrankung ist deutlich erhöht [s.o.: prämature Arteriosklerose]; eine Vaskulitis der Koronararterien [Koronariitis] eher selten.
- **Lunge:** Die häufigste Lungenmanifestation stellt die Pleuritis [bei 40–60 %] dar. Diese führt in der Regel zu atemabhängigen Thoraxschmerzen. Eine Pneumonitis bzw. Alveolitis ist eher selten. Klinisch und radiologisch ist eine Differenzierung gegenüber einer Pneumonie schwierig.
- **Nervensystem:** Eine ZNS-Beteiligung beim SLE ist klinisch sehr variabel und oft schwer zu diagnostizieren. Als typische klinische Symptome finden sich neuropsychiatrische Symptome, aber auch Psychosen und generalisierte Krampfanfälle. Auch das periphere Nervensystem [und seltener Hirnnerven] sind im Rahmen der Grunderkrankung mitbeteiligt. Depression, Apoplex, transversale Myelitis mit Paraplegie, kognitive Funktionsstörungen bis hirnorganisches Syndrom sind weitere mögliche neurologische Manifestationen des SLE.

Diagnostik

Einen einzelnen diagnostischen Befund gibt es für den SLE nicht. Die Diagnose beruht auf klinischen und serologischen Bausteinen. Die ACR-Klassifikationskriterien erleichtern die Einordnung einer Kollagenose als SLE, sie sind aber keine primären Diagnosekriterien [Tab. 3]. Der diagnostische Weg zu einer möglichen Organbeteiligung beim SLE wurde in der Tabelle 4 zusammengefasst.

Tab. 2. Neue Klassifikation der Lupusnephritis gemäß der Society of Nephrology/Renal Pathology Society [ISN/RPS]

Klasse	Histologische Veränderung
Klasse I	minimale mesangiale Lupusnephritis
Klasse II	mesangiale proliferative Lupusnephritis
Klasse III	fokale Lupusnephritis
Klasse IV	diffus segmentale [IV-S] oder globale [IV-G] Lupusnephritis
Klasse V	membranöse Lupusnephritis
Klasse VI	fortgeschrittene sklerosierende Lupusnephritis

Tab. 3. ACR-Klassifikationskriterien [1982, modifiziert 1997]. Zur Klassifikation einer Kollagenose als SLE müssen mindestens vier der Kriterien gleichzeitig oder aber im Laufe der Zeit vorhanden sein

Kriterium	Definition
Schmetterlingerythem	flaches oder erhabenes Erythem beider Wangen, die Nasolabialfalten aussparend
Diskoide Hautläsionen	erythematöse erhabene Flecken mit keratotischer Schuppung und atrophischen Narben
Photosensitivität	Hautrötung infolge einer ungewöhnlichen Reaktion auf Sonnenlicht [anamnestisch oder beobachtet]
Ulzerationen	orale oder nasopharyngeale Ulzerationen [ärztlich beobachtet]
Arthritis	nichterosive Arthritis von zwei oder mehr Gelenken
Serositis	Pleuritis, Perikarditis
Glomerulonephritis	persistierende Proteinurie [> 0,5 g/Tag oder > 3 und darüber, falls nicht quantifiziert], Zylindrurie [Erythrozyten, Hämoglobin]
neurologische Erkrankung	Krampfanfälle, nicht-medikamentöse oder metabolisch bedingte Psychose
hämatologische Erkrankung	hämolytische Anämie [mit Retikulozytose], Leukozytopenie [< 4.000/µl], Lymphozytopenie [< 1.500/µl], Thrombozytopenie [< 100.000/µl]
immunologische Befunde	Anti-ds-DNS-Antikörper oder Anti-Sm-Antikörper, Anti-Phospholipid-Antikörper
antinukleäre Antikörper	erhöhte Titer nicht-medikamentöser Genese

Serologie/Hämatologie

Die BSG-Erhöhung und die polyklonale Hypergammaglobulinämie sind Ausdruck eines chronisch-entzündlichen Prozesses. Das C-reaktive Protein [CRP] ist oft – auch bei höherer Krankheitsaktivität – nur gering erhöht oder normwertig. Immunzytopenien wie z.B. eine Leukopenie [insbesondere Lymphopenie], Thrombozytopenie und Anämie [autoimmunhämolytische Anämie mit positivem Coombs-Test*] sind häufig zu finden. Zirkulierende [Auto-]Antikörper binden korrespondierende Antigene und können Komponenten des Komplementsystems aktivieren und verbrauchen. Dies führt zum Abfall der Komplementfaktoren C3, C4 sowie CH50 [Tab. 5] im Blut und wird als Zeichen von Krankheitsaktivität gewertet. Angeborene Komplementdefekte sind auszuschließen, da diese SLE-ähnliche Krankheitsbilder verursachen können.

Immunologische Diagnostik

Die Produktion einer Reihe von Autoantikörpern [ANA, dsDNA, Sm-AK, ACLA, SSA, SSB] ist für diese Erkrankung typisch. Während der Nachweis von **antinukleären Antikörpern** [ANA] fast immer gelingt, aber

Tab. 4. Diagnostik der Organbeteiligung beim SLE

Organsystem	Spezifische diagnostische Vorgehensweise	Mögliche Befunde bei SLE-Beteiligung
Nieren	Urin-Status	dysmorphe Erythrozyten, Erythrozyten-Zylinder
	Sammelurin [Kreatinin-Clearance, Proteinurie, Proteine-lektrophorese]	glomeruläre Proteinurie
	Sonografie	Nierenparenchymverschmälerung, große Nieren
	evtl. Nierenbiopsie	Lupusnephritis
ZNS, peripheres Nervensystem	neurologische Untersuchung	PNP
	EEG	pathologisch
	kraniale bzw. spinale MR-Tomografie	Marklager-Läsionen
	Liquoranalyse	Pleozytose, Nachweis von oligoklonalen Banden
Herz	EKG	T-Negativierung, Periphere Niedervoltage
	LZ-EKG	Herzrythmusstörung
	Echokardiografie	Perikarderguss, Endokarditis
	evtl. Myokardbiopsie	Myokarditis
Lunge	Röntgen-Thorax	Infiltrate
	Lungenfunktion	Erniedrigung von Diffusionskapazität
	BGA	respiratorische Insuffizienz
	HR-CT Thorax	Milchglasinfiltrate
	Bronchoskopie mit BAL	Alveolitis
Muskel	Blutuntersuchung [CK, CK-MB, Troponin I]	CK-Erhöhung
	Muskel-MRT	Muskelödeme
	evtl. Muskelbiopsie	Myositis
Skelettsystem	Arthro-, Weichteil-Sonografie	Gelenkerguss
	Röntgen	nicht-erosive arthritische Veränderungen
	Knochen-Szintigrafie	arthritische Mehrbelegungen
	Gelenk-Punktion	nicht-eitriges entzündliches Punktat
Blut	Differenzial-Blutbild	Leuko-, Lympho-, Thrombopenie
	Coombs-Test, Haptoglobulin, LDH, Bilirubin	Cooms positiv, Haptoglobulin erniedrigt, LDH und Bilirubin erhöht
	Granulozyten-Antikörper, GCSF-AK	positiv
	Thrombozyten-Antikörper	positiv
	evtl. Knochenmarkpunktion	reaktiv-entzündlich
GI-Trakt	Endoskopie mit Biopsie	evtl. Vaskulitis

relativ unspezifisch ist, sind **Antikörper gegen doppelsträngige DNA** [anti-dsDNA-AK] und **Antikörper gegen das Smith-Antigen** [anti-Sm-AK] weitaus spezifischer für den SLE [Tab. 6]. Die Krankheitsaktivität des SLE korreliert gut mit dem Titer einiger Antikörper [z.B. dsDNA]. Insbesondere wurde für die Lupusnephritis [LN] eine gute Korrelation mit dsDNA-Titern gezeigt. Auch der Komplementspiegel für C3, C4, CH50, C1qBA ist ein guter Marker für die Einschätzung der LN-Aktivität. Der Nachweis von Anti-G-CSF-Antikörpern korreliert gut mit der krankheitsassoziierten Neutropenie des SLE.

Tab. 5. Basis-Laboruntersuchungen beim SLE

- BSG, CRP
- Blutbild, Differenzial-Blutbild
- Kreatinin
- Leberwerte, LDH
- Komplemente C3, C4, CH50
- Urin-Status, 24-h-Sammelurin

Urinuntersuchung

Der Nachweis von dysmorph geformten Erythrozyten oder Erythrozyten-Zylindern und Protein im Urin spricht für eine Mitbeteiligung der Nieren [Lupusnephritis]. Eine Sammelurin-Untersuchung zur Bestimmung der Nierenfunktion und Erfassung der Proteinurie ist erforderlich. Hier soll beim Vorliegen einer Proteinurie eine weitere Urineiweißanalyse [glomeruläre Proteinurie?] erfolgen.

EKG

Zeichen der Myokarditis, Perikarditis, Herzrhythmusstörungen.

Röntgen

Röntgen-Thorax, evtl. Röntgen der Hände und Füße [Ausschluss destruierender Arthritis].

Sonografie

Sonografie des Abdomens [Pleuraerguss, Nierenparenchymveränderungen], der Gelenke und Weichteile [Synovialitis, Tendosynovialitis].

Echokardiografie

Nachweis von Perikarderguss, Endokarditis.

Endoskopie

Bronchoskopie bei Verdacht auf Alveolitis, ÖGD und Koloskopie bei Verdacht auf gastrointestinale Beteiligung.

Kapillaroskopie

Morphologische Veränderungen der Kapillaren [Nachweis von dilatierten bzw. Mega-Kapillaren].

MRT-Untersuchung

Bei Verdacht auf ZNS-Beteiligung, Myositis.

Differenzialdiagnose

Differenzialdiagnostisch kommen infrage: rheumatoide Arthritis* [erosive Polyarthritis], Sjögren-Syndrom* [führende Sicca-Symptomatik], Dermatomyositis* [fliederfarbenes Erythem in der Augenregion, unscharf begrenzte Rötungen an den Händen, führende Myositissymptomatik], Medikamenten-induzierter Lupus* erythematodes, Infektionen, Lymphome.

Therapie

Allgemein: Die betroffenen Patienten müssen durch strukturierte Schulungen aufgeklärt und u.a. auf die Notwendigkeit regelmäßiger Kontrolluntersuchungen aufmerksam gemacht werden. Die schubauslösenden Faktoren müssen den Patienten bekannt sein und vermieden werden. Viele SLE-Patienten sind gegen UV-Bestrahlung sensitiv. Daher soll die direkte Sonnenbestrahlung weitgehend gemieden und Sonnenschutz-Externa mit hohem Lichtschutzfaktor [> 60] eingesetzt werden. Die östrogenhaltigen oralen Ovulationshemmer können zum Schub bzw. zur andauernden Aktivität der Erkrankung führen.

Medikamentöse Therapie: Diese richtet sich nach klinischer und serologischer Aktivität sowie dem Ausmaß der Organbeteiligung. Die medikamentöse Therapie des SLE wurde in der Tabelle 7 zusammengefasst.

Tab. 6. Antikörper sowie klinische Assoziation beim SLE

Antikörper	Häufigkeit [%]	Spezifität	Klinische Assoziation
ANA	96	niedrig	unspezifisch
dsDNA	78	hoch	Nephritis, ZNS-Beteiligung
Histon	70	niedrig	medikamentös-induzierter Lupus
Sm	10–30	hoch	ZNS-Beteiligung
SS-A	25–60	niedrig	kongenitaler Herzblock, neonataler LE, Nierenbeteiligung, Pneumonitis usw.
SS-B	19–30	niedrig	
U1RNP	13–32	niedrig	Raynaud-Syndrom, Myositis, meist keine Nieren-/ZNS-Beteiligung
RF	18	niedrig	sekundäres Sjögren-Syndrom
Cardiolipin	24	niedrig	Thrombosen

Tab. 7. Aktivitätsadaptierte medikamentöse Therapie beim SLE

Medikament	Dosis	Indikation
niedrig dosierte Glucocorticoide	3 bis ca. 20 mg Prednison	milde, nicht-lebensgefährliche Manifestationen oder als Erhaltungstherapie
hoch dosierte Glucocorticoide	als Steroidstoß z.B. mit 250 bis 1000 mg Prednisolon i.v. über mehrere Tage	z.B. Lupusnephritis unterstützend zur immunsuppressiven Therapie und andere akute und schwere Manifestationen
Cyclophosphamid	15 mg/kg KG i.v. alle 3–4 Wochen [NIH] oder 1–2 mg/kg KG p.o. täglich [Fauci]	Lupusnephritis WHO-Klasse IV oder andere schwere Manifestationen [z.B. ZNS, sekundäre Vaskulitis]
Azathioprin	1–2 mg/kg KG p.o.	bei mittelschweren Manifestationen und als Remissionserhaltungstherapie
Hydroxychloroquin oder Chloroquin	1–2 × 200 mg p.o. ½–1 × 250 mg p.o	Hautmanifestationen, milde Arthritis, Pleuritis, Schubprävention
Methotrexat	0,3 mg/kg KG 1×/Woche i.v. oder s.c.	Arthritis, bei mittelschweren Manifestationen
Ciclosporin A	2–5 mg/kg KG p.o.	membranöse Lupusnephritis [WHO-Klasse V]
Mycophenolat-Mofetil	500–2000 mg/Tag p.o.	Remissionserhaltungstherapie Lupusnephritis

- **Antimalariamittel:** Hydroxychloroquin* und Chloroquin* sind eine der wichtigsten Therapieelemente des SLE. Sie sind vor allem bei Haut- und milder Gelenkbeteiligung indiziert. Diese Therapie kann auch als eine Schubprävention angesehen werden.
- **Azathioprin:** Wenn sich die Aktivität des SLE unter Antimalariamittel und Kortikosteroiden nicht ausreichend beeinflussen lässt, ist eine immunsuppressive Therapie mit Azathioprin* indiziert. Auch als Remissionserhaltungstherapie bei Organbeteiligung kann Azathioprin* eingesetzt werden.
- **Methotrexat, Ciclosporin A:** Als Alternativen bei der immunsuppressiven Therapie bieten sich Methotrexat* [MTX] und Ciclosporin* [CyA] an. In randomisierten prospektiven Studien führte MTX zur Reduktion der Krankheitsaktivität [insbesondere der Arthritis und Hautbeteiligung] und ermöglichte eine Einsparung von Glukokortikoiden. Die Medikation mit CyA stellte sich in der Therapie der membranösen Lupusnephritis als effektiv heraus.
- **Cyclophosphamid [CYC]:** Bei schwerer Organbeteiligung besteht die Indikation für die Cyclophosphamid*-Therapie. In den randomisierten Studien wurde die Überlegenheit der CYC-Therapie gegenüber einer Steroidmonotherapie in der Behandlung der aktiven proliferativen Lupusnephritis nachgewiesen. Dabei hat sich die intravenöse Bolustherapie gegenüber der peroralen kontinuierlichen Medikation wegen der geringeren Nebenwirkungsrate [hämorrhagische Zystitis, Blasen-Karzinom, MDS, Infektionen] und besserer Effektivität durchgesetzt. Diese wird nach dem **NIH-Protokoll** oder **Austin-Schema** [6 CYC-Boli in einem Intervall von 1 Monat, Dosis: 0,5 g/m^2 Körperoberfläche, max. 1500 mg] durchgeführt. Die CYC-Therapie nach dem **EURO-Protokoll** [6 CYC-Boli in einem Intervall von 14 Tagen, fixe Dosis: 500 mg] konnte sich in einer kontrollierten Studie als mindestens genauso effektiv wie die hoch dosierte CYC-Therapie [NIH-Protokoll] zeigen. Die deutlich geringere Nebenwirkungsinzidenz spricht jedoch eindeutig für das *Low-dose*-Protokoll. Im Gegensatz zum umfangreich geprüften NIH-Protokoll liegen jedoch noch keine Langzeitdaten zum EURO-Lupusprotokoll vor, sodass der langfristige Vorteil des NIH-Protokolls im Hinblick auf die geringere Rate an langfristig niereninsuffizienten Patienten für das EURO-Lupusprotkoll noch gezeigt werden muss.

Neue Therapieverfahren

Ergebnisse erster Studien deuten an, dass **Mycophenolat-Mofetil*** [MMF] in der Remissionsinduktion und Remissionserhaltung der LN bei einem ausgewählten Patientenkollektiv eine weniger toxische Alternative zu CYC darstellen könnte. Dies wäre angesichts des deutlich günstigeren Nebenwirkungsprofils von MMF wünschenswert. Die Ergebnisse weiterer Studien bleiben jedoch abzuwarten. **Rituximab*** ist ein monoklonaler Antikörper gegen das auf B-Lymphozyten vorhandene CD20-Antigen. Durch spezifische Bindung des Anti-CD20-Antikörpers werden B-Lymphozyten, die Vorläufer der autoantikörperbildenden Plasmazellen, gezielt markiert und eliminiert. Erste positive Berichte über eine Anwendung von Rituximab bei Patienten mit SLE müssen noch durch weitere kontrollierte Studien bestätigt werden. **Leflunomid*** wurde in einer prospektiven Studie bei SLE-Patienten mit milder bis mittelgradiger Krankheitsaktivität effektiv und sicher eingesetzt.

Prognose und Prävention

Die 10-Jahres-Überlebensrate beträgt durch die verbesserte Diagnose und Therapie 80 %. Bei Nieren- [v.a. Lupusnephritis WHO Klasse IV] sowie ZNS-Beteiligung verschlechtert sich die Prognose deutlich. Die häufigsten Todesursachen sind renovaskuläre Komplikationen [Nierenversagen, Arteriosklerose] und Infektionen [Sepsis]. Zur Vorbeugung von Langzeitkomplikationen sollten die SLE-Patienten regelmäßig in spezialisierten Zentren z.B. durch internistische Rheumatologen betreut werden. Eine qualifizierte Patienten-Schulung verbessert die Einsicht und das Verständnis einer konsequenten medikamentösen Therapie erheblich. Es gilt als erwiesen, dass die Gründe für die vorzeitige Arteriosklerose beim SLE einerseits in der Entzündungsaktivität und andererseits im Vorliegen meist mehrerer traditioneller Risikofaktoren und der Kortison-Langzeittherapie liegen. Bei aggressiver Bekämpfung von Risikofaktoren ist der konsequenten Behandlung von arterieller Hypertonie, Diabetes mellitus, Adipositas, Hyperhomocysteinämie und Hyperlipoproteinämie besondere Beachtung zu schenken.

LWS-Syndrom *nt: Syn: Lumbalsyndrom*; Bezeichnung für die klinische Symptomatik durch degenerative Erkrankungen der Lendenwirbelsäule; *s.u. Essay Degenerative Wirbelsäulenerkrankungen S. 125*

Ly|co|pi herba *f: Syn: Wolfstrappkraut*; oberirdische Pflanzenteile von Wolfstrapp*

Ly|co|po|dii herba *f: Syn: Bärlappkraut; s.u. Bärlapp*

Ly|co|po|di|um clavatum *nt: → Bärlapp*

Ly|co|pus europaeus *m: Syn: gemeiner Wolfstrapp; s.u. Wolfstrapp*

Ly|co|pus virginicus *m: Syn: virginischer Wolfsfuß; s.u. Wolfstrapp*

Lyell-Syndrom *nt: Syn: toxische epidermale Nekrolyse*; Stevens-Johnson-Syndrom* mit Befall von mehr als 30 % der Körperoberfläche

medikamentöses Lyell-Syndrom: *Syn: Epidermolysis acuta toxica, Syndrom der verbrühten Haut, Epidermolysis necroticans combustiformis*; durch Medikamente [Barbiturate, Sulfonamide, Hydantoine, Allopurinol, Antibiotika] verursachte flächenhafte Nekrolyse der Epidermis mit subepidermaler Blasenbildung; **Klinik**: der Verlauf ist meist akut; zunächst kommt es zur Ausbildung eines feinfleckigen, erythematösen Exanthems mit Blasenbildung; darauf folgt eine flächenhafte Ablösung der Epidermis, die fast handschuhartig abgeschoben werden kann; die Haut bzw. Schleimhaut von Lider, Bindehaut und Mund ist ebenfalls früh betroffen; die Patienten sind geschwächt, haben Fieber und sind u.U. somnolent; **Therapie**: Erkennung und Beseitigung des auslösenden Agens; Intensivpflege mit vorsichtiger Antibiotikaprophylaxe von Sekundärinfektionen

staphylogenes Lyell-Syndrom: *Syn: Ritter-Krankheit, Ritter-Dermatitis, Morbus Ritter von Rittershain, Dermatitis exfoliativa neonatorum, Pemphigoid der Säuglinge, Syndrom der verbrühten Haut, Epidermolysis toxica acuta, Dermatitis exfoliativa neonatorum staphylogenes, Staphylodermia superficialis bullosa*; durch Bakterientoxine von Staphylococcus* aureus hervorgerufene flächenhafte Hautablösung, die v.a. Säuglinge in den ersten 3 Monaten, Kleinkinder und abwehrgeschwächte Erwachsene betrifft; es kommt zur Ausbildung eines flächigen, scharlachartigen Exanthems mit großen, schlaffen Blasen, die leicht rupturieren; **Therapie**: Antibiotika [Penicilline, Erythromycin*, Cephalosporine]; *s.a. medikamentöses Lyell-Syndrom*

Lyme-Disease *nt: Syn: Zeckenborreliose, Lyme-Krankheit, Lyme-Borreliose*; meist durch Zecken, selten auch durch Stechmücken übertragene Infektionskrankheit durch Borrelia* burgdorferi; i.d.R. kommt es zu unspezifischen Symptomen [Kopf-, Gliederschmerzen, Fieber, gastrointestinale Beschwerden], gefolgt von dermatologischen [Erythema* chronicum migrans], orthopädischen [Arthritis, Arthralgie] oder neurologischen Krankheitsbildern z.B. Bannwarth-Syndrom [lymphozytäre Meningoradikulitis mit Areflexie, Extremitätenlähmung und Fazialisparese]; **Diagnostik**: Anamnese [Zeckenbiss]; die Hauterscheinungen sind meist typisch und ermöglichen die Diagnose; serologisch können IgM- und IgG-Antikörper in Serum, Liquor und Gelenkpunktat nachgewiesen werden; **Therapie**: im ersten Stadium Doxycyclin*, Ampicillin* oder Cefuroxim* oral; in späteren Stadien Ceftriaxon* i.v.

Lymph|a|de|nek|to|mie *f: Syn: Lymphknotenentfernung, Lymphknotenexstirpation, Lymphonodektomie*; operative Lymphknotenentfernung; bei der Resektion regionärer Lymphkno-

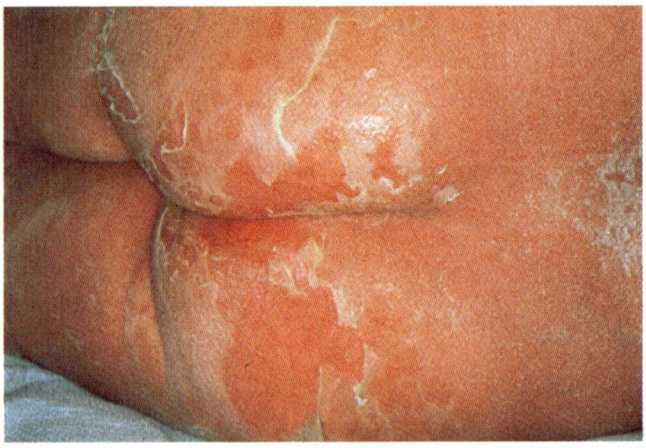

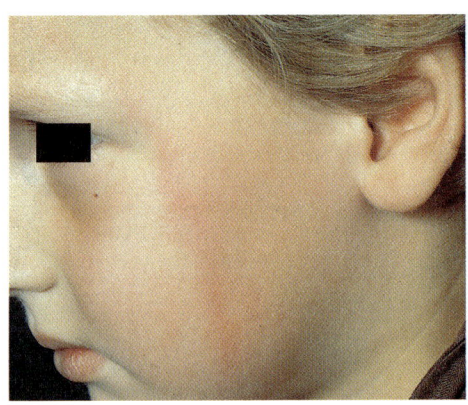

Abb. L58. Staphylogenes Lyell-Syndrom

Abb. L59. Lyme-Disease. Erythema chronicum migrans

Tab. L14. Lyme-Disease. Stadieneinteilung des Lyme-Disease

	Inkubationszeit	Haut	Nervensystem	Organsysteme	Bewegungsapparat	Allgemeinsymptome
I	Tage – Wochen	Erythema chronicum migrans, ringförmige Erytheme	Meningismus	Splenomegalie, Hepatosplenomegalie	Myalgien, Arthralgien	Lymphknotenschwellung, Fieber, Müdigkeit, Übelkeit
II	Wochen – Monate	urtikarielle Effloreszenzen, Lymphozytom, diffuse Erytheme	Meningitis, Neuritis, Radikulitis (Bannwarth-Syndrom)	Myoperikarditis, AV-Block, Pankarditis, Augenbeteiligung, Hepatitis, Mikroproteinurie, Mikrohämaturie, Affektionen des Respirationstraktes	Arthritis, Myalgien, Myositis, wandernde Schmerzen im Bewegungsapparat, Osteomyelitis, Pannikulitis	Schweres Krankheitsgefühl, Lymphknotenschwellung
III	Monate – Jahre	Acrodermatitis chronica atrophicans	chronische Enzephalomyelitis, spastische Paraparesen, ataktischer Gang, mentale Störungen		chronische Arthritis, Periostitis, Arthropathie	Abgeschlagenheit

ten bei Tumorbefall ist es wünschenswert, wenn Primärtumor und Lymphknotenpaket en bloc reseziert werden, ohne dass die dazwischen liegenden Lymphgefäße verletzt werden; es gibt Hinweise darauf, dass in den Lymphgefäßen befindliche Tumorzellen durch Eröffnung ins umliegende Gewebe verstreut werden und dort ein Lokalrezidiv verursachen können [z.B. Brustkrebs]

retroperitoneale Lymphadenektomie: hat ihren Stellenwert in der Diagnostik und Behandlung der nicht-seminomatösen Hodentumoren; nach den neuesten interdisziplinären Leitlinien wird die Indikation auf Patienten eingeschränkt, die sich nicht für die primäre Chemotherapie [z.B. eingeschränkte Nierenfunktion] oder die Wait-and-see-Strategie [z.B. schlechte Compliance] eignen; die Indikation zur RLA muss auch bei Patienten nach Chemotherapie zur Residualtumorresektion gestellt werden; *s.u. Essay Hodentumoren S. 651*

Lymph|a|de|ni|tis *f, pl* **-ti|den**: *Syn: Lymphknotenentzündung, Adenitis;* eine entzündliche Lymphknotenvergrößerung findet sich als unspezifische Reaktion bei akuten und chronischen Infekten, Systemerkrankungen und Autoimmunkrankheiten; histologisch kann man **Sinushistiozytose** [unspezifische Vermehrung großer, aktiver Makrophagen in den Sinus], **epitheloidzellige, epitheloidzellig-granulomatöse** und **granulomatöse Lymphadenitiden** unterscheiden

tuberkulöse Lymphadenitis colli: *Syn: Halslymphknotentuberkulose;* als primäre Tuberkulose eine Ingestionstuberkulose durch Trinken kontaminierter Kuhmilch, v.a. bei Kindern und Jugendlichen; häufiger ist heute aber die postprimäre Halslymphknotentuberkulose durch Streuung aus Lungenherden; **DD:** Lymphadenitis durch atypische Mykobakterien; **Therapie:** tuberkulostatische Therapie [*s.u. Tuberkulose*]; Lymphknotenentfernung bei Therapieversagen oder Fistelbildung

dermatopathische Lymphadenitis: *Syn: dermatopathische Lymphadenopathie, dermatopathische Lymphopathie, lipomelanotische Retikulose, Pautrier-Woringer-Syndrom;* reversible, reaktive Lymphknotenschwellung, besonders der Achsel- und Leistenlymphknoten, als Begleitsymptom bei ausgedehnten Dermatosen [z.B. Mycosis* fungoides, Erythrodermie*]

Lymphadenitis mesenterialis: spezifische oder unspezifische Entzündungen der Mesenteriallymphknoten bleiben meist klinisch stumm; eine Ausnahme ist die **Lymphadenitis mesenterialis acuta** oder **Masshoff-Lymphadenitis** durch Yersinia pseudotuberculosis oder enterocolitica, die im Kindesalter auftritt und klinisch oft schwer von akuter Appendizitis abgrenzbar ist

Lymphadenitis nuchalis et cervicalis: *Syn: Piringer-Kuchinka-Syndrom, zervikonuchale Lymphadenitis;* subakute, epitheloidzellige Lymphadenitis des Halsbereichs unklarer Ätiologie; tritt z.B. nach rezidivierenden Anginen und bei rheumatoider Arthritis auf

Lymphadenitis tuberculosa: → *Lymphknotentuberkulose*

Lymph|a|de|no|gra|fie, -gra|phie *f:* Röntgenkontrastdarstellung von Lymphknoten; *s.a. Lymphografie*

Lymph|a|de|no|pa|thie|syn|drom, mukokutanes *nt:* → *Lymphknotensyndrom, mukokutanes*

Lymph|a|de|no|sis benigna cutis *f:* → *Bäfverstedt-Syndrom*

Lymph|a|de|no|to|mie *f:* operative Lymphknoteneröffnung

Lymph|an|gi|ek|to|mie *f: Syn: Lymphgefäßentfernung, Lymphgefäßresektion;* operative Lymphgefäßentfernung

Lymph|an|gi|o|gra|fie, -gra|phie *f:* Röntgenkontrastdarstellung von Lymphgefäßen; *s.a. Lymphografie*

Lymph|an|gi|itis *f, pl* **-ti|den**: *Syn: Lymphangiitis, Lymphgefäßentzündung;* die akute Entzündung eines oder mehrerer Lymphgefäße wird fast immer durch Staphylococcus pyogenes verursacht; vom Entzündungsherd [infizierte Wunde, Abszess] geht eine strichförmige, schmerzhafte Rötung aus, die zum nächsten regionären Lymphknoten zieht; dieser kann einschmelzen und zu Abszessbildung oder Sepsis führen; **Therapie:** Penicillin

Lym|pha|ti|ko|sto|mie *f:* Anlegen einer Lymphfistel zur Lymph-

drainage, z.B. nach Mastektomie

Lymph|ge|fäß|ent|fer|nung *f:* → *Lymphangiektomie*

Lymph|ge|fäß|re|sek|ti|on *f:* → *Lymphangiektomie*

Lymph|kno|ten|ent|fer|nung *f:* → *Lymphadenektomie*

Lymph|kno|ten|er|öff|nung *f:* → *Lymphadenotomie*

Lymph|kno|ten|ex|stir|pa|tion *f:* → *Lymphadenektomie*

Lymph|kno|ten|syn|drom, mukokutanes *nt: Syn: Morbus Kawasaki, Kawasaki-Syndrom, akutes febriles mukokutanes Lymphadenopathiesyndrom;* ätiologisch ungeklärte Erkrankung, v.a. des Kleinkindalters, mit Fieber, Lymphknotenschwellungen, Erythemen, Konjunktivitis und Beteiligung multipler Organe [Urethritis, Arthritis, aseptische Meningitis, Verschlussikterus, Myokarditis, Perikarditis]; kann zu Herzinsuffizienz oder Myokardinfarkt führen; **Therapie:** Immunglobuline i.v. in hoher Dosierung; evtl. Salicylate oder Steroide; die Prognose ist gut, solange es nicht zu kardialen Komplikationen kommt; regelmäßige echokardiografische Nachuntersuchung zur frühen Erfassung von Herzschäden

Tab. L15. Lymphknotensyndrom, mukokutanes. Diagnosekriterien

Symptome	Häufigkeit
Fieber (> 4 Tage)	100 %
Hautveränderungen der Extremitäten: Palmar-/Plantarerythem (früh) Schuppung (spät)	70 %
Exanthem (polymorph)	80 %
Orale Veränderungen: Trockene rote (Lack-)Lippen mit vertikaler Fissur Himbeerzunge Erythem der Mundschleimhaut	90 %
Konjunktivitis (bilateral ohne Exsudat)	85 %
Lymphknotenvergrößerung (zervikal, evtl. unilateral)	70 %

Lymph|kno|ten|tu|ber|ku|lo|se *f: Syn: Tuberkulose-Lymphom, Lymphadenitis tuberculosa;* tuberkulöse Lymphknotenentzündung; obligater Teil des Primärkomplexes [z.B. Hilustuberkulose bei Lungentuberkulose]; oft auch als postprimäre Tuberkulose bei lymphogener, aber auch hämatogener Streuung; *s.a. Essay Tuberkulose S. 1585*

Lym|pho|blas|ten|leuk|ä|mie *f:* → *lymphatische Leukämie*

Lym|pho|blas|tom *nt:* → *lymphoblastisches Lymphom*

Lym|pho|cy|to|ma cutis *nt:* → *Bäfverstedt-Syndrom*

Lymph|öd|em *nt: Syn: Lymphoedema;* durch eine Störung des Lymphabflusses verursachtes Ödem; meist als **sekundäres Lymphödem** nach Verschluss der Lymphgefäße durch Entzündung, Infektion [Filariose], Tumoren, Operation oder Bestrahlung; als **primäres Lymphödem** bei Aplasie oder Hypoplasie von Lymphbahnen; **Therapie:** Lymphdrainage, Kompressionsverbände

das seltenere, ätiologisch ungeklärte **hereditäre Lymphödem** befällt v.a. Frauen; es tritt oft erst in der Kindheit oder Jugend auf, kann auf eine Extremität beschränkt sein und neigt zu rezidivierenden Erysipelen*; bisher ist keine wirksame Therapie bekannt

chronisch kongenitales Lymphödem: → *Nonne-Milroy-Meige-Syndrom*

Lymphödem Typ Meige: *Syn: Trophödem Typ Meige, Meige-Syndrom; s.u. Nonne-Milroy-Meige-Syndrom*

Lymphödem Typ Nonne-Milroy: *Syn: Trophödem Typ Nonne-Milroy, Nonne-Milroy-Syndrom; s.u. Nonne-Milroy-Meige-Syndrom*

Lym|pho|gra|fie, -gra|phie *f:* Röntgenkontrastdarstellung von Lymphgefäßen und Lymphknoten; meist als **direkte Lymphografie** nach Injektion von i.d.R. ölhaltigen Kontrastmitteln in Lymphgefäße; die seltener angewandte **indirekte Lymphografie** verwendet hochkonzentrierte iodhaltige Lösungen, die in das Unterhautgewebe eingespritzt werden; bis zur Einführung der Schnittbildverfahren CT und MRT war

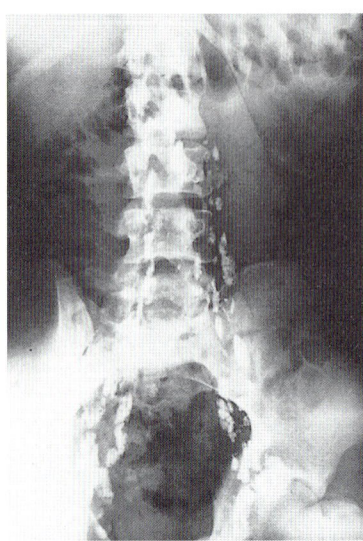

Abb. L60. Lymphografie. Darstellung der pelvinen und lumbalen Lymphknoten nach bilateraler pedaler Injektion des Kontrastmittels

die Lymphografie wichtig für das Staging und die Therapieplanung maligner Tumoren

Lym|pho|gra|nu|lo|ma inguinale *nt: Syn: Lymphogranuloma venereum, Lymphopathia venerea, Morbus Durand-Nicolas-Favre, klimatischer Bubo, vierte Geschlechtskrankheit, Poradenitis inguinalis, Lymphogranulomatosis inguinalis, Nicolas-Durand-Favre-Krankheit*; durch **Chlamydia trachomatis Serotyp L1-3** hervorgerufene Geschlechtskrankheit, die v.a. in den Tropen und Subtropen auftritt; **Klinik:** nach einer Inkubationszeit von 5–10 [3–21] Tagen kommt es zur Bil-

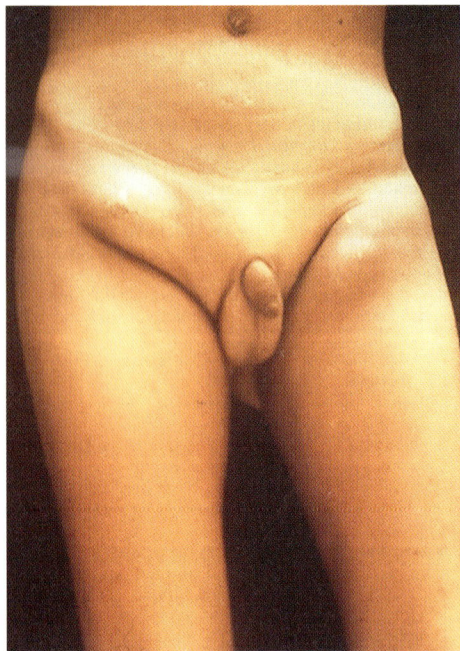

Abb. L61. Lymphogranuloma inguinale

dung einer Primärläsion [hirsekorngroße Papel, die in eine Papulovesikel übergeht und dann ulzeriert], die oft übersehen wird; nach 2–6 Wochen kommt es dann zu einer ausgeprägten ein- oder beidseitigen Schwellung der Leistenlymphknoten; die Lymphknoten verschmelzen und bilden Abszesse, die nach außen perforieren und einen rahmigen Eiter entleeren; im Spätstadium kommt es zur Entwicklung einer Elephantiasis; **Diagnose:** klinisches Bild, Erregernachweis mittels Immunfluoreszenz; **Therapie:** Doxycyclin* oral; *s.a. Essay Geschlechtskrankheiten – Genitale Kontaktinfektionen S. 475*

Lym|pho|gra|nu|lo|ma|to|se, benigne *f:* → *Sarkoidose*
Lym|pho|gra|nu|lo|ma|to|se, maligne *f:* → *Hodgkin-Lymphom*
Lym|pho|i|dek|to|mie *f:* operative Entfernung von lymphatischem Gewebe
Lym|phom *nt: Syn: Lymphoma;* Lymphknotenschwellung, Lymphknotentumor; meist verwendet im Sinne von bösartiger Lymphknotentumor; *s.u. Essay Hodgkin-Lymphome S. 661, Essay Non-Hodgkin-Lymphome S. 1133*
 ALK-positives anaplastisches Lymphom: *s.u. Essay Non-Hodgkin-Lymphome S. 1133*
 anaplastisches großzelliges Lymphom: *s.u. Essay Non-Hodgkin-Lymphome S. 1133*
 B-lymphoblastäres Lymphom: *s.u. Essay Non-Hodgkin-Lymphome S. 1133*
 B-lymphoblastisches Lymphom: → *Burkitt-Lymphom*
 diffuses großzelliges Lymphom: *s.u. Essay Non-Hodgkin-Lymphome S. 1133*
 epidemisches Lymphom: → *Burkitt-Lymphom*
 follikuläres Lymphom: *s.u. Essay Non-Hodgkin-Lymphome S. 1133*
 kutane Lymphome: heterogene Gruppe von B- und T-Zell-Lymphomen, die zurzeit der Diagnosestellung ohne Zeichen extrakutaner Manifestation bestehen, also primär im Hautorgan sich ansammelnde, meist klonale maligne lymphozytäre Neubildungen darstellen; typischerweise sind ältere Patienten ab 70 Jahren betroffen, Ausnahmen sind allerdings nicht selten; die wichtigsten T-Zell-**Lymphome der Haut,** wie etwa die Mycosis* fungoides, sind inkurabel und nach meist jahrelangem Verlauf tödlich; **B-Zell-Lymphome der Haut** haben dagegen im Regelfall eine ausgezeichnete Prognose, mit nur wenigen Ausnahmen sind hier langfristige Heilungen möglich; *s.u. Essay Bösartige Neubildungen der Haut S. 993*
 lymphoblastisches Lymphom: *Syn: Lymphoblastom, lymphoblastäre Leukämie;* aus Lymphoblasten bestehendes hochmalignes Lymphom; kommt es zur Ausschwemmung von unreifen Formen aus dem Knochenmark spricht man von akuter lymphatischer Leukämie*; *s.u. Essay Non-Hodgkin-Lymphome S. 1133, Essay Akute Leukämien S. 889*
 lymphoepithelioides Lymphom: *Syn: Lennert-Lymphom;* im höheren Alter auftretendes Non-Hodgkin-Lymphom*; T-Zell-Lymphom mit niedrigem Malignitätsgrad
 lymphoplasmozytisches Lymphom: niedrig malignes Non-Hodgkin-Lymphom*, das bei Bildung von monoklonalem IgM als Makroglobulinämie* Waldenström bezeichnet wird
 malignes Lymphom: bösartiger Lymphknotentumor; *s.u. Non-Hodgkin-Lymphome*
 plasmozytisches Lymphom: → *Plasmozytom*
 T-lymphoblastäres Lymphom: *s.u. Essay Non-Hodgkin-Lymphome S. 1133*
 zentroblastisch-zentrozytisches Lymphom: *Syn: Brill-Symmers-Syndrom, Morbus Brill-Symmers, großfollikuläres Lymphoblastom, großfollikuläres Lymphom, Germinoblastom, zentrozytisch-zentroblastisches Lymphom;* zu den Non-Hodgkin-Lymphomen gerechnete Lymphknotenerkrankung mit Leber- und Milzschwellung, Aszites und Schwellung im Bereich der Ohrspeicheldrüse; gehört zur Gruppe der follikulären Lymphome; *s.a. Essay Non-Hodgkin-Lymphome S. 1133*
Lymphom-Klassifikation, revidierte europäisch-amerikanische *f: s.u. Essay Non-Hodgkin-Lymphome S. 1133*
Lym|pho|no|dek|to|mie *f:* → *Lymphadenektomie*

Lym|pho|pa|thia venerea *f*: → *Lymphogranuloma inguinale*
Lym|pho|pla|sie, benigne der Haut *f*: → *Bäfverstedt-Syndrom*
Lym|pho|szin|ti|gra|fie, -gra|phie *f*: *Syn*: *Isotopenlymphografie*; Szintigrafie der Lymphgefäße und Lymphknoten
Lym|pho|zy|ten|pro|li|fe|ra|ti|on, monoklonale unbekannter Signifi-kanz *f*: *s.u. Essay Non-Hodgkin-Lymphome S. 1133*
Lym|pho|zy|tom *nt*: → *Bäfverstedt-Syndrom*
Lymphozytose-Syndrom, diffuses infiltratives *nt*: gehäuft bei Perso-nen mit bestimmten HLA-Merkmalen [HLA-DRB1*1102, *1301 oder *1302] wird eine HIV-getriebene Expansion von CD8+-T-Lymphozyten beobachtet, die zu einem oder mehreren der folgenden Krankheitsbilder führen kann: Ver-größerung der Speicheldrüsen [Parotis in 100 %], meist ver-knüpft mit milder Sicca-Symptomatik; Polyarthralgien, Myo-pathien, Neuropathien, lymphozytäre interstitielle Pneu-monie, lymphozytäre Hepatitis, Fazialisparese, HIV-Nephro-pathie [fokale Glomerulosklerose]; sehr selten erfolgt eine diffuse Infiltration der Haut mit HIV-Antigen-spezifischen CD8+-T-Lymphozyten unter dem Bild eines Sézary-Syn-droms; eine etablierte Behandlung ist bisher nicht bekannt; systemische Corticosteroide sind symptomatisch hilfreich; *s.u. Essay HIV-Infektion – AIDS S. 625*

Ly|pres|sin *nt*: dem Vasopressin verwandtes Antidiuretikum; Vasokonstriktor; **Anw.**: diagnostisch zur Bestimmung der Konzentrationsfähigkeit der Niere und zur Differenzialdia-gnose des Diabetes insipidus; therapeutisch bei zentral be-dingtem Diabetes insipidus sowie zentral bedingter Polyurie und Polydipsie; **Dosierung**: 3–4 × tgl. 5–10 I.E als Spray auf die Nasenschleimhaut
Ly|se|the|ra|pie *f*: *Syn*: *Lyse, medikamentöse Fibrinolyse*; medika-mentös induzierte Fibrinolyse zur Auflösung von Thromben oder Emboli bei z.B. akutem Myokardinfarkt, tiefer Bein-venenthrombose, akutem ischämischem Insult; *s.u. Essay Akuter und rezidivierender Myokardinfarkt S. 1071, Essay Schlaganfall und zerebrovaskuläre Krankheiten S. 1423, Essay Thrombose und Embolie S. 1527*
Ly|sin|a|ce|tyl|sa|li|cy|lat *nt*: wasserlösliches Salz der Acetylsalicyl-säure*; Analgetikum; Antirheumatikum; Thrombozytenag-gregationshemmer; **Anw. und NW** *s.u. Acetylsalicylsäure*
Ly|sin|in|to|le|ranz *f*: *Syn*: *Hyperlysinämie*; erhöhter Lysingehalt des Blutes als Folge einer angeborenen Enzymopathie; *s.a. Essay Störungen des Aminosäurestoffwechsels und Harnstoff-zyklus S. 43*
Lys|sa *f*: → *Tollwut*

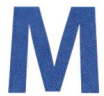

rella grisei, Allescheria boydii, Cephalosporium falciforme oder recifei] hervorgerufene, chronisch-granulomatöse Entzündung der Füße [**Madurafuß**] und anderer Körperregionen; tritt v.a. bei Landarbeitern in den Tropen [Indien, Indonesien, Afrika, Mittel- und Südamerika] auf; **Therapie:** Antimykotika können die Erkrankung nur in einem kleineren Teil der Fälle bessern, aber nie heilen; Exzision des befallenen Gewebes; oft wird eine Amputation unumgänglich; *s. a. Essay Mykosen S. 1059*

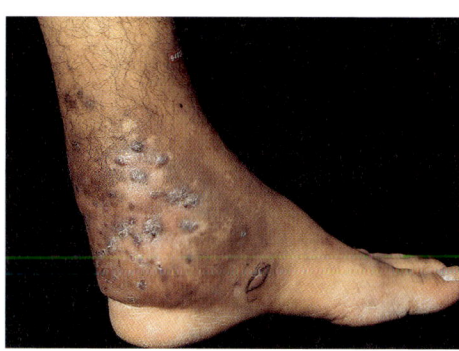

Abb. M2. Maduramykose. Typischer Madurafuß

Mach-Phänomen *m*: *Syn*: *Mach-Täuschung*; Wahrnehmung von Streifen an Hell-Dunkel-Übergängen z.B. bei der Betrachtung von Röntgenbildern

Machray-Tubus *m*: Doppellumentubus zur Intubation des linken Hauptbronchus; *s.a. Essay Verfahren zur Sicherung der Atemwege S. 759*

Macintosh-Laryngoskop *nt*: gebogenes Laryngoskop mit eingebauter Lichtquelle

Macintosh-Leatherdale-Tubus *m*: Doppellumentubus mit Blocker für den linken Hauptbronchus; *s.a. Essay Verfahren zur Sicherung der Atemwege S. 759*

Malcis *m*: *Syn*: *Muskatblüte, Myristicae arillus; s.u. Muskat*

Malcrolgol *nt*: *Syn*: *Polyäthylenglykol*; **Anw.**: mildes Abführmittel; *s.a. Essay Reizdarmsyndrom S. 1345*

Mädlchenlhaarlbaum *m*: → *Ginkgo biloba*

Maddox-Kreuz *m*: Vorrichtung zur Messung des Schielwinkels nach der Lage der Hirnhautreflexe; wird z.B. bei blindem oder stark amblyopem Auge angewandt

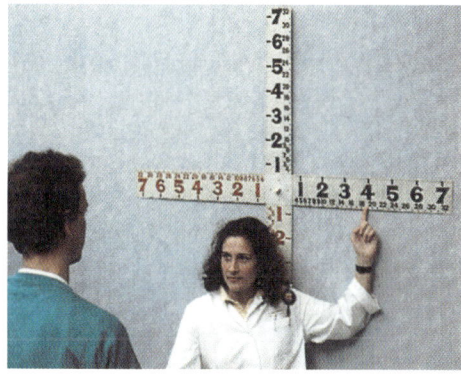

Abb. M1. Maddox-Kreuz. Die großen Zahlen der Tangentenskala gelten für den Abstand 5 m, die kleinen für 1 m. Der Untersucher sitzt oder steht unterhalb des Fixierlichtchens in der Mitte des Kreuzes und beobachtet den Lichtreflex auf der Hornhaut des Patienten

Malden|krank|heit *f*: → *Myiasis*

Malden|wurm *m*: → *Enterobius vermicularis*

Malden|wurm|be|fall *m*: *Syn*: *Enterobiasis; s.u. Enterobius vermicularis*

Mäldelsüß *nt*: *Syn*: *Filipendula ulmaria, Spiraea ulmaria*; Pflanze aus der Familie der Rosengewächse [Rosaceae]; verwendet werden die getrockneten **Mädesüßblüten** [Spiraeae flos] und die oberirdischen Teile blühender Pflanzen [**Mädesüßkraut**, Spiraeae herba]; ihr ätherisches Öl enthält v.a. Salicylaldehyd, Flavonoide, Phenolglykoside und Gerbstoffe; **Anw.**: als Diuretikum; traditionell bei Rheuma, Gicht, Blasen- und Nierenleiden; in der Homöopathie bei rheumatischen Beschwerden und Schleimhautentzündungen

MAD-Mangel *m*: → *Myoadenylatdesaminasemangel*

Maldulralmylkolse *f*: *Syn*: *Myzetom, Mycetoma, Eumyzetom*; durch verschiedene Pilzarten [Madurella mycetomi, Madu-

Maffucci-Kast-Syndrom *nt*: → *Maffucci-Syndrom*

Maffucci-Syndrom *nt*: *Syn*: *Maffucci-Kast-Syndrom, Chondrodysplasie-Hämangiom-Syndrom, Dyschondroplasia haemangiomatosa*; ätiologisch ungeklärte, konstitutionelle mesodermale Dysplasie mit multiplen kavernösen Hämangiomen, Chondromen und asymmetrischer Knochenchondromatose mit Skelettfehlbildungen; bei ca. 20 % der Patienten kommt es zur malignen Entartung und Bildung von v.a. Angisarkomen oder Chondrosarkomen; *s.a. Osteochondrom*

Malgenlbylpass *m*: zur Behandlung von extremer Fettleibigkeit durchgeführte Operation, bei der die unteren zwei Drittel des Magens entfernt werden und das obere Drittel an den Dünndarm angeschlossen wird [Gastrojejunostomie]; z.T. wird auch eine sog. **gastric partitioning** durchgeführt, d.h., es wird ein kleiner Magenkanal an der kleinen Kurvatur geschaffen, der die Speisepassage verzögert; *s.a. Essay Adipositas S. 15*

Magen-Darm-Blutung *f*: *Syn*: *Gastrointestinalblutung, gastrointestinale Blutung*; nach der Lokalisation unterscheidet man zwischen **oberer Magen-Darm-Blutung** [Speiseröhre, Magen, Zwölffingerdarm] und **unterer Magen-Darm-Blutung** [Jejunum, Ileum, Dickdarm]; **chronische Magen-Darm-Blutungen** führen zur Entwicklung einer Eisenmangelanämie, während **akute Magen-Darm-Blutungen** zu Hypovolämie führen; oft sind aber beide Formen gleichzeitig vorhanden; das in den Magen-Darm-Kanal abgegebene Blut kann erbrochen [Hämatemesis] oder/und mit dem Stuhl ausgeschieden werden [Hämatochezie]; die Art des erbrochenen [z.B. Kaffeesatzerbrechen] oder mit dem Stuhl ausgeschiedenen Blutes [Frischblutauflagerung, Melaena] gibt Hinweise auf die Blutungsquelle und das Ausmaß der Blutung; *s.u. Essay Gastrointestinale Blutung S. 155*

Magen-Darm-Fistel *f*: *Syn*: *Gastroenteroanastomose, Gastroenterostomie, gastrointestinale Anastomose*; operative Verbindung von Magen und Darm, z.B. zur Umgehung einer Duodenalstenose

Magen-Darm-Katarrh *m*: → *Gastroenteritis*

Magen-Darm-Plastik *f*: *Syn*: *Gastroenteroplastik*; plastische Operation von Magen und Darm; *s.a. Gastrektomie, Magenersatz*

Magen-Dünndarm-Fistel *f*: → *Magen-Darm-Fistel*

Malgenlentlferlnung *f*: → *Gastrektomie*

Malgenlerlsatz *m*: *Syn*: *Ersatzmagen*; nach totaler und subtotaler Magenresektion muss ein Magenersatz konstruiert werden; dabei stützt man sich auf zwei Grundprinzipien: 1. die von Schlatter 1897 eingeführte **Ösophagojejunostomie mit**

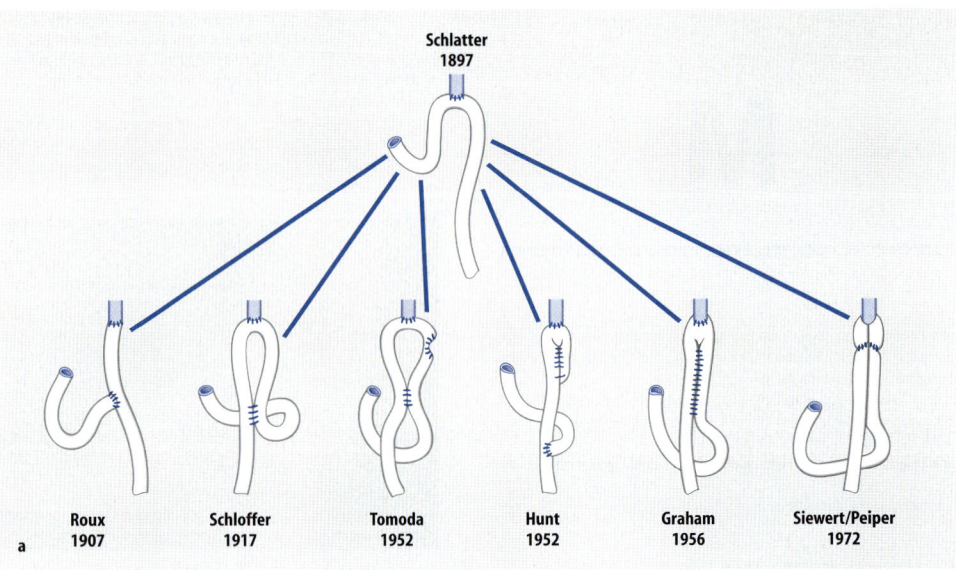

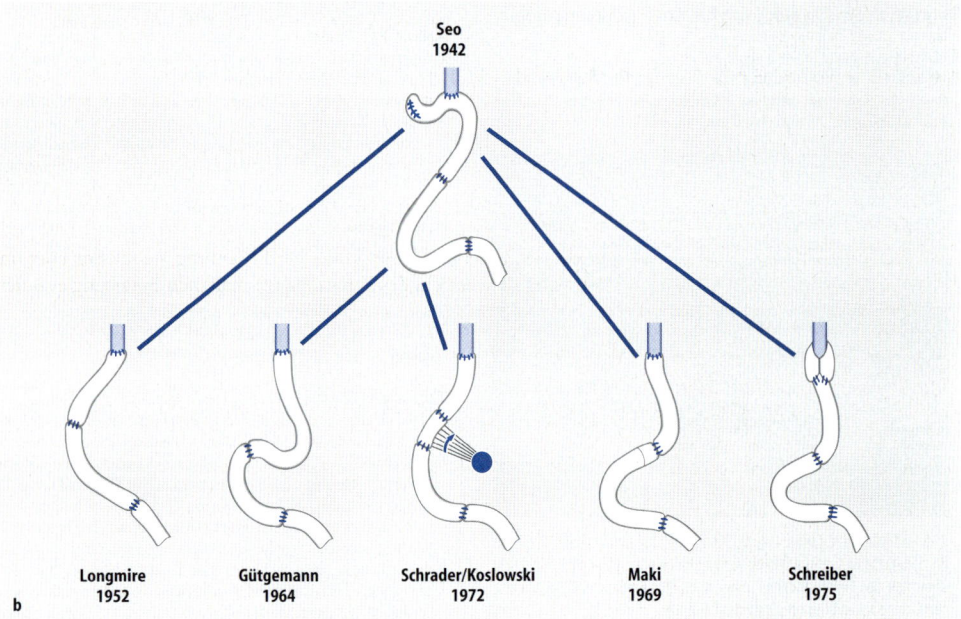

Abb. M3. Magenersatz. Magenersatz nach dem Prinzip der Ösophagojejunostomie [a] und durch Jejunuminterposition [b]

End-zu-Seit-Anastomose und 2. die von Seo 1942 vorgeschlagene **ösophagoduodenale Interposition**; von beiden Methoden existieren zahlreiche Varianten; *s.a. Abb. M4*

Ma|gen|früh|kar|zi|nom *nt*: Magenkarzinom, das noch auf die Schleimhaut beschränkt ist; findet sich v.a. bei atrophischer Gastritis; 5 % der Magenfrühkarzinome weisen bereits Lymphknotenmetastasen auf; **Klinik**: i.d.R. symptomlos oder symptomarm [Völlegefühl, Oberbauchbeschwerden, Gewichtsverlust, Leistungsknick]; **Diagnose**: Gastroskopie mit Biopsie, Sonografie; **Therapie**: die meisten Magenfrühkarzinome sitzen in den distalen 2/3 des Magens, d.h., eine subtotale Gastrektomie mit Lymphknotenausräumung ist ausreichend; beim Rest totale Gastrektomie; *s.u. Essay Neu-*

bildungen des Magens S. 947, s.a. Abb. M5, Abb. M6

Ma|gen|ge|schwür *nt*: → *Ulcus ventriculi*

Ma|gen|her|nie *f*: *Syn: Gastrozele*; Hernie mit Magenteilen im Bruchsack; *s.a. Essay Eingeweidebrüche/Hernien S. 577*

Magen-Ileum-Anastomose *f*: → *Magen-Ileum-Fistel*

Magen-Ileum-Fistel *f*: *Syn: gastroileale Anastomose, Magen-Ileum-Anastomose, Gastroileostomie*; operative Verbindung von Magen und Ileum

Magen-Jejunum-Anastomose *f*: → *Magen-Jejunum-Fistel*

Magen-Jejunum-Fistel *f*: *Syn: Gastrojejunostomie, gastrojejunale Anastomose, Magen-Jejunum-Anastomose*; operative Verbindung von Magen und Jejunum; *s.a. Magenresektion*

Ma|gen|kar|zi|nom *nt*: *Syn: Magenkrebs*; v.a. bei älteren Patienten

Neubildungen des Magens

P. Reuter

Das **Magenkarzinom** zeigt in den letzten Jahren insgesamt eine rückläufige Inzidenz, mit 11.000–15.000 Todesfällen pro Jahr in Deutschland ist es aber weiterhin die vierthäufigste Todesursache bei Männern und die fünfthäufigste bei Frauen.

Alkohol- und Nicotinabusus, chronische Helicobacter-pylori-Infektion und alimentäre Faktoren [z.B. Nitrathaltige geräucherte/gesalzene Speisen] gelten als exogene Risikofaktoren. Bei den endogenen Risikofaktoren stehen vor allem die chronisch-atrophische Gastritis Typ A sowie perniziöse Anämie und Achlorhydrie im Vordergrund. Patienten mit der Blutgruppe A haben ein erhöhtes Risiko, ebenso Patienten mit Verwandten 1. Grades mit Magenkrebs [2–4-fach erhöhtes Risiko].

Benigne Neoplasien, insbesondere Magenpolypen, spielen in der Klinik vor allem eine Rolle in der Differenzialdiagnose.

Benigne Neubildungen

Bei den gutartigen Tumoren kann man zwischen **epithelialen** [u.a. Adenome, Polypen] und **nicht-epithelialen** oder **mesenchymalen Tumoren** [u.a. Leiomyome] unterscheiden, die jeweils noch in **neoplastische** und **nicht-neoplastische Tumoren** unterteilt werden können. Daneben findet man noch in selteneren Fällen **endokrine Neoplasien** [Karzinoid★, Gastrinom★].

Adenome sind die häufigsten und wichtigsten benignen epithelialen Tumoren, weil sie als echte Neoplasien maligne entarten können. Die nicht-neoplastischen epithelialen Tumoren [v.a. hyperplastische Polypen] haben dagegen keine Tendenz zur malignen Entartung.

Von den mesenchymalen benignen Tumoren zeigen die häufigen Leiomyome und die seltenen Neurinome eine Tendenz zur malignen Entartung, während Hämangiome und Lipome praktisch immer gutartig bleiben. **Multiple Magenpolypen** [Polyposis gastrici/ventriculi] findet man v.a. bei Peutz-Jeghers-Syndrom und Cronkhite-Canada-Syndrom.

Insgesamt sind die gutartigen Neoplasien nur von untergeordneter klinischer Bedeutung, sie müssen aber immer differenzialdiagnostisch abgeklärt und unter dem Aspekt des Potenzials der malignen Entartung evaluiert werden.

Präkanzerosen

Man muss unterscheiden zwischen

- **präkanzerösen Konditionen**, d.h. Zuständen, die mit einer erhöhten Karzinominzidenz einhergehen können, und
- **präkanzerösen Läsionen**, aus denen mit hoher Wahrscheinlichkeit ein Karzinom entsteht.

Als **Präkanzerosen** gelten:
- echtes Adenom [bis zu 20 % Karzinominzidenz]
- chronisch-atrophische Gastritis [*s.a. Essay Gastritis und peptisches Ulkus*]
- chronische Helicobacter-Infektion
- Morbus Ménétrier [Riesenfaltengastritis, bis zu 10 % Karzinominzidenz]
- Magenpolypen
- Ulcus ventriculi [*s.a. Essay Gastritis und peptisches Ulkus*]
- Zustand nach Magenoperation, v.a. Magenresektion

Maligne Neubildungen

Wie bei den benignen Tumoren unterscheidet man zwischen **epithelialen** und **nicht-epithelialen** bzw. **mesenchymalen Tumoren**, wobei der Anteil der epithelialen Tumoren je nach Studie 95–99 % beträgt. Die häufigsten nicht-epithelialen Tumoren sind extranodale **Non-Hodgkin-Lymphome** bzw. **MALT-Lymphome**, d.h. vom mucosa-assoziierten-lymphatischen Gewebe (*engl.* tissue) ausgehende Marginalzonenlymphome im Bereich des Magens [*s.u. Essay Non-Hodgkin-Lymphome*].

Gastrointestinale Stromatumoren [GIST] nehmen eine Zwischenstellung ein, weil sich pathohistologisch oft nur schwer ein exakter Ursprungsort [glatte Muskulatur, Gefäße, Nerven, Stroma] festlegen lässt und eine Unterscheidung von benigne [Leiomyome] und maligne [Leiomyosarkome] oft nur schwer möglich ist.

M

Magenkarzinome treten sowohl als primäres Karzinom als auch als Karzinom nach magenchirurgischem Eingriff bei benigner Magenerkrankung [**Magenstumpfkarzinom**] sowie als Karzinomrezidiv nach Primäroperation auf. Die Eigenständigkeit von Karzinomen im operierten Magen wird nicht von allen Autoren befürwortet.

Epidemiologie

Die absolute Inzidenz ist in den westlichen Industrienationen deutlich rückläufig, diese Abnahme ist aber auf den intestinalen Typ nach Laurén [s.u.] beschränkt. Die Häufigkeit des diffusen Typs ist nahezu konstant, niedrig differenzierte Karzinome im proximalen Magen nehmen sogar relativ zu. Für Deutschland schätzt man 15.000–20.000 Neuerkrankungen [10–15 pro 100.000 Einwohner] und 11.000–15.000 Todesfälle pro Jahr. Es bestehen auffällige regionale Unterschiede mit einer hohen Inzidenz in Japan, Südostasien, Finnland, Kolumbien und Chile.

Männer sind etwas häufiger betroffen als Frauen [m:w = 3:2]. Es findet sich eine Krankheitshäufung um das 55.–65. Lebensjahr, wobei Karzinome vom intestinalen Typ tendenziell im höheren Alter [> 60 Jahre] auftreten, während diffuse Tumoren häufiger auch jüngere Patienten [< 35 Jahre] befallen.

Lokalisationen und Häufigkeit

- Antrum und Pylorus   50–80 %
- Fundus und Korpus   20–30 %
- Kardia   10–20 %
- solitäres Karzinom   80–90 %
- multizentrisches Karzinom   10–20 %

Pathohistologie

Die Magenkarzinome können unter histologischen Aspekten unterteilt werden in:
- papilläre/tubuläre/muzinöse Adenokarzinome [mehr als 90 %]
- adenosqamöse Karzinome [ca. 5 %]
- Siegelringzellkarzinome
- kleinzellige Karzinome
- undifferenzierte Karzinome

Wichtiger ist aber die Unterscheidung von
- **Magenfrühkarzinom**: Magenkarzinom, das noch auf die Schleimhaut beschränkt ist, d.h. die Muscularis propria ist noch nicht infiltriert. 5[–20] % der Magenfrühkarzinome weisen bereits Lymphknotenmetastasen auf, vereinzelt wurden auch Fernmetastasen beschrieben; multizentrisches Wachstum findet man bei 10–15 %
- **Fortgeschrittene Magenkarzinome**: infiltrieren oder durchbrechen bereits die Muscularis propria.

Von klinischer Bedeutung sind die **Laurén-Klassifikation** [Tab. 1] sowie die makroskopische **Klassifikation nach Borrmann** [Abb. 1], die 4 Typen unterscheidet, die Rückschlüsse auf die Prognose erlauben [Typ I und II 35–40 % 5-Jahresüberlebensrate, Typ II und IV 10 %]

Die **Metastasierung** erfolgt lymphogen, hämatogen und per continuitatem in Leber, Lunge, Pankreas, Knochen, Gehirn, Eierstöcke und Peritoneum.

Klinik

Magenkarzinome verlaufen lange Zeit klinisch stumm und werden meist erst im fortgeschrittenen Stadium symptomatisch. Bei Diagnosestellung sind nur noch ca. 25 % der Fälle im Stadium IA oder IB, womit sich die niedrige 5-Jahresüberlebensrate erklärt. Magenfrühkarzinome verlaufen klinisch stumm und werden nur gastroskopisch diagnostiziert. Am häufigsten klagen die Patienten über
- Völlegefühl, Inappetenz, Abneigung gegen Fleischspeisen
- Druckgefühl und Schmerzen im Oberbauch
- Gewichtsverlust, Abgeschlagenheit, Leistungsknick
- Schluckbeschwerden [Kardiakarzinom]
- Übelkeit/Erbrechen [Stenosierung im Antrum]

Diagnose

- **Klinische Untersuchung**: Inspektion [Kachexie], Palpation des Abdomens [tastbarer Oberbauchtumor bei jedem dritten Patienten, evtl. Aszites, evtl. Lebermetastasen], Palpation der Virchow-Drüse [Lymphknotenmetastase] in der linken Supraklavikulargrube

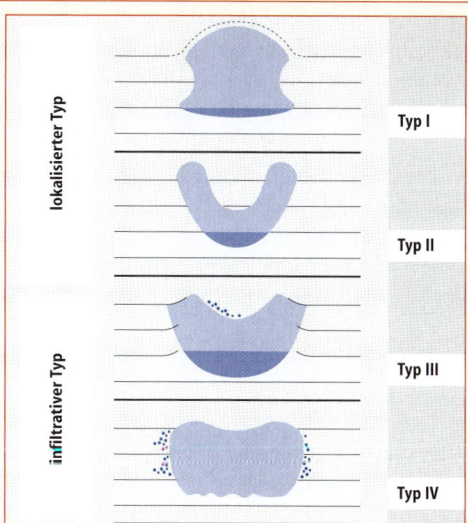

Abb. 1. Klassifikation nach Borrmann: Typ I polypöses Wachstum; **Typ II** schüsselförmig ulzeriertes Wachstum, scharf begrenzt; **Typ III** ulzeriertes Karzinom, unscharf begrenzt; **Typ IV** diffus infiltrierendes Wachstum [Quelle: Reuter, Springer Lexikon Medizin, Springer Verlag 2004]

- **Labor**: Blutbild [Anämie], Leberwerte, Nierenfunktionsparameter, okkultes Blut im Stuhl, Tumormarker [CA-72-4, CEA, CA-19-9]
- **Gastroskopie**: mit mehrfacher gezielter Probeexzision und histologischer Untersuchung [die diagnostische Treffsicherheit liegt bei fast 100 %!]
- **Röntgen**: Thoraxübersicht [Lungenmetastasen?]; evtl. Doppelkontrastuntersuchung des Magens [Wandstarre, polypöse oder ulzeröse Formationen?]
- **Sonografie/Computertomografie**: Tumorausdehnung, Lymphknotenmetastasen, Lebermetastasen, Aszites, Peritonealkarzinose
- **Endosonografie**: Staging
- **Probelaparotomie**: bei unklarem Befund; Aussage über lokale Operabilität des Tumors

Differenzialdiagnose
- Ulcus ventriculi
- Magenpolypen
- benigne parenchymatöse Magentumoren [Leiomyom, Fibrom, Lipom, Neurinom, siehe oben]
- Malignome von Nachbarorganen

Therapie
Operative Therapie
Eine Radikalentfernung ist die zurzeit einzige Erfolg versprechende Behandlung, wobei die Wahl der Op-Methode abhängt von der exakten Tumorlokalisation, dem histomorphologischen Typ [Laurén-Klassifikation, Borrmann-Klassifikation], der intraoperativen Schnellschnittuntersuchung, dem Tumorstadium sowie der individuellen Risikobeurteilung. Da mehr als

Tab. 1. Laurén-Klassifikation [1965]

intestinaler/epidemischer Typ	polypöses Wachstum, klar abgegrenzt, breitet sich nur wenige Millimeter über die makroskopisch sichtbaren Tumorränder aus; günstigere Prognose
diffuser/endemischer Typ	infiltratives Wachstum, Tumorzellverbände bis mehrere Zentimeter entfernt in makroskopisch unauffälliger Magenwand; ungünstige Prognose
Mischtyp	klinisch wie Karzinome vom diffusen Typ zu klassifizieren

Tab. 2. Stadieneinteilung nach dem TNM-System

T	*Primärtumor*
TX	Primärtumor nicht beurteilbar
T0	kein Anhalt für Primärtumor
Tis	Carcinoma in situ, keine Invasion der Lamina propria mucosae
T1	Tumor infiltriert Lamina propria mucosae und/oder Submukosa
T2	Tumor infiltriert Muscularis propria oder Subserosa
T3	Tumor infiltriert Serosa, Nachbarorgane tumorfrei
T4	Befall der Nachbarorgane [Colon transversum, Leber, Pankreas, Zwerchfell, Milz, Bauchwand]
N	*Lymphknotenbefall*
	Befall von paraaortalen, retropankreatischen, hepatoduodenalen, mesenterialen oder extraabdominalen Lk gilt als M1. Regionäre Lk sind die perigastrischen Lymphknoten entlang der kleinen und großen Kurvatur, die Lk entlang der AA. gastrica sinistra, hepatica communis, lienalis, coeliaca und die hepatoduodenalen Lk. Für eine N0-Klassifizierung sollten mehr als 15 Lk histologisch untersucht worden sein.
NX	regionäre Lymphknoten nicht beurteilbar
N0	keine regionären Lymphknotenmetastasen
N1	Metastasen in 1–6 regionären Lymphknoten
N2	Metastasen in 7–15 regionären Lymphknoten
N3	Metastasen in mehr als 15 regionären Lymphknoten
M	*Fernmetastasen*
MX	Fernmetastasen nicht beurteilbar
M0	keine Fernmetastasen
M1	Fernmetastasen

M

Tab. 3. Stadieneinteilung [Staging]

Stadium 0	pTis	PN0	PM0
Stadium IA	pT1	PN0	PM0
Stadium IB	pT1	PN1	PM0
	pT2	PN1	PM0
Stadium II	pT1	PN2	PM0
	pT2	PN1	PM0
	pT3	PN0	PM0
Stadium IIIA	pT2	PN2	PM0
	pT3	PN1	PM0
	pT4	PN0	PM0
Stadium IIIB	pT3	PN2	PM0
Stadium IV	pT1–3	PN3	PM0
	pT4	PN1–3	PM0
	jedes pT	jedes PN	PM1

70 % aller Karzinome ein fortgeschrittenes Tumorstadium [ab Stadium II] aufweisen und nur etwa 25 % im distalen Magendrittel lokalisiert sind, ist die **Gastrektomie*** i.d.R. die Methode der 1. Wahl. Nur bei kleinen Tumoren im distalen Magendrittel vom intestinalen Typ ist die **subtotale distale Magenresektion*** adäquat. Voraussetzung hierfür ist die Einhaltung eines Sicherheitsabstandes [5 cm intestinaler Typ, 8 cm diffuser Typ – in situ gemessen] nach oral.

Die Operation umfasst eine En-bloc-Resektion des Tumors im Gesunden mit regionalen Lymphknoten unter Mitnahme evtl. einbezogener Nachbarorgane. Bei fortgeschrittenen Tumoren der oberen Magenhälfte, insbesondere bei Tumorsitz an der großen Kurvatur oder bei Gesamtbefall des Magens ist eine Splenektomie indiziert. Bei subtotaler Resektion ergibt sich keine Indikation für eine Splenektomie.

Die Kontinuität nach distaler Resektion wird mit einer Billroth I- oder II-Anastomose wiederhergestellt. Für die Rekonstruktion nach vollständiger Resektion gibt es eine Vielzahl von Techniken, z.B. Roux-Y-Anastomose bei hohem Operationsrisiko und niedriger Lebenserwartung oder Ersatzmagenbildung bei besserer Ausgangslage. Bei Karzinomen im Kardiabereich wird ein abdominothorakales Vorgehen erforderlich. Meist wird ein Ersatzmagen durch isoperistaltische Interposition einer langen Dünndarmschlinge kreiert oder es wird eine Ösophagojejunostomie mit Braun-Anastomose oder Roux-Y-Anastomose durchgeführt.

Die chirurgische Therapie des Magenfrühkarzinoms unterscheidet sich nicht prinzipiell von der fortgeschrittener Karzinome. In Ausnahmefällen [auf die Mukosa beschränktes, gut differenziertes Karzinom vom intestinalen Typ] kann eine **endoskopische Mukosaresektion** [EMR] oder lokale Magenwandresektion indiziert sein.

Palliativoperationen können eine Tumorresektion beinhalten, v.a. wenn eine Passagebehinderung, Blutung, oder Perforation vorliegt. Ansonsten wird z.B. eine Gastroenterostomie [bei Magenausgangsstenose] durchgeführt oder ein Endotubus [bei Kardiastenose] bzw. eine Ernährungssonde eingelegt.

Chemotherapie

Magenkarzinome sind prinzipiell [mäßig] chemotherapiesensibel. 5-Fluorouracil, Adriamycin [Doxorubicin], Mitomycin C, Methotrexat, Cisplatin, Folinsäure, Etoposid, Paclitaxel, Docetaxel, Irinotecan und Raltitrexed zeigen Ansprechraten von 20–25 %.

M

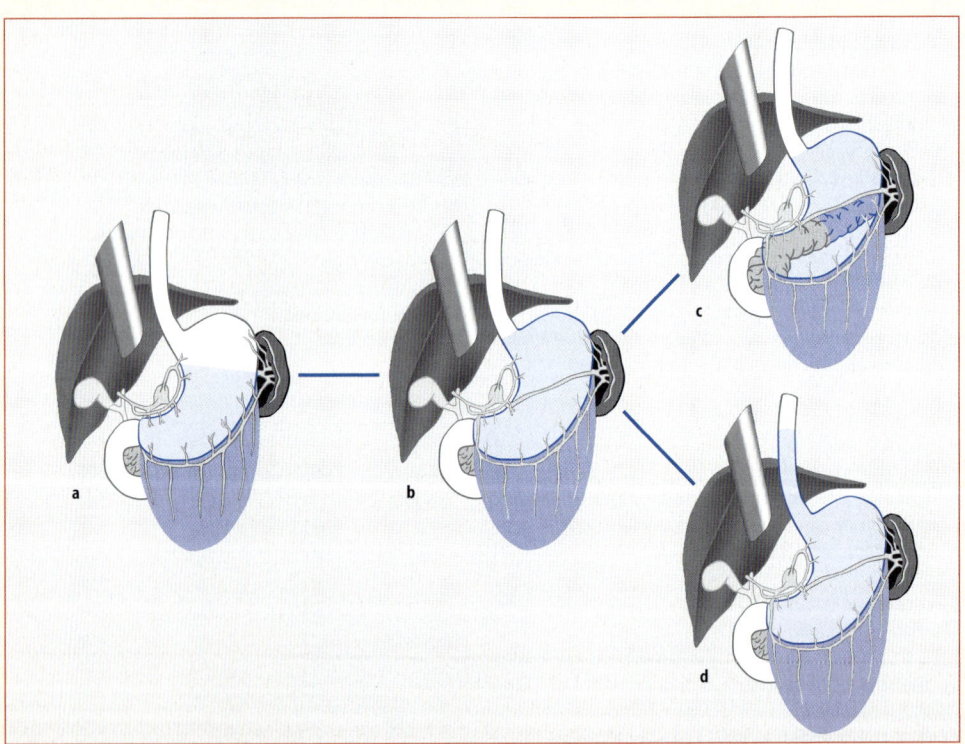

Abb. 2. Resektionsausmaß bei Magenkarzinom: a subtotale Magenresektion, **b** totale Magenresektion, **c** erweiterte totale Magenresektion mit Pankreaslinksresektion und Splenektomie, **d** transmediastinal erweiterte totale Magenresektion unter Mitnahme des distalen Ösophagus [Quelle: Reuter, Springer Lexikon Medizin, Springer Verlag 2004]

Eine **neoadjuvante Chemotherapie** kann bei primär inoperablen Patienten in lokalisierten Stadien [bis IIIB] z.T. eine Operabilität erreichen. Wird damit eine R0-Resektion möglich, kann eine 5-Jahresüberlebensrate von 20 % erreicht werden.

Adjuvante Chemotherapie nach R0-Resektion erreicht keine Verbesserung der Prognose. Dasselbe gilt für eine kombinierte Radiochemotherapie.

Chemotherapie im metastasierten Stadium hat in randomisierten Studien die mediane Überlebenszeit der behandelten Patienten nur um 5–8 Monate verlängert, im Einzelfall können Patienten aber erheblich länger leben. Wegen der insgesamt beschränkten Effektivität und der i.d.R. nur kurzen Remissionsdauer kommt eine Chemotherapie am ehesten bei gut motivierten Patienten in noch gutem Allgemeinzustand in Betracht, bei denen eine rasche Progression der Tumorerkrankung wahrscheinlich oder gesichert ist. Eine etablierte Standardtherapie gibt es nicht, viele Chirurgen bevorzugen aber eine Monotherapie mit 5-Fluorouracil. Andere Therapieschemata sind:

- FAM: 5-Fluorouracil/Adriamycin/Mitomycin C
- ELF: Etoposid/Folinsäure [Leucovorin]/5-Fluorouracil
- FAMTX: 5-Fluorouracil/Adriamycin/Methotrexat
- Folinsäure/5-Fluorouracil
- Mitomycin C/Cisplatin /5-Fluorouracil
- Epirubicin/Cisplatin/5-Fluorouracil
- 5-Fluorouracil/Folinsäure/Cisplatin
- Folinsäure/Etoposid/5-Fluorouracil
- PELF: Cisplatin, Epirubicin, 5-Fluorouracil mit Leucovorin +/- Glutathion und Filgrastim
- 5-Fluorouracil/Paclitaxel
- Docetaxel/Cisplatin

Mit PELF-Schema sowie 5-Fluorouracil/Paclitaxel und Docetaxel/Cisplatin werden Ansprechraten von bis zu 63 % erreicht.

Strahlentherapie

Ist indiziert zur **adjuvanten** und **palliativen Behandlung**. Strahlentherapie alleine oder zusammen mit Chemotherapie führt nicht zu einer Verbesserung der Prognose.

Nach R0- oder R1-Resektion wird eine Gesamtdosis von 45–50 Gy bei konventioneller Fraktionierung von 5 × 1,8 Gy wöchentlich appliziert. In der Regel erfolgt eine **perkutane Bestrahlung** mit hochenergetischen Photonen, in speziellen Zentren kann auch eine **intraoperative Strahlentherapie** [IORT] durchgeführt werden. Sie erfolgt unmittelbar nach abgeschlossener Gastrektomie und Lymphknotendissektion, noch vor Rekonstruktion der Passage am offenen Situs. Innerhalb von etwa 4–10 Minuten wird eine Einzeitdosis von 15–20 Gy appliziert. Aufgrund der Einzeitapplikation ist die biologische Wirkung der hohen Dosis um etwa den Faktor 2,5–3 höher als bei der konventionellen perkutanen Bestrahlung, d.h., sie entspricht in Abhängigkeit von der Höhe der applizierten Einzeitdosis mindestens 35–50 [–60] Gy einer konventionellen Fraktionierung.

Eine **palliative Strahlentherapie** kann ebenfalls als perkutane Bestrahlung oder IORT durchgeführt werden. Sie führt bei mehr als 70 % der Patienten zu einer raschen Abnahme von Schmerzsyndromen.

Nachsorge

Tab. 3. Nachsorge

	1. Jahr	2.–5. Jahr	> 6. Jahr
Anamnese, klin. Untersuchung, Beratung	Vierteljährlich	Halbjährlich	Jährlich
Gastroskopie			
nach subtotaler Gastrektomie	Halbjährlich	Jährlich	Jährlich
nach totaler Gastrektomie	Halbjährlich	Fakultativ	Fakultativ
Erweiterte Laboruntersuchung, Sonografie, CT	Bei klin. Verdacht	Bei klin. Verdacht	Bei klin. Verdacht

Prognose

Die Prognose wird entscheidend vom Tumorstadium zum Zeitpunkt der Operation bestimmt. Die 5-Jahresüberlebensraten betragen nach Sammelstatistiken ca. 65 % im Stadium I, ca. 22 % im Stadium II, ca. 10 % im Stadium III und weniger als 1 % im Tumorstadium IV. Da Frühkarzinome [Stadium I] nur 10 % aller Fälle ausmachen, fortgeschrittene Tumorstadien [Stadium III und IV] aber mehr als 70 %, liegt die Gesamt-5-Jahresüberlebensrate im Bereich von 40 %.

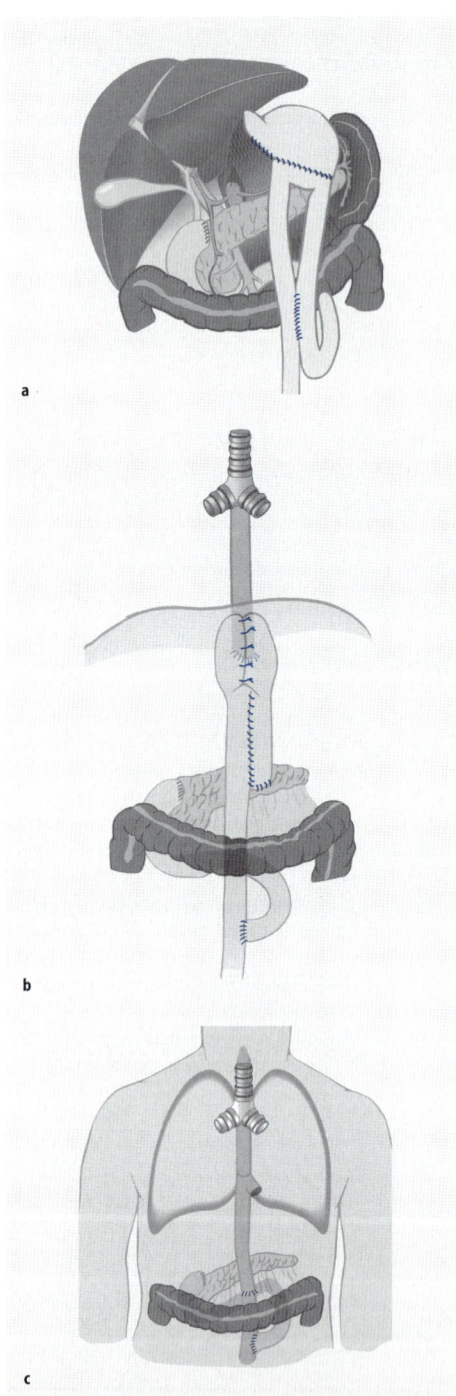

Abb. M4. **Magenersatz. a** Magenresektion nach Billroth II nach subtotaler Magenresektion, **b** Ösophagojejunoplicatio mit Pouch nach totaler abdominaler Gastrektomie, **c** Ösophagojejunostomie mit Roux-Y-Schlinge nach transmediastinal erweiterter totaler Gastrektomie

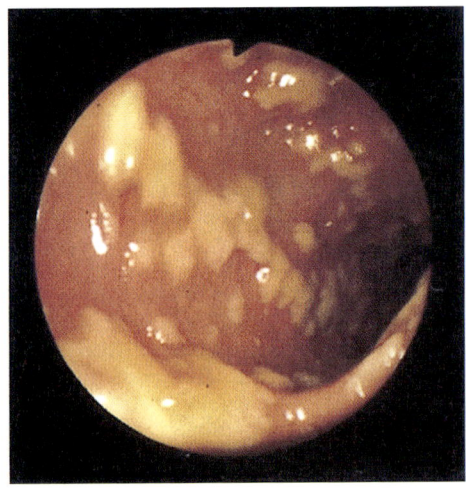

Abb. M5. **Magenfrühkarzinom.** Endoskopisches Bild

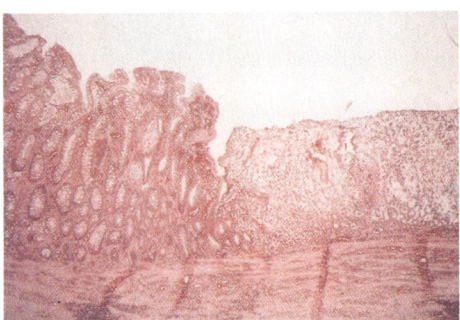

Abb. M6. **Magenfrühkarzinom.** Histologie eines Magenfrühkarzinoms [HE; x 80]

vorkommender bösartiger Tumor, der von der Magenschleimhaut ausgeht; ist bei der Frau das zweithäufigste und beim Mann das dritthäufigste Karzinom, insgesamt nimmt die Häufigkeit aber in allen Industrieländern ab; betrifft Männer häufiger als Frauen [1,9:1] und hat einen Häufigkeitsgipfel zwischen 55 und 65 Jahren; in den letzten Jahren gab es eine Verschiebung bei der Hauptlokalisation des Tumors, d.h., Karzinome im Bereich der Kardia und des proximalen Magendrittels sind wesentlich häufiger als früher
die Magenkarzinome können unter histologischen Aspekten unterteilt werden [papilläres/tubuläres/muzinöses Adenokarzinom, Plattenepithelkarzinom, Siegelringzellkarzinom, adenosquamöses/kleinzelliges/undifferenziertes Karzinom], wichtiger ist aber die Unterscheidung von Magenfrühkarzinom [noch auf die Schleimhaut beschränkt] und eigentlichem Magenkarzinom, und die **Laurén-Klassifikation**, die einen scharf abgrenzbaren intestinalen oder epidemischen Typ von einem unscharf begrenzten diffusen oder endemischen Typ unterscheidet; die makroskopische **Klassifikation nach Borrmann** unterscheidet 4 Typen, die Rückschlüsse auf die Prognose erlauben [Typ I und II 35–40 % 5-Jahresüberlebensrate, Typ II und IV 10 %]
Klinik: Magenkarzinome verlaufen lange Zeit klinisch stumm und werden i.d.R. erst im fortgeschrittenen Stadium symptomatisch; damit erklärt sich die niedrige 5-Jahresüberlebensrate; am häufigsten klagen die Patienten über Völlegefühl, Oberbauchbeschwerden, Gewichtsverlust, Leistungsknick; **Diagnose**: Gastroskopie mit Biopsie, Sonografie, Röntgen, Video-Laparoskopie; **Therapie**: das Resektionsaus-

maß hängt vom Sitz des Tumors und dem Stadium ab; *s.u. Essay Neubildungen des Magens S. 947*

Ma|gen|kraut *nt*: **Syn:** *Wermutkraut, Absinthii herba*; *s.u. Artemisia absinthium*

Ma|gen|krebs *m*: → *Magenkarzinom*

Ma|gen|plas|tik *f*: plastische Operation des Magens; *s.a. Magenersatz*

Ma|gen|pollyp *m*: sie sind relativ selten, bilden aber die häufigsten benignen Tumoren der Magenschleimhaut; keine Präkanzerose; *s.a. Essay Neubildungen des Magens S. 947*

Ma|gen|polly|po|se *f*: **Syn:** *Polyposis gastrici/ventriculi*; Vorkommen multipler Magenpolypen, v.a. bei Peutz-Jeghers-Syndrom und Cronkhite-Canada-Syndrom

Ma|gen|re|sek|ti|on *f*: **Syn:** *Magenteilentfernung, partielle Gastrektomie*; unabhängig vom Ausmaß der **distalen Magenresektion** gibt es drei Standardformen, die je nach Situation modifiziert werden: 1. **Magenresektion nach Billroth I**: der Magenquerschnitt wird verkleinert und der Restmagen mittels End-zu-End-Anastomose mit dem Duodenum verbunden 2. **Magenresektion nach Billroth II**: der Duodenalstumpf wird blind verschlossen; der Restmagen wird End-zu-Seit mit einer hochgezogenen Jejunumschlinge anastomosiert; zur Verhinderung eines Gallenrefluxes aus dem Duodenalstumpf in den Magen wird eine Braun-Fußpunktanastomose zwischen der aufsteigenden und absteigenden Jejunumschlinge angelegt 3. **Magenresektion nach Billroth III**: der Duodenalstumpf wird blind verschlossen; der Restmagen wird End-zu-Seit mit einer Jejunumschlinge anastomosiert; in diese abführende Schlinge mündet weiter unten die zuführende Jejunumschlinge [Roux-Y-Anastomose] die wichtigsten Komplikationen oder Folgekrankheiten nach Magenresektion sind Dumpingsyndrom, Syndrom der abführenden oder zuführenden Schlinge, Refluxösophagitis, atrophische Gastritis und Magenstumpfkarzinom; weitere Probleme, die die Patienten belasten können, sind Gewichtsverlust, Anämie [Eisenmangel, Vitamin B_{12}-Mangel] und Knochenveränderungen [Osteoporose, Osteomalazie]; *s.a. Essay Neubildungen des Magens S. 947, s.a. Abb. M8, Abb. M9* **totale Magenresektion**: → *Gastrektomie*

Ma|gen|rup|tur *f*: **Syn:** *Gastrorrhexis*; Ruptur der Magenwand, z.B. durch starke Bauchpresse bei gefülltem Magen, Überblähung [Fehlintubation!] oder Unfall; seltenes Krankheitsbild, das aber zu akuter Lebensgefahr führt und zur Durchführung einer Notoperation zwingt; je nach Befund kann die Perforation übernäht werden, i.d.R. ist aber eine Gastrektomie indiziert

Ma|gen|sar|kom *m*: von der Magenwandmuskulatur ausgehender bösartiger Tumor; meist ein Leiomyosarkom; insgesamt selten; die **Therapie** entspricht der des Magenkarzinoms; *s.a. Essay Neubildungen des Magens S. 947*

Ma|gen|spie|ge|lung *f*: → *Gastroskopie*

Ma|gen|teil|ent|fer|nung *f*: → *Magenresektion*

Ma|gen|va|ri|zen *pl*: Erweiterung der Magenschleimhautvenen; meist Folge einer portalen Hypertension bei Leberzirrhose; *s.u. Ösophagusvarizen, Essay Leberzirrhose S. 877*

Ma|ger|sucht *f*: → *Anorexia nervosa*

Ma|gil|kraut *nt*: → *Liebstöckel*

Magill-Tubus *m*: Tubus zur endotrachealen Intubation; *s.u. Trachealtubus*

Ma|gne|si|um|haushalt *m*: Magnesium ist ein essenzielles Erdalkalimetall, das für viele intrazelluläre Enzymreaktionen [Phosphatgruppentransfer, Bildung und Spaltung von Phosphatestern] unentbehrlich ist; der Magnesiumbedarf ist noch unklar, es wird aber eine tägliche Aufnahme von 8–14 mmol empfohlen; die intestinale Magnesiumresorption wird durch Vitamin D_3, Parathormon, Wachstumshormon und Schilddrüsenhormone gesteigert; der größte Teil des Magnesiums im Blut liegt ionisiert vor [55 %] oder ist an Proteine gebunden [32 %]; der Gesamtbestand des Körpers liegt bei ca. 800–1000 mmol [ca. 25 g]; ausgeprägte Hypomagnesiämie führt zu **Magnesiummangelsyndrom** mit Muskelschwäche, Agitation, neuromuskulärer Erregbarkeit, Vorhoftachykardie oder -flimmern, ventrikulären und supra-

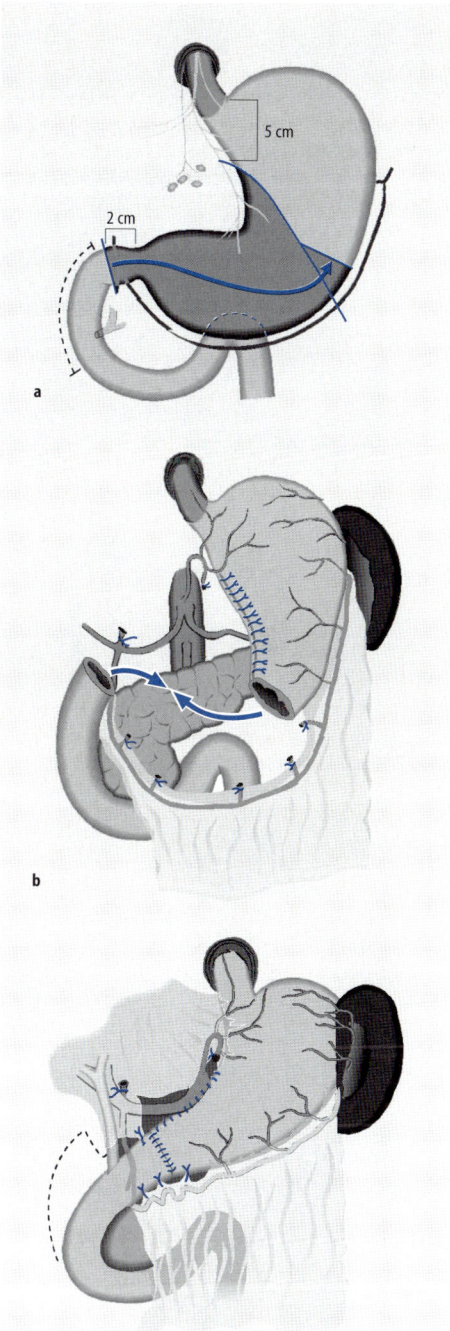

Abb. M7. Magenresektion. Magenresektion nach Billroth I: **a** Resektionsausmaß, **b** nach Resektion und Verkleinerung des Magenquerschnittes, **c** nach Gastroduodenostomie

ventrikulären Rhythmusstörungen, Kammerflimmern, Wadenkrämpfen, seltener auch zu Krampfanfällen oder Delir; **Therapie:** orale oder parenterale Magnesiumsubstitution;

M

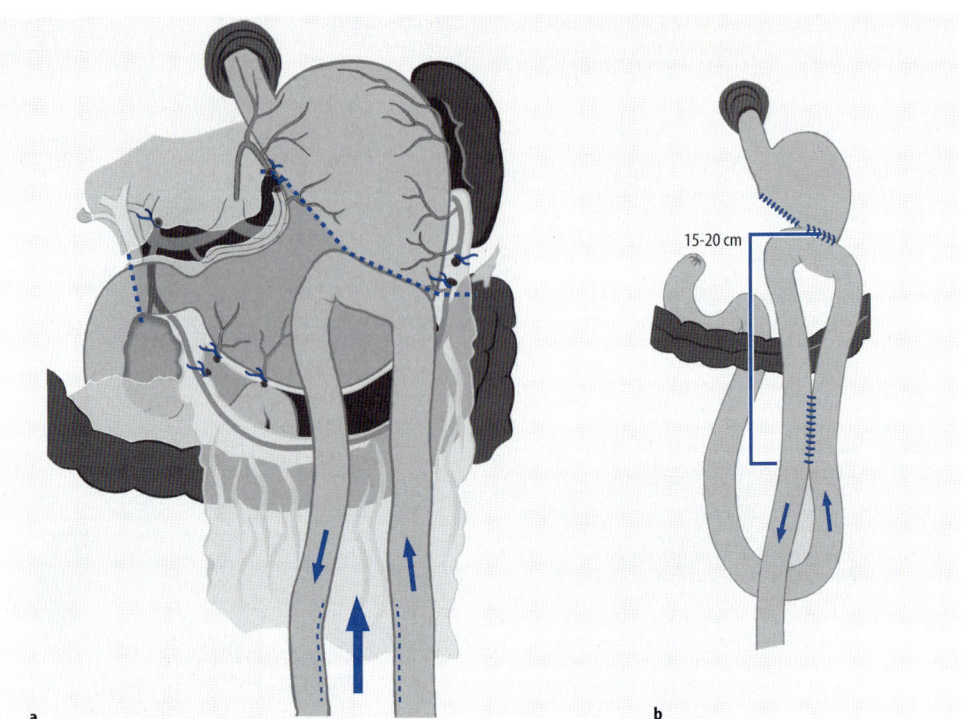

a
b

M

Abb. M8. **Magenresektion.** Magenresektion nach Billroth II: **a** Resektionsausmaß und Schlingenführung, **b** nach antekolischer Gastrojejunostomie mit Braun-Fußpunktanastomose

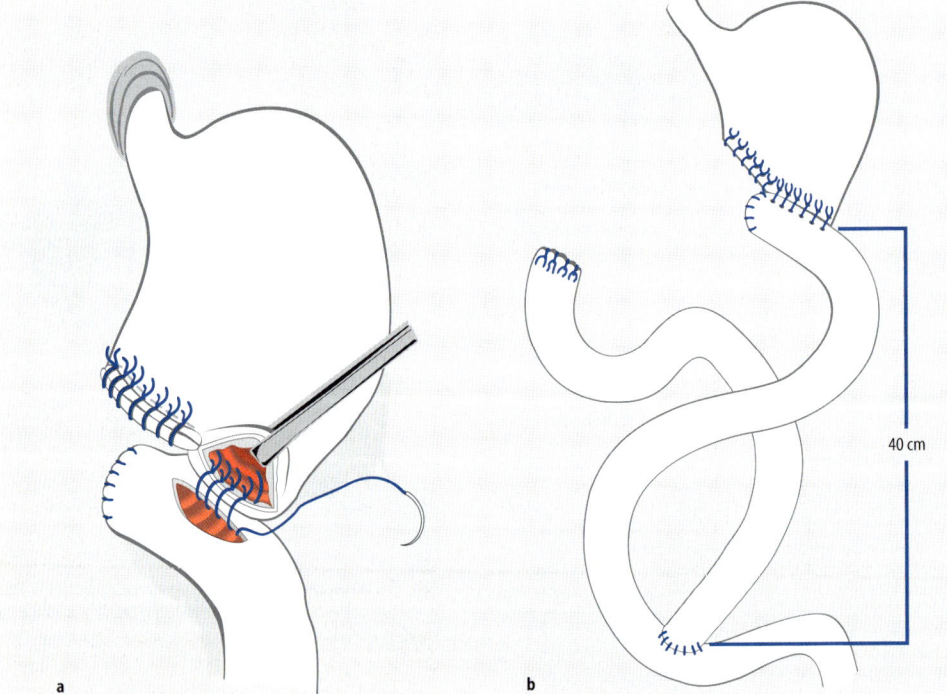

a
b

Abb. M9. **Magenresektion.** Distale Magenresektion mit Roux-Y-Anastomose: **a** nach Resektion und Teilverschluss des Magens und Verschluss des oralen Endes der Roux-Schlinge, **b** nach Rekonstruktion mit Roux-Y-Schlinge

Tab. M1. Magnesiumhaushalt. Daten zum Magnesiumstoffwechsel

Verteilung von Magnesium im normalen Plasma	mmol//l
Ionisiert	0,53
Proteingebunden	0,30
Komplexiert	0,07
Nicht identifiziert	0,06
Gesamtmenge	0,96
Normalbereich im Blutplasma	**0,8–1,0 mmol/l**
Tägliche Ausscheidung mit dem Urin	3,0–6,0 mmol/l
Gesamtbestand des Organismus	115–165 mmol/kg Körpergewicht
Empfohlene tägliche Zufuhr mit der Nahrung	8–14 mmol

s.a. Essay Akute Störungen des Wasser-, Elektrolyt- und Säure-Basen-Haushalts S. 1387

Ma|gne|si|um|sul|fat *nt*: *Syn: Bittersalz, Magnesium sulfuricum*; als Abführmittel und Antikonvulsivum verwendetes, bitter schmeckendes Salz

Ma|gne|to|en|ze|pha|lo|gra|fie, -gra|phie *f*: Aufzeichnung der biomagnetischen Felder des Gehirns

Ma|gne|to|kar|dio|gra|fie, -gra|phie *f*: Aufzeichnung der biomagnetischen Felder des Herzens

Ma|gnet|re|so|nanz *f*: *Syn: Kernspinresonanz*; Absorption und Emission von Energie durch Atomkerne mit ungerader Nukleonenzahl in einem magnetischen Feld; es kommt zu einer parallelen Ausrichtung der Magnetachsen der Atome entlang der Feldlinien des Magnetfeldes; entspricht die Frequenz des Hochfrequenzimpulses der charakteristischen Resonanzfrequenz des Atoms, kommt es zu Resonanz, d.h., schon geringe Feldstärken führen zur Auslenkung der Kreiselachse des Atoms; nach Abschalten des Magnetfeldes kehren die Atome in ihre Ausgangslage zurück; die Energieänderungen können gemessen und in eine grafische Darstellung umgesetzt werden; *s.a. Magnetresonanztomografie*

funktionelle Magnetresonanz: Methode, die sich die Unterschiede durch eine vermehrte Durchblutung zu Nutze macht und Aktivitätsniveaus von Strukturen darstellt; meist nutzt man den sog. **BOLD-Effekt** [blood oxygenation level dependent] aus; er beruht darauf, dass sauerstoffarmes Deoxyhämoglobin paramagnetisch und sauerstoffreiches Oxyhämoglobin diamagnetisch ist; die sich daraus ergebenden Signalunterschiede sind gering, können aber mittels besonderer Sequenzen erfasst werden; damit können Unterschiede in der Oxygenierung in Ruhe und Aktivität bestimmt und dargestellt werden; ermöglicht z.B. die Analyse zentralnervöser Funktionen ohne Strahlenbelastung für die Probanden

Ma|gnet|re|so|nanz|an|gio|gra|fie, -gra|phie *f*: wird in zwei Formen durchgeführt: **1. Time-of-flight-Angiografie** [TOF], die laufend Signale von mit dem Blutstrom einströmenden Protonen misst, und **2. Phasen-Kontrast-Angiografie**, bei der die Phasendifferenz zwischen bewegten und stationären Protonen gemessen wird; beide Verfahren können 2D- und 3D-Sequenzen verwenden und räumliche Bilder von Gefäßen [**MIP-Bilder**, maximum intensity projection] liefern; ist im Prinzip ein funktionelles Verfahren, das die Gefäßanatomie oder -morphologie nicht darstellen kann

Ma|gnet|re|so|nanz|chol|an|gio|gra|fie, -gra|phie *f*: *Syn: MR Cholangiografie*; MRT-Aufnahme der Gallenwege; gewinnt langsam an Bedeutung, weil keine Strahlenbelastung erfolgt, die Methode nicht invasiv ist und kein Kontrastmittel benötigt wird; negativ ist aber, dass das örtliche Auflösungsvermögen noch nicht so gut ist, wie das bei PTC oder ERC; *s.a. Magnetresonanzcholangiopankreatikografie*

Ma|gnet|re|so|nanz|chol|an|gio|pan|kre|a|ti|ko|gra|fie, -gra|phie *f*: *Syn: MR-Cholangiopankreatikografie*; MRT-Aufnahme der

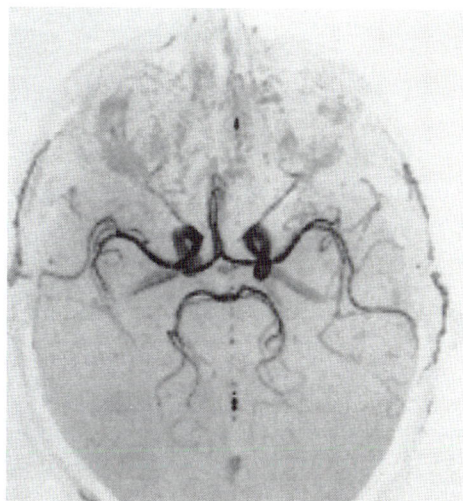

Abb. M10. Magnetresonanzangiografie. Darstellung des Circulus arteriosus mittels Time-of-flight-Angiografie [TOF]

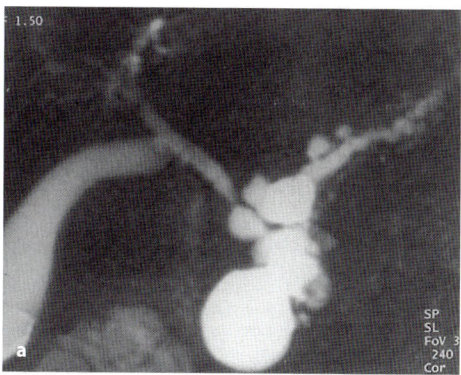

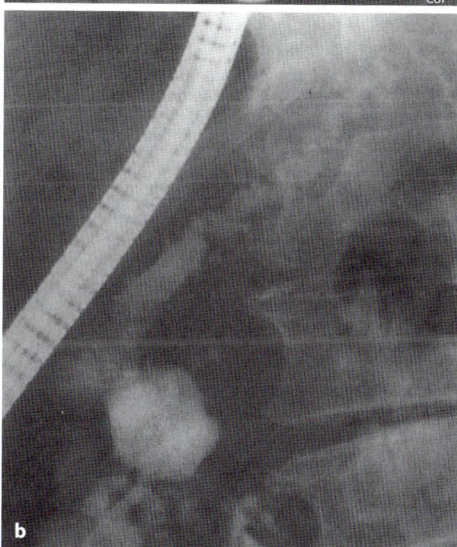

Abb. M11. Magnetresonanzcholangiopankreatikografie. MRCP [a] und ERCP [b] bei chronischer Pankreatitis

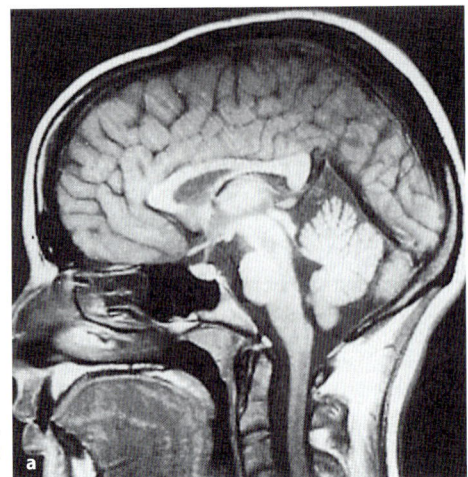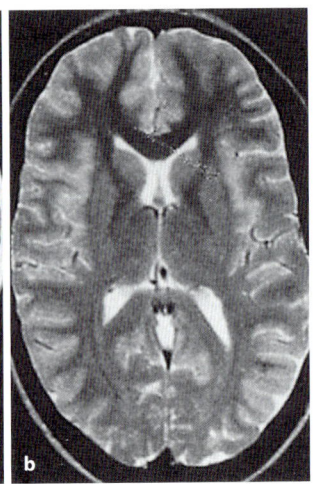

Abb. M12. Magnetresonanzto-mografie. Schädel-MRT sagittal [a] und axial b]

Gallenwege und der Bauchspeicheldrüse/des Pankreas unter Verwendung eines Röntgenkontrastmittels; durch die Entwicklung neuerer Kontrastmittel [z.B. Mangan-DPDP] ist die Methode dem CT deutlich überlegen, meist wird aber noch die endoskopische retrograde Cholangiopankreatikografie bevorzugt, weil das örtliche Auflösungsvermögen besser ist

Maginetreslonanzimamimolgralfie, -gralphie f: → *MR-Mammografie*

Maginetreslonanztolmolgralfie, -gralphie f: *Syn: NMR-Tomografie, MR-Tomografie, Kernspinresonanztomografie, Kernspintomografie*; auf Magnetresonanz beruhendes, nichtinvasives, computergesteuertes, bildgebendes Verfahren mit hoher Auflösung; der großen Empfindlichkeit gegenüber Gewebeveränderungen steht aber eine geringe Spezifität gegenüber

Mahaim-Bündel nt: *Syn: Mahaim-Fasern*; akzessorische Leitungsbahn des Erregungsleitungssystems zwischen His-Bündel und Kammerseptum; kann zu Präexzitationssyndrom führen; *s.a. Essay Herzrhythmusstörungen S. 613*

Mahler-Zeichen nt: **Kletterpuls** [d.h. treppenförmiges Ansteigen des Pulses] bei gleich bleibender Körpertemperatur als Frühzeichen bei Thrombose oder Embolie

Mahorner-Ochsner-Test m: Abwandlung des Perthes-Tests, bei dem mehrere Staubinden am Oberschenkel angelegt werden; rasche Füllung beim Umhergehen weist auf eine Perforansinsuffizienz im entsprechenden Bereich hin

Mailglöcklchen nt: *Syn: Convallaria majalis*; Pflanze aus der Familie der Liliengewächse [Liliaceae]; verwendet werden die oberirdischen Pflanzenteile [**Maiglöckchenkraut**, Convallariae herba], die herzwirksame Glykoside [u.a. Convallatoxin, Convallatoxol, Convallosid], Steroidsaponine und Flavonoide enthalten; sie besitzen eine diuretische und positiv inotrope Wirkung; **Maiglöckchenblüten** [Convallariae flos] und **Maiglöckchenwurzel** [Convallariae (radix) rhizoma] werden seltener, dann aber wie das Kraut verwendet; **Anw.:** bei leichter Herzinsuffizienz [Belastungsinsuffizienz] und chronischem Cor pulmonale; in der Homöopathie bei Herzkrankheiten und Sehstörungen

Maillänlder Mamimalolpelraltilon f: selten verwendete Bezeichnung für Quadrantenresektion ✳

Mainz-Augmentation f: *s.u. Harnableitung*

Mainz-Pouch m/nt: Technik zur Bildung eines Blasenersatzes nach subtotaler Blasenentfernung unter Verwendung von Teilen des Zäkums und zweier Ileumschlingen; da die Harnableitung über die Harnröhre erfolgt, handelt es sich um eine trockene Urostomie; *s.a. Essay Neubildungen der Harnblase S. 147*

Mainz-Pouch-Nabelstoma nt: Technik zur Bildung eines Blasener-

satzes nach totaler Blasenentfernung; aus dem Zäkum wird eine Ersatzblase gebildet und die Appendix wird in ein kontinentes Urostoma umgewandelt; *s.a. Essay Neubildungen der Harnblase S. 147, s.a. Abb. M14*

Maisonneuve-Fraktur f: Sonderform der Knöchelfraktur mit Luxationsfraktur des oberen Sprunggelenkes, Zerreißung von Deltaband und Syndesmose sowie Fibulafraktur proximal der Syndesmose; *s.a. Essay Fraktur, Luxation, Distorsion S. 423, s.a. Abb. M15*

Maljolran m: *Syn: Origanum majorana, Majorana hortensis*; Pflanze aus der Familie der Lippenblütler [Lamiaceae]; verwendet werden die getrockneten Blätter und Blüten [**Majoranae herba**] und das aus ihnen gewonnene ätherische **Majoranöl** [Majoranae aetheroleum]; beide enthalten Terpinen-4-ol, γ-Terpinen, Flavonoide, Phenole, Phenolglykoside [u.a. Hydrochinon] und Gerbstoffe [u.a. Rosmarinsäure]; **Anw.:** traditionell bei Magen-Darm-Beschwerden und -Krämpfen, Krampfhusten und Entzündungen der Nasenschleimhaut **wilder Majoran**: → *Oregano*

Maljolranae aetheroleum nt: *Syn: Majoranöl; s.u. Majoran*

Maljolranae herba f: *Syn: Majorankraut; s.u. Majoran*

Maljolrana hortensis f: → *Majoran*

Maljorlprolbe f: *Syn: Majortest*; testet die Kompatibilität von Spendererythrozyten und Empfängerserum im Rahmen einer Kreuzprobe

major tranquilizer nt: englische Bezeichnung für Neuroleptikum✳

Maklakoff-Kalfa-Tonometer nt: *s.u. Applanationstonometrie*

Malkrolaldelnom nt: *s.u. Hypophysenadenome*

Malkrolanlgilolpalthie f: *s.u. Angiopathie*

Malkrolanlgilolpalthie, diabetische f: betrifft mittlere und große Blutgefäße; kann u.a. zu koronarer Herzkrankheit [z.B. stummer Myokardinfarkt], arterieller Verschlusskrankheit [pAVK, diabetisches Fußsyndrom], zerebrovaskulärer Insuffizienz [z.B. zerebraler Insult], Nierenarterienstenose [arterielle Hypertonie] führen; *s.a. Essay Diabetes mellitus S. 253*

Makro-Elektromyografie f: *Syn: Makro-EMG*; Elektromyografie, die große Ableitelektroden zur Erfassung einer kompletten motorischen Einheit verwendet

Malkrolglolbullinlälmie Waldenström f: *Syn: Waldenström-Krankheit, Morbus Waldenström*; malignes Lymphom✳ der B-Lymphozyten mit Bildung von monoklonalem Immunglobulin [IgM], das v.a. jenseits des 50. Lebensjahres auftritt; **Klinik:** Müdigkeit, Leistungsabfall, Infektanfälligkeit, Blutungsneigung, Lymphknotenschwellung, Hepatosplenomegalie, Makroglossie; **labor.:** Anämie, Lymphozytose, Erhöhung der BKS, M-Gradient bei der Immunelektrophorese; bei frühzeitiger **Therapie** [Bestrahlung, Chemotherapie] beträgt die mittlere Überlebenszeit ca. 15 Jahre

Malkrolhälmatlulrie f: *Syn: makroskopische Hämaturie*; mit blo-

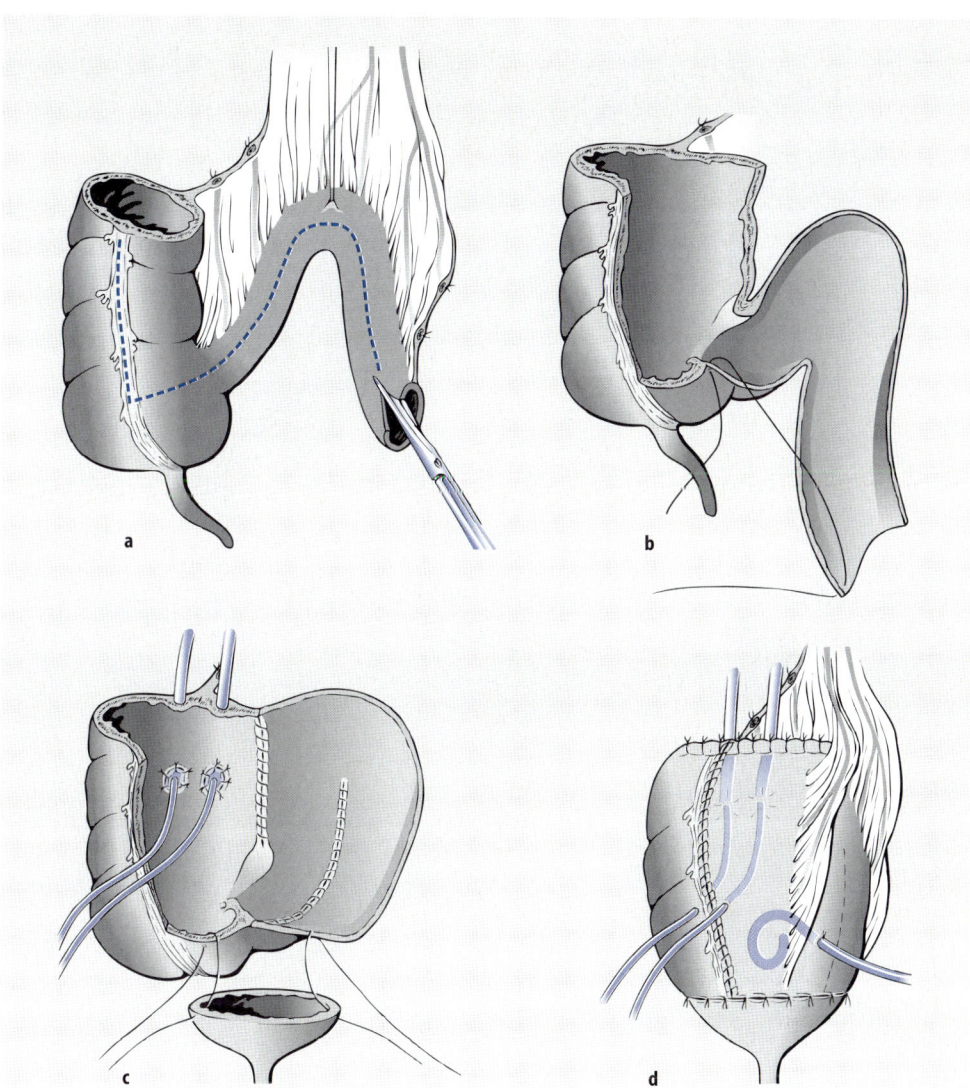

Abb. M13. Mainz-Pouch. a, b Präparation von Zäkum und distalem Ileum, **c** Implantation der Harnleiter, **d** Anastomose mit der Restblase

ßem Auge sichtbare Hämaturie; die Anamnese bringt meist schon Hinweise auf die Blutungsquelle; wird das Blut initial bei der Miktion ausgeschieden, liegt die Quelle in der Harnröhre oder dem Blasenhals; tritt sie am Ende der Miktion auf, liegt die Quelle wahrscheinlich in der Blase; klinisch wichtig ist auch die Unterscheidung von **schmerzloser** und **schmerzhafter Makrohämaturie**; schmerzlose Makrohämaturien sind immer verdächtig auf einen [malignen] Tumor von Niere, Nierenbacken, Ureter, Harnblase oder Prostata; bei den schmerzhaften Makrohämaturien geben Schmerzqualität und Lokalisation bzw. Ausstrahlung wichtige Hinweise auf die Ursache; so sprechen kolikartige Schmerzen für eine Nephrolithiasis, während dumpfe, tiefe Lendenschmerzen eher auf ein Nierentrauma, -tumor oder -infarkt hinweisen; *s.a. Essay Neubildungen der Harnblase S. 147, s.a. Abb. M16*

Makrolid-Antibiotika *pl*: von Streptomyces-Species gebildete oder synthetisch hergestellte Antibiotika [z.B. Erythromycin*],

die einen Makrolidkern [12- bis 18-gliedriger Aminozucker] enthalten; Makrolid-Antibiotika können oral gegeben werden, haben aber nur ein schmales Wirkungsspektrum [v.a. Gonokokken, Streptokokken, Pneumokokken, Rickettsien, Chlamydien]

Ma|kro|pro|lak|ti|nom *nt*: *s.u. Essay Zyklusstörungen S. 1721*

Makroreentry-Tachykardie *f*: *s.u. Essay Herzrhythmusstörungen S. 613*

Ma|ku|la|de|ge|ne|ra|ti|on *f*: *Syn*: *Makuladystrophie, Zapfen-Stäbchen-Dystrophie, zentrale Netzhautdystrophie*; zu Sehstörungen oder Erblindung führende degenerative Veränderung der Makula; tritt als erworbenen Form bei erblicher Disposition [altersbezogene Makuladegeneration, Retinopathia centralis serosa] und als hereditäre Form [juvenile Makuladegeneration, vitelliforme Makuladegeneration] auf; *s.a. Essay Hereditäre Netzhautdystrophien S. 1119*

altersbezogene Makuladegeneration: *Syn*: *altersabhängige/ senile Makuladegeneration*; häufigste Erblindungsursache

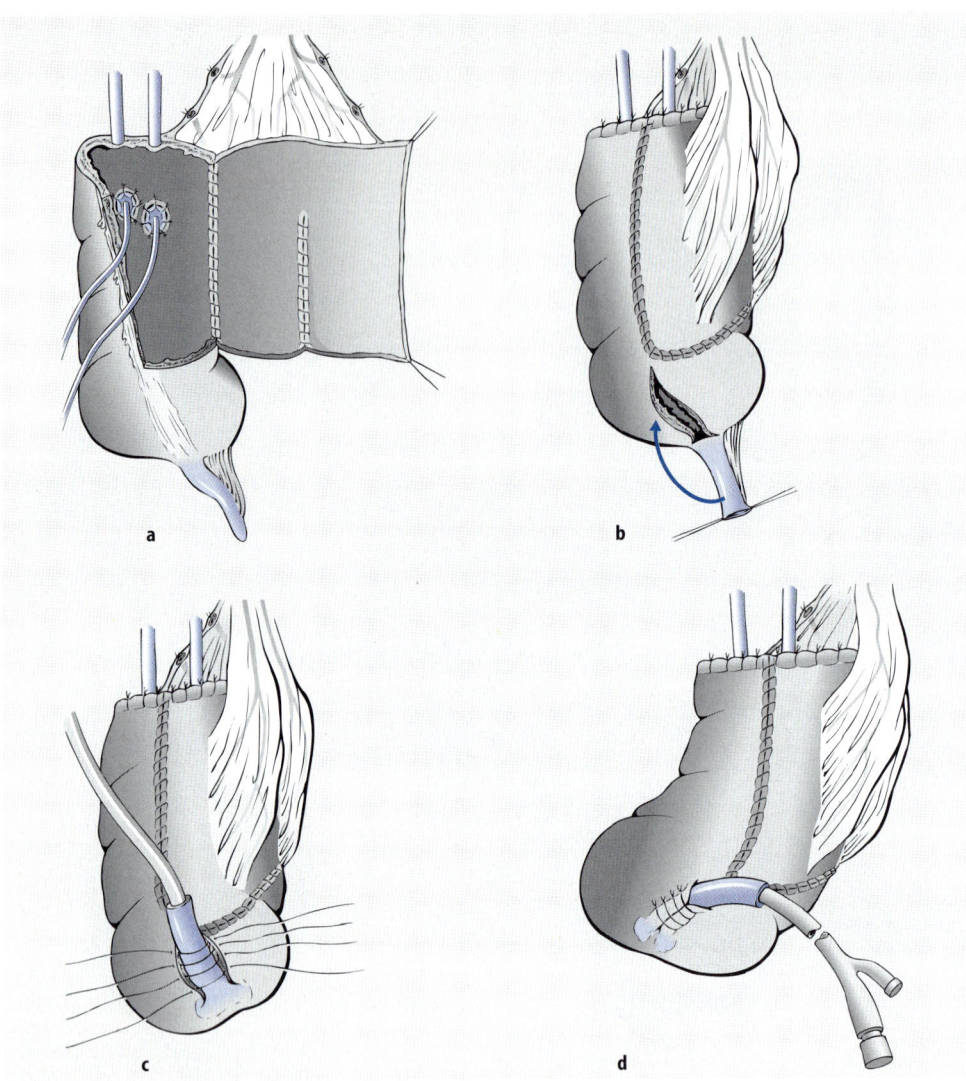

Abb. M14. Mainz-Pouch-Nabelstoma. a Präparation des Zäkums und Implantation der Harnleiter, **b, c, d** Präparation und submuköse Verlagerung der Appendix

älterer Patienten [> 65 Jahre], bei der das Netzhautzentrum durch degenerative Prozesse zerstört wird; kommt in zwei Formen vor: **trockene Makuladegeneration**, bei der die Atrophie des Pigmentepithels und der sensorischen Netzhaut im Vordergrund steht, und **feuchte Makuladegeneration** mit subretinaler Exsudation aus der Choriokapillaris und einem Einwachsen chorioidaler Gefäße in die Netzhaut, die bluten können und zur Bildung fibrovaskulärer Membranen führen; *s.u. Essay Altersabhängige Makuladegeneration S. 961, s.a. Abb. M17*

juvenile Makuladegeneration: *Syn: Morbus Stargardt, Stargardt-Krankheit, Fundus flavimaculatus*; meist autosomal-rezessiv vererbte Makuladegeneration, die im 1. oder 2. Lebensjahrzehnt beginnt; es bilden sich kleine, oft bizarr geformte gelbe Flecken über dem gesamten Fundus; die Sehschärfe ist stark herabgesetzt, wird aber selten schlechter als 0,05

vitelliforme Makuladegeneration: *Syn: Best-Makulopathie, Best-Krankheit, vitelliforme Makuladystrophie*; autosomal-

dominante Makuladegeneration, die durch ein wechselndes klinisches Bild gekennzeichnet ist; im **vitelliformen Stadium** findet sich im Netzhautzentrum eine Netzhautvorwölbung, die an einen Eidotter erinnert und dem Fundus das Aussehen eines **Spiegeleies** gibt; die Sehschärfe ist nicht oder nur leicht herabgesetzt; diese Zyste enthält vermutlich Lipofuszin, das im **Pseudohypopyon-Stadium** absackt; im **vitelliruptiven Stadium** platzt die Zyste [**Rührei**] und es kommt zur Sehverschlechterung und Bildung einer zentralen atrophischen Makulanarbe; *s.a. Abb. M18*

Ma|ku|la|dys|tro|phie *f*: → *Makuladegeneration*

Ma|ku|la|ro|ta|ti|on *f*: *s.u. Essay Altersabhängige Makuladegeneration S. 961*

Ma|ku|lo|pa|thie *f*: Retinopathie mit Beteiligung der Makula **diabetische Makulopathie**: *s.u. diabetische Retinopathie*

Ma|la|ko|pla|kie *f*: v.a. bei Frauen vorkommende, ätiologisch ungeklärte Knötchen der Schleimhaut von Gastrointestinal- und Urogenitaltrakt; beim häufigen Befall der Blase [**Malacoplacia vesicae urinariae**] kommt es zu chronischer Blasen-

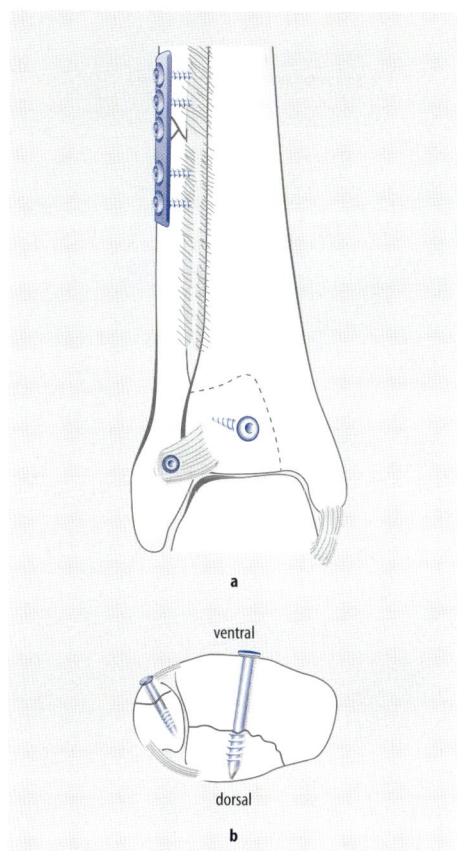

a

ventral

dorsal

b

Abb. M15. Maisonneuve-Fraktur. a Verplattung des Wadenbeins und Verschraubung von vorderer Syndesmose und Volkmann-Dreieck, **b** Schema im Querschnitt

reizung mit Harndrang und Dysurie; **Therapie**: Antibiotika [Sulfonamide, Trimethoprim] führen meist zur Besserung

Malaria f: Syn: Sumpffieber, Wechselfieber; v.a. in den Tropen und Subtropen vorkommende Infektionskrankheit durch den Blutparasiten Plasmodium*, der von weiblichen Anophelesmücken übertragen wird; in Europa ist die Malaria ausgerottet, weltweit gibt es pro Jahr aber 300–500 Millionen Neuinfektionen, wovon 2–3 Millionen tödlich verlaufen; alleine in Afrika stirbt alle 29 Sekunden ein Kind an Malaria; die meisten Infektionen treten heute in Süd- und Mittelamerika, Afrika, dem Nahen und Fernen Osten auf; durch die zunehmende Resistenz der Mücken gegen Insektizide und der Plasmodien gegen Chemotherapeutika ist es abzusehen, dass die Malaria in Zukunft eher noch mehr Patienten befallen wird

nach dem klinischen Bild können drei Formen unterschieden werden: **Malaria quartana** [Malariae-Malaria, Quartana]: durch Plasmodium malariae verursachte benigne Malariaform, die durch ein alle 4 Tage auftretendes Fieber gekennzeichnet ist **Malaria tertiana** [Vivax-Malaria, Tertiana]: durch jeden dritten Tag auftretende Fieberanfälle gekennzeichnete Malariaform durch Plasmodium vivax; gutartiger Verlauf mit Rezidiven **Malaria tropica** [Falciparum-Malaria, perniziöse Malaria, maligne Malaria, Tropenfieber, Aestivoautumnalfieber, Ästivoautumnalfieber]: durch Plasmodium falciparum verursachte schwerste Form, die oft zu tödlicher Milzruptur, zerebraler Malaria, Lungenödem, Nierenversa-

gen, Schock und Multiorganversagen führt; *s.u. Essay Tropenkrankheiten – importierte Krankheiten S. 1571, Essay Parasitosen S. 1217*

Malariae-Malaria f: Syn: Malaria quartana; *s.u. Malaria*

Malariamücke f: Syn: Anopheles, Fiebermücke, Gabelmücke; weltweit verbreitete Stechmückenart, die Malaria und andere Infektionskrankheiten überträgt; *s.u. Essay Tropenkrankheiten – importierte Krankheiten S. 1571*

Malariaprophylaxe f: *s.u. Essay Tropenkrankheiten – importierte Krankheiten S. 1571*

Malassezia furfur f: → *Pityrosporum ovale*

Malassimilation f: Oberbegriff für: 1. **Malabsorption**: Störung der Nahrungsresorption durch die Zellen der Darmschleimhaut und/oder des Abtransportes in den Enterozyten bzw. dem Lymph- oder Blutsystem; in Abhängigkeit von Ausmaß und Dauer der Störung kann es zu einem Mangel an spezifischen Nahrungselementen oder einem generellen Nahrungs- und Energiedefizit kommen; als Ursache kommen z.B. angeborene Resorptions- oder Stoffwechselstörungen, z.B. Laktoseintoleranz, Methioninmalabsorption, gastrointestinale Erkrankungen, z.B. Zöliakie, Verkleinerung der Resorptionsfläche nach Resektion, Bypass oder Bestrahlung oder Störungen des Lymphabflusses in Frage; 2. **Maldigestion**: ungenügende/unvollständige Verdauung im Magen-Darm-Trakt beruht meist auf einem Mangel an oder Inaktivierung von Verdauungsenzymen oder einem Mangel

Tab. M2. Malassimilation. Symptome bei Malassimilationssyndrom

Klinik	Mangel	Labor
Gewichtsverlust	Kalorien	–
Geblähtes Abdomen, Flatulenz, wässrige Durchfälle	Kohlenhydrate	Pathologische Laktoseintoleranz Verminderte Disaccharidasen in der Dünndarmbiopsie
Voluminöse Stühle	Fett	Plasma-β-Karotin erniedrigt, Steatorrhö
Ödeme, Muskelatrophie	Protein	Plasmaalbumin erniedrigt
Nachtblindheit, Hyperkeratose	Vitamin A	–
Osteomalazie, Rachitis, Parästhesien, Muskelkrämpfe	Vitamin D	Serum-Ca tief, Vitamin D erniedrigt, alkalische Phosphatase erhöht
Suffusionen, Petechien	Vitamin K	Quick-Wert erniedrigt
Polyneuritis, psychische Störungen	Vitamin B_1 (Thiamin)	–
Glossitis, Cheilitis, Stomatitis	Vitamin B-Komplex, Vitamin C, Eisen	Ferritin im Serum erniedrigt
Makrozytäre Anämie	Vitamin B_{12}	Plasma-Vitamin B_{12} erniedrigt, Schilling-Test pathologisch
Makrozytäre Anämie	Folsäure	Plasma- und Ec-Folsäure erniedrigt
Makrozytäre Anämie	Eisen	Ferritin tief, CRP normal
Akrodermatitis	Zink	Serumzink erniedrigt
Pellagraartige Hautveränderungen	Nicotinsäure	–
Nierenkolik (nach Ileumresektion)	–	Hyperoxalurie

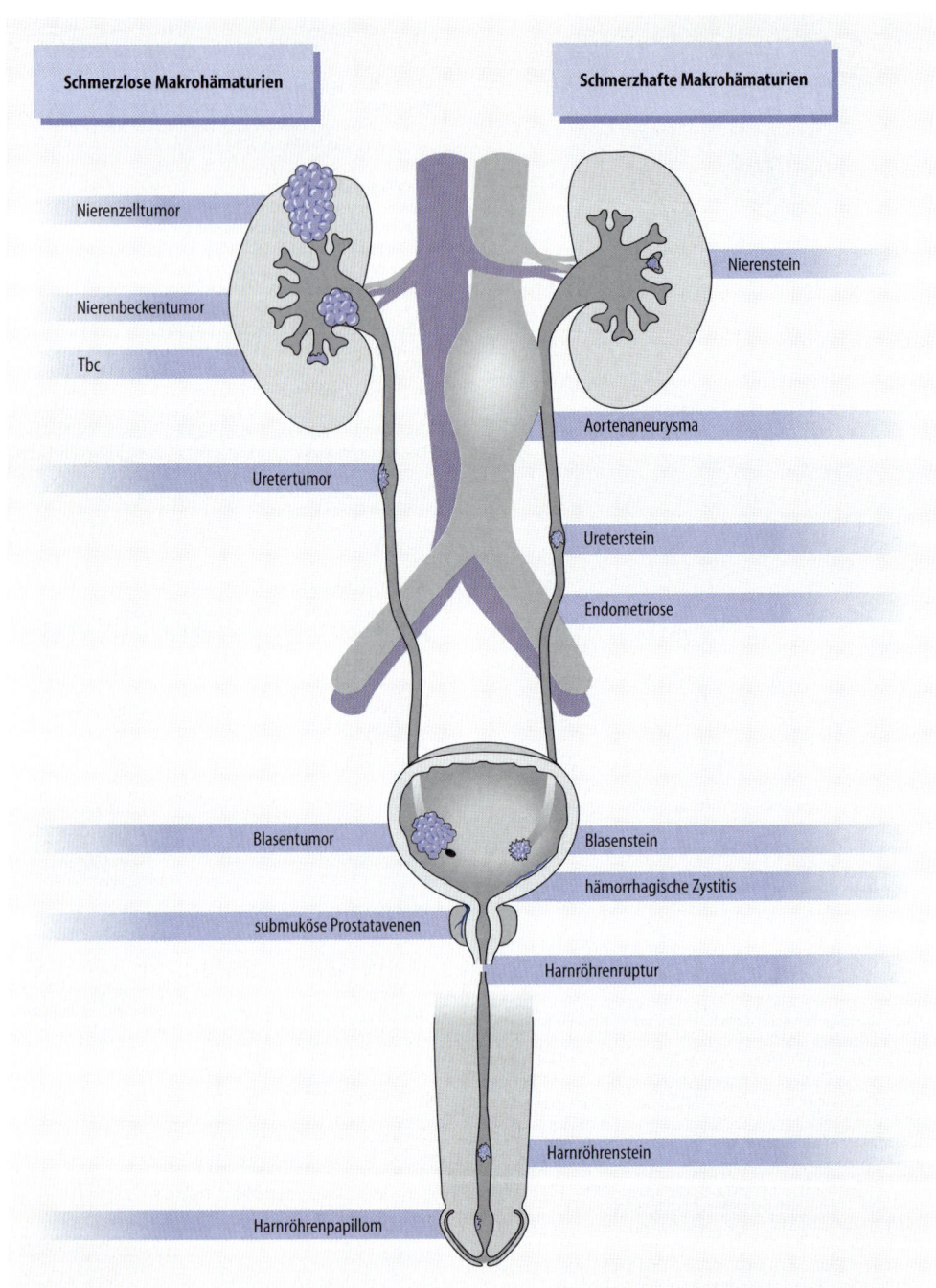

Schmerzlose Makrohämaturien

Schmerzhafte Makrohämaturien

Nierenzelltumor

Nierenbeckentumor

Tbc

Uretertumor

Blasentumor

submuköse Prostatavenen

Harnröhrenpapillom

Nierenstein

Aortenaneurysma

Ureterstein

Endometriose

Blasenstein

hämorrhagische Zystitis

Harnröhrenruptur

Harnröhrenstein

Abb. M16. Makrohämaturie. Schmerzlose und schmerzhafte Makrohämaturie

an Gallensäuren
zusammen können sie zu einer verminderten Ausnutzung der mit der Nahrung zugeführten Nährstoffe führen und zur Ausbildung eines klinisch manifesten **Malassimilationssyndroms** führen; betrifft die Malassimilation nur einzelne Nahrungsbestandteile [z.B. Disaccharide, Vitamin A] handelt es sich um ein **partielles Malassimilationssyndrom**, bei einem **globalen Malassimilationssyndrom** sind dagegen mehrere Nahrungsbestandteile betroffen [z.B. Zöliakie, Kurzdarmsyndrom]; als **Ursache** kommen z.B. angeborene Resorptions- oder Stoffwechselstörungen [z.B. Laktoseintoleranz, Methioninmalabsorption], gastrointestinale Erkrankungen [z.B. Zöliakie], Verkleinerung der Resorptionsfläche nach Resektion, Bypass oder Bestrahlung oder Störungen

Altersabhängige Makuladegeneration

Abk.: AMD

H.P.N. Scholl, F.G. Holz

Definition

Makuladegenerationen sind Erkrankungen des Netzhautzentrums, die meist zu einer erheblichen und irreversiblen Störung des zentralen Sehens und damit der Sehschärfe führen.

Die Makula [**gelber Fleck**] hat einen Durchmesser von etwa 6 mm und ist der zentrale Netzhautbezirk, in dem die Sehschärfe am besten ist [Abb. 1]. Ihre zentrale Einsenkung wird **Fovea** genannt und hat einen Durchmesser von ca. 1,5 mm. Die **Foveola** [Durchmesser ca. 0,35 mm] bildet den Grund der Netzhautgrube und enthält nur dichtgepackte Zapfen-Fotorezeptoren. Die anderen, nachgeschalteten Neuronen sind zur Seite verlagert. Die Makula bildet demnach einen aufgrund der Fotorezeptorverteilung einzigartigen Bezirk der Netzhaut [Abb. 2]. Während die Stäbchen für das Sehen im Dunkeln verantwortlich sind, vermitteln die Zapfen das Sehen unter Tageslichtbedingungen. Weil drei verschiedene Zapfenpopulationen vorhanden sind, nämlich solche, die maximal im blauen, grünen und roten Bereich des Spektrums absorbieren, vermitteln Zapfen das Farbensehen. Die hohe Dichte der

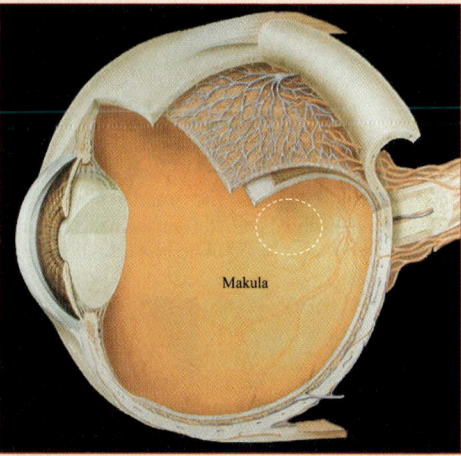

Makula

Abb. 1. Menschliches Auge. In der Netzhautmitte, der Makula, befindet sich die Stelle des schärfsten Sehens mit der höchsten Fotorezeptorendichte

M

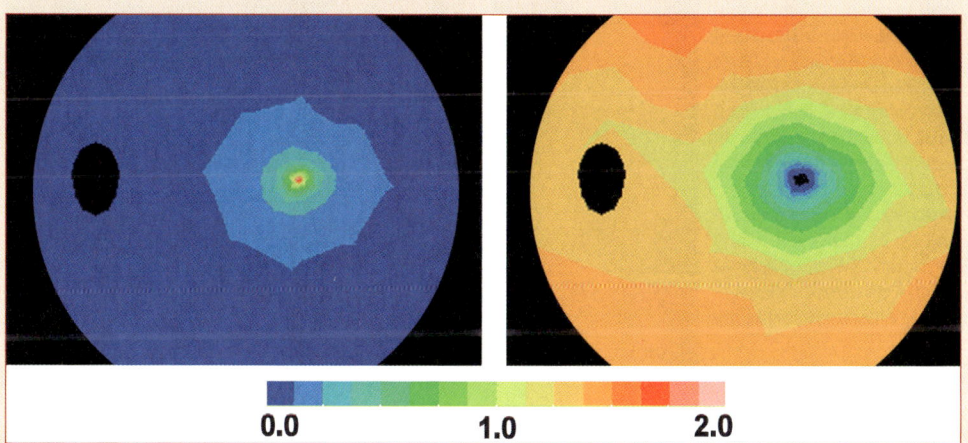

0.0   1.0   2.0

Abb. 2. Farbkodierte zweidimensionale Darstellung der durchschnittlichen Fotorezeptorendichte des menschlichen Auges. Der Referenzbalken bezeichnet 10^5 Zellen/mm^2. Das schwarze Oval entspricht dem Sehnervenkopf. Die Zapfen (links) sind stark konzentriert in der Fovea; deren Dichte fällt mit zunehmender Exzentrizität dramatisch ab. Stäbchen (rechts) sind in der Fovea nicht vorhanden und besitzen die höchste Dichte bei etwa 20–30 Grad Exzentrizität. Aus: G.R. Jackson, C. Owsley & C.A.Curcio (2002) Photoreceptor degeneration and dysfunction in aging and age-related maculopathy. Ageing Res Rev 1:381–396. Mit Genehmigung von Elsevier."

Zapfen im Bereich der Makula zusammen mit einer besonderen Verschaltung der nachgeordneten Neuronen vermitteln das Sehen feiner Details. Es ist evident, dass der Verlust dieses Netzhautzentrums mit einem Verlust der hohen Sehschärfe des menschlichen Auges einhergehen muss.

Von allen Makulaerkrankungen ist die altersabhängige Makuladegeneration [AMD] die mit Abstand häufigste. Eine AMD wird diagnostiziert, wenn eine oder mehrere der folgenden Veränderungen im Bereich der Makula sichtbar sind [s.u.: Klinische Manifestationen]:

- **Weiche Drusen**: gelbliche Ablagerungen ≥ 63 μm zwischen den retinalen Pigmentepithelzellen und der Bruch-Membran [Abb. 3, oben]
- **Hyper- und Hypopigmentierungen** im Bereich des retinalen Pigmentepithels [RPE; Abb. 3, oben]
- **Geografische Atrophie**: relativ scharf abgegrenzte Areale, die eine Atrophie des RPE und der Choriokapillaris zeigen [Abb. 3, unten]
- **Neovaskuläre AMD**: choroidale Neovaskularisation [Abb. 3, Mitte], seröse oder hämorrhagische Abhebungen des RPE und nachfolgende fibrotische Vernarbung der Makula.

Von einer **frühen AMD** wird gesprochen, wenn nur weiche Drusen und/oder Hyper-/Hypopigmentierungen vorliegen, während die geografische Atrophie und die neovaskuläre AMD als **späte AMD** bezeichnet werden. Letztere gehen fast immer mit einem erheblichen Verlust an Sehschärfe einher.

Epidemiologie, Ätiologie und Genetik

Die altersabhängige Makuladegeneration ist die häufigste Ursache für eine Erblindung nach gesetzlicher Definition in Europa, den USA und in anderen vorwiegend kaukasischen Bevölkerungen. Weltweit sind mindestens 25–30 Millionen und allein in Deutschland nach Schätzungen der *AMD Alliance International* ca. 4,5 Millionen Menschen betroffen. Epidemiologische Studien weisen auf den exponentiellen Anstieg von Prävalenz und Inzi-

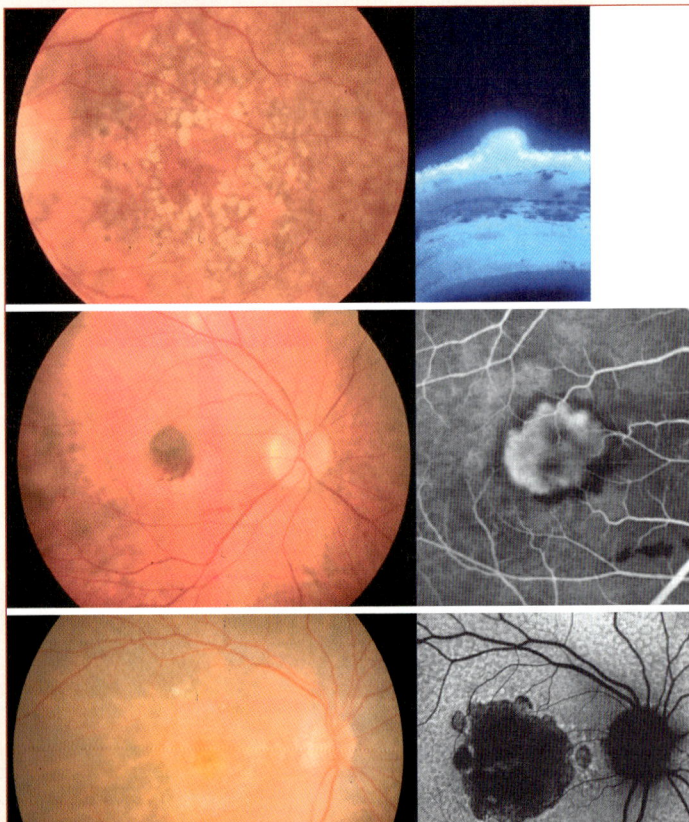

Abb. 3.
Oben: Frühform der AMD mit gelblichen Ablagerungen in der Extrazellulärmatrix unter der Netzhaut – sog. Drusen – und bräunliche fokale Hyperpigmentierungen des retinalen Pigmentepithels [**links**]. Im Schnitt eine einzelne Drusen [**rechts**] zwischen Bruchscher Membran und RPE.
Mitte: Feuchte AMD mit Ödem und Blutungen in der Netzhautmitte [**links**]. Die digitale Fluoreszein-Angiografie [**rechts**] zeigt eine choroidale Neovaskularisation unter der neurosensorischen Netzhaut.
Unten: Trockene Spätform der AMD mit Atrophie des retinalen Pigmentepithels. Fundusaufnahme [**links**] und digitale Fundusautofluoreszenz-Aufnahme mittels konfokaler Scannning-Laser-Ophthalmoskopie; das dunkle Areal entspricht der Atrophie; außerdem erscheinen Netzhautgefäße und Sehnervenkopf dunkel

denz jenseits des 50. Lebensjahres hin, wobei angesichts der demografischen Entwicklung mit einer deutlichen Zunahme der Betroffenen zu rechnen ist [Abb. 4].

Schon seit längerer Zeit geht man davon aus, dass AMD aus einem Zusammenspiel von externen Umwelteinflüssen und genetischen Faktoren entsteht. Neuere Untersuchungen haben gezeigt, dass die Erkrankung zu mehr als zwei Drittel auf genetische Ursachen zurückzuführen ist. In umfangreichen epidemiologischen Untersuchungen hat sich gezeigt, dass die wichtigsten Risikofaktoren für die Entwicklung einer AMD das Alter und eine positive Familienanamnese sind. Mit zunehmendem Alter steigt die Häufigkeit früher und später Stadien der AMD erheblich an [frühe AMD in der Altersgruppe 55–64 Jahre: ca. 2,5 %; in der Altersgruppe über 85 Jahre: ca. 20 %; späte AMD in der Altersgruppe 55–64 Jahre: ca. 0,1 %; in der Altersgruppe über 85 Jahre: ca. 12 %; Abb. 4]. Der einzige [und zudem modifizierbare] Umweltfaktor, der sich konsistent in praktisch allen Studien gezeigt hat, ist das Rauchen. Das relative Risiko für die Entwicklung einer AMD ist für Raucher um den Faktor 3 erhöht.

Kürzlich ist es gelungen, im Komplement-Faktor H [CFH]-Gen ein hoch signifikantes Risikoallel, Y402H, zu identifizieren. Das relative Risiko für die Entwicklung einer AMD wird auf 2,4–4,6 für heterozygote Träger des Risikoallels geschätzt und auf 3,3–7,4 für Homozygote. Dieser Polymorphismus trägt demnach etwa 20–50 % zum AMD-Gesamtrisiko bei.

Klinische Manifestationen

Die **frühe AMD** ist meist nicht symptomatisch. Ophthalmoskopisch sieht man am Augenhintergrund gelbliche Ablagerungen auf Höhe des RPE und der Bruch-Membran [Drusen; Abb. 3, oben] und/oder Pigmentveränderungen in diesem Bereich.

Die **späte AMD** wird in neovaskuläre Formen und die geografische Atrophie des RPE eingeteilt. Die neovas-

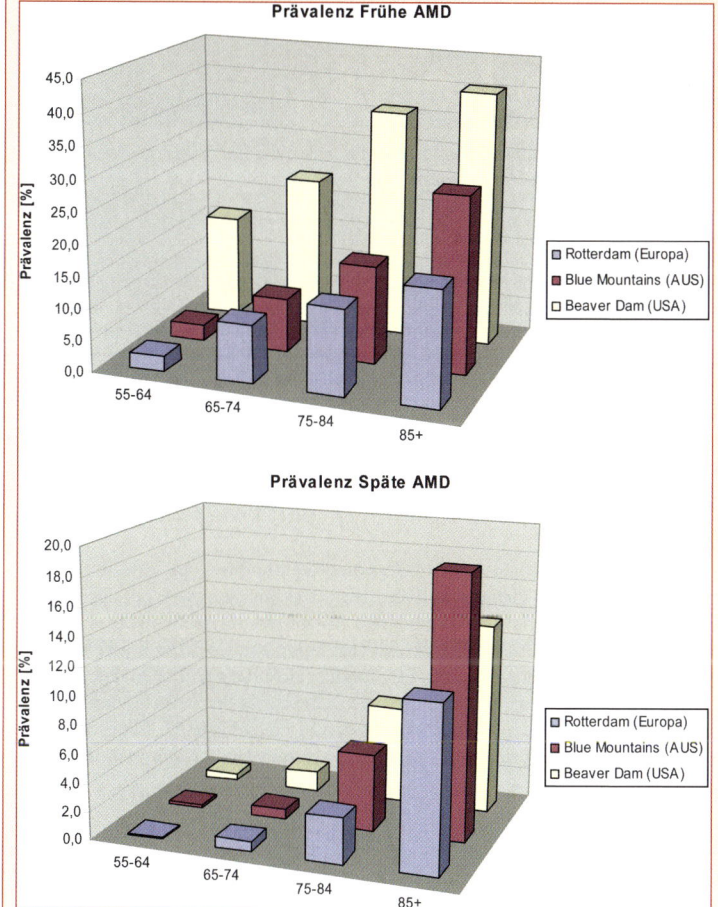

Abb. 4. Prävalenz der frühen [oben] und späten [unten] AMD in Europa, Australien und den USA für die Altersgrupen 55–64 Jahre, 66–74 Jahre, 75–84 Jahre und über 85 Jahre. Die Daten stammen aus der Rotterdam Eye Study, der Blue Mountains Eye Study und der Beaver Dam Eye Study

kulären Formen werden auch als **feuchte AMD** bezeichnet, während die frühen AMD-Formen zusammen mit der geografischen AMD als **trockene Form** bezeichnet wird. Die geografische Atrophie kommt zustande durch einen langsamen Untergang der RPE-Zellen, Aderhautkapillaren und äußeren Schichten der neurosensorischen Netzhaut. Ophthalmoskopisch zeigt sich ein wie ausgestanzt wirkender Defekt, bei dem die Choroidea durchscheint [Abb. 3, unten]. Solche Netzhautstellen zeigen dann keine Lichtempfindlichkeit mehr. Fast immer betrifft die geografische Atrophie im Krankheitsverlauf die Fovea, auch dann, wenn sie erst parafoveal beginnt. Dies wiederum ist die Ursache für hochgradige Sehverluste [Abb. 5].

Die **neovaskuläre Form** der AMD ist durch Gefäßneubildungen aus der Aderhaut [Choroidea] verursacht [**choroidale Neovaskularisation**, CNV]. Ophthalmoskopisch [Abb. 3, Mitte] sieht man subretinale Flüssigkeitsansammlungen, retinale Blutungen, harte Exsudate und im Spätstadium fibrotische und atrophische Umwandlungen. Zu Beginn kann die Sehschärfe nur leicht vermindert sein. Dem Patienten fallen oft Metamorphopsien auf, also das Verzerrtsehen von Objekten. Im weiteren Verlauf führen die fibrotischen und atrophischen Umwandlungen zum Verlust des zentralen Sehens und der Sehschärfe [Abb. 5].

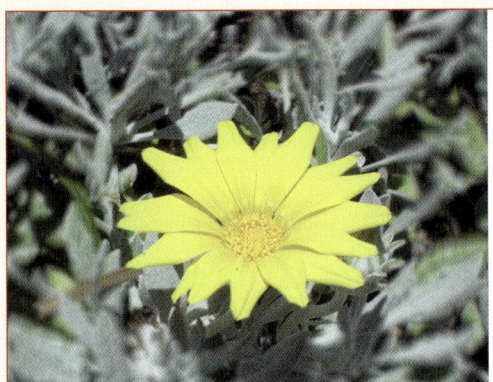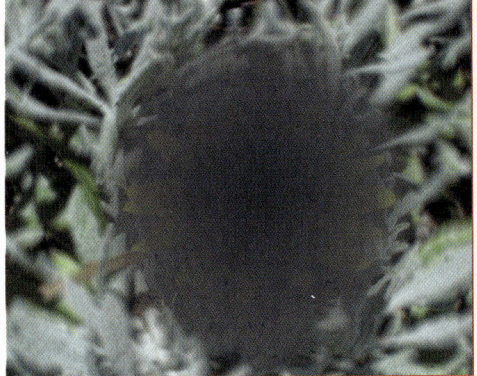

Abb. 5. **Simulation des Seheindrucks eines Patienten mit fortgeschrittener Makuladegeneration [rechts].** In der Gesichtsfeldmitte nimmt man einen grauen, undurchsichtigen Fleck wahr. Außerhalb hiervon erscheinen die Objekte unscharf

Apparative Diagnostik

Die **Fluoreszein-Angiografie** ist neben der Funduskopie der Goldstandard in der Beurteilung der AMD. Sie ist indiziert bei Visusminderung mit Metamorphopsien und/oder klinischen Anhaltspunkten für exsudative Veränderungen in der Makula einschließlich der Differenzialdiagnostik subfovealer chorioidaler Neovaskularisationen [CNV]. Es wird eine Fluoreszeinlösung in eine Armvene injiziert und die Verteilung des Farbstoffs in den Netzhautgefäßen mit einer Funduskamera inkl. Farbfilter fotografiert. Bei der **klassischen CNV** ist in der Frühphase der Untersuchung der neovaskuläre Komplex [Abb. 3, Mitte] zu sehen, der in den Spätaufnahmen eine progressive Leckage des Farbstoffes zeigt. Bei der okkulten Form findet sich nur eine Leckage in der Spätphase ohne Darstellung des pathologischen Gefäßkonvoluts in der Frühphase. Oft sind Mischformen vorhanden, wie z.B. eine **vorwiegend klassische** oder **minimal klassische** Läsion [Anteil der Läsionsfläche in der Frühphase mehr bzw. weniger als 50 % der Gesamtläsionsgröße in der Spätphase]. Solche Einteilungen sind für die Therapieentscheidung bedeutsam [s.u.].

Die **Fundus-Autofluoreszenz** mittels eines konfokalen Laser-Scanning-Ophthalmoskops erlaubt in vivo die indirekte Bildgebung von Lipofuszin im RPE. Gehen die RPE-Zellen, wie beispielsweise bei der geografischen Atrophie, zugrunde, resultiert in der Autofluoreszenzaufnahme ein autofluoreszenzschwaches, nahezu schwarzes Areal [Abb. 3, unten]. Solche atrophischen Netzhautareale sind häufig von Gebieten mit vermehrter Autofluoreszenz umgeben, was auf eine pathologisch vermehrte Lipofuszinspeicherung schließen lässt.

Die **optische Kohärenztomografie** [OCT] liefert ein zweidimensionales Schnittbild der makulären Netzhaut. Mit Hilfe der OCT sind sowohl quantitative als auch qualitative Aussagen bei verschiedenen Manifestationsformen der AMD möglich. Die qualitative Auswertung von OCT-Bildern umfasst unter anderem die Beurteilung des Vorhandenseins intra- oder subretinaler extrazellulärer Flüssigkeitsakkumulationen sowie von Pigmentepithelabhebungen.

Pathogenese

Die AMD affiziert den Komplex aus Fotorezeptoren, dem RPE, der Bruch-Membran und der Choriokapillaris. Mit zunehmendem Alter können vielfältige Veränderungen in diesen anatomischen Schichten beobachtet werden. Es ist aber davon auszugehen, dass das Alter zwar den wichtigsten Risikofaktor darstellt, alleine aber nicht ausreicht für die Induktion der Erkrankung. Die AMD wird als komplexe multifaktorielle Erkrankung angesehen, bei der ein Zusammenspiel aus genetischen und Umweltfaktoren zur Erkrankung führt.

Man muss davon ausgehen, dass verschiedene pathogenetische Signalwege an der Krankheitsentstehung beteiligt sind. Die wichtigsten sind immunologische Prozesse, die Bildung von Lipofuszin im RPE, Fotorezeptordysfunktion und -zelltod und die molekularen Mechanismen der Neoangiogenese.

Differenzialdiagnose

Drusen müssen differenziert werden von anderen weißlichen Läsionen bei anderen Netzhaut- und Makulaerkrankungen wie harten Exsudaten oder *Cotton wool*-Veränderungen [z.B. diabetische Retinopathie] und anderen Flecken im Bereich des RPE [z.B. Stargardt-Makuladystrophie, Fundus albipunctatus]. Pigmentveränderungen der Makula können auch im Rahmen anderer Erkrankungen gesehen werden [z.B. chorioretinale Narben bei Zustand nach Chorioretinitis, Trauma oder Laserkoagulation]. Viele Netzhaut- und Makulaerkrankungen haben die Bildung einer CNV und deren anschließende fibrotische Umwandlung als Endstrecke. Es müssen daher traumatische, inflammatorische, toxische und kongenitale Prozesse ausgeschlossen werden, insbesondere eine Makuladegeneration im Rahmen einer hohen Myopie, angioide Streifen [z.B. bei Pseudoxanthoma elasticum, Morbus Paget], okuläres Histoplasmosesyndrom und Toxoplasmose.

Lasertherapie und photodynamische Therapie

Für die Frühformen der AMD und für die geografische Atrophie gibt es bisher keine Therapieverfahren. Für extrafoveale, rein klassische CNV ist eine thermische Laserkoagulation zu empfehlen. Eine solche Laserkoagulation verödet den neovaskulären Komplex. Allerdings wird die korrespondierende Netzhaut irreversibel geschädigt. Durch die thermische Laserkoagulation kann im Langzeitverlauf [5 Jahre] das Risiko einer weiteren Visusverminderung von unbehandelt 80 % auf behandelt 60 % reduziert werden.

Für subfoveale Läsionen einer vorwiegend klassischen CNV oder einer kleinen okkulten CNV ist die photodynamische Therapie [PDT] eine therapeutische Option. Bei der PDT wird ein Photosensibilisator [Verteporfin*] infundiert, der sich vorwiegend in den Gefäßwucherungen anreichert. Die anschließende Bestrahlung mit einem nicht-thermischen Laser führt zu einem verminderten Wachstum und einer geringeren Leckage der Gefäße.

Pharmakologische Therapie

Für die neovaskuläre AMD konnte gezeigt werden, dass der Wachstumsfaktor **VEGF** [*vascular endothelial growth factor*] eine wichtige pathogenetische Rolle spielt. VEGF bindet im Gegensatz zu vielen pleiotropen Zytokinen selektiv an Rezeptoren auf der Oberfläche von Gefäßendothelzellen und induziert Gefäßneubildung, vermehrte Gefäßpermeabilität und Entzündung. Hierauf basierte das Konzept, VEGF bei Patienten mit neovaskulärer AMD pharmakologisch zu neutralisieren, um so den natürlichen Verlauf der Erkrankung zu beeinflussen.

Pegabtanib* ist ein synthetisiertes Oligonukleotid, das als Aptamer wie ein Antikörper wirkt und hochselektiv eine VEGF-Unterform [VEGF165] bindet. So wird das Andocken an die Rezeptoren der Gefäßendothelzellen und damit die Signalweiterleitung verhindert. Das Präparat wird alle 6 Wochen in den Glaskörper [intravitreal] injiziert. In einer Phase-III-Studie mit über 1000 Patienten konnte gezeigt werden, dass die durch Pegabtanib* induzierte Inaktivierung von VEGF dessen angiogene und vor allem permeabilitätsteigernde Wirkung unterdrücken kann. Nach 12 Monaten trat eine Stabilisierung bei 70 % der Pegabtanib-Gruppe gegenüber 55 % in der Kontrollgruppe auf, wobei eine Dosierung von 0,3 mg ausreichend war. Das Präparat ist seit Dezember 2004 in den USA für die Therapie der AMD zugelassen.

Ranibizumab* als weiteres neues Präparat ist ein humanisiertes, therapeutisches Antikörperfragment, das selektiv alle VEGF-Isoformen neutralisiert. Dieses Präparat wird in vierwöchigen Abständen in den Glaskörper injiziert. Ergebnisse aus Phase-III-Studien zeigten, dass bei den angiografischen Unterformen okkulte oder minimal klassische CNV 95 % der verumbehandelten Patienten eine stabile oder bessere Sehschärfe gegenüber 62 % in der Kontrollgruppe nach einem Jahr aufwiesen. Dabei wurde bei allen angiografischen Subtypen interessanterweise eine signifikante Verbesserung des durchschnittlichen Visus nach 1 Jahr gegenüber der Ausgangssehschärfe beobachtet.

Für Cortisonpräparate wurden experimentell antiangiogene und antihypermeable Effekte in verschiedenen Modellen beschrieben. Dies war die Grundlage für eine Anwendung bei Patienten mit neovaskulärer AMD.

Anecortave* ist ein synthetisches Corticosteroid-Derivat, das so modifiziert wurde, dass die wesentlichen Corticosteroid-Wirkungen am Auge wie Druckerhöhung [Glaukom] oder Linsentrübung [Katarakt] ausbleiben. Anecortave* besitzt angiostatische Eigenschaften, die aus der Inhibition von Plasminogen-Aktivatoren und Matrixmetalloproteinasen resultieren. Ein Vorteil der Substanz besteht in der Möglichkeit, durch eine Applikation unmittelbar neben das Auge [parabulbär] intraokulare Wirkspiegel zu erreichen, ohne dass eine Injektion in das Auge notwendig ist. In einer Phase-III-Studie wurde die Wirksamkeit von Anecortave* bei vorwiegend klassischen subfovealen CNV mit den Ergebnissen nach photodynamischer Therapie verglichen und mit der PDT vergleichbare Therapieeffekte beobachtet.

Triamcinolon* ist ein Cortisonpräparat in kristalliner Suspension. Neben seiner antiinflammatorischen Wirkung zeigten sich in einem Tiermodell mit laserinduzierter CNV antiangiogene Eigenschaften im Auge. Nach einer Injektion in den Glaskörper werden Wirkspiegel über mehrere Monate erreicht. In Fallserien wurden positive funktionelle Effekte bei okkulter CNV beschrieben. Auch bei Abhebungen des RPE gibt es Hinweise auf einen therapeutischen Effekt. Infrage kommt das Präparat darüber hinaus auch für eine Kombinationstherapie zusammen mit der photodynamischen Therapie.

Chirurgische Therapieansätze

Mit der Weiterentwicklung der vitreoretinalen chirurgischen Techniken konnte das Spektrum interventioneller Strategien bei der AMD weiter ergänzt werden. Am Anfang stand die Exzision subfovealer CNV, die nach Vitrektomie* [Entfernung des Glaskörpers] und umschriebener Retinotomie außerhalb der Netzhautmitte mittels geeigneter Instrumente aus dem Subretinalraum entfernt werden können. Dabei wird mit der Neovaskularisationsmembran meist gleichzeitig der korrespondierende einschichtige RPE-Zellrasen entfernt, was zu einem konsekutiven Funktionsverlust in der Netzhautmitte führt. Postoperativ resultiert eine exzentrische Fixation am Rande des RPE-Defekts, sodass eine subjektive Besserung allenfalls durch Reduktion von Metamorphopsien entsteht.

Prinzipiell kommen zur Lösung dieses Problems zwei Ansätze infrage: Entweder wird die noch funktionstüchtige neurosensorische Netzhaut auf ein Areal außerhalb des Defektes verlagert, wo sich noch intakte RPE-Zellen befinden [durch Netzhautdrehung, **Makularotation**], oder der Defekt wird durch **Transplantation** von funktionstüchtigen Pigmentepithelzellen gedeckt. Für beide Verfahrensweisen sind in jüngster Vergangenheit verschiedene Techniken entwickelt worden. Ob mit diesen Verfahren signifikante Therapieeffekte erzielt werden können, wird derzeit in größeren Studien evaluiert.

Die neovaskulären Membranen im Rahmen der AMD können insbesondere unter Marcumarbehandlung mit sehr ausgedehnten Blutungen sowohl in den Subretinalraum als auch in den Glaskörper einhergehen. Bei umschriebenen submakulären Blutungen können diese mittels intravitrealer rt-PA- und Gasinjektion sowie anschließender Kopftieflagerung nach peripher verlagert werden. Bei ausgedehnteren Blutungen müssen zeitnah glaskörper-/netzhautchirurgische Maßnahmen erfolgen, um das Blut zu entfernen.

Visuelle Rehabilitation

Viele AMD-Patienten, die einen Sehschärfeverlust erlitten haben, können die Fähigkeit, gedruckte Medien zu lesen, durch den Gebrauch vergrößernder Sehhilfen wiedergewinnen. Man unterscheidet optisch vergrößernde Sehhilfen für die Ferne [Galilei- und Kepler-Fernrohre], optisch vergrößernde Sehhilfen für die Nähe [Lupen, Lupenbrillen] und elektronisch vergrößernde Sehhilfen für die Nähe [Bildschirmlesegeräte]. Nicht nur die Selbstständigkeit des AMD-Patienten wird dadurch unterstützt oder sogar erst wieder möglich, sondern sie führt auch zu einer deutlichen Steigerung des Selbstwertgefühls. Die Motivation des Patienten ist der entscheidende Parameter in der Anpassung solcher vergrößernder Sehhilfen.

Prävention

In der US-amerikanischen *Age-Related Eye Disease Study* [AREDS] wurden 3.600 Personen im Alter von 55 bis 80 Jahren über einen Zeitraum von durchschnittlich 6,3 Jahren auf einen Effekt hoher Dosen von antioxidativ wirkenden Vitaminen [Tagesdosis: 500 mg Vitamin C, 15 mg β-Karotin, 400 IU Vitamin E] und Zink [Tagesdosis: 80 mg Zink zusammen mit 2 mg Kupfer] auf die Progression der AMD hin untersucht. Die Ergebnisse zeigten eine signifikante Reduktion des Risikos einer Progression von Früh- zu Spätformen der AMD um 25 %. Von der **AREDS-Medikation** profitierten Patienten mit gutem Visus und

- einer großen Druse [Durchmesser > 125 μm]
- multiplen mittelgroßen Drusen [Durchmesser 63–124 μm]
- später AMD in einem Auge.

Der prophylaktische Effekt der AREDS-Medikation war das Resultat einer signifikant verminderten Reduktion der Inzidenz einer CNV, während die Reduktion der Inzidenz einer geografischen Atrophie nicht signifikant war. Ein prophylaktischer Effekt einer anderen Dosierung als der o.g. oder anderer Substanzen [z.B. Lutein und Zeaxanthin] konnte bisher nicht durch große randomisierte Studien belegt werden.

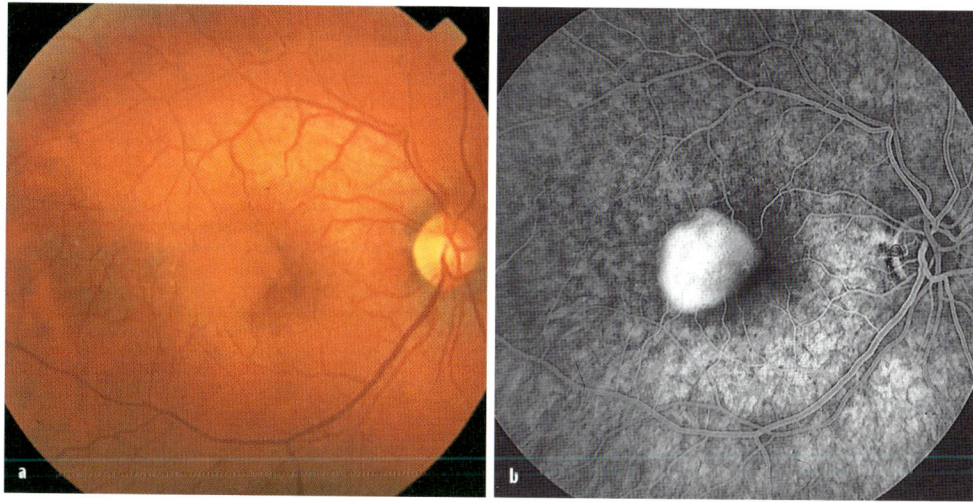

Abb. M17. Altersbezogene Makuladegeneration. a Fundusbild mit deutlicher zentraler Vorwölbung, **b** Füllung der Pigmentepithelblase in der Fluoreszeinangiografie

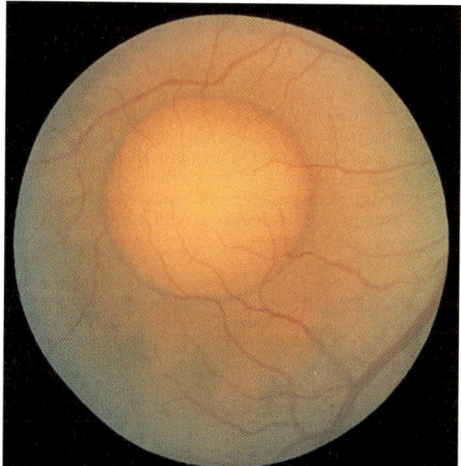

Abb. M18. Vitelliforme Makuladegeneration

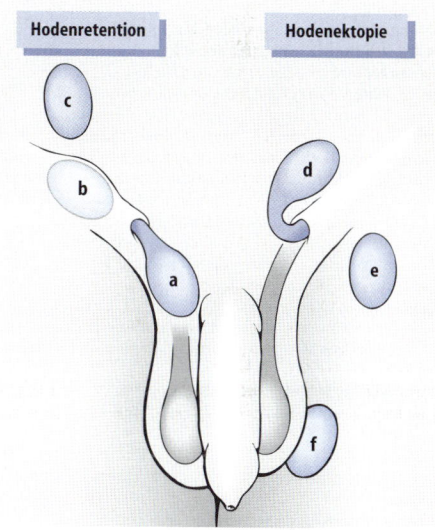

Abb. M19. Maldescensus testis. Hodenretention: **a** präskrotal, **b** inguinal [Leistenhoden], **c** abdominell [Bauchhoden]; **Hodenektopie**: **d** superfaszial-inguinal, **e** und **f** femoral

des Lymphabflusses in Frage

Mal|a|yen|fi|la|rie *f: Syn: Filaria malayi*; *s.u. Filaria*

Mal del Pinto *nt*: → *Pinta*

Mal|des|cen|sus testis *m: Syn: Hodendystopie*; Oberbegriff für ein Fehlen des Hodens im Hodensack [z.B. bei Bauch- oder Leistenhoden]; man unterscheidet zwischen **Hodenretention** [Retentio testis, wird durch einen Arrest der physiologischen Wanderung des Hodens von der Bauchhöhle in den Hodensack bedingt] und **Hodenektopie** [Ektopia testis, der Hoden liegt außerhalb der Wanderroute, d.h. es liegt eine angeborene Verlagerung vor]; **Kryptorchismus** bezeichnet den Befund eines nicht palpablen Hodens unabhängig von der Ursache [z.B. Hodendystopie oder Hodenagenesie]

Hoden, die nicht vor dem Ende des 2. Lebensjahres im Skrotum liegen, verlieren ihre endokrine und exokrine Funktion und haben ein bis zu 22-fach erhöhtes Entartungsrisiko; **Diagnose**: Palpation, Sonografie, evtl. Laparoskopie; **Therapie**: in den ersten 18 Monaten kann eine Hormontherapie [GNRH-Analoga und/oder HCG] versucht werden; bei Versagen operative Behandlung [Funikulolyse und skrotale Or-

chidopexie]; *s.a. Essay Hodentumoren S. 651*

Malgaigne-Beckenringfraktur *f*: Form der Beckenringfraktur mit ein- oder doppelseitiger Fraktur von oberem Schambein- und Sitzbeinast; *s.a. Essay Fraktur, Luxation, Distorsion S. 423*

Mal|li|as|mus *m: Syn: Rotz, Malleus*; auf den Menschen übertragbare, chronische Erkrankung von Pferden und Eseln durch Pseudomonas* mallei; in Mitteleuropa sehr selten

Mali-Syndrom *nt*: → *Akroangiodermatitis*

Mal|le|o|i|do|se *f: Syn: Whitmore-Krankheit, Pseudomalleus, Pseudorotz, Melioidose, Melioidosis, Malleoidose*; durch Pseudomonas* pseudomallei hervorgerufene Infektionskrankheit von Ratten, Schweinen und Katzen, die selten auf den Menschen übertragen wird; tritt v.a. in Asien und Australien auf; beim Menschen kommt es zu granulomatösen oder abszessartigen Läsionen in Haut, Weichteilen, Knochen, Leber, Milz, Lunge und Lymphknoten; kann symptomarm oder asymptomatisch verlaufen, selten aber auch als fulminante Sepsis mit hoher Letalität [90 %]; **Diagnose:** Erregernachweis im Präparat; **Therapie:** Kombination von Ceftazidim* und Cotrimoxazol* für 2 Wochen

Mal|le|o|lus|frak|tur f: → *Knöchelfraktur*

Mal|le|o|to|mie f: operative Durchtrennung des Hammers [Malleus] im Rahmen der Tympanoplastik*

Mal|le|us m, pl **Mal|lei: 1.** Syn: Hammer; mit dem Trommelfell verbundenes Gehörknöchelchen; **2.** → *Maliasmus*

Mallory-Weiss-Syndrom nt: durch Schleimhautlazerationen am Übergang von Speiseröhre und Magen [**Mallory-Weiss-Risse**] verursachte massive Blutung; ist in 30 % mit einer Leberzirrhose und in 60 % mit einer Alkoholkrankheit assoziiert; **Diagnose:** Gastroskopie; **DD:** blutendes Ulcus ventriculi, Ösophagusvarizenblutung, portale hypertensive Gastropathie; **Therapie:** endoskopische Blutstillung; s.a. Essay Gastrointestinale Blutung S. 155

Mal|ta|fie|ber nt: → *Mittelmeerfieber*

MALT-Lymphom nt: vom mucosa-associiierten-lymphatischen Gewebe [engl. tissue] ausgehendes Marginalzonenlymphom im Bereich des Magens; s.u. Essay Non-Hodgkin-Lymphome S. 1133, Essay Neubildungen des Magens S. 947

Mal|tom nt: Syn: Marginalzonenlymphom des Magens; s.u. Essay Non-Hodgkin-Lymphome S. 1133

Ma|lum coxae senile nt: → *Koxarthrose*

Mal|vae arboreae flos m: Syn: Alceae flos; getrocknete Blüten der Stockmalve*

Mal|vae flos m: Blüten der wilden Malve*

Mal|vae folium nt: Laubblätter der wilden Malve*

Mal|ven|tee m: Syn: Hibisci flos; s.u. Hibiskus

Mal|ve, wilde f: Syn: große Käsepappel, Malva sylvestris; Pflanze aus der Familie der Malvengewächse [Malvaceae]; verwendet werden die Blüten [**Malvae flos**] und Blätter [**Malvae folium**]; Anw.: Mucilaginosum, v.a. bei Schleimhautentzündungen im Mund- und Rachenraum sowie Reizhusten; traditionell bei Magen-Darm-Entzündungen und äußerlich bei Exanthemen, Insektenstichen und Hämorrhoiden

Malz|ar|bei|ter|lun|ge f: exogen-allergische Alveolitis durch Aspergillussporen in keimender Gerste; s.a. Essay Lungen- und Atemwegserkrankungen durch Arbeit und Umwelt S. 1265

Mam|mil|len|plas|tik f: Syn: Brustwarzenplastik; plastische Operation der Brustwarze, z.B. nach Mastektomie oder im Rahmen einer Mammaplastik; s.a. Essay Neubildungen der Brustdrüse S. 969

Mam|ma|am|pu|ta|ti|on f: → *Mastektomie*

Mam|ma|aug|men|ta|ti|on f: Syn: Brustvergrößerung; s.u. Mammaplastik

Mam|ma, blutende f: Syn: Mastorrhagie; Blutung aus der Brust(warze); häufig Symptom bei (intraduktalem) Mammakarzinom

Mam|ma|ent|zün|dung f: → *Mastitis*

Mam|ma|kar|zi|nom nt: Syn: Brustdrüsenkrebs, Brustdrüsenkarzinom, Brustkarzinom, Brustkrebs, Carcinoma mammae; häufigster bösartiger Tumor der Frau, der v.a. nach dem 40. Lebensjahr [75 % nach dem 50. Jahr] diagnostiziert wird; ca. 10 % aller Frauen erkranken an Brustkrebs, d.h. in Deutschland gibt es pro Jahr ca. 50.000 Neuerkrankungen; der zunehmenden Inzidenz steht aber in den Industrieländern ein Rückgang der Mortalität gegenüber; die Heilungsrate liegt bei 40–45 %

als **ätiologische Faktoren** werden Alter, genetische Belastung [ca. 5 % sind genetisch bedingt; **BRCA1-assoziierte Mammakarzinome, BRCA2-assoziierte Mammakarzinome**], Hormone [frühe Menarche, späte Menopause, Kinderlosigkeit und hohes Alter bei der ersten Schwangerschaft erhöhen das Risiko], soziokulturelle Faktoren [wesentlich seltener in Asien und bei fettarmer Ernährung] und Strahlenexposition angesehen; **histologisch** kann man zwischen **nicht-invasiven** und **invasiven Mammakarzinomen** unterscheiden; die nicht-invasiven Karzinome oder **In-situ-Karzinome** werden unterteilt in **duktales Carcinoma in situ**

[DCIS] und **lobuläres Carcinoma in situ** [LCIS], wobei der Übergang fließend ist; bei den invasiven Mammakarzinomen handelt es sich in 85 % um Milchgangskarzinome und bei 15 % um lobuläre Karzinome; die häufigste **Lokalisation** ist der obere äußere Quadrant [55 %], gefolgt von Brustwarze und oberem innerem Quadranten [jeweils 15 %], unterem äußerem Quadranten [10 %] und unterem innerem Quadranten [5 %]; nur 1 % aller Mammakarzinome sind primär doppelseitig

die **Metastasierung** erfolgt sowohl lymphogen als auch hämatogen; da es auch Verbindungen zwischen den Lymphgefäßen der beiden Brustdrüsen gibt, kann es zur Metastasierung eines Karzinoms zur anderen Brust kommen; das Mammakarzinom hat eine hohe Tumorverdopplungszeit, d.h., geht man davon aus, dass auch kleine Tumoren bereits Mikrometastasen gesetzt haben, die noch nach Jahren [10 Jahre und länger] als solitäre oder multiple Metastasen auffällig werden können; es gilt weiterhin die Regel, dass Karzinome ohne Fernmetastasen kurabel, Karzinome mit hämatogener Aussaat aber inkurabel sind; die meisten Tumoren werden von den Patientinnen selbst entdeckt [60–70 %], der Rest von Ärzten [15–30 %] oder durch bildgebende Verfahren; die durch Inspektion und Palpation gewonnene Verdachtsdiagnose wird durch bildgebende Verfahren [v.a. Mammografie, Galaktografie, Sonografie, CT] und die Biopsie bestätigt; Tumormarker [CA 15-3, CEA] haben nur eine Bedeutung für die Therapiekontrolle; Grundlage der **Therapie** ist eine chirurgische Entfernung des Tumors, wobei das operative Vorgehen v.a. vom Tumor und dem Operateur abhängen; insgesamt lässt sich aber sagen, dass die meisten Chirurgen heute weniger radikal operieren und großen Wert auf eine brusterhaltende oder rekonstruktive Technik legen; die Frage der postoperativen Chemo-, Hormon- oder Strahlentherapie wird von verschiedenen Autoren verschieden beurteilt; die meisten sehen die postoperative Strahlentherapie heute als einen integralen Bestandteil der Therapie an; genauso wichtig ist aber eine Nachsorge zur Erkennung von Spätfolgen der Behandlung und zur Erkennung von Rezidiven und Spätmetastasen; s.a. Essay Neubildungen der Brustdrüse S. 969

Tab. M3. Mammakarzinom. WHO-Klassifikation der Mammakarzinome

Nicht-invasive Karzinome
Duktales Carcinoma in situ [DCIS]
Lobuläres Carcinoma in situ [LCIS]
Invasive Karzinome
Invasives duktales Karzinom
Invasives duktales Karzinom mit dominanter intraduktaler Komponente
Invasives lobuläres Karzinom
Muzinöses Karzinom
Medulläres Karzinom
Papilläres Karzinom
Tubuläres Karzinom
Adenoid-zystisches Karzinom
Sekretorisches (juveniles) Karzinom
Apokrines Karzinom
Karzinome mit Metaplasie
Andere Typen

Mam|ma|plas|tik f: Syn: Brustdrüsenplastik, Brustplastik; plastische Operation zur Deckung von Defekten, Rekonstruktion nach Mastektomie, Verkleinerung oder Vergrößerung der Brust; Verkleinerung einer zu großen oder stark hängenden Brust ist eine der häufigsten Indikation in der kosmetisch-ästhetischen Chirurgie; bei den heute gängigen Techniken wird die Brustwarze samt ihrer Gefäß- und Nervenversorgung geschont, d.h., die Stillfähigkeit bleibt erhalten **Brustvergrößerungen** [Mammaaugmentation] werden durch

Neubildungen der Brustdrüse

M. Kaufmann

Gutartige Veränderungen der Mamma

Häufigkeit

Fibrozystische und entzündliche Erkrankungen sowie gutartige Mamma-Tumoren sind die häufigsten gutartigen Brustdrüsenveränderungen. Gutartige Brustdrüsenveränderungen finden sich bei 9 von 10 Frauen bei histopathologischen Untersuchungen.

Symptome

Als häufigste Beschwerden werden Schmerzen angegeben, die zyklus- bzw. nicht zyklusabhängig sein können. Eine Galaktorrhoe kann ein- bzw. beidseitig auftreten. Eine puerperale Mastitis bzw. non-puerperale Mastitis bietet alle Zeichen einer Entzündung.

Diagnostik

Neben der Anamnese ist die klinische Untersuchung am wichtigsten. Operative diagnostische Untersuchungsmethoden sind Ultraschall, Mammografie, evtl. MRT.
Bei einer Galaktorrhoe erfolgt eine zytologische Untersuchung des Sekretes. Mithilfe einer Duktografie kann das Milchgangssystem durch Kontrastmittel dargestellt werden. Ein neues Verfahren stellt die Duktoskopie dar.

Einteilung

Fibrozystische Veränderungen

Mikroskopisch werden vier Formen unterschieden:

- **Fibrose**: bindegewebiger Anteil überwiegt, kein erhöhtes Mammakarzinom-Risiko.
- **Adenose**: Vermehrung der Drüsenläppchen, dadurch inhomogener druckdolenter Tastbefund, v.a. in der zweiten Zyklushälfte. **Sonderform**: sklerosierende Adenose [vergrößerte Lobuli mit narbenähnlichem Bindegewebe umgeben]. Leicht erhöhtes Mammakarzinom-Risiko.
- **Zysten**: flüssigkeitsgefüllte Hohlräume, die von Drüsenepithelzellen ausgekleidet sind. Ultrasonografisch sind Zysten am besten darstellbar. Durch Zystenpunktion kann die Flüssigkeit zytologisch untersucht werden. Bei entsprechender Größe können Zysten Schmerzen verursachen. Kein erhöhtes Mammakarzinom-Risiko.
- **Epitheliale Hyperplasie**: proliferative Brusterkrankung mit überschießender Proliferation der lobulären und duktalen Epithelzellen. Histologisch werden Formen ohne Atypien [25 % Häufigkeit] und mit Atypien [4 % Häufigkeit] unterschieden. Eine **atypische duktale Hyperplasie** [ADH] ist mit einem 4–5fach erhöhten Mammakarzinom-Risiko verbunden. Bei Frauen mit nachgewiesener ADH kann durch eine medikamentöse Prophylaxe mit Antiöstrogenen das Brustkrebsrisiko um ca. 70 % verringert werden.
- **Fibroadenom**: bestehend aus Drüsen und bindegewebigem Anteil. Können isoliert oder multipel auftreten. Sind meist gut tastbar. Bei Wachstumstendenz, Symptomen oder Deformation der Brust wird eine operative Entfernung empfohlen.

Duktektasie

Eine Erweiterung der Milchgänge tritt vermehrt nach dem 40. Lebensjahr durch chronisch unspezifische Entzündungen auf. Um den Milchgang kommt es zur Narbenbildung mit Tastbefund. Standardtherapie ist die Exzision.

Fettgewebsnekrose

Vorkommen nach operativem Eingriff, Strahlentherapie oder nach einem Trauma. Aus zerstörten Fettzellen können sich Ölzysten bilden.

Lipom

Ein abgekapselter, weicher Knoten aus reifen Fettgewebszellen, der von einer bindegewebigen Kapsel umgeben sein muss. Klinisch gut tastbar. Es besteht kein erhöhtes Mammakarzinom-Risiko.

M

Intraduktales Papillom

Blumenkohlartige Epithelwucherungen des gangauskleidenden Epithels um einen fibrovaskulären Kern. Befinden sich in großen Milchausführungsgängen in der Nähe der Brustwarze, häufig blutige Sekretion. Nach Duktografie wird eine Milchgangsentfernung durchgeführt.

Phylloides-Tumor

Sehr selten, setzt sich aus Bindegewebe sowie auch aus Drüsenparenchym wie ein Fibroadenom zusammen. Der bindegewebige Anteil überwiegt jedoch hier. Phylloides-Tumoren sind meist gutartig, können aber auch als maligne Phylloides-Tumoren [Cystosarcoma phylloides] vorkommen. Eine komplette operative Entfernung mit großem Sicherheitssaum ist erforderlich. Aufgrund der Größe ist meist eine Mastektomie und bei entsprechender Metastasierung eine Strahlen- und systemische Chemotherapie erforderlich.

Mastitis

- **Mastitis puerperalis**: ist die häufigste Form aller Entzündungen der Mamma. Auftreten: akut, eitrig, abszedierend oder phlegmonös v. a. bei der stillenden Wöchnerin. Häufigster Erreger: Staphylococcus aureus. Prophylaxe [richtiges Stillen] ist wichtig.
- **Mastitis non-puerperalis**: Ätiologie nicht immer erklärbar. Häufigste Erreger: Streptokokken, Staphylokokken und anaerobe Keime.
- **Andere Formen der Mastitis**: Tuberkulose, Wurmbefall, Lues, Aktinomykose, Mykose, Hidradenitis suppurativa [= chron. Entzündung der Montgomery-Drüsen], Fremdkörpergranulom [z.B. Silikon].
- Differenzialdiagnose: Lymphangiosis carcinomatosa.

Mammakarzinom

Syn.: Brustdrüsenkrebs, Brustdrüsenkarzinom, Brustkarzinom, Brustkrebs

Bösartige Erkrankungen der weiblichen Brust gehen am häufigsten von Epithelzellen [Mammakarzinom] oder sehr selten von Mesothelzellen [Sarkom] aus.

Definition

Häufigste bösartige Erkrankung der weiblichen Brust, ausgehend von den Epithelzellen der Milchgänge [**duktales Karzinom**] oder der Drüsenläppchen [**lobuläres Karzinom**].
Histologisch wird zwischen **invasiven** und **nicht-invasiven** [in situ] **Mammakarzinomen** unterschieden.
In-situ-Karzinome werden unterteilt in **ductale Carcinoma in situ** [DCIS] und **lobuläre Carcinoma in situ** [LCIS].

Anatomie der Mamma

Die Brust besteht aus der Brustdrüse und dem sie umgebenden Binde- und Fettgewebe. Ca. 15–20 Drüsengänge münden in der Brustwarze [Abb. 1].
Während der Pubertät und im weiteren Verlauf der Entwicklung einer Frau bis zum Senium verändert die Brust ihre Form und Größe [Abb. 2]. Die männliche Brust bleibt mehr oder minder unverändert.
Der Lymphabfluss geschieht vorwiegend axillär [Level I, II und III] und parasternal [Abb. 3].

Epidemiologie

Häufigste bösartige Erkrankung der Frau, die vor allem ab dem 60. Lebensjahr zunimmt [Tab. 1]. In Deutschland erkrankt derzeit jede 9. Frau an einem Mammakarzinom in ihrem Leben. Insgesamt ist in Deutschland mit ca. 50.000 Neuerkrankungen pro Jahr bei zunehmender Inzidenz zu rechnen. Etwa 19.000 Frauen sterben pro Jahr an dieser Erkrankung. Trotz zunehmender Inzidenz ist aber in den letzten Jahren ein Rückgang der Mortalität zu verzeichnen. Die Heilungsrate liegt heute bei ca. 50 %.
Mammakarzinome beim Mann kommen etwa 100-fach seltener vor, wobei die Therapie der bei Frauen entspricht.

Tab. 1. Altersabhängiges relatives Risiko für ein Mammakarzinom [Daten: USA]

Alter [Jahre]	Relatives Risiko
30	1:2212
40	1:235
50	1:54
60	1:23
70	1:14
80	1:10
Lebenszeitrisiko gesamt	1:8

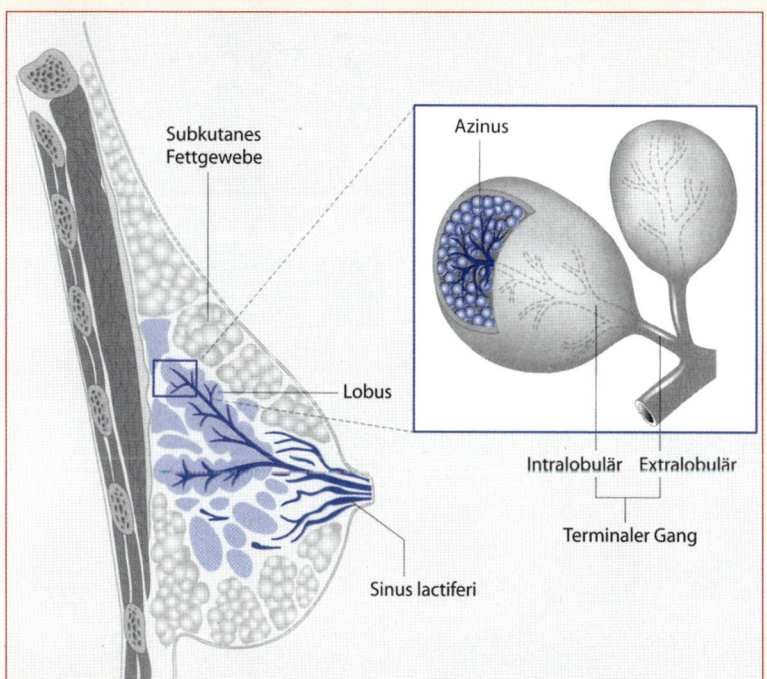

Abb. 1. Struktur und Terminologie der Mamma

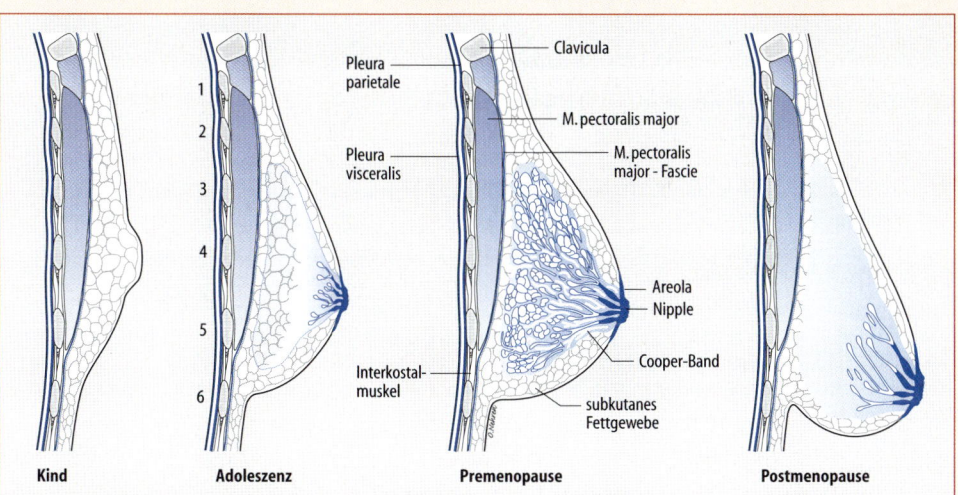

Abb. 2. Entwicklung der Brust in Abhängigkeit vom Alter der Frau

Ätiologie, Risikofaktoren, Risikodeterminanten

Ätiologische Faktoren sind eigentlich bis heute unbekannt. Bei nur ca. 5 % lassen sich genetische Veränderungen [Brustkrebsgen BRCA 1,2] nachweisen.

Es sind allerdings einige **Risikofaktoren** bekannt:

- Alter > 60 Jahre
- Menarche < 12 Jahre
- keine oder späte Gravidität [nach dem 30. Lebensjahr]
- Zustand nach mehreren Mammabiopsien

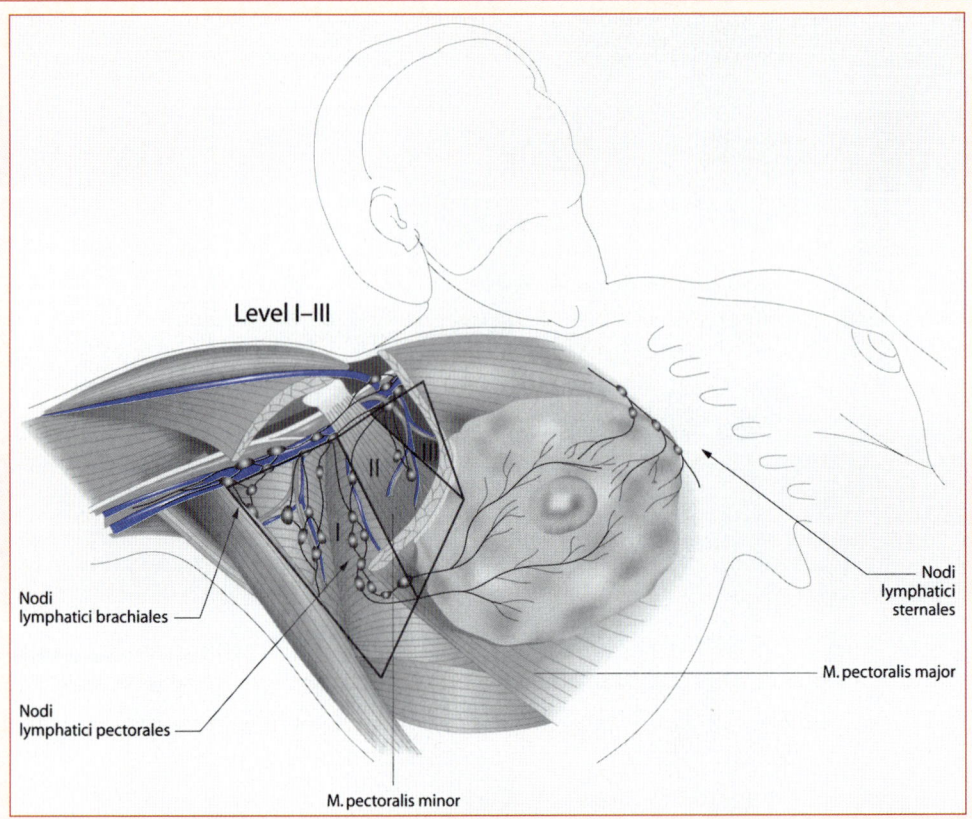

Level I–III

Nodi
lymphatici brachiales

Nodi
lymphatici pectorales

Nodi
lymphatici
sternales

M. pectoralis major

M. pectoralis minor

M

Abb. 3. Lymphabflusswege der Mamma und schematische Darstellung der Level I--III

- Zustand nach atypischer duktaler Hyperplasie [ADH] und atypischer lobulärer Hyperplasie [ALH]
- Zustand nach LCIS
- Zustand nach DCIS
- Familiäres Brustkrebsrisiko.

Zu den **negativen Risikodeterminanten** gehören die Einnahme von Hormonen [vor allem Östrogen-Gestagen-kombinationen] zur Behandlung von Menopausensymptomen, gegrilltes Fleisch, Alkohol, Rauchen [während der Pubertät] und Strahlenexposition der Brust.

Als **positive Risikodeterminanten** gelten: Ernährung, aktive Bewegung, Sport vor allem bei prämenopausalen Frauen und Stillen.

Pathobiologie

Das Mammakarzinom gilt heute als eine sehr heterogene und chronische Erkrankung. Es handelt sich meist um eine Systemerkrankung mit früher hämatogener Metastasierung und lokoregionaler Komponente. Diese Erkenntnis [Fisher-Theorie seit ca. 1970] hat die Ansicht abgelöst, dass es sich beim Mammakarzinom um eine lokale Erkrankung handelt [Halsted-Theorie ca. 1890]. Die heutigen Therapieverfahren beruhen darauf.

Die Metastasierungswege sind sowohl lokoregional [axillär, infra- und supraklavikulär, parasternal und im Bereich der Thoraxwand] sowie distant [Knochen, Lunge, Gehirn, Leber, Ovarien] [Abb. 4].

Histologie und Stadieneinteilung

Ca. 80 % sind duktal invasive Karzinome [NOS-Karzinome = *non otherwise specified*] und ca. 10 % lobular invasive Karzinome. **Sonderformen** sind muzinöse, medulläre, tubuläre und papilläre Karzinome sowie der Morbus Paget der Mamille. Von einem **multifokalem Auftreten** wird gesprochen, wenn mehrere Herde in einem Quadranten zu finden sind, dagegen von einem **multizentrischen Auftreten**, wenn ein oder mehrere Tumoren sich

Tab. 2. Stadieneinteilung auf der Basis der TNM-Klassifikation

Tis	in situ		
T1	≤ 2 cm		
T1mic	≤ 0,1 cm		
T1a	> 0,1 bis 0,5 cm		
T1b	> 0,5 bis 1,0 cm		
T1c	> 1,0 bis 2,0 cm		
T2	> 2 bis 5 cm		
T3	> 5 cm		
T4	Brustwand/Haut		
T4a	Brustwand		
T4b	Hautödem/Ulzeration, Satellitenknötchen in der Haut		
T4c	4a und 4b		
T4d	entzündliches Karzinom		
N1	beweglich axillär	pN1mi	Mikrometastasen 0,2 bis 2 mm
		pN1a	1 bis 3 axilläre
		pN1b	A. mammaria interna, klinisch nicht erkennbar^A
		pN1c	pN1a und pN1b
N2a	fixiert axillär	pN2a	4 bis 9 axilläre
N2b	A. mammaria interna, klinisch erkennbar	pN2b	A. mammaria interna, klinisch nicht erkennbar*/keine axillären
N3a	infraklavikulär	pN3a	≥ 10 axilläre oder infraklavikulär
N3b	axillär und A. mammaria interna, klinisch erkennbar	pN3b	a) axillär und A. mammaria interna, klinisch erkennbara oder b) ≥ 3 axilläre und A. mammaria interna, klinisch nicht erkennbar*
N3c	supraklavikulär	pN3c	supraklavikulär
M0	keine Fernmetastasen		
M1	Fernmetastasen		

* nachgewiesen durch Untersuchung der Wächterlymphknoten [Sentinel-Lymphknoten]

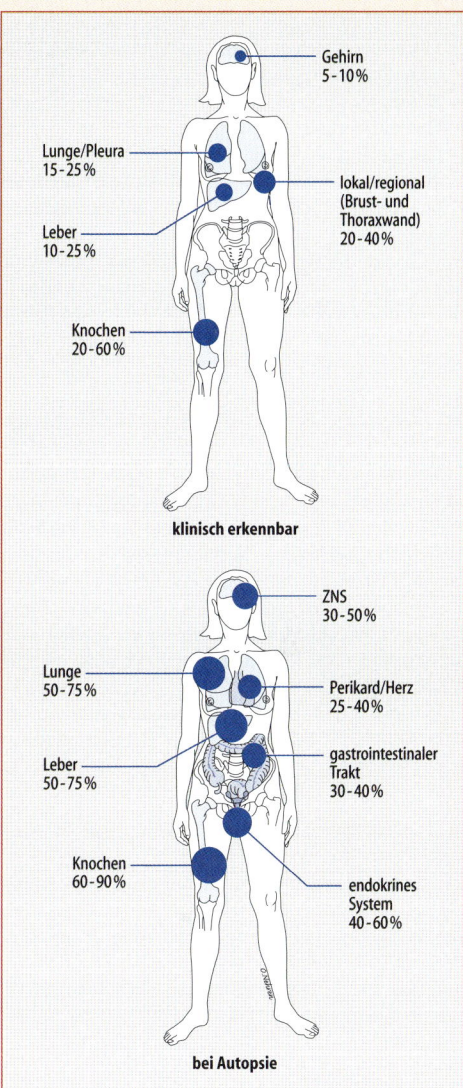

Abb. 4. Lokalisation und Häufigkeit von Fernmetastasen beim Mammakarzinom

in unterschiedlichen Quadranten der Brust befinden. Die häufigste **Lokalisation** ist der obere äußerste Quadrant [45 %], gefolgt von Brustwarze und 1 cm Umgebung [25 %] und oberem inneren Quadranten [15 %], unterem äußeren Quadranten [10 %] und dem unteren inneren Quadranten [5 %]. Weniger als 1 % aller Mammakarzinome sind primär doppelseitig.
Zur **Stadieneinteilung** wird die TNM-Klassifikation herangezogen [T = Primärtumor, N = Regionale Lymphknotenmetastasen, M = Fernmetastasen, Tab. 2].

Anforderungen an den Pathologen

Folgende Faktoren werden heute zur genauen Diagnostik und zur Risikoabschätzung sowie Therapieplanung gefordert:

- Typisierung des Karzinoms
- Größe eines Tumors und Anteil des invasiven und nicht-invasiven Tumors [EIC = *extention of interductal component*], Grading des Tumors, Lymphangiosis carcinomatosa, nach Operation eines Tumors Absetzungsrand im Gesunden – ja/nein [ja: Millimeterangaben] –, Anzahl entnommener und befallener Lymphknoten, immunhistochemischer Nachweis der Hormonrezeptoren [Östrogen- und Progesteronrezeptor] sowie Nachweis des HER-2-neu-Status.

Klinische Zeichen, Diagnostik und Früherkennung

Als **klinische Zeichen** für ein Mammakarzinom können gelten:

- Schwellung der Brust
- Rötung
- Hauteinziehung
- Größenveränderungen
- derbe, wenig verschiebliche Indurationen, die auf Mammakarzinome hindeuten, wenn sie isoliert, umschrieben und nicht glatt konfiguriert sind. Dennoch sind 4 von 5 tastbaren Knoten als gutartig anzusehen.

Von Bedeutung vor allem für das Körper- und Gesundheitsbewusstsein einer Frau ist die Selbstuntersuchung. Heute werden noch ca. 70 % der Knoten von den Frauen selbst getastet. Eine Selbstuntersuchung sollte im Stehen und Liegen, ca. 8 Tage nach der letzten Periodenblutung oder bei Frauen in der Menopause zu Beginn eines Monats erfolgen. Bei der klinischen Untersuchung wird dann die Inspektion und Palpation, einschl. Lymphabflussgebieten vorgenommen.

Von den **bildgebenden Verfahren** ist die Mammografie nach wie vor die wichtigste Untersuchungsmethode, die auch als Screening-Verfahren eingesetzt wird. In Ländern mit Screening-Programmen wird ab dem 40. Lebensjahr einmal im Jahr bei einer Risikokonstellation und ab dem 50.–69. Lebensjahr einmal alle 2 Jahre eine Mammografie durchgeführt. Ein Mammografie-Screening erzielt eine ca. 15–30 %ige Reduktion der Mortalität [bei Frauen < 49 Jahre geringer Effekt]. In Deutschland sind Screening-Programme nur für Frauen über 50 Jahre vorgesehen. Ergänzende Verfahren vor allem für prämenopausale Frauen sind Ultraschalluntersuchungen und eine MRT-Untersuchung bei z.B. einer dichten Brust oder bei einem Brustkrebsgen-Nachweis.

Zur **histologischen Sicherung** wird heute eine Stanzbiopsie [Gewinnung eines Gewebszylinders in Lokalanästhesie] durchgeführt. Dies kann entweder ohne weitere Geräte als Hochgeschwindigkeitsbiopsie oder ultraschallgesteuert als Vakuumbiopsie bzw. unter röntgenologischer Kontrolle als Mammotome-Biopsie durchgeführt werden.

Eine verbesserte **Früherkennung** und die Aufklärung der Frauen haben beispielsweise in den USA dazu geführt, dass Tumoren < 2 cm [T1-Tumoren] im Jahr 2000 schon in 65 % aller Fälle therapiert wurden anstatt in 17 % der Fälle in 1970.

Therapiestrategien beim Mammakarzinom

 Beim neu erkannten operablen Mammakarzinom bleibt die Heilung oberstes Therapieziel.

Bei nachgewiesener Fernmetastasierung ist neben einer Verlängerung des Überlebens die Palliation im Vordergrund zu sehen.

Folgende **lokale Therapiemaßnahmen** stehen zur Verfügung: Operation und Bestrahlung und folgende **systemische Therapien**: Hormon-, Chemotherapie und Immuntherapie mit Antikörpern.

Operative Strategien

Ziel einer Operation ist die maximale lokoregionäre Kontrolle bei gleichzeitiger minimaler Veränderung der Körperform. Daneben ermöglicht die Operation ein genaues Staging und über den Pathologen eine Information am Gewebe zur Bestimmung prognostischer und prädiktiver Faktoren.

In ca. 60–80 % kann heute eine **brusterhaltende Operation** [normalerweise Schnittführung semizirkulär, entsprechend Hautspaltlinien über Tumor und nicht radiär] durchgeführt werden. Voraussetzung hierfür ist:

- der Tumor muss im Gesunden entfernt sein [makroskopisch und mikroskopisch] und
- es muss ein gutes kosmetisches Ergebnis erzielbar sein. Dies bedeutet, dass die Relation Tumorgröße zur Gesamtbrustgröße so sein muss, dass diese Forderungen erfüllt werden. Eine klare Angabe, bis zu welcher Tumorgröße brusterhaltend operiert werden kann, ist deshalb nicht möglich [normalerweise Tumoren bis 3 cm]. Durch den Einsatz einer präoperativen, [neoadjuvanten] primären systemischen Therapie [meist Chemotherapie] kann eine Tumorverkleinerung bis zu einem mikroskopisch völligem Verschwinden des Tumors in ca. 25 % der Fälle möglich sein.

Kontraindikation für eine brusterhaltende Operation sind: Operation im Gesunden nicht möglich, bei multizentrischem Karzinom, ausgedehnte multifokale Herde, diffuse Mikrokalzifikationen, schlechtes kosmetisches Ergebnis, Kontraindikation für Strahlentherapie, inflammatorisches Mammakarzinom, Therapieversagen bei präoperativer [neoadjuvanter] Chemotherapie und Wunsch der Patientin.

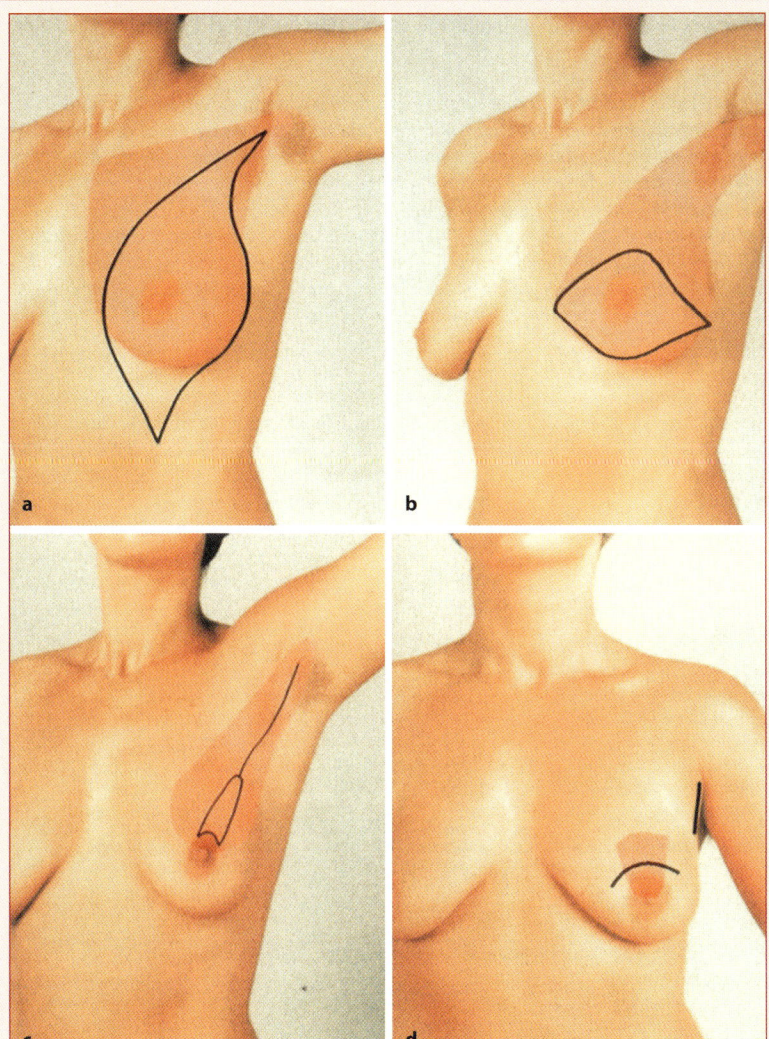

M

Abb. 5. Entwicklung des operativen Vorgehens beim primären Mammakarzinom mit zunehmender Reduktion des Ausmaßes des operativen Eingriffs. **a** Radikale Mastektomie [„Halsted", Entfernung der Brustdrüse und des Musc. pect. major + minor], **b** modifizierte radikale Mastektomie [n. Patey, Entfernung der Brustdrüse und der Musc. pect.-Fascie ± Musc. pect. minor], **c** Quadrantenresektion, **d** Tumorektomie

Für diese Kontraindikationen ist, falls eine Operationsebene gefunden werden kann, die **modifiziert, radikale Mastektomie** das Vorgehen der Wahl. Der größte Eingriff einer brusterhaltenden Operation ist die **Quadrantenresektion**, der kleinste eine **Tumorektomie** [Abb. 5].

Vorgehen axilläre Lymphonodektomie. Bei brusterhaltender Operation wird eine axilläre Lymphonodektomie über einen separaten Schnitt, [Entfernung des axillären Lymphfettgewebes normalerweise im Bereich Level I und II, bei intraoperativ tastbaren Lymphknoten auch Level III] durchgeführt.
Bei einer Mastektomie ist die axilläre Lymphonodektomie über identischen Zugang möglich. Entfernt und histo-pathologisch untersucht werden sollten mindestens 10 Lymphknoten.
Zur Verringerung der Morbidität kann heute eine Sentinel-Lymphknoten-[Wächterlymphknoten-]Entfernung bei einem Primärtumor ≤ 2 cm und klinisch palpatorisch freier Achselhöhle durchgeführt werden. Die Erkennung eines oder mehrerer Wächterlymphknoten geschieht mit Hilfe einer radioaktiven Markierung über eine Szintigrafie und Gamma-Zählsonde sowie über einen blauen Farbstoff, der vor der Operation um den Tumor gespritzt wird. Es ist bekannt, dass eine Metastasierung im Lymphabflusssystem kontinuierlich erfolgt und somit mithilfe des dem Tumor am nächsten gelegenen Lymphknotens eine Aussage gemacht werden kann, ob Lymph-

knoten befallen sind oder nicht. Bei negativem Lymphknoten muss dann keine axilläre Lymphonodektomie mehr erfolgen.

Operativer Defektausgleich – Defektdeckung – Rekonstruktion nach Mastektomie. Zum Ausgleich oder Deckung eines Defektes an der Brust können operativ eine faszio-glanduläre Mobilisierung, ein dermo-glandulärer Rotationslappen sowie glanduläre Lappenbildungen, einschließlich lokaler Dermafettlappen, eingesetzt werden. Bei Makromastie ist eine tumoradaptierte Reduktionsplastik möglich. Größere Defekte sind nur mit Myokutanlappenplastiken als gestielte oder freie Lappen möglich.
Rekonstruktionen nach Mastektomie können heterolog [am besten subpektorale Einlage von Silikon-Prothesen – Vorgehen durch Einlage einer Expander-Prothese vor Einlage einer endgültigen Prothese] oder homolog [Eigengewebe] durchgeführt werden. Dazu dienen normalerweise die myokutane Lappenplastik eines Latissimus-dorsi-Lappens oder eines Tram-Lappens [transversaler rectus abdominus Muskel-Lappen]. Diese Vorgehen sind ein- oder zweiseitig möglich.

Strahlentherapie. Bei brusterhaltender Operation ist die Strahlentherapie immer Bestandteil des Therapiekonzeptes. Eine postoperative Bestrahlung nach Mastektomie, d.h. Bestrahlung der Thoraxwand, sollte erfolgen, wenn mehr als 3 befallene Lymphknoten in der Axilla gefunden wurden, die Primärtumorgröße > 5 cm betrug oder es sich um einen T4 [exulzeriertes Karzinom oder Hautbeteiligung] gehandelt hat.
Eine Bestrahlung im Rahmen der Primärbehandlung erfolgt heute nach Abschluss einer systemischen Therapie oder simultan mit einer Hormontherapie.

Systemische Therapie beim primär operablen Mammakarzinom. Für die Entscheidung, welche postoperative adjuvante systemische Therapie durchgeführt werden soll, werden heute verschiedene Prognose- und prädiktive Faktoren herangezogen [Tab. 3].

Tab. 3. Definition Risikogruppen [St. Gallen-Consensus 2005]

Risikogruppe	Hormonempfindlich	Hormonunempfindlich
low risk	nodal-negativ und ER und/oder PR pos. und pT ≤ 2 cm, und G1 und Alter ≥ 35 und keine Gefäßinvasion und HER-2 neg. [alle Kriterien müssen erfüllt sein]	nicht anwendbar
intermediate risk	nodal-negative ER und/oder PR pos. und mindestens ein Kriterium: pT > 2 cm oder G2–3 oder Alter < 35 Jahre oder Gefäßinvasion oder HER-2 pos. nodal-positiv [1–3] ohne Gefäßinvasion und HER-2 neg.	nicht zutreffend [ER und PR neg.]
high risk	nodal-positiv [≥ 4] oder 1–3 nodal-positiv mit Gefäßinvasion oder HER-2 pos.	alle [ER und PR neg.]

Mammakarzinome lassen sich grundsätzlich in **hormonempfindliche, fraglich hormonempfindliche und hormonunempfindliche Tumoren** einteilen. Für die Wahl der Medikamente ist es wichtig, je nach Risiko-Konstellation, das Alter, den Menopausenstatus sowie den Allgemeinzustand der Patientin zu kennen. Die einzelnen Therapiemöglichkeiten zeigt Tabelle 4. Grundsätzlich kann ein hormonempfindlicher Tumor durch Entfernung oder Blockierung eines hormonproduzierenden Organs [z.B. Ovarien] der Patientin bzw. durch Zugabe eines Hormones [p.o., s.c.] beeinflusst werden.
Eine Unterdrückung der ovariellen Funktion bei prämenopausalen Frauen kann heute mit GnRH-Analoga [z.B. Goserelin*] erfolgen. Das Antiöstrogen Tamoxifen* ist seit vielen Jahren als adjuvante Hormontherapie noch immer eine Standard-Therapie [Therapiedauer 5 Jahre]. Es wirkt bei prä- und postmenopausalen Frauen mit hormonempfindlichen Tumoren [Gabe sequenziell und nicht simultan mit Chemotherapie].

Tab. 4. Risikoadaptierte Therapieempfehlungen [St. Gallen-Consensus 2005]

Risikogruppe	Hormonempfindlich	Unsicher hormonempfindlich	Hormonunempfindlich
geringes Risiko	HT [nichts]	HT [nichts]	–
mittleres Risiko	HT alleine oder CHT → HT	CHT → HT	CHT
hohes Risiko	CHT → HT	CHT → HT	CHT

HT = Hormontherapie, CHT = Chemotherapie

Neue Fortschritte hat bei hormonempfindlichen Tumoren postmenopausaler Frauen der Einsatz von **Aroma-tasehemmern** [Anastrozol*, Letrozol* = nicht-steroidales Medikament und Exemestan* = steroidales Medikament] gebracht. Ihr Einsatz ist entweder direkt postoperativ [up-front], als switch-Verfahren [nach 2 Jahren Tamoxifen-Therapie, dann Einsatz für 3 Jahre Aromatasehemmer] bzw. nach 5 Jahren Tamoxifen für 5 Jahre z.B. Letrozol* [extended Therapie] möglich.

Hormonunempfindliche Tumoren werden immer mit einer Polychemotherapie [z.B. Alkylantien, Antimetabolite, Anthrazykline, derzeit bei nodal-positiven Tumoren auch Taxane*] behandelt.

Bei HER-2-neu-positiven Tumoren [ca. 25 % aller Fälle] hat der gleichzeitige oder sequenzielle adjuvante Einsatz des monoklonalen Antikörpers Trastuzumab* [1-Jahr-Therapie] zur signifikanten Verbesserung des rezidivfreien und Gesamt-Überlebens beitragen.

Präoperative [neoadjuvante] primäre systemische Therapie. Der primäre Einsatz einer systemischen Therapie kann neben einer Verkleinerung eines Tumors und damit einer häufigeren brusterhaltender Operation heute zu gleich guten Ergebnissen [rezidivfreies und Gesamtüberleben] führen wie ihr Einsatz nach einer primären Operation. Es ist bekannt, dass bei Hormonrezeptor-negativen Tumoren deutlich häufiger komplette pathologische Remissionen erzielt werden können.

Metastasiertes Mammakarzinom [Fortgeschrittenes Mammakarzinom]

Die Therapieführung eines metastasierten Mammakarzinoms muss individualisiert und krankheitsadaptiert erfolgen. Für die Wahl einer Systemtherapie ist die adjuvante Vortherapie entscheidend. Neben Kombinationschemotherapien sollte bei asymptomatischen Patientinnen mit geringer Tumorlast und gleichzeitig nicht bestehender aggressiver [meist Lebermetastasen] lebensbedrohlicher Erkrankung eine Hormontherapie die Therapie der ersten Wahl sein.

Monochemotherapien bzw. experimentelle Therapien kommen hier häufig zum Einsatz. Bei nachgewiesener HER-2-neu-Positivität kann zur Systemtherapie Trastuzumab* eingesetzt werden. Neue hoffnungsvolle sog. zielgerichtete Therapien sind Hemmstoffe der Tyrosinkinase oder der Tumor-Gefäßneubildung. Destruierende Knochenmetastasen sind mit Bisphosphonaten* zu behandeln. Bei Knochenschmerzen ist eine lokale Strahlentherapie indiziert. Hirnmetastasen werden bestrahlt. In Ausnahmefällen werden isolierte Metastasen operativ entfernt. Lebermetastasen können in ausgewählten Fällen mittels Lasertherapie [LITT-Verfahren] angegangen werden. Schmerztherapie und psychologische Betreuung müssen vor allem im Finalstadium ganz im Vordergrund stehen.

Prävention

Da Mammakarzinome in westlichen Ländern stetig zunehmen, müssen neben Früherkennungsmaßnahmen auch Präventionsstrategien entwickelt werden. Hier hat sich gezeigt, dass der Einsatz des Antiöstrogens Tamoxifen* zu einer 50 %-igen Reduktion von invasiven und nicht-invasiven Karzinomen bei gesunden Frauen mit Risikokonstellation geführt hat. Neue Möglichkeiten müssen jedoch gefunden werden, um auch Nebenwirkungen von Medikamenten bei gleicher und evtl. besserer Effektivität zu minimalisieren.

Neben der medikamentösen Prävention können auch eine bilaterale Mastektomie [+ Wiederaufbau] bzw. eine Ovarektomie als Maßnahme sinnvoll sein.

Quellenhinweise

Abb. 1, 3, 5: Kaufmann/Costa/Scharl: Die Gynäkologie, Springer Verlag 2003
Abb. 2, 4: O. Nehren, Mannheim

M

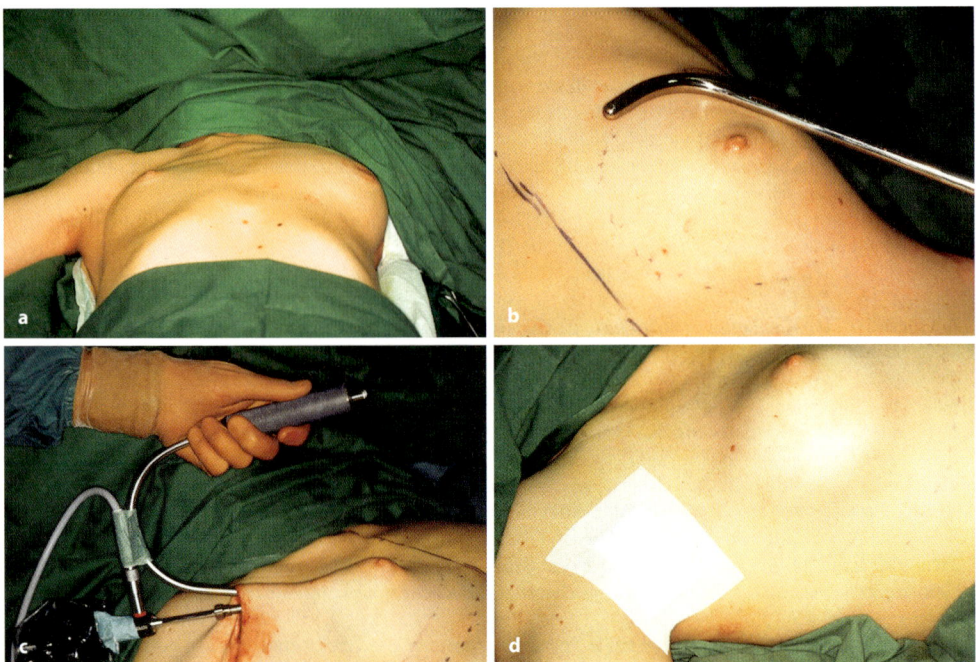

Abb. M20. Mammaplastik. Endoskopische Mammaaugmentation von axillär: **a** präoperativ, **b** Planung von Lage und Größe des Prothesenlagers, **c** Präparation des Prothesenlagers, **d** postoperativer Aspekt

Einsetzen von Implantaten, die mit Silikon, Hydrogel oder Salzlösung gefüllt sind, erreicht; die Platzierung erfolgt heute meist endoskopisch von der Achselhöhle her, und das Implantat wird entweder **epipektoral** [zwischen Brustdrüse und Musculus pectoralis major] oder **subpektoral** [unter dem Musculus pectoralis major] platziert

Mam|ma|so|no|gra|fie, -gra|phie *f: Syn: Ultraschallmammografie, Echomammografie;* Ultraschalluntersuchung der Brust; wichtigstes Ergänzungsverfahren zur Mammografie, bei jungen Frauen und Schwangeren ist sie die Methode der Wahl; neben der konventionellen Grautondarstellung werden u.a. noch Farbtonverfahren [photopic ultrasound imaging], die bei Tageslicht durchgeführt werden können und eine Visussteigerung um das 10-Fache und eine Intensitätswahrneh-

mung um das 100-fache ermöglichen, sowie Doppler-Techniken mit Schallverstärkung und Farb-Doppler verwendet; *s.a. Essay Neubildungen der Brustdrüse S. 969*

Mam|mo|gra|fie, -gra|phie *f:* Röntgendarstellung der Brust (mit oder ohne Kontrastmittel) in drei Ebenen; meist wird mit Weichstrahltechnik [25–35 kV] gearbeitet, womit gut beurteilbare, ausreichend kontrastierte Bilder erhalten werden; **Indikation:** Ausschluss bzw. Nachweis von Mammatumoren; als ergänzende Verfahren werden oft noch Galaktografie, Mammasonografie, MR-Mammografie oder CT durchgeführt; der Einsatz bei Reihenuntersuchungen ist umstritten, trotzdem ist sie die Methode der Wahl zur Erkennung präklinischer und v.a. präinvasiver Mammatumoren, die Mikroverkalkungen aufweisen; bei einer Tumorgröße von < 1 cm

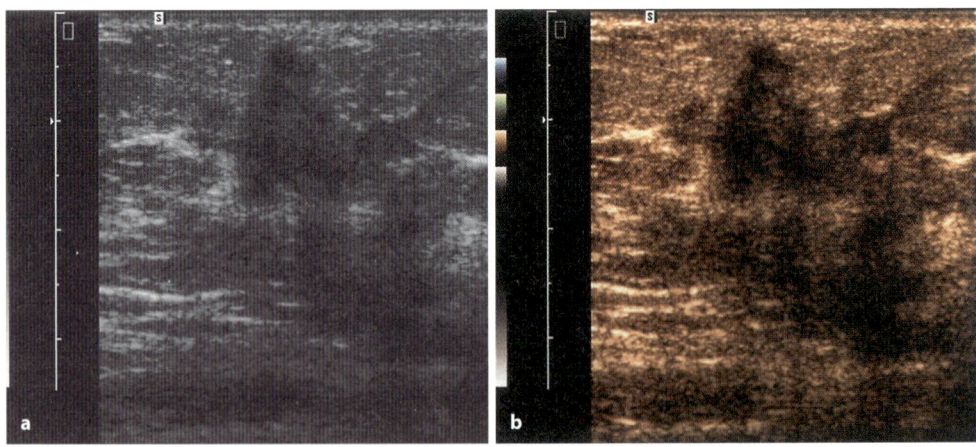

Abb. M21. Mammasonografie. Darstellung im konventionellen Grautonverfahren [**a**] und mit dem Farbtonverfahren [photopic ultrasound imaging, **b**]

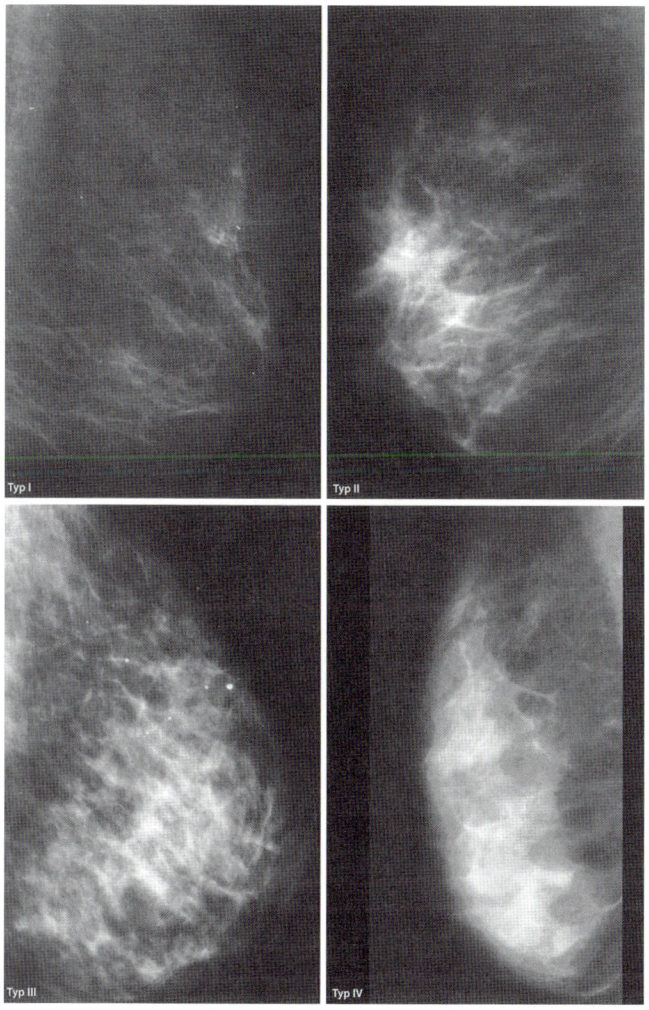

Typ I   Typ II   Typ III   Typ IV

Abb. M22. Mammografie. Parenchymmuster nach der BI-RADS-Klassifikation

liegt die Treffsicherheit bei 70 %; andererseits muss man aber darauf hinweisen, dass unter ungünstigen Bedingungen [dichtes Drüsenparenchym, ungünstige Lage] bis zu 12 % der Tumoren nicht nachgewiesen werden

Herdbefunde können nach der Form [rund, oval, irregulär], der Begrenzung [scharf, unscharf, maskiert, spikuliert] oder der Strahlendichte [transparent, gemischt transparent/dicht, isodens, dicht] klassifiziert werden; für die Klassifizierung der Parenchymdichte wird i.d.R. die vom *American College*

Tab. M4. Mammografie. BI-RADS-Klassifikation der Parenchymstruktur der Mamma

Typ	Parenchymstruktur	Bemerkung
I	Involution	Sensitivität der Mammografie fast 100 %
II	Verstreut fibroglanduläres Muster	–
III	Heterogen dichtes Gewebe	Sensitivität der Mammografie eingeschränkt
iV	Extrem dichtes Gewebe	Herdbefunde häufig maskiert

of Radiology vorgeschlagene **BI-RADS-Klassifikation** [breast imaging reporting and data system] verwendet; *s.a. Essay Neubildungen der Brustdrüse S. 969*

Mancini-Ringdiffusionstest *m*: radiale Immundiffusion, bei der die Fläche des Präzipitatringes zur quantitativen Antigenbestimmung verwendet wird

Man\del\aus\schä\lung *f*: → *Tonsillektomie*

Man\del\ent\fer\nung *f*: → *Tonsillektomie*

Man\del\ent\zün\dung *f*: → *Tonsillitis*

Man\del\kap\pung *f*: *s.u. Tonsillotomie*

Man\di\bu\lek\to\mie *f*: *Syn: Unterkieferentfernung, Unterkieferresektion*; operative (Teil-)Entfernung des Unterkiefers, z.B. bei Tumoren

Man\gel\an\ä\mie *f*: → *alimentäre Anämie*

Ma\nie *f*: krankhafte Veränderung der Stimmungslage mit Erregung, Euphorie, gehobenem Selbstgefühl, Selbstüberschätzung, Antriebsüberschuss, Enthemmung, Bewegungs- und Rededrang usw.; auch Bezeichnung für die manische Phase der affektiven Psychosen; *s.a. Essay Affektive Störungen S. 1495*

Ma\ni\pu\la\ti\ons\the\ra\pie *f*: → *Chirotherapie*

Man\na *nt*: **1.** *Syn: Fraxinus ornus, Fraxinus rotundifolia*; Baum aus der Familie der Ölbaumgewächse [Oleaceae] **2.** der aus Stamm- und Astrinde gewonnene und getrocknete Saft; enthält v.a. Mannitol [bis zu 90 %], Glucose und Fructose; **Anw.:** als Abführmittel bei Obstipation und als Stuhlerweichungsmittel bei z.B. Analfissuren

Man|ni|tol *nt: Syn: Mannit;* von der Mannose abgeleiteter sechswertiger Alkohol; Süßmittel; osmotisches Diuretikum; **Anw.:** zur forcierten Diurese bei Intoxikationen, akutem Hirnödem und akutem Glaukomanfall; Prophylaxe des akuten Nierenversagens bei schweren Traumen, Operationen, Transfusionszwischenfall usw.; **Dosierung:** Prophylaxe des akuten Nierenversagens Erwachsene 50–100 g/d, maximal 200g; Kinder 1–2 g/kg/d, die Harnausscheidung sollte bei 30–50 ml/h liegen; **NW:** Störungen des Wasser- und Elektrolythaushaltes, Hypovolämie, Hyponatriämie, Hyperosmolalität, zentralnervöse Störungen mit Kopfschmerzen, Schwindel, Fieber, Krämpfen bis zum Koma, Verschlechterung einer Herzinsuffizienz durch Volumenexpansion, Tachykardie, Hypertonie, Hypotonie, Lungenödem, Durst, Übelkeit, Erbrechen, Diarrhoe, akutes Nierenversagen, osmotische Nephrose; **Kontraind.:** Herzinsuffizienz, Lungenödem, zerebrale Blutungen, metabolisch bedingte Ödeme mit erhöhter Kapillarpermeabilität, sehr stark eingeschränkte Nierenfunktion

Man|schet|ten|lob|ek|to|mie *f:* → *Bilobektomie*

Manson-Bilharziose *f: Syn: Manson-Krankheit, Schistosomiasis mansoni;* durch Schistosoma* mansoni hervorgerufene Schistosomiasis* mit Leber- und Milzvergrößerung sowie Aszites; *s.u. Essay Tropenkrankheiten – importierte Krankheiten S. 1571, Essay Helminthosen S. 553*

Man|so|nel|la *f:* Filarienart, deren Vertreter [**Mansonella ozzardi**, **Mansonella perstans**, **Mansonella streptocerca**] als Parasiten und Krankheitserreger in Erscheinung treten; **Mansonelliasis** ist eine Filarieninfektion tropischer Gebiete mit Lymphknotenschwellung, Exanthem, Fieber und Gelenkschwellung; **Diagnose:** Parasitennachweis im Blut; **Therapie:** Mansonella streptocerca Diethylcarbamazin* oder Ivermectin*, Mansonella perstans und M. ozzardi Mebendazol* oder Albendazol*; *s.u. Essay Helminthosen S. 553*

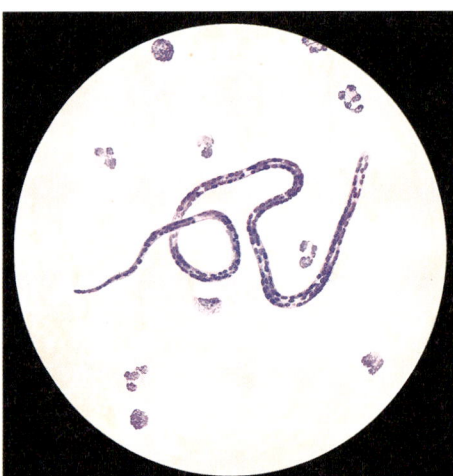

Abb. M23. Mansonella. Mansonella perstans

Man|so|nia *f:* Stechmückengattung, die u.a. das Gelbfiebervirus überträgt; *s.u. Essay Parasitosen S. 1217*

Man|tel|zell|lym|phom *nt. s.u. Essay Non-Hodgkin-Lymphome S. 1133*

Ma|nu|al|the|ra|pie *f:* → *Chirotherapie*

Ma|pro|ti|lin *nt:* trizyklisches Antidepressivum vom Imipramin-Typ; HWZ 43 h; **Anw.:** endogene, somatogene, psychogene, larvierte und klimakterische Depressionen, depressive Phasen der Zyklothymie und Involutionsdepressionen; **Dosierung:** 25–75 mg/d, maximal 150 mg, extrem bis 225 mg/d; **NW:** Mundtrockenheit, Obstipation, Miktionsbeschwerden,

Schlafstörungen, feinschlägiger Tremor, allergische Reaktionen [Exantheme], Müdigkeit, seltener epileptische Krämpfe

Marburg-Fieber *nt: Syn: Marburg-Viruskrankheit;* schweres hämorrhagisches Fieber durch das hoch kontagiöse **Marburg-Virus**, ein dem Ebola-Virus verwandtes Filovirus; trat erstmals 1967 in Marburg und Frankfurt bei Tierpflegern von Grünaffen auf; 1975, 1980 und 1987 wurden Fälle in Süd- und Ostafrika berichtet; **Klinik:** nach einer Inkubationszeit von 5–7 Tagen kommt es zu einem plötzlichen Krankheitsausbruch mit Fieber, Kopfschmerzen, Schüttelfrost, Muskelschmerzen, Exanthem, Erbrechen, Schwindel, Durchfall, Blutungen, Blutdruckabfall und Apathie; **Diagnose:** Nachweis von Serumantikörpern [ELISA, IF]; bisher gibt es keine Therapie; Behandlung der Symptome bessert aber die Prognose; die Letalität liegt bei 15–25 %; *s.a. Essay Virusinfektionen S. 1667*

Marchiafava-Bignami-Krankheit *f:* → *progressive alkoholische Demenz*

Marchiafava-Micheli-Anämie *f: Syn: paroxysmale nächtliche Hämoglobinurie, Schlafhämoglobinurie; s.u. hämolytische Anämie*

Marfan-Syndrom *nt: Syn: Arachnodaktylie-Syndrom, Achard-Marfan-Syndrom;* monogene Erkrankung mit skelettalen, okulären und kardiovaskulären Fehlbildungen; mittels Gendiagnostik kann i.d.R. eine Punktmutation oder Deletion auf 15q gefunden werden [**Fibrillin-Gen**], die autosomal-dominant vererbt wird; **Klinik:** auffällig sind lange schlanke Glieder, die im Vergleich zum Rumpf zu lang sind; lange, schmale Hände [Madonnenhände], Finger [Arachnodaktylie oder Spinnenfingrigkeit] und Füße; Großwuchs; gotischer Gaumen mit Gebissanomalien [Malokklusion, Retrognathie, lange, unregelmäßig stehende Zähne]; Hühner- oder Trichterbrust; Kyphose; Skoliose; Flachrücken; überstreckbare Gelenke; dazu kommen noch Augensymptome [Linsenluxation] und Symptome des Herz-Kreislauf-Systems [Aortendilatation, -dissektion]; die Lebenserwartung ist i.d.R. eingeschränkt

Mar|gi|nal|zo|nen|lym|phom *nt: s.u. Essay Bösartige Neubildungen der Haut S. 993, Essay Non-Hodgkin-Lymphome S. 1133*

Marie-Foix-Zeichen *nt:* langsame passive Beugung von Zehen und Fuß löst bei Pyramidenbahnschädigung einen Massebeugungsreflex [**Marie-Foix-Reflex**] aus

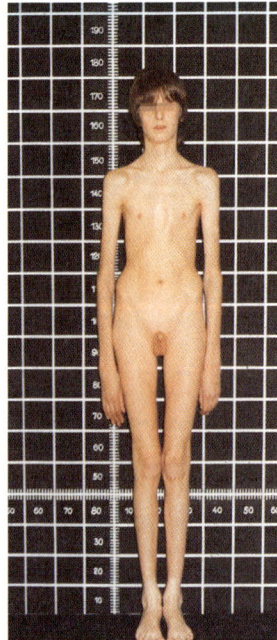

Abb. M24. Marfan-Syndrom. 12-jähriger Junge mit typischem Habitus

Tab. M5. Marfan-Syndrom. Diagnostische Kriterien

	Hauptkriterien	Nebenkriterien
Skelettsystem	Hühnerbrust operationspflichtige Trichterbrust Verhältnis von oberem zu unterem Segment vermindert oder von Armspanne zu Größe erhöht Positives Daumen- und Handgelenkzeichen Skoliose >20° oder Spondylolisthesis Ellenbogenstreckung <170° Pes planus mit medialer Dislokation des inneren Malleolus Lumbosakrale Ektasie (CT oder MRI) Protrusio acetabuli (radiologisch)	Milde Trichterbrust Überstreckbare Gelenke Hoher, gotischer Gaumen mit Zahnfehlstellungen Gesichtsausdruck (Dolichozephalie, Wangenknochenhypoplasie, Enophthalmus, Retrognathie, antimongoloide Lidachse) nichtfamiliärer Großwuchs
Augen	Linsenluxation oder -subluxation	Abnorm flache Cornea oder Megalocornea Verlängerung der Bulbusachse (Ultraschall) Hypoplasie von Iris oder Ziliarmuskel
Kardiovaskuläres System	Dilatation von Aorta ascendens und Sinus valsavae, mit oder Aorteninsuffizienz Dissektion der Aorta ascendens	Mitralklappenprolaps mit/ohne Insuffizienz Dilatation der Arteria pulmonalis vor dem 40. Lebensjahr ohne Pulmonalstenose oder pulmonale Hypertonie Verkalkung des Anulus mitralis vor dem 40. Lebensjahr Dilatation/Dissektion der Aorta descendens vor dem 50. Lebensjahr
Lungen	(keine)	Spontaner Pneumothorax Apikale Emphysemblasen
Haut/Integument	(keine)	Rezidivierende Leisten- oder Inzisionshernien Striae distensae, nicht verursacht durch starke Gewichtsschwankungen oder Schwangerschaft
Familiarität	Verwandter 1. Grades erfüllt unabhängig von Indexperson die diagnostischen Kriterien FBN1-Mutation, die für MFS ursächlich bekannt ist	(keine)

M

Ma|ri|en|dis|tel f: Syn: Silberdistel, Silybum marianum, Carduus marianus; Pflanze aus der Familie der Korbblütler [Asteraceae]; verwendet werden die **Mariendistelfrüchte** [Cardui mariae fructus], die Silymarin enthalten, und das während der Blütezeit gesammelte **Mariendistelkraut** [Cardui mariae herba]; **Anw.:** traditionell als Leber- und Gallentherapeutikum; als Tee bei funktionellen Störungen von Leber und Galle, bei Gelbsucht, Gallenkoliken, Milzleiden und Seitenstechen
Marie-Strümpell-Krankheit f: → Spondylitis ankylosans
Ma|ri|hu|a|na nt: getrocknete Pflanzenteile des indischen Hanfs; werden v.a. in den USA als Rauschgift verwendet; man schätzt, dass weltweit 200 Millionen Menschen regelmäßig Marihuana rauchen; in den letzten Jahren gibt es in einigen Ländern Bemühungen Marihuana für medizinische Zwecke zu legalisieren, weil es bei chronischen Schmerzzuständen [v.a. bei multipler Sklerose] eine ausgezeichnete analgetische Wirkung haben soll
Mark|ex|zi|si|on f: Syn: Medullektomie; operative Entfernung des Organmarks
Mark|na|ge|lung f: von Küntscher [1940] eingeführte Stabilisierung einer Fraktur langer Röhrenknochen [Femur, Tibia, Humerus] durch einen Knochennagel zur weitgehenden Wiederherstellung von Länge, Achse und Rotation; eine exakte anatomische Reposition der Fragmente ist weder möglich noch geplant; die früher häufige **offene Marknagelung** wird heute nur noch selten durchgeführt; bei der **gedeckten Marknagelung** wird die Frakturzone nicht eröffnet, sondern der Nagel wird frakturfern [z.B. im Trochanter] eingebracht und die Reposition erfolgt geschlossen [meist im Extensionstisch]; die Verwendung von **Verriegelungsnägeln**, die distal und proximal der Fraktur mit Schrauben fixiert werden, gibt der Nagelung eine hohe Rotationsstabilität [**verriegelte Marknagelung**]; früher wurde der Markraum aufgebohrt [**gebohrte Marknagelung**], damit sich der Nagel im Markraum verklemmen kann, heute verwendet man dagegen dünnwandige Nägel, die sich der Form des Markraums anpassen [**ungebohrte Marknagelung**]; s.u. Essay Fraktur, Luxation, Distorsion S. 423, s.a. Abb. M25
Mark|na|gel|lungs|os|te|o|syn|the|se f: → Marknagelung
Mark|schei|den|poly|neu|ro|pa|thie f: s.u. Polyneuropathie
Maroteaux-Lamy-Syndrom nt: → Mukopolysaccharidose VI
Mar|ru|bi|i herba f: Syn: Andornkraut; getrocknete Blätter und obere Pflanzenteile von Andorn*
Mar|ru|bi|um vulgare nt: → Andorn
Marsch|frak|tur f: Syn: Deutschländer-Fraktur; Spontanfraktur von Mittelfußknochen durch Überbelastung [Ermüdungsfraktur]; s.a. Essay Fraktur, Luxation, Distorsion S. 423, s.a. Abb. M26
Marshall-Marchetti-Krantz-Operation f: Syn: Kolposuspension nach Marshall-Marchetti-Krantz; v.a. bei Stressinkontinenz durchgeführte Operation, bei der die abgesenkte Blase in die normale anatomische Lage gebracht und das paravaginale Gewebe am Periost der Beckensymphyse befestigt wird
Martorell-Krankheit f: Syn: Takayasu-Syndrom, Arteriitis brachiocephalica; Entzündung des Truncus brachiocephalicus am Abgang aus der Aorta; die Erkrankung betrifft v.a. Frauen unter 40 Jahren und führt zu Fieber, Gewichtsverlust, Nachtschweiß, Gelenkschmerzen, Müdigkeit und Stenosierung von Aortenästen, was zu der Bezeichnung **Pulslos-Krankheit** geführt hat; am häufigsten betroffen sind Arteria subclavia [90 %], Arteria carotis communis [45 %], Arteria vertebralis [25 %]; **Therapie:** Corticosteroide, Cyclophosphamid*, Antikoagulanzien, u.U. chirurgische Intervention [Endarteriektomie]
Ma|schen|trans|plan|tat nt: → Mesh-graft
Ma|schi|nen|ge|räusch, kontinuierliches nt: s.u. Ductus arteriosus apertus
Ma|sern pl: Syn: Morbilli; stark kontagiöse Infektionskrankheit mit typischem Masernexanthem; hinterlässt nach Abheilung eine lebenslange Immunität; weltweit erkranken ca. 30 Mil-

lionen Menschen pro Jahr, von denen 900.000 versterben; während die Masern in Nord- und Südamerika, England, Schweden und Finnland praktisch vollständig eliminiert sind, gibt es in Deutschland weiterhin zwischen 30.000 und 100.000 Erkrankungen pro Jahr

das **Masernvirus** [Morbillivirus] ist ein weltweit verbreitetes Paramyxovirus, das leicht übertragbar ist; es wird durch Tröpfcheninfektion übertragen und von den Infizierten 3–5 Tage vor Ausbruch des Exanthems bis 4 Tage nach dem Ausbruch ausgeschieden; die **Inkubationszeit** beträgt 8–12 Tage; während der Inkubationszeit kommt es zwischen dem 2. bis 4. Tag zu einer primären Virämie mit Absiedlung der Viren von der Eintrittspforte [Konjunktiva, Nasen-Rachen-Raum] in lymphatische Organe [Tonsillen, Thymus, Milz, Knochenmark, Lymphknoten, Peyer-Plaques]; ungefähr am 7. Tag nach der Infektion kommt es zu einer sekundären Virämie mit Aussaat in Haut, Schleimhäute und kleinere Gefäße; das **Prodromalstadium** beginnt mit hohem Fieber, katarrhalischen Symptomen [Schnupfen, bellender Husten, Heiserkeit], Lichtscheu wegen der Konjunktivitis und milder Keratitis; an der Wangenschleimhaut finden sich weiße, kalkspritzerartige Stippchen [**Koplik-Flecken**] und am Gaumen entwickelt sich ein fleckiges, dunkelrotes Enanthem

nach einen vorübergehenden leichten Fieberabfall kommt es am Anfang des **Exanthemstadiums** erneut zu hohem Fieber und zur Ausbildung des typischen **Masernexanthems** [durch eine Schädigung der Kapillarwand verursachtes fleckiges Exanthem, das etwa am 4. Tag hinter den Ohren beginnt und sich dann langsam über das Gesicht, den Stamm und die Extremitäten ausbreitet]; ab dem 3.

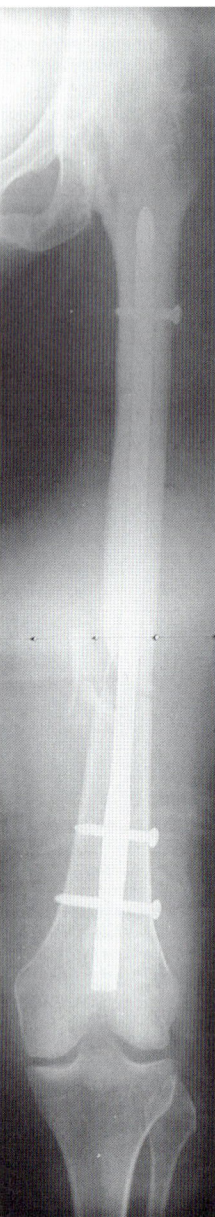

Abb. M25. Marknagelung. Retrograde ungebohrte Marknagelung mit Verriegelung

Tag nach dem Exanthemausbruch kommt es bei unkompliziertem Verlauf zu rascher Entfieberung und Abblassen des Exanthems; **Komplikationen**: die Masern gehen immer mit einer vorübergehenden Immunschwäche von 4–6 Wochen Dauer einher; Hauttests vom verzögerten Typ [Tuberkulintest*] werden vorübergehend negativ und es kann deshalb zu bakteriellen Zweiterkrankungen wie Bronchopneumonie, Diarrhoe, Larngotracheobronchitis, **Masernotitis** [oft durch das allgemeine Krankheitsbild maskierte Otitis media, die zu Sekundärinfektion und Entwicklung ei-

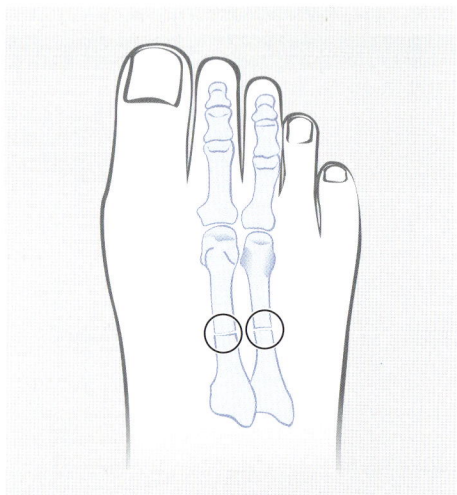

Abb. M26. Marschfraktur. Typischer Sitz von Marschfrakturen

ner eitrigen Mastoiditis neigt; eine **Masernschwerhörigkeit** wird seltener beobachtet] und Aktivierung chronischer Krankheitsprozesse kommen; am gefürchtetsten sind aber die **Masernenzephalitis** [schwer verlaufend, i.d.R. Defektheilung; bis zu 40 % Letalität] und die seltene **subakute sklerosierende Panenzephalitis***; **Diagnose**: klinisches Bild, Antikörperserologie; **Therapie**: symptomatische Behandlung; Antibiotika bei Sekundärinfektion; in den Entwicklungsländern hat die Gabe von Vitamin A die Letalität er-

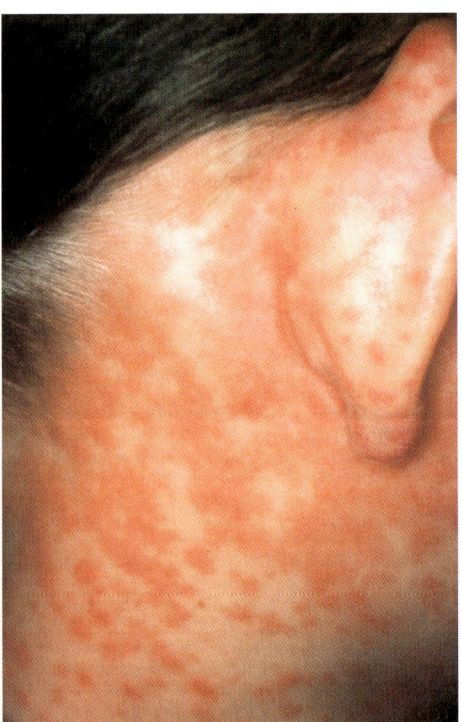

Abb. M27. Masern

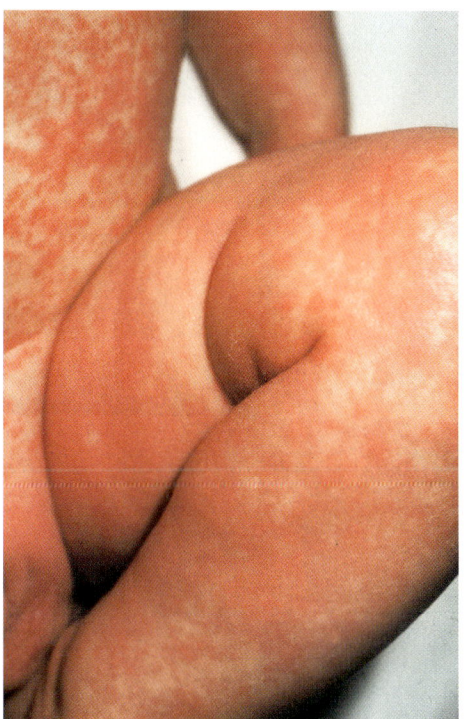

Abb. M28. **Masern**

heblich gesenkt; *s.a. Masernimpfung*

atypische Masern: treten bei jungen Erwachsenen auf, die als Kinder mit Masern-Totvakzine immunisiert wurden und jetzt noch eine Teilimmunität besitzen; typisch sind hohes Fieber, ein distal an den Extremitäten beginnendes Exanthem, das sich zentripetal ausbreitet, und hartnäckige, pneumonische Infiltrate

mitigierte Masern: *Syn: abortive Masern*; mild verlaufende Masern bei Säuglingen, die noch mütterliche Antikörper

gegen Masern besitzen oder bei passiv immunisierten Patienten

weiße Masern: bei Patienten mit angeborenen oder erworbenen T-Zelldefekten [z.B. DiGeorge-Syndrom] fehlt das Exanthem z.T. vollständig; meist kommt es zur Entwicklung einer tödlichen Riesenzellpneumonie

Ma|sern|imp|fung *f*: wird heute fast immer als Masern, Mumps und Röteln-Kombinationsimpfung [MMR] durchgeführt; die 1. Impfung erfolgt nach dem 12. Monat, die 2. im 6. Lebensjahr; wegen der niedrigen Impfrate von nur ca. 80 % treten in Deutschland pro Jahr immer noch bis zu 100.000 Erkrankungen auf, während es in Nord- und Südamerika, England und Schweden praktisch keine Masernerkrankungen mehr gibt

Mas|ken|be|at|mung *f*: *s.u. Essay Verfahren zur Sicherung der Atemwege S. 759*

Mason-Operation *f*: *Syn: parasakrale transsphinktäre Rektumresektion*; *s.u. Rektumresektion*

Mas|sa|ge *f*: Massagetechniken als passive Behandlungsmethoden haben nur eine begrenzte Indikationsbreite; sie regen die Durchblutung an und lockern die Muskulatur, weshalb sie v.a. bei Muskelverspannungen, -zerrungen und umschriebener Muskelharte angewendet werden; Streichungen, Knetungen, Vibrationen, Reibungen, Klopfungen, Periostmassage, Reflexzonemassage, Bindegewebsmassage, Unterwassermassage usw. führen alle reflektorisch zu einer vermehrten Durchblutung von Haut, Subkutis, Muskulatur und tiefer gelegenen Eingeweiden und damit zur einer Verbesserung des Stoffwechsels und einem Abbau von Stoffwechselschlacken und Flüssigkeitsansammlungen

Maß|a|na|ly|se *f*: → *Titrimetrie*

Masshoff-Lymphadenitis *f*: *Syn: Lymphadenitis mesenterialis acuta*; *s.u. Lymphadenitis mesenterialis*

Mas|tal|de|ni|tis *f, pl* **-ti|den**: → *Mastitis*

Mast|darm|bruch *m*: → *Rektozele*

Mast|darm|ent|zün|dung *f*: → *Proktitis*

Mast|darm|plas|tik *f*: *Syn: Rektumplastik, Proktoplastik*; plastische Operation am Rektum, z.B. bei Tumor oder Rektumprolaps

Mast|darm|pro|laps *m*: → *Rektumprolaps*

Mast|darm|spie|ge|lung *f*: → *Proktoskopie*

Mas|tek|to|mie *f*: *Syn: Brustentfernung, Brustdrüsenentfernung, Mammaamputation, Ablatio mammae*; operative Entfernung der Brustdrüse und angrenzender Gewebe; auch wenn brusterhaltende Techniken [z.B. Lumpektomie] heute wesentlich häufiger durchgeführt werden, ist die Mastektomie

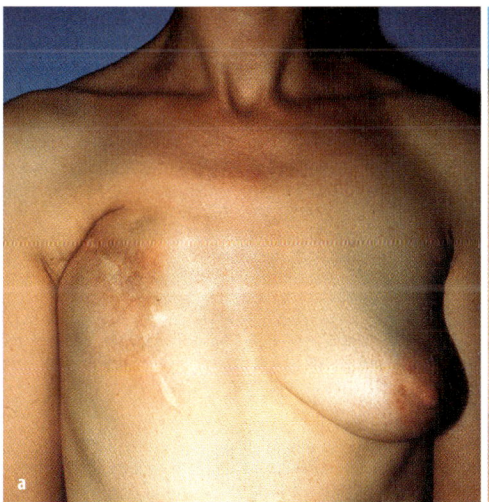
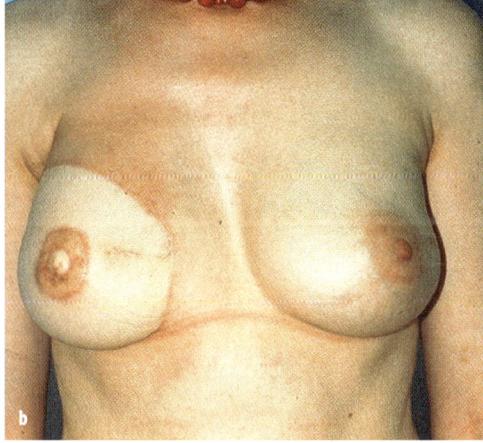

Abb. M29. **Mastektomie.** TRAM-Lappenplastik nach Mastektomie

weiterhin bei ausgedehnten Tumoren und Lymphknotenbefall angebracht; früher wurde die Rekonstruktion der amputierten Brust 1–2 Jahre nach der Amputation durchgeführt, heute erfolgt die Rekonstruktion oft schon während der Mastektomie [**Sofortrekonstruktion**]; die Rekonstruktion kann durch **subkutane** oder **subpektorale Implantate**, freie Transplantate [z.B. Gluteuslappen] oder **TRAM-Plastik** [transverse abdominal muscle] erfolgen; *s.a. Essay Neubildungen der Brustdrüse S. 969*

einfache Mastektomie: *Syn: Ablatio mammae simplex*; kaum noch durchgeführte Methode, bei der die Brustdrüse zusammen mit der Brustwarze entfernt wird; die Achsellymphknoten werden nicht ausgeräumt; nimmt eine Mittelstellung zwischen modifiziert radikaler Mastektomie und brusterhaltenden Techniken ein

eingeschränkt radikale Mastektomie: *Syn: Mastektomie nach Patey*; Mastektomie mit Entfernung des Musculus pectoralis major und Ausräumung der interpektoralen, intraklavikulären und axillären Lymphknoten

modifiziert radikale Mastektomie: häufig durchgeführtes Verfahren, das den Musculus pectoralis major erhält

Mastektomie nach Pattey: → *eingeschränkt radikale Mastektomie*

radikale Mastektomie: *Syn: Halsted-Operation*; klassische Brustentfernung mit Entfernung von Musculus pectoralis major und minor und Ausräumung der Achsellymphknoten; wird heute nur noch selten durchgeführt

subkutane Mastektomie: bruster-

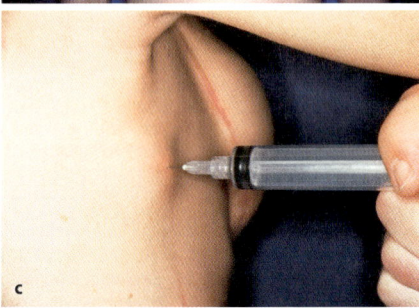
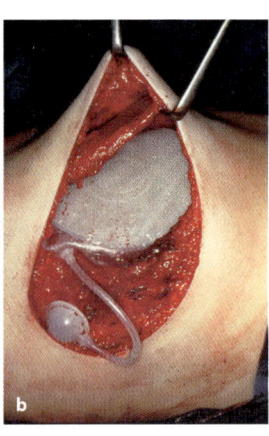
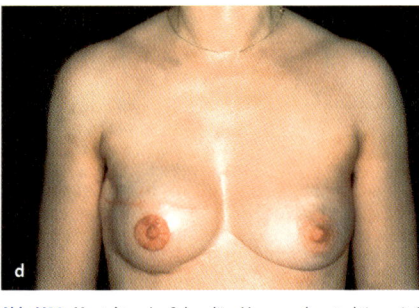

Abb. M30. Mastektomie. Sekundäre Mammarekonstruktion mit Gewebeexpander: **a** präoperativ nach Ablatio der rechten Brust, **b** subpektorale Implantation des Expanders mit Auffüllventil, **c** wöchentliche Injektion zur Expansion des Gewebes, **d** nach Mammarekonstruktion mit Neubildung der Inframammarfalte und Mamillenrekonstruktion durch autologe Transplantate aus Oberlidhaut und kontralateraler Papille

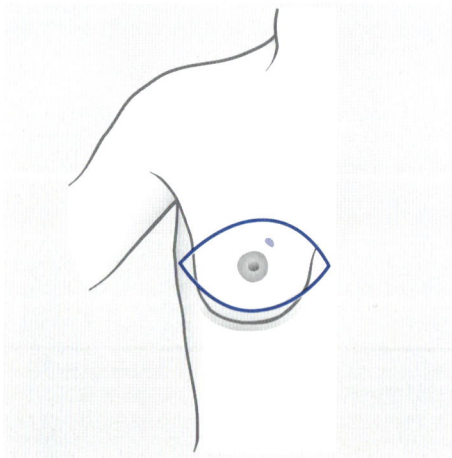

Abb. M31. Modifiziert radikale Mastektomie. Schema der Schnittführung

haltende Technik, die evtl. beidseitig bei gutartigen Tumoren oder nicht-invasiven Karzinomen durchgeführt wird; der Brustdrüsenkörper und die Achsellymphknoten werden entfernt, die Haut und v.a. die Brustwarze bleiben aber erhalten; ein postoperative Bestrahlung oder Chemotherapie ist Standard

Masters-Allen-Syndrom *nt: Syn: Allen-Masters-Syndrom*; Schädigung des Beckenbindegewebes, v.a. der Mutterbänder während der Schwangerschaft und Geburt führt zu orthostatischen Schmerzen in Unterbauch und Becken, Menstruationsstörungen [Dysmenorrhoe, Metrorrhagie] sowie Schmerzen beim Geschlechtsverkehr; **klinisch** findet man eine Retroversio uteri, einen Mobilisationsschmerz des Uterus und eine abnorme Beweglichkeit der Zervix

Master-Test *m: Syn: Step-Test, Stufentest, Zweistufentest*; veralteter Kreislaufbelastungstest, bei dem der Patient 90 Sekunden lang zwei Stufen von ca. 25 cm Höhe hinauf- und hinuntersteigt; nach Beendigung der Belastung sowie nach 3 und 10 Minuten werden Puls, Blutdruck und EKG kontrolliert; heute durch ergometrische Verfahren ersetzt

Mas|ti|tis *f, pl* **-ti|ti|den**: *Syn: Brustdrüsenentzündung, Brustentzündung, Mammaentzündung, Mastadenitis*; Entzündungen der Brustdrüse treten häufig während der Stillzeit [Mastitis puerperalis], relativ selten auch außerhalb der Stillzeit auf [Mastitis nonpuerperalis]; eine Unterscheidung von **inter-**

stitieller **Mastitis** mit primärer Beschränkung auf das interstitielle Bindegewebe, und einer primär das Drüsengewebe betreffenden **parenchymatösen Mastitis** spielt klinisch keine Rolle; die **Neugeborenenmastitis** [Mastitis neonatorum] ist keine Entzündung, sondern eine meist 4–6 Tage nach der Geburt auftretende physiologische Brustdrüsenschwellung, die von alleine wieder verschwindet

die außerhalb der Stillzeit vorkommende **Mastitis nonpuerperalis** ist i.d.R. eine bakterielle Entzündung; die häufigsten Erreger sind Staphylococcus aureus [40–50 %], koagulasenegative Streptokokken [40 %], Anaerobier [10–20 %], Escherichia coli [5 %] und Proteus mirabilis [5 %]; sie verläuft meist langwierig und evtl. chronisch-rezidivierend; **Therapie**: Prolactinhemmer, systemische Antibiotika, evtl. chirurgische Eröffnung

die **Mastitis puerperalis** tritt bei ca. 1 % aller Wöchnerinnen meist in der 2.–4. Woche auf [Mastitis der (stillenden) Wöchnerinnen]; sie geht entweder von den Milchgängen [**Stauungsmastitis**] oder von Vorhofrhagaden [interstitielle Mastitis] aus und wird in 95 % der Fälle durch Staphylococcus aureus verursacht; beim Rest finden sich Staphylococcus epidermidis, koagulasenegative Streptokokken, Escherichia coli und Proteus mirabilis; **Klinik**: schmerzhafte Rötung mit Überwärmung und Verhärtung der Brust am 6.–7. Tag post partum; dazu kommen Schüttelfrost und Fieber; **Therapie**: im Anfangsstadium reichen oft ein kontrolliertes Abpumpen mit Ausstreichen der Brust sowie Kälteapplikation und Hochbinden aus; Prolactinhemmer führen rasch zur Entspannung und Resorption, sollten aber nur bei Versagen der Initialtherapie eingesetzt werden; bei schweren Fällen Antibiotika und Entzündungshemmer und ebenfalls kontrolliertes Abpumpen; ein Abstillen sollte erst später erfolgen, falls es von der Patientin gewünscht wird; meist bessert sich die Mastitis aber innerhalb weniger Tage und das Stillen kann wieder aufgenommen werden

bei beiden Formen kann es zur Entwicklung einer **phlegmonösen Mastitis** mit diffus-eitriger Infiltration und evtl. Abszessbildung kommen; ein beginnende Abszessbildung kann durch Rotlichtbehandlung gefördert oder zum Abheilen gebracht werden; der Abszess wird durch eine paramamilläre Inzision entlastet und drainiert

Mas|to|i|dek|to|mie *f*: operative Ausräumung des Warzenfortsatzes [Processus mastoideus]; der Zugang erfolgt i.d.R. durch einen retroaurikulären Hautschnitt und Aufmeißelung oder Aufbohrung; werden Warzenfortsatz und Paukenhöhle ausgeräumt, spricht man von **radikaler Mastoidektomie**

Mas|to|i|di|tis *f, pl* **-tilden**: *Syn: Warzenfortsatzentzündung*; eine Entzündung der Schleimhaut des Warzenfortsatzes entsteht meist als Folge einer akuten oder chronischen Mittelohrent-

zündung, die sich auf den Warzenfortsatz ausbreitet [**Otomastoiditis**]; die **akute Mastoiditis** ist deshalb i.d.R. eine **Begleitmastoiditis** bei akuter Otitis media; ihre Entwicklung wird durch erschwerten Sekretabfluss, Abwehrschwäche und ungenügende Antibiotikabehandlung der Mittelohrentzündung gefördert; sie führt zu Destruktion der Knochensepten und einer Einschmelzung der Warzenfortsatzzellen; **Klinik**: Ohrenschmerzen, pulssynchrones Pochen im Ohr, Schallleitungsschwerhörigkeit, Fieber, Leukozytose mit Linksverschiebung, erhöhte BSG; **Komplikationen**: epiduraler Abszess, **Bezold-Abszess** [Abszessbildung über der Warzenfortsatzspitze; kann in den Musculus sternocleidomastoideus durchbrechen], Fazialisparese, Sepsis, Labyrinthitis; die **chronische Mastoiditis** unterscheidet sich durch einen schleichenden Verlauf und mild ausgeprägte Symptomatik; die **okkulte Mastoiditis** bleibt klinisch stumm; **Therapie**: Mastoidektomie mit Ausräumung aller Warzenfortsatzzellen, systemische Antibiotikatherapie

Mas|to|i|do|to|mie *f*: Eröffnung des Warzenfortsatzes [Processus mastoideus]

Mas|to|pa|thie *f*: Bezeichnung für jede nicht-entzündliche Brustdrüsenerkrankung, insbesondere die **fibrös-zystische Mastopathie** [Mastopathia chronica cystica, Mammadysplasie, Zystenmamma], eine v.a. zwischen dem 40. und 55. Lebensjahr auftretende Dysplasie des Brustdrüsengewebes, die vorwiegend zystisch [**Mastopathia cystica**] oder fibrös [**Mastopathia fibrosa**] sein kann; daneben gibt es auch noch Mischformen mit sowohl zystischer als auch fibröser Dysplasie; in der prämenstruellen Phase kann die gesamte Brust sehr schmerzhaft sein; das Drüsengewebe imponiert als derber, knotiger Konglomerattumor und die Abgrenzung von malignen Tumoren ist histologisch oft schwierig oder unmöglich; in diesen Fällen helfen die Mammografie und Sonografie bei der Differenzialdiagnose; als Ursache wird eine Störung im Östrogen-Gestagen-Verhältnis angenommen, was auch erklären würde, warum sich die Mastopathie in der Postmenopause zurückbildet; **Therapie**: Gestagene perkutan oder systemisch, Antiöstrogene, evtl. eine Kombination von Prolactin- und Gonadotropinhemmern; *s.a. Essay Neubildungen der Brustdrüse S. 969*

proliferierende Mastopathie mit Atypien: Risikoläsion die als Vorläufer des Mammakarzinoms gilt; muss jährlich überwacht werden [Sonografie, Mammografie]

Mas|tor|rha|gie *f*: *Syn: blutende Mamma*; Blutung aus der Brust(warze); häufig Symptom bei (intraduktalem) Mammakarzinom

Mas|to|sto|mie *f*: sichelförmige Inzision der Brust zur Abszessdrainage; die Wunde wird offen behandelt und heilt sekundär

Mas|to|to|mie *f*: *Syn: Brustdrüsenschnitt*; operative Eröffnung der Brustdrüse

Ma|te *f*: *Syn: Ilex paraguariensis*; immergrüner Baum aus der Familie der Stechpalmengewächse [Aquifoliaceae]; die vorgerösteten oder getrockneten **Mateblätter** [Mate folium] enthalten u.a. Coffein, Theobromin, Chlorogensäure und Flavonoide; sie besitzen eine stimulierende, diuretische, positiv inotrope und chronotrope, glykogenolytische und lipolytische Wirkung; **Anw.**: traditionell als Tee bei geistiger und körperlicher Ermüdung, auch als Diuretikum sowie zur Magenstärkung und bei Depressionen; Breiumschläge bei Entzündungen und Geschwüren; in der Homöopathie bei Verdauungsschwäche empfohlen

Ma|tri|ca|ri|ae aetheroleum *nt*: *Syn: Kamillenöl, Chamomilla-recutita-Blütenöl*; ätherisches Öl aus den Blütenköpfen von echter Kamille ⸶

Ma|tri|ca|ri|ae flos *m*: *Syn: Kamillenblüten*; Blütenköpfe der echten Kamille⸶

Matrix-Metalloproteinasen *pl*: Kollagenasen, die für jeden Kollagentyp spezifisch sind und die fast alle Zink enthalten; sie werden u.a. von Fibroblasten, Endothelzellen und Tumorzellen als inaktive Proenzyme in den Extrazellularraum sezerniert und dort durch Proteinasen [z.B. Plasmin] aktiviert; gehemmt werden sie durch sog. **tissue inhibitor of me-**

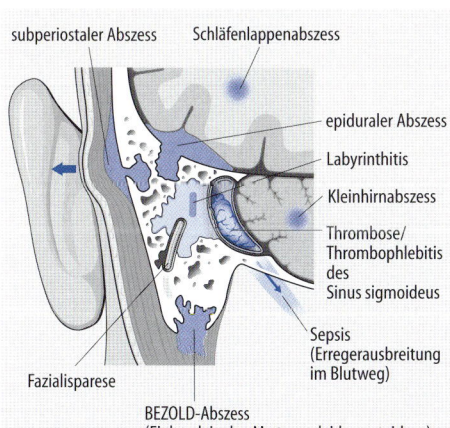

subperiostaler Abszess
Schläfenlappenabszess
epiduraler Abszess
Labyrinthitis
Kleinhirnabszess
Thrombose/ Thrombophlebitis des Sinus sigmoideus
Sepsis (Erregerausbreitung im Blutweg)
Fazialisparese
BEZOLD-Abszess (Einbruch in den M. sternocleidomastoideus)

Abb. M32. Mastoiditis. Komplikationen bei akuter Mastoiditis

tallproteinases [TIMP]; *s.a. Essay Gentransfer und Gentherapie S. 465*

Matto-Grosso-Ipecacuanha *f: Syn: Rio-Ipecacuanha, brasilianische Ipecacuanha, Panama-Ipecacuanha, Caphaelis ipecacuanha; s.u. Brechwurz*

maturity-onset diabetes of the young *nt: Syn: MODY-Diabetes*; seltene Diabetesform, die nicht zur Ketoazidose neigt, tritt typischerweise vor dem 25. Lebensjahr auf und hat einen autosomal-dominanten Erbgang; pathophysiologisch findet sich in der Regel eine gestörte Beta-Zell-Funktion bzw. ein Defekt der Insulinsekretion; Beta-Zell-Autoantikörper können nicht nachgewiesen werden; bisher wurden 6 MODY-assoziierte Gene und 6 klinische MODY-Subtypen identifiziert; einige MODY-Subtypen können langfristig mit oralen Antidiabetika behandelt werden, bei anderen ist eine Therapie mit Insulin indiziert; *s.u. Essay Diabetes mellitus S. 253*

Maulerlandorn *m:* → *Andorn*

Maul- und Klauenseuche *f: Syn: echte Maul- und Klauenseuche, Aphthosis epizootica, Stomatitis epidemica, Febris aphthosa*; relativ selten auf den Menschen übertragene Viruskrankheit von Wiederkäuern und Schweinen; das **Maul- und Klauenseuche-Virus** ist ein Picorna-Virus, das über verseuchtes Futter und Milch oder direkten Kontakt übertragen wird; **Klinik**: nach einer Inkubationszeit von 2–6 Tagen kommt es zu einem Prodromalstadium mit Fieber, Kopfschmerzen und Mattigkeit; an der Eintrittspforte des Erregers bildet sich eine Blase, danach kommt es zur Virämie mit Rötung der Mundschleimhaut und einem morbilliformen Exanthem, Entwicklung linsengroßer, aphthöser Läsionen an der Schleimhaut von Lippen, Mund, Zunge und Rachen sowie der Haut der Fußsohlen, Handflächen und Fingerspitzen; **DD**: Herpangina, Stomatitis aphthosa, Aphthoid Pospischill-Feyrter; **Diagnose**: Gewebekultur, Neutralisationstest, KBR; **Therapie**: symptomatisch; **Prognose**: narbenlose Abheilung innerhalb von 14 Tagen

Mäuselbandlwurm *m: Syn: Hymenolepis diminuta*; weltweit verbreiteter Dünndarmparasit von Nagetieren und Menschen [End- und Zwischenwirt]; Befall des Menschen [Hymenolepiasis] führt v.a. bei Kindern zu Leibschmerzen, Durchfall und Pruritus ani; **Diagnose**: Nachweis der Eier im Stuhl; **Therapie**: Praziquantel* intern; *s.a. Essay Helminthosen S. 553*

Mäuseldorn *m: Syn: stechender Mäusedorn, Ruscus aculeatus*; Pflanze aus der Familie der Liliaceae; verwendet wird der Mäusedornwurzelstock mit Wurzeln [Rusci aculeati rhizoma], der Steroidsaponine [Ruscin, Ruscosid] enthält; **Anw.**: chronische Veneninsuffizienz, Hämorrhoiden

Mäulselu린gelruch *m: s.u. Phenylketonurie*

Malxillektolmie *f: Syn: Oberkieferresektion*; operative Oberkieferentfernung, z.B. bei Malignom der Kieferhöhle; der Zugang erfolgt über ein Aufklappen der Oberwange durch Schnitt in der Mitte der Oberlippe und Verlängerung des Schnittes nach paranasal

Malxilllotolmie *f:* operative Oberkiefereröffnung, z.B. zur Wurzelspitzenresektion

McArdle-Krankheit *f:* → *Glykogenose Typ V*

McBurney-Punkt *m: s.u. Appendizitis*

McMurray-Zeichen *nt*: Test bei Verdacht auf Meniskusschäden; das Bein ist im Hüft- und Kniegelenk 90° oder mehr gebeugt; Druck auf den Meniskus bei Innen- und Außenrotation des Unterschenkels führt zu Schmerzen

McVay-Lotheissen-Operation *f: Syn: Hernienplastik nach McVay-Lotheissen; s.u. Hernienplastik*

Melaltolplaslstik *f:* plastische Chirurgie der Harnröhre im Bereich der Harnröhrenöffnung bei Meatusstenose

Melaltorlrhalphie *f: Syn: Harnröhrennaht, Urethranaht*; Naht der Harnröhre im Bereich der Harnröhrenöffnung nach Verletzung oder Operation

Melaltolskolpie *f:* endoskopische Untersuchung der Harnröhrenöffnung

Melaltoltolmie *f:* Erweiterung der äußeren Harnröhrenmündung durch Inzision; wird meist zur Behandlung von erworbenen Meatusstenosen [z.B. nach Beschneidung] durchgeführt

Melaltuslstelnoslse *f:* eine Verengung der Harnröhrenöffnung findet man meist postinfektiös nach Vorhautentzündung, seltener auch nach Beschneidung; **Therapie**: Meatotomie

Melbenldalzol *nt*: Anthelmintikum, das die Glucoseaufnahme der Parasiten hemmt; **Anw.**: Hakenwürmer, Oxyura, Trichura, Spul- und Madenwurm; *s.a. Essay Tropenkrankheiten – importierte Krankheiten S. 1571, Essay Helminthosen S. 553*

Melbevlerin *nt*: Spasmolytikum; **Anw.**: gastrointestinale Störungen, Reizdarm; **Dosierung**: 400 mg/d, aufgeteilt auf drei Einzeldosen; *s.a. Essay Reizdarmsyndrom S. 1345*

Mechanic's hands *pl*: nicht juckende, hyperkeratotische, schuppende, rhagadiforme und hyperpigmentierte Veränderungen an den Handflächen, primär beim Antisynthetase-Syn-

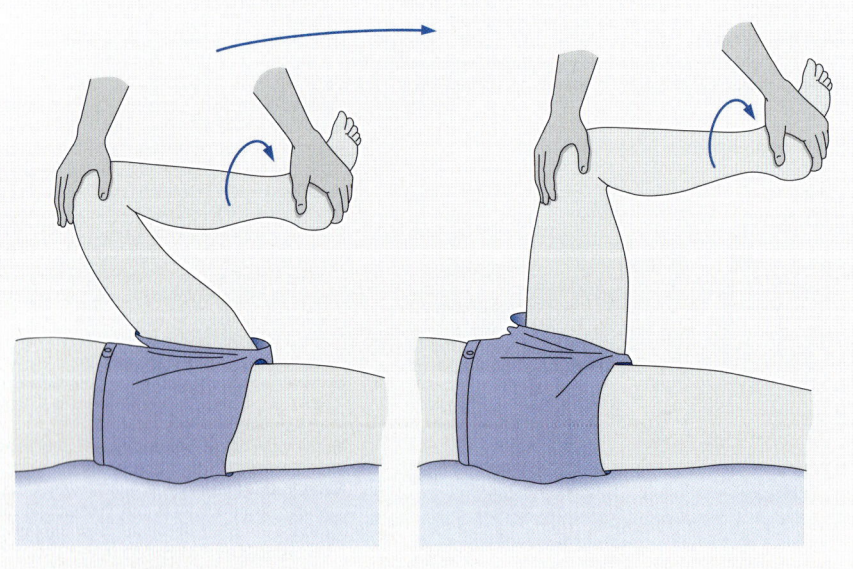

Abb. M33. McMurray-Zeichen

Evidenzbasierte Medizin

Abk.: EbM

G. Antes

Definition

Evidenzbasierte Medizin [EbM] ist der gewissenhafte, ausdrückliche und vernünftige Gebrauch der gegenwärtig besten externen, wissenschaftlichen Evidenz für Entscheidungen in der medizinischen Versorgung individueller Patienten. Die Praxis der EbM bedeutet die Integration individueller klinischer Expertise mit der bestmöglichen externen Evidenz aus systematischer Forschung.

Diese inzwischen weit verbreitete Definition aus dem Jahr 1996 [Sackett] beruht auf einer Sammlung von Konzepten und Methoden, mit denen unter dem Schlagwort evidenzbasierte Medizin eine bessere Nutzung von Erkenntnissen aus der medizinischen Forschung in der Patientenversorgung erreicht werden soll. Zur optimalen Anwendung der Evidenz [evidence *engl.* Nachweis, Beleg, Beweis] ist demnach der Transfer von Studienergebnissen zu aktivem Fachwissen der Anwender ausschlaggebend. Dieser so genannte Wissenstransfer kann von mehreren Faktoren behindert werden:

- die breite Einführung neuer, als nützlich erkannter Verfahren kann bis zu fünfzehn Jahren dauern
- die Qualität vieler Verfahren ist nicht hinreichend durch Studien belegt
- die Halbwertzeit des Wissens erreicht in besonders dynamischen Fachgebieten mitunter nur vier Jahre

Diesen Schwierigkeiten des Wissentransfers steht eine stetig zunehmende Anzahl klinischer Studien [Anzahl patientenrekrutierender Studien: ca. 41000 (Stand 12/2005)] mit einer entsprechend wachsenden Informationsmenge gegenüber. Auch mitten im Informationszeitalter ist dieses Wissen weitgehend unstrukturiert und kann nicht unmittelbar genutzt werden [*Uninformiertheit durch Überinformation*].
Als ein Ordnungskriterium für die vorhandenen Studien wird eine **Evidenzskala** benutzt [Tab. 1], mit der Studien bezüglich der Zuverlässigkeit ihrer Ergebnisse eingestuft werden.

Tab. 1. Evidenzskala

Level der Evidenz	Therapiestudien
I	Randomisierte kontrollierte Studien
II	Kohortenstudien
III	Fall-Kontroll-Studien
IV	Fall-Serien
V	Experten

Um die beste verfügbare Evidenz für die Versorgung einzelner Patienten zu nutzen, wird eine **5-Schritt-Technik** benutzt:

1. **Formulierung des medizinischen Problems** in einer standardisierten Frageform, in der die betroffene Patientengruppe, das Verfahren, die als Vergleich dienende Gruppe sowie das interessierende klinische Zielkriterium [Outcome] benannt werden
2. **Suche nach geeigneten Studien** unter systematischer Nutzung von elektronischen Datenbanken
3. **Bewertung** der Qualität und Aussagekraft **der gefundenen Studien**
4. **Anwendung der** so identifizierten **externen wissenschaftlichen Evidenz** unter Berücksichtigung der Erfahrung des Arztes sowie der Werte und Präferenzen des Patienten
5. **Evaluation des Erfolgs** der angewendeten Maßnahme

Da der Rückgriff auf einzelne Studien in der Praxis nicht in dem idealtypischen 5er-Schema machbar ist, wurden in den letzten zehn Jahren umfangreiche Strukturen entwickelt, um die vorhandenen Studien in geeigneter

Form, d.h. unter systematischer Berücksichtigung der wissenschaftlichen Literatur, zusammenzufassen und nutzungsfreundlich zu präsentieren:

- Die **Cochrane Collaboration** ist ein internationales Netzwerk, das randomisierte kontrollierte Studien in systematischen Übersichtsarbeiten zur Nützlichkeit von Interventionen zusammenfasst.
- Im Rahmen des **Health Technology Assessment** [HTA] werden weltweit Bewertungen verfasst, die neben der Wirksamkeit medizinischer Prozeduren auch gesundheitsökonomische und soziale Aspekte betrachten und sich als Beratungsinstrument für politische Entscheidungen verstehen.
- **Klinische Leitlinien** werden nach den gleichen Prinzipien verfasst und dienen als Entscheidungshilfen für die ärztliche Praxis.
- **Patienteninformationen** sind das vor allem nach didaktischen Prinzipien aufbereitete Gegenstück der für den professionellen Bereich zusammengefassten Informationen.

Allen gemeinsam ist die zentrale Rolle des transparenten und nachvollziehbaren Rückgriffs auf die wissenschaftliche Literatur.

Die systematische Anwendung dieser Techniken geht weit über das individuelle Arzt-Patienten-Verhältnis hinaus. Für die Ausweitung auch auf die Systemebene wird im englischsprachigen Bereich der Begriff **Evidence-based Healthcare** [EBHC] benutzt. Mit dieser Ausweitung, die auch gesundheitsökonomische Aspekte beinhaltet, ist oft die Befürchtung verbunden, dass die EBM-Instrumente im Sinne einer Kochbuchmedizin und als Sparinstrument missbraucht werden könnten. Übersehen wird dabei jedoch, dass die EBM-Konzepte immer als dreidimensionales Konzept formuliert worden sind. Dabei ist die Organisation der externen Evidenz [aus Studienergebnissen] nur eine Dimension, die in Einklang gebracht werden muss mit der ärztlichen Erfahrung und mit den Präferenzen und dem Wertesystem des Patienten [Abb. 1].

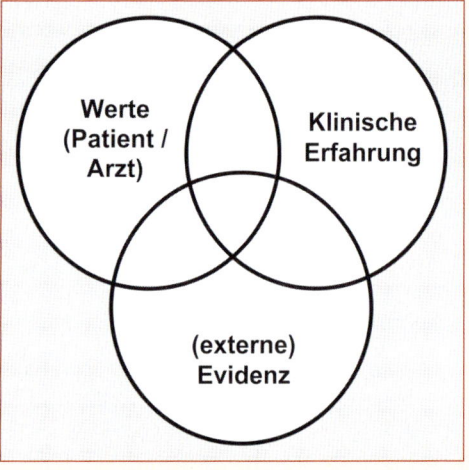

Abb. 1. Die drei Dimensionen der Evidenzbasierten Medizin

Quellenhinweise
Abb. 1: AM-productions, Wiesloch

drom mit anti-Jo-1 Antikörpern und Lungenfibrose; *s.u. Essay Dermatomyositis – Polymyositis S. 245*

Mechanokardiografie, -graphie *f*: Aufzeichnung mechanisch erfassbarer Herzfunktionen, z.B. Herzspitzenstoß [Apexkardiografie] oder Herzgeräusche und -töne [Phonokardiografie]

Meckel-Divertikel *nt*: *Syn*: *Diverticulum ilei*; 0,5–1 m vor der Mündung in das Zäkum vorkommender blindsackartiger Anhang des Ileums, der ein Rest des embryonalen Ductus omphalomesentericus ist; tritt bei ca. 2 % aller Menschen auf; kann eine Appendizitis vortäuschen oder zu Perforation oder Strangulationsileus führen

Meclaston *nt*: → *Clemastin*

Meclicin *nt*: → *Meclozin*

Meclofenoxat *nt*: *Syn*: *Centrophenoxin*; Nootropikum, Psychoregulans; **Anw.**: Hirnleistungsstörungen im Alter oder nach Apoplexie

Mecloprodin *nt*: → *Clemastin*

Meclozin *nt*: *Syn*: *Meclicin*; H$_1$-Antihistaminikum; Antiemetikum; **Anw.**: Nausea bei Reisekrankheit oder Innenohrschwindel, postoperatives Erbrechen

Medazepam *nt*: Benzodiazepin mit kurzer Halbwertzeit [2–5 h], die Metaboliten [v.a. Diazepam, Oxazepam] haben aber eine HWZ von 50–90 h; **Anw.**: Tranquilizer bei Angst- und Unruhezuständen, psychosomatischen Symptomen; **Dosierung**: 5–15 mg/d p.o., maximal 40 mg/d; **NW**: *s.u. Benzodiazepine*

Medianuskompressionssyndrom *nt*: → *Karpaltunnelsyndrom*

Medianuslähmung *f*: bei der Lähmung des Nervus medianus gibt es je nach Höhe der Läsion drei Lähmungstypen: **1.** Karpaltunnelsyndrom* bei Schädigung im Karpalkanal **2.** Lähmung der Handmuskeln mit Atrophie des Daumenballens und Verlust der Greiffunktion des Daumens [**Affenhand**] bei Schädigung im distalen Unterarm **3.** komplette Medianuslähmung bei Läsion oberhalb des Abgangs der Äste zu den langen Hand- und Fingerbeugern führt zu Affenhand, Schwurhand, Pronations- und Beugungsschwäche; die Sensibilitätsstörung betrifft bei allen Formen nur die versorgten Hautbezirke der Hand [palmare Seite des 1.–3. Fingers, radiale Seite des 4. Fingers] und führt zu schmerzhaften Parästhesien; *s.a. Essay Nervenkompressionssyndrome S. 1099*

Mediastinitis *f, pl* **-tiden**: Entzündung des Bindegewebes des Mediastinalraums; eine **akute Mediastinitis** tritt v.a. bei spontaner Ösophagusruptur, traumatischer oder iatrogener Ösophagusperforation, Eindringen von Fremdkörpern oder durch Fortleitung von Entzündungen oder Abszess aus dem Halsbereich auf; die **chronische Mediastinitis** dagegen entsteht meist durch Fortleitung einer Entzündung oder eines Abszesses im Halsbereich, Pleuraraum, Magen oder Leber; **Klinik**: retrosternale Schmerzen, (leichtes) Fieber, Husten, Dysphagie, Schluckauf, evtl. subkutanes Emphysem; **Therapie**: Antibiotika, Mediastinoskopie mit Drainage oder chirurgische Ausräumung

Mediastinografie, -graphie *f*: Röntgenkontrastdarstellung des Mediastinums

Mediastinoskopie *f*: endoskopische Untersuchung des Mediastinalraums mit einer starren Optik

Mediastinotomie *f*: *Syn*: *Mediastinumeröffnung*; operative Eröffnung des vorderen Mediastinums zur Abklärung von retrosternalen oder retroaortalen Prozessen; der Zugang erfolgt durch das Sternum [**extrapleurale Mediastinotomie**] oder als **transpleurale Mediastinotomie** parasternal; bei der **kollaren Mediastinotomie** [Mediastinotomie nach Churchill] erfolgt der Zugang über einen Kocher-Kragenschnitt

Mediastinumeröffnung *f*: → *Mediastinotomie*

Medigoxin *nt*: → *Metildigoxin*

Medikamente, nicht-steroidale antiinflammatorisch wirkende *pl*: nicht-steroidale Antiphlogistika*

Medikamentenresistenz-Gene *pl*: *s.u. Essay Gentransfer und Gentherapie S. 365*

Medinawurm *m*: *Syn*: *Dracunculus medinensis*; *s.u. Drakontiase*

Medinawurmbefall *m*: → *Drakontiase*

Medizinalrhabarber *m*: *Syn*: *Rheum officinale*; *s.u. Rhabarber*

Medizin, evidenzbasierte *f*: *Syn*: *evidence-based medicine*; evidenzbasierte Medizin [EBM] ist der gewissenhafte, ausdrückliche und vernünftige Gebrauch der gegenwärtig besten externen, wissenschaftlichen Evidenz für Entscheidungen in der medizinischen Versorgung individueller Patienten; die Praxis der EBM bedeutet die Integration individueller klinischer Expertise mit der bestmöglichen externen Evidenz aus systematischer Forschung; *s.u. Essay Evidenzbasierte Medizin S. 987*

Medizin in den Tropen *f*: *s.u. Tropenkrankheiten*

Medizin, manuelle *f*: → *Chirotherapie*

Medizin, personalisierte *f*: *s.u. Cytochrome*

Medrogeston *nt*: Gestagen; **Anw.**: Peri- und Postmenopausensyndrom, Mastodynie, Dysmenorrhoe, Metrorrhagie, prämenstruelles Syndrom, Endometriose, habitueller und drohender Abort, benigne Prostatahyperplasie, hormonabhängiges Endometrium- und Ovarialkarzinom; **Dosierung**: Hormonersatztherapie des Peri- und Postmenopausensyndroms 5 mg/d über 10 bis 11 Tage/Zyklus i.d.R. in Kombination mit konjugierten Östrogenen; sonst 5–30 mg/d; adjuvante Tumortherapie bis zu 1000 mg/d; **NW**: vereinzelt Kopfschmerzen, depressive Verstimmungen, Spannungsgefühl in den Brüsten, Magenbeschwerden und Übelkeit

Medroxyprogesteron *nt*: Gestagen; **Anw.**: Hormontherapie, Kontrazeption [Drei-Monats-Spritze], Endometriose, primäre und sekundäre Amenorrhoen, dysfunktionelle uterine Blutungen, Peri- und Postmenopausensyndrom, Adenokarzinom von Brustdrüse und Uterus; **Dosierung**: zur Kontrazeption 150 mg i.m. alle 3 Monate; Gestagentherapie des fortgeschrittenen hormonabhängigen Mammakarzinoms 100–500 mg/d p.o. oder 500–1000 mg/d parenteral; **NW**: vereinzelt Kopfschmerzen, depressive Verstimmungen, Spannungsgefühl in den Brüsten, Magenbeschwerden und Übelkeit

Medrylson *nt*: nicht halogeniertes Glucocorticoid; **Anw.**: lokal, v.a. am Auge; **Kontraind.**: akuter Herpes simplex, ulzeröse Prozesse der Cornea, Engwinkelglaukom; bei Weitwinkelglaukom nur unter strenger ärztlicher Kontrolle; bei sachgemäßer Anwendung keine systemischen NW

Medullektomie *f*: *Syn*: *Markexzision*; operative Entfernung des Organmarks

Medulloblastom *nt*: Malignom der hinteren Schädelgrube aus undifferenzierten Embryonalzellen [Medulloblasten], das meist Kinder im Alter zwischen 7 und 14 Jahren betrifft, wobei Jungen 2–3mal häufiger betroffen sind; **Therapie**: radikale Resektion und hoch dosierte Röntgennachbestrahlung; bei Rezidiven Chemotherapie mit CCNU*, Vincristin* und Cisplatin*; **Prognose**: relativ gut; die 5-Jahresüberlebensrate liegt bei 50 % und die 10-Jahresrate bei ca. 30 %

Medullografie, -graphie *f*: *Syn*: *Osteomedullografie, Osteomyelografie*; Röntgenkontrastdarstellung der Knochenmarkhöhle

Meerrettich *m*: *Syn*: *Armoracia rusticana/lapathifolia, Cochlearia armoracia/rusticana*; Pflanze aus der Familie der Kreuzblütler [Brassicaceae]; verwendet werden frische oder getrocknete **Meerrettichwurzeln** [Armoraciae rusticanae radix], die Senfölglykoside enthalten; **Anw.**: innerlich bei Infektionen der Atemwege und der ableitenden Harnwege; äußerlich als hyperämisierendes Mittel bei Muskelschmerzen; traditionell bei Atemwegerkrankungen, Leber- und Gallenleiden, Gicht und rheumatischen Beschwerden; in der Homöopathie bei Entzündungen der Augen und der oberen Atemwege

Meerträubchen *nt*: *Syn*: *Ephedra sinica*; Pflanze aus der Familie der Ephedraceae; verwendet werden junge Rutenzweige [**Meerträubchenkraut**, Ephedrae herba], die verschiedene Alkaloide [v.a. Ephedrin] enthalten; **Anw.**: Bronchospasmolytikum

Meerzwiebel *f*: *Syn*: *Urginea maritima, Scilla maritima*; Pflanze aus der Familie der Hyacinthaceae; die Zwiebel [eigentliche Meerzwiebel, **Scillae bulbus**] kommt als rote und weiße Varietät vor, von denen i.d.R. die weißzwiebelige Form verwendet wird; sie enthält Herzglykoside [Scillaren A, Proscillaridin A], Flavonoide und Anthocyane [nur die rote Varietät]; besitzt eine positiv inotrope Wirkung; **Anw.:** leichte Herzinsuffizienz; traditionell als Diuretikum und Expektorans; in der Homöopathie bei Kreislaufschwäche, Harninkontinenz und Bronchitis

Me|fen|a|min|säu|re *f:* Anthranilsäurederivat; nicht-steroidales Antiphlogistikum; Analgetikum; **Anw.:** Analgetikum bei Muskelschmerzen, degenerativen Gelenk- und Wirbelsäulenerkrankungen, Weichteilbeschwerden, posttraumatisch und postoperativ, nach Zahnextraktion, Kopf-, Zahn- und Ohrenschmerzen; Dysmenorrhoe; Fieber bei Erkältungskrankheiten; **Dosierung:** Einzeldosis 500 mg p.o. mit oder nach den Mahlzeiten, maximale Tagesgesamtdosis 2000 mg, sollte nur kurzfristig, d.h. nicht länger als 7 Tage angewendet werden; **NW:** Verdauungsstörungen, Schmerzen im oberen Magendarmtrakt, Übelkeit, Diarrhoe, okkulte Blutverluste, Kopfschmerzen, Schwindel, Müdigkeit, Sehstörungen, Depressionen; **Kontraind.:** Blutbildungsstörungen, bestehende Magen- oder Duodenalulzera, Asthma mit Salicylatüberempfindlichkeit

Mef|lo|quin *nt:* Antimalariamittel mit Wirkung gegen chloroquinresistente Plasmodium falciparum-Arten; *s.a. Essay Tropenkrankheiten – importierte Krankheiten S. 1571*

Me|fru|sid *nt:* Saluretikum; low-ceiling-Diuretikum; Antihypertensivum; **Anw.:** Ödemausschwemmung, Hypertonie; **Dosierung:** Ödeme 25–50 mg p.o.; bei Langzeitbehandlung alternierende Applikation; Hypertonie 25 mg/d, meist jeden 2. oder 3. Tag; **NW:** Hypokaliämie, Hyponatriämie, Hypomagnesiämie, Hautrötung, Juckreiz, Urticaria, Fieber, Purpura, nekrotisierende Vaskulitis mit Hämaturie, Photosensibilisierung, Schwindel, Müdigkeit, Kopfschmerzen, orthostatische Beschwerden, Mundtrockenheit, Durst und Schwächegefühl, Apathie, Benommenheit, EKG-Veränderungen, Rhythmusstörungen und gesteigerte Digitalisempfindlichkeit besonders bei Hypokaliämie, Kreislaufstörungen, Hypovolämie, Blutbildveränderungen mit Leukopenie, Thrombozytopenie, Agranulozytose, aplastische und hämolytische Anämie; **Kontraind.:** Hyponatriämie, Hypokaliämie, fortgeschrittene Niereninsuffizienz, Sulfonamidallergie, Schwangerschaft und Stillperiode

Me|gal|ka|ry|o|zy|ten|leuk|ä|mie *f: Syn: megakaryozytäre Myelose, hämorrhagische/essenzielle Thrombozythämie;* seltene Form der myeloischen Leukämie mit klonaler Proliferation atypischer Megakaryozyten im Knochenmark; die Thrombozytenzahl ist i.d.R. erhöht; *s.a. Essay Akute Leukämien S. 889*

Me|gal|ko|lon *nt: Syn: Megacolon;* eine übermäßige Erweiterung des Kolons beruht entweder auf einer angeborenen [kongenitales Megakolon, Morbus* Hirschsprung] oder erworbenen Aganglionose [**sekundäres Megakolon,** z.B. bei Chagas-Krankheit] oder tritt als Begleitsymptom einer anderen Erkrankung auf [**symptomatisches Megakolon**]; v.a. bei Colitis ulcerosa oder seltener auch bei Morbus Crohn mit Laxanzienabusus kann es zur Entwicklung eines **toxischen Megakolons** mit massiver Kolonauftreibung, akutem Abdomen, Subileus, Peritonitis, drohender Perforation und Schock kommen; die Ursache liegt dabei in einer bakteriellen Infektion der geschädigten Darmwand; **Therapie:** Entlastung durch Darmrohr, evtl. Anlage einer äußeren Darmfistel, Antibiotikatherapie; oft wird eine Proktokolektomie notwendig; *s.a. Essay Colitis ulcerosa S. 219, Essay Morbus Crohn S. 1039*

Me|gal|ery|the|ma epidemicum/infectiosum *nt:* → *Ringelröteln*

Me|gal|o|blas|ten|an|ämie *f: Syn: megaloblastäre/megaloblastische Anämie; s.u. alimentäre Anämie*

reversible Megaloblastenanämie des Kindesalters: *Syn: pseudoperniziöse Säuglingsanämie, reversible megaloblastäre Anämie, Gerbasi-Anämie;* seltene, alimentäre, megaloblastäre Anämie bei untergewichtigen oder unterernährten Säuglingen oder Kleinkindern; spielt in Mitteleuropa keine Rolle mehr, wird aber noch in Ländern der 3. Welt gesehen

Me|ges|trol|ace|tat *nt:* Gestagen; **Anw.:** palliative Behandlung fortgeschrittener Mamma- und Endometriumkarzinome; Endometriose; **Dosierung:** Tumortherapie 80–320 mg/d

p.o., maximal 1600 mg; Endometriose 40 mg/d für 4 Monate; **NW:** vereinzelt Kopfschmerzen, depressive Verstimmungen, Spannungsgefühl in den Brüsten, Magenbeschwerden und Übelkeit

Mehl|nähr|schaden *m:* Eiweißmangeldystrophie bei Kindern, die in Notzeiten primär mit Mehlprodukten ernährt werden; führt zu z.T. massiven Ödemen, Hepatomegalie, Diarrhoe, Apathie, Störung der körperlichen und geistigen Entwicklung, Muskelatrophie, Hautveränderung mit Pigmentverlust; **Therapie:** Eiweißzufuhr

tropischer Mehlnährschaden: *Syn: malignes Unterernährungssyndrom, Kwashiorkor;* in den Tropen und Subtropen vorkommende Gedeihstörung von Säuglingen und Kleinkindern bei Eiweißmangel; führt zu z.T. massiven Ödemen, Hepatomegalie, Diarrhoe, Apathie, Störung der körperlichen und geistigen Entwicklung, Muskelatrophie, Hautveränderung mit Pigmentverlust; **Therapie:** Eiweißzufuhr; **Prognose:** bei leichten Fällen Rückbildung der Veränderungen; schwere und rezidivierende Fälle haben eine hohe Sterberate

Mehl|pro|te|in|der|ma|ti|tis *f, pl* **-ti|ti|den:** allergisches Kontaktekzem durch Mehlproteine

Mehl|staub|asth|ma *nt: Syn: Müllerasthma, Mehlasthma;* allergisches Asthma bronchiale durch Allergene in Mehlstaub

Mehr|or|gan|trans|plan|tat *nt: Syn: gemischtes Transplantat, composite graft;* aus zwei oder mehreren Organen bestehendes Transplantat, z.B. Herz-Lungen-Transplantat; *s.u. Essay Transplantationschirurgie S. 1549*

Mei|ßel|frak|tur *f: s.u. Radiusköpfchenfraktur*

Me|ko|ni|um|ile|us *m:* ein Darmverschluss bei Neugeborenen durch eingedicktes Mekonium ist i.d.R. die erste Manifestation einer zystischen Fibrose*; das Mekonium ist eingedickt, gummiartig zäh und bleibt vor der Bauhin-Klappe stecken; wenn keine zystische Fibrose vorliegt, spricht man von **Pseudomekoniumileus;** diese Unterscheidung ist wichtig im Hinblick auf die Prognose; **Diagnose:** Röntgen, Kontrastmitteleinlauf, Mukoviszidosediagnostik; **Therapie:** bei leichteren Fällen, v.a. Pseudomekoniumileus, kann eine Lösung mit einem hohen Einlauf gelingen; i.d.R. ist aber eine Laparotomie und eine Injektion von detergentienhaltiger Kochsalzlösung zur Auflösung des Mekoniumpropfes nötig; z.T. wird eine vorübergehende Darmfistel [z.B. Koop-Fistel] angelegt

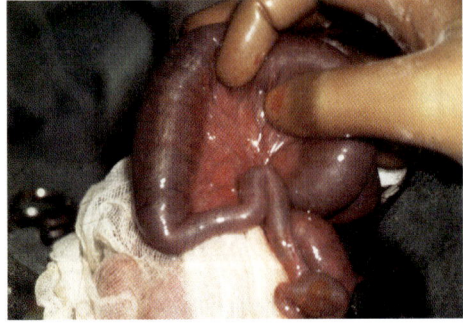

Abb. M34. Mekoniumileus

Me|lae|na *f: Syn: Teerstuhl, Melaena;* Entleerung von schwarzem, glänzendem, klebrigem und übel riechendem Stuhl; Teerstuhl entsteht durch die langsame Passage von wenigstens 100–200 ml Blut durch das Kolon und den bakteriellen Abbau des Blutes; Zeitintervall zwischen Blutungsbeginn und erstem Auftreten von Teerstühlen ungefähr 5–8 h; Teerstühle können aber auch bei unterer gastrointestinaler Blutung und langsamer Darmpassage entstehen; *s.u. Essay Gastrointestinale Blutung S. 155*

Melaena neonatorum vera: → *Morbus haemorrhagicus neonatorum*

Me|**la**|**gal**|**tran** *nt*: direkter Thrombininhibitor; *s.u. Essay Thrombose und Embolie S. 1527*

Me|**la**|**leu**|**ca** *f*: v.a. in Australien und Südostasien heimische Bäume und Sträucher; viele Arten enthalten ätherisches Öl, das eine Rolle in der traditionellen Medizin spielt; *s.a. Niauli, Cajeput*

Melaleuca-cajeputi-Öl *nt*: *Syn: Kajeputöl, Cajeputi aetheroleum*; *s.u. Cajeput*

Me|**la**|**no**|**blas**|**to**|**sis Bloch-Sulzberger** *f*: → *Incontinentia pigmenti Typ Bloch-Sulzberger*

Me|**la**|**no**|**glos**|**sie** *f*: → *schwarze Haarzunge*

Me|**la**|**no**|**kar**|**zi**|**nom** *nt*: → *malignes Melanom*

Me|**la**|**nom** *nt*: *Syn: melanozytärer Tumor, Melanoma*; von den Melanozyten ausgehender gut- oder bösartiger Tumor, z.B. Nävuszellnävus, malignes Melanom

benignes juveniles Melanom: → *Spitz-Nävus*

malignes Melanom: *Syn: Melanoblastom, Melanozytoblastom, Nävokarzinom, Melanokarzinom, Melanomalignom, malignes Nävoblastom, nävogenes malignes Melanom, schwarzer Hautkrebs, Melanoma sarcomatodes, malignes Chromatophorom*; aus Melanozyten entstehender bösartiger Tumor der Haut, Schleimhaut, Aderhaut und Hirnhäuten; besitzt eine sehr starke und frühe Neigung zur Bildung von Tochtergeschwülsten; man unterscheidet 5 Typen: **1.** Lentigo-maligna-Melanom **2.** superfiziell spreitendes Melanom **3.** noduläres Melanom **4.** akrolentiginöses malignes Melanom **5.** unklassifizierbare maligne Melanome
für alle Formen gilt, dass hellhäutige Personen häufiger betroffen sind als dunkelhäutige und Frauen häufiger als Männer [2:1]; bei Frauen werden v.a. Gesicht und Beine befallen, bei Männern der Oberkörperbereich; das **klinische Bild** variiert von Typ zu Typ, allen gemeinsam sind aber tiefbraune bis blauschwarze Tumoren [außer beim **amelanotischen Melanom**], die i.d.R. frühzeitig in die umgebende Haut oder regionale Lymphknoten metastasieren; später kommt es meist zu hämatogener Metastasierung in Lunge, Leber, Herz, Gehirn, Haut oder Knochen; **Therapie**: der Primärtumor wird grundsätzlich operativ entfernt, wobei ein möglichst großer Sicherheitsabstand [mindestens 5 mm] einzuhalten ist; solitäre Metastasen werden exzidiert; für die **Chemotherapie** eignen sich insbesondere Dacarbazin*, Vincristin*, Bleomycin*, Carmustin* und Lomustin*; eine **Immuntherapie** mit Interferon und Interleukin-2 zeigt oft gute Erfolge; die **Strahlentherapie** spielte bisher keine große Rolle; neuere Verfahren [z.B. Hyperfraktionierung] erscheinen aber wirkungsvoller; *s.u. Essay Bösartige Neubildungen der Haut S. 993*

nävogenes malignes Melanom: → *malignes Melanom*

Me|**la**|**no**|**pho**|**ren**|**nä**|**vus** *m, pl* **-vi**: *Syn: Franceschetti-Jadassohn-Syndrom, Incontinentia pigmenti Typ Franceschetti-Jadassohn, Naegeli-Bloch-Sulzberger-Syndrom, familiärer Chromatophorennävus, Dermatitis pigmentosa reticularis, Naegeli-Syndrom*; autosomal-dominante Dermatose mit Hyperpigmentierungen, Palmoplantarkeratosen, Zahnanomalien, Alopezie und Hypohidrose; *s.a. Ektodermaldysplasie-Syndrome*

Me|**la**|**no**|**se** *f*: *Syn: Melanosis*; angeborene oder erworbene, umschriebene oder diffuse Hyperpigmentierung von Haut und/oder Schleimhaut

Melanosis circumscripta praeblastomatosa/praecancerosa (Dubreuilh): → *Lentigo maligna*

Melanosis naeviformis: → *Becker-Nävus*

prämaligne Melanose: → *Lentigo maligna*

Me|**la**|**no**|**zy**|**to**|**se, deltoido-akromiale** *f*: *Syn: Nävus Ito, Ito-Nävus, Naevus fuscocoeruleus acromiodeltoideus, Naevus fuscocoeruleus deltoideoacromialis*; meist angeborener melanozytärer Nävus im Bereich der Schulter und des Oberkörpers; bedarf keiner Therapie, da keine Melanomentwicklung eintritt

Me|**la**|**no**|**zy**|**to**|**se, okulodermale** *f*: *Syn: Nävus Ota, Naevus fuscocoeruleus ophthalmomaxillaris*; meist bei Frauen auftretender kongenitaler melanozytärer Nävus, der selten maligne entartet

Me|**lar**|**so**|**prol** *nt*: arsenhaltiges Trypanozid; **Anw.**: afrikanische Trypanosomiasis; *s.a. Essay Tropenkrankheiten – importierte Krankheiten S. 1571*

MELD-Score *m*: *s.u. Essay Leberzirrhose S. 877*

Meleney-Geschwür *nt*: *Syn: Dermatitis ulcerosa, Pyodermia ulcerosa serpiginosa, Pyodermia vegetans et ulcerans gangraenosa, phagedänische Ulzera*; ätiologisch und pathogenetisch ungeklärte Dermatose, die durch chronisch-progrediente, schmerzhafte, großflächige Ulzera gekennzeichnet ist; **Klinik**: meist Beginn mit schmerzhafter, hämorrhagischer Pustel, die nekrotisch wird und sich in ein zentrifugal wachsendes Geschwür umwandelt; akute Fälle können zu ausgedehnten Nekrosen und im Extremfall zu Sepsis oder Schock führen; **Therapie**: Corticosteroide oder Ciclosporin intern; extern Ulkusbehandlung und Antibiotika zur Verhinderung von Sekundärinfektionen; nach Abheilung evtl. Exzision und plastische Deckung des Defektes

Tab. M6. Malignes Melanom. Risikofaktoren des malignen Melanoms

Dispositionelle Faktoren	Ethnische Zugehörigkeit (Weiße)
	Hauttyp (I, II)
	Albinismus
	Gestörte DNA-Repair (z.B. Xeroderma pigmentosum)
	Positive Familienanamnese
	Geschlecht (weiblich)
Erworbene Faktoren	Anamnese von Sonnenbränen
	Höherer sozioökonomischer Status
	Immundefizienz
Vorläufer-Läsionen	Multiple „typische" NZN
	„Atypische" NZN
	Kongenitale NZN

Tab. M7. Malignes Melanom. Klinische Einteilung des malignen Melanoms

Stadium I	Primärtumor ohne regionäre Lymphknoten- oder Fernmetastasen (Lokalrezidive, Satelliten- und In-Transit-Metastasen fallen noch in Stadium I)
Stadium II	Regionäre Lymphknotenmetastasen
Stadium III	Fernmetastasen

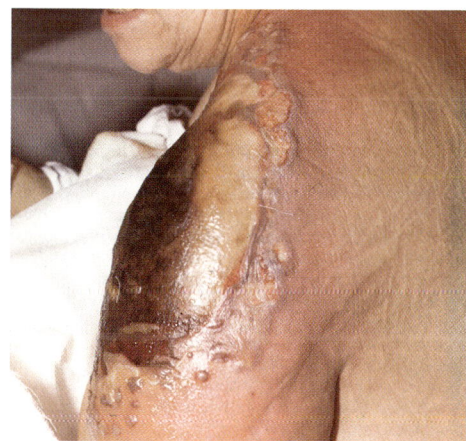

Abb. M35. Meleney-Geschwür

Me|**li**|**lo**|**ti herba** *f*: Blätter und blühende Zweige von Steinklee*

Me|**li**|**lo**|**tus** *m*: *s.u. Steinklee*

Me|**li**|**oi**|**do**|**se** *f*: → *Malleoidose*

Me|**lis**|**sae aetheroleum** *nt*: ätherisches Öl der Melisse*

Me|**lis**|**sae folium** *nt*: Laubblätter der Melisse*

Mellislsa officinalis *f:* → *Melisse*

Mellislse *f:* **Syn:** *Zitronenmelisse, Citronelle, Melissa officinalis;* Pflanze aus der Familie der Lippenblütler [Lamiaceae]; verwendet werden die **Melissenblätter** [Melissae folium], die u.a. ätherisches **Melissenöl** [Melissae aetheroleum, enthält u.a. Citral, Citronellal, Caryophyllen], Gerbstoffe [z.B. Rosmarinsäure], Bitterstoffe und Flavonoide enthalten; **Anw.:** Einschlafstörungen, funktionelle Magen-Darm-Beschwerden; traditionell bei nervösen Herzbeschwerden, nervösen Magenleiden und Magenkrämpfen, nervösem Herzklopfen, nervösem Erbrechen, Nervenschwäche, Migräne sowie nervösen Zahn-, Ohren- und Kopfleiden

Mellislsenlöl, indisches *nt:* **Syn:** *Citronellöl, Cymbopogonis winteriani aetheroleum, Citronellae aetheroleum;* *s.u. Citronellgras*

Mellkerlknolten *pl:* → *Paravakzineknoten*

Mellolnenlbaum *m:* → *Papaya*

Mellolnolplasltik *f:* **Syn:** *Wangenplastik, Meloplastik;* plastische Chirurgie an der Wange, z.B. bei Wangenspalte

Mellolpllasltik *f:* → *Melonoplastik*

Mellpelron *nt:* Butyrophenonderivat; Neuroleptikum; **Anw.:** Schlafstörungen, Verwirrtheitszustände, psychomotorische Unruhe; *s.a. Essay Dementielle Syndrome S. 239*

Mellphallan *nt:* Zytostatikum, Alkylanz; **Anw.:** multiples Myelom, Ovarial-, Mammakarzinom, malignes Melanom; *s.a. Essay Non-Hodgkin-Lymphome S. 1133, Essay Chemotherapie S. 185, Essay Akute Leukämien S. 889*

Mellmanltin *nt:* Amantadinderivat; **Anw.:** Antiparkinsonmittel, muskuläre Spastik, dementielle Syndrome; **NW:** Müdigkeit, Mundtrockenheit, Schwindel, Unruhe, Übererregbarkeit

Memlbralnekltolmie *f:* **Syn:** *Membranentfernung;* operative Entfernung einer Membran

Memlbranlstalbillilsaltolren *pl:* **Syn:** *Klasse-I-Antiarrhythmika;* *s.u. Antiarrhythmikum*

Memlbranlstelnolse *f:* *s.u. Duodenalatresie*

Ménard-Shenton-Linie *f:* im a.p.-Röntgenbild des Beckens Bezeichnung für die von Schenkelhals und unterem Rand des Schambeinastes gebildete Linie; bildet normalerweise einen gleichmäßigen Bogen; *s.u. Essay Hüftgelenksdysplasie S. 673*

Mendel-Mantoux-Probe *f:* *s.u. Tuberkulintest, Essay Tuberkulose S. 1585*

Mendel-Zeichen *nt:* Druck- oder Klopfschmerz im Oberbauch bei Ulcus ventriculi oder duodeni

Ménétrier-Syndrom *nt:* → *Morbus Ménétrier*

Ménière-Krankheit *f:* **Syn:** *Morbus Ménière;* ätiologisch ungeklärter Hydrops des membranösen Labyrinths mit akutem Drehschwindel, einseitigem Ohrensausen und Hörsturz; kommt v.a. bei vegetativ labilen Personen vor und kann durch psychische oder klimatische Belastung [Föhn], Alkohol und Nicotin ausgelöst werden; der akute Anfall kann Minuten bis Stunden dauern und sich im Abstand von Tagen, Wochen oder Monaten wiederholen; **Therapie:** im akuten Anfall Bettruhe, Sedativa und Antiemetika; Nachbehandlung mit Betahistin, Calciumantagonisten oder Gingko lobata; evtl. Ausschaltung des Vestibularorgans durch ototoxische Medikamente [Gentamicin*], Durchtrennung des Nervus vestibularis oder Zerstörung des häutigen Labyrinths [bei bereits erloschenem Hörvermögen]

Melninlgelom *nt:* **Syn:** *Meningiom;* langsam wachsender, benigner Tumor der Hirn- oder Rückenmarkshaut; ca. 15 % aller Tumoren des Zentralnervensystems; Frauen sind doppelt so häufig betroffen wie Männer; die Tumore sind gut abgegrenzt und treten durch ihr langsames Wachstum meist erst nach dem 40. Lebensjahr auf; sie infiltrieren das Periost des Schädels und der Wirbel, wachsen gegen das Gehirn aber verdrängend; die **Klinik** ist unspezifisch; **intrakranielle Meningeome** können eine Spätepilepsie und neurologische Herdsymptome verursachen, die **spinalen Meningeome** führen zu Paraspastik mit Gefühlsstörungen in Händen und Füßen; **Diagnose:** CT, MRT; **Therapie:** eine operative Radikalentfernung gelingt bei ca. 75 % der Patienten; 3–5 % erleiden Rezidive

Melninlgelolsis *f, pl* -**ses:** **Syn:** *Meningeose;* Befall der Hirnhaut bei

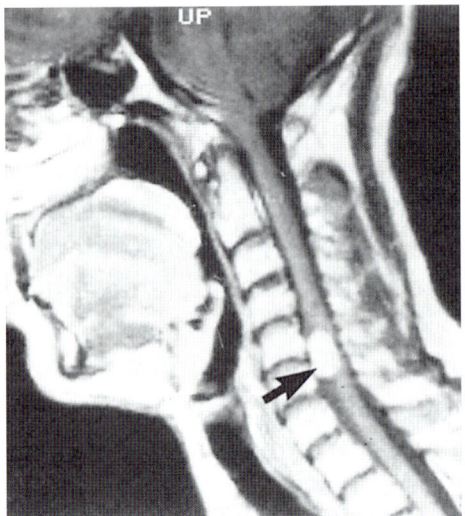

Abb. M36. Meningeom. Spinales zervikales Meningeom im MRT

Tumorerkrankungen; z.B. die **Meningeosis leucaemica** bei akuten Leukämien; *s.u. Essay Akute Leukämien S. 889*

Melninlgislmus *f:* **Syn:** *Pseudomeningitis, meningeales Syndrom;* durch eine Reizung der Hirnhäute entstehender Symptomenkomplex [Kopfschmerz, Nackensteife], der eine Hirnhautentzündung vortäuschen kann; *s.a. Meningitis*

Melninlgiltis *f, pl* -**tilden:** **Syn:** *Hirnhautentzündung; Rückenmarkshautentzündung;* eine Entzündung der Hirn- oder Rückenmarkshäute kann unterteilt werden in **Leptomeningitis** [Entzündung der weichen Hirnhäute Arachnoidea und Pia mater], **Pachymeningitis** [Entzündung der harten Hirn- oder Rückenmarkshaut Dura mater] und **Pachyleptomeningitis** [Entzündung der harten und weichen Hirn- oder Rückenmarkshäute]; die Entzündung kann auf die Hirnhäute [**Meningitis cerebralis**, Hirnhautentzündung im eigentlichen Sinn; meist gleichgesetzt mit Leptomeningitis] oder die Rückenmarkshäute beschränkt sein [**Meningitis spinalis**, meist nur als Entzündung der Arachnoidea oder in Verbindung mit einer Hirnhautentzündung auftretend] oder sowohl Hirn- und Rückenmarkshäute betreffen [**Meningitis cerebrospinalis**]; oft kommt es auch zu einer gleichzeitigen Entzündung von Hirngewebe [Enzephalomeningitis, Meningoenzephalitis] oder Plexus choroideus [Choriomeningitis]

bakterielle Meningitis: meist als eitrige Hirnhautentzündung imponierende Infektion durch u.a. Staphylo-, Strepto-, Pneumo-, Meningokokken, Listeria und Haemophilus influenzae [Haemophilus-influenzae-Meningitis*]; tritt oft als **basale Meningitis** im Bereich der Hirnbasis oder **Haubenmeningitis** [haubenförmige eitrige Entzündung der oberen Hirnwölbung] auf und betrifft Pia mater und Arachnoidea, d.h. sie ist eine Leptomeningitis; die Erreger gelangen auf dem Blutweg [hämatogen], durch Fortleitung aus Nachbarstrukturen [Mittelohr, Mastoid] oder bei Schädelfrakturen auf die Hirnhaut; **Klinik:** meist findet sich ein kürzeres oder längeres **Prodromalstadium** mit Abgeschlagenheit, Frösteln, Kopf- und Gliederschmerzen und leichtem Fieber; die **akute Meningitis** hat als Leitsymptome heftigste Kopfschmerzen, Nackensteifigkeit [oft mit Opisthotonus], septisches Fieber, extreme Berührungsempfindlichkeit der Haut; dazu kommen evtl. enzephalitische Begleitsymptome, Verwirrtheit, Bewusstseinseintrübung, Somnolenz oder Koma; **Diagnose:** Labor [Entzündungszeichen], Blutkultur, Liquorpunktion [trüber bis eitriger Liquor, massenhaft Leukozyten, Zucker erniedrigt, Lactat erhöht, starke Eiweißvermehrung], Liquorkultur; **Therapie:** die Antibiotikatherapie hängt davon ab, ob

M

Bösartige Neubildungen der Haut

T. Vogt

Basalzellkarzinom
Syn.: Basaliom   *Abk.*: BCC

Definition
Das Basalzellkarzinom ist der häufigste (semi-)maligne Tumor des Menschen mit einer Inzidenz um 100 Neu-erkrankungen pro 100.000 Einwohner und Jahr in Mitteleuropa. Der Begriff „semimaligne" beschreibt das lokal destruierende Wachstum der Tumoren bei sehr geringer Neigung zur Metastasierung [1:1000]. Während das Durchschnittsalter früher um 60 lag, gibt es in neuerer Zeit eine Tendenz zu jüngerem Manifestationsalter bei gleicher Geschlechtsverteilung. 80 % aller Basaliome sitzen im Kopf-Hals-Bereich, typischerweise oberhalb der Verbindungslinie Ohr-Mundwinkel. Ätiologisch spielt die kumulative UV-Belastung im Laufe des Lebens eine wichtige Rolle neben Immunsuppression [z.B. nach Organtransplantation] und genetischer Veranlagung [z.B. beim Basalzellnävussyndrom Gorlin-Goltz oder Xeroderma pigmentosum].

Symptomatik
Meist gibt es keine subjektiven Symptome, allenfalls berichten die Patienten von einer nicht heilenden Wunde, die immer wieder verkruste. Nur bei fortgeschrittenen Tumoren sind durch Komplikationen [z.B. Penetration und Destruktion von Mittelgesichtsstrukturen] entsprechende Beschwerden möglich.

Klinischer Befund
Basalzellkarzinome beginnen ohne präkanzeröse Vorstufen meist als flach erhabene, umschriebene, hautfarben-rötliche Papeln und Knötchen, später oft mit dem typischen perlschnurartigen Randsaum. Oft greifen Teleangiektasien von der Peripherie über den Rand. Pigmentierte Formen kommen vor. Typisch ist auch die frühe zentrale Ulzeration [vgl. Symptome]. Daneben existieren klinische Varianten wie das Rumpfhautbasaliom, das mit ekzematösen Hautveränderungen verwechselt werden kann, oder die narbig imponierenden sklerodermi-formen Basaliome. Fortgeschrittenere Basalzellkarzinome können flächig-ulzerös wachsen [**Ulcus rodens**] oder tief penetrierend und destruierend [**Ulcus terebrans**] mit möglichen lebensbedrohlichen Konsequenzen bei-spielsweise im Bereich des Kopfes.

Diagnostik
Die Diagnose wird bei klinischem Verdacht meist durch Probebiopsie und Histopathologie gestellt. Histogene-tisch stammen Basalzellkarzinome von den Zellen der Basalzellschicht der Epidermis beziehungsweise von der äußeren Wurzelscheide der Haarfollikel ab und zeigen unterschiedlichste Differenzierungsmerkmale von Ad-nexorganen [Follikel, Talgdrüsen, ekkrine oder apokrine Schweißdrüsen u. a.]. Meist ist die Diagnose aufgrund der palisadenartigen Aufreihung von randständigen basaloiden Zellen und typischen Schrumpfungsartefakten [Dissektion zwischen Tumor und Stroma] histopathologisch einfach und eindeutig.

Differenzialdiagnose
Spinozelluläre Karzinome bevorzugen auch das Gesicht, besonders Unterlippe und Ohren. Sie sind in der Regel stärker keratotisch und nicht durch den typischen perlschnurartigen Rand mit Teleangiektasien gekennzeich-net. Das **Keratoakanthom** [Pseudo-Karzinom] wächst in wenigen Wochen und zeigt den typischen zentralen Hornpfropf im Gegensatz zum zentralen Ulcus beim Basaliom. Pigmentierte Basaliome müssen vom **malig-nen Melanom** abgegrenzt werden, sklerodermiforme von einfachen Narben und die Rumpfhautbasaliome vom **Morbus Bowen** oder **banalen Ekzemherden**.

Therapie

! Die operative Therapie stellt das Standardvorgehen in der Behandlung von Basalzellkarzinomen dar.

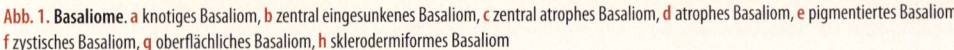

Abb. 1. Basaliome. a knotiges Basaliom, **b** zentral eingesunkenes Basaliom, **c** zentral atrophes Basaliom, **d** atrophes Basaliom, **e** pigmentiertes Basaliom, **f** zystisches Basaliom, **g** oberflächliches Basaliom, **h** sklerodermiformes Basaliom

Durch die mikroskopisch kontrollierte Chirurgie mit lückenloser Randschnitthistologie kann eine dauerhafte Heilung mit hoher Sicherheit [95,0–99,5 %] erreicht werden. Daneben existiert eine breite Palette anderer, oft auch experimenteller Verfahren mit eingeschränktem Indikationsspektrum:

- Etabliert ist die **Strahlentherapie** als Alternative zur konventionellen Chirurgie gerade bei älteren Patienten [> 65 Jahre] oder bei primärer Inoperabilität sowie nach inkompletter chirurgischer Entfernung.
- Die oft oberflächlichen Rumpfhautbasaliome, die auch gerne multipel vorkommen, können auch durch **Kürettage** evtl. mit **Elektrodesikkation** behandelt werden.
- Die **Kryotherapie** ist geeignet bei kleineren, oberflächlichen Tumoren und bei Patienten höheren Alters [> 65 Jahre], wenn eine Operation einen unverhältnismäßig großen Aufwand bedeutet. Die Kryotherapie wird mit flüssigem Stickstoff nach dem Kontakt- oder offenen Sprayverfahren bei -196 °C durchgeführt. Bei sachgerechter Anwendung sind die Ergebnisse mit der konventionellen Chirurgie nahezu vergleichbar.

Die photodynamische Therapie, Lasertherapie, lokale Chemotherapie [5-Fluorouracil* in Cremegrundlage] und intraläsionale Interferontherapie oder die Anwendung von lokalen Immunmodulatoren wie Imiquimod* [5 %-Creme] sind derzeit nicht als Routineverfahren zu empfehlen und Sonderindikationen vorbehalten.

Prognose
Der infiltrative Typ und das sklerodermiforme Basaliom weisen das höchste Lokalrezidivrisiko auf. Das metatypische Basalzellkarzinom zeigt fokal Strukturen eines Plattenepithelkarzinoms und ist damit ein „echter" maligner Tumor mit der Möglichkeit der Metastasierung.

Vorsorge und Prävention
Lichtschutz und ärztlich-dermatologische Kontrollen.

Spinozelluläres Karzinom
Syn.: Spinaliom, Plattenepithelzellkarzinom der Haut   *Abk.*: Spi

Definition
Nach dem Basaliom ist das Plattenepithelkarzinom der Haut mit einer Inzidenz von 25–30 Neuerkrankungen pro 100.000 Einwohner und Jahr der zweithäufigste maligne Hauttumor in Mitteleuropa. Es imitiert die Differenzierung der Stachelzellschicht [Stratum spinosum] der Epidermis und heißt daher spinozelluläres Karzinom. Im Vergleich zum Basaliom liegt das Durchschnittsalter mit 70 Jahren etwas höher. Männer sind häufiger betroffen als Frauen. Auch hier ist das Gesicht, besonders Unterlippe und Ohrhelix, mit etwa 90 % die häufigste Lokalisation. Neben dem lokal destruierenden Wachstum kann es beim spinozellulären Karzinom zu einer zunächst immer lymphogenen, lokoregionären Metastasierung kommen. Die 5-Jahres-Überlebensrate bei Metastasierung liegt bei 25–50 %. Wie beim Basaliom spielt ätiologisch die kumulative UV-Belastung der Haut die Hauptrolle. Das Tumorwachstum beginnt meist mit einer Präkanzerose im Sinne einer aktinischen Keratose. Recht selten sind Terrainfaktoren wie beispielsweise eine Strahlennarbe, ein Lupus vulgaris oder eine allgemeine Immunsuppression Wegbereiter des Plattenepithelkarzinoms der Haut. Die Zunahme von Spinaliomen nach Organ- und Knochenmarktransplantation bei andauernder Immunsuppression stellt ein neues und wachsendes Problem dar.

Symptomatik
Meist gibt es keine subjektiven Symptome. Allenfalls berichten die Patienten von einer rauen Stelle, aus der sich ein Knötchen entwickelt habe. Nur bei fortgeschrittenen Tumoren sind durch Metastasierung und lokale Komplikationen entsprechende Beschwerden möglich.

Klinischer Befund
Die aktinische Präkanzerose in lichtexponierter Haut besteht oft über lange Zeiträume als zunächst erythematöser Fleck, dann durch Hyperkeratose als flache rötliche, selten bräunlich pigmentierte keratotische Plaque [aktinische Keratose]. Eine im Verlauf stärker werdende Infiltration und dann schließlich die Entwicklung eines tastbaren Knotens oder Tumors sind Zeichen des Vorliegens eines invasiven Spinalioms. Neben der Auflagerung von keratotischem Material kommt Verkrustung und Ulzeration vor.

Diagnostik
Die Diagnose wird mittels Biopsie und Routinehistologie gestellt. Histologisch ist die Entwicklung von der Präkanzerose zum invasiven Plattenepithelkarzinom charakterisiert durch eine zunächst herdförmige epidermale

Störung der Architektur mit zellulären Atypien [**aktinische Keratose*** bzw. **aktinische Cheilitis***]. Später erfasst dies die gesamte Epidermis [**Carcinoma in situ, Morbus* Bowen** oder **Erythroplasie* Queyrat** im Bereich der Übergangsschleimhäute] und schließlich entwickeln sich atypische epitheliale Tumorzellformationen, die über die Epidermisgrenzen hinaus in tiefere Strukturen infiltrieren. Die Zellen neigen analog zum Stratum spinosum der Epidermis zur Verhornung und es bilden sich nicht selten konzentrisch geschichtete Hornperlen.

Differenzialdiagnose
Spinozelluläre Karzinome sind klinisch und histologisch oft schwer vom **Keratoakanthom** [Pseudo-Karzinom] abzugrenzen, das allerdings in wenigen Wochen ohne präkanzeröse Phase wächst und einen typischen zentralen Hornpfropf zeigt. Basaliome sind klinisch abzugrenzen durch den perlschnurartigen Randsaum mit Teleangiektasien.

Therapie
Für Präkanzerosen und in situ-Karzinome, insbesondere bei großer Zahl, eignen sich gleichwertig die einfache **Kürettage**, die **CO$_2$-Lasertherapie** und die **Kryotherapie**. Die **lokale Chemotherapie** mit 5-Fluoruracil* in Cremegrundlage und die **photodynamische Therapie** sind ebenso zu erwägen, letztere gerade bei multiplen Läsionen. Die topische **Immunmodulation** mit 5 %-Imiquimod*-Creme bedarf weiterer prospektiver Evaluierung. Die Therapie mit 3 % Diclofenac*-Gel topisch scheint eine wirksame Alternative zu sein, die aber eine hohe Compliance einfordert bei einer Therapiedauer von 60 bis 90 Tagen.
Bei invasiven Tumoren kann eine dauerhafte lokale Heilung mit relativ hoher Sicherheit [88–96 %] durch die **mikroskopisch kontrollierte Chirurgie** erreicht werden. Die **konventionelle Chirurgie** muss allgemein mit einem etwas höheren Rezidivrisiko rechnen [5–15 %]. In Hochrisikosituationen ist eine *Sentinel-node*-Biopsie zu diskutieren. Studien oder Studienergebnisse zur Wertigkeit dieses Vorgehens gibt es aber derzeit nicht. Bei klinischem Befall von regionären Lymphknoten ist eine radikale Lymphadenektomie der jeweiligen Region indiziert.
Die klinischen Ergebnisse der **Strahlentherapie** von Primärtumoren sind denen der konventionellen Operation vergleichbar. Die Indikation zur Strahlentherapie wird bevorzugt bei älteren Patienten [> 65 Jahre] gestellt, wenn chirurgisch ein ungünstiges kosmetisches Resultat zu erzielen sein wird, bei Inoperabilität oder postoperativer mikroskopischer oder makroskopischer non in sano-Resektion sowohl bei Primärtumoren als auch bei Rezidivtumoren. Die **systemische Chemotherapie bei Fernmetastasierung** hat eine palliative Zielsetzung. Bei zunächst meist gutem Ansprechen sind dauerhafte Heilungen nicht zu erwarten. Als Standardbehandlung wird zumeist die Monotherapie mit Methotrexat* angesehen. Die Remissionsraten betragen bei Monotherapie mit Methotrexat ca. 20–40 %. Diese sind bei der Verwendung von Polychemotherapie-Schemata deutlich höher [50–90 %], z.B. mit Cisplatin*/Doxorubicin*, Cisplatin*/5-Fluorouracil* oder Cisplatin*/5-Fluorouracil*/Bleomycin*. Hinsichtlich der Überlebenszeit scheint die Anwendung der kombinierten Schemata allerdings gegenüber der Monotherapie mit Methotrexat keine Vorteile zu bieten. In letzter Zeit wurden bei metastasierenden Plattenepithelkarzinomen auch Behandlungen mit Interferon α z.T. in Kombination mit synthetischen Retinoiden [Acitretin*] versucht.

Prognose
Die Prognose im Hinblick auf das Metastasenrisiko kann anhand der Infiltrationstiefe und der Tumordicke geschätzt werden, wie Tabelle 1 zeigt.
Die Metastasierung erfolgt fast ausschließlich lymphogen in die regionären Lymphknoten. Bei Lymphknotenfiliae ist ein kurativer Therapieansatz noch möglich [s.o.], bei weiter reichender Metastasierung in innere Organe sind bei moderatem Ansprechen auf Chemotherapie keine langfristigen Heilungen möglich.

Vorsorge und Prävention
Lichtschutz und ärztlich-dermatologische Kontrollen.

Tab. 1. Spinozelluläres Karzinom. Metastasenrisiko in Abhängigkeit von Infiltrationstiefe und Tumordicke

Tumordicke	Metastasenrisiko
begrenzt auf die Dermis und Tumordicke bis 2 mm	0 %
begrenzt auf die Dermis und Tumordicke über 2 mm, aber ≤ 6 mm	6 %
mit Invasion der Subkutis und/oder Tumordicke > 6 mm	20 %
mit Invasion extradermaler Strukturen wie Knorpel oder Knochen ≤ 6 mm	25 %
mit Invasion extradermaler Strukturen wie Knorpel oder Knochen > 6 mm	40 %

Malignes Melanom
Syn.: Schwarzer Hautkrebs   *Abk.*: MM

Definition
Das maligne Melanom, ausgehend von den Melanozyten der Haut [pigment-/melaninbildende Zellen in der basalen Epidermis], ist aufgrund der frühzeitigen Metastasierungsneigung für 90 % der Hautkrebsmortalität verantwortlich. Die Melanominzidenz in Deutschland stabilisiert sich nach jahrelangem Anstieg auf hohem Niveau [12–15/100.000/Jahr], wobei eine hellhäutige Komplexion und eine hohe, unter Umständen nur episodische UV-Exposition [z.B. mehrere Sonnenbrände] neben hereditären Faktoren als prädisponierende Risikofaktoren gelten. Etwa 5 % der Melanome sind familiär und diese etwa in der Hälfte der Fälle mit p16/CDKN2A-Mutationen assoziiert. Ebenso steigt das relative Risiko mit der Zahl der melanozytären Nävi, insbesondere bei klinisch und histologisch atypischen Nävi und großen kongenitalen Nävi [> 20 cm Durchmesser]. Aggressive Verläufe bei Immunsupprimierten belegen die Bedeutung immunologischer Faktoren für die Tumorprogression. Der Altersgipfel liegt um 55 Jahre mit Trend zu jüngeren Jahrgängen. Selbst Altersmelanome wie das Lentigo-maligna-Melanom werden heute bei unter 30-Jährigen beobachtet. Bei Kindern sind Melanome weiterhin Raritäten.

Symptomatik
Meist gibt es keine subjektiven Symptome. Als alarmierende Zeichen werden gelegentlich aber Juckreiz oder Schmerzen in einem Pigmentmal genannt. Größenwachstum wird oft berichtet.
Nässen oder Bluten eines malignen Melanoms implizieren bereits meist eine ungünstige Prognose. Auch in fortgeschrittenen Stadien mit Metastasierung steht oft das klinische Wohlbefinden der Patienten in paradoxem Gegensatz zu ihrer infausten Prognose.

Klinischer Befund
Das **superfiziell spreitende Melanom** [SSM] macht etwa 2/3 der Melanome aus. Bevorzugt am Rücken [Mann] und Unterschenkel [Frau] sitzend, ist es gekennzeichnet von einer zunächst intraepidermalen, horizontalen und somit prognostisch noch günstigen Ausbreitungsphase. Sekundär kommt es dann aber zur Invasion und Metastasierung. Entsprechend ist klinisch zunächst ein Fleck sichtbar, der sich später zu einem flachen tastbaren Knoten entwickelt, häufig mit farblicher Vielfalt und hellen Regressionszonen. Die klinische Diagnostik orientiert sich beim SSM an der wichtigen, auch dem Laien verständlichen A-B-C-D Regel. Melanomverdächtige Pigmenttumoren der Haut sind gekennzeichnet durch:

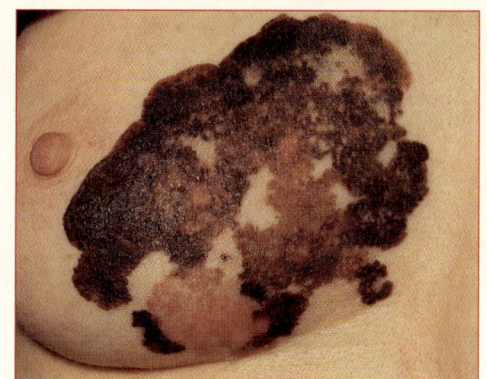

Abb. 2. Superfiziell spreitendes Melanom

- **A** = Asymmetrie des Aufbaus, keine Symmetrieachse
- **B** = bogige unregelmäßige Begrenzung
- **C** = inhomogenes mehrfarbiges Colorit [z.B. braun, schwarz neben rot, weiß oder grau]
- **D** = Durchmesser > 6 mm.

Das weniger häufige **noduläre maligne Melanom** [NMM] [etwa 20 %] imponiert hingegen primär als knotiger, exophytischer, überwiegend schwarzbrauner, gelegentlich aber unscheinbar hautfarbener oder rötlicher, häufig erosiv-blutender, meist kleiner [auch 2–3 mm große NMM bergen bereits ein tödliches Risiko] Tumor mit primär vertikalem, prognostisch besonders ungünstigem Wachstum. Klinische Sonderformen sind das **Lentigo-maligna-Melanom** [etwa 8 %], das oft erst nach vielen Jahren aus der bräunlich fleckförmigen Lentigo maligna [In-situ-Melanom]

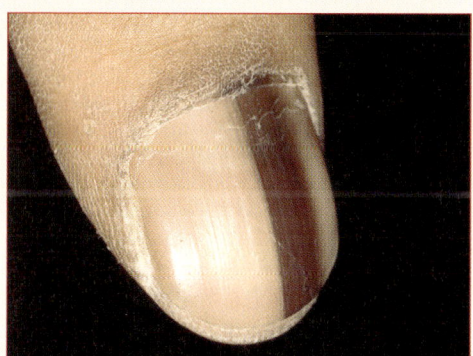

Abb. 3. Akrolentiginöses malignes Melanom

M

nahezu ausschließlich im Gesichtsbereich älterer Patienten entsteht und das **akrolentiginöse Melanom** [etwa 4 %], das vorwiegend palmoplantar, aber auch sub- oder periungual lokalisiert ist.

Diagnostik

Der beschriebene klinische Befund ist zunächst richtungsweisend. Bei Zweifeln an der Diagnose kann zunächst eine Exzision knapp im Gesunden angestrebt werden und ggf. innerhalb von 4 Wochen – nach histopathologischer Bestätigung – eine Nachexzision erfolgen ohne negative Konsequenzen für den Patienten. Die Diagnosesicherung erfolgt im Regelfall durch Histopathologie. Oft kann hier eine eindeutige Diagnose gestellt werden anhand der Asymmetrie des Melanoms, der zytologischen Atypie der Zellen, Mitosen, Fibrose des Stromas etc. Ein ungelöstes Problem

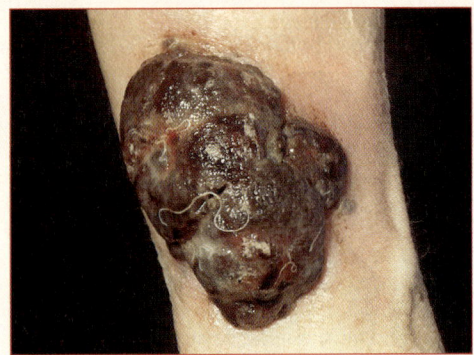

Abb. 4. Noduläres Melanom

stellen allerdings bis heute klinisch und histologisch nicht seltene Grenzfälle dar [dysplastische Nävi]. Bei den Grenzfällen herrscht keine Einigkeit bezüglich der Kriterien zur Definition. Einige stellen sicher Frühmelanome dar, andere aber harmlose Endstadien der Entwicklung von melanozytären Nävi. In Zweifelsfällen wird auch hier eine Nachexzision mit Sicherheitsabstand [s.u.] zu empfehlen sein.

Differenzialdiagnose

Pigmentbildung kann in vielen anderen gut- wie bösartigen Tumoren der Haut auftreten, und entsprechend umfangreich ist die Differenzialdiagnose des malignen Melanoms: Ähnlichkeiten können bestehen mit pigmentierten Basalzellakanthomen [**seborrhoischen Warzen**], **pigmentierten Basaliomen** und anderen Adnextumoren, **Dermatofibromen** und vielen anderen. Es gilt daher die differenzialdiagnostische Grundregel, dass pigmentierte Hauttumoren grundsätzlich Melanom-verdächtig sind, wenn nicht anhand umfangreicher klinischer Erfahrung durch Analyse weiterer Kriterien [z.B. dermatoskopischer Nachweis von Pseudohornzysten und pseudofollikulären Öffnungen bei der häufigen seborrhoischen Warze] oder durch Exzision und Histopathologie ein entsprechender Ausschluss erfolgt ist. Je unerfahrener ein Kliniker ist, desto zurückhaltender sollte er mit der Verharmlosung eines fraglichen, möglicherweise auch pigmentfreien oder nur rot imponierenden Hauttumors sein.

 Melanom ist immer eine Differenzialdiagnose.

Therapie

Die Therapie des Melanoms ist bei fehlenden Hinweisen auf Metastasen **primär operativ**. Bei Zweifeln an der Diagnose kann wie erwähnt zunächst eine Exzision knapp im Gesunden angestrebt werden und ggf. innerhalb von 4 Wochen eine Nachexzision erfolgen. Die Wahl des **Sicherheitsabstandes der Exzision** richtet sich nach der klinisch geschätzten oder mittels Ultraschall gemessenen Tumordicke [TD]: 0,5 cm bei in situ-Melanomen, 1 cm bei allen Tumoren bis 2 mm TD, 2 cm bei Tumoren über 2 mm TD. Bei Tumoren mit Dicken > 1 mm wird in jüngster Zeit als prognostisch-relevante Staging-Maßnahme die nuklearmedizinische Darstellung des Schildwächterlymphknotens [*sentinel node*] z.B. mit 99m-Technetium-Kolloid und dessen minimal-invasive Exzision zum Mikrometastasenausschluss durchgeführt. Bis zum Vorliegen abschließender Daten zur Nutzen-Risikoevaluierung sollte dies bevorzugt im Rahmen von Studien durchgeführt werden und nicht als obligate Routinemaßnahme. Bei positivem Schildwächterlymphknoten wird empfohlen, die Lymphknotenstation komplett zu dissezieren. Bei Vorliegen von Satelliten- und/oder In-transit-Metastasen erfolgt möglichst die operative Entfernung aller Filiae im Gesunden. Bei regionären Lymphknotenmetastasen erfolgt die radikale Lymphadenektomie. Im klinischen Stadium IV [Fernmetastasen] sollten einzelne oder einige wenige Metastasen ebenfalls soweit möglich unter tumorreduktiv-palliativen Gesichtspunkten komplett entfernt werden, insbesondere wenn eine R0-Option besteht. Überlebenszeiten von 5 und mehr Jahren wurden bei diesem Management beobachtet.

Adjuvante Therapie: Basierend auf Daten über die Verbesserung des rezidivfreien Überlebens [etwa 37 % versus 26 %] und der 5-Jahres-Gesamtüberlebensrate [etwa 46 versus 37 %] durch hoch dosiertes rekombinantes Interferon α2a ist dieser Wirkstoff für die adjuvante Therapie des Melanoms in Deutschland zugelassen. Die optimale Dosierung und Dauer der Therapie sowie die Wertigkeit neuer Applikationsformen in Form von pegyliertem

Interferon sind allerdings offene Fragen. Pegylierte Interferone sind derzeit für die Therapie des Melanoms noch nicht zugelassen. Die adjuvante Therapie sollte daher weiter bevorzugt in Studien erfolgen.

Palliative Therapie: Bei Vorliegen von inoperablen Fernmetastasen werden Patienten überwiegend unter palliativen Gesichtspunkten therapiert. Ein Einfluss auf das Gesamtüberleben ist derzeit nicht gesichert. Therapeutische Bemühungen sind daher im Hinblick auf die Erhaltung der Lebensqualität kritisch abzuwägen. Generell sprechen Metastasen der Haut, der Weichteile, Lymphknoten und Lunge [*limited disease*] besser auf eine Chemotherapie an als andere viszerale, Skelett- oder Hirnmetastasen [*extensive disease*].
Als Quasi-Standard in der systemischen Behandlung gilt nach wie vor, insbesondere bei Patienten in bereits reduziertem Allgemeinzustand, die *Mono-Chemotherapie* mit Dacarbazin* [DTIC]. Die Ansprechrate liegt etwa zwischen 5 und 28 %, die subjektive Verträglichkeit konnte seit Einführung neuer Antiemetika [HT3-Antagonisten] ganz entschieden verbessert werden. Bei Frauen scheint die zusätzliche Verabreichung des Östrogenantagonisten Tamoxifen* [20 mg/m² tgl.] eine Erhöhung der Remissionsraten zu bewirken. Da DTIC normalerweise nicht liquorgängig ist, ist eine Wirkung auf ZNS-Metastasen möglicherweise eingeschränkt. Im Gegensatz dazu ist die Substanz Temozolomid* [z.B. Temodal], die in den gleichen alkylierenden Metaboliten wie DTIC umgewandelt wird, liquorgängig und zudem oral verfügbar. Nachteilig sind neben dem hohen Preis und der derzeit noch fehlenden Zulassung die nach 3–6 Wochen einsetzende kumulative Knochenmarksuppression. Remissionen bis 21 % wurden berichtet. Das Nitrosoharnstoffderivat Fotemustin* [z.B. Muphoran], ebenso nicht zugelassen in Deutschland, wird alternativ bei Therapieversagen und insbesondere Hirnmetastasen i.v. eingesetzt. Die Ansprechraten waren in einer jetzt vorliegenden Phase III Studie objektiv besser als bei DTIC. *Polychemotherapien* erbrachten in der Vergangenheit Remissionsraten zwischen 22 und 45 %, z.B. das BOLD-Schema*, das DVP-Schema* oder das DBCT-Schema*. Ein Überlebensvorteil durch diese belastenden Schemata ist jedoch nicht erwiesen.

Bei solitären zerebralen Metastasen erbringt die Resektion gefolgt von einer **Strahlenbehandlung** des Ganzhirns bzw. die stereotaktische Bestrahlung [im Regelfall möglich bis zu 3 bis 3 cm großen Metastasen, auch im Rezidivfall] als Alternative zur Operation eine Verlängerung der Überlebenszeiten etwa von median 4 auf 14 Monate.
Bei inoperablen Lymphknotenmetastasen bzw. großen Tumorresten nach Operation erreicht die lokale Strahlenbehandlung eine längerfristige lokale Tumorkontrolle in über 70 % der Fälle. Der zusätzliche oder alleinige Einsatz der *Hyperthermie*, z.B. als **hypertherme Extremitätenperfusion** mit Melphalan*, scheint bei rezidivierenden bzw. metastatischen, inoperablen Tumoren eine Verbesserung der lokalen Tumorkontrolle zu bewirken.

Immuntherapie und Chemoimmuntherapie: Es gibt Hinweise dafür, dass die Zugabe von Interferon α und IL-2 zu klassischen Chemotherapien *in Einzelfällen* zu einer Verlängerung des Überlebens führen kann, insbesondere des rezidivfreien Überlebens, ohne dass sich diese Wirkung in einer Erhöhung der durchschnittlichen Remissionsraten und des durchschnittlichen Überlebens ausdrücken muss. Die Frage, welches das optimale Schema ist, kann derzeit nicht abschließend beantwortet werden. Auch rein immunologische Ansätze, z.B. mit stimulierten autologen T-Zellen oder Vaccinierungsstrategien mit Tumorantigen beladenen dendritischen Zellen sind Gegenstand aktueller klinischer Forschung und sollten nur im Rahmen von Studien erfolgen. Andere experimentelle Ansätze umfassen die Tumor-Stroma-orientierte und antiangiogenetisch wirkende metronome Chemotherapie auch in Kombination mit biomodulierenden Pharmaka, z.B. die metronome niedrig dosierte tägliche Trofosfamid*-Gabe plus Biomodulation [Celecoxib* und Pioglitazon] oder den Einsatz von Tyrosinkinaseinhibitoren.

Prognose

Über 90 % aller malignen Melanome werden derzeit als Primärtumor noch ohne erkennbare Metastasierung erstdiagnostiziert. Das konsistenteste und wichtigste Prognosekriterium der Primärtumoren ist die histologische Tumordicke nach Breslow, die neben der oberflächlichen Ulzeration die Grundlage der prognoseorientierten neueren TNM-Klassifikation bildet. Prognostische Nebenkriterien des Primärtumors sind Eindringtiefe nach Clark, Mitosezahl, Lokalisation [ungünstig: behaarter Kopf, Nacken, Ober-

Tab. 2. **Malignes Melanom.** Abschätzung der Prognose

TNM-Stadium		ca. 10-Jahres-Überlebensrate [%]
Stadium I	Tumordicke < 2mm	90
Stadium II	Tumordicke ≥ 2mm	60
Stadium III	Lymphknotenmetastasen oder Satelliten/In-transit-Metastasen	30
Stadium IV	Fernmetastasen	3

arme, Schultern] und Geschlecht [ungünstig: männlich]. Bei Lymphknotenmetastasen sind deren Größe und Zahl maßgeblich, bei Fernmetastasen ist die Serum-LDH als neues ungünstiges Prognosekriterium etabliert worden.

Tabelle 2 dient der groben Abschätzung der Prognose [Faustregel]. Detaillierte Daten zu jeweiligen Unterteilungen der TNM-Stadien sind der Fachliteratur zu entnehmen.

Vorsorge und Prävention

Sie bestehen im Lichtschutz und ggf. ärztlich-dermatologischen Vorsorgeuntersuchungen. Melanompatienten werden Nachsorgeuntersuchungen zugeführt. Bei Hochrisikomelanomen gilt es, Progresse rechtzeitig zu erkennen. Auch bei „dünnen" Melanomen ist die Nachsorge wichtig, da die Rate der Zweitmelanome bei Betroffenen bis zu 10 % beträgt und so die Nachsorge gleichzeitig ein wesentliches präventives Instrument für alle Melanompatienten darstellt. Die Intervalle und der Umfang der Untersuchungen orientieren sich stadienabhängig an national vereinbarten Leitlinien der Deutschen Dermatologischen Gesellschaft [*www.derma.de*]. Entsprechend werden Untersuchungen in 3-, 6- oder 12-monatigen Abständen über 10 Jahre je nach Risikolage durchgeführt.

Primäre kutane Lymphome

Definition und Klassifikation

Kutane Lymphome sind eine heterogene Gruppe von B- und T-Zell-Lymphomen der Haut, die zunächst zurzeit der Diagnosestellung *ohne* Zeichen extrakutaner Manifestation bestehen, also primär im Hautorgan sich ansammelnde, meist klonale maligne lymphozytäre Neubildungen darstellen. In vielen Fällen müssen für die definitive Diagnosestellung histologische *und* klinische Kriterien einfließen. Die Gesamtinzidenz liegt bei 0,5–1/100.000. Typischerweise sind ältere Patienten ab 70 betroffen, Ausnahmen sind allerdings nicht selten. Die wichtigsten T-Zell-Lymphome der Haut, wie etwa die Mycosis fungoides, sind inkurabel und nach meist jahrelangem Verlauf tödlich, dann disseminierend auch innere Organe und das Knochenmark befallend. B-Zell-Lymphome der Haut haben dagegen im Regelfall eine ausgezeichnete Prognose, mit nur wenigen Ausnahmen sind hier langfristige Heilungen möglich. Die Klassifikation der Lymphome ist stets schwierig und strittig. Die EORTC-Gruppe **Kutane Lymphome** hat eine Klassifikation vorgeschlagen, die klinische wie histologische und immunhistochemische Kriterien integriert und gleichzeitig eine Richtschnur für die Behandlung und die Prognose der diversen kutanen Lymphome gibt. Diese Aspekte sind in der allgemein gültigen WHO-Klassifikation für nodale Lymphome nur teilweise abgebildet, sodass hier an dieser Stelle die WHO-EORTC-Klassifikation 2005 als Gliederungsgrundlage mit einfließt.

T-Zell-Lymphome der Haut

Die **Mycosis fungoides** [MF] ist das häufigste kutane maligne T-Zell-Lymphom. Die Erkrankung weist einen typischen klinischen Verlauf auf. In der Initialphase zeigt sich ein langsam progredientes **ekzemartiges „Patch"-Stadium** mit ekzematoid schuppenden, oft scharf begrenzten juckenden Flecken. Beim Übergang in das so genannte **Plaque-Stadium** werden die Läsionen stärker infiltriert und damit palpabel. Bei einem Fortschreiten der Erkrankung bildet sich dann das **Tumorstadium** aus, das durch hellrote oder braun-rote Knoten mit Neigung zur Ulzeration gekennzeichnet ist.

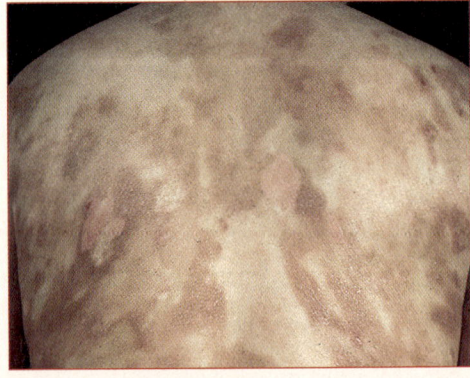

Abb. 5. Infiltratives Stadium der Mycosis fungoides [Plaque]

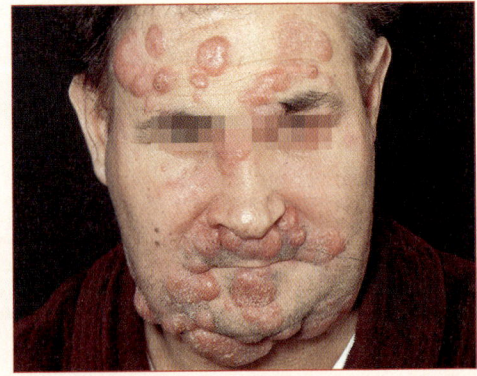

Abb. 6. Tumorstadium der Mycosis fungoides

Die Histologie stützt die Diagnose: bandartiges, überwiegend CD45R0/UCHL1/CD4 [Helfer-T-Zellen]-positives lymphozytäres Infiltrat mit Epidermotropismus, atypischen zerebriformen Kernen [Mykosiszellen] und Pautrier-Abszessen *in* der Epidermis [Ansammlung von T-Zellen].

Differenzialdiagnostisch ist die Abgrenzung klinisch vorzunehmen von Ekzemen, Mykosen, der Psoriasis, histologisch auch von Pseudo-T-Zell-Lymphomen [lymphomartige Kontaktdermatitis, Arzneireaktion, aktinisches Retikuloid]. Hilfreich ist hier der PCR-basierte Nachweis eines klonalen T-Zellrezeptorgen-Rearrangements [**TCR-Rearrangement**] bei der MF.

Eine seltene, recht benigne Variante der MF ist die oft an den unteren Extremiäten vorkommende **pagetoide Retikulose**. Sie erinnert klinisch an die Psoriasis, histologisch ist sie durch eine an Paget-Krebs* [intraepidermal wachsendes Mammakarzinom] erinnernde Durchsetzung der Epidermis mit T-Zellen vom CD45R0/UCHL1/ CD8 [Suppressor-T- Zellen]-positiven Phänotyp oder ebenfalls CD4-Phänotyps.

Das **Sézary-Syndrom** ist klinisch gekennzeichnet durch Erythrodermie mit Pruritus, Lymphknotenschwellungen, palmoplantare Hyperkeratosen sowie atypische T-Lymphozyten [Sézary-Zellen] bei Leukozytose im peripheren Blut. Charakteristisch sind mehr als 1000 Sézary-Zellen pro mm^3 Blut. Die Erkrankung wird daher zum Teil als leukämische Variante der Mycosis fungoides verstanden. Die **Prognose** ist schlechter als bei der Mycosis fungoides. Die Histologie ähnelt dem Plaquestadium der MF. Zur Abgrenzung benigner Formen der Erythrodermie [auf der Basis von Ekzemen, Psoriasis, Lichen ruber, Arzneireaktionen, Ichthyosen u.a.] kann die Untersuchung des molekularen T-Zellrezeptorgen-Rearrangements hilfreich sein.

Das klinische Bild der **lymphomatoiden Papulose** ist durch rekurrente Schübe oft selbst heilender papulonekrotischer Effloreszenzen gekennzeichnet, die kleine schüsselförmige Narben hinterlassen. Sie wird heute den indolenten T-Zell-Lymphomen mit günstiger Prognose zugeordnet. Ein wichtiges histologisches Zeichen ist das Auftreten von CD30-positiven Zellen im Infiltrat zusammen mit meist klonalen T-Zellen.

Von **großzellig-anaplastischen CD30-positiven T-Zell-Lymphomen** wird gesprochen, wenn das histologische Bild von CD30-positiven [≥ 75 % der Tumorzellen positiv] großzelligen, pleomorphen und anaplastischen Zellen dominiert wird. Die nodalen Lymphome mit diesem Phänotyp weisen eine ungünstige Prognose auf.

Ganz im Gegensatz dazu ist die Prognose der CD30-positiven T-Zell-Lymphome der Haut sehr gut. Die Klinik ist geprägt von oft ulzerierenden Knoten und Tumoren mit der Tendenz zur Spontanregression. Die 5-Jahres-Überlebensrate liegt bei über 90 %. Molekularbiologisch weisen diese Lymphome im Gegensatz zu den nodalen keine t[2;5]-Translokation und somit auch keine Expression von NPM-ALK auf.

Großzellig anaplastische CD30-negative T-Zell-Lymphome der Haut haben im Gegensatz dazu mit etwa 20 % 5-Jahres-Überlebensrate eine relativ ungünstige Prognose. Diese Formen imponieren klinisch meist als große Tumoren ohne Plaques und Patches. Im Gegensatz zu den oben beschriebenen T-Zell-Lymphomen ist eine Polychemotherapie schon initial indiziert.

Weitere provisorische Entitäten mit nur wenig verfügbarer Information über Verlauf, Prognose und Therapiemöglichkeiten sind die seltenen **klein- und mittelgroßzelligen pleomorphen T-Zell-Lymphome** einschließlich der **angiozentrischen Varianten.** Ebenso provisorisch ist die Entität der **subkutanen pannikulitischen T-Zell-Lymphome**, die bevorzugt an den Beinen unter dem klinischen Bild einer Pannikulitis [Fettgewebsentzündung] verlaufen und eine sehr ungünstige Prognose aufweisen.

B-Zell-Lymphome der Haut

Im Gegensatz zu den T-Zell-Lymphomen weisen die B-Zell-Lymphome, die etwa 25 % aller kutanen Lymphome ausmachen, einen relativ homogenen klinischen Verlauf auf. Klinisch präsentiert sich meist ein rasch wachsender solitärer symptomloser Tumor. Multiple Tumoren sind eher selten. Extrakutane Manifestationen fehlen meist. Wegen der primär meist lokalisierten Manifestationen stehen therapeutisch operative und strahlentherapeutische Vorgehensweisen im Vordergrund im Vergleich zu den vielfältigen und differenzierten Vorgehensweisen bei T-Zell-Lymphomen. Die Prognose ist meist gut.

Das primär kutane **Keimzentrumslymphom** imponiert klinisch als blau-roter Tumor oder Knoten bevorzugt an Kopf und Stamm. Typischerweise zeigt hier die Epidermis keine Beteiligung und somit keine ekzematoid oder psoriasiform schuppenden Veränderungen. Dieses Lymphom macht den Hauptanteil der B-Lymphome aus und hat eine **exzellente Prognose** mit 5-Jahres-Überlebensraten von > 95 %. Histomorphologisch finden sich variable Proportionen von Zentrozyten, Zentroblasten und Immunoblasten meist mit diffusem, nur selten echt follikulärem Wachstumsmuster. Auch die Transformation in **großzellige diffuse B-Zell-Lymphome** ändert nichts an der grundsätzlich günstigen Prognose. Diese Lymphome zeigen auch keine t[14;18]-Translokation wie es in nodalen Lymphomen beobachtet wird. Abzugrenzen ist hier als weitere klinisch-biologische Entität mit schlechterer Prognose [5-Jahres-Überleben unter 60 %] das bevorzugt bei älteren Frauen an den Unterschenkeln auftretende, stark bcl-2 exprimierende, primär kutane **großzellige B-Zell-Lymphom des Beines**.

Das primär **Marginalzonen-B-Zell-Lymphom/kutane Immunozytom** ist klinisch ebenfalls durch Knoten charakterisiert, bevorzugt an den Extremitäten. Es teilt mit der Mehrheit der B-Zell-Lymphome eine **exzellente**

Prognose. Histologisch finden sich knotige oder diffuse Infiltrate aus lymphozytären, lymphoplasmozytoiden und plasmazellulären Zellen, die Immunglobuline oft mit Restriktion, also ausschließlicher Expression von κ- oder λ-Ketten, exprimieren. Die Abgrenzung von Pseudolymphomen vom B-Zell-Phänotyp ist oft schwierig, die klinischen Konsequenzen dieser Unterscheidung sind aber glücklicherweise meist gering. Auch bei B-Zell-Lymphomen kann die PCR-basierte Untersuchung eines klonalen Rearrangements des Gens für die schweren Immunglobulinketten helfen [IgH-Rearrangement].

Diagnostik
Klinischer Befund, Histologie und Immunhistologie mit PCR-basiertem Nachweis des meist klonalen IgH/TCR-Rearrangements sind essenziell zur Diagnosestellung. Weiterhin sind zur Diagnose eines primär kutanen Lymphoms Beteiligungen innerer Organe per definitionem auszuschließen durch Röntgenthorax-Untersuchung, Abdomen-Sonografie, ggf. Computertomografie, Differenzialblutbild und Knochmarkspunktion [KM-Zytologie und -Histologie].

Therapie
Die kutanen malignen Lymphome stellen somit eine sehr heterogene Gruppe von Erkrankungen dar. Entsprechend ergibt sich ein weites Spektrum differenzierten therapeutischen Vorgehens insbesondere bei den diversen T-Zell-Lymphomen, während B-Zell-Lymphome mit wenigen Ausnahmen der Exzision und der Strahlentherapie zugeführt werden. Die Tabelle 3 gibt eine schnelle Orientierungshilfe.

Vorsorge und Prävention
Ärztlich-dermatologische Vorsorgeuntersuchungen bei allen unklaren Hautbefunden. Spezifische präventive Maßnahmen sind nicht bekannt.

Merkel-Zellkarzinom
Syn.: kutanes neuroendokrines Karzinom

Definition
Neuroendokrin differenziertes Karzinom der Haut. Wahrscheinlich ausgehend von den Merkel-Zellen in der Haut, die dem APUD-System [Amine Precursor Uptake and Decarboxylation-System] zugeordnet werden zusammen mit neuroendokrinen Zellen des gastrointestinalen und bronchopulmonalen Trakts. Der seltene Tumor kommt bevorzugt im höheren Alter [65–70 Jahre] vor und weist eine sehr ungünstige Prognose auf. Bemerkenswert ist die überzufällige Assoziation mit anderen Malignomen der Haut, der inneren Organe und des Blutes.

Symptomatik
Symptomlos.

Klinischer Befund
Das Merkel-Zellkarzinom stellt sich meist als solider, rötlich-violetter, halbkugeliger manchmal auch plaqueförmiger Tumor dar. Typischerweise zeigen sich die Tumoren im Bereich lichtexponierter Areale der Gesichtshaut oder an den Extremitäten. Ulzerationen können sekundär vorkommen. Die meisten Tumoren haben einen Durchmesser von weniger als 2 cm bei Diagnosestellung.

Diagnostik
Die Diagnose kann zumeist histologisch/immunhistologisch gesichert werden. Die Merkelzelle wie auch der Merkelzell-Tumor exprimieren sowohl epitheliale [Zytokeratin 20, wichtigster Marker] als auch neuroendokrine Marker [Neurofilamet, Chromogranin A, Neuron-spezifische Enolase].

Differenzialdiagnose
Alle knotig-kugeligen Tumoren und Prozesse: Atherome, Zysten, B-Zell-Lymphome, Pseudolymphome, Metastasen u.a. Sehr uncharakteristisches klinisches Bild.

Therapie
Bei Merkelzell-Primärtumoren ist die **chirurgische Exzision** als Basistherapie anzusehen. Wegen der hohen Rate von Lokalrezidiven in der Umgebung des Primärtumors sollte ein Sicherheitsabstand von etwa 3 cm eingehalten werden. Natürlich ist der besonderen Lokalisation im Bereich des Gesichtes mit einem geringeren Sicherheitsabstand ggf. Rechnung zu tragen. Bei Lokalrezidiven oder Lymphknotenmetastasen ist die chirurgische

Sanierung ebenfalls die Therapie der ersten Wahl. Retrospektive Analysen sprechen dafür, dass die hohe lokale Rezidivrate nach alleiniger Operation durch eine kombinierte **lokoregionäre Strahlenbehandlung** inkl. der drainierenden Lymphknoten deutlich gesenkt werden kann. Bei metastasierendem Merkelzellkarzinom wird die Bestrahlung häufig im Rahmen multimodaler Therapiekonzepte neben der operativen Behandlung beziehungsweise neben einer systemischen **Chemotherapie** eingesetzt. Cyclophosphamid*/Doxorubicin* [oder Epirubicin*]/Vincristin* werden, gemäß der verfügbaren Literatur, am häufigsten eingesetzt mit einer globalen, meist nur temporären Ansprechrate um 75 % [35 % CRs]. Daneben ist Etoposid*/Cisplatin* [oder Carboplatin*] vergleichbar wirksam. Einzelne Beobachtungen sprechen für eine Wirksamkeit von **Immuntherapien** mit Interferon α systemisch [z.B. 6 Mio IE i.m. 6×/Woche für 8 Wochen danach 3×/Woche weiter] bei inoperablen lokoregionären Tumormanifestationen sowie intraläsionaler Applikation von Tumornekrosefaktor-[TNF]α.

Prognose
Das unspektakuläre klinische Erscheinungsbild kontrastiert mit einer relativ schlechten Prognose. Bei etwa 30 % der Patienten mit einem Merkelzell-Karzinom ist mit einem letalen Ausgang zu rechnen. Etwa die Hälfte aller Patienten wird meist innerhalb der ersten Jahres nach Entfernung des Primärtumors ein Lokalrezidiv und/oder eine Lymphknotenmetastasierung aufweisen. Besonders ungünstig ist der kleinzellige Typ des Merkelzell-Karzinoms.

Vorsorge und Prävention
Ärztlich-dermatologische Vorsorgeuntersuchungen bei jedem unklaren Tumor der Haut. Spezifische präventive Maßnahmen sind nicht bekannt [Lichtschutz?].

Sonstige bösartige Neubildungen der Haut
Neben den abgehandelten Hauptentitäten der bösartiger Neubildungen der Haut gibt es selbstredend eine große Vielzahl von raren Tumoren der Adnexorgane [z.B. **Schweißdrüsenkarzinome**], des Nerven- und Gefäßsystems [z.B. **maligne Schwannome, Angiosarkome, Kaposi-Sarkome** endemisch, sporadisch und HIV assoziiert], der Haut sowie hochgradig diversifizierte mesenchymal-sarkomatöse Tumoren [z.B. **Dermatofibrosarcoma protuberans**]. Allgemein gültige und vor allem Evidenz-basierte Vorgehensweisen gibt es dazu oft nicht und es muss im Einzelfall gemäß der dann aktuell verfügbaren Fachliteratur über therapeutische Optionen beraten werden.

Quellenhinweise
Abb. 1–6: Reuter: Springer Lexikon Medizin, Springer Verlag 2004

Tab. 3. Primäre kutane Lymphome. Therapeutisches Vorgehen

Entität	Therapeutische Optionen
Kutane T-Zell-Lymphome [CTCL]	
Mykosis fungoides Pagetoide Retikulose	• potente Glukokortikosteroidcremes [z.B. 0,25 % Prednicarbat oder 0,1 % Mometason 1–2× tgl.] • topische Chemotherapie mit Mechlorethamin [0,02 %-wässrige Lösung über Mo.] oder Carmustin [BCNU; 4–10mg/ml in 95 % Ethanol über Mo.] • Photo-[UV B]- und Photochemotherapie [PUVA, z.B. 0,6 mg/kg Methoxypsoralen 2 Std. vor Bestrahlung, Beginn mit 0,25 J/cm^2, anfangs 5×/Wo später 2–3× über 24–48 Wo. UVA], evtl. Kombination mit Interferon α [9 Mio IE 3×/Wo. s.c.] und/oder Acitretin [20–50 mg p.o.] • bei Therapieversagen: Bexaroten p.o., Ganzkörperbestrahlung mit 6 MeV Elektronen, extrakorporale Photopherese • neuere Optionen: liposomales Doxorubicin und Gemcitabin; Polychemotherapie [z.B. CHOP] nur bei Übergang in aggressive Lymphome oder Therapieversagern
Sézary-Syndrom	• Methotrexat Monotherapie [15–50 mg/Wo.] • modifiziertes Schema nach Winkelmann [Chlorambucil 10–12 mg Tag 1–3, Fluocortolon 75 mg Tag 1, 50 mg Tag 2, 25 mg Tag 3, zunächst alle 2 Wo., später längere Intervalle] • Photochemotherapie [PUVA, s. o.], extrakorporale Photopherese
Lymphomatoide Papulose	• bei Kindern durchaus Nulltherapie • Unterspritzung mit Glukokortikosteroiden [1 ml Triamcinolonlsg. 10 mg/ml plus 2 ml Scandicain 1 % mit „Dermojet" intrakutan, 1×/Wo.] • Photochemotherapie [PUVA, s. o.] • Low-dose-Methotrexat [7,5–20 mg/Wo.]
großzelliges CTCL, CD30$^+$	• Exzision • Strahlentherapie bei lokalisiertem, kutanem Befall • Bei disseminiertem Befund: Methotrexat • *nur* bei primär oder zusätzlicher extrakutaner Manifestation Polychemotherapie z.B. CHOP
Großzelliges CTCL CD30$^-$	• *Primär* Polychemotherapie z.B. CHOP
Kutane B-Zell-Lymphome	
Keimzentrumslymphom, Marginalzonen-B-Zell-Lymphom [einschl. Immunozytom]	• Röntgenweichstrahltherapie • Exzision • *nur* bei disseminiertem Befall Polychemotherapie • neuere Option: Anti-CD20-Rituximab i.v.
großzelliges B-Zell-Lymphom des Beines	• Strahlentherapie nur bei solitärer Läsion • andernfalls Polychemotherapie

Tab. M8. Bakterielle Meningitis. Erreger nach Altersgruppen und Vorerkrankungen

Erkrankungsalter	Erreger
Säuglinge, bis 1. Lebensjahr	Enterobakterien (E. coli) Streptokokken (B) Seltener: Klebsiellen, Proteus, Pseudomo-nas, Listerien, Enterobacter
Kinder, 1.–6. Lebensjahr	Haemophilus influenzae[a] Meningokokken Pneumokokken Seltener: Streptokokken, Staphylokokken, Pseudomonas, Listerien
Schulkinder, Jugendliche	Meningokokken Pneumokokken Haemophilus influenzae[a] Seltener: Streptokokken, Pseudomonas, Listerien
Erwachsene	Pneumokokken Meningokokken Seltener: Streptokokken, Staphylokokken, Listerien

Vorerkrankung oder besondere Situationen	Erreger
HNO-Infektion	Pneumokokken Meningokokken
Offenes Schädeltraume, Duralfistel	Pneumokokken Staphylokokken Haemophilus influenzae[a]
Nach neurochirurg. Eingriffen, Ventrikelkatheter	Staphylokokken Pseudomonas
Endokarditis	Staphylokokken Streptokokken Enterokokken
Immunsuppression	Listerien Staphylokokken und viele andere
Alkoholismus	Pneumokokken Listerien
Drogenabusus	Staphylokokken
Sammelunterkunft (Heim, Kaserne, Kindergarten)	Meningokokken

[a] Durch Schutzimpfung gegen Haemophilus influenzae Typ b nimmt die Häufigkeit stark ab

Tab. M9. Bakterielle Meningitis. Antibiotikatherapie

Bei unbekanntem Erreger	
Hinweise aus Vorgeschichte	Behandlungsschema
Bislang gesund, nicht immunsupprimiert	Penicillin G 4 × 10 Mega oder Cephalosporin (3. Generation) plus Aminoglykosid (Gentamicin 240–360 mg/Tag) oder Ampicillin (3 × 5 g)
Nosokomial, nach OP, nach Trauma	Cephalosporin (3. Generation) plus Staphylokokkenpenicillin (Flucloxacillin 3 × 1 g) plus Aminoglykosid
Immungeschwächt, Alkoholismus	Cephalosporin (3. Generation) plus Ampicillin 6 × 2 g Aminoglykosid Staphylokokkenpenicillin

Bei bekanntem Erreger	Antibiotikum	Dosierung/Tag
Meningokokken	Penicillin G Ampicillin Alternativ: Cephalosporin Cefotaxim Ceftriaxon oder Mezlocillin	4 × 6–10 Mega 3 × 5 g i.v. 3 × 2 g i.v. 2–4 g i.v. 3 × 5 g
Pneumokokken	Penicillin G Cephalosporin Cefotaxim Ceftriaxon	4 × 6–10 Mega Kurzinfusion 3 × 2 g i.v. 2–4 g i.v.
Haemophilus influenzae	Cephalosporin Cefotaxim Ceftriaxon Alternativ: Ampicillin plus Chloramphenicol	3 × 2 g i.v. 2–4 g i.v. 3 × 5 g i.v. 4 × 1 g i.v.
Listerien	Ampicillin plus Tobramycin	3 × 5 g i.v. 2–3 × 120 mg i.v.
Staphylokokken	Flucloxacillin Alternativ: Vancomycin Fosfomycin	3 × 1 g i.v. 4 × 0,5 g i.v. 3 × 5 g
Pseudomonas	Ceftazidim plus Gentamicin Alternativ: Piperacillin plus Gentamicin	3 × 2 g i.v. 1 × 5 mg/kg/d i.v. 3 × 4 g i.v. 1 × 5 mg/kg/d i.v.

der Erreger bekannt ist; eine operative Ausräumung des Ausgangsherdes erfolgt bei fortgeleiteter Meningitis; **Prognose:** die Letalität ist immer noch hoch [bis zu 80 %, i.d.R. 10–20 %]; bei den Überlebenden bestehen für Wochen oder Monate allgemeine Beschwerden [Konzentrationsschwäche, Reizbarkeit, Schwindel]

Meningitis cerebrospinalis epidemica: ➙ *Meningokokkenmeningitis*

lymphozytäre Meningitis: *Syn: aseptische Meningitis, abakterielle Meningitis;* unspezifische Bezeichnung für jede nicht-eitrige Hirnhautentzündung durch z.B. Pilze, Protozoen, Viren, Rickettsien

sympathische Meningitis: Meningismus als Reaktion auf eine Entzündung in unmittelbarer Nachbarschaft der Hirnhaut

Meningitis tuberculosa: *Syn: tuberkulöse Meningitis;* oft als Basalmeningitis auftretend, klinisch unauffällig verlaufende tuberkulöse Entzündung der Hirnhaut und meist auch

der Rückenmarkshaut; ist in Nordamerika und Mitteleuropa wieder im Anstieg und in den Entwicklungsländern weiterhin eine der häufigsten Infektionen; die Tuberkelbakterien gelangen hämatogen in die Hirnhaut; bei Kindern ist ein Primärherd vorhanden, bei Erwachsenen kann er häufig nicht gefunden werden; **Klinik:** das Prodromalstadium mit Unlust, leichter Verstimmbarkeit, Appetitlosigkeit und Kopfschmerzen kann sich über Tage bis Wochen erstrecken; die meningitischen Symptome beginnen meist schleichend; es kommt oft zu Hirnnervenlähmungen [v.a. Nervus oculomotorius] und spinalen Wurzelsymptomen; häufig findet sich auch eine Stauungspapille; **Diagnose:** Liquorpunktion [Spinnwebgerinnsel, Pleozytose, Lactat erhöht, Glucose stark vermindert, Eiweiß oft extrem erhöht]; Nachweis der Tuber-

Tab. M10. Meningitis tuberculosa. Therapieoptionen

Substanz	Dosierung/Tag	Nebenwirkungen
Dreierkombination für 2 Monate oder länger, falls Liquor nicht saniert		
Isoniazid (INH)	1 × 10 mg/kg Max. 600 mg	Neuropathie
Rifampicin	1 × 10 mg/kg Höchstdosis 600 mg	Leberschäden
Ethambutol	15–25 mg/kg Max. 2000 mg	Optikusschäden
oder Pyrazinamid	35 mg/kg Max. 2500 mg	Leberschäden, gastrointestinale Störungen
plus Vitamin B$_6$	80–100 mg	
und Steroide (Streptomycin)	100 mg, ausschleichend (Methylprednisolon)	
Dauerbehandlung für 12–14 Monate		
Isnoniazid (INH)	1 × 10 mg/kg Max. 600 mg	Neuropathie
Rifampicin	1 × 10 mg/kg Max. 600 mg	Leberschäden
plus Vitamin B$_6$	80–100 mg	
Alternative Medikamente		
Streptomycin	1 g i.m., 200 mg intrathekal	Ototoxisch
Ethionamid	15 mg/kg	Lebertoxisch
Cycloserin	10–15 mg/kg	Neurotoxisch

INH, Rifampicin, Pyrazinamid und Streptomycin sind tuberkulozid; Ethambutol ist tuberkulostatisch

kelbakterien nach Ziehl-Neelsen-Färbung im Liquor, Polymerasekettenreaktion; *s.a. Essay Tuberkulose S. 1585*

virale Meningitis: → *Virusmeningitis*

Me|nin|go|coc|cus *m*: → *Meningokokke*

Me|nin|go|kok|ke *f*: Syn: *Neisseria meningitidis, Meningococcus*; bekapselter, gramnegativer Diplococcus; Erreger der Meningokokkenmeningitis; kommt in verschiedenen Serotypen vor, von denen die Typen A, B, C und Y mehr als 90 % aller Infektionen verursachen; in Deutschland ist Serotyp B weitaus am häufigsten; Meningokokkeninfektionen treten v.a. im späten Winter und Frühjahr auf und neigen zu Epidemien in Wohnheimen, Kasernen etc.; während einer Epidemie können bis zu 30 % der Personen als symptomlose Meningokokkenträger fungieren; Meningokokken werden durch Tröpfcheninfektion übertragen und heften sich an die Epithelzellen der Nasopharyngealschleimhaut, wo sie wochenlang ohne Symptome verbleiben können [Trägerstatus]; der größte Teil der Infektionen bleibt klinisch unauffällig und führt zur stillen Feiung [Serotyp B löst allerdings keine Antikörperbildung aus, weil das Kapselantigen Epitope besitzt, die beim Menschen vorkommen und gegen die eine natürliche Eigentoleranz besteht]; Meningokokken sind empfindlich gegenüber Penicillin G und Cephalosporinen

Me|nin|go|kok|ken|me|nin|gi|tis *f, pl* **-ti|den**: Syn: *Meningitis cerebrospinalis epidemica*; akute eitrige Hirnhautentzündung durch Neisseria meningitidis; gefürchtet ist die **akute Meningokokkenmeningitis** [Waterhouse-Friderichsen-Syndrom],

eine perakute Sepsis mit massiven Blutungen in Haut, Schleimhaut und inneren Organen, Kreislaufschock, Verbrauchskoagulopathie, akuter Nebenniereninsuffizienz, akuter interstitieller Myokarditis oder Perikarditis mit Herzbeuteltamponade; tritt bei 15 % aller Patienten mit Meningokokkensepsis auf und verläuft in mehr als 85 % der Fälle tödlich; *s.a. bakterielle Meningitis*

Me|nis|kek|to|mie *f*: Syn: *Meniskusentfernung, Meniskusexzision, Meniskusoperation*; operative Entfernung oder Teilentfernung eines Meniskus; wegen der großen anatomischen Bedeutung geht man so konservativ als möglich vor und entfernt nur abgerissene Meniskusteile; die Operation wird heute fast ausschließlich arthroskopisch durchgeführt; *s.a. Essay Meniskusschäden S. 1007*

Me|nis|kus|ent|fer|nung *f*: → *Meniskektomie*

Me|nis|kus|gan|gli|on *nt*: → *Meniskuszyste*

Me|nis|kus|o|pe|ra|ti|on *f*: → *Meniskektomie*

Me|nis|kus|re|fi|xa|ti|on *f*: operative Refixation bei Menuskusriss unter Verwendung von entweder Fäden mit Knoten oder resorbierbaren Implantaten; *s.u. Essay Meniskusschäden S. 1007*

Me|nis|kus|riss *m*: Einriss des Innenmeniskus oder Außenmeniskus des Kniegelenks; der Riss entsteht meist als Rotationstrauma, bei dem die Scher- und Druckkräfte den Meniskus zwischen Femurkondyle und Tibiaplateau einklemmen und auseinander reißen; ab dem 40. Lebensjahr sind die Menisken meist degenerativ verändert und reißen schon bei geringerer Belastung; nach der Art des Risses unterscheidet man Längsriss, Querriss, Korbhenkelriss und Horizontalriss; diese Unterscheidung spielt aber keine Rolle für die Therapie; dasselbe gilt für die Lokalisation des Risses [Vorderhorn, Pars media, Hinterhorn]
Diagnose: Anamnese, klinisches Bild [Schwellung, Druckschmerz über dem Gelenkspalt, Bewegungsblockade bei Einklemmung, Bewegungsschmerz] und Meniskuszeichen [McMurray, Apley-Grindin, Steinmann]; Arthrografie, CT oder MRT können die Diagnose bestätigen; eine Arthroskopie wird nur noch bei klinisch eindeutigem Meniskusriss durchgeführt, da sie auch die Methode der Wahl zur Behandlung ist; **Therapie:** kleinere Risse oder Risse bei degenerativen Vorveränderungen bei älteren Patienten können konservativ behandelt werden; operativ kann eine Naht mit resorbierbarem Material durchgeführt werden; notwendige Resektionen werden auf ein Minimum beschränkt; ist eine Totalentfernung unumgänglich, sollte eine Knorpeltransplantation versucht werden; die Nachbehandlung ist bei allen Verfahren von ausschlaggebender Bedeutung für den langfristigen Erfolg; *s.a. Essay Meniskusschäden S. 1007*

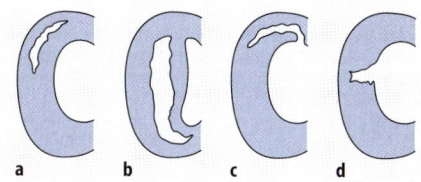

Abb. M37. Meniskusriss. Formen der Meniskusläsion: **a** Längsriss, **b** Korbhenkelriss, **c** Vorderhorneinriss, **d** Querriss

Me|nis|kus|trans|plan|ta|ti|on *f*: *s.u. Essay Meniskusschäden S. 1007*

Me|nis|kus|zei|chen *pl*: bei Verdacht auf Meniskusschäden wird versucht, durch bestimmte passive Bewegungen Schmerzen auszulösen; die wichtigsten Zeichen sind: 1. **Steinmann-Zeichen**: Rotation des gebeugten Unterschenkels nach innen oder außen erzeugt einen Spontanschmerz vorne am medialen Gelenkspalt [**Steinmann I**]; mit zunehmender Beugung im Kniegelenk wandert der Schmerz von vorne nach hinten [**Steinmann II**] 2. **McMurray-Zeichen**: das Bein ist im Hüft- und Kniegelenk 90° gebeugt; Druck auf den Meniskus bei Innen- und Außenrotation des Unterschenkels führt zu Schmerzen **3. Apley-Grinding-Zeichen**: der Patient liegt auf dem Bauch, der Unterschenkel ist im Kniegelenk 90° gebeugt; Rotation des Unterschenkels und Druck auf den Meniskus führt zur Schmerzauslösung; *s.a. Essay Meniskusschäden S. 1007*

Me|nis|kus|zys|te *f: Syn: Meniskusganglion*; meist im Außenmeniskus auftretende oft mehrkammerige Hohlräume, die mit einer gallertartigen Masse gefüllt sind; wenn sie groß genug werden, können sie subkutan getastet werden; häufig kommt es zu Einrissen oder Einklemmung, die dann zu einer Resektion zwingen; der Meniskus sollte soweit als möglich geschont und reinseriert werden

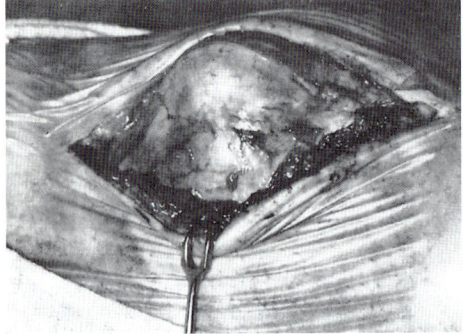

Abb. M38. Meniskuszyste

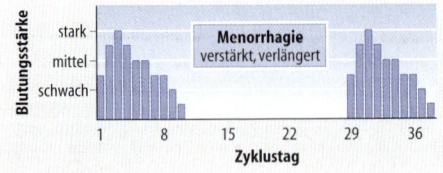

Menkes-Syndrom *nt: Syn: Menkes-Stahlhaarkrankheit, Kraushaarsyndrom, Trichopoliodystrophie, kinky hair disease, Pili torti mit Kupfermangel*; seltene, X-chromosomal-rezessive Störung der intestinalen Kupferresorption; führt zu allgemeinem Kupfermangel, Depigmentierung der Haut, follikulären Hyperkeratosen, Fehlen der Augenbrauen und Wimpern; charakteristisch sind brüchige, pigmentarme, um die eigene Achse gedrehte Haare [Pili torti]; dazu kommen Wachstumsstörungen und psychomotorische Retardierung; **Prognose:** meist Tod im 4. bis 5. Lebensjahr

Mennell-Zeichen *nt:* forcierte Überstreckung im Hüftgelenk verursacht Schmerzen in der Iliosakralfuge bei Entzündung des Iliosakralgelenkes; wichtiges Zeichen bei Spondylitis ankylosans

Me|no|me|tror|rha|gie *f: Syn: Metromenorrhagie*; kombinierte Menorrhagie und Metrorrhagie

Menon-Technik *f: s.u. Karpaltunnelsyndrom*

Me|no|pau|se *f:* die letzte Regelblutung bzw. der Zeitraum um die letzte Regelblutung; kann nur retrospektiv bestimmt werden; tritt durchschnittlich im 51.–52. Lebensjahr auf; *s.u. Essay Klimakterische Störungen S. 805*

Me|no|pau|sen|syn|drom *nt:* Bezeichnung für die typische Trias von Hitzewallungen, Schwindel und Schweißausbrüchen in der Menopause; *s.a. Essay Klimakterische Störungen S. 805*

Me|nor|rha|gie *f:* verstärkte und verlängerte Regelblutung, d.h., die Blutung dauert 7–14 Tage; Vor- und Nachblutungen können eine Menorrhagie vortäuschen, sind aber meist relativ

schwach; *s.a. Essay Zyklusstörungen S. 1721*

Me|nor|rhal|gie *f: Syn: Dysmenorrhö, Dysmenorrhoe, Dysmenorrhoea*; schmerzhafte Regelblutung mit krampfartigen Unterleibsschmerzen, die vor dem Blutungsbeginn oder am ersten Blutungstag einsetzen; die Schmerzintensität ist am stärksten während der ersten 12 Stunden und nimmt danach meist ab; am häufigsten findet sich die Dysmenorrhö bei jungen Frauen bis zum 20. Lebensjahr; oft bessert sie sich nach der 1. Schwangerschaft; **Therapie:** Ovulationshemmer, Prostaglandinsynthesehemmer; bei **psychogener Dysmenorrhö** Psychotherapie oder autogenes Training; *s.a. Essay Zyklusstörungen S. 1721*

Men|schen|floh *m: Syn: Pulex irritans*; 2–4 mm langer, temporärer Ektoparasit des Menschen; potenzieller Überträger der Pest; der Floh lebt in der Kleidung oder in Möbelritzen, dem Teppichboden usw.; die Flohstiche sind heftig juckende, rötlich-urtikarielle Läsionen, die in Dreiergruppen angeordnet sind [„breakfast, lunch, dinner"], da die Flöhe immer erst Probestiche durchführen; zum Teil kommt es auch zu einer lokalen **Purpura pulicosa**; **Therapie:** Entwesung, Antipruriginosa

Mens|tru|al|ti|ons|stö|run|gen *pl:* → *Zyklusstörungen*

Men|tha *f: Syn: Minze*; Gattung aromatisch riechender, ausdauernder Kräuter mit kriechenden Rhizomen; charakteristisch ist das Vorkommen von ätherischem Öl in den oberirdischen Teilen der Pflanzen

  Mentha arvensis var. piperscens: *Syn: Ackerminze*; *s.u. japanisches Pfefferminzöl*

  Mentha piperita: → *Pfefferminze*

  Mentha spicata var. crispa: → *Krauseminze*

Men|thae arvensis aetheroleum *nt:* → *japanisches Pfefferminzöl*

Men|thae crispae aetheroleum *nt:* ätherisches Öl der Krauseminze*

Men|thae crispae folium *nt:* Blätter der Krauseminze*

Men|thae piperitae aetheroleum *nt:* → *Pfefferminzöl*

Men|thae piperitae folium *nt: Syn: Pfefferminzblätter*; Blätter der Pfefferminze*

Men|thol *nt:* monozyklischer Monoterpenalkohol; Hauptbestandteil des Pfefferminzöls; erzeugt auf der Haut und der Zunge ein Kältegefühl; wirkt lokalanästhetisch, krampflösend und fördert die Expektoration; **Anw.:** Juckreiz, Insektenstiche, Erkältungskrankheiten, rheumatische Erkrankungen

Men|to|plas|tik *f: Syn: Kinnplastik, Genioplastik*; plastische Chirurgie am Kinn, z.B. bei Hypogenie

Me|ny|an|thes trifoliata *f:* → *Bitterklee*

Me|ny|an|thi|dis folium *nt: Syn: Bitterkleeblätter*; Laubblätter von Bitterklee*

Me|ny|an|thi|dis rhizoma *nt: Syn: Bitterkleewurzel, Bitterkleerhizom*; *s.u. Bitterklee*

Me|pe|ri|din *nt:* → *Pethidin*

Me|phe|ne|sin *nt:* zentral wirkendes Muskelrelaxans; **Anw.:** Muskelspasmen, Antiparkinsonmittel, Tranquilizer bei Angst- und Spannungszuständen, Status epilepticus; **Dosierung:** 3 × tgl. 250–500 mg p.o. bei Angst- und Spannungszuständen, schmerzhaften Muskelverspannungen, Lumbago, Zervikalsyndrom; **NW:** Müdigkeit, Verminderung der Reaktionsfähigkeit, Appetitlosigkeit und Übelkeit; *s.a. Essay Parkinson-Syndrome S. 1229*

Me|pin|do|lol *nt:* nicht-kardioselektiver Betablocker, Antihypertensivum; **Anw.:** leichte bis mittelschwere essenzielle Hypertonie, koronare Herzkrankheit, hyperkinetisches Herzsyndrom; **Dosierung:** Hypertonie 2,5–10 mg/d p.o.; hyperkinetisches Herzsyndrom 2 × 2,5 mg/d; **NW:** Kopfschmerz, Müdigkeit, Schlafstörungen, Übelkeit, Schwindel, Bradykardie, stenokardische Beschwerden, Kältegefühl in den Extremitäten, periphere Mangeldurchblutung; **Kontraind.:** dekompensierte Herzinsuffizienz, AV-Block, obstruktive Atemwegserkrankungen, Asthma bronchiale, Bradykardie, akuter Myokardinfarkt, periphere Durchblutungsstörungen, Schwangerschaft, Stillzeit

Me|pi|val|ca|in *nt:* Lokalanästhetikum; entspricht in der Wirkung dem Lidocain*

Me|pro|bа|mat *nt:* Anxiolytikum, Tagessedativum und Hypnoti-

Blutungsstärke

stark | mittel | schwach

Menorrhagie
verstärkt, verlängert

1 8 15 22 29 36

Zyklustag

Abb. M39. Menorrhagie

Meniskusschäden

W. Nebelung

Das menschliche Kniegelenk besitzt in seinem Inneren zwei halbkreisförmige, in ihrem Querschnitt dreieckige Gebilde, die als Menisci bezeichnet werden. In ihrem äußeren Bereich sind die Menisci an der Kapsel des Kniegelenkes, teilweise auch an den Seitenbändern verwachsen. Der innere, spitz auslaufende Rand zeigt in die Mitte der femorotibialen Kontaktflächen. Bei Beugung des Kniegelenkes kommt es zu einer leichten Verschiebung der Menisci in antero-posteriorer Richtung, die Menisci folgen der Roll-Gleitbewegung der Tibia.

Die Menisci bestehen aus Faserknorpel, dessen innere Struktur durch eine vorwiegend ringförmig angeordnete Faserstruktur gekennzeichnet ist. Einer axialen Lasteinwirkung können diese ringartigen Strukturen wie ein Gürtel entgegenwirken und das Meniskusgewebe vor dem Auseinanderquetschen bewahren [Tab. 1, Abb. 1].

Die äußeren, kapselnahen Anteile des Meniscus werden von Gefäßen, die inneren Teile via diffusionem versorgt. Das Heilungspotenzial bei Rissbildungen ist daher im gefäßversorgten äußeren Teil des Meniskus wesentlich besser [Abb. 2].

Pathologie

Der klinisch wichtigste Befund des Meniskus ist die Störung seiner mechanischen Integrität im Sinne einer Rissbildung. Die wichtigsten Rissformen sind in Abb. 3 dargestellt. Degeneration und traumatische Einflüsse sind die wichtigsten Ursachen für Meniskusläsionen.

- **Degeneration:** Faserknorpliges Meniskusgewebe unterliegt der Alterung. Eine Verringerung des Kollagengehaltes und die zunehmende Demaskierung der Kollagenfasern gehen mit einer abnehmenden Elastizität des Faserknorpels einher.

  Neben den altersassoziierten Veränderungen spielen chronische Überlastungsphänomene für die Degeneration der Menisci eine Rolle. Besonders

Tab. 1. Funktionen der Menisci

- Stoßdämpferfunktion [Vergrößerung der Kontaktfläche zwischen Femur und Tibia]
- Stabilisator [Agonist zum vorderen Kreuzband; *s.a. Essay Kreuzbandverletzungen*]
- Verbesserung der Lubrikation [Benetzung des hyalinen Knorpels mit Gelenkflüssigkeit]

M

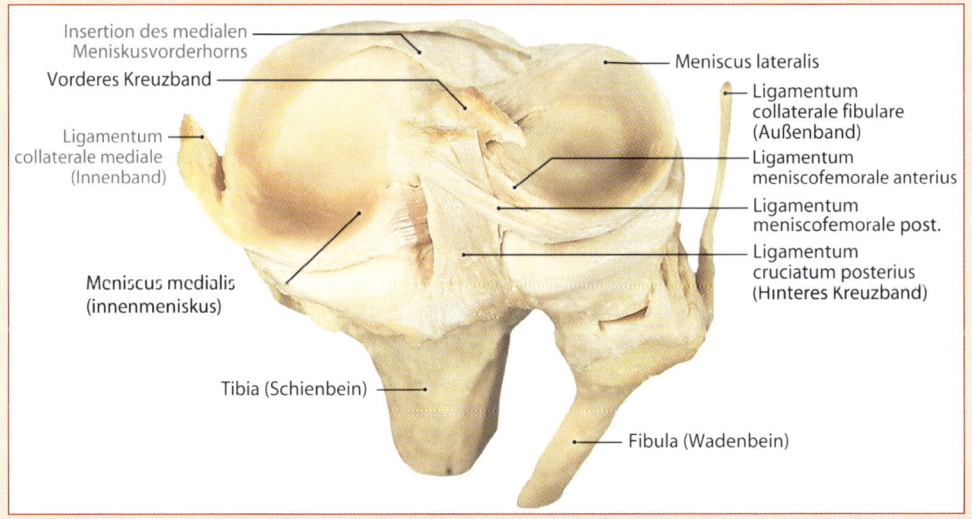

Abb. 1. Aufsicht auf die Tibia, das Femur wurde entfernt. Jeweils medial und lateral sind die beiden Menisci als sichelförmige Gelenkscheiben zu erkennen. Der laterale Meniskus ist dicker und kleiner als der mediale

die chronische Mikrotraumatisierung, zum Beispiel durch kniebelastenden Sport, kann zu einem über das altersentsprechende Maß hinausgehenden Verschleiß führen.

Der mechanisch geschwächte Meniskus kann bereits bei alltäglichen Bewegungen oder Belastungen des Kniegelenkes seine mechanische Integrität verlieren [Bagatelltrauma].

- **Trauma:** Durch plötzliche, hohe Krafteinwirkungen auf den Meniskus kann es zu Zerreißungen des Kollagennetzwerkes kommen. Bei Stauchungen treten meist radiäre oder zungenförmige Rissbildungen auf, bei Distraktionen Längsrisse in der Meniskusaufhängung. Meist, aber nicht immer, sind traumatische Meniskusrisse von anderen Band- oder Kapselläsionen begleitet. Besondere klinische Bedeutung besitzt die mediale Hinterhornläsion beim Vorliegen einer Kreuzbandläsion. Die Ursache ist eine chronische Mikrotraumatisierung der Meniskusbasis wegen des fehlenden Kreuzbandes [*s.u. Essay Kreuzbandverletzungen*].
- **Kongenital:** Anlagebedingt kann lateral eine scheibenartige Anlage des Meniskus auftreten. Tiba und Femur sind dann durch eine faserknorplige Schicht voneinander getrennt, die ein erhöhtes Risiko zur Rissbildung aufweist [**Scheibenmeniskus**].
- **Stoffwechselbedingt:** Eine Störung des Chondrocalcinosestoffwechsels führt zur Einlagerung von Kalkkristallen in das Meniskusgewebe, was mit einer erhöhten Brüchigkeit des Faserknorpels einhergeht.

Anamnese

In der meisten Fällen sind keine echten traumatischen Einwirkungen für die Entstehung einer Meniskusläsion notwendig. Bei entsprechender Degeneration erzeugen **Gelegenheitstraumata** eine akute Symptomatik. Allerdings treten in Kombination mit Kapselbandverletzungen, bei reinen Stauchungstraumata und gelegentlich bei forcierter Hyperflexion auch rein traumatische Risse ohne Vorschädigung auf.

Die instabilen Meniskusanteile erzeugen abhängig von ihrer konkreten Größe und Lokalisation intermittierende oder anhaltende Störungen der Beweglichkeit des betroffenen Kniegelenkes. Zudem treten abhängig von den Blockierungen lageabhängige Schmerzen auf. Bei medialen Meniskusläsionen geben die Patienten meist intermittierende Schmerzen im medialen Gelenkspalt an, laterale Meniskusschäden führen zu sowohl nach außen als auch nach innen ausstrahlenden Schmerzen.

Klinische Befunde bei Meniskusläsionen

Untersuchungsbefund

Der Gelenkspalt ist druckempfindlich, bei gleichzeitiger Beugung und Außenrotation verstärkt sich die Raumnot des abgerissenen Meniskusteils und damit

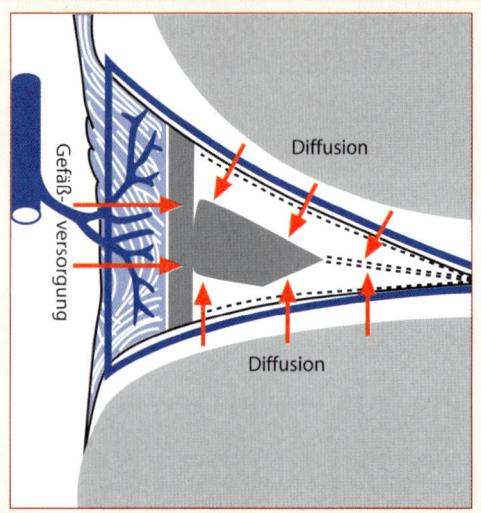

Abb. 2. Radiärer Schnitt durch einen Meniskus mit Darstellung der Gefäßversorgung. Das kapselnahe Auftreten von Gefäßen verbessert die Heilungsmöglichkeiten bei Rissbildungen in diesem Bereich

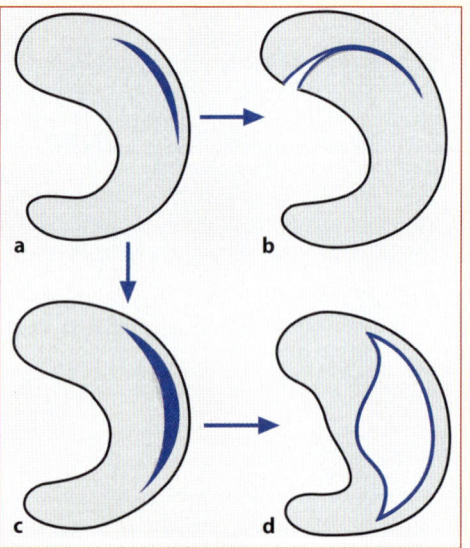

Abb. 3a–d. Schematische Darstellung der wichtigsten Typen verschiedener Meniskusläsionen. In (a) längsgestellte Rissbildung, die sich bei Fortschreiten entweder in einen zungenförmigen Riss (b) oder in einen ausgedehnten Längsriss des gesamten Meniskus (c) erweitern kann. Diese Längsrisse können sich komplett lösen und unter der femoralen Gelenkfläche „durchrutschen" und sich vor und medial des Femurkondylus einklemmen. Man spricht dann von einem „Korbhenkelriss" (engl. bucket handle tear). Der häufigste Operationsbefund ist eine kombinierte Rissbildung aus Lappen- und Horizontalriss im Hinterhornbereich des Innenmeniskus

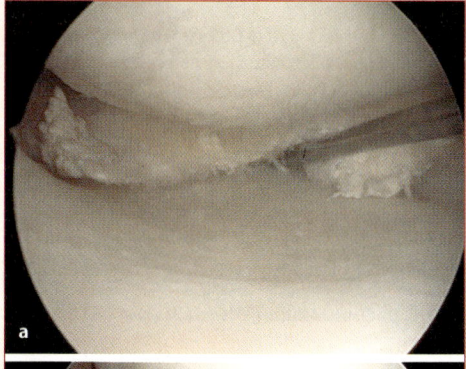

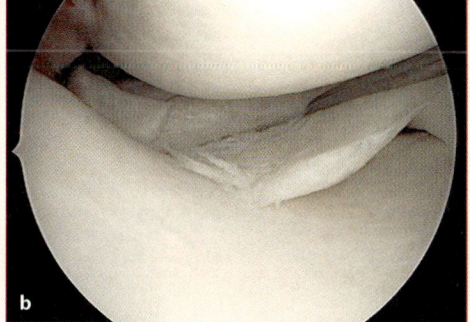

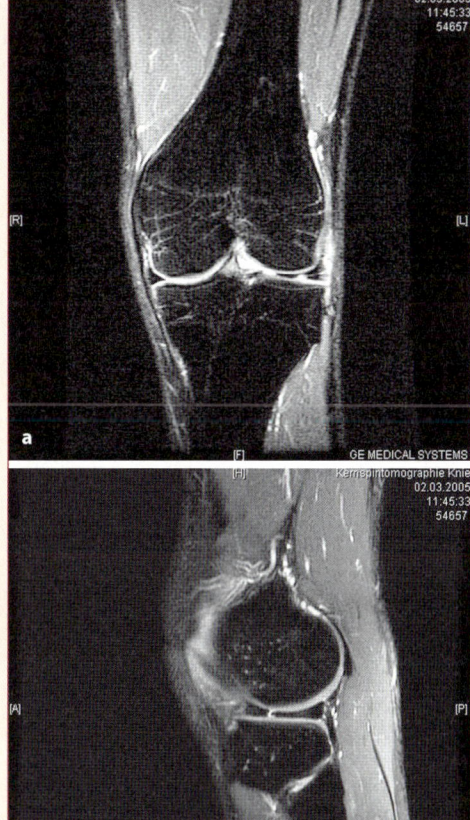

Abb. 4. Degenerative Rissbildungen. Arthroskopiebefund bei Chondrocalcinose [a]. Die betroffenen Menisci sind fragiler und neigen eher zur Rissbildung. [b] Lappenrissbildung mit einem Tasthaken. In beiden Fällen ist nur eine Meniskusresektion möglich, da in diesem Läsionsbereich wegen der mangelnden Durchblutung das Heilungspotenzial fehlt

Abb. 5. Meniskus in der Kernspintomografie. Die koronare Darstellung zeigt eine lineare Signalalteration, die schräg verläuft und die tibiale Meniskusoberfläche perforiert [a]. Sagittal [b] ist ein vertikaler Riss im mittleren Meniskusbereich [FS PD mit Fettsupression] zu erkennen

der Schmerz am medialen Gelenkspalt. Die Unmöglichkeit der vollen Streckung deutet auf ein Hindernis im vorderen Gelenkanteil hin. Meist handelt es sich in diesen Fällen um **Korbhenkelläsionen.**

Degenerative Meniskusläsionen entwickeln im Allgemeinen keinen Hämarthros, dagegen findet man bluttingierte Ergüsse bei traumatischen Schäden. Eine ständige Ergussneigung mit Kapselschwellung kann sich bei chronischen Fällen entwickeln. Kleinere Läsionen führen häufig nur zu Schmerzen bei sportlicher Belastung des Kniegelenkes [Abb. 4].

Bildgebung

Nativradiologisch sind Meniskusläsionen nicht zu erkennen. Ein indirektes Zeichen sind kalkdichte Ablagerungen im Gelenkspalt, die auf eine Chondrocalcinose mit erhöhter Fragilität der Menisci deuten. Bei chronischen Fällen oder älteren Patienten sollten Belastungsaufnahmen des Kniegelenkes angefertigt werden, mit denen eine Gelenkspaltverschmälerung als Arthrosezeichen ausgeschlossen wird.

Eine direkte Darstellung der Menisci kann durch die Kernspintomografie [MRT] erfolgen [Abb. 5]. Das Verfahren besitzt eine sehr hohe Sensitivität, allerdings kann die Abgrenzung gegen intramenisceale Degenerationen ohne echte Rissbildung schwierig sein. Eine Indikation zum MRT besteht bei klinisch bzw. anamnestisch nicht eindeutiger Befundkonstellation sowie dem Verdacht auf Begleitläsionen.

Therapie

Grundsätzliches Therapieziel ist die Beseitigung der mechanischen Instabilität des lädierten Meniskus, wobei zur Erhaltung der wichtigen Stoßdämpferfunktion möglichst viel Gewebe erhalten werden sollte. Allerdings besteht eine Operationsindikation lediglich bei entsprechendem klinischen Beschwerdebild, asymptomatische Läsionen müssen nicht operiert werden. Eine medikamentöse oder physikalische Therapie kann nicht zur Heilung einer Meniskusläsion führen.

Grundsätzlich kann die Rissbildung des Meniskus durch eine Resektion der abgerissenen Anteile oder eine Refixation derselben behandelt werden. Letzteres hat nur Aussicht auf Erfolg, wenn eine echte Heilung der wieder befestigten Meniskusstrukturen eintritt, was bei degenerativer Ursache der Läsion nur bedingt der Fall ist.

Meniskusresektion

Bei degenerativer Vorschädigung ist eine Entfernung des abgerissenen Anteils meist unumgänglich. Der Eingriff sollte heute im Rahmen einer Gelenkspiegelung [*s.a. Essay Arthroskopie*] erfolgen. Operationstechnisch werden kleine Stanzen, Fräsen [*shaver*] oder Elektroresektoren durch eine Stichinzision unter Videokontrolle in den Gelenkraum gebracht. Lateral sollte eine sparsamere Resektion als medial erfolgen. Der Eingriff ist meist in Allgemein- oder Lokalanästhesie ambulant durchführbar. Nach dem Eingriff kann das operierte Bein sofort bewegt und belastet werden, allerdings ist zur Verhinderung von Reizergüssen einige Tage Schonung zu empfehlen. Sportliche Belastung ist in der Regel nach 3 Wochen möglich.

Komplikationen: selten, bei andauernden Beschwerden liegen entweder persistierende Knorpelschäden oder Knochenmarksödeme vor. Letztere bedürfen der Entlastung über mindestens 6 Wochen! Selten können intraoperativ hervorgerufene Teilrisse des Innenbandes zu anhaltenden Beschwerden führen. In diesen Fällen sollte eine Orthese für 6 Wochen getragen werden.

Meniskusrefixation

Falls möglich, sollte wegen der mechanischen Funktion der Menisci die Rekonstruktion angestrebt werden [Tab. 2].

Angezeigt ist die operative Refixation bei instabilen Rissverhältnissen, kleinere [unter 1 cm] traumatische Läsionen heilen meist spontan.

Zur Meniskusnaht werden entweder Fäden mit Knoten oder resorbierbare Implantate verwendet. Die anspruchsvolle Operationstechnik hat zur Entwicklung zahlreicher Modifikationen geführt, die den Eingriff vereinfachen sollen. Trotzdem muss aus biomechanischer Sicht die Applikation von Vertikalnähten mit geflochtenen Fäden als das stabilste und im Zweifelsfall zu präferierende Verfahren angesehen werden [Abb. 6]. Im schwer zugänglichen hinteren Gelenkbereich kann eine Hybridfixation mit resorbierbaren Implantaten sinnvoll sein. Neben der Meniskusrefixation ist eventuell die Stabilisierung des Gelenkes durch eine Kreuzbandplastik notwendig, da sonst durch die persistierende Schubladenbewegung der genähte Meniskus wieder abgeschert wird [*s.a. Essay Keuzbandverletzungen*].

Tab. 2. Übersicht über nahtfähige Meniskusläsionen

Absolute Indikation zur Naht	Relative Indikation zur Naht
basisnaher instabiler Längsriss medial bei vorderer Kreuzbandinstabilität	mediale Längs- bzw. Horizontalrisse ohne Instabilität, degenerative Längsrisse bei mäßiger Instabilität
basisnaher instabiler lateraler Längsriss mit und ohne Bandinstabilität	traumatische Radiär- oder Lappenrisse lateral [sehr selten medial]

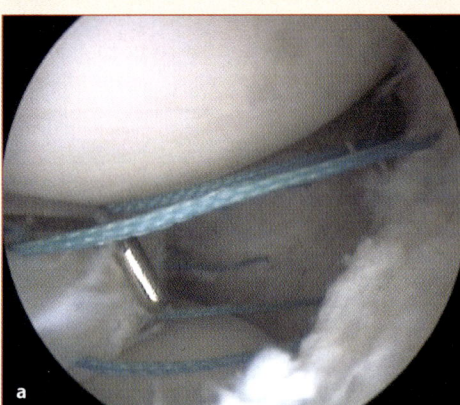

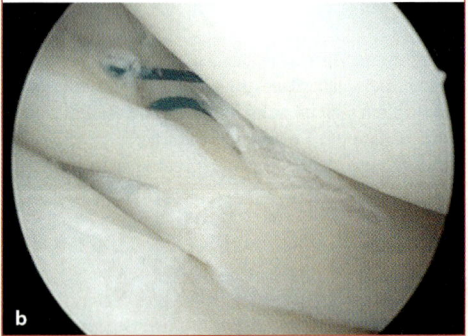

Abb. 6. Meniskusnaht mit Fäden vor dem Knüpfen. Die längsgestellte Rissbildung [a] wird mit Fäden überbrückt, die anschließend von hinten seitlich über einem kleinen Schnitt geknüpft werden. In diesem Bereich des Meniskus besteht ein ausreichendes Heilungspotenzial, in chronischen Fällen muss das Gewebe soweit angefrischt werden, dass Blutungen entstehen. In seltenen Fällen [b] können auch tiefgreifende Lappen- oder Radiärrisse des Außenmeniskus rekonstruiert werden

Die **Nachbehandlung** nach Meniskusrefixationen richtet sich nach der konkreten Rissform. Genähte mediale Hinterhornläsionen mit gleichzeitiger Kreuzbandplastik können entsprechend der Kreuzbandnachbehandlung therapiert werden. Nach Naht eines lateralen Längsrisses kann Vollbelastung erfolgen, da der innere, abgerissene Anteil des Meniskus durch das konvexe Tibiaplateau nach außen gedrückt wird. In diesen Fällen ist eine tiefe Beugung unter Last unbedingt für mindestens 3 Monate zu meiden. Refixierte Radiär- oder Lappenrisse werden postoperativ meist entlastet.

Meniskustransplantation

Defektzustände, besonders des lateralen Meniskus, disponieren zur Entwicklung einer Gonarthrose. Eine weitgehende Außenmeniskektomie des jungen Menschen führt praktisch immer zu einer Abnutzung des lateralen Kompartments [Abb. 7a]. Aus diesem Grund sind Transplantationen sinnvoll und führen zumindest teilweise zu einer Wiedererlangung der Stoßdämpferfunktion des Meniskus.

In Ländern mit Verfügbarkeit von allogenen Transplantaten hat sich die Verwendung tiefgekühlter, nicht-bestrahlter Menisci etabliert, die heute meist mit kleinen anhängenden Knochenblöcken arthroskopisch in das meniskektomierte Kniegelenk eingesetzt werden [Abb. 7b]. Alternativ kann auch via Arthrotomie und Seitenbandlösung die Implantation erfolgen. Der störende Kompartmentschmerz besonders jüngerer Patienten mit meist lateral kompletter Meniskektomie kann mit dem Eingriff in der Regel gebessert oder behoben werden, hinsichtlich einer langjährigen Arthroseprotektion liegen bisher keine stabilen Studien vor.

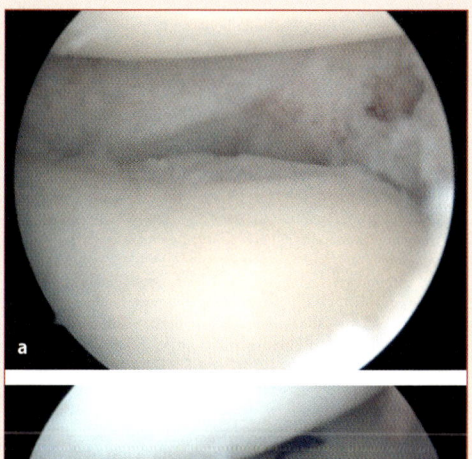
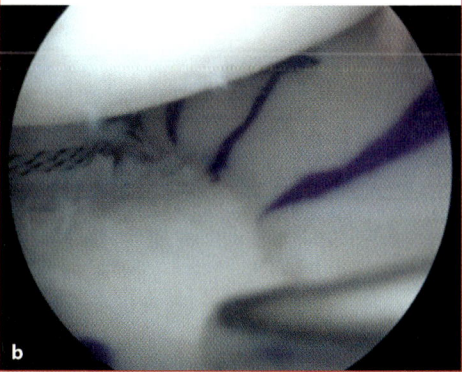

Abb. 7. Autologe Meniskustransplantation. [a] Zustand nach kompletter Meniskusentfernung lateral. In [b] wurde arthroskopisch das allogene Meniskustransplantat eingebracht, dessen Oberseite zur Orientierung des Operateurs farbig markiert wurde. Mit Tasthaken und Traktionsfäden wird der Meniskus an die optimale Position gebracht und mit Nähten fixiert

M

Alternativ können bei medialer Meniskusdefektsituation Kollagenfasergerüste [CMI] eingenäht werden, die dann schrittweise mit autologen Fibrozyten besiedelt werden und ein meniskusähnliches Gewebe produzieren. Dieser Eingriff kommt für jüngere Patienten mit Teilmeniskusentfernung medial infrage, wobei unabhängige und stabile Studien, die einen signifikanten Vorteil nachweisen, zurzeit nicht vorliegen.

Die Durchführung von Meniskustransplantationen hat in Einzelfällen ihre Berechtigung, sollte jedoch ausschließlich unter Studienbedingungen in entsprechend spezialisierten Zentren erfolgen.

Quellenhinweise

Abb. 1, 2, 3: AM-productions, Wiesloch

kum; die ebenfalls vorhandene muskelrelaxierende Wirkung ist bei den üblichen Dosierungen nicht stark ausgeprägt; **Anw.**: Schlafstörungen, Angst- und Spannungszustände; **Dosierung**: als Anxiolytikum 3–4 × 400 mg/d; als Hypnotikum 800 mg, maximale Tagesdosis 2,4 g; Kinder zwischen 6 und 12 Jahren 2–3 × 100–200 mg/d; ältere Patienten 3–4 × 200 mg/g; maximale Tagesdosis 1,2 g; **NW**: Schläfrigkeit, Lernstörungen, motorische Koordinationsstörungen, Verlängerung der Reaktionszeit, Blutdruckabfall, Tachykardie, Herzrhythmusstörungen, allergische Reaktionen, Urtikaria, Purpura, Erytheme, Agranulozytose, Eosinophilie, Leukopenie, Thrombozytopenie, aplastische Anämie; nach Dauertherapie mit Dosen > 2,4 g/d kann es nach Absetzen zu Entzugserscheinungen [Angstzustände, Schlaflosigkeit, Tremor, GI-Störungen und Halluzinationen] kommen; langfristige Einnahme kann zu einer Abhängigkeit vom Barbiturat-Alkohol-Typ führen; **Kontraind.**: eingeschränkte Nieren- und Leberfunktion, akute Alkohol-, Schlafmittel-, Analgetika- und Psychopharmakaintoxikation

Me|qui|ta|zin *nt*: H$_1$-Antihistaminikum; Sedativum; **Anw.**: Heuschnupfen, Urticaria, Juckreiz; **Dosierung**: 2 × tgl. als Tablette [5 mg] oder Sirup [1,25 mg/2,5 ml]; **NW**: Sedierung, Mundtrockenheit, Obstipation, Miktionsstörungen, Glaukomanfall; **Kontraind.**: Glaukom, Prostatahyperplasie, Überempfindlichkeit gegen Phenothiazine

Mer|ac|ti|no|my|cin *nt*: **Syn**: *Dactinomycin, Actinomycin D*; Antibiotikum mit antineoplastischer Wirkung; **Anw.**: Zytostatikum bei Wilms-Tumor, Rhabdomyosarkom, Hodenkarzinom

Mer|al|gia paraesthetica *f*: **Syn**: *Bernhardt-Roth-Syndrom*; Neuralgie des Nervus cutaneus femoris lateralis mit Parästhesien [Ameisenlaufen, Taubheitsgefühl], Berührungsempfindlichkeit der Haut und mit brennenden Schmerzen an der Oberschenkelaußenseite; wird meist durch eine Kompression des Nervens unterhalb des Leistenbandes [**Inguinaltunnelsyndrom**] oder durch Druck von außen [**Jeans-Krankheit**] verursacht; kann, wie das Karpaltunnelsyndrom, auch als Schwangerschaftsparästhesie auftreten und beruht dann wahrscheinlich auf einer Einengung durch Ödembildung; **Therapie**: i.d.R. hilft Infiltration mit einem Lokalanästhetikum; bei einem Inguinaltunnelsyndrom wird in seltenen Fällen eine Neurolyse notwendig; *s.a. Essay Nervenkompressionssyndrome S. 1099*

Mer|bro|min *nt*: bakteriostatisches Antiseptikum; **Anw.**: Wundbehandlung

Mer|cap|to|pu|rin *nt*: **Syn**: *6-Purinthion, 6-Purithinol, Leukerin, 6-Mercaptopurin*; Zytostatikum, Antimetabolit; die im Körper gebildete Ribonucleotidform wird in RNA und DNA eingebaut und hemmt die Purinsynthese; **Anw.**: zusammen mit anderen Zytostatika in der Induktions- und Erhaltungstherapie der akuten lymphatischen Leukämie; chronisch-entzündliche Darmerkrankungen; *s.a. Essay Chemotherapie S. 185*

Meredino-Technik *f*: Anuloplastik des Anulus fibrosus cordis der Mitralklappe bei Mitralisinsuffizienz

Merkel-Zellkarzinom *nt*: **Syn**: *trabekuläres Karzinom, kutanes neuroendokrines Karzinom, Merkeliom*; seltener, schnell wachsender Tumor, dessen Zellen den Merkel-Zellen gleichen; findet sich v.a. an der Haut lichtexponierter Areale, v.a. der Gesichtshaut; tritt i.d.R. im 60.–70. Lebensjahr auf; meist handelt es sich um solitäre, derbe, rötliche Knoten, die schon früh lymphogen metastasieren; **Therapie**: Exzision mit einem Sicherheitsabstand von 3 cm und postoperative Bestrahlung; bei Vorliegen von Lymphknotenmetastasen radikale Lymphadenektomie; **Prognose**: nach operativer Entfernung hohe Neigung zu Lokalrezidiven [50 %]; die Gesamtletalität liegt bei 25 %; *s.u. Essay Bösartige Neubildungen der Haut S. 993*

Mer|ku|ri|al|lis|mus *f*: → *Quecksilbervergiftung*

Me|ro|pe|nem *nt*: Carbapenem-Antibiotikum; das Wirkungsspektrum umfasst praktisch alle klinisch relevanten grampositiven und gramnegativen Aerobier und Anaerobier; **Anw.**: schwere bzw. lebensbedrohliche Infektionen bei Erwachsenen und Kindern, v.a. Pneumonie, intraabdominelle Infekti-

onen, Sepsis, Meningitis, Infektionen der Nieren und der ableitenden Harnwege

Me|ro|zel|le *f*: → *Schenkelhernie*

Merritt-Syndrom *nt*: → *Kasabach-Merritt-Syndrom*

Me|sa|la|mine *nt*: → *5-Aminosalicylsäure*

Me|sa|la|zin *nt*: → *5-Aminosalicylsäure*

Mes|en|ter|ek|to|mie *f*: **Syn**: *Mesenteriumentfernung, Mesenteriumresektion*; operative (Teil-)Entfernung des Mesenteriums

Mesenterialarterien-Syndrom, oberes *nt*: **Syn**: *Arteria-mesenterica-superior-Kompressionssyndrom, arteriomesenteriale Duodenalkompression, Wilkie-Syndrom, Duodenalverschluss*; Kompression des horizontalen Teil des Duodenums durch die Arteria mesenterica superior; kann zu zeitweiliger Passagebehinderung und evtl. Ileus führen; *s.a. Essay Abdominalschmerz und akutes Abdomen S. 25*

Mes|en|te|ri|al|ar|te|ri|en|throm|bo|se *f*: meist akuter Verschluss der Arteria mesenterica superior oder inferior mit Infarzierung und Nekrose der Darmwand [**Mesenterialinfarkt**]; **Klinik**: akutes Abdomen mit heftigen Schmerzen und schlechtem Allgemeinzustand; **Diagnose**: CT, Angiografie, Probelaparotomie; **Therapie**: Resektion der betroffenen Darmabschnitte und Enteroanastomose; *s.a. Essay Abdominalschmerz und akutes Abdomen S. 25, Essay Thrombose und Embolie S. 1527*

Mes|en|te|ri|al|lymph|kno|ten|tu|ber|ku|lo|se *f*: Tuberkulose der mesenterialen Lymphknoten bei Darmtuberkulose oder als Primärherd

Mes|en|te|ri|ko|gra|fie, -gra|phie *f*: selektive Angiografie der Arteria mesenterica superior oder inferior und ihrer Äste; die Kontrastmittelapplikation erfolgt i.d.R. mittels Seldinger-Judkins-Technik

Mes|en|te|ri|or|rha|phie *f*: **Syn**: *Mesorrhaphie, Mesenteriumnaht*; Naht des Mesenteriums

Mes|en|te|ri|um|naht *f*: → *Mesenteriorrhaphie*

Mes|en|te|ri|um|re|sek|ti|on *f*: → *Mesenterektomie*

Mes|en|ze|phal|lo|to|mie *f*: Durchtrennung von Schmerzfasern des Lemniscus medialis, spinalis und trigeminalis im Mesencephalon

Mesh-graft *nt*: **Syn**: *Mesh-Transplantat, Maschentransplantat, Gittertransplantat*; freies Hauttransplantat, das durch spezielle Dermatome eingeschlitzt wird und damit wie ein Ma-

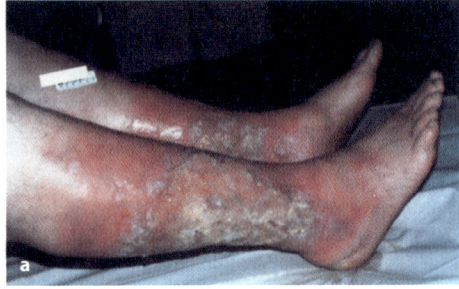
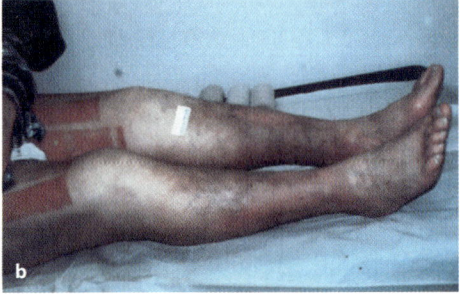

Abb. M40. Mesh-graft. a gammaschenförmiges Ulcus cruris venosum, **b** nach Behandlung mit Mesh-graft

schengitter auseinander gezogen werden kann; ermöglicht die Deckung ausgedehnter Wundflächen, da die Lücken durch Epithelialisierung vom Transplantat aus geschlossen werden

Mes|na *nt*: **Syn:** *Natrium-2-mercaptoethansulfonat*; Mukolytikum; Antidot der Urotoxizität von Oxazaphosphorinen [z.B. Cyclophosphamid, Ifosfamid]

Me|sor|rha|phie *f*: → *Mesenteriorrhaphie*

Me|su|xi|mid *nt*: **Syn:** *Methsuximid*; Antiepileptikum; **Anw.:** generalisierte und fokale Anfälle, myoklonisch astatische Anfälle, Absence, Myoklonien; **Dosierung:** Erwachsene 300–1200 mg/d, bei Kindern Austitrieren der Dosis in 150 mg-Schritten; **NW:** Lethargie, Konfusion, Nervosität, Ermüdung, Kopfschmerz, Schwindel, Schlafstörungen, Euphorie, Psychose [alle nur temporär bei Therapiebeginn], Magenbeschwerden, Übelkeit, Erbrechen, Anorexie; *s.a. Essay Epilepsie und Status epilepticus S. 365*

Me|ta|cla|ze|pam *nt*: langwirksames Benzodiazepin; HWZ 18–20 h, Metaboliten 22–32 h; **Anw.:** akute und chronische Spannungs-, Erregungs-, Angstzustände; **Dosierung:** 5–15 mg/d p.o.; **NW:** *s.u. Benzodiazepine*

Me|ta|go|ni|mi|a|sis *f*, *pl* **-ses**: **Syn:** *Metagonimus-Befall, Metagonimose*; Darminfektion durch **Metagonimus yokogawai** [kleiner Darmegel], ein im Mittelmeerraum und Ostasien vorkommender Darmegel; wird meist durch den Verzehr roher Fische aufgenommen; die Infektion verläuft meist symptomlos oder als Durchfallerkrankung mit krampfartigen Bauchschmerzen; **Diagnose:** Nachweis der Eier im Stuhl; **Therapie:** Praziquantel*; *s.u. Essay Helminthosen S. 553*

Me|ta|kar|pal|frak|tur *f*: **Syn:** *Mittelhandbruch*; Fraktur eines oder mehrerer Mittelhandknochen; meist eine Folge direkter Gewalteinwirkung [Quetschung, Hammerschlag]; die Therapie ist i.d.R. konservativ; *s.a. Bennett-Luxationsfraktur, Essay Fraktur, Luxation, Distorsion S. 423*

Me|ta|mi|zol *nt*: **Syn:** *Noramidopyrin, Novaminsulfon*; Prostaglandinsynthesehemmer mit analgetischer und antipyretischer sowie schwach antiphlogistischer und spasmolytischer Wirkung; **Anw.:** peripheres Analgetikum, Antipyretikum, Antirheumatikum; **Dosierung:** Einzeldosis Erwachsene 500–1000 mg p.o. [maximal 4000 mg/d]; Säuglinge ab 3 Lebensmonaten und Kinder Anpassung der Dosierung nach Fachinformation des Herstellers; **NW:** allergische Hautreaktionen, Agranulozytose, medikamentöses Lyell-Syndrom, **Kontraind.:** bekannte Allergie gegen Pyrazolderivate, NSAID oder Acetylsalicylsäure; Schwangerschaft; *s.a. Essay Postoperative Schmerztherapie S. 1431*

Me|ta|tar|sal|frak|tur *f*: **Syn:** *Mittelfußbruch*; Fraktur eines oder mehrerer Mittelfußknochen; *s.a. Lisfranc-Luxationsfraktur, Marschfraktur, Essay Fraktur, Luxation, Distorsion S. 423*

Me|ta|tar|sek|to|mie *f*: **Syn:** *Metatarsalknochenexzision*; Amputation von Mittelfußknochen

Me|te|no|lon *nt*: **Syn:** *Methenolon*; orales Anabolikum; **Anw.:** Rekonvaleszenz und eiweißkonsumierende Krankheiten, Kachexie, Strahlen- und Zytostatikatherapie, Störungen der Hämatopoese, Langzeitbehandlung mit Glucocorticoiden, Osteoporose, Eiweißmangelsituation im Alter, chronische Leberkrankheiten; **Dosierung:** Metenolonacetat maximal 20 mg/d p.o., Metenolonenanthat 100 mg i m. alle 2–4 Wochen; **NW:** Hirsutismus, Akne, Haarwuchs, Habitusänderung, Stimmveränderungen, Klitorishypertrophie, vorzeitige Pubertät, beschleunigte Knochenreifung, Menstruationsstörungen, Amenorrhoe, Hemmung der Spermatogenese, Depressionen; **Kontraind.:** Prostatakarzinom, Leberfunktionsstörungen, vorausgegangene oder bestehende Lebertumoren, Hyperkalzämie bei malignen Tumoren, Mammakarzinom des Mannes, Schwangerschaft

Me|ter|go|lin *nt*: Prolactinhemmer; Dopaminantagonist; **Anw.:** Hyperprolaktinämie, Sterilität, Galaktorrhoe, Abstillmittel; *s.a. Essay Zyklusstörungen S. 1721*

Met|for|min *nt*: **Syn:** *1,1-Dimethylbiguanid*; orales Antidiabetikum vom Biguanid-Typ; verzögert die Glucoseresorption im Darm und hemmt die Gluconeogenese in der Leber; **Anw.:** Diabetes mellitus Typ II, v.a. bei Adipositas; *s.a. Essay*

Adipositas S. 15, Essay Infertilität und Sterilität S. 733, Essay Zyklusstörungen S. 1721, Essay Diabetes mellitus S. 253

Me|tha|don *nt*: synthetisches Opioid, das zur Schmerzbehandlung und zur Substitutionstherapie bei Morphin- oder Heroinsucht verwendet wird; führt langsamer zu Gewöhnung und die Entzugssymptome sind wesentlich milder; die Anwendung als Ablösemittel bei Morphin- oder Heroinsucht ist weiterhin stark umstritten; *s.a. Levomethadon*

Meth|al|mi|no|di|la|ze|pl|o|xid *nt*: → *Chlordiazepoxid*

Met|hä|mo|glo|bin|ä|mie *f*: erhöhter Methämoglobingehalt des Blutes; bei der **toxischen Methämoglobinämie** sind Reduktionsmittel, die Hämoglobin oxidieren können [Phenacetin, Anilinderivate, Sulfonamide, nitrose Gase, nitrathaltiges Brunnenwasser], die Ursache; die **familiäre Methämoglobinämie** beruht auf einem angeborenen Mangel an NADH-abhängiger Methämoglobinreduktase; **Klinik:** Zyanose, Kopfschmerz, Müdigkeit, Erbrechen, Atemnot, Tachykardie, Unruhe; **Therapie:** Vermeidung der Ursache; Methylenblaulösung i.v. bei toxischer Methämoglobinämie; die familiäre Methämoglobinämie bedarf keiner Therapie

Met|hä|mo|glo|bin|cy|a|nid|me|tho|de *f*: → *Cyanmethämoglobinmethode*

Met|ha|nal *nt*: → *Formaldehyd*

Met|ha|nol|ver|gif|tung *f*: Methanol, eine farblose, brennbare Flüssigkeit, ist wesentlich giftiger als Ethanol; die tödliche Dosis liegt bei 30–50 ml; Methanol kann selbst bei äußerer Anwendung zu Vergiftungserscheinungen führen, da es über die Haut resorbiert wird; im Körper wird es über Formaldehyd zu Ameisensäure abgebaut, womit es zu einer metabolischen Azidose kommen kann; orale Aufnahme führt nach einer Latenzzeit von bis zu 24 h zu Kopfschmerzen, Schwindel, Erbrechen, heftigen Koliken, Erregungszuständen, Krämpfen und Koma; 10–15 % der Patienten erblinden durch eine Schädigung der Netzhaut oder des Sehnervens; *s.u. Essay Intoxikationen S. 743*

Meth|an|thel|li|ni|um|bro|mid *nt*: Parasympatholytikum; **Anw.:** v.a. bei Krämpfen im Magen-Darm-Trakt; kaum noch verwendet

Meth|a|qua|lon *nt*: Chinazolinderivat; Sedativum; Hypnotikum; wurde oft von Drogenabhängigen zusammen mit Alkohol oder Heroin eingenommen; kaum noch verwendet

Meth|en|amin *nt*: **Syn:** *Hexamin, Hexamethylentetramin*; spaltet sich in saurer Lösung [Urin!] in Ammoniak und Formaldehyd; **Anw.:** Antiseptikum [v.a. bei Harnwegsinfekten], Diuretikum; kaum noch verwendet

Meth|e|nol|on *nt*: → *Metenolon*

Meth|i|mal|zol *nt*: → *Thiamazol*

Meth|i|o|nin|mal|ab|sorp|ti|on *nt*: autosomal-rezessiv erbliche Malabsorption von Methionin und anderen Aminosäuren [Valin, Leucin, Isoleucin]; führt zu Krämpfen und geistiger Retardation; die im Darm gebildete α-Hydroxybuttersäure verleiht dem Harn und Stuhl einen hopfenartigen Geruch; **Therapie:** methioninarme Kost; *s.a. Essay Störungen des Aminosäurestoffwechsels und Harnstoffzyklus S. 43*

Me|tho|de, indische *f*: *s.u. Rhinoplastik*

Me|tho|de, italienische *f*: *s.u. Rhinoplastik*

Me|tho|de, symptothermale *f*: Methode der natürlichen Familienplanung, bei der Beginn und Ende der fruchtbaren Zeit durch die Basaltemperatur und die veränderte Zervikalschleimsekretion bestimmt werden; *s.u. Essay Empfängnisverhütung und Familienplanung S. 343*

Me|tho|tre|xat *nt*: **Syn:** *Amethopterin, Methylaminopterin*; Folsäureantagonist, Zytostatikum; **Anw.:** Leukämie, solide Tumoren, Hämoblastosen, Bronchialkarzinom, maligne Lymphome, metastasierendes Mammakarzinom [CMF-Schema*]; rheumatoide Arthritis, chronisch entzündliche Darmerkrankungen; *s.a. Essay Chemotherapie S. 185, Essay Systemischer Lupus erythematodes S. 935, Essay Rheumatoide Arthritis S. 83*

Me|thox|a|min *nt*: α-Sympathomimetikum mit vasokonstriktorischer Wirkung; **Anw.:** lokal zur Vasokonstriktion bei Rhinitis acuta und chronica, Rhinopathia vasomotorica und Sinusitis acuta; i.v. bei schwerer Hypotonie, supraventrikulären Tachyarrhythmien; **Dosierung:** i.v. 3–5 [–10] mg, lokal als 1 %-ige Lösung oder 0,5 %-ige Salbe; **NW:** Herzrhythmusstörungen, Blutdrucksteigerungen, hypotensive Krisen

Meth|**ox**|**sa**|**len** *nt:* → *8-Methoxypsoralen*

8-Meth|**o**|**xy**|**hy**|**dras**|**tin** *nt:* → *Noscapin*

p-Methoxy-propenylbenzol *nt:* → *Anethol*

8-Meth|**o**|**xy**|**pso**|**ra**|**len** *nt:* **Syn:** *Ammoidin, Methoxsalen*; in verschiedenen Pflanzen [Ammi majus, Angelica archangelica] vorkommendes Furanocumarin, das die Melaninbildung in der Haut nach UV-Bestrahlung anregt; **Anw.:** Photochemotherapie

Meth|**sux**|**i**|**mid** *nt:* → *Mesuximid*

Me|**thyl**|**ami**|**no**|**pte**|**rin** *nt:* → *Methotrexat*

Me|**thyl**|**cae**|**phal**|**lin** *nt:* → *Emetin*

Me|**thyl**|**co**|**bal**|**a**|**min** *nt:* → *s.u. Vitamin B$_{12}$*

β-Me|**thyl**|**di**|**gox**|**in** *nt:* → *Metildigoxin*

Me|**thyl**|**do**|**pa** *nt:* **Syn:** *Alphamethyldopa*; Antisympathotonikum; seine Metaboliten [α-Methyldopamin und α-Methylnoradrenalin] wirken als Pseudoneurotransmitter und verdrängen Noradrenalin vom Rezeptor; zentral wirksames Antihypertensivum; **Anw.:** Hypertonie; **Dosierung:** milde Hypertonie 3 × 250 mg/d, schwere Hypertonie bis zu 4 × 500 mg/d; bei Langzeitbehandlung kann es zu Toleranzentwicklung kommen; **NW:** starke Sedierung, orthostatische Hypotonie; Müdigkeit, Libido- und Potenzverlust; **Kontraind.:** akute Lebererkrankungen, schwere Nierenfunktionsstörungen, Phäochromozytom, Depression

Me|**thyl**|**en**|**blau** *nt:* **Syn:** *Methylthioniumchlorid, Methylthioniniumchlorid*; dunkelblauer Farbstoff, Antiseptikum; Antirheumatikum; Antidot bei Anilin- und Blausäurevergiftung

16-Me|**thyl**|**en**|**pred**|**ni**|**so**|**lon** *nt:* → *Prednyliden*

Me|**thyl**|**er**|**go**|**ba**|**sin** *nt:* → *Methylergometrin*

Me|**thyl**|**er**|**go**|**bre**|**vin** *nt:* → *Methylergometrin*

Me|**thyl**|**er**|**go**|**me**|**trin** *nt:* **Syn:** *Methylergobasin, Methylergobrevin, Methylergonovin*; Mutterkornalkaloid mit besonders starker Wirkung auf den graviden Uterus; Gynäkologikum; **Anw.:** Wochenbettblutungen, Lochiometra, Subinvolution; **NW:** Übelkeit und Erbrechen, Blutdrucksteigerung, Schwindel, Schweißausbruch, Kopfschmerzen

Me|**thyl**|**er**|**go**|**no**|**vin** *nt:* → *Methylergometrin*

1-Me|**thyl**|**he**|**xyl**|**a**|**min** *nt:* → *Tuaminoheptan*

Me|**thyl**|**mor**|**phin** *nt:* → *Codein*

Me|**thyl**|**nor**|**e**|**thin**|**dron** *nt:* → *Levonorgestrel*

Me|**thyl**|**phe**|**ni**|**dat** *nt:* indirekt wirkendes Sympathomimetikum, Psychostimulans; **Anw.:** Narkolepsie, hyperkinetische Verhaltensstörungen bei Kindern und Erwachsenen; *s.a. Essay Aufmerksamkeits-Defizit-Überaktivitäts-Syndrom S. 111*

Me|**thyl**|**phe**|**nol** *nt:* → *Kresol*

Me|**thyl**|**pred**|**ni**|**so**|**lon** *nt:* **Syn:** *Prednilen*; Glucocorticoid; **Anw.:** Ersatztherapie bei Nebenniereninsuffizienz, kurzzeitige, intermittierende i.v.-Stoßtherapie bei therapieresistenter rheumatoider Arthritis [1 g], schwerer Glomerulonephritis oder entzündlichen Augenkrankheiten; chronisch-entzündliche Darmerkrankungen

Me|**thyl**|**pro**|**mal**|**zin** *nt:* → *Alimemazin*

5′,10′-Methyltetrahydrofolatreduktase-Mangel *m:* **Syn:** *Homocystinurie Typ II*; *s.u. Essay Störungen des Aminosäurestoffwechsels und Harnstoffzyklus S. 43*

Me|**thyl**|**the**|**o**|**bro**|**min** *nt:* → *Coffein*

Me|**thy**|**ser**|**gid** *nt:* Secale-Alkaloid; Serotoninantagonist; **Anw.:** Migräne [Intervallbehandlung, v.a. therapieresistenter Formen], Clusterkopfschmerz, Karzinoidsyndrom, Dumpingsyndrom; **NW:** Schwindel, Übelkeit, Müdigkeit, Ataxie, Depressionen; Parästhesien, Muskelkrämpfe, Retroperitonealfibrose

Me|**til**|**di**|**gox**|**in** *nt:* **Syn:** *Betamethyldigoxin, β-Methyldigoxin, Medigoxin*; Digitalisglykosid; **Anw.:** Früh- und Dauerbehandlung der Herzinsuffizienz; **Dosierung:** im Mittel 0,15 mg/d; **NW:** *s.u. Digitalisglykoside*

Me|**ti**|**pra**|**no**|**lol** *nt:* Betablocker; Antihypertensivum; **Anw.:** arterielle Hypertonie, koronare Herzerkrankung; Weitwinkelglaukom, intraokulare Hypertonie; **Dosierung:** in der Ophthalmologie 2 × tgl. Tropfen mit 0,1–0,6 %; koronare Herz-

krankheit 5–10 mg 2–3 × tgl., arterielle Hypertonie 20 mg 2–3 × tgl.; **NW:** Müdigkeit, Benommenheit, Schlafstörungen, Hypotension, kalte Extremitäten, Raynaud-Syndrom, Übelkeit, Erbrechen, Alopezie, Myopathien, trockene Augen, Stomatitis, Störungen der Sexualfunktion [Nachlassen von Libido und Potenz]; **Kontraind.:** Asthma bronchiale, obstruktive Atemwegserkrankungen, metabolische Azidose, Sinusbradykardie, Herzinsuffizienz, partieller AV-Block, Hypoglykämie; *s.a. Essay Glaukome S. 497*

Me|**ti**|**xen** *nt:* Anticholinergikum; Antiparkinsonmittel; **NW:** essenzieller Tremor, Tremor bei Parkinson-Syndromen; *s.a. Essay Parkinson-Syndrome S. 1229*

Me|**to**|**clo**|**pra**|**mid** *nt:* Dopaminantagonist; stimuliert die Ösophagusperistaltik, beschleunigt die Magenentleerung, steigert die Dünndarmmotilität und wirkt antiemetisch durch Blockade von Dopaminrezeptoren in der Area postrema; **Anw.:** Reizmagen, Refluxösophagitis, Magenulkus, Übelkeit, Erbrechen; **Dosierung:** Erwachsene 3 × 10 mg/d p.o. oder 3 × 20 mg/d rektal; bei p.o.-Gabe sollte Metoclopramid 15 bis 30 min vor der Mahlzeit gegeben werden; als Antiemetikum bei Zytostatikatherapie [z.B. Cisplatin] 1–3 mg/kg KG als Kurzinfusion 30 min vor der Zytostatikagabe; **NW:** Müdigkeit, Kopfschmerzen, Ruhelosigkeit; bei i.v.-Gabe kann es zu Blutdruckabfall kommen; bei Patienten mit Phäochromozytom kann eine hypertensive Krise ausgelöst werden; **Kontraind.:** Phäochromozytom, Epilepsie, Morbus Parkinson, Darmverschluss, Perforationen und Blutungen im Gastrointestinaltrakt, prolaktinabhängige Tumoren, erstes Trimenon der Schwangerschaft und Stillzeit

Me|**to**|**la**|**zon** *nt:* mittellang wirkendes Saluretikum; Antihypertensivum; **Anw.:** Ödeme, schwere Herzinsuffizienz, Hypertonie, Leberzirrhose mit Aszites, nephrotisches Syndrom mit Ödemen; **Dosierung:** 0,5–0 mg und höher 1 × tgl. oder alternierend; **NW:** Hypokaliämie, Hyponatriämie, zentralnervöse Störungen mit Bewusstlosigkeit, epileptiforme Krämpfe, Muskelkrämpfe, Palpitationen, Brustschmerzen, Hyperglykämie bis zum hyperosmolaren, nicht ketoazidotischen diabetischen Koma; **Kontraind.:** Anurie, schwere Leberfunktionsstörungen

Me|**to**|**pro**|**lol** *nt:* selektiver β$_1$-Blocker; **Anw.:** arterielle Hypertonie, koronare Herzkrankheit, Angina pectoris, supraventrikuläre Tachykardie, tachykarde Herzrhythmusstörungen, Herzinfarkt, Migräneprophylaxe; **Dosierung:** Hypertonie initial p.o. 100 mg, später maximal 2 × 200 mg/d; stabile Angina pectoris 2 × 50–100 mg/d; bei kardialer Arrhythmie im Notfallmedizin 5 mg [1 bis 2 mg/min] i.v.; falls erforderlich, mehrere Male wiederholt im 5 Minuten-Abstand bis zu einer Gesamtdosis von 10 bis 15 mg; *s.a. Essay Herzinsuffizienz S. 599, Essay Arterielle Hypertonie S. 695*

Me|**tro**|**ni**|**da**|**zol** *nt:* Nitroimidazolderivat; Antibiotikum mit Wirkung gegen Trichomonaden, Amöben, Clostridien und Protozoen; wirksamstes Mittel bei Rosazea*; **Anw.:** Trichomoniasis vaginalis, Amoebiasis, Giardiasis, bakterielle Infektionen [Anaerobier]; **Dosierung:** bei Trichomoniasis vaginalis Kurztherapie [2 × 1 g p.o. im Abstand von 6 h, am nächsten Morgen 1 g p.o.] oder 6 Tage 2 × tgl. 250 mg; Frauen zusätzlich 100 mg/d intravaginal [abends]; Anaerobierinfektionen im HNO-, Zahn-, Mund- und Kieferbereich 200–400 mg p.o. [Lacktabletten] 2–3/d; bei Rosazea extern; **NW:** gastrointestinale Beschwerden, Kopfschmerzen, Müdigkeit, Schwindel; **Kontraind.:** ZNS-Erkrankungen, 1. Trimenon der Schwangerschaft, Stillperiode

Me|**tro**|**plas**|**tik** *f:* **Syn:** *Gebärmutterplastik, Uterusplastik*; plastische Chirurgie der Gebärmutter zur Behebung von Fehlbildungen oder zur Rekonstruktion nach Tumorentfernung; *s.a. Essay Neubildungen des Uterus S. 1627*

Me|**tror**|**rha**|**gie** *f:* **Syn:** *azyklische/dysfunktionelle Dauerblutung*; unregelmäßige, zyklusunabhängige Blutung, die mehr als 7 Tage anhält; die wichtigsten Ursachen sind Gebärmutterkrebs, submuköse Myome, Polypen, Endometritis, Granulosazelltumor und Intrauterinpessar; bei Follikelpersistenz findet sich typischerweise ein blutungsfreies Intervall von 4–8 Wochen; *s.a. Essay Zyklusstörungen S. 1721*

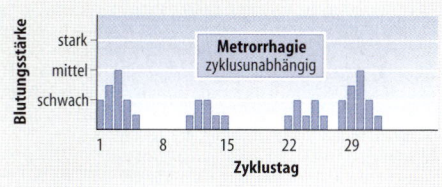

Abb. M41. Metrorrhagie

Me|tror|rhe|xis f: → *Uterusruptur*

Me|tro|sal|pin|go|gra|fie, -gra|phie f: → *Hysterosalpingografie*

Me|tro|tu|bo|gra|fie, -gra|phie f: → *Hysterosalpingografie*

Meulengracht-Gilbert-Syndrom nt: → *intermittierende Hyperbilirubinämie Meulengracht*

Me|va|lon|a|zid|u|rie f: seltener, autosomal-rezessiver Mangel an Mevalonatkinase; führt zur Erhöhung der Mevalonsäure im Blut [**Mevalonazidämie**] und zur Ausscheidung im Harn; **Klinik:** Cholesterinspiegel erniedrigt, motorische Retardierung, Hepatosplenomegalie, Katarakt

Me|xi|le|tin nt: Antiarrhythmikum der Klasse IB; **Anw.:** tachykarde Herzrhythmusstörungen, ventrikuläre Tachykardie, ventrikuläre Extrasystolen; **Dosierung:** initial 150–200 mg i.v., anschließend Infusion von 250 mg über 0,5 bis 1 h; **NW:** Tremor, Ataxie, Koordinationsstörungen, Schwindel, Verwirrtheit, Kopfschmerzen, Sedation, Parästhesie, Nystagmus, Tinnitus, Diplopie, Mundtrockenheit, Übelkeit, Erbrechen, Sodbrennen, Geschmacksstörungen, Durchfall, Dyspnoe; **Kontraind.:** absolut: kardiogener Schock, AV-Block II. und III. Grades ohne Schrittmacher, Sick-Sinus-Syndrom; relativ: intraventrikuläre Leitungsstörungen, v.a. im His-Purkinje-System, schwere Hypotonie, AV-Block I. Grades, schwere Herzinsuffizienz, Morbus Parkinson, Epilepsie

Meyer-Burgdorff-Operation f: Methode zur Korrektur der Hypospadie*, bei der die fibröse Chorda penis entfernt und der Defekt mit überschüssiger Vorhaut gedeckt wird

Mez|lo|cil|lin nt: Acylaminopenicillin mit breitem Wirkungsspektrum; wirkt gegen grampositive und gramnegative Erreger, v.a. Escherichia coli, Klebsiella-, Enterobacter-, Serratia-, Proteus-Species, Providencia, Salmonellen, Listerien, Shigellen, Pseudomonas aeruginosa, Haemophilus influenzae, Gonokokken, Meningokokken, Pneumokokken, Enterokokken sowie nicht penicillinasebildende Staphylokokken, Peptokokken, Peptostreptokokken, anaerobe Corynebakterien und Clostridien; **NW:** *s.u. Penicillin*

M-Gradient m: *s.u. Plasmozytom*

Mi|an|se|rin nt: tetrazyklisches Antidepressivum mit sedativ/anxiolytischem Profil; erhöht die Noradrenalinfreisetzung durch Hemmung präsynaptischer alpha-2-Rezeptoren; die Aufnahme von Noradrenalin und Serotonin wird nur schwach gehemmt; HWZ 17 h; **Anw.:** depressive Erkrankungen; **Dosierung:** initial 30 mg/d, später 30–90 mg/d p.o.; **NW:** erhöhte Krampfbereitschaft, Sedierung und Abnahme der Vigilanz, Blutbildveränderungen [Leukopenie, Agranulozytose, Thrombozytopenie], selten Hypomanie, Hautausschlag, Ödeme, Gelenkschmerzen oder -schwellungen

Mibelli-Krankheit f: → *Porokeratosis Mibelli*

Mi|co|na|zol nt: Antimykotikum mit breitem Wirkungsspektrum [Dermatophyten, Hefen, Spross-, Schimmel-, Fadenpilze]; **Anw.:** systemische Mykosen, Mykosen des Gastrointestinaltraktes; **Dosierung:** i.v. zur Behandlung systemischer Pilzinfektionen [Candidiasis, Coccidioidomycose, Kryptokokkose, Paracoccidioidomycose] und Infektionen mit Pseudallescheria boydii bis zu 1,2 g dreimal tgl.; **NW:** nach peroraler Gabe v.a. gastrointestinale Störungen, nach i.v.-Gabe Phlebitis, Übelkeit, Erbrechen, Durchfälle, Appetitlosigkeit, Hyponatriämie, Benommenheit; *s.a. Essay Mykosen S. 1059*

Mi|cro|spo|rum nt: **Syn:** *Microsporon;* Gattung der Fungi imperfecti, die als Erreger von Mikrosporie*, Tinea* und Trichophytie* von Bedeutung sind; *s.u. Essay Mykosen S. 1059*

Microsporum audouinii: anthropophiler Erreger von Tinea capitis profunda-Epidemien bei Kindern; die befallenen Haare zeigen eine typische grüne Fluoreszenz im UV-Licht

Microsporum canis: weltweit verbreiteter, häufigster zoophiler Dermatophyt; wird von Katzen und Hunden auf den Menschen übertragen; Erreger von Tinea capitis profunda, corporis und unguium

Microsporum gypseum: geophile Art, die Tinea capitis profunda oder corporis verursachen kann [**Gärtnermikrosporie**]

Mi|da|zo|lam nt: kurzwirksames Benzodiazepin; HWZ 1,5–3 h; **Anw.:** Prämedikation, Narkoseeinleitung, Antiepileptikum [Grand mal, Status epilepticus]; **Dosierung:** zur Prämedikation 10–15 mg p.o. oder 0,05 bis 0,1 mg/kg i.m.; zur Narkoseeinleitung 0,15 bis 0,2 mg/kg i.v.; Status epilepticus 10–15 mg bzw. 0,15–0,2 mg/kg i.m.; **NW:** *s.u. Benzodiazepine*

MIDCAB-Technik f: *s.u. aortokoronarer Bypass*

Mil|do|drin nt: Sympathomimetikum; Antihypotonikum; **Anw.:** orthostatische Hypotonie, Wetterfühligkeit; retrograde Ejakulation

Mie|der nt: *s.u. Rumpforthese*

Miescher-Granulomatose f: **Syn:** *Granulomatosis tuberculoides pseudosclerodermiformis, Granulomatosis pseudosclerodermiformis symmetrica chronica Gottron, Necrobiosis lipoidica granulomatosa, Granulomatosis disciformis chronica et progressiva;* seltene, granulomatöse Variante des Oppenheim-Urbach-Syndroms [Necrobiosis lipoidica]

Mi|fe|pris|ton nt: Antigestagen; **Anw.:** medikamentöser Schwangerschaftsabbruch in Frankreich und England

Mi|grä|ne f: **Syn:** *Migraine;* anfallsartige Kopfschmerzattacken, die von neurologischen Symptomen, Licht- und Lärmscheu, Übelkeit und Erbrechen begleitet werden können; meist ist eine familiäre Häufung vorhanden; als Auslöser spielen u.a. psychische Belastungen, Genussmittel und Medikamente eine Rolle; fehlen Symptome des zentralen Nervensystems, handelt es sich um eine **Migräne ohne Aura;** bei der **Migräne mit Aura** treten neurologische Ausfälle fokal auf und breiten sich gegebenenfalls progredient aus; *s.u. Essay Migräne – Kopfschmerz S. 1017*

Mi|kro|a|de|nom nt: *s.u. Hypophysenadenome*

Mi|kro|an|gi|o|pa|thie f: *s.u. Angiopathie*

Mi|kro|an|gi|o|pa|thie, diabetische f: eine diabetische Angiopathie kleiner Blutgefäße und Kapillaren ist die Ursache von u.a. diabetischer Retinopathie, diabetischer Glomerulosklerose und diabetischer Neuropathie; *s.a. Essay Diabetes mellitus S. 253*

Mi|kro|chi|rur|gie, transanale endoskopische f: *s.u. Rektumresektion*

Mi|kro|de|le|ti|ons|syn|dro|me pl: Gruppe von Fehlbildungs-Retardierungssyndromen, die durch eine kleinste chromosomale Deletion verursacht werden; neben den **klassischen Mikrodeletionssyndromen,** wie z.B. Katzenschreisyndrom, Williams-Beuren-Syndrom oder Prader-Willi-Syndrom, gibt es noch **neue Mikrodeletionssyndrome,** die erst mit der Verfügbarkeit von DNA-Sonden erkennbar wurden; dazu gehören z.B. Rubinstein-Taybi-Syndrom oder myotubuläre Myotonie und Hypogonadismus; *s.a. Tab. M11*

Mi|kro|dre|pa|no|zy|ten|krank|heit f: → *Sichelzellenthalassämie*

Mi|kro|e|le|men|te pl: → *Spurenelemente*

Mikro-Hämagglutinationstest, automatisierter m: *s.u. Treponema-Pallidum-Hämagglutinationstest*

Mi|kro|hä|mat|u|rie f: **Syn:** *mikroskopische Hämaturie;* nur unter dem Mikroskop erkennbare Hämaturie

Mi|kro|la|ryn|go|sko|pie f: direkte Laryngoskopie mit einer Binokularoptik

Mi|kro|nähr|stof|fe pl: Nährstoffe, die nur in kleinen oder kleinsten Mengen mit der Nahrung aufgenommen werden müssen; *s.a. Spurenelemente, Formuladiät*

Mi|kro|ra|di|o|gra|fie, -gra|phie f: Röntgendarstellung von sehr dünnen Objekten, z.B. Gewebeschnitten

Mi|kro|so|mie f: **Syn:** *Kleinwuchs, Minderwuchs, Nanismus, Nanosomie, Nannismus, Nannosomie;* liegt vor, wenn die Kinder oder Erwachsenen mit ihrer Körpergröße unterhalb der 3. Perzentile der Wachstumskurve liegen; Kleinwuchs ist keine

Tab. M11. Mikrodeletionssyndrome

1p36	Retardierungs-Syndrom mit Leitsymptom große vordere Fontanelle
2q37	Kurze Daumenendglieder plus Hypotonie
3q25	Blepharophinose-Ptose-Epicanthus inversus-Syndrom und Retardierung
4p16.3	Wolf-Hirschhorn-Syndrom, Pitt-Roger-Danks-Syndrom
5p15	Cri-du-chat-Syndrom
7q11.23	Williams-Beuren-Syndrom
8q24.1	Langer-Giedion-Syndrom
10p13-14	DiGeorge-Syndrom 2
11p13	WAGR-Syndrom
11p13	Aniridie
11p11-12	EXT$_2$/FPP-Syndrom (DEFECT-11-Syndrom)
13q14	Retinoblastom und Entwicklungsverzögerung
15q11.2	Prader-Willi-Syndrom
15q11.2	Angelman-Syndrom
16p13.3	α-Thalassämie und Retardierung
16p13-3	Rubinstein-Taybi-Syndrom
17p13.3	Miller-Dieker-Syndrom
17p11.2	Smith-Magenis-Syndrom
17q11.2	Neurofibromatose Typ 1 und Entwicklungsverzögerung
20p12-13	Alagille-Syndrom
22q11.2	DiGeorge-/Velokardiofaziales Syndrom (CATCH 22)
Xp22.3	Kallmann-Syndrom, X-chromosomal
Xp22.3	Steroidsulfatase-Mangel
Xq28	Myotubuläre Myotonie und Hypogonadismus

Tab. M12. Mikrosomie. Diagnoseschema

Anamnese	– Größe der Eltern, Geschwister, Großeltern und weiterer Angehöriger, Menarche der Mutter, Pubertätsalter des Vaters – Alkoholkonsum u.a. toxische Substanzen während der Schwangerschaft – Geburt (Länge, Gewicht, Schwangerschaftswoche, Geburtslage, Sektio, Komplikationen) – Vorerkrankungen, körperliche Leistungsfähigkeit, Stuhl (Frequenz, Volumen), Kortikoiddauertherapie, Chemotherapie, Schädelbestrahlung
Routineuntersuchungen	– Körperhöhe, Wachstumsgeschwindigkeit – Gewicht (Körpermassenindex) – Kopfumfang, Körperproportionen: Oberlänge/Unterlänge, Armspanne – Pubertätszeichen, Hodenvolumen – Röntgen (linke Hand) – Gliadin-Antikörper – IGF-1, IGFBP-3 – T$_4$, TSH, Kreatinin, Urinstatus – Bei kleinwüchsigen Mädchen: Chromosomenanalyse
Spezielle Diagnostik bei klinischem Verdacht	– Sonografie: angeborene Herzfehler, Nierenmissbildungen – Selektivscreening auf Stoffwechselerkrankungen (z.B. Zystinose) – STH-Stimulationstests (Arginin, Insulin, Clonidin u.a.) – STH-Spontansekretion – Bildgebung (MRT, Röntgen z.B. einer Skelettdysplasie)

Erkrankung, sondern Symptom einer pränatalen Schädigung [Nicotin, Heroin, Röteln, Toxoplasmose, Zytomegalie], genetischen Erkrankung [z.B. Ullrich-Turner-Syndrom]

oder ist familiär bedingt; Erkrankungen die zu Mangelernährung führen [z.B. Zöliakie] oder chronische Entzündungen [z.B. Morbus Still] führen zu allgemeiner Gedeihstörung, selten aber zu Kleinwuchs; wichtig bei der Diagnostik des Kleinwuchses ist es, einen angeboren oder erworbenen Wachstumshormonmangel auszuschließen; **Therapie:** abendliche Injektion mit rekombinantem Wachstumshormon [0,5 IE/kg Körpergewicht oder 14 IE/m² Körperoberfläche pro Woche] ist indiziert bei Wachstumshormonmangel, Kleinwuchs bei Niereninsuffizienz, Ullrich-Turner-Syndrom, familiärem Kleinwuchs; in seltenen Fällen [Achondroplasie] muss eine operative Extremitätenverlängerung vorgenommen werden

Mi|kro|spek|tro|pho|to|me|trie f: *Syn:* Zytophotometrie, Zytofotometrie, Mikrospektrofotometrie; quantitative Messung von Zellen oder Zellinhalt durch eine Kombination von Mikroskopie und Photometrie

Mi|kro|spo|rie f: *Syn:* Gruby-Krankheit; Pilzinfektion der Kopfhaut durch Microsporum-Species; befällt fast nur präpubertäre Kinder; in Europa die einzige epidemische Trichomykose, die v.a. Schulen und Kinderheime befallen kann; **Klinik:** multiple, schuppende, haarlose Läsionen; die Haare brechen oberhalb der Haut ab und wachsen wieder nach; **Therapie:** extern Bifonazol✶, intern Griseofulvin✶ [z.T. über Monate]; manchmal sind auch Itraconazol✶ oder Ketoconazol✶ wirksam

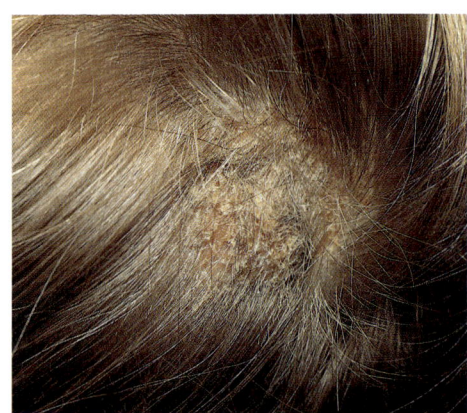

Abb. M42. Mikrosporie

Mi|kro|stra|bis|mus m: *Syn:* Silberblick; Form des Einwärtsschielens mit einem Schielwinkel von < 5° und anomaler retinaler Korrespondenz; wird meist erst nach dem 4.–6. Lebensjahr diagnostiziert; häufig besteht eine Amblyopie mit exzentrischer Fixation; normales Binokularsehen kann weder operativ noch durch Sehübungen erreicht werden; *s.a. Schielen*

Mi|kro|wel|len|the|ra|pie f: Form der Hochfrequenztherapie mit einer Wellenlänge von 12,25 cm und Frequenz von 2450 MHz zur Wärmebehandlung tiefer Gewebe

Mik|ti|on, imperative f: *Syn:* Dranginkontinenz, imperativer Harndrang, Urgeinkontinenz; zwanghafter, nicht-unterdrückbarer Harndrang, der zu unwillkürlichem Harnabgang führt; *s.u. Essay Harninkontinenz S. 533*

Mik|ti|ons|pro|to|koll nt: *Syn:* Miktionstagebuch; *s.u. Essay Harninkontinenz S. 533*

Miktions-Training nt: *s.u. Essay Harninkontinenz S. 533*

Mik|ti|ons|zys|to|gra|fie, -gra|phie f: → *Ausscheidungszystografie*

Mik|ti|ons|zys|to|u|re|thro|gra|fie, -gra|phie f: → *Ausscheidungszystourethrografie*

Mil|ben|fleck|fie|ber nt: → *japanisches Fleckfieber*

Milch|gang|kar|zi|nom nt: von den großen Milchgängen ausgehendes Mammakarzinom

Milch|schorf m: *Syn:* frühexsudatives Ekzematoid, konstitionel-

Migräne – Kopfschmerz

A. Hartmann

Zu den **primären Kopfschmerzen** gehören Migräne, Clusterkopfschmerz und andere trigemino-autonome Störungen, Spannungskopfschmerz sowie weitere primäre Kopfschmerzen ohne trigemino-autonome Störungen. **Sekundäre Kopfschmerzen** sind auf andere Erkrankungen [z.B. Entzündung, Tumoren, Traumen, Blutungen, Medikamente] zurückzuführen; sie werden hier nicht behandelt.

Migräne

Definition und Klinik

Die Migräne, eine attackenweise auftretende idiopathische Kopfschmerzerkrankung, hat eine interindividuell stark variierende, beim einzelnen Betroffenen eher konstante Phänomenologie mit Symptomen des zentralen und autonomen peripheren Nervensystems. Die Kopfschmerzen entstehen oft einschleichend, dann zunehmend mit einer maximalen Intensität nach wenigen Minuten. Die pulsierenden, klopfenden Schmerzen sind in 2/3 der Patienten halbseitig temporo-parietal, occipital oder periorbital lokalisiert, können von Anfall zu Anfall die Seite wechseln oder sich auf beide Seiten ausbreiten. Im Anfall können die Patienten in der Schmerzphase meistens keine körperlichen Arbeiten verrichten, nicht einmal Treppen steigen. Fehlen Symptome des zentralen Nervensystems, handelt es sich um eine **Migräne ohne Aura**. Bei der **Migräne mit Aura** treten neurologische Ausfälle fokal auf und breiten sich gegebenenfalls progredient aus.

Häufigste **neurologische Symptome** sind visuelle Störungen mit Zick-Zack-Linien [Fortifikationsspektren], abstrakten Figuren und umschriebenen Farbeindrücken; Sprach-, Sprechstörungen, über Minuten zunehmende Lähmungen [oft einer Hand und sich von dort auf den Arm, die Schulter, das Bein ausbreitend] oder halbseitige Gefühlsstörungen. **Vegetative Begleiterscheinungen** wie gastrointestinale Störungen mit Übelkeit und Erbrechen, Durchfall, nur selten Verstopfung, Schweißausbrüchen, Gesichtsblässe und eine sensorische Überempfindlichkeit mit Photopsie, Phonophobie oder auch Hyperosmie sind häufig. In manchen Fällen kündigt sich ein Migräneanfall bis 48 Stunden zuvor durch Prodromi wie eine Änderung der Stimmungslage, Hyperaktivität, Polyurie, Gähnen, Nackensteifigkeit, Hunger und Durst an. Bei Kindern mit Migräne kommen oft abdominelle Schmerzen vor.

Prävalenz der Migräne: weltweit 12–15 % bei Frauen und 5–7 % bei Männern. Bei Jugendlichen sind beide Geschlechter gleich häufig betroffen, die Prävalenz ist 4–5 %. In Deutschland leiden schätzungsweise 8 Millionen Menschen an Migräne. Sie beginnt oft im 2. Dezennium und hat ihren Häufigkeitsgipfel im 4. Dezennium.

Die Diagnose der Migräne orientiert sich an der Klassifikation der International Headache Society. Wegen unterschiedlicher Abläufe der Migräne wird neben der Einteilung in eine Form ohne und mit Aura eine Klassifikation in weitere Subtypen vorgenommen [Tab.1]

Triggerfaktoren [s. Tab. 2] der einzelnen Attacke sind vom Betroffenen nicht immer zu identifizieren. Manche Patienten berichten über Stress [Schulkinder: **Stressaufbaumigräne** in der Schulwoche], Nachlassen psychischer Anspannung [**Wochenendmigräne**], Änderung der meteorologischen Lage, Exposition gegenüber Speisen. Eine Sonderform ist die **Menstruation-gebundene Migräne**. Sie tritt 1–2 Tage vor oder nach Auftreten der Regel auf. Mögliche Ursachen sind ein Abfall des Ostrogens bzw. Progesteron vor der Menstruation. Die Kopfschmerzintensität ist meistens groß.

Die pathophysiologische Grundlage der zahlreichen exogenen Provokationsfaktoren als Ursache der Migräneattacke ist bisher nicht bekannt. Das zentrale neuronale Erregungsniveau [neuronale Exzitabilität] spielt möglicherweise für den Provokationsfaktor „Stress, Stressentlastung" eine pathophysiologische Rolle. Dieser Faktor ist in der wissenschaftlichen Kausalitätslehre für die Migräne umstritten.

M

Tab.1. Subtypen der Migräne

Sonderform	Charakteristika	Differenzialdiagnose
Migräne ohne Aura [Veraltet: Gewöhnliche Migräne, Hemicrania simplex]	Häufigster Subtyp: Attackendauer 4–72 h, pulsierende Kopfschmerzen unilateral, frontotemporal, ausgeprägte Intensität, verstärkt durch Routinearbeit, begleitet von Photophobie, Phonophobie, Übelkeit	
Migräne mit (typischer) Aura [Veraltet: Migraine accompagnée, klassische Migräne, komplizierte Migräne]	Aura: homonyme Gesichtsfeldstörung, halbseitige Sensibilitätsstörung, Dysphasie, Lähmung (bevorzugt initial der Hand); Auraentwicklung innerhalb Minuten, Dauer meistens < 1 h	TIA mit Kopfschmerzattacken
Migräne mit prolongierter Aura [Veraltet: komplizierte Migräne, hemiplegische Migräne]	Das Auraphänomen dauert mehr als 60 min und weniger als 1 Woche; geht heutzutage in die Klassifikation der Migräne mit typischer Aura ein	PRIND
Migräne mit akutem Aurabeginn	Entwicklung der Aurasymptome in weniger als 4 min; geht heute in die Klassifikation der Migräne mit typischer Aura ein	TIA
Aura ohne Migräne [Syn.: migraine sans migraine]	Typische Auraentwicklung ohne Kopfschmerzen; kommt bei alten Patienten mit lang bestehender Migräneerkrankung vor; geht heute in die Klassifikation der Migräne mit typischer Aura ein	Progrediente TIA
Familiäre hemiplegische Migräne [FHM]	Übereinstimmende (!) Phänomenologie der Migräne als Hemiplegie mindestens bei einem Verwandten ersten oder zweiten Grades; oft handelt es sich um eine Basilarismigräne mit Bewusstseinsstörungen, Verwirrtheit, Fieber und Liquorpleozytose; bei 50 % kommt eine chronische progressive zerebelläre Ataxie vor	
Sporadische hemiplegische Migräne	Charakteristika wie bei der FHM, jedoch ohne Vorkommen bei Verwandten	
Basilarismigräne [Veraltet: Bickerstaff-Migräne]	Aurasymptome aus dem Hirnstamm mit Bewusstseinsstörungen, Vertigo, Sprechstörung, Hörminderung, Doppelbildern, Ataxie, beidseitigen Gefühlsstörungen, beidseitigen Lähmungen. Gehäuft im frühen Erwachsenenalter	Hirnstamm-TIA
Ophthalmoplegische Migräne	Lähmung eines oder mehrere Augenmuskel mit Kopfschmerzen	Tolosa-Hunt-Syndrom, wenn Kopfschmerzen länger als 72 h dauern
Retinale Migräne	Monokuläre Szintillationen, Skotome oder Blindheit von weniger als 1 h Dauer plus Migränekopfschmerz	
Migräne-provozierte epileptische Anfälle [Unglücklicher Ausdruck: Migrälepsie]	Gelegentlich auftretende Anfälle bei – meist schwerer – Aura	
Migräneinfarkt	Die Symptome der Aura gehen nicht innerhalb 7 Tagen zurück	PRIND
Status migraenosus	Migräneattacken mit heftigen Kopfschmerzen, die länger als 72 h andauern. Schmerzfreie Phasen bis zu 4 h können zwischendurch auftreten. Schlaf ist oft möglich	
Persistierende Aura ohne Infarkt	Aurasymptomatik dauert länger als 1 Woche	Posteriore Leukenzephalopathie bedenken
Chronische Migräne	Migräneattacken an mehr als 14 Attackentagen/Monat für mehr als 3 Monate. Medikamentenabusus als Ursache ausgeschlossen	
Migränesubtypen bei Kindern		
Alternierende Hemiplegie des Kindes	Hemiplegie, Dystonie, Choreaathetose, Nystagmus, autonome Störungen, dementielle Entwicklung; ATP1A2-Mutation bei einer Familie nachgewiesen	
Abdominelle Migräne des Kindes	Rezidivierende abdominelle mediane Bauchschmerzen für 1–72 h, mit Übelkeit und Erbrechen	
Gutartiger paroxysmaler Schwindel des Kindes	Rezidivierende kurze Schwindelattacken, Nystagmus, Erbrechen und pulsierende Kopfschmerzen; dazu gehört die episodische Ataxie Typ II	
Zyklisches Erbrechen des Kindes	Stereotypisches episodisches Erbrechen mit Gesichtsblässe und Umdämmertsein; jeweils komplette Remission	

M

Diagnostik

 Die Diagnose primärer Kopfschmerzen wird aufgrund klinischer Parameter gestellt.

Zusatzuntersuchungen [kardiovaskuläre Untersuchungen, Blutuntersuchungen, BSG, CCT oder MRT] müssen nur durchgeführt werden, wenn sekundäre Kopfschmerzen differenzialdiagnostisch in Erwägung gezogen werden.

Migräne plus andere Erkrankungen

Die Assoziation für Migräne mit Aura und ischämischen Schlaganfall bei jungen Frauen, die Nicotinabusus betreiben oder orale Antikonzeptiva benutzen, ist eine anerkannte Komorbidität. Das Schlaganfallrisiko bei Migränepatientinnen ist erhöht [ca. 0,015 % pro Jahr], v.a. wenn andere Risikofaktoren für Gefäßerkrankungen [Rauchen, Hypertonie, orale hormonelle Antikonzeptiva] vorliegen.

Das offene Foramen ovale [PFO] mit Rechts-Links-Shunt, das Vorhof-Septum-Aneurysma [ASA] und der Mitralklappenprolaps haben eine Komorbidität für Migräne mit Aura. Patienten mit Schlaganfall und PFO haben doppelt so häufig Migräne wie Schlaganfallpatienten ohne PFO; bei Schlaganfallpatienten mit ASA tritt die Migräne fast doppelt so häufig auf wie bei entsprechenden Patienten ohne ASA.

Bezüglich psychiatrischer Erkrankungen wird eine Komorbidität von Depressionen [major depression], Panikattacken, Angsterkrankungen und Colon irritabile mit Migräne angegeben, jedoch nicht mit Spannungskopfschmerz.

 Es gibt keine Komorbidität zwischen Migräne und Epilepsie.

Behandlung der Migräneattacke

 Bei Migränepatienten ist ein ausgeprägt individualisiertes Therapievorgehen erforderlich.

Frequenz und Schwere der Attacken, Art der Aura-Phänomene, Ausmaß und Dauer der körperlichen Belastbarkeit und Begleitfaktoren wie Herzerkrankungen, Hormonveränderungen als Provokationsfaktor, Schwangerschaft, unkontrollierter Hochdruck, Blutniederdruck oder Depression, Begleitsymptome wie Übelkeit und Erbrechen müssen in Betracht gzogen werden.

Ziele der Attackentherapie sind:
- Rasche Beseitigung der Kopfschmerzen ohne Wiederauftreten der Schmerzen
- Rasche Wiederherstellung der körperlichen Belastbarkeit
- Minimale oder geringe Nebenwirkungen
- Reduktion der Zusatzmedikation
- Optimierung der Selbstbehandlung
- Kostenreduktion der Allgemeinbehandlung

Antiemetika: Prochlorperazin [i.v., i.m., oral], **Domperidon** [oral] und **Metoclopramid** [i.v.] gelten als effektive Antiemetika bei der Migräne, **Prochlorpromazin** i.v. ist am wirksamsten. Die Substanzen sollten vor Beginn der analgetischen Therapie gegeben werden. **Nebenwirkungen** sind Sedierung und selten dystone Reaktion bzw. Akathisie. Diese Nebenwirkung kommt nach Domperidon kaum vor, sodass es sich um die Substanz erster Wahl zur Behandlung der Magenbeschwerden handelt.

Barbiturate sind nicht ausreichend beim Migränekopfschmerz untersucht, sodass sie für die Migränetherapie nicht infrage kommen.

Ergotalkaloide: Die zur Verfügung stehenden Präparate sind in Tab. 3 gelistet. In einigen Untersuchungen war Ergotamin plus Coffein wirksamer als Acetylsalicylsäure, in anderen Studien war es nicht wirksamer als Ketoprofen, Naproxen-Natrium oder Tolfenaminsäure.

Als **Nebenwirkung**, v.a. bei parenteraler i.v. Gabe, sind Übelkeit und Erbrechen berichtet, häufiger als unter Placebo, oral gegebenes Sumatriptan und nicht-steroidalen Antirheumatika. Der Zusatz von Coffein oder Metoclo-

Tab.2. Triggerfaktoren der Migräne

Nahrungsbestandteile	Medikamente
Schokolade	Reserpin
Zitrusfrüchte	Dipyridamol
Molkereiprodukte	Nifedipin
Alkohol	Östrogene
Frittierte Nahrung	**Anderes**
Meeresfrüchte	Lichteinfluss [Flickerlicht]
Kaffee	Stressaufbau
Konservierungsmittel [Tartrazin, Benzoesäure, Pökelsalz]	Schnelle Stressentlastung
Glutamatsalz	
Koffein	

Tab. 3. Ergotalkaloide in der Therapie der Migräneattacke

Substanz	Indikation	Dosierung	Nebenwirkung	Kontraindikationen
Ergotamintartrat	Vorwiegend für die Migräneattacke	2 mg/Attacke	Übelkeit, periphere Mangeldurchblutung [Raynaud-Phänomen, Stenokardien]	Migräne mit ausgeprägter oder lang persistierender Aura, Raynaud-Phänomen, Hypertonie, Gefäßerkrankungen, schwere Leber- und Nierenfunktionsstörungen
Dihydroergotaminmesilat	Vorwiegend für die Migräneprophylaxe	2–5 mg/Tag	Hypertonie, Koronarinsuffizienz	Raynaud-Phänomen, Hypertonie, Gefäßerkrankungen, schwere Leber- und Nierenfunktionsstörungen

Tab. 4. Medikamentöse Erstwahl bei der Therapie der Migräneattacke

Substanz	Dosis	Nebenwirkung	Kontraindikation
Acetylsalicylsäure	1000 mg p.o. 1000 mg i.v.	Hemmung der Thrombozytenaggregation, Magenschmerzen, Übelkeit	Neigungen zu Blutungen, Magen-Darm-Geschwüre, Schwangerschaft 3. Trimenon, Asthma bronchiale
Paracetamol [Acetaminophen]	1000 mg p.o. 1000 mg i.v.	Leberfunktionsstörung	Lebererkrankung, Niereninsuffizienz
Diclofenac	50–100 mg p.o.	Magenschmerzen, Übelkeit, Ödeme	Magen-Darm-Geschwüre, Schwangerschaft 1. Trimenon, Asthma bronchiale
Ibuprofen	200–600 mg p.o.	Magenschmerzen, Übelkeit, Ödeme	Magen-Darm-Geschwüre, Schwangerschaft 1. Trimenon, Asthma bronchiale, Lupus erythematodes
Naproxen	500–1000 mg p.o.	Magenschmerzen, Übelkeit, Ödeme	Magen-Darm-Geschwüre, Schwangerschaft 1. Trimenon, Asthma bronchiale, Lupus erythematodes
Metamizol	1000 mg p.o./Supp.	Blutbildveränderungen, allergische Reaktionen	Hämatopoetische Erkrankungen
ASS plus Paracetamol plus Coffein	250 mg + 200 + 50 mg p.o.	Wie ASS und Paracetamol	Wie Ass und Paracetamol

pramid senkt die Nebenwirkungsrate. Orale Ergotalkaloide sind in der Erfolgsrate Sumatriptan nahezu gleichzusetzen. Nasale Sprays von **Dihydroergotamin** [DHE] sind möglicherweise im Einzelfall der Tablettenform vorzuziehen. Die Kombination von Ergotalkaloiden mit Antiemetika senkt die Nebenwirkungsrate erheblich und steigert den Therapieeffekt. Ergotalkaloide führen zu Gefäßkonstriktionen, sodass die gleichen Beschränkungen für die Anwendung bei Migräne mit jeweiliger Art und Dauer der Aura und bei Aura ohne Migränekopfschmerz bestehen wie bei Triptanen.

Nicht-steroidale antiinflammatorische Substanzen [NSAID] und nicht-opiatische Analgetika [Tab. 4]: Im Vergleich zu Placebo sind nicht-steroidale antiinflammatorische Substanzen wie **Acetylsalicylsäure**, **Ibuprofen**, **Tolfenaminsäure** und **Naproxen-Natrium** wirksam. Einige Studien belegen die Wirksamkeit von **Diclofenac-Kalium**, **Flurbiprofen**, **Piroxicam**, **Perprofen**, **Proquazon**, **Acetaminophen** i.m. Die bessere Wirksamkeit der Kombination von Acetaminophen, ASS und Coffein ist gesichert. Die Kombination von ASS und Metoclopramid [oral bzw. i.v.] ist ebenso wirksam wie orales Sumatriptan.
Gastrointestinale Irritationen, Übelkeit und Erbrechen werden von allen NSAID als **Nebenwirkungen** berichtet. Vor Gabe der NSAID sollte ein Antiemetikum [am ehesten Domperidon] gegeben werden, um neben der Behandlung der Übelkeit und des Brechreizes auch eine Steigerung der Magen-Darm-Resorption des Analgetikums zu erreichen. ASS steht als Lysin-Acetylsalicylsäure zur Verfügung, das i.v. gegeben werden kann.

Opiatische Analgetika: I.d.R. gibt es für ihren Einsatz keine Indikation. Die Kombination von Codein mit Acetaminophen bzw. ASS erscheint nicht wirksamer als die Monotherapie mit den nicht-steroidalen Substanzen. Methadon i.m. und nasal und Butorphanol nasal oder i.m. sind wirksamer als Placebo, aber nicht wirksamer als DHE plus Metoclopramid i.v. **Nebenwirkungen** sind Schwindel, Müdigkeit, Übelkeit und Bewusstseinsreduktion.

Triptane gehören zu den Serotonin 5-HT1B/1D-Agonisten. In 40 bis 50 % der Patienten kommt es nach Triptangabe innerhalb von 2 Stunden zur Kopfschmerzlinderung, jedoch in nur 25 bis 50 % zur Kopfschmerzfreiheit. Grundsätzlich muss bei Triptanen [und auch bei Ergotalkaloiden] mit einem möglicherweise auch durch ihre Gabe hervorgerufenen Wiederkehrkopfschmerz gerechnet werden. Dieser ist von der Dosis unabhängig. **Sumatriptan** s.c. ist die effektivste Form der Triptane. Vorteil der s.c.-Präparation ist die schnellen Wirkung und die parenterale Gabe für Patienten mit frühem Brechreiz.

Parästhesien, Schwindel, Flushgefühle und bei einer geringen Anzahl von Patienten auch passagere Stenokardien müssen als **Nebenwirkungen** der Triptane bedacht werden. Nebenwirkungen [Müdigkeit, Schwindel, Übelkeit, Asthenie] sind bei Sumatriptan häufiger als nach Gabe von ASS plus Metoclopramid. Die **Kontraindikationen** betreffen Bluthochdruck, Angina pectoris, KHK, Herzinfarkt in der Anamnese, jede Form zerebraler Minderdurchblutung in der Anamnese, paVK, Morbus Raynaud, Schwangerschaft und Stillzeit, Leberinsuffizienz, Nierenerkrankungen. Auch Patienten mit ausgeprägten neurologischen Ausfällen als Aura-Symptom, die durch die zerebrale Mangeldurchblutung mit Gefäßeinengung entstehen, sollen Triptane oder andere vasokonstriktorische Migränemittel [Ergotalkaloide] erst nach komplettem Verschwinden der Symptome einnehmen und diese weiterhin nicht einnehmen, wenn die Aura zurückkehrt. Die frühzeitige Einnahme der Triptane während einer milden Auraphase verhindert nicht das Auftreten der Schmerzphase.

Triptane sind bis auf Sumatriptan nasal 10 mg nicht für die Behandlung von Adoleszenten zugelassen.

Immer soll bei p.o.-Gabe mit der am niedrigsten empfohlenen Dosis begonnen werden und zwar zum frühesten Zeitpunkt der Schmerzphase. Eine zweite Gabe der Triptane nach unbeeinflusster Persistenz der Beschwerden ist ohne wesentlichen Effekt. Nachgewiesen ist jedoch die Wirksamkeit einer zweiten Dosis von **Rizatriptan** oder **Zolmitriptan** bei wiederkehrendem Migränekopfschmerz, wenn die Schmerzen zwischenzeitlich verschwunden waren.

Die Vergleiche von Sumatriptan 100 mg mit ASS plus Metoclopramid bzw. mit Lysinsäure plus Metoclopramid fanden 2 Stunden nach Einnahme keinen wesentlichen Vorteil für Sumatriptan.

Andere Medikamente: Lidocain, Dexamethason, Hydrocortison, Diazepam und Chlormezanone sind nicht ausreichend untersucht, um daraus eine therapeutische Empfehlung für ihren Einsatz abzuleiten.

Therapie der Subtypen der Migräne

Die Subtypen besitzen Besonderheiten wie z.B. lange oder isolierte Aura-Phasen, ausgeprägte Durchblutungsstörungen oder das Auftreten von Infarkten. Dieses hat Einfluss auf die Wahl der Präparate für die Attackentherapie. Die Empfehlungen sind in Tab. 5 zusammengefasst.

Praktische Empfehlungen

- Führen eines **Kopfschmerzkalenders**, der Zeitpunkt, Dauer, Intensität, Begleiterscheinungen und Provokationsfaktoren auflistet.
- **Begleitmedikation** wie Antiemetika sollten frühzeitig eingesetzt werden, möglichst 20 Minuten vor Einnahme der unspezifischen Analgetika. Gelegentlich ist die Einnahme eines Antiemetikums auch vor Einnahme von Triptanen erforderlich.
- Grundsätzlich sollte mit **üblichen Analgetika** begonnen werden, wobei Monosubstanzen [ASS, Paracetamol, Ibuprofen, Phenazon, Diclofenac] oder Kombinationsanalgetika [ASS plus Paracetamol mit Coffein] eingesetzt werden können. Ein erfolgreiches Präparat sollte beibehalten werden.
- Patienten müssen mit einer **Zweitmedikation** versehen werden, falls die initial verschriebene Medikation nicht ausreichend wirkt.
- **Wiederkehrkopfschmerz und medikamenten-induzierter Kopfschmerz** sind durch sorgfältige Dokumentation der Kopfschmerzen und ihrer Behandlung zu entdecken. Der Wiederkehrkopfschmerz kann durch Ergotamin, Opiate, Triptane, NSAID, Kombinationspräparate mit Butalbital, Coffein und Indometacin hervorgerufen werden.

Verhaltenstherapie und physikalische Therapie

Nichtmedikamentöse Behandlungsverfahren wie Entspannungstraining, Biofeedback-Behandlung und Verhaltenstherapie sind unter folgenden Bedingungen indiziert [s.u. Prophylaxe der Migräne]:

- Patienten bevorzugen nicht-pharmakologische Behandlung
- niedrige Toleranz für eine pharmakologische Behandlung
- medizinische Kontraindikationen
- fehlende Wirksamkeit
- Schwangerschaft, geplante Schwangerschaft, Stillzeit

Tab.5. Therapie der Subtypen

Subtyp	Therapie
Migräne mit typischer Aura	bei ausgeprägter Aura die vasokonstriktorisch wirkenden Triptane und Ergotalkaloide meiden oder erst nach Abschluss der Aurasymptomatik geben
Migräne mit prolongierter Aura	grundsätzlich keine Triptane und Ergotalkaloide; Lamotrigin für die Prophylaxe der Aura berücksichtigen; bei Nachweis einer Minderdurchblutung Volumentherapie mit HAES
Familiäre hemiplegische Migräne	Triptane und Ergotalkaloide meiden
Basilarismigräne	früh mit der Prophylaxe beginnen, um weitere Attacken mit Bewusstseinsstörung zu vermeiden
Migräne ohne Kopfschmerzen	Lamotrigin für die Prophylaxe berücksichtigen; bei Nachweis einer Minderdurchblutung Volumentherapie mit HAES
Migräne mit akutem Aurabeginn	Entwicklung der Aurasymptome in weniger als 4 min; erst wenn diese monosymptomatisch rezidivierend auftritt, kann eine TIA als ausgeschlossen gelten; bis dahin unbedingt Thrombozytenfunktionshemmer zur Prophylaxe geben [z.B. ASS]
Retinale Migräne	da es sich um eine retinale Minderdurchblutung handelt, sollte bei Rezidiven eine durchblutungssteigernde Therapie [Volumentherapie, Verbesserung der Mikrozirkulation] eingesetzt werden
Migräneinfarkt	wie Territorialinfarkt; keine Triptane und Ergotalkaloide; grundsätzlich zusätzlich Prophylaxe mit Thrombozytenfunktionshemmern anstreben
Status migraenosus	nur stationär behandeln; Analgetika [Novaminsulfat, Tramadol] mit Amitriptylin kombinieren
Menstruelle Migräne	Beginn der Therapie bei Einsetzen der Prodromi [Stimmungsänderung, allgemeine Leistungseinbuße, Müdigkeit, Hungerantrieb]: **Schritt 1**: entweder Antiemetika plus Ibuprofen oder Paracetamol [ASS im 1. und 2.Trimenon meiden, im 3. Trimenon grundsätzlich nicht geben!] *oder* Triptane [z.B. Zolmitriptan] bzw. Ergotalkaloide [2 mg p.o.] bzw. DHE [2 mg s.c.] **Schritt 2**: Östrogenpflaster [100 µg] 1–2 Tage vor Kopfschmerzbeginn aufsetzen, nach 3 Tagen ggfls. Pflaster erneuern *Plus* Naproxen p.o. [2 × 250 mg/Tag]

M

- Abusus
- ausgeprägter Provokationsfaktor

Prophylaxe der Migräneattacke
Indikationen einer medikamentösen Prophylaxe sind:
- Mehr als 2–3 Attacken pro Monat
- Einnahme von Schmerz- und/oder Migränemitteln an mindestens 10 Tagen/Monat
- Attacken mit einer Dauer von mindestens 48 Stunden
- Wiederholte Migräneattacken, die nach Meinung des Patienten trotz Attackentherapie zu einer signifikanten Interferenz mit Routineverrichtungen des führen
- Schwere Kopfschmerzattacken
- Kontraindikationen oder Versagen oder Nebenwirkungen der Medikamente für die Attackentherapie
- Bevorzugung der Patienten für eine Prophylaxe
- Ungewöhnliche Migräneattacken wie hemiplegische Migräne, Basilarismigräne, Migräne mit verlängerter Aura oder Migräneattacken bei migränösem Infarkt

Nicht-medikamentöse Behandlungsverfahren wie Entspannungstherapie, Normalisierung des Schlaf-Wach-Rhythmus, Essengewohnheiten, Absetzen von oralen Antikonzeptiva, sind Bestandteil der Prophylaxe. Für hyperbare Oxygenierung, zervikale Manipulation und orthopädische Maßnahmen ist eine Wirksamkeit nicht belegt und ihr Einsatz ist nicht zu empfehlen

Für die **medikamentöse Prophylaxe** werden folgende Medikamente eingesetzt:
- **Alpha-2-Agonisten**: **Clonidin, Guanfacin** haben keine bessere prophylaktische Wirkung als Beta-Blocker, Pizotifen oder Carbamazepin. V.a. Müdigkeit und Benommenheit als Nebenwirkungen schränken den routinemäßigen Einsatz von Clonidin ein.

Tab. 6. Nicht-medikamentöse Prophylaxe bei Migräne

Verfahren	Wirksamkeit	Empfehlung
Entspannungstechniken: Progressive Muskelentspannung, autogenes Training, meditative/passive Relaxation	Frequenz und Intensität um bis zu 41 % reduziert	Sinnvoll bei Migräne, bei der keine eindeutige alimentäre oder hormonelle Provokation bekannt ist
Kognitions-Verhaltenstherapie	Teilweise belegt durch Patientenerfahrung, jedoch nicht in kontrollierten Studien	Bei Migräne mit Stress/Stressentlastung als Provokationsfaktor kann Verfahren eingesetzt werden.
Thermo-Biofeedback	Prospektive, kontrollierte, randomisierte Studien zeigten keine Wirksamkeit	Einsatz nicht zu empfehlen
Thermales Biofeedback plus Entspannungstraining	Frequenz und Intensität um bis zu 33 % reduziert	Sinnvoll bei Migräne, bei der keine eindeutige alimentäre oder hormonelle Provokation bekannt ist
EMG-Biofeedback	Teilweise belegt	Sinnvoll als Ergänzung zur med. Therapie

- **Antiepileptika**: Die Wirkung erfolgt über eine Einflussnahme auf die Kalzium- und Natrium-Kanäle. **Lamotrigin** senkt Dauer und Frequenz der Aura. Damit erscheint es eine wichtige therapeutische Option für die Behandlung langer oder isolierter Auren zu sein. Für **Gabapentin** [2400 mg/Tag], **Valproat-Natrium** [600–1200 mg] und **Divalproex-Natrium** ist ebenfalls eine Senkung der Attackenfrequenz nachgewiesen worden. Valproat kann Leberstörungen, Tremor und geringen Haarausfall hervorrufen. Wegen der Provokation von Neuralrohrdefekten im ersten Trimenon muss bei Frauen ein antikonzeptioneller Schutz durchgeführt werden. **Topiramat** [100 mg/Tag] reduziert Attackenfrequenz und Attackendauer. Bei ca. der Hälfte der behandelten Patienten muss mit Parästhesien gerechnet werden, darüber hinaus mit Müdigkeit, Appetitverlust, Anorexie, Übelkeit, Diarrhoe, Infektion der oberen Luftwege [alle mehr als 10 %] und kognitiven Einbußen [6,7 %]. Das führt zu einer erheblichen Limitierung des Einsatzes. Topiramat ist nicht effektiver als Betablocker [160 mg/Tag]. Die positive Wirkung in der Prophylaxe von **Carbamazepin**, **Clonazepam** und **Vigabatrin** ist nicht zweifelsfrei belegt. Nebenwirkung aller Substanzen sind Müdigkeit, Konzentrationsstörungen und [außer Topiramat] Gewichtszunahme.
- **Betablocker**: gehören in der Prophylaxe zur Gruppe der ersten Wahl. Positive Effekte wurden berichtet für **Propranolol** [40–240 mg], **Metoprolol** [50–200 mg], **Timolol**, **Atenolol**, **Nadolol**, **Bisoprolol** [5–10 mg].

> ❗ **Betablocker mit intrinsischer sympathomimetischer Aktivität [Alprenolol, Acebutolol, Oxprenolol, Pindolol] sind in der Prophylaxe nicht wirksam.**

Die häufigsten Nebenwirkungen sind Bronchospasmus, arterielle Hypotonie, Bradykardie, Müdigkeit, Depression, Übelkeit, Schlaflosigkeit und Schwindel, Potenzverlust bei Männern. Wichtige Kontraindikationen sind AV-Block, orthostatische Dysregulation, Diabetes mellitus und Asthma bronchiale.
- **Calciumantagonisten**: **Flunarizin** [Substanz der ersten Wahl] ist gut evaluiert und effektiv. Wegen der Müdigkeit sollte es nur abends [5–10 mg] eingenommen werden. Betablocker, Pizotifen, Methysergid und Dihydroergocryptin sind nicht wirksamer. Die prophylaktische Wirkung für **Nimodipin**, **Nifedipin**, **Cyclandelat**, **Nicardipin** und **Verapamil** ist nicht eindeutig bewiesen. Die Nebenwirkungen der Calciumantagonisten sind im wesentlichen Sedierung, depressive Phasen, Gewichtszunahme, Schwindel, Ödeme, Verstopfung und abdominelle Beschwerden. Kontraindikationen sind – auch geringes – Parkinson-Syndrom, Dystonien, Depressionen und Schwangerschaft.
- **Nicht-steroidale Antiphlogistika**: für **Naproxen**, **Indobufen**, **Ketoprofen**, **Lornoxicam**, **Mefenaminsäure** und **Tolfenaminsäure** kann eine prophylaktische Wirkung abgeleitet werden. Es gibt jedoch keinen Vorteil gegenüber Betablockern oder Pizotifen. Der prophylaktische Effekt für Aspirin, Aspirin plus Dipyridamol, Fenoprofen und Indometacin ist nicht eindeutig bewiesen. Die häufigsten Nebenwirkungen der NSAID sind gastrointestinale Beschwerden, Erbrechen, Gastritis, Übelkeit und Blut im Stuhl.
- **Serotoninantagonisten**: Die 5-HT2-Rezeptorantagonisten **Methysergid**, **Pizotifen** und **Lisurid** sind wirksame Prophylaktika, aber nicht wirksamer als Betablocker. Methysergid kann den Blutdruck erhöhen und eine Retroperitoneal- bzw. Retropleuralfibrose hervorrufen; es darf nur für maximal 3 Monate verabreicht werden. Pizotifen hat vasokonstriktorische Eigenschaften. Nebenwirkungen sind Müdigkeit, Gewichtszunahme, Übelkeit, Erbrechen, abdominelle Beschwerden, Durchfälle, Restless-legs, Benommenheit, Parästhesien. Es fand sich kein Unterschied in vergleichenden Studien gegenüber Flunarizin, Methysergid, Naproxen oder

Metoprolol. Methysergid und Lisurid haben in der BRD keine Zulassung mehr für die Migränetherapie, Pizotifen steht in Deutschland nicht mehr zur Verfügung.

- **Ergotalkaloide: Dihydroergotamin** hat eine prophylaktische Wirkung auf die Migräne. Es kann bei täglicher Einnahme zu einem Dauerkopfschmerz führen, hat darüber hinaus den Nachteil des Ergotismus mit permanenter Mangeldurchblutung in den Akren.
- **Triptane: Frovatriptan** [2 × 2,5 mg/d, 6 Tage lang, Beginn 2 Tage vor der erwarteten Regelblutung] konnte bei menstrueller Migräne die Attackenfrequenz von 67 % [Placebo] auf 41 % senken. Es kann also ebenso wie **Zolmitriptan** bei der Kurzzeitprophylaxe eingesetzt werden.

Medikamente der 1. Wahl:
Betablocker, Calciumantagonisten

Medikamente der 2. Wahl:
Valproinsäure, Cyclandelat

Medikamente der 3. Wahl:
Methysergid, Lisurid, Topiramat

Andere medikamentöse Therapieformen:

- **Hormontherapie**: Hohe Dosierungen von **Estradiol** [1,5 mg/Tag] oder **Flumedroxon** können bei menstrueller Migräne wirksam sein. Nebenwirkung sind Übelkeit, Mastitis, menstruelle Störungen und Polymenorrhoe. Die Kombination eines oralen Kontrazeptivums [Norgestrel] plus Estradiol ist nicht wirksam. Bei menstrueller Migräne kann in einigen Fällen durch eine hormonelle Antikonzeption mit Unterbindung der Ovulation die Migräne günstig beeinflusst werden. Frauen mit oraler Antikonzeption und Migräneattacken in der „Pillenpause" sollen bei unzureichender Wirkung der o.g. Maßnahmen nach ausführlicher gynäkologischer und endokrinologischer Untersuchung die Pille 3 Monate ununterbrochen einnehmen und erst dann eine Pause einlegen.

- **Pestwurz-Extrakt** [Petasites hybridus]: Mehrere placebo-kontrollierte Studien konnten belegen, dass die Migränefrequenz unter Pestwurz-Extrakt [2 × 50 bis 2 × 75 mg/Tag] günstig beeinflusst wird. Bis zu 25 % der Patienten beklagen gastrointestinale Beschwerden. Die Leberwerte müssen kontrolliert werden.
- **Tanacetum pathenium** [Mutterkraut]: Möglicherweise handelt es sich bei diesem Pflanzenextrakt um eine wirksame Prophylaxe, randomisierte, doppelblinde Studien sind nicht einheitlich.
- Eine überzeugende Wirkung für **Riboflavin** [Vitamin B2] und **Montelukast** konnte bisher nicht nachgewiesen werden. Für **Melatonin** [3 mg] gibt es nur eine offene Studie mit einem guten Effekt bei 78 % der Patienten.
- **ASS** [300 mg/d], **Naproxen** [2 × 250 mg/d], **Magnesium** [2 × 300 mg/d] werden für die Prophylaxe eingesetzt.
- **Trizyklische Antidepressiva: Amitriptylin**, **Clomipramin** und **Opipramol** sind v.a. für Spannungskopfschmerzen und weniger für Migräne zu empfehlen. Beim Spannungskopfschmerz ist Amitriptylin effektiver als Dihydroergotamin, bei der Migräne ist es umgekehrt. Nachteile der trizyklischen Antidepressiva sind anticholinerge Symptome wie z.B. Übelkeit und sexuelle Dysfunktion.

Praktische Empfehlungen:
- Die Effektivität der prophylaktischen Medikation sollte durch einen Migränekalender überprüft werden
- Die niedrigste effektive Dosis sollte zu Beginn probiert werden
- Die Aufdosierung sollte einschleichend erfolgen
- Für jedes Medikament sollte mindestens drei Monate lang die Effektivität überprüft werden
- Mischmedikationen sollten vermieden werden
- Zusätzliche Erkrankungen müssen berücksichtigt werden
- Kontraindikationen und ggfls. Schwangerschaft berücksichtigen
- Aerobe Sportarten [leichtes Joggen, Gehen] sind prophylaktisch wirksam und sollten dringend in den Therapieplan einbezogen werden
- Regelmäßige Lebensführung mit festem Schlafplan
- Vermeidung starker, gewollter Gewichtsschwankungen
- Vermeidung bekannter Provokationsfaktoren

Menstruelle Migräne und Schwangerschaft

Es wird vermutet, dass als Auslöser der Attacke der Östrogenabfall bzw. die Freisetzung von Prostaglandinen wirksam wird. Eine **Kurzzeitprophylaxe** erfolgt mit **Naproxen** [2 × 500 mg/d, von 3 Tage vor der Menstruation bis 5–7 Tage danach], bei Erfolglosigkeit auch ein **Östrogenpflaster** [z.B. Estraderm® TTS 100]. Von den Triptanen können **Zolmitriptan**, **Naratriptan**, **Frovatriptan** und **Sumatriptan** als Kurzzeitprophylaxe genommen werden.

 In der Schwangerschaft sollen nur Paracetamol, Ibuprofen und ASS im ersten und zweiten Trimenon, Metoprolol und Magnesium für Attacke und Prophylaxe herangezogen werden.

Migräne im Kindesalter

In der Adoleszenz geben mehr als 50 % der befragten Kinder [ohne Geschlechtsunterschiede] zurückliegende Kopfschmerzattacken an. Spannungskopfschmerzen sind 5-mal so häufig wie die Migräne. Der Leidensdruck ist bei Mädchen in der Pubertät am größten. Die Attackendauer ist kürzer als bei Erwachsenen [im Schnitt 2 h]. Kinder „schlafen" die Attacken oft „weg". Gastrointestinale Auren sind häufig.

Zur **Attackentherapie** sind Ruhe und ein abgedunkelter, geräuscharmer Raum wichtig. Kühlung der Temporalmuskulatur ist sehr hilfreich. Für die Attackenbehandlung sind **Ibuprofen** [10 mg/kg KG] und **Paracetamol** [15 mg/kg KG] geeignet. **DHE** kann danach als Alternative eingesetzt werden. Sumatriptan p.o. und Rizatriptan sind unwirksam, intranasales Sumatriptan [5–20 mg], Sumatriptan s.c. und DHE i.v. sind wirksam, aber mit großer Zurückhaltung einzusetzen. Für die Behandlung der gastrointestinalen Beschwerden eignet sich Domperidon.

 ASS und Metoclopramid müssen bei Kindern/Jugendlichen vermieden werden.

Die **Prophylaxe** ist ab 2–3 Attackentagen/Monaten, bei langen Attacken oder hohem Leidensdruck gerechtfertigt. Nach der Studienlage zeigt **Flunarizin** am ehesten eine durchgehend positiven Effekt; **Propranolol** und **Pizotifen** sind Medikamente der 2. Wahl. Alle Präparate können Müdigkeit, Gewichtserhöhung und Stimmungsänderungen hervorrufen. Valproat besitzt Hepatotoxizität. Mentale Entspannungsverfahren, Biofeedback, progressive Muskelentspannung sind immer zu versuchen. Kuhmilch, Schokolade, Weizenmehl, Käse, Eier, Soja, chinesisches Salzgewürz sollen gemieden werden.

Trigemino-autonome Kopfschmerzen

Clusterkopfschmerz

Definition und Klinik

Es handelt sich um eine primäre Kopfschmerzform mit stereotypen, rezidivierenden, plötzlich auftretenden, sehr schmerzhaften, einseitigen stechenden, bohrenden Kopfschmerzen und oft ipsilateralen autonomen Zeichen des sympathischen [Miosis, Ptose] und parasympathischen Nervensystems [Lakrimation, Rhinorrhoe, nasale Kongestion, Chemosis, konjunktivale Injektion]. Autonome Zeichen der Migräne [Photo-, Phonophobie, Übelkeit, Erbrechen] sind selten, Aurasymptome gibt es nicht.

Die Schmerzlokalisation ist orbital, supraorbital und temporal, mit einer Attackendauer von ¼ bis 3 Stunden. Die Attacken wiederholen sich serienmäßig nacheinander bis zu 8-mal/Tag und sind nachts betont. Bei 15 % kommt es zwischen Exazerbationen nicht zur Vollremission. Bei ¼ der Patienten kommt nur eine Clusterepisode vor. Die Patienten müssen umherlaufen [„pacing around"] oder im Sitzen ständig mit dem Oberkörper hin und her wackeln [„rocking"]. Männer sind 5-mal häufiger als Frauen betroffen.

Beim **episodischen Clusterkopfschmerz** treten die Phasen v.a. im Frühjahr und Herbst auf, bis zu einem Monat lang, beim **chronischen Clusterkopfschmerz** über das ganz Jahr. Bei manchen Patienten kommen Clusterepisoden mit Trigeminusneuralgie vor [**Cluster-Tic-Syndrom**]. Beim episodischen Clusterkopfschmerz dauern die Schmerzphasen von 7 Tagen bis 1 Jahr [meistens 2 Wochen bis 3 Monate], wobei schmerzfreie Perioden von mindestens 1 Monat die Schmerzphasen unterbrechen. Beim chronischen Clusterkopfschmerz dauern die Phasen mindestens 1 Jahr ohne Remission oder mit Remission von weniger als 1 Monat. Die chronische Form entwickelt sich aus der episodischen Form.

Die **Diagnose** orientiert sich an Kriterien der Tab.7.

Attackentherapie

- **Sauerstoff**: Therapie der 1. Wahl. 8–15 l/min 100 %-iger Sauerstoff [vasokonstriktiv] werden möglichst zu Attackenbeginn für 20 min in sitzender Position über eine Maske inhaliert. Der Effekt kommt schnell und ist in 2/3 erfolgreich und ist dem der Ergotalkaloide gleichwertig.

- **Triptane**: Medikamente der 2. Wahl. **Sumatriptan** 6 mg s.c. gilt als zuverlässiges Attackenpräparat [bei 75 % der Patienten innerhalb von 15 min]. Orale Gaben wirken zu langsam. Die nasale Applikation ist eine Alternative zur s.c.-Form. Sumatriptan s.c. kann mit allen Prophylaktika kombiniert werden.
- **Ergotalkaloide**: als intranasale Applikation kann DHE 1 mg gegeben werden. Die Wirkung tritt nur langsam ein. Die i.v. Gabe von 0,5 mg DHE oder s.c. Gabe von 0,5 mg Ergotamintartrat wirkt innerhalb 5 min bei 60–70 % der Patienten, die von 0,5 mg DHE i.m. etwas verzögert. Die Kurzzeitprophylaxe [zu Beginn der Nacht bei erwarteten Attacken] erfolgt mit DHE-Zäpfchen.

Tab. 7. Diagnosekriterien des Clusterkopfschmerzes

A	5 Attacken erfüllen Kriterien B–D
B	In der Schmerzintensität heftiger, streng einseitiger, orbitaler/supraorbitaler/temporaler Schmerz von 15–180 min Dauer.
C	Mindestens eines der folgenden Kriterien ist erfüllt:
	C 1. Ipsilaterale konjunktivale Injektion oder Lakrimation
	C 2. Ipsilaterale nasale Kongestion oder Rhinorrhoe
	C 3. Ipsilaterales Augenlidödem
	C 4. Ipsilaterales Gesichtsschwitzen
	C 5. Ipsilaterale Miose und/oder Ptose
	C 6. Unruhe, Agitiertheit
D	Attackenfrequenz alle 2 Tage bis zu 8 ×/Tag
E	Andere Ursachen sind ausgeschlossen

- **Lidocain**: 1 ml einer 4 %-igen Lösung werden in das Schmerz-ipsilaterale Nasenloch getropft. Der Patient sitzt, der Kopf ist um 45 Grad nach hinten und 30 Grad nach ipsilateral geneigt. Hiervon profitiert ca. die Hälfte der Patienten. Der Effekt ist unsicher.
- **Nicht-steroidale antiinflammatorische Analgetika** sind wirkungslos.

Prophylaxe

- **Calciumantagonisten**: **Verapamil** [3 × 80 bis 3 × 120 mg/Tag] ist ein zuverlässiges Prophylaktikum der ersten Wahl; ca.70 % der Patienten sprechen an. Vor Beginn ist eine EKG-Abklärung erforderlich; Kontraindikationen sind AV-Block, Myokardinfarkt, Herzinsuffizienz. Nebenwirkungen sind oben im Migräneabschnitt nachzulesen.
- **Ergotamintartrat**: Prophylaxe der 2. Wahl. Am besten sind Supp., 2 × 2 mg/Tag, bei ausschließlich nächtlichen Attacken auch nur einmal abends, im Ausnahmefall 0,25–0,5 mg i.m., längstens für 4 Wochen für eine Behandlungsperiode, die aber wiederholt oder von Verapamil abgelöst werden kann. Responderrate 70 %. Gegen Übelkeit, Erbrechen kann für einige Tage Metoclopramid [3 × 20 Tr./Tag] gegeben werden. Treten trotz Einnahme von Ergotalkaloiden Attacken auf, darf wegen der ebenfalls vasokonstriktorischen Wirkung kein Sumatriptan genommen werden.
- **Lithium**: Prophylaxe der 2. Wahl. Responderrate 70 %. Anfangsdosierung ist 400 mg Retard/Tag, das nach 4–6 Tagen auf 2 × 400 mg Retard/Tag gesteigert werden darf. Der Lithium-Spiegel [morgens im Nüchternzustand abnehmen, 0,6–0,8 mmol/l, 1,2 mmol/l nicht übersteigen!] muss kontrolliert werden. Nebenwirkungen sind Verwirrtheit und Schlaflosigkeit, Tremor, Ataxie, Diarrhoe, und ein nephrogener Diabetes insipidus bei Langzeiteinsatz. Eine Kombination mit Verapamil ist möglich.
- **Methylprednisolon**: Prophylaxe der 2. Wahl: Wirksam bei 40–70 % der Patienten. Dosierung 50–100 mg/Tag über 5 Tage, anschließend wird alle 4 Tage um 10 mg/Tag reduziert.
- **Methysergid**: in Deutschland nicht mehr verfügbar.
- **Serotoninantagonisten**: für **Pizotifen** ist die prophylaktische Wirkung in Einzelfällen nachgewiesen, weniger für **Lisurid**. Systematische Untersuchungen fehlen.
- **Andere Prophylaktika**: Valproinsäure und andere Antiepileptika [Topiramat, Gabapentin] sind zu wenig untersucht. Wenn alle Therapieformen versagen, kann Valproinsäure oral [5–10 mg/kg KG zu Beginn, Dauerdosis ca. 15–20 mg/kg KG] versucht werden. Melatonin [10 mg/Tag] kann bei rhythmischem Auftreten über das Jahr [zirkaannuale Rhythmisierung] versucht werden.
- **Nicht sinnvoll** sind Beta-Rezeptorenblocker, opioide Analgetika und Neuroleptika.

Operative Verfahren

Alle operativen Verfahren haben in Jahres- bis Zweijahresfrist eine hohe Rezidivrate der Schmerzattacken zur Folge bzw. es kommt auch zur Verlagerung der Schmerzen auf die Gegenseite. Die **Radiofrequenzthermokoagulation des Ganglion Gasseri** kann jedoch kurzfristig bei 2/3 bis 3/4 der Patienten eine Linderung erreichen. Sie gilt als ultima ratio. Die **gamma-knife-Bestrahlung** ist zu wenig erprobt, um aus den wenigen positiven Berichten eine grundsätzliche Empfehlung abzuleiten. Gleiches gilt für die mikrovaskuläre **Dekompression des N. intermedius**. Von der Durchtrennung des N. trigeminus an der Wurzel ist abzuraten: die Resistenz des Clusterkopfschmerzes und die Komplikationsrate des Eingriffs mit den Folgen einer Anaesthesia dolorosa sind zu hoch. Eine tiefe Hirnstimulation im Hypothalamus gehört als ultima ratio bei ausschließlich einseitigem Clusterkopfschmerz für mindestens 2 Jahre zu den neueren Therapieverfahren. Voraussetzung ist eine ausgedehnte neurora-diologische und neuropsychologische Abklärung. Die Aufklärung bzgl. der möglichen Nebenwirkungen [Fertilität, Sexualverhalten] müssen erläutert werden.

Über eine vorübergehende Linderung der Schmerzen durch eine Blockade des N. occipitalis major bei 50 % der so Behandelten ist berichtet worden.

Clusterkopfschmerz bei Kindern

Es handelt sich um selten auftretende Kopfschmerzen bei Kindern. Zur Attackentherapie wird Sauerstoffinhalation [7 l/min reiner Sauerstoff über 15 min] empfohlen. Zur Prophylaxe ist vorerst Verapamil p.o. [120–180 mg/d] geeignet. Cortisonstöße sind nur in Ausnahmefällen zu verwenden.

Paroxysmale Hemikranie

Charakter wie beim Clusterkopfschmerz, die Attackendauer ist aber mit 2–10 Minuten kürzer, und sie kommen maximal 5-mal/Tag vor. Es wird eine **episodische** [Dauer der Schmerzperiode 7 Tage bis 1 Jahr mit Unterbrechungen von mindestens 30 Tagen] von einer **chronischen Form** [Dauer der Schmerzperiode mindestens 1 Jahr ohne Remission oder Remissionen kürzer als1 Monat] abgetrennt. Frauen leiden darunter häufiger als Männern.

Indometacin [150 mg p.o., rektal oder 100 mg i.v.] ist die **Attackentherapie der Wahl**. Auch hier gibt es eine Komorbidität mit der Trigeminusneuralgie [**CPH-Tic-Syndrom**].

SUNCT

Kurzdauernde unilaterale neuralgiforme Kopfschmerzen mit konjunktivaler Injektion und Tränen [short lasting unilateral neuralgiform headache attacks with conjunctival injection and tearing] sind durch ganz kurze [5–240 sec], heftige, einseitige Schmerzattacken charakterisiert. Lakrimation und Rötung des Auges ist häufig, Augenlidödem, Rhinorrhoe und nasale Kongestion nicht so häufig. Die Attacken treten bis zu 200-mal/Tag auf. Komorbidität mit Trigeminusneuralgie [**SUNCT-Tic-Syndrom**] ist berichtet.

Die **Attackentherapie** erfolgt mit **Indometacin** [150 mg p.o., rektal oder 100 mg i.v.].

Spannungskopfschmerz

Definition und Klinik

❶ Der Spannungskopfschmerz ist die häufigste primäre Kopfschmerzform.

Prävalenz beträgt bis zu 75 %, Frauen sind etwas häufiger betroffen als Männer, die Attacken beginnen oft im 3. Dezennium. Üblich ist eine Unterteilung in eine episodische und chronische Form. Der **episodische Spannungskopfschmerz** [eSpKs, Prävalenz 20–30 %] tritt mit seltenen [< 1] oder häufigen [1–14/pro Monat] Attackentagen auf, wobei der erstere Subtyp die Alltagsverrichtungen kaum dauerhaft beeinträchtigt. Oft geht der eSpKs mit Myalgien und palpabler Verspannung der temporalen, frontalen, paravertebralen oder schulternahen Muskulatur einher. Überschneidungen und Komorbidität mit der Migräne ohne Aura sind möglich.

Beim **chronischen Spannungskopfschmerz** [cSpKs, Prävalenz 3 %] kommen Kopfschmerzen an mehr als 14 Tagen/Monat vor. Die Schmerzdauer beträgt Minuten bis Tage. Es kommt immer zu einer erheblichen Beeinträchtigung. Er ist nicht immer von der chronischen Migräne und vom medikamenteninduzierten Kopfschmerz zu differenzieren bzw. kommt zusammen mit ihr vor. Der chronische Spannungskopfschmerz kann von Migräneattacken überlagert sein.

Die **Diagnose** wird klinisch gestellt [Tab. 8].

Therapie

Für die **Attackentherapie** sind **Acetylsalicylsäure** [500–1000 mg], **Paracetamol** [500–1000 mg], **Ibuprofen** [400–600 mg] und **Naproxen** [500–1000 mg] geeignet.

❶ Kombinationspräparate mit Coffein, Codein, Muskelrelaxantien, Tranquilizern, Antihistaminika und Ergotamintartrat müssen wegen der Provokation eines medikamenteninduzierten Kopfschmerzes in ihrer Indikation streng überprüft werden.

Für die **Langzeitprophylaxe** ist das Medikament der 1. Wahl **Amitriptylin** in niedriger Dosierung [sodass die antidepressive Wirkung kaum wirksam wird]. **Bei Versagen** trizyklische [**Doxepin, Clomipramin, Nortripty-**

Tab. 8. Diagnosekriterien Spannungskopfschmerz

Episodischer Spannungskopfschmerz	Chronischer Spannungskopfschmerz
A Mindestens 10 zurückliegende Attacken von weniger als 1 Attacke/Monat [seltene eSpKs] bzw. gleich/mehr als 1 aber weniger als 15 Attacken/Monat [häufige eSpKs], die die Kriterien B-D erfüllen:	A Kopfschmerzen an mehr als 14 Tagen/Monat für mindestens 3 Monate, die die Kriterien B-D erfüllen:
B Kopfschmerzdauer 30 min bis 7 Tage	B Kopfschmerzdauer Stunden bis dauerhaft
C Mindestens 2 der folgenden Kriterien erfüllt:	C Mindestens 2 der folgenden Kriterien erfüllt:
C 1. Beidseitige Lokalisation	C 1. Beidseitige Lokalisation
C 2. Drückende, reifenähnliches Schmerzgefühl	C 2. Drückende, reifenähnliches Schmerzgefühl
C 3. Geringe bis beträchtliche Intensität	C 3. Geringe bis beträchtliche Intensität
C 4. Durch Routinearbeit oder Gehen, Treppensteigen nicht verstärkt	C 4. Durch Routinearbeit oder Gehen, Treppensteigen nicht verstärkt
D Beide der folgenden Kriterien werden erfüllt:	D Beide der folgenden Kriterien werden erfüllt:
D 1. Keine Übelkeit, kein Erbrechen	D 1. Keine Übelkeit, kein Erbrechen
D 2. Nur Photophobie oder Phonophobie und nicht beides	D 2. Nur eines von Photophobie, Phonophobie oder leichter Übelkeit
E Andere Ursachen ausgeschlossen	E Andere Ursachen ausgeschlossen

lin] oder tetrazyklische Antidepressiva wie **Maprotilin**, **Mianserin**, **Desipramin** bzw. **Fluoxetin**. Amitriptylin ist wirksamer als Cimeldine oder Zitalopram. Amitriptylin hemmt den Noradrenalin-Re-Uptake und wirkt auf serotonerge, histaminerge, cholinerge, adrenerge Rezeptoren. Das potenzielle Nebenwirkungsrisiko [Mundtrockenheit, Müdigkeit, Verstopfung etc.] muss beachtet werden. Neuroleptika und Antispastika sind nicht geeignet, Ritanserin ist nicht ausreichend überprüft. Für Valproinsäure, Pizotifen und Sulpirid liegen zu wenig Studien vor.

Von den **nichtmedikamentösen Verfahren** sind v.a. muskuläre Entspannungstechniken [progressive Muskelrelaxation nach Jacobson, EMG-Biofeedback, Thermo-Biofeedback] von Bedeutung.

Spannungskopfschmerzen bei Kindern

Die Phänomenologie [und daher auch die Einteilung] ähnelt der des Spannungskopfschmerzes bei Erwachsenen, nur dass die Attacken meistens kürzer sind.

Die **Attackentherapie** erfolgt mit **Flupirtin** [50 mg, bei älteren Kindern 100 mg] oder **Paracetamol**. Zur **Prophylaxe** des chronischen SpKs sind vorerst Biofeed-Verfahren, Entspannungsverfahren einzusetzen; trizyklische Antidepressiva müssen vermieden werden.

les *Säuglingsekzem, Crusta lactea, Ekzema infantum*; Frühform des seborrhoischen Ekzems*, die u.a. durch Allergene [Milcheiweiß] ausgelöst wird; beginnt meist im 1. oder 2. Monat an den Wangen und breitet sich langsam auf Gesicht, Kopfhaut und Hals aus; aus den ursprünglich kleinen Papeln und Papulovesikeln entwickeln sich nässende, verkrustende Herde, die oft Sekundärinfektionen zeigen; die Therapie besteht aus einer Vermeidung auslösender Ursachen und der symptomatischen Behandlung des Ekzems [Ölbäder]; das Ekzem kann abheilen oder in ein atopisches Ekzem übergehen; *s.a. Essay Atopisches Ekzem S. 313*

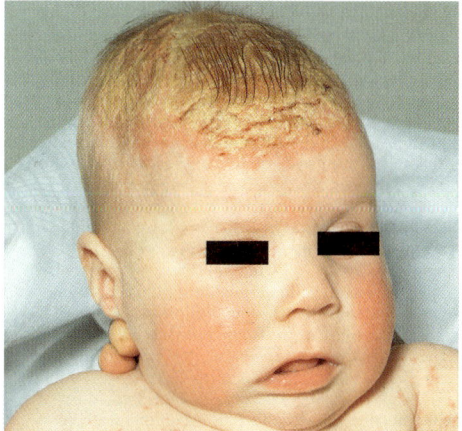

Abb. M43. Milchschorf

Miles-Operation *f: Syn: abdominoperineale Rektumamputation, Quénu-Miles-Operation, Quénu-Operation; s.u. Rektumresektion*

Miliaria *pl: Syn: Schweißfrieseln, Hitzepickel, Hitzeblattern,*

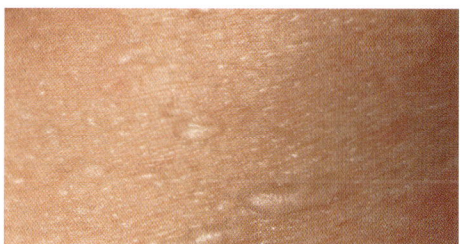

Abb. M44. Miliaria. Miliaria cristallina

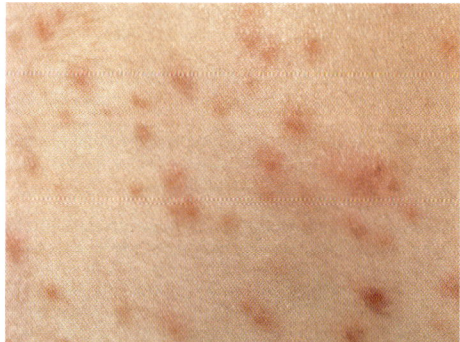

Abb. M45. Miliaria. Miliaria rubra

Schweißbläschen, Schwitzbläschen; meist juckender Hautausschlag bei starkem Schwitzen; bei **Miliaria alba** findet man Schweißbläschen mit milchigem Inhalt, bei **Miliaria cristallina** ist der Inhalt klar; bei **Miliaria rubra** [Roter Hund] sind die Schweißbläschen von einem roten Hof umgeben; sie treten nur bei längerdauerndem Schwitzen und feuchtem Milieu auf und finden sich deshalb gehäuft bei Kleinkindern [werden oft auch im Sommer warm angezogen] und in den Tropen; es kann zu Vereiterung [**Miliaria pustulosa**] oder Bildung tiefer Infiltrate [**Miliaria profunda**] kommen
apokrine Miliaria: → *Fox-Fordyce-Krankheit*

Mili|ar|tu|ber|ku|lo|se *f: Syn: miliare Tuberkulose, Tuberculosis miliaris*; v.a. bei abwehrgeschwächten Patienten [AIDS, Tumoren] auftretende generalisierte Tuberkulose mit Bildung zahlreicher **Miliartuberkel** in verschiedenen Organen; kann als **primäre** oder **subprimäre Miliartuberkulose** unmittelbar vom Primäraffekt ausgehen oder im Postprimärstadium entstehen [**postprimäre Miliartuberkulose**]; *s.u. Essay Tuberkulose S. 1585*

Mil|le|fo|lii flos *m: Blütenstand der Schafgarbe**

Mil|le|fo|lii herba *f: Kraut der Schafgarbe**

Miller-Kurzrok-Test *m· Syn: Kurzrok-Miller-Test, Invasionstest*; In-vitro-Test, bei dem geprüft wird, ob die Spermien durch das Zervixsekret gehemmt werden

Milligan-Operation *f:* Form der Hämorrhoidektomie, bei der der Hämorrhoidalknoten submukös unter Ligatur der zuführenden Gefäße reseziert wird

Millin-Operation *f:* retropubische, extravesikale Ausschälung [Enukleation] eines Prostataadenoms

Mil|te|fo|sin *nt: Syn: Hexadecylphosphocholin*; zytostatisches Alkylphospholipid; **Anw.:** viszerale Leishmaniose; *s.a. Essay Tropenkrankheiten – importierte Krankheiten S. 1571*

Milz|brand *m:* → *Anthrax*

Milz|ent|fer|nung *f:* → *Splenektomie*

Milz|ex|stir|pa|ti|on *f:* → *Splenektomie*

Milz|naht *f:* → *Splenorrhaphie*

Milz|punkt *m: s.u. Saegesser-Zeichen*

Milz|rup|tur *f:* die Milzruptur kann traumatisch oder iatrogen bedingt sein oder spontan auftreten; man unterscheidet **einzeitige** und **zweizeitige Milzruptur**, bei der ein zunächst stabil tamponiertes Milzhämatom rupturiert; die **traumatische Milzruptur** ist die häufigste Organverletzung und Blutungsquelle beim stumpfen Bauchtrauma; **spontane Milzrupturen** treten bei verschiedenen Infektionskrankheiten und hämatologischen Erkrankungen auf [Malaria, Typhus]; **iatrogene Milzrupturen** entstehen meist akzidentell im Rahmen von Abdominaloperationen
die **Klinik** hängt vom Ausmaß der Milzverletzung und der Blutung ab; Milzverletzungen Grad I sind klinisch meist unauffällig, bei Grad II-V entwickelt sich eine Schocksymptomatik; oft stehen aber die Symptome der anderen Verletzungen im Vordergrund; **Diagnose:** die Verdachtsdiagnose wird durch Peritoneallavage, Ultraschalluntersuchung oder CT bestätigt; im Zweifelsfall kann eine Laparoskopie Klärung bringen; **Therapie:** wegen der Risiken eines Milzverlustes [OPSI-Syndrom] sollte immer versucht werden, die Milz zu erhalten, was auch bei ca. 60 % der Kinder und ca. 15 % der Erwachsenen gelingt; bei isolierter Ruptur ohne Begleitverletzungen, stabiler Hämodynamik und Symptomatik wird deshalb strikte Bettruhe für 3–4 Tage [die ersten 48 h

Tab. M13. Milzruptur. Einteilung der Milzrupturen

Grad I	Kapselriss ohne aktive Blutung Parenchymläsion < 1 cm tief
Grad II	Kapselriss mit aktiver Blutung Parenchymläsion < 3 cm tief
Grad III	Parenchymläsion > 3 cm tief ohne Hilusbeteiligung
Grad IV	Ruptur mit Hilusbeteiligung
Grad V	Mehrfache Fragmentierung der Milz oder Devaskularisation

unter Intensivüberwachung] verordnet wird; hilft das nicht, wird eine Laparoskopie empfohlen; milzerhaltende Techniken sind dann Parenchymklebung, Infrarotkoagulation, direkte Naht, Tamponierung mit resorbierbarem Netz und Segmentresektion; bei spontaner Milzruptur ist aber immer eine Splenektomie indiziert

Milz|schnitt f: → *Splenotomie*

Milz|ve|nen|throm|bo|se f: Thrombosen der Vena lienalis sind i. d.R. eine Folge lokaler oder fortgeleiteter Entzündungen, können aber auch idiopathisch oder bei Allgemeininfekten auftreten; die Abflussbehinderung führt zu Milzschwellung [Splenomegalie], Fieber, Schleimhautblutungen [v.a. im Magen-Darm-Trakt] und später auch zu Leberschwellung und portaler Hypertension

Min|der|wuchs m: → *Mikrosomie*

Minimal-change-Glomerulonephritis f: → *minimal proliferierende Glomerulonephritis*

Mi|ni|mal|he|pa|ti|tis f, pl -ti|ti|den: *Syn: reaktive Hepatitis, reaktivunspezifische Hepatitis*; Sammelbegriff für diffuse oder herdförmige entzündliche Begleitreaktionen bei Lebererkrankungen unterschiedlicher Genese [Tumor, Fettleber]

Mi|ni|mal|lä|si|o|nen, glomeruläre pl: → *minimal proliferierende Glomerulonephritis*

Mi|ni|mal|os|te|o|syn|the|se f: Bezeichnung für Osteosynthesen, die mit wenig Metall arbeiten, z.B. eine valgisierende Tibiakopfosteotomie mit Blount-Klammern; *s.a. Essay Fraktur, Luxation, Distorsion S. 423*

minimal residual disease nt: *s.u. Essay Akute Leukämien S. 889*

Mi|ni|mal|ver|än|de|run|gen, glomeruläre pl: → *minimal proliferierende Glomerulonephritis*

Minkowski-Chauffard-Syndrom nt: → *Kugelzellanämie*

Mi|no|cy|clin nt: halbsynthetisches Langzeittetracyclin mit breitem Wirkungsspektrum gegen grampositive und gramnegative Erreger; hemmt die Proteinsynthese durch Bindung am 30-S-Ribosom; **Anw.**: Strepto-, Pneumo-, Gono- und Meningokokken, Listerien, Actinomyces, Brucellen, Campylobacter, Citrobacter, Enterobacter, Escherichia coli, Klebsiellen, Haemophilus influenzae, Salmonellen, Shigellen, Yersinia enterocolitica; **NW**: gastrointestinale Störungen [Sodbrennen, Erbrechen, Entzündungen, Durchfälle], Allergien, zentralnervöse Störungen [Schwindel, Übelkeit, Ataxie, Müdigkeit] sind bei Frauen häufiger als bei Männern; Ablagerung in Zähnen und Knochen

Mi|nor|pro|be f: *Syn: Minortest*; testet die Verträglichkeit von Empfängererythrozyten und Spenderserum im Rahmen einer Kreuzprobe

minor tranquilizer nt: englische Bezeichnung für Beruhigungsmittel*

Mi|no|xi|dil nt: Antihypertensivum; Haarwuchsmittel; **Anw.**: schwere und maligne Hypertonie, renale Hypertonie; Haarausfall vom männlichen Typ, auch bei Frauen; **Dosierung**: Hypertonie initial 2,5 mg/d p.o., später Steigerung auf 10–40 mg/d, maximal 100 mg/d; bei Alopezie topisch als 2 %-ige wässrige Lösung oder intern; **NW**: Hypertrichose, reflektorische Tachykardie, pektanginöse Beschwerden, pulmonale Hypertonie, Natrium- und Flüssigkeitsretention mit Ödembildung, Herzinsuffizienz und Perikarderguss; **Kontraind.**: Phäochromozytom, Herzinsuffizienz, Angina pectoris, koronare Herzkrankheit, Myokardinfarkt

Mi|nus|glas nt: *s.u. Myopie*

Mi|nus|ko|a|gu|lo|pa|thie f: *s.u. Koagulopathie*

7-Minuten-Aufnahme f: *s.u. Ausscheidungsurografie*

15-Minuten-Aufnahme f: *s.u. Ausscheidungsurografie*

Min|ze, japanische f: *Syn: Ackerminze; s.u. japanisches Pfefferminzöl*

Minz|öl nt: → *japanisches Pfefferminzöl*

MIP-Bilder pl: *s.u. Magnetresonanzangiografie*

Mirizzi-Syndrom nt: Kompression und Verschluss des Ductus choledochus durch einen Zystikusstein; **Klinik** und **Therapie** *s.u. Cholezystolithiasis*

Mir|ta|za|pin nt: *Syn: Azamianserin*; noradrenerges und spezifisch serotoninerges Antidepressivum; HWZ 20 h; **Anw.**: mittelschwere bis schwere depressiven Zustände; **Dosierung**: 20

mg/d; **NW**: Mundtrockenheit, Schläfrigkeit, Sedation, Gewichtszunahme

Misch|in|kon|ti|nenz f: Urinverlust mit mehreren ursächlichen Faktoren, meist Belastungsinkontinenz zusammen mit imperativem Harndrang bzw. Dranginkontinenz [früher Stress-Urge-Inkontinenz]; *s.u. Essay Harninkontinenz S. 533*

Misch|in|su|lin nt: *Syn: Kombinationsinsulin*; entweder eine Mischung aus kurz wirksamem Normalinsulin und länger wirksamem Intermediärinsulin [NPH] oder eine Mischung aus sehr kurz wirksamem Insulinanalogon und Analogon-Protamin-Suspension [biphasische Protamin-Mischanaloga]; *s.u. Essay Diabetes mellitus S. 253*

Misch|kol|la|ge|no|se f: *Syn: Sharp-Syndrom, mixed connective tissue disease, gemischte Bindegewebserkrankung*; meist Frauen [80 %] in 4. Lebensjahrzehnt betreffendes Syndrom mit Symptomen von systemischem Lupus erythematodes, Dermatomyositis und progressiver systemischer Sklerodermie; auffällig oft werden Antikörper gegen **extrahierbare nukleäre Antigene** [ENA] gefunden; nach mehrjährigem Verlauf entsteht entweder eine progressive systemische Sklerodermie oder ein systemischer Lupus erythematodes [jeweils 50 %]; **Therapie**: spricht gut auf Corticosteroide an

Misch|kost, hypokalorische f: *s.u. Essay Adipositas S. 15*

Misch|psy|cho|sen pl: → *schizoaffektive Psychosen*

Misch|staub|si|li|ko|se f: *Syn: Mischstaubpneumokoniose*; auf Staubgemische mit unterschiedlichen Quarzanteilen zurückzuführende Silikose; sehr viel häufiger als die „reine" Silikose; pro Jahr werden in Deutschland etwa 1500 Fälle als Berufskrankheit neu anerkannt, die Tendenz ist rückläufig; *s.u. Essay Lungen- und Atemwegserkrankungen durch Arbeit und Umwelt S. 1265*

Mi|so|pro|stol nt: synthetisches Prostaglandinderivat [Prostaglandin E_1]; hemmt die Säureproduktion des Magens und fördert die Durchblutung der Schleimhaut; **Anw.**: Schädigungen oder Geschwüre der Magen- oder Duodenalschleimhaut; **Dosierung**: akutes Ulcus ventriculi 4×200 µg jeweils zu den Hauptmahlzeiten und vor dem Schlafengehen; bei Ulcus duodeni 2×400 µg; die Behandlungsdauer beträgt jeweils 4 bis 8 Wochen; **NW**: Diarrhoe, Übelkeit, Magenkrämpfe, Bauchschmerzen, Kopfschmerzen, Schwindel und Benommenheit; **Kontraind.**: entzündliche Darmerkrankungen, koronare Herzerkrankung, Schwangerschaft und Stillzeit

Mis|tel f: *Syn: Viscum album*; parasitär wachsende Pflanze aus der Familie der Mistelgewächse [Loranthaceae]; verwendet werden die Zweige mit Blättern, Blüten und Früchten [**Mistelkraut**, Visci albi herba] bzw. das **frische Mistelkraut** [Visci albi herba recens, zur Herstellung parenteraler Präparate]; enthalten Polypeptide [Viscotoxin A_2, A_3, B] und Glykoproteine [Lektine]; sie stimulieren in niedriger Dosis das Immunsystem, in höherer Dosierung wirken sie eher zytostatisch; **Anw.**: palliative Behandlung von malignen Tumoren; traditionell bei Krämpfen, Blutungen und Bluthochdruck; in der Homöopathie werden die frischen Beeren und Blätter v.a. bei Hypertonie, peripheren Durchblutungsstörungen und Arteriosklerose verwendet

Mitchell-Gerhardt-Syndrom nt: *Syn: Gerhardt-Syndrom, Weir-Mitchell-Krankheit, Erythromelalgie, Erythralgie, Erythermalgie, Akromelalgie*; anfallsartige Hyperämie der Akren mit Wärmeexposition; kommt als idiopathische Form, aber auch bei Diabetes mellitus, Polyzythämie, Endangiitis obliterans und verschiedenen neurologischen Krankheitsbildern vor; **Therapie**: Abkühlung [Eisbad] bessert die akuten Symptome; Acetylsalicylsäure und andere Schmerzmittel intern; evtl. paravertebrale Grenzstrangblockade

Mi|thra|my|cin nt: → *Plicamycin*

Mi|to|my|cin nt: von Streptomyces caespitosus gebildetes Antibiotikum mit antineoplastischer Wirkung; alkylierendes Zytostatikum; man unterscheidet **Mitomycin A, B** und **C**, die aber alle die gleiche Wirkung haben; **Anw.**: Blasenkarzinom, Bronchialkarzinom, Magen-Darm-Tumoren, Mammakarzinom, Leberzelltumoren, Zervixkarzinom, Kopf-Hals-Tumoren, Ösophaguskarzinom, Osteosarkom, chronische myeloische Leukämie; **NW**: Knochenmarkstoxizität [kumulativ, prolongiert und therapielimitierend], interstitielle Pneumonie; *s.a. Essay Chemotherapie S. 185, Essay Neubildungen der Harnblase S. 147*

Mitolselhemlmer *m: Syn: Mitosegift, Mitoseblocker, Antimitotikum, Chalon, Statin*; man unterscheidet zwischen **Zellteilungsgiften** [Coffein, p-Dichlorbenzol], **Spindelgiften** [Colchicin, Vinca-Alkaloide] und **Chromosomengiften** [Trypaflavin]; **Anw.**: Chemotherapie maligner Tumoren; *s.a. Essay Chemotherapie S. 185*

Mitolxanltron *nt: Syn: Mitozantron*; Anthrachinonderivat; Zytostatikum; **Anw.**: Mammakarzinom [zum Teil in Protokollen, z.B. MMM-Schema*, CMF-Schema*], Non-Hodgkin-Lymphome, akute lymphatische Leukämie; **NW**: Knochenmarksuppression [Leukopenie, Thrombozytopenie], Übelkeit und Erbrechen, Alopezie, Rhythmusstörungen, transiente EKG-Veränderungen, kongestive Kardiomyopathie; **Kontraind.**: Herzinsuffizienz, Schwangerschaft, Stillzeit

Miltrallinlsuflfizlienz *f: Syn: Mitralklappeninsuffizienz*; Schlussunfähigkeit der Mitralklappe mit Blutrückfluss in den linken Vorhof während der Systole; klinisch unterscheidet man zwischen akuter und chronischer Mitralinsuffizienz sowie absoluter und relativer oder funktioneller Mitralinsuffizienz; die **akute Mitralinsuffizienz** entsteht meist durch eine Schädigung der Segelklappen bei bakterieller Endokarditis, ischämischer/degenerativer/traumatischer oder endokarditischer Schädigung des Klappenhalteapparates [Chordafäden, Papillarmuskeln] oder Versagen oder Schädigung einer Klappenprothese; linker Vorhof und Kammer sind nicht oder nur wenig vergrößert [außer bei Prothesenträgern]; die **chronische Mitralinsuffizienz** ist wesentlich häufiger und kann durch eine Reihe von Faktoren verursacht werden; alle Erkrankungen, die zu einer Ausweitung des linken Ventrikels führen [koronare Herzkrankheit, dilatative Kardiomyopathie, Myokarditis, Aortenstenose und -insuffizienz], können auch eine **funktionelle** oder **relative Mitralinsuffizienz** verursachen; dabei ist die Mitralklappe zu klein für den vergrößerten Ventrikel und kann nicht mehr ausreichend schließen

der systolische Rückfluss [Regurgitation] von Blut aus dem linken Ventrikel in den linken Vorhof hat zwei Folgen: **1.** das Regurgitationsvolumen [auch Pendelblutvolumen] geht dem systemischen Kreislauf verloren und damit muss der linke Ventrikel eine erhöhte Auswurfleistung erbringen, wenn er den Bedarf der Peripherie decken will **2.** durch den Rückstrom von Blut unter hohem Druck steigt der Druck im Vorhof und über eine retrograde Fortpflanzung auch der Druck im Pulmonalkreislauf; bei akuter Mitralinsuffizienz kommt es damit zu einer akuten Druckerhöhung im Lungenkapillarbett, die bei einer Überschreitung von 35 mmHg zu einem Lungenödem führt; gleichzeitig kommt es wegen der Regurgitation zu einer Senkung des Herzzeitvolumens; bei der chronischen Mitralinsuffizienz führt die Kombination von Pendelblut und vermehrter Pumparbeit zu einer Dilatation und Hypertrophie von linkem Vorhof und Ventrikel, die als exzentrische Hypertrophie sichtbar wird; solange das Herzzeitvolumen ausreichend groß ist, spricht man von **kompensierter Mitralinsuffizienz**, fällt das Herzzeitvolumen unterhalb die benötigte Menge, von **dekompensierter Mitralinsuffizienz**

Klinik: Dyspnoe [zuerst Belastungsdyspnoe, später auch Ruhedyspnoe], Tachykardie, trockener Husten, vermehrte Infektneigung und Einschränkung der Leistungsfähigkeit sind Kardinalsymptome; bei akuter Mitralinsuffizienz kommt es zur Entwicklung eines Lungenödems, bei dekompensierter Mitralinsuffizienz zu Zeichen der Herzinsuffizienz; **Diagnose**: Anamnese, Auskultation [abgeschwächter 1. Herzton, 2. Herzton unauffällig oder verstärkt, 3. Herzton], Inspektion [Facies mitralis, schwächer ausgeprägt als bei Mitralstenose], Palpation [Herzspitzenstoß nach links verlagert, verbreitert und hebend], Perkussion [Linksverbreiterung, Herztaille verstrichen]; Thoraxröntgen [Vergrößerung des linken Ventrikels, Aufspreizung der Trachealbifurkation, Zeichen der Lungenstauung oder des Ödems], Echokardiografie, Herzkatheter; **Therapie**: medikamentöse Nachlastsenkung mit ACE-

Hemmern [Captopril*, Enalapril*] oder Hydralazin*; Digitalisglykoside* zur Verbesserung der linksventrikulären Funktion; Diuretika zur Behandlung des Lungenödems; eine operative Therapie [Anuloplastik, Klappenersatz] ist bei akuter Mitralinsuffizienz oder schwerer chronischer Mitralinsuffizienz [Regurgitationsfraktion 50 % oder mehr] indiziert

Tab. M14. Mitralinsuffizienz. Ursachen der chronischen Mitralinsuffizienz

Primär, anlagebedingt
Kongential (z.B. AV-Kanal)
Hypertrophische obstruktive Kardiomyopathie
Primär, degenerativ
Mitralprolaps
Mitralringverkalkung
Primär, entzündlich
Rheumatische Endokarditis
Infektiöse, v.a. bakterielle Endokarditis
Libman-Sacks-Endokarditis (Lupus erythematodes)
Löffler-Endokarditis (hypereosinophiles Syndrom)
Sekundär
Bei allen dilatativen Erkrankungen des linken Ventrikels (dilatative Kardiomyopathie, KHK, Aortenvitien)

Mitralklappenprolaps-Syndrom *nt: Syn: Klick-Syndrom, Floppy-Valve-Syndrom, Barlow-Syndrom*; ballonartige, systolische Vorwölbung eines oder beider Mitralklappensegel in den linken Vorhof; die Ätiologie ist unklar, meist sind Frauen betroffen; verläuft i.d.R. asymptomatisch, ist aber mit einer Prävalenz von 2–6 % eine der häufigsten Klappenanomalien; **Diagnose**: Echokardiografie, Angiografie; **Therapie**: symptomlose Fälle bedürfen keiner Therapie; bei symptomatischen Patienten Thromboseprophylaxe [Cumarin-Derivate] und Betablocker zur Behandlung von Arrhythmien; eine operative Rekonstruktion ist nur selten indiziert

Miltrallstelnose *f: Syn: Mitralklappenstenose*; die häufigste Ursa-

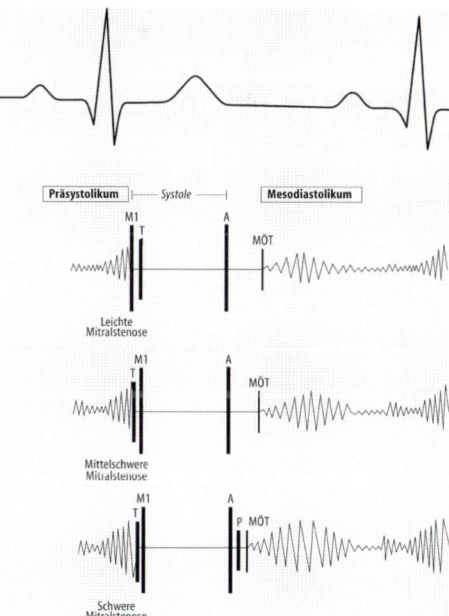

Abb. M46. Mitralstenose. Typische Auskultationsbefunde

che [> 50 %] ist weiterhin das rheumatische Fieber; nur in ca. 50 % der Fälle handelt es sich um eine reine Mitralstenose, in ca. 40 % der Fälle liegt auch eine relevante Mitralinsuffizienz vor; die Behinderung der diastolischen Füllung der linken Herzkammer führt zu Vergrößerung von linkem Vorhof, rechtem Ventrikel und Truncus pulmonalis mit Leistungseinschränkung; **Klinik**: die Patienten klagen über Leistungsminderung und Belastungsdyspnoe; auffällig ist das typische **Mitralgesicht** [Facies mitralis] mit rötlich-livider Verfärbung der Wangen und u.U. Zyanose; bei der **Auskultation** fällt ein lauter 1. Herzton auf, die Systole ist frei, der **Mitralisöffnungston** liegt ca. 0,08–0,11 s nach dem 2. Herzton; bei schwerer Stenose kommt es zur Entwicklung einer pulmonalen Hypertonie und damit zur Akzentuierung des Pulmonalsegmentes des 2. Herztons; **Diagnostik**: Echokardiografie, Herzkatheter; **Therapie**: leichte Formen und inoperable Patienten werden konservativ [Diuretika, Digitalis, Betablocker, Verapamil*] behandelt; bei den operativen Verfahren ist die **perkutane Ballonvalvuloplastie** die Methode der Wahl, z.T. wird aber noch die offene **Kommissurotomie** bevorzugt; ein **Mitralklappenersatz** ist nur selten indiziert

Mitsuda-Antigen nt: Syn: Lepromin; s.u. Lepra

Mitsuda-Reaktion f: Syn: Lepromintest; s.u. Lepra

Mit|tel|fre|quenz|the|ra|pie f: Elektrobehandlung mit Frequenzen von 1000 Hz – 30 kHz spielt nur eine untergeordnete Rolle; sie wird meist zur Muskelstimulierung zur Vermeidung von Atrophien bei Immobilisation verwendet

Mit|tel|fuß|bruch m: → Metatarsalfraktur

Mit|tel|fuß|rol|le f: s.u. Schuhzurichtungen

Mit|tel|ge|sichts|frak|tur f: direkte oder indirekte Gewalteinwirkung auf den Gesichtsschädel [Oberkiefer, Siebbein, Jochbein, Nasenbein, Tränenbein, Keilbein und Pflugscharbein] kann typische Frakturen hervorrufen, die nach LeFort und

Escher in Frakturen des zentralen oder lateralen Mittelgesichtes, kombiniert zentrale und laterale Frakturen und Frakturen der vorderen und lateralen Schädelbasis eingeteilt werden; die **zentralen Mittelgesichtsfrakturen** [LeFort I-III] gehen mit einer Okklusionsstörung einher, d.h., ohne korrekter Versorgung kann es zu Folgeschäden wie z.B. Fehlbiss, sekundärer Arthropathie des Kiefergelenkes und Deformitäten kommen; die **Therapie** beinhaltet immer eine anatomisch exakte Reposition der Fragmente, Einstellung der Okklusion, Plattenosteosynthese und adäquate Versorgung der Begleitverletzungen

laterale Mittelgesichtsfrakturen sind auch Nebenhöhlenverletzungen und betreffen oft die Augenhöhle; **Therapie**: Reposition und Fixierung dislozierter Fragmente, Rekonstruktion der Orbita; s.a. Schädelbasisfraktur, Felsenbeinfraktur

Mit|tel|hand|bruch m: → Metakarpalfraktur

Mit|tel|meer|an|ä|mie f: → Thalassämie

Mit|tel|meer|fie|ber nt: **Syn**: Bruce-Septikämie, Maltafieber, Febris mediterranea, Febris melitensis; durch infizierte Milch übertragene meldepflichtige Infektionskrankheit durch **Brucella melitensis**; die Übertragung erfolgt meist über die Milch infizierter Tiere [Ziegen, Schafe]; klinisch imponieren undulierendes Fieber, Lymphknotenschwellung, Hepatosplenomegalie und Gliederschmerzen; 90 % aller Infektionen verlaufen subklinisch; **Therapie**: Aminoglykosid, Tetracycline, Rifampicin; die Erkrankung hinterlässt eine lang anhaltende Immunität

familiäres Mittelmeerfieber: **Syn**: Mittelmeerfieber, familiäre rekurrente Polyserositis; ätiologisch ungeklärte, rezidivierende Entzündung seröser Häute [Pleura, Peritoneum], die zu sekundärer Amyloidose und oft terminaler Niereninsuffizienz führt; **Therapie**: symptomatisch; Antiphlogistika, Analgetika

Mit|tel|ohr|ei|te|rung f: **Syn**: Otitis media purulenta; meist mit

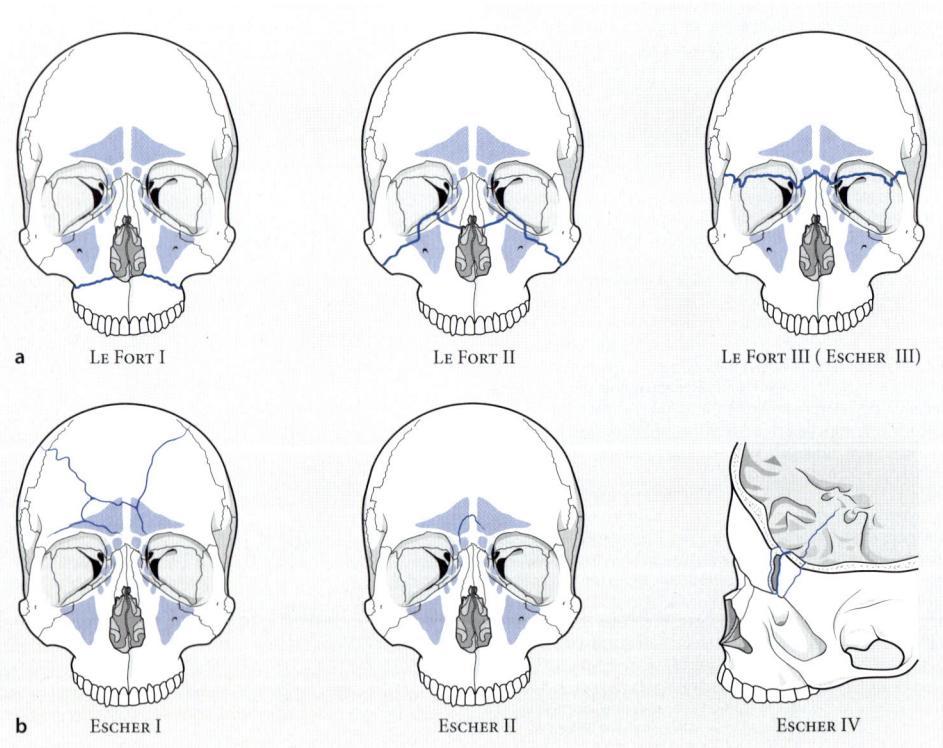

a LE FORT I   LE FORT II   LE FORT III (ESCHER III)

b ESCHER I   ESCHER II   ESCHER IV

Abb. M47. Mittelgesichtsfraktur. Einteilung des Gesichtsschädelfrakturen nach LeFort und Escher

Tab. M15. Mittelgesichtsfraktur. Einteilung der Mittelgesichtsfrakturen

Lokalisation	Frakturformen
Zentrales Mittelgesicht	Infrazygomatikale Frakturen (Alveolarfortsatzfrakturen, dentoalveolärer Komplex)
	Le Fort-I- oder Guerin-Fraktur mit und ohne Sagittalfraktur
	Zentrale oder pyramidale Frakturen (Le Fort-II-Fraktur mit und ohne Sagittalfraktur)
	Nasenskelettfrakturen (nasomaxillärer und nasoethmoidaler Komplex)
	Irreguläre Frakturen, Teil- und Defektfrakturen
Laterales Mittelgesicht	Laterale Frakturen (zygomatikoorbitaler Komplex)
	Isolierte Jochbeinfrakturen
	Zygomatikomaxillare Frakturen
	Isolierte Jochbogenfrakturen
	Komplexe Jochbein-Jochbogenfrakturen
	Orbitarandfrakturen
	Orbitawandfrakturen („Blow out"-Fraktur)
	Zygomatikomandibuläre Frakturen
Kombiniertes zentrales und laterales Mittelgesicht	Zenrolaterale Frakturen (Abrissfraktur des gesamten Mittelgesichts von der Schädelbasis, Le Fort-III-Fraktur)
Vordere und laterale Schädelbasis	Abriss von Mittelgesicht und vorderer Schädelbasis (frontomaxilläre oder frontobasale Fraktur)
	Fraktur des Schläfenbeins und der Felsenbeinpyramide (laterobasale Fraktur)

Einschmelzung und Spontanperforation des Trommelfells einhergehende akute oder chronische eitrige Mittelohrentzündung; *s.u. Essay Otitis media S. 1181*

Mit|tel|ohr|ent|zün|dung *f*: → *Otitis media*

Mit|tel|ohr|ka|tarrh *m*: → *Otitis media*

Mit|tel|ohr|schwer|hö|rig|keit *f*: **Syn:** *Schallleitungsstörung, Mittelohrtaubheit, Schallleitungsschwerhörigkeit; s.u. Schwerhörigkeit*

Mit|tel|strahl|u|rin *m*: *s.u. Dreigläserprobe*

Mittelzeit-Sulfonamide *pl*: Sulfonamidantibiotika mit einer Halbwertzeit von bis zu 60 h [z.B. Sulfadoxin, Sulfamerazin]

mixed connective tissue disease *nt*: → *Mischkollagenose*

Mi|ya|ga|wa|nel|lo|se *f*: → *Katzenkratzkrankheit*

M-Ketten-Krankheit *f*: **Syn:** *μ-Schwerkettenkrankheit, μ-Kettenkrankheit, M-Schwerkettenkrankheit; s.u. Schwerkettenkrankheit*

Mljet-Krankheit *f*. → *Keratosis palmoplantaris transgrediens*

MMM-Schema *nt*: zur Behandlung von Mammakarzinomen verwendetes Schema aus Mitomycin* C, Mitoxantron* und Methotrexat*

M-Mode *m*: *s.u. Sonografie*

Mo|do|be|mid *nt*: selektiver, reversibler Monoaminoxidase A-Hemmer [RIMA]; Antidepressivum; **Anw.:** Depressionen v.a. bei Therapieversagen von Antidepressiva der 1. Wahl, agitiert-ängstliche Depressionen, Involutionsdepressionen, Panikerkrankungen, Sozialphobie, Prophylaxe der Migräne und des Spannungskopfschmerzes; **Dosierung:** 450 mg/d, maximal 600 mg/d p.o.; **NW:** Mundtrockenheit, Obstipation, Miktionsbeschwerden, Schlafstörungen

MODY-Diabetes *m*: **Syn:** *maturity-onset diabetes of the young*; seltene Diabetesform, die nicht zur Ketoazidose neigt, tritt typischerweise vor dem 25. Lebensjahr auf und hat einen autosomal-dominanten Erbgang; pathophysiologisch findet sich in der Regel eine gestörte Beta-Zell-Funktion bzw. ein Defekt der Insulinsekretion; Beta-Zell-Autoantikörper können nicht nachgewiesen werden; bisher wurden 6 MODY-assoziierte Gene und 6 klinische MODY-Subtypen identifiziert; einige MODY-Subtypen können langfristig mit oralen Antidiabetika behandelt werden, bei anderen ist eine Therapie mit Insulin indiziert; *s.u. Essay Diabetes mellitus S. 253*

Moebius-Zeichen *nt*: bei Hyperthyreose mit Exophthalmus vorkommende Schwäche der Einwärtsbewegung eines Auges bei der Konvergenzreaktion

Moeller-Hunter-Glossitis *f*: **Syn:** *Hunter-Glossitis; s.u. Glossitis*

Mohn *m*: **Syn:** *Schlafmohn, Papaver somniferum*; v.a. in Kleinasien und dem fernen Osten wachsendes Staudengewächs; der aus den unreifen Fruchtkapseln gewonnene Milchsaft enthält Rohopium; fällt unter das „Gesetz über den Verkehr mit Betäubungsmitteln", d.h., es dürfen nicht mehr als 25 Pflanzen angebaut und nicht mehr als 10 Quadratmeter damit bepflanzt werden

kalifornischer Mohn: → *Goldmohn*

Mohn|blu|men *pl*: → *Klatschmohn*

Mohs-Technik *f*: **Syn:** *fraktionierte Kürettage; s.u. Basaliom*

Mo|la hydatiformis/hydatidosa *f*: → *Blasenmole*

Mo|le, hydatiforme *f*: → *Blasenmole*

Mo|le|ku|lar|sieb|chro|ma|to|gra|fie, -gra|phie *f*: → *Gelchromatografie*

Möller-Glossitis *f*: **Syn:** *Hunter-Glossitis; s.u. Glossitis*

Mol|lus|cum contagiosum *nt*: **Syn:** *Dellwarze, Epithelioma contagiosum/molluscum*; virale [**Molluscum contagiosum-Virus**] gutartige Hauterkrankung mit typischen zentral eingedellten Knötchen; ist weltweit verbreitet, tritt aber hauptsächlich bei Kindern [v.a. Jungen] auf; häufig bei atopischem Ekzem und HIV-Infektion; die Übertragung erfolgt wahrscheinlich als Schmierinfektion; **Klinik:** kleine, weiche, hautfarbene Papeln mit zentraler Eindellung; beim Quetschen entleert

M

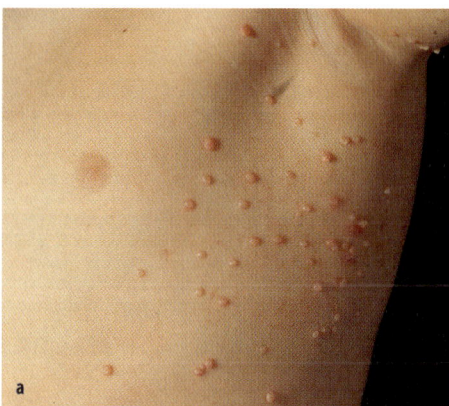

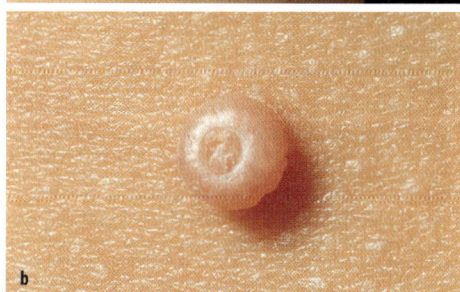

Abb. M48. Molluscum contagiosum. a multiple, kugelige, wächsern transluzente Läsionen mit zentraler Delle; **b** exprimierbarer Molluscum-Brei im Porus

sich ein weißlicher, talgartiger Brei [**Molluscum Brei**]; es kann sich um einzelne, aber auch Hunderte von Läsionen handeln, die v.a. das Gesicht, die Augenlider, den Rumpf, die großen Beugen und die Genitalregion befallen; **Therapie:** Ausdrücken oder Entfernung mit dem scharfen Löffel; die Krankheit ist selbstlimitierend; werden die Läsionen nicht entfernt, kommt es häufig zu Autoreinfektion

Mol|lus|cum pseudocarcinomatosum *nt:* → *Keratoakanthom*

Mol|lus|cum sebaceum *nt:* → *Keratoakanthom*

Mol|si|do|min *nt:* Koronartherapeutikum; bewirkt eine venöse Vasodilatation, Verbesserung der Herzarbeit und Reduzierung des O_2-Verbrauches; hemmt die Thrombozytenaggregation; wird im Gegensatz zu den organischen Nitraten nicht in der Leber abgebaut, sondern erst aktiviert; **Anw.:** koronare Herzkrankheit, Angina pectoris im akuten Stadium des Herzinfarktes; **Dosierung:** je nach Ansprechen des Patienten 2–3 × tgl. 1 mg, 2 mg, 4 mg oder 8 mg p.o.; bei Myokardinfarkt initial 4 mg i.v., anschl. Infusion von 4 mg/h unter ständiger Herz-Kreislauf-Überwachung; **NW:** orthostatische Kreislaufstörungen durch Hypotonie, in Einzelfällen Kollaps und Schock; Übelkeit, Schwindel, Kopfschmerzen

Molteno-Implantat *nt: s.u. Essay Glaukome S. 497*

Mol|me|ta|son|fu|ro|lat *nt:* von Prednisolon abgeleitetes, nicht-fluoriertes lokal anwendbares Glucocorticoid; **Anw.:** extern zur Behandlung glucocorticoidsensitiver Dermatosen, wie z.B. Kontaktekzem oder atopische Dermatitis

Mol|mor|di|ca cylindrica *f:* → *Schwammgurke*

Mol|mor|di|ca operculata *f:* → *Luffa operculata*

2-Mo|nats|sprit|ze *f:* → *Zweimonatsspritze*

3-Mo|nats|sprit|ze *f:* → *Dreimonatsspritze*

Mönchs|pfef|fer *m:* **Syn:** *Keuschlamm, Vitex agnus-castus, Agnus-castus vulgaris;* Strauch aus der Familie der Verbenengewächse [Verbenaceae]; die Steinbeeren [**Mönchspfefferfrüchte**, Agni casti fructus] enthalten Monoterpenglykoside [Aucubin, Agnusid] und Flavonoide; **Anw.:** Menstruationsstörungen, prämenstruelle Beschwerden, Mastodynie

Monge-Krankheit *f:* **Syn:** *chronische Höhenkrankheit; s.u. Höhenkrankheit*

Mo|ni|lia *f:* → *Candida*

Mo|ni|li|a|sis *f, pl* -**ses:** → *Candidose*

Mo|no|a|min|o|xi|da|se|hem|mer *pl:* **Syn:** *Monoaminooxidasehemmer, MAO-Hemmer, MAO-Inhibitoren;* Substanzen, die die Monoaminoxidase und damit den Abbau von Noradrenalin, Dopamin und Serotonin hemmen; werden als Psychopharmaka u.a. Antidepressiva eingesetzt; man unterscheidet **nicht-selektive Monoaminoxidasehemmer**, die beide Isoenzyme von Monoaminooxidase [MAO-A und MAO-B] hemmen, wobei die verschiedenen Pharmaka oft eine relative Selektivität für die Monoaminoxidase-A aufweisen, von **selektiven Monoaminoxidasehemmern**, die fast ausschließlich die MOA-A hemmen [deshalb auch [Monoaminoxidase-A-Hemmer]

Mo|no|bac|ta|me *pl:* β-Lactamantibiotika mit monozyklischer Ringstruktur, z.B. Aztreonam*

Mo|no|chlor|i|mi|pra|min *nt:* → *Clomipramin*

monoclonal gammopathies of undetermined significance *pl: s.u. Gammopathie*

Mo|no|my|cin A *nt:* → *Paromycin*

Mo|no|nu|kle|o|se *f:* Bezeichnung für eine Erhöhung der mononukleären Leukozyten im peripheren Blut
infektiöse Mononukleose: **Syn:** *Mononucleosis infectiosa, College-Krankheit, Pfeiffer-Drüsenfieber;* weltweit auftretende Infektionskrankheit durch das Epstein-Barr-Virus; die Übertragung erfolgt durch Tröpfchen- oder Kontaktinfektion [**kissing disease**]; **Klinik:** nach einer Inkubationszeit von 10–14 Tagen bei Jugendlichen und 4–8 Wochen bei Erwachsenen beginnt die Erkrankung mit leichtem Fieber, Abgeschlagenheit, leichter Ermüdbarkeit, Schwellung von Lymphknoten, Leber und Milz, Monozytenangina, Leukozytose [buntes Blutbild mit atypischen Lymphozyten] und Rachenentzündung [rauer Hals]; **Diagnose:** Antikörpernachweis [Paul-Bunnell-Reaktion, Henle-Test]; **Therapie:** Bettruhe, Mundpflege, evtl. Antibiotika zur Verhinderung von Sekundärinfektionen

Paul-Bunnel-negative infektiöse Mononukleose: Syn: *Zytomegalievirusmononukleose, CMV-Mononukleose;* zum Zytomegalie-Syndrom gehörende Speicheldrüsenentzündung, die nur schwer von der klassischen infektiösen Mononukleose abgrenzbar ist

Mo|no|zy|ten|leuk|ä|mie *f:* **Syn:** *akute monozytäre Leukämie;* Unterform [M5] der akuten myeloischen Leukämie*

Mon|tags|fie|ber *nt:* akute, exogen-allergische Alveolitis; *s.a. Essay Lungen- und Atemwegserkrankungen durch Arbeit und Umwelt S. 1265*

Monteggia-Fraktur *f:* **Syn:** *Monteggia-Subluxationsfraktur;* proximale Ulnafraktur* mit ventraler Luxation des Radiusköpfchens und Ruptur des Ligamentum anulare; muss offen reponiert und mittels Osteosynthese stabilisiert werden; *s.a. Essay Fraktur, Luxation, Distorsion S. 423*

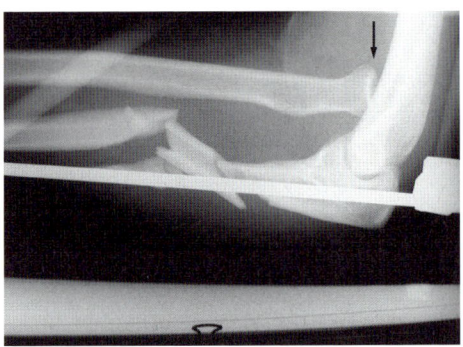

Abb. M49. Monteggia-Fraktur

Mon|te|lu|kast *nt:* Leukotrien-Rezeptorantagonist; kompetitiver Antagonist von Cysteinyl-Leukotrienen an Cyst-LT-1-Rezeptoren im Lungenparenchym; **Anw.:** Prophylaxe und Therapie des Asthma bronchiale; *s.a. Essay Asthma bronchiale und Status asthmaticus S. 95*

Montezumas Rache *f:* → *Reisediarrhoe*

Moor|bad *nt:* warmes oder heißes Bad aus Torf und Wasser zur Wärmebehandlung bei entzündlichen, degenerativen und rheumatischen Erkrankungen

Moor|bir|ke *f:* **Syn:** *Betula pubescens; s.u. Birke*

Moor|pa|ckung *f:* i.d.R. heiße Packung aus Torf zur lokalen Wärmebehandlung bei entzündlichen, degenerativen und rheumatischen Erkrankungen

Moos-Fuß *m: s.u. Chromomykose*

Moos, isländisches *nt:* **Syn:** *Lichen islandicus;* Vegetationskörper von Cetraria islandica; enthält Schleim, Flechtensäuren und Bitterstoffe; besitzt eine reizlindernde und evtl. schwach antimikrobielle Wirkung; **Anw.:** Appetitlosigkeit, Entzündungen im Mund- und Rachenraum; traditionell als Roborans und Wundheilungsmittel

Mor|bus *m, pl* -**bi:** **Syn:** *Krankheit, Erkrankung;* durch subjektive oder objektive Symptome gekennzeichnete körperliche, geistige oder seelische Veränderung oder Störung
Morbus Addison: Syn: *Addison-Krankheit, primäre chronische Nebennierenrindeninsuffizienz; s.u. Nebennierenrindeninsuffizienz*
Morbus Ahlbäck: Syn: *Ahlbäck-Krankheit;* seltene, aseptische Knochennekrose des Femurkondylus, die erst im höheren Alter [60 70 Jahre] auftritt; *s.a. Essay Knochennekrosen S. 811*
Morbus Basedow: → *Basedow-Krankheit*
Morbus Bechterew: → *Spondylitis ankylosans*
Morbus Besnier: → *atopisches Ekzem*
Morbus Besnier-Boeck-Schaumann: → *Sarkoidose*
Morbus Biermer: Syn: *perniziöse Anämie; s.u. alimentäre Anämie*
Morbus Binswanger: → *Binswanger-Enzephalopathie*

M

Morbus Boeck: → *Sarkoidose*

Morbus Bowen: *Syn: Bowen-Dermatose, Dyskeratosis maligna*; intraepidermal wachsende Präkanzerose der Haut lichtexponierter Areale [Gesicht, Hände, Nacken]; kann in ein Bowen-Karzinom übergehen; findet sich v.a. bei älteren, hellhäutigen Patienten oder nach chronischer Arsenzufuhr; Therapie: Exzision; *s.u. Essay Bösartige Neubildungen der Haut S. 993, Essay Neubildungen von Vulva und Vagina S. 1685*

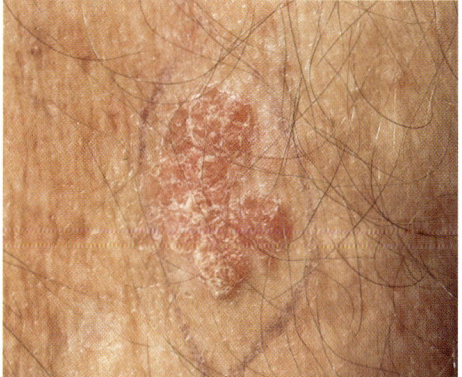

Abb. M50. Morbus Bowen

Morbus Brill-Symmers: *Syn: Brill-Symmers-Syndrom, Germinoblastom, großfollikuläres Lymphoblastom, großfollikuläres Lymphom, zentrozytisch-zentroblastisches Lymphom*; zu den Non-Hodgkin-Lymphomen gerechnete Lymphknotenerkrankung mit Leber- und Milzschwellung, Aszites und Schwellung im Bereich der Ohrspeicheldrüse; gehört zur Gruppe der follikulären Lymphome; *s.a. Essay Non-Hodgkin-Lymphome S. 1133*

Morbus Coats: → *Coats-Syndrom*

Morbus Crohn: *Syn: Crohn-Krankheit, Enteritis regionalis Crohn, Enteritis regionalis, Ileitis regionalis/terminalis, Ileocolitis regionalis/terminalis*; multifaktorielle [u.a. immunologisch, genetisch] alle Wandschichten betreffende granulomatöse Entzündung, die meist die unteren Ileumabschnitte [evtl. auch höhere Darmbezirke und auch das Kolon] befällt; *s.u. Essay Morbus Crohn S. 1039*

Morbus Cushing: *Syn: zentrales Cushing-Syndrom*; *s.u. Cushing-Syndrom*

Morbus Darier: *Syn: Darier-Krankheit, Dyskeratosis follicularis vegetans, Porospermosis follicularis vegetans, Porosper-*

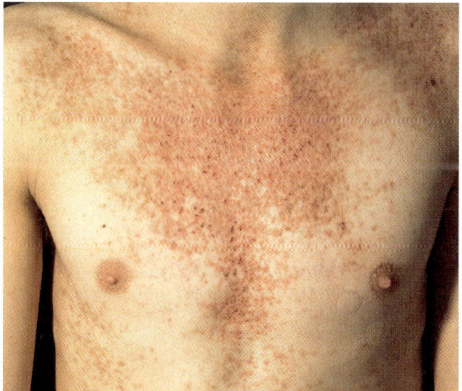

Abb. M51. Morbus Darier

mosis cutanea, Keratosis vegetans, Dyskeratosis follicularis; autosomal-dominante Keratose mit typischen Verhornungsstörungen im Bereich von Kopf, Handflächen, Fußsohlen und Nägeln; Klinik: multiple, meist hirsekorngroße, keratotische Papeln, v.a. in den seborrhoischen Arealen [Gesicht, behaarte Kopfhaut, Schweißfurchen]; die Zahl der Läsionen nimmt langsam zu, wobei saisonale Schwankungen möglich sind; histologisch findet man Hyper-, Para- und Dyskeratosen sowie Akanthose; Therapie: Antibiotika und Keratolytika lokal; evtl. Dermabrasion

Morbus Duhring-Brocq: → *Dermatitis herpetiformis Duhring*

Morbus Durand-Nicolas-Favre: → *Lymphogranuloma inguinale*

Morbus Fabry: → *Fabry-Syndrom*

Morbus Flegel: *Syn: Hyperkeratosis lenticularis perstans (Flegel)*; *s.u. Hyperkeratose*

Morbus Fölling: → *Phenylketonurie*

Morbus Fröhlich: *Syn: Dystrophia adiposogenitalis, hypothalamisches Syndrom, hypothalamischer Symptomenkomplex, Fröhlich-Syndrom, Babinski-Fröhlich-Syndrom*; bei Kindern auftretende plötzliche Fettsucht in Kombination mit Minderwuchs und Hypogonadismus; oft nur schwer von Pubertätsfettsucht abgrenzbar, die umgekehrt ein **Pseudo-Fröhlich-Syndrom** vortäuschen kann

Morbus Gaucher: *Syn: Gaucher-Erkrankung, Cerebrosidose, Glukozerobrosidose, Cerebrosidlipidose, Zerebrosidlipidose, Zerebrosidose, Glykosylzeramidlipidose, Lipoidhistiozytose vom Kerasintyp*; durch ein Fehlen der Glucocerebrosidase hervorgerufene seltene Sphingolipidose mit Einlagerung von Cerebrosiden in Zellen des retikulohistiozytären Systems; je nach Verlaufsform kommt es zu verschiedenen klinischen Bildern mit unterschiedlicher Prognose; beim häufigsten Typ [**Morbus Gaucher Typ I**, chronischer nicht-neuronopathischer Typ] stehen Hepatosplenomegalie und Schäden an Knochenmark und Skelett im Vordergrund; dazu kommen noch hämorrhagische Diathese, Anämie, Throm-

M

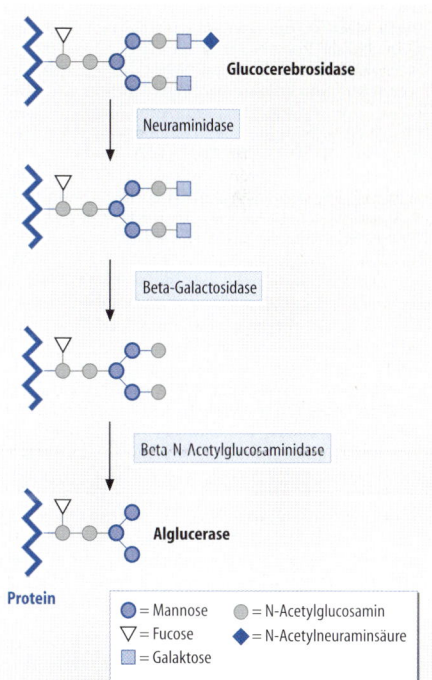

Abb. M52. **Morbus Gaucher.** Enzymatische Modifikation der Glucocerebrosidase zur Enzymsubstitutionstherapie

bopenie und Leukopenie; der Erkrankungsbeginn liegt i. d.R. im späten Kindesalter

der schon im Säuglingsalter auftretende **Morbus Gaucher Typ II** [akuter infantiler neuronopathischer Typ] zeigt eine Infiltration des Nervensystems mit Abräumzellen, die Neuronen phagozytieren [Neuronophagie]; der **Morbus Gaucher Typ III** wird auch als **subakuter juveniler neuronopathischer Typ** bezeichnet, weil er in der Adoleszenz oder dem frühen Erwachsenenalter beginnt, langsamer verläuft als Typ II, aber auch Neuronopathie zeigt; **Therapie**: bei Typ I wird heute erfolgreich eine Enzymsubstitution durchgeführt; früher wurde dem Patienten das fehlende Enzym intravenös verabreicht, das damit aber v.a. in Hepatozyten und nicht in die Makrophagen aufgenommen wurde; durch Behandlung mit verschiedenen Enzymen wird deshalb die Kohlenhydratseitenkette modifiziert und die sog. **Alglucerase** hergestellt; sie bindet nach i.v.-Injektion an Mannoserezeptoren der Makrophagen und wird dann in die Zelle aufgenommen und in die Lysosomen überführt; die Patienten zeigen nach Injektion eine deutliche Abnahme der Hepatosplenomegalie; Typ II reagiert nicht auf Enzymtherapie und für Typ III steht das endgültige Urteil noch aus; **Prognose**: bei Typ I Dank der Enzymsubstitution heute relativ gut; es können aber Komplikationen durch die Knochenschäden [z.B. Querschnittslähmung] auftreten; bei Typ II versterben die Kinder meist im 1. oder 2. Lebensjahr; Typ III verläuft meist benigne; es gibt aber aggressive Formen, die innerhalb weniger Jahre zum Tode führen

Morbus Günther: → *kongenitale erythropoetische Porphyrie*

Morbus haemolyticus neonatorum: *Syn: fetale Erythroblastose, Neugeborenenerythroblastose, Erythroblastosis fetalis, Morbus haemolyticus fetalis*; immunhämolytische Anämie von Feten oder Neugeborenen durch mütterliche Antikörper gegen die kindlichen Erythrozyten; meist [85 %] besteht eine AB0- oder Rhesusinkompatibilität [**AB0-Erythroblastose; Rhesus-Erythroblastose**]; durch Übertritt der mütterlichen Antikörper durch die Plazenta in den kindlichen Kreislauf kommt es zu einem vorzeitigen und vermehrten Abbau fetaler Erythrozyten; da das anfallende indirekte Bilirubin über die Plazenta abtransportiert und von der Mutter ausgeschieden wird, ist die kindliche Bilirubinkonzentration intrauterin kaum erhöht; allerdings kommt es schon vor der Geburt zur extramedullären Blutbildung mit Hepatosplenomegalie und zum Auftreten unreifer Erythrozytenvorstufen [Erythroblasten] im fetalen Blut

Klinik: bei **AB0-Erythroblastose** weisen die Neugeborenen meist nur eine geringe Anämie, Hepatosplenomegalie und im Blutbild Zeichen einer gesteigerten Erythropoese auf; die Hyperbilirubinämie ist meist nur mäßig ausgeprägt; bei der **Rhesus-Erythroblastose** kann es zu einem leichten Verlauf mit mittelschwerer Anämie und nur leichtem Bilirubinikterus kommen; häufig ist aber ein schweres Krankheitsbild mit schwerer fetaler Anämie und Ausbildung eines Hydrops fetalis mit allgemeinem Ödem, Aszites und Leber- und Herzinsuffizienz; auf der Basis der spektroskopischen Fruchtwasseranalyse erstellte Liley 1961 ein Diagramm mit den sog. **Liley-Zonen**; liegt der Messwert der photometrischen Bilirubinbestimmung bei 450 mm [**OD450-Wert**] in der Zone I, besteht nur eine geringe Anämiegefahr; Werte in der Zone II machen eine Anämie möglich oder wahrscheinlich und Werte in der Zone III sehr wahrscheinlich; **Therapie**: die AB0-Erythroblastose kann meist mit Phototherapie alleine behandelt werden; eine Austauschtransfusion ist nur selten nötig; bei der leicht verlaufenden Form der **Rhesus-Erythroblastose** ist ebenfalls die Phototherapie ausreichend; schwere Formen verlangen eine postpartale oder evtl. sogar eine intrauterine Austauschtransfusion

seit Einführung der **Anti-D-Prophylaxe** [Prophylaxe der Rhesus-Sensibilisierung von rh-negativen Müttern durch Gabe von Anti-D-Immunglobulin; innerhalb von 72 h nach Entbindung, Fehlgeburt oder Schwangerschaftsabbruch wird eine Standarddosis von Anti-D-Immunglobulin i.v. oder i.m. verabreicht; damit werden vom Fetus stammende

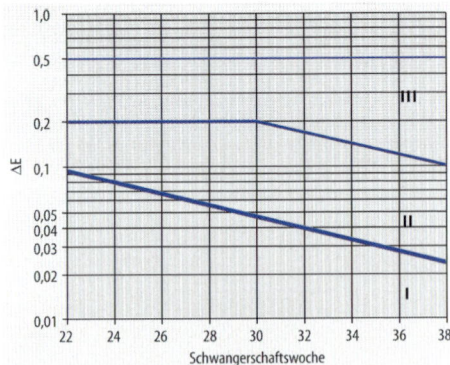

Abb. M53. Morbus haemolyticus neonatorum. Liley-Zonen: fotometrische Bilirubinbestimmung im Fruchtwasser bei 450 nm; **Zone I:** geringe Anämiegefahr, **Zone II:** Anämie möglich, **Zone III:** Anämie sehr wahrscheinlich

D-Antigene neutralisiert und eine Antikörperbildung verhindert] in Mitteleuropa nur noch selten gesehen

Morbus haemorrhagicus neonatorum: *Syn: hämorrhagische Diathese der Neugeborenen, Melaena neonatorum vera*; Blutungsneigung von Neugeborenen bei Mangel an Vitamin K-abhängigen Gerinnungsfaktoren [Faktor VII, IX und X, Prothrombin]; die typische Vitamin K-Mangelblutung tritt bei reifen Neugeborenen vom 3.–7. Tag auf, seltener ist die Spätblutung in der 4.–12. Woche bei gestillten Säuglingen [Muttermilch hat nur einen geringen Vitamin K-Gehalt]; **Klinik**: spontane Nabelschnur- oder Hautblutungen, Nasenbluten, Bluterbrechen, intrakranielle Blutung usw.; **Prophylaxe** und **Therapie**: die prophylaktische Gabe von Vitamin K unmittelbar nach der Geburt sowie am 5. und 28. Lebenstag [jeweils 2 mg oral] verhindert den Morbus haemorrhagicus neonatorum; bei manifester Blutung wird Vitamin K i.v. appliziert; notfalls kann auch Frischplasma infundiert werden

Morbus Hailey-Hailey: → *Hailey-Hailey-Syndrom*

Morbus Hansen: → *Lepra*

Morbus Herxheimer: → *Acrodermatitis chronica atrophicans*

Morbus Hirschsprung: *Syn: aganglionäres/kongenitales Megakolon, Hirschsprung-Krankheit, Megacolon congenitum*; angeborenes Megakolon, das durch einen engen Kolonabschnitt ohne Nervenversorgung [Aganglionose] verursacht wird; die Inzidenz beträgt ca. 1:5.000; es gibt familiäre Fälle mit Keimbahnmutation und sporadische Fälle; viele Patienten weisen das sog. RET-Protonkogen auf, die genaue Bedeutung davon ist aber noch ungeklärt; **Klinik**: durch die Engstellung eines Kolonabschnittes kommt es zu einer sekundären prästenotischen Aufdehnung des Kolons, die auch einen Teil des Dünndarms betreffen kann [**Morbus Sulzer-Wilson**]; damit kann es zu chronischem Ileus mit Blähungen und Obstipation kommen; häufiger ist aber ein akuter Beginn im Neugeborenen- oder Säuglingsalter als toxisches Megakolon mit Erbrechen, Stuhl- und Windverhaltung sowie Entleerung von voluminösen, stinkenden Stühlen und aufgeblähtem Abdomen; **Diagnose**: Röntgenkontrasteinlauf, Rektumbiopsie und histologische Untersuchung, Rektummanometrie; **Therapie**: bei kurzem engem Segment nur partielle Spaltung des Musculus sphincter ani internus, ansonsten Resektion des Segmentes und End-zu-End-Anastomose [z.B. anteriore Rektosigmoidresektion]

Morbus Hodgkin: → *Hodgkin-Lymphom*

Morbus Hunter: → *Mukopolysaccharidose II*

Morbus Kahler: → *Plasmozytom*

Morbus Kaposi: → *Kaposi-Sarkom*

Morbus Kawasaki: → *Lymphknotensyndrom, mukokutanes*

Morbus Kienböck: → *Lunatummalazie*

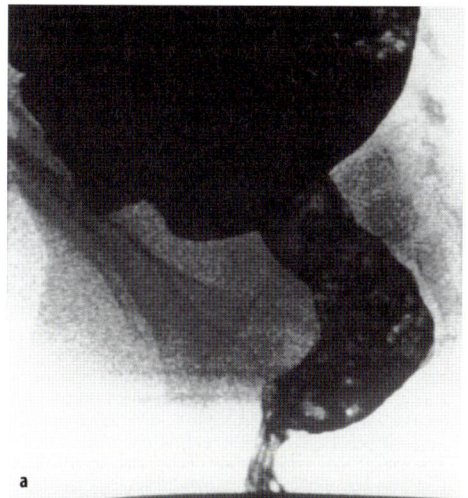

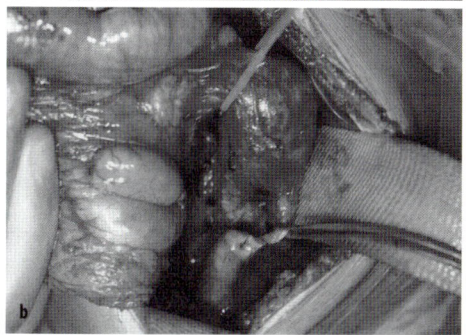

Abb. M54. Morbus Hirschsprung. a Röntgenbild, **b** Operationssitus

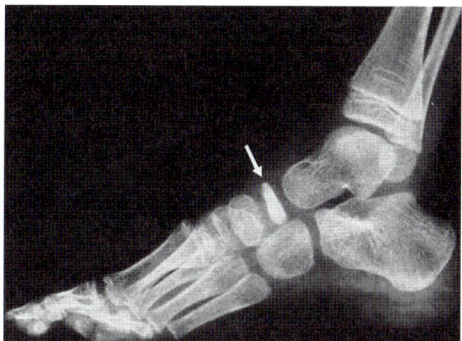

Abb. M55. Morbus Köhler I. Verschmälerung und Verdichtung des Os naviculare [Pfeil]

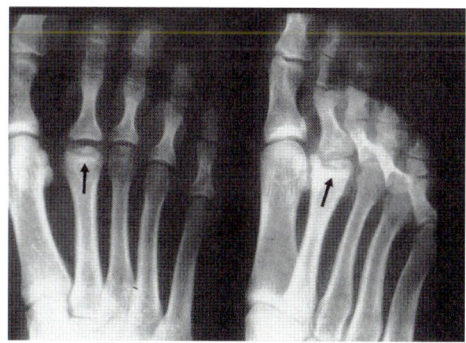

Abb. M56. Morbus Köhler II. Destruktion des Mittelfußköpfchens II [Pfeil]

M

Morbus Köhler I: *Syn: aseptische/avaskuläre Kahnbeinnekrose, Köhler-Krankheit, Köhler-Müller-Weiss-Syndrom*; zu den aseptischen Knochennekrosen gehörende Erkrankung des Kahnbeins [Os naviculare]; tritt meist einseitig [30 % beidseitig] und bevorzugt bei Jungen im Alter von 3–8 Jahren auf; es kommt zu Belastungs- und Druckschmerz sowie Schwellung über dem Kahnbein; **Diagnose**: Röntgen; **Therapie**: Einlagen; evtl. vorübergehende Entlastung durch einen Unterschenkelgehgipsverband; *s.a. Essay Knochennekrosen S. 811*

Morbus Köhler II. *Syn: Köhler-Freiberg-Krankheit*; aseptische Knochennekrose der Köpfchen von Zwischenfußknochen [Metatarsale II oder III]; betrifft v.a. Mädchen in der Adoleszenz [12–18 Jahre] und wird durch einen Spreizfuß

begünstigt; **Therapie**: Einlagen; in seltenen Fällen wird eine Resektion des deformierten Metatarsalköpfchens notwendig; *s.a. Essay Knochennekrosen S. 811*

Morbus König: *Syn: Osteochondrosis dissecans am Kniegelenk*; führt zur Bildung eines Knochen-Knorpel-Sequester an der medialen Femurkondyle mit Bildung eines freien Gelenkkörpers

Morbus Kyrle: *Syn: Hyperkeratosis follicularis et parafollicularis in cutem penetrans (Kyrle)*; *s.u. Hyperkeratose*

Morbus Ledderhose: *Syn: Ledderhose-Syndrom I, plantare Fibromatose, Fußsohlenfaszienkontraktur, Dupuytren-Kontraktur der Plantarfaszie, Fibromatosis plantae, Plantaraponeurosenkontraktur, Fasciitis plantaris*; der Dupuytren-Kontraktur [A] entsprechende, manchmal auch gleichzeitig auftretende, bindegewebige Verhärtung der Palmaraponeurose mit Beugekontraktur von Zehen; wesentlich seltener als die palmare Fibromatose; die erhebliche, z.T. knotige Verdickung

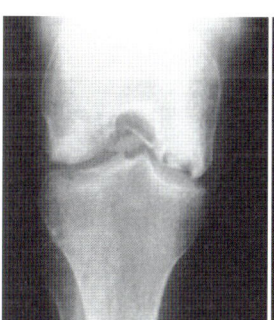
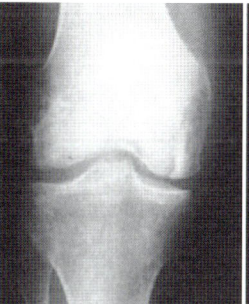
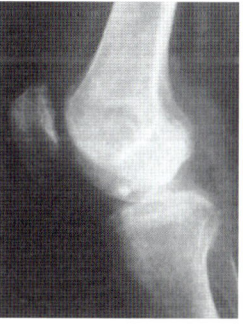

Abb. M57. Morbus König. Osteochondrosis dissecans des medialen Femurkondylus mit freiem Gelenkkörper in der Fossa intercondylaris

der Faszie kann schmerzhaft sein; **Therapie**: operative Durchtrennung und Teilentfernung der Faszie mit radikaler Entfernung der Bindegewebsstränge; intensive krankengymnastische Nachbehandlung; **Prognose**: hohes Rezidivrisiko, selbst bei radikaler Entfernung der Knoten

Morbus Legg-Calvé-Perthes: → *Morbus Perthes*

Morbus Letterer-Siwe: *Syn*: *Abt-Letterer-Siwe-Krankheit, Letterer-Siwe-Krankheit, akute Säuglingsretikulose, maligne Säuglingsretikulose, maligne generalisierte Histiozytose*; generalisierte Variante der Histiozytosis × mit Granulomen in Haut, Milz, Lymphknoten, Leber, Lunge und Knochen; betrifft bevorzugt Kleinkinder; typisch ist ein akuter Verlauf mit hoher Sterberate [90 %]; **Therapie**: Zytostatikatherapie und hoch dosierte Corticoide; Antibiotikaabdeckung und Bluttransfusionen

Morbus Maroteaux-Lamy: → *Mukopolysaccharidose VI*

Morbus Ménétrier: *Syn*: *Riesenfaltengastritis, Ménétrier-Syndrom, Riesenfaltenmagen, Riesenfaltengastropathie, Gastropathia hypertrophica gigantea*; zu Vergrößerung des Faltenreliefs führende, chronische Entzündung der Magenschleimhaut unbekannter Genese; führt zu Oberbauchbeschwerden, Erbrechen, Diarrhoe, Eiweißverlust mit Ödemen, Hypo- oder Anazidität; ist eine Präkanzerose, die alle 2–3 Jahre endoskopisch kontrolliert werden sollte; die Riesenfaltengastritis bei chronischer Helicobacter-pylori-Gastritis* bietet endoskopisch dasselbe Bild, bildet sich aber nach Eradikationstherapie wieder zurück; *s.a. Essay Neubildungen des Magens S. 947, Essay Gastritis und peptisches Ulkus S. 443*

Morbus Ménière: → *Ménière-Krankheit*

Morbus Meulengracht: → *intermittierende Hyperbilirubinämie Meulengracht*

Morbus Minkowski-Chauffard: → *Kugelzellanämie*

Morbus Neisser: → *Gonorrhoe*

Morbus Ollier: *Syn*: *Ollier-Erkrankung, multiple kongenitale Enchondrome, Hemichondrodystrophie, Enchondromatose*; angeborene, sich meist nach dem 2. Lebensjahr manifestierende Wucherung von Knorpelzellen der Epiphysenfugen und später auch der Metaphysen; tritt halbseitig mit bevorzugtem Befall von Unterarmen und Unterschenkeln auf und verursacht Achsenabweichungen, Fehlstellungen und halbseitigen Minderwuchs; treten zusätzlich noch multiple kavernöse oder kapilläre Angiome von Haut und inneren Organen auf, liegt ein **Maffucci-Syndrom** vor

die Patienten müssen sorgfältig überwacht werden, weil eine hohe Wahrscheinlichkeit [30–50 %] einer malignen Entartung der Enchondrome mit Bildung von Chondrosarkomen vorliegt

Morbus Ormond: *s.u. retroperitoneale Fibrose*

Morbus Ortner: → *Claudicatio intermittens abdominalis*

Morbus Osgood-Schlatter: → *Osgood-Schlatter-Syndrom*

Morbus Osler: *Syn*: *hereditäre Teleangiektasie, Osler-Rendu-Weber-Krankheit, Rendu-Osler-Weber-Krankheit, Teleangiectasia hereditaria haemorrhagica*; autosomal-dominante

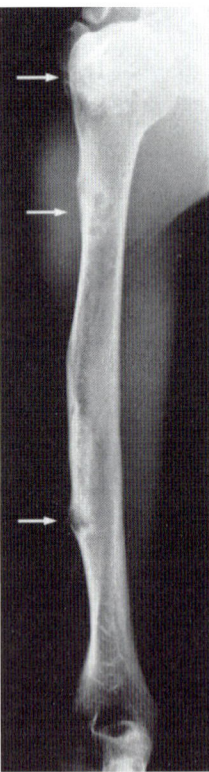

Abb. M58. Morbus Ollier. Multiple Enchondrome des rechten Humerus bei 20-jährigem Patienten

Erkrankung mit Bildung von Teleangiektasien in Haut und Schleimhaut, arteriovenösen Aneurysmen sowie rezidivierenden inneren Blutungen; **Therapie**: symptomatisch; Blutungsstillung, Laserkoagulation der Teleangiektasien und Aneurysmen; **Prognose**: 5 % der Patienten versterben an inneren Blutungen

Morbus Paget: *Syn*: *Paget-Syndrom, Knochen-Paget, Osteodystrophia deformans, Ostitis deformans*; ätiologisch ungeklärte [evtl. Slow-virus-Infektion], chronisch-progrediente Knochendystrophie, die v.a. ältere Männer [über 60 Jahre] befällt; kann als monostotisch Form auftreten, meist sind aber mehrere Knochen [Kreuzbein, Oberschenkel, Lendenwirbelsäule, Becken, Schädel] betroffen; in ca. 5 % kommt es zu Entartung zu einem Osteosarkom; **Klinik**: die Verdickung und Verkrümmung der befallenen Knochen führt z.B. zu Säbelscheidentibia, Hörstörungen und Schwindelattacken, Vergrößerung des Schädels [der Hut passt nicht mehr], Kreuz- und Ischiasschmerzen; **Diagnose**: Röntgen [nebeneinander von strähnigen Verdichtungen und osteolytischen Herden; Wirbel zeigen typische Verdichtungen und Vergrößerungen, Paget-Wirbel]; Skelettszintigramm [zeigt das Ausmaß], Labor [z.T. exzessive Erhöhung der alkalischen Phosphatase, erhöhte Deoxypyridinolinausscheidung im Harn]; **DD**: chronische Osteomyelitis, osteoblastische Metastasen, Osteodystrophia fibrosa generalisata; **Therapie**: Thyreocalcitonin oder Bisphosphonat hemmen die Osteoklastenüberaktivität; evtl. Korrekturosteotomien oder Dekompression bei zu engem Spinalkanal; **Prognose**: langsamer Verlauf, z.T. spontaner Stillstand

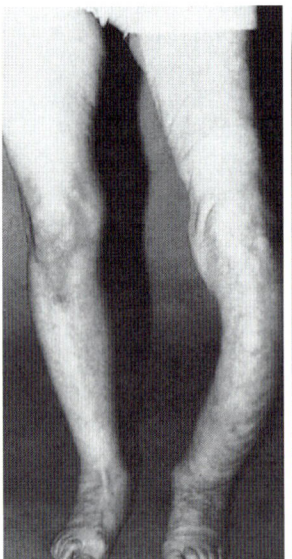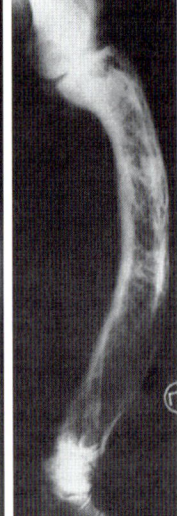

Abb. M59. Morbus Paget. Säbelscheidentibia bei 74-jähriger Patientin

Morbus Panner: → *Panner-Krankheit*

Morbus Parkinson: → *Parkinson-Syndrom*

Morbus Perthes: *Syn*: *Perthes-Krankheit, Perthes-Legg-Calvé-Krankheit, Perthes-Calvé-Legg-Krankheit, Legg-Calvé-Perthes-Krankheit, Legg-Calvé-Perthes-Waldenström-Krankheit, Osteochondropathia deformans coxae juvenilis, Coxa plana, Coxa plana idiopathica, Morbus Legg-Calvé-Perthes*; im Kindesalter auftretende aseptische Osteonekrose des Hüftkopfes; betrifft v.a. Knaben im Alter von 4–8 Jahren; beidseitiger Befall in 10–20 %; **Klinik**: belastungsunabhängige Schmerzen in der Hüfte, die oft ins Knie projiziert werden, Einschränkung der Innenrotation im Hüftgelenk, geringe Beinverkürzung; **Diagnose**: Röntgen; **DD**: Koxitis, epiphysä-

M

Morbus Crohn

Syn.: Crohn-Krankheit, Enteritis regionalis Crohn, Enteritis regionalis,   *Abk.*: MC
Ileitis regionalis/terminalis, Ileocolitis regionalis/terminalis

S. Nikolaus, S. Schreiber

Kurzdefinition

Wie die Colitis ulcerosa gehört der Morbus Crohn zu den chronisch-entzündlichen Darmerkrankungen [CED] mit schubweisem Verlauf. Zur Abschätzung der Krankheitsaktivität wird beim Morbus Crohn üblicherweise der **CDAI** [**C**rohn's **d**isease **a**ctivity **i**ndex] verwendet. Durch Wertung der Stuhlfrequenz, des Allgemeinbefindens, des Vorhandenseins von Bauchschmerzen, Fieber, einer abdominellen Resistenz, Gewichtsverlust oder extraintestinalen Manifestationen gemeinsam mit der Bewertung von Routinelaborparametern [HKT] erlaubt dieser Index eine schnelle Abschätzung der Schwere der Krankheitsaktivität. [*s.a. Essay Colitis ulcerosa*]

Leitsymptome

Rezidivierend auftretende Diarrhoen, Bauchschmerzen [bei Mitbeteiligung des terminalen Ileum im rechten Unterbauch lokalisiert], Gewichtsverlust, Anämie. Bei Kindern findet sich häufiges Erstsymptom Wachstumsretardierung. Da grundsätzlich der gesamte Gastrointestinaltrakt befallen sein kann, selten auch Befall der Mundschleimhaut, gelegentlich Oberbauchschmerzen bei Crohn-Ulkus. Bei Stenosen typische, postprandial auftretende, krampfartige Bauchschmerzen.

Ätiologie

Unklar, ein genetischer Hintergrund bei familiärer Häufung ist nachgewiesen (Kopplungsbefunde für CED auf den Chromosomen 16 [IBD1], 12 [IBD2], 6 [IBD3], 14q11/12 [IBD4], 5q31 [IBD5], 19p13 [IBD6], 1p36 [IBD7] und Chromosom 10q23 [DLG5]). Für den Morbus Crohn Nachweis eines ersten Krankheitsgens auf Chromosom 16 [NOD2, neue Nomenklatur: CARD15] sowie SLC22A4/SLC22A5 und DLG5 als weitere Krankheitsgene.

Risikofaktoren und Prävention

Rauchen stellt sich in verschiedenen Studien als Risikofaktor für die Manifestation und auch für den Verlauf des Morbus Crohn dar. Weitere Risikofaktoren sind ein „moderner" Lebensstil mit verbesserten hygienischen Bedingungen [**Hypothese**: eine globale Antigenexposition infolge hygienisch unzureichender Bedingungen stellt eine wichtige Trainingsfunktion des Immunsystems dar und trägt zur Vermeidung von Autoimmunität bei].

Befunde und weiterführende Diagnostik

Körperliche Untersuchung: bei Befall des terminalen Ileum Druckschmerz im rechten Unterbauch, ggf. abdominelle Resistenz bei Abszess palpabel, ggf. Fistelgänge sichtbar.

Labor: Ggf. erhöhte Entzündungsparameter [CRP, Leukos, BSG], ggf. Zeichen einer Anämie [meist hypochrome Eisenmangelanämie].

Bildgebende Verfahren:
- **Sonografie:** verdickte Darmwände [häufig terminales Ileum befallen] und Mehrperfusion im entzündeten Bereich. Ggf. Fistel- oder Abszessnachweis, bei Stenosen prästenotisch dilatierte Darmschlingen
- **Abdomenübersichtsaufnahme:** bei Verdacht auf mechanischen Ileus bei stenosierendem Verlauf
- **CT/MRT-Abdomen:** bei Fisteln/Abszessverdacht
- **[MR-]Sellink:** zum Nachweis/Ausschluss eines Dünndarmbefalls
- **Kapselendoskopie:** Derzeit nur im Rahmen von Studien, **cave**: Gefahr eines mechanischen Ileus bei vorhandenen Stenosen!
- **Rektale Endosonografie:** Bei Verdacht/zum Ausschluss von Fisteln und Abszessen in diesem Bereich.

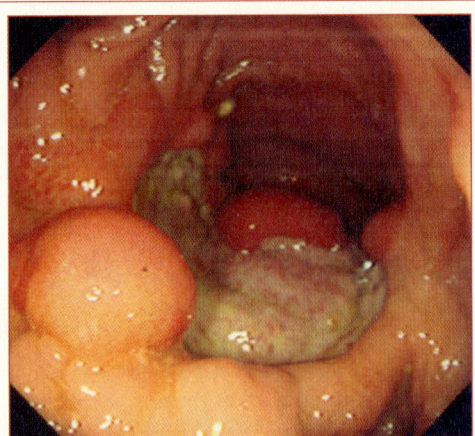

Abb. 1. Morbus Crohn: Pseudopolypen und tiefe Snail-track-Ulcera

Endoskopie:
- **Ileokoloskopie [mit Stufenbiopsieentnahme]:** diskontinuierliches Befallsmuster, häufig Mitbefall des terminalen Ileum
- **Gastroskopie:** bei Verdacht des Befalls des oberen Gastrointestinaltrakts mit Biopsieentnahme, bei epigastrischen Schmerzen zum Ausschluss eines [Crohn-]Ulkus.

Histologie: Epitheloidzellgranulome [nur in 6 % der Fälle; ein Fehlen von Granulomen schließt einen Morbus Crohn nicht aus!], transmurale Entzündung, diskontinuierliches Verteilungsmuster der Entzündung.

Extraintestinale Manifestationen
- **Haut:** Erythema nodosum, Pyoderma gangraenosum
- **Gelenke:** Arthritis/Arthralgien, Sakroileitis
- **Skelett:** Osteopenie/Osteoporose
- **Auge:** Iritis/Iridocyclitis, Uveitis
- **Blut:** Anämie, Thrombozytose, erhöhte Thromboseneigung, FXIII-Mangel
- **Leber/Gallenwege:** Steatosis hepatis, primär sklerosierende Cholangitis [seltener als bei Colitis ulcerosa]

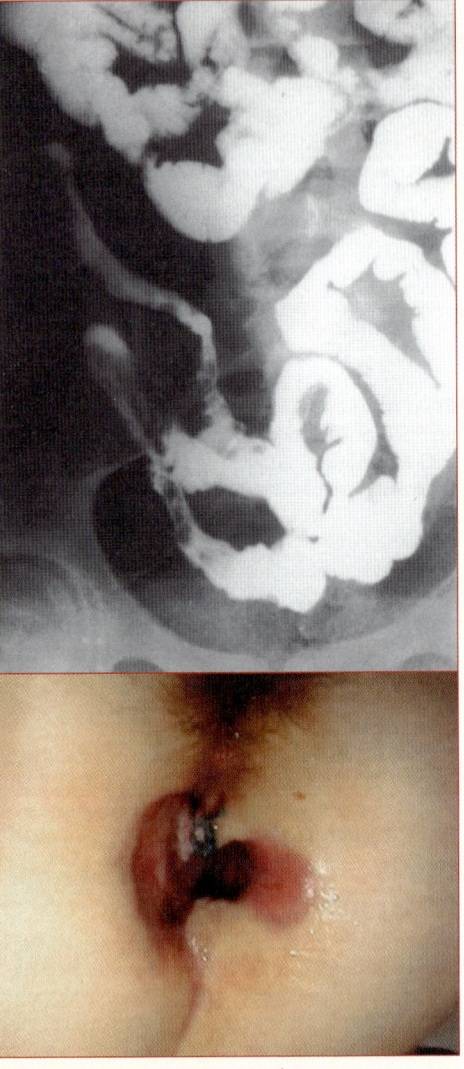

Abb. 2. Komplikationen beim Morbus Crohn. Links: Stenosen; rechts: Fisteln [hier: große Perianalfistel mit Fadendrainage versorgt]

Komplikationen
Minderwuchs/Wachstumsretardierung bei Kindern [bei Manifestation der Erkrankung vor der Pubertät und verspäteter Diagnosestellung/unzureichender Therapie], Malabsorptionssyndrome, Gallen- und Nierensteinbildung, Stenosen [Ileus], Fissuren, Abszesse, Fisteln [Perianalfisteln: einfache/komplizierte (z.B. transsphinktere) Fisteln; enteroenterale Fisteln; enterokutane Fisteln; enterovesikale Fisteln, enterovaginale Fisteln], kolorektales Karzinom [seltener als bei Colitis ulcerosa].

Differenzialdiagnose
Es kommen alle Erkrankungen in Betracht, die mit Diarrhoen und/oder Entzündung des Darmes einhergehen [z.B. infektiöse (bakterielle, parasitäre) oder ischämische Kolitiden, Sprue, Pankreasinsuffizienz, Hyperthyreose]. Bei Verdacht auf das Vorliegen eines Morbus Crohn sollte immer eine Diarrhoeabklärung zum Ausschluss anderer Ursachen erfolgen.

Medikamentöse Therapie
Schübe leichter bis mittlerer Aktivität
- systemische Therapie mit Glucocorticoiden*: Prednisolon* [z.B. Decortin® H, Prednisolon-ratiopharm®], initial 60 mg/Tag p.o. oder
- 6-Methylprednisolon* [z.B. Urbason®, Midrate®], initial 48 mg/Tag, dann abfallende Dosierung nach klinischem Ansprechen
- alternativ Budesonid*-Kapseln [z.B. Budenofalk®, Entocort®], 9 mg/Tag p.o.; eine Kombination mit 5-Aminosalicylsäure* [Mesalazin] ist möglicherweise vorteilhaft
- 5-Aminosalicylsäure* [z.B. Salofalk®, Claversal®, Pentasa®], 2,4 g/Tag p.o.; bei leichten Schüben auch alternativ zur Glucocorticoidtherapie möglich

Schübe mittlerer bis hoher Aktivität
- Glucocorticoide systemisch; ggf. parenterale Ernährung

Akuter Krankheitsschub bei gleichzeitigem Vorliegen von perianalen Fisteln
- bei komplexen Fisteln gemeinsame Untersuchung mit dem Chirurgen, dann primär chirurgische Therapie und/oder Infliximab* [z.B. Remicade®], 5 mg/kg KG i.v. mit Wiederholung nach 2 und 6 Wochen
- alternativ systemisch Glucocorticoide*, Azathioprin* [z.B. Imurek®, Azamedak®, Azafalk®, Zytrim®, Colinsan®], 2–3 mg/kg KG/Tag p.o., und Metronidazol* [z.B. Clont®], 3 × 400 mg/Tag p.o.
- bei einfachen Fisteln [in der chirurgischen Definition]: primäre chirurgische Therapie erwägen, sonst Infliximab* [z.B. Remicade®], 5 mg/kg KG i.v. mit Wiederholung nach 2 und 6 Wochen

Extraintestinale Manifestation
- systemische, immunsuppressive Therapie [Glucocorticoide mit oder ohne Azathioprin*/6-Mercaptopurin*, Infliximab*]
- bei Gelenkschmerzen keine nicht-steroidalen Antirheumatika, sondern Schmerzmittel wie Paracetamol*, Metamizol* oder Tramadol*

Bei häufig rezidivierenden akuten Schüben, wenn zwischen den Schüben keine Remission erreicht wird [nach ergebnisloser hoch dosierter Glucocorticoidtherapie] oder bei gravierender Glucocorticoidnebenwirkung: Immunmodulatoren, z.B. Azathioprin* oder Mercaptopurin* [z.B. Mercap®, Puri-Nethol®], 1–1,5 mg/kg KG/Tag p.o. [erst sekundär Methotrexat] langfristig, mindestens 2–4 Jahre; Infliximab* [z.B. Remicade®] 5mg/kg KG.
Bei schwerem, therapierefraktärem Verlauf: Infliximab* [z.B. Remicade®], 5 mg/kg KG i.v., Wiederholung nach 2 und 6 Wochen. Erst nach Ausschöpfung aller zuvor genannten immunsuppressiven Therapeutika oder bei Unverträglichkeit der o.a. Substanzen.

Remissionserhaltung
- bei Azathioprin-induzierter Remission: Azathioprin*, 50–100 mg/Tag p.o., oder Mercaptopurin*, 1–1,5 mg/kg KG/Tag bis zu 4 Jahre
- im Anschluss an eine erfolgreiche Glucocorticoidbehandlung bzw. postoperativ: 5-Aminosalicylsäure*, 1,5 g/Tag p.o. für 0,5–1 Jahr; eine postoperative Therapie mit Metronidazol* [z.B. Clont®], 3 × 400 mg/Tag p.o. über 3 Monate, wirkt bis zu 1 Jahr remissionserhaltend [Pilotstudie]
- bei Infliximab-induzierter Remission bzw. erfolgreichem Infliximab-induzierten Fistelverschluss: Erhaltungstherapie mit Infliximab* [z.B. Remicade®] alle 8 Wochen [5 mg/kg i.v.] ggf. in Kombination mit Azathioprin*

Supportive Therapie
- Einsatz von Antidiarrhoika: Loperamid* [z.B. Imodium®, Lopedium®, D-Stop-ratiopharm®], max. 6 × 2 mg/Tag p.o.; Codeinphosphat*, Tinctura* opii oder Octreotid* [z.B. Sandostatin®] nach Wirkung
- Eisenpräparate bei Eisenmangelanämie [bei ausgeprägter Eisenmangelanämie auch i.v.]
- zur Nachbehandlung des akuten Schubes bei kataboler Stoffwechsellage auf ausreichende Kalorienzufuhr achten [z.B. zusätzliche Ernährung mit hochkalorischer Trinknahrung]
- bei gleichzeitiger Steroidtherapie Osteoporoseprophylaxe mit Calcium und Vitamin D3 [1000 mg/1000IE/Tag]
- Schmerztherapie: Acetylsalicylsäure* und nicht-steroidale Antirheumatika* meiden, da sie schubauslösend wirken können; besser: Paracetamol*, Tramadol* oder Metamizol*

M

Chirurgie

Bei **Stenosen** möglichst Durchführung einer Strikturoplastik, nur bei langstreckigen Stenosen Entfernung der stenotischen Darmabschnitte, sparsame **Ileozäkalresektion** bei Ileozäkalstenose. Bei ausgeprägtem perianalen **Fistelleiden** ggf. Anlage eines passageren Ileostoma vor operativer Fistelversorgung zur „Ruhigstellung" der fisteltragenden Darmabschnitte und Verbesserung der OP-Bedingungen. Absolute OP-Indikation bei transsphinkteren Perianalfisteln, enterovesikalen Fisteln und symptomatischen enteroenteralen Fisteln. Ggf. Vorbehandlung mit Infliximab nach Ausschluss eines gleichzeitig vorliegenden Abszesses. Unkomplizierte Perianalfisteln können mit Fadendrainagen versorgt werden.

Quellenhinweise

Abb. 1, 2, 3: Reuter: Springer Lexikon Medizin, Springer Verlag 2004

re Dysplasie; **Therapie**: Schonung [eine Entlastung des Hüftkopfes durch Thomas-Schiene wird aber nur noch selten vorgenommen], Krankengymnastik, Entlastungsoperation [intertrochantäre Osteotomie zur Überdachung des gesamten Hüftkopfes = Containment]; die **Prognose** wird durch das Ausmaß der Hüftkopfdeformierung bestimmt; im späteren Verlauf kommt es meist zu Coxarthrose; *s.u. Essay Knochennekrosen S. 811*

Morbus Pott: *Syn: Spondylitis tuberculosa, Wirbeltuberkulose, Wirbelkaries, Wirbelsäulentuberkulose*; klinisch unauffällig verlaufende, häufigste Form der Knochentuberkulose; durch die Zerstörung der Wirbel kommt es zu vielfältigen Veränderungen [Keil-, Blockwirbel, Gibbus] und zur Bildung kalter Abszesse [Senkungsabszess]; *s.a. Essay Tuberkulose S. 1585*

Morbus quintus: → *Ringelröteln*

Morbus Reiter: → *Reiter-Syndrom*

Morbus Ritter von Rittershain: → *staphylogenes Lyell-Syndrom*

Morbus Roger: *Syn: Roger-Syndrom*; kleiner, angeborener Ventrikelseptumdefekt; bei der Auskultation hört man ein lautes [2/6 4/6], scharfes Systolikum im 3.–4. Interkostalraum links parasternal; sitzt meist im muskulären Septum; ist hämodynamisch unbedeutend, verläuft i.d.R. asymptomatisch und schließt sich in 90 % der Fälle von alleine

Morbus Sanfilippo: → *Mukopolysaccharidose III*

Morbus Schamberg: → *Purpura pigmentosa progressiva*

Morbus Schaudinn: → *Syphilis*

Morbus Scheie: → *Mukopolysaccharidose I-S*

Morbus Scheuermann: → *Scheuermann-Krankheit*

Morbus Sinding-Larsen: *Syn: Osteopathia patellae*; seltene aseptische Knochennekrose der Patellaspitze; stellt nach heutiger Lehrmeinung eher eine traumatisch bedingte Insertionstendopathie dar; **Klinik**: schmerzen über der Patellaspitze nach Belastung, v.a. Kniebeugung; **Diagnose**: Klinik plus Röntgenbild [der Patellapol ist meist zerklüftet; **Therapie**: Schonung führt immer zu Beschwerdefreiheit; *s.a. Essay Knochennekrosen S. 811*

Morbus Stargardt: *Syn: juvenile Makuladegeneration, Stargardt-Krankheit, Fundus flavimaculatus*; meist autosomal-rezessiv vererbte Makuladegeneration, die im 1. oder 2. Lebensjahrzehnt beginnt; es bilden sich kleine, oft bizarr geformte gelbe Flecken über dem gesamten Fundus; die Sehschärfe ist stark herabgesetzt, wird aber selten schlechter als 0,05; *s.a. Essay Hereditäre Netzhautdystrophien S. 1119*

Morbus Still: *Syn: Still-Syndrom, Chauffard-Ramon-Still-Syndrom, juvenile Form der chronischen Polyarthritis*; *s.u. juvenile chronische Arthritis*

Morbus Sudeck: → *Sudeck-Syndrom*

Morbus Sulzer-Wilson: *s.u. Morbus Hirschsprung*

Morbus Unna: → *seborrhoisches Ekzem*

Morbus Unna-Thost: → *Keratosis palmoplantaris diffusa circumscripta*

Morbus Vaquez-Osler: *Syn: Polycythaemia vera*; *s.u. Polycythaemia*

Morbus Waldenström: → *Makroglobulinämie Waldenström*

Morbus Wegener: → *Wegener-Granulomatose*

Morbus Weil: → *Leptospirosis icterohaemorrhagica*

Morbus Whipple: *Syn: Whipple-Krankheit, lipophage Intestinalgranulomatose, intestinale Lipodystrophie, Lipodystrophia intestinalis*; Darmerkrankung durch das grampositive Stäbchenbakterium **Tropheryma whippelii** mit Fettresorptions- und Verdauungsstörung; **Klinik**: intermittierende Gelenkschmerzen gefolgt von Diarrhoe, Gewichtsverlust, abdominelle Beschwerden, Lymphknotenvergrößerung und Hyperpigmentierung der Haut; seltener auch zentralnervöse Störungen [Ataxie, Parese, Demenz, Hör- und Sehstörungen]; **Therapie**: Cotrimoxazol★ für ein Jahr; alternativ Penicillin★ V, Chloramphenicol★ oder Ceftriaxon★

Morbus Wilson: *Syn: Wilson-Syndrom, hepatolentikuläre/hepatozerebrale Degeneration*; autosomal-rezessive Störung des Kupferstoffwechsels mit Ablagerung von Kupfer in den Geweben und erhöhter Ausscheidung im Harn; führt zu Leberzirrhose und neurologischen Schäden; beruht auf einer Mutation des sog. **Wilson-Gens** auf dem langen Arm des Chromosoms 13; die Häufigkeit beträgt 1:30–100.000 das klinische Bild ist anfangs eher unspezifisch; Leberzeichen der Haut, Hepatosplenomegalie oder histologische Leberveränderungen treten selten vor der Adoleszenz auf, die neurologischen Symptome [Verhaltensstörungen, Stimmungslabilität, Sprach- und Schreibstörungen, extrapyramidale Störungen] noch später; **Diagnose**: Kayser-Fleischer-

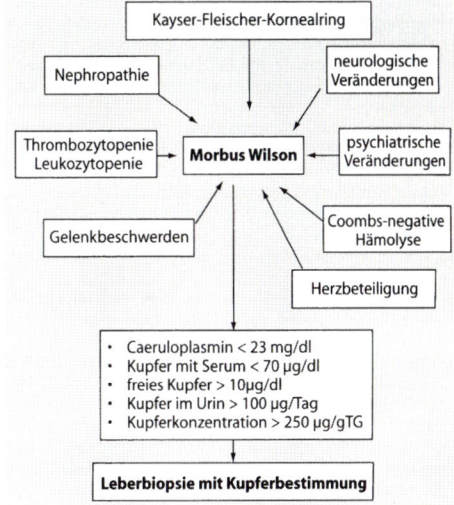

Abb. M60. Morbus Wilson. Klinische Symptome und Diagnostik

Tab. M16. Morbus Wilson. Medikamentöse Therapie

Präparat	Empfohlene Initialtherapie	Einsatz in der Erhaltungstherapie	Dosierung [mg/Tag]	Nebenwirkungen	Therapiekontrolle
D-Penicillamin	Ja	Ja	900–2.400	Hypersensitivitätsreaktionen, Autoimmunphänomene, Eisenmangelanämie	NCP-Kupfer[a], Kupfer im Urin
Trientine	Ja	Ja	1.200–2.700	Eisenmangelanämie	NCP-Kupfer[a], Kupfer im Urin
Zinksulfat	Nein[b]	Ja	150 (elementares Zink)	Dyspepsie, Erhöhung der alkalischen Phosphatase, Amylase, Lipase	NCP-Kupfer[a], Kupfer im Urin
Zinkacetat	Nein[b]	Ja	150 (elementares Zink)	Dyspepsie, Erhöhung der alkalischen Phosphatase, Amylase, Lipase	NCP-Kupfer[a], Kupfer im Urin

[a] Nicht-Coeruloplasmin-gebundenes Kupfer
[b] Bei präsymptomatischen Patienten auch im Rahmen der Initialtherapie anwendbar

Kornealring*; Zäruloplasminspiegel erniedrigt, Serumkupfer normal, erniedrigt oder erhöht; die Kupferausscheidung im Urin ist stark erhöht [100–200 µg/24 h] und kann durch Penicillamin auf über 1000 µg/24 h gesteigert werden; die Kupferkonzentration im Leberparenchym ist auf das 4–5-Fache gesteigert; **Therapie:** Penicillamin; Beschränkung der Kupferzufuhr mit der Nahrung; Lebertransplantation bei Leberzirrhose oder -versagen; *s.a. Essay Leberzirrhose S. 877*

Morbus Winiwarter-Buerger: *Syn: Winiwarter-Buerger-Krankheit, Buerger-Syndrom, Thrombangiitis/Thrombendangiitis/Endarteritis/Endangiitis obliterans;* meist bei Rauchern [Männer, 20–40 Jahre] auftretende arterielle Verschlusskrankheit mit Befall kleiner und mittelgroßer Arterien der Extremitäten; oft mit begleitender Phlebitis oder Thrombophlebitis; führt langfristig zu arterieller Verschlusskrankheit; **Therapie:** Einstellen des Rauchens ist die Behandlung der Wahl und ist auch von entscheidender Bedeutung für die Prognose; Prostazyklin i.v. über 3–4 Wochen verbessert die Symptomatik; nicht-steroidale Antiphlogistika für die begleitende Phlebitis oder Thrombophlebitis; evtl. thorakale oder lumbale Sympathektomie; *s.u. Essay Periphere arterielle Verschlusskrankheit S. 1661*

Morbus Woringer-Kolopp: → *Retikulose, pagetoide*
Morgagni-Adams-Stokes-Anfall m: → *Adams-Stokes-Anfall*
Morgagni-Hernie f: *Syn: Parasternalhernie, parasternale Zwerchfellhernie;* Zwerchfellhernie* durch das Trigonum sternocostale

Mor|phaea f: → *zirkumskripte Sklerodermie*
Morphaea generalisata: *Syn: generalisierte/pansklerotische Morphaea;* ausgedehnte zirkumskripte Sklerodermie*, die nahezu die gesamte Haut befällt; langwierige, schwere Form, die zu Muskelatrophie und Beugekontrakturen führt; ist oft nur schwer von der systemischen Sklerodermie* unterscheidbar
Morphaea guttata: kleinmakulöser Typ der zirkumskripten Sklerodermie* mit münzgroßen oberflächlichen Herden
Morphaea profunda: *Syn: subkutane Morphaea;* seltene, subkutane Form der zirkumskripten Sklerodermie* mit Entzündung des Fettgewebes; evtl. chronische Sonderform des Shulman-Syndroms*

Mor|phin nt: *Syn: Morphium, Morphineum;* aus Schlafmohn [Papaver somniferum] gewonnenes Opiumalkaloid mit starker analgetischer Wirkung; unterliegt dem Betäubungsmittelgesetz; bindet hauptsächlich an µ-Opioidrezeptoren im limbischen System, Thalamus, Striatum, Hypothalamus, Mittelhirn und Rückenmark; hemmt damit spezifisch die Informationsverarbeitung noxischer Reize und führt zu einer Reduktion nozizeptiver Reflexe und Verringerung der Intensität von Schmerzen; Morphin und seine Analoga haben auch eine antitussive Wirkung, wahrscheinlich durch direkten Angriff am Hustenzentrum in der Medulla oblongata; **Anw.:** schwere Schmerzzustände [postoperativ, Tumoren]; **NW:** Euphorie, Abhängigkeit, Atemdepression, Sedierung, Übelkeit, Erbrechen, Schwindel, Obstipation, Miosis, Bronchospasmus, Blasenentleerungsstörungen

Mor|phin|an|tal|go|nis|ten pl: → *Opiatantagonisten*
Mor|phi|um nt: → *Morphin*
Morquio-Brailsford-Syndrom nt: → *Mukopolysaccharidose IV*
Morquio-Syndrom nt: → *Mukopolysaccharidose IV*
Morquio-Ullrich-Syndrom nt: → *Mukopolysaccharidose IV*
Morton-Metatarsalgie f: *Syn: Morton-Neuralgie;* intermittierende Metatarsalgie im Bereich des III. oder IV. Mittelfußknochens; basiert auf Neuromen kleiner Digitalnerven, die bei Belastung schmerzhaft sind; **Klinik:** belastungsabhängige, starke lokale Schmerzen, die in die Zehen ausstrahlen können; v.a. das Tragen enger oder geschlossener Schuhe ist schmerzhaft; **DD:** Metatarsalgie bei Spreizfuß, Entzündungen oder Tumoren im Metatarsalbereich; **Therapie:** Einlagen, Exzision der Neurome; *s.u. Essay Nervenkompressionssyndrome S. 1099*

Mo|sa|ik|war|zen pl: durch Zusammenfließen von Dornwarzen* entstehende Warzenbeete der Fußsohle

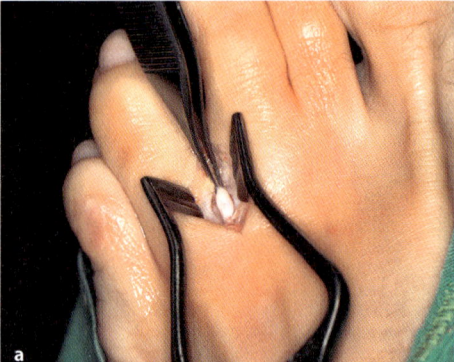
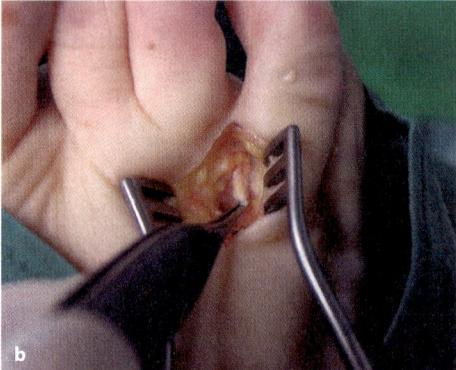
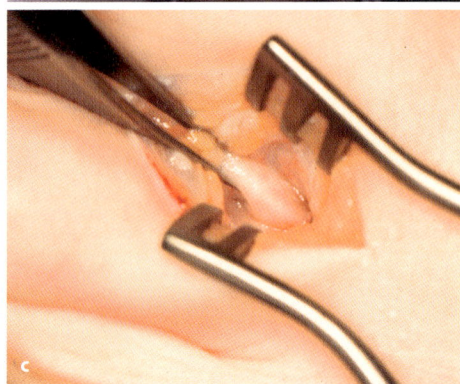

Abb. M61. Morton-Metatarsalgie. Beispiele ausgeprägter Pseudoneurome

Moszkowicz-Operation f: kaum noch durchgeführte Verödung von Krampfadern nach Unterbindung
Mo|tor|rad|fah|rer|läh|mung f: *Syn: Radfahrerlähmung; s.u. Ulnarislähmung*
Moutard-Martin-Zeichen nt: kontralaterales Lasègue-Zeichen*, d.h., Anheben des Beines der nicht betroffenen Seite bei Ischialgie führt zu Schmerzen im betroffenen Bereich
Mo|xal|lac|tam nt: → *Latamoxef*
Mo|xal|ve|rin nt: myotropes Spasmolytikum; **Anw.:** Spasmen oder Koliken im Magen-Darm-Bereich [Gallenblase] und im Harnleiter, Menstrualkoliken, periphere und zerebrale Durchblutungsstörungen
Mo|xo|ni|din nt: zentral wirksames Antihypertensivum; strukturell mit Clonidin verwandt; **Anw.:** arterielle Hypertonie; **Dosierung:** 0,2–0,4 mg als Einmaldosis morgens; **NW:** Mü-

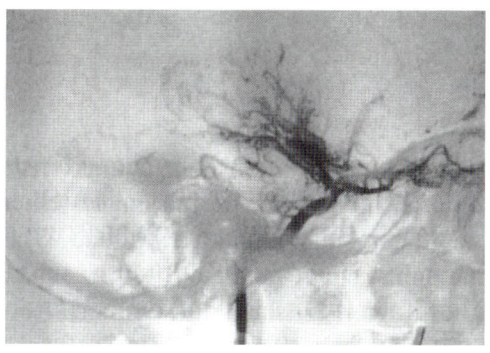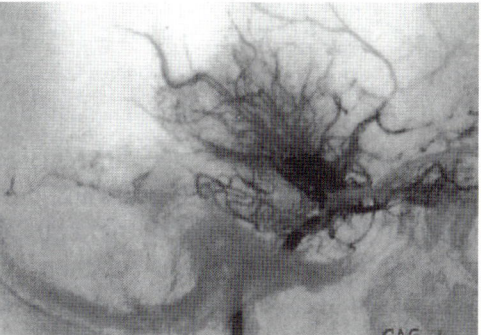

Abb. M62. Moya-Moya-Syndrom. Angiografie einer Siphonstenose der linken Arteria carotis interna hinter dem Abgang der Arteria ophthalmica

digkeit, Unruhe, Schwinde, Kopfschmerz, Mundtrockenheit

Moya-Moya-Syndrom *nt:* seltene, z.T. angeborene Erkrankung mit Entzündung und fortschreitender Stenose der Arteria carotis interna und des vorderen Teils des Circulus arteriosus cerebri sowie einem Netz abnormer Kollateralen; führt zu rezidivierenden ischämischen Syndromen bei meist noch jungen Patienten; **Therapie:** Thrombozytenaggregationshemmer, Cortison, evtl. Bypasschirurgie

MR-Endoskopie, virtuelle *f: s.u. virtuelle Endoskopie*

MR-Cholangiografie *f:* → *Magnetresonanzcholangiografie*

MR-Cholangiopankreatikografie *f:* → *Magnetresonanzcholangiopankreatikografie*

MR-Mammografie *f: Syn: Magnetresonanzmammografie;* die **Kontrastmittel-MR-Mammografie** ist das sensitivste Ergänzungsverfahren zur Mammografie; anerkannte Indikationen sind DD von Multifokalität/Multizentrizität von Mammakarzinomen, Fokussuche bei unbekanntem Primärtumor [**CUP-Syndrom**, cancer of unknown primary], DD Fibroadenom/Mamma-Ca, DD Narbe/Rezidiv in der Nachsorge, Zustand nach Rekonstruktion mit Prothese; eine **Nativ-MR-Mammografie** wird v.a. zum Ausschluss bzw. Nachweis von Prothesendefekten verwandt

MRP2-Mangel *nt:* → *Dubin-Johnson-Syndrom*

MR-Spektroskopie *f: Syn: Kernspinresonanzspektroskopie, Kernresonanzspektroskopie, NMR-Spektroskopie;* Strukturanalyse von Molekülen durch spektroskopische Messung der induzierten Kernspinresonanz

MR-Tomografie *f:* → *Magnetresonanztomografie*

Mucha-Habermann-Syndrom *nt: s.u. Pityriasis lichenoides*

Mulcilnolsis *f, pl* -ses: *Syn: Muzinose, Myxodermie, Myxodermia, Myxoderma;* Oberbegriff für Erkrankungen mit Anreicherung von schleimartigen Substanzen im kutanen Bindegewe-

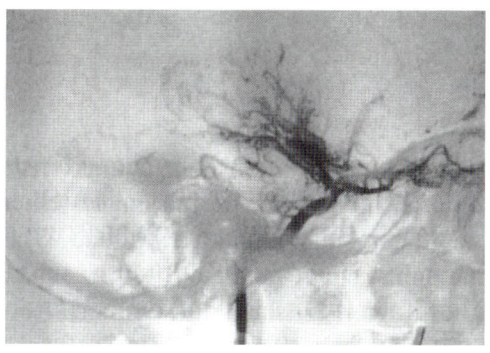

Abb. M63. Mucinosis follicularis

be

Mucinosis erythematosa reticularis: → *Muzinose, retikuläre erythematöse*

Mucinosis follicularis: *Syn: Pinkus Alopezie, Alopecia mucinosa, Mucophanerosis intrafollicularis et seboglandularis;* herdförmig auftretende follikuläre Papeln mit Rötung, Schuppung und Haarausfall, die v.a. den Kopf und die obere Körperhälfte betrifft; kommt als **idiopathische** oder **symptomatische Form** [z.B. bei Lupus erythematodes] vor; DD: Alopecia areata, Tinea capitis und barbae, Lichen pilaris, Lichen Vidal; **Therapie:** je nach Ursache; bei der idiopathischen Form Corticoide intern, PUVA-Therapie* extern

Mucinosis lichenoides: → *Lichen myxoedematosus*

Mucinosis papulosa: → *Lichen myxoedematosus*

Muckle-Wells-Syndrom *nt: Syn: Urtikaria-Taubheits-Syndrom;* seltene, autosomal-dominant vererbte Erkrankung mit unvollständiger Penetranz; imponiert durch rezidivierende urtikarielle oder papulöse Exantheme, progredienten Hörverlust, Fieberschübe mit Gelenk- und Muskelschmerzen, Beeinträchtigung des Allgemeinbefindens sowie sekundärer Nierenamyloidose; **Therapie:** Immunsuppression mit z.B. Cyclophosphamid* und Methylprednisolon*

Mulcolphanlelrolsis intrafollicularis et seboglandularis *f:* → *Mucinosis follicularis*

Mulcor *m:* ubiquitär vorkommende Familie der Zygomyzeten; **Mucor circinelloides** tritt als Erreger der Mucormykose in Erscheinung

Mulcolralles *pl:* ubiquitär vorkommende, niedere Fadenpilze mit nicht oder nur gering septiertem Myzel; medizinisch wichtig sind Mucor, Rhizopus und Rhizomucor, die alle Mucormykosen verursachen können

Mulcorlmylkolse *f: Syn: Mukormykose;* durch Pilze der Ordnung Mucorales verursachte tiefe Mykose; betrifft meist Patienten mit Diabetes mellitus oder eingeschränkter Abwehrfunktion [AIDS, Tumoren, Verbrennungen]; am häufigsten ist der Befall der Nasennebenhöhlen mit Absiedlung in Gehirn [**rhinozerebrale Mucormykose**]; **Therapie:** chirurgische Entfernung befallener Gewebe; Amphotericin* B systemisch, evtl. in Kombination mit Flucytosin*; manchmal ist auch Fluconazol* wirksam; bei kutanem Befall Bifonazol* oder Ketoconazol* extern, evtl. chirurgische Sanierung; *s.a. Essay Mykosen S. 1059*

Müldiglkeit, postvirale *f: s.u. Erschöpfungssyndrom, chronisches*

Mlüdiglkeitslsynldrom, chronisches *nt:* → *Erschöpfungssyndrom, chronisches*

Muff-Plastik *f:* Technik der Lappenplastik, bei der ein Brückenlappen [z.B. an der Bauchhaut] präpariert wird, unter den die zu deckende Gliedmaße [z.B. Hand] geführt wird

Mulira puama lignum *nt:* → *Potenzholz*

Mulkollylitilkum *nt, pl* -ka: *Syn: Mucolyticum;* schleimlösende Mittel werden zur Verflüssigung von zähem Bronchialschleim verwendet; *s.a. Essay Asthma bronchiale und Status asthmaticus S. 95, Essay Chronisch-obstruktive Lungenkrankheiten und Lungenemphysem S. 911*

Mu|ko|po|ly|sac|cha|ri|do|se f: Syn: Mucopolysaccharidose; Oberbegriff für i.d.R. autosomal-rezessive Speicherkrankheiten mit Einlagerung von Mukopolysacchariden [Proteoglykane aus Aminozucker, Glucuronsäure und Galakturonsäure] in verschiedene Organe, insbesondere Skelett und Nervensystem; die Häufigkeit wird auf 1:20.000 Neugeborene geschätzt; bis heute ist für keine der verschiedenen Formen eine ursächliche Therapie bekannt

Mukopolysaccharidose I-H: Syn: Pfaundler-Hurler-Syndrom, Hurler-Syndrom, von Pfaundler-Hurler-Syndrom, α-L-Iduronidase-Mangel, Lipochondrodystrophie, Dysostosis multiplex; autosomal-rezessiver Mangel an α-L-Iduronidase; typisch sind Knochenwachstumsstörungen [disproportionierter Zwergwuchs, Lendenkyphose], Deformität des Gesichtsschädels [Wasserspeiergesicht], Hepatosplenomegalie sowie Hornhauttrübungen und evtl. eine geistige Retardierung; die meisten Kinder versterben im Alter von ca. 10 Jahren an kardiopulmonalen Komplikationen

Mukopolysaccharidose I-H/S: nur mit leichter Einschränkung der Intelligenz verbundene Intermediärform

Mukopolysaccharidose I-S: Syn: Morbus Scheie, Scheie-Syndrom, Ullrich-Scheie-Syndrom, Mukopolysaccharidose V; erst im Erwachsenenalter auftretende Enzymopathie [α-L-Iduronidase] mit relativ leichten Symptomen [Skelettveränderungen, Herzklappenfehler, Hornhauttrübung], normaler Intelligenz und normaler Lebenserwartung

Mukopolysaccharidose II: Syn: Morbus Hunter, Hunter-Syndrom; je nach Manifestationsalter mild [späte Kindheit] oder schwer [frühe Kindheit] verlaufender X-chromosomal-rezessiver Defekt der Iduronatsulfatsulfatase; Tod meist im 3. Lebensjahrzehnt

Mukopolysaccharidose III: Syn: Sanfilippo-Syndrom, Morbus Sanfilippo, polydystrophische Oligophrenie; autosomal-rezessive Enzymdefekte [Heparansulfatsulfatase A-D] mit Hepatomegalie, Knochendysplasie, Wachstumsstörungen, Krampfanfällen, Verhaltensstörungen und rasch progredien-

tem geistigen Verfall; die Unterscheidung in Morbus Sanfilippo A-D hat keine klinische Relevanz; die Patienten versterben meist schon im Kindes- oder Jugendalter

Mukopolysaccharidose IV: Syn: Morquio-Ullrich-Syndrom, Morquio-Brailsford-Syndrom, Morquio-Syndrom, spondyloepiphysäre Dysplasie; im Kleinkindalter auftretende, auf das Bindegewebe beschränkte Speicherkrankheit mit relativ leichter Symptomatik [Minderwuchs, Kielbrust, Hornhauttrübung] bei normaler Intelligenz und praktisch normaler Lebenserwartung; beim Typ A fehlt die Galaktose-6-Sulfatase, beim Typ B die β-Galaktosidase

Mukopolysaccharidose V: → Mukopolysaccharidose I-S

Mukopolysaccharidose VI: Syn: Maroteaux-Lamy-Syndrom, Morbus Maroteaux-Lamy; im 2.–3. Lebensjahr beginnende Mukopolysaccharidose mit Wachstumsstörung, Knochendysplasie, Hornhauttrübung und Hepatomegalie; anfänglich normale Intelligenzentwicklung, später aber Intelligenzabbau; die Lebenserwartung ist verkürzt

Mukopolysaccharidose VII: Syn: Sly-Syndrom; mit milden Symptomen [Skelettfehlbildungen, Hornhauttrübung] verlaufender Defekt der β-Glucuronidase; normale Intelligenzentwicklung und i.d.R. normale Lebenserwartung

Mu|ko|sal|pro|laps m: Syn: inkompletter Analprolaps; s.u. Analprolaps

Mu|ko|sal|re|sek|ti|on, endoskopische f: s.u. Essay Neubildungen des Magens S. 947, Essay Neubildungen des Ösophagus S. 1157

Mu|ko|sa|ring m: → Schatzki-Ring

Mu|ko|to|mie f: operative Abtragung von hyperplastischer Nasenschleimhaut [v.a. über den Nasenmuscheln] bei chronisch hypertrophischer Rhinitis

Mu|ko|vis|zi|do|se f: → zystische Fibrose

Mulder-Test m: s.u. Essay Nervenkompressionssyndrome S. 1099

Mül|ler|asth|ma nt: → Mehlstaubasthma

Mul|ti|in|farkt|de|menz f: durch rezidivierende Hirninfarkte verursachte Demenz; s.a. Essay Dementielle Syndrome S. 239

Multiple-Medikamentenresistenz-Gen nt: s.u. Essay Gentransfer

Tab. M17. Mukopolysaccharidose

Typ	Synonym	Klinische Hauptmerkmale	Enzym	Nachweis
I-H	Pfaundler-Hurler	Schwerer Hurler-Phänotyp, Demenz, Hornhauttrübung, Tod in Adoleszenz	α-L-Iduronidase	L, F, A, C
I-S	Scheie	Gelenkkontrakturen, Hornhauttrübung, normale Intelligenz, normale Lebenserwartung	α-L-Iduronidase	L, F, A, C
I-H/S	Intermediärform	Variabler Phänotyp zwischen MPS I-H und MPS I-S, je nach Mutation	α-L-Iduronidase	L, F, A, C
II	Hunter	Schwerer Verlauf als Hurler, leichter als Scheie; keine Hornhauttrübungen	Iduronatsulfatsulfatase	L, F, A, C
III-A	Sanfilippo-A	Schlafstörungen, Umtriebigkeit, Erethie, progredienter geistiger Abbau, Krampfanfälle, klare Hornhäute, leichte Dysmorphie, Tod meist in der Adoleszenz, doch Überleben in das frühe Erwachsenenalter möglich	Heparansulfatsulfatase	L, F, A, C
III-B	Sanfilippo-B	Idem	N-Ac-α-D-Glukosamidase	L, F, A, C
III-C	Sanfilippo-C	Idem	N-Ac-Transferase	F, A
III-D	Sanfilippo-D	Idem	N-Ac-Glukosamin-6-Sulfatsulfatase	F, A
IV-A	Morquio-A	Kurzrumpfiger Kleinwuchs, feine Hornhauttrübungen, Skelettdysplasie, Erwachsengröße < 125 cm	Galaktosamin-6-Sulfatsulfatase	L, F, A ,C
IV-B	Morquio-B	Wie Typ IV-A, doch weniger ausgeprägt, Erwachsengröße > 140 cm	β-Galaktosidase	L, F, A, C
V				
VI	Maroteaux-Lamy	Hurler-Phänotyp mit Hornhauttrübung, normale Intelligenz Schwere und leichte Verlaufsformen	N-Ac-Galaktosamin-α-4-S-Sulfatase (Arylsulfatase B)	L, F, A
VII	Sly	Sehr variable Ausprägung, grobe leukozytäre Einschlüsse	β-Galaktosidase	S, F, A

L = Leukozyten, F = Fibroblasten, A = Amnionzellen, C = Chorionzotten, S = Serum

und Gentherapie S. 465

Multipler-Schlaflatenz-Test *m: s.u. Essay Schlafstörungen S. 1413*

Multiple Sklerose *f: s.u. Sklerose*

Multipunkturtest *m:* → *Tine-Test*

Multisystematrophie *f:* häufigstes atypisches Parkinson-Syndrom; zu den klinischen Diagnosekriterien gehört obligat eine Beteiligung des autonomen Nervensystems [pathologische Orthostase und/oder urogenitale Dysfunktion] sowie zusätzliches Parkinson-Syndrom mit schlechtem Ansprechen auf L-Dopa oder zusätzliche zerebelläre und Pyramidenbahn-Zeichen; zeigt einen rascheren Progress und ist im Gegensatz zum idiopathischen Parkinson-Syndrom mit einer Einschränkung der Lebenserwartung verbunden; *s.u. Essay Parkinson-Syndrome S. 1229*

Mumps *f: Syn: Ziegenpeter, Parotitis epidemica*; virale Infektion, die zu einer typischen Schwellung der Ohrspeicheldrüse(n) führen kann und die die häufigste Ursache einseitiger frühkindlicher Schwerhörigkeit ist; das **Mumpsvirus** ist ein weltweit verbreitetes RNA-Virus aus der Familie Paramyxoviridae, für das der Mensch der einzige bekannte Wirt ist; bei 80 % aller Erwachsenen finden sich Antikörper gegen das Mumpsvirus; das Virus wird durch Tröpfcheninfektion bei engem Kontakt übertragen und ist wesentlich weniger kontagiös als das Masern- oder Rötelnvirus; die Inkubationszeit beträgt im Mittel 16–18 Tage [12–25 Tage], die Infizierten sind aber bereits bis zu 7 Tage vor dem Auftreten der ersten Symptome infektiös; das Virus vermehrt sich zuerst in der Schleimhaut der oberen Luftwege und in den regionären Lymphknoten, später kommt es zu einer Virämie bei Befall von Speicheldrüsen, Pankreas, Tränendrüsen, Schilddrüse, Brustdrüse, Hoden, Eierstöcken und Nieren; **Klinik:** bis zu 50 % der Infektionen verlaufen klinisch stumm oder als grippaler Infekt und nur 30–40 % zeigen die typische, meist beidseitige Schwellung der Ohrspeicheldrüse; das begleitende Fieber hält 4–5 Tage an; wichtiger als die Infektion der Parotis, die selbstlimitierend ist, ist die Beteiligung anderer Organe, die sich z.B. als **Mumps-Pankreatitis** [führt zu Appetitlosigkeit, Erbrechen, Oberbauchbeschwerden, Steatorrhoe und evtl. Glukosurie und Acetonurie; heilt i.d.R. folgenlos aus, kann aber in seltenen Fällen zu einem insulinpflichtigen Diabetes mellitus führen], **Mumps-Meningitis** [i.d.R. leicht verlaufende aseptische Hirnhautentzündung guter Prognose; tritt in ca. 4–6 % der Fälle auf], **Mumps-Meningoenzephalitis** [Entzündung von Gehirn und Hirnhaut, die in etwa 1/3 der Fälle bleibende Schäden, v.a. Epilepsie, Schwerhörigkeit, hinterlässt] oder **Mumps-Orchitis** [tritt erst nach dem 15. Lebensjahr auf und betrifft dann 15 % aller Männer mit Mumps; geht mit Gefahr von Hodenatrophie und Sterilität einher] manifestieren kann; **Mumps in der Schwangerschaft** kann im 1. Drittel zum Absterben der Frucht führen; eine Mumpsembryopathie ist nicht bekannt; **Diagnose:** Klinik, serologischer Antikörpernachweis; **Therapie:** symptomatische Behandlung [Antipyretika, Analgetika, Mundhygiene]; **Prophylaxe:** aktive Immunisierung, meist als Maser-Mumps-Röteln-Impfung ab dem 12. Monat und im 6. Lebensjahr; *s.a. Impfplan, Essay Virusinfektionen S. 1667*

Münchmeyer-Syndrom *nt: Syn: Myositis ossificans progressiva*; vererbte, progredient verlaufende chronische Myositis mit Verknöcherung der quergestreiften Muskulatur des gesamten Körpers; die Prognose ist infaust

Mundbodenkarzinom *nt:* entstehen typischerweise im vorderen Teil der Mundbodenrinne [Sulcus glosso-alveolaris] und infiltrieren rasch in die Zunge und in die Mundbodenmuskulatur; treten in fast 80 % der Fälle bei Männern auf und neigen zu raschem invasivem Wachstum; im Frühstadium manifestieren sie sich häufig als relativ unauffälliger weißer Fleck, später als ausgedehnte Geschwüre mit elevierten eingerollten Rändern; *s.u. Mundhöhlenkarzinom, Essay Neubildungen der Mundhöhle S. 1049*

Mundhöhlenkarzinom *nt: Syn: orales Karzinom*; Plattenepithelkarzinome der Mundhöhle und des Oropharynx machen ca. 2–4 % aller bösartigen Erkrankungen in Mitteleuropa aus; bei einer 5-Jahres-Heilungsrate von unter 50 % ergeben sich dabei jährliche Mortalitätsraten von 4,0 Männern pro 100.000 Einwohnern und 1,3 Frauen pro 100.000 Einwohnern; der prozentuale Anteil von oralen Karzinomen an der Gesamtheit aller Malignome ist jedoch sehr unterschiedlich, besonders in Frankreich und in Italien, aber auch in Irland sind diese Tumoren drei- bis viermal so häufig anzutreffen wie in Deutschland; weltweit gesehen ist diese Tumorgruppe vor allen Dingen in Asien sehr häufig; in Indien machen Mundhöhlen- und Oropharynxkarzinome fast die Hälfte aller bösartigen Erkrankungen aus; *s.u. Essay Neubildungen der Mundhöhle S. 1049*

Mundplastik *f: Syn: Stomatoplastik*; plastische Operation am Mund, z.B. nach Trauma oder zur Korrektur angeborener Fehlbildungen

Mundsoor *m: Syn: Candidose der Mundschleimhaut, Soormykose der Mundschleimhaut, Stomatitis candidamycetica*; v.a. die Zunge und Wangenschleimhaut betreffende Entzündung durch Candida albicans, die sich auch auf den Rachen ausbreiten [**oropharyngeale Candidose**] kann; kommt als **pseudomembranöse Form** [mit weißen abstreifbaren Belägen], **erythematöse Form** [mit roten, scharf begrenzten Läsionen] oder als **chronisch-hyperplastische Form** [mit weißen, hyperkeratotischen, nicht-abstreifbaren Läsionen] vor; **Therapie:** Nystatin*

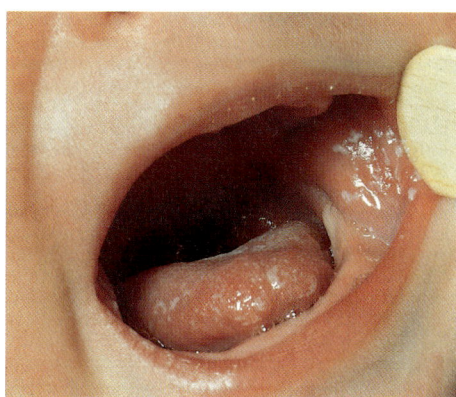

Abb. M64. Mundsoor

Mund-zu-Mund-Beatmung *f: s.u. Reanimation*

Mund-zu-Nase-Beatmung *f: s.u. Reanimation*

Mupirocin *nt: Syn: Acidum pseudomonicum, Pseudomoninsäure A*; von Pseudomonas fluorescens gebildetes Antibiotikum mit Wirkung gegen Streptokokken und Staphylokokken; **Anw.:** bakterielle Hautinfektionen, Eiterflechten und Haarbalgentzündungen; **NW:** lokale Reizerscheinungen

Murexid-Probe *f:* Test zum Nachweis von Harnsäure in Weichteiltophi; bei Erhitzen mit 1 Tropfen Salpetersäure kommt es zu einer typischen Rotfärbung; *s.a. Essay Gicht und andere Störungen des Purinstoffwechsels S. 487*

Muromonab-CD3 *nt: Syn: Anti-CD3*; monoklonaler Anti-CD3-Antikörper (aus Mäusen) gegen humane T-Lymphozyten; **Anw.:** Immunsuppressivum bei akuten Abstoßungsreaktionen nach Organtransplantationen [v.a. Niere, Pankreas]; **Dosierung:** 5 mg/d i.v. für 14 Tage oder 2,5 mg/d i.v. insgesamt bis 40 mg bis 14 Tage; als Zwei-Stunden-Infusion zur Minderung der **NW** [Fieber, vorübergehende Hypoxamie, Blutdruckabfall, Dyspnoe]

Murphy-Zeichen *nt:* akutes Luftanhalten bei tiefer Einatmung bei gleichzeitiger tiefer Palpation der Gallenblase; typisch für die akute Cholezystitis oder Cholezystolithiasis

Muschelentfernung *f:* → *Konchektomie*

Muschelresektion *f:* → *Konchotomie*

Muskarinrezeptor-Antagonisten *pl:* Anticholinergika, die Acetylcholin kompetitiv an den muskarinergen Rezeptoren hemmen; werden u.a. zur Behandlung der Dranginkontinenz verwendet

Musˈkat *m*: *Syn: Muskatnussbaum, Myristica fragrans*; immergrüner Baum aus der Familie der Myristicaceae; verwendet werden das ätherische **Muskatnussöl** [Myristicae aetheroleum] der Samen oder des Samenmantels, der getrocknete Samenmantel [**Muskatblüte**, Macis, Myristicae arillus], die durch Auspressen aus den Samen gewonnene **Muskatbutter** [Myristicae oleum expressum] und die Samenkerne [**Muskatnuss**, Myristicae semen]; Muskatnussöl enthält Monoterpene, Monoterpenalkohole und aromatische Äther [v. a. Myristicin], Muskatblüte und Muskatbutter vorwiegend Öl [hauptsächlich Myristinsäureglyceride], die Muskatnuss ätherisches Öl, Saponine und Sterole; **Anw.**: Nuss und Blüte traditionell bei Magen-Darm-Beschwerden, Durchfall, Krämpfen und Blähungen; auch bei Hysterie, Hypochondrie, Neurasthenie, Platzangst, Lach- und Weinkrämpfen, Kopfschmerzen und Gedächtnisschwäche; in der Homöopathie Zubereitungen aus den getrockneten Samenkernen bei Verdauungsstörungen und nervösen Beschwerden

Musˈkelˈaˈtroˈphie *f*: *Syn: Amyotrophie, Amyotrophie, Muskelschwund, Myatrophie*; Verminderung der Muskelmasse, z.B. bei Inaktivität, Muskelerkrankung [**myogene/myopathische Muskelatrophie**], Ausfall der Nervenversorgung [**neurale/ neurogene Muskelatrophie**] usw.

spinale Muskelatrophie: *Syn: progressive spinale Muskelatrophie*; Oberbegriff für eine Gruppe von genetisch bedingten Erkrankungen, die zu einer Degeneration der motorischen Vorderhornzellen des Rückenmarks und damit zu schlaffer Lähmung und Muskelatrophie führen; die klassische Einteilung in vier Typen spiegelt auch die in den letzten Jahren entdeckten Genmutationen am sog. **survival**-**motorneuron-Gen 1** und 2 wieder, die bei mehr als 95 % der Patienten gefunden werden

die **infantile spinale Muskelatrophie** (Werdnig-Hoffmann) ist eine bereits im ersten Lebensjahr einsetzende autosomal-rezessive Form, die innerhalb von 2–3 Jahren zum Tode führt; sie beginnt mit Trinkschwäche, beidseitiger Fazialisparese und Stillstand der motorischen Entwicklung; typisch ist auch die sog. **Schaukelatmung** [bei Inspiration wölbt sich der Bauch vor und der Thorax sinkt ein, bei Exspiration ist es umgekehrt]; die Lähmung der Interkostalmuskeln führt zu rezidivierenden Pneumonien, die i.d.R. auch Todesursache sind

die meist autosomal-rezessive **juvenile Form** [Kugelberg-Welander-Krankheit] hat einen Krankheitsbeginn zwischen dem 2. und 17. Lebensjahr; **klinisch** beginnt die Erkrankung mit Atrophie und Lähmung der rumpfnahen Beinmuskulatur; die Patienten haben Schwierigkeiten beim Treppensteigen und stürzen leicht hin; später ist auch die Schultergürtel-, Arm- und Handmuskulatur betroffen; die im Erwachsenenalter [20.–40. Lebensjahr] beginnende **spinale progressive Muskelatrophie** [Aran-Duchenne-Krankheit, Duchenne-Aran-Syndrom] zeichnet sich durch eine langsam progrediente Atrophie der Handmuskeln [Affenhand, Krallenhand] und später der Schultergürtelmuskulatur aus, deshalb wird sie auch als **adult-distale Form** bezeichnet; der Verlauf erstreckt sich über mehrere Jahrzehnte und die Berufsfähigkeit ist z.T. noch 10 bis 20 Jahre lang erhalten; nur in seltenen Fällen kommt es zum Befall bulbärer Kerngebiete; die **skapulohumerale** oder **adult-proximale Form** [Vulpian-Atrophie] ist eine im Erwachsenenalter beginnende, ätiologisch noch ungeklärte Form, die vornehmlich Schultergürtel- und Oberarmmuskeln betrifft

Musˈkelˈdysˈtroˈphie, progressive *f*: *Syn: Dystrophia musculorum progressiva*; Oberbegriff für erbliche Erkrankungen, die zu einem fortschreitenden Abbau von quergestreiften Muskeln führen; alle Formen befallen Jungen wesentlich häufiger als Mädchen und beginnen meist in Kindheit oder Jugend; sie sind chronisch progredient mit i.d.R. sehr langsamen Verlauf und verlaufen schmerzlos, ohne Entzündungszeichen oder Hauterscheinungen; mit Ausnahme der Duchenne-Muskeldystrophie ist die Lebenserwartung nicht oder nur

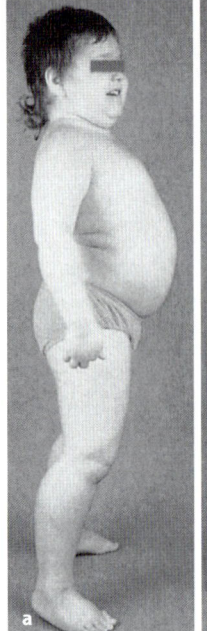
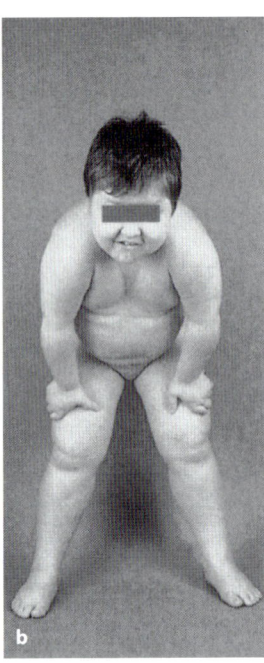

Abb. M65. Progressive Muskeldystrophie. 9-jähriger Junge mit Duchenne-Muskeldystrophie: **a** typische Wadenhypertrophie, Hyperlordose und zunehmende Spitzfußstellung **b** Gowers-Zeichen: der Patient stützt sich zum Aufrichten auf den Oberschenkeln ab

leicht verkürzt; *s.a. Tab. M18*

der **Becker-Kiener Typ** [auch Becker-Muskeldystrophie, gutartige Beckengürtelform] befällt primär die Becken- und Beinmuskulatur; er beginnt zwischen dem 5. und 25. Lebensjahr und führt zu zunehmender Schwäche der Glutealmuskulatur, Kniebeuger und -strecker und Wadenmuskeln; klinisch fallen eine Pseudohypertrophie der Wadenmuskeln durch Fetteinlagerung, Kontrakturen [Hüfte, Knie, Spitzfuß] und Hyperlordosierung mit Beckenkippung nach vorne auf; die Muskeldystrophie schreitet kranial fort und erfasst schließlich auch die Schultergürtelmuskulatur und die Atemmuskeln; die Lebenserwartung liegt bei 40–50 Jahren

die **Duchenne-Muskeldystrophie** [auch Duchenne-Krankheit, Duchenne-Typ, pseudohypertrophe pelvifemorale Form, Dystrophia musculorum progressiva Duchenne] wird als bösartiger Typ bezeichnet, weil die meisten Patienten vor dem 25. Lebensjahr an Herzversagen oder Atemwegsinfekten versterben; sie beginnt schon vor dem 3. Lebensjahr mit Parese der Beckengürtelmuskeln; die Parese breitet sich nach oben zum Rumpf und später auch auf Beine, Arme und Schulter aus; oft entwickeln sich Kontrakturen und die meisten Patienten sind zwischen dem 12. und 15. Jahr nicht mehr gehfähig; bei der Mehrzahl der Patienten ist auch der Herzmuskel befallen und es kommt zu endokrinen Störungen [Hypogenitalismus, NNR-Insuffizienz]

die **fazio-skapulo-humerale Muskeldystrophie** [auch Duchenne-Landouzy-Atrophie] ist eine leichte Form mit kaum verkürzter Lebenserwartung; sie beginnt meist zwischen dem 10 und 20. Lebensjahr und betrifft beide Geschlechter etwa gleich häufig; anfangs sind die proximalen Oberarm- und Schultermuskeln betroffen, später auch das Gesicht [typische **Facies myopathica** mit schlaffen Gesichtszügen, leichter Ptose, fehlender Faltenbildung auf der Stirn und in der Nasolabialregion]

Musˈkelˈhärˈte *f*: → *Myogelose*
Musˈkelˈhartˈspann *m*: → *Myogelose*

Neubildungen der Mundhöhle

J. Rodriguez Jorge

Fast 90 % aller HNO-Krebserkrankungen treten an Mundhöhle [Lippen, Mundboden, bewegliche Zunge, Zahnfleisch, Wangen, harter Gaumen], oberem Rachen [Gaumenmandeln, Gaumensegel, Zungengrund], unterem Rachen [Bereich um den Kehlkopf] und Kehlkopf [Stimmbänder] auf. Mundhöhlenkarzinome machen zwischen 5 und 10 % aller malignen Tumoren aus.

Damit ist diese Tumorentität zwar in der Kopf-Hals-Region die häufigste, bezogen auf alle Tumorerkrankungen handelt es sich jedoch um eine relativ seltene Erkrankung. In Mitteleuropa sind ca. 2–4 % aller bösartigen Erkrankungen Plattenepithelkarzinome der Mundhöhle und des Oropharynx. Bei einer 5-Jahres-Heilungsrate von unter 50 % ergeben sich dabei jährliche Mortalitätsraten von 4,0 Männern pro 100.000 Einwohnern und 1,3 Frauen pro 100.000 Einwohnern.

Der prozentuale Anteil von oralen Karzinomen an der Gesamtheit aller Malignome ist jedoch schon innerhalb Europas sehr unterschiedlich. Besonders in Frankreich und in Italien, aber auch in Irland sind diese Tumoren drei- bis viermal so häufig anzutreffen wie in Deutschland. Weltweit gesehen ist diese Tumorgruppe vor allen Dingen in Asien sehr häufig. In Indien machen Mundhöhlen- und Oropharynxkarzinome fast die Hälfte aller bösartigen Erkrankungen aus.

Definition

Die **Mundhöhle** besteht aus den Lippen, der Wangenschleimhaut, den Zähnen, dem Mundboden [unterhalb der Zunge], den vorderen 2/3 der Zunge, dem harten Gaumen sowie dem kleinen Areal hinter den Weisheitszähnen.

Die **Schleimhaut** wird von mehrschichtigem Plattenepithel eingenommen, wobei die befestigte von der beweglichen Schleimhaut unterschieden wird. Die befestigte Schleimhaut enthält keine Submukosa, sondern liegt dem straffen Bindegewebe unmittelbar an [Zahnfleisch, harter Gaumen, Zungenrücken]. Das Plattenepithel ist streckenweise kräftig verhornt, so u.a. am Zungenrücken.

Die **häufigsten Lokalisationen** des Mundhöhlenkarzinoms sind die Zunge, der Mundboden und die Lippe. Die relative Neuerkrankungsrate ist 7,0 pro 100.000 Bevölkerung pro Jahr.

Die Mehrzahl der Patienten sind Männer [80 %] im Alter zwischen 55 und 65 Jahren mit schlechtem Ernährungszustand, Tabak- und Alkoholabusus, kariösem Gebiss, meist an einer begleitenden kardiopulmonalen Erkrankung leidend und einer niederen sozioökonomischen Schicht angehörend. In letzter Zeit finden sich Mundhöhlenmalignome auch bei Männern jenseits des 70. Lebensjahres und bei jungen Frauen. Zum Zeitpunkt der Diagnose ist ein Sechstel noch keine 50 Jahre alt, mehr als die Hälfte sind 50- bis 70-jährig und 30 % älter.

Ätiologie, Pathogenese

Tabak und **Alkohol**: Die Risikofaktoren der Plattenepithelkarzinome, besonders in Mundhöhle, Kehlkopf und Rachen, stehen in direkter Beziehung zum Tabakverbrauch und Alkoholkonsum. Dieses selbst gewählte Konsumverhalten trifft bei mehr als 80 % dieser Krebsarten zu. Alkohol und Tabak gemeinsam konsumiert bewirken einen synergistischen Effekt, wodurch das Risiko, an einem Krebs der Mundhöhle oder des Oropharynx zu erkranken, 7-mal größer ist als bei Zufuhr nur einer der beiden Genussstoffe. Das Risiko, ein Malignom zu entwickeln, ist 15-mal größer als das eines Nichtrauchers und Nichttrinkers.

Die **berufliche Exposition** mit anderen exogenen Noxen wie Asbest, Arsen, Stäube etc. tritt eher in den Hintergrund.

Die **Vernachlässigung der Mundhygiene und Ernährungsdefizite** in Form von Vitamin A- und Vitamin C-Mangel werden als begünstigende Faktoren gewertet.

Gutartige Tumoren

Epithelial: Papillom, Adenom.
Mesenchymal: Fibrome, Lipome, Chondrome, Myxome.
Hämangiome, Lymphangiome: fast immer angeboren, F:M = 9:1.
Zungengrundstruma: Entwicklungsanomalie; bei Verdacht Schilddrüsenszintigramm.

M

Maligne Tumoren

Präkanzerosen

- **Leukoplakien**: flache weißliche Erhebungen mit glatter, aber auch papillomatös-exophytischer Oberfläche; am häufigsten auf Wangenschleimhaut und im Mundwinkel [Abb. 1].
- **Erythroplakien**: selten; an Gingiva, Zungenunterseite und weichem Gaumen lokalisiert; leicht blutend. In 90 % der Fälle liegt bereits ein Carcinoma in situ vor. **Cave:** Da ein invasives Wachstum nie ausgeschlossen werden kann, immer Biopsie und engmaschige Kontrolle durchführen. Aufgrund fakultativer Entartung ist auch bei fehlenden Malignitätskriterien die vollständige Entfernung anzustreben.

Plattenepithelkarzinome

- **Lippen**: meist Unterlippe [Oberlippe häufiger Basaliome]; Ulkus mit hartem Rand; häufig Pfeifenraucher.
- **Mundhöhle und Zunge**: meist im Drainagebereich der Mundhöhle, d.h. in der Rinne zwischen unterem Alveolarkamm und Zungenrand.
- Je nach histologisch erkennbarem Differenzierungsgrad werden folgende Formen unterschieden: verhornendes Plattenepithelkarzinom, nicht-verhornendes Plattenepithelkarzinom und anaplastisches Karzinom.
  Nach dem Differenzierungsgrad werden gut- [G1], mäßig- [G2], schlecht- [G3] und undifferenzierte [G4] Tumoren unterschieden.

Andere maligne Tumoren der Mundhöhle sind selten und repräsentieren ca. 5 % aller Fälle. Unter anderem finden sich: entdifferenziertes anaplastisches Karzinom, adenoidzystisches Karzinom, malignes Lymphom, Plasmozytom, Melanom, Rhabdomyosarkom, Hämangioendotheliom.

TNM-Klassifikation

Nach Sicherung der histologischen Diagnose erfolgt die Klassifikation eines Tumors aufgrund seiner lokalen Ausdehnung, der regionären Metastasierung in Lymphknoten und im Hinblick auf mögliche Fernmetastasen nach dem TNM-System [Tab. 1].

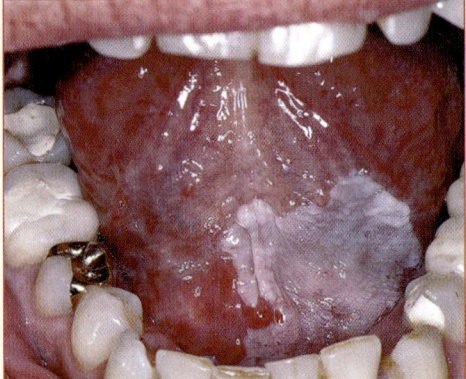

Abb. 1. **Große Leukoplakie des Mundbodens**

Tab. 1. **TNM-Klassifikation**

Tis	Carcinima in situ
T1	Tumor 2 cm oder weniger in größter Ausdehnung
T2	Tumor mehr als 2 cm, aber nicht mehr als 4 cm in größter Ausdehnung
T3	Tumor mehr als 4 cm in größter Ausdehnung
T4	Lippe: Tumor infiltriert Nachbarstrukturen, z.B. kortikalen Knochen, N. alveolaris inferior, Mundboden oder Gesichtshaut Mundhöhle: Tumor infiltriert Nachbarstrukturen, z.B. kortikalen Knochen, Außen-[Skelett-]muskel der Zunge, Kieferhöhle oder Haut [eine nur oberflächliche Erosion des Knochens oder einer Zahnalveole berechtigt nicht zur Einordnung eines Tumors als T4].
N1	eine einzelne Lymphknotenmetastase < 3 cm auf der gleichen Seite
N2a	eine einzelne Lymphknotenmetastase > 3 bis 6 cm auf der gleichen Seite
N2b	mehrere Lymphknotenmetastasen < 6 cm auf der gleichen Seite
N2c	Lymphknotenmetastasen auf beiden Seiten oder auf der Gegenseite < 6 cm
N3	Lymphknotenmetastase > 6 cm
M	Fernmetastasen
M0	keine Fernmetastasen
M1	Vorliegen von Fernmetastasen

Symptomatik

Die Tumoren sind für den Patienten lange symptomlos, da das Wachstum zunächst an der Oberfläche erfolgt und die Tumoren zunächst nicht schmerzhaft sind. Dies ändert sich erst dann, wenn die Tumoren aufgrund ihrer Lokalisation oder lokalen Ausdehnung sensible Nerven wie zum Beispiel den Nervus lingualis erreichen. **Zeichen und Symptome**, die auf einen Mundhöhlentumor [insbesonders bei Rauchern älter als 35 Jahre] hinweisen, sind: Fremdkörpergefühl in Mund und Rachen, Behinderung der Beweglichkeit der Zunge, Schluckbeschwerden, gelockerte Zähne, übler Mundgeruch, Kieferklemme, Gewichtsverlust, Ohrenschmerzen, umschriebene Halsschwellung, nicht-heilende Wunden auf der Lippe oder innerhalb der Mundhöhle, Knoten auf der Lippe oder innerhalb der Mundhöhle oder des Rachens, weiße oder rote Flecken am Zahnfleisch oder der Zunge, Blutungen, Schmerzen oder Taubheitsgefühl im Mund, Aspiration, Fisteln, blutig tingierter Speichel, Heiserkeit, Atembeschwerden [Stridor].

Zusätzlich finden sich häufig vergrößerte, wenig schmerzhafte Lymphknoten am Hals und am Unterkiefer. Die Mundhöhlenkarzinome metastasieren in aller Regel lymphogen in die drainierenden Lymphknoten am Hals. Dabei kann es vorkommen, dass die Metastasierung in die regionären Lymphknoten nicht nur auf die ipsilaterale Seite des Tumors erfolgt, sondern auch auf die kontralaterale Seite geht.

Klinischer/Körperlicher Befund
Die karzinomatösen Veränderungen können als keratotische, weiße Flecken, als unterschiedlich tiefe Geschwüre mit oder ohne Verkrustung, als leicht erhabene Veränderung mit zentraler Exulzeration und eingerolltem Rand oder als warzenähnliche Gebilde in Erscheinung treten. Lokalisationen sind die Unterlippe, die Zunge, die Wangenschleimhaut, der Mundboden, Gingiva mit Alveolarfortsatz und Gaumen. Karzinome der Wangenschleimhaut, des harten Gaumens, der Retromolarregion und des Alveolarkammes sind relativ selten.

Zungenkarzinome
Entstehen weitaus am häufigsten am lateralen Zungenrand und infiltrieren die Zungenmuskulatur. Sie machen etwa 50 % der rein intraoralen Plattenepithelkarzinome aus [Abb. 2]. Sie finden sich vor allem im Randbereich und an der Vorderseite des mittleren Zungendrittels und imponieren als leicht erhabene keratotische Veränderungen oder breitbasige verruköse Papeln. Bei Letzteren ist die Gefahr einer Verwechslung mit gutartigen Papillomen gegeben. Im fortgeschrittenen Stadium kommt es zur Geschwürbildung mit erhabenen indurierten Rändern oder zur Bildung von Knoten.
Da sie sehr früh metastasieren [in etwa 35 % der Fälle sind bei der Diagnosestellung bereits Metastasen nachweisbar], ist die Prognose ganz entscheidend vom Stadium der Erkrankung abhängig.

Mundbodenkarzinome
Entstehen typischerweise im vorderen Teil der Mundbodenrinne [Sulcus glosso-alveolaris] und infiltrieren rasch in die Zunge und in die Mundbodenmuskulatur [Abb. 3].
Sie treten in fast 80 % der Fälle bei Männern auf und neigen zu raschem invasivem Wachstum. Im Frühstadium manifestieren sie sich häufig als relativ unauffälliger weißer Fleck, später als ausgedehnte Geschwüre mit elevierten eingerollten Rändern.

Lippenkarzinome
Entstehen in ca. 90 % an der Unterlippe und infiltrieren den Musculus orbicularis oris. Wie bei fast allen Karzinomen der Mundhöhle sind Männer weit häufiger betroffen als Frauen, prädisponierend wirken vor allem aktinische Einflüsse. Bevorzugte Lokalisation ist der Randbereich der Unterlippe. Das Karzinom manifestiert sich zunächst als keratotischer Fleck, als leicht erhabene Läsion mit induriertem Rand oder aber als verkrustetes Geschwür, das leicht mit einem Herpes* labialis verwechselt werden kann.
Die Prognose ist bei rechtzeitiger Erkennung sehr gut. Eine Metastasierung in ipsilaterale submandibuläre und submentale Lymphknoten erfolgt erst spät.

M

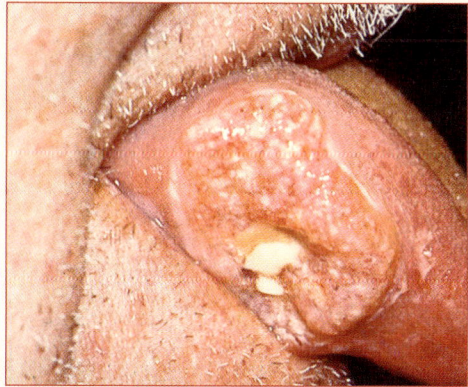

Abb. 2. Ulzeriertes Zungenkarzinom am lateralen Zungenrand mit Infiltration der Zungenmuskulatur

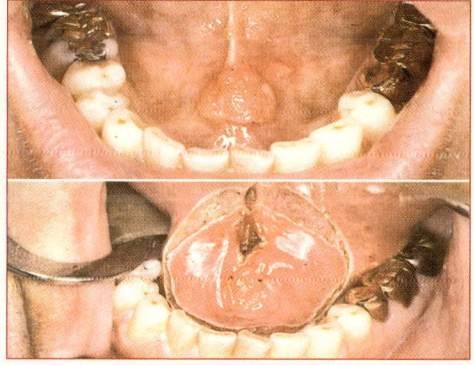

Abb. 3. Oben: Mundbodenkarzinom T1,N0,M0. Unten: Lokale Laser-Exzision mit ausreichenden Sicherheitsresektionsrändern

Wangenschleimhaut

Sie sind meist im Bereich leukoplakischer Veränderungen lokalisiert. Innerhalb dieser weißen Flecken erscheinen sie als indurierte Areale mit eingesunkenem Zentrum oder als verruköse Gebilde. Diese Karzinome neigen zu rascher Metastasierung und zu lokalen Rezidiven.

Gingiva des Alveolarfortsatzes

Sie ähneln im Frühstadium entzündlichen Veränderungen der Schleimhaut, wodurch die Diagnose oft erst verzögert gestellt wird. Sie involvieren frühzeitig den Knochen und setzen Lymphknotenmetastasen.

Weicher und harter Gaumen

Der weiche Gaumen ist hier häufiger betroffen. Die Karzinome bilden flache Ulzera, können aber auch exophytisch wachsen. Am harten Gaumen infiltrieren sie rasch den Knochen. Schmerzen treten erst im Spätstadium der Erkrankung auf; die Patienten klagen oft über schlechtsitzende Prothesen.

Regionäre Metastasen

Bei 50 % und mehr der Mundhöhlenkarzinome, 15 % der Lippenkarzinome.

Hämatogene Fernmetastasen

Hämatogene Fernmetastasen [Lunge, Leber, Knochen] treten in etwa 15 % auf.

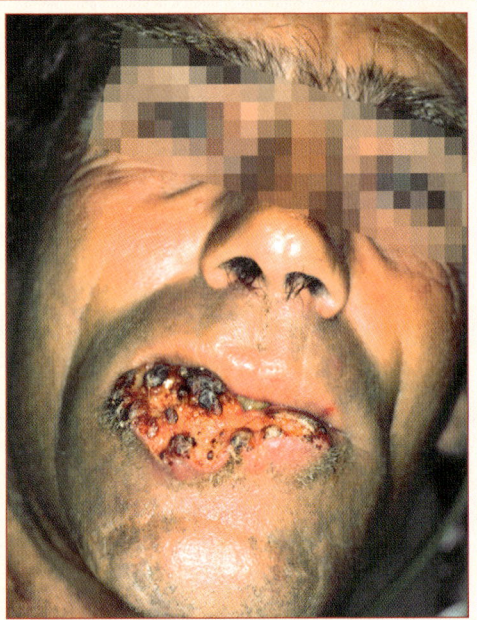

Abb. 4. Exulcerierte große RF der Unterlippe. Der Tumor der Unterlippe ist groß und mit Überschreitung der anatomischen Grenzen und Existenz von Hals-Metastase bds. Nach Exstirpation der Läsion wurde mit Unterarmlappen rekonstruiert.

Prognose

5-Jahres-Überlebenszeit [alle Stadien]: Mundhöhlenkarzinom 40–60 %, Lippenkarzinom 90 %.

Diagnostik

Zu den klinischen Untersuchungen gehören die direkte Inspektion, die Spiegeluntersuchung, die Endoskopie und die Palpation. Zur Diagnosesicherung ist die Biopsie unerlässlich. Die Ultraschalldiagnostik [vor allem für Speicheldrüsen-, Mundboden- und Zungentumoren, Kontrolle der Halsweichteile] und die bildgebenden Verfahren der Computertomografie [CT] und Kernspintomografie [MRT] ergänzen die Erfassung der Ausdehnung und des Verhaltens der Tumoren zu den umgebenden Strukturen. Neuerdings besteht auch die Möglichkeit, eine PET-CT durchzuführen.

Die Bildgebung sollte vor einer Probeentnahme erfolgen, um durch die Begleitschwellung nach Probeentnahme die wahre Tumorgröße nicht zu verfälschen.

Nach Vorliegen dieser Befunde wird in der Regel unter stationären Bedingungen eine Panendoskopie [Tracheobronchoskopie, Ösophagoskopie, Mikrolaryngoskopie, Nasopharyngoskopie] durchgeführt, um die Ausdehnung des Primär-Tumors exakt festzustellen, eine oder mehrere Gewebeproben zu entnehmen und einen Zweittumor im Fachgebiet auszuschließen.

Nach abgeschlossener Diagnostik wird in einer interdisziplinären Tumorkonferenz mit der Strahlenklinik und der Onkologie eine auf die Bedürfnisse des Patienten abgestimmte Tumortherapie festgelegt. In einem frühen Tumorstadium kann in vielen Fällen eine funktionserhaltende Chirurgie, wie zum Beispiel eine laserchirurgische Resektion bei einem T1-Mundbodenkarzinom durchgeführt werden. Bei sehr ausgedehnten Tumoren kann in vielen Fällen durch eine hoch dosierte kombinierte Radio-Chemotherapie eine im Vergleich zu einer Operation günstigere 5-Jahres-Überlebensrate bei verbesserter Lebensqualität erreicht werden. In Fällen, in denen eine Nachbestrahlung notwendig ist, sollte vorher eine zahnärztliche Vorstellung und ggf. eine Zahnsanierung stattfinden.

Therapie

Lippenkarzinom

Die chirurgische Resektion und Rekonstruktion mit Lappenplastiken ist bevorzugt. Eine postoperative Strahlenbehandlung ist bei fortgeschrittenen Tumoren angezeigt.

Mundhöhlenkarzinom

Die Plattenepithelkarzinome der Mundhöhle wachsen zunächst langsam. Eine lymphogene Metastasierung wird mit zunehmender Größe des Tumors immer wahrscheinlicher. Die Therapie der Wahl ist eine radikale Operation. Wenn immer möglich, erfolgt dabei die Tumorentfernung im Sinne einer Blockresektion zusammen mit den anhängenden Lymphknoten [Abb.3]. Bei der Lymphknotenentfernung [**neck dissection**] werden die Lymphknoten oberhalb einer gedachten Linie der Klavikula in der Schicht auf der tiefen Halsfaszie entfernt.

- Kleine Tumoren von weniger als 1 cm werden durch eine alleinige lokale Exzision behandelt, bei großen Geschwülsten gibt die kombinierte operativ- radiologische Therapie die besten Heilungsergebnisse.
- T1-Tumoren der Zunge: transorale, partielle Glossektomie.
- T1-Tumoren des Mundbodens: transorale Resektion des Mundbodens mit Sicherheitszone zum Unterkiefer.
- T2/3- und T4-Tumoren des Zungenkörpers und Mundbodens: Resektion bis Hemiglossektomie mit segmentaler Unterkieferresektion, die meist eine Primär- oder Sekundärrekonstruktion mit Osteosynthese und/oder gefäßgestielten myokutanen und mikrochirurgisch revaskularisierten kutanen, osteokutanen und osteomyokutane Lappentechniken verlangen. Mikrochirurgischer Dünndarmtransfer zum Ersatz der Mundschleimhaut.

Lymphknotenmetastasen

Bei Lymphknotenbefall wird eine **neck dissection** [Level I bis V] auf der Tumorseite am besten **en bloc** durchgeführt, kontralateral eine elektive suprahyoidale [Level I] oder funktionelle Halslymphknotenausräumung [Level II und III]. Grundsätzlich ist bei allen Malignomen der Mundhöhle eine **elektive neck dissection** wegen der hohen Wahrscheinlichkeit eines subklinischen Lymphknotenbefalls angezeigt.

Radiotherapie

Nur bei T1-Tumoren werden in der Chirurgie vergleichbare Kontrollraten erzielt. Die Kombination von perkutaner und interstitieller Bestrahlung hat sich bei größeren Tumoren, die nicht den Knochen erreichen, bewährt. Die postoperative Radiotherapie des Primärtumors und der beidseitigen Lymphabflusswege wird in allen Fällen von fortgeschrittenen Tumoren therapeutisch empfohlen. Eine elektive Bestrahlung des Halsgebietes ist in Fällen angezeigt, bei denen keine elektive neck dissection durchgeführt wurde.

Chemotherapie

Mundhöhlenkarzinome zeigen unter primärer Chemotherapie eine gute initiale Remission. Eine Lokalbehandlung unter Berücksichtigung der ursprünglichen Tumorausdehnung muss aus Radikalitätsgründen angeschlossen werden.
Bei fortgeschrittenen Malignomen erzielte die Kombination mit der Radiotherapie höhere Ansprechraten als die alleinige Chemotherapie.

Nachsorge

Die Tumornachsorge hat einen hohen Stellenwert, da die meisten Rezidive innerhalb der ersten zwei Jahre nach Abschluss der Primärbehandlung auftreten. Im ersten Jahr erfolgt im Wechsel mit dem betreuenden niedergelassenen Kollegen eine sechs- bis achtwöchige Wiedervorstellung zur Nachsorge. Ab dem 2. Jahr stellen sich die Patienten zweimonatlich, im 3. Jahr alle 3 Monate, danach halbjährlich vor. Zur besseren Beurteilung einer Halsmetastase ist ein jährliches Hals-CT empfehlenswert.

Vorsorge/Prävention

Ausschaltung der Noxen

Da Alkohol und Tabak die wichtigsten Karzinogene darstellen, ist die Reduzierung bzw. Eliminierung dieser Noxen anzustreben. Es handelt sich daher theoretisch um eine in der Mehrzahl der Fälle verhütbare Erkrankung. Die beruflichen Schadstoffe sind durch Staub- und Hitzeschutzmaßnahmen [Atemmaske, Absaugung, Ventilation etc.], durch Schutzkleidung und besondere Körperhygiene zu reduzieren.

Erfassung von Risikogruppen

Holzindustriearbeiter, Stein- und Bergbauarbeiter, Teer-, Erdöl-, Chemie- und Hochofenarbeiter, Motorenarbeiter, Schlosser, Weinbauern, Köche, Kellner etc. sowie Alkoholiker und starke Raucher sind ab dem 40. Lebensjahr jährlichen Untersuchungen des oberen Aerodigestivtraktes zu unterziehen.

Früherkennung und Behandlung von Vorstufen

Eine sorgfältige HNO-Untersuchungstechnik, unterstützt von einer endoskopischen oder mikroskopischen Exploration von Ohr, Nase, Nasennebenhöhlen, Nasopharynx, Larynx, Hypopharynx, Ösophagus und Trachea macht meist eine frühzeitige Erkennung kleinster Schleimhautveränderungen möglich. Sonografie der Kopf- und Halsweichteile, CT, MRT, Probeexzision und Feinnadelbiopsie ergänzen die diagnostischen Hilfsmittel. Gerötete und weißlich verdickte Schleimhautareale [Erythroplasie, Leukoplakie, Epithelhyperplasie], Papillome und nicht-heilende Ulzerationen sind chirurgisch zu entfernen.

Regelmäßige Nachkontrollen und eventuell zusätzliche Therapie mit Karotinoiden oder Kombinationspräparaten [Vitamin A, E, Selen] sind durchzuführen.

Lippenkarzinom

Meiden starker Sonnenexposition. Behandlung der Vorstufen: Exzision von Leukoplakie und Hyperkeratose.

Ernährung, Zahnpflege und -sanierung

Vitaminreiche Ernährung [Vitamin A, C, E], Vermeidung heißer und scharfer Speisen; mehrmals tägliche Zahnpflege, Zahnsanierung, Beseitigung von scharfen Zahnkanten oder Prothesenteilen, Behandlung eines gastroösophagealen Refluxes, Therapie einer Eisenstoffwechselstörung.

Speicheltest auf orale Krebserkrankungen

Plattenepithelkarzinome der Mundschleimhaut gehen mit genetischen Veränderungen einher, die auch in der Mundflüssigkeit nachweisbar sind. Der menschliche Speichel enthält nicht nur Enzyme zum Vorverdauen der Nahrung, sondern auch genetisches Material, das aus den Schleimhautzellen der Mukosa stammt. Die Gruppe um David Wong von der Universität von Kalifornien in Los Angeles konnte in einer früheren Studie bereits zeigen, dass etwa 3.000 verschiedene Messenger-RNA im normalen Speichel enthalten sind. Sie bilden ein bestimmtes Aktivitätsmuster, in dem etwa 280 Kernmoleküle dominieren. Dieses Muster verändert sich, wenn irgendwo in der Mundhöhle ein Karzinom entsteht, denn in Krebszellen werden andere Gene aktiviert als in den normalen Mukosazellen.

Mit der Mikro-Array-Technik kann die Gesamtheit dieser Gene untersucht werden. Es handelt sich dabei um die folgenden Messenger-Gene: Interleukin 1-beta [IL1B], Ornithin-Decarboxylase-Antizym 1 [OAZ1], Spermidin/Spermine N1-Acetyl-Transferase [SAT] und Interleukin 8 [IL-8]. Ein Test, basierend auf diesen Genen, war in der Lage, mit einer Genauigkeit von 91 % zwischen gesunden Personen und Patienten mit einem oralen Karzinom zu unterscheiden.

Tab. M18. Progressive Muskeldystrophie. Klassifikation der progressiven Muskeldystrophien

	Geschlecht	Lebensalter im Beginn (in Jahren)	Lebenserwartung	Vorwiegende Lokalisation
Rezessiv-X-chromosomale Muskeldystrophie				
Bösartiger Typ (Duchenne)	m	0–3	Etwa 20 Jahre	Beckengürtel, aufsteigend zum Schultergürtel
Gutartiger Typ (Becker-Kiener)	m	6–19	Leicht verkürzt	Beckengürtel, aufsteigend zum Schultergürtel
Emery-Dreifuß	m	6–19	Oft verkürzt	Extremitäten, später Schulter und Becken; Herzbeteiligung
Autosomal-rezessive kongenitale Muskeldystrophie	m, w	Kongenital	Verkürzt	Generalisierte Schwäche und Hypotonie
Autosomal-rezessiver Gliedergürteltyp	m, w	2–50	Verkürzt	Beckengürtel, aufsteigend zum Schultergürtel
Autosomal-dominante fazioskapulo-humerale Muskeldystrophie	m, w	10–20 (1–55)	Meistens normal	Schultergürtel, Gesicht, Oberarme
Autosomal-dominante okuläre Muskeldystrophie				
Okuläre Form	m, w	Kindheit bis Senium	Meistens normal	Äußere Augenmuskeln
Okulopharyngeale Form	m, w	40–60	Meistens normal	Augen- und Pharynxmuskulatur
Autosomal-dominante Myopathia distalis tarda hereditaria	m, w	40–60	Normal	Distale Extremitätenabschnitte
Autosomal-dominante Myopathia distalis juvenilis hereditaria	m, w	5–15	Normal	Distale Extermitätenabschnitte

Mus|kel|kon|trak|tur, ischämische f: → *Volkmann-Kontraktur*

Mus|kel|kraft f: zur Quantifizierung der Muskelkraft hat sich in der Praxis folgende Einteilung bewährt:

Kraftgrad 0: keine Muskelaktivität [Lähmung]

Kraftgrad 1: schwache, gerade sichtbare oder palpable Kontraktion ohne Bewegung

Kraftgrad 2: Bewegungseffekt bei Ausschaltung der Schwerkraft

Kraftgrad 3: Bewegung gegen die Schwerkraft

Kraftgrad 4: Bewegung gegen die Schwerkraft und leichten Widerstand

Kraftgrad 5: normale Muskelkraft

Mus|kel|naht f: → *Myorrhaphie*

Mus|kel|phos|pho|fruc|to|ki|na|se|in|suf|fi|zi|enz f: → *Glykogenose Typ VII*

Mus|kel|phos|pho|ry|la|se|man|gel m: → *Glykogenose Typ V*

Mus|kel|plas|tik f: → *Myoplastik*

Mus|kel|quet|schung f: Muskelschädigung durch stumpfe Gewalteinwirkung von außen, v.a. auch bei Frakturen; kann zu partieller Nekrose oder Kompartmentsyndrom führen; **Therapie:** Ruhigstellung, Kryotherapie, Antiphogistika, evtl. Entlastung durch Faszienschnitt; bei Nekrose ist z.T. eine Haut- oder Muskelplastik indiziert

Mus|kel|re|la|xan|zi|en pl: zentrale Muskelrelaxanzien senken den Muskeltonus über eine zentrale Wirkung, während **periphere Muskelrelaxanzien** an der motorischen Endplatte wirken; dabei unterscheidet man zwischen **depolarisierenden Muskelrelaxanzien** oder **Depolarisationsblockern**, die eine anhaltende Depolarisierung der Muskelmembran verursachen und damit die Erregungsüberleitung unterbrechen [z.B. Suxamethoniumchlorid], und **stabilisierenden** oder **nicht-depolarisierenden Muskelrelaxanzien**, die Acetylcholin am Rezeptor verdrängen, aber keine Depolarisation verursachen; dazu gehören z.B. Tubocurarin, Alcuroniumchlorid und Pancuroniumbromid

Mus|kel|rheu|ma|tis|mus m: *Syn:* Weichteilrheumatismus, Fibrositis, Fibromyalgie, fibromyalgisches Syndrom, Fibrositis-Syndrom; Oberbegriff für chronische, nicht-rheumatische Erkrankungen mit typischen extraartikulären Schmerzen [Muskulatur, Skelettweichteile], Morgensteifigkeit, allgemeiner Abgeschlagenheit [eine Beziehung zum chronischen Erschöpfungssyndrom wird diskutiert], Schlafstörungen usw.; klinisch besteht kein Unterschied zwischen der primären Form ohne bekannte Ätiologie und der sekundären Form, die zusammen mit anderen Erkrankungen [rheumatische Erkrankungen, Colitis ulcerosa] vorkommt

Mus|kel|riss m: *Syn:* Muskelruptur, Myorrhexis; Einriss oder kompletter Riss eines Muskels bei Verletzung, plötzlicher Überbelastung oder unphysiologischer Belastung [z.B. Dauervibrationsbelastung bei Dauerarbeit mit Pressluftwerkzeugen]; meist liegt der Riss am Übergang von Muskel und Sehne; wesentlich häufiger sind **Muskelfaserrisse** als Folge einer plötzlichen Überbelastung und/oder kalter Muskulatur; besonders häufig betroffen davon sind die Adduktoren und der Musculus gastrocnemius; bei jüngeren Patienten findet man aber eher einen Abriss der Apophyse [z.B. des Musculus rectus femoris]; **Therapie:** Muskelfaserrisse können i.d.R. konservativ mit Kryotherapie, Antiphlogistika und elastischer Wicklung behandelt werden; ausgedehnte Risse sollten operativ versorgt werden; in beiden Fällen ist das Narbengewebe ist aber funktionell minderwertig und die krankengymnastische Nachbehandlung muss vorsichtig erfolgen

Mus|kel|tri|chi|no|se f: *s.u. Trichinose*

Mus|kel|zer|rung f: Überdehnung eines Muskels ohne Überschreitung der Elastizitätsgrenze; äußert sich v.a. in Schmerzen bei Dehnung oder Belastung; **Therapie:** Schonung, evtl. Kryotherapie, Antiphlogistika und elastische Wicklung

Musset-Zeichen nt: pulssynchrones Kopfnicken bei schwerer Aortenklappeninsuffizienz; wurde von Depeuch zuerst beim französischen Dichter Alfred de Musset beobachtet

Muster-ERG nt: *s.u. Elektroretinografie*

Mul|ti|sur|di|tas f: *Syn:* Taubstummheit; *s.u. Taubheit*

Mut|ter|korn|al|ka|lo|ide pl: *Syn:* Secalealkaloide, Ergotalkaloide; Mutterkorn [Secale cornutum] ist die sporenbildende Dauerform von Mutterkornpilz [Claviceps purpurea]; es enthält zahlreiche Alkaloide, die sich chemisch von der Lysergsäure ableiten; bedingt durch strukturelle Gemeinsamkeiten des Ergolinanteils sowohl mit Noradrenalin, Dopamin, als auch mit Serotonin, besitzen sie ein breites Spektrum pharmakologischer Wirkungen; die therapeutisch eingesetzten Alkaloide [z.B. Ergotamin, Ergotoxin] haben eine kontrahierende Wirkung auf die glatte Muskulatur der Gebärmutter und Gefäße; sie werden u.a. als Gebärmuttertonikum und in der Migränebehandlung verwendet

M

Vergiftung durch Mutterkornalkaloide [**Ergotismus**], führt zu Zyanose, Gefäßspasmen mit Taubheitsgefühl und Parästhesien, Muskellähmungen, Kopfschmerzen, Schwindel, Krämpfen, Bewusstseinsstörungen, Koma

Mut|ter|mal *m*: → *Nävus*

Mut|ter|va|ri|ze *f*: *s.u. Ulcus cruris*

Mu|zi|no|se, papulöse *f*: → *Lichen myxoedematosus*

Mu|zi|no|se, retikuläre erythematöse *f*: *Syn: REM-Syndrom, Mucinosis erythematosa reticularis, Rundzellerythromatose*; chronisch persistierende Muzinose unklarer Genese; imponiert durch streifig-netzartige, urtikarielle, hellrote Erytheme, die meist in der Brust- und/oder Rückenmitte sitzen; wird oft [ca. 1/3] durch Sonnenbestrahlung ausgelöst; **Therapie**: Sonnenschutz; Chloroquin* intern

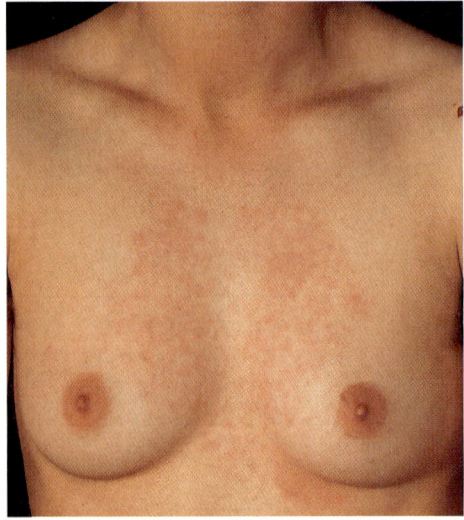

Abb. M66. Retikuläre erythematöse Muzinose

MVAC-Schema *nt*: zur Behandlung von Harnblasenkarzinomen verwendetes Schema aus Methotrexat*, Vinblastin*, Adriamycin* und Cisplatin*; *s.a. Essay Neubildungen der Harnblase S. 147*

My|as|the|nia gravis pseudoparalytica *f*: *Syn: Erb-Goldflam-Krankheit, Erb-Oppenheim-Goldflam-Krankheit, Hoppe-Goldflam-Syndrom, Goldflam-Krankheit*; Autoimmunkrankheit mit einer Blockierung der Acetylcholinrezeptoren an der motorischen Endplatte durch Autoantikörper; betrifft Frauen doppelt so häufig wie Männer und beginnt i.d.R. zwischen dem 20. und 40. Lebensjahr; die meisten Patienten haben HLA B8 oder DR3; in 80 % der Fälle finden sich Thymusveränderungen [Hyperplasie, Tumoren]; **Klinik**: bei der Hälfte der Patienten tritt anfangs eine **okuläre Myasthenie** [einseitige oder doppelseitige Ptose, die im Laufe des Tages zunimmt; Doppelbilder, v.a. beim Lesen, die in Ruhe wieder verschwinden] auf; bei 20 % bleibt die Krankheit in diesem Stadium stehen; der Rest entwickelt eine zunächst leichte generalisierte Schwäche der proximalen Schultergürtel- und Beckengürtelmuskulatur, die später zunimmt und sich nach distal und auf die Gesichts- und Pharynxmuskulatur ausbreitet; auffällig ist die Ermüdung von Muskeln während einer andauernden Belastung; der Gang wird schon nach wenigen Schritten watschelnd, Kauen und Schlucken verschlechtern sich während einer Mahlzeit, Sprachstörungen entwickeln sich während eines Gespräches usw.; im Endstadium besteht eine nicht mehr rückbildungsfähige Schwäche der gesamten Willkürmuskulatur und die Patienten versterben i.d.R. an einer Atemlähmung; **Diagnose**: körperliche Untersuchung, Nachlassen der Muskelkraft bei Wiederholung einer Bewegung [50-mal Augen öffnen und schließen führt zu Ptose];

Nachweis von Antikörpern gegen Acetylcholinrezeptoren, Tensilon-Test, EMG; **Therapie**: Thymektomie, Immunsuppression, Corticoide, evtl. Plasmapherese, Cholinesterasehemmer [Pyridostigmin]

My|co|bac|te|ri|um *nt*: *Syn: Mykobakterium*; Gattung säurefester, langsam wachsender Stäbchenbakterien der Familie Mycobacteriaceae, die sich nur in Anwesenheit von Sauerstoff vermehren [obligate Aerobier]; man unterteilt sie in die Mycobacterium tuberculosis-Gruppe, Mycobacterium leprae und atypische Mykobakterien [*s.u. Mykobakteriose*]

Mycobacterium africanum: tritt als Erreger von seltenen Formen der Hauttuberkulose in Erscheinung

Mycobacterium avium-intracellulare: *Syn: Mycobacterium avium, Mycobacterium intracellulare*; zu den atypischen Mykobakterien gehörendes Bakterium; verursacht pulmonale Erkrankungen, Lymphadenitiden bei Kleinkindern und eine Sepsis bei AIDS-Patienten

Mycobacterium bovis: *Syn: Mycobacterium tuberculosis varietas bovis, Rindertuberkelbakterien*; Erreger der Rindertuberkulose und der bovinen Tuberkulose des Menschen

Mycobacterium chelonae: schnell wachsendes atypisches Mykobakterium; Erreger von Abszessen und selten auch pulmonalen Infektionen

Mycobacterium fortuitum: schnell wachsendes atypisches Mykobakterium; verursacht Abszesse und seltener pulmonale Infektionen

Mycobacterium kansasii: photochromogenes Mykobakterium; Erreger von Lungeninfektionen

Mycobacterium leprae: *Syn: Leprabakterium, Leprabazillus, Hansen-Bazillus*; morphologisch kaum von Mycobacterium tuberculosis zu unterscheidender Erreger der Lepra*; das einzige bekannte Erregerreservoir ist der unbehandelte Leprakranke

Mycobacterium marinum: photochromogenes Mykobakterium; Erreger von Hautinfektionen [Schwimmerulkus]

Mycobacterium paratuberculosis: *Syn: Johne-Bazillus*; zu den atypischen Mykobakterien gehörender Erreger einer chronischen Enteritis bei Rindern

Mycobacterium tuberculosis: *Syn: Tuberkelbazillus, Tuberkelbakterium, Tuberkulosebazillus, Tuberkulosebakterium, TB-Bazillus, TB-Erreger, Mycobacterium tuberculosis varietas hominis*; 1862 von Robert Koch entdecktes, extrem langsam wachsendes Mykobakterium; die Tuberkulosebakterien sind grampositiv, unbeweglich und haben eine Länge von 1–10 μm und eine Breite von 0,2–0,6 μm; die Zellwand enthält langkettige [60–90 Kohlenstoffatome], gesättigte Fettsäuren [**Mykolsäuren**] sowie mykolsäurehaltige Glykolipide oder Glykolipidpeptide [**Mykoside**]; das für ihre Virulenz wichtigste Mykosid ist **Trehalose-6,6-Dimykolat** [Cord-Faktor]; Extraktion von Trehalose-6,6-Dimykolat führt zum Verlust der Virulenz; **Wachs D** besteht aus Mykolsäure, Peptiden und Polysacchariden; es ist von medizinischer Bedeutung, weil es als Adjuvans die zelluläre und humorale Immunantwort steigert

Mycobacterium tuberculosis ist der Erreger der Tuberkulose des Menschen und verschiedener Tiere [Affen, Hunde]; nach Schätzungen der Weltgesundheitsorganisation ist 1/3 der Weltbevölkerung mit dem Erreger infiziert; jährlich treten ca. 10 Millionen neue Tuberkulosefälle auf und ca. 3 Millionen Patienten versterben an der Erkrankung; *s.a. Essay Tuberkulose S. 1585*

Mycobacterium ulcerans: nicht-chromogenes Mykobakterium; Erreger des Buruli-Ulkus

Mycobacterium xenopi: skotochromogenes Mykobakterium; Erreger von Lungeninfektionen

Mycophenolat-Mofetil *nt*: *Syn: Mycophenolsäure2-(4-morpholinyl)-ethylester*; immunsuppressives Prodrug, das die Purinbiosynthese und damit die T-Zell und B-Zell-Proliferation und die Antikörperbildung hemmt; **Anw.**: Verhinderung der Abstoßungsreaktion nach Transplantation [v.a. Herz und Niere], Autoimmunkrankheiten wie Psoriasis, dyshidrotisches Ekzem, Pemphigus vulgaris und bullöser Pemphigus; steroidrefraktäre Colitis ulcerosa und Morbus Crohn; **NW**:

gastrointestinale Beschwerden [Diarrhoe, Erbrechen], Leukopenien und Anämie; *s.a. Essay Psoriasis S. 1317, Essay Systemischer Lupus erythematodes S. 935, Essay Transplantationschirurgie S. 1549*

My|co|plas|ma *nt: Syn: Mykoplasma*; Gattung zellwandloser Bakterien, die Teil der normalen Körperflora sind und als opportunistische Krankheitserreger in Erscheinung treten können; durch das Fehlen der Zellwand sind sie besonders empfindlich gegenüber Umwelteinflüssen [Wärme, Trockenheit], aber resistent gegen Antibiotika, die an der Zellwand angreifen [β-Lactamantibiotika]; sie sind empfindlich gegenüber Tetracyclinen und Makrolidantibiotika; *s.a. Essay Geschlechtskrankheiten – Genitale Kontaktinfektionen S. 475*
Mycoplasma hominis: Erreger von Entzündungen im Bereich des Genitaltraktes [Vulvovaginitis, Zervizitis, Prostatitis, Pyelonephritis]
Mycoplasma pneumoniae: *Syn: Eaton-agent*; weltweit verbreiteter Erreger einer primär atypischen Pneumonie, Pneumonie mit Kälteagglutininbildung bei Jugendlichen und von Infekten der Atemwege und der Hirnhäute [Meningitis]; die meisten Infektionen treten bei Kindern zwischen 5 und 15 Jahren auf und finden sich vermehrt da, wo Menschen auf engem Raum zusammenleben [Schülerheime, Flüchtlingslager, Kasernen]; *s.a. Mycoplasma-pneumoniae-Pneumonie*
Mycoplasma-pneumoniae-Pneumonie *f: Syn: Mykoplasmapneumonie*; primär atypische Pneumonie durch Mycoplasma pneumoniae; **Klinik:** nach einer Inkubationszeit von 12–20 Tagen kommt es zu Fieber, Kopfschmerzen und Hustenreiz; das entzündliche Exsudat in den Alveolen enthält Epithelzellen, polymorphkernige Granulozyten und Makrophagen; **Diagnose:** serologischer Antikörpernachweis; **Therapie:** Tetracycline, Makrolidantibiotika; **Prognose:** gut, obwohl die Erreger sich noch wochenlang aus dem Respirationstrakt anzüchten lassen; *s.a. Essay Pneumonie S. 1273*
My|co|sis *f, pl -ses:* → *Mykose*
Mycosis fungoides: *Syn: Alibert-Krankheit, Alibert-Bazin-Krankheit, Mycosis fungoides Alibert-Bazin-Form, Mykosis fungoides*; ätiologisch unklare, zu den T-Zell-Lymphomen gehörende chronisch-progrediente Erkrankung, die von der Haut ausgeht und meist auch darauf beschränkt bleibt; eine seltene, rasch progrediente Sonderform, bei der die Krankheit direkt mit dem Tumorstadium beginnt wird als **Mycosis fungoides d'emblée** bezeichnet; der **klinische Verlauf** erstreckt sich oft über Jahrzehnte und umfasst bei der klassischen Form drei Stadien, die zusammen das sog. **T-Stadium** [auch als kutane Mycosis fungoides bezeichnet] bilden: **1. erythematöses** oder **prämykosides Stadium:** uncharakteristische erythematöse, ekzematoide, psoriasiforme oder urtikarielle Läsionen, die über Jahre oder Jahrzehnte bestehen können **2. Plaquestadium** oder **infiltratives Stadium:** die Läsionen werden als plattenartiges Infiltrat tastbar und nehmen an Anzahl und Ausbreitung zu; oft kommt es zu einem quälenden, therapieresistenten Juckreiz **3. Tumorstadium** [auch mykosides oder tumoröses Stadium]: Tumorentwicklung im Bereich der Plaques, später auch auf gesunder Haut; es kommt zu extrem schmerzhaften Nekrosen und Ulzerationen, Fieber, Kachexie, Nachtschweiß und Organsymptomen [Milz, Leber, Lunge, Gastrointestinaltrakt,

ZNS]; **Therapie:** bisher gibt es keine allgemein anerkannte Standardtherapie; manche Autoren bevorzugen eine aggressive Therapie, während andere das Leiden als prinzipiell unheilbar ansehen und nur versuchen den Verlauf zu verlangsamen; **Prognose:** die mittlere Überlebenszeit nach Diagnosestellung beträgt ca. 5 Jahre; das prämykoside Stadium kann 5–20 Jahre dauern, und es werden Rückbildungen berichtet; sobald das Tumorstadium erreicht ist, kommt es zu einer raschen Progredienz mit tödlichem Ausgang; *s.a. Essay Bösartige Neubildungen der Haut S. 993*

Tab. M20. Mycosis fungoides. Therapie der Mycosis fungoides

Stadium I und IIA	– Lokale Kortikosteroide
	– Photochemotherapie (auch kombiniert mit Interferon-α)
	– Lokale Chemotherapie mit Stickstoff-Lost-Präparaten (Mechlorethamin, Carmustin)
	– Interferon-α und Retinoide (meist in Kombination)
	– Methotrexat
	– Kontgenbestrahlung
	– Ganzhautbestrahlung mit schnellen Elektronen
Stadium IIB	– Ganzhautbestrahlung mit lokaler Aufsättigung
	– Interferon-α und Retinoide
	– Systemische Chemotherapie (z.B. COP, CHOP-Schema)
Stadium III, IVA	– Photochemotherapie
	– Interferon-α und Retinoide
	– Systemische Chemotherapie
Stadium IVB	– Systemische Chemotherapie
	– Experimentelle Therapien: extrakorporale Photopherese, Fludarabin, Knochenmarkstransplantation

My|ek|to|mie *f:* operative Muskel(teil)entfernung, z.B. zur Schielbehandlung
My|elo|blas|ten|leuk|ä|mie *f: Syn: akute myeloblastäre Leukämie*; Unterform [M1, M2] der akuten myeloischen Leukämie*
My|elo|fi|bro|se *f:* → *Osteomyelofibrose*
My|elo|gra|fie, -gra|phie *f:* Röntgenkontrastdarstellung des Spinalkanals; jodhaltiges, wasserlösliches Kontrastmittel wird i.d.R. lumbal appliziert und die Passage des Kontrastmittels auf einem Bildwandler beobachtet; Passagebehinderungen werden gezielt auf Röntgenaufnahmen festgehalten; durch **Myelo-CT**, d.h. spinales CT mit Kontrastmittelapplikation kann die Informationsqualität noch erhöht werden; viele Radiologen und Neurologen bevorzugen heute aber MRT-Aufnahmen
My|e|lom *nt:* vom Knochenmark ausgehender Tu-

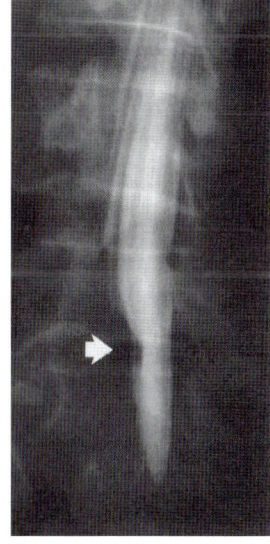

Abb. M67. Myelografie. Lumbale Myelografie mit deutlicher Kompression der Wurzel von S$_1$ bei rechtsseitigem Bandscheibenvorfall L$_5$/S$_1$

Tab. M19. Mycosis fungoides. TNM-Stadien der Mycosis fungoides

T-Stadium: Mycosis fungoides	T1: Plaquestadium < 10 % Oberfläche
	T2: Plaquestadium > 10 % Oberfläche
	T3: Tumorstadium
	T4: Erythrodermische Form
N-Stadium: Kutane Mycosis fungoides mit Lymphknotenbefall	N1: Dermatopathische Lymphadenopathie
	N2: Spezifischer Lymphknotenbefall
M-Stadium: Kutane Mycosis fungoides mit Befall innere Organe	

mor; meist gleichgesetzt mit multiplem Myelom

endotheliales Myelom: → *Ewing-Knochensarkom*

multiples Myelom: → *Plasmozytom*

Mye|lo|mo|no|zy|ten|leuk|ä|mie f: *Syn: myelomonozytäre Leukämie;* Unterform [M4] der akuten myeloischen Leukämie*

Mye|lo|pa|thie, vakuoläre f: *s.u. Essay HIV-Infektion – AIDS S. 625*

Mye|lo|san nt: → *Busulfan*

Mye|lo|se f: degenerativer Rückenmarksprozess; wurde v.a. zur Abgrenzung von entzündlichen Prozessen [Myelitis] verwendet

akute erythrämische Myelose: → *Di Guglielmo-Krankheit*

funikuläre Myelose: *Syn: Dana-Lichtheim-Krankheit, Lichtheim-Syndrom, Dana-Syndrom, Dana-Lichtheim-Putman-Syndrom, funikuläre Spinalerkrankung;* bevorzugt das Hinterstrangsystem und die Pyramidenbahn befallende Entmarkungskrankheit mit neurologischen Ausfällen, Muskelhypotonie, Ataxie, Depression und evtl. Psychose [Vitamin B_{12}-Mangelpsychose]; da Vitamin B_{12}-Mangel die häufigste Ursache ist, tritt sie meist kombiniert mit perniziöser Anämie* auf; **Therapie:** parenterale Vitamin B_{12}-Zufuhr stoppt den degenerativen Verfall und bringt ihn oft sogar zur Rückbildung

Mye|lo|skle|ro|se f: → *Osteomyelofibrose*

Mye|lo|szin|ti|gra|fie, -gra|phie f: *Syn: Isotopenmyelografie;* Szintigrafie der Liquorräume des Rückenmarks

Mye|lo|to|mie f: **1.** *Syn: Rückenmarkschnitt, Rückenmarkdurchtrennung;* operative Durchtrennung des Rückenmarks **2.** operative Eröffnung der Markhöhle des Knochens, z.B. bei der Beckenkammpunktion

Mye|lo|to|mo|gra|fie, -gra|phie f: Tomografie des Rückenmarks, heute i.d.R. als Myelo-CT, d.h. spinales CT mit Kontrastmittelapplikation

My|i|a|sis f, pl -ses: *Syn: Madenkrankheit, Madenfraß, Fliegenmadenkrankheit;* durch Fliegenmaden hervorgerufene Erkrankung der Haut oder innerer Organe; man unterscheidet **obligate Myiasiserreger** [z.B. Dasselfliegen] von **fakultativen Myiasiserregern,** die verschmutzte Wunden und Geschwüre befallen [z.B. Schmeißfliegen]; die **furunkuloide Myiasis** [Dasselbeule, Dermatobiasis, Beulenmyiasis] ist eine in Afrika und Südamerika vorkommende Form durch **Dermatobia hominis** [Dasselfliege] und andere Fliegenlarven; kennzeichnend sind furunkuloide Knoten der Subkutis, Lymphknotenschwellung, Muskelschmerzen; **Therapie:** vorsichtige Inzision und Entfernung der Larve; Verschluss der Atemöffnung [zentrale Ulzeration des Knotens] mit Vaseline soll zum Spontanaustritt der Larve nach ca. 2 Tagen führen

Myiasis linearis migrans: → *Larva migrans*

My|k|ä|mie f: → *Fungämie*

My|ko|bak|te|ri|en pl: → *Mycobacterium*

My|ko|bak|te|ri|o|se f: Bezeichnung für meist tuberkuloseähnliche Krankheiten mit i.d.R. asymptomatischem Verlauf, die durch sog. **atypische Mykobakterien** hervorgerufen werden; sie werden auch als MOTT [Mycobacteria Other Than Tuberculosis] oder **P**otentiell **P**athogene **U**mwelt-**M**ykobakterien [engl. Potentially Pathogenic Environmental Mycobacteria] bezeichnet

nach **Runyon** werden sie in vier Gruppen unterteilt: **Gruppe I:** enthält langsam wachsende **photochromogene Mykobakterien,** die bei Lichtexposition Farbstoffe bilden **Gruppe II:** langsam wachsende **skotochromogene Mykobakterien,** die auch im Dunkeln Farbstoffe bilden **Gruppe III: nicht-chromogene Mykobakterien,** die keine Farbstoffe bilden **Gruppe IV: schnell wachsende Mykobakterien,** die innerhalb von einer Woche Kolonien bilden; **Diagnose:** Anzüchtung auf geeigneten Nährböden [z.B. Löwenstein-Jensen-Medium] und biochemische oder molekularbiologische Differenzierung; **Therapie:** äußerst schwierig, da viele atypische Mykobakterien resistent gegen Tuberkulostatika sind; oft wird mit 3–6 Tuberkulostatika begonnen [z.B. Clarithromycin* + Ethambutol* + Rifabutin*] und je nach dem Ergebnis der Resistenzbestimmung modifiziert; *s.a. Essay Tuberkulose S. 1585*

My|kol|säu|re f: *s.u. Mycobacterium tuberculosis*

My|ko|plas|ma nt: → *Mycoplasma*

My|ko|plas|ma|pneu|mo|nie f: → *Mycoplasma-pneumoniae-Pneumonie*

My|ko|se f: *Syn: Pilzinfektion, Mycosis;* durch parasitäre Pilze hervorgerufene, meist weltweit vorkommende Infektionskrankheiten; 90 % aller Pilzinfektionen beim Menschen werden durch ca. 20 verschiedene Pilzarten verursacht; bei den meisten Mykosen handelt es sich um **opportunistische Mykosen,** v.a. bei abwehrgeschwächten Patienten auftretende Infektionen mit Pilzen, die für Immunkompetente ungefährlich sind; obligat pathogene Pilze sind die Dermatophyten und die Erreger der **außereuropäischen Mykosen**

Mykosen werden im klinischen Sprachgebrauch häufig in Spross- und Fadenpilzinfektionen unterteilt, wobei innerhalb der Fadenpilzinfektionen Dermatophyten- und Schimmelpilzinfektionen unterschieden werden [Hefen, Dermatophyten, Schimmelpilze, D-H-S-System]; Pilze verursachen oberflächliche oder tiefe Lokalinfektionen der Haut, des Unterhautgewebes sowie der Schleimhaut oder systemische Infektionen mit Befall innerer Organe; eine klinisch-symptomatische Einteilung in **lokale** und **systemische Mykosen** erscheint daher sinnvoll

die Schwere und Ausprägung von Mykosen ist abhängig von der Immunitätslage und der Vorschädigung [Verletzungen, Grunderkrankungen] des Wirtes; bei Patienten mit Immundefekten kann es, meist ausgehend von einer Lokalinfektion, durch systemische Ausbreitung der Erreger zu einer generalisierten Pilzinfektion [Pilzsepsis] kommen; *s.u. Essay Mykosen S. 1059*

kutane Mykose: *Syn: Hautpilz, Hautpilzerkrankung, Dermatomykose, Dermatomycosis;* oberflächliche oder tiefe Pilzerkrankung der Haut durch Dermatophyten, Hefen oder Schimmelpilze; Pilzerkrankungen der Haut sind häufig, verlaufen aber klinisch meist symptomarm, nur tiefe Pilzinfektionen führen zu stärkeren Entzündungszeichen; *s.a. Tinea, Trichomykose, Candidose*

My|ko|sid nt: *s.u. Mycobacterium tuberculosis*

My|o|a|de|nyl|at|de|sa|mi|na|se|man|gel m: *Syn: MAD-Mangel;* Störung des Purinnucleoidzyklus des Muskels, durch den die Skelettmuskulatur ihren Energiestoffwechsel aufgrund der Blockierung des Purinnucleoidzyklus nicht an den erhöhten Bedarf bei Arbeit anpassen kann; Leitsymptom sind Muskelschmerzen und -schwäche bei geringer körperlicher Belastung; *s.u. Essay Gicht und andere Störungen des Purinstoffwechsels S. 487*

My|o|car|di|tis f, pl -ti|den: → *Myokarditis*

My|o|chor|di|tis f, pl -ti|den: *Syn: Stimmuskelentzündung;* eine Entzündung des Musculus vocalis imponiert klinisch als Stimmbandentzündung

My|o|gel|lo|se f: *Syn: Hartspann, Muskelhartspann, Muskelhärte;* knotenartige, in Längsrichtung der Muskelfaser verlaufende Verhärtung der Muskulatur mit Druck- oder Spontanschmerz; meist bedingt durch Fehlbelastung oder entzündliche Prozesse; finden sich meist in den Rückenstreckern, Nacken-Schultergürtelmuskulatur oder Waden; **Therapie:** Schonung, Massage, Entzündungshemmer

My|o|gra|fie, -gra|phie f: Aufzeichnung der mechanischen oder elektrischen Muskelaktivität

Myokard-Doppler m: *s.u. Echokardiografie*

My|o|kard|in|farkt m: *Syn: Herzinfarkt, Herzmuskelinfarkt;* durch einen akuten Sauerstoffmangel ausgelöste Nekrose eines umschriebenen Bezirks der Herzmuskulatur; je nach der Tiefe des Infarktareals unterscheidet man **transmurale** [durch die ganze Wand] und **nicht-transmurale Infarkte**; *s.a. Essay Akuter und rezidivierender Myokardinfarkt S. 1071, Essay Angina pectoris S. 59, Essay Koronare Herzerkrankung S. 587*

stummer Myokardinfarkt: 15–20 % aller Patienten mit Infarkt [v.a. Frauen und Diabetiker] nehmen überhaupt keine Symptome wahr; die Diagnose wird dann laborchemisch oder elektrokardiografisch gestellt

transmuraler Myokardinfarkt mit ST-Streckenhebung:

Mykosen

Syn.: Pilzinfektionen

E. Engelmann

Kurzdefinition
Mykosen sind durch Pilze verursachte, meist weltweit vorkommende Infektionskrankheiten. 90 % aller Pilzinfektionen beim Menschen werden durch ca. 20 verschiedene Pilzarten verursacht. Bei den meisten Mykosen handelt es sich um opportunistische Infektionen. Obligat pathogene Pilze sind die Dermatophyten und die Erreger der außereuropäischen Mykosen.

Einteilung
Mykosen werden im klinischen Sprachgebrauch häufig in Spross- und Fadenpilzinfektionen unterteilt, wobei innerhalb der Fadenpilzinfektionen Dermatophyten- und Schimmelpilzinfektionen unterschieden werden [Hefen, Dermatophyten, Schimmelpilze, D-H-S-System]. Pilze verursachen oberflächliche oder tiefe Lokalinfektionen der Haut [Cutis], des Unterhautgewebes [Subcutis] sowie der Schleimhaut oder systemische Infektionen mit Befall innerer Organe. Eine klinisch-symptomatische Einteilung in **lokale** und

Tab. 1. **Klinisch-symptomatische Einteilung der Mykosen**

Lokale Pilzinfektion	Systemische Pilzinfektion
oberflächlich: Haut, Haare, Nägel, Schleimhaut	innere Organe
	Erregerverteilung über Blut
tief: Weichteile [Verletzungsmykosen]	Pilzsepsis
auch Immungesunde	meist Immunsupprimierte

systemische Mykosen erscheint daher sinnvoll und wird im Folgenden verwendet. Die Schwere und Ausprägung von Mykosen ist abhängig von der Immunitätslage und der Vorschädigung [Verletzungen, Grunderkrankungen] des Wirtes. Bei Patienten mit Immundefekten kann es, meist ausgehend von einer Lokalinfektion, durch systemische Ausbreitung der Erreger zu einer generalisierten Pilzinfektion [Pilzsepsis] kommen.

Lokale oberflächliche Mykosen

Candidainfektionen der Haut und Schleimhaut
Oberflächliche Mykosen der Haut- und Schleimhaut werden durch Sprosspilze der Gattung *Candida* und hier am häufigsten durch *Candida albicans*, der nur beim Menschen vorkommt [endogene Infektion], verursacht und als **Soor** [z.B. Mund-, Vaginal-, Windelsoor] bezeichnet. Prädilektionsstellen der Haut sind Areale mit erhöhtem Flüssigkeitsgehalt wie z.B. die Inguinalfalten [**Intertrigo**], der Windelbereich oder unterhalb der Mammae. Es entstehen scharf begrenzte, nässende Erytheme mit leichter Schuppung und einzelnen Maculae in der weiteren Umgebung [Abb. 1]. Die Patienten klagen über Juckreiz und Brennen. Schleimhautinfektionen entstehen z.B. unter Antibiotikatherapie, die zu einer Veränderung der bakteriellen Schleimhautflora und damit Verminderung der Kolonisationsresistenz führt, sodass eine Überwucherung der natürlicherweise im Verdauungstrakt vorkommenden Pilze ermöglicht wird. Typisch für Candidainfektionen der **Mundschleimhaut** [Mundsoor] sind weiße, abstreifbare Beläge auf gerötetem Untergrund [Abb. 2]. Rezidivierender Mundsoor kann auf einen Immundefekt [z.B. HIV-Infektion] hinweisen. Eine **vulvovaginale Candidose** [Vaginalsoor] äußert sich durch einen weißen, cremigen oder krümeligen Fluor und Juckreiz oder Brennen. Andere Candidaarten finden sich meist in der Umgebung des Menschen [z.B. in Lebensmitteln]. In den letzten Jahren wird eine Zunahme von Infektionen mit Non-albicans-Arten beobachtet. Die Ursache könnte sowohl eine stärkere Virulenz dieser Erreger als auch eine häufig durchgeführte Fluconazolprophylaxe bei Immunsupprimierten sein, die eine Infektion mit Fluconazol-resistenten Arten begünstigt.

- **Erreger:** bes. *Candida albicans*, aber auch andere Arten [s.u. systemische Candidainfektionen]
- **Untersuchungsmaterial:** Haut-/Schleimhautabstriche
- **Diagnose:** Anzucht und biochemische bzw. ggf. mikroskopische Spezies-Identifizierung
- **Therapie:** lokale Applikation von antimykotikahaltigen [z.B. Nystatin, Clotrimazol] Salben, Suspensionen

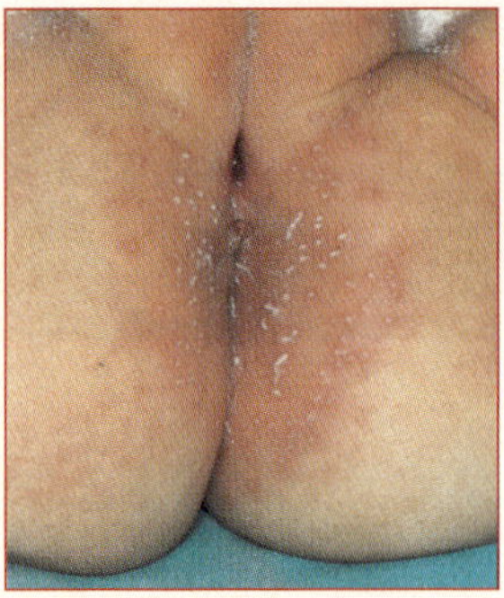

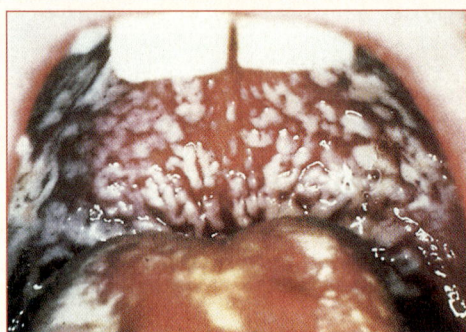

Abb. 1. **Windeldermatitis durch Candida albicans.** Flächenhafte, z.T. schuppende Erosionen, oberflächliche Pusteln und typische Satellitenläsionen

Abb. 2. **Mundsoor durch Candida albicans.** Weiße Beläge auf geröteter Schleimhaut

oder Suppositorien [Vaginalsoor], wenn möglich Absetzen einer ggf. bestehenden Antibiotikatherapie zur Normalisierung der Standortflora
• **Prophylaxe:** Hygiene und Trocknung von feuchten Pädilektionsstellen [z.B. Puder]

Dermatophyteninfektionen der Haut, Nägel und Haare

Dermatophyten sind keratinophile, obligat pathogene Fadenpilze, die oberflächliche Haut-, Haar- und Nagelmykosen verursachen. **Hautinfektionen** durch Dermatophyten werden als **Tinea** [*lat.* Kleidermotte] bezeichnet, da sie morphologisch Kleidermotten-Läsionen in wollener Kleidung ähneln, wobei die jeweils betroffene Region dem Wort Tinea angehängt wird [z.B. Tinea pedis = Dermatophyteninfektion der Füße]. Auf der Haut entstehen typische Rundherde, in denen sich schmale entzündliche Zonen mit breiteren entzündungsärmeren Intervallen abwechseln. Junge, noch vermehrungsfähige Fadenpilzelemente [Myzelien] sind dabei am Rand der Läsion zu finden, während sie im Zentrum bereits abgestorben sind und daher dort bereits eine Abheilung der Haut stattfindet [Abb. 3]. Die meisten Hautinfektionen werden durch anthropophile [primär humanpathogene] Dermatophyten verursacht, wobei eine Übertragung durch Kontakt mit abgeschilferten infizierten Hautzellen z.B. im Schwimmbad erfolgt. Die bei uns am häufigsten vorkommende Erregerart ist *Trichophyton rubrum*. In ca. 30 % der Fälle treten Infektionen nach Tierkontakt [Anamnese!] mit zoophilen, d.h. primär tierpathogenen Arten wie z.B. einigen *Microsporum*-Arten auf [Abb. 4]. Selten erfolgt eine Infektion mit geophilen, d.h. im Erdboden vorkommenden Arten. Während Infektionen mit anthropophilen Arten meist geringe entzündliche Veränderungen der Haut zeigen, verursachen zoophile oder geophile Dermatophyten starke Entzündungsreaktionen.

Eine **Nagel-** bzw. **Onychomykose** [**Tinea unguium**] betrifft häufiger die Fuß- als die Fingernägel [5:1], geht meist mit einer Tinea pedis [„Fußpilz"] bzw. manuum einher und entsteht aufgrund einer Vorschädigung des Nagelorgans [Trauma, Durchblutungsstörung, Neuropathie]. Es kommt zu einer Verdickung und Farbänderung [weißlich, gelblich bis bräunlich] der Nagelplatte [Abb. 5]. Nagelmykosen werden am häufigsten durch Dermatophyten [*Trichophyton*-Arten] verursacht und sind i.d.R. sehr langwierig. Gelegentlich verursachen auch andere Fadenpilze wie **Fusarien** oder *Scopulariopsis*-Arten eine Nagelmykose. Onychomykosen durch *Candida albicans* kommen ebenfalls vor und gehen meist von einer **Candidose** des Nagelwalls [Paronychie] aus, die sich durch eine schmerzhafte Rötung, Schwellung und Entleerung von eitrigem Sekret äußert.

Haarmykosen [**Tinea capitis** oder **barbae**] werden durch einige Dermatophyten-Arten der Gattung *Trichophyton* oder *Microsporum* verursacht. Es entstehen juckende, kreisförmige, entzündliche, schuppende Herde auf der Kopfhaut. Je nach Erregerart unterscheidet man zwischen einer Endothrix- und einer Ektothrix-Form. Dringen die Erreger in den Haarschaft ein und vermehren sich darin durch Sporenbildung [Endothrix], kommt es zum Aufplatzen und Kräuseln der Haare, die in Höhe der Kopfhaut abbrechen [komplette Alopezie, Abb. 6]. Beim Befall der Außenseite des Haarschaftes [Ektothrix] brechen die Haare kurz oberhalb der Kopfhaut ab, und es entsteht eine partielle Alopezie. Eine Sonderform ist der besonders in Afrika und im Mittelmeerraum vorkommende **Favus**, der durch *T. schoenleinii* verursacht wird. Hierbei dringen die Pilze in den Haarschaft ein, es entstehen durch Auskeimung lufthaltige Tunnel mit Befall der Haarfollikel und resultierendem irreversiblen Haarausfall. Auf der Kopfhaut entstehen gelbe Krusten, die einen charakteristischen mausartigen Geruch ausströmen.

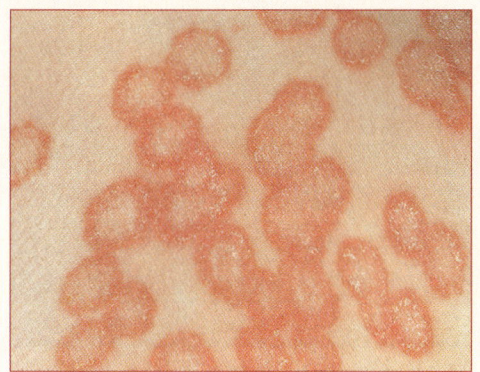

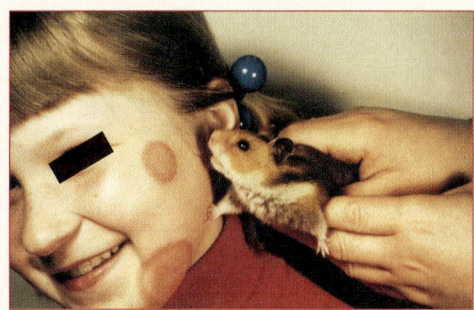

Abb. 4. Tinea faciei. Typische Rundherde nach Tierkontakt

Abb. 3. Tinea corporis. Typische Rundherde mit reaktionsarmem Zentrum, entzündlichem Randsaum und peripherer Schuppung

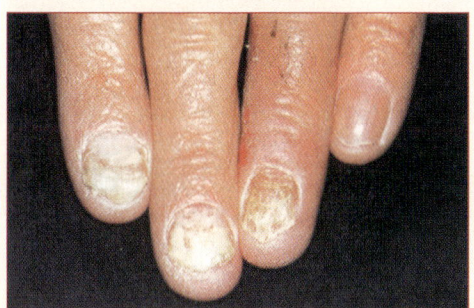

Abb. 5. Onychomykose. Verdickung und Farbveränderung [hier gelblich] der Nagelplatte

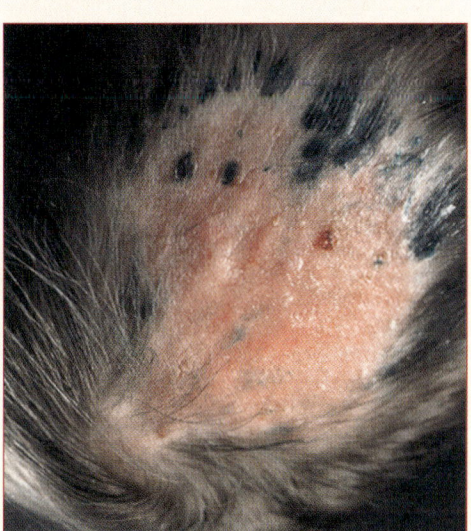

Abb. 6. Tinea capitis. Alopezie durch Abbrechen befallener Haare auf Höhe der Kopfhaut: Endothrix

- **Erreger:** *Trichophyton rubrum, T. interdigitale, T. tonsurans, T. verrucosum, T. schoenleinii, T. concentricum, T. violaceum* u.a., *Microsporum canis, M. audouinii, M. gypseum, Epidermophyton floccosum*
- **Untersuchungsmaterial:** infizierte Haare, Hautgeschabsel oder Nagelspäne vom Rand der Läsionen [vitale Pilzzellen sind immer randständig]
- **Diagnose:** mikroskopischer Schnellnachweis von Pilzfäden [Myzel] im Kalilaugepräparat [geringe Sensitivität] und Anzucht [3–4 Wochen] mit anschließender mikroskopischer und biochemischer Identifizierung
- **Therapie:** lokal mit antimykotikahaltigen Salben oder Lotionen bzw. Nagellacken [s. Tab. 3]; bei ausgedehntem Hautbefall und Nagelinfektionen zusätzlich systemisch mit Griseofulvin, Itraconazol oder Terbinafin
- **Prophylaxe:** Fußhygiene, offenes, luftdurchlässiges Schuhwerk; Infizierte sollen Schwimmbäder und öffentliche Duschen meiden
- **Prognose:** häufig Chronifizierung und lange Erregerpersistenz bei Infektionen mit anthropophilen Arten; akute Verläufe und schnelle Erregereliminierung bei zoophilen und geophilen Arten

Lokale tiefe Mykosen [Verletzungsmykosen]

Tiefe Lokalinfektionen durch Pilze sind die Verletzungsmykosen, die meist in tropischen und subtropischen Regionen vorkommen [Anamnese!]. Klinisch unterscheidet man die **Chromoblastomykose** und das **Eumyzetom**, das auch als **Maduramykose** [endemisch in Madura, Indien] bezeichnet wird. In beiden Fällen handelt es sich um eine **chronisch** verlaufende Infektion der **Haut** und **Subcutis**, die durch traumatische Inokulation der ubiquitär vorkommenden Erreger entsteht und daher meist an den **Extremitäten** [Barfußlaufen, Verletzung der Hand mit Dornen oder Splittern], aber auch am Hals oder Rücken [Tragen von kontaminierten Gegenständen] auftritt. Bei der **Chromoblastomykose** entstehen im Verlauf von Monaten bis Jahren im Bereich der Eintrittspforte zunächst multiple, warzenartige, schmerzlose Hautveränderungen, die schließlich zu großen **blumenkohlartigen Tumoren** heranwachsen und zu stark entstellenden Veränderungen der betroffenen Region führen können [Abb. 7]. Beim **Eumyzetom** breitet sich die Infektion auch auf tiefere Gewebeschichten wie Muskulatur und Knochen aus. Es entstehen **Ulzerationen** und mit Eiter gefüllte Höhlen, die durch zahlreiche **Fisteln** drainiert werden [Abb. 8]. Das Exsudat enthält in der Regel kompakte Granula, die aus Pilzhyphen [Mikrokolonien] bestehen und je nach Erregerart unterschiedlich gefärbt sind [farblos oder braun bis schwarz].

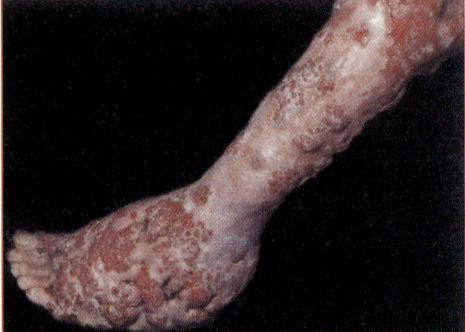

Abb. 7. Chromoblastomykose des Beines. Warzenartige Veränderungen, die zu blumenkohlartigen Tumoren heranwachsen

- **Erreger:** Chromoblastomykose: *Phialophora verrucosa, Fonsecaea pedrosoi, Cladophialophora carrionii, Fonsecaea compacta*; Eumyzetom: *Acremonium* spp., *Exophiala jeanselmei, Leptospaeria senegalensis, Madurella* spp., *Neotestudina rosatii, Pseudallescheria boydii, Pyrenochaeta romeroi*
- **Untersuchungsmaterial:** Chromoblastomykose: subkutane Gewebeproben; Myzetom: Eiter aus Fisteln
- **Diagnose:** Mikroskopie, Anzucht
- **Therapie:** chirurgische Exzision kleiner Läsionen; in fortgeschrittenen Stadien der Chromblastomykose systemische Therapie mit Itraconazol ggf. in Kombination mit 5-Flucytosin; ausgedehnte Läsionen des Myzetoms systemisch mit Ketoconazol oder Itraconazol für mindestens 10 Monate; ultima ratio: Amputation
- **Prophylaxe:** Barfußlaufen in tropischen und subtropischen Regionen vermeiden
- **Prognose:** chronischer, schwer therapierbarer Verlauf, hohe Rezidivrate bei unvollständiger chirurgischer Exzision

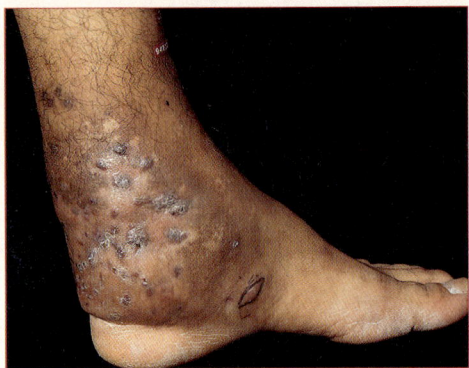

Abb. 8. Myzetom – Madurafuß. Derbe Schwellung von Knöchelregion und Unterschenkel mit multiplen Fistelöffnungen

Sporotrichose

Die auch in unseren Breiten durch den dimorphen Pilz [s.u. importierte systemische Mykosen] *Sporothrix schenckii* verursachte **Sporotrichose** ist in der Regel eine Verletzungsmykose, die beim Umgang mit kontaminiertem Material [Dornen, Holzsplitter; z.B. bei der Gartenarbeit] entsteht. An der Eintrittspforte [meist Hand] entstehen schmerzlose papulöse, knotige Veränderungen, die von einem Erythem umgeben sind und später ulzerieren. Durch lymphogene Ausbreitung entstehen Sekundärherde entlang der Lymphbahn [Abb. 9], ggf. mit Befall des Skeletts und der Gelenke. Eine **pulmonale Sporotrichose** kommt i.d.R. bei Alkoholikern und Patienten mit Grunderkrankungen [z.B. Diabetes, Tuberkulose, Sarkoidose], aber auch Gesunden vor; eine generalisierte systemische Infektion entsteht bei Immunsupprimierten [z.B. HIV-Patienten].

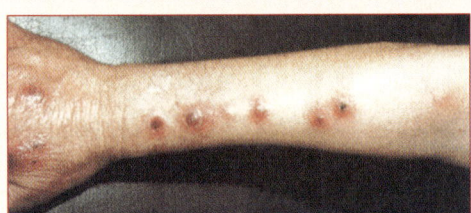

Abb. 9. Sporotrichose. Papulöse, knotige Veränderungen am Unterarm mit Ausbreitung entlang der Lymphbahn

- **Erreger:** *Sporothrix schenckii*
- **Untersuchungsmaterial:** Abstriche, subkutane Gewebeproben, Gelenkflüssigkeit, Sputum, Liquor, Blut
- **Diagnose:** Mikroskopie, Anzucht und mikroskopische Identifizierung der Fadenpilz- [25–30 °C] und der Hefeform [35–37 °C]
- **Therapie:**
  kutane Form: orale Gabe von Kaliumjodid über 6–12 Wochen

extrakutane Form: systemische Amphotericin B- oder Itraconazol-Therapie und ggf. chirurgische Sanierung
- **Prophylaxe:** z.B. Tragen von Handschuhen bei der Gartenarbeit
- **Prognose:** langwierige Therapie; Generalisation bei Immunsuppression schwer therapierbar und häufig letal

Systemische Organmykosen und generalisierte Infektionen

Grundsätzlich können alle ubiquitär vorkommenden Pilze [Opportunisten] schwere Organmykosen oder systemische Infektionen beim Menschen verursachen. Die weitaus häufigsten systemischen Mykosen sind Infektionen mit Candidaarten, die Kryptokokkose, die Aspergillose und die Pneumocystis-Infektion. Die den jeweiligen Patienten bevorzugt infizierende Erregerart hängt dabei u.a. von der Art der Störung des Immunsystems bzw. der Grunderkrankung oder Vorschädigung ab. So tritt die Aspergillose gehäuft bei Patienten mit einem Mangel an neutrophilen Granulozyten [Neutropenie], d.h. insbesondere bei hämatologischen Patienten auf. Eine Störung bzw. ein Mangel der T-Lymphozyten [HIV-Infektion, medikamentöse Immunsuppression nach Organtransplantation] prädisponiert hingegen für eine Kryptokokken-, Pneumocystis- oder Candidainfektion. Diagnostisch hinweisend auf eine systemische Mykose kann das **antibiotikaresistente Fieber** sein, d.h. die Entstehung von Fieber bei Patienten unter Breitbandantibiotikatherapie.

Tab. 2. Checkliste für das Vorliegen einer systemischen Pilzinfektion

Risikofaktoren	Symptome/Befunde
Immunsuppression	gehäufter Sprosspilznachweis auf
Breitspektrumantibiotika	Haut und Schleimhäuten [Stuhl,
intravasale Katheter	Urin, Trachealsekret]
Intensivtherapie	Haut-/Schleimhautsoor
intravenöse Ernährung	antibiotikaresistentes Fieber

Systemische Candidainfektionen

Die **Candidaösophgagitis** entsteht besonders bei HIV-Patienten und kann symptomlos sein oder mit Schluckbeschwerden und retrosternalen Schmerzen einhergehen. Sie ist häufig mit einem Mundsoor vergesellschaftet. Der Nachweis von Candida im Respirationstrakt ist Ausdruck einer Besiedlung und meist Folge einer Überwucherung unter Antibiose. Eine **Candidapneumonie** ist sehr selten und entsteht hämatogen im Rahmen einer Candidasepsis. Da einige Candidaarten ähnlich wie koagulasenegative Staphylokokken eine besondere Affinität zu Kunststoffen besitzen, treten **systemische Candidamykosen** am häufigsten bei Patienten mit intravasalen oder fest implantierten Kathetern [katheterassoziierte Infektion], als Endokarditis bei vorgeschädigter oder künstlicher Herzklappe sowie bei i.v.-Drogenabhängigen auf. Bei Immungesunden führt dies zu einer Fungämie, die meist ohne Folgen bleibt. Immunsupprimierte Patienten entwickeln hingegen eine **Pilzsepsis**, mit Absiedlung der Pilze in verschiedenen Organen [Niere, Gehirn, Myokard, Auge, Milz und Leber: **hepatolienale Candidose**] unter Ausbildung von Mikroabszessen.

Klinisch äußert sich eine Pilzsepsis meist durch das Auftreten septischer Temperaturen unter Breitspektrumantibiotikatherapie sowie ggf. Funktionseinschränkung der betroffenen Organe. Im Rahmen einer Candidasepsis werden die Sprosspilze immer im Urin ausgeschieden, sodass ein Nachweis im Urin auf eine disseminierte Infektion hinweisen kann. Andere mögliche Ursachen des Nachweises im Urin sind ein Vaginalsoor oder eine asymptomatische Kolonisation der Harnblase bei Patienten unter Antibiose mit Dauerkathetern, Harnabflussstörungen oder Diabetes mellitus. Eine Invasion der Pilze in die Submukosa der Harnblase erfolgt nur bei Vorschädigung der Schleimhaut [Steine, Bestrahlung, Chemotherapie, Karzinom]. Eine **Candidaperitonitis** entsteht bei Perforationen [Magenulkus, Divertikulitis] im Bereich des Magen-Darm-Traktes und ist eine häufige Komplikation nach abdominal-chirurgischen Eingriffen durch Überwucherung der Pilze unter postoperativer Antibiotikatherapie zur Behandlung der Mischinfektion mit Bakterien.

- **Erreger:** *Candida albicans* [häufigster Mykoseerreger überhaupt], *C. tropicalis*, *C. parapsilosis* [hohe Affinität zu Plastikmaterial; katheterassoziierte Infektionen, Endokarditis], *C. glabrata* [schnelle Resistenzentwicklung unter Fluconazol-Therapie], *C. krusei* [Fluconazol-resistent], *C. dubliniensis* [rekurrierende Schleimhautinfektionen bei HIV-Patienten], *C. lusitaniae* [Amphotericin-B-Resistenz möglich; Infektionen bei Karzinompatienten]
- **Untersuchungsmaterial:** je nach Lokalisation Punktate, Abstriche, Urin, Blut [Blutkultur und Serum], Liquor, Respirationstraktsekrete, entnommene Fremdkörper [Katheter etc.]
- **Diagnose:** Anzucht und Identifizierung, Antigennachweis im Serum [nur im Verlauf verwertbar (Anstieg?), da auch bei Gesunden in geringen Mengen nachweisbar]
- **Therapie:** systemisch mit Fluconazol, Voriconazol, Caspofungin bzw. Amphotericin B [ggf. in Kombination mit 5-Flucytosin] je nach Schweregrad, Entfernung von ggf. besiedelten Kathetern bzw. Implantaten, Normalisierung der immunologischen Funktion, Reduktion oder Absetzen der Antibiotikatherapie zur Normalisierung der bakteriellen Standortflora [Kolonisationsresistenz]

M

- **Prophylaxe:** Antimykotika oral oder systemisch bei disponierten Patienten [z.B. Fluconazol-Prophylaxe bei HIV oder hämatologischen Patienten oder selektive Darmdekontamination durch orale Amphotericin- oder Nystatintherapie]
- **Prognose:** abhängig von der Grunderkrankung und der immunologischen Funktion

Kryptokokkose

Wird durch den Sprosspilz *Cryptococcus neoformans* verursacht, der bei Tauben und anderen Vögeln vorkommt, sodass die Infektion durch Inhalation von mit Taubenkot kontaminiertem Staub erfolgt. Die zunächst entstehende **pulmonale Kryptokokkose** verläuft asymptomatisch oder mit uncharakteristischen Symptomen und heilt bei Immunkompetenz spontan aus. Bei Immunsuppression [z.B. HIV] entsteht wahrscheinlich durch endogene Reaktivierung eine Disseminierung mit ZNS-Befall, die sich klinisch als subakute, schleichend verlaufende Meningoenzephalitis äußert. Es kommt zu Persönlichkeits- und Verhaltensveränderungen und ggf. Beteiligung von Hirnnerven mit neurologischen Ausfällen wie Doppelbildern, Visusverlust oder verminderter Mimik. Die Patienten sind sub- bis afebril. In ca. 10 % der Fälle können meist im Kopfbereich Hautmanifestationen in Form von schmerzlosen, später ulzerierenden Papeln entstehen. Auch Absiedlungen in das Skelett sind in seltenen Fällen möglich. **Die Kryptokokkose gehört zu den AIDS-definierenden Erkrankungen.** Nach erfolgreich therapierter Infektion kommt es zu einer Erregerpersistenz besonders in der Prostata.

- **Erreger:** *Cryptococcus neoformans*
- **Untersuchungsmaterial:** Liquor, Serum
- **Diagnose:** Mikroskopie [Tuschepräparat: Kapseldarstellung], Anzucht [Liquor], Antigennachweis im Serum oder Liquor
- **Therapie:** systemisch mit Amphotericin B allein oder in Kombination mit 5-Flucytosin und ggf. Fluconazol
- **Prophylaxe:** lebenslange Rezidivprophylaxe mit Fluconazol bei Patienten mit Immunsuppression [HIV]
- **Prognose:** ohne Therapie letal

Aspergillose

Häufigster Erreger einer Aspergillose ist der ubiquitär vorkommende, fakultativ pathogene Schimmelpilz *Aspergillus fumigatus*. Eine Aspergilleninfektion manifestiert sich als allergische bronchopulmonale Aspergillose, als Aspergillom oder als invasive pulmonale Aspergillose.

Bei der **allergischen bronchopulmonalen Aspergillose** handelt es sich um ein akutes Asthma bronchiale, das bei disponierten Patienten durch Inhalation von Aspergillussporen [am häufigsten *Aspergillus flavus*] ausgelöst wird. Chronisch rezidivierende allergische Reaktionen führen zu Bronchiektasenbildung und langfristig zu einer fibrotischen Veränderung der Lunge mit Funktionseinschränkung. Ein **Aspergillom** entsteht durch Besiedlung präformierter Kavitäten wie den Nasennebenhöhlen oder sekundär veränderten Lungenstrukturen wie Bronchiektasen, Kavernen oder Zysten. Die inhalierten Sporen keimen aus und wachsen zu einem aus Pilzfäden bestehenden „Pilzball" heran, der die präformierte Höhle ausfüllt, ohne in das umgebende Gewebe einzudringen. **Nasennebenhöhlenaspergillome** [*A. flavus*] finden sich bei Patienten mit chronischer Sinusitis meist im Sinus maxillaris und unterscheiden sich klinisch nicht von der durch die Sinusitis bestehenden Symptomatik wie Druckgefühl, Schmerzen und chronisch behinderter Nasenatmung. Als Komplikation kann eine Invasion des Knochens und Ausbreitung in das Gehirn entstehen. **Lungenaspergillome** finden sich bei Patienten mit vorbestehenden Lungenerkrankungen wie Karzinom, Tuberkulose, Lungenabszessen oder Sarkoidose, durch die eine Kavität entstanden ist. Trotz fehlender Gewebeinvasion kommt es häufig zu Hämoptysen. Die Symptomatik und der Verlauf sind ausschließlich durch die Grunderkrankung bestimmt. Die **invasive pulmonale Aspergillose** entsteht bei Patienten mit Neutropenie infolge von hämatologischen Erkrankungen oder nach Cortison- bzw. Chemotherapie. Sie entsteht nach Sporeninhalation und äußert sich durch Fieber, gefolgt von radiologisch nachweisbaren pulmonalen Infiltraten mit variabler Symptomatik wie Husten oder pleuralen Schmerzen. Durch invasives Wachstum in Gefäße entstehen Infarzierungen, die sich durch Hämoptysen äußern können. Benachbarte Organe wie Herz oder Leber können durch Ausbreitung per continuitatem befallen werden. In einem Drittel der Fälle kommt es zu hämatogener Streuung mit resultierender schmerzloser Endophthalmitis, ischämischer Optikusneuropathie [einseitiger Sehverlust] sowie zerebraler Infarzierung oder Abszessbildung [neurologische Ausfallserscheinungen]. Metastatische Hautveränderungen und Wirbelsäulenschmerzen infolge vertebraler Osteomyelitis kommen ebenfalls vor.

- **Erreger:** *Aspergillus fumigatus*, *A. flavus* [bes. allergische Aspergillose, NNH-Aspergillom, Aflatoxinbildner = Kanzerogen: z.B. Kontamination von Erdnüssen], *A. niger* [bes. Otitis externa], *A. terreus* [Amphotericin B-resistent!], *A. ustus*

- **Untersuchungsmaterial:** Respirationstraktsekrete, Abstriche [Ohr, Nasennebenhöhle], Biopsien, Abszesspunktate, Liquor, Serum
- **Diagnose:** Anzucht und mikroskopische Identifizierung, histologischer Nachweis in Gewebebiopsien, Antigennachweis im Serum [regelmäßige Kontrollen!]
- **Therapie:**
  allergische Aspergillose: symptomatisch
  Aspergillom: chirurgisch
  invasive Aspergillose: systemische Therapie mit Amphotericin B, Voriconazol oder Caspofungin und wenn möglich Reduktion der Immunsuppression
- **Prophylaxe:** Amphotericin B-Inhalationen oder Itraconazol-Prophylaxe bei Neutropenie, Expositionsprophylaxe [Infektionsquellen: Topfpflanzen, Komposthaufen, Baustellen, feuchte Wohnräume, kontaminierte Lebensmittel, Filter von Klimaanlagen (regelmäßige Wartung im Krankenhaus!)], Umkehrisolierung bei Patienten mit schwerer Immunsuppression
- **Prognose:** Die Prognose der systemischen Aspergillose hängt von der Verbesserung der Immunitätslage ab und ist bei schwerer Neutropenie nicht selten infaust

Pneumocystis Infektion

Pneumocystis jiroveci [früher: *P. carinii*] ist ein Pilz, dessen natürlicher Standort bisher unbekannt ist, der jedoch vermutlich beim Menschen und verschiedenen Tierarten in der Lunge vorkommt und somit aerogen übertragen wird. Erkrankungen treten nur bei Patienten mit zellulärer Immunsuppression [HIV, Chemotherapie, Transplantation] auf und führen zu einer alveolären Pneumonie, mit Bildung eines schaumigen, schleimigen Exsudates, das den Gasaustausch verhindert. Eine interstitielle, plasmazelluläre Pneumonie entsteht durch Erregerausbreitung mit Zerstörung des Alveolarepithels. Klinisch zeigen sich Fieber, trockener Husten und Dyspnoe mit Zyanose. **Die Pneumocystis-Pneumonie ist eine AIDS-definierende Erkrankung, deren Inzidenz jedoch seit Einführung der HIV-Therapie deutlich zurückgegangen ist.**

- **Erreger:** *Pneumocystis jiroveci* [früher: *P. carinii*]
- **Untersuchungsmaterial:** Bronchiallavage, Lungenbiopsie
- **Diagnose:** mikroskopischer Erregernachweis
- **Therapie:** Trimethoprim-Sulfamethoxazol, Pentamidin, Atovaquon, Clindamycin + Primaquin oder Dapson + Trimethoprim
- **Prophylaxe:** Cotrimoxazol, Fansidar, Dapson + Trimethoprim oder Pentamidin-Inhalation bei Patienten mit Z.n. Transplantation, Z.n. Pneumocystis-Pneumonie oder HIV-Patienten mit CD4-Zellzahl < 200/µl
- **Prognose:** ohne Therapie letal

Importierte systemische Mykosen

Außereuropäische und damit importierte systemische Mykosen werden durch obligat pathogene Pilze verursacht, die in bestimmten Gebieten der USA, in Südamerika und teilweise in Afrika endemisch vorkommen [Anamnese!]. Dies sind die **Blastomykose**, die **Kokzidioidomykose**, die **Parakokzidioidomykose** und die **Histoplasmose**. Sie werden durch **dimorphe Pilze** [in Abhängigkeit von Milieubedingungen wie z.B. Temperatur sowohl Spross- als auch Fadenpilz] ausgelöst. Die im Erdboden vorkommenden Sporen der saprophytären Fadenpilzform dieser Pilze gelangen durch Inhalation in die Lunge, wandeln sich nach Phagozytose durch Alveolarmakrophagen intrazellulär in die parasitäre Sprosspilzform um und lösen dort eine primäre Pneumonie aus. Bei immungesunden Patienten verläuft die Primärinfektion häufig symptomlos. Typisch ist, dass die Erreger meist im Organismus verbleiben und insbesondere bei Störungen der zellulären Immunität [z.B. HIV-Infektion] auch nach Jahren wieder reaktivieren können [Anamnese!]. In diesen Fällen kommt es durch hämatogene oder lymphogene Streuung zur systemischen Ausbreitung der Erreger und Infektion anderer Organe sowie der Haut [AIDS-definierende Infektionen]. Die Fadenpilzform dieser Erreger ist hochkontagiös, sodass die Anzucht unter Laborbedingungen der Sicherheitsstufe 3 [BSL-3 = *bio safety level 3*] erfolgen muss [Speziallabor!].

- **Erreger:** *Histoplasma capsulatum, Blastomyces dermatitidis, Coccidioides immitis, Paracoccidioides brasiliensis*
- **Untersuchungsmaterial:** Respirationstraktsekrete, Biopsien [Lymphknoten, Leber, Milz, Knochenmark], Serum, Urin
- **Diagnose:** Mikroskopie, Anzucht 4–6 Wochen [BSL-3] der Fadenpilz- [25–30 °C] und der Hefeform [35–37 °C] und anschließende Identifizierung [Mikroskopie, Gensonde]; Antigennachweis bei Histoplasmose [Serum, Urin]
- **Therapie:** bei Immunsupprimierten Amphotericin B, Itraconazol oder Ketoconazol

- **Prophylaxe:** lebenslange Rezidivprophylaxe bei AIDS-Patienten mit Amphotericin B i.v. oder Itraconazol oral
- **Prognose:** abhängig von der Immunitätslage

Diagnostik von Mykosen

 Grundsätzlich ist bei der Diagnostik zu beachten, dass es sich bei vielen Mykosen um opportunistische Infektionen handelt, sodass der Nachweis von Pilzen im Untersuchungsmaterial immer im Zusammenhang mit dem klinischen Erscheinungsbild interpretiert werden muss.

Während der Nachweis von Pilzen in primär sterilen Materialien [Blut, Liquor, intraoperative Abstriche] auf eine Mykose hindeutet, ist der Nachweis von Pilzen in primär kolonisierten Kompartimenten [Haut, Schleimhaut, Respirationstrakt, Darm] zunächst als normale, physiologische Besiedlung [Sprosspilze der Gattung *Candida*, insbesondere *C. albicans*] oder als Anflugkeim bzw. Laborkontaminante [ubiquitär vorkommende Fadenpilze wie z.B. Aspergillen] anzusehen. Erst der wiederholte oder massive Nachweis aus solchen Untersuchungsmaterialien im Zusammenhang mit Krankheitserscheinungen deutet auf das Vorliegen einer Mykose hin. Beweisend für eine Mykose ist der histologische Nachweis von Pilzelementen in Gewebebiopsien.

Mikroskopisch können Pilze nativ oder nach Anfärbung dargestellt werden. Üblich sind einfache Färbungen mit **Farbstoffen** [Methylenblau, Lactophenolblau] oder auch speziellen **Weißmachern** [Uvitex], die bei Betrachtung unter UV-Licht eine Fluoreszenz der Pilzstrukturen bewirken. Eine Schnelldiagnose des bekapselten Sprosspilzes *Cryptococcus neoformans* im Liquor kann durch Darstellung der Polysaccharidkapsel im **Tuschepräparat** erfolgen. *Pneumocystis jiroveci* [früher: *P. carinii*] ist nicht kultivierbar und wird daher mikroskopisch in Bronchiallavagematerial oder Lungenbiopsien nachgewiesen [**Giemsa-Färbung**, **Versilberungstechnik nach Grocott**, direkte Immunfluoreszenz].

Der Schwerpunkt der Diagnostik beruht auf der **Anzucht** der Erreger aus klinischem Untersuchungsmaterial und erfolgt am häufigsten auf **Sabouraud-Glucose-Agar**.
- **Sprosspilze** bilden nach 2 Tagen weiße, cremig-opake Kolonien aus, die morphologisch sehr homogen sind. Die Species-Identifizierung erfolgt anhand ihres biochemischen Leistungsprofils in Form von Fermentation und Assimilation unterschiedlicher Substrate. Besonders auf nährstoffarmen Medien [z.B. Reis- oder Kartoffelwasseragar] bilden sich Pseudomyzelen und die für *C. albicans* charakteristischen Chlamydosporen [angeschwollene, dickwandige, runde Zellen].
- Bei den **Fadenpilzen** dauert das Heranwachsen sichtbarer Kolonien je nach Pilzart 2 Tage bis zu 4 Wochen. Die Kolonien haben eine haarige, pudrige, wollige oder auch pelzige, z.T. charakteristisch gefärbte Oberfläche. Auch die Unterseite der Kolonie kann eine charakteristische Färbung aufweisen. Die Differenzierung der Fadenpilze erfolgt anhand mikromorphologischer Charakteristika, d.h. Strukturen der meist asexuellen oder, wenn sie ausgebildet wird, auch sexuellen Vermehrung. Es werden dabei sowohl die Sporen selbst als auch die Strukturen, aus denen sie entstehen [Fruktifikationsorgane oder Fruchtkörper], betrachtet. Wichtig ist hierbei die Überimpfung des Pilzes vom nährstoffreichen Sabouraud-Glucose-Agar auf ein **Mangelmedium**, wie z.B. Kartoffelwasser- oder Haferflockenagar, da der Pilz i.d.R. nur unter Mangelbedingungen sporuliert. Mithilfe von durchsichtigen Klebestreifen werden dann von der Kolonieoberfläche Pilzelemente entnommen, auf einen Objektträger mit einem Tropfen Farblösung [z.B. Laktophenolblau] geklebt und anschließend mikroskopiert.
- Die **Dermatophyten** zeichnen sich durch eine lange Kulturzeit von ca. 3–4 Wochen aus. Daher wird zunächst versucht, eine Dermatophyteninfektion möglichst schnell durch mikroskopischen Nachweis von Pilzmyzel im Untersuchungsmaterial mittels Herstellung eines **Kalilaugepräparates** [Aufweichung der Hornsubstanz] zu diagnostizieren. Für die Kultivierung eignet sich peptonhaltiges Dermatophyten-Testmedium [**DTM-Agar**], das Actidion enthält. Die Resistenz der Erreger gegenüber Actidion erlaubt die Abgrenzung gegenüber anderen Fadenpilzen. Nach mikromorphologischer Identifizierung der Gattung erfolgt die Speziesdifferenzierung wie bei den Sprosspilzen anhand einer biochemischen Leistungsprüfung.

Bei Verdacht auf systemische Pilzerkrankungen ist der Nachweis von bestimmten **Pilzantigenen** im Serum und/oder Liquor üblich [z.B. Candida-, Aspergillus- oder Cryptococcusantigen]. Bei Aspergillus- und Candidaantigen ist dabei eine regelmäßige Untersuchung [mindestens 2–3-mal wöchentlich] erforderlich, da die Antigenausschüttung in die Blutbahn unregelmäßig erfolgt [diskontinuierliche Antigenämie].

Tab. 3. Die wichtigsten Antimykotika mit Wirkungsmechanismus, Eigenschaften, wichtigster Indikation und Wirkungsspektrum auf Hefen [H], Dermatophyten [D] und Schimmelpilze [S]

Substanz	Wirkungsmechanismus	Wirkungs-spektrum	Eigenschaften/Applikation	Indikation
Polyene				
	irreversible Komplexbildung mit Ergosterol: Erhöhung der Membranpermeabilität	H, S	fungizid, stark lipophil, d.h. wasserunlöslich: bei oraler Gabe keine Resorption	
Amphotericin B		H, S	wirksamstes AM stark nephrotoxisch	i.v. Therapie schwerer systemischer Mykosen durch opportunistische und obligat pathogene außereuropäische Pilze
Nystatin u.a.			lokale Therapie [z.B. Cremes, Suspensionen]	Haut- und Schleimhautmykosen durch empfindliche Candidaarten
Azole				
	Störung der Ergosterol-synthese		fungistatisch auf Sprosspilze	
Imidazole		D, H, S	lebertoxisch	
Clotrimazol Ketoconazol Miconazol Isoconazol u.a.				lokale Therapie von Hautmykosen durch Hefen, Dermatophyten und Schimmelpilze; wegen Toxizität systematische Anwendung nur noch in Ausnahmefällen: z.B. Miconazol bei Pseudallescheria boydii-Infektion
Triazole				besser verträglich als Imidazole
Fluconazol		D, H	oral oder i.v., gut liquor-gängig, keine Wirkung auf Aspergillen und C. krusei	oberflächliche und systemische Candidainfektionen, außereuropäische Mykosen, Candidaprophylaxe, Rezidivprophylaxe nach Kryptokokkeninfektion, schnelle Resistenzentwicklung bei C. glabrata
Itraconazol		D, H, S	oral oder i.v. applizierbar, lipophil, keratinophil, nicht-liquorgängig	systemische Candida-, Kryptokokken- und Aspergillusinfektionen, Verletzungs-mykosen, schwere chronische Dermatophyteninfektionen, außereuropäische Mykosen
Voriconazol		H, S	oral, i.v. gut liquorgängig, fungizid auf Aspergillus	systemische Aspergillus- und Candidainfektionen, Kryptokokkose, Fusariose, außereuropäische Myko-sen, Penicillium marneffii-Infektion
Posaconazol		H, S	oral, zurzeit in klinischer Prüfung	wie Voriconazol, bei Fusariose und Zygomykose bessere Wirksamkeit
Pyrimidin				
5-Flucytosin	Cytosin-Antimetabolit: DNA- und RNA-Synthese-hemmung	H, [S]	oral, i.v. fungistatisch, keine Mono-therapie: Resistenz entwicklung	Kombinationspartner von Amphotericin B; [syner-gistisch] bei systemischen Mykosen durch Candida, Cryptococcus, Aspergillus spp.
Benzfuran				
Griseofulvin	Wachstumsdefekt [curling] durch Komplexbildung mit Purinen	D	systemisch [oral] und lokal anwendbar	anthropophile und zoophile Dermatophyteninfekti-onen, Nagelmykosen durch Dermatophyten
Echinocandin				
Caspofungin	Störung der Glucansynthese [Zellwand]	H, S	parenteral [i.v.]; neu, d.h. bisher wenig Erfahrung	zugelassen zur Therapie von invasiven Aspergillosen, wenn andere Substanzen kontraindiziert sind
Allylamine				
Terbinafin Naftifin	Squalenakkumulation und Ergosterolmangel: Störung der Zytoplasmamembran	D, [H], [S]	oral, sehr keratinophil	therapieresistente Dermatophyteninfektionen, Nagelmykosen auch in Kombination mit synergisti-schen Nagellacken [Ciclopiroxolamin, Amorolfin]

M

Therapie von Mykosen

Für die Therapie von Pilzinfektionen steht eine relativ begrenzte Anzahl von Antimykotika aus verschiedenen Substanzklassen zur Verfügung. Die Auswahl des Antimykotikums richtet sich nach dessen Wirkungsspektrum [Tab. 3]. **Oberflächliche Mykosen** können durch **topische** Anwendung verschiedener **Antimykotika** in Form von Lotionen, Salben oder Suspensionen, aber auch Nagellacken [Nagelmykose] behandelt werden. Bei den z.T. chronisch verlaufenden, schwer behandelbaren Dermatophyteninfektionen oder Schleimhautmykosen [rezidivierender Soor bei HIV-Patienten] kann auch eine **systemische Therapie** erforderlich sein. Hierzu eignen sich am besten die **Triazole** wie Fluconazol [Sprosspilze] oder Itraconazol [Dermatophyten].

Die Therapie von **Verletzungsmykosen** besteht meist aus einer **chirurgischen Behandlung** in Kombination mit einer **systemischen Antimykotikagabe**.

Schwere generalisierte Pilzinfektionen erfordern immer eine **systemische Therapie**. Am häufigsten kommt hierbei die intravenöse **Amphotericin B-Mono- oder Kombinationstherapie** mit anderen Antimykotika [synergistische Wirkungen] zum Einsatz. Wegen seiner ausgeprägten Nephrotoxizität darf es weder mit anderen nephrotoxischen Substanzen noch bei drohendem Nierenversagen angewendet werden. Die in Liposomen verkapselte Form ist besser verträglich und kann in höheren Dosierungen verabreicht werden.

Tab. 4. Weitere, seltener vorkommende Pilzinfektionen

Erreger/Eigenschaft	Vorkommen	Klinik	Therapie
Sprosspilze			
Trichosporon-Arten: T. beigelii, T. cutaneum, T. asahii, T. mucoides u.a.	Boden, Wasser	1. Haar- [weiße Piedra] und Nagelinfektionen 2. selten disseminierte Infektionen bei Immunsuppression [HIV, Leukämie]	1. Rasur; topisch: Selendisulfid, Imidazole, Ciclopirox 2. Voriconazol oder Amphotericin B [außer T. asahii wegen Resistenz]
Malassezia furfur lipophile Hefe	normale Hautflora	1. Pityriasis versicolor: seborrhoische Dermatitis bei besonderer Disposition [Hyperhidrosis, Immunsuppression] 2. systemische Infektion bei Frühgeborenen und neutropenischen Patienten unter intravenöser Lipidernährung	1. lokal: Selendisulfid oder Azole; systemisch [Ausnahme]: Itraconazol, Fluconazol 2. Katheterentfernung und i.v. Gabe von Amphotericin B oder Itraconazol
Fadenpilze			
Zygomyzeten: Mucor spp., Rhizopus spp., Absidia spp., Cunninghamella spp. u.a. Blutgefäßinvasion mit Infarzierungen, Blutungen	weltweit, ubiquitär	opportunistische Infektion mit starker Gewebeinvasion am häufigsten als rhinozerebrale Mukormykose [Rhizopus oryzae], seltener: Pneumonie, Hautinfektion und ggf. hämatogene Streuung besonders bei Patienten mit Störungen des Eisenstoffwechsels, Diabetikern und unter Immunsuppression	aggressive chirurgische Entfernung des gesamten infizierten Gewebes und systemische Amphotericin B-Therapie; zusätzlich Normalisierung einer diabetischen Stoffwechsellage bzw. Normalisierung der Granulozytenzahl erforderlich
Fusarium spp. verminderte Amphotericin B-Empfindlichkeit	weltweit im Schmutz	Lokalinfektionen [Keratitis, Nagelmykosen, Verletzungsmykosen: Haut, Knochen], Sinusitis und/oder Fusariose: systemische Infektion bei Leukämie	ggf. Chirurgie und/oder systemisch Voriconazol oder besser Posaconazol, Normalisierung der Granulozytenzahl
Pseudallescheria boydii Amphotericin B-Resistenz	Schmutz und verunreinigtes Wasser [z.B. Teiche, Seen]	Pneumonie und Hirnabszesse nach hämatogener Ausbreitung bei „Fast-Ertrinkungsunfällen"; opportunistische Infektionen bei Immunsuppression; Verletzungsmykosen: Eumyzetom	Voriconazol, Posaconazol oder Miconazol, Chirurgie bei Lokalinfektionen [Eumyzetom]
Penicillium marneffii dimorph, hochkontagiös: BSL-3-Labor	Bambusratten in Südostasien	nach Inhalation systemische, disseminierte Infektionen bei AIDS mit pulmonalen Infiltrationen und typischen Hautläsionen [können auch fehlen]	Amphotericin B i.v., anschließend Itraconazol oral über Wochen
Cladophialophora bantiana hochkontagiös: BSL-3	weltweit	Infektion durch Inhalation auch bei Immungesunden; neurotropisch: Hirnabszesse	Hirnabszesse: Chirurgie und systemische Antimykotikatherapie mit Itraconazol + 5-Flucytosin oder Voriconazol oder Posaconazol; insgesamt schlechte Prognose andere Manifestationen je nach Schweregrad: Itraconazol, Voriconazol oder Posaconazol
Ramichloridium mackenziei hochkontagiös: BSL-3	mittlerer Osten	Hirnabszesse auch bei Immungesunden	
Exophiala dermatitidis	weltweit ubiquitär	Südostasien: Hirnabszesse bei Immungesunden; sonst: Besiedlung bei Mukoviszidose, Pneumonie, Sinusitis, Otitis	

Quellenhinweise

Abb. 1–9: Hahn/Falke/Kaufmann: Medizinische Mikrobiologie und Infektiologie, Springer Verlag 2004

Syn: *ST-Streckenhebungsinfarkt; s.u. Essay Akuter und rezidivierender Myokardinfarkt S. 1071*
My|o|kard|in|suf|fi|zi|enz *f: s.u. Essay Herzinsuffizienz S. 599*
My|o|kar|di|o|pa|thie *f: → Kardiomyopathie*
My|o|kar|di|tis *f, pl -tiden: Syn: Herzmuskelentzündung, Myokardentzündung, Myocarditis*; Entzündung des Herzmuskels; am häufigsten als **infektiöse Myokarditis** durch Viren, Bakterien, Pilze oder Parasiten; die **virale Myokarditis** ist die häufigste Form der infektiösen Myokarditis; sie wird meist durch Enteroviren oder Coxsackieviren verursacht; andere Viren, die als Erreger gefunden werden, sind Mumpsvirus, Influenza-A oder B-Virus, Adenoviren, Zytomegalievirus, Varicella-Zoster-Virus, Flaviviren, Masernvirus, Poliovirus, Togaviren, die **nicht-infektiöse Myokarditis** ist wesentlich seltener; sie tritt z.B. im Rahmen von Kollagenosen, Granulomatosen, Kawasaki-Syndrom und bei immunologischen Erkrankungen auf; bei der **infekttoxischen Myokarditis** liegt eine durch Erregertoxine hervorgerufene Herzmuskelschädigung vor; klassische Beispiele sind die **diphtherische Myokarditis** [selten gewordene, Form mit ausgedehnten, herdförmigen Nekrosen] und die Scharlachmyokarditis★; davon abzugrenzen sind die **infektallergische Myokarditis** durch eine Überempfindlichkeitsreaktion [Typ IV] sowie die **toxische Myokarditis** durch direkte Toxineinwirkung [Medikamente, Strahlung]; im Rahmen eines rheumatischen Fiebers findet sich häufig [ca. 50 % der Patienten] eine begleitende **rheumatische Myokarditis**; die **Fiedler-Myokarditis** [akute idiopathische Riesenzellmyokarditis] ist eine idiopathische Myokarditis mit zahlreichen mehrkernigen Riesenzellen; sie führt zu einer schlaffen Dilatation der Ventrikel und Perikarderguss; meist kommt es zu akutem tödlichen Herzversagen zwischen dem 20. und 50. Lebensjahr

Klinik: Dyspnoe, verminderte Leistungsfähigkeit, Müdigkeit, Tachykardie oder Bradykardie; **Diagnose:** Anamnese, körperliche Untersuchung [Ödeme, Zeichen einer Herzinsuffizienz, akzidentelle Herzgeräusche, Herzvergrößerung], Thoraxröntgen, EKG, Echokardiografie, Herzkatheter; **Therapie:** Antibiotika bei bakterieller, mykotischer oder parasitärer Myokarditis; körperliche Schonung, Salz- und Wasserrestriktion, symptomatische Behandlung mit Betablockern, bei ausgeprägter Herzinsuffizienz Diuretika, ACE-Hemmer und Digitalisglykoside; evtl. Antiarrhythmika oder Schrittmachertherapie

My|o|kard|kon|trast|e|cho|kar|di|o|gra|fie, -gra|phie *f: s.u. Echokardiografie*
My|o|kard|rup|tur *f: Syn: Herzruptur, Herzwandruptur*; Riss der Herzwand durch Trauma oder bei ausgedehntem Myokardinfarkt; führt i.d.R. zur sofortigen Perikardtamponade und zum Tod des Patienten; *s.a. Essay Akuter und rezidivierender Myokardinfarkt S. 1071*
My|o|kard|sar|ko|i|do|se *f: s.u. Sarkoidose*
My|o|kard|szin|ti|gra|fie, -gra|phie *f:* Szintigrafie zur Beurteilung der Myokarddurchblutung; z.Z. werden i.d.R. mit ^{210}Tl oder ^{99m}Tc markierte Radiopharmaka verwendet, die sich in vitalen Myozyten anreichern; indiziert ist die Anwendung bei gesicherter Mokardschädigung oder Erkrankung zur Abklärung spezieller Fragestellungen und in der Primärdiagnostik der koronaren Herzkrankheit vor invasiver Diagnostik; sie ist aber nicht dazu geeignet, eine Stenose nachzuweisen oder auszuschließen
My|o|klo|nus|e|pi|lep|sie *f: Syn: Lafora-Syndrom, Unverricht-Syndrom, myoklonische Epilepsie*; autosomal-rezessive Epilepsie mit ausgeprägten Muskelzuckungen; *s.a. Essay Epilepsie und*

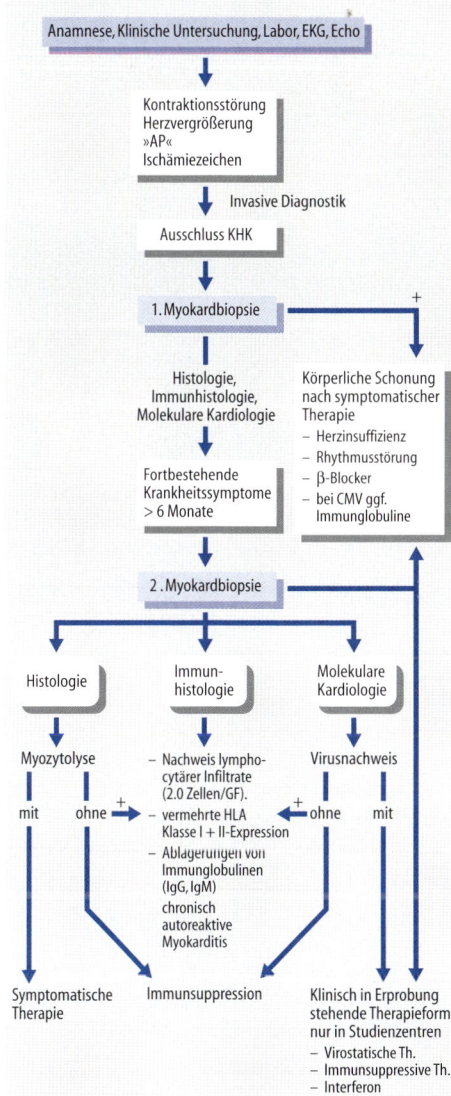

Abb. M68. Myokarditis. Diagnose- und Therapieschema

Tab. M21. Myokardszintigrafie. Eigenschaften häufig verwendeter Radiopharmaka

	^{210}TlCl	^{99m}TC-MIBI	^{99m}TC-Tetrofosmin
Umverteilung	In Stunden	Sehr gering	Sehr gering
Zeitpunkt der Szintigrafie nach Injektion wählbar	–	++[a]	++[a]
Quantifizierbarer Wash-out			
Strahlenexposition	Relativ hoch	Mäßig	Mäßig
Bildqualität	Mäßig	Gut	Gut
Kosten	Gering	Mäßig	Mäßig
Handhabung	+	±	±

[a] Aufgrund der fehlenden Umverteilung des Radiotracers nach Injektion werden die Durchblutungsverhältnisse zum Zeitpunkt der Injektion für Stunden quasi eingefroren. Daher eignen sich diese Radiopharmazeutika für „Spezialaufgaben". Beispielsweise kann die Applikation während einer Echountersuchung mit pharmakologischer Belastung – räumlich getrennt von der Nuklearmedizin – erfolgen.

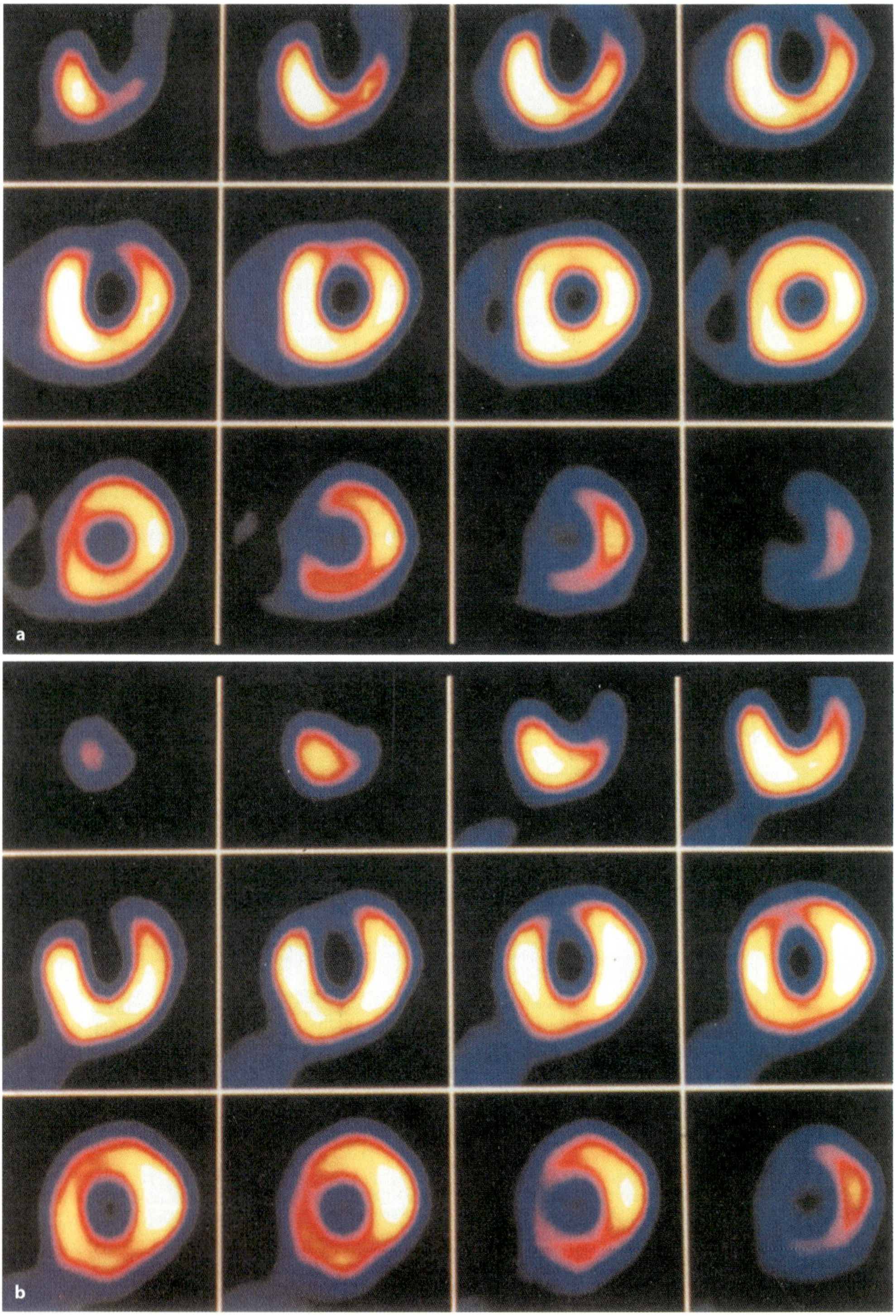

Abb. M69. Myokardszintigrafie. Szintigramm mit ^{99m}Tc-MIBI bei Verdacht auf stummen Myokardinfarkt: **a** die Belastungsuntersuchung zeigt einen ausgedehnten Speicherdefekt im Bereich der Vorderwand übergreifend auf die Herzspitze und eine herabgesetzte Nuklidanreicherung inferolateral spitzennah; **b** in der Ruheaufnahme zeigt sich eine Persistenz des anterioren Speicherdefektes und eine Normalisierung der inferolateralen Region

Akuter und rezidivierender Myokardinfarkt

Syn.: Herzinfarkt, Infarkt   *Abk.*: MI

T. Lauer, B.E. Strauer

Definition

Ein Herzinfarkt ist definiert als Untergang von Herzmuskel-zellen zumeist als Folge einer prolongierten Ischämie. Der klinische Nachweis erfolgt durch die Bestimmung von Markern der Myokardnekrose. Die höchste Sensitivität und Spezifität sowie eine geeignete Kinetik im Anstieg und Abfall des Markers im Serum weist die Bestimmung von Troponin* auf. Der positive Labornachweis von Troponin sollte mit mindestens einem der beiden folgenden Merkmale gekoppelt sein: typische Angina pectoris oder infarkttypische EKG-Veränderungen [Tab. 1].

Tab. 1. Definition des akuten Myokardinfarktes

1. typische Symptome
2. typische EKG-Veränderung
3. Anstieg spezifischer serologischer Marker [Troponin]

→ Kriterium Nr. 1 *oder* Nr. 2 *plus* Nr. 3

Epidemiologie

Herz-Kreislauf-Erkrankungen sind immer noch die häufigste Todesursache in den Industrienationen. Allein in Deutschland lag die Zahl der an einem Herzinfarkt Verstorbenen im Jahr 2000 bei 73.265 Personen. Darüber hinaus werden jährlich bis zu 400.000 Patienten mit einem akuten Koronarsyndrom behandelt. Durch wachsendes Bewusstsein der Bevölkerung hinsichtlich der Präventivmaßnahmen sowie durch Verbesserung der medikamentösen und interventionellen Behandlung ist in den letzten Jahren ein Rückgang der Todesfälle durch einen akuten Herzinfarkt zu verzeichnen. Mit steigendem Alter wird eine Zunahme der Infarktinzidenz beobachtet. Allerdings treten in den letzten Jahren auch immer mehr Infarkte bei jüngeren Personen auf [< 40 Jahre]. In der Population unter 65 Jahren sind meistens Männer betroffen, Frauen erleiden in dieser Altersstufe seltener einen Infarkt. Ursache hierfür ist die bis zur Menopause anhaltende Bildung der weiblichen Sexualhormone, die einen antiarteriosklerotischen Effekt ausüben sollen. Nach der Menopause nimmt die Konzentration der Geschlechtshormone bei Frauen ab und die arteriosklerotischen Prozesse schreiten fort. In der Altersstufe über 65 Jahre sind Frauen mindestens genauso oft von Herzinfarkten betroffen wie Männer. Die Lebenszeitprävalenz einen Myokardinfarkt zu erleiden, beträgt in Deutschland für Männer etwa 30 % und für Frauen 15 %.

Pathophysiologie

Die häufigste Ursache eines Infarktes ist der thrombotische Verschluss einer Koronararterie bei vorbestehender stenosierender Atheromatose durch Ruptur einer atheromatösen Plaque [Abb. 1]. Die Ursache ist entweder eine hämodynamisch relevante Stenose bzw. Gefäßverschluss oder aber die Abschwemmung thrombotischen Materials von einem nicht flusslimitierenden Plaque in die nachgeschaltete Mikrostrombahn. Diese Mikroembolisation führt zum Verschluss kleinster Kapillaren mit möglicher appositioneller Thrombusformation und konsekutivem Untergang von Myokardzellen. Der Übergang vom stabilen Plaque zur Plaqueruptur und Mikroembolisation sowie zum progredienten thrombotischen Gefäßverschluss wird klinisch durch das Bild eines akuten Koronarsyndroms abgebildet.

❗ **Das akute Koronarsyndrom umfasst die fließend ineinander übergehenden klinischen Entitäten der instabilen Angina pectoris [IAP], den nicht-transmuralen Myokardinfarkt oder auch Nicht-ST-Streckenhebungsinfarkt [NSTEMI = *non ST-segment-elevation myocardial infarction*] sowie den transmuralen Myokardinfarkt mit ST-Streckenhebung [STEMI = *ST-segment-elevation myocardial infarction*] [Abb. 2].**

Für die Langzeitprognose nach akutem Myokardinfarkt ist die Verkürzung der Dauer des thrombotischen Gefäßverschlusses, eine effektive und stabile Wiedereröffnung der Infarktarterie, die Verhinderung eines größeren Myokardverlusts und eines ventrikulären Remodellings sowie die Beherrschung rhythmogener Komplikationen von essenzieller Bedeutung. Diese Faktoren bestimmen nicht nur die kardiovaskuläre Mortalität, sondern auch die Lebensqualität nach dem Infarkt.

M

Weitere Ursachen eines Infarktes können sein: Vasospasmen, Vaskulitis, koronare Embolie, Aortendissektion oder Dissektion der Koronararterie, koronare Anomalien [z.B. Aneurysmen], intrakoronare Thrombose [z.B. Polycythaemia vera, Thrombozytose], Konditionen mit vermehrtem Sauerstoffbedarf des Myokards [z.B. Aortenvitien, Thyreotoxikose].

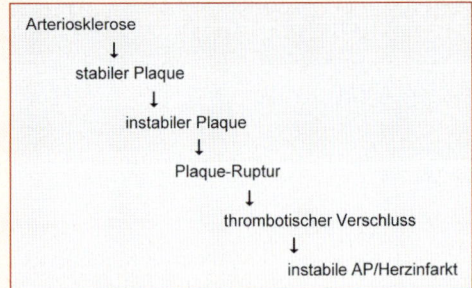

Abb. 1. Pathophysiologie des Myokardinfarktes

Klinik

❗ **Typisch für einen Herzinfarkt ist eine intensive, lang anhaltende Angina-pectoris-Beschwerdesymptomatik, die durch Ruhe und Nitroglycerin* kaum beeinflussbar ist.**

Die Schmerzen beginnen im Brustkorb und können sowohl retrosternal als auch linksthorakal empfunden werden. Häufig besteht eine Ausstrahlung der Schmerzen in den linken Arm, den Unterkiefer, Hals, Nacken, Rücken oder in das Epigastrium. Der Schmerzcharakter kann sehr stark variieren und als Brennen, Stechen, Bohren, Druck oder Ziehen wahrgenommen werden. Die Intensität des Schmerzereignisses wird als sehr stark empfunden [**Vernichtungsschmerz**]. Einige Patienten empfinden neben dem Schmerz eine Dyspnoesymptomatik und/oder Herzrhythmusstörungen.

Ein Herzinfarkt kann sich aber auch in Form atypischer Beschwerden wie Schwäche, Mattigkeit, Übelkeit, Erbrechen, Schweißausbruch, Schwindel, Synkope oder periphere Embolien **äußern**. Diese atypischen Beschwer-

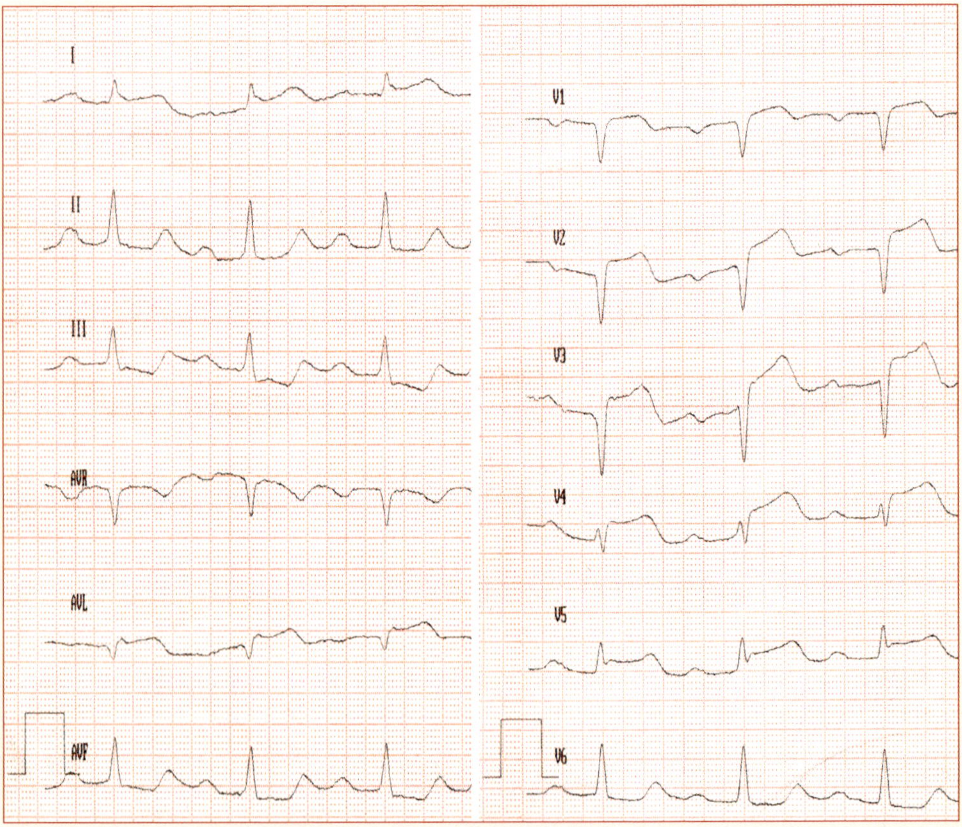

Abb. 2. **Akuter Myokardinfarkt.** ST-Streckenhebung von > 0,1 mV in mindestens zwei zusammenhängenden Extremitätenableitungen oder > 0,2 mV in mindesten zwei zusammenhängenden Brustwandableitungen

den können separat oder auch zusammen mit den typischen Beschwerden auftreten. Die meisten atypischen Beschwerden sind Ausdruck einer vegetativen Dysregulation im Rahmen des Infarktes. 15–20 % aller Betroffenen nehmen hingegen überhaupt keine Symptome wahr [**stumme Infarkte**]. Hiervon sind vor allem Frauen und Diabetiker betroffen. Die häufigsten Auslöser eines Infarktes sind starke physische oder psychische Belastungen. Es kann ferner eine Häufung der Infarkte in den früheren Morgenstunden beobachtet werden. In etwa 30 % der Fälle geht einem Infarkt eine instabile Angina pectoris voraus. Bei weiteren 40 % der Patienten ist der Infarkt die Erstmanifestation der koronaren Herzkrankheit*.

Diagnose

Die klinische Diagnose eines akuten Herzinfarktes basiert auf der Symptomatik und dem Nachweis von EKG- und Laborveränderungen [Tab. 1]. Das Leitsymptom ist der akute Thoraxschmerz. Dessen Ursachen müssen zunächst differenzialdiagnostisch gegen nicht-koronare kardiale Ursachen sowie pulmonale, skelettale und gastrointestinale Erkrankungen abgegrenzt werden. Ein 12-Kanal-EKG sollte unmittelbar bei Schmerzbeginn und nach spätestens weiteren 6 Stunden abgeleitet werden. Parallel hierzu sollte der Nachweis einer Troponinerhöhung im Serum als Zeichen des Untergangs von Myokardzellen geführt werden. Klinische Symptomatik, EKG und Laborveränderungen müssen immer im gegenseitigen Kontext betrachtet werden und erlauben die für die weitere Therapie wichtige Unterscheidung zwischen instabiler Angina pectoris, NSTEMI und STEMI [Abb. 3].

> ❗ Bei 20 Minuten andauernden typischen Angina pectoris-Beschwerden ist die Verdachtsdiagnose eines akuten Myokardinfarktes zu stellen.

Die Diagnose eines ST-Streckenhebungsinfarktes [STEMI] sollte dann möglichst schon vor Aufnahme in ein Krankenhaus durch ein 12-Ableitungs-EKG gestellt werden [Abb. 4]. Von einem STEMI ist dabei nach den Empfehlungen der Deutschen Gesellschaft für Kardiologie auszugehen, wenn einer der folgenden EKG-Befunde vorliegt:
- ST-Streckenhebung von ≥ 0,1 mV in mindestens zwei zusammenhängenden Extremitätenableitungen,
- ≥ 0,2 mV in mindestens zwei zusammenhängenden Brustwandableitungen oder
- Linksschenkelblock mit infarkttypischer Symptomatik.

Die Messung von Biomarkern darf die Therapie-Entscheidung nicht verzögern.

M

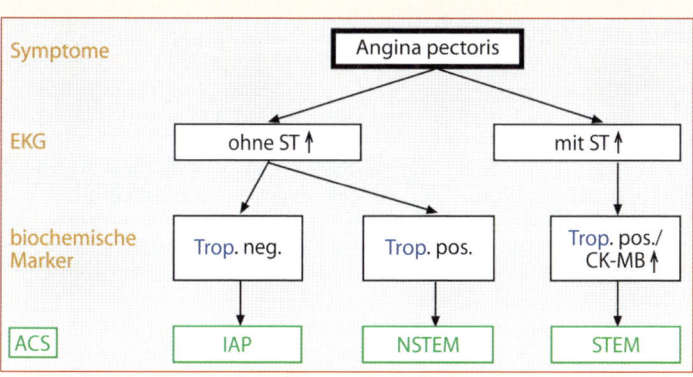

Abb. 3. **Diagnose und Entitäten des akuten Koronarsyndroms.** Instabile Angina pectoris [IAP], nicht-ST-Streckenhebungsinfarkt [NSTEMI] und ST-Streckenhebungsinfarkt [STEMI]

Elektrokardiogramm [EKG] und Herzinfarkt

Das EKG mit den 12 Standardableitungen ist das Schlüsselinstrument zur Abgrenzung des STEMI von den anderen Formen des akuten Koronarsyndroms. Bei Verdacht auf einen inferioren Infarkt sollten die Ableitungen um V4 rechts zum Nachweis einer rechtsventrikulären Infarktbeteiligung ergänzt werden, bei Verdacht auf einen posterioren Infarkt auch um die Ableitungen bzw. V7–9. Das akute Infarktstadium ist durch die plötzlich einsetzende Ischämie und die Nekrose der Myokardzellen gekennzeichnet. Die nachfolgenden Stadien sind charakteristisch durch Reparaturvorgänge, die in der Bildung einer Narbe münden. Diese zeitliche Abfolge kann im EKG anhand von typischen Veränderungen verfolgt werden. Dabei werden 4 Stadien unterschieden, die die zeitliche Abfolge des Infarktes repräsentieren und daher eine zeitliche Einordnung des Infarktalters erlauben. In Abhängigkeit der Veränderungen in den verschiedenen Ableitungen kann der Infarkt lokalisiert und seine Ausdehnung bestimmt werden:

V. a. ACS

Sofort-
maßnahmen | Überwachung, O$_2$-Zugabe i. v. Zugang, ASS (250-500 mg i.v.), Heparin 70 U/kg i.v. o.
Enoxaparin 30 mg i.v. + 1 mg/kg s.c.
Nitrate, Betablocker, Clopidogrel (300 mg)

EKG | keine ST-Hebungen | mit ST-Hebungen

1.Labor | Trop. neg | Trop. pos.

weitere
Maßnahmen | Kontrolle
nach 6 h | GP IIb/IIIa-RA
- Tirofiban
-Eptifibatid
-Abciximab | GP IIb/IIIa-RA

Trop. neg | Trop. pos.

HKL | elektive | [< 48 h] | sofort

Abb. 4. **Therapeutischer Algorithmus bei akutem Koronarsyndrom.** Nach den Sofortmaßnahmen entscheiden Labor, EKG und Verlauf der Symptomatik hinsichtlich der weiteren Therapiestrategie

- **Stadium 0 [akutes Stadium, Erstickungs-T]:** Meistens nur in den ersten Minuten sichtbare Veränderung, wobei die T-Welle in den Infarkt-Ableitungen viel höher wird als die zugehörige R-Zacke. Das Erstickungs-T spiegelt die transmurale Ischämie wider, die von den subendokardialen zu den subepikardialen Schichten voranschreitet.
- **Stadium 1 [akutes Stadium]:** Das Erstickungs-T ist rückläufig. Es kommt zu Hebungen der ST-Strecke, oft sogar zur Verschmelzung der ST-Strecke und der T-Welle. Dieses Stadium dauert einige Tage. An den Abteilungen, die in dem Infarktareal gegenüberliegen, kommt es zu Senkungen der ST-Strecke. Diese spiegelbildlichen Veränderungen dürfen nicht zu der Fehldiagnose eines nicht-transmuralen Infarktes verleiten.
- **Stadium 2 [intermediäres Stadium]:** Bei eventuell noch vorhandener ST-Hebung kommt es zu einer Negativierung der T-Welle. Nach einiger Zeit bilden sich die ST-Hebungen vollständig zurück und es verbleiben die negativen T-Wellen. Allmählich bilden sich Q-Zacken aus. Dieses Stadium kann einige Wochen dauern.
- **Stadium 3 [chronisches Stadium]:** Es ist durch die Ausbildung von Q-Zacken gekennzeichnet. Sie sind pathologisch, wenn sie mindestens 0,04 s dauern und ihre Amplitude mindestens 1/4 der R-Zacke ausmacht [Pardee-Q]. Zudem wird die R-Zacke flacher. Die terminal negativen T-Wellen können noch vorhanden sein oder sie werden wieder normal. Dieses Stadium wird nach etwa 2 Wochen beobachtet und als chronisches Stadium bezeichnet [Abb. 3D]. Im chronischen Stadium des Infarktes können ST-Streckenhebungen persistieren. Wenn diese einen konvexen Verlauf haben, können sie auf ein Herzwandaneurysma hindeuten. [*s.a. Essay Elektrokardiogramm*]

Ein weiteres Zeichen eines Infarktes ist die Ausbildung eines **Linksschenkelblocks** [LSB] bei zuvor normalem EKG. Der LSB deutet in diesen Fällen auf einen großen Vorderwandinfarkt mit Septumbeteiligung hin und ist ein Zeichen für eine ungünstige Prognose.
Die genannten Veränderungen treffen für den **transmuralen Infarkt** zu. Bei dem **nicht-transmuralen Infarkt** findet man kein Erstickungs-T und keine Q-Zacken im weiteren Verlauf. Auch die ST-Streckenhebungen und der R-Zackenverlust fehlen bei dieser Infarktform. Stattdessen werden ST-Senkungen und ST-Welleninversionen [Negativierungen] beobachtet. Für den nicht-transmuralen Infarkt sind keine EKG-Stadien definiert.

Biochemische Laborparameter

Im Rahmen der Myokardnekrose werden zelluläre Proteine ins Blut freigesetzt und können laborchemisch bestimmt werden. Folgende Laborparameter zeigen nach einem Infarkt pathologische Veränderungen:

- Troponin I und T,
- Creatinkinase [CK] und ihr Isoenzym CK-MB,
- Myoglobin,
- GOT [ASAT] und
- LDH.

 Wegen ihrer Sensitivität und Spezifität haben heute für die Infarktdiagnostik vor allem die Troponine eine außerordentliche Bedeutung.

Diese kardialen Biomarker haben unterschiedliche Freisetzungsraten und erlauben daher eine zeitliche Einordnung des Infarktes. Die kardialen Troponine steigen innerhalb von 3–12 Stunden nach Beginn der Ischämie an. Troponin T erreicht seinen Gipfel nach 12 bis 48 h und Troponin I nach 24 h. Eine Normalisierung der Troponine erfolgt nach etwa ein bis zwei Wochen. Die Creatinkinase steigt innerhalb von 8–24 Stunden nach dem Infarkt und kehrt auf normale Werte nach etwa 72 Stunden zurück. Die CK-MB zeigt einen ähnlichen Verlauf. Aufgrund der zeitlichen Dringlichkeit der Einleitung von Reperfusionsmaßnahmen und des fehlenden Anstiegs spezifischer biochemischer Biomarker innerhalb der ersten Stunden nach Infarktbeginn darf bei akutem ST-Streckenhebungsinfarkt mit entsprechender klinischer Symptomatik ein pathologischer Labornachweis nicht abgewartet werden. Im Verlauf des Infarkts bzw. zur Rezidiv- oder Zweitinfarkterkennung ist die Bestimmung der CK-MB hilfreich. Aus der maximalen CK/CK-MB und dem Troponinwert lässt sich die Infarktgröße abschätzen. Infarktunabhängige Troponinerhöhungen können bei Niereninsuffizienz, Myokarditis, Lungenembolie, hypertensiver Krise, dekompensierter Herzinsuffizienz, Transplantatabstoßung und Contusio cordis auftreten.

Weitere diagnostische Verfahren

In der Diagnosestellung eines akuten Myokardinfarktes sind in der Routinediagnostik keine weiteren Verfahren notwendig. Bei uneinheitlichen elektrokardiografischen und klinischen Befunden kann die zweidimensionale Echokardiografie* ergänzend hinzugezogen werden, die schnell durchführbar und weit verbreitet ist. Sie erlaubt den Nachweis einer lokalen Wandbewegungsstörung und es können vor allem sämtliche mechanische Komplikationen eines Infarktes erkannt [Mitralklappeninsuffizienz; Ventrikelseptumdefekt, Ruptur der freien Wand, Papillarmuskelabriss] sowie differenzialdiagnostische Ursachen eines Thoraxschmerzes abgegrenzt werden [z.B. Aortenstenose, Aortendissektion, Perikarditis].

Komplikationen des Infarktes

Ein Infarkt kann in Abhängigkeit von der Lokalisation und der Ausdehnung unterschiedliche Folgen haben. Die Komplikationen können eingeteilt werden in mechanische Komplikationen und Herzrhythmusstörungen. Beide Formen können eine Herzinsuffizienz begünstigen. Zu den mechanischen Komplikationen zählen Herzwandaneurysma, Septumdefekt, Perdikardtamponade, Papillarmuskelabriss und Perikarditis. Zu den Herzrhythmusstörungen zählen bradykarde [z.B. SA-Block, AV-Blockierungen] und tachykarde [z.B. Vorhofflimmern, ventrikuläre Extrasystolie, ventrikuläre Tachykardie oder Kammerflimmern] Rhythmusstörungen.

Herzwandaneurysma

Bei etwa 5–10 % aller Infarktpatienten kommt es zur Bildung eines Herzwandaneurysmas. Dies ist ein dyskinetisches Segment der Herzwand. Die häufigste Lokalisation ist die Vorderwand und die Herzspitze. Im EKG findet man typischerweise persistierende ST-Hebungen über mehrere Jahre. Eine Folge von Aneurysmen können plötzlich einsetzende und letal endende Kammertachykardien sein [plötzlicher Herztod]. Aus diesem Grund haben Patienten mit einem Herzwandaneurysma eine höhere Letalität als Patienten mit gleich gestörter LV-Funktion, aber ohne Aneurysma. Eine weitere Komplikation eines Aneurysmas ist die Bildung von intrakavitären Thromben, die häufig Quelle zentraler und peripherer Embolien sind. Aus diesem Grund werden Patienten mit größeren Aneurysmen vor allem der Vorderwand lebenslang mit Antikoagulantien behandelt.

Herzwandruptur/Perikardtamponade

Etwa 10 % der Patienten, die im Krankenhaus an einem akuten Herzinfarkt versterben, sind von einer Ruptur der freien Wand des linken Ventrikels betroffen. Eine Ruptur scheint durch die gleichzeitige Gabe von Corticosteroiden oder nicht-steroidalen Antirheumatika begünstigt zu werden. Eine frühere Lysetherapie hingegen scheint das Risiko einer Ruptur zu senken.

M

Papillarmuskelabriss

Im Gegensatz zu der Herzwandruptur reichen kleinerer Infarkte aus, um einen Abriss eines Papillarmuskels zu verursachen. Meistens ist der posteromediale Muskel als Folge eines inferobasalen Infarktes betroffen. Antero-laterale Infarkte können zu einem Abriss des anterolateralen Papillarmuskels führen. Der Abriss kann partiell oder total sein. Es resultiert eine mäßige bis schwere Mitralinsuffizienz.

Perikarderguss und Perikarditis

Das Auftreten eines Perikardergusses korreliert mit der Infarktgröße und ist häufiger bei Vorderwandinfarkten anzutreffen. Die Diagnose wird echokardiografisch gestellt. Die meisten Perikardergüsse verursachen keine oder nur geringe hämodynamische Störungen.

Eine Perikarditis ist Folge einer lokalen Entzündungsreaktion und fast nur bei transmuralen Infarkten anzutreffen. Die Patienten berichten über thorakale Schmerzen, die zum Musculus trapezoideus ausstrahlen [pathogno-misch], sich beim Einatmen verschlechtern und beim Aufrichten oder nach vorne Beugen bessern. Diagnostisch wegweisend sind triphasische Reibegeräusche bei der Auskultation des Herzens und der echokardiografische Nachweis einer Flüssigkeitsansammlung im Perikard.

Das **Dressler-Syndrom** ist eine Form der Perikarditis, die 1 bis 8 Wochen nach einem Infarkt auftreten kann. Sie ist gekennzeichnet durch Unwohlsein, Fieber, Leukozytose, hohe BSG und einen Perikarderguss.

Arrhythmien

Nach dem zeitlichen Auftreten werden **frühe** [< 30 min nach Ischämiebeginn] und **späte Arrhythmien** unterschieden. Die früheren Arrhythmien sind für die hohe Letalität der Infarkte [30 %] bereits vor dem Erreichen des Krankenhauses verantwortlich. Die Manifestation der Arrhythmien hängt von der Ausdehnung des Infarktes, vom Vorhandensein von Kollateralen und von der autonomen Aktivität ab. Besonders im Bereich der Grenzzonen zwischen ischämischem und gesundem Gewebe resultieren polymorphe ventrikuläre Tachykardien bis hin zum Kammerflimmern. Nach einer Reperfusion können ebenfalls bedrohliche Arrhythmien auftreten. Diese sind Folge der Ausschüttung von sauren Metaboliten [z.B. Lactat], die sich während der Ischämie in den Myozyten gebildet haben.

M

Therapie

❗ Patienten mit akutem Herzinfarkt müssen unverzüglich in ein Krankenhaus gebracht und kontinuierlich überwacht werden. Ziel der Therapie ist der Erhalt der linksventrikulären Pumpfunktion, eine Verhinderung eines weiteren Thrombuswachstums sowie die komplette und stabile Wiedereröffnung des Koronargefäßes.

Die Primärtherapie umfasst eine Reihe von verschiedenen Maßnahmen [Abb. 4]. Über eine Nasensonde erhält der Patienten kontinuierlich Sauerstoff. Eine antiischämische Therapie mit β-Blockern* und Nitraten hat zum Ziel, die Schmerzen des Patienten zu lindern und die Zone der Myokardischämie durch Senkung des myokardialen Sauerstoffverbrauches zu begrenzen. Gegebenenfalls muss additiv eine analgetische Therapie mit Morphin* bis zur vollständigen Beschwerdefreiheit durchgeführt werden. Durch eine Hemmung der Gerinnung und Thrombozytenaggregation wird ein weiteres Thrombuswachstum verhindert.

Bei allen Patienten mit Myokardinfarkt ist innerhalb der ersten 12 Stunden eine **Reperfusionstherapie** indiziert. Das Zeitintervall vom Schmerzbeginn bis zur koronaren Revaskularisation ist die entscheidende Kenngröße, die die Prognose des Patienten mit STEMI beeinflusst. Die Art der Revaskularisation, [prä]hospitale Lyse, perkutane Koronarintervention [PCI] oder aortokoronarer Bypass, hängt von den lokalen Gegebenheiten ab, wo sich der Patient zum Zeitpunkt des Infarkts befindet. Die **primäre Katheterintervention** ist die zu favorisierende Therapie. Vom Erstkontakt bis zur PCI sollten weniger als 120 Minuten vergehen. Eine **medikamentöse Fibrinolyse** sollte unter Beachtung der Kontraindikationen [Tab. 2] erfolgen, wenn eine interventionelle Versorgung erst mit einer mehr als 90-minütiges Verzögerung im Vergleich zum Lysebeginn zu gewährleisten ist. Eine **prähospitale Lyse** verbessert im Vergleich zur hospitalen Lyse die Prognose der Patienten. Zur Lysetherapie stehen in Deutschland die fibrinspezifischen Fibrinolytika Streptokinase*, Alteplase*, Reteplase* und Tenecteplase* zur Verfügung [Tab. 3].

Bei Patienten im kardiogenen Schock* [bis 36 h nach Infarktbeginn] mit absoluten Kontraindikationen zur Fibrinolyse oder nach nicht erfolgreicher Fibrinolyse ist eine interventionelle Behandlung auch bei längeren Transportzeiten die Behandlungsmethode der Wahl. Die Durchführung einer primären PCI ist allerdings derzeit in nur weniger als 20 % aller Krankenhäuser möglich. Daher muss sich die optimale Behandlungsstrategie aus den jeweiligen lokalen Möglichkeiten orientieren. Da die Prognose von Patienten mit einem akutem

Myokardinfarkt nach erfolgreicher Fibrinolyse oder Primär-Dilatation günstig ist, besitzt die akute Bypass-chirurgie als routinemäßige Alternative zur frühen Reperfusionstherapie keinen Stellenwert. Die erhebliche Zeitverzögerung bis zum Operationsbeginn sowie die hohe Komplikationsrate von Akuteingriffen sind hierfür verantwortlich. Eine neue Kausaltherapie zum Ersatz von zu Grunde gegangenem Myokard durch intrakoronare Stammzelltransplantation ist derzeit Gegenstand zahlreicher klinischer Studien.

Prävention

Primär präventive Maßnahmen richten sich an die Elimination der kardiovaskulären Risikofaktoren vor der Entwicklung einer koronaren Herzkrankheit. Sekundär präventive Maßnahmen hingegen richten sich an die Reduktion der Risikofaktoren mit dem Ziel, die Progression der Krankheit, deren Folgeschäden oder Rezidive zu vermeiden.

Die wesentlichen kardiovaskulären Risikofaktoren sind:

- hohes Alter
- männliches Geschlecht
- arterielle Hypertonie
- Hyperlipoproteinämie
- Nikotinkonsum
- Diabetes mellitus
- Bewegungsarmut
- familiäre Disposition.

Eine Behandlung mit Acetylsalicylsäure* sollte bei allen Patienten mit gesicherter koronarer Herzkrankheit erfolgen. Der Nutzen dieser Behandlung besteht in einer Reduktion der Infarkthäufigkeit bzw. Rezidive um ca. 30 %. In Deutschland wird eine tägliche Dosierung von 100 mg empfohlen.

Für die Hyperlipoproteinämie gilt, dass im Rahmen der Sekundärprävention ein LDL-Cholesterin von < 100 mg/dl erzielt werden sollte. Die wichtigste Substanzgruppe dafür sind die Statine*, denen neben den lipidsenkenden Eigenschaften auch ein antiarteriosklerotischer Effekt zugeschrieben wird.

Die β-Blocker* senken den Blutdruck, die Herzfrequenz und diastolische Wandspannung des linken Ventrikels. All diese Effekte reduzieren den O_2-Verbrauch des Myokards. Durch ihre antiischämische Wirkung beugen die β-Blocker* auch der Entstehung von Arrhythmien vor. Insgesamt kann durch einen frühzeitigen Einsatz die Infarktgröße begrenzt und die Mortalität signifikant gesenkt werden.

ACE-Hemmer* haben einen günstigen Einfluss auf das ventrikuläre Remodeling und hemmen auf diese Weise die Progression der linksventrikulären Dilatation nach einem Infarkt. Daraus resultiert eine bessere LV-Funktion und eine günstigere hämodynamische Situation.

Tab. 2. Indikationen und Kontraindikationen zur Fibrinolyse

Indikationen

- ST-Streckenhebung < 0,1 mV in 2 zusammenhängenden Extremitätenableitungen
- und/oder > 0,2 mV in 2 zusammenhängenden Brustwandableitungen
- oder Linksschenkelblock mit infarkttypischer Symptomatik
- Symptomdauer < 12 Stunden
- Fehlen absoluter Kontraindikationen

absolute Kontraindikationen

- Schlaganfall in den letzten 6 Monaten [hämorrhagisch zeitunabhängig]
- Trauma, Operation, Kopfverletzung innerhalb der letzten 3 Wochen
- Neoplasma oder neurologische ZNS-Erkrankung
- Magen-Darm-Blutung innerhalb des letzten Monats
- bekannte Blutungsdiathese
- dissezierendes Aortenaneurysma

relative Kontraindikationen

- TIA in den letzten 6 Monaten
- orale Antikoagulanzien-Therapie
- Schwangerschaft
- nicht-komprimierbare Gefäßpunktionen
- therapierefraktäre Hypertonie [> 180 mmHg]
- aktives Ulkusleiden
- floride Endokarditis
- fortgeschrittene Lebererkrankung
- traumatische Reanimationsmaßnahmen

Tab. 3. Fibrinolytika

	Dosierung	Heparin-Begleittherapie
Streptokinase [SK] Anistreplase	1,5 Mio. I.U. über 30–60 min 30 E in 5 min i.v.	keine Initialgabe Heparin nach 12–24 h
Alteplase [tPA] [z.B. Actilyse]	15 mg i.v. Bolus 0,75 mg/kg über 30 min, dann 0,5 mg/kg über 60 min i.v. Gesamtdosis ≤ 100 mg	i.v. Bolus: 60 U/kg, maximal 4.000 U i.v. Infusion: 12 U/kg/h über 48 h, maximal 1000 U/h Ziel aPTT 50–70 sec
Reteplase [r-PA] [z.B. Rapilysin]	10 U + 10 U i.v. Bolus im Abstand von 30 min	i.v. Bolus: 60 U/kg, maximal 5.000 U i.v. Infusion: 12 U/kg über 48 Std., maximal 1.000 U/h Ziel aPTT 50–75 sec
Tenecteplase [TNK-tPA] [z.B. Metalyse]	i.v. Bolus 30 mg < 60 kg 35 mg 60 bis < 70 kg 40 mg 70 bis < 80 kg 45 mg 80 bis ≥ 90 kg	i.v. Bolus: 60 U/kg, maximal 5.000 U i.v. Infusion: 12 U/kg/h über 48 Std., maximal 1.000 U Ziel aPTT 50–75 sec

M

Status epilepticus S. 365

My|om *nt*: *Syn*: *Myoma*; von Muskelgewebe ausgehender gutartiger Tumor; als Leiomyom ein Tumor des glatten Muskelgewebes und als Rhabdomyom des quergestreiften Muskelgewebes; am häufigsten ist das **Gebärmuttermyom** [Myoma uteri, Uterusmyom, Uterus myomatosus], das nur in 2–3 % entartet; Gebärmuttermyome entstehen durch chromosomale Aberration einer Muskelzelle, d.h., es handelt sich um einen Zellklon; Myome kommen familiär gehäuft vor und treten vermehrt nach oraler Kontrazeption auf, wenn diese früh [13.–16. Lebensjahr] begonnen wurde; Hormonersatztherapie kann ebenfalls zu einem verstärkten Myomwachstum führen; vor dem 25. Lebensjahr sind Myome selten, danach nimmt die Häufigkeit zu [ca. 20 % im Alter von 35 Jahren], nach der Menopause bilden sich Myome oft zurück die meisten Myome sitzen in der Uteruswand [**intramurales Myom**, 55 %] oder außen unterhalb der Serosa [**subseröses Myom**, 45 %]; **submuköse** [direkt unter der Schleimhaut] und **zervikale Myome** [in der Wand des Zervikalkanals] sind selten; subseröse Myome können in der Art eines Polypen als gestieltes Myom auf der Außenseite des Uterus sitzen oder im breiten Mutterband [Ligamentum latum uteri] liegen [**intraligamentäres Myom**]; als Rarität kommen gestielte submuköse Myome vor, die in oder durch den Zervikalkanal hindurch geboren werden [**Myoma in statu nascendi**]; ca. 1/3 aller Myome wächst schneller als ihre Gefäßversorgung und damit kommt es zu regressiven und degenerativen Veränderungen mit Erweichung und evtl. Bildung von blutgefüllten Pseudozysten; bei 10 % findet sich auch eine Nekrose des Zentrums; **Klinik**: Blutungsstörungen [Hypermenorrhoe, Menorrhagie, Metrorrhagie] sind das häufigste Symptom, dazu kommen Dysmenorrhoe oder zyklusunabhängige Schmerzen; subseröse Myome sind meist symptomlos, während gestielte subseröse oder submuköse Myome bei Stieldrehung ein akutes Abdomen verursachen können; **Diagnose**: vaginale Sonografie, CT; **Therapie**: Myomenukleation bei intramuralen oder subserösen Myomen; hysteroskopische Abtragung von kleineren submukösen Myomen; Hysterektomie bei älteren Patienten ohne Kinderwunsch; z.T. führt auch eine Therapie mit GnRH-Analoga zur Rückbildung; *s.u. Essay Neubildungen des Uterus S. 1627*

roskopisch oder während einer Laparomyomektomie ausgeschält [**Myomenukleation**]; *s.a. Essay Neubildungen des Uterus S. 1627*

My|om|e|nu|kle|a|ti|on *f*: operative Ausschälung eines Myoms; früher meist per Laparotomie, heute i.d.R. als laparoskopische Enukleation [bei intramuralen oder subserösen Myomen] oder operative Hysteroskopie [bei submukösen Myomen]; *s.a. Myom*

My|o|me|ter *nt*: Gerät zur Messung der Muskelkontraktion

My|o|mo|to|mie *f*: Inzision eines Myoms

My|o|phos|pho|ry|la|se|in|suf|fi|zi|enz *f*: → *Glykogenose Typ V*

My|o|pie *f*: *Syn*: *Kurzsichtigkeit, Myopia*; bei der Myopie ist das Auge zu lang im Verhältnis zur Brechkraft [1 mm zu lang entspricht ca. 3 dpt] oder die Brechkraft ist zu groß [z.B. bei Keratokonus, Kugellinse, Katarakt, Linsenverlagerung nach vorne]; damit liegt der Schnittpunkt parallel einfallender Strahlen nicht auf der Netzhaut, sondern vor ihr; die damit divergierend einfallenden Strahlen bilden auf der Netzhaut ein unscharfes Bild ab; verfolgt man umgekehrt den Strahlengang vom Auge nach außen, so schneiden sie sich in einem Punkt [Fernpunkt], den das Auge gerade noch scharf sehen kann; zur Korrektur werden Zerstreuungsgläser [**Minusgläser**] verwendet, wobei man das schwächste Minusglas wählt, das optimale Sehschärfe in der Ferne ermöglicht; stärkere Gläser [Überkorrektur] führen i.d.R. zu Kopfschmerzen und **akkommodativer Asthenopie**; bei starker Kurzsichtigkeit [über 15 dpt] werden die Brillengläser schwer und führen wegen ihrer Dicke zu prismatischer Dispersion und Farbsäumen; in diesen Fällen verordnet man meist Kontaktlinsen

am häufigsten ist die **Myopia simplex**, die auch als **Schulmyopie** bezeichnet wird, weil sie meist im 10.–12. Lebensjahr auffällig wird; nach dem 25. Lebensjahr nimmt sie kaum noch zu; i.d.R. beträgt die Myopie maximal 5 dpt, liegt sie im Bereich von 3 dpt wird im Alter keine Lesebrille nötig, weil mit dem Fernpunkt des Auges [ca. 33 cm] gelesen wird; die **Myopia maligna** ist eine progredient fortschreitende Myopie, die langfristig zu **hoher Myopie** [mehr als 15 dpt] führt; am Fundus findet man Dehnungsveränderungen und Veränderungen am Pigmentepithel sowie Aderhautatrophie; die Ablösung und Dehnungsatrophie der Aderhaut führt zuerst zu einer weißen Sichel [**Conus temporalis**], später zu einer **peripapillären Aderhautatrophie** mit **Conus circum-**

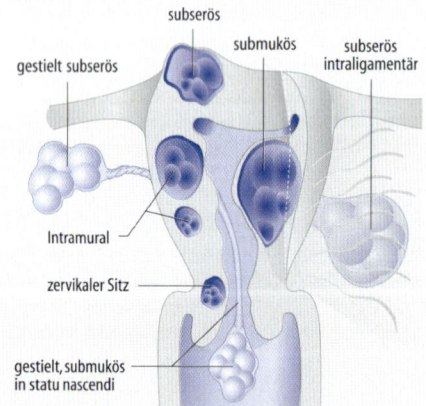

Abb. M70. Myom. Typische Lokalisation von Gebärmuttermyomen

My|om|ek|to|mie *f*: *Syn*: *Myomentfernung*; operative Entfernung eines Myoms; bei den häufigen Gebärmuttermyomen [Myoma uteri] hängt die Art des Vorgehens von der Größe und Lage des Myoms ab; eine **laparoskopische Myomektomie** ist nur bei kleinen subserösen Myomen möglich; submuköse Myome können im Rahmen einer **operativen Hysteroskopie** angetragen werden, und intramurale Myome werden lapa-

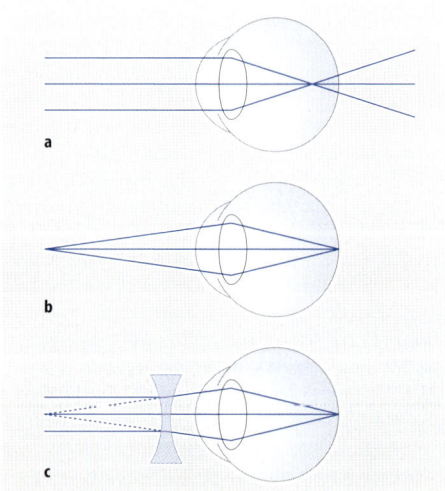

Abb. M71. Myopie. a parallel einfallende Strahlen überkreuzen sich vor der Netzhaut, **b** Strahlen aus dem Fernpunkt des Auges vereinigen sich auf der Netzhaut, **c** Korrektur der Myopie mit einem Minusglas

M

papillaris; der Glaskörper ist verflüssigt, enthält Trübungen und liegt der Netzhaut nicht mehr vollständig an [**hintere Glaskörperabhebung**]; z.T. kommt es zu einer Ausbuchtung des hinteren Augapfelpols [**Staphyloma posticum**]

My|o|plas|tik f: Syn: Muskelplastik; plastische Operation unter Verwendung von Muskelgewebe

My|or|rha|phie f: Syn: Muskelnaht; Naht eines Muskels nach traumatischer oder operativer Durchtrennung oder Inzision

My|or|rhe|xis f: → Muskelriss

My|o|si|tis f, pl -ti|den: Syn: Muskelentzündung, Myitis; bei vielen Infektionen, v.a. Virusinfektionen, kommt es zu einer Mitbeteiligung der Muskelsehnen, die sich als mehr oder minder starke Muskelschmerzen [Myalgie] bemerkbar macht; das Muskelgewebe kann auch im Rahmen systemischer oder autoimmunologischer Erkrankungen mitbetroffen sein [z.B. Polymyositis, Dermatomyositis]; eine direkte Infektion und Entzündung kann durch Viren [z.B. HIV, Coxsackie-Viren], Bakterien, Protozoen [z.B. Toxoplasma gondii] und Parasiten [am bekanntesten ist der schmerzhafter Muskelbefall im Rahmen einer Trichinose, **Myositis trichinosa**] verursacht werden

Tab. M22. Myositis. Erregerbedingte und nicht erregerbedingte Formen

Erregerbedingt	Nicht erregerbedingt immunogen entzündlich-rheumatisch
Bakterien: Gasbrand Staphylococcus (tropische Myositis)	Polymyositis-Dermatomyositis
Viren: Coxsackie-Myositis	Begleitmyositis bei anderen entzündlich-rheumatischen Erkrankungen
Protozoen: Toxoplasmose	(systemischer Lupus erythematodes, progressive Sklerodermie, Sharp-Syndrom, Morbus Still, chronische Polyarthritis)
Parasiten: Trichinose Zystizerkose	Sonderformen: Polymyositis granulomatosa, Einschlusskörpermyositis, D-Penicillamin-induzierte Polymyositis

okuläre Myositis: eine Entzündung eines oder mehrerer äußerer Augenmuskeln tritt meist zusammen mit Skleritis oder Entzündungen in der Augenhöhle auf; es kommt zu Schmerzen bei Augenbewegungen, Exophthalmus, Chemosis und evtl. Sehen von Doppelbildern; Therapie: Behandlung der Ursache, Corticosteroide

Myositis ossificans: metaplastische Knochenbildung in Weichteilgewebe [Muskel, Gelenkkapsel, Bänder] nach Trauma oder Operationen, bei chronischer Überbeanspruchung [**Reiterknochen**] oder nach Querschnittslähmung, Schlaganfall oder Rückenmarkserkrankungen; da nicht alle Patienten betroffen sind, muss eine Disposition zur Weichteilverkalkung und -verknöcherung vorliegen; meist bleibt die Knochenbildung lokalisiert [**Myositis ossificans circumscripta**]

die **Myositis ossificans progressiva** [Münchmeyer-Syndrom] ist eine vererbte, progredient verlaufende chronische Myositis mit Verknöcherung der quergestreiften Muskulatur des gesamten Körpers; die Prognose ist infaust

My|o|te|no|to|mie f: Einschnitt/Durchtrennung einer Muskelsehne; z.B. Adduktorenotomie

My|o|to|mie f: Syn: Muskeldurchtrennung; Einschnitt/Durchtrennung eines Muskels

My|o|to|nie f: Syn: Myotonia; die meisten Myotonien sind angeborene Erkrankungen, die i.d.R. autosomal-dominant vererbt werden; symptomatische Myotonien findet man z.B. bei Polyneuropathie, Polymyositis oder progressiver Muskeldystrophie; bei Hypothyreose finden sich eine Myotonie und

eine Verlangsamung der Kontraktion; Myotonie ist definiert als erhöhte Muskelspannung bzw. tonischer Muskelkrampf durch eine Störung der normalen Muskelentspannung; diese Verzögerung der Erschlaffung [**Dekontraktionshemmung**] tritt bei willkürlichen Bewegungen auf und kann reflektorisch durch Beklopfen des Muskels ausgelöst werden [**Perkussionsmyotonie**]; bei Kälte ist die Myotonie verstärkt; bei wiederholter Kontraktion lässt die Myotonie nach, d.h., die Patienten können durch Übungen eine freie Beweglichkeit erreichen

Myotonia congenita: Syn: Oppenheim-Krankheit, Thomsen-Syndrom; seltene Myotonie [3–4:100.000 Einwohner], die auf einer Mutation eines Gens auf dem Chromosom 7q35 beruht; es kommt zu generalisierter Myotonie und Hypertrophie der quergestreiften Muskulatur; die Erkrankung beginnt bereits im Kindesalter und führt zu Verzögerung der motorischen Entwicklung, Extremitätendeformitäten und Skoliose, die Lebenserwartung wird aber nicht verkürzt; bei der **paradoxen Myotonie** wird die Dekontraktionshemmung bei Übung nicht besser, sondern verschlechtert sich noch; diese Fälle führen zu einer stärkeren Behinderung im Alltag, Therapie: membranstabilisierende Medikamente, z.B. Phenytoin*, Mexiletin*

dystrophische Myotonie: → Curschmann-Steinert-Batten-Syndrom

My|rin|gek|to|mie f: Syn: Trommelfellentfernung, Tympanektomie; operative Entfernung des Trommelfells, z.B. bei Cholesteatom

My|rin|gi|tis f, pl -ti|den: Syn: Tympanitis, Trommelfellentzündung; Entzündung des Trommelfells; meist im Rahmen einer Otitis externa diffusa

bullöse Myringitis: fast ausschließlich bei Erwachsenen auftretende hämorrhagische Entzündung des Trommelfells mit Beteiligung des Gehörgangs und des Mittelohres durch eine virale Infektion; s.a. Essay Otitis media S. 1181

My|rin|go|my|ko|se f: Pilzinfektion des Trommelfells; s.a. Otomykose, Gehörgangekzem

My|rin|go|plas|tik f: Syn: Trommelfellplastik, Trommelfellverschlussplastik; plastische Operation zur Rekonstruktion des Trommelfells nach traumatischer Schädigung oder entzündlichem Defekt; der Defekt wird mit Silikonfolie geschient, eingeschlagene Trommelfellteile müssen aufgerichtet werden; heilt der Defekt nicht ab, wird eine Tympanoplastik* notwendig

My|rin|go|to|mie f: → Parazentese

My|ris|ti|cae aetheroleum nt: Syn: Muskatnussöl; s.u. Muskat

My|ris|ti|cae arillus m: Syn: Muskatblüte, Macis; s.u. Muskat

My|ris|ti|cae oleum expressum nt: Syn: Muskatbutter; s.u. Muskat

My|ris|ti|ca fragrans f: → Muskat

Myr|rhe f: Syn: Myrrhenbaum, Commiphora molmol; Baum aus der Familie der Burseraceae; auch Bezeichnung für das aus der Rinde ausgetretene und an der Luft getrocknete Gummiharz [eigentliche **Myrrhe**, Myrrha, Gummi Myrrha]; besitzt eine adstringierende Wirkung; Anw.: lokale Behandlung leichter Entzündungen der Mund- und Rachenschleimhaut; traditionell innerlich als Karminativum und Expektorans sowie zur Behandlung von Wunden und Geschwüren; v.a. als Aromamittel in Seifen, Mundwässern, Zahnpasten usw.

Myr|til|li folium nt: Syn: Heidelbeerblätter; Blätter der Heidelbeere*

Myr|til|li fructus m: Syn: Heidelbeeren; s.u. Heidelbeere

Myx|a|de|ni|tis labialis f: → Cheilitis glandularis purulenta superficialis

My|xo|der|mia papulosa f: → Lichen myxoedematosus

My|xo|my|ze|ten pl: Syn: Schleimpilze, Myxomycetes, Myxophyta, Myxomykota; Mikroorganismen, die in der vegetativen Phase als Amöben und in der reproduktiven Phase als Pilze vorliegen

My|xo|vi|ren nt: RNA-Viren mit Affinität zu den Schleimhäuten; unterteilt in Orthomyxoviren und Paramyxoviren

My|zet|ä|mie f: → Fungämie

My|ze|tom nt: → Maduramykose

M

N

Na|bel|bruch *m*: **Syn:** *Exomphalos, Umbilikalhernie, Nabelhernie, Exomphalozele, Hernia umbilicalis*; angeborener oder erworbener Bauchwandbruch durch den Nabelring [Anulus umbilicalis]; ist v.a. bei Frühgeborenen häufig [80 % bei einem Geburtsgewicht unter 1200 g, ca. 20 % bei mehr als 2500 g]; da sich die Hernien i.d.R. spontan verschließen, wird nur bei großen Hernien, Einklemmung oder nach dem 4. Lebensjahr operiert; *s.a. Essay Eingeweidebrüche/Hernien S. 577*

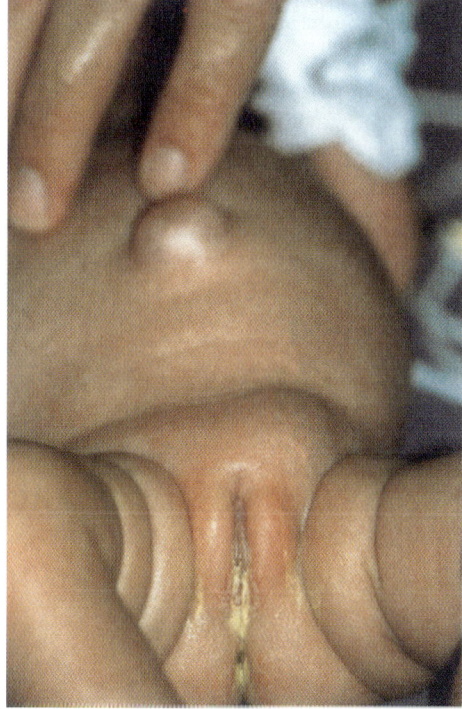

Abb. N1. Nabelbruch. Weiblicher Säugling mit Nabelhernie und Leistenhernie links [prolabierter Eierstock]

Na|bel|ex|zi|si|on *f*: → *Omphalektomie*
Na|bel|schnur|bruch *m*: → *Omphalozele*
Na|bu|me|ton *nt*: nicht-steroidales Antiphlogistikum; Antirheumatikum; **Anw.:** rheumatoide Arthritis, degenerative Gelenk- und Wirbelsäulenerkrankungen, Weichteilrheumatismus; **Dosierung:** 1000 mg/d p.o.; **NW:** v.a. gastrointestinale Nebenwirkungen, selten gastrointestinale Ulzerationen mit Hämorrhagien; bei antirheumatisch wirksamen Dosen manchmal zentralnervöse Nebenwirkungen wie Einschränkungen des Reaktionsvermögens

Nach|blu|tung, atonische *f*: *s.u. Uterusatonie*
Nach|la|de|tech|nik *f*: **Syn:** *Afterloading-Verfahren, afterloading*; Verfahren der lokalen Strahlentherapie von Tumoren; im ersten Schritt werden leere Applikatoren [Kanülen, Kunststoffschläuche] direkt in den Tumor oder in den intrakavitären Raum gebracht; die Beladung mit Radionukliden erfolgt über ein Nachladegerät, d.h. die Strahlenbelastung des Personals wird auf fast null gesenkt; verglichen mit Radiumbestrahlung verkürzt das Verfahren die Behandlungsdauer um den Faktor 3,5
Nach|star *m*: **Syn:** *Cataracta secundaria*; nach einer Linsenextraktion auftretende Katarakt durch Wachstum verbliebener Linsenzellen; *s.u. Essay Katarakt S. 783*
Nacht|angst *f*: → *Pavor nocturnus*
Nacht|ker|zen|öl *nt*: **Syn:** *Oenotherae biennis oleum*; aus den Samen der Nachtkerze [Oenothera biennis] gewonnenes Öl; **Anw.:** prämenstruelles Syndrom, endogenes Ekzem
Nacht|schat|ten *m*: → *Solanum*
 bittersüßer Nachtschatten: → *Bittersüß*
Nadel-Ablation, transurethrale der Prostata *f*: *s.u. Essay Benignes Prostatahyperplasie-Syndrom S. 1295*
Na|del|my|o|gra|fie, -gra|phie *f*: Elektromyografie unter Verwendung von Nadelelektroden, die die Potenzialschwankungen einer oder mehrerer motorischer Einheiten ableiten; bei der **exakten Nadelmyografie** werden exakt definierbare **Potenziale motorischer Einheiten [PmE]** gespeichert und analysiert; normale PmE haben 2–4 Phasen und eine für den jeweiligen Muskel typische mittlere Potenzialdauer; bei neurogenen Läsionen findet man eine Verlängerung der PmE und eine vermehrte Polyphasie [mehr als 4 Phasen], während myogene Schädigungen kurze, polyphasische Potenziale zeigen
Na|del|test *m*: **Syn:** *Multipunkturtest, Stempeltest, Tine-Test*; Tuberkulintest, bei dem das Tuberkulin mit einem speziellen Stempel mit vier Spitzen in die Haut eingedrückt wird
Naegeli-Syndrom *nt*: **Syn:** *Franceschetti-Jadassohn-Syndrom, Melanophorennävus, Incontinentia pigmenti Typ Franceschetti-Jadassohn, Naegeli-Bloch-Sulzberger-Syndrom, familiärer Chromatophorennävus, Dermatitis pigmentosa reticularis*; autosomal-dominante Dermatose mit Hyperpigmentierungen, Palmoplantarkeratosen, Zahnanomalien, Alopezie und Hypohidrose; *s.a. Ektodermaldysplasie-Syndrome*
Nae|vus *m, pl* -**vi**: → *Nävus*
 Naevus spongiosus albus mucosae: → *Schleimhautnävus, weißer*
Na|fa|re|lin *nt*: synthetischer GnRH-Antagonist; **Anw.:** Endometriose, Prostatakarzinom, Pubertas praecox; **NW:** Hitzewallungen, Kopfschmerzen, Schlafstörungen, Nervosität, Glieder- und Rückenschmerzen, z.T. vaginale Trockenheit und verminderte Libido
Naf|ti|dro|fu|ryl *nt*: Vasodilatator, Sympatholytikum; **Anw.:** periphere und zerebrale Durchblutungsstörungen; **NW:** Schlaflosigkeit, Unruhe, Erregung, Kopfschmerzen, Schwindel; *s.a. Essay Periphere arterielle Verschlusskrankheit S. 1661*
Naf|ti|fin *nt*: Antimykotikum; wirkt v.a. gegen Dermatophyten [Trichophyton-Species, Microsporum canis, Epidermophyton floccosum]; **Anw.:** topisch bei oberflächlichen Mykosen; *s.a. Essay Mykosen S. 1059*
Nagel-Anomaloskop *nt*: *s.u. Anomaloskop*
Na|gel|ent|fer|nung *f*: → *Nagelexzision*
Na|gel|ex|zi|si|on *f*: **Syn:** *Nagelentfernung, Onychektomie*; operative Entfernung eines Finger- oder Zehennagels, z.B. bei Panaritium
Na|gel|falz|ent|zün|dung *f*: → *Paronychie*
Na|gel|keil|ex|zi|si|on *f*: **Syn:** *Nagelmatrixteilresektion, Emmert-Nagelplastik*; Operation bei eingewachsenem Nagel, bei der ein seitlicher Nagelstreifen samt der zugehörigen Nagelmatrix entfernt wird
Na|gel|ma|trix|teil|re|sek|ti|on *f*: → *Nagelkeilexzision*
Na|gel|my|ko|se *f*: → *Onychomykose*
Na|gel|pso|ri|a|sis *f*: Gesamtheit der Nagelveränderungen bei Psoriasis vulgaris
Na|gel|puls *m*: *s.u. Kapillarpuls*

Nah|lap|pen *m*: Lappenplastik, bei der Gewebe aus der unmittelbaren Umgebung des Defektes verwendet; je nach der Art der Verlagerung [Schwenken, Rotieren, Verschieben oder Transponieren] unterscheidet man **Schwenklappen**, **Rotationslappen**, **Verschiebelappen** und **Transpositionslappen**

Nah|rungs|mit|tel|al|ler|gie *f*: Bestandteile der Nahrung können sowohl immunologische als auch nicht-immunologische Unverträglichkeitsreaktionen verursachen; ein großer Teil der von den Patienten selbst diagnostizierten Nahrungsmittelallergien ist klinisch nicht nachweisbar oder es handelt sich um eine nicht-immunologische Unverträglichkeit, z.B. bei angeborenen oder erworbenen Enzymopathien, Gallenblasenerkrankungen oder Unverträglichkeit gegen Gewürze oder Lebensmittelzusätze; wichtig ist auch die Abgrenzung von toxischen Schädigungen [Lebensmittelvergiftung]

die häufigsten **Nahrungsmittelallergene** sind Eiweiße in Milch, Ei, Fisch, Gemüse [evtl. Kreuzallergie mit Pollen], Obst, Hülsenfrüchten, Nüssen [v.a. Erdnüsse] und Fleisch; die **klinische Symptomatik** variiert stark; akute IgE-mediierte allergische Reaktionen mit Anaphylaxie, Urtikaria und Quincke-Ödem, Asthma und Kehlkopfödem sind lebensbedrohend, aber eher selten; häufiger sind Allergien vom verzögerten Typ, mit Ausbildung der Symptome im Laufe von Stunden und meist mildem Verlauf; am häufigsten kommt es zu Haut- oder Schleimhautsymptomen [Juckreiz, Urtikaria, Konjunktivitis, Rhinitis, Niesanfälle, Hustenreiz, Asthma, Lippenschwellung], seltener zu Herz-Kreislaufbeschwerden [Tachykardie, Extrasystolen, Hypotonie]; **Diagnose**: Anamnese, Hauttests [i.d.R. als Pricktest oder Scratch-Test], Provokationstest oder durch spezielle Diäten [**Auslassdiät** mit Weglassen einer identifizierten Substanz; **Additionsdiät**: Beginn mit einer allergenfreien **Basisdiät** und stufenweise Addition von Nahrungsmittelgruppen]; **Therapie**: Vermeidung der auslösenden Allergene; Antihistaminika bei leichteren klinischen Symptomen, Corticosteroide bei stärkeren Reaktionen; Cromoglycinsäure als Prophylaktikum vor den Mahlzeiten

Nah|rungs|mit|tel|in|to|xi|ka|ti|on *f*: → *Lebensmittelvergiftung*

Nähr|ve|ne *f*: *s.u. Ulcus cruris*

Naht *f*: Wiedervereinigung von Geweben nach traumatischer oder operativer Durchtrennung mit speziellem Nahtmaterial; Ziel ist es, die Wundränder möglichst exakt, spannungsfrei und unter Vermeidung von Hohlräumen zu adaptieren, weil damit die besten Voraussetzungen für eine gute Verheilung und minimale Narbenbildung geschaffen werden; die Wahl der Nahttechnik und des Nahtmaterials hängt von der Lokalisation der Wunde bzw. der Inzision und den persönlichen Präferenzen des Operateurs ab; so bevorzugen manche Chirurgen Klammernähte bei Darmanastomosen, während andere eine Allschichtennaht vorziehen; *s.u. Essay Nahttechnik und Nahtmaterial S. 1085*

Naht|in|suf|fi|zi|enz *f*: nach Anastomosen im Gastrointestinaltrakt kann sie eine lebensbedrohliche Komplikation darstellen; kommt bei Anastomosen im tiefen Rektum und am Ösophagus gehäuft vor und tritt typischerweise innerhalb der ersten Woche nach der Operation auf; Ursache können neben technischen Fehlern bei der Anastomosenanlage lokale Einflüsse [unzureichende Durchblutung, Anastomosennaht unter Spannung] und allgemeine Faktoren [Schock, Kortikoidbehandlung, Zytostatika, hohes Alter des Patienten] sein; die frühzeitige Diagnosestellung und rechtzeitige Einleitung von Therapiemaßnahmen [Revisionsoperation, interventionelle Drainageeinlage, parenterale Ernährung] entscheiden über den weiteren Verlauf; *s.a. Essay Wundbehandlung S. 1699*

Naht|ma|te|ri|al|i|en *pl*: prinzipiell kann man zwischen **resorbierbaren Nahtmaterialien** [z.B. Catgut, synthetische Polymere] und **nicht-resorbierbaren Nahtmaterialien** [z.B. Seide, Polyester, Stahl] unterscheiden, wobei nicht-resorbierbare Nahtmaterialien nur noch für Spezialindikationen [Haut, Gefäße, Sehnen] verwendet werden; **monofiles Nahtmaterial** ist oft steifer und lässt sich schwerer knüpfen als **geflochtenes Nahtmaterial**; dieses wirkt aber wie ein Docht und kann z.B. nicht für Hautnähte verwendet werden; die Fadenstärke wird i.d.R. in USP [United States Pharmakopeia] angegeben; *s.u. Essay Nahttechnik und Nahtmaterial S. 1085*

Naht|tech|ni|ken *pl*: Ziel ist es, die Wundränder möglichst exakt, spannungsfrei und unter Vermeidung von Hohlräumen zu adaptieren, weil damit die besten Voraussetzungen für eine gute Verheilung und minimale Narbenbildung geschaffen werden; bei Hautnähten werden meist Einzelknopfnähte, Donati-Naht oder Allgöwer-Naht eingesetzt; eine Intraku-

Tab. N1. **Nahrungsmittelallergie.** Screeningtest bei Verdacht auf eine Nahrungsmittelallergie

Pollen	
Graspollenmischung	Birkenpollen
Roggenpollen	Beifußpollen
Pflanzliche Nahrungsmittel	
Kiwi	Edelkastanie
Mango	Roggenmehl
Haselnuss	Walnuss
Spinat	Pfefferminz
Kamille	Lorbeer
Senf	Apfel
Erdnuss	Mandel
Soja	Orange
Knoblauch	Paprika
Zwiebel	Anis
Nelke	Koriander
Mohn	Sellerie
Sesam	Ingwer
Pfeffer	Kardamom
Buchweizen	Curry
Melone	
Tierische Nahrungsmittel	
Kuhmilch	Schweinefleisch
alpha-Lactalbumin	Kalbfleisch
beta-Lactoglobulin	Lammfleisch
Kasein	Süßwasserfische
Hühnereiklar	Salzwasserfische
Hühnereigelb	Muscheln
(Ovalbumin)	Krabben
(Ovomukoid)	Krebse
Rindfleisch	Andere Schalentiere

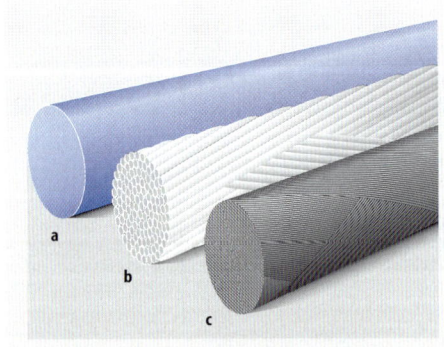

Abb. N2. **Nahtmaterialien.** Monofiles [a] und geflochtenes [b, c] Nahtmaterial

USP Stärke	Sterildurchmesser (in 0,01 mm)	Anwendung
10/0	1,3–2,5	z.B. Mikrochirurgie, Verwendung von
9/0	2,5–3,8	Lupenbrillen bzw. Op-Mikroskopen erforderlich
8/0	3,8–5,1	Neurochirurgie
7/0	5,1–7,5	Opthalmologie
6/0	7,5–10,2	
5/0	10,2–15,2	Gefäßnähte
4/0	15,2–20,3	z.B. Gallenwege
3/0	20,3–25,4	Darmnähte
2/0	25,4–33,0	
0	33,0–40,6	
1	40,6–48,3	z.B. für Faszie oder extrem belastete
2	48,3–55,9	Gewebe
3	55,9–63,5	

Abb. N3. Nahtmaterialien. Fadenstärke von Nahtmaterial nach USP und metrischem Maß

tannaht bringt kosmetisch die besten Ergebnisse und sollte soweit als möglich gewählt werden

tiefere Wunden oder chirurgische Inzisionen werden mehrreihig oder mehrschichtig verschlossen, d.h., die einzelnen Schichten [z.B. Muskel, Faszie, subkutanes Fettgewebe] werden separat vernäht [**Reihennaht, Schichtennaht**]; damit wird eine anatomische Rekonstruktion erreicht und die Narbe ist wesentlich belastbarer; bei der Naht von Hohlorganen [z.B. Darm, Gefäße] kann man ebenfalls mehrschichtig nähen; die früher oft verwendete **zweischichtige Naht** [Serosa und Muskularis] wird heute kaum noch gewählt, weil die **Allschichtennaht**, egal ob als fortlaufende Naht oder als Einzelknopfnaht, bessere Resultate bringt; viele Chirurgen bevorzugen im Darmbereich heute aber Nahtgeräte; bei manueller Naht gilt immer noch, dass Darmnähte nach innen adaptiert werden [**invertierende Nahttechnik**], während bei Blutgefäßen zur Vermeidung von Thrombosen eine **evertierende Nahttechnik** gewählt werden muss; *s.u. Essay Nahttechnik und Nahtmaterial S. 1085*

Nalbulphin *nt*: synthetisches Opioid mit agonistischer und antagonistischer Wirkung auf Opiatrezeptoren; starkes Analgetikum; **Anw.**: mittlere und schwere Schmerzzustände, Prämedikation, Aufhebung der opiatinduzierten Atemdepression

Nallidixinsäure *f*: *Syn: Acidum nalidixicum*; Chinolon; Gyrasehemmer; wirkt gegen gramnegative Keime [Enterobacteriaceae, u.a. Escherichia coli, Salmonella, Shigella, Proteus, Brucella]; **Anw.**: akute und chronische Infektionen der Nieren und der ableitenden Harnwege; **Dosierung**: akute Infektionen 4 × tgl. 1000 mg p.o., chronische Infektionen initial 4 × tgl. 1000 mg p.o., bei längerer Gabe Dosis auf 2–3 × 1000

mg/d reduzieren; Halbierung der Dosis bei Kreatinin-Clearance unter 20 ml/min; **NW**: gastrointestinale Beschwerden, ZNS-Störungen, Schwindel, Krampfanfälle

Naloxon *nt*: kompetitiver Opiatantagonist ohne morphinartigen Eigeneffekt; Antidot bei Opiatintoxikation; *s.a. Tilidin, Essay Intoxikationen S. 743*

Naltrexon *nt*: kompetitiver Opiatantagonist ohne morphinartigen Eigeneffekt; wirkt länger und stärker als Naloxon

NANB-Hepatitis *f*: → *Non-A-Non-B-Hepatitis*

Nandrolon *nt*: *Syn: 19-Nortestosteron, Nortestrionat*; Anabolikum; **Anw.**: Osteoporose, aplastische Anämie, Anämie bei chronischer Niereninsuffizienz, eiweißkatabole Zustände nach Trauma oder schweren chirurgischen Interventionen; **Dosierung**: 25–50 mg i.m. alle 3–4 Wochen; **NW**: Virilisierungserscheinungen, Amenorrhoe bzw. Hemmung der Spermatogenese; **Kontraind.**: Prostata-, Mammakarzinom, Schwangerschaft

Nanismus *m*: → *Mikrosomie*

Nanosomie *f*: → *Mikrosomie*

Naphazolin *nt*: α-Sympathomimetikum; lokaler Vasokonstriktor; **Anw.**: Schleimhautabschwellung bei unspezifischer und allergischer Konjunktivitis, Rhinitis acuta, Rhinitis hypertrophicans, Rhinitis vasomotorica, chronische Schwellung der Nasenschleimhaut bei Sinusitis acuta, catarrhalis und purulenta sowie bei Nasopharyngitis, zur Prävention von Synechien bei Uveitis; **Dosierung**: Nasenspray bzw. Tropfen 0,05 %-ig, ophthalmische Lösungen 0,05–0,1 %-ig; **NW**: Tachykardie, hypertone Krise bei Säuglingen, Blutdrucksteigerungen bei Erwachsenen, Atemnot bei Erwachsenen, Atemstörungen bei Säuglingen

Naproxen *nt*: nicht-steroidales Antiphlogistikum; Analgetikum; Antipyretikum; **Anw.**: rheumatoide Arthritis, entzündliche und degenerative Gelenkerkrankungen, Morbus Bechterew, akute Gichtanfälle; **Dosierung**: 1–2 × 250–500 mg/d p.o.; **NW**: gastrointestinale Beschwerden [Appetitlosigkeit, Übelkeit, Sodbrennen, Erbrechen und Magenschmerzen], Müdigkeit, Kopfschmerzen, Erregung, Tinnitus, Reizbarkeit, Schlaflosigkeit, Schwindel

Narath-Hernie *f*: *Syn: Hernia femoralis retrovascularis*; Schenkelhernie* mit Bruchsack in der Lacuna vasorum retroinguinalis; *s.a. Essay Eingeweidebrüche/Hernien S. 577*

Narbe *f*: *Syn: Cicatrix, Zikatrix*; aus Granulationsgewebe entstehendes gefäßarmes, derbes Bindegewebe; *s.a. Essay Wundbehandlung S. 1699*

hypertrophe Narbe: *Syn: Wulstnarbe*; *s.u. Keloid, Essay Wundbehandlung S. 1699*

Narbenbruch *m*: *Syn: Narbenhernie, Hernia cicatricea*; Bauchwandhernie im Bereich einer Operationsnarbe; wird i.d.R. operativ behandelt, nur bei Patienten mit schlechtem Allgemeinzustand kann ein Stützkorsett eingesetzt werden; *s.a. Essay Eingeweidebrüche/Hernien S. 577*

Narbenentropium *nt*: *s.u. Entropium*

Narbenkeloid *nt*: auf Narben entstehendes Keloid; *s.a. Essay Wundbehandlung S. 1699*

Narbenkontraktur *f*: durch Narbenbildung bedingte Kontrakturen, z.B. als Schiefhals, narbenbedingte Skoliose oder Beu-

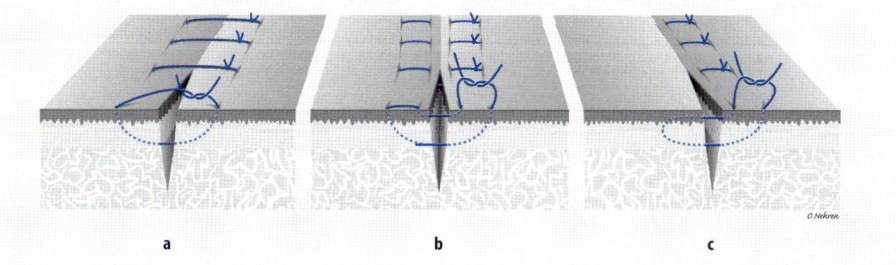

Abb. N4. Nahttechniken. Hautnähte: **a** Einzelknopfnaht, **b** Donati-Naht, **c** Allgöwer-Naht

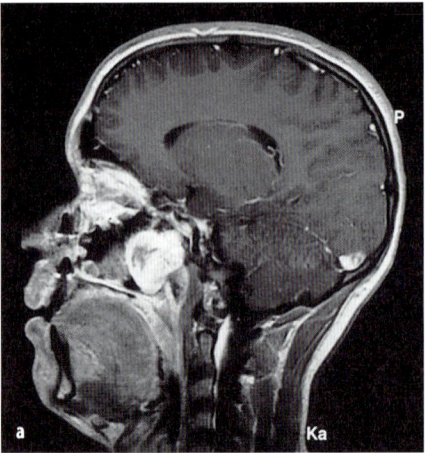
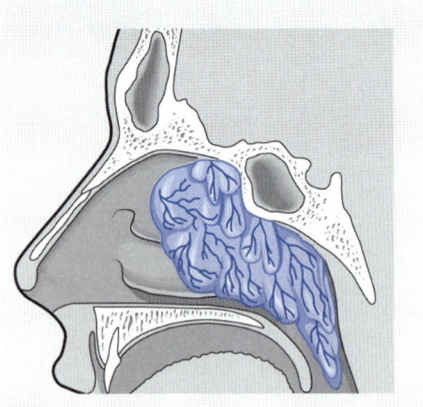

Abb. N5. Juveniles Nasenrachenfibrom. MRT-Aufnahme [a] und Schema [b]

gekontraktur von Ellenbogen oder Kniegelenk, treten nach ausgedehnten Weichteilschäden, v.a. Verbrennungen, auf; **Therapie:** wichtig ist die Prophylaxe durch Krankengymnastik, Schienen etc.; fixierte Kontrakturen entziehen sich i. d.R. der konservativen Therapie und eine operative Versorgung [z.B. Z-Plastik] wird erforderlich; *s.a. Essay Verbrennungen S. 1655*

Nar|ben|neur|al|gie *f:* Bezeichnung für einen druckschmerzhaften Narbenbezirk; *s.a. Essay Wundbehandlung S. 1699*

Nar|co|tin *nt:* → *Noscapin*

Nar|ko|lep|sie *f:* **Syn:** *Gélineau-Syndrom, narkoleptisches Syndrom;* Erkrankung mit unüberwindlichem Schlafzwang am Tage; die Patienten sind tagsüber müde und unausgeschlafen, selbst wenn sie ausreichend Nachtschlaf hatten; bei vollständiger Ausprägung kommt es zu imperativen Schlafanfällen, anfallsweisem Tonusverlust der Muskulatur, hypnagogen Halluzinationen, automatischem Verhalten und starken Störungen des Schlafrhythmus; ist das Krankheitsbild auf Schlafanfälle begrenzt, spricht man von **monosymptomatischer Narkolepsie;** treten auch Tonusverlustsymptome auf [Kataplexie] handelt es sich um eine **polysymptomatische Narkolepsie** [oft als **Narkolepsie-Kataplexie-Syndrom**]

etwa die Hälfte der Fälle sind genetisch bedingt, wobei 80 % der Patienten mit **familiärer Narkolepsie** HLA-DR2-positiv sind [in der Allgemeinbevölkerung nur 30 %]; **symptomatische Narkolepsie** tritt nach Schädigung von Hirnstamm oder Thalamus und Tumoren des III. Ventrikels auf; **Klinik:** der **narkoleptische Anfall** beginnt akut mit einem unwiderstehlichen Schlafbedürfnis; die Patienten müssen sich innerhalb von Minuten hinlegen und schlafen sofort tief ein; sie erwachen nach Sekunden bis maximal 15 Minuten und fühlen sich erfrischt und ausgeruht; Dunkelheit und monotone Tätigkeiten [Autofahren!] fördern das Auftreten der Anfälle; bei ca. 40 % kommt es nicht zum Schlafanfall, sondern zu einem **Zustand verminderter Vigilanz,** für den eine Amnesie besteht; **Diagnose:** Anamnese, EEG, Bestimmung von HLA-DR2; **Therapie:** L-Dopa*, bei Versagen Analeptika [Ephedrin*, Methylphenidat*, Amphetamin*, Phenmetrazin*]; Imipramin* oder Clomipramin* hemmen den paradoxen REM-Schlaf und verhindern oft die Kataplexie; *s.a. Essay Schlafstörungen S. 1413*

Na|sen|höh|len|spie|ge|lung *f:* → *Rhinoskopie*
Na|sen|hör|rohr *nt:* → *Phonendoskop*
Na|sen|in|zi|si|on *f:* → *Rhinotomie*
Na|sen|ka|tarrh *m:* → *Rhinitis*
Na|sen|mu|schel|ent|fer|nung *f:* → *Konchektomie*
Na|sen|mu|schel|re|sek|ti|on *f:* → *Konchotomie*

Na|sen|ne|ben|höh|len|as|per|gil|lom *nt:* Bildung eines Aspergillusmyzetoms in den Nasennebenhöhlen [v.a. Kieferhöhle] bei vorbestehender chronischer Nebenhöhlenentzündung [Sinusitis]; wird i.d.R. durch Aspergillus flavus verursacht; **Therapie:** operative Sanierung und Nachbehandlung mit Amphotericin* B; *s.a. Essay Mykosen S. 1059*

Na|sen|ne|ben|höh|len|ent|zün|dung *f:* → *Sinusitis*
Na|sen|plas|tik *f:* → *Rhinoplastik*
Na|sen|ra|chen|fi|brom, juveniles *nt:* **Syn:** *Schädelbasisfibrom, Basalfibroid, Basalfibrom, Angiofibrom;* lokal wachsender Tumor des Nasenrachens, der meist zwischen dem 10. und 20. Lebensjahr auftritt; füllt den Nasenrachen aus und wächst expansiv in die Nase, Nasennebenhöhlen, Fossa pterygopalatina und Schädelbasis; **Therapie:** transnasale oder transmaxilläre Abtragung; wegen des Gefäßreichtums werden vorher die Tumorgefäße embolisiert und u.U. die Arteria maxillaris unterbunden

Na|sen|schleim|haut|ent|zün|dung *f:* → *Rhinitis*
Na|sen|spie|ge|lung *f:* → *Rhinoskopie*
Na|so|pha|ryn|ge|al|tu|bus *m:* durch die Nase in den Rachen eingeführter Tubus zur Freihaltung der Atemwege
Na|so|pha|ryn|go|la|ryn|go|sko|pie *f:* Endoskopie von Nasenrachen und Kehlkopf mit einem flexiblen Endoskop durch den Mund oder die Nase [postrhinoskopische Endoskopie] oder seltener mit einer starren Weitwinkeloptik [Lupenendoskop] durch den Mund
Na|so|pha|ryn|go|sko|pie *f:* Endoskopie des Nasenrachens mit ei-

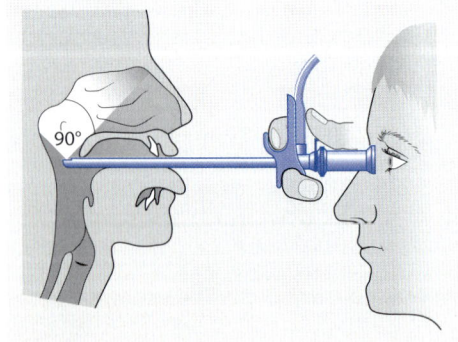

Abb. N6. Nasopharyngoskopie. Transorale Nasopharyngoskopie mit starrer Weitwinkeloptik [Lupenendoskop]

Nahttechnik und Nahtmaterial

B.H.A. von Rahden, D. Liebermann-Meffert, H.J. Stein, J.R. Siewert

Die Naht ist die chirurgische Grundtechnik, um die Kontinuität von traumatisch oder iatrogen getrennten Gewebestrukturen wiederherzustellen. Ziel jeder Naht ist die [Re-]Adaptation der Strukturen, um deren Heilung zu ermöglichen. Daher darf eine Naht nicht zu locker sein, aber auch nicht zu fest angezogen werden, da einschneidende Fäden die Blutversorgung kompromittieren, was die Wundheilung beeinträchtigt. Ausnahme ist das Nähen einer [zumeist stark blutenden] Kopfplatzwunde. Hier dient eine fest angezogene, tiefgreifende Naht der Blutstillung.

Für chirurgische Nähte wird meistens ein Nadelhalter verwendet, in den die adäquat gebogenen Nadeln unterschiedlicher Größe und Krümmung rechtwinklig bzw. leicht nach vorne geneigt eingespannt werden [Abb. 1].

Nähen lässt sich fast alles im Körper, allerdings ist dies abhängig vom Gehalt des Bindegewebes im zu nähenden Organ, das dessen Festigkeit bestimmt und das Widerlager [Hypomochlion] für die Naht darstellt. Beispielsweise ist die Haut, deren wesentlicher Anteil ein sehr festes, netzförmig verwobenes kollagenes Bindegewebe ist, sehr gut durch eine Naht zu versorgen, wohingegen sich das Nähen einer rupturierten Milz oder Leber sehr schwierig gestaltet oder eventuell nicht möglich ist. Diese Organe bestehen überwiegend aus retikulärem Gewebe mit geringem Parenchymanteil, sodass Fäden unweigerlich ausreißen. Im Falle einer Milzruptur wird deshalb zumeist die Splenektomie erforderlich.

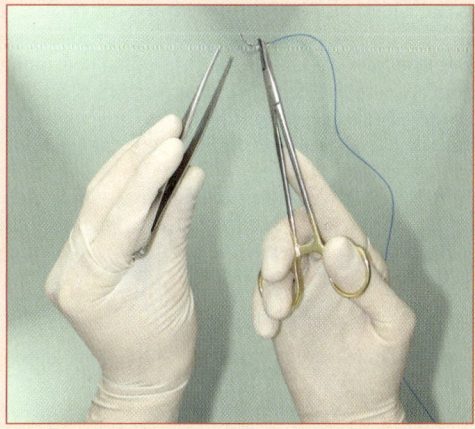

Abb. 1. Für die chirurgische Naht verwendete Nadelhalter mit eingespannter, leicht nach vorn geneigter Nadel

Ein- und mehrschichtiger Wundverschluss

Unterschieden werden **einschichtiger** und **mehrschichtiger Wundverschluss**. Bei oberflächlichen Riss-, Schnitt- oder Platzwunden der Körperoberfläche ist es zumeist ausreichend, allein die Haut zu nähen, also einen einschichtigen Wundverschluss durchzuführen. Bei tiefen Wunden – zum Beispiel im Gesichtsbereich, wo es auf das kosmetische Ergebnis und die Wiederherstellung der mimischen Funktion ankommt – sollte schichtweise rekonstruiert werden, und auch Muskelgruppen und ggf. deren bindegewebige Hüllen sollten sorgfältig adaptiert werden. Besondere Vorsicht ist bei Knorpelgewebe gegeben wie an Nase und Ohr, das durch seine spärliche Durchblutung sehr anfällig für Infektionen ist. Nähte sollten auf ein Minimum reduziert werden.

Auch nach einem Bauchschnitt [Laparotomie] erfordert der Wiederverschluss des Abdomens die schichtweise Rekonstruktion. Am wichtigsten ist hier das Nähen der Faszie, wodurch einerseits der Bauchraum verschlossen und andererseits die Stabilität der Bauchwand wiederhergestellt wird. Wichtig ist es, die **Fasziennaht** lückenlos zu gestalten, da sich sonst unweigerlich eine iatrogene Bauchwandhernie [Narbenhernie*] ausbildet. Daher wird die Naht der Faszie nach einem Ersteingriff zumeist fortlaufend ausgeführt. Allerdings lässt sich auch durch die sorgfältigste lückenlose Naht eine Bauchwandhernie oft nicht vermeiden, da die Narbe per se einen Locus minoris resistentiae [*Ort des geringsten Widerstandes*, Präsdispositionsort für Hernienbildung] darstellt. Die bei der Wundheilung – auch nach Naht – entstehenden Narben bestehen nämlich aus einem minderwertigen Fasergewebe, dessen Qualität stets schlechter ist als die der ursprünglichen, unversehrten anatomischen Struktur. Auch die Durchblutung ist wiederum entscheidend: Eine Fasziennaht muss fest angezogen werden, um die Stabilität zu gewährleisten. Allerdings kann hierdurch wiederum die Durchblutung verringert und dadurch die Wundheilung gestört werden. Ischämische [minderdurchblutete] Areale können zur Entstehung von Faszienlücken und damit zur Bildung von Narbenhernien prädisponieren.

Nach dem Faszienverschluss kann es erforderlich sein, eine **Subkutannaht** anzulegen, z.B. bei adipöser Subkutis und bei stark gegeneinander verschobenen Hautschichten. Diese dient dazu, eine korrekte und spannungsfreie Readaptation korrespondierender Bereiche der Haut zu ermöglichen. Allerdings ist jede Naht auch ein potenziell kontaminierter Fremdkörper, der die Infektionsgefahr erhöht. Gerade im subkutanen Fettgewebe kommt es postoperativ bisweilen zur Bildung von Abszessen, weshalb mit Subkutannähten sehr sparsam umgegangen werden sollte. Für den abschließenden Hautverschluss stehen verschiedene Techniken zur Verfügung.

Einzelknopfnaht und fortlaufende Naht

Grundsätzlich gibt es die Möglichkeit, einen Wundverschluss mit Einzelknopfnähten [*single knot technique*] oder mit einer fortlaufenden Naht [*running suture*] durchzuführen. Die fortlaufende Naht ist zeitsparender, da nur zu Beginn und zum Schluss geknotet werden muss, und dazwischen kontinuierlich, fortlaufend gestochen werden kann. Nachteilig ist erstens, dass durch eine fortlaufende Naht die Durchblutung stärker kompromittiert wird als durch Einzelknöpfe. Zweitens ist bei Durchtrennung des Fadens der fortlaufenden Naht sogleich die ganze Wunde offen. Dies ist insbesondere dann ein Problem, wenn – im Falle einer Wundinfektion, zum Beispiel eines subkutanen Abszesses im Bereich einer Hautwunde – selektiv ein Bereich der Wunde zur sekundären Wundheilung wieder eröffnet werden muss. In diesem Fall sind Einzelknopfnähte von Vorteil.

Große Körperfaszien werden zumeist fortlaufend genäht [z.B. die Bauchdeckenfaszie], zumindest wenn die Durchblutung das erlaubt. Nach einem Wiederholungseingriff wird dann wegen der zumeist schlechteren Durchblutung auf die aufwändigere Einzelknopftechnik ausgewichen. Eine weitere Besonderheit beim Re-Eingriff [Wiederholungseingriff] ist, dass vorderes und hinteres Faszienblatt meist nicht mehr zu trennen sind, und daher diese Faszienblätter auch nicht mehr – wie sonst üblich – getrennt voneinander [zweischichtig] genäht werden können.

Subkutane Nähte sollten – wie erwähnt – sparsam verwendet [Infektionsgefahr durch Fremdmaterial] und stets als Einzelknopfnähte durchgeführt werden. Die Subkutis wird hierzu an beiden Wundrändern gestochen. Es bietet sich an, auf der ersten Seite von außen nach innen und auf der Gegenseite dann von innen nach außen zu stechen, damit der schließlich [zumeist von Hand] ausgeführte Knoten innen zu liegen kommt.

Techniken der Hautnaht

Viele verschiedene Techniken stehen für den Hautverschluss zur Verfügung. Am häufigsten wird eine **Einzelknopfnaht** verwendet. Es sollte darauf geachtet werden, die gebogene Nadel senkrecht zur Oberfläche [Faustregel etwa 1cm vom Wundrand] einzustechen und ebenso wieder auszustechen. Die Krümmung der Nadel gibt die rotierende Bewegung der nähenden Hand [Supinationsbewegung] vor. Auch der Abstand zwischen zwei Fäden sollte nicht zu eng gewählt werden. Als Nahtmaterial werden für Hautnähte in der Regel nicht-resorbierbare, monofile Fäden [Stärken zwischen 2/0 bis 5/0] verwendet. Das Entfernen von Fäden erfolgt nach etwa 10 Tagen.

Ziel ist eine möglichst exakte Adaptation des Wundrandes. Manchmal ist es von Vorteil, eine **Rückstichnaht** zu verwenden, bei der von einem Wundrand zur Gegenseite und wieder zurück gestochen wird. Zwei unterschiedliche Techniken sind mit Eponymen nach Pionieren der Chirurgie, dem Italiener **Donati** und dem Schweizer **Allgöwer**, benannt [Abb. 2]. Sie sind Standardtechniken, die sich in der chirurgischen Praxis bewähren.

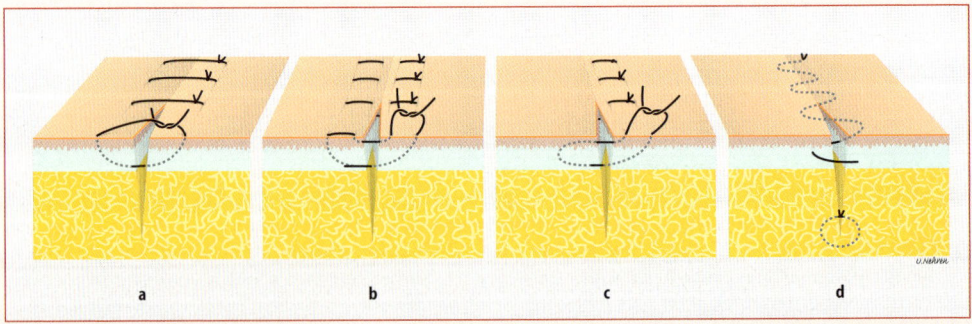

Abb. 2. Klassische Hautnähte. a Einzelknopfnaht [ohne Rückstich]; **b** Rückstichnaht nach Donati; wird wie die Einzelknopfnaht gestochen und durch einen Rückstich durch Epidermis und oberes Corium, knapp am Wundrand, ergänzt; **c** Rückstichnaht nach Allgöwer, bei der im Gegensatz zur Subkutis durchkreuzenden Donati-Naht nur das Corium erfasst wird; **d** Subdermalnaht; erfasst nur die tiefen Schichten der Dermis und kann als Einzelknopfnaht oder fortlaufende Naht ausgeführt werden [Quelle: O. Nehren, Mannheim]

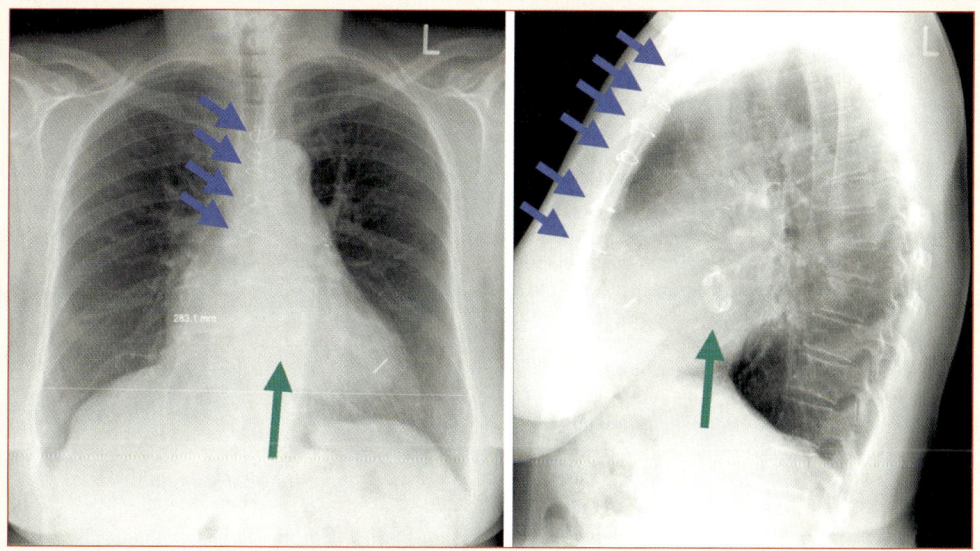

Abb. 3. Drahtcerclagen. Die besonders stabile Naht [blaue Pfeile] wird zum Verschluss des Thorax nach Sternotomie verwendet. Hier bei einem Patienten nach Aorto-coronarem Venen-Bypass [ACVB] und Mitralklappenersatz [grüner Pfeil]

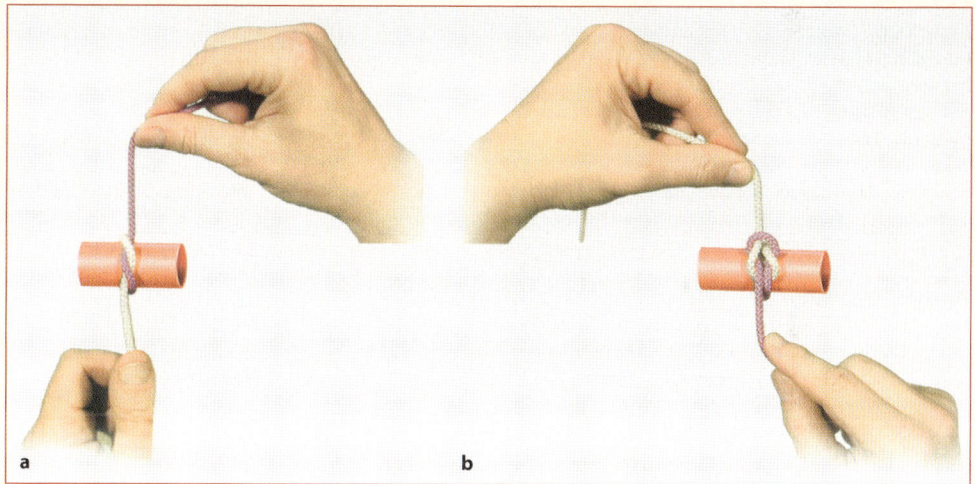

Abb. 4. Chirurgische Knotentechnik. a Erste Schlinge für den Kreuzknoten, **b** Fertiger Kreuzknoten

Besonders schöne kosmetische Ergebnisse lassen sich mit der [fortlaufenden] **Intrakutannaht** und der [Einzelknopf-]**Subdermalnaht** erzielen [Abb. 2]. Hier werden meistens schnell resorbierbare Fäden verwendet, die nach einigen Tagen bis Wochen aufgelöst sind. Dadurch entfällt das Ziehen der Fäden.

Neben den klassischen Techniken des Wundverschlusses durch Naht kommen heute häufig **Klammerapparate** zum Einsatz, insbesondere nach Eingriffen an großen Körperhöhlen oder unfallchirurgischen/orthopädischen Eingriffen. Sie ermöglichen einen schnelleren und ebenso effektiven und kosmetisch fast gleichwertigen Wundverschluss. Der Klammerabstand solle nicht zu eng gewählt werden [1–1,5 cm Abstand].

Eine Besonderheit stellt der Wundverschluss nach Thorakotomie [Eröffnung des Thorax] dar. Nach lateraler Thorakotomie [z.B. Ösophaguschirurgie, Lungenchirurgie, Herzchirurgie] werden Perikostalnähte um die Rippen herumgeführt und nach Entlüftung des Pleuraraumes [Blähen der Lunge mittels Überdruckbeatmung] verknotet. Nach Sternotomie [vor allem für herzchirurgische Eingriffe, Eröffnung des Thorax mittels Durchtrennung des Sternum mit der oszillierenden Säge] werden **Drahtcerclagen** für die Naht verwendet [Abb. 3], die hier [wie sonstiges, im Körperinneren verwendetes Nahtmaterial] zeitlebens belassen werden.

Spezielle Nahttechniken

Um ein blutendes Gefäß zu unterbinden, wird zunächst eine gebogene Klemme gesetzt und diese dann durch **Ligatur** versorgt [lat. *ligare* = binden]. Hierzu wird der Faden [ohne Nadel] um die Spitze der Klemme geführt, eine erste Schlinge gebildet und die Fadenenden angezogen. Danach wird die Klemme entfernt und der chirurgische Knoten durch eine zweite Schlinge vervollständigt [Abb. 4]. Um eine erneute Blutung aus einem kräftigeren Arterienstumpf zu vermeiden, kann eine **Durch-** oder **Umstechungsligatur** verwendet werden. Hierzu wird die Arterie selbst durchstochen oder das Gebiet der Blutung umstochen, und anschließend durch einen chirurgischen Knoten eine Ligatur darüber geknüpft.

Als **Anastomose** [lat. *anastomosis* = Einmündung, Öffnung] [Abb. 6] wird eine Verbindung zwischen zwei Hohlorganen bezeichnet. Die Technik der **Anastomosierung** zweier Hohlorgane wird zum Beispiel nach resezierenden Eingriffen in der gastrointestinalen Chirurgie erforderlich, um die Kontinuität des Verdauungstraktes wiederherzustellen. **Anastomosennähte** können ebenfalls ein- oder mehrschichtig und fortlaufend oder in Einzelknopftechnik angelegt werden. In der Gefäßchirurgie werden Gefäße und Gefäßprothesen miteinander anastomosiert, wobei je nach Kaliber zum Teil sehr feines Nahtmaterial eingesetzt wird. Für die meisten Gefäßanastomosen eignet sich ein monofiler Faden der Stärke 5/0 oder 6/0.

Auch durchtrennte Nerven lassen sich durch Naht readaptieren. Für die **Nervennaht** kommen feinste Fadenstärken bis zu 12/0 zum Einsatz, was dünner als ein Haar ist und nur mikrochirurgisch unter einem Mikroskop zu bewerkstelligen ist.

Besondere Anforderungen stellt auch die Durchführung einer **Sehnennaht**. In dem sehr faserreichen Bindegewebe, mit zumeist längs angeordneten Faserbündeln, hält ein in gleicher Richtung eingebrachter Faden nicht besonders gut. Daher wird eine besondere Nahttechnik angewendet, bei der die Sehne zunächst quer durchstochen wird, damit die weiteren Nähte dann an diesem Faden ein Widerlager finden [Abb. 5]. Die Sehnennaht ist eine der wenigen Situationen in der chirurgischen Nahtkunst, in der sich bisweilen die Verwendung einer geraden statt der sonst üblichen gebogenen Nadeln anbietet.

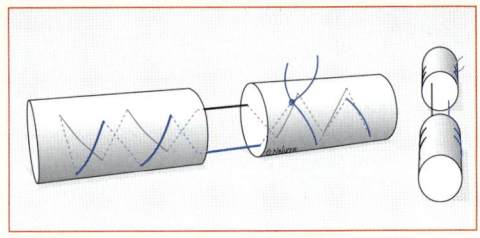

Abb. 5. **Sehnennaht** [Quelle: O. Nehren, Mannheim]

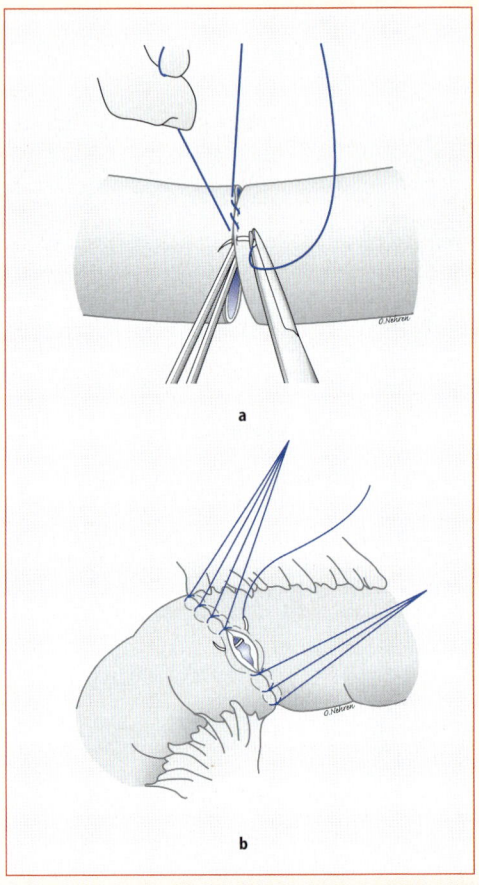

a

b

Abb. 6. **Anastomose. a** Vaskuläre (Gefäß-)Anastomose, **b** gastrointestinale Anastomose [Quelle: O. Nehren, Mannheim]

Nahtmaterialien

Grundsätzlich werden **monofile** und **multifile** Fäden verschiedener Stärke unterschieden. Weiter gibt es **nichtresorbierbares** und **resorbierbares** Nahtmaterial, das [je nach Produkt] nach unterschiedlicher Zeit aufgelöst wird. Es gibt Fäden ohne Nadel, die entweder als Ligaturen verwendet werden, oder in **ledige Nadeln** eingefädelt werden [zum Beispiel für Fasziennaht in Einzelknopftechnik, s.o.]. Fäden, die fest mit einer Nadel verbunden sind, werden **armierte Fäden** genannt. In bestimmten Situationen [insbesondere Anastomosen an Gefäßen, aber auch am Gastrointestinaltrakt] werden doppelt-armierte Fäden mit je einer Nadel an jedem Fadenende verwendet.

nem flexiblen Endoskop durch den Mund oder die Nase [postrhinoskopische Endoskopie] oder seltener als **transorale Nasopharyngoskopie** mit einer starren Weitwinkeloptik [Lupenendoskop]

Na|so|tra|che|al|tu|bus *m*: durch die Nase in die Luftröhre eingeführter Tubus, z.B. Wendl-Tubus

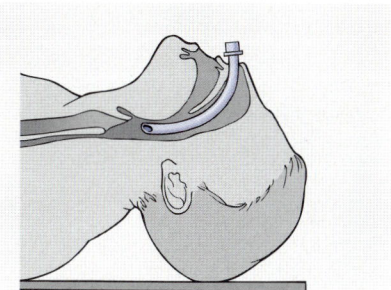

Abb. N7. Nasotrachealtubus

Nas|tur|ti|i herba *f*: *Syn: Brunnenkressenkraut*; oberirdische Teile der Brunnenkresse*

Nas|tur|ti|um officinale *nt*: → *Brunnenkresse*

Na|tal|my|cin *nt*: *Syn: Pimaricin, Tennecetin*; von **Streptomyces natalensis** gebildetes Polyenantibiotikum mit fungizider Wirkung; **Anw.**: Oberflächenmykosen durch Trichophyton-, Candida- und Mikrosporum-Arten

Na|te|glinid *nt*: orales Antidiabetikum; Glinid; *s.u. Essay Diabetes mellitus S. 253*

Na|tri|um|an|ta|go|nis|ten *pl*: *Syn: Klasse-I-Antiarrhythmika*; *s.u. Antiarrhythmikum*

Na|tri|um|al|po|lat *nt*: *Syn: Poly(natrium-ethylensulfonat)*; heparinartige Substanz; Venentherapeutikum; **Anw.**: Blutergüsse, Verstauchungen, Thrombophlebitis

Na|tri|um|au|ro|thi|o|mal|lat *nt*: *Syn: Aurothiomalatnatrium*; Dinatriumsalz der Aurothiobernsteinsäure; goldhaltiges Antirheumatikum; **Anw.**: Basistherapie der rheumatoiden Arthritis; *s.a. Essay Rheumatoide Arthritis S. 83*

Na|tri|um|cal|ci|um|e|de|tat *nt*: Calcium-Dinatriumsalz der Ethylendiamintetraessigsäure; Chelatbildner; **Anw.**: Antidot bei Metallvergiftungen [z.B. Bleivergiftung]

Na|tri|um|de|fi|zit *nt*: *s.u. Essay Prä- und postoperative Störungen im Flüssigkeits- und Elektrolythaushalt S. 327*

Na|tri|um|di|oc|tyl|sul|fo|suc|ci|nat *nt*: → *Docusat-Natrium*

Na|tri|um|e|de|tat *nt*: Natriumsalz der Ethylendiamintetraessigsäure; Chelatbildner; **Anw.**: Antidot bei Metallvergiftungen [z.B. Bleivergiftung]; lokal bei Kalkverätzung am Auge

Na|tri|um|haus|halt *m*: Natrium ist das wesentliche Ion des Extrazellularraums und für die Osmoregulation und die Bioelektrizität der Zellmembranen von großer Bedeutung; ca. 98 % des Gesamtkörpergehaltes an Natrium befindet sich im Extrazellularraum, davon ca. 40 % im Knochen; Natrium ist in besonders hohen Konzentration im interstitiellen Flüssigkeit [144 mmol/l], dem Plasma [142 mmol/l], dem Pankreasspeichel [140 mmol/l], der Galle [130–165 mmol/l] und dem Dünndarmsekret [82–148 mmol/l] enthalten; die tägliche Aufnahme liegt im Bereich von 70–350 mmol und erfolgt fast ausschließlich als NaCl [5–29 g] in Getränken und Nahrungsmitteln; Störungen des Natriumhaushaltes sind immer auch von einer Störung des Wasserhaushaltes begleitet und die Therapie muss beide Komponenten berücksichtigen; *s.a. Essay Prä- und postoperative Störungen im Flüssigkeits- und Elektrolythaushalt S. 327, Essay Akute Störungen des Wasser-, Elektrolyt- und Säure-Basen-Haushalts S. 1387*

Na|tri|um|mor|rhu|lat *nt*: Natriumsalz der Fettsäuren des Kabeljau-Leberöls; Sklerosierungsmittel; **Anw.**: Venen- oder Varizenverödung; **NW**: starke periphlebitische Lokalreaktion

Na|tri|um|ni|tro|prus|sid *nt*: → *Nitroprussidnatrium*

Na|tri|um|pi|co|sul|fat *nt*: Laxans; kann sowohl oral als auch rektal appliziert werden; **Dosierung**: Erwachsene 5–15 mg, Kinder 0,1–0,15 mg/kg KG; *s.a. Essay Reizdarmsyndrom S. 1345*

Na|tri|um|thi|o|sul|fat *nt*: Antidot bei Intoxikation mit Cyaniden [nach Gabe von 4-DMAP] und Alkylantien wie N-Lost, S-Lost; *s.u. Essay Intoxikationen S. 743*

Natrium-D-Thyroxin *nt*: *Syn: Natrium-D-3,3',5,5'-tetraiodthyronin, Dextrothyroxin-Natrium*; Natriumsalz des D-Isomers des Schilddrüsenhormons Thyroxin; **Anw.**: Lipidsenker

Na|vi|ku|la|re|frak|tur *f*: → *Kahnbeinfraktur*

Nä|vo|blas|tom, malignes *nt*: → *malignes Melanom*

Nä|vo|kar|zi|nom *nt*: → *malignes Melanom*

Nä|vo|zy|ten|nä|vus *m, pl* **-vi**: → *Nävuszellnävus*

Nä|vus *m, pl* **-vi**: *Syn: Mal, Muttermal, Naevus*; unscharf definierte Bezeichnung für angeborene oder später auftretende Hautveränderungen mit Überentwicklung oder [selten] Unterentwicklung eines Teiles der Haut; umfasst **Hamartome** und **Pigmentnävi** [pigmentierter Nävus, Muttermal im eigentlichen Sinne]; in der Klinik meist gleichgesetzt mit Nävuszellnävus*

Naevus caeruleus/coeruleus: *Syn: blauer Nävus*; gutartige Melanozytenansammlung im Korium; tritt bei ca. 1 % aller Kinder auf; beim **zellulären Naevus coeruleus** ist die Abgrenzung vom malignen Melanom oft sehr schwierig

epidermaler Nävus: *Syn: verruköser/hyperkeratotischer/harter/harter epidermaler Nävus, Naevus verrucosus*; keratotischer Nävus mit dunkelbrauner, warziger Oberfläche, der schon bei der Geburt vorhanden sein kann; kommt oft streifenförmig [**linearer verruköser Nävus**] oder einseitig [**Naevus unius lateralis**] sowie in einer Reihe von Sonderformen vor [Naevus sebaceus (Jadassohn), Schimmelpenning-Feuerstein-Mims-Syndrom, inflammatorischer linearer verruköser Nävus, Lichen striatus, Becker-Nävus, Naevus spongiosus albus mucosae] vor; eine Therapie ist nur beim

Tab. N2. Natriumhaushalt. Daten zum Natriumstoffwechsel

Verteilung von Natrium im Organismus	mmol/kg Körpergewicht	Anteil an der Gesamtmenge in %	mmol/l Körperflüssigkeit
Gesamtmenge			
Im Organismus	58,0	100,0	
Im Intrazellulärraum	1,4	2,4	
Im Extrazellulärraum (austauschbar)	39,6	68,3	
Im Extrazellulärraum (gesamt)	56,6	97,6	
Plasma	6,5	11,2	
Interstitielle Flüssigkeit, Lymphe	16,8	29,0	
Sehnen und Knorpel	6,8	11,7	
Transzelluläre Flüssigkeit	1,5	2,6	
Knochen (gesamte Menge)	25,0	43,1	
Knochen (austauschbare Menge)	8,0	13,8	
Natriumkonzentration des Blutplasmas			140
Normalbereich			135–145
Tägliche Ausscheidung mit dem Urin			100–150
Tägliche Zufuhr mit der Nahrung			70–350

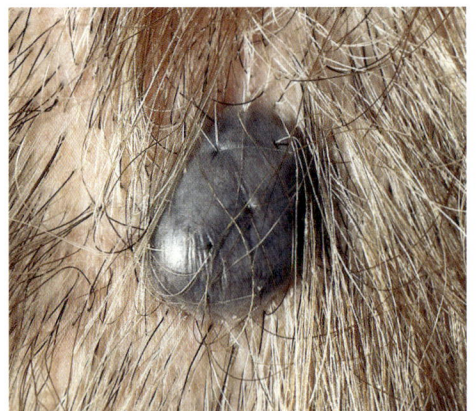

Abb. N8. Naevus caeruleus/coeruleus

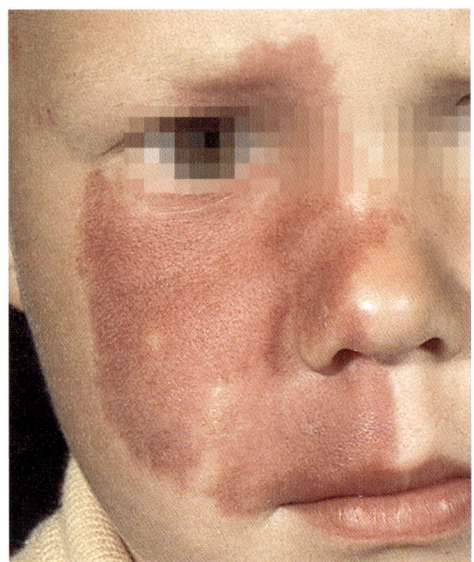

Abb. N10. Naevus flammeus

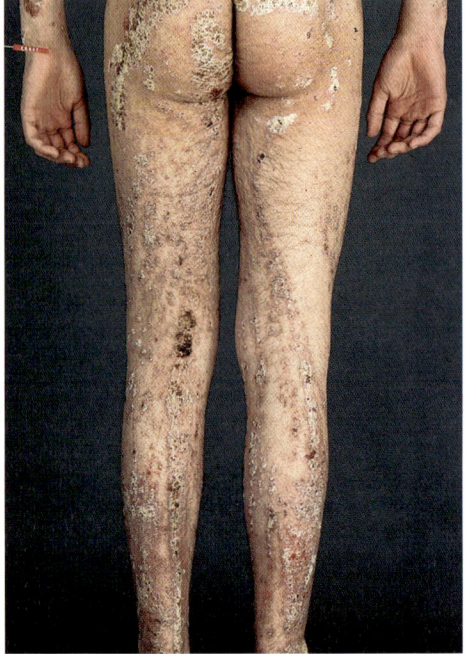

Abb. N9. **Epidermaler Nävus.** Inflammatorischer lineärer verruköser Nävus [ILVEN]

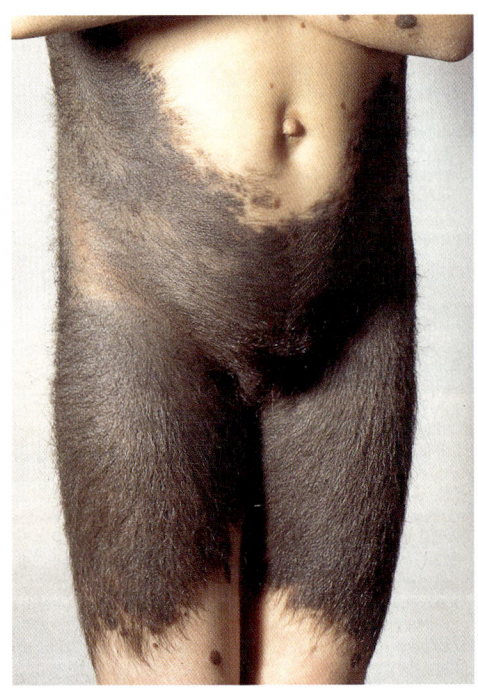

Abb. N11. **Naevus giganteus.** Tierfellnävus

Naevus sebaceus (Jadassohn) nötig; ansonsten nur auf Wunsch der Patienten Exzision, Kryotherapie oder Laserkoagulation

Naevus flammeus: *Syn: Feuermal, Gefäßmal, Portweinfleck, Weinfleck, Naevus vinosus;* großer tiefroter Gefäßnävus, der oft mit anderen Gefäßneubildungen oder -fehlbildungen assoziiert ist [Klippel-Trénaunay-Weber-Syndrom, Sturge-Weber-Krabbe-Syndrom]; gehört zu den häufigsten navogenen Fehlbildungen, ca. 1/3 aller Neugeborenen hat einen Naevus flammeus [**Storchenbiss**]; wegen der prominenten Lage und Größe stellen Feuermale oft ein erhebliches kosmetisches und psychologisches Problem dar; Therapie: Argon- oder Farbstofflaser

Naevus giganteus: angeborener, großflächiger Pigmentnävus mit oder ohne Behaarung, z.B. als **Tierfellnävus**, ein dunkel pigmentierter, stark behaarter Nävuszellnävus, oder **Ba-**

dehosennävus [Schwimmhosennävus] im Lenden- und Gesäßbereich; neigt bereits während der Kindheit zur malignen Entartung

Nävus Ito: *Syn: deltoido-akromiale Melanozytose, Ito-Nävus, Naevus fuscocoeruleus acromiodeltoideus/deltoideoacromialis;* meist angeborener melanozytärer Nävus im Bereich der Schulter und des Oberkörpers; bedarf keiner Therapie, da keine Melanomentwicklung eintritt

Nävus Ota: *Syn: Naevus fuscocoeruleus ophthalmomaxillaris, okulodermale Melanozytose, Ota-Nävus;* meist bei Frau-

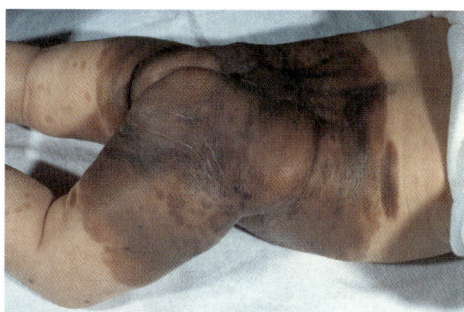

Abb. N12. **Naevus giganteus.** Badehosennävus

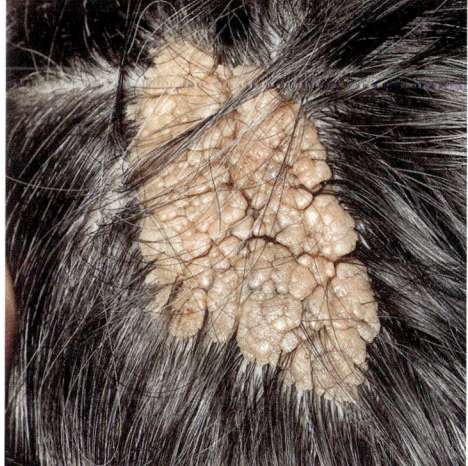

Abb. N13. **Naevus sebaceus (Jadassohn)**

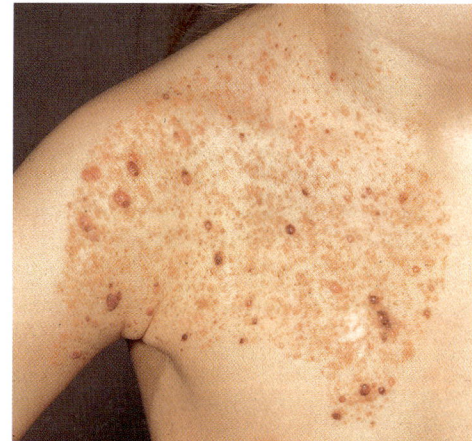

Abb. N14. **Naevus spilus**

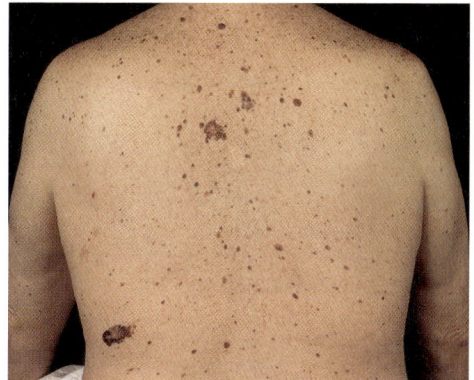

Abb. N15. **Nävusdysplasie-Syndrom.** Multiple Melanome

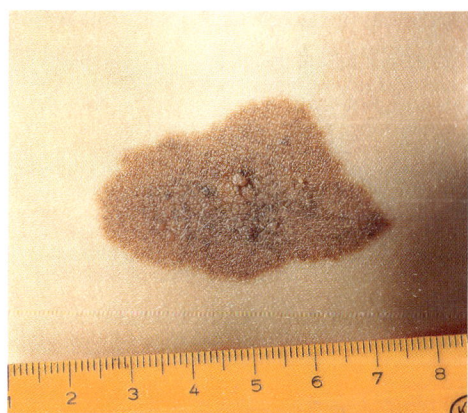

Abb. N16. **Nävuszellnävus.** Kongenitaler Nävuszellnävus

en auftretender kongenitaler, melanozytärer Nävus, der selten maligne entartet

Naevus sebaceus (Jadassohn): *Syn: Talgdrüsennävus, Naevus epitheliomatosus sebaceus, organoider Nävus*; relativ häufige Sonderform des epidermalen Nävus; meist als solitäre Läsion an der behaarten Kopfhaut; da es in ca. 30 % der Fälle zur Entwicklung eines Basalioms und seltener eines spinozellulären Karzinoms kommt, empfehlen manche Autoren eine prophylaktische Exzision

Naevus spilus: *Syn: Kiebitznävus, Kiebitzeinävus*; relativ häufiger, angeborener, fleckförmiger Nävus; i.d.R. hell- bis dunkelbraun, linsen- bis handtellergroß; größere Nävi erinnern an Cafè-au-lait-Flecke; zwischen den Flecken liegen oft Spindelzellnävi; *Therapie*: jährliche Kontrolle und evtl. Exzision, da eine maligne Entartung möglich ist

Nävus Spitz: → *Spitz-Nävus*

Nävus Sutton: → *Sutton-Nävus*

Nävus Unna-Politzer: *Syn: Storchenbiss, Unna-Politzer-Nackennävus*; *s.u. Naevus flammeus*

Nävusdysplasie-Syndrom *nt*: *Syn: dysplastisches Naevuszellnaevussyndrom, atypisches Nävussyndrom*; durch das Auftreten dysplastischer Nävuszellnävi gekennzeichnetes Syndrom; man unterscheidet eine autosomal-dominante Variante [**hereditäres dysplastisches Nävusdysplasie-Syndrom**], die eine hohe Tendenz zur Entwicklung maligner Melanome besitzt, und eine nicht-hereditäre Form, die weniger oft entarten soll; diese Unterteilung wird aber von vielen Autoren angezweifelt

Nä|vus|syn|drom, atypisches *nt*: → *Nävusdysplasie-Syndrom*

Nä|vus|zell|nä|vus *m, pl* -**vi**: *Syn: Nävuszellennävus, Nävozytennä-*

vus, Naevus naevocellularis, Naevus pigmentosus naevocellularis, Pigmentzellmal; gutartiger, pigmentierter Nävus aus Nävuszellen, d.h. vom Neuroektoderm abstammende, spindel- oder sternförmige Zellen, die meist feingranuläres Melanin enthalten; sie bilden die für den Nävuszellnävus typischen Zellnester; man unterscheidet **kongenitale Nävuszellnävi**, die bei der Geburt vorhanden sind oder in den ersten

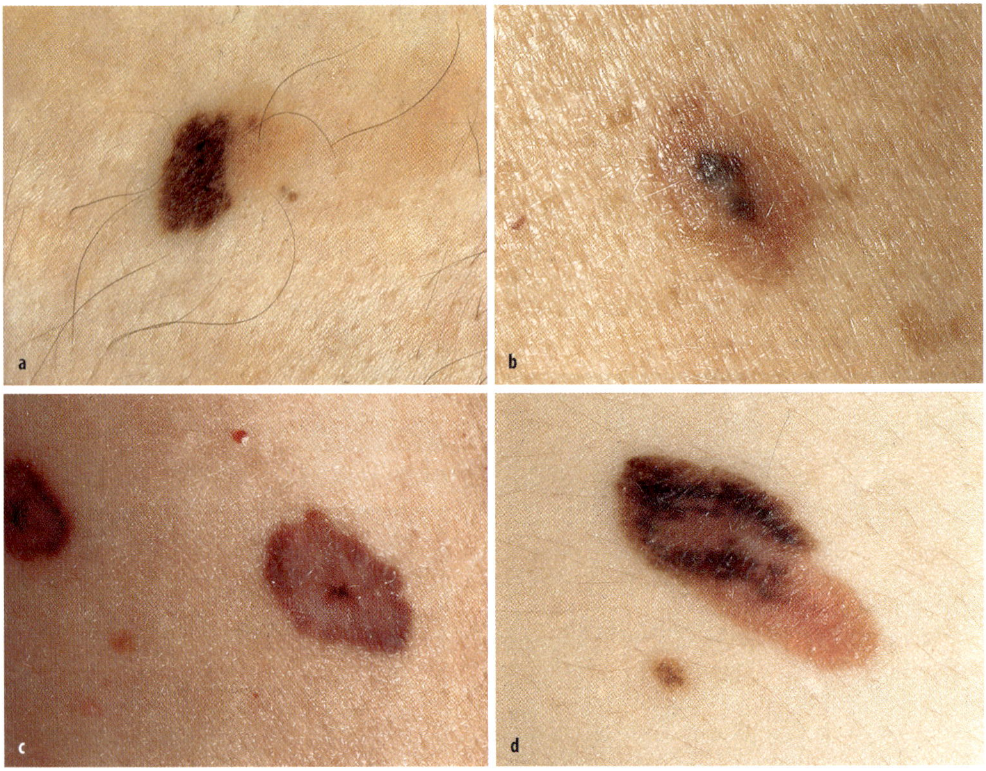

Abb. N17. Dysplastische Nävuszellnävi

Lebenswochen auftreten, und **erworbene Nävuszellnävi**, die sich erst später entwickeln; erworbene Nävuszellnävi haben nur eine geringe Tendenz zur malignen Entartung, auch wenn sie oft nur schwer von einem Melanom unterscheidbar sind; sie werden nur bei Verdacht auf Entartung entfernt; kongenitale Nävuszellnävi dagegen werden als Melanompräkursoren angesehen, obwohl weniger als 10 % entarten; die meisten Autoren empfehlen eine Exzision innerhalb der ersten 6–12 Monate, spätestens aber vor dem 12. Lebensjahr, da in der Pubertät das Melanomrisiko sprunghaft ansteigt

dysplastischer Nävuszellnävus: *Syn: Clark-Nävus, atypischer Nävuszellnävus*; isoliert oder im Rahmen eines Nävusdysplasie-Syndroms auftretende Nävi, die sich von den normalen Nävuszellnävi unterscheiden; sie sind größer, dunkler, haben eine unregelmäßige Kontur, oft bestehen sie aus zwei oder mehreren unterschiedlich texturierten Anteilen; sie gelten als Zeichen einer konstitutionellen Melanomdisposition und Melanompräkursoren; **Therapie**: Exzision mit einem Randsaum von 2–3 mm

Nä|vus|zell|nä|vus|syn|drom, hereditäres dysplastisches *nt: Syn: BK-mole-Syndrom, BK-Nävussyndrom, FAMM-Syndrom*; *s.u. Nävusdysplasie-Syndrom*

NBT-PABA-Test *m*: N-benzoyl-L-tyrosyl-paraaminobenzoesäure wird nach oraler Aufnahme im Darm durch Chymotrypsin gespalten; die dabei entstehende p-Aminobenzoesäure [PABA] wird im Urin ausgeschieden; bei exokriner Pankreasinsuffizienz ist die Ausscheidung vermindert

Ne|ben|ast|va|ri|zen *pl: Syn: Seitenastvarizen, Seitenastvarikosis, Nebenastvarikosis*; betreffen Venen, die in die Stammvenen einmünden; häufiger sind die Seitenäste im Bereich der Vena saphena magna [VSM] betroffen; die Ursache der Seitenastvarikosis liegt meistens in erweiterten Stammvarizen, jedoch können Seitenastvarizen auch bei intakten Stammvenen auftreten; *s.u. Essay Krampfadern/Varizen S. 1643*

Ne|ben|ei|er|stock|ent|fer|nung *f: → Epoophorektomie*

Ne|ben|ho|den|ent|fer|nung *f: Syn: Epididymektomie*; operative Entfernung eines oder beider Nebenhoden [Epididymis]

Ne|ben|ho|den|ent|zün|dung *f: → Epididymitis*

Ne|ben|höh|len|ent|zün|dung *f: → Sinusitis*

Ne|ben|nie|ren|ent|fer|nung *f: → Adrenalektomie*

Ne|ben|nie|ren|in|suf|fi|zi|enz *f: → Nebennierenrindeninsuffizienz*

Ne|ben|nie|ren|re|sek|ti|on *f: → Adrenalektomie*

Ne|ben|nie|ren|rin|den|in|suf|fi|zi|enz *f: Syn: NNR-Insuffizienz, Hypoadrenokortizismus, Hypokortikalismus, Hypokortizismus, Nebenniereninsuffizienz*; NNR-Insuffizienz führt zu einer verminderte Bildung von Nebennierenrindenhormonen; bei der **primären Nebennierenrindeninsuffizienz** fallen alle drei Hormongruppen [Glucocorticoide, Mineralocorticoide, Androgene] aus, während bei der **sekundären Nebennierenrindeninsuffizienz** die Bildung der Mineralocorticoide zumindest z.T. erhalten bleibt, weil sie vorwiegend über das Renin-Angiotensin-System gesteuert wird; der Beginn ist meist schleichend mit u.a. Müdigkeit, Schwäche, Gewichtsverlust, Hyperpigmentierung der Haut, Hypotonie mit Kollapsneigung und abdominellen und gastrointestinalen Beschwerden; daraus kann sich eine **akute Nebennierenrindenkrise** [Addison-Krise] mit Zeichen eines hypovolämischen Schocks mit ausgeprägter Hypotonie, Tachykardie, Erbrechen und Diarrhoe, Adynamie und Bewusstseinsstörung entwickeln, die sich zum Koma steigern kann; **Therapie**: rasche Zufuhr von NaCl- und Glucoselösung [2–4 l/24 h]; hoch dosierte Glucocorticoidgabe i.v. [100 mg Cortisol als i.v.-Bolus, dann 100–300 mg Cortisol in Glucose 5 %/24 h die **primäre chronische Nebennierenrindeninsuffizienz** [Addison-Krankheit] imponiert klinisch durch u.a. Müdigkeit, Schwäche, Gewichtsverlust, Hyperpigmentierung der Haut [Bronzehautkrankheit], Hypotonie mit Kollapsneigung und abdominellen und gastrointestinalen Beschwer-

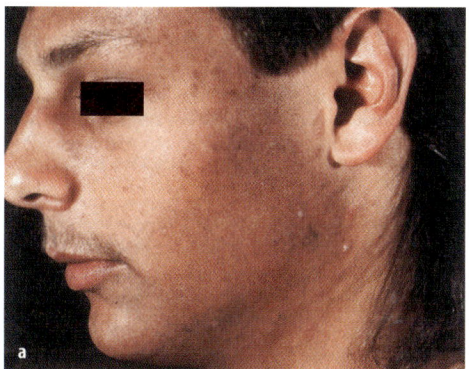

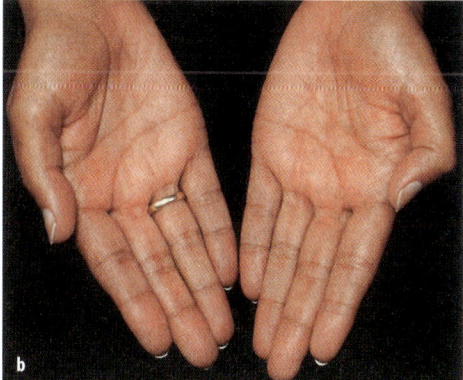

Abb. N18. **Nebennierenrindeninsuffizienz.** Diffuse Hyperpigmentierung der Gesichtshaut [a] und typische Pigmentierung der Handfurchen [b] bei primärer chronischer Nebennierenrindeninsuffizienz [Addison-Krankheit]

Tab. N3. **Nebennierenrindeninsuffizienz.** Ursachen der primären und sekundären Nebennierenrindeninsuffizienz

Primär
Zerstörung der Drüsen
Atrophische Entzündung (Auto-AK)
Infektionen (Tbc, Meningokokken, Pilze; CMV oder atypische Mykobakterien bei AIDS)
Adrenalektomie
Einblutung bei Antikoagulanzientherapie
Thrombose bei thrombotischer Diathese (v.a. Lupus-Antikoagulans)
Angeborenes AGS
Enzymblocker (Ketoconazol, Etomidat, Mitotane)

Sekundär
Tumoren (HVL-Tumoren, Kraniopharyngeom)
Operation
Bestrahlung
Blutung (Sheehan-Syndrom)
Trauma (Hypophysenstielabriss)
Entzündung (u.a. Autoantikörper)
Suppression der ACTH-NNT-Achse unter oder nach Glucocorticoidtherapie oder bei Zustand nach Entfernung eines cortisolproduzierenden NNR-Tumors

Tab. N4. **Nebennierenrindeninsuffizienz.** Therapie der Nebennierenrindeninsuffizienz

Akute NNR-Insuffizienz (Addison-Krise)
Blutabnahme für Cortisol, ACTH, Serumelektrolyte, Kreatinin, Blutzucker, Blutgasanalyse
100 mg Hydrocortison i.v. (wenn noch nicht geschehen), dann 100–300 mg Hydrocortison per infusionem über 24 h
4–6 l 0,9 %ige NaCl-/5 %ige Glucoselösung (parallel) per infusionem (etwa 1 l/h)
Intensivüberwachung
Elektrolyte, Kreatinin, Blutzucker, Blutgasanalyse, ZVD, Ausscheidung, Blutdruck, Puls, Rhythmusstörungen

Dauertherapie
Hydrocortison 10–15 mg morgens, 5 mg gegen 14 Uhr
Fludrocortison 0,1–0,2 mg 1-mal pro Tag morgens (nach Reninwert und RR)
(DHEA 25–50 mg 1–0–0 bei Bedarf)

den; als Ursache findet man am häufigsten Autoantikörper [deshalb oft eine Kombination mit Diabetes mellitus Typ I], aber auch Infektionen, wie z.B. Tuberkulose; **Diagnose:** Anamnese und klinisches Bild, Blutbild, ACTH-Test, Bestimmung von NNR-Antikörpern; **Therapie:** Substitution mit Glucocorticoiden und Mineralocorticoiden [z.B. Hydrocortison und Fludrocortison]; bei Infektion Therapie des Erregers

Ne|ben|schild|drü|sen|ent|fer|nung f: → *Parathyreoidektomie*
Ne|ben|schild|drü|sen|über|funk|ti|on f: → *Hyperparathyreoidismus*
Ne|bi|vo|lol nt: kardioselektiver Betablocker; **Anw.:** arterielle Hypertonie, milde bis mittelschwere Herzinsuffizienz; **Dosierung:** Hypertonie 5 mg/d p.o., Herzinsuffizienz initial 1 × 1,25 mg/d p.o., maximal 1 × 10 mg/d; *s.a. Essay Herzinsuffizienz S. 599*

Ne|ca|tor americanus m: **Syn:** Todeswurm; v.a. in den Tropen vorkommender Dünndarmparasit, der eine Ankylostomiasis verursachen kann; *s.u. Essay Tropenkrankheiten – importierte Krankheiten S. 1571, Essay Helminthosen S. 553*

neck dissection f: **Syn:** Halsdissektion; Ausräumung der Halslymphknoten und Entfernung von Muskel- und Gefäßstrukturen; wird bei manifesten [**kurative neck dissection**] oder wahrscheinlichen Halslymphknotenmetastasen [**elektive neck dissection**] bei bekanntem oder unbekanntem Primärtumor und [seltener] bei therapierefraktärer Halslymphknotentuberkulose durchgeführt; nach der Radikalität des Eingriffs unterscheidet man zwischen **radikaler neck dissection**, bei der praktisch nur die Arteria carotis externa und interna, der Nervus vagus und die Musculi scaleni erhalten bleiben, und **funktioneller** oder **konservierender neck dissection**, die auch den Nervus accessorius, die Vena jugularis interna und die meisten Muskeln erhält; andere Varianten [**suprahyoidale neck dissection**, **selektive** oder **modifizierte neck dissection**] werden in Abhängigkeit von der Lage, Art und Größe des Tumors eingesetzt; *s.a. Laryngektomie, Essay Neubildungen der Mundhöhle S. 1049*

Ne|cro|bi|o|sis lipoidica f: → *Oppenheim-Urbach-Syndrom*
Ne|cro|sis lipoidica diabeticorum f: → *Oppenheim-Urbach-Syndrom*
Ne|do|cro|mil nt: Antiasthmatikum; Antiallergikum; Mastzellendegranulationshemmer; **Anw.:** Prophylaxe reversibler Atemwegsobstruktionen; **Dosierung:** 2–4 × 4 mg/d; **NW:** selten Kopfschmerzen, Schwindel, Brechreiz und Erbrechen
Ne|fa|zo|don nt: Antidepressivum; Serotoninantagonist [blockiert postsynaptisch selektiv 5-HAT$_{2A}$-Rezeptoren] und Wiederaufnahmehemmer [präsynaptische moderate Hemmung]; wurde 2003 wegen gehäuft auftretender schwerer Leberschäden vom Markt genommen
Ne|fo|pam nt: Benzoxazozinderivat; starkes Analgetikum; Myo-

tonolytikum; **Anw.**: mäßig starke akute und chronische Schmerzen; **Dosierung**: Jugendliche über 14 Jahren und Erwachsene 30–60 mg p.o. oder rektal; parenteral 1–3 × tgl. 20 mg i.m. oder i.v.; **NW**: Nausea, Verwirrtheit, Sedierung, Benommenheit, Mundtrockenheit, Tachykardie, Blutdrucksteigerung, Schweißausbrüche; **Kontraind.**: Krampfleiden; relativ: Myokardinfarkt, Glaukom, Prostatahyperplasie

Ne|ga|tiv|kon|trast|mit|tel nt: **Syn**: negatives Kontrastmittel; s.u. Röntgenkontrastmittel

Ne|ga|tiv|symp|to|ma|tik f: s.u. Schizophrenie

Negri-Körperchen pl: s.u. Tollwut

Negro-Zeichen nt: **Syn**: Zahnradphänomen; bei Rigor gibt die Muskelspannung bei einer passiven Bewegung nicht gleichmäßig, sondern ruckartig nach; damit erscheint die Bewegung wie durch ein Zahnrad gesteuert; beruht darauf, dass die Antagonisten wegen der Störung der reziproken Innervation ihre Spannung nur ungleichmäßig lockern; s.a. Essay Parkinson-Syndrome S. 1229

Nehb-Ableitungen pl: bipolare Brustwandableitungen des EKGs mit Ableitungspunkten über der 2. Rippe rechts parasternal, dem Herzspitzenstoß und der hinteren Axillarlinie links; heute nur noch selten verwendet; s.a. Essay Elektrokardiogramm S. 317

Neis|se|ria f: Gattung gramnegativer Diplokokken; außer Neisseria gonorrhoeae und Neisseria meningitidis gibt es auch noch einer Reihe apathogener Neisserien, die auf der Schleimhaut des Nasopharynx oder des Urogenitaltraktes gefunden werden [Neisseria lactamica, cinerea, mucosa, flavescens]

Neisseria gonorrhoeae: → Gonococcus

Neisseria meningitidis: → Meningokokke

Ne|kro|ly|se, toxische epidermale f: **Syn**: Lyell-Syndrom; Stevens-Johnson-Syndrom* mit Befall von mehr als 30 % der Körperoberfläche

Ne|kro|se|ex|zi|si|on f: → Nekrotomie

Ne|kro|sek|to|mie f: → Nekrotomie

Ne|kro|se|vek|tor m: s.u. Essay Elektrokardiogramm S. 317

Ne|kro|to|mie f: **Syn**: Nekrosektomie, Nekroseexzision, Nekroseentfernung; Ausschneidung von totem Gewebe; s.a. Essay Wundbehandlung S. 1699

Nel|fi|na|vir nt: HIV-Proteasehemmer; **Anw.**: Kombinationstherapie von HIV-Infektionen; **Dosierung**: 2–3 × täglich 750 mg p.o.; **NW**: Diarrhoe, Übelkeit und Erbrechen, abdominelle Schmerzen; s.a. Essay HIV-Infektion – AIDS S. 625

Nelf|ma|vir nt: HIV-Proteasehemmer; **Anw.**: Kombinationstherapie von HIV-Infektionen; **Dosierung**: 3 × tgl. 750 mg p.o. zusammen mit einer Mahlzeit, i.d.R. in Kombination mit Nucleosidanaloga [z.B. Zidovudin, Lamivudin]; **NW**: Diarrhoe, Übelkeit und Erbrechen, abdominelle Schmerzen; s.u. Essay HIV-Infektion – AIDS S. 625

Nel|ken|öl nt: **Syn**: Caryophylli aetheroleum; ätherisches Öl aus den Blütenknospen [Gewürznelken] des Gewürznelkenbaums [Syzygium aromaticum] aus der Familie der Myrtengewächse [Myrtaceae]; enthält v.a. Eugenol und besitzt eine antiseptische, anästhesierende und lokal hautreizende Wirkung; **Anw.**: entzündliche Veränderungen der Mund- und Rachenschleimhaut; in der Zahnheilkunde zur lokalen Schmerzstillung; traditionell innerlich bei Brechreiz und Blähungen, äußerlich bei rheumatischen Beschwerden, zur Bandscheibenbehandlung, bei Myalgien

Nel|ken|wurz f: **Syn**: echte Nelkenwurz, Geum urbanum, Caryophyllata officinalis; Staude aus der Familie der Rosengewächse [Rosaceae]; verwendet werden das getrocknete, blühende **Nelkenwurzkraut** [Gei urbani herba, Caryophyllatae herba] und der Wurzelstock [**Nelkenwurzel**, Gei urbani rhizoma, Caryophyllatae rhizoma]; Kraut und Wurzelstock enthalten Gerbstoffe [v.a. Gallotannine], die Wurzel auch ätherisches Öl und organische Säuren [Äpfel-, Chlorogen-, Citronensäure] und die Blätter Sesquiterpene; **Anw.**: traditionell bei Appetitlosigkeit, Verdauungsbeschwerden und Durchfall; äußerlich bei Schleimhaut- und Zahnfleischentzündungen, Frostbeulen und Hämorrhoiden; in der Homöopathie bei Entzündungen von Harnblase und Harnröhre

Nelson-Test m: → Treponema-Pallidum-Immobilisationstest

Ne|ma|tol|den pl: **Syn**: Nematoda, Nematodes, Rundwürmer; fadenförmige, runde Würmer, die sich i.d.R. durch Eier vermehren, z.T. auch lebendgebärend; im Gegensatz zu den Bandwürmern besitzen sie einen vollständigen Verdauungstrakt mit subterminalem Anus; ein Atmungs- und Kreislaufsystem fehlt aber; wichtige Gattungen sind u.a. Ankylostoma, Ascaris, Dracunculus, Trichinella, Onchocerca; s.u. Essay Helminthosen S. 553

Ne|o|blase f: **Syn**: Blasensubstitution, Ersatzblase, Blasenersatz; Bildung einer künstlichen Blase nach totaler [z.B. Kolon-Conduit*, Ileumneoblase*] oder subtotaler Blasenentfernung [Mainz-Pouch*]; s.u. Essay Neubildungen der Harnblase S. 147

Ne|o|glot|tis f: s.u. Laryngektomie

Ne|o|my|cin nt: von Streptomyces-Species gebildetes Antibiotikagemisch [Neomycin A, B, C]; **Anw.**: präoperative Darmvorbereitung, Enteritis; Neomycin B wegen der hohen Oto- und Nephrotoxizität nur lokal zur Behandlung von Haut- und Schleimhautinfekten

Neomycin E: → Paromycin

Ne|o|pla|sie f: Gewebeneubildung, z.B. bei Heilungsprozessen; oft im Sinne von autonomer Proliferation verwendet

intraepitheliale Neoplasie des Ösophagus: s.u. Essay Gastroösophageale Refluxkrankheit S. 1339, Essay Neubildungen des Ösophagus S. 1157

konjunktivale intraepitheliale Neoplasie: Carcinoma in situ der Augenbindehaut [Konjunktiva]

multiple endokrine Neoplasie: **Syn**: pluriglanduläre Adenomatose, multiple endokrine Adenomatose, multiple endokrine Adenopathie; durch eine Adenombildung in verschiedenen endokrinen Drüsen gekennzeichnetes Syndrom; meist autosomal-dominant vererbt; man unterscheidet: **multiple endokrine Neoplasie Typ 1** [Wermer-Syndrom]: Hyperplasie der Hauptzellen der Nebenschilddrüsen, Mikroadenome des Pankreas, Hypophysenadenome, Karzinoide in Magen und Darm, evtl. Lipome, Schwannome oder gastrale Polypen **multiple endokrine Neoplasie Typ 2 a** [Sipple-Syndrom]: C-Zell-Hyperplasie der Schilddrüse, Phäochromozytom, Nebenschilddrüsenhyperplasie **multiple endokrine Neoplasie Typ 2 b**: C-Zell-Hyperplasie der Schilddrüse, Phäochromozytom, Neurome der Mundschleimhaut und Zunge, hyperplastische korneale Nerven, marfanoider Habitus, Ganglioneuromatose mit Obstipation und Megakolon **multiple endokrine Neoplasie Typ 3**: Nebenschilddrüsenadenom, papilläres Schilddrüsenkarzinom

Therapie: die benignen endokrinen Tumoren können pharmakologisch kontrolliert werden; bei Versagen oder Entartung chirurgische Entfernung und Nachbehandlung; die malignen Tumoren werden chirurgisch entfernt oder mit Chemotherapie behandelt; s.a. Essay Neubildungen des Dünndarms S. 287

testikuläre intraepitheliale Neoplasie: atypische, neoplastische Spermatogonien, als Vorstufe aller Keimzelltumoren des Mannes; s.u. Essay Hodentumoren S. 651

vulväre intraepitheliale Neoplasie: dysplastische Veränderungen der Vulvaschleimhaut als Vorstufe bzw. Frühform des Vulvakarzinoms; man unterscheidet zwischen **leichter Dysplasie** [VIN I], **mäßiger Dysplasie** [VIN II] und **schwerer Dysplasie** [VIN III], die bereits ein Carcinoma in situ darstellt; s.a. Essay Neubildungen von Vulva und Vagina S. 1685

zervikale intraepitheliale Neoplasie: dysplastische Veränderungen der Zervixschleimhaut als Vorstufe bzw. Frühform des Zervixkarzinoms; man unterscheidet zwischen **leichter Dysplasie** [CIN I], **mäßiger** oder **mittelschwerer Dysplasie** [CIN II] und **schwerer Dysplasie** [CIN III], die bereits ein Carcinoma in situ darstellt; s.a. Essay Neubildungen des Uterus S. 1627

Ne|o|stig|min nt: indirektes, nur peripher wirksames Parasympathomimetikum; **Anw.**: Myasthenia gravis, Darmatonie, Glaukomanfall, Intoxikation mit zyklischen Antidepressiva, Neuroleptika oder Antihistaminika; Aufhebung der Wirkung

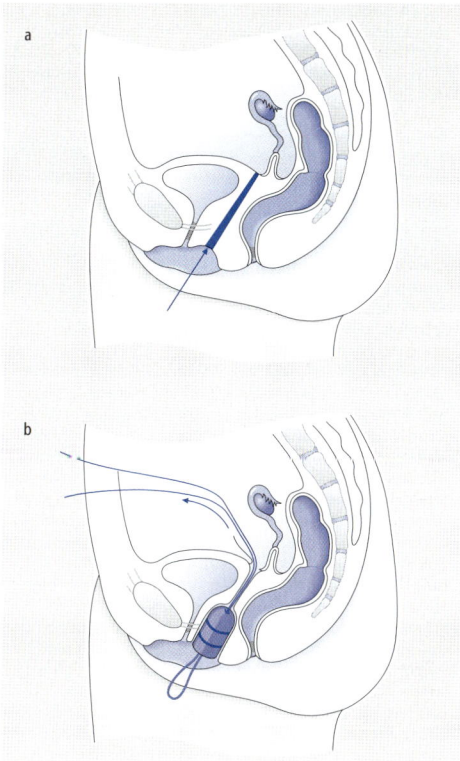

Abb. N19. Neovagina. Neovagina nach Vecchetti bei Vaginalaplasie [a], die Dehnungsolive wird durch Zugfäden, die über die vordere Bauchdecke ausgeleitet werden, durch tägliches Anspannen kranialwärts gezogen [b]

von D-Curare

Ne|o|syn|eph|rin *nt:* → *Phenylephrin*

Ne|o|va|gi|na *f: Syn: künstliche Scheide*; Schaffung einer künstlichen Scheide bei Vaginalaplasie, Zustand nach Tumorentfernung und [in zunehmendem Maße] bei männlichem Transsexualismus; es gibt eine Reihe von Verfahren, die man unterteilen kann in **1.** Operationen mit nur vaginalem Vorgehen, wie z.B. die Vereinigung der Labia majora [Williams-Scheide], Auskleidung des Vaginalrohrs mit Eihäuten, Peritoneum, Haut-Meshgraft oder einem gestielten Haut-Muskel-Lappen, und **2.** Operationen mit abdominovaginalem Vorgehen, wie z.B. die Bildung einer Sigma-, Rektum-, Dünndarm- oder Peritonealscheide [Methode nach Davidov]; wahrscheinlich am häufigsten ist die **Neovagina nach Vecchetti** bei der mit Hilfe einer Dehnungsolive zwischen Blase und Rektum ein Tunnel angelegt wird; dazu wird an der vorderen Bauchwand eine verstellbare Zugapparatur angebracht, mit der die Olive durch tägliches Anspannen langsam nach innen gezogen wird; *s.a. Essay Neubildungen von Vulva und Vagina S. 1685*

Ne|o|vas|ku|la|ri|sa|ti|on *f:* → *Glaskörperneovaskularisation*

choroidale Neovaskularisation: neovaskuläre Form der altersbezogenen Makuladegeneration durch Gefäßneubildungen aus der Aderhaut; *s.u. Essay Altersabhängige Makuladegeneration S. 961*

subretinale Neovaskularisation: Neovaskularisation bei der feuchten Form der altersbezogenen Makuladegeneration; *s.u. Essay Altersabhängige Makuladegeneration S. 961*

Ne|o|vas|ku|la|ri|sa|tions|glau|kom *nt: Syn: neovaskuläres Sekundärglaukom*; bei Ischämie der Netzhaut, besonders bei Diabetes mellitus und nach Zentralvenenverschluss, bildet die Netz-

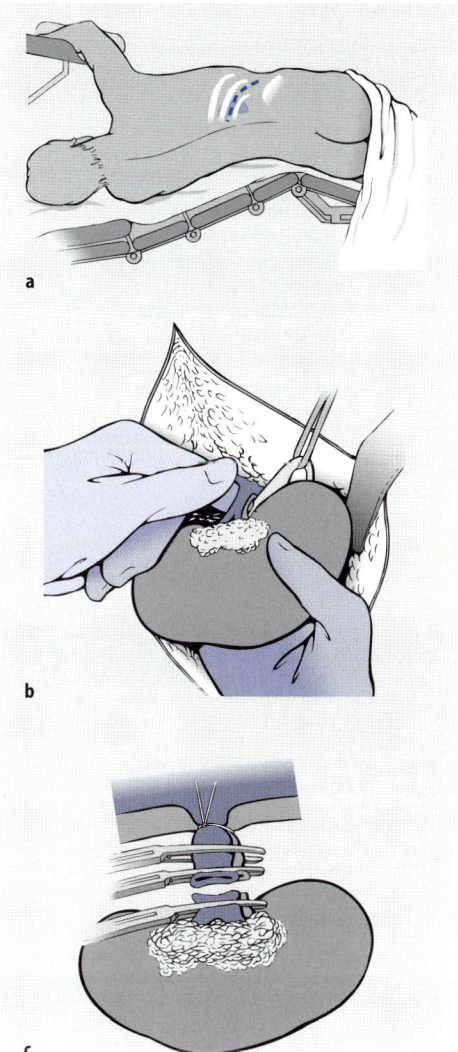

Abb. N20. Nephrektomie. a Lagerung und Schnittführung bei rechtsseitiger Nephrektomie, **b** stumpfe Präparation des Nierenstiels, **c** Ligatur der Gefäße nach Anlage von Stielklemmen

haut vaskuläre Wachstumsfaktoren, die im vorderen Augenabschnitt zu Gefäßneubildung führen [z.B. Rubeosis iridis]; es entsteht eine fibrovaskuläre Membran im Kammerwinkel, die zu einem Winkelblock führt; die Prognose ist besonders schlecht; *s.u. Essay Glaukome S. 497*

Ne|phe|lo|me|trie *f:* Messung der Trübung von Flüssigkeiten oder Gasen zur quantitativen oder qualitativen Analyse

Ne|phrek|to|mie *f: Syn: Nierenentfernung, Nierenexstirpation*; operative Entfernung einer oder beider Nieren; der Zugang erfolgt retroperitoneal oder transthorakal; bei der Nierenentfernung wegen Tumorbefall [**Tumornephrektomie**] wird ein transabdomineller Zugang bevorzugt, weil dabei die Arteria renalis vor Berührung der Niere ligiert werden kann und damit die Gefahr der Tumorzellverschleppung entfällt; *s.a. Tab. N5*

Ne|phri|tis *f, pl* **-ti|den**: *Syn: Nierenentzündung*; Entzündung des Nierenparenchyms; meist gleichgesetzt mit **interstitieller**

Tab. N5. Nephrektomie. Indikationen zur Nephrektomie

maligne Tumoren	Nierenzellkarzinom (Hypernephrom)
	Wilms-Tumor
	Urothelkarzinome des oberen Harntraktes
traumatisch	Nieren/Nierenstielabriss
	Lazeration
	schwergradige Nierenruptur
vaskulär	Nieren-(Venen-)Thrombose
	ausgedehnte Niereninfarkte
entzündlich	pyelonephritische Schrumpfniere
	tuberkulöse Kittniere
	„septische" Niere mit Abszessen
	Steinschrumpfniere
	Nierenkarbunkel (konservativ nicht beherrschbar)
kongenital	Hydronephrose (Obstruktionsfolge)
	Hypoplasie mit Komplikationen
	Schrumpfniere mit therapierefraktärem Hochdruck
	multizystische Nierendysplasie
Sonder- formen	Lebendnierenspende
	Leichennierenspende
	Nephrektomie nach Funktionsverlust durch Abstoßungsreaktion

Nephritis, einer i.d.R. symptomarmen, primär auf das interstitielle Nierengewebe beschränkten Entzündung, die auch Glomeruli [Glomerulonephritis] oder Nierentubuli [**tubulo-interstitielle Nephritis**] betreffen kann; die **akute interstitielle Nephritis** ist eine durch eine allergische Reaktion hervorgerufene Entzündungsreaktion des interstitiellen Nierengewebes und der Tubuli, die zu einer akuten Verschlechterung der Nierenfunktion führt [ca. 10 % aller Fälle von akutem Nierenversagen]; oft kommt es auch zum Befall des Nierenbeckens [akute Pyelonephritis]; neben einer idiopathischen Form unterscheidet man nach der Ätiologie noch eine **medikamentenassoziierte akute interstitielle Nephritis**, die prinzipiell durch jedes Medikament ausgelöst werden kann; am häufigsten findet man aber Sulfonamide, Penicilline, Rifampicin, Cephalosporine, nicht-steroidale Antiphlogistika, Diuretika und Allopurinol als Ursache; die **parainfektiöse akute interstitielle Nephritis** tritt auf bei Scharlach, Streptokokken-, Pneumokokkeninfekten, Diphtherie, Leptospirosen, Mykoplasmen, Yersinien, Brucellen, Zytomegalievirus, Epstein-Barr-Virus, Masern, Hepatitis B und Balkan-Nephritis; **akute interstitielle Nephritis bei Systemerkrankungen** ist häufige bei Sarkoidose, Sjögren-Syndrom, systemischem Lupus erythematodes und Plasmozytom; die **Klinik** ist meist unauffällig und uncharakteristisch, und die Nierensymptome werden oft von der Grunderkrankung überdeckt; Fieber, Flankenschmerz und Oligurie oder Anurie sind oft die einzigen Hinweise auf eine Nierenbeteiligung

Tab. N6. Nephritis. Ursachen der chronischen interstitiellen Nephritis

(Misch-)Analgetikaabusus
Chronisch rezidivierende Pyelonephritis, z.B. bei Harnabflussstörungen
Hyperurikämie, Gicht
Chronische Schwermetallintoxikation (z.B. Blei, Cadmium)
Nephrokalzinose, z.B. bei primärem Hyperparathyreoidismus
Oxalose
Chronische Hypokaliämie
Schimmelpilzgifte, z.B. Ochratoxine (Balkannephropathie)
Pflanzliche Gifte, z.B. Aristocholsäure („chinese herbs nephropathy")

die **chronische interstitielle Nephritis** ist eine symptomarme, schleichend verlaufende entzündliche Reaktion des interstitiellen Nierengewebes und der Tubuli auf verschiedene Noxen; es kommt zu einem progredienten Funktionsverlust und meist zu Niereninsuffizienz; **Klinik**: der Verlauf ist lange Zeit asymptomatisch, später kommt es zu Abgeschlagenheit, Anämie, schmutzig-grau-brauner Haut [v.a. bei Analgetikanephropathie], Exsikkose, arterieller Hypertonie und evtl. rezidivierenden Harnwegsinfekten und Nierenkoliken
lupoide Nephritis: → *Lupusnephritis*
Nephritis saturnina: *Syn: Bleiniere, Bleischrumpfniere; s.u. Bleivergiftung*

Ne|phro|blas|tom *nt*: → *Wilms-Tumor*
Ne|phro|gra|fie, -gra|phie *f*: Röntgenkontrastdarstellung der Niere(n); meist als Nephropyelografie oder Urografie
Ne|phro|kap|su|lek|to|mie *f*: *Syn: Nierendekapsulation*; Entfernung der Nierenkapsel
Ne|phro|li|thi|a|sis *f, pl* **-ses**: *Syn: Nierensteinleiden, Nierensteinkrankheit*; durch Steinbildung und -ablagerung in Nierentubuli, Nierenbecken und ableitenden Harnwegen hervorgerufenes akutes [**Nierenkolik**] oder chronisches Krankheitsbild; **Pathogenese, Ätiologie, Klinik und DD** *s.u. Urolithiasis*
Therapie: die Standardmethode ist heute die extrakorporale Stoßwellenlithotripsie*; bei Versagen kann eine perkutane Nephrolitholapaxie oder Nephrostomie vorgenommen werden; wichtig ist, dass in Abhängigkeit von der Ursache der Steinbildung eine medikamentöse Therapie oder Umstellung der Nahrung zur Senkung des Rezidivrisikos eingeleitet wird
Ne|phro|li|tho|la|pa|xie, perkutane *f*: Verfahren zur Zerkleinerung und Entfernung von Nierenbeckensteinen; nach perkutaner Nephrostomie werden die Konkremente mittels Ultraschallsonde, Stoßwellen, Laserbestrahlung oder mechanisch zerkleinert und abgesaugt oder mit Steinfasszangen oder Körbchenschlingen extrahiert; ein Ballon-Harnleiterkatheter verhindert die Abschwemmung von Konkrementen in den Harnleiter; ist bei ca. 5–15 % aller Nierensteine [große Konkrementmassen, Veränderungen der Anatomie wie z.B. Engen oder Divertikel, erfolglose ESWL] indiziert; Komplikationen [v.a. Perforation des Nierenbeckens, Blutung, systemisches Einschwemmen von Spüllösung] sind bei sachgemäßem Vorgehen selten
Ne|phro|li|tho|to|mie *f*: operative Nierensteinentfernung; da die Steine meist im Nierenbecken liegen, handelt es sich streng genommen um eine Nephropyelolithotomie
Ne|phro|pa|thia epidemica *f*: *s.u. hämorrhagisches Fieber mit renalem Syndrom*
Ne|phro|pa|thie, diabetische *f*: → *Kimmelstiel-Wilson-Syndrom*
Ne|phro|pa|thie, hypertensive *f*: Nierenkrankheit als Folge einer längerbestehenden arteriellen Hypertonie; *s.a. Essay Arterielle Hypertonie S. 695*
Nephropathie-Taubheits-Syndrom *nt*: → *Alport-Syndrom*
Ne|phro|py|e|lo|gra|fie, -gra|phie *f*: Röntgenkontrastdarstellung von Niere und Nierenbecken nach intravenöser Injektion des Kontrastmittels [Ausscheidungsurografie]
Ne|phro|py|e|lo|li|tho|to|mie *f*: operative Entfernung von Nierenbeckensteinen; wird heute meist als **perkutane Nephrolitholapaxie** durchgeführt
Ne|phror|rha|phie *f*: *Syn: Nierennaht*; Naht der Nierenkapsel und/oder des Nierengewebes nach Verletzung oder Operation
Ne|phro|skle|ro|se, diabetische *f*: → *Kimmelstiel-Wilson-Syndrom*
Ne|phro|sto|mie *f*: *Syn: Nierenfistelung*; Anlegen einer äußeren Nierenfistel; die **antegrade perkutane Nephrostomie [PCN]** ist die Methode der Wahl zur temporären Harnableitung bei Harnstauung, wenn das Hindernis nicht von retrograd überwunden werden kann; dabei wird in Lokalanästhesie, seltener auch in Vollnarkose, das gestaute Nierenhohlsystem unter Ultraschall-/Röntgenkontrolle im Bereich der unteren oder mittleren Kelchgruppe punktiert
Ne|phro|to|mie *f*: Inzision/Eröffnung der Niere
Ne|phro|to|mo|gra|fie, -gra|phie *f*: Tomografie der Niere; seit Einführung von CT und MRT nur noch selten durchgeführt

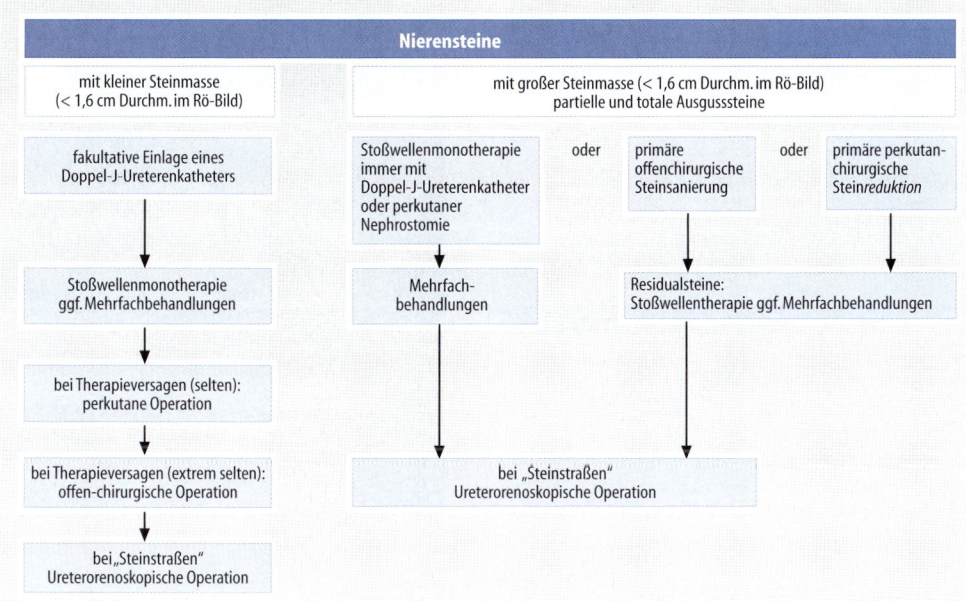

Nierensteine

| mit kleiner Steinmasse (< 1,6 cm Durchm. im Rö-Bild) | mit großer Steinmasse (< 1,6 cm Durchm. im Rö-Bild) partielle und totale Ausgusssteine |

fakultative Einlage eines Doppel-J-Ureterenkatheters

Stoßwellenmonotherapie immer mit Doppel-J-Ureterenkatheter oder perkutaner Nephrostomie

oder

primäre offenchirurgische Steinsanierung

oder

primäre perkutan-chirurgische Stein*reduktion*

Stoßwellenmonotherapie ggf. Mehrfachbehandlungen

Mehrfach-behandlungen

Residualsteine: Stoßwellentherapie ggf. Mehrfachbehandlungen

bei Therapieversagen (selten): perkutane Operation

bei Therapieversagen (extrem selten): offen-chirurgische Operation

bei „Steinstraßen" Ureterorenoskopische Operation

bei „Steinstraßen" Ureterorenoskopische Operation

Abb. N21. Nephrolithiasis. Therapieschema

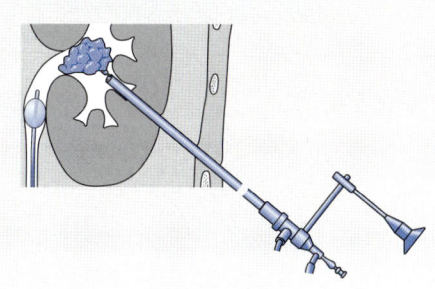

Abb. N22. Perkutane Nephrolitholapaxie

Ne|phro|u|re|te|rek|to|mie *f*: *Syn: Ureteronephrektomie*; operative Entfernung von Niere und Harnleiter
Ne|phro|u|re|te|ro|zys|tek|to|mie *f*: operative Entfernung von Niere, Harnleiter und Blase
Ne|ri|um Oleander *nt*: → *Oleander*
Ner|ven|block *m*: *Syn: Leitungsblock, Leitungsanästhesie*; Schmerzausschaltung durch Anästhesie eines Nerven; als **periphere Leitungsanästhesie** durch perineurale Injektion von Anästhetikum oder Plexusblockade, als **rückenmarknahe Leitungsanästhesie** die Spinal- oder Periduralanästhesie; *s.a. Essay Postoperative Schmerztherapie S. 1431*
Ner|ven|durch|tren|nung *f*: → *Neurotomie*
Ner|ven|kom|pres|si|ons|syn|dro|me *pl*: chronische Druckschäden peripherer Nerven sind häufig und finden sich oft als Folge bestimmter Tätigkeiten [**Berufs-** oder **Beschäftigungslähmungen**]; i.d.R. erfolgt die Druckschädigung im Bereich anatomischer Engpässe [deshalb spricht man auch von **Engpass-Syndromen**], wie z.B. Knochenrinnen, Knochen-Band-Kanälen; im Gegensatz zu Verletzungen können die Kompressionssyndrome bei rechtzeitiger Diagnose chirurgisch behandelt werden; die wichtigsten Formen sind Sulcus-ulnaris-Syndrom★ [Schädigung des Nervus ulnaris im Sulcus nervi ulnaris], Supinatorlogensyndrom★ [Schädigung des Nervus radialis], Karpaltun-

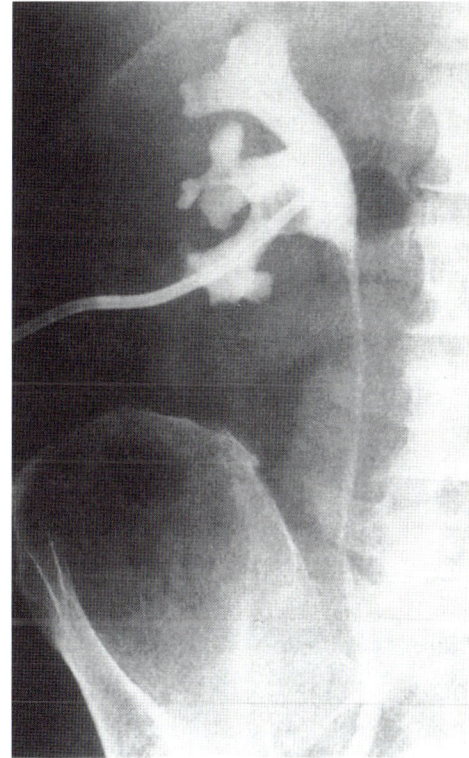

Abb. N23. Nephrostomie. Perkutane Nephrostomie der unteren Kelchgruppe bei Harnleitereinengung durch eine retroperitoneale Karzinose

N

Tab. N7. Nervenkompressionssyndrome. Charakteristika der Nervenkompressionssyndrome

Subjektiv
Schmerzen
Lokal im Kompressionsbereich
Ausstrahlung nach distal ins Innervationsgebiet
Ausstrahlung nach proximal
Schmerzauslösung
Parästhesien, Hyperästhesien
Sensibilitätsherabsetzung bzw. -ausfall, Störung der Schweißsekretion
Muskelschwäche, -minderung

Objektiv
Lokale Affektion (z. B. ossär)
Peripher-neurogene Schädigungszeichen
Muskelparesen, -atrophien
Sensibilitätsstörungen
Trophische Störung (u. a. Schweißsekretion)
Lokaler Druck-/Klopfschmerz mit Ausbreitung in das Projektionsgebiet (Hoffmann-Tinel-Zeichen positiv)
Lokale Verzögerung der motorischen und sensiblen Nervenleitgeschwindigkeit am Läsionsort
Vorübergehende Schmerzfreiheit nach Infiltration mit Lokalanästhetikum am Schädigungsort oder proximal davon

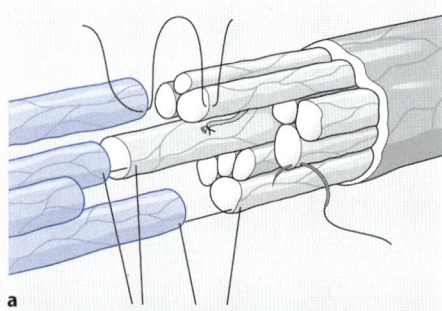

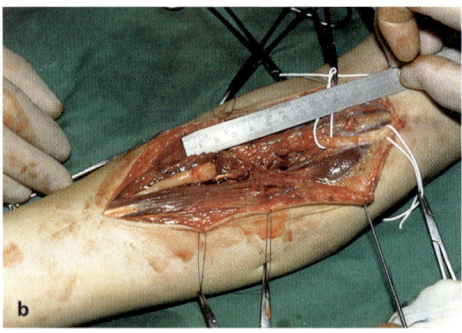

Abb. N24. Nervenplastik. Interfaszikuläre Nerventransplantation: **a** Schema der perineuralen Naht, **b** vor der Transplantation,

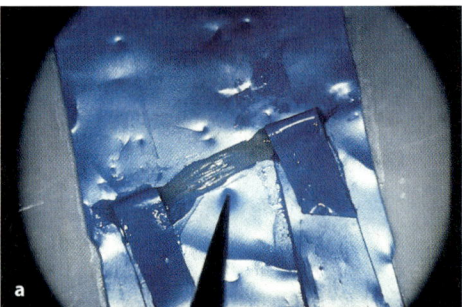

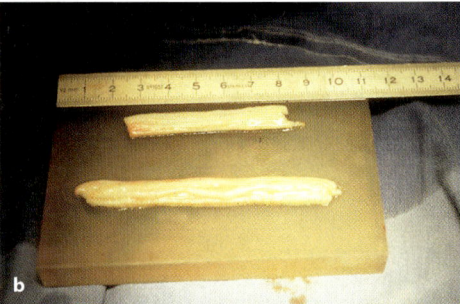

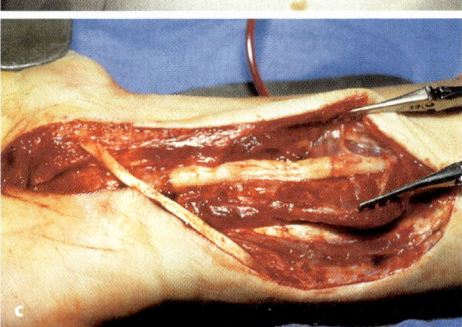

Abb. N25. Nervenplastik. Trunkuläre Nerventransplantation: **a** Schaffung eines dreidimensionalen Transplantats durch Fibrinverklebung kleinerer Transplantate, **b** fertiges Transplantat, **c** nach Insertion und epineuraler Naht

die **Diagnose** wird dann elektrodiagnostisch [EMG, Neurografie] durch den Nachweis einer umschriebenen Verlangsamung der motorischen und/oder sensiblen Nervenleitgeschwindigkeit im Bereich der Kompression gesichert; *s.u. Essay Nervenkompressionssyndrome S. 1099*

Nerven|naht *f*: → *Neurorrhaphie*

Nerven|pfrop|fung *f*: → *Neurotisation*

Nerven|plas|tik *f*: *Syn:* *Neuroplastik*; plastische Chirurgie zur Wiederherstellung der Funktionsfähigkeit eines Nervens; wird entweder als **Neurotisation** [Anastomose eines gesunden Nervens mit einem gelähmten Nerv oder mit einem Muskelbündel] oder als **Nerventransplantation** durchgeführt; bei der Transplantation werden i.d.R. autologe Transplantate von Nervus suralis oder cutaneus antebrachii medialis verwendet; werden größere Transplantate benötigt, können auch Nervus saphenus oder der Ramus superficialis des Nervus radialis gewählt werden; die Transplantation kann grundsätzlich auf zwei Wegen erfolgen: 1. **interfaszikuläre Nerventransplantation**: Methode der Wahl v.a. bei peripheren Nervenschäden; es werden korrespondierende Faszikel miteinander verbunden 2. **trunkuläre Nerventransplantation**: wird v.a. bei stammnahen Läsionen eingesetzt; i.d.R. muss erst ein größeres Transplantat durch Zusammenkleben kleinerer Transplantate hergestellt werden, das dann mit epineuralen Näh-

nelsyndrom★ [Schädigung des Nervus medianus], Ulnarislogensyndrom★ [Schädigung des Nervus ulnaris in der Guyon-Loge], Meralgia★ paraesthetica [Schädigung des Nervus cutaneus femoris lateralis], Tarsaltunnelsyndrom★ [Schädigung des Nervus tibialis] und Morton-Metatarsalgie★; außer bei klassischen Fällen ist die **Klinik** [*s.u. Tab. N7*] nicht immer eindeutig;

Nervenkompressionssyndrome

H. Assmus

Nervenkompressionssyndrome sind chronische Druckläsionen peripherer Nerven, meist innerhalb anatomischer Engpässe [fibroossäre Kanäle]. Es handelt sich hierbei um häufige und praktisch wichtige Erkrankungen der peripheren Nerven. Dies gilt insbesondere für das Karpaltunnelsyndrom, das zu den Volkskrankheiten zählt.

Kompressionssyndrome des N. medianus

Karpaltunnelsyndrom
Syn.: Handgelenktunnelsyndrom, Brachialgia paraesthetica nocturna   *Abk.*: KTS, CTS

Definition. Es handelt sich um eine chronische Druckschädigung des N. medianus in einem knöchern-bindegewebigen Kanal, dem Karpalkanal. Dieser wird U-förmig von den Handwurzelknochen und dem Retinaculum flexorum als Dach gebildet. Neben dem N. medianus ziehen die oberflächlichen und tiefen Beugesehnen durch den Kanal [Abb. 1]. Für einen **konstitutionell engen Karpalkanal** spricht das häufige hereditäre Vorkommen. Ausgelöst wird das Syndrom durch eine Volumenvermehrung des Tunnelinhaltes, insbesondere durch Schwellungszustände des Sehnengleitgewebes bei rheumatischen, degenerativen, hormonellen oder stoffwechselbedingten Erkrankungen, bei Dialysepatienten, in der Gravidität, posttraumatisch oder überlastungsbedingt. Selten sind tumoröse Raumforderungen oder abnorme Muskelverläufe.
Das KTS ist das häufigste Engpasssyndrom eines peripheren Nervs. Die Inzidenz liegt bei 3–10 % der erwachsenen Bevölkerung. Frauen sind dreimal häufiger betroffen als Männer. Das Erkrankungsalter liegt vorwiegend zwischen dem 40. und 70. Lebensjahr. Das KTS kommt jedoch auch bei Jugendlichen und in sehr hohem Alter vor. In mehr als 50 % der Fälle tritt es beidseitig auf.

Symptome und Begleiterkrankungen. Die Brachialgia paraesthetica nocturna und das „Einschlafen der Hände" sind typisches Erstsymptom und nahezu pathognomonisch für das KTS.
Die oft schmerzhaften Parästhesien treten besonders nachts auf und betreffen die mittleren und daumenseitigen Finger. Diese Kribbelmissempfindungen werden nicht selten auch im gesamten Arm verspürt und durch bestimmte Tätigkeiten [Radfahren, Zeitungslesen, Telefonieren usw.] ausgelöst. Sie bessern sich oder verschwinden durch Schütteln oder Reiben der Finger bzw. Stellungsänderung des Armes. Während die Beschwerden anfangs in Intervallen auftreten, kommt es in fortgeschrittenen Stadien zu permanenten Kribbelmissempfindungen mit belastungsabhängigen einschießenden Schmerzen [elektrische Schläge] und zunehmender Taubheit der Finger. Handarbeiten wie Stricken, Nadeleinfädeln usw. sind erheblich beeinträchtigt oder nicht mehr möglich. Im Spätstadium schließlich atrophiert die laterale Daumenballenmuskulatur mit der Folge einer Abspreizschwäche des Daumens.
Der Verlauf kann sehr unterschiedlich sein und sich über viele Jahre erstrecken. Häufig exazerbieren die Beschwerden durch manuelle Überlastung z.B. Gartenarbeit, Hausbau usw., während der Gravidität, nach Handtraumen, bei rheumatischen Erkrankungen und

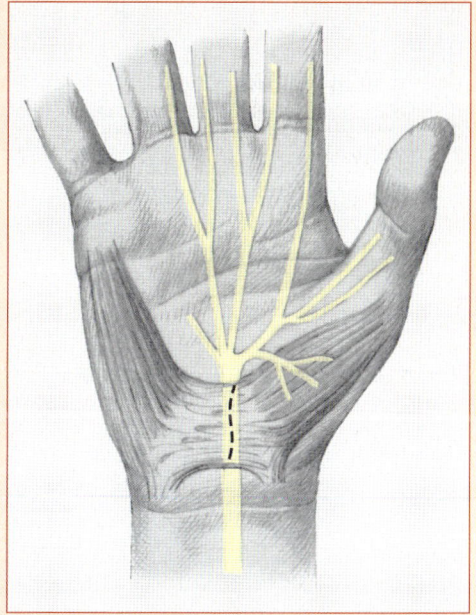

Abb. 1. Anatomie-Schema des Karpaltunnelsyndroms

N

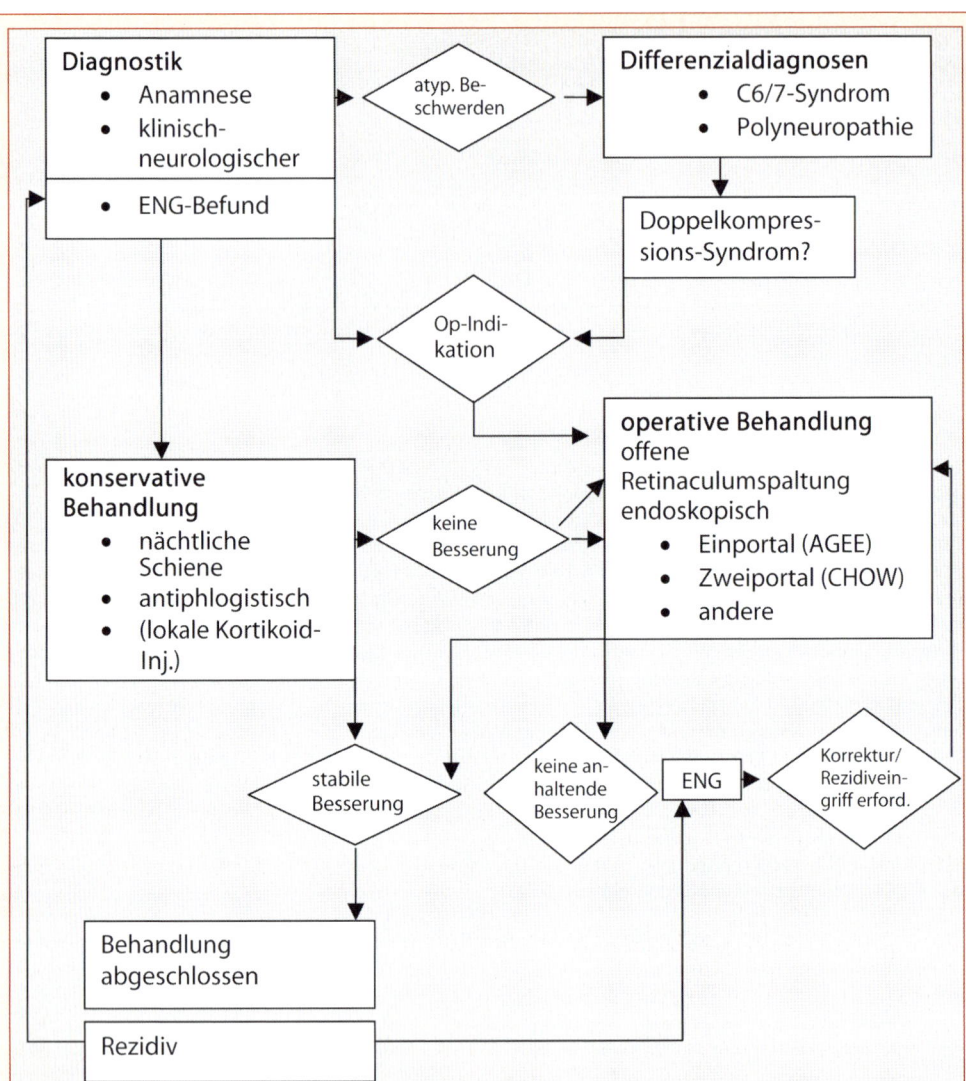

Abb. 2. Karpaltunnelsyndrom. Klinischer Algorithmus und Behandlungspfade

bei der chronischen Hämodialyse bzw. einer Amyloidose.
Eine typische Begleiterkrankung ist die Tendovaginitis* stenosans [„Schnappfinger"], die in bis zu 20 % der Fälle neben einem KTS vorkommt.

Klinischer Befund. Im Initialstadium ist der klinische Befund meist unauffällig. Hier lassen sich die Parästhesien durch klinische Tests wie Phalen-Test* [Handbeugetest], Druck-Tests und das Hoffmann-Tinel-Zeichen* provozieren. In fortgeschrittenen Fällen besteht eine manifeste Hypästhesie, die sich auf das Innervationsgebiet des N. medianus [Finger 1–3 beugeseitig und ab Mittelgelenk streckseitig sowie die radiale Hälfte des 4. Fingers] beschränkt. Eine Abduktionsschwäche und Atrophie des lateralen Daumenballens [Mm. abductor und opponens pollicis] ist ein Spätsymptom und wird durch Abspreizen des Daumens [Flaschen-Zeichen] geprüft.
Elektrophysiologische Diagnostik. Zum zuverlässigen Nachweis eines KTS sind folgende neurografische Untersuchungen erforderlich:

- Bestimmung der distal motorischen Latenz des N. medianus vom Handgelenk zum M. abductor pollicis brevis. Der Wert ist ab 3,5 msec grenzwertig, ab 4,2 msec pathologisch [bei einer Differenz von 7 cm].
- Die sensible Neurografie wird meist antidrom durchgeführt. Das sensible Nervenaktionspotenzial [sNAP] des N. medianus wird mit Ringelektroden vom Ringfinger abgeleitet und mit dem sNAP des [intakten] N. ulnaris verglichen. Eine relative Amplitudenreduktion und Latenzverzögerung gegenüber dem N. ulnaris ist nahezu beweisend für ein Karpaltunnelsyndrom und erlaubt bereits im Frühstadium zuverlässig die Diagnose des KTS [Abb. 3].

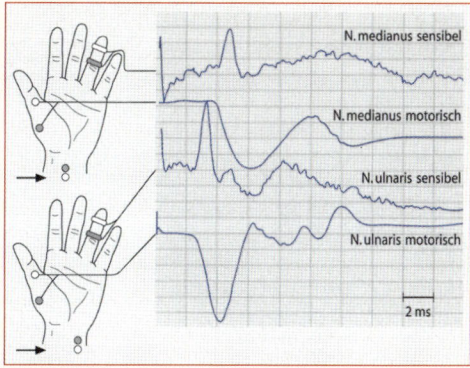

Abb. 3. Elektroneurographische Diagnostik des Karpaltunnelsyndroms. Distale motorische Latenz und Untersuchung des antidromen sensiblen Nervaktionspotenzials des N. medianus im Vergleich zum Nervaktionspotenzial des N. ulnaris

Vor einer Überinterpretation des ENG-Befundes ist allerdings zu warnen, insbesondere dann, wenn die klinische Symptomatik nicht zum Bild eines KTS passt. Bei vielen Patienten finden sich auch am asymptomatischen Arm pathologische Werte, sodass hier von einem latenten KTS gesprochen werden kann.
Eine fakultative Zusatzdiagnostik mittels Nadelelektromyografie und bildgebenden Verfahren wie hochauflösende Sonografie und Röntgennativuntersuchung [Tangentialaufnahmen] des Karpaltunnels kann in bestimmten Fällen von Nutzen sein. Mit der Magnetresonanztomografie [MRT] lassen sich Begleiterkrankungen oder Anomalien des Karpalkanals auffinden oder auch die knöcherne Weite des Kanals darstellen. Bei der KTS-Diagnostik ist die MRT jedoch neurophysiologischen Methoden unterlegen.

Differenzialdiagnose. Häufigste und wichtigste Differenzialdiagnosen sind die zervikale Radikulopathie der Wurzeln C6 und C7 und die Polyneuropathie. Da das KTS nicht selten gleichzeitig mit einer radikulären Symptomatik oder einer Polyneuropathie als **Double-crush-Syndrom** vorkommen kann, ist eine möglichst genaue Abwägung der im Vordergrund stehenden Ursache anzustreben. Seltenere Differenzialdiagnosen sind Kompressionsneuropathien oder Läsionen des N. medianus oder seiner Zuflüsse [Pronator- oder N.-interosseus-anterior-Syndrom, Thoracic-outlet-Syndrom, Skalenussyndrom, Syringomyelie, amyotrophische Lateralsklerose, spinale Muskelatrophie oder ein Raynaud-Syndrom [Abb. 4].

Therapie. Im Frühstadium der Erkrankung, wenn ausschließlich nächtliche Parästhesien bestehen, kommen folgende Behandlungsmaßnahmen infrage:
- Handgelenkschiene,
- orale Verabreichung von Kortikoid-Präparaten für zwei Wochen,
- lokale Kortikoid-Infiltration in den Karpalkanal.

Durch konservative Maßnahmen werden nur die wenigsten Patienten auf Dauer beschwerdefrei, sodass letztlich nur die operative Behandlung erfolgreich ist. Ziel des Eingriffs ist die komplette Retinaculumspaltung einschließlich der Anteile proximal der Handgelenkbeugefurche. Die Indikation zur operativen Behandlung besteht bei anhaltenden, besonders die Nachtruhe störenden Beschwerden und/oder einer manifesten Hypästhesie.
Die Operation ist auch bei diabetischer Polyneuropathie indiziert, wenn nächtliche Parästhesien oder eine im Medianusgebiet betonte Hypästhesie vorliegen.
In fortgeschrittenen Fällen [ausgebranntes KTS] und bei hohem Alter ist ein Eingriff ebenfalls noch sinnvoll und meist erfolgreich.

! Die offene Retinaculumspaltung ist nach wie vor die Standardmethode.

Der Eingriff kann in lokaler Infiltrationsanästhesie und Blutsperre/-leere durchgeführt werden. Die Standardinzision ist etwa 3 cm lang und verläuft von der Rascetta nach distal in die Hohlhand. Das Retinaculum flexorum wird unter Schonung eventuell vorzeitig abgehender motorischer Äste komplett gespalten [Abb. 5].

Bei entsprechender Erfahrung des Operateurs kommen alternativ auch endoskopische Verfahren infrage. Hier stehen im Wesentlichen zwei Techniken, die uniportale [nach **Agee**] und die biportale [nach **Chow**], zur Ver-

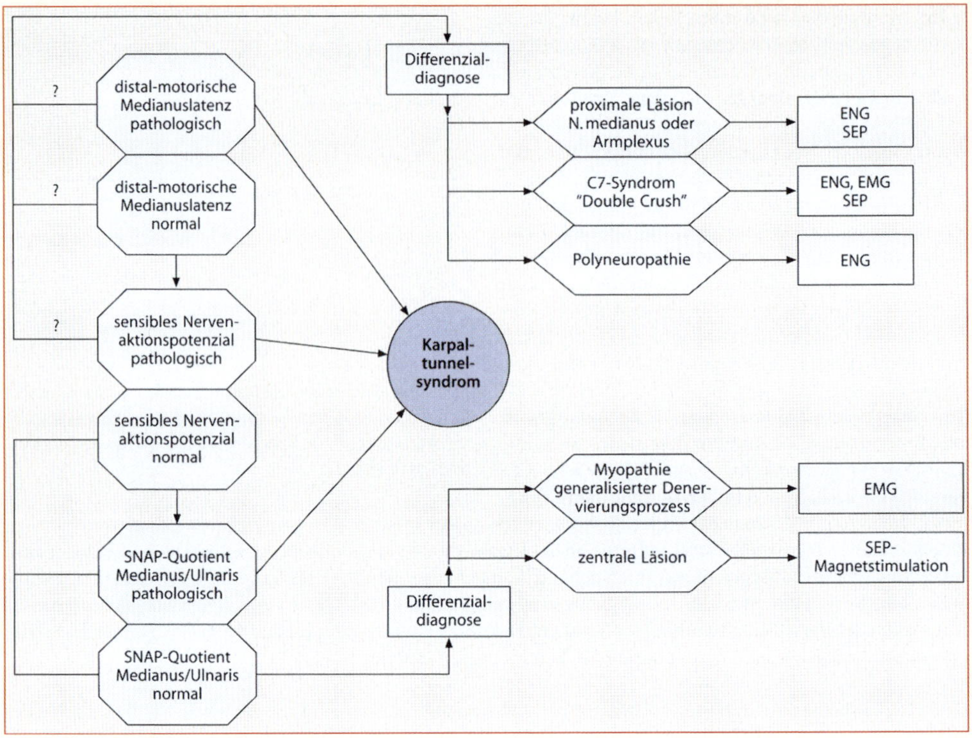

Abb. 4. Differenzialdiagnose des Karpaltunnelsyndroms mit elektrophysiologischen Techniken. Hier als klinischer Algorithmus dargestellt. Die mit Fragezeichen versehenen Pfade sind nicht eindeutig definiert, da anstelle pathologischer Werte auch Normalbefunde [und vice versa] vorkommen können

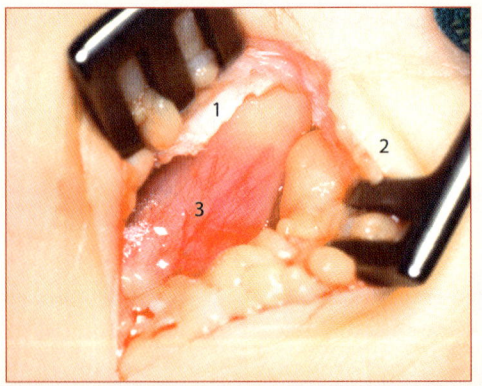

Abb. 5. Operationssitus nach Retinakulumspaltung. 1 = Retinaculum flexorum, 2 = Rascetta, 3 = N. medianus

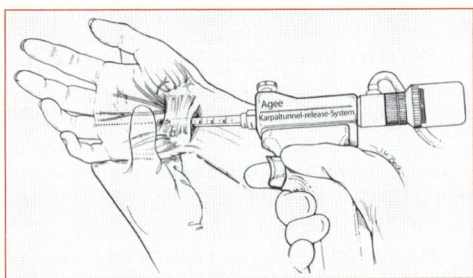

Abb. 6. Operative Spaltung des Retinaculum mit der Ein-Portal-Technik [Methode Agee]

fügung. Bei der **Agee-Methode** wird ein pistolenartiges Instrument mit einem ausfahrbaren Messer verwendet, mit dem unter endoskopischer Sicht das Retinaculum von distal nach proximal durchtrennt wird [Abb. 6]. Das **Chow-Verfahren** verwendet ein gerades und sichelförmiges Messer, womit sich das Retinaculum zum Teil von proximal und/oder distal [Abb. 7] spalten lässt. Weitere Verfahren [z.B. die Methode nach Preissler oder Knifelight] haben bisher keine allgemeine Verbreitung gefunden. Einer früheren Belastung der Hand durch die kleineren Inzisionen des endoskopischen Vorgehens steht ein erhöhtes Risiko der Nervenverletzung oder

inkompletten Retinaculumspaltung gegenüber, insbesondere bei abnormen Nervenverläufen, Synovialitis und ungenügender Erfahrung des Operateurs.
In der Nachbehandlung sollten strangulierende Verbände vermieden und frühzeitig, d.h. bereits am ersten postoperativen Tag, Bewegungsübungen der Finger erfolgen.

Komplikationen. Mögliche, bei korrekter Technik jedoch seltene Komplikationen sind Blutungen, Handödem, Einsteifung der kleinen Fingergelenke [letztere meist durch ängstliche Schonhaltung] sowie Infektionen und extrem selten ein komplexes regionales Schmerzsyndrom.

Prognose. Die Prognose ist bei rechtzeitigem Eingriff sehr gut, in mehr als 90 % der Fälle ist mit Beschwerdefreiheit zu rechnen. Protrahierte Narbenbeschwerden treten nach stärkerer Hämatombildung sowie bei Läsionen eines Seitenastes des Ramus palmaris auf und bilden sich in der Regel spätestens nach 4–6 Monaten zurück.

Eine **inkomplette Retinaculumspaltung** ist häufigste Ursache für ein persistierendes KTS und bedarf eines Korrektureingriffes. **Echte Rezidive sind selten**, wenn der Eingriff regelrecht durchgeführt wurde. Bei der Diagnose eines Rezidivs ist zu beachten, dass auch bei vollständiger Rückbildung der KTS-Symptomatik häufig keine Normalisierung der postoperativen distalen motorischen Latenz des N. medianus mehr eintritt. Ein Rezidiv ist nur dann elektroneurografisch zu verifizieren, wenn der postoperativ erhobene elektroneurografische Befund schlechter ist als präoperativ. Eine Rückbildung der Sensibilitätsstörung kann mehrere Monate beanspruchen, wenn eine schwere Vorschädigung des Nervs vorlag. Die Atrophie des Daumenballens ist, wenn sie länger als ein Jahr bestanden hat, meist nicht mehr reversibel.

Pronator-Syndrom

Definition. Die Kompressionssyndrome des N. medianus am Unterarm distal der Ellenbeuge sind selten. Beim Pronator-Syndrom liegt eine Kompression des Nervs in Höhe der Eintrittstelle unter die fibröse Arkade des M. flexor digit. superfic. bzw. des M. pronator vor [Abb. 8]. Ursache können chronische berufliche oder sportliche Überlastungen, Vernarbungen nach Traumen und ausgedehnten Hämatomen oder eine Volkmann-Kontraktur sein.

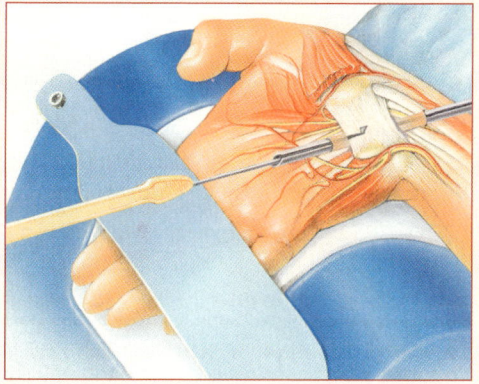

Abb. 7. **Zwei-Portal-Technik nach Chow.** Durch starkes Abwinkeln des Handgelenks wird die Inzision des Retinaculum mit dem anterograden Messer unter endoskopischer Sicht erleichtert [mit freundlicher Genehmigung der Firma Smith Nephew]

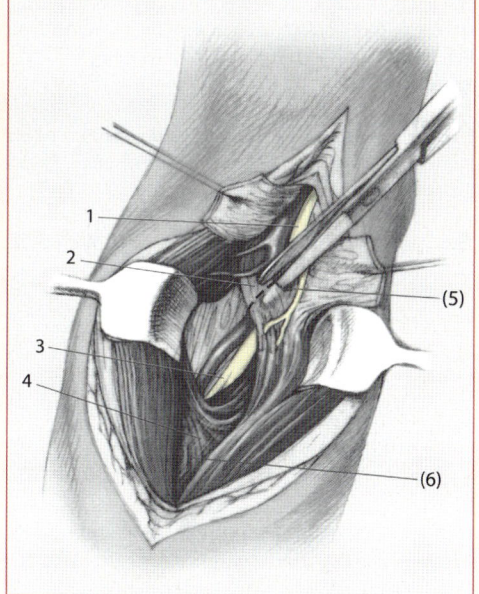

Abb. 8. **Dekompression des N. medianus bei Pronator-Syndrom (5) und bei N. interosseus-anterior-Syndrom (6).** 1 = N. medianus, 2 = Caput ulnare m. pronator teres, 3 = N. interosseus anterior, 4 = M. flexor digitorum superficialis

Symptome. Sie ähneln denen eines KTS, unterscheiden sich jedoch durch das Fehlen nächtlicher Parästhesien und durch Klagen über krampfartige und diffuse Schmerzen in der Ellenbeuge und im beugeseitigen proximalen Unterarm.
Für die klinische Diagnostik kommen folgende Provokationstests infrage:
- Beugung und Supination des Unterarms gegen Widerstand lösen bei Kompression des N. medianus im Bereich des Lacertus fibrosus typische Schmerzen aus
- Streckung des pronierten Arms gegen Widerstand provoziert gleiche Schmerzen, wenn die Kompression unter dem M. pronator stattfindet und

- Beugung des Mittelfingers ebenfalls gegen Widerstand, wenn der Nerv in Höhe der Durchtrittsstelle des Nervs unter die bindegewebige Arkade des M. flexor digit. superficialis komprimiert ist.

Die elektroneurografische Untersuchung ist wenig zuverlässig, eine belangvolle Leitungsverzögerung fehlt in der Regel.

Differenzialdiagnose. Differenzialdiagnostisch sind ein N. interosseus-anterior-Syndrom sowie eine radikuläre Läsion C6 oder C7 oder ein Thoracic-outlet-Syndrom [TOS] abzugrenzen.

Therapie. Siehe Nervus interosseus anterior-Syndrom

Nervus interosseus anterior-Syndrom

Definition. Kompression des N. interosseus anterior, eines motorischen Astes des N. medianus unter der sehnigen Arkade des M. flexor digit. superficalis. Weitere Ursachen können vaskuläre Anomalien oder selten eine Kompression im Rahmen einer Volkmann-Kontraktrur sein. Häufiger sind traumatische Läsionen des Nervs nach Unterarmfrakturen, Quetschung oder Stichverletzung des Unterarms oder iatrogene Schädigung nach Punktion der A. brachialis. Bei diesem Syndrom sind ausschließlich die Mm. flexor digit. prof. II und III, flexor poll. longus und pronator quadratus betroffen. Sensible Ausfälle fehlen.

Klinik. Klinisch findet sich eine typische Parese der Beugung des Daumenendglieds und/oder des Zeigefingerendglieds. Beim Daumen-Zeigefingerspitzgriff werden das Endglied des Daumens bzw. beide Endglieder überstreckt. Es kann ausschließlich der lange Daumenbeuger betroffen sein.
Bei der elektromyografischen Untersuchung können Denervationspotenziale im M. flexor pollicis longus nachgewiesen werden.

Differenzialdiagnose. Differenzialdiagnostisch ist an eine Ruptur der langen Daumenbeugesehne zu denken. Andererseits kommen nicht selten überflüssige Revisionen der Beugesehne vor, weil nicht an eine Nervenläsion gedacht wurde.

Therapie. Eine **operative Behandlung** ist nur selten indiziert. Sie erfolgt in Lokal- oder Regionalanästhesie [Abb. 8].

Kompressionssyndrome des N. ulnaris

Kubitaltunnelsyndrom
Syn.: Sulcus nervi ulnaris-Syndrom, Sulcus-ulnaris-Syndrom, Ulnarisneuropathie am Ellenbogen, Ulnarisspätparese

Abk.: SUS, UNE

Definition. Bei der Kompressionsneuropathie des N. ulnaris am Ellenbogengelenk handelt sich um das zweithäufigste Kompressionssyndrom eines peripheren Nervs. Männer sind häufiger betroffen als Frauen. Die Symptomatik kann oft viele Jahre nach einem Trauma, z.B. einer kindlichen Ellenbogengelenkverletzung beginnen und als Ulnarisspätparese in Erscheinung treten. Dem einheitlichen klinischen Bild der chronisch progredienten Ulnarisläsion können verschiedene Pathomechanismen wie Kompression, Traktion oder Fraktion zu Grunde liegen. Der häufig verwendete Begriff **Sulcus nervi ulnaris-Syndrom** ist anatomisch nicht korrekt, da in den meisten Fällen die eigentliche Kompression im Bereich des Kubitaltunnels, der auch den Bereich distal des Sulcus erfasst, vorkommt. Das Dach des Tunnels wird vom Retinaculum zwischen medialem Epicondylus und Olekranon gebildet [Abb. 9]. Bei Beugung des Ellenbogengelenks spannt sich das Band an und führt zu einer Druckerhöhung im Tunnel. Dem idiopathischen oder primären Kubitaltunnelsyndrom kann eine sekundäre oder symptomatische Form bei arthrotischen oder posttraumatischen Veränderungen des Ellenbogens, bei Vorkommen eines M. epitrochleoanconaeus, Ulnarisluxation oder raumfordernden Prozessen [Lipome, Ganglien, Neurinome oder Neurofibrome] gegenübergestellt werden. Die Abgrenzung von Druckläsionen ist häufig nicht möglich. Von neurologischer Seite wird neuerdings der Begriff UNE [Ulnarisneuropathie am Ellenbogen] verwendet.

Symptome. Der Symptombeginn kann häufig akut sein [„über Nacht"] und als externe Druckläsion imponieren. Das damit einhergehende Taubheitsgefühl und die Parästhesien der ulnaren Handkante und des Klein- und

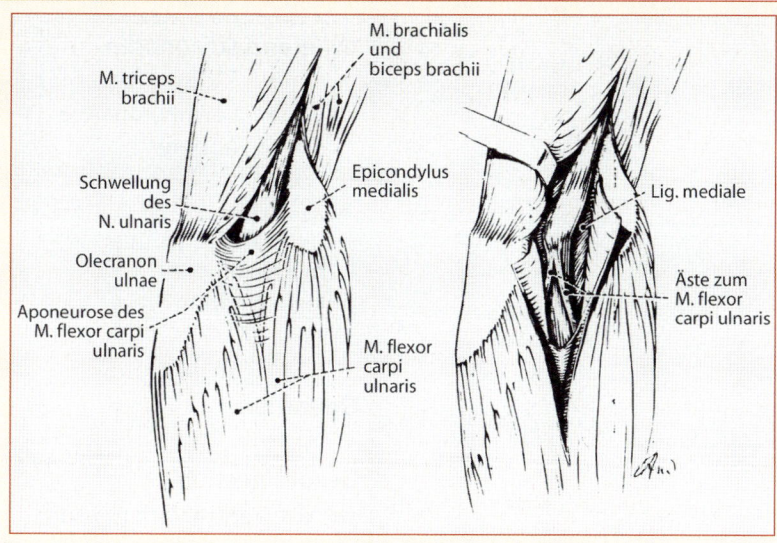

Abb. 9. Schematische Darstellung des Kubitaltunnels. **a** Die Aponeurose zwischen medialem Epikondylus und Olekranon bildet das Dach des Kubitaltunnels. **b** Nach Resektion der Aponeurose erkennt man die sanduhrförmige Einschnürung des N. ulnaris mit den abgehenden Ästen zum M. flexor carpi ulnaris

halben Ringfingers bilden sich jedoch – im Gegensatz zu einer Druckläsion – innerhalb von sechs Wochen nicht zurück. Seltener sind Verläufe mit rezidivierenden Parästhesien im Innervationsgebiet des N. ulnaris. Ziehende Schmerzen vom Ellenbogen zum Unterarm sowie eine Kraftlosigkeit bzw. Ungeschicklichkeit der Hand sind weitere häufige Klagen.

Klinischer Befund. Im Initialstadium ohne manifeste Hypästhesie ist der neurologische Befund unauffällig. Es besteht lediglich eine Druckdolenz des Nervs am Ellenbogengelenk und meist auch ein positives Hoffmann-Tinel-Zeichen*. Später ist das Berührungsempfinden am 5. Finger, dem ulnarseitigen 4. Finger sowie in dem Bereich des Kleinfingerballens und dem ulnaren Handrücken gemindert. Der Palpationsbefund zeigt in fortgeschrittenen, [häufig posttraumatischen] Fällen eine Verdickung und Druckdolenz des Nervs im Sulcus und eine Bewegungseinschränkung und oft auch Deformierung des Ellenbogengelenks [z.B. Cubitus valgus-Deformität] oder auch ein Luxieren des Nervs aus dem Sulcus. Im fortgeschrittenen atrophischen Stadium finden sich eine Krallenstellung des 4. und 5. Fingers, eine Atrophie der Mm. interossei, insbesondere des M. interosseus dorsalis I, ein positives Froment-Zeichen*, eine unvollständige oder fehlende Adduktion des Kleinfingers und eine Schwäche der Fingerspreizer, erst sehr spät auch eine Parese der ulnaren Finger- und Handgelenkbeuger.

Elektrophysiologische Diagnostik. Die Messung der motorischen Nervenleitgeschwindigkeit wird fraktioniert für das Ellenbogen- und Unterarmsegment vorgenommen [Abb. 11]. Die Ableitung der motorischen Antwortpotenziale kann sowohl vom M. abductor digiti quinti als auch vom [oft stärker betroffenen] M. interosseus dorsalis I erfolgen.

Diagnostische Relevanz für eine chronische Ulnariskompression in Höhe des Ellenbogens haben folgende Befunde:

- Herabsetzung der maximalen motorischen NLG im Ellenbogensegment auf einen Wert von unter 50 m/s.
- eine um mehr als 10 m/s herabgesetzte motorische NLG im Ellenbogensegment im Vergleich zum Unterarmsegment
- eine signifikante Amplitudenminderung des motorischen Antwortpotenzials nach Stimulation proximal im Vergleich zur Stimulation distal des Sulcus bzw. Kubitaltunnels um mindestens 20 %.

Bei Verlaufskontrollen ist auch eine Bestimmung der proximalen Latenz [Stimulation proximal des Sulcus, Ableitung vom Hypothenar] nützlich. Ferner kann eine [antidrome] sensible Neurografie am Unterarm und zwischen Handgelenk und Klein- oder Ringfingerfinger durchgeführt werden.

Die Genauigkeit jeder elektrophysiologischen Untersuchung – dies gilt in besonderem Maße auch für den N. ulnaris – ist sehr untersucherabhängig. Bei kräftig entwickelter Unterarmmuskulatur ist der Stimulationspunkt distal des Sulcus häufig nicht hinreichend genau zu bestimmen, sodass sich verfälschte Werte ergeben können.

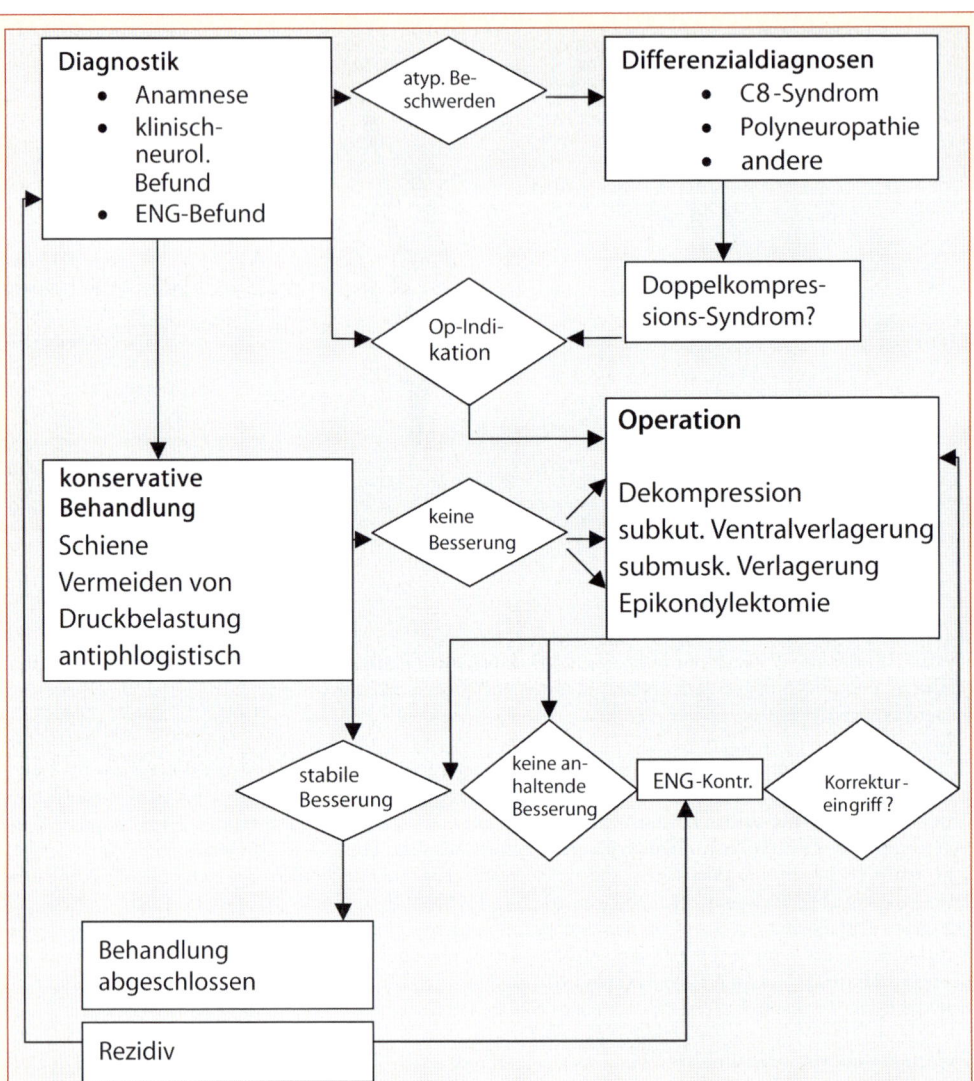

N

Abb. 10. **Kubitaltunnelsyndrom.** Klinischer Algorithmus und Behandlungspfade

Fakultativ sind bildgebende Untersuchungen: Röntgenuntersuchung des Ellenbogengelenks einschließlich Tangentialaufnahmen des Sulcus, eine hochauflösende Sonografie sowie eine Magnetresonanztomografie [MR] zum Ausschluss tumoröser oder anderweitiger Veränderungen.

Differenzialdiagnose. Wenn die Symptomatik atypisch ist, muss zuerst eine differenzialdiagnostische Abklärung erfolgen in Bezug auf
- eine akute exogene Druckschädigung des N. ulnaris in der Ulnarisrinne
- ein C8-Syndrom, bei dem die Sensibilitätsstörung meist über das Innervationsgebiet des N. ulnaris hinausgeht.

Bei Verdacht auf eine untere Armplexusparese, TOS, Plexusschwannom, Kostoklavikulärsyndrom u. a. sind aufwändigere neurophysiologische Untersuchungen erforderlich.
Wenn eine motorische Läsion der ulnarisinnervierten Handbinnenmuskeln ohne sensible Störung vorliegt, sind eine distale Läsion [Ramus profundus nervi ulnaris] oder eine spinale Muskelatrophie auszuschließen.

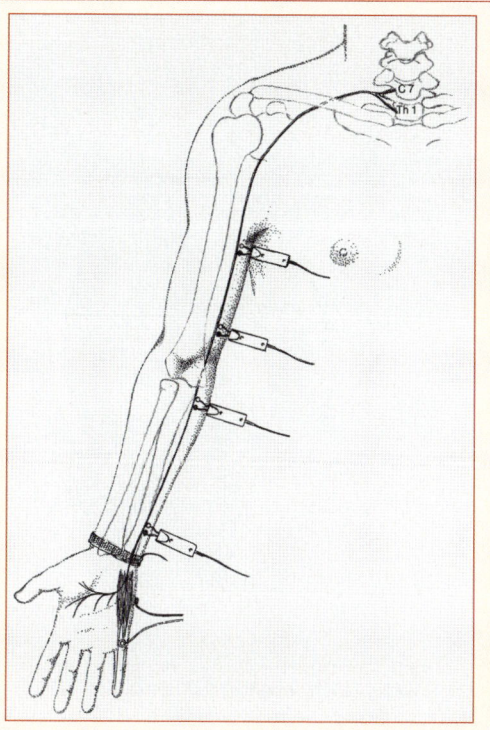

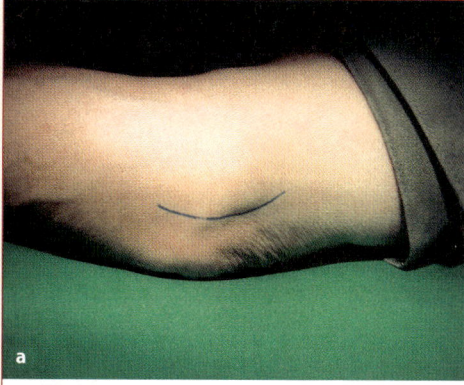

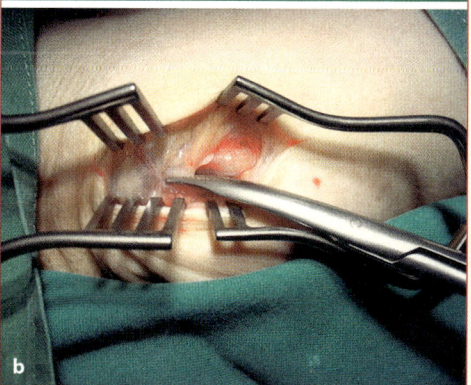

Abb. 11. **Bestimmung der motorischen Nervenleitgeschwindigkeit des N. ulnaris in mehreren Segmenten.** Die Muskelantwort wird vom Hypothenar [Tendon-Belly-Technik] abgeleitet

Abb. 12. Hautinzision (oben) bei Operation des Kubitaltunnelsyndroms durch einfache Dekompression (unten)

Therapie. Bei leichter Ulnarisläsion ist zunächst eine **konservative Behandlung** angezeigt durch

- Vermeiden einer exogenen Druck- und Zugeinwirkung durch Verhaltensänderung, z.B. Aufstützen des Ellenbogens beim Telefonieren
- unterstützende krankengymnastische Anleitung
- Verordnung einer nächtlichen Armschiene
- antiphlogistische Behandlung.

Bei Ausbleiben einer Besserung unter konservativer Behandlung sollte spätestens nach sechs Wochen die **operative Behandlung** erfolgen.

Hierfür stehen mehrere, zum Teil konkurrierende, operative Verfahren zur Verfügung:

- die einfache Dekompression [Abb. 12]
- die subkutane Ventralverlagerung [Abb. 13]
- die intramuskuläre Verlagerung
- die tiefe submuskuläre Verlagerung
- die Epikondylektomie.

Bei Kubitaltunnelsyndrom ohne Gelenkveränderung ist die einfache Dekompression, die ambulant in Lokal- oder Regionalanästhesie durchgeführt werden kann, ausreichend. Dies gilt auch für leichte Fälle einer Ulnarisluxation und beim Vorliegen eines M. epitrochleoanconaeus.

Eine Ventralverlagerung ist indiziert bei Fehlstellung des Ellenbogengelenks mit Cubitus valgus sowie anderweitiger posttraumatischer oder degenerativer Deformierung des Gelenkes, evtl. auch bei der Ulnarisluxation, ebenso bei ausgeprägten narbigen Veränderungen sowie Rezidiv nach einfacher Dekompression. Bei entsprechender Erfahrung des Operateurs ist auch eine mediale Epikondylektomie möglich.

Komplikationen können durch insuffiziente Volar-verlagerungen mit Kinking [Abknicken] des N. ul-naris proximal des Sulcus im Bereich des Septum intermusculare oder distal beim Eintritt in die Flexoren vorkommen und einen Revisionseingriff erfordern.

Prognose. Die verschiedenen operativen Verfahren werden nach wie vor kontrovers beurteilt, da bisher keine kontrollierten Langzeitstudien vorliegen. Das Ausmaß der Vorschädigung ist ein wichtiger prognostischer Faktor. Wenn Atrophien der kleinen Handmuskeln [Stadium III] bereits länger als ein Jahr bestanden, bilden sie sich postoperativ meist nicht oder nur unvollständig zurück, ungeachtet der Art des durchgeführten Operationsverfahrens.

Distale Nervus ulnaris-Kompression

Definition. Bei der distalen Nervus ulnaris-Kompression unterscheidet man zwei Läsionstypen:
- die erstmals von Guyon 1861 beschriebene Form in der nach ihm benannten Loge. Diese ist zwar allgemein bekannter, jedoch seltener als die
- weiter distal gelegene Läsion, die erstmals 1908 von Hunt beschrieben wurde und ausschließlich den Ramus profundus betrifft.

Bei dem **Loge de Guyon-Syndrom** ist der sensible Ramus superficialis, nicht jedoch der Ramus dorsalis, außerdem der Hypothenarast und der Ramus profundus betroffen.

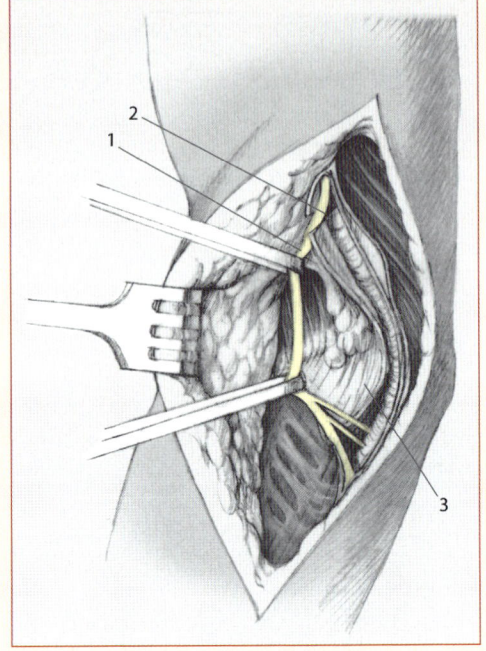

Abb. 13. Subkutane Volarverlagerung des N. ulnaris. 1 = N. ulnaris, 2 = Septum intermusculare, 3 = Epicondylus medialis humeri

Die Ursachen dieses Lähmungstyps sind vielgestaltig. Neben Druck- und Beschäftigungslähmungen [Radfahrer, Krücken usw.] können Thrombosen der A. und V. ulnaris, seltener Ganglien und Aneurysmen infrage kommen.

Klinisch besteht in typischen Fällen eine Atrophie der Mm. interosseus dorsalis I und II und des Hypothenar sowie eine Hypästhesie im Ulnarisgebiet mit Ausnahme des Ramus dorsalis.

Bei der **Kompression/Läsion des Ramus profundus n. ulnaris** sind der Hypothenar und die sensiblen

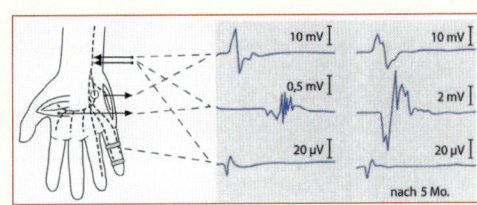

Abb. 14. Kompression des R. profundus N. ulnaris durch ein Ganglion. Elektroneurographische Befunde, präoperativ und 5 Monate nach Dekompression

Endäste ausgespart. Es besteht eine Parese des M. adductor pollicis [positives Froment-Zeichen*] sowie des adductor digiti V.

Ursachen sind selten externe Druckläsionen [z.B. Radfahrerlähmung]. Meist handelt es sich um Kompressionen unterhalb des Ligamentum pisohamatum z.B. durch kleine Ganglienzysten, Gefäßanomalien, abnorme Muskel- oder Sehnenverläufe und knöcherne Anomalien des Os hamatum.

Elektrophysiologische Diagnostik. Die elektrophysiologische Untersuchung zeigt eine typische Latenzverzögerung des Ramus profundus zum M. interosseus dorsalis I bei normalem Wert zum Hypothenar und unauffälliger sensibler NLG [Abb. 14].

Differenzialdiagnose. Differenzialdiagnostisch kommen eine C8-Läsion, eine Vorderhornläsion [z.B. Syringomyelie] oder eine spinale Muskelatrophie infrage.

Therapie. Die **operative Behandlung** ist indiziert, wenn bei progredienter oder rezidivierender [Ganglien!] Symptomatik eine klinische und elektroneurografische Besserung nach 6 Wochen ausbleibt.

Kompressionssyndrome des N. radialis

Das sehr seltene Kompressionssyndrom des N. radialis am Oberarm findet sich nach Abgang des motorischen Trizepsastes im Bereich der Durchtrittsstelle des Nervs durch das Septum intermusculare. Am Oberarm kommen wesentlich häufiger traumatische Läsionen des N. radialis im Gefolge von Humerusfrakturen vor.

Nervus interosseus posterior-Syndrom
Syn.: Supinatortunnelsyndrom, Radialistunnelsyndrom

Definition. Es handelt sich um das Engpasssyndrom des motorischen Astes des N. radialis. Die typische Kompressionsstelle ist die Frohse-Arkade, der bindegewebige obere Rand des M. supinator. Weitere Ursachen können raumfordernde Prozesse in diesem Bereich sein wie periostale Lipome oder Ganglien.
Nicht zu den Kompressionssyndromen zählen die nicht seltenen traumatisch entstandenen Läsionen des Nervs bei Radiusköpfchenfrakturen oder druckbedingte „Schlaflähmungen". Das Syndrom ist vom „Tennisellenbogen" abzugrenzen, der öfters fälschlicherweise als **algetisches Supinatortunnelsyndrom** bezeichnet wird.

Symptomatik und Befunde. Es handelt sich um ein ausschließlich motorisches Lähmungsbild der langen Finger- und Daumenstrecker, das sich in der Regel schmerzlos und schleichend entwickelt. Die Parese beginnt meist am Kleinfingerstrecker und schreitet im weiteren Verlauf nach radial bis zum Daumenstrecker fort. Der M. extensor carpi radialis ist nicht betroffen, ebenfalls nicht der sensible R. superficialis.

Elektrophysiologische Diagnostik. Der N. radialis wird etwa 6 cm proximal des lateralen Epicondylus stimuliert und die Muskelantwort mit Oberflächenelektroden vom M. extensor indicis proprius abgeleitet. In pathologischen Fällen zeigt sich im Seitenvergleich eine Amplitudenreduktion der Muskelantwort, auch wenn die NLG noch nicht wesentlich seitendifferent ist. Die sensible Neurografie des R. superficialis ergibt immer normale Werte.
Bei Verdacht auf ein Lipom ist eine MRT-Untersuchung hilfreich [Abb. 15].

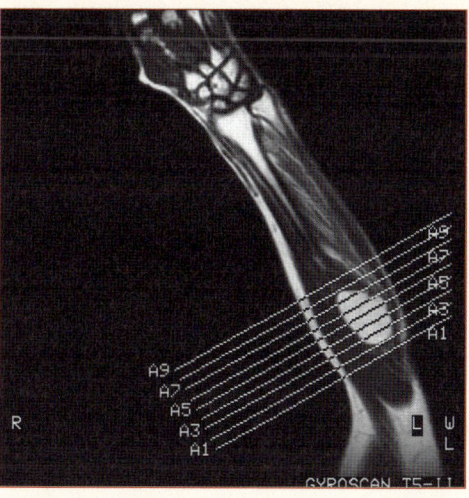

Abb. 15. Lipome als Ursache einer Kompression des N. interosseus posterior. Nachweis durch MRT

Differenzialdiagnose. Differenzialdiagnostisch sind Strecksehnenrupturen [z.B. bei dislozierten distalen Radiusfrakturen] und radikuläre und spinale Syndrome abzugrenzen.

Therapie. Bei chronisch progredienten Paresen ist die operative Exploration indiziert. Der Eingriff wird in Regional- oder auch Lokalanästhesie durchgeführt. Er wird über einen antero- oder mediolateralen Zugang vorgenommen [Abb. 16]. Auch ein dorsoradialer Zugang ist möglich.

Cheiralgia paraesthetica
Syn.: Wartenberg-Syndrom

Es handelt sich um das **Kompressionssyndrom des R. superficialis n. radialis** im Bereich der Durchtrittsstelle durch die Unterarmfaszie. Externe Druckläsionen des Nervs über dem distalen Radius z.B. durch scharfrandige Uhrarmbänder sind jedoch weitaus häufiger.
Der Sensibilitätsausfall umfasst den radialen Handrücken und die Dorsalseite der Grundglieder des 1. bis 3. Fingers. Liegt ausschließlich ein Schmerzsyndrom ohne sensible Symptomatik vor, ist differenzialdiagnostisch an eine Tendovaginitis* stenosans zu denken.
Eine operative Therapie ist nur bei einer umschriebenen Druckdolenz und einem elektroneurografisch nachgewiesenem Latenzsprung des Nervs indiziert.

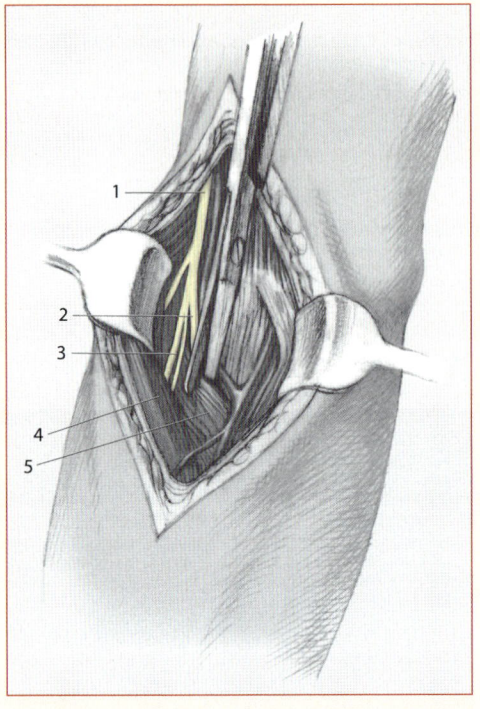

Abb. 16. Dekompression des N. interosseus posterior. 1 = N. radialis, 2 = N. interosseus posterior (ramus profundus N. radialis), 3 = Ramus superficialis, 4 = M. brachioradialis, 5 = M. supinator

Abb. 17. Dekompression des N. suprascapularis (1). 2 = Ligamentum transversum scapulae anterius

Kompressionssyndrome des Schultergürtels

Nervus suprascapularis
Syn.: Incisura scapulae-Syndrom

Definition. Das Engpass-Syndrom des N. suprascapularis ist ein seltenes Krankheitsbild [Abb. 17]. Ursache einer Kompression im osteofibrösen Kanal der Incisura scapulae können wiederholte Abduktionen des Oberarms oder Vorwärtsziehen der Schulter sein, Bewegungen, wie sie typischerweise bei Volleyball-, Handball- und Basketballspielern [häufig Hochleistungssportler!] vorkommen.

Symptome. Anfänglich klagen die Patienten über tiefsitzende Schmerzen im Bereich der Schulter. Das Lähmungsbild zeigt sich in einer Außenrotationsschwäche des Arms im Schultergelenk und in fortgeschrittenem Stadium in einer Atrophie der Mm. spinati.
Differenzialdiagnose. Bei der elektrophysiologischen Untersuchung findet sich eine verlängerte Überleitungszeit des N. suprascapularis zum M. supraspinatus [im Seitenvergleich].

Therapie. Die Therapie ist bei ausschließlicher Schmerzsymptomatik konservativ und besteht in krankengymnastischen Maßnahmen. Bei motorischen Ausfällen ist eine Dekompression des Nervs in der Incisura scapulae indiziert. Hierbei wird das Ligamentum transversum scapulae gespalten.

Thoracic-outlet-Syndrom
Abk.: TOS

Definition. Beim TOS wird eine vaskuläre von der häufigeren neurogenen Form unterschieden. Ursachen sind:

- anatomische Fehlbildungen im Bereich der knöchernen Strukturen sowie fibromuskuläre Bandanomalien im Bereich der oberen Thoraxapertur,
- Traumen im Schulter- und Halsbereich
- Haltungsanomalien.

Neben Halsrippen oder einer Verbreiterung des Processus transversus können folgende Anomalien vorkommen:
- Lig. transversocostale
- Sibson-Faszie [Membrana subpleuralis]
- Sehnenbogen zwischen dem M. scalenus anterior und medius
- M. scalenus minimus.

Symptome. Die initialen Symptome bestehen in Parästhesien und Schmerzerscheinungen der Dermatome Th1 und C8, die vorwiegend beim Tragen schwerer Gegenstände und bei Überkopfarbeiten auftreten. In späteren Stadien kommt es zu Muskelatrophien und Paresen der kleinen Handmuskeln. Die sensiblen Ausfälle finden sich am ulnaren Unterarm, an der ulnaren Handkante und den Fingern 4 und 5. Von geringerer Bedeutung sind die durch eine Kompression der A. subclavia hervorgerufenen vaskulären Begleitsymptome, die häufiger isoliert und nur bei 1–10 % der Patienten mit Armplexusläsionen vorkommen. Bei starker Einengung des Arterienvolumens kommt es zu dumpfen und diffusen Armschmerzen, verbunden mit einer Blässe oder Zyanose der betroffenen Hand.

Diagnose. Die klinische **Diagnose** beruht auf Provokations-Tests:
- Ross-Test
- Hoffman-Tinel-Zeichen*
- Adson-Manöver*

Letzteres ist ebenso wie die Angiografie häufig bei Gesunden positiv und deswegen nur von eingeschränktem diagnostischem Nutzen.

Elektrophysiologische Diagnostik. Die elektrophysiologischen Untersuchungen [SEP, F-Wellenlatenz, motorische und sensible Neurografie des N. ulnaris] können hilfreich sein, wenn auch zumeist nicht beweisend. Die Diagnose des TOS wird hauptsächlich klinisch gestellt und ist im Wesentlichen eine Ausschlussdiagnose.

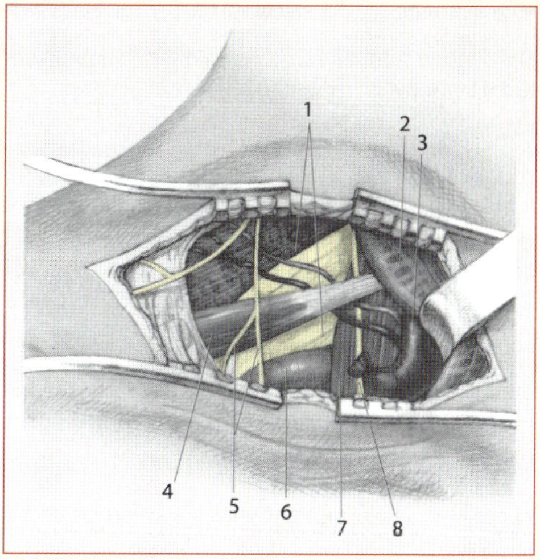

Differenzialdiagnose. Differenzialdiagnostisch sind in erster Linie andere Läsionen des Armplexus, C8-Syndrome, die spinale Muskelatrophie und weitere spinale Prozesse abzugrenzen.

Therapie. Die Therapie ist zunächst konservativ, wenn nur Schmerzen und Parästhesien vorliegen und besteht in haltungsverbessernden krankengymnastischen Maßnahmen. Eine operative Behandlung ist dann indiziert, wenn lang anhaltende Schmerzen bestehen und insbesondere dann, wenn es zu neurologischen Ausfällen kommt. Es sind drei operative Techniken gebräuchlich:
- der meist verwendete supraklavikuläre Zugang [Abb. 18]
- die transaxilläre Resektion der 1. Rippe
- der posteriore subskapuläre Zugang.

Abb. 18. Supraklavikulärer Zugang bei Operation des TOS. 1 = Plexus brachialis, 2 = M. sternocleidomastoideus, 3 = V. jugularis interna, 4 = M. omohyoideus, 5 = Nn. suprascapulares, 6 = A. subclavia, 7 = M. scalenus anterior, 8 = N. phrenicus

Die **operative Behandlung** des TOS ist nicht unumstritten und wird nach wie vor kontrovers diskutiert, sodass keine einheitlichen bzw. allgemein gültigen Therapieempfehlungen zu geben sind.

Kompressionssyndrome der Leistenregion

Nervus cutaneus femoris lateralis
Syn.: Meralgia paraesthetica

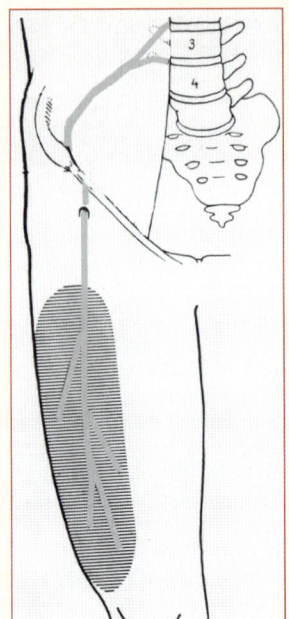

Definition. Der Meralgia paraesthetica liegt eine Einklemmung des N. cutaneus femoris lateralis [NCFL] in Höhe des lateralen Leistenbandes zu Grunde [Abb. 19]. Das Krankheitsbild tritt vorwiegend im Erwachsenenalter ohne geschlechtliche Dominanz auf und kann in 7–10 % doppelseitig vorkommen.

Symptome. Typische Symptome sind Par- und Dysästhesien und sensible Störungen am ventralen und lateralen Oberschenkel. Alle Bewegungen, die Zug am Leistenband ausüben, wie langes Stehen, Gehen oder Liegen mit gestrecktem Bein, lösen brennende Schmerzen oder Parästhesien aus.
Die Diagnose ist in der Regel klinisch. Zur Diagnosesicherung wird die Ableitung des SEP oder die sensible Neurografie des NCFL verwendet.

Therapie. Die **konservative Behandlung** des häufig auch spontan abheilenden Krankheitsbilds besteht in lokaler Applikation von Kortikosteroid-Präparaten. Bei hartnäckigen und quälenden Schmerzen ist die **operative Behandlung** indiziert. Es werden zwei Techniken verwendet:

Abb. 19. Verlauf und Innervationsgebiet des N. cutaneus femoris lateralis

- Dekompression des Nervs mit Beseitigung aller komprimierenden Strukturen
- Durchtrennung des Nervs mit Resektion eines Nervsegments.

Die meisten Autoren favorisieren die Dekompression, die sowohl von proximal des Leistenbands als auch von distal her möglich ist und in Lokalanästhesie wie in Allgemeinanästhesie durchgeführt wird.

Nn. genitofemoralis, ilioinguinalis, iliohypogastricus
Idiopathische Kompressionssyndrome der drei Leistennerven sind selten. Meist handelt es sich um Läsionen nach Leisteneingriffen, Hernien usw. oder auch um funktionelle Beschwerdebilder. Die operative Behandlung ist nicht dankbar, zumindest dann, wenn bereits ein oder mehrere Eingriffe vorausgegangen sind. Es ist daher konservativen Behandlungsverfahren der Vorzug zu geben. Schmerztherapeutische Verfahren wie z.B. TENS-Behandlung sind eher erfolgreich als die chirurgische Revision.

N. obturatorius
Eine Kompressionsneuropathie des Nervs wurde bei Hochleistungssportlern beobachtet. Außerdem muss an eine Obturatorius-Hernie gedacht werden. Häufiger sind Affektionen des Nervs bei Tumoren oder ausgedehnten Hämatomen des Beckens.

Symptome. Die Symptome sind Dysästhesien im Bereich der medialen Hälfte des distalen Oberschenkels bis zum Knie.

Differenzialdiagnose. Abzugrenzen ist hier die Irritation des Ramus infrapatellaris nervi saphenus, die auch als seltenes Kompressionssyndrom beschrieben wurde.

Therapie. Die operative Behandlung dieser seltenen Krankheitsbilder ist umstritten und meist auch zu umgehen.

Piriformis-Syndrom
Bei diesem seltenen Krankheitsbild handelt es sich um eine im Foramen piriforme gelegene Kompression des N. ischiadicus. Der Nerv kann bereits in dieser Höhe in seinen peronealen und tibialen Anteil geteilt sein und

verschiedene Verläufe, z.T. den M. piriformis perforierend, nehmen [Abb. 20].
Als Ursache werden vorausgegangene Traumen oder die erwähnten Verlaufsanomalien diskutiert.

Symptome. Die Symptome bestehen in Parästhesien der Fußsohle und teilweise heftigen, besonders beim Sitzen auftretenden Schmerzen der Gesäßregion.

Therapie. Die gelegentlich erforderliche operative Behandlung besteht in einer Durchtrennung des M. piriformis.

Kompressionssyndrome des N. peroneus

In Höhe der Kniekehle
Definition. Kompression des N. peroneus communis beim Eintritt in die Muskelloge zwischen den beiden Köpfen des M. peroneus longus [Abb. 21]. Selten kann auch eine Verdickung des Nervs durch ein intraneurales Ganglion die Ursache einer Kompression sein. Häufiger sind externe Druckschäden des N. peroneus profundus hinter dem Fibulaköpfchen durch Übereinanderschlagen der Beine oder Gipsverbände.

Symptome. Anfangs stehen Schmerzen im Vordergrund. Diese beginnen am Knie und strahlen in Unterschenkel und Fußrücken aus. Eine Fußheber- und Großzehenstreckerparese kann sich rasch anschließen. Intermittierende Beschwerden sprechen für eine Ganglienzyste.

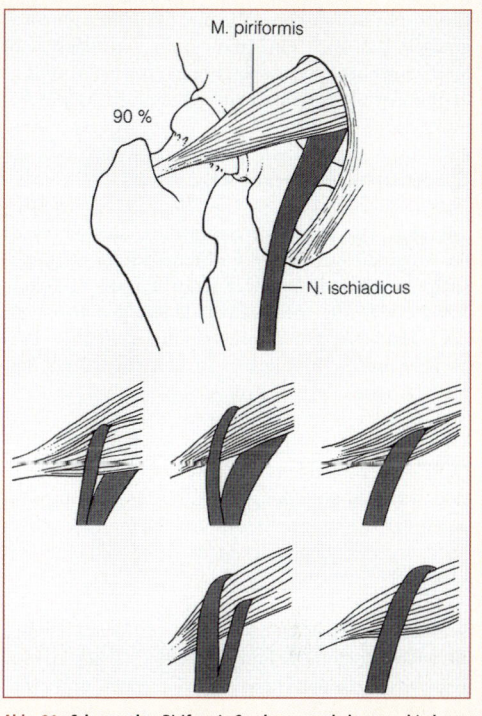

Abb. 20. Schema des Piriformis-Syndroms und der verschiedenen Varianten

N

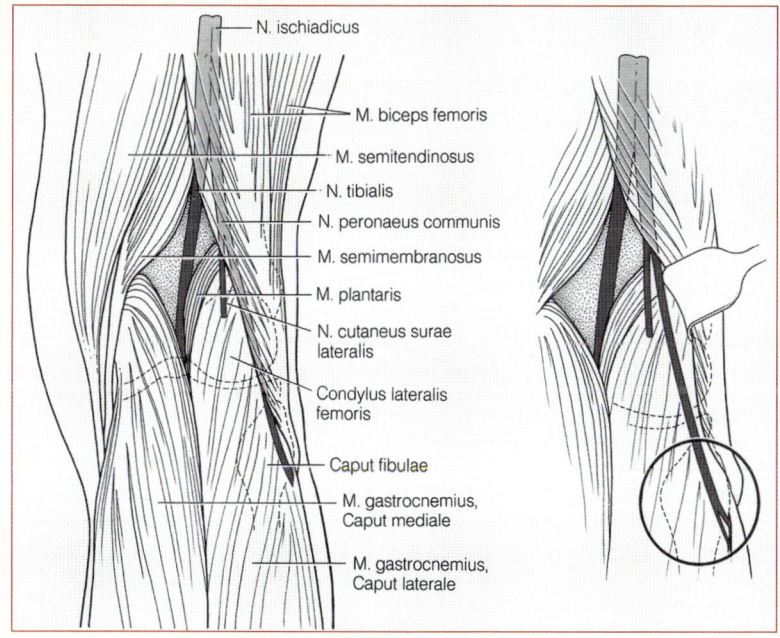

- N. ischiadicus
- M. biceps femoris
- M. semitendinosus
- N. tibialis
- N. peronaeus communis
- M. semimembranosus
- M. plantaris
- N. cutaneus surae lateralis
- Condylus lateralis femoris
- Caput fibulae
- M. gastrocnemius, Caput mediale
- M. gastrocnemius, Caput laterale

Abb. 21. Schema der Kompression des N. peronaeus in der Kniekehle

Elektrophysiologische Diagnostik. Elektroneurografisch lässt sich ein Leitungsblock in Höhe des Fibulaköpfchens nachweisen mit typischer Amplitudenminderung bei proximaler gegenüber distaler Stimulation.

Differenzialdiagnostisch ist eine radikuläre Ursache [L5-Syndrom] auszuschließen.

Therapie. Die **operative Exploration** des Nervs ist bei progredienter Parese und anhaltender Schmerzsymptomatik indiziert. Der Eingriff kann in Lokal-, Spinal- oder Allgemeinanästhesie erfolgen. Intraneurale Ganglienzysten erfordern eine sorgfältige Präparation und sollten immer in Blutsperre [und Spinalanästhesie oder Vollnarkose] operiert werden.

Vorderes Tarsaltunnelsyndrom

Definition. Es handelt sich um ein seltenes Kompressionssyndrom des Endastes des N. peroneus profundus unter dem Ligamentum cruciforme bzw. weiter distal unter der Sehne des M. extensor hallucis brevis [Abb. 22].

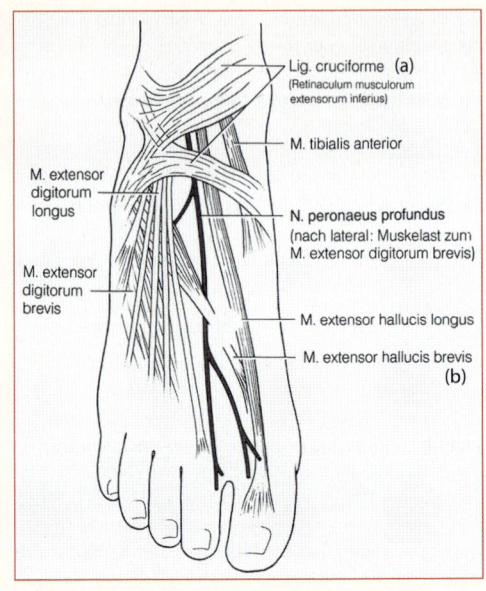

Symptome. Es bestehen sowohl belastungsabhängige als auch spontane Schmerzen am Fußrücken, eine Hypästhesie an der Dorsalseite der ersten und zweiten Zehe und teilweise am Fußrücken sowie ein Hoffmann-Tinel-Zeichen an der Kompressionsstelle.

Abb. 22. Schematische Darstellung des vorderen Tarsaltunnelsyndroms. Der sensible Endast des N. peroneus profundus kann an zwei Stellen komprimiert werden: unter dem Retinaculum extensorum [= a] und unter der Sehne des M. extensor hallucis brevis [= b]

Elektrophysiologische Diagnostik. Elektroneurografisch findet sich eine Leitungsverzögerung des N. peroneus profundus zum M. extensor digitorum brevis.

Therapie. Nach erfolgloser lokaler Kortikosteroid-Injektion ist die **operative Exploration** mit Beseitigung der einengenden Strukturen indiziert.

Kompressionssyndrome des N. tibialis

Hinteres Tarsaltunnel-Syndrom

Definition. Kompression des N. tibialis im Tarsaltunnel oder etwas weiter distal nach der Teilung in die beiden Endäste [Nn. plantaris medialis und lateralis]. Ein idiopathisches hinteres oder mediales Tarsaltunnelsyndrom ist selten. Häufiger kommt es nach Knöchelfrakturen oder Innenbandläsionen vor. Die ausgeprägtesten Kompressionen werden durch Ganglien, die von den Mittelfußgelenken ausgehen, verursacht. Weitere Ursachen können spondylarthrotische und entzündliche Gelenkveränderungen oder Schwellungszustände nach exzessiven sportlichen Betätigungen wie Marathonlauf sein.

Das **Beschwerdebild** ist oft uncharakteristisch, weswegen das Syndrom zu häufig diagnostiziert wird. Neben Parästhesien, wie sie auch bei den häufigeren Polyneuropathien vorkommen, klagen die Patienten auch über Brennschmerzen im Vorfuß und der Zehen, jedoch auch im Bereich der Ferse, die nach proximal ausstrahlen und sich bei Belastung verstärken, aber auch in Ruhe auftreten können.

Klinisch besteht eine Druckdolenz im Verlauf des N. tibialis mit positivem Hoffmann-Tinel-Zeichen* und eine oft nicht genau abgrenzbare Hypästhesie der Fußsohle, Ferse und Zehen. In fortgeschrittenen Fällen kommt es zu einer Abspreizschwäche und Krallenstellung der Kleinzehen.

Elektrophysiologische Diagnostik. Die elektrophysiologische Untersuchung ist beweisend für ein Tarsaltunnelsyndrom, negative Befunde schließen ein solches jedoch nicht aus. Findet sich eine deutlich verzögerte distale motorische Latenz des N. plantaris medialis und/oder lateralis und gleichzeitig eine Denervationsschädigung, ist die Diagnose weitgehend gesichert. In anderen Fällen, in denen der Nachweis eines Leitungsblocks nicht gelingt, muss die Diagnose fraglich bleiben.

Differenzialdiagnose. Differenzialdiagnostisch ist in erster Linie eine Poyneuropathie, aber auch ein L5- und ein S1-Syndrom auszuschließen. Außerdem sollte auf die häufigere Morton-Metatarsalgie geachtet werden.

Therapie. Bei gesicherter Diagnose und anhaltender Beschwerdesymptomatik ist die Behandlung **operativ** [Abb. 23]. Der Eingriff kann in Lokalanästhesie und in Blutsperre bzw. in Spinal- oder Allgemeinanästhesie durchgeführt werden.

Prognose. Die Prognose ist im Allgemeinen gut, bei diagnostischen Unklarheiten allerdings fraglich bzw. ungewiss.

Morton-Metatarsalgie
Syn.: Morton-Neurom

Definition. Schmerzhafte Affektion der Zehennerven im Metatarsalspalt vorzugseise III/IV. Seit der Erstbeschreibung des Syndroms durch Morton, der eine Affektion des Grundgelenks der 4. Zehe annahm, existieren zahlreiche divergierende pathogenetische Vorstellungen. Neben einer Kompression der Digitalnerven im Metatarsaltunnel wurden auch eine Traktionsschädigung und ein Abknicken der Zehennerven ursächlich vermutet. Vieles spricht dafür, dass infolge eines lockeren Intermetatarsalbandes und einer entzündlich verdickten Bursa intermetatarsale die Zehennerven in den Interdigitalspalt rutschen und mit der Bursa verbacken. Das Syndrom findet sich bei Frauen etwa viermal so häufig wie bei Männern und kann [zeitlich verschoben] doppelseitig auftreten.

Symptome. Typische Symptome sind belastungsabhängige Schmerzen im Vorfuß mit Ausstrahlung in die mittleren Zehen besonders beim Tragen enger Schuhe. Die Beschwerden werden oft jahrelang verkannt und als Spreizfußbeschwerden missdeutet, zumal öfters eine solche Fußdeformität gleichzeitig be-

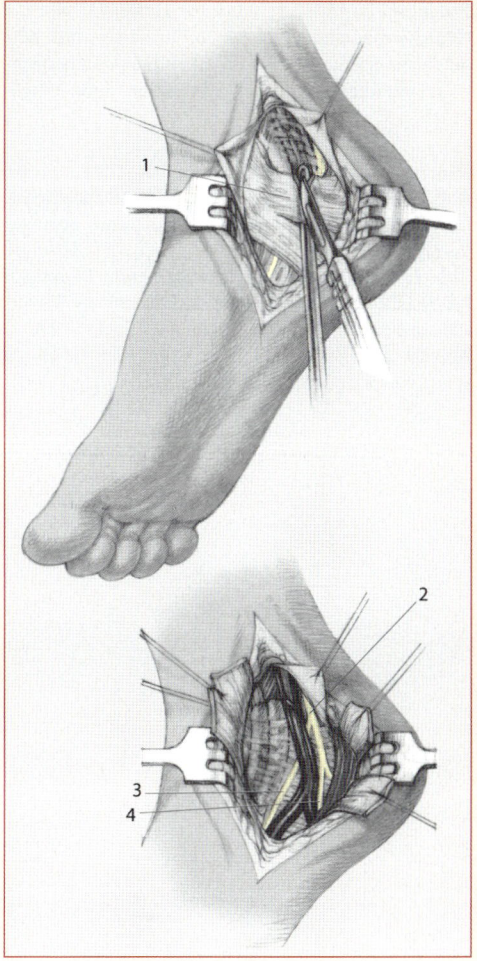

Abb. 23. Dekompression des N. tibialis beim Tarsaltunnelsyndrom.
1 = Retinaculum mm. flexorum, 2 = N. tibialis, 3 = N. plantaris medialis, 4 = N. plantaris lateralis

steht. Die Schmerzen können blitz- oder attackenartig sein und verschwinden häufig, jedoch nicht immer nach Ausziehen des Schuhs.

Klinischer Befund. Bei der klinischen Untersuchung findet sich eine umschriebene Druckdolenz zwischen der 3. und 4. Zehe, seltener auch gleichzeitig oder ausschließlich im Interdigitraum 2/3 unmittelbar distal oder zwischen den Metatarsalköpfchen. Im Zangengriff lässt sich der Schmerz provozieren und gleichzeitig die Krepitation des Pseudoneuroms tasten [**Mulder-Test**]. In vielen Fällen findet sich auch eine Hypästhesie einer oder beider angrenzender Zehenhälften.

Differenzialdiagnose. Differenzialdiagnostisch sind in erster Linie Spreizfußbeschwerden abzugrenzen, bei denen jedoch weniger der Interdigitalraum, sondern die Metatarsalköpfchen druckdolent sind.

Die elektrophysiologische Untersuchung der Interdigitalnerven ist technisch aufwändig und benötigt eine spezielle Stimulationselektrode. MRT-Untersuchungen sind trotz verbesserter Technik immer noch wenig verlässlich und der klinischen Diagnostik unterlegen.

Therapie. Konservative Behandlung mit Infiltration von Lokalanästhetika oder Kortikosteroiden führt nur selten zu anhaltendem Erfolg. Die Therapie der Wahl ist daher die **operative** Behandlung, die ambulant in Lokal- oder Regionalanästhesie über einen dorsalen Zugang durchgeführt wird [Abb. 24].

Prognose. Postoperativ kann für einige Wochen ein Neurektomieschmerz bestehen. Rezidive sind sehr selten. Bei erneuter Symptomatik ist meist der benachbarte Interdigitalraum D2/3 betroffen [bzw. umgekehrt].

Quellenhinweise

Abb. 2–7, 10, 12, 14, 15, 24: Assmus: Nervenkompressionssyndrome. Diagnostik und Chirurgie. Springer Verlag 2003

Abb. 1, 8, 13, 16–18, 23: Penkert/Fansa: Peripheral Nerve Lesions. Nerve Surgery and Secondary Reconstructive Repair. Springer Verlag 2004

Abb. 20–22: Tackmann/Richter/Stöhr: Kompressionssyndrome peripherer Nerven. Springer Verlag 1989

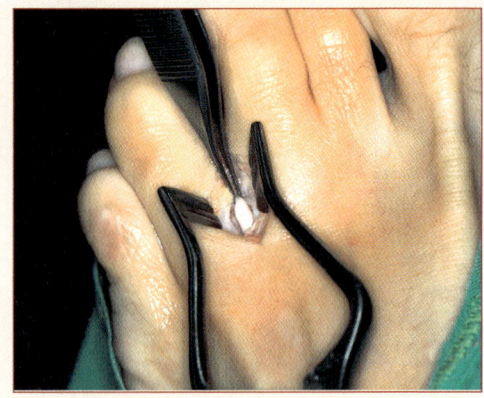

Abb. 25. Morton-Neurom

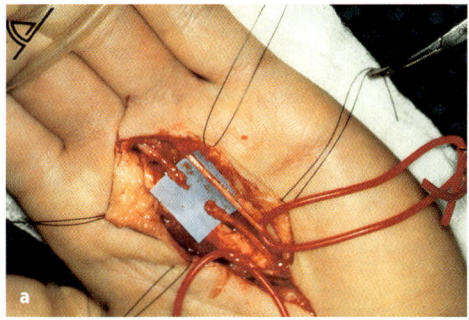

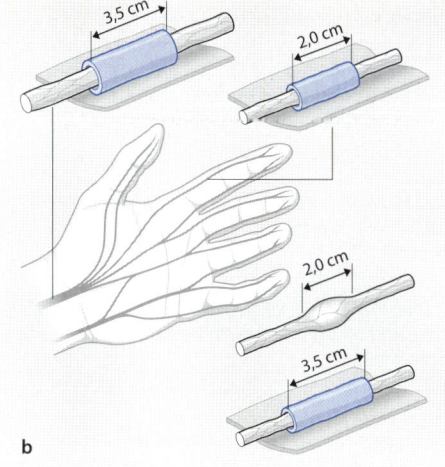

Abb. N26. Nervenplastik. Conduit: Ein segmentaler Nervendefekt [a] kann durch ein Conduit [z.B. Venenconduit] überbrückt werden; der Conduit wirkt als Leitröhre für die Regeneration [b]

ten in den Defekt eingesetzt wird

in den letzten Jahren arbeitet man bei der Rekonstruktion kleinerer Defekte [> 3 cm] sensibler Nerven auch mit sog. **Conduits**, die als Leitröhre für die Regeneration wirken; z.Z. verwendet man u.a. Arterien, Venen, Silikon, Faszien sowie andere biodegradable Materialien; in Zukunft wird man Conduits mit Schwann-Zell-Kulturen beschichten, die als lebendes künstliches Nerventransplantat wirken

Ner|ven|re|sek|ti|on f: → *Neurektomie*

Ner|ven|schwer|hö|rig|keit f: **Syn:** retrokochleäre/neurale Schwerhörigkeit; *s.u. Schwerhörigkeit*

Ner|ven|sti|mu|la|ti|on, transkutane elektrische f: Sonderform der Niederfrequenztherapie, bei der über eine elektrische Stimulation im oder möglichst nahe am Schmerzareal eine Dysoder Parästhesie erzeugt wird; erfolgt i.d.R. als wiederholte Stimulation von jeweils 20–30 Minuten, seltener als Dauerstimulation; wird mit niederfrequenter, akupunkturähnlicher Stimulation [1–4 Hz] und hoher Reizintensität gearbeitet, beginnt die Schmerzlinderung verzögert, kann aber über Stunden anhalten; bei hochfrequenter Stimulation [80–100 Hz] mit niedriger Reizintensität setzt die Schmerzlinderung schnell ein, verschwindet i.d.R. aber wieder mit dem Ende der Stimulation; die Haupteinsatzgebiete sind Neuralgie, Phantomschmerz, Schmerzzustände nach Herpes zoster, Tumorschmerzen, chronische Arthritis, Arthrose, muskulofasziale Schmerzen, Rückenschmerzen und Schulter-Arm-Schmerzen; die Erfolgsquote wird zum Teil aber nur mit maximal 40 % angegeben

Nervus interosseus anterior-Syndrom nt: Kompressionssyndrom durch Kompression des Nervus interosseus anterior, eines motorischen Astes des Nervus medianus unter der sehnigen Arkade des Musculus flexor digitorum superficialis; weitere Ursachen können vaskuläre Anomalien oder selten eine Kompression im Rahmen einer Volkmann-Kontraktur sein; häufiger sind traumatische Läsionen nach Unterarmfrakturen, Quetschung oder Stichverletzung des Unterarms oder iatrogene Schädigung nach Punktion der Arteria brachialis; betrifft ausschließlich die Musculi flexor digitorum profundus II und III, Musculus flexor pollicis longus und Musculus pronator quadratus; sensible Ausfälle fehlen; *s.u. Essay Nervenkompressionssyndrome S. 1099*

Nervus interosseus posterior-Syndrom nt: *s.u. Essay Nervenkompressionssyndrome S. 1099*

Ne|si|di|om nt: → *Inselzelladenom*

Ne|si|ri|tid nt: rekombinantes natriuretisches Peptid Typ B [**b**rain **n**atriuretic **p**eptide]; BNP wird endogen vornehmlich im Mykoard der Ventrikel synthetisiert; es bewirkt eine Vasodilatation der Arterien und der Venen einschließlich der Koronargefäße, erhöht die Natriumausscheidung der Niere, wirkt diuretisch, und supprimiert das Renin-Angiotensin-Aldosteron-System; die endogene Produktion und Sekretion von BNP wird stimuliert durch erhöhte Wandspannung, sowie Hypertrophie und Volumenbelastung des Herzens; dementsprechend nimmt die Konzentration von BNP im Plasma im Verlauf der Entwicklung einer Herzinsuffizienz zu; **Anw.:** Senkung der Vorlast und Nachlast bei dekompensierter Herzinsuffizienz; **Dosierung:** 2 μg/kg als intravenöser Bolus gefolgt von einer Dauerinfusion von 0,01 μg/kg/min; **NW:** Hypotonie, Verschlechterung der Nierenfunktion; *s.a. Essay Herzinsuffizienz S. 599*

Nes|sel|sucht f: → *Urtikaria*

Ne|til|mi|cin nt: Aminoglykosidantibiotikum der Gentamicingruppe; **Anw.:** parenteral bei gramnegativen Problemkeimen; Sepsis, Atemwegs- und Harnwegsinfektionen, Endokarditis, Infektionen bei immunsupprimierten Patienten; **Dosierung:** Erwachsene: 1–2 mg/kg alle 8 bis 12 h, Senioren: 1 mg/kg alle 8 h, Kinder: 1,5 mg/kg alle 8 h, Kleinkinder: 2–2,5 mg/kg alle 8 h, Säuglinge: 2,5–3 mg/kg alle 8 h, Neugeborene: 3 mg/kg alle 8 h; **NW:** Ototoxizität, Nephrotoxizität; **Kontraind.:** Allergie, Schwangerschaft, Myasthenia gravis, vorbestehende Innenohrschäden, fortgeschrittene Niereninsuffizienz

Netz|bruch m: **Syn:** Epiplozele; Hernie mit Bauchnetz im Bruchsack; *s.a. Essay Eingeweidebrüche/Hernien S. 577*

Netz|haut|ab|lö|sung f: → *Ablatio retinae*

Netz|haut|de|ge|ne|ra|ti|o|nen, erbliche pl: → *Netzhautdystrophien, hereditäre*

Netz|haut|dys|tro|phi|en, hereditäre pl: umfasst eine große Gruppe klinisch und genetisch heterogener, meist progressiver Funktionsstörungen des retinalen Pigmentepithels und der äußeren Netzhaut, die sich aufgrund ihres Phänotyps [klinisches Erscheinungsbild] in primär periphere [Retinitis pigmentosa], zentrale Netzhautdystrophien [Makuladystrophien] und syndromische Formen einteilen lassen; bis heute gelang es, Veränderungen in mehr als 110 Genen zu identifizieren, die ursächlich verantwortlich für die Netzhautdystrophie sind; hereditäre Netzhautdystrophien sind eine der häufigsten Ursachen von Blindheit in den westlichen Ländern; in Deutschland wird von 30.000–40.000 Betroffenen ausgegangen; *s.u. Essay Hereditäre Netzhautdystrophien S. 1119*

Netz|haut|spal|te f: → *Retinoschisis*

Netz|plas|tik f: **Syn:** Omentoplastik, Omentumplastik; Verwendung von Bauchnetz [Omentum majus] zur Deckung von Bauchorganen, z.B. Darmperforationen

Neu|ge|bo|re|nen|e|ry|thro|blas|to|se f: → *Morbus haemolyticus neonatorum*

Neu|ge|bo|re|nen|ik|te|rus m: **Syn:** Neugeborenengelbsucht, Icterus neonatorum; physiologische Gelbsucht bei Neugeborenen durch Leberunreife und Anfall erhöhter Bilirubinmengen; mehr als die Hälfte reifer Neugeborener und ca. 80 % aller Frühgeborenen entwickeln am 2.–3. Tag nach der Geburt einen leichten Ikterus, der am 4.–5. Tag seinen Höhepunkt

N

erreicht und dann langsam abklingt; das indirekte Bilirubin kann dabei Werte von mehr als 170 µmol/ [> 10 mg/dl] erreichen; meist ist keine Therapie nötig; werden aber Serumspiegel von 16–18 mg/dl erreicht, ist eine Phototherapie mit Blaulicht [425–475 nm] indiziert; das Licht wandelt Bilirubin in nicht-toxische, wasserlösliche Isomere um, die über den Harn ausgeschieden werden

Neu|ge|bo|re|nen|lis|te|ri|o|se f: *Syn: Granulomatosis infantiseptica*; Fetopathie durch eine intrauterine, diaplazentare Infektion mit Listeria monocytogenes; kennzeichnend ist die disseminierte Bildung von Granulomen in Haut, Leber, Lunge, Milz, Darm und Gehirn; die Letalität beträgt fast 100 % davon zu unterscheiden sind die **perinatale** und die **postnatale Listeriose** durch Infektion unter der Geburt bzw. postnatal durch die Umwelt, die beide zu Sepsis und Meningitis führen können; *s.a. Listeria*

Neu|ge|bo|re|nen|mas|ti|tis f, pl **-ti|ti|den**: *Syn: Mastitis neonatorum*; *s.u. Mastitis*

Neumann-Krankheit f: → *Erythema bullosum vegetans*

Neu|ner|re|gel f: *Syn: 9er-Regel*; Faustregel zur Bestimmung der Ausdehnung bei Hautverbrennungen; Kopf, Arme, Beine [vorne und hinten], Oberkörper [vorne und hinten] und Unterkörper [vorne und hinten] haben jeweils 9 % der Gesamtkörperoberfläche; die Regel gilt aber nur für Erwachsene; v.a. bei Kleinkindern sind die Körperproportionen völlig unterschiedlich und es müssen andere Methoden verwendet werden; *s.a. Essay Verbrennungen S. 1655*

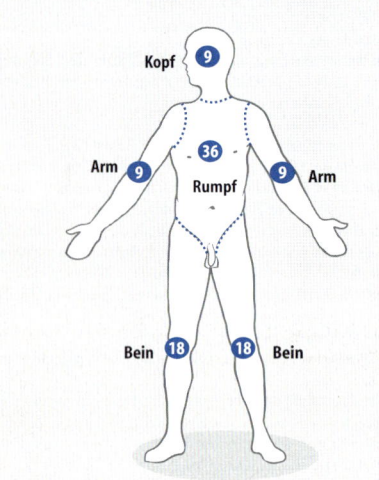

Abb. N27. Neunerregel

Neur|al|gie f: *Syn: Neuralgia*; meist anfallsartige Schmerzen im Versorgungsgebiet eines Nerven, Nervenplexus oder einer Nervenwurzel; der Schmerz wird meist als hell, reißend oder brennend beschrieben; neben Spontanschmerz bestehen auch Druck- oder Dehnungsschmerzhaftigkeit; die Neuralgie zeigt oft auch eine Überempfindlichkeit für Berührung [Hyperästhesie], Wärme [Thermohyperästhesie] oder Schmerzen [Hyperalgesie] im betroffenen Segment

Neuralgia geniculata: → *Genikulatumneuralgie*

Neuralgia sphenopalatina: *Syn: Sphenopalatinumsyndrom, Sluder-Neuralgie, Pterygopalatinumsyndrom*; Gesichtsneuralgie durch eine Entzündung des Ganglion pterygopalatinum; führt zu brennenden Schmerzen und Rötung im inneren Augenwinkel, Augapfel, Nase und Unterkiefer

zervikobrachiale Neuralgie: *Syn: Zervikobrachialgie*; neuralgische Schmerzen im Hals-Schulter-Arm-Bereich bei Rei-

zung des Plexus cervicobrachialis oder seiner Äste; oft gleichgesetzt mit Zervikobrachialsyndrom⋆

Neu|ral|rohr|de|fek|te pl: *Syn: dysraphische Störungen, Dysrhaphiesyndrome*; durch einen unvollständigen Schluss des Neuralrohrs während der Embryonalperiode hervorgerufene Störungen, wie z.B. Spina bifida, Kranioschisis, Meningomyelozele, Anenzephalie; in Mitteleuropa liegt die Inzidenz unter 0,2 %; Studien haben gezeigt, dass die prophylaktische Einnahme von Folsäure während der Schwangerschaft das Risiko senkt; als Screeningtest hat sich die Bestimmung von **Alphafetoprotein im mütterlichen Serum** [MSAFP] bewährt; erhöhte Werte werden in 70–90 % von Spina bifida und 95–100 % von Anenzephalie gefunden; sie sind also Indikation für eine weitere Abklärung, z.B. durch Bestimmung von **Alphafetoprotein in der Amnionflüssigkeit** [AFAFP] oder Ultraschall

Tab. N8. Neuralrohrdefekte. Risikoscreening

So früh wie möglich nach Absprache mit Labor
Beratung und Einverständniserklärung
Ultraschall (Gemini! Exaktes Schwangerschaftsalter!)

Notwenige Angaben für das Labor:
    Zahl der Feten
    Schwangerschaftsalter
    Gewicht
    Ethnische Herkunft
    Insulinabhängiger Diabetes mellitus

Wenn AFP < 2,0 MoM: normale weitere Vorsorge
Wenn AFP > 2,0 MoM: weitere Abklärung durch Amniozentese bzw. Ultraschall

Neur|ek|to|mie f: *Syn: Nerventeilentfernung, Nervenresektion*; operative Teilentfernung eines peripheren Nervens

Neu|ri|tis f, pl **-ti|den**: *Syn: Nervenentzündung*; entzündliche Reaktion des Nervengewebes durch direkten Erregerbefall [v.a. neurotrope Viren], Toxine [**toxische Neuritis/Neuropathie**, am häufigsten durch Tabak- und Alkoholkonsum, **Tabak-Alkohol-Amblyopie**] oder sekundär als immunmediierte Schädigung; imponiert klinisch meist als Neuralgie

Neuritis nervi optici: *Syn: Sehnervenentzündung, Optikusneuritis*; intrabulbäre [Neuritis nervi optici intrabulbaris] oder retrobulbäre [Neuritis retrobulbaris] Entzündung des Sehnervs; bei Erwachsenen häufig Teilsymptom einer multiplen Sklerose⋆, bei Kindern meist als parainfektiöse Entzündung; die **Neuritis nervi optici intrabulbaris** führt zu Hyperämie und ödematöser Schwellung der Sehnervenpapille; die Papillengrenzen sind unscharf und die Nervenfasern verquollen; bei langwierigem Verlauf kommt es zu Papillenatrophie; **Klinik**: drastische Verschlechterung des Sehvermögens, retrobulbäres Druckgefühl und Schmerzen bei Augenbewegungen; bei der Untersuchung findet sich ein

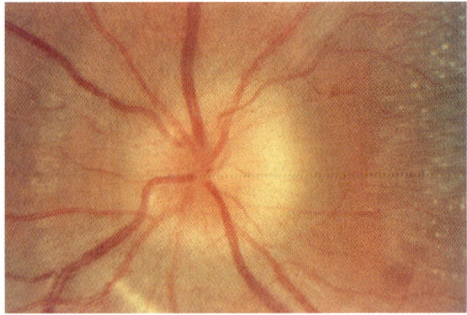

Abb. N28. Neuritis nervi optici. Neuropapillitis (optica)

Hereditäre Netzhautdystrophien

Syn.: erbliche Netzhautdegenerationen

D. Besch, E. Zrenner

Definition

Hereditäre Netzhautdystrophien sind eine der häufigsten Ursachen von Blindheit in den westlichen Ländern. In Deutschland wird von 30.000–40.000 Betroffenen ausgegangen. Diese Erkrankungen umfassen eine große Gruppe klinisch und genetisch heterogener, meist progressiver Funktionsstörungen des retinalen Pigmentepithels und der äußeren Netzhaut, die sich aufgrund ihres Phänotyps [klinisches Erscheinungsbild] in primär periphere [Retinitis pigmentosa], zentrale Netzhautdystrophien [Makuladystrophien] und syndromische Formen einteilen lassen. Bis heute gelang es, Veränderungen in mehr als 110 Genen zu identifizieren, die ursächlich verantwortlich für die Netzhautdystrophien sind.

Symptomatik und klinischer Befund

Periphere Netzhautdystrophien [Retinitis pigmentosa]

Die Gruppe der peripheren Netzhautdystrophien wird meist unter dem Begriff der **Retinitis pigmentosa** [RP], seltener als **tapetoretinale Degeneration** oder **Stäbchen-Zapfen-Dystrophie** zusammengefasst. Mit einer Prävalenz von 1:3.000–5.000 ist sie die häufigste Form der hereditären Netzhauterkrankungen und kann sowohl autosomal-dominant, autosomal-rezessiv als auch x-chromosomal vererbt werden.

Die klassischen Formen der Retinitis pigmentosa sind gekennzeichnet durch eine primäre Stäbchenfunktionsstörung und führen zu einer langsam fortschreitenden Degeneration der Photorezeptorschicht. Als Erstsymptom wird typischerweise über **Nachtblindheit** und über **Orientierungsprobleme** mit verlängerter Adaptationszeit beim Übergang von hellerer in dunklere Umgebungsbeleuchtung geklagt. Meistens im jungen Erwachsenenalter folgt eine zunehmende beidseitige **Einschränkung des äußeren Gesichtsfeldes** [Röhrengesichtsfeld*], die auf einer zusätzlich auftretenden peripheren Zapfenfunktionsstörung beruht. Dabei werden Gegenstände, die sich seitlich oder nahe am Boden befinden, übersehen. Da die Zapfenfunktion im zentralen Netzhautbereich lange erhalten bleibt und erst bei fortschreitendem Prozess degeneriert, treten meist erst im späteren Stadium eine erhöhte Blendempfindlichkeit, Störungen der Farbwahrnehmung sowie Probleme beim Lesen bis hin zur Erblindung auf.

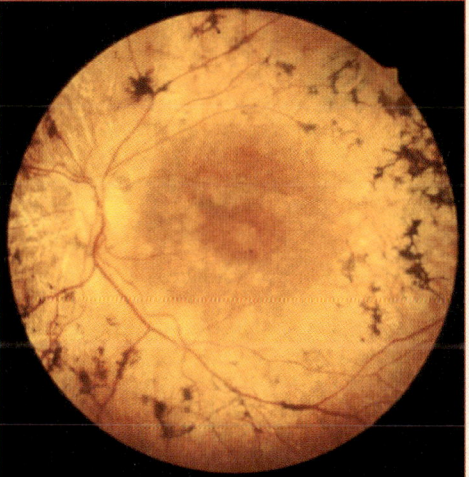

Morphologisch ist die klassische Retinitis pigmentosa gekennzeichnet durch Pigmentepithelverlust und Pigmentablagerungen in der mittleren Peripherie [Knochenkörperchen], die jedoch sehr unterschiedlich ausgeprägt sein können, einer [wachsgelben] Atrophie der Papille und eng gestellten Netzhautgefäßen [Abb. 1]. Typisch ist auch eine zunehmende Trübung der hinteren subkapsulären Linsenanteile. Vor allem im Spätstadium finden sich Makulaveränderungen mit Fältelung, ringförmiger Atrophie oder zystoidem Makulaödem. Sonderformen beinhalten früh auftretende primäre Erkrankungen des Pigmentepithels, etwa bei der **kongenitalen Amaurose Leber** [LCA] oder der Aderhaut bei der **Chorioideremie**.

Zentrale Netzhautdystrophien [Makuladystrophien]

Die Gruppe der zentralen Netzhautdegenerationen wird meist unter dem Begriff der **Makuladystrophien**, seltener als **Zapfen-Stäbchen-Dystrophie** zusammen-

Abb. 1. Typische Fundusveränderungen bei Retinitis pigmentosa mit Atrophie des retinalen Pigmentepithels, Pigmentablagerungen in der mittleren Peripherie (Knochenkörperchen), einer (wachsgelben) Atrophie der Papille und eng gestellten Netzhautgefäßen

N

gefasst. Je nach Erkrankung ist jeder der Mendel-Erbgänge möglich, wobei die häufigste Form die **juvenile Makuladegeneration Typ Stargardt** mit einer Prävalenz von 1:10.000 ist [Abb. 2]. Zu dieser Gruppe gehören auch die [autosomal-dominante] **vitelliforme Makuladystrophie**, die **zentrale areoläre chorioidale Dystrophie** [**CACD**] oder die **juvenile** [x-chromosomale] **Retinoschisis** und die **Zapfen-Stäbchen-Dystrophien**, die in Spätstadien meistens durch zentralen Pigmentepithelverlust [**Bull's eye** oder **Schießscheibenmakula**] gekennzeichnet sind.

Das klinische Erscheinungsbild der Makuladystrophien ist primär durch morphologische Veränderungen und funktionelle Störungen im Bereich des hinteren Pols gekennzeichnet. Die Schädigung der Zapfenphotorezeptorfunktion führt zu einer **Herabsetzung der Sehschärfe und der Lesefähigkeit**, einer **verminderten Kontrastwahrnehmung**, **Störungen des Farbensinnes** [oft beginnend mit einer Blausinnstörung, Tritanomalie], einer **erhöhten Blendempfindlichkeit** sowie einem **zentralen Gesichtsfeldausfall**.

Morphologisch finden sich je nach Erkrankungsform und Erkrankungsstadium unterschiedliche Veränderungen am zentralen Augenhintergrund, häufig treten Ablagerungen [z.B. Lipofuszin, s. Abb. 2] und atrophische Bereiche im retinalen Pigmentepithel sowie irreguläre Reflexe der inneren limitierenden Membran auf.

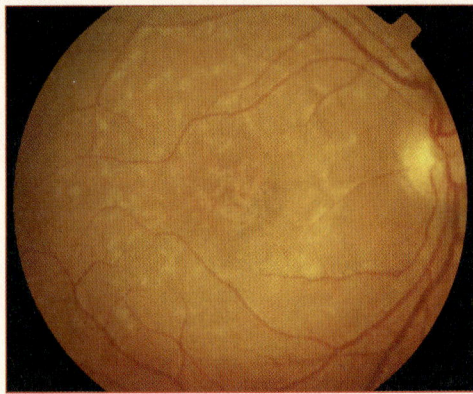

Abb. 2. Typische Fundusveränderungen bei juveniler Makuladegeneration Typ Stargardt mit zahlreichen kleinen Defekten im retinalen Pigmentepithel mit Fundus flavimaculatus, der sich als Ansammlung unregelmäßig begrenzter Herdchen perifoveal darstellt

Tab. 1. Therapie seltener Netzhautdystrophien mit Stoffwechselstörung

Atrophia gyrata	Ornithin-δ-Aminotransferase-Mangel Therapie: Vitamin B6, Arginin-arme Diät, Vitamine
Refsum-Syndrom	Phytansäure-Alpha-Hydroxylase-Mangel Therapie: Phytansäure-arme Diät, Plasmapherese
Abetalipoproteinämie	Apolipoprotein B-Mangel Therapie: Fettrestriktion, Vitamin A, E und K

Hereditäre Netzhautdystrophien und assoziierte Syndrome

Die Netzhautdystrophien können isoliert oder auch als Teilsymptom einer Systemerkrankung, einem Syndrom, auftreten. Zu den häufigeren mit Retinitis pigmentosa assoziierten Syndromen gehören das **Usher-Syndrom** mit zusätzlicher Innenohrschwerhörigkeit [**Usher II**] oder Taubheit [**Usher I**] und das **Bardet-Biedl-Syndrom**, bei dem neben der Retinitis pigmentosa eine Stammfettsucht, Polydaktylie, Hypogonadismus, mentale Retardierung sowie häufig eine Nierenhypoplasie zu den typischen Symptomen gehören.

Seltene Netzhautdegenerationen auf der Basis einer Stoffwechselstörung

Abzugrenzen sind auch bestimmte seltenere Netzhautdystrophien, wie z.B. das **Refsum-Syndrom** [Phytansäureerhöhung im Plasma], die **Atrophia gyrata** [Hyperornithinämie] oder das **Bassen-Kornzweig-Syndrom** [Abetalipoproteinämie], bei denen sich heute aufgrund der Kenntnis des Enzymdefektes durch entsprechende diätetische Maßnahmen und einer speziellen Vitamin-Therapie eine Verbesserung und sogar Rückbildung der Symptome erreichen lässt [Tab. 1].

Diagnostik

Neben einer ophthalmologischen Basisuntersuchung ist folgende weiterführende Diagnostik indiziert:
- psychophysische Verfahren mit Prüfung der Sehschärfe, der Dunkeladaptation und der Blendempfindlichkeit; Farbsehtest; Gesichtsfelduntersuchung
- elektrophysiologische Verfahren [Ganzfeld-Elektroretinogramm (ERG), multifokales ERG (mf-ERG), Elektrookulogramm (EOG), visuell evozierte Potenziale (VEP)]
- differenzialdiagnostisch und zum Ausschluss einer Phänokopie serologische Diagnostik
- molekulargenetische Untersuchung, soweit für die jeweilige Erkrankungsform angeboten.

Differenzialdiagnose

Differenzialdiagnostisch müssen insbesondere Phänokopien ausgeschlossen werden. Dabei handelt es sich häufig um erworbene entzündliche Erkrankungen [z.B. Toxoplasmose, Lues, Röteln] oder Uveitiden und Vaskulopathien, die das klinische Bild einer erblichen Netzhautdegeneration nachahmen, sich jedoch durch die weiterführenden Untersuchungsverfahren in den meisten Fällen diagnostisch von diesen abgrenzen lassen.

Therapie

Ursächliche Therapien für die hereditären Netzhautdystrophien sind bisher nicht bekannt, obwohl in vielen Fällen der Stoffwechseldefekt bereits aufgeklärt wurde.

Da es sich um Erkrankungen mit erheblichen psychischen, sozialen und beruflichen Konsequenzen handelt, stehen neben der symptomatischen Behandlung [u.a. Vitamin A-Palmitat, Kantenfiltergläser, Kataraktoperation] besonders berufliche und private Rehabilitationsmaßnahmen [z.B. vergrößernde Sehhilfen], eine adäquate genetische Beratung sowie eine intensive psychologische Betreuung der Betroffenen und ihrer Familien im Vordergrund.

Vitamin A-Palmitat

Die Serumkonzentration von Vitamin A und Retinol-bindendem Protein [RBP] ist bei hereditären Netzhautdegenerationen [bis auf die Abetalipoproteinämie] in der Regel normal, sodass sich bei diesen Erkrankungen kein systemischer Defekt im Vitamin A-Stoffwechsel annehmen lässt. Andererseits ist die Kapazität der Vitamin A-Speicher in der Leber und im Pigmentepithel individuell sehr unterschiedlich. Durch Degenerationsprozesse im retinalen Pigmentepithel und den eng damit verbundenen Photorezeptoren kann eine lokale Vitamin A-Mangelversorgung an einzelnen Netzhautorten eintreten, die sich im Serumspiegel nicht äußert. Besonders bei vorgeschädigter Netzhaut, bei der wegen des degenerierten oder in Knochenkörperchenpigmente umgebauten retinalen Pigmentepithels eine reduzierte oder lokal völlig fehlende Speicherkapazität und Transportfähigkeit der verbliebenen Pigmentepithelzellen angenommen werden muss, stellt sich die Frage einer kontinuierlichen kontrollierten Vitamin A-Gabe.

In einer kontrollierten Studie zur Wirksamkeit von Vitamin A-Palmitat konnte bei erwachsenen Patienten unter einer Therapie mit 15.000 IE täglich nach einem Beobachtungszeitraum von 6 Jahren ein geringer, aber signifikant besserer Erhalt der elektroretinographisch gemessenen Netzhautfunktion festgestellt werden. Die praktische Bedeutung dieser Studie wird allerdings kontrovers diskutiert.

Wesentlich erscheint, dass bisherige Ergebnisse zur Vitamin A-Therapie nur für die häufigen Formen der Retinitis pigmentosa und des Usher-Syndroms [Typ II] vorliegen, nicht aber für die untypischen Formen und die Makuladystrophien. Langzeitbeobachtungen zur Schädlichkeit von Vitamin A in hohen Dosen bei erwachsenen RP-Betroffenen [durchschnittliches Alter 18–54 Jahre], die über 12 Jahre mit 15.000 IE Vitamin A-Palmitat täglich behandelt wurden, ergaben in keinem Fall eine Überschreitung der oberen Normgrenze des Blut-Vitamin A-Spiegels oder klinische Hinweise auf eine mögliche Leber-Schädlichkeit.

Aufgrund aktueller Studien besteht die Annahme, dass der Krankheitsverlauf durch die tägliche Einnahme von Vitamin A oder entsprechender Isoformen bei einem bestimmten Anteil der RP-Patienten, z.B. mit spezifischen Rhodopsin-Mutationen oder bei der durch RPE65-Mutationen bedingten kongenitalen Amaurose Leber, wenn auch wahrscheinlich nicht bei allen genetischen Formen der Erkrankung, günstig beeinflusst werden kann.

Lichtschutz und Kantenfiltergläser

Bei Patienten mit hereditären Netzhautdystrophien, bei denen es zu Störungen der Adaptation kommt, können Kantenfiltergläser die Kontrastwahrnehmung und die Adaptation an unterschiedliche Umweltleuchtdichten verbessern. Wegen der verschiedenen Filtereigenschaften und je nach Grad der Funktionsstörung durch die Erkrankung sollte eine individuelle Anpassung der Filtergläser vorgenommen werden [z.B. Rodenstock Perfalit, Zeiss Clarlett, Corning, Essilor Orma etc.]. Auch der Nutzen von Filteraufsteckern oder eines lichtabsorbierenden Seitenschutzes, der die retinale Beleuchtung begrenzt auf jenes Licht, das durch den Kantenfilter tritt, sollte individuell erprobt werden.

Kataraktoperation

Eine frühe Kataraktentwicklung mit Einfluss auf das zentrale Sehvermögen ab dem 40. Lebensjahr ist bei Retinitis pigmentosa und anderen erblichen Netzhautdystrophien bekannt. Die **Cataracta complicata** entwickelt sich charakteristischerweise als eine zentrale, hintere subkapsuläre Trübungsform, die besonders bei einem kleinen zentralen Restgesichtsfeld stark stört. Angaben über die Häufigkeit schwanken zwischen 40 % und 60 %, auch die Daten über die Häufigkeitsverteilung der RP-typischen Katarakt bei verschiedenen Vererbungsmodi sind uneinheitlich. Einerseits wird ein stärkeres Auftreten der subkapsulären Katarakt bei x-chromosmalen, andererseits bei autosomal-dominanten Fällen beschrieben, während Simplex-Fälle am häufigsten die Kombination einer subkapsulären Trübung mit einer Kernsklerose zeigten. Insgesamt ist eine relativ frühe Operation einem deutlich visusmindernden oder zu stärkerer Blendung führenden Katarakt zu empfehlen, damit der Patient noch einen Nutzen durch die Operation hat, solange er noch ein entsprechendes Restgesichtsfeld für den Erhalt der Orientierung und für das Lesen besitzt.

Vergrößernde Sehhilfen

Bei erblichen Netzhautdystrophien, die primär oder sekundär die Makulafunktion und damit die zentrale Sehschärfe beeinträchtigen, können vergrößernde Sehhilfen wie Lupenbrillen und Monokulare helfen, das restliche

Sehvermögen optimal zu nutzen. Als elektronische Hilfsmittel bieten sich bei stärkerem Vergrößerungsbedarf auch ein Fernseheslesegerät oder ein Vorlesegerät an. Weitere Möglichkeiten ergeben sich bei der Nutzung von Computern mit speziellen Programmen zur Textvergrößerung oder für Blindenschrift [Braillezeile, Braille-tastatur]. Auch hier empfiehlt sich eine Anpassung der vergrößernden Sehhilfen nach individuellen Bedürfnissen [Beruf, Hobby etc.]. Neben den optischen und elektronischen Hilfsmitteln gibt es noch zahlreiche Angebote von Hörbüchereien. Bei erheblicher Verschlechterung des Sehvermögens oder starker Gesichtsfeld-Einschränkung mit Orientierungsproblemen in fremder Umgebung sollte auch auf die Möglichkeit eines Mobilitätstrainings hingewiesen werden.

Genetische, soziale und berufliche Beratung

Für viele Patienten beginnt mit der Diagnosestellung und der gleichzeitigen Angst vor der Erblindung ein langer Bewältigungsprozess. Neben der Aufklärung über das Krankheitsbild und über den typischen Verlauf sowie Informationen über neue Forschungs-Entwicklungen steht deshalb eine intensive Betreuung und Beratung der Patienten und ihrer Angehörigen in der Augenarztpraxis, in einer Spezialambulanz für hereditäre Netzhautdystrophien und/oder auch in einer Selbsthilfegruppe [z.B. Pro Retina Deutschland, Vaalser Str. 8, 52074 Aachen] im Vordergrund.

Als wesentliche Aspekte dieser nachhaltig die Lebensqualität verändernden Erkrankungen sollten dabei die beruflichen Auswirkungen sowie mögliche technische und soziale Hilfen besprochen werden. Hingewiesen werden sollte auch auf einen [späteren] möglichen Verlust der Fahrerlaubnis, gerade auch im Hinblick auf solche Berufe, die auf einen PKW angewiesen sind.

Es sollte darauf geachtet werden, dass die Patienten optimal mit technischen Hilfsmitteln versorgt sind, zumal der Erhalt der Lesefähigkeit auch meistens Voraussetzung für den Erhalt der Berufsfähigkeit ist. In fortgeschrittenen Fällen kann auch der Hinweis auf mögliche Rehabilitationsmaßnahmen und das Mobilitätstraining hilfreich sein.

Wenn der Betroffene in der Schule oder seinem Beruf an die Grenzen seiner Leistungsfähigkeit gelangt ist, so kann der Augenarzt durch entsprechende Aufklärung der Lehrer oder des Arbeitgebers darauf hinwirken, dass sich die Arbeitsbedingungen entsprechend ändern, dass eine entsprechende Förderung in der Schule bzw. eine weitere Beschäftigung am Arbeitsplatz möglich ist. Allerdings sollte auch frühzeitig die Notwendigkeit von Umschulungsmaßnahmen erkannt, mit dem Patienten diskutiert und entsprechende Maßnahmen in die Wege geleitet werden.

Auch eine genetische Beratung zum weiteren Vererbungsrisiko ist in diesem Zusammenhang oftmals erwünscht. Eine Lokalisation der genetischen Veränderung bei einem Betroffenen oder bei anderen Familienmitgliedern kann differenzialdiagnostisch wichtig und eine wesentliche Voraussetzung für die weitere ärztliche Beratung darstellen.

Ausblick zukünftiger Therapieansätze

Experimente an verschiedenen Tiermodellen und histologische Untersuchungen menschlicher Netzhäute haben zu einem besseren Verständnis für die pathophysiologischen Veränderungen bei erblichen Netzhautdegenerationen geführt. Deshalb gewinnen weiterführende Studien zur Identifizierung der ursächlichen genetischen Veränderungen, zur Aufklärung der Degenerationsmechanismen sowie aktivierender bzw. hemmender Stoffe wesentliches Gewicht für zukünftige Therapieansätze.

Aktuell sind Untersuchungen zur Transplantation von Pigmentepithel oder äußerer Netzhaut, zum Einsatz von Wachstumsfaktoren bzw. neuroprotektiver Substanzen [z.B. Antioxidantien, ungesättigte Fettsäuren] und zur somatischen Gen- und Stammzelltherapie. Im experimentellen Stadium sind auch noch die technischen mikroelektronischen Netzhautimplantate [*retina prothesis*].

Prognose

Es besteht eine große Variabilität im Krankheitsverlauf und -beginn, sodass eindeutige Vorhersagen, z.B. zum fraglichen Zeitpunkt einer Erblindung, schwer zu stellen sind. Zumeist handelt es sich um eine langsam fortschreitende und/oder schubweise verlaufende Progression. Auch ist wichtig, dass viele Patienten nie komplett erblinden und die **gesetzliche Blindheit** [Visus kleiner 1/50 *oder* Gesichtsfeld kleiner 5°] keineswegs blind im laienhaften Sinn bedeutet.

Vorsorge/Prävention

Keine Maßnahmen bekannt, da es sich um erblich vorprogrammierte Erkrankungen handelt. Allerdings spricht viel dafür, dass Schutz vor UV-Strahlung durch Kantenfiltergläser den progressiven Verlauf günstig beeinflusst.

Zentralskotom, das sich bei Heilung weitgehend zurückbildet; **Therapie**: bei Erwachsenen hoch dosierte Corticosteroide, bei Kindern symptomatische Behandlung

häufigste Ursache der akut oder chronisch verlaufenden **Neuritis retrobulbaris** ist die multiple Sklerose; da die Schädigung hinter dem Bulbus liegt, gilt die alte Regel: *der Patient sieht nichts und der Arzt sieht auch nichts*, d.h., bei der Augenspiegelung erkennt man keine Veränderungen; die Pupillenreaktion ist aber pathologisch und nach 6–8 Wochen kommt es zu einer temporalen Atrophie der Papille; die Sehschärfe sinkt ab, trotzdem ist das Sehvermögen oft noch erstaunlich gut und kann sich später evtl. sogar wieder teilweise erholen; **Therapie**: bei Erwachsenen hoch dosierte Corticosteroide, bei Kindern Abwarten

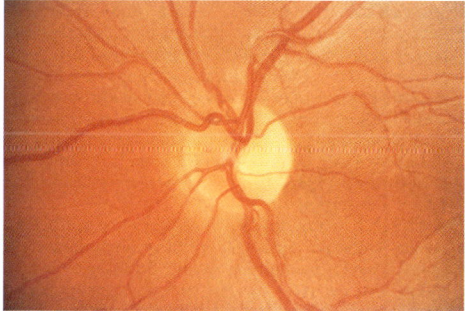

Abb. N29. Neuritis nervi optici. Retrobulbärneuritis

Neuritis saturnina: *Syn: Bleipolyneuropathie, Bleineuropathie*; *s.u. Bleivergiftung*
Neuritis vestibularis: → *Vestibularisneuronitis*
Neu|ro|ar|thro|pa|thie *f: Syn: neurogene Arthropathie, neuropathische Arthropathie, Arthropathia neuropathica*; durch einen Verlust der Nervenversorgung hervorgerufene progrediente Gelenkschädigung, die v.a. durch hochgradige Osteolysen oder Gelenkzerstörungen auffällt; findet sich v.a. bei Erkrankungen, die mit einem Verlust der Tiefensensibilität einhergehen, wie z.B. Tabes dorsalis [**Arthropathia tabica**], Syringomyelie und Meningomyelozele, und ist daher durch eine Schmerzfreiheit charakterisiert, die in starkem Kontrast zu den z.T. grotesken Gelenkschäden steht [*s.a. Charcot-Gelenk*] am häufigsten ist heute aber die **diabetische Neuropathie** als Folge einer diabetischen Polyneuropathie bei juvenilem Diabetes mellitus; man kann hier einen **destruierenden Typ** [Zerstörung der Fußgelenke] und einen **mutilierenden Typ** [Osteolyse v.a. der Metatarsalköpfchen und Phalangen, „abgelutschte Zuckerstangen"] unterscheiden; im Vordergrund der Therapie steht selbstverständlich die Behandlung des Diabetes mellitus; operative Eingriffe haben hohe Komplikationsraten, oft wird langfristig eine Amputation erforderlich
Neu|ro|blas|to|ma retinae *nt*: → *Retinoblastom*

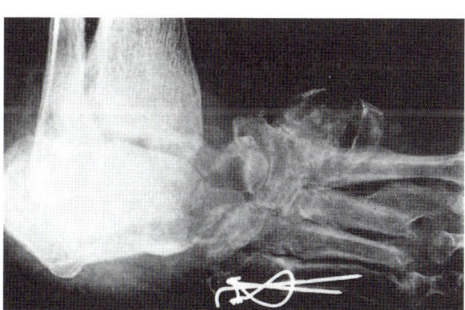

Abb. N30. Neuroarthropathie. Ausgedehnte Destruktion v.a. der Fußwurzel bei einem 55-jährigen Diabetiker

Neu|ro|der|mi|tis *f, pl* **-ti|den**: *Syn: Neurodermatose*; ursprünglich für degenerative Hauterkrankungen mit vermutlich nervaler Beteiligung verwendeter Begriff, der heute mit Neurodermitis disseminata [atopisches Ekzem*] gleichgesetzt wird
Neurodermitis circumscripta: *Syn: Lichen simplex chronicus (Vidal), Lichen chronicus (Vidal), Vidal-Krankheit, Lichen Vidal*; chronische, in Schüben verlaufende, juckende Hauterkrankung mit Lichenifikation, die eine enge Verwandtschaft zu den Ekzemen hat [manche Autoren sehen sie als Minusvariante des atopischen Ekzems* an]; **Klinik**: chronisches Scheuern und Kratzen [auch ohne Juckreiz] mit Hyperplasie der Epidermis mit grauen oder braunrötlichen Papeln, die unscharf begrenzte Herde bilden; meist besteht ein starker Juckreiz; die Läsionen können überall am Körper auftreten, am häufigsten sind sie am Nacken, den Streckseiten von Unterarm und Unterschenkel, der Innenseite der Oberschenkel und Genitalregion, am Ellenbogen und über dem Steißbein; **DD**: atopisches Ekzem, Lichen ruber planus, Lichen amyloidosus; **Therapie**: Aufklärung, Antihistaminika, Corticoide extern; **Prognose**: chronischer Verlauf
Neu|ro|fi|bro|ma|to|se *f*: Neurofibrome sind vom Bindegewebe der Nerven ausgehende gutartige Tumoren, die meist solitär zwischen dem 20. und 40. Lebensjahr auftreten; **kutane Neurofibrome** stammen von den Hautnerven ab, **subkutane Neurofibrome** von größeren Nervensträngen; sie können entlang dem Nervenverlauf angeordnet sein [**plexiforme Neurofibrome**]; die kutanen Neurofibrome sind weiche bis mitteldebe Knoten, die hautfarben oder rötlich-blau sind; sie sind meist nicht viel größer als 1 cm, können aber wesentlich größer werden [z.B. **pendulierende Neurofibrome** bei Neurofibromatosis generalisata]; die subkutanen Neurofibrome imponieren als Verhärtung im Verlauf der Nerven
die Neurofibromatose wird durch das Auftreten multipler Neurofibrome gekennzeichnet; sie wird in zwei genetisch unterschiedliche Formen unterteilt, es kommen aber auch Übergangsformen vor; die **Neurofibromatose I** [Neurofibromatosis generalisata, (von) Recklinghausen-Krankheit] ist

N

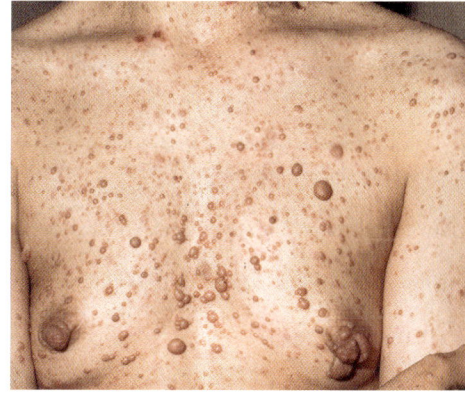

Abb. N31. Neurofibromatose. Multiple Neurofibrome

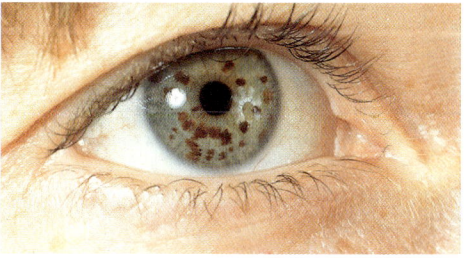

Abb. N32. Neurofibromatose. Lisch-Knötchen

Tab. N9. **Neurofibromatose.** Diagnostische Kriterien

Neurofibromatose Typ 1

Mindestens 6 Café-au-lait-Flecken (größer als 5 mm präpubertal, größer als 15 mm postpubertal)

Neurofibrome oder ein plexiformes Neurofibrom

Optikusgliom

Mindestens zwei Irishamartome

Knochenveränderungen, wie Keilbeindysplasie oder Verdünnung der langen Knochen mit und ohne Pseudarthrose

Verwandter I. Grades mit NF-1 nach obigen Kriterien

Neurofibromatose Typ 2

Bilaterale Akustikusneurinome - Nachweis durch MRT

Bei einem Verwandten I. Grades mit NF-2 genügt das Vorhandensein von mindestens einem der folgenden Kriterien:
– Meningeom
– Gliom
– Schwannom

eine seltene [1:30.000 Einwohner], autosomal-dominante neuroektodermale Systemerkrankung mit zahlreichen schmerzhaften Neurofibromen und Pigmentflecken [Café-au-lait-Flecken]; die meisten Patienten sind mental retardiert und ca. 10 % leidet an epileptischen Anfällen; die typischen Hautveränderungen können schon bei der Geburt vorhanden sein oder entstehen während der frühen Kindheit; sie nehmen später noch an Größe zu; typisch sind auch Lisch-Knötchen der Iris; bei 5 % der Patienten kommt es zu einer sarkomatösen Entartung der Neurofibrome; daneben treten auch gehäuft maligne Optikusgliome, Ependymome, Phäochromozytome, Nephroblastome oder Retinoblastome auf

bei der seltenen autosomal-dominanten **Neurofibromatose II** [Defekt auf dem Chromosom 22] fehlen die typischen Hauterscheinungen und Lisch-Knötchen, dagegen findet man bilaterale Akustikusneurinome, multiple Meningeome und Neurinome anderer Hirnnerven sowie zervikaler und lumbaler Spinalnervenwurzeln; bei 50 % der Patienten kommt es zu einer juvenilen Katarakt der hinteren Kapsel

Neu|ro|gli|om *nt*: → *Gliom*

Neu|ro|gli|o|ma|to|se *f*: → *Gliomatose*

Neu|ro|hy|po|phy|sek|to|mie *f*: Entfernung der Neurohypophyse

Neu|ro|lep|ti|kum *nt, pl* **-ka**: *Syn*: *Psycholeptikum, Antipsychotikum, major tranquilizer*; Substanz mit angstlösender, beruhigender und sedierender Wirkung; gehören zu den Psychopharmaka und werden v.a. zur Behandlung von Schizophrenie, Manie, organischer Psychosen, Alkoholdelir sowie Angst- und Erregungszuständen verwendet; umfasst **Phenothiazinderivate** [z.B. Chlorpromazin], **Thioxanthenderivate** [z.B. Chlorprothixen], **Aminobutyrophenone** [z.B. Droperidol], **Diphenylbutylpiperidine** [z.B. Fluspirilen] und **Indolderivate** [z.B. Reserpin]

Neu|ro|ly|se *f*: **1.** therapeutische Nervenauflösung, z.B. bei inkurablen Schmerzzuständen **2.** operative Nervendekompression, z.B. bei Karpaltunnelsyndrom*; bei der **externen Neurolyse** wird der Nerv nur aus dem umliegenden Gewebe freipräpariert, während bei der **internen Neurolyse** das Epineurium oder tiefer liegende Schichten freigelegt werden

Neu|ro|mo|du|la|ti|on, chronische sakrale *f*: Elektrostimulationsmethode bei Dranginkontinenz*; für die Langzeit-Stimulation

Tab. N10. **Neurolyse.** Intraoperative Befunde und Therapieoptionen bei Neurolyse

Einteilung bez. Kontinuität (1–5 nach Sunderland)		Einteilung bez. Reaktion (A, B, C, N, S)	Aussicht auf spontane Regeneration	Diagnose	Therapie
1	Leitfähigkeit verloren, Kontinuität der Axone erhalten	–	Sehr gut	Elektr. Leitfähigkeit der NF trotz Lähmung peripher erhalten	Keine
1A	Leitfähigkeit verloren, Kontinuität der Axone erhalten	Fibrose des epifaszikulären Epineuriums (A)	Gut nach D	Elektr. Leitfähigkeit der NF trotz Lähmung peripher erhalten	Epineuriotomie
1B	Leitfähigkeit verloren, Kontinuität der Axone erhalten	Fibrose des interfaszikulären Epineuriums (B)	Gut nach D	Elektr. Leitfähigkeit der NF trotz Lähmung peripher erhalten	Partielle Epineuriektomie
2	Axonolyse, Endoneurium intakt	–	Sehr gut	Keine elektr. Leitfähigkeit; spontane Regeneration	Keine
2A	Axonolyse, Endoneurium intakt	Fibrose des epifaszikulären Epineuriums (A)	Gut nach D	Keine elektr. Leitfähigkeit; spontane Regeneration	Epineuriotomie
2B	Axonolyse, Endoneurium intakt	Fibrose des interfaszikulären Epineuriums (B)	Gut nach D	Keine elektr. Leitfähigkeit; spontane Regeneration	Partielle Epineuriektomie
3	Axonolyse, Endoneurium zerstört, Perineurium intakt	–	Vorhanden	Operation	Keine
3A	Axonolyse, Endoneurium zerstört, Perineurium intakt	Fibrose des epifaszikulären Epineuriums (A)	Vorhanden nach D	Operation	Epineuriotomie
3B	Axonolyse, Endoneurium zerstört, Perineurium intakt	Fibrose des interfaszikulären Epineuriums (B)	Vorhanden nach D	Operation	Partielle Epineuriektomie
3C	Axonolyse, Endoneurium zerstört, Perineurium intakt	Fibrose auch des Endoneuriums (C)	Keine	Operation	Resektion und NT
4N	Kontinuität nur durch BG aufrechterhalten	Narbe von Neurom durchwachsen (N)	Schlecht	Operation	D durch NL
4S	Kontinuität nur durch BG aufrechterhalten	Nur Narbe zwischen den Stümpfen	Keine	Operation	Resektion und NT
5	Kontinuität verloren	Je nach Schaden der Stümpfe	Keine	Operation	Anfrischung und NR oder NT

BG = Bindegewebe; D = Dekompression; NF = Nervenfaser; NL = Neurolyse; NR = Neurorrhaphie; NT = Nerventransplantation

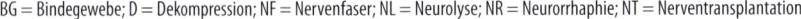

werden in die Sakralforamina [meist S3] Elektroden, die den Spinalnerven anliegen, permanent implantiert; neues Verfahren für sehr ausgewählte Fälle

Neu|ro|nit|is vestibularis f: → *Vestibularisneuronitis*

Neu|ro|pa|pil|li|tis (optica) f, pl -**ti|den**: *Syn*: *Neuritis nervi optici intrabulbaris*; *s.u. Neuritis nervi optici*

Neu|ro|pa|thi|en, hereditäre motorische und sensible pl: Oberbegriff für angeborene Erkrankungen, die zu einer Schädigung sensibler und motorischer Nerven führen; es gibt verschiedene Einteilungen, die meist 6 oder 7 Unterformen aufführen; **Typ I** und **II** [auch Charcot-Marie-Syndrom, Charcot-Marie-Tooth-Hoffmann-Syndrom] werden autosomal-dominant vererbt; beim Typ I liegt primär eine Schädigung der Myelinscheide, beim Typ II dagegen der Axone vor; beginnt meist zwischen dem 6.–13. Lebensjahr, manchmal auch erst im Erwachsenenalter; der Verlauf ist relativ gutartig, erstreckt sich meist über Jahrzehnte und ist durch eine fortschreitende Dystrophie der Bein- und Fußmuskeln gekennzeichnet, es kommt zu symmetrischen peripheren Lähmungen der Bein- und Fußmuskeln mit Steppergang bei Fibularislähmung und Bügeleisengang bei Fibularis- und Tibialislähmung, Fuß- und Handdeformitäten [Hohlfuß, Krallenzehen, Krallenhand] sowie sensiblen und sensorischen Störungen [strumpf- oder handschuhförmiger Sensibilitätsausfall]; **Typ III** [auch Déjerine-Sottas-Syndrom, hypertrophische Neuropathie (Déjerine-Sottas)] kann sowohl autosomal-dominant als auch rezessiv vererbt werden; entspricht vom klinischen Bild dem Typ I, beginnt aber früher und ist oft etwas stärker ausgeprägt; **Typ IV** [auch Refsum-Syndrom, Heredopathia atactica polyneuritiformis] ist eine autosomal-rezessive Lipidstoffwechselstörung, die zu Speicherung von Phytansäure führt; damit kommt es u.a. zu zerebellärer Ataxie, Knochenanomalien, Schwerhörigkeit und Retinitis* pigmentosa; sie ist als einzige Form eingeschränkt therapierbar [Plasmapherese, Restriktion der Phytansäureaufnahme]; *s.a. Essay Hereditäre Netzhautdystrophien S. 1119*

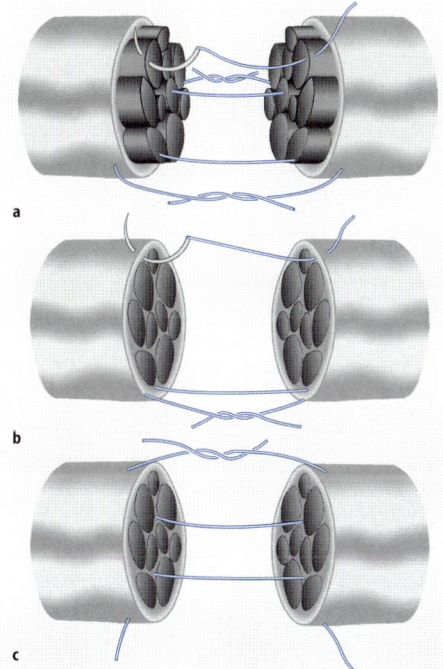

Abb. N33. Neurorrhaphie. a perineurale Naht, **b** epineurale Naht, **c** faszikuläre Naht

Tab. N11. Hereditäre motorische und sensible Neuropathien

Typ I (Charcot-Marie-Tooth-Krankheit)

Erbgang autosomal dominant, Beginn im Erwachsenenalter

Symptome: distale, an den Füßen beginnende Atrophie und Parese, Fußdeformitäten

Geringgradige, an den Akren betonte Sensibilitätsstörungen

EMG: deutlich verlangsamte Nervenleitgeschwindigkeit (um 20m/s)

Suralisbiopsie: axonale Degeneration, De- und Remyelinisierung, Zwiebelschalenformationen

Typ II (neuronaler Typ der peronealen Muskelatrophie)

Erbgang autosomal dominant, Beginn im Erwachsenenalter

Symptome: distale Atrophien an den Füßen und Unterschenkeln, geringe Sensibilitätsstörungen

EMG: geringgradige Verlangsamung oder normale Nervenleitgeschwindigkeit

Suralisbiopsie: axonale Degeneration, geringgradige segmentale Demyelinisierung

Typ III (hypertrophische Neuropathie Dejerine-Sottas)

Erbgang autosomal rezessiv. Beginn im Kindesalter, rasche Progression

Symptome: verzögerte motorische Entwicklung, deutlichere Paresen an Händen und Unterschenkeln, deutliche, distal betonte Sensibilitätsstörungen

Periphere Nerven verdickt

EMG: hochgradige Verlangsamung der Nervenleitgeschwindigkeit (unter 10 m/s)

Suralisbiopsie: De- und Remyelinisierung, Zwiebelschalenbildung

Typ IV (hypertrophische Neuropathie bei Morbus Refsum)

Erbgang autosomal rezessiv, Beginn im Jugendalter

Symptome: Retinitis pigmentosa, sensomotorische Neuropathie, Hörstörungen, kardiale, kutane und Skelettmanifestationen

EMG: deutlich verlangsamte Nervenleitgeschwindigkeit

Suralisbiopsie: axonale Degeneration, segmentale Demyelinisierung, Zwiebelschalenformationen

Biochemie: Phytansäure-Akkumulation in verschiedenen Geweben und Serum

Typ V (mit spastischer Paraparese)

Erbgang autosomal dominant, Beginn junges Erwachsenenalter oder später

Symptome: langsam progredienter Verlauf mit spastischer Paraparese bei annähernd normaler Lebenserwartung

EMG: Nervenleitgeschwindigkeit normal oder geringgradig unter der Norm

Suralisbiopsie: unspezifische Verminderung der markhaltigen Fasern

Typ VI und VII (mit Optikusatrophie oder Retinitis pigmentosa)

Erbgang autosomal dominant oder rezessiv, Beginn sehr unterschiedlich

Symptome: Sehverlust, distale Muskelatrophie

Geringgradige, distale Sensibilitätsstörungen

EMG: Nervenleitgeschwindigkeit verlangsamt

Neu|ro|plas|tik f: → *Nervenplastik*

Neu|ror|rha|phie f: *Syn: Nervennaht, Neurorhaphie*; Naht von Nerven nach traumatischer oder operativer Durchtrennung;

N

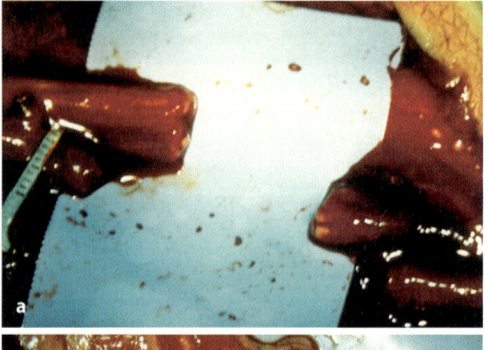
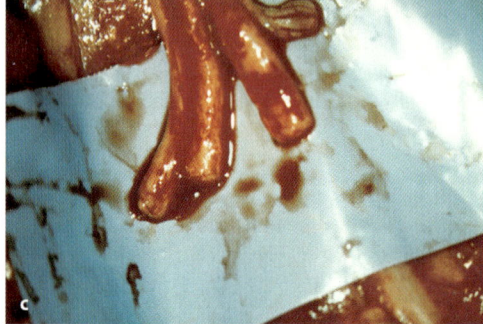
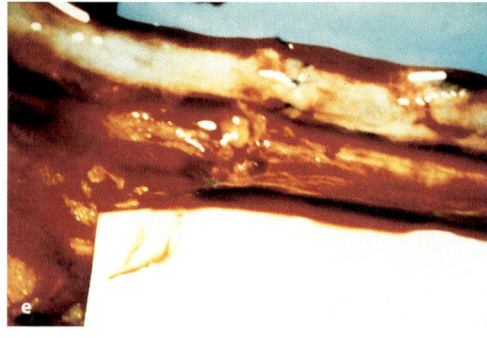

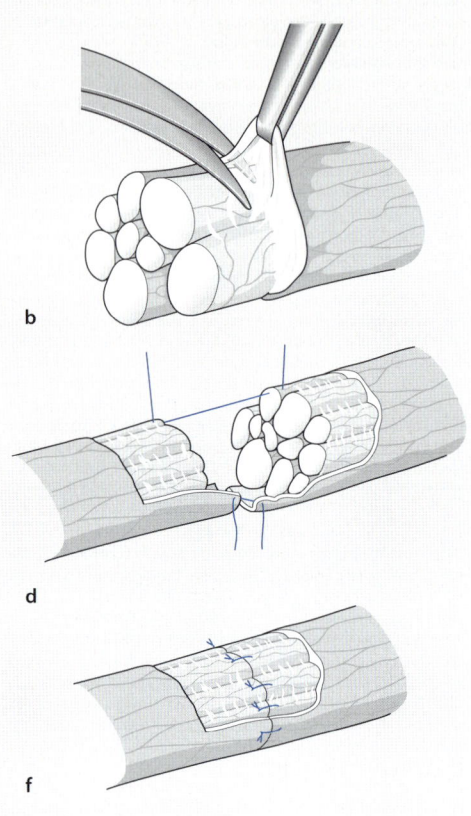

Abb. N34. Neurorrhaphie. Mikrochirurgische End-zu-End-Neurorrhaphie: **a** präoperativ, **b** Präparation der Stümpfe, **c** ventrale limitierte Resektion des Epineuriums [Epineurektomie], **d** Beginn der Approximation und epi- und perineuralen Naht, **e** Approximation der Stümpfe und dorsale epineurale Naht, **f** ventrale epineurale Naht zur Aufrechthaltung der Koaptation

bei der **perineuralen Nervennaht** werden korrespondierende Faszikel miteinander verknüpft; die **epineurale Nervennaht** ist schnell und weniger traumatisch als die perineurale Naht, adaptiert aber die Faszikel weniger gut; die **faszikuläre Nervennaht** führt zur best möglichen Adaption der Faszikel, ist aber sehr zeitaufwendig; *s.a. Essay Nahttechnik und Nahtmaterial S. 1085*

Neu|ro|sar|koi|do|se *f*: *s.u. Sarkoidose*

Neu|ro|sti|mu|la|ti|on *f*: *Syn: Elektrostimulationsanalgesie*; Hemmung der Schmerzempfindung durch elektrische Reizung von Nervenfasern; die häufigste Form ist die transkutane elektrische Nervenstimulation*, bei schweren oder unheilbaren Schmerzzuständen [Phantomschmerz, Tumoren] wird eine direkt Stimulation der Rückenmarksfasern oder von Hirnarealen bevorzugt; die Elektroakupunktur ist eine Variante der Neurostimulation

Neu|ro|sy|phi|lis *f*: *Syn: Syphilis IV, Tertiärstadium, Neurolues*; *s.u. Syphilis*

Neu|ro|ti|sa|ti|on *f*: Wiederherstellung der Funktionsfähigkeit eines Nervens durch extraanatomische Verbindung, z.B. als End-zu-Seit-Anastomose eines gesunden Nervens mit einem gelähmten Nerv oder mit einem Muskelbündel als sog. **neuromuskuläre Neurotisation**

Neu|ro|to|mie *f*: *Syn: Neurotomia, Nervenschnitt, Nervendurch-*trennung; Durchtrennung eines (peripheren) Nervens

retroganglionäre Neurotomie: *Syn: Frazier-Spiller-Operation, Neurotomia retrogasserina*; Durchtrennung der sensiblen Fasern des Nervus trigeminus bei Trigeminusneuralgie; wird als stimulationsgesteuerte Thermokoagulation in Ultrakurz-

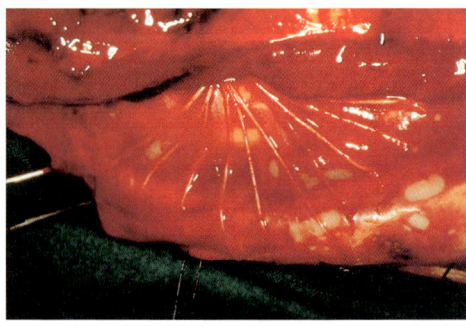

Abb. N35. Neurotisation. Direkte Verbindung von Nerv und Muskel [neuromuskuläre Neurotisation]

narkose durchgeführt

Neu|ro|to|mo|gra|fie, -gra|phie f: Tomografie des Zentralnervensystems; seit Einführung von CT und MRT nur noch selten durchgeführt

Neu|ro|zys|ti|zer|ko|se f: s.u. Zystizerkose

Neu|tra|li|sa|ti|ons|plat|te f: erhöht die Stabilität einer fixierten Fraktur, z.B. zusammen mit einer Zugschraube, die die Fragmente zusammenpresst; s.a. Plattenosteosynthese, Essay Fraktur, Luxation, Distorsion S. 423

Neutral-Null-Methode f: Syn: Neutral-0-Methode; Funktionsprüfung, bei der Gelenkbewegungen von der **anatomischen Normalstellung** [auch Neutralstellung oder funktionelle Ausgangsstellung genannt] gemessen werden; das Messergebnis wird in Winkelgraden angegeben, wobei die Neutralstellung mit 0 bezeichnet wird; passiert der Bewegungsausschlag die Nullstellung, wird die Nullstelle zwischen den beiden Endpunkten angegeben

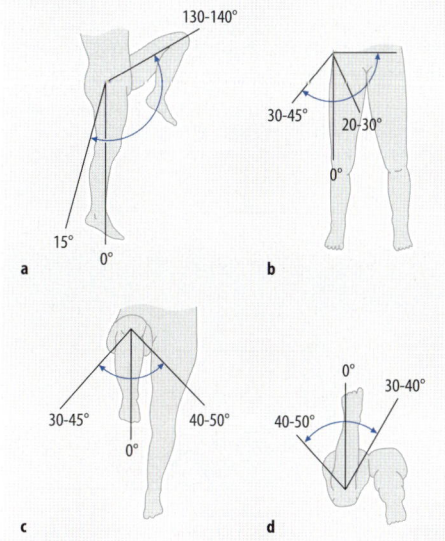

Abb. N36. Neutral-Null-Methode. Durchschnittliche Hüftbeweglichkeit nach der Neutral-Null-Methode: **a**: Flexion/Extension 130–140°/0°/15° **b**: Abduktion/Adduktion 30–45°/0°/20–30° **c**: Innenrotation/Außenrotation in Hüftbeugung 30–45°/0°/40–50° **d**: Innenrotation/Außenrotation in Hüftstreckung 40–50°/0°/30–40°

Neutral-0-Methode f: → Neutral-Null-Methode

Neutral-Protamin-Hagedorn-Insulin nt: → NPH-Insulin

Neu|tral|wir|bel m: Syn: Endwirbel; s.u. Skoliosewinkel nach Cobb

Neu|tro|fla|vin nt: → Acriflaviniumchlorid

Ne|vi|ral|pin nt: nicht-nucleosidanaloger Reverse-Transkriptase-Hemmer; s.a. Essay HIV-Infektion – AIDS S. 625

Ni|a|cin|man|gel|syn|drom nt: Syn: Pellagra, Vitamin-B_2-Mangelsyndrom; die sog. 3-D-Krankheit [Diarrhoe, Dermatitis, Demenz] tritt v.a. in Ländern auf, in denen Mais ein Hauptbestandteil der Nahrung ist [Italien, Spanien, Indien, China, Japan]

Ni|au|li f: Oberbegriff für **Melaleuca viridiflora, Melaleuca quinquenervia** und **Melaleuca leucadendra**, Bäume aus der Familie der Myrtengewächse [Myrtaceae]; verwendet wird das aus den Blättern gewonnene ätherische **Niauliöl** [Niauli aetheroleum]; **Anw.:** traditionell als Expektorans, Sudorifikum und Rubefaciens; s.a. Cajeput

Ni|au|li ae|the|ro|le|um nt: Syn: Niauliöl; s.u. Niauli

Nicaragua-Ipecacuanha f: Syn: Cartagena-Ipecacuanha, Costa-Rica-Ipecacuanha, Colombia-Ipecacuanha, Caphaelis acuminata; s.u. Brechwurz

Ni|car|di|pin nt: Calciumantagonist vom Nifedipintyp; **Anw.:** es-senzielle Hypertonie, Angina pectoris; **NW:** Kopfschmerzen, Wärmegefühl, Schwindel, Müdigkeit, Unterschenkelödeme, Gesichtsrötung [Flush], Blutdrucksenkung unter die Norm

Ni|cer|go|lin nt: Lysergsäurederivat; α-Sympatholytikum; Vasodilatator; Nootropikum; **Anw.:** Altersdemenz vom Alzheimer- oder Multiinfarkt-Typ; **Dosierung:** 30 mg/d p.o.

Nicht-REM-Schlaf m: Syn: NREM-Schlaf, Non-REM-Schlaf; alle Schlafstadien außer REM-Schlaf; s.u. Schlaf

Nicht|se|mi|no|me pl: Syn: nicht-germinale Hodentumoren; s.u. Essay Hodentumoren S. 651

Nicht-ST-Streckenhebungsinfarkt m: Syn: nicht-transmuraler Myokardinfarkt; s.u. Essay Akuter und rezidivierender Myokardinfarkt S. 1071

Ni|ckel nt: zur Eisengruppe gehörendes Spurenelement, das möglicherweise essenziell ist; Nickelsulfat ist das häufigste Kontaktallergen, bis zu 20 % der jüngeren Frauen und Männer mit Ohrringen sind sensibilisiert; Nickelsulfate kommen im Alltag in Modeschmuck, Jeansknöpfen, Uhren, Büstenhaltern, Brillen, Weißgold und in metallischen Nagellacken vor

Ni|clos|a|mid nt: Anthelmintikum; **Anw.:** Infektion mit Rinderbandwurm [Taenia saginata], Schweinebandwurm [Taenia solium], Fischbandwurm [Diphyllobothrium latum], Zwergbandwurm [Hymenolepis nana]; **Dosierung:** Taenia saginata, Taenia solium und Diphyllobothrium latum Erwachsene und Kinder ab 6 Jahren 2 g [4 Tabletten] p.o., Kinder von 2 bis 6 Jahren 1 g [2 Tabletten] und Kinder unter 2 Jahren 0,5 g [1 Tablette] einmal nach dem Frühstück; Hymenolepis nana am 1. Tag wie oben, danach für 6 Tage die halbe Dosis nach dem Frühstück; **NW:** Unbehagen, Fieber, Schwindel, abdominelle Beschwerden und Schmerzen, Juckreiz

Nicoladoni-Israel-Branham-Zeichen nt: Verlangsamung der Herzfrequenz [Bradykardie] und Anstieg des Blutdrucks [Hypertonie] als Reaktion auf eine Kompression eines Rankenaneurysmas oder einer arteriovenösen Fistel einer Extremität

Nicolas-Durand-Favre-Krankheit f: → Lymphogranuloma inguinale

Nicolau-Syndrom nt: Syn: Embolia cutis medicamentosa, livedoartige Dermatitis; bretthaftte, schmerzhafte Infiltration im Injektionsgebiet mit livedoartiger Hautzeichnung nach intramuskulärer Injektion [v.a. von Depotpenicillinen, phenylbutazonhaltigen Antiphlogistika]; entsteht meist innerhalb von Minuten bis Stunden und führt zu lokaler Nekrose von Haut und/oder Muskulatur; **Therapie:** Glucocorticoide lokal, Antiphlogistika intern, Nekrosektomie und offene Wundheilung

Ni|co|tin|säu|re|ben|zyl|es|ter m: Syn: Benzylnicotinat; Hyperämikum; **Anw.:** rheumatische Beschwerden, Durchblutungsbeschwerden, Frostschäden; **Dosierung:** Salben und Gele mit 2–3 %; **NW:** Reizerscheinungen an der Haut [v.a. Jucken und Brennen]

Ni|da|ti|ons|hem|mer m: Kontrazeptivum, das die Einnistung der Frucht verhindert [z.B. Intrauterinpessar]; s.u. Essay Empfängnisverhütung und Familienplanung S. 343

Nie|der|fre|quenz|the|ra|pie f: Syn: Reizstromtherapie; Form der Elektrobehandlung mit Frequenzen bis zu 1000 Hz; man kann noch einfache Impulsströme [konstanter faradischer Strom, Schwellstrom, Exponenzialstrom] und kombinierte Impulsströme [diadynamische Ströme, Interferenzstrom] unterscheiden; sie wirken hyperämisierend, analgetisch und resorptionsfördernd und werden deshalb v.a. bei Schmerzen der Haltungs- und Bewegungsorgane eingesetzt sowie bei neuromuskulären Schädigungen; die transkutane elektrische Nervenstimulation* [TENS] ist eine Sonderform der Niederfrequenztherapie; **Kontraind.:** Schwangerschaft, Metallimplantate, insbesondere Herzschrittmacher, Tumorerkrankungen, periphere arterielle Verschlusskrankheit, venöse Rückflussstörungen und Dermatosen im Anwendungsbereich

Nie|der|vol|ta|ge f: Syn: Niederspannung; Bezeichnung für eine abnorm kleine Amplitude des QRS-Komplexes im EKG; s.a. Essay Elektrokardiogramm S. 317

Nie|ren|an|gi|o|gra|fie, -gra|phie f: Syn: renale Angiografie; selektive Angiografie der Nierenarterien; hat, ebenso wie die selektive Subtraktionsangiografie der Nierenarterien, durch den

Einsatz von Ultraschall und CT deutlich an Bedeutung verloren; ist v.a. indiziert bei Gefäßmissbildungen [arteriovenöse Fisteln, Aneurysmen], Verdacht auf Nierenruptur, Op-Vorbereitung bei vaskulär bedingter erektiler Dysfunktion

Nie|ren|be|cken|er|öff|nung *f:* → *Pyelotomie*

Nie|ren|be|cken|fis|tel *f:* → *Pyelostomie*

Nie|ren|be|cken|fis|te|lung *f:* → *Pyelostomie*

Nie|ren|be|cken|plas|tik *f: Syn: Pyeloplastik;* plastische Operation zur Korrektur eines veränderten Nierenbeckens, z.B. bei Hydronephrose

Nierenbeckenplastik nach Anderson-Hynes: → *Anderson-Hynes-Plastik*

Nierenbeckenplastik nach Foley: → *Foley-Plastik*

Nierenbecken-Ureter-Plastik *f: Syn: Pyeloureteroplastik;* plastische Operation an Nierenbecken und Harnleiter, z.B. Anderson-Hynes-Plastik

Nie|ren|dia|be|tes *m: Syn: Diabetes renalis, renale Glukosurie;* autosomal-rezessiv vererbte Störung der Glucoserückresorption mit konstanter Glukosurie

Nie|ren|ent|fer|nung *f:* → *Nephrektomie*

Nie|ren|ex|stir|pa|ti|on *f:* → *Nephrektomie*

Nie|ren|fis|te|lung *f:* → *Nephrostomie*

Nie|ren|in|suf|fi|zi|enz *f:* → *Nierenversagen*

Nie|ren|kar|bun|kel *m: s.u. Pyelonephritis*

Nie|ren|kelch|plas|tik *f:* → *Kalikoplastik*

Nie|ren|ko|lik *f: Syn: Colica renalis;* die Kolik wird durch eine akute Harnstauung [i.d.R. eingekeilter Nierenstein] ausgelöst; die Abflussstauung führt zu einem akuten Druckanstieg in Harnröhre und Nierenbecken, der die Hauptursache für den akuten Schmerz ist; **Diagnose:** Sonografie, Nierenübersichtsaufnahme und Ausscheidungsurografie [nach Abklingen der akuten Schmerzsymptomatik]; **Therapie:** initial steht die Schmerzbekämpfung im Vordergrund; verwendet werden periphere Analgetika [Metamizol*] oder Opioide [Buprenorphin*]; nach Abklingen der Kolik kann die weitere Therapie in Abhängigkeit von der Ursache geplant werden; *s.a. Urolithiasis*

Nie|ren|naht *f:* → *Nephrorrhaphie*

Nie|ren|sar|koi|do|se *f: s.u. Sarkoidose*

Nie|ren|se|quenz|szin|ti|gra|fie, -gra|phie *f:* → *Radioisotopennephrografie*

Nie|ren|so|no|gra|fie, -gra|phie *f:* die Ultraschalluntersuchung der Niere ist heute die Methode der Wahl unter den bildgebenden Verfahren, weil sie schmerzlos ist, keine Strahlenbelastung hat und jederzeit wiederholbar ist; allerdings hängt die Methode sehr von der Erfahrung des Untersuchers ab und die Befunde lassen sich weniger gut dokumentieren und oft weniger gut reproduzieren; Nierensteine [heller Steinreflex mit dunklem dorsalen Schallschatten], Zysten [runde Form,

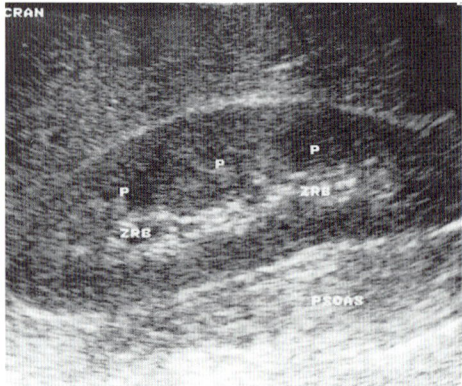

Abb. N37. Nierensonografie. Normales Nierensonogramm im Längsschnitt mit Bertin-Säulen zwischen den echoarmen Papillen [P] und dem echoreichen zentralen Reflexband [ZRB], das aus Nierenbecken, parapelvinem Fett und den Gefäßen besteht

glatte Begrenzung, echofreie Binnenstruktur, Schallverstärkung hinter der Zyste] und Tumoren [unregelmäßige Form und Begrenzung, Durchbrechung der normalen Kontur, bunte Binnenechos mit soliden (echoreich) und liquiden (echoarm) Bezirken] sind gut erkennbar

Nie|ren|stein|lei|den *nt:* → *Nephrolithiasis*

Nie|ren|szin|ti|gra|fie, -gra|phie *f:* Szintigrafie des Nierenparenchyms; die **statische Nierenszintigrafie** mit ^{99m}Tc-Dimercaptobernsteinsäure [DMSA-uptake] ist eine wichtige Methode zur Darstellung des intakten Nierengewebes; ermöglicht auch eine seitengetrennte Funktionsanalyse durch quantitative Bestimmung des DMSA-uptakes für beide Nieren; *s. a. Radioisotopennephrografie*

Nie|ren|trans|plan|ta|ti|on *f:* alle Formen einer irreversiblen, terminalen Niereninsuffizienz sind als Indikation für eine Nierentransplantation anzusehen; die häufigsten Ursachen sind Glomerulonephritis, Pyelonephritis, diabetische Nephropathie sowie Systemerkrankungen [Lupus erythematodes, Amyloidose]; die Einpflanzung der Lebend- oder Verstorbenenspende erfolgt grundsätzlich heterotop, wobei die Fossa iliaca der bevorzugte Sitz ist; die 1-Jahres-Überlebensrate der Nieren beträgt ca. 85–90 %, die der Patienten aber mehr als 97 %; die 5- und 10-Jahres-Transplantatüberlebenszeit beträgt 65–75 % bzw. 50 %; durch Retransplantation nach Transplantatabstoßung und Dialysebehandlung ist die Überlebensrate der Patienten wesentlich höher; *s.u. Essay Transplantationschirurgie S. 1549*

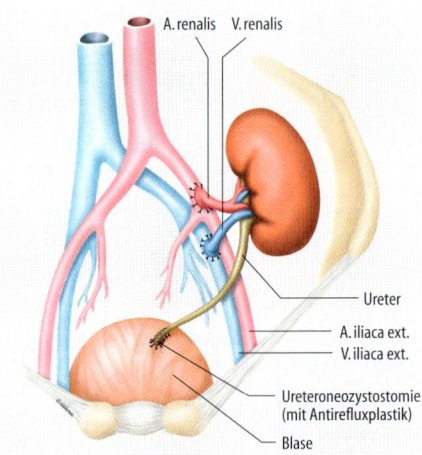

Abb. N38. Nierentransplantation. Heterotope Implantation in der Fossa iliaca

Nie|ren|tu|ber|ku|lo|se *f:* i.d.R. hämatogene, beidseitige Tuberkulose; meist Teil einer Urogenitaltuberkulose; *s.a. Essay Tuberkulose S. 1585*

Nie|ren|ver|sa|gen *nt: Syn: Niereninsuffizienz;* bei Unfähigkeit der Niere zur ausreichenden Harnbildung kommt es zum Anstieg der harnpflichtigen Substanzen im Blut und Störungen des Wasser- und Elektrolythaushaltes; man unterscheidet 4 Stadien: **1. eingeschränkte Nierenfunktion** [auch **kompensiertes Dauerstadium**]: partieller Funktionsausfall [weniger als 50 % der Glomeruli] mit nur leichtem Anstieg der harnpflichtigen Substanzen im Blut **2. kompensierte Retention**: die harnpflichtigen Substanzen im Blut steigen an [Creatinin bis 8 mg/dl oder 710 μmol/l]; bei normaler Nahrung werden die harnpflichtigen Substanzen noch ausreichend ausgeschieden **3. dekompensierte Retention** [auch **Präurämie** oder **präterminale Niereninsuffizienz**]: die Serumcreatininwerte liegen zwischen 8 und 12 mg/dl [710–1060 μmol/l]; bei eiweißarmer Diät kann der Serumspiegel

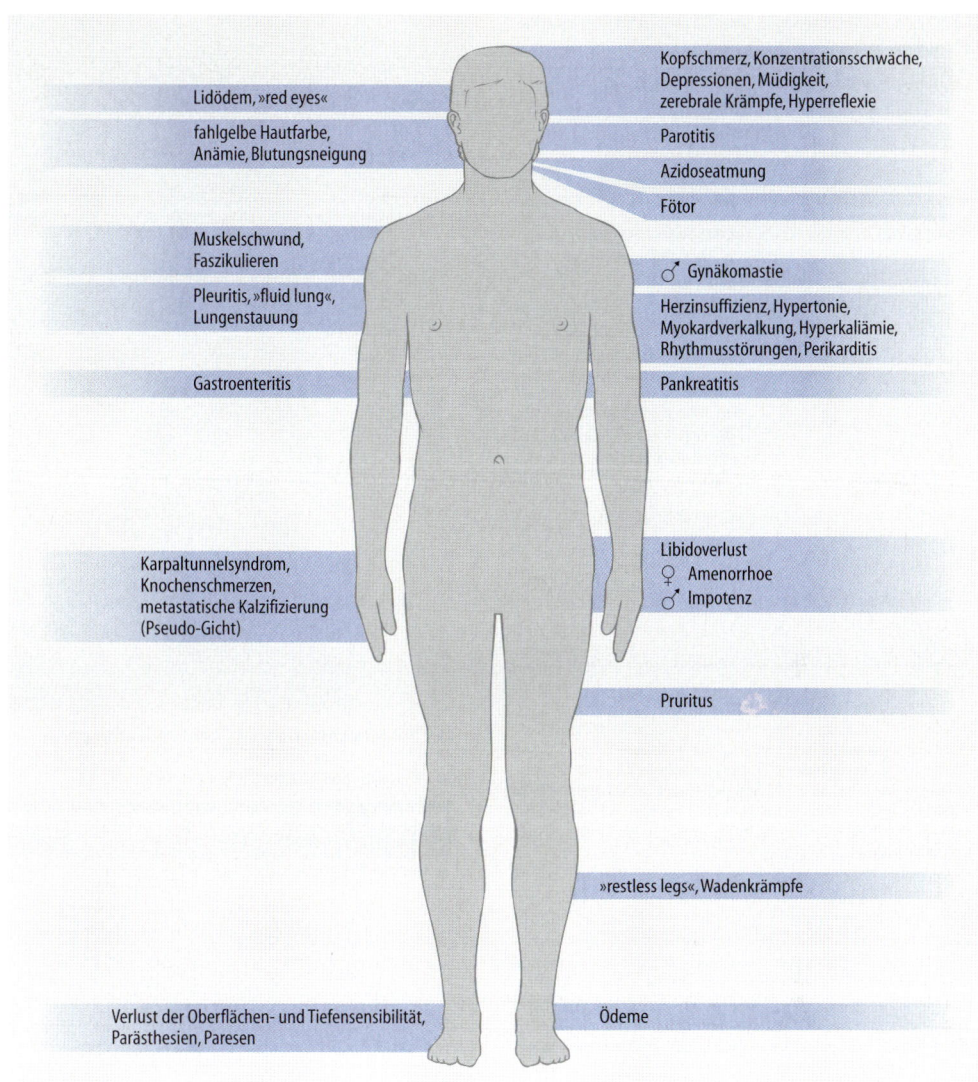

Lidödem, »red eyes«

fahlgelbe Hautfarbe, Anämie, Blutungsneigung

Muskelschwund, Faszikulieren

Pleuritis, »fluid lung«, Lungenstauung

Gastroenteritis

Karpaltunnelsyndrom, Knochenschmerzen, metastatische Kalzifizierung (Pseudo-Gicht)

Verlust der Oberflächen- und Tiefensensibilität, Parästhesien, Paresen

Kopfschmerz, Konzentrationsschwäche, Depressionen, Müdigkeit, zerebrale Krämpfe, Hyperreflexie

Parotitis

Azidoseatmung

Fötor

♂ Gynäkomastie

Herzinsuffizienz, Hypertonie, Myokardverkalkung, Hyperkaliämie, Rhythmusstörungen, Perikarditis

Pankreatitis

Libidoverlust
♀ Amenorrhoe
♂ Impotenz

Pruritis

»restless legs«, Wadenkrämpfe

Ödeme

Abb. N39. Nierenversagen. Klinische Symptome bei Nierenversagen

der harnpflichtigen Substanzen wieder in den Bereich der kompensierte Retention gesenkt werden **4. terminale Niereninsuffizienz** oder **Urämie**: die harnpflichtigen Substanzen im Blut steigen weiter an; es kommt zu Appetitlosigkeit, Erbrechen, Anämie, Verwirrtheit, Unruhe, Krampfneigung und evtl. Bewusstlosigkeit [**urämisches Koma**]; ohne Hämodialyse oder Nierentransplantation kommt es zum tödlichen Ausgang; *s.a. Essay Schock S. 1437, Essay Sepsis und septischer Schock S. 1455*
akutes Nierenversagen: *Syn: akute Niereninsuffizienz;* man kann zwischen Nierenversagen mit Verminderung der Harnausscheidung [**oligurisches akutes Nierenversagen**] und Nierenversagen mit normaler Urinmenge [**nicht-oligurisches akutes Nierenversagen**] unterscheiden; eine Sonderform ist das **hyperkatabole akute Nierenversagen**, bei dem es durch einen massiven Gewebezerfall zu einem starken Anstieg des Harnstoffs kommt, während das Creatinin normal oder nur leicht erhöht ist
nach der Lokalisation der Ursache unterscheidet man **präre**-

nales Nierenversagen [70–80 %; vermindertes Blutvolumen durch Blutungen, Verbrennungen, Diarrhoe, Diuretika, Ileus, Hypoproteinämie, Exsikkose], **intrarenales Nierenversagen** [10–20 %] und **postrenales Nierenversagen** [10 %; Abflussbehinderung, z.B. bei Harnleiter- oder Blasensteinen, Tumoren von Blase oder Prostata, Harnleiterstenose, Prostatahyperplasie]
Klinik: die Initialphase verläuft meist symptomarm oder -los bzw. die Symptome der Grunderkrankung stehen im Vordergrund; in der **Phase des manifesten Nierenversagens** kommt es zu einer Abnahme der glomerulären Filtrationsrate und einem progredienten Anstieg der harnpflichtigen Substanzen im Serum; diese Phase kann Tage bis Wochen dauern und führt zu Störung des Wasser- und Elektrolythaushaltes [Hyperkaliämie], des Säure-Basen-Haushaltes [metabolische Azidose], Hyperphosphatämie, kardialen [Perikarditis, Rhythmusstörungen], hämatologischen [Anämie, Blutungsneigung] und neurologischen Störungen [Enzephalopathie, Krampfanfälle, Somnolenz, Koma], Pneumo-

Tab. N12. Akutes Nierenversagen. Ursachen des akuten intrarenalen Nierenversagens

Zirkulatorisch-septisches ANV	Akute Tubulusnekrose Sepsis Medikamente Zirkulationsstörungen Hepatorenales Syndrom Schwangerschaft (HELLP, HUS, TTP)
Toxisches ANV	Medikamente (NSAR, Aminoglykoside, Vancomycin, Zytostatika) Kontrastmittel Rhabdomyolyse, Hämolyse (Fragmentozyten, LDH-Erhöhung) Hyperkalzämie (Sarkoidose, Plasmozytom, Paraneoplasie)
Infektiöses ANV	Hantavirus (hämorrhagisches Fieber mit renalem Syndrom) HIV (antivirale Therapie)
Akute oder rasch progrediente Glomerulonephritis	Minimal-change-GN Goodpasture-Syndrom
ANV bei chronischer Niereninsuffizienz	
ANV durch Chemikalien, Pflanzen- und Tiergifte, Drogenmissbrauch	

nie, Schocklunge, gastrointestinalen Beschwerden und vermehrt Infektionen; die Besserung der Tubulusfunktion führt dann zur **diuretischen** oder **polyurischen Phase** mit Ausscheidung von bis zu 10 l Urin pro Tag; die harnpflichtigen Substanzen sinken rasch ab; da es aber auch zu schweren Störungen des Elektrolythaushaltes kommt, liegt die Mortalität in dieser Phase bei ca. 25 %
chronisches Nierenversagen: *Syn: chronische Niereninsuffizienz*; sich über Monate oder Jahre entwickelnde Niereninsuffizienz mit progredienter Verminderung der Anzahl funktionsfähiger Nephrone und damit der glomerulären Filtrationsrate; die häufigsten Ursachen sind Diabetes mellitus [ca. 35 %], arterielle Hypertonie [25–30 %], chronische Glomerulonephritis [10 %], chronische Abflussbehinderung und Nierenzysten [10 %]; der Rest entfällt auf u.a. systemischer Lupus erythematodes, multiples Myelom oder interstitielle Nephritis; **Therapie:** Behandlung der Grunderkrankung; symptomatische Behandlung der urämisch bedingten Beschwerden; spezielle Diät mit angepasster Eiweiß- und Salzaufnahme; Hämodialyse, Nierentransplantation
Nie|ren|zell|kar|zi|nom *nt:* der häufigste bösartiger Nierentumor [86 %] befällt Männer doppelt so häufig wie Frauen; pro Jahr werden in Deutschland ca. 9 Fälle pro 100.000 Einwohner diagnostiziert; es gibt keine gesicherten ätiologischen Faktoren, in den letzten Jahren wurde aber ein Gen identifiziert, dass für die erhöhte Inzidenz von Nierenzellkarzinomen bei von Hippel-Lindau-Syndrom verantwortlich ist [**von Hippel-Lindau-Gen**]; histologisch unterscheidet man hellzellige [20 %], eosinophil-granularzellige [15 %], sarkomatoide [15 %] und gemischte Formen; **Klinik:** in der Frühphase sind Nierenzellkarzinome klinisch stumm; erst in der Spätphase kommt es zu Hämaturie, Schmerzen, tastbarem Tumor, Gewichtsverlust, Fieber und Hypertonus; **Diagnose:** Sonografie, i.v.-Urogramm, CT, Angiografie nur bei spezieller Indikation; **DD:** Nierenzysten; **Therapie:** radikale Nephrektomie mitsamt Fettkapsel, Gerota-Faszie und regionalen Lymphknoten; Metastasen sprechen praktisch nicht auf Chemo-, Hormon- oder Strahlentherapie an; die **Prognose** hängt von Tumorvolumen, Tumorgrad und dem Vorhandensein von Metastasen ab

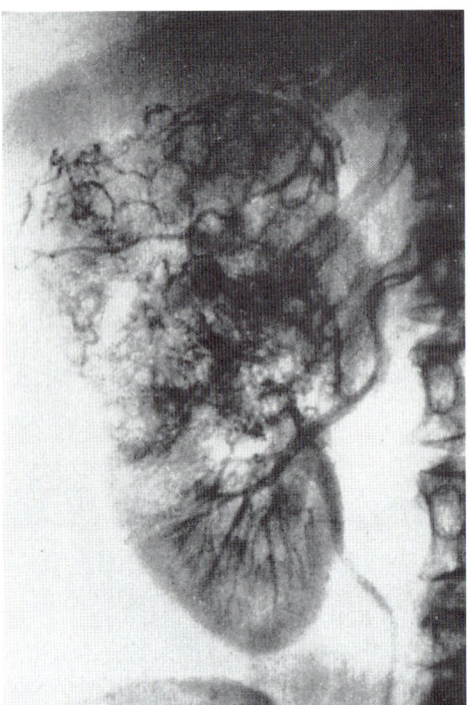

Abb. N40. Nierenzellkarzinom. Angiografie bei Karzinom rechts

Tab. N13. Nierenzellkarzinom. 5-Jahresüberlebensraten

pT-Stadium	5-Jahres-Überleben %	Mittlere Überlebenszeit (Monate)
T1-2	86	152
T3a	64	74
T3b	41	37
T4	16	6

Ni|fe|di|pin *nt:* Calciumantagonist vom 1,4-Dihydropyridin-Typ mit vorwiegend vaskulärem Effekt; **Anw.:** hypertensive Krise, Angina pectoris, Hypertonie, koronare Herzkrankheit; **NW:** Kopfschmerzen, Wärmegefühl, Schwindel, Müdigkeit, Unterschenkelödeme, Gesichtsrötung [Flush], Blutdrucksenkung unter die Norm
Ni|fu|rox|a|zid *nt:* Antiseptikum; Antidiarrhoikum; selten zur Behandlung akuter Diarrhoen
Ni|fur|ti|mox *nt:* Nitrofuranderivat, Antiprotozoikum; wirkt v.a. gegen Trypanosoma cruzi; *s.a. Essay Tropenkrankheiten – importierte Krankheiten S. 1571*
NIH-Protokoll *nt: s.u. Essay Systemischer Lupus erythematodes S. 935*
Nikolski-Zeichen *nt:* bei bullösen Dermatosen [z.B. Pemphigus✶ vulgaris] kann die Epidermis durch leichten Fingerdruck abgeschoben werden [**direktes Nikolski-Zeichen**]; bereits bestehende Blasen können sich durch Druck in der Umgebung verlaufen [**indirektes Nikolski-Zeichen**]
Ni|mo|di|pin *nt:* Calciumantagonist vom 1,4-Dihydropyridin-Typ; reduziert bevorzugt den Tonus von kleinen zerebralen Gefäßen und besitzt damit eine antiischämische Wirkung; bei akuten zerebralen Durchblutungsstörungen erweitert es die Hirngefäße und erhöht die Hirndurchblutung, wobei die Mehrperfusion in vorgeschädigten und minderdurchbluteten Hirnbezirken i.d.R. stärker ausgeprägt ist als in gesun-

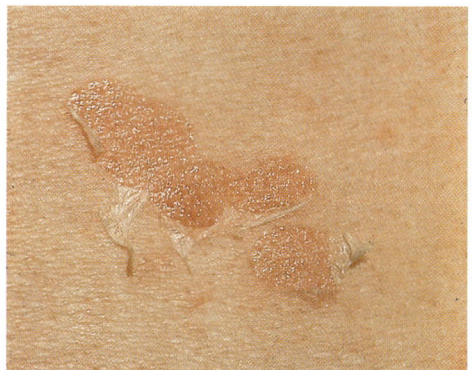

Abb. N41. Nikolski-Zeichen. Direktes Nikolski-Zeichen bei Pemphigus* vulgaris

den Hirnarealen; besonders deutlich zeigt sich das bei zerebralen Gefäßspasmen nach Subarachnoidalblutung; **Anw.:** Prävention und Therapie ischämischer neurologischer Defizite infolge zerebraler Vasospasmen nach Subarachnoidalblutung, arterielle Hypertonie, dementielle Syndrome mit Gedächtnis-, Antriebs- und Konzentrationsstörungen sowie Stimmungslabilität; **NW:** Kopfschmerzen, Wärmegefühl, Schwindelgefühl, Magen-Darm-Beschwerden, Übelkeit, Gesichtsrötung

Ni|mo|ra|zol *nt*: **Syn:** *Nitrimidazin*; 5-Nitroimidazolderivat; Antiprotozoikum; wirkt v.a. gegen Trichomonas vaginalis, Entamoeba histolytica, Giardia intestinalis; **Anw.:** Trichomoniasis, Amoebiasis, Giardiasis; **Dosierung:** Trichomoniasis Einmaldosis von 2 g, Partnerbehandlung mit gleicher Dosis; Amoebiasis, Giardiasis: 1 g morgens und abends für 5 bis 7 Tage; Kinder 20–30 mg/kg KG; **NW:** selten Übelkeit, Erbrechen und Magenbeschwerden

Ni|mus|tin *nt*: **Syn:** *Pimustin*; alkylierendes Zytostatikum; Nitrosoharnstoff; bisher nur vereinzelt bei Hirnmetastasen oder Hirntumoren als Palliativum verwendet

Nin|hy|drin|re|ak|ti|on *f*: Ninhydrin, ein gelbliches kristallines Pulver, bildet beim Erwärmen in neutraler Lösung einen blauen Komplex mit Eiweißen und Aminosäuren; die Ninhydrinreaktion wird z.B. in der Chromatografie zur Färbung verwendet; eine wichtige Anwendung ist auch der **Ninhydrintest** bei Verdacht auf Störungen der Schweißsekretion; dabei wird eine Stück Papier auf die zu untersuchende Körperregion [i.d.R. Fußsohle oder -rücken, Handfläche] gedrückt und der Umriss der Region mit Bleistift nachgezogen; danach wird das Papier mit einer Ninhydrinlösung besprüht und für 2–3 Minuten erhitzt; Schweiß auf dem Papier wird violett angefärbt, womit anhidrotische oder hypohidrotische Bezirke erkennbar werden

Nip|pel|sto|ma *nt*: *s.u. Ureterokutaneostomie*

Ni|sol|di|pin *nt*: Calciumantagonist vom Nifedipintyp; **Anw.:** koronare Herzkrankheit, Angina pectoris, essenzielle Hypertonie; **Dosierung:** 10 20 mg/d p.o.; **NW:** Kopfschmerzen, Wärmegefühl, Schwindel, Müdigkeit, Unterschenkelödeme, Gesichtsrötung [Flush], Blutdrucksenkung unter die Norm

Ni|tra|te, organische *pl*: Oberbegriff für Ester der Salpetersäure, wie z.B. Nitroglycerin, Isosorbiddinitrat, Isosorbmononitrat; **Wirkung:** senken den pulmonalen Mitteldruck, Aortendruck, peripheren Widerstand sowie links- und rechtsventrikulären Füllungsdruck; führen zu Vasodilatation, Senkung des Sauerstoffverbrauchs des Herzmuskels und Verbesserung des Wirkungsgrades der Herzarbeit; **Anw.:** Angina pectoris, Myokardinfarkt, Koronarspasmen, hypertensive Krise, akute Linksherzinsuffizienz, kardiales Lungenödem; **NW:** Kopfschmerzen, Flush, Blutdruckabfall, reflektorische Tachykardie, Hypotonie, Übelkeit, orthostatische Kreislaufstörungen; Toleranzbildung nach wiederholter Applikation

Ni|tra|ze|pam *nt*: **Syn:** *Nitrodiazepam*; langwirksames Benzodiazepin; HWZ 20–40 h; **Anw.:** Hypnotikum [Ein- und Durchschlafstörungen], Antiepileptikum [BNS-Krämpfe]; **Dosierung:** als Hypnotikum 2,5–5 mg p.o., maximal 10 mg; zur Behandlung von BNS-Krämpfen 2,5–5 mg/d p.o.; **NW:** *s.u. Benzodiazepine*

Ni|tren|di|pin *nt*: Calciumantagonist vom Nifedipintyp; **Anw.:** arterielle Hypertonie; **Dosierung:** 20 mg in 1–2 Dosen; **NW:** Flush, Wärmegefühl, Kopfschmerzen, Tachykardie, gastrointestinale Beschwerden

Ni|tri|mi|da|zin *nt*: → *Nimorazol*

Nitroblautetrazolium-Test *m*: **Syn:** *NBT-Test*; Test zur Prüfung der Enzymaktivität der Granulozyten; erniedrigt bei septischer Granulomatose, erhöht bei Septikämie

Ni|tro|fu|ral *nt*: → *Nitrofurazon*

Ni|tro|fu|ran|to|in *nt*: **Syn:** *Furadonin*; Nitrofuran-Antibiotikum; **Anw.:** Mittel der 2. Wahl bei chronischen Harnwegsinfekten

Ni|tro|fu|ra|zon *nt*: **Syn:** *Nitrofural*; Nitrofuran-Derivat; Chemotherapeutikum; wirkt v.a. gegen Staphylococcus aureus, Enterobacter aerogenes, Proteus vulgaris, Pseudomonas aeruginosa; **Anw.:** Behandlung infizierter Wunden, Verbrennungen usw.

Ni|tro|gly|ce|rin *nt*: → *Glyceroltrinitrat*

Ni|tro|pen|thrit *nt*: → *Pentaerythrityltetranitrat*

Ni|tro|prus|sid|na|tri|um *nt*: **Syn:** *Dinatriumpentacyanonitrosylferrat, Natriumnitroprussid*; potenter Vasodilatator der Vor- und Nachlast senkt, Antihypertensivum; **Anw.:** hypertensive Krise, maligne und essenzielle Hypertonie, akutes kardiogenes Lungenödem; *s.a. Essay Herzinsuffizienz S. 599*

Ni|tro|xo|lin *nt*: **Syn:** *5-Nitro-8-hydroxychinolin*; Antibiotikum; **Anw.:** akute und chronische rezidivierende bakterielle und mykotische Harnwegsinfekte [Zystitis, Urethritis, Prostatitis, Pyelonephritis]; **NW:** v.a. Übelkeit, Erbrechen und Appetitlosigkeit

Ni|za|ti|din *nt*: H_2-Antihistaminikum; wesentlich stärker wirksam als Cimetidin*; **Anw.:** gastrointestinale Ulzera, Gastritis, Refluxösophagitis

NMR-Spektroskopie *f*: **Syn:** *MR-Spektroskopie, Kernspinresonanzspektroskopie, Kernresonanzspektroskopie*; Strukturanalyse von Molekülen durch spektroskopische Messung der induzierten Kernspinresonanz

NMR-Tomografie *f*: → *Magnetresonanztomografie*

NNR-Insuffizienz *f*: → *Nebennierenrindeninsuffizienz*

Noble-Zeichen *nt*: klinisches Schwangerschaftszeichen; ab der 13. SSW nachweisbare Abflachung oder Aufhebung des seitlichen Scheidengewölbes durch Vergrößerung der Gebärmutter

No|car|dia *f*: Gattung grampositiver, unbeweglicher Aktinomyzeten; Nocardien kommen ubiquitär vor und werden wahrscheinlich aerogen aufgenommen; medizinisch bedeutend sind **Nocardia asteroides, brasiliensis, caviae** und **farcinica** Nocardia-Infektionen betreffen v.a. Patienten mit geschwächter Immunabwehr [HIV-Infektion, Tumoren, Transplantationspatienten]; die Erreger dringen meist über die Atemwege oder Läsionen der Haut oder Schleimhaut in den Körper ein; am häufigsten sind ein Befall von Bronchien und Lunge [Bronchopneumonie] und des Gehirns [Meningoenzephalitis, Hirnabszess]; **Diagnose:** Erregernachweis in Sputum, Liquor, Blut, Eiter, Lavageflüssigkeit; **Therapie:** Cotrimoxazol* über Wochen oder Monate; *s.a. Essay Nosokomiale Infektionen S. 723*

No|du|li vocales *pl*: → *Stimmlippenknötchen*

No|dus rheumaticus *m*: **1.** → *Rheumaknoten* **2.** → *Rheumaknötchen*

No|nan|di|säu|re *f*: → *Azelainsäure*

Non-A-Non-B-Hepatitis *f*: **Syn:** *NANB-Hepatitis, Nicht-A-Nicht-B-Hepatitis*; ältere Bezeichnung für eine nicht durch Hepatitis-A- oder Hepatitis-B-Virus hervorgerufene Virushepatitis; heute aufgeteilt in Hepatitis C und Hepatitis; *s.a. Essay Akute und chronische Virushepatitiden S. 567*

Non-Contact-Tonometrie *f*: Methode der Augeninnendruckmessung, bei der das Messgerät die Hornhaut nicht berührt; die Hornhaut wird dabei durch einen Luftstoß abgeplattet und das hierdurch veränderte Reflexbild zur Messung benutzt;

damit entfällt die Oberflächenanästhesie der Hornhaut und es besteht auch keine Gefahr einer Keimübertragung [z.B. Keratoconjunctivitis epidemica] oder einer Verletzung des Hornhautepithels; allerdings ist die Messgenauigkeit geringer als beim Goldmann-Applanationstonometer, der Luftstoß ist subjektiv unangenehm und das Messprinzip funktioniert nicht bei vernarbter Hornhautoberfläche; *s.a. Essay Glaukome S. 497*

Non-Hodgkin-Lymphome *pl*: Gruppe maligner Lymphome mit niedriger oder hoher Malignität, die aus B-Lymphozyten [**B-Lymphome**] oder T-Lymphozyten [**T-Lymphome**] bestehen; im Unterschied zum Hodgkin-Lymphom fehlen die typischen Hodgkin- und Hodgkin-Reed-Zellen; *s.u. Essay Non-Hodgkin-Lymphome S. 1133, s.a. Essay Hodgkin-Lymphome S. 661*

Nol|niv|al|mid *nt*: **Syn:** *N-Vanillylnonamid*; Hyperämikum; **Anw.:** lokal bei schmerzhaften Muskel- und Gelenkbeschwerden; **Dosierung:** Salben mit 0,25–0,5 %; **NW:** Reizerscheinungen an der Haut [v.a. Jucken und Brennen]

Nonne-Milroy-Meige-Syndrom *nt*: **Syn:** *chronisch hereditäres Trophödem, chronisch kongenitales Lymphödem, Elephantiasis congenita hereditaria*; genetisch bedingtes Lymphödem, das v.a. die Füße und Unterschenkel, seltener auch die Hände und Unterarme betrifft; man unterscheidet: **1. Meige-Syndrom:** v.a. bei Mädchen in der Pubertät auftretende Form mit Minderwuchs, geistiger Retardierung und Hypogenitalismus **2. Nonne-Milroy-Syndrom:** autosomal-dominantes Lymphödem der Füße und Unterschenkel; betrifft vorwiegend junge Mädchen und verschlechtert sich oft in der Pubertät; bisher ist keine wirksame Therapie bekannt

Nol|oxi|nol-9 *nt*: **Syn:** *Alkylphenolpolyglycolether, Nonylphenoxypolyethylenglykol*; spermizide Substanz; wird als lokales Kontrazeptivum verwendet; *s.u. Essay Empfängnisverhütung und Familienplanung S. 343*

Non-REM-Schlaf *m*: **Syn:** *NREM-Schlaf, Nicht-REM-Schlaf*; alle Schlafstadien außer REM-Schlaf; *s.u. Schlaf*

Non-Scalpel-Technik *f*: *s.u. Vasektomie*

non-union *nt*: *s.u. Pseudarthrose*

Non-X-Histiozytose *f*: *s.u. Histiozytose*

No|nyl|phen|oxy|poly|ethylen|glykol *nt*: → *Nonoxinol-9*

No|o|trol|pi|kum *nt, pl* **-ka:** Substanz, die anregend auf den Hirnstoffwechsel wirkt; ihnen wird v.a. bei dementiellen Erkrankungen eine Verbesserung der kognitiven Funktionen nachgesagt, allerdings lässt sich diese Wirkung i.d.R. nicht durch Studien belegen

Nor|ad|re|na|lin *nt*: **Syn:** *Norepinephrin, Arterenol, Levarterenol*; im Nebennierenmark und dem sympathischen Nervensystem gebildeter Neurotransmitter; wichtigster Transmitter des peripheren sympathischen Nervensystems; hat z.T. dieselbe, z.T. gegensätzliche Wirkung wie Adrenalin; wirkt auf α- und β$_2$-Rezeptoren, weniger stark auf β$_1$-Rezeptoren; steigert den Blutdruck [Vasokonstriktor] und regt die Uteruskontraktion an; im Gegensatz zu Adrenalin kaum Einfluss auf den Stoffwechsel; **therapeutisch** wird Noradrenalin bei arterieller Hypertonie, schwerem Schock und als gefäßverengender Zusatz zu Lokalanästhetika verwendet; *s.a. Essay Herzinsuffizienz S. 599*

Nor|ad|re|na|lin|wie|der|auf|nah|me|hem|mer *pl*: **Syn:** *Noradrenalinuptake-Hemmer, Noradrenalin-Reuptake-Hemmer, Noradrenalinaufnahmehemmer*; *s.u. Antidepressivum*

Nor|a|mi|dol|py|rin *nt*: → *Metamizol*

DL-Nor|ephe|drin *nt*: **Syn:** *Phenylpropanolamin*; Appetitzügler, Vasodilatator, Sympathomimetikum; **Anw.:** Appetitzügler; allergische Rhinitis; **Dosierung:** 3–4 × 25 mg p.o.; **NW:** Appetitminderung, Schlafstörungen, zentrale Erregung, Unruhe, Gereiztheit, starker Bewegungsdrang, Herzklopfen, ventrikuläre und supraventrikuläre Rhythmusstörungen, pektanginöse Beschwerden; **Kontraind.:** absolut: Hypertonie, Thyreotoxikose, Phäochromozytom, Engwinkelglaukom, Blasenentleerungsstörungen mit Restharnbildung; relativ: schwere organische Herz- und Gefäßveränderungen, Herzrhythmusstörungen

Nor|epi|ne|phrin *nt*: → *Noradrenalin*

Nor|e|thin|dron *nt*: → *Norethisteron*

Nor|e|this|te|ron *nt*: **Syn:** *Äthinyl-19-nortestosteron, Norethindron*; orales, synthetisches Gestagen; **Anw.:** orale Kontrazeption, Mammakarzinom, Endometriose

Nor|fe|ne|frin *nt*: Vasokonstriktor, α-Sympathomimetikum; **Anw.:** arterielle Hypotonie, Kreislaufkollaps; **Dosierung:** 15–45 mg; **NW:** Kopfschmerzen, Unruhe, Übelkeit und Erbrechen, Herzklopfen, ventrikuläre Rhythmusstörungen, pektanginöse Beschwerden; **Kontraind.:** Hypertonie, Thyreotoxikose, Phäochromozytom, Engwinkelglaukom, Blasenentleerungsstörungen mit Restharnbildung

Nor|flo|xa|cin *nt*: Gyrasehemmer; wirkt v.a. gegen gramnegative Keime [Enterobacter, Campylobacter, Klebsiella, Neisseria, Proteus, Pseudomonas, Salmonella, Shigella, Yersinia]; **Anw.:** Harnwegsinfekte, Enteritiden, Gonorrhoe, Prostatitis; **Dosierung:** Erwachsene 2 × tgl. 400 mg.; Patienten mit einer Kreatinin-Clearance von 10–30 ml/min/1,73m^2 1 × 400 mg; **NW:** gastrointestinale Beschwerden, ZNS-Störungen, Schwindel, Krampfanfälle

D-Nor|ges|trel *nt*: → *Levonorgestrel*

Nor|mal|druck|glau|kom *nt*: Glaukom mit statistisch normalem Augeninnendruck [=21 mmHg]; *s.u. Essay Glaukome S. 497*

Nor|mal|druck|hy|dro|ze|phalus *m*: **Syn:** *Hydrocephalus communicans*; Hydrozephalus mit erhaltener Verbindung von inneren und äußeren Liquorräumen; tritt temporär, z.B. nach Subarachnoidalblutung, häufiger aber chronisch bei älteren Patienten auf; ist durch die Trias Demenz, Inkontinenz und Gangstörung gekennzeichnet; *s.a. Essay Dementielle Syndrome S. 239*

Nor|mal|ge|wicht *nt*: früher häufig verwendete Bezeichnung, die aber nie einheitlich definiert wurde; bezog sich i.d.R. auf das mit der Broca-Formel bestimmte Normalgewicht; heute wird meist der Normalgewichtsbereich auf der Basis des Body-Mass-Index* verwendet

Nor|mal|ge|wichts|be|reich *m*: nach den Empfehlungen der WHO definiert als ein Body-Mass-Index* [BMI] zwischen 18,5 und 24,9 kg/m^2 definiert; *s.a. Body-Mass-Index, Essay Adipositas S. 15*

Nor|mal|in|sulin *nt*: **Syn:** *Altinsulin*; kurzwirksames Insulin [Wirkdauer 2–8 h]; *s.u. Essay Diabetes mellitus S. 253*

Nor|mal|stellung, anatomische *f*: *s.u. Neutral-Null-Methode*

Nor|pseu|do|e|phe|drin *nt*: **Syn:** *Cathin*; zentral wirkendes Sympathomimetikum; **Anw.:** Appetitzügler

p-Nor|syn|e|phrin *nt*: → *Octopamin*

19-Nor|tes|to|ste|ron *nt*: → *Nandrolon*

Nor|tes|tri|o|lonat *nt*: → *Nandrolon*

Nor|trip|ty|lin *nt*: trizyklisches Antidepressivum vom Amitriptylin-Typ; Hauptmetabolit von Amitriptylin*; HWZ 17–56 [bis zu 90] h; **Anw.:** alle Formen von Depression, chronische Schmerzsyndrome, Spannungskopfschmerz; **Dosierung:** 75–100 [bis 150] mg/d verteilt auf 2–3 Dosen; **NW:** Mundtrockenheit, Obstipation, Miktionsbeschwerden, Schlafstörungen, feinschlägiger Tremor

Norum-Krankheit *f*: → *Lecithin-Cholesterin-Acyltransferase-Mangel, primärer*

Nor|walk|vi|rus *nt*: zu den Caliciviren gehörender Erreger akuter Gastroenteritisepidemien, v.a. in Heimen, Kasernen, Schulen; die Erkrankung ist i.d.R. nach 36–48 h überstanden; *s.a. Essay Diarrhoe – entzündliche und nicht-entzündliche Formen S. 265*

Norwood-Operation *f*: *s.u. Linksherzsyndrom, hypoplastisches*

Nos|cal|pin *nt*: **Syn:** *Narcotin, Narkotin, 8-Methoxyhydrastin*; Opiumalkaloid, mengenmäßig eines der Hauptalkaloide des Opiums 3–10 %]; besitzt eine zentral-antitussive Wirkung [etwas schwächer als Codein], sowie eine schwache atemanregende und bronchodilatorische Potenz, jedoch keine analgetische Wirkung; **Anw.:** Antitussivum; **Kontraind.:** 1. Trimenon der Schwangerschaft, Stillperiode

No|so|ko|mi|al|in|fek|ti|on *f*: **Syn:** *nosokomiale Infektion, nosokomialer Infekt*; die wichtigsten Erreger sind z.Z. Staphylococcus aureus, Enterobakterien, Pseudomonas aeruginosa, koagulase-negative Staphylokokken, Candida-, Aspergillus- und Legionella-Species, Clostridium difficile sowie verschiedene

Non-Hodgkin-Lymphome

Abk.: NHL

D. Huhn

Definition und Einteilung der Non-Hodgkin-Lymphome

In den letzten Jahren wurden wichtige Fortschritte in der Immunologie und Molekularbiologie erzielt, die es erlauben, die jeweilige maligne Zellpopulation eines bestimmten malignen Lymphoms im Hinblick auf ihren Reifegrad, auf Aktivierungsmerkmale und auf ihre Zugehörigkeit zu einer bestimmten Lymphozytensubpopulation zu definieren [*s.a. Essay Hodgkin-Lymphome*]

Besondere Verdienste um die Klassifikation maligner lymphatischer Systemerkrankungen haben sich Wissenschaftler des Pathologischen Instituts der Universität Kiel erworben, insbesondere Prof. Karl Lennert und Prof. Harald Stein, die in den 70er- und 80er-Jahren die **Kiel-Klassifikation maligner Lymphome** entwickelten, die sich in Europa, nicht aber in den USA durchsetzen konnte. Sie war aber die Basis für eine gemeinsame überarbeitete europäisch-amerikanische Lymphomeinteilung, die **revidierte europäisch-amerikanische Lymphom-Klassifikation** [**REAL**], die 1994 veröffentlicht wurde. Diese erstmals weltweit akzeptierte Lymphomeinteilung wurde schließlich von der amerikanischen Gesellschaft für Hämatopathologie und der europäischen Vereinigung der Hämatopathologen gemeinsam und im Auftrag der WHO überarbeitet; es resultierte die in Tab. 1 dargestellte und heute gültige **WHO-Klassifikation der malignen lymphatischen Systemerkrankungen**.

Tab. 1. WHO-Klassifikation lymphatischer Systemerkrankungen [gekürzt]. Publiziert: N.L. Harris et al., J. Clin. Oncol. 17, 3835–3849, 1999

Maligne lymphatische Systemerkrankungen	
B-Zell-Neoplasien	**T- und NK-Zell-Neoplasien**
Vorläufer-B-Zell-Neoplasien	*Vorläufer-T-Zell-Neoplasien*
• B-lymphoblastäre Leukämie/Lymphom	• T-lymphoblastäre Leukämie/Lymphom
Reifzellige B-Zell-Neoplasien	*Reifzellige [periphere] T-Zell-Neoplasien*
• chronische lymphatische Leukämie	• chronische (pro-)lymphozytäre Leukämie
• Haarzellenleukämie	• NK-Zell-Leukämie
• Marginalzonenlymphom	• Mycosis fungoides
• Mantelzelllymphom	• periphere T-Zell-Lymphome
• follikuläres Lymphom	• anaplastisches großzelliges Lymphom
• diffuses großzelliges Lymphom	
• Burkitt-Lymphom	
• Plasmazellmyelom/Plasmozytom	
Morbus Hodgkin	

NK-Zelle = Natural Killer Cell

Sie unterteilt **hämatologisch-lymphatische Malignome** zunächst nach der Zugehörigkeit der jeweiligen malignen Zellpopulation; für die **malignen lymphatischen Systemerkrankungen** bedeutet dies eine **Unterteilung in maligne Entartungen der B-lymphozytären** bzw. der **T-lymphozytären Zellen** des Immunsystems.

Weiterhin berücksichtigt die Einteilung den Differenzierungsgrad und den Funktionsstatus [Aktivierung, bereits erfolgte Auseinandersetzung mit Antigenen], den die jeweilige maligne Zellfamilie bzw. ihr imaginärer physiologischer Vergleichspartner erreicht haben. Um dieses zu realisieren, muss eine Kombination von morphologischen Methoden, Immunphänotypisierung, genetischen Markern und klinischen Befunden berücksichtigt werden. Etwas akzentuiert kann dies auch so ausgedrückt werden:

❗ **Eine zuverlässige Klassifikation eines bestimmten malignen Lymphoms bzw. die Diagnose bei einem Lymphompatienten kann nur erfolgen, wenn moderne Methoden der Immunphänotypisierung und in vielen Fällen auch der Molekularbiologie verwendet werden!**

Epidemiologie

Die geschätzte Anzahl jährlicher Neuerkrankungen an Non-Hodgkin-Lymphomen einschließlich Plasmozytom beträgt in Deutschland 6.500. Sie sind damit die vierthäufigste Gruppe maligner Erkrankungen. **Häufigste Subgruppen** maligner NHL sind die **chronische lymphatische Leukämie**, die Gruppe der **follikulären Lymphome** und die **diffusen großzelligen B-Zell-Lymphome**. Nur etwa 10 % der Fälle sind Lymphome der T-Zellreihe.

Bei malignen lymphatischen Systemerkrankungen findet sich eindeutig eine familiäre Häufung: Personen mit lymphatischen Systemerkrankungen bei Eltern oder Geschwistern haben ein erhöhtes Risiko, an einem Lymphom derselben Entität oder aber auch an einem anderen NHL zu erkranken. Desgleichen finden sich vermehrt Zweiterkrankungen an malignen lymphatischen Systemerkrankungen.

Ätiologie, Risikofaktoren, Pathophysiologie

Die **Inzidenz** maligner Lymphome ist **erhöht bei** Patienten mit **angeborenen oder erworbenen Störungen des Immunsystems**. Besonders zu erwähnen ist die deutlich erhöhte Inzidenz diffuser großzelliger B-Zell-Lymphome bei Patienten mit defektem Immunsystem durch eine **HIV-Infektion** oder durch die **immunsuppressive Behandlung nach Organtransplantation**. Weiterhin können NHL durch eine **Strahlenexposition** induziert werden. Auch können NHL durch **Medikamente** ausgelöst werden, die das Immunsystem beeinflussen, und zwar nicht nur durch **immunsuppressive Zytostatika**, sondern auch zum Beispiel durch **Hydantoin-Derivate**. Schließlich können NHL durch **infektiöse Agenzien** induziert werden. Die einzige Viruserkrankung, die mit der Entstehung eines hoch malignen T-Zell-Lymphoms in direkten ursächlichen Zusammenhang gebracht wird, ist das HTLV-1, ein Retrovirus. Dieses **HTLV-1-assoziierte T-Zell-Lymphom** wird fast ausschließlich in bestimmten Regionen von Japan und in der Karibik beobachtet. Andere Lymphome, insbesondere das afrikanische **Burkitt-Lymphom,** sind mit großer Regelmäßigkeit mit einer Epstein-Barr-Virus-Infektion assoziiert, ein ätiologischer Zusammenhang ist wahrscheinlich. Das **Marginalzonenlymphom des Magens** entsteht auf dem Boden einer vorbestehenden Infektion mit Helicobacter pylori.

Aus dem Gesagten wird deutlich, dass Störungen der Immunüberwachung die Entstehung eines NHL begünstigen. Wichtiger ist aber ein weiterer Faktor, nämlich **molekulargenetische Veränderungen der Tumorzelle selbst**, die dieser einen Wachstumsvorteil gegenüber gesunden Zellen verleihen bzw. das natürliche Absterben der Zellen [Apoptose] behindern. Derartige genetische Veränderungen können familiär sein, also die Keimzelle betreffen. Wesentlich häufiger werden diese Störungen aber zufällig erworben, unter Umständen begünstigt durch äußere Einflüsse [z.B. Strahlenexposition]. Derartige **genetische Veränderungen**, die für die Entstehung und das klinische Bild der jeweiligen Lymphomentität Bedeutung haben, wurden in den letzten Jahren für fast alle Lymphomentitäten nachgewiesen. So wird z.B. bei etwa 80 % der **follikulären Lymphome** eine Translokation von genetischem Material vom Chromosom 18 auf das Chromosom 14 beobachtet [**Translokation t(14;18)**]. Diese Translokation kann mit zytogenetischen oder mit molekularbiologischen Methoden nachgewiesen werden. Durch diese Translokation entsteht ein neues Gen, das **bcl-2-Gen**. Dieses Gen kodiert ein Protein, das die Zellen vor dem programmierten Zelltod, der Apoptose, schützt.

Diagnostik

Die diagnostischen Maßnahmen haben eine genaue Klassifikation des jeweiligen Lymphoms sowie die Festlegung der klinischen Ausbreitung, also des Stadiums der Erkrankung, zum Ziel.

❶ Für die exakte Diagnose des Lymphoms sind immunologische Markeruntersuchungen unerlässlich.

Diese immunologischen Untersuchungen können an Punktionsmaterial von tumorzellhaltigen Flüssigkeiten oder Geweben erfolgen oder aber an histologischen Schnitten. Die durch monoklonale Antikörper markierten Zellen können mikroskopisch oder in Zellsuspensionen [Durchflusszytometrie] analysiert werden.

Zur Festlegung des klinischen Ausbreitungsstadiums sind erforderlich: Anamnese, Symptome und Beschwerden, genaue körperliche Untersuchung, Untersuchung von Blut, Knochenmark oder anderen verdächtigen Manifestationen auf Lymphomzellen, bildgebende Verfahren v.a. Computertomografie oder Kernspintomografie von Thoraxorganen und Bauchorganen, Laboruntersuchungen zur Erkennung von Lymphommanifestationen, aber auch zur Diagnose wichtiger Zweiterkrankungen, immunologische und molekularbiologische Spezialuntersuchungen.

Ausbreitungsstadium und Prognose

Das **Ausbreitungsstadium** wird bei der **chronischen lymphatischen Leukämie** [CLL] aufgrund von Lymphozytenzahl im Blut, Lymphknoten- und Milzvergrößerung sowie eingeschränkter Knochenmarksfunktion beurteilt. Hier hat sich die **Stadienteilung der CLL nach Binet** durchgesetzt [Tab. 2].

Die übrigen NHL werden nach der **Ann-Arbor-Klassifikation** eingeteilt [Tab. 3].

Lymphomentität, Ausbreitungsstadium und Alter sowie Zweiterkrankungen bestimmen die Therapieoptionen und die Prognose.

Tab. 2. Stadieneinteilung der chronischen lymphatischen Leukämie [CLL] [J.L. Binet et al., Brit. J. Haemat. 48, 365–67, 1981; modifiziert]

Stadium	Definition	%	Medianes Überleben
AI	Hb >12 g/dl und Thrombozyten >100.000 und Lymphozyten < 30.000/µl und < 3 Regionen beteiligt	40	normal! 5 J. 83 %
AII	Wie AI, aber Lymphozyten > 30.000/µl, Hb > 10 g%	10	5 J. 62 %
B	Hb > 10 g/dl und Thrombozyten > 100.000/µl, > 3 Regionen beteiligt	35	6 Jahre
C	Hb <10 g/dl und/oder Thrombozyten < 100.000/µl, unabhängig von der Anzahl beteiligter Regionen*	15	2 Jahre

* Regionen: zervikale, axilläre oder inguinale Lymphknoten [jeweils uni- oder bilateral, z.B. zählt der Befall einer oder beider Axillen als eine Region], Milz, Leber

Besonderheiten und Behandlungsprinzipien der verschiedenen Lymphomsubtypen

Chronische lymphatische Leukämie [CLL]

Die CLL ist die häufigste Leukämie im Erwachsenenalter. In den letzten Jahren wurden zwei Unterformen unterschieden, die sich in ihrer Prognose wesentlich unterscheiden:

- **unmutierte CLL**: Die leukämischen Zellen zeigen umgelagerte VH-Gene mit weniger als 2 % Mutationen. Sie entsprechen naiven B-Zellen ohne Antigenkontakt und ohne Weiterentwicklung innerhalb der Keimzentren des Lymphknotens [prägerminal]. Dieser Subtyp korreliert mit einer stärkeren Expression des intrazellulären Antigens ZAP-70, weniger mit der stärkeren Expression des Membranproteins CD38. Die Prognose ist deutlich ungünstiger als beim zweiten Subtyp.
- **mutierte CLL**: Zeigt verstärkt somatische Mutationen des IgV-Gens [mutierte CLL]; die Zelle entspricht einer Memory- oder Gedächtnis-Zelle [post-germinal]. Die Prognose ist gut.

Tab. 3. Modifizierte Ann-Arbor-Stadieneinteilung des Morbus Hodgkin [T.A. Lister et al. J. Clin. Oncol. 7, 1930–36, 1989]

Stadium	Befall
I	eine einzelne Lymphknotenregion oder lymphatische Struktur [z.B. Milz, Thymus, Waldeyer-Ring]
II	2 oder mehr Lymphknotenregionen gleichseitig vom Zwerchfell [das Mediastinum gilt als eine Region; hiläre Lymphknoten werden lateralisiert]; die Anzahl der anatomischen Regionen wird durch eine Zahl angegeben [z.B. II3]
III	wie II, aber beidseitig vom Zwerchfell.
III₁	mit oder ohne Befall von Milz und von Lymphknoten am Milzhilus, zöliakal und an der Leberpforte [aber ohne die in II2 genannten Lokalisationen]
III₂	Befall paravertebral, iliakal, mesenterial
IV	Befall extranodaler Organe, außer „E"-Befall
A	keine Symptome
B	Fieber > 38 °C, Nachtschweiß, Gewichtsverlust von > 10% des Körpergewichts in den letzten 6 Monaten
X	große Lymphommassen [bulky disease]: Mediastinaltumor > 1/3 der Thoraxweite, Lymphknotentumoren mit >10 cm im größten Durchmesser
E	Befall eines einzelnen extranodalen Organs „per continuitatem" oder nahe einer befallenen Lymphknotenregion
CS	klinisches Stadium
PS	pathologisches Stadium
N⁺ oder N⁻	für weitere Lymphknoten positiv oder negativ durch Biopsie
H⁺ oder H⁻	für Leber positiv oder negativ durch Leberbiopsie
S⁺ oder S⁻	für Milz positiv oder negativ nach Splenektomie
L⁺ oder L⁻	für Lungen positiv oder negativ durch Biopsie oder Ausstrich
M⁺ oder M⁻	für Knochenmark positiv oder negativ durch Biopsie oder Ausstrich [Biopsie muss aus einem klinisch oder radiologisch nicht befallenen Knochenteil entnommen werden]
P⁺ oder P⁻	für Pleurabefall positiv oder negativ durch Biopsie oder zytologische Untersuchung
O⁺ oder O⁻	für Knochenbefall positiv oder negativ durch Biopsie
D⁺ oder D⁻	für Hautbefall positiv oder negativ durch Biopsie

Weiterhin wurden prognostisch relevante zytogenetische Aberrationen nachgewiesen. Prognostisch ungünstig sind Verluste der Chromosomenarme 17 p und 11 q, prognostisch günstig Verluste des Chromosomenarms 13 q.

Die praktische **klinische Diagnose** kann durch Analyse der Lymphomzellen im Blut gesichert werden. Es handelt sich um kleine, von normalen lymphatischen Zellen kaum zu unterscheidende Lymphozyten. Sie sind jedoch durch einen besonderen immunologischen Phänotyp gekennzeichnet, und zwar durch die Markerkonstellation CD19+, CD20+, CD5+, CD23+. Es fehlt die Expression von CD10. Alle leukämischen Zellen eines einzelnen Patienten exprimieren dieselbe Klasse eines membranständigen Immunglobulinmoleküls; es exprimieren also alle Zellen eines einzelnen Patienten entweder die leichte Kette kappa oder aber die leichte Kette lambda [**Leichtkettenrestriktion**]. Aufgrund dieser Besonderheiten kann die Diagnose aus 1–2 ml Blut mittels

Durchflusszytometrie oder durch die mikroskopische Untersuchung entsprechend präparierter Zellen gestellt werden.

Für die Bestimmung des **klinischen Ausbreitungsstadiums** [Tab. 2] müssen Größe von Lymphknoten, Milz und Leber definiert werden. Hierfür sind körperliche Untersuchung sowie Sonografie und/oder Röntgenuntersuchungen sinnvoll. Die Bestimmung der Knochenmarksfunktion erfolgt über das Blutbild. Bei der CLL besteht in der Regel ein Mangel an Immunglobulinen, häufig werden Autoantikörper beobachtet. Auch dies sollte geprüft werden [quantitative Bestimmung der Immunglobuline, Coombs-Test*].

Das **klinische Bild** wird geprägt durch Vermehrung der Lymphozyten im Blut und/oder durch Vergrößerung von Lymphknoten und Milz. Der Beginn ist oft schleichend. Häufig werden zufällig vergrößerte Lymphknoten oder eine vergrößerte Milz oder aber bei einer Routinekontrolle des Blutbildes vermehrte Lymphozyten festgestellt. Bei fortschreitender Erkrankung kommt es zu Anämie, Thrombozytopenie und zunehmender Infektanfälligkeit. In selteneren Fällen lässt sich eine monoklonale Gammopathie nachweisen, mit großer Regelmäßigkeit jedoch die Verminderung der Serumimmunglobuline. Dieser Antikörpermangel nimmt im Krankheitsverlauf zu und wird beim Hinzutreten häufiger Infekte zum Antikörpermangelsyndrom. Ein positiver Coombs-Test* lässt sich bei 5 % der Patienten feststellen, ist aber nicht immer mit einer klinisch relevanten Hämolyse verbunden.

Wichtigste **Kriterien einer ungünstigen Prognose** sind:
- fortgeschrittenes Binet-Stadium,
- schnelle Zunahme der Krankheitsmanifestationen [kurze Lymphozytenverdopplungszeit],
- Expression der Marker CD38 und ZAP-70,
- fehlende somatische Mutationen der IgV-Region,
- ungünstige zytogenetische Marker.

Bei Binet-Stadium A und fehlenden ungünstigen Prognosekriterien wird die normale Lebenserwartung des Patienten durch die Diagnose der CLL kaum oder nicht beeinträchtigt. Es gibt sehr oft Krankheitsverläufe, bei denen über Jahre und sogar Jahrzehnte keine Progression der Erkrankung zu beobachten ist. Es sollte hier eigentlich weniger von einer chronischen lymphatischen Leukämie gesprochen werden, sondern besser von einer **monoklonalen Lymphozytenproliferation unbekannter Signifikanz**. Bei ungünstigen Prognosekriterien und bei fortgeschritteneren Binet-Stadien liegt die mediane Lebenserwartung in der Größenordnung von 5–10 Jahren.

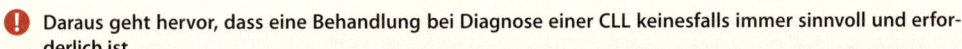

❗ **Daraus geht hervor, dass eine Behandlung bei Diagnose einer CLL keinesfalls immer sinnvoll und erforderlich ist.**

In der Regel sollte der spontane Verlauf zunächst über einen längeren Zeitraum beobachtet werden. Sofern eine Behandlungsindikation vorliegt, also bei fortgeschritteneren Binet-Stadien und durch die Krankheit verursachten Symptomen, haben sich die Möglichkeiten in den letzten Jahren wesentlich erweitert. Vor Behandlungsbeginn muss das **Behandlungsziel** definiert werden: **Bei älteren Patienten und bei Patienten mit Zweiterkrankungen** handelt es sich **in der Regel** um eine **palliative Behandlung**, die keine Heilung und eine nur mäßige Lebensverlängerung erwarten lässt. Hier steht die Monotherapie mit den Zytostatika **Chlorambucil***, **Fludarabin*** oder **Bendamustin*** an erster Stelle. Sofern diese Behandlung primär unwirksam ist oder im weiteren Verlauf unwirksam wird, folgen Behandlungsversuche mit Zytostatikakombinationen und insbesondere mit der Kombination eines Zytostatikums mit dem gegen das Membranantigen CD20 gerichteten monoklonalen Antikörper **Rituximab***.

Bei jüngeren Patienten erscheint dieses rein palliative Vorgehen wenig befriedigend. In groß angelegten Behandlungsstudien wird zurzeit geprüft, ob in diesen Fällen eine deutliche Lebensverlängerung oder in Einzelfällen vielleicht sogar eine Heilung durch **aggressivere Behandlungskonzepte** zu erreichen ist. In diesen Studien werden Maßnahmen überprüft, die heute noch als experimentell einzustufen sind: Dies ist zunächst die primäre aggressive Behandlung mit einer Kombination aus Purinanalogen und alkylierenden Zytostatika; eine Konsolidierung des Behandlungserfolges mit monoklonalen Antikörpern [**Campath-1H***, **Rituximab***], eine hoch dosierte Chemotherapie mit anschließender Gabe eigener [autologer] hämatopoetischer Vorläuferzellen aus dem Blut und schließlich eine für diese Krankheit maßgeschneiderte besondere Form einer **allogenen Stammzelltransplantation** [allogene Stammzelltransplantation mit nicht-myeloablativer Konditionierung].

Aus dieser kurzen Andeutung der Behandlungsmöglichkeiten geht hervor, dass die Therapie der CLL heute kompliziert geworden ist. Der Patient muss über die neuartigen Behandlungsmöglichkeiten aufgeklärt werden. Es sollte angestrebt werden, die Patienten innerhalb geeigneter, weltweit durchgeführter Behandlungsstudien zu therapieren.

Haarzellenleukämie

Es handelt sich hier um die **Sonderform eines lymphozytischen Lymphoms**. Die Zellen sind durch ihre typische Morphologie mit haarähnlichen Ausstülpungen ihrer Zellmembranen gekennzeichnet. Für die Diagnose ist auch hier der Immunphänotyp entscheidend, nämlich die Expression von **Membranimmunglobulin** sowie von **B-Zell-assoziierten Antigenen** [CD19, CD20, CD22] sowie einem relativ **spezifischen Haarzellmarker**, nämlich CD103. Klinisch stehen eine frühzeitige Knochenmarksinfiltration und ein Milztumor mit ausgeprägter Verminderung der Blutzellen im Vordergrund, also Granulozytopenie, Thrombozytopenie und Anämie.

Für die **klinische Diagnostik** sind Blutanalyse mit Immunzytochemie oder Durchflusszytometrie und die Knochenmarksbiopsie entscheidend. Der Einsatz bildgebender Verfahren ist kaum erforderlich. Es gibt für diese seltene Erkrankung keine Stadieneinteilung.

Auch hier haben sich die **Behandlungsmöglichkeiten** in den letzten Jahren geändert, es wurden neue Schwerpunkte gesetzt. Zurzeit bestehen zwei etwa gleichwertige Behandlungsoptionen: Die Gabe von **Interferon-α** führt in der Regel zu einer guten klinischen Remission mit Normalisierung des Blutbildes und nahezu vollständigem Verschwinden der leukämischen Zellen. Beim Absetzen des Interferons kommt es gewöhnlich nach einiger Zeit zu einem Rückfall der Erkrankung, sodass entweder einer intermittierende Behandlung mit Interferon oder eine niedrig dosierte Dauertherapie erforderlich sind.

Es setzt sich deshalb in den letzten Jahren immer mehr eine Behandlung der Haarzellenleukämie mit Purinanalogen durch: Insbesondere **Cladribin*** [2-CdA] führt nach zeitlich begrenzter Gabe zu einer über Jahre andauernden Remission der Erkrankung, sodass hier in vielen Fällen fast von einer Heilung gesprochen werden kann. Die Behandlung hat allerdings den Nachteil, dass bei Behandlungsbeginn und bis zum Erreichen der Remission die Infektanfälligkeit der Patienten erhöht ist; es kann also zu bedrohlichen Infektionen kommen. Aus diesen Gründen kann es sich bei ausgeprägter Verminderung von Granulozyten und Monozyten als vorteilhaft erweisen, die Behandlung zunächst mit niedrig dosiertem Interferon-α zu beginnen und dann zu einem späteren Zeitpunkt die definitive Behandlung mit Cladribin* einzuleiten.

Marginalzonenlymphom

Diese Lymphomentität erhielt ihren Namen, weil die malignen Zellen ihr physiologisches Gegenstück in den lymphatischen Zellen der Marginalzonen des Lymphfollikels haben.

Das **klinische Bild** der Marginalzonenlymphome kann sehr unterschiedlich sein:

- Ausbildung des Lymphoms im lymphatischen Gewebe der Lymphknoten, also **nodales Marginalzonenlymphom**,
- hauptsächliche Ausprägung in der Milz, also **splenisches Marginalzonenlymphom**,
- Ausbildung des Lymphoms im lymphatischen Gewebe des Verdauungstraktes, insbesondere im Bereich des Magens, also im Mucosa-assoziierten-lymphatischen Gewebe [*engl.* tissue]. Letztere Lymphome werden dann als **MALT-Lymphome** bezeichnet.

Das Marginalzonenlymphom ist **histologisch** gekennzeichnet durch eine **heterogene Zellpopulation** mit kleinen lymphatischen Zellen, monozytoiden B-Lymphozyten und Plasmazellen. Der Phänotyp dieser Zellen:

- Nachweis von membranständigem Immunglobulin
- Nachweis der B-Zell-assoziierten Antigene CD19, CD20, CD22
- keine Expression von CD5, CD10 oder CD23.

Beim **extranodalen Marginalzonenlymphom** finden sich häufig als Vorerkrankung Autoimmunerkrankungen oder chronische Entzündungszustände [Sjögren-Syndrom, Hashimoto-Thyreoiditis, Helicobacter-assoziierte Gastritis].

Die **Diagnostik** der Erkrankung muss das besondere extranodale Verteilungsmuster berücksichtigen. Neben den für die Lymphomdiagnostik üblichen Maßnahmen sind deshalb Gastroskopie und Endosonografie des Magens zur Beurteilung der Magenwand und benachbarter Lymphknoten sowie der Nachweis einer Helicobacter-pylori-Infektion wichtig.

Das **Marginalzonenlymphom des Magens** [Maltom] hat besondere wissenschaftliche und klinische Bedeutung erlangt: Es wurde nachgewiesen, dass diese Lymphome auf dem Boden einer durch die Helicobacter-Infektion unterhaltenen Gastritis entstehen. Durch eine Eradikation der Helicobacter-Infektion können diese Lymphome zur Rückbildung gebracht werden! Es konnte bisher gezeigt werden, dass die Eradikation der Helicobacter-Infektion zu einer molekularbiologisch gesicherten und über Jahre andauernden Rückbildung der monoklonalen Zellproliferation des Lymphoms führen kann. Im Übrigen gelten für die Marginalzonenlymphome dieselben **Behandlungsprinzipien** wie für andere reifzellige B-Zell-Neoplasien:

- in begrenzten Ausbreitungsstadien **Strahlentherapie**

N

- bei fortgeschritteneren Stadien [Ann-Arbor-Klassifikation, Tab. 3] **Chemotherapie** mit Alkylanzien und/oder Purinanalogen.

Mit einem solchen Vorgehen lassen sich in zahlreichen Fällen gute Remissionen und auch Heilungen erreichen.

Mantelzelllymphom

Es handelt sich auch hier um ein Lymphom aus kleinen, „zytischen" Zellen, die in ihrer Morphologie reifen Lymphozyten ähnlich sind. Die Zellen exprimieren membranständiges IgM sowie die B-Zell-assoziierten Antigene und auch CD5. Häufig findet sich die **Chromosomentranslokation t(11;14)**, die zu einer Überexpression des **Cyclin-D1-Proteins** führt und damit eine Deregulation des Zellzyklus zur Folge hat.

Das **klinische Bild** ist in 90 % der Fälle gekennzeichnet durch vergrößerte Lymphknoten, 60 % Milzvergrößerung, 80 % Knochenmarksinfiltration und 30 % leukämische Ausschwemmung. Nicht selten ist der Gastrointestinaltrakt beteiligt. Für die Stadieneinteilung wird die Ann-Arbor-Einteilung verwendet [Tab. 3].

Die **Behandlung** ist ähnlich wie beim Marginalzonenlymphom: In begrenzten Ausbreitungsstadien ist in Einzelfällen eine Heilung durch eine **Strahlenbehandlung** möglich. Bei fortgeschritteneren Stadien, insbesondere natürlich bei Knochenmarksbefall oder leukämischer Ausschwemmung, sind Heilungen mit den heute bekannten medikamentösen Behandlungen nicht möglich. Zur Anwendung kommen **alkylierende Zytostatika** oder **Purinanaloga** sowie der monoklonale Antikörper Rituximab*. Eine überraschend gute Wirksamkeit zeigte in ersten Phase-2-Studien der **Proteasom-Inhibitor** Bortezomib*.

Follikuläres Lymphom

Es handelt sich hier um eine häufige Lymphomuntergruppe. Das **histologische Bild** wird bestimmt durch Zellen mit Analogie zu ihren physiologischen Partnern in den Zentren der Lymphfollikel; daher also die Bezeichnung follikuläres Lymphom [ältere Bezeichnung: Follikelzentrumslymphom]. Ähnlich wie im Lymphfollikel finden sich kleine zytische Zellen, nämlich Zentrozyten, sowie größere, blastäre Zellen, nämlich Zentroblasten [daher auch die frühere Bezeichnung: zentrozytisch-zentroblastisches Lymphom]. Je nach dem Vorherrschen von Zentrozyten oder von Zentroblasten werden drei Malignitätsgrade dieser Erkrankung unterschieden. Die Lymphomzellen exprimieren **B-Zell-assoziierte Antigene** sowie **Membranimmunglobulin**. CD10 kann bei einzelnen Zellen positiv sein, CD5 ist negativ. In 80–90 % der Fälle findet sich die bereits weiter oben erwähnte **Translokation t(14;18)**, die zur Überexpression des **Bcl-2-Proteins** und damit zur Hemmung der Apoptose führt.

Das **klinische Bild** ist bei über 50 % der Patienten gekennzeichnet durch Befall von Lymphknoten [häufig im Bereich der Mesentarialwurzel] und Milz, in etwa 50 % Befall des Knochenmarks. Seltener sind eine leukämische Ausschwemmung oder ein extranodaler Befall. Die **klinische Diagnostik** erfordert daher ausgedehntere Untersuchungen unter Einbeziehung von Sonografie und Röntgendiagnostik [Computertomografie, Kernspintomografie], um begrenztere Ausbreitungsstadien [Ann-Arbor-Klassifikation, Tab. 3] erkennen zu können.

Die **Therapie** beinhaltet **bei begrenzten Stadien** eine **Strahlentherapie**. Dieses Vorgehen kann durchaus kurativ sein. Die Bestrahlung sollte grundsätzlich die befallenen und die ihnen benachbarten Lymphknotenregionen umfassen. In der Mehrzahl der Fälle wird deshalb eine sehr ausgedehnte und genau zu planende Bestrahlung erforderlich sein. **Bei fortgeschritteneren Ausbreitungsstadien** [i.d.R. Stadium 3 und 4] kann bei Progredienz der Erkrankung und bei behandlungsbedürftigen Symptomen eine **Chemotherapie** durchgeführt werden. Wie auch bei allen anderen zytischen Lymphomen kommen hier alkylierende Zytostatika, Purinanaloge und insbesondere eine Kombination dieser Medikamente in Betracht.

Die Behandlung insbesondere der follikulären B-Zell-Lymphome wurde in den letzten Jahren revolutioniert durch die Einführung des gegen das Membranantigen CD20 gerichteten monoklonalen Antikörpers **Rituximab***. Dieser Antikörper ist in Deutschland für die Behandlung des Rezidivs follikulärer Lymphome zugelassen. Mit der alleinigen Behandlung durch diesen Antikörper lassen sich bei etwa 50 % vorbehandelter und nicht-vorbehandelter Patienten Remissionen erreichen; durch die Kombination mit Zytostatika oder durch die Koppelung eines Isotops [z.B. 131J] an den gegen CD20 gerichteten Antikörper [Radioimmuntherapie] lässt sich die Ansprechrate auf nahezu 100 % erhöhen. Es ist zu hoffen, dass durch die neuen Behandlungsmöglichkeiten, die dieser Antikörper eröffnet, sich die Lebenserwartung von Patienten mit follikulären Lymphomen deutlich verbessern lässt.

Diffuses großzelliges B-Zell-Lymphom

Die großen Zellen dieser Lymphomentität zeigen eine hohe Wachstumsaktivität. Sie exprimieren die **B-Zell-assoziierten Antigene** CD19, CD20, CD22. Zusätzlich kann der Marker CD10 positiv sein. Bei den diffusen großzelligen Lymphomen handelt es sich um eine häufige Lymphomuntergruppe, die etwa **30–40 % der NHL des Erwachsenen** ausmacht. Es gibt keine eindeutige Altersbevorzugung, d.h., die Lymphome können im gesamten

Erwachsenenalter mit etwa gleicher Häufigkeit beobachtet werden. Etwa 40 % dieser Lymphome manifestieren sich bei Diagnosestellung bereits mit einem Organbefall.

Es handelt sich also um **schnell wachsende Lymphome**, bei denen es in der Regel frühzeitig im Verlauf zu einer weiteren Ausbreitung der Erkrankung kommt. Die besten Heilungschancen sind deshalb gegeben, wenn schnell und intensiv zytostatisch behandelt wird. Trotzdem hängen Prognose und detaillierte Therapiewahl unter anderem auch vom Ausbreitungsstadium der Erkrankung ab, sodass einige **Untersuchungen** zur Festlegung des Ausbreitungsstadiums [Ann-Arbor, Tab. 3] zu fordern sind. Diese umfassen die gründliche Erhebung der Anamnese und eine klinische Untersuchung, eine computertomografische Untersuchung der Thorax- und Bauchorgane, Knochenmarksuntersuchung und Analyse des Blutes auf Lymphomzellen. Je nach klinischen Befunden sind häufig auch eine zytologische Untersuchung der Rückenmarksflüssigkeit sowie eine Untersuchung des Schädels mit bildgebenden Verfahren sinnvoll.

In einer großen internationalen Metaanalyse wurden **Risikofaktoren** evaluiert. In einer Multivarianzanalyse erwiesen sich die folgenden fünf Risikofaktoren als relevant für das Erreichen einer Vollremission, für das rezidivfreie Überleben nach fünf Jahren sowie für das Gesamtüberleben nach fünf Jahren:

- Alter > 60 Jahre,
- Stadium 3 oder 4 [Tab. 3],
- LDH > 240 U/l,
- WHO-Performance > 2 [dies bedeutet mehr als den halben Tag bettlägerig],
- Anzahl extranodaler Lokalisationen > 1.

Goldstandard der Therapie ist für alle Ausbreitungsstadien und alle Altersgruppen eine **Chemotherapie mit Cyclophosphamid***, **Adriamycin***, **Vincristin*** und **Prednisolon***. Diese Medikamente werden alle drei Wochen und insgesamt achtmal verabreicht. Nur in seltenen **Ausnahmefällen** und begrenzten Ausbreitungsstadien kann mit einer alleinigen **Strahlentherapie** die gleiche Heilungswahrscheinlichkeit erreicht werden. Mit einem derartigen therapeutischen Vorgehen lassen sich folgende Überlebensraten nach einer mittleren Beobachtungszeit von fünf Jahren erwarten: bei niedrigem Risiko 70–80 % der Patienten, bei hohem Risiko 30–45 %.

Aufgrund neuer Behandlungsmöglichkeiten, insbesondere durch den gegen die Lymphomzellen gerichteten monoklonalen Antikörper **Rituximab***, und als Ergebnis umfangreicher multizentrischer Behandlungsstudien muss der oben genannte Goldstandard modifiziert werden. Folgende Modifikationen verbessern die Remissionsraten und Heilungschancen:

- Verkürzung der Behandlungsintervalle von drei Wochen auf zwei Wochen mit Einsatz des Granulozyten-stimulierenden Wachstumsfaktors [G-CSF], der in der Erholungsphase des Knochenmarks subkutan appliziert wird,
- Hinzufügen eines fünften Medikamentes, nämlich des Zytostatikums Vepesid,
- insbesondere aber die Kombination der oben als Goldstandard bezeichneten Chemotherapie mit dem monoklonalen Antikörper Rituximab*.

Die jetzt laufenden Behandlungsstudien werden zeigen, welche der oben genannten Modifikationen [oder welche Kombination dieser Modifikation] für welche Risikogruppen und für welche Altersgruppen tatsächlich die besten Ergebnisse erwarten lassen.

Burkitt-Lymphom

Die Zellen dieses Lymphoms sind groß, zeigen ein tief blaues Zytoplasma und deutliche Nukleolen. Die Wachstumsrate ist außerordentlich hoch. In ihrem Immunphänotyp zeigen die Zellen die üblichen B-Zell-Marker in Verbindung mit CD10. Die **genetische Grundlage** dieses Lymphoms **ist eine Translokation** eines Genabschnitts [**des c-myc-Onkogens**] **vom Chromosom 8** zur IgH-Kettenregion **auf Chromosom 14**. Das Burkitt-Lymphom ist in Afrika endemisch und mit dem Epstein-Barr-Virus* assoziiert. Bei den nicht-afrikanischen Fällen lässt sich das EBV-Genom seltener nachweisen. Der für die afrikanische Form typische Befall des Kieferbereichs ist seltener, es findet sich stattdessen häufiger eine abdominelle Manifestation. Beim Burkitt-Lymphom ist eine intensive **Chemotherapie** mit möglichst kurzen Therapieintervallen erforderlich. In der Regel werden Patienten mit dieser Erkrankung nach den Therapieprotokollen der akuten lymphatischen Leukämie vom B-Zell-Typ behandelt.

Plasmazellmyelom [Plasmozytom]

Dabei handelt es sich um eine Sonderform maligner Lymphome, die sich nicht in Lymphknoten oder Milz, sondern im Knochenmark manifestiert. Die maligne Zelle entspricht einer reifen oder unreiferen Plasmazelle, in ihrem Immunphänotyp fehlt die Expression membranständiger Immunglobuline. Es lassen sich aber Immunglobuline [IgG, IgA, seltener IgD oder IgE] im Zyoplasma nachweisen. Die meisten B-Zell-assoziierten Antigene, insbesondere CD20, werden nicht oder sehr schwach exprimiert.

Die Erkrankung ist bei Diagnosestellung in der Regel disseminiert und betrifft das Knochenmark. Nur selten finden sich schon bei Diagnosestellung, häufiger aber im Verlauf extramedulläre Manifestationen. Einige wenige Plasmozytomzellen oder Vorläuferzellen der Plasmozytomzellen lassen sich mit Spezialmethoden im Blut nachweisen. Die Plasmozytomzellen sezernieren in den meisten Fällen ein monoklonales Immunglobulin, und zwar IgG oder IgA; selten werden nur leichte Ketten oder aber die Immunglobuline IgG oder IgE sezerniert. Selten sind Sonderformen wie **solitäre** oder **nicht-sezernierende Plasmozytome** [Abb. 1].

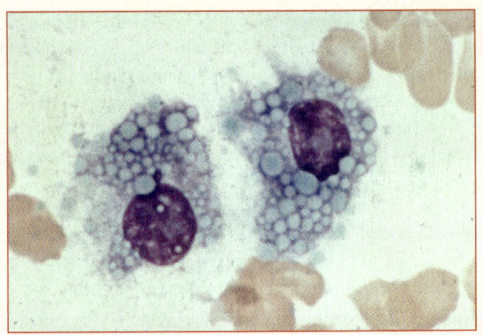

Abb. 1. Plasmozytomzellen. Hier mit Einschluss von Glykoproteinen [Russel-Körper]

Die **Diagnose** eines Plasmozytoms kann nur gestellt werden, wenn mindestens zwei der folgenden drei Kriterien erfüllt sind:

- Nachweis eines monoklonalen Immunglobulins im Serum und/oder von leichten Ketten [Bence-Jones-Protein] im Urin,
- plasmazelluläre Infiltration des Knochenmarks [> 10 %; häufig mit zusätzlichen Atypien der Plasmazellen],
- röntgenologischer Nachweis osteolytischer Skelettveränderungen [Abb. 2].

Um die Diagnose zu sichern und um das klinische Ausbreitungsstadium festzulegen, sollten folgende **Untersuchungen** routinemäßig durchgeführt werden:

- Nachweis eines monoklonalen Immunglobulins durch geeignete Methoden und Quantifizierung des Immunglobulins im Serum und Urin,
- Blutbild, Parameter der Nierenfunktion, Kalzium,
- Röntgenuntersuchungen von Thorax, Schädel, Wirbelsäule, Becken, Oberarmen und Oberschenkeln; mit größerer Empfindlichkeit lassen sich Myelominfiltrate der Wirbelsäule, die die Knochenbälk-

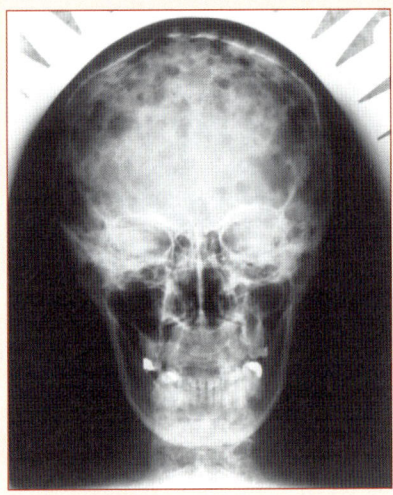

Abb. 2. Knochendefekte [Osteolysen] im Schädelknochen eines Plasmozytompatienten

chen noch nicht verändert haben, durch Kernspintomografie nachweisen,
- eine Knochenmarksuntersuchung ist, wenn die Diagnose sonst zu sichern ist, von beschränktem Wert, da der Plasmozytombefall des Skeletts oft herdförmig ist, sodass die Menge der Plasmozytomzellen im Knochenmarkspunktat keine sichere Aussage über die Gesamtsituation erlaubt.

Für die **Prognose** beim einzelnen Patienten sind wichtig: Ausbreitungsstadium der Erkrankung, Insuffizienz der Knochenmarksfunktion durch Plasmozytominfiltrate, Ausmaß der Vermehrung des monoklonalen Immunglobulins im Blut bzw. des Bence-Jones-Proteins im Urin sowie die Laborparameter CRP, β2-Mikroglobulin, LDH.

Von großer klinischer Bedeutung ist die differenzialdiagnostische Abgrenzung der folgenden drei Formen einer Erkrankung, die durch eine monoklonale Gammopathie gekennzeichnet ist:

- **benigne monoklonale Gammopathie**: Bei älteren Menschen [bei 1–3 % der über Siebzigjährigen] findet sich nicht selten eine Gammopathie, die über einen langen Zeitraum konstant bleibt, nicht mit einer Verminderung normaler Immunglobuline oder mit einer Bildung eines Bence-Jones-Proteins verbunden ist, keine Osteolysen aufweist und somit letztlich keinen Krankheitswert besitzt.
- **asymptomatisches Plasmozytom in einer Plateau-Phase**: Die Kriterien des Plasmozytoms sind erfüllt, jedoch nur gering ausgeprägt. Der Patient hat keine Beschwerden. Die Erkrankung ist über einen langen Zeitraum nicht progredient.

- **Plasmozytom**: Die Kriterien des Plasmozytoms sind erfüllt. In einem Beobachtungszeitraum von einigen Monaten ist die Krankheit progredient, verursacht Beschwerden und besitzt Krankheitswert.

Am sichersten lässt sich die Unterscheidung zwischen monoklonaler gutartiger Gammopathie und asymptomatischem Plasmozytom einerseits bzw. klinisch manifestem, progredientem Plasmozytom andererseits aus dem Verlauf stellen. Dies hat auch dazu geführt, dass man bei Diagnosestellung einer monoklonalen Gammopathie ohne sichere Plasmozytomkriterien zunächst von einer **monoklonalen Gammopathie unklarer Signifikanz [MGUS]** spricht.

Als klinische Stadieneinteilung hat die **Einteilung nach Durie und Salmon** [Tab. 4] noch einen gewissen Wert, die im Wesentlichen auf Parametern der **Plasmozytomausbreitung** [Vorhandensein von Osteolysen, Ausmaß der monoklonalen Gammopathie, Verdrängung der normalen Blutbildung] basiert. Prognosefaktoren, die mehr auf dem unterschiedlichen **biologischen Verhalten** der malignen Zelle basieren, sind die oben genannten Laborparameter CRP, β2-Mikroglobulin und LDH. Weiterhin gewinnen zytogenetische Veränderungen zunehmende prognostische Bedeutung.

Tab. 4. Stadieneinteilung des multiplen Myeloms nach Durie und Salmon

Stadium	Kriterien	Tumorgesamtzellzahl [× 10^{12}/m^2 Körperoberfläche]
I	Patienten mit allen folgenden Kriterien: • Hämoglobin > 10 g/100 ml • Serumcalcium normal ≤ 3 mmol/l • Röntgen: normale Knochenstruktur oder nur ein solitärer osteolytischer Herd • geringe Myelomprotein-Konzentrationen bzw. -Syntheserate: IgG < 50 g/l, IgA < 30 g/l • Bence-Jones-Protein-Ausscheidung im Urin < 4 g/24 h	< 0,6 [niedrig]
II	weder Stadium I noch III	0,6–1,2 [mittel]
III	Patienten mit einem oder mehreren der folgenden Kriterien: • Hämoglobin < 8,5 g/100 ml • Serumcalcium > 3 mmol/l • fortgeschrittene röntgen. nachweisbare Knochendestruktionen • hohe Myelomprotein-Konzentrationen: IgG > 70 g/l, IgA > 50 g/l • Bence-Jones-Protein-Ausscheidung im Urin > 12g/24h	> 1,2 [hoch]
Unterteilung aller Stadien in: A = normale oder gering eingeschränkte Nierenfunktion [Serumkreatinin < 2 mg/100 ml] B = eingeschränkte Nierenfunktion [Serumkreatinin > 2 mg/100 ml]		

Die **Behandlungsstrategie** beim Plasmozytom sollte **darauf ausgerichtet** sein, **das Leben des Patienten zu verlängern und die Beschwerden zu vermindern; Heilungen sind nicht möglich** [Ausnahme: allogene Stammzelltransplantation]. Behandlungsbedürftig sind Patienten mit gesichertem Plasmozytom, die nicht mehr dem Stadium 1 [Tab. 4] entsprechen, und bei denen zusätzlich frakturgefährdete Osteolysen vorliegen, die Nierenfunktion eingeschränkt ist, behandlungsbedürftige extramedulläre Herde bestehen oder eine schnelle Progredienz der Erkrankung erkennbar ist.

Einen sicheren Stellenwert in der Behandlung des Plasmozytoms haben Zytostatika: Goldstandard ist weiterhin die Behandlung mit dem Zytostatikum **Melphalan*** in Verbindung mit **Prednisolon***; als Alternative kommt insbesondere die Zytostatikakombination **Vincristin***, **Adriamycin***, **Dexamethason*** in Betracht. Remissionsraten von 30 bis 50 % lassen sich bei unbehandelten sowie bei vorbehandelten Patienten mit dem Angiogenese-Hemmer **Thalidomid*** sowie mit dem Proteasom-Inhibitor **Bortezomib*** erreichen.

Studienergebnisse deuten darauf hin, dass sich Lebensqualität und Überlebenswahrscheinlichkeit durch eine **Hochdosistherapie mit Gabe autologer Blutstammzellen** verbessern lassen. Die Hochdosistherapie mit Gabe allogener Stammzellen ist eine experimentelle Therapie für besondere Situationen. Patienten müssen über diese Behandlungsmöglichkeit aufgeklärt werden. Eine Hochdosistherapie mit Gabe autologer oder allogener Stammzellen sollte innerhalb klinischer Studien erfolgen.

Beim Plasmozytom spielt auch die **Strahlenbehandlung eine wichtige palliative Rolle**, und zwar insbesondere bei schmerzhaften Knochenveränderungen und bei Ausbreitung der Plasmozytommanifestationen von der Wirbelsäule aus in den Spinalkanal.

N

T-Zell-Lymphome

Bei nur 10 % der NHL gehören die Lymphomzellen zur T-Lymphozytenreihe. Einige dieser T-Zell-Lymphome sind in Tab. 1 aufgeführt. Die Prognose der **peripheren T-Zell-Lymphome** ist in der Regel ungünstiger als die vergleichbarer B-Zell-Lymphome. Die Mycosis* fungoides ist eine dermatologische Erkrankung, auf die hier nicht näher eingegangen werden soll [*s.u. Essay Bösartige Neubildungen der Haut*]

Eine gute Prognose hat das **anaplastische großzellige Lymphom**, insbesondere wenn die Lymphomzellen eine besondere, für diese Entität kennzeichnende Kinase exprimieren [**ALK-positives anaplastisches Lymphom**].

Lymhoblastäre Leukämie/lymphoblastisches Lymphom

Es handelt sich hier um **Lymphome der Vorläufer-[Precursor-] B- oder T-Zellen**. Die Zellen sind größer als die Blutlymphozyten. Die Diagnosestellung erfordert den Nachweis der intranukleären Expression der terminalen Desoxinukleotidyltransferase. Bei leukämischer Ausschwemmung und erheblichem Knochenmarksbefall durch das Lymphom wird das Krankheitsbild als **akute lymphatische Leukämie** bezeichnet. Da die Erkrankung in der Regel schnell progredient ist und frühzeitig ein Organbefall vorliegt, sind bildgebende Verfahren wie Computertomografie und Kernspintomografie in der Regel entbehrlich. Obligatorisch sind die genaue Analyse von Blutbild und Knochenmark, in der Regel auch des Liquors, in Verbindung mit Immunphänotypisierung und zytogenetischen Spezialuntersuchungen. Bei lymphoblastischen Lymphomen vom T-Zell-Typ wird oft ein Mediastinaltumor beobachtet [Abb. 3].

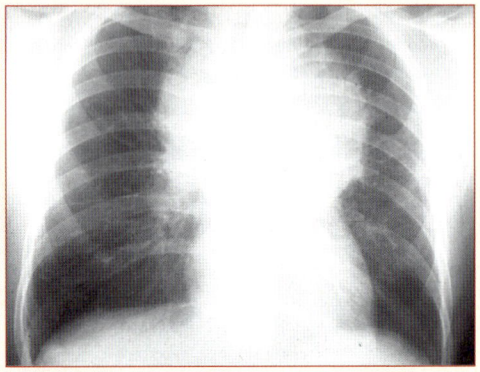

Abb. 3. Mediastinaltumor bei einem Patienten mit T-lymphoblastärem Lymphom

Lymphoblastische Lymphome aller Stadien werden analog zur akuten lymphatischen Leukämie behandelt, in der Regel im Rahmen multizentrischer Studien [*s.a. Essay Akute Leukämien*].

Quellenhinweise

Abb. 1–3: Reuter: Springer Lexikon Medizin, Springer Verlag 2004

Viren [Hepatitis B-, Hepatitis C-, HIV-Virus]; *s.u. Essay Nosokomiale Infektionen S. 723*

No|so|ko|mi|al|kei|me *pl*: *Syn*: *Hospitalkeime*; *s.u. Essay Nosokomiale Infektionen S. 723*

No-stitch-Technik *f*: *s.u. Phakoemulsifikation*

Not|fall, hypertensiver *m*: liegt vor, wenn infolge eines krankhaft erhöhten Blutdrucks eine lebensbedrohliche Situation entstanden ist und die klinische Situation eine sofortige Drucksenkung verlangt, um weitere hochdruckinduzierte Organschäden zu verhindern; dies ist der Fall, wenn neben stark erhöhten Blutdruckwerten auch kardiovaskuläre oder zerebrale Endorganschäden vorliegen [hypertensive Enzephalopathie, intrakraniale Blutung mit neurologischen Ausfällen, dissezierendes Aortenaneurysma, akuter oder drohender Myokardinfarkt, akutes Linksherzversagen mit drohendem Lungenödem, Eklampsie, maligne Hypertonie]; die sofortige, jedoch nicht abrupte Blutdrucksenkung, die beim hypertensiven Notfall angezeigt ist, macht evtl. eine intravenöse Therapie unter intensivmedizinischer Überwachung notwendig; *s.u. Essay Arterielle Hypertonie S. 695*

Notfall-Splenektomie *f*: *s.u. Splenektomie*

Not|fall|spray *nt*: *Syn*: *Rettungsspray*; *s.u. Essay Asthma bronchiale und Status asthmaticus S. 95*

Not|stands|a|me|nor|rhoe *f*, *pl* -**rhoen**: *Syn*: *ernährungsbedingte/nutritive/alimentäre Amenorrhoe*; durch eine Mangel- oder Fehlernährung verursachte Amenorrhoe; *s.a. Essay Zyklusstörungen S. 1721*

Nol|va|min|sul|fon *nt*: → *Metamizol*

Nol|vo|bi|o|cin *nt*: *Syn*: *Streptonivicin*; von Streptomyces niveus gebildetes Antibiotikum mit Wirkung gegen grampositive und gramnegative Keime; **Anw.**: Infektionen mit Staphylokokken oder Pseudomonas pseudomallei; wegen der häufigen Nebenwirkungen [Blutbildschäden, gastrointestinale Symptome] nur selten verwendet

NPH-Insulin *nt*: *Syn*: *Insulinum isophanum, Neutral-Protamin-Hagedorn-Insulin, Isophaninsulin*; kristalliner Insulin-Protamin-Komplex; Intermediärinsulin, d.h. Verzögerungsinsulin mit mittellanger Wirkungsdauer [10–22 h]; *s.a. Essay Diabetes mellitus S. 253*

NREM-Schlaf *m*: *Syn*: *Nicht-REM-Schlaf, Non-REM-Schlaf*; alle Schlafstadien außer REM-Schlaf; *s.u. Schlaf*

nucleic acid sequence-based amplification *nt*: *s.u. Essay HIV-Infektion – AIDS S. 625*

Nucleus-pulposus-Hernie *f*: → *Bandscheibenprolaps*

Nucleus-pulposus-Prolaps *m*: → *Bandscheibenprolaps*

Nu|kle|o|gra|fie, -gra|phie *f*: direkte Diskografie, bei der das Kontrastmittel in den Nucleus pulposus der Bandscheibe injiziert wird

Nu|kle|o|to|mie *f*: operative Entfernung des Bandscheibenkerns [Nucleus pulposus] bei Bandscheibenvorfall; befindet sich der Kern noch innerhalb des Faserrings [intradiskal], kann eine **perkutane Nukleotomie** durchgeführt werden; dabei wird der Kern mithilfe von Fasszangen oder Saugfräsen abgetragen; wenn der Faserring durchbrochen ist [extradiskale Lage], entspricht das Vorgehen dem der Diskektomie*

Null|di|ät *f*: *Syn*: *Hungerkur*; vollständiges Fasten, bei dem nur Wasser, Elektrolyte und Vitamine eingenommen werden; *s.a. Essay Adipositas S. 15*

Nuss|kna|cker|ö|so|pha|gus *m*: *s.u. Ösophagospasmus*

Nu|tri|ti|on *f*: - → *Ernährung*

Nux vomica *f*: *Syn*: *Brechnuss, Strychni semen*; *s.u. Brechnussbaum*

NYHA-Klassifikation der Herzinsuffizienz *f*: *s.u. Essay Herzinsuffizienz S. 599*

Nyk|to|me|ter *nt*: *s.u. Adaptometrie*

Nyk|to|me|trie *f*: → *Adaptometrie*

Nymph|ek|to|mie *f*: operative Entfernung der kleinen Schamlippen; *s.a. Klitoridektomie*

Nym|pho|to|mie *f*: Inzision der kleinen Schamlippen

Nys|tag|mo|gra|fie, -gra|phie *f*: Registrierung der Augenbewegung bei Nystagmus; *s.a. Elektronystagmografie*

Nys|ta|tin *nt*: von Streptomyces noursei gebildetes Antimykotikum; wirkt gegen Hefen und Pilze [Aspergillus, Trichophyton, Epidermophyton, Microsporum, Blastomyces dermatitidis, Coccidioides immitis, Histoplasma capsulatum]; **Anw.**: Pilzinfektionen [v.a. Candida] der Haut, Schleimhaut und Nägel; *s.a. Essay Mykosen S. 1059*

N

O

Oberlarmlfrakltur *f*: → *Humerusfraktur*

Oberlarmltyp *m*: seltene Form der chronischen arteriellen Verschlusskrankheit im Bereich der oberen Körperhälfte; *s.a. Essay Periphere arterielle Verschlusskrankheit S. 1661*

Oberflächen-EKG *nt*: *s.u. Essay Elektrokardiogramm S. 317*

Oberlflälchenlgasltriltis *f, pl* **-tilden**: chronisch superfizielle Gastritis, bei der häufig Helicobacter pylori beobachtet wird; *s.a. Essay Gastritis und peptisches Ulkus S. 443*

Oberlflälchenlkarlzilnom *nt*: → *Carcinoma in situ*

Oberlkielferlfrakltur *f*: da der Oberkiefer mit den anderen Knochen des Gesichtsschädels verbunden ist, betreffen Frakturen oft auch andere Gesichtsknochen; aus diesem Grund werden die Oberkieferfrakturen meist unter den Mittelgesichtsfrakturen* abgehandelt

Oberlkielferlrelsekltilon *f*: → *Maxillektomie*

Oberlschenlkellfrakltur *f*: → *Femurfraktur*

Oberlschenlkellhalslfrakltur *f*: → *Schenkelhalsfraktur*

Oberlschenlkellschaftlfrakltur *f*: *Syn: Femurschaftfraktur*; bei Frakturen des Oberschenkelschaftes kommt es durch die an den Fragmenten ansetzenden Muskeln je nach Lokalisation der Fraktur zu typischen Fragmentdislokationen; ein großer Teil der Schaftfrakturen tritt im Rahmen von Unfällen oder Polytraumen auf und ist oft von ausgedehnten Weichteilschäden und Blutverlusten von 1–2 Litern begleitet, häufig liegt deshalb ein hämorrhagischer Schock vor; nicht selten sind auch Begleitverlezungen von Nerven und Gefäßen; die **Therapie** ist prinzipiell operativ, mit Ausnahme einiger kind-

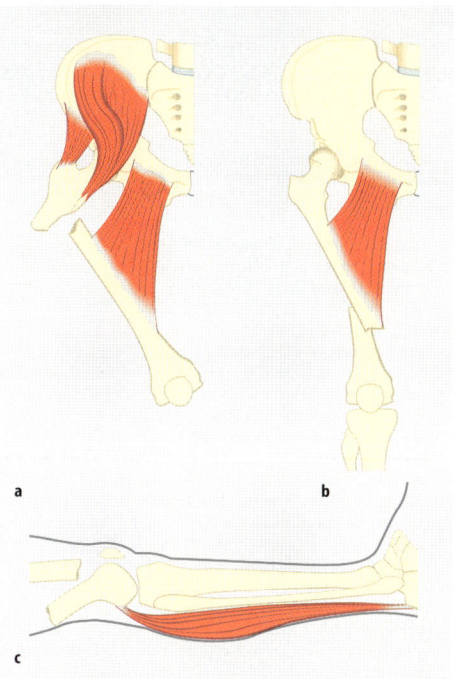

Abb. 01. Oberschenkelschaftfraktur. Typische Fragmentdislokationen

licher Frakturen, die konservativ [Overhead-Extension in den ersten neiden Lebensjahren, später Lagerung auf dem Weber-Tisch, nach dem 8. Lebensjahr Schlingenextension und Ruhigstellung im Beckenbeingips] behandelt werden können; die früher dominierende **Plattenosteosynthese** wird heute mehr und mehr durch die geschlossene **Verriegelungsmarknagelung** verdrängt; bei Polytrauma temporäre

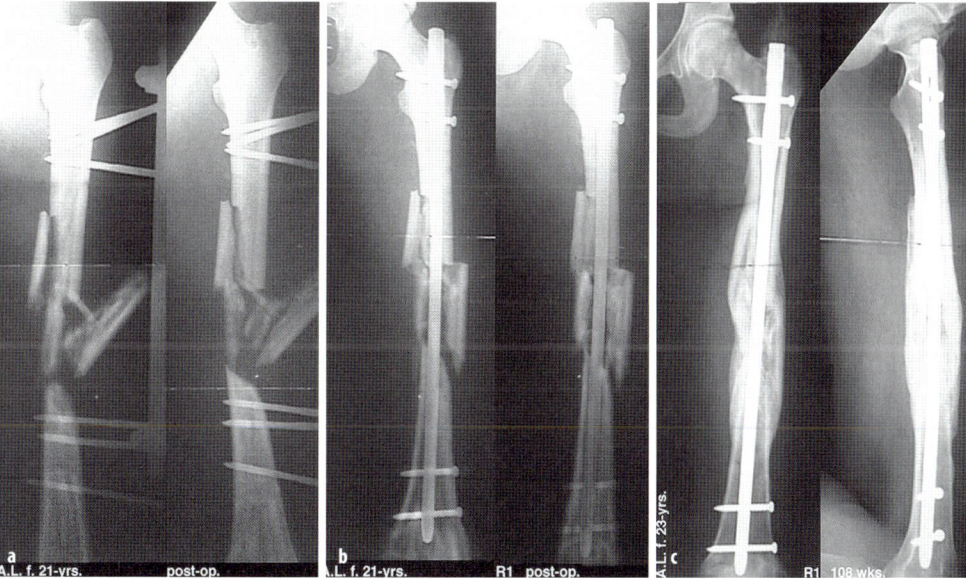

Abb. 02. Oberschenkelschaftfraktur. a initiale Stabilisierung mit Fixateur externe, **b** Stabilisierung mit verriegeltem Marknagel, **c** 1 Jahr postoperativ

Versorgung mit einem Fixateur externe bis eine definitive Versorgung möglich ist; *s.a. Essay Fraktur, Luxation, Distorsion S. 423*

Ober|schen|kel|typ *m*: chronische arterielle Verschlusskrankheit mit vorwiegendem Befall des Femoralis-Poplitea-Abschnitts; *s.a. Essay Periphere arterielle Verschlusskrankheit S. 1661*

Oberst-Anästhesie *f*: *Syn: Oberst-Leitungsanästhesie*; Leitungsanästhesie an Fingern oder Zehen, bei der das Lokalanästhetikum [ohne Adrenalin!] zu beiden Seiten der Basis der Grundphalanx injiziert wird

Obe|si|tät *f*: → *Adipositas*

Ob|struk|ti|ons|syn|drom, distales intestinales *nt*: *s.u. zystische Fibrose*

Ob|tu|ra|tor|her|nie *f*: *Syn: Hernia obturatoria*; Hernie durch das Foramen obturatum; *s.a. Essay Eingeweidebrüche/Hernien S. 577*

Och|sen|au|ge *nt*: → *Buphthalmus*

Oci|mum basilicum *nt*: → *Basilikum*

Oc|to|pa|min *nt*: *Syn: p-Norsynephrin*; Sympathomimetikum; Antihypotensivum; wird auch endogen im Organismus in geringen Mengen gebildet; **Anw.:** Hypotonie, Kreislaufregulationsstörungen; **Dosierung:** initial 2–3 × tgl. 60–120 mg im Mund zergehen lassen, Aufbau in 3–5 Tagen auf 3 × tgl. 60 mg; **NW:** Herzklopfen, ventrikuläre Rythmusstörungen, pektanginöse Beschwerden; **Kontraind.:** absolut: Engwinkelglaukom, Blasenentleerungsstörungen mit Restharnbildung; relativ: schwere organische Herz- und Gefäßveränderungen, Herzrhythmusstörungen

Oc|to|ti|a|min *nt*: fettlösliches Vitamin B$_1$-Derivat; **Anw.:** Antineuralgikum [nur in Kombinationspräparaten]

Oc|tre|o|tid *nt*: Somatostatinabkömmling mit langer Wirkungsdauer; hemmt die Ausschüttung von Wachstumshormon und postprandial die Sekretion von Insulin, Glucagon und Gastrin; **Anw.:** endokrin-aktive Tumoren des Magen-Darm-Traktes [z.B. Karzinoid], Akromegalie; *s.a. Essay Neubildungen des Dünndarms S. 287*

Ocular-tilt-Reaktion *f*: Kombination von gleichseitiger Kopfneigung, konjugierter Wendung der Augen, Einwärtsrotation des ipsilateralen Auges und Abweichung des kontralateralen Auges nach oben bei Hirnstammläsion im Bereich der Mittelhirnhaube

Ödem *nt*: *Syn: Oedema*; Ödeme als umschriebene oder diffuse Wasseransammlung in Geweben oder Zellen, entstehen, wenn das Fließgleichgewicht zwischen Kapillarfiltration und Kapillarresorption und Lymphdrainage gestört ist; Erhöhung des hydrostatischen Druckes [z.B. erhöhtes Blutvolumen bei Nieren- oder Herzinsuffizienz], Verminderung des onkotischen Druckes [Eiweißmangel bei Fehl- oder Mangelernährung, nephrotisches Syndrom], gesteigerte Durchlässigkeit der Kapillarwand [z.B. Entzündungen, allergische Reaktionen, Verbrennung] und Störung des Lymphabflusses [Tumoren, postoperativ, Parasiten] führen zur Entwicklung eines Ödems; man kann die Ödeme auch in **primäre Ödeme** [bei akuter oder chronischer Niereninsuffizienz] und **sekundäre Ödeme** einteilen; die erste Form wird auch als **Überlaufödem** bezeichnet und die zweite als **Mangelfüllödem**; die meisten Ödeme bleiben auf das Interstitium beschränkt [**interstitielles** oder **extrazelluläres Ödem**], bei Schädigung der Zellmembran oder wenn das extrazelluläre Volumen nicht zunehmen kann [z.B. in der Schädelhöhle] kann es auch zum Flüssigkeitseinstrom in die Zelle kommen [**zelluläres Ödem**]

angioneurotisches Ödem: *Syn: Angioödem*; durch eine allergische Reaktion hervorgerufene subkutane Schwellung von Haut und Schleimhaut, die oft mit Nesselsucht [Urtikaria] kombiniert ist; das **Quincke-Ödem** ist eine vorwiegend junge Frauen betreffende allergische Reaktion [Typ I] auf endogene oder exogene Allergene mit Schwellung der Haut und Schleimhaut [v.a. Kehlkopf] durch eine subkutane Ödembildung; das plötzlich einsetzende Glottisödem kann lebensbedrohlich sein; **Therapie:** Antihistaminika, Steroide; bei massivem Larynxödem Intubation, evtl. sogar Tracheotomie

hereditäres angioneurotisches Ödem: *Syn: hereditäres Quincke-Ödem*; seltenes angioneurotisches Ödem bei autosomal-dominantem Defekt der C1-Esterase-Inhibitors; die Genese der Schwellung ist nicht genau bekannt, beruht aber auf einer erhöhten Gefäßdurchlässigkeit; **Klinik:** die rezidivierenden Anfälle imponieren durch eine plötzliche [innerhalb von wenigen Stunden], prall-elastische, kutane Schwellung, die meist den Gesichtsbereich betrifft und die von der Gefahr eines Larynxödems und Erstickung begleitet ist; das Ödem ist schmerzlos, juckt nicht und ist nicht von einer Urtikaria begleitet; Erbrechen, Darmkoliken und Diarrhoe sind Zeichen des Angiödems der Darmschleimhaut; **Thera-**

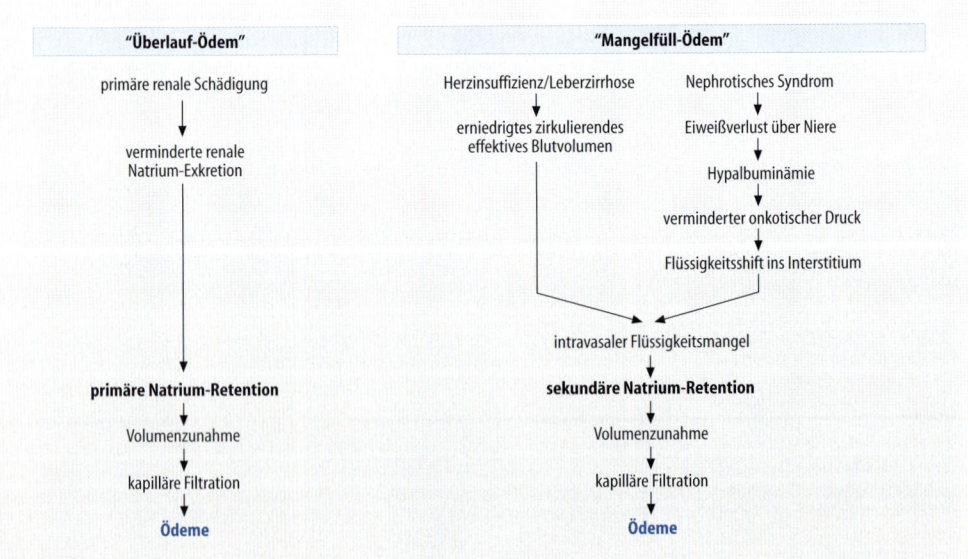

Abb. 03. **Ödem.** Pathophysiologie der Ödembildung

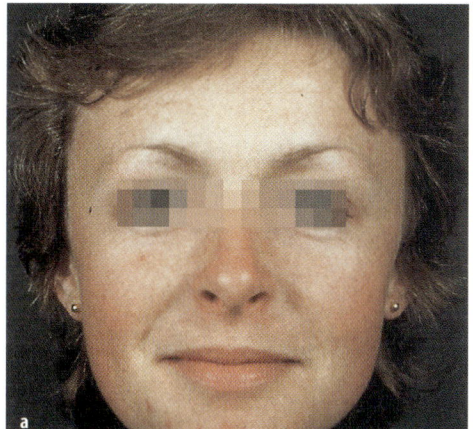

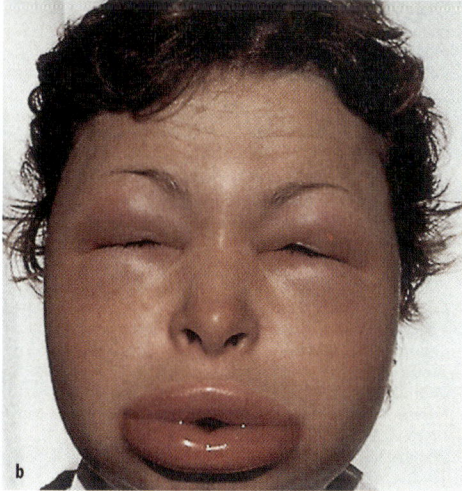

Abb. 04. **Angioneurotisches Ödem. a** normales Aussehen der Patientin, **b** diffuses Ödem während eines Anfalls

pie: C1-INH-Substitution; Antihistaminika und Steroide sind wirkungslos
malignes Ödem: → *Gasbrand*
Oder|men|nig m: Bezeichnung für **Agrimonia eupatoria** [kleiner Odermennig, Ackerodermennig] und **Agrimonia procera** [großer Odermennig], Pflanzen aus der Familie der Rosengewächse [Rosaceae]; verwendet wird das vor oder während der Blüte geerntete **Odermennigkraut** [Agrimoniae herba], das Flavonoide und Catechingerbstoffe mit adstringierender Wirkung enthält; **Anw.:** innerlich bei akuten Durchfallerkrankungen, Entzündungen im Magen-Darm-Trakt sowie der Mund- und Rachenschleimhaut; äußerlich bei oberflächlichen Hautentzündungen; traditionell bei Magen-, Leber- und Gallenleiden, Gallen- und Nierensteinen, Verdauungsbeschwerden mit Durchfall; Gurgelmittel
OD450-Wert m: *s.u. Morbus haemolyticus neonatorum*
Oe|no|the|rae biennis oleum nt: → *Nachtkerzenöl*
Of|fen|win|kel|glau|kom nt: *Syn: Simplexglaukom, Weitwinkelglaukom, Glaucoma simplex*; primäres Glaukom durch Abflussbehinderung im Schlemm-Kanal ohne Einengung des Kammerwinkels; in Europa 90 % aller Primärglaukome; *s.u. Essay Glaukome S. 497*
Of|lo|xa|cin nt: Gyrasehemmer; wirkt v.a. gegen gramnegative Erreger [Staphylokokken, Streptokokken, Neisseria, Acineto-

bacter, Salmonella, Shigella, Escherichia coli, Klebsiella, Citrobacter, Enterobacter, Chlamydia, Mycoplasma, Legionella, Treponema] und Mykobakterien; **Anw.:** Harn- und Atemwegsinfekte, Infektionen der Weichteile und der Haut, des Bauchraums, einschließlich des kleinen Beckens sowie bakterielle Enteritiden; **Dosierung:** Erwachsene 2 × 200 mg/d p.o. oder i.v.; bei unkomplizierten Infektionen der unteren Harnwege der Frau 1–2 × 100 mg/d; schwere Infektionen 2 × 300 mg bis 2 × 400 mg/d; bei eingeschränkter Nierenfunktion Initialdosis 2 × 200 mg/d p.o. oder i.v., Erhaltungsdosis: Kreatinin-Clearance 50 bis 20 ml/min, Serum-Kreatinin 1,5 bis 5 mg/dl, 100–200 mg/d, Kreatinin-Clearance < 20 ml/min, Serum-Kreatinin > 5 mg/dl, Erhaltungsdosis 1 × 100 mg/d, bei Patienten unter Hämo- und Peritonealdialyse genügt meist 1 × 100 mg/d; **NW:** gastrointestinale Beschwerden, ZNS-Störungen, Krampfanfälle, Schwindel
Ogilvie-Syndrom nt: *Syn: Pseudoobstruktion, Kolonileus*; durch chronische Erkrankungen [Nieren-, Herzinsuffizienz] oder retroperitoneale Prozesse [v.a. Tumoren] verursachte rasch progrediente massive Blähung des rechten Kolons; kann unbehandelt zu Kolonruptur führen; **Therapie:** endoskopische Entlastung; Not-OP bei Misslingen der Entlastung oder Kolonruptur; *s.a. Essay Abdominalschmerz und akutes Abdomen S. 25*
Oh|ren|spie|gel m: → *Otoskop*
Oh|ren|spie|ge|lung f: → *Otoskopie*
Ohr|fei|gen|ge|sicht nt: *s.u. Ringelröteln*
Ohr|fu|run|kel m: *Syn: Gehörgangsfurunkel, Otitis externa furunculosa, Otitis externa circumscripta*; Staphylokokkeninfektion der Haarbälge der häutigen Gehörganges; führt zu umschriebener, schmerzhafter Schwellung des Epithels und der angrenzenden Weichteile; *s.u. Essay Otitis externa S. 1193*
Ohr|knöt|chen, schmerzhaftes nt: → *Winkler-Krankheit*
Ohr|my|ko|se f: → *Otomykose*
Oi|di|um nt: → *Candida*
Oi|do|se f: → *Candidose*
Ok|ka|si|ons|an|fälle pl: *Syn: epileptische Reaktionen, Gelegenheitsanfälle*; *s.u. Essay Epilepsie und Status epilepticus S. 365*
Ok|klu|si|ons|ar|te|ri|o|gra|fie, -gra|phie f: nur selten verwendetes Verfahren, bei dem eine Arterie mit einem Ballonkatheter o.ä. verschlossen wird, damit sich das Kontrastmittel vor der Verschlussstelle anreichert
Ok|klu|si|ons|phle|bo|gra|fie, -gra|phie f: Phlebografie, bei dem eine Vene mit einem Ballonkatheter o.ä. verschlossen wird, damit sich das Kontrastmittel vor der Verschlussstelle anreichert
Ok|klu|siv|pes|sar nt: *Syn: Portiokappe*; Pessar, das sich nach dem Aufbringen auf die Portio bzw. den Vaginalrand festsaugt und dadurch den Sperma-Aufstieg in die Gebärmutter verhindert; *s.u. Essay Empfängnisverhütung und Familienplanung S. 343*
Oku|lo|gra|fie, -gra|phie f: Registrierung der Augenbewegung, meist als Elektrookulografie
Oku|lo|mo|to|ri|us|läh|mung f: → *Okulomotoriusparese*
Oku|lo|mo|to|ri|us|pa|re|se f: *Syn: Okulomotoriuslähmung*; Lähmung des Nervus oculomotorius betrifft vier äußere Augenmuskeln [Musculus rectus superior, inferior, medialis bulbi, Musculus obliquus inferior bulbi] und den Musculus levator palpebrae superioris; das betroffene Auge steht nach außen und ist vom Oberlid überdeckt; Pupille und Akkommodation sind gelähmt; *s.a. Lähmungsschielen, s.a. Abb. O5*
Oku|lo|u|re|thro|syn|o|vi|tis f: → *Reiter-Syndrom*
Olan|za|pin nt: atypisches Neuroleptikum mit geringen extrapyramidalen Nebenwirkungen; **Anw.:** Psychosen, dopamininduzierte Psychose; **NW:** Somnolenz, Agitation, Asthenie, Nervosität, Kopfschmerzen und Schwindel; Obstipation, Mundtrockenheit
Öl|baum m: → *Olivenbaum*
Ole|ae folium nt: *Syn: Olivenblätter*; *s.u. Olivenbaum*
Ole|ae oleum nt: *Syn: Olivenöl*; *s.u. Olivenbaum*
Ole|an|der m: *Syn: Rosenlorbeer, Nerium Oleander*; kleiner Baum/Strauch aus der Familie der Immergrüngewächse [Apocynaceae]; verwendet werden die getrockneten **Oleanderblätter** [Oleandri folium], die Cardenolide [v.a. Olean-

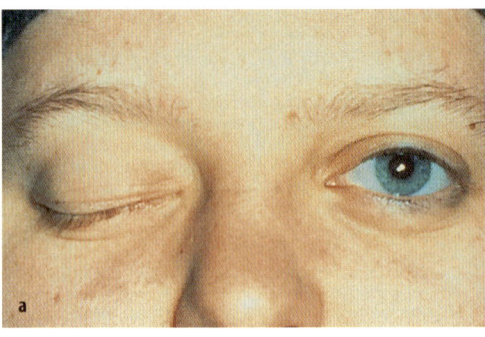
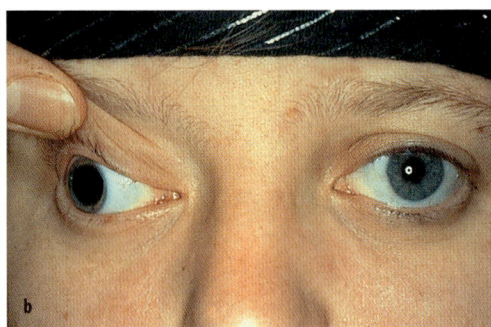

Abb. 05. Okulomotoriusparese. Rechtsseitige Okulomotoriusparese: **a** Ptose des rechten Oberlides, **b** Auswärtsstellung und Pupillenerweiterung des gelähmten Auges

drin] enthalten; besitzen eine positiv inotrope, negativ chronotrope und stark diuretische Wirkung; **Anw.:** traditionell bei leichter bis mittelschwerer Herzinsuffizienz; äußerlich bei Hauterkrankungen; in der Homöopathie v.a. bei Herzerkrankungen [Myokarditis, Angina pectoris]

Ole|an|dri folium *nt*: *Syn:* Oleanderblätter; *s.u. Oleander*

Ole|kra|non|frak|tur *f*: relativ häufige Fraktur, die meist durch Sturz auf den gebeugten Ellenbogen oder direkte Gewalteinwirkung entsteht; durch die Zugwirkung des Musculus triceps brachii sind die Frakturen praktisch immer instabil oder disloziert, d.h., sie müssen mittels Osteosynthese [i.d.R. Zuggurtung] stabilisiert werden; *s.a. Essay Fraktur, Luxation, Distorsion S. 423*

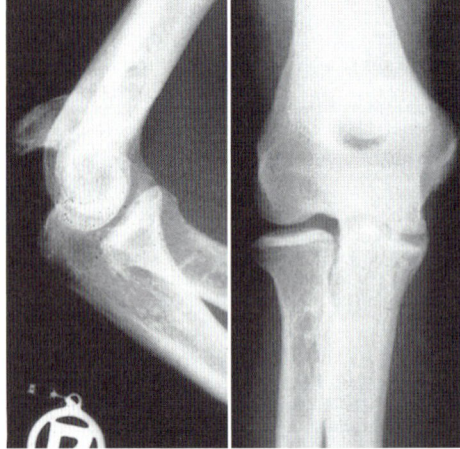

Abb. 06. Olekranonfraktur. Starke Dislokation des Olekranons durch Zug der Trizepssehne

Ole|um *nt*: Öl; wurde früher in der Pharmazie vor den Pflanzennamen gestellt, steht heute hinter dem Namen und wird bei ätherischen Ölen durch „aetheroleum" ersetzt

Oleum Anisi: → *Anisöl*

Oleum Cajeputi: *Syn:* Kajeputöl; *s.u. Cajeput*

Oleum Cardamomi: *Syn:* Kardamonöl, Cardamomi aetheroleum; *s.u. Kardamom*

Oleum Carvi: *Syn:* Kümmelöl, Carvi aetheroleum; *s.u. Kümmel*

Oleum Caryophylli: → *Nelkenöl*

Oleum Chamomillae: *Syn:* Kamillenöl, Chamomilla-recutita-Blütenöl, Matricariae aetheroleum; *s.u. Kamille*

Oleum Chamomillae romanae: *Syn:* römisches Kamillenöl, Chamomillae romanae aetheroleum; *s.u. Kamille*

Oleum Cinnamomi: *Syn:* Cinnamomi aetheroleum; *s.u. Ceylon-Zimt*

Oleum Cinnamomi cassiae: *Syn:* chinesisches Zimtöl, Cinnamomi cassiae aetheroleum; *s.u. chinesischer Zimt*

Oleum Citri: → *Zitronenöl*

Oleum Eycalypti: *Syn:* Eukalyptusöl, Eucalypti aetheroleum; *s.u. Eukalyptus*

Oleum Lavandulae: *Syn:* Lavendelöl, Lavandulae aetheroleum; *s.u. Lavendel*

Oleum Menthae arvensis: → *japanisches Pfefferminzöl*

Oleum Menthae crispae: *Syn:* Krauseminzöl, Menthae crispae aetheroleum; *s.u. Krauseminze*

Oleum Menthae piperitae: → *Pfefferminzöl*

Oleum Olivarum: *Syn:* Olivenöl, Oleae oleum; *s.u. Olivenbaum*

Oleum Piceae: *Syn:* Fichtenöl, Piceae aetheroleum; *s.u. Fichte*

Oleum Pini pumilionis: *Syn:* Latschenkiefernöl. Latschenöl, Pini pumilionis aetheroleum; *s.u. Latschenkiefer*

Oleum Pini silvestris: *Syn:* Pinienöl, Pini aetheroleum; *s.u. Kiefer*

Oleum Ricini: → *Rizinusöl*

Oleum Rosmarini: *Syn:* Rosmarinöl, Rosmarini aetheroleum; *s.u. Rosmarin*

Oleum Santali albi: *Syn:* Sandelöl, Santali albi aetheroleum; *s.u. Sandelbaum, weißer*

Oleum Serpylli: *Syn:* Quendelöl, Serpylli aetheroleum; *s.u. Quendel*

Oleum Terebinthinae: *Syn:* Terpentinöl, Terebinthinae aetheroleum rectificatum; *s.u. Terpentin*

Oleum Thymi: *Syn:* Thymianöl, Thymi aetheroleum; *s.u. Thymian*

Ol|fak|to|me|trie *f*: Riechprüfung, Riechtest

Öl|fleck|phä|no|men *nt*: runde, gelblich-bräunliche Flecken als typische Nagelveränderung bei Psoriasis vulgaris

Oli|go|ar|thri|tis, frühkindlicheTyp I *f*: *s.u. juvenile chronische Arthritis*

Oli|go|ar|thri|tis, HLA-B 27-assoziierte Typ II *f*: *s.u. juvenile chronische Arthritis*

Oli|go|dend|ro|gli|om *nt*: von der Oligodendroglia ausgehender Hirntumor, der meist im mittleren Lebensalter [30–45 Jahre] auftritt; die meisten Oligodendrogliome wachsen vom Mark aus in die Rinde ein; sie gehen i.d.R. vom Stirn- oder Parietalhirn, der basalen, frontalen oder temporalen Rinde sowie Balken und Septum pellucidum aus; der Verlauf ist langsam [4–5 Jahre] mit initial fokalen oder generalisierten Anfällen und später Herdsymptomen; das **anaplastische Oligodendrogliom** ist ein malignes infiltrierendes Oligodendrogliom, das auch multilokulär auftreten kann; **Therapie:** operative Entfernung [schwierig, da schlecht abgegrenzt], Strahlentherapie; Chemotherapie bei anaplastischem Oligodendrogliom; hohe Rezidivrate; Chemotherapie bei anaplastischem Oligodendrogliom; *s.a. Gliom*

Oli|go|hy|per|me|nor|rhoe *f*, *pl* **-rhoen**: zu seltene und zu starke Menstruationsblutung; *s.a. Essay Zyklusstörungen S. 1721*

Oli|go|hy|po|me|nor|rhoe *f*, *pl* **-rholen**: zu seltene und zu schwache

Menstruationsblutung; *s.a. Essay Zyklusstörungen S. 1721*

Oli|go|me|nor|rhoe *f, pl* **-rholen**: zu seltene Menstruationsblutung, d.h., der Abstand zwischen zwei Regelblutungen ist größer als 35 Tage; tritt als **primäre Oligomenorrhoe** oft schon bei jungen Frauen auf und gehört zu den häufigsten Zyklusstörungen; Oligomenorrhoen im perimenopausalen Bereich werden als **sekundäre Oligomenorrhoen** bezeichnet; *s.a. Essay Zyklusstörungen S. 1721*

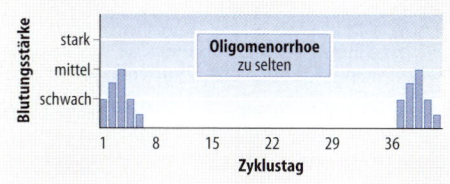

Abb. 07. Oligomenorrhoe

Oli|go|phre|nie, polydystrophische *f:* → *Mukopolysaccharidose III*

Oli|ven|baum *m: Syn: Ölbaum, Olea europaea*; Baum aus der Familie der Ölbaumgewächse [Oleaceae]; verwendet werden die getrockneten **Olivenblätter** [Oleae folium] und das aus den reifen Steinfrüchten gewonnene **Olivenöl** [Oleae oleum]; die Blätter enthalten Terpene, Flavonoide und Oleuropein [wirkt krampflösend, diuretisch, fiebersenkend, blutdrucksenkend, hypoglykämisch], das Öl v.a. Ölsäure, Palmitinsäure und Linolsäure; dem Öl wird eine antiarteriosklerotische und lipidsenkende Wirkung zugeschrieben; **Anw.:** die Blätter traditionell bei Bluthochdruck, Gicht, Atherosklerose und Rheumatismus, das Öl innerlich bei Gallensteinen und Gallenblasenentzündung, Gelbsucht, Verstopfung, Blähungen und Meteorismus; äußerlich zur Wundpflege und bei Psoriasis; Bestandteil von Linimenten, Salben, Pflastern und Seifen

Oliver-Cardarelli-Zeichen *nt:* fühlbares Nachuntenziehen der Luftröhre bzw. des leicht angehobenen Schildknorpels bei Aortenbogenaneurysma oder Mediastinalprozessen

Ollier-Erkrankung *f:* → *Morbus Ollier*

Öl|re|ten|ti|ons|zys|te *f:* → *Steatom*

Ol|sa|la|zin *nt:* Prodrug der 5-Aminosalicylsäure; **Anw.:** Rezidivprophylaxe von Morbus Crohn und Colitis ulcerosa; **NW:** Bauchschmerzen, Blähungen, Fieber, Myalgie, Arthralgie; *s.a. Essay Colitis ulcerosa S. 219, Essay Morbus Crohn S. 1039*

Om|a|gra *nt/f:* gichtbedingte Schulterschmerzen, Gicht im Schultergelenk; *s.u. Essay Gicht und andere Störungen des Purinstoffwechsels S. 487*

Ombredanne-Linie *f: s.u. Essay Hüftgelenksdysplasie S. 673*

Omen|tek|to|mie *f: Syn: Bauchnetzentfernung, Omentumresektion, Epiploektomie*; operative Entfernung des großen Bauchnetzes

Omen|to|en|te|ro|ze|le *f:* Hernie mit Bauchnetz und Darmteilen im Bruchsack; *s.a. Essay Eingeweidebrüche/Hernien S. 577*

Omen|to|plas|tik *f: Syn: Netzplastik, Omentumplastik*; Verwendung von Bauchnetz zur Deckung von Bauchorganen, z.B. Darmperforationen

Omen|tor|rha|phie *f: Syn: Omentumnaht, Netznaht*; Naht des Bauchnetzes nach Verletzung oder Durchtrennung

Omen|to|to|mie *f: Syn: Bauchnetzdurchtrennung*; operative Durchtrennung des großen Bauchnetzes

Omen|tum|naht *f:* → *Omentorrhaphie*

Omen|tum|plas|tik *f:* → *Omentoplastik*

Omen|tum|re|sek|ti|on *f:* → *Omentektomie*

Ome|pra|zol *nt:* Protonenpumpenhemmer; **Anw.:** Ulcus ventriculi oder duodeni, Refluxösophagitis, Zollinger-Ellison-Syndrom; *s.a. Essay Gastroösophageale Refluxkrankheit S. 1339*

Omo|con|a|zol *nt:* lokales Antimykotikum; wirkt gegen Dermatophyten, v.a. Trichophyton-Species; **Anw.:** Candidiasis [Vaginalsoor], Dermatophytose und Pityriasis versicolor; **Dosierung:** als 1 %-ige Creme, Puder oder Lösung zur lokalen Behandlung; als Suppositorium zur vaginalen Applikation; *s.a. Essay Mykosen S. 1059*

Om|phal|ek|to|mie *f: Syn: Nabelausschneidung, Nabelexzision*; Ausschneidung/Exstirpation des Nabels

Om|phal|lo|to|mie *f: Syn: Abnabelung, Nabelschnurschnitt*; Durchtrennung der Nabelschnur nach der Geburt; eine sterile Einmalnabelschnurklemme wird ca. 1 cm vom Nabelschnuransatz entfernt angelegt und die Nabelschnur ca. 1 cm distal davon mit einer sterilen Schere durchtrennt; die Nabelpflege geschieht offen, d.h. ohne Verband, weil dadurch die Mumifizierung und das Abfallen des Nabelschnurrestes nach 7–14 Tagen begünstigt wird

Om|phal|lo|ze|le *f: Syn: Nabelschnurbruch Exomphalos, Exomphalozele, Hernia funiculi umbilicalis*; durch eine Verschlussstörung der Bauchwand verursachter Bruch, der Darmteile und Leber in einer Hülle von Amnionepithel enthält; evtl. kombiniert mit anderen Fehlbildungen [Herzfehler, EMG-Syndrom, Chromosomenanomalien]; die Häufigkeit beträgt ca. 1–3 Fälle pro 10.000 Lebendgeburten; die **Diagnose** erfolgt meist schon bei der pränatalen Ultraschalluntersuchung, und deshalb erfolgt die Entbindung i.d.R. als Sectio; die **operative Versorgung** entspricht der der Gastroschisis, d.h., die prolabierten Organe werden [evtl. schrittweise] in die Bauchhöhle zurückverlagert und die Bruchpforte verschlossen; bei größerem Bauchdeckendefekt wird eine Bauchdeckenplastik mit lyophilisierter Dura oder Silastic vorgenommen

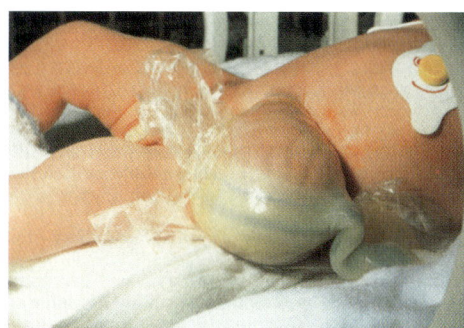

Abb. 08. Omphalozele. Neugeborenes mit Omphalozele

On|cho|cer|ca volvulus *f: Syn: Knäuelfilarie; s.u. Onchozerkose*

On|cho|zer|ko|se *f: Syn: Onchocercose, Onchocerciasis, Knotenfilariose, Flussblindheit, Onchocerca-volvulus-Infektion*; die Knäuelfilarie Onchocerca volvulus kommt in Afrika und Südamerika vor; ihre Larven werden durch Kriebelmücken [**Simulium-Mücke**] übertragen; tritt meist endemisch auf und ist die häufigste Erblindungsursache in Zentralafrika und Mittelamerika und weltweit die zweithäufigste Ursache nach dem Trachom; man schätzt, dass in Afrika ca. 20 Millionen und in Südamerika 1 Million Menschen von Onchocerca befallen sind; **Klinik:** langsamer Verlauf; erst 1–2 Jahre nach Infektion bilden sich subkutane Knötchen, die von Hautveränderungen und Juckreiz begleitet sind; wichtiger ist aber der Befall des Auges, der zu Konjunktivitis, Keratitis, Iridozyklitis und Uveitis führt; es kommt zu chorioretinaler Atrophie sowie Optikusatrophie und Erblindung; **Therapie:** Ivermectin* ist heute das Mittel der Wahl; es führt zu einer vorübergehenden Infertilität der Würmer und muss deshalb über Jahre gegeben werden; in Endemiegebieten werden alle Einwohner zweimal jährlich damit behandelt; *s.u. Essay Helminthosen S. 553*

Onco-Retroviren *pl: s.u. Essay Gentransfer und Gentherapie S. 465*

On|dan|se|tron *nt:* 5-HT3-Rezeptorantagonist; **Anw.:** Antiemetikum bei Zytostatika- und Strahlentherapie; **NW:** v.a. Kopfschmerz und Benommenheit; selten anaphylaktische Reaktionen mit Urtikaria und Angioödem

On-demand-Analgesie f: *Syn: patientengesteuerte Analgesie, patient controlled analgesia*; Form der Schmerztherapie, bei der der Patient die zugeführte Schmerzmittelmenge selbst regulieren kann; über einen Perfusor enthält der Patient eine Basisdosis des Analgetikums intravenös zugeführt; über einen Knopf kann er bei Bedarf eine Bolusinjektion erhalten; Basisdosis, Bolusinjektion und maximale Dosis pro Zeitintervall können vom Arzt vorprogrammiert werden; klinische Studien zeigen, dass bei diesem Verfahren i.d.R. wesentlich weniger Schmerzmittel verbraucht werden; es hat sich aber auch gezeigt, dass es große Unterschiede im Analgetikabedarf von Patient zu Patient im Laufe des Tages gibt, die bei Standardverordnungen nicht berücksichtigt werden können; *s.u. Essay Postoperative Schmerztherapie S. 1431*

One-shot-Therapie f: *s.u. Gonorrhoe*

On|ko|ge|ne pl: Gene, die eine Tumorbildung auslösen können; *s.a. Essay Gentransfer und Gentherapie S. 465*

On|ko|ly|se f: *Syn: Tumorlyse*; Geschwulstauflösung, Tumorauflösung, Tumorzerfall; v.a. die gezielte Tumorauflösung im Rahmen einer Tumortherapie; *s.a. Essay Gentransfer und Gentherapie S. 465, Essay Tumortherapie S. 1593*

On-off-Fluktuationen pl: Bezeichnung für die v.a. beim Einsatz von L-Dopa als Monotherapie des Parkinson-Syndroms auftretenden Wirkungsschwankungen im Tagesverlauf; *s.u. Essay Parkinson-Syndrome S. 1229*

Ono|ni|dis radix f: *Syn: Hauhechelwurzel*; Wurzel und Wurzelstock der dornigen Hauhechel

Ono|nis spinosa f: → *Hauhechel, dornige*

Ony|chek|to|mie f: *Syn: Nagelentfernung, Nagelexzision*; operative Entfernung eines Finger- oder Zehennagels, z.B. bei Panaritium

Ony|cho|dys|tro|phie f: *Syn: Nageldystrophie, Dystrophia unguium*; erworbene Entwicklungsstörung der Nägel; mechanische Traumen [z.B. zu enge Schuhe] sind die häufigste Ursache; die Nägel wachsen langsam, sind verdickt und auffallend hart; relativ häufig ist eine ätiologisch ungeklärte Form bei Kindern, die alle Zehen- und Fingernägel befällt [**twenty nail syndrome**]

Ony|cho|my|ko|se f: *Syn: Onychomycosis, Nagelmykose, Tinea unguium*; meist die Fußnägel betreffende Pilzinfektion mit Dermatophyten [Trichophyton rubrum und interdigitale, Epidermophyton floccosum]; i.d.R. handelt es sich um eine **distale subunguale Onychomykose**, seltener um eine **proximale subunguale Onychomykose** oder **oberflächliche Onychomykose**; tritt oft zusammen mit Tinea* pedis auf und kann Quelle von Reinfektionen sein; **Klinik**: die Nagelsubstanz wird zerstört, der Nagel erscheint als weißlichgelbliche, krümelig-pudrige Masse; **Diagnose**: die Unterscheidung von anderen Nagelerkrankungen kann schwierig sein, solange der kulturelle Erregernachweis fehlt; **Therapie**: Lokaltherapie mit Breitbandantimykotika [Ciclopiroxolamin*] nur bei der oberflächlichen Form; systemische Therapie mit Itraconazol* oder Terbinafin*; Nagelextraktion beschleunigt die Heilung, birgt aber die Gefahr einer Matrixschädigung; *s.a. Essay Mykosen S. 1059*

Ony|cho|to|mie f: *Syn: Nageldurchtrennung*; operative Durchtrennung/Spaltung eines Finger- oder Zehennagels

Oo|pho|rek|to|mie f: → *Ovariektomie*

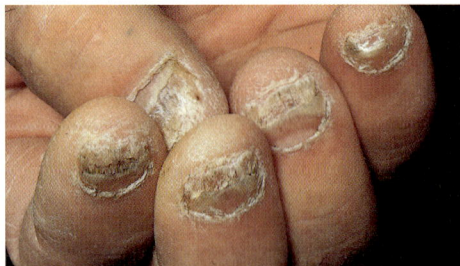

Abb. 09. Onychomykose

Oo|pho|ri|tis f, pl **-ti|den**: *Syn: Eierstockentzündung*; eine Entzündung des Eierstocks tritt selten isoliert auf, sondern ist i.d.R. Teil einer Adnexitis, d.h., einer Entzündung der Eileiter [Salpingitis], die sich auf die anderen Adnexen ausdehnt; als Erreger kommen v.a. Gonokokken und Chlamydia-Species vor [zusammen 60 %]; **Klinik**: die Entzündung kann symptomarm verlaufen oder zu einem akuten Abdomen führen; **Diagnose**: Ultraschall, Pelviskopie; **Therapie**: Antibiotika; *s.u. Essay Entzündliche Erkrankungen der weiblichen Beckenorgane S. 1609*

Oo|pho|ro|hys|te|rek|to|mie f: *Syn: Ovariohysterektomie*; Entfernung von Eierstöcken und Gebärmutter; *s.a. Hysterektomie*

Oo|pho|ro|sal|pin|gek|to|mie f: *Syn: Oophorosalpingektomie*; Entfernung von Eierstock und Eileiter

Oo|pho|ro|sal|pin|gi|tis f, pl **-ti|den**: *Syn: Ovariosalpingitis, Salpingo-Oophoritis*; Entzündung von Eierstock und Eileiter; *s.a. Essay Entzündliche Erkrankungen der weiblichen Beckenorgane S. 1609*

Oo|pho|ro|sto|mie f: *Syn: Ovariostomie*; Eröffnung und Drainage einer Eierstockzyste, i.d.R. als endoskopische Zystostomie

Oo|pho|ro|zys|tek|to|mie f: Ausschneidung/Exzision einer Eierstockzyste; wenn möglich als laparoskopische Ausschälung der Zyste nach Inzision der Eierstockkapsel

Ope|ra|ti|on f: allgemeine Bezeichnung für jeden chirurgischen/operativen Eingriff am menschlichen Körper; wichtig ist, dass ohne rechtswirksame Einwilligung jeder chirurgische Eingriff formal als Körperverletzung anzusehen ist; der Patient muss deshalb über den geplanten Eingriff aufgeklärt werden, d.h., ihm/ihr müssen die wesentlichen Umstände [Prognose mit/ohne Operation, Art und Umfang der Operation, Risiken und Folgen, Alternativen] erläutert werden, damit er/sie sich für oder gegen die Operation entscheiden kann [**informed consent**]; ist der Patient nicht willens oder fähig [Bewusstlosigkeit, Minderjährigkeit] die Entscheidung zu fällen, muss der gesetzliche Vertreter oder ein Gericht entscheiden; bei unaufschiebbaren Notfalloperationen kann der Arzt entsprechend dem mutmaßlichen Willen des Patienten eine Entscheidung treffen

brusterhaltende Operationen: *Syn: brusterhaltende Techniken*; Bezeichnung für Operationsverfahren, die nur einen Teil der Brust entfernen, wie z.B. Lumpektomie oder subkutane Mastektomie; sie haben eine höhere Quote an Lokalrezidiven als die Brustentfernung, die Überlebensquote ist aber gleich groß; *s.u. Essay Neubildungen der Brustdrüse S. 969*

plastische Operation: *Syn: Plastik*; Bezeichnung für jeden operativen Eingriff zur Wiederherstellung oder Verbesserung von Form oder Funktion eines Organs oder Körperteils; kann Transplantation, Implantation, Amputation und/oder Resektion beinhalten; in der Klinik wird der Begriff oft auf plastische Operationen zur Verbesserung des ästhetischen Eindrucks angewandt

Oph|thal|mie f: *Syn: Ophthalmitis, Ophthalmia, Augenentzündung*; Bezeichnung für Entzündungen oder entzündliche Reaktionen, die mehr als eine Schicht des Auges betreffen

Ophthalmia neonatorum: Gonoblennorrhoe* der Neugeborenen

Ophthalmia nodosa: *Syn: Raupenkonjunktivitis, Raupenhaarkonjunktivitis, Conjunctivitis nodosa*; durch Haare verschiedener Lepidopteren [Brombeerspinner, Prozessionsspinner] hervorgerufene toxische Bindehautentzündung mit Knötchenbildung

Ophthalmia photoelectrica: → *Keratoconjunctivitis photoelectrica*

sympathische Ophthalmie: nach Verletzung und Entzündung der Uvea eines Auges kommt es manchmal zu einer sympathischen Entzündung der Uvea des anderen Auges, die wahrscheinlich eine Autoimmunerkrankung ist; führt i.d.R. zu Erblindung und Augapfelschwund [Ophthalmophthisis]

Oph|thal|mo|blen|nor|rhoe f, pl **-rho|en**: → *Gonoblennorrhö*

Oph|thal|mo|dy|na|mo|gra|fie, -gra|phie f: Messung und Registrierung von Blutdruck und Strömungsgeschwindigkeit in der Arteria ophthalmica zur Diagnose zerebraler Durchblutungsstörungen

Oph|thal|mo|me|trie f: *Syn: Keratometrie*; Messung des Hornhautdurchmessers und der Hornhautkrümmung, z.B. zur Bestimmung eines Astigmatismus; wird v.a. im Bereich der refraktiven Chirurgie mehr und mehr durch **computergesteuerte Hornhauttopografie-Systeme** abgelöst, die ein Reflexbild der gesamten Hornhautoberfläche erzeugen und die Refraktionswerte einzelner Hornhautbezirke berechnen; diese Daten können als farbkodierte Grafik dargestellt werden

Oph|thal|mo|my|ko|se f: Pilzerkrankungen des Auges sind fast immer auf die Hornhaut beschränkt; *s.a. Hornhautmykose*

Oph|thal|mo|my|o|to|mie f: Durchtrennung von Augenmuskeln, z.B. zur Schielbehandlung

Oph|thal|mo|ple|gie f: → *Augenmuskelparese*

progressive supranukleäre Ophthalmoplegie: *Syn: progressive supranukleäre Blickparese, Steele-Richardson-Olszewski-Syndrom*; Multisystemdegeneration mit Parkinson-Symptomen, die i.d.R. zwischen dem 40. und 70. Lebensjahr mit einer Blicklähmung nach unten beginnt; im weiteren Verlauf kommt es zu einem akinetischen Parkinson-Syndrom, Versteifung der Rumpfmuskulatur, Beeinträchtigung des Gedächtnisses und der Psychomotorik; *s.u. Essay Parkinson-Syndrome S. 1229*

Oph|thal|mo|pto|se f: → *Exophthalmus*

Oph|thal|mor|rhe|xis f: → *Bulbusruptur*

Oph|thal|mo|skop nt: → *Funduskop*

Oph|thal|mo|sko|pie f: *Syn: Augenspiegelung, Funduskopie, Fundoskopie*; Betrachtung des Augenhintergrundes [Fundus oculi] mit einem Augenspiegel [direkte Ophthalmoskopie] oder mit Hohlspiegel und Lupe [indirekte Ophthalmoskopie]; die Verwendung eines binokulären Ophthalmoskops [Stereoophthalmoskop] ermöglicht eine stereoskopische Betrachtung des Augenhintergrundes; bei der **direkten Ophthalmoskopie** steht das Bild aufrecht [**Spiegeln im aufrechten Bild**], während die **indirekte Ophthalmoskopie** ein ca. 4,5-fach vergrößertes und auf dem Kopf stehendes Bild liefert [**Spiegeln im umgekehrten Bild**]

Oph|thal|mo|spek|tro|sko|pie f: ophthalmoskopische und spektroskopische Untersuchung des Augenhintergrundes

Oph|thal|mo|test m: *Syn: Konjunktivalprobe, Konjunktivaltest, Ophthalmoreaktion*; Allergietest durch Einbringen des Aller-

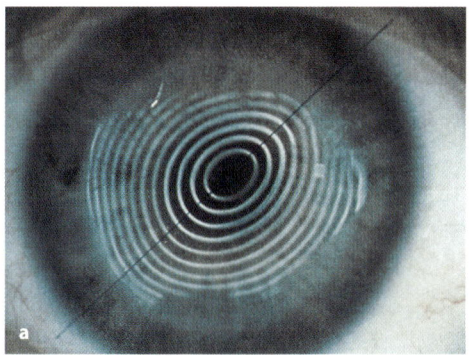

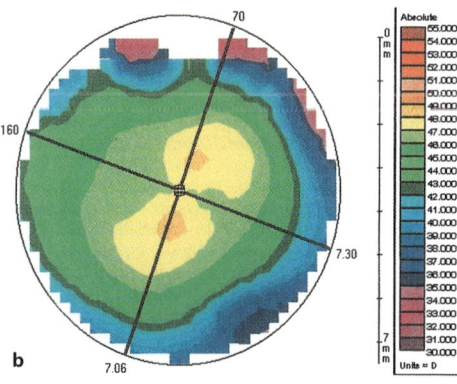

Abb. 010. Ophthalmometrie. a Spiegelbild einer Placido-Scheibe auf einer ungleichmäßig gekrümmten Hornhautoberfläche, **b** farbkodierte Darstellung der Hornhautkrümmung mit einem computergesteuerten Hornhauttopografie-System

O

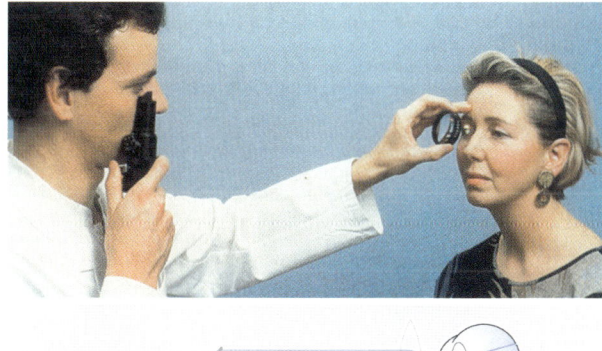

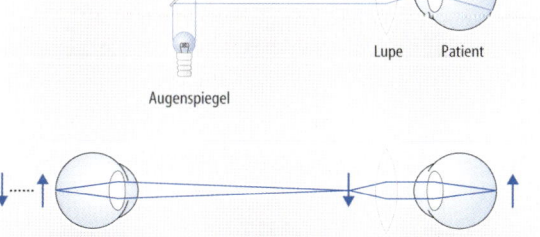

Abb. 012. Ophthalmoskopie. Indirekte Ophthalmoskopie [Spiegeln im umgekehrten Bild] mit Augenspiegel und Lupe und Schema des Strahlenganges

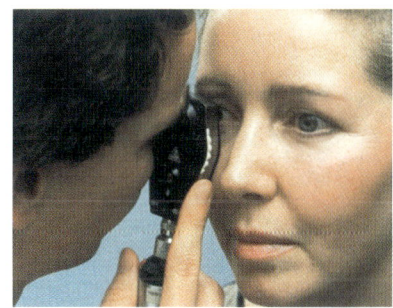

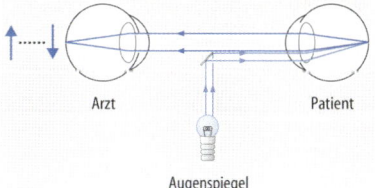

Abb. 011. Ophthalmoskopie. Direkte Ophthalmoskopie [Spiegeln im aufrechten Bild] mit einem elektrischen Augenspiegel und Schema des Strahlenganges

gens in den Bindehautsack

Ophthalmotomie f: *Syn: Augapfelinzision, Bulbusinzision*; Eröffnung/Inzision des Augapfels

Ophthalmotonometrie f: *Syn: Tonometrie, Augeninnendruckmessung*; Messung des Augeninnendruckes; meist mittels **Applanationstonometer** oder **Non-contact-Tonometer**, das mit einem Luftstoß die Hornhautoberfläche abplattet und diese Abplattung zur Messung nutzt; **Impressionstonometer** werden kaum noch verwendet; *s.a. Applanationstonometrie, Non-Contact-Tonometrie, Essay Glaukome S. 497*

Opiatantagonisten pl: *Syn: Morphinantagonisten*; synthetische Substanzen, die sich als kompetitive Antagonisten an Opiatrezeptoren binden und damit die Wirkungen von Morphin und Opioiden aufheben; **Anw.**: Narkoseausleitung, [akute] Opiatvergiftung

Opipramol nt: trizyklisches Antidepressivum mit sedierender, anxiolytischer und schwach antidepressiver Wirkung; **Anw.**: Angstzustände, depressive Verstimmung, Unruhe, Spannung, Schlaflosigkeit; **Dosierung**: 150 mg/d; **NW**: Sedierung, Schwindel, Mundtrockenheit, gastrointestinale Beschwerden, Obstipation, Akkommodationsstörungen

Opisthorchiasis f, pl **-ses**: *Syn: Klonorchiasis, Clonorchiose, Clonorchiasis*; durch Leberegel [**Clonorchis sinensis, Opisthorchis felineus, Opisthorchis viverrini**] hervorgerufene Erkrankung der Gallengänge, der Gallenblase und evtl. des Pankreasganges; der chronische Befall führt zu Fieber, Hepatomegalie, rezidivierenden Koliken, u.U. Gallengangsverschluss; als Komplikationen finden sich bakterielle Sekundärinfektionen, Cholelithiasis, Zirrhose, Aszites und Cholangiokarzinom; **Diagnose**: Nachweis der Eier in Stuhl und Gallensaft, Serologie; **Therapie**: Praziquantel*; *s.a. Essay Parasitosen S. 1217, Essay Tropenkrankheiten – importierte Krankheiten S. 1571, Essay Helminthosen S. 553*

Opisthorchis m: *Syn: Clonorchis*; zu den Saugwürmern gehörende Gattung von Leberegeln; zwittrig, 7–25 mm lang, 2–5 mm breit; *s.u. Opisthorchiasis*

Opitz-Syndrom nt: *Syn: Hypertelorismus-Hypospadie-Syndrom*; autosomal-dominanter oder geschlechtsgebundener Symptomenkomplex mit Hypertelorismus, Hypospadie und Lippen-Kiefer-Gaumen-Spalte

Opiumtinktur f: *Syn: Tinctura opii, Laudanum liquidum*; aus Papaver somniferum gewonnene Tinktur, die verschiedene Opiumalkaloide enthält; wird nur noch selten bei starken Diarrhoen verwendet

Oppenheim-Krankheit f: → *Myotonia congenita*

Oppenheim-Urbach-Syndrom nt: *Syn: Urbach-Syndrom, Dermatitis atrophicans lipoides diabetica, Necrosis lipoidica diabeticorum, Necrobiosis lipoidica*; v.a. an den Streckseiten der unteren Extremitäten auftretende Dermatose, die durch multiple Läsionen mit zentraler Atrophie und erythematösem Randsaum charakterisiert ist; mehr als die Hälfte der Patienten haben einen latenten oder manifesten Diabetes mellitus; eine seltene, granulomatöse Variante wird als **Miescher-Granulomatose** [Necrobiosis lipoidica granulomatosa] bezeichnet; **Klinik**: indolente, große [mehrere Zentimeter], flache, dunkelrote Läsionen, die sich langsam peripher vergrößern und zentral einsinken; durch Fetteinlagerung entsteht eine typische gelbe Färbung; in ca. 15 % auch Befall anderer Hautregionen [z.B. Stirn- oder Kopfhaut]; **Therapie**: unbefriedigend; Exzision der Herde und evtl. Hautplastik; lokale Steroidbehandlung führt zu teilweiser Besserung, fördert aber die Hautatrophie

Oppenheim-Zeichen nt: Variante des Babinski-Reflexes; Bestreichen der Tibiakante von proximal nach distal führt bei Pyramidenbahnschädigung zu tonischer Dorsalbewegung der großen Zehe und oft auch spreizender Plantarbewegung der übrigen Zehen [**Fächerphänomen**]

Opsiometrie f: → *Optometrie 2.*

OPSI-Syndrom nt: *Syn: Post-Splenektomiesepsis, Post-Splenektomiesepsissyndrom, overwhelming post-splenectomy sepsis syndrome, overwhelming post-splenectomy infection*; durch eine Beeinträchtigung der Immunabwehr nach einer Milzentfernung auftretende akute Sepsis, z.B. durch Pneumokok-

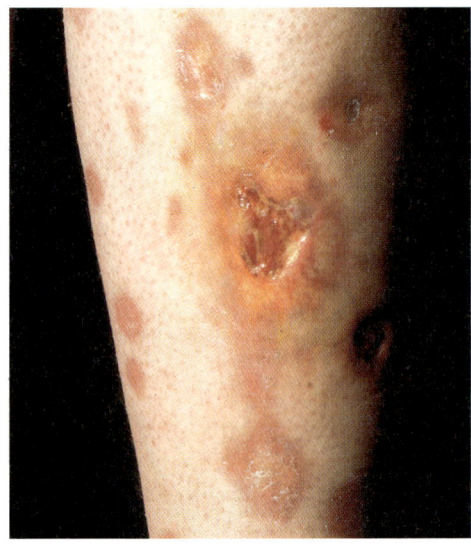

Abb. 013. Oppenheim-Urbach-Syndrom

ken, Meningokokken oder Haemophilus influenzae; die Häufigkeit wird mit 0,3–4,2 % angegeben, Kinder unter 6 Jahren haben ein doppelt so hohes Risiko wie Erwachsene; tritt i.d.R. innerhalb von 2 Jahren nach der Operation auf und hat eine Mortalität von 20–50 %; der beste Schutz ist eine Impfung gegen Pneumokokken und [bei Kindern] Haemophilus influenzae

Optikusgliom nt: vom Sehnerven oder Chiasma opticum ausgehendes Gliom; führt zu Kopfschmerzen, Exophthalmus und Visusabnahme durch eine Optikusatrophie; bei Sitz am Chiasma opticum sind beide Sehnerven betroffen; **Therapie**: selten ist eine schonende Resektion möglich; meist wird der befallene Nerv zusammen mit dem Auge entfernt, um ein Übergreifen auf den anderen Nerven zu verhindern

Optikusneuritis f, pl **-tiden**: → *Neuritis nervi optici*

Optometrie f: **1.** *Syn: Refraktionsmessung, Brechkraftmessung, Dioptometrie, Dioptrometrie*; Bestimmung der Brechkraft der Augen **2.** *Syn: Opsiometrie, Fernpunktmessung*; Bestimmung des Fernpunktes des Auges

Orbitalphlegmone f: *Syn: Orbitaphlegmone*; phlegmonöse Entzündung der Augenhöhlengewebe, die meist durch Weiterleitung einer Nasennebenhöhlenentzündung entsteht; Fortleitung der Keime [v.a. Staphylococcus aureus, Streptokokken, Haemophilus influenzae] kann zu lebensbedrohlicher Sinus-cavernosus-Thrombose führen; Gefahr einer Endo-

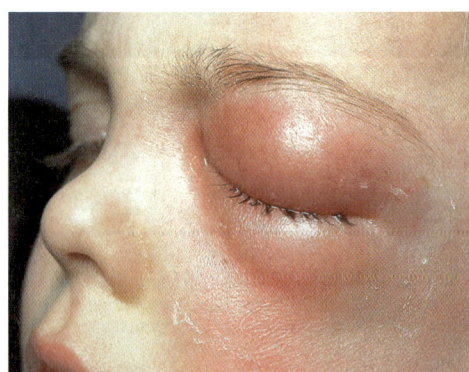

Abb. 014. Orbitalphlegmone

phthalmitis [Entzündung der Augeninnenräume] mit Verlust des Auges; **Klinik:** prall geschwollene Lider, Chemosis, Schmerzen in der Augenhöhle, Fieber, Beeinträchtigung des Allgemeinbefindens; **Therapie:** hoch dosierte Breitspektrumantibiotika i.v.; operative Ausräumung, wenn die Antibiotika nicht innerhalb von 48 h Wirkung zeigen

Or|bi|to|pa|thie, endokrine f: s.u. *Basedow-Krankheit*

Or|bi|to|to|mie f: *Syn: Orbitotomia*; operative Eröffnung der Augenhöhle; der Zugang kann durch die Augenlider [**trans-septale Orbitotomie**], die Konjunktiva [**transkonjunktivale Orbitotomie**] oder durch Resektion der knöchernen Wand von temporal [**Krönlein-Orbitalresektion**], nasal oder der Kieferhöhle aus erfolgen

Or|chi|al|gie f: *Syn: Hodenneuralgie*; heftige anfallsartige Schmerzen im Hoden oder Skrotum; die Ursache liegt in einer Irritation des Nervus genitofemoralis oder bleibt unbekannt [**Cooper-Hodenneuralgie**]

Or|chi|dek|to|mie f: *Syn: Orchiektomie, Hodenentfernung*; operative Entfernung eines [**Semikastration**] oder beider Hoden [**Kastration**]; vor dem Abschluss der Pubertät führt die Kastration zur Entwicklung eines Eunuchismus; *s.a. Essay Hodentumoren S. 651*

Or|chi|do|e|pi|di|dy|mek|to|mie f: operative Entfernung von Hoden und Nebenhoden

Or|chi|ek|to|mie f: → *Orchidektomie*

Or|chi|lo|pe|lxie f: *Syn: Orchidopexie, Orchipexie, Hodenfixierung*; operative Anheftung/Fixierung des Hodens im Hodensack, z.B. im Anschluss an eine Hodentorsion*

Or|chi|lo|to|mie f: *Syn: Hodeninzision*; Inzision/Eröffnung eines Hodens, z.B. zur Abszessdrainage

Or|chi|tis f, pl **-tiden:** *Syn: Hodenentzündung, Didymitis*; Entzündung eines oder beider Hoden kann zum klinischen Bild des akuten Skrotums* mit Schmerzen und Schwellung des Skrotums führen; v.a. bakterielle Entzündungen entstehen meist aus einer Nebenhodenentzündung [Epididymitis] und handelt sich dann um eine Orchiepididymitis; virale Entzündungen treten häufig als Komplikation von Mumps, Windpocken, infektiöser Mononukleose und Coxsackie-Infektionen auf; **DD:** Hodentorsion, Epididymitis, Funikulitis, Hodenabszess; **Therapie:** Bettruhe, Hodenhochlagerung, kalte Umschläge, Antipyretika, Antibiotika; bei Abszedierung operative Freilegung und Abszessdrainage, evtl. Semikastration **Orchitis tuberculosa:** *Syn: Hodentuberkulose*; selten nur auf den Hoden beschränkte, meist auch den Nebenhoden betreffende Form der Urogenitaltuberkulose*

Or|ci|pre|na|lin nt: relativ selektives β-Sympathomimetikum, Bronchodilatator; **Anw.:** bradykarde Herzrhythmusstörungen, Adams-Stokes-Anfall, AV-Block 2. Grades, Antidot bei Alphablockerüberdosierung; **Dosierung:** Aerosol 3 × 0,75–1,50 mg/d, maximal 9 mg, p.o. 4 × 10–20 mg/d; **NW:** Gesichtsrötung, Kopfdruck, Schwitzen, Nervosität, Kopfschmerzen, Herzklopfen, Unruhe, Schlafstörungen, Übelkeit; beim Abklingen der Wirkung kann eine paradoxe Bronchokonstriktion auftreten

Or|e|ga|no m: *Syn: wilder Majoran, Dost, Origanum vulgare*; Pflanze aus der Familie der Lippenblütler [Lamiaceae]; verwendet werden das getrocknete Kraut [**Origani herba**, Oregano, Dostenkraut] und das durch Wasserdampfdestillation gewonnene ätherische **Origanumöl** [Origani aetheroleum]; beide enthalten Flavonoide, Phenolcarbonsäuren und -derivate [z.B. Rosmarinsäure]; **Anw.:** sowohl Kraut als auch ätherisches Öl traditionell bei Atemwegserkrankungen, Magen-Darm-Beschwerden sowie zur Förderung von Appetit, Gallensekretion und Verdauung; das ätherische Öl äußerlich bei Wunden sowie in aromatischen Bädern und Gurgelmitteln

Organic Dust Toxic Syndrome nt: *s.u. Essay Lungen- und Atemwegserkrankungen durch Arbeit und Umwelt S. 1265*

Or|gan|trans|plan|ta|ti|on f: Verpflanzung eines oder mehrerer Organe von einem **Organspender** auf einen **Organempfänger**; *s.u. Essay Transplantationschirurgie S. 1549*

Or|ga|ni aetheroleum nt: *Syn: Origanumöl, Dostenöl; s.u. Oregano*

Or|ga|ni herba f: *Syn: Oregano, Dostenkraut; s.u. Oregano*

Or|ga|num majorana nt: → *Majoran*

Or|ga|num vulgare nt: → *Oregano*

Or|li|stat nt: Lipaseinhibitor der Triacylglycerollipase von Magen und Pankreas und der Carboxyesterlipase; **Anw.:** zur Gewichtsreduktion bei adipösen Patienten mit und ohne Diabetes Typ 2; **NW:** weiche Stühle, gesteigerter Stuhldrang, Meteorismus und Steatorrhoe; *s.a. Essay Adipositas S. 15*

Ormond-Syndrom nt: *s.u. retroperitoneale Fibrose*

Or|ni|dal|zol nt: Chemotherapeutikum; wirkt v.a. gegen Anaerobier [Bacteroides, Fusobakterien] und Protozoen [Trichomonas, Entamoeba]; **Anw.:** Trichomoniasis urogenitalis, Giardiasis, Amöbenruhr, Amöbenabszess der Leber; **Dosierung:** Trichomoniasis: Eintagesbehandlung 1 × 1,5 g p.o. plus 1 Vaginaltablette [0,5 g]; alternativ 2 × tgl. 0,5 g p.o. für 5 Tage, zusätzlich abends 0,5 g als Vaginaltablette; Partnerbehandlung zur Vermeidung von Reinfektion; Kinder 1 × 25 mg/kg KG p.o.; Giardiasis: Erwachsene und Kinder bis 35 kg KG 1 bis 2 Tage jeweils 1,5 g p.o., Kinder 40 mg/kg; Amöbenruhr: Erwachsene 2 × tgl. 1 g p.o. für 3 Tage, Kinder bis 35 kg KG 1 × tgl. 1 g; alternativ [v.a. Zystenausscheider] Erwachsene und Kinder bis 35 kg 2 × tgl. 0,5 g für 5–10 Tage; Amöbenleberabszess und schwere Amöbendysenterie: initial 500 bis 1000 mg i.v., danach alle 12 h 500 mg i.v. für 3–6 Tage, Kinder 20 bis 30 mg/kg KG/Tag; **NW:** bitterer Geschmack [1–3 Tage], Übelkeit, gastrointestinale Beschwerden, Durchfall, Verstopfung, Müdigkeit, Schwindel

Or|ni|pres|sin nt: synthetisches Vasopressinderivat; Vasokonstriktor, Hämostatikum; **Anw.:** lokal als Hämostatikum zur Induktion einer Ischämie im Operationsgebiet, parenteral bei Ösophagusvarizenblutung

Or|ni|thin|car|ba|myl|trans|fe|ra|se|man|gel m: → *Ornithintranscarbamylasemangel*

Or|ni|thin|trans|car|ba|myl|a|se|man|gel m: *Syn: Ornithincarbamyltransferasemangel*; X-chromosomal-dominante Enzymopathie, die zu Hyperammonämie führt; *s.u. Essay Störungen des Aminosäurestoffwechsels und Harnstoffzyklus S. 43*

Or|ni|thin|zy|klus m: → *Harnstoffzyklus*

Or|ni|tho|se f: → *Psittakose*

Oro|pha|ryn|ge|al|kar|zi|nom nt: *Syn: Oropharynxkarzinom*; Plattenepithelkarzinome der Mundhöhle und des Oropharynx machen ca. 2–4 % aller bösartigen Erkrankungen in Mitteleuropa aus; bei einer 5-Jahres-Heilungsrate von unter 50 % ergeben sich dabei jährliche Mortalitätsraten von 4,0 Männern pro 100.000 Einwohnern und 1,3 Frauen pro 100.000 Einwohnern; der prozentuale Anteil von oralen Karzinomen an der Gesamtheit aller Malignome ist jedoch sehr unterschiedlich, besonders in Frankreich und in Italien, aber auch in Irland sind diese Tumoren drei- bis viermal so häufig anzutreffen wie in Deutschland; weltweit gesehen ist diese Tumorgruppe vor allen Dingen in Asien sehr häufig; in Indien machen Mundhöhlen- und Oropharynxkarzinome fast die Hälfte aller bösartigen Erkrankungen aus; *s.u. Essay Neubildungen der Mundhöhle S. 1049*

Oro|pha|ryn|ge|al|tu|bus m: durch den Mund in den Rachen eingeführter Tubus zur Freihaltung der Atemwege, z.B. Guedel-Tubus

Oro|ta|zi|dur|ie, hereditäre f: *Syn: Orotazidurie-Syndrom*; autosomal-rezessive Enzymopathie mit erhöhter Orotsäurebildung und -ausscheidung im Harn; wichtigste hereditäre Störung des Pyrimidinstoffwechsels; führt zu megaloblastärer Anämie, Leukopenie, UDP-Mangel, Wachstumsverzögerung; **Therapie:** Uridin [2–4g/24 h]

Oro|tra|che|al|tu|bus m: durch den Mund eingeführter Luftröhrentubus

Oro|tu|bus m: Tubus für die Mund-zu-Mund-Beatmung

Or|phe|na|drin nt: Muskelrelaxanz; **Anw.:** Parkinsonismus, Muskelspasmen, Antriebslosigkeit; **Dosierung:** p.o. 50–250 mg/d verteilt auf 2 Dosen; i.m. oder i.v. 2 × 60 mg/d; **NW:** Kopfschmerzen, Schwindel, Konfusion, Müdigkeit, Halluzinationen, Unruhe, Tremor, Tachykardie, Herzklopfen, Mundtrockenheit und Obstipation; **Kontraind.:** relativ Engwinkelglaukom, Herzrhythmusstörungen, Myasthenia gravis, Pylorospasmus, Prostatahyperplasie

Or|the|se f: *Syn: Stützapparat*; orthopädisches Hilfsmittel, das außen auf dem Körper angebracht wird; dient meist der Stabilisierung von Gelenken, der Korrektur von Fehlstellungen, Entlastung oder Immobilisation von Gliedmaßen oder Gelenken oder dem Ersatz einer Funktion des Bewegungs-

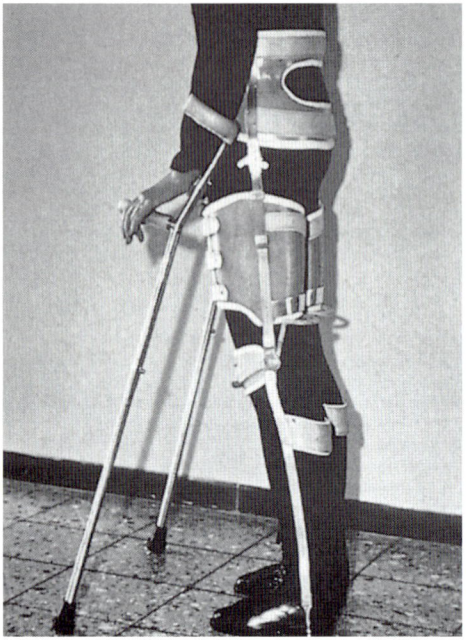

Abb. 015. Orthese. Schienenschellenapparat: Lähmungsschellenapparat mit Oberschenkelteilhülse, Schuhbügel am Konfektionsschuh, Beckenkorb und sperrbarem Hüft- und Kniegelenk

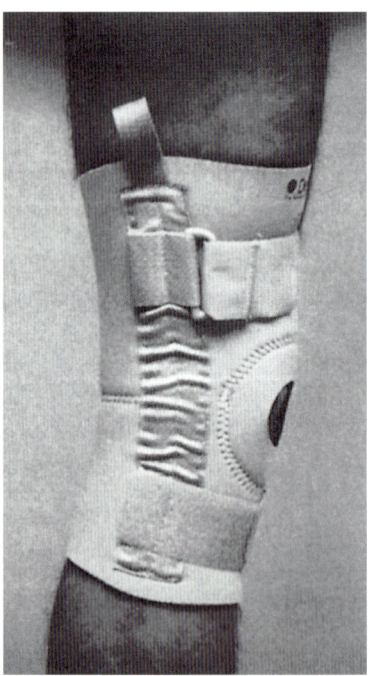

Abb. 016. Orthese. Kniegelenkorthese als Stützorthese bei Bandinstabilität

system; dazu gehören z.B. Schienen und Schienenapparate, Mieder und Korsetts

ein Beispiel für eine Schiene mit entlastender Funktion ist die **Thomas-Schiene**, bei der das Körpergewicht durch Aufsitz auf dem Tuber ossis ischii über zwei Metallschienen zum Boden geleitet wird; das Bein hängt im Gestell und damit ist eine Bewegung im Hüftgelenk ohne Belastung möglich; **Schienenapparate** werden v.a. bei schlaffen Lähmungen [Poliomyelitis, Myelomeningozele, Peroneusparese], traumatischer oder entzündlicher Gelenkzerstörung sowie Bandinstabilitäten [Wackelknie] eingesetzt; Schienenapparate bestehen i.d.R. aus zwei, auf der Innen- und Außenseite verlaufenden Metallschienen, die durch Riemen [**Schienenschellenapparat**], Leder- oder Kunststoffhülsen [**Schienenhülsenapparat**] oder Metallspangen [**Schienenspangenapparat**] miteinander verbunden sind; die Gelenke können beweglich oder gesperrt sein; oft handelt es sich um komplizierte Apparate, die mehrere Gelenke oder Gliedmaßen unterstützen

Rumpforthesen, d.h. Mieder und Korsetts, dienen der Entlastung [Leibbinden], Ruhigstellung [Überbrückungsmieder nach Hohmann, Spondylitiskorsett], Reklination nach Frakturen [Dreipunktkorsett] oder der Korrektur der Wirbelsäule [Boston-, Milwaukee-, Cheneau-Korsett]

Or|tho|di|a|gra|fie, -gra|phie *f: Syn: Orthoröntgenografie*; Röntgenverfahren zur Darstellung der wahren Organgröße; wird durch die Verwendung fast paralleler Röntgenstrahlen mit einem großen Film-Fokus-Abstand erreicht

Or|tho|my|xo|vi|ren *pl: Syn: Orthomyxoviridae*; Familie helikaler RNA-Viren; enthält das Influenzavirus

Or|tho|pan|to|mo|gra|fie, -gra|phie *f: Syn: Panoramaschichtaufnahmeverfahren, Panoramaschichtverfahren*; Tomografie der Zähne von Ober- und Unterkiefer und des Kiefergelenks

Or|tho|si|phon aristatus/spicatus/stamineus *m:* → *Katzenbart*

Or|tho|si|phon|blät|ter *pl: Syn: Javatee, Orthosiphonis folium; s.u. Katzenbart*

Or|tho|si|pho|nis folium *nt: Syn: Orthosiphonblätter, Javatee*; Laubblätter von Katzenbart*

Ortner-Syndrom II *nt:* → *Claudicatio intermittens abdominalis*

Ortolani-Zeichen *nt: Syn: Ortolani-Einrenkungsphänomen, Ortolani-Click, Roser-Ortolani-Zeichen*; hör- und fühlbares Schnappen des Hüftkopfes bei angeborener Hüftluxation; das Hüftgelenk wird gebeugt und abduziert; wenn der luxierte Hüftkopf in die Pfanne zurückspringt, fühlt und hört man ein deutliches Schnappen; *s.a. Essay Hüftgelenksdysplasie S. 673*

Osgood-Schlatter-Syndrom *nt: Syn: Schlatter-Osgood-Syndrom, Osgood-Krankheit, Apophysitis tibialis adolescentium, Morbus Osgood-Schlatter*; ein- oder beidseitige aseptische Nekrose der Tibiaapophyse im Wachstumsalter; beruht auf einer genetisch bedingten, zeitlich begrenzten Verknöcherungsstörung; wird von vielen Autoren heute als Insertionstendopathie und nicht als Knochennekrose betrachtet; **Klinik**: tritt i.d.R. zwischen dem 11. und 16. Lebensjahr auf, wobei Mädchen etwas früher betroffen sind; die Tuberositas tibiae ist klopfschmerzhaft, Belastung, v.a. Strecken im Kniegelenk, führt zu Schmerzen; **Diagnostik**: das Röntgenbild zeigt meist multiple Verknöcherungsherde; die Diagnose darf aber nur gestellt werden, wenn die klinische Symptomatik eindeutig ist; **Therapie**: Schonung, evtl. mit Pitzen-Verband zur Entlastung des Sehnenansatzes; *s.a. Essay Knochennekrosen S. 811*

Osler-Krankheit *f: Syn: Polycythaemia vera; s.u. Polycythaemia*

Osler-Rendu-Weber-Krankheit *f: Syn: hereditäre Teleangiektasie, Rendu-Osler-Weber-Krankheit, Teleangiectasia hereditaria haemorrhagica, Morbus Osler*; autosomal-dominante Erkrankung mit Bildung von Teleangiektasien in Haut und Schleimhaut, arteriovenösen Aneurysmen sowie rezidivierenden inneren Blutungen; **Therapie**: symptomatisch; Blutungsstillung, Laserkoagulation der Teleangiektasien und Aneurysmen; **Prognose**: 5 % der Patienten versterben an inneren Blutungen

Osler-Vaquez-Krankheit *f: Syn: Polycythaemia vera; s.u. Polycythae-*

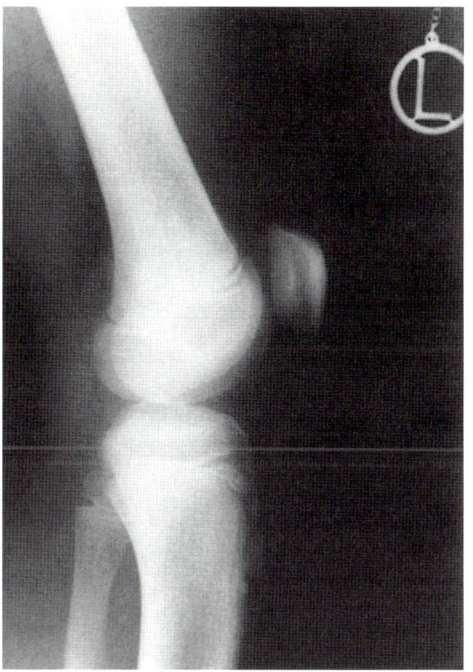

Abb. 017. Osgood-Schlatter-Syndrom

mia

Os|mo|di|u|re|ti|kum *nt, pl* **-ka**: osmotisches Diuretikum

Os|mo|me|trie *nt*: Bestimmung des osmotischen Drucks

Ö|so|pha|gek|to|mie *f: Syn: Speiseröhrenentfernung, Speiseröhrenresektion, Ösophagusresektion*; bei der operativen Entfernung der Speiseröhre handelt es sich i.d.R. um eine subtotale Resektion, da versucht wird, die proximalen und distalen Abschnitte zu erhalten; bei der **Standardösophagektomie** erfolgt nur eine subtotale Resektion der Speiseröhre; werden auch die regionalen Lymphknoten entfernt, spricht man von

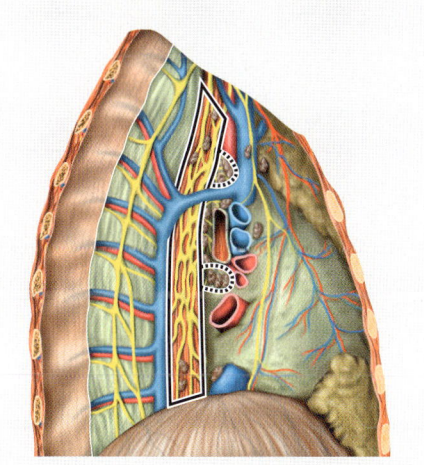

Abb. 018. **Ösophagektomie.** Resektionsausmaß bei Standardösophagektomie

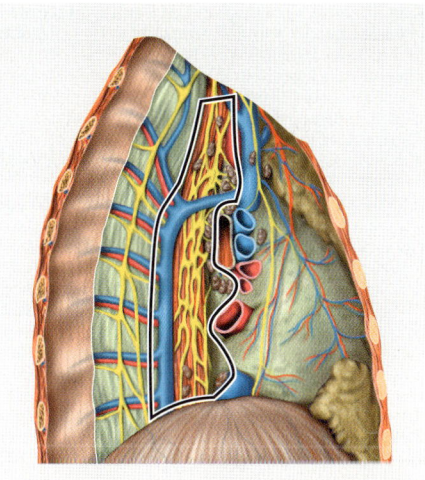

Abb. 019. **Ösophagektomie.** Resektionsausmaß bei En-bloc-Ösophagektomie

En-bloc-Ösophagektomie; die Rekonstruktion der Speisepassage erfolgt durch Interposition von Magen oder Kolon, Dünndarminterponate werden nur selten verwendet; *s.a. Ösophagusplastik, Essay Neubildungen des Ösophagus S. 1157, Essay Operationsvorbereitung S. 193*
transmediastinale Ösophagektomie: Ösophagektomie, bei der über zwei Zugänge [zervikal und abdominal] eine stumpfe Ablösung der Speiseröhre erfolgt

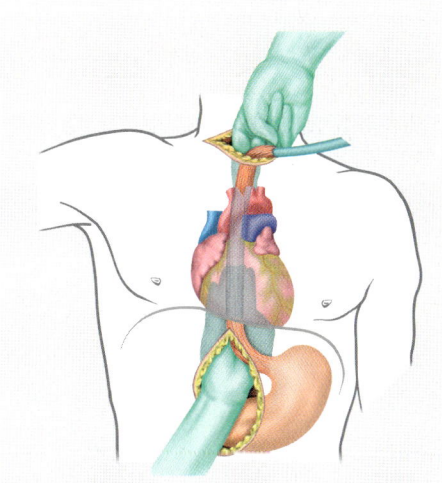

Abb. 020. Transmediastinale Ösophagektomie

Ö|so|pha|gi|tis *f, pl* **-ti|den**: *Syn: Speiseröhrenentzündung, Ösophagusentzündung, Oesophagitis*; am weitaus häufigsten ist die **chronisch peptische Ösophagitis** als Entzündung des distalen Ösophagus durch Reflux von Magensaft in die Speiseröhre bei gastroösophagealer Refluxkrankheit*; eine **chemische Ösophagitis** entsteht durch Verätzung mit Laugen oder Säuren [Ösophagusverätzung*] oder durch Einwirkung von Medikamenten; eine **medikamentös induzierte Ösophagitis** kann u.a. durch Antibiotika [v.a. Tetracycline],

O

Kaliumchlorid, Chinidin, Vitamin C, nicht-steroidale Antiphlogistika und Eisensulfat verursacht werden; die **physikalische Ösophagitis** tritt praktisch immer als **Strahlenösophagitis** nach einer Bestrahlung von Lungen-, Mediastinal-, Ösophagus- oder Thymustumoren auf; die Entzündung heilt nach Beendigung der Bestrahlung meist innerhalb von 2–7 Tagen aus; es kann aber zu Sekundärinfektion [i.d.R. Candida albicans] und Ausbildung einer infektiösen Ösophagitis kommen

infektiöse Ösophagitiden sind beim gesunden Kind oder Erwachsenen selten, bei älteren Patienten und Patienten mit geschwächter Immunabwehr [Antibiotika- oder Steroidbehandlung, Mangelernährung] aber relativ häufig, insbesondere bei Patienten mit HIV-Infektion; Candida albicans ist der mit Abstand häufigste Erreger [Candidaösophagitis*], gefolgt von Zytomegalievirus und Herpes-simplex-Virus; bakterielle und parasitäre Infektionen treten meist nur bei schwerer Schleimhautschädigung auf; bei etwa 1/3 der Patienten mit HIV-Infektion kann kein Erreger gefunden werden und man vermutet, dass das HIV-Virus selbst Erreger dieser Entzündung ist, die wegen der typischen Ulzera als **aphthöses** oder **idiopathisches Ösophagusulkus** bezeichnet wird; **Klinik:** meist brennende Schmerzen beim Schlucken,

Tab. 01. Ösophagitis. Häufige Erreger der infektiösen Ösophagitis

Pilze	Candida albicans, Candida species, Candida glabrata, Cryptococcus neoformans, Histoplasma capsulatum (nur bei entsprechender Epidemiologie), Mucor, Aspergillus sp.
Viren	Zytomegalievirus (CMV), Herpes-simplex-Virus (HSV), Epstein-Barr-Virus (EBV), Varicella-Zoster-Virus (VZV), Human-immunodeficiency-Virus (HIV), Papovavirus
Bakterien	Betahämolytische Streptokokken, Lactobacillus, Nocardia, Actinomyces, atypische Mykobakterien, Mycobacterium tuberculosis
Protozoen	Kryptosporidien, Pneumocystis carinii, Leishmania donovani

die durch Fruchtsäfte oder säurehaltige Getränke verschlimmert werden; bei Candidaösophagitis besteht fast immer ein Mundsoor; **Therapie:** orale Antibiotika; Fluconazol* oder Itraconazol* bei Candidaösophagitis, Ganciclovir* bei Zytomegalievirus, Aciclovir* bei Herpes-simplex-Virus; *s.a. Essay Chemische Verletzungen S. 1653, Essay Gastroösophageale Refluxkrankheit S. 1339*

Ö|so|pha|go|an|tro|sto|mie f: *Syn: Ösophagus-Antrum-Anastomose*; operative Verbindung von Ösophagus und Magenantrum

Ö|so|pha|go|du|o|de|no|sto|mie f: *Syn: Ösophagus-Duodenum-Fistel, Ösophagus-Duodenum-Anastomose*; operative Verbindung von Ösophagus und Duodenum

Ö|so|pha|go|en|te|ro|sto|mie f: *Syn: Ösophagus-Darm-Fistel, Ösophagus-Darm-Anastomose*; operative Verbindung von Ösophagus und Darm

Ö|so|pha|go|fun|do|pe|xie f: Anheftung des Magenfundus an den Endabschnitt der Speiseröhre

Ö|so|pha|go|fun|do|phre|no|pe|xie f: Anheftung des Magenfundus an den Endabschnitt der Speiseröhre und das Zwerchfell

Ö|so|pha|go|gas|trek|to|mie f: operative Entfernung von Ösophagus und Magen; *s.a. Gastrektomie*

Ö|so|pha|go|gas|tro|plas|tik f: *Syn: Kardiaplastik, Kardioplastik*; Erweiterungsplastik der Kardia, z.B. Kardiomyotomie [Heller-Operation*]

Ö|so|pha|go|gas|tro|sko|pie f: endoskopische Untersuchung von Speiseröhre und Magen, evtl. mit Ausdehnung auf das Duodenum [**Ösophagogastroduodenoskopie**]; indiziert bei oberer gastrointestinaler Blutung, Dysphagie, Odynophagie, retrosternalem Brennen, Refluxkrankheit, Fremdkörperingestion oder Tumorverdacht; kontraindiziert bei gefülltem Magen, instabilem Kreislauf, nach Verätzungen und bei pharyngealen Divertikeln; Komplikationen [Perforation, kardiopulmonal] sind selten [ca. 0,08 %]; *s.a. Essay Gastrointestinale Blutung S. 155*

Ö|so|pha|go|gas|tro|sto|mie f: *Syn: Ösophagus-Magen-Fistel, Speiseröhren-Magen-Fistel, Speiseröhren-Magen-Anastomose*; operative Verbindung von Ösophagus und Magen

Ö|so|pha|go|gra|fie, -gra|phie f: Röntgenkontrastdarstellung der Speiseröhre; meist wird Bariumsulfat als Brei geschluckt; bei

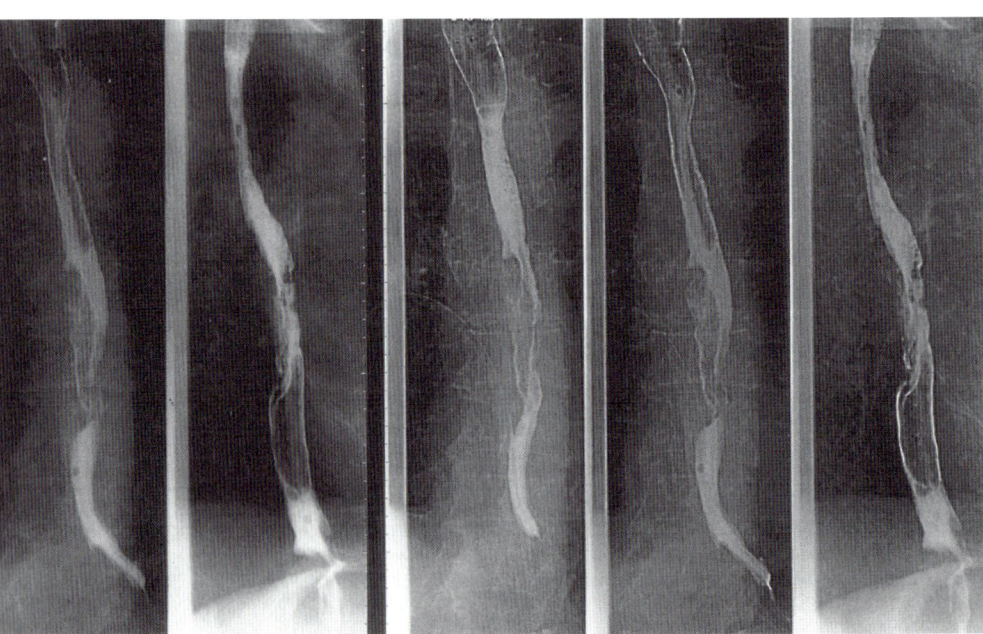

Abb. 021. Ösophagografie. Bariumbreischluck zur Bestimmung der Längenausdehnung eines Ösophaguskarzinoms

Neubildungen des Ösophagus

B. von Rahden, H. Stein

Kurzdefinition [mit Ätiologie und Epidemiologie]

Neubildungen des Ösophagus sind zumeist Karzinome, die durch maligne Entartung von Zellen der epithelialen Innenauskleidung der Speiseröhre entstehen. Sehr viel seltener sind Ösophagustumoren mesenchymalen Ursprungs, die maligne [Sarkome] oder benigne [vorwiegend Leiomyome] sein können.

Ösophaguskarzinome wachsen zunächst lokal, nehmen an Größe zu und infiltrieren zunehmend tiefere Wandschichten. In späteren Stadien breiten sie sich über Lymph- und Blutgefäße aus [lymphogene und hämatogene Metastasierung] und etablieren Lymphknoten- und Fernmetastasen [Leber, Lunge, Knochen].

Es gibt zwei grundverschiedene Tumorentitäten, **Plattenepithelkarzinom** und **Adenokarzinom** [Barrett-Karzinom], die sich hinsichtlich Ätiologie, Pathogenese und therapeutischen Erfordernissen unterscheiden:

- **Plattenepithelkarzinome** nehmen vom originären Plattenepithel der Speiseröhre ihren Ausgang. Hauptrisikofaktoren für die Entstehung eines ösophagealen Plattenepithelkarzinoms sind Alkoholabusus und Rauchen. Für Diagnostik und Therapie entscheidend ist unter anderem die Lokalisation des Karzinoms [und damit der Lagebezug zum Tracheobronchialsystem]: Tumore unterhalb der Höhe der Trachealbifurkation [**aborale Karzinome**] werden von Tumoren oberhalb der Trachealbifurkation und Tumoren welche auf den zervikalen Abschnitt der Speiseröhre begrenzt sind [**orale Karzinome**] unterschieden. Ösophageale Plattenepithelkarzinome waren früher die häufigsten bösartigen Tumoren der Speiseröhre [und sind in Asien weiter die vorherrschende Entität], werden aber im Westen inzwischen durch das in den letzten beiden Jahrzehnten rapide an Inzidenz zunehmende Adenokarzinom übertroffen.

- **Adenokarzinome** entstehen fast ausschließlich im distalen Ösophagus, unter dem chronisch schädigenden Einfluss von gastroösophagealem Reflux. Zumeist handelt es sich um sog. **Barrett-Karzinome**, die auf dem Boden einer Präkanzerose, dem sog. **Barrett-Ösophagus** entstehen. Beim Barrett-Ösophagus ist die normale plattenepitheliale Innenauskleidung der distalen Speisröhre in ein charakteristisches Zylinderepithel [*spezialisierte intestinale Metaplasie*] umgewandelt. In diesem läuft die Karzinogenese [maligne Progression] einer charakteristischen Sequenz histopathologischer Veränderungen folgend ab: Von der niedrig-gradigen [low-grade] zur hoch-gradigen [high-grade] intraepithelialen Neoplasie [früherer Begriff Dysplasie] zum invasiven Karzinom. Nur wenige der Patienten mit Reflux entwickeln einen Barrett-Ösophagus [ca. 1 %] und wiederum nur wenige der Patienten mit Barrett-Ösophagus entwickeln im Verlauf des Lebens ein Barrett-Karzinom [ca. 2-5 %].

Für alle Ösophagustumoren gilt, dass sie bevorzugt das männliche Geschlecht betreffen und im mittleren bis fortgeschrittenen Lebensalter [Plattenepithelkarzinom: 50. bis 60. und Barrett-Karzinom 60. bis 70. Lebensjahr] auftreten.

Symptomatik

Dysphagie ist das typische Leitsymptom von fortgeschrittenen Ösophaguskarzinomen, wenn das stenosierende Tumorwachstum eine Obstruktion des Lumens bedingt, oder die langstreckige intramurale Ausbreitung des Karzinoms eine Motilitätsstörung der Ösophaguswand bedingt. Entsprechend ist das Ausmaß der Dysphagie abhängig von der Lokalisation des Tumors und dem Grad der Stenose. Des Weiteren kann es auch zur **Odynophagie** [Schmerzen beim Schlucken] und zum Einklemmen von Speisebe-

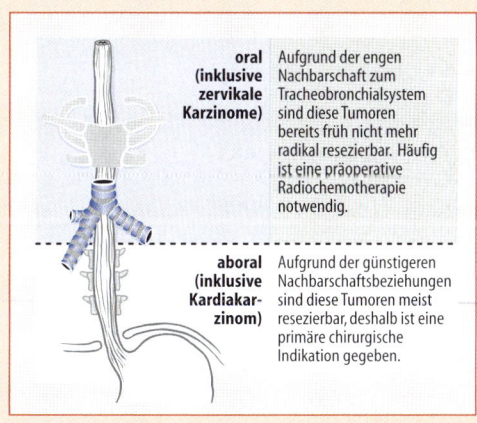

oral (inklusive zervikale Karzinome) | Aufgrund der engen Nachbarschaft zum Tracheobronchialsystem sind diese Tumoren bereits früh nicht mehr radikal resezierbar. Häufig ist eine präoperative Radiochemotherapie notwendig.

aboral (inklusive Kardiakarzinom) | Aufgrund der günstigeren Nachbarschaftsbeziehungen sind diese Tumoren meist resezierbar, deshalb ist eine primäre chirurgische Indikation gegeben.

Abb. 1. Topographisch-anatomische Klassifikation der Ösophaguskarzinome

standteilen [**Bolusimpaktation**] kommen. **Seltener** tritt eine **Blutung** auf, wenn das Malignom Gefäße arrodiert und das Blut nach intraluminal austritt. Frühe Tumorstadien sind hingegen zumeist asymptomatisch, und werden entweder durch Zufall im Rahmen einer aus anderer Indikation durchgeführten Endoskopie, oder aber durch endoskopische Überwachungsprogramme bei Risikopatienten entdeckt.

Klinischer/körperlicher Befund

Die klinische Untersuchung ist beim Ösophaguskarzinom weniger hinsichtlich des Tumorbefundes, als vielmehr hinsichtlich der therapeutischen Strategie richtungweisend: Diese wird, neben dem Tumorstadium auch maßgeblich vom Risikoprofil und den Begleiterkrankungen des Patienten bestimmt. **Patienten mit Plattenepithelkarzinom** gehören häufig einer niedrigeren sozialen Schicht an und sind oft Alkoholiker und schwere Raucher, die entsprechend meistens auch von anderen Folgeerkrankungen betroffen sind [Leberzirrhose, periphere arterielle Verschlusskrankheit, chronisch obstruktive Lungenerkrankung]. Die Patienten haben in fortgeschrittenen Stadien meist eine ausgeprägte Tumorkachexie.

Im Gegensatz dazu gehören **Patienten mit Adenokarzinom** meist höheren sozialen Schichten an, haben meist einen erhöhten Body Mass Index [BMI] und berichten eine langjährige Refluxanamnese. Häufig leiden die Patienten an einer koronaren Herzkrankheit.

Diagnostik

Die **Grundlage für die Diagnose** eines Ösophaguskarzinoms **stellt die Endoskopie dar**: Diese umfasst die makroskopische Inspektion und Höhenklassifikation des Befundes, der Beurteilung der Ausprägung einer Tumorstenose und den Nachweis oder Ausschluss eines multizentrischen Tumorwachstums. Auch Vorhandensein und Ausmaß eines Barrett-Ösophagus sind mit dieser Untersuchung zu erfassen. Im Zuge der endoskopischen Untersuchung wird der Tumor durch Biopsie [und anschließende histopathologische Begutachtung des gewonnenen Materials] gesichert. Weiter gehört ein **endoskopischer Ultraschall** [EUS] zur Diagnostik, mit dem die klinische T-Kategorie [Tiefenausdehnung des Tumors] definiert wird. In der **Computertomografie** [Spiral-CT] wird ebenfalls der Lokalbefund beurteilt [Ausbreitung des Tumors im Mediastinum, Lagebeziehung zu anderen Strukturen]. Weiter gibt das CT Aufschluss über vergrößerte Lymphknoten [Hinweis auf Lymphknotenmetastasen] und Fernmetastasen. Eine **Sonografie des Oberbauches**, insbesondere zur Detektion etwa vorhandener Lebermetastasen, gehört ebenfalls zu den Staging-Untersuchungen. Einen zunehmend größeren Stellenwert erlangt die **Positronenemissionstomografie mit 18Fluordeoxyglucose** [FDG-PET], mit der anhand des in Tumoren zumeist gesteigerten Glucosemetabolismus sowohl Primärtumor als auch Metastasen darzustellen sind. Dieses Verfahren dient sowohl der Detektion okkulter Metastasen, als auch der Beurteilung des Ansprechens auf eine präoperative Chemotherapie oder kombinierte Chemo-Strahlentherapie [sog. neoadjuvante Therapie - s.u.].

Neben der morphologischen Diagnostik ist die Abschätzung der Belastbarkeit des Patienten und Analyse von Begleiterkrankungen [**Risikoanalyse**] der zweite wichtige Pfeiler der Diagnostik. Während anhand der oben genannten bildgebenden Verfahren die Resektabilität des Befundes festgestellt wird, **gibt** die Risikoanalyse **Aufschluss über die Operabilität des Patienten**. Hierzu gehören die umfassende Evaluation

- der kardialen Funktion
- der pulmonalen Funktion
- der hepatischen Funktion
- der renalen Funktion und der
- der Kooperativität und funktionellen Belastbarkeit des Patienten.

Differenzialdiagnose

Die Differenzialdiagnose der **Dysphagie** [Leitsymptom beim fortgeschrittenen Ösophaguskarzinom] umfasst viele ösophageale und extraösophageale sowie morphologische wie auch funktionelle Ursachen. **Andere ösophageale** morphologische **Ursachen** einer Dysphagie sind z.B. **benigne Stenosen** [Engstellen zum Beispiel nach Verätzung oder sog. peptische Stenosen durch schwere Refluxkrankheit, *s.a. Essay Gastroösophageale Refluxkrankheit*] oder **ösophageale Divertikel**. Auch [seltene] **extraösophageale Raumforderungen**, wie z.B. mediastinale Lymphome, große Strumen - insbesondere beim Schilddrüsenkarzinom, Osteophyten beim Morbus Forestier, können durch externen Druck auf die Speiseröhre zur Dysphagie führen. Zu den **funktionellen Ursachen** der Dysphagie gehören primäre oder sekundäre **Motilitätsstörungen der Speiseröhre**. Diese werden durch die sog. Ösophagusfunktionsdiagnostik [pH-Metrie, Manometrie, etc.] evaluiert.

Therapie

Die operative Therapie des Ösophaguskarzinoms richtet sich nach der Resektabilität des Tumorbefundes und der Belastbarkeit des Patienten: **Die Resektion mit kurativer Intention ist nur dann sinnvoll, wenn mit einer hohen Wahrscheinlichkeit eine komplette Resektion des Primärtumors und der Lymphknotenmetastasen** [sog. R0-Resektion oder residualtumorfreie Resektion] **erzielt werden kann**. Verbleiben nach der Resektion mikroskopisch nachweisbare Tumorreste [R1-Resektion] oder müssen gar makroskopisch sichtbare Anteile des Tumors zurückgelassen werden [R2-Resektion], so gilt die Operation nicht als kurativ.

Gleiches gilt für **systemisch metastasierte Tumoren** [M1], in diesem Fall ist **nur eine palliative Therapie indiziert**. Die palliative Therapie ist heute in der Regel eine Domäne nicht-chirurgischer Verfahren. Versucht werden kann eine kombinierter Radio-/Chemotherapie. Tumorstenosen können zur Behandlung von Dysphagie und Wiederherstellen der Schluckfunktion mit einem endoskopisch platzierten Stent versorgt werden.

Die **radikale chirurgische Resektion** ist derzeit der einzige kuratiren Therapieansatz des Ösophaguskarzinoms. Dieser Eingriff ist jedoch nur mit einer extremen Belastung des Patienten durchführbar. Die Resektabilität des Tumors und die Belastbarkeit des Patienten präoperativ abzuschätzen ist Aufgabe des Ösophaguschirurgen [**Patientenselektion**]. In erfahrenen Händen kann bei gut selektierten Patienten die Resektion eines Ösophaguskarzinoms heute mit einer postoperativen Mortalität von unter 3 % durchgeführt werden.

Die Resektabilität eines Tumors kann häufig durch eine **neoadjuvante** [präoperative] **Vorbehandlung** [z.B. Chemotherapie oder kombinierte Radiochemotherapie] verbessert werden [sog. multimodales Therapiekonzept]. Ein solches, der Operation vorgeschaltetes Therapieschema vermag – wenn der Tumor auf

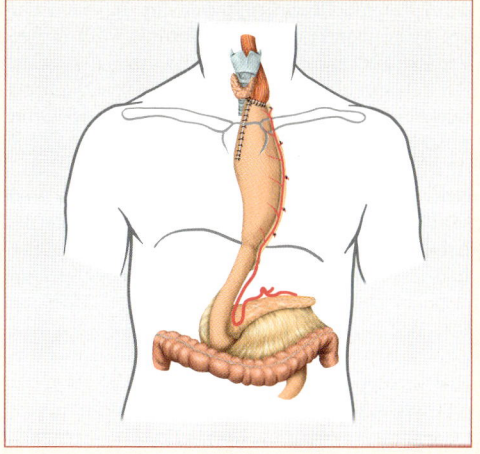

Abb. 2. Speiseröhrenersatz durch Interposition eines Magenschlauchs

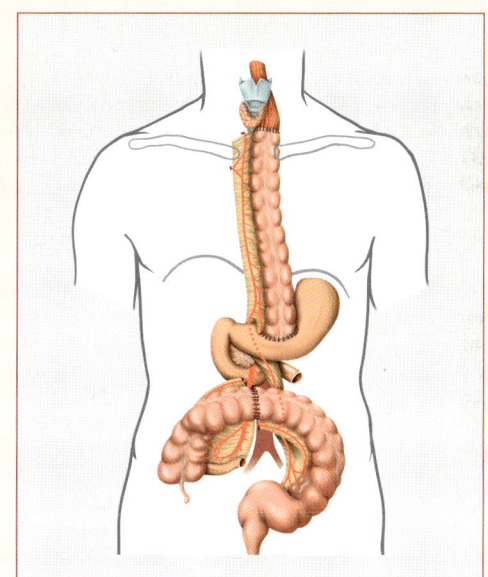

Abb. 3. Speiseröhrenersatz durch Interposition eines Kolonabschnitts

die Behandlung anspricht [sog. *Response*] – die Prognose zu verbessern. Ziel einer solchen Therapie ist es den Tumor zu verkleinern [*Downsizing*], das Stadium der Erkrankung zu verringern [*Downstaging*] und die R0-Resektionsrate zu verbessern.

Verschiedene Operationsverfahren stehen für die Resektion eines Ösophaguskarzinoms zur Verfügung. Aus onkologisch-chirurgischer Sicht muss in der Regel ein großer Teil der Speiseröhre mitsamt anhängender lokoregionärer Lymphknoten entfernt werden [**En-bloc-Ösophagektomie mit Lymphadenektomie**]. Hierzu ist häufig ein sog. **Zwei-Höhleneingriff** [Laparotomie und Thorakotomie, sog. **abdomino-thorakale Ösophagektomie**] erforderlich.

Ein alternatives Vorgehen zur abdomino-thorakalen Ösophagektomie ist die **transmediastinale oder** - im angloamerikanischen Sprachgebrauch **transhiatale Ösophagektomie**. Hierbei wird die Speiseröhre vom Bauch [durch den Hiatus oesophageus] und vom Hals aus überwiegend stumpf und ohne direkte Sicht aus dem Mediastinum herausgelöst. Vorteil dieses Verfahrens ist das [durch die Vermeidung der Thorakotomie] geringere operative Trauma, mit potenziell geringerer Morbidität und Mortalität. Nachteil ist die geringere chirurgische Radikalität, insbesondere durch die unvollständige Lymphadenektomie im Mediastinum. Studien zeigen tendenziell einen Überlebensvorteil für Patienten nach abdomino-thorakaler Ösophagektomie, weshalb dieses Verfahren heute zumeist bevorzugt wird.

Zur **Rekonstruktion des Speiseweges** nach Ösophagusresektion wird meistens der Magen [an seiner Gefäßversorgung gestielt] verwendet [sog. *Magenhochzug*]. Alternativ [wenn der Magen, z.B. nach vorangegangener Magenoperation nicht zur Verfügung steht] kann ein Dickdarmabschnitt [ebenfalls gefäßgestielt] interponiert werden [sog. *Colon-Interposition*].

In manchen Fällen ist eine **Teilresektion der Speisröhre** onkologisch ausreichend. Eine solche Sondersituation stellt das rein zervikal lokalisierte Ösophaguskarzinom dar: Hier kann [Resektabilität vorausgesetzt] eine limitierte Resektion des zervikalen Ösophagus und Rekonstruktion mit einem Dünndarmtransplantat adäquat sein. Auch bei **frühen Barrett**-Karzinomen im distalen Ösophagus [Frühkarzinome, T1], ist eine limitierte Resektion des distalen Ösophagus mit regionärer Lymphadenektomie und Rekonstruktion durch gestieltes Dünndarminterponat mit sehr guten Ergebnissen möglich.

Rein endoskopische Verfahren [**endoskopische Mukosaresektion**, EMR], bei denen der Tumorbefund von intraluminal [ohne einen eigentlichen chirurgischen Eingriff] entfernt wird, sind in Erprobung. Ihre Anwendung ist **nur bei mukosalen Frühkarzinomen** [T1a] onkologisch ausreichend. Problematisch ist vor allem die nur unsichere diagnostische Abgrenzung von tiefer invadierenden Tumoren, die meistens Lymphknotenmetastasen haben, und daher zur Heilung einer Operation mit Lymphadenektomie bedürfen.

Prognose

Die Prognose hängt von einer Vielzahl von Faktoren ab. Die entscheidenden tumorabhängigen Faktoren sind im prognoseorientierten Staging-System der UICC zusammengefasst [s. Tab. 1]. Das Vorliegen von systemischen Metastasen [M] entscheidet, darüber, ob ein kurativer Therapieansatz gerechtfertigt ist, oder ob – beim Vorliegen von Fernmetastasen – nur noch eine palliative Behandlung möglich ist [siehe oben]. In diesem Fall beträgt die Lebenserwartung häufig nur noch wenige Monate.

Bei operierten Tumoren ist entscheidend, ob die Resektion vollständig im Gesunden erfolgt ist [R0-Resektion] und weder makroskopisch [R2] oder mikroskopisch [R1] Tumorgewebe zurückgeblieben ist. Hierüber gibt die histopathologische Untersuchung durch den Pathologen Aufschluss. Des Weiteren entscheiden die Invasionstiefe des Tumors [pT-Kategorie, s. Tab. 1] und das Vorliegen von Lymphknotenmetastasen [pN-Kategorie]. Bei Frühkarzinomen ist auch mit limitiert resezierenden Verfahren eine Heilung möglich.

Entscheidend für die Prognose ist auch die Qualität der Behandlung und insbesondere die Erfahrung des Chirurgen. Die Überlebensraten und -zeiten von Patienten mit Ösophaguskarzinom sind deutlich besser, wenn die Patienten in erfahrenen Kliniken behandelt werden.

Tab. 1. UICC-Klassifikation der Ösophaguskarzinome und Stadieneinteilung [UICC 2002]

T-Primärtumor	
TX	Primärtumor kann nicht beurteilt werden
T0	Kein Anhalt für Primärtumor
Tis	Carcinoma in situ
T1	Tumor infiltriert Lamina propria oder submucosa
T2	Tumor infiltriert Muscularis propria
T3	Tumor infiltriert Adventitia
T4	Tumor infiltriert Nachbarstrukturen
N-Regionäre Lymphknoten[a]	
NX	Regionäre Lymphknoten nicht beurteilbar
N0	Keine regionären Lymphknotenmetastasen
N1	Regionäre Lymphknotenmetastasen
M-Fernmetastasen[b]	
MX	Vorhandensein von Fernmetastasen nicht beurteilbar
M0	Keine Fernmetastasen vorhanden
M1	Fernmetastasen vorhanden

Die pTNM-Klassifikation entspricht den Kategorien T, N und M

Stadieneinteilung

Stadium	T	N	M
Stadium 0	Tis	N0	M0
Stadium I	T1	N0	M0
Stadium IIA	T2	N0	M0
	T3	N0	M0
Stadium IIB	T1	N1	M0
	T2	N1	M0
Stadium III	T3	N1	M0
	T4	jedes N	M0
Stadium IV	jedes T	jedes N	M1

[a] Die Klassifizierung des pN-Status muss auf mindestens 6 entfernten regionären Lymphknoten beruhen. Regionäre Lymphknoten des zervikalen Ösophagus sind die zervikalen Lymphknoten, einschließlich supraklavikulärer Knoten, für den intrathorakalen Ösophagus die mediastinalen und perigastrischen Knoten mit Ausnahme der zöliakalen Lymphknoten

[b] Für Ösophaguskarzinome oberhalb der Trachealbifurkation gilt:
M1a: Metastasen in zervikalen Lymphknoten
M1b: andere Fernmetastasen
Für Ösophaguskarzinome unterhalb der Trachealbifurkation gilt:
M1a: Metastasen in zöliakalen Lymphknoten
M1b: andere Fernmetastasen

Vorsorge/Prävention

Eine sichere präventive Strategie für das Ösophaguskarzinom gibt es nicht. Hinsichtlich des Plattenepithelkarzinoms kann empfohlen werden **Alkohol- und Rauchwarenkonsum** zu **vermeiden**. Die medikamentöse Therapie einer gastroösophagealen Refluxkrankheit mit Protonenpumpenhemmern vermag die Entstehung und maligne Progression eines Barrett-Ösophagus nicht zu verhindern. Eine solche Medikation kann also nur mit dem Ziel der Behandlung der Symptome erfolgen. Auch die Durchführung einer Antirefluxoperation [Fundoplicatio] ist derzeit lediglich als Therapieoption für die symptomatische Behandlung der schweren Refluxkrankheit, nicht jedoch als krebspräventive Maßnahme, anzusehen.

Es mehren sich die Hinweise, dass die chronische Einnahme nicht-steroidaler Antirheumatika [NSAR], wie ASS, die Inzidenz von Karzinomen, inklusive des Ösophaguskarzinoms, zu reduzieren vermag. Allerdings sind weder Nutzen-Risiko- noch Kosten-Nutzen-Relation einer solchen Maßnahme ausreichend bewiesen, als dass sie zur Krebsprävention derzeit bereits empfohlen werden könnte.

Somit steht beim Ösophaguskarzinom lediglich die Früherkennung als Maßnahme zur Vorsorge zur Verfügung. Die endoskopische Untersuchung gehört zur diagnostischen Abklärung einer Refluxerkrankung und ist eine Maßnahme, die dem „Screening" auf das Vorhandensein eines Barrett-Ösophagus oder weiterer Stufen der malignen Progression dient. Ein Screening auf Plattenepithelkarzinome ist – wegen der niedrigen Inzidenz dieses Tumors in der westlichen Welt – weder praktikabel noch sinnvoll, wird aber zum Beispiel in Japan und China [wegen der dort hohen Inzidenz] mit Erfolg durchgeführt. Patienten mit nicht-malignem Barrett-Ösophagus sollten in der westlichen Welt jedoch in ein endoskopisches Überwachungs-[Surveillance-]programm eingebunden werden, um eine potenziell stattfindende maligne Progression frühzeitig zu erkennen.

Quellenhinweise

Abb. 1–3: AM-productions, Wiesloch

Verdacht auf Perforation oder Missbildungen werden wasserlösliche Kontrastmittel eingesetzt; ist indiziert bei Verdacht auf Funktionsstörungen [v.a. Achalasie], Anomalien [Aplasie, Atresie], Megaösophagus und Ösophagusdivertikeln

Ö|so|pha|go|je|ju|no|gas|tro|sto|mie *f:* operative Verbindung von Ösophagus, Jejunum und Magen

Ö|so|pha|go|je|ju|no|plas|tik *f:* Ösophagusplastik mit Jejunuminterposition

Ö|so|pha|go|je|ju|no|sto|mie *f: Syn: Ösophagus-Jejunum-Fistel, Ösophagus-Jejunum-Anastomose;* operative Verbindung von Ösophagus und Jejunum

Ö|so|pha|go|kar|di|o|my|o|to|mie *f:* → *Heller-Operation*

Ö|so|pha|go|ko|lo|gas|tro|sto|mie *f:* operative Verbindung von Ösophagus, Kolon und Magen

Ö|so|pha|go|ko|lo|plas|tik *f:* Ösophagusplastik mit Koloninterposition

Ö|so|pha|go|la|ryn|gek|to|mie *f:* operative Entfernung von Ösophagus und Larynx

Ö|so|pha|go|my|o|to|mie *f:* Längsdurchtrennung der Speiseröhrenmuskulatur; *s.a. Heller-Operation*

Ö|so|pha|go|ö|so|pha|go|sto|mie *f:* operative Verbindung von zwei Speiseröhrenabschnitten nach Entfernung des Zwischenstücks

Ö|so|pha|go|sko|pie *f: Syn: Speiseröhrenspiegelung;* endoskopische Untersuchung der Speiseröhre mit einem starren oder flexiblen Endoskop; die **starre Ösophagoskopie** wird in Intubationsnarkose durchgeführt; sie ist v.a. bei Verdacht auf Fremdkörperingestion indiziert, da sie eine Extraktion erlaubt; i.d.R. wird aber eine **flexible Ösophagoskopie** in Oberflächenanästhesie und linker Seitenlage oder im Sitzen vorgenommen; sie ist für die Patienten wesentlich weniger belastend und wird v.a. bei Stenosen, Verätzungen, Dysphagie und Blutungen bevorzugt

Ö|so|pha|go|spas|mus *m: Syn: Speiseröhrenkrampf, Ösophaguskrampf, Ösophagusspasmus;* Krämpfe der Speiseröhrenmuskulatur bei Störungen der Motilität, insbesondere bei Achalasie* und als **idiopathischer diffuser Ösophagospasmus,**

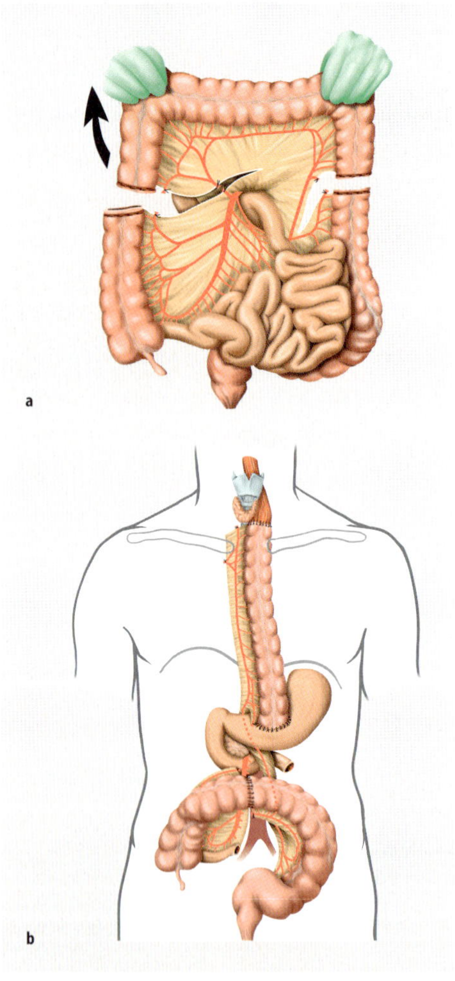

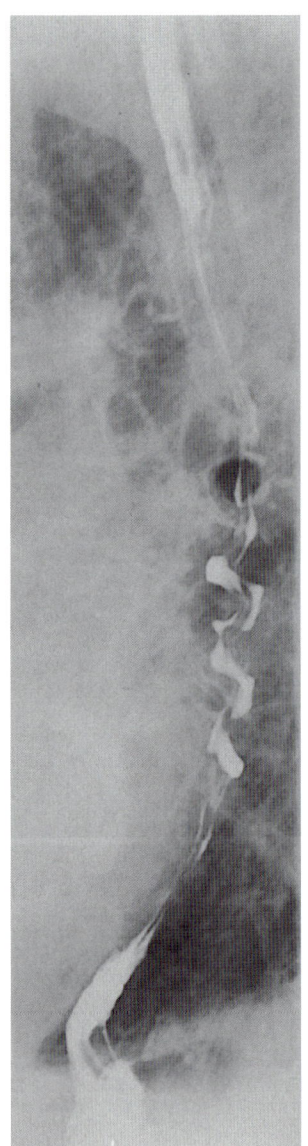

Abb. 022. Ösophagokoloplastik. a Präparation von Querkolon sowie linker und rechter Flexur und Arteria colica sinistra, **b** nach Interposition

Abb. 023. Ösophagospasmus. Korkenzieherösophagus

einer ätiologisch ungeklärten Motilitätsstörung mit intermittierender Dysphagie, die durch Aufregung oder hastiges Essen verschlechtert wird; es kommt zur Ausbildung von Pseudodivertikeln und dem radiologischen Bild eines **Korkenzieherösophagus**; findet man extrem hohe Druckwerte der peristaltischen Kontraktionen [mehr als 180 mmHg], spricht man von **Nussknackerösophagus**; **Therapie:** konservativ, Buscopan i.v. oder Nitropräparate sublingual zur Kupierung der Anfälle, evtl. Myotomie

Ö|so|pha|go|sto|mie f: **Syn:** Speiseröhrenfistelung; Anlegen einer äußeren Speiseröhrenfistel

Ö|so|pha|go|to|mie f: **Syn:** Oesophagotomia, Speiseröhrenschnitt; operative Eröffnung der Speiseröhre von außen [**Oesophagotomia externa**] oder als **endoskopische Ösophagotomie** von innen [**Oesophagotomia interna**]

Ösophago-Trachealer-Combitube m: s.u. Essay Verfahren zur Sicherung der Atemwege S. 759

Ö|so|pha|gus|ab|lei|tung f: → Ösophagus-Elektrokardiografie

Ö|so|pha|gus|a|chal|la|sie f: → Achalasie

Ösophagus-Antrum-Anastomose f: → Ösophagoantrostomie

Ösophagus-Darm-Anastomose f: → Ösophagoenterostomie

Ösophagus-Darm-Fistel f: → Ösophagoenterostomie

Ö|so|pha|gus|di|ver|ti|kel nt: **Syn:** Speiseröhrendivertikel; Speiseröhrendivertikel sind entweder Pulsionsdivertikel [Zenker-Divertikel, epiphrenisches Divertikel] oder Traktionsdivertikel in Höhe der Trachealbifurkation [parabronchiales Divertikel]; das **Zenker-Divertikel** entsteht am Übergang von Rachen [Pharynx] und Ösophagus, weshalb man auch von **pharyngoösophagealem Divertikel** bzw. **Hypopharynxdivertikel** spricht; es sitzt an der Hinterwand des Pharynx im Bereich der Killian-Muskellücke; **Klinik:** Dysphagie, Globusgefühl, Regurgitation unverdauter Nahrung; **Therapie:** meist zervikale Myotomie und Divertikulektomie

Traktionsdivertikel der Speiseröhre in Höhe der Trachealbifurkation werden als **parabronchiale Divertikel** bezeichnet; es sind angeborene Fehlbildungen durch persistierende Gewebsbrücken zwischen Trachea und Ösophagus; sie verlaufen i.d.R. asymptomatisch und werden zufällig entdeckt; **Therapie:** bei Beschwerden thorakoskopische Myotomie und Divertikulektomie; das **epiphrenische Divertikel** liegt im unteren Bereich der Speiseröhre; es wird durch eine chronische oder intermittierende Funktionsstörung des unteren Ösophagussphinkters verursacht; da keine Muskellücke besteht, sind epiphrenische Divertikel wesentlich seltener als Zenker-Divertikel; **Klinik:** Dysphagie, Globusgefühl, Regurgitation unverdauter Nahrung; **Therapie:** laparoskopische oder thorakoskopische Myotomie und Divertikulektomie

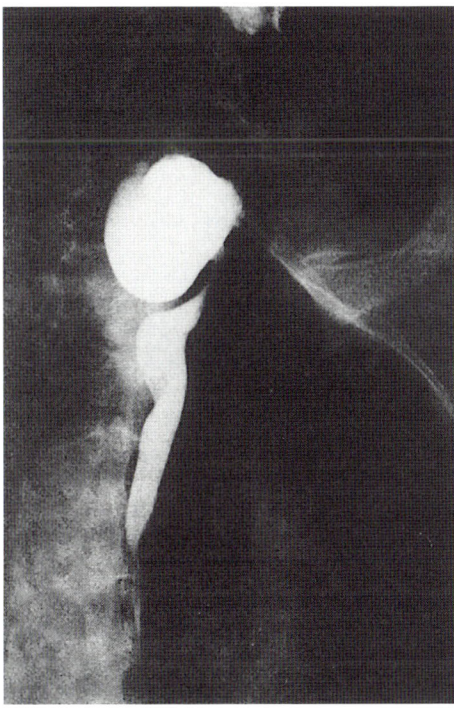

Abb. 025. **Ösophagusdivertikel.** Zenker-Divertikel in der Kontrastmittelaufnahme im seitlichen Strahlengang

Ösophagus-Duodenum-Anastomose f: → Ösophagoduodenostomie

Ösophagus-Duodenum-Fistel f: → Ösophagoduodenostomie

Ösophagus-Elektrokardiografie f: **Syn:** Ösophagusableitung; EKG-Ableitung durch Elektroden in der Speiseröhre; durch die großen Vorhofpotenziale kann es bei der DD von Rhythmusstörungen [z.B. Vorhofflattern, Kammertachykardie] hilfreich sein; s.a. Essay Elektrokardiogramm S. 317

Ö|so|pha|gus|er|satz|stim|me f: **Syn:** Ösophagussprache, Rülpssprache, Ruktussprache; s.u. Laryngektomie

Ösophagus-Jejunum-Anastomose f: → Ösophagojejunostomie

Ösophagus-Jejunum-Fistel f: → Ösophagojejunogastrostomie

Ö|so|pha|gus|kar|zi|nom nt: **Syn:** Speiseröhrenkarzinom, Speiseröhrenkrebs; histologisch handelt es sich meist um Plattenepithelkarzinome, in den letzten Jahren nimmt aber der Anteil an Adenokarzinomen zu; Rauchen, Alkohol, Verätzungsnarben, Achalasie und Plummer-Vinson-Syndrom erhöhen das Krebsrisiko, v.a. für Plattenepithelkarzinome; während Speiseröhrenkarzinome in Deutschland eher selten sind [4–5:100.000 Einwohner pro Jahr], sind sie in Asien, Chile, Südafrika und im Iran relativ häufig [100–500:100.000 Einwohner pro Jahr]; klinisch wichtig ist die Einteilung in **orale**

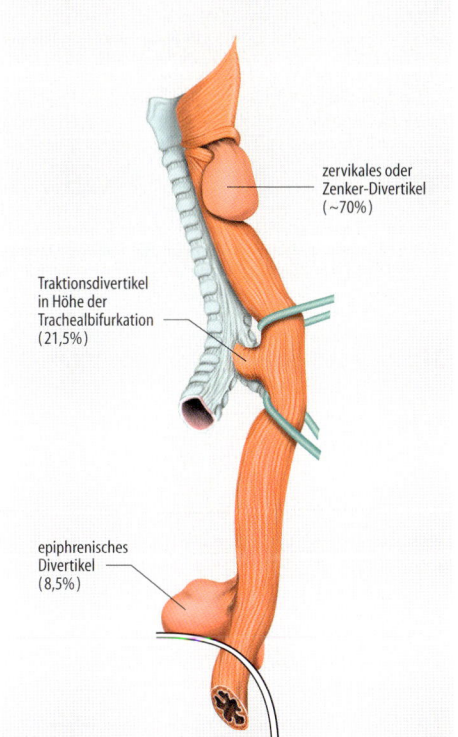

zervikales oder Zenker-Divertikel (~70%)

Traktionsdivertikel in Höhe der Trachealbifurkation (21,5%)

epiphrenisches Divertikel (8,5%)

Abb. 024. **Ösophagusdivertikel.** Lokalisation und Häufigkeit

[oberhalb der Trachealbifurkation] und **aborale Ösophaguskarzinome** [unterhalb der Trachealbifurkation]; beide Karzinome breiten sich entlang der Schleimhaut nach proximal aus und metastasieren früh lymphogen und hämatogen; orale Karzinome metastasieren hämatogen in die Lunge, aborale Karzinome v.a. in die Leber; orale Karzinome wachsen früh in die Trachea ein und sind dann nicht mehr radikal resezierbar, während aborale Karzinome i.d.R. vollständig entfernt werden können

Klinik: lange symptomarm [Gewichtsverlust, Leistungsknick, retrosternales Brennen, Globusgefühl]; Schluckbeschwerden treten erst auf, wenn das Lumen zu 2/3 eingeengt ist; **Diagnose:** Endoskopie mit Biopsie, Röntgen, CT und Sonografie zur Abklärung der Ausdehnung und Operabilität; **Therapie:** Ösophagektomie; bei nicht-resezierbaren Tumoren Einlage eines Kunststoff- oder Drahttubus oder Tumorvaporisierung mit dem Laser; perkutane Strahlenbehandlung und Chemotherapie sind ebenfalls palliativ wirksam; **Prognose:** bei Ösophagektomie mit totaler Resektion liegt die 5-Jahresüberlebensrate bei 40 %, bei partieller Tumorentfernung bei 20 %; *s.u. Essay Neubildungen des Ösophagus S. 1157*

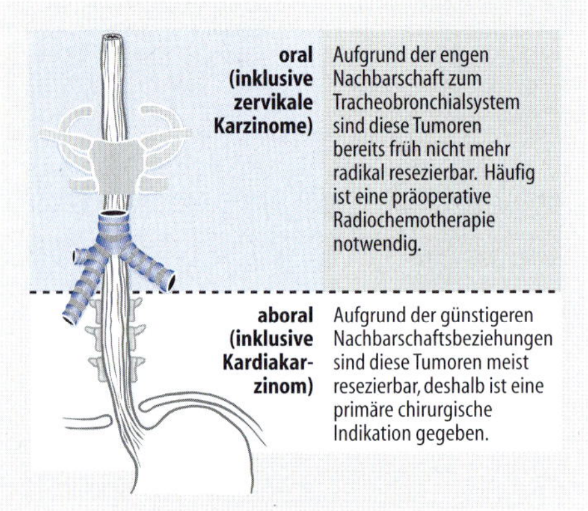

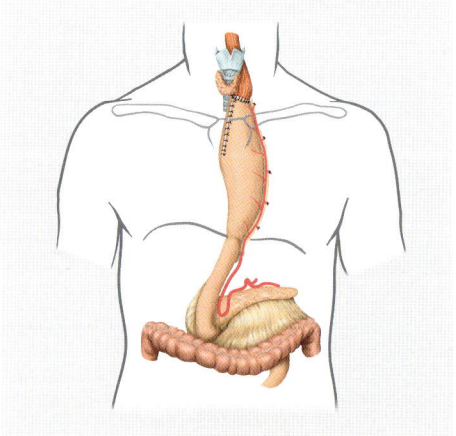

| oral (inklusive zervikale Karzinome) | Aufgrund der engen Nachbarschaft zum Tracheobronchialsystem sind diese Tumoren bereits früh nicht mehr radikal resezierbar. Häufig ist eine präoperative Radiochemotherapie notwendig. |
| aboral (inklusive Kardiakarzinom) | Aufgrund der günstigeren Nachbarschaftsbeziehungen sind diese Tumoren meist resezierbar, deshalb ist eine primäre chirurgische Indikation gegeben. |

Abb. O26. Ösophaguskarzinom. Topografisch-anatomische Klassifikation

Ösophagus-Magen-Fistel f: → *Ösophagogastrostomie*
Ö|so|pha|gus|my|ko|se f: *Syn:* Speiseröhrenmykose; Pilzerkrankungen der Speiseröhre werden am häufigsten durch Candida albicans [Candidaösophagitis] verursacht; *s.u. Essay Mykosen S. 1059*
Ö|so|pha|gus|plas|tik f: *Syn:* Speiseröhrenersatz; plastische Operation zur Wiederherstellung der Speiseröhre nach (Teil-)Resektion; am einfachsten und deshalb am häufigsten durchgeführt ist der Ersatz durch den Magen, wobei dieser meist in einen Schlauch umgewandelt wird; das Kolon [Ösophagokoloplastik] ist das Interponat der 2. Wahl, freie Dünndarminterponate werden nur selten verwendet *s.a. Essay Neubildungen des Ösophagus S. 1157*
Ö|so|pha|gus|re|sek|ti|on f: → *Ösophagektomie*
Ö|so|pha|gus|ring, unterer m: → *Schatzki-Ring*
Ö|so|pha|gus|rup|tur f: meist großflächige Ruptur der Ösophaguswand an einem Ort des geringsten Widerstandes; umschriebene, lokale Defekte werden als **Ösophagusperforation** bezeichnet; sie sind ca. 5-mal häufiger als Rupturen; sinnvoll ist eine Unterscheidung von traumatischer Ruptur [z.B. Barotrauma] oder Perforation [z.B. Fremdkörper, iatrogen durch Instrumente], sog. Ösophagusspontanruptur bei heftigem Erbrechen und Sonderformen [Ulkus-, Tumorperforation, sekundäre Perforation bei Verätzung]
die **Klinik** bei der Perforation ist durch die Entwicklung eines Mediastinalemphysems gekennzeichnet; in kurzer Zeit kommt es zur Entwicklung von Allgemeinsymptomen mit Dyspnoe, Zyanose und Kreislaufkollaps; die **Diagnose** stützt sich auf Anamnese, Klinik und Röntgenaufnahmen, die einen Kontrastmittelaustritt oder das Mediastinalemphysem zeigen; die **Therapie** war früher immer operativ; heute werden kleine Perforationen, v.a. instrumentelle Perforationen im zervikalen Bereich, primär konservativ [Antibiotika, Nulldiät, parenterale Ernährung] behandelt; intrathorakale Perforationen und ausgedehnte Läsionen müssen operiert werden; die Ruptur wird verschlossen, u.U. muss eine Ösophagektomie durchgeführt werden; die **Prognose** hängt vom Ausmaß der Ruptur und der Begleitverletzungen sowie dem Zeitpunkt der Operation ab; bei Operation innerhalb der ersten 24 Stunden liegt die Letalität bei 25 %, später steigt sie schnell auf 60–100 % an

Ö|so|pha|gus|spon|tan|rup|tur f: *Syn:* spontane/emetogene/postemetische Ösophagusruptur; Boerhaave-Syndrom; durch heftiges Erbrechen verursachte Ruptur der Speiseröhrenwand; die Läsionen finden sich in mehr als 95 % der Fälle dorsolateral links im Bereich des Zwerchfelldurchtritts; Männer sind häufiger betroffen als Frauen; **Klinik:** unmittelbar nach der Ruptur kommt es zu einem retrosternalen Spontanschmerz mit Vernichtungsgefühl; in kurzer Zeit kommt es zu Allgemeinsymptomen mit Dyspnoe, Zyanose und Kreislaufkollaps; die **Diagnose** stützt sich auf Anamnese [explosionsartiges Erbrechen vor dem Spontanschmerz], Klinik und Röntgenaufnahmen, die einen Kontrastmittelaustritt oder ein Mediastinalemphysem zeigen; die **Therapie** ist immer operativ; die Ruptur wird verschlossen und durch eine Zwerchfelllappen oder eine Fundoplastik gedeckt, u.U. wird eine Ösophagektomie erforderlich; die **Prognose** hängt vom Ausmaß der Ruptur und dem Zeitpunkt der Operation ab; bei Operation innerhalb der ersten 24 Stunden liegt die Letalität bei 25 %, später steigt sie schnell auf 60–100 % an
Ö|so|pha|gus|ul|kus nt, pl -ul|ze|ra: *Syn:* Speiseröhrenulkus; durch Verätzung mit Laugen oder Säuren [Ösophagusverätzung*], Medikamente oder Reflux [gastroösophageale Refluxkrankheit*] verursachte Geschwürbildung der Speiseröhrenschleimhaut; *s.a. Essay Gastroösophageale Refluxkrankheit S. 1339*
aphthöses/idiopathisches Ösophagusulkus: *s.u. Ösophagitis*
Ö|so|pha|gus|va|ri|zen pl: Erweiterung der Speiseröhrenvenen, meist als Folge einer portalen Hypertension bei Leberzirrhose; sie können sich über die gesamte Länge der Speiseröhre hinziehen, sind aber meist auf die unteren 5 cm beschränkt; oft handelt es sich auch um **gastroösophageale Varizen** oder **Magenvarizen**; Ösophagusvarizen werden klinisch auffällig, wenn es zu einer akuten Varizenblutung kommt; **Diagnose:** Endoskopie; **Therapie:** die akute Ösophagusvarizenblutung

Abb. O27. Ösophagusplastik. Speiseröhrenersatz durch Interposition eines Magenschlauchs

O

kann in 90 % der Fälle endoskopisch sklerosiert werden; Blutungen aus gastroösophagealen Varizen können mit einer **Sengstaken-Blakemore-Sonde** und Blutungen aus Fundusvarizen mit einer **Linton-Nachlas-Sonde** gestillt werden; beide dürfen aber nicht länger als 24 h liegen bleiben, weil sonst Kompressionsschäden auftreten; zur medikamentösen Blutstillung werden Vasopressin*, Terlipressin*, Somatostatin*, Domperidon* oder Metoclopramid* verwendet da 70 % der Patienten innerhalb von einem Jahr eine Rezidivblutung haben, ist die Prophylaxe weiterer Blutungen wichtig; sie kann medikamentös [Betablocker, Nitrate], endoskopisch [Sklerosierung, Ligatur] oder operativ [portokavaler Shunt] erfolgen; *s.u. Essay Leberzirrhose S. 877*

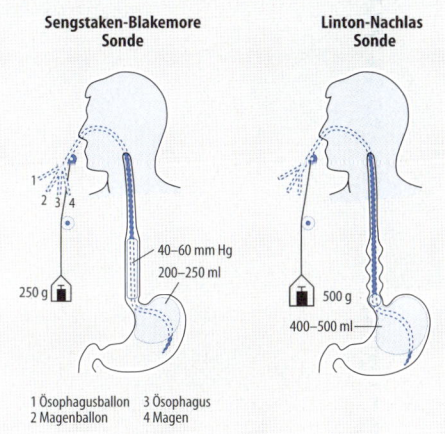

Abb. 028. Ösophagusvarizen. Blutstillung mit Sengstaken-Blakemore-Sonde [links] und Linton-Nachlas-Sonde [rechts]

Ö|so|pha|gus|ver|ät|zung *f*: Verätzung der Speiseröhre durch Säuren oder Laugen ist bei Kindern i.d.R. als Unfall [meist Trinken von Reinigungsmitteln], bei Erwachsenen häufiger als Selbstmordversuch anzusehen; da Säuren zu einer Koagulationsnekrose führen, die eine gewisse Hemmung der weiteren Ausbreitung bewirkt, sind sie meist weniger gefährlich als Laugenverätzungen, die eine Kolliquationsnekrose verursachen; Klinik und Prognose hängen vom Schweregrad der Verätzung ab: **Verätzung I. Grades**: oberflächliche Schleimhautschädigung mit Ödem und evtl. Blutung **Verätzung II. Grades**: Zerstörung der Mukosa, partielle Schädigung von Submukosa und Muskularis, fokale Nekrosen und Geschwüre **Verätzung III. Grades**: vollständige Nekrose aller Wandschichten, die zu Perforation führen kann; **Therapie**: unmittelbar nach der Verätzung kann Wasser oder Milch zu Verdünnung getrunken werden, danach muss jede orale Zufuhr vermieden werden; stationäre Aufnahme und parenterale Ernährung; i.v. Antibiotika zur Vermeidung von Sekundärinfektionen; evtl. endoskopische Abtragung von nekrotischem Gewebe; bei Verätzung III. Grades muss i.d.R. eine Ösophagektomie vorgenommen werden; **Prognose**: eine Verätzung I. Grades heilt innerhalb von 8–14 Tagen ab; bei Verätzung II. Grades kommt es zu Narbenbildung und Strikturen, die durch Frühbougierung [zwischen dem 6. und 12. Tag] oder Dauerbougierung [kann vom Patienten selbst vorgenommen werden] verhindert werden kann; Laugenverätzungen haben ein erhöhtes Risiko für ein Plattenepithelkarzinom; *s.a. Essay Chemische Verletzungen S. 1653*

Os|si|kul|ek|to|mie *f*: operative Entfernung der Gehörknöchelchen

Os|si|ku|lo|plas|tik *f*: plastische Operation zur Wiederherstellung der Gehörknöchelchenkette des Mittelohrs; *s.a. Tympanoplastik*

Os|si|ku|lo|to|mie *f*: operative Durchtrennung der Gehörknöchelchenkette

Os|so|ve|no|gra|fie, -gra|phie *f*: kaum noch verwendete Verfahren zur Darstellung der Venen der Wirbelsäule und der Venengeflechte innerhalb und außerhalb der Wirbelsäule

Os|te|o|ar|thro|pa|thia psoriatica *f*: → *Arthritis psoriatica*

Os|te|o|ar|thro|se *f*: *s.u. Arthrose*

Os|te|o|blas|tom *nt*: dem Osteoidosteom ähnlicher gutartiger Knochentumor aus Osteoblasten; sitzt meist in der Diaphyse langer Röhrenknochen oder in den Wirbelbögen, wo er auf Nativaufnahmen leicht übersehen wird; verursacht starke lokale Schmerzen, evtl. ein Nerven- oder Wurzelkompressionssyndrom; Therapie: operative Entfernung, evtl. Spongiosaplastik

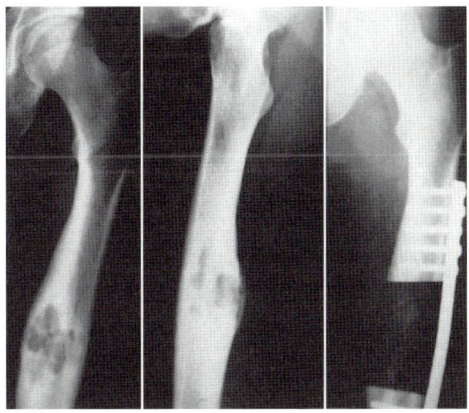

Abb. 029. Osteoblastom. Osteoblastom des mittleren Femurs: Resektion und Defektauffüllung mit autologer Spongiosa

Os|te|o|chon|dri|tis deformans juvenilis *f*: → *Scheuermann-Krankheit*

Os|te|o|chon|drom *nt*: *Syn*: *knorpelige/kartilaginäre/osteo-kartilaginäre Exostose, Chondroosteom*; aus Knochen- und Knorpelgewebe bestehende, häufigste gutartige Knorpelgeschwulst des Knochens; die autosomal-dominante Form [**Exostosenkrankheit**] tritt generalisiert am gesamten Skelett auf und ist mit Wachstumsstörrungen verbunden; **Klinik**: verläuft i.d.R. asymptomatisch, bis Nerven oder Gefäße verdrängt werden; relativ häufig ist eine Peroneusparese bei Befall des Fibulaköpfchens; **Röntgen**: pilzartige Exostosen, die breitbasig oder gestielt auf dem Knochen aufsitzen; Therapie: operative Entfernung nur bei Beschwerden oder Sarkomverdacht; die Prognose ist gut, maligne Entartung wird nur selten beschrieben

Os|te|o|chon|dro|ne|kro|se *f*: *Syn*: *aseptische Osteonekrose*; *s.u. Osteonekrose*

Os|te|o|chon|dro|pa|thia deformans coxae juvenilis *f*: → *Morbus Perthes*

Os|te|o|chon|dro|se *f*: *Syn*: *aseptische Epiphysennekrose, aseptische Epiphyseonekrose, Knorpelknochennekrose, Chondroosteonekrose, Osteochondrosis*; zur Gruppe der aseptischen Knochennekrosen zählende, spontan auftretende unspezifische Erkrankung der Epiphyse; *s.a. Essay Knochennekrosen S. 811*

Os|te|o|chon|dro|sis deformans juvenilis *f*: → *Scheuermann-Krankheit*

Os|te|o|chon|dro|sis deformans tibiae *f*: *Syn*: *Blount-Krankheit*; durch O-Bein-Bildung gekennzeichnete aseptische Entzündung des Schienbeins; die **infantile Form** beginnt bereits im 1. oder 2. Lebensjahr und tritt meist beidseitig auf; die seltenere **juvenile Form** tritt dagegen nur einseitig und v.a. bei Mädchen auf; **Klinik**: auffällig ist eine Varusverbiegung, die i.d.R. schmerzfrei ist; je früher der Krankheitsbeginn, umso hochgradiger ist die Verbiegung; **Diagnose**: im Röntgenbild wird die Verbiegung deutlich; oft findet man auch eine kompensatorische Valgusfehlstellung des distalen Femurs; **Therapie**: i.d.R. ist eine korrigierende Tibiakopfosteotomie

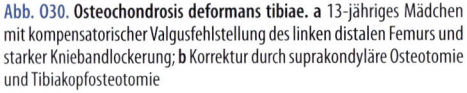

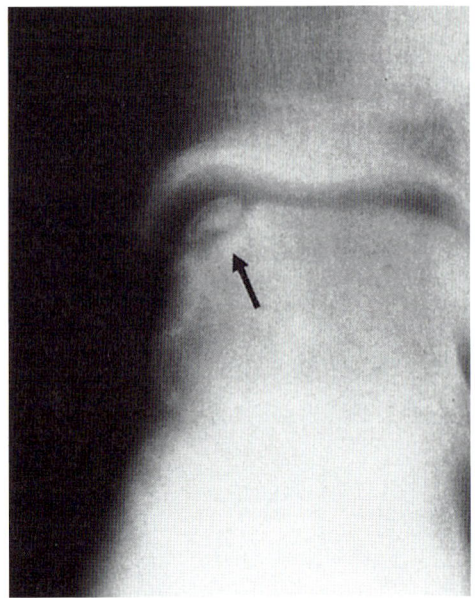

Abb. O31. Osteochondrosis dissecans. Osteochondrosis dissecans des Talus

Abb. O30. Osteochondrosis deformans tibiae. a 13-jähriges Mädchen mit kompensatorischer Valgusfehlstellung des linken distalen Femurs und starker Kniebandlockerung; **b** Korrektur durch suprakondyläre Osteotomie und Tibiakopfosteotomie

erforderlich; nur bei leichten Verbiegungen kann eine konservative Therapie mit korrigierenden Gipsschalen oder pronierenden Einlagen versucht werden

Os|te|o|chon|dro|sis dissecans f: *Syn: Osteochondritis dissecans*; schalenförmige Ablösung von Knochen-Knorpelstückchen von der Gelenkfläche mit Bildung eines freien Gelenkkörpers; *s.a. Essay Knochennekrosen S. 811*

Os|te|o|den|si|to|me|trie f: Bestimmung der Knochendichte; *s.a. DEXA-Methode, s.a. Essay Osteoporose S. 1171*

Os|te|o|dys|tro|phia deformans f: → *Morbus Paget*

Os|te|o|dys|tro|phia fibrosa generalisata f: *Syn: von Recklinghausen-Krankheit, Recklinghausen-Krankheit, Engel-von Recklinghausen-Syndrom, Osteodystrophia fibrosa cystica generalisata, Ostitis fibrosa cystica (generalisata)*; Knochendystrophie mit Zystenbildung durch eine Störung des Calcium-Phosphat-Stoffwechsels im Rahmen eines primären Hyperparathyreoidismus; durch Einblutung in die Zysten und Einwanderung von Granulationsgewebe mit Riesenzellen entstehen sog.

Braune Tumoren; neben Spontanfrakturen kommt es wegen der Hyperkalzämie auch zu Nierensteinen oder Niereninsuffizienz, Störungen der Nervenleitung, der Muskelkontraktion und des Muskeltonus; **Diagnose;** Röntgen, Labor [Hyperkalzämie, Hyperphosphaturie, Hypophosphatämie, Hyperkalziurie, erhöhter Parathormonspiegel]

Os|te|o|lek|to|mie f: *Syn: Knochenexzision, Knochenresektion*; operative Entfernung eines Knochenstücks

Os|te|o|ge|ne|sis imperfecta f: *Syn: Osteopsathyrosis, Glasknochenkrankheit*; genetisch uneinheitliche, angeborene Störung der Knochenbildung [Defekt der Typ-I-Kollagensynthese], die zu einer abnormalen Knochenbrüchigkeit führt; früher unterschied man zwischen **Osteogenesis imperfecta congenita** [auch Vrolik-Typ] und **Osteogenesis imperfecta tarda** [auch Lobstein-Typ] heute setzt sich mehr und mehr die **Einteilung nach Sillence und Rimoin** durch [*s.a. Tabelle O2*]; Typ I und Typ IV haben eine relativ gute Prognose, Typ II [entspricht in etwa dem alten Vrolik-Typ] ist die schwerste Form mit intrauterinen Frakturen und tödlichem Verlauf in den ersten Lebensmonaten oder gar intrauterinem Tod; bei Typ IV [entspricht in etwa dem alten Lobstein-Typ] ist der Verlauf leichter als bei den anderen Formen; es kommt zu relativ

Tab. O2. Osteogenesis imperfecta. Einteilung nach Sillence und Rimoin

Form	I	II	III	IV
Vererbung	autosomal-dominant	autosomal-dominant oder -rezessiv	autosomal-dominant oder -rezessiv	autosomal-dominant
Frakturinzidenz	Niedrig	Sehr hoch	Hoch	Variabel
Skelettdeformierung	Fehlend	Sehr stark	Stark	Variabel
Dentinogenesis imperfecta	Nein (I A), Ja (I B)	Nicht beurteilbar	Häufig vorhanden	Nein (IV A), Ja(IV B)
Skleren	Deutlich blau	Blau	Postpartal blau, später weiß	Weiß oder gräulich
Taubheit	In 50 % vorhanden	Nicht beurteilbar	Häufig vorhanden	Selten
Manifestation	Postpartal oder später	Intrauterin	Postpartal	Postpartal oder später
Verlauf	Leicht	Letal	Schwer	Variabel
Häufigkeit	Mäßig häufig	Selten	Eher gering	Häufig

wenig Frakturen und kaum zu Skelettdeformierungen

Klinik: allen Formen gemeinsam ist eine erhöhte Knochen-brüchigkeit, die zu mehr oder minder stark ausgeprägten Skelettdeformierungen führt; je nach Typ findet man auch noch Zahnfehlbildungen, Katarakt, blaue Skleren und Innen-ohrschwerhörigkeit durch Otosklerose; bisher gibt es keine kausale Therapie; bei den Typen I und IV hat sich Mark-nagelung als Methode der Wahl für die Frakturen der langen Knochen bewährt; *s.a. Essay Osteoporose S. 1171*

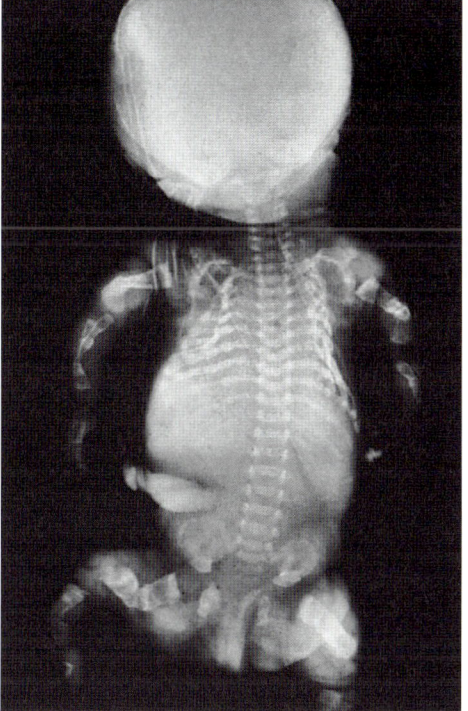

Abb. 032. Osteogenesis imperfecta. Neugeborenes mit Osteogenesis imperfecta Typ II

Os|te|oid|os|te|om *nt*: **Syn**: *Kortikalisosteoid, Bergstrand-Syn-drom*; schmerzhafte Knochenaufhellung im Röntgenbild und Weichteilschwellung bei Jugendlichen; betrifft v.a. lange Röhrenknochen und Wirbelbögen; der Tumor ist selten größer als 2 cm und immer gutartig; das Zentrum aus Oste-oid wird von einer breiten, reaktiven Sklerosezone umgeben; **klinisch** charakteristisch sind nächtliche Knochenschmer-zen, die durch Salicylat gebessert werden; **Therapie**: operati-ve Entfernung

Os|te|o|klas|tom *nt*: **Syn**: *Riesenzelltumor des Knochens*; semima-ligner Tumor, der in 15 % der Fälle primär maligne ist; pri-mär benigne Formen können später maligne entarten; tritt v.a. bei Frauen zwischen 15 und 40 Jahren auf und sitzt in den Epiphysen langer Knochen; oft kommt es zu Einblutung [**brauner Tumor**] und Aufblähung des Knochens mit Ge-lenkzerstörung; selten Bildung von Lungenmetastasen; **Kli-nik**: Schwellung, Schmerz, Bewegungseinschränkung; **Dia-gnose**: Röntgen [exzentrische Lage, Osteolyse, Kortikalis-zerstörung], Knochenbiopsie [typisches Nebeneinander von spindelförmigen Zellen und Riesenzellen]; **Therapie**: En-bloc-Resektion; bei gelenknaher Lage intraläsionale Resek-tion und 80 %-ige Phenollösung; **Prognose**: neigt zu wie-derholten Rezidiven [40 % Lokalrezidive] und Entartung

Os|te|om *nt*: **Syn**: *Osteoma*; benigne Knochengeschwulst; v.a. bei Frauen auftretender gutartiger Tumor der Schädelknochen

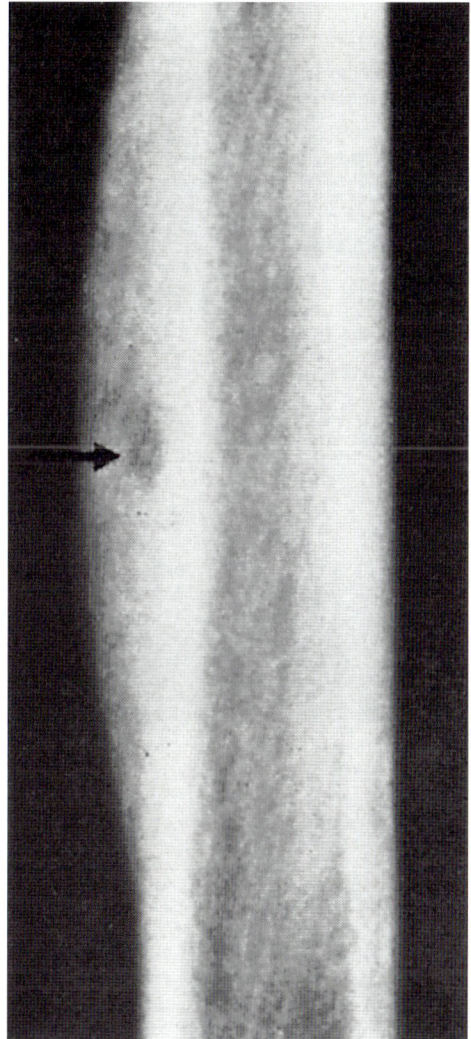

Abb. 033. Osteoidosteom. Typischer Nidus mit breiter, reaktiver Sklerosierung

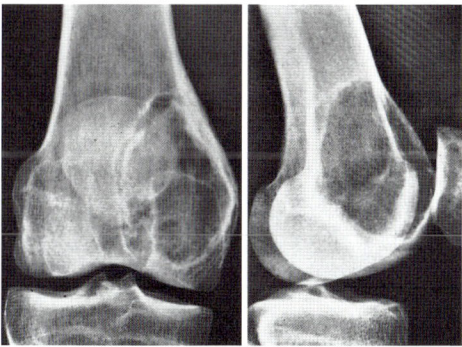

Abb. 034. Osteoklastom. Osteoklastom des distalen Femurs

und langer Röhrenknochen, der zu runden Knochenver-
dichtungen führt; symptomloser Zufallsbefund beim Röntgen

Os|te|o|ma|la|zie f: Erweichung von Knochen durch eine vermin-
derte Mineralisation der Knochenmatrix, z.B. Vitamin D-
Mangel oder Störungen des Phosphatstoffwechsels; führt v.a.
zu Verkrümmungen langer Röhrenknochen [X-Beine, O-
Beine] und des Beckens; **Klinik:** die i.d.R. älteren Patienten
klagen v.a. über ziehende Schmerzen im Becken und den
Beinen sowie eine herabgesetzte Leistungsfähigkeit; die anderen Symptome hängen von der Grunderkrankung ab; **Diagnose:** das **Röntgenbild** zeigt eine milchige, verwaschene
Knochenstruktur, Looser-Umbauzonen, evtl. Fischwirbel-
bildung; **Labor:** Erhöhung der alkalischen Phosphatase plus
spezifische Veränderungen durch die Grundkrankheit; evtl.
auch eine Beckenkammpunktion; **Therapie:** Behandlung
der Grunderkrankung, z.B. Vitamin D und Calcium bei
Vitamin D-Mangel; *s.a. Rachitis, s.a. Essay Osteoporose S. 1171*

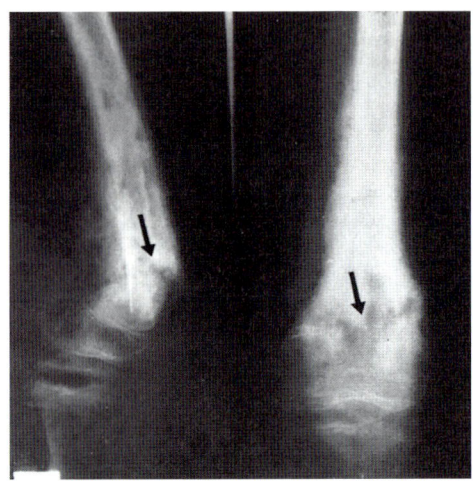

Abb. 036. Osteomyelitis. Osteomyelitis des distalen Femurs

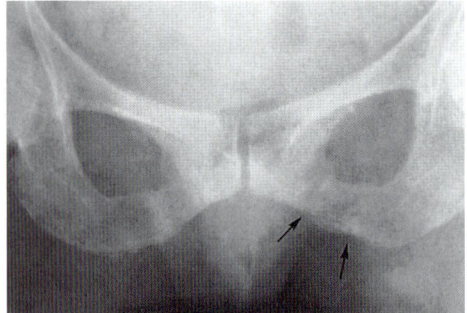

Abb. 035. Osteomalazie. Ermüdungsbrüche mit Looser-Umbauzonen

Os|te|o|me|dul|lo|gra|fie, -gra|phie f: *Syn: Medullografie, Osteomye-
lografie;* Röntgenkontrastdarstellung der Knochenmarkhöh-
le; wird heute kaum noch eingesetzt

Os|te|o|my|e|li|tis f, pl **-ti|den:** *Syn: Myelitis, Knochenmarkentzün-
dung;* Entzündungen des Knochenmarks entstehen entwe-
der hämatogen [hämatogene Osteomyelitis] oder als Folge
einer Verletzung oder Operation [**exogene Osteomyelitis**];
beide Formen führen oft zur Bildung von Nekrosen und

Knochensequestern, die Ursache einer chronischen Myelitis
sein können
sowohl die **posttraumatische Osteomyelitis** als auch die
postoperative Osteomyelitis imponieren zuerst als akute
Myelitis, gehen aber oft in eine schleichend verlaufende chronische Osteomyelitis über; häufig kommt es zur Bildung eines Fistelganges und Eiterableitung nach außen; **Klinik:**
lokale Schwellung, Rötung, Belastungsschmerz, evtl. Fis-
teleiterung; **Diagnose:** Röntgen, Entzündungsparameter;
Therapie: Antibiotika, Ausräumung und Sequesterentfer-
nung, Saug-Spül-Drainage, evtl. Spongiosaplastik; eine Ausheilung erfolgt i.d.R. nur, wenn die Osteosynthese stabil ist;
v.a. bei chronischer Osteomyelitis hat sich die Anlage eines
Fixateur externe [z.B. Ilisarow-Apparat] bewährt; **Prognose:**
langwieriger Verlauf; eine chronische Osteomyelitis kann
selbst nach Jahren wieder aufflackern
Osteomyelitis sicca Garré: *Syn: nicht-eitrige Osteomyelitis,
sklerosierende Osteomyelitis, Garré-Osteomyelitis;* i.d.R. abakterielle Entzündung der Diaphysen der langen Röhrenknochen, die zu Sklerosierung und Verkleinerung der Mark-

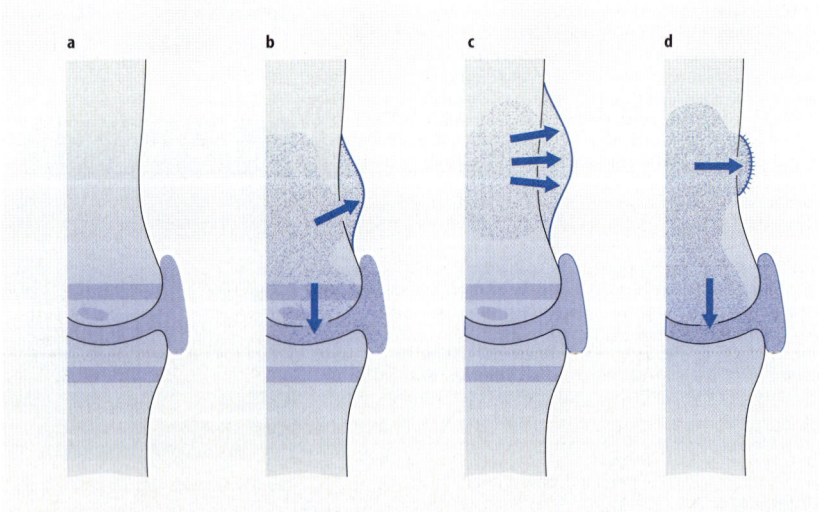

**Abb. 037. Osteomye-
litis.** Ausbreitungswege
in verschiedenen Le-
bensaltern **a** normale
Verhältnisse im kindli-
chen Gelenk **b** Ausbreitung beim Säugling **c**
Ausbreitung beim Klein-
kind **d** Ausbreitung im
Erwachsenenalter

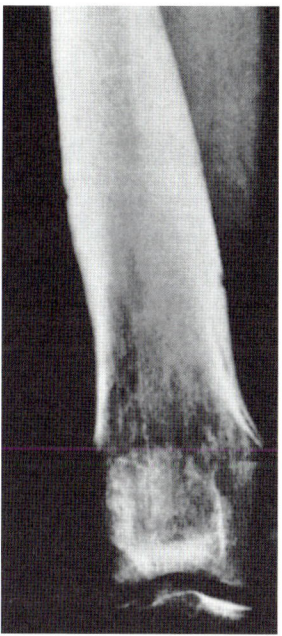

Abb. 038. **Osteomyelitis sicca Garré.** Osteomyelitis sicca Garré mit Verbreiterung und starker Sklerosierung

höhle führt; **Therapie:** Aufbohren des Markraums und Entfernung aller Herde

hämatogene Osteomyelitis: akute Osteomyelitis, die durch Streuung aus einem Eiterherd [Tonsillen, Furunkel, Appendizitis] entsteht; der wichtigste Erreger ist Staphylococcus aureus; der Erreger setzt sich meist in der Metaphyse langer Röhrenknochen [Femur, Tibia, Humerus] fest; nach Schluss der Epiphysenfuge am Ende des Wachstumsalters kann sich die Entzündung in die Epiphyse und bis ins Gelenk ausbreiten, im Kindesalter bleibt sie auf den Markraum der Metaphyse beschränkt

die **hämatogene Osteomyelitis des Erwachsenen** ist durch Druckempfindlichkeit des Knochens, Rötung und Schwellung über dem Knochen, Belastungsschmerz, Fieber sowie häufig sympathischen Reizergüssen benachbarter Gelenke gekennzeichnet; die **hämatogene Osteomyelitis des Kindesalters** betrifft meist Tibia oder Femur; die Allgemeinsymptome sind stärker ausgeprägt als bei der Erwachsenenform; die **Therapie** [Ruhigstellung, i.v.-Antibiotika, evtl. operative Ausräumung und Saug-Spül-Drainage] ist für beide Formen gleich

die **akute hämatogene Osteomyelitis des Säuglings** ist eine lebensbedrohliche Allgemeinerkrankung mit Organmanifestation; neben Staphylokokken findet man auch Streptokokken und Pneumokokken als Erreger, wichtige Ausgangsherde der Infektion sind v.a. Nabelinfektion, Impetigo contagiosa, Furunkulose, Otitis media, Gastroenteritis, Bronchitis und Pneumonie; **Klinik:** septisches Fieber, Tachykardie, Schüttelfrost, Dyspnoe, Erbrechen, Diarrhoe, extrem erhöhte Blutsenkungsgeschwindigkeit und Leukozytose mit Linksverschiebung; **Diagnose:** bei Verdacht 3 Blutkulturen im Abstand von jeweils 2 Stunden; Knochenpunktion; **Therapie:** sofortige Klinikeinweisung; nach Anlage der Blutkultur oder Knochenpunktion hochdosierte Breitbandantibiotikatherapie; Anpassung des Antibiotikums sobald das Antibiogramm vorliegt; wird bei der Punktion Eiter gefunden, muss der Herd chirurgisch saniert und eine Saugspüldrainage eingelegt werden; **Prognose:** bei Frühdiagnose und konsequenter Behandlung gut; z.T. kommt es zur Thrombosierung epi-

physenversorgender Gefäße und damit zu Defektheilungen und später zu Fehlstellungen; eine Nachkontrolle über Jahre ist deshalb erforderlich

Os|te|o|my|e|lo|fi|bro|se f: *Syn: Knochenmarkfibrose, Osteomyelosklerose, (idiopathische) Myelofibrose, Myelosklerose;* zur Gruppe der myeloproliferativen Syndrome gehörende Knochenmarkserkrankung mit Fibrose und Sklerose des Knochenmarks, die auf einer klonalen Proliferation einer multipotenten Stammzelle beruht; in der Folge kommt es zu extramedullärer Blutbildung in Leber und Milz mit Ausbildung einer Hepatosplenomegalie; die Milz kann bis ins Becken reichen und es kommt u.a. zu portaler Hypertonie, Fundus- und Ösophagusvarizen, Aszitesbildung, schmerzhaften Milzinfarkten, Kachexie und ausgeprägtem Hypersplenismus; die progrediente Zerstörung des Knochenmarks führt zu Panzytopenie mit Anämie, Infekten und Blutungen; **Diagnose:** Knochenmarkpunktion [**punctio sicca**], Blutbild; **DD:** myeloproliferative Syndrome, Leukämie, Lymphom, chronische Entzündungen, Tuberkulose, Polyarthritis, Osteopathien [Morbus Paget, Marmorknochenkrankheit]; bisher gibt es keine überzeugende **Therapie;** Corticosteroide, Erythropoietin können die Anämie bessern; Hydroxycarbamid* oder Busulfan* führen zu Besserung bei erhöhten Leukozyten- oder Thrombozytenzahlen; eine Splenektomie sollte nur als letzte Maßnahme durchgeführt werden; meist ist es möglich, die Symptome der Splenomegalie mit Chemotherapie oder Bestrahlung zu bessern

Os|te|o|my|e|lo|gra|fie, -gra|phie f: → *Medullografie*

Os|te|o|my|e|lo|skle|ro|se f: → *Osteomyelofibrose*

Os|te|o|ne|kro|se f: *Syn: Knochennekrose;* meist lokalisiertes Absterben von Knochengewebe; am häufigsten als aseptische Knochennekrose, daneben auch bei chemischer oder physikalischer Störung oder als post-traumatische Knochennekrose im Anschluss an eine Verletzung, i.d.R. Fraktur; die **aseptische** oder **spontane Osteonekrose** ist eine vorwiegend das wachsende Skelett von Kindern und Jugendlichen betreffende Gruppe von Erkrankungen, die durch eine umschriebene ischämische Nekrose von Knochen (und meist auch Knorpelgewebe) charakterisiert werden; sie finden sich v.a. im Ansatzbereich der Achillessehne [Apophysitis calcanei], der Tibiaapophyse [Osgood-Schlatter-Syndrom], am Os naviculare [Morbus Köhler I] und den Metatarsalköpfchen [Morbus Köhler II]; *s.a. Essay Knochennekrosen S. 811*

Os|te|o|pa|thie f: **1.** *Syn: Osteopathia;* nicht-entzündliche oder aseptische Knochenerkrankung **2.** nicht von der Schulmedizin anerkannte Richtung der Medizin, die die Beziehung von Stütz- und Bewegungsapparat zu den Organen in den Vordergrund der diagnostischen und therapeutischen Überlegungen stellt; Veränderungen werden durch Manipulation erkannt und korrigiert; oft gleichgesetzt mit Chiropraktik*, die sich aber auf Veränderungen der Wirbelsäule konzentriert; *s.a. Chirotherapie*

Osteopathia patellae: → *Morbus Sinding-Larsen*

Os|te|o|pe|nie f: Verminderung der Knochenmasse; betrifft meist die organischen und anorganischen Bestandteile; manchmal aber nicht von Osteoporose unterscheidbar

die **periprothetische Osteopenie** ist eine lokale Osteoporose nach Endoprothesenimplantation, insbesondere im Bereich des Hüftgelenkes; *s.a. Essay Osteoporose S. 1171*

Os|te|o|plas|tik f: *Syn: Knochenplastik;* plastische Chirurgie der Knochen, z.B. Osteosynthese, Spondylodese

Os|te|o|po|ro|se f: systemische Skeletterkrankung mit Abbau der Knochenmasse und dadurch erhöhter Knochenbrüchigkeit; im Unterschied zur Osteomalazie ist das vorhandene Knochengewebe normal ausgebildet, die Knochenmasse ist aber so stark reduziert, dass selbst relativ leichte Krafteinwirkung zu Brüchen führen kann; die **primäre Osteoporose** entsteht aus der physiologischen Altersatrophie des Knochens und nimmt mit steigendem Alter an Häufigkeit zu; 50 % aller Menschen über 70 Jahre haben eine Osteoporose und der Rest steht kurz davor; die **sekundäre Osteoporose** wird v.a. durch Corticosteroide [extern bei Cortisontherapie, intern bei Morbus Cushing] sowie Fehlernährung [**alimentäre Os-**

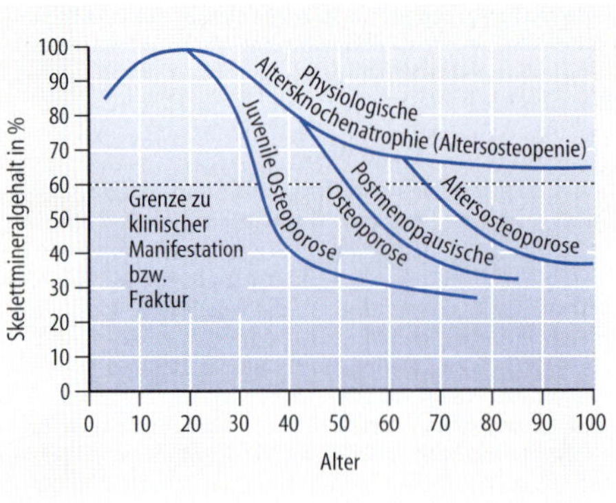

des Knochens, Verschlechterung des Allgemeinzustandes, Lungenmetastasen; **Diagnose**: Labor [erhöhte alkalische Phosphatase], Röntgen [Codman-Dreieck]; **Therapie**: Amputation oder En-bloc-Resektion plus Chemotherapie oder Strahlentherapie bei ungünstiger Lokalisation [Wirbelsäule]; die **Prognose** ist weiterhin schlecht; multimodale Therapie erzielt bei peripherer Lage 5-Jahresüberlebensraten von 66–79 %, bei Lage am Stamm von 35–52 %

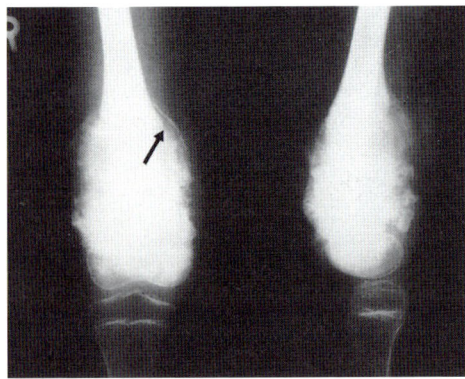

Abb. 041. Osteosarkom. Osteosarkom mit Codman-Dreieck [Pfeil]

Os|te|o|syn|the|se f: operative Vereinigung von Bruchfragmenten und Stabilisierung mit extra- oder intramedullären Kraftträgern [Schrauben, Platten, Nägeln usw.]; dieselben Techniken und Prinzipien werden aber auch zur Korrektur von z.B. Fehlstellungen und Defekten eingesetzt [z.B. Korrekturosteotomie]; früher gab es eine Reihe miteinander konkurrierender und oft nicht kompatibler Systeme, hat sich aber weltweit die Arbeit der **Arbeitsgemeinschaft für Osteosynthesefragen** [AO] durchgesetzt, auch wenn die praktische Anwendung aus finanziellen Gründen nicht immer möglich ist; prinzipiell kann man folgende Techniken unterscheiden, die sich miteinander kombiniert werden können: 1. **Schraubenosteosynthese** wird v.a. bei epiphysären oder metaphysären Frakturen oder bei kleinen Knochen eingesetzt; da die Schrauben die Fragmente zusammenpressen, werden sie als **Zugschrauben** oder **Kompressionsschrauben** bezeichnet; je nach Gewinde unterscheidet man zwischen **Spongiosaschrauben** und **Kortikalisschrauben** 2. **Zuggurtung** nimmt Zugkräfte, die die Fragmente auseinander ziehen wollen, auf und wandelt sie in Druckkräfte um; wird u.a. bei Kniescheiben- und Olekranonfrakturen eingesetzt; **Drahtspickung** wird selten alleine, meist zusammen mit anderen Methoden, wie z.B. Zuggurtung, eingesetzt; **Cerclage** d.h. Umschlingung mit z.B. Draht zur Stabilisierung der Position 3. **Plattenosteosynthese** unterscheidet zwischen **Neutralisationsplatten** [Erhöhen die Stabilität einer fixierten Fraktur, z.B. in Kombination mit einer Zugschraube], **Druck-** oder **Kompressionsplatten** [pressen die Fragmente durch interfragmentäre Kompression zusammen], **Abstützplatten** [verhindern das Absinken der Fraktur] und **Überbrückungsplatten** [zur Überbrückung größerer Trümmerzonen]; neuere Designs, wie z.B. **PC-Fix** [engl. *point contact fixator*] oder **LISS** [engl. *less invasive stabilization system*] reduzieren die kortikale Auflagefläche und erlauben eine winkelstabile Verankerung der Schrauben 4. **Marknagelung** zur Stabilisierung langer Röhrenknochen [Femur, Tibia, Humerus]; eine exakte anatomische Reposition der Fragmente ist weder möglich noch geplant; die früher häufige **offene Marknagelung** wird heute nur noch selten durchgeführt; bei der **gedeckten Marknagelung** wird die Frakturzone nicht eröffnet, sondern der Nagel wird frakturfern [z.B. im Trochanter] eingebracht und die Reposition erfolgt geschlossen [meist im Extensionstisch]; die Verwendung von **Verrie-**

Abb. 039. Osteoporose. Mineralgehalt des Skeletts und primäre Osteoporosen

teoporose] oder Stoffwechselstörungen [**metabolische Osteoporose**] verursacht; *s.a. Essay Osteoporose S. 1171* **juvenile Osteoporose**: es gibt seltene Fälle von **primärer juveniler Osteoporose**, die ohne ersichtliche Ursache auftreten und i.d.R. nach der Pubertät ausheilen; **Klinik**: meist kommt es zu Rückenschmerzen und oft wird über ein Ziehen in den Beinen geklagt, das die Gehstrecke verkürzt; durch die Deformierung von Wirbeln kann es zu Skoliose und oder Kyphose mit Buckelbildung kommen; **Diagnose**: Keil- oder Fischwirbel in der Röntgenaufnahme, Strahlentransparenz v.a. metaphysär; **Therapie**: Versorgung von Frakturen; evtl. Mieder oder Korsetts zur Aufrichtung der Wirbelsäule; operative Korrektur nach Abschluss das Wachstums; sie **Prognose** ist relativ gut, weil die Erkrankung selbstlimitierend ist

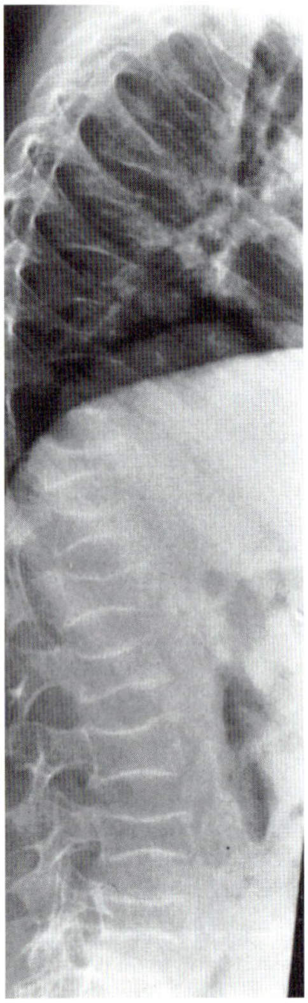

Osteoporose-Bäuchlein *nt: s.u. Essay Osteoporose S. 1171*

Osteoporose-Schule f: *s.u. Essay Osteoporose S. 1171*

Os|te|o|psa|thy|ro|se f: → *Osteogenesis imperfecta*

Os|te|o|psa|thy|ro|sis f, pl -ses: → *Osteogenesis imperfecta*

Os|te|o|ra|di|o|ne|kro|se f: Syn: Strahlungsosteonekrose, Strahlenosteonekrose, Radioosteonekrose; nach Strahlentherapie auftretende Knochennekrose; *s.a. Essay Knochennekrosen S. 811*

Os|te|o|sar|kom nt: Syn: Knochensarkom, Osteosarcoma; vom Knochengewebe ausgehender, schnell wachsender, maligner Tumor; neben dem Plasmozytom* der häufigste maligne Knochentumor mit ca. 2–3 Neuerkrankungen pro 1 Million Einwohner pro Jahr; tritt v.a. zwischen dem 5. und 25. Lebensjahr auf; alle Tumoren liegen metaphysär, 60–70 % in Knienähe; **Klinik**: ziehende Schmerzen, tastbare Verdickung

Abb. 040. Juvenile Osteoporose. Fisch- und Keilwirbel bei einem 6-jährigen Mädchen

Osteoporose

Syn.: Osteoporosis

K.M. Peters

Definition

Gemäß der WHO-Definition ist die Osteoporose eine systemische Skeletterkrankung, die durch eine erniedrigte Knochenmasse und eine Verschlechterung der Mikroarchitektur des Knochens gekennzeichnet ist. Daraus folgt eine zunehmende Brüchigkeit und ein gehäuftes Auftreten von Frakturen. Auf der *Consensus Conference on Osteoporosis* des Jahres 2000 wurde eine geänderte Definition vorgeschlagen, die das Frakturrisiko in den Mittelpunkt stellt: **Osteoporose ist eine Erkrankung des Skelettes, die durch eine verminderte Belastbarkeit und nachfolgend einem erhöhten Frakturrisiko charakterisiert ist.**

Die Osteoporose ist die häufigste generalisierte Skeletterkrankung. Weltweit sind mehr als 200 Mio. Menschen betroffen. Für Europa ergibt sich eine Osteoporoseprävalenz von 12 % bei Frauen und Männern zwischen 50 und 79 Jahren. Daraus errechnet sich für Deutschland eine Größenordnung von 4–6 Mio. Patienten. 80 % der Betroffenen sind Frauen. Jede vierte über 50 Jahre alte Frau erkrankt somit an Osteoporose.

Einteilung

Die Osteoporose lässt sich nach unterschiedlichen Gesichtspunkten einteilen:

Nach dem Alter

Es wird die sehr selten auftretende **idiopathische juvenile Osteoporose**, die Kinder zwischen 8 und 14 Jahren betrifft, von der **postmenopausalen** und der **Altersosteoporose** [Patienten > 75 Jahre] unterschieden. Die **postmenopausale Osteoporose** stellt die häufigste Form dar und tritt bei Frauen zwischen dem 51. und 75. Lebensjahr als Folge des Östrogenabfalls auf. Ungefähr 30 % aller Frauen entwickeln nach der Menopause eine Osteoporose. Die postmenopausale Osteoporose geht stufenlos in die Altersosteoporose über. Deren wesentliche Ursachen sind eine verminderte Mobilität der Patienten, ein eingeschränkter Vitamin D-Metabolismus, eine ungenügende Kalziumzufuhr sowie ein reaktiver milder sekundärer Hyperparathyreoidismus.

Nach dem Schweregrad

Diese Einteilung nach Kanis et al. [2002] beruht auf dem **T-Score der DXA-Knochendichtemessung** [Standardabweichung (SD) der Knochendichte postmenopausaler kaukasischer Frauen gegenüber einem Kollektiv gesunder prämenopausaler Frauen]:

- normaler Knochen: T-Score > –1 SD
- Osteopenie: T-Score –1 bis –2,5 SD
- präklinische Osteoporose: T-Score < –2,5 SD
- manifeste Osteoporose: T-Score < –2,5 SD + Vorliegen mindestens einer osteoporotischen Fraktur.

Des Weiteren lassen sich von der **generalisierten** Form **lokale Osteoporosen** differenzieren. Hierzu werden neben der **Immobilisations**- oder **Inaktivitätsosteoporose** das komplexe regionale Schmerzsyndrom [**Algodystrophie**] und die **periprothetische Osteopenie** nach Endoprothesenimplantation insbesondere im Bereich des Hüftgelenkes gerechnet.

Pathogenese

Bei der Osteoporose besteht ein Missverhältnis zwischen Knochenbildung und -resorption mit der Folge einer negativen Knochenbilanz. Es kommt hierdurch nicht nur zu einem pathologischen Knochenmasseverlust, sondern auch zu einem Strukturverlust der verbliebenen Knochensubstanz. Die Kortikalis wird dünner, die im spongiösen Knochengewebe angelegten Knochenbälkchen und -platten werden schmaler, und es entstehen Unterbrechungen. Ebenso kommt es zu einer Verdünnung der Kortikalis. Es resultiert eine reduzierte mechanische Belastbarkeit des Knochens und somit eine erhöhte Frakturanfälligkeit.

O

Symptomatik

Die Symptome einer Osteoporose sind uncharakteristisch und manifestieren sich als Schmerzen in der Brust- und Lendenwirbelsäule: Häufigstes Erstsymptom der Osteoporose ist auch heute noch das Auftreten einer Fraktur [Tab. 1]. Allein in Deutschland treten in der Gruppe der 50- bis 74-jährigen Frauen und Männer pro Jahr 74.000 neue osteoporotische Wirbelkörperfrakturen auf. Hinzu kommen jährlich 117.000 Schenkelhalsfrakturen.

Tab. 1. Häufigste Frakturlokalisationen bei Osteoporose

- Wirbelkörper: häufigste osteoporosebedingte Fraktur
- proximaler Femur: folgenschwerste Frakturform
- Handgelenk
- proximaler Oberarm
- Becken
- Rippen

Klinischer Befund

Der charakteristische Habitus eines Patienten mit Osteoporose wird durch eine zunehmende Kyphosierung der Brustwirbelsäule [**Witwenbuckel**] [Hinterhaupt-Wand-Abstand messen!] und eine deutliche Abnahme der Körpergröße [> 4 cm, bisweilen sogar > 10 cm] bestimmt [Abb. 1]. Durch die Rumpfverkürzung kann der untere Rippenbogen den Beckenkamm schmerzhaft berühren, der Bauch ist vorgewölbt [**Osteoporose-Bäuchlein**]. Es treten typische Hautfalten vom Rücken zu den Flanken auf, das **Tannenbaumphänomen** [Abb. 2]. Die Extremitäten haben durch die Verkürzung des Rumpfes eine relative Überlänge [Armspannweite messen und in Relation zur Rumpflänge setzen]. Bedingt durch eine ausgeprägte Kyphose der Brustwirbelsäule kann die Lungenkapazität deutlich eingeschränkt sein. Der Körperschwerpunkt liegt weiter vorne. Der Gang wird unsicher und kleinschrittig, um schmerzhafte Erschütterungen der Wirbelsäule zu vermeiden. Die Gangunsicherheit führt zu einem erhöhten Sturz- und Frakturrisiko.

Leitlinien der Osteoporose

Zur Verbesserung der Versorgungssituation der Osteoporose-Patienten in Deutschland wurden vom Dachverband Osteologie [DVO] Leitlinien nach den Maßstäben der **evidenzbasierten Medizin** entwickelt. Es han-

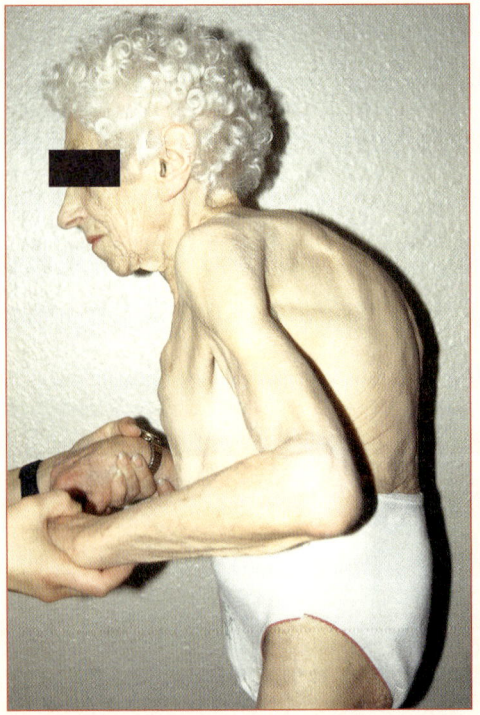

Abb. 1. Charakteristischer Habitus einer Patientin mit fortgeschrittener Osteoporose: ausgeprägter Rundrücken, Rumpfverkürzung mit relativer Überlänge der Arme

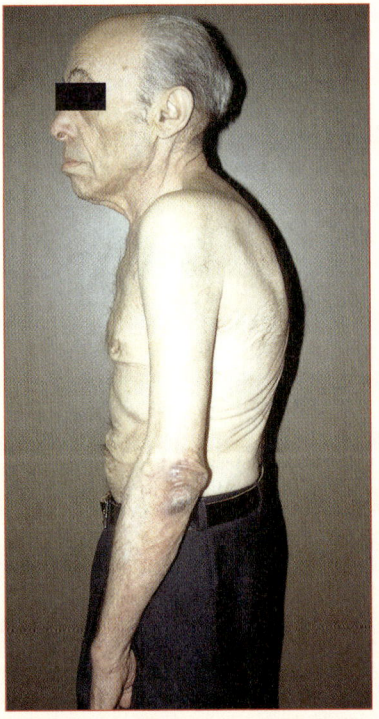

Abb. 2. Osteoporose-Patient mit Rundrücken und typischen Hautfalten [Tannenbaumphänomen]

O

delt sich hierbei um die Diagnostik und Therapie der Osteoporose bei postmenopausalen Frauen, des älteren Menschen und unter Glucocorticoid-Therapie.

Diagnostik

Am Anfang der Diagnostik jedes Osteoporose-Patienten steht eine Risikofaktoren-Erfassung [Tab. 2]. Liegt mindestens einer dieser Risikofaktoren vor, sollte eine **DXA-Knochendichtemessung** durchgeführt werden. Messorte sind die LWS [LWK 1–4] sowie die Hüfte [proximaler Femur oder Schenkelhals] [Abb. 3].

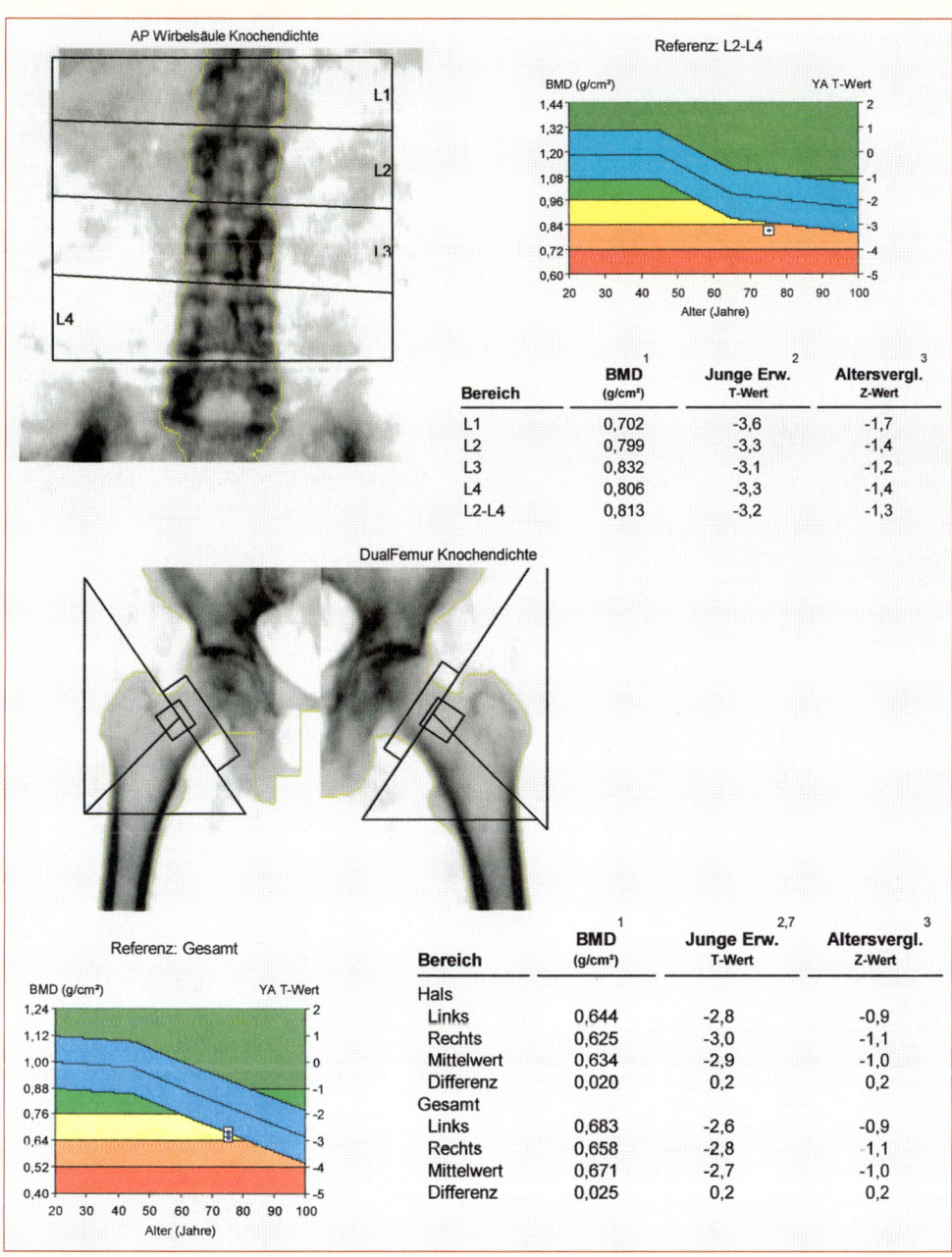

Abb. 3. **75-jährige Patientin mit präklinischer Osteoporose.** DXA-Knochendichtemessung mit den Messorten LWS (a) und beide Femora (b): deutlich erniedrigter T-Score an allen Messorten

Bei anamnestischem oder klinischem Verdacht auf eine Wirbelkörperfraktur sind zusätzlich Röntgenaufnahmen der Wirbelsäule [Brust- und Lendenwirbelsäule, jeweils a.-p. und seitlich] anzufertigen. Radiologische Zeichen einer präklinischen Osteoporose sind eine Rarefizierung der querverlaufenden Trabekel, eine Transparenzerhöhung der Wirbelkörper und ein verstärktes Hervortreten der Grund- und Deckplatten [**Rahmenwirbel**] [Abb. 4]. Die manifeste Osteoporose ist durch Wirbelkörperfrakturen charakterisiert. Hierbei handelt es sich häufig um einen kontinuierlichen Prozess, der mit einer leichten Zunahme der Wirbelkörperabschlussplattenkonkavität beginnt und über **Keil**- und **Fischwirbel** bis zum vollständigen Wirbelkörperkollaps [**Plattwirbel**] reicht [Abb. 5 und 6].

Tab. 2. Starke Risikofaktoren bei Osteoporose

- periphere Fraktur nach nicht-adäquatem Trauma postmenopausal
- radiologisch gesicherte osteoporotische Wirbelkörperfraktur[en] oder indirekte Hinweise für Wirbelkörperfrakturen wie
  - Größenverlust > 4 cm
  - akut aufgetretene Rückenschmerzen
- Body-Mass-Index < 20 oder ungewollter Gewichtsverlust > 10 %
- hohes Sturzrisiko [2 oder mehr Stürze in den letzten sechs Monaten]
- hohes Risiko für eine sekundäre Osteoporose [Grunderkrankung bzw. Therapie, die häufig mit einer Osteoporose assoziiert ist]

Ein starkes Risiko bei Osteoporose liegt vor, wenn das relative Risiko für Frakturen mindestens verdoppelt ist.

Zur Frühdiagnose der Osteoporose ist das Röntgenbild ungeeignet, da erst 30–40 % Verlust an Knochenmasse nativ-radiologisch reproduzierbar erkannt werden. Weitere bildgebende Verfahren, wie Skelettszintigrafie oder MRT, sind speziellen Fragestellungen vorbehalten.

Bei erhöhtem Sturzrisiko ist die Basisdiagnostik der Osteoporose um eine Sturzabklärung zu ergänzen. Außer der Häufigkeit von Stürzen ist zu klären, ob es sich um überwiegend extrinsische, synkopale oder lokomotorische Stürze handelt.

Häufig werden sie als multifaktorielles Geschehen einzuordnen sein. Zur Klärung eines zukünftigen Sturzrisikos gehören die Erhebung eines internistischen und neurologischen Untersuchungsbefundes sowie ein geriatrisches Assessment, das die Prüfung des Hör- und Sehvermögens ebenso umfasst wie die Beurteilung der kognitiv-emotionalen Funktionen zum Ausschluss von Depressionen oder eines demenziellen Syndroms. Zur Prüfung des Sturzrisikos im Rahmen der Basisdiagnostik haben sich besonders der Aufstehtest sowie der Tandemstand bzw. -gang bewährt.

Ist die Diagnose Osteoporose bestätigt, schließt sich eine Laboruntersuchung an [osteologisches Basislabor, Tab. 3], um insbesondere sekundäre Osteoporosen auszuschließen. Bei einer primären Osteoporose besteht keine Veränderung der Laborparameter.

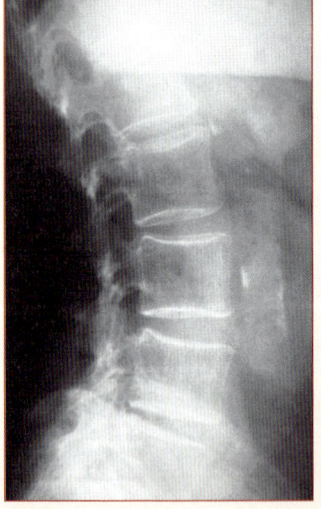 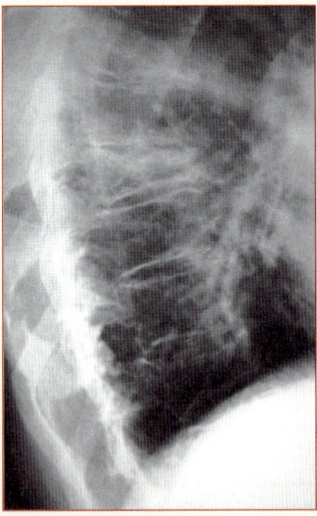 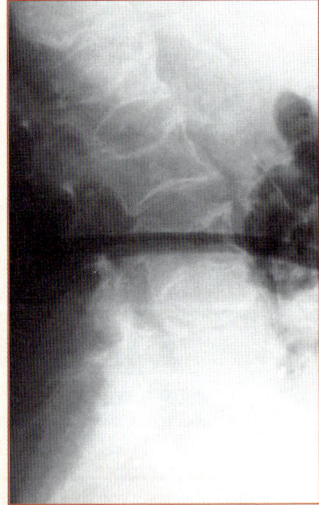

Abb. 4. 75-jährige Patientin mit präklinischer Osteoporose. Deutliche Betonung der Grund- und Deckplatten [Rahmenwirbel] sowie der Längstrabekel der LWK [seitliche Röntgenaufnahme der LWS]

Abb. 5. Hyperkyphosierung der BWS bei osteoporotischem Keilwirbel BWK 9 [seitliche Röntgenaufnahme der BWS]

Abb. 6. Manifeste Osteoporose mit multiplen Fischwirbeln [seitliche Röntgenaufnahme der LWS]

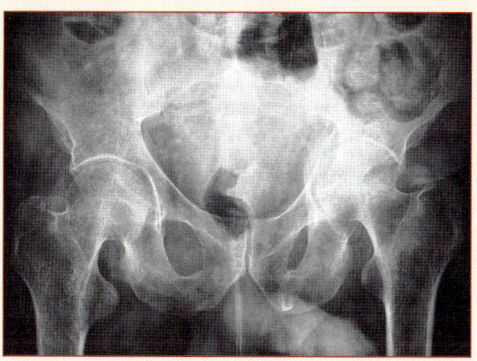

Abb. 7. Sekundäre Osteoporose mit Protrusion des linken Hüftkopfes und Acetabulumfraktur bei einem Patienten mit Morbus Behcet, langjähriger Kortisoneinnahme und Niereninsuffizienz [Röntgenaufnahme des Beckens anterior posterior]

Darüber hinaus können viele Medikamente den Knochen schädigen, sodass eine ausführliche Medikamentenanamnese obligater Bestandteil jeder Osteoporose-Abklärung ist [Tab. 4].

Differenzialdiagnose
Bei der Osteoporose ist insbesondere die primäre Osteoporose von sekundären Osteoporosen abzugrenzen. Bei der **sekundären Osteoporose** sind der pathologische Knochenmasseverlust und die Störung der Mikroarchitektur durch eine knochenferne Grunderkrankung bedingt [Tab. 5, Abb. 7].
Bei 20 % der Frauen und bis zu 64 % der Männer lässt sich eine sekundäre Osteoporose nachweisen.
Weitere wichtige Differenzialdiagnosen der Osteoporose:

Osteomalazie
Radiologisch zeigt sich im typischen Fall eine verwaschene Strukturzeichnung und ein meist verminderter Mineralgehalt. Die für die Osteomalazie typischen Looser-Umbauzonen, senkrecht zum Schaft ziehende Aufhellungslinien, finden sich nur selten.

Osteogenesis imperfecta
Die Osteogenesis imperfecta stellt eine wichtige Differenzialdiagnose der juvenilen Osteoporose dar. Im Gegensatz zur Osteogenesis imperfecta findet sich bei der Osteoporose nie eine Beteiligung extraossärer Gewebe. Frakturen vor dem 4. Lebensjahr sprechen ebenfalls gegen eine juvenile Osteoporose. Radiologisch bestehen bei der Osteogenesis imperfecta Verschmächtigungen und Verbiegungen der langen Röhrenknochen mit deutlich verminderter Kortikalisdicke.

Hyperparathyreoidismus
Beim primären und sekundären Hyperparathyreoidismus können radiologisch knöcherne Veränderungen wie bei der Osteoporose vorliegen.

Tab. 3. Osteologisches Basislabor

- Blutbild
- BSG, CRP
- Kalzium
- anorganisches Phosphat
- alkalische Phosphatase
- Gamma-GT
- Kreatinin
- Elektrophorese
- TSH basal

Tab. 4. Medikamente mit erhöhtem Osteoporoserisiko

- aluminiumhaltige Antazida
- Antibiotika
- Antihypertonika
- Antikonvulsiva
- Aromatasehemmer
- Chemotherapeutika
- Diuretika
- Glukokortikoide
- GnRH-Agonisten
- Heparin
- Immunsuppressiva
- Lithium
- Marcumar
- Schilddrüsenhormone
- Tamoxifen

Tab. 5. Sekundäre Osteoporose: Ursachen und Grunderkrankungen

Endokrinopathien	z.B. Hypogonadismus, Hyperthyreoidismus, Diabetes mellitus, M. Cushing
chronisch-entzündliche Erkrankungen	z.B. rheumatoide Arthritis, chronisch-entzündliche Darmerkrankungen
chronische Erkrankungen der Leber und des Gastrointestinaltraktes	z.B. Malabsorptionssyndrome, Laktoseintoleranz, Pankreasinsuffizienz, primäre biliäre Zirrhose, nach Billroth I- und II-Operation, nach Dünndarmresektion
chronische Erkrankungen der Niere	z.B. chronische Niereninsuffizienz, nach Nierentransplantation
chronische Lungenerkrankungen	z.B. chronisch-obstruktive Lungenerkrankung, zystische Lungenfibrose
chronische neurologische Erkrankungen	z.B. M. Parkinson, Schlaganfall, M. Alzheimer, Epilepsie, multiple Sklerose, diabetische Neuropathie
neoplastische Knochenerkrankungen	z.B. Knochenmetastasierung [insbesondere Mamma- und Prostatakarzinome], Plasmozytom

O

Im Gegensatz zur Osteoporose finden sich subperiostale Resorptionsherde und eine Aufsplitterung der Kortikalis, insbesondere am Handskelett. Bei ausgeprägter ossärer Manifestation imponieren solitäre oder multiple Osteolysen im spongiösen Knochen, die durch **braune Tumoren**, resorptive Riesenzellgranulome aufgrund einer herdförmig gesteigerten Osteoklastenaktivität, hervorgerufen werden.

Maligne oder entzündliche Knochenläsionen

Bei Wirbelkörperdestruktionen sind stets auch maligne oder entzündliche Ursachen [Metastasen, Spondylodiszitis] auszuschließen. Bei entsprechendem Verdacht sollte frühzeitig eine MRT durchgeführt werden.

Degenerative Wirbelsäulenveränderungen

Degenerative Veränderungen der Wirbelsäule zeichnen sich durch das Auftreten von Spondylophyten, Osteochondrosen, Spondylarthrosen und Pseudospondylolisthesen aus. Osteoporotische und degenerative Veränderungen der Wirbelsäule liegen gerade beim alten Patienten [> 75 Jahre] häufig nebeneinander vor.

Therapie

Die Behandlung der Osteoporose umfasst neben einem gesundheitsbewussten Lebensstil mit einer knochenbewussten Ernährung zahlreiche Therapiekomponenten:

- Kalzium- und Vitamin D-Substitution [**Basistherapie**]
- antiresorptive Therapie [Bisphosphonate*, Raloxifen*]
- osteoanabole Therapie [Teriparatid*, Strontium*]
- Schmerztherapie
- Physiotherapie und physikalische Therapie
- Osteoporoseschule.

❶ Die Indikation zur Behandlung einer Osteoporose stützt sich auf die individuelle Risikokonstellation eines Patienten unter Berücksichtigung bereits bestehender Frakturen und des Knochendichtemessbefundes. Das alleinige Vorliegen einer erniedrigten Knochendichte ohne bestehende Risikofaktoren reicht laut DVO-Leitlinien nicht mehr aus, um die Indikation für eine pharmakologische Osteoporosetherapie zu stellen.

In diesem Fall werden nur allgemeine Maßnahmen, die auf eine Änderung des Lebensstils abzielen, empfohlen [Tab. 6].

Liegt bei einer Frau nach der Menopause und im höheren Lebensalter ein T-Score von < –2 und bereits eine Wirbelkörperfraktur vor, ist neben den allgemeinen Empfehlungen zur Prophylaxe und Therapie der Osteoporose die Indikation zur medikamentösen Osteoporosetherapie [Basistherapie + Bisphosphonat* oder Raloxifen*] gegeben. Ein entsprechendes Vorgehen gilt bei einem T-Score von –2,5 und dem Vorliegen einer peripheren Fraktur [z.B. Radius, Schenkelhals, Humerus, Tibia] oder der Fraktur-Risikofaktoren.

Zur Verhinderung von Wirbelkörperfrakturen stellt die Behandlung mit den Bisphosphonaten Alendronat* [z.B. Fosamax®] 10 mg pro Tag oder 70 mg pro Woche bzw. Risedronat* [z.B. Actonel®] 5 mg pro Tag oder 35 mg pro Woche oder mit dem SERM [selektiver Östrogenrezeptor-Modulator] Raloxifen* [z.B. Evista®] 60 mg pro Tag die Therapie der ersten Wahl dar. Zur Verhinderung von Schenkelhalsfrakturen ist der Einsatz von Alendronat* oder Risedronat* die Therapie der ersten Wahl, während für Raloxifen* hierfür bislang keine Evidenz vorliegt.
Die erforderliche Basistherapie mit Kalzium [500–1000 mg/Tag] und Vitamin D [400–800 IE/Tag] kann

Tab. 6. Allgemeine Empfehlungen zur Prophylaxe und Therapie der Osteoporose gemäß den DVO-Leitlinien Osteoporose nach der Menopause und im höheren Lebensalter

- regelmäßige körperliche Aktivität
- ausreichender Aufenthalt im Freien [mindestens 30 Minuten täglich]
- bei hohem Sturzrisiko: Sturzabklärung und -intervention, Einsatz von Hüftprotektoren nach Abklärung der Akzeptanz
- ausreichende Grundversorgung mit Kalzium [1500 mg Kalzium pro Tag] durch entsprechende Ernährung [Milch/Milchprodukte, grünes Gemüse, kalziumreiches Mineralwasser]
- Kalziumsupplementation nur, wenn entsprechende Ernährung nicht möglich ist
- Supplementation von bis zu 1500 mg Kalzium +400–800 IE Colecalciferol per os täglich nur bei stark in ihrer Mobilität eingeschränkten Frauen über 65 Jahre
- ausreichende Ernährung [Body-Mass-Index > 20], Abklärung der Gründe für Untergewicht
- keine Zigaretten
- Alkoholkonsum von < 30 g pro Tag
- postmenopausale Hormontherapie nicht generell zur Primärprophylaxe der Osteoporose zu empfehlen, sorgfältige Abwägung von Nutzen und Risiken gemeinsam mit der Patientin

O

bei unzureichender Aufnahme durch die Ernährung oder bei mangelnder Sonnenexposition über entsprechende Supplemente erfolgen.

Wegen fehlender Evidenz wird für ältere Frauen, die schwer pflegebedürftig, immobil und/oder institutionalisiert sind, keine spezifische Pharmakotherapie der Osteoporose empfohlen. Bei dieser Patientengruppe besteht die Therapie aus hoch dosierter Kalzium- und Vitamin D-Supplementation, Senkung des Sturzrisikos und ggf. Benutzung von Hüftprotektoren.

Bei der Behandlung der **glucocorticoidinduzierten Osteoporose** werden zwei Patientengruppen unterschieden:

- Inzidente Patienten erhalten erstmals oder nach wenigstens einjähriger Pause erneut eine Steroidtherapie mit wenigstens 7,5 mg/Tag Prednisolonäquivalent für mindestens 6 Monate. In diese Behandlungsgruppe fallen zudem alle Patienten unter Glucocorticoidtherapie mit mindestens einer neu aufgetretenen Fraktur unabhängig von der Glucocorticoiddosis bzw. Therapiedauer.
- Dem gegenübergestellt sind die prävalenten Patienten. Hierunter sind alle Patienten zu verstehen, die bereits mindestens 6 Monate lang mit Glucocorticoiden in einer Dosierung von mindestens 7,5 mg Prednisolonäquivalent behandelt werden.

In beiden Gruppen sollte neben einer Beratung zu modifizierbaren Risikofaktoren einer Osteoporose [Empfehlung einer kalziumreichen Kost, Nikotinkarenz, Vermeidung schädlicher Alkoholmengen, regelmäßige körperliche Bewegung, Verminderung von Sturzrisiken] die tägliche Zufuhr von Kalzium 1000–1500 mg und von Vitamin D 400–800 IE entweder mittels Ernährung oder medikamentös erfolgen.

In der Gruppe der inzidenten Patienten erfolgt ab einem T-Score < –1,5 bei postmenopausalen Frauen eine Bisphosphonattherapie [Risedronat* 5 mg/Tag oder Etidronat* zyklisch 400 mg/Tag für 14 Tage und anschließend mindestens 500 mg/Tag Kalzium für 76 Tage oder Alendronat* 10 mg/Tag, das auch für die Osteoporose des Mannes zugelassen ist]. Die Gruppe der prävalenten Patienten wird erst ab einem T-Score < –2,5 mittels Bisphosphonaten behandelt.

Neuere, in der Erstfassung der Osteoporose-Leitlinien noch nicht berücksichtigte Therapieoptionen sind die Gabe von Teriparatid* [z.B. Forsteo®; 20 μg/Tag subkutan über maximal 18 Monate] bzw. Strontiumranelat [z.B. Protelos®; 2 g/Tag oral].

Eine ausreichende **Schmerztherapie** gehört zu den unverzichtbaren Bestandteilen der Osteoporosebehandlung. Für die Beurteilung des Schmerzes bei Osteoporose-Patienten ist seine Differenzierung wichtig. Myofasziale Schmerzen aufgrund von Fehlstatik, Fehlhaltung und Fehldynamik, die sich durch Hypertonus und Druckschmerz der betroffenen Muskulatur auszeichnen, sind von ossären Schmerzen aufgrund von Wirbelkörpersinterungen und -frakturen zu unterscheiden: Letztere führen zu einem Klopf- oder Druckschmerz der betroffenen Wirbelkörper.

Ziel der Schmerztherapie in der Akutphase ist eine Schmerzlinderung sowie die möglichst rasche Mobilisierung des Patienten. Bei starken Schmerzen empfiehlt sich ggf. schon primär die Kombinationsbehandlung eines Analgetikums der WHO-Stufe III mit einem der Stufe I, ergänzt durch ein niedrig dosiertes Antidepressivum [z.B. Amitriptylin*] oder ein Muskelrelaxans [z.B. Tetrazepam*].

Myofasziale Schmerzen sind häufig durch eine medikamentöse Schmerztherapie nur schlecht beeinflussbar. Hier empfehlen sich neuraltherapeutische Verfahren. Krankengymnastische Techniken kräftigen geschwächte Muskelgruppen [vor allem Bauch- und Gesäßmuskeln] und dehnen verkürzte Muskeln [v.a. Musculus pectoralis, Musculus iliopsoas]. Aus dem Bereich der physikalischen Therapie kommen lokale Kälte- bzw. Wärme-Behandlungen, Reizstrom-Anwendungen und leichte Streichmassagen zum Einsatz. Bei multiplen Wirbelfrakturen hat sich zudem der Einsatz von Rumpforthesen bewährt.

Ähnlich wie eine Rückenschule besteht eine **Osteoporose-Schule** aus theoretischen und praktischen Modulen. Es soll einerseits über die Ursachen und Folgen der Osteoporose, die Risikofaktoren und klinischen Zeichen, die diagnostischen und therapeutischen Möglichkeiten informiert werden, andererseits werden auch bereits therapeutische Maßnahmen wie ein Verhaltenstraining oder eine Sturzprophylaxe durchgeführt [Tab. 7]. In der Osteoporose-Schule fließen somit Therapie und Prävention zusammen. Entspre-

Tab. 7. Module einer Osteoporose-Schule

Modul	Inhalt
I	Grundlagen der Osteoporose
II	Verhaltenstraining
III	Ernährung und Osteoporose
IV	Bewegungsmuster im Alltag
V	Sturzprophylaxe
VI	Zusammenfassung und Wiederholung des Erlernten

chend den zu vermittelnden Inhalten setzt sich eine Osteoporose-Schule aus einem interdisziplinären Team aus Ärzten, Physio- und Sporttherapeuten und Diätassistenten zusammen. Zielgruppen sind sowohl Patienten mit diagnostizierter Osteoporose mit und ohne Frakturen als auch Frauen nach der Menopause und Risikopatienten.

Prognose

Die sozioökonomischen Folgen der Osteoporose sind gewaltig: Allein in Deutschland treten derzeit in der Gruppe der 50- bis 79-jährigen Männer und Frauen pro Jahr 74.000 neue osteoporotische Wirbelkörperfrakturen auf. Damit ereignet sich alle 7 Minuten eine neue Wirbelkörperfraktur. 41 % der Patienten mit Wirbelkörperfraktur sind auf fremde Hilfe angewiesen. Hinzu kommen derzeit ca. 117.000 Schenkelhalsfrakturen pro Jahr, wobei unter Berücksichtigung der demografischen Veränderungen für 2040 ein Anstieg auf 240.000 Schenkelhalsfrakturen pro Jahr errechnet wurde. 20 % der Patienten mit Schenkelhalsfraktur versterben innerhalb des ersten Jahres nach der Fraktur bzw. ebenfalls 20 % sind dauerhaft pflegebedürftig.

⚠ **Bereits heute werden in Deutschland jährlich mehr Bettentage in stationären Einrichtungen durch Osteoporose verursacht als durch chronisch obstruktive Lungenerkrankungen, Myokardinfarkt oder Mammakarzinom.**

Die durch Osteoporose verursachten Kosten betragen jährlich € 2,5–3 Milliarden.

Vorsorge/Prävention

Die Primärprävention der Osteoporose beginnt bereits in der Kindheit mit dem Aufbau der Knochenmasse. Für eine ungestörte Knochenentwicklung und zum Erreichen der maximalen Knochendichte [*peak bone mass*] brauchen Kinder und Jugendliche bis zu viermal mehr Kalzium pro kg Körpergewicht als Erwachsene. Wichtig ist auch regelmäßige Bewegung, die nicht nur Muskeln und Gelenke, sondern auch den Knochen stärkt. Auch nach Eintritt der Menopause ist es für eine knochengesunde Lebensweise noch nicht zu spät. Bei der Ernährung ist neben einer ausreichenden Kalziumzufuhr insbesondere auch eine Reduktion von Kalzium- bzw. Knochenräubern zu achten [Tab. 8]. Ein ganzes Bündel von Risikofaktoren für die Entwicklung einer zu niedrigen endgültigen Knochendichte weist der bewegungsarme, übergewichtige Jugendliche auf, der bei seinen Computerspielaktivitäten Cola und Chips konsumiert.

Liegt bereits eine Osteoporose vor, steht neben einer Beeinflussung der Osteoporose-Risikofaktoren die Vermeidung von Frakturen im Mittelpunkt. Neben

Tab. 8. **Wichtige Kalzium- bzw. Knochenräuber in der Nahrung**

Phosphate	In unserer Nahrung ist deutlich mehr Phosphat enthalten als wir benötigen. Besonders phosphatreich sind Fleisch- und Wurstwaren sowie Softdrinks
Koffein	Koffein sorgt für eine gesteigerte Kalziumausscheidung im Urin
Zucker	Zucker behindert die Kalziumaufnahme im Darm und stimuliert die Säureproduktion im Magen
Eiweiß	Insbesondere die regelmäßige hohe Zufuhr von tierischem Eiweiß ist ungünstig
Fette	Zuviel Fettzufuhr bewirkt einen erhöhten Kalziumverlust
Übersäuerung	Ein niedriger [saurer] pH-Wert geht mit einem erhöhten Osteoporoserisiko einher
Salz	Regelmäßiger hoher Salzkonsum ist mit einem erhöhten Risiko für Bluthochdruck verbunden. Hypertoniker wiederum scheiden im Vergleich zu Normotonikern vermehrt Kalzium im Urin aus und verschlechtern so die Kalziumbilanz

rückenschonendem Verhalten im Alltag ist eine Vermeidung bzw. Reduktion von Stürzen als Folge einer Gehstörung erforderlich. In der Altersgruppe über 65 Jahre stürzt nahezu jeder Dritte mindestens einmal pro Jahr. Das Lebenszeitrisiko von 50-jährigen Frauen, eine proximale Femurfraktur zu erleiden, liegt bei 17,5 %, bei gleichaltrigen Männern bei 6 %. Umgekehrt entstehen 90 % aller Hüftfrakturen durch einen Sturz und ereignen sich zu 90 % bei Menschen jenseits des 70. Lebensjahres. Die Tertiärprävention umfasst schließlich die Verhütung weiterer Frakturen bei Patienten mit Osteoporose und bereits eingetretener Fraktur.

gelungsnägeln, die distal und proximal der Fraktur mit Schrauben fixiert werden, gibt der Nagelung eine hohe Rotationsstabilität [**verriegelte Marknagelung**]; früher wurde der Markraum aufgebohrt [**gebohrte Marknagelung**], damit sich der Nagel im Markraum verklemmen kann, heute verwendet man dagegen dünnlumige Nägel, die sich der Form des Markraums anpassen [**ungebohrte Marknagelung**] **5. Fixateur externe** externe Fixiersysteme werden als primäre Stabilisierungsmethode zur Fixierung von Knochen bei Trümmerbrüchen, v.a. bei offenen Brüchen mit Weichteilschäden, sowie bei gelenknahen und instabilen Frakturen eingesetzt; oft werden sie nur bis zur Abschwellung der Weichteile belassen und dann durch eine offene Osteosynthese ersetzt **6. Fixateur interne** dem Fixateur externe ähnlicher Apparat zur inneren Fixierung von Knochen; wird v.a. bei Frakturen der Wirbelsäule eingesetzt **7. dynamische Schraubensysteme** in Kombination mit Platte [**dynamische Hüftschraube, dynamische Kondylenschraube**] oder Nagel [**Gamma-Nagel, proximaler Femurnagel**]; sie wandeln bei Belastung Scherkräfte in Kompressionskräfte um **8. Verbundosteosynthese** unter Verwendung von Knochenzement ist indiziert, wenn die Knochensubstanz derartig rarefiziert ist, dass ein Implantat keinen ausreichenden Halt findet [z.B. bei pathologischer Fraktur bei osteolytischer Metastase] eine absolute **Indikation** zur Osteosynthese besteht bei: Frakturen mit Polytrauma, offener Fraktur, geschlossener Fraktur mir ausgedehntem Weichteilschaden [drohendes Kompartment-Syndrom], verschobener Gelenkfraktur und Wirbelsäulenfraktur mit Einengung des Spinalkanals; dringlich versorgt werden sollten: Luxationsfrakturen von u.a. Sprunggelenk, Talus, Humeruskopf, Ellenbogen, Frakturen langer Röhrenknochen, proximale Femurfrakturen, Beckenfrakturen mit Dislokation und instabile Wirbelkörperfraktur; kindliche Frakturen, stabile Tibiaschaftfrakturen, gering verschobene Gelenkfrakturen und Ausrissfrakturen stellen relative Indikationen dar; *s.u. Essay Fraktur, Luxation, Distorsion S. 423*

Os|te|o|to|mie *f: Syn: Knochendurchtrennung;* operative Durchtrennung von Knochengewebe, meist mittels Säge, manchmal auch mit dem Bohrer oder Meißel; wird i.d.R. zur Korrektur von angeborenen oder erworbenen Fehlstellungen durchgeführt [Korrekturosteotomie]
additive Osteotomie: Korrekturosteotomie, bei der ein Knochen durch Implantation [Addition] eines Knochenspans verändert, z.B. verlängert, wird; *s.a. Anhebeosteotomie, Valgisierungsosteotomie*
apikale Osteotomie: → *Wurzelspitzenresektion*
valgisierende Osteotomie: → *Valgisierungsosteotomie*
varisierende Osteotomie: → *Varisierungsosteotomie*
Os|ti|tis deformans *f: →* *Morbus Paget*
Os|ti|tis fibrosa cystica (generalisata) *f: →* *Osteodystrophia fibrosa generalisata*
Os|ti|tis tuberculosa *f: →* *Knochentuberkulose*
Ostium-primum-Defekt *m: Syn: Vorhofseptumdefekt vom Primumtyp; s.u. Vorhofseptumdefekt*
Ostium-secundum-Defekt *m: Syn: Vorhofseptumdefekt vom Sekundumtyp; s.u. Vorhofseptumdefekt*
Ös|tra|di|ol *nt: Syn: Estradiol;* im Eierstock gebildetes, stärkstes natürliches Östrogen; **Anw.:** Hormonersatztherapie im Klimakterium, primäre Amenorrhoe, Prostata- und Brustkrebs [nach der Menopause]; **NW:** nervöse Unruhe, Kopfschmerzen und Schwindel, Blutdruckerhöhung, Appetitlosigkeit, Magendruck, Brechreiz, Übelkeit, Störungen der Leberfunktion, Spannen in den Brüsten, Neigung zu Ödemen mit Gewichtszunahme, Fluor vaginalis
Ös|tra|di|ol|ben|zo|at *nt: Syn: Estradiol-(17β)-3-benzoat, Estradiolbenzoat;* semisynthetischer Ester des Östradiols; **Anw.:** Hormonersatztherapie im Klimakterium, primäre Amenorrhoe, Prostata- und Brustkrebs [nach der Menopause]; **NW:** *s.u. Östradiol*
Ös|tra|di|ol|va|le|rat *nt: Syn: Estradiol-17-valerat, Estradiolvalerat;* semisynthetischer Ester des Östradiols; **Anw.:** Hormonersatztherapie im Klimakterium, primäre Amenorrhoe, Pros-

tata- und Brustkrebs [nach der Menopause]; **NW:** *s.u. Östradiol*
Ös|tri|ol *nt:* nur schwach wirksames Zwischen- und Ausscheidungsprodukt von Östradiol und Östron; **Anw.:** wie Östradiol
Ös|tro|ge|ne *pl: Syn: östrogene Hormone;* in den Granulosazellen des Eierstocks und der Plazenta sowie in geringen Mengen in der Nebennierenrinde, dem Hoden, der Leber und in Fettgewebe gebildete Hormone, die für die Ausprägung der weiblichen Geschlechtsmerkmale und den Menstruationszyklus von entscheidender Bedeutung sind; die wichtig vorkommenden Östrogene sind **Östriol** [Estriol, E3], **Östron** [Estron, E1] und **Östradiol** [Estradiol, E2]; während der Geschlechtsreife dominiert Östradiol, nach der Menopause Östron; im Plasma sind Östrogene zu 98 % an Albumin oder das Sexhormon-bindende Globulin gebunden, nur 2 % liegen frei vor; natürliche und **synthetische Östrogene** werden u.a. zur Kontrazeption, Hormonersatztherapie im Klimakterium, bei primärer Amenorrhoe und zur Therapie von Prostata- und Brustkrebs [nach der Menopause] verwendet; *s.u. Essay Empfängnisverhütung und Familienplanung S. 343, Essay Klimakterische Störungen S. 805*
Östrogen-Gestagen-Test *m:* endokriner Funktionstest bei Oligo- oder Amenorrhoe; zuerst wird Gestagen zur sekretorischen Umwandlung des Endometriums und Auslösung einer Blutung verabreicht; ist dieser **Gestagentest** negativ, werden Östrogene und Gestagen zyklusgerecht verabreicht; bei positivem Test liegt ein stimulierbares Endometrium vor, d.h. die Störung liegt oberhalb der Uterusebene; ein negativer Östrogen-Gestagen-Test kann auf eine uterine Amenorrhoe oder Gynatresie hinweisen
Ös|tro|gen|re|zep|to|ren *pl:* Hormonrezeptoren für Östrogene; das Vorhandensein von Östrogenrezeptoren bei Patientinnen mit Mammakarzinom ist von prognostischer und therapeutischer Bedeutung; Studien haben gezeigt, dass Patientinnen mit Östrogenrezeptoren eine bessere Prognose haben, und wesentlich besser auf eine endokrine Behandlung ansprechen; *s.a. Essay Neubildungen der Brustdrüse S. 969*
Ös|tron *nt: Syn: Estron, Follikulin, Folliculin;* neben Östradiol zweitwichtigstes natürliches Östrogen
Os|zil|la|ti|on *f: 1.* Schwingung, Schwankung **2.** *Syn: Fluktuation;* wehenunabhängige, kurzfristige Veränderungen der fetalen Herzfrequenz [FHF], die lang- und mittelfristigen FHF-Alterationen aufgepfropft sind; ihre Beurteilung erlaubt sowohl unter physiologischen als auch unter pathologischen Bedingungen eine qualitative Aussage über die Reaktionsfähigkeit des fetalen Herz-Kreislauf-Systems auf endogene und exogene Reize; in Abhängigkeit von der Amplitude [Bandbreite] unterscheidet man 4 Fluktuationsmuster: **silenter Typ** [silenter Typus, Oszillationstyp 0]: < 5 SpM [Schläge pro Minute]; ist als potenzielles Hypoxiezeichen zu interpretieren; **eingeengt-undulatorischer Typ** [eingeengt-undulatorischer Typus, Oszillationstyp I]: 5–10 SpM; ist ebenfalls als Warnhinweis für eine drohende Hypoxie zu werten; **undulatorischer Typ** [undulatorischer Typus, Oszillationstyp II]: 10–25 SpM, 5–10 Nulldurchgänge/min; spiegelt das normale Reaktionsmuster wieder und ist bei der antepartalen Kontrolle als Zeichen ungestörten kindlichen Befindens zu werten; **saltatorischer Typ** [saltatorische Undulation, Oszillationstyp III]: > 25 SpM; ist meist ein Hinweis auf eine Nabelschnurkompression; tritt er zusammen mit späten Dezelerationen* auf, ist in Abhängigkeit vom sub partu festgestellten fetalen Skalpblut-pH die Beendigung der Geburt angezeigt
Os|zil|lo|gra|fie, -gra|phie *f:* grafische Darstellung von Veränderungen in Abhängigkeit von der Zeit; z.B. Aufzeichnung des zeitlichen Verlaufs der Änderungen von Gefäßdurchmesser und Blutfluss
Os|zil|lo|kar|di|o|sko|pie *f: Syn: Kardioskopie, Elektrokardioskopie;* direkte Darstellung der EKG-Kurve auf einem Sichtgerät [Oszillokardioskop]; wird z.B. auf der Intensivstation oder als Miniversion im Notarztwagen eingesetzt
Os|zil|lo|me|trie *f:* Messung pulsatorischer Druckschwankungen
Ota-Nävus *m: →* *Nävus Ota*

Otis-Urethrotomie f: *s.u. Urethrotomie*

Oti|tis f, pl **Oti|ti|den**: *Syn: Ohrentzündung*; in Otitis externa, media und interna unterteilte Entzündung des Ohres oder eines seiner Teile

Otitis externa: meist durch Pilze, Bakterien oder Viren verursachte Entzündung des äußeren Gehörganges; *s.u. Essay Otitis externa S. 1193*

Otitis media: *Syn: Mittelohrkatarrh, Mittelohrkatarr, Mittelohrentzündung*; Oberbegriff für alle entzündlichen Erkrankungen des Mittelohres; die Grenzen zwischen den verschiedenen Formen sind fließend und die Unterteilung in akute und chronische Verlaufsformen ergibt sich nicht nur aus dem zeitlichen Verlauf, sondern auch aus der Pathogenese; unabhängig von der Ursache ist eine Tubenbelüftungsstörung als Anfangsstadium zu betrachten; die Diagnose einer chronischen bzw. akuten Exazerbation einer chronischen Erkrankung des Mittelohres begründet i.d.R. die Indikation zur operativen Therapie; *s.u. Essay Otitis media S. 1181*

Otitis media acuta: *Syn: akute Otitis media, akute Mittelohrentzündung, akuter Mittelohrkatarrh*; eitrige oder seröse Entzündung der Mittelohrschleimhaut, obligat begleitet von einer variablen Mitbeteiligung der Mastoidzellen und assoziiert mit einer Funktionsstörung der Tuba auditiva; häufig aus dem Nasopharynx aufsteigende [rhinogene] akute Entzündung; fast immer handelt es sich um eine bakterielle Infektion über die Tube, wobei die drei am häufigsten nachgewiesenen Erreger Streptococcus* pneumoniae, β-hämolysierende Streptokokken* und Haemophilus* influenzae sind; *s.u. Essay Otitis media S. 1181*

Otitis media chronica: *Syn: chronische Mittelohrentzündung, chronische Mittelohreiterung*; primär chronische Entzündung der Mittelohrschleimhaut; wird in Abhängigkeit von der Invasion des Plattenepithels in die Pauke und der Beteiligung des Knochens des Mastoids unterteilt in 1. chronische Schleimhauteiterung und 2. chronische Knocheneiterung; *s.u. Essay Otitis media S. 1181*

adhäsive Otitis media chronica: *Syn: Paukenfibrose, Paukenhöhlenfibrose, adhäsive Otitis media (chronica)*; zu Verklebungen und Fibrosierung führende chronische Entzündung der Mittelohrschleimhaut; *s.a. chronische seromuköse Otitis media*

chronisch epitympanale Otitis media: *Syn: chronische Knocheneiterung, erworbenes Cholesteatom, Otitis media chronica epitympanalis*; *s.u. Essay Otitis media S. 1181*

chronische seromuköse Otitis media: *Syn: chronischer Tubenmittelohrkatarrh, chronischer Tubenkatarrh, Seromukotympanon, chronische Tubenbelüftungsstörung*; chronische Mittelohrentzündung, die zu einer Verschleimung der Paukenhöhle führt; entsteht v.a. bei Kindern mit Tubenventilationsstörungen; als Ursache kommen v.a. Adenoide, behinderte Nasenatmung, Nebenhöhlenentzündungen usw. in Frage; im Laufe der Zeit kommt es zu Schleimhautverdickung, Verklebungen und Verwachsungen [Paukenfibrose] und im Extremfall Paukensklerose; *s.u. Essay Otitis media S. 1181*

chronisch mesotympanale Otitis media: *Syn: chronische Schleimhauteiterung, Otitis media chronica mesotympanalis, chronische Schleimhautentzündung des Mittelohres*; *s.u. Essay Otitis media S. 1181*

Otitis media purulenta: *Syn: Mittelohreiterung*; meist mit Einschmelzung und Spontanperforation des Trommelfells einhergehende akute oder chronische eitrige Mittelohrentzündung; *s.u. Essay Otitis media S. 1181*

Oto|mas|to|idi|tis f, pl **-tiden**: gleichzeitige Entzündung von Mittelohr und Warzenfortsatz; meist handelt es sich um eine akute oder chronische Mittelohrentzündung, die sich auf den Warzenfortsatz ausbreitet; *s.a. Otitis media, Mastoiditis*

Oto|my|ko|se f: *Syn: Ohrmykose, Gehörgangsmykose*; oft chronisch rezidivierende, auf den äußeren Gehörgang beschränkte Pilzinfektion; i.d.R. mit Juckreiz verbunden, meist aber schmerzlos; *s.u. Essay Otitis externa S. 1193*

Oto|skle|ro|se f: familiäre Sklerose der Labyrinthkapsel und (später) der Gehörknöchelchen, die meist Frauen zwischen dem 20. und 40. Jahr betrifft; **Klinik**: zunehmende Schallleitungsschwerhörigkeit, die ein Ohr mehr betrifft als das andere, Tinnitus; **Therapie**: Stapesplastik, bei beidseitiger Ertaubung Cochlear implant

Oto|skop nt: *Syn: Auriskop, Ohrenspiegel*; Gerät mit eingebauter Lichtquelle und aufgesetztem Ohrtrichter für die Spiegelung des Gehörgangs; wichtig ist es, den häutigen Gehörgang durch Zug bzw. Druck an der Ohrmuschel nach hinten oben in eine Achse mit dem knöchernen Gehörgang zu bringen, bevor der Ohrtrichter durch eine leicht drehende Bewegung eingeführt wird

Oto|sko|pie f: *Syn: Ohrenspiegelung*; Untersuchung des äußeren Gehörganges und des Trommelfells

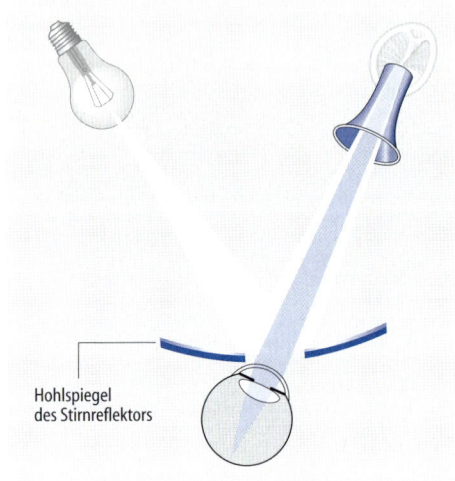

Hohlspiegel des Stirnreflektors

Abb. 042. Otoskopie. Otoskopie mit Stirnreflektor

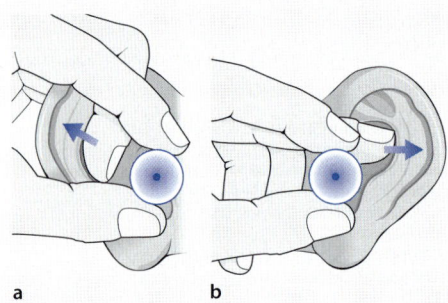

a   b

Abb. 043. Otoskopie. Einsetzen des Ohrtrichters im rechten [a] und linken Ohr [b]

Oto|stro|bo|sko|pie f: stroboskopische Beurteilung der Trommelfellschwingungen

Ott-Zeichen nt: Maß für die Beweglichkeit der Brustwirbelsäule; bei maximaler Vorwärtsneigung vergrößert sich der Abstand zwischen dem Dornfortsatz des 7. Halswirbels und einem Punkt 30 cm weiter kaudal um ca. 4 cm; *s.a. Schober-Zeichen, s.a. Abb. O44*

Ou|a|ba|in nt: *Syn: g-Strophantin*; *s.u. Strophanthin*

Ouchterlony-Test m: *Syn: Immundoppeldiffusion*; zweidimensionale Immundiffusion zur Untersuchung von Antigenidentitäten; Antigen und Antikörper diffundieren aufeinander zu; in der Äquivalenzzone bilden sich Immunkomplexe, die als Präzipitatlinien sichtbar werden; sind die beiden Antigene identisch, bilden sie eine durchgehende Linie, sind sie

O

Otitis media

Syn.: Mittelohrkatarrh, Mittelohrentzündung   *Abk.*: OM, MOE

A. Koitschev

Otitis media ist der **Oberbegriff für alle entzündlichen Erkrankungen des Mittelohres**. Die Unterteilung in akute und chronische Verlaufsformen ergibt sich nicht nur aus dem zeitlichen Verlauf, sondern auch aus der Pathogenese. Die Grenzen zwischen den verschiedenen Formen sind fließend. Das Alter bei der Erstmanifestation der Erkrankung und die Funktionsfähigkeit der Mittelohrbelüftung über die Tuba auditiva spielen eine zentrale Rolle bei der Beurteilung der Prognose. Ursachenunabhängig ist eine Tubenbelüftungsstörung als Anfangsstadium einer Mittelohrerkrankung zu betrachten. Die Diagnose einer chronischen bzw. akuten Exazerbation einer chronischen Erkrankung des Mittelohres begründet i.d.R. die Indikation zur operativen Therapie.

Akuter Tubenverschluss
Syn.: akuter Tubenkatarrh, akutes Serotympanon

Definition
Akute Insuffizienz der ansonsten bei jedem Schluckvorgang ausgelösten Öffnung der Tuba auditiva [Eustach-Röhre, Ohrtrompete]. Ein akuter Tubenverschluss tritt am häufigsten infolge einer vorübergehenden Schleimhautschwellung z.B. im Rahmen von Infekten oder allergischen Reaktionen auf. Als Folge des Tubenverschlusses wird das Mittelohr nicht mehr belüftet. Da die Luft in der Pauke resorbiert wird, entsteht Unterdruck. Dieser verursacht eine Retraktion des Trommelfells und ein Schleimhautödem mit Sekretbildung. Das Sekret staut sich aufgrund der gestörten Tubenfunktion in der Pauke.

Symptomatik
Akuter Druck im Ohr, Schallleitungsschwerhörigkeit, Knackgeräusch beim Schlucken, gelegentlich Ohrschmerzen.

Klinischer Befund
Sekretspiegel, gelegentlich mit Blasen hinter intaktem und meistens transparentem Trommelfell.

Diagnostik
Otoskopie, Ohrmikroskopie, Tympanogramm, Überprüfung des Gehörs mittels Stimmgabel oder Audiogramm, Epipharyngoskopie zum Ausschluss einer Obstruktion der Tubenöffnung [Cave: Tumor!].

Differenzialdiagnose
Barotrauma, akute Mittelohrentzündung, chronische Tubenbelüftungsstörung.

Therapie
Abschwellende Nasentropfen, Dampfinhalation, Valsalva-Manöver*, ggf. Politzern* mittels Luftinsufflation über die Nase in die Tuba auditiva.

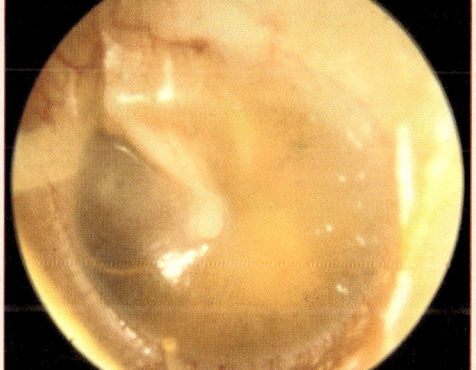

Abb. 1. Akuter Tubenverschluss mit Sekretspiegel und Blasen hinter intaktem und transparentem Trommelfell

Prognose
Im Allgemeinen kehrt die normale Tubenfunktion in wenigen Tagen zurück. Andernfalls geht der Zustand in eine chronische Tubenfunktionsstörung über.

O

Vorsorge/Prävention

Bei Anfälligkeit für diesen Zustand empfiehlt sich die prophylaktische Durchführung eines Valsalva-Manövers* oder bei Kindern die Rezeptur eines mit der Nase aufzublasenden Luftballons [z.B. Otobar®, Otovent®; s.a. Abb. 2].

Akute Otitis media

Syn.: Otitis media acuta, akute Mittelohrentzündung, akuter Mittelohrkatarrh

Abk.: AOM, akute MOE

Definition

Akute eitrige oder seröse Entzündung der Mittelohrschleimhaut, obligat begleitet von einer variablen Mitbeteiligung der Mastoidzellen und assoziiert mit einer Funktionsstörung der Tuba auditiva [Eustach-Röhre] als Drainage und Belüftungsweg zum Nasenrachen. Die akute Mittelohrentzündung tritt häufig im Anschluss an Infekte der oberen Atemwege auf. Es handelt sich fast immer um eine bakterielle Infektion über die Tube, wobei die drei am häufigsten nachgewiesenen Erreger Streptococcus* pneumoniae, β-hämolysierende Streptokokken* und Haemophilus* influenzae sind. In einem Drittel der klinisch eindeutig zu definierenden akuten MOE gelingt kein Erregernachweis. In einem Teil dieser Patienten wird eine primär virale Genese oder eine durch die körpereigene Abwehr oder vorherige Antibiotikatherapie stattgefundene Elimination der Keime angenommen. In Abhängigkeit von der Häufigkeit der Antibiotika-Verordnung kann eine Selektion der Erreger im Sinne der Resistenzbildung oder eine Verdeckung der Symptome oder der Komplikationen der akuten MOE beobachtet werden. Daher wird die flächendeckende und unkritische Antibiotikatherapie bei akuter MOE insbesondere im Kindesalter international kontrovers diskutiert.

Die akute MOE kann in jedem Alter auftreten. Bis zum 5. Lebensjahr erkranken 75–80 % der Kinder mindestens einmal an einer akuten MOE. Bei einer Ersterkrankung vor dem 18. Lebensmonat ist eine Rezidivneigung zu erwarten. Jungen sind häufiger betroffen. Es besteht eine Häufung der Erkrankung im Herbst und Winter. Kontakt mit anderen Kindern, z.B. in Kindertagesstätten, stellt einen weiteren Risikofaktor dar.

Erwachsene erkranken deutlich seltener an einer akuten MOE, der Anteil an der Gesamtinzidenz wird auf etwa 10 % geschätzt. Eine Ausnahme stellt die **bullöse Myringitis** [Trommelfellentzündung] dar, bei der eine hämorrhagische Entzündung des Trommelfells mit Beteiligung des Gehörgangs und des Mittelohres wahrscheinlich durch eine virale Infektion zu beobachten ist. Diese tritt fast ausschließlich bei Erwachsenen auf. Eine Mitbeteiligung des Innenohres als befürchtete Komplikation ist nicht selten.

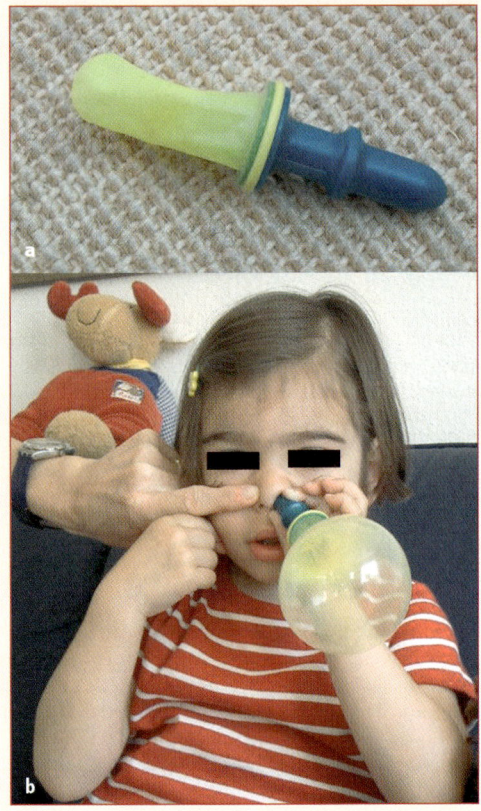

Abb. 2. Valsalva-Manöver. Die prophylaktische Durchführung eines Valsalva-Manövers bei Kindern wird durch einen mit der Nase aufzublasenden Luftballon [z.B. Otobar®, Otovent®] spielerisch erleichtert

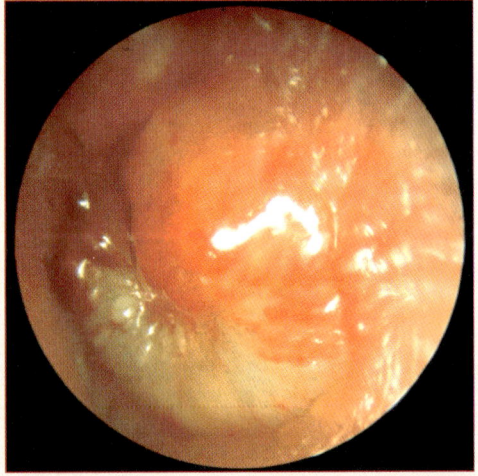

Abb. 3. Hämorrhagische Entzündung des Trommelfells mit Beteiligung des Gehörgangs und des Mittelohres [Grippe-Otitis]

Symptomatik

Das Kardinalsymptom der akuten MOE sind Ohrenschmerzen. In Abhängigkeit vom Alter des Patienten können Fieber, Erbrechen und allgemeines Krankheitsgefühl im Vordergrund stehen. Bei Säuglingen und Kleinkindern überwiegen Schmerzen und allgemeine Symptome, dagegen sind Erwachsene häufiger durch lokale Symptome und die Schwerhörigkeit beeinträchtigt.

Klinischer Befund

Das Trommelfell ist gerötet, häufig verdickt und entdifferenziert [die Struktur des Hammergriffes lässt sich nicht erkennen]. Häufig wölbt das in der Pauke unter Druck stehende Sekret das Trommelfell vor.

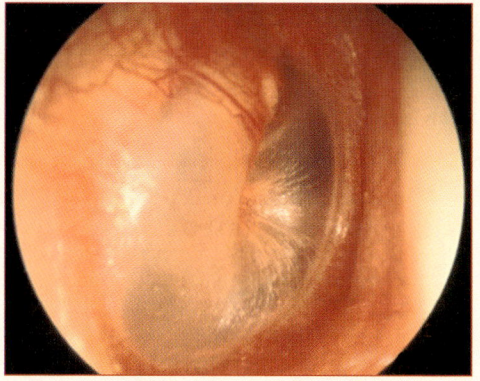

Abb. 4. Beginn einer akuten Mittelohrentzündung. Das Trommelfell ist stark gerötet und häufig vorgewölbt

Die unbehandelte akute MOE **verläuft in drei Stadien**:

1. **exsudative Entzündung**: dauert bis zu 48 Stunden und manifestiert sich durch Fieber bis 40 °C [bei Kindern], pulsierende Ohrschmerzen, reduzierter Allgemeinzustand.
2. **spontaner Trommelfelldurchbruch** [nicht obligat] mit pulsierendem Ausfluss von in der Pauke gestautem Sekret bzw. Eiter. Diese Entlastung kann durch Parazentese [Trommelfellschnitt] ärztlich herbeigeführt werden. Dadurch wird i.d.R. eine schlagartige Schmerzlinderung und Fiebersenkung erreicht.
3. **Abklingen der Entzündung** i.d.R. innerhalb von 7 bis 10 Tagen. Restitution der Paukenbelüftung und Drainage über die Tuba auditiva, Hörverbesserung. Eine vollständige Normalisierung des klinischen Befundes kann mehrere Wochen benötigen.

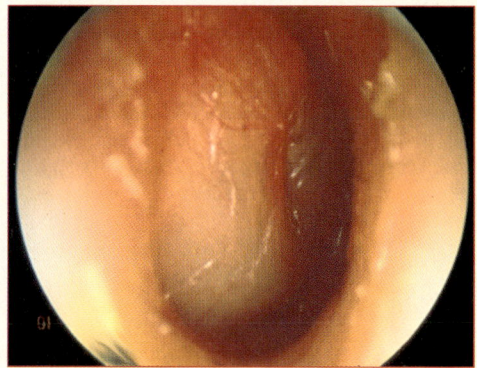

Abb. 5. Das Trommelfell ist durch den in der Pauke unter Druck stehende Eiter vorgewölbt

Diagnostik

Die Diagnose wird anhand des otoskopischen oder ohrmikroskopischen Befundes gestellt. Eine Parazentese kann durch Gewinnung von Sekret aus der Pauke zur Erregerbestimmung und gezielten antimikrobiellen The-

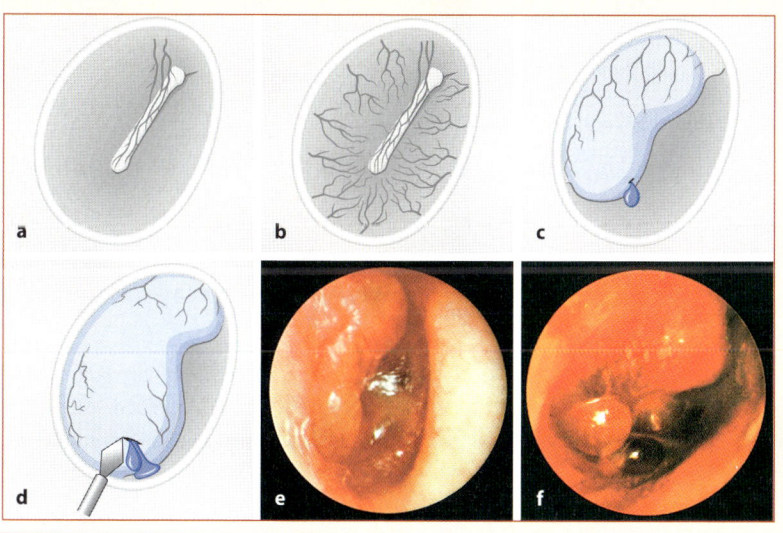

Abb. 6. Akute Otitis media.
a Hammergriffinjektion;
b radiäre Gefäßzeichnung;
c stecknadelgroße Spontanperforation;
d Parazentese; **e** akute Otitis media; **f** Grippeotitis [a–d jeweils rechtes Trommelfell]

rapie führen. Bei perforiertem Trommelfell ist die Entnahme eines mikrobiologischen Abstriches zum Keimnachweis sinnvoll, aber nicht obligatorisch.

Differenzialdiagnose

Otitis externa, akute Exazerbation einer chronischen Otitis media, Tubenkatarrh.

Therapie

Die Therapie umfasst systemische Antibiotika [i.d.R. Penicillin*, Amoxicillin* oder Cephalosporine*, bei Allergie Makrolide], abschwellende Nasentropfen, Analgetika und Antipyretika. Eine Applikation von Ohrentropfen ist i.d.R. sinnlos, da diese das Mittelohr nicht erreichen können. Im Frühstadium ist meist keine antibiotische Therapie notwendig. Ausnahmen bilden Kinder unter 6 Monate und immunsupprimierte Patienten.
Bei früher Antibiotikagabe konnte ein signifikant schnelleres Abklingen der Ohrschmerzen, aber kein Unterschied in der Heilungstendenz im Vergleich zu einer symptomatischen Therapie festgestellt werden. Daher sollte angesichts der Gefahr von Resistenzbildung und Unterbrechung des immunologischen Lernprozesses die Indikation zur Antibiotikatherapie wiederholt kurzfristig [alle 24 h], individuell und kritisch überprüft werden.

Prognose

Die Prognose der unkomplizierten akuten MOE ist gut. Nach einer Perforation schließt sich das Trommelfell mit Bildung einer kleinen Narbe innerhalb von wenigen Tagen nach Sistieren der akuten Sekretion. Episoden von mehreren akuten MOE pro Jahr werden häufig im Kindesalter beobachtet und bedürfen i.d.R. kausaler Maßnahmen zur Verbesserung der Paukenventilation. Diese beinhalten die Durchführung einer Adenotomie [Entfernung der Rachenmandel] sowie Parazentese und ggf. die Einlage von Paukendrainagen [Abb. 7, Paukenröhrchen].

Die **Komplikationen** der akuten MOE beinhalten eine Beeinträchtigung der um das Mittelohr befindlichen Strukturen. Am häufigsten ist die Verselbstständigung der Entzündung im Mastoid in Form einer Mastoiditis mit Osteomyelitis und Abszessbildung. Eine Labyrinthitis mit Schwindel und Innenohrschwerhörigkeit sowie eine Fazialisparese sind ebenfalls möglich. Intrakranielle Komplikationen wie Meningitis und Enzephalitis, Sinusvenenthrombosen und Hirnabszess sind im Antibiotikazeitalter selten, dann aber auch schwierig zu diagnostizieren.

Vorsorge/Prävention

Die akute MOE ist die häufigste Erkrankung im Kindesalter. Vorbeugend wirkt die Übertragung von Antikörpern der Mutter durch eine längere Stillperiode im Säuglingsalter. In den letzten Jahren wurde eine Pneumokokken-Konjugat-Vakzine eingeführt, die eine schützende Immunantwort bei Kindern ab dem 2. Lebensmonat hervorruft. Der flächendeckende Einsatz ist im Kommen, kann jedoch aktuell bezüglich der Reduktion der Inzidenz der akuten MOE noch nicht beurteilt werden.

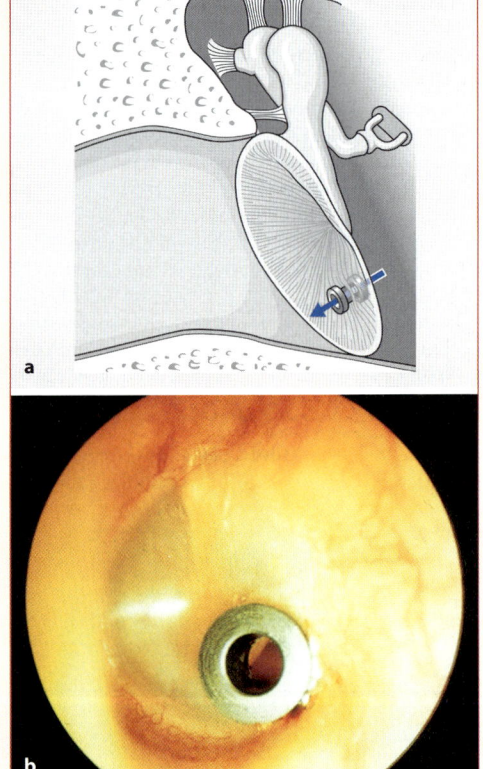

Abb. 7. Paukendrainage [Paukenröhrchen]. a Schema; **b** linkes Trommelfell mit eingesetzter Drainage

Chronische Tubenbelüftungsstörung

Syn.: chronischer Tubenkatarrh, chronische seromuköse Otitis media, Seromukotympanon; Adhäsivprozess des Trommelfells als Sonderform

Definition

Chronische Insuffizienz der Belüftung und der Drainage der Pauke über die Tuba auditiva. Als Folge der chronischen Insuffizienz der Belüftung und der Drainage der Paukenhöhle über die Tuba auditiva [Eustach-Röhre] entsteht Unterdruck. Dieser führt zur chronischen Retraktion des Trommelfells und Schleimhautsekretion. Das Sekret staut sich aufgrund der gestörten Drainage der Pauke. Mit der Zeit wird der Wassergehalt des Sekretes aufgrund von Resorption verringert und dadurch die Konsistenz viskös. Je nach Alter kommen unterschiedliche Ursachen, wie z.B. Lippen-Kiefer-Gaumen-Spalte, Adenoide, chronische Rhinitis und Sinusitis, aber auch benigne und maligne Neubildungen infrage.

Symptomatik

Druck im Ohr, Schallleitungsschwerhörigkeit, Unmöglichkeit des Druckausgleichs beim Schlucken und Pressen, gelegentlich Ohrschmerzen.

Klinischer Befund

Retrahiertes, häufig gelblich oder livide verfärbtes Trommelfell. Im Falle eines Adhäsivprozesses umschließt das atrophe Trommelfell die Gehörknöchelchenkette und verwächst mit dem Promontorium [die Innenwand der Pauke].

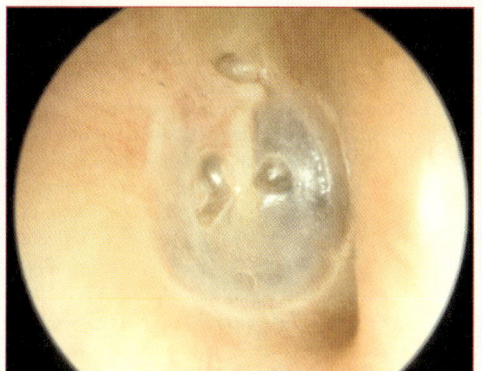 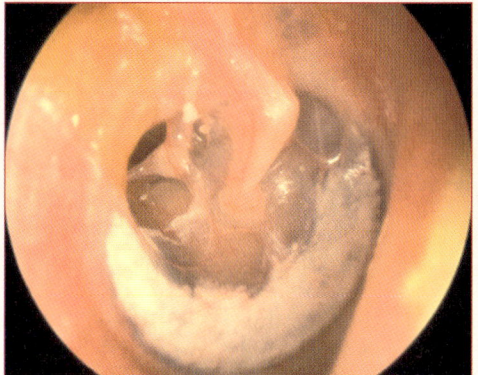

Abb. 8. Durch einen chronischen Unterdruck in der Pauke wird das Trommelfell nach innen gezogen [= retrachiert] und kann mit der medialen Wand der Paukenhöhle verwachsen [= Adhäsivprozess]

Abb. 9. Durch ein Fortschreiten des Adhäsivprozesses kann die Gehörknöchelchenkette vom Trommelfell umwachsen und sogar teilweise zerstört werden

Diagnostik

Otoskopie, Ohrmikroskopie, Tympanogramm, Überprüfung des Gehörs mittels Stimmgabel oder Audiogramm, Epipharyngoskopie zum Ausschluss einer Obstruktion der Tubenöffnung.

Differenzialdiagnose

Chronische Mittelohrentzündung, Glomus tympanicum, Felsenbeintumoren, hoch stehender Bulbus venae jugularis, Hämatotympanon.

Therapie

Valsalva-Manöver*, ggf. Politzern* mittels Luftinsufflation über die Nase in die Tuba auditiva. Sanierung der Grunderkrankung [z.B. Adenotomie bei Kindern]. Operative Maßnahmen zur Verbesserung der Paukenbelüftung: Parazentese mit Einlage von temporären oder dauerhaften Paukenröhrchen [T-Tube].

Prognose

Die Prognose hängt ganz wesentlich von der auslösenden Ursache ab. Ist diese z.B. durch Adenotomie eliminiert, ist mit einer Besserung der Belüftung der Pauke innerhalb von 6 bis 12 Monaten zu rechnen. Bei Atrophie des Trommelfells kann trotzdem eine Tympanoplastik zur Stabilisierung notwendig sein. Bei Kindern mit Gaumenspalten persistiert die Tubenfunktionsstörung häufig auch nach dem operativen Verschluss der Spalte.

Vorsorge/Prävention

Bei Anfälligkeit für diesen Zustand empfiehlt sich die prophylaktische Durchführung eines Valsalva-Manövers*
oder bei Kindern die Rezeptur eines mit der Nase aufzublasenden Luftballons [z.B. Otobar®, Otovent®, s.a.
Abb. 2]

Chronische Mittelohrentzündung

Syn.: Otitis media chronica, chronische Mittelohreiterung

Die chronische MOE wird in Abhängigkeit von der Invasion des Plattenepithels in die Pauke und der Beteiligung des Knochens des Mastoids unterteilt in
1. chronische Schleimhauteiterung und
2. chronische Knocheneiterung.

1. Chronische Schleimhautentzündung des Mittelohres

Syn.: Otitis media chronica mesotympanalis, chronisch mesotympanale Otitis media, chronische Schleimhauteiterung

Definition

Chronische eitrige oder seröse Entzündung der Mittelohrschleimhaut mit der Bildung einer persistierenden
Perforation der Pars tensa des Trommelfells, obligat begleitet von einer variablen Mitbeteiligung der Mastoidzellen und assoziiert mit einer Funktionsstörung der Tuba auditiva [Eustach-Röhre] als Drainage und Belüftungsweg zum Nasenrachen.
Die chronische Schleimhauteiterung des Mittelohres entsteht fast nie als direkte Folge einer akuten MOE, sondern ist ein eigenständiges Krankheitsbild. Sie wird durch die obligate Präsenz eines persistierenden Defektes
des gespannten Trommelfellanteils [Pars tensa] definiert. Dieser kann infolge von abgelaufenen Entzündungen,
mechanischen oder Barotraumata oder iatrogen entstanden sein. Bei gesunden Schleimhautverhältnissen
schließt sich die Perforation spontan innerhalb von wenigen Tagen. Anderenfalls erfolgt die Epithelialisation
der Defektränder durch das Plattenepithel des Trommelfells und die Defektausheilung bleibt aus. Die dadurch
mögliche bakterielle Infektion des Mittelohres von außen, z.B. nach Wasserkontakt, aber auch die Schleimhautsekretion aus dem Mittelohr führt zu rezidivierender Sekretion aus dem Gehörgang. Es wird angenommen, dass eine Veranlagung zur Minderbelüftung der Pauke infolge von Tubenventilationsstörungen für den
chronischen Verlauf der Entzündung verantwortlich ist. Daher kann die Erkrankung als Begleitzustand des
chronischen bzw. des rezidivierenden Tubenverschlusses [s.o.] verstanden werden.
Mit zunehmender Größe des Defektes kommt es zu einer Verschlechterung der Schallaufnahmefunktion des
Trommelfells mit der Folge einer zunehmenden Schallleitungsschwerhörigkeit. Bei langjährigen und ausgeprägten Verläufen kann es zusätzlich zu einer Arrosion der Gehörknöchelchenkette kommen. In ungünstigen
Fällen kann es bei relativ kleinen, aber direkt gegenüber dem runden Fenster der Cochlea gelegenen Defekten
aufgrund der Blockade der Wanderwelle im Innenohr zu einer ausgeprägten Schallleitungskomponente der
Schwerhörigkeit bis zu 40 dB kommen.

Symptomatik

Das Kardinalsymptom der chronischen MOE ist die Otorrhoe. In Abhängigkeit von der individuellen Ausprägung kommen Schwerhörigkeit, Schwindel oder Tinnitus hinzu. Schmerzen sind selten, meist nur im Rahmen von akuten Exazerbationen oder bei Mitbeteiligung des Gehörgangs. Die Ohrsekretion kann Jucken und
Mazeration des Gehörgangs und der Ohrmuschel verursachen.

Klinischer Befund

Es besteht ein Defekt des Trommelfells mit sehr variabler Topographie, jedoch fast immer in der Pars tensa.
Die Perforation kann trocken und reizlos, aber auch stark granulierend und sekretierend sein. In ausgeprägten
Fällen kann das Trommelfell nicht mehr identifizierbar sein [Abb. 10, 11].
Die unbehandelte chronische Schleimhauteiterung kann über Jahre asymptomatisch verlaufen. Daher wird sie
insbesondere bei älteren Patienten oft als Zufallsbefund entdeckt.

Diagnostik

Die Diagnose wird anhand des otoskopischen oder ohrmikroskopischen Befunds gestellt. Die Überprüfung des
Gehörs erfolgt mittels Stimmgabel oder Audiogramm, die Überprüfung der Tubendurchgängigkeit mittels Valsalva- oder Politzer-Manöver*. Diese ist entscheidend für die Prognose der operativen Trommelfellrekonstruktion.

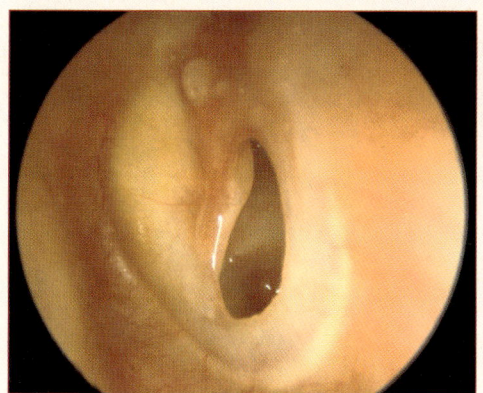

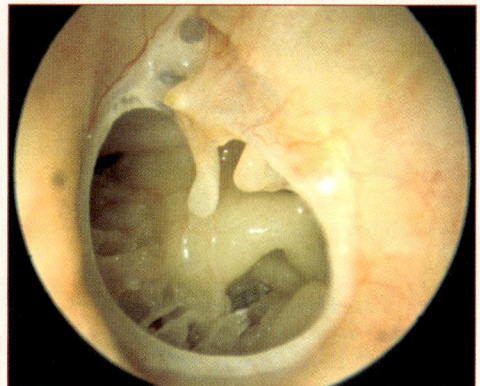

Abb. 10. Perforation der beiden hinteren Quadranten des Trommelfells

Abb. 11. Subtotaldefekt des Trommelfells. Die Gehörknöchelchenkette und die mediale Wand der Paukenhöhle wird dadurch sichtbar

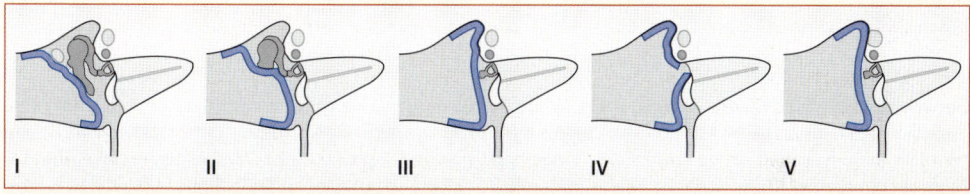

I II III IV V

Abb. 12. Fünf klassische Grundtypen der Tympanoplastik nach Wullstein. Trommelfellebene rot. **Typ I: Myringoplastik** [Trommelfellplastik]. Bei Trommelfelldefekt und erhaltener schwingungsfähiger Gehörknöchelchenkette freie Transplantation und Unterfütterung des Defektes mit Temporalisfaszie oder Perichondrium [Prüfung vor der Operation durch Prothesenversuch: Bereits der Verschluss des Trommelfelldefektes mit einer Wattekugel muss eine deutliche Gehörverbesserung ergeben].

Typ II: Ossikuloplastik. Bei unterbrochener Gehörknöchelchenkette Wiederaufbau einer Kette durch Ersatz oder Überbrückung fehlender Kettenanteile bzw. Reposition. Bei idiopathischer Hammerkopffixation Lösen der Kette.

Typ III: Bei defekter Gehörknöchelchenkette direkte Übertragung des Schalldruckes vom Trommelfell bzw. Transplantat zum Innenohr durch Interposition eines autogenen Ambossteiles, eines Keramikstempels oder einer Gold- bzw. Titanprothese zwischen Trommelfellebene und erhaltenem Steigbügel [Stapeserhöhung, PORP = partial ossicular chain reconstructive prosthesis] oder seiner Fußplatte [= Columellaeffekt, benannt nach der Columella, dem einzigen Gehörknöchelchen der Vögel, TORP = total ossicular chain reconstructive prosthesis]; es resultiert eine normal hohe Pauke. Bei Anlagerung des Trommelfells bzw. des Transplantates direkt an den erhaltenen Steigbügel entsteht eine flache Pauke [klassischer Typ III].

Typ IV: Schallschutz des runden Fensters. Um Interferenzen des Schalles, der gleichzeitig beide Fenster treffen würde, zu vermeiden. Ohne Schalldruckübertragung durch Gehörknöchelchen. Kleine Pauke.

Typ V: Fensterungsoperation am horizontalen Bogengang oder an der Fußplatte. Bei Missbildungen im Bereich des ovalen Fensters oder unlösbar fixierter Steigbügelfußplatte [z. B. durch Narben]. Decken von Fenster und Pauke mit freiem Faszientransplantat oder Gehörgangshautlappen [entsprechend der bis 1955 üblichen Fensterungsoperation bei Otosklerose].

Die Entnahme eines mikrobiologischen Abstriches zum Keimnachweis ist bei akuter Exazerbation sinnvoll, da häufig multiresistente Keime wie Pseudomonas* aeruginosa identifiziert werden.

Differenzialdiagnose
Otitis externa, chronische Knocheneiterung, Gehörgangs- und Mittelohrkarzinom, Mittelohrtuberkulose, Morbus Wegener.

Therapie
Die Behandlung der chronischen MOE ist eine Domäne der Mittelohrchirurgie. Sie beinhaltet eine Vielfalt an mikrochirurgischen Techniken [Tympanoplastiken], deren Ziel die autologe Rekonstruktion eines stabilen Trommelfells und falls nötig der Gehörknöchelchenkette ist. Es werden je nach Defektzustand 5 Typen der Tympanoplastik unterschieden [Abb. 12].

Bei einer Tubendysfunktion wird die Beseitigung der Ursache [z.B. Adenotomie oder Verbesserung der Nasenatmung durch Septumkorrektur] angestrebt.

Bei einer akuten Exazerbation einer chronischen Schleimhauteiterung wird zuerst eine symptomatische lokale Therapie mit H_2O_2-Ohrentropfen und täglicher Reinigung unter dem Ohrmikroskop eingeleitet. Nach Vorliegen eines mikrobiologischen Erregernachweises erfolgt die gezielte lokale antibiotische Therapie. Eine systemische Antibiotikagabe ist i.d.R. nicht notwendig. Eine Ausnahme stellen ältere und immunsupprimierte Patienten sowie Diabetiker dar.

Prognose

Die Prognose der unkomplizierten chronischen Schleimhauteiterung ist relativ gut. Eine generelle Abschätzung ist aufgrund der extrem variablen Verhältnisse und der unterschiedlichen operativen Behandlungsmethoden nicht möglich.

Die einfache Rekonstruktion des Trommelfells [Tympanoplastik Typ I] als Ersteingriff gelingt in 90–95 % der Fälle. In Abhängigkeit von der Tubenfunktion und dem präexistenten Entzündungszustand können aber individuell mehrfache Operationen notwendig werden. Dies gilt umso mehr, wenn eine Gehörknöchelchenarrosion vorliegt.

Die Komplikationen der chronischen MOE beinhalten eine Beeinträchtigung der um das Mittelohr befindlichen Strukturen. Am häufigsten ist die Ausdehnung der Entzündung in Form einer Mastoiditis mit Osteomyelitis. Eine Labyrinthitis mit Schwindel und Innenohrschwerhörigkeit sowie eine Fazialisparese sind ebenfalls möglich. Intrakranielle Komplikationen wie Meningitis, Enzephalitis und Hirnabszess oder Sinusvenenthrombosen sind im Antibiotikazeitalter selten.

Vorsorge/Prävention

Die chronische Schleimhauteiterung des Mittelohres wird häufig im Kindesalter vorprogrammiert. Daher sind die adäquate HNO-ärztliche Kontrolle bei Neigung zur MOE und ggf. die Beseitigung der Ursachen von Tubenventilationsstörungen die beste Prophylaxe. Es empfiehlt sich die prophylaktische Durchführung eines Valsalva-Manövers* oder bei Kindern die Rezeptur eines mit der Nase aufzublasenden Luftballons [z.B. Otobar®, Otovent®, s.a. Abb. 2] als Training der Tubenfunktion. Die Entfernung der adenoiden Vegetationen [Rachenmandel, Polypen] schafft bessere Voraussetzungen für die Normalisierung der Tubenfunktion.

2. Chronische Knocheneiterung des Mittelohres

Syn.: erworbenes Cholesteatom, chronisch epitympanale Otitis media, Otitis media chronica epitympanalis

Definition

Chronische osteoklastische Entzündung mit der Bildung einer persistierenden Perforation der Pars flaccida des Trommelfells, obligat begleitet von einer variablen Knochenzerstörung durch Invasion von verhornendem Plattenepithel des Trommelfells und des Gehörganges in die Schleimhautbereiche der Pauke und/oder des Mastoids, assoziiert mit einer chronischen Funktionsstörung der Tuba auditiva [Eustach-Röhre].

Die chronische Knocheneiterung des Mittelohres ist ein eigenständiges Krankheitsbild mit ungeklärter Ätiologie. Die häufigste Ursache ist eine Veranlagung zur Minderbelüftung der Pauke infolge von Tubenventilationsstörungen. Daher kann die Erkrankung als Folgezustand des chronischen Tubenverschlusses [s.o.] verstanden werden. Die chronische Knocheneiterung des Mittelohres wird durch eine Plattenepithelinvasion [Cholesteatom = Hornperlengeschwulst] in die normalerweise mit Schleimhaut ausgekleideten Mittelohrräume über einen Defekt des schlaffen Trommelfellanteils [Pars flacida, Epitympanon] ausgelöst. Die Einwanderung des Epithels kann Folge von abgelaufenen Entzündungen, durch Einziehung infolge chronischem Unterdruck, mechanischen Traumata oder iatrogen entstanden sein. Das Plattenepithel bildet einen langsam wachsenden, glatt begrenzten Sack, dessen Inhalt abgestoßene Hornschuppen darstellen. Nach außen werden osteoklastische Enzyme abgegeben, die den umliegenden Knochen zerstören. Die enzymatischen Abbauprodukte werden regelmäßig bakteriell zersetzt und führen zu rezidivierender foetider Sekretion aus dem Gehörgang.

Eine sehr seltene Form des Cholesteatoms, das **genuine Cholesteatom** [Abb. 13], entsteht durch eine embryonale Versprengung von Plattenepithel in das Mittelohr und bleibt damit hinter intaktem Trommelfell bis zum Eintreten von Komplikationen unsichtbar. Die Erkrankung tritt ursachengemäß im Kindes- und Jugendalter auf.

Eine weitere Sonderform der chronischen Knocheneiterung ist der **Adhäsivprozess**. Hierbei wird das gesamte Trommelfell infolge des chronischen Unterdruckes in der Pauke stark eingezogen. Dadurch kleidet das atrophe Trommelfell die mediale Wand der Pauke und die Gehörknöchelchen aus und verliert seine Schallaufnahmefunktion [s.a. Abb. 9]. Im Verlauf bilden sich Adhäsionen innerhalb der Pauke, die bis zur vollständigen Obliteration des Lumens führen können. Es besteht i.d.R. keine Trommelfellperforation.

Bei langjährigen Verläufen kommt es zu einer Arrosion der Gehörknöchelchenkette. In ungünstigen Fällen kann es zur direkten Zerstörung des knöchernen Labyrinths mit der Folge einer Labyrinthfistel kommen.

Symptomatik

Das Kardinalsymptom der chronischen Knocheneiterung ist die foetide Ohrsekretion [Otorrhoe]. In Abhängigkeit von der individuellen Ausprägung kommen Schwerhörigkeit, Schwindel und Erbrechen sowie selten eine Fazialisparese hinzu. Schmerzen sind selten, meist nur im Rahmen von akuten Exazerbationen oder bei Mitbeteiligung des Gehörgangs. Die Ohrsekretion kann Jucken und Mazeration des Gehörgangs und der Ohrmuschel verursachen.

Klinischer Befund

Es besteht eine epitympanale randständige Einziehung oder ein Defekt des Trommelfells. Die Perforation kann trocken und reizlos bei sonst weitgehend intaktem Trommelfell, aber auch stark granulierend und sezernierend sein.

Die unbehandelte chronische Knocheneiterung kann über Jahre asymptomatisch verlaufen und erst im sehr fortgeschrittenen Stadium durch dramatische Komplikationen auffallen.

Diagnostik

Die Diagnose wird anhand des otoskopischen oder ohrmikroskopischen Befunds gestellt. Das typische Cholesteatom hat eine perlenartig schimmernde, leuchtend weiße, schuppige Struktur.

Die Überprüfung des Gehörs erfolgt mittels Stimmgabel oder Audiogramm. Die Überprüfung der Tubendurchgängigkeit erfolgt mittels Valsalva- oder Politzer-Manöver*. Die Entnahme eines mikrobiologischen Abstriches zum Keimnachweis ist sinnvoll, da häufig multiresistente Keime wie Pseudomonas* aeruginosa identifiziert werden.

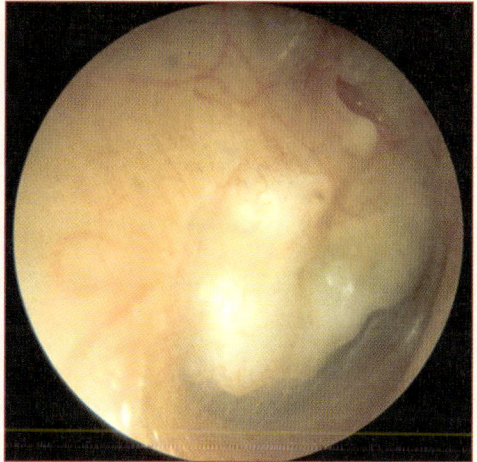

Abb. 13. Das genuine [= angeborene] Cholesteatom entsteht hinter dem intakten Trommelfell durch embryonal versprengtes Plattenepithel. Dadurch besteht lange Zeit Symptomfreiheit, und es kann nur durch weißliche Masse hinter dem Trommelfell festgestellt werden

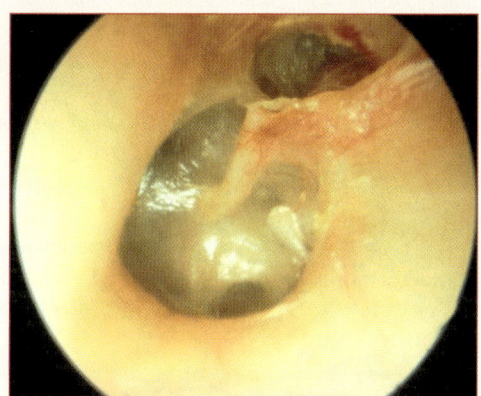

Abb. 14. Das klassische epitympanale Cholesteatom entsteht durch Einziehung des Plattenepithels im Pars flacida des Trommelfells

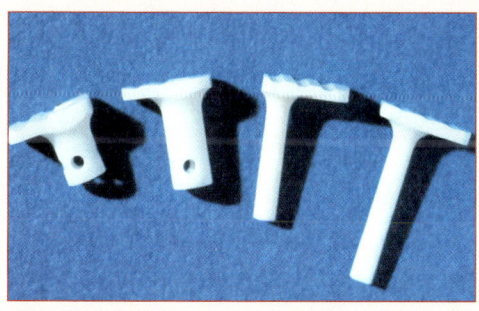

Abb. 15. Mittelohrprothesen aus Keramik. Diese können nach Bedarf passend geschliffen werden

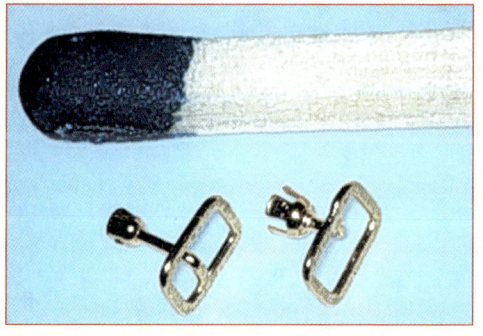

Abb. 16. Mittelohrprothesen aus Gold

Differenzialdiagnose

Gehörgangs- und Mittelohrkarzinom, Mittelohrtuberkulose, Morbus Wegener.

Therapie

Die Behandlung der chronischen Knocheneiterung ist, wie die Schleimhauteiterung, eine Domäne der Mittelohrchirurgie. Das primäre Ziel ist die vollständige Elimination des Plattenepithels aus dem Schleimhautbereich und die Schaffung einer stabilen Grenze zwischen Schleimhaut und Plattenepithel. Das sekundäre Ziel ist die

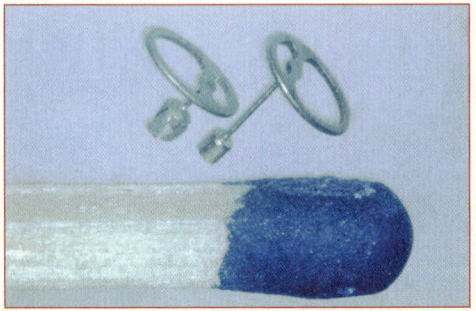

Abb. 17. Mittelohrprothesen aus Titan Typ Tübingen [Fa. Kurz]. Titan-Prothesen stellen zurzeit den Standard der alloplastischen Kettenrekonstruktion dar

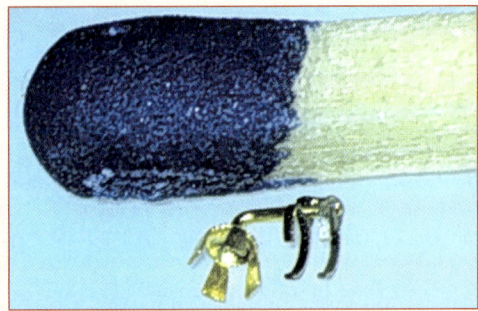

Abb. 18. Winkelprothese nach Plester [Fa. Kurz]. Diese Prothese aus Gold und Platin wurde speziell für die Rekonstruktion des kleinen Gelenks zwischen Amboss und Stapeskopf entwickelt

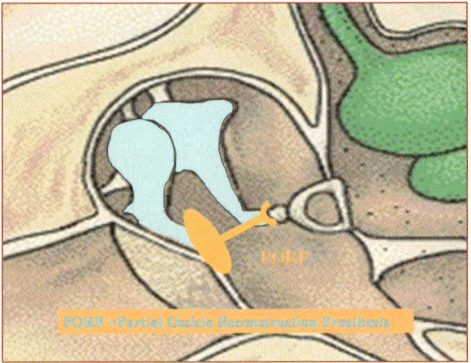

Abb. 19. Schema der Kettenrekonstruktion durch eine partielle Mittelohrprothese [PORP]

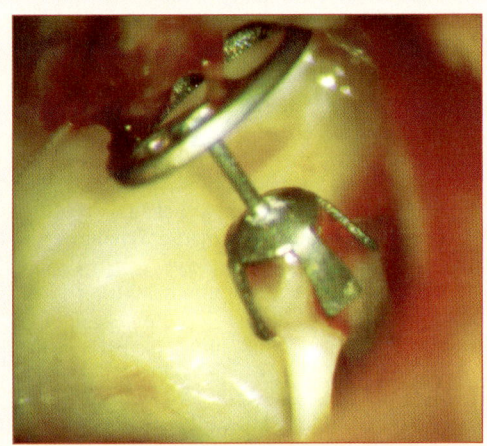

Abb. 20. Intraoperatives Bild einer PORP

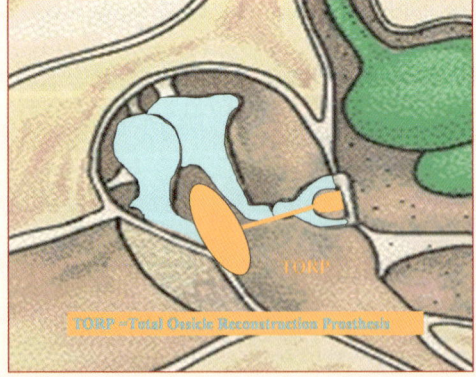

Abb. 21. Schema der Kettenrekonstruktion durch eine totale Mittelohrprothese [TORP]

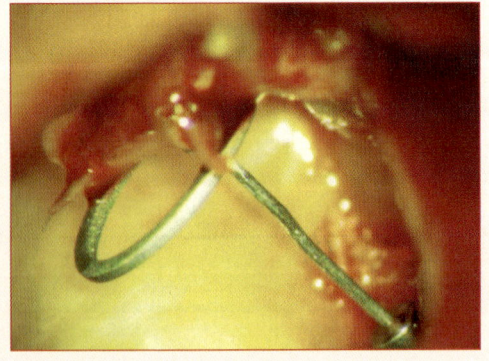

Abb. 22. Intraoperatives Bild einer TORP

Rekonstruktion der Gehörknöchelchenkette zur Hörverbesserung. Neben den reimplantierten patienteneigenen Gehörknöchelchen sind im Verlauf der letzten 50 Jahre eine Vielfalt von natürlichen und künstlichen Materialien in Form von Mittelohrprothesen für die alloplastische Kettenrekonstruktion eingesetzt worden [s. Abb. 15, 16, 17, 18]. Aufgrund der postoperativen Hörergebnisse haben sich die partiellen [**P**artial **O**ssicular chain **R**econstructive **P**rosthesis, PORP] [s. Abb. 19, 20] und totalen [**T**otal **O**ssicular chain **R**econstructive **P**rosthesis, TORP] [s. Abb. 21, 22] Prothesen aus Titan durchgesetzt.

Da insbesondere im Kindesalter eine hohe Rezidivhäufigkeit der Erkrankung zu erwarten ist, wird häufig eine mehrzeitige operative Strategie gewählt. Beim ersten Eingriff wird nur das Cholesteatom entfernt. Erst beim zweiten Schritt 10–12 Monate später wird die Vollständigkeit der Sanierung überprüft und die Kettenrekonstruktion durchgeführt.

Bei einer akuten bakteriellen Superinfektion einer chronischen Knocheneiterung wird zuerst eine symptomatische lokale Therapie mit H_2O_2-Ohrentropfen und täglicher Reinigung unter dem Ohrmikroskop eingeleitet. Nach Vorliegen des mikrobiologischen Erregernachweises erfolgt die gezielte lokale antibiotische Therapie. Eine systemische Antibiotikagabe ist i.d.R. nicht notwendig; eine Ausnahme stellen ältere und immunsupprimierte Patienten sowie Diabetiker dar.

Die Diagnose eines Cholesteatoms ist wegen der gefürchteten intrakraniellen Komplikationen eine absolute Operationsindikation. In Fällen von akutem Hörverlust und Schwindel oder Meningitiszeichen besteht ein operativ zu behandelnder Notfall, da sich innerhalb von Stunden fatale Folgen entwickeln können.

Prognose

Die Prognose hängt vom Stadium der Erkrankung bei der Erstdiagnose ab. Eine generelle Abschätzung ist aufgrund der extrem variablen Verhältnisse und der unterschiedlichen operativen Behandlungsmethoden nicht möglich. Es sind sehr häufig mehrere Operationen bis zur vollständigen und dauerhaften Sanierung notwendig. Das langfristige Hörvermögen hängt maßgeblich von der Tubenfunktion und von den anatomischen Voraussetzungen für eine operative Kettenrekonstruktion ab.

Die Komplikationen der chronischen Knocheneiterung sind potenziell lebensbedrohlich. Am häufigsten ist die Ausdehnung der Entzündung in Form einer Mastoiditis mit Osteomyelitis. Eine Labyrinthfistel mit Schwindel und Innenohrschwerhörigkeit als Zeichen der Labyrinthitis sowie eine Fazialisparese sind ebenfalls möglich. Intrakranielle Komplikationen wie Meningitis, Enzephalitis und Hirnabszess sowie Sinusvenenthrombosen sind im Antibiotikazeitalter selten.

Vorsorge/Prävention

Die chronische Knocheneiterung des Mittelohres ist bei einem chronischen Tubenverschluss im Kindesalter vorprogrammiert. Die Entfernung der adenoiden Vegetationen [Rachenmandel, Polypen] schafft bessere Voraussetzungen für die Normalisierung der Tubenfunktion. Es empfiehlt sich die prophylaktische Durchführung eines Valsalva-Manövers* oder bei Kindern die Rezeptur eines mit der Nase aufzublasenden Luftballons [z.B. Otobar®, Otovent®; s.a. Abb. 2].

Quellenhinweise

Abb. 6a–d, 7a, 12: A.R. Gattung, R. Gattung-Petith, Edingen-Neckarhausen

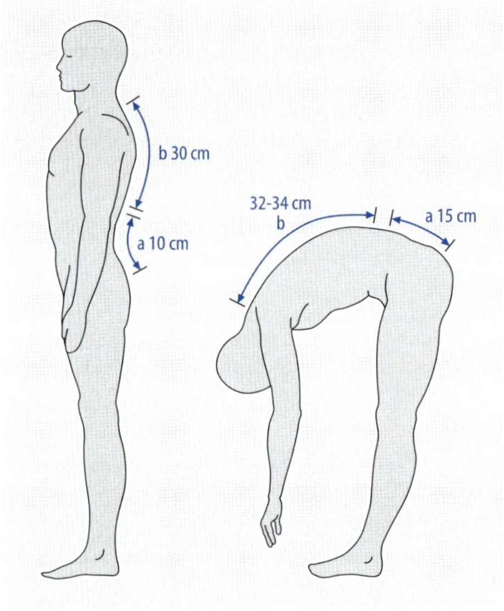

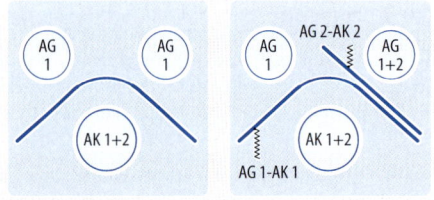

Abb. 044. Ott-Zeichen. Eine Messstrecke über der Brustwirbelsäule [**b**] verlängert sich bei Rumpfbeugung [**a**: Schober-Zeichen*]

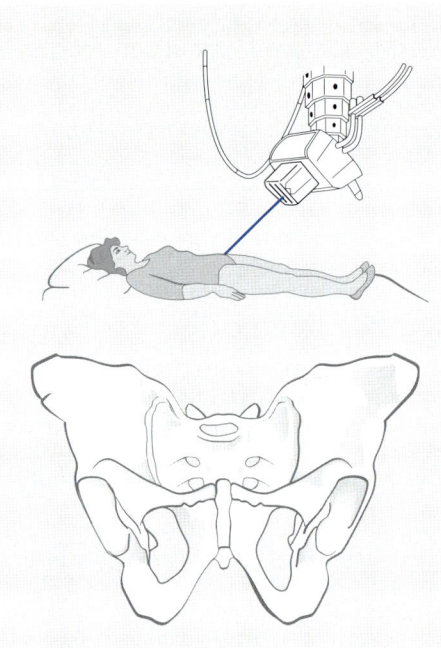

Abb. 045. Ouchterlony-Test. Identische Antigene bilden sie eine durchgehende Linie, nicht identische Antigene zwei Linien

nicht identisch, können sich mehrere Linien bilden; *s.a. Abb. 045*
Outlet-Defekt *m: Syn:* Auslass-Defekt; *s.u. Ventrikelseptumdefekt*
Outlet-Projektion *f:* Technik für Beckenaufnahmen; *s.a. Beckenringfraktur*
Ovalrekltolmie *f:* → *Ovariektomie*
Ovalrilallenldolmeltrilolse *f: Syn:* Endometriosis ovarii, Eierstockendometriose; Form der Endometriosis* genitalis externa mit einseitigem (seltener beidseitigem) Eierstockbefall; evtl. Ausbildung einer Schokoladenzyste
Ovalrilallinlsuflfilzilenz *f:* Funktionsschwäche des Eierstocks ohne Ovulation [**generative Ovarialinsuffizienz**] und/oder Fehlen der Hormonbildung [**vegetative Ovarialinsuffizienz**]; die Ursache kann im Eierstock selbst [**primäre Ovarialinsuffizienz**] oder außerhalb des Eierstocks [**sekundäre Ovarialinsuffizienz**] liegen; man findet sie u.a. bei Corpus-luteum-Insuffizienz, Störungen der Gonadotropinsekretion aus der Hypophyse, adrenogenitalem Syndrom und Anorexia nervosa; Leitsymptom ist eine primäre oder sekundäre Amenorrhoe; die diagnostische Abklärung ist oft schwierig; **Therapie:** Behandlung der Ursache, Hormonsubstitution
Ovalrilallkarlzilnom *nt: Syn:* Eierstockkarzinom; vom Eierstock ausgehender bösartiger Tumor, der vom Epithel, dem Stroma oder den Keimzellen abstammt; dritthäufigster Tumor des Genitaltraktes bei Frauen, aber häufigste Todesursache [7000 pro Jahr] unter den gynäkologischen Tumoren; 5 % treten familiär gehäuft auf, der Rest sind sporadische Erkrankungen; Ovarialkarzinome wachsen symptomlos oder symptomarm und sind bei Diagnosestellung meist schon fort-

Abb. 046. Outlet-Projektion

geschritten; Frühformen werden i.d.R. zufällig bei einer Sonografie oder im Rahmen einer Vorsorgeuntersuchung entdeckt; typisch für Ovarialkarzinome ist eine intraperitoneale Ausbreitung mit Metastasen im Douglas-Raum, Omentum majus oder Zwerchfell; es kommt zu Aszitesbildung und Auftreibung des Abdomens; sie wachsen auch in andere Organe des kleinen Beckens und den Darm ein; **Diagnose:** Sonografie, Probelaparoskopie mit Biopsie; **Therapie:** radikale Tumorentfernung und aggressive Chemotherapie, v.a. mit platinhaltigen Zytostatika; *s.u. Essay Neubildungen des Ovars S. 1195*
Ovalrilallkysltom *nt: Syn:* Cystadenoma ovarii; zystischer Eierstocktumor, der als **seröses Zystadenom** oder **muzinöses Zystadenom** auftreten kann; beide können sehr große Tumorenbilden, die die gesamte Bauchhöhle ausfüllen; eine maligne Entartung ist möglich [**verkrebstes Ovarialkystom, Cystadenocarcinoma ovarii**]; bei Ruptur des muzinösen Zystoms kann es zur Ausbildung eines Pseudomyxoma peritonei kommen; *s.a. Essay Neubildungen des Ovars S. 1195*
Ovalrilallmeltalstalsen *pl: Syn:* Eierstockmetastasen; ca. 15 % aller malignen Ovarialtumoren; sie treten zumeist bilateral auf; Primärtumor ist in 30 % der Fälle ein Endometriumkarzinom* und in 15–20 % ein Mammakarzinom* oder ein gastrointestinales Karzinom; der **Krukenberg-Tumor** ist durch Adenokarzinomzellen mit intrazellulärer Schleimbildung [**Siegelringzellen**] gekennzeichnet und ist in 90 % die Metastase eines Magenkarzinoms; *s.a. Essay Neubildungen des Ovars S. 1195*
Ovalrilalltulmolren *pl: Syn:* Eierstocktumoren; stellen eine sehr heterogene Gruppe von verschiedenen histologischen Tumorentitäten dar; neben der Unterscheidung zwischen Zysten und echten Neoplasien erfolgt die Einteilung anhand des histologischen Ursprungs; die echten Neoplasien des Ovars werden in benigne und maligne Tumoren eingeteilt; *s.u. Essay Neubildungen des Ovars S. 1195*
Ovalrilallzysite *f: Syn:* Eierstockzyste; Flüssigkeitsansammlung in einem erweiterten Follikel oder Gelbkörper; evtl. Ausbildung einer Schokoladenzyste*; stellen mit einem Anteil von 65 % aller Ovarialtumoren die größte Gruppe dar; Retenti-

Otitis externa

M.M. Maassen

Gehörgangekzem

Syn.: Otitis externa diffusa

Ursachen und Häufigkeit: Das Gehörgangekzem ist eine Infektion der Haut und Subcutis des äußeren Gehörgangs bakterieller, pilzbedingter oder allergischer Ursache. Die akute Otitis externa betrifft etwa 4 von 1000 Kindern und Erwachsenen pro Jahr. **Prädisponierende Faktoren** sind: warmes, schwüles Klima, Gehörgangsexostosen und -stenosen, Tragen von Hörgeräten, Trauma und Baden in unsauberem Wasser [**Badeotitis**].

Symptome: Bei der bakteriellen Infektion sind Schmerzen das häufigste Symptom. Im Frühstadium der bakteriellen Infektion und bei der Pilzinfektion findet sich Juckreiz. Otorrhoe ist besonders bei der bakteriellen Infektion vorhanden.

Befunde: Wird der äußere Gehörgang verlegt, kann eine Schallleitungsschwerhörigkeit vorkommen. Typisch sind der Tragusdruckschmerz und eine weißliche Desquamationen des Gehörganges. Die Gehörgangshaut ist verdickt und weißt ohne akuten Infekt eine Neigung zu Schrundenbildungen auf. Pseudomonas aeruginosa ist der am häufigsten angetroffene Keim bei bakteriellen Infektionen des äußeren Gehörgangs. Das Sekret des äußeren Gehörgangs riecht bei Anaerobierinfektionen fötide. Das Gehörgangsekzem kann häufig mit einer Lymphadenitis colli assoziiert sein.

Therapie: Sorgfältige Reinigung des äußeren Gehörgangs, Auspinselung des äußeren Gehörgangs mit 1 % Gentianaviolettlösung, mikrobiologischer Abstrich und Erregernachweis, bei bakteriellem Infekt Streifeneinlage mit desinfizierenden, antimikrobiellen Salben oder Tropfen, bei Pilzinfektion antimykotische Salbe. Bei trockener Form des Gehörgangsekzems lokale Triamcinolon-Applikation. Die Kontakt- oder allergische Dermatitis sollte durch Vermeidung des auslösenden Agens, Reinigung und der Gabe von topischem Corticoid behandelt werden.

Gehörgangsfurunkel

Syn.: Ohrfurunkel, Otitis externa furunculosa, Otitis externa circumscripta

Ursachen und Häufigkeit: Akute Staphylococcus aureus-Infektion, die von den Haarfollikeln des knorpeligen Gehörgangs ausgeht.

Symptome: Tragusdruckschmerz, Schmerz bei Zug an der Ohrmuschel

Befunde: Im Frühstadium noduläre Schwellung, die in eine fluktuierende Schwellung übergehen kann. Prä- oder retroaurikuläre Lymphknotenschwellung.

Therapie: Analgetika, lokale Streifeneinlage mit 70 % Alkohol oder 0,2 % Dequaliniumchloridlösung und später Einlage eines Streifens mit Antibiotika und Cortisonsalbe. Eine fluktuierende Schwellung sollte unter antibiotischem Schutz inzidiert und drainiert werden.

Otitis externa maligna

Syn.: progressive nekrotisierende Otitis, progrediente Otitis, Otitis externa necroticans, Schläfenbeinosteomyelitis

Ursachen: meist Diabetiker oder Patienten mit geschwächter Abwehrlage betreffende, auf dem Boden einer unkomplizierten Otitis externa entstehende nekrotisierende Entzündung durch Pseudomonas aeruginosa

Symptome: führt zu starken Schmerzen, kann zu einer Osteomyelitis des Schläfenbeins, Fazialisparese und Ausfälle anderer Hirnnerven führen

Befunde: fötide Eiterung und Granulationen im Gehörgang

Therapie: systemische Antibiotika [Azlocillin, Piperacillin, Gyrasehemmer, Cephalosporine der dritten Generation], tägliche Reinigung des Gehörgangs, operative Ausräumung, bei Therapieresistenz Ohrradikaloperation oder Petrosektomie, hyperbare Sauerstofftherapie bei Therapieversagern

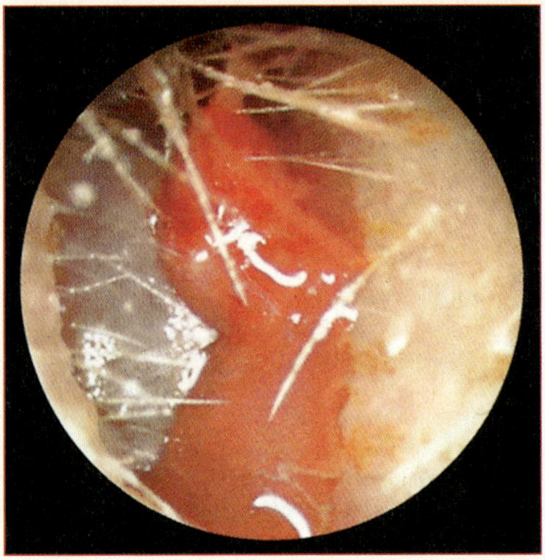

Abb. 1. Otitis externa maligna. Granulationen an der knöchernen hinteren Gehörgangswand

Gehörgangsmykose

Syn.: Otomykose, Ohrmykose

Ursachen: bei verändertem Milieu des Gehörgangs können Infektionen durch Aspergillus, Candida albicans, Mukor und Dermatophyten zu einer Infektion der medialen Gehörgangshaut führen

Symptome: starker Pruritus, weniger schmerzhaft als Otitis externa

Befunde: Pilzrasen auf einer entzündeten Gehörgangshaut

Therapie: nach Entnahme eines mikrobiologischen Abstrichergebnis und Artbestimmung des Erregers vollständige Trocknung des Gehörgangs, Reinigung des Gehörgangs und lokale antimykotische Therapie

Quellenhinweise
Abb. 1: Reuter: Springer Lexikon Medizin, Springer Verlag 2004

Neubildungen des Ovars

R. Kreienberg, S. Digel

Pathogenese und histologische Klassifikation

Ovarialtumoren stellen eine sehr heterogene Gruppe von verschiedenen histologischen Tumorentitäten dar. Neben der Unterscheidung zwischen Zysten und echten Neoplasien erfolgt die Einteilung anhand des histologischen Ursprungs. Die echten Neoplasien des Ovars werden in benigne und maligne Tumoren eingeteilt.

Ovarialzysten

Ovarialzysten stellen mit einem Anteil von 65 % aller Ovarialtumoren die größte Gruppe dar. Sie gehen zumeist von Derivaten der Follikel sowie von Einstülpungen oder Heterotopien des Zölomepithels aus. Von Retentionszysten, die funktionell oder dysgenetisch entstanden sind und zumeist über Jahre unverändert bleiben, werden funktionelle Zysten abgegrenzt. Hierunter werden zystische, zystisch-solide und solide Wachstums- und Regressionsvorgänge verstanden, die unter dem Einfluss der Sexualhormone entstehen und sich i.d.R. nach einiger Zeit zurückbilden. In Tabelle 1 sind die verschiedenen Ovarialzysten aufgeführt.

Tab. 1. Zysten des Ovars

	Morphologie	Zahl und Größe	Bemerkungen
Follikelzyste	einkammerig, dünnwandig, vorwiegend Theka-, wenig Granulosazellen	meist einzeln, bis 6 cm	meist Anovulation, Zyklusstörungen
Thekaluteinzyste	mehrkammerig mit soliden Anteilen, Granulosa- und luteinisierte Theka-interna-Schicht	meist polyzystisch, 3 bis > 10 cm	bei exogener Überstimulation
Corpus-luteum-Zyste	z.T. solide Anteile	einzeln, 3–6 cm	häufig Amenorrhoe
Endometriosezyste [Schokoladenzyste]	Zyste mit dunkelbraunen Blutmassen, Nachweis von Endometriumdrüsen	zumeist einzeln, 3 bis > 6 cm	zyklische Schmerzen
Polyzystisches Ovar	verdickte Tunica albuginea, Sekundärfollikel, Ovar ist meist vergrößert	zahlreiche, 1–3 cm große einkammerige Zysten	Virilisierung, Sterilität

Echte Neoplasien des Ovars

Die Klassifikation der Ovarialtumoren erfolgt anhand ihrer Histogenese [Tab. 2].

Epitheliale Ovarialtumoren machen fast 2/3 aller primären Ovarialneoplasien und ca. 90 % der malignen Ovarialtumoren aus. **Seröse Ovarialtumoren** sind durch zystische Hohlräume gekennzeichnet, die von einem serösen Epithel ausgekleidet sind. Sie sind in 60 % gutartig, in 10–15 % Borderline-Tumoren und in 20–30 % invasive Karzinome. **Muzinöse Ovarialtumoren** sind durch ein schleimbildendes Epithel gekennzeichnet. Insgesamt sind 70 % benigne, 20 % Borderline- und 10 % maligne Tumoren. **Endometrioide Tumoren** sind selten gutartig. Sie ähneln in ihrem histologischen Erscheinungsbild dem Endometriumkarzinom*.

Keimzelltumoren leiten sich von embryonalen Keimzellen mit embryonaler oder extraembryonaler Differenzierung ab. Mehr als 90 % sind gutartige, zystische Teratome [**Dermoidzysten**]. Sie finden sich in jedem Lebensalter. In Kindheit und Adoleszenz machen sie 60 % aller Ovarialtumoren aus. Nur 3–5 % der Keimzelltumoren sind maligne, mit nahezu ausschließlicher Manifestation im Kindes- und Jugendalter.

Tumoren des gonadalen Stromas leiten sich von den primitiven Keimsträgen [Sertoli- und Granulosazellen] und dem mesenchym der embryonalen Gonaden [Theka- und Leydigzellen] ab. Stromatumoren sind meist gutartig und fallen durch hormonelle Störungen aufgrund der Synthese von Steroidhormonen auf.

Ovarialmetastasen umfassen ca. 15 % aller malignen Ovarialtumoren. Sie treten zumeist bilateral auf. Primärtumor ist in 30 % der Fälle ein Endometriumkarzinom* und in 15–20 % ein Mammakarzinom* oder ein gastrointestinales Karzinom. Der **Krukenberg-Tumor** ist durch Adenokarzinomzellen mit intrazellulärer Schleimbildung [**Siegelringzellen**] gekennzeichnet und ist in 90 % die Metastase eines Magenkarzinoms.

Borderline-Tumoren der Ovarien, auch **Tumoren mit low malignant potential** [LMP] genannt, stellen eine kontroverse Gruppe dar, die morphologisch und klinisch zwischen benignen Tumoren und Karzinomen steht. Sie zeichnen sich durch verstärkte Proliferation mit entsprechendem Mitosereichtum und Kernatypien aus und können zu peritonealen Absiedelungen und Aszitesbildung führen. Die Basalmembran wird von den LMP-Tumoren nicht durchbrochen. Am häufigsten treten **seröse, muzinöse und endometrioide Borderline-Tumoren** auf. Die Prognose der serösen Borderline-Tumoren ist im Allgemeinen sehr günstig. Sie hängt dabei in erster Linie vom Tumorstadium und dem Alter ab. Weitere prognostisch relevante Faktoren sind Mikroinvasion, Ploidiegehalt, Proliferationsnachweis, Vorhandensein von extraovariellen Implantaten und mikropapillärer Subtyp.

Das therapeutische Vorgehen erfolgt nach heutigem Standard chirurgisch mittels adäquatem Staging und Entfernung sämtlicher Läsionen. Ein fertilitätserhaltendes Vorgehen ist dabei in frühen Stadien möglich.

Diagnostik

Ziel der Diagnostik ist – neben der Erkennung eines Ovarialtumors – die Unterscheidung zwischen Zysten und echten Neoplasien sowie deren Dignitätseinschätzung. Neben der ausführlichen Anamnese dienen hierzu v.a. die klinische Untersuchung und der Ultraschall.

Tab. 2. Histogenetische Einteilung der Ovarialtumoren

Histologie [Durchschnittsalter]	Anteil [%]
Epitheliale Tumoren [35–85 Jahre]	ca. 65–75
• seröse Tumoren	46
• muzinöse Tumoren	36
• endometrioide Tumoren	8
• klarzellige [mesonephroide] Tumoren	3
• Übergangszelltumoren	2
• gemischte epitheliale Tumoren	3
• undifferenzierte epitheliale Tumoren	2
Keimzelltumoren	ca. 15
• Dysgerminome [10–30 Jahre]	
• endodermale Sinustumoren [0–30 Jahre]	
• Teratome [0–20 Jahre]	
• embryonale Karzinome	
• Chorionkarzinome [5–30 Jahre]	
Tumoren des gonadalen Stromas	ca. 7
• Granulosa-Stroma-Zell-Tumoren	
• Androblastome, Sertoli-Leydig-Zell-Tumoren [10–30 Jahre]	
• Gynandroblastome	
• unklassifizierte Stromatumoren	
Gonadoblastome	< 1
Lipidzelltumoren	< 1
Unspezifische Bindegewebstumoren	–
• Fibrome	
• Hämangiome	
• Leiomyome	
• Lipome	
• Lymphome	
• Sarkome	
Unklassifizierte Tumoren	< 1
Ovarialmetastasen	6–10
• gastrointestinale Tumoren [Krukenberg-Tumoren]	
• Mammakarzinome	
• Endometriumkarzinome	
• Lymphome	

! Zurzeit steht kein bildgebendes Untersuchungsverfahren zur Verfügung, mit dem eine sichere Dignitätsbeurteilung von Ovarialtumoren möglich ist. Erst die histologische Untersuchung kann sicher zwischen malignen und benignen Neoplasien unterscheiden.

Da aber insbesondere bei jungen Frauen über 95 % der Ovarialtumoren gutartige, v.a. funktionelle Zysten sind, liegt die besondere Schwierigkeit in der sicheren Abgrenzung dieser gutartigen, sich häufig selber zurückbildenden Zysten von echten Neoplasien, um unnötige Operationen zu vermeiden.

Anamnese

Durch eine sorgfältige Anamnese können Patientinnen einer Risikogruppe zugeteilt und bei Vorliegen eines Ovarialtumors eine Dignitätseinschätzung vorgenommen werden. Als besondere Risikogruppe für einen malignen Ovarialtumor gelten Frauen, die

- > 40 Jahre alt sind,
- über persistierende gastrointestinale Symptome berichten [die nicht anderweitig zu erklären sind],
- einen malignen Tumor, insbesondere der Brust oder des Gastrointestinaltrakts, in der Anamnese aufweisen und
- über eine lange Vorgeschichte einer ovariellen Dysfunktion berichten.

Alter und Tumorvorkommen

Bei nachgewiesenem Ovarialtumor kann das Alter der Patientin bereits erste Hinweise auf die Ursache und die Dignität geben:

- **Kindes- und Jugendalter**: Jeder Ovarialtumor gilt als abnorm und bedarf der sofortigen Abklärung. Das Dermoid* ist der häufigste gutartige, das Dysgerminom* der häufigste bösartige Tumor.
- **Geschlechtsreife**: In der Differenzialdiagnose von Ovarialtumoren haben Ovarialzysten eine große Bedeutung. Funktionelle Zysten finden sich v.a. zu Beginn und gegen Ende der reproduktiven Phase aufgrund der häufig bestehenden hormonellen Regulationsstörungen. Auch die physiologischen Vorgänge im Ovar [Follikelbildung, Ovulation, Transformation zum Corpus luteum mit Vaskularisation und Regression des Corpus luteum] sind sonografisch zum Teil von echten Neoplasien und auch von frühen Ovarialkarzinomen kaum zu unterscheiden. Weiterhin erschweren entzündliche Veränderungen der Adnexe die Differenzialdiagnose. Gutartige Ovarialtumoren sind etwa 10-mal häufiger als maligne Tumoren.
- **Postmenopause**: Die Inzidenz maligner Ovarialtumoren steigt um den Faktor 3. Aufgrund des Wegfalls funktioneller und dem weitgehenden Fehlen entzündlicher Veränderungen oder der Endometriose muss jeder Ovarialtumor als abnorm angesehen und weiter abgeklärt werden.

Klinische Symptomatik

Es gibt keine charakteristischen Symptome, die auf einen Ovarialtumor hinweisen oder die eine eindeutige Differenzialdiagnose bei Vorliegen eines Ovarialtumors zulassen. Ovarialtumoren sind oft selbst bei erheblicher Größe asymptomatisch und werden häufig erst durch eine Routineuntersuchung entdeckt. Die häufigsten Symptome des Ovarialkarzinoms sind in Tabelle 3 zusammengestellt.

Verschiedene Komplikationen, sowohl bei benignen als auch bei malignen Tumoren, können zu akuten Schmerzen und dem Bild eines akuten Abdomens führen. Dazu gehören in erster Linie die Stieldrehung, die Ruptur mit intraabdominaler Blutung und die akute Nekrose größerer Tumorabschnitte. [*s.a. Essay Bauch- und Beckenschmerzen*]

Tab. 3. Häufigste Symptome des Ovarialkarzinoms

Symptom	% der Gesamtzahl
Bauchschmerzen	50
Bauchumfangszunahme	50
gastrointestinale Beschwerden	22
• davon Obstipation	6
Gewichtsabnahme	18
abnorme Blutungen	17
Miktionsbeschwerden	16
Druckgefühl im Becken	5
Kreuzschmerzen	5

Klinische Untersuchung

Im Rahmen der klinischen Untersuchung ist auf den Ernährungszustand der Patientin und die Konfiguration des Abdomens [Aszites, Vorwölbung] zu achten. Bei der Spiegeleinstellung können Blutungen ex utero und Douglas-Metastasen auffallen.

Ovarialkarzinome sind im Rahmen der bimanuellen vaginalen Untersuchung, gelegentlich auch transabdominal, als schlecht bewegliche, nicht druckdolente Befunde mit ungleichmäßiger Oberfläche und Konsistenz tastbar. Beidseitige Befunde sprechen am ehesten für ein malignes Geschehen.

Bildgebende Verfahren

Sonografie: Bei der Diagnose von Ovarialtumoren steht unter den bildgebenden Verfahren die Sonografie an erster Stelle, da sie nicht nur kostengünstig und unkompliziert, sondern in der Differenzierung von benignen und malignen Tumoren der Computertomografie überlegen ist. Es muss aber ausdrücklich darauf hingewiesen werden, dass mit der Sonografie keine histopathologischen Diagnosen gestellt und nur sonografische Befunde mit einer gewissen Wahrscheinlichkeit bestimmten Tumorentitäten zugeordnet werden können. Im Vordergrund steht der **transvaginale Ultraschall**, der eine exzellente Darstellung von Befunden im kleinen Becken sowie ihre Einteilung in solide und zystische Tumoren ermöglicht. Auch Flüssigkeit im Douglas-Raum kann mittels der transvaginalen Sonografie leicht nachgewiesen werden. Die **transabdominale Sonografie** dient der Darstellung großer Tumoren sowie intraabdominaler Metastasen.

Computertomografie: Hat keine Bedeutung bei der Differenzierung von Ovarialtumoren. Im Vergleich zur transvaginalen Sonografie bietet sie keine Vorteile, ist aber deutlich aufwändiger, teurer und mit einer Strahlenbelastung für die Patientin verbunden. Vorteil der Computertomografie ist die Erkennung von Tumoren im Bereich der Hinterwand des Abdomens, v.a. paraaortale Lymphknotenmetastasen sowie der Nachweis von Lebermetastasen. Aus diesem Grund wird die Computertomografie in der Rezidivdiagnostik und zur Verlaufskontrolle nach Chemotherapie häufig eingesetzt.

O

Tumormarker

In Abhängigkeit vom histologischen Tumortyp werden die verschiedenen Tumormarker in unterschiedlicher Häufigkeit exprimiert und im Serum der Patientinnen nachgewiesen [Tab. 4]. Betont werden muss, dass die Bestimmung von Tumormarkern der Verlaufskontrolle nach einer Operation oder Chemotherapie sowie der Erkennung eines Rezidivs dient und nicht der Dignitätsbestimmung von Ovarialtumoren. Bei epithelialen, serösen Karzinomen ist CA-125 der wichtigste Marker, bei muzinösen CA-19-9 und CA-72-4. Auch CEA kann beim Ovarialkarzinom in erhöhter Konzentration im Serum nachgewiesen werden. Zu beachten ist, dass bei 50 % der Patientinnen mit einem serösen Ovarialkarzinom im Stadium I/II CA-125 falsch-negativ ist, ebenso bei 40 % der endometrioiden und muzinösen Ovarialkarzinome. Des Weiteren können CA-125-Spiegel auch im Rahmen benigner Erkrankungen ansteigen [Endometriose, Lebererkrankungen, Autoimmunerkrankungen].

Tab. 4. Tumormarker im Serum bei malignen Ovarialtumoren

Marker	Serum-positiv	Indikation
CA-125	80 % im Stadium III und IV serös > 80 % endometrioid > 60 %	epitheliale Tumoren keine direkte Korrelation zur Tumormasse
CEA	30–40 %	besonders muzinöse Karzinome
CA-72-4		nur bei epithelialen Tumoren, wenn CEA und CA-125 negativ sind
AFP		Dottersacktumor
HCG		Chorionkarzinom

Früherkennung und Screening

Die Früherkennung des Ovarialkarzinoms ist problematisch. Charakteristische Frühsymptome gibt es nicht, sodass die Diagnose Ovarialkarzinom in 70 % der Fälle erst in den fortgeschrittenen Stadien III und IV erfolgt. Dies ist der Grund für die niedrigen Gesamt-5-Jahres-Überlebensraten, die zwischen 20 und 40 % liegen.

Die transvaginale Sonografie ermöglicht den Nachweis geringgradiger morphologischer Veränderungen des Ovars und somit auch eine Erkennung von Frühformen des Ovarialkarzinoms. Diese Veränderungen sind aber nicht immer von den viel häufiger vorkommenden funktionellen Veränderungen sicher abgrenzbar, sodass eine Vielzahl falsch-positiver Befunde erhoben wird. Damit kann ein generelles Screening derzeit aufgrund der ungünstigen Kosten-Nutzen-Relation nicht empfohlen werden. Eine bessere Praktikabilität im Sinne einer Kostensenkung könnte möglicherweise durch Eingrenzung der zu untersuchenden Frauen [zusätzliche Risikokriterien für ein Ovarialkarzinom] und gleichzeitige CA-125-Bestimmung herbeigeführt werden. Derartige Studien werden zurzeit durchgeführt.

Patientinnen aus Risikogruppen [familiäre Belastung, Vorliegen einer BRCA-Mutation] sollten auf jeden Fall regelmäßig gynäkologisch untersucht werden.

Klinisches Management benigner Ovarialtumoren

Durch die klinische Untersuchung und insbesondere den Einsatz des transvaginalen Ultraschalls wird eine Vielzahl von Adnextumoren diagnostiziert. Die besondere Schwierigkeit besteht in der Dignitätsbestimmung. Auf der einen Seite sollten alle echten Neoplasien, insbesondere maligne Tumoren, möglichst schnell operiert werden, auf der anderen Seite ist die Anzahl unnötiger Operationen bei funktionellen Zysten möglichst gering zu halten. Auch wenn mit allen apparativen Untersuchungsmethoden und der klinischen Untersuchung die Dignitätsaussage eines Ovarialtumors ohne Histologie nicht fehlerfrei möglich ist, erlauben sie doch eine Einteilung der Befunde in bestimmte Risikogruppen. Diese Einteilung richtet sich nach

- dem Beschwerdebild,
- dem Alter bzw. dem Menopausenstatus,
- der sonografischen Tumorstruktur und
- der Tumorgröße.

Prinzipiell besteht die Möglichkeit des **abwartenden Verhaltens**, des **laparoskopischen Eingriffs** und der **Laparotomie**.

Bei allen Patientinnen, bei denen sonografisch und klinisch eine funktionelle Zyste vermutet wird, ist zunächst ein **abwartendes Verhalten** mit regelmäßigen Kontrollen in 4-wöchigen Abständen indiziert. Die Kontrollen sollten 3–5 Monate fortgesetzt werden. In diesem Zeitraum ist mit einer Rückbildung der funktionellen Zysten in etwa 90 % zu rechnen. Kriterien, die für dieses Vorgehen sprechen, sind

- prä- und perimenopausale Patientinnen,
- sonografisch einfache, glatt begrenzte Zysten ohne papilläre Strukturen,
- maximale Größe der Zysten bis 7 cm,
- Zysten mit wabigen oder schleierartigen Binnenechos,
- keine oder nur geringe Beschwerden sowie
- palpatorisch glatt begrenzter, mobiler, prall elastischer Ovarialtumor.

Die **Indikation zur Operation** eines Ovarialtumors ist bei folgenden Kriterien gegeben:
- Größenzunahme einer Zyste,
- Persistenz der Zyste über 5 Monate,
- Beschwerden,
- typische Ultraschallbefunde [z.B. Endometriose],
- vor der Pubertät, postmenopausal,
- Verdacht auf echte Neoplasie sowie
- Verdacht auf malignen Ovarialtumor.

Mit der Indikation zur Operation muss über den operativen Zugangsweg, d.h. laparoskopisch oder durch Laparotomie, entschieden werden. Bei **Verdacht auf einen malignen Ovarialtumor** muss eine **Laparotomie** über abdominalen Längsschnitt durchgeführt werden. Bei **gutartigen Ovarialtumoren** hat die **laparoskopische Diagnostik und** operative **Entfernung** einen festen Platz in der gynäkologischen Beckenchirurgie. Stellt sich hierbei intraoperativ auch nur der geringste Verdacht auf einen malignen Tumor muss das laparoskopische Vorgehen verlassen und eine Laparotomie durchgeführt werden.

Maligne Ovarialtumoren

Inzidenz, Epidemiologie und Ätiologie
Maligne Ovarialtumoren machen 4 % aller Neoplasien und 20 % der Genitalkarzinome der Frau aus. Die **Inzidenz** der malignen Ovarialtumoren beträgt in den industrialisierten Ländern etwa 15 auf 100.000 Frauen pro Jahr, sodass 1–2 % aller Frauen im Laufe ihres Lebens erkranken. Auch wenn alle Altersstufen betroffen sein können, ist die Inzidenz bei den 65- bis 85-jährigen Frauen am höchsten [54/100.000]. Das mittlere Alter bei Diagnosestellung ist 58 Jahre. Während die **Ätiologie** des Ovarialkarzinoms noch nicht geklärt ist, lassen sich mehrere Risikofaktoren benennen [Tab. 5].

Stadieneinteilung
Die Stadieneinteilung erfolgt nach den Kriterien des TNM- und des FIGO-Systems [Tab. 6]. Sie ist entscheidend vom intraoperativen Befund abhängig.

Prognosefaktoren
Die Heilungserwartung beim Ovarialkarzinom ist von mehreren Faktoren abhängig. Zwischen Tumorstadium [TNM/FIGO] und Gesamtüberleben besteht eine enge Korrelation [Tab. 7], sodass die Diagnose im Stadium I oder II mit einer günstigen Prognose einhergeht. Findet sich intraoperativ bereits ein fortgeschrittenes Karzinom [Stadium III/IV], ist der weitere Krankheitsverlauf stark vom postoperativen Tumorrest abhängig. Dieser wird über den Durchmesser des größten belassenen Tumorherdes definiert. Bei Frauen, die postoperativ makroskopisch frei von Tumorgewebe sind, beträgt die 5-Jahres-Gesamtüberlebensrate 50–60 %. Bei Tumorresten von 2 cm sinkt diese auf 30–40 %, bei größeren residuellen Herden auf < 10 %. Innerhalb der Gruppe der epithelialen Tumoren spielt der histologische Subtyp eine prognostisch untergeordnete Rolle. Eine gute histologische Differenzierung [G1] hingegen geht im Allgemeinen mit günstigeren Überlebensraten einher. Auch Faktoren wie die Ploidie des Tumors, der S-Phasen-Anteil, die Amplifika-

Tab. 5. Risiko- und protektive Faktoren für das Ovarialkarzinom

Risikofaktoren	Protektive Faktoren

- positive Familienanamnese
- BRCA 1-[BRCA 2-]Mutation
- Lynch-II-Syndrom [HNPCC]
- endokrine Faktoren
  - Nulliparae
  - Sterilitätstherapie
  - frühe Menarche, späte Menopause
- Strahlenexposition
	- orale Kontrazeptiva
	- Schwangerschaften
	- Tubenligatur

Tab. 6. Stadieneinteilung des Ovarialkarzinoms

TNM	FIGO	Befundsituation
T1	I	Tumor begrenzt auf Ovarien
T1a	Ia	ein Ovar befallen, Kapsel intakt
T1b	Ib	beide Ovarien befallen, Kapsel intakt
T1c	Ic	wie T1a/b, zusätzlich Kapseldurchbruch oder Tumor auf Ovaroberfläche oder maligne Zellen in Aszites/Peritonealspülung
T2	II	Tumorausbreitung im Becken
T2a	IIa	Tumorausbreitung auf Uterus und/oder Tube[n]
T2b	IIb	Tumorausbreitung auf anderes Beckengewebe
T2c	IIc	wie T2a/b, zusätzlich maligne Zellen in Aszites/Peritonealspülung
T3	III	Peritonealmetastasen außerhalb des Beckens und/oder Lymphknotenmetastasen
T3a	IIIa	mikroskopische Peritonealmetastasen außerhalb des Beckens
T3b	IIIb	makroskopische [≤ 2 cm] Peritonealmetastasen außerhalb des Beckens
T3c	IIIc	makroskopische [> 2 cm] Peritonealmetastasen außerhalb des Beckens und/oder
N1		befallene regionäre Lymphknoten
M1	IV	Fernmetastasen, z.B. Leberparenchymmetastasen, zytologisch gesicherte Pleurametastasen

tion von Onkogenen und die Expression von Wachstumsfaktoren beeinflussen den klinischen Verlauf. Spricht der Tumor auf eine platinhaltige Chemotherapie, sind die Überlebensraten der Patientin höher. Selbstverständlich sind auch der Allgemeinzustand der Patientin sowie ihr Alter prognostisch relevant.

Tab. 7. 5-Jahres-Überlebensrate in Abhängigkeit vom Tumorstadium

Stadium	5-Jahres-Überlebensrate [%]
FIGO I	80–90
FIGO II	60–80
FIGO III	20–25
FIGO IV	5–10

Ausbreitungsformen

Ovarialkarzinome breiten sich auf folgenden Wegen aus:
- mit der Zirkulation der Peritonealflüssigkeit in der Peritonealhöhle
- über die Lymphbahnen in die pelvinen und abdominalen Lymphknotenstationen
- selten hämatogen.

Die häufigste und früheste Form der Ausbreitung von Ovarialkarzinomzellen erfolgt über die Ablösung von Tumorzellen aus der Ovaroberfläche, die mit der Zirkulation der Peritonealflüssigkeit in der Bauchhöhle verteilt werden und sich auf dem Peritoneum implantieren können. So finden sich bereits im Frühstadium **Implantationmetastasen** auf dem Peritoneum des Douglas-Raumes, des kleinen Beckens, der parakolischen Rinnen und des Diaphragmas. Eine häufige Lokalisation von Tumorabsiedelungen betrifft das Omentum majus, das oft völlig in eine tumoröse Platte [*omental cake*] umgewandelt ist. In vielen Fällen kommt es zur Kompression von Darmschlingen von außen, ohne dass selbst in fortgeschrittenen Stadien intraluminales Wachstum nachweisbar ist. Das Ovarialkarzinom überwindet nicht die Organgrenzen, was die Basis für die Möglichkeit eines radikalen operativen Vorgehens liefert.

Die lymphatische Ausbreitung in die pelvinen und paraaortalen Lymphknoten ist der zweite typische Weg. Eine hämatogene Dissemination in Leber oder Lunge ist primär äußerst selten. Häufig findet dies jedoch sekundär im späteren Verlauf der Erkrankung statt.

Therapie

Die radikale primäre Operation mit dem Ziel der vollständigen Entfernung sämtlicher makroskopisch fassbarer Tumormanifestationen und eine wirksame Kombinationschemotherapie stellen die beiden Säulen im modernen Behandlungskonzept des Ovarialkarzinoms dar.

Operative Therapie. Die Operation steht bei der Primärtherapie des Ovarialkarzinoms im Vordergrund. Angestrebt wird die Entfernung sämtlichen Tumorgewebes im Sinne einer R0-Situation. Ist dies nicht möglich, sollten Restherde von nicht mehr als 1 cm Durchmesser verbleiben, da die Prognose der Patientin von der Resttumormasse entscheidend abhängt.

Die Operation erfolgt über einen abdominellen Längsschnitt. Nach Eröffnung des Peritoneums wird Sekret oder Spülflüssigkeit aus dem Douglas-Raum asserviert und der zytologischen Diagnostik zugeführt. Nach genauer Inspektion und Palpation des Abdomens folgt die Hysterektomie* und Adnexektomie* beidseits, die Omentektomie* sowie die Appendektomie*. Eine pelvine und paraaortale Lymphonodektomie* ist bei Tumorreduktion < 1 cm ebenfalls indiziert. In fortgeschritteneren Stadien sind in etwa 30–50 % der Fälle Darmresektionen notwendig, um eine ausreichende Tumorreduktion zu erreichen.

Bei jungen Patientinnen mit Kinderwunsch kann im Stadium FIGO Ia die operative Therapie auf die Exstirpation nur der befallenen Adnexe beschränkt werden.

Chemotherapie. An die Operation schließt sich in der Regel eine platin- und taxanhaltige Kombinationschemotherapie an. Wichtigste Voraussetzung für eine Heilung stellt die Möglichkeit dar, mit der Chemotherapie eine Vollremission zu erzielen. Dabei ist die Wahrscheinlichkeit einer Vollremission umso größer, je kleiner die postoperativ verbliebene Tumormasse ist. Im Stadium FIGO III und IV liegt bei Tumorresten < 1 cm die 5-Jahres-Überlebenswahrscheinlichkeit bei 40–50 %, bei Tumorresten von 1–2 cm nur bei etwa 20–30 %.

Nachsorge

Bei den malignen Ovarialtumoren erfolgt die Nachsorge nach Abschluss der Primärtherapie in den ersten 2 Jahren alle 3 Monate, in den folgenden 3 Jahren halbjährlich, anschließend jährlich. Sie beinhaltet eine detaillierte Zwischenanamnese, eine körperliche und eine gynäkologische Untersuchung mit transvaginaler Sonografie sowie die Bestimmung der spezifischen Tumormarker im Serum, falls diese präoperativ erhöht waren.

onszysten, die funktionell oder dysgenetisch entstanden sind und zumeist über Jahre unverändert bleiben, werden von funktionellen Zysten abgegrenzt; darunter werden zystische, zystisch-solide und solide Wachstums- und Regressionsvorgänge verstanden, die unter dem Einfluss der Sexualhormone entstehen und sich i.d.R. nach einiger Zeit zurückbilden; *s.u. Essay Neubildungen des Ovars S. 1195*

Ovarian-remnant-Syndrom *nt: Syn: Ovarian remnant syndrome*; *s.u. Ovariektomie*

Ovalrilekltolmie *f: Syn: Oophorektomie, Ovarektomie, Eierstockentfernung*; operative Entfernung eines oder beider Eierstöcke; wird meist als **pelviskopische Ovariektomie**, bei Tumorbefall aber als **Laparoovariektomie** durchgeführt; bei unvollständiger Ovariektomie kann es zur Ausbildung eines **Ovarian-remnant-Syndroms** kommen, das durch zyklische oder kontinuierliche Unterbauchschmerzen charakterisiert ist; davon abzugrenzen ist das **Residual-ovary-Syndrom**, das nach einer Hysterektomie ohne Entfernung der Adnexe auftreten kann; wahrscheinlich wird es durch Verwachsungen verursacht, die die zyklischen Schmerzen des Ovars behindern; *s.a. Essay Neubildungen des Ovars S. 1195*

Ovalrilolhyslterlekltolmie *f: Syn: Oophorohysterektomie*; Entfernung von Eierstöcken und Gebärmutter; *s.a. Hysterektomie*

Ovalrilorlrhelxis *f: Syn: Eierstockruptur*; eine Ruptur oder ein Einriss eines Eierstocks bei stumpfem Bauchtrauma ist sehr selten, kann aber zu Symptomen eines akuten Abdomens* führen

Ovalrilolsallpinlgekltolmie *f: Syn: Oophorosalpingektomie*; Entfernung von Eierstock und Eileiter

Ovalrilolsallpinlgiltis *f, pl -tilden:* → *Salpingo-Oophoritis*

Ovalrilolstolmie *f: Syn: Oophorostomie*; Eröffnung und Drainage einer Eierstockzyste, i.d.R. als endoskopische Zystostomie

Ovalriloltolmie *f: Syn: Ovaritomie, Eierstockschnitt, Eierstockinzision*; Eröffnung/Inzision eines Eierstocks

Ovalrilolzellle *f: Syn: Hernia ovarialis*; Hernie mit Eierstock im Bruchsack; *s.a. Essay Eingeweidebrüche/Hernien S. 577*

Ovalriltolmie *f:* → *Ovariotomie*

Ovarlsynldrom, polyzystisches *nt:* → *Syndrom der polyzystischen Ovarien*

overactive bladder *nt:* → *Reizblase*

overactive bladder syndrome *nt: Syn: überaktive Blase*; neuer Terminus für instabile Blase; Symptomenkomplex mit Pollakisurie, Nykturie und imperativem Harndrang bis hin zur Dranginkontinenz [wobei eine Dranginkontinenz nicht unbedingt vorliegen muss]; *s.u. Essay Harninkontinenz S. 533*

overlapping-Plastik *f:* → *anale Inkontinenz*

Overlap-Syndrom *nt: Syn: Überlappungssyndrom*; Bezeichnung für Syndrome, die zusätzlich Symptome zeigen, die typisch für andere Syndrome sind; sie stellen meist besondere diagnostische Probleme; *s.a. Essay Systemische Sklerodermie S. 1473*

overwhelming post-splenectomy infection *nt:* → *OPSI-Syndrom*

overwhelming post-splenectomy sepsis syndrome *nt:* → *OPSI-Syndrom*

Ovullaltilonslhemlmer *pl: Syn: hormonale Kontrazeptiva*; hormonelle Empfängnisverhütungsmittel, die die Gonadotropinsekretion aus der Hypophyse hemmen; damit unterbleibt die Follikelreifung und es findet kein Eisprung statt; zusätzlich hemmen sie die Aszension und Kapazitation der Spermien sowie die Nidation; hormonale Kontrazeptiva können sowohl Östrogen und Gestagen oder nur Gestagen enthalten; **Einphasenpräparate** enthalten eine konstante Menge an Östrogen und Gestagen; sie werden 21 Tage lang eingenommen und dann folgt eine Pause von 7 Tagen, in der die Abbruchblutung auftritt; **Mehrstufenpräparate** steigern den Gestagenanteil in einem Schritt [**Zweistufenpräparat**] oder zwei Schritten [**Dreistufenpräparat**]; **Sequenzpräparate** enthalten in der 1. Zyklushälfte nur Östrogen und in der 2. Zyklushälfte Östrogen und Gestagen; die **Minipille** wiederum, ist eine Antibabypille mit niedrigem Gestagengehalt, die kontinuierlich ohne pillenfreies Intervall eingenommen wird; nur 10–40 % der Zyklen sind anovulatorisch; ihre Wirkung besteht primär in einer Hemmung der Aszension und

Nidation; Gestagene können auch als Depotinjektion [**Drei-Monatsspritze**], subkutane Implantate oder Patch appliziert werden; *s.u. Essay Empfängnisverhütung und Familienplanung S. 343*

Ovullaltilonslmeltholde *f:* → *Billings-Methode*

Owren-Syndrom *nt: Syn: Parahämophilie (A), Hypoproaccelerinämie, Faktor-V-Mangel*; *s.u. Diathese, hämorrhagische*

Oxalcelprol *nt: Syn: Acetylhydroxyprolin*; nicht-steroidales Antiphlogistikum; nur selten verwendet

Oxalcillin *nt:* Penicillinase-festes Penicillin; wirkt v.a. gegen grampositive Keime [v.a. penicillinasebildende Staphylokokken] und gramnegative Kokken; **Anw.:** v.a. Infektionen der Atemwege, des Hals-Nasen-Ohren-Bereichs, des ophthalmologischen Bereichs, der Nieren und ableitenden Harnwege, der Haut und des Weichteilgewebes (einschließlich Phlegmone), der Knochen und Gelenke, Mastitits, Septikämien, Endocarditis, Peritonitis, Enterocolitis; **Dosierung:** p.o. 1 h vor oder 2–4 h nach Nahrungsaufnahme; Erwachsene, Jugendliche und Kinder ab 6 Jahren 2–3 g/d in 4–6 Einzeldosen, Kinder von 1–6 Jahren 2 g/Tag in 4–6 Einzeldosen, Säuglingen ab 3 Monaten 1 g/Tag in 4 Dosen, Säuglingen mit einem KG von 3–5 kg 3 × 50 mg/kg KG/d; i.v. Erwachsene, Jugendliche und Kinder ab 6 Jahren 2–4 g/d in 4–6 Einzeldosen, Kinder von 1–6 Jahren 4 × 250–500 mg, Säuglinge ab 3 Monaten 4 × 20 mg/kg KG, Säuglinge unter 3 Monaten 3 × 20 mg/kg KG, Neu- und Frühgeborene 2 × 20 mg/kg KG; **NW:** *s.u. Penicillin*

Oxallilplaltin *nt:* platinhaltiges Zytostatikum mit geringeren Nebenwirkungen als Cisplatin*; *s.u. Essay Chemotherapie S. 185*

Oxlamlnilquin *nt:* Anthelmintikum mit Wirkung gegen Schistosoma; *s.a. Essay Parasitosen S. 1217*

Oxaltolmid *nt:* H_1-Antihistaminikum; Antiallergikum; **Anw.:** Urtikaria, allergische Rhinitis; **Dosierung:** 2 × 30 mg tgl. p.o. nach dem Essen; Kinder 1 mg/kg KG 2mal tgl.; **NW:** starke Sedierung, Müdigkeit, Benommenheit, Kopfschmerzen, Gewichtszunahme

Oxlalzelpam *nt:* mittellang wirksames Benzodiazepin; HWZ 6–15 h; Metabolit von Diazepam*; **Anw.:** Angstzustände, Schlafstörungen; **Dosierung:** 30–60 mg/d p.o. verteilt auf 3–4 Einzeldosen; bei stationärer Behandlung bis zu 120 mg/d; als Hypnotikum 30 mg p.o. 30 Minuten vor dem Zubettgehen; **NW:** *s.u. Benzodiazepine*

Oxlalzollam *nt: Syn: Oxazolazepam*; langwirksames Benzodiazepin; HWZ 50–90 h [Metaboliten]; **Anw.:** akute und chronische Spannungs-, Erregungs-, Angstzustände; **Dosierung:** 20–40 mg p.o.; **NW:** *s.u. Benzodiazepine*

Oxlcarlbalzelpin *nt:* Antiepileptikum; *s.u. Essay Epilepsie und Status epilepticus S. 365*

Oxford-Tubus *m:* Tubus zur endotrachealen Intubation; *s.u. Trachealtubus*

Oxilcolnalzol *nt:* lokales Antimykotikum mit breitem Wirkungsspektrum [v.a. Aspergillus fumigatus, Cryptococcus neoformans, Candida albicans und Trichophyton mentagrophytes]; **Anw.:** oberflächliche Mykosen; **Dosierung:** als 1 %-iges Puder, Lösung, Creme; *s.a. Essay Mykosen S. 1059*

Oxilgelnaltilonslthelralpie, hyperbare *f:* → *Oxygenation, hyperbare*

Oxiltriplitan *nt: Syn: 5-Hydroxytryptophan*; Biosynthesezwischenprodukt zwischen Tryptophan und Serotonin [5-Hydroxytryptamin, 5HT], Antidepressivum; **Anw.:** Myoklonien, Friedreich-Ataxie, Migraineprophylaxe, die Anwendung bei Schlaflosigkeit und Depressionen bei Serotoninmangel ist fraglich; **NW:** zentrale Stimulation und Erbrechen

Oxiltrolpilumlbrolmid *nt:* Parasympatholytikum; Bronchospasmolytikum, Antiasthmatikum; **Anw.:** als Aerosol zur Behandlung bronchospastischer Zustände

Oxlpenltilfyllin *nt:* → *Pentoxifyllin*

Oxlprelnollol *nt:* nicht-kardioselektiver Betablocker, Antihypertensivum; **Anw.:** Angina pectoris, Herzrhythmusstörungen, essenzielle Hypertonie; **Dosierung:** Hypertonie initial 2 × 80 mg/d p.o., später maximal 480 mg/d; Angina pectoris 3 × 40–160 mg/d, Herzrhythmusstörungen 3 × 20–40 mg/d; Angstzuständen bei Stress 40–80 mg als Einzeldosis **NW:**

Schlaflosigkeit, Müdigkeit, lebhafte Träume, Sehstörungen, Depression, Schwindel, Kopfschmerz, Fieber, Impotenz Herzklopfen, Kurzatmigkeit, Sodbrennen, Blähungen, Übelkeit, Diarrhoe, Konstipation, Mundtrockenheit, Augentrockenheit, Conjunctivitis; **Kontraind.**: dekompensierte Herzinsuffizienz, AV-Block, obstruktive Atemwegserkrankungen, Asthma bronchiale, Bradykardie, periphere Durchblutungsstörungen, Vorsicht bei Diabetes mellitus und metabolischer Azidose

Oxy|bu|pro|ca|in *nt*: Derivat der p-Aminobenzoesäure; Lokalanästhetikum mit bakteriostatischer Wirkung; **Anw.**: Oberflächenanästhesie von Auge, Nasen- und Rachenraum und Bronchialschleimhaut

8-Oxy|chi|no|lin *nt*: **Syn:** *8-Hydroxychinolin, Oxin, 8-Chinolinol*; Antiseptikum; Desinfiziens; wirkt v.a. gegen Dermatophyten, Hefen und grampositive Bakterien; **Anw.**: in antiseptischen Lösungen, v.a. als Gurgelmittel; als Dermatikum in Salben

Oxy|fe|drin *nt*: Koronartherapeutikum; **Anw.**: Angina pectoris; **Dosierung:** 3–4 × tgl. 8–16 mg p.o.; **NW:** Störungen des Geschmackssinnes, Schmerzen an Gefäßen, Thrombosen, Sehstörungen

Oxy|ge|na|ti|on, hyperbare *f*: **Syn:** *Sauerstoffüberdrucktherapie, hyperbare Sauerstofftherapie, hyperbare Oxigenationstherapie*; Sauerstofftherapie durch Einatmung von Sauerstoff in einer Überdruckkammer, z.B. bei Kohlenmonoxidvergiftung; über die Wirksamkeit bei Claudicatio intermittens und anderen Formen der arteriellen Verschlusskrankheit gibt es unterschiedliche Meinungen; bisher liegt keine prospektive Studie vor, die über die Validität dieser Methode Aussagen machen könnte

Oxy|me|ta|zo|lin *nt*: α-Sympathomimetikum, Vasokonstriktor; schleimhautabschwellendes Mittel; **Anw.**: am Auge nichtinfektiöse und allergische Formen der Bindehautreizung und -entzündung, an der Nase allergische Rhinitis, Rhinitis acuta, Nasennebenhöhlenentzündung, Tubenkatarrh sowie diagnostische Schleimhautabschwellung; **Dosierung:** Auge 2 × tgl. 1 Tr. einer 0,026 %-igen Lösung; Nase Erwachsene und Schulkinder jeweils 1–2 Tr. einer 0,05 %-igen Lösung in jedes Nasenloch instillieren; **NW:** Herzklopfen, Arrhythmien, pektanginöse Beschwerden, bei nasaler Applikation reaktive Hyperämien, brennende Schmerzen, trockene Nasenschleimhaut und bei längerdauernder Anwendung Atrophie der Nasenschleimhaut; **Kontraind.**: Engwinkelglaukom, Rhinitis sicca; Vorsicht bei Hypertonie, Thyreotoxikose,

Phäochromozytom, schweren Herzerkrankungen

Oxy|me|trie *f*: spektroskopische Messung der Sauerstoffsättigung des Blutes; *s.a. Pulsoxymetrie*

Oxy|on|the|ra|pie *f*: → *Ozontherapie*

Oxy|te|tra|cy|clin *nt*: **Syn:** *5-Hydroxytetracyclin*; von verschiedenen Streptomyces-Species gebildetes Antibiotikum mit breitem Wirkungsspektrum, v.a. Strepto-, Gono-, Pneumo-, Meningokokken, Aktinomyceten, Listerien, Brucellen, Yersinia, Haemophilus, Campylobacter, Vibrio cholerae, Leptospiren, Treponema pallidum, Mykoplasmen, Chlamydien, Rickettsien; **NW:** allergische Reaktionen v.a. bei topischer Applikation, gastrointestinale Beschwerden, Photodermatosen, Einlagerung in Zähne [Gelbfärbung, erhöhte Kariesanfälligkeit] und Knochen [reversible Verzögerung des Knochenwachstums]

Oxy|u|ri|a|sis *f, pl* **-ses**: **Syn:** *Enterobiasis*; *s.u. Enterobius vermicularis*

Oxy|u|ris vermicularis *f*: → *Enterobius vermicularis*

Ozä|na *f*: **Syn:** *Stinknase, Rhinitis atrophicans cum foetore, Ozaena*; chronisch-atrophische Nasenschleimhautentzündung mit Nasengeruch; wegen der Atrophie der Regio olfactoria besteht Anosmie, d.h. die Patienten selbst können den Nasengeruch nicht wahrnehmen; **Therapie:** Feuchthalten der Schleimhaut mit öligen Nasentropfen, Spülung mit körperwarmem Salzwasser, Nasensalben, Vitamin A und E in hohen Dosen; evtl. operative Verengung des Nasenlumens oder Anlage einer Mund-Nasenfistel zur Befeuchtung der Nasenhöhle mit Speichel aus dem Mundvorhof

Ozo|ga|mi|cin *nt*: humanisierter monoklonaler Antikörper gegen das CD33-Epitop, einem für die AML typischen und spezifischen Oberflächenmerkmal; *s.u. Essay Akute Leukämien S. 889*

Ozon|the|ra|pie *f*: **Syn:** *Oxyontherapie, Ozon-Sauerstoff-Therapie*; intramuskuläre, intravaskuläre oder lokale Applikation eines Ozon-Sauerstoff-Gemisches; am verbreitetsten ist die Eigenblutbehandlung, bei der eine Blutprobe des Patienten mit Ozon angereichert und reinfundiert wird; **Anw.:** arterielle Durchblutungsstörungen, rheumatische Erkrankungen, Haut- und Schleimhauterkrankungen [Ulcus cruris, Dekubitalulkus, Analfisteln]; über die Wirksamkeit bei Claudicatio intermittens und anderen Formen der arteriellen Verschlusskrankheit gibt es unterschiedliche Meinungen; bisher liegt keine prospektive Studie vor, die über die Validität dieser Methode Aussagen machen könnte

O

P

Pacemaker-Twiddler-Syndrom *nt*: *Syn*: *Twiddler-Syndrom*; wiederholte Rotation eines Herzschrittmachers führt zu Dislokation der Sonde und ineffektiver Impulsabgabe

Palchyllepltolmelninlgiltis *f*, *pl* **-tilden**: *s.u. Meningitis*

Palchylmelninlgelolsis haemorrhagica interna *f*: *s.u. Hämatom, subdurales*

Palchylmclninlgiltis *f*, *pl* **-tilden**: *s.u. Meningitis*

Palclliltalxel *nt*: *Syn*: *Taxol*; Mitosehemmer, Zytostatikum; Taxan, das die Mitose durch Polymerisation von Tubulin zu stabilen funktionsuntüchtigen Mikrotubuli hemmt; **Anw.**: Ovarialkarzinom, metastasierendes Mammakarzinom; *s.a. Essay Chemotherapie S. 185*

PAD-Test *m*: *Syn*: *Vorlagenwiegetest*; *s.u. Essay Harninkontinenz S. 533*

Paelolnia *f*: *s.u. Pfingstrose*

Paelolnilae flos *m*: Blüten der Pfingstrose★

Paelolnilae radix *f*: Nebenwurzeln der Pfingstrose★

Paget-Krebs *m*: *Syn*: *Krebsekzem der Brust, Morbus Paget*; seltenes, ekzemartiges Karzinom der Brustwarze und des Vorhofs; histologisch typisch sind **Paget-Zellen**, d.h. maligne Epithelzellen mit leicht basophilem Zytoplasma; *s.a. Essay Neubildungen der Brustdrüse S. 969*

extramammärer Paget-Krebs: *Syn*: *extramammärer Morbus Paget*; zeigt ebenfalls typische Paget-Zellen; findet sich v.a. anal, axillär, inguinal und an der Vulva; wird z.T. als Präkanzerose und z.T. als Carcinoma in situ betrachtet; *s.u. Essay Neubildungen von Vulva und Vagina S. 1685*

Paget-Schroetter-Syndrom *nt*: *Syn*: *Paget-von Schroetter-Syndrom, Schroetter-Syndrom, Effortthrombose, Armvenenthrombose, Achselvenenthrombose*; eine Thrombose der Vena subclavia führt zu mehr oder weniger akutem Armvenenstau mit Schwellung und livider Verfärbung, Druckgefühl in der Achsel und Spannungs- und Schweregefühl; tritt i.d.R. nach besonderer Anstrengung [Tennis, Schwimmen] auf, wobei als häufigste Ursache eine Einengung der Vene im Bereich der ersten Rippe zu finden ist; **Therapie**: konservativ [Throm-

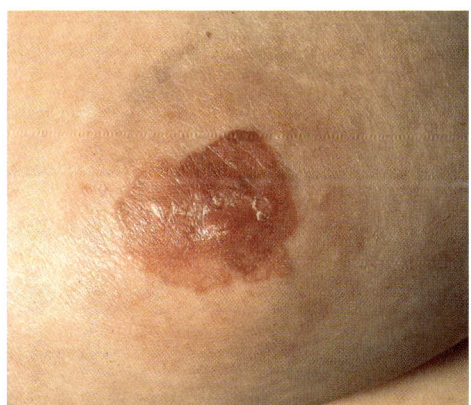

Abb. P1. Paget-Krebs

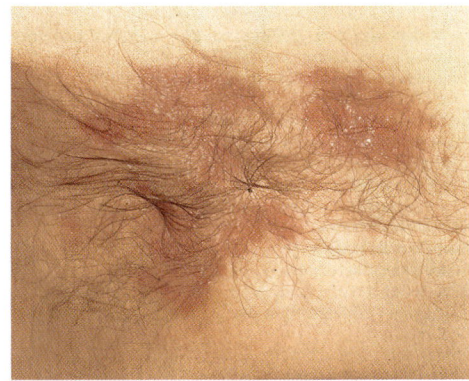

Abb. P2. Extramammärer Paget-Krebs

bolyse, Hochlagerung, Antikoagulation], seltener operativ [Thombektomie]; *s.a. Essay Thrombose und Embolie S. 1527*

Paget-Syndrom *nt*: → *Morbus Paget*

Paget-von Schroetter-Syndrom *nt*: → *Paget-Schroetter-Syndrom*

Paget-Wirbel *m*: *s.u. Morbus Paget*

painful arc *nt*: *Syn*: *schmerzhafter Bogen*; bei chronisch-entzündlichen Veränderungen im Bereich des Schultergelenkes kann Abduktion des Armes zu einer schmerzhaften Einklemmung der Rotatorensehnen führen; *s.a. Periarthropathia humeroscapularis*

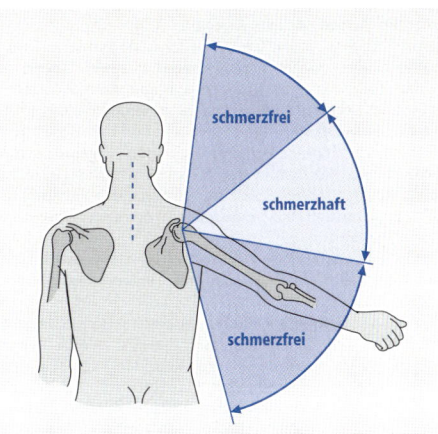

Abb. P3. painful arc. Painful arc bei Periarthropathia humeroscapularis

Pallaltolgralfie, -gralphie *f*: Aufzeichnung der Gaumenbewegung beim Sprechen oder Schlucken

Pallaltolmylolgralfie, -gralphie *f*: Aufzeichnung der Gaumenmuskelkontraktion beim Sprechen oder Schlucken

Pallaltolpharynlgorlrhalphie *f*: *Syn*: *Staphylopharyngorrhaphie, Staphylouranorrhaphie*; operativer Verschluss einer Gaumenspalte; *s.u. Lippen-Kiefer-Gaumenspalte*

Pallaltolplasltik *f*: *Syn*: *Gaumenplastik, Uranoplastik*; plastische Operation zur Korrektur von Fehlbildungen [Gaumenspalte] oder Verletzungen des Gaumens; *s.a. Lippen-Kiefer-Gaumenspalte*

Pallaltolschilsis *f*: → *Gaumenspalte*

Pallaltum fissum *nt*: → *Gaumenspalte*

Pallllialtivlolpelraltion *f*: *Syn*: *palliativer Eingriff*; operativer Eingriff, dessen Ziel es ist, den Allgemeinzustand des Patienten zu verbessern oder akute Symptome zu mildern oder zu vermeiden, ohne dass das Grundleiden [meist Malignom]

geheilt bzw. entfernt werden kann

Pal|li|dek|to|mie f: Syn: Pallidumexzision; operative Entfernung des Globus pallidus

Pal|li|do|to|mie f: stereotaktische Zerstörung bestimmter Areale im Globus pallidus

Pal|li|dum|ex|zi|si|on f: → Pallidektomie

Palma-Operation f: Cross-leg-Bypass bei einseitigem Beckenvenenverschluss; die Vena saphena magna des nicht betroffenen Beins wird oberhalb der Symphyse zur Gegenseite geführt und mit der Vena femoralis communis anastomosiert

Pal|mar|fi|bro|ma|to|se f: → Dupuytren-Kontraktur

Pal|mar|kon|trak|tur f: → Dupuytren-Kontraktur

Pal|mo|plan|tar|ke|ra|to|se f: → Keratosis palmoplantaris

Palm-up-Test m: bei Periarthropathia* humeroscapularis ist Beugung und Supination des Unterarms gegen Widerstand schmerzhaft

Paltauf-Steinberg-Krankheit f: → Hodgkin-Lymphom

Panama-Ipecacuanha f: Syn: Rio-Ipecacuanha, Matto-Grosso-Ipecacuanha, brasilianische Ipecacuanha, Caphaelis ipecacuanha; s.u. Brechwurz

Pal|na|ma|rin|de f: → Quillajarinde

Pan|a|ri|ti|um nt: eitrige Finger- oder Zehenentzündung als Wundinfektion mit Eitererregern; oberflächliche Panaritien haben eine Tendenz dazu, sich in die Tiefe auszubreiten und führen zu Kragenknopfpanaritium oder tiefen Panaritien; Panaritien der Hand können sich entlang der Sehnenscheiden ausbreiten und zu ausgedehnten Phlegmonen führen; **Klinik**: lokale Rötung mit Schwellung und evtl. Fluktuation; rasch zunehmender, i.d.R. pochender Schmerz und umschriebener, starker Druckschmerz; **Therapie**: Inzision, Antibiotika; bei Panaritium paraunguale [Paronychie] Nagelresektion

Pan|ar|te|ri|i|tis nodosa f: Syn: Kussmaul-Maier-Krankheit, Periarteriitis nodosa, Polyarteriitis nodosa; systemische Entzündung kleiner und mittlerer Arterien, v.a. der Waden- und Unterarmmuskeln und innerer Organe, die v.a. Frauen im mittleren Lebensalter befällt; wahrscheinlich liegt eine allergische Reaktion von Arthus-Typ vor; bei 30 % der Patienten findet man HBs-Antigen; **Klinik**: neben Allgemeinsymptomen [Fieber, Abgeschlagenheit, Gewichtsverlust] kann es zu Hypertonie, Nierenbefall mit glomerulärer Herdnephritis und Proteinurie [70 %], kardialen Symptomen [Angina pectoris, Perikarditis, Myokardinfarkt; 70 %], Myalgien [50 %], Arthralgien [50 %], gastrointestinalen Symptomen [50 %], neurologischen Schäden [Krämpfe, jugendliche Apoplexie, Polyneuropathie; 50 %] und Hauterscheinungen [tastbare kutane oder subkutane Knötchen entlang dem Arterienverlauf; 40 %] kommen; **Therapie**: initial Glucocorticoide und/oder Cyclophosphamid* bis zur Remission; danach Methotrexat*, Azathioprin* oder Ciclosporin* A; **Prognose**: schubweiser intermittierender Verlauf; selten fulminanter tödlicher Verlauf innerhalb von 1–2 Jahren

Pa|nax ginseng m: → Ginseng

Pa|nax pseudoginseng m: → Ginseng

Pa|nax quinquefolius m: → amerikanischer Ginseng

Pancoast-Tumor m: Syn: apikaler Sulkustumor; Bronchialkarzinom in der Lungenspitze; infiltriert frühzeitig umliegende Strukturen [Rippen, Wirbel, Weichteile, Plexus brachialis] und wird deshalb als **Ausbrecherkrebs** bezeichnet; kann zu Schulter-Arm-Schmerz, Hypo- oder Parästhesie des Unterarms, oberer Einflussstauung, Rippenschmerzen und Horner-Trias führen; s.u. Essay Neubildungen von Bronchien und Lunge S. 921

Pancreozymin-Secretin-Test m: Syn: Secretin-Pancreozymin-Test; Test zur Prüfung der exokrinen Pankreasfunktion durch Stimulation der Sekretion mit Pancreozymin und Secretin; gemessen werden Volumen sowie Bicarbonat- und Enzymgehalt des Sekretes

Pándy-Reaktion f: Nachweisreaktion für Globulin im Liquor cerebrospinalis; kann noch verwendet

Pan|en|ze|pha|li|tis, einheimische f: Syn: Enzephalitis Pette-Döring, Panenzephalitis Pette-Döring; früher eigenständige Erkrankung, die heute zur subakuten sklerosierenden Panenze-

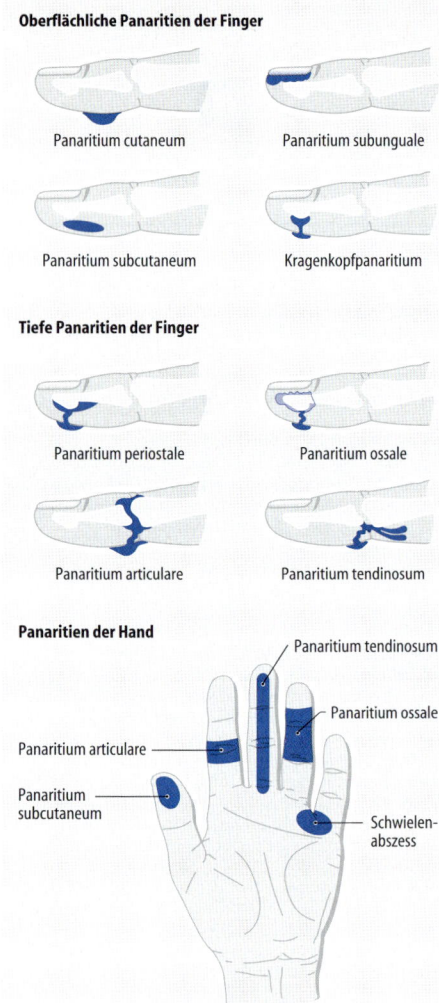

Oberflächliche Panaritien der Finger

Panaritium cutaneum

Panaritium subunguale

Panaritium subcutaneum

Kragenkopfpanaritium

Tiefe Panaritien der Finger

Panaritium periostale

Panaritium ossale

Panaritium articulare

Panaritium tendinosum

Panaritien der Hand

Panaritium tendinosum

Panaritium ossale

Panaritium articulare

Panaritium subcutaneum

Schwielenabszess

Abb. P4. **Panaritium.** Panaritien der Finger und Hand

phalitis gerechnet wird

Pan|en|ze|pha|li|tis, subakute sklerosierende f: Syn: subakute sklerosierende Leukenzephalitis van Bogaert, Einschlusskörperenzephalitis Dawson; chronisch-progrediente, alle Hirnteile [Panenzephalitis] betreffende Slow-virus-Infektion, die mehrere (bis zu 30) Jahre nach einer akuter Maserninfektion auftritt

Pan|gas|tri|tis f, pl -tilden: s.u. Gastritis

Pan|hy|po|pi|tu|i|ta|ris|mus m: Fehlen aller Hypophysenhormone; s.u. Hypophysenvorderlappeninsuffizienz

Pan|kol|ek|to|mie f: Syn: totale Kolektomie; vollständige Kolonentfernung; s.a. Kolektomie, Essay Neubildungen von Kolon, Rektum und Anus S. 827

Pan|kre|as|ent|fer|nung f: → Pankreatektomie

Pan|kre|as|fi|bro|se f: Syn: Pankreaszirrhose; zu Einschränkung der endokrinen und exokrinen Funktion [Pankreasinsuffizienz] führende chronische Induration des Pankreasgewebes; am häufigsten im Rahmen einer zystischen Fibrose*
zystische Pankreasfibrose: → zystische Fibrose

Pan|kre|as|in|sel|zell|a|de|nom nt: → Inselzelladenom

P

Pan|kre|as|in|suf|fi|zi|enz *f:* unzureichende exokrine oder endokrine Pankreasfunktion; die **exokrine Pankreasinsuffizienz** führt zu einem Mangel an pankreatischen Verdauungsenzymen und damit zu Störungen der Fettverdauung, die sich als Steatorrhoe manifestiert; allerdings kommt es erst zu Symptomen, wenn 90 % der Pankreasfunktion ausgefallen ist; die häufigsten Ursachen einer exokrinen Pankreasinsuffizienz sind zystische Fibrose, chronische Pankreatitis, Pankreaskarzinom und Zustand nach Pankreatektomie; Insuffizienz der endokrinen Sekretion [**endokrine Pankreasinsuffizienz**] führt zu Insulinmangel und damit zu Diabetes mellitus

Pan|kre|as|kar|zi|nom *nt:* maligne Tumoren der Bauchspeicheldrüse gehen in 70–80 % vom Kopf [**Pankreaskopfkarzinom**], in 20 % vom Körper [**Pankreaskörperkarzinom**] und in 5–10 % vom Schwanz [**Pankreasschwanzkarzinom**] aus; histologisch handelt es sich i.d.R. um ein duktales Adenokarzinom [90 %], daneben finden sich noch Plattenepithelkarzinome, Zystadenokarzinome, Azinuszellkarzinome, sarkomatöse und endokrine Malignome; über die **Ätiologie** ist wenig bekannt; ca. 3 % der Karzinome treten familiär gehäuft auf; als Risikofaktoren sind v.a. Nicotin, hoher Fleisch- und Fettkonsum und chronische Pankreatitis zu nennen; bei der chronischen Pankreatitis kommt es wahrscheinlich zu einer Mutation [**K-ras-Mutation**], die das Tumorwachstum begünstigt; **Klinik:** die Symptomatik hängt von der Lokalisation des Tumors ab; alle Pankreaskarzinome verlaufen aber lange Zeit klinisch unauffällig und sind bei Diagnosestellung meist schon fortgeschritten; Leitsymptom des Pankreaskopfkarzinoms ist ein schmerzloser Ikterus [zusammen mit tastbarem Gallenblasenhydrops als Courvoisier-Zeichen]; **Diagnose:** CT, ERCP [**double-duct-sign** durch Kompression von Gallen- und Pankreasgang bei Pankreaskopfkarzinom], Laparoskopie, Biopsie; **Therapie:** Resektion; bei Inoperabilität palliative Überbrückung des Verschlussikterus; Chemo- und Strahlentherapie sind bisher enttäuschend; **Prognose:** schlecht; der größte Teil der Tumoren ist bei Diagnosestellung bereits inoperabel; die 5-Jahresüberlebensrate liegt bei ca. 5 %; selbst wenn der Tumor primär vollständig entfernt werden kann, überleben nur 30 % länger als 5 Jahre; *s.u. Essay Neubildungen des Pankreas S. 1207*

Pan|kre|as|links|re|sek|ti|on *f: s.u. Pankreatektomie*

Pan|kre|as|pseu|do|zys|te *f:* posttraumatisch oder nach akuter Entzündung entstehende Pankreaszyste ohne Epithelauskleidung; benachbarte Organe [Magen, Kolon] können an der Wandbildung beteiligt sein; die meisten Zysten werden als Zufallsbefund bei bildgebenden Verfahren [Ultraschall, CT] entdeckt; **klinisch** auffällig sind meist nur große Zysten [Verdrängungserscheinungen]; bei Einblutung in eine große Zyste kann es zum Blutungsschock kommen; **Therapie:** die meisten Zysten bilden sich spontan zurück und bedürfen keiner Therapie; die perkutane Punktion und Drainage ist meist die Methode der Wahl für große oder symptomatische Zysten; daneben ist auch eine operative Ableitung in den Magen [Zystogastrostomie] oder Darm [Zystoenterostomie] möglich; *s.a. Essay Neubildungen des Pankreas S. 1207*

Pan|kre|as|re|sek|ti|on *f: → Pankreatektomie*

Pan|kre|as|szin|ti|gra|fie, -gra|phie *f:* szintigrafische Darstellung des funktionstüchtigen Gewebes der Bauchspeicheldrüse; i.d.R. wird Se-75-Methionin verwendet, das sich in Geweben mit hoher Eiweißsyntheserate anreichert

Pan|kre|as|trans|plan|ta|ti|on *f:* für die Pankreastransplantation wird i.d.R. das gesamte Organ einschließlich einer Duodenalmanschette verwendet; die Implantation erfolgt heterotop, meist in die Fossa iliaca; das exokrine Pankreassekret wird über das mit transplantierte Duodenumsegment entweder in den Dünndarm oder die Blase abgeleitet; die meisten Pankreastransplantationen werden in Kombination mit einer Nierentransplantation als **kombinierte Pankreas- und Nierentransplantation** [*simultaneous pancreas-kidney*, SPK] durchgeführt; die Pankreastransplantation kann aber auch nach einer Nierentransplantation durchgeführt werden [*pancreas after kidney*, PAK] oder isoliert ohne Nierentransplantation [*pancreas transplantation alone*, PTA]; die

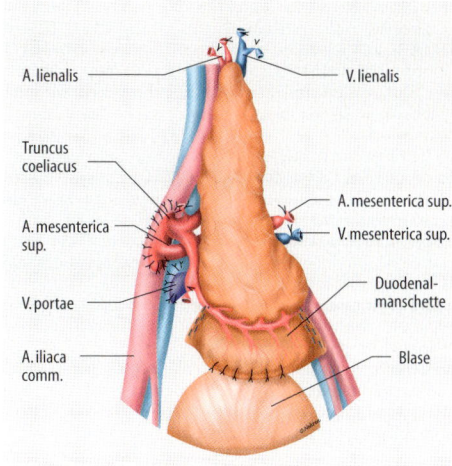

Abb. P5. Pankreastransplantation. Heterotope Pankreastransplantation mit Blasendrainage

Hauptindikation ist ein instabiler Diabetes mellitus Typ I, der nur schwer einstellbar ist; die 1-Jahres-Transplantatüberlebensrate liegt bei ca. 70 %, die 5-Jahres-Rate bei 50 %; *s.u. Essay Transplantationschirurgie S. 1549*

Pan|kre|a|tek|to|mie *f: Syn: Pankreasentfernung, Pankreasresektion;* operative Entfernung der Bauchspeicheldrüse; da Pankreaskarzinome bei Diagnosestellung meist schon in andere Strukturen eingewachsen sind, handelt es sich i.d.R. um eine sog. **regionale Pankreatektomie**, bei der die Vena mesenterica superior oder Vena portae hepatis mitreseziert wer-

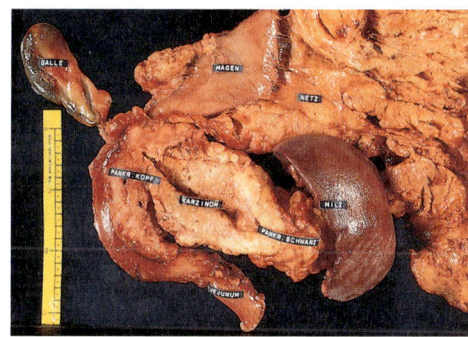

Abb. P6. Pankreatektomie. Operationspräparat nach totaler Pankreatektomie

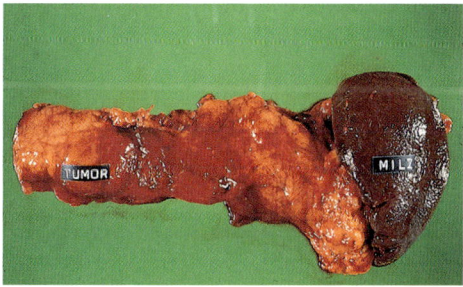

Abb. P7. Pankreatektomie. Operationspräparat nach Pankreaslinksresektion

P

den, oder eine **En-bloc-Resektion**, die Pankreas, Duodenum, Gallenblase mit distalem Ductus choledochus, Teile des Magens und regionale Lymphknoten umfasst; sitzt der Tumor im Schwanzbereich, wird eine **distale Pankreasresektion** [Pankreaslinksresektion] durchgeführt; dabei wird meist auch die Milz mit reseziert; *s.a. Essay Neubildungen des Pankreas S. 1207*

Pan|kre|a|ti|ko|du|o|de|nek|to|mie f: → *Duodenopankreatektomie*

Pan|kre|a|ti|ko|du|o|de|no|sto|mie f: Syn: *Pankreatoduodenostomie*; operative Verbindung des Ductus pancreaticus oder eines Pankreasstumpfes mit dem Duodenum

Pan|kre|a|ti|ko|en|te|ro|sto|mie f: Syn: *Pankreatoenterostomie*; operative Verbindung des Ductus pancreaticus oder eines Pankreasstumpfes mit dem Dünndarm

Pan|kre|a|ti|ko|gas|tro|sto|mie f: Syn: *Pankreatikogastrostomie*; operative Verbindung des Ductus pancreaticus oder eines Pankreasstumpfes mit dem Magen

Pan|kre|a|ti|ko|je|ju|no|sto|mie f: Syn: *Pankreatojejunostomie*; operative Verbindung des Ductus pancreaticus oder eines Pankreasstumpfes mit dem Jejunum

Pan|kre|a|ti|tis f, pl **-ti|ti|den**: Syn: *Bauchspeicheldrüsenentzündung, Pankreasentzündung, Pancreatitis*; die **akute Pankreatitis** wird in 2/3 der Fälle durch langjährigen, schweren Alkoholabusus [**alkoholische Pankreatitis**] oder Abflussstörung [**biliäre Pankreatitis**; v.a. durch Gallensteine, Papillenstenose, Pankreastumoren] verursacht, wobei der Pathomechanismus bei Alkoholkonsum weiterhin ungeklärt ist; seltenere Ursachen sind Stoffwechselstörungen [Hyperlipoproteinämie Typ I, Hyperkalzämie], Medikamente [Furosemid, Hydrochlorothiazid, Östrogene, Rifampicin, Tetracycline, Valproinsäure, Vinblastin] und Infektionen [Mumps, Coxsackievirus, Adenoviren, Echoviren; Salmonellen, Campylobacter, Parasiten]; hereditäre oder idiopathische Formen sind sehr selten; **Klinik:** charakteristisch ist der schlagartige Beginn mit stärksten, meist dumpfen Oberbauchschmerzen, die gürtelförmig links und rechts in die Flanken ausstrahlen; dazu kommen Meteorismus, Übelkeit und Erbrechen; v.a. bei Alkoholpankreatitis kann es zu einer schweren Verlaufsform mit Hämorrhagie kommen [**akut-hämorrhagische Pankreatitis**], die in eine meist tödlich verlaufende **hämorrhagisch-nekrotisierende Pankreatitis** mit Parenchymzerstörung und schwerer Blutung übergehen kann; sowohl bei akuter hämorrhagischer Pankreatitis als auch **posttrauma-**

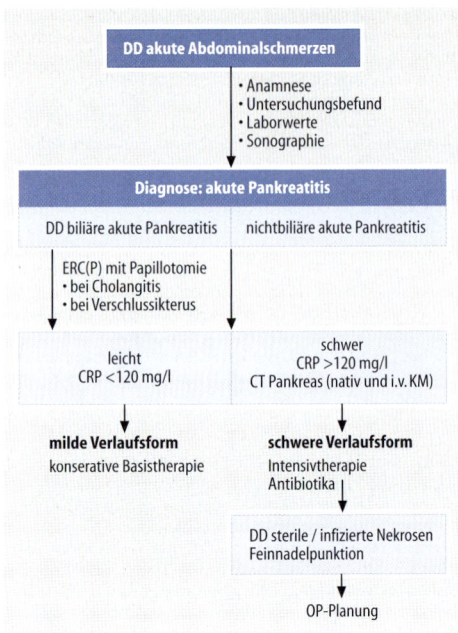

Abb. P9. **Pankreatitis.** Diagnose der akuten Pankreatitis

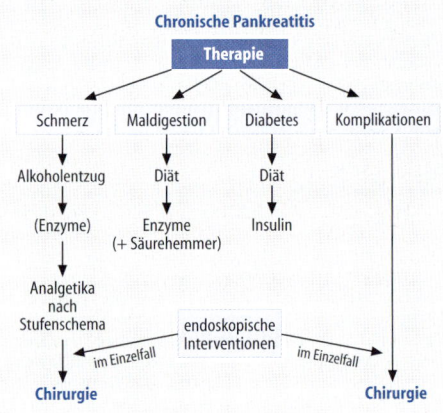

Abb. P10. **Pankreatitis.** Therapie der chronischen Pankreatitis

tischer Pankreatitis kann es zu einer Selbstverdauung durch Pankreasenzyme kommen [**tryptische Pankreatitis**
DD: akute Gallenkolik, Ileus, Ulcus duodeni/ventriculi, Peritonitis, Mesenterialgefäßverschluss, akute Appendizitis, Nephrolithiasis, basale Pleuritis, Myokardinfarkt; **Diagnose:** Sonografie, CT, ERCP, Labor [Amylase, Lipase, CRP, CK, GOT, Creatinin, Blutzucker, Elektrolyte, Blutbild]; **Therapie:** konservativ und symptomatisch; Schmerzbekämpfung, Ausgleich des Flüssigkeits- und Elektrolythaushaltes, initial Nahrungskarenz, evtl. Stressulkusprophylaxe durch Säureblockade; bei Entwicklung einer akut-hämorrhagischen Pankreatitis oder hämorrhagisch-nekrotisierenden Pankreatitis Laparotomie und Nekrosektomie; die **Prognose** ist meist gut, wenn es sich um eine milde Verlaufsform handelt; der **Ranson-Index** hilft bei der Prognosestellung; Patienten mit weniger als zwei Faktoren haben eine Letalität von unter 1 %, bei 7 Faktoren aber von praktisch 100 %; bei chroni-

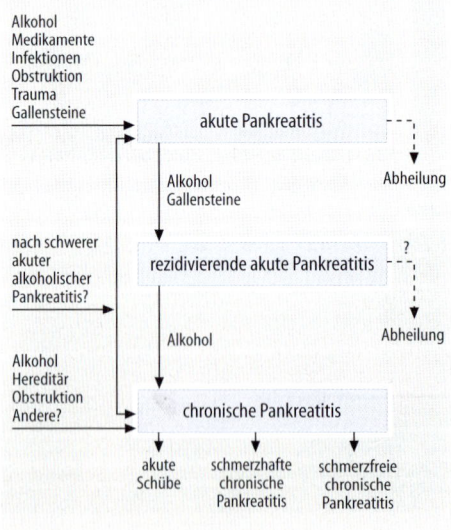

Abb. P8. **Pankreatitis.** Ätiologie akuter und chronischer Pankreatitiden

Neubildungen des Pankreas

H.-J. Klomp, J. Tepel

Definition

Neubildungen des Pankreas entstehen in den exokrinen oder endokrinen Drüsen oder gehen von den Gangstrukturen aus [Tab. 1].

Gutartige Tumoren des Pankreas sind selten, häufig handelt es sich um entzündlich bedingte Pseudotumoren. Eine spezifische Symptomatik tritt bei den allerdings sehr seltenen, meist histologisch benignen, hormonproduzierenden Tumoren [in erster Linie dem Insulinom] auf. Die größte klinische Bedeutung haben aber die malignen Neubildungen, insbesondere das duktale Adenokarzinom des Pankreas. Dieser Tumor ist durch eine hohe Aggressivität und eine extrem schlechte Prognose charakterisiert.

> ⚠ Obwohl Pankreaskarzinome nur 2 % aller malignen Neubildungen ausmachen, sind sie doch die vierthäufigste Krebstodesursache.

Nur 3 % der Patienten leben noch 5 Jahre nach Diagnosestellung. Eine spezifische Ursache ist nicht bekannt. Als Risikofaktoren wurden Nikotinabusus, chronische Pankreatitis und Alkoholabusus beschrieben. In seltenen Fällen geht das Pankreaskarzinom auf vererbbare Risikomutationen zurück [**familiäres Pankreaskarzinom**]. Unabhängig werden bestimmte onkogene genetische Mutationen auch im **sporadischen Pankreaskarzinom** häufig gefunden. Männer sind doppelt so häufig betroffen wie Frauen, 80 % der Patienten sind älter als 60 Jahre.

Tab. 1. Pankreastumoren [modifiziert nach WHO-Klassifikation]

Benigne Tumoren
• Zystadenom [serös/muzinös]
• intraduktales papillär-muzinöses Adenom
• reifes Teratom

Borderline-Tumoren
• intraduktaler papillärmuzinöser Tumor [IPMT] mit mäßiger Dysplasie
• muzinös zystischer Tumor mit mäßiger Dysplasie
• solid pseudopapillärer Tumor

Maligne Tumoren
• duktales Adenokarzinom [80–85 %]
• undifferenziert anaplastisches Karzinom [2–7 %]
• adenosquamöses Karzinom [3–4 %]
• muzinös nicht-zystisches Karzinom [1–3 %]
• Siegelringzellkarzinom [1 %]
• Azinuszellkarzinom [1 %]
• andere [jeweils < 1 %]

Symptomatik

Gutartige Pankreastumoren werden entweder als Zufallsbefund durch bildgebende Diagnostik entdeckt oder führen aufgrund ihrer Größe zu Symptomen [Oberbauchbeschwerden]. Einen Sonderfall stellt das **Insulinom** dar, das durch vermehrte Produktion des Hormons Insulin zu rezidivierenden Hypoglykämien führt. Die Symptomatik kann allerdings irreführend sein. Die Betroffenen können durch Kollapszustände, psychische Auffälligkeiten oder unklare Gewichtszunahme als Folge einer reflektorischen kohlehydrathaltigen Nahrungsaufnahme auffallen. Hier kann eine gründliche Anamneseerhebung u. U. die typische hypoglykämiebedingte Symptomatik identifizieren.

Die **malignen Tumoren** weisen in den meisten Fällen keine Frühsymptome auf. Dies gilt besonders für die Tumoren von Pankreascorpus und -schwanz, die häufig erst durch Spätsymptome wie Gewichtsabnahme, Leistungsknick, Rückenschmerzen [durch Infiltration nervaler Strukturen] oder eine tastbare Resistenz im Abdomen auffallen. Auch der häufigste maligne Tumor, das Pankreaskopfkarzinom, kann lange symptomarm bleiben. Bei Tumoren an oder in der Nähe der Papilla vateri [Pankreaskopf] kann allerdings das klassische Symptom des schmerzlosen Ikterus ein Frühsymptom darstellen. Kommt es durch das Tumorwachstum zur Einengung des Duodenums, treten Übelkeit und Erbrechen hinzu.

Klinischer Befund

Patienten mit gutartigen Pankreasneubildungen zeigen in der Regel einen unauffälligen klinischen Befund. Lediglich bei großen Tumoren [in der Regel Zystadenome] oder bei entzündlichen Pseudotumoren kann bei schlanken Patienten eine pathologische Resistenz tastbar sein.

P

Bei Patienten mit Insulinomen ist die körperliche Untersuchung in der Regel unauffällig. Bei langjährig verkannter Symptomatik kommt es z.T. zu extremer Adipositas durch die ständige Ingestion kohlehydrathaltiger Speisen und Getränke.

Patienten mit einem schmerzlosen Ikterus zeigen die typischen Veränderungen an Haut und Skleren. Gelegentlich kann man das **Courvoisier-Zeichen** finden. Hierbei handelt es sich um die gestaute Gallenblase, die als schmerzlose Resistenz im rechten Oberbauch getastet werden kann. Bei fortgeschrittenen Pankreaskarzinomen mit und ohne Ikterus finden sich die Zeichen der Tumorkachexie, eventuell auch eine tastbare pathologische Resistenz im Oberbauch. Liegt bereits eine Peritonealkarzinose vor, lässt sich eventuell eine Aszitesbildung klinisch nachweisen.

Diagnostik

Laboruntersuchungen

Die gutartigen, nicht-hormonproduzierenden Tumoren zeigen keine typischen laborchemischen Veränderungen.

Das **Insulinom** kann im Routinelabor ebenfalls unentdeckt bleiben. Bei anamnestischem Verdacht ist daher ein **Fastentest** unter stationären Bedingungen indiziert. Hierbei werden engmaschig parallel Blutzucker, Insulin und C-Peptid im Blut bestimmt. Pathologisch sind Glucosespiegel unter 40 mg/dl bei Insulinspiegeln über 6 µU/ml.

Ein laborchemischer Suchtest für das Pankreaskarzinom existiert nicht. Manifeste Tumoren zeigen allerdings häufig [im fortgeschrittenen Stadium 70–80 %] einen Anstieg bestimmter Tumormarker [z.B. Ca19-9, CEA]. Diese Tumormarker können allerdings auch bei anderen Tumoren des Verdauungstraktes, bei chronischer Pankreatitis oder bei Rauchern eine Erhöhung zeigen. Unspezifische Veränderungen sind der Anstieg der Cholestaseparameter [z.B. Bilirubin, AP], der Leberenzyme [G-GT, GOT, GPT] oder auch der Pankreasenzyme [Amylase, Lipase] im Serum. Letzteres weist auf eine Pankreatitis hin, schließt aber ein Pankreaskarzinom nicht aus.

Bildgebende Diagnostik

Die am häufigsten durchgeführte Erstuntersuchung bei Pankreastumoren ist eine **abdominale Sonografie**. Die Aussagekraft des erhobenen Befundes ist von mehreren Faktoren abhängig. Neben der Gerätequalität und der Erfahrung des Untersuchers schränken patientenbedingte Faktoren wie Adipositas, Darmgasüberlagerung und Tumorlokalisation die Beurteilbarkeit ein.

Beim Insulinom dient die bildgebende Diagnostik weniger zur Diagnosebetätigung als vielmehr zur Lokalisation und Operationsplanung. Insulinome entziehen sich oft der sonografischen Entdeckung durch ihre geringe Größe [häufig nur um 1 cm]. Allerdings können Lebermetastasen in der Regel zuverlässig sonografisch ausgeschlossen werden. Auch Computertomografie [CT] und Kernspin- oder Magnetresonanztomografie [MRT] zeigen hier nur eine Lokalisationsrate von 75 %.

Bei Pankreaskarzinomen kann sonografisch die intrahepatische Cholestase bestätigt werden. Lebermetastasen oder Aszitesbildung können ebenfalls sonografisch diagnostiziert werden. Der sonografische Ausschluss von Gallensteinen als wichtige Differenzialdiagnose verstärkt den Verdacht auf einen malignen Prozess ebenso wie der Nachweis einer Raumforderung im Pankreas selbst. In diesen Fällen schließt sich in der Regel eine weitergehende Diagnostik mittels CT [Abb. 1] und/oder MRT an. Die **Endosonografie** [Abb. 2] ermöglicht eine Feinbeurteilung von Duodenum, Pankreas und Nachbarstrukturen mithilfe eines endoskopisch in den Verdauungstrakt eingeführten Schallkopfes. Mit der Positronenemissionstomografie [PET] steht eine weitere auf der Darstellung von Stoffwechselvorgängen beruhende Untersuchungsmethode zur Verfügung, die bei der Diagnostik von Krebserkrankungen zunehmend an Bedeutung gewinnt. Beim Pankreaskarzinom wird das PET zur Primärdiagnostik bisher nur ausnahmsweise eingesetzt. Die Gefäßdarstellung [Angiografie] spielt in Deutschland kaum eine Rolle, wird jedoch im angloamerikanischen Raum präoperativ häufiger zur Operationsplanung durchgeführt.

Invasive Diagnostik

Eine invasive Diagnostik ist vor allem indiziert, um benigne von malignen Tumoren abzugrenzen. Die **endoskopische retrograde Cholangiopankreatikografie** [ERCP] stellt ein klassisches Verfahren zur Diagnostik von Pankreastumoren dar [Abb. 3]. Sie ermöglicht eine optimale Darstellung der Gangstrukturen und kann Gangabbrüche oder intraduktales Tumorwachstum nachweisen. Durch die Weiterentwicklung und Verfeinerung der Schnittbildverfahren hat die ERCP heute allerdings an Bedeutung in der Diagnostik verloren. Unverändert hat sie aber ihren Stellenwert für die Entnahme von Gewebsproben zur zytologischen oder histologischen Diagno-

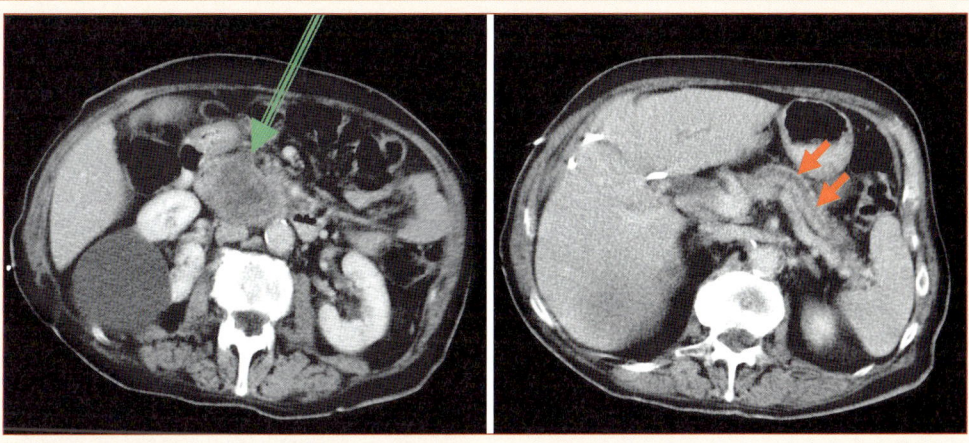

Abb. 1. Großer Pankreaskopftumor [grüner Pfeil] mit Aufstau des Pankreasganges [rote Pfeile]

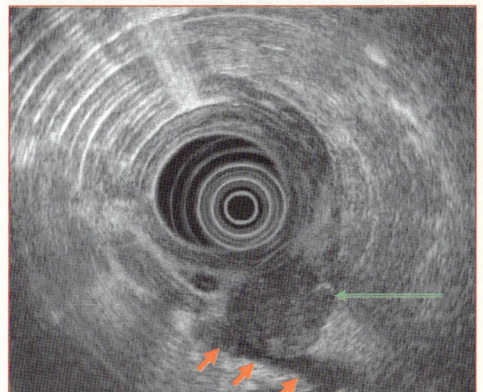

Abb. 2. Endosonografie. Pankreaskopftumor [grüner Pfeil] mit Adhärenz und Kompression der Pfortader [rote Pfeile]

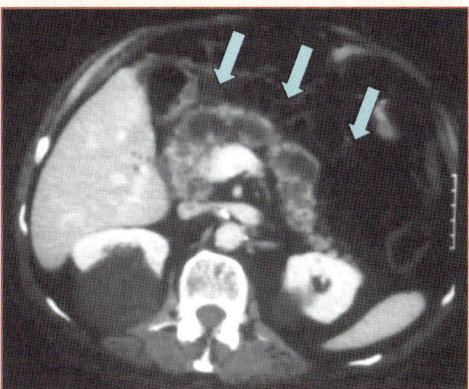

Abb. 3. CT eines Zystadenokarzinoms

sesicherung sowie aufgrund der Möglichkeit direkter therapeutischer Interventionen [z.B. Einlage von Plastikstents in den Gallengang zur Beseitigung einer Abflussstörung].

Eine **perkutane Feinnadelbiopsie** eines suspekten Pankreastumors kann Sonografie- oder CT-gesteuert vorgenommen werden. Ihr Stellenwert ist aber umstritten, da ein definitiver Tumorausschluss auf diese Weise nicht gewährleistet werden kann. Zunehmende Verbreitung erfährt die **diagnostische Laparoskopie** in der präoperativen Diagnostik. Ziel ist in erster Linie, Kontraindikationen für eine Resektion auszuschließen [wie z.B. eine Peritonealkarzinose oder kleinste Lebermetastasen]. Bei deren Nachweis kann dann dem Patienten eine nichtindizierte Laparotomie erspart werden.

Differenzialdiagnose

Die entscheidende Frage beim Nachweis eines Pankreastumors ist die Abgrenzung von gutartigen gegenüber bösartigen Befunden. Eine Raumforderung im Pankreas ist wegen der Seltenheit benigner Tumoren primär immer abklärungsbedürftig. Neben den sehr seltenen und in der Regel sehr kleinen endokrin aktiven Tumoren kommen lokal begrenzte pankreatitische Veränderungen als häufigste Differenzialdiagnose infrage. Bei zystischen Raumforderungen sind postpankreatitische Pseudozysten von zystischen Tumoren [Zystadenom, intraduktale papillärmuzinöse Tumoren, Zystadenokarzinom, Abb. 4] zu unterscheiden.

Therapie

Indikation zur Operation

⚠ **Beim Nachweis einer tumorösen Raumforderung im Pankreas besteht prinzipiell die Indikation zur chirurgischen Exploration und ggf. Resektion, auch wenn präoperativ häufig keine zytologische oder histologische Diagnosesicherung möglich ist.**

Dies begründet sich neben der Seltenheit gutartiger tumoröser Veränderungen vor allem auf der Tatsache, dass aufgrund der schlechten Prognose der malignen Pankreastumoren die einzige Heilungschance in einer rechtzeitigen chirurgischen Therapie liegt.

Entzündliche Tumoren oder postpankreatitische Pseudozysten werden operativ nur bei entsprechender Symptomatik therapiert. Das **Insulinom** stellt eine absolute Operationsindikation dar, auch wenn der Tumor mit der bildgebenden Diagnostik nicht dargestellt werden kann, da in diesen Fällen die chirurgische Exploration [evtl. kombiniert mit der intraoperativen Ultraschalluntersuchung] häufig doch zur Entdeckung des Tumors führt.

Operationsverfahren

Bei symptomatischen **Pankreaspseudozysten** kann eine Ableitung zur Druckentlastung indiziert sein. Dies kann endokopisch-interventionell [Ableitung in Magen oder Duodenum] oder operativ [Ableitung in eine Dünndarmschlinge durch Zystojejunostomie] erfolgen. Sind die Pseudozysten auf dem Boden einer chronischen oder wiederkehrenden Pankreatitis entstanden [häufig äthyltoxisch hervorgerufen], so ist, insbesondere bei gleichzeitig bestehenden chronischen Schmerzen, eine **Drainage-Operation** des Pankreasgangsystems angezeigt. Hierbei kann eine duodenumerhaltende **Pankreaskopfresektion** [nach **Beger**], eine laterale **Drainageoperation** [nach **Partington-Rochelle** oder nach **Puestow**] oder eine Kombination beider Konzepte [nach **Frey**] zur Anwendung kommen. In Einzelfällen ist auch heute noch die Duodenohemipankreatektomie [s.u.] indiziert.

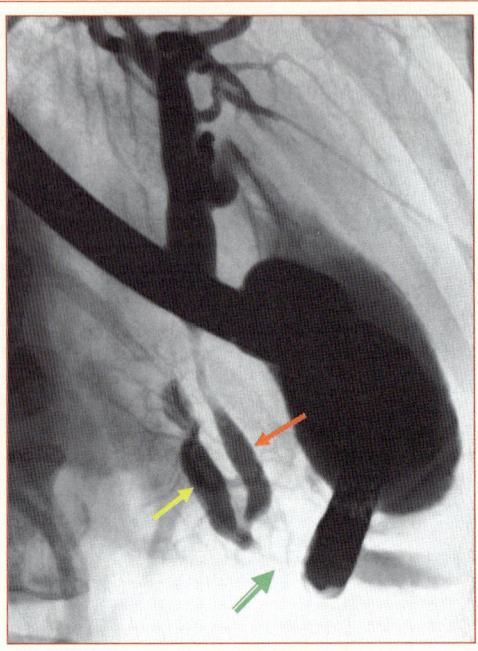

Abb. 4. ERCP. Pankreaskopftumor mit distaler Choledochusstenose [grüner Pfeil], Aufstau des Gallenganges [roter Pfeil] und des Pankreasganges [gelber Pfeil]

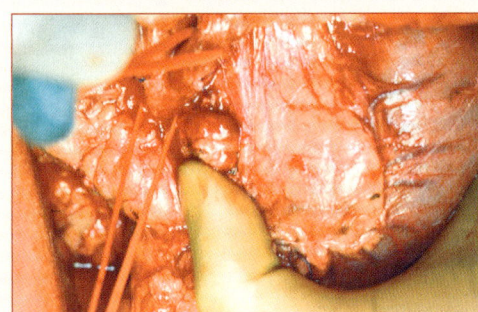

Abb. 5. Intraoperatives Bild eines 1 cm großen Insulinoms im Pankreaskopf [Pfortader mit Zügeln angeschlungen]

Bei echten zystischen Tumoren ist die Resektion des entsprechenden Pankreasteiles indiziert. Insulinome werden in der Regel nur ausgeschält [**Enukleationsresektion**, Abb. 5].

Bei den **soliden Pankreastumoren** richtet sich das Operationsverfahren nach der Lokalisation. Bei den Tumoren im Pankreascorpus und -schwanz erfolgt eine **Linksresektion** unter Mitentfernung der Milz. Die Resektionsfläche am Pankreaskopf- oder -corpus wird durch direkte Naht verschlossen, gelegentlich erfolgt auch die Ableitung in eine nach Y-Roux ausgeschaltete Dünndarmschlinge. In Einzelfällen benigner, im Corpus gelegener Tumoren kommt auch eine Segmentresektion infrage, bei der die Resektionsfläche zum Kopf hin verschlossen und der Pankreasschwanz in eine Dünndarmschlinge ausgeleitet wird. Die häufigste Tumoroperation am Pankreas ist die Entfernung des Pankreaskopfes in Form einer **Duodenohemipankreatektomie [nach Kausch-Whipple]**. Bei dieser komplexen Operation werden Pankreaskopf, Duodenum, distaler Gallengang, ggf. distaler Magen und die Gallenblase entfernt [Abb. 6]. In jüngerer Vergangenheit hat sich der Erhalt des Magenpförtners [**Pylorus-erhaltende Operation**] als Modifikation für geeignete Patienten durchgesetzt. Obligater Bestandteil des Eingriffs beim Pankreaskarzinom ist die Lymph-adenektomie, d.h. die Entfernung der um das Organ gelegenen Lymphknotenstationen zur Diagnostik und Beseitigung etwaiger Tumorabsiedelungen. Die Rekonstruktion erfolgt durch Anschluss des Pankreas an den Dünndarm oder Magen [Pankreatikojejunostomie oder -gastrostomie], des Gallengangs an den Dünndarm [Hepatikojejunostomie] sowie durch Wiederherstellung der Nahrungspassage in Form einer Gastro- bzw. Pylorojejunostomie. Hierzu wird in der Regel eine nach Roux Y-förmig ausgeschaltete Dünndarmschlinge verwendet.

Dieser ausgedehnte und potenziell komplikationsträchtige Eingriff ist nur indiziert, wenn eine vollständige Tumorentfernung erreicht werden kann. Wenn bereits ein disseminiertes Tumorwachstum vorliegt [Lebermetastasen, Peritonealkarzinose] oder der Tumor lokal inoperabel ist [z.B. bei Infiltration der Mesenterialwurzel], sind lediglich die Lebensqualität verbessernde palliative Maßnahmen sinnvoll. Hierzu gehören Umgehungsoperationen zur Galleableitung [biliodigestive Anastomose] und Erhalt der Nahrungspassage [Gastroenterostomie].

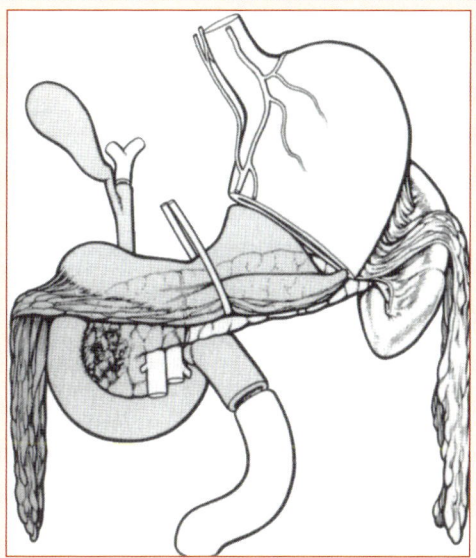

Abb. 6. Resektionsausmaß bei einer Whipple-Operation

Andere Therapieverfahren

❗ **Eine Heilung des Pankreaskarzinoms ohne operative Tumorentfernung, etwa durch Chemotherapie, Strahlentherapie oder Immuntherapie ist bislang nicht möglich.**

Es gibt jedoch zunehmend Hinweise, dass beispielsweise eine Chemotherapie in Ergänzung zur Operation die Prognose weiter verbessern kann [5-Fluorouracil*, evtl. auch Gemcitabin*]. Zur Rolle der Bestrahlung liegen widersprüchliche Daten vor. Es gibt jedoch Hinweise, dass bei einigen Patienten der Tumor durch eine entsprechende Vorbehandlung auf eine entfernbare Größe reduziert werden kann. Allerdings scheint dies auch zu einer Zunahme operationsbedingter Komplikationen zu führen. Neuere Ansätze bestehen u.a. darin, genetische Tumormerkmale zur Steuerung von Chemotherapeutika zu nutzen oder diese direkt anzugreifen, essenzielle Enzyme des Tumors auszuschalten oder die Tumorgefäßversorgung zu behindern. Auch wird versucht, das patienteneigene Immunsystem effektiver in die Bekämpfung des Tumors einzubinden. Diese Konzepte werden derzeit sämtlich nur im Rahmen experimenteller Therapiestudien eingesetzt.

Prognose

Während Patienten mit gutartigen Pankreastumoren nach der Operation als geheilt gelten können, ist die Prognose der Patienten mit einem Pankreaskarzinom insgesamt schlecht. Lediglich bei den IPMT werden 3- und 5-Jahres-Überlebensraten von bis zu 85 % und 42 % erreicht. Beim muzinösen Zystadenokarzinom leben nach drei und fünf Jahren noch 45 % bzw. 27 % der Patienten. Bei Patienten mit dem häufigsten Tumor, dem duktalen Adenokarzinom des Pankreaskopfes, beträgt die durchschnittliche Gesamtüberlebensrate für alle Patienten [operiert und nicht-operiert] unter 5 %. Selbst bei den Patienten, bei denen eine vollständige operative Tumorentfernung möglich ist [R0-Resektion], liegt die 5-Jahres-Überlebensrate nur bei 6–25 %. Als günstige Prognosefaktoren haben sich vor allem ein frühes Tumorstadium, eine sichere residualtumorfreie Resektion und ein wenig aggressives Wachstumsmuster [keine Lymph- oder Blutgefäßinvasion, gute Differenzierung] erwiesen. Intensive Forschungsbemühungen werden unternommen, um die Erkennung und Behandlung des Pankreaskarzinoms und damit die Prognose zu verbessern. Dieses könnte durch etwa eine frühzeitigere Diagnose [z.B. molekulare Blutanalyseverfahren] und eine auf den individuellen Tumor molekularbiologisch zugeschnittene Therapie erreicht werden.

Quellenhinweise

Abb. 6: Siewert u.a.: Praxis der Viszeralchirurgie – Onkologische Chirurgie, Springer Verlag 2001

Tab. P1. Pankreatitis. Ranson-Index

Bei Aufnahme	Biliäre Pankreatitis	alkoholische Pankreatitis
Alter	> 70 Jahre	> 55 Jahre
Leukozyten	> 18000	> 16000
Blutzucker	> 220 mg/dl	> 200 mg/dl
Lacatdehydrogenase (LDH)	> 400 U/l	> 350 U/l
GOT	> 250 U/l	> 250 U/l
Nach 48 Stunden		
Abfall des Hämatokrits	> 10 %	> 10 %
Anstieg des Blutharnstoff-N	> 2 mg/dl	> 5 mg/dl
Serum-Calciumabfall	< 8 mg/dl	< 8 mg/dl
Sauerstoffpartialdruck	< 60 mmHg	< 60 mmHg
Basendefizit	> 5 mmol/l	> 4 mmol/l
Flüssigkeitsdefizit	> 4 Liter	> 6 Liter

schem Alkoholabusus und Gallensteinen kann es zu rezidivierenden akuten Pankreatitiden kommen oder es entsteht eine chronische Pankreatitis
die **chronische Pankreatitis** ist eine i.d.R. progrediente Entzündung mit oder ohne Obstruktion, die im Spätstadium zu Pankreasinsuffizienz führt; die Hauptursachen sind chronischer Alkoholabusus und Abflussbehinderung, und die meisten Fälle haben eine [rezidivierende] akute Pankreatitis in der Vorgeschichte; bei ca. 30 % wird keine Ursache gefunden; **klinisch** kann man drei Verlaufsformen unterscheiden: die **schmerzfreie chronische Pankreatitis** verläuft symptomlos und wird erst bei Pankreasinsuffizienz diagnostiziert; typische für die **schmerzhafte chronische Pankreatitis** sind postprandiale, dumpfe Oberbauchschmerzen; der **akute Schub** führt zu akuten, heftigen Oberbauchschmerzen, die denen der akuten Pankreatitis gleichen; dazu kommen noch Fieber, Übelkeit, Erbrechen und Ikterus
bei allen Formen kommt es durch die zunehmende exokrine und endokrine Insuffizienz zu Gewichtsabnahme, Steatorrhoe, Diarrhoe und latentem oder manifestem Diabetes mellitus; **Diagnose**: CT, Sonografie, ERCP, Endosonografie; Pankreasfunktionstest [Enzyme, oraler Glukosetoleranztest]; die Therapie ist primär konservativ; eine operative Intervention ist indiziert bei Choledochus-, Pankreasgang-, Papillenstenose, anhaltenden starken Schmerzen, Karzinomverdacht; meist wird eine Drainageoperation [z.B. Pankreatikoenterostomie], Umgehungsoperation [z.B. Choledochojejunostomie] oder partielle Pankreatektomie durchgeführt
Pan|kre|a|to|chol|an|gi|o|gra|fie, -gra|phie f: selten verwendete Bezeichnung für Cholangiopankreatikografie✲
Pan|kre|a|to|du|o|de|nek|to|mie f: → *Duodenopankreatektomie*
Pan|kre|a|to|du|o|de|no|sto|mie f: → *Pankreatikoduodenostomie*
Pan|kre|a|to|en|te|ro|sto|mie f: → *Pankreatikoenterostomie*
Pan|kre|a|to|gas|tro|sto|mie f: → *Pankreatikogastrostomie*
Pan|kre|a|to|gra|fie, -gra|phie f: Syn: *Pankreatikografie*; Röntgenkontrastdarstellung der Pankreasgänge; i.d.R. als Cholangiopankreatikografie
endoskopische retrograde Pankreatografie: Pankreatografie mit endoskopischer Kontrastmittelinjektion durch die Vater-Papille
Pan|kre|a|to|je|ju|no|sto|mie f: → *Pankreatikojejunostomie*
Pan|kre|a|to|li|thek|to|mie f: → *Pankreatolithotomie*
Pan|kre|a|to|li|tho|to|mie f: Syn: *Pankreatolithektomie*; operative Eröffnung der Bauchspeicheldrüse und Entfernung von Pankreassteinen
Pan|kre|a|to|to|mie f: Syn: *Pankreasinzision*; operative Eröffnung der Bauchspeicheldrüse
Pan|kre|o|li|thi|a|sis f, pl -ses: Syn: *Pankreatolithiasis*; Vorkommen von Pankreassteinen kann zu Abflussbehinderung und aku-

ter oder chronischer Pankreatitis führen; **Therapie**: operative Entfernung [Pankreatolithotomie]
Pan|mye|lo|pa|thie f: Syn: *Panmyelophthise, aplastisches Syndrom*; Erkrankung des blutbildenden Systems, die alle Zellreihen des Knochenmarks betrifft und von einer Verminderung des blutbildenden Marks gekennzeichnet ist; klinisch imponiert sie als meist schwere aplastische Anämie mit Granulozytopenie und Thrombozytopenie; sind nur zwei Zellreihen betroffen, spricht man von **Bizytopenie**, ansonsten von **Trizytopenie**
Panner-Krankheit f: Syn: *Morbus Panner*; v.a. bei Jungen zwischen 6 und 10 Jahren auftretende Osteochondrosis✲ dissecans am Ellenbogen; betrifft i.d.R. das Humerusköpfchen; der freie Gelenkkörper führt zu Einklemmungserscheinungen; selbst bei Entfernung kommt es durch den Defekt der Knorpelfläche zu Früharthrose im Ellenbogengelenk; *s.a. Essay Knochennekrosen S. 811*

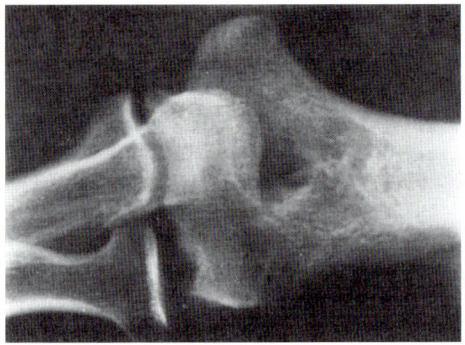

Abb. P11. Panner-Krankheit. Ausgeheilungsstadium mit Deformierung des Köpfchens bei 19-jährigem Patienten

Pan|ni|ku|lek|to|mie f: Exzision der Fettschürze
Pan|ni|ku|li|tis f, pl **-tilden**: Syn: *Fettgewebsentzündung, Panniculitis*; entzündliche Reaktion des Unterhautfettgewebes, die i.d.R. zu Knotenbildung führt; bei der **septalen Pannikulitis** geht die Entzündung von den Gefäßen der Bindegewebssepten des Fettgewebes aus; man findet sie v.a. als Symptom bei Vaskulitis [Thrombophlebitis, Arteriitis] oder systemischen Erkrankungen [Erythema nodosum, systemische Sklerodermie]; bei der **lobulären Pannikulitis** sind die Fettläppchen in ihrer Gesamtheit betroffen; sie kann als umschriebene oder systemische Pannikulitis auftreten und zu

Tab. P2. Pannikulitis. Klassifikation

	Lobuläre Pannikulitis	Septale Pannikulitis
Ohne Vaskulitis	Idiopathische Pannikulitis (Pfeifer-Weber-Christian)	Erythema nodosum
	α_1-Antitrypsin-Mangel	Eosinophile Faszitis
	Physikalische Pannikulitis (Kälte, traumatische, chemisch)	Eosinophilie-Myalgie-Syndrom
	Neonatale Pannikulitis (Sklerema neonatorum, neonatale Fettgewebsnekrose)	Systemische Sklerodermie
	Bei Systemkrankheiten (LE, Sarkoidose, Pankreaskrankheiten, Lymphome)	
Mit Vaskulitis	Nodulärvaskulitis	Bei Thrombophlebitis
		Bei Arteriitis

Nekrose, Einschmelzung, Fistelbildung, Fibrosierung, Sklerose und Atrophie des Fettgewebes führen; die **umschriebene lobuläre Pannikulitis** entsteht durch eine direkte Schädigung [**mechanisch-traumatische Pannikulitis, Kältepannikulitis**, Pannikulitis nach Fremdkörperinjektion], während die **systemische lobuläre Pannikulitis** entweder eine eigenständige Erkrankung [z.B. Panniculitis nodularis nonsuppurativa febrilis et recidivans] oder Manifestation einer systemischen Erkrankung [systemischer Lupus erythematodes, Sarkoidose, Lymphome, Leukämien, metastatische Kalzinose] ist

Panniculitis nodularis nonsuppurativa febrilis et recidivans: → *Pfeifer-Weber-Christian-Syndrom*

Pa|no|ra|ma|schicht|auf|nah|me|ver|fah|ren *nt*: → *Orthopantomografie*

Pa|no|ra|ma|se|hen *nt*: s.u. *Schielen*

Pan|prok|to|ko|lek|to|mie *f*: vollständige operative Entfernung von Kolon und Rektum; *s.a. Proktokolektomie*

Pan|to|mo|gra|fie, -gra|phie *f*: Verfahren zur Herstellung von Panoramaschichtaufnahmen

Pan|to|pra|zol *nt*: irreversibler Protonenpumpenhemmer; **Anw.:** Ulcus ventriculi oder duodeni, Refluxösophagitis, Zollinger-Ellison-Syndrom; *s.a. Essay Gastroösophageale Refluxkrankheit S. 1339*

Pan|zer|krebs *m*: *Syn: Cancer en cuirasse*; panzerförmig den Brustkorb umgebendes Brustkrebsrezidiv; in Europa heute nur noch selten gesehen

Pa|pa|in *nt*: *Syn: Papayotin, Papainase*; aus dem Saft von Carica papaya gewonnenes proteolytisches Enzym, das sowohl im sauren als auch alkalischen Milieu wirkt; **Anw.:** Digestivum bei Pepsinmangel; äußerlich bei Eiweiß-Ablagerungen auf Wunden und Geschwüren

Papanicolaou-Test *m*: *Syn: Pap-Test*; vaginaler Zellabstrich [**Papanicolaou-Abstrich**] mit nachfolgender **Papanicolaou-Färbung** [Fixierung der Zellen mit Alkohol [96 %], dann Kernfärbung mit Hämatoxylin, gefolgt von einer kombinierten Plasmafärbung mit Orange G6 und Polychromfarbstoff] und zytologischer Untersuchung; *s.a. Essay Neubildungen des Uterus S. 1627*

Pa|pa|ve|rin *nt*: Opiumalkaloid ohne analgetische Wirkung; Spasmolytikum; **Anw.:** Spasmen des Gastrointestinaltraktes, der Gallen- und Harnwege sowie des Uterus; **NW:** Schwindel, Kopfschmerz, Müdigkeit, Exanthem, vermehrtes Schwitzen; **Kontraind.:** Blasenentleerungsstörungen, Glaukom, Leberfunktionsstörungen, AV-Block

Pa|pa|ver rhoeas *nt*: → *Klatschmohn*

Pa|pa|ver somniferum *nt*: → *Mohn*

Pa|pa|ya *f*: *Syn: Melonenbaum, Carica papaya*; Staude aus der Familie der Caricaceae; verwendet werden frische oder getrocknete Laubblätter [**Caricae papayae folium**] und die frischen Früchte [**Caricae papayae fructus**]; die Blätter enthalten Alkaloide [Carpain], Saponine und Carposid, die Früchte Proteasen [Papain], Vitamin A und C; **Anw.:** traditionell bei Magen-Darm-Erkrankungen und als Diuretikum, Sedativum und Anthelmintikum

Pa|pa|yo|tin *nt*: → *Papain*

Pa|pier|staub|lun|ge *f*: *Syn: Holzstaublunge*; exogen-allergische Alveolitis durch Inhalation von Pilzsporen [Alternaria, Actinomyces] bei Arbeitern in Sägewerken oder Papierfabriken; *s.a. Essay Lungen- und Atemwegserkrankungen durch Arbeit und Umwelt S. 1265*

Pa|pil|lar|mus|kel|ab|riss *m*: *s.u. Essay Akuter und rezidivierender Myokardinfarkt S. 1071*

Pa|pil|lek|to|mie *f*: *Syn: Papillenexzision*; operative Entfernung einer Papille, z.B. der Papilla duodeni major

Pa|pil|len|ex|zi|si|on *f*: → *Papillektomie*

Pa|pil|len|kar|zi|nom *nt*: eine Karzinom der Vater-Papille [Papilla duodeni major] ist ein seltener Tumor, der wegen der frühen Symptomatik [schmerzloser Verschlussikterus mit tastbarem Gallenblasenhydrops] eine wesentlich bessere Prognose hat als das Gallengangskarzinom; **Therapie:** En-bloc-Resektion und Choledochoenterostomie

Pa|pil|lo|ma acuminatum/venereum *nt*: → *Feigwarze*

Pa|pil|lo|ma|vi|rus *nt, pl* **-ren**: *Syn: Warzenvirus, Papillomvirus*; kleine DNA-Viren der Familie Papovaviridae; enthält mehr als 70 **humane Papillomaviren** [HPV, Warzenvirus des Menschen], die i.d.R. gutartige Tumoren der Haut und Schleimhäute verursachen; können in **humane Papillomaviren vom Hauttyp** [kutane humane Papillomaviren] und **humane Papillomaviren vom Schleimhauttyp** [mukokutane humane Papillomaviren] unterteilt werden; die Papillomaviren vom Hauttyp verursachen u.a. die Verrucae* vulgares und plantares; eine Untergruppe verursacht Epidermodysplasia* verruciformis [EV]; wegen der Tendenz zu maligner Entartung der Läsionen, werden diese Viren als **intermediate risk HPV** bezeichnet; bei den Papillomaviren vom Schleimhauttyp gibt es Untergruppen mit niedrigem Entartungsrisiko [**low risk HPV**] und solche mit hohem Entartungsrisiko [**high risk HPV**]; mit der sog. **Hybrid-capture-Methode** steht ein ausreichend empfindliches Verfahren zur HPV-Hybridisierung zur Verfügung, mit dem es möglich ist, anhand eines einfachen Abstrichs festzustellen, ob es sich um eine Infektion mit HPV aus der Niedrig- oder der Hochrisikogruppe handelt; *s.a. Essay Neubildungen des Uterus S. 1627, Essay Neubildungen von Vulva und Vagina S. 1685, Essay Geschlechtskrankheiten – Genitale Kontaktinfektionen S. 475, s.a. Abb. P13*

Pa|pil|lom, intraduktales der Brust *nt*: blumenkohlartige Epithelwucherungen des gangauskleidenden Epithels um einen fibrovaskulären Kern; befinden sich in großen Milchausführungsgängen in der Nähe der Brustwarze, häufig blutige Sekretion;

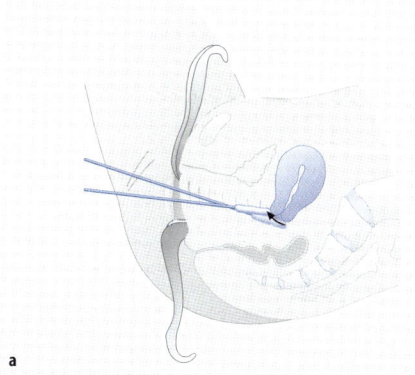
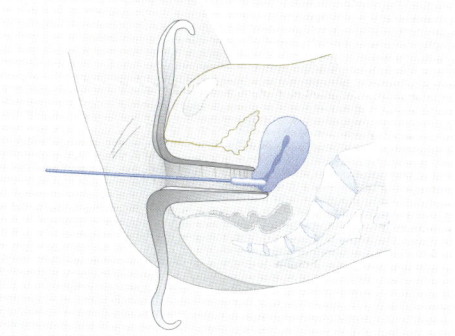

a   b

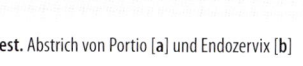

Abb. P12. Papanicolaou-Test. Abstrich von Portio [**a**] und Endozervix [**b**]

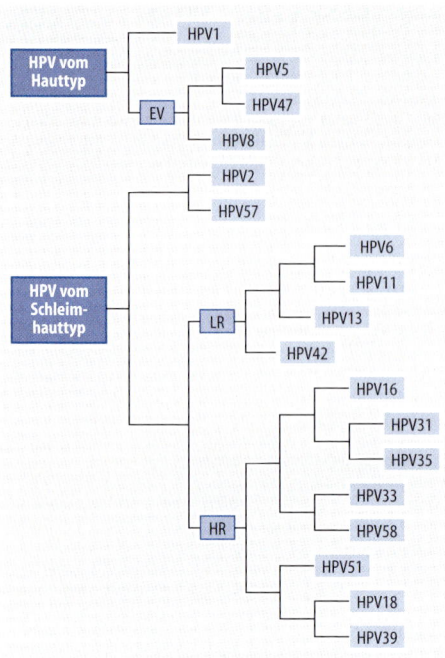

Abb. P13. Papillomavirus. Stammbaum der humanen Papillomaviren

nach Duktografie wird eine Milchgangsentfernung durchgeführt; *s.a. Essay Neubildungen der Brustdrüse S. 969*

Pa|pil|lom|vi|rus *nt*: → *Papillomavirus*

Papillon-Lefèvre-Syndrom *nt*: → *Keratosis palmoplantaris diffusa non circumscripta*

Pa|pil|lo|sphink|te|ro|to|mie *f*: → *Papillotomie*

Pa|pil|lo|to|mie *f*: *Syn*: *Papillosphinkterotomie, Papillenspaltung, Sphinkterotomie*; Spaltung einer verengten Vater-Papille; entweder als **transduodenale Papillotomie** mit operativer Eröffnung des Duodenums oder als **endoskopische Papillotomie**

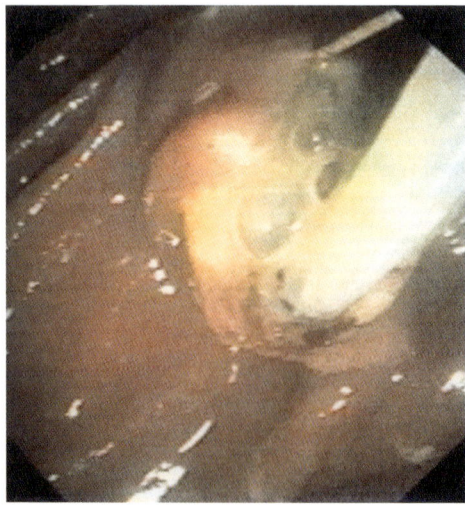

Abb. P14. Papillotomie. Eiteraustritt während einer Papillotomie

Pap|pa|ta|ci|fie|ber *nt*: → *Phlebotomusfieber*

Pap|pel *f*: *Syn*: *Populus*; Bezeichnung für **Populus nigra**, **Populus balsamifera** und andere Populus-Arten, Bäume aus der Familie der Weidengewächse [Salicaceae]; verwendet werden die Rinde [**Populi cortex**], Laubblätter [**Populi folium**] sowie die getrockneten Blattknospen [**Populi gemmae**]; sie enthalten ätherisches Öl [α- und β-Caryophyllen, Bisabolol, Cadinen], Phenolglykoside [Salicin, Salicortin, Populin] und Flavonoide; die Wirkung ist antibakteriell, entzündungshemmend und wundheilend; **Anw.**: die Blattknospen traditionell bei Hautverletzungen, Hämorrhoiden, Frostbeulen und Sonnenbrand, Rinde und Blätter bei Prostatabeschwerden und rheumatischen Erkrankungen; in der Homöopathie bei Verdauungsbeschwerden, Leber- und Gallenleiden, Prostatahyperplasie und Harnröhrenentzündung

Pap|ri|ka *m*: *Syn*: *Capsicum annuum*; *s.u. Capsicum*

Pa|pu|lo|se, lymphomatoide *f*: *Syn*: *T-Zell-Pseudolymphom*; ätiologisch unklare Erkrankung mit Bildung schmerzhafter, geröteter Papeln durch eine Proliferation aktiver T-Lymphozyten in der Haut; ist durch rekurrente Schübe oft selbst heilender papulonekrotischer Effloreszenzen gekennzeichnet, die kleine schüsselförmige Narben hinterlassen; wird heute den indolenten kutanen T-Zell-Lymphomen mit günstiger Prognose zugeordnet; *s.a. Essay Bösartige Neubildungen der Haut S. 993*

Par|acet|amol *nt*: *Syn*: *Acetaminophen, 4'-Hydroxyacetanilid, 4-Acetamidophenol*; Hauptmetabolit von Phenacetin; wirkt analgetisch und antipyretisch, nur schwach antiphlogistisch; kann auch Säuglingen und Kleinkindern gegeben werden; **Anw.**: Analgetikum, Antipyretikum; **Dosierung**: kann p.o. und rektal appliziert werden; die Dosierung hängt von Alter bzw. Körpergewicht ab; i.d.R. gibt man 10–15 mg/kg KG als Einzeldosis, bis 50 mg/kg KG als Tagesdosis; die Gabe kann in Abständen von 4–8 h wiederholt werden bis zu 3–4 x/Tag; **NW**: selten allergische Reaktionen [Quincke-Ödem, Atemnot, Schweißausbruch, Übelkeit, Blutdruckabfall bis hin zum Schock], Analgetika-Asthma; **Kontraind.**: bekannte Allergie gegen Paracetamol; *s.a. Essay Postoperative Schmerztherapie S. 1431, Essay Intoxikationen S. 743*

Tab. P3. Paracetamol. Dosierung in Abhängigkeit von Körpergewicht und Alter

Körpergewicht	Alter	Einmaldosis	Tagesdosis
bis 7 kg	bis 1/2 J	70–100 mg	350 mg
bis 10 kg	bis 1 J	100–150 mg	500 mg
bis 15 kg	bis 3 J	150–200 mg	750 mg
bis 22 kg	bis 6 J	200–300 mg	1000 mg
bis 30 kg	bis 9 J	300–500 mg	1500 mg
bis 40 kg	bis 12 J	400–600 mg	2000 mg
über 40 kg	älter als 12 J	500–1000 mg	max. 4 g

Pa|ra|go|ni|mi|a|sis *f*, *pl* **-ses**: *Syn*: *Lungenegelbefall, Paragonimose*; Lungenegel [**Paragonimus ringeri/westermani**] sind meist paarweise im Lungengewebe parasitierende Trematoden der Tropen und Subtropen; die häufigste Form ist die **pulmonale Paragonimiasis**, es kommen aber auch Fälle von **extrapulmonaler Paragonimiasis** vor; die Metazerkarien durchbrechen die Darmwand und reifen in der Bauchhöhle zu erwachsenen Würmern heran, die durch das Zwerchfell zur Lunge wandern; während dieser Migration kommt es zu andauerndem Fieber mit Durchfall sowie abdominalen und später thorakalen Schmerzen; sobald der Wurm in der Lunge ist, kommt es zu chronischem Husten mit rostbraunem Sputum; **Diagnose**: Nachweis der Eier im Sputum oder Stuhl, Serologie; **Therapie**: Praziquantel*; *s.u. Essay Helminthosen S. 553*

Pa|ra|gra|nu|lom *nt*: *Syn*: *Hodgkin-Paragranulom*; lymphozyten-

P

reiche Form des Hodgkin-Lymphoms; heute als **lymphozytenprädominantes Hodgkin-Lymphom** [LPHL] bezeichnet; *s.a. Essay Hodgkin-Lymphome S. 661*

Pa|ra|gra|phen|form *f*: *s.u. Dakryoadenitis*

Pa|ra|hä|mo|phi|lie *f*: *Syn: Owren-Syndrom, Hypoproaccelerinämie, Faktor-V-Mangel*; *s.u. Diathese, hämorrhagische*

Pa|ra|in|flu|en|za|vi|ren *pl*: weltweit verbreitete RNA-Viren, die grippeartige Entzündungen der Atemwege verursachen; besteht aus 4 Serotypen, von denen der Typ 2 früher als **croup-associated virus** [CA virus] bezeichnet wurde; *s.a. Essay Virusinfektionen S. 1667*

Pa|ra|kok|zi|di|o|i|do|my|ko|se *f*: → *brasilianische Blastomykose*

Pa|ra|ky|e|se *f*: → *Extrauteringravidität*

Pa|ra|ly|sis agitans *f*: veraltet für idiopathisches Parkinson-Syndrom; *s.u. Essay Parkinson-Syndrome S. 1229*

Pa|ra|me|tri|tis *f, pl* **-ti|den**: *Syn: Parametriumentzündung*; kommt nur noch selten nach Verletzungen der Zervix [v.a. während der Geburt], Pfählungsverletzungen oder als postpartale Infektion vor; oft bildet sich ein parametraner Abszess, der vorne über das Leistenband hochsteigen und durch das Spatium prevesicale in die Bauchwand und hoch bis zum Nabel wandern kann; in seltenen Fällen wandert der Abszess durch die Foramina ischiadica zur Hüfte; **Klinik**: einseitige, starke Schmerzen im unteren Beckenbereich; septisches Fieber; weiche Schwellung des Parametriums; schmerzhafter Stuhlgang; der Uterus ist meist zur gesunden Seite verdrängt; **Therapie**: hoch dosierte Antibiotika i.v., Antiphlogistika; evtl. chirurgische Ausräumung oder Entlastungspunktion; *s.a. Essay Entzündliche Erkrankungen der weiblichen Beckenorgane S. 1609*

Pa|ra|my|xo|vi|ren *pl*: *Syn: Paramyxoviridae*; Familie von RNA-Viren; enthält u.a. Mumpsvirus, Masernvirus und die Parainfluenzaviren

Pa|ran|gi *f*: → *Frambösie*

Pa|ra|pem|phi|gus *m*: → *bullöses Pemphigoid*

Pa|ra|per|tus|sis *f*: *s.u. Bordetella*

Pa|ra|phi|mo|se *f*: *Syn: Spanischer Kragen, Capistratio*; Abschnürung der Eichel durch Einklemmung der zu engen Vorhaut hinter dem Eichelkranz; wird i.d.R. durch eine relative oder echte Phimose verursacht; **Klinik**: typisch ist ein hochgradiges Präputialödem mit Anschwellung der Eichel und einem zirkulären Schnürring hinter dem Sulcus coronarius; **Therapie**: sofortige manuelle Reposition in Lokalanästhesie mit nachfolgender Beschneidung; gelingt die manuelle Reposition trotz mehrerer Versuche nicht, wird das Präputium dorsal inzidiert und der Defekt nach Reposition quer vernäht

Pa|ra|pso|ri|a|sis *f, pl* **-ses**: Sammelbegriff für Hauterkrankungen, die äußerlich der Schuppenflechte [Psoriasis] ähneln
Parapsoriasis en plaques: *Syn: chronische superfizielle Dermatitis, Brocq-Krankheit*; chronische, an eine Psoriasis erin-

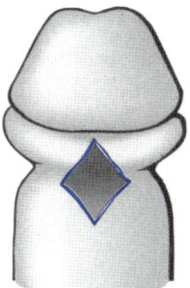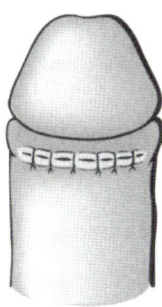

Abb. P16. Paraphimose. Dorsale Inzision [a] und quere Vernähung [b] des Präputiums

nernde Erkrankung mit disseminierten, geröteten Herden und Schuppung; man unterscheidet zwei Formen: **1. kleinfleckige Parapsoriasis en plaques**: gutartige, chronische Dermatose, bei der die zahlreichen gelblich-hellroten Flecken meist entlang der Hautspaltlinien angeordnet sind; die Schuppung ist gering und oft nur schwer erkennbar; die Flecken ähneln oft Fingerabdrücken [**fingerprint dermatosis**]; **2. großfleckige Parapsoriasis en plaques**: wird als Präkanzerose [Prämykose] von Mycosis* fungoides angesehen; **Therapie**: die Flecken verschwinden unter UV-Bestrahlung oder Photochemotherapie, kehren aber wieder zurück

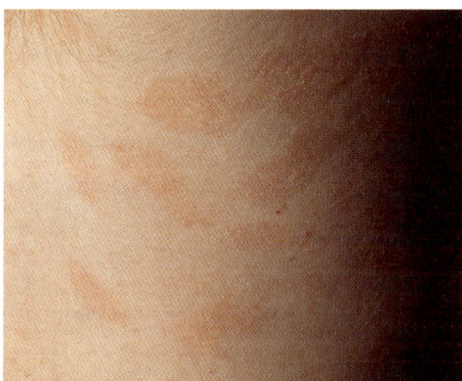

Abb. P17. Parapsoriasis en plaques

Pa|ra|si|to|se *f*: *Syn: Parasitenerkrankung, Parasitenbefall*; Parasiten sind ein- oder mehrzellige Organismen, die sich auf Kosten eines anderen Organismus ernähren; pflanzliche [**Phytoparasiten**] und tierische Parasiten [**Zooparasiten**] können dauerhaft [**stationäre Parasiten**] oder vorübergehend [**temporäre Parasiten**] in [**Endoparasit**] oder auf [**Ektoparasit**] einem Wirt leben; medizinisch wichtig ist eine Unterscheidung von krankheitsverursachenden [**pathogene Parasiten**] und harmlosen Parasiten [**apathogene Parasiten**]; *s.u. Essay Parasitosen S. 1217*

Pa|ra|som|nie *f*: **1.** Schlafstörung, z.B. Alpträume, Schlafwandeln **2.** schlafähnliche Bewusstseinseintrübung bei Hirntrauma, Vergiftung etc.; die Patienten reagieren auf Ansprechen oder Berührung, versinken dann aber wieder in einen schlafähnlichen Zustand

Pa|ra|ster|nal|her|nie *f*: → *Morgagni-Hernie*

Pa|ra|sym|pa|tho|ly|ti|kum *nt*: *Syn: Parasympathikolytikum, Anticholinergikum*; die Wirkung von Acetylcholin hemmendes Arzneimittel, das die Erregungsübertragung am postsynaptischen Rezeptor durch kompetitive Hemmung blockiert

Pa|ra|sym|pa|tho|mi|me|ti|kum *nt, pl* **-ka**: *Syn: Parasympathikomimetikum, Cholinergikum, Vagomimetikum*; Arzneimittel mit

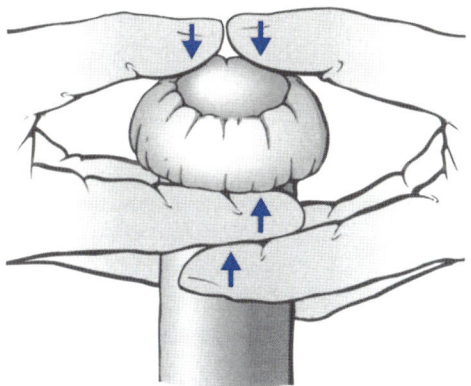

Abb. P15. Paraphimose. Manuelle Reposition

aktivierender Wirkung auf das parasympathische Nervensystem; **direkte Parasympathomimetika** wirken wie Acetylcholin direkt am Rezeptor [Muskarin, Carbachol], **indirekte Parasympathomimetika** hemmen den enzymatischen Abbau von Acetylcholin, das sich damit am Rezeptor anreichert [Neostigmin, Physostigmin]; **Anw.:** Glaukom, Ileus, Blasenatonie, Myasthenia gravis, Atropin- oder Curarevergiftung

Pa|ra|ten|di|ni|tis *f, pl* -**ti|den**: → *Paratenonitis*

Pa|ra|te|no|ni|tis *f, pl* -**ti|den**: *Syn:* Paratendinitis; Entzündung des Sehnengleitgewebes; meist gleichgesetzt mit Sehnenscheidenentzündung [Tendovaginitis]

Paratenonitis achillae: *Syn:* Paratendinitis achillae; Entzündung des Sehnengleitgewebes der Achillessehne; bei Bewegung kann ein charakteristisches Knirschen [**Schneeballknirschen**], verbunden mit Reibegeräusch, palpiert werden [Paratenonitis crepitans]; **Therapie:** Schonung, Antiphlogistika

Paratenonitis crepitans: aseptische Entzündung des Sehnengleitgewebes scheidenloser Sehnen; meist durch Überbeanspruchung, stumpfe Traumen oder rheumatische Erkrankungen bedingt; am häufigsten am Unterarm und der Achillessehne [Paratenonitis achillae]; **klinisch** findet man einen Schmerz bei Anspannung der Sehne; bei Bewegung kann ein charakteristisches Knirschen [**Schneeballknirschen**], verbunden mit Reibegräusch, palpiert werden; **Therapie:** Schonung, Antiphlogistika

Paratenonitis stenosans: *Syn:* Paratendinitis stenosans; Reizzustand der Sehnenhüllen von Musculus abductor pollicis longus und Musculus extensor pollicis brevis; Frühstadium der Tendovaginitis stenosans (de Quervain); **Therapie:** Ruhigstellung für 14 Tage

Pa|ra|thy|re|o|i|de|a|a|de|nom *nt:* *Syn:* Nebenschilddrüsenadenom; autonome Adenome der Nebenschilddrüse sind in 80 % der Fälle Ursache eines primären Hyperparathyreoidismus; **Therapie:** operative Entfernung

Pa|ra|thy|re|o|i|dek|to|mie *f:* *Syn:* Parathyroidektomie, Nebenschilddrüsenentfernung, Epithelkörperchenentfernung; operative Entfernung einer oder mehrerer Nebenschilddrüsen; wegen der Bedeutung von Parathormon für den Calciumstoffwechsel sollte soviel Nebenschilddrüsengewebe wie möglich erhalten werden; bei primären Hyperparathyreoidismus durch Hyperplasie werden deshalb nur drei Nebenschilddrüsen vollständig entfernt, die vierte wird teilreseziert und ein Rest von ca. 100 mg belassen [**3½-Resektion**]; ein Teil des resezierten Gewebes wird eingefroren und kann bei Entwicklung einer permanenten postoperativen Hypokalzämie replantiert werden; kleine [1 mm³] Stücke wachsen gut an, wenn sie in die Unterarmmuskeln implantiert werden

Pa|ra|thy|ro|i|dek|to|mie *f:* → *Parathyreoidektomie*

Pa|ra|tra|chom *nt:* → *Einschlusskonjunktivitis*

Pa|ra|vak|zi|ne|knoten *pl:* *Syn:* Melkerknoten, Nebenpocken, Melkerpocken, Paravaccinia; blau-rote, stark juckende Knoten an den Händen, durch das **Paravacciniavirus**; das Virus ist ein weltweit verbreitetes Parapoxvirus, das bei Rindern eine papulokrustöse Entzündung, v.a. am Euter, verursacht; das Virus wird bei Kontakt, v.a. beim Melken, auf den Menschen übertragen; die Knoten heilen innerhalb von 4–6 Wochen von alleine ab

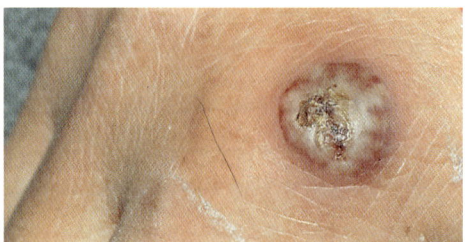

Abb. P18. Paravakzineknoten

Pa|ra|zen|te|se *f:* *Syn:* Trommelfellschnitt, Trommelfellpunktion, Paukenhöhlenpunktion, Paukenpunktion, Tympanotomie, Myringotomie; eine operative Eröffnung bzw. Punktion des Trommelfells wird v.a. bei akuter Otitis media mit beginnender Komplikation [Fazialisschwäche, Labyrinthreizung] durchgeführt; die Punktion muss im vorderen unteren Trommelfellquadranten durchgeführt werden, weil oben die Gefahr einer Gehörknöchelchenluxation besteht; *s.a. Essay Otitis media S. 1181*

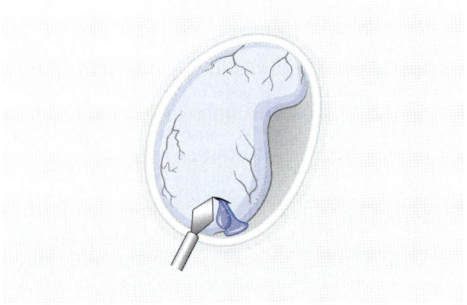

Abb. P19. Parazentese

Pardee-Q *nt:* *s.u. Essay Elektrokardiogramm S. 317, Essay Akuter und rezidivierender Myokardinfarkt S. 1071*

Pa|re|li|tis granulomatosa *f:* *s.u. Cheilitis granulomatosa*

Par|en|chym|ik|te|rus *m:* *Syn:* hepatischer/hepatogener/hepatozellulärer Ikterus; Ikterus durch eine unzureichende Funktion der Leberzellen; kann weiter unterteilt werden in: **prämikrosomaler Ikterus** [Behinderung der Bilirubinaufnahme in die Zelle, Transportstörung für Bilirubin], **mikrosomaler Ikterus** [Uridyl-Glucuronyltransferase-Mangel, Störung der Konjugation], **postmikrosomal-präterminaler Ikterus** [gestörte Bilirubinsekretion bei Dubin-Johnson-Syndrom oder Rotor-Syndrom] und **postmikrosomal-terminaler Ikterus** [zu Cholestase führende globale Exkretionsstörung, z.B. cholestatische Hepatitiden, Zirrhosen, Schwangerschaftscholestase]

Pa|re|se, zentrale faziale *f:* *s.u. Fazialisparese*

Pa|rier|frak|tur *f:* Fraktur des Ulnaschaftes durch Gewalteinwirkung auf den zum Schutz erhobenen Unterarm; *s.a. Essay Fraktur, Luxation, Distorsion S. 423*

Pa|rie|tal|zell|va|go|to|mie *f:* → *proximal gastrische Vagotomie*

Pa|rie|to|gra|fie, -gra|phie *f:* Röntgenkontrastdarstellung einer Organwand; wird heute kaum noch eingesetzt

Parinaud-Konjunktivitis *f:* *Syn:* okuloglanduläres Syndrom; Kombination von Konjunktivitis und Lymphknotenschwellung; findet sich u.a. bei Katzenkratzkrankheit, Tularämie, Tuberkulose und Syphilis

Parinaud-Syndrom *nt:* *Syn:* vertikale Blicklähmung; vertikale Blicklähmung bei z.B. Pinealistumor

Par|kin|so|nis|mus *m:* sekundäre Parkinson-Krankheit, z.B. nach Hirnhautentzündung, Intoxikation, Gehirntrauma; *s.u. Essay Parkinson-Syndrome S. 1229*

Parkinson-Krankheit *f:* → *Parkinson-Syndrom*

Par|kin|so|no|id *nt:* *s.u. Essay Parkinson-Syndrome S. 1229*

Parkinson-plus-Syndrom *nt:* *s.u. Essay Parkinson-Syndrome S. 1229*

Parkinson-Syndrom *nt:* das **idiopathische Parkinson-Syndrom**, die häufigste neurologische Erkrankung des Alters, beruht auf einer Degeneration der dopaminergen Neurone in der Substantia nigra, die zur klinischen Trias von Bewegungsarmut [Maskengesicht], Ruhetremor und Rigor führt, wobei nicht alle Symptome gleichzeitig beim Patienten gefunden werden müssen; im deutschen Sprachgebrauch werden nach vorherrschendem Symptom daher **hypokinetisch-rigides Syndrom** [d.h. ohne Tremor] und **tremordominantes Parkinson-Syndrom** [d.h. Tremor steht im Vordergrund] unterschieden; die Symptomkonstellation weist auf eine Minder-

Parasitosen

R. Ignatius

Definition
Parasitosen sind durch Endo- oder Ektoparasiten verursachte Infektionen oder Infestationen des Menschen

Einteilung
Die humanpathogenen Parasiten lassen sich in Protozoen [einzellige Lebewesen] und Helminthen [Würmer, *s.u. Essay Helminthosen*], die als **Endoparasiten** das Blut, verschiedene Gewebe und den Gastrointestinaltrakt befallen, sowie **Ektoparasiten** [Insekten, Spinnentiere], die an der Haut parasitieren, unterteilen. Einige Parasitosen [z.B. die Malaria tropica] besitzen aufgrund ihrer hohen Mortalität eine große Bedeutung. Ohne den Wirt zu töten, können andere, v.a. chronisch verlaufende Parasitosen [z.B. Hakenwurmerkrankungen] Wachstums- und Entwicklungsstörungen bei Kindern verursachen und die Arbeitsfähigkeit von Erwachsenen erheblich einschränken. Von Parasiten sind apathogene Kommensalen, die dem Wirt nicht schaden [z.B. *Iodamoeba buetschlii* im Darm], zu unterscheiden.

Verbreitung
Die meisten Parasitosen sind **Zoonosen** mit tierischen Erregerreservoiren; nur bei wenigen Parasitosen ist der Mensch neben dem Vektor der einzige Wirt [z.B. Malaria]. Aufgrund von klimatischen und sozioökonomischen Faktoren kommen viele Parasitosen in den Tropen häufiger vor als in den gemäßigten Zonen. Durch Touristen werden jedoch gelegentlich tropische Parasitosen [v.a. die Malaria] auch nach Europa eingeschleppt, können sich hier aber i.d.R. nicht weiter ausbreiten, da z.B. essenzielle Zwischenwirte fehlen [*s.u. Essay Tropenkrankheiten - importierte Krankheiten*]. Allerdings begünstigt die globale Erwärmung die Ausbreitung von Arthropoden, z.B. die der Schmetterlingsmücken, den Überträgern von Leishmanien. Andere Parasiten [z.B. *Toxoplasma gondii*] sind auch in gemäßigten Klimazonen vorhanden, manche von ihnen [z.B. Mikrosporidien] bedrohen v.a. immunsupprimierte Patienten.

Übertragung
Viele Parasiten werden durch kontaminierte Nahrung oder Wasser auf den Menschen übertragen. Daneben kann vektorielle, sexuelle oder diaplazentare Übertragung von Bedeutung sein. Protozoen, die im menschlichen Gastrointestinaltrakt parasitieren, entwickeln für ihre Weiterverbreitung oft umweltresistente Dauerformen [z. B. Zysten], woraus sich nach Übertragung im Menschen wieder vermehrungsfähige Erreger entwickeln.

Klinik
Die Inkubationszeit von Parasitosen kann länger aber auch kürzer sein als die Präpatenzzeit [Zeit zwischen Infektion und erstem diagnostisch nachweisbaren Auftreten des Erregers].
Das klinische Bild von Parasitosen ist oft sehr variabel und wird von der Virulenz des Parasiten und der Prädisposition des Wirtes bestimmt.

Diagnostik
Die Diagnostik beruht meist auf dem direkten Nachweis des Erregers. Die Ausscheidung vieler darmpathogener Parasiten verläuft oft unregelmäßig. Mehrfache Stuhluntersuchungen erhöhen daher die Sensitivität der Diagnostik.

Prävention
Präventionsmaßnahmen bestehen in der Infektionsvermeidung [z.B. Insektenstichprophylaxe], selten in einer Chemoprophylaxe [z.B. bei der Malaria], sowie in einer Verbesserung der hygienischen Bedingungen, v.a. bei fäkal-oral übertragenen Infektionserregern. Sicher wirksame antiparasitäre Impfstoffe konnten bislang nicht entwickelt werden.

P

Im deutschsprachigen Raum endemische Infektionen mit Protozoen

Aufgrund des häufigen Verzehrs von rohem Schweinefleisch ist die durch *Toxoplasma gondii* verursachte **Toxoplasmose** in Deutschland weit verbreitet, dennoch sind klinische Manifestationen eher selten. Die sexuelle Vermehrung des Erregers findet in Katzen statt, als Zwischenwirte können verschiedene Säugetiere fungieren. Der Mensch steckt sich meist durch den Verzehr kontaminierten Fleisches, seltener durch orale Aufnahme der mit dem Katzenkot ausgeschiedenen Oozysten an und ist dann Fehlwirt, dient also nicht der Erregerverbreitung. Nach Freisetzung der Erreger im Darm durchdringen diese als Tachyzoiten die Darmwand und befallen verschiedene Organe, in denen sie sich durch Zweiteilung vermehren und schließlich als Bradyzoiten in Zysten absiedeln. 95% dieser Infektionen verlaufen symptomlos, selten kommt es 1 bis 3 Wochen nach Infektion zu Fieber, Lymphknotenschwellungen [meist zervikal] und allgemeiner Infektsymptomatik. In Fällen einer zellulären Immunsuppression [z.B. AIDS, Transplantation] können die Erreger reaktiviert werden und dann schwerste Krankheitsbilder, v.a. Enzephalitis oder Chorioretinitis, verursachen. Eine Chorioretinitis kann selten auch bei Immungesunden vorkommen. Von besonderer Bedeutung ist die diaplazentare Übertragung, die in den ersten Schwangerschaftswochen oft zum Abort führt, während zu späteren Zeitpunkten der Schwangerschaft Missbildungen beim Kind [z.B. Hydrozephalus, intrazerebrale Verkalkungen, Chorioretinitis] häufiger sind. Bei zunächst klinisch gesund geborenen, intrauterin infizierten Kindern können noch Jahre später Spätschäden [körperliche und geistige Entwicklungsstörungen, Augenveränderungen] auftreten. Der direkte und indirekte Nachweis des Erregers ist bei konnatalen Infektionen nicht-namentlich meldepflichtig.

Tab. 1. Häufige Protozoen im Blut oder Gewebe

Erreger	Erkrankung	Vorkommen	Diagnostik	Therapie
Toxoplasma gondii	Toxoplasmose	weltweit	Serologie, Erregernachweis in Gewebeproben, Liquor, Fruchtwasser	Sulfadiazin + Pyrimethamin oder Clindamycin, Spiramycin
Plasmodium falciparum	Malaria tropica	tropisches Afrika, Asien, Mittel- und Südamerika	Erregernachweis in Blutausstrich/ Dickem Tropfen, [Serologie]	Chinin + Doxycyclin, Mefloquin, Atovaquon/Proguanil, Arthemeter/ Lumefantrin, Chloroquin
1) Plasmodium vivax 2) P. ovale	Malaria tertiana	1) Tropen und Subtropen weltweit 2) Westafrika	Erregernachweis in Blutausstrich/ Dickem Tropfen, [Serologie]	Chloroquin, anschließend Primaquin
Plasmodium malariae	Malaria quartana	Tropen sporadisch	Erregernachweis in Blutausstrich/ Dickem Tropfen, [Serologie]	Chloroquin
1) Trypanosoma brucei gambiense 2) T. b. rhodesiense	Schlafkrankheit	1) Westafrika 2) Ostafrika	Erregernachweis in Blutausstrich, dickem Tropfen, Liquor, Lymphknotenpunktat, [Serologie]	1) Pentamidin, Eflornithin 2) Suramin, Melarsoprol, Nifurtimox
Trypanosoma cruzi	Chagas-Krankheit	Mittel- und Südamerika	Erregernachweis in Blutausstrich, dickem Tropfen, Lymphknotenpunktat, Xenodiagnose, [Serologie]	Benznidazol, Nifurtimox
1) Leishmania donovani 2) Leishmania infantum [L. chagasi]	viszerale Leishmaniase	1) Indien, China, Ostafrika 2) Mittelmeergebiet, Mittlerer Osten, Mittel- und Südamerika, Asien	Erregernachweis in Milz-, Knochenmark-, Leber-, Lymphknotenpunktat, Kultur, [Serologie]	Amphotericin B, Miltefosin, fünfwertige Antimonpräparate, Paromomycin, Pentamidin
1) Leishmania tropica 2) L. major 3) L. aethiopica 4) L. mexicana-Komplex 5) L. infantum [L. chagasi]	kutane Leishmaniase	1) Nordafrika, Naher u. Mittlerer Osten 2) Afrika, Naher u. Mittlerer Osten, Zentralasien 3) Ostafrika 4) Mittel- und Südamerika 5) Mittelmeergebiet, Mittlerer Osten, Mittel- und Südamerika, Asien	Erregernachweis in Biopsien aus dem Randwall der Läsionen, Kultur	Paromomycin topisch, Antimonpräparate lokal injiziert, Ketokonazol, Itrakonazol
Leishmania braziliensis-Komplex	(muko-)kutane Leishmaniase	Mittel- und Südamerika	Erregernachweis in Biopsien aus Läsionen, Kultur	Amphotericin B, anschließend u.U. plastische Chirurgie

Trichomonas vaginalis wird sexuell, gelegentlich auch von infizierten Schwangeren perinatal auf das Neugeborene, übertragen, der Mensch ist der einzige Wirt. Die Parasiten vermehren sich durch Zweiteilung im Urogenitaltrakt und kommen ausschließlich als Trophozoiten vor, sind somit außerhalb des Wirtes nur bedingt lebensfähig. Die Infektion verläuft als Kolpitis oder Urethritis mit Schleimhautirritationen und übel riechendem Ausfluss, nicht selten jedoch, insbesondere bei Männern, auch symptomlos.

Einige freilebende, v.a. im Süßwasser vorkommende Amöben [*Naegleria* u.a., Tab. 2] verursachen sehr selten Infektionen, die allerdings mit einer hohen Letalität verbunden sein können [z.B. Enzephalomeningitis].

Verschiedene im deutschsprachigen Raum vorkommende Parasiten können Diarrhoe verursachen. Hierbei ist v.a. an *Giardia lamblia* zu denken. Die Infektion erfolgt meist durch mit Zysten kontaminiertes Wasser oder verunreinigte Speisen. Im Dünndarm kommt es zur Exzystierung. Die hierbei entstehenden Trophozoiten siedeln sich an der Dünndarmmukosa an und vermehren sich dort durch Zweiteilung. Nach wenigen Tagen bis ca. 3 Wochen können die Patienten wässrige Diarrhoe mit Oberbauchbeschwerden und Flatulenz entwickeln. Diese Symptome klingen meist innerhalb von 2 bis 4 Wochen wieder ab. Chronische oder rezidivierende Infektionen werden jedoch auch gesehen. Häufig sind auch symptomlose Ausscheider. Soweit der direkte bzw. indirekte Erregernachweis auf eine akute Infektion hinweist, ist er namentlich meldepflichtig.
Nicht selten wird *Blastocystis hominis* in Stuhlproben nachgewiesen, allerdings ist seine pathologische Bedeutung fraglich. Nur wenn wiederholt eine große Erregeranzahl nachgewiesen und keine andere Ursache für eine Diarrhoe gefunden wird, sollte ein Therapieversuch unternommen werden. Ähnliches gilt für den Nachweis von *Dientamoeba fragilis*, einem weiteren Darmprotozoon mit fraglicher Pathogenität.
Kryptosporidien und Mikrosporidien gefährden insbesondere Immunsupprimierte, v.a. AIDS-Patienten. Wichtig ist daher bei diesen Patienten eine möglichst rasche Besserung ihrer Immunsituation, im Fall einer HIV-Infektion durch antiretrovirale Therapie. **Kryptosporidien** werden als Oozysten mit kontaminiertem Wasser oder verunreinigten Speisen aufgenommen, schon geringe Erregerzahlen sind für eine Infektion ausreichend. Im Dünndarm kommt es zur Freisetzung der Sporozoiten, die das Dünndarmepithel befallen und sich dort ungeschlechtlich durch Zweiteilung vermehren. Die entstehenden Merozoiten befallen erneut Epithelzellen [Autoinfektion] oder wandeln sich in Gametozyten um, die dann zur Zygote verschmelzen [geschlechtliche Vermehrung]. Die hieraus entstehenden Oozysten werden mit dem Stuhl ausgeschieden. Bei Immungesunden kommt es nach einer Inkubationszeit von wenigen Tagen zu selbstlimitierter wässriger Diarrhoe, u.U. mit Fieber, Übelkeit und Erbrechen, oder die Infektion verläuft asymptomatisch. Bei zellulärer Immunsuppression kann sich

P

Tab. 2. Seltene Protozoen im Blut oder Gewebe

Erreger	Deutscher Erregername/Erkrankung	Vorkommen	Klinik	Diagnostik	Therapie
1) Babesia divergens 2) B. microti	Babesiose	1) Europa 2) USA	Fieber [keine Periodizität], Anämie, Ikterus u.a. Symptome, oft asymptomatisch	Erregernachweis in Blutausstrich o. dickem Tropfen, [Serologie]	Clindamycin + Chinin, Atovaquon + Azithromycin
1) Naegleria fowleri 2) Acanthamoeba spp., Balamuthia mandrillaris, Sappinia diploidea	1) primäre Amöbenmeningoenzephalitis 2) granulomatöse Amöbenenzephalitis	weltweit	1) akute pyogene Meningitis 2) chronische, fokale oder diffuse Enzephalopathie, Fieber [meist in immunsupprimierten Patienten]	Biopsie, Kultur	? Amphotericin B, auch in Kombination mit Rifampicin, Ketoconazol u.a. anekdotisch erfolgreich
Acanthamoeba spp.	Amöbenkeratitis	weltweit	Keratitis [oft sehr schmerzhaft, meist in Kontaktlinsenträgern]	Direktpräparat, Kultur	Chlorhexidin u.a. Biozide
Encephalitozoon intestinalis, E. hellem, E. cuniculi, Pleistophora spp., Nosema spp., Trachipleistophora spp., Vittaforme spp., Microsporidium spp.	invasive Mikrosporidiose	weltweit, bei einigen Arten nur anekdotisch Fälle	Hepatitis, Peritonitis, Pneumonie, Nephritis, Enzephalitis, Sinusitis, Keratitis, Myositis, disseminierte Infektionen	je nach Manifestation Erregernachweis im Stuhl, in Duodenalsekret, im Urin etc. oder Biopsien	Albendazol, bei Keratitis Fumagillin topisch
Sarcocystis spp.	Muskelsarkozystose	weltweit?	meist symptomlos	Muskelbiopsie	u.U. Kortikosteroide

jedoch eine chronische, u.U. lebensbedrohliche Infektion mit choleraähnlicher Symptomatik entwickeln, und auch andere Organe [z.B. Leber oder Lunge] können befallen werden.

Ähnlich schwer verlaufende Erkrankungen werden bei immunsupprimierten Patienten auch bei Infektionen mit **Mikrosporidien** [v.a. *Enterozytozoon bieneusi* und *Encephalitozoon intestinalis*] gesehen, während diese Erreger für Immungesunde keine wesentliche Bedeutung besitzen. Der Mensch infiziert sich wahrscheinlich durch orale Aufnahme der Sporen, die im Dünndarm einen bis dahin gewundenen Schlauch teleskopartig ausfahren, durch den sie in die Epithelzellen eindringen. Durch intrazelluläre Vermehrung entstehen Merozoiten und im Rahmen der Sporogonie die dickwandigen Sporen, die neue Zielzellen befallen können [Autoinfektion] oder mit dem Stuhl ausgeschieden werden. Die Infektion verläuft als chronische wässrige Diarrhoe, gelegentlich auch als Cholangitis oder Cholezystitis. *Encephalitozoon intestinalis* besitzt eine größere Tendenz zur Disseminierung mit dem Befall anderer Organe, v.a. der Nieren. Andere Mikrosporidien-Arten verursachen vereinzelt systemische oder lokale Infektionen [Tab. 2].

Gewebeständige Protozoen bei Patienten mit Auslandsanamnese

Wichtigste Erreger dieser Gruppe und am weitesten verbreitet sind die Plasmodien, die Erreger der **Malaria**. *Plasmodium falciparum* verursacht die jährlich mehrere Millionen Todesopfer fordernde Malaria tropica, *P. vivax* und *P. ovale* sind die ebenfalls häufigen Erreger der Malaria tertiana, während die durch *P. malariae* verursachte Malaria quartana seltener vorkommt.

Alle humanpathogenen Plamodienarten werden als Sporozoiten durch vorwiegend dämmerungs- und nachtaktive Anophelesmücken während des Blutsaugens übertragen. Schnell wandern die Erreger in die Leber, wo sie sich in Hepatozyten durch Zweiteilung [präerythrozytäre Schizogenie] vermehren. Anschließend gelangen sie in den Blutkreislauf, wo sie als Merozoiten Erythrozyten befallen. Hier wandeln sie sich in Trophozoiten um, die wachsen und sich dann ebenfalls zweiteilen [erythrozytäre Schizogenie]. Nach Ruptur der Erythrozytenmembran befallen die freigesetzten Merozoiten neue Erythrozyten. Bei *P. vivax* und *P. ovale* können sich Sporozoiten nach dem Befall von Hepatozyten auch in Hypnozoiten umwandeln, die sich erst nach einer Latenz von mehreren Monaten bis wenigen Jahren teilen und Rezidive verursachen können. Während Rezidive bei der M. tropica und quartana aufgrund der fehlenden Hypnozoitenbildung nicht vorkommen, kann bei beiden Erkrankungen eine zeitweilig unterhalb der Nachweisgrenze liegende Parasitämie wieder ansteigen und einen erneuten Krankheitsschub verursachen [Rekrudeszenz].

Nach einer Inkubationszeit von 8 bis 30 Tagen sind mit Schüttelfrost und nachfolgenden Schweißausbrüchen verbundene Fieberanfälle, die allerdings nur bei der Malaria tertiana [alle 48 Stunden] und bei der Malaria quartana [alle 72 Stunden] zyklisch verlaufen, typische Symptome einer Malaria. Die seltene Ruptur der oft vergrößerten Milz ist eine Komplikation bei Malaria tertiana und quartana. Fieber und Splenomegalie sind auch bei der Malaria tropica vorhanden, allerdings fehlen hier die regelmäßigen Fieberzyklen. Außerdem führen unspezifische Begleitsymptome [Durchfall, respiratorische Symptomatik] u.U. zu Fehldiagnosen.

Die häufigen und sich nicht selten rasch entwickelnden Komplikationen der Malaria tropica bestehen zum einen in der Ausbildung einer zerebralen Malaria, u.a. durch Minderperfusion des Gehirns aufgrund von mit Parasiten befallenen Erythrozyten, die sich an das Kapillarendothel heften und so zu Mikrozirkulationsstörungen führen. Zum anderen kann es zu schwerer Hämolyse, Ikterus durch Leberbefall, Thrombozytopenie, Lungenödem, Hypoglykämie, Nierenversagen und auch Schock mit Multiorganversagen kommen. Wegen dieser lebensbedrohlichen Komplikationen gilt:

> ❗ **Jeder, der Fieber hat und aus den Tropen kommt, hat solange eine Malaria, bis diese ausgeschlossen wurde.**

Dieser Ausschluss muss so schnell wie möglich erfolgen. Bei Reisen in Malariagebiete sind Präventionsmaßnahmen zur Verhütung einer Malaria essenziell, die neben allgemeinen Vorbeugungsmaßnahmen zur Vermeidung von Insektenstichen auch im Einnehmen von Antimalariamitteln bestehen können. Die Empfehlungen richten sich nach der Resistenz der Erreger und werden regelmäßig von der Deutschen Gesellschaft für Tropenmedizin und Internationale Gesundheit veröffentlicht [www.dtg.org]. Der direkte und indirekte Nachweis von Plasmodien ist nicht-namentlich meldepflichtig.

Mit den Plasmodien verwandt sind die von verschiedenen Reservoirtieren durch Schildzecken selten auf den Menschen übertragenen **Babesien**, die nach dem Stich direkt Erythrozyten befallen und sich dort vermehren. Während die Infektion für splenektomierte Patienten lebensbedrohlich sein kann, verläuft die Mehrzahl der Infektionen offenbar subklinisch.

Infektionen mit **Leishmanien** sind häufig, jedes Jahr werden weltweit einige Millionen Neuinfektionen gesehen, und eine Ansteckungsgefahr besteht bereits im Mittelmeergebiet. Einige Leishmania-Arten besitzen tierische Reservoire [z.B. *L. infantum* in Hunden und *L. major* in Nagetieren]. Die Erreger werden von Sand- oder Schmetterlingsmücken der Gattungen Phlebotomus und Lutzomyia übertragen.

Klinisch unterscheidet man drei Formen: viszerale, kutane und mukokutane Leishmaniase; klinische Mischtypen kommen ebenfalls vor. Auch ist die Zuordnung der Krankheitsbilder zu den einzelnen Leishmania-Arten nicht immer einfach. Die **viszerale Leishmaniase** verläuft meist asymptomatisch, die Erreger können sich jedoch in den Zellen des mononukleären Phagozytensystems ansiedeln und in Fällen von Immunsuppression [z.B. AIDS] auch noch Jahre nach Aufenthalt in einem Endemiegebiet zum Ausbruch der Erkrankung führen. Bei einem kleinen Teil der Infizierten kommt es nach einer Inkubation von Wochen bis Monaten zu intermittierendem Fieber, Abgeschlagenheit und später unregelmäßigen Fieberperioden, die bei Diagnosestellung oft schon für Wochen bestehen. Die mit der Erregervermehrung verbundenen Entzündungsprozesse führen zur Vergrößerung von Milz, Leber und Lymphknoten. Später kann es zu Ikterus, Aszites- und Ödembildung und Kachexie kommen. An der Haut werden u.U. Dunkelverfärbung [Kala Azar = schwarze Krankheit] und petechiale Blutungen gesehen. In der Serumelektrophorese fällt eine Zunahme der Gammaglobulinfraktion auf. Anämie, Leukopenie und Thrombozytopenie finden sich häufig, Differenzialdiagnosen sind Lymphome und Leukämie. Nicht selten kommt es zu bakteriellen Sekundärinfektionen, und unbehandelt führt die Infektion i.d.R. nach ein bis zwei Jahren zum Tode. Auch die Erreger der **Haut- und Schleimhautleishmaniasen** vermehren sich in den Zellen des mononukleären Phagozytensystems, allerdings ist die Infektion bei Ersteren auf die Haut beschränkt und besitzt oft eine große Selbstheilungstendenz. Eine in Süd- und Mittelamerika erworbene Hautleishmaniase kann jedoch nach Abheilung von einem deutlich schlechter behandelbaren Rezidiv im Bereich des Nasenrachenraums [Schleimhautleishmaniase] gefolgt sein. In diesen geografischen Bereichen erworbene Hautleishmaniasen sind somit immer zu therapieren. Die Hautleishmaniase manifestiert sich nach einigen Wochen bis Monaten an der Stichstelle der Vektoren zunächst als Papel, die dann exulzeriert. Das entstehende Ulkus besitzt einen erhabenen Randwall, in dem die Erreger nachweisbar sind, und vergrößert sich zunächst, heilt dann aber unter Narbenbildung meist ab. Klinisches Bild und Verlauf können sehr variieren, Rezidive oder lymphogene Ausbreitung werden auch gesehen. Bei *L. mexicana*-Infektionen kann es auch zu knorpeldestruierenden Prozessen kommen; auch disseminierte Infektionen der Haut kommen bei dieser und auch bei der Infektion mit *L. aethiopca* vor. Die mukokutanen Rezidive der Schleimhautleishmaniase treten etwa 1 bis 2 Jahre nach Abheilung der primären kutanen Manifestation auf und betreffen meist zunächst Nase und Nasenseptum, von wo sich der Prozess infiltrativ mit Bildung von Ulzerationen, Granulationsgewebe und Schleimhautwucherungen auf Oropharynx und Larynx ausbreiten und schließlich zur Zerstörung des Gesichts führen kann. Unbehandelt sterben diese Patienten oft an Sekundärinfektion, Kachexie, Erstickung oder durch Suizid.

Die durch *Trypanosoma brucei* verursachte **Schlafkrankheit** teilt sich geografisch und klinisch in eine west- und eine ostafrikanische, durch *T. b. gambiense* bzw. *T. b. rhodesiense* verursachte Form. Die Zahlen der Erkrankten stiegen in letzter Zeit [bis zu 500.000 Infizierte, jährlich etwa 50.000 Todesfälle] und auch Touristen, z.B. Safaritouristen in Ostafrika, wurden vereinzelt infiziert. Die Erreger werden durch die tagaktiven Tsetse-Fliegen [*Glossina* spp.] übertragen. Während *T. b. gambiense* überwiegend beim Menschen vorkommt, sind bei der ostafrikanischen Form verschiedene Reservoirtiere bedeutsam. 1 bis 3 Wochen nach dem Stich entsteht als Reaktion auf die lokale Erregervermehrung an der Stichstelle eine ödematöse Schwellung [Trypanosomenschanker] mit regionärer Lymphknotenschwellung. Während der anschließenden Generalisation der Erreger [febril-glanduläre Phase] haben die Patienten intermittierendes Fieber und oft Splenomegalie, Lymphadenitis, Exantheme, Ödeme, Hyperästhesie und Tachykardie. Einige Patienten mit einer *T. b. rhodesiense*-Infektion versterben in diesem Stadium an einer akuten Myokarditis. Typisch für die meist milder verlaufende westafrikanische Form der Schlafkrankheit ist in dieser Phase die Schwellung der nuchalen Lymphknoten [Winterbottom-Zeichen]. Die meningoenzephalitische Phase, die der Erkrankung ihren Namen gegeben hat, folgt bei der westafrikanischen Form nach mehreren Monaten bis Jahren, während diese bei Infektionen mit *T. b. rhodesiense* meist früher, Wochen bis Monate nach Beginn der Generalisation einsetzt. Die Patienten leiden unter einem starken Schlafbedürfnis, aber auch Schlaflosigkeit und einer Umkehr des Schlaf-Wach-Rhythmus. Unbehandelt endet die Erkrankung mit dem Tod. Zur Diagnosestellung gehört immer eine Liquoruntersuchung, da für die Behandlung der beiden Stadien der Schlafkrankheit unterschiedliche, z.T. arsenhaltige und daher sehr toxische Medikamente eingesetzt werden.

Jährlich werden etwa 200.000 Menschen mit *Trypanosoma cruzi*, dem Erreger der **Chagas-Krankheit** infiziert, und mehr als 20.000 versterben an den Folgen einer akuten oder chronischen Infektion. Die Erreger werden durch nachtaktive Raubwanzen der Gattungen *Triatoma*, *Panstrongylus* und *Rhodnius* übertragen, verschiedene

Haus- und Wildtiere dienen als Erregerreservoire. Die Erkrankung kommt eher in ländlichen Gebieten mit baufälligen Häusern vor, wo sich die Raubwanzen tagsüber in Ritzen der Hauswände verstecken können. Touristen sind daher meist nicht gefährdet. Die Erreger werden mit dem Kot der Wanzen ausgeschieden und anschließend in den Stichkanal oder die Bindehaut des Auges eingerieben. Wie bei der Schlafkrankheit kommt es zunächst zur lokalen Erregervermehrung mit Schwellung, beim Auge als Eintrittspforte zur unilateralen Lidschwellung mit Konjunktivitis [Romaña-Zeichen], und Lymphknotenschwellung. Einige Wochen später breiten sich die Erreger im Körper aus [Generalisation]. Die Patienten haben in diesem Stadium Fieber und oft eine akute Myokarditis mit Tachykardie und EKG-Veränderungen sowie Lymphadenitis, Exanthem und eine Hepatosplenomegalie. Bis zu 10 % der Infizierten versterben in dieser Phase, die übrigen gehen in ein asymptomatisches Stadium über. Bei etwa einem Drittel hiervon entwickelt sich später als Folge von chronisch-entzündlichen, degenerativen Veränderungen des autonomen Nervensystems eine **chronische Chagas-Krankheit**, oft mit chronischer Myokarditis, gekennzeichnet durch Myokardinsuffizienz, Stauungszeichen, Embolien oder Aneurysmabildung. Andere Patienten leiden in diesem Stadium unter pathologischen Vergrößerungen [Megabildungen] und Dysfunktion des Gastrointestinaltrakts [Ösophagus, Magen, Kolon]. Die relativ toxischen Medikamente, die zur Therapie eingesetzt werden, sind in der chronischen Phase deutlich weniger wirksam.

Intestinale Protozoen bei Patients mit Auslandsanamnese

Wichtigster Diarrhoeerreger bei Patienten mit Auslandsanamnese ist *Entamoeba histolytica*, der Erreger der **Amöbenruhr**. *E. histolytica* ist in Ländern mit unzureichenden hygienischen Bedingungen sehr häufig. Durchfall sowie die wichtigste Komplikation der Amöbiasis, der **Amöbenleberabszess** [ALA], können sich jedoch auch noch Wochen bis Monate nach Rückkehr aus Endemiegebieten manifestieren. Autochthone Fälle sind in deutschsprachigen Ländern sehr selten. Die Erreger werden als Zysten fäkal-oral, meist durch kontaminiertes

Tab. 3. Protozoen im Gastrointestinal- bzw. Urogenitaltrakt

Erreger	Erkrankung	Vorkommen	Diagnostik	Therapie
Protozoen im Gastrointestinaltrakt				
Entamoeba histolytica	Amöbenruhr, Amöbenkolitis, Amöbenleberabszess, Amöbiasis	weltweit, in Europa und den USA selten	Serologie, Nachweis der Trophozoiten in Stuhl, Kultur, Histologie, bei ALA Sonografie, CT, MRT	Metronidazol, Tinidazol, Paromomycin, Diloxanid
Giardia lamblia	Giardiasis, Lambliasis	weltweit	Nachweis der Zysten und Trophozoiten in Stuhl, Duodenalsekret [nur Trophozoiten], Histologie	Metronidazol, Paromomycin, Tinidazol, Albendazol, Nitazoxanid
Cryptosporidium hominis, C. parvum u.a.	Kryptosporidiose	weltweit	Nachweis der Oozysten in Stuhl, Histologie	Nitazoxanid?
Isospora belli	Isosporose	weltweit, in Europa und den USA selten	Nachweis der Oozysten im Stuhl	Cotrimoxazol
Cyclospora cayetanensis	Zyklosporose	weltweit, in Europa und den USA selten	Nachweis der Oozysten im Stuhl	Cotrimoxazol
Balantidium coli	Balantidiose	weltweit, in Europa und den USA selten	Nachweis der Trophozoiten im Stuhl	Tetrazyklin, Metronidazol
Enterozytozoon bieneusi, Encephalitozoon intestinalis	intestinale Mikrosporidiose	weltweit?	Nachweis der Sporen in Stuhl, Duodenalsekret, Biopsien	Fumagillin, Albendazol
Sarcocystis spp.	intestinale Sarkozystose	weltweit?, selten	Sporozysten im Stuhl	?, Infektion selbst limitiert
Darmprotozoen mit unklarer Pathogenität				
Blastocystis hominis	Blastozystose	weltweit	Erregernachweis im Stuhl	Cotrimoxazol, Metronidazol
Dientamoeba fragilis	Dientamöbiasis	weltweit	Nachweis der Trophozoiten im Stuhl	Metronidazol, Paromomycin, Iodoquinol, Tetrazyklin
Protozoen im Urogenitaltrakt				
Trichomonas vaginalis	Trichomoniasis	weltweit	Erregernachweis in Vaginalsekret, Urethralabstrich, Kultur	Metronidazol, Tinidazol, Ornidazol

Tab. 4. Medizinisch wichtige Vektoren

Vektoren	Infektionserreger	Krankheit
Insekten		
Stechmücken [Anopheles, Culex, Aedes, Mansonia]	Plasmodium spp.	Malaria
	Wuchereria, Brugia	lymphatische Filariasis
	Flavi-Viren	z.B. Gelbfieber, Dengue-Fieber
	Bunya-Viren	z.B. Hanta-Virus Infektion
	Alpha-Viren	z.B. Chikungunya-Virus Infektion
Kriebelmücken [Simulium]	Onchocerca volvulus	Onchozerkose
Sandmücken [Phlebotomus, Lutzomyia]	Leishmania	Leishmaniase
	Bunya-Viren	Pappataci-Fieber
	Bartonella bacilliformis	Oroya-Fieber, Verruga peruana
Tsetse-Fliege [Glossina]	Trypanosoma brucei	Schlafkrankheit
Bremsen [Chrysops]	Loa loa	Loiasis
	Francisella tularensis	Tularämie
Körperlaus [Pediculus]	Rickettsia prowazekii	epidem. Fleckfieber
	Bartonella quintana	Wolhynisches Fieber
	Borrelia recurrentis	epidem. Rückfallfieber
Raubwanzen [z.B. Triatoma]	Trypanosoma cruzi	Chagas-Krankheit
Rattenfloh [Xenopsylla]	Yersinia pestis	Pest
	Rickettsia typhi	endem. [murines] Fleckfieber
Spinnentiere		
Schildzecken [z.B. Ixodes, Dermacentor, Amblyomma, Hyalomma]	FSME-Virus	Frühsommermeningoenzephalitis
	Bunya-Viren	Krim-Kongo hämorrhag. Fieber
	Borrelia burgdorferi	Borreliose
	Rickettsia rickettsi	Rocky Mountains-Fleckfieber
	Rickettsia conori	Mittelmeerfleckfieber
	Ehrlichia	Ehrlichiose
	Anaplasma	Anaplasmose
	Francisella tularensis	Tularämie
	Babesia	Babesiose
Lederzecken [Ornithodoros]	Borrelia	endem. Rückfallfieber
Milben	Orientia tsutsugamushi	Tsutsugamushi-Fieber
	Rickettsia akari	Rickettsienpocken

Wasser oder Nahrung übertragen. Im Darm bilden sich die vegetativen Formen [Trophozoiten], die in die Wand des Kolons eindringen und dadurch typischerweise eine blutig-schleimige Diarrhoe verursachen können. Asymptomatische Ausscheider werden auch gesehen. Symptomatische Patienten haben Bauchschmerzen bis zu Tenesmen und Gewichtsverlust, aber oft kein Fieber. Differenzialdiagnostisch ist an eine Shigellose [bakterielle Ruhr] sowie andere Infektionen des Gastrointestinaltrakts oder akute Manifestationen chronisch-entzündlicher Darmerkrankungen zu denken. Lebensbedrohliche Komplikationen sind eine Perforation der Darmwand mit Peritonitis sowie die Ausbildung einer nekrotisierenden Kolitis oder eines toxischen Megakolons. Auch können die Erreger über den Blutweg in andere Organe, meist die Leber, gelangen und dort abszessartige Veränderungen hervorrufen. Patienten mit einem ALA sind schwer krank, klagen oft über rechtsseitige Oberbauchschmerzen und haben Fieber, jedoch meist keine gleichzeitige intestinale Symptomatik. Viele können sich auch nicht an eine vorangegangene Diarrhoe erinnern. Differenzialdiagnostisch kommen v.a. bakterielle Leberabszesse, die jedoch im Gegensatz zum ALA meist nicht solitär sind, in Betracht. Die Komplikation des ALA besteht in der Ruptur mit der Folge einer Peritonitis.

Während die selteneren Infektionen mit *Balantidium coli* klinisch ähnlich wie eine Amöbenruhr verlaufen können, verursachen *Isospora belli* und *Cyclospora cayetanensis* eher wässrige Durchfälle. Diese Erkrankungen ähneln in Symptomatik und Verlauf der Kryptosporidiose [s.o.], selten werden in immunkompetenten Patienten auch chronische oder intermittierende Verläufe der Isosporose gesehen. Sehr selten ist die **Sarkozystose**, bei der der Mensch sowohl Fehlwirt mit Absiedlung asexueller Stadien im Muskelgewebe [Tab. 2] als auch Endwirt mit Ausscheidung der Erreger mit dem Stuhl [Tab. 3] sein kann.

Ektoparasiten

Ektoparasiten, also äußerlich im Bereich der Haut und Schleimhäute den Menschen befallende Parasiten, lassen sich in Infektionserreger übertragende Arthropoden [Gliederfüßler], sog. Vektoren [Tab. 4], sowie solche, deren Befall Krankheiten auslöst, einteilen.

Läuse sind flügellose Insekten, besitzen stechend-saugende Mundwerkzeuge und heften sich mit Klammerfüßen am Wirt an. Von den humanpathogenen Arten ist die **Kopflaus** [*Pediculus humanus capitis*] in den deutschsprachigen Ländern am häufigsten, in Schulen und anderen Gemeinschaftseinrichtungen kommt es zu vermehrtem Auftreten. Die Ansteckung erfolgt fast immer durch direkten Kontakt oder kontaminierte Gegenstände [z.B. Wäsche]. Die Erreger befallen meist die Kopfhaare, selten auch andere Körperbehaarung. Die Tiere sind 1 bis 4 mm lang, schlüpfen innerhalb von 6 bis 7 Tagen nach der Ablage der Eier [Nissen] und ernähren sich durch häufige Blutmahlzeiten. Die wiederholten Stiche führen zu lokalen Reaktionen [urtikarielle Papeln], erheblichem Juckreiz und Kratzeffekten, u.U. auch bakteriellen Superinfektionen. Die **Kleiderlaus** [*P. h. corporis*] ist von der Kopflaus nur schwer zu unterscheiden, kommt in Mitteleuropa selten vor und tritt meist bei mangelnder Hygiene [z.B. Obdachlose, Vertriebene] auf. Die Erreger setzen auf den Fasern der Bekleidung ihre Nissen ab und ernähren sich ebenfalls durch Blutmahlzeiten. Klinisch sind Stichreaktionen die wichtigsten Symptome. Die Hauptgefahr von Kleiderläusen besteht in den durch sie übertragenen bakteriellen Infektionen, die jedoch in Europa bis auf das Fleckfieber selten sind. Die **Filzlaus** [*Phthirus pubis*] ist mit einer Länge von 1 bis 2 mm deutlich kleiner als die o.g. Läuse und befällt den behaarten Bereich des Scham- und Perianalbereichs,

Tab. 5. Den Menschen befallende Arthropoden

Erreger	Deutscher Erregername/ Erkrankung	Vorkom- men	Diagnostik	Therapie
Pediculus humanis capitis	Kopflaus/Pedikulose	weltweit	Nachweis der Läuse oder Nissen in den Haaren bzw. auf der Kleidung	lokal Insektizide [z.B. Hexachlorcyclohexan, Malathion, Permethrin, Pyrethrum], Ivermectin
Pediculus humanis corporis	Kleiderlaus/ Pedikulose	weltweit	Nachweis der Läuse oder Nissen in den Haaren bzw. auf der Kleidung	lokal Insektizide [z.B. Hexachlorcyclohexan, Malathion, Permethrin, Pyrethrum], Ivermectin
Phthirus pubis	Filzlaus	weltweit	Nachweis der Läuse oder Nissen in den Haaren bzw. auf der Kleidung	lokal Insektizide [z.B. Hexachlorcyclohexan, Malathion, Permethrin, Pyrethrum], Ivermectin
Sarcoptes scabiei var. hominis	Krätzemilbe/ Krätze	weltweit	Nachweis der Milben in eröffneten Gängen, Hautgeschabseln, auch mittels auf eröffnete Gänge gedrückter, auf Objektträger geklebter Klebstreifen	lokal Insektizide [Pyrethroide, Hexachlorcyclohexan, Crotamiton, Benzylbenzoat u.a.], Ivermectin
Pulex irritans, Xenopsylla spp., Ctenocephalides spp. u.a.	Menschenfloh, Rattenfloh, versch. Tierflöhe	weltweit	Klinisch, Nachweis der Flöhe bei Tieren	Repellents, Hygiene
Tunga penetrans	Sandfloh/Tungiasis	Karibik, Südamerika, Afrika	Klinisch	Exzision
Dermatobia hominis, Cordylobia anthropophaga, Oestrus spp., Calliphora spp., Callitroga spp. u.a.	Myiasis	Subtropen und Tropen	Extraktion und Identifizierung der Erreger	

selten auch andere behaarte Körperregionen. Die Übertragung erfolgt durch engen Körperkontakt, meist sexuell. Klinisch imponieren Juckreiz und Kratzeffekte in den befallenen Körperregionen. Die insektizide Therapie muss bei Pedikulose und Filzlausbefall nach 8 bis 10 Tagen wiederholt werden, um in der Zwischenzeit aus Nissen geschlüpfte Larven abzutöten. Die Haare können zusätzlich mit Nissenkämmen mechanisch von Läusen und Nissen befreit werden, warmes 5%iges Essigwasser wird ebenfalls eingesetzt. Gesetzliche Bestimmungen zur Vermeidung der Weiterverbreitung von Kopf- und Kleiderläusen finden sich im Infektionsschutzgesetz.

Der Erreger der **Skabies**, die 0,2 bis 0,4 mm große, achtbeinige **Krätzemilbe** [*Sarcoptes scabiei var. hominis*], gehört in die Klasse der Spinnentiere [Arachnida]. Die Übertragung erfolgt durch direkten Kontakt mit Infizierten und wird durch mangelnde Hygiene begünstigt. Ausbrüche bei engen sozialen Kontakten, z.B. in Schulklassen und Altenheimen, sind nicht selten. Die weiblichen Milben bohren sich wenige Millimeter lange, flache Gänge im Stratum corneum der Haut, in denen sie die Eier ablegen. Die nach 3 bis 4 Tagen schlüpfenden sechsbeinigen Larven bohren sich sog. Bohr- oder Häutungstaschen in gesunder Haut, in denen sie sich innerhalb einiger Tage zu achtbeinigen Nymphen und schließlich zu adulten Milben weiterentwickeln. Nach einer Inkubationszeit von 6 bis 8 Wochen treten stark und vermehrt nachts juckende, papulöse Hautveränderungen auf, insbesondere im Bereich der Interdigitalräume und an den Handrücken. Exantheme finden sich auch im Bereich der Achseln, am Stamm, im Genitalbereich und an den unteren Extremitäten. Kratzeffekte können das klinische Bild beeinflussen. Komplikationen sind sekundäre bakterielle Infektionen sowie bei Immunsuppression sehr starker Befall mit Verkrustungen und hyperkeratotischen Plaques [„Scabies crustosa"]. Die gesetzlichen Bestimmungen zur Vermeidung der Weiterverbreitung [§ 34 IfSG] sind zu beachten. Verschiedene tierische und freilebende, sich auf dem Menschen nicht weiter vermehrende Milben können selbstlimitierte, juckende Dermatitiden [Tier-, Ernte-, Herbstkrätze] hervorrufen. Hausstaubmilben sind als Allergieerreger von Bedeutung.

Neben dem **Menschenfloh** [*Pulex irritans*] können zahlreiche weitere Floharten von Tieren auf den Menschen übertragen werden. **Rattenflöhe** sind als Überträger von *Yersinia pestis* von Bedeutung. Flöhe sind etwa 2 bis 5 mm lang und besitzen 6 Beine, von denen die hinteren als Sprungbeine benutzt werden. Sie ernähren sich durch Blutmahlzeiten, Stichreaktionen auf der Haut [Erythem, Papeln] sind das Korrelat.
Der **Sandfloh** [*Tunga penetrans*] verursacht die Tungiasis, Touristen in Endemiegebieten sind sporadisch betroffen. Das ca. 1 mm große Weibchen bohrt sich mit dem Kopfteil in die Haut des Wirtes [auch Hunde, Katzen, Ratten und Schweine], zumeist im Bereich der Füße, und beginnt wenig später mit der Eiproduktion, was zu einer Größenzunahme des Erregers bis auf Erbsengröße einhergeht. Die auf der Haut haftenden Eier entwickeln sich nach wenigen Tagen zu Larven, aus denen adulte Sandflöhe heranreifen. Klinisch imponiert starker Juckreiz, bakterielle Superinfektionen sind häufig. Das Tragen von adäquatem Schuhwerk verhindert die Tungiasis.

Verschiedene **Fliegenarten** können als blutsaugende Larven oder durch die Ablage der Eier und Entwicklung zu Larven im Bereich der Haut [auch in Wunden], der Schleimhäute oder von Körperhöhlen Krankheiten [**Myiasis**] hervorrufen. Oft handelt es sich um tierische Parasiten, die in tropischen oder subtropischen Gebieten vorkommen und nur ausnahmsweise den Menschen befallen.

P

funktion der dopaminergen Übertragungswege im Striatum hin, einer Struktur der Basalganglien, sodass auch von einer **Basalganglienerkrankung** oder einem **extrapyramidalen Syndrom** gesprochen wird

symptomatische oder **sekundäre Parkinson-Syndrome**, z.B. infolge von Medikation [**Parkinsonoid**], Hirnverletzung, Hirnentzündung oder Vergiftung kommen wesentlich seltener vor, müssen aber differenzialdiagnostisch ausgeschlossen werden; wenn zusätzliche Symptome auf eine Beteiligung auch anderer Hirnregionen hinweisen, wird der Begriff **atypisches Parkinson-Syndrom** [früher auch **Parkinson-plus-Syndrom**] verwendet; *s.u. Essay Parkinson-Syndrome S. 1229*

Pa|ro|mo|my|cin *nt*: von Streptomyces-Species gebildetes Aminoglykosidantibiotikum; wirkt v.a. gegen grampositive Keime; **Anw.:** bakterielle Enterokolitis durch Escherichia coli, Enterobacter, Klebsiellen, Proteus, Shigellen, Salmonellen, Entamoeba histolytica; **NW:** v.a. gastrointestinale Beschwerden

Pa|ro|my|cin *nt*: **Syn:** *Aminosidin, Crestomycin, Estomycin, Monomycin A, Neomycin E*; von Streptomyces-Arten, z.B. Streptomyces rimosus, gebildetes Aminoglykosid-Antibiotikum; wirksam gegen Escherichia coli, Enterobacter, Klebsiellen, Proteus, Shigellen, Salmonellen, Entamoeba histolytica; **Anw.:** selektive Dekontamination des Darmes bei Leberzirrhose und Immunsuppression; **Dosierung:** Erwachsene 1 bis 2 g tgl. oral, Kinder 50 mg/kg pro Tag, maximal 7 Tage; **NW:** gastrointestinale Unverträglichkeitserscheinungen, u.U. leichte Durchfälle

Pa|ro|ny|chie *f*: **Syn:** *Paronychia, Nagelfalzentzündung, Umlauf, Panaritium paraunguale*; eitrige Entzündung des paraungualen Gewebes; die **akute Paronychie** betrifft meist nur einen Finger und wird i.d.R. eine Verletzung des Nagelhäutchens [Maniküre!] verursacht; als Erreger findet man fast immer Staphylococcus aureus; es findet sich eine ausgeprägte Rötung, Schmerzhaftigkeit und Gewebeeinschmelzung mit Eiterbildung; **Therapie:** Nagelresektion, Antibiotika lokal und/ oder systemisch

die **chronische Paronychie** kann sowohl Finger als auch Zehen betreffen; i.d.R. liegt ein Diabetes mellitus vor; das Paronychium ist geschwollen und dunkel-livide verfärbt; der Schmerz ist nicht besonders stark und die Eiterbildung gering; neben Staphylokokken kommen v.a. Candida-Species als Erreger in Frage; **Therapie:** Antibiotika lokal und/ oder systemisch; evtl. Inzision oder Nagelresektion; *s.a. Essay Mykosen S. 1059*

Pa|ro|tid|ek|to|mie *f*: **Syn:** *Parotisentfernung*; die operative [Teil-]Entfernung der Ohrspeicheldrüse, v.a. bei Tumoren, ist technisch anspruchsvolle Operation durch der verlauf der Nervus facialis durch das Drüsengewebe; häufige Folgen sind Fazialisparese oder Frey-Syndrom

Pa|ro|tis|ent|fer|nung *f*: → *Parotidektomie*

Pa|ro|ti|tis *f, pl* **-ti|ti|den**: **Syn:** *Parotisentzündung*; die **akute eitrige Parotitis** wird i.d.R. durch Staphylokokken, Streptokokken oder Anaerobier verursacht; man findet sie v.a. bei Abflussstörung [**obstruktive Parotitis**, Speichelstein] oder geschwächten Patienten; **Klinik:** Schwellung und Schmerzhaftigkeit der Drüse; Eiteraustritt aus der Papille bei Druck auf die Drüse; Fieber; Rötung der Haut über der Drüse, evtl. einseitige Fazialisparese; **Therapie:** systemische Antibiotika, Antiphlogistika, Antipyretika, Ausmassieren der Drüse und Anregung des Speichelflusses durch Kaugummi kauen, Zitronen essen oder Sialagoga; evtl. Inzision und Eiterdrainage; **chronisch-rezidivierende Parotitiden** können durch aszendierende bakterielle Infektionen, Virusinfektionen oder eine Abflussbehinderung verursacht werden; langfristig kommt es zu einer Immunreaktion, die zu einer Verminderung der Sekretbildung führt [Dyschylie], die wiederum als Ursache rezidivierender Entzündungen wirkt; die Symptomatik ist weniger ausgeprägt als bei der akuten Parotitis; die Dyschylie führt auch zu einer Viskositätszunahme und Veränderung der Elektrolytzusammensetzung, die zu Speichelsteinbildung [**obstruktive Parotitis**] führen kann; **Therapie:** Beseitigung der Abflussbehinderung, Antibiotika, Anregung des Speichelflusses mit Sialagoga; bei Nichtansprechen

totale Parotidektomie

Parotitis epidemica: → *Mumps*

Pa|ro|xe|tin *nt*: Antidepressivum, selektiver Serotoninwiederaufnahmehemmer; HWZ 24 [3–65] h, kann bei älteren Patienten verlängert sein; **Anw.:** depressive Erkrankungen, Zwangsstörungen, Panikstörungen; **Dosierung:** initial 20 mg/d, später maximal 50 mg/d p.o.; **NW:** Müdigkeit, Tremor, Mundtrockenheit, Schlaflosigkeit, Übelkeit

Pars-plana-Vitrektomie *f*: *s.u.* Vitrektomie

Pa|r|vo|vi|rus *nt, pl* **-ren**: Gattung der Parvoviridae; Verursacher von Gastroenteritiden bei Kindern; **Parvovirus B19** ist der Erreger der Ringelröteln*; *s.a. Essay Virusinfektionen S. 1667*

Pasini-Pierini-Syndrom *nt*: **Syn:** *Epidermolysis bullosa albopapuloidea, Pasini-Typ der Epidermolysis bullosa dystrophicans, Pasini-Syndrom*; *s.u. Epidermolysis*

Pas|si|flo|rae herba *f*: **Syn:** *Passionsblumenkraut*; *s.u. Passionsblume*

Pas|si|flo|ra incarnata *f*: → *Passionsblume*

Pas|si|ons|blu|me *f*: **Syn:** *Passiflora incarnata*; Schlingpflanze aus der Familie der Passionsblumengewächse [Passifloraceae]; verwendet werden die Triebe mit Blättern und Blüten [**Passionsblumenkraut**, Passiflorae herba]; sie enthalten ätherisches Öl, Flavonoide [Vitexin], Cumarinderivate, Harmalaalkaloide und Maltol; **Anw.:** traditionell als Beruhigungs- und Einschlafmittel, bei Konzentrationsschwierigkeiten, Kreislaufschwäche und Asthma bronchiale; in der Homöopathie als Beruhigungs- und Einschlafmittel

Pas|teu|rel|la *f*: Gattung gramnegativer, unbeweglicher Stäbchenbakterien; **Pasteurella multocida** verursacht v.a. Wundinfektionen mit regionärer Lymphadenitis, Atemwegsinfekte [Bronchitis, Pneumonie, Pleuraempyem] und septische Krankheitsbilder mit Meningitis, Pneumonie, Peritonitis, Endokarditis, wobei der Streuherd oft unentdeckt bleibt; **Therapie:** Penicilline, Ampicillin*, Cephalosporine systemisch; *s.a. Essay Nosokomiale Infektionen S. 723*

Patch-Plastik *f*: **Syn:** *Flickentransplantat, Flickenplastik*; Deckung eines Defektes oder einer operativ kreierten Erweiterung mit einem Gewebe- oder Gefäßstückchen [**Serosapatch**, **Venenpatch**] oder einem Kunststoffgewebe

Patch|test *m*: → *Epikutantest*

Pa|tel|la|frak|tur *f*: **Syn:** *Kniescheibenbruch*; Frakturen der Kniescheibe entstehen meist durch direkte Gewalteinwirkung [Anprallverletzung] und sind häufig von Weichteilschäden begleitet; wegen der oberflächlichen Lage liegen in ca. 10 % dieser Fälle offene Frakturen vor; Rissfrakturen durch indirekte Krafteinwirkung sind wesentlich seltener; **DD:** Patella bipartita oder tripartita sind oft nur schwer von nicht-dislozierten Frakturen abzugrenzen; **Therapie:** nicht-dislozierte Frakturen können konservativ behandelt werden [Gips- oder Kunststofftutor 6–8 Wochen]; allerdings besteht dabei immer die Gefahr einer sekundären Dislokation; **dislozierte Frakturen** werden operativ behandelt, wobei Zuggurtung die Standardmethode darstellt; *s.a. Essay Fraktur, Luxation,*

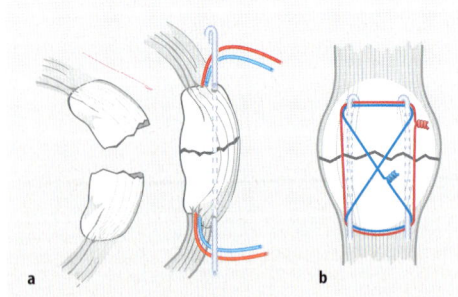

Abb. P20. Patellafraktur. a Querfraktur, **b** typische Zuggurtung mit Kirschner-Draht und doppelter Drahtschlinge

Distorsion S. 423

Pa|tel|la|lu|xa|ti|on *f*: die Mehrzahl der Fälle ist anlagebedingt [Patelladysplasie, Genus valgus, Trisomie 21], tritt nach schlaffen Lähmungen [v.a. Poliomyelitis] oder bei Systemerkrankungen [Ehlers-Danlos-Syndrom, Nagel-Patella-Syndrom, Arthrogrypose] auf; die Luxation oder Subluxation erfolgt immer nach lateral; v.a. bei den anlagebedingten Formen kommt es of zu beidseitiger wiederholter Luxation [**habituelle Patellaluxation**]; **klinisch** ist die Diagnose oft schwer, weil außer einem Patellahochstand [**Patella alta**] kaum Symptome auftreten; erstmalige Luxation führt i.d.R. zu einem Kapselriss und Bluterguss; **Diagnose**: Anamnese, Untersuchung, Röntgenbild; **Therapie**: Reposition in Hyperextension; danach i.d.R. Zügelungsplastik oder Rotationsosteotomie [erst nach Abschluss des Knochenwachstums]

Pa|tel|la|re|sek|ti|on *f*: → *Patellektomie*

Pa|tel|la, tanzende *f*: Zeichen für einen Kniegelenkserguss; der Untersucher verschiebt mit einer Hand Flüssigkeit aus dem oberen Recessus nach kaudal hinter die Kniescheibe; drückt man mit den Fingern der anderen Hand auf die Kniescheibe, fühlt man bei Erguss einen elastischen Widerstand, der die Patella „tanzen" lässt

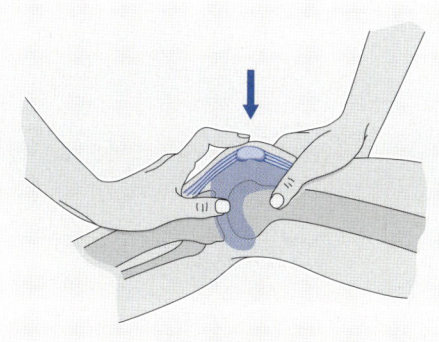

Abb. P21. Tanzende Patella. Tanzende Patella bei Kniegelenkserguss

Pa|tel|lek|to|mie *f*: *Syn: Patellaresektion*; operative Entfernung der Kniescheibe; seltene Operation, die praktisch nur bei extremer **Retropatellararthrose** indiziert ist; wegen der Beteiligung der anderen Strukturen des Kniegelenkes wird dann meist ein totaler Gelenkersatz vorgenommen

Paterson-Brown-Syndrom *nt*: → *Plummer-Vinson-Syndrom*
Paterson-Kelly-Syndrom *nt*: → *Plummer-Vinson-Syndrom*

Pa|thol|ge|ni|täts|in|sel *f*: *s.u. Essay Gastritis und peptisches Ulkus S. 443*

patient pontrolled epidural analgesia *nt*: *s.u. epidurale Analgesie*

Patrick-Zeichen *nt*: *Syn: Viererzeichen*; eingeschränkte Abspreizung des 90° gebeugten Oberschenkels; meist das früheste klinische Symptom bei Morbus* Perthes; *s.a. Essay Knochennekrosen S. 811*

Pa|tu|lin *nt*: → *Clavacin*

Pau|ken|drai|na|ge *f*: *Syn: Paukenhöhlendrainage*; künstliche Belüftung der Paukenhöhle durch Einsetzen eines Röhrchens in das Trommelfell; wird meist bei chronisch seromuköser Otitis media bei Kindern vorgenommen; das Röhrchen wird nach einigen Monaten in den Gehörgang abgestoßen und der Defekt verschließt sich von alleine; *s.a. Essay Otitis media S. 1181*

Pau|ken|fi|bro|se *f*: *Syn: Paukenhöhlenfibrose, adhäsive Otitis media (chronica)*; zu Verklebungen und Fibrosierung führende chronische Entzündung der Mittelohrschleimhaut; *s.a. Essay Otitis media S. 1181*

Pau|ken|höh|len|drai|na|ge *f*: → *Paukendrainage*
Pau|ken|höh|len|fi|bro|se *f*: → *Paukenfibrose*
Pau|ken|höh|len|plas|tik *f*: → *Tympanoplastik*
Pau|ken|höh|len|punk|ti|on *f*: → *Parazentese*
Pau|ken|höh|len|skle|ro|se *f*: *Syn: Paukensklerose, Tympanosklerose*; zu Verklebung und Sklerose von Trommelfell und Gehörknöchelchen führende Erkrankung mit Entwicklung einer Schwerhörigkeit; meist Folge einer chronisch seromukösen Otitis* media; **Therapie**: Tympanoplastik*

Pau|ken|punk|ti|on *f*: → *Parazentese*
Pau|ken|skle|ro|se *f*: → *Paukenhöhlensklerose*

Paul-Bunnell-Reaktion *f*: Nachweis heterophiler Antikörper im Serum bei Mononucleosis infectiosa; die Antikörper führen zur Agglutination von Schafs- oder Rindererythrozyten; ist heute durch spezifische Antikörpertests [z.B. ELISA] ersetzt

Pau|si|nys|tal|fi|a yohimbe *f*: → *Yohimbe*

Pavlik-Bandage *f*: modifizierte Riemenzügelbandage zur funktionellen Behandlung der angeborenen Hüftluxation; besteht aus zwei gekreuzten Schultergurten, an denen die Beine durch Riemenzügel in 90° Hüftbeugung fixiert sind; *s.u. Essay Hüftgelenksdysplasie S. 673*

Pa|vor nocturnus *m*: *Syn: Nachtangst*; die Patienten wachen aus dem Tiefschlaf mit lautem Schreien, Zittern und Angstgefühlen auf; sie schlafen häufig schnell wieder ein und können sich am nächsten Tag an das Ereignis nicht mehr erinnern; findet sich öfters im Kindes- und Jugendalter und bildet sich meistens nach der Pubertät zurück; wird von vielen Autoren als normales Entwicklungsgeschehen betrachtet, während andere darin einen Hinweis auf kindliche Neurosen oder Neuropathien sehen; bei Erwachsenen kann eine psychotherapeutische Behandlung erforderlich werden; *s.a. Essay*

P

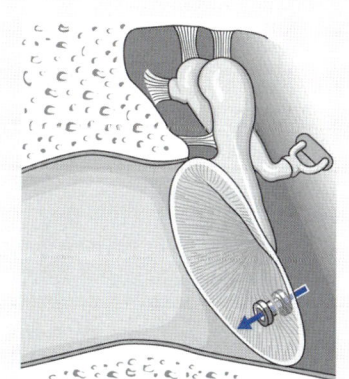

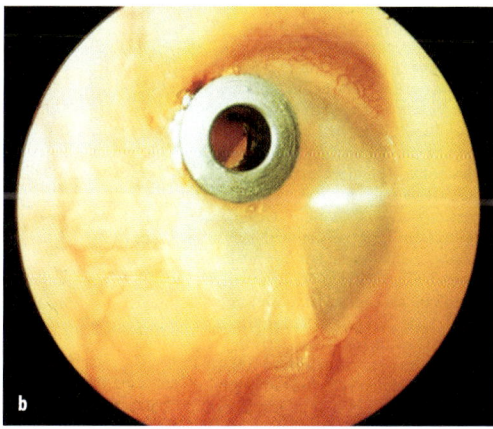

Abb. P22. Paukendrainage. a Schema, **b** linkes Trommelfell mit Paukenröhrchen

Schlafstörungen S. 1413

Payr-Zeichen *nt*: **1.** Schmerzen im medialen Kniegelenkspalt im Schneidersitz verstärken sich, wenn das Knie nach unten gedrückt wird; spricht für Innenmeniskusschaden **2.** Druckschmerz auf der Fußinnenseite als Frühzeichen einer Thrombose oder Thrombophlebitis der Beinvenen

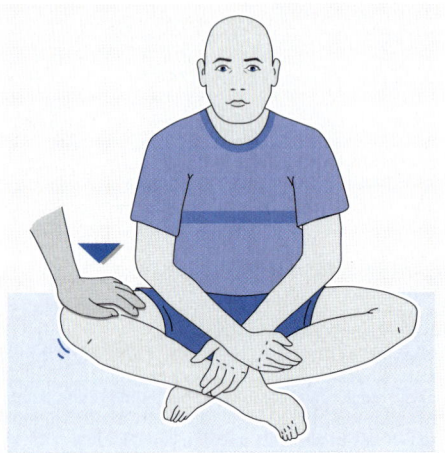

Abb. P23. Payr-Zeichen

PC-Fix *m*: Plattenosteosynthesedesign [engl. *point contact fixator*], das die kortikale Auflagefläche reduziert und eine winkelstabile Verankerung der Schrauben erlaubt

PCO-Syndrom *nt*: → *Syndrom der polyzystischen Ovarien*

PCR-Methode *f*: → *Polymerasekettenreaktion*

PC-Schema *nt*: zur Behandlung von Ovarialkarzinomen verwendetes Schema aus Platinol [Cisplatin*] und Cyclophosphamid*

PDE-Hemmer *m*: → *Phosphodiesterasehemmer*

Pearl-Index *m*: Zahl der ungewollten Schwangerschaften pro 100 Frauenjahre oder 1200 Anwendungsmonate; Maß für die Zuverlässigkeit von Verhütungsmethoden; *s.u. Essay Empfängnisverhütung und Familienplanung S. 343*

PEB-Schema *nt*: zur Behandlung von Hodentumoren verwendetes Schema aus Platinol [Cisplatin*], Etoposid* und Bleomycin*; *s.u. Essay Hodentumoren S. 651*

Pech|war|zen *pl*: → *Teerkeratose*

Pe|di|cu|lo|sis *f, pl* **-ses**: Syn: *Läusebefall, Verlausung, Pedikulose*; durch Läuse [Pediculus] hervorgerufene Hauterkrankungen führen immer zu Juckreiz; beim häufigen **Kopflausbefall** [Pediculosis capitis] führt der anhaltend starke Juckreiz zu Ekzematisation durch Aufkratzen [**Läuseekzem**]; die Übertragung von Pediculus humanus capitis erfolgt durch direkten Kontakt, seltener auch durch Kämme u.ä.; massiver Kopflausbefall führt zur Verfilzung und Verkrustung der Haare;

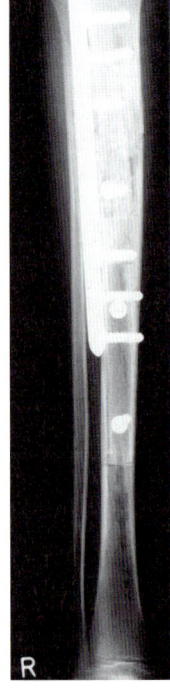

Abb. P24. PC-Fix. Winkelstabiler Tibia-TiFix zur Überbrückung eines Kortikalspans bei monostotischer fibröser Dysplasie

Therapie: Permethrin* als 1 %-ige Lösung, Hexachlorcyclohexan*, Malathion*; Auskämmen der Nissen mit einem speziellen Kamm

die **Körperlaus** [Pediculus humanus corporis] wird ebenfalls durch direkten Kontakt oder indirekt durch die Kleidung übertragen; die Läuse leben nicht auf der Haut, sondern in der Kleidung [Unterwäsche!], in die auch die Eier abgelegt werden; der **Körperlausbefall** [Pediculosis corporis/vestimentorum] imponiert v.a. durch Rötung der Haut und stark juckende Quaddeln; **Therapie**: Kleiderwechsel, Entwesung der Kleidung, Permethrin*, Hexachlorcyclohexan*

Filzlausbefall [Pediculosis pubis] wird durch direkten Körperkontakt [sexuell übertragene Krankheit], aber auch Gewebe [Handtücher, Bettwäsche] übertragen; kennzeichnend ist ein Befall der Schambehaarung und der Genitalregion, Achselhaare und der Behaarung von Brust und Bauch; bei Kindern können auch die Wimpern und Augenbrauen befallen werden; typisch sind die sog. **Maculae caeruleae** [Taches bleues], kleine bläuliche Erytheme um die Bissstellen; **Therapie**: Permethrin*, Hexachlorcyclohexan*, Piperonylbutoxid*; Mitbehandlung der Geschlechtspartner!; *s.a. Essay Parasitosen S. 1217*

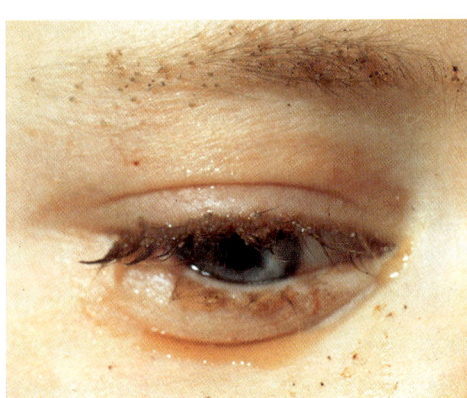

Abb. P25. Pediculosis. Maculae caeruleae bei Filzlausbefall von Augenbrauen und Wimpern

Pe|di|cu|lus *m, pl* **-li**: zu den echten Läusen [Anoplura] gehörende blutsaugende Läuseart; die **Menschenlaus** [Pediculus humanus] ist ein Überträger von Borrelia recurrentis, dem Erreger des Läuserückfallfiebers*; die **Kopflaus** [Pediculus humanus capitis] ist eine Subspecies der Menschenlaus, die primär die Kopfhaare befällt; Kopfläuse sind 2–3,5 mm lang und bevorzugen die Haut hinter den Ohren und den Nackenbereich; sie vermehren sich schnell; jede Laus legt pro Tag 3–4 Eier [**Nissen**], die an die Basis des Haarschaftes festgeklebt werden; die Larven schlüpfen nach ca. 8 Tagen, die leere Hülle bleibt aber sichtbar am Haar zurück und wächst mit dem Haar nach außen; die **Körper-** oder **Kleiderlaus** [Pediculus humanus corporis/vestimentorum] ist etwas größer als die Kopflaus [4 mm]; sie lebt in der Kleidung, wo sie auch

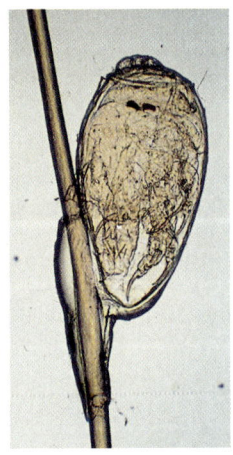

Abb. P26. Pediculus. Nisse der Kopflaus [Pediculus capitis]

Parkinson-Syndrome

T. Schmitz-Hübsch

Begriffsklärung/Synonyme

Die Benennung geht auf den englischen Arzt James Parkinson zurück, der in einer 1817 veröffentlichten Abhandlung vier Erkrankungsfälle beschrieben hatte. Das **Parkinson-Syndrom** bezeichnet eine spezifische Störung der Willkürmotorik mit den Symptomen Hypo- und Bradykinese, Rigor, Ruhetremor und Störung der posturalen Reflexe, wobei nicht alle Symptome gleichzeitig beim Patienten gefunden werden müssen. Im deutschen Sprachgebrauch werden nach vorherrschendem Symptom daher **akinetisch-rigides Syndrom** [d.h. ohne Tremor] und **tremordominantes Parkinson-Syndrom** [d.h. Tremor steht im Vordergrund] unterschieden.

Die Symptomkonstellation Parkinson-Syndrom weist auf eine Minderfunktion der dopaminergen Übertragungswege im Striatum hin, einer Struktur der Basalganglien, sodass auch von einer **Basalganglienerkrankung** oder einem **extrapyramidalen Syndrom** [für eine Störung der Willkürmotorik durch Schädigung außerhalb der Pyramidenbahn] gesprochen wird. Das Parkinson-Syndrom kommt bei verschiedenen degenerativen Hirnerkrankungen vor, wovon die häufigsten weiter unten erläutert werden. Seltener sind **symptomatische** oder **sekundäre Parkinson-Syndrome**, z.B. infolge von Medikation [**Parkinsonoid**], Hirnverletzung, Hirnentzündung oder Vergiftung. Wenn zusätzliche Symptome auf eine Beteiligung auch anderer Hirnregionen hinweisen, wird der Begriff **atypisches Parkinson-Syndrom** [früher auch **Parkinson-plus-Syndrom**] verwendet.

Die Diagnose des Parkinson-Syndroms folgt klinischen Kriterien [s.u.], die Differenzialdiagnose bezieht zusätzlich anamnestische Angaben und Ergebnisse technischer Zusatzuntersuchungen mit ein. Zum Teil gelingt eine genauere Zuordnung erst während der Beobachtung des Krankheitsverlaufs. Die definitive Diagnose der degenerativen Parkinson-Syndrome beruht auf histopathologischen Kriterien.

Idiopathisches Parkinson-Syndrom [IPS]

Syn.: Primäres Parkinson-Syndrom, Morbus Parkinson, Parkinson-Erkrankung, Parkinson-Krankheit; nicht mehr gebräuchlich: Schüttellähmung, Paralysis agitans

Epidemiologie und Ätiopathogenese

Das idiopathische Parkinson-Syndrom ist mit Abstand die häufigste Erkrankung in der Gruppe der Parkinson-Syndrome. Insofern werden die genannten Krankheitsbezeichnungen auch oft synonym mit dem allgemeineren Begriff Parkinson-Syndrom verwendet. Zugleich ist das IPS die häufigste neurodegenerative Erkrankung des höheren Lebensalters; betroffen sind in Deutschland ca. 160/100.000 Menschen. Das Erkrankungsalter liegt meist zwischen dem 50. und 60.Lebensjahr; nur ca. 10 % der Patienten erkranken vor dem 40. Lebensjahr. Die Erkrankung tritt in den meisten Fällen sporadisch [idiopathisch] auf. Allerdings sind Parkinson-Erkrankungen sowohl mit autosomal-dominantem [z.B. α-Synuklein-Mutationen PARK1 und PARK4] oder autosomal-rezessivem [z.B. Parkin-Mutation PARK2] Erbgang beschrieben worden. Die Entdeckung weiterer mit der Erkrankung assoziierter Genorte ist zu erwarten und insbesondere für die Erforschung der Pathogenese von Bedeutung. Klinisch sind diese seltenen erblichen Formen bis auf die positive Familienanamnese und oft jüngerem Erkrankungsalter nicht vom IPS zu unterscheiden. Es wird angenommen, dass auch den sporadischen Fällen eine genetische Disposition zugrunde liegt.

Neuropathologisch ist das idiopathische Parkinson-Syndrom durch einen Verlust von melaninhaltigen Neuronen des Hirnstammes, in der Substantia nigra pars compacta, gekennzeichnet. Diese Zellen projizieren dopaminerg zum Striatum [Nucleus caudatus und Putamen]. Im Verlauf der Erkrankung entsteht so eine progrediente Dopaminverarmung im Striatum, beginnend im Putamen, mit zunehmender Funktionsstörung derjenigen Erregungsschleifen, die das Striatum über Nucleus subthalamicus, Globus pallidus und spezifische Thalamuskerne mit Arealen des motorischen Kortex verbinden. Als Folge kommt es zu Enthemmung cholinerger und glutamaterger Übertragung in den Basalganglien. Entsprechend der physiologischen Funktion dieser dopaminergen Schleifen werden Willkürbewegungen zunehmend gehemmt. Der Erkrankungsprozess betrifft in geringerem Ausmaß auch andere Regionen des Nervensystems, v.a. im Hirnstamm, sowie andere Transmittersysteme.

Histologisch charakteristisch ist das Vorkommen von **Lewy-Körperchen** – intraneuronalen Einschlüssen, die u.a. α-Synuklein-Aggregate enthalten – in den betroffenen Zellen und Zellverlust mit glialer Reaktion. Nach neueren Erkenntnissen sind diese Auffälligkeiten zuerst im dorsalen Vaguskern des Hirnstammes nachweisbar,

P

bevor sie quasi aufsteigend die Substantia nigra und im weiteren Verlauf zunehmend andere Hirnregionen betreffen. Zur Ursache der Erkrankung bestehen verschiedene Hypothesen. Auf zellulärer Ebene wird eine Zytotoxizität von oxidativem Stress, gestörtem Eisenmetabolismus, Exzitotoxizität oder Störung der Mitchondrienfunktion sowie deren Kombination diskutiert.

Symptomatik
Die derzeit gebräuchlichen klinischen Diagnosekriterien nach Gibb und Lees [1988] sind in Tabelle 1 genannt. Die Diagnose des Parkinson-Syndroms gründet sich auf das Vorhandensein von Bradykinese zusammen mit mindestens einem weiteren Leitsymptom. Zur Diagnose eines IPS wird zudem das Fehlen von Ausschlusskriterien, insbesondere fehlende Hinweise auf eine Erkrankung anderer Hirnregionen, gefordert. Die genannten positiven Kriterien stützen die Diagnose eines IPS.

Tab. 1. Diagnosekriterien des IPS nach Gibb und Lees [1988]

Schritt 1: Diagnose eines Parkinson-Syndroms
Bradykinese [Verlangsamung in der Initiation und Ausführung von Willkürbewegungen mit progredienter Verminderung der Geschwindigkeit und Amplitude bei repetitiven Bewegungen] und mindestens eines der folgenden Symptome: Rigor, Ruhetremor [4–6 Hz], Standunsicherheit [bei Ausschluss primär visueller, zerebellärer oder propriozeptiver Störungen]
Schritt 2: Ausschlusskriterien für IPS
Wiederholte zerebrale Insulte, die mit einer stufenweisen Verschlechterung der Symptomatik assoziiert waren, rezidivierende Schädelhirntraumen in der Vorgeschichte, diagnostisch gesicherte Enzephalitis in der Vorgeschichte, okulogyre Krisen, spontane Remission, Behandlung mit Neuroleptika zum Zeitpunkt der Erstmanifestation der Parkinson-Symptome, positive Familienanamnese, anhaltende Remission, streng einseitige Symptome nach 3 Jahren, supranukleäre Blickparese, zerebelläre Symptome, frühe ausgeprägte autonome Störungen, frühe schwere Demenz mit Sprachstörung/Gedächtnisstörung/Apraxie, positives Babinski-Zeichen, zerebraler Tumor oder Hydrocephalus communicans im CT, fehlendes Ansprechen auf L-Dopa [nach Ausschluss einer Malabsorption], MPTP-Exposition
Schritt 3: Unterstützende Kriterien für IPS
Mindestens 3 der folgenden Symptome sind zur Diagnosestellung eines IPS erforderlich: einseitiger Beginn, Ruhetremor, chronisch fortschreitende Erkrankung, anhaltende Asymmetrie der Beschwerden, gutes Ansprechen auf L-Dopa, ausgeprägte choreatische Dyskinesien unter L-Dopa, positive L-Dopa-Antwort seit 5 oder mehr Jahren, Parkinson-Syndrom ohne weitere Symptome seit über 10 Jahren

Klinische Befunde

Bei der Überprüfung der Motorik ist die Störung der Spontanbewegung am augenfälligsten. Es fällt ein vermindertes Bewegungstempo [**Bradykinese**], ein vermindertes Bewegungsausmaß [**Hypokinese**] oder gar fehlende Spontanaktivität [**Akinese**] und Starthemmung auf. Diese Begriffe werden im klinischen Sprachgebrauch jedoch häufig synonym verwendet. Im klinischen Befund ist das **Gangbild** verlangsamt, die Schrittweite verkürzt, oft mit vermindertem Abrollen des Fußes. Durch die meist asymmetrische Ausprägung kann ein hinkendes Gangbild entstehen. Die **Mitbewegungen der Arme** beim Gehen sind vermindert oder ganz aufgehoben, teils mit Beugefehlhaltung des Armes, auch dies oft in asymmetrischer Ausprägung. Es fällt eine Hypokinese des Rumpfes auf, teils mit vorgebeugter **Haltung**. Im fortgeschritteneren Stadium besteht oft eine **Starthemmung** [*Freezing*] beim Losgehen, beim Wenden und bei Hindernissen [z.B. im Türrahmen, **Enge-Phänomen**], mit „Festkleben" der Füße am Boden und kompensatorisch schnellen kleinen Schritten auf der Stelle [„Trippeln", sog. **Festination**].
Die Brady-/Hypokinese stört auch den Handgebrauch: Das **Schriftbild** ist verkleinert, die Geschicklichkeit eingeschränkt. Die **Bradydiadochokinese** lässt sich gut bei alternierenden Bewegungen [z.B. Pro- und Supinationsbewegungen der Hände] überprüfen. Bei raschen wiederholten Bewegungen, z.B. des Zeigefingers zum Daumen oder des Vorfußes zum Boden [*Tapping*], fällt die Abnahme der Bewegungsamplitude auf. Insbesondere zu Beginn der Erkrankung können die Symptome durch vermehrte Konzentration des Patienten auf die Bewegungsausführung kompensiert werden. Oft bleibt jedoch die charakteristische Seitendifferenz bestehen. Die Bradykinese betrifft auch die Mimik [**Hypomimie**] und die Stimmgebung mit heiserer, leiser Stimme und verwaschener Artikulation und monotoner Satzmelodie [**Hypophonie**, **Dysarthrophonie**], Schluckstörungen sind dagegen seltener. Insbesondere der verminderte mimische und sprachliche Ausdruck kann zur Verkennung des beginnenden IPS als depressive Störung beitragen.
Bei passiver Bewegung des Patienten fällt der **Rigor** als eine spezifische Störung des **Muskeltonus** auf, die als „bleirohrartiger" Widerstand beschrieben wird, der im Gegensatz zur Spastik über das gesamte Bewegungsausmaß erhalten bleibt. Der Tonus sollte an proximalen und distalen Gelenken der Extremitäten sowie axial [z.B. passive Kopfrotation] geprüft werden. Er ist ebenfalls meist asymmetrisch ausgeprägt und bei leichter

Ausprägung nur unter Bahnung durch Bewegung der kontralateralen Extremität zu erheben. Zum Teil findet sich die Tonuserhöhung rhythmisch unterbrochen als **Zahnradphänomen**. Der Rigor wird vom Patienten oft als schmerzhaftes Steifigkeitsgefühl beschrieben, was zur Fehldeutung als orthopädische Erkrankung [Schulter-Arm-Syndrom, Tennisellenbogen, Lumboischialgie] führen kann.

Das Zittern lässt den Patienten oft bereits an die Diagnose denken und führt bei charakteristischer Ausprägung in Ruhe, typischer Frequenz um 5 Hz und Asymmetrie rasch zur Diagnose. Allerdings tritt der **Ruhetremor** nur bei einem Teil der Patienten mit IPS zu Beginn der Erkrankung auf. Zur Beurteilung eignet sich am besten die Beobachtung während der Anamnese oder die Beobachtung der Hände während der Gangprüfung. Definitionsgemäß sistiert der Ruhetremor bei Bewegung und ist damit funktionell wenig behindernd, allerdings wegen der Offensichtlichkeit der Störung psychisch häufig belastender als die übrigen Symptome. Umgekehrt tritt der Ruhetremor oft erst unter psychischer Belastung auf oder ist dann in der Amplitude verstärkt. Zum Teil sistiert der Tremor auch bei Halteaktivität nur unvollständig, was zum einen den Patienten funktionell stärker beeinträchtigt und zum anderen die Abgrenzung zum essenziellen Tremor erschwert.

Die Störung der posturalen [Haltungs-]Reflexe tritt meist erst im späteren Krankheitsverlauf hinzu und bedeutet eine zunehmende **Sturzgefährdung** des Patienten und eine Verminderung der Mobilität durch Gangunsicherheit. Die Haltungsreflexe lassen sich im **Pulsionstest** prüfen, wobei der Patient nach Ankündigung durch den Untersucher an den Schultern nach hinten gezogen wird und eine typische Verzögerung oder sogar Verlust der gegenläufigen stabilisierenden Stellreflexe beobachtet werden.

Ein selteneres Symptom beim IPS ist die Dystonie, meist mit Extension von Fuß oder Großzehe, die vom Patienten als schmerzhafte Verkrampfung beschrieben wird und in jedem Krankheitsstadium auftreten kann. Davon abzugrenzen sind Dyskinesien, die im Verlauf der medikamentösen Behandlung auftreten können und typischerweise vom Patienten selbst bis zu erheblichem Ausmaß nicht wahrgenommen oder spontan berichtet werden. Hier hilft die Fremdanamnese und genaue Beobachtung während der Anamnese und Untersuchung.

Zusätzlich zu den genannten motorischen Symptomen bestehen häufig auch **nicht-motorische Symptome** [Tab. 2], deren Bedeutung für die Behinderung und die Lebensqualität des Patienten in den letzten Jahren mehr in den Blick genommen worden ist. Ihre Ausprägung kann eine eigene Medikation erfordern; entsprechend sollten nicht-motorische Symptome in der Anamnese berücksichtigt werden. Die Häufigkeit solcher Symptome beim IPS weist auf einen Zusammenhang mit dem zugrunde liegenden Krankheitsprozess hin, wahrscheinlich spielen dabei auch andere Transmittersysteme eine Rolle. In Abgrenzung zum IPS bestehen Symptome autonomer Dysfunktion bei der Multisystematrophie [s.u.] bereits im frühen Krankheitsverlauf.

Davon abzugrenzen sind Zusatzsymptome, die als Folge der Medikation auftreten wie medikamenteninduzierte, meist visuelle Pseudohalluzinationen, Halluzinationen oder Wahnvorstellungen und Verwirrtheit. Auch Störungen des Nachtschlafes als Medikationsfolge oder Tagesmüdigkeit mit plötzlichem Einschlafen [Schlafattacken] kommen vor.

Tab. 2. Nicht-motorische Störungen beim IPS und ihre Prävalenz

- Störung des Riechvermögens [90 %], oft Frühsymptom, subklinisch
- Störung des Sehvermögens [Farbsehen, Kontrastsensitivität], oft subklinisch
- Schlafstörung [REM-Schlaf-Störung, Schenck-Syndrom] [90 %]
- Verdauungsstörung mit Obstipation [70 %], oft Frühsymptom
- Blasenfunktionsstörung mit Drangsymptomatik [70 %], altersabhängig zunehmend
- Störung der Blutdruckregulation mit orthostatischer Hypotension [50 %]
- Störung der Temperaturregulation mit Schweißneigung [30 %]
- vermehrter Speichelfluss
- Schmerzen mit ziehendem Charakter oder Missempfindungen [40 %]
- Depression [30–70 %]
- Angststörung [40 %]
- kognitive Störung im Verlauf [20–60 %]

Apparative Diagnostik und Differenzialdiagnose

Die **konventionelle zerebrale Bildgebung** [CT, MRT] zeigt beim IPS typischerweise einen Normalbefund. Die Durchführung wird bei Diagnosestellung empfohlen, um andere Ursachen der Symptomatik wie vaskuläre Enzephalopathie oder Normaldruckhydrozephalus nicht zu übersehen. Außerdem können spezifische Auffälligkeiten in der Bildgebung den Verdacht auf ein atypisches Parkinsonsyndrom [s.u.] erhärten. Daher kann beim Auftreten atypischer Zusatzsymptome eine Wiederholung im Verlauf sinnvoll sein.

Nuklearmedizinische Methoden können Intaktheit oder Schädigung der dopaminergen Terminalen im Striatum nachweisen. Verwendet werden Marker des präsynaptischen Dopamintransporters [123I-FP-CIT-SPECT, 123Iβ-CIT-SPECT] oder der Dopa-Decarboxylase-Aktivität [18F-Dopa-PET]. Da die dargestellten Hirnstrukturen bei Auftreten der klinischen Symptome bereits eine deutliche [60 %-ige] Degeneration aufweisen, zeigt sich beim IPS bereits in der Frühphase der Erkrankung eine typische [asymmetrische] Minderanreicherung. Für die erneute Darstellung im Erkrankungsverlauf ergibt sich damit außerhalb von Studien keine Indikation.

Die Methode ist zwar sensitiv, nicht jedoch spezifisch für das IPS. Die Darstellung der postsynaptischen Dopaminrezeptoren [IBZM-SPECT] zeigt beim IPS im Gegensatz zur MSA [s.u.] einen Normalbefund. Dagegen ist bei der Untersuchung der sympathischen Nervenendigungen am Herzen [thorakales MIBG-SPECT] beim IPS eine deutliche Minderanreicherung nachzuweisen gegenüber einem Normalbefund bei den atypischen Parkinson-Syndromen. Zunehmend wird auch die transkranielle Sonografie des Hirnparenchyms zur Stützung der Diagnose eingesetzt, wobei sich die Substantia nigra vermehrt hyperechogen darstellt.

Die Diagnose eines IPS wird durch das Ansprechen der Symptomatik auf L-Dopa unterstützt, sodass die **pharmakologische Testung** mit L-Dopa oder auch Apomorphin [s.u.] diagnostisch genutzt werden kann.

Weitere Zusatzuntersuchungen dienen bei klinischen Verdachtsmomenten zum Ausschluss anderer Ursachen einer Gangstörung [z.B. Elektroneurografie zum Ausschluss einer Polyneuropathie oder Myelopathie] bzw. dem Ausschluss metabolischer Ursachen [Labordiagnostik z.A. Hypothyreose, Morbus Wilson und Neuroakanthozytose] oder genetischer Ursachen eines Parkinson-Syndroms [Molekulargenetik z.A. PARK-Mutationen, spinozerebellärer Ataxien, Chorea Huntington].

Kardiovaskuläre Funktionstests [Schellong-Test, Kipptischuntersuchung, Langzeit-Blutdruckprofil] dienen zur diagnostischen Abgrenzung gegenüber der MSA und zur besseren Einordnung entsprechender Zusatzsymptome. Auch bei anderen nicht-motorischen Symptomen empfiehlt sich vor Einleitung spezifischer Therapien eine genauere Zuordnung mittels Polysomnografie, urologischer Funktionstests [Urodynamik, Restharnbestimmung] oder neuropsychologischer Testung. Aufgrund des typischen Erkrankungsalters und der Häufigkeit des Parkinson-Syndroms sind Komorbiditäten bei Patienten mit IPS nicht selten.

Therapie

Die medikamentöse Therapie [Tab. 3] hat die Prognose des IPS entscheidend verbessert. Ein wesentliches Therapieprinzip ist der Ausgleich des Transmitter-Ungleichgewichts in den betroffenen Hirnstrukturen, insbesondere Substitution des Dopamin-Mangels, aber auch Hemmung der reaktiven glutamatergen und cholinergen Überstimulation. Der Zeitpunkt des Therapiebeginns richtet sich derzeit nach der Beeinträchtigung des Patienten. Die Auswahl des Präparates und Indikationen für Medikamentenkombinationen berücksichtigen das Alter des Patienten, das vorherrschende Zielsymptom sowie Begleiterkrankungen und Begleitmedikation. Ziel ist die ausreichende Beeinflussung motorischer Symptome bei guter Verträglichkeit sowie die Vermeidung von Wirkungsschwankungen [On-off-Fluktuationen und Dyskinesien] im Langzeitverlauf. Zu Wechselwirkungen und Gegenanzeigen der Parkinson-Medikamente gibt die Parkinson-Datenbank [*http://www.parkinson-datenbank. de*] eine rasche Übersicht. In den letzten Jahren wurden mögliche neuroprotektive Effekte von bislang symptomatisch angewandten Substanzen untersucht. Mit fortschreitendem Verständnis der Stoffwechselwege, die für den selektiven progredienten Zellverlust bedeutsam sind, ist auch die Entwicklung weiterer neuroprotektiver Substanzen zu erwarten. Wenn solche Therapien etabliert werden, gewinnt selbstverständlich die Frühdiagnose der Erkrankung an Bedeutung.

Im Folgenden werden die Substanzklassen kurz erläutert, eine Übersicht gibt Tabelle 3.

L-Dopa konkurriert bei oraler Aufnahme mit Nahrungsproteinen und sollte deshalb 30 min vor oder mindestens 1 h nach den Hauptmahlzeiten eingenommen werden. Nach Passage der Blut-Hirnschranke wird L-Dopa in die verbliebenen dopaminergen Terminalen aufgenommen, zu Dopamin decarboxyliert und als Transmitter freigesetzt. L-Dopa wird rasch metabolisiert [HWZ 60–90 min]. Hemmstoffe der peripheren Dopadecarboxylase [Carbidopa* oder Benserazid*] sind in den Handelspräparaten enthalten, um die Bioverfügbarkeit zu erhöhen. Durch die zusätzliche Hemmung des Dopaminabbaus über die Catechol-O-Methyl-Transferase [**COMT-Hemmer**] lässt sich eine weitere Verbesserung der Pharmakokinetik von L-Dopa erreichen. Dennoch ist eine Fluktuation der Wirkstoffkonzentrationen bei oraler Einnahme von L-Dopa nicht zu vermeiden, was für das Auftreten von Wirkungsschwankungen bei langzeitiger Anwendung ursächlich scheint.

Die Monoaminotransferase B [**MAO-B**], ein weiteres Enzym des zerebralen Dopamin-Katabolismus, wird durch Selegilin* gehemmt, das so indirekt zur Erhöhung der Dopaminverfügbarkeit im synaptischen Spalt führt und auch ohne zusätzliche Gabe von L-Dopa [schwach] symptomatisch wirksam ist. Zu beachten sind Wechselwirkungen mit MAO-A-Hemmstoffen und Serotonin-Wiederaufnahmehemmern. Selegilin hat seine Indikation vor allem in der frühen Phase der Erkrankung als Monotherapie oder in Kombination mit L-Dopa.

Dopaminagonisten haben eine deutlich längere Halbwertszeit als L-Dopa und binden postsynaptisch an Dopaminrezeptoren. Sie können dadurch die physiologische tonische Dopaminstimulation besser simulieren. Es sind derzeit 8 Substanzen zugelassen, davon 6 auch für die Monotherapie und eines [Apomorphin] nur zur subkutanen Injektion. Die unterschiedlichen Substanzen unterscheiden sich in ihrer Affinität zu Isoformen des Dopaminrezeptors, Halbwertszeit und Katabolismus [hepatisch und/oder renal] sowie im Nebenwirkungspro-

Tab. 3. Übersicht der Parkinson-Medikation [umfasst die 2005 in Deutschland zugelassenen Präparate, Nennung in alphabetischer Reihenfolge in jeder Substanzklasse]

Wirkstoffe	Handelsnamen	Substanzklasse	Besonderheiten
L-Dopa [mit Benserazid oder Carbidopa als Dopadecarboxylase-Hemmstoff]			
	Dopadura®, isicom®, Levobeta®, Levocarb®, Levocomp®, Levodopa comp®, Levopar®, Madopar®, Nacom®, PK-Levo®, Striaton®		duodenale Infusion bei schweren Fluktuationen (Duodopa)
Catechol-O-Methyl-Transferase [COMT]-Hemmstoffe			
Entacapon, Tolcapon	Comtess®, Stalevo® [Kombinationstablette mit L-Dopa, Carbidopa und Entcapon], Tasmar®		
Monoaminooxidase B [MAO-B]-Hemmstoffe			
Selegilin [früher: L-Deprenyl],	Antiparkin®, Jutagilin®, Movergan®, Selegilin®, Selemerck®, Selepark®, Selgimed®, Xilopar® [Schmelztablette, andere Dosierung!]		
Rasagilin	Azilect®		
Dopaminagonisten [DA]			
Apomorphin	Apo-go® Infektionslsg.	Non-Ergot DA	sehr kurze HWZ, s.c. Applikation [Pen oder Pumpe]
α-Dihydroergocriptin	Almirid®, Cripar®	Ergotderivat	
Bromocriptin	Bromocriptin®, Kirim®, Pravidel®	Ergotderivat	
Cabergolin	Cabaseril®	Ergotderivat	sehr lange HWZ [1× tägl. Gabe]
Lisurid	Dopergin®	Ergotderivat	
Pergolid	Parkotil®, Pergolid®	Ergotderivat	
Pramipexol	Sifrol®	Non-Ergot DA	neuroprotektiv?
Ropinirol	Requip®	Non-Ergot DA	neuroprotektiv?
NMDA-Antagonisten bzw. Präparate mit multiplen Wirkkompenenten			
Amantadin	Adekin®, Amanta®, Amantadin®, Amixx®, PK-Merz®, Tregor®		auch i.v. Gabe möglich, zur Behandlung akinetischer Krisen
Budipin	Parkinsan®		v.a. tremorwirksam, EKG-Kontrollen vor/unter Therapie [kontrollierte Verschreibung]
Anticholinergika			
Biperiden	Akineton®, Biperiden®		
Bornaprin	Sormodren®		
Metixen	Tremarit®		
Procyclidin	Osnervan®		
Trihexyphenidyl	Artane®, Parkopan®		

fil. Das Spektrum der dopaminergen Nebenwirkungen von Benommenheit, Tagesmüdigkeit, Schlafstörungen, Übelkeit, psychotischen Phänomene wie Halluzinationen, Verwirrtheit oder Wahn und Verstärkung von Dyskinesien oder Ödemen ist ähnlich wie bei L-Dopa selbst. Eine Ausnahme bilden die unter den Ergot-Derivaten [s. Tab. 3] beschriebenen Fibrosen an Herzklappen, Pleura, Lungenparenchym oder retroperitoneal. Deshalb sind inzwischen jährliche kardiologische Kontrollen bei diesen Substanzen obligat. Bei Nachweis von Fibrosen sind die Präparate abzusetzen. Im Vergleich zu L-Dopa ist die Verträglichkeit der Dopaminagonisten insgesamt schlechter, sodass zur Vermeidung von Nebenwirkungen immer langsame Eindosierungsphasen einzuhalten sind. Die symptomatische Wirkung ist [bis auf Apomorphin] schwächer im Vergleich zu L-Dopa, allerdings treten Wirkungsschwankungen im Behandlungsverlauf unter Therapie mit Dopaminagonisten [als Monotherapie oder in Kombination mit L-Dopa] deutlich seltener auf. Darum wird die frühe [Mono-]Therapie mit Agonisten insbesondere bei jungen Patienten favorisiert.

NMDA-Rezeptor-Antagonisten wie Amantadin* wirken dem Überwiegen glutamaterger Übertragung im Nucleus subthalamicus infolge des striatalen Dopamindefizits entgegen. Wahrscheinlich besteht auch eine Wirksamkeit an Nikotinrezeptoren und ein Einfluss auf die noradrenerge Übertragung. Zu beachten ist eine mögliche Verlängerung der QT-Zeit im EKG, eine Kombination mit Präparaten ähnlicher Nebenwirkung ist zu vermeiden. Infolge des anderen indirekteren Ansatzpunktes eignet sich Amantadin gut zur Kombination mit einer Dopaminersatztherapie [s.o.]. Bei medikamenteninduzierten Dyskinesien zeigt Amantadin eine antidyskinetische Wirksamkeit. Amantadin-Infusionen werden zur Behandlung der akinetischen Krise eingesetzt. Budipin wirkt wahrscheinlich ebenfalls auf mehrere Transmittersysteme und hat seine Indikation v.a. beim Parkinson-Tremor. EKG-Kontrollen sind unter Therapie obligat.

Anticholinergika sind vor allem gegen den Tremor wirksam und haben seit Einführung von L-Dopa an Bedeutung verloren. Auch das atypische Neuroleptikum Clozapin* zeigt einen symptomatischen Effekt auf den Tremor bei IPS.

Neben neuen dopaminagonistischen Substanzen sind auch solche mit antagonistischer Wirkung auf Adenosin-2-Rezeptoren als Parkinson-Medikamente in der Entwicklung. Außerdem werden andere Applikationsformen zur Linderung von Fluktuationen eingesetzt wie die kontinuierliche Verabreichung von L-Dopa über Duodenalsonde oder von Apomorphin subkutan als Pumpensystem. Transdermale Darreichungsformen von Dopaminagonisten [Pflaster] sind in der Entwicklung und folgen dem gleichen Prinzip von möglichst konstanten Wirkspiegeln, um das Auftreten von Fluktuationen zu vermeiden. Hinweise für eine neuroprotektive Wirkung ergeben sich sowohl für die neueren Dopaminagonisten Pramipexol* und Ropinirol* als auch [umstrittener] für Selegilin*. In präklinischen Untersuchungen ergeben sich solche Hinweise auch für Amantadin und das [nicht-symptomatisch wirksame] Coenzym Q10. Derzeit ist keines der Präparate unter dieser Indikation zugelassen.

Schon vor der Verbreitung medikamentöser Therapien beim IPS war eine symptomatische Wirkung von gezielten Hirnläsionen bekannt. In Weiterentwicklung dieser Befunde wurde die **tiefe Hirnstimulation** [tHS, DBS] eingeführt, wobei stereotaktisch über eine Bohrlochtrepanation dünne Elektroden bis in die tiefen Hirnstrukturen vorgeschoben werden. Durch die kontinuierliche Applikation hochfrequenter Stromimpulse werden die entsprechenden Areale wahrscheinlich funktionell inaktiviert. Der Impulsgenerator wird ähnlich wie beim Herzschrittmacher unterhalb des Schlüsselbeins implantiert. Die Stimulationselektroden werden meist in beiden Hirnhälften platziert. Als Zielstruktur hat sich der Nucleus subthalamicus bewährt, andere sind Globus pallidus internus oder Nucleus ventralis intermedius [Vim] des Thalamus. Die Indikation für dieses Verfahren besteht in der Linderung der Kardinalsymptome des IPS, wenn die medikamentöse Behandlung durch Fluktuationen oder behindernde Dyskinesien kompliziert ist oder wenn andere Nebenwirkungen der Medikation [z.B. psychotische Phänomene] die ausreichende Behandlung motorischer Phänomene begrenzen. Gefordert wird, dass die Zielsymptome weiterhin auf L-Dopa ansprechen, was zur Indikationsstellung formal überprüft werden sollte. Eine Ausnahme diesbezüglich stellt der medikamentös nicht-beherrschbare, behindernde Tremor dar. Indikation und Kontraindikation sollten von in der tHS-Therapie Erfahrenen überprüft werden. In den meisten Fällen kann postoperativ die Parkinson-Medikation deutlich reduziert werden. Diese Phase der medikamentösen Neueinstellung erfordert ebenfalls besondere Erfahrung und für die Überprüfung und Einstellung des Stimulators auch technische Voraussetzungen.

Andere operative Verfahren verfolgen das Prinzip einer Zellersatztherapie und wurden bislang nur experimentell eingesetzt. Dabei wurden ebenfalls über Bohrlochtrepanation autologe Zellen des Nebennierenmarks oder fetale nigrale Zellen in die betroffenen Hirnareale injiziert. Ähnliche Verfahren unter Verwendung von Stammzellen hätten den Vorteil besserer Gewebsverfügbarkeit. Allerdings sind Fragen der Kontrolle von Differenzierung und Proliferation des Implantats sowie auch ethische Aspekte noch offen. Ein weiterer Ansatz ist die lokale Applikation trophischer Faktoren.

Die **nicht-medikamentösen Verfahren** haben einen festen Platz in der Therapie des IPS. Es kommen Krankengymnastik, Logopädie, Ergotherapie, physikalische Therapie, Bädertherapie und multidisziplinäre Rehabilitation [ambulant oder stationär] zum Einsatz. Gegenüber der medikamentösen Therapie ist die wissenschaftliche Evidenz zu Indikation und Wirkung dieser Verfahren [noch] gering, was allerdings nicht als Beweis fehlender Wirksamkeit fehlgedeutet werden darf. Die Indikation zum Einsatz dieser Verfahren orientiert sich bislang pragmatisch an den Zielsymptomen im individuellen Fall, zum Beispiel Detonisierung, Schmerzreduktion, Besserung der Haltungskontrolle, Einübung von Kompensationsstrategien, Erhaltung der Kommunikations- und Selbsthilfefähigkeit, Vermeidung von Stürzen und Erhaltung der Mobilität, ggf. mit Hilfsmitteln, sowie Prophylaxe von Kontrakturen. Die regelmäßige Selbstübung ist fester Bestandteil der meisten Therapien. Der Nutzen einer therapeutischen Anleitung zum alltagspraktischen Umgang mit medikamentös schlecht zugänglichen Symptomen wie Störung der Haltungsreflexe, *Freezing* oder Sprechstörung, auch ohne eigentliche Besserung dieser Symptome, ist nicht zu unterschätzen.

Krankheitsverlauf

Die Erkrankung verläuft allmählich progredient, wobei motorische Symptome erst auftreten, wenn bereits über 60 % der Zellen in der Substantia nigra degeneriert sind. Es wird daher von einer mehrjährigen präsymptomatischen Erkrankungsphase beim IPS ausgegangen, die zwar ein ideales Zeitfenster für den Einsatz neuroprotektiver Therapiestrategien darstellt, allerdings klinisch noch nicht zuverlässig definiert werden kann. Dem Erkrankungsprozess gemäß ist die symptomatische Therapie eine **Dauertherapie**. Das Ansprechen auf L-Dopa bleibt im Krankheitsverlauf erhalten, allerdings erfordert das Fortschreiten des Erkrankungsprozesses regelhaft eine Dosissteigerung. Während Rigor und Bradykinese sich durch Medikation gut beeinflussen lassen, sprechen Symptome wie Dysarthrophonie oder Störung der Stellreflexe oft unbefriedigend auf Medikation an und erfordern den Einsatz nicht-medikamentöser Verfahren [s.o.]. Nicht-motorische Symptome zeigen ebenfalls wenig Besserung auf Parkinson-Medikamente und erfordern oft eine spezifische Therapie. Im Therapieverlauf kann es insbesondere beim Einsatz von L-Dopa als Monotherapie zum Auftreten von Wirkungsschwankungen kommen, d.h. im Tagesverlauf wechselnder Beweglichkeit [**On-off-Fluktuationen**], oft verbunden mit Phasen gesteigerter unwillkürlicher Bewegungen [**Dyskinesien**]. Das Auftreten dieser Komplikation erfordert eine verlässliche Einhaltung der Einnahmezeitpunkte ebenso wie eine umsichtige und informierte ärztliche Betreuung, da in diesem Krankheitsstadium die erforderliche Dosisanpassung bzw. Umstellung der Medikation besonders behutsam erfolgen sollte. Dasselbe gilt für das Auftreten medikamenteninduzierter Halluzinationen oder Psychosen, die meist eine zusätzliche neuroleptische Therapie erfordern. Wegen der Verstärkung der motorischen Parkinson-Symptome unter klassischen Neuroleptika sind in diesem Fall atypische Neuroleptika Mittel der Wahl, bislang ist nur Clozapin für diese Indikation zugelassen.

Atypische Parkinson-Syndrome

Unter diesem Oberbegriff werden andere degenerative Hirnerkrankungen mit Parkinson-Syndrom zusammengefasst, die zusammen etwa 15 % der Parkinson-Syndrome ausmachen.

Multisystematrophie [MSA]

Das häufigste atypische Parkinson-Syndrom wurde früher auch als olivo-ponto-zerebelläre Atrophie [OPCA], striato-nigrale Degeneration [SND], Shy-Drager-Syndrom oder Parkinson-plus-Syndrom bezeichnet. Nach den aktuellen Diagnosekriterien werden **MSA-C [zerebellärer Typ]** und **MSA-P [Parkinson-Typ]** unterschieden. Histopathologisch kennzeichnend sind normaler Zellverlust in verschiedenen [„Multisystem"] zentralnervösen Strukturen mit zytoplasmatischen Einschlüssen in Oligodendroglia und Neuronen, die u.a. aggregiertes α-Synuclein enthalten.

Zu den klinischen Diagnosekriterien gehört obligat eine Beteiligung des autonomen Nervensystems [orthostatische Hypotension und/oder urogenitale Dysfunktion] sowie zusätzliches Parkinson-Syndrom mit schlechtem Ansprechen auf L-Dopa oder zusätzliche zerebelläre und Pyramidenbahn-Zeichen. Im Verlauf zeigen sich im MRT-Hirn im Gegensatz zum IPS charakteristische Befunde. Mit nuklearmedizinischen Methoden kann eine Schädigung sowohl der präsynaptischen [FP-CIT-Spect] als auch der postsynaptischen Strukturen [IBZM-Spect] des Striatums nachgewiesen werden, im Gegensatz zur rein präsynaptischen Schädigung beim IPS. Das thorakale MIBG-Spect zeigt dagegen eine unauffällige Anreicherung am Herzen. Wenn bei der MSA ein Parkinson-Syndrom vorliegt, ist ein dopaminerger Behandlungsversuch gerechtfertigt; ein Ansprechen ist dabei erst im oberen Dosisbereich [bis 1000 mg L-Dopa/Tag] zu erwarten. Zusätzlich ist oft eine Therapie der autonomen Störung wie orthostatische Hypotension oder Blasenentleerungsstörung erforderlich. Die Erkrankung zeigt einen rascheren Progress und ist im Gegensatz zum IPS mit einer Einschränkung der Lebenserwartung verbunden.

Progressive supranukleäre Blickparese [PSP, Steele-Richardson-Olszewski-Syndrom]

Histopathologisch zeigt sich eine pathologische Aggregation von Tau-Protein sowie Neuronenverlust und Astrogliose in Basalganglien und Hirnstamm. Klinisch ist die Erkrankung durch häufige Stürze und zunehmende supranukleäre Störung der Okulomotorik [beginnend vertikal] bis hin zur Blickstarre gekennzeichnet. Zusätzlich treten bereits im frühen Verlauf Sprech- und Schluckstörung [Pseudobulbärparalyse] sowie kognitive Einbußen auf. Außerdem ist im Gegensatz zum IPS die Symptomausprägung in der Regel symmetrisch und die Körperhaltung beim Gehen aufrecht [Retrocollis, Retropulsionstendenz] statt vorgebeugt. MR-tomografisch zeigt sich eine charakteristische Atrophie des Mittelhirns [Mickey-Mouse-Zeichen], kortikal frontoparietal sowie Erweitern des 3. Ventrikels. Nuklearmedizinisch lässt sich wie bei der MSA eine prä- und postsynaptische Störung nachweisen. Auch die PSP spricht schlecht auf dopaminerge Therapie an und hat eine begrenzte Prognose, der Anteil von Patienten mit positivem Medikamenten-Effekt ist noch geringer als bei der MSA. Ein Teil der Patienten profitiert von Amantadin*, Amitriptylin* oder Zolpidem*.

Demenz vom Lewy-Körper-Typ [DLK]

Zeigt histopathologisch dieselben Merkmale [Lewy-Körperchen] wie das IPS, allerdings in diffuser Verteilung [*diffuse Lewy-body disease*, DLBD] unter Einbeziehung der Großhirnrinde und fakultativ zusätzliche histopathologische Kriterien der Alzheimer-Erkrankung. Klinisch steht bereits im ersten Erkrankungsjahr eine Demenz im Vordergrund mit begleitendem Parkinson-Syndrom, visuellen Halluzinationen und typischerweise fluktuierender Ausprägung von kognitiver Störung und Vigilanz. Pathognomonisch ist auch die Auslösung akinetisch-rigider Krisen durch klassische Neuroleptika bei dieser Patientengruppe. Teilweise finden sich bildmorphologisch fokale kortikale Atrophien, z.B. charakteristische Hemiatrophie des Großhirns mit parietaler Betonung. Therapeutisch kann der Einsatz von L-Dopa versucht werden. Zusätzlich können sich kognitive Funktionen unter Cholinesterase-Hemmstoffen bessern. In den letzten Jahren hat es Zweifel an der DLK als eigener Krankheitsentität aufgrund der Überschneidung mit den histopathologischen Merkmalen des IPS gegeben.

Parkinson-Syndrome kommen auch bei weiteren degenerativen Hirnerkrankungen vor, wie bei Morbus Alzheimer, frontotemporaler Demenz [Pick-Komplex], kortiko-basaler Degeneration [CBD], Chorea Huntington [Westphal-Variante], spinozerebellären Ataxien [SCA], Neuroakanthozytose und Neurodegeneration mit Eisenablagerung [Hallervorden-Spatz-Erkrankung].

Sekundäre [symptomatische] Parkinson-Syndrome

Dieser Begriff bezeichnet Parkinson-Syndrome, die durch andere Ursachen erklärbar sind und in der Differenzialdiagnose bedacht werden müssen. Dazu gehören

- das **vaskuläre Parkinson-Syndrom** bei subkortikaler vaskulärer Enzephalopathie,
- das **posttraumatische Parkinson-Syndrom** [Boxerenzephalopathie],
- **Bradykinese** bei Tumoren des Frontalhirns oder Depression,
- das **medikamenteninduzierte Parkinson-Syndrom** als Nebenwirkung von klassischen Neuroleptika, Antiemetika oder Lithium,
- das **Parkinson-Syndrom bei entzündlichen Hirnerkrankungen** [z.B. AIDS-Enzephalopathie, Morbus Whipple] oder metabolische Ursachen [Morbus Wilson, Hypoparathyreoidismus].
- Der **Normaldruckhydrozephalus** [Hydrocephalus malresorptivus] kann aufgrund der Gangstörung und kognitiven Verlangsamung Ähnlichkeit mit dem Parkinson-Syndrom aufweisen, Merkmale wie Rigor oder Tremor treten dabei jedoch nicht auf.

P

ihre Eier ablegt, und sucht die Haut nur zum Blutsaugen auf; sie kann den gesamten Körper, mit Ausnahme von Kopf und Genitalbereich, befallen; Kleiderläuse können Borrelien und Rickettsien übertragen

die **Filzlaus** [Pediculus/Phthirus pubis] ist ein v.a. die Schamhaare, aber auch Bart und u.U. Kopfhaare befallender Blutsauger, der durch direkten Körperkontakt [sexuell übertragene Krankheit], aber auch Gewebe [Handtücher, Bettwäsche] übertragen wird; die Läuse sind ca. 2 mm groß, plump und relativ unbeweglich; sie halten sich mit ihren Hinterbeinen an den Haaren fest und sind nur schwer abzulösen; *s.a. Pediculosis*

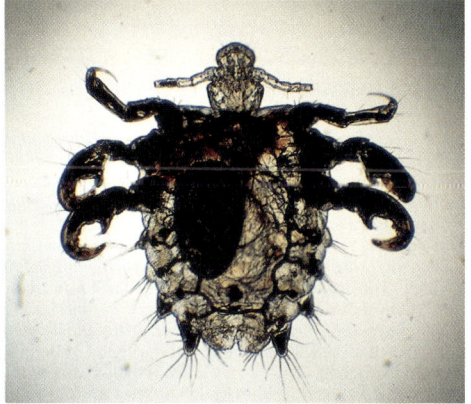

Abb. P27. Pediculus. Filzlaus [Phthirus pubis]

Pedrosos-Krankheit *f*: → *Chromomykose*

Pefloxacin *nt*: synthetisches Chinolonantibiotikum; Gyrasehemmer mit breitem Wirkungsspektrum zur p.o. oder i.v.-Applikation; wirkt gegen grampositive und gramnegative Erreger, v.a. Staphylokokken, Escherichia coli, Klebsiella pneumoniae, Proteus, Haemophilus influenzae, Neisseria gonorrhoeae, Salmonella, Shigella, Enterobacter cloacae, Yersinia, Acinetobacter, Morganella morganii, Providencia stuartii; NW: *s.u. Gyrasehemmer*

Pegabtanib *nt*: *s.u. Essay Altersabhängige Makuladegeneration S. 961*

Peginterferon alfa *nt*: → *pegyliertes Interferon alpha*

Pegylierung *f*: Kopplung von pharmazeutischen Wirkstoffen mit Polyethylenglykol [PEG] verändert die Struktur der Substanzen ohne Einfluss auf die Aktivität; Pegylierung schützt von Antikörpern, vorzeitigem Abbau durch körpereigene Enzyme und kann die Ausscheidung über die Niere verzögern und damit die Wirkdauer erhöhen; *s.a. Interferone, Essay Akute und chronische Virushepatitiden S. 567*

PEI-Schema *nt*: zur Behandlung von Hodentumoren verwendetes Schema aus Platinol [Cisplatin*], Etoposid* und Ifosfamid*; *s.u. Essay Hodentumoren S. 651*

Peitschenschlagphänomen *nt*: → *HWS-Schleudertrauma*

Peitschenwurm *m*: *Syn: Trichuris trichiura; s.u. Trichuriasis*

Peitschenwurminfektion *f*: → *Trichuriasis*

Pektine *pl*: *Syn: Pektinstoffe*; pflanzliche Polysaccharide, die u.a. als Geliermittel, Verdickungsmittel und Blutersatzmittel verwendet werden

Pektoralfremitus *m*: → *Stimmfremitus*

Pelade *f*: *Syn: Alopecia areata; s.u. Alopezie*

Pellagra *nt/f*: *Syn: Vitamin-B₂-Mangelsyndrom, Niacinmangelsyndrom*; die sog. **3-D-Krankheit** [Diarrhoe, Dermatitis, Demenz] tritt v.a. in Ländern auf, in denen Mais ein Hauptbestandteil der Nahrung ist [Italien, Spanien, Indien, China, Japan]

hereditäre Pellagra: → *Hartnup-Syndrom*

Pellegrini-Schatten *m*: Stieda-Pellegrini-Schatten; *s.u. Stieda-Fraktur*

Pelloid *nt*: Oberbegriff für organische oder mineralische Substanzen, die als feinkörnige Zubereitung mit Wasser gemischt und als Packung oder Bad zur Behandlung von entzündlichen, degenerativen und rheumatischen Erkrankungen verwendet werden; dazu gehören z.B. Torf, Fango, Lehm und Schlick; oft gleichgesetzt mit dem Begriff (Heil-) Schlamm

Pelveoperitonitis *f*, *pl* **-tilden**: → *Pelvioperitonitis*

pelvic congestion syndrome *nt*: *s.u. Varicosis pelvis*

pelvic inflammatory disease *nt*: international gebräuchlicher Oberbegriff für Entzündungen der Organe des kleinen Beckens bei Frauen; umfasst Oophoritis, Salpingitis, Salpingo-Oophoritis, Pelvioperitonitis und Parametritis; *s.a. Adnexitis, Essay Entzündliche Erkrankungen der weiblichen Beckenorgane S. 1609*

Pelviektomie *f*: *Syn: pelvine Viszerektomie*; En-bloc-Resektion der Beckeneingeweide, z.B. bei Blasen- oder Gebärmutterkarzinom

Pelvigrafie, -graphie *f*: Röntgenkontrastdarstellung der Beckenorgane nach Anlegen eines künstlichen Pneumoperitoneums

Pelvioperitonitis *f*, *pl* **-tilden**: *Syn: Beckenbauchfellentzündung, Pelveoperitonitis*; Entzündung des Bauchfellüberzugs der Beckeneingeweide; *s.a. Adnexitis, Essay Entzündliche Erkrankungen der weiblichen Beckenorgane S. 1609*

Pelviotomie *f*: *Syn: Pelvitomie*; Durchtrennung von Beckenknochen

Pelviskopie *f*: endoskopische Untersuchung des Beckenraums; i.d.R. als Laparoskopie bei chronischem Unterbauchschmerzsyndrom

Pelvitomie *f*: → *Pelviotomie*

Pemetrexed *nt*: Antimetabolit, Zytostatikum; *s.u. Essay Chemotherapie S. 185*

Pemolin *nt*: *Syn: Phenilon*; Psychotonikum; **Anw.:** hyperkinetisches Syndrom des Kindesalters, wenn die Behandlung mit Methylphenidat erfolglos bleibt; **NW:** schwere Leberschäden [2–8 %], Schlafstörungen, besonders Einschlafstörungen, Appetitlosigkeit, Schwindel, Alpträume, Angst, Lethargie, motorisch-verbale Tics, Gilles-de-la-Tourette-Syndrom, Stereotypien und choreatische Bewegungen; **Kontraind.:** Lebererkrankungen, Psychosen, Frühmanifestation einer Schizophrenie, Gilles-de-la-Tourette-Syndrom, Magersucht, depressive Störungen; *s.a. Essay Aufmerksamkeits-Defizit-Überaktivitäts-Syndrom S. 111*

Pemphigoid *nt*: Autoimmundermatose mit subepidermaler Blasenbildung; Oberbegriff für bullöses und vernarbendes Pemphigoid sowie Herpes* gestationis

bullöses Pemphigoid: *Syn: Alterspemphigus, Parapemphigus*; v.a. im höheren Alter [60–80 Jahre] auftretendes Pemphigoid mit großen prallen Blasen, das durch Autoantikörper gegen Strukturproteine der Hemidesmosomen [**BP**-Antigen 1, **BP**-Antigen 2] verursacht wird; die Autoantikörper führen zu Aktivierung des Komplementsystems und zu einer Freisetzung von Proteasen und Entzündungsmediatoren aus Leukozyten; damit kommt es zur Störung der dermoepidermalen Haftung und Blasenbildung; **Klinik:** es besteht ein buntes Bild aus konfluierenden Erythemen, urtikariellen Läsionen und [kleinen/großen/prallen/schlaffen/eintrocknenden] Blasen; die Blasen können auf scheinbar normaler oder bereits geröteter Haut entstehen; oft geht dem Ausbruch ein intensiver Juckreiz voraus [Pruritus sine materia]; die Blasen finden sich v.a. an den Beugeseiten der Extremitäten und in den großen Hautfalten, die Mundschleimhaut ist nur selten betroffen

es gibt zahlreiche Varianten, wie z.B. **juveniles bullöses Pemphigoid** [selten], **lokalisiertes bullöses Pemphigoid** [die Läsionen erscheinen immer wieder am selben Ort, v.a. Narben, und breiten sich nicht aus], **noduläres bullöses Pemphigoid** [chronisch, stark juckend; ähnelt der Prurigo nodularis], **erythrodermatisches bullöses Pemphigoid** [oft durch UV-Licht ausgelöst; die Erythrodermie ist stärker ausgeprägt als die Blasenbildung], **dyshidrosiformes bullöses Pemphigoid** [lokalisiertes bullöses Pemphigoid an Handflächen und

1237

Fußsohlen] **herpetiformes** oder **vesikulöses bullöses Pemphigoid** [kleinblasige Form]
der **Verlauf** ist schubartig rezidivierend, wobei die Schübe Wochen bis Monate bis Jahre dauern können; die Läsionen entstehen spontan, manchmal kann aber ein externer Auslöser [UV-Licht, Medikamente] gefunden werden; die Läsionen heilen unter Fleckenbildung [postinflammatorische Hyperpigmentierung] ab; wegen dem Alter der Patienten und den oft bestehenden anderen Erkrankungen [v.a. Diabetes mellitus] oder geschwächtem Allgemeinzustand kann es zu Sekundärinfektion der Blasen [Pyodermie], aber auch Pneumonie kommen; **Therapie**: Corticoidstöße können zu jahrelanger Remission führen; bei schwereren Fällen hat sich eine Kombination von Corticosteroid und Azathioprin* bewährt

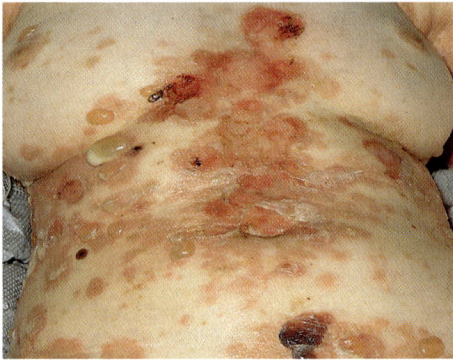

Abb. P28. **Bullöses Pemphigoid**

okuläres Pemphigoid: *Syn: vernarbendes Pemphigoid, vernarbendes Bindehautpemphigoid, benignes Schleimhautpemphigoid, okulärer Pemphigus, Dermatitis pemphigoides mucocutanea chronica*; chronisches, vernarbendes Pemphigoid der Haut und Schleimhaut von Mund, Rachen, Speiseröhre, Genitalien und Auge [Konjunktiva]; zeichnet sich meist durch einen wellenförmigen, jahrelangen Verlauf aus, der in ca. 20 % zu Erblindung führt; in die Bindehautsack applizierte Medikamente [v.a. zur Glaukombehandlung] können die Erkrankung auslösen und die Progression fördern; langfristig schrumpft der Bindehautsack und es entsteht ein Symblepharon; im Endstadium ist die gesamte Hornhaut

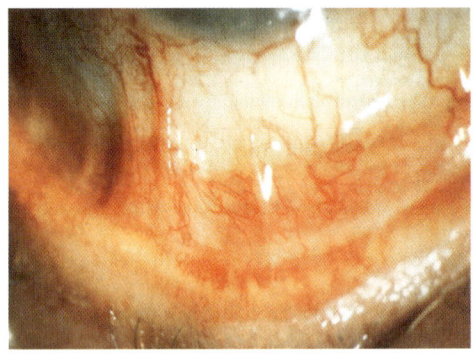

Abb. P29. **Okuläres Pemphigoid**

von einem Pannus bedeckt und die Lider sind auf der Oberfläche des Augapfels festgewachsen; **Therapie**: Vermeidung bzw. Absetzen aller Augenmedikamente, Tränenersatzmittel ohne Konservierungsstoffe, u.U. Ciclosporin* A oder Cyclophosphamid systemisch

Pem|phi|gus *m*: *Syn*: *Blasensucht*; chronische Autoimmunerkrankung der Haut mit intraepithelialer Blasenbildung; **Pemphigus vulgaris** ist die häufigste Pemphigusform; charakteristisch sind schlaffe, leicht platzende Haut- und Schleimhautblasen; die Erkrankung tritt meist im 40. bis. 60 Lebensjahr auf und befällt bestimmte Volksgruppen [z.B. Juden] besonders häufig; es gibt auch eine Korrelation mit verschiedenen HLA-Typen [A10, A13, DR4, Drw4, Drw6]; **Klinik**: beginnt bei 70 % mit umschriebenen Läsionen der Mundschleimhaut, die unspezifisch sind und nur selten als Pemphigus erkannt werden; später kommt es zu ebenfalls unspezifischen Läsionen, z.B. der Körperfalten oder genitoanalen Schleimhaut; nach ca. 1 Jahr kommt es dann zur Generalisation und ausgedehntem Befall; initial fällt eine leichte Zerreißlichkeit der Epidermis auf; schon bei milder Reibung löst sich die Epidermis „wie die Haut eines reifen Pfirsichs" ab, reißt dabei ein und legt eine nässende Erosion frei; die abgeschobene Epidermis liegt fein gefältelt am Rand der Erosion [**direktes Nikolski-Zeichen**]; Blasen entstehen erst bei Generalisation; sie sind schlaff, nicht-entzündlich und mit klarer Flüssigkeit gefüllt; nach ein paar Tagen trüben sie ein und platzen leicht; beim Vollbild des Pemphigus vulgaris konfluieren die Blasen und hinterlassen nach dem Platzen ausgedehnte hellrote, nässende Erosionen, die leicht bluten

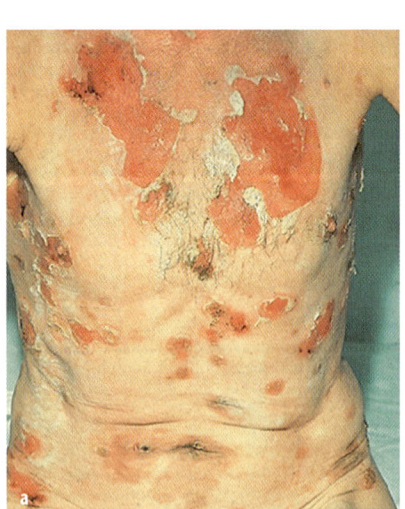

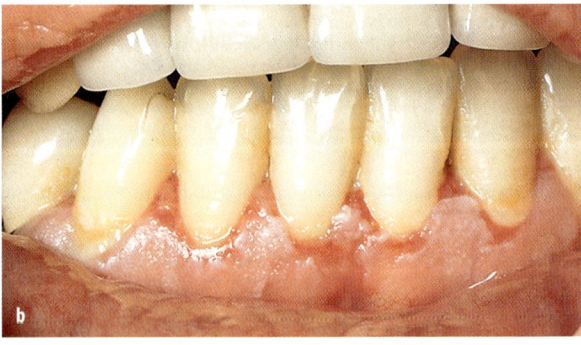

Abb. P30. **Pemphigus.** Pemphigus vulgaris: **a** disseminierte Erosionen, **b** Erosionen der Gingiva

und von entzündlichen Höfen umgeben werden; UV-Bestrahlung kann das Aufplatzen der Blasen beschleunigen [**Köbner-Phänomen**]; die Abheilung erfolgt mit und ohne Therapie langsam über Wochen mit postinflammatorischer Hyperpigmentierung, aber ohne Narbenbildung; die abgeheilten Herde neigen zu Rezidiven; **Diagnose**: Anamnese, körperlicher Befund, Biopsie, Tzanck-Test*; **Therapie**: systemische Corticosteroide und Immunsuppression mit Azathioprin*; **Prognose**: 80–90 % der Fälle können geheilt oder unterdrückt werden; Todesfälle sind selten; unbehandelt kommt es zu einem progredienten Verlauf und tödlichen Ausgang innerhalb weniger Jahre

familiärer gutartiger Pemphigus: → *Hailey-Hailey-Syndrom*

Pemphigus foliaceus: schwere Variante des Pemphigus vulgaris mit subkornealer Akantholyse, schlaffen, leicht platzenden Blasen und blätterteigartigen Schuppenkrusten; tritt weltweit als **Pemphigus foliaceus Typ Cazenave** auf; daneben gibt es noch den in Brasilien endemischen **Pemphigus braziliensis** sowie den **Pemphigus erythematosus** [Senear-Usher-Syndrom]; beginnt meist im Gesichts-Halsbereich und breitet sich langsam über Kopf, Rumpf und Akren aus; **Therapie**: systemische Corticosteroide, evtl. Immunsuppression mit Azathioprin*; **Prognose**: unbehandelt beträgt die Letalität 40–50 %; mit Corticosteroiden und Azathioprin können 80–90 % der Fälle geheilt oder unterdrückt werden und Todesfälle sind selten

Pemphigus Gougerot-Hailey-Hailey: → *Hailey-Hailey-Syndrom*

Pemphigus gravidarum: → *Herpes gestationis*

kongenitaler nicht-syphilitischer Pemphigus: *Syn: Herlitz-Typ der Epidermolysis bullosa junctionalis, Epidermolysis bullosa hereditaria letalis*; *s.u. Epidermolysis*

Pemphigus neonatorum: *Syn: Schälblasenausschlag, Impetigo bullosa, Pemphigoid der Neugeborenen*; durch Eitererreger [v.a. Staphylococcus* aureus] verursachte Pyodermie mit geröteten Blasen; kann in ein **Pemphigoid der Säuglinge** [staphylogenes Lyell-Syndrom*] übergehen

Pemphigus vegetans: Mund und Naseneingang betreffende, schmerzhafte Entzündung mit Eiterbläschen und Geschwürsbildung; seltene Variante des Pemphigus vulgaris; beim **Typ Neumann** finden sich denudierte und verkrustete Areale, beim **Typ Hallopeau** stehen mehr die Pusteln im Vordergrund; **Therapie**: je nach Ausprägung systemische oder lokale Corticoide

Pen|a|xa|lan *nt*: → *Fendilin*

Pen|ci|clo|vir *nt*: Virostatikum; Nucleosidanalogon; die Bioverfügbarkeit ist nicht ausreichend zur oralen Therapie, deshalb wird das Prodrug Famciclovir verwendet

Pen|del|os|te|o|to|mie *f*: Korrekturosteotomie der Tibia bei Genu valgum oder varum; ein Knochenkeil wird entfernt, die Stellung korrigiert und mit einem Gipsverband ruhiggestellt

Pen-Dosimeter *nt*: *Syn: Füllhalterdosimeter*; Dosimeter in Form eines Füllhalters, der eine kleine Ionisationskammer enthält, die durch die einfallende Strahlung dosisabhängig ihre Ladung verliert

Pe|nek|to|mie *f*: *Syn: Phallektomie, Exphallatio, Penisentfernung, Penisamputation*; operative (Teil-)Entfernung des Penis, z.B. bei Peniskarzinom

Pe|ni|cil|la|min *nt*: *Syn: Penizillamin, D-β,β-Dimethylcystein*; Spaltprodukt des Penicillins; Chelatbildner; **Anw.**: Behandlung von Metallvergiftungen [Blei, Kupfer, Gold, Quecksilber, Cobalt, Kadmium, Zink]; *s.u. Essay Intoxikationen S. 743*

Pe|ni|cil|lin *nt*: *Syn: Penizillin*; 1928 von Alexander Flemming entdecktes Antibiotikum von Penicillium notatum; der Begriff wird heute für alle natürlichen oder synthetischen Antibiotika verwendet, die sich vom Penicillin ableiten; allen gemeinsam ist ein Grundgerüst [6-**Aminopenicillansäure**], das einen β-Lactamring enthält; die bakteriostatische Wirkung von Penicillin beruht auf einer Hemmung der Mureinsynthese der Bakterienwand durch eine irreversible Komplexbildung mit der Glykopeptid-Transpeptidase; **NW**: allergische Reaktionen [Juckreiz, Exanthem] bis hin zu Arznei-mittelfieber, Gelenkschmerzen, Eosinophilie, angioneurotischem Ödem, Larynxödem, Serumkrankheit, hämolytischer Anämie, allergischer Vaskulitis oder akuter Nephritis, Penicillinallergie, selten Kopfschmerzen, Verwirrtheit, Schwindel, Geruchs- und Geschmacksirritationen, Blutbildveränderungen [Leukopenie, Granulozytopenie, Thrombozytopenie, Panzytopenie, Anämie] oder verlängerte Blutungs- und Prothrombinzeit, gastrointestinale Beschwerden [Magendrücken, Übelkeit, Erbrechen, Appetitlosigkeit, Meteorismus, weichen Stühlen oder Durchfall], Anstieg von Leberenzymen [Transaminasen, alkalische Phosphatase]

Penicillin G: *Syn: Benzylpenicillin*; parenterales, nicht penicillinasefestes Penicillin; wirkt gegen grampositive und gramnegative Erreger [Strepto-, Pneumo-, Gono-, Meningokokken, Treponemen, Leptospiren, Spirochäten]

Penicillin V: → *Phenoxymethylpenicillin*

Pe|nis|am|pu|ta|ti|on *f*: → *Penektomie*

Pe|nis|de|vi|a|ti|on *f*: *Syn: Penisverkrümmung*; eine Deformation des Penis kann angeboren oder erworben sein; die **angeborene Penisdeviation** beruht auf einer Asymmetrie der Schwellkörper oder ihrer knöchernen Fixierung; eine Abweichung nach ventral kann durch eine Verkürzung der Harnröhre oder eine Hypospadie bedingt sein; die Penisdeviation kann sich sowohl im Gesamtverlauf des Penis zeigen als auch als Knick, was den Geschlechtsverkehr tendenziell stärker einschränkt; solange eine Penisdeviation beim Geschlechtsverkehr keine Probleme bereitet und die Verbiegung sich nicht weiter verstärkt, besteht kein Krankheitswert und ist keine Therapie nötig; das Prinzip der operativen Korrektur besteht in einer Raffung der Konvexität der Kurvatur; dabei wird je nach Befund die Tunica albuginea an einer oder mehreren Stellen exzidiert und die Ränder im Anschluss vernäht [**Korporoplastik nach Nesbit**], wobei der Schwellkörper verkürzt wird; die operativen Ergebnisse einer angeborenen Penisdeviation sind als relativ gut zu werten

erworbene Penisdeviationen können nach stumpfen Traumen, Penisfrakturen und auch relativ häufig im Rahmen einer Schwelkörperautoinjektionstherapie* auftreten; die mit Abstand häufigste Ursache ist aber die Peyronie-Krankheit*

Pe|nis|ent|fer|nung *f*: → *Penektomie*

Pe|nis|e|ry|thro|pla|sie *f*: *s.u. Erythroplasie Queyrat*

Pe|nis|fi|bro|ma|to|se *f*: → *Peyronie-Krankheit*

Pe|nis|frak|tur *f*: *Syn: Penisbruch, Korporafraktur*; durch gewaltsame Abknickung des erigierten Penis [z.B. während des Koitus] entstandener Einriss der Schwellkörper und u.U. der Harnröhre; durch die Einblutung kann es zur Deformierung [**Saxophonpenis**] oder zur Blutung aus der Harnröhre kommen; die Therapie besteht in der operativen Hämatomdrainage und anatomischen Rekonstruktion

Pe|nis|plas|tik *f*: *Syn: Phalloplastik*; plastische Operation zur Korrektur von Fehlbildungen [Hypospadie] oder Verletzungen

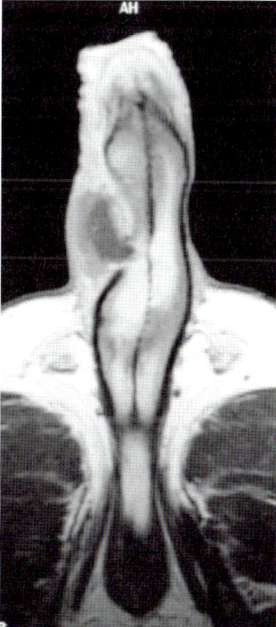

Abb. P31. **Penisfraktur**

des Penis; auch auf die operative Penisvergrößerung angewandt

Pe|nis|pro|the|sen *pl*: *s.u. Essay Erektions- und Ejakulationsstörungen S. 295*

Pen|ta|ery|thri|tyl|te|tra|ni|trat *nt*: **Syn**: *Nitropenthrit, Pentrit*; organisches Nitrat; wurde früher zur Therapie der Angina pectoris verwendet; heute weitgehend durch Isosorbiddinitrat* oder Isosorbidmononitrat* ersetzt

Pen|ta|gas|trin *nt*: Gewebshormon, das die Magensaftproduktion anregt; **Anw**.: Magenfunktionsdiagnostikum, Stimulation der Magensekretion sowie der Pankreassekretion

Pen|ta|mi|din *nt*: Antiprotozoikum; wirkt gegen Trypanosoma, Leishmania und Pneumocystis jiroveci; *s.a. Essay Tropenkrankheiten – importierte Krankheiten S. 1571*

Pen|tan|di|al *nt*: → *Glutaral*

Pen|to|sta|tin *nt*: **Syn**: *2-Desoxycoformycin, Co-Vidarabin*; Zytostatikum, Antimetabolit [Purinanalogon]; **Anw**.: Haarzell-Leukämie, akute lymphatische Leukämie vom T-Zell-Typ, Mycosis fungoides

Pen|to|xi|fyl|lin *nt*: **Syn**: *Oxpentifyllin*; Xanthinderivat; peripherer Vasodilatator, durchblutungsförderndes Mittel; **Anw**.: periphere, arterielle und arteriovenöse Durchblutungsstörungen; **NW**: Kopfschmerzen, Schwindel, gastrointestinale Störungen [Magendruck, Völlegefühl, Übelkeit, Erbrechen, Durchfall], Netzhautblutungen und -ablösungen; *s.a. Essay Periphere arterielle Verschlusskrankheit S. 1661*

Pen|to|xy|ve|rin *nt*: Antitussivum; **Dosierung**: Erwachsene 2 × 75 mg/d; **NW**: Sedierung, Atemdepression; **Kontraind**.: Stillzeit

Pen|trit *nt*: → *Pentaerythrityltetranitrat*

Pep|tid, natriuretisches *nt*: ursprünglich war nur das in Myozyten des linken Vorhofs gebildete **atriales natriuretisches Peptid** [Atriopeptid] bekannt, das heute als **natriuretisches Peptid Typ A** bezeichnet wird; daneben gibt es noch das vornehmlich im Mykoard der Ventrikel synthetisierte **natriuretisches Peptid Typ B** [brain natriuretic peptide, BNP] sowie das in den Endothelzellen produzierte natriuretische Peptid Typ C; natriuretisches Peptid bewirkt eine Vasodilatation der Arterien und der Venen einschließlich der Koronargefäße, erhöht die Natriumausscheidung der Niere, wirkt diuretisch, und supprimiert das Renin-Angiotensin-Aldosteron-System; *s.a. Nesiritid, Essay Herzinsuffizienz S. 599*

Pep|tid, zyklisches citrulliniertes *nt*: *s.u. Essay Rheumatoide Arthritis S. 83*

Pep|to|coc|cus *m, pl* **-coc|ci**: Gattung obligat anaerober, grampositiver Bakterien, die häufig in Eiter gefunden werden; *s.a. Essay Nosokomiale Infektionen S. 723*

Pep|to|strep|to|coc|cus *m, pl* **-coc|ci**: Gattung obligat anaerober, grampositiver Bakterien, deren Vertreter [v.a. **Peptostreptococcus anaerobius**] bei eitrigen Wundinfektionen, gynäkologischen Infektionen, Lungen- und Hirnabszessen gefunden werden; *s.a. Essay Nosokomiale Infektionen S. 723*

Per|al|zin *nt*: Phenothiazinderivat; Neuroleptikum mit stark sedierender Wirkung; Anxiolytikum; **Anw**.: Psychosen mit paranoid-halluzinatorischen Symptomen, Involutionsdepressionen, agitierte Depressionen, Angst und Spannungszustände; **Dosierung**: als Neuroleptikum 75–300 [–600] mg/d p.o.; als Anxiolytikum 25–100 [–150] mg/d p.o.; **NW**: Müdigkeit, Blutdrucksenkung, Sekretionsstörungen exkretorischer Drüsen, Magen-Darm-Störungen, Akkommodationsstörungen, Miktionsbeschwerden

Per|fo|rans|va|ri|ko|sis *f*: **Syn**: *Blow-out-Varizen*; die ca. 150 Perforansvenen verbinden die oberflächlichen mit den tiefen Beinvenen; klinisch wichtig sind drei Gruppen: **Dodd-Venen** an der Innenseite der Oberschenkelmitte, **Boyd-Venen** an der Innenseite des Unterschenkels unterhalb des Knies und **Cockett-Venen** an der Innenseite des Unterschenkels; beim gesunden Menschen fließt das Blut in den Perforansvenen immer von den oberflächlichen Venen in die tiefen Beinvenen; eine Perforansvarikosis kann Folge der Volumenbelastung durch eine ausgeprägte oberflächliche Varikosis sein, aber auch die Ursache einer oberflächlichen Varikosis darstellen, wobei die Ventilklappen das Blut aus dem tiefen Venensystem in das oberflächliche System zurücklaufen lassen [**Perforansinsuffizienz**]; *s.u. Essay Krampfadern/Varizen S. 1643*

Per|fu|si|ons|szin|ti|gra|fie, -gra|phie *f*: Szintigrafie zur Untersuchung der Organdurchblutung

Per|go|lid *nt*: Dopaminagonist, Ergotaminabkömmling; **Anw**.: prolactinbedingte Amenorrhoe, Sterilität, Galaktorrhoe, Abstillmittel; Parkinson-Krankheit [zusammen mit L-Dopa und Dopadecarboxylasehemmer]; **Dosierung**: mittlere Tagesdosis 3 mg/d Pergolid und 650 mg/d Levodopa [in Kombination mit einem Dopadecarboxylasehemmer]; Dosen über 5 mg/d nur unter engmaschiger ärztlicher Kontrolle; **NW**: Diplopie, Dyskinesien, Halluzinationen, Verwirrtheitszustände, Somnolenz, Schlaflosigkeit, Schwindel, Übelkeit, Erbrechen, Obstipation, Diarrhoe, Dyspepsie, Dyspnoe, Rhinitis, Hypotonie, Synkopen, Herzklopfen, Arrhythmien, Sinustachykardie, Vorhof-Extrasystolen; **Kontraind**.: absolut: Überempfindlichkeit gegen Pergolid oder Mutterkornalkaloide, relativ: psychotische Erkrankungen, ausgeprägte Schilddrüsenüberfunktion, Tachykardien, Phäochromozytom, Raynaud-Syndrom, schwere Herz-, Leber- und Nierenerkrankungen; *s.a. Essay Parkinson-Syndrome S. 1229*

Pe|ri|ar|te|ri|i|tis nodosa *f*: → *Panarteriitis nodosa*

Pe|ri|ar|te|ri|i|tis nodosa cutanea benigna *f*: auf die Haut beschränkte Sonderform der Panarteriitis* nodosa; typisch sind bis zu pflaumengroße, druckdolente, rötlich-livide Knoten, die ulzerieren und unter Narbenbildung abheilen; sind v.a. an den Streckseiten der Beine lokalisiert; **Therapie**: Glucocorticoide intern oder extern; in schweren Fällen Immunsuppression mit Azathioprin*, Methotrexat* oder Cyclophosphamid*

Pe|ri|ar|thro|pa|thia humeroscapularis *f*: **Syn**: *periartikuläre Schultererkrankung, Subakromialsyndrom*; Oberbegriff für entzündlich-degenerative Erkrankungen des Schultergelenks unklarer Ätiologie, die zu Einschränkung der Bewegungsfreiheit [**frozen shoulder**] führen; die Bezeichnung der verschiedenen Erkrankungen erfolgt nicht einheitlich, so setzen manche Autoren Supraspinatussyndrom und Rotatorensehnensyndrom gleich, während andere von zwei verschiedenen Entitäten ausgehen; **Klinik**: typisch sind Schulterschmerzen, die bei bestimmten Bewegungen auftreten und z.T. in den ganzen Arm ausstrahlen; es treten keine Parästhesien auf und nächtliche Schmerzen gibt es nur beim Liegen auf der Schulter; initial ist die Einschränkung der Bewegungsfreiheit schmerzbedingt, später kommt es aber zu Adhäsionen und Fibrosierung, und die funktionelle Schultersteife [**Periarthropathia humeroscapularis simplex**] wird zu einer strukturellen Schultersteife [**Periarthropathia humeroscapularis deformans**]; obligat findet man einen Druckschmerz an der vorderen Akromionspitze und am Ligamentum coracoacromiale

nach der Lokalisation und den klinischen Symptomen unterscheidet man zwischen Rotatorensehnensyndrom [Periarthropathia humeroscapularis, die primär die Rotatorensehnen betrifft] und Bizepssehnensyndrom [Periarthropathia humeroscapularis der Bizepssehne]; das **Rotatorensehnensyndrom** betrifft v.a. Bursa subacromialis sowie Sehnenansatz und Sehnengleitgewebe des Musculus supraspinatus, d.h., initial besteht eine Periarthropathia humeroscapularis simplex mit **Bursitis subacromialis**, **Peritendinitis supraspinata** und **Insertionstendopathia supraspinata**; es besteht ein subakromialer Druck- und Spontanschmerz und bei einer Abduktion des Oberarms kommt es innerhalb eines bestimmten Winkelbereiches [**schmerzhafter Bogen, painful arc**, meist 60 130°] zu mechanischer Irritation und Schmerzen; bei einer länger bestehenden Periarthropathia humeroscapularis simplex kann es zu Kalkablagerung [Hydroxylapatitkristalle] in der Umgebung der Sehnenansätze oberhalb des Tuberculum majus kommen; z.T. brechen die Kalkdepots in die Bursa subacromialis ein und verursachen eine akut schmerzhafte **Bursitis calcarea**; die Kalkdepots können sich spontan wieder auflösen oder verbleiben und zu einer strukturellen Schultersteife führen [**Subakromial-**

syndrom mit Kalkdepot, Periarthropathia humeroscapularis calcificans]; die Auflösung ist oft von heftigen und sehr schmerzhaften Entzündungsreaktionen begleitet

wiederholte Reizzustände können zu einer Proliferation von Bindegewebe führen und es kommt zu Verklebungen im subakromialen Raum, die zu einem **adhäsiven Subakromialsyndrom** [Periarthropathia humeroscapularis adhaesiva] führen, das durch einen Hochstand des Humeruskopfes und eine Einschränkung von Abduktion und Rotation gekennzeichnet ist; manche Autoren legen Wert auf eine Abgrenzung von der Schultersteife bei adhäsiver Kapsulitis und Kapselschrumpfung und reservieren den Begriff frozen shoulder für diese Entität

beim **Bizepssehnensyndrom** liegt eine Reizung der langen Bizepssehne vor; sie gehört nicht zur eigentlichen Rotatorenmanschette, zieht aber durch das Gelenk zum Muskelbauch und ist mit der Rotatorenmanschette verflochten; im Stadium der Periarthropathia humeroscapularis simplex findet man einen umschriebenen Druckschmerz an der Vorderseite des Schultergelenkes sowie Bizepssehnenschmerz bei Beugung und Supination des Unterarms gegen Widerstand und bei Abduktion in Außenrotation [**Palm-up-Test**]; bei länger bestehendem Bizepssehnensyndrom kommt es relativ häufig zu einem Riss der Bizepssehne [**Periarthropathia humeroscapularis destructiva**], der spontan oder bei plötzlicher Belastung auftritt; meist verschwinden damit die Schmerzen, weil die Irritation im Sulkuskanal wegfällt; der Funktionsverlust ist gering, weil der kurze Bizepskopf den größten Teil der Funktion übernehmen kann; **Therapie**: in der akuten Schmerzphase symptomatische Behandlung [Analgetika, Antiphlogistika, Kältepackungen, Schonung der Schulter, aber keine Ruhigstellung im Verband, weil es sonst zur Einsteifung kommt]; Krankengymnastik zur Erhaltung bzw. Wiedererlangung der Beweglichkeit; physikalische Therapie [Elektro-, Thermo- Ultraschalltherapie]; chirurgische Intervention zur Linderung der Beschwerden oder Rekonstruktion

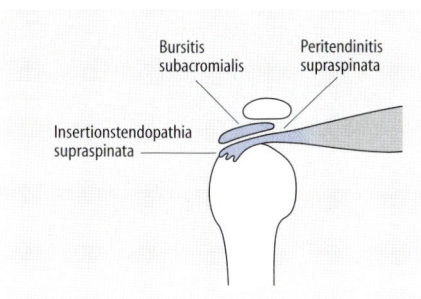

Abb. P32. Periarthropathia humeroscapularis. Periarthropathia humeroscapularis simplex

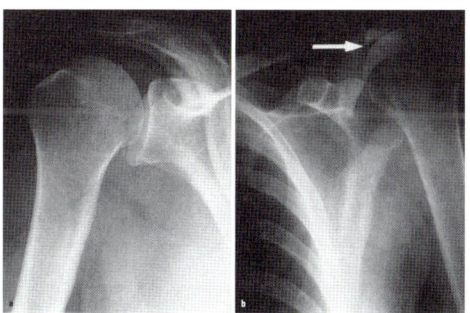

Abb. P33. Periarthropathia humeroscapularis. Deutliche Hochstellung des Humeruskopfes [rechts] im Vergleich zur Normalstellung [links]

der Rotatorenmanschette oder der Bizepssehne hängt vom Alter und der Aktivität der Patienten ab

Pe|ri|ar|thro|sis humeroscapularis *f:* → *Periarthropathia humeroscapularis*

Pe|ri|car|di|tis *f, pl* **-ti|den:** → *Perikarditis*

Pe|ri|car|pi|um *nt:* in der Pharmazie heute hinter den Pflanzennamen gestellte Bezeichnung für die Fruchtwand oder Fruchtschale

Pericarpium Aurantii: → *Pomeranzenschale*

Pericarpium Phaseoli: *Syn: Bohnenhülsen, Bohnenschalen, Phaseoli pericarpium, Phaseoli fructus sine semine; s.u. Gartenbohne*

Pe|ri|dа|zin *nt:* Phenothiazinderivat; Neuroleptikum; **Anw.:** selten bei Schizophrenien

Pe|ri|dek|to|mie *f: Syn: Periektomie, Peritomie, Peritektomie;* kreisförmige Bindehautexzision am Hornhautlimbus, z.B. zur Entlastung bei Kalkverätzung

Pe|ri|di|ver|ti|ku|li|tis *f, pl* **-ti|den:** Entzündung des Gewebes um ein Divertikel; *s.u. Divertikulitis*

Pe|ri|ek|to|mie *f:* → *Peridektomie*

Pe|ri|fol|li|cu|li|tis capitis abscedens et suffodiens *f: Syn: profunde dekalvierende Follikulitis; s.u. Follikulitis*

Pe|ri|kar|dek|to|mie *f: Syn: Herzbeutelentfernung, Herzbeutelresektion, Perikardresektion;* teilweise oder vollständige Abtragung des Perikards, z.B. bei konstriktiver Perikarditis

Pe|ri|kard|er|guss *m:* Flüssigkeitsansammlung im Herzbeutel als fakultative Begleiterscheinung bei Perikarditis; bei idiopathischer, viraler und autoimmun-reaktiver Perikarditis ist der Erguss serös oder serofibrinös, bei bakterieller Perikarditis zellreich und purulent, und bei Tuberkulose und Tumoren meist hämorrhagisch; starker Erguss bei akuter Perikarditis kann zu Perikardtamponade führen; bei chronischer Perikarditis kommt es zu einer Dehnung des Perikards und in Extremfällen können bis zu 2 l Erguss vorhanden sein, ohne dass es zu Zeichen einer Perikardtamponade kommt; **Diagnose:** die Echokardiografie kann selbst kleine Ergüsse von 5 ml [sog. **feuchtes Perikard**] erfassen; im Röntgenbild zeigt sich bei stärkerem Erguss eine typische Bocksbeutelform; Perikardpunktion und mikrobiologische/serologische/laborchemische/zytologische/immunologische Untersuchung des Punktates hilft bei der Suche nach der Ursache; *s.a. Essay Akuter und rezidivierender Myokardinfarkt S. 1071*

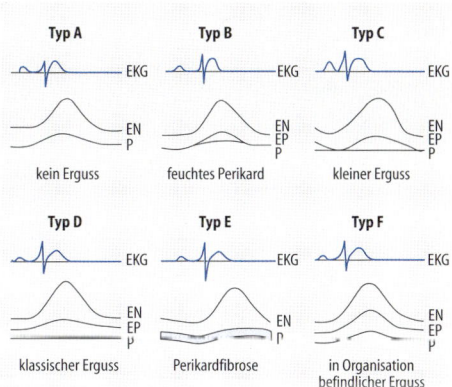

Abb. P34. Perikarderguss. Bewegungsformen von Perikard und Epikard im Echokardiogramm bei verschiedenen Ergussformen; EN = Endokard, P = Perikard, EP = Epikard

Pe|ri|kard|er|öff|nung *f:* → *Perikardiotomie*

Pe|ri|kard|fens|te|rung *f:* → *Perikardiostomie*

Pe|ri|kar|di|or|rha|phie *f:* Herzbeutelnaht, Perikardnaht

Pe|ri|kar|di|o|sto|mie *f: Syn: Herzbeutelfensterung, Perikardfensterung;* operative Fensterung des Perikards, z.B. zur Ergussableitung

Pe|ri|kar|di|o|to|mie f: *Syn: Herzbeuteleröffnung, Perikarderöffnung*; operative Eröffnung des Herzbeutels

Pe|ri|kar|di|tis f, pl -**ti|den**: *Syn: Perikardentzündung, Herzbeutelentzündung, Pericarditis*; eine Entzündung des Herzbeutels führt oft zu einer Mitbeteiligung der epikardnahen Myokardschichten und fast immer zu Perikarderguss; bei mindestens der Hälfte aller Herzbeutelentzündungen ist keine Ursache auffindbar [idiopathische Perikarditis], der Rest verteilt sich auf infektiöse Perikarditis sowie Perikarditiden als Begleiterkrankung bei Erkrankung benachbarter Organe [z.B. Myokardinfarkt, Myokarditis], bei Stoffwechselerkrankungen [v.a. Urämie], Tumoren usw.; vom klinischen Verlauf her kann man zwischen akuter und chronischer Perikarditis und Pericarditis constrictiva unterscheiden, wobei jede akute Perikarditis, unabhängig von der Genese, in eine akut- oder chronisch-rezidivierende Perikarditis übergehen kann; bei den Rezidiven handelt es sich i.d.R. um sterile, postinfektiöse Autoimmunerkrankungen; bei den meisten **akuten Perikarditiden** kommt es zur Bildung fibrinöser Beläge [**akute fibrinöse Perikarditis**], die durch eine Reibung zu heftigen präkordialen Schmerzen und präsystolischem, systolischem und frühdiastolischem Perikardreiben führen; die rasche Entwicklung eines Perikardergusses führt zu einer Kompression der Ventrikel und evtl. der Vorhöfe; es kommt zu einer Füllungsbehinderung der Herzkammern mit Halsvenenstauung und zu einem Abfall von Herzminutenvolumen und Blutdruck; **klinische Zeichen** einer Perikarditis bzw. des Perikardergusses sind Perikardreiben, leise Herztöne, Halsvenenstauung, periphere Ödeme, Aszites, arterielle Hypotonie und Pulsus paradoxus; im **EKG** finden sich meist eine Elevation der ST-Strecke, eine periphere und zentrale Niedervoltage und evtl. ein elektrischer Alternans; das **Röntgenbild** zeigt bei stärkerem Erguss eine typische **Bocksbeutelform**; die **Echokardiografie** Echokardiografie kann selbst kleine Ergüsse von 5 ml [sog. **feuchtes Perikard**] erfassen; **Perikardpunktion** und mikrobiologische/serologische/laborchemische/zytologische/immunologische Untersuchung des Punktates hilft bei der Suche nach der Ursache; die **Therapie** hängt stark von Ätiologie und Genese ab; im Vordergrund steht die Behandlung des Perikardergusses bzw. der durch ihn bedingten Perikardtamponade; die weitere Therapie richtet sich dann nach der Ursache
eine Herzbeutelentzündung, die mehr als drei Monate an-

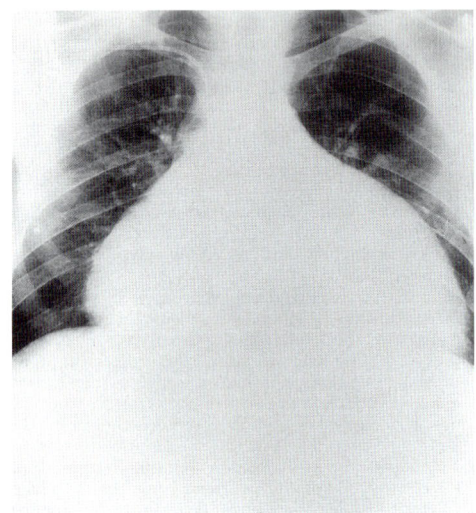

Abb. P35. Perikarditis. Bocksbeutelherz bei Perikarderguss

dauert, wird als **chronische Perikarditis** bezeichnet; sie verläuft entweder als **chronisch nichtkonstriktive Perikarditis** oder **chronisch konstriktive Perikarditis**; da sich der Erguss i.d.R. langsam entwickelt, kommt es zu einer Dehnung des Perikards und in Extremfällen können bis zu 2 l Erguss vorhanden sein, ohne dass es zu Zeichen einer Perikardtamponade kommt; sowohl bei den primär chronischen als auch den aus einer akuten Perikarditis hervorgehenden chronischen Perikarditiden handelt es sich um autoimmunreaktive Entzündungen; die **Therapie** besteht deshalb i.d.R. aus Antiphlogistika sowie in schweren oder refraktären Fällen aus Corticoiden und Azathioprin*; *s.a. Pericarditis constrictiva*

bakterielle Perikarditis: meist durch Staphylo-, Strepto- oder Pneumokokken hervorgerufene, i.d.R. eitrige Perikarditis; sie verläuft als septisches Krankheitsbild mit hohem

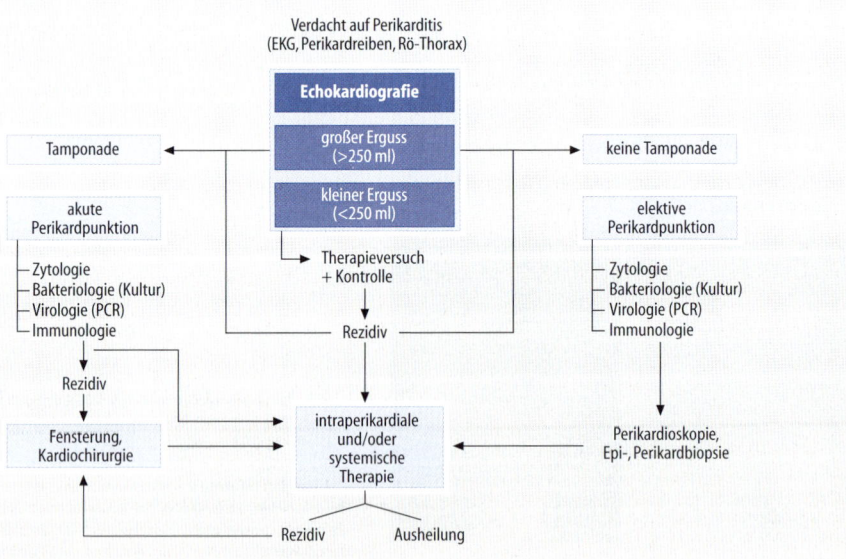

Abb. P36. Perikarditis. Diagnose und Therapie der Perikarditis mit Perikarderguss

Tab. P4. Perikarditis. Ätiologie, Häufigkeit und Pathogenese

Ätiologie	Häufigkeit [%]	Pathogenese
Idiopathisch	> 50 % aller Perikarditiden	Sterile, seröse oder fibrinöse, manchmal hämorrhagische Entzündung mit fraglich viraler, autoimmuner und postinfektiöser sekundärer Immunpathogenese
Infektiöse Perikarditis		
Viren	30–50	Durch Vermehrung der Erreger und ggf. Bildung von Toxinen im Perikardgewebe verursachte seröse, fibrinöse, z.T. hämorrhagische Entzündung (Bakterien, Viren, Tuberkulose, Pilze) oder purulente Entzündung (Bakterien)
Bakterien	5–10	
Tuberkulose	3–20	
Lues	Selten	
Pilze	Selten	
Parasiten	Selten	
Perikarditis und Perikarderguss bei Erkrankungen benachbarter Organe		
Myokardinfarkt (Pericarditis epistenocardica)	30	Bei Myokarditis und Pneumonie als infektiöse (Viren, Bakterien) oder als para- und postinfektiös steril auftretende Entzündung; bei Aortenaneurysma blutiger Erguss
Myokarditis	30	
Aortenaneurysma	?	
Lungeninfarkt	Selten	
Pneumonie	?	
Ösophaguserkrankungen	Selten	
Infektiöse Endokarditis		Pathognomonisch für Klappenringabszess
Perikarditis bei Stoffwechselerkrankungen		
Niereninsuffizienz (Urämie)	Häufig	Virale, toxische und/oder autoimmunologische fibrinöse Entzündung bei Niereninsuffizienz; seröser, cholesterinreicher Erguss bei Myxödem
Myxödem	30	
Addison-Krise	Selten	
Diabetische Ketoazidose		
Andere Formen		
Cholesterinperikarditis		Transsudation von Cholesterin nach Perikardverletzung, das eine sterile, serofibröse Entzündung verursacht
hypertrophe Kardiomyopathie	ca. 10 %	Meist kleine Ergüsse unklarer Genese
Schwangerschaft	Selten	Meist kleine Ergüsse unklarer Genese
Perikarderguss bei Tumoren		
Primäre Herztumoren	Selten	Seröse oder fibrinöse, häufig hämorrhagische Begleitperikarditis durch die Infiltration maligner Zellen
Sekundäre metastasierende Tumoren	Häufig	

Fieber und Schüttelfrost; die Mortalität beträgt bis zu 50 %; **Therapie**: chirurgische Perikarderöffnung und Anlage einer Saugspüldrainage; hoch dosierte Antibiotika
Pericarditis constrictiva: die narbige Konstriktion und Verwachsung der beiden Blätter des Perikards [**Concretio pericardii**] führt zu einer Beeinträchtigung der diastolischen Kammerfüllung, die sich nicht mehr Belastungen anpassen

Tab. P5. Pericarditis constrictiva. Häufige Ursachen

Idiopathisch
Tuberkulös
Urämisch
Rheumatoide Arthritis und Lupus erythematodes
Neoplastische Infiltration des Perikards
Nach mediastinaler Bestrahlung
Nach Hämoperikard
Nach bakterieller und mykotischer Perikarditis

kann, sondern mehr oder minder konstant bleibt; damit kann die Herzleistung nur über eine Steigerung der Herzfrequenz angepasst werden und es kommt im Spätstadium schon in Ruhe zu kompensatorischer Tachykardie; ansonsten finden sich die typischen Zeichen einer Rechtsherzinsuffizienz [periphere Ödeme, Aszites] und einer Stauungsleber; **Therapie**: (Teil-)Resektion des Perikards
Pericarditis epistenocardica: eine Perikarditis bei transmuralem Myokardinfarkt wird durch die Nekrose und die Entzündungsreaktion ausgelöst; sie verläuft meist als fibrinöse oder hämorrhagische Perikarditis
idiopathische Perikarditis: *Syn: primäre/isolierte Perikarditis*; die häufigste Form [> 50 %] der Perikarditis wird durch primäre und sekundäre [postinfektiöse] Autoimmunprozesse ausgelöst; sie verläuft als sterile, seröse oder fibrinöse, seltener auch hämorrhagische Entzündung; sie hat eine große Rezidivneigung bzw. geht leicht in eine chronische Perikarditis über; **Therapie**: Antiphlogistika; in schweren oder refraktären Fällen Corticoide und Azathioprin*
infektiöse Perikarditis: wird zum größten Teil durch Viren [Coxsackie-, Echo-, Masern-, Mumps-, Röteln- Zytomegalievirus] verursacht [30–50 %]; Bakterien [Staphylo-, Strepto-

oder Pneumokokken] und Pilze [v.a. bei abwehrgeschwächten Patienten] verursachen i.d.R. eine eitrige Perikarditis, während Virusperikarditiden als seröse, fibrinöse oder hämorrhagische Entzündung verlaufen; Perikarditis durch Protozoen [Amöben, Toxoplasma] findet man praktisch nur bei Patienten mit stark geschwächtem Immunsystem [v.a. HIV-Infektion]

tuberkulöse Perikarditis: *Syn: Pericarditis tuberculosa*; heute eher seltene Perikarditisform, die durch ein serös-hämorrhagisches Exsudat gekennzeichnet ist

urämische Perikarditis: *Syn: Pericarditis uraemica*; eine Mitbeteiligung des Herzbeutels im Rahmen eines akuten oder chronischen Nierenversagens mit Urämie verläuft meist als fibrinöse Entzündung

Pe|ri|kard|re|sek|ti|on *f*: → *Perikardektomie*

Pe|ri|kard|tam|po|na|de *f*: *Syn: Herzbeuteltamponade*; Auffüllung des Herzbeutels mit Blut oder Exsudat; die häufigsten Ursachen sind urämische Perikarditis, Perikardkarzinose und akuter Myokardinfarkt; führt zu Einschränkung der Beweglichkeit der Muskulatur mit Erhöhung des zentralvenösen Druckes, Abfall des arteriellen Blutdruckes, Tachykardie, Tachypnoe, Dyspnoe und Pulsus paradoxus; **Diagnose**: Echokardiografie, CT; **Therapie**: Perikardpunktion und -drainage; *s.a. Essay Akuter und rezidivierender Myokardinfarkt S. 1071*

Pe|ri|ko|li|tis *f*, *pl* **-ti|den**: *s.u. Divertikulitis*

Pe|ri|me|trie *f*: Gesichtsfeldbestimmung, d.h. des Bezirkes, der bei ruhiggestelltem Auge wahrgenommen werden kann; man unterscheidet **kinetische Perimetrie** oder **Isopterenperimetrie**, bei der die Lichtquelle radiär von der Peripherie zum Zentrum hin bewegt wird; der Patient gibt an, wann die Lichtpunkte im Gesichtsfeld sichtbar werden, und **statische Perimetrie**, bei der die unbewegte, kleine Lichtquellen im Gesichtsfeld kurz aufleuchten; für beide Methoden gibt es Geräte zur manuellen [z.B. Hohlkugelperimeter nach Goldmann, Tübinger Perimeter] oder automatischen bzw. computergestützten Perimetrie; am häufigsten werden heute computergesteuerte statische Perimeter verwendet; *s.a. Essay Glaukome S. 497*

Pe|rin|do|pril *nt*: ACE-Hemmer, Antihypertensivum; **Anw.**: leichte und mittelschwere Formen der arteriellen Hypertonie; **Dosierung**: 4–8 mg/d p.o.; **NW**: Schwindel, Müdigkeit, Husten, gastrointestinale Störungen, Störungen der Sexualfunktion

Pe|ri|ne|o|plas|tik *f*: *Syn: Dammplastik*; plastische Versorgung eines Dammrisses*

Pe|ri|ne|or|rha|phie *f*: *Syn: Dammnaht*; Vernähung eines Dammrisses oder Dammschnitts [Episiotomie]

Pe|ri|ne|o|to|mie *f*: Inzision des Damms; *s.a. Episiotomie*

Pe|ri|ne|o|zele *f*: *Syn: Dammbruch, Hernia perinealis/ischio-*

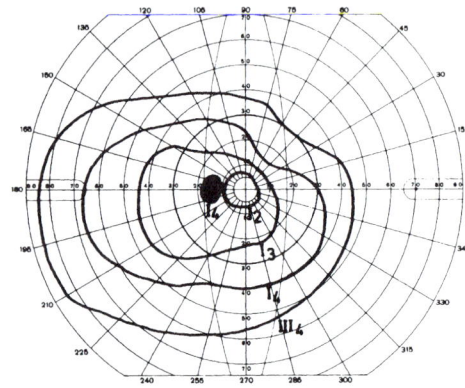

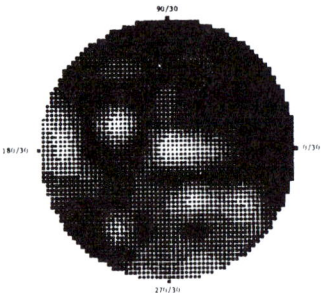

Abb. P38. Perimetrie. Vergleich von kinetischer Perimetrie [oben] und computergesteuerter statischer Perimetrie [unten]: die kinetische Perimetrie ist nicht in der Lage, das Ausmaß eines Gesichtsfeldverfalls nach Optikusneuritis zu erkennen, während die computergesteuerte statische Perimetrie den Schaden in vollem Ausmaß zeigt

rectalis; angeborener oder erworbener Bruch von Baucheingeweide durch den Damm; der Bruchsack liegt in der Fossa ischiorectalis; *s.a. Essay Eingeweidebrüche/Hernien S. 577*

Pe|ri|odon|ti|tis, HIV-assoziierte *f*: bei 50 % aller HIV-Patienten kommt es zu Entzündungen der Wurzelhaut und/oder des Zahnfleisches [**HIV-assoziierte Gingivitis**]; *s.a. Essay HIV-Infektion – AIDS S. 625*

Pe|ri|os|te|o|to|mie *f*: Durchtrennung der Knochenhaut

Pe|ri|po|ri|tis suppurativa *f*: v.a. bei dystrophen Säuglingen und Kleinkindern auftretende multiple Schweißdrüsenabszesse durch Staphylococcus aureus; beginnt mit einer oberflächlichen Pustel und kann in eine tiefe, furunkelartige Entzündung übergehen; bei Kindern sind v.a. Hinterkopf, Schultern und Gesäß betroffen, bei Erwachsenen finden sich analoge Läsionen in der Axilla; **Therapie**: Austrocknen, lokale Antiseptika, evtl. Eröffnung der Pusteln

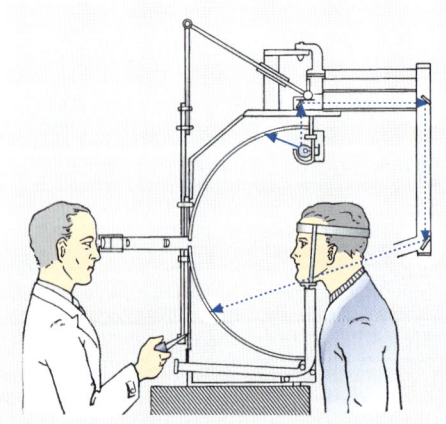

Abb. P37. Perimetrie. Schema der kinetischen Perimetrie mit einem Hohlkugelperimeter nach Goldmann

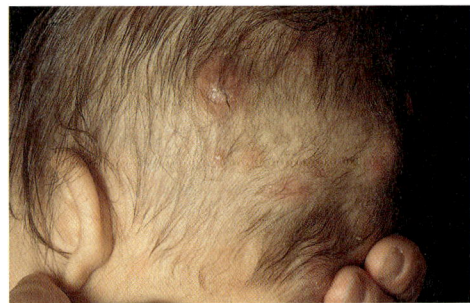

Abb. P39. Periporitis suppurativa

Pe|ri|tek|to|mie f: → *Peridektomie*

Pe|ri|ten|di|ni|tis supraspinata f: schmerzhafter Reizzustand der Sehne des Musculus supraspinatus mit meist sekundärer Bursitis; *s.u. Periarthropathia humeroscapularis*

Pe|ri|to|mie f: → *Peridektomie*

Pe|ri|to|ne|al|di|a|ly|se f: intrakorporale Hämodialysetechnik, bei der Dialysierflüssigkeit über einen Katheter in die Bauchhöhle eingebracht, dort 1–12 Stunden belassen und dann wieder abgelassen wird; während dieser Zeit kommt es zu einem Stoffaustausch durch Diffusion entlang eines Konzentrationsgradienten; der Peritonealdialysekatheter wird i.d.R. durch eine Inzision neben dem Nabel eingeführt, verläuft 10–15 cm subkutan oder intramuskulär und wird dann durch das Peritoneum in den Douglas-Daum vorgeschoben; die häufigsten Verfahren der Peritonealdialyse sind: **kontinuierliche ambulante**, **kontinuierliche zyklische**, **nächtliche intermittierende** und **intermittierende Peritonealdialyse**, z.T. werden sog. **Zykler** verwendet, die die Dialysatmenge kontrollieren und Ein- und Auslauf regulieren allen Verfahren ist gemeinsam, dass sie nach einer Schulung von 2–14 Tagen von den Patienten selbst durchgeführt werden können; das gibt den Patienten eine gewisse Unabhängigkeit vom Krankenhaus bzw. Dialysearzt; die wichtigsten **Komplikationen** sind Peritonitis, Infektion an der Katheteraustrittsstelle bzw. im Kathetertunnel, Leisten- oder Nabelhernie durch den erhöhten intraabdominellen Druck, metabolische Komplikationen [v.a. Hypertriglyzeridämie]; v.a. für jüngere, aktive Patienten ist die Peritonealdialyse wesentlich besser geeignet als die Hämodialyse; sie wird auch bei Patienten mit schwerer Herzinsuffizienz bevorzugt, da der kontinuierliche Flüssigkeitsentzug bei kontinuierlicher ambulanter Peritonealdialyse besser vertragen wird als der intermittierende Entzug durch Hämodialyse oder Hämofiltration

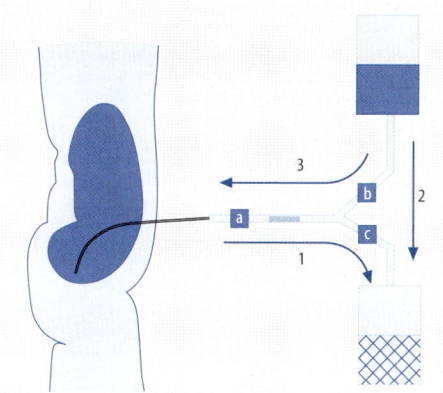

Abb. P40. Peritonealdialyse. Kontinuierliche ambulante Peritonealdialyse mit Doppelbeutel

Tab. P6. Peritonealdialyse. Häufige Verfahren der Peritonealdialyse

CAPD (kontinuierliche ambulante PD):
4 Beutelwechsel mit 8 l Dialysat/24h

CCPD (kontinuierliche zyklische PD):
Nächtliche Zykler-PD mit 6–8 l Dialysat/8 h und 2 l Dialysat tagsüber

NIPD (nächtliche intermittierende PD):
Nächtliche Zykler-PD mit 12–18 l Dialysat/8–10 h

IPD (intermittierende PD):
3mal wöchentliche Zykler-PD mit jeweils 12–50 l Dialysat

Pe|ri|to|ne|o|plas|tik f: *Syn: Bauchfellplastik*; operative Deckung von Darm- oder Organdefekten mit Bauchfell

Pe|ri|to|ne|o|sko|pie f: endoskopische Untersuchung der Peritonealhöhle ohne Luftfüllung des Bauchraums mittels starrem Endoskop

Pe|ri|to|ne|o|to|mie f: *Syn: Bauchfelldurchtrennung*; operative Eröffnung/Durchtrennung des Bauchfells [Peritoneum]

Pe|ri|to|ni|tis f, pl **-tilden**: *Syn: Bauchfellentzündung*; bei Entzündungen des parietalen und/oder viszeralen Bauchfells unterscheidet man nach der Pathogenese **primäre** [hämatogen bei z.B. Tuberkulose, Typhus, Leberzirrhose] und **sekundäre Peritonitis** [traumatisch, postoperativ, Durchwanderungsperitonitis bei Ileus]; nach dem Agens kann man **infektiöse Peritonitis** [meist bakterielle Peritonitis] und **aseptische Peritonitis** [durch chemisch-physikalische Noxen, z.B. Galle, Harn] abgrenzen; wichtig für Therapie und Prognose ist aber v.a. die Unterscheidung von lokaler und generalisierter Peritonitis; die **lokale Peritonitis** [Peritonitis circumscripta, z.B. bei Cholezystitis oder Appendizitis] ist prognostisch wesentlich günstiger als die **generalisierte Peritonitis** [Peritonitis diffusa/libera]; **Therapie**: bei lokaler Peritonitis einzeitige Herdsanierung [z.B. Cholezystektomie, Appendektomie] unter Antibiotikaabdeckung; evtl. perkutane Abszessdrainage; bei diffuser Peritonitis Elimination der primären Infektionsquelle durch eine chirurgische Herdsanierung, evtl. mit Débridement, (offener oder geschlossener) Spülung und Drainage; Antibiotikatherapie und intensivmedizinische Behandlung der Schocksymptome; *s.a. Essay Abdominalschmerz und akutes Abdomen S. 25*

spontane bakterielle Peritonitis: bei 5–20 % aller Patienten mit Leberzirrhose kommt es zu einer bakteriellen Peritonitis durch Darmbakterien [v.a. Escherichia coli, Klebsiellen, grampositive Erreger], ohne dass ein intraabdominaler Herd gefunden werden könnte; wahrscheinlich gelangen die Erreger über die Lymphe in das Blut und dann hämatogen ins Peritoneum; der Verlauf ist i.d.R. subakut mit Fieber, diffusen Bauchschmerzen und Subileus; **Therapie**: Antibiotika [Amoxicillin* und Clavulansäure*; Cefotaxim*; Ceftriaxon*, Ciprofloxacin*, Ofloxacin*]; *s.u. Essay Leberzirrhose S. 877*

Per|kus|si|ons|my|o|to|nie f: *s.u. Myotonie*

Perl|ge|schwulst nt: → *Cholesteatom*

Perl-Schaukel f: Schlingenlagerung zur Schmerzerleichterung bei Ischialgie; die Schlinge hebt has Becken hoch und führt damit zu einer Abflachung der Lendenlordose

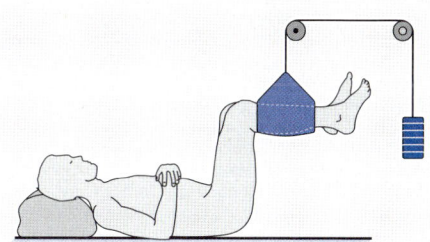

Abb. P41. Perl-Schaukel

Per|nio f, pl **-ni|o|nes, -ni|o|nen**: *Syn: Frostbeulen, Pernionen, Perniones, Perniosis*; reversible Hautveränerungen bei längerer mäßiger Kälteeinwirkung; *s.a. Essay Kälteschäden S. 433*

Per|ni|zi|o|sa f: *perniziöse Anämie; s.u. alimentäre Anämie*

Per|phen|a|zin nt: *Syn: Chlorpiprazin*; Phenothiazinderivat; starkes Neuroleptikum; **Anw.**: schizophrene und manische Psychosen, agitierte Depressionen; **Dosierung**: 8–24 mg/d p.o.; **NW**: extrapyramidalen Störungen

Per|so|nen|do|si|me|ter nt: *Syn: Individualdosimeter*; gesetzlich vorgeschriebenes Dosimeter zur Kontrolle der Strahlenbelastung von Personen, die beruflich strahlenexponiert sind;

P

meist werden Filmdosimeter oder Füllhalterdosimeter verwendet

Perthes-Krankheit f: → *Morbus Perthes*

Perthes-Test m: Überprüfung der Klappensuffizienz der Vena saphena magna bei Krampfadern; **Prinzip:** beim stehenden Patienten wird ein Tourniquet angelegt, das den Rückstrom von venösem Blut in die Varizen verhindert; der Patient läuft dann herum und die Muskelpumpe leert die Krampfadern; solange das Tourniquet liegt, werden sie nicht wieder aufgefüllt; wird der Stauschlauch entfernt, erfolgt von oben her eine pralle Auffüllung; *s.u. Essay Krampfadern/Varizen S. 1643*

Per|tus|sis f: Syn: *Keuchhusten, Stickhusten, Tussis convulsiva*; durch Bordetella pertussis hervorgerufene Infektionskrankheit, deren klinisches Erscheinungsbild von andauernden Hustenanfällen geprägt ist; die Übertragung erfolgt durch Tröpfcheninfektion bei engem Kontakt [nicht mehr als 2 m]; der Erreger bildet mehrere Exotoxine: **Pertussistoxin** [ähnelt dem Diphtherie- und Choleratoxin; der Mechanismus der tussigenen Wirkung ist noch ungeklärt], **Adenylatcyclase-Toxin** [Virulenzfaktor, der die Phagozytose hemmt und Hämolyse verursacht], **tracheales Zytotoxin** [schädigt die zilientragenden Epithelzellen der Atemwege] und **dermonekrotisches Toxin** [schädigt das Oberflächenepithel der Atemwege]; **Klinik:** nach einer Inkubationszeit von 7–14 Tagen beginnt das **Stadium catarrhale** mit Schnupfen, leicht erhöhter Temperatur und Abgeschlagenheit; nach 1–2 Wochen kommt es zum **Stadium convulsivum**, das durch die typischen Hustenattacken gekennzeichnet ist; der Husten steigert sich im Anfall [**Stakkatohusten**] bis zu einem apnoischen Intervall; am Ende des Anfalls kommt es zu einer jähen, hörbaren Inspiration, auf die nach einigen Sekunden ein weiterer Hustenanfall folgt [**Reprise**]; während oder am Ende des Anfalls kommt es zu starkem Speichel- und Schleimfluss, evtl. Erbrechen; äußere Reize oder Berührung des Rachens kann Hustenattacken auslösen; das Stadium kann 4–6 Wochen anhalten und zeigt 40–50 Anfälle pro Tag; im folgenden **Stadium decrementi** [4–6 Wochen] nimmt die Häufigkeit und Schwere der Hustenanfälle langsam ab; die wichtigsten **Komplikationen** sind Pneumonie [10–15 %], Otitis media, subkonjunktivale Blutungen und hypoxische Enzephalopathie mit Krämpfen; **Diagnose:** Anamnese, klinisches Bild, Erregernachweis nach Anzüchtung im Stadium catarrhale; **Therapie:** Erythromycin*, Clarithromycin*, Azithromycin* oder Cotrimoxazol* für 2 Wochen; da Keuchhusten keine langandauernde Immunität hinterlässt, sind wiederholte Infektionen möglich, die aber jeweils schwächer verlaufen; die **Schutzimpfung** gegen Keuchhusten erfolgt entweder mit einer Vakzine aus abgetöteten Bakterien [**Ganzkeimvakzine, P-Vakzine**] oder mit einer sog. **azellulären Vakzine** [**aP-Vakzine**], die inaktiviertes oder genetisch verändertes Pertussistoxin [PT], filamentöses Hämagglutinin [FHA] und evtl. Pertaktin und Fimbrien enthält; die aP-Vakzine hat weniger Nebenwirkungen und weist eine höhere Effektivität auf; die Impfung erfolgt in der Regel als **Dreifachimpfung** [Diphtherie, Pertussis, Tetanus, **DPT**] im 3., 4. und 5. Monat, mit einer 4. Dosis im 2. Lebensjahr; eine 5. Dosis wird für das 11.–18. Lebensjahr empfohlen

Pe|ru|bal|sam nt: Syn: *Peruanischer Balsam, Indischer Balsam, Wundbalsam, Chinaöl, Rindenbalsam, Balsamum peruvianum, Balsamum peruvianum nigrum, Balsamum indicum nigrum*; Reizprodukt von Myroxylon balsamum mit antiseptischer, schwach anästhesierender und die Granulationsbildung fördernder Wirkung; Wundheilmittel, Hämorrhoidenmittel, Antiskabiosum; **Anw.:** äußerlich bei infizierten und schlecht heilenden Wunden, bei Verbrennungen, Decubitus, Frostbeulen, Prothesendruckstellen, Hämorrhoiden; **Dosierung:** galenische Zubereitungen zur äußeren Anwendung mit 5 -20 %, bei großflächiger Anwendung höchstens 10 %, Dauer der Anwendung maximal 1 Woche; **NW:** Kontaktallergie

Per|vi|gi|li|um nt: → *Schlaflosigkeit*

Pes adductus m: → *Sichelfuß*

Pes cavus/excavatus m: → *Hohlfuß*

Pes equinovarus (excavatus et adductus) m: → *Klumpfuß*

Pes equinus m: → *Spitzfuß*

Pes planus m: → *Plattfuß*

Pes|sar nt: ring- oder schalenförmiger Körper aus Gummi oder Metall zur symptomatischen Behandlung von Scheidenverlagerungen oder zur Konzeptionsverhütung; *s.a. Diaphragmapessar*

Pest f: Syn: *Pestis*; hochkontagiöse Infektionskrankheit durch **Yersinia pestis**, die durch den Pestfloh [Pulex cheopis] von Nagetieren auf Menschen übertragen wird; sie ist in vielen Gebieten Asiens und Amerikas endemisch vorhanden; auch wenn es schon lange her ist, dass sie als Pandemie Angst und Schrecken verbreitete, besteht aber weiterhin die Gefahr einer Epidemie, wie sie zuletzt 1994 in Indien auftrat; 2003 verstarben weltweit 182 Patienten an der Pest; der Erreger wird durch den Biss infizierter Rattenflöhe und selten auch aerogen von Mensch zu Mensch übertragen; an der Bissstelle entwickelt sich ein Bläschen [Primäraffekt], in dem sich die Pestbakterien vermehren; sie gelangen dann über die Lymphbahnen zu den Lymphknoten in Leiste oder Axilla und verursachen hier die sog. **Beulenpest**; sobald die Filterkapazität der Lymphknoten erschöpft ist, kommt es zu hämatogener Aussaat und Befall von z.B. Lunge [sekundäre Pestpneumonie], Gehirn [Pestmeningitis] oder Haut; oft kommt es zu Pestsepsis und tödlichem Verlauf; die **Pestpneumonie** oder **Lungenpest** entsteht durch Einatmung von Pesterregern [**primäre Pestpneumonie**] oder Streuung aus Herden im Körper [**sekundäre Pestpneumonie**]; die primäre Pestpneumonie hat eine Inkubationszeit von 2 Tagen; sie verläuft fulminant und führt unbehandelt innerhalb von 2 Tagen zum Tod; **Therapie:** Streptomycin*, Tetracycline*, Chloramphenicol*; **Prognose:** unbehandelt liegt die Letalität der Beulenpest bei 30–60 % und die der Pestpneumonie bei 100 %; Antibiotikatherapie senkt die Letalität unter 10 %

Pes transversus m: → *Spreizfuß*

Pest|wurz f: Bezeichnung für **Petasites hybridus** und andere Petasites-Arten, Pflanzen aus der Familie der Korbblütler [Asteraceae]; verwendet werden die **Pestwurzblätter** [Petasitidis folium] und die im Herbst ausgegrabenen **Pestwurzwurzelstöcke** [Petasitidis rhizoma]; sie enthalten Flavonoide, Gerbstoffe, Ester von Sesquiterpenalkoholen [Petasin] und Pyrrolizidinalkaloide; **Anw.:** traditionell bei Kopfschmerzen, nervösen Magen-Darm-Krämpfen und Atemwegserkrankungen; die Blätter äußerlich zur Behandlung von Wunden und Hauterkrankungen [v.a. Ekzem], der Wurzelstock als Expektorans und Diaphoretikum; in der Homöopathie bei Kopf- und Halsschmerzen sowie Harnröhrenentzündung

Pe|ta|si|ti|dis folium nt: Laubblätter der Pestwurz*

Pe|ta|si|ti|dis rhizoma f: Wurzelstock der Pestwurz*

Pe|ter|si|lie f: Syn: *Petroselinum crispum/sativum/hortense*; zu den Doldengewächsen [Umbelliferae] gehörende Gemüsepflanze; kommt in zwei Formen vor [**Knollenpetersilie, Blattpetersilie**], die beide ätherische Öle [Apiol, Myristicin] enthalten; verwendet **Petersilienfrüchte** [Petroselini fructus], **Petersilienkraut** [Petroselini herba], **Petersilienwurzel** [Petroselini radix] und das aus den Früchten gewonnene **Petersilienfruchtöl** [Petroselini aetheroluem et fructibus]; **Anw.:** Stomachikum, Diuretikum, Milz- und Leberleiden, Menstruationsbeschwerden, Karminativum, Aphrodisiakum; in der Homöopathie werden Zubereitungen aus frischen Pflanzen bei Reizblase, Urethritis und Leberleiden verwendet

Pe|thi|din nt: Syn: *Isonipecain, Meperidin*; starkes Opioid; **Anw.:** sehr starke Schmerzen; in der Geburtshilfe zur Erleichterung und Beschleunigung der Geburt, prä- und postoperativ, bei schmerzhaften diagnostischen Eingriffen und zur kurzfristigen Unterdrückung starker Schmerzen; wegen der kurzen Wirkdauer [2–3 h] und der Kumulationsgefahr des toxischen Metaboliten nicht zur Behandlung chronischer Schmerzzustände geeignet; **NW:** Benommenheit, Schwindel, Verwirrung, Tremor, motorische Hyperaktivität der Extremitäten,

Juckreiz, selten Übelkeit, Erbrechen, Obstipation oder Gallengangsspasmen

Petit-Hernie f: Hernie mit Bruchpforte im Trigonum lumbale; *s.a. Essay Eingeweidebrüche/Hernien S. 577*

Petit-mal nt: **Syn:** *Petit-mal-Epilepsie*; kleiner epileptischer Anfall; *s.u. Essay Epilepsie und Status epilepticus S. 365*

Petroselinum-Arten pl: *s.u. Petersilie*

Peu|mus boldus f: → *Boldo*

Peutz-Jeghers-Syndrom nt: **Syn:** *Hutchinson-Weber-Peutz-Syndrom, Polyposis intestini Peutz-Jeghers, Jeghers-Syndrom, Pigmentfleckenpolypose, Lentigopolypose*; autosomal-dominantes Syndrom mit inkompletter Dominanz; ist durch typische peri- und intraorale Pigmentflecken [Lentigo] und Polypen von Dünndarm [v.a. Jejunum und distales Ileum], Magen oder Dickdarm charakterisiert; es besteht ein erhöhtes Risiko für maligne Tumoren innerhalb und außerhalb des Gastrointestinaltraktes; beginnt in der Kindheit oder im Jugendalter mit rezidivierenden gastrointestinalen Beschwerden [Passagestörung, Invagination, Blutung], evtl. sogar Ileussymptomatik; **Diagnose:** Gastroduodenoskopie, Koloskopie, Kontrastmittelröntgen; **Therapie:** endoskopische Polypektomie, evtl. Teilentfernung der betroffenen Darmteile; *s.a. Essay Neubildungen des Dünndarms S. 287*

Peyronie-Krankheit f: **Syn:** *Penisfibromatose, Sclerosis fibrosa penis, Induratio penis plastica*; meist nach dem 40. Lebensjahr auftretende ätiologisch ungeklärte Verhärtung und Schwielenbildung der Tunica albuginea mit schmerzhafter Abknickung des Penis bei Erektion, die zur kompletten Erektionsunfähigkeit und damit erektilen Dysfunktion* führen kann; die Inzidenz liegt bei ca. 22:100.000 Männern; als Ursache werden von den meisten Autoren wiederholte Minitraumen beim Geschlechtsverkehr vermutet, die bei genetischer Disposition zur Ausbildung der Fibromatose führen; wichtig ist die Abgrenzung von kongenitaler Penisdeviation*, die auf einer ungleichen Länge der Schwellkörper beruht, und die nicht zu einer Beeinträchtigung der Erektionsfähigkeit führt

Therapie: lokale Injektion von Hyaluronidase*, Cortison*, Interferon*, Kollagenase* oder Calciumantagonisten in und um die Herde; bei ausgeprägter Verkrümmung Abtragung der Herde und Deckung des Defektes mit Haut- oder Venenpatch; da die Operation zu Erektionsstörungen oder Penisverkürzung führen kann, ist eine ausführliche präoperative Aufklärung angebracht

Pfan|nen|dach|plas|tik f: *s.u. Pfannenplastik*

Pfan|nen|dach|win|kel m: *s.u. Essay Hüftgelenksdysplasie S. 673*

Pfan|nen|dys|pla|sie f: → *Hüftdysplasie*

Pfan|nen|plas|tik f: **Syn:** *Azetabuloplastik, Azetabulumplastik*; plastische Operation der Hüftgelenkspfanne, meist als **Pfannendachplastik**; die häufigste Indikation ist die angeborene Hüftdysplasie*; häufig durchgeführte Plastiken sind die Methoden nach Chiari, Salter und Lance sowie im Erwachsenenalter die **Pfannendachappositonsplastik**

Pfaundler-Hurler-Syndrom nt: → *Mukopolysaccharidose I-H*

Pfef|fer|min|ze f: **Syn:** *Mentha piperita*; Pflanze aus der Familie der Lippenblütler [Lamiaceae]; verwendet werden die **Pfefferminzblätter** [Menthae piperitae folium] und das aus den Zweigspitzen gewonnene Pfefferminzöl; die Blätter enthalten ätherisches Öl [v.a. Menthol], Gerbstoffe [z.B. Rosmarin-

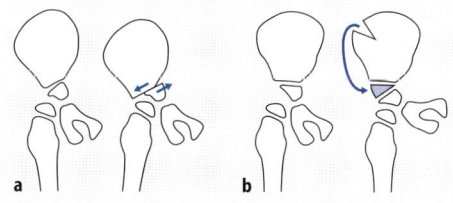

Abb. P42. **Pfannenplastik. a** Chiari-Operation, **b** Salter-Operation

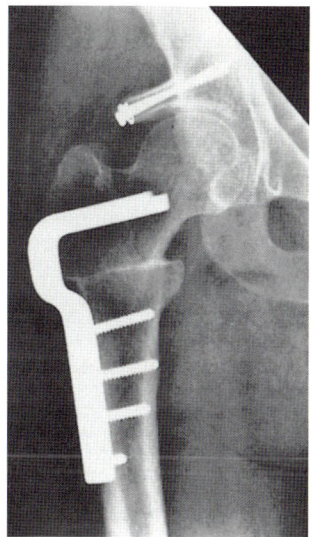

Abb. P43. Pfannenplastik. Pfannendachappositionsplastik mit kortikospongiösem Beckenkammspan und intertrochanterer varisierender Osteotomie

säure] und Flavonoide; sie besitzen eine krampflösende, karminative und die Gallensekretion fördernde Wirkung; **Anw.:** Krämpfe im Magen-Darm-Trakt und in den Gallenwegen; traditionell bei Übelkeit und Erbrechen; in der Homöopathie bei Erkältungskrankheiten

Pfef|fer|minz|öl nt: **Syn:** *Menthae piperitae aetheroleum*; ätherisches Öl aus den Zweigspitzen der Pfefferminze, das u.a. Menthol, Menthon und Menthylacetat enthält; besitzt eine kühlende, krampflösende, karminative und die Gallensekretion fördernde Wirkung; wirkt auch antibakteriell; **Anw.:** äußerlich bei Juckreiz, Muskel-, Nerven- und Kopfschmerzen; innerlich bei Krämpfen im Magen-Darm-Trakt und in den Gallenwegen sowie bei Entzündungen der Mundschleimhaut und der oberen Atemwege; in Industrie und Pharmazie als Geschmacksverbesserer zur Überdeckung von metallisch oder salzig schmeckenden Präparaten

japanisches Pfefferminzöl: **Syn:** *Minzöl, Menthae arvensis aetheroleum*; ätherisches Öl der **Ackerminze** [Mentha arvensis var. piperscens]; **Anw.:** äußerlich bei Juckreiz, Muskel-, Nerven- und Kopfschmerzen; innerlich bei Krämpfen im Magen-Darm-Trakt und in den Gallenwegen sowie bei Entzündungen der Mundschleimhaut und der oberen Atemwege

Pfeifer-Weber-Christian-Syndrom nt: **Syn:** *Weber-Christian-Syndrom, rezidivierende fieberhafte nicht-eitrige Pannikulitis, Panniculitis nodularis nonsuppurativa febrilis et recidivans*; seltene, idiopathische, herdförmige, nicht-eitrige Entzündung des subkutanen Fettgewebes, die durch die Ausbildung subkutaner Knoten gekennzeichnet ist; der Verlauf ist chronisch schubartig mit Fieber, Arthralgien und symmetrischen, schmerzhaften Knoten, die sich spontan nach einigen Monaten zurückbilden; selten kommt es zu Exulzeration und Fistelbildung; **Therapie:** keine allgemein anerkannte Behandlung; systemische Corticosteroide, Chloroquin* und Dapson* zeigen oft gute Wirkung; der **Verlauf** ist i.d.R. rezidivierend mit Sistieren der Symptomatik nach einigen Jahren; in seltenen Fällen Systembeteiligung mit tödlichem Ausgang

Pfeiffer-Bazillus m: → *Haemophilus influenzae*

Pfeiffer-Drüsenfieber nt: → *infektiöse Mononukleose*

Pfeiffer-Influenzabazillus m: → *Haemophilus influenzae*

Pfei|ler|re|sek|ti|on f: Form der Thorakoplastik, bei der die 1.–8. Rippe paravertebral und die Rippenknorpel parasternal

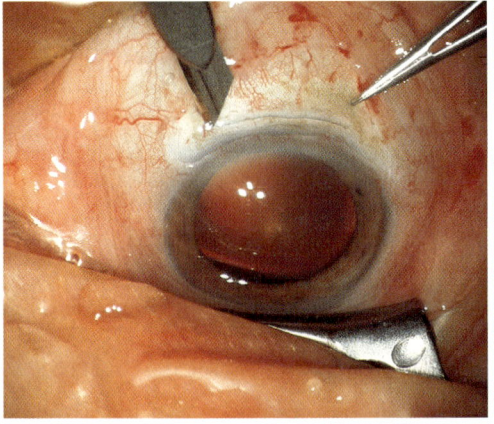
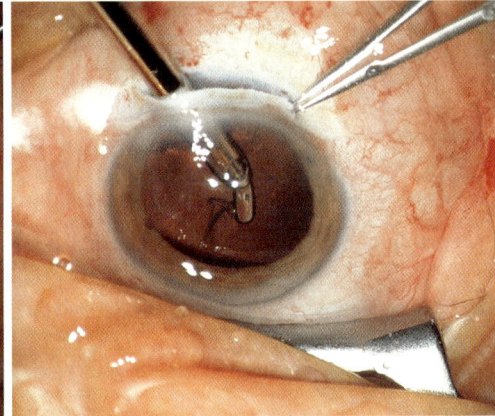
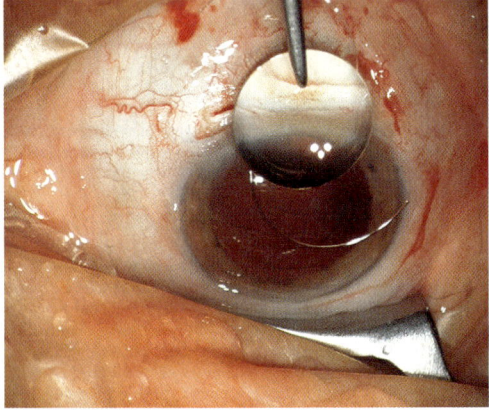

Abb. P44. Phakektomie. Extrakapsuläre Kataraktextraktion [ECCE] mit Expression des Kerns: **a** Eröffnung der Vorderkammer, **b** Entfernung von Resten der Linsenrinde nach Expression der Linse mit einem Saug-Spül-Gerät, **c** die Kunstlinse [Hinterkammerlinse] vor der Implantation

durchtrennt werden

Pfer|de|en|ze|pha|li|tis *f, pl* **-ti|den**: *Syn: Encephalitis equina, Encephalomyelitis equina*; in Nord- und Südamerika auftretende Arbovirus-Enzephalitis bzw. Enzephalomyelitis, die in seltenen Fällen auf Menschen übertragen wird; die westliche [Western-Equine-Encephalomyelitis-Virus] und venezuelanische Pferdeenzephalitis [Venezuelan-Equine-Encephalomyelitis-Virus] verlaufen i.d.R. leicht, während die östliche Pferdeenzephalitis [Eastern-Equine-Encephalomyelitis-Virus] einen schweren Verlauf zeigt; *s.a. Essay Virusinfektionen S. 1667*

Pfer|de|kas|ta|nie *f*: → *Rosskastanie*

Pfingst|ro|se *f*: Bezeichnung für **Paeonia officinalis** [echte/großblumige Pfingstrose] und **Paeonia mascula** [großblumige Pfingstrose], Pflanzen aus der Familie der Pfingstrosengewächse [Paeoniaceae]; verwendet werden die **Pfingstrosenblüten** [Paeoniae flos], die im Frühjahr gesammelten **Pfingstrosenwurzeln** [Paeoniae radix] und die reifen Samen [**Paeoniae semen**]; die Blüten enthalten Anthocyanidine [z.B. Paeonin, Cyanin] und Gerbstoffe, die Nebenwurzeln Peregrinin, Paeonin, Glucopaeonol und die Samen Peregrinin, Paeoniafluorescin und fettes Öl; **Anw.:** die Blüten traditionell bei Haut- und Schleimhauterkrankungen, Atemwegserkrankungen, Gicht und rheumatischen Beschwerden; die Wurzeln und Samen bei Krämpfen und Epilepsie

Pflan|zen|der|ma|ti|tis *f, pl* **-ti|den**: → *Gräserdermatitis*

Pfort|ader|hoch|druck *m*: → *portale Hypertension*

Pfort|ader|throm|bo|se *f*: *Syn: Pyelothrombose*; Thrombose des Pfortadergebiets mit prähepatischem Block und portaler Hypertension; die **akute Pfortaderthrombose** entsteht meist bei Entzündungen [Nabelschnurinfektion, Pylephlebitis, Cholangitis, Leberabszess, Pankreatitis] oder Tumoren von Leber, Gallenblase, Gallengängen oder Pankreas, während die **chronische Pfortaderthrombose** fast immer mit einer Leberzirrhose assoziiert ist; die akute Pfortaderthrombose kann zu Milzinfarkt und evtl. hämorrhagischem Dünndarminfarkt führen; bei der chronischen Form stehen aber der Pfortaderhochdruck und seine Folgen im Vordergrund

Pfropf|prä|ek|lamp|sie *f*: *s.u. Präeklampsie*

Phae|o|hy|pho|my|ze|ten *pl*: *Syn: Schwärzepilze, Dematiazeen*; Fadenpilze, deren Zellwände Melanin enthalten und die daher in mikroskopischen Kulturpräparaten oder histologischen Gewebeschnitten braun bis schwarz gefärbt sind

Phak|ek|to|mie *f*: *Syn: Lentektomie, Linsenextraktion, Linsenexstirpation, Linsenentfernung, Phakoeresis*; operative Entfernung der Augenlinse; bei der **extrakapsulären Phakektomie** bleibt die Kapsel erhalten, in der dann eine Kunstlinse verankert wird; der Linsenkern wird entweder herausgedrückt [**Expression**] oder mit einem Ultraschallgerät verflüssigt [emulsifiziert] und abgesaugt [**Phakoemulsifikation**]; wird die Linse mitsamt der Kapsel entfernt, spricht man von **intrakapsulärer Phakektomie**; *s.a. Essay Katarakt S. 783*

Phak|o|emul|si|fi|ka|ti|on *f*: Ultraschallzertrümmerung und Absaugung der Linse; der Zugang erfolgt über einen sog. **Tunnelschnitt** am Übergang von Hornhaut und Sklera, der sich später ohne Naht ventilartig verschließt [**No stitch-Technik**]; heute wird meist die **Clear-cornea-Technik** verwendet, bei der die Inzision im klaren Teil der Hornhaut am Limbus liegt; die Phakoemulsifikationssonde trägt die Linse ab und saugt die Bruchstücke gleichzeitig ab; am Ende der Operation wird eine Kunstlinse implantiert; *s.a. Essay Katarakt S. 783*

Phak|o|e|re|sis *f*: → *Phakektomie*

Phak|o|ma|to|se *f*: *Syn: neurokutanes Syndrom*; Oberbegriff für

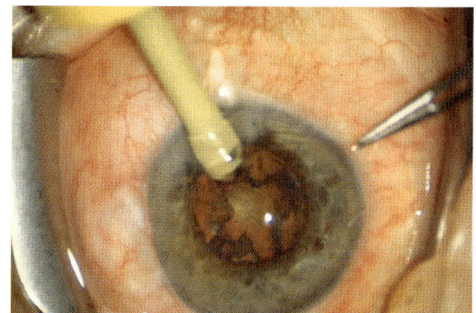

Abb. P45. Phakoemulsifikation. Extrakapsuläre Kataraktextraktion [ECCE] durch Phakoemulsifikation [Clear-cornea-Technik]

Syndrome mit Hautveränderungen und Missbildungen verschiedener Organe [u.a. ZNS, Auge]; umfasst z.B. Neurofibromatosis **generalisata**, Hippel-Lindau-Syndrom, Sturge-Weber-Krabbe-Syndrom, Peutz-Jeghers-Syndrom

Phal|ko|zel|le f: → Lentozele

Phal|ko|zys|tek|to|mie f: Syn: Linsenkapselresektion; operative Entfernung der Linsenkapsel [Capsula lentis]

Phal|an|gek|to|mie f: Amputation eines Finger- oder Zehengliedes

Phal|an|gen|frak|tur f: Fraktur eines Finger- oder Zehengliedes; können meist konservativ [Tapeverband, Schiene] behandelt werden, außer es liegt eine Schaftfraktur mit Tendenz zum Abrutschen vor; s.a. Essay Fraktur, Luxation, Distorsion S. 423

Phalen-Test m: Syn: Handbeugetest; forcierte Volarflexion des Handgelenkes löst bei Karpaltunnelsyndrom* nach kurzer Zeit Kribbelparästhesien aus, die an der gesunden Hand nicht innerhalb von 1 Minute auftreten sollten

Phal|lek|to|mie f: → Penektomie

Phal|lo|gra|fie, -gra|phie f: u.a. in der Schlafforschung eingesetztes Verfahren, bei dem die Erektionshäufigkeit während des Schlafes gemessen wird

Phal|lo|plas|tik f: Syn: Penisplastik; plastische Operation zur Korrektur von Fehlbildungen [Hypospadie] oder Verletzungen des Penis; auch auf die operative Penisvergrößerung angewandt

Phal|lo|to|mie f: Inzision des Penis

Phä|no|men des blutigen Taus nt: Syn: Auspitz-Phänomen; charakteristische, punktförmige Blutung nach Entfernen des letzten Häutchens bei Psoriasis* vulgaris

Phä|no|men des letzten Häutchens nt: nach Entfernen der Schuppe bei Psoriasis* vulgaris [Kerzenfleckphänomen*] sieht man ein blattartiges, feuchtes Häutchen; wird es entfernt, kommt es zur punktförmigen Blutung [Phänomen des blutigen Taus]

Phä|o|chro|mo|zy|tom nt: von den chromaffinen Zellen des sympathischen Nervensystems ausgehender Tumor, der i.d.R. mit einer exzessiven Katecholaminausschüttung einhergeht; seltenes Krankheitsbild, das für ca. 0,3 % aller Fälle von Hypertonie verantwortlich ist; die **Klinik** hängt von Art und Menge der ausgeschütteten Katecholamine ab; ein erhöhter Noradrenalinspiegel führt zu Angina pectoris, anfallsweise pulsierenden Kopfschmerzen, Blässe, Akrozyanose; erhöhte Adrenalinspiegel zeichnen sich durch anfallsweise Tachykardie, Schwitzen, Fieber, Tremor und Angstanfälle aus; bei allen Patienten findet man Allgemeinsymptome [Schwindel, Herzklopfen, Übelkeit]; im Vordergrund stehen aber hypertensive Krisen [15 Minuten bis mehrere Stunden], therapieresistente Hypertonie oder Dauerhypertonie [50 % der Erwachsenen, 90 % der Kinder]; **Diagnose**: s. Abb. P46; **Therapie** radikale operative Entfernung; 85 % der Tumoren sind einseitig und gutartig und können v.a. mittels minimal invasiver Laparoskopie entfernt werden; der Rest muss invasiv konventionell angegangen werden; bei metastasierenden

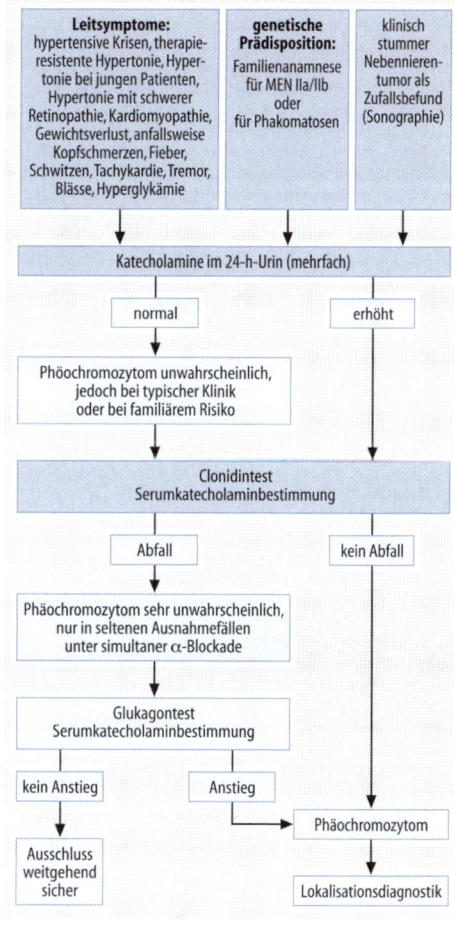

Abb. P46. Phäochromozytom. Diagnostisches Vorgehen bei Verdacht auf Phäochromozytom

malignen Phäochromozytomen kann eine Chemotherapie mit Cyclophosphamid, Vincristin und Dacarbazin versucht werden; s.a. Hyperadrenalinämie

Phar|ma|ko|ra|di|o|an|gi|o|gra|fie, -gra|phie f: Röntgenkontrastdarstellung von Gefäßen bei gleichzeitiger Gabe von Pharmaka [z.B. Vasokonstriktoren]

Phar|ma|ko|ra|di|o|gra|fie, -gra|phie f: Röntgenkontrastdarstellung bei gleichzeitiger Gabe von Pharmaka

Pha|ryn|gek|to|mie f: operative (Teil-)Entfernung der Rachenwand

Pha|ryn|gi|tis f, pl **ti|den**: Syn: Rachenschleimhautentzündung, Rachenkatarrh; die **akute Pharyngitis** wird meist durch Viren oder sekundär durch Bakterien hervorgerufen; sie tritt oft zusammen mit einer Angina oder Seitenstrangangina auf; eine **kruppöse Pharyngitis** mit Ausbildung von Pseudomembranen findet man i.d.R. zusammen mit einer Angina ulceromembranacea; **Klinik**: Kratzen und Brennen im Hals, Schluckbeschwerden, Trockenheitsgefühl; **Befund**: gerötete Schleimhaut der Rachenhinterwand, meist mit Schleimabsonderung; die lymphatischen Gewebe sind verdickt und hochrot; **Therapie**: warme Halswickel, heiße Milch evtl. mit Honig, Lutschtabletten mit Dexpanthenol oder Cetylpyridiniumchlorid; systemische Antibiotika [Penicillin-G] bei bakterieller Infektion

hält die Entzündung für länger als drei Monate an, spricht

P

man von **chronischer Pharyngitis**; histologisch kann man die häufigere **Pharyngitis chronica atrophicans** [durch Austrocknung der Schleimhaut und zähen Schleim (**Tischlerleim**) gekennzeichnet, häufiger ältere Menschen betreffend] und die seltenere **Pharyngitis chronica hyperplastica** [granulierende Entzündung, die zu Verdickung der Rachenschleimhaut führt] unterscheiden; als Ursache kommen v.a. Nicotin- und Alkoholabusus, trockene Luft, chemische Reize oder Staubeinwirkung am Arbeitsplatz, Mundatmung bei erschwerter Nasenatmung und Hormonumstellung im Klimakterium vor; **Klinik**: Trockenheitsgefühl, Räusperzwang, Globusgefühl, zäher Schleim, Reizhusten, Durstgefühl; **Therapie**: Elimination der auslösenden Noxe, Erhöhung der Luftfeuchtigkeit, Inhalieren oder Gurgeln mit Salzlösung, Lutschtabletten

Pha|ryn|gi|tis herpetica: → *Herpangina*

Pha|ryn|go|kon|junk|ti|vi|tis *f, pl -ti|den*: *Syn*: *Pharyngokonjunktivalfieber*; durch Adenoviren hervorgerufene akute Entzündung von Rachenschleimhaut und Augenbindehaut; evtl. mit Kopf-, Gelenk- und Muskelschmerzen kombiniert; *s.a. Keratoconjunctivitis epidemica*

Pha|ryn|go|plas|tik *f*: *Syn*: *Rachenplastik, Pharynxplastik*; plastische Chirurgie des Rachens [Pharynx], z.B. zur Korrektur von angeborenen Fehlbildungen

Pha|ryn|go|rhi|no|sko|pie *f*: direkte Untersuchung von Nasopharynx und hinterer Nasenöffnung; *s.a. Nasopharyngoskopie*

Pha|ryn|go|sko|pie *f*: *Syn*: *Rachenspiegelung*; direkte Betrachtung des Rachens; *s.a. Nasopharyngoskopie*

Pha|ryn|go|sto|mie *f*: *Syn*: *Pharynxfistel, Rachenfistel*; Anlegen einer künstlichen Öffnung in den Pharynx

Pha|ryn|go|to|mie *f*: Inzision der Rachenwand

Pha|rynx|fis|tel *f*: → *Pharyngostomie*

Pha|rynx|my|ko|se *f*: *Syn*: *Rachenmykose, Pharyngomykose*; Pilzinfektion des Rachens; *s.a. Mundsoor*

Pha|rynx|plas|tik *f*: → *Pharyngoplastik*

Phasen-Kontrast-Angiografie *f*: *s.u. Magnetresonanzangiografie*

Pha|sen|kon|trast|mi|kro|sko|pie *f*: mikroskopisches Verfahren, das die Phasenunterschiede von im Objekt gebrochenem Licht und ungebrochenem Licht sichtbar macht

1-Pha|sen|prä|pa|ra|te *pl*: *Syn*: *Einphasenpräparate*; *s.u. Essay Empfängnisverhütung und Familienplanung S. 343*

2-Pha|sen|prä|pa|ra|te *pl*: *Syn*: *Sequenzpräparate*; *s.u. Essay Empfängnisverhütung und Familienplanung S. 343*

Pha|se|o|li fructus sine semine *m*: *Syn*: *Bohnenhülsen, Bohnenschalen, Phaseoli pericarpium*; *s.u. Gartenbohne*

Pha|se|o|li pericarpium *nt*: *Syn*: *Bohnenhülsen, Bohnenschalen, Phaseoli fructus sine semine*; *s.u. Gartenbohne*

Pha|se|o|lus vulgaris *m*: → *Gartenbohne*

Phen|a|zon *nt*: *Syn*: *Dimethyloxychinizin*; Analgetikum; Antipyretikum; **Anw.**: leichte bis mäßig starke Schmerzen, Fieber; **Dosierung**: Erwachsene und Jugendlichen über 15 Jahren 500–1000 mg p.o., maximal 4000 mg/d, Kinder von 7–15 Jahren 300 mg, maximal 1200 mg/d; **NW**: v.a. allergische Reaktionen von Haut und Schleimhäuten, hämolytische Anämie bei Glucose-6-phosphat-Dehydrogenase-Mangel; **Kontraind.**: Überempfindlichkeit gegen Pyrazolderivate und Phenylbutazon, Glucose-6-phosphat-Dehydrogenase-Mangel, akute intermittierende Porphyrie, Schwangerschaft und Stillzeit

Phen|il|on *nt*: → *Pemolin*

Phen|ir|al|min *nt*: H_1-Antihistaminikum; Antiemetikum; **Anw.**: allergische Urtikaria, Rhinitis und Konjunktivitis; **Dosierung**: 1–2 × tgl. 50–75 mg p.o., bei Konjunktivitis lokal; **NW**: Sedierung, Mundtrockenheit, Obstipation

Phen|me|tra|zin *nt*: *Syn*: *Dexphenmetrazinum*; kurz wirksames Weckamin [7–10 h]; **Anw.**: Appetitzügler, zentrales Stimulans in der Rekonvaleszenz

Phen|o|bar|bi|tal *nt*: *Syn*: *Phenylethylbarbitursäure*; Barbiturat mit langer Wirkungsdauer, HWZ 50–120 h, bei Kindern 40–70 h; Sedativum, Antiepileptikum; **Anw.**: Beruhigungsmittel, primär und sekundär generalisierte tonisch-klonische Krämpfe, psychomotorische fokale Anfälle, Status epilepticus, Fieberkrämpfen im Kindesalter; **Dosierung**: Sedierung

Erwachsene 100 mg, Kinder 1–3 mg/kg bzw. 60 mg/m²; Antikonvulsivum 2–4 mg/kg/d, Kinder 3–8 mg/kg/d, Status epilepticus langsame i.v.-Injektion von 8–20 mg/kg; **NW**: Sedierung [im Verlauf Toleranzentwicklung], Übelkeit, Erbrechen, Diplopie, Verwirrtheit, Ataxie, beeinträchtigt das Reaktionsvermögen und die Verkehrstauglichkeit; *s.a. Essay Epilepsie und Status epilepticus S. 365*

Phe|nol|car|bon|säu|ren *pl*: *Syn*: *Phenolsäuren*; Oberbegriff für **Hydroxybenzoesäuren** [z.B. Salicylsäure, p-Hydroxybenzoesäure, Vanillinsäure] und **Hydroxyzimtsäuren** [z.B. Kaffeesäure, o-, p-Cumarsäure], die vorwiegend in Pflanzen vorkommen

Phe|nol|säu|ren *pl*: → *Phenolcarbonsäuren*

Phen|oxy|benz|amin *nt*: unspezifischer Rezeptorenblocker [Histamin-, Serotoninrezeptoren]; **Anw.**: periphere Durchblutungsstörungen, Phäochromozytom, neurogene Blasenentleerungsstörungen

Phen|oxy|me|thyl|pe|ni|cil|lin *nt*: *Syn*: *Penicillin V*; säurefestes Oralpenicillin; wirkt stärker gegen grampositive [Streptokokken, Staphylokokken, Corynebakterien, Listerien, Clostridien, Bacillus anthracis, Aktinomyceten] als gramnegative Keime [Meningokokken, Gonokokken] und besonders gegen β-hämolysierende A-Streptokokken; **NW**: *s.u. Penicillin*

α-Phen|oxy|pro|pyl|pe|ni|cil|lin *nt*: → *Propicillin*

Phen|pro|cou|mon *nt*: *Syn*: *3-(α-Ethylbenzyl)-4-hydroxycumarin*; orales Antikoagulans vom 4-Hydroxycoumarin-Typ; Vitamin K-Antagonist; **Anw.**: Thrombose- und Emboliprophylaxe nach Herzinfarkt, bei tiefen Beinvenenthrombosen, nach Lungenembolie usw.; **NW**: *s.u. Vitamin-K-Antagonisten*

Phen|tol|amin *nt*: Alphablocker; blockiert Serotoninrezeptoren und setzt Histamin aus Mastzellen frei; stimuliert die glatte Muskulatur im Gastrointestinaltrakt und die Säuresekretion des Magens; **Anw.**: schwere akute Herzinsuffizienz mit Lungenödem; Diagnostikum bei Verdacht auf Phäochromozytom; Behandlung von Blutdruckkrisen bei gesichertem Phäochromozytom und als Prophylaktikum vor und während der Operation eines Phäochromozytoms; **NW**: orthostatische Regulationsstörungen, Blutdruckabfall mit reflektorischer Tachykardie und Herzrhythmusstörungen, Übelkeit, abdominelle Beschwerden, Exazerbation peptischer Ulzera, Miosis, trockene Nase, Ejakulationsstörungen

Phen|yl|a|la|nin|ämie *f*: *Syn*: *Hyperphenylalaninämie*; erhöhter Phenylalaningehalt des Blutes [> 55 μmol/l]; *s.a. Phenylketonurie, Essay Störungen des Aminosäurestoffwechsels und Harnstoffzyklus S. 43*

Phen|yl|bu|ta|zon *nt*: Antirheumatikum; Gichtmittel; nur schwache analgetische oder antipyretische Wirkung; **Anw.**: nur noch bei akuten Schüben der Spondylitis ankylosans, akuten Schüben der chronischen Polyarthritis und beim Gichtanfall zugelassen

Phen|yl|ephrin *nt*: *Syn*: *Neosynephrin*; selektives α-Sympathomimetikum, Mydriatikum, lokaler Vasokonstriktor; **Anw.**: in Nasentropfen zur Schleimhautabschwellung; in Augentropfen zur Pupillenweitstellung; i.m. oder i.v. bei schwerer Hypotonie, insbesondere bei Spinalanästhesie, bei Kreislaufversagen und hypotensiver Krise; **NW**: Erregung, Kopfschmerzen, Herzklopfen, ventrikuläre Arrhythmien, pektanginöse Beschwerden; Auge: reaktive Hyperämie, brennende Schmerzen; **Kontraind.**: absolut: Thyreotoxikose, Phäochromozytom, Engwinkelglaukom, Blasenentleerungsstörungen mit Restharnbildung, relativ: Arrhythmien

Phen|yl|ethyl|bar|bi|tur|säu|re *f*: → *Phenobarbital*

Phen|yl|ke|ton|urie *f*: *Syn*: *Fölling-Krankheit, Morbus Fölling, Brenztraubensäureschwachsinn, Phenylbrenztraubensäure-Oligophrenie, Oligophrenia phenylpyruvica*; autosomal-rezessive Enzymopathie, die zu einem Mangel an Phenylalaninhydroxylase führt; häufigste Störung des Aminosäurestoffwechsels in Mitteleuropa [ca. 1:6.600 Lebendgeborene]; **Pathogenese**: der Mangel an Phenylalaninhydroxylase führt zu einem erhöhten Phenylalaninspiegel; der Abbau über alternative Stoffwechselwege generiert eine Reihe von Substanzen, die beim Gesunden normalerweise nicht vorkommen [z.B. Phenylessigsäure, gibt dem Harn den typischen **Mäu-**

P

seuringeruch]

Klinik: bei unbehandelten Patienten führt die Hyperphenyl-alaninämie zu geistiger Behinderung und Störung der körperlichen Entwicklung; häufig sind Epilepsien [1/3 der betroffenen Kinder], psychotische Störungen [Episoden von Erregung oder Depression, Selbstverstümmelung], ekzematoide juckende Dermatitiden, Haarausfall und Pyramidenbahnschädigung bei Erwachsenen; **Diagnostik**: der wichtigste diagnostische Schritt ist das **Neugeborenenscreening** auf Phenylketonurie am 4.–6. Tag mittels Guthrie-Test oder Bestimmung der Phenylalanin- und Tyrosinkonzentration im Plasma; wichtig ist, dass die Phenylketonurie verschiedene Schweregrade mit unterschiedlich hohem Phenylalaninspiegel haben kann; **differenzialdiagnostisch** müssen **sekundäre Phenylketonurie** und **atypische Phenylketonurie** ausgeschlossen werden

Therapie: phenylalaninarme Diät unter Überwachung des Blutspiegels [0,7–4 mg % bis zum 10. Lebensjahr; 0,7–15 mg % zwischen 10. und 16. Lebensjahr und danach 0,7–20 mg %]; **Prognose**: Frühdiagnose und phenylalaninarme Diät führen zu (fast) normaler Entwicklung; die Patienten zeigen eine leichte Verzögerung der geistigen Entwicklung; *s.a. Essay Störungen des Aminosäurestoffwechsels und Harnstoffzyklus S. 43*

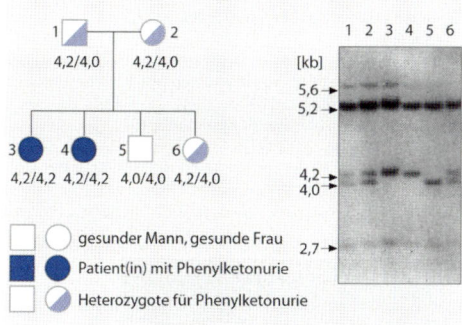

Abb. P47. Phenylketonurie. Stammbaum einer Familie mit Phenylketonurie

Tab. P7. Phenylketonurie. Differenzialdiagnose der Hyperphenylalaninämien

Genetische Defekte der Umwandlung von Phenylalanin zu Tyrosin
Genetische Defekte der Phenylalaninhydroxylase
Klassische PKU (Plasmaphenylalanin > 1200 µmol/l)
Milde PKU (Plasmaphenylalanin < 1200 µmol/l)
Milde Hyperphenylalaninämie (Plasmaphenylalanin < 600 µmol/l)
Genetische Defekte der Tetrahydrobiopterinbildung (BH$_4$-Kofaktor)
Sekundäre Phenylalaninerhöhungen
Tyrosinämien
Frühgeburtlichkeit
Leber- oder Nierenversagen
Einnahme von Trimethoprim
Zytostatikatherapie

atypische Phenylketonurie: Hyperphenylalaninämie durch einen genetisch bedingten Tetrahydrobiopterin-Mangel; die Symptomatik wird durch den Mangel an Neurotransmittern bestimmt

maternale Phenylketonurie: Bezeichnung für die Schädigung eines Embryos oder Fetus durch eine Hyperphenylalaninämie der Mutter bei unbehandelter Phenylketonurie; führt u.a. zu Fehl- und Totgeburten, geistiger Behinderung, Katarakt, Gaumenspalten, Syndaktylien

Phe|nyl|pro|pa|nol|a|min *nt*: *Syn: DL-Norephedrin*; Appetitzügler, Vasodilatator, Sympathomimetikum; **Anw.**: Appetitzügler; allergische Rhinitis; **Dosierung**: 3–4 × 25 mg p.o.; **NW**: Appetitminderung, Schlafstörungen, zentrale Erregung, Unruhe, Gereiztheit, starker Bewegungsdrang, Herzklopfen, ventrikuläre und supraventrikuläre Rhythmusstörungen, pektanginöse Beschwerden; **Kontraind.**: absolut: Hypertonie, Thyreotoxikose, Phäochromozytom, Engwinkelglaukom, Blasenentleerungsstörungen mit Restharnbildung; relativ: schwere organische Herz- und Gefäßveränderungen, Herzrhythmusstörungen

Phe|nyl|tol|ox|a|min *nt*: *Syn: Bristamin*; H$_1$-Antihistaminikum; Antitussivum; wegen der stark sedierenden Wirkung nur selten verwendet [allergische Urtikaria und Rhinitis]

Phe|nyl|to|in *nt*: *Syn: Diphenylhydantoin*; membranstabilisierendes Antiepileptikum mit antikonvulsiver Wirkung; Antiarrhythmikum; Halbwertzeit 22 h [7–42 h]; **Anw.**: fokale Epilepsien, Grand mal-Epilepsie, Trigeminusneuralgie, digitalisbedingte ventrikuläre und supraventrikuläre Arrhythmie; **NW**: Nystagmus, akute zerebelläre Ataxie, Müdigkeit, Verschwommensehen, Zahnfleischhyperplasie, extrapyramidale Hyperkinesien, Enzephalopathie, Polyneuropathie, Herzrhythmusstörungen, Bradykardie; **Kontraind.**: AV-Block, Leukopenie; *s.a. Essay Epilepsie und Status epilepticus S. 365*

Phi|a|lo|pho|ra *nt*: Pilzgattung, die tiefe Hautmykosen und Systemmykosen verursacht; *s.a. Chromomykose*

Philadelphia-Chromosom *nt*: abnorm kleines Chromosom 22, das häufig bei myeloischer Leukämie gefunden wird; es liegt eine reziproke Translokation zwischen Chromosom 9 und 22 vor [t(9;22)]; *s.u. Essay Akute Leukämien S. 889*

Phi|mo|se *f*: *Syn: Capistratio*; meist erworbene [Trauma, Entzündung] Verlängerung und Verengung der Vorhaut, die nicht über die Eichel zurückgeschoben werden kann; damit kann es u.a. zu Smegmaretention, Balanoposthitis oder Harnwegsobstruktion kommen; eine **Beschneidung** [Zirkumzision] ist indiziert bei persistierender Phimose nach dem 2. Lebensjahr sowie zur Prophylaxe oder Therapie von Komplikationen

Phleb|ek|to|mie *f*: *Syn: Venektomie, Venenresektion*; operative (Teil-)Entfernung einer Vene, z.B. bei Krampfadern; *s.a. Essay Krampfadern/Varizen S. 1643*

Phle|bi|tis saltans *f*: *Syn: Phlebitis migrans*; rekurrente, multifokale Entzündung kleiner und mittlerer [subkutaner] Venen, z.B. bei Thrombangiitis obliterans, Behçet-Krankheit oder systemischem Lupus erythematodes; kommt es zu rezidivierenden oberflächlichen und tiefen Thrombosen mit Embolien im Zusammenhang mit einem Malignom [meist Mesotheliom] handelt es sich um ein **Trousseau-Syndrom** [Thrombophlebitis migrans]

Phle|bo|dy|na|mo|me|trie *f*: Venendruckmessung in Ruhe und unter Belastung; *s.a. Venensphygmografie*

Phle|bo|gra|fie, -gra|phie *f*: *Syn: Venografie*; Röntgenkontrastdarstellung von Venen nach direkter [i.v.-Injektion, Venenkatheter] oder indirekter [Injektion in eine vorgeschaltete Arterie] Kontrastmittelapplikation; der Haupteinsatzbereich liegt in der Diagnose von Thrombosen, Embolien, postthrombotischem Syndrom und Veneninsuffizienz; *s.a. Essay Thrombose und Embolie S. 1527*

Phle|bo|phle|bo|sto|mie *f*: *Syn: Venen-Venen-Anastomose, Venovenostomie*; operative Verbindung von zwei Venen oder von zwei Abschnitten einer Vene

Phle|bo|plas|tik *f*: *Syn: Venenplastik*; plastische Chirurgie an Venen, z.B. Palma-Operation

Phle|bor|rha|phie *f*: *Syn: Venennaht*; Naht einer Vene nach traumatischer oder operativer Durchtrennung oder Inzision

Phle|bo|sko|pie *f*: Phlebografie unter Durchleuchtungskontrolle

Phle|bo|throm|bo|se *f*: *Syn: Venenthrombose*; nicht-entzündliche Thrombose tiefer Venen mit Verschluss des Lumens; die Thrombose oberflächlicher Venen wird als Thrombophlebitis bezeichnet; *s.a. Beinvenenthrombose, Essay Thrombose und Embolie S. 1527*

Phle|bo|to|mie *f*: **1.** *Syn: Venenöffnung, Venae sectio*; operative Freilegung und Eröffnung einer Vene **2.** *Syn: Venenschnitt,*

Venae sectio; Inzision einer Vene

Phle|bo|to|mus *m*: Mückengattung, die in den Tropen Viren und Leishmanien überträgt; *s.u. Essay Parasitosen S. 1217*

Phle|bo|to|mus|fie|ber *nt*: *Syn: Pappatacifieber, Moskitofieber, Dreitagefieber*; durch Phlebotomus papatasi übertragene hoch fieberhafte, akut einsetzende Arbovirusinfektion mit Kopf- und Augenschmerzen, Konjunktivitis und heißer, geröteter Haut; seltener kommt es zu Haut- und Schleimhautblutungen oder Exanthemen [morbilliform, roseolär, skarlatiniform, urtikariell]; **Prognose**: die Abheilung beginnt nach 2–4 Tagen

Phleg|ma|sia alba dolens *f*: *Syn: Milchbein*; meist im Wochenbett auftretende schmerzhafte, weiße Schwellung des Oberschenkels durch eine tiefe Bein- und Beckenvenenthrombose; ein reflektorischer arterieller Spasmus führt zu einer kühlen, blassen Extremität mit vermindertem Puls; **Therapie**: *s.u. Beinvenenthrombose*

Phleg|ma|sia coerulea dolens *f*: massive tiefe Bein- und Beckenvenenthrombose mit starken Schmerzen und bläulich-zyanotischer Verfärbung des Oberschenkels; *s.u. Beinvenenthrombose, Essay Thrombose und Embolie S. 1527*

Phlo|ri|zin *nt*: *Syn: Phlorrhidzin, Phlorrhizin*; in der Rinde von Obstbäumen [Apfel, Kirschen, Pflaumen] vorkommendes Glykosid; hemmt die Glucoserückresorption in der Niere und verursacht eine **Phlorizinglukosurie** bei normalen Blutzuckerwerten [**Phlorizindiabetes**]

Pho|nem *nt*: *Syn: Stimmenhören*; akustische Halluzination mit Hören von Stimmen; findet sich bei einer Reihe von Psychosen, v.a. bei Schizophrenie

Phon|en|do|skop *nt*: *Syn: Nasenhörrohr, Hörschlauch*; spezielles Hörrohr zur Auskultation von Nasengeräuschen

Pho|no|an|gi|o|gra|fie, -gra|phie *f*: *Syn: Fonoangiografie*; Aufzeichnung von Schallphänomenen über Gefäßen

Pho|no|gra|fie, -gra|phie *f*: *Syn: Fonografie*; Aufzeichnung von Schallphänomenen über Organen, Körperhöhlen, Gefäßen u.ä.

Pho|no|kar|di|o|gra|fie, -gra|phie *f*: *Syn: Fonokardiografie*; Aufzeichnung von Schallphänomenen über dem Herzen; durch Filter werden selektiv hohe bzw. niedrige Frequenzen [35–400 Hz] aufgezeichnet; durch eine simultane EKG-Registrierung gelingt eine zeitliche Zuordnung der Schallphänomene

Pho|no|me|ter *nt*: *Syn: Fonometer*; Gerät zur Messung der Lautstärke von Flüstersprache bei der Hörprüfung

Pho|no|my|o|gra|fie, -gra|phie *f*: *Syn: Fonomyografie*; Aufzeichnung von Schallphänomenen über Muskeln

Pho|no|skop *nt*: *Syn: Fonoskop*; Stethoskop mit eingebautem Mikrophon

Pho|rop|ter *m*: *s.u. Skiaskopie*

Phos|phat|di|a|be|tes *m*: *Syn: genuine Vitamin D-resistente Rachitis, familiäre hypophosphatämische Rachitis*; X-chromosomal-dominante Störung der Phosphatresorption in der Niere, die zur Ausbildung einer Rachitis führt; häufigste angeborene Rachitisform [1:25.000 Neugeborene]; das Gen [**PEX**, phosphate regulating with homologies to endopeptidases, on the X-chromosome] beeinflusst wahrscheinlich ein Hormon, das die renale Phosphatsekretion steuert; **Klinik**: Kleinwuchs [unterhalb der 3er Perzentile], verminderte Wachstumsgeschwindigkeit, O-Beine, Knochenschmerzen, Spontanfrakturen, verspäteter Zahndurchbruch und Zahnwechsel, Zahnschmelzstörungen und Zahnwurzelabszesse; **Therapie**: orale Zufuhr von elementarem Phosphor in 5–6 Einzeldosen pro Tag bis ins Erwachsenenalter; danach nur noch bei Knochenschmerzen

Phos|phat|man|gel|ra|chi|tis *f*: → *Hypophosphatasie*

Phos|pho|di|es|te|ra|se|hem|mer *m*: *Syn: PDE-Hemmer*; Substanz, die den enzymatischen Abbau von Cyclo-AMP zu Adenosinmonophosphat hemmt und damit die intrazelluläre Cyclo-AMP-Konzentration erhöht; führt u.a. zu Steigerung von Lipolyse und Glykolyse, Gefäßdilatation und Verminderung der Thrombozytenaggregation
selektive Phosphodiesterase-5-Hemmer [PDE5-Hemmer], wie Sildenafil★, Vardenafil★ und Tadalafil★ werden zur Therapie der erektilen Dysfunktion verwendet; durch Hem-

mung der Phosphodiesterase-5 kommt es zu einem Anstieg von cGMP in den Corpora cavernosa und damit zu einer arteriellen Relaxation und Erektion; *s.a. Essay Erektions- und Ejakulationsstörungen S. 295*

Phos|pho|no|my|cin *nt*: → *Fosfomycin*

Phos|pho|ri|bo|syl|py|ro|phos|phat|syn|the|ta|se *f*: *Syn: Ribosephosphatpyrophosphokinase, PRPP-Synthetase*; Enzym der Purin- und Pyrimidinnucleotidsynthese; erhöhte Enzymaktivität verursacht primäre Gicht; *s.a. Essay Gicht und andere Störungen des Purinstoffwechsels S. 487*

Phosphorylase-b-Kinase-Insuffizienz *f*: → *Glykogenose Typ VIII*

Pho|to|che|mo|the|ra|pie *f*: *Syn: Fotochemotherapie*; kombinierte Photo- und Chemotherapie, z.B. Psoralen★ plus UVA [PUVA]; als **lokale Photochemotherapie** zur Behandlung umschriebener Läsionen [z.B. bei Psoriasis★], als **orale Photochemotherapie** zur Behandlung ausgedehnter Läsionen

Pho|to|der|ma|ti|tis *f, pl* **-ti|ti|den**: → *Photodermatose*
Photodermatitis phytogenica: → *Gräserdermatitis*

Pho|to|der|ma|to|se *f*: *Syn: Photodermatitis, Lichtdermatitis, Fotodermatose, Fotodermatitis, Lichtdermatose*; entzündliche Hautveränderung durch eine photoallergische Reaktion [Photokontaktallergie] oder phototoxische Wirkung [Photokontaktdermatitis]

Pho|to|e|lek|tro|nys|tag|mo|gra|fie, -gra|phie *f*: Elektronystagmografie mit gleichzeitiger Fotografie des Nystagmus

Pho|to|kon|takt|al|ler|gie *f*: → *photoallergische Kontaktdermatitis*

Pho|to|kon|takt|der|ma|ti|tis *f, pl* **-ti|ti|den**: → *phototoxische Kontaktdermatitis*

Pho|to|me|trie *f*: *Syn: Fotometrie*; Messung der Lichtdurchlässigkeit oder -absorption von Lösungen zur Konzentrationsbestimmung von Stoffen

Pho|to|patch|test *m*: belichteter Epikutantest★

Pho|to|szin|ti|gra|fie, -gra|phie *f*: *Syn: Fotoszintigrafie*; fotografische Darstellung der radioaktiven Impulsdichte mit einem **Photoscanner**

Phre|nek|to|mie *f*: *Syn: Zwerchfellresektion*; operative (Teil-)Ent-

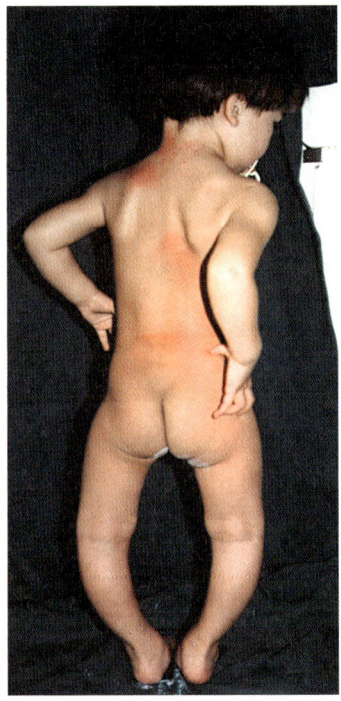

Abb. P48. Phosphatdiabetes. 2½-jähriges Mädchen mit ausgeprägten O-Beinen

fernung des Zwerchfells

Phre|ni|kek|to|mie f: Syn: Phrenikusexhärese, Phrenikusexairese, Phrenikusexhairese, Phrenikusresektion; operative (Teil-)Entfernung des Nervus phrenicus; wurde früher zur Therapie eines einseitigen Zwerchfellhochstandes eingesetzt

Phre|ni|ko|to|mie f: Syn: Phrenikusdurchtrennung; Durchtrennung des Nervus phrenicus

Phre|ni|kus|ex|hä|re|se f: → Phrenikektomie

Phre|ni|kus|re|sek|ti|on f: → Phrenikektomie

Phry|no|derm nt: Syn: Hyperkeratosis follicularis; s.u. Hyperkeratose

Phthi|ri|a|sis f, pl -ses: Syn: Pediculosis pubis; s.u. Pediculosis

Phthi|rus pubis m: Syn: Filzlaus, Schamlaus, Pediculus pubis; s.u. Pediculus

Phyl|lo|i|des|tu|mor m: Syn: Phyllodestumor, Cystosarcoma phyllodes/phylloides; sehr seltenes Fibroadenom* der Brustdrüse, bei dem der bindegewebige Anteil überwiegt; Phylloidestumoren sind meist gutartig, können aber auch als **maligne Phylloidestumoren** [Cystosarcoma phyllodes/phylloides] vorkommen; dabei handelt es sich um langsam wachsende Sarkome, die extrem groß werden können; **Therapie**: eine komplette operative Entfernung mit großem Sicherheitssaum ist erforderlich; aufgrund der Größe ist meist eine Mastektomie und bei entsprechender Metastasierung eine Strahlen- und systemische Chemotherapie indiziert; s.a. Essay Neubildungen der Brustdrüse S. 969

Phy|so|stig|min nt: Syn: Eserin; in der Calabarbohne [Physostigma venenosum] zentral wirksames Alkaloid; zentral wirksamer, reversibler Cholinesterasehemmer; Ursache der Physostigminvergiftung; **Anw.**: Intoxikation mit zyklischen Antidepressiva, Neuroleptika, Antihistaminika, Atropin; **Dosierung**: initial 2 mg langsam i.v. und je nach Symptomatik 0,5 bis 2,0 mg/h bis zu einer Gesamtmenge von 50 mg; **NW**: Asthmaanfälle, Übelkeit, Brechreiz, Erbrechen, Diarrhoen, Hypersalivation; **Kontraind.**: Schädel-Hirn-Trauma, Behandlung mit depolarisierenden Muskelrelaxantien, Diabetes mellitus, chronisch-ischämische Herzkrankheit, Asthma bronchiale, Dystrophia myotonica, Morbus Parkinson; s.a. Essay Intoxikationen S. 743

Phy|so|stig|min|ver|gif|tung f: Syn: Physostigminismus; geprägt von Miosis, Speichelfluss, Schweißausbrüchen, Durchfall, Erbrechen, Koliken, Fieber und u.U. Atemlähmung; **Antidot**: Atropin i.v.; s.a. Essay Intoxikationen S. 743

Phyto-Photodermatitis f: → Gräserdermatitis

Phy|to|ste|ri|ne pl: Syn: Phytosterole; aus höheren Pflanzen gewonnene Sterine [z.B. Stigmasterin, Sitosterin], die z.T. in der Phytotherapie verwendet werden

Phy|to|ste|ro|le pl: → Phytosterine

Phy|to|the|ra|pie f: Lehre von der heilenden Wirkung von Pflanzen; Behandlung mit Pflanzen oder Pflanzenteilen [Drogen*]; ist in Deutschland eine anerkannte besondere Therapieform, d.h. Präparate dürfen verordnet werden; viele Wirkstoffe wurden isoliert und werden heute in entsprechenden Präparationen angeboten; die Schulmedizin lehnt aber i.d.R. die Verwendung von Mehr- oder Vielstoffgemischen ab, weil dann die Interaktionen und Nebenwirkungen nur schwer vorauszusagen sind; Anhänger der Phytotherapie verweisen dagegen auf die oft lange Erfahrungsgeschichte und die i.d.R. große therapeutische Breite und die meist geringen Nebenwirkungen

Pi|an f: → Frambösie

Pi|ce|ae aetheroleum nt: Syn: Fichtenöl; ätherisches Öl der Fichte*

Pi|ce|ae folium nt: Syn: Fichtennadeln; s.u. Fichte

Pick-Herxheimer-Krankheit f: → Acrodermatitis chronica atrophicans

Pick-Krankheit f: Syn: Pick-Atrophie; sehr seltene, fortschreitende, umschriebene Atrophie des Gehirns; führt zu zunehmendem Persönlichkeitsverfall und präseniler Demenz [**fronto-temporale Demenz**]; beginnt meist zwischen dem 50. und 60. Lebensjahr und führt innerhalb von 7–10 [1–15] Jahren zum Tod; die Ätiologie ist noch unbekannt; s.u. Essay Dementielle Syndrome S. 239

Pi|do|ru|bi|cin nt: → Epirubicin

Pi|e|bal|dis|mus m: Syn: Albinismus circumscriptus; s.u. Albinismus

Pi|e|dra f: Syn: Haarknötchenkrankheit, Trichosporie; Pilzinfektion des Haarschaftes mit zahlreichen Knoten

Piedra alba: Syn: weiße Piedra, Beigel-Krankheit, Trichomycosis nodosa; meist die Barthaare betreffende Pilzinfektion [Trichosporon beigelii] der Haarbälge mit Knötchenbildung; **Klinik**: typische, weiße Haarknötchen; wenige Millimeter groß; perlschnurartig aufgereiht; **Therapie**: Abschneiden bzw. Rasur der Haare; evtl. gleichzeitig Terbinafin* intern 250 mg/d über 6 Wochen

Piedra nigra: Syn: schwarze Haarknötchenkrankheit, schwarze Piedra; durch **Piedraia hortai** verursachte Haarerkrankung mit zahlreichen bräunlich-schwarzen Knoten

Piggy-Back-Technik f: Methode der Lebendleberspende, bei der die untere Hohlvene des Empfänger im Körper verbleibt und die Hohlvene des Spenders in einer „Huckepacktechnik" auf die Empfängerhohlvene genäht wird; s.u. Essay Transplantationschirurgie S. 1549

Pig|ment|der|ma|to|se Siemens-Bloch f: → Incontinentia pigmenti Typ Bloch-Sulzberger

Pig|ment|dis|per|si|ons|glau|kom nt: Syn: Pigmentglaukom; Ursache ist eine nach hinten durchhängende Irisbasis, die auf den Zonulafasern reibt, wodurch Pigment von der Irisrückfläche freigesetzt wird [Kirchenfensterphänomen]; die Pigmentgranula werden vom Trabekelendothel phagozytiert und verstopfen das Trabekelwerk; findet sich häufig bei Männern mit Myopie im jüngeren Lebensalter; s.u. Essay Glaukome S. 497

Pig|ment|dys|tro|phie, kongenitale f: Syn: Leschke-Syndrom, Dystrophia pigmentosa; Variante der Neurofibromatosis* generalisata mit makulöser Hautpigmentierung aber ohne Hauttumoren

Pig|ment|fle|cken|po|ly|po|se f: → Peutz-Jeghers-Syndrom

Pig|ment|nä|vus m, pl -vi: s.u. Nävus

Pigment, ochronotisches nt: s.u. Alkaptonurie

Pig|ment|pur|pu|ra, progressive f: → Purpura pigmentosa progressiva

Pig|ment|sar|kom, idiopathisches multiples Kaposi nt: → Kaposi-Sarkom

Pig|ment|stein m: ca. 10 % aller Gallensteine werden durch Bilirubinpigment gefärbt; man kann nach der Farbe zwischen **braunen** und **schwarzen Pigmentsteinen** unterscheiden, wobei braune Pigmentsteine v.a. bei chronischer Cholangitis gefunden werden

Pig|ment|zell|mal nt: → Nävuszellnävus

Tab. P8. **Pigmentstein.** Vergleich brauner und schwarzer Pigmentsteine

	Schwarzer Pigmentstein	Brauner Pigmentstein
Zusammensetzung		
Bilirubinpigment	40 (10–90) %	50 (28–79) %
Kalzium	15 (3–40) %	5 (3–9) %
Kalziumkarbonat	13 (0–65) %	–
Kalziumphosphat	5 (0–32) %	<1 %
Palmitat	1 (0–3) %	23 (11–67) %
Cholesterin	3 (1–13) %	10 (2–28) %
Risikogruppen	Hämolyse Alkohol Leberzirrhose	Chronische Cholangitis
Lokalisation	Gallenblase > Gallengang	Gallengang > Gallenblase
Diagnostik	Radiologisch positiv	Radiologisch negativ
Therapie	Cholezystektomie	Interventionell endoskopisch (ERC)

ERC = endoskopische retrograde Cholangiografie

Pi|li incarnati/recurvati *pl*: *Syn*: *Pseudofolliculitis barbae*; reaktive Entzündung durch Einwachsen von (Bart-)Haaren

Pi|li torti *pl*: *Syn*: *Trichokinesis, Trichotortosis*; v.a. Mädchen betreffende, familiär gehäuft auftretende Verdrehung der Haare um die Längsachse; **Pili torti mit Kupfermangel** [Menkes-Syndrom] ist eine seltene, X-chromosomal-rezessive Störung der intestinalen Kupferresorption; führt zu allgemeinem Kupfermangel, Depigmentierung der Haut, follikulären Hyperkeratosen, Fehlen der Augenbrauen und Wimpern; charakteristisch sind brüchige, pigmentarme, um die eigene Achse gedrehte Haare; dazu kommen Wachstumsstörungen und psychomotorische Retardierung; **Prognose**: meist Tod im 4. bis 5. Lebensjahr

Pil|le *f*: Antibabypille; *s.u. Essay Empfängnisverhütung und Familienplanung S. 343*

Pille danach: *Syn*: *Postkoitalpille*; hormonelle Interzeption, d.h. die Nidation der fertilisierten Eizelle wird verhindert; ist nicht zur Daueranwendung geeignet, sondern sollte nur in Notfällen eingesetzt werden; *s.a. Essay Empfängnisverhütung und Familienplanung S. 343*

Pi|lo|car|pin *nt*: aus den Blättern von Pilocarpus-Species gewonnenes Alkaloid; direktes Parasympathomimetikum; Miotikum; Anw.: Glaukombehandlung; NW: Brennen, vermehrter Tränenfluss und Schmerzen bei Beginn der Behandlung, Akkommodationsspasmus, Miosis, Sphinkterrigidität; *s.a. Essay Glaukome S. 497*

Pi|lon|frak|tur *f*: *Syn*: *pilon tibiale-Fraktur*; intraartikuläre Fraktur der distalen Tibia [und meist auch Fibula] mit keilförmigem Spongiosadefekt; häufig bei Skiverletzungen; hat wegen der nur geringen Weichteildeckung eine hohes Infektionsrisiko; deshalb wir im ersten Schritt der **Therapie** oft ein Fixateur externe angelegt oder in einer Gipsschale ruhig gestellt; sobald sich die Weichteile erholt haben, erfolgt die geschlossene Reposition der Tibiagelenkfläche [arthroskopische Kontrolle] und Fixierung mit perkutanen Schrauben und Marknägeln; bei guten Weichteilverhältnissen kann die Rekonstruktion primär erfolgen; *s.a. Essay Fraktur, Luxation, Distorsion S. 423*

Pi|lo|ni|dal|fis|tel *f*: *Syn*: *Steißbeinfistel, Steißbeinzyste, Sinus pilonidalis, pilonidaler Abszess, Kokzygealfistel, Haarnestfistel, Haarnestgrübchen, Pilonidalzyste, Sakraldermoid, Fistula coccygealis/pilonidalis*; epithelausgekleideter Fistelgang in der medianen Steißbeingegend/Analfalte; durch einen persistierenden embryonalen Neuroporus oder [häufiger] durch Eindringen von Haaren und Oberflächenepithel in die Haut bedingt; betrifft meist jüngere, stark behaarte Män-

ner, die vorwiegend sitzende Tätigkeiten ausüben [Taxi-, LKW-Fahrer]; **differenzialdiagnostisch** kommen v.a. Analfistel und ein periproktitischer Abszess infrage; **Therapie**: Ausschneidung und Sekundärheilung

Pilz|ar|bei|ter|lun|ge *f*: exogen-allergische Alveolitis durch Pilzsporen [Thermoaktinomyzeten, Austernpilz]; *s.a. Essay Lungen- und Atemwegserkrankungen durch Arbeit und Umwelt S. 1265*

Pilz|asth|ma *nt*: Asthma bronchiale durch Pilzantigene

Pil|ze *pl*: *Syn*: *Fungi, Myzeten*; die mehr als 100.000 Arten umfassenden echten Pilze, die sexuelle Sporen bilden; Erreger von Mykosen bei Tieren und Menschen; *s.u. Essay Mykosen S. 1059*

Pilz|grind *m*: → *Favus*

Pilz|ke|ra|ti|tis *f*: → *Hornhautmykose*

Pilz|me|nin|gi|tis *f, pl* -**ti|den**: durch Pilze hervorgerufene Entzündung der Hirn- oder Rückenmarkshaut [Meninx], die v.a. abwehrgeschwächte Patienten [HIV-Infektion, Chemotherapie, Steroide] betrifft; in Mitteleuropa sind Candida* albicans, Cryptococcus* neoformans und Aspergillus* fumigatus die häufigsten Erreger; klinisch ist die Abgrenzung gegen eine tuberkulöse Meningitis oft schwierig, obwohl Pilzinfektionen oft Granulome oder Abszesse bilden; **Diagnose**: Liquoruntersuchung; Candida [Gramfärbung] und Cryptococcus [Tuschepräparat] können direkt im Liquor nachgewiesen werden; die **Therapie** hängt vom Erreger ab, meist wird aber Amphotericin* B verwendet, das auch intrathekal appliziert werden kann

Pilz|nähr|bö|den *pl*: spezielle Nährböden zur Kultivierung von Pilzen; die Anzucht aus klinischem Untersuchungsmaterial erfolgt am häufigsten auf Sabouraud-Glucose-Agar; *s.a. Essay Mykosen S. 1059*

Pilz|sep|sis *f*: Vorkommen von Pilzen im Blut [**Fungämie** bleibt bei Immungesunden meist ohne Folgen; immunsupprimierte Patienten entwickeln hingegen eine Pilzsepsis, mit Absiedlung der Pilze in verschiedenen Organen [Niere, Gehirn, Myokard, Auge, Milz und Leber], z.T. unter Ausbildung von Mikroabszessen; klinisch äußert sich eine Pilzsepsis meist durch das Auftreten septischer Temperaturen unter Breitspektrumantibiotikatherapie sowie ggf. Funktionseinschränkung der betroffenen Organe; *s.a. Essay Mykosen S. 1059*

Pi|ma|ri|cin *nt*: → *Natamycin*

Pi|me|cro|li|mus *nt*: Calcineurinhemmer; Anw.: topische Behandlung leichter bis mittelschwerer Formen des atopischen Ekzems; *s.a. Essay Atopisches Ekzem S. 313*

Pi|mo|ben|dan *nt*: Calciumsensitizer; wirkt positiv inotrop und

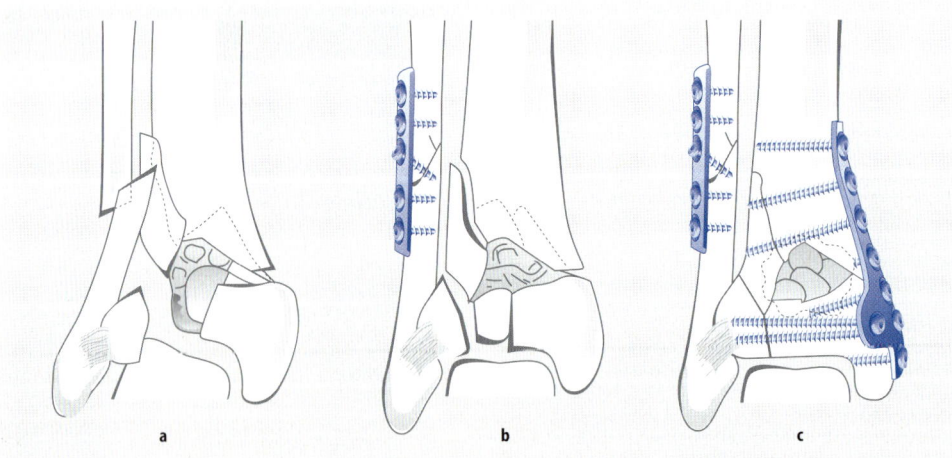

Abb. P49. Pilonfraktur. a vor der Versorgung, **b** Stabilisierung der Fibulafraktur, **c** Rekonstruktion der anatomischen Verhältnisse und stabile Plattenosteosynthese

Tab. P9. Pilzmeningitis. Erreger und Therapie

Klasse	Art		Symptome	Antimykotikum
Zygomyzeten	Mucor	Meningitis	Akut	Amphotericin B
	Rhizopus	Meningoenzephalitis	Akut	Amphotericin B
	Absidia	Abszess, Infarkt	Akut, subakut	Amphotericin B
Askomyzeten	Histoplasma	Meningitis, Granulome, Hydrozephalus	Chronisch	Amphotericin B i.v., i.th.
	Candida	Meningitis, Vaskulitis	Akut	Fluconazol oral, Amphotericin B plus
		Enzephalitis, Abszess	Subakut	Flucytosin evtl. Amphotericin B i.th.
	Bei Immunsuppression:			
	Blastomyces	Meningitis		Amphotericin B ggf. plus Fluconazol
Basidiomyzeten	Cryptococcus neoformans	Meningitis	Chronisch	Amphotericin B plus Flucytosin
Deuteromyzeten	Aspergillus	Meningitis, Abszes Sinusthromose, Vaskulitis	Akut-chronisch	Amphotericin B i.v., i.th. plus Flucytosin ggf. plus Rifampicin

hemmend auf die Phosphodiesterase III des Myokards; *s.a. Essay Herzinsuffizienz S. 599*

Pilmolzid *nt*: orales Neuroleptikum; hochpotentes, langwirksames und spezifisches Antipsychotikum; **Anw.**: schizophrene Psychosen, v.a. mit Minussymptomatik; **Dosierung**: 1–2 [–4] mg/d p.o.; **NW**: extrapyramidal-motorische Störungen [Parkinsonoid, Dyskinesien, Akathisie], Kreislauflabilität, innere Unruhe, Magen-Darm-Störungen

Pim|per|nell *m*: → *Bibernelle*

Pim|pi|nel|la anisum *f*: → *Anis*

Pim|pi|nel|lae herba *f*: oberirdische Teile der Bibernelle*

Pim|pi|nel|lae radix *f*: **Syn**: *Bibernellwurzel*; Wurzelstock und Wurzel der Bibernelle*

Pim|pi|nel|la major *f*: **Syn**: *große Bibernelle*; *s.u. Bibernelle*

Pim|pi|nel|la saxifraga *f*: **Syn**: *kleine Bibernelle*; *s.u. Bibernelle*

Pim|pi|nel|le *f*: → *Bibernelle*

Pil|mus|tin *nt*: → *Nimustin*

Pin|do|lol *nt*: β1- und β2-Blocker, Antihypertensivum; **Anw.**: Sinustachykardie, supraventrikuläre Tachykardie, Vorhofflimmern, essenzieller Tremor; Weitwinkelglaukom, introkuläre Hypertonie; **Dosierung**: Hypertonie initial 5 mg 2–3 × tgl., maximal 40 mg/d; Angina pectoris 10–40 mg/Tag verteilt auf 4 Dosen; Weitwinkelglaukom, introkuläre Hypertonie Augentropfen 1 % oder 0,25 %; **NW**: Müdigkeit, Benommenheit, Schlafstörungen, Hypotension, kalte Extremitäten, Raynaud-Syndrom, Übelkeit, Erbrechen, Alopezie, Myopathien, trockene Augen, Stomatitis, Störungen der Sexualfunktion [Nachlassen von Libido und Potenz]; **Kontraind.**: obstruktive Bronchitis, Asthma bronchiale, manifeste Herzinsuffizienz, frischer Herzinfarkt

Pi|ne|al|ek|to|mie *f*: operative Entfernung der Zirbeldrüse [Epiphysis cerebri]

Pingpong-Infektion *f*: **Syn**: *Retroinfektion*; gegenseitige Reinfektion von Partnern, z.B. bei Geschlechtskrankheiten

Pi|ni aetheroleum *nt*: **Syn**: *Pinienöl*; ätherisches Öl der Kiefer*

Pi|ni|en|öl *nt*: **Syn**: *Pini aetheroleum*; ätherisches Öl der Kiefer*

Pi|ni pumilionis aetheroleum *nt*: **Syn**: *Latschenkieferol, Latschenol*; ätherisches Öl aus Nadeln und kleinen Zweigen der Latschenkiefer*

Pi|ni turiones *pl*: **Syn**: *Kiefersprossen*; *s.u. Kiefer*

pink puffer *m*: **Syn**: *PP-Typ*; Lungenemphysematiker mit schwerer Dyspnoe, aber nur leichter Hypoxämie und normalem Hämatokrit; *s.a. Lungenemphysem, Essay Chronisch-obstruktive Lungenkrankheiten und Lungenemphysem S. 911*

Pinkus Alopezie *f*: → *Mucinosis follicularis*

Pinkus-Krankheit *f*: **Syn**: *Lichen nitidus, Granuloma nitidum*; ätiologisch unklare, benigne Dermatose mit lichenoiden Papeln und lymphohistiozytären Infiltraten der Epidermis; eine **Therapie** ist selten nötig, da der Lichen selbst nach Jahren noch abheilen kann; bei Leidensdruck Retinoide oder Corticoide extern

Pinkus-Tumor *m*: **Syn**: *prämalignes Fibroepitheliom, fibroepithelialer Tumor (Pinkus), Fibroepithelioma Pinkus*; semimaligner Hauttumor; nicht-invasive Form des oberflächlichen Basalioms*

Pins-Zeichen *nt*: **Syn**: *Ewart-Zeichen*; Bronchialatmen oder aufgehobenes Atemgeräusch sowie Klopfschalldämpfung am unteren linken Schulterblattwinkel bei massivem Perikarderguss

Pin|ta *f*: **Syn**: *Carate, Mal del Pinto*; durch Treponema carateum verursachte chronische Hauterkrankung in Süd- und Mittelamerika; im Gegensatz zur Syphilis gibt es keine Knochenläsionen und keinen Befall von Zentralnervensystem oder Herz-Kreislaufsystem

Pi|nus mugo ssp. pumilio *f*: → *Latschenkiefer*

Pi|pam|pe|ron *nt*: Butyrophenonderivat mit relativ schwach ausgeprägter antipsychotischer Wirkung; Neuroleptikum; **Anw.**: Störungen des Schlaf-Wach-Rhythmus, Schlafstörungen, Verwirrtheit, psychomotorische Erregung, Stimmungslabilität; **Dosierung**: 120 bis 240 mg/d p.o.; **NW**: Kreislaufstörungen, Sekretionsstörungen exkretorischer Drüsen

Pi|pa|ze|tat *nt*: Antitussivum ohne hypnotische oder atemdepressive Nebenwirkungen; **Dosierung**: 20–40 mg 3 × tgl.; **NW**: Müdigkeit, Benommenheit, Übelkeit, Erbrechen, Schlaflosigkeit

Pi|pe|mid|säu|re *f*: **Syn**: *Acidum pipemidicum*; älterer oraler Gyrasehemmer, Antibiotikum; wirkt v.a. gegen gramnegative Keime [Enterobacteriaceae, Pseudomonas aeruginosa]; **Anw.**: akute und chronische sowie rezidivierende Infektionen der Niere und der ableitenden Harnwege sowie Prostatitis

Pi|pe|ra|cil|lin *nt*: parenterales Acylaminopenicillin mit breitem Wirkungsspektrum; zur Zeit eines der stärksten Antibiotika; wirkt gegen grampositive und gramnegative Erreger, v.a. Escherichia coli, Klebsiella-, Enterobacter-, Serratia-, Proteus-Species, Providencia, Salmonellen, Listerien, Shigellen, Pseudomonas aeruginosa, Haemophilus influenzae, Gonokokken, Meningokokken, Pneumokokken, Enterokokken sowie nicht-penicillinasebildende Staphylokokken, Peptokokken, Peptostreptokokken, anaerobe Corynebakterien und Clostridien; **NW**: *s.u. Penicillin*

Pi|pe|ris methystici rhizoma *f*: → *Kava-Kava*

Pi|pe|ro|nyl|bu|to|xid *nt*: Antiparasitikum; wirkt v.a. gegen Läuse; *s.a. Essay Parasitosen S. 1217*

Pip|rin|hy|dri|nat *nt*: Antihistaminikum; nur selten in Kombinationspräparaten für Erkältungskrankheiten enthalten

Pi|ra|ce|tam *nt*: Nootropikum mit nicht eindeutig nachgewiesener Verbesserung der Sauerstoffversorgung des Gehirns; **Anw.**: organisch bedingte Hirnleistungsstörungen im Alter, Nachbehandlung nach Schlaganfall, hirnorganisches Psychosyndrom; *s.a. Essay Dementielle Syndrome S. 239*

Pir|bu|te|rol *nt*: β2-Sympathomimetikum; Bronchospasmolytikum; **Anw.**: Asthma bronchiale, bronchiale Obstruktion; **Dosierung**: Aerosol 3–4 × 0,4 mg, maximal 2,4 mg/d, oral 3–4 × 10–15 mg/d, maximal 60 mg/d; **NW**: Fingertremor, Unruhe, Schlaflosigkeit, Kopfschmerzen, Tachykardie, Palpitationen; **Kontraind.**: Thyreotoxikose, Hypertonie, koronare Herzkrankheit, Herzrhythmusstörungen, frischer Herzinfarkt

Pir|en|ze|pin *nt*: Parasympatholytikum; **Anw.**: Ulcus ventriculi oder duodeni, Stressulkus, Gastritis; **Dosierung**: p.o. 50–100 mg/d verteilt auf 2 Einzeldosen, bei schwerem und kompliziertem Ulcus ventriculi und Ulcus duodeni 150 mg; i.v. oder i.m. 20 mg/d verteilt auf 2 Einzeldosen, bei Zollinger-Ellison-Syndrom 60 mg; **NW**: Mundtrockenheit, Durchfall, Obstipation, Akkommodationsstörungen, Kopfschmerzen, Verwirrtheitszustände; **Kontraind.**: Schwangerschaft [1. Trimenon] und Stillzeit, bei Engwinkelglaukom und Blasenentleerungsstörungen nicht oder nur mit größter Vorsicht

Pir|e|ta|nid *nt*: Schleifendiuretikum; **Anw.**: akutes Lungenödem, akute Herzinsuffizienz, dekompensierte Herzinsuffizienz, chronische Herzinsuffizienz mit Ödemen, leichte bis mittelschwere Hypertonie, renale und hepatische Ödeme; **Dosierung**: Ödemausschwemmung, akute Herzinsuffizienz 6–12 mg i.v., sonst 3–6 mg 1–2 × tgl. p.o.; **NW**: Elektrolytstörungen, v.a. Hypokaliämie, Hyponatriämie, Hypomagnesiämie, Hypokalzämie, Rhythmusstörungen und Kreislaufstörungen, besonders bei älteren Patienten, Muskelkrämpfe; **Kontraind.**: Anurie, Hypovolämie, Hyponatriämie, Hypokaliämie, Hypotonie, schwere Leberfunktionsstörungen, Präkoma und Coma hepaticum, Schwangerschaft, Stillzeit, Kinder, bekannte Sulfonamidallergie

Piriformis-Syndrom *nt*: Kompression des Nervus ischiadicus im Foramen piriforme; seltenes Krankheitsbild; *s.u. Essay Nervenkompressionssyndrome S. 1099*

Piringer-Kuchinka-Syndrom *nt*: *Syn: Lymphadenitis nuchalis et cervicalis, zervikonuchale Lymphadenitis*; subakute epitheloidzellige Lymphadenitis des Halsbereichs unklarer Ätiologie; tritt z.B. nach rezidivierenden Anginen und bei rheumatoider Arthritis auf

Pi|ri|tra|mid *nt*: stark wirksames Opioid; **Anw.**: akute starke Schmerzen [z.B. postoperativ], Myokardinfarkt; **NW**: Sedierung, Atemdepression, Nausea, Erbrechen, Obstipation, Miktionsbeschwerden

Pirogoff-Operation *f*: *Syn: Pirogoff-Amputation*; Form der tiefen Unterschenkelamputation; der Tuber calcanei wird abgetrennt, nach oben geklappt und deckt das Tibiaende

Pir|o|xi|cam *nt*: nicht-steroidales Antiphlogistikum; Prostaglandinsynthesehemmer; Antirheumatikum; Urikosurikum; **Anw.**: entzündliche und schmerzhafte Erkrankungen des Bewegungsapparates, rheumatoide Arthritis, entzündliche Reizzustände bei degenerativen Gelenkerkrankungen, Morbus Bechterew, Schulter-Arm-Syndrom, Ischiasschmerzen, Entzündungen der Sehnen, Sehnenscheiden und der Schleimbeutel, akuter Gichtanfall, posttraumatische und postoperative Schmerzen; **Dosierung**: 1 × tgl. 10–20 mg p.o.; **NW**: gastrointestinale Beschwerden [Appetitlosigkeit, Übelkeit, Erbrechen, Völlegefühl, Durchfall, Verstopfung, Blähungen, epigastrische Schmerzen], Ödeme, Herz-Kreislauf-Störungen [Blutdruckanstieg, Kreislaufdekompensation, Herzklopfen, Atemnot], Kopfschmerzen, Benommenheit, Müdigkeit, Sehstörungen, Depressionen, Nervosität, Halluzinationen, Stimmungsschwankungen, Alpträume, Verwirrtheit, Schwindel; **Kontraind.**: Magen- oder Zwölffingerdarmgeschwüre, Störungen der Hämatopoese, allgemeiner Blutungsneigung, Überempfindlichkeit gegen Piroxicam und andere Oxicame, Kinder

Pirquet-Reaktion *f*: *Syn: Pirquet-Tuberkulinprobe*; intrakutane Tuberkulinprobe unter Verwendung eines Impfbohrers

Pittsburgh-Pneumonie *f*: atypische Pneumonie durch Legionella micdadei [Pittsburgh pneumonia agent]; tritt v.a. als nosokomialer Infekt auf; **Therapie**: Makrolidantibiotika [Erythromycin✶]; *s.a. Essay Pneumonie S. 1273*

Pi|ty|ri|a|sis *f, pl* **-ses**: *Syn: Kleieflechte*; Oberbegriff für Dermatosen mit kleieförmiger Schuppung; am häufigsten ist die **Pityriasis simplex** oder **sicca** mit spröder trockener Haut

mit Juckreiz und Schuppung; ist entweder konstitutionell bedingt oder durch stark entfettende Seifen verursacht; nach der Lokalisation unterscheidet man **Pityriasis simplex capitis** [Kopfhaut], **Pityriasis simplex faciei** [Gesichtshaut] und **Pityriasis simplex corporis** [Befall des gesamten Körpers]; **Therapie**: Verwendung rückfettender Seifen, Hautpflege

Pityriasis alba: Minimalvariante des atopischen Ekzems✶ mit nummulären, verwaschen hypopigmentierten, zart schuppenden Herden v.a. im Gesicht und an den Armen; tritt in der Pubertät auf und wird oft nicht mit dem atopischen Ekzem in Verbindung gebracht

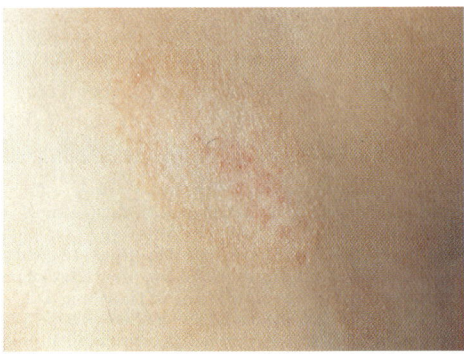

Abb. P50. Pityriasis alba

Pityriasis amiantacea: → *Tinea amiantacea (Alibert)*
Pityriasis lichenoides: *Syn: Parapsoriasis guttata*; seltene Dermatose mit rötlich-schuppenden Herden; man unterscheidet: **Pityriasis lichenoides chronica**: meist Kinder oder Jugendliche betreffende Variante mit kleinen, feinschuppenden Papeln; kann aus einem Mucha-Habermann-Syndrom hervorgehen; die Läsionen sind grau-braun, kaum

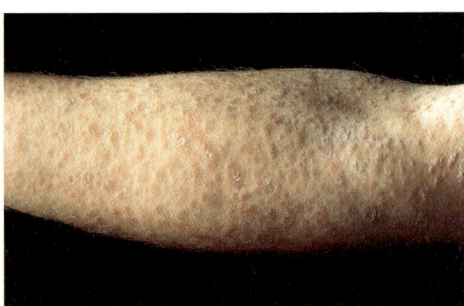

Abb. P51. Pityriasis lichenoides

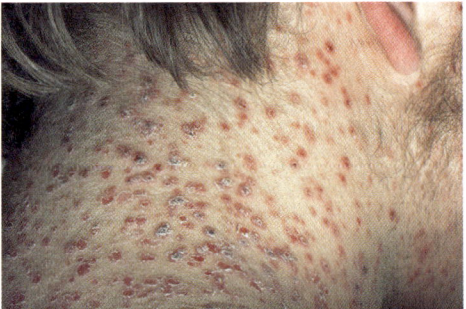

Abb. P52. Pityriasis lichenoides. Mucha-Habermann-Syndrom

entzündlich und mehr schuppend; typisch ist das **Sargdeckelphänomen**: beim leichten Ankratzen kann die Schuppe über einer Läsion abgehoben werden; **Therapie**: Breitbandantibiotika [Tetracycline] intern; extern Photochemotherapie, Corticoide; **Mucha-Habermann-Syndrom** [Pityriasis lichenoides acuta, Pityriasis lichenoides et varioliformis acuta (Mucha-Habermann)]: akut verlaufende, wahrscheinlich infektallergische Dermatose mit polymorphen Effloreszenzen und evtl. hämorrhagischen Bläschen; Abheilung mit varioliformen atrophen Narben; **Therapie**: Breitbandantibiotika und Corticoide intern; lokal Corticoide

Pityriasis nigra: → *Tinea nigra*

Pityriasis rosea: *Syn: Röschenflechte, Gibert-Krankheit, Schuppenröschen, Pityriasis maculata circinata, Roseola anulata, Erythema anulatum, Lichen anulatus*; ätiologisch ungeklärte, akut entzündliche Dermatose mit biphasischem Verlauf und Selbstlimitierung; am Anfang steht immer eine **Primärplaque** [meist ein kreisrunder, scharf begrenzter, lachsroter Herd am oberen Rumpf]; nach 1–2 Wochen kommt es zur schubweisen Ausbreitung des leicht juckenden Exanthems entlang der Hautspaltlinien; bei komplikationslosem Verlauf Ausheilung innerhalb von 1–3 Monaten; bei Irritation durch Schwitzen, heiße Bäder usw. kann es zur Ausbildung einer **Pityriasis rosea irritans** mit heftigem Juckreiz, Quaddelbildung, Nässen und Ekzematisation kommen; **Therapie**: blande Pflege, Vermeidung von Irritationen; evtl. Corticoide lokal

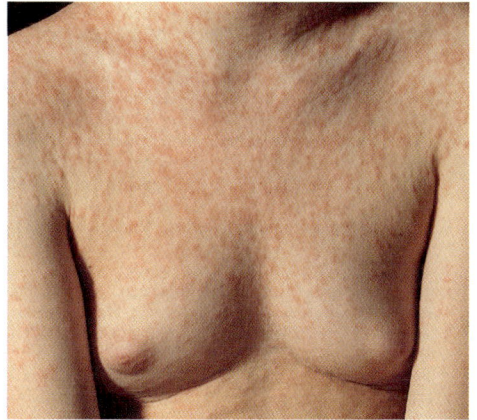

Abb. P53. Pityriasis rosea irritans

Pityriasis rubra pilaris: *Syn: Stachelflechte, Besnier-Flechte, Besnier-Krankheit, Devergier-Krankheit*; seltene chronisch-entzündliche Dermatose mit follikulären Keratosen und schuppendem Erythem; **Klinik**: initial kleine, orangerote, dicht stehende, follikuläre, hyperkeratotische Papeln; anfangs meist auf der Kopfhaut und den Streckseiten der Extremitäten, später auch an Rumpf und Gesicht; im weiteren Verlauf Ausbildung flächenhafter, pityriasiformer, lichenifizierter Erytheme, die in eine Erythrodermie übergehen können; diffuse pergamentartige Verdickung der Haut von Handtellern und Fußsohlen; **DD**: Psoriasis vulgaris, seborrhoisches Ekzem, Lichen ruber follicularis; **Therapie**: Acitretin* intern führt zur langsamen Ausheilung

Pityriasis senilis: *Syn: Ichthyosis senilis; s.u. Ichthyosis vulgaris*

Pityriasis versicolor: *Syn: Kleinpilzflechte, Eichstedt-Krankheit, Willan-Krankheit, Tinea versicolor*; häufige, oberflächliche Hautmykose durch Malassezia furfur mit variablem Krankheitsbild; **Klinik**: multiple, runde, scharf begrenzte, kleieartig schuppende Herde, v.a. am Nacken und oberen Rumpf, die eine Tendenz zu großflächiger Konfluenz haben; im Winter erscheinen die Herde dunkler als die umgebende

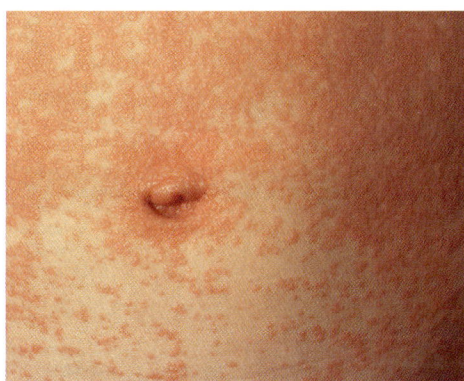

Abb. P54. Pityriasis rubra pilaris

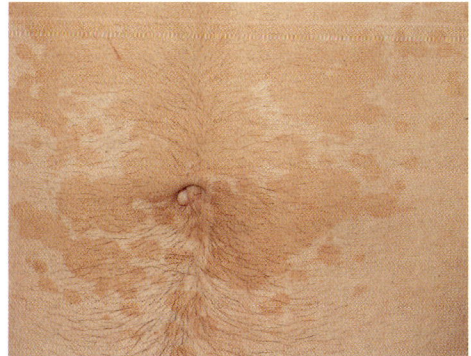

Abb. P55. Pityriasis versicolor

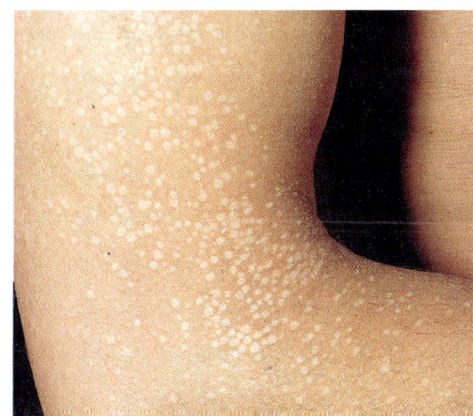

Abb. P56. Pityriasis versicolor alba

Haut, nach Sonnenbestrahlung färben sie sich weiß [**Pityriasis versicolor alba**]; **DD**: Vitiligo, Erythrasma, Café-au-lait-Flecken; **Therapie**: Ketoconazol- oder Miconazolshampoo; **Prognose**: meist chronisch-rezidivierender Verlauf

Pi|ty|ro|spo|rum ovale *nt: Syn: Malassezia furfur*; Hefepilz; Erreger der Pityriasis* versicolor; spielt eine Rolle bei der Head-and-neck-Form des atopischen Ekzems*; *s.a. Essay Mykosen S. 1059*

Pivot-Shift-Test *m: Syn: Dreh-Rutsch-Test*; bei vorderem Kreuzbandriss rutscht das äußere Tibiaplateau deutlich sichtbar und für den liegenden Patienten schmerzhaft nach hinten,

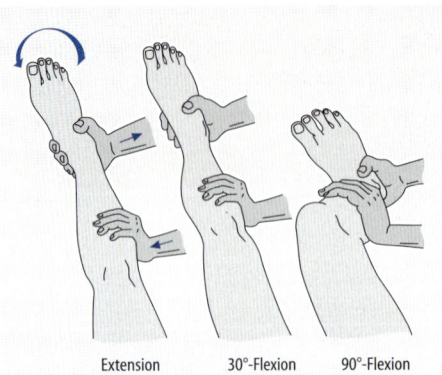

Extension   30°-Flexion   90°-Flexion

Abb. P57. Pivot-Shift-Test

wenn bei 30° Beugung und Innenrotation kniewärts gedrückt wird; *s.a. Lachman-Test, Schubladenphänomen, Essay Kreuzbandverletzungen S. 853*

Pi|zo|ti|fen *nt*: Serotoninantagonist, Migränemittel [vermindert Schweregrad und Häufigkeit der Schmerzereignisse bei Migräne und Cluster-Kopfschmerz]; **Anw.**: Migräneprophylaxe; **Dosierung**: initial 0,5 mg abends, später bis 3 × tgl. 0,5 mg; **NW**: Appetitsteigerung mit Gewichtszunahme, Müdigkeit, Verwirrtheit, Verstimmung und Beeinträchtigung der Sehschärfe, Mundtrockenheit, Übelkeit, Erbrechen, abdominelle Krämpfe; *s.a. Essay Migräne – Kopfschmerz S. 1017*

Placido-Scheibe *f*: *Syn*: Keratoskop; runde Scheibe mit konzentrischen schwarzen Ringen und zentralem Loch für die Keratoskopie*

Pla|ni|gra|fie, -gra|phie *f*: → *Tomografie*

Plan|ta|gi|nis lanceolatae folium *nt*: *Syn*: Spitzwegerichblätter; *s.u. Spitzwegerich*

Plan|ta|gi|nis lanceolatae herba *f*: *Syn*: Spitzwegerichkraut; *s.u. Spitzwegerich*

Plan|ta|gi|nis majoris herba *f*: *Syn*: Breitwegerichkraut; Kraut des Breitwegerichs*

Plan|ta|gi|nis ovatae semen *m*: → *indische Flohsamen*

Plan|ta|gi|nis ovatae testa *f*: indische Flohsamenschalen; *s.u. indische Flohsamen*

Plan|ta|go afra *f*: *s.u. Flohsamen*

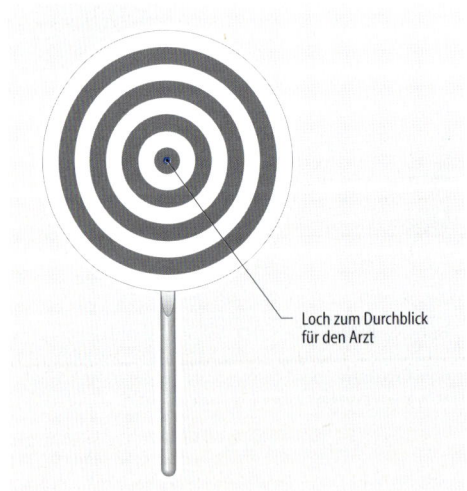

Loch zum Durchblick
für den Arzt

Abb. P58. Placido-Scheibe

Plan|ta|go arenaria *f*: *s.u. Flohsamen*
Plan|ta|go indica *f*: *s.u. Flohsamen*
Plan|ta|go ispaghula *f*: → *indische Flohsamen*
Plan|ta|go lanceolata *f*: → *Spitzwegerich*
Plan|ta|go major *f*: → *Breitwegerich*
Plan|ta|go ovata *f*: → *indische Flohsamen*
Plan|ta|go psyllium *f*: *s.u. Flohsamen*
Plan|tar|a|po|neu|ro|sen|kon|trak|tur *f*: → *Morbus Ledderhose*
Plan|tar|war|ze *f*: → *Dornwarze*
Plaque, atheromatöse *f*: *s.u. Arteriosklerose*
Plaque|e|ro|si|on *f*: *s.u. Essay Akuter und rezidivierender Myokardinfarkt S. 1071*
Plaque|rup|tur *f*: *s.u. Essay Akuter und rezidivierender Myokardinfarkt S. 1071*
Plaque|tech|nik *f*: **1.** *Syn*: Jerne-Technik, Plaquetest; virologische Methode, die den zytopathischen Effekt ausnutzt; virusinfizierte Zellen werden durch das Virus zerstört und bilden im Agargel sichtbare Plaques **2.** *Syn*: Jerne-Technik, Hämolyseplaquetechnik, Plaquetest; Nachweis antikörperbildender Zellen unter Verwendung von Schaferythrozyten
Plas|ma|er|satz|lö|sung, kolloidale *f*: kolloidale Plasmaersatzlösungen aus Gelatine, Dextran oder Hydroxyethylstärke zeichnen sich durch ein hohes Molekulargewicht aus und verlassen deswegen den Intravasalraum durch die Kapillarwände nur sehr langsam; sie bewirken bei entsprechender Zufuhr eine Erhöhung des kolloid-osmotischen Druckes und damit einen verminderten Abstrom von Flüssigkeit aus dem Intravasalraum in das interstitielle Kompartiment; bei akutem Volumenmangel [hämorrhagischer Schock] ermöglichen sie damit eine schnelle und effiziente Volumentherapie; die Volumenwirksamkeit und Verweildauer der Kolloide wird bestimmt durch die Molekülgröße, die Dispersion der Lösung, die Eigenviskosität und die Abbau- und Ausscheidungsgeschwindigkeit; körpereigenes Kolloidalbumin, das in vieler Hinsicht ideale Eigenschaften zum Plasmaersatz besitzt, kann nur aus Blutspenden gewonnen werden und steht aus Kostengründen i.d.R. nur bei Patienten mit großflächigen, massiv sezernierenden Verbrennungen und assoziiertem exzessivem Albuminmangel zur Verfügung; *s.a. Essay Prä- und postoperative Störungen im Flüssigkeits- und Elektrolythaushalt S. 327*
Plas|ma|ex|pan|der *pl*: i.d.R. kolloidale Substanzen, deren kolloidosmotischer Druck höher ist als der von Plasma; dadurch kommt es zur Flüssigkeitsverschiebung in den Blutkreislauf; *s.a. Plasmaersatzlösung, kolloidale*
Plas|ma|throm|bin|zeit *f*: *Syn*: Thrombinzeit, Antithrombinzeit; misst die Gerinnungszeit einer Citratblutprobe nach Zugabe von Thrombinlösung; erfasst Störungen der Fibrinpolymerisation [z.B. Spaltprodukte, Dysfibrinogene, Medikamente]; wird durch Heparine und Hirudin gestört; der Normalbereich liegt bei 14–21 s; *s.a. Gerinnungsstatus*
Plas|ma|zell|my|e|lom *nt*: → *Plasmozytom*
Plas|mi|no|gen|ak|ti|va|tor, tissue *m*: *s.u. Gewebeplasminogenaktivator*

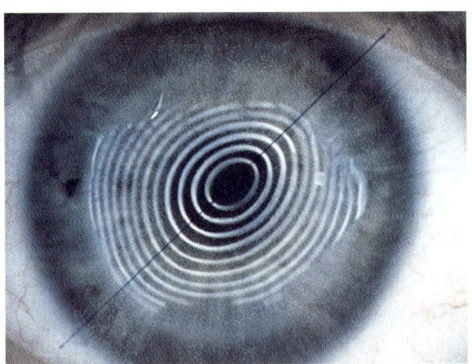

Abb. P59. Placido-Scheibe. Spiegelbild einer Placido-Scheibe

P

Plasminogen human-Aktivator *m*: → *Gewebeplasminogenaktivator*

Plas|mo|di|um *nt, pl* **-di|en**: *Syn: Malariaerreger, Malariaplasmodium*; durch weibliche Anophelesmücken übertragene Protozoengattung, die die verschiedenen Malariaarten verursacht, **Plasmodium falciparum** Malaria tropica, **Plasmodium malariae** Malaria quartana, **Plasmodium ovale** und **Plasmodium vivax** Malaria tertiana; *s.u. Essay Tropenkrankheiten – importierte Krankheiten S. 1571, Essay Parasitosen S. 1217*

Plas|mo|zy|tom *nt*: *Syn: Kahler-Krankheit, Morbus Kahler, Huppert-Krankheit, plasmozytisches Immunozytom, plasmozytisches Lymphom, Plasmazellmyelom, multiples Myelom*; von einem Zellklon ausgehende monoklonale Gammopathie und Plasmazellvermehrung im Knochenmark, die zu typischen multiplen, wie ausgestanzt wirkenden Knochendefekten führen kann; die gebildeten monoklonalen Immunglobuline sind meist IgG [55 %] oder IgA [25 %]; durch ihre Einheitlichkeit ergeben sie in der Elektrophorese von Serum oder Urin eine schmalbasige, hochaufstrebende Zacke, die als **M-Gradient** bezeichnet wird

Klinik: Hauptbeschwerden sind Knochenschmerzen, v.a. in der unteren Wirbelsäule und im Thoraxbereich, Leistungsknick und zunehmende Müdigkeit; evtl. Blässe [Anämie] und erhöhte Infektanfälligkeit; **Diagnose**: Röntgen [typische Knochenveränderungen], Elektrophorese [M-Gradient], Knochenmarkpunktion [Plasmazellinfiltration], Blutausstrich [erlaubt eine Differenzierung von **reifzelligem** oder **plasmozytischem Plasmozytom** und **unreifzelligem** oder **plasmoblastischem Plasmozytom**; oft sieht man sog. **flammende Myelomzellen** mit rötlich gefärbtem Zytoplasma, ein- oder mehrkernige **plasmazelluläre Riesenzellen** und ein- oder mehrkernige **Myelomzellen** mit Russel-Körperchen im Zytoplasma]; **Therapie**: Chemotherapie [Induktionstherapie mit Melphalan*/Prednison*, Remissionserhaltungstherapie mit Interferon]; z.T. wird auch eine Hochdosischemotherapie mit Ganzkörperbestrahlung und folgender autologer Stammzelltransplantation bevorzugt; die **Prognose** hängt vom Tumor [Tumormasse, Tumorbiologie, Krankheitsstadium] und Patientenmerkmalen [Alter, Immunstatus] ab; zur Zeit liegt die durchschnittliche Überlebenszeit bei ca. 30 Monaten und die 5-Jahresüberlebensrate bei 30 %

Plas|mo|zy|tom|nie|re *f*: *Syn: Plasmozytomnephrose*; Nierenbeteiligung und -schädigung bei Plasmozytom

Plas|mo|zy|to|se *f*: Plasmazellvermehrung im Blut, Gewebe oder Knochenmark; die Vermehrung kann so stark sein, dass ein Plasmozytom vorgetäuscht wird

Plas|tik *f*: *Syn: plastische Operation*; Bezeichnung für jeden operativen Eingriff zur Wiederherstellung oder Verbesserung von Form oder Funktion eines Organs oder Körperteils; kann Transplantation, Implantation, Amputation und/oder Resektion beinhalten; in der Klinik wird der Begriff oft auf plastische Operationen zur Verbesserung des ästhetischen Eindrucks angewandt

Pla|teau|phä|no|men *nt*: *s.u. Chorea*

Plat|hel|min|thes *pl*: *Syn: Plattwürmer*; Würmerstamm mit abgeplattetem, gegliedertem Körper; wird unterteilt in Bandwürmer [Cestoda] und Egel [Trematoda]; *s.u. Essay Helminthosen S. 553*

Plätt|chen|mangel *m*: → *Thrombozytopenie*

Plat|ten|e|pi|thel|kar|zi|nom *nt*: *Syn: Carcinoma planocellulare/platycellulare, Stachelzellkarzinom*; verhornender oder nichtverhornender maligner Tumor des Plattenepithels von Haut oder Schleimhaut; Plattenepithelkarzinome haben eine Tendenz zu frühzeitiger Metastasierung; *s.a. Essay Neubildungen der Mundhöhle S. 1049*

Plattenepithelkarzinom der Haut: → *Spinaliom*

Plat|ten|os|te|o|syn|the|se *f*: Osteosynthese unter Verwendung von Metallplatten; die Platten liegen in verschiedenen Größen, Dicken und Formen vor, d.h., es gibt praktisch für jede Fraktur eine passende Platte; nach der Funktion unterscheidet man **Neutralisationsplatten** [Erhöhen die Stabilität einer fixierten Fraktur, z.B. in Kombination mit einer Zugschraube], **Druck-** oder **Kompressionsplatten** [pressen die Fragmente durch intertragmentäre Kompression zusammen], **Abstützplatten** [verhindern das Absinken der Fraktur] und **Überbrückungsplatten** [zur Überbrückung größerer Trümmerzonen]; neuere Designs, wie z.B. **PC-Fix** [engl. *point contact fixator*] oder **LISS** [engl. *less invasive stabilization system*] reduzieren die kortikale Auflagefläche und erlauben eine winkelstabile Verankerung der Schrauben; die Entwicklung perkutaner Operationstechniken hat zu einer schonenderen Frakturversorung geführt, weil die Weichteile und Frakturzone nicht noch zusätzlich geschädigt werden; *s.u. Essay Fraktur, Luxation, Distorsion S. 423, s.a. Abb. P61*

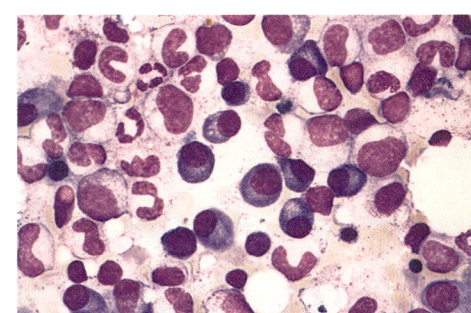

Abb. P60. Plasmozytose. Plasmozytose bei HIV-Infektion

Tab. P10. Plasmozytose. Differenzialdiagnose der Plasmozytose

	Zahl	Morphologie	Besonderheiten
Normales Knochenmark	< 5 %	Fast ausschließlich kleine reife Plasmazellen	
Reaktiv verändertes Knochenmark (infekt.-tox. bzw. Tumorprozess)	5–10 %	Überwiegend kleine reife Plasmazellen	Besonders starke Vermehrung nach HIV-Infektion, bei chron. entzündlichen Prozessen der Leber, Gallenwege etc., oft Knochenmarkeosinophilie
Plasmozytom	> 10 %	Erhebliche Polymorphie der Plasmazellen („unreife Formen", atypische Nukleolen)	Starke Aktivität der sauren Phosphatase in den Plasmozytomzellen
Lymphoplasmozytoides Immunozytom (Morbus Waldenström, Makroglobulinämie Waldenström)	> 10 %	Erhebliche Polymorphie	Deutliche lymphatische Infiltration, Gewebsbasophilie
Monoklonale Gammopathie unklarer Signifikanz (MGUS)	> 10 %	Geringe Polymorphie	Übergang in Plasmozytom möglich
Begleitparaproteinämie	> 10 %	Geringe Polymorphie	Bes. bei lymphoretikulären Systemerkrankungen, Karzinomen

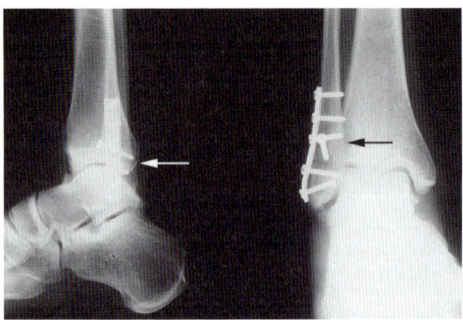

Plat|ten|ther|mo|gra|fie, -gra|phie *f: Syn: Kontaktthermografie*; Thermografie, bei der mit Flüssigkristallen gefüllte Platten oder Folien direkt auf den Körper aufgelegt werden; die gewonnenen Wärmebilder werden zur Dokumentation abfotografiert

Platt|fuß *m: Syn: Pes planus*; erworbene Fußdeformität mit Abflachung von Längs- und Quergewölbe; leichte Formen werden als **Senkfuß** bezeichnet; liegt eine Abflachung und Verbreiterung von Längs- und Quergewölbe vor, handelt es sich um einen **Platt-Spreizfuß**; beim **angeborenen Plattfuß** ist das Längsgewölbe bereits bei der Geburt nach unten durchgebogen, die Fußsohle ist konvex und der Fußrücken konkav geformt [Schaukelfuß, Tintenlöscherfuß]; im Röntgenbild wird die Steilstellung des Talus [**Talus verticalis**] sichtbar; **Therapie**: initial Redressement, später operative Korrektur und Nachbehandlung mit Nachtschienen und Einlagen

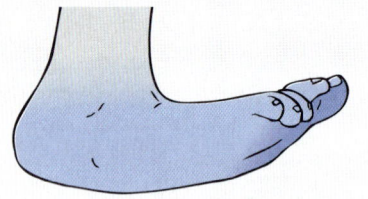

Abb. P62. **Plattfuß.** Typischer Schaukelfuß bei angeborenem Plattfuß

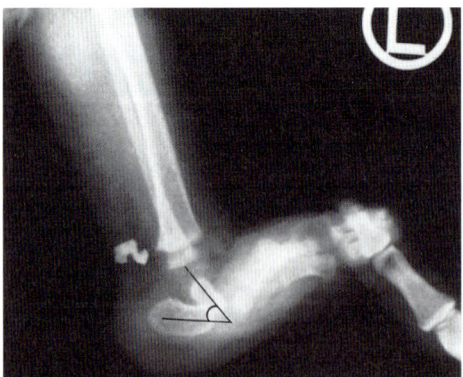

Abb. P63. **Plattfuß.** Talus verticalis, vergrößerter Talus-Kalkaneus-Winkel [mehr als 30°] bei angeborenem Plattfuß

Platt|wir|bel *m*: Folge eines vollständigen Wirbelkörperkollapses, z.B. bei Osteoporose oder Wirbelsäulentuberkulose; *s.a. Essay Osteoporose S. 1171*

Platt|wür|mer *pl*: → *Plathelminthes*

Platz|bauch *m*: Auseinanderklaffen der Operationswunde nach einem Baucheingriff; tritt v.a. nach Überbeanspruchung [Husten, Niesen, Erbrechen, Verstopfung] oder Störungen der normalen Wundheilung [Hämatom, Serom, Diabetes] auf; selten auch durch falsche eine Nahtwahl oder -technik bedingt; **Therapie**: Revision der Wunde, Auffrischung des Wundrandes und Verschluss; bei Wundinfektion sekundäre Wundheilung*; *s.a. Essay Nahttechnik und Nahtmaterial S. 1085*

Platz|wun|de *f*: *s.u. Essay Wundbehandlung S. 1699*

Plaut-Vincent-Angina *f*: → *Angina Plaut-Vincent*

Plazenta-Echografie *f*: Ultraschalluntersuchungen der Plazenta sind ab der 6.–8. Schwangerschaftswoche möglich; primär werden v.a. Sitz, Größe und Dicke sowie Anomalien beurteilt; später können nach Grannum et al. morphologische Veränderungen beschrieben werden; bisher ist es aber nicht möglich, auf der Grundlage dieser Veränderungen eine Plazentainsuffizienz oder fetale Reifestörung vorherzusagen

Tab. P11. **Plazenta-Echografie.** Morphologische Veränderungen der Plazenta

Grad	Chorionplatte	Parenchym	Basalplatte
0	Glatt begrenzte Linie	Homogen	Homogen glatt, echoarm
I	Gewellte oder gezackte Begrenzung zum Fruchtwasser	Einzelne ungeordnete Echoverdichtungen	Homogen glatt, echoarm
II	Wie Grad I oder mit Einkerbungen	Strichförmige Echoverdichtungen	Abgrenzung zum Parenchym durch kleine Echoverdichtungen
III	Wie Grad I oder mit Einkerbungen, z.T. bis zur Basalplatte reichend	Durchgehende girlandenartige Echoverdichtungen, die das gesamte Parenchym durchziehen	Größere Echoverdichtungen oder durchgehend echodicht

Pla|zen|ta|in|suf|fi|zi|enz *f: Syn: plazentare/uteroplazentare Insuffizienz*; Funktionsschwäche der Plazenta, d.h., Unvermögen der Plazenta, den Feten ausreichend mit Sauerstoff und Nährstoffen zu versorgen; führt zu Unterentwicklung oder zum Absterben der Frucht; die normale Stoffaustauschfläche der Plazenta am Geburtstermin wird auf 11–15 m² geschätzt; Verminderung dieser Fläche führt zu Plazentainsuffizienz, bei weniger als 5 m² stirbt der Fetus ab; als Ursache kommen Infarzierung ausgedehnter Plazentaareale, Avaskularität von Chorionzotten, Fibrinablagerung im intervillösen Raum etc. vor; es ist weiterhin unklar, welche Bedeutung vorbestehende mütterliche Erkrankungen haben, die potenziell einen Einfluss auf die Plazentadurchblutung haben könnten [z.B. Glomerulonephritis]

Pla|zen|ta|lö|sung *f*: die physiologische Lösung der Plazenta nach der Geburt des Kindes erfolgt i.d.R. innerhalb von 30 Minuten und der Blutverlust beträgt nicht mehr als 300 ml; je länger aber die Plazentalösung dauert, desto größer ist meist der Blutverlust; die Plazentalösung kann durch den **Credé-Handgriff** unterstützt werden; dabei umfasst ein Hand den Fundus uteri und exprimiert ihn mit der nächsten Wehe vorsichtig in kaudaler Richtung; mit der anderen Hand kann vorsichtig an der Nabelschnur gezogen werden; ist die Plazenta nach einer Stunde noch nicht gelöst, liegt ei-

P

ne **Plazentaretention** vor; eine spontane Plazentalösung ist unwahrscheinlich und eine manuelle oder instrumentelle Lösung [unter Narkose] indiziert

vorzeitige Plazentalösung: *Syn: Ablatio placentae, Abruptio placentae*; eine vorzeitige Lösung der Plazenta kann die gesamte Plazenta [**Ablatio placentae totalis**] oder nur Teile betreffen [**Ablatio placentae partialis**]; meist erfolgt die Lösung vor der Geburt [am häufigsten nach der 32. SSW], in seltenen Fällen aber auch unter der Geburt; die Ätiologie ist unklar, wahrscheinlich wird sie durch degenerative Veränderungen kleiner Arterien und Einblutungen mit Entwicklung eines retroplazentaren Hämatoms gefördert; das Wiederholungsrisiko liegt bei 5–15 %; für den Feten stellt die vorzeitige Plazentalösung eine Notfallsituation dar, weil die Sauerstoffversorgung akut unterbrochen werden kann; für die Mutter besteht v.a. die Gefahr eines massiven Blutverlustes; die **Klinik** ist meist nur schwach ausgeprägt und unspezifisch; oft kommt es aber zu progredienter Steigerung der Schmerzen, deren Intensität die eines Vernichtungsschmerzes erreichen kann; durch die Reduktion der Plazentadurchblutung und des Sauerstofftransfers finden sich im CTG Zeichen eines fetalen Stresszustandes [Bradykardie]; **Therapie**: Schnittentbindung

Plalzen|talszin|ti|gra|fie, -gra|phie *f*: Szintigrafie der Plazenta; nur noch selten durchgeführt

Plalzen|tolgra|fie, -gra|phie *f*: Röntgenkontrastdarstellung der Plazenta; nur noch selten durchgeführt

Plec|tri|di|um tetani *nt*: → *Clostridium tetani*

Ples|si|me|ter *nt*: Klopfplättchen zur Perkussion

Ple|thys|mo|gra|fie, -gra|phie *f*: Aufzeichnung der Volumenänderung eines Organs oder Körperteils

Pleu|ra|em|py|em *nt*: *Syn: Pyothorax, Thoraxempyem*; eine Eiteransammlung in der Pleurahöhle entsteht meist infektiös [lymphogen oder hämatogen], im Rahmen einer Pneumonie [metapneumonisch], posttraumatisch oder postoperativ iatrogen; unbehandelt kommt es zu einem dreiphasigen Verlauf: **exsudative Phase** [serös-eitriges Infiltrat], **fibrinöspurulente Phase** [reichlich eingedickter Eiter] und **Vernarbung/Verschwielung** [beginnt nach ca. 4–8 Wochen; kann zu ausgedehnter Verschwielung und Behinderung der Lungenbeweglichkeit führen]; **Klinik**: die primäre Infektion [Pneumonie, Mediastinitis, Lungenabszess] überdeckt meist die relativ milde Klinik; **Diagnose**: Thoraxröntgen, CT, Probepunktion unter Ultraschallkontrolle; **Therapie**: weitlumige Spüldrainage mit pleuraler Spülung über ca. 10 Tage; Antibi-

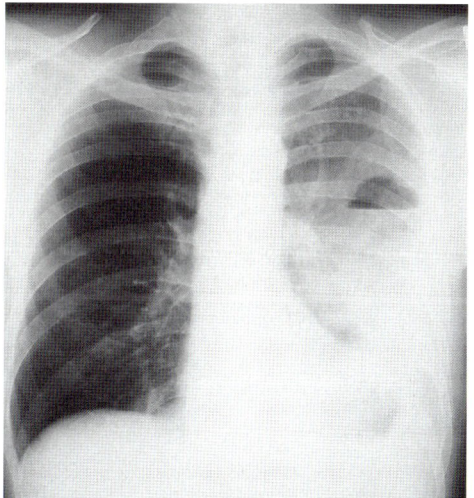

Abb. P64. Pleuraempyem. Typische Spiegelbildung im Interlobärspalt in der a.p.-Aufnahme

otika; im Stadium der Verschwielung offene Thorakotomie und Abpräparieren der Schwielen

Pleu|ra|fi|bro|se, diffuse *f*: *s.u. Essay Lungen- und Atemwegserkrankungen durch Arbeit und Umwelt S. 1265*

Pleu|ra|me|so|the|li|om *nt*: Tumor der Mesothelzellen der Pleura; das **fibröse Pleuramesotheliom** ist i.d.R. benigne oder semimaligne und kann durch Resektion [evtl. mit angrenzendem Lungengewebe] geheilt werden; das **diffuse Pleuramesotheliom** ist maligne und ist in der Hälfte der Fälle durch Asbest verursacht; das Malignom kann noch 20 Jahre nach Exposition auftreten; histologisch kann es sich um eine epitheliale, sarkomatöse oder gemischte Form handeln; die epitheliale Form soll eine günstigere Prognose haben, insgesamt beträgt die mittlere Lebenserwartung bei Diagnosestellung aber nur 7–14 Monate; **Klinik**: Thoraxschmerzen, Pleuraerguss, Gewichtsabnahme, Husten, Atemnot; wegen der unspezifischen und wenig akuten Symptomatik, gehen die Patienten meist erst spät zum Arzt; **Diagnose**: Thoraxröntgen, CT, Pleurabiopsie; **Therapie**: bei einseitigem Befall operative Entfernung des Lungenflügels samt Pleura [Pleuropneumonektomie], evtl. Teilen des Perikards [Pleuropneumoperikardektomie] und des Zwerchfells [Pleuropneumoperikardio-Diaphragmektomie]; bei ausgedehnterer Tumorinfiltration palliative parietale und viszerale Pleurektomie, z.T. wird auch eine intrapleurale Chemotherapie oder Radiotherapie versucht, bisher sind die Ergebnisse aber wenig positiv; *s.a. Essay Neubildungen von Bronchien und Lunge S. 921, s.a. Abb. P65*

Pleu|ra|plaque *f*: Pleuraplaques sind umschriebene Verdickungen der parietalen Pleura aus kollagenem Bindegewebe; in Abwesenheit von radiologisch sichtbarem Kalk spricht man von **hyalinen Plaques**, ansonsten von **verkalkten Plaques**; isolierte **asbestbedingte Pleuraplaques** sind praktisch immer asymptomatisch; *s.a. Essay Lungen- und Atemwegserkrankungen durch Arbeit und Umwelt S. 1265*

Pleu|ra|re|sek|ti|on *f*: → *Pleurektomie*

Pleu|ra|tu|ber|ku|lo|se *f*: *Syn: tuberkulöse Pleuritis, Pleuritis tuberculosa*; meist hämatogen entstandene Mitbeteiligung der Pleura bei Lungentuberkulose

Pleu|rek|to|mie *f*: *Syn: Rippenfellentfernung, Rippenfellresektion, Pleuraresektion*; operative (Teil-)Entfernung der Pleura

Pleu|ri|tis *f, pl* **-ti|den**: eine Entzündung der Pleura parietalis oder visceralis wird je nach Lokalisation als **Brustfellentzündung** [Pleura parietalis], **Lungenfellentzündung** [Pleura pulmonalis] oder **Rippenfellentzündung** [Pleura costalis] bezeichnet; daneben gibt es noch die Entzündung der Zwerchfellpleura [**Pleuritis diaphragmatica**] oder der mediastinalen Pleura [**Pleuritis mediastinalis**]; die häufigsten **Ursachen** sind bakterielle Pneumonie, Lungentuberkulose, Lungeninfarkt, Virusinfekte, Bronchiektasen und Lungenabszesse fast alle Pleuritiden beginnen als trockene Pleuritis [**Pleuritis sicca**] mit Fibrinauflagerung auf der Pleura; **klinisch** kommt es zu scharfen, atemabhängigen Thoraxschmerzen, Reizhusten, Fieber, flacher Atmung mit Schonhaltung und Pleurareiben; in der zweiten Phase kommt es zu einer Exsudatbildung [**Pleuritis exsudativa**], die die klinische Symptomatik bessert; das Exsudat ist meist serös, kann aber auch blutig-serös oder eitrig sein [**Pleuraempyem**]; bei massiver Ergussbildung kann es zu Atemnot kommen; **Diagnose**: Thoraxröntgen, CT, Probepunktion unter Ultraschallkontrolle, **Therapie**: bei aseptischer Pleuritis Analgetika und Behandlung der Grunderkrankung; der Erguss kann punktiert und aspiriert werden

tuberkulöse Pleuritis: → *Pleuratuberkulose*

Pleu|ro|gra|fie, -gra|phie *f*: Röntgenkontrastdarstellung der Pleurahöhle; heute meist durch Computertomografie ersetzt

Pleu|ro|pneu|mek|to|mie *f*: operative Entfernung eines Lungenflügels samt Pleura

Pleu|ro|pneu|mo|pe|ri|kard|ek|to|mie *f*: operative Entfernung eines Lungenflügels samt Pleura und Teilen des Perikards; *s.u. Pleuramesotheliom*

Pleuropneumoperikardio-Diaphragmektomie *f*: operative Entfernung eines Lungenflügels samt Pleura und Teilen des Perikards und des Zwerchfells; *s.a. Pleuramesotheliom*

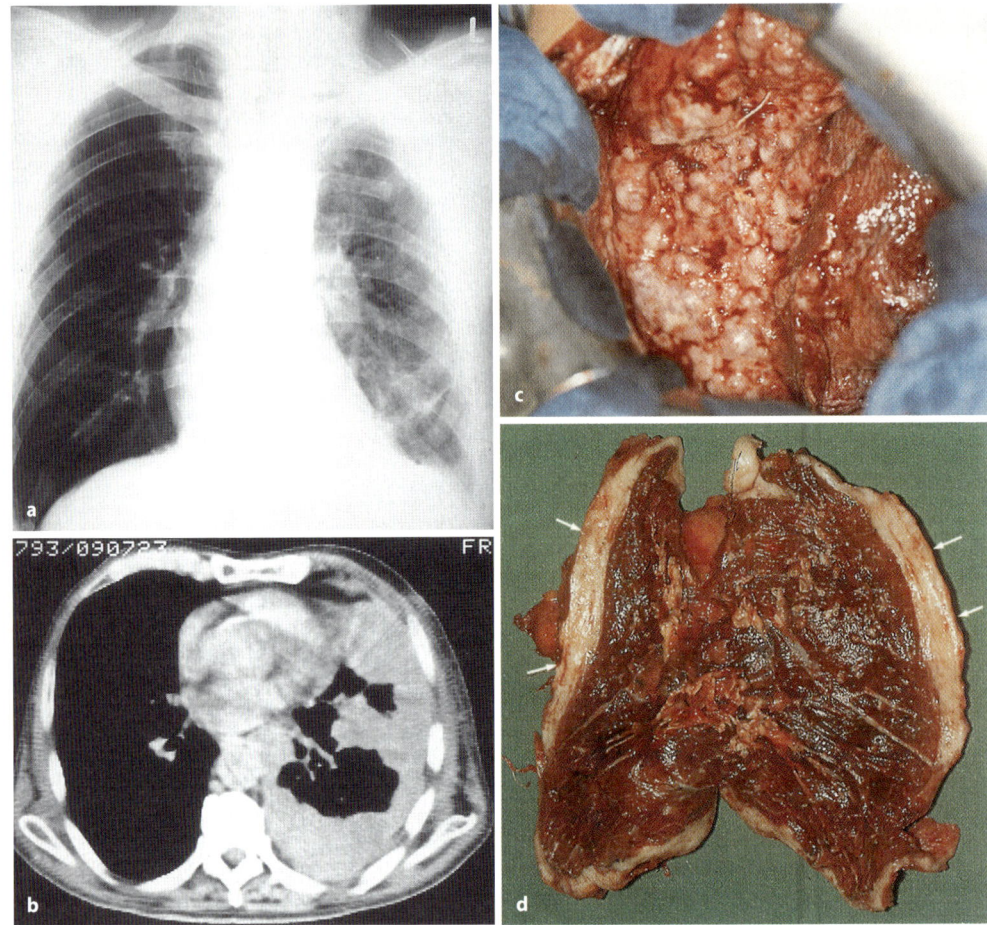

Abb. P65. Pleuramesotheliom. a Ergussbildung, Pleuraschwiele und Schrumpfung der Thoraxhälfte mit Mediastinalverschiebung in der Thoraxübersicht, **b** im CT sichtbare Pleuraschwiele, **c** operativer Situs nach Thorakotomie, **d** das Präparat nach Pleuropneumektomie zeigt eine Einmauerung des gesamten Flügels durch den Tumor [Pfeile]

Pleu|ro|sko|pie *f*: endoskopische Untersuchung des Pleuraraums mit einem starren Endoskop; *s.a. Thorakoskopie*

Pleu|ro|to|mie *f*: Durchtrennung der Pleura und Eröffnung der Pleurahöhle

Plex|ek|to|mie *f*: *Syn: Plexusresektion*; operative Entfernung eines Nervenplexus

Ple|xus|blo|cka|de, axilläre *f*: *s.u. Armplexusanästhesie*

Ple|xus|re|sek|ti|on *f*: → *Plexektomie*

Pli|ca|my|cin *nt*: *Syn: Mitramycin, Mithramycin, Aureolsäure*; von verschiedenen Streptomyces-Species gebildetes zytostatisches Antibiotikum, hemmt die RNA-Synthese über die DNA-abhängige RNA-Polymerase; besitzt auch eine hemmende Wirkung auf Osteoklasten; **Anw.**: Hodentumoren, fortgeschrittene Malignome mit Hyperkalzämie und Hyperkalzurie

Pli|ka|syn|drom *nt*: durch eine vergrößerte Synovialfalte [**Plica mediopatellaris**] verursachte Schmerzen an der medialen Knieseite; **Therapie**: arthroskopische Abtragung

PLT-Gruppe *f*: → *Chlamydia*

Plummer-Vinson-Syndrom *nt*: *Syn: sideropenische Dysphagie, Paterson-Brown-Syndrom, Kelly-Paterson-Syndrom, Paterson-Kelly-Syndrom, Dysphagia sideropenica*; durch Vitamin- und Eisenmangel hervorgerufenes Syndrom mit Schluckbeschwerden, Zungenbrennen, Speiseröhrenkrämpfen und hypochromer Anämie; **Therapie**: Vitamin- und Eisenpräparate

Plus|ko|a|gu|lo|pa|thie *f*: *s.u. Koagulopathie*

PMM-Schema *nt*: zur Behandlung von Non-Hodgkin-Lymphomen verwendetes Schema aus Prednimustin✶ und Mitoxantron✶

Pneum|ar|thro|gra|fie, -gra|phie *f*: *Syn: Pneumoarthrografie, Arthropneumografie*; Röntgendarstellung eines Gelenkes mit Luft als Negativkontrastmittel; *s.a. Arthrografie*

Pneu|ma|to|hä|mie *f*: → *Luftembolie*

Pneum|ek|to|mie *f*: → *Pneumonektomie*

Pneum|en|ze|pha|lo|gra|fie, -gra|phie *f*: *Syn: Pneumoenzephalografie*; Röntgendarstellung der Liquorräume des Gehirns mit Luft als Negativkontrastmittel; wird heute praktisch nicht mehr durchgeführt, weil die Belastung des Patienten durch Kopfschmerzen und Brechreiz zu groß ist; durch Computertomografie ersetzt

Pneum|en|ze|pha|lo|my|e|lo|gra|fie, -gra|phie *f*: *Syn: Pneumoenzephalomyelografie*; Röntgendarstellung der Liquorräume von Gehirn und Rückenmark mit Luft als Negativkontrastmittel; heute meist durch Computertomografie ersetzt

Pneu|mo|ar|thro|gra|fie, -gra|phie *f*: → *Pneumarthrografie*

P

Pneu|mo|bron|cho|gra|fie, -gra|phie *f*: Röntgendarstellung der Bronchien; die Luft in den Bronchien wirkt als Negativkontrastmittel

Pneu|mo|coc|cus *m, pl* **-coc|ci**: → *Streptococcus pneumoniae*

Pneumocystis-Pneumonie *f*: *Syn*: *Pneumocystis-jiroveci-Pneumonie, Pneumocystis carinii-Pneumonie, interstitielle Plasmazellpneumonie, Pneumocystose*; interstitielle Lungenentzündung,

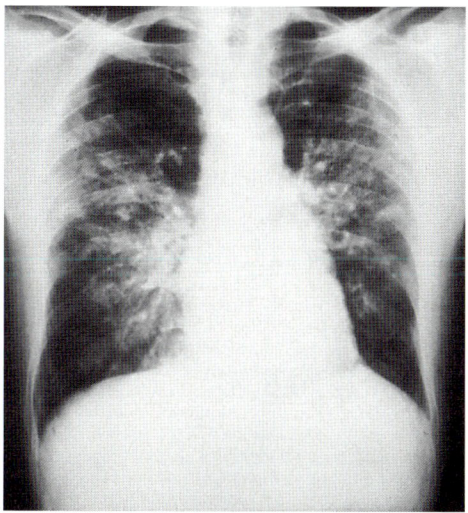

Abb. P66. Pneumocystis-Pneumonie. Typischer Röntgenbefund

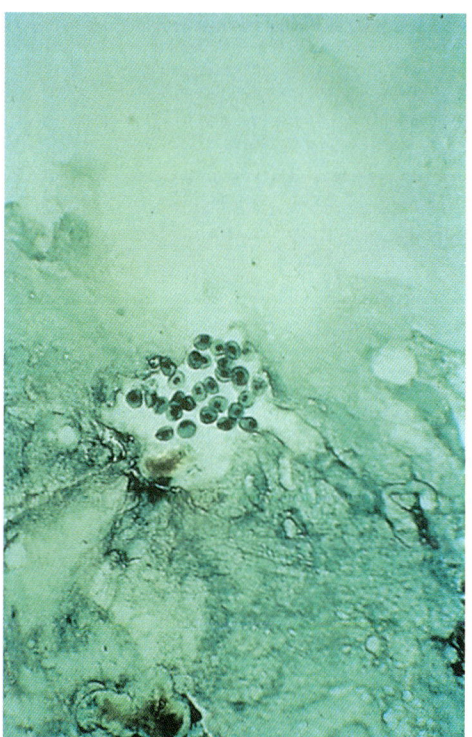

Abb. P67. Pneumocystis-Pneumonie. Pneumocystis jiroveci [früher P. carinii]

die v.a. bei HIV-Infektion, angeborener Immunschwäche, Chemotherapie und Frühgeborenen auftritt; **Pneumocystis jiroveci** [früher Pneumocystis carinii] ist ein ubiquitär vorkommender Parasit, der bei Patienten mit geschwächter Immunlage [Frühgeborene, HIV-Infektion] eine interstitielle Lungenentzündung verursachen kann; wird heute aufgrund seiner Nucleinsäuresequenz als Pilz klassifiziert, verhält sich z.T. aber wie ein Protozoon; Pneumocystis lebt beim Menschen auf der Oberfläche des Alveolarepithels und kann bei Abwehrschwäche oder Epithelschäden in das Interstitium eindringen; **Klinik**: Dyspnoe, Fieber, trockener Husten, Zyanose; **Diagnose**: Röntgen, Erregernachweis im Biopsiematerial oder der Waschflüssigkeit bei bronchoalveolärer Lavage; **Therapie**: Cotrimoxazol* hochdosiert für 3 Wochen; bei Unverträglichkeit Pentamidin* oder Trimethoprim* und Dapson*; *s.a. Essay Pneumonie S. 1273, Essay HIV-Infektion – AIDS S. 625*

Pneu|mo|gas|tro|gra|fie, -gra|phie *f*: Röntgendarstellung des Magens mit Luft als Negativkontrastmittel

Pneu|mo|gra|fie, -gra|phie *f*: → *Pneumoradiografie*

Pneu|mo|häl|mie *f*: → *Luftembolie*

Pneu|mo|kok|ken|an|gi|na *f*: *s.u. Angina lacunaris*

Pneu|mo|kok|ken|me|nin|gi|tis *f, pl* **-ti|den**: häufigste Form der bakteriellen Meningitis; trotz Antibiotikatherapie beträgt die Mortalität weiterhin bis zu 30 %

Pneu|mo|ko|ni|o|se *f*: *Syn*: *Staublunge, Staublungenerkrankung*; durch chronische Inhalation von Staubpartikeln hervorgerufene reaktive Veränderung des Lungengewebes mit oder ohne Funktionsstörung; man unterscheidet **benigne Pneumokoniosen** ohne Fibrosebildung und ohne klinischen Symptome, die oft nach Beendigung der Exposition rückbildungsfähig sind [z.B. Schweißerlunge], und **maligne Pneumokoniosen** mit fortschreitender Fibrosierung und Funktionseinschränkung [z.B. Quarzstaublunge], die zu den entschädigungspflichtigen Berufskrankheiten gehören; Staublungenerkrankung fördern z.T. die Entwicklung anderer Erkrankungen [Lungentuberkulose, Karzinome]; *s.a. exogen-allergische Alveolitis, Essay Lungen- und Atemwegserkrankungen durch Arbeit und Umwelt S. 1265*

Pneu|mo|me|di|as|ti|no|gra|fie, -gra|phie *f*: Röntgendarstellung des Mediastinums mit Luft als Negativkontrastmittel; heute durch Computertomografie ersetzt

Pneu|mo|mye|lo|gra|fie, -gra|phie *f*: Röntgendarstellung der Liquorräume des Rückenmarks mit Luft als Negativkontrastmittel; heute durch Computertomografie ersetzt

Pneu|mo|my|ko|se *f*: *Syn*: *Pneumonomykose*; Pilzerkrankungen der Lunge findet man meist bei immungeschwächten Patienten [HIV-Infektion, Chemotherapie]; *s.a. Essay Mykosen S. 1059*

Pneu|mo|nek|to|mie *f*: *Syn*: *Pneumektomie*; operative Entfernung eines Lungenflügels; *s.a. Pleuramesotheliom, Essay Neubildungen von Bronchien und Lunge S. 921*

Pneumonia Severity Index *m*: *Syn*: *Fine-Score*; *s.u. Essay Pneumonie S. 1273*

Pneu|mo|nie *f*: *Syn*: *Lungenentzündung, Pneumonia*; Entzündung des Lungenparenchyms mit Beteiligung der Alveolen [**alveoläre Pneumonie**] und des Interstitiums [**interstitielle Pneumonie**], die durch chemische, physikalische, infektiöse Faktoren oder allergische Reaktionen verursacht werden kann, wobei die infektiöse Pneumonie mit Abstand am häufigsten ist; Pneumonien können u.a. nach anatomisch-histologischen Aspekten [z.B. Herdpneumonie] oder nach dem klinischen Verlauf [akute oder chronische Pneumonie] eingeteilt werden; bei den infektiösen Pneumonien unterscheidet man zwischen **typischen Pneumonien** [d.h. bakteriellen Pneumonien] und **atypischen** oder **nichtbakteriellen Pneumonien**, wobei der Begriff mehr und mehr nur für die Mycoplasma-pneumoniae-Pneumonie verwendet wird viele Ärzte bevorzugen heute aber eine Unterscheidung von nosokomialen und ambulant erworbenen Pneumonien, da sie sich stark in ihrem Erregerspektrum und der Therapie unterscheiden; die typische **ambulant erworbene Pneumonie** tritt im Herbst/Winter im Anschluss an einen viralen

Tab. P12. Pneumonie. Differenzialdiagnose der typischen und atypischen Pneumonien

	Typische Pneumonie	Atypische Pneumonie
Beginn	Perakut	Langsam
Schüttelfrost	+++	+
Respiratorische Prodromi	++	++
Husten	+++	+
Sputum	+++	(+)
Fieber	> 39 °C	≤ 39 °C
Tachypnoe	+++	+
Tachykardie	+++	+
Auskulatorische Infiltrate	+++	0
Röntgenbild des Thorax	Segmentale oder lobäre Infiltrate	Diffuse, interstitielle Infiltrate
Leukozytose	+++	+

0 = nie, (+) = sehr selten, + = selten, ++ = häufig,
+++ = sehr häufig

Tab. P13. Pneumonie. Einteilung der ambulant erworbenen Pneumonien

Pneumoniepatienten außerhalb des Krankenhauses ohne Grunderkrankung und mit einem Lebensalter unter 60 Jahren
Patienten außerhalb des Krankenhauses mit Grunderkrankungen und/oder einem Lebensalter von 60 Jahren und älter
Hospitalisierte Patienten mit milder bis mäßig schwerer ambulant erworbener Pneumonie
Hospitalisierte Patienten mit schwerer ambulant erworbener Pneumonie

Pneumopyellolgralfie, -gralphie f: Röntgendarstellung des Nierenbeckens mit Luft als Negativkontrastmittel; heute durch Computertomografie oder Sonografie ersetzt

Pneumolraldilolgralfie, -gralphie f: *Syn: Pneumografie, Pneumoröntgengrafie;* Röntgendarstellung mit Luft als Negativkontrastmittel

Pneumorrhalphie f: *Syn: Lungennaht;* Naht der Lunge nach operativer oder traumatischer Eröffnung oder Inzision

Pneumolsilnus dilatans m: eine übermäßige Erweiterung einer Nasennebenhöhle betrifft meist die Stirnhöhle, seltener die Kieferhöhle; durch einen Ventilmechanismus kommt es zu einem Luftstau und zu einer reaktiven Auftreibung der Höhle mit Ausdünnung der knöchernen Wand; kann äußerlich als Vorwölbung sichtbar werden; Therapie: osteoplastische Korrektur

Pneumoltalcholgralfie, -gralphie f: kontinuierliche Aufzeichnung der Atemstromgeschwindigkeit

Pneumoltholrax m: *Syn: Gasbrust, Pneu;* Luftansammlung im Pleuraraum mit teilweisem oder vollständigem Lungenkollaps; der **Spontanpneumothorax** tritt spontan, d.h. ohne Verletzung, entweder ohne erkennbare Ursache [**idiopathischer Spontanpneumothorax**] oder als **symptomatischer Spontanpneumothorax** als Folge einer ablaufenden Erkrankung oder Vorschädigung, v.a. Bronchiektasen auf; beim **offenen Pneumothorax** besteht eine Verbindung zu den Luftwegen der Lunge oder nach außen; fehlt die Verbindung mit der Außenluft, liegt ein **geschlossener Pneumothorax** vor; ein Pneumothorax wird akut lebensbedrohlich, wenn durch Ventilwirkung [**Ventilpneumothorax**] oder Überdruckbeatmung ein deutlich positiver Druck entsteht; dieser sog. **Spannungspneumothorax** führt zu Verdrängung von Herz und Mediastinum zur Gegenseite und zur Behinderung des venösen Rückstroms der Vena cava inferior und superior; es kommt zu Hypotension, Tachykardie und Dyspnoe; als **Notfalltherapie** muss eine Drainage im 4. Interkostalraum in der vorderen Axillarlinie angelegt werden; *s.a. Abb. P69*
therapeutischer Pneumothorax: *Syn: künstlicher Pneumothorax;* künstlich angelegter Pneumothorax zur vorübergehenden Ruhigstellung eines Lungenflügels, z.B. bei der Behandlung der Lungentuberkulose; heute nur noch selten durchgeführt

Infekt der Luftwege auf; die Patienten klagen über Schüttelfrost, Fieber und Husten; das klinische Bild erlaubt eine Unterteilung in typische und atypische Pneumonien, wichtiger ist aber der Erregernachweis, der bei bakteriellen Pneumonien meist mikroskopisch und bei den anderen infektiösen Pneumonien serologisch erfolgt; die häufigsten **Erreger** sind weiterhin Pneumokokken, gefolgt von Legionellen, Staphylokokken [v.a. Staphylococcus aureus], Haemophilus influenzae, Enterobakterien, Chlamydien, Mycoplasma pneumoniae und Viren; **Therapie**: bei bekanntem Erreger gezielte Antibiotikatherapie; solange der Erreger nicht bekannt ist, wird eine auf Erfahrung beruhende ungezielte Antibiotikatherapie durchgeführt; **Allgemeintherapie**: körperliche Schonung, Luftanfeuchtung, reichlich Flüssigkeit, leichte Kost, atemphysikalische Behandlung [Lagerungsdrainage, Vibration, Klopfmassage, Trachealabsaugung], Sauerstoff; symptomatische Behandlung von Herzinsuffizienz, Kreislaufversagen oder Schock
die **nosokomiale Pneumonie** wird durch vorbestehende Erkrankungen [Diabetes mellitus, Alkoholismus, chronische Bronchitis, Abwehrschwäche, Tumoren], aber auch intensivmedizinische, zytostatische und antibiotische Therapie gefördert; das Erregerspektrum umfasst v.a. Klebsiella, Staphylococcus aureus, Pseudomonas aeruginosa, Legionella, Escherichia coli; die **Therapie** ist oft schwierig, da viele Keime eine hohe Resistenz besitzen; aus diesem Grund, und wegen der geschwächten Ausgangslage der Patienten, liegt die Letalität weiterhin im Bereich von 20–60 %; *s.u. Essay Pneumonie S. 1273*

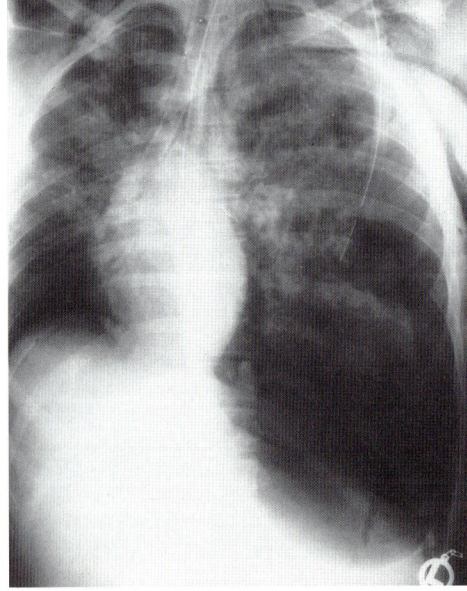

Abb. P68. Pneumothorax. Basaler Spannungspneumothorax links

Lungen- und Atemwegserkrankungen durch Arbeit und Umwelt

D. Nowak

Einführung

Im vorliegenden Essay wird ausschließlich auf arbeits- und umweltbedingte Besonderheiten von Lungen- und Atemwegserkrankungen eingegangen. Das Ziel dieses Beitrages besteht darin, konkrete arbeits- und umweltbedingte Gefährdungspotenziale für Lungen- und Atemwegserkrankungen zu schildern und Entscheidungshilfen zu geben, wenn eine arbeits- oder umweltbedingte Krankheitsursache diskutiert wird. **Zwischen arbeits- und umweltbedingten** [durch hohe Exposition am Wohnort, im privaten Bereich, durch Hobbys etc.] **Erkrankungen besteht außer in der Expositionsintensität kein prinzipieller Unterschied**, sodass im Folgenden auf eine weitere Untergliederung verzichtet wird. Die Wortlaute der jeweiligen Berufskrankheiten und die Anzeigekriterien [Merkblätter] sind im Internet [*www.dgaum.de*] abrufbar.

Arbeitsbedingte Erkrankungen – Berufskrankheiten – Präventionsmaßnahmen

Wegen der besonderen Bedeutung der beruflichen Einflüsse bei Lungen- und Atemwegserkrankungen [sie betreffen etwa 40 % des Berufskrankheitengeschehens] seien diese Begriffe hier definiert [Tab. 1]:

Tab. 1. Juristisch wichtige Begriffsdefinitionen

Arbeitsbedingte Erkrankungen	Gesundheitsstörungen, die durch Arbeitseinflüsse (mit-)verursacht bzw. im Verlauf ungünstig beeinflusst werden. Sie sind unscharf definiert. Die gesetzliche Unfallversicherung ist auch für deren Prävention, nicht jedoch für deren Entschädigung zuständig
Berufskrankheiten	Teilmenge der arbeitsbedingten Erkrankungen. Hierbei handelt es sich um Krankheiten, die die Bundesregierung als Berufskrankheiten bezeichnet [*„Listenprinzip"*] und die Versicherte infolge einer den Versicherungsschutz begründenden Tätigkeit erleiden. Sie sind nach den Erkenntnissen der medizinischen Wissenschaft durch besondere Einwirkungen verursacht, denen bestimmte Personengruppen durch ihre versicherte Tätigkeit in erheblich höherem Grade als die übrige Bevölkerung ausgesetzt sind [§9(1) SGB VII]
Öffnungsklausel	Paragraph der Berufskrankheitenverordnung, dem zufolge unter strengen Vorgaben nach Vorliegen neuer medizinisch-wissenschaftlicher Erkenntnisse auch Krankheiten, die noch keine Aufnahme in die Berufskrankheiten-Liste gefunden haben, anerkannt werden [§9(2) SGB VII]
Anzeigepflicht	Gesetzliche Verpflichtung von Ärzten [und Zahnärzten], bei begründetem Verdacht auf eine Berufskrankheit beim Unfallversicherungsträger oder beim Staatlichen Gewerbearzt/Landesgewerbearzt eine ärztliche Anzeige über eine Berufskrankheit zu erstatten [Formulare im Internet unter *http://www.hvbg.de*]. Ein Einverständnis des Erkrankten mit einer solchen Meldung ist formal nicht erforderlich. Er ist jedoch über den Inhalt und den Adressaten der Anzeige zu unterrichten

Insbesondere im Bereich der internistischen Pneumologie ist es wichtig, zum richtigen Zeitpunkt **Präventionsmaßnahmen** bei drohenden Berufskrankheiten zu empfehlen. Für solche individuellen Präventionsmaßnahmen ist nach §3 der Berufskrankheitenverordnung die gesetzliche Unfallversicherung zuständig. Insofern sollte der Arzt bei drohender Berufskrankheit eine §3-Anzeige an den zuständigen Unfallversicherungsträger erstatten, hierfür ist das Einverständnis des Versicherten erforderlich. Der Leistungsanspruch ist sehr weitgehend und beinhaltet nicht nur - wie in der gesetzlichen Krankenversicherung - das *„medizinisch Notwendige, Zweckmäßige, Ausreichende und Wirtschaftliche"*, sondern *„alle geeigneten Mittel"* [z.B. Absaugmaßnahmen, Umstellung von Heufütterung auf Silagefutterung etc.].

Berufsbedingte Bronchitis

An einer Reihe von Arbeitsplätzen kam und kommt es unter ungünstigen lüftungstechnischen Verhältnissen bei Überschreitung gültiger Grenzwerte gehäuft zu Bronchitiden. Eine allgemein akzeptierte Kategorisierung der berufsbedingten Bronchitiden gibt es nicht. Wir unterscheiden:

- kurzfristige Reizerscheinungen durch ungewohnte, aber dauerhaft unbedenkliche Konzentrationen von Atemtraktirritantien [z.B. Ammoniak, Schwefeldioxid, künstliche Mineralfasern auch unterhalb wissenschaftlich festgelegter Grenzwerte]
- chronische Reizerscheinungen mit erhöhtem Risiko der Entwicklung eines Asthma bronchiale [z.B. durch Isocyanate, Lötrauche]
- chronische Reizerscheinungen mit erhöhtem Risiko der Entwicklung einer chronisch-obstruktiven Bronchitis [z.B. durch organische Stäube in der Landwirtschaft, Schweißrauche, Pyrolyseprodukte bei Feuerlöscharbeiten, in der Papierherstellung und -verarbeitung)]

Die **berufsbedingte, nicht-obstruktive Bronchitis ist formal keine Berufskrankheit**, sie sollte jedoch stets gedeutet werden als Hinweis auf
- mangelhafte arbeitshygienische Verhältnisse [Grenzwertüberschreitung? → Hinweis an Betriebsarzt, ggfs. an Gewerbeaufsicht oder Unfallversicherungsträger - cave Schweigepflicht] und
- die Gefahr der Entwicklung einer obstruktiven Atemwegserkrankung [→ Bestimmung der unspezifischen Atemwegsempfindlichkeit, longitudinale Lungenfunktionsanalysen, §3-Anzeige erwägen].

Berufsbedingtes Asthma bronchiale

❗ **Etwa 10 % der asthmatischen Erkrankungen sind beruflichen Einflüssen zuzuschreiben. Es ist daher stets erforderlich, bei jeder Asthma-Erkrankung an berufliche Auslöser zu denken.**

Berufliche Auslöser können bei primärer Beschwerdefreiheit ein Asthma bronchiale auslösen oder ein vorbestehendes (berufsunabhängiges) Asthma verschlimmern. Man teilt die Auslöser des Berufsasthmas ein in **immunologische und nicht-immunologische Auslöser:**
- Klinisch sind **immunologische Ursachen** dann wahrscheinlich, wenn zwischen Expositionsbeginn und Manifestation der Erkrankung eine Latenzperiode liegt und wenn die Re-Exposition gegenüber niedrigen Konzentrationen zum Wiederauftreten der Symptomatik führt. Die immunologisch vermittelten Ursachen werden wiederum in **IgE-mediierte** [hochmolekulare wie z.B. Tierepithelien, Mehle oder niedermolekulare wie Säureanhydride, Metalle] und **nicht-IgE-abhängige** [z.B. durch Kolophonium] eingeteilt. Bei letzteren ist der Mechanismus nicht bekannt.
- Das **nicht-immunologisch vermittelte Berufsasthma** kann in Form des *Reactive Airways Dysfunction Syndrome* auftreten, bei dem nach einmaliger intensiver - oftmals unfallartiger - Exposition gegenüber hohen Konzentrationen irritativ wirkender Rauche, Gase oder Dämpfe [z.B. Ammoniak, Chlorgas] erstmals asthmatische Beschwerden auftreten, die oft lange persistieren. Voraussetzung für die Entstehung eines durch chemisch-toxisch oder irritative Stoffe ausgelösten Asthma bronchiale sind in der Regel relevante Überschreitungen von Grenzwerten.

Die anamnestische Aufarbeitung des Berufsasthmas erfolgt entsprechend Tabelle 3.

Ein **Ablaufdiagramm** für eine sinnvolle **diagnostische Abklärung bei Verdacht auf Berufsasthma** gibt Abbildung 1. Diese Schritte sind spezialisierten Einrichtungen vorbehalten. Den *„goldenen Standard"* stellen die **arbeitsplatzsimulierende Provokationstestung** mit angeschuldigten Arbeitsstoffen dar [Abbildung 2] oder die **Lungenfunktionsdiagnostik** am Arbeitsplatz vor/nach Exposition gegenüber den angeschuldigten Arbeitsstoffen im Vergleich zu Messungen an einem anderen Tag zu analogen Uhrzeiten, jedoch ohne entsprechende Exposition.

Tab. 2. Typische Beispiele für Tätigkeiten mit besonderer Gefährdung für die Entstehung eines Berufsasthmas

Gefährdung vorrangig durch immunologisch wirkende Arbeitsstoffe	Gefährdungen vorrangig durch chemisch-irritativ oder toxisch wirkende Arbeitsstoffe
Bäckerei, Konditorei, Mühle, Landwirtschaft, Gärtnerei, Plantagen-, Dock- und Lagerarbeit, Küchenbetriebe (Fleischmürber), Obstverwertung, pharmazeutische Industrie, industrielle und Forschungs-Laboratorien, Veterinärwesen, Geflügelfarmen, Imkerei, Futter- und Nahrungsmittelindustrie, Polyurethanweich- und -hartschaumherstellung, Herstellung von Polyisocyanaten, Sägerei, Möbelindustrie, Friseurbetriebe	Polyurethanweich- und -hartschaumherstellung, Herstellung von Polyisocyanaten, Sägerei, Möbelindustrie, Kunststoffherstellung und -verarbeitung, Herstellung und Schweißen von PVC-Folien, -Platten und -Röhren, Lötarbeiten, Elektronikindustrie, chemische und pharmazeutische Industrie, Desinfektionsmittel, Galvanisierbetriebe, Metallveredelung, Zementherstellung und -verarbeitung, Schweißen, Färberei, Textil- und chemische Industrie, Friseurbetriebe

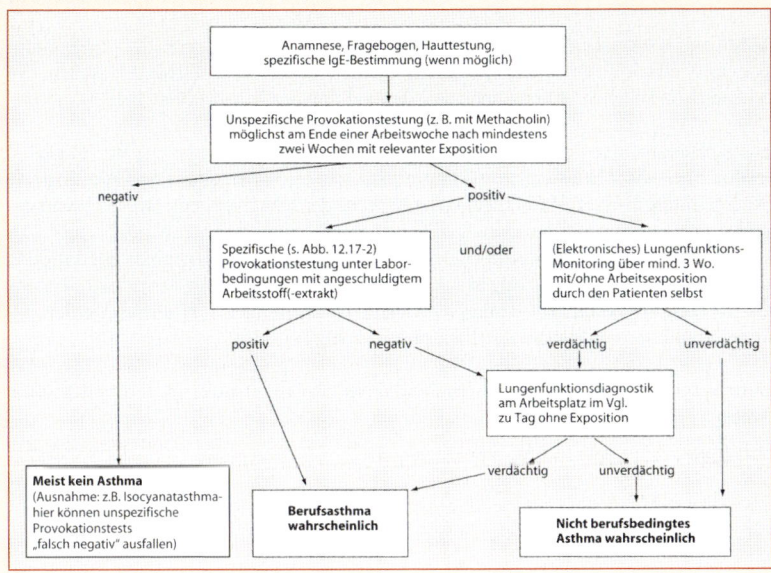

Abb. 1. Diagnostischer Ablauf bei Verdacht auf Berufsasthma

Tab. 3. Anamnestische Schritte der Abklärung des Berufsasthmas

Arbeitsanamnese

- Jetzige Tätigkeitsbeschreibung
- Frühere Tätigkeitsbeschreibungen lückenlos ab Schulabgang einschließlich Wehrdienst, nicht-versicherten Zeiten/Schwarzarbeit, Auslandseinsätzen etc.
- Für alle Zeiträume: Auflistung der Arbeitsvorgänge und -stoffe, Schemazeichnung/Fotos oft hilfreich. Nachbarschaftsexposition?
- Unfallartige Expositionen in der Vorgeschichte? z.B. bei Betriebstörungen/Revisionen? [Dämpfe, Verschütten größerer Chemikalienmengen]

Symptome

- Art:
  - Husten, Kurzluftigkeit, Pfeifen, Giemen
  - Rhinorrhoe, Konjunktivitis
  - Systemische Symptome [Fieber, Arthralgien, Myalgien]
  - aus differenzialdiagnostischen Überlegungen
- Zeitlicher Verlauf:
  - wie lange nach Beginn einer bestimmten Tätigkeit? Nach Verfahrenswechsel? nach Wechsel eines Arbeitsstoffs?
  - Beschwerdebeginn unmittelbar bei Exposition nach Arbeitsende?
  - Verzögerter Beschwerdebeginn 4–12 Std. nach Tätigkeitsaufnahme, teilweise erst nach Arbeitsende?
  - Duale Reaktion?
  - Beschwerdefreiheit an arbeitsfreien Tagen, im Urlaub?

Weitere Risikofaktoren

- Raucheranamnese
- Allergische Rhinitis/Asthma in der Vorgeschichte
- Allergische Erkrankungen in der Familienanamnese

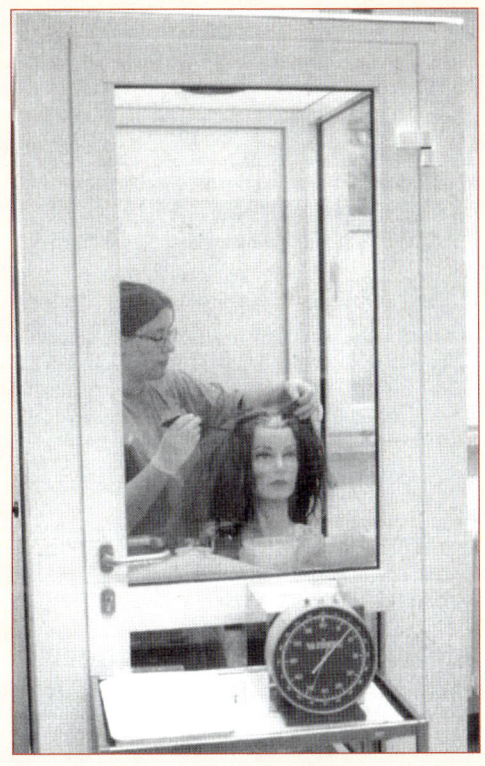

Abb. 2. Arbeitsplatzsimulierende Provokationstestung bei der Abklärung des Friseurasthma in einer Expositionskabine

Prognose und Therapie

Die **Prognose des Berufsasthma ist oftmals ungünstig,** bei der Mehrzahl der Patienten persistiert die Symptomatik trotz Expositionskarenz, vielfach bleibt eine unspezifische Atemwegsüberempfindlichkeit bestehen. Die Therapie erfolgt entsprechend dem üblichen Stufenschema zur Behandlung des Asthma bronchiale [*s.u. Essay Asthma bronchiale*].

Es ist wichtig, bei Verdacht auf ungünstige berufliche Einflüsse am Arbeitsplatz keine überstürzte Tätigkeitsaufgabe vorzunehmen, bevor nicht die Abklärung sorgfältig und vollständig vorgenommen wurde. Formale Voraussetzung für eine Anerkennung als Berufskrankheit ist die Aufgabe der schädigenden Tätigkeit [nicht des Berufs!]. Oftmals gelingt es durch geeignete Präventivmaßnahmen, bereits Erkrankte an ihrem Arbeitsplatz zu halten, ohne dass die Krankheit sich weiter verschlechtert. Dies setzt engmaschige Lungenfunktionskontrollen voraus, deren longitudinaler Verlauf sehr aussagekräftig ist. Wir verwenden das in Tabelle 4 dargestellte Schema. Aus diesem kann ein ggfs. überproportionaler Abfall ventilatorischer Kapazitäten leicht abgelesen werden, sodass Präventionsmaßnahmen und Intensivierungen der Therapie gut steuerbar sind.

Tab. 4. Beispiel eines Tabellenblatts zur Darstellung des longitudinalen Lungenfunktionsverlaufs für die Dokumentation bei berufsbedingten obstruktiven Atemwegserkrankungen

Parameter	Dimension	Datum 1	Datum 2	Datum 3
Vitalkapazität	l			
Einsekundenkapazität FEV_1	l			
Atemwegswiderstand	kPa/l/s			
Spez. Atemwegswiderstand	kPa/s			
Intrathorak. Gasvolumen	l			
Unspez. Atemwegsempfindlichkeit [PD_{100}SRaw, $PD_{20}FEV_1$*]	mg Methacholin			
[Ruhe-pO_2]	mmHg			
[Diffusionskapazität]	ml/min/mmHG			
...				
...				
Exposition [was? wie viel? wobei?]				
Therapie [Name, Dosis, Uhrzeit]				

* PD = Diejenige Provokationsdosis eines unspezifischen Bronchokonstriktors [z.B. Methacholin], die zu einem 100 %-igen Anstieg des spezifischen Atemwegswiderstands SRaw oder zu einem 20-%-igen Abfall der Einsekundenkapazität führt. Ein niedriger PD-Wert entspricht somit einer hohen Empfindlichkeit

Berufsbedingte chronisch-obstruktive Bronchitis/Lungenemphysem

Die chronisch-obstruktive Bronchitis kann unter folgenden Konstellationen als Berufskrankheit vorkommen:

- als Komplikation der Silikose [und Silikotuberkulose]
- als mitunter vom berufsbedingten Asthma bronchiale schwer abgrenzbares Zustandsbild mit geringer Reversibilität der Obstruktion, insbesondere nach langjähriger Exposition gegenüber chemisch-irritativen Arbeitsstoffen und langjährigem Krankheitsverlauf, vielfach in Kombination mit langjährigem Zigarettenrauchen
- als typische Berufskrankheit bei untertägigen Steinkohlenbergleuten nach Einwirkung einer kumulativen Feinstaubdosis von in der Regel 100 mg/m³ Jahren [entsprechend z.B. einer Exposition von 5 mg/m³ Feinstaub über 20 Arbeitsjahre je 220 Schichten zu 8 Stunden].
- Das berufsbedingte Lungenemphysem kann als Komplikation einer chronisch-obstruktiven Bronchitis bei den vorstehend genannten Konstellationen oder - hiervon unabhängig - nach relevanter Cadmiumexposition [z.B. in der Herstellung von Cadmiumlegierungen oder Nickel-Cadmium-Akkumulatoren, als Goldschmied etc.] auftreten.

Prognose und Therapie unterscheiden sich nicht prinzipiell von den entsprechenden Erkrankungen ohne berufliche Auslösung [*s.u. Essay Chronisch-obstruktive Lungenkrankheiten und Lungenemphysem*]

Anorganische Pneumokoniosen

Die **Asbestose** und die **Silikose** sind die wichtigsten anorganischen Staublungenerkrankungen. **Benigne asbestbedingte Erkrankungen** sind die [Lungen-]Asbestose und die asbestbedingten Pleuraveränderungen. Pro Jahr werden in Deutschland etwa 2000 Fälle als Berufskrankheit neu anerkannt, wobei die Pleuraveränderungen quantitativ weit dominieren.

Asbestose

Die **Asbestose** ist eine generalisierte, basal betonte Lungenfibrose nach meist langjähriger [selten unter 10 Jahre liegender], zumeist massiver Asbestexposition. **Risikotätigkeiten** waren vorrangig im Bereich des Asbestvertriebs, der Isolierung, Textilherstellung, der Asbestzementindustrie, Konstruktions- und Abbruchbranche, auf Schiffswerften und in sehr vielen anderen Bereichen angesiedelt. Pathogenetisch sind Amphibol-Asbeste [Hornblende: Amosit, Aktinolith, Anthophylit, Krokydolith und Tremolit] stärker fibrogen als Chrysotil [Serpentin-Asbest]. Die **Latenzzeit** liegt zwischen 10 und 40, im Mittel bei 17 Jahren.

Klinisch führend sind bei fortgeschrittenen Fällen Husten, Belastungsluftnot, Knisterrasseln [vorrangig dorsobasal] und Uhrglasnägel.

Diagnostik: Restriktion, Diffusionsstörung, Abfall des Sauerstoffpartialdrucks unter Belastung, Minderung der Lungendehnbarkeit. In ausgeprägten Fällen finden sich auch irreversible obstruktive Ventilationsstörungen im Bereich der kleinen Atemwege. **Radiologisch** dominieren unregelmäßige kleine Fleckschatten vorrangig in den Unterlappen, Kaudalverlagerung des horizontalen Interlobiums. In der **Computertomografie** subpleurale lineare Verdichtungen parallel zur Pleura, dorsobasale Parenchymfibrose mit peribronchilären, intralobulären und interlobulären Verdickungen der Septen, grobe Parenchymbänder [2-5 cm], vielfach mit Pleurakontakt, Honigwabenmuster, oftmals Koinzidenz mit Pleuraplaques [verkalkt oder unverkalkt]. In der **bronchoalveolären Lavage** vermehrt Asbestkörperchen.

Behandlung: Die Asbestose ist **keiner medikamentösen Behandlung zugänglich**. Systematische physikalisch-therapeutische Maßnahmen können jedoch die 6-Minuten-Gehstrecke und andere Parameter der Belastbarkeit bessern.

Verlauf und Prognose: Oft nur langsame Progredienz. Typische **Komplikationen**: Benigne Asbestpleuritis. Die der Asbestose zugrunde liegende hohe Exposition gegenüber atembaren Asbeststäuben prädisponiert zum Lungenkarzinom und zum Pleuramesotheliom nach Latenzen von im Mittel 25-35 Jahren.

Asbestbedingte Pleuraveränderungen

Pleuraplaques sind umschriebene Verdickungen der parietalen Pleura aus kollagenem Bindegewebe [Abb. 3]. In Abwesenheit von radiologisch sichtbarem Kalk spricht man von **hyalinen Plaques**, ansonsten von **verkalkten Plaques**. Isolierte asbestbedingte Pleuraplaques sind praktisch immer asymptomatisch.

Die **benigne Asbestpleuritis** ist stets eine differenzialdiagnostische Herausforderung, insbesondere gilt es ein malignes Pleuramesotheliom auszuschließen. Oft entwickelt sich eine diffuse Pleurafibrose.

Die **diffuse Pleurafibrose** [*Hyalinosis complicata*] ist eine bindegewebige Pleuraverdickung, radiologisch ist der kostophrenische Winkel abgestumpft. Vielfach zeigen sich strangförmige, „*krähenfußartige*" Bindegewebsausläufer in das Lungenparenchym. Eine Komplikation ist die **Einrollatelektase**.

Silikose [Bergarbeiterpneumokoniose]

Die **Silikose** ist eine durch Quarz oder andere kristalline Modifikationen der Kieselsäure verursachte Lungenfibrose. Auf Staubgemische mit unterschiedlichen Quarzanteilen zurückzuführende Silikoseerkrankungen werden als **Mischstaubsilikosen** bezeich-

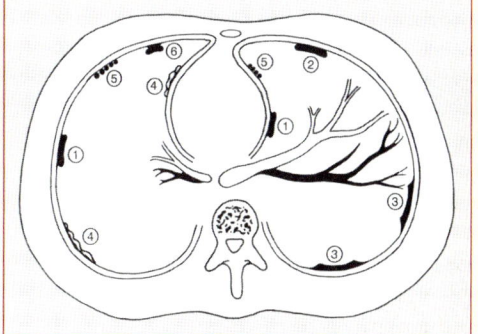

P

Abb. 3. Pleuraplaques unterschiedlicher Lage und Form. Schematische Darstellung nach CT. 1, 2 = typische, scharfe Konturierung, 3 = unscharfe Begrenzung und Tendenz zur Konfluation, 4 = kleinknotige Anordnung, 5 = kleinknotige Anordnung mit Tendenz zur Konfluation, 6 = kragenknopfartige Form

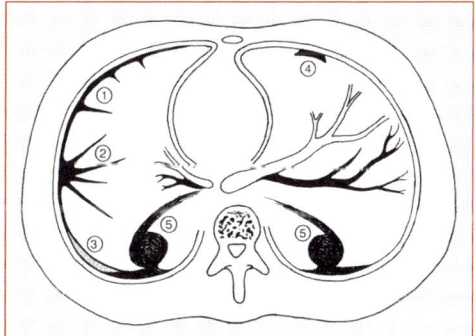

Abb. 4. Diffuse Pleurafibrose. Schematische Darstellung nach CT. 1 = intrapulmonale zentripetale Verdichtungszonen, 2 = zum Teil sternförmig [Krähenfüße], 3 = gekammerter Pleuraerguss, 4 = hyaline Pleuraplaque, 5 = Kugelatelektase mit Kometenschweif

net. Mischstaubpneumokoniosen sind sehr viel häufiger als die „*reine*" Silikose. Pro Jahr werden in Deutschland etwa 1500 Fälle als Berufskrankheit neu anerkannt, die Tendenz ist rückläufig. **Expositionsmöglichkeiten** gegenüber Quarz bestehen im Kohlenbergbau, in der Steinbruch-, Keramik- und Glasindustrie, Stahl- und Eisenindustrie, in Gießereien, bei Stollenarbeitern und Mineuren. Weitere Branchen mit Silikosegefährdung sind der Tunnel- und Stollenbau, die Steingewinnung und -verarbeitung, die keramische und Feuerfestindustrie, die chemische Industrie einschließlich Gummiindustrie und Zahntechnik.

Klinik: Leichtere Silikoseformen gehen oftmals nicht mit Beschwerden und/oder lungenfunktionsanalytisch fassbaren Einschränkungen einher. Chronische Bronchitis, chronisch obstruktive Bronchitis und Lungenemphysem sind typische unspezifische Staubinhalationsfolgen. Die **Silikotuberkulose** ist eine typische Komplikation der Silikose [*s.a. Essay Tuberkulose*]. Die Silikose prädisponiert zum Lungenkarzinom, wobei dieser Zusammenhang bislang nur außerhalb des Kohlengrubenbergbaus gezeigt werden konnte [*s.a. Essay Neubildungen von Bronchien und Lunge*].

Die **Lungenfunktion** ist initial normal, später treten restriktive und obstruktive Ventilationsstörungen auf. **Radiologisch** imponieren rundliche Schatten - bei reinen Quarzstäuben schärfer, bei Mischstäuben mit geringerem Quarzanteil sind gröbere, unschärfere Knoten [„*Schneegestöberlunge*"] zu sehen. Schwielenbildung durch Konfluenz, Eierschalenhili. Klinik und Röntgenbefund korrelieren nur gering.

Die **Behandlung** der silikosebedingten COPD erfolgt wie eine COPD ohne Silikose [β-Mimetika, Vagolytika, Physiotherapie, versuchsweise Steroide; *s.a. Essay Chronisch-obstruktive Lungenkrankheiten und Lungenemphysem*]. Die **Prognose** wird bestimmt durch Obstruktion und Emphysem. **Komplikationen**: Rechtsherzbelastung, Tuberkulose, Karzinome. Selten: Akute Silikose. Einschmelzung von Schwielen: Phthisis atra.

Tabelle 5 gibt einen Überblick über die Charakteristika der **selteneren anorganischen Pneumokoniosen**. Die diagnostisch auch hier entscheidende Maßnahme ist eine sorgfältige Erhebung der Arbeitsanamnese. Es handelt sich - von Hobby-Expositionen abgesehen - nahezu regelhaft um typische Berufskrankheiten [Anzeigepflicht]. Lediglich die Siderofibrose ist gegenwärtig noch keine Listen-Berufskrankheit.

Organische Pneumokoniosen

Die **exogen-allergische Alveolitis** ist mit etwa 70 bis 80 neuen berufsbedingten Erkrankungsfällen pro Jahr eine wichtige pneumologische Berufskrankheit. **Risikoberufe** sind vor allem: Landwirte, Vogelzüchter, Vogelhändler, Müller, Tierpfleger, Gärtner, Kompostwerker, Winzer, Pilzzüchter, Maschinenarbeiter [wegen mikrobiell kontaminierter Kühlschmiermittel], Laboranten, Chemiearbeiter und Spritzlackierer. Eine **Prävention** ist im Bereich der Exposition gegenüber organischen Stäuben schwierig, eine Minimierung der Schimmelpilzexposition im landwirtschaftlichen Bereich und eine vermehrte Verwendung von Silage anstelle von [schimmelpilzanfälligem] Heu scheitert derzeit noch in Gebieten, in denen die Kuhmilch weitgehend zu Emmentaler Käse verarbeitet wird [z.B. Allgäu].

Für das **Organic Dust Toxic Syndrome** [ODTS] gibt es als deutsches Synonym nur den Begriff des „*Drescherfiebers*" als organische Form der toxischen Alveolitis, welcher jedoch nicht erkennen lässt, dass das ODTS auch nach anderweitigen inhalativen Expositionen gegenüber Endotoxin-haltigen Aerosolen auftritt. Das ODTS **wird oft als exogen-allergische Alveolitis fehlgedeutet**. Ebenfalls nach einer Latenzzeit von 4-12 Stunden treten Husten, Frösteln, Fieber, Myalgien und Kopfschmerzen auf. Typischerweise sind mehrere gleichartig Exponierte betroffen [selten bei der exogen-allergischen Alveolitis]. Im Blutbild findet man eine Leukozytose, die Auskultation ist im Gegensatz zur exogen-allergischen Alveolitis meist regelrecht, dies gilt auch für Thorax-Übersichtsaufnahme, Blutgasanalyse und Lungenfunktionsuntersuchung. Das ODTS mündet im Gegensatz zur exogen-allergischen Alveolitis nicht in fibrosierende Lungenerkrankungen, vielmehr prädisponieren häufige ODTS- Episoden langfristig zu obstruktiven Bronchitiden.

Die **Byssinose** ist mit weniger als 5 Neuerkrankungen pro Jahr eine in Deutschland seltene Krankheit, für welche eine „*Montagssymptomatik*" [pathophysiologisch: Endotoxintoleranz nach mehrmaliger Exposition] in Form von Kurzluftigkeit und Allgemeinbeschwerden beim Reinigen und Verarbeiten der Rohfasern von Baumwolle, Rohflachs oder Rohhanf charakteristisch ist. Langfristig entwickeln sich gehäuft eine Atemwegsüberempfindlichkeit und eine obstruktive Bronchitis.

Berufsbedingte Krebserkrankungen der unteren Atemwege

Es handelt sich im Wesentlichen um ein arbeitsmedizinisch-pneumologisches Altlastenproblem: Die heute diagnostizierten Berufskrebserkrankungen der Lunge sind vor allem auf Arbeitsplatzverhältnisse zurückzuführen, die weit überwiegend vor 20 bis hin zu 40 Jahren bestanden. Eine Aufstellung der erwiesenen humankan-

Tab. 5. Seltenere anorganische Pneumokoniosen

Erkrankung	Häufigkeit in BRD	Exposition	Klinik, allg. Diagnostik	Lungen-funktions-muster	Röntgenmor-phologie	Therapie	Prognose, Kompli-kationen
Siderose	bei E-Schweißern gelegent-lich	Eisen beim Elektro-Schweißen	Allenfalls Bronchitis	Normal-befund	Ähnlich unkom-plizierter Silikose: Rundliche kleine Fleckschatten	keine	Prognose sehr gut (reversibel nach Expositionskarenz), selten: Siderofibrose
Siderofibrose	Selten	Eisen beim Elektro-Schweißen	Belastungsluftnot, Husten	Restriktion	retikulonoduläres Muster	Therapie der Komplika-tionen	heterogen
Talkose	sehr selten	Talkstaub	Belastungsluftnot	Restriktion, Obstruktion	noduläre Zeichnung Mittel-felder, teilweise retikulär	ggfs. anti-obstruktiv	eher günstig, Kom-plikationen ggfs. durch Kontaminati-onen des Talks mit Asbest
Berylliose	0-1 Fall p.a.	Herstellung von Glühkörpern, Reaktor-technik, Raumfahrt, Mahlen von Be	wie Sarkoidose. Vorangegangen mitunter toxische Be-Pneumonie. Be-Lymphozyten-Transformationstest oft pos.	Restriktion, teilweise Obstruktion	wie Sarkoidose	Steroide?? (nicht belegt)	Progression langsam
Aluminose	selten kleine Cluster	Al-Pulverexposition (Pyro-Feinschliff), evtl. Schmelzen	Husten, Belastungs-luftnot	Restriktion	retikulonoduläres Muster	Therapie der Komplika-tionen	Komplikationen: Pneumothoraces
Hartmetall-fibrose	1-5 Fälle p.a.	Nur! gesinterte Karbide von Wolfram, Tantal, Titan, Niob, Molybdän, Chrom und Vanadium; Kobalt und Nickel als Bindemittel	Husten, Belas-tungsluftnot. Bei Exposition oft Schleimhautreizung. Ggfs. Bronchiolitis obliterans.	Restriktion	retikulonoduläres Muster	Therapie der Komplika-tionen	Heterogen
Thomasphos-phatlunge	0-2 Fälle p.a.	Thomasschlacke (Stahlerzeugung), gemahlen als Thomas-mehl: Düngemittel	Akute Bronchitis	ggfs. Obs-truktion	ggfs. Pneumonie	Therapie der Komplika-tionen	Ausheilung der Bronchitis.

zerogenen Noxen mit dem Zielorgan Atemwege/Lunge findet sich in Tabelle 6. **Das Berufskrebsgeschehen in Deutschland wird sicherlich noch bis zum Jahr 2020 durch die Folgelasten des ehemals sorglosen Umgangs mit Asbest wie auch mit Radon-Folgeprodukten dominiert werden.** Einen Überblick über die quantitative Bedeutung der einzelnen Auslöser beruflich verursachter Krebserkrankungen gibt Abbildung 5. Eine Checkliste für Patienten [und Ärzte] findet sich auf unserer Klinikhomepage [*http://arbmed.klinikum.uni-muenchen.de* und dort unter: Informationen für Patienten].

Berufsbedingte Infektionskrankheiten der Lunge
Die Tuberkulose kann vorrangig im Gesundheitsdienst, in der Wohlfahrtspflege und im Laborbereich als Berufs-krankheit akquiriert werden. **Tuberkulose*** und **nicht-tuberkulöse Mykobakteriosen*** können Komplikati-onen einer Silikose darstellen. Die Nutztierhaltung [Rinder, Schafe, Ziegen] kann eine Ursache von **Krimfieber*** und **Anthrax*** sein.

Quellenhinweise
Abb. 1, 2, 5: Schölmerich: Medizinische Therapie 2005/2006, Springer Verlag 2005
Abb. 3, 4: Konietzko: Lunge und Arbeitswelt, Springer Verlag 1990

Tab. 6. Berufliche Noxen mit epidemiologisch nachgewiesenem humankarzinogenen Potenzial für das Zielorgan „Lunge" sowie typische Expositionsmöglichkeiten und weitere Zielorgane der karzinogenen Wirkung

Noxe	Typische Expositionsmöglichkeiten	Weitere [extrapulmonale] Zielorgane der karzinogenen Wirkung
Asbest	sehr umfangreich, siehe oben	Larynx, Pleura, Pericard, Peritoneum, [Tunica vaginalis testis]
Ionisierende Strahlung	Uran und Folgeprodukte [jetzt vor allem durch Folgelasten des Uranerzbergbaus SDAG Wismut], Radium und Folgeprodukte, übrige ionisierende Strahlen, medizinische Bereiche	Knochenmark [Leukämie], Haut, Pleura
Quarz	siehe oben unter Silikose	–
Polyzyklische aromatische Kohlenwasserstoffe	Kokereirohgase [Gaswerke], Teerraffinerien, Elektrographitindustrie, Aluminiumherstellung, Eisen- und Stahlerzeugung, Gießereien, Straßenbau [mit Steinkohlenteerpech], Dachdecker, Schornsteinfeger je nach Brikettbinder	Larynx?, obere Atemwege?
Chrom [Cr-VI-Salze]	Galvanotechnik, Anstricharbeiten, Brennschneiden/Schleifen/Schweißen von Blechen mit Cr-VI-haltigen Anstrichen, Holzimprägnierung, Lithographie, Gerberei, Beizen	obere Atemwege
Nickel und Ni-Verbindungen	Erzaufbereitung, -verarbeitung, -raffination, Ni-Elektrolyse, Ni-Akkumulatorenherstellung, Lichtbogenschweißen mit Ni-haltigen Zusatzwerkstoffen, Schleifen von Ni, Elektrogalvanisation, Plattieren, katalytische Prozesse in der organischen Chemie	Larynx, obere Atemwege?
Arsen	Erzverhüttung, Schwefelsäurefabrikation, Schiffsbodenanstriche, Pharma-, Chemie- und Glasindustrie, Zoohandlungen	obere Atemwege, Haut
Dichlordimethylether [halogenierte Aryloxide]	Herstellung von Epoxidharzen, Pflanzenschutzmitteln, Holzkonservierungsmitteln, Desinfektionsmitteln	Ableitende Harnwege, Magen-Darm-Trakt, Larynx, Haut, obere Atemwege, ggfs. andere
Dichlordiethylsulfid [Schwefellost]	Bergung und Beseitigung von Munition	Larynx, Magen, Harnblase?
Passivrauch	Gaststättengewerbe, Bürobereiche, Verkehrsbetriebe	–
Beryllium	Herstellung von Glühkörpern, Reaktortechnik, Raumfahrt	–
Cadmium	Herstellung von Cd-Legierungen, Ni-Cd-Akkus, elektrolytischen Cd-Überzügen sowie von Cd-Farbstoffen	Prostata?

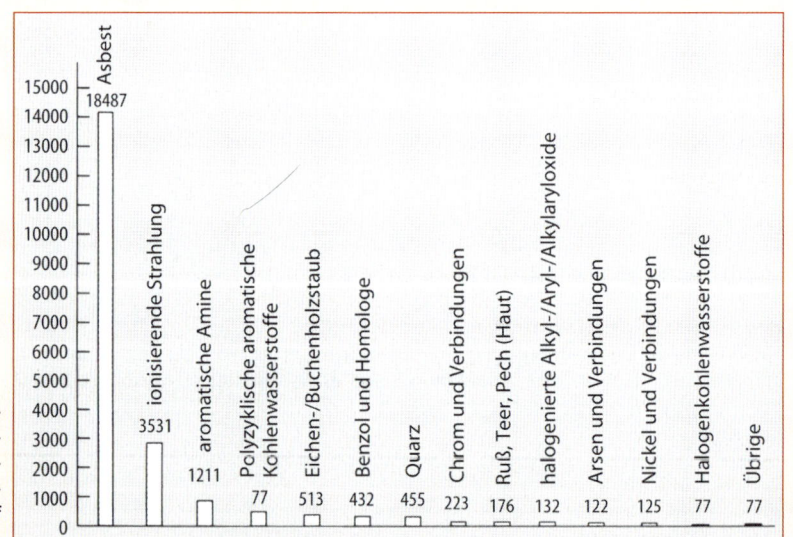

Abb. 5. Quantitative Darstellung der beruflich verursachten Krebserkrankungen entsprechend dem verursachenden Arbeitsstoff [1978–2003]

Pneumonie

B. Temmesfeld-Wollbrück

Ambulant erworbene Pneumonie
Syn.: community acquired pneumonia

Abk.: AEP, CAP

Kurzdefinition [Erreger, Ätiologie, Epidemiologie etc.]

Lungenentzündung beim immunkompetenten, nicht-abwehrgeschwächten Patienten, die außerhalb eines Krankenhauses erworben wurde [im Gegensatz zur nosokomialen Pneumonie]. Bei einer Pneumonie, die innerhalb der ersten beiden Behandlungstage im Krankenhaus diagnostiziert wird, wird ebenfalls von einer CAP ausgegangen.

❗ **Die CAP ist weltweit die häufigste Infektionskrankheit.**

Prädisponierende Faktoren bestehen in mehr als zwei Drittel der Fälle [Tab. 1].
Über 90 % der CAP sind durch Bakterien verursacht [Tab. 2], häufig besteht eine virale Koinfektion. Ein Erregernachweis gelingt nur in 40–60 % der Fälle. Im individuellen Fall kann die Anamnese Hinweise auf die wahrscheinlichsten Erreger geben [Tab. 3]. In Abhängigkeit von der Vorgeschichte muss auch an resistente Erreger gedacht werden. Besonders problematisch ist die zunehmende Resistenz von Pneumokokken gegenüber Penicillin und anderen β-Laktam-Antibi-

Tab. 1. Risikofaktoren für das Auftreten einer CAP

Chronische Organerkrankungen
• chronische obstruktive Lungenerkrankung
• chronische Niereninsuffizienz
• Lebererkrankung
• Herzinsuffizienz
Lebensalter > 65 Jahre
Nikotinabusus
Diabetes mellitus
Erkrankungen, die zur Aspiration führen können
• Bewusstseinsstörungen
• Koma
• Suchterkrankungen
• Krampfleiden
• Störungen des Schluckaktes
• neurologische Erkrankungen [z.B. Multiple Sklerose, Morbus Parkinson, Apoplex]
• Erkrankungen von Larynx, Pharynx und Ösophagus

P

Tab. 3. Wahrscheinliches Erregerspektrum einer CAP bei spezieller Anamnese

Jung, gesund	Pneumokokken, Mykoplasmen
Schwere COPD [Stadium IV nach GOLD]	*S. aureus, H. influenzae,* Enterobacteriaceae, *Pseudomonas aeruginosa*
Influenzainfektion	*H. influenzae, S. aureus*
Aspirationsverdacht	Mischflora, Anaerobier
i.v. Drogenabhängigkeit	*S. aureus,* Streptokokken, Enterobacteriaceae
HIV-Patienten mit schlechter Immunität [CD4 < 200/µl]	*Pneumocystis jiroveci**, Mykobakterien
Pflegeheim, Krankenhausvorbehandlung	*S. aureus* [ggf. MRSA], Enterobakterien, Acinetobacter
Tierkontakte [Schafe, Vögel]	*Coxiella burnetii, Chlamydia psittaci*
Reiseanamnese	Legionellen, *Coxiella burneti*, resistente Erreger: Pneumokokken, Klebsiellen, *Pseudomonas pseudomallei*
Medikamentöse Immunsuppression	Legionellen, *Pseudomonas aeruginosa, Pneumocystis jiroveci**, CMV

CMV = Cytomegalievirus, * früher Pneumocystis carinii

Tab. 2. Erreger einer CAP

Häufig
Streptococcus pneumoniae [25–45 %]
Haemophilus influenzae [10–20 %]
Mycoplasma pneumoniae [10–12 %]
Viren [10–25 %, häufig mit gleichzeitigem Bakteriennachweis]
• Influenza A/B
• Parainfluenza
• Adenoviren
• *respiratory syncytial virus* [RSV]
• Coxsackievirus

Selten
Legionella pneumophila [8 %]
Chlamydia pneumoniae
Moraxella catarrhalis
Staphylococcus aureus
Enterobakterien [*E. coli,* Klebsiellen]
Pseudomonas aeruginosa
Coxiella burneti
Verschiedene

otika [bis zu 50 % besonders in Südeuropa, Frankreich, USA und Kanada], Makroliden [Deutschland 10 %], Tetracyclinen, Cotrimoxazol und neueren Fluorchinolonen.

Symptomatik

Neben der Störung des Allgemeinbefindens sind Fieber, Husten und eitriger Auswurf die Leitsymptome. Hinzu können [atemabhängige] Thoraxschmerzen, Glieder-/Muskelschmerzen, Kopfschmerzen, Dyspnoe und Verwirrtheit kommen. Besonders beim älteren Menschen können Leitsymptome fehlen, und es rücken Hinfälligkeit und zerebrale Dysfunktion in den Vordergrund.

Klinischer/körperlicher Befund

Die Anamnese muss Risikofaktoren und Vorerkrankungen [s.a. Tab. 1] sowie die Gesamtsituation des Patienten berücksichtigen [Nikotinabusus, Auslandsreise, Tierkontakt, Umgebungserkrankungen, Vorbehandlung mit Antibiotika, weitere Medikamentenanamnese, s.a. Tab. 3]. **Typische Befunde** bei der körperlichen Untersuchung, die jedoch auch fehlen können, sind: Rasselgeräusche [fein- bis grobblasig], Bronchialatmung, Klopfschalldämpfung, ggf. Tachypnoe und Tachykardie. Für die Schweregradeinschätzung müssen der Bewusstseinszustand und die Vitalparameter berücksichtigt werden.

Einschätzung der Erkrankungsschwere

Für die Festlegung des Behandlungsortes [ambulant oder stationär] und der Behandlung selber spielt die Abschätzung der Erkrankungsschwere und damit des Letalitätsrisikos eine wichtige Rolle. Hierfür stehen der **Pneumonia Severity Index** [PSI] nach Fine [auch **Fine-Score**] und der für die Notaufnahme des Krankenhauses geeignete **CURB nach Lim** zur Verfügung. Für die Praxis wird der vereinfachte **CRB-Index** empfohlen [C = *mental confusion*, 1 Punkt; R = *respiratory rate* > 30/min, 1 Punkt; B = *blood pressure* diast. < 60 oder syst .< 90 mmHg, 1 Punkt]. Bei CRB > 0 sollte die Krankenhauseinweisung erfolgen. In der Notaufnahme des Krankenhauses wird beim CURB zusätzlich der Serum-Harnstoff berücksichtigt [*blood urea* > 7 mmol/l]. Bei CURB > 0 erfolgt die stationäre Aufnahme. Die genannten Indices ersetzen nicht das klinische Urteil des Arztes. Immer muss auch die Risikokonstellation des betroffenen Patienten berücksichtigt werden.

Diagnostik [Labor, apparative Diagnostik, Spezialdiagnostik]

Die Diagnose einer CAP sollte in allen Fällen durch eine Röntgenthoraxuntersuchung in 2 Ebenen [posterior-anterior, lateral] abgesichert werden. Ein Pleuraerguss kann zusätzlich durch Thoraxsonografie gesichert und quantifiziert werden. Bei weniger schweren Pneumonien ohne Risikofaktoren, die ambulant behandelt werden können, kann auf Labordiagnostik und Mikrobiologie verzichtet werden. Bei ambulanten Fällen mit Risikofaktoren und stationären Fällen sind Laboruntersuchungen notwendig. Bei stationären Fällen sind sowohl mikrobiologische als auch laborchemische Untersuchungen erforderlich [Tab. 4]. Dabei richtet sich das Ausmaß der Diagnostik nach dem Schweregrad und individuellen Faktoren.

Differenzialdiagnostik

Bei mangelnder Rückbildung von Infiltraten unter adäquater Therapie muss an verschiedene Differenzialdiagnosen gedacht werden. Die wichtigste Differenzialdiagnose ist das **Bronchialkarzinom** [Retentionspneumonie durch endobronchiales Tumorwachstum]. Weitere Differenzialdiagnosen sind **Lungenarterienembolie** [Infarktpneumonie] und **Tuberkulose**. Bei untypischen Verläufen muss an das Vorliegen einer **HIV-Erkrankung** gedacht werden. Eine **Fremdkörperaspiration** kann Ursache einer persistierenden

Tab. 4. Diagnostik bei CAP

Technische Untersuchungen	
Obligat	**Optional**
Röntgenthorax in 2 Ebenen EKG	Pulsoximetrie Thoraxsonografie Computertomografie Bronchoskopie Lungenperfusionsszintigrafie

Labor	
Obligat bei stationärer CAP	**Optional**
Blutbild mit Differentialblutbild C-reaktives Protein [CRP] Elektrolyte [Na, K] Nierenfunktionsparameter [Serum- Kreatinin, Harnstoff] Blutzucker Transaminasen [AST, ALT] Creatininkinase [CK]	Blutgasanalyse

Mikrobiologie	
Obligat bei stationärer CAP	**Optional**
Sputum bzw. Bronchialsekret	Blutkultur Urintest auf Pneumokokken Urintest auf Legionellen Pleurapunktat Bronchoalveoläre Lavage [BAL]

Serologie	
	Optional
	Antikörper gegen Mycoplasmen, Chlamydien, Legionellen, Coxiellen, Viren

oder rezidivierenden Pneumonie sein. Von den zahlreichen übrigen und seltenen Differenzialdiagnosen soll hier noch die Entwicklung einer **Bronchiolitis obliterans mit organisierender Pneumonie** [BOOP] besonders erwähnt werden.

Therapie

Eine sofortige Therapieeinleitung besonders bei stationären Fällen muss in allen Fällen angestrebt werden [bei stationären Patienten kurze *door to needle time*]. Das macht einen Therapiebeginn ohne oder vor Kenntnis des Erregers notwendig. Bei der Auswahl der Antibiose muss das für den individuellen Patienten wahrscheinliche Erregerspektrum abgedeckt werden [empirische Therapie]. Im Falle eines Erregernachweises muss die Antibiose ggf. angepasst werden [Umstellung, Deeskalation].

Für die **ambulante Therapie** [geringe Erkrankungsschwere, CRB bzw. CURB = 0] ohne oder mit Risikofaktoren ist eine Monotherapie über 7 bis 10 Tage ausreichend [Tab. 5]. Längere Therapiedauern sind bei Legionellen-Pneumonie [3 Wochen] und Mykoplasmen-Pneumonie [2 Wochen] erforderlich.

Bei **stationärer CAP** müssen bei der Therapieentscheidung auch gramnegative Erreger stärker berücksichtigt werden [Tab. 6]. Die Initialtherapie sollte parenteral erfolgen [Ausnahme: Fluorchinolone, Makrolide] mit der Option einer späteren oralen Sequenztherapie. Die Therapiedauer beträgt 7 bis 10 Tage [außer Legionellen- oder Mykoplasmen-Pneumonie, s.o.]. Wenn die Möglichkeit einer Pseudomonasinfektion besteht [z.B. bei schwerer COPD, Bronchiektasen, chronisch destruierender Lungenerkrankung] muss die Therapie entsprechend ausgerichtet werden [Tab. 6].

Bei **schwerer CAP** [sCAP, Kriterien: respiratorische Insuffizienz, Intubation, maschinelle Beatmung, Hypotonie, Vasopressorengabe, multilokuläre Infiltrate] wird die Behandlung auf einer Intensivstation erforderlich. Es muss unverzüglich eine breite, alle potenziellen Erreger erfassende intravenöse Antibiotikakombination eingeleitet werden [Tab. 7].

Die wichtigsten Punkte der **adjuvanten Therapie** umfassen die Thromboembolieprophylaxe bei allen immobilisierten Patienten, angemessene Flüssigkeitszufuhr [30 ml/kg KG + 500 ml/°C > 37°C], Behandlung von weiteren Erkrankungen, die sich in der Infektsituation verschlechtern [infektexazerbierte COPD, Diabetes mellitus], Atemgymnastik, Sekretolyse, ggf. Antitussiva, O_2-Zufuhr, nicht-invasive oder invasive Beatmung.

Von **Therapieversagen** ist auszugehen, wenn nach 48 bis 72 Stunden keine klinische Besserung eintritt. Die häufigsten Gründe sind:

- Initialtherapie trifft den Erreger nicht
- Unterdosierung
- fehlende Patientencompliance
- Resistenzen
- Entwicklung eines Pleuraempyems oder einer abszedierenden Pneumonie
- Fehldiagnose [s. Differenzialdiagnostik].

Ggf. muss die Antibiose auf andere Substanzgruppen umgestellt werden, sofern ein Erreger nicht isoliert werden konnte.

Tab. 5. Therapieempfehlung bei ambulanter CAP

Ohne Risikofaktoren			Mit Risikofaktoren [vgl. Tab. 1]		
	Beispiel	Tagesdosis [p.o.]		Beispiel	Tagesdosis [p.o.]
Amoxicillin	Amoxypen®, Clamoxyl®	3 × 1 g	Amoxicillin/Clavulansäure	Augmentan®	3 × 1 g
			Amoxicillin/Sulbactam	Unacid®	3 × 750 mg
Alternativen:			**Alternativen:**		
Azithromycin	Zithromax®	1 × 500 mg	Levofloxacin	Tavanic®	1 × 500 mg
Clarithromycin	Klacid®	2 × 250 mg	Moxifloxacin	Avalox®	1 × 400 mg
Roxithromycin	Rulid®	1 × 300 mg	Cefuroxim-Axetil	Elobact®	2 × 500 mg
Doxycyclin		1 × 200 mg	Cefpodoxim-Proxetil	Orelox®	2 × 200 mg
Dosierungen bei normaler Nierenfunktion					

Tab. 6. Therapieempfehlung bei stationärer CAP

Ohne Pseudomonasrisiko			Mit Pseudomonasrisiko		
	Beispiel	Tagesdosis [i.v.]		Beispiel	Tagesdosis [i.v.]
Alternativen:			**Alternativen:**		
Amoxicillin/Clavulansäure	Augmentan®	3 × 2,2 g	Piperacillin/Tazobactam	Tazobac®	3 × 4,5 g
Amoxicillin/Sulbactam	Unacid®	3 × 3 g	Ceftazidim	Fortum®	3 × 2 g
Ceftriaxon	Rocephin®	1 × 2 g	Cefepim	Maxipime®	3 × 2 g
Cefotaxim	Claforan®	3 × 2 g	Imipenem/Cilastatin	Zienam®	3 × 1 g
			Meropenem	Meronem®	3 × 1 g
			Ciprofloxacin ☆	Ciprobay®	2 × 400 mg
mit oder ohne Makrolid:			**mit oder ohne Makrolid:**		
Azithromycin	Zithromax®	1 × 500 mg☆☆	Azithromycin	Zithromax®☆☆	1 × 500 mg
Clarithromycin	Klacid®	2 × 250 mg☆☆	Clarithromycin	Klacid®☆☆	2 × 250 mg
Roxithromycin	Rulid®	1 × 300 mg☆☆	Roxithromycin	Rulid®☆☆	1 × 300 mg
oder Monotherapie:			**oder Monotherapie:**		
Levofloxacin	Tavanic®	2 × 500 mg	Levofloxacin	Tavanic®	2 × 500 mg
Moxifloxacin	Avalox®	1 × 400 mg			

Dosierungen bei normaler Nierenfunktion, ☆immer in Kombination mit einem gegen Pneumokokken wirksamen Antibiotikum, ☆☆ p.o.

Tab. 7. Therapieempfehlung bei schwerer stationärer CAP

Ohne Pseudomonasrisiko			Mit Pseudomonasrisiko		
	Beispiel	Tagesdosis [i.v.]		Beispiel	Tagesdosis [i.v.]
Alternativen:			**Alternativen:**		
Piperacillin/Tazobactam	Tazobac®	3 × 4,5 g	Piperacillin/Tazobactam	Tazobac®	3 × 4,5 g
Ceftriaxon	Rocephin®	1 × 2 g	Ceftazidim	Fortum®	3 × 2 g
Cefotaxim	Claforan®	3 × 2 g	Cefepim	Maxipime®	3 × 2 g
			Imipenem/Cilastatin	Zienam®	3 × 1 g
			Meropenem	Meronem®	3 × 1 g
In Kombination mit:			**In Kombination mit:**		
Azithromycin	Zithromax®	1 × 500 mg☆	Azithromycin	Zithromax®	1 × 500 mg☆
Clarithromycin	Klacid®	2 × 500 mg☆	Clarithromycin	Klacid®	2 × 500 mg☆
Roxithromycin	Rulid®	1 × 300 mg☆	Roxithromycin	Rulid®	1 × 300 mg☆
Alternative Monotherapie:			**oder in Kombination mit:**		
Levofloxacin	Tavanic®	2 × 500 mg	Levofloxacin	Tavanic®	2 × 500 mg
Moxifloxacin	Avalox®	1 × 400 mg	Moxifloxacin	Avalox®	1 × 400 mg

Dosierungen bei normaler Nierenfunktion, ☆ p.o.

Komplikationen

An die Entwicklung einer **abszedierenden Pneumonie** muss bei mangelnder Therapieansprache gedacht werden. Die Antibiose muss in solchen Fällen prolongiert erfolgen [u.U. mehrere Wochen]. Ein unkomplizierter parapneumonischer Reizerguss bei Begleitpleuritis bedarf meist keiner zusätzlichen Therapie und sollte nur dann punktiert oder drainiert werden, wenn mehr als ein Drittel des Hemithorax verschattet sind. Beim **Pleuraempyem** [pH < 7,25, Leukozytenzahl > 500/µl, LDH > 1000 U/l] muss in jedem Fall eine Saug-Spül-Drainage eingelegt und der Pleuraraum bis zum Abklingen der Infektion mit Kochsalzlösung gespült werden. Weitere Komplikationen sind die Entwicklung eines **ARDS**, eine **pneumogene Sepsis** und die Ausbildung **septischer Streuherde**. Bei Mycoplasmenpneumonien kommen extrapulmonale Komplikationen vor [z.B. hämolytische Anämie].

Bis zur Normalisierung des Röntgenbildes bei CAP kann einige Zeit vergehen. Eine ausbleibende komplette Rückbildung der Infiltrate in den ersten Wochen zeigt also nicht per se eine Komplikation oder Therapieversagen. Eine radiologische Abschlussuntersuchung 4 bis 6 Wochen nach Antibioseende sollte durchgeführt werden.

Prognose

Die Prognose ist abhängig vom Schwergrad:
- Letalität ambulante CAP < 2 %
- Letalität stationäre CAP bis 20 %
- Letalität schwere CAP bis 50 %.

Sie wird maßgeblich vom Lebensalter und von Risikofaktoren beeinflusst. Grundsätzlich mit einer höheren Letalität behaftet sind:
- bakteriämische Pneumokokken- oder Pseudomonaspneumonie
- Pneumonie mit MRSA oder Enterobacteriaceae.

Vorsorge/Prävention

Neben Maßnahmen der Lebensführung [Beendigung von Nikotin- und/oder Alkoholsuchtverhalten] steht die Impfung bei der Prävention im Vordergrund. Alle Personen mit Risikofaktoren sollen unter Berücksichtigung von Kontraindikationen [akute Infektion, Allergie] regelmäßig gegen Influenza [1× jährlich] und Pneumokokken [23-valente Vakzine] geimpft werden.

Nosokomiale Pneumonie

Syn.: hospital acquired pneumonia   *Abk.*: HAP

Kurzdefinition [Erreger, Ätiologie, Epidemiologie etc.]

Lungenentzündung im Krankenhaus ohne vorherige ambulante Infektion beginnend später als 48 h nach stationärer Aufnahme. Es wird weiter in eine **early onset HAP** [Beginn: > 2 Tage aber < 5 Tage nach stationärer Aufnahme] und eine **late onset HAP** [Beginn ab 5. Tag nach stationärer Aufnahme] differenziert. Die **Ventilator-assoziierte Pneumonie** [VAP] stellt eine Sonderform der HAP dar. Die Wahrscheinlichkeit ihres Auftretens steigt mit der Beatmungsdauer proportional an und erreicht 10–20 %.

> ❗ Insgesamt erleiden 1,4 % aller stationär behandelten Patienten in Deutschland eine HAP [rund 200.000 Fälle jährlich].

Die durchschnittliche Verweildauer im Krankenhaus wird durch das Auftreten einer HAP deutlich verlängert. Die Differenzierung in early und late onset HAP ist hinsichtlich des zu erwartenden Erregerspektrums und der sich daraus ergebenden Antibiotikatherapie sinnvoll [Tab. 8]. An multiresistente Erreger muss bei kurzfristig wiederholten oder langen stationären Aufenthalten und wiederholter Antibiotikatherapie in den vorangegangenen 90 Tagen besonders bei Patienten mit Schwächung des Immunsystems als Therapie oder Erkrankungsfolge gedacht werden.

Risikofaktoren

Bei der HAP sind eine Vielzahl von Risikofaktoren zu berücksichtigen [Tab. 9], die wo immer möglich aktiv bekämpft werden müssen [s.u. Prävention].

Diagnostik

Bei einem neu aufgetretenen und persistierenden Infiltrat im Röntgenthorax sollen zum Beweis einer HAP zwei der folgenden Kriterien erfüllt sein:

Tab. 8. Erregerspektrum bei HAP

Early Onset HAP [> 2 d, < 5 d] Leitkeime: endogene/ambulante Flora	Late Onset HAP [ab Tag 5] Leitkeime: nosokomiale [Problem]-Keime
S. aureus Pneumokokken *Haemophilus influenzae* Enterobacteriaceae [z.B. *E. coli*, Klebsiellen]	*S. aureus* [ggf. auch MRSA] Enterobacteriaceae: *E. coli, Serratia* spp., *Proteus vulgaris, Enterobacter* spp. [ggf. auch ESBL-Erreger] [multiresistente] Non-Fermenter: *Pseudomonas aeruginosa, Stenotrophomonas maltophilia, Acinetobacter* spp.

MRSA: Methicillin-resistente *S. aureus*, ESBL: *extended spectrum*-Betalactamasen

Tab. 9. Risikofaktoren für eine HAP

Patientenfaktoren	Alter > 65 chronische Organerkrankungen von Lunge, Herz, Leber, Nieren Diabetes mellitus Mangelernährung Schluckstörungen Bewusstseinsstörungen beeinträchtigte Magen-Darm-Passage
Behandlungsfaktoren	Invasive Beatmung: Intubation, Tracheotomie, [Mikro]-Aspiration, Besiedlung des oberen Gastrointestinums, Kontamination von Inhalations- und Beatmungssystemen, Absaugmanöver, Belüftungsstörung der Nasennebenhöhlen Magensonde Abdominal-/thoraxchirurgische Eingriffe Bronchoskopie, Gastroskopie medikamentöse Immunsuppression

P

- Leukozytose [> 12.000/μl] oder Leukopenie [< 4.000/μl]
- Fieber [> 38,3 °C] oder Hypothermie [< 36 °C]
- eitriges Bronchialsekret.

Nach Möglichkeit muss die Probengewinnung [Sputum, Blutkulturen, Ergusspunktat] für den mikrobiologischen Erregernachweis vor Einleitung der Antibiose erfolgen. Beim intubierten/tracheotomierten Patienten ist eine frühzeitige Bronchoskopie mit Materialgewinnung [Bronchusspülsekret, BAL, Abstrich mit der geschützten Bürste] anzustreben.

Therapie

Bei einer HAP muss umgehend eine Antibiotikatherapie eingeleitet werden, da ein verzögerter Therapiebeginn deutlich negative Auswirkungen auf die Mortalität hat. Die Auswahl erfolgt empirisch, wenn kein Erregerbefund vorliegt, und muss die typischen Erreger der jeweiligen Station und deren Resistenzsituation ebenso wie die individuellen Daten des Patienten [insbesondere auch die Antibiotikavorgeschichte: Wann? Was? Warum?] berücksichtigen. Bei der Auswahl einer empirischen Therapie kann die gewichtete Berücksichtigung der individuellen Risikofaktoren hilfreich sein [Tab. 10]. Im Falle einer Erregerisolierung wird die empirische Initialtherapie auf eine gezielte Antibiose umgestellt.

Prognose

Die Letalität einer HAP speziell bei Intensivpatienten ist hoch [30–70 %]. Rund 5 % der Sterbefälle im Krankenhaus werden durch eine HAP (mit-)verursacht.

Prävention

Ein Teil der in Tabelle 9 aufgeführten Risikofaktoren kann durch gezielte Maßnahmen gemindert oder vermieden werden. Dazu gehört die frühzeitige und intensive Physiotherapie. Das Risiko, eine HAP zu erleiden, kann durch Vermeiden einer Intubation und invasiven Beatmung vermindert werden, indem nach Möglichkeit Verfahren der non-invasiven Beatmung über Beatmungsmasken zur Anwendung kommen. Bei invasiv beatmeten Patienten muss die Entwöhnungsphase möglichst frühzeitig eingeleitet werden. Von zentraler Bedeutung ist ein schlüssiges **Hygienekonzept**, in das alle Berufsgruppen eingebunden sind. Zur Vermeidung von Resistenzentwicklungen sollten Krankenhäuser über interne Richtlinien für eine rationale Antibiotikatherapie sowie beratende klinische Infektiologen verfügen.

Tab. 10. Empirische Antibiotikatherapie bei HAP

Risikofaktoren	Punkte
Alter > 65 J	1
strukturelle Lungenerkrankung	2
antiinfektive Vorbehandlung	2
late onset HAP [ab 5. Tag]	3
schwere respiratorische Insuffizienz oder Beatmung [invasiv oder nicht-invasiv]	3
extrapulmonales Organversagen	4
Punktsumme	

bis 2 Punkte: Monotherapie	Beispiel	Tagesdosis
Alternativen:		
Amoxicillin/Clavulansäure	Augmentan®	3 × 2,2 g
Amoxicillin/Sulbactam	Unacid®	3 × 3 g
Cefuroxim	Zinacef®	3 × 1,5 g
Cefotiam	Spizef®	3 × 2 g
Cefotaxim	Claforan®	3 × 2 g
Ceftriaxon	Rocephin®	1–2 × 2 g
Levofloxacin	Tavanic®	2 × 0,5 g
Moxifloxacin	Avalox®	1 × 0,4 g
Ertapenem	Invanz®	1 × 1 g

3–5 Punkte: Monotherapie	Beispiel	Tagesdosis
Alternativen:		
Piperacillin/Tazobactam	Tazobac®	3 × 4,5 g
Ceftazidim	Fortum®	3 × 2 g
Cefepim	Maxipime®	3 × 2 g
Ciprofloxacin	Ciprobay®	3 × 0,4 g
Levofloxacin	Tavanic®	2 × 0,5 g
Imipenem	Zienam®	3 × 1 g
Meropenem	Meronem®	3 × 1 g

> 5 Punkte: Antibiotikakombination	Beispiel	Tagesdosis
Alternativen:		
Ceftazidim	Fortum®	3 × 2 g
Cefepim	Maxipime®	3 × 2 g
Piperacillin/Tazobactam	Tazobac®	3 × 4,5 g
Imipenem	Zienam®	3 × 1 g
Meropenem	Meronem®	3 × 1 g
In Kombination mit:		
Ciprofloxacin	Ciprobay®	3 × 0,4 g
oder		
Levofloxacin	Tavanic®	2 × 0,5 g
Ggf. in Kombination mit:*		
Vancomycin		2 × 1 g
Linzolid	Zyvoxid®	2 × 0,6 g

Dosierungen bei normaler Nierenfunktion, * wenn Häufung von S. aureus oder MRSA auf behandelnder Station oder im behandelnden Krankenhaus

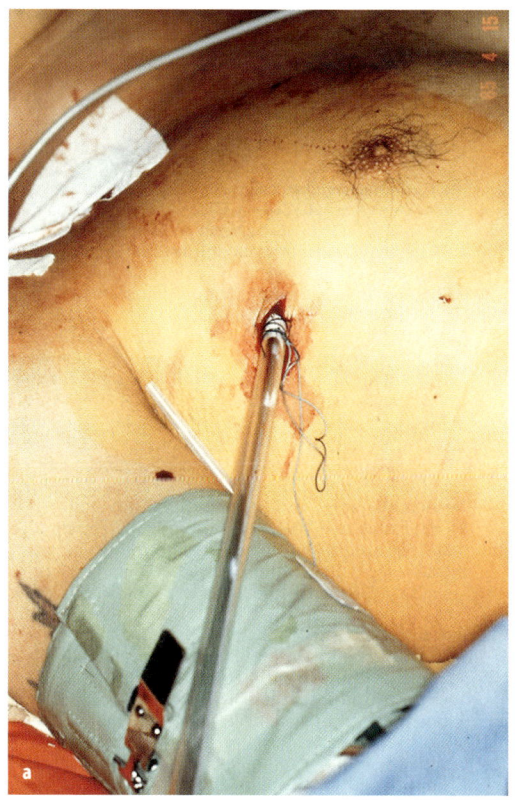
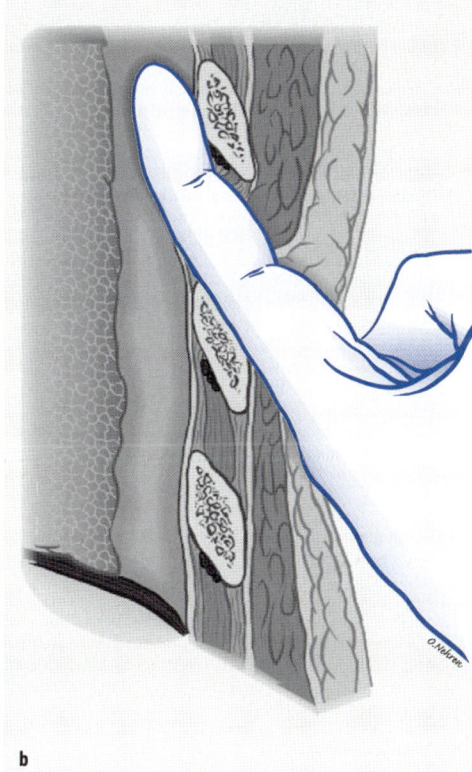

Abb. P69. Pneumothorax. Notfalldrainage mit Inzision im 4. Interkostalraum in der vorderen Axillarlinie

Pneu|mo|to|mie *f*: *Syn: Lungenschnitt, Lungeninzision*; Inzision von Lungengewebe

Pneu|mo|u|re|thro|sko|pie *f*: Urethroskopie nach Auffüllung mit Luft/Gas

Pneu|mo|vent|ri|ku|lo|gra|fie, -gra|phie *f*: Röntgendarstellung der Hirnventrikel mit Luft als Negativkontrastmittel; heute durch Computertomografie ersetzt

Pneu|mo|zis|ter|no|gra|fie, -gra|phie *f*: Röntgendarstellung der Hirnzisternen mit Luft als Negativkontrastmittel; heute durch Computertomografie ersetzt

Pneu|mo|zys|to|gra|fie, -gra|phie *f*: Röntgendarstellung der Blase mit Luft als Negativkontrastmittel zum Nachweis von Blasensteinen, Fremdkörpern, Blasendivertikeln oder Tumoren; kaum noch durchgeführt

Pneu|mo|zys|to|sko|pie *f*: Zystoskopie nach Auffüllung mit Luft/Gas

Pod|agra *nt/f*: akute Gicht des Großzehengrundgelenks; *s.u. Essay Gicht und andere Störungen des Purinstoffwechsels S. 487*

Po|do|phyl|lin *nt*: *Syn: Podophyllinum, Resina Podophylli, Podophyllumharz*; Harz aus dem Wurzelstock von **Podophyllum peltatum**; enthält u.a. **Podophyllotoxin** [Podofilox] und **Peltatine; Anw.:** Lokalbehandlung von Feigwarzen; *s.a. Essay Geschlechtskrankheiten – Genitale Kontaktinfektionen S. 475*

Po|do|phyl|li|num *nt*: → *Podophyllin*

Po|do|phyl|lum|harz *nt*: → *Podophyllin*

POF-Syndrom *nt*: *Syn: sekundäre hypergonadotrope Amenorrhoe*; sekundäre idiopathische hypergonadotrope Ovarialinsuffizienz mit sekundärer Amenorrhoe vor dem vierzigsten Lebensjahr; *s.u. Essay Zyklusstörungen S. 1721*

Poi|ki|lo|der|mie *f*: *Syn: Poikilodermia*; Dermatose mit diffuser Atrophie, fleckiger Hypo- und Hyperpigmentierung, Teleangiektasien und Erythem; tritt als kongenitale Form auf,

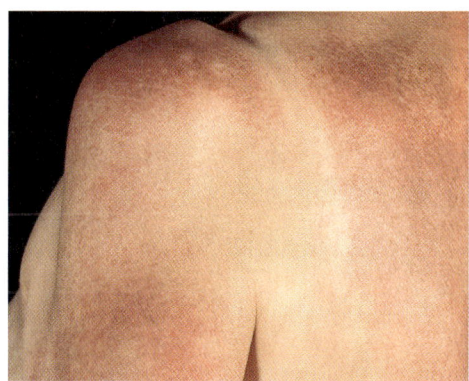

Abb. P70. Poikilodermie. Poikilodermie bei Dermatomyositis

häufiger aber als sekundäre oder symptomatische Form im Rahmen anderer Erkrankungen [Dermatomyositis, progressive systemische Sklerodermie]

Poi|ki|lo|der|ma vas|cu|la|re atro|phi|cans: *s.u. Essay Dermatomyositis – Polymyositis S. 245*

Po|la|ri|me|trie *f*: Messung der Drehung des Lichts durch optisch aktive Substanzen

Po|la|ri|sa|ti|ons|mi|kro|skop *nt*: Mikroskop mit Polarisator zur Untersuchung von doppelbrechenden Objekten

Po|li|do|ca|nol *nt*: *Syn: Laureth 9, Polyethylenglykol-monododecylether, Polyoxyethylenlaurylether*; Lokalanästhetikum; Antivarikosum; besitzt auch antibakterielle, spermizide und juckreizmindernde Wirkung; **Anw.:** Verödung von Varizen, Hämorrhoiden, blutender Magen-Darm-Ulzera; topischen Applikation bei juckenden Dermatosen z.B. atopischem Ekzem; *s.a. Essay Gastrointestinale Blutung S. 155*

Pol|io|imp|fung *f*: es gibt zwei Arten von Poliovakzine: die **orale Poliovakzine** oder **Sabin-Vakzine** besteht aus attenuierten Poliomyelitis-Viren; sie wird als Schluckimpfung in 2 Dosen im 1. Lebensjahr und einer 3. Dosis im 2. Lebensjahr verabreicht; eine erneute Dosis nach 10 Jahren wird empfohlen; die **inaktivierte Poliovakzine** oder **Salk-Vakzine** besteht aus abgetöteten Poliomyelitis-Viren; sie wird in drei Dosen im 1. Lebensjahr und einer 4. Dosis im 2. Lebensjahr verabreicht beide Impfstoffe führen zu einer Immunisierung durch Bildung von Serumantikörpern; da die orale Poliovakzine auch zur Bildung von Schleimhautantikörpern führt, verdrängt sie das Wildvirus aus seinem natürlichen Reservoir; allerdings können die attenuierten Impfviren durch Rückmutation an Virulenz gewinnen und eine sog. **vakzineassoziierte paralytische Poliomyelitis** verursachen; die Inzidenz ist gering [1:5 Millionen Impflinge oder 1:15 Millionen Kontaktpersonen], trotzdem wird aus diesem Grund seit 1998 fast nur noch mit der inaktivierten Vakzine geimpft

Pol|io|my|e|li|tis *f, pl* **-ti|den**: *Syn:* *Polio*; Entzündung der grauen Rückenmarkssubstanz; meist gleichgesetzt mit **Poliomyelitis anterior acuta** [Kinderlähmung, Heine-Medin-Krankheit]; die durch die Entwicklung schlaffer Lähmungen, v.a. der Beine, gekennzeichnet ist; das **Poliomyelitis-Virus** kommt in drei Typen vor: **Brunhilde** [Typ I, häufigster Erreger von Poliomyelitis-Epidemien und der paralytischen Form der Kinderlähmung], **Lansing** [Typ II] und **Leon** [Typ III]; alle drei Stämme werden fäkal-oral durch verunreinigte Hände, Wasser und Fliegen (!) übertragen; daneben kann auch Speichel als Vehikel einer Schmier- oder Tröpfcheninfektion dienen; sowohl bei apparenter als auch inapparenter Infektion wird das Virus i.d.R. für 6–8 Wochen mit dem Stuhl ausgeschieden

die Übertragung der Viren erfolgt fäkal-oral als Schmierinfektion, z.T auch als Tröpfcheninfektion; die Inkubationszeit beträgt 5–10 Tage; 99 % aller Infektionen verlaufen inapparent, der Rest führt zu katarrhalischen Symptomen, die meist als grippaler Infekt angesehen werden; bei etwa 0,1 % kommt es zu aseptischer Meningitis ohne Lähmungen und bei einem noch kleineren Teil zur klassischen Kinderlähmung mit schlaffen Lähmungen, v.a. der Extremitätenmus-

kulatur, seltener auch der Atemmuskeln; die Lähmungen bilden sich oft vollständig oder zum größten Teil zurück

die letzte große Epidemie in Europa und Nordamerika trat 1959/60 auf; durch die Einführung von Impfprogrammen mit einem attenuierten Lebendimpfstoff [**Sabin**-Vakzine] 1961 konnte das Wildvirus fast vollständig verdrängt werden; gab es 1992 weltweit noch ca. 150.000 Neuerkrankungen, sank diese Zahl bis 1999 auf weniger als 7.000 ab; die gegenwärtige Impfkampagne der Weltgesundheitsorganisation hatte es sich zum Ziel gesetzt, die spinale Kinderlähmung bis zum Jahr 2005 auszurotten; aufgrund politischer und religiöser Widerstände konnte dieses Ziel aber nicht erreicht werden; *s.a. Polioimpfung, Essay Virusinfektionen S. 1667*

Politano-Leadbetter-Operation *f*: *Syn:* *Antirefluxplastik nach Politano-Leadbetter*; *s.u. Antirefluxplastik*

Politzer-Verfahren *nt*: *Syn:* *Luftdusche, Politzern, Politzer-Manöver*; Tubenfunktionsprüfung; **Prinzip**: ein Gummiballon wird luftdicht an einem Nasenloch aufgesetzt, das andere wird zugehalten; der Patient sagt einen K-Laut [Kuckuck, Coca cola] während der Arzt kräftig auf den Ballon drückt; bei offener Tube strömt Luft ins Mittelohr und erzeugt ein Durchblasgeräusch, das der Untersucher durch einen Hörschlauch beurteilen kann; *s.a. Essay Otitis media S. 1181*

Pol|len|schnup|fen *m*: → *saisonale Rhinitis*

Pol|o|xal|mer *nt*: nichtionisches Copolymer von Polyoxyethylen und Polyoxypropylen; **Anw.:** Laxans, Tensid

Pol|star *m*: *Syn:* *Cataracta polaris*; Katarakt am vorderen [Cataracta polaris anterior] oder hinteren Linsenpol [Cataracta polaris posterior]; *s.u. Essay Katarakt S. 783*

Pol|y|ar|te|ri|i|tis nodosa *f*: → *Panarteriitis nodosa*

Pol|y|ar|thri|tis *f, pl* **-ti|den**: Entzündung mehrerer Gelenke
chronische Polyarthritis: → *rheumatoide Arthritis*
juvenile Form der chronischen Polyarthritis: *Syn:* *Still-Syndrom, Chauffard-Ramon-Still-Syndrom, Morbus Still*; *s.u. juvenile chronische Arthritis*
primär chronische/progrediente/progressive chronische Polyarthritis: → *rheumatoide Arthritis*
Polyarthritis rheumatica acuta: → *Fieber, rheumatisches*
seronegative/seropositive Polyarthritis: *s.u. juvenile chronische Arthritis*

Pol|y|ar|thro|se *f*: Arthrose mehrerer Gelenke; betrifft sowohl große [v.a. untere Extremität] als auch kleine Gelenke, insbesondere im Bereich von Hand und Finger; am häufigsten betroffen sind Daumensattelgelenk [Rhizarthrose], Mittelge-

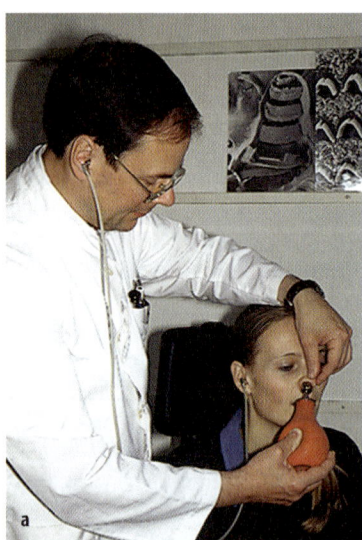
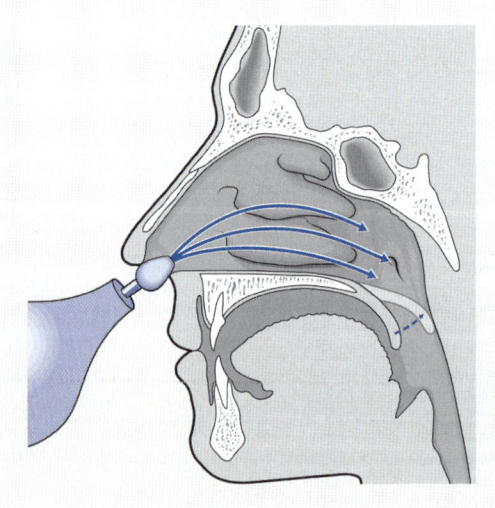

Abb. P71. Politzer-Verfahren. a Durchführung mit Politzer-Ballon und Hörschlauch **b** Schema

lenke [Bouchard-Arthrose] und Endgelenke [Heberden-Arthrose]; alle drei Formen betreffen hauptsächlich Frauen nach dem 40. Lebensjahr; bei der Rhizarthrose findet man häufig Traumen in der Anamnese, der Großteil der Fälle ist aber idiopathisch; wahrscheinlich spielen hormonelle und genetische Faktoren eine Rolle

die **Bouchard-Arthrose** [Interphalangealarthrose] ist durch eine spindelförmige Auftreibung der Mittelgelenke [**Bouchard-Knoten**] gekennzeichnet, während die **Heberden-Arthrose** sich durch schmerzhafte Verdickungen an der Streckseite der DIP-Gelenke [**Heberden-Knoten**] auszeichnet; beide Formen sind schmerzhaft und führen zu Bewegungseinschränkungen, massive Gelenkfehlstellung sind aber selten; bei **Rhizarthrose** [Daumensattelgelenkarthrose] kommt es zu schmerzbedingter Bewegungseinschränkung; das Gelenk ist geschwollen und druckempfindlich und ein fester Faustschluss ist im fortgeschrittenen Stadium unmöglich; es kommt zur Entwicklung einer Adduktionskontraktur und Subluxation mit Überstreckung im Gelenk; **Therapie:** i.d.R. konservativ [Antiphlogistika, Physiotherapie]; eine Arthrodese oder ein Gelenkersatz sind nur selten indiziert

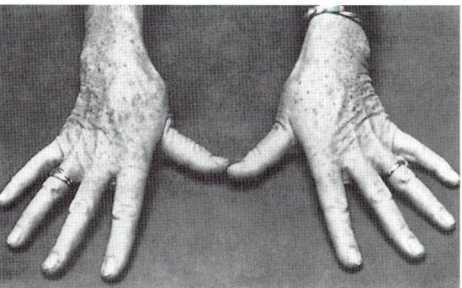

Abb. P72. Polyarthrose. Beidseitige Rhizarthrose mit Überstreckung im Daumengrundgelenk

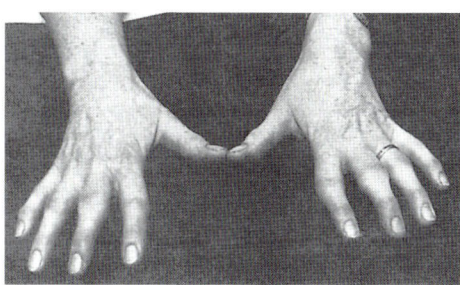

Abb. P73. Polyarthrose. Bouchard-Arthrose mit typischer spindelförmiger Auftreibung der Mittelgelenke [Bouchard-Knoten]

Po|ly|cyt|hae|mia f: Syn: Polyzythämie; bezeichnet eine Vermehrung der roten Blutkörperchen im Blut; bei der **Polycythaemia rubra hypertonica** liegt gleichzeitig eine arterielle Hypertonie vor; die **Polycythaemia vera** [Morbus Vaquez-Osler] ist eine myeloproliferative Erkrankung mit Vermehrung der Erythrozyten im peripheren Blut, begleitet von Milzvergrößerung, Erhöhung von Thrombozyten [> 400.000/μl], Leukozyten [> 12.000/μl] und alkalischer Leukozytenphosphatase in den neutrophilen Granulozyten; **Klinik:** die meist älteren Patienten klagen über Müdigkeit, Schwäche, Kurzatmigkeit, Kopfschmerzen, Schwindel und Sehstörungen; die Haut und Schleimhäute sind rot oder zyanotisch; dazu kommen Ekzeme, Ekchymosen und manchmal knotenförmige, schmerzhafte, blau-rote Infiltrate; **Therapie** und **Prognose:** in der Anfangsphase ist oft ein regelmäßiger Aderlass ausreichend, der aber schnell zur Entwicklung eines Eisenmangels

führt; aus diesem Grund wird versucht, die Zahl der roten Zellen mittels Zytostatika [Busulfan*] oder Radiophosphor zu senken; die mittlere Überlebenszeit beträgt 9–12 Jahre

Po|ly|di|me|thyl|si|lo|xan nt: → Dimeticon

Po|ly|dys|pla|sia ectodermica Typ Cole-Rauschkolb-Toomey f: → Dyskeratosis congenita

Po|ly|en|an|ti|bi|o|ti|kum nt, pl **-ka:** Gruppe von Antibiotika mit vorwiegend antimykotischer Wirkung, wie z.B. Nystatin und Natamycin

Po|ly|gal|lae radix f: Syn: Senegawurzel; s.u. Senega

Po|ly|gal|la senega f: → Senega

Po|ly|go|ni avicularis herba f: Syn: Vogelknöterichkraut, Weidmann-Tee; Kraut des Vogelknöterichs*

Po|ly|go|num avicularae nt: → Vogelknöterich

Po|ly|gra|fie, -gra|phie f: simultane Aufzeichung mehrerer biophysiologischer Parameter; in den USA als sog. Lügendetektor weit verbreitet; wird in Europa mehr in der Forschung [Schlafforschung] eingesetzt

Po|ly|hid|ro|se f: → Hyperhidrose

Po|ly|hyd|ram|nie f: → Hydramnion

Po|ly|hy|per|me|nor|rhoe f, pl **-rhoen:** Syn: Hyperpolymenorrhoe; zu häufige und verstärkte Regelblutung, d.h., der Zyklus ist kürzer als 21 Tage; ist behandlungsbedürftig, wenn die häufigen Blutungen zu einer Eisenmangelanämie führen; s.a. Essay Zyklusstörungen S. 1721

Po|ly|hy|po|me|nor|rhoe f, pl **-rhoen:** zu häufige und zu schwache Menstruationsblutung; s.a. Essay Zyklusstörungen S. 1721

Po|ly|me|nor|rhoe f, pl **-rhoen:** Syn: Epimenorrhoe; zu häufige Regelblutung, d.h., der Zyklus ist kürzer als 21 Tage; ist behandlungsbedürftig, wenn die häufigen Blutungen verstärkt sind [Hyperpolymenorrhoe] und zu einer Eisenmangelanämie führen; s.a. Essay Zyklusstörungen S. 1721

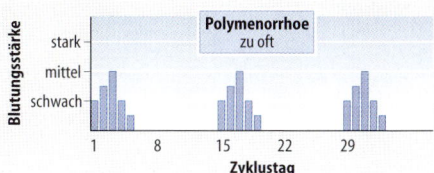

Abb. P74. Polymenorrhoe

Po|ly|me|ra|se|ket|ten|re|ak|ti|on f: Syn: PCR-Methode; Verfahren der Gentechnologie, bei der bereits synthetisierte DNA-Abschnitte als Matrize dienen; bei der **reversen Transkription-Polymerasekettenreaktion** kann RNA als Ausgangsmaterial verwendet werden, mit Hilfe der Polymerasekettenreaktion können DNA- oder RNA-Sequenzen analysiert, Gene identifiziert, Krankheitserreger und Verwandtschaftsgrade zwischen Species bestimmt werden usw.; s.a. Abb. P75

Po|ly|my|al|gia rheumatica f: ätiologisch ungeklärte Muskelerkrankung, die vorwiegend ältere Patienten befällt; es besteht eine enge Beziehung zur Arteriitis cranialis, die ebenfalls vorwiegend Patienten im Alter über 50 Jahren befällt; aus diesem Grund werden die beiden Erkrankungen oft zusammen als **Arteriitis cranialis-Polymyalgic-Syndrom** bezeichnet; der Verlauf ist von nächtlichen und morgendlichen Muskelschmerzen und Muskelsteifigkeit gekennzeichnet; bei der Muskelbiopsie finden sich eine Riesenzellarteriitis; **Therapie:** Langzeitbehandlung mit Glucocorticosteroiden [z.B. Methylprednisolon*]

Po|ly|my|o|si|tis f, pl **-ti|den:** Autoimmunerkrankung, die Frauen doppelt so häufig befällt als Männer und einen Erkrankungsgipfel zwischen 40 und 60 Jahren aufweist; die meisten Patienten haben zirkulierende Antikörper gegen Muskelgewebe; die Erkrankung kann durch Infektionen oder Medikamente ausgelöst werden und ist häufig mit anderen Autoimmunerkrankungen assoziiert; **Klinik:** beginnt mit einer Schwäche der proximalen Becken- oder Schultermuskulatur, die sich nach kranial ausbreitet und später auch Na-

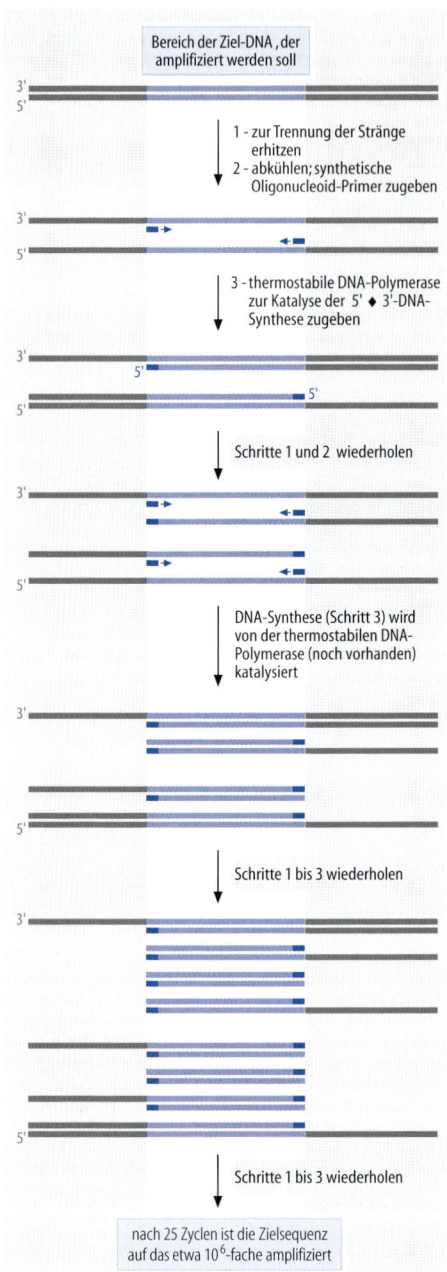

Bereich der Ziel-DNA, der amplifiziert werden soll

3'
5'

1 - zur Trennung der Stränge erhitzen
2 - abkühlen; synthetische Oligonucleoid-Primer zugeben

3'

5'

3 - thermostabile DNA-Polymerase zur Katalyse der 5' ♦ 3'-DNA-Synthese zugeben

3'
5'
5'

Schritte 1 und 2 wiederholen

3'

5'

DNA-Synthese (Schritt 3) wird von der thermostabilen DNA-Polymerase (noch vorhanden) katalysiert

3'

5'

Schritte 1 bis 3 wiederholen

3'

5'

Schritte 1 bis 3 wiederholen

nach 25 Zyklen ist die Zielsequenz auf das etwa 10^6-fache amplifiziert

Abb. P75. Polymerasekettenreaktion

ckenmuskeln und bulbäre Muskeln befällt; die Muskeln sind spontan oder auf Druck schmerzhaft; es kommt nicht zur Atrophie der Muskeln und die Reflexe sind normal; kommt es zur Ausbildung typischer Hautsymptome sprechen die meisten Autoren von **Dermatomyositis***, während andere Autoren eine strikte Trennung der beiden Entitäten befürworten; **Diagnose**: EMG, Biopsie, Antikörpernachweis; der **Verlauf** ist fluktuierend mit Remissionen und Verschlechterungen; die **akute Polymyositis** verläuft v.a. bei Kindern

unbehandelt innerhalb von einem oder zwei Jahren tödlich, während die **chronische Polymyositis** eine Krankheitsdauer von 5–10 Jahren hat; **Therapie**: Glucocorticoide; evtl. Immunsuppression und Plasmapherese; *s.u. Essay Dermatomyositis – Polymyositis S. 245*

Po|**ly**|**my**|**xi**|**ne** *pl*: Peptidantibiotika mit Wirkung gegen gramnegative Keime

Polymyxin B: von Bacillus polymyxa gebildetes Antibiotikum mit Wirkung gegen gramnegative Bakterien; wegen der hohen Toxizität [v.a. Nieren- und Neurotoxizität] nur äußerlich oder oral zur Darmdekontamination eingesetzt

Polymyxin E: *Syn: Colistin*; von **Bacillus colistinus** und **Bacillus polymyxa** gebildetes Antibiotikum mit Wirkung gegen gramnegative Bakterien; wirkt über eine Steigerung der Permeabilität, Beeinträchtigung aktiver Transportprozesse, der Atmung und der Synthese von Proteinen und Nucleinsäuren; hat deshalb auch eine bakterizide Wirkung auf Keime in der Ruhephase; **Anw.**: wegen der hohen Toxizität [v.a. Nieren- und Neurotoxizität] nur äußerlich oder oral zur Darmdekontamination eingesetzt

Po|**ly**|**neu**|**ro**|**pa**|**thie** *f*: systemische Erkrankung peripherer Nerven [mit oder ohne Hirnnervenbeteiligung], die motorische, sensible und vegetative Fasern befällt; Polyneuropathien führen entweder primär zu axonaler Degeneration [**axonale Polyneuropathie**] oder zu segmentaler Markscheidenschädigung [**Markscheidenpolyneuropathie**]; man kann die Polyneuropathien nach dem klinischen Verlauf [akut/subakut/chronisch] oder Befallsmuster [proximal/distal/symmetrisch/multiplex, sensibel/motorisch/sensomotorisch] etc. einteilen

wichtiger ist aber eine Unterscheidung nach der Ätiologie; am häufigsten sind **metabolische Polyneuropathien**, v.a. Diabetes mellitus, Urämie, Hypothyreose und Leberzirrhose;

Tab. P14. Polyneuropathie. Ätiologie

PNP bei Stoffwechselstörungen
Diabetes mellitus
Urämie
Leberzirrhose
Hypothyreose
PNP bei exogen-toxischen Störungen
Alkohol
Medikamente
Lösungsmittel
Schwermetalle
Genetisch bedingte PNP
Hereditäre motorische und sensible Neuropathien
PNP bei primärer Amyloidose
Neuropathie mit Neigung zu Druckparesen
PNP bei Porphyrie
PNP bei Dys- und Paraproteinämie
Gammopathien
Morbus Waldenström
PNP bei Mangel- und Fehlernährung
Vitamin-Resorptionsstörungen
Mangelernährung
Sprue
PNP bei Kollagenosen
Panarteriitis nodosa
Andere Kollagenosen
Entzündliche PNP
Guillain-Barré-Syndrom
Lepra
HIV-Infektion
Botulismus
Borreliose

Tab. P15. Polyneuropathie. Medikamentöse Polyneuropathien

Zytostatika	
Vincristin	Distale, sensomotorische PNP
Cisplatin	Distale, sensomotorische PNP
Antibiotika und Chemotherapeutika	
Penicillin und Abkömmlinge	Mononeuritis multiplex, selten sensomotorische PNP
Streptomycin	Hirnnerven-Neuropathie
Amphotericin	Schwerpunkt-PNP, vorwiegend motorisch
Chloramphenicol	Sensible Neuropathie
Nitrofurantoin	Distale, sensible PNP
Sulfonamide	Motorische Neuropathie
Tuberkulostatika	Distale, sensomotorische PNP
Antirheumatika	
Indometacin	Sensomotorische, distale PNP
Colchicin	Sensomotorische, distale PNP
Antiepileptika und Antidepressiva	
Diphenylhydantoin	Distale Polyneuropathie, Kleinhirnschädigung
Trizyklische Antidepressiva	Distale, sensomotorische PNP (selten)
Herz-Kreislaufmittel	
Hydralazin	Sensible Neuropathie
Antikoagulanzien	Schwerpunkt-PNP (selten)
Propranolol	Sensible Reizerscheinungen, sensible PNP
Ergotamin	Distale, sensomotorische Polyneuropathie

die häufigste Form der metabolischen Polyneuropathie, die **diabetische Polyneuropathie**, tritt i.d.R. jenseits des 50. Lebensjahres auf und macht insgesamt ca. 30 % aller Fälle von Polyneuropathie aus; sie führt v.a. zu distaler sensomotorischer Polyneuropathie, kann aber auch zu Hirnnervenlähmungen [Nervus oculomotorius, facialis, abducens], diabetischer Radikulopathie und vegetativer Neuropathie, mit z.B. Schmerzunempfindlichkeit des Herzens [**stummer Herzinfarkt**] führen; **toxische Polyneuropathien** durch exogene Noxen werden am häufigsten durch Alkohol verursacht [häufigste Polyneuropathie überhaupt; beruht auf einer komplexen Fehl- bzw. Mangelernährung]; daneben spielen v.a. Medikamente, Schwermetalle [Bleineuropathie] oder Lösungsmittel eine Rolle; eine **entzündliche Polyneuropathie**, z.B. klassisch bei Lepra, aber auch Lyme-Disease, ist nur schwer von Polyneuritis zu unterscheiden
Klinik: meist schlaffe Lähmung(en) distal an den Extremitäten, die sich nicht auf das Versorgungsgebiet einzelner Nerven oder Nervenwurzeln beschränken; Ausfall oder Abschwächung der Eigenreflexe; strumpf- und handschuhförmige Störungen der Sensibilität; Störung der vegetativen Innervation mit distaler Zyanose, umschriebener Hyper- oder Hypohidrose, trophischen Hautstörungen etc.; dazu kommen noch die spezifischen Symptome der zugrunde liegenden Allgemeinerkrankung; **Diagnose:** Anamnese, körperlicher Befund, Elektromyografie, Elektroneurografie, Labor [u.a. Suche nach Antikörpern, toxischen Substanzen, Liquordiagnostik]; die **Therapie** hängt von der Grunderkrankung ab; ansonsten symptomatische Behandlung mit z.B. Carbamazepin*, trizyklischen Antidepressiva, Clomipramin* oder Amitriptylin*; Vitamin B-Präparate werden von den meisten Autoren als wenig sinnvoll betrachtet, andere berichten über gute Erfahrungen

Pollylpalpillolma tropicum nt: → *Frambösie*
Pollylpekltolmie f: Syn: *Polypenabtragung, Polypenentfernung;* operative Entfernung/Abtragung von Polypen; im Magen-

Darm-Kanal meist als **endoskopische Polypektomie**
Pollylpenlabltralgung f: → *Polypektomie*
Pollylphalsie f: Begriff aus der Nadelmyografie; **Potenziale motorischer Einheiten** [PmE] haben normalerweise zwischen 2 und 4 Phasen, bei mehr als 4 Phasen spricht man von Polyphasie; vereinzelte Polyphasien finden sich auch bei normalen Muskeln; **vermehrte Polyphasien** sind typisch für Muskelschädigungen, wobei man bei neurogenen Läsionen eine Verlängerung der PmE und eine vermehrte Polyphasie findet, während myogene Schädigungen kurze, polyphasische Potenziale zeigen
Pollylpolse f: Syn: *Polyposis;* Vorkommen multipler Polypen; wichtig ist die Abgrenzung der **Pseudopolyposis**, bei der eine entzündliche Schleimhautwucherung ein Vorkommen multipler Polypen vortäuscht, von echten Formen, die z.T. als Präkanzerose anzusehen sind; *s.u. Essay Neubildungen von Kolon, Rektum und Anus S. 827*
Polyposis corporis uteri: *s.u. Korpuspolyp*
familiäre adenomatöse Polypose: Syn: *familiäre Polypose, Polyposis familiaris, Adenomatosis coli, Dickdarmpolypose, adenomatöse Polyposis coli;* autosomal-dominant vererbte Erkrankung des Dickdarms mit Ausbildung multipler Adenome; obligate Präkanzerose, die spätestens nach dem 30. Lebensjahr zum Auftreten von Kolonkarzinomen führt; **Therapie:** Entfernung von Kolon und Rektum mit Anlage einer ileoanalen Pouchanastomose
Polyposis gastrici/ventriculi: Syn: *Magenpolypose;* Vorkommen multipler Magenpolypen, v.a. bei Peutz-Jeghers-Syndrom und Cronkhite-Canada-Syndrom
Polyposis intestinalis: Syn: *gastrointestinale Polypose;* i.d.R. erbliche Polypose des Gastrointestinaltrakts mit multiplen Schleimhautpolypen; bei der **metaplastischen Polypose** liegen mehr als 50 hyperplastische Polypen vor; meist gleichgesetzt mit Peutz-Jeghers-Syndrom; *s.a. familiäre adenomatöse Polypose*
Polyposis intestini Peutz-Jeghers: → *Peutz-Jeghers-Syndrom*
Pollylraldilkullolneulriltis f, pl -tilden: → *Guillain-Barré-Syndrom*
Pollylselrolsiltis f, pl -tilden: Syn: *Polyseritis;* eine Entzündung mehrerer seröser Häute, z.B. Peritonitis und Perikarditis, findet sich v.a. bei rheumatischen und anderen autoimmunologischen Erkrankungen; die **familiäre rekurrente Polyserositis** [familiäres Mittelmeerfieber] ist eine ätiologisch ungeklärte, rezidivierende Entzündung seröser Häute [Pleura, Peritoneum], die zu sekundärer Amyloidose und oft terminaler Niereninsuffizienz führt; **Therapie:** symptomatisch; Antiphlogistika, Analgetika
Pollylsklelrolse f: → *multiple Sklerose*
Pollylthilalzid nt: langwirkendes Thiaziddiuretikum; Saluretikum, Antihypertensivum; **Anw.:** Ödemausschwemmung, Hypertonie, Herzinsuffizienz; **Dosierung:** Ödeme 1–4 mg/d p.o., Hypertonie 0,5–1 mg/d p.o.; **NW:** *s.u. Hydrochlorothiazid*
Pollyltolmolgralfie, -gralphie f: Tomografie in mehreren Ebenen
Pollyltraulma nt: Mehrfachverletzung, bei der eine Verletzung oder eine Kombination mehrere Verletzungen lebensbedrohlich ist; die **Behandlung** des Polytraumas kann in vier Phasen unterteilt werden: **1. Akutphase** oder **Reanimationsphase** [1.–3. Stunde]: Reanimation und Stabilisierung des Patienten am Unfallort [stay and play] sowie während des Transportes ins Krankenhaus [load and go], präklinische und klinische Diagnostik, Vorbereitung zur Operation **2. Primärphase** [3.–72. Stunde]: operative Versorgung von Blutungen, Verletzungen von Hohlorganen und Gefäßen sowie Frakturen; intensivmedizinische Behandlung, evtl. Hämodialyse usw. **3. Sekundärphase:** [3.–10. Tag] weitere Stabilisierung und Erholung durch intensivmedizinische und chirurgische Behandlung [u.a. Wunddébridement, Verbrennungsbehandlung] **4. Tertiärphase:** [ab 10. Tag]; Beginn der Rekonvaleszenz mit z.B. definitiver operativer Versorgung von Frakturen [z.B. rekonstruktive Gelenkplastik], Weichteilverletzungen [z.B. Hautlappenplastik] usw.; *s.u. Essay Polytrauma S. 1285*
Polyvidon-Iod nt: Syn: *Povidon-Iod, Polyvinylpyrrolidon-Iod;* Iod- und Iodid-haltiges Desinfiziens und Antiseptikum mit

bakterizider, fungizider, viruzider und sporozider Wirkung; **Anw.:** Desinfektion von Haut- und Schleimhaut

Pol|y|zyt|hä|mie *f:* → *Polycythaemia*

Po|me|ran|zen|schale *f: Syn: Aurantii pericarpium*; Schale der **Bitterorange** [Citrus aurantium ssp. aurantium] aus der Familie der Rautengewächse [Rutaceae]; enthält ätherisches Öl mit Limonen und bitterschmeckende Flavonoide [z.B. Naringin, Neohesperidin]; **Anw.:** bei Appetitlosigkeit und Verdauungsbeschwerden

Pompe-Krankheit *f:* → *Glykogenose Typ II*

Pom|pho|lyx *f:* → *dyshidrotisches Ekzem*

Pontiac-Fieber *nt:* durch Legionella-Species verursachte fieberhafte Erkrankung der Atemwege mit Husten, Schnupfen, Halskratzen, Schwindel, Photophobie der Muskelschmerzen; dauert 2–5 Tage; **Therapie:** Makrolidantibiotika [Erythromycin*]

Pop|li|te|al|zys|te *f:* → *Baker-Zyste*

Po|pu|li cortex *m: s.u. Pappel*

Po|pu|li folium *nt: s.u. Pappel*

Po|pu|li gemmae *pl: s.u. Pappel*

Po|pu|lus *m:* → *Pappel*

Por|a|de|ni|tis inguinalis *f:* → *Lymphogranuloma inguinale*

Po|ro|ke|ra|to|se *f: Syn: Porokeratosis*; klinische Bezeichnung für Dermatosen mit zentraler Atrophie und zentrifugaler Hyperkeratose; am häufigsten ist die **disseminierte aktinische Porokeratose**, eine autosomal-dominante Porokeratose, die im Erwachsenenalter einsetzt und auf die Haut lichtexponierter Areale begrenzt ist; **Therapie:** chirurgische Entfernung [Exzision, Kryotherapie] oder lokale Chemotherapie mit Fluoruracil*

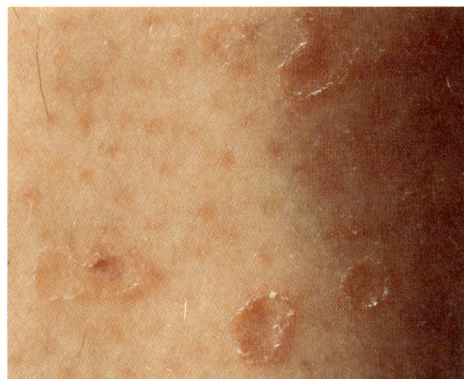

Abb. P76. Porokeratose

Porokeratosis Mibelli: *Syn: Mibelli-Krankheit, Parakeratosis Mibelli, Parakeratosis centrifuga atrophicans, Keratoatrophodermie, Hyperkeratosis concentrica, Hyperkeratosis figurata centrifugata atrophicans, Keratodermia excentrica*; autosomal-dominant vererbte Erkrankung mit Hyperkeratose und Porokeratose der Haut von Extremitäten und Gesicht; tritt vorwiegend im Kindes- und Jugendalter auf; meist handelt es sich um solitäre oder nur wenige, rasch wachsende Herde; **Therapie:** Vitamin-A-Säure; Kryochirurgie und Laserentfernung

Po|ro|sper|mo|sis cutanea *f:* → *Morbus Darier*

Po|ro|sper|mo|sis follicularis vegetans *f:* → *Morbus Darier*

Por|phy|rie *f: Syn: Porphyria*; Porphyrine spielen beim Menschen z.B. als Eisenporphyrine [Hämoglobin, Myoglobin] und als Bestandteil der mitochondrialen Zytochrome eine bedeutende Rolle; vollständiges Fehlen eines Syntheseenzyms der Porphyrine ist nicht mit dem Leben vereinbar; partielle Enzymdefekte als angeborene oder erworbene Störung der Porphyrin- und damit auch der Hämbiosynthese, führen zur Anreicherung und vermehrten Ausscheidung von Porphyrinen und ihren Vorstufen; oft bedarf es noch eines Auslösers [UV-Strahlung, Alkohol, Medikamente], bevor ein

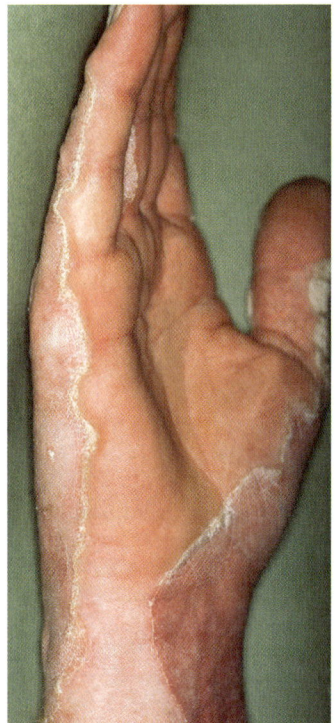

Abb. P77. Porokeratosis Mibelli

Krankheitsbild, d.h. eine Porphyrie, entsteht

die Porphyrien sind weltweit verbreitet, ihre Prävalenz wird auf 20–50/100.000 Einwohner geschätzt; in Südafrika und Südamerika sind die erworbenen Formen häufiger, in den USA die kongenitalen; je nach dem vorwiegenden Bildungsort der akkumulierten Porphyrine unterscheidet man zwischen **erythropoetischer Porphyrie** [im Knochenmark] und **hepatischer Porphyrie**; die pathogene Wirkung der Porphyrine beruht primär auf ihrer Hepatotoxizität und photosensibilisierenden Wirkung, die zu ausgedehnten Hautschäden führt; durch UV-Licht aktiviertes Porphyrin induziert die Bildung von Sauerstoffradikalen, die für assoziierte Schäden [z.B. Anämie, Splenomegalie, Kollagenose] verantwortlich sind

Porphyria acuta intermittens: *Syn: akute intermittierende Porphyrie, schwedischer Typ der Porphyrie, Porphyria hepatica acuta*; meist erst nach der Pubertät auftretende, autosomal-dominante hepatische Porphyrie; sie ist durch massive gastrointestinale und neurologische Symptome gekennzeichnet, die lebensbedrohlich werden können und eine intensivmedizinische Betreuung erfordert

Porphyria cutanea tarda: *Syn: chronische hepatische Porphyrie, symptomatische Porphyrie, akquirierte hepatische Porphyrie, Porphyria hepatica chronica*; angeborene oder erworbene häufigste Form der Porphyrie, die meist erst im Alter als Lichtdermatose in Erscheinung tritt; kann durch verschiedene externe Faktoren ausgelöst werden [Chloroquin, Alkohol, Eisen]; bei Frauen wird v.a. ein Zusammenhang mit der Einnahme von Östrogen [Antibabypille] berichtet; **Klinik:** auffällig sind die oft ausgeprägten Hautveränderungen mit erheblicher Hyperpigmentierung lichtexponierter Areale; z.T. werden sogar bereits ergraute Haare wieder dunkler; dazu kommen Hyperkeratosen, krustige Läsionen und Blasenbildung; assoziierte Symptome sind **weinroter** oder **bierbrauner Harn** und Lebererkrankungen [Fettleber, Zirrhose, chronische Hepatitis, Karzinom]; **labor.:** Eisenüber-

Polytrauma

M. Raschke, H. Jansen

Definition

Verletzung mehrerer Körperregionen oder von Organsystemen [Schädel, Thorax, Abdomen, muskuloskelettales System], wobei wenigstens eine Verletzung oder die Kombination mehrerer Verletzungen vital bedrohlich ist oder mit einer Verletzungsschwere nach Injury Severity Score* [ISS] > 16 Punkten einhergeht.

Epidemiologie

Ca. 8.000 Fälle/Jahr; führende Todesursache der < 44-Jährigen. Meist handelt es sich um stumpfe Traumata [~90 %] durch Verkehrsunfälle [~80 %]. Es führen Schädel-Hirn-Verletzungen [60 %] vor Extremitätenverletzungen [50 %] und Thoraxverletzungen [25 %].

Therapie

Nach Untersuchung [Body-check] Beginn der präklinischen Therapie mit primärem Ziel der unverzüglichen Wiederherstellung und Aufrechterhaltung der Vitalfunktionen und der Vermeidung weiterer Schädigungen durch Prävention/Behandlung des akuten Schockzustandes mittels Aufrechterhaltung/Wiederherstellung der Mikrozirkulation und Sauerstoffversorgung.

Handlungsgrundlagen sind hierbei Algorithmen wie der *systemic prehospital life support* [SPLS] und der *advanced trauma life support* [ATLS]. Anschließend rascher Transport in ein Trauma-Zentrum.

Einteilung der klinischen Behandlung

- Akut-Reanimationsphase mit lebensrettenden Sofortmaßnahmen und lebensrettende Operationen sowie Notfalldiagnostik/Notfalltherapie
- Primärphase [1. Stabilisierungsphase] mit erweiterter Notfalldiagnostik
- Sekundärphase [2. Stabilisierungsphase] mit Intensivtherapie, weiterer Diagnostik, dringlichen Operationen
- Tertiärphase [Rehabilitationsphase] mit aufgeschobenen Operationen und Rehabilitationsmaßnahmen.

Die **klinische Erstbehandlung** erfolgt im Schockraum durch ein interdisziplinäres Team. Zusätzlich zur erneuten Untersuchung durchzuführende Diagnostik:
- Sonografie von Thorax/Abdomen
- konventionelle Radiografie von HWS seitlich/Thorax/Becken
- Laboruntersuchungen [BGA/Blutbild/Kreuzblut]
- ggf. Doppler-Sonografie.

Durch verbesserte Technik jetzt zunehmende Indikation zur primären Computertomografie [„Traumaspirale"], die die oben aufgeführten Untersuchungen teilweise ersetzt.

Die **frühe klinische Therapie** erfolgt parallel zu den Untersuchungen. Hierzu gehören u.a. Intubation/Tubusüberprüfung, ausreichend periphere Zugänge, zentral-venöser Zugang, arterieller Zugang, Infusionstherapie, Reposition von Frakturen, ggf. Blutsubstitution, Kompressionsverbände, Tetanus-Simultanimpfung.

Falls erforderlich sofortige Notfall-Operation [Notthorakotomie, Notlaparotomie, Thoraxdrainage, operative Versorgung stammnaher Massenblutungen, Blutstillung und Stabilisierung bei Beckenzerreißung mittels Beckenzwinge].

Bei kreislaufstabilen Patienten schließt sich die weitere apparative Diagnostik an [Röntgen des Achsenskelettes, ggf. CT der Körperhöhlen und die dringlichen Operationen. Hierbei gilt das Prinzip des *damage control*.

Nach intensivtherapeutischer Stabilisierung kann die definitive operative Versorgung der Verletzungen stattfinden.

Frühzeitiger Einsatz von Physiotherapie und Rehabilitationsmaßnahmen.

Tab. P16. **Porphyrie.** Diffenzialdiagnose der Porphyrien

	Erythropoietische Porphyrien			Hepatische Porphyrien						Andere	
	EP	EPP	EK	PCT	HEP	AIP	VP	HKP	ALA	PP	SBA
Photosensibilität	↑	↑	↑	↑	↑	–	↑	(↑)	–	↑	↑
Urin											
Porphobilinogen	–	–	–	–	–	↑	↑	(↑)	–	–	–
Uroporphyrin	↑	–	–	↑	↑	↑	↑	(↑)	↑	–	↑
δ-Aminolävulinsäure	–	–	–	–	–	↑	↑	↑	↑	–	–
Fäzes											
Protoporphyrin	(↑)	↑	–	–	↑	–	↑	(↑)	–	–	↑
Koproporphyrin	↑	↑	–	↑	↑	(↑)	↑	↑	↑	–	–
Erythrozyten											
Uroporphyrin	↑	–	–	↑	–	–	–	–	–	–	–
Koproporphyrin	↑	(↑)	↑	↑	–	–	–	–	↑	–	–
Protoporphyrin	(↑)	↑	↑	–	↑	–	(↑)	–	–	–	↑

EP: Erythropoietische Porphyrie, EPP: Erythropoietische Protophorphyrie, EK: Erythropoietische Koproporphyrie, PCT: Porphyria cutanea tarda, HEP: Hepatoerythropoietische Porphyrie, AIP: Akute intermittierende Porphyrie, VP: Porphyria variegata, HKP: Hereditäre Koproporphyrie, ALA–D: ALA–Defizienz, PP: Pseudoporphyrie, SBA: Sideroblatische Anämie

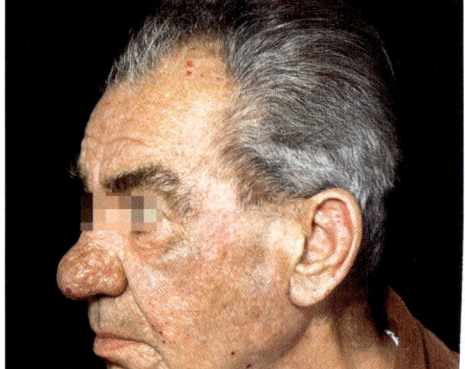

Abb. P78. **Porphyria cutanea tarda**

ladung und massive Porphyrinausscheidung im Harn; **DD:** Hämochromatose, Morbus Addison **Therapie:** Behandlung der Eisenüberladung [Aderlass], Chloroquin*
erythrohepatische Porphyrie: *Syn: Porphyria erythrohepatica*; autosomal-dominante Porphyrie mit ausgeprägter Lichtdermatose und milder hämolytischer Anämie
kongenitale erythropoetische Porphyrie: *Syn: Günther-Krankheit, Morbus Günther, Porphyria erythropoietica congenita, Porphyria congenita Günther*; sehr seltene, schwerste, autosomal-rezessive Form der angeborenen Porphyrie mit u.a. Rotfärbung der Zähne, hämolytischer Anämie, rotem Urin und Splenomegalie; **DD:** Xeroderma pigmentosum, Epidermolysis bullosa hereditaria, Hydroa vacciniformia; **Therapie:** bis jetzt ist keine kausale Therapie möglich; Sonnenschutz, Vermeidung von Sekundärinfektionen; evtl. Umkehrung des Tag-Nacht-Rhythmus
Porphyria variegata: *Syn: gemischte hepatische Porphyrie, gemischte Porphyrie, südafrikanische genetische Porphyrie, (hereditäre) Protokoproporphyrie*; autosomal-dominante Porphyrie, bei der es zur Ausscheidung von Koproporphyrin in Stuhl und Harn kommt; die Hautsymptome entsprechen denen der Porphyria cutanea tarda, während die internistischen Symptome an die Porphyria acuta intermittens erinnern

Porst *m:* → *Sumpfporst*
Por|ti|o|ek|to|pie *f: Syn: Ektropium, Ektopia portionis, Erosio falsa;* Ausstülpung der Zervixschleimhaut, die das Bild einer Pseudoerosion hervorruft; häufiger Befund in der Schwangerschaft und bei Einnahme von Ovulationshemmern; z.T. kommt es zur Ausheilung, z.T. zur Überwachung der Ektopie mit Plattenepithel; überwuchert das Plattenepithel die Ausführungsgänge der Zervixdrüsen, kommt es zur Bildung von Retentionszysten [Ovula Nabothi]; diese Transformationszone [früher Umwandlungszone] zeigt eine erhöhte Empfindlichkeit gegenüber Papillomaviren und hat ein erhöhtes Karzinomrisiko; bei älteren Patientinnen kommt es oft zur Bildung entzündlicher Erosionen [**Portioerosion,** Erosio vera], aus denen es bluten kann; *s.a. Essay Neubildungen des Uterus S. 1627*
Por|ti|o|kap|pe *f:* → *Okklusivpessar*
Por|ti|o|kar|zi|nom *nt:* von der Portio ausgehendes Zervixkarzinom; *s.a. Essay Neubildungen des Uterus S. 1627*
Por|ti|o|ko|ni|sa|ti|on *f: Syn: Konisation, Zervixkonisation;* konusförmige Gewebeausschneidung aus der Portio vaginalis cervicis zur Biopsieentnahme [**Konusbiopsie**] oder Therapie; *s.u. Essay Neubildungen des Uterus S. 1627*
Por|to|gra|fie, -gra|phie *f:* Röntgenkontrastdarstellung der Pfortader und ihres Stromgebietes in der Leber [deshalb auch als **Portohepatografie** bezeichnet]; die Kontrastmittelgabe erfolgt über die Vena jugularis interna [**transjuguläre Portografie**] oder die Vena umbilicalis [**transumbilikale Portografie**] nach operativer Freilegung; häufig erfolgt auch eine direkte Kontrastmittelinjektion nach perkutaner Leberpunktion [**perkutane transhepatische Portografie**]
Port|wein|fleck *m:* → *Naevus flammeus*
Por|zel|lan|gal|len|bla|se *f:* Gallenblase mit verdickter und verkalkter Wand, z.B. bei chronischer Cholezystitis
Po|sa|co|nal|zol *nt:* Antimykotikum vom Triazoltyp; **Anw.:** oral bei systemischen Aspergillus- und Candidainfektionen, Kryptokokkose, Fusariose, außereuropäische Mykosen, Penicillium marneffii-Infektion; zurzeit in klinischer Prüfung; *s.a. Essay Mykosen S. 1059*
Posadas-Mykose *f:* → *Coccidioidomycose*
Po|si|tiv|kon|trast|mit|tel *nt: Syn: positives Kontrastmittel; s.u. Röntgenkontrastmittel*
Po|si|tiv|symp|to|ma|tik *f: s.u. Schizophrenie*
Po|si|tron|en|e|mis|si|ons|to|mo|gra|fie, -gra|phie *f:* der Computertomografie ähnliches Verfahren, bei dem die von Positronenstrahlern abgegebenen Photonen registriert werden; dient

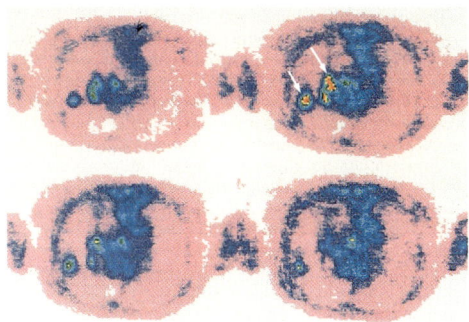

Abb. P79. Positronemissionstomografie. Bronchialkarzinom im rechten Oberlappen

der Diagnostik von Durchblutungs- und Stoffwechselstörungen des Gehirns oder des Herzens; *s.a. Single-Photon-Emissionscomputertomografie*

Posner-Schlossman-Syndrom *nt: Syn: glaukomatozyklitische Krise*; *s.u. Essay Glaukome S. 497*

Post|ag|res|si|ons|stoff|wech|sel *m: Syn: Postaggressionssyndrom, Stressstoffwechsel*; gesteigerter Stoffwechsel in der Phase nach einer starken Belastung [Verletzung, Operation], der durch eine Mobilisierung körpereigener Energiereserven [**Katabolie**] und Verschiebungen im Wasser-, Elektrolyt- und Säure-Basenhaushalt [**Transmineralisation**] gekennzeichnet ist; Ausmaß und Dauer hängen sowohl vom Trauma als auch der Behandlung ab; es findet sich aber immer ein Ablauf in vier Phasen: **Verletzungsphase**, **Wendephase**, **anabole Phase** und **Rekonvaleszenzphase**; nach geringgradigem Trauma oder mittelgroßen Eingriffen kann die anabole Phase bereits nach 1–2 Tagen beginnen, während es bei massiven Verletzungen oder Sepsis Wochen dauern kann; *s.a. Essay Prä- und postoperative Störungen im Flüssigkeits- und Elektrolythaushalt S. 327, Essay Postoperative parenterale Ernährung S. 377*

Tab. P17. Postaggressionsstoffwechsel. Klassischer Phasenablauf des Postaggressionsstoffwechsels

Verletzungs-phase	Schmerz, geringes Interesse an der Umwelt, depressive Stimmungslage, Durst: 2–3 Tage
Wendephase	Besserung mit Normalisierung der vegetativen Symptome Tachykardie, Tachypnoe, Temperatur und Hunger sowie beginnender intestinaler Peristaltik: 2–3 Tage
Anabole Phase	Normalisierung der Stimmungslage bei erhöhtem Schlafbedürfnis, Eiweißaufbau mit positiver Stickstoffbilanz: 2–3 Wochen
Rekonvaleszens-phase	Gewichtzunahme und Normalisierung der körperlichen Leistungsfähigkeit

Post|dis|ko|to|mie|syn|drom *nt: Syn: Postnukleotomiesyndrom*; Bezeichnung für die nach einer Bandscheibenoperation [Diskotomie] z.T. erneut auftretenden Beschwerden, wie z.B. Kreuz- und Beinschmerzen oder Parästhesien; beruhen z.B. auf Narbenbildung mit Verwachsungen, Diszitis, Rezidivprolaps oder Bandscheibenvorfall in einem benachbarten Segment; *s.u. Essay Degenerative Wirbelsäulenerkrankungen S. 125*

Pos|te|ro|la|te|ral|in|farkt *m: Myokardinfarkt der Hinter- und Seitenwand; s.a. Essay Akuter und rezidivierender Myokardinfarkt S. 1071*

Post|ko|i|tal|pil|le *f: Syn: Pille danach*; hormonelle Interzeption,

d.h. die Nidation der fertilisierten Eizelle wird verhindert; ist nicht zur Daueranwendung geeignet, sondern sollte nur in Notfällen eingesetzt werden; *s.a. Essay Empfängnisverhütung und Familienplanung S. 343*

Post|ko|i|tal|test *m: Syn: Sims-Huhner-Test, Huhner-Test, postkoitaler Spermakompatibilitätstest*; Untersuchung von Zervixschleim nach dem Beischlaf zur Abklärung von Fertilitätsstörungen; der Zervixschleim wird ca. 6 h nach dem Beischlaf entnommen; reichlich vorhandene, bewegliche Spermien sprechen für fertiles Sperma [positiver Test]; mehrfach negative Tests in der präovulatorischen Phase deuten auf eine zervikale Fertilitätsstörung hin

Post|me|no|pau|se *f: der Zeitraum nach der Menopause; s.a. Essay Klimakterische Störungen S. 805*

Post|me|no|pau|sen|a|tro|phie *f: Syn: postmenopausale Atrophie*; durch das Fehlen von Hormonen [v.a. Östrogen] verursachte Atrophie der Haut und anderer Organe nach der Menopause; auch wenn der Begriff primär auf Frauen angewendet wird, finden sich ähnliche Veränderungen auch bei Männern; *s.a. Essay Klimakterische Störungen S. 805*

Post|my|o|kard|in|farkt|syn|drom *nt:* → *Dressler-Syndrom*

Post|nu|kle|o|to|mie|syn|drom *nt:* → *Postdiskotomiesyndrom*

Post|rhi|no|sko|pie *f: Syn: Epipharyngoskopie, Rhinoscopia posterior*; Untersuchung von Nasenrachenraum und Choanen mit einem Spiegel oder einem flexiblen Endoskop [**postrhinoskopische Endoskopie**] durch die Nase; selten auch als transorale Nasopharyngoskopie; *s.a. Abb. P81*

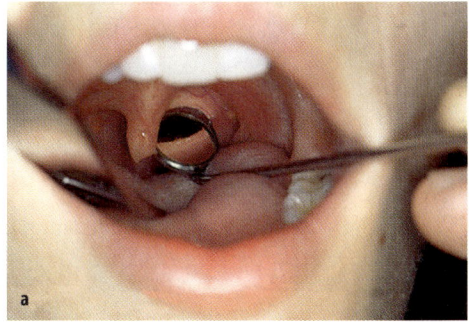

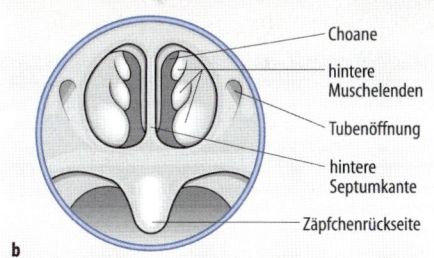

- Choane
- hintere Muschelenden
- Tubenöffnung
- hintere Septumkante
- Zäpfchenrückseite

Abb. P80. Postrhinoskopie

Post-Splenektomiesepsis *f:* → *OPSI-Syndrom*
Post-Splenektomiesepsissyndrom *nt:* → *OPSI-Syndrom*
Post|strep|to|kok|ken|ne|phri|tis *f, pl* **-ti|den**: *Syn: akute/akute diffuse/exsudative/exsudativ-proliferative/postinfektiöse/endokapilläre Glomerulonephritis, Poststreptokokkenglomerulonephritis*; meist im Anschluss an eine Streptokokkeninfektion auftretende Sekundärkrankheit durch Immunkomplexbildung; tritt auch nach Pneumokokken-, Staphylokokken-, Meningokokkeninfektionen und viralen Infekten [Mumps, Zytomegalievirus, Epstein-Barr-Virus] auf; **Therapie**: Antibiotika zur Eliminierung des Antigens; Immunsuppression hat keine Erfolge gezeigt; **Prognose**: Ausheilung bei 90 % der Kinder und 50–70 % der Erwachsenen; chronische Formen imponieren als membranproliferative Glomerulonephritis

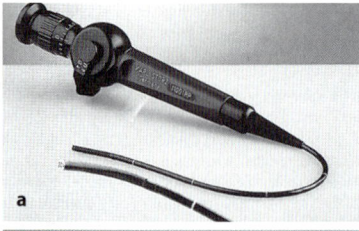

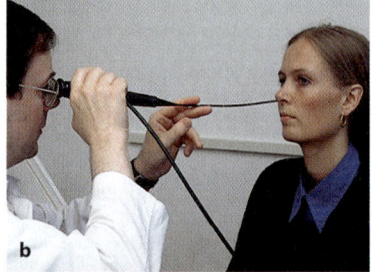

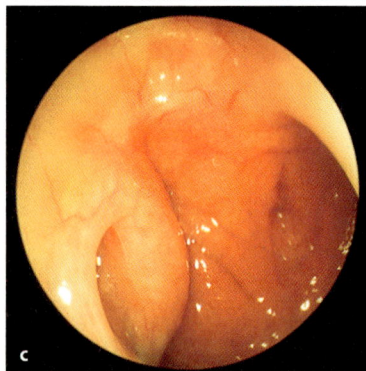

Abb. P81. **Postrhinoskopie.** Postrhinoskopische Endoskopie: **a** flexibles Endoskop, **b** Untersuchung, **c** normaler Befund

Post|trans|fu|si|ons|he|pa|ti|tis *f, pl* **-ti|ti|den**: *Syn: Transfusionshepatitis*; klinische Bezeichnung für eine, im Anschluss an eine Transfusion auftretende, akute Hepatitis durch das Hepatitis-B-Virus oder Hepatitis-C-Virus; früher auch als Synonym für Hepatitis B verwendet

Po|ten|til|la anserina *f*: → *Gänsefingerkraut*

Po|ten|til|lae anserinae herba *f*: *Syn: Anserinae herba*; Blätter und Blüten von Gänsefingerkraut✶

Po|ten|til|la erecta *f*: → *Tormentilla*

Po|tenz|holz *nt*: *Syn: Ptychopetali lignum, Muira puama lignum*; Bezeichnung für Holz und Wurzeln von **Ptychopetalum olacoides, Ptychopetalum uncinatum** und **Muira puama**, Bäume aus der Familie der Olacaceae; **Anw.:** traditionell zur Vorbeugung und Behandlung sexueller Funktionsstörungen, als Aphrodisiakum und Antirheumatikum, bei Appetitlosigkeit und Durchfallerkrankungen

Po|ten|zi|a|le motorischer Einheiten *pl*: *s.u. Nadelmyografie*

p.p.-Heilung *f*: primäre Wundheilung✶; *s.u. Essay Wundbehandlung S. 1699*

PP-Typ *m*: → *pink puffer*

Prä|be|ta|li|po|pro|te|in *nt*: *Syn: VLDL, very low-density lipoprotein, prä-β-Lipoprotein, Lipoprotein mit sehr geringer Dichte*; *s.u. Lipoprotein*

Prä|ek|lamp|sie *f*: im letzten Schwangerschaftsdrittel auftretende Gestose mit Ödemen (*engl. Edemas*), Proteinurie [mehr als 1 g/24] und **Hypertonie** [140/90 oder höher]; die früher verwendeten Begriffe EPH-Gestose, Spätgestose und Schwan-

gerschaftsvergiftung sind heute obsolet

die Pathogenese ist weiterhin nicht vollständig geklärt; es liegt aber ein genereller Vasospasmus und eine erhöhte Sensibilität für vasoaktive Substanzen vor, die zusammen zu einer Störung des Prostacyclin-Thromboxan-Gleichgewichts und damit zu Störungen im mütterlichen und im uteroplazentaren Kreislauf führen; bei der sog. **Pfropfpräeklampsie** treten bei einer Schwangeren mit vorbestehender Hypertonie Blutdrucksteigerungen von > 30 mmHg systolisch oder > 15 mmHg diastolisch auf oder der mittlere Blutdruck steigt um > 20 mmHg bei gleichzeitiger Proteinurie; **klinisch** finden sich bei schwerer Form Hypertonie, Proteinurie, Oligurie, epigastrische Beschwerden, zerebrale Störungen, Sehstörungen, Lungenödem, Zyanose, Leberfunktionsstörungen und Thrombozytopenie; im weiteren Verlauf kann es zu disseminierter intravasaler Gerinnung, **HELLP-Syndrom** mit Hämolyse, erhöhten Leberenzymspiegeln [ALAT, ASAT] und Thrombopenie [*engl.: h*emolysis *e*levated *l*iver enzymes *l*ow *p*latelets]; die Symptome sind anfangs eher unspezifisch [Oberbauchbeschwerden, Übelkeit, Erbrechen], es kommt dann aber schnell zu Nierenversagen, Lungenödem, Aszites, Pleuraerguss, evtl. Leberruptur, oder massivem Lungenödem kommen; **Therapie**: im 2. Trimenon Blutdruckeinstellung und stationäre Überwachung; näher am Geburtstermin oder bei Therapieversagen Einleitung der Geburt

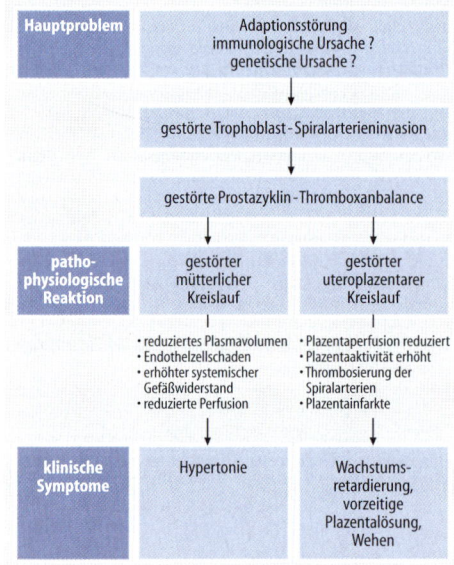

Abb. P82. **Präeklampsie.** Pathophysiologie der Präeklampsie

Prä|e|pi|lep|sie *f*: *Syn: larvierte Epilepsie, bioelektrische Epilepsie, latente Epilepsie*; Zustand mit Epilepsie-typischen EEG-Veränderungen ohne Anfall in der Vorgeschichte; *s.a. Essay Epilepsie und Status epilepticus S. 365*

Prä|ex|zi|ta|ti|ons|syn|drom *nt*: *Syn: WPW-Syndrom, Wolff-Parkinson-White-Syndrom*; durch ein akzessorisches Bündel [Kent-Bündel, Mahaim-Bündel] verursachte vorzeitige Erregung von Teilen der Herzkammermuskulatur; tritt bei ca. 0,2–0,3 % der Bevölkerung auf und verläuft bei dem größten Teil asymptomatisch oder ist Teilsymptom eines Krankheitsbildes [z.B. Mitralklappenprolaps, Ebstein-Anomalie]; in seltenen Fällen kommt es zu paroxysmalen orthodromen oder antidromen Tachykardien oder Vorhofflattern bzw. -flimmern; tritt die antegrade Überleitung nur sporadisch auf, spricht man von **intermittierendem Präexzitationssyndrom**; beim **verborgenen Präexzitationssyndrom** werden

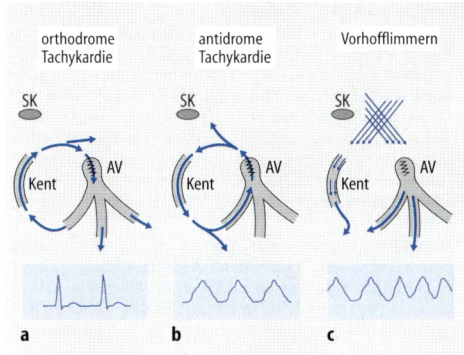

Abb. P83. Präexzitationssyndrom. a orthodrome Tachykardie, **b** antidrome Tachykardie, **c** Vorhofflimmern bei schneller Überleitung über akzessorische Fasern

nur retrograde Impulse von der Kammer zum Vorhof geleitet; *s.u. Essay Herzrhythmusstörungen S. 613*

Prälinlfarkt m: → *Präinfarktsyndrom*

Prälinlfarktlsynldrom nt: *Syn: Präinfarkt, instabile Angina pectoris*; die vor einem Infarkt auftretenden Symptome, v.a. anfallsartige Schmerzen in der Herzgegend mit charakteristischem Beengungsgefühl; *s.u. Essay Angina pectoris S. 59*

Prajlmallilumlbiltarltrat nt: membranstabilisierendes Antiarrhythmikum; **Anw.:** ventrikuläre Extrasystolen, ventrikuläre Tachykardien, Kammerflattern, supraventrikuläre Herzrhythmusstörungen [supraventrikuläre Tachykardien bei WPW-Syndrom, paroxysmales Vorhofflimmern]; **Dosierung:** initial 60–80 mg/d, dann Reduzierung auf 30–40 mg/d; **NW:** Kopfschmerzen, Schwindel, Sehstörungen, Parästhesien, Sinusbradykardie, SA-Block, AV-Block, Schenkelblock, absolute Arrhythmie, Kammertachykardie, Verschlechterung einer bestehenden Herzinsuffizienz, bei Vorhofflimmern oder -flattern Gefahr der schnellen Überleitung; **Kontraind.:** absolut: intraventrikuläre Leitungsstörungen, AV-Block II. Grades, relativ: schwere Herzinsuffizienz, ausgeprägte Bradykardie [weniger als 50/min], Hypotonie, Sinusknotensyndrom, AV-Block I. Grades

Prälleulkälmie f: *Syn: präleukämisches Syndrom*; veralteter Begriff für Störungen der Blutbildung, die ein erhöhtes Leukämierisiko haben; wird heute als **myelodysplastisches Syndrom** bezeichnet; *s.u. Essay Akute Leukämien S. 889*

Prälmelnolpause f: Zeitraum vom Beginn der Pubertät bis zur ersten Regelblutung; oft wird darunter aber der Zeitraum unmittelbar vor der Menopause verstanden; *s.a. Essay Klimakterische Störungen S. 805*

Pralmilpelxol nt: Dopaminagonist, Nonergot-Derivat; **Anw.:** Parkinson-Krankheit; *s.u. Essay Parkinson-Syndrome S. 1229*

Prälolxilgelnielrung f: *s.u. Essay Verfahren zur Sicherung der Atemwege S. 759*

Präserlvaltiv nt: → *Kondom*

Pratt-Test m: Venenfunktionsprüfung bei Krampfadern, Ausstreichen des Beins am liegenden Patienten mit einer elastischen Binde und Anlegen eines subinguinalen Stauschlauchs; dann Aufstehen und Abwickeln der elastischen Binde von kranial nach kaudal; Füllung der oberflächlichen Venen zeigt die Lage der insuffizienten Perforansvenen an

Prälulrälmie f: *Syn: dekompensierte Retention, präterminale Niereninsuffizienz*; Stadium 3 der Niereninsuffizienz; *s.u. Nierenversagen*

Pralvalstaltin nt: Cholesterin-Synthese-Enzym-Hemmer, Lipidsenker [senkt Cholesterin um 15–30 %, Triglyceride um 10–20 %, LDL um 20–40 %]; **Anw.:** essenzielle Hypercholesterinämie mit und ohne Hypertriglyceridämie; **Dosierung:** 20–40 mg/d; **NW:** gastrointestinale Beschwerden [Durchfall, Blähungen, Verstopfung, Bauchschmerzen], seltener Sod-

brennen, Mundtrockenheit, Geschmacksstörungen, Muskelkrämpfe und Muskelschmerzen; **Kontraind.:** Schwangerschaft und Stillperiode, gestörte Leberfunktion, Cholestase oder persistierende Erhöhung der Transaminasen unklarer Genese, schwere Nierenfunktionsstörung; *s.a. Essay Fettstoffwechselstörungen S. 403*

Pralzelpam nt: Benzodiazepin mit kurzer Halbwertzeit [1,3 h], der wirksame Metabolit [Desmethyldiazepam] hat aber eine HWZ von 75–90 h; **Anw.:** akute und chronische Spannungs-, Erregungs-, Angstzustände; **Dosierung:** 20 mg/d p.o.; **NW:** *s.u. Benzodiazepine*

Pralzilquanltel nt: Anthelmintikum; **Anw.:** Trematoden- und Cestodeninfektionen; *s.a. Essay Tropenkrankheiten – importierte Krankheiten S. 1571, Essay Helminthosen S. 553*

Pralzolsin nt: selektiver α_1-Blocker, Antihypertensivum; **Anw.:** arterielle Hypertonie, Herzinsuffizienz [zusätzlich zu Diuretika und Digitalisglykosiden], Morbus Raynaud; **Dosierung:** Hypertonie initial 0,5 bis 1 mg abends vor dem Schlafengehen, Erhaltungsdosis i.d.R. 4–6 mg/d verteilt auf 2–3 Einzeldosen; Herzinsuffizienz initial 2–4 × tgl. 0,5 mg, Erhaltungsdosis 10–2 mg/d, maximale Tagesdosis 20 mg; **NW:** Schwindel, Übelkeit, Schläfrigkeit, Antriebsarmut, Natrium- und Wasserretention mit Gewichtszunahme; **Kontraind.:** Herzinsuffizienz, v.a. bei Aorten- oder Mitralklappenstenose, Perikarderkrankungen, Lungenembolie, Linksherzinsuffizienz mit niedrigem Füllungsdruck

Predlnilcarlbat nt: nicht-halogeniertes Glucocorticoid; **Anw.:** lokaler Entzündungshemmer, v.a. bei Dermatosen [atopisches Ekzem, akute und chronische Ekzeme, Psoriasis] und Verbrennungen 1. Grades

Predlnillen nt: → *Methylprednisolon*

Predlnilmusltin nt: *Syn: Prednisolonchlorambucilester*; alkylierendes Zytostatikum; **Anw.:** Non-Hodgkin-Lymphome [Monotherapie oder CEP-Schema*, PMM-Schema*]; selten bei Hodgkin-Lymphomen [CEP-Schema*, CVPP-Schema*]; **NW.:** Knochenmarksdepression mit Panzytopenie

Predlnilsollon nt: *Syn: Deltacortisol, 1,2-Dehydrocortisol*; synthetisches, nicht-halogeniertes Glucocorticoid mit antiinflammatorischer, antiallergischer, antiödematöser, antiproliferativer und immunsuppressiver Wirkung; **Anw.:** Antiphlogistikum, Antiallergikum; **Dosierung:** hängt vom Krankheitsbild und Zustand des Patienten ab; bei schweren Schockzuständen Höchstdosis 2–3 g i.v.; bei perakuten Krankheiten [z.B. Status asthmaticus, Colitis ulcerosa] initiale Tagesdosis 100–300 mg in 4 Dosen verteilt über den Tag; bei subakuten entzündlichen Krankheiten [z.B. Asthma bronchiale] Tagesdosis 40–50 mg p.o. oder i.v. verteilt auf 2–3 Einzeldosen; die Erhaltungsdosis sollte möglichst nicht über 7,5 mg morgens liegen; die Cushing-Schwellendosis liegt für Frauen bei 5–6 mg, für Männer bei 6,5–9 mg, für Jugendliche, Kinder und Frauen nach der Menopause deutlich niedriger; *s.a. Essay Non-Hodgkin-Lymphome S. 1133, Essay Asthma bronchiale und Status asthmaticus S. 95*

Predlnilson nt: *Syn: Deltacortison, 1,2-Dehydrocortison*; synthetisches, biologisch unwirksames Glucocorticoid, das in der Leber in Prednisolon* umgewandelt wird; **Anw.** *s.u. Prednisolon*

Predlnylliden nt: *Syn: 16-Methylenprednisolon*; nicht-halogeniertes Glucocorticoid; Antiphlogistikum, Antiallergikum; **Anw.:** *s.u. Prednisolon*

Prelgalballin nt: Antiepileptikum; *s.u. Essay Epilepsie und Status epilepticus S. 365*

Prehn-Zeichen nt: wird bei Hodentorsion der Hoden hoch gelagert, bleibt der Schmerz bestehen oder verstärkt sich noch; *s.a. akutes Skrotum*

Prelllung f: Kontusion der Weichteile mit Blutergüssen und Ödemen; neben einer initialen schmerzhaften Bewegungseinschränkung heilen sie in der Regel folgenlos aus; klinisch bedeutsam sind jedoch stumpfe Traumen des Schädels [Commotio und Contusio cerebri], des Thorax [Contusio cordis, Contusio pulmonis] sowie des Abdomens [stumpfe Bauchtraumen, z.B. mit Hohlorganruptur, Milz- oder Leberruptur]; *s.u. Essay Wundbehandlung S. 1699*

P

Pres|by|a|ku|sis f: Syn: altersbegleitende Schwerhörigkeit, Alters-schwerhörigkeit; s.u. Schwerhörigkeit

Pres|by|o|phre|nie f: → Altersdemenz

Press|druck|ver|such m: Syn: Valsalva-Pressdruckversuch, Valsalva-Versuch; Pressen bei geschlossener Stimmritze führt zu Drucksteigerung im Brustkorb und zur Veränderung von Blutdruck und Puls

Pri|a|pis|mus m: i.d.R. schmerzhafte Dauererektion des Penis ohne sexuelle Erregung, die länger als 6 Stunden anhält; tritt in 60 % idiopathisch auf, beim Rest finden sich z.B. Sichelzellenanämie, Gerinnungsstörungen, Verletzungen oder neurologische Schäden [Querschnittslähmung, multiple Sklerose]; bei sog. **Low-flow-Priapismus** [90 %] liegt eine Abflussbehinderung aus den Schwellkörpern vor, bei **High-flow-Priapismus** findet man einen verstärkten arteriellen Zufluss; beim Low-flow-Typ ist der Penis von derber Konsistenz und meist schmerzhaft, beim High-flow-Typ prall-elastisch und i.d.R. nicht schmerzhaft; beide Typen müssen innerhalb von 12 h behandelt werden, da es sonst zu einer erektilen Dysfunktion* kommen kann; **Therapie**: Punktion der Schwellkörper an der Peniswurzel; beim High-flow-Priapismus evtl. Embolisation nach supraselektiver Angiografie; bei Low-flow-Priapismus wird danach i.d.R. eine Shuntoperation, z.B. nach Quackels, Grayhack oder Ebbehoy-Winter, durchgeführt

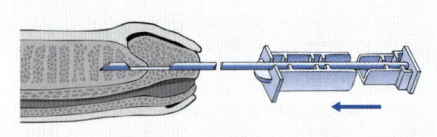

Abb. P84. Priapismus. Anlage eines Ebbehoy-Winter-Shunts

Prick|test m: Test bei Verdacht auf eine Allergie vom Soforttyp; die Allergentestlösung wird auf die Haut aufgebracht und mit einer Lanzette oder Pricknadel in die Haut eingeritzt; nach 20 Minuten wird die urtikarielle Reaktion abgelesen und Größe von Erythem oder Quaddel beurteilt

Pri|di|nol nt: Anticholinergikum; Antiparkinsonmittel, zentrales Muskelrelaxans, Spasmolytikum; **Anw.**: zentrale und periphere Muskelspasmen; **Dosierung**: 3 × tgl. 4 mg p.o. oder 2 × tgl. 2 mg i.m.; **NW**: Mundtrockenheit, Sprach- und Schluckstörungen, Miktionsstörungen, Sedierung

Pri|lo|ca|in nt: Syn: Propitocain; Lokalanästhetikum vom Amid-typ; wird zur Infiltrations- und peripheren Leitungsanästhesie, Plexus- und i.v.-Regionalanästhesie und für die extradurale Anästhesie verwendet

Pri|mal|quin nt: Antimalariamittel für Prophylaxe und Therapie [nach Vorbehandlung mit Chloroquin]; s.a. Essay Tropenkrankheiten – importierte Krankheiten S. 1571

Pri|mär|hei|lung f: primäre Wundheilung*; s.u. Essay Wundbehandlung S. 1699

Pri|mär|kom|plex m: s.u. Lungentuberkulose
tuberkulöser Primärkomplex der Haut: s.u. Hauttuberkulose

Pri|mär|krüm|mung f: Syn: Hauptkrümmung; s.u. Skoliose

Primärstandard-Dosimeter nt: s.u. Dosimeter

Pri|mär|tu|ber|ku|lo|se f: Erstinfektion mit Tuberkulosebakterien führt zur Ausbildung eines Primärkomplexes; s.u. Essay Tuberkulose S. 1585

Pri|mel f: Syn: Schlüsselblume; Bezeichnung für **Frühlingsschlüsselblume** [Primula veris] und **hohe Schlüsselblume** [Primula elatior], Pflanzen aus der Familie der Primelgewächse [Primulaceae]; verwendet werden die Blüten [**Primulae flos**] und Wurzeln [**Primulae radix**]; beide enthalten Triterpensaponine [Primulasäure A] und besitzen eine expektorierende und sekretolytische Wirkung; **Anw.**: traditionell als Expektorans [v.a. bei Keuchhusten, Asthma bronchiale], Diuretikum sowie bei Gicht und Rheuma; in der Homöopathie bei Urtikaria und Ekzem

Pri|mel|der|mal|ti|tis f, pl -ti|ti|den: allergisches Kontaktekzem durch Kontakt mit verschiedenen Primelarten [Becherprimel, chinesische Primel; Alpenveilchen, Schlüsselblume]

Pri|mi|don nt: Antiepileptikum; Hauptmetabolit ist Phenobarbital; **Anw.**: fokale und komplex-fokale Anfälle, Grand mal; **Dosierung**: Erwachsene 750–1000 bis maximal 1500 mg/d, Kinder 10–25 mg/kg/d, aufgeteilt in 3 bis 4 Einzeldosen; **NW**: s.u. Phenobarbital; s.a. Essay Epilepsie und Status epilepticus S. 365

Pri|mu|lae radix f: Syn: Primelwurzel, Schlüsselblumenwurzel; s.u. Primel

Prinzmetal-Angina f: Syn: Variant-Angina, vasospastische Angina; oft frühmorgens auftretende schwere, spontan auftretende Anginaanfälle bei sonst guter Leistungsfähigkeit und meist negativen Ischämietests; es besteht ein hohes Risiko für Infarkt, Herzrhythmusstörungen und plötzlichen Herztod; s.u. Essay Angina pectoris S. 59, Essay Koronare Herzerkrankung S. 587

Pri|o|nen pl: nur aus Aminosäuren bestehende Partikel [engl. proteinaceous infectious particles], die wahrscheinlich verschiedene Erkrankungen auslösen, die früher als Slow-virus-Erkrankungen angesehen wurden [z.B. Creutzfeldt-Jakob-Erkrankung, Rinderwahnsinn]; Prionproteine werden physiologisch im Körper gebildet; durch Mutation oder Wechselwirkung mit bereits veränderten Prionen kommt es zu einer Veränderung der räumlichen Struktur der Prionproteine, die zu einer Schädigung der Neuronen und damit schweren Gehirnfunktionsstörungen führt; s.a. Essay Virusinfektionen S. 1667

Pro|be|la|pa|ro|to|mie f: Syn: explorative Laparotomie, Explorativlaparotomie; Eröffnung der Bauchhöhle zur Abklärung eines unklaren Zustandes oder zum Tumorstaging [**Staging-Laparotomie**]; heute mehr und mehr durch laparoskopische Techniken ersetzt

Pro|be|ne|cid nt: Syn: 4-(Dipropylsulfamoyl)benzoesäure, 4-Carboxybenzolsulfonsäuredipropylamid; Urikosurikum; hemmt die tubuläre Sekretion verschiedener Arzneimittel [z.B. Penicillin] und die tubuläre Reabsorption von Harnsäure; steigert damit die renale Harnsäureausscheidung und senkt die Harnsäurekonzentration im Plasma; **Anw.**: chronische Gicht zur Senkung von Häufigkeit und Schwere der Gichtanfälle; nicht für die Behandlung des akuten Gichtanfalls geeignet; **Dosierung**: initial 250 mg, im Laufe von 2 Wochen Steigerung auf 1–2 g/d verteilt auf mehrere Einzeldosen; **NW**: gastrointestinale Störungen [Übelkeit, Erbrechen, Anorexie], allergische Hautreaktionen [Juckreiz, Exanthem, Urticaria]; **Kontraind.**: bestehende Harnsäuresteine; s.u. Essay Gicht und andere Störungen des Purinstoffwechsels S. 487

Pro|be|tho|ra|ko|to|mie f: Syn: explorative Thorakotomie; Brustkorberöffnung zur Diagnostik von Erkrankungen

Pro|bi|o|se f: Form des Zusammenlebens zweier oder mehrerer Organismen, die von Nutzen für alle Partner ist; auch Bezeichnung für die therapeutische Verwendung eines Mikroorganismus [**Probiotikum**], wie z.B. von Escherichia coli Nissle bei Colitis ulcerosa

Pro|blem|in|fek|ti|on f: v.a. in Krankenhäusern, Pflegeheimen etc. auftretende Infektionen mit therapieresistenten Keimen [**Problemkeime**]; s.a. Essay Nosokomiale Infektionen S. 723

Pro|bu|col nt: Lipidsenker, der Cholesterinspiegel in den LDL und HDL wird erniedrigt, während der der VLDL nahezu konstant bleibt; die Triglyceride werden kaum beeinflusst; **Anw.**: Hypercholesterinämie; **Dosierung**: 2 × tgl. 500 mg p.o.; **Kontraind.**: intra- und extrahepatische Cholestase, akute und chronische Hepatitis, entzündliche Darmerkrankungen, ventrikuläre Arrhythmien oder verlängerte QT-Dauer, Schwangerschaft und Stillzeit; s.a. Essay Fettstoffwechselstörungen S. 403

Pro|ca|in nt: Syn: 4-Aminobenzoesäure-β-dimethylaminoethylester; Lokalanästhetikum für die Infiltrations- und Leitungsanästhesie; **Anw.**: Neuraltherapie, perineurale oder periartikuläre Injektionen, Otitis media, Hämorrhoiden, Analfissuren, Pruritus ani

Pro|car|ba|zin nt: alkylierendes Zytostatikum; wirkt nach Aktivierung durch mikrosomale Enzyme über die Freisetzung von Carboniumionen alkylierend; **Anw.**: Hodgkin-Lymphome [MOPP-Schema*]; **NW**: Übelkeit, Appetitlosigkeit, Schläfrigkeit, Unruhe und Parästhesien der Extremitäten, interstitielle Pneumonie, Azoospermie, Anovulation

Pro|ca|te|rol *nt*: selektives β$_2$-Sympathomimetikum; Bronchospasmolytikum; **Anw.**: obstruktive Atemwegserkrankungen, Prophylaxe des allergischen Asthma bronchiale; **Dosierung**: 2 × 100 µg/d; **NW**: Tremor, Kopfschmerzen, Schwindel, Unruhe, Herzklopfen

Pro|chlor|per|a|zin *nt*: Phenothiazin-Neuroleptikum mit antipsychotischer, antihistaminerger und antiemetischer Wirkung; **Anw.**: kaum noch verwendet; als Antiemetikum bei Migräneattacken

Proc|tal|gia fugax *f*: anfallsweise Schmerzen im unteren Mastdarm oder Anus, die Minuten oder Stunden anhalten können; da sie meist bei ängstlichen oder überarbeiteten Patienten auftreten, scheint die Ursache im psychischen Bereich zu liegen; **Therapie**: Spasmolytika, heiße Sitzbäder, Psychotherapie

Proc|ti|tis *f, pl* **-ti|ti|den**: → *Proktitis*
  Proctitis herpetica: *Syn*: *herpetische Proktitis*; *s.u. Herpes sexualis*

Pro|cy|cli|din *nt*: Parasympatholytikum; Antiparkinsonmittel; **Anw.**: Parkinson-Syndrome; **Dosierung**: 2–4 × tgl. 10 mg p.o.; **NW**: Akkommodationsstörungen, innere Unruhe, Schwindel, Konfusion, selten paranoid-halluzinatorische Zustandsbilder, Miktionsstörungen, gastrointestinale Beschwerden; **Kontraind.**: absolut: Schwangerschaft, Stillzeit, fieberhafte Erkrankungen bei Kindern; relativ: Engwinkelglaukom, Herzrhythmusstörungen, Myasthenia gravis, Pylorospasmus, Prostatahyperplasie; *s.a. Essay Parkinson-Syndrome S. 1229*

Pro|drug *nt/f*: Vorstufe eines Arzneimittels, die erst im Körper in die aktive Form umgewandelt wird; so werden z.B. Aciclovir* und Ganciclovir* durch das viruskodierte Enzym Thymidinkinase [TK] phosphoryliert und in das aktive Agens [Aciclovirtriphosphat bzw. Ganciclovirtriphosphat] verwandelt, das über eine Hemmung der DNA-Polymerase zum Zelltod führt; *s.a. Essay Gentransfer und Gentherapie S. 465*

Pro|ges|te|ron *nt*: *Syn*: *Gelbkörperhormon, Corpus-luteum-Hormon, Luteohormon*; vom Gelbkörper des Eierstocks während des Genitalzyklus und von der Plazenta während der Schwangerschaft gebildetes Hormon, das u.a. die Uterusschleimhaut für die Einnistung vorbereitet und die Schwangerschaft erhält; Progesteron hemmt während der Schwangerschaft die Ovulation und die LH-Sekretion der Hypophyse, bewirkt die Ausbildung des Milchgangsystems in der Brust und erhöht die Körpertemperatur um 0,4–0,8 °C; extragenital hat es eine schwache Wirkung auf die Natriumretention und

den Eiweißstoffwechsel; synthetische Substanzen mit Progesteron-artiger Wirkung werden als **Gestagene** bezeichnet; *s.u. Essay Empfängnisverhütung und Familienplanung S. 343, Essay Klimakterische Störungen S. 805*

Pro|glu|me|ta|cin *nt*: Antiphlogistikum; Antirheumatikum; Prodrug von Indometacin und Proglumid; **Anw. und NW** *s.u. Indometacin*

Pro|glu|mid *nt*: Gastrininhibitor; hemmt die Magensäuresekretion; **Anw.**: Ulcus duodeni, Ulcus ventriculi, Stressulkusprophylaxe; **Dosierung**: 1200 mg verteilt auf 3 Einzeldosen 15 min vor den Mahlzeiten; Behandlungsdauer 4–6 Wochen; **NW**: Kopfschmerzen, Diarrhoe, Obstipation, Juckreiz

Pro|gu|a|nil *nt*: Antimalariamittel zur Prophylaxe und Behandlung unkomplizierte Malaria [i.d.R. zusammen mit Atoquavon*]; *s.a. Essay Tropenkrankheiten – importierte Krankheiten S. 1571*

Prok|tek|to|mie *f*: → *Rektumresektion*

Prok|ti|tis *f, pl* **-ti|ti|den**: *Syn*: *Rektumentzündung, Mastdarmentzündung, Proctitis, Rektitis*; eine Entzündung der Mastdarmschleimhaut oder Mastdarmwand findet man meist im Rahmen einer chronisch entzündlichen Darmerkrankung [z.B. Morbus Crohn, Colitis ulcerosa] oder als anorektale Entzündung durch Schmierinfektion [v.a. bei Frauen] oder Analverkehr [Herpes simplex, Zytomegalie, Condylomata acuminata, Syphilis, Gonorrhoe, Ulcus molle, Chlamydien, Donovanosis]; sowohl bei akuten als auch chronischen Entzündungen kann es zu analer Kryptitis und Bildung anorektaler Abszesse und Fisteln kommen
die **aktinische Proktitis** ist meist Folge einer Strahlentherapie; die **akute Strahlenproktitis** tritt ca. 5 Tage nach Bestrahlungsbeginn auf und ist v.a. durch Diarrhoe, evtl. blutige Stühle und krampfartige Schmerzen gekennzeichnet; die **chronische Strahlenproktitis** kann Monate bis Jahre nach der Bestrahlung auftreten; klinisch und radiologisch imponiert sie als chronisch entzündliche Darmerkrankung; die Therapie ist schwierig und oft erfolglos; *s.a. Essay Geschlechtskrankheiten – Genitale Kontaktinfektionen S. 475*

Prok|to|kol|lek|to|mie *f*: *Syn*: *Koloproktektomie, Dickdarmentfernung, Dickdarmexstirpation*; operative Entfernung von Kolon und Rektum, z.B. bei Colitis ulcerosa oder familiärer Polyposis coli; i.d.R. wird versucht einen **J-Pouch** mit ileoanaler Anastomose anzulegen; gelingt dies nicht, kann als Alternative ein Kock-Pouch* versucht werden

Prok|to|ko|lo|sko|pie *f*: endoskopische Untersuchung von Anus und Kolon; *s.a. Koloskopie*

Prok|to|plas|tik *f*: *Syn*: *Mastdarmplastik, Rektumplastik*; plastische Operation am Rektum, z.B. bei Tumor oder Rektumprolaps

Prok|to|rek|to|sig|mo|i|do|sko|pie *f*: endoskopische Untersuchung von Anus, Rektum und Sigmoid

Prok|to|sig|mo|i|dek|to|mie *f*: operative Entfernung von Rektum

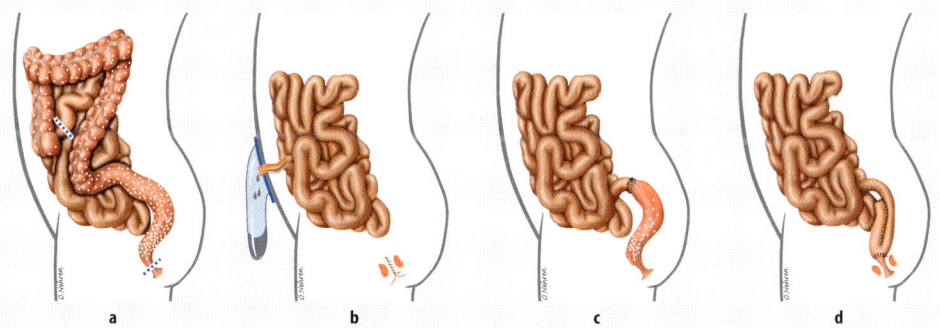

Abb. P85. Proktokolektomie. a totale Proktokolektomie, **b** Proktokolektomie mit terminalem Ileostoma, **c** Proktokolektomie mit ileorektaler Anastomose bei erhaltenem Rektum **d** Proktokolektomie mit transanaler Mukosektomie und ileoanaler J-Pouch-Anastomose

und Sigma; *s.a. Proktokolektomie, Rektumresektion*

Prok|to|sig|moi|do|sko|pie f: *Syn: Proktosigmoideoskopie, Rektosigmoidoskopie, Rektosigmoideoskopie*; endoskopische Untersuchung von Mastdarm und Sigmoid

Prok|to|sko|pie f: *Syn: Mastdarmspiegelung, Rektoskopie*; endoskopische Untersuchung des Mastdarms/Rektums mit einem starren Endoskop; sollte Teil jeder kompletten Kolondiagnostik sein, da die flexible Koloskopie die Analregion nur unzureichend beurteilen lässt

Prok|to|sto|mie f: *Syn: Rektostomie*; Anlegen einer äußeren Rektumfistel

Prok|to|to|mie f: *Syn: Rektotomie, Rektuminzision, Rektumschnitt*; operative Eröffnung des Rektums

Prok|to|ze|le f: → *Rektozele*

Pro|lac|tin|hem|mer m: *Syn: Prolaktinhemmer*; Substanz, die die Freisetzung oder Bildung von Prolactin hemmt; i.d.R. werden Dopaminantagonisten, wie z.B. Bromocriptin★, Lisurid★ oder Metergolin★, verwendet; **Anw.:** Galaktorrhoe, hyperprolaktinämische Amenorrhoe und Fertilitätsstörungen, Prolaktinom, Akromegalie; **NW:** Übelkeit, Erbrechen, Obstipation, Kopfschmerz, Schwindel, Mundtrockenheit, Schlafstörungen, Halluzinationen, Miktionsbeschwerden, Hypotonie, Bradykardie, sehr selten Herzinfarkt; *s.a. Essay Zyklusstörungen S. 1721*

Tab. P18. Prolactinhemmer. Dopaminantagonisten zur Therapie der Hyperprolaktinämie

	Anfangsdosis	Mittlere Dosis	Maximaldosis
Bromocriptin	0,625 mg/Tag	7,5 mg/Tag	20 mg/Tag
Cabergolin	2 × 0,25 mg/Woche	2 × 0,75 mg/Woche	3 × 1,5 mg/Woche
Metergolin	2 mg/Tag	12 mg/Tag	24 mg/Tag
Quinagolid	0,025 mg/Tag	0,075 mg/Tag	0,3 mg/Tag

Pro|lak|ti|nom nt: *Syn: Prolactinom*; prolaktinsezernierendes Adenom des Hypophysenvorderlappens; führt zu Hyperprolaktinämie, Amenorrhoe, Ovarialinsuffizienz, Galaktorrhoe; **Therapie**: chirurgische Entfernung; ist keine kausale Therapie möglich, Gabe von Prolaktinhemmern [Bromocriptin★, Cabergolin★, Metergolin★, Quinagolid★]; *s.a. Essay Zyklusstörungen S. 1721*

Pro|lap|sus m, pl **-sus**: *Syn: Prolaps*; Vorfall eines Organs oder Gewebes durch eine natürliche Körperöffnung

Prolapsus ani: → *Analprolaps*

Prolapsus iridis: → *Iridoptose*

Prolapsus recti: → *Rektumprolaps*

Pro|li|fe|ra|ti|ons|hy|per|ke|ra|to|se f: *s.u. Hyperkeratose*

Pro|ma|zin nt: Neuroleptikum mit schwacher antipsychotischer Wirkung; HWZ 4–29 h; **Anw.**: psychomotorische Unruhe, Erregungszustände, Schmerzzustände, Schlafstörungen, Psychosen, Delir; **Dosierung**: 50–100 [–250] mg/d; **NW:** Müdigkeit, Senkung der Krampfschwelle, orthostatische Kreislaufstörungen, gelegentlich Agranulozytose

Pro|me|tha|zin nt: H₁-Antihistaminikum mit zentral sedierender Wirkung, Antiallergikum, Sedativum, Neuroleptikum; **Anw.**: Sedierung, Antiemetikum bei Reisekrankheit, wenn gleichzeitig die starke Sedierung gewünscht wird, Prämedikation vor Operationen; **Dosierung**: 25 mg als Einzeldosis; **NW:** ausgeprägte Sedierung, in Einzelfällen Halluzinationen und Hyperthermie, bei disponierten Patienten Glaukomanfall

Pro|mo|tor m: *Syn: Aktivator*; *(chem.)* Stoff, der die Katalysatorwirkung verstärkt, ohne selbst als Katalysator zu wirken

Pro|mo|to|ren, therapie-induzierbare pl: *s.u. Essay Gentransfer und Gentherapie S. 465*

Pro|mye|lo|zy|ten|leuk|ä|mie f: *Syn: promyelozytäre Leukämie*; Unterform [M3] der akuten myeloischen Leukämie★

Pro|na|ti|ons|frak|tur f: Frakturmechanismus bei der Knöchelfraktur★ Typ Weber B

Pronator-Syndrom nt: *Syn: Pronator-teres-Syndrom*; Kompressionssyndrom des Nervus medianus in Höhe der Eintrittstelle unter die fibröse Arkade des Musculus flexor digit. superfic. bzw. des Musculus pronator teres; Ursache können chronische berufliche oder sportliche Überlastungen, Vernarbungen nach Traumen und ausgedehnten Hämatomen oder eine Volkmann-Kontraktur sein; die Klinik gleicht der eines Karpaltunnelsyndroms★, es fehlen aber die nächtlichen Parästhesien und die krampfartigen und diffusen Schmerzen in der Ellenbeuge und im beugeseitigen proximalen Unterarm; *s.u. Essay Nervenkompressionssyndrome S. 1099*

Pro|o|pio|me|la|no|cor|tin nt: in Proopiomelanocortin-bildende Zellen [POMC-Zellen] der Adenohypophyse und dem Magen-Darm-Trakt gebildetes Vorläuferprotein, aus dem ACTH, Endorphine, Lipotropin und melanozytenstimulierendes Hormon abgespalten werden

Pro|pa|fe|non nt: Antiarrhythmikum der Klasse IC; **Anw.:** ventrikuläre Extrasystolen und Tachykardien, therapierefraktäre Vorhoftachykardie; **Kontraind.:** schwere Herzinsuffizienz, kardiogener Schock, SA-, AV- und intraventrikuläre Herzleitungsstörungen, Bradykardie, Hypotonie, bronchospastische Erkrankungen, Elektrolytstörungen; *s.a. Essay Herzrhythmusstörungen S. 613*

Pro|pi|cil|lin nt: *Syn: α-Phenoxypropylpenicillin*; halbsynthetisches, säurestabiles, in geringem Maße penicillinasestabiles Oralpenicillin; wirkt stärker gegen grampositive [Corynebakterien, Listerien, Clostridien, Bacillus anthracis, Aktinomyzeten] als gramnegative Keime [Meningokokken, Gonokokken] und besonders gegen β-hämolysierende A-Streptokokken; **NW:** *s.u. Penicillin*

Pro|pi|o|ni|bac|te|ri|um nt: Gattung grampositiver, unbeweglicher Stäbchenbakterien, die den größten Teil der Hautflora bilden; treten als Erreger von Akne, Endokarditis und SAPHO-Syndrom in Erscheinung; **Propionibacterium acnes** wird häufig in Aknepusteln gefunden

Pro|pi|to|ca|in nt: → *Prilocain*

Pro|po|fol nt: *Syn: Diisopropylphenol, Disoprofol*; Injektionsnarkotikum; **Anw.**: Narkoseeinleitung und -aufrechterhaltung; **NW:** Hypotonie, Bradykardie

Pro|po|lis nt: *Syn: Bienenharz*; von Honigbienen produzierte harzartige Masse, die Wachs, Benzencarbon- und Phenylacrylsäuren, Benzyl- und Phenylalkohole und Flavonoide enthält; besitzt eine antibakterielle, antimykotische und entzündungshemmende Wirkung; fördert die Wundheilung; **Anw.**: äußerlich bei Geschwüren, Wunden und Ekzemen; innerlich bei Magengeschwür und Entzündungen des Magen-Darm-Traktes

Pro|pra|no|lol nt: nicht-selektiver Betablocker; **Anw.:** arterielle Hypertonie [Monotherapie oder in Kombination mit anderen Antihypertensiva (ACE-Hemmern, Calciumantagonisten, Diuretika)], Vorhoftachykardie, Tachykardie bei absoluter Arrhythmie, Angina pectoris, koronare Herzkrankheit, Migräneprophylaxe, essenzieller Tremor; **Dosierung**: Hypertonie und Angina pectoris initial 10–40 mg 3–4 × tgl. p.o. und Steigerung bis auf 400 mg/Tag und mehr; in der Notfall-Medizin bei kardialer Arrhythmie 1 mg/min i.v., wiederholt in 2 min Abständen bis 10 mg Gesamtdosis; Migräneprophylaxe 3 × tgl. 20 bis 40 mg; **NW:** Müdigkeit, Benommenheit, Schlafstörungen, Hypotension, kalte Extremitäten, Raynaud-Syndrom, Übelkeit, Erbrechen, Alopezie, Myopathien, trockene Augen, Stomatitis, Störungen der Sexualfunktion [Nachlassen von Libido und Potenz]; **Kontraind.:** Asthma bronchiale, obstruktive Atemwegserkrankungen, metabolische Azidose, Sinusbradykardie, Herzinsuffizienz, partieller AV-Block, Hypoglykämie

Propulsiv-petit-mal nt: → *Blitz-Nick-Salaam-Krämpfe*

Pro|pyl|thi|o|u|ra|cil nt: Thyreostatikum der Thioharnstoffgruppe; **Anw.:** thyreotoxische Krise, Basedow-Krankheit; **Dosierung**: Initialdosis 300–600 mg/d in drei Einzeldosen; muss bis zur deutlichen Besserungen des klinischen Bildes beibehalten werden; euthyreote Stoffwechsellage wird i.d.R. nach 4–10 Wochen erreicht; Erhaltungsdosis 50–100 mg/d in zwei Einzeldosen; **NW:** allergische Reaktionen [Pruritus, Exan-

P

them, Urticaria], Kopfschmerzen, Übelkeit, Agranulozytose

Pro|py|phen|a|zon nt: **Syn:** *Isopropylphenazon, Isopropylantipyrin*; Analgetikum; Antipyretikum; Antiphlogistikum; **Anw.:** leichte bis mittelstarke Schmerzen, Fieber; **Dosierung:** Erwachsene und Jugendliche ab 15 Jahren 500–000 mg p.o., maximal 4000 mg/d; **NW:** allergische Reaktionen von Haut und Schleimhäuten; **Kontraind.:** akute hepatische Porphyrie, Glucose-6-phosphat-Dehydrogenasemangel, Überempfindlichkeit gegen Pyrazolderivate und Phenylbutazon; Vorsicht bei Asthma bronchiale, chronischen Atemwegsinfektionen

Pro|qua|zon nt: nicht-steroidales Antirheumatikum; Analgetikum, Antiphlogistikum und Antipyretikum; wird wegen starker NW praktisch nicht mehr verwendet

Pros|o|pople|gie f: → *Fazialisparese*

Pros|ta|glan|din E₁ nt: → *Alprostadil*

Pros|ta|glan|din E₂ nt: → *Dinoproston*

Pros|ta|glan|din F₂ₐ nt: → *Dinoprost*

Pros|ta|glan|din|syn|the|se|hem|mer m: Substanz, die die Bildung der Prostaglandine hemmt; dazu gehören Substanzen mit antiphlogistischer und antirheumatischer Wirkung, wie z.B. Acetylsalicylsäure* und die sog. nicht-steroidalen Antiphlogistika*; *s.a. Cyclooxigenase*

Pros|ta|ta|ade|nom nt: **Syn:** *Blasenhalsadenom, Blasenhalskropf*; obsolete Bezeichnung für benigne Prostatahyperplasie*

Prostata-Adenomektomie f: operative Entfernung vergrößerter Prostatateile; wird heute i.d.R. als transurethrale Prostataresektion* durchgeführt; die **offene Prostata-Adenomektomie** wird v.a. bei sehr großen Adenomen durchgeführt; je nach Zugang unterscheidet man **vesikale** [durch die Blase] und **extravesikale Techniken**, wobei der Zugang suprapubisch oder perineal liegen kann; *s.a. Prostatektomie, Essay Benignes Prostatahyperplasie-Syndrom S. 1295*

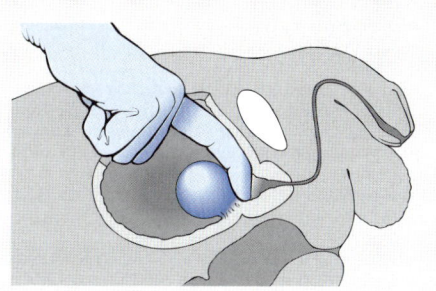

Abb. P86. Prostataadenomektomie. Schema der suprapubischen transvesikalen Prostataadenomektomie

Pros|ta|ta|ent|fer|nung f: → *Prostatektomie*

Pros|ta|ta|hy|per|pla|sie, benigne f: **Syn:** *Adenomyomatose der Prostata*; gutartige Vergrößerung der Prostata durch eine Vermehrung von Drüsengewebe; führt zu Einengung der Harnröhre und Miktionsbeschwerden; typische Erkrankung älterer Männer [30 % aller Männer über 50 Jahre leiden an Miktionsstörungen], deren Ätiologie weiterhin umstritten ist; in den letzten Jahren hat sich z.T. der Terminus **lower urinary tract symptoms** [LUTS] eingebürgert, andere Autoren bevorzugen den Begriff **benignes Prostatahyperplasie-Syndrom** [BPS]; unabhängig von der Terminologie ist die **Klinik** durch obstruktive Miktionsbeschwerden gekennzeichnet, die zu einem erheblichen Leidensdruck führen, aber auch fast asymptomatisch verlaufen können; langfristig kommt es zu chronischen Schäden am Harntrakt, rezidivierenden Infektionen und evtl. terminaler Niereninsuffizienz die **Diagnose** basiert auf Anamnese, klinischem Befund [rektale digitale Prostatabeurteilung], Uroflowmetrie, transrektalem Ultraschall der Prostata und evtl. retrograder Urethrozystografie; Goldstandard der **Therapie** ist weiterhin die

transurethrale Resektion* der Prostata [TUR-P]; als Alternativverfahren werden v.a. die transurethrale Mikrowellenthermotherapie und Laserverfahren gewählt; bei sehr großen Adenomen wird eine offene Prostatektomie* durchgeführt, am häufigsten als suprapubische transvesikale Prostata-Adenomektomie*; eine konservative Behandlung wird i.d.R. nur gewählt, wenn eine Operation nicht möglich ist oder vom Patienten abgelehnt wird; neben Antiandrogenen oder Antiöstrogenen werden in Deutschland oft Phytopharmaka in der ambulanten Behandlung von Patienten mit leichtgradigen Symptomen verwendet; *s.a. Essay Benignes Prostatahyperplasie-Syndrom S. 1295*

Prostatahyperplasie-Syndrom, benignes nt: *s.u. Essay Benignes Prostatahyperplasie-Syndrom S. 1295*

Pros|ta|ta|hy|per|tro|phie f: unzutreffende Bezeichnung für die benigne Prostatahyperplasie, das es sich nicht um eine Organvergrößerung infolge Vergrößerung von Einzelzellen, sondern um ein echtes [hyperplastisches] Wachstum durch zahlenmäßige Vermehrung von Einzelzellen handelt; *s.u. Essay Benignes Prostatahyperplasie-Syndrom S. 1295*

Pros|ta|ta|in|zi|si|on, transurethrale f: *s.u. Essay Benignes Prostatahyperplasie-Syndrom S. 1295*

Pros|ta|ta|kar|zi|nom nt: **Syn:** *Prostatakrebs*; häufigster bösartiger Tumor des Urogenitaltraktes des Mannes, der v.a. im höheren Alter diagnostiziert wird; pro Jahr werden in Deutschland ca. 40.000 neue Fälle diagnostiziert und ca. 12.000 Männer versterben an einem Prostatakarzinom; damit ist es bei Männern die zweithäufigste Todesursache nach dem Bronchialkarzinom; da viele Patienten vor der Diagnosestellung an anderen Erkrankungen versterben, ist das Prostatakarzinom ein häufiger Zufallsbefund bei Autopsien; [früher als **latentes Prostatakarzinom** bezeichnet]; über die Ätiologie ist wenig bekannt; genetische, hormonelle, diätetische Faktoren und Infektionen sollen eine Rolle bei der Krebsentstehung spielen

das Prostatakarzinom wächst langsam [geschätzte Verdopplungszeit 2–4 Jahre]; 98 % der Tumoren gehen von Drüsengewebe aus [Adenomkarzinome], der Rest verteilt sich auf Übergangszellkarzinome, Plattenepithelkarzinome oder Sarkome; 90 % aller Karzinome sitzen auf der Rückseite der Drüse und können daher bei der digitalen Untersuchung getastet werden; der Rest entsteht meist in der Übergangszone um die proximale Harnröhre, die auch Entwicklungsort der benignen Prostatahyperplasie* ist; aus diesem Grund findet man im Biopsiematerial nach transurethraler Prostataresektion oft **inzidente Prostatakarzinome**; *s.u. Essay Prostatakarzinom S. 1307*

Pros|ta|ta|ob|struk|ti|on, benigne f: Bezeichnung für eine Blasenauslassobstruktion als Folge einer benignen Prostatavergrößerung; *s.a. Essay Benignes Prostatahyperplasie-Syndrom S. 1295*

Pros|ta|ta|re|sek|ti|on f: → *Prostatektomie*

transurethrale Prostataresektion: Standardmethode zur Therapie der benignen Prostatahyperplasie; ein starres Zystoskop wird durch die Harnröhre vorgeschoben und das

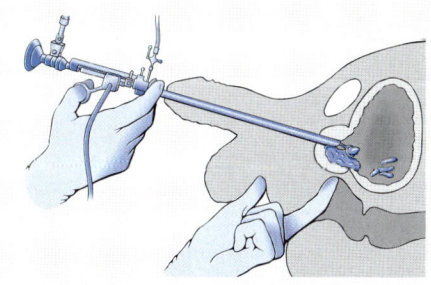

Abb. P87. Transurethrale Prostataresektion

adenomatöse Gewebe abgetragen; zu den **Komplikationen** gehören Harninkontinenz, Harnröhrenstriktur und chronischer Harnwegsinfekt; das früher gefürchtete **TUR-Syndrom** [Einschwemmung größerer Flüssigkeitsmengen in das venöse System] ist durch die Einführung von Niederdrucktechniken selten geworden; *s.a. Essay Benignes Prostatahyperplasie-Syndrom S. 1295*

Pro|sta|tal|schnitt *m*: → *Prostatotomie*

Pro|sta|tal|syn|drom, benignes *nt*: *Syn: Prostatahyperplasie-Syndrom, benignes*; *s.u. Essay Benignes Prostatahyperplasie-Syndrom S. 1295*

Pro|sta|ta|tu|ber|ku|lo|se *f*: *Syn: Prostatitis tuberculosa*; klinisch stumm verlaufende tuberkulöse Prostataentzündung; *s.a. Urogenitaltuberkulose*

Pro|sta|tek|to|mie *f*: *Syn: Prostataentfernung, Prostataresektion*; operative Entfernung der Prostata oder vergrößerter Prostatateile; *s.a. Essay Benignes Prostatahyperplasie-Syndrom S. 1295, Essay Prostatakarzinom S. 1307*

partielle Prostatektomie: entspricht der Prostataadenomektomie*

radikale Prostatektomie: Standardtherapie des lokalisierten Prostatakarzinoms; bei der Radikalentfernung werden die gesamte Prostata, die Samenbläschen und die umgebende Faszie abgetragen; der Harnröhrenstumpf wird mit der Blase anastomosiert; der häufigste operative Zugang ist die retropubische Prostatektomie, die über eine Inzision zwischen Schambein und Bauchnabel durchgeführt wird; weiterhin steht die perineale radikale Prostatektomie, die vom Dammbereich aus durchgeführt wird, als auch laparoskopische Operationszugangswege zur Verfügung; die Operation führt zu erektiler Dysfunktion [die Nervi erigentes werden fast vollständig reseziert], Harninkontinenz [5 %] oder Urethrastriktur [5 %]; *s.a. Essay Prostatakarzinom S. 1307*

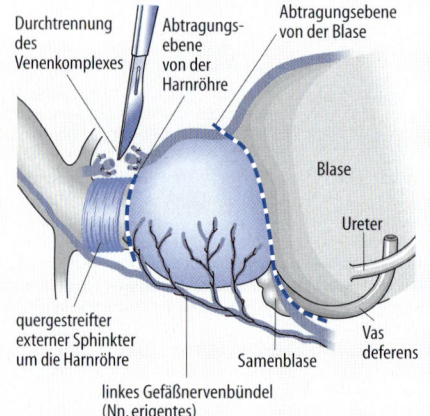

Durchtrennung des Venenkomplexes

Abtragungsebene von der Harnröhre

Abtragungsebene von der Blase

Blase

Ureter

quergestreifter externer Sphinkter um die Harnröhre

Samenblase

Vas deferens

linkes Gefäßnervenbündel (Nn. erigentes)

Abb. P88. Radikale Prostatektomie

Prostatitis-Syndrom *nt*: Oberbegriff für Entzündungen der Prostata [Prostatitis] und Schmerzen in der Prostata oder Prostatagegend [Prostatodynie]; eine **Prostatodynie** findet sich bei 50 % aller Patienten mit Prostatitis-Syndrom und ist klinisch nur schwer von chronischer Prostatitis abzugrenzen; die **Therapie** ist oft schwierig und langwierig; versucht werden Sitzbäder, Antiphlogistika, Tranquilizer, Anticholinergika und Alphablocker; es muss auch abgeklärt werden, ob eine psychosomatische Komponente [Sexualprobleme, Partnerprobleme] besteht

Prostataentzündungen können in **akute bakterielle**, **chronisch-bakterielle** und **abakterielle** oder **nicht-bakterielle Prostatitis** unterteilt werden; oft besteht auch eine gleichzeitige Entzündung der Bläschendrüse [Prostatovesikulitis]

und eine Beteiligung der hinteren Harnröhre [**Prostatourethrovesikulitis**]; sowohl die akute als auch die chronische bakterielle Prostatitis sind selten; meist handelt es sich um eine Prostatodynie oder abakterielle Prostatitis [der Begriff wird auch für Prostatitiden durch Chlamydia und Ureaplasma verwendet]; die **akute bakterielle Prostatitis** bietet ein typisches klinisches Bild von Fieber, allgemeinem Krankheitsgefühl, perinealen Schmerzen, Rückenschmerzen, gehäufter, erschwerter und schmerzhafter Miktion; z.T. kommt es auch zu Harnröhrenausfluss, selten zur Bildung eines Prostataabszesses; das Erregerspektrum entspricht dem anderer Harnwegsinfektionen; **Therapie**: Antibiotika; bei Abszess transperineale Punktion und Aspiration

bei der **chronischen Prostatitis** ist vom klinischen Bild her eine Unterscheidung zwischen chronisch-bakterieller Prostatitis, chronisch-abakterieller Prostatitis und Prostatodynie nicht möglich; bei **chronisch-bakterieller** und **chronisch-abakterieller Prostatitis** findet sich i.d.R. aber ein eitriges Prostatasekret bzw. eine Leukozyturie im Exprimaturin; **Therapie**: Antibiotika bei chronisch-bakterieller und chronisch-abakterieller Prostatitis mit Erregernachweis [Chlamydia, Ureaplasma]; ansonsten wie bei Prostatodynie

Pro|sta|to|dy|nie *f*: *s.u. Prostatitis-Syndrom*

Pro|sta|to|lith|o|to|mie *f*: Eröffnung der Prostata und Entfernung von Prostatasteinen

Pro|sta|to|to|mie *f*: *Syn: Prostataschnitt, Prostatainzision*; Eröffnung der Prostata

Pro|sta|to|u|re|thro|ve|si|ku|li|tis *f, pl* -ti|ti|den: *s.u. Prostatitis-Syndrom*

Pro|sta|to|ve|si|kul|ek|to|mie *f*: Entfernung von Prostata und Bläschendrüsen; *s.a. radikale Prostatektomie, Essay Prostatakarzinom S. 1307*

Pro|sta|to|ve|si|ku|li|tis *f, pl* -ti|ti|den: *s.u. Prostatitis-Syndrom*

Pro|sta|to|zys|to|to|mie *f*: Eröffnung von Prostata und Harnblase

Pro|ta|min|sul|fat *nt*: stark basisches Protein, das fast vollständig aus Diaminosäuren [v.a. Arginin] aufgebaut ist; Heparinantagonist; 1 mg Protaminsulfat neutralisiert 80–120 E Heparin; **Anw.**: Blutung bei Heparintherapie; **Dosierung**: i.v.-Injektion [10 mg/ml] maximal 50 mg innerhalb 1–3 min; **NW**: anaphylaktische Reaktion [z.T. durch zu rasche Injektion], Herzinsuffizienz und Rhythmusstörungen, Lungenödem durch pulmonale Hypertension und erhöhte mikrovaskuläre Permeabilität

Proteasom-Inhibitor *m*: Proteasom ist ein aus mehreren Untereinheiten bestehender Enzymkomplex, der eine zentrale Rolle beim Abbau von zelleigenen Proteinen spielt, die den Zellzyklus und den kontrollierten Zelltod, die Apoptose, regulieren; zu den physiologischen Substraten des Proteasoms gehören Cycline, Cyclin-abhängige Kinase-Inhibitoren, Phosphatasen, Tumorsuppressoren, Inhibitoren der Apoptose, Mitglieder der Bcl-2 Familie sowie Transkriptionsfaktoren; Inhibition des Proteasoms bewirkt deshalb eine Arretierung des Zellzyklus und führt zum Zelltod

Pro|te|in|der|ma|ti|tis *f, pl* -ti|ti|den: → *Protein-Kontaktdermatitis*

Protein-Kontaktdermatitis *f*: *Syn: Proteindermatitis*; allergisches Kontaktekzem durch Proteine, z.B. in Mehl oder Fleisch

Pro|te|in|man|gel|an|ä|mie *f*: *Syn: Eiweißmangelanämie*; alimentäre Anämie bei schwerem Eiweißmangel und dadurch verursachter Störung der Hämoglobinbildung; da es sich meist um einen kombinierten Mangelzustand handelt, bei dem auch andere Substanzen [Vitamine, Eisen] fehlen, gibt es keinen typischen Blutbildbefund; spielt in Mitteleuropa keine Rolle mehr, wird aber noch in Ländern der 3. Welt gesehen

Pro|te|i|no|se, pulmonale alveoläre *f*: *Syn: Alveolarproteinose Lungenproteinose*; seltene, chronisch-verlaufende Lungenerkrankung durch eine übermäßige Produktion von Surfactant-Faktor; in schweren Fällen kommt es zu Dyspnoe; **Therapie**: Heparininhalation, Bronchiallavage

Pro|te|ol|my|ces *f*: → *Trichosporon*

Pro|te|us *m*: zur Familie Enterobacteriaceae zählende Gattung gramnegativer, peritrich begeißelter Stäbchenbakterien; **Proteus mirabilis**, die häufigste Proteus-Species, ist ein Erreger von Harnwegs- und Mittelohrinfekten; **Proteus vulgaris**

P

Benignes Prostatahyperplasie-Syndrom

Syn.: benignes Prostata-Syndrom

Abk.: BPS, früher BPH

U. Zwergel

Die Entwicklung einer **benignen Prostatahyperplasie** [BPH] ist eine häufige Erscheinung des alternden Mannes. Aber nicht jeder BPH-Träger erkrankt, auch konsultieren die Erkrankten nicht zwangsläufig einen Arzt. Aufgrund des steigenden Gesundheitsbewusstseins und der flächendeckenden urologischen Versorgung in Deutschland steigt allerdings die Zahl der Behandlungswilligen.

Terminologie, Synonyme, Abkürzungen

Streng genommen beinhaltet nach heutigem Verständnis der Terminus der benignen Prostatahyperplasie ausschließlich eine histologische Diagnose. Ganz allgemein spricht man heute von **Symptomen des unteren Harntraktes** [Lower Urinary Tract Symptoms, s. Tab. 1]. Für das im Weiteren beschriebene Krankheitsbild sollte die Bezeichnung **benignes Prostatasyndrom** verwendet werden, um damit einen Oberbegriff für die pathophysiologisch sehr variable Relation zwischen Symptomatik, Prostatavergrößerung und Obstruktion zu definieren. Die Bezeichnung Prostata*adenom* ist obsolet, da nicht exakt zutreffend, weil nicht nur Drüsenzellen, sondern auch Bindegewebs- und Muskelzellen unterschiedlich am Wachstum beteiligt sind. Völlig unzutreffend ist die Bezeichnung der Prostata*hypertrophie*. Es handelt sich nämlich nicht um eine Organvergrößerung infolge Vergrößerung von Einzelzellen, sondern um ein echtes [hyperplastisches] Wachstum durch zahlenmäßige Vermehrung von Einzelzellen. Die wesentlichen heutigen Abkürzungen für diesen Symptomenkomplex sind in Tab. 1 zu finden.

Tab. 1. Aktuelle Terminologie bei Symptomen des unteren Harntraktes

LUTS	Lower Urinary Tract Symptoms [Symptome des unteren Harntraktes]
BPS	Benignes Prostata-Syndrom, mit der alten Bezeichnung der benignen Prostatahyperplasie [BPH] identisch
BPH	Benigne Prostatahyperplasie [heute nur noch histologische Diagnose]
BOO	Bladder Outlet Obstruction [Blasenauslassobstruktion]
BPE	Benign Prostatic Enlargement [benigne Prostatavergrößerung]
BPO	Benign Prostatic Obstruction [benigne Prostataobstruktion], durch Prostatavergrößerung [BPE] verursachte Blasenauslassobstruktion [BOO]

Ätiologie und Risikofaktoren

Trotz großer Anstrengungen sind die Gründe für das Entstehen einer benignen Prostatahyperplasie noch nicht sicher geklärt. Schon sehr lange ist bekannt, dass Männer, die kein Testosteron produzieren [z.B. Eunuchen oder Männer, die an einem seltenen Defekt des Testosteronstoffwechsels leiden], im Alter auch kein BPS entwickeln.

Summarisch lassen sich die Einflüsse in extrinsische und intrinsische Faktoren unterscheiden [Tab. 2]. Die detaillierte Datenlage in der Literatur ist teils unklar, teilweise auch widersprüchlich.

Makroskopische Anatomie

Die Prostata umgreift ringförmig die Harnröhre vom Blasenausgang bis zum Sphincter urethrae externus bzw. zum Beckenboden. Dorsal grenzt sie ans Rektum. Dorsokranial der Prostata finden sich die Samenblasen und die Samenleiter, die schräg entlang der Prostata verlaufen, den Drüsenkörper perforieren und am Samenhügel (Colliculus seminalis) nur wenige Millimeter proximal des quer gestreiften äußeren Harnröhrenschließmuskels in das Lumen der prostatischen Harnröhre münden.

Tab. 2. Extrinsische und intrinsische Faktoren, die das gutartige Prostatawachstum beeinflussen

Extrinsische Faktoren	Intrinsische Faktoren
Hormone, insbesondere: • Androgene • Östrogene	Stroma-Epithel-Interaktion: • stromale Effekte auf das Epithel • epitheliale Effekte auf das Stroma
Neurotransmitter	
Wachstumsfaktoren	genetische Disposition
soziokulturelle Faktoren • Bewegungsarmut • diätetische Faktoren • sexuelles Verhalten	
Geografische Einflüsse	
Mikroorganismen	

Innerhalb der Prostata werden verschiedene Zonen unterschieden [Abb. 1]. Während Prostatakarzinome bis zu mindestens 70 % in der peripheren, nur bis zu 10 % in der zentralen und bis zu 20 % in der Übergangszone entstehen, entwickelt sich die benigne Prostatahyperplasie in der Übergangszone und in den um die Harnröhre gelegenen periurethralen Drüsen. Bei Größenzunahme der hyperplastischen Anteile wird die periphere Zone nach außen verdrängt und stellt dann die so genannte chirurgische Kapsel dar.

Symptomatik

Allgemein werden heute obstruktive Blasenentleerungsstörungen [*voiding symptoms*] von irritativen Miktionsbeschwerden [*storage symptoms*] unterschieden.

- Zu den obstruktiven Symptomen gehören Harnstrahlabschwächung, Startverzögerung und Verlängerung der Miktion, postmiktionelles Nachträufeln sowie ein verstärktes Restharngefühl, das in einen akuten Harnverhalt münden kann.
- Als irritative Symptome sind häufige Blasenentleerung [Pollakisurie], häufiges nächtliches Wasserlassen [Nykturie], schmerzhafte Miktion [Dysurie] und/oder vermehrter Harndrang bis hin zur Dranginkontinenz zu nennen.

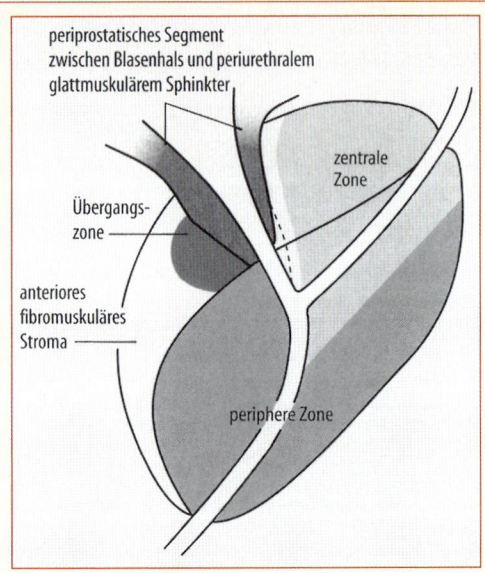

Abb. 1. Sagittalschnitt durch die Prostata im Verlauf der Harnröhre mit Unterscheidung der verschiedenen Zonen [schematische Darstellung nach McNeal]

Zunehmende Restharnbildung erschöpft letztendlich die Blasenmuskulatur bzw. deren Kompensationsfähigkeit. Dies kann zum Harnverhalt oder zur Überlaufinkontinenz führen mit ständigem Urinabgang bei maximal gefüllter Harnblase [Ischuria paradoxa].

Die Maximalausprägung der BPH-Folgeerkrankungen ist die Niereninsuffizienz, die sekundär durch die aszendierende Harnstauung beidseits und die obstruktive Nephropathie entsteht.

Klinischer Befund

Anamnese

Vor jeder Therapie muss selbstverständlich eine ausführliche Miktions-Anamnese einschließlich der Erfassung einer genauen Medikamenteneinnahme erhoben werden.

Standardisierte Fragebögen

Sie stellen die Basis für reproduzierbare und vergleichbare Therapieentscheidungen dar. Empfehlenswert und weit verbreitet ist der **International Prostatic Symptom Score** [IPSS] [Tab. 3].

Körperlicher Befund [digito-rektale Untersuchung]

Die erste einfache diagnostische Maßnahme zur Beurteilung der Prostata ist nach der Anamnese die rektaldigitale Untersuchung. Sie sollte selbstverständlich sein und kann grobe Auskunft über die Prostatagröße und -beschaffenheit [Härte, Knoten, Abgrenzbarkeit, Symmetrie] geben.

Unverändert gilt die digito-rektale Untersuchung wegen ihrer einfachen und kostengünstigen Durchführung als eine wertvolle diagnostische Maßnahme, die im Gesundheits-Vorsorgeprogramm für Männer ab dem 45. Lebensjahr fest verankert ist. Leider wird dieser Möglichkeit immer noch viel zu geringe Bedeutung geschenkt, ist doch bekannt, dass nur etwa 15–20 % der berechtigten Männer sie jährlich in Anspruch nehmen.

Diagnostik

Labor

- Der **Urinstatus** [einschließlich Urinsediment] dient der Erfassung [bzw. dem Ausschluss] eines Harnwegsinfektes und/oder einer [Mikro-]Hämaturie. Beides sind Befunde, die bei BPS-Patienten häufiger auftreten und differenzialdiagnostisch geklärt werden müssen.
- **Serum-Werte** [besonders Kreatinin, Harnstoff und Elektrolyte] geben Aufschluss über mögliche Nierenschädigungen [wichtig bei BPS-bedingter Harnstauung!].

Tab. 3. International Prostatic Symptom Score [IPSS]

IPSS-Symptomfragen						
Alle Angaben beziehen sich auf die *letzten 4 Wochen* **Bitte ankreuzen:**	**Niemals**	**Seltener als in einem von fünf Fällen** [< 20 %]	**Seltener als in der Hälfte der Fälle**	**Ungefähr in der Hälfte der Fälle** [ca. 50 %]	**In mehr als der Hälfte aller Fälle**	**Fast immer**
1. Wie oft hatten Sie das Gefühl, dass Ihre Blase nach dem Wasserlassen nicht ganz entleert war?	0	1	2	3	4	5
2. Wie oft mussten Sie innerhalb von 2 Stunden ein zweites Mal Wasser lassen?	0	1	2	3	4	5
3. Wie oft mussten Sie beim Wasserlassen mehrmals aufhören und wieder neu beginnen [Harnstottern]?	0	1	2	3	4	5
4. Wie oft hatten Sie Schwierigkeiten, das Wasserlassen hinauszuzögern?	0	1	2	3	4	5
5. Wie oft hatten Sie einen schwachen Strahl beim Wasserlassen?	0	1	2	3	4	5
6. Wie oft mussten Sie pressen oder sich anstrengen, um mit dem Wasserlassen zu beginnen?	0	1	2	3	4	5
7. Wie oft sind Sie im Durchschnitt nachts aufgestanden, um Wasser zu lassen?	niemals (0)	einmal (1)	zweimal (2)	dreimal (3)	viermal (4)	fünfmal oder mehr (5)

Symptomsumme =

Lebensqualitätsindex [Qol]*						
	ausge-zeichnet	zufrieden	über-wiegend zufrieden	gemischt, teils zufrie-den, teils unzufrieden	überwie-gend unzu-frieden	unglücklich / sehr schlecht
Wie würden Sie sich fühlen, wenn sich Ihre jetzigen Symptome beim Wasserlassen künftig nicht mehr ändern würden?	0	1	2	3	4	5 / 6

* Qol = quality of life

- Das **prostataspezifische Antigen** [PSA] ist kein echter Tumormarker. Erhöhte PSA-Werte können bei BPS-Patienten vorkommen, können [müssen aber nicht] das Vorliegen eines Prostatakarzinoms anzeigen und bedürfen daher stets der weiteren Abklärung.

Apparative Diagnostik
- Urosonografie: Beurteilung des oberen, aber speziell auch des unteren Harntraktes; bei BPS-Patienten bevorzugt eingesetzt als:
  - **transvesikaler Ultraschall der Prostata**: grobe Volumenbestimmung des Organs und Restharnbestimmung,
  - **transrektaler Ultraschall der Prostata** [TRUS]: Auch damit lässt sich das Prostatavolumen ermitteln. Er dient gleichfalls dazu, Zeichen der Malignität des Organs zu erfassen, insbesondere die Organgrenzen zu beurteilen bzw. Biopsien zum Nachweis/Ausschluss eines Karzinoms optisch gesteuert durchzuführen.
- Uroflowmetrie [Harnflussmessung]: Mit dem maximalen Harnfluss [Q_{max}; Normalwert bei gesunden Männern über 20 ml/sec] werden erste Hinweise auf das Vorliegen einer obstruktiv oder differenzialdiagnostisch einer neurogen bedingten Miktionsstörung gewonnen.
- Urodynamik [Blasendruckmessung]: Besteht begründeter Verdacht auf eine Miktionsstörung, die sich allein nicht durch die BPH erklären lässt und z.B. auf eine neurogene Blasenfunktionsstörung hinweist, ist eine weiterführende Untersuchungstechnik, die Blasendruckmessung sinnvoll, mit u.a. Erfassung der Detrusorfunktion, der Blasenkapazität, der Uroflowmetrie und des Restharns.

Zusammenfassende Beurteilung der Diagnostik

Man unterscheidet zwischen **obligaten** und **fakultativen** diagnostischen Maßnahmen.

Obligate (zumindest Standard-)Untersuchungen zur Evaluierung der prostatischen Beschwerden sind Tabelle 4 zu entnehmen.

Zu den fakultativen Untersuchungen gehören die Blasendruckmessung und eventuell die Urografie, Urethrozystografie und Endoskopie (Urethrozystoskopie), wenn mit der initialen Diagnostik noch Fragen offen geblieben sind [z.B. ob eine mögliche zusätzliche Harnröhrenenge vorliegt, die nur röntgenologisch oder urethroskopisch verifiziert bzw. ausgeschlossen werden kann].

Tab. 4. Obligate Untersuchungen zur Evaluierung des BPS

Anamnese einschließlich einer genauen Medikamentenanamnese
IPSS oder vergleichbare Symptomenscores
Körperliche Untersuchung mit digito-rektaler Untersuchung [DRU]
Laboruntersuchungen: • Urinstatus und Urinsediment • Serum-Kreatinin, -Harnstoff, -Elektrolyte • PSA [bei einem Lebensalter von über 50 Jahren], wenn sich daraus therapeutische Konsequenzen ergeben
Uroflowmetrie
Restharnbestimmung
Urosonografie [Nieren, Blase, Prostata (vorzugsweise TRUS)]

 In Abhängigkeit vom IPS-Score lässt sich festhalten: Werden bei Männern mit prostatischen Beschwerden [LUTS] initial milde Miktionssymptome [entsprechend dem IPS-Score 0–7] gefunden, bedürfen diese Patienten nur der Standarddiagnostik.
Bei Patienten mit ausgeprägteren Symptomen [z.B. IPS-Score ≥ 8] können, sofern das Therapieregime sich noch nicht festlegen lässt, fakultative Untersuchungen notwendig sein.

Differenzialdiagnostik

Differenzialdiagnostisch ist im Wesentlichen an verschiedene Erkrankungen der Harnröhre, aber auch der Blase zu denken [Tab. 5].

Tab. 5. Wesentliche Erkrankungen mit BPS-ähnlichen Miktionsstörungen

• Harnröhrenenge [einschließlich Meatusenge] • Prostatakarzinom • Prostatitis [einschließlich Abszess] • Blasenhalsenge • neurogene Blasenfunktionsstörung

Konservative Therapie

Kontrolliertes Zuwarten

Bei geringen Miktionsbeschwerden [IPSS < 8 und Qmax > 10 ml/s] ist eine Behandlung im Allgemeinen nicht erforderlich. Da aber die Progredienz der subvesikalen Obstruktion [BPO] nicht abgeschätzt werden kann, müssen die Patienten in regelmäßiger ärztlicher Kontrolle bleiben.

Phytopharmaka

Phytopharmaka [Pflanzenextrakte] zählen seit langem in Deutschland zu den populärsten Präparaten bei der Therapie des benignen Prostatasyndroms. Nur wenige der zahlreichen Studien mit diesen Präparaten entsprechen allerdings den heutigen WHO-Standards. Die wenigen, placebokontrollierten Langzeitstudien [Studiendauer etwa 6 Monate] suggerieren einen positiven Effekt mancher Extrakte auf die untere Harntraktsymptomatik. Da die BPS-Symptomatik gebessert werden soll, Effekte auf Harnflussrate, Restharn, Prostatavolumen und/oder PSA konsistent nicht nachweisbar waren, wird ein *erheblicher Placeboeffekt* angenommen. Die Medikation erfreut sich auch deshalb großer Verbreitung, weil die Behandlungsmorbidität gering ist. Eine endgültige Bewertung der Wirksamkeit der Phytopharmaka ist noch nicht möglich.

Hierzu gehören:

- **Sägezahn-Palmenfrüchte** [Sabal serrulata, Serenoa repens],
- **Brennnesselwurzeln** [Urtica dioica, Urtica urens und/oder deren Hybriden],
- **Kürbissamen** [Cucurbita pepo],
- **Roggenpollenextrakt** [Secale cereale],
- **Hypoxis-rooperi- und Phytosterolpräparate**: Die Sterole stammen aus den Wurzelknollen der südafrikanischen Pflanze Hypoxis rooperi. Therapeutisch verwendet wird ein Phytosterolgemisch mit β-Sitosterol als Hauptbestandteil [70 %].

α-Rezeptoren-Blocker

Grundlagen der [Patho-]Physiologie: In der menschlichen Prostata und im Blasenhalsbereich konnten α-adrenerge Rezeptoren nachgewiesen werden, deren Aktivierung Kontraktionen der dortigen glatten Muskulatur hervorrufen. Eine Inhibition dieser Rezeptoren vermindert demgegenüber den Tonus der Muskulatur am Blasenausgang. So kann die dynamische Komponente der BPS-bedingten Störung durch Muskelrelaxation beeinflusst werden. Dies bildet die Grundlage für die Pharmakotherapie mit α-Rezeptoren-Blockern* [kurz: α-Blockern] bei BPS.

Tab. 6. Empfohlene α1-Blocker [in alphabetischer Reihenfolge] und ihre Standarddosierungen in der BPS-Behandlung

Arzneimittel	Subtyp	Handelsnamen [Auswahl]	Empfohlene Dosierung basierend auf der vorhandenen Evidenz
Alfuzosin	α1	UroXatral®, Urion®	2–3 × 2,5 mg
Alfuzosin Retard	α1	Urion® 10 mg, UroXatral® uno 10 mg	1 × 10 mg
Doxazosin Uro Standard	α1	Cardular®Uro 1–4 mg Diblocin® Uro 1–4 mg	1 × 4–8 mg
Doxazosin Uro PP	α1	Cardular® PP Uro 4 mg Diblocin® PP Uro 4 mg	1 × 4–8 mg
Tamsulosin	α1a	Alna®, Omnic®	1 × 0,4 mg
Terazosin	α1	Terazid®, Teranar®	1 × 5–10 mg

Mittlerweile sind verschiedene Subtypen bekannt, wobei die α1- bzw. α1a-Rezeptoren-Blocker für die BPS-Therapie von Bedeutung sind [Tab. 6].

Klinische Erfahrungen: Mit allen α1-Rezeptoren-Blockern werden ähnliche therapeutische Effekte erzielt, allerdings mit unterschiedlichen Nebenwirkungsraten. Das heißt, die Symptomscores werden um ca. 35 % verbessert. Verbesserungen des maximalen Harnflusses waren mit maximal 2,5 ml/s jedoch gegenüber der Placebomedikation nur gering.

Hormonelle Therapie

Allgemeine Grundlage für die hormonell-medikamentöse Therapie bei BPS ist der Eingriff in den hormonellen Feedback-Mechanismus am Wirkort durch Verwendung eines 5α-Reduktasehemmers.

Grundlagen der [Patho-]Physiologie: Ziel ist es, den Einfluss des eigentlich wirksamen Testosterons, des Dihydrotestosterons [DHT], auf das Prostatawachstum zu reduzieren bzw. zu inhibieren. Mit einem 5α-Reduktasehemmer★ kann die DHT-Produktion und damit deren intrazelluläre Konzentration vermindert werden. So konnte der proliferationsfördernde Hormoneinfluss an der Prostata kompetitiv gehemmt werden, damit wird sekundär das Prostatawachstum inhibiert und so das Prostatavolumen auf lange Sicht reduziert.

Klinische Erfahrungen: Mit dem 5α-Reduktasehemmer Finasterid★ [und neuerdings auch mit Dutasterid★] konnten signifikante Prostatavolumenreduktionen von 20–30 % im Vergleich zu Placebopräparaten erzielt werden. Die Miktionsparameter werden nur geringfügig verbessert. Der Effekt tritt darüber hinaus *erst nach Monaten* ein. Eine ausreichende Wirkung ist mit dieser Medikation auch nur vorhanden, wenn das initiale Prostatavolumen über 40 ml liegt.

Die Verwendung der 5α-Reduktasehemmer muss daher unter Beachtung der bekannten Erfolgsaussichten, des Nebenwirkungsspektrums [insbesondere hinsichtlich der erektilen Dysfunktion] und der Kosten kritisch beurteilt werden. Auf jeden Fall muss vor jeder konservativen Therapie die subvesikale Obstruktion genau beurteilt werden.

Zusammenfassende Beurteilung der konservativen Therapie

Konservative Therapieoptionen – speziell mit Phytopharmaka – verbessern die Symptomatik bei BPS. Es wird allerdings ein erheblicher Placeboeffekt angenommen. Die Pflanzenextrakte beeinflussen die subvesikale Obstruktion nicht oder nur geringgradig. Die Behandlungsmorbidität ist niedrig. Eine endgültige Bewertung ihrer Wirksamkeit ist noch nicht möglich.

Aktuell empfiehlt keine BPH-Leitlinie uneingeschränkt den Einsatz dieser Präparate zur BPS-Therapie. Allerdings wird betont, dass es sich um einen interessanten Therapieansatz handelt. Weitere Studien nach WHO-Kriterien sind erforderlich, um die Wertigkeit von Phytopräparaten zur Therapie des BPS definitiv beurteilen zu können.

Mit allen α1-Rezeptoren-Blockern wird der Symptomscore um etwa 35 % verbessert. Verbesserungen des maximalen Harnflusses waren allerdings gegenüber der Placebomedikation nur gering.

Mit 5α-Reduktasehemmern [Finasterid★, Dutasterid★] konnten Prostatavolumenreduktionen von bis zu 30 % erzielt werden. Die Miktionsparameter werden nur geringfügig, und dazu erst nach mehreren Monaten, verbessert. Vorraussetzung für eine erfolgreiche Wirkung dieser Medikation ist ein initiales Prostatavolumen von über 40 ml.

Für alle medikamentösen Optionen bleiben Weiterentwicklungen bzw. weitere randomisierte klinische Studien abzuwarten.

P

Operative Therapie

Eine operative Behandlung ist bei klinisch relevanter Prostataobstruktion oder bei Vorliegen bestimmter BPS-bedingter Komplikationen indiziert [Tab. 7].

Die Wahl des Behandlungsverfahrens sollte nach Aufklärung des Patienten gemeinsam mit ihm getroffen werden. Als konventionelle organablative Verfahren mit fassbaren Befundverbesserungen der Miktionsstörungen werden die **transurethrale Prostataresektion** [TUR-P], bei großen Prostatae die **offene Prostata-Adenomektomie** [PAE] und bei kleinen Prostatae eventuell die **transurethrale Prostatainzision** [TUIP, allerdings ohne vollständige Entfernung des BPH-Gewebes] empfohlen.

Tab. 7. Indikationen zur konventionell-chirurgischen Behandlung

- rezidivierende Harnverhalte
- rezidivierende Harnwegsinfektionen
- konservativ nicht beherrschbare, rezidivierende Makrohämaturien
- Harnblasenkonkremente
- Dilatation des oberen Harntraktes, eingeschränkte Nierenfunktion/Niereninsuffizienz durch BPO (der Eingriff erfolgt allerdings erst nach Erholung der Nierenfunktion, in der Regel nach Harnableitung mittels Katheter)

Transurethrale Prostataresektion [TUR-P]

Das Resektionsinstrument besteht aus einem äußeren Instrumentenschaft, einem Elektrotom (mit Resektionsschlitten und Schneidschlinge) und einer Optik [Abb. 2]. Das Elektrotom, das über ein Stromleitkabel mit einem Hochfrequenzgenerator verbunden ist, führt eine Schneidschlinge für Diathermie-vermitteltes Schneiden und auch Koagulieren. Auf diese Weise kann mit Hilfe des Resektionsschlittens die scheibchen-[Chip-]weise Entfernung des Gewebes und die Stillung arterieller Blutungen transurethral ermöglicht werden.

Das Okular der Resektionsoptik wird heute in der Regel durch eine nur wenige Gramm wiegende Videokamera ersetzt. Bei der Video-Resektion kann der Operateur in entspannter Haltung die TUR-P am Videomonitor verfolgen. Durch bessere optische Kontrolle wird dadurch auch die Ausbildung erleichtert.

Die Resektion erfolgt unter Irrigation mit steriler Spülflüssigkeit. Reseziertes Gewebe wird bei intermittierender Spülung nach Herausnahme des Elektrotoms durch den dann leeren Schaft herausgespült.

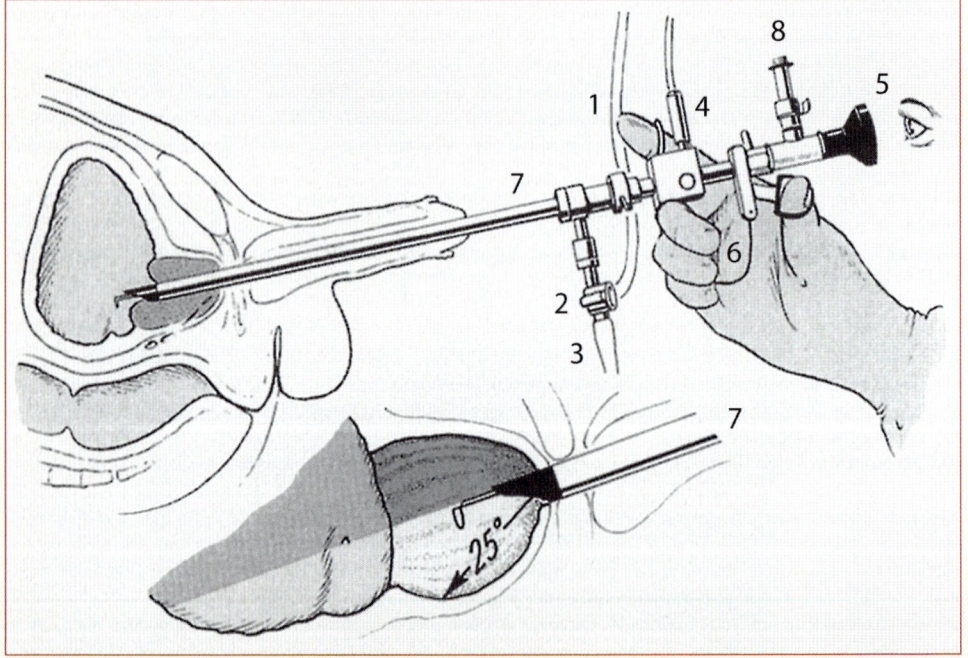

Abb. 2. Schematische Darstellung der operativen Situation bei transurethraler Prostataresektion. Die Übersicht zeigt einen anatomischen Sagittalschnitt mit einem transurethral positionierten Resektionsinstrument. **1** Spülflüssigkeits-Zulauf, **2** Dreiwegehahn, **3** Spülflüssigkeits-Ablauf, **4** Hochfrequenzelektrodenzuleitung, **5** Optik, **6** beweglicher Resektionsschlitten für Elektrodenbewegung, **7** Schaft, **8** Kaltlichtanschluss. Der Bildausschnitt zeigt den Schaft (**7**) mit beweglicher Schlinge [durch den Resektionsschlitten]. Der Pfeil gibt den Blickwinkel der Optik an.

Eine kontinuierliche Spülung gestatten demgegenüber die Dauerspül- oder Rückflussresektoskope, bei denen die Irrigationsflüssigkeit permanent durch einen Spülkanal in die Blase geleitet und durch eine zweiten herausgeführt wird. Das Prinzip der kontinuierlichen Spülung wird heute [meist] noch einfacher und besser durch die Trokar-Resektion ermöglicht. Hierbei wird das durch ein konventionelles Resektoskop zulaufende Irrigat über eine suprapubische Blasenpunktionsfistel [Trokar] unter Druckkontrolle abgesaugt.

Die Resektion wird – im Gegensatz zur einfachen Blasenspiegelung – mit einer elektrolytfreien halb-isomolaren, sterilen Spülflüssigkeit [aktuell bevorzugt mit einem Gemisch aus Sorbit und Mannit] durchgeführt, die mehrere Funktionen erfüllt: Blut- und Resektionsmaterial können weggespült werden; darüber hinaus sorgt das Irrigat für klare Sichtverhältnisse während des Eingriffes. Der Schutz der Blase und des umgebenden Gewebes vor intraoperativen thermischen Läsionen [wegen der Verwendung des Hochfrequenzstromes] ist durch das Fehlen von leitenden Elektrolyten und durch die erniedrigte Osmolarität der Spülflüssigkeit gewährleistet. Das so gewählte Medium dient damit als Isolator. Moderne Resektionsverfahren mit Elektrolytlösungen sind in Erprobung.

Komplikationen und Folgeerscheinungen nach transurethraler Prostataresektion:

- **Mortalität**: Für die TUR-P werden nach neuesten Statistiken Mortalitätsraten zwischen 0,2 % und 0,5 % angegeben.
- **Blutungen**: Sehr starke arterielle und/oder venöse Blutungen sind selten. Wenn die Blutung sich durch Koagulation [wie bei der TUR-P üblich] nicht stillen lässt, kann man versuchen, durch Kompression der eröffneten Gefäße mit einem stark geblockten Ballonkatheter die Blutung zum Stillstand zu bringen. Alternativ kann eine radiologische [Embolisation der arteriell spritzenden Gefäße], extrem selten eine offen-chirurgische Intervention erforderlich werden.
- **Perforationen** [durch die Prostatakapsel] sind sehr selten; bei intraoperativ entdecktem größeren Defekt empfiehlt sich der sofortige Abbruch des Eingriffes und die Einlage eines transurethralen Blasenkatheters. Größere Extravasationen müssen eventuell durch offen-chirurgische Drainage des periprostatischen Raumes therapiert werden. Die äußerst seltenen *intraperitonealen* Perforationen müssen immer offen-operativ behandelt werden.
- **Belastungs-[Stress-]Inkontinenz**: Verletzungen des äußeren Harnröhrenschließmuskels führen in der Regel zu einer kompletten Harninkontinenz. Eine medikamentöse Therapie ist hier weitgehend wirkungslos. Als beste Lösung empfiehlt sich hier [meist] die operative Behandlung mit Einlage einer alloplastischen Sphinkterprothese.
- **Dranginkontinenz**: Von der totalen Harninkontinenz zu trennen ist die nahezu regelmäßig postoperativ auftretende vermehrte Drang-Symptomatik, die durch einen vermehrten Harndrang bis hin zur Dranginkontinenz einige Tage bis wenige Wochen [bis zum Abschluss der Wundheilung] charakterisiert ist und die durch Medikation von Anticholinergika gut symptomatisch behandelt werden kann.
- **TUR-Syndrom**: Bei [zu] tiefer Resektion im Kapselbereich und durch [meist frühzeitiges] Eröffnen von Venen kann die elektrolytfreie Spülflüssigkeit in größerer Menge [mehrere Liter!] systemisch resorbiert werden. Dies führt neben der Volumenbelastung und der Hyponatriämie konsekutiv zu einem herabgesetzten onkotischen Druck, zur Senkung des Plasmaproteinspiegels, zur pH-Verschiebung des Blutes sowie zur Hypoosmolarität. Man spricht bei erheblicher Einschwemmung vom TUR-Syndrom.
  Voraussetzung für eine erfolgreiche Therapie des TUR-Syndroms ist dessen rechtzeitiges Erkennen. Im Fall des TUR-Syndroms sollte der Eingriff unverzüglich beendet werden. Es muss eine rasche Behandlung folgen, um schwerwiegenden Komplikationen [wie Lungen- oder Hirnödem] vorzubeugen. Die Therapie der Wahl besteht in der Gabe von Elektrolyten [Kochsalzlösung] und Diuretika [Furosemid] sowie ggfs. in allgemeinen intensiv-medizinischen Maßnahmen.
- **retrograde Ejakulation**: Postoperativ entsteht – bei vollständiger Resektion der BPH und Bildung einer weiten Prostataloge – zwangsläufig eine retrograde Ejakulation [Ejakulation über die offene Prostataloge in die Blase]. Dies kann nicht im Sinne einer Komplikation, sondern nur als unvermeidbare Folgeerscheinung gewertet werden, über die der Patient präoperativ aufgeklärt werden muss.
- **Harnwegsinfekte und Epididymitiden**: Zur Vermeidung eines Harnwegsinfektes und besonders einer Nebenhodenentzündung wird eine intra- bzw. postoperative Antibiotika-Prophylaxe empfohlen. Art und Dauer der Antibiotika-Gabe sind allerdings verschieden und werden individuell festgelegt.
- **postoperative Karzinomentwicklung und Nachsorge**: Der Patient, dem Methoden-bedingt durch TUR-P nur das gutartige hyperplastische Gewebe entfernt wurde, muss weiter zur jährlichen Prostatakrebs-Vorsorgeuntersuchung: Die chirurgische Kapsel und damit das eigentliche Prostatagewebe sind noch vorhanden [s. Makroskop. Anatomie bzw. Abb. 1].

Offene Prostata-Adenomektomie

Mit der Prostata-Adenomektomie [PAE] wird das gleiche Ziel wie mit der TUR-P verfolgt, d.h. die Entfernung des hyperplastischen Prostatagewebes. Verwendet werden unterschiedliche Zugangswege [transvesikal, retropubisch, heute sehr selten perineal, s. Abb. 3]. Aktuell wird in Deutschland die *transvesikale* offen chirurgische Entfernung der BPH bevorzugt.

Entsprechend den Leitlinien der Deutschen Gesellschaft für Urologie soll die offene Adenomektomie allerdings auf deutlich vergrößerte Prostatadrüsen beschränkt bleiben. Je nach Erfahrungen des Operateurs werden die Voluminagrenzen ab 50–60 ml, oft sogar höher [ab 100 ml] angesetzt.

Patienten mit schweren Koxarthrosen und Wirbelsäulenankylosen, die ungeeignet für die Steinschnittlagerung bei TUR-P sind, werden bevorzugt offen adenomektomiert, ebenso diejenigen, bei denen gleichzeitig größere Blasensteine entfernt werden müssen.

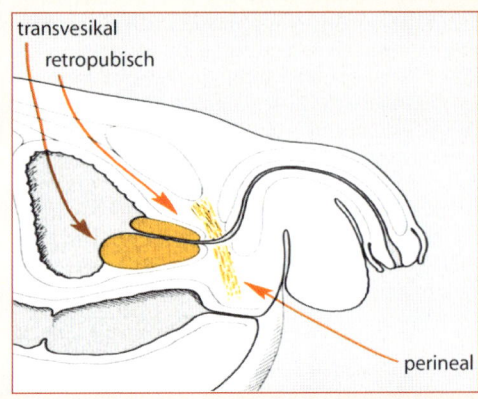

Abb. 3. Verschiedene Zugangswege bei der offenen Prostata-Adenomektomie

Mit diesen offenen chirurgischen Verfahren wird nur die gutartige Veränderung der Prostata behandelt. Zu differenzieren ist daher zwischen PAE und der radikal chirurgischen Therapie des Prostatakarzinoms [Abb. 4].

Zusammenfassende Beurteilung der transurethralen Prostataresektion und der offenen Prostata-Adenomektomie

Die transurethralen Prostataresektionen und die offenen Prostata-Adenomektomien stellen eine kausale und effektive Therapie mit sicherer Gewebeentfernung dar und ermöglichen fassbare und objektivierbare Befundverbesserungen, nachweislich auch im Langzeitverlauf.

Die TUR-P gilt unverändert als Standardverfahren zur Behandlung der BPS, an dem alle neuen interventionellen Behandlungsoptionen gemessen werden.

Gute Resultate werden auch mit den offenen chirurgischen Adenomektomien erzielt. Sie sind allerdings nur bei großen Prostatavolumina [mindestens 50–60 ml] sinnvoll.

Neue minimal-invasive Verfahren bei BPS

Es gibt eine Vielzahl an Therapieoptionen. Verfahren wie die Ballondilatation haben sich als nicht effektiv erwiesen. Auch katheterlose urethrale Schienungen [intraprostatische Stents] sollten, wenn überhaupt, nur für Hochrisiko-Patienten zur BPS-Behandlung eingesetzt werden.

Mittels **fokussiertem Ultraschall hoher Intensität** [high intensity focused ultrasound, HIFU], einer weiteren neuen Therapieoption, soll berührungsfrei Prostatagewebe zerstört werden. Die Gewebsnekrosen, die für einen suffizienten Therapieeffekt Voraussetzung sind, konnten allerdings mit den vorhandenen Systemen nicht

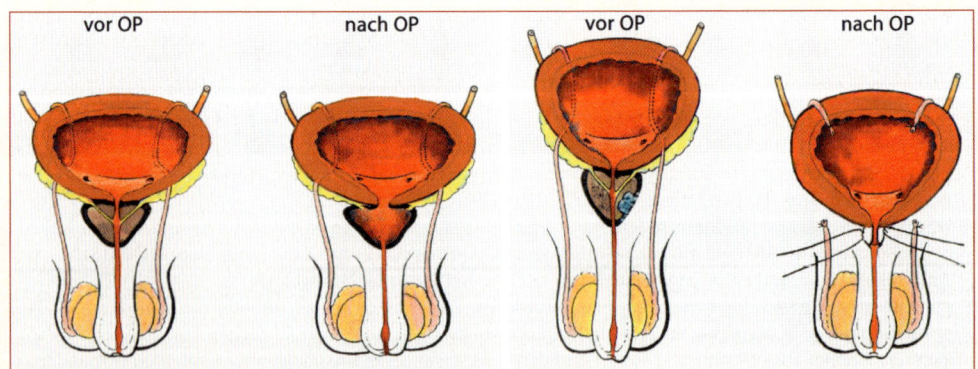

Abb. 4. Unterscheidung zwischen offener Adenomektomie [linke Bildhälfte] und radikaler Prostatektomie [rechte Bildhälfte]. Nur beim Prostatakarzinom wird das gesamte Organ einschließlich der Samenblasen entfernt

in ausreichendem Umfang erzeugt werden. Aktuell wird diese Behandlungsoption, zumindest mit den derzeitigen technischen Voraussetzungen, deshalb nicht empfohlen. Sie kann eventuell erst nach weiteren neuen Forschungsergebnissen breitere Anwendung finden [s.a. Tab. 9].

Thermoverfahren

Aktuell werden viele Therapieoptionen eingesetzt, bei denen mit unterschiedlichsten Temperaturen thermische Gewebeeffekte in der BPH erzielt werden bzw. werden sollen [Tab. 8].

Im Detail sind folgende wichtige Verfahren in Anwendung, wobei diese Zusammenstellung keinen Anspruch auf Vollständigkeit erhebt.

Tab. 8. Temperaturbereiche und morphologische Effekte am BPH-Gewebe in Abhängigkeit vom Thermoverfahren

Verfahren	Temperatur	Morphologische Effekte
Hyperthermie	43–45 °C	Ø
Thermotherapie	45–70 °C	(+)
Thermokoagulation	ca. 100 °C	+
Vaporisation	> 150 °C	+
Thermoablation	ca. 500 °C	++

- **Lokale Hyperthermie:** Transurethral oder transrektal kann örtlich die Prostata durch Mikrowellen-Energie auf 42–44 °C erwärmt werden. Allerdings wird heute die Hyperthermie zur BPH-Therapie nicht mehr empfohlen, da ein gewebeablativer Effekt als Voraussetzung für einen dauerhaften Therapieeffekt fehlt.

- **Thermotherapie:** Die thermische Energie [in der Regel mit Gewebstemperaturen weit über 44 °C] wird transurethral, transrektal oder interstitiell vor Ort in das hyperplastische Prostatagewebe gebracht und führt dort zu Nekrosen. Durch gleichzeitige Koagulation der Gefäße treten praktisch keine Blutungen auf. Infolge einer initialen Ödembildung im Prostatagewebe werden anfänglich keine Verbesserungen der Miktionsparameter erzielt. Die Patienten können sogar einen Harnverhalt erleiden, sofern dem nicht [am besten] durch einen suprapubischen Blasenkatheter vorgebeugt wird.

- **Transurethrale Mikrowellen-induzierte Thermotherapie [TUMT]:** Dabei werden als Energiequelle Mikrowellen verwendet. Bei Temperaturen von 70 °C und höher spricht man von der **Hochenergie-TUMT** [HE-TUMT] im Gegensatz zur **Niedrigenergie-TUMT** [LE-TUMT] mit Temperaturen bis 55 °C. Mit Letzterer kann zwar die Symptomatik der Miktionsbeschwerden [um ungefähr 70 %] gebessert werden, aber die Obstruktion wird, wenn überhaupt, nur minimal beeinflusst [Abb. 8 und Tab. 9].
  Mit der Hochenergie-TUMT wird ein Effekt auf den Auslasswiderstand erzielt, was sich auch in einer Reduktion des Obstruktionsgrades [der BPO] ausdrückt. Wesentliche Vorteile der TUMT werden in den narkosefreien, sogar ambulanten Behandlungen gesehen; es ist nur eine Lokal-Anästhesie oder eine intravenöse Sedierung erforderlich. Ebenso sind die Nebenwirkungsraten sehr gering [praktisch keine Blutungen]. Die lange Zeit der postinterventionellen Katheter-Urinableitung wird als ein wesentlicher Nachteil angesehen.
  Da die Effektivität des Verfahrens noch weiter eruiert werden muss, sollte die Durchführung der HE-TUMT

Tab. 9. Neue interventionelle Behandlungsoptionen bei benignem Prostatahyperplasie-Syndrom [Auszug aus European Association of Urology (EAU) Update 2004]

Technik	Anästhesie [A.]	Effektivität	Effekt-Dauer	Nebenwirkungen	Randomisierte klinische Studien	EAU Guidelines
Hyperthermie	Lokal-A.	gering	gering	minimal	2	nicht empfohlen
HIFU	Allgemein-A.	mittel	gering	minimal	nicht vorhanden	Forschung
LE TUMT	Lokal A.	gering	gering	minimal	3	nicht empfohlen
HE-TUMT	Lokal-A., Sedierung	mittel	mittel	mäßig	5	empfohlen, wenn Chirurgie unerwünscht
TUNA	Lokal-A., Sedierung	mittel	mittel	minimal	2	nicht als First-line-Behandlung
VLAP	Allgemein-A.	deutlich	deutlich	mäßig	8	nicht first line, eher für Hochrisiko-Patienten
HoLPR	Allgemein-A.	deutlich	deutlich	mäßig	3	vielversprechend
TUVP	Allgemein-A.	deutlich	deutlich	mäßig	6	nicht erwähnt

nur erfolgen, wenn ein chirurgischer Eingriff nicht erwünscht ist, und dann am besten durch zertifizierte Therapeuten.

- Interstitielle Thermotherapie [**Transurethrale Nadel-Ablation der Prostata**, TUNA]: Durch transurethral [unter Sicht] eingeführte Nadeln wird mittels hochfrequenter Energie (Radiofrequenzwellen) interstitiell Wärme [von bis zu 100 °C] appliziert, sodass auch hier Thermonekrosen entstehen [Abb. 5]. Mit der TUNA konnten signifikante Besserungen der Symptomatik, der Lebensqualität und des maximalen Harnflusses [als Messparameter für die Obstruktion] erreicht werden. Sowohl die Besserungen der subjektiven als auch der objektiven Parameter waren allerdings weniger stark ausgeprägt als bei der TUR-P. Auch bei diesem neuen interventionellen Verfahren sind als wichtige Vorteile die narkosefreie Behandlung, fehlendes Blutungsrisiko und die Möglichkeit der ambulanten Durchführung zu nennen. Wird allerdings die Wiederbehandlungsrate von bis zu 42 % betrachtet, wird die klinische Wertung des Verfahrens eher infrage gestellt, bzw. die Therapieindikation sollte auf Hochrisiko-Patienten beschränkt werden.

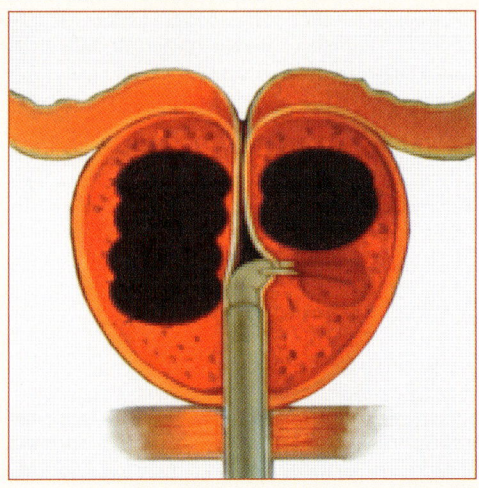

Abb. 5. Transurethrale Nadelablation mit Darstellung der Aushöhlung durch die Thermoelektroden

Laserverfahren

Zu unterscheiden ist zwischen den unterschiedlichen Applikationsformen [kontaktlos mit freiem Strahl, Kontakt des Applikators mit dem Gewebe oder interstitiell] und den verschiedenen Laserwellenlängen. Bei der BPH werden Neodym (Nd):YAG-Laser bzw. Dioden-Laser mit vornehmlich koagulierender Wirkung eingesetzt oder Holmium-YAG-Laser bzw. KTP-Laser mit überwiegend vaporisierendem bzw. schneidendem Effekt. Zu differenzieren sind außerdem variable Positionierungsmöglichkeiten der Lasersonden. Dies kann ultraschall-gesteuert oder unter Sicht erfolgen, wobei letzteres heute üblich ist. Alternativ kann die Laserenergie in das Prostatagewebe selbst eingebracht werden [**interstitielle Laserkoagulation**, ILK], um dort interstitiell für Nekrosen und Blutstillung zu sorgen.

Eine bisher häufig verwendete Behandlungsform stellte die **visuelle Laserablation der Prostata** [VLAP] dar [Abb. 6].

Nachuntersuchungen weisen z.B. für Nd:YAG-Laser eine ca. 50–60 %ige Reduktion der Symptomenscores und eine Verringerung des Prostatavolumens um etwa 17 % auf. Verbesserungen der maximalen Harnflussraten und des Restharns fallen allerdings ungünstiger im Vergleich zur konventionellen Resektion aus. Als Vorteile führen die Laser-Befürworter die geringen intra- und postoperativen Komplikationsraten an [keine Blutungen, kaum Harnröhrenstrikturen]. Als wichtiger Nachteil gilt – wie für alle Verfahren mit Neodym-YAG-Laser-Anwendung – eine Wartezeit von etwa 3 Monaten, bis die Nekrosen sich voll ausgeprägt haben und abgestoßen werden. Post interventionem benötigen die Patienten daher einen suprapubischen Katheter zur sicheren Urinableitung.

Holmium-YAG-Laser-Resektion der Prostata [HoLRP]: Anders als bei den bisher genannten interventionellen Verfahren wird mit der Holmium-Lasertherapie sofort Prostatagewebe abgetragen. Im Idealfall wird eine Resektions-ähnliche Prostataloge mit konsekutiv sofortiger Besserung der Symptome bei gleichzeitiger Beibehaltung der Laser-Vorteile be-

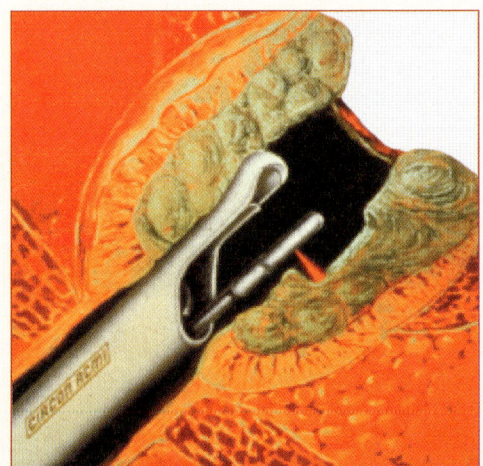

Abb. 6. **Visuelle Laserablation.** Unter Sicht wird die Lasersonde korrekt platziert und damit die Laserwirkung zielgerichtet auf das hyperplastische Gewebe appliziert. So entsteht die Aushöhlung der Prostata und damit die Deobstruktion

schrieben. Der Anstieg des maximalen Harnflusses ist gut. Als wesentliche Vorteile werden auch die niedrigen Wiederbehandlungsraten, das geringere Blutungsrisiko sowie die kürzeren stationären Krankenhausaufenthalte im Vergleich zur TUR-P angesehen. Aktueller wichtiger Nachteil ist die längere OP-Dauer. Über die endgültige Wertigkeit dieser neuen BPH-Behandlungsform wird nach Vorlage von weiteren Daten [randomisierten klinischen Studien] zu entscheiden sein.

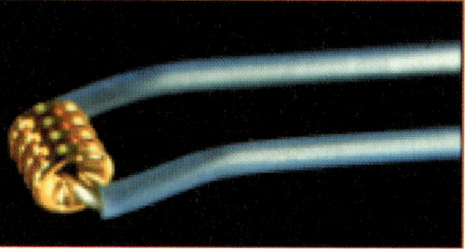

Abb. 7. Großvolumige Elektrode bei der transurethralen Vaporisation

Greenlight-Laserprostatektomie: Das Greenlight-Verfahren der photoselektiven Vaporisation der Prostata, auch Kalium-Titanyl-Phosphat-Laserprostatektomie [KTP-Laserprostatektomie] genannt, benutzt hochenergetischen [80 W] Grünlichtlaser, der – nach den ersten Ergebnissen – infolge einer guten ablativen, aber auch hämostyptischen Wirkung an der Prostata als vielversprechendes Verfahren bei der BPH-Behandlung angesehen wird.

Transurethrale Vaporisation der Prostata [TUVP]: Im Prinzip stellt die konventionelle Vaporisation der BPH eine Modifikation der Prostataresektion dar. Während bei der TUR-P dünne Resektionsschlingen verwendet werden [s. Abb. 2] und der Vaporisationseffekt gering bzw. der Schneideeffekt stark ausgeprägt ist, sind die Verhältnisse bei der Vaporisation umgekehrt: bei der großvolumigen Elektrode [Rollerball, Abb. 7] ist der Vaporisationseffekt groß, der Schneideeffekt und damit der Volumenabtrag gering.

Die Effektivität der Vaporisation ist noch nicht abschließend einzuschätzen bzw. wird in den Guidelines der Europäischen Urologen Gesellschaft [EAU] bisher nicht erwähnt. Im Vergleich zur Laserbehandlung [mit Ausnahme der Holmium- und Greenlight-Laser-Therapie] erscheint mit der konventionellen Vaporisation der sofortige Gewebsabtrag vorteilhaft; die postoperativen Probleme [insbesondere der Nachteil des verzögerten Wirkungseintrittes] werden reduziert, ebenso die Kosten. Gegenüber der TUR-P wird mit der Vaporisation eine bessere Blutstillung und somit ein [noch] geringerer Blutverlust erzielt. Das TUR-Syndrom tritt bei der Vaporisation seltener auf. Auch werden ähnliche Verbesserungen der LUTS, jedoch [nach überwiegenden Ergebnissen] geringere Anstiege des maximalen Harnflusses erreicht als durch die konventionelle Resektion. Hauptnachteile [im Vergleich zur TUR] sind technischer Natur, nämlich der zur Volumenreduktion erforderliche hohe Energiebedarf der TUVP [5–7-fach höher als bei der normalen TUR-P] und die fehlende Möglichkeit, Gewebe zur histologischen Untersuchung zu gewinnen.

Zusammenfassende Beurteilung der neuen minimal-invasiven Therapieverfahren

Eine abschließende Beurteilung ist noch nicht möglich. Entsprechend den Guidelines der Europäischen Urologen Gesellschaft [EAU] sind die Effekte der neuen minimal-invasiven Verfahren eher gering bis mittel, haben aber meist nur minimale Nebenwirkungen [Tab. 9]. Daher wird bei der Vielzahl der Behandlungsmöglichkeiten individuell über die jeweilige Therapie zu entscheiden sein.

Als weitere Informationsquelle bzw. Entscheidungshilfe bietet sich an, das Behandlungsschema aus den Leitlinien der Deutschen Gesellschaft für Urologie 2003 zu Grunde zu legen [Abb. 8].

Zusammenfassende Beurteilung der operativen und der minimal-invasiven Therapie

- Hyperthermie, Ballondilatation und fokussierter Ultraschall hoher Intensität [HIFU] sind für die Therapie des benignen Prostata-Syndroms nach derzeitigem Wissensstand nicht geeignet.
- Die TUR-P und die offene Operation führen zu den besten Behandlungsergebnissen. Daten über Komplikations- und Rezidivraten sind uneinheitlich. Die offene Prostata-Adenomektomie wird nur bei großem Drüsenvolumen [von mindestens über 50 60 ml] empfohlen.
- Durch alle minimal-invasiven Verfahren wird mit Ausnahme der NE-TUMT eine Deobstruktion durch Ablation von Prostatagewebe erreicht. Mit zunehmender Gewebeablation verringert sich die Obstruktion, wobei allerdings die Behandlungsmorbidität steigt.
- HE-TUMT kann bei symptomatischen Patienten mit BPO eingesetzt werden, sollte aber nur bei den Patienten erfolgen, die keine Operation wünschen.
- TUNA kann bei symptomatischen Patienten mit BPO eingesetzt werden, aber am besten nicht als First-line-Behandlung. Langzeitdaten sind begrenzt.
- Laserverfahren können bei symptomatischen Patienten mit BPO eingesetzt werden.
- Nur mit der Holmium-Laser-Resektion, der Greenlight-Laserprostatektomie und mit der transurethralen Vaporisation der Prostata wurden bei sofortiger Desobstruktion gute initiale Erfahrungen gesammelt; Langzeitergebnisse fehlen.

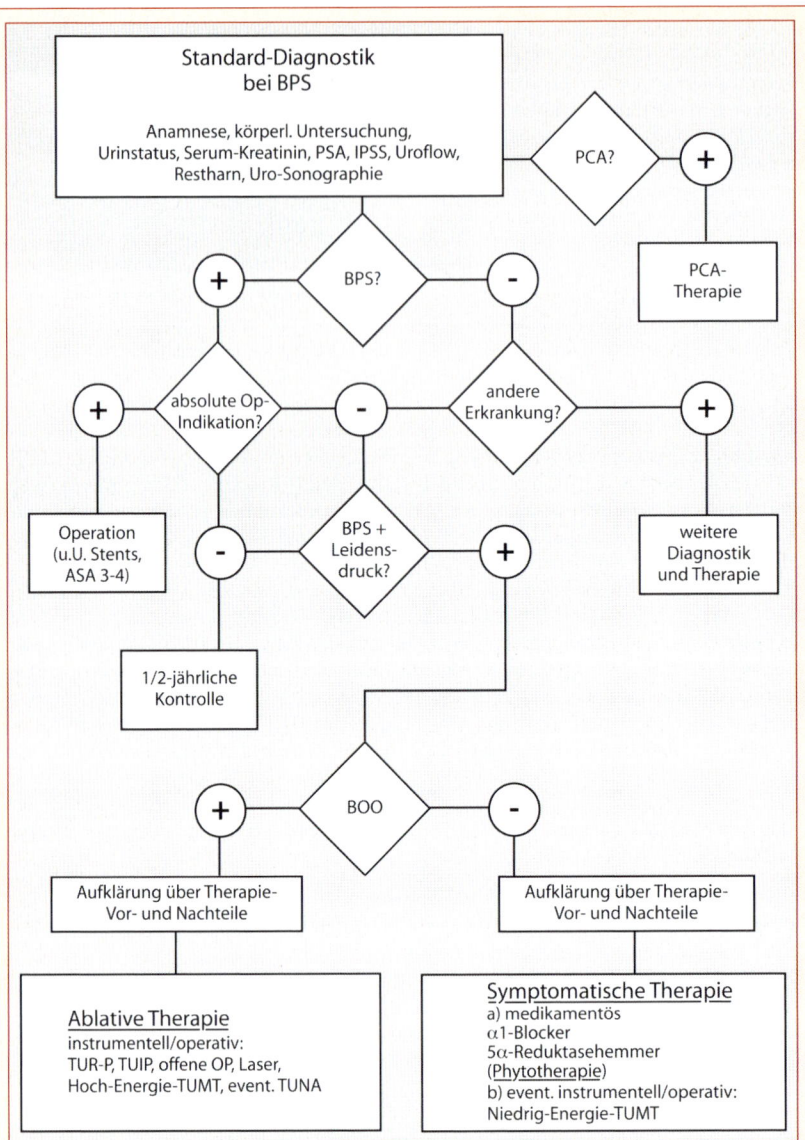

Quellenhinweise
Abb. 1, 2, Tab. 3: Zwergel/Sökeland: Benigne Prostatahyperplasie, Springer Verlag 1999
Abb. 3–8: AM-productions, Wiesloch

Prostatakarzinom

M. Graefen

Das Prostatakarzinom ist der häufigste Tumor des Mannes. Die **Inzidenz**, d.h. die Neuerkrankungsrate pro Jahr pro 100.000, liegt bei 1,3 in den asiatischen Ländern und zwischen 60 und 95 in den westlichen Industrieländern. In Deutschland werden pro Jahr ca. 12.000 Todesfälle am Prostatakarzinom registriert, damit ist das Prostatakarzinom die zweithäufigste Krebstodesursache des Mannes. Etwa 40.000 Fälle werden pro Jahr in Deutschland neu diagnostiziert.

Die Prävalenz des Prostatakarzinoms liegt deutlich höher, hier haben Autopsie-Studien bereits für junge Männer im Lebensalter zwischen 30 und 40 Jahren eine 20–30 %-ige Inzidenz feststellen können, bei Männern über 70 Jahren eine Prävalenz von ca. 70–80 %. Nur ein bestimmter Anteil dieser latenten Prostatakarzinome führt zu einer manifesten Erkrankung. Trotz dieser hohen Prävalenz erkranken lediglich ca. 8 % der Männer an einem Prostatakarzinom, d.h., der Großteil dieser latenten oder klinisch insignifikanten Prostatakarzinome bleiben unentdeckt und für den Betroffenen ohne Konsequenz.

Während in asiatischen Ländern bei gleicher Prävalenz die Inzidenz des Prostatakarzinoms deutlich geringer ist, werden verschiedene Faktoren für die Entwicklung von einem latenten hin zu einem klinisch relevanten Prostatakarzinom diskutiert. Hier wurde ein erhöhter Testosteronspiegel, die Beeinflussung des Testosteronspiegels durch die Diät, die unterschiedliche Aktivität der 5α-Reduktase, die sexuelle Aktivität, eine virale Genese bzw. eine grundsätzliche entzündliche Genese diskutiert. Für viele dieser Thesen liegen keine sicheren Daten vor. Gesichert ist eine genetische Disposition für Prostatakarzinom in ca. 10 % der neu diagnostizierten Karzinome, während ca. 90 % der Tumoren sporadisch entstehen. Nachgewiesenermaßen erhöht sich das Risiko an einem Prostatakarzinom zu erkranken, wenn Verwandte 1. oder 2. Grades ebenfalls von einem Prostatakarzinom betroffen sind. Das Risiko ist dann ca. doppelt so hoch im Vergleich zur Normalbevölkerung. Weiterhin werden familiäre Prostatakarzinome statistisch ca. 10 Jahre früher diagnostiziert. Die geltenden Richtlinien für die Vorsorge des Prostatakarzinoms, die in Deutschland ab dem 45. Lebensjahr empfohlen wird, wird bei famili-

P

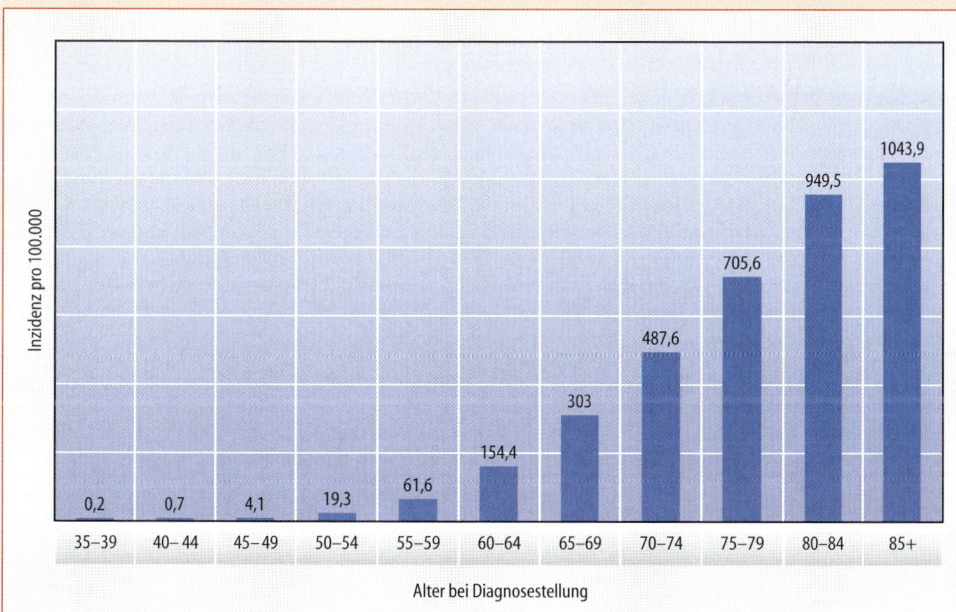

Abb. 1. Zunahme der Inzidenz des Prostatakarzinoms im Alter

ärer Disposition ab dem 40. Lebensjahr empfohlen. Chromosomale Veränderungen, die mit einem Prostatakarzinom assoziiert werden können, wurden auf dem Chromosom 1 und auf dem X-Chromosom gefunden.

Ätiologie

Die genaue Ätiologie des Prostatakarzinoms ist nicht bekannt. Es werden neben genetischen Faktoren auch hormonelle Faktoren diskutiert. Der genaue Einfluss der hormonellen Konstellation ist nicht bekannt; beispielsweise jedoch entwickeln Eunuchen [Kastration vor der Pubertät] kein Prostatakarzinom. Das Prostatakarzinom ist androgenabhängig, und der Androgenentzug stellt eine Therapieform des Prostatakarzinoms dar. Auf der anderen Seite weisen Prostatakarzinom-Patienten keine konstante Aberration in ihrer Hormonkonstellation auf, sodass der exakte Einfluss hormoneller Störungen auf die Entstehung des Prostatakarzinoms nicht geklärt ist. Neben hormonellen Faktoren spielen die Lebensumstände und die Diät eine wichtige Rolle bei der Entstehung des Prostatakarzinoms. Insbesondere in Migrationsstudien asiatischer Männer in westliche Industrieländer wurde festgestellt, dass durch Umstellung der Diät, aber auch durch andere Lebensumstände es zu einer deutlich erhöhten Inzidenz gegenüber dem Ursprungsland kommt. Nach zwei Generationen wurde bei der asiatischen Bevölkerung in westlichen Industrieländern eine gleich hohe Inzidenz wie in der kaukasischen Bevölkerung gefunden.

Diätetische Faktoren, die hier diskutiert werden, sind die veränderte Aufnahme von Phytoöstrogenen und Isoflavonoiden, die insbesondere in Sojaprodukten häufig gefunden werden und protektiv bei der Karzinogenese wirken können. Weiterhin konnte für den Mangel an verschiedenen Spurenelementen [z.B. Selen] eine Assoziation zur Entstehung des Prostatakarzinoms gezeigt werden. Auch hier gibt die Datenlage der Literatur Hinweise; keiner dieser Faktoren bzw. ein Mangel an diesen Faktoren konnte bisher jedoch als spezifischer Auslöser identifiziert werden. Als weitere mögliche Ursache für die Entstehung des Prostatakarzinoms werden Infektionskrankheiten diskutiert. Die direkte Verbindung der prostatischen Drüsen mit der Harnröhre legen nahe, dass virale oder venerische Entzündungen einen Einfluss auf die Karzinogenese haben können. Doch auch hier sind die Ergebnisse kontrovers.

Pathologie und Stadieneinteilung

Die Prostata ist ein drüsiges Organ, das in mehrere Zonen aufgeteilt ist. Zur rektalen Seite hin liegt die **periphere Zone**, in der am häufigsten Prostatakarzinome entstehen [85–90 %]. Um den vorderen Harnröhrenanteil herum liegt die **Übergangszone**, aus der sich die gutartige Prostatavergrößerung entwickelt. In dieser Zone entstehen seltener Prostatakarzinome [10–15 %]. Sehr selten werden Prostatakarzinome in der **zentralen Zone** diagnostiziert, die um die Ducti ejaculatores liegt. Sämtliche Zonen der Prostata haben kleine Drüsen und Drüsenausgänge, die mit einem kubischen Epithel ausgekleidet sind. Um diese Drüsen herum liegt das bindegewebige Stroma. Prostatakarzinome entstehen fast ausschließlich aus dem Drüsenepithel, sehr selten werden Plattenepithelkarzinome, Sarkome oder Leiomyosarkome diagnostiziert. Diese Formen sind üblicherweise aggressiver als das häufig gefundene Adenokarzinom.

Adenokarzinom der Prostata

Das Adenokarzinom wächst zumeist multifokal. In den verschiedenen Tumorherden können unterschiedliche Aggressivitätsstufen vorliegen. Die übliche Gradeinteilung wird nach der WHO in Grad 1–3 oder nach der zunehmend angewandten **Gleason-Gradifizierung** eingeteilt. Die Gleason-Gradifizierung unterteilt die Zellen in 5 Grade. Mit aufsteigendem Gleason-Grad nimmt die Entdifferenzierung zu. Die Drüsenarchitektur ist bei Gleason-Grad 1–3 noch erkennbar, die Gleason-Grade 4 und 5 zeigen eine Auflösung der Drüsenarchitektur. Das Prostatakarzinom wächst bevorzugt in Richtung Apex der Prostata, bei größerer Tumorausdehnung werden insbesondere Perineuralspalten der Nervendurchgangsstellen benutzt, um kapselpenetrierend zu wachsen. Eine Kapselpenetration und Samenbläseninfiltration sprechen für einen lokal fortgeschrittenen Tumor.

Metastasierung

Erste Metastasierungsstationen sind üblicherweise die Lymphknoten. Hier sind insbesondere die Lymphknoten der Fossa obturatoria, aber auch im Bereich der Iliaca interna und externa sowie die präsakralen Lymphknoten betroffen. Erste Station der hämatogenen Metastasierung ist das Skelettsystem, wobei üblicherweise osteoblastische Metastasen durch das Prostatakarzinom im Lendenwirbelbereich gebildet werden.

Diagnostik

Das Prostatakarzinom ist insbesondere in frühen Stadien symptomlos. Die vom Patienten oft als erste Symptome verstandenen Schwierigkeiten beim Wasserlassen sind nachweislich nicht mit einem Prostatakarzinom, sondern mit einer in der Regel gutartigen Prostatavergrößerung verbunden. Die Diagnostik erfolgt in der Regel durch eine rektale Untersuchung oder durch die Bestimmung des prostataspezifischen Antigens, eines Eiweißes, das ausschließlich von Prostatazellen produziert wird.

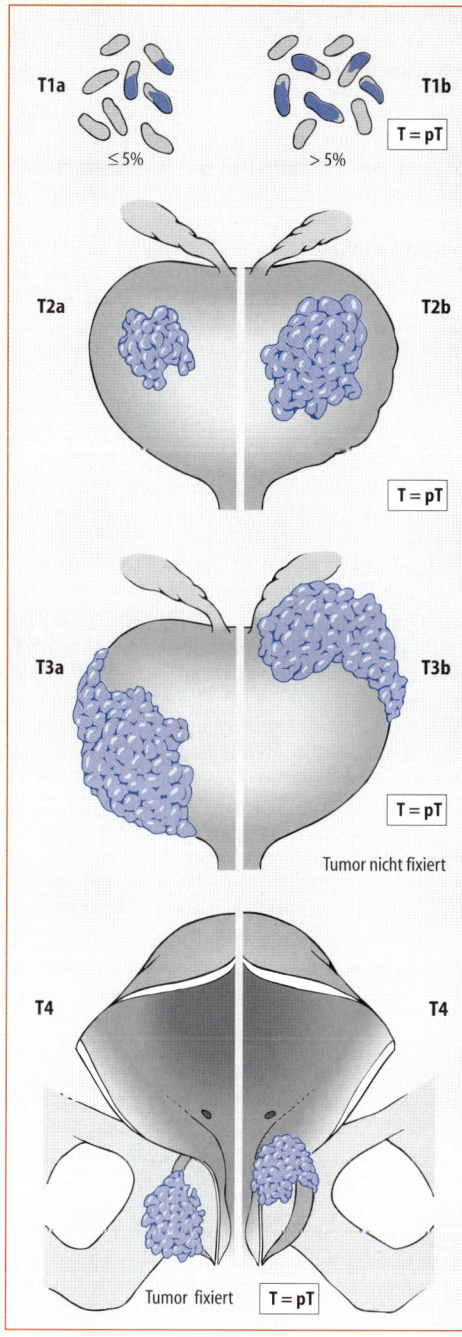

Abb. 2. Tumorstadien des Prostatakarzinoms

Tab. 1. Stadieneinteilung des Prostatakarzinoms nach der 2002 überarbeiteten TNM-Klassifikation. In Klammern findet sich die in den USA noch häufig benutzte äquivalente Nomenklatur der Whittmore-Jewett-Klassifikation

TX	Der Primärtumor ist in der Ausdehnung nicht bekannt
T0	Kein Anhalt für einen Primärtumor
T1 [A]	Der Tumor ist klinisch nicht apperent
T1a [A1]	Inzident bei einer Prostataresektion diagnostizierter Tumor in < 5 % der Gewebsspäne
T1b [A2]	Inzident bei einer Prostataresektion diagnostizierter Tumor in > 5 % der Gewebsspäne
T1c	Der Tumor wurde durch Prostatapunktion aufgrund einer PSA-Erhöhung diagnostiziert
Stadium T2	
T2 [B]	Tastbarer Tumor begrenzt auf die Prostata
T2a [B1]	Tumor involviert wenliger als die Hälfte eines Seitenlappens
T2b [B1]	Tumor involviert mehr als die Hälfte eines Seitenlappens
T2c [B2]	Tumor involviert beide Seitenlappen
Stadium T3	
T3 [C1 – Tumor < 6 cm]	Tastbarer Tumor mit Durchbruch durch die Prostatakapsel
T3a [C1]	Tumor bricht entweder einseitig oder beidseitig durch die Prostatakapsel
T3b [C1]	Tumor infiltriert die Samenblasen
Stage T4	
T4 [C2]	Tumor ist fixiert oder infiltriert andere anatomische Strukturen als die Samenblase: Blasenhals, Sphincter externus, Rektum, Levatur Muskulatur und/oder Beckenwand
Stadium NX, N0, N1	
NX	Regionale Lymphknoten sind nicht untersucht
N0	Keine regionalen Lymphknotenmetastasen
N1 [D1]	Metastasen in den regionalen oder anderen Lymphknoten
Stadium MX, M0, M1	
MX	Nachweis von Fernmetastasen wurde nicht erbracht
M0	Keine Fernmetastasen
M1 [D2]	Fernmetastasen
M1a [D2]	Metastasen in nicht-regionalen Lymphknoten
M1b [D2]	Knochenmetastasen
M1c [D2]	Andere Fernmetastasen

P

Rektaluntersuchung

Die rektale Untersuchung erlaubt es, die äußere Zone der Prostata palpatorisch zu beurteilen. Üblicherweise ist die Prostata weich und gut abgrenzbar, knotige Veränderungen oder ein derber Tastbefund sind suspekt für das Vorliegen eines Prostatakarzinoms und stellen eine Indikation zu einer bioptischen Abklärung dar. Die Wertigkeit der rektalen Untersuchung zur Früherkennung ist zunehmend umstritten, da tastbare Prostatakarzinome sehr häufig bereits lokal fortgeschritten sind und damit häufig nicht mehr mit einer lokalen Therapieform wie der Operation oder Strahlentherapie kurabel behandelt werden können.

Prostataspezifisches Antigen [PSA]

 Der PSA-Wert ist in den letzten Jahren zum wichtigsten Marker zur Detektion des Prostatakarzinoms avanciert.

Die üblichen Grenzen für einen normalen PSA-Wert liegen bei 4 ng/ml, zwischen 4 und 10 ng/ml spricht man von einem diagnostischen Graubereich, PSA-Werte über 10 ng/ml sind hoch suspekt für das Vorliegen eines Prostatakarzinoms.

Diese Grenzen wurden Anfang der 90-er Jahre durch größere Studien festgelegt, aktuelle Daten zeigen jedoch, dass auch bei PSA-Werten unter 4 ng/ml in einem nicht unwesentlichen Prozentsatz Prostatakarzinome gefunden werden. Problematisch bei der PSA-Wert-Bestimmung bleibt die eingeschränkte Spezifität einer PSA-Erhöhung. Der PSA-Wert wird durch die Größe der Prostata, aber auch durch Entzündungen oder Manipulation beeinflusst. Daher bestehen Bestrebungen, die Spezifität des PSA-Wertes zu erhöhen. Dies geschieht durch alterspezifische PSA-Werte [je jünger ein Patient, desto niedriger der normale PSA-Wert], durch Bestimmung der PSA-Dichte [hier wird die Größe der Prostata in Relation zu dem PSA-Wert gesetzt] und auch durch die PSA-Dynamik [ein relativ schnell steigender PSA-Wert ist eher suspekt für ein Prostatakarzinom als ein langsam steigender PSA-Wert].

Stanzbioptische Abklärung der Prostata

Bei Verdacht auf ein Prostatakarzinom, entweder durch einen erhöhten PSA-Wert und/oder suspekten Tastbefund, erfolgt eine bioptische Abklärung, die üblicherweise im Rahmen einer transrektalen Ultraschalluntersuchung durchgeführt wird. Der transrektale Ultraschall selbst ist nicht spezifisch genug, um eine Diagnose zu stellen, erlaubt aber eine exakte Platzierung der Biopsien, insbesondere in der peripheren Zone, in der am häufigsten Prostatakarzinome entstehen. Üblicherweise werden 8–10 Prostatabiopsien aus der peripheren Zone oder der Übergangszone entnommen. Die Prostatabiopsie ist ein unkomplizierter Eingriff, der meist in Lokalanästhesie ambulant unter antibiotischer Prophylaxe durchgeführt wird.

Bildgebende Verfahren

Nach den Empfehlungen urologischer Fachgesellschaften ist zum jetzigen Zeitpunkt zur Routinediagnostik eine Kernspintomografie oder Computertomografie nicht erforderlich. Bei früh entdeckten Tumoren wird deshalb empfohlen, solche Untersuchungen nicht durchzuführen. Eine Knochenszintigrafie sollte nach den Leitlinien der Fachgesellschaften erst ab einem PSA-Wert von 20 ng/ml oder bei entdifferenzierten Tumoren durchgeführt werden. Weitere bildgebende Verfahren, die in der Erprobung sind, sind das PET-Szintigramm und auch die MR-Spektroskopie, ihre Rolle in der Diagnostik des Prostatakarzinoms wird sich jedoch erst in den nächsten Jahren beweisen müssen.

Therapie

Das Prostatakarzinom kann heutzutage durch eine große Anzahl therapeutischer Maßnahmen behandelt werden. Wichtig für die Therapieentscheidung sind das Stadium der Erkrankung, das Alter des Patienten sowie die Begleiterkrankungen. Es stehen zur Behandlung von der *Wait-and-See*-Strategie über lokale Maßnahmen [radikale Prostatektomie oder strahlentherapeutische Optionen] bis zur Hormon- und Chemotherapie eine große Bandbreite an therapeutischen Möglichkeiten zur Verfügung.

Wait-and-See-Strategie

Da das Prostatakarzinom, insbesondere im früh entdeckten Stadium, eine sehr langsame Dynamik hat [Tumorverdopplungszeiten von ca. 2–4 Jahren], gibt es bei gut differenzierten Tumoren und älteren Patienten die Möglichkeit einer abwartenden Haltung. Für G1-Tumoren konnte die Wertigkeit dieser Therapieform gezeigt werden. Eine *Wait-and-See*-Strategie sollte bei jüngeren Patienten [unter 70 Jahren oder auch bei mittel- oder hochgradig differenzierten Tumoren] nicht angewandt werden.

Lokale Therapieformen

Als lokale Therapieform steht mit der radikalen Prostatektomie, der Brachytherapie und der perkutanen Bestrahlung ein breites Spektrum an therapeutischen Maßnahmen zur Verfügung. Lokale Therapiemaßnahmen sind dann indiziert, wenn keine Metastasierung vorliegt und der Tumor potenziell das Leben des Patienten langfristig bedroht und eine *Wait-and-See*-Strategie somit nicht infrage kommt.

Die **radikale Prostatektomie** beinhaltet die komplette Entfernung der Prostata und der Samenblasen und stellt die am häufigsten angewandte Therapieform dar. Der häufigste operative Zugang ist die **retropubische Prostatektomie**, die über eine Inzision zwischen Schambein und Bauchnabel durchgeführt wird. Weiterhin steht dem Therapeuten an operativen Zugangswegen die **perineale radikale Prostatektomie**, die vom Dammbereich aus durchgeführt wird, als auch laparoskopische Operationszugangswege zur Verfügung. Die **radikale Prostatektomie** stellt die Standardtherapie des lokalisierten Prostatakarzinoms dar. Spezielles Risiko einer radikalen Prostatektomie ist aufgrund der anatomischen Nähe des Prostataapex zum äußeren Schließmuskel eine Harninkontinenz. Als weiteres spezifisches Risiko einer operativen Therapie ist aufgrund der unmittelbar an der Prostatakapsel anliegenden Nervi erigentes eine erektile Impotenz. Moderne OP-Techniken in erfahrenen Zentren erlauben heutzutage die Harnkontinenz in deutlich über 90 % der operierten Patienten zu erhalten, die Potenz kann ebenfalls bei einem Großteil der Patienten in erfahrenen Händen erhalten werden.

Nach radikaler Prostatektomie liegt die Langzeit-Heilungsrate bei organbegrenzten Tumoren bei ca. 90 %, bei Kapselpenetration des Tumors bei ca. 50 % und bei Samenblasenbefall bei ca. 20 %. Bei Lymphknotenbefall kann in der Regel durch die Operation keine Heilung erreicht werden.

Neben der operativen Therapie haben sich strahlentherapeutische Optionen in den letzten Jahren etabliert. Die **Brachytherapie** beinhaltet das Einführen radioaktiver Substanzen in die Prostata. Hier unterscheidet man eine permanente **Seed-Implantation** [*seed* = Samenkorn], bei der radioaktive Partikel [Jod oder Palladium] über eine Hohlnadel in die Prostata eingelegt und dort belassen werden. Dies führt zu einer lokalen Hochdosisstrahlentherapie, die jedoch aufgrund des schnellen Dosisabfalls zu nur geringen Nebenwirkungen am umgrenzenden Gewebe führt. Seed-Implantation kann bei gut differenzierten Tumoren und früh entdeckten Stadien angewandt werden. Bei erhöhtem PSA-Wert oder aggressiveren Tumoren wird diese von Fachgesellschaften nicht empfohlen. Für frühe Tumoren kann die Heilungsrate der Operation entsprechen, es liegen diesbezüglich jedoch nur Langzeitdaten weniger Zentren vor. Problematisch bleibt hier weiterhin die häufig vorliegende Vergrößerung der Prostata, die aufgrund der begleitenden obstruktiven Miktionssituation eine Seed-Implantation oder Hochdosis-Brachytherapie im *Afterloading*-Verfahren verbietet, da spätere operative Maßnahmen, wie eine transurethrale Prostataresektion, risikobehaftet sind.

Eine weitere Form der Brachytherapie ist die **Hochdosis-Brachytherapie im Afterloading-Verfahren**, bei der über Hohlnadeln eine Iridiumquelle direkt in die Prostata eingeführt wird. Seed-Implantationen und Hochdosis-Brachytherapie werden in vielen Regimen häufig mit einer perkutanen Bestrahlung von außen kombiniert. Spezifische Nebenwirkungen dieser Therapieformen sind die Strahlenzystitis und Strahlenproktitis sowie Hautveränderungen und im weiteren Verlauf die erektile Impotenz. Inkontinenz wird nur extrem selten gesehen.

Eine weitere Option stellt die alleinige perkutane Bestrahlung dar, die mit einer dreidimensional konformalen Technik mit einer mindestens 71 Gray-Dosis erfolgen sollte. Weiterhin existiert eine **intensitätsmodulierte Strahlentherapie**, bei der eine Strahlendosis bis zu 81 Gray in der Prostataloge erzielt wird. Die Nebenwirkungen der perkutanen Strahlentherapie entsprechen denen der Brachytherapie.

❗ **Aufgrund der zurzeit noch am solidesten dargelegten Langzeitergebnisse und Langzeitnebenwirkungen stellt die radikale Prostatektomie weiterhin den Therapiestandard dar.**

Rolle der Lymphknotenentfernung bei der lokalen Therapie des Prostatakarzinoms

Die Rolle der Lymphknotenentfernung bei der lokalen Therapie des Prostatakarzinoms wird kontrovers diskutiert. Üblicherweise wird bei der radikalen Prostatektomie eine Lymphadenektomie im Bereich der Fossa obturatoria [Standard-Lymphadenektomie] und ggf. auch im Bereich der Iliaca interna- und externa-Abflussgebiete sowie der präsakralen Lymphknoten [extendierte Lymphadenektomie] durchgeführt. Bislang konnte nicht gezeigt werden, dass eine lokale Therapie bei Lymphknotenbefall kurativ sein kann. Deshalb wird bei frühen Tumoren mit sehr geringem Risiko eines Lymphknotenbefalls von vielen Arbeitsgruppen auf eine Lymphadenektomie verzichtet.

Bei Hochrisiko-Patienten wird in der Regel eine Lymphadenektomie durchgeführt. Vor einer Strahlentherapie erfolgt dies als separater operativer Eingriff.

Nachsorge nach erfolgter lokaler Therapie des Prostatakarzinoms

Nach radikaler Prostatektomie oder strahlentherapeutischer Therapie erfolgt die Nachsorge über eine PSA-Wert-Verlaufskontrolle. Nach operativer Therapie und somit kompletter Entfernung aller PSA-produzierenden Zellen muss der PSA-Wert unter der Nachweisgrenze des verwendeten PSA-Testverfahrens liegen. Diese Grenze liegt üblicherweise bei 0,1 bis 0,2 ng/ml. Liegt der PSA-Wert in diesem Bereich, liegt keine Aktivität des Pros-

P

tatakarzinoms vor. Weitere diagnostische Maßnahmen sind nur erforderlich, wenn es zu einem PSA-Anstieg kommt.

Nach einer strahlentherapeutischen Therapie sollte es zu einem Abfall des PSA-Wertes kommen. Da das Ursprungsorgan jedoch nicht entfernt wurde, konnte bislang keine PSA-Grenze als Äquivalent einer Heilung etabliert werden. Üblicherweise gilt ein Karzinom als kuriert, wenn der PSA-Wert auf ein niedriges Niveau fällt [z.B. < 0,5 ng/ml] und hier verbleibt. Ein 3-mal hintereinander ansteigender Wert wird nach Empfehlung der strahlentherapeutischen Fachgesellschaften üblicherweise als Tumorrezidiv angesehen.

Therapie des Rezidives nach lokaler Therapie des Prostatakarzinoms

Kommt es nach operativer Behandlung zu einem Rezidiv des Tumors [üblicherweise wird dies durch einen PSA-Anstieg festgestellt], stellen eine weitere Strahlentherapie, eine Hormontherapie oder auch – bei langsamer Dynamik des Progresses – eine abwartende Haltung die Therapieoptionen des Rezidives dar. Die Indikation zu einer der genannten Optionen richtet sich nach der initialen Histologie sowie dem Zeitpunkt und der Dynamik des Rezidivs.

Bei Rezidivnachweis nach Strahlentherapie ist eine Salvage-Operation möglich, jedoch komplikationsbehaftet. Alternative Therapieformen stellen hier neben der Hormontherapie auch neuere Verfahren wie die Kryoablation dar.

Therapie des metastasierten Prostatakarzinoms

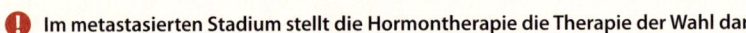 **Im metastasierten Stadium stellt die Hormontherapie die Therapie der Wahl dar.**

Der überwiegende Anteil der Prostatakarzinome ist bei ihrer Diagnose hormonsensitiv. Die Hormontherapie erfolgt grundsätzlich durch zwei verschiedene Medikamentengruppen:

- **Antiandrogene**, die zu einer Rezeptorblockade an den Prostatakrebszellen führen und dadurch die Wirkung des Testosterons blockieren.
- Der andere Wirkmechanismus ist der Testosteronentzug, der entweder durch **LH-RH-Analoga** [1-Monats- bis 3-Monats-Depotspritzen] oder durch eine **Orchiektomie** erzielt werden kann.

Kombinationsformen oder Monotherapien sind beschrieben und im Wesentlichen gleichwertig. Heutzutage stellt die Gabe eines LH-RH-Analogons die Standardtherapie der Hormonentzugstherapie dar.

Therapie des hormonrefraktären Prostatakarzinoms

Nach einem zeitlichen Verlauf von in der Regel 2–4 Jahren stellt sich nach der initial meist gut ansprechenden Hormontherapie ein hormonrefraktäres Stadium ein. Dies bedeutet, dass trotz einer Hormonentzugstherapie ein Progress des Prostatakarzinoms festgestellt wurde. In diesem Fall kann eine Umstellung der Hormontherapie zu einem erneuten therapeutischen Ansprechen des Tumors führen. Der Erfolg solcher Therapieänderungen wird meist über den PSA-Wert oder über bildgebende Verfahren kontrolliert. Kommt es nach Durchführung sekundärer Hormonmanipulationen zu einem weiteren Progress, stellt die Chemotherapie eine weitere Option dar.

Chemotherapie des Prostatakarzinoms

Die Chemotherapie wird aufgrund der initial sehr guten Ansprechraten sowie der relativ geringen Nebenwirkungen der Hormontherapie erst im hormonrefraktären Stadium eingesetzt. Docetaxel* hat als einziges Chemotherapeutikum bislang einen Überlebensvorteil in diesem Krankheitsstadium gezeigt, sodass eine Mono- oder Kombinationstherapie mit Docetaxel als Standardtherapie gilt.

Zur Behandlung von Knochenmetastasen wird die Gabe von Zoledronsäure* empfohlen. Dieses Bisphosphonat konnte in prospektiv randomisierten Studien eine klare Reduktion von Knochenkomplikationen zeigen. Weitere Behandlungsoptionen bei schmerzhaften Knochenmetastasen ist eine spezifische Bestrahlung bei singulären Metastasen, bei multiplen Metastasen stellt eine Radionuklidtherapie eine weitere Option dar.

Quellenhinweise
Abb. 1, 2: Reuter: Springer Lexikon Medizin, Springer Verlag 2004

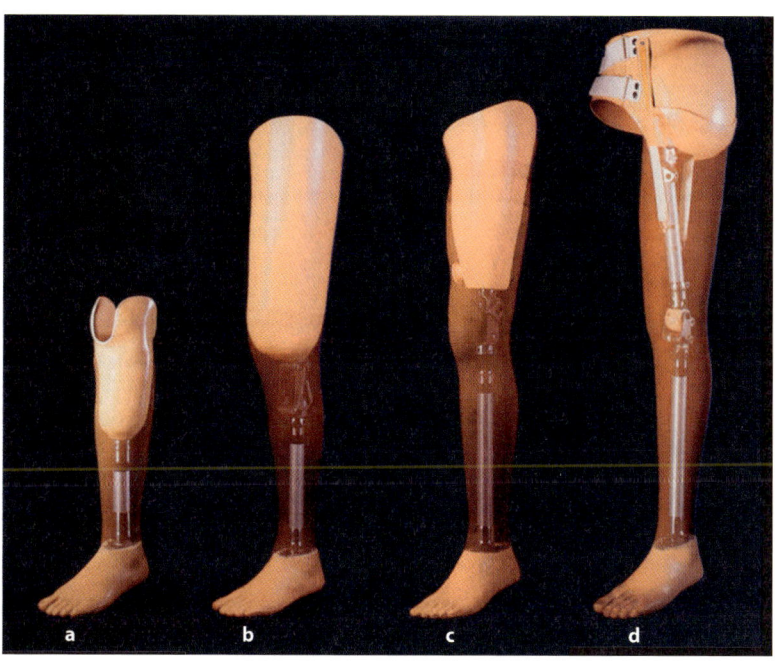

Abb. P89. Prothese. Modular-prothesen für **a** Unterschenkel-amputation, **b** Knieexartikulation, **c** Oberschenkelamputation, **d** Hüftexartikulation

wird häufig bei Wund- und Harnwegsinfekten gefunden; *s.a. Essay Nosokomiale Infektionen S. 723*

Pro|the|se *f: Syn: Gliedersatz, Kunstglied*; aus körperfremdem Material gefertigter Ersatz für fehlende oder amputierte Gliedmaßen oder andere Körperteile; manche Prothesen erfüllen nur eine ästhetische Funktion [z.B. Schmuckarme], während andere Prothesen gezielt für bestimmte Aufgaben kreiert werden [z.B. Arbeitsarme mit Haken oder Spitzzange]; durch die Entwicklung von Mikrochips hat die Konstruktion von Prothesen einen vorher nicht gekannten Aufschwung genommen; **myoelektrische Prothesen** nehmen die Impulse noch vorhandener Muskeln oder Nerven auf und setzen sie über Elektromotoren in feinabgestimmte Bewegungen der Prothese um; trotz der verbesserten Amputationstechniken, Werkmaterialen und Konstruktionsprinzipien [Modularbauweise] ist jede Prothese doch nur ein Ersatz und die psychologische Führung der Patienten sollte jederzeit darauf Rücksicht nehmen; die Indikation zur Prothesenversorgung hängt vom Einzelfall [Lebensalter, Beruf, andere Schäden oder Behinderungen, Prognose usw.] ab

bikondyläre Prothese: Prothese, die zwei Gelenkkondylen ersetzt, z.B. bikondyläre Knieendoprothese

monokondyläre Prothese: Teilprothese, die die Gelenkfläche und z.T. auch Knochensubstanz einer Gelenkkondyle ersetzt, z.B. monokondyläre Schlittenprothese des Kniegelenkes

passive Prothese: Bezeichnung für Prothesen, die keine aktive Funktion [außer Gegenhalt oder Stützfunktion] wahrnehmen, sondern nur kosmetischen Aspekten dienen [z.B. Schmuckarm]

retropatellare Prothese: Ersatz der retropatellaren Gleitfläche im Rahmen einer Knieendoprothese bei Pangonarthrose

Pro|the|sen|en|do|kar|di|tis *f: s.u. infektiöse Endokarditis*

Pro|thi|a|den *nt:* → *Dosulepin*

Pro|thi|on|a|mid *nt:* → *Protionamid*

Pro|thi|pen|dyl *nt:* Antihistaminikum; Neuroleptikum; **Anw.:** endogene und exogene Psychosen, Erregungszustände; **Dosierung:** 40–80 [–160] mg/d p.o.; **NW:** orthostatische Kreislaufstörungen

Pro|throm|bin|kon|sump|tions|test *m:* Gerinnungstest, der den Prothrombinverbrauch bei Spontangerinnung misst

Pro|throm|bin|zeit *f: Syn: Quick-Wert, Quick, Thromboplastinzeit*; Gerinnungstest zur Diagnose von Störungen der Faktoren II, V, VII und X; misst die Thrombinbildung nach Aktivierung mit Gewebethromboplastin; der Normalbereich liegt bei 70–100 [130] %; *s.a. Gerinnungsstatus*

Pro|ti|on|a|mid *nt: Syn: Prothionamid, 2-Propylisonicotinthioamid*; Tuberkulostatikum; wirkt weniger gut gegen Mycobacterium leprae, M. avium, M. kansasii und M. fortuitum; **Anw.:** Kombinationstherapie der Tuberkulose, v.a. bei Resistenz gegen Isoniazid; **Dosierung:** 0,75–1,0 g/d p.o. als Einmalgabe oder verteilt auf 2 bis 3 Einzeldosen; Kinder 8–10

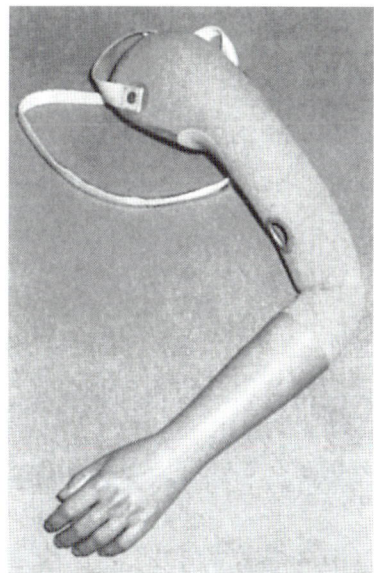

Abb. P90. Passive Prothese. Schmuckarm für kurzen Oberarmstumpf

mg/kg KG tgl.; **NW**: Kopfschmerzen, Schwindel, Unruhe, Schlafstörungen, Depressionen, Krampfneigung besonders bei Epileptikern, Photosensibilisierung der Haut, Akne, Neuritis, Eosinophilie, Neutropenie, gastrointestinale Störungen, Leberschädigungen besonders bei Diabetikern, Hypothyreose, Gynäkomastie; **Kontraind.**: Gravidität [1. Trimenon], schwere Leberschäden

Pro|to|nen|pum|pen|hem|mer *pl*: *Syn: Protonenpumpenblocker, Protonenpumpeninhibitoren*; Substanzen, die die Salzsäurebildung in den Belegzellen der Magenschleimhaut durch Hemmung der H^+/K^+-ATPase herabsetzen; *s.a. Essay Gastroösophageale Refluxkrankheit S. 1339, Essay Gastritis und peptisches Ulkus S. 443*

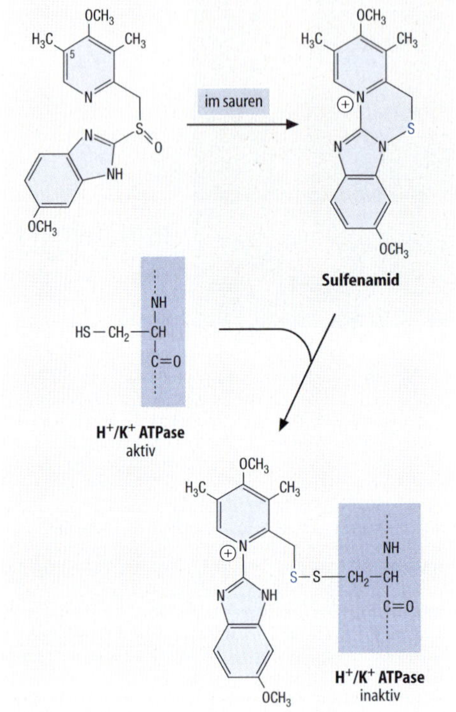

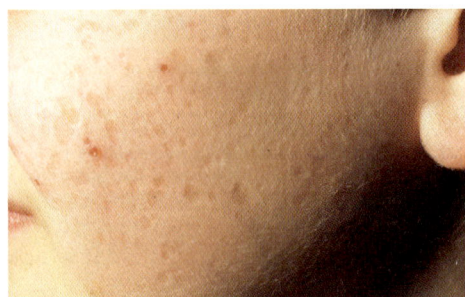

Abb. P91. Protonenpumpenhemmer. Struktur und Wirkungsmechanismus von Omeprazol

Pro|to|por|phy|ria erythropoetica *f*: *Syn: erythrohepatische Protoporphyrie, erythropoetische Protoporphyrie, protoporphyrinämische Lichtdermatose*; schon in der Kindheit beginnende

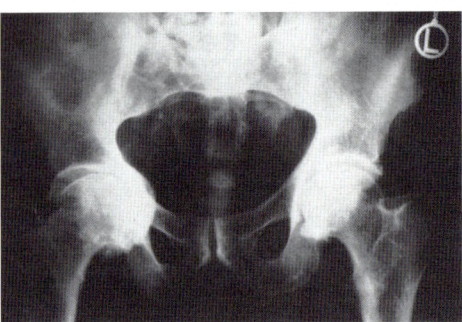

Abb. P92. Protoporphyria erythropoetica

Variante der erythrohepatischen Porphyrie*; die klinische Symptomatik hängt vom jeweiligen Subtyp [Dermatitis-, Pruritus-, Urtikaria-, Hydro-vacciniformia-Typ] ab; **Therapie**: Vermeidung von UV-Exposition, UVA-Blocker; eine Gentherapie ist in Erprobung

Pro|top|sis bulbi *f*: → *Exophthalmus*

Pro|to|zo|o|no|se *f*: *Syn: Protozoeninfektion*; Protozoen [Einzeller] können zu einer Reihe von Infektionen des Menschen führen; am häufigsten als Befall von Blut/Gewebe [z.B. durch Trypanosoma, Leishmania, Plasmodium] oder des Darmtraktes [z.B. durch Giardia, Entamoeba, Balantidium]; *s.u. Essay Parasitosen S. 1217, Essay Tropenkrankheiten – importierte Krankheiten S. 1571*

Pro|tru|sio acetabuli *f*: Vorwölbung des Pfannenbodens in das kleine Becken; sowohl als **idiopathische Protrusio acetabuli** als auch als **erworbene Protrusio acetabuli** nach Einstauchungsfrakturen des Pfannenbodens, bei Morbus Bechterew und chronischer Polyarthritis; **Therapie**: Totalendoprothese

Abb. P93. Protrusio acetabuli

Pro|tru|sio bulbi *f*: → *Exophthalmus*

Pro|tru|si|ons|schie|ne *f*: *s.u. Essay Schlafstörungen S. 1413*

Pro|vi|ta|min A *nt*: → *Betacaroten*

Pro|vo|ka|ti|on *f*: *Syn: Provokationstest, Provokationsprobe*; Auslösung von Krankheitssymptomen durch kontrollierte Reize, z.B. bei der Allergietestung; wird als **konjunktivale Provokation** [Rötung, Juckreiz, Schwellung], **nasale Provokation** [Juckreiz, Niesen, Rhinitis], **pulmonale Provokation** [Veränderung von Lungenvolumina] oder **orale Provokation** [gastrointestinale Beschwerden] durchgeführt; die **arbeitsplatzsimulierende Provokationstestung** spielt v.a. im Bereich des Berufsasthmas eine wichtige Rolle; *s.a. Essay Lungen- und Atemwegserkrankungen durch Arbeit und Umwelt S. 1265*

Pro|xy|me|ta|ca|in *nt*: Lokalanästhetikum vom Ester-Typ; wird praktisch nur zur Oberflächenanästhesie am Auge [Tonometrie, Fremdkörperentfernung aus Cornea oder Conjunctiva usw.] verwendet

PRPP-Synthetase *f*: → *Phosphoribosylpyrophosphatsynthetase*

Pru|ni spinosae flos *m*: getrocknete Blütenblätter der Schlehe*

Pru|ni spinosae fructus *m*: reife Früchte der Schlehe*

Pru|ri|go *f*: *Syn: Juckblattersucht*; Oberbegriff für stark juckende Hautkrankheiten mit Knötchen- oder Knotenbildung; die **aktinische Prurigo** ist eine Sonderform der polymorphen Lichtdermatose nach Sonnenexposition mit juckendem, papulösem Ausschlag an Gesicht, Rumpf und Schulter; die **nodulöse Prurigo** oder **Hyde-Krankheit** ist eine v.a. Frauen im mittleren oder höheren Alter befallende chronische Variante mit großen, heftig juckenden Knoten der Extremitätenstreckseiten; die Kratzeffekte sind oft tief und die Abheilung erfolgt mit auffälligen hypo- oder hyperpigmentierten, atrophen, seltener auch hypertrophen Narben

die **Prurigo simplex subacuta** verläuft subakut oder chronisch mit heftigem Juckreiz; oft ist nicht klar, ob die Dermatose durch einen exogenen Faktor ausgelöst wurde oder ob das Kratzen als Ursache angesehen werden muss; **Klinik**:

P

linsengroße, intensiv juckende Papeln, mit frischen und älteren Kratzeffekten; nur die Regionen, die mit den Händen erreichbar sind, tragen auch Läsionen, weshalb der Rücken meist frei ist; die Papeln heilen unter Hinterlassung atropher Narben, die von einem hyperpigmentierten Hof umgeben werden, ab; **Therapie:** Antihistaminika, Corticoide extern die meist im 2. Schwangerschaftstrimenon auftretende **Prurigo gestationis** zeigt kleine, stark juckende Papeln am Stamm und den Extremitätenstreckseiten die Läsionen heilen nach der Geburt schnell ab, hinterlassen aber hyperpigmentierte Flecken; die Neugeborenen sind gesund; eine meist im 3. Trimenon auftretende Prurigo bei benigner intrahepatischer Cholestase ist die **Prurigo gravidarum**; sie tritt bei ca. 1 % aller Schwangeren auf; der Ikterus wird i.d.R. 4 Wochen später sichtbar; die Neugeborenen sind gesund; oft kommt es aber zu Frühgeburt und niedrigem Geburtsgewicht

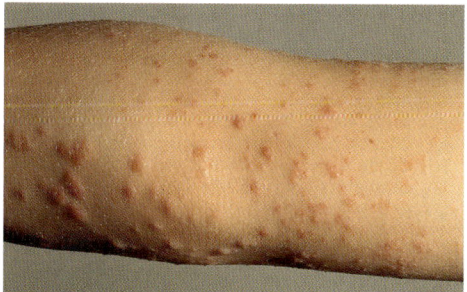

Abb. P94. Prurigo. Prurigo simplex subacuta

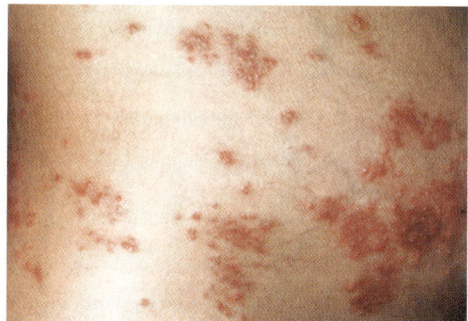

Abb. P95. Prurigo. Prurigo gestationis

Prurigo aestivalis: → *Lichtekzem*
Prurigo Besnier: → *atopisches Ekzem*
Pseud|al|les|che|ria boydii *f:* saprophytischer Fadenpilz, der Hautinfektionen [**Pseudallescheriose**], aber auch eine schwer verlaufende **Pseudallescheria boydii-Pneumonie** nach Aspiration von kontaminiertem Wasser verursachen kann; **Therapie:** Ketoconazol*, Itraconazol* oder Miconazol*
Pseud|ar|thro|se *f:* **Syn:** *Falschgelenk, Scheingelenk, Pseudogelenk, Pseudoarthrose;* angeborene Pseudarthrosen [z.B. **Klavikulapseudarthrose**, meist rechtsseitig, wahrscheinlich durch Pulsation einer hochstehenden Arteria subclavia bedingt] sind eher selten; häufiger sind Pseudarthrosen nach Fraktur oder Osteotomie; eine Pseudarthrose liegt vor, wenn die Unterbrechung der Knochenkontinuität sechs Monate nach der Fraktur oder Knochendurchtrennung noch nicht verheilt ist; deshalb wird oft der engl. Terminus **non-union** bevorzugt; als **Ursache** kommen v.a. mangelnde Blutversorgung, unzureichender Kontakt der Fragmente, mechanische Unruhe, Infekte und systemische Faktoren [Diabetes, Steroidtherapie] in Frage; **Diagnose:** Klinik, Röntgen [Tomografie, CT, MRT, Szintigrafie] v.a. zur Unterscheidung von **vitaler Pseudarthrose** [weist eine gute Vaskularisierung auf; i.d.R. hyper-

trophe Auftreibung bis hin zu **Elefantenfußpseudarthrose**; meist ist das Problem eine Instabilität der Fraktur] und **avitaler Pseudarthrose** [zeigt neben Instabilität auch eine ungenügende Durchblutung und oft infizierte Areale oder Sequester, hypotroph bis atroph]; **Therapie:** bei vitaler Pseudarthrose i.d.R. Stabilisierung und/oder Kompression der Fragmente [Plattenosteosynthese von Unterarmknochen oder Klavikula, Marknagelung von Tibia, Femur und Humerus]; bei avitaler Pseudarthrose operative Entfernung infizierter oder nekrotischer Knochenteile; anschließend stabile Osteosynthese, evtl. Spongiosaplastik oder Knochentransplantation

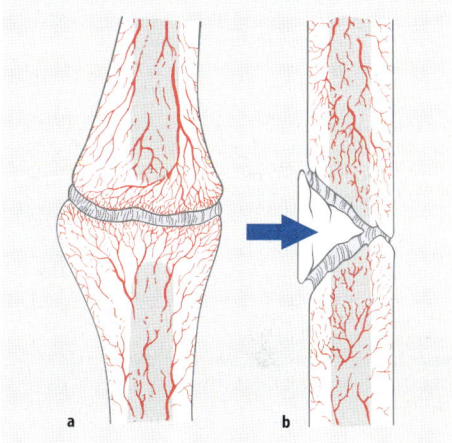

Abb. P96. Pseudarthrose. a vital, **b** avital

Pseu|do|ar|thro|se *f:* → *Pseudarthrose*
Pseu|do|croup *m:* Synonym für spastischer Krupp, akuter infektiöser Krupp und Kruppsyndrom; *s.u. Kruppsyndrom*
Pseu|do|e|phe|drin *nt:* indirektes Sympathomimetikum, Vasokonstriktor; **Anw.:** Husten, Rhinitis, Heuschnupfen, Asthma bronchiale; Appetitzügler; **Dosierung:** Erwachsene und Kinder über 12 Jahre 3 × tgl. 60 mg p.o., Kinder von 6–12 Jahren 3 × tgl. 30 mg, Kinder von 2–5 Jahren 3 × tgl. 15 mg; **NW:** zentrale Erregung, Unruhe, Angst, Schlafstörungen, Herzklopfen, Rhythmusstörungen, Miktionsbeschwerden mit Harnretention bei vorbestehender Prostatahyperplasie; **Kontraind.:** absolut: Hypertonie, Blasenentleerungsstörungen, Schwangerschaft, Stillperiode, Kindern unter 2 Jahren; relativ: schwere Leber- und Nierenfunktionsstörungen, schwere organische Herz- und Gefäßveränderungen, Herzrhythmusstörungen
Pseu|do|e|ry|si|pel *nt:* → *Erysipeloid*
Pseu|do|ex|fo|li|a|ti|ons|glau|kom *nt:* sehr häufige Form des Sekundärglaukoms; dabei lagert sich feinfibrilläres Material, das insbesondere vom Ziliarepithel gebildet wird, u.a. auf der Linse und im Kammerwinkel ab und verstopft die Abflusswege des Kammerwassers; es treten oft hohe, stark schwankende Augeninnendruckwerte auf; *s.u. Essay Glaukome S. 497*
Pseu|do|fol|li|cu|li|tis barbae *f:* → *Pili incarnati/recurvati*
Pseu|do|frak|tur *f:* **Syn:** *Scheinfraktur;* feine Aufhellungslinie im Röntgenbild, die eine Fraktur vortäuscht; *s.a. Essay Fraktur, Luxation, Distorsion S. 423*
Pseudo-Fröhlich-Syndrom *nt:* **Syn:** *Pseudodystrophia adiposogenitalis;* durch eine Pubertätsfettsucht vorgetäuschter Morbus Fröhlich
Pseu|do|ge|lenk *nt:* → *Pseudarthrose*
Pseu|do|gicht *f:* → *Chondrokalzinose*
Pseu|do|glot|tis *f:* s.u. *Laryngektomie*
Pseu|do|hä|mat|u|rie *f:* **Syn:** *falsche Hämaturie;* Ausscheidung ei-

1315

nes rotgefärbten Harns, z.B. bei Hämoglobinurie oder nach Verzehr von Roter Bete

Pseu|do|hä|mo|phi|lie, hereditäre/vaskuläre f: → *von Willebrand-Jürgens-Syndrom*

Pseu|do|her|nie f: *Syn: Scheinbruch, Hernia spuria*; kompletter oder teilweiser Eingeweidevorfall ohne Bruchsack; *s.a. Essay Eingeweidebrüche/Hernien S. 577*

Pseu|do|hy|per|pa|ra|thy|re|oi|dis|mus m: *Syn: paraneoplastischer Hyperparathyreoidismus*; *s.u. Hyperparathyreoidismus*

Pseu|do|hy|po|ka|li|ä|mie f: bei Patienten mit sehr hohen Leukozytenzahlen [Leukämien] kann es zu einer in-vitro-Aufnahme von Kalium in die Leukozyten kommen, die eine Hypokaliämie vortäuscht

Pseu|do|hy|po|na|tri|ä|mie f: durch einen Messfehler, v.a. bei der indirekten ionensensitiven Methode, vorgetäuschte Erhöhung des Plasmaspiegels von Natrium; *s.a. Essay Prä- und postoperative Störungen im Flüssigkeits- und Elektrolythaushalt S. 327, Essay Akute Störungen des Wasser-, Elektrolyt- und Säure-Basen-Haushalts S. 1387*

Pseu|do|hy|po|pyon m: diffuse Aussaat eines endophytisch wachsenden Retinoblastoms kann bis zur Tumorzellinfiltration der Vorderkammer führen; *s.u. Essay Retinoblastom S. 1355*

Pseu|do|krupp m: *Syn: Pseudocroup*; Synonym für spastischer Krupp, akuter infektiöser Krupp und Kruppsyndrom; *s.u. Kruppsyndrom*

Pseudo-LE-Syndrom nt: → *Pseudo-Lupus-erythematodes-Syndrom*

Pseu|do|leuk|ä|mie f: *Syn: Hyperleukozytose, leukämoide Reaktion, leukämische Reaktion*; extreme Leukozytose mit einer Erhöhung der Leukozytenzahl auf Werte über 20.000/µl und starker Linksverschiebung

Pseudo-Lupus-erythematodes-Syndrom nt: *Syn: Pseudo-LE-Syndrom, Lupus-erythematodes-ähnliches Syndrom*; durch verschiedene Arzneimittel [Hydralazin, Hydantoine, Sulfonamide] verursachte lupusartige Erkrankung, die nach Absetzen des Medikamentes verschwindet

Pseu|do|lym|phom nt: gutartige Schwellung des lymphatischen Gewebes, die nach Wegfall des auslösenden Reizes wieder verschwindet; man unterscheidet T-Zell-Pseudolymphome [z.B. lymphomatoide Papulose] und B-Zell-Pseudolymphome, die als **follikuläre B-Zell-Pseudolymphome** [z.B. Lymphozytom] und **nicht-follikuläre B-Zell-Pseudolymphome** [v.a. persistierende Insektenstichreaktion] auftreten können

Pseu|do|mal|le|us m: → *Malleoidose*

Pseu|do|me|ko|ni|um|i|le|us m: *s.u. Mekoniumileus*

Pseu|do|me|nin|gi|tis f, pl **-tiden**: *Syn: Meningismus, meningeales Syndrom*; durch eine Reizung der Hirnhäute entstehender Symptomenkomplex [Kopfschmerz, Nackensteife], der eine Hirnhautentzündung vortäuschen kann

Pseu|do|mo|nas f: Gattung gramnegativer, lophotrich begeißelter Stäbchenbakterien; zeichnen sich durch ihre Anspruchslosigkeit und hohe Umweltresistenz aus; da sie v.a. im feuchten Milieu [Waschbecken, Luftbefeuchter, Waschlappen, Blumenvasen etc.] gedeihen, werden sie auch als **Nasskeime** oder **Pfützenkeime** bezeichnet; v.a. Pseudomonas aeruginosa ist als Erreger von Nosokomialinfektionen gefürchtet; *s.a. Essay Nosokomiale Infektionen S. 723*

Pseudomonas aeruginosa: Syn: Pyozyaneus, Pseudomonas pyocyanea, Bacterium pyocyaneum; ubiquitär verbreiteter Eitererreger, der z.T. leuchtende Farbstoffe [Pyoverdin, Pyozyanin] bildet; häufiger Krankenhauskeim, der Infektionen der Harn- und Atemwege, Hirnhäute und von Brandwunden verursacht; typisch sind blaugrüner Eiter und ein charakteristischer Geruch; **Therapie:** Aminoglykosidantibiotika [Gentamicin*, Tobramycin*, Netilmicin*, Amikacin*]

Pseudomonas mallei: Syn: Burkholderia mallei, Actinobacillus mallei; Erreger des Maliasmus*

Pseudomonas pseudomallei: Syn: Burkholderia/Actinobacillus pseudomallei; Erreger der Malleoidose*

Pseu|do|mo|nin|säu|re A f: → *Mupirocin*

Pseu|do|my|ko|se f: an eine Pilzinfektion erinnernde Infektionskrankheit durch andere Erreger [z.B. Aktinomykose, Nokardiose]

Pseu|do|neu|ri|tis f: *Syn: Scheinneuritis, Pseudoneuritis optica*; an-

geborene Anomalie der Sehnervenpapille ohne pathologischen Wert; als **Pseudoneuritis hypermetropica** bezeichnet man eine Unschärfe der Papille bei Weitsichtigkeit [Hypermetropie]

Pseu|do|pel|la|de Brocq f: *Syn: Alopecia atrophicans, Alopecia areata atrophicans*; erworbene, vernarbende Alopezie mit kleinen, scharf begrenzten Herden; Teilsymptom von z.B. systemischer oder zirkumskripter Sklerodermie, vernarbendem Pemphigoid, Lichen ruber usw.

Pseu|do|pol|y|po|sis f, pl **-ses**: *Syn: entzündliche Polypose*; durch eine entzündliche Schleimhautwucherung vorgetäuschtes Vorkommen multipler Polypen; *s.a. Polypose*

Pseu|do|rotz m: → *Malleoidose*

Pseu|do|skle|ro|der|mie f: *s.u. Sklerodermie*

Pseu|do|trun|cus aortalis m: *s.u. Pulmonalatresie*

p.s.-Heilung f: sekundäre Wundheilung*; *s.a. Essay Wundbehandlung S. 1699*

Psit|ta|ko|se f: *Syn: Ornithose, Papageienkrankheit*; von Vögeln auf den Menschen übertragene meldepflichtige Infektionskrankheit durch **Chlamydia psittaci**; i.d.R. hoch fieberhafter, grippeähnlicher Verlauf mit atypischer Pneumonie; **Diagnose:** Antikörpernachweis [KBR]; **Therapie:** Doxycyclin*

Pso|as|rand|zei|chen nt: *Syn: Hutter-Zeichen, Psoasrandphänomen, Psoaszeichen*; bei infektiös-toxischer Nierenparenchymschädigung findet man im Röntgenbild die geradlinige Begrenzung des Nierenbeckens durch eine mediale Anlagerung des Musculus psoas major

Pso|as|zei|chen nt: **1.** → *Psoasrandzeichen* **2.** verbreiterter unscharfer Psoasschatten im Röntgenbild bei Psoasabszess

Pso|ra|le|ne pl: in verschiedenen Pflanzen vorkommende Stoffe, die UV-Licht absorbieren und z.T. phototoxisch wirken; *s.a. PUVA-Therapie*

Pso|ri|a|sis f, pl **-ses**: *Syn: Schuppenflechte*; häufige, chronische Hautkrankheit mit rötlicher Schuppung und evtl. entzündlicher Gelenkbeteiligung; neben einer genetischen Disposition spielen Triggerfaktoren eine Rolle bei der Auslösung; die meisten Formen sind auf die Haut beschränkt, daneben gibt es aber auch Varianten mit schweren extrakutanen Symptomen; am weitaus häufigsten ist die **Psoriasis vulgaris** mit charakteristischen scharf begrenzten, erythematösen Plaques und silbrigen Schuppen; sie ist weltweit verbreitet, tritt aber bei Weißen wesentlich häufiger auf; ihre Prävalenz beträgt ca. 5 % jenseits des 50. Lebensjahres; Personen mit HLA-Cw6 haben ein zehnfach erhöhtes Erkrankungsrisiko; bei HLA-B27 besteht eine Disposition für Arthritis* psoriatica; *s.u. Essay Psoriasis S. 1317*

Psoriasis arthropathica: → *Arthritis psoriatica*

Pso|ri|a|sis|ar|thri|tis f, pl **-tiden**: → *Arthritis psoriatica*

Psoriasis-Arthropathie f: → *Arthritis psoriatica*

Pso|ri|a|sis|phä|no|me|ne pl: Sammelbegriff für Kerzenfleckphänomen*, Phänomen* des letzten Häutchens und Phänomen* des blutigen Taus

Psy|cho|lep|ti|kum nt, pl **-ka**: → *Neuroleptikum*

Psy|cho|me|trie f: objektive Messung von psychischen Funktionen und Verhaltensweisen

Psy|cho|phar|ma|ka pl: *Syn: psychotrope Substanzen*; Arzneimittel, die auf das ZNS einwirken und damit psychische Vorgänge beeinflussen; man unterscheidet: **Neuroleptika** [Mittel mit angstlösender, beruhigender und sedierender Wirkung], **Antidepressiva** [Mittel gegen Depressionen], **Ataraktika** [Mittel mit vorwiegend dämpfender Wirkung auf die Psyche; heben Spannungs-, Erregungs- und Angstzustände auf und wirken auch auf dadurch bedingte Begleitsymptome], **Psychodysleptika** [lösen bei gesunden Personen abnorme Erlebniszustände aus] und **Psychostimulanzien** [erhöhen die Aktivität des Zentralnervensystems]

Psy|cho|se f: allgemeine Bezeichnung für psychische Krankheiten mit einem phasen- bzw. schubweisen oder chronisch fortschreitenden Verlauf und die zu schweren Störungen psychischer Funktionen bzw. des Verhaltens führen; durch diese markanten Störungen kommt es zu erhebliche Konflikten mit dem Umfeld, da die Betroffenen häufig sozialen Normen nicht mehr entsprechen; eine Abgrenzung zu schwe-

Psoriasis

Syn.: Schuppenflechte

P. Altmeyer, A. Potthoff

Die Psoriasis ist eine chronische, schubweise verlaufende Hauterkrankung mit genetischer Disposition. Eine Gelenkbeteiligung ist möglich. Mit einer Prävalenz von 1–3 % ist sie eine der häufigsten Hauterkrankungen. Sie wird durch vielfältige Faktoren getriggert.

Einteilung

Unterschieden werden 2 Typen in Abhängigkeit vom Krankheitsbeginn. Die **Psoriasis Typ I** manifestiert sich vor dem 40. Lebensjahr. Die Familienanamnese ist meist positiv. Schwere Verläufe mit häufigen Rezidiven werden beschrieben. Dagegen beginnt die **Psoriasis Typ II** nach dem 40. Lebensjahr. Die Familienanamnese ist negativ und der Verlauf milder.

Je nach klinischer Morphe und Ausdehnung wird weiter unterteilt in **Psoriasis vulgaris, Psoriasis pustulosa, Psoriasis arthropathica** und **Erythrodermia psoriatica**.

Weiterhin wird die Psoriasis nach der Lokalisation eingeteilt: **Psoriasis capitis** [Kopfhaut], **Psoriasis inversa** [axillär, inguinal, Genitalbereich], **Psoriasis palmoplataris** [Hände und Füße].

Pathogenese

Es wird eine multifaktorielle Vererbung mit unvollständiger Penetranz angenommen. Einige Genloci sind bereits beschrieben [PSORS 1–8]. Eine Assoziation mit verschiedenen HLA-Typen [HLA-B13, HLA-Bw57, HLA-Cw6, HLA-B27 und HLA-Cw29] ist bekannt. Durch dermale dendritische Zellen und Makrophagen werden Interferon γ-produzierende CD4+ T-Lymphozyten aktiviert, die durch die Expression von *Homing*-Signalen die Epidermis und Dermis infiltrieren können. Chemokine fördern die Adhäsion von T-Lymphozyten und neutrophilen Granulozyten. In psoriatisch veränderter Haut werden zahlreiche Entzündungsmediatoren nachgewiesen, z.B. TNF α, IL-8 und IL-19. Durch Keratinozyten-stimulierende Mediatoren kommt es zu einer Beschleunigung des Zellzyklus. Zellen der Basalzellschicht benötigen nur noch 4 Tage, um das Stratum corneum zu erreichen [8-fach beschleunigt].

Klinik

Die häufigste Form der Psoriasis ist die **Psoriasis vulgaris**. Sie ist gekennzeichnet durch einen variablen klinischen Verlauf. Die Hautveränderungen reichen von Kopfschuppung bis zur Erythrodermie. Typisch sind erythematöse Plaques mit silbriger Schuppung an den Streckseiten der Extremitäten. Besonders betroffen sind die Knie- und Ellenbogenregion sowie der Sakralbereich [Abb. 1]. Ohne Behandlung bleiben diese oft über Monate bestehen [**chronisch stationärer Typ**]. Bei Erstmanifestation zeigt sich häufig eine disseminierte, kleinfleckige Form [**Psoriasis punctata/guttata**] [Abb. 2]. Bei der **Psoriasis inversa** sind insbesondere die Beugefalten betroffen, hier fehlt oft die typische Schuppung. An den Händen und Fußsohlen manifestiert sich die Psoriasis häufig als Hyperkeratosen und Rhagaden. Charakteristische Nagelveränderungen, z.B. Ölflecken, Krümelnägel und Tüpfelnägel, treten bei 30–50 % der Patienten auf [Abb. 3].

Die **Psoriasis pustulosa** kann isoliert an Händen und Füßen [**Typ Barber-Königsbeck**, Abb. 4] oder generalisiert, oft mit schweren Allgemeinsymptomen [**Typ Zumbusch**] auftreten. Neben klassischen psoriatischen Hautveränderungen treten sterile Pusteln auf gerötetem Grund auf. 10–15 % der Psoriasispatienten leiden an einer **Psoriasisarthritis** [Arthritis* psoriatica]. Typisch ist hier ein Befall der Gelenke „im Strahl" [„Wurstfinger" im Gegensatz zur chronischen Polyarthritis]. Bei Befall der Wirbelsäule zeigt sich ein ähnliches Bild wie bei dem Morbus* Bechterew mit entzündlicher Zerstörung der kleinen Wirbelgelenke und Sakroileitis. Auch hier ist eine Assoziation mit HLA-B27 beschrieben.

Triggerfaktoren

Bei einer genetischen Prädisposition führen äußere und innere Auslöser zu akuten Schüben. Ein isomorpher Reizeffekt [**Köbner-Phänomen***], z.B. durch enge Kleidung und Kratzen, ist bekannt. Nach Sonnenbränden,

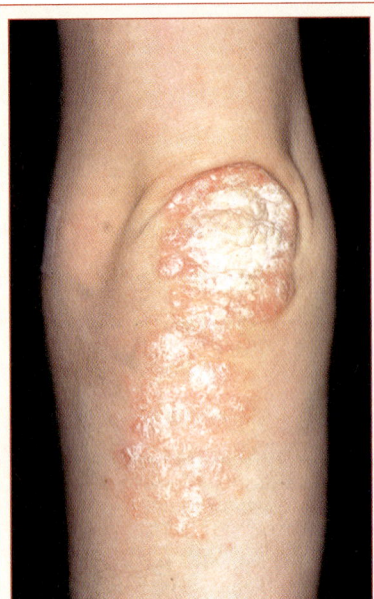

Abb. 1. Psoriasis vulgaris

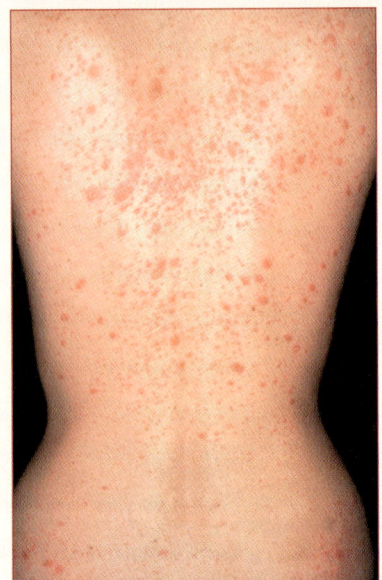

Abb. 2. Psoriasis guttata

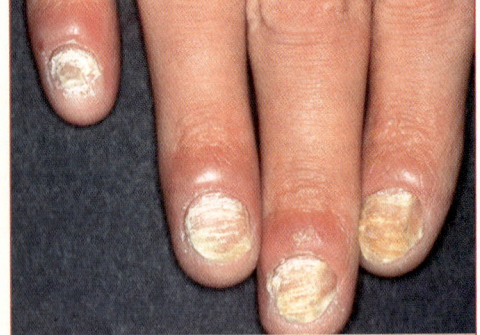

Abb. 3. Charakteristische Nagelveränderungen

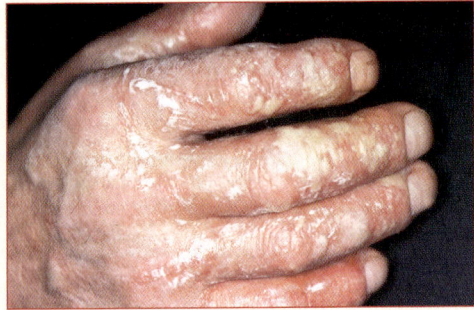

Abb. 4. Psoriasis pustulosa Typ Barber-Königsbeck

Verätzungen und Verletzungen [einschließlich OP-Narben] treten Hautveränderungen vermehrt in diesem Bereich auf. Weiterhin sollte nach entzündlichen Foci [z.B. Tonsillitis, Sinusitis], Grunderkrankungen [HIV, Diabetes mellitus] und psychischen Faktoren gesucht werden. Viele Patienten beschreiben eine Verschlechterung des Hautbildes im Frühjahr und im Herbst. Auch Medikamente kommen als Auslöser infrage, besonders β-Blocker* und nicht-steroidale Antiphlogistika*. Übermäßiger Alkoholkonsum ist einer der häufigsten Gründe für akute Exazerbationen. Bei Rauchern werden besonders therapieresistente Formen der Psoriasis palmoplantaris beobachtet.

Diagnose
Die Anamnese und Klinik sind in der Regel zur Diagnosefindung ausreichend. Bei unklarem Bild kann eine histologische Untersuchung einer Hautprobe erfolgen. Typischerweise sind die **Psoriasisphänomene** auslösbar:
- Beim **Kerzenfleckphänomen** tritt durch Kratzen an einem Plaque eine lamelläre Schuppung hervor, die wie Kerzenwachs aussieht.
- Weiteres Kratzen lässt ein dünnes Häutchen an der Basis des Plaques erkennen [**Phänomen des letzten Häutchens**].

- Wird dieses abgelöst, kommt es zur Eröffnung des Papillarkörpers, es entstehen punktförmige Blutungen [**Auspitz-Phänomen/ Phänomen des blutigen Taus**].

Differenzialdiagnosen

Eine **Syphilis** kann das klinische Bild einer Psoriasis nachahmen. Neben serologischen Befunden treten häufig Hautveränderungen an den Handinnenflächen und Lymphknotenschwellungen auf. Zu den weiteren Differenzialdiagnosen gehört eine **Tinea corporis**. Insbesondere bei der Psoriasis palmoplantaris und Befall der Nägel sollte eine Pilzkultur angelegt werden. Von der Psoriasis abzugrenzen sind [infektgetriggerte] Formen der **Pityriasis lichenoides chronica** mit einem polymorphen Exanthem am Rumpf in unterschiedlichen Entwicklungsphasen und die **Pityriasis rosea**. Hierbei kommt es zu einem solitären erythematösen Plaque am Stamm mit typischer, nach innen gerichteter Schuppenkrause. 1–2 Wochen später zeigt sich eine exanthematische Aussaat in den Hautspaltlinien. Die Hautveränderungen sind in der Regel symptomlos und heilen nach 1–3 Monaten ab. Die Ätiologie des **mikrobiellen Ekzems** ist noch nicht geklärt. Die Hautveränderungen werden häufig als nummuläre Variante der Psoriasis gesehen. Auch hier sollte ein Fokus ausgeschlossen werden.

Bei älteren Patienten sollte, insbesondere nach Arsen- und langfristiger UV-Therapie, differenzialdiagnostisch auch an **Rumpfhautbasaliome** gedacht werden. Die Differenzialdiagnosen der Erythrodermien umfassen u.a. neben der Psoriasis vulgaris **Arzneimittelexantheme**, das **atopische Ekzem** und **T-Zell-Lymphome**. Initiale T-Zell-Lymphome, die sich klinisch als **Parapsoriasis en grandes plaques** zeigen, können histologisch von der Psoriasis vulgaris abgegrenzt werden.

Bei Veränderungen an den Händen ist die Abgrenzung zu einem **dyshisdrotischen** oder **atopischen Handekzem** oft schwierig. Bei pustulösen Formen an den Händen ist eine bakterielle Superinfektion eines vorbestehenden Ekzems auszuschließen, ebenso das pustulöse **Bakterid Andrews**. Bei Gelenkbeteiligung muss eine **chronische Polyarthritis** ausgeschlossen werden.

Therapie

Allgemeinmaßnahmen

Die Therapie muss auf das Stadium der Psoriasis und die betroffene Region abgestimmt werden. Sie muss oft lebenslang zumindest intermittierend durchgeführt werden. Zu den Allgemeinmaßnamen gehören neben Nikotin- und Alkoholkarenz, Hautpflege und Sanierung eines entzündlichen Fokus die Meidung bekannter Triggerfaktoren. Dies gilt insbesondere im Bereich der Nägel. Diese sollten kurz geschnitten werden und Irritationen, z.B. durch Schreibmaschinen schreiben oder Klavier spielen, gemieden werden. Umschriebene Plaques und Rhagaden bessern sich unter Hydrokolloidfolien.

Externe Therapie

Zunächst müssen die Schuppen abgelöst werden [Keratolyse]. Hierzu eignet sich Salicylsäure* 2–10 % in fetter Grundlage ggf. unter Okklusion. Insbesondere bei großflächiger Anwendung und Kindern kann es zu einer erheblichen Resorption kommen. Hier eignen sich harnstoffhaltige [bis 20 %] Salben. Danach erfolgt ein Öl- oder Solebad. Bei leichten bis mittelschweren Hautveränderungen kommen Liquor detergens 2–10 %, Ichthyol, Vitamin D-Analoga, z.B. Calcipotriol*, und topische Retinoide zum Einsatz. Topische Steroide werden kurzzeitig bei ekzematisierter Psoriasis und hartnäckigen Plaques eingesetzt. Unter stationären Bedingungen kann eine Behandlung mit Cignolin* erfolgen. Aufgrund der damit verbundenen Hautreizung und der Verfärbung von Wäsche und Sanitäreinrichtungen ist diese Therapie ambulant schlecht durchführbar.

UV-Therapie

Einen hohen Stellenwert nimmt die UV-Therapie ein. Angewendet werden UVB [Normal- und 311 nm-Schmalspektrum] und PUVA-Therapie*. Die Kombination mit systemischen Retinoiden [im Sinne einer RePUVA-Behandlung] wirkt besonders gut bei der Psoriasis palmoplantaris. Zur Stabilisierung nach der Akuttherapie haben sich Klimakuren bewährt.

Systemische Therapie

Bei ausgedehntem therapieresistenten Befund [> 30 % des Integuments] ist eine stationäre Behandlung und eine systemische Therapie zu erwägen. Dies gilt auch für chronisch aktive Formen und die Arthritis* psoriatica. Die Systemtherapie sollte immer von einer Lokaltherapie begleitet werden, um die Wirksamkeit zu erhöhen und die Einzeldosen so gering wie möglich zu halten. Zum Einsatz kommen Fumarate* [Fumarsäureester], Methotrexat*, Ciclosporin* A, systemische Glucocorticoide, Acitretin*, Leflunomid* und seit kurzem Biologics wie Infliximab*, Eternacept* und Efalizumab*.

Die pharmakologischen Effekte der **Fumarsäureester** sind noch weitgehend unbekannt. Wahrscheinlich ist ein antiproliferativer Effekt auf Lymphozyten sowie eine selektive immunmodulatorische antipsoriatische Wirkung auf aktivierte T-Lymphozyten. Häufige Nebenwirkungen sind gastrointestinale Störungen, Leukopenien und Flush-Symptomatik. Die Therapie wird z.B. mit 1 Tablette Fumaderm® initial begonnen und innerhalb von 6 Wochen auf bis zu 6 Tabletten Fumaderm® gesteigert. Ein Abklingen der Hauterscheinungen ist nach ca. 4–6 Wochen zu erwarten, danach kann die Fumaratdosis auf die niedrigst mögliche Erhaltungsdosis reduziert werden.

Methotrexat [MTX] ist ein immunsuppressiv wirksames Zytostatikum, das als Folsäureantagonist wirkt. Eine Überwachung der Leber ist insbesondere ab kumulativen Dosen > 1,5 g notwendig. Es sind zahlreiche weitere Nebenwirkungen, insbesondere gastrointestinale Beschwerden, Blutbildstörungen und Hauterscheinungen, beschrieben. Diese treten bei der *Low-dose*-Therapie [7,5–10 mg/Woche], wie sie bei der Psoriasis eingesetzt werden, selten auf.

Ciclosporin A wurde als Immunsuppressivum für die Transplantationsmedizin entwickelt. Als Calcineurinantagonist hemmt es die Zytokinbildung in der Zelle. Bekannte unerwünschte Wirkungen sind u.a. Blutbildveränderungen, Magen-Darm-Störungen, Hypertonie und Nephrotoxizität. Die Initialdosis liegt bei 2,5–7,5 mg/kg KG/Tag, die Erhaltungsdosis bei 1–2,5 mg/kg KG/Tag.

Das Vitamin A-Säure-Derivat [Retinoid] **Acitretin** hemmt die Hyperproliferation von Keratinozyten in der psoriatischen Epidermis. Mögliche Nebenwirkungen sind eine Austrocknung der Haut und Schleimhäute, Hepatotoxizität und Hypercholesterinämie. Die Substanz ist teratogen. Die Therapie wird mit 30 mg/Tag begonnen, eine Steigerung auf bis zu 75 mg/Tag ist kurzzeitig möglich. Die Wirkung tritt in der Regel nach 4–6 Wochen ein, bis zur Abheilung dauert es ca. 2–3 Monate.

Leflunomid ist ein Pyrimidinsynthesehemmer, der die Lymphozytenneubildung unterdrückt. Die Dosierung beträgt initial [1.–3. Tag] 1-mal tgl. 100 mg, ab Tag 4 beträgt die empfohlene Erhaltungsdosis 1-mal tgl. 10–20 mg. Als Nebenwirkungen sind ein Blutdruckanstieg und Leberfunktionsstörungen beschrieben.

Biologics

Biologics wurden zunächst für die Therapie der rheumatoiden Arthritis entwickelt. Seit kurzem werden sie auch in der Behandlung der Psoriasis, insbesondere bei bestehender Gelenksymptomatik, eingesetzt. **Infliximab** ist ein monoklonaler Antikörper gegen TNF α. Er wird in einer Dosierung von 3–5 mg/kg KG i.v. in Woche 1, 2 und 6 eingesetzt, danach ggf. alle 8 Wochen als Erhaltungstherapie. Die Anwendung erfolgt in Kombination mit MTX. Eine Tuberkulose muss vor Verabreichung ausgeschlossen werden, schwere Infektionen und Herzinsuffizienz [NYHA 3–4] sind Kontraindikationen. **Etanercept** ist ein immunregulatorisch wirksames Fusionsprotein des TNF α-Rezeptors. Bei einer Dosierung von 25–50 mg 2-mal/Woche s.c. wurden neben lokalen Reaktionen an der Injektionsstelle gehäuft Infektionen beobachtet. **Efalizumab** ist ein humanisierter IgG1-Antikörper mit Bindungsstellen für LFA1 an der Oberfläche von T-Zellen. Hierdurch wird die Bindung von T-Zellen an ICAM 1 auf Endotheloberflächen verhindert. Die T-Zellen können nicht mehr in das Gewebe. Additiv wird die Ausschüttung proinflammatorischer Zytokine* verhindert. Die Initialdosis beträgt 0,7 mg/kg KG s.c., anschließend 1 mg/kg KG s.c. über 12 Wochen. Gelegentlich treten grippeähnliche Nebenwirkungen auf.

Ausblick

Die antipsoriatische Wirkung weiterer Immunmodulatoren wie Tacrolimus*, Mycophenolat-Mofetil* und Alefacept wurde in Studien bestätigt. Die Substanzen sind bisher für diese Indikation aber nicht zugelassen, sodass es sich um einen *off label use* handelt.

ren neurotischen Störungen bzw. Persönlichkeitsstörungen kann im Einzelfall schwierig sein; der nicht selten angewandte Begriff der **Borderline-Störung** [borderline *engl.* Grenzlinie] bezieht sich auf diese Grenze zwischen Psychose und Neurose

die Einteilung der Psychosen ist zurzeit in einem Übergangsstadium; die ICD10 betrachtet die Psychosen nicht mehr als eine Einheit, sondern verteilt sie auf verschiedene Gruppen; am verbreitetsten ist aber unverändert die klassische Einteilung in endogene und exogene Psychosen, wie sie über Jahrzehnte im deutschsprachigen Raum üblich war; **endogene Psychosen** sind danach ohne erkennbare Ursache entstehende Psychosen; dazu gehören Schizophrenie, affektive Psychosen, zykloide Psychosen und epileptische Psychose akute oder chronische Psychosen, die durch nachweisbare körperliche Erkrankungen verursacht werden, werden dementsprechend als **exogene Psychosen** [körperlich begründbare Psychose, akutes organisches Psychosyndrom] bezeichnet; der Begriff ist nicht eindeutig definiert und umfasst entweder alle nicht-endogenen Psychosen oder nur die akuten Formen durch eine schwere körperliche Schädigung, die direkt oder indirekt das Gehirn betrifft [z.B. Tumoren, Abszesse, Verletzungen, Morbus Cushing, Morbus Addison, Meningoenzephalitis, Typhus abdominalis]; zu den klinischen Syndromen gehören z.B. Delir und Halluzinosen; *s.a. Essay Affektive Störungen S. 1495, Essay Dementielle Syndrome S. 239*

affektive Psychosen: *Syn: Affektpsychosen, Zyklothymien, affektive Störungen, manisch-depressive Krankheiten*; Oberbegriff für Psychosen mit Störungen der Affektivität; können sich vorwiegend durch Manie oder Depression äußern; der Verlauf ist i.d.R. phasenhaft mit vollständiger Remission und gesunden Intervallen; Residualzustände sind selten; vom Verlauf her unterscheidet man **monopolare Psychosen** [nur depressive oder manische Phasen] von **bipolaren Psychosen** [abwechselnd depressive und manische Phasen], und **monophasische Psychosen** [einmalige Manie oder Depression] von **polyphasischen Psychosen** [mehrmalige Manien oder/und Depressionen]; am häufigsten sind **polyphasisch-monopolare** und **monophasisch-monopolare Depressionen**, z.B. als postpartale Depressionen; bei nur ca. 1/3 der Patienten ist der Verlauf typisch bipolar; insgesamt sind depressive Phasen 3-mal häufiger als manische Phasen und mit einer Phasendauer von 4–6 [–12] Monaten auch kürzer; *s.u. Essay Affektive Störungen S. 1495*

schizoaffektive Psychosen: *Syn: Mischpsychosen, atypische endogene Psychosen*; affektive Störungen, die nicht eindeutig zugeordnet werden können; es handelt sich um endogene Psychosen mit Symptomen aus dem Bereich der Schizophrenie und der affektiven Psychosen oder Sonderformen der Schizophrenie, bei denen Anfangs affektive Störungen im Vordergrund stehen; **klinisch** finden sich schizophrene Symptome [z.B. Ich-Störungen, Halluzinationen] und manische Stimmung [z.B. Erregung, Gereiztheit, Antriebssteigerung] oder depressive Verstimmtheit [z.B. Schlafstörungen, Konzentrationsstörungen, Verlangsamung]; der Verlauf ist phasenhaft mit vollständiger Remission und gesunden Intervallen; Residualzustände sind selten

toxische Psychose: *Syn: Intoxikationspsychose*; durch verschiedene Giftstoffe [Arsen, Thallium, Pilzgifte], Medikamente, Alkohol oder Nicotin hervorgerufenes psychotisches Zustandsbild, das v.a. von Halluzinationen geprägt ist; chronische Intoxikationspsychosen können zur Entwicklung einer Demenz führen; *s.a. Essay Dementielle Syndrome S. 239*

Psychosedaltivum *nt, pl* -**va**: → *Sedativum*
Psyllii testa *f*: *Syn: Flohsamenschalen*; *s.u. Flohsamen*
6-P-Symptomatik *f*: *s.u. Embolie*
PTA-Mangel *m*: *Syn: Faktor-XI-Mangel, Hämophilie C*; *s.u. Hämophilie*
Pterin-4α-Carbinolamin-Dehydratase-Mangel *m*: *s.u. Tetrahydrobiopterin-Mangel*
Pterocarpus santalinus *m*: → *Sandelbaum, roter*
Pterygopalatinumsyndrom *nt*: → *Sluder-Neuralgie*

Ptyallollithialsis *f, pl* -**ses**: → *Sialolithiasis*
Ptychopetalli lignum *nt*: → *Potenzholz*
Pubeolplastik *f*: *Syn: Pubioplastik, Schambeinplastik*; plastische Operation am Schambein
Pubelotomie *f*: → *Pubiotomie*
Pubertätsgynäkolmastie *f*: *s.u. Gynäkomastie*
Pubertätsmalgersucht *f*: → *Anorexia nervosa*
Pubertätsstreifen *pl*: *s.u. Striae distensae*
Pubiolplastik *f*: → *Pubeoplastik*
Pubioltomie *f*: *Syn: Pubeotomie, Hebetomie, Hebotomie, Beckenringosteotomie*; Durchtrennung des Beckenrings, z.B. zur Geburtserleichterung
Pufferabsatz *m*: *s.u. Schuhzurichtungen*
Pufferabsätze *pl*: *s.u. Schuhzurichtungen*
Pulex *m, pl* -**lices**: Flohgattung, deren Species als Krankheitsüberträger von Bedeutung sind; sowohl **Pulex cheopis** [Pestfloh, Rattenfloh] als auch **Pulex irritans** [Menschenfloh] können das Pestbakterium Yersinia pestis übertragen; Pulex irritans ist ein 2–4 mm langer, temporärer Ektoparasit des Menschen; der in der Kleidung lebt oder in Möbelritzen, dem Teppichboden usw.; die Flohstiche sind heftig juckende, rötlich-urtikarielle Läsionen, die in Dreiergruppen angeordnet sind [„breakfast, lunch, dinner"], da die Flöhe immer erst Probestiche durchführen; zum Teil kommt es auch zu einer lokalen **Purpura pulicosa**; **Therapie**: Entwesung, Antipruriginosa
Pulmonalarteriolgrafie, -graphie *f*: *Syn: Pulmonalangiografie, Pulmonalisangiografie*; Angiografie der Pulmonalarterien; wird das Kontrastmittel in den Truncus pulmonalis appliziert, spricht man von **globaler Pulmonalarteriografie**; bei der **selektiven Pulmonalarteriografie** wird Kontrastmittel nur in die rechte oder linke Pulmonalarterie injiziert; erfolgt entweder als klassische Plattenangiografie oder DSA-Technik [digitale Subtraktionsangiografie]; indiziert bei Verdacht auf eine Lungenembolie, v.a. bei Erwägung einer chirurgischen Thrombektomie

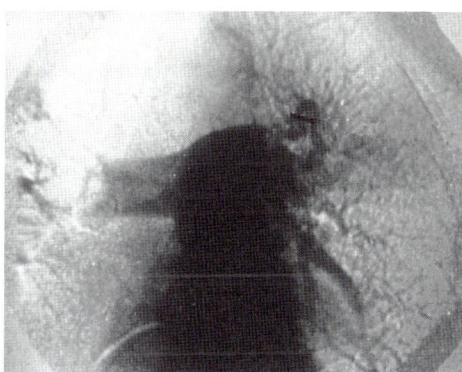

Abb. P97. Pulmonalarteriografie. DSA-Technik: Nachweis einer kompletten Verlegung der rechten Arteria pulmonalis mit Abbruch des Gefäßes und fehlender Perfusion der gesamten rechten Lunge

Pulmonalatresie *f*: angeborenes Fehlen der Pulmonalklappe, d.h., der rechte Ventrikel hat keine Verbindung mit der Pulmonalarterie; man unterscheidet zwischen einer **Pulmonalatresie mit Ventrikelseptumdefekt** und einer **Pulmonalatresie ohne Ventrikelseptumdefekt**; die Pulmonalatresie mit Ventrikelseptumdefekt [2–3 % aller kongenitalen Herzfehler] wird meist als Extremvariante der Fallot-Tetralogie angesehen und als **Pseudotruncus aortalis** bezeichnet; bei beiden Formen erfolgt Lungendurchblutung entweder über einen offenen Ductus arteriosus oder aortopulmonale Kollateralen
Pulmonalinsuffizienz *f*: *Syn: Pulmonalklappeninsuffizienz, Pulmonalisinsuffizienz*; eine Schlussunfähigkeit der Pulmonalklappe findet sich v.a. bei Erwachsenen als **relative Pul-**

P

monalinsuffizienz als Folge einer pulmonalen Hypertonie mit konsekutiver Dehnung des Klappenringes; die zweithäufigste Ursache ist eine bakterielle Endokarditis, v.a. bei i.v.-Drogenabhängigen; isolierte Pulmonalklappeninsuffizienz führt zu einer kombinierten Druck- und Volumenbelastung sowie exzentrischer Hypertrophie des rechten Ventrikels; **Diagnose**: Graham Steell-Geräusch [Decrescendogeräusch im 3. Interkostalraum parasternal links] bei relativer Pulmonalinsuffizienz; sonst leises, niederfrequentes Rückstromgeräusch im 3. und 4. Interkostalraum links parasternal; EKG [Zeichen der Rechtsherzbelastung, Rechtsschenkelblock], Thoraxröntgen, Echokardiografie, Herzkatheter; **Therapie**: medikamentös mit Herzglykosiden und Diuretika; evtl. Klappenersatz

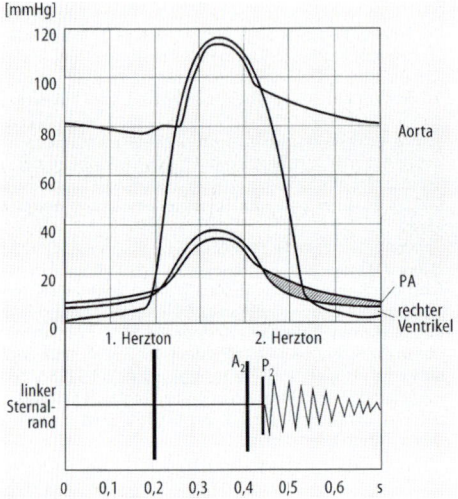

Abb. P98. Pulmonalinsuffizienz. Hämodynamische und auskultatorische Befunde

Pul|mo|nal|is|ka|the|ter m: Syn: *Pulmonalarterienkatheter*; wird über die Venae jugularis und cava superior in den rechten Vorhof vorgeschoben und dann durch den Blutstrom in die rechte oder linke Pulmonalarterie geschwemmt; erlaubt die Messung mehrerer Kreislaufgrößen, wie z.B. Wedge-Pressure, zentraler Venendruck, Herzminutenvolumen sowie die Entnahme von zentralvenösem Blut

Pul|mo|nal|ste|no|se f: Syn: *Pulmonalisstenose, Pulmonalklappenstenose*; ist meist angeboren und häufig mit anderen Fehlbildungen [Fallot-Tetralogie] verbunden; je nach der Lage der Stenose unterscheidet man: **subvalvuläre Pulmonalstenose** [Konusstenose, infundibuläre Pulmonalstenose, Infundibulumstenose]: angeborene Verengung der Ausflussbahn des rechten Ventrikels durch hypertrophierte Muskelbündel, die die Ausflussbahn [v.a. während der Systole] einengen; tritt häufig zusammen mit Fallot-Tetralogie auf **valvuläre Pulmonalstenose**: Stenose im Bereich der Semilunarklappen; häufigste Form **supravalvuläre Pulmonalstenose** [Pulmonalarterienstenose]: Stenose oberhalb der Pulmonalklappe; extrem selten isoliert, sondern meist kombiniert mit Fallot-Tetralogie oder Vorhofseptumdefekt; direkt oberhalb der Klappe liegende Stenosen werden als **zentrale Pulmonalstenosen** bezeichnet, jenseits der Bifurkation liegende als **periphere Pulmonalstenosen**

Klinik und **Diagnose**: die meisten Stenosen [abgesehen von schweren angeborenen Stenosen] bleiben lange beschwerdefrei; langfristig führt die rechtsventrikuläre Ausflusstraktobstruktion aber zu Rechtsherzbelastung und Rechtsherzhypertrophie; zur Ausbildung einer Zyanose kommt es erst nach Dekompensation; **Auskultation**: typisches systolisches Austreibungsgeräusch mit Punctum maximum im 2.–3. Interkostalraum links parasternal; der frühdiastolische Pulmonaldehnungston ist ein so genannter „ejection click", der v.a. bei mäßigen Stenosen hörbar ist; der Pulmonalteil des 2. Herztons ist abgeschwächt; **EKG**: Zeichen der Rechtsherzhypertrophie und häufig ein P dextrocardiale; **Echokardiografie** und **Angiokardiografie** verdeutlichen das Ausmaß der Stenose, der Strömungsbehinderung und der Hypertrophie des rechten Ventrikels; **Therapie**: die Ballonvalvuloplastie ist heute die Methode der Wahl; offene Kommissurotomie oder Klappenersatz sind für Sonderfälle reserviert

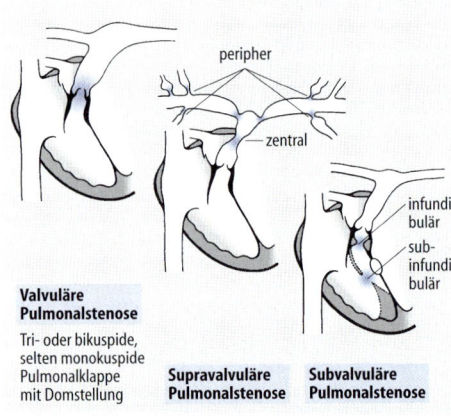

Abb. P100. Pulmonalstenose. Formen der Pulmonalstenose

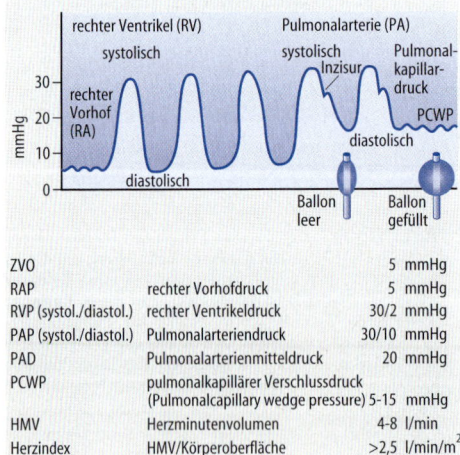

Abb. P99. Pulmonaliskatheter. Einschwemmkurve und Messgrößen

ZVO		5 mmHg
RAP	rechter Vorhofdruck	5 mmHg
RVP (systol./diastol.)	rechter Ventrikeldruck	30/2 mmHg
PAP (systol./diastol.)	Pulmonalarteriendruck	30/10 mmHg
PAD	Pulmonalarterienmitteldruck	20 mmHg
PCWP	pulmonalkapillärer Verschlussdruck (Pulmonalcapillary wedge pressure)	5-15 mmHg
HMV	Herzminutenvolumen	4-8 l/min
Herzindex	HMV/Körperoberfläche	>2,5 l/min/m^2

Pul|mo|nal|ve|nen|trans|po|si|ti|on f: → *Lungenvenenfehleinmündung*

Pul|mo|na|ri|ae herba f: oberirdische Pflanzenteile von Lungenkraut*

Pul|mo|na|ri|a maculosa f: → *Lungenkraut*

Pul|mo|na|ri|a officinalis f: → *Lungenkraut*

Pul|sa|til|la f: s.u. *Küchenschelle*

Pul|sa|til|lae herba f: Syn: *Küchenschellenkraut*; oberirdische Pflanzenteile der Küchenschelle*

Puls|los-Krankheit f: s.u. *Arteriitis brachiocephalica*

Puls|oxy|me|trie f: unblutige Bestimmung der arteriellen Sauerstoffsättigung des Blutes durch transkutane Messung mit ei-

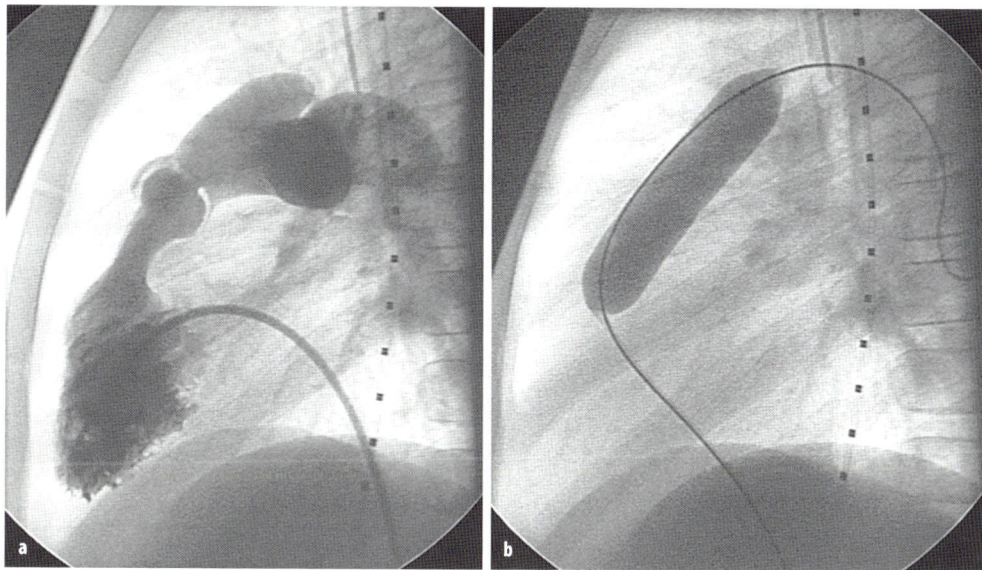

Abb. P101. Pulmonalstenose. Angiografie und Ballondilatation einer valvulären Pulmonalstenose

nem Fühler, der meist am Ohrläppchen oder einem Finger liegt; hat sich in den letzten Jahren v.a. auf Intensivstationen und in der Anästhesie bewährt; die fotometrische Bestimmung nutzt die Unterschiede in den Absorptions- und Reflexionsspektren von oxygeniertem und desoxygeniertem Hämoglobin aus; bei Messung mit mehreren Wellenlängen können auch Methämoglobin und CO-Hämoglobin erfasst werden; angezeigt wird der Anteil von oxygeniertem Hämoglobin am Gesamthämoglobin; als Normalwert gelten Werte von 95 % und höher, der untere Grenzwert liegt bei 90 %

Puls|schrei|bung f: → *Sphygmografie*
Pul|ver|holz nt: → *Faulbaum*
Punc|tio sicca f: s.u. *Osteomyelofibrose*
Pu|pil|lar|block m: **Syn:** *Irisblock, Pupillenblock;* häufigster Auslöser des akuten Winkelblockglaukoms; er entsteht bei flacher Vorderkammer, wenn die Irisrückfläche der Linse relativ straff aufliegt und der Durchfluss des Kammerwassers durch die Pupille dadurch behindert ist; dabei entsteht ein Druckgefälle zwischen dem Raum hinter der Iris [Hinterkammer] und dem Raum vor der Iris [Vorderkammer]; diese Situation bezeichnet man als **relativen Pupillarblock**; wenn die Pupille sich bei Dunkelheit erweitert oder bei einer Augenuntersuchung medikamentös weitgestellt wird, kann der Durchfluss durch die Pupille so stark behindert werden, dass ein **vollständiger Pupillarblock** resultiert; dann staut sich das Kammerwasser in der Hinterkammer und drückt die dünne Iriswurzel nach vorne gegen das Trabekelwerk, wodurch der Kammerwinkel zirkulär verlegt [„blockiert"] wird, ein Glaukomanfall ist die Folge; der Augeninnendruck steigt innerhalb weniger Stunden auf 50–70 mmHg an und ruft starke Schmerzen und Sehstörungen hervor; s.u. *Essay Glaukome S. 497*

Pu|pil|lo|gra|fie, -gra|phie f: Aufzeichnung der Pupillenreaktion auf Lichtreize

Pu|pil|lo|me|trie f: **Syn:** *Pupillenmessung, Koriometrie;* Messung der Pupillengröße und -rundung

Pur|ga|tiv nt: → *Abführmittel*

Pu|rin|a|na|lo|ga pl: Substanzen, die aufgrund ihrer Ähnlichkeit mit Purinbasen die Purinsynthese hemmen können; werden z.T. als Chemotherapeutika eingesetzt; s.a. *Essay Chemotherapie S. 185*

Pu|rin|an|ta|go|nis|ten pl: Substanzen, die die Purinsynthese hemmen; dazu gehören Purinanaloga oder Enzymhemmer, die in die Purinsynthese eingreifen; s.a. *Pyrimidinantagonisten*

Pu|ri|ne pl: **Syn:** *Purinkörper, Purinbasen;* Bezeichnung für die auf dem Puringerüst aufgebauten Basen Adenin, Guanin, Xanthin und Hypoxanthin, deren Nucleoside und Nucleotide; sie sind wichtige Bestandteile des Metabolismus und am Aufbau der DNA und z.T. [Adenin, Guanin] der RNA beteiligt; der größte Teil der beim Abbau von Nucleinsäuren anfallenden Purinbasen wird wieder verwendet, der Rest zu Harnsäure abgebaut und ausgeschieden; s.a. *Essay Gicht und andere Störungen des Purinstoffwechsels S. 487*

6-Pu|rin|thi|on nt: → *Mercaptopurin*
6-Pu|ri|thi|nol nt: → *Mercaptopurin*

Purkinje-Phänomen nt: beim Dämmerungssehen verschiebt sich das Helligkeitsmaximum von 560 nm [Gelb] nach 510 nm [Gelbgrün], wodurch rote Farben dunkler erscheinen als blaue

Pur|pu|ra f: nicht mit dem Glasspatel ausdrückbare Rötung der Haut und Schleimhaut durch Blutungen, die bei intakter Gefäßwand [z.B. thrombozytopenische Purpura] und bei Schäden der Gefäßwand [z.B. nekrotisierende Vaskulitis] auftreten können; nach der Konfiguration und Tiefe der Blutung kann man u.a. Petechien und Sugillationen [kleinmakulös], Ekchymosen [großmakulös], Suffusionen [flächenhaft], Vibices [streifenförmig] und Hämatome [tief] unterscheiden

idiopathische thrombozytopenische Purpura: **Syn:** *essenzielle/idiopathische Thrombozytopenie, Morbus Werlhof, Werlhof-Krankheit, Autoimmunthrombozytopenie;* chronische oder in akuten Schüben verlaufende Purpura durch einen vorübergehenden Thrombozytenmangel, bei der in 60–80 % der Fälle Autoantikörper gegen Thrombozyten auftreten; bei der **akuten Form** finden sich Haut- und Schleimhautblutungen, Blutungen aus dem Nasen-, Rachen- und Mundraum, Teerstuhl und Hämaturie; die **chronische Form** imponiert mehr durch Zahnfleischbluten, verlängerte und verstärkte Monatsblutung, Nasenbluten, Petechien an den Unterschenkeln und begrenzte Haut- und Schleimhautblutungen; **Therapie:** Prednisolon*, bei fehlender Remission Splenektomie; bei weiterer Therapienotwendigkeit gibt es verschiedene Optionen, wie Immunglobuline i.v., Immunsuppression mit Azathioprin*, Cyclophosphamid* oder Ciclosporin* A; Vincristin*, Danazol* und Interferon α-2b wurden ebenfalls erfolgreich eingesetzt

Tab. P19. Idiopathische thrombozytopenische Purpura. Therapieoptionen

Standardtherapie	
Prednisolon	1,5–2 mg/kg KG oral tgl. bis Normalisierung der Thrombozytenzahl (ca. 14. Tage) Dann Reduktion über 6 Wochen bis 0 Bei fehlender Remission (80 %) Splenektomie
Therapieoptionen bei weiterer Therapienotwendigkeit	
Immunglobuline	0,4 g/kg KG i.v.: Tag 1–5 oder 1 g/kg KG i.v.: 1 oder 2 Tage oder Rhesus-(D)-IgG-Antikörper: 35–70 µg/kg KG verteilt auf 2–3 Tage
Immunsuppression	Azathioprin 2 mg/kg KG oral täglich oder Cyclophosphamid 1,5–3 mg/kg KG oral täglich oder Dexamethason 40 mg/Tag an 4 aufeinanderfolgenden Tagen alle 4 Wochen oder Cyclosporin A 2,5 mg/kg KG initial Ziel: Blutspiegel 80–150 µg/ml
Vincristin	1 mg/m² (maximal 2 mg) wöchentlich bis zu 4 Wochen; alternativ Vinblastin, 5 mg/m²
Danazol	400–600 mg/Tag bis zur Normalisierung der Thrombozytenzahl; dann Reduktion auf 50–200 mg/Tag
Interferon α-2b	3 Mio. Units dreimal wöchentlich über 4 Wochen

Purpura pigmentosa progressiva: *Syn: Schamberg-Krankheit, Morbus Schamberg, progressive Pigmentpurpura, Capillaritis haemorrhagica maculosa, Carbamidpurpura, Karbamidpurpura, Purpura Schamberg, Dermatosis pigmentaria progressiva, progressive pigmentöse Dermatose;* durch eine allergische Reaktion vom Spättyp ausgelöste Entzündung mit braunroten Herden und Petechien primär an den Unterschenkeln und später auch am Stamm; zu den Auslösefaktoren gehören Medikamente [Karbamid], Nahrungsmittelzusätze und Hausstaub(milben); typisch ist ein Nebeneinander von alten und frischen Läsionen und die Abwesenheit systemischer Symptome; die Erkrankung verschwindet selbst nach jahrelangem Verlauf oft spontan; systemische Corticosteroide bessern die Symptome, nach Absetzen der Therapie kommt es aber schnell zum Rezidiv

Purpura rheumatica: *Syn: Schoenlein-Henoch-Syndrom, rheumatoide/athrombopenische Purpura, Immunkomplexvas-* kulitis, Immunkomplexpurpura, Purpura anaphylactoides, Henoch-Syndrom, (anaphylaktoide) Purpura Schoenlein-Henoch; durch Arznei- und Nahrungsmittel sowie Infektionen ausgelöste (autoimmun-)allergische Gefäßentzündung mit Purpura der Streckseiten der Extremitäten, Gelenk- und Leibschmerzen, und evtl. Beteiligung innerer Organe; tritt v.a. bei Kindern im Schulalter im Anschluss an eine Streptokokkeninfektion der Atemwege auf; bei Erwachsenen seltener, dafür aber meist mit schwererem Verlauf [gastrointestinale Symptomatik]; eine akut verlaufende Form wird als **Purpura fulminans** oder **Henoch-Syndrom** bezeichnet
Therapie: Antibiotika, bei schwerem Verlauf Corticoidstoß; die **Prognose** ist gut, oft kommt es aber zu Rezidiven und Spätschäden der Nieren sind relativ oft beschrieben

Purpura thrombasthenica: *Syn: Thrombasthenie, Glanzmann-Naegeli-Syndrom;* autosomal-rezessiver Defekt des Fibrinogenrezeptors Glykoprotein IIb/IIIa der Thrombozyten; führt zu einer Störung der Thrombozytenadhäsion und -aggregation mit vermehrter Blutungsneigung [petechiale Blutungen von Haut und Schleimhaut]; **Diagnose:** Thrombelastografie, Blutungszeit; **Therapie:** Thrombozytenkonzentrat

Pur|pur|son|nen|hut *m:* → *Echinacea purpurea*

Push-back-Operation *f: Syn: Gaumenrückverlagerung;* Verschluss einer Gaumenspalte durch Bildung und Zurückschiebung zweier Palatinallappen

Push-Enteroskopie *f: s.u. Enteroskopie*

Pus|tel|flech|te *f:* → *Impetigo*

Pus|tula maligna *f: s.u. Anthrax*

Pus|tu|lo|sis acuta varicelliformis/varioliformis *f:* → *Ekzema herpeticatum*

Putti-Platt-Operation *f: s.u. Schulterluxation*

PUVA-Therapie *f:* kombinierte Photo- und Chemotherapie mit Psoralen und UVA-Bestrahlung; *s.a. Essay Psoriasis S. 1317*

P-Vak|zi|ne *f: Syn: Ganzkeimvakzine; s.u. Pertussis*

PW-Doppler *m: s.u. Doppler-Sonografie*

PW-Doppler-Sonografie *f:* → *Impuls-Doppler-Sonografie*

P-Welle *f: Syn: P-Zacke;* die Vorhoferregung im EKG; *s.a. Essay Elektrokardiogramm S. 317*

Pyl|ar|thro|se *f:* → *Arthritis purulenta*

Py|e|lo|gra|fie, -gra|phie *f:* Röntgenkontrastdarstellung des Nierenbeckens
antegrade Pyelografie: *Syn: anterograde Pyelografie;* Pyelografie mit direkter Injektion des Kontrastmittels in das Nie-

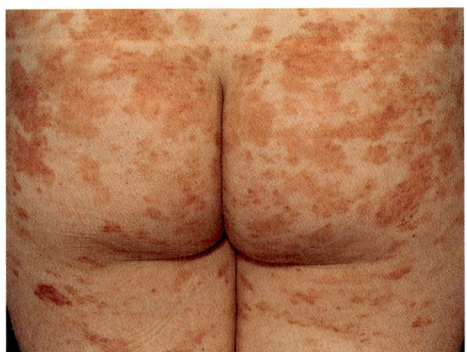

Abb. P102. Purpura pigmentosa progressiva

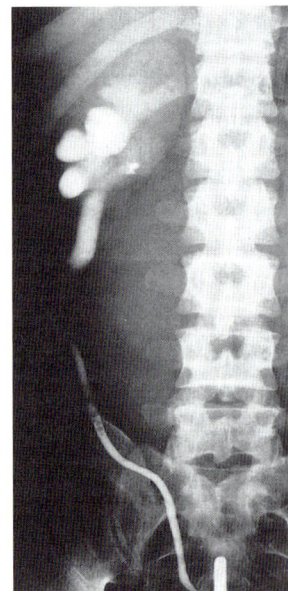

Abb. P103. Retrograde Pyelografie. Stauungsniere rechts durch Verlagerung und Einengung des Harnleiters durch eine große Metastase eines Hodentumors im Retroperitoneum

renbecken; die **perkutane antegrade Pyelografie** hat die retrograde Pyelografie in vielen Bereichen verdrängt
intravenöse Pyelografie: *Syn: Ausscheidungspyelografie, i.v. Pyelografie*; Pyelografie mit intravenöser Injektion des Kontrastmittels; meist im Rahmen einer Urografie; *s.a. Ausscheidungsurografie*
retrograde Pyelografie: Pyelografie mit Injektion des Kontrastmittels über einen Katheter im Harnleiter
Py|e|lo|li|tho|to|mie f: operative Entfernung von Nierenbeckensteinen; erfolgt meist mittels perkutaner Nephrolitholapaxie★ oder im Rahmen einer Ureterorenoskopie★
Py|e|lo|ne|o|sto|mie f: Neueinpflanzung des Harnleiters in das Nierenbecken
Py|e|lo|ne|phri|tis f, pl **-ti|den**: meist handelt es sich um aufsteigende, seltener um hämatogene Entzündungen; Frauen sind wesentlich häufiger betroffen als Männer; als Ursache kommen v.a. Reflux, Harnstauung, Harnsteine, Fehlbildungen vor; andere prädisponierende Faktoren sind Diabetes mellitus und Schwangerschaft; als Erreger findet man v.a. Escherichia coli, Proteus, Pseudomonas, Klebsiellen, Enterokokken, Staphylokokken; die **akute Pyelonephritis** ist eine klassische bakterielle Entzündung mit Flankenschmerz, Fieber, Schüttelfrost und ausgeprägtem Krankheitsgefühl; da oft auch eine Blasenentzündung besteht, kommt es auch zu starkem und häufigem Harndrang und Schmerzen beim Wasserlassen; unbehandelt kann es zur Entwicklung einer **abszedierenden Pyelonephritis** mit solitären oder multiplen Nierenabszessen kommen; die intrarenalen Abszesse können sog. **Nierenkarbunkel** bilden; durch Gewebeeinschmelzung können diese in das umgebende Gewebe rupturieren und einen **perirenalen Abszess** bilden; **Therapie**: Antibiotika; bei Abszessbildung Drainage, in schweren Fällen Nephrektomie; **Prognose**: meist Restitutio ad integrum; bei perirenalem Abszess liegt die Mortalität aber im Bereich von 30–50 %

die **chronische Pyelonephritis** verläuft meist in [akuten] Schüben; sie führt zu Parenchymzerstörung [**pyelonephritische Narben**] und Kelchverplumpung; unbehandelt kommt es zur Bildung einer funktionslosen Narbenniere [**pyelonephritische Schrumpfniere**] und Niereninsuffizienz; die weitaus häufigste Ursache ist vesikoureterorenaler Reflux [75 %]; besonders gefährdet sind Kinder, die in den ersten 4 Lebensjahren einen Reflux aufweisen und an Harnwegsinfekten leiden; **Therapie**: Beseitigung der Ursache, Antibiotika zur Herdsanierung
Pyelonephritis gravidarum: *Syn: Schwangerschaftspyelonephritis, Pyelonephritis der Schwangeren*; bakterielle Pyelonephritis [v.a. Escherichia coli], die durch Abflussstörung bzw. metabolische und hormonelle Änderungen während der Schwangerschaft bedingt ist; führt bei 30 % der Patientinnen zur Ausbildung pyelonephritischer Narben, die Ausgangspunkt einer chronischen Pyelonephritis sein können; die Schwangerschaftspyelonephritis erhöht das Risiko für Frühgeburten und die perinatale Mortalität der Mütter
Py|e|lo|plas|tik f: *Syn: Nierenbeckenplastik*; plastische Operation zur Korrektur eines veränderten Nierenbeckens, z.B. bei Hydronephrose; *s.a. Anderson-Hynes-Plastik*
Py|e|lo|sko|pie f: endoskopische Untersuchung des Nierenbeckens; *s.a. Ureterorenoskopie*
Py|e|lo|sto|mie f: *Syn: Nierenbeckenfistelung, Nierenbeckenfistel*; Anlegen einer Nierenbeckenfistel
Py|e|lo|throm|bo|se f: → *Pfortaderthrombose*
Py|e|lo|to|mie f: *Syn: Nierenbeckeneröffnung*; Eröffnung des Nierenbeckens
Py|e|lo|u|re|te|ro|plas|tik f: *Syn: Nierenbecken-Ureter-Plastik*; plastische Operation am Nierenbecken und Harnleiter, z.B. Anderson-Hynes-Plastik★
Pyk|no|e|pi|lep|sie f: *Syn: Pyknolepsie*; Form der Petit-mal-Epilepsie mit reinen Absencen; *s.a. Essay Epilepsie und Status epilepticus S. 365*
Pylo|rek|to|mie f: *Syn: Pylorusentfernung, Pylorusresektion*; operative Entfernung des Pylorus
Pylo|ro|my|o|to|mie f: *Syn: Weber-Ramstedt-Operation, Pylorotomie, Ramstedt-Operation*; Längsspaltung der verdickten Pylorusmuskulatur und stumpfes Spalten der Muskulatur bis zur Mukosa; Standardoperation bei Pylorushypertrophie
Pylo|ro|plas|tik f: *Syn: Pylorusplastik*; plastische Operation zur Erweiterung des Magenausgangs, z.B. bei Pylorusstenose
Pylo|ro|sto|mie f: Anlegen einer Magenfistel in der Pylorusregion
Pylo|ro|to|mie f: → *Pyloromyotomie*
Pylo|rus|ent|fer|nung f: → *Pylorektomie*
Pylo|rus|hy|per|tro|phie f: *Syn: Pylorusstenose der Säuglinge, hypertrophe/kongenitale Pylorusstenose*; *s.u. Pylorusstenose*
Pylo|rus|plas|tik f: → *Pyloroplastik*
Pylo|rus|re|sek|ti|on f: → *Pylorektomie*
Pylo|rus|ste|no|se f: *Syn: Magenausgangsstenose*; angeborene oder erworbene Einengung des Magenausgangs; bei der **erworbenen Pylorusstenose** handelt es sich praktisch immer um eine narbige Verengung nach Ulcus ventriculi [benigne Pylorusstenose] oder eine Einengung durch ein Karzinom [maligne Pylorusstenose]; bei der **benignen Pylorusstenose** liegt die Stenose im präpylorischen [20 %], pylorischen [10 %] oder postpylorischen Bereich [70 %]; **Klinik**: die Abflussbehinderung führt zu Völlegefühl und Magendehnung, Aufstoßen, Erbrechen, Pseudoobstipation und langfristig zu Hypochlorämie und Urämie; **Therapie**: als erster Schritt sollte eine Magensonde zur Dekompression des Magens gelegt werden; dazu kommen parenterale Ernährung und Ausgleich des Wasser- und Elektrolythaushaltes; floride Ulzera sollten zuerst konservativ behandelt werden; nach 5–7 Tagen kann eine operative Stenoseresektion mit Magenplastik und evtl. proximal gastrischer Vagotomie★ durchgeführt werden
die **hypertrophe Pylorusstenose** ist eine angeborene Magenausgangsstenose [ca. 1:800 Lebendgeborene], die ca. 4–6 Wochen nach der Geburt klinisch auffällig wird [Pylorusste-

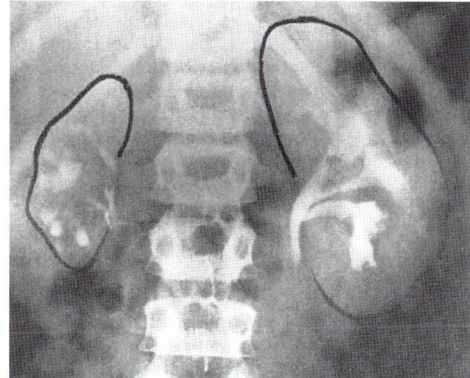

Abb. P104. Pyelonephritis. Kelchverplumpung bei chronischer Pyelonephritis

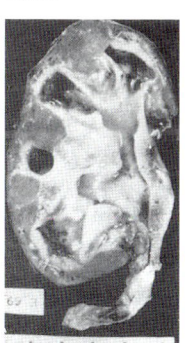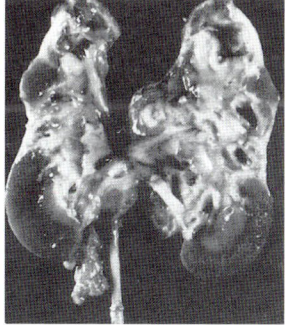

Abb. P105. Pyelonephritis. Pyelonephritische Schrumpfniere

nose der Säuglinge]; charakteristisch sind schwallartiges Erbrechen und dadurch bedingte Dehydratation und Gewichtsabnahme; die Kinder machen einen unzufriedenen Eindruck; **Diagnose**: Anamnese, körperlicher Befund [der Pylorus lässt sich durch die Bauchdecke tasten; manchmal kann die verstärkte Magenperistaltik beobachtet werden] und Sonografie bestätigen die Verdachtsdiagnose; **Therapie**: die Pyloromyotomie nach Weber-Ramstedt ist die Methode der Wahl; z.T. führt aber auch eine konservative Behandlung [parenterale Ernährung, Atropinderivate] zur spontanen Rückbildung der Hypertrophie

Py|o|der|mia f: *Syn: Grindausschlag, Eiterausschlag, Pyodermitis, Pyodermie, Pyoderma*; durch Eitererreger [Staphylokokken, Streptokokken] verursachte Erkrankung der Haut und Hautanhangsgebilde

Pyodermia vegetans et ulcerans gangraenosa: → *Meleney-Geschwür*

Py|o|sal|pin|go-oo|pho|ri|tis f: eitrige Entzündung von Eileiter und Eierstock; *s.a. Essay Entzündliche Erkrankungen der weiblichen Beckenorgane S. 1609*

Py|o|sto|ma|ti|tis f, pl **-ti|ti|den**: *Syn: eitrige Stomatitis, Stomatitis purulenta*; eitrige Entzündung der Mundschleimhaut, z.B. als **diphtherische Stomatitis**

Pyostomatitis vegetans: → *Erythema bullosum vegetans*

Py|o|tho|rax m: → *Pleuraempyem*

Py|o|ze|le f: *s.u. Hydrocele testis*

Py|o|zy|a|ne|us m: → *Pseudomonas aeruginosa*

Py|ra|mi|do|to|mie f: *Syn: Pyramidenbahndurchtrennung*; operative Durchtrennung der Pyramidenbahn

Py|ra|zin|al|mid nt: *Syn: Pyrazincarboxamid*; bakterizides Antituberkulotikum; **Anw.**: Tuberkulose, tuberkulöse Meningitis; NW und **Dosierung** *s.u. Essay Tuberkulose S. 1585*

Py|ra|zin|carb|ox|a|mid nt: → *Pyrazinamid*

Pyridin-4-carbonsäurehydrazid nt: → *Isoniazid*

Py|ri|do|stig|min|bro|mid nt: reversibler Cholinesterasehemmer; Parasympathomimetikum; **Anw.**: Myasthenia gravis pseudoparalytica, Glaukom, Blasen-, Darmatonie, Meteorismus, paroxysmale Tachykardie; **Dosierung**: Myasthenia gravis pseudoparalytica 40–480 mg/d p.o. verteilt auf 4–5 Einzeldo-

sen, myasthenische Krisen Dauerinfusion von 1 mg/h; **NW**: Müdigkeit und schwere Augenlider, Magenbeschwerden, Muskelfaszikulationen

Py|ri|do|xal nt: *s.u. Vitamin B$_6$*

Py|ri|do|xal|phos|phat nt: *s.u. Vitamin B$_6$*

Py|ri|dox|a|min nt: *s.u. Vitamin B$_6$*

Py|ri|do|xin nt: *s.u. Vitamin B$_6$*

Py|ri|do|xol nt: *s.u. Vitamin B$_6$*

Py|ri|meth|a|min nt: Antimalariamittel, Antiprotozoikum; **Anw.**: Malaria, Toxoplasmose; *s.a. Essay Tropenkrankheiten – importierte Krankheiten S. 1571*

Py|ri|mi|din|a|na|lo|ga pl: Substanzen, die aufgrund ihrer Ähnlichkeit mit Pyrimidinbasen die Pyrimidinsynthese hemmen können; werden z.T. als Chemotherapeutika eingesetzt; *s.a. Essay Chemotherapie S. 185*

Py|ri|mi|din|an|ta|go|nis|ten pl: Substanzen, die die Pyrimidinsynthese hemmen; dazu gehören Pyrimidinanaloga oder Enzymhemmer, die in die Pyrimidinsynthese eingreifen; *s.a. Purinantagonisten*

Pyrithion-Zink nt: wirkt gegen Trichophyton-, Microsporum- und Pityrosporum-Species; Antiseborrhoikum; wird in Antischuppen-Shampoos verwendet

Py|ri|thi|o|xin nt: → *Pyritinol*

Py|ri|ti|nol nt: *Syn: Pyritioxin, Pyrithioxin*; Nootropikum; Geriatrikum; soll die Glucoseaufnahme ins Gehirn erhöhen und den Hirnstoffwechsel anregen; **Dosierung**: bis zu 900 mg/d p.o.; **NW**: Kopfschmerzen, Kontaktdermatitiden, selten Nieren- und gastrointestinale Symptome

Py|ri|ti|o|xin nt: → *Pyritinol*

Py|ro|me|ter nt: Gerät zur kontaktlosen Temperaturmessung; wird meist für hohe Temperaturen eingesetzt

Py|ro|phos|phat|ar|thro|pa|thie f: → *Chondrokalzinose*

6-Pyrovoyl-Tetrahydrobiopterinsynthase-Mangel m: *s.u. Tetrahydrobiopterin-Mangel*

Py|r|vi|ni|um|em|bo|nat nt: Anthelmintikum; **Anw.**: v.a. bei Enterobiasis; **Dosierung**: Einmalgabe von 5 mg/kg KG; **NW**: Krämpfe, Kopfschmerzen, Schwindel, Übelkeit, Erbrechen, Durchfall, Rotverfärbung des Stuhls

Q

Q-Fieber *nt*: → *Krimfieber*

QT-Dispersion *f*: *s.u. Essay Elektrokardiogramm S. 317*

QT-Syndrom *nt*: **Syn:** *Jervell-Lange-Nielsen-Syndrom;* autosomal-rezessive Verlängerung des QT-Intervalls im EKG mit gleichzeitiger Innenohrtaubheit; führt bereits im Kindesalter zu Synkopen bei plötzlicher körperlicher oder emotionaler Belastung; **Therapie:** Schrittmacherimplantation

Qua|dran|ten|re|sek|ti|on *f*: Form der brusterhaltenden Tumorentfernung bei Brustkrebs, bei der nur der Tumor und angrenzendes Gewebe entfernt werden; *s.a. Essay Neubildungen der Brustdrüse S. 969*

Quar|ta|na *f*: **Syn:** *Malaria quartana; s.u. Malaria*

Quartana-Nephrose *f*: Immunkomplexnephritis bei Kindern im Verlauf einer Malaria quartana; *s.u. Essay Tropenkrankheiten – importierte Krankheiten S. 1571*

Quarz|staub|lun|ge *f*: → *Silikose*

Quas|sia *f*: **Syn:** *Bitterholz, Quassiaholzbaum;* Bezeichnung für **Surinam-Bitterholz** [Quassia amara] und **Jamaika-Bitterholz** [Picrasma excelsa], Bäume oder Sträucher aus der Familie der Bittereschengewächse [Simaroubaceae]; verwendet werden das getrocknete Holz [**Quassiae lignum**] und die getrocknete Rinde [**Quassiae cortex**], die beide Bitterstoffe enthalten; sie wirken appetitanregend, aber auch emetisch, anthelmintisch und insektizid; **Anw.:** traditionell als Bittermittel, Tonikum, Anthelmintikum und Insektizid; in der Homöopathie Zubereitungen aus dem getrockneten Holz bei Leberleiden und Fieber sowie als Stomachikum und Anthelmintikum

Quel|cke *f*: **Syn:** *Agropyron repens;* Kraut aus der Familie der Süßgräser [Poaceae]; verwendet wird der getrocknete **Queckenwurzelstock** [Graminis rhizoma, Agropyri repentis rhizoma], der ätherisches Öl und wasserlösliche Polysaccharide [Triticin] enthält; **Anw.:** traditionell bei Nieren- und Blasenleiden [v.a. Nierensteine], Gicht, Rheuma und chronischen Hauterkrankungen; als Diätetikum bei Diabetes mellitus; in der Homöopathie bei Entzündungen der ableitenden Harnwege

Queck|sil|ber|ver|gif|tung *f*: **Syn:** *Merkurialismus, Hydrargyrie, Hydrargyrose;* Quecksilberdämpfe und wasserlösliche Quecksilberverbindungen können eine akute oder chronische Quecksilbervergiftung hervorrufen; die **akute Quecksilbervergiftung** führt zu Übelkeit, Erbrechen, Magen-Darm-Koliken, Diarrhoe, Schleimhautverätzung, Nierenschädigung mit Oligurie oder Anurie; die **chronische Quecksilbervergiftung** verläuft weniger dramatisch; es kommt zu Entzündung und Geschwürsbildung der Mundschleimhaut und des Zahnfleischs, zentralnervösen Schädigungen [Reizbarkeit, Konzentrationsschwäche, Schlaflosigkeit, Sprach-störungen, Tremor mercurialis], Haarausfall, Zahnausfall, Nephropathie, Darmbeschwerden usw. **Therapie:** Penicillamin*, Dimercaprol*; *s.a. Essay Intoxikationen S. 743*

Quen|del *m*: **Syn:** *Feldthymian, wilder Thymian, Thymus serpyllum;* Pflanze aus der Familie der Lippenblütler [Lamiaceae]; verwendet werden die während der Blüte gesammelten oberirdischen Pflanzenteile [**Quendelkraut**, Serpylli herba] und das durch Wasserdampfdestillation aus ihnen gewonnene ätherische **Quendelöl** [Serpylli aetheroleum]; das Öl enthält u.a. Thymol, Carvacrol, Geraniol, Linalool, Cineol, Gerbstoffe, Flavonoidglykoside und Bitterstoffe; **Anw.:** traditionell als Antitussivum, Stomachikum, Diaphoretikum und Expektorans; innerlich bei Entzündungen der oberen Atemwege, äußerlich bei Rheuma und Pruritus

Quénu-Miles-Operation *f*: Miles-Operation; *s.u. Rektumresektion*

Quénu-Operation *f*: Miles-Operation; *s.u. Rektumresektion*

Quercus-Arten *pl*: *s.u. Eichenrinde*

Quer|cus cortex *m*: → *Eichenrinde*

Quer|fort|satz|re|sek|ti|on *f*: → *Transversektomie*

Quer|frak|tur, äußere *f*: *s.u. Felsenbeinquerfraktur*

Quer|frak|tur, innere *f*: *s.u. Felsenbeinquerfraktur*

Quervain-Krankheit *f*: → *Tendovaginitis stenosans*

Quervain-Luxationsfraktur *f*: **Syn:** *de Quervain-Luxationsfraktur;* Luxation des Os lunatum in Kombination mit einer Fraktur des Kahnbeins [Skaphoid]; die Kahnbeinfraktur wird offen reponiert und stabilisiert, die gerissenen palmaren Bänder werden temporär transfixiert [Kirschner-Drähte]; *s.a. Essay Fraktur, Luxation, Distorsion S. 423*

Quetelet-Index *m*: → *Body-Mass-Index*

Quetsch|hahn|phä|no|men *nt*: *s.u. Zystozele*

Quetsch|wun|de *f*: *s.u. Essay Wundbehandlung S. 1699*

Queyrat-Syndrom *nt*: → *Erythroplasie Queyrat*

Quick-Wert *m*: **Syn:** *Quick, Thromboplastinzeit, Prothrombinzeit;* Gerinnungstest zur Diagnose von Störungen der Faktoren II, V, VII und X; misst die Thrombinbildung nach Aktivierung mit Gewebethromboplastin; der Normalbereich liegt bei 70–100 [130] %; *s.a. Essay Gerinnungsstatus*

Quil|la|jae cortex *m*: → *Quillajarinde*

Quil|la|ja|rin|de *f*: **Syn:** *Seifenrinde, Seifenholz, Waschholz, Panamarinde, Quillajae cortex;* die von der Borke befreite Rinde von **Quillaja saponaria** [Seifenrindenbaum], einem immergrünen Baum aus der Familie der Rosengewächse [Rosaceae]; enthält Gerbstoffe, Saponine und Triterpenglykoside; **Anw.:** traditionell zur Herstellung von Haarwaschmitteln, Zahnreinigungsmitteln, Kopf- und Mundwässern; seltener bei Atemwegserkrankungen

Quin|a|gol|id *nt*: Dopaminantagonist; Prolactinhemmer; **Anw.:** Hyperprolaktinämie; *s.a. Essay Zyklusstörungen S. 1721*

Quincke-Kapillarpuls *m*: **Syn:** *Quincke-Zeichen, Kapillarpuls;* sichtbares Pulsieren von Kapillaren [z.B. **Nagelpuls**] bei Aorteninsuffizienz oder anderen Erkrankungen mit erhöhter Blutdruckamplitude

Quincke-Ödem *nt*: **Syn:** *Bannister-Krankheit, Urticaria profunda, Riesenurtikaria Milton; s.u. angioneurotisches Ödem*

Quin|di|ne *nt*: → *Chinidin*

Quin|i|ne *nt*: → *Chinin*

Quin|o|lo|ne *pl*: → *Gyrasehemmer*

Quinquaud-Krankheit *f*: **Syn:** *Folliculitis decalvans/depilans; s.u. Folliculitis*

Q-Za|cke *f*: **Syn:** *Q-Welle;* erste negative Welle/Zacke im EKG; Beginn der Kammererregung; *s.a. Essay Elektrokardiogramm S. 317*

R

RAA-System *nt*: → *Renin-Angiotensin-Aldosteron-System*

Ra|be|pra|zol *nt*: Protonenpumpenhemmer; **Anw.**: Helicobacter-pylori-gastritis, peptisches Ulkus; *s.u. Essay Gastritis und peptisches Ulkus S. 443*

Ra|bi|es *f*: → *Tollwut*

Ra|chen|diph|the|rie *f*: *Syn*: *Rachenbräune*; *s.u. Diphtherie*

Ra|chen|fis|tel *f*: → *Pharyngostomie*

Ra|chen|ka|tarrh *m*: -› *Pharyngitis*

Ra|chen|man|del|hy|per|pla|sie *f*: → *Adenoide*

Ra|chen|man|del|o|pe|ra|ti|on *f*: → *Adenotomie*

Ra|chen|plas|tik *f*: → *Pharyngoplastik*

Ra|chen|spie|ge|lung *f*: → *Pharyngoskopie*

Ra|chen|trip|per *m*: *Syn*: *pharyngeale Gonorrhoe*; *s.u. Gonorrhoe*

Ra|chi|tis *f, pl* **-ti|den**: Oberbegriff für die typischen, durch eine Störung des Calcium-Phosphat-Haushaltes verursachten Symptome bei Vitamin D-Mangel [**Vitamin-D-Mangel-Rachitis**] oder Vitamin D-Resistenz [**Vitamin D-resistente Rachitis**] im Kindesalter [im Erwachsenenalter spricht man von Osteomalazie]; durch die Einführung der **Vitamin-D-Prophylaxe** im 1. Lebensjahr ist die klassische Vitamin-D-Mangel-Rachitis heute eine Seltenheit geworden; die häufigste Rachitisform ist damit der angeborene **Phosphatdiabetes** [1:25.000 Neugeborene], eine X-chromosomal-dominante Störung der Phosphatresorption in der Niere; das Gen [**PEX**, phosphate regulating with homologies to endopeptidases, on the X-chromosome] beeinflusst wahrscheinlich ein Hormon, das die renale Phosphatsekretion steuert

Klinik: klassisch sind Kleinwuchs [unterhalb der 3er Per-

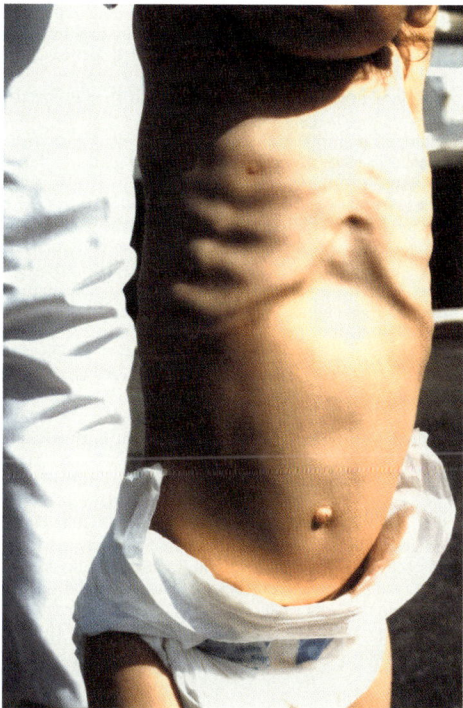

Abb. R1. Rachitis. Vitamin-D-Mangel-Rachitis: 1½-jähriges Mädchen mit rachitischem Rosenkranz

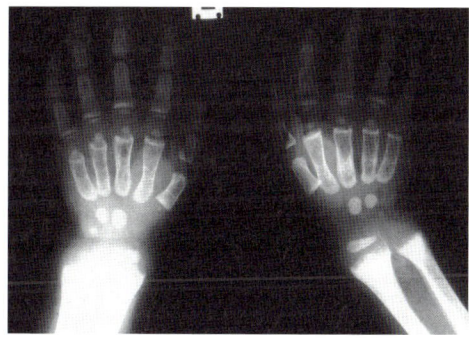

Abb. R2. Rachitis. Vitamin-D-Mangel-Rachitis: Auftreibung von distaler Ulna und distalem Radius im Röntgenbild

Tab. R1. Rachitis. Symptome der Rachitis

Skelettstörungen
Auftreibungen der Knorpel-Knochen-Grenze:
→ Gelenke ↔ Marfan-Zeichen
→ Rippen ↔ rachitischer Rosenkranz
Harrison-Furche (Zwerchfellansatz betont)
Glockenthorax
Genua vara (O-Beine)
Genua valga (X-Beine)
Kraniotabes (weicher Schädel)
Offene Fontanelle (insbesondere die kleinere)
Sitzkyphose
Neuromuskuläre Störungen
Krämpfe (Anfallsleiden)
Tetanie
Muskuläre Hypotonie (Sitzen, Stehen und Laufen gestört)
Zahndefekte
Verzögerte Entwicklung
Karies
Immundefekte
Infekthäufung

zentile], verminderte Wachstumsgeschwindigkeit, O-Beine, Knochenschmerzen, Spontanfrakturen, verspäteter Zahndurchbruch und Zahnwechsel, Zahnschmelzstörungen und Zahnwurzelabszesse; typische **Skelettzeichen** sind Kraniotabes [Weichschädel], schmerzhafte Verdickung der Epiphysen [z.T. Handgelenk], rachitischer Rosenkranz [Auftreibung der Knochen-Knorpel-Grenze der Rippen] und Harrison-Furchen [Einziehung der Zwerchfelllinie]; **Diagnose**: Anamnese [fehlende Vitamin D-Prophylaxe], Labor [erhöhte alkalische Phosphatase, Hypophosphatämie, Normokalzämie, 25-Hydroxycholecalciferol vermindert], Röntgen; **Therapie**: hängt von der Ursache ab; bei Vitamin-D-Mangel-Rachitis Vitamin D₃ 5000 IE pro Tag für 3 Wochen, danach 500–1000 IE pro Tag bis zur röntgenologisch nachweisbaren Ausheilung; die Behandlung erfolgt meist stationär, weil der initiale Abfall des Calciumspiegels zu Herzrhythmusstörun-

R

gen führen kann; bei Phosphatdiabetes orale Zufuhr von elementarem Phosphor in 5–6 Einzeldosen pro Tag bis ins Erwachsenenalter; danach nur noch bei Knochenschmerzen

familiäre hypophosphatämische Rachitis: → *Phosphatdiabetes*

genuine Vitamin D-resistente Rachitis: → *Phosphatdiabetes*

Rad|fah|rer|läh|mung f: Syn: *Motorradfahrerlähmung*; s.u. *Ulnarislähmung*

Ra|di|a|lis|läh|mung f: Syn: *Radialisparalyse, Radialisparese*; bei der peripheren Lähmung des Nervus facialis hängt die **Klinik** von der Höhe der Läsion ab; bei der **unteren Radialislähmung** [i.d.R. Folge einer distalen Radiusfraktur oder -luxation] kann der Daumen nicht in der Handebene abduziert und die Finger können nicht im Grundgelenk gestreckt werden, es besteht aber keine Fallhand; die **mittlere Radialislähmung** [meist Druckschädigung, u.a. als Parkbanklähmung bei Alkoholikern; auch nach Humerusschaftfraktur] zeigt dieselben Symptome plus Fallhand, Schwäche der Extension im Handgelenk und Lähmung des Musculus brachioradialis; der Radiusreflex ist abgeschwächt oder erloschen; die **obere Radialislähmung** nach Läsion der Nervens in der Achselhöhle betrifft auch den Musculus triceps brachii und der Trizepssehnenreflex ist abgeschwächt oder erloschen wird der Nerv beim Durchtritt durch den Musculus supinator geschädigt, kommt es zum **Supinatorlogensyndrom**; da der Musculus brachioradialis und der Musculus extensor carpi radialis intakt sind, besteht keine Fallhand und eine Sensibilitätsstörung fehlt ebenfalls; s.a. *Nervenkompressionssyndrome*

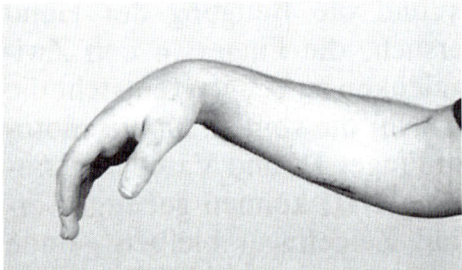

Abb. R3. Radialislähmung. Fallhand bei Radialislähmung

R

Ra|di|kal|o|pe|ra|ti|on f: vollständige Entfernung eines Organs einschließlich der Nachbarstrukturen, z.B. radikale Hysterektomie nach Wertheim-Meigs [totale Entfernung der Gebärmutter mit angrenzendem Gewebe und den Beckenlymphknoten]

apikale Radikaloperation: → *Wurzelspitzenresektion*

Ra|di|ko|to|mie f: → *Radikulotomie*

Ra|di|ku|lek|to|mie f: Syn: *Wurzelresektion*; Resektion einer Nervenwurzel

Ra|di|ku|lo|gra|fie, -gra|phie f: Röntgenkontrastdarstellung der Spinalnervenwurzeln; meist im Rahmen einer Myelografie

Ra|di|ku|lo|neu|ri|tis f, pl **-ti|den**: → *Guillain-Barré-Syndrom*

Ra|di|ku|lo|to|mie f: Syn: *Rhizotomie, Rhizotomia, Radikotomie*; Durchtrennung einer Nervenwurzel

Radio-Allergen-Sorbent-Test m: semiquantitativer Test zum Nachweis von allergiespezifischem Immunglobulin E; **Prinzip**: Allergene werden an einen Träger gebunden; bei Kontakt mit Serum binden die Allergene spezifische Antikörpers des Serums; die gebundenen Antikörper werden im nächsten Schritt mit radioaktivmarkierten Anti-IgE-Antikörpern nachgewiesen; die Angabe erfolgt in RAST-Klassen [1–6] oder KU/l

Ra|di|o|che|mo|the|ra|pie f: eine simultane Anwendung von Chemo- und Strahlentherapie hat bei einigen Tumorentitäten [z.B. Kopf-Hals-Tumoren, Analkarzinom, Zervixkarzinom] zu einer deutlichen Verbesserung der Remissions- und Hei-

lungsraten geführt; s.a. *Essay Tumortherapie S. 1593*

Ra|di|o|derm nt: → *Radiodermatitis chronica*

Ra|di|o|der|ma|ti|tis f, pl **-ti|ti|den**: Syn: *Strahlendermatitis, Radiumdermatitis, Röntgendermatitis, Strahlenreaktion*; akute oder chronische, durch Einwirkung ionisierender Strahlung hervorgerufene Dermatitis, die mit einer erhöhten Gefahr der Karzinomentstehung belastet ist

Radiodermatitis acuta: Syn: *akute Radiodermatitis, akute Strahlenreaktion*; die akute Strahlendermatitis zeigt 3. Grade: **Radiodermatitis 1. Grades**: dosisabhängig entwickelt sich ein **Früherythem**, das nach 2–3 Tagen wieder verschwindet; 1–2 Wochen nach der Bestrahlung erscheint dann das **Strahlenerythem**, das nach ca. 3 Wochen wieder abklingt; gleichzeitig kommt es zu einem reversiblen Haarausfall [ca. 3 Wochen nach der Bestrahlung] **Radiodermatitis 2. Grades**: bullöses Stadium mit Rötung, Ödem, Blasenbildung und Nässen; führt zu Atrophie mit Verlust der Behaarung und der anderen Hautanhangsgebilde **Radiodermatitis 3. Grades**: ulzeröses Stadium mit tiefer Gewebsnekrose und **akutem Röntgenulkus**; langwierige Abheilung mit Narbenbildung

Radiodermatitis chronica: Syn: *chronischer Strahlenschaden, chronische Strahlendermatitis, Radioderm, Radiodermie, Röntgenoderm*; im Anschluss an eine Radiodermatitis acuta 2. Grades oder wiederholte Strahlenbelastung entstehende Atrophie der Haut, des subkutanen Gewebes und evtl. der Muskulatur; die Haut ist glatt und sowohl hyper- als auch hypopigmentiert und zeigt Teleangiektasien [**Röntgenpoikiloderm**]; kann zur Bildung eines **chronischen Röntgenulkus** und von **Röntgenkeratosen** führen, aus denen langfristig Plattenepithelkarzinome hervorgehen können

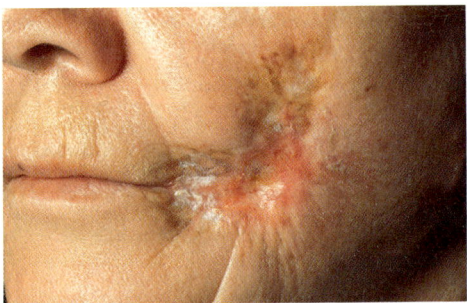

Abb. R4. Radiodermatitis chronica

Ra|di|o|der|mie f: → *Radiodermatitis chronica*

Ra|di|o|e|lek|tro|kar|di|o|gra|fie, -gra|phie f: Syn: *telemetrische Elektrokardiografie, Teleelektrokardiografie, Telekardiografie*; drahtlose Elektrokardiografie mit Übermittlung der Messwerte durch einen Sender

Ra|di|o|e|lek|tro|kar|di|o|gra|fie, -gra|phie f: → *telemetrische Elektrokardiografie*

Ra|di|o|en|ze|phal|o|gra|fie, -gra|phie f: drahtlose Elektroenzephalografie mit Übermittlung der Messwerte durch einen Sender

Ra|di|o|fre|quenz|ab|la|ti|on f: Syn: *RF-Ablation, Radiofrequenztherapie*; interventionelles Verfahren zur Zerstörung von Tumoren oder Metastasen durch lokale Applikation von hochfrequentem Wechselstrom über eine in den Tumor eingeführte Sonde; damit wird lokal ein Temperaturanstieg im Gewebe auf 90 bis 120 °C erreicht, womit es zu einem Zelltod des Tumorgewebes über Hyperthermieeffekte und eine vollständige Denaturierung der Proteine kommt; i.d.R. können Tumoren bis zu einem Durchmesser von 5 cm erfolgreich behandelt werden; je nach Lage und Organ kann die Behandlung 1–3 h dauern und z.T. schmerzhaft sein; s.u. *Essay Tumortherapie S. 1593*

Ra|di|o|im|mu|no|as|say m: Untersuchungsmethode, die mit Hilfe von Antikörpern und radioaktivmarkierten Antigenen kleinste Substanzmengen erfasst; es handelt sich um einen kompetitiven Immunoassay, bei dem das zu bestimmende Antigen mit einer definierten Menge an radioaktivmarkiertem Antigen um einen spezifischen Antikörper konkurriert; nach einer Inkubationsphase kann die Radioaktivität der freien oder gebundenen Radioaktivität bestimmt werden

Ra|di|o|im|mu|no|e|lek|tro|pho|re|se *f: Syn: Radioimmunelektrophorese*; Immunelektrophorese mit radioaktivmarkierten Antigenen oder Antikörpern; *s.a. Radioimmunoassay, Radio-Allergen-Sorbent-Test*

Ra|di|o|im|mu|no|sor|bent|test *m*: Radioimmunoassay mit auf einer Oberfläche aufgebrachten Antikörpern, die Antigen absorbieren [Sandwichmethode]

Ra|di|o|jod|test *m: Syn: Radiojodtest*; nuklearmedizinischer Test zur Überprüfung des Iodstoffwechsels der Schilddrüse mit ^{131}I; das orale zugeführte Iod wird normalerweise zu 40–60 % in die Schilddrüse aufgenommen, der Rest wird über die Niere ausgeschieden; Messung der Radioaktivität über der Schilddrüse nach z.B. 4, 24, 48 h zusammen mit Bestimmung von proteingebundenem ^{131}I erlaubt Aussagen über den Aktivitätszustand; wird heute wegen der Strahlenbelastung der Patienten nur noch selten verwendet

Ra|di|o|i|so|to|pen|ne|phro|gra|fie, -gra|phie *f: Syn: Nierensequenzszintigrafie, Radionephrografie, Radionuklidnephrografie, Isotopennephrografie*; Messung von im Harn ausgeschiedenen Radioisotopen zur Diagnostik der Nierenfunktion; meist wird mit [123]J-Orthohippursäure [[123]J-Hippuran] oder ^{99m}Tc-Mercaptoacetyltriglycin [MAG₃] gearbeitet; bei Furosemidforcierter Diurese werden beide Substanzen zu 80 % während der ersten Nierenpassage ausgeschieden; eine verzögerte Ausscheidung weist damit auf eine Abflussbehinderung hin

Ra|di|o|kar|di|o|gra|fie, -gra|phie *f*: Kardiografie unter Verwendung von Radionukliden; ermöglicht Aussagen über wichtige kardiale Parameter [Herzminutenvolumen, Schlagvolumen, Restvolumen, Wandbeweglichkeit, Kreislaufzeit]; *s.a. Radionuklidventrikulografie*

Ra|di|o|ne|phro|gra|fie, -gra|phie *f*: → *Radioisotopennephrografie*

Ra|di|o|nuk|lid|an|gi|o|gra|fie, -gra|phie *f*: Angiografie unter Verwendung von Radionukliden

Ra|di|o|nuk|lid|ne|phro|gra|fie, gra|phie *f*: → *Radioisotopennephrografie*

Ra|di|o|nuk|lid|ven|tri|ku|lo|gra|fie, -gra|phie *f*: Szintigrafie der Herz-

ventrikel mit Radionukliden [meist ^{99m}Tc], die entweder die Erythrozyten oder das Plasma [Humanserumalbumin] markieren; erlaubt eine Bestimmung von enddiastolischem und endsystolischem Volumen, Schlagvolumen, Herzzeitvolumen, Ejektionsfraktion, Shuntfraktionen, Regurgitationsfraktion, systolischer und diastolischer Zeit-Volumen-Parameter

Ra|di|o|os|te|o|ne|kro|se *f: Syn: Strahlungsosteonekrose, Strahlenosteonekrose, Osteoradionekrose*; nach Strahlentherapie auftretende Knochennekrose; *s.a. Essay Knochennekrosen S. 811*

Ra|di|o|re|sek|ti|on *f*: Zerstörung eines Karzinoms oder seiner Metastasen durch Radioisotope, z.B. Radioiodtherapie

Ra|di|o|sko|pie *f: Syn: Röntgenoskopie, Röntgendurchleuchtung, Durchleuchtung*; Durchleuchtung mit Röntgenstrahlen; das Bild kann direkt auf einem Leuchtschirm beurteilt werden; wird heute meist als Fernsehdurchleuchtung mit Bildverstärkern durchgeführt; damit steigt die Bildqualität, während die Strahlenbelastung sinkt

Ra|di|o|syn|o|vi|or|the|se *f*: Synoviorthese durch Instillation von Radionukliden [Yttrium für große Gelenke wie das Kniegelenk, Rhenium für mittelgroße Gelenke wie den Ellenbogen, Rhenium für kleine Gelenke wie die Fingergelenke]; hat gegenüber der Chemosynoviorthese den Vorteil, weniger schmerzhaft zu sein; *s.a. Essay Rheumatoide Arthritis S. 83*

Ra|di|o|xe|ro|gra|fie, -gra|phie *f: Syn: Xerografie, Xeroradiografie*; Verfahren zur Erzeugung von Röntgenbildern unter Verwendung von mit einem Halbleiter [Selen] beschichteten Metallplatten

Ra|di|um|der|ma|ti|tis *f, pl* **-ti|ti|den**: → *Radiodermatitis*

Ra|di|us|fle|xi|ons|frak|tur *f*: → *Smith-Fraktur*

Ra|di|us|frak|tur *f: Syn: Speichenbruch, Speichenfraktur*; man unterscheidet Frakturen des Radiusköpfchens, des Halses, des Schaftes und der distalen Speiche; wegen der engen Beziehung von Radius und Ulna sind oft beide Knochen verletzt [Unterarmschaftfraktur*] oder es liegt eine Luxationsfraktur [Monteggia-Fraktur*] vor; *s.a. Essay Fraktur, Luxation, Distorsion S. 423*

distale Radiusfraktur: häufigste Fraktur des Erwachsenen [25 % aller Brüche]; man unterscheidet typische Radiusfrakturen und Kantenabbrüche [Barton-Fraktur, reversed Barton-Fraktur]; bei der **typischen Radiusfraktur** [Fractura radii classico, Fractura radii loco typico] liegt der Brauchspalt ca. 1–3 cm über dem Handgelenk; die Fraktur entsteht

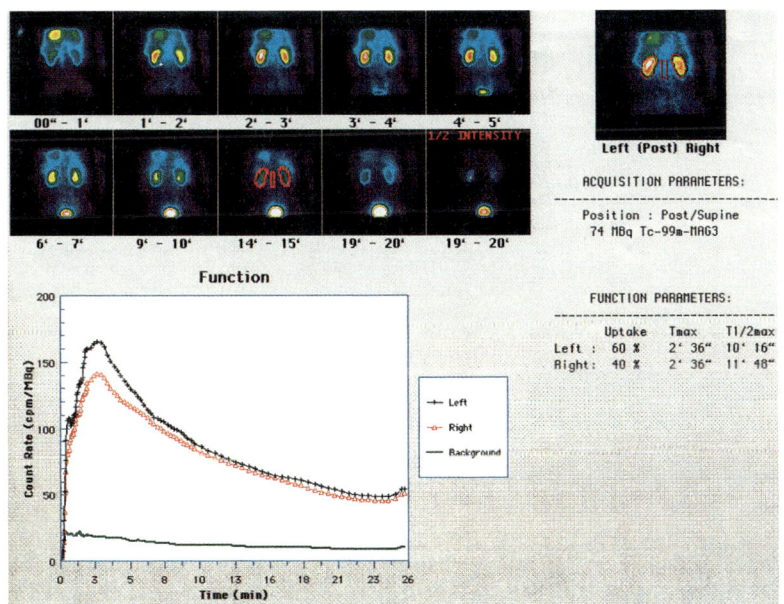

Abb. R5. Radioisotopennephrografie. Normalbefund mit gutem Abfluss des Radiopharmakons in der Funktionskurve

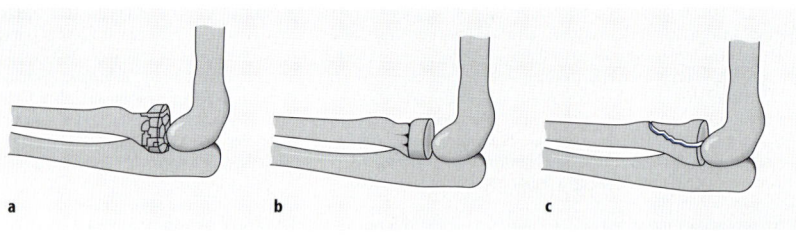

Abb. R6. Radiusköpf-
chenfraktur. a Mehr-
fragmentfraktur, b Im-
pressionsfraktur, c Mei-
ßelfraktur

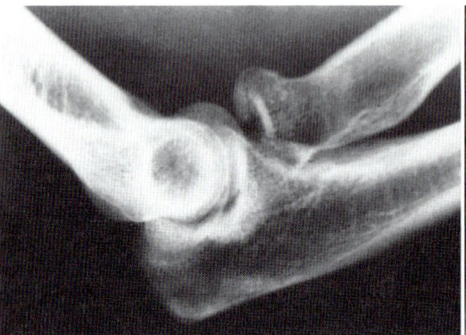
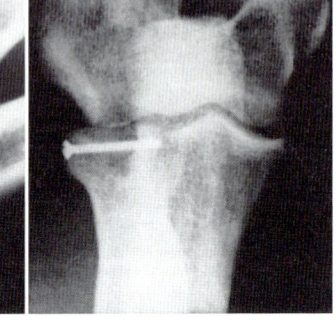

Abb.R7.Radiusköpfchenfraktur.
a Meißelfraktur, b Reposition und
Minischraubenosteosynthese

durch Überstreckung [Colles-Fraktur*] oder Flexion [Smith-Fraktur*] des Handgelenkes

Ra|di|us|hals|frak|tur *f: s.u. Radiusköpfchenfraktur*

Ra|di|us|köpf|chen|frak|tur *f:* Köpfchenfrakturen entstehen meist durch Sturz auf die ausgestreckte Hand bei gleichzeitiger Pronation des Unterarmes; je nach der Art der Schädigung spricht man von **Meißelfraktur**, **Impressionsfraktur** und **Radiushalsfraktur**; Klinik: starker Schmerz im Bereich des Köpfchens, der bei Pro- und Supinationsbewegung noch verstärkt wird; die Therapie ist meist operativ, da es sonst zu sekundärer Arthrose kommt; kindliche Radiushalsfrakturen können oft geschlossen reponiert werden; Meißelfrakturen des Erwachsenen werden konservativ behandelt, dabei ist aber die frühfunktionelle Behandlung von größter Bedeutung für das Resultat; *s.a. Essay Fraktur, Luxation, Distorsion S. 423*

Ra|dix *f, pl -di|ces:* **1.** (*anatom.*) Wurzel **2.** (*biolog.*) Wurzel; die unterirdischen Teile einer Pflanze, die als Droge verwendet werden; wird heute in der Pharmazie hinter den Pflanzennamen gestellt

Radix Althaeae: *Syn: Eibischwurzel, Althaeae radix; s.u. Eibisch*

Radix Angelicae: *Syn: Angelikawurzel, Engelwurz, Brustwurz, Angelicae radix; s.u. Angelika*

Radix Armoraciae: *Syn: Meerrettichwurzel, Armoraciae rusticanae radix; s.u. Meerrettich*

Radix Belladonnae: *Syn: Belladonnae radix; s.u. Atropa belladonna*

Radix Cichorii: *Syn: Cichorii radix; s.u. Wegwarte*

Radix consolidae: *Syn: Beinwellwurzel, Symphyti radix; s.u. Beinwell*

Radix Echinaceae angustifoliae: *Syn: Echinaceae angustifoliae radix; s.u. Echinacea angustifolia*

Radix Echinaceae purpureae: *Syn: Purpursonnenhutwurzel, Echinaceae purpureae radix; s.u. Echinacea purpurea*

Radix Eleutherococci: *Syn: Taigawurzel, Eleutherococcuswurzel, Eleutherococci radix; s.u. Eleutherococcus senticosus*

Radix Ginseng: *Syn: Ginsengwurzel, Ginseng radix; s.u. Ginseng*

Radix Harpagophyti: *Syn: Teufelskrallenwurzel, Harpagophyti radix; s.u. Teufelskralle, südafrikanische*

Radix Ipecacuanhae: → *Brechwurz*

Radix Levistici: *Syn: Liebstöckelwurzel, Levistici radix; s.u. Liebstöckel*

Radix Liquiritiae: *Syn: Süßholzwurzel, Liquiritiae radix; s.u. Süßholz*

Radix Ononidis: *Syn: Hauhechelwurzel, Ononidis radix; s.u. Hauhechel, dornige*

Radix Pimpinellae: *Syn: Bibernellwurzel, Pimpinellae radix; s.u. Bibernelle*

Radix Raphani: *Syn: Rettichwurzel, Raphani sativi radix; s.u. Rettich*

Radix Ratanhiae: → *Ratanhiawurzel*

Radix Rauwolfiae: *Syn: Rauwolfiawurzel, Rauwolfiae radix; s.u. Rauwolfia serpentina*

Radix Rhei: *Syn: Rhabarberwurzel, Rhei radix; s.u. Rhabarber*

Radix Saponariae rubrae: *Syn: rote Seifenwurzel, Saponariae rubrae radix; s.u. Seifenkraut, gemeines*

Radix Senegae: *Syn: Senegawurzel, Senegae radix; s.u. Senega*

Radix Symphyti: *Syn: Beinwellwurzel, Symphyti radix; s.u. Beinwell*

Radix Taraxaci: *Syn: Löwenzahnwurzel, Taraxaci radix; s.u. Löwenzahn*

Radix Uzarae: *Syn: Uzarawurzel, Uzarae radix; s.u. Uzara*

Radix Valerianae: *Syn: Baldrianwurzel, Katzenwurzel, Valerianae radix; s.u. Baldrian*

Rah|men|wir|bel *m:* bei Osteoporose kommt zu Rarefizierung der querverlaufenden Trabekel, Transparenzerhöhung der Wirbelkörper und verstärktem Hervortreten der Grund- und Deckplatten; radiologisch entsteht damit das Bild eines Rahmenwirbels; *s.a. Essay Osteoporose S. 1171*

Rain|farn *m: Syn: Wurmkraut, Tanacetum vulgare, Chrysanthemum vulgare;* Pflanze aus der Familie der Korbblütler [Asteraceae]; verwendet werden die **Rainfarnblüten** [Tanaceti flos] und oberirdischen Pflanzenteile [**Wurmfarnkraut**, Tanaceti herba]; Blüten und Kraut enthalten ätherisches Öl mit Thujon, Sesquiterpenoide und Guajanolide; wirken gegen Würmer und besitzen eine krampflösende und karminative Wirkung; **Anw.:** traditionell als Anthelmintikum [v.a. Madenwurm, Spulwurm] und bei Migräne, Meteorismus, Appetitmangel und Rheuma

Ra|lo|xi|fen *nt:* selektiver Östrogen-Rezeptor-Modulator; synthetisches Benzothiophen-Derivat, das wie Östradiol und Tamoxifen an den Östrogenrezeptor bindet; **Anw.:** Osteoporose nach der Menopause; **NW:** tiefen Beinvenenthrombose,

Lungenembolie, Hitzewallungen, Wadenkrämpfe; *s.a. Essay Osteoporose S. 1171*

Ra|mi|pril *nt*: ACE-Hemmer; **Anw.**: arterielle Hypertonie, Herzinsuffizienz; **Dosierung**: initial 2 × 1,25 mg/d p.o., maximal 2 × 5 mg/d; *s.a. Essay Herzinsuffizienz S. 599, Essay Arterielle Hypertonie S. 695*

Ramsay Hunt-Syndrom *nt*: → *Genikulatumneuralgie*

Ramstedt-Operation *f*: *Syn*: *Weber-Ramstedt-Operation, Pylorotomie, Pyloromyotomie*; Längsspaltung der verdickten Pylorusmuskulatur und stumpfes Spalten der Muskulatur bis zur Mukosa; Standardoperation bei Pylorushypertrophie

random pattern flap *nt*: *Syn*: *randomisiert durchbluteter Lappen*; *s.u. Lappenplastik*

Ra|ni|bi|zu|mab *nt*: *s.u. Essay Altersabhängige Makuladegeneration S. 961*

Ra|ni|ti|din *nt*: H$_2$-Antihistaminikum; wesentlich stärker wirksam als Cimetidin*; **Anw.**: Ulcus ventriculi oder duodeni, Refluxösophagitis, Gastritis

Ran|ken|an|gi|om *nt*: → *Haemangioma racemosum*

Ranson-Index *m*: *s.u. Pankreatitis*

Ra|pa|my|cin *nt*: *Syn*: *Sirolimus*; aus Streptomyces hygroscopicus gewonnenes stark wirksames Immunsuppressivum, das zur Behandlung von Autoimmunkrankheiten und bei Transplantatabstoßung eingesetzt wird; *s.u. Essay Transplantationschirurgie S. 1549*

Ra|pha|ni sativi radix *f*: *Syn*: *Rettichwurzel*; *s.u. Rettich*

Ra|pha|nus sativus *m*: → *Rettich*

Rapid-Plasma-Reagin-Test *m*: unspezifischer Syphilistest; ein Flockungstest, bei dem Cardiolipin suspendiert in Cholin als Antigen dient; um bei Zusatz von Serum zur Testlösung eine Ausflockung gut sichtbar zu machen, sind der Präparation Kohleteilchen beigemengt; die Untersuchung wird auf Wegwerf-Testkarten makroskopisch durchgeführt; Schnelltest, in Spezifität und Empfindlichkeit dem VDRL-Test* ähnlich

Ras|bu|ri|ca|se *f*: rekombinante Uratoxidase; katalysiert die Oxidation von Harnsäure zu Allantoin; Urikolytikum; **Anw.**: Prophylaxe und Therapie einer akuten Hyperurikämie, zur Verhinderung eines akuten Nierenversagens bei Patienten mit hämatologischen Malignomen und einer hohen Tumorlast sowie dem Risiko eines Tumorlyse-Syndroms bei Beginn einer Chemotherapie; **Dosierung**: 0,15–0,2 mg/kg i.v. über 30 min für 5–7 Tage; **NW**: Fieber, Erbrechen, Durchfall, allergische Reaktionen

Ras|ter|e|lek|tro|nen|mi|kro|skop *nt*: *Syn*: *Elektronenrastermikroskop*; Elektronenmikroskop, bei dem die Probe von oben mit einem Elektronenstrahl abgetastet wird, dadurch entsteht eine große Plastizität der Bilder; die Auflösung liegt bei ca. 10 nm

Ras|ter|ver|schie|bungs|an|gi|o|ky|mo|gra|fie, -gra|phie *f*: *Syn*: *Angiokymografie*; kymografische Darstellung der Strömungsverhältnisse in Arterien

Ra|tan|hi|ae radix *f*: → *Ratanhiawurzel*

Ra|tan|hi|a|wur|zel *f*: *Syn*: *Ratanhiae radix*; Wurzel von **Krameria triandra**, einem Strauch aus der Familie der Krameriaceae; enthält Catechingerbstoffe, die ihr eine adstringierende Wirkung verleihen; **Anw.**: lokal bei Entzündungen der Mund- und Rachenschleimhaut; Gurgelmittel; traditionell innerlich bei Diarrhoe, Erkrankungen der weiblichen Genitalorgane und der Harnwege, äußerlich zur Zahnreinigung und Zahnfleischkräftigung

Rathbun-Syndrom *nt*: → *Hypophosphatasie*

Ratschow-Lagerungsprobe *f*: Methode zur Beurteilung der Extremitätendurchblutung bei arterieller Verschlusskrankheit; **Prinzip**: der liegende Patient führt 2 min lang Fußbewegungen bei nach oben gehaltenen Beinen durch; nach dem Aufsitzen werden die Beine dann locker herabhängen lassen; nach 5–10 Sekunden kommt es bei normaler Durchblutung zur Hautrötung mit reaktiver Hyperämie und nach ca. 15 Sekunden zur Venenfüllung am Fußrücken; bei eingeschränkter Durchblutung treten diese Zeichen verspätet auf und die Hyperämie hält länger an; *s.a. Essay Periphere arterielle Verschlusskrankheit S. 1661*

Rat|ten|band|wurm *m*: *Syn*: *Hymenolepis diminuta*; weltweit verbreiteter Dünndarmparasit von Nagetieren und Menschen [End- und Zwischenwirt]; Befall des Menschen [Hymenolepiasis] führt v.a. bei Kindern zu Leibschmerzen, Durchfall und Pruritus ani; **Diagnose**: Nachweis der Eier im Stuhl; **Therapie**: Praziquantel* intern; *s.a. Essay Helminthosen S. 553*

Rat|ten|biss|fie|ber I *nt*: *Syn*: *Rattenbisskrankheit, Sodoku*; durch Nagerbisse [Ratten, Mäuse] übertragene Infektionskrankheit durch **Spirillum minus**; meist subakuter Verlauf mit Lymphknotenschwellung, Lymphangitis, Kopfschmerzen, Fieber und Übelkeit; Polyarthritis und Myalgien sind selten; die rezidivierenden Fieberschübe dauern 3–4 Tage und wiederholen sich im Abstand von 8–9 Tagen über einen Zeitraum von 1–2 Monaten

Rat|ten|biss|fie|ber II *nt*: *Syn*: *Rattenbisskrankheit, atypisches Rattenbissfieber, Haverhill-Fieber, Bakterienrattenbissfieber, Streptobazillenrattenbissfieber, Erythema arthriticum epidemicum*; durch Rattenbisse oder verdorbene Lebensmittel übertragene meldepflichtige Infektionskrankheit durch **Streptobacillus moniliformis**; verläuft hoch fieberhaft mit Befall mehrerer Gelenke [Polyarthralgie], Muskelschmerzen [Myalgie], Schüttelfrost und Kopfschmerzen; das Exanthem ist makulopapulös; hinzu kommen Petechien an den Extremitäten und palmoplantar

Rat|ten|biss|krank|heit *nt*: → *Rattenbissfieber I*

Rat|ten|fleck|fie|ber *nt*: → *endemisches Fleckfieber*

Rat|ten|lun|gen|wurm *m*: *Syn*: *Angiostrongylus cantonensis*; v.a. in Südostasien, der Karibik und Australien vorkommende Nematode; Befall des Menschen [**Angiostrongylose**] verläuft häufig als eosinophile Meningitis, selten kommt es auch zu einem Augenbefall; **Diagnose**: Serologie, selten Nachweis der Larven im Liquor; **Therapie**: selbstlimitierend, evtl. Corticosteroide; *s.a. Essay Helminthosen S. 553*

Rauber-Zeichen *nt*: im Röntgenbild sichtbare Randwulstbildung der Gelenkkante der Tibia bei einem länger bestehenden Innenmeniskusschaden

R-auf-T-Phänomen *nt*: Zusammentreffen der R-Zacke einer frühen ventrikulären Extrasystole mit der T-Welle der vorausgegangenen Herzaktion; kann zu Kammertachykardie oder -flimmern führen; findet sich gehäuft im Frühstadium des Myokardinfarktes

Raum|des|in|fek|ti|on *f*: nur selten nötig, z.B. bei hoch kontagiösen Krankheiten wie Ebola-Fieber, Pest oder offener Tuberkulose; ansonsten ist eine Flächendesinfektion ausreichend

Rau|pen|haar|kon|junk|ti|vi|tis *f, pl* **-tiden**: *Syn*: *Raupenkonjunktivitis, Conjunctivitis nodosa, Ophthalmia nodosa*; durch Haare verschiedener Lepidopteren [**Brombeerspinner, Prozessionsspinner**] hervorgerufene toxische Konjunktivitis mit Knötchenbildung

Rausch|feld|kam|pi|me|trie *f*: *s.u. Kampimetrie*, *s.a. Essay Glaukome S. 497*

Rausch|pfef|fer *m*: *s.u. Kava-Kava*

Rau|te *f*: *Syn*: *Gartenraute, Weinraute, Ruta graveolens ssp. vulgaris*; Staude aus der Familie der Rautengewächse [Rutaceae]; verwendet werden die getrockneten **Rautenblätter** [Rutae folium] und oberirdischen Pflanzenteile [**Rautenkraut**, Rutae herba], die ätherisches **Rautenöl** [Rutae aetheroleum], Furanocumarine [z.B. Bergapten, Isoimperatorin, Psoralen, Xanthotoxin], Flavonoide [z.B. Rutin] und Chinolinalkaloide enthalten; **Anw.**: traditionell innerlich bei Menstruationsbeschwerden, Verdauungsbeschwerden und Appetitlosigkeit, als Abortivum sowie krampflösendes Mittel; in der Homöopathie bei stumpfen Verletzungen [Quetschung, Verstauchung], Krampfadern und venöser Insuffizienz

Rau|vol|fia serpentina *f*: → *Rauwolfia serpentina*

Rau|wol|fia serpentina *f*: *Syn*: *Schlangenholz, Rauvolfia serpentina*; Pflanze aus der Familie der Apocynaceae; verwendet wird die **Rauwolfiawurzel** [Rauwolfiae radix)], die mehr als 50 verschiedene Alkaloide [u.a. Reserpin, Ajmalin] enthält; wirkt zentral dämpfend [sedierend], blutdrucksenkend und verlangsamt die Herzfrequenz; **Anw.**: leichte essenzielle Hypertonie, psychomotorische Unruhe, Angst- und Spannungszustände; in der Homöopathie bei Hypertonie

Raynaud-Krankheit f: Syn: vasospastisches Syndrom; idiopathische, anfallsweise, arterielle Gefäßkrämpfe und dadurch bedingte Durchblutungsstörungen an Händen und Füßen; wird v.a. durch Kälte ausgelöst und führt zu schmerzhafter Blässe und Kälte eines oder mehrerer Finger oder Zehen, gefolgt von Zyanose und reaktiver Hyperämie; längeres Bestehen kann zu trophischen Störungen, Nekrose und Gangrän führen; bei der **echten Raynaud-Krankheit** kann keine Ursache gefunden werden, die **sekundäre Raynaud-Krankheit** [Raynaud-Phänomen, Raynaud-Syndrom] tritt bei einer Reihe von Erkrankungen [u.a. progressive Sklerodermie, Kälteagglutininkrankheit, Presslufthammerkrankheit, systemischer Lupus erythematodes] auf; **Therapie:** Behandlung der Ursache, Kälteprophylaxe, Nicotinkarenz, evtl. systemische Behandlung mit Vasodilatatoren [z.B. Nifedipin★, Prostazyklin★]; s.a. Essay Systemischer Lupus erythematodes S. 935

reactive airway dysfunction syndrome nt: s.u. Essay Akute Bronchitis S. 165

Reactive Airways Dysfunction Syndrome nt: s.u. Essay Lungen- und Atemwegserkrankungen durch Arbeit und Umwelt S. 1265

Re|ak|ti|o|nen, epileptische pl: Syn: Okkasionsanfälle, Gelegenheitsanfälle; s.u. Essay Epilepsie und Status epilepticus. 365

Re|ak|ti|o|nen, paradoxe pl: Syn: inflammatorische Erkrankungen, Immunrekonstitutionserkrankungen; s.u. Essay HIV-Infektion – AIDS S. 625

Re|ak|ti|on, systemische unspezifische inflammatorische f: Syn: systemisches Entzündungssyndrom, systemic inflammatory response syndrome; systemische, entzündliche Reaktion auf u.a. Trauma, Infektion, Ischämie, Verbrennung, Schock etc.; ist durch zwei oder mehr der folgenden Symptome charakterisiert: Hypo- oder Hyperthermie, Tachykardie, Tachypnoe, Leukozytose; s.a. Essay Schock S. 1437, Essay Prä- und postoperative Störungen im Flüssigkeits- und Elektrolythaushalt S. 327, Essay Sepsis und septischer Schock S. 1455

Real-time-Technik f: Syn: Echt-Zeit-Verfahren, Real-time-Verfahren; bildgebendes Verfahren [z.B. Sonografie], bei der Vorgänge direkt am Monitor beobachtet werden können

Re|a|ni|ma|ti|on f: Syn: Wiederbelebung, Resuszitation; Gesamtheit aller Maßnahmen zur Wiederherstellung einer ausreichenden Kreislauf- und Atemfunktion nach Herz-Kreislauf- und/oder Atemstillstand; bei der **kardiopulmonale Reanimation** bei Herz-Kreislauf-Stillstand hängt das Vorgehen hängt von der Situation ab; zuerst werden die Basismaßnahmen [**ABC-Schema** nach Safar und Gordon: Airway (Freimachen der Atemwege), Breathing (Beatmung), Circulation (Wiederherstellung der Kreislauffunktion)] durchgeführt; sobald sich die Situation verbessert oder eine Betreuung durch einen Notarzt möglich ist, können erweiterte Maßnahmen [Defibrillation, Intubation, medikamentöse Therapie] eingeleitet werden

als erstes muss festgestellt werden, ob der Patient bei Bewusstsein ist und Atmung und Kreislauf müssen überprüft werden; bei Kreislaufstillstand wird eine Herzmassage vorgenommen, bei Atemstillstand eine Atemspende durchgeführt; während der Beatmung muss der Kreislauf im Abstand von 1 Minute überprüft werden; die **Herzmassage** erfolgt entweder durch Druck auf die Brustwand [extrathorakale Herzmassage, Herzdruckmassage] oder durch direkte Kompression [intrathorakale Herzmassage] nach Eröffnung des Brustkorbs; bei der **extrathorakalen Herzmassage** kniet oder steht der Helfer in Höhe des Brustkorbs im rechten Winkel neben dem Patienten; der Handballen einer Hand wird auf das untere Drittel des Brustbeins [Sternum] aufgesetzt; die andere Hand wird mit dem Ballen auf die erste Hand aufgesetzt, die Finger dürfen den Brustkorb nicht berühren; die Arme werden durchgestreckt und direkt über die Hände gebracht; das Brustbein wird kurz mit einer Kraft von 30–40 kp um ungefähr 5 cm nach unten gedrückt

die **Atemspende** erfolgt als Mund-zu-Mund- oder Mund-zu-Nase-Beatmung; bei der **Mund-zu-Nase-Beatmung** wird der Kopf des zu beatmenden Patienten mit einer Hand an der Stirn-Haar-Grenze nach hinten überstreckt [Öffnung der Atemwege]; die andere Hand hebt den Unterkiefer an und verschließt den Mund mit dem Daumen; der Atemspender atmet tief ein und setzt dann seinen geöffneten Mund fest über der Nase des Patienten auf; während des Lufteinblasens muss darauf geachtet werden, ob sich der Thorax hebt; nach der Insufflation wird der Mund von der Nase entfernt und das Entweichen der Luft aus der Lunge des Patienten beobachtet [der Thorax senkt sich]; am Anfang werden 2–3 Insufflationen schnell hintereinander durchgeführt, um das O$_2$-Defizit zu beheben; danach wird ein Abstand von 5–6 Sekunden zwischen zwei Atemspenden eingehalten

die **Mund-zu-Mund-Beatmung** erfolgt nach dem gleichen Prinzip; die Hände liegen in der gleichen Ausgangsstellung; der Atemspender setzt seinen Mund fest auf den Mund des Patienten auf; die Nasenöffnung kann mit der Wange oder durch Zusammenpressen der Nasenflügel mit der oberen Hand verschlossen werden

liegen ein Atemstillstand und ein Kreislaufstillstand vor, muss sofort ein Notruf veranlasst werden; dann wird mit einer kombinierten Atemspende und Herzmassage begonnen: **Ein-Helfer-Methode:** 30 Kompressionen des Thorax mit einer Frequenz von 80/min, gefolgt von 2 Beatmungen, **Zwei-Helfer-Methode:** abwechselnd 10 Kompressionen des Thorax mit einer Frequenz von 80/min und 1 Beatmung; s.a. Essay Verfahren zur Sicherung der Atemwege S. 759, s.a. Abb. R9, Abb. R10

Re|a|ni|ma|ti|ons|pha|se f: s.u. Polytrauma

Re|bound|phä|no|men nt: **1.** Syn: Holmes-Phänomen, Holmes-Stewart-Phänomen, Rückstossphänomen, Rückschlagphänomen; bei Kleinhirnerkrankungen auftretende, überschießende Rückbewegung nach plötzlicher Aufhebung eines entgegengerichteten Widerstandes **2.** Syn: Absetzphänomen; plötzliches Absetzen eines Medikamentes nach Dauereinnahme kann zu einer überschießenden, der Wirkung des Medikamentes entgegengesetzten Reaktion führen, z.B. Tachykardie und Blutdruckanstieg nach Absetzen von Betablockern

Re|bo|xe|tin nt: Antidepressivum, selektiver Noradrenalinwiederaufnahmehemmer; HWZ 13 h; **Anw.:** depressive Erkrankungen; **Dosierung:** 8 mg/d p.o., maximal 12 mg/d; **NW:** Schwitzen, Schlaflosigkeit, Kopfschmerzen, Tachykardie

Rechts|herz|hy|per|tro|phie f: → Hypertrophie, rechtsventrikuläre

Rechts|herz|in|suf|fi|zi|enz f: Syn: Rechtsinsuffizienz; s.u. Essay Herzinsuffizienz S. 599

Rechts|hy|per|tro|phie f: → Hypertrophie, rechtsventrikuläre

Rechts|schen|kel|block m: Blockierung oder Verzögerung der Erregungsausbreitung im rechten Tawara-Schenkel; s.a. Essay Elektrokardiogramm S. 317

Rechts|typ m: s.u. Essay Elektrokardiogramm S. 317

RECIST-Kriterien pl: s.u. Essay Tumortherapie S. 1593

Recklinghausen-Appelbaum-Krankheit f: idiopathische Hämochromatose★

Recklinghausen-Krankheit f: **1.** Syn: Neurofibromatosis generalisata, Neurofibromatose; s.u. Neurofibromatose **2.** → Osteodystrophia fibrosa generalisata

Red man's-Syndrom nt: s.u. Vancomycin

5α-Reduktasehemmer m: Syn: 5-alpha-Reduktasehemmer; die 5α-Reduktase ist für die Umwandlung von Testosteron in 5α-Dihydrotestosteron [DHT] zuständig; DHT ist für das Wachstum und die Sekretion der akzessorischen Geschlechtsdrüsen verantwortlich, hat aber keine Bedeutung für die Libido; daher sind 5α-Reduktasehemmer für die konservative Behandlung der benignen Prostatahyperplasie besser geeignet als Antiöstrogene; eine ausreichende Wirkung ist aber nur vorhanden, wenn das initiale Prostatavolumen über 40 ml liegt; s.a. Essay Benignes Prostatahyperplasie-Syndrom S. 1295

Re|duk|ti|ons|di|ät f: Diät zur Gewichtsabnahme; s.a. Essay Adipositas S. 15

Re|duk|ti|ons|ge|wicht nt: s.u. Alkoholvergiftung

Re|duk|ti|ons|mas|tek|to|mie f: Syn: Brustverkleinerung; operative Verkleinerung einer oder beider Brüste, z.B. bei Mastoptose oder unterschiedlicher Größe der Brüste; s.a. Abb. R11

Re|duk|ti|ons|plas|tik f: Syn: Reduktion; operative Verkleinerung eines Organs oder eines Körperteils, z.B. der Brust [Reduk-

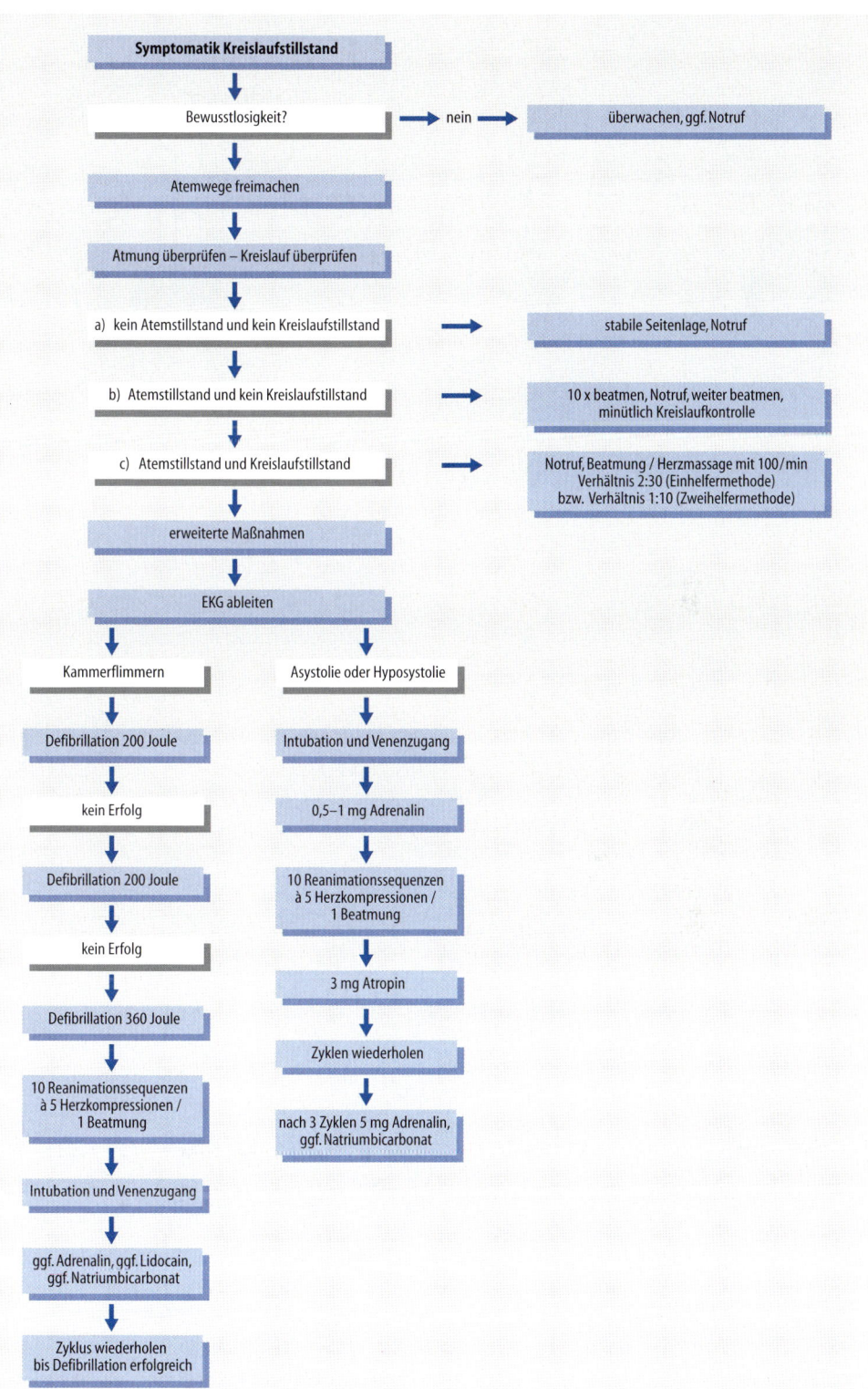

Abb. R8. Reanimation. Flussdiagramm kardiopulmonale Reanimation

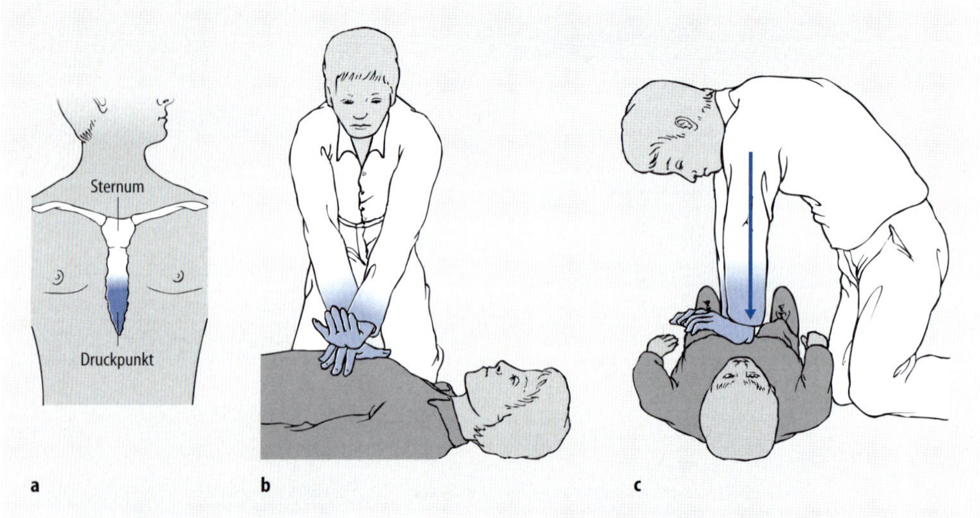

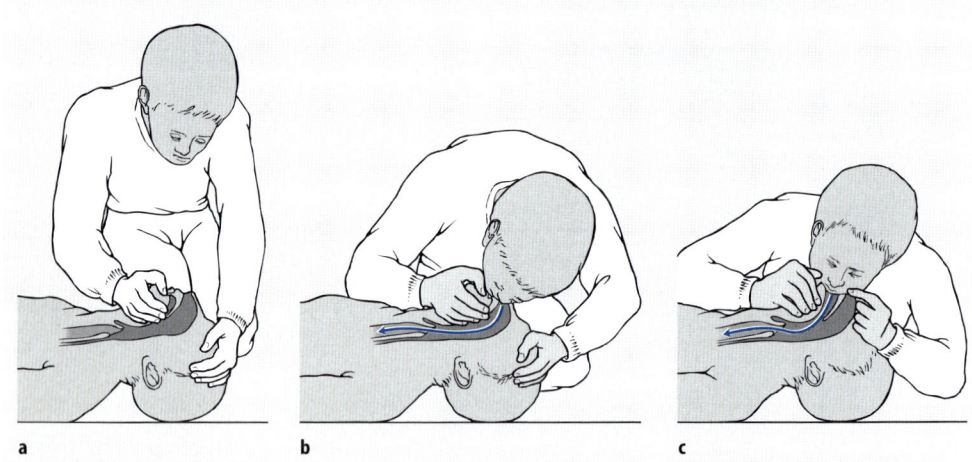

a   b   c

Abb. R9. Reanimation. Extrathorakale Herzmassage

a   b   c

Abb. R10. Reanimation. Atemspende: Mund-zu-Nase-Beatmung [**a**-**b**], Mund-zu-Mund-Beatmung [**c**]

R

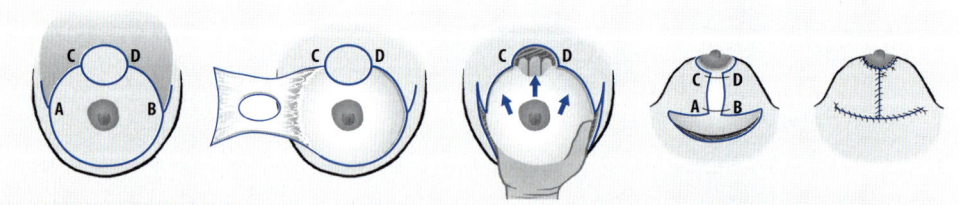

Abb. R11. Reduktionsmastektomie. Markierung der Resektionsmenge und des neuen Mamillensitzes; Zurückklappen der Haut nach Inzision; Verschiebung des Mamillenkomplexes nach oben; Entfernung überschüssiger Haut und Vernähung; Endergebnis

tionsmastektomie]
Reed-Sternberg-Zellen *pl*: → *Sternberg-Reed-Riesenzellen*
Re|en|try|ta|chy|kar|die *f*: bei der Reentrytachykardie liegt entwe-

der eine kreisende Erregung im AV-Knotenareal vor [AV-Knoten-Reentrytachykardie, AV-Knoten-Reentry] oder die Erregung wird über ein akzessorisches Leitungsbündel [z.B.

Kent-Bündel] von der Kammer zurück zum Vorhof geleitet und beginnt damit zu kreisen; erfolgt die Überleitung in normaler Leitungsrichtung, spricht man von **orthodromer Tachykardie**, erfolgt sie rückläufig von **antidromer Tachykardie**; *s.u. Essay Herzrhythmusstörungen S. 613*

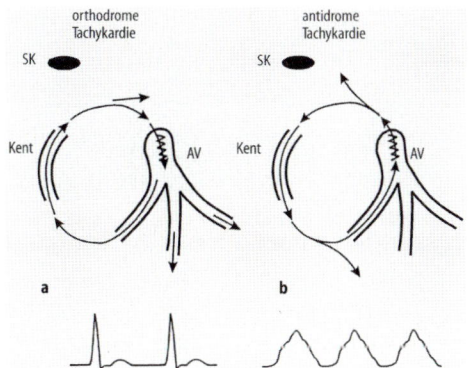

Abb. R12. Reentrytachykardie. **a** orthodrome Tachykardie, **b** antidrome Tachykardie

Re|flek|tome|trie *f*: Analysenmethode, die das von Teststreifen [z.B. Blutzuckerteststreifen] reflektierte Licht misst und auswertet

Re|flex|au|dio|me|trie *f*: Methode der Hörprüfung im Kindesalter, die bei Kleinkindern bis zum 2. Lebensjahr eingesetzt wird; akustische Reize verursachen einen Lidschlag [**auripalpebraler Reflex**] oder eine Blick- oder Kopfwendung zur Schallquelle [**Verhaltensaudiometrie**, distraction test]

Re|flex|e|me|tikum *nt*: *Syn: peripheres Emetikum*; Brechmittel, das über eine Reizung von Fasern des Nervus vagus in der Magenschleimhaut wirkt

Re|flex|in|kon|ti|nenz *f*: *Syn: neurogene Detrusorhyperaktivitätsinkontinenz*; tritt bei neurologischen Erkrankungen [v.a. komplette Querschnittslähmung oberhalb von S_2] auf; den Patienten fehlt die Sensibilität für die Blasenfüllung, womit es zu einer reflektorischen Blasenentleerung durch auslösende Reize kommt; die Patienten können aber über den Miktionsreflex i.d.R. eine befriedigende Blasenkontrolle erlernen; *s.u. Essay Harninkontinenz S. 533*

spinale Reflexinkontinenz: *Syn: spinale Detrusorhyperaktivitätsinkontinenz ohne Sensation*; unwillkürlicher Urinverlust aus der Harnröhre mit urodynamisch nachweisbaren unkontrollierten Detrusorkontraktionen [z.B. bei Rückenmarkserkrankungen], die der Patient nicht als Harndrang empfindet

suprapontine Reflexinkontinenz: *Syn: suprapontine Detrusorhyperaktivitätsinkontinenz*; unwillkürlicher Urinverlust aus der Harnröhre mit urodynamisch nachweisbaren unkontrollierten Detrusorkontraktionen durch Verlust der Kontrolle über den Miktionsreflex z.B. bei Hirnleistungsstörungen

Re|flex|syn|ko|pe *f*: → *vasovagale Synkope*

Re|flex|the|ra|pie *f*: → *Reflexzonentherapie*

Re|flex|zo|nen|mas|sa|ge *f*: Form der Segmenttherapie, bei der durch eine Massage definierter Hautzonen innere Organe reflektorisch beeinflusst werden; die Reflexzonen decken sich z.T. mit anatomisch-physiologisch nachweisbaren Versorgungsgebieten von Nervenwurzeln, z.T. beruht die Zuordnung aber auf alternativen Konzepten oder Erfahrungsmedizin und entzieht sich wissenschaftlicher Beurteilung; die bekannteste Form ist die **Fußreflexzonenmassage**

Re|flex|zo|nen|the|ra|pie *f*: *Syn: Reflextherapie*; mechanische Reizung von Reflexzonen auf der Körperoberfläche durch z.B. Akupunktur, Akupressur oder Reflexzonenmassage führt über kutiviszerale und viszerokutane Reflexbögen zu einer Beeinflussung tiefer Strukturen

Re|flux|gas|tri|tis *f, pl* **-ti|den**: chronisch-atrophische Entzündung der Magenschleimhaut bei Rückfluss von Duodenalsaft in den Magen [duodenogastraler Reflux]; *s.a. Gastritis*

Re|flux|krank|heit, gastroösophageale *f*: durch einen Rückfluss von Magensaft in die Speiseröhre [gastroösophagealer Reflux] ausgelöste Erkrankung, die zu subjektiven ösophagealen Beschwerden und chronisch peptischer Ösophagitis [**Refluxösophagitis**] führt; häufigste gutartige Erkrankung des oberen Gastrointestinaltraktes; bei der **primären Refluxkrankheit** beruht die zu Grunde liegende Insuffizienz des unteren Ösophagussphinkters entweder auf einem mangelnden Sphinkterdruck [der intraabdominale Druck überwindet den Sphinkterdruck und es kommt zum Reflux] oder einer unzeitgemäßen Erschlaffung; bei der **sekundären Refluxkrankheit** handelt es sich um eine Folge einer organischen Erkrankung [z.B. Sklerodermie] oder Operation; Manifestationen der GERD sind die **nicht-erosive Refluxkrankheit** [NERD] ohne endoskopische Läsionen, die **erosive Refluxkrankheit** [ERD] mit Nachweis entzündlicher ösophagealer Schleimhautveränderungen, der **Barrett-Ösophagus** und extraintestinale Manifestationen; *s.u. Essay Gastroösophageale Refluxkrankheit S. 1339*

Re|flux|ne|phro|pa|thie *f*: *s.u. Reflux, vesikoureteraler*

Re|flux|ö|sophagi|tis *f, pl* **-ti|den**: *s.u. Refluxkrankheit, gastroösophageale*

Re|flux|plas|tik *f*: → *Antirefluxplastik*

Reflux, vesikoureteraler *m*: Rückfluss von Harn aus der Harnblase in den/die Harnleiter und evtl. in das Nierenbecken [**vesikorenaler Reflux**]; kann schon bei geringer Druckerhöhung in der Blase [**low-pressure reflux**] oder erst bei hohem Blasendruck [z.B. während der Miktion] auftreten [**high-pressure reflux**]

die **Ursache** liegt darin, dass der Harnleiter nicht ausreichend lange submukös verläuft; je kürzer das submuköse Segment, desto stärker ist der Reflux; bei Neugeboren ist der vesikoureterale Reflux noch häufig [bis zu 60 %], nimmt dann aber schnell ab [weniger als 5 % bei 5-Jährigen]; **klinisch** verläuft der Reflux asymptomatisch; allerdings kommt es meist zu rezidivierenden und aufsteigenden Harnwegsentzündungen [v.a. Pyelonephritis] mit Schädigung des Nierenparenchyms [**Refluxnephropathie**] und Ausbildung einer pyelonephritischen Schrumpfniere sowie zu einer Aufdehnung des Hohlsystems; **Diagnose:** Miktionszystourethrografie; **Therapie:** Antibiotikaprophylaxe zur Verhinderung rezidivierender Infekte, Antirefluxplastik* nach Politano-Leadbetter, Cohen oder Lich-Grégoir; *s.a. Abb. R13*

Re|frak|ti|ons|mes|sung *f*: → *Dioptometrie*

Re|frak|ti|ons|oph|thal|mo|skop *nt*: Ophthalmoskop zur Bestimmung der Augenrefraktion

Re|frak|to|me|ter *m*: Gerät zur Bestimmung des Brechungsindex oder der Brechkraft

Refsum-Syndrom *nt*: *s.u. Neuropathien, hereditäre motorische und sensible, s.a. Essay Hereditäre Netzhautdystrophien S. 1119*

Re|gel|tem|po|stö|run|gen *pl*: *s.u. Zyklusstörungen*

Re|gel|ty|pus|stö|run|gen *pl*: *s.u. Zyklusstörungen*

Re|gio|nal|an|äs|the|sie, intravenöse *f*: *Syn: intravenöse Regionalanästhesie nach Bier, Venenanästhesie*; bei Eingriffen in Blutleere an Hand, Arm, Unterschenkel und Fuß angewandte Lokalanästhesie; die Extremität wird mit einer Esmarch-Binde ausgewickelt und eine Manschette angelegt, die den arteriellen Zufluss unterbindet; danach wird das Lokalanästhetikum in eine Vene injiziert und diffundiert von hier aus in die Umgebung; die Blutleere darf erst nach 30–45 Minuten geöffnet werden, da sonst kardiovaskuläre oder zerebrale Nebenwirkungen auftreten können

Rehbein-Operation *f*: **1.** Resektion des aganglionären Kolonabschnitts mit End-zu-End-Anastomose bei Morbus Hirschsprung **2.** Resektion eines verengten (Dünn-)Darmabschnitts und End-zu-End-Anastomose bei Atresie oder Stenose

Rehn-Plastik *f*: Kutislappenplastik zur Deckung von Bauchdeckenlücken

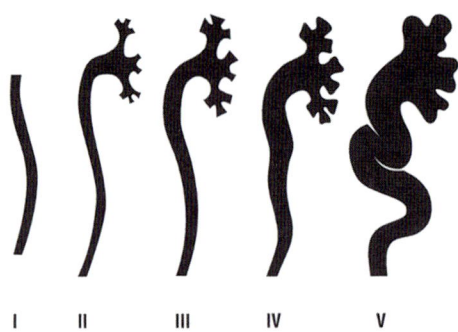

I   II   III   IV   V

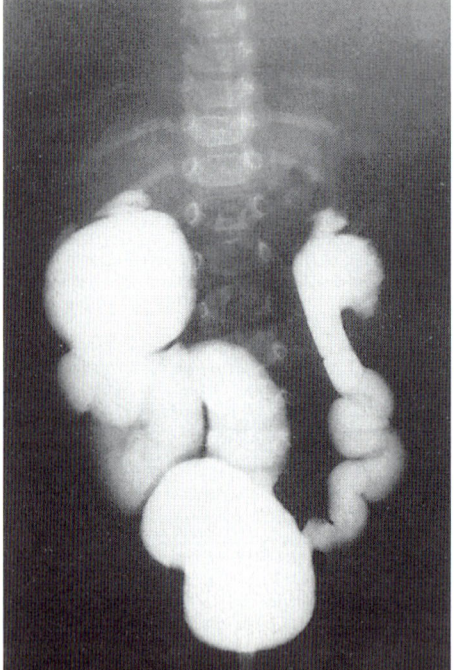

Abb. R13. Vesikoureteraler Reflux. a Klassifikation nach Heikel und Parkkulainen, **b** vesikoureteraler Reflux Grad V rechts, Grad IV links

Reiǀhenǀnaht f: *s.u. Nahttechniken*

Reǀinǀfarkt m: jeder auf den ersten Myokardinfarkt folgende Infarkt

Reǀinǀfekt, apikaler m: **Syn:** Spitzentuberkulose, Lungenspitzentuberkulose; Befall der Lungenspitzen im Rahmen einer lokalisierten hämatogenen Streuung einer Lungentuberkulose*

Reinke-Ödem nt: Ödem] zwischen dem Stimmbandmuskel und dem darüberliegenden Epithel; betroffen sind Erwachsene mit Stimmbelastung und hartem Stimmeinsatz sowie Raucher [Laryngitis chronica hyperplastica]; die Stimmlippen sehen lappig und aufgequollen aus und können den freien Raum im Kehlkopf einengen; genügt das Erlernen einer korrekten Stimmbildung durch eine Stimmübungsbehandlung nicht, sollte das Ödem mikrochirurgisch entlastet werden; *s.a. Essay Neubildungen des Larynx S. 793*

Reiǀseǀdiǀarǀrhoe f, pl **-rhoǀen**: **Syn:** *Turista, Montezumas Rache*; meist durch kontaminierte Lebensmittel und Wasser übertragene Durchfallerkrankung durch verschiedenste Bakterien [Escherichia coli, Salmonellen, Shigellen], die Reisende in

Tab. R2. Reisediarrhoe. Häufige Erreger der Reisediarrhoe

Keime	Asien (in %)	Zentralamerika (in %)	Afrika (in %)
enterotoxische Escherichia coli	20–34	28–72	31–75
Salmonella	11–15	0–16	0
Shigella	4–7	0–30	0–15
Campylobacter	2–11	Wenige	Wenige
Aeromonas hydrophila	1–57	Nicht bestimmt	Nicht bestimmt
Vibrio parahaemolyticus	1–16	Wenige	Wenige
Giardia lamblia	< 5	0–9	Nicht bestimmt
Entamoeba histolytica	< 5	0–9	Nicht bestimmt
Rotavirus	Nicht bestimmt	?–36	–
Diverse	0–10	0–5	0–8
Mehrere Pathogene	9–22	Nicht bestimmt	Nicht bestimmt
Keine Keime	33–53	15–30	15–55
Studienanzahl	8	15	3

südliche Länder befällt; *s.a. Essay Diarrhoe – entzündliche und nicht-entzündliche Formen S. 265*

Reiǀseǀthromǀboǀse f: *s.u. Beinvenenthrombose*

Reisǀfeldǀfieǀber nt: → *Leptospirosis bataviae*

Reißǀnaǀgelǀphäǀnoǀmen nt: **Syn:** *Tapeziernagelphänomen*; *s.u. chronisch-diskoider Lupus erythematodes*

Reiǀterǀknoǀchen m: *s.u. Myositis ossificans*

Reiter-Syndrom nt: **Syn:** *Morbus Reiter, Fiessinger-Leroy-Reiter-Syndrom, Okulourethrosynovitis, venerische Arthritis, konjunktivourethrosynoviales/urethro-okulo-synoviales Syndrom*; durch die Trias Arthritis, Urethritis und Konjunktivitis gekennzeichnete reaktiv-entzündliche Systemerkrankung, die wahrscheinlich durch Bakterien [Chlamydien, Shigellen, Yersinien, Salmonellen, Campylobacter, Mykoplasmen] hervorgerufen wird; betrifft hauptsächlich Männer zwischen dem 20. und 40. Lebensjahr; **Klinik:** i.d.R. akuter Beginn mit Fieber und Oligoarthritis [v.a. Knie-, Fuß-, Sprung-, Hüft-, Ellenbogen- und Handgelenke]; selten Mitbeteiligung innerer Organe [Herz]; **Diagnose:** Antikörpernachweis im Serum; **Therapie:** Entzündungshemmer; bei Iridozyklitis vorübergehend Steroide oder, bei malignem Verlauf, Methotrexat; von manchen Autoren wird auch eine Tetrazyklintherapie empfohlen

Reitǀhoǀsenǀfett nt: *s.u. Liposuktion*

Reizǀblaǀse f: **Syn:** *Blasenschwäche, Urgency-frequency-Syndrom, Urethralsyndrom, overactive bladder*; unspezifische Bezeichnung für einen Reizzustand der Blase, der Symptome einer akuten Entzündung zeigt [v.a. Pollakisurie], ohne dass entsprechende histologische Veränderungen auffindbar wären; die Diagnose darf erst gestellt werden, wenn alle potenziellen organischen Ursachen [v.a. interstitielle Zystitis] sowie psychische und sexuelle Traumen ausgeschlossen wurden; die **Therapie** ist schwierig und muss individuell angepasst werden; z.T. erfolgreich sind Anticholinergika, Beckenbodengymnastik, Blasentraining, Biofeedback, Reizstromtherapie, Neuromodulation; bei Versagen Blasenaugmentation oder als ultima ratio Zystektomie mit Harnableitung

Reizǀdarmǀsynǀdrom nt: **Syn:** *Kolonneurose, irritables/spastisches Kolon, Colon irritabile, irritable bowel syndrome, Syndrom des irritablen Darms, Reizkolon*; durch eine Reihe von Fak-

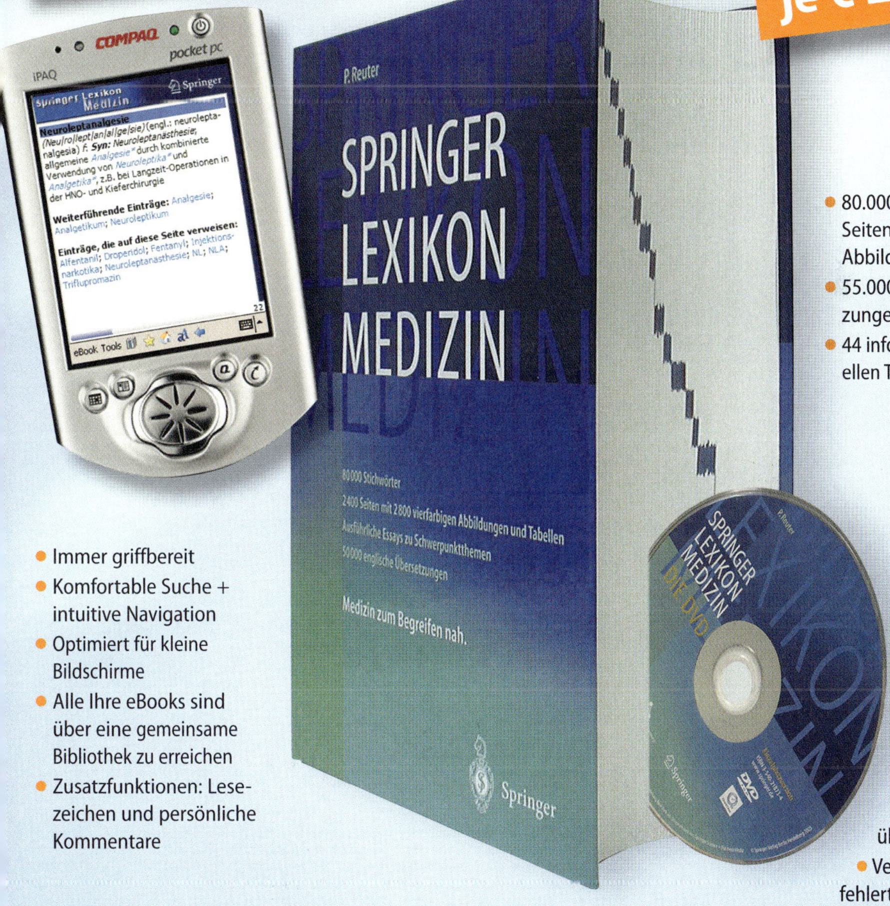

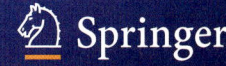

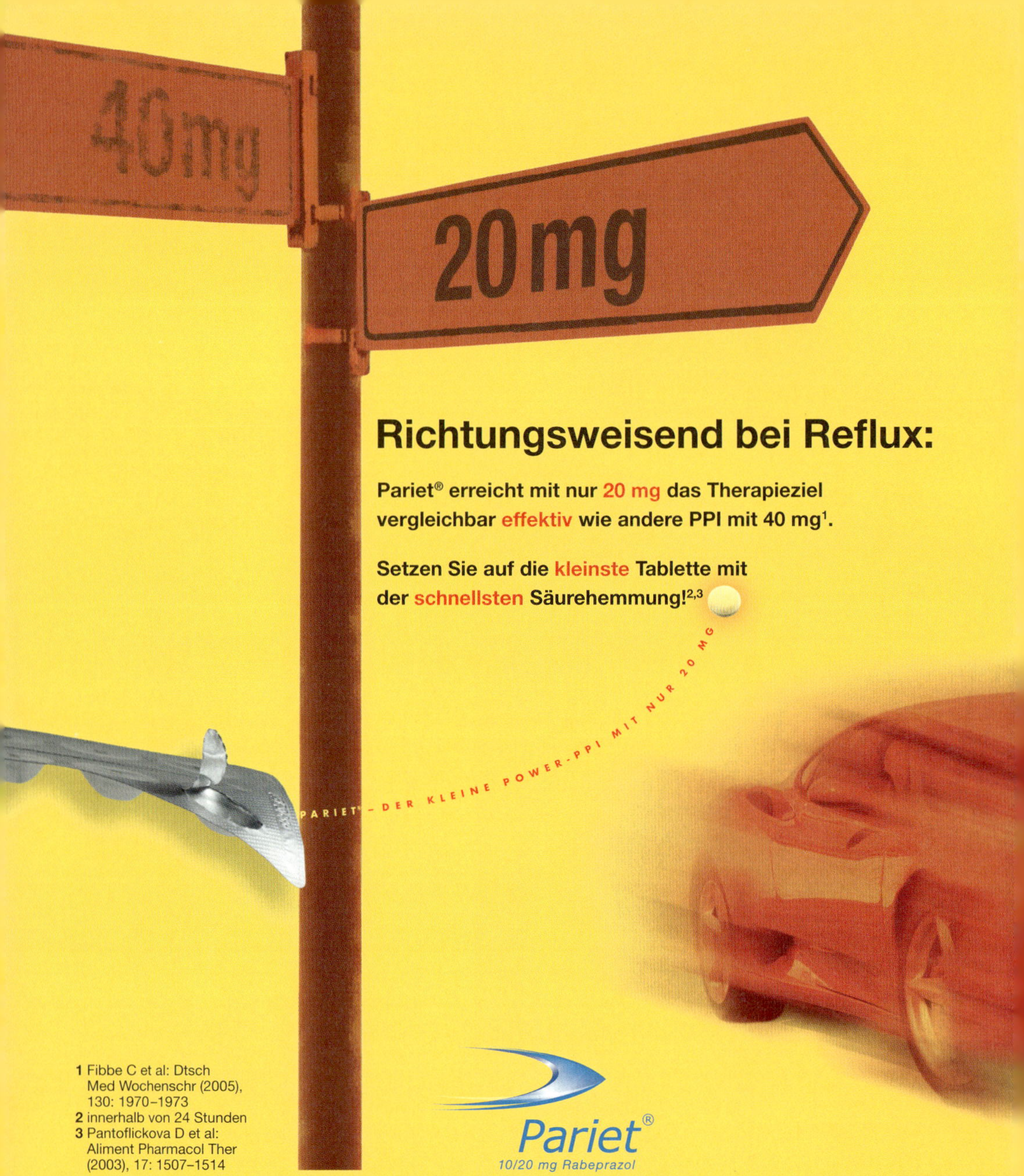

40mg

20 mg

Richtungsweisend bei Reflux:

Pariet® erreicht mit nur 20 mg das Therapieziel vergleichbar **effektiv** wie andere PPI mit 40 mg[1].

Setzen Sie auf die **kleinste** Tablette mit der **schnellsten** Säurehemmung![2,3]

PARIET® – DER KLEINE POWER-PPI MIT NUR 20 MG

1 Fibbe C et al: Dtsch Med Wochenschr (2005), 130: 1970–1973
2 innerhalb von 24 Stunden
3 Pantoflickova D et al: Aliment Pharmacol Ther (2003), 17: 1507–1514

Pariet®
10/20 mg Rabeprazol

Gastroösophageale Refluxkrankheit

T. Frieling

Definition

Eine **gastroösophageale Refluxkrankheit** [GERD] liegt vor, wenn ein gesteigerter gastroösophagealer Reflux zu einem erhöhten Risiko für organische Komplikationen und/oder aufgrund der Refluxsymptome zu einer Einschränkung der Lebensqualität führt. Manifestationen der GERD sind die **nicht-erosive Refluxkrankheit** [NERD] ohne endoskopische Läsionen, die **erosive Refluxkrankheit** [ERD] mit Nachweis entzündlicher ösophagealer Schleimhautveränderungen, der **Barrett-Ösophagus** und extraintestinale Manifestationen. Überlappungen von NERD mit dem hypersensitiven Ösophagus, der funktionellen Dyspepsie bzw. dem Reizdarmsyndrom sind möglich.

Epidemiologie, Sozioökonomie, natürlicher Verlauf

Die Prävalenz von GERD liegt bei 10–20 %, wobei die Inzidenz für alle Manifestationsformen zunimmt. NERD ist mit einem geschätzten Anteil von 60 % die häufigste Manifestationsform von GERD. Die Prävalenz von GERD ist nicht altersspezifisch und zwischen Männern und Frauen vergleichbar. Demgegenüber überwiegt beim Barrett-Ösophagus das männliche Geschlecht. Die unkomplizierte GERD hat keinen Einfluss auf die Lebenserwartung, auch nicht beim Barrett-Ösophagus. Das Ausmaß der Beschwerden bzw. die Einschränkung der Lebensqualität ist zwischen NERD und ERD vergleichbar. Eine ähnliche ärztliche und medikamentöse Therapie ist daher erforderlich. Eine verlässliche Kostenanalyse für die medikamentöse Behandlung von GERD fehlt, es wird für Deutschland aber ein Aufwand von etwa 3–4 Milliarden Euro pro Jahr geschätzt. In einer ähnlichen Größenordnung dürften sich die indirekten Kosten durch Arbeitsunfähigkeit bzw. Berentung bewegen. Der Verlauf von GERD ist in der Regel [> 95 %] nicht progredient und ein Übergang von NERD zu ERD selten, regelmäßige Endoskopiekontrollen sind daher nicht notwendig. Auch eine spontane Rückbildung von GERD ist selten, Rezidive nach Absetzen der medikamentösen Therapie dagegen sehr häufig.

Pathophysiologie

GERD liegt eine Störung der *first line of defense* durch verschiedene Motilitätsstörungen zu Grunde [schwacher Tonus des unteren Ösophagussphinkters, zu lange/häufige schluckaktunabhängige Erschlaffungen des unteren Ösophagussphinkters (TLESR), verminderte ösophageale Klärfunktion für refluxierte Säure, axiale Hiatushernie, verzögerte Magenentleerung, gesteigerter duodenogastraler Reflux, Abb. 1].
Eine Gewichtung dieser einzelnen Faktoren für die Pathogenese der GERD ist nicht möglich, die Druckerniedrigung des unteren Ösophagussphinkters bzw. eine verminderte Klärfunktion der Speiseröhre scheinen aber für die Schwächung der Refluxbarriere unabhängige ätiologische Faktoren zu sein. Auch der negative Einfluss von Lifestylefaktoren [Stress, Ernährungsgewohnheiten, Kaffee-/Alkoholgenuss, Rauchen, Übergewicht] bzw. von Medikamenten [u.a. Kalziumantagonisten, Nitropräparate, Theophylline, Anticholinergika, Psychopharmaka, orale Kontrazeptiva] beruhen wahrscheinlich auf einer Beeinflussung der Refluxbarriere.

Gallensäuren und andere Bestandteile des Duodenalsaftes können die Ösophagusschleimhaut schädigen. So ist der biliäre Reflux über den Magen in den Ösophagus insbesondere bei schwereren Formen von GERD und dem Barrett-Ösophagus nachzuweisen. Die Beimischung von Duodenalsaft im Refluxat kann eine synergistische pathogenetische Rolle für die Entstehung von GERD spielen, insbesondere beim nächtlichen Reflux.
Es wird vermutet, dass zusätzlich lokale Schleimhautmechanismen [u.a. Bikarbonat-reicher Speichelfluss, Glykoproteinkonzentrationen im Ösophagusschleim] als *second line of defense* bzw. der epithelialen Widerstand der Mukosazellen [*third line of defense*] das Ausmaß von GERD beeinflussen können.
Spezifische andere pathophysiologische Störungen aufgrund anderer Krankheitsbilder können zu GERD führen und werden als **sekundäre Refluxkrankheit** bezeichnet [u.a. Magenausgangsstenose, funktionelle Gastroparese, Gravidität, Magenverweilsonde, Zollinger-Ellison-Syndrom, neuromuskuläre Erkrankungen, geistige Behinderungen]. Für eine Assoziation von GERD mit anderen Erkrankungen gibt es keine gesicherten direkten kausalen pathogenetischen Mechanismen [u.a. distale Gastrektomie, Cholezystektomie, Peritonealdialyse, Zöliakie, Diabetes mellitus, Koronarinsuffizienz, Morbus Parkinson, psychiatrische Erkrankungen, Schlafapnoe].

R

UÖS-Inkompetenz UÖS-Druck (< 6 mmHg), Länge, Position, transiente Sphinkterrelaxationen (TLESR)	

Ö-Clearance eingeschränkte Peristaltik (< 40 mmHg)

abnorme Antrummotilität

abnorme antroduodenale Motilität

Säure-, Pepsin- und Galle-reflux

verzögerte Magenentleerung

Pylorusinsuffizienz mit duodenogastralem Gallereflux

Epithelialer Widerstand, Mukusschicht, „unstirred" Wasserschicht, HCO_3^--Sekretion, Zellmembran, Tight junctions, intraextrazelluläre Puffer, pH-Regulation, Blutfluss, Gewebesäure/-base, Gleichgewicht

Abb. 1. Pathophysiologie von GERD. Reflux-fördernde Faktoren

Auch ein quantitativ nicht erhöhter Reflux kann bei Hypersensitivität des unteren Ösophagus GERD-Symptome auslösen. So zeigen bis zu 30 % der Patienten mit Refluxbeschwerden und NERD normale physiologische Refluxwerte. Hierbei korrelieren die Beschwerdeepisoden mit den Refluxepisoden und die Patienten zeigen ein gutes Ansprechen auf die säurehemmende Therapie. Die Pathophysiologie der zu Grunde liegenden Überempfindlichkeit der Speiseröhrenschleimhaut gegenüber Säure ist nicht geklärt. Vermutet werden aber eine vermehrte Säurepermeabilität der Ösophagusschleimhaut mit Stimulation der submukösen Nervenfasern bzw. eine erhöhte Empfindlichkeit durch Schmerzschwellenerniedrigung. Der Übergang dieser Patientengruppe zu funktionellen Beschwerden [nicht-ulzeröse Dyspepsie, nicht-kardiale Thoraxschmerzen, funktionelles Sodbrennen] ist hierbei fließend, wobei psychische Faktoren wie vermehrte Ängstlichkeit und Neurotizismus eine Rolle spielen können.

Symptomatik

Relativ **charakteristisch** für GERD **sind Sodbrennen und Regurgitation**, während andere Symptome [Odynophagie, Schmerzen, retrosternales Brennen, Übelkeit, Aufstoßen, Völlegefühl, Erbrechen] unspezifisch sind. Extraösophageale Manifestationen von GERD können die Lunge [Asthma, chronische Bronchitis, Aspirationspneumonie, Schlafapnoe, Atelektasen, interstitielle Lungenfibrose] und den HNO-Bereich [chronischer Husten/Heiserkeit, Zahnerkrankungen, Globusgefühl, Halitose, Larynxkarzinom, nächtliche Luftnot, Pharyngitis/Laryngitis, Stimmbandgranulome/Ulzera, Torticollis, Subglottisstenose] betreffen oder sich als nicht-kardiale Thoraxschmerzen bzw. chronischer Schluckauf äußern.

Die Refluxsymptome werden wesentlich durch das subjektive Empfinden des Patienten bestimmt. So suchen nur wenige Patienten den Arzt auf, obwohl 10–20 % der Gesamtbevölkerung an Sodbrennen leidet.

❗ Der Übergang vom physiologischen gastroösophagealen Reflux [GER] zur GERD ist fließend, wobei die Krankheitseinordnung im klinischen Alltag mehr durch die Schwere der Symptomatik, also die individuelle Empfindlichkeit, als durch die objektivierbaren Komplikationen bestimmt wird.

So erlauben weder Art, Intensität und Häufigkeit von Refluxbeschwerden einen Rückschluss auf den Schweregrad der Erkrankung. Auch die Verminderung der Lebensqualität ist unabhängig von den GERD-Schweregraden bzw. GERD-Manifestationen.

Diagnostik

Auch bei eindeutiger Refluxsymptomatik und fehlenden Alarmsymptomen [Dysphagie, Gewichtsverlust, Blutung] ist eine frühe Endoskopie [Index-Endoskopie] zur primären Diagnose und Festlegung der Manifestationsform und des Schweregrades von GERD bzw. zum Ausschluss anderer Erkrankungen [Malignom] zu empfehlen. Die Index-Endoskopie ist wirtschaftlich und führt zur vermehrten Patientenzufriedenheit.

Bei ERD erlauben die endoskopisch nachgewiesenen Epitheldefekte [Erosionen] im distalen Ösophagus bzw. im Anschluss an die Z-Linie die spezifische Diagnose von GERD, sodass keine weitere Diagnostik, auch keine Biopsie notwendig ist [Abb. 2]. Eine Biopsie ist aber bei Ulzera, beim Barrett-Ösophagus und bei Stenosen erforderlich. Die Wertigkeit anderer makroskopischer Befunde ist umstritten [u.a. Erythem, Granulation, Unschärfe des ösophagogastralen Überganges, verstärkte Gefäßzeichnung, Ödem, prominente Mukosafalten, Hiatushernie, verminderter Schluss des gastroösophagealen Überganges]. Die Einteilung einer Refluxösophagitis kann nach Savary-Miller, der Los-Angeles- oder der MUSE-Klassifikation erfolgen.

Bei endoskopisch unauffälligem Befund [NERD] kann eine Probetherapie zur Ex-juvantibus-Diagnose der Refluxkrankheit durchgeführt werden. Hierbei sollten ausschließlich Protonenpumpenhemmer* in zwei- bis dreifacher Standarddosis über ein bis zwei Wochen eingesetzt werden. Dies gilt auch für die Refluxtherapie der respiratorischen Symptome, da hier ein anderer Goldstandard nicht verfügbar ist. Gegebenfalls ist eine längere Probetherapie angebracht [chronische Laryngitis, Asthma bronchiale]. Eine Kausalität zwischen GER und extraintestinalen Erkrankungen besteht auch unter Symptomenbesserung während der Refluxtherapie nicht zwangsläufig, da Überlappungen mit anderen Erkrankungen bestehen können. So haben bis zu 60 % der Patienten mit refluxassoziiertem Husten eine weitere Ursache des Hustens bzw. Patienten mit koronarer Herzerkrankung sowohl refluxinduzierte als auch kardiale Beschwerden.

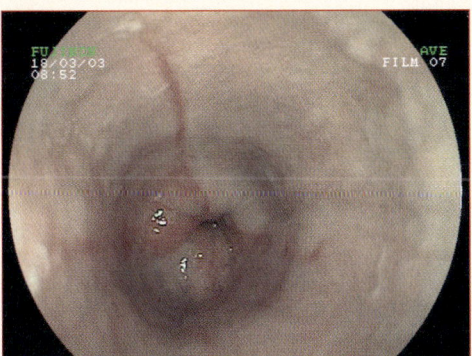

Abb. 2. **ERD mit Refluxösophagitis I.** Endoskopisches Bild

Die 24-Stunden-pH-Metrie gilt als der Goldstandard für die quantitative Erfassung der Säureexposition der distalen Speiseröhre [5 cm oberhalb vom unteren Ösophagussphinkter, kumulative Zeit-pH < 4 in % der Messzeit gesamt, aufrechte bzw. liegende Position] und setzt eine vorherige obere Endoskopie voraus. Sie sollte bei Patienten durchgeführt werden, die auf eine Standardtherapie mit Protonenpumpenhemmern nicht ansprechen bzw. bei rekurrenten Refluxsymptomen nach Antirefluxchirurgie. Die Erstellung eines Symptomenindex [Assoziation zwischen Refluxsymptomen und Refluxepisoden] erhöht die Sensitivität der 24-Stunden-pH-Metrie in der Diagnose von GERD.

Die Ösophagusmanometrie, die Röntgenuntersuchung [Bariumbreischluck], die Bilimetrie zur Erfassung eines duodeno-gastroösophagealen Refluxes bzw. die Impedanzmessung spielen bei der Diagnostik von GERD keine Rolle. Die Ösophagusmanometrie kann aber im Einzelfall zur differenzialdiagnostischen Abklärung von Dysphagie und Brustschmerz bzw. zur präoperativen Lokalisierung des unteren Ösophagussphinkters und Charakterisierung der tubulären Motilität hilfreich sein.

Die Diagnose eines **Barrett-Ösophagus** [**Long-Segment-Barrett**, LSB ≥ 3 cm, **Short-Segment-Barrett**, SSB < 3 cm] erfolgt histologisch [Quadrantenbiopsien alle 1–2 cm] durch den Nachweis von intestinalisiertem metaplastischen Zylinderepithel [intestinale Metaplasie Typ III]. Hiervon abzugrenzen ist der klinisch nicht relevante **mikroskopische Barrett-Ösophagus** [spezialisiertes Epithel bei unauffälliger Z-Linie] und die **intestinale Metaplasie der Kardiaschleimhaut** [Typ I], die mit einer Helicobacter-pylori-Gastritis assoziiert ist.

Bei Patienten mit GERD findet sich signifikant häufiger ein Barrett-Ösophagus, der als Präkanzerose zu werten ist. Besteht der Verdacht auf eine gering gradige Intraepitheliale Neoplasie [IEN] in regeneratorisch verändertem Gewebe, sollte eine Zweitmeinung eingeholt und eine Kontrolle nach 4–6-wöchiger Protonenpumenhemmer-Therapie durchgeführt werden. Bei einer Biopsie zur Diagnose eines Barrett-Ösophagus sollten je zwei Proben aus dem Antrum und Korpus zur Evaluation einer Helicobacter-pylori-induzierten Gastritis entnommen werden. Der Nachweis einer IEN, eines Long-Segment-Barrett-Ösophagus, ein Barrett-Ulkus bzw. sichtbare Mukosaerhabenheiten [DALM] stellen Risikofaktoren für die Entwicklung eines Barrett-Adenokarzinoms dar. Obwohl das Karzinomrisiko von Patienten mit Barrett-Ösophagus früher überschätzt wurde und wahrscheinlich nur eine jährliche Karzinominzidenz von etwa 0,5 % aufweist, sollten Patienten in Abhängigkeit des Schweregrades der IEN bzw. der Barrett-Länge regelmäßig endoskopisch überwacht werden [*keine IEN-LSB*: nach 2 neg. Kontrollen im 1. Jahr alle 3 Jahre; *keine IEN-SSB*: nach 2 negativen Kontrollen im 1 Jahr alle 4 Jahre; *geringgradige IEN-LSB-SSB*: im Abstand von 6 Monaten [2-mal], dann jährlich; *geringgradige IEN-*

R

LSB-SSB-DALM: endoskopische Mukosaresektion; *hochgradige IEN-LSB-SSB*: endoskopische Mukosaresektion, photodynamische Therapie, Operation].

Therapie
Heutzutage sind drei Ziele einer modernen Antireflux-Therapie zu fordern, nämlich
- eine Symptomenkontrolle mit Verbesserung der Lebensqualität,
- eine Verbesserung objektiv messbarer Kontrollparameter und
- eine möglichst ursächliche Behandlung von GERD.

Die Wirksamkeit von Allgemeinmaßnahmen [Erhöhung des Kopfendes, diätetische Empfehlungen, Gewichtsreduktion etc.] bzw. die Effektivität von Antazida oder Prokinetika ist unklar, während H2-Rezeptorantagonisten einer **PPI-Therapie** deutlich unterlegen sind. Aus diesem Grunde sollte die Primärtherapie mit einem Protonenpumpeninhibitor [PPI] durchgeführt werden. Die Abheilungsraten bzw. die Symptomfreiheit unter PPI-Therapie betragen 70–100 % bzw. 90 % innerhalb von 4–8 Wochen. Eine Korrelation zwischen der Schwere der Refluxösophagitis und der Schwere der Symptomatik besteht allerdings nicht. Bei Non-Respondern unter PPI-Standarddosen sollte nach 4 Wochen die doppelte und bei Nichtansprechen die dreifache Standarddosis verwendet werden. Für eine adäquate Behandlung von NERD und ERD werden vergleichbare PPI-Dosen benötigt. Da die Intensität von Refluxbeschwerden auch ohne Therapie im Zeitverlauf variiert, sollte der Erfolg einer Refluxtherapie an einem Beschwerderückgang während einer Therapiedauer von mindestens einer Woche gemessen werden und das Behandlungsintervall vier Wochen betragen. Nach Erreichen einer stabilen Beschwerdefreiheit sollte die Therapie zunächst beendet werden. Zu berücksichtigen ist der hohe Plazebo-Effekt, der bei NERD bis zu 50 % betragen kann.

Asymptomatische Patienten mit **Barrett-Ösophagus** benötigen keine spezielle Therapie, da sich das Barrett-Epithel unter der Säurehemmung nicht relevant zurückbildet. Eine prophylaktische Mukosaablation der Barrett-Schleimhaut ist ebenfalls nicht indiziert.

Bei **nächtlichem pH-Abfall** [gastric acid breakthrough] kann die Aufteilung in zwei PPI-Gaben bzw. die additive Gabe eines H2-Rezeptorantagonisten* hilfreich sein. Bei der Langzeittherapie mit PPI durch Step-down- oder On-demand-Therapie sollte in 1- bis 2-Jahresabständen ein Auslassversuch gemacht werden. Die PPI-Dauertherapie kann zur Hypergastrinämie, einem Fortschreiten einer chronischen Korpusgastritis, einer ECL-Zell-Hyperplasie, einer intragastralen Nitrosaminbildung, einem Vitamin-B12-Mangel bzw. einer intestinalen bakteriellen Fehlbesiedlung führen, die aber ohne klinische Relevanz sind. Die Indikation zur Helicobacter-pylori-Eradikation* wird durch eine Refluxösophagitis nicht beeinflusst. Die Notwendigkeit einer Helicobacter-pylori-Eradikation bei der Langzeittherapie ist unklar, wird aber bei Patienten unter 50 Jahren empfohlen [fortschreitende Korpusgastritis].

Obwohl die Therapie mit PPI die etablierteste, weil effektivste Behandlung von GERD ist, bleibt die Säureblockade eine symptomatische Therapie, die den Reflux nicht ursächlich beseitigen kann. Dies zeigt sich deutlich u.a. in der hohen Rezidivrate [> 90 %] nach Absetzen der Medikation bzw. bei den klinischen Problemfällen [PPI-Therapierefraktärität/Notwendigkeit hoher PPI-Dosen/Volumenreflux], bei denen die alleinige Säureblockade nicht zu einem befriedigenden Behandlungseffekt führt. Eine **chirurgische Therapie** ist prinzipiell bei gesicherter GERD [Symptome und Refluxösophagitis und/oder pathologische 24-Stunden-pH-Metrie] und langfristiger Behandlungsnotwendigkeit [> 12 Monate] bei klinischen Problemfällen bzw. PPI-Unverträglichkeit gegeben. Der alleinige Patientenwunsch stellt eine relative Indikation dar. Die **laparoskopische Fundoplicatio** ist die bevorzugte Methode, wobei die Effektivität und die Kosten der Antirefluxchirurgie und der medikamentösen Therapie vergleichbar sind. Prädiktiver Faktor für ein gutes postoperatives Ergebnis ist das symptomatische Ansprechen auf PPI bei gesicherter GERD.

Während für die etablierten Antireflux-Therapien [Säurehemmung bzw. Fundoplicatio] eine effektive Reduktion der Säureexposition und/oder Rückgang der Refluxösophagitis nachgewiesen werden konnten, ist die Zielsetzung der endoskopischen Therapien [**sphincter augmentation techniques**] nicht definiert. So konnten die bisherigen Untersuchungen trotz beeindruckender subjektiver Symptomenlinderung keine überzeugenden Effekte auf die objektivierbaren Barrierefunktionen nachweisen. Der Wirkmechanismus der endoskopischen Techniken ist also zurzeit noch unklar.

toren [postinfektiös, allergisch, psychogen] hervorgerufene Stuhlregulationsstörung; klinisch auffällig sind krampfartige Leibschmerzen, Durchfälle (meist abwechselnd mit Verstopfung), Völlegefühl und Blähungen; das Beschwerdebild ist oft wechselnd, allerdings kann bei angemessener Diagnostik meist keine organische Ursache gefunden werden; die **Therapie** richtet sich nach der vorherrschenden Symptomatik [z.B. ballaststoffreiche Nahrung bei Verstopfung, Loperamid⋆ bei Durchfall]; psychotherapeutische Maßnahmen [u.a. Gruppentherapie, Verhaltenstherapie] sind wirksam, werden aber von den meisten Patienten abgelehnt; *s.u. Essay Reizdarmsyndrom S. 1345*

Reiz|ef|fekt, isomorpher *m*: → *Köbner-Phänomen*
Reiz|kol|lon *nt*: → *Reizdarmsyndrom*
Reiz|lei|tungs|stö|rung *f*: → *Erregungsleitungsstörung*
Reiz|me|nin|gi|tis *f, pl* -**ti|den**: *Syn*: *Fremdkörpermeningitis*; Pseudomeningitis im Anschluss an eine Lumbalpunktion, Kontrastmittelinjektion oder Operation am Zentralnervensystem; tritt 1–3 Wochen nach dem Eingriff auf und klingt nach 2–3 Wochen wieder ab
Reiz|strom|the|ra|pie *f*: → *Niederfrequenztherapie*
Re|ka|na|li|sa|tion, spontane *f*: *s.u. Vasektomie*
Rek|ti|tis *f, pl* -**ti|den**: → *Proktitis*
Rek|to|sig|mo|i|dek|to|mie *f*: operative Entfernung/Resektion von Rektum und Sigma; *s.a. Rektumresektion*
Rek|to|sig|mo|i|do|sko|pie *f*: *Syn*: *Proktosigmoideoskopie, Proktosigmoidoskopie, Rektosigmoideoskopie*; endoskopische Untersuchung von Rektum und Sigmoid mit einem starren Endoskop ermöglicht eine Inspektion der distalen 15 cm; in Knie-Ellenbogen-Lage oder Lagerung auf einem Kipptisch können 20–30 cm erreicht werden
Rek|to|sko|pie *f*: → *Proktoskopie*
Rek|to|sto|mie *f*: *Syn*: *Proktostomie, Rektumfistelung*; Anlegen einer äußeren Rektumfistel
Rek|to|to|mie *f*: *Syn*: *Rektuminzision, Rektumschnitt, Proktotomie*; operative Eröffnung des Rektums
Rek|to|ze|le *f*: **1.** *Syn*: *Proktozele*; Vorfall der vorderen Mastdarmwand bei Schwäche des Septum rectovaginale **2.** *Syn*: *Proktozele, Mastdarmbruch, Hernia rectalis*; sich in das Rektum vorwölbender Dammbruch; ist meist durch eine Ruptur der rektovaginalen Faszie während der Geburt bedingt; **klinisch** auffällig sind i.d.R. Stuhlunregelmäßigkeiten, v.a. unvollständige Darmentleerung, Verstopfung; die **Diagnose** erfolgt mittels rektaler digitaler Untersuchung oder Spekulumuntersuchung; die **Therapie** ist primär konservativ [reichliche Flüssigkeitszufuhr, Nahrungsumstellung]; operativ kann eine hintere Kolpoperineorrhaphie durchgeführt werden

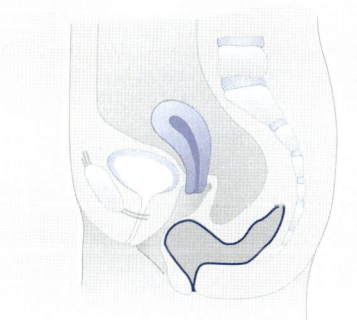

Abb. R14. Rektozele

Rek|tum|am|pu|ta|tion *f*: → *Rektumresektion*
Rek|tum|ent|zün|dung *f*: → *Proktitis*
Rek|tum|fis|tel|lung *f*: → *Rektostomie*
Rek|tum|in|zi|si|on *f*: → *Rektotomie*
Rek|tum|kar|zi|nom *nt*: *Syn*: *Mastdarmkarzinom*; meist im 6.

oder 7. Lebensjahrzehnt auftretendes Karzinom; i.d.R. ein Adenokarzinom; genetische Faktoren sowie fettreiche und schlackenarme Ernährung erhöhen das Karzinomrisiko; **Klinik**: die meisten Rektumkarzinome bleiben lange Zeit symptomlos und werden erst spät entdeckt; am häufigsten sind Blutauflagerung auf dem Stuhl, Veränderung der Stuhlgewohnheiten, bei distalen Karzinomen kann es zu Bleistiftstuhl und einem Gefühl der unvollständigen Darmentleerung kommen; **Diagnose**: rektale Untersuchung [erfasst Tumoren bis zu 10 cm oberhalb der Linea anocutanea], Rektoskopie mit Biopsie, endorektale Sonografie zur Beurteilung der Penetrationstiefe und Ausdehnung; **Therapie**: bei Karzinomen des proximalen Rektumdrittels anteriore Rektumresektion und End-zu-End-Anastomose von absteigendem Kolon und Rektumstumpf; Tumoren des mittleren Drittels können durch eine totale Rektumresektion und koloanale Anastomose versorgt werden oder es wird eine abdominoperineale Rektumamputation durchgeführt; die abdominoperineale Rektumamputation ist auch die Methode der Wahl bei Karzinomen im distalen Drittel; eine postoperative Radiochemotherapie senkt die lokoregionäre Rezidivrate, verbessert aber nicht die Prognose; **Prognose**: die 5-Jahresüberlebensrate liegt bei 65–80 % für Tumoren ohne Lymphknotenmetastasen und bei 25–40 % für Tumoren mit Lymphknotenmetastasen; *s.u. Essay Neubildungen von Kolon, Rektum und Anus S. 827*
Rek|tum|plas|tik *f*: *Syn*: *Mastdarmplastik, Proktoplastik*; plastische Operation am Rektum, z.B. bei Tumor oder Rektumprolaps
Rek|tum|po|lyp *m*: von der Rektumschleimhaut ausgehender Polyp; kann u. U. durch den After nach außen treten; *s.a. familiäre adenomatöse Polypose*
Rek|tum|pro|laps *m*: *Syn*: *Rektumvorfall, Exanie, Mastdarmvorfall, Mastdarmprolaps, Prolapsus recti*; meist bei Frauen auftretender Vorfall der Mastdarmwand durch den After; oft auch als kompletter Analprolaps bezeichnet; **Therapie**: zunächst konservativ [Bettruhe, feuchte Kochsalzumschläge] zur Abschwellung der Schleimhaut; danach Rektopexie [z.B. am Steißbein, Proktokokzygopexie] oder partielle Rektumresektion
Rek|tum|re|sek|ti|on *f*: *Syn*: *Rektumamputation, Proktektomie*; operative Entfernung des Rektums, i.d.R. bei Malignom; das Ausmaß der Resektion hängt vom Tumorbefall ab; Ziel ist es, den Schließmuskel zu erhalten; die wichtigsten Techniken sind: **1. anteriore Rektumresektion**: Radikaloperation für Tumoren im rektosigmoidalen Übergangsbereich oder im proximalen Rektumdrittel; Analkanal und Rektumampulle bleiben erhalten **2. abdominoperineale Rektumamputation** [Miles-Operation]: Amputation von Rektum und After über einen abdominellen und perinealen Zugang; das Perineum wird verschlossen und das Sigma als endständiges Stoma ausgeleitet **3. parasakrale transsphinktäre Rektumresektion** [Mason-Operation] wird meist zur lokalen oder segmentalen Resektion mit Sphinktererhaltung eingesetzt **4. transanale endoskopische Mikrochirurgie** wird zur Abtragung von Tumoren [v.a. Adenome] im mittleren und proximalen Rektum eingesetzt; *s.u. Essay Neubildungen von Kolon, Rektum und Anus S. 827, s.a. Abb. R15, Abb. R16*
Re|kur|rens|pa|re|se *f*: *Syn*: *Rekurrenslähmung, Rekurrensparalyse*; eine Lähmung des Nervus laryngeus recurrens bzw. seines Endastes Nervus laryngeus inferior tritt v.a. nach Strumaoperation, Struma maligna, Mediastinaltumoren, Aortenaneurysma und Linksherzinsuffizienz auf, seltener nach Neuritiden, Grippe oder als idiopathische Lähmung; eine **einseitige Rekurrensparese** führt zu Median- oder Paramedianstellung der Stimmlippe mit nur geringer Heiserkeit, Verlust der Singstimme und leichter Stimmermüdung; die **Therapie** besteht aus Stimmübungen und Elektrotherapie; kommt es zu Atrophie der Muskeln in der Stimmlippe und Verlagerung des Aryknorpels entsteht das Bild der sog. **Kadaverstellung**; sie erfordert eine operative Rekonstruktion [Thyreoplastik]
die **doppelseitige Rekurrensparese** führt zu starker Atem-

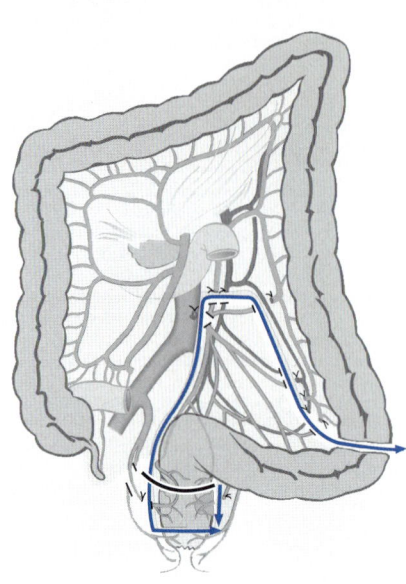

Abb. R15. **Rektumresektion.** Resektionsausmaß bei tiefer vorderer Rektumresektion

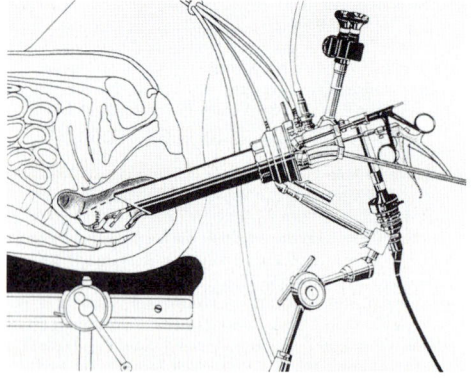

Abb. R16. **Rektumresektion.** Transanal endoskopische Rektumresektion

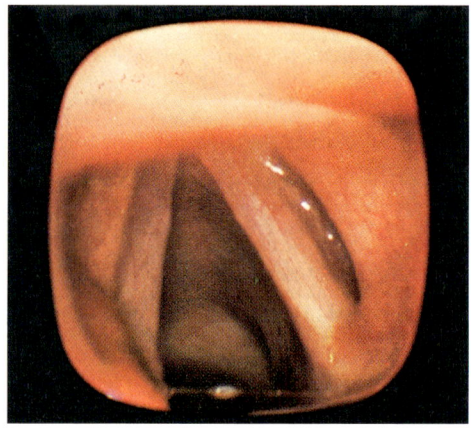

Abb. R17. **Rekurrensparese.** Paramedianstellung bei rechtsseitiger Rekurrensparese

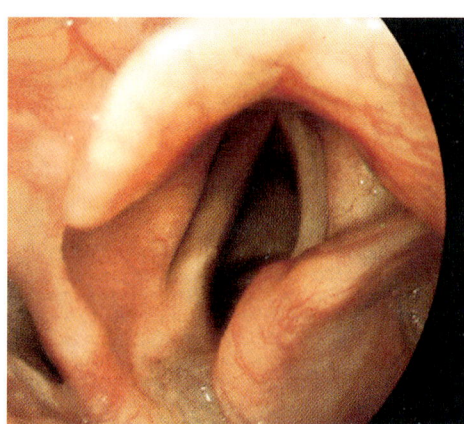

Abb. R18. **Rekurrensparese.** Kadaverstellung bei linksseitiger Rekurrensparese

R

not und erfordert meist eine Tracheotomie und Einlage einer Sprechkanüle; ist absehbar, dass die Lähmung irreversibel ist, wird eine operative Erweiterung der Stimmritze durch z.B. Laterofixation von außen, einseitige Arytenektomie und Stimmlippenverlagerung oder Laserresektion vorgenommen; dabei muss ein Kompromiss zwischen Atemverbesserung [weite Stimmritze] und Stimmleistung [enge Stimmritze] gefunden werden

Rela|xo|me|trie *f*: Messung von Muskelaktionspotenzialen und -kontraktion zur Objektivierung der Wirkung von Muskelrelaxantien

Re|lie|ver *pl*: *Syn: Bedarfsmedikamente, Kurzzeitmedikamente*; Bezeichnung für Asthmamedikamente, die nur beim Auftreten von Beschwerden zum Einsatz kommen; es handelt sich um kurz wirksamen β_2-Sympathikomimetika, die auch als **Notfall**- oder **Rettungsspray** bezeichnet werden; sie sollten deshalb stets mitgeführt werden [z.B. in der Hosentasche, in der Manteltasche oder in der Handtasche] und im Bedarfsfall zur Verfügung stehen; *s.u. Essay Asthma bronchiale und*

Status asthmaticus S. 95

Re|mi|fen|ta|nil *nt*: ultrakurzwirkendes Opioid-Analgetikum; **Anw.**: Narkoseeinleitung und -aufrechterhaltung, balancierte Anästhesie, totale intravenöse Anästhesie; **NW**: Euphorie, Sedierung, Schwindel, Müdigkeit, Kopfschmerzen, dosisabhängige Atemdepression, postoperative Übelkeit, Erbrechen

Re|mis|si|on, komplette *f*: *Syn: Vollremission*; vorübergehendes Verschwinden aller Symptome und Krankheitszeichen eines malignen Tumors unter Therapie; *s.u. Essay Tumortherapie S. 1593*

Re|mis|si|on, partielle *f*: *Syn: Teilremission*; deutliche Besserung des Allgemeinbefindens ohne Normalisierung aller Parameter

REM-Schlaf *m*: *Syn: Traumschlaf, paradoxer/desynchronisierter Schlaf*; Schlafphase mit raschen, ruckartigen Augenbewegungen [**r**apid **e**ye **m**ovements]; die genaue Funktion ist noch nicht bekannt, REM-Schlaf hängt aber mit der für das Langzeitgedächtnis wichtigen neuronalen RNA- und DNA-Synthese zusammen; *s.a. Schlaf, Essay Schlafstörungen S. 1413*

REM-Syndrom *nt*: → *Muzinose, retikuläre erythematöse*

Rendell-Baker-Maske *f*: spezielle Narkosemaske für Kinder, die der kindlichen Gesichtsform angepasst ist und einen minimalen Totraum hat; *s.a. Abb. R19*

Reizdarmsyndrom

Syn.: Syndrom des irritablen Darms, funktionelle Magen-Darm-Beschwerden, spastisches Reizkolon, Colon irritabile, Kolonneurose, irritables/spastisches Kolon

Abk.: RDS, IBS [irritable bowel syndrome]

S. Hollerbach

Definition und Ätiologie

Das Reizdarmsyndrom oder Syndrom des irritablen Darms ist eine von der WHO anerkannte „echte" Erkrankung.

> ⚠ Es stellt eine heterogene Darmerkrankung dar, bei der chronische abdominelle Schmerzen gleichzeitig mit Veränderungen der Stuhlgangsgewohnheiten und Meteorismus einhergehen.

Obwohl das RDS, wie alle funktionellen Erkrankungen, eine exzellente Prognose hat, können die Beschwerden über viele Jahre anhalten und sind sehr beeinträchtigend. Dies bedingt volkswirtschaftlich eine enorme Belastung [multiple Arztbesuche, oft unnötige Untersuchungen und Laborleistungen, psychologische Beratungen] sowie eine erhebliche Menge an Krankheitstagen fern des Arbeitsplatzes.

Nach der Konsensusdefinition zum Reizdarmsyndrom der Arbeitsgruppe der Deutschen Gesellschaft für Verdauungs- und Stoffwechselkrankheiten besteht beim RDS häufig ein Überlappen der Symptomatik mit denen anderer funktioneller Syndrome, vor allem mit der nicht-ulzerösen, funktionellen Dyspepsie.

Entstehungsursachen

Genaue Entstehungsursachen sind beim RDS noch nicht bekannt, doch besteht eine charakteristische Symptomenkonstellation bei fehlendem Nachweis biochemischer oder struktureller Normabweichungen [also kein Nachweis von gastrointestinalen Ulzera, spezifischen Antikörpern etc.]. Während früher reine Motilitätsstörungen als Ursache für die Symptome beim RDS angesehen wurden, gibt es heute neue pathophysiologische Vorstellungen [s.u.]. Höchstwahrscheinlich gibt es verschiedene Gründe für die Entwicklung eines Reizdarms, sodass von multifaktoriell erzeugten Beschwerden gesprochen wird. So weisen neue Forschungen auf verschiedene Auslöser hin, wie vor allem infektiös [z.B. durch Diarrhö-Erreger] erzeugte bleibende Darmbeschwerden; andererseits bestehen bei manchen RDS-Patienten aber auch frühe Kindheitstraumata oder eine Komorbidität mit einer Angststörung oder Depression.

Tab. 1. Diagnostische ROM II-Kriterien [Thompson et al., 1999]

Symptom-basierte „positive" Diagnose des RDS
• Symptome über mindestens 12 nicht unbedingt zusammenhängende Wochen
• abdominelle Schmerzen in den vorausgegangenen 12 Monaten oder Schmerzen, die 2 der nachfolgend aufgeführten Charakteristika haben:
– gebessert nach der Defäkation und/oder
– Schmerzbeginn mit einem Wechsel der Häufigkeit der Stuhlentleerung assoziiert und/oder
– Schmerzbeginn mit einem Wechsel der Form des Stuhls assoziiert

Fehlfunktionen des autonomen Nervensystems werden ebenso diskutiert wie eine genetische Prädisposition. So gibt es zum Beispiel eine Form des RDS, die schon in frühester Kindheit beginnt und wahrscheinlich zumindest teilweise genetisch bedingt ist. Bei einer weiteren, großen Gruppe von Erkrankten [25–30 %] lässt sich als Auslöser anamnestisch ein akutes entzündliches gastroenteritisches Ereignis identifizieren, das dem Symptombeginn unmittelbar voranging [z.B. Reisediarrhö, Clostridium-difficile-Kolitis]. Zahlreiche Untersuchungen zeigen aber übereinstimmend, dass bei den meisten Patienten mit RDS eine verminderte Schmerzschwelle im Gastrointestinaltrakt vorliegt [viszerale Hyperalgesie]. Einfach messbare biologische Marker fehlen aber noch, und eine sichere Diagnose kann stets erst nach Ausschluss organisch-struktureller Erkrankungen gestellt werden. Eine Diagnose anhand der Symptome ist dann möglich, wenn man typische RDS-Beschwerden dauerhaft oder wiederkehrend feststellen kann [Tab. 1].

R

Prävalenz/Subgruppen

- Das RDS ist in westlichen Industrieländern die häufigste Diagnose in gastroenterologischen Fachpraxen [30–40 % der Patienten]
- Häufigkeit: etwa 15–20 % der Frauen und 5–15 % der Männer in Europa
- Nur etwa 20 % der Patienten suchen einen Arzt auf [Verhältnis von Frauen zu Männern in der klinischen Praxis dabei 4:1]

Klinische RDS-Subgruppen [Einteilung anhand der vorherrschenden Symptome]:
- Obstipations-prädominante Form des RDS
- Diarrhö-prädominante Form des RDS
- Schmerz-/Meteorismus-prädominante Form des RDS
- Kombination von Diarrhö und Obstipation [„alternierendes" RDS]

Pathophysiologie des RDS

- Die Ätiologie des RDS ist noch unzureichend aufgeklärt [heterogenes Krankheitsbild]
- Aktuelle Daten deuten auf eine durch das Zusammenwirken von physiologischen und psychologischen Faktoren multifaktoriell verursachte Erkrankung hin
- Die klinisch leicht verschiedenen RDS-Subgruppen haben wahrscheinlich einen gemeinsamen Symptomenkomplex als „Endstrecke" verschiedener pathophysiologischer Mechanismen
- Mögliche pathophysiologische Mechanismen: siehe Tabelle 2
- Die Symptome beim RDS haben wahrscheinlich biologische und/oder molekulare Ursachen, wobei psychosoziale Faktoren das Krankheitserleben und -Verhalten modulieren und so die Prognose beeinflussen
- Es existiert keine Einzelursache, die für alle Symptome des RDS verantwortlich ist
- Viele Studien finden eine erhöhte Empfindlichkeit des Darms gegenüber Dehnungsreizen mit begleitenden vegetativen Symptomen [= viszerale Hyperalgesie]. Diese ist derzeit der einzige unspezifische, biopsychologischer Marker des RDS
- Die Ursache der viszeralen Hyperalgesie kann peripherer und darmspezifischer Natur sein oder durch spinale bzw. zentralnervöse und psychopathologische Faktoren vermittelt und moduliert werden
- Abbildung 1 setzt die bekannten pathophysiologisch wichtigen Mechanismen beim RDS miteinander schematisch in Beziehung

Tab. 2. Pathophysiologische Mechanismen beim RDS

Mechanismen
• postinfektiöse oder postinflammatorische Neuromodulation★
• irritierende Substanzen im Dünndarm oder Kolon★ [Lactose, andere komplexe Zucker, Gallensäuren, kurzkettige Fettsäuren, Nahrungsallergene]
• periphere, spinale und/oder zentrale Sensibilisierung von Viszeralschmerz leitenden Nervenbahnen★ [Hyperalgesie, Allodynie]
• psychologische Kofaktoren★ [Hypervigilanz gegenüber viszeralen Wahrnehmungen, Depression, Angststörung, Somatisierung]
• Störungen der körpereigenen Stressabwehr★ [Hypothalamus-Hypophysen-Nebennieren-Achse]

Pathophysiologisch messbare Veränderungen
• Abnorm erhöhte viszerale Perzeption★ [viszerale Hyperalgesie]
• Überempfindlichkeit für physiologische Stimuli [luminale Dehnung, Nahrungs-Substanzen] = Allodynie
• Abnorm veränderte Darm-Motilität★

★ Interaktionen zwischen den einzelnen Faktoren sehr wahrscheinlich

Klinik und Diagnosestellung

In der Praxis werden Patienten mit chronischen Bauschmerzen ohne eigene ärztliche Beurteilung noch zu häufig zur radiologischen „Durchuntersuchung" überwiesen. Einfache Methoden wie eine genaue Anamneseerhebung und körperlichen Untersuchung lassen bereits bei vielen Patienten eine recht gute Beurteilung zu, ob und welche weiterführenden Untersuchungen vorgenommen werden sollten. Grundsätzlich gilt, dass bei Patienten jünger als 40 Jahre eine Diagnosestellung häufig rein anhand der Basisdiagnostik möglich ist [s.u.]. Erst danach sollte ein Behandlungsversuch erfolgen. Umgekehrt sollten alle Patienten über 50 Jahre gleichzeitig eine Darm-Krebsvorsorge erhalten, auch wenn sie als Enddiagnose ebenfalls ein RDS aufweisen. Zur Erleichterung der Vorgehensweise sollten die unten aufgeführten Schritte eingehalten werden.

Beschwerden

- Wesentliche RDS-Symptome sind: Vorhandensein von ständigen oder wiederkehrenden abdominellen Schmerzen in Verbindung mit Änderungen der Defäkationsgewohnheiten [Tab. 1]
- Fakultativ: postprandiale abdominelle Schmerzen mit Besserung bei der Defäkation oder vermehrtem gastrokolischen Reflex, ein gehäufter Stuhldrang bis hin zur schmerzlosen Diarrhö, Gefühl der inkompletten rektalen Entleerung und ein vermehrter abdomineller Meteorismus

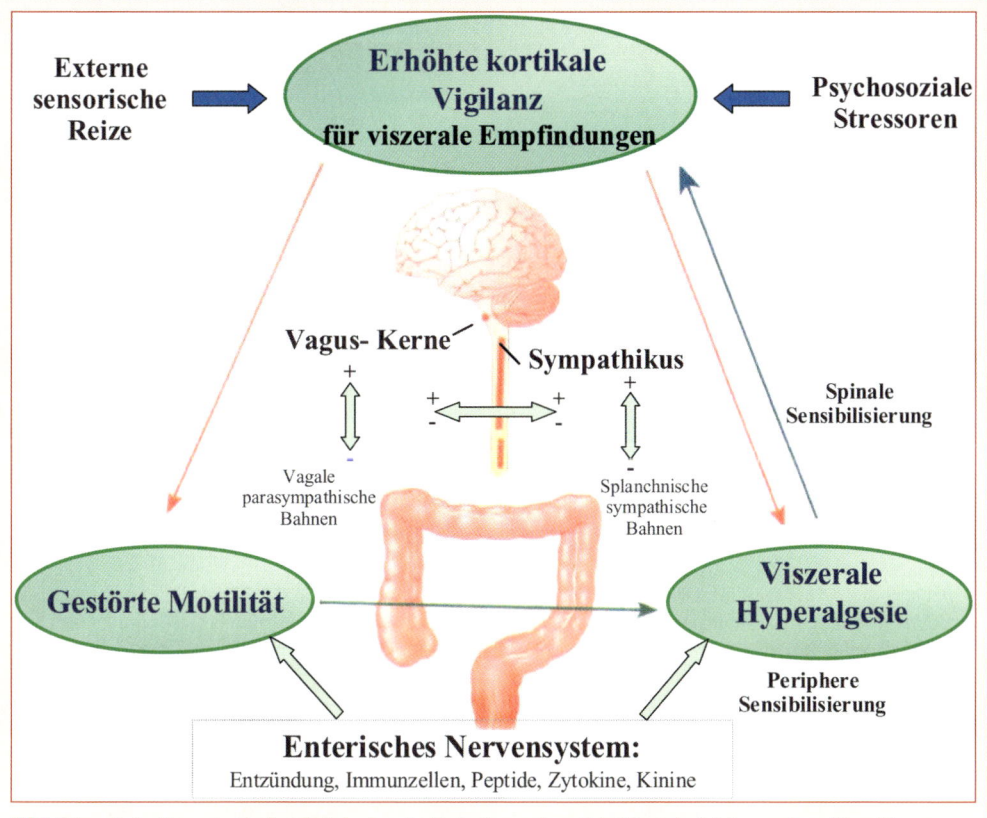

Externe sensorische Reize

Erhöhte kortikale Vigilanz für viszerale Empfindungen

Psychosoziale Stressoren

Vagus- Kerne
+

Sympathikus
+
+
+
-
-
-

Vagale parasympathische Bahnen

Splanchnische sympathische Bahnen

Spinale Sensibilisierung

Gestörte Motilität

Viszerale Hyperalgesie

Periphere Sensibilisierung

Enterisches Nervensystem:
Entzündung, Immunzellen, Peptide, Zytokine, Kinine

Abb. 1. Schematisches Konzept pathophysiologisch relevanter Mechanismen, die zur Entwicklung des Reizdarmsyndroms führen können

- Häufig Überlappen der RDS-Beschwerden mit anderen funktionellen gastrointestinale Erkrankungen [Prävalenz ca. 30–40 %] und/oder mit psychiatrischen Symptomen [Depression, Angststörungen, Zwangserkrankungen]
- Eine abschließende Diagnose des RDS ist erst nach Ausschluss „organischer" Erkrankungen möglich [z.B. Ulkus, Sprue/Zöliakie, infektiöse Erkrankungen wie Lambliasis, Yersiniose, Morbus Crohn, Colitis ulcerosa, Rektum- oder Kolonkarzinom] [*s.a. Essay Colitis ulcerosa, Essay Diarrhoe - entzündliche und nicht-entzündliche Formen, Essay Morbus Crohn*]

R

Basisdiagnostik
- Exakte Anamnese [einschließlich Auslandsaufenthalte, Medikamente, Drogen, Lebensgewohnheiten]: Alarmzeichen für das Vorhandensein einer organischen Erkrankung schließen ein RDS stets aus und sind sichtbare oder versteckte rektale Blutabgänge, laborchemische Entzündungszeichen und eine signifikante Gewichtsabnahme bzw. B-Symptomatik
- Genaue körperliche Untersuchung [einschl. rektaler Untersuchung]
- Beachtung wichtiger Differenzialdiagnosen [Tab. 3]
- Einmalige genaue Laboruntersuchung: BSG, Blutbild, klinisch-chemische Tests einschließlich Serum-Pankreasenzyme, Elektrolyte, Transaminasen, Cholestaseparameter, Kreatinin, TSH basal], Stuhluntersuchungen auf okkultes Blut [z.B. Hämokkult-Test] und mikrobiologische Untersuchungen auf pathogene Bakterien, Eier und Parasiten
- Abdominelle Sonografie: Ausschluss Aszites, Divertikulitis, Appendizitis, transmurale Darmwandentzündung
- **Koloskopie**: Bei allen Patienten mit Alarmsymptomen [s.o.], Verdacht auf eine chronisch-entzündliche Darmerkrankungen [Morbus Crohn, Colitis ulcerosa], positiver Familienanamnese für Darmkrebs und bei einem

Alter über 50 Jahre ist eine Ileokoloskopie obligat; Ausschluss mikroskopische Kolitiden, Krebs und andere Differenzialdiagnosen [Tab. 3]

Erweiterte Diagnostik

Eine weiterführende Diagnostik ist bei systematischer Vorgehensweise anhand der aufgelisteten Untersuchungen in der Praxis nur selten notwendig [ca. 2–5 %]. Sie sollte dann zur Anwendung kommen, wenn die Erkrankung trotz Behandlung persistiert oder sogar fortschreitet, Änderungen bzw. Symptomwechsel eintreten oder unklare Untersuchungsergebnisse vorliegen. Die folgenden Schritte sollten jedem Einzelfall sorgfältig angepasst werden [Algorithmus: s. Abb. 2].

- Bei anamnestischen Hinweisen auf eine Lactoseintoleranz sollte primär zusätzlich ein Lactose-H_2-Atemtest erfolgen [ambulant, günstig, nicht-invasiv]
- Bei Verdacht auf bakterielle Fehlbesiedelung des Dünndarms sollte ein Glucose-H_2-Atemtest ergänzend erfolgen

Tab. 3. Differenzialdiagnose des RDS

Intestinale Erkrankungen
• Kolontumor
• chronisch-entzündliche Darmkrankungen [Morbus Crohn, Colitis ulcerosa]
• Divertikulitis
• infektiöse Darmkrankungen [v.a. bakteriell und parasitär]
• mikroskopische oder eosinophile Kolitis
• Lambliasis
• einheimische Sprue
• Lactoseintoleranz u.a. Kohlenhydrat-Malabsorption
• Nahrungsmittelallergie
• intestinale Pseudoobstruktion [Ogilvie-Syndrom]
• rektoanale Funktionsstörung

Extraintestinale Erkrankungen
• chronische Pankreatitis
• Briden-Subileus
• akute intermittierende Porphyrie
• Gallensäurenverlustsyndrom
• Fehlernährung [Alkoholismus, einseitige fettreiche Kost u.a.]

- Bei suspekter Anamnese und Vorliegen der Diarrhö-prädominanten Form des RDS sollten individuell seltenere parasitäre Erkrankungen [z.B. Lambliasis, Wurmeier] des Dünndarms mittels Gewinnung von Duodenalsaft, eine Sprue/Morbus Whipple durch tiefe Dünndarmbiopsie und ein Gallensäureverlustsyndrom [75SeHCAT-Test] ausgeschlossen sowie eine gestörte Passage des Dünndarms bzw. Kolons mittels Transittests [Atemtests, ggf. Nuklearmedizin] untersucht werden
- Weitere diagnostische Spezialmethoden [Glucose-H_2-Atemtests, CT des Abdomens] sollten nach einem Fehlschlagen initialer Therapieversuche differenziert durchgeführt werden. Bei der Obstipations-prädominanten Form des RDS sind Zusatzuntersuchungen wie der Kolontransittest [Hinton-Test], die anorektale Manometrie und die Defäkografie zur Diagnostik von konservativ oder chirurgisch therapierbaren anorektalen Funktionsstörungen indiziert. Bei der Meteorismus-prädominanten Form des RDS schließlich ist initial eine Röntgen-Abdomenaufnahme zum Ausschluss einer Pseudoobstruktion indiziert. In Einzelfällen können weitere Untersuchungen wie die gastroduodenale Manometrie zur Diagnostik einer neurogenen oder myogenen intestinalen Pseudoobstruktion hilfreich sein [Abb. 2], die aber nur an großen Zentren .angeboten werden. Zur Differenzialdiagnose siehe Tabelle 3.

Therapie

Unspezifische initiale Therapiemaßnahmen

- Basis: genaue Aufklärung des Patienten zusammen mit einer eingehenden Rückversicherung des Patienten, dass keine lebensbedrohliche Erkrankung vorliegt [„kleine Psychotherapie"]
- Diätetische Anamnese [Diät-Tagebuch] zur Identifikation von Beschwerdeauslösern und ggf. zur Normalisierung des Stuhlgangs durch Erhöhung des Ballaststoffanteils [z.B. Obst, Gemüse, Müsli, Zerealien]

Unspezifische medikamentöse Therapiemaßnahmen

Wenn die Erstmaßnahmen nicht zur Kontrolle der Beschwerden ausreichen, sollte eine pharmakologische Intervention zur Symptombesserung eingesetzt werden [Abb. 2]. Da die Beschwerdesymptomatik bei den meisten Patienten stark wechselt, sollte nie ein starres Medikationsschema verordnet werden, sondern eine bedarfsangepasste Medikamenteneinnahme eingesetzt werden. Die folgenden Empfehlungen sind in der Praxis empirisch beim RDS wirksam, wirklich evidenzbasierte Daten existieren dazu aber derzeit noch nicht:

- Bei der Diarrhö-prädominanten Form des RDS ist vor allem die Gabe von Loperamid* [z.B. Imodium®] aussichtsreich
- Bei Patienten mit Obstipations-prädominantem RDS ist neben der diätetischen Intervention die Gabe von milden Abführmittel [Macrogol*, Natriumpicosulfat*] angezeigt
- Bei abdominellen Schmerzen und Meteorismus ist neben diätetischen Maßnahmen die Gabe von Spasmolytika [z.B. Mebeverin*, Butylscopolamin*] und/oder gasbindenden Substanzen [z.B. Kümmelölextrakt, Heilerde, Iberogast®] häufig wirksam

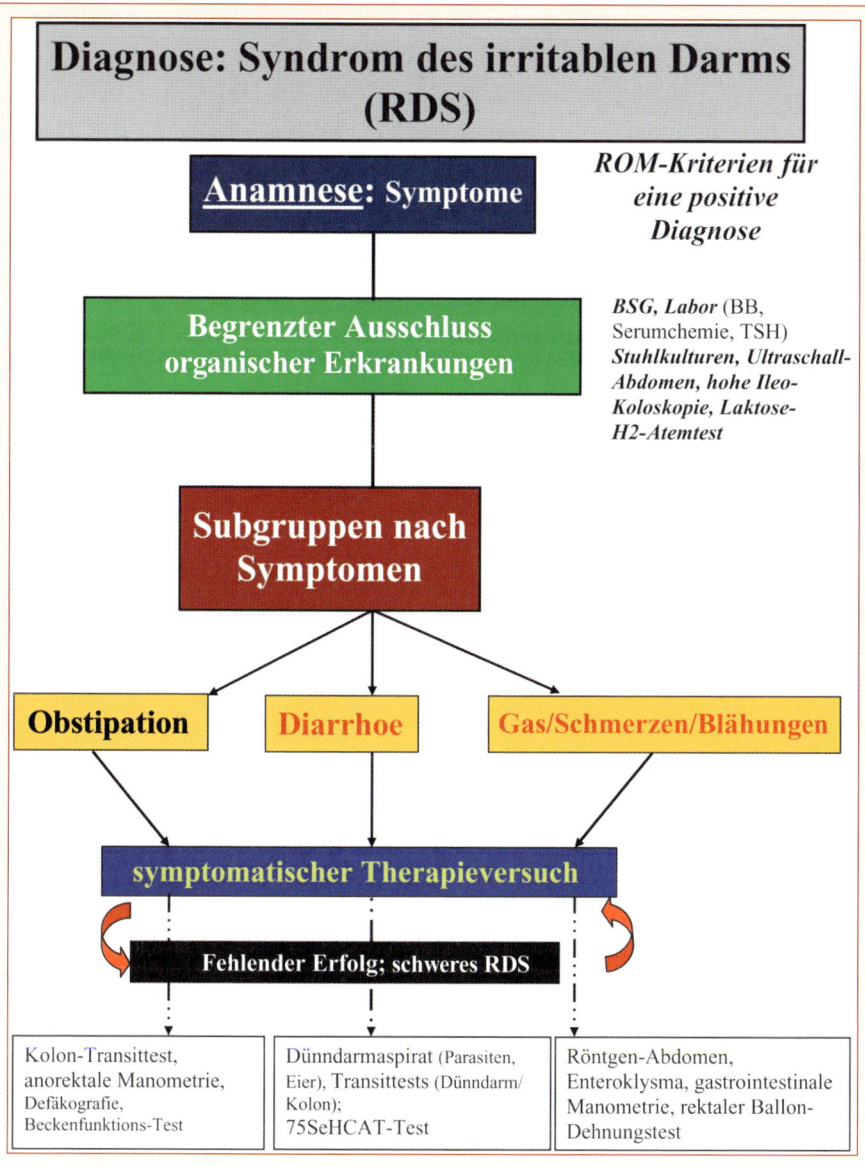

Diagnose: Syndrom des irritablen Darms (RDS)

Anamnese: Symptome

ROM-Kriterien für eine positive Diagnose

Begrenzter Ausschluss organischer Erkrankungen

BSG, Labor (BB, Serumchemie, TSH) *Stuhlkulturen, Ultraschall-Abdomen, hohe Ileo-Koloskopie, Laktose-H2-Atemtest*

Subgruppen nach Symptomen

Obstipation

Diarrhoe

Gas/Schmerzen/Blähungen

symptomatischer Therapieversuch

Fehlender Erfolg; schweres RDS

Kolon-Transittest, anorektale Manometrie, Defäkografie, Beckenfunktions-Test

Dünndarmaspirat (Parasiten, Eier), Transittests (Dünndarm/Kolon); 75SeHCAT-Test

Röntgen-Abdomen, Enteroklysma, gastrointestinale Manometrie, rektaler Ballon-Dehnungstest

Abb. 2. Praktische diagnostische Vorgehensweise beim Reizdarmsyndrom

Differenzierte pharmakologische Therapiemaßnahmen

Erst in jüngster Zeit wurden differenzierte pharmakologische Therapiemaßnahmen beim RDS durch die Einführung neuer Medikamente möglich, die erstmals Interventionen auf der Ebene von viszeralen Rezeptorsystemen ermöglichen. Diese pharmakologischen Interventionen kommen vor allem für Patienten mit mittelschweren bis schweren klinischen Symptomen in Betracht, wobei bei Patienten mit begleitenden psychosozialen Störungen stets geprüft werden muss, ob ergänzende psychologische Interventionen [z.B. Hypnotherapie, kognitive Verhaltenstherapie s.u.] zur Therapieoptimierung eingesetzt werden sollten. Für die meisten nachfolgend aufgeführten Therapiemaßnahmen existieren auch erstmals evidenzbasierte Daten:

- Bei Patienten mit Obstipations-prädominantem RDS ist die neue Substanz Tegaserod* [Aminoguanidin-Indol] mit einer selektiven und partiellen agonistischen Wirkung auf 5-Hydroxytryptamin-[5-HT$_4$-]Re-

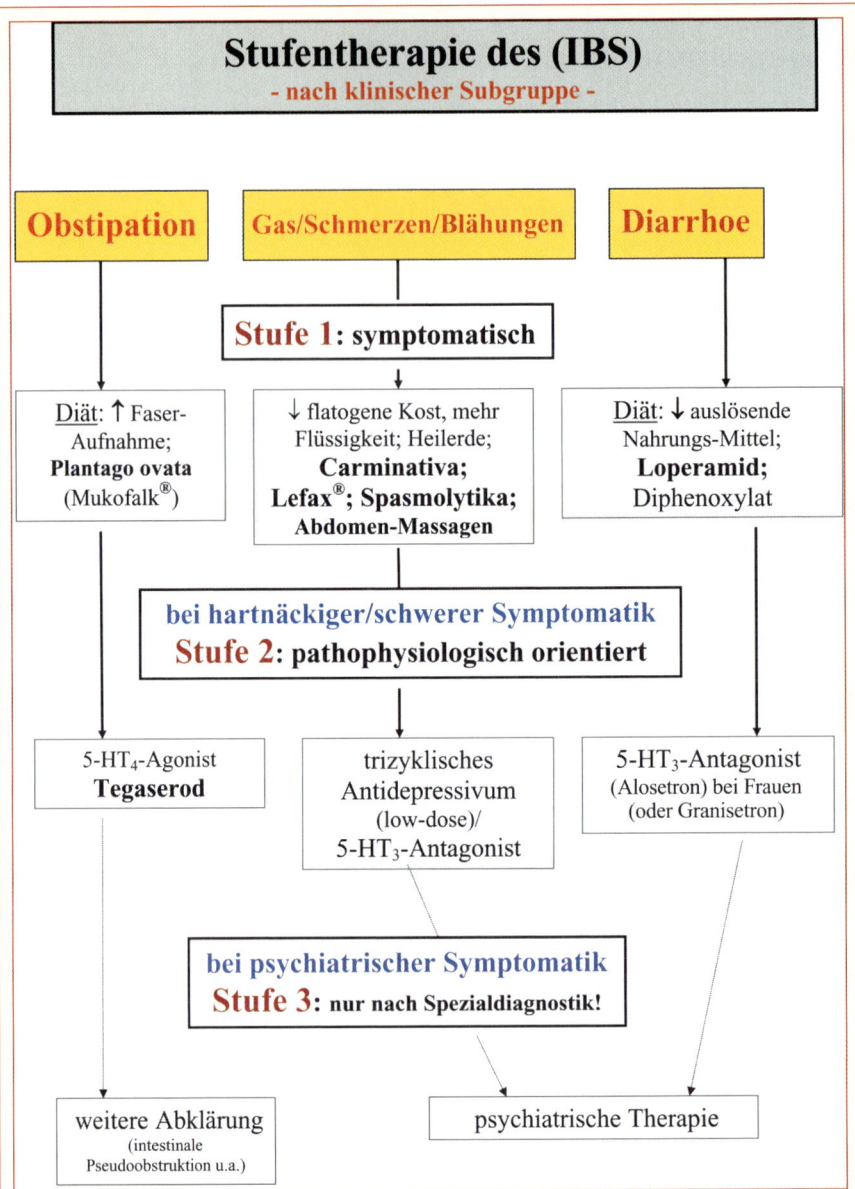

Abb. 3. Praktische Stufentherapie des Reizdarmsyndroms in der klinischen Praxis. Angepasst an die klinischen Subgruppen

zeptoren einer Plazebotherapie signifikant überlegen. Diese Substanz ist in den USA bereits erfolgreich am Markt verfügbar und wirkt teils direkt, teils aber auch durch die Verbesserung der cholinergen enterischen Neurotransmission stimulierend auf den gastrointestinalen Transport im Dünndarm und Kolon ein und beschleunigt auch bei gesunden Probanden die Passage.

- Eine weitere Substanz dieser Gruppe ist Prucaloprid, das derzeit klinisch geprüft wird.
- Evidenzbasierte Daten existieren zur Wirksamkeit von trizyklischen Antidepressiva [TCA] beim schweren oder therapierefraktären RDS. Hierzu kommen vor allem die Substanzen Amitryptilin*, Imipramin*, Doxepin* und Trimipramin* infrage. Grundsätzlich sollte bei dem Einsatz dieser Substanzen zunächst die niedrigste wirksame Dosis [25–30 mg/Tag] verabreicht werden, die dann langsam in einen Bereich bis 50 mg

eskaliert werden kann. Bei Patienten mit einer relevanten psychiatrischen Komorbidität werden niedrige Dosierungen nicht ausreichen, und eine psychiatrische Mitbehandlung wird hier in allen Fällen empfohlen. Die Wirkung der TCA ist beim RDS nicht spezifisch. Die speziellen Nebenwirkungen dieser Substanzgruppe [v.a. kardiovaskulärer Art] sind zu beachten. Im Erfolgsfalle sollte nach etwa 6 Monaten Behandlungsdauer ein vorsichtiger Auslassversuch erfolgen. Wahrscheinlich sind auch selektive Serotonin-Wiederaufnahme-Hemmer [SSRI] wie zum Beispiel das Mianserin* wirksam, doch existieren hierzu noch wenig evidenzbasierte Daten. Im Einzelfall kann ein Therapieversuch mit einer derartigen Substanz durchaus erfolgreich sein, die höheren Kosten gegenüber TCA sind jedoch zu berücksichtigen.

- Derzeit werden weitere, für diese Indikation neue Medikamente präklinisch und klinisch geprüft [z.B. der Cholezystokinin-A-Antagonist Dexoxyglumid sowie der Dopamin-2-Antagonist Levosulprid, CRF-Antagonisten, Neurokinin-1- und -2-Antagonisten sowie neue alpha2-adrenerge Rezeptorantagonisten]

Nicht-pharmakologische, ergänzende Therapiemaßnahmen

- Eine dauerhafte Wirksamkeit der klassischen Psychoanalyse oder Psychotherapie ist bei RDS-Patienten **nicht** belegt
- Studiendaten existieren hingegen zur klinischen Wirksamkeit der Hypnotherapie und der kognitiven Verhaltenstherapie viszeraler Missempfindungen bzw. Schmerzen
- Der Wirkmechanismus dieser Therapien ist bisher weitgehend unbekannt, doch wird vermutet, dass sie einerseits die negative Schmerz-Konditionierung positiv beeinflussen können, andererseits aber auch eine zentralnervöse Hypervigilanz gegenüber viszeralen Ereignissen reduzieren und möglicherweise inhibitorische antinozizeptive Bahnsysteme aktivieren können
- Die genannten Therapieverfahren sind bisher leider auf wenige erfahrene Therapiezentren begrenzt und derzeit nicht flächendeckend durchzuführen
- Idealerweise sollte es ein interdisziplinäres Behandlungsteam bestehend aus Gastroenterologen, Psychiatern, Psychotherapeuten, Diätassistenten und gegebenenfalls weiteren Spezialtherapeuten geben
- Weitere Verfahren wie die Applikation von gastrointestinalen elektrophysiologischen „Schrittmacher"-Systemen zur Verbesserung motorischer Leistungen des Gastrointestinaltrakts oder zur Aktivierung von antinozizeptiven inhibitorischen Nervenbahnen sind noch experimentell
- Überzeugende Daten zu einer gezielten, evidenzbasierten Akupunkturbehandlung von RDS-Patienten fehlen

Therapieerfolge beim RDS, Zukunftsperspektive

Eine moderne, symptom- und patientenorientierte Umgangsweise mit RDS-Patienten einschließlich dem differenzierten Einsatz bewährter und neuer Medikamente in Verbindung mit nicht-medikamentösen Therapieverfahren hat gute Aussichten, bei den meisten Patienten eine dauerhafte Linderung der Beschwerden herbeizuführen. Insgesamt sind noch viele weitere experimentelle und klinische Studien durchzuführen, um spezifischere biologische Marker für die Subgruppen des RDS zu identifizieren, was aber in den letzten Jahren in steigendem Maße geschieht, sodass hier weitere Einsichten in die pathophysiologischen Prozesse zu erwarten sind. Diese lassen neue Therapieansätze für das RDS in naher Zukunft erwarten, wobei sich der komplexe biopsychologische Charakter der Erkrankung sicherlich verstärkt in interdisziplinär gearteten Forschungs- und Behandlungsansätzen spiegeln wird.

R

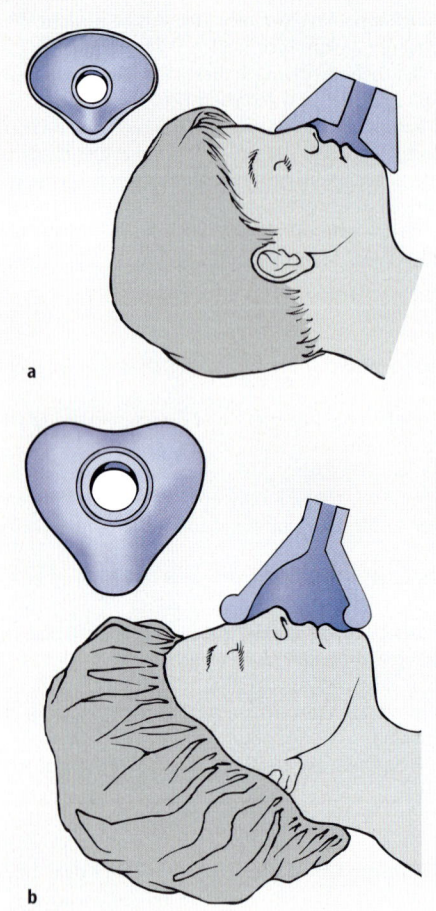

Abb. R19. Rendell-Baker-Maske. Rendell-Baker-Maske [a] im Vergleich zu einer Erwachsenenmaske [b]

Rendu-Osler-Weber-Krankheit *f*: *Syn: hereditäre Teleangiektasie, Osler-Rendu-Weber-Krankheit, Teleangiectasia hereditaria haemorrhagica, Morbus Osler*; autosomal-dominante Erkrankung mit Bildung von Teleangiektasien in Haut und Schleimhaut, arteriovenösen Aneurysmen sowie rezidivierenden inneren Blutungen; **Therapie**: symptomatisch; Blutungsstillung, Laserkoagulation der Teleangiektasien und Aneurysmen; **Prognose**: 5 % der Patienten versterben an inneren Blutungen

Renin-Angiotensin-Aldosteron-System *nt*: *Syn: RAA-System, Renin-Angiotensin-System*; Regulationssystem zur Konstanthaltung von Blutvolumen, -osmolarität und -druck, das in engem Zusammenhang zum natriuretischen Atriopeptid steht; Hypovolämie, Druckabfall im Vas afferens des Glomerulums und Verminderung der Natriumkonzentration im Serum führen zu einer Erhöhung der Reninsekretion, die zu einer erhöhten Bildung von Angiotensin II führt und die Aldosteronsekretion stimuliert; *s.a. Hyperaldosteronismus*

Re|no|gra|fie, -gra|phie *f*: Röntgenkontrastdarstellung des Nierengewebes oder der Nierengefäße

Re|no|szin|ti|gra|fie, -gra|phie *f*: Szintigrafie der Niere

Re|no|va|so|gra|fie, -gra|phie *f*: Röntgenkontrastdarstellung der Nierengefäße

Re|pa|gli|nid *nt*: orales Antidiabetikum; Glinid; *s.u. Essay Diabe-*

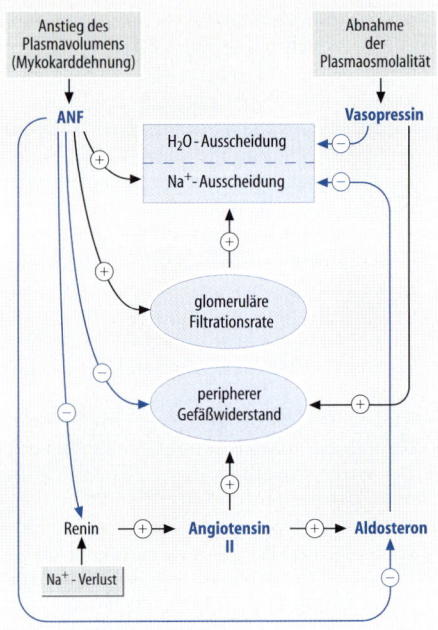

Abb. R20. Renin-Angiotensin-Aldosteron-System

tes mellitus S. 253

Repeated Open Application Test *nt/m*: *s.u. Epikutantest, Gebrauchstest*

Repetitive strain injury *nt*: *s.u. Karpaltunnelsyndrom*

Re|pri|se *f*: *s.u. Pertussis*

Re|pro|te|rol *nt*: selektives β₂-Sympathomimetikum; Bronchospasmolytikum; **Anw.**: Asthma bronchiale, Bronchospasmus, chronische Bronchitis; **Dosierung**: Aerosol 500–1000 µg 3 × tgl.; p.o. 10–20 mg 3 × tgl.; **NW**: Fingertremor, Unruhe, Kopfschmerzen, Herzklopfen; **Kontraind.**: akuter Herzinfarkt, Phäochromozytom, Hyperthyreose

Rep|ti|la|se *f*: *Syn: Batroxobin, Hämokoagulase*; von der Giftschlange Bothrops atrox gebildetes Enzym [Protease]; wurde früher als Hämostyptikum verwendet; heute nur noch zur Bestimmung der Reptilasezeit

Rep|ti|la|se|zeit *f*: Gerinnungstest, der die Zeit bis zum Gerinnungseintritt nach Zugabe von Reptilase zu Citratblut misst; Normalbereich: 17–21 Sekunden; verlängert bei Fibrinogenmangel, Dysfibrinogenämie, Hyperfibrinolyse und Verbrauchskoagulopathie

RePUVA-Behandlung *f*: kombinierte Behandlung mit **R**etinoiden, **P**soralen und **UVA**-Bestrahlung; *s.a. Essay Psoriasis S. 1317*

Res|cin|na|min *nt*: Rauwolfiaalkaloid; dem Reserpin verwandtes Antihypertensivum; nur selten verwendet

Re|sek|ti|on *f*: *Syn: Resectio*; operative, partielle oder komplette Entfernung einer Organs oder einer Struktur

kolorektale Resektion: Resektion von Kolon und Rektum; *s.a. Rektumresektion, Essay Neubildungen von Kolon, Rektum und Anus S. 827*

kurative Resektion: *s.u. Residualtumorkategorie, Essay Tumortherapie S. 1593*

transurethrale Resektion: die transurethrale Entfernung eines Harnblasentumors ist teils diagnostisch und teils therapeutisch; einerseits wird Material für die histologische Diagnosesicherung gewonnen, andererseits kann im Rahmen des Eingriffs der Tumor komplett entfernt werden; zunächst erfolgt unter zytoskopischer Kontrolle mit einer Diathermieschlinge die komplette Resektion des Tumors; anschließend wird Material vom Tumorgrund und vom Tumorrand getrennt analysiert, um eine sichere Auskunft über die Infiltrationstiefe zu bekommen; damit erhält man auch eine sichere Information, ob der Tumor im Gesunden entfernt werden konnte [R0-Resektion]; als Qualitätskontrolle für die Resektionstiefe muss im Resektionsmaterial Muskelgewebe enthalten sein; Biopsien aus dem normal erscheinenden Urothel der Blase werden entnommen, um Präkanzerosen wie Dysplasie und Carcinoma in situ zu identifizieren; *s.u. Essay Neubildungen der Harnblase S. 147*

4/5-Re|sek|ti|on *f*: *Syn: subtotale Gastrektomie; s.u. Gastrektomie*

Re|sek|ti|ons|plas|tik *f*: *s.u. Arthroplastik*

Re|sek|ti|ons|zys|to|skop *nt*: *Syn: Resektoskop*; Operationszystoskop zur transurethralen Elektroresektion

Re|sek|to|skop *nt*: → *Resektionszystoskop*

Re|ser|pin *nt*: Rauwolfiaalkaloid; hemmt die Dopaminaufnahme und die Rückresorption von Noradrenalin; **Anw.**: Antihypertensivum, zentral wirkendes Sedativum

Re|ser|pin|schnup|fen *m*: *s.u. Rhinitis medicamentosa*

Residual-ovary-Syndrom *nt*: *Syn: residual ovary syndrome; s.u. Ovariektomie*

Re|si|du|al|stein *m*: *s.u. Choledocholith*

Re|si|du|al|tu|mor|ka|te|go|rie *f*: wichtiger eigenständiger therapieabhängiger Prognosefaktor der onkologischen Chirurgie; die Bestimmung erfolgt i.d.R. postoperativ durch pathohistologische Untersuchung des Tumorresektates; ein Resektat mit mikroskopisch tumorzellfreien Schnitträndern wird als kurative Resektion bezeichnet [**R0-Resektion**]; bei einer **R1-Resektion** liegen mikroskopisch sichtbare Tumorreste vor, bei **R2-Resektion** sind sie makroskopisch erkennbar; *s.u. Essay Tumortherapie S. 1593*

Re|si|du|um, schizophrenes *nt*: *s.u. Schizophrenie*

Re|si|na Podophylli *f*: → *Podophyllin*

Re|sis|tenz *f*: Widerstandskraft, Widerstandsfähigkeit, Abwehr-(kraft); (*Erreger*) Widerstandsfähigkeit gegen Antibiotika; *s.a. Antibiotikaresistenz*

Re|sis|tenz|be|stim|mung, genotypische *f*: *s.u. Essay HIV-Infektion – AIDS S. 625*

Re|sis|tenz|be|stim|mung, phänotypische *f*: *s.u. Essay HIV-Infektion – AIDS S. 625*

Re|sis|tenz|stu|fen *pl*: Mikroorganismen haben eine unterschiedliche Resistenz gegen Desinfektions- und Sterilisationsverfahren; man unterscheidet vier Stufen: **Resistenzstufe 1**: Viren, Bakterien, Pilze und Pilzsporen, die mit strömendem Dampf [100 °C] innerhalb von 1–2 Minuten abgetötet oder inaktiviert werden **Resistenzstufe 2**: nur wenig widerstandsfähige Sporen, die von strömendem Dampf in 15 Minuten abgetötet oder inaktiviert werden [z.B. Milzbrandsporen] **Resistenzstufe 3**: resistente Sporen, die erst nach Stunden irreversibel geschädigt werden [z.B. Sporen der Clostridien-Species] **Resistenzstufe 4**: thermophile Bakterien, die erst durch gespannten, gesättigten Wasserdampf von mindestens 134 °C und einer Einwirkzeit von mindestens 30 Minuten geschädigt werden; spielen in der Medizin keine Rolle; *s.a. Sterilisation*

Resistenz-Transfer-Faktor *m*: *Syn: Resistenzfaktor, R-Faktor, R-Plasmid; s.u. Antibiotikaresistenz*

Re|sor|cin *nt*: *Syn: Resorcinol, Resorzin, 1,3-Benzoldiol*; Keratolytikum; Antiseptikum; Antipruriginosum; Konservierungsmittel; **Anw.**: lokal bei Psoriasis, Pruritus; **NW**: Hyperämie, Hautödem, Kontaktdermatitis

Respiratory-distress-Syndrom des Neugeborenen *nt*: → *Atemnotsyndrom des Neugeborenen*

Respiratory-syncytial-Virus *nt*: → *RS-Virus*

Rest|harn *m*: *Syn: Residualharn*; nach Entleerung der Harnblase noch vorhandene Harnmenge; findet sich bei allen Blasenabflussstörungen unabhängig von der Ätiologie; die Bestimmung erfolgt i.d.R. sonografisch oder mittels Katheter; *s.a. Essay Harninkontinenz S. 533*

Res|ti|tu|tio ad integrum *f*: vollständige oder komplette Wiederherstellung/Heilung/Erholung; *s.a. Essay Wundbehandlung S. 1699*

Restless-legs-Syndrom *nt*: *Syn: Syndrom der unruhigen Beine, Wittmaack-Ekbom-Syndrom, nächtliche Bewegungsstörungen*; ätiologisch ungeklärte Erkrankung, deren Leitsymptom nächtliche, unangenehme, als ziehend-reißend beschriebene Dysästhesien der Beine sind, die von einem nicht unterdrückbaren Drang, die Beine zu bewegen, begleitet werden; die Bewegung schafft aber nur kurzzeitige Linderung, bevor der Drang erneut einsetzt; tritt autosomal-dominant, essenziell und symptomatisch [Schwangerschaft, Niereninsuffizienz] auf; das gute Ansprechen der meisten Patienten auf L-Dopa vor dem Schlafengehen deutet auf eine Störung im Dopaminstoffwechsel hin; *s.a. Essay Schlafstörungen S. 1413*

re|sur|fa|cing *nt*: *s.u. Face-Lifting*

Re|ten|ti|ons|al|the|rom *nt*: → *Steatom*

Re|ten|ti|ons|hy|per|ke|ra|to|se *f*: *s.u. Hyperkeratose*

Re|ten|tio testis *f*: → *Maldescensus testis*

Re|te|pla|se *f*: *Syn: rekombinanter Plasminogenaktivator*; gentechnisch hergestellte Deletionsmutante von humanem Gewebeplasminogenaktivator; *s.a. Essay Akuter und rezidivierender Myokardinfarkt S. 1071*

Re|ti|ku|lo|an|gi|o|ma|to|se *f*: → *Kaposi-Sarkom*

Re|ti|ku|lo|en|do|the|li|o|se, leukämische *f*: → *Haarzellenleukämie*

Re|ti|ku|lo|se, pagetoide *f*: *Syn: Morbus Woringer-Kolopp, epidermotrope Retikulose, Woringer-Kolopp-Krankheit, Woringer-Krankheit*; lokalisiertes oder disseminiertes T-Zell-Lymphom der Haut; Sonderform der Mycosis* fungoides mit ausgeprägter Hautbeteiligung; die Durchsetzung der Epidermis mit Tumorzellen gleicht der bei Paget-Krebs [deshalb „pagetoid"]; *s.a. Essay Bösartige Neubildungen der Haut S. 993*

Re|ti|ni|tis *f*, *pl* **-ti|den**: *Syn: Netzhautentzündung*; entzündliche oder entzündlich-degenerative Erkrankung der Netzhaut; der Übergang zwischen Retinitis und Retinopathie ist fließend

Retinitis centralis serosa: *Syn: Chorioretinopathia centralis serosa, Retinopathia centralis serosa*; ätiologisch unklare [Stress, Alkoholabusus, Nicotin], oft rezidivierende Netzhautentzündung, die v.a. Männer im 3. oder 4. Lebensjahrzehnt betrifft; **Klinik**: grauer Fleck im Sehzentrum mit Verzerrtsehen [Metamorphopsie] und Mikropsie; das Sehvermögen ist nur mäßig herabgesetzt; **Therapie**: oft Spontanheilung; sonst Laserkoagulation

Retinitis exsudativa (externa): → *Coats-Syndrom*

Retinitis haemorrhagica externa: → *Coats-Syndrom*

Retinitis pigmentosa: *Syn: Retinopathia pigmentosa, tapetoretinale Degeneration, Stäbchen-Zapfen-Dystrophie*; häufigste angeborene degenerative Erkrankung der Netzhaut, die beide Augen befällt und oft schon in der Kindheit zu Nachtblindheit führt; später kommt es zu hochgradiger konzentrischer Gesichtsfeldeinschränkung und erheblicher Min-

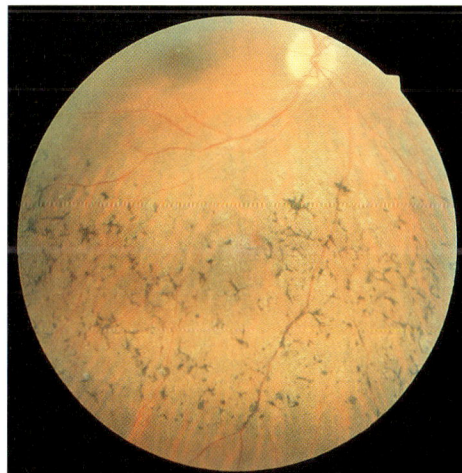

Abb. R21. Retinitis pigmentosa

derung der Sehschärfe; die Degeneration befällt primär die Stäbchen, später auch die Zapfen; es kommt zu Degeneration der Netzhautschichten, der Ganglienzellen und Optikusatrophie; nach dem Vererbungsmodus unterscheidet man: **autosomal-dominante Retinitis pigmentosa** [Mutation des Rhodopsin-Gens auf dem Chromosom 3; meist später Beginn und milder Verlauf; zu Sehbehinderung kommt es erst im höheren Lebensalter], **autosomal-rezessive Retinitis pigmentosa** [häufigste und schwerste Form], **X-chromosomal-rezessive Retinitis pigmentosa** [sehr seltene, aber schwer verlaufende Form; die weiblichen Konduktorinnen können leichte Symptome zeigen] und **sporadische Retinitis pigmentosa** [ca. 1/3]
Klinik: bei Kindern Nachtblindheit, später auch konzentrischer Gesichtsfeldausfall [Ringskotom], der im Endstadium als Röhrengesichtsfeld imponiert; **Diagnose**: Anamnese, Augenspiegelung [Pigmentverklumpungen als sog. **Knochenkörperchen** oder Knochenbälkchen], Elektroretinografie; eine kausale Therapie ist nicht möglich; z.T. soll Vitamin A helfen; *s.u. Essay Hereditäre Netzhautdystrophien S. 1119*
Retinitis punctata albescens: Sonderform der Retinitis pigmentosa mit feinen weißen Pünktchen am hinteren Pol

Re|ti|no|blas|tom *nt: Syn: Neuroblastoma retinae*; maligner Netzhauttumor, der zur Erblindung führt und durch Infiltration des Gehirns zum Tode führen kann; das Retinoblastom kann angeboren sein oder entsteht in der frühen Kindheit; es ist der häufigste Augentumor des Kindesalters [1:15.000 bis 30.0000]; **Ätiologie**: das Retinoblastom entsteht durch einen Gendefekt [Chromosom 13q] der Retinoblasten oder eine somatische Mutation der Netzhautzellen; da der Gendefekt autosomal-dominant mit einer Penetranz von 90 % vererbt wird, erkranken ca. 45 % der Nachkommen; **Klinik**: der Tumor fällt i.d.R. erst auf, wenn das Auge anfängt zu schielen oder weißlich leuchtet [**Leukokorie**], weil der Tumor schon den Glaskörperraum ausfüllt; *s.u. Essay Retinoblastom S. 1355*

Re|ti|no|cho|ri|o|idi|tis juxtapapillaris Jensen *f*: durch Toxoplasma gondii hervorgerufene rezidivierende, nekrotisierende Entzündung von Netzhaut und Aderhaut mit schweifförmigem Gesichtsfeldausfall; die Entzündungsherde sitzen in der Nähe der Papille und erscheinen als weiße, flauschige Herde; **Therapie**: Pyrimethamin plus Folinsäure plus Cortison bei zentralen Herden oder gravierendem Gesichtsfeldausfall

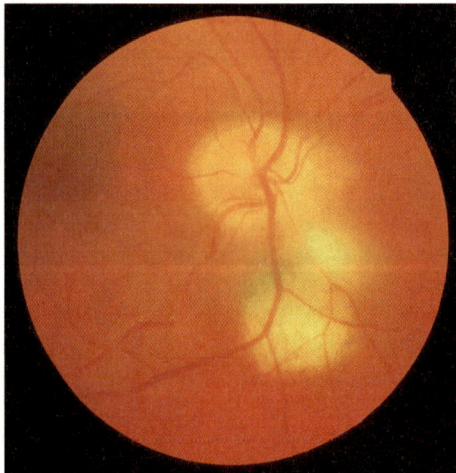

Abb. R22. Retinochorioiditis juxtapapillaris Jensen

Re|ti|no|gra|fie, -gra|phie *f*: Fotografie der Netzhaut/des Augenhintergrundes
Re|ti|no|ide *pl*: synthetische oder natürliche Vitamin A-Derivate, die zur Therapie verschiedener Dermatosen verwendet

werden; *s.a. Isotretinoin, Acitretin, Essay Psoriasis S. 1317*
Re|ti|nom *nt*: Bezeichnung für einen Residualtumor nach spontaner Regression eines Retinoblastoms; sehr selten; *s.u. Essay Retinoblastom S. 1355*
Re|ti|no|pa|thie *f: Syn: Retinopathia, Retinose*; (nicht-entzündliche) Netzhauterkrankung; nicht immer eindeutig von Retinitis abgegrenzt
diabetische Retinopathie: *Syn: Retinopathia diabetica*; meist innerhalb von 10–15 Jahren nach Beginn eines Diabetes mellitus manifest werdende Retinopathie, die auf einer Mikroangiopathie, v.a. der präkapillären Arteriolen, Kapillaren und Venolen, beruht; betrifft ca. 70 % aller Diabetiker; in Europa und Nordamerika häufigste Erblindungsursache zwischen 20 und 65 Jahren; Rauchen und Bluthochdruck verschlechtern den Verlauf zusätzlich; klinisch unterscheidet man: **1. nicht-proliferative diabetische Retinopathie**: leichte, noch reversible Veränderungen der Netzhaut ohne Gefäßproliferation; typisch sind Mikroaneurysmen, intraretinale Punkt- und Fleckblutungen sowie Lipidablagerungen **2. diabetische Makulopathie**: Konzentration der Veränderungen auf das Netzhautzentrum mit Sehverschlechterung; bei der **exsudativen Form** kreisförmig angeordnete Lipidexsudationen [**Circinata-Atoll**]; bei der **ödematösen Form** zystoides Makulaödem und Ausbildung eines Makulaschichtloches mit irreversibler Schädigung des zentralen Sehvermögens **3. proliferative diabetische Retinopathie**: durch die Netzhautischämie kommt es zu Gefäßproliferation und u.a. Cotton-wool-Flecken, intraretinalen mikrovaskulären Anomalien, Neovaskularisation; oft auch Glaskörperblutung mit schlagartiger Sehverschlechterung; später kommt es zu einer **Traktionsablatio** der Netzhaut und evtl. zu einem sekundären neovaskulären Glaukom; **Therapie**: Blutzuckereinstellung, Blutdruckkontrolle und Nicotinverzicht verzögern das Auftreten der Retinopathie; Laserkoagulation kann in praktisch allen Stadien das Sehvermögen teilweise erhalten; z.T. kann das Sehvermögen aber nur durch eine Vitrektomie gerettet werden; *s.a. Essay Diabetes mellitus S. 253*

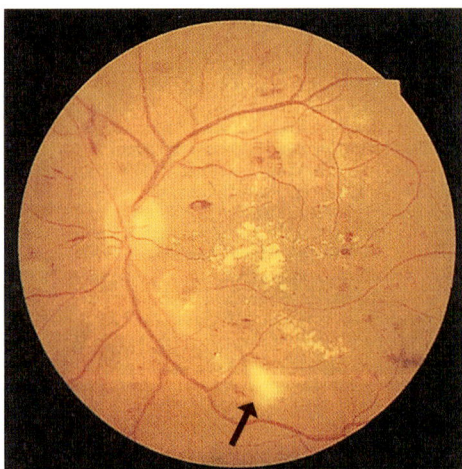

Abb. R23. Diabetische Retinopathie. Nicht-proliferative diabetische Retinopathie: Cotton-wool-Fleck [Pfeil], Lipidexsudate, Blutungen, Netzhautödem

Retinopathia hypertensiva: *Syn: Retinopathia hypertonica*; Retinopathie bei anhaltender Hypertonie, die aus zwei Komponenten besteht, Sklerose der Netzhautarterien und spastischer Engstellung von Gefäßen und Veränderungen des Netzhautparenchyms; zusammen ergeben sie ein typisches ophthalmoskopisches Bild mit Engstellung der Arterien [**Silberdrahtarterien**], **Cotton-wool-Flecken**, Netzhaut-

R

Retinoblastom

N. Bornfeld, A. Schüler, D. Lohmann

Definition

Retinoblastome sind genetisch determinierte maligne Tumoren der Netzhaut, die aus primitiven Netzhautzellen [Retinoblasten] entstehen. Diese Zellen gehen durch Differenzierung in den ersten Lebensjahren verloren. Dementsprechend treten mehr als 95 % aller Retinoblastome vor dem 8. Lebensjahr auf. Die **Inzidenz** beträgt etwa eine Neuerkrankung auf 20.000 Lebendgeburten, was gegenwärtig etwa 60 Neuerkrankungen pro Jahr in Deutschland entspricht. Diese Inzidenz ist weltweit nahezu gleich; es besteht keine gesicherte Korrelation zu Geschlecht, ethnischer Herkunft oder Umweltfaktoren. Dies spricht für eine konstante, offensichtlich von außen nicht zu beeinflussende Rate an Mutationen. Unbehandelt führt der Tumor praktisch immer zum Tod; spontane Regressionen sind sehr selten. Mit modernen Behandlungsmethoden beträgt die Überlebenswahrscheinlichkeit allerdings mehr als 95 %.

Genetik

Voraussetzung für die Entstehung eines Retinoblastoms ist der Verlust der normalen Funktion des **Retinoblastomgens** [RB1]. Die genetische Analyse von Retinoblastomen hat gezeigt, dass ein Funktionsverlust durch verschiedene Veränderungen herbeigeführt werden kann, wobei Veränderungen der Sequenz des RB1-Gens, die nur einzelne oder wenige Basen betreffen [Punktmutationen] am häufigsten sind. Verluste großer Abschnitte des RB1-Gens [große Deletionen] sind eine weitere wichtige Ursache für die Entstehung des Retinoblastoms. Da das RB1 ein autosomales Gen ist [Lokalisation auf Chromosom 13q14], tragen normale Körperzellen zwei Kopien [Allele] dieses Gens. Um den Funktionsverlust des RB1-Gens herbeizuführen sind daher zwei Mutationen erforderlich, die beide Allele inaktivieren [*Zwei-Schritt-Mutations-Mechanismus*]. Bei 2/3 der Retinoblastome ist die zweite inaktivierende Mutation die Folge einer chromosomalen Umordnung, die zu einem **Allelverlust** [loss of heterozygoty, LOH] führt.

Bei etwa 50 % der Patienten entsteht das Retinoblastom auf der Grundlage einer autosomal-dominant erblichen Tumordisposition [**erbliches Retinoblastom**]. Bei den meisten Patienten wird diese Disposition durch eine Mutation im RB1-Gen verursacht, die in der Keimbahn eines der Eltern des Patienten neu entstanden ist. Patienten mit positiver Familienanamnese [**familiäres Retinoblastom**] haben eine RB1-Mutation von einem Elternteil geerbt. Fast alle Patienten mit erblichem Retinoblastom sind also heterozygot, d.h. im Genom aller Körperzellen gibt es eine mutierte und eine normale Form des RB1-Gens. In den potenziellen Vorläuferzellen des Retinoblastoms bedarf es nur noch einer weiteren Mutation, um die Entwicklung eines Tumorherdes anzustoßen und die meisten Patienten mit erblichem Retinoblastom entwickeln mehrere Tumorherde in beiden Augen [**beidseitiges Retinoblastom**].

Bei Patienten mit **nicht-erblichem Retinoblastom** entstehen die Mutationen, die zur Inaktivierung beider RB1-Allele führen, in Körperzellen [somatische Mutationen]. Die Patienten haben – bis auf seltene Ausnahmen – nur ein **einseitiges Retinoblastom**. Molekulargenetische Analysen haben gezeigt, dass die erste Mutation bei einigen Patienten schon während der Embryonalphase auftritt. Dies führt zu einem Mutationsmosaik: die erste RB1-Mutation ist in allen Tochterzellen der Zelle mit der embryonalen Mutation vorhanden [mutanter Sektor], die anderen Körperzellen tragen diese Mutation nicht. Wenn die Keimzellen des Patienten zum mutanten Sektor gehören [Keimbahnmosaik], kann die Mutation in die nächste Generation vererbt werden.

Familiäres Retinoblastom

Bei etwa 10 % der Patienten mit Retinoblastom können durch die Erhebung der Familienanamnese und/oder ophthalmologische Kontrolluntersuchungen betroffene Angehörige identifiziert werden. Prinzipiell ist in den meisten dieser Familien für die Nachkommen von Patienten ein Ausschluss bzw. Nachweis des Retinoblastomrisikos mittels indirekter DNA-Diagnostik [Analyse der Segregation polymorpher Marker] möglich. Nicht zuletzt wegen der Möglichkeit falsch-positiver Befunde aufgrund von Keimbahnmosaik bei Eltern ist jedoch der Nachweis der in der Familie krankheitsursächlichen Mutation vorzuziehen. Nur so ist eine prädiktive Diagnostik für die Angehörigen in der Generation der erstmals Betroffenen und ihre Nachkommen möglich. Zur Identifikation der RB1-Mutation bei familiärem Retinoblastom genügt oft DNA aus Blut [konstitutionelle DNA] eines

R

Patienten, der die Disposition zu Retinoblastom geerbt hat und daher heterozygot ist [ein mutiertes und ein normales RB1-Allel im Genom aller Körperzellen]. Obwohl die Mutationsanalyse im Einzelfall sehr aufwendig ist, gelingt die Identifikation der ursächlichen genetischen Veränderung bei fast allen Patienten mit familiärem Retinoblastom [>95 %].

Sporadisch bilaterales Retinoblastom

Ein nicht-familiäres [sporadisches] bilaterales Retinoblastom **liegt bei etwa 1/3 der Patienten** vor. Durch Mutationsanalyse an DNA aus Blut kann bei fast 90 % dieser Patienten eine RB1-Mutation identifiziert werden. Bei einem Teil dieser Patienten liegt die Mutation erkennbar im Mosaik vor, d.h. die Veränderung ist keine Keimbahnmutation sondern sie ist während der Embryogenese neu aufgetreten. Der Anteil an mutationstragenden Zellen im Blut kann so gering sein, dass ein Mutationsnachweis an DNA aus Blut nur mit besonders empfindlichen Nachweismethoden gelingt, oder sogar nicht möglich ist. Bei einigen Patienten mit sporadisch bilateralem Retinoblastom konnte durch die Mutationsanalyse an Tumormaterial gezeigt werden, dass sie keine RB1-Mutation in DNA aus Blut tragen [Ausschluss der im Tumor identifizierten RB1-Mutationen]. Um diesem möglichen Problem zu entgehen, sollte die Mutationsanalyse bei Patienten mit sporadisch bilateralem Retinoblastom an DNA aus Tumormaterial beginnen.

Sporadisch unilaterales Retinoblastom

Die genetische Analyse bei Patienten mit sporadisch unilateralem Retinoblastom sollte an frisch asserviertem Tumormaterial durchgeführt werden. Durch die Mutationsanalyse an Tumormaterial eines Patienten können meist [>85 %] der genetischen Veränderungen identifiziert werden, welche die Entstehung des Tumors verursachten. Die vergleichende Analyse von DNA aus Blut zeigt, ob eine dieser Mutationen auch in konstitutioneller DNA vorliegt. Bei fast 15 % der Patienten mit sporadisch unilateralem Retinoblastom ist in DNA aus Blut eine krankheitsursächliche RB1-Mutation nachweisbar. Patienten mit einseitigem Retinoblastom und Mutationsnachweis im Blut sind klinisch nicht von den Patienten mit Mutationsausschluss [kein Nachweis der im Tumor gefundenen RB1-Mutationen] zu unterscheiden.

Bedeutung des genetischen Befunds für den Patienten

Der Nachweis einer heterozygoten RB1-Mutation bestätigt das Vorliegen der erblichen Form des Retinoblastoms. Bei Patienten mit familiärem Retinoblastom und bei Patienten mit sporadisch beidseitigem Retinoblastom entspricht dieser Befund der Erwartung. Bei Kindern mit sporadisch einseitigem Retinoblastom ist der Nachweis einer krankheitsursächlichen Mutation im Blut jedoch mit klinischen Konsequenzen verbunden, da diese Kinder ein deutlich höheres Risiko haben, im weiteren Verlauf einen Tumor im anderen Auge zu entwickeln. Bei Kindern, bei denen eine heterozygote RB1-Mutation ausgeschlossen werden konnte, ist das Risiko für einen Tumor im anderen Auge sehr gering, jedoch nicht ausgeschlossen.

Bei Patienten mit erblichem Retinoblastom muss in Bezug auf die eigene Familienplanung ein Risiko von 50 % für die Vererbung der krankheitsursächlichen RB1-Mutation angegeben werden. Ob ein Kind, das diese Mutation geerbt hat, auch erkranken wird, hängt jedoch von der Art der Mutation ab.

Das **empirische Wiederholungsrisiko** der Nachkommen von Patienten mit sporadisch unilateralem Retinoblastom [6 %] kann durch den genetischen Befund deutlich modifiziert werden. Bei Nachweis einer heterozygoten Mutation muss – in Abhängigkeit von der Art der Mutation – ein Wiederholungsrisiko von bis zu 50 % angenommen werden. Wenn nach vollständigem Mutationsnachweis im Tumor keine der krankheitsverursachenden Mutationen im Blut erkennbar ist, liegt das Risiko sehr deutlich unter 6 %. Da ein Keimbahnmosaik aber nicht ausgeschlossen werden kann [siehe oben], ist eine genetische Untersuchung der Nachkommen erforderlich.

Konsequenzen des genetischen Befunds für Angehörige

Bei Patienten mit sporadischem Retinoblastom und Nachweis einer heterozygoten Retinoblastomgen RB1-Mutation kann durch genetische Analyse der Eltern geklärt werden, ob die Mutation neu entstanden ist [neue Keimbahnmutation]. Mit dem Ausschluss der Mutation in DNA aus Blut der Eltern ist ein erhöhtes Risiko für Retinoblastom bei den Angehörigen der Eltern [z.B. Geschwister und deren Nachkommen] nicht mehr erkennbar. Bei weiteren Kindern der Eltern [Geschwister des Patienten] ist jedoch eine genetische Analyse erforderlich, da der Ausschluss der Mutation in DNA aus Blut der Eltern keine Aussage über die Situation in der Keimbahn zulässt.

Erhöhtes Risiko für Retinoblastom nach assistierter Reproduktion?

Durch Veröffentlichungen aus den Niederlanden wurde die Befürchtung geweckt, dass Kinder, bei deren Zeugung Verfahren assistierter Reproduktion [z.B. In-vitro-Fertilisation, IVF] angewandt wurden, ein erhöhtes Risiko für Retinoblastom haben könnten. Bei Nachuntersuchungen von Kindern, die in IVF-Registern erfasst wurden, konnte keine Erhöhung der Erkrankungsrate festgestellt werden. Allerdings ist nicht sicher, ob durch eine solche Analyse bei einer seltenen Erkrankung eine Erhöhung überhaupt festgestellt werden kann. Obwohl nach jetziger Datenlage anzunehmen ist, dass das absolute Risiko für Retinoblastom nach assistierter Reproduktion wenn überhaupt dann nur gering erhöht ist, hat diese Beobachtung grundsätzliche Bedeutung für die Einschätzung der Folgen assistierter Reproduktion.

Zentren in den USA bieten bei bekanntem erblichen Retinoblastom eines der Elternteile die Möglichkeit der **Präimplantationsdiagnostik** an. Bei einer In-vitro-Fertilisation werden aus Embryonen im 8- bis 10-Zellen Stadium ein oder zwei Blastomere entnommen. An diesen Zellen erfolgt die Testung auf das Vorhandensein einer RB1-Genmutation. Weist der Embryo keine Mutation auf, wird es in den Uterus der Mutter eingebracht. Diese Methode ist in Deutschland illegal, führt aber zu Diskussionsbedarf, da Familien mit hereditärem Retinoblastom die Möglichkeit geboten werden kann, das Risiko, ein erkranktes Kind zur Welt zu bringen zu vermeiden.

Leitsymptome

Die **Leukokorie ist das entscheidende Leitsymptom für die Diagnose eines Retinoblastoms** [Abb. 1]. Nicht selten wird dieses Symptom zuerst von den Eltern bemerkt. Zum Ausschluss einer Leukokorie muss der Rotreflex in allen Blickrichtungen geprüft werden, da bei exzentrischen Tumoren die Leukokorie in Primärposition nicht unbedingt sichtbar ist. In einem Viertel der neu diagnostizierten Fälle führt ein **neu aufgetretener Strabismus** zur Diagnose eines intraokularen Tumors im Kindesalter, wobei dann Tumoren am hinteren Augenpol zu einer exzentrischen Fixation bzw. einem Fixationsverlust des betroffenen Auges führen. **Weitere Symptome** wie Sekundärglaukom oder Exophthalmus [Abb. 2] **sind ausgesprochene Spätsymptome** und in Ländern mit entwickeltem Gesundheitssystem selten, stellen aber in Drittweltländern die häufigste Erstdiagnose dar.

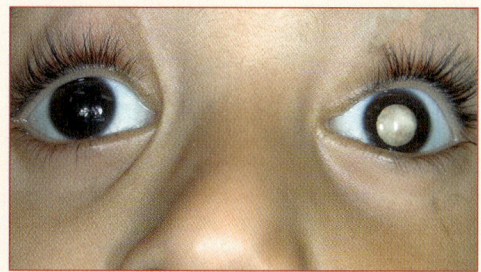

Abb. 1. Leukokorie des linken Auges bei fortgeschrittenem Retinoblastom

Klinik

Die Diagnose des Retinoblastoms wird am häufigsten innerhalb der ersten zwei Lebensjahre gestellt, wobei bilaterale Retinoblastome durchschnittlich 10–12 Monate früher bemerkt werden als unilaterale Retinoblastome.

Retinoblastome können exophytisch [unter die Netzhaut] oder endophytisch [in den Glaskörperraum] wachsen. Mischformen sind nicht selten. Kleine, intraretinale Tumoren können auch für den erfahrenen Untersucher schwer sichtbar sein, so dass auch unter Berücksichtigung des Erkrankungsalters und der praktisch immer fehlenden Kooperationsfähigkeit der betroffenen Patienten eine Untersuchung in Narkose zwingend ist. Kleine Tumoren stellen sich als unpigmentierte, vaskularisierte Netzhauttumoren dar [Abb. 3]. Große Tumoren haben eine deutlich sichtbare Ankopplung an das retinale Gefäßsystem, wobei die den Tumor versorgenden Netzhautgefäße massiv erweitert sein können [Abb. 4a,b].

Gefürchtet ist die Aussaat des Tumors entweder unter die Netzhaut oder in den Glaskörperraum. Die diffuse Aussaat eines endophytisch wachsenden Retinoblastoms kann bis zur Tumorzellinfiltration der Vorderkammer führen [**Pseudohypopyon**].

Wichtig ist die Unterscheidung zwischen unilateralen und bilateralen bzw. multifokalen Retinoblastomen [s. Genetik]. Bei ungestörtem Wachstum infiltrieren Retinoblastome die Aderhaut, können sich erst lokal und dann diffus im Glaskörperraum ausbreiten oder können über den N. opticus in den

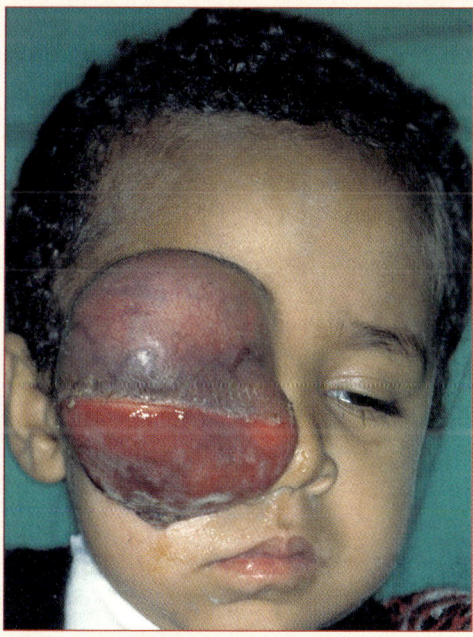

Abb. 2. Fortgeschrittenes Retinoblastom mit massivem extraokularen Wachstum bei einem äthiopischen Kind

Subarachnoidalraum eindringen. Nicht selten findet sich bei derart fortgeschrittenem Tumorwachstum eine Rubeosis iridis mit neovaskulärem Glaukom. Daneben ist auch ein extrasklerales Wachstum außerhalb des Sehnerveneintritts möglich. Extraokulares Wachstum verschlechtert die Prognose massiv. Nur sehr selten kommt es zur spontanen Regressionen von Retinoblastomen, die dann im späteren Leben eher zufällig gefunden werden [sog. **Retinome**].

Ist eines der Elternteile eines neugeborenen Kindes am Retinoblastom erkrankt, muss bis zum molekulargenetischen Ausschlusses einer RB1-Mutation eine Narkoseuntersuchung stattfinden, wobei die erste Untersuchung nicht später als 1–2 Wochen nach der Geburt durchgeführt werden sollte.

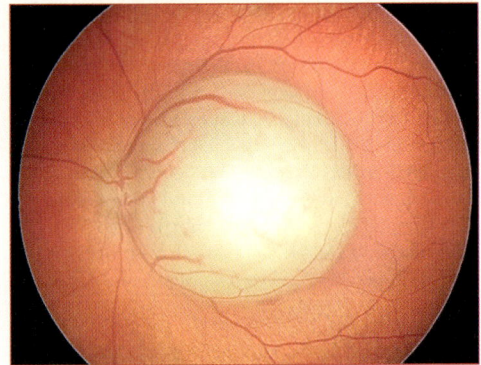

Abb. 3. Exophytisch wachsendes, vaskularisiertes Retinoblastom am hinteren Augenpol

Zusätzliche diagnostische Maßnahmen

Ultraschall und Magnetresonanztomografie [MRT] sind die wichtigsten diagnostischen Zusatzuntersuchungen, um die Diagnose eines Retinoblastoms weiter abzusichern. Mit Hilfe des Ultraschalls lassen sich die Tumoren vermessen, was für die Therapieplanung wichtig ist. Darüber hinaus stellt der Nachweis von Verkalkungen einen wesentlichen, differenzialdiagnostischen Befund dar. Bei fehlendem Einblick lassen sich intraokulare Raumforderungen nachweisen. Extraokulares Tumorwachstum, Pseudobuphtalmus und Infiltration des Sehnerven lassen sich in fortgeschrittenen Fällen ebenfalls nachweisen. Die Magnetresonanztomografie stellt unter Verwendung spezieller, hochauflösender Orbitaspulen eine wertvolle Methode in der Abklärung von Invasion der Aderhaut und des Sehnerven dar. Auf eine Computertomografie sollte wegen der Strahlenbelastung verzichtet werden. Keinesfalls sollte eine Biopsie des Tumors, z.B. im Rahmen einer Feinnadelaspirationsbiopsie, durchgeführt werden, da extraokulares Tumorwachstum in Folge einer Biopsie auftreten kann [Abb. 5] und nicht-informative Biopsien nicht selten sind.

Von großer Bedeutung ist die **Mituntersuchung der Eltern**, um ein spontan regressives Retinoblastom bei einem der Elternteile auszuschließen, das aus der Sicht der humangenetischen Familienberatung einem manifesten Retinoblastom gleichzusetzen ist.

Klassifikation

Zur Klassifikation wird überwiegend noch die sog. **Reese-Ellsworth-Klassifikation** benutzt, die auf die 60-er Jahre zurückgeht und wesentlich an den Erfordernissen und Grenzen der perkutanen Strahlentherapie ausgerichtet war. Die TNM-Klassifikation hat sich nicht durchsetzen können. In den letzten Jahren sind verstärkte Anstrengungen unternommen worden, eine neue, an den jetzigen Therapierichtlinien orientierte Klassifikation [**International Intraocular Retinoblastoma Classification**, sog. **ABC-Klassifikation**] zu entwickeln, die aber noch in der Diskussion ist [Tab. 1].

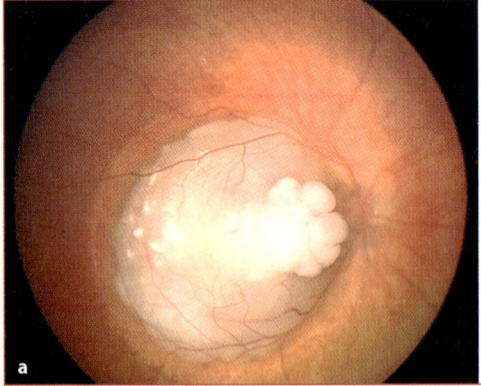
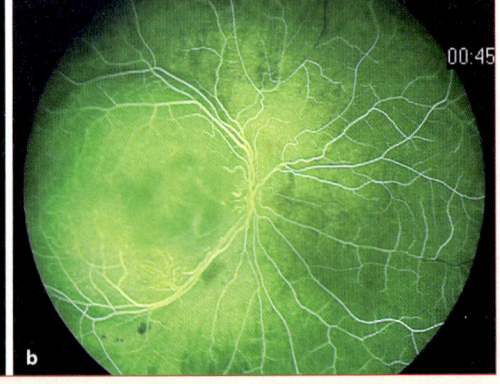

Abb. 4. Exo- und endophytisch wachsendes Retinoblastom am hinteren Augenpol [a] und Fluoreszenzangiogram des Tumors mit deutlich sichtbarer Vaskularisierung des Tumors durch das retinale Gefäßsystem [b]

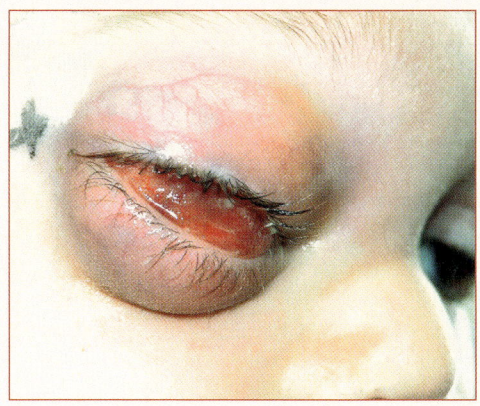

Abb. 5. Massives orbitales Rezidiv nach Eröffnung eines Auges mit Retinoblastom

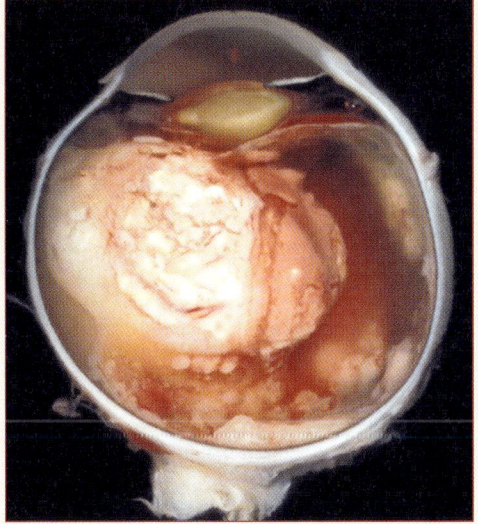

Abb. 6. Makroskopisches Bild eines fortgeschrittenen multifokalen Retinoblastoms

Trilaterales Retinoblastom

Eine Besonderheit stellt das trilaterale Retinoblastom dar. Dabei handelt es sich histologisch dem Retinoblastom ähnliche **intrakranielle Mittellinientumoren** [i.d.R. Pinealoblastome], die bei hereditären [nicht notwendigerweise bilateralen] Retinoblastomen [s.u. Genetik] auftreten können. Sie **haben eine sehr schlechte Prognose**, da sie frühzeitig in den Subarachnoidalraum streuen. Mit dem vermehrten Einsatz der Chemotherapie in der Behandlung bilateraler Retinoblastome scheint es allerdings zu einem Rückgang in der Inzidenz manifester Pinealoblastome und anderer intrakranieller neuroblastischer Tumoren gekommen zu sein.

Differenzialdiagnose

Häufige Differenzialdiagnosen zum Retinoblastom sind in Tabelle 2 zusammengefasst.

Therapie

Optionen in der Therapie bilateraler Retinoblastome

Enukleation: Indikationen zur Enukleation sind Tumoren der Gruppe E sowie [mit wenigen Ausnahmen] unilaterale Retinoblastome. Die Enukleation ist bei den manchmal nur wenigen Monaten alten Kindern technisch sehr viel komplizierter, als dies bei Erwachsenen der Fall ist und erfordert eine ausreichende chirurgische Erfahrung. Der Volumenverlust in der Orbita sollte durch die Verwendung eines nicht röntgendichten Orbitaimplantats ausgeglichen werden, um eine befriedigende kosmetische Rehabilitation zu erreichen.

Tab. 1. ABC-Klassifikation

Gruppe A Kleine intraretinale Tumoren außerhalb der Fovea und der Papille	Tumoren mit weniger als 3 mm im größten Durchmesser mindestens 3 mm von der Fovea und 1,5 mm vom Papillenrand entfernt
Gruppe B Alle anderen auf die Netzhaut beschränkten Tumoren	Alle auf die Netzhaut beschränkten Tumoren, die nicht zu Gruppe A gehören Jede Form von exsudativer Netzhautablösung innerhalb von 3 mm vom Tumorrand ohne Glaskörperaussaat
Gruppe C Abgrenzbare Tumoren mit minimaler subretinaler oder intravitrealer Aussaat	Umschriebene Tumoren; aktuell vorhandene oder regressive exsudative Netzhautablösung ohne subretinale Tumoraussaat bis zu einem Viertel der Netzhautfläche Lokale subretinale Aussaat wenige als 3 mm (2 PD) vom Tumor entfernt Umschriebene minimale Glaskörperaussaat in unmittelbarer Nähe des Tumors
Gruppe D Diffuse Tumorausbreitung mit fortgeschrittener subretinaler oder intravitrealer Aussaat	Ophthalmoskopisch nicht abgrenzbare und/oder große Tumoren Subtotale oder totale exsudative Netzhautablösung Diffuse subretinale Tumoraussaat mit pseudomultifokalem Wachstum Diffuse und/oder massive Glaskörperaussaat [Abb. 6]
Gruppe E Mindestens eines der folgenden Symptome	Kontakt des Tumors zur Linse Neovaskuläres Glaukom Mitbeteiligung des Vordersegments Diffus infiltrierendes Retinoblastom Medientrübung, z.B. durch Glaskörperblutung Tumornekrose mit orbitaler Zellulitis Phtisis bulbi

R

Tab. 2. Häufige Differenzialdiagnosen

Diagnose	Patienten	Symptome
Morbus Coats	Knaben typischerweise einseitig	• Überwiegend einseitig • Zu Beginn Teleangiektasien und Aneurysmen der peripheren Netzhautgefäße • Zentrale subretinale gelbe Exsudate • In Spätstadien totale Netzhautablösung; Sekundärglaukom
Retinale Dysplasie [z.B. Norrie-Warburg-Syndrom]	Knaben [bei Norrie-Warburg-Syndrom] kombiniert mit Retardierung und Schwerhörigkeit	• Traktive Ablatio mit peripherer fibrovaskulärer Proliferaton
Astrozytome	Fast immer zusammen mit M. Bourneville	• Weiße, wenig vaskularisierte, oberhalb des Netzhautgefäßsystems liegende Tumoren ohne Wachstumstendenz oder Glaskörperaussaat
PHPV [persistierender hyperplastischer primärer Glaskörper]	In der Regel einseitig Manifestation als vorderer oder hinterer PHPV	• Vorderer PHPV: Retrolentale, weisse, vaskularisierte Membran mit ausgezogenen Ziliarkörperzotten • Hinterer PHPV: Prä- bzw. subretinale Gewebsmembran mit peripapillärer Traktion und persistierender A. hyaloidea

Perkutane Strahlentherapie: War bis vor wenigen Jahren bei fortgeschrittenen bilateralen Retinoblastomen die Therapie der Wahl, wobei unter Verwendung moderner hochpräziser Bestrahlungstechniken die Organerhaltungsrate bei über 80 % liegt und die funktionellen Ergebnisse auch bei Tumoren des hinteren Augenpols sehr gut sein können. Das wesentliche Problem in der perkutanen Strahlentherapie von Retinoblastomen besteht in der erheblich höheren Rate nicht-okulärer Zweittumoren bei Patienten mit erblichem Retinoblastom, wobei die geschätzte kumulative Inzidenz pro Jahr etwa 1 % beträgt, sodass in allen Zentren nach Alternativen zur perkutanen Strahlentherapie gesucht wird.

Chemotherapie: Die Suche nach Alternativen zur perkutanen Strahlentherapie und die Erfahrungen in der Chemotherapie z.B. von Neuroblastomen haben zu einer vollständigen Neubewertung der Chemotherapie des Retinoblastoms geführt. Wesentliche Ansätze in der bulbuserhaltenden Therapie des Retinoblastoms sind dabei:

- **Chemoreduktion**: Darunter versteht man die Reduzierung des Tumorvolumens großer Tumoren durch eine systemische Chemotherapie mit dem Ziel, lokale Therapieverfahren wie z.B. die Brachytherapie zu ermöglichen. Dieses Therapiekonzept hat in den letzten Jahren erheblich an Bedeutung gewonnen, was auf die verbesserten Brachytherapie-Techniken und die effektiveren Chemotherapie-Protokolle zurückgeführt werden kann. Von den meisten Zentren wird dabei das gleiche Protokoll wie für die Thermochemotherapie bzw. die adjuvante Chemotherapie benutzt. Die bisher vorliegenden Ergebnisse zeigen, dass es mit diesem Ansatz möglich ist, bei Tumoren ohne wesentliche Glaskörperaussaat [Gruppe C] die perkutane Strahlentherapie bei guter lokaler Tumorkontrolle zu vermeiden

- **Thermochemotherapie** [TCT]: Das jetzige Konzept wurde als eine mögliche Alternative zur perkutanen Strahlentherapie zur Vermeidung radiogener Zweittumoren entwickelt. Die üblicherweise verwendeten Substanzen sind dabei Carboplatin*, Etoposid* und Vincristin*. Das ursprüngliche Konzept der Thermochemotherapie schloss die Langzeitlaserkoagulation auch vergleichsweise großer Tumoren unter der Vorstellung ein, durch die gezielte Hyperthermie des Tumors die Aufnahme von Carboplatin in den Tumor zu erhöhen und damit eine Verbesserung der Remissionsrate zu erzielen. Dieses Konzept ist allerdings in den letzten Jahren zunehmend in Zweifel gezogen worden da bezweifelt werden kann, dass durch die Verwendung eines üblichen Infrarot-Lasers bei großen Tumoren ein ausreichender großer Hyperthermieeffekt erzielt werden kann. Die ursprüngliche Hoffnung, die Polychemotherapie könnte eine ähnliche lokale Tumorkontrollrate erreichen wie die perkutane Strahlentherapie, hat sich allerdings nicht erfüllt. Nach den jetzt vorliegenden Langzeitergebnissen besteht kein Zweifel daran, dass die Rezidivrate nach Abschluss der Polychemotherapie ohne zusätzliche Maßnahmen wie z.B. Brachytherapie [s. Chemoreduktion] erhöht ist. Die Entscheidungslage wird weiter dadurch kompliziert, dass die Londoner Gruppe zeigen konnte, dass entgegen aller Erwartung große

Tumoren eine erheblich bessere Prognose nach Chemotherapie haben als kleine Tumoren und auch ohne adjuvante Therapie dauerhaft geheilt werden können. Übereinstimmung besteht bei der Mehrzahl der Zentren, dass Tumoren mit einer Glaskörperaussaat mit einer Polychemotherapie allein nicht zerstört werden können. Die Strategie der Behandlung bilateraler Retinoblastome unterliegt deshalb z.Zt. einem erheblichen Wandel.

- **Andere Methoden [subkonjunktivale bzw. intraokulare Chemotherapie]:** Mehrere Arbeitsgruppen haben versucht, die Nebenwirkungen der systemischen Chemotherapie durch eine lokale (subkonjunktivale) Gabe z.B. von Carboplatin zu umgehen. Die initialen Hoffnungen, die im tierexperimentellen Nachweis einer erheblich höheren intraokularen Verfügbarkeit gründeten, haben sich allerdings in der Praxis nicht bestätigt. Die lokalen Nebenwirkungen wie massive Fibrosen sowie Skleranekrosen sind offensichtlich so gravierend, dass diese Therapieform in der klinischen Routine weitgehend verlassen ist. Die intraokulare Gabe von Chemotherapeutika wie z.B. Thiotepa* oder Melphalan* ist in Einzelfällen versucht worden, hat aber immer das Risiko einer extraokularen Tumorzellaussaat durch den Stichkanal.

Adjuvante Chemotherapie: Indikationen für die adjuvante Chemotherapie bei Hochrisiko-Retinoblastomen sind seit langem bekannt; zu diesen Tumoren gehören Tumoren mit breiter Aderhautinvasion, postlaminarem Tumorwachstum und insbesondere extraokulares Tumorwachstum bzw. Infiltration der Schnittkante des N. opticus. Im Unterschied zu den früher üblichen Protokollen wird heute von den meisten Zentren das gleiche Protokoll wie bei der TCT benutzt. Bei metastasierenden Retinoblastomen kann die Hochdosis-Chemotherapie mit nachfolgender Knochenmarkstransplantation noch dauerhafte Heilungen erzielen.

Kryothrapie, Lasertherapie: Die Kryotherapie war einer der ersten Methoden in der lokalen, bulbuserhaltenden Therapie des Retinoblastoms. Indikationen zur Kryotherapie sind periphere Tumoren der Gruppe A oder B. Typischerweise wird eine sog. *„triple freeze thaw-Technik"* angewandt, wobei der Tumor vom Zentrum ausgehend dreimal komplett durchgefroren wird. Bei entsprechender Indikation sind die lokalen Tumorkontrollraten über 90 %. Die (thermische) Laserkoagulation bleibt kleinen, extrafovealen Tumoren der Gruppe A vorbehalten, ist hier aber sehr effektiv bei geringer Morbidität.

Brachytherapie: Zur Brachytherapie von Retinoblastomen werden in Europa überwiegend Ruthenium-Applikatoren [^{106}Ru/^{106}Rh] benutzt, während in den USA ^{125}Jod-Applikatoren gebräuchlich sind. Ruthenium-Applikatoren bieten entscheidende Vorteile, die in der Dosisverteilung, der begrenzten Eindringtiefe und der exzellenten Abschirmung liegen. Größere Serien haben gezeigt, dass die Brachytherapie auf umschriebene Tumoren von nicht mehr als 5 mm Dicke ohne Glaskörperaussaat und ohne signifikante exsudative Netzhautablösung [Tumoren der Gruppe C] sowie auf abgrenzbare Rezidive z.B. nach Thermochemotherapie beschränkt werden sollte.

Therapie unilateraler Retinoblastome

Unilaterale Retinoblastome werden in der Mehrzahl der Fälle erst relativ spät diagnostiziert, sodass fast immer ein fortgeschrittener intraokularer Tumorbefund mit einer faktischen Erblindung der betroffenen Augen vorliegt. In diesen Fällen stellt die **Enukleation** die einzig sinnvolle Therapieoption dar. Bei jeder Enukleation wegen eines Retinoblastoms sollte nach der operativen Entfernung des Auges eine vitale Tumorprobe aus dem Auge gewonnen werden. Diese Tumorprobe muss kryokonserviert unter Erhalt der Kühlkette gemeinsam mit Blutproben weiterer Familienmitglieder in ein spezialisiertes humangenetisches Zentrum weitergeleitet werden.

In Einzelfällen eines früh diagnostizierten unifokalen Tumors kann eine **bulbuserhaltende Therapie** erwogen werden. Die **Brachytherapie** mit einem Ruthenium-Applikator [evtl. im Rahmen einer Chemoreduktion] kann in diesen Fällen eine hohe Tumorkontrollrate erreichen. Eine solche Therapie ist aber nur sinnvoll, wenn auch eine nützliche Funktion des Auges erhalten bleiben kann. Eine abzusehende faktische Erblindung oder massive Visusreduktion des Auges nach der lokalen Therapie stellt eine relative Kontraindikation für eine bulbuserhaltende Therapie beim unilateralen Retinoblastom dar. Die langfristigen Überlebensraten nach einer bulbuserhaltenden Therapie unilateraler Retinoblastome sind bisher nicht untersucht worden; dies muss mit den Eltern kritisch diskutiert werden. Jahrelange engmaschige Nachkontrollen wie bei der Therapie bilateraler Retinoblastome sind in der Folge obligat.

Therapiekontrolle

Nach abgeschlossener Therapie muss eine engmaschige Kontrolle des ophthalmologischen und pädiatrisch-onkologischen Befundes erfolgen. Im ersten Jahr nach einer kombinierten Chemotherapie mit adjuvanter Lokaltherapie sollte im Abstand von 4 Wochen eine Narkoseuntersuchung erfolgen, um eventuell aufgetretene Rezidive oder neue Tumoren, mit denen in der Folge insbesondere bei kleineren Kindern noch gerechnet werden muss, zu erkennen und zu behandeln. Frühzeitig erkannte Rezidive oder neue Tumoren können mit lokalen Therapieformen praktisch immer erfolgreich behandelt werden.

Die Kontrollabstände können in Abhängigkeit vom lokalen Befund und Krankheitsverlauf gegebenenfalls verlängert werden. Es müssen jedoch bis zum 5. Lebensjahr regelmäßige Kontrolluntersuchungen [im Zweifel in Narkose] durchgeführt werden, da nur mittels (schmerzhafter) Bulbusindentation und binokularer Ophthalmoskopie die kritischen peripheren Netzhautanteile sicher kontrolliert werden können. Kinder mit unilateralen Retinoblastomen, die mit einer Enukleation behandelt wurden, sollten ebenfalls bis zum 5. Lebensjahr mindestens viermal jährlich eine Kontrolle des Befundes am verbleibenden Auge unter Narkose erhalten, sofern eine germinale Mutation als Ursache nicht zweifelsfrei ausgeschlossen werden konnte. Bei Kindern in den ersten zwei Lebensjahren können gegebenenfalls auch kürzere Kontrollabstände nötig werden. Wegen der Gefahr eines sog. trilateralen Retinoblastoms müssen bei hereditären Retinoblastomen regelmäßige MRT-Kontrollen des Kopfes stattfinden.

Prognose

In Ländern mit entwickeltem Gesundheitssystem ist die Prognose quoad vitam auch bei bilateralem Retinoblastom sehr gut; Todesfälle sind selten und mehr als 98 % der Patienten überleben den Tumor. Die Langzeitprognose wird durch die Gefahr maligner Zweittumoren [auch ohne perkutane Strahlentherapie] bestimmt. In Entwicklungsländern ist die Überlebenswahrscheinlichkeit drastisch schlechter; Schätzungen gehen davon aus, dass die meisten Kinder mit Retinoblastom ihrem Tumorleiden erliegen. Dieser vermeidbare Unterschied stellt ohne Zweifel eine große gesundheitspolitische Herausforderung dar.

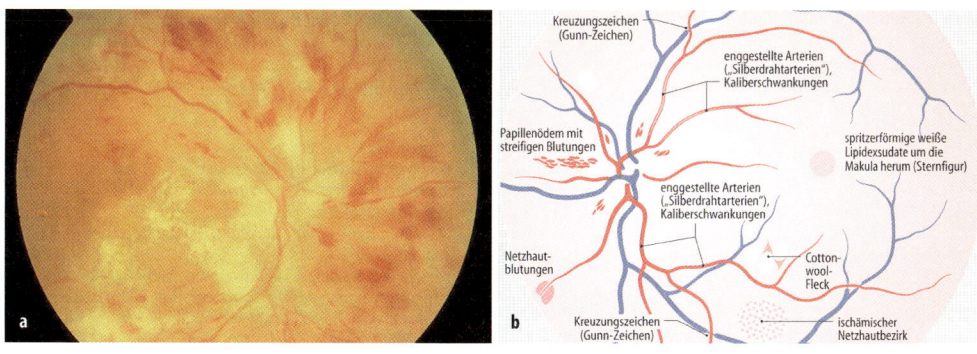

Abb. R24. Retinopathia hypertensiva. a Papillenödem, streifige Blutungen, Cotton-wool-Flecken, geschlängelte Arterien und Venen, **b** Schema typischer Veränderungen

blutungen, Lipidexsudaten, Gunn-Kreuzungszeichen und Salus-Zeichen

die **Retinopathia angiospastica** mit spastischer Engstellung von Gefäßen tritt v.a. bei jugendlichen Patienten mit renaler Hypertonie oder Phäochromozytom auf; bei der **Retinopathia arteriosclerotica** dominieren die der Gefäßveränderungen; typisch sind sanduhrartige Verengung der Venen an den Kreuzungsstellen mit Arterien [**Gunn-Kreuzungszeichen**] oder bogenförmiges Ausweichen den Venen [**Salus-Zeichen**]; manchmal auch Lipidablagerungen in der Netzhaut; *s.a. Essay Arterielle Hypertonie S. 695*

Retinopathia praematurorum: → *Frühgeborenenretinopathie*
Re|ti|no|schi|sis *f: Syn: Netzhautspalte, Netzhautspaltung;* angeborene oder erworbene Spaltbildung der Netzhaut; die **senile Retinoschisis** ist eine harmlose, meist beidseitige Spaltung der Netzhaut in 2 Blätter im Alter; muss im Gegensatz zur Netzhautablösung [Ablatio retinae], mit der sie leicht verwechselt werden kann, nicht behandelt werden; die **juvenile Retinoschisis** ist eine X-chromosomal-rezessive periphere Netzhautspaltung mit radspeichenartigen Makulaveränderungen und Sehschärfeverlust; gehört zur Gruppe der zentralen Makuladegenerationen; *s.a. Essay Hereditäre Netzhautdystrophien S. 1119*

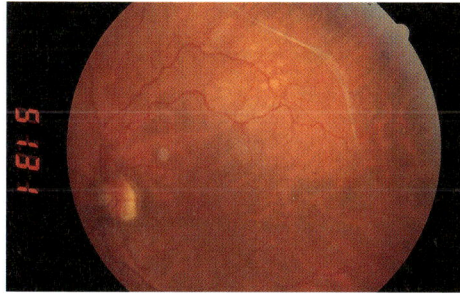

Abb. R25. Retinoschisis. Juvenile Retinoschisis

Re|ti|no|sko|pie *f:* → *Skiaskopie*
Re|tin|säu|re *f:* → *Tretinoin*
13-cis-Retinsäure *f:* → *Isotretinoin*
Re|trak|ti|lo|me|trie *f.* hämatologische Methode, die die Retraktion [Schrumpfung] von Blutgerinnseln im Anschluss an die Primärgerinnung misst
Re|trak|ti|ons|cho|les|te|a|tom *nt: s.u. Cholesteatom*
Re|trans|plan|ta|ti|on *f:* Wiedereinpflanzung eines entnommenen Organs; *s.u. Essay Transplantationschirurgie S. 1549*
Re|tro|bul|bär|neu|ri|tis *f, pl* **-tiden**: *Syn: Neuritis retrobulbaris, Neuritis nervi optici retrobulbaris, Neuritis optica retrobulbaris; s.u. Neuritis nervi optici*

Re|tro|fle|xio uteri *f:* Retroflexion des Uterus; Normvariante, die i.d.R. keine Beschwerden verursacht, solange die Gebärmutter beweglich ist [**Retroflexio uteri mobilis**]; durch Entzündungen, Endometriose oder Operationen kann es aber zu Verwachsungen und Einschränkungen der Beweglichkeit kommen [**Retroflexio uteri fixata**]; führt u.U. zu Kreuzschmerzen, Obstipation, Dysmenorrhoe und Fehlgeburten; **Therapie:** manuelle Aufrichtung, Smith-Hodge-Pessar, operative Adhäsiolyse und Mobilisierung

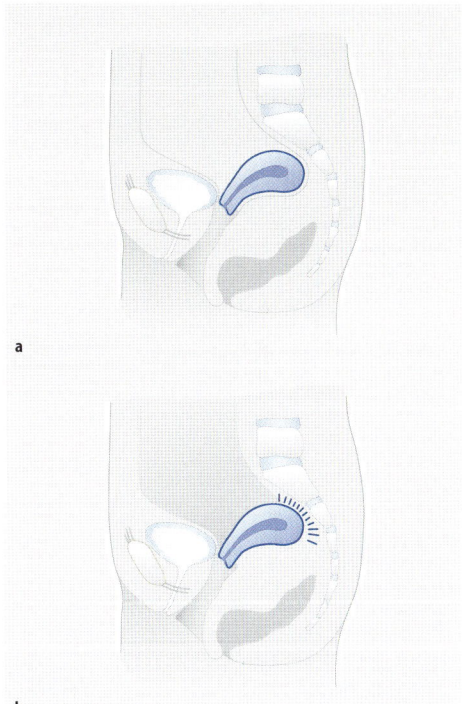

Abb. R26. Retroflexio uteri. Retroflexio uteri mobilis [**a**] und Retroflexio uteri fixata [**b**]

Retroflexio uteri gravidi: fehlende Aufrichtung der Gebärmutter während der Schwangerschaft, z.B. bei Retroflexio uteri fixata; der Uterus kann dann gegen die Symphyse gedrückt und eingeklemmt werden [**Retroflexio uteri incarcerata**]

R

Re|tro|in|fek|ti|on f: Syn: Pingpong-Infektion; gegenseitige Reinfektion von Partnern, z.B. bei Geschlechtskrankheiten

Re|tro|pa|tel|lar|ar|thro|se f: s.u. Patellektomie

Re|tro|pha|ryn|ge|al|abs|zess m: Syn: retropharyngealer Abszess; Abszess zwischen Rachenhinterwand und Halswirbelsäule; entsteht meist bei Abszedierung von retropharyngealen Lymphknoten nach Entzündungen des Nasen-Rachen-Raums bei Kleinkindern; kann als Senkungsabszess nach unten ins Mediastinum wandern; **klinisch** fällt eine prallelastische Vorwölbung der Schleimhaut der Rachenhinterwand auf; DD: kalter Retropharyngealabszess bei Tuberkulose der Halswirbelsäule; **Therapie:** Inzision und Drainage am liegenden Patienten, Antibiotika

Re|tro|vi|ren pl: Syn: Retroviridae; RNA-Viren, bei denen die Virusreplikation mit der Rückwandlung der RNA in DNA durch das Enzym reverse Transkriptase beginnt; das HIV-Virus ist das bekannteste Retrovirus; s.a. Essay Virusinfektionen S. 1667, Essay Gentransfer und Gentherapie S. 465

Ret|tich m: Syn: Gartenrettich, Raphanus sativus; Bezeichnung für **schwarzer Rettich** [Raphanus sativus var. niger] und **weißer Rettich** [Raphanus sativus ssp. niger var. albus], Pflanzen aus der Familie der Kreuzblütler [Brassicaceae]; verwendet werden die frischen **Rettichwurzeln** [Raphani sativi radix]; sie enthalten u.a. Glucosinolate und Raphanid; **Anw.:** Cholagogum, Choleretikum, krampflösendes Mittel bei Verdauungsbeschwerden, Dyskinesien und Entzündungen der Gallenwege; traditionell bei Bronchitis, Gallenblasenbeschwerden, Verstopfung und Hämorrhoiden; in der Homöopathie bei Schlafstörungen, chronischer Diarrhoe, Leberleiden und Meteorismus

Ret|tungs|spray nt: Syn: Notfallspray; s.u. Essay Asthma bronchiale und Status asthmaticus S. 95

Rel|va|trin m: → Vetrabutin

Reverdin-Läppchen pl: s.u. Hauttransplantation

reversal reactions pl: s.u. Lepra

Reversed-Hill-Sachs-Läsion f: s.u. Schulterluxation

Reverse-Transkriptase-Hemmer pl: Oberbegriff für Substanzen, die die reverse Transkriptase, ein Enzym, das in RNA-Viren die Transkription von RNA zu DNA katalysiert, hemmen und damit die Virusvermehrung verzögern; werden u.a. zur Therapie von HIV-Infektionen verwendet

nucleosidanaloge Reverse-Transkriptase-Hemmer [NRTI, z.B. Stavudin, Zalcitabin] konkurrieren mit natürlich vorkommenden Nukleosiden um die Bindungsstelle und werden als falsche Bausteine in die [Virus-]DNA eingebaut; **nicht-nucleosidanaloge Reverse-Transkriptase-Hemmer** [NNRTI, z.B. Nevapirin] wirken durch eine nicht-kompetitive Hemmung an der hydrophoben Tasche des Enzyms; sie wirken stärker hemmend als die NRTI, führen aber in Monotherapie schnell [in wenigen Wochen] zu Resistenz; s.a. Essay HIV-Infektion – AIDS S. 625

Re|zi|div|stein m: s.u. Choledocholith

RF-Ablation f: → Radiofrequenzablation

R-Faktor m: Syn: Resistenz-Transfer-Faktor; s.u. Antibiotikaresistenz

RFSE-Virus nt: Syn: russische Frühsommer-Enzephalitis-Virus; s.u. russische Frühsommer-Enzephalitis

Rha|bar|ber m: Bezeichnung für **Medizinalrhabarber** [Rheum officinale], **Rheum palmatum** und andere Rheum-Arten; Stauden aus der Familie der Knöterichgewächse [Polygonaceae]; verwendet werden die unterirdischen Pflanzenteile [**Rhabarberwurzel**, Rhei radix], die Anthracenderivate, Gerbstoffe, Flavonoide und Harze enthalten; **Anw.:** mildes Abführmittel bei habitueller Verstopfung; traditionell auch als Adstringens und Stomachikum; in der Homöopathie bei Diarrhoe

Rhab|do|my|o|sar|kom nt: Syn: Rhabdosarkom; bösartiger Tumor der quergestreiften Muskulatur; tritt sowohl im Kindes- als auch Erwachsenenalter auf; kann histologisch in **embryonales** [Wilms-Tumor*], **alveoläres** und **pleomorphes Rhabdomyosarkom** unterteilt werden; metastasiert bevorzugt in Lunge und Lymphknoten; **Therapie:** Chirurgie und adjuvante Chemotherapie

Rha|chi|o|to|mie f: Syn: Kolumnotomie, Rhachitomie; Osteotomie der Wirbelsäule, z.B. zur Korrektur von Skoliose oder Kyphose

Rha|chi|sa|gra nt: gichtbedingte Wirbelsäulenschmerzen; s.a. Essay Gicht und andere Störungen des Purinstoffwechsels S. 487

Rha|chi|to|mie f: → Rhachiotomie

Rham|ni cathartici fructus m: Beeren des Kreuzdorns*

Rham|nus catharticus m: → Kreuzdorn

Rham|nus frangula m: → Faulbaum

Rhei radix f: Syn: Rhabarberwurzel; unterirdische Pflanzenteile von Rhabarber*

Rhe|o|gra|fie, -gra|phie f: Verfahren zur Messung von Durchblutungsstörungen durch Messung des elektrischen Widerstandes; s.a. Essay Periphere arterielle Verschlusskrankheit S. 1661

Rh-Erythroblastose f: Syn: Rhesus-Erythroblastose; s.u. Morbus haemolyticus neonatorum

Rhesus-Erythroblastose f: Syn: Rh-Erythroblastose; s.u. Morbus haemolyticus neonatorum

Rheu|ma nt: Syn: Erkrankung des rheumatischen Formenkreises, Rheumatismus, rheumatische Erkrankung; Oberbegriff für ätiologisch unterschiedliche Erkrankungen des Bewegungsapparates mit fließenden, ziehenden Schmerzen; dazu gehören z.B. die rheumatoide Arthritis* und der Weichteilrheumatismus*

Rheu|ma|fak|tor m: IgM-Antikörper gegen veränderte IgG-Immunglobulobuline, die v.a. bei rheumatoider Arthritis gefunden werden; der Nachweis erfolgt mit Latextest oder Waaler-Rose-Test; bei 80 % der Patienten mit rheumatoider Arthritis sind innerhalb des ersten Jahres der Erkrankung im Serum Rheumafaktoren nachweisbar; der Nachweis ist aber nicht spezifisch für die RA, er kann auch bei anderen Erkrankungen und älteren Menschen auftreten; eine Kombination mit zyklischem citrullinierten Peptid erhöht die Spezifität auf fast 100 %; s.u. Essay Rheumatoide Arthritis S. 83

Rheu|ma|knöt|chen nt: Syn: Aschoff-Knötchen, Aschoff-Geipel-Knötchen, rheumatisches Knötchen, rheumatisches Granulom, Nodulus rheumaticus; bei rheumatischem Fieber* auftretendes knötchenförmiges Granulom, v.a. im interstitiellen Herzmuskelgewebe

Rheu|ma|knoten m: Syn: Nodus rheumaticus; **1.** derbe [auf der Unterlage verschiebliche] Knoten unter der Haut [vor allem an belasteten Arealen, meist den Gelenkstreckseiten, bevorzugt am Ellenbogen] bei rheumatoider Arthritis, s.a. Essay Rheumatoide Arthritis S. 83 **2.** → Rheumaknötchen

Rheu|ma|mit|tel nt: → Antirheumatikum

Rheu|ma|to|id nt: s.u. reaktive Arthritis

Rheu|ma|to|i|de Ar|thri|tis f: s.u. Arthritis

Rheum officinale m: Syn: Medizinalrhabarber; s.u. Rhabarber

Rheum palmatum m: s.u. Rhabarber

Rhin|al|ler|go|se f: → allergische Rhinitis

Rhi|ni|tis f, pl **-ti|den**: Syn: Nasenschleimhautentzündung; Schnupfen, Nasenkatarrh, Koryza, Coryza; akute und chronische Rhinitiden haben unterschiedliche Ursachen; die akute Rhinitis wird v.a. durch Schnupfenviren verursacht oder tritt als Begleitschnupfen auf; bei chronischen Rhinitiden findet man als Ursache z.B. eine Rachenmandelvergrößerung bei Kindern, chronische Nebenhöhlenentzündung bei Erwachsenen sowie anhaltende chemische oder physikalische Reizung [z.T. auch durch Klimaanlagen]; allergische Rhinitiden werden sowohl durch Pollen [Heuschnupfen] als auch unabhängig von den Jahreszeiten auftretende Allergene [Schimmelpilze, Tierhaare, Hausstaub, Berufsallergene] verursacht, während bei der hyperreflektorischen Rhinitis eine neurogene Entzündung vorliegt; bei Kleinkindern muss man bei einer eitrigen Rhinitis, v.a. bei einseitigem Eiterausfluss, immer an einen Fremdkörper denken

Rhinitis acuta: Syn: akuter Schnupfen, akute Rhinitis, akuter Nasenkatarrh, Koryza, Coryza; i.d.R. durch Schnupfenviren hervorgerufener **Virusschnupfen** oder als **Begleitschnupfen** [bei z.B. Virusgrippe] auftretender **banaler Schnupfen** mit Ausheilung innerhalb einer Woche; bakterielle Rhinitiden [meist Streptokokken, Staphylokokken oder Pneumokokken] entstehen meist als Sekundärinfektion; bei Säuglingen findet man selten auch **gonorrhoische** oder **syphilitische Rhinitiden**; **mykotische Rhinitiden** sind fast immer Folge einer Mykose der Nasennebenhöhlen durch Aspergillus

allergische Rhinitis: *Syn: allergische Rhinopathie, allergische Rhinokonjunktivitis, Rhinoconjunctivitis allergica, Rhinopathia vasomotorica allergica, Rhinitis allergica, Rhinallergose*; allergisch-bedingte Entzündung der Nasenschleimhaut durch direkten Kontakt mit dem Allergen oder als Fernreaktion [selten, z.B. bei Milchallergie]; unterschieden werden saisonale Rhinitis [Heuschnupfen] und perenniale Rhinitis; **Klinik**: Juckreiz, Niesattacken, erhebliche wässrige Sekretion aus der Nase und Augentränen; die Nasenatmung ist behindert und das Geruchsvermögen eingeschränkt; im Laufe der Jahre kommt es oft zu einem **Etagenwechsel**, d.h., die klinische Symptomatik wird von Husten, spastischer Bronchitis und Asthma bronchiale dominiert; **Diagnose**: Anamnese, Hauttests [Pricktest, Intrakutantest], Provokationstests, IgE-Nachweis [RAST, ELISA]; **Therapie**: Allergenvermeidung, Antihistaminika als Nasenspray, Cromoglicinsäure* als Pulver oder Spray zur Stabilisierung der Mastzellen; Steroide [z.B. Beclometason*, Fluticason*] zur Hemmung der Entzündungsreaktion; Hypersensibilisierung mit Allergenextrakt

allergische saisongebundene Rhinitis: meist durch Pollen [saisonale Rhinitis] hervorgerufener, allergischer Nasenkatarrh

Rhinitis atrophicans cum foetore: → *Ozäna*

chronische Rhinitis: *Syn: chronische Rhinopathie*; Oberbegriff für chronische Entzündungszustände der Nasenschleimhaut, die mehr als 3 Monate anhalten; als Ursache findet man eine Rachenmandelvergrößerung bei Kindern, chronische Nebenhöhlenentzündung bei Erwachsenen sowie anhaltende chemische oder physikalische Reizung [z.T. auch durch Klimaanlagen]; **Klinik**: eitrige Beläge oder zäher Schleim auf der Schleimhaut, Hyperplasie der Schleimhaut [**Rhinitis hyperplastica**], Behinderung der Nasenatmung; bei retronasalem Sekretfluss evtl. Ausbildung einer chronischen Bronchitis; unbehandelt kann die Hyperplasie der Schleimhaut in eine Atrophie mit bleibender Hypo- oder Anosmie übergehen [**Rhinitis atrophicans**]; **Therapie**: Behandlung der Ursache, evtl. operative Sanierung der Nebenhöhlen, abschwellende Nasentropfen [cave: Rhinitis medicamentosa!], Mukolytika, Nasenspülung, Antibiotika

hyperreflektorische Rhinitis: *Syn: vasomotorische Rhinitis, vasomotorische Rhinopathie, Rhinitis vasomotorica nonallergica*; saisonunabhängiger neurovaskulärer Schnupfen, der wie eine perenniale allergische Rhinitis verläuft; beruht auf einem Überwiegen des Parasympathikus im Bereich der Nasenschleimhaut, v.a. der Muscheln, was zur Freisetzung von neurogenen Peptiden und einer sog. **neurogenen Entzündung** durch Stimulation von Epithel, Muskulatur, Gefäßen und Drüsen führt; als Auslöser wirken Kälte, Rauch, Staub, Alkohol und psychische Faktoren; **Therapie**: Meidung oder Elimination auslösender Faktoren, Nasenspülungen, vorübergehend abschwellende Nasentropfen, evtl. operative Verkleinerung der Nasenmuscheln oder Septumplastik

Rhinitis medicamentosa: durch verschiedene Medikamente, v.a. ACE-Hemmer, Antisympathotonika, Atropin, Antihistaminika, Bromocriptin, Psychopharmaka und Rauwolfia-Alkaloide [**Reserpinschnupfen**] verursachte Rhinitis, die einer allergischen oder hyperreflektorischen Rhinitis gleicht; v.a. die langfristige Applikation von abschwellenden Nasentropfen kann zu Schleimhautatrophie [Rhinopathia medicamentosa] führen

perenniale Rhinitis: *Syn: perenniale allergische Rhinitis, perenniale allergische Rhinopathie, nicht-saisonale Rhinitis*; allergische Rhinitis durch unabhängig von den Jahreszeiten auftretende Allergene [Schimmelpilze, Tierhaare, Hausstaub, Berufsallergene]

saisonale Rhinitis: *Syn: Heuschnupfen, Pollenschnupfen, saisonale Rhinokonjunktivitis*; durch eine Pollenallergie ausgelöste allergische Rhinitis, die meist auch die Augenbindehaut betrifft [Rhinokonjunktivitis] und auf die oberen Luftwege übergreifen kann; tritt v.a. während der Baumblüte im Frühjahr und Gräser- und Getreideblüte im Mai und Juni auf; *s.a. Essay Asthma bronchiale und Status asthmaticus S. 95*

Rhilnolenldolskolpie *f*: endoskopische Untersuchung der Nasenhöhle; *s.u. Rhinoskopie*

Rhilnolenltolmophltholrolmylkolse *f*: *Syn: Rhinophykomykose, Conidiobolomykose*; in den Tropen [Zentralafrika, Indonesien] vorkommende Mykose durch verschiedene Schimmelpilze [Conidiobolus]; i.d.R. Ausbildung nasaler oder pulmonaler Granulome; **Therapie**: Itraconazol*; *s.a. Essay Mykosen S. 1059*

Rhilnolkonljunkltilviltis *f*, *pl* **-tilden**: *Syn: Rhinoconjunctivitis*; Entzündung der Nasenschleimhaut und der Augenbindehaut [Konjunktiva] z.B. bei Heuschnupfenkonjunktivitis

saisonale Rhinokonjunktivitis: → *saisonale Rhinitis*

Rhilnolmalnolmeltrie *f*: *Syn: Rhinorheographie*; Bestimmung des Nasenwiderstandes gegen den Luftstrom

Rhilnolmylkolse *f*: Pilzerkrankung der Nasenschleimhaut; *s.a. Essay Mykosen S. 1059*

Rhilnolplasltik *f*: *Syn: Nasenplastik*; plastische Chirurgie zur Wiederherstellung der äußeren Nasenform [**korrektive Rhinoplastik**] oder zur Verbesserung oder Wiederherstellung der Funktion [**funktionelle Rhinoplastik**]; zur Vermeidung von Hautschnitten und Narben arbeitet man heute fast nur noch mit endoskopischen Techniken

Nasenplastiken gehören zu den ältesten bekannten Methoden der plastischen Chirurgie, z.T. auch deshalb, weil früher in vielen Kulturen Ehebrechern und Einbrechern die Nasen abgeschnitten wurde; die sog. **indische Methode** [Rekonstruktion durch einen Schwenklappen von der Stirn] wurde bereits vor mehr als 2000 Jahren beschrieben; im 16. Jahrhundert entwickelte dann Kaspar Tagliacozzi eine Technik, bei der ein gestielter Lappen vom Oberarm verwendet wurde [**italienische Methode**]; *s.a. Abb. R28*

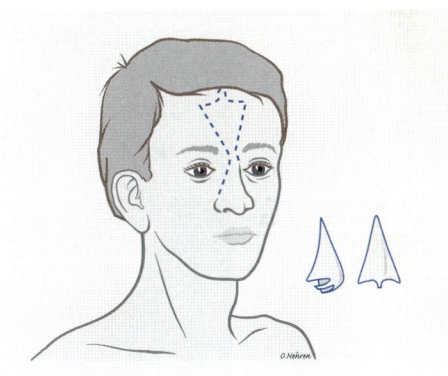

Abb. R27. Rhinoplastik. Prinzip der indischen Rhinoplastik

Rhilnolrhelolgralfie *f*: → *Rhinomanometrie*
Rhilnolscolpia *f*: → *Rhinoskopie*
Rhinoscopia posterior: → *Postrhinoskopie*

Rhilnolsklelrom *nt*: granulomatöse Entzündung der Nasenschleimhaut durch Klebsiella pneumoniae rhinoscleromatis [Rhinosklerom-Bakterium] mit Bildung knotiger Verdickungen; tritt praktisch nur in Südost- und Osteuropa, Indonesien und Südamerika auf; kann auf die Schleimhaut von Rachen und Luftröhre übergreifen; unbehandelt kommt es zu ausgedehnter Narbenbildung und evtl. Kehlkopf- oder Trachealstenose; **Therapie**: Streptomycin*, Ciprofloxacin*

Rhilnolskolpie *f*: *Syn: Nasenspiegelung, Nasenhöhlenspiegelung, Rhinoscopia*; direkte Untersuchung der Nasenhöhle mit einem Nasenspiegel oder Endoskop [Rhinoendoskopie]; man unterscheidet **vordere Rhinoskopie** [Rhinoscopia anterior]:

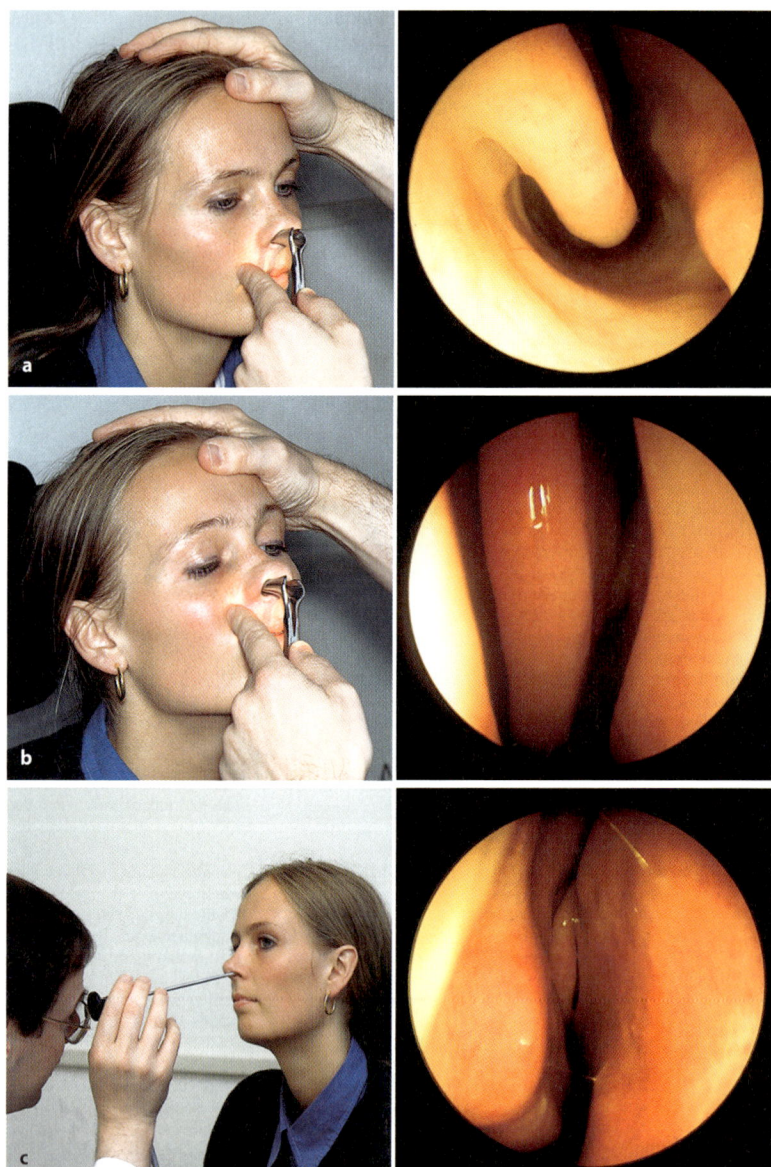

Abb. R28. **Rhinoplastik.** Prinzip der italienischen Methode

Abb. R29. **Rhinoskopie.** Rhinoscopia anterior: **a** Einstellung untere Nasenmuschel und Nasenboden; **b** Einstellung mittlere Nasenmuschel und mittlerer Nasengang; **c** Rhinoendoskopie mit 30°-Optik, Blick in die rechte Nasenhaupthöhle

R

Untersuchung der vorderen Nasenhöhle mit einem Nasenspiegel **mittlere Rhinoskopie** [mittlere Rhinoskopie]: direkte Untersuchung mit einem Nasenspiegel, bei der die mittlere Nasenmuschel vorsichtig abgespreizt wird **hintere Rhinoskopie** oder **Postrhinoskopie**: Nasenhöhlenspiegelung vom Nasenrachen aus

Rhi|no|spo|ri|di|o|se f: Syn: Rhinosporidium-Mykose; Pilzinfektion der Schleimhaut der Atemwege durch **Rhinosporidium seeberi**, einem humanpathogenen Pilz, der nicht in der Kultur gezüchtet werden kann; führt meist zu nasaler Polyposis mit Behinderung der Nasenatmung oder polypösen Veränderungen der Augenbindehaut; **Therapie:** chirurgische Abtragung; **Prognose:** 10 % Rezidivrate

Rhi|no|to|mie f: Syn: Naseninzision; Einschnitt/Inzision der Nasenwand

Rhi|no|vi|ren pl: Syn: Schnupfenviren, CC-Viren, Common-cold-Viren; Schnupfen-verursachende RNA-Viren; enthält mehr als 100 Typen, die ganzjährig durch Schmierinfektion und seltener auch Tröpfcheninfektion übertragen werden können; da nur eine kurzdauernde Immunität mit IgA-Antikörpern entsteht, können pro Jahr 4–6 Infektionen durchgemacht werden; s.a. Essay Virusinfektionen S. 1667

Rhiz|ar|thro|se f: Syn: Daumensattelgelenkarthrose; s.u. Polyarthrose

Rhi|zo|ma nt: Syn: Rhizom; Wurzelstock einer Pflanze mit Speicherfunktion; wird heute in der Pharmazie hinter den Pflanzennamen gestellt

Rhizoma Asparagi: Syn: Spargelwurzel, Asparagi rhizoma; s.u. Spargel

Rhizoma Calami: Syn: Magenwurz, Calami rhizoma; s.u. Kalmus

Rhizoma Cimicifugae: Syn: Wanzenkrautwurzel, Cimicifugae racemosae rhizoma; s.u. Traubensilberkerze

Rhizoma Curcumae domesticae: Syn: Gelbwurzelstock, Kurkumawurzel, Curcumae domesticae rhizoma; s.u. Gelbwurz

Rhizoma Curcumae xanthorrhizae: Syn: Javanischer Gelbwurzelstock, Javanische Kurkumawurzel, Curcumae xanthorrhizae rhizoma; s.u. javanische Gelbwurz

Rhizoma Galangae: Syn: Galangae rhizoma; s.u. Galgant

Rhizoma Gelsemii: Syn: gelbe Jasminwurzel,; s.u. Jasmin, falscher

Rhizoma Graminis: Syn: Queckenwurzelstock, Graminis rhizoma; s.u. Quecke

Rhizoma Piperis methystici: → Kava-Kava

Rhizoma Rusci aculeati: Syn: Mäusedornwurzelstock, Rusci aculeati rhizoma; s.u. Mäusedorn

Rhizoma Scopoliae carniolicae: Syn: Scopoliae carniolicae rhizoma; s.u. Glockenbilsenkraut

Rhizoma Tormentillae: Syn: Blutwurz, Tormentillwurzel, Tormentillae rhizoma; s.u. Tormentilla

Rhizoma Zingiberis: Syn: Ingwer, Ingwerwurzel, Zingiberis rhizoma; s.u. Ingwer

Rhi|zo|tol|mia posterior f: Syn: Foerster-Operation; Durchtrennung der hinteren Rückenmarkswurzel zur Therapie starker Schmerzzustände

Rhi|zo|to|mie f: Syn: Rhizotomia, Radikulotomie, Radikotomie; Durchtrennung einer Nervenwurzel, z.B. Rhizotomia posterior

Rho|do|den|dri ferrug|ne| folium nt: Syn: Alpenrosenblätter; Laubblätter der Alpenrose*

Rho|do|den|dron ferrugineum nt: → Alpenrose

Rhus|der|mal|ti|tis f, pl -ti|ti|den: in Nordamerika häufiges allergisches Kontaktekzem durch verschiedene Sumacharten, z.B. **Rhus radicans** [Gifteu], **Rhus diversiloba** [Gifteiche], **Rhus vernix** [Giftsumach] und **Rhus quercifolium**; das akute Ekzem beginnt meist innerhalb von Stunden mit Juckreiz, Rötung, Papeln, Blasenbildung und Nässen; heilt i.d.R. innerhalb von 2–6 Wochen ab, kann aber in eine chronische Form übergehen; **Therapie:** Antihistaminika intern, Corticoide extern

Rhyth|mus|me|tho|de f: → Knaus-Ogino-Methode

Rhy|ti|dek|to|mie f: → Face-Lifting

Ri|ba|vi|rin nt: Nucleosidanalogon, Virostatikum; **Anw.:** Lassavirus-Infektion, RSV-Infektion; Kombinationsbehandlung der chronischen Hepatitis C [zusammen mit Interferon]

Ri|bes nigrum nt: → Johannisbeere, schwarze

Ri|bes rubrum nt: → Johannisbeere, rote

Ri|bis nigri folium nt: Syn: schwarze Johannisbeerblätter; s.u. Johannisbeere, schwarze

Ri|bis nigri fructus m: schwarze Johannisbeeren*

Ri|bis rubri fructus m: rote Johannisbeeren*

Ri|bo|se|phos|phat|py|ro|phos|pho|ki|na|se f: → Phosphoribosylpyrophosphatsynthetase

Richner-Hanhart-Syndrom nt: → Tyrosinaminotransferasemangel

Richter-Hernie f: → Littré-Hernie

Richter-Littré-Hernie f: → Littré-Hernie

Ri|ci|ni oleum nt: → Rizinusöl

Ri|ckett|sia f: nur intrazellulär vorkommende, gramnegative Stäbchen- oder Kugelbakterien; sie leben im Verdauungstrakt von Arthropoden [Zecken, Läuse, Flöhe, Milben] und werden durch Biss oder Stich auf den Menschen übertragen; manche Arten treten geographisch beschränkt auf, die meisten werden aber weltweit gefunden; spielen als Erreger vieler Erkrankungen [z.B. Fleckfieber] eine bedeutende Rolle; s.a. Tab. R3

Riedel-Operation f: Radikaloperation zur Verödung der Stirnhöhle durch Resektion von Stirnhöhlenboden und -vorderwand

Riedel-Struma f: → eisenharte Struma Riedel

Rie|sen|an|gi|om, kapilläres nt: s.u. Haemangioma capillare

Rie|sen|darm|le|gel m: → Fasciolopsis buski

Rie|sen|fal|ten|gas|tri|tis f, pl -ti|den: Syn: Ménétrier-Syndrom, Morbus Ménétrier, Riesenfaltenmagen, Riesenfaltengastropathie, Gastropathia hypertrophica gigantea; zu Vergrößerung des Faltenreliefs führende, chronische Entzündung der Magenschleimhaut unbekannter Genese; führt zu Oberbauchbeschwerden, Erbrechen, Diarrhoe, Eiweißverlust mit Ödemen, Hypo- oder Anazidität; ist eine Präkanzerose, die alle 2–3 Jahre endoskopisch kontrolliert werden sollte; die Riesenfaltengastritis bei chronischer Helicobacter-pylori-Gastritis* bietet endoskopisch dasselbe Bild, bildet sich aber nach Eradikationstherapie wieder zurück; s.a. Essay Neubildungen des Magens S. 947, Essay Gastritis und peptisches Ulkus S. 443

Rie|sen|riss|ab|la|ti|on f: s.u. Ablatio retinae

Rie|sen|ur|ti|ka|ria Milton f: Syn: Bannister-Krankheit, Quincke-Ödem; s.u. angioneurotisches Ödem

Rie|sen|zell|ar|te|ri|i|tis, senile f, pl: → Arteriitis cranialis

Rie|sen|zell|thy|re|o|i|di|tis f, pl -ti|den: → granulomatöse Thyreoiditis

Rie|sen|zell|tu|mor, aneurysmatischer m: → aneurysmatische Knochenzyste

Rie|sen|zell|tu|mor des Knochens m: → Osteoklastom

Rietti-Greppi-Micheli-Syndrom nt: selten verwendetes Synonym für Thalassaemia minor; s.u. Thalassämie

Rieux-Hernie f: Syn: retrozäkale Hernie; hinter dem Zäkum liegende innere Hernie; s.a. Essay Eingeweidebrüche/Hernien S. 577

Ri|fa|bu|tin nt: halbsynthetisches Rifamycinderivat; Antituberkulotikum, hochwirksam gegen Mykobakterien; wirkt auch gegen grampositive, weniger gegen gramnegative Bakterien; **Anw.:** Prävention von Infektionen mit Mycobacterium avium-intracellulare bei HIV-Infektion, Tuberkulose; s.a. Essay Tuberkulose S. 1585

Ri|fam|pi|cin nt: halbsynthetisches Rifamycinderivat; Antituberkulotikum der ersten Wahl; NW und **Dosierung** s.u. Essay Tuberkulose S. 1585

Rin|den|bal|sam nt: → Perubalsam

Rin|den|star m: Syn: Cataracta corticalis; Katarakt der Linsenrinde; s.u. Essay Katarakt S. 783

Rin|der|band|wurm m: → Taenia saginata

Rin|der|fin|ne f: Syn: Cysticercus bovis; Finne des Rinderbandwurms [Taenia* saginata]

Rin|der|fin|nen|band|wurm m: → Taenia saginata

Rin|der|tu|ber|ku|lo|se f: in Europa kaum noch vorkommende Tuberkulose durch **Mycobacterium bovis**, die auf den Menschen übertragen werden kann [**bovine Tuberkulose**]; s.a. Essay Tuberkulose S. 1585

R

Tab. R3. Rickettsia. Wichtigste humane Rickettsiosen

	Erreger	Krankheit	Athropoden-Vektor	Reservoir in Vertebraten	Geographische Verbreitung
Fleckfieber-Gruppe	Rickettsia prowazekii	Epidemisches Fleckfieber (Typhus)	Kleiderlaus	Mensch	Afrika, Südamerika, Asien
	Rickettsia typhi	Murines Fleckfieber (endemisches Fleckfieber)	Rattenfloh	Ratten	Weltweit, vor allem wärmere Länder
Zeckenbissfieber-Gruppe	Rickettsia rickettsii	Rocky-Mountain spotted fever	Hundezecke	Hunde, Nager	Amerika
	Rickettsia sibirica	Nordasiatisches Zeckenbissfieber	Zecke	Nager	Nordasien, Zentralasien
	Rickettsia conorii	Mittelmeerfieber, Boutonneusefieber	Zecke	Nager, Hunde	Mittelmeerländer, Schwarzmeerküste, Afrika, Indien
	Rickettsia australis	Queensland Zeckenbissfieber	Zecke	Nager, Beuteltiere	Australien
	Rickettsia akari	Rickettsienpocken	Milbe	Hausmäuse, Ratten	USA, Europa
Tsutsugamushi-Fieber	Rickettsia tsutsugamushi	Tsutsugamushifieber, Scrubtyphus	Milbenlarven	Nager	Ost- und Südostasien, Nordaustralien
Andere	Rochalimaea quintana	Fünf-Tage-Fieber, Wolhyn-Fieber, Trenchfieber	Kleiderlaus	Mensch	Europa, Amerika
	Coxiella burnetii	Q-Fieber	Inhalation	Rinder, Ziegen, Schafe, Nager, Zecken	Weltweit

Rin|der|wahn|sinn *m*: *Syn: bovine spongiforme Enzephalopathie, Rinderwahn*; seit 1985 epidemisch auftretende Enzephalopathie von Rindern, die ursprünglich in Großbritannien durch die Verfütterung von mit Scrapie-infizierten Schafskadavern hervorgerufen wurde; durch den Verzehr von Rindfleisch [v.a. Gehirn, Rückenmark, Innereien] wurde die Prionen auf Menschen übertragen und es kam zur Ausbildung der sog. CJE-Variante; *s.a. Creutzfeldt-Jakob-Erkrankung*

Rin|gel|blu|me *f*: → *Calendula (officinalis)*

Rin|gel|rö|teln *pl*: *Syn: fünfte Krankheit, Morbus quintus, Sticker-Krankheit, Megalerythem, Megalerythema epidemicum/infectiosum, Erythema infectiosum*; meist Kinder unter 14 Jahren betreffende Viruskrankheit mit Krankheitsgefühl, Fieber und gitter- oder girlandenförmigen Erythemen der Extremitätenstreckseiten; der Erreger [**Parvovirus B19**] wird durch Tröpfcheninfektion übertragen; die Inkubationszeit beträgt 4–14 Tage [maximal 18 Tage]; eine Ansteckungsgefahr besteht nur in der Prodromalphase; nur ca. 25 % aller Infektionen werden klinisch apparent; bei Erstinfektionen in der Schwangerschaft kann es aber zum Hydrops fetalis des Ungeborenen kommen; **Klinik**: nach einem Prodromalstadium von 1–4 Tagen [Fieber, Krankheitsgefühl, Gelenkschmerzen] beginnt das Erythem meist auf der Wange [**Ohrfeigengesicht**] und breitet sich dann auf die Streckseiten der Oberarme und Oberschenkel und den Rumpf auf; nach 1–3 Wochen kommt es zum spontanen Abklingen; **Diagnostik**: klinisches Bild; Serologie [RIA, ELISA] zum Nachweis von IgM- oder IgG-Antikörpern; **Therapie**: symptomatisch bei Fieber und Gelenkschmerzen; *s.a. Essay Virusinfektionen S. 1667*

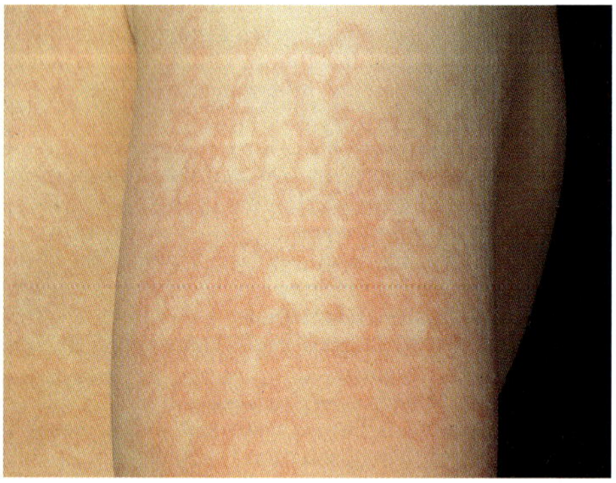

Ring|fi|xa|teur *m*: *s.u. Fixateur externe*

Ring|sko|tom *nt*: ein ringförmiges Skotom ist ein typischer Befund bei Retinitis* pigmentosa

Abb. R30. Ringelröteln

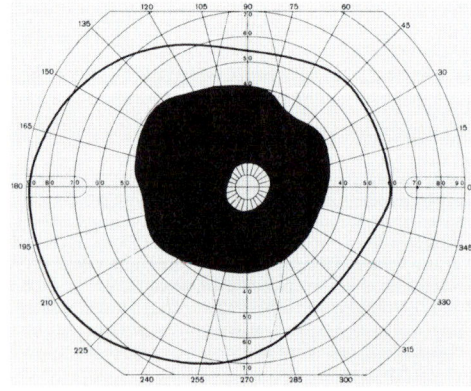

Abb. R31. Ringskotom. Ringförmiges Skotom bei beginnender Retinitis* pigmentosa

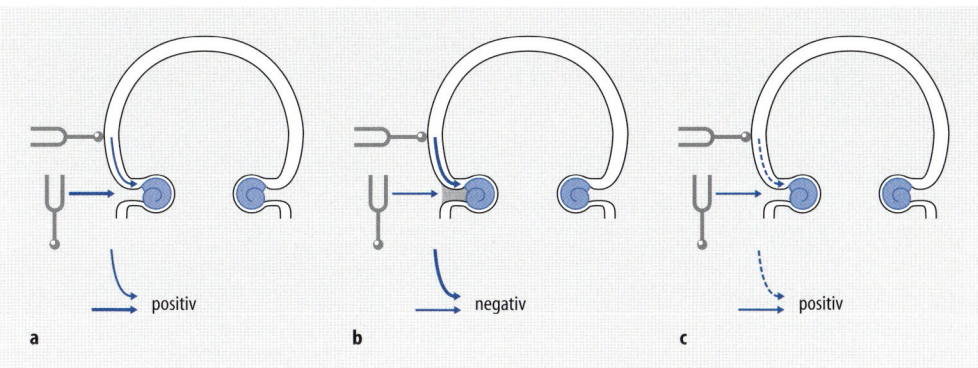

Abb. R32. Rinne-Versuch. a normales Gehör, **b** Schallleitungsschwerhörigkeit, **c** Schallempfindungsschwerhörigkeit

Ring|ul|kus *m*: *s.u. Hornhautgeschwur*

Rinne-Versuch *m*: Hörprüfung mit einer a¹-Stimmgabel [Frequenz: 435 Hz]; Aufsetzen der Stimmgabel auf den Warzenfortsatz prüft die Knochenleitung, Halten der Stimmgabel vor die Ohrmuschel die Luftleitung; bei Normalhörigkeit und Schallempfindungsschwerhörigkeit hört der Patient vor dem Ohr lauter und länger [**Rinne-positiv**]; bei Schallleitungsschwerhörigkeit ist die Luftleitung behindert und die Knochenleitung länger als die Luftleitung [**Rinne-negativ**]; *s.a. Weber-Versuch*

Rio-Ipecacuanha *f*: *Syn: Matto-Grosso-Ipecacuanha, brasilianische Ipecacuanha, Panama-Ipecacuanha, Caphaelis ipecacuanha*; *s.u. Brechwurz*

Rip|pen|bu|ckel *m*: bei Verdrehung der Wirbel um die Längsachse [z.B. bei Skoliose] treten die Rippen auf der Konvexseite stärker hervor, was zur Ausbildung eines Buckels führt, der deutlich hervortritt, wenn der Patient sich nach vorne beugt [**Vorbeugetest**]; die Verdrehung führt auch zu einem stärkeren Hervortreten der langen Rückenstrecker, was klinisch als **Lendenwulst** imponiert

Rip|pen|fell|ent|fer|nung *f*: → *Pleurektomie*

Rip|pen|fell|ent|zün|dung *f*: *s.u. Pleuritis*

Rip|pen|frak|tur *f*: *Syn: Rippenbruch*; Rippenfrakturen sind meist eine Folge direkter oder indirekter Gewalteinwirkung; bei älteren Patienten mit Osteoporose genügen oft schon minimale Kräfte; nicht dislozierte Frakturen einzelner Rippen sind anfänglich schmerzhaft, heilen aber i.d.R. problemlos ab; *s.a. Rippenserienfraktur, Essay Fraktur, Luxation, Distorsion S. 423*

Rip|pen|re|sek|ti|on *f*: → *Kostektomie*

Rip|pen|se|ri|en|frak|tur *f*: Fraktur mehrerer Rippen; kann zu Instabilität des Thorax und Störung der Atemmechanik führen; die Therapie besteht meist in sog. innerer Schienung durch einen Beatmungstubus und Schmerzausschaltung; *s.a. Essay Fraktur, Luxation, Distorsion S. 423*

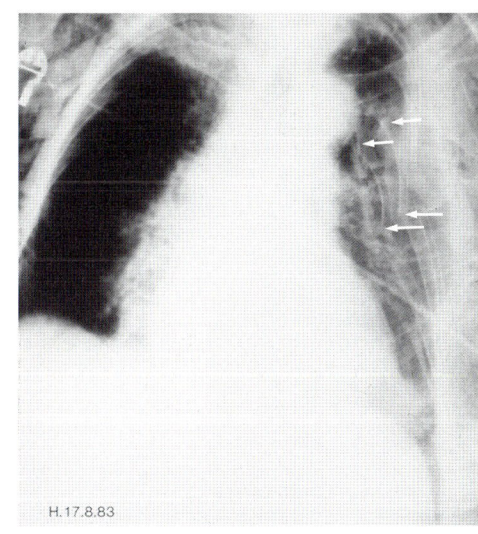

H.17.8.83

Abb. R34. Rippenserienfraktur. Rippenserienfraktur links nach stumpfem Thoraxtrauma

Abb. R33. Rippenbuckel. Deutlich sichtbarer Buckel rechts im Vorbeugetest bei linkskonvexer Skoliose

Rippen-Sternum-Plastik *f*: *Syn: Kostosternoplastik*; kombinierte Plastik von Sternum und Rippe(n), z.B. zur Korrektur von Trichter- oder Kielbrust

Ri|se|dro|nat *nt*: Bisphosphonat; **Anw.**: Osteoporose; **NW:** gastrointestinale Beschwerden, Bauchschmerzen; *s.a. Essay Osteoporose S. 1171*

Ris|pen|gips|kraut *nt*: **Syn**: *Gypsophila paniculata*; *s.u. Gipskraut*

Ris|pe|ri|don *nt*: Serotoninantagonist; Neuroleptikum; **Anw**.: chronische schizophrene Psychosen

Risser-Hibbs-Operation *f*: **Syn**: *Skoliosekorrektur nach Hibbs, Hibbs-Operation*; Aufrichtung und Versteifung der Wirbelsäule durch Verödung der Wirbelgelenke und Fusion der Wirbelbögen

Risser-Zeichen *nt*: Beurteilung der Darmbeinkammapophysen auf a.-p.-Röntgenaufnahmen zur Abschätzung des weiteren Wachstums; bei Risser I ist noch viel, bei Risser V kein Wachstum mehr zu erwarten; spielt u.a. eine Rolle bei der Behandlungsplanung der strukturellen Skoliose⋆

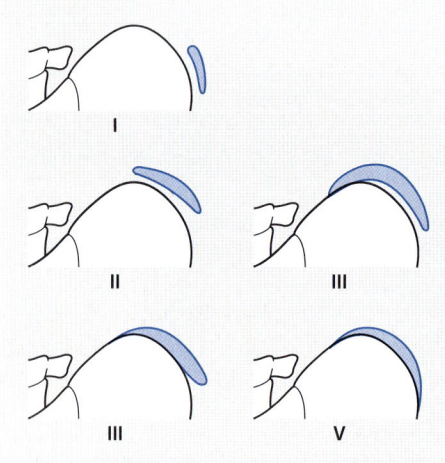

Abb. R35. Risser-Zeichen

Riss|wun|de *f*: *s.u. Essay Wundbehandlung S. 1699*

Ri|to|na|vir *nt*: HIV-Proteasehemmer; **Anw**.: HIV-Infektion [zusammen mit Saquinavir]; **Dosierung**: initial 2 × 300 mg/d p.o., schrittweise Erhöhung auf 2 × 600 mg; **NW**: periorale und periphere Parästhesien, Übelkeit, Erbrechen und Diarrhoe; *s.u. Essay HIV-Infektion – AIDS S. 625*

Ritter-Krankheit *f*: → *staphylogenes Lyell-Syndrom*

Rit|ter|sporn *m*: **Syn**: *Ackerrittersporn, Delphinium consolida, Consolida regalis*; Pflanze aus der Familie der Hahnenfußgewächse [Ranunculaceae]; verwendet werden die getrockneten **Ritterspornblüten** [Delphinii flos, Calcatrippae flos], die Anthocyanglykoside und Flavonoide enthalten; **Anw**.: in Augenwässern; traditionell als Diuretikum, appetitanregendes Mittel und Anthelmintikum

Ri|tu|xi|mab *nt*: chimärer monoklonaler Antikörper gegen das Lymphozyten-Antigen CD20; bindet an normale und maligne B-Lymphozyten und leitet damit Abwehrreaktionen ein, die zur Zerstörung der Lymphozyten führen; **Anw**.: Non-Hodgkin-Lymphome; *s.u. Essay Chemotherapie S. 185, Essay Hodgkin-Lymphome S. 661, Essay Non-Hodgkin-Lymphome S. 1133, Essay Systemischer Lupus erythematodes S. 935, Essay Akute Leukämien S. 889*

Ri|va|stig|min *nt*: Acetylcholinesterasehemmer; **Anw**.: Demenz vom Alzheimer-Typ; **Dosierung**: initial 2 × 1,5 mg p.o. zu den Mahlzeiten; maximal 2 x12 mg/d; **NW**: Asthenie, Anorexie, Schwindel, Übelkeit, Erbrechen, Somnolenz, Agitiertheit, Verwirrtheit, Depression, Kopfschmerzen, Schlaflosigkeit, Schwindel, Bauchschmerzen, Diarrhoe, Dyspepsie, selten gastrointestinale Blutungen

Ri|zal|trip|tan *nt*: Triptan; **Anw**.: Akutbehandlung von Migräneattacken; **NW**: Müdigkeit, Hitzegefühl, Schweregefühl, Schwindel, subkutanes Brennen, Kältegefühl, Atemnot; **Kontraind**.: *s.u. Triptane*

Ri|zi|nus|öl *nt*: **Syn**: *Christuspalmöl, Kastoröl, Ricini oleum*; aus den geschälten Samen der Christuspalme [Ricinus communis] gewonnenes Öl mit hoher Viskosität; besteht aus Triglyceriden von Ricinol-, Öl-, Linol-, Palmitin-, Stearin- und Dihydroxystearinsäure; **Anw**.: Laxans; zur Herstellung von Parenteralia, z.B. für Injektionszwecke und Augentropfen; Rizinusöl hat ein sehr gutes Eindringungsvermögen in die Interzellularräume des Stratum corneum und wird als ethanollöslicher Fettzusatz in vielen Externa [z.B. Haar-, Rasierwasser, Wimperntusche] verwendet

R-Kategorie *f*: → *Residualtumorkategorie*

RKI-Liste *f*: *s.u. Desinfektion*

Rocky Mountain spotted fever *nt*: **Syn**: *Felsengebirgsfieber, amerikanisches Zeckenbissfieber, Rocky-Mountain-Fleckfieber*; von Schildzecken [Dermacentor andersoni] übertragene Infektionskrankheit durch Rickettsia⋆ rickettsii, die v.a. in Nord- und Südamerika vorkommt; **Klinik**: nach einer Inkubationszeit von 2–24 Tagen kommt es zu einem morbilliformen Exanthem, das sich zentripetal ausbreitet; zusätzlich finden sich Nasenbluten, Fieber und Splenohepatomegalie; **Therapie**: Tetracyclin

Roemheld-Syndrom *nt*: **Syn**: *gastrokardialer Symptomenkomplex*; funktionelle Herzbeschwerden bei Meteorismus von Magen und Darm, Zwerchfellhochstand und Verschiebung des Herzens nach oben; es kommt zu Herzbeschwerden, Brustkorbbeklemmung, evtl. Angina-pectoris-artigen Beschwerden, Extrasystolen, paroxysmaler Dyspnoe, Schweißausbrüchen, Magenschmerzen, Übelkeit, Blutdruckabfall; *s.a. Essay Angina pectoris S. 59*

Rol|fe|col|xib *nt*: selektives nicht-steroidales Antirheumatikum; wurde im September 2004 weltweit vom Markt genommen

Roger-Syndrom *nt*: → *Morbus Roger*

Röh|ren|ge|sichts|feld *nt*: hochgradige konzentrische Gesichtsfeldeinschränkung, bei der nur noch ein röhrenförmiger zentraler Gesichtsfeldrest besteht; trotz der z.T. noch sehr guten zentralen Sehschärfe sind die Patienten blind, weil sie sich durch die extreme Einschränkung des Gesichtsfeldes nicht orientieren können; typisch für das Endstadium der Retinitis⋆ pigmentosa

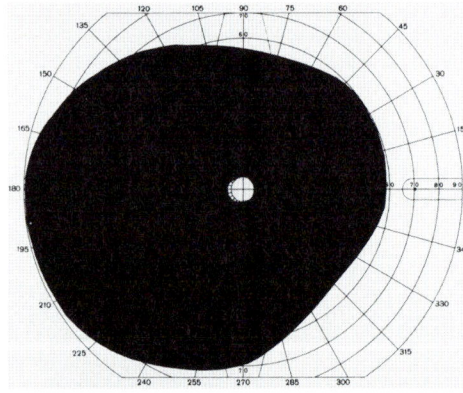

Abb. R36. Röhrengesichtsfeld. Röhrenförmiges Gesichtsfeld im Spätstadium der Retinitis⋆ pigmentosa

Rolando-Epilepsie *f*: i.d.R. erblich bedingte fokale Epilepsie des Kindesalters [2.–12. Lebensjahr] mit typischem sharp-wave-focus zentro-temporal [**Rolando-Spike-Fokus**] im EEG; die Anfälle beginnen meist aus dem Schlaf heraus mit einseitigen Missempfindungen in der Mundhöhle und klonischen Zuckungen einer Gesichtshälfte; können sich zu Halbseiten- oder generalisierten Krämpfen ausweiten; die Prognose ist gut, die Anfälle und EEG-Veränderungen verschwinden während der Pubertät; *s.a. Essay Epilepsie und Status epilepticus S. 365*

Rolando-Fraktur *f*: T- oder Y-förmige Fraktur der proximalen Ge-

R

lenkfläche des 1. Mittelhandknochens; muss operativ reponiert und fixiert werden [Kirschner-Draht, Minischraubenosteosynthese]; *s.a. Essay Fraktur, Luxation, Distorsion S. 423*

Rol|li|te|tra|cy|clin *nt*: halbsynthetisches Tetracyclin* mit bakteriostatischer Wirkung gegen intra- und extrazellulär gelegene Keime; wirkt gegen gramnegative und grampositive Keime, v.a. Strepto-, Gono-, Pneumo-, Meningokokken, Aktinomyceten, Listerien, Brucellen, Yersinia, Haemophilus, Campylobacter, Vibrio cholerae, Leptospiren, Treponema pallidum, Mykoplasmen, Chlamydien, Rickettsien; **NW**: allergische Reaktionen, v.a. bei topischer Anwendung, neuromuskuläre Blockade, v.a. bei Patienten mit Myasthenie

Roll|lap|pen *m*: → Rundstiellappen

Romana-Zeichen *nt*: einseitiges Lidödem als lokale, entzündliche Reaktion an der Inokkulationsstelle bei Chagas-Krankheit; *s.a. Essay Tropenkrankheiten – importierte Krankheiten S. 1571*

Romberg-Phänomen *nt*: **Syn**: Romberg-Zeichen; starkes Schwanken beim Stehen mit geschlossenen Augen [**Romberg-Versuch**]; bei Störungen des Paläozerebellums, v.a. des Kleinhirnvorderlappens, schwankt der Patient vorwärts und rückwärts, schwankt der Patient bereits vor dem Augenschluss, liegt eine Schädigung des Archizerebellums vor

Röntgen-Lupuskarzinom *nt*: → Carcinoma in lupo

Rönt|gen|der|ma|ti|tis *f*: → Radiodermatitis

Rönt|gen|durch|leuch|tung *f*: → Radioskopie

Rönt|gen|kas|tra|ti|on *f*: **Syn**: Kastrationsbestrahlung; Kastration mittels Röntgenbestrahlung

Rönt|gen|ki|ne|ma|to|gra|fie, -gra|phie *f*: → Kineradiografie

Rönt|gen|kon|trast|dar|stel|lung *f*: Anfertigung von Röntgenbildern unter Verwendung von Röntgenkontrastmitteln

Rönt|gen|kon|trast|mit|tel *nt*: **Syn**: Kontrastmittel; zur Verstärkung der Kontraste von Röntgenaufnahmen eingesetzte Mittel, die Röntgenstrahlen stärker [**positive Röntgenkontrastmittel**] oder schwächer [**negative Röntgenkontrastmittel**] absorbieren, als die benachbarten Gewebe; Bariumsulfat und iodhaltige Verbindungen sind die am häufigsten verwendeten positiven Kontrastmittel, Luft oder Edelgase die häufigsten negativen Kontrastmittel

Rönt|gen|ky|mo|gra|fie, -gra|phie *f*: Kymografie mit Aufnahme von Röntgenbildern

Rönt|ge|no|derm *nt*: → Radiodermatitis chronica

Rönt|ge|no|sko|pie *f*: → Radioskopie

Rönt|gen|poi|ki|lo|derm *nt*: *s.u. Radiodermatitis chronica*

Rönt|gen|ste|re|o|gra|fie, -gra|phie *f*: dreidimensionale Röntgenaufnahmetechnik; spielt seit der Einführung der Spiral-CT keine Rolle mehr

Rönt|gen|ul|kus, akutes *nt*: *s.u. Radiodermatitis acuta*

Rönt|gen|ul|kus, chronisches *nt*: *s.u. Radiodermatitis chronica*

Rol|pi|ni|rol *nt*: Dopaminagonist, Nonergot-Derivat; **Anw.**: Monotherapeutikum zur Initialbehandlung des Morbus Parkinson, sonst in Kombination mit L-Dopa; **Dosierung**: 1. Woche 3 × täglich 0,25 mg zusammen mit den Mahlzeiten, 2. Woche 0,5 mg 3 × tgl., 3. Woche 0,75 mg 3 × tgl., 4. Woche 1 mg 3 × tgl.; danach wöchentliche Steigerung der Tagesdosis um 1,5–3 mg; in den meisten Fällen reicht eine Tagesdosis von 3–9 mg; **NW**: Schläfrigkeit, plötzliches Einschlafen, kurzzeitiger Bewusstseinsverlust, Halluzinationen, Übelkeit, Schwindel, Kopfschmerz, Verwirrtheit, Hypotonie, orthostatische Kreislaufstörungen, Ödeme in den unteren Extremitäten, Übelkeit, Sodbrennen, Schmerzen im Abdomen, Erbrechen; *s.a. Essay Parkinson-Syndrome S. 1229*

Rol|pi|va|ca|in *nt*: Lokalanästhetikum vom Amidtyp; hemmt den Einstrom von Na$^+$ in die Nervenzelle durch Bindung an Rezeptoren in Na$^+$-Kanälen der Membran; besitzt auch eine vasokonstriktorische Wirkung, weshalb eine Kombination mit Adrenalin keine verlängerte Wirkdauer erzeugt; *s.a. Essay Postoperative Schmerztherapie S. 1431*

Rosa-Arten *pl*: *s.u. Hagebutte*

Ro|sae fructus *m*: *s.u. Hagebutte*

Ro|sae pseudofructus *m*: **Syn**: Hagebuttenschalen, Cynosbati fructus sine semine; *s.u. Hagebutte*

Ro|sae pseudofructus cum fructibus *m*: **Syn**: Cynosbati fructus,

Hagebutten; *s.u. Hagebutte*

Ro|sa|zea *f*: **Syn**: Kupferfinnen, Rotfinnen, Rosacea, Akne rosacea; bevorzugt die Haut von Stirn, Wange, Kinn und Nase befallende chronische Dermatose mit fleckiger Rötung und kleinlamellärer Schuppung; **Ätiologie**: wahrscheinlich liegt eine angeborene Disposition vor, die in der zweiten Lebenshälfte und bei Vorhandensein auslösender Reize [Stress, Wind, Hitze, Alkohol, Kaffee, Tee] zur Entwicklung der Erkrankung führt; **Klinik**: der Verlauf ist variabel, er kann 3–4 Stadien durchlaufen oder zwischendrin stehen bleiben; initial treten flüchtige Eytheme auf, die meist nicht zum Arztbesuch führen; im **Stadium teleangiektaticum** [Rosacea erythematosa] kommt es zur Ausbildung eines persistierenden Erythems und von Teleangiektasien an Nase und Lippe; das **Stadium papulosum und papulopustulosum** [Rosacea papulosa/pustulosa] ist durch das Auftreten von entzündlichen Knötchen gekennzeichnet, aus denen sich im weiteren Verlauf oberflächliche Pusteln bilden; im letzten Stadium kommt es zur diffusen Hyperplasie v.a. an Wangen, Nase, Stirn, Kinn und Ohren; bei Männern [ganz selten auch bei Frauen] bildet sich ein Rhinophym; z.T. kommt es auch zu einer Entzündung der Augenhornhaut [**Rosazea-Keratitis**] oder Bindehaut [Rosazea-Konjunktivitis]; **DD**: Akne vulgaris, systemischer Lupus erythematodes, akneiforme Exantheme; **Therapie**: Metronidazol* lokal oder systemisch ist heute Mittel der Wahl; die auftretenden Rezidive sprechen wieder auf Metronidazol an; bei Versagen Tetracycline intern; bei Rhinophym Isotretinoin* intern oder operative Behandlung

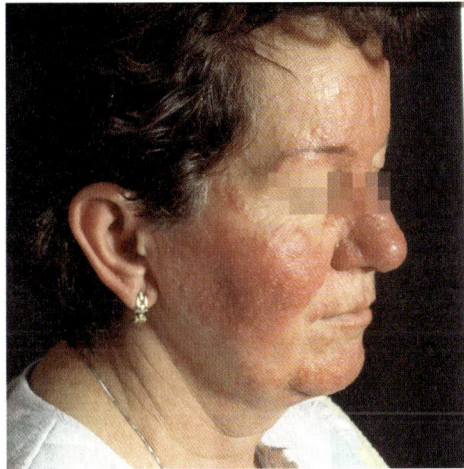

Abb. R37. Rosazea

periorale Rosazea: → Dermatitis perioralis

Rös|chen|flech|te *f*: → Pityriasis rosea

Ro|se *f*: → Erysipel

falsche Rose: → Erysipeloid

Rosenbach-Krankheit *f*: → Erysipeloid

Ro|sen|lor|beer *m*: → Oleander

Rosenthal-Krankheit *f*: **Syn**: Faktor-XI-Mangel, Hämophilie C; *s.u. Hämophilie*

Ro|se|o|la *f*: **Syn**: Roseole; hellrote, stecknadelkopf- bis pfenniggroße, unscharf begrenzte Hautflecken, die auf Glasspateldruck verschwinden; sind durch eine toxische Gefäßerweiterung bedingt

Roseola anulata: → Pityriasis rosea

Roser-Ortolani-Zeichen *nt*: → Ortolani-Zeichen

Ro|set|ten|star *m*: rosettenförmige Linsentrübung; meist nach Linsenkontusion; *s.u. Essay Katarakt S. 783*

Ro|set|ten|test *m*: immunologischer In-vitro-Test zur Bestimmung von Rezeptoren durch Bindung von vorbehandelten

Erythrozyten an die Lymphozytenoberfläche und Entstehung von Rosetten

Rose-Waaler-Test m: *Syn: Waaler-Rose-Test*; indirekter Hämagglutinationstest zum Nachweis von Rheumafaktoren; dabei werden mit Kaninchenantikörpern beladene Schaferythrozyten durch Rheumafaktoren agglutiniert

Ro|si|gli|ta|zon nt: der erste in Deutschland zugelassene Vertreter der Glitazone, die auch als Insulinsensitizer bezeichnet werden; *s.u. Essay Diabetes mellitus S. 253*

Ros|ma|rin m: *Syn: Rosmarinus officinalis*; in Europa und Nordamerika heimische Pflanze aus der Familie der Lippenblütler [Laminaceae]; enthält ätherische Öle [u.a. Borneol, Kampfer] und Gerbstoffe; **Rosmarinblätter** [Folia Rosmarini, Rosmarini folium] wurden traditionell als Diuretikum, Antisepticum Aromaticum, bei Störungen des Magen-Darm-Traktes und Nervensystems verwendet; **Rosmarinöl** [Rosmarini aetheroleum] wird aus den Blättern und Stengeln gewonnen; es wird innerlich als Carminativum und Choleretikum, äußerlich für schmerzstillende und hautreizende Einreibungen verwendet; wurde früher auch als Potenzmittel angesehen

Ros|ma|ri|ni aetheroleum pl: *Syn: Rosmarinöl; s.u. Rosmarin*

Ros|ma|ri|ni folium nt: *Syn: Rosmarinblätter; s.u. Rosmarin*

Ros|ma|ri|nus officinalis m: →*Rosmarin*

Ross|kas|ta|nie f: *Syn: gemeine/weiße Rosskastanie, Pferdekastanie, Aesculus hippocastanum*; Baum aus der Familie der Rosskastaniengewächse [Hippocastanaceae]; verwendet werden die Samen [Rosskastanien, **Hippocastani semen**], die u.a. Aescin enthalten; **Anw.**: innerlich und äußerlich bei krampfartigen Menstruationsbeschwerden, chronischer Veneninsuffizienz, Ulcus cruris, Ödemen und Hämorrhoiden; in der Homöopathie bei chronischer Veneninsuffizienz und Magen-Darm-Störungen; getrocknete **Rosskastanienblätter** [Hippocastani folium] wurden traditionell bei Varizen, chronischer Veneninsuffizienz, Venenentzündung und Beinvenenthrombose sowie bei Hämorrhoiden empfohlen

Rot|ab|la|ti|ons|an|gi|o|plas|tie f: *s.u. Essay Koronare Herzerkrankung S. 587*

Ro|ta|ti|ons|bruch m: *s.u. Wirbelsäulenfraktur*

Ro|ta|ti|ons|en|do|pro|the|se f: verdrängen v.a. im Bereich der Knieendoprothetik die alten Scharnierendoprothesen und ungekoppelten bikondylären Prothesen immer mehr, da sie bei langjähriger Gonarthrose einfacher einzusetzen sind und eine frühzeitige physiotherapeutische Mobilisierung der i.d.R. älteren Patienten erlauben

Ro|ta|ti|ons|frak|tur f: 1. →*Torsionsfraktur* 2. *s.u. Wirbelsäulenfraktur*

Ro|ta|ti|ons|grad nach Nash und Moe m: radiologische Methode zur Klassifikation der Rotation der Wirbelsäule bei z.B.

Skoliose*; beruht auf der Beurteilung der Lage der Bogenwurzeln in der a.-p.-Aufnahme; mit zunehmender Rotation wandert die Bogenwurzel der konvexen Seite in Richtung zur Mittellinie oder darüber hinaus ab

Ro|ta|ti|ons|lap|pen m: *s.u. Lappenplastik*

Ro|ta|ti|ons|os|te|o|to|mie f: *Syn: Drehosteotomie*; Umstellungsosteotomie, bei der ein Fragment um die Längsachse rotiert wird; z.B. zur Korrektur einer pathologischen Antetorsion oder posttraumatischen Fehlstellung

Ro|ta|to|ren|seh|nen|syn|drom nt: *s.u. Periarthropathia humeroscapularis*

Ro|ta|vi|rus nt, pl **-ren**: weltweit verbreitete Virusgattung der Familie Reoviridae; häufiger Erreger von Gastroenteritis im Säuglings- und Kleinkindalter, die in Entwicklungsländern die häufigste Todesursache ist; Infektionen älterer Patienten verlaufen ebenfalls oft schwer; Rotaviren können Epidemien in Kindergärten, Krankenhäusern oder Altersheimen verursachen; *s.a. Essay Diarrhoe – entzündliche und nicht-entzündliche Formen S. 265*

Rö|teln pl: *Syn: Rubella, Rubeola, Rubeolen*; Infektionskrankheit des Kindesalters, die durch ein masernähnliches Exanthem gekennzeichnet ist; das **Rötelnvirus** ist ein weltweit verbreitetes Virus mit niedriger Kontagiosität; die Übertragung erfolgt durch Tröpfchen oder direkten Kontakt sowie als vertikale Übertragung in der Schwangerschaft; die infizierten Patienten sind bereits 7 Tage vor Ausbruch des Exanthems bis 7 Tage danach infektiös; der Altersgipfel der Ersterkrankung lag vor Einführung der Schutzimpfung bei 5–9 Jahren, heute liegt er im späten Jugend- oder frühen Erwachsenenalter; Infektion hinterlässt eine lebenslange Immunität; in Deutschland besitzen aber 5–10 % aller Frauen keine spezifischen Antikörper

die **Inkubationszeit** beträgt 14–21 Tage; 25–50 % der Infektionen verlaufen stumm, führen aber zu Immunität [stille Feiung]; **Klinik:** beginnt mit Schwellung der zervikalen und nuchalen Lymphknoten, leichtem Fieber, Kopf- und Gliederschmerzen, Halsschmerzen und Konjunktivitis; einige Tage später erscheint das zartrosa, kleingefleckte Exanthem, das hinter den Ohren beginnt und sich schnell über den Körper ausbreitet; es gibt aber auch Verläufe ohne Lymphknotenschwellung oder Exanthem; **Komplikationen:** bei ca. 60 % aller Frauen und Mädchen Entwicklung einer transienten Polyarthritis [v.a. Fingergelenke und Kniegelenk], postinfektiöse, thrombozytopenische Purpura [1:3.000], akute Rötelnenzephalitis [1:16.000] und **progressive Rötelnpanenzephalitis** [im Anschluss an eine intrauterin oder frühkindlich erworbene Rötelninfektion; Slow-Virus-Infektion mit schlechter Prognose]

die **Rötelnimpfung** ist heute immer Teil einer Kombinationsimpfung gegen Masern, Mumps und Röteln [MMR]; es wird mit einem Lebendimpfstoff im Alter von 15 Monaten und im 6. Lebensjahr geimpft; in manchen Ländern wird bei Mädchen noch eine Impfung vor Eintritt der Pubertät zur Vermeidung von Rötelnembryopathien empfohlen; *s.a. Rötelnembryopathie, Essay Virusinfektionen S. 1667*

Rö|teln|em|bry|o|pa|thie f: *Syn: Rubeolaembryopathie, Gregg-Syndrom, Embryopathia rubeolosa*; Schädigung des Embryos durch eine intrauterine Rötelninfektion; die Art der Schädigung hängt vom Zeitpunkt der Infektion ab; bei einer Infektion vor der 12. Schwangerschaftswoche kommt es in 30 % der Fälle zu einer Rötelnembryopathie, die durch die Trias Innenohrschwerhörigkeit, Herzfehler [v.a. persistierender Ductus arteriosus] und Katarakt gekennzeichnet ist; Infektionen nach der 12. Schwangerschaftswoche führen nur in ca. 10 % zur Ausbildung einer **Rötelnfetopathie**, die durch selbst transiente und transiente Symptome, wie z.B. Hepatomegalie mit Hepatitis und Transaminasenerhöhung, Splenomegalie, Thrombozytopenie mit Petechien und Purpura, extramedullärer Blutbildung und hämolytischer Anämie auffällt; die Übergänge von Rötelnembryopathie zu -fetopathie sind fließend; **Diagnose:** Anamnese; Virusnachweis in Blut, Urin, Liquor,

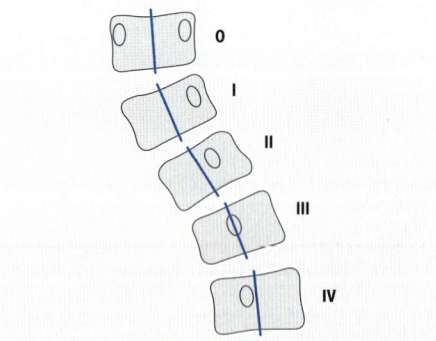

Abb. R38. Rotationsgrad nach Nash und Moe. Mit zunehmender Rotation wandert die Bogenwurzel zur Mittellinie oder darüber hinaus [Grad IV] ab

Rückenschmerzen

W. Sohn

Epidemiologie

60–80 % der deutschen Bevölkerung hatten schon einmal in ihrem Leben Rückenschmerzen. Sie treten bei jüngeren Menschen häufiger auf als bei älteren und gehören zu den häufigsten Gründen einer Inanspruchnahme von Allgemeinärzten [Praxisprävalenz/Woche: 8 %]. Sie dominieren bei Arbeitsunfähigkeitszeiten sowie Frühberentungen und verursachen in ihrer chronischen Form die höchsten direkten und indirekten Kosten in Industriegesellschaften.

Definition

Rückenschmerzen [Kreuzschmerzen] sind Schmerzen oder Unwohlsein im Bereich des Rückens vom unteren Rippenbogen bis zu den Glutäalfalten, mit oder ohne Ausstrahlung in die Beine. Bei **akuten Rückenschmerzen** sind die Schmerzepisoden weniger als 12 Wochen lang. Die Schmerzintensität kann während dieses Zeitraumes variieren. Dauern sie länger als 6 Wochen, werden sie **subakut** genannt. **Rezidivierende Rückenschmerzen** sind akute Schmerzen, die nach einem symptomfreien Intervall von mindestens 6 Monaten wieder auftreten. Sie werden als erneute Episode akuter Rückenschmerzen betrachtet und wie diese behandelt. **Chronische Rückenschmerzen** sind Schmerzen, die 12 Wochen und länger bestehen. Sie können während dieser Zeit an Intensität zu- und abnehmen sowie in der Ausprägung variieren.

Klassifikation

Da Rückenschmerzen von zahleichen anatomischen Strukturen ausgehen können, bleibt trotz Diagnostik bei ca. 85 % der Patienten die genaue Ursache unklar. Weil über 90 % der Beschwerden spontan heilen, sollte das Vorgehen nicht darauf ausgerichtet sein, den Ursprung der Rückenschmerzen zu klären. Vielmehr geht es darum, bei Patienten mit unkomplizierten Verläufen unangemessene Diagnostik zu vermeiden und gleichzeitig die wenigen gefährlichen Verläufe, die sofortiger Intervention oder weiterer Diagnostik bedürfen, zu erkennen und umgehend zu behandeln. Nur eine kleine Gruppe von etwa 2 % der Rückenschmerzen erwachsener Patienten in der hausärztlichen Versorgung treten in Zusammenhang mit einer

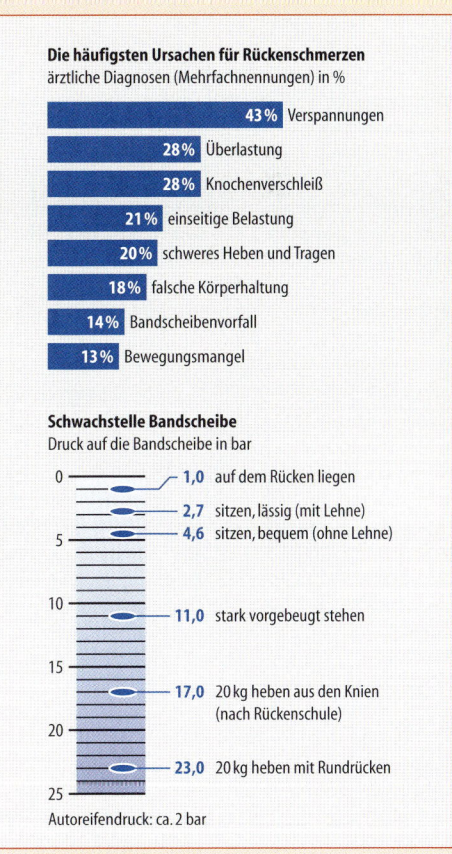

Die häufigsten Ursachen für Rückenschmerzen
ärztliche Diagnosen (Mehrfachnennungen) in %

- 43 % Verspannungen
- 28 % Überlastung
- 28 % Knochenverschleiß
- 21 % einseitige Belastung
- 20 % schweres Heben und Tragen
- 18 % falsche Körperhaltung
- 14 % Bandscheibenvorfall
- 13 % Bewegungsmangel

Schwachstelle Bandscheibe
Druck auf die Bandscheibe in bar

- 1,0 auf dem Rücken liegen
- 2,7 sitzen, lässig (mit Lehne)
- 4,6 sitzen, bequem (ohne Lehne)
- 11,0 stark vorgebeugt stehen
- 17,0 20 kg heben aus den Knien (nach Rückenschule)
- 23,0 20 kg heben mit Rundrücken

Autoreifendruck: ca. 2 bar

Abb. 1. Ursachen

R

Das Essay stützt sich weitgehend auf vorliegende Leitlinien [http://www.DEGAM.de, http://www.backpaineurope.org]. Die Leitlinie der DEGAM haben Frau Dr. med. Annette Becker, MPH, Abteilung Allgemeinmedizin, Georg-August-Universität Göttingen, Prof. Dr. med. Wilhelm Niebling, Lehrbereich Allgemeinmedizin, Albert-Ludwigs-Universität Freiburg, Dr. med. Jean-François Chenot, MPH, Abteilung Allgemeinmedizin, Georg-August-Universität Göttingen, Prof. Dr. med. Michael M. Kochen, MPH, FRCGP, Abteilung Allgemeinmedizin, Georg-August-Universität Göttingen, in Zusammenarbeit mit dem Arbeitskreis Leitlinien in der Sektion Qualitätsförderung der Deutschen Gesellschaft für Allgemeinmedizin und Familienmedizin erarbeitet.

gastrointestinalen, gynäkologischen oder urologischen Krankheit [z.B. Pankreatitis, Endometritis oder Pyelonephritis] auf. Bei primär vom Rücken ausgehenden muskuloskelettalen Schmerzen – der größten Gruppe – hat sich folgende Einteilung international bewährt.

Einteilung

Akute unkomplizierte Rückenschmerzen
Syn.: Lumbago, „Hexenschuss", unspezifische Rückenschmerzen, nicht radikuläre Kreuzschmerzen

Alter 20–50 Jahre, lumbosakrale Schmerzen, evtl. mit dermatomübergreifender Ausstrahlung in das Gesäß oder die Oberschenkel, bewegungsabhängige Schmerzen: Positionsänderungen können zu einer Besserung oder Verschlechterung führen, guter Allgemeinzustand [AZ].

Radikuläre Rückenschmerzen
Syn.: Ischialgie, Lumboischialgie

Radikuläre Rückenschmerzen sind einseitige Schmerzen im Bein, die stärker als die unkomplizierten Rückenschmerzen sind, Ausstrahlung in den Fuß oder die Zehen, Taubheitsgefühl und Parästhesien in gleicher Ausbreitung, positiver Lasègue-Test, Reflexauffälligkeiten, motorische oder sensible Ausfälle im Versorgungsgebiet einer Nervenwurzel. Schmerzen, die nur bis zum Knie ausstrahlen, sind häufig **pseudoradikulär**. Die sensomotorischen Reiz- bzw. Ausfallserscheinungen sind nicht eindeutig einem oder mehreren Dermatomen zuzuordnen und zeigen in der körperlichen Untersuchung einen negativen Lasègue-Test. Sie gehören zu den unkomplizierten Rückenschmerzen.

Unkomplizierte Rückenschmerzen bessern sich innerhalb von 4–6 Wochen. Doch obwohl die Mehrzahl der Patienten ihre gewohnten Tätigkeiten bzw. ihre Arbeit wieder aufnehmen können, leiden > 45 % der Betroffenen nach 1 Jahr noch immer oder erneut an Schmerzen oder Bewegungseinschränkungen.

Risikofaktoren für chronische Verläufe sind: ungünstiger bisheriger Krankheitsverlauf, z.B. anhaltende und rezidivierende Beschwerden, Arbeitsunfähigkeitszeiten von mehr als 4–6 Wochen, radikuläre Schmerzen, psychosoziale Faktoren [z.B. geringer Bildungsstand], pessimistisch resignative Einstellung und Erwartungen, Depression, starkes Krankheitsgefühl und Schmerzerleben, „Katastrophisieren", anhaltende Belastungen im privaten Alltag, Unzufriedenheit mit der Arbeit, unsicherer Arbeitsplatz, Rentenwunsch.

Komplizierte [gefährliche] Rückenschmerzen: Etwa 1 % aller Kreuzschmerzen primärärztlicher Patienten sind auf Tumorerkrankungen, Frakturen, Infektionen, interventionsbedürftige Deformitäten [wie z.B. Spondylolisthesis im Kindesalter] oder entzündlich rheumatische Erkrankungen zurückzuführen. Ihr Erscheinungsbild kann dem unkomplizierter oder seltener dem radikulärer Rückenschmerzen ähneln. Mit dem Vorliegen einer oder mehrerer der unten aufgeführten Warnhinweise steigt die Wahrscheinlichkeit dafür, dass die Beschwerden einen gefährlichen Verlauf nehmen. Dabei ist die Aussagekraft einzelner Warnhinweise gering [geringe Sensitivität und Spezifität]; erst das Gesamtbild aller Symptome hilft, einen Eindruck vom individuellen **Risiko** des Patienten zu erhalten
- Alter < 20 Jahre bzw. > 50 Jahre
- zunehmender, nicht-bewegungsabhängiger Schmerz oder Persistenz der Beschwerden trotz Therapie
- schlechter Allgemeinzustand
- Fieber [z.B. als Hinweis auf einen paraspinalen Abszess]
- bekannte Tumorerkrankung
- adäquates Trauma, das eine Fraktur wahrscheinlich macht
- intravenöser Drogenmissbrauch
- fortgeschrittene HIV-Infektion
- Immunsuppression, systemische Steroidmedikation
- bekannte Osteoporose
- ausgeprägte neurologische Ausfälle z.B. Reflexauffälligkeiten, motorische und sensible Ausfälle im Versorgungsgebiet mehrerer Nervenwurzeln oder das Cauda-equina-Syndrom [Reithosenanästhesie, Blasen- und Mastdarmstörung]
- Hinweise auf entzündlich rheumatische Erkrankungen.

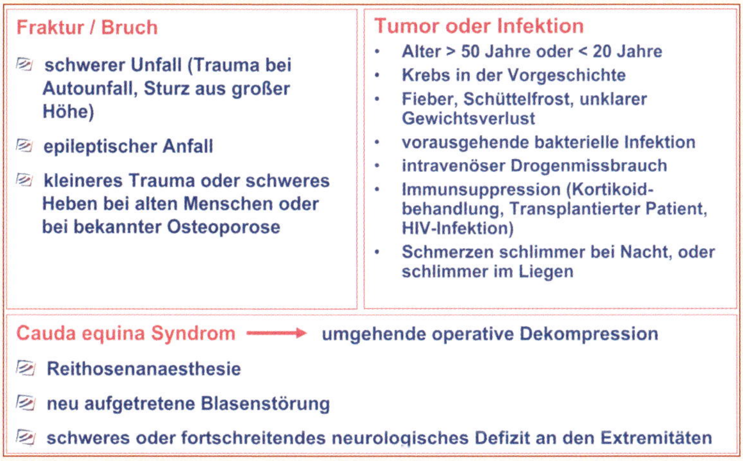

Fraktur / Bruch	Tumor oder Infektion
🗐 **schwerer Unfall (Trauma bei Autounfall, Sturz aus großer Höhe)**	• **Alter > 50 Jahre oder < 20 Jahre**
	• **Krebs in der Vorgeschichte**
	• **Fieber, Schüttelfrost, unklarer Gewichtsverlust**
🗐 **epileptischer Anfall**	• **vorausgehende bakterielle Infektion**
	• **intravenöser Drogenmissbrauch**
🗐 **kleineres Trauma oder schweres Heben bei alten Menschen oder bei bekannter Osteoporose**	• **Immunsuppression (Kortikoid-behandlung, Transplantierter Patient, HIV-Infektion)**
	• **Schmerzen schlimmer bei Nacht, oder schlimmer im Liegen**

Abb. 2. Potenziell schwerwiegende Erkrankungen, die sich als Rückenschmerzen äußern können [modifiziert nach Bigos SJ. Acute low back poblems in adults. Rockville, Md.: U.S. Department of Health and Human Services, Public Health Service, Agency for Health Care Policy an Research, 1994; AHCPR publication no. 95-0642]

Cauda equina Syndrom ⟶ umgehende operative Dekompression

🗐 **Reithosenanaesthesie**

🗐 **neu aufgetretene Blasenstörung**

🗐 **schweres oder fortschreitendes neurologisches Defizit an den Extremitäten**

Anamnese

Während einer Konsultation wegen Rückenschmerzen sollte frühzeitig folgendes erfragt werden: Allgemeine Angaben zu den Schmerzcharakteristika, Lokalisation, Dauer, Auslöser, Ausstrahlung [einseitig/beidseitig, wohin], Abhängigkeit von Position [sitzend, liegend, stehend] und Bewegung, [tages-]zeitlicher Verlauf, Stärke der Schmerzen und Beeinträchtigung täglicher Verrichtungen, frühere Episoden und deren Behandlung, Umgang mit den Beschwerden und erste eigene Behandlungsversuche, Besserung bei Bewegung, Begleitsymptome und Vorerkrankungen, psychosoziale Anamnese, Patientenvorstellungen über die Ursache ihrer Beschwerden.

Diagnostik

Für die **Behandlung** der Kreuzschmerzen sind drei Fragen wichtig:
- Liegt eine gefährliche [systemische] Erkrankung zugrunde?
- Werden Nerven komprimiert?
- Gibt es Faktoren [z.B. depressive Verstimmung, Unzufriedenheit mit dem Arbeitsplatz], die die Prognose des Patienten verschlechtern?

Die Anamnese und eine kurze klinische Untersuchung genügen, um einen entsprechenden Befund zu erheben.

Klinische Untersuchung: Das Ausmaß der körperlichen Untersuchung richtet sich immer nach den Ergebnissen der Anamnese. Bestehen Hinweise auf eine extravertebrale Ursache der Beschwerden, z.B. das Vorliegen einer Harnwegsinfektion, sollten die entsprechenden Organsysteme untersucht werden. Liegen anamnestisch keine Warnhinweise vor und schildert der Patient Beschwerden im Rücken ohne Hinweise auf eine Nervenkompression [s. radikuläre Beschwerden], muss keine neurologische Untersuchung durchgeführt werden, und es genügt die folgende **Basisdiagnostik**: Inspektion, Palpation, Beweglichkeitsprüfung [Finger-Boden-Abstand, Rotation, Lateralflexion].
Bei radikulären Schmerzen sollte zusätzlich eine **neurologische Basisdiagnostik** durchgeführt werden, die folgende Tests [im Seitenvergleich] umfasst: Inspektion, Muskelkraft bei Dorsalflexion des Fußes und der Großzehe, Einbeinstand mit Kniebeuge, Achillessehnenreflex, Patellarsehnenreflex, Berührungsempfindung medialer [L4], dorsaler [L5] und lateraler [S1] Fuß.
Bei unkomplizierten Kreuzschmerzen bringen zusätzliche bildgebende Verfahren keinen diagnostischen Vorteil, sondern können dazu führen, dass Arzt und Patient sich auf nicht-therapierelevante Zufallsbefunde fixieren, die nicht in Zusammenhang mit den aktuellen Beschwerden stehen.
Indikation für den Einsatz **bildgebender Verfahren**: besonders starke Schmerzen [VAS 7–10], therapieresistente Beschwerden, unkomplizierte Rückenschmerzen nach vier Wochen, radikuläre Rückenschmerzen nach ca. ein bis zwei Wochen, ausgeprägte neurologische Störungen, Warnhinweise auf entzündliche/maligne Prozesse oder Trauma [komplizierte Rückenschmerzen].

Therapie

Ziel der Therapie ist die Schmerzkontrolle, um den Patienten möglichst schnell wieder in die Lage zu versetzen, seinen Alltagsaufgaben wieder nachzukommen. Häufig stoßen Hinweise auf frühzeitige Aktivierung und ver-

R

meiden von passivem Verhalten auf Unverständnis, da die Patienten aus Angst vor erneuten Schmerzen dazu neigen, Bewegungen zu vermeiden, was wiederum zur Verstärkung der aktuellen Beschwerden beiträgt [Teufelskreis]. Dazu ist es wichtig, den Patienten auf den Gebieten Kognition [Wissen, Verstehen], Schmerzwahrnehmung [Erleben] und Schmerzverarbeitung [Zuordnung, Selbstmaßnahmen] zu motivieren, sich aktiv an der Behandlung zu beteiligen.

Medikamentöse Therapie

Sofern komplizierende Faktoren ausgeschlossen wurden, ist die erste Therapie bei unkomplizierten und radikulären Kreuzschmerzen nahezu identisch. Die medikamentöse Therapie orientiert sich am WHO-Stufenschema, ist symptomatisch und soll den Patienten unterstützen, frühzeitig seine übliche Aktivität wieder aufzunehmen. Bei leichten Kreuzschmerzen ist Paracetamol* das Mittel der ersten Wahl, sofern der Patient es nicht bereits selbst in ausreichender Dosierung eingenommen hat.

Bei ungenügender Wirkung können gegen den Entzündungsanteil [Gewebereizung] der Schmerzen Acetylsalicylsäure* und nicht-steroidale Antirheumatika* [NSAR] eingesetzt werden. Eine parenterale Applikation, die mit einem Plazeboeffekt verbunden sein kann, ist angesichts potenzieller Nebenwirkungen, wie z.B. Anaphylaxie, Abszesse, nicht gerechtfertigt.

Tab. 1. Wirksamkeit analgetischer Medikation

Medikation	verordnet	Gut wirksam	Ungenügend wirksam	Wirksamkeit unbekannt
Paracetamol	33	8 [24 %]	25	0
NSAR	136	61 [45 %]	67	8
Opioide	25	13 [52 %]	10	2
Muskel-relaxantien	59	23 [39 %]	25	11
Antide-pressiva	32	19 [59 %]	12	1

Sind NSAR unzureichend oder aufgrund von Kontraindikationen [u.a. Flüssigkeitsretention, **cave:** koronare Herzkrankheit, Hypertonie] nicht indiziert, können schwache Opioide der WHO-Stufe II sinnvoll sein [Tramadol*, Tilidin*]. Nebenwirkung können Obstipation, Übelkeit und Benommenheit sein. Wegen der bei Schmerzen reaktiven Muskeltonuserhöhung sind für diesen Anteil der Schmerzen Muskelrelaxantien hilfreich [u.a. Verbesserung der Nachtruhe].

Werden neuropathische Anteile [u.a. brennender Schmerzcharakter, Parästhesien u.a.] beschrieben, sind ggf. zusätzlich Antidepressiva [Amitriptylin*, Doxepin* u.a.] indiziert. Perkutan applizierte Antiphlogistika und Hyperämika, Applikation von Lokalanästhetika oder Glucocorticoiden in den Epiduralraum oder die Umgebung der Spinalwurzel, intrakutane oder subkutane Infiltrationsbehandlung mit Lokalanästhetika und/oder Glucocorticoiden [Quaddelung, Triggerpunkt-Injektionen] können ihren Nutzen nur begrenzt nachweisen. Eine medikamentöse Therapie per intravenöser oder intramuskulärer Injektion von Schmerzmitteln, insbesondere von Diclofenac*, Lokalanästhetika- oder Glucocorticoidinjektionen in die Wirbelbogengelenke bietet keine Vorteile gegenüber einer oralen Therapie.

Nicht-medikamentöse Therapie und spezielle Schmerztherapie

Die **nicht-medikamentöse** Therapie besteht in Beratung und Motivation zur Aktivität und zukünftigen Prävention.

Eine **spezielle Schmerztherapie** ist bei der Behandlung akuter Kreuzschmerzen nicht indiziert. Sollten sich Arzt und Patient dennoch für weitere Therapien entscheiden [z.B., weil die bisherigen ohne Erfolg blieben], sollte es Nachweise ihrer Wirksamkeit geben. Dies ist bislang nur für die **Manipulationsbehandlung** der Fall. Die Bedeutung von **Chirotherapie bzw. manueller Medizin** für die Behandlung von Kreuzschmerzen wird kontrovers diskutiert. Manipulations- oder **Mobilisationsbehandlungen** können bei akuten oder persistierenden unkomplizierten, nicht-radikulären Rückenschmerzen [z.B. ISG-Blockierungen] Vorteile zeigen, Hitze- und Kälteanwendungen, Massagen, Kurzwellenbehandlung oder Ultraschallanwendungen bei akuten Kreuzschmerzen ebenfalls.

Es gilt zu berücksichtigen, dass diese Verfahren international häufig als komplementäre Verfahren eingeordnet werden und vom Patienten selbst zu bezahlen sind. Die Wirksamkeit von **Rückenschulen** ist mehrfach untersucht worden, doch sind die Ergebnisse widersprüchlich. Patienten mit länger anhaltenden unkomplizierten Kreuzschmerzen [mehr als 6 Wochen], die auf Therapiemethoden erster Wahl nicht angesprochen haben, können profitieren. **Krankengymnastik** kann optional bei Patienten mit persistierenden akuten und chronischen unkomplizierten Kreuzschmerzen indiziert sein, wenn möglich, im Zusammenhang mit schmerz- und verhaltenstherapeutischer Betreuung.

Die Stellung der **Akupunktur** in der Behandlung akuter wie chronischer Kreuzschmerzen ist zurzeit noch ungeklärt. Sie kann optional neben evidenzbasierten Therapieverfahren [Aktivierung, Analgetika] in Abstimmung mit den Patienten und entsprechender Risikoabwägung [Infektionen, Trauma] eingesetzt werden.

Die Stellung der **transkutanen elektrischen Nervenstimulation** [TENS] in der Behandlung akuter Kreuzschmerzen ist nicht endgültig geklärt aber unterstützt Selbstmaßnahmen.

Es gibt Erkenntnisse, dass **Verhaltenstherapie** bei akuten und chronischen Kreuzschmerzen zu einer effektiveren Schmerzlinderung und Funktionsverbesserung führt. Eine **psychologische Therapie** kann bei Patienten mit Risikofaktoren für einen chronischen Verlauf, die mit langen Arbeitsunfähigkeitszeiten einhergehen, vorteilhaft sein.

In der Behandlung des chronischen Rückenschmerzes haben **multimodale/interdisziplinäre Behandlungskonzepte** einen günstigen Effekt gezeigt. Die Zusammensetzung der Module kann variieren. Eine Effektivität hinsichtlich Schmerzreduktion und funktionaler Verbesserung konnte aber nur für tägliche intensive Therapieprogramme von insgesamt 100 Stunden und mehr gezeigt werden. Sie sollten aus körperlichem Training in Kombination mit psychologischen, sozialen oder ergotherapeutischen, auf die Arbeitsplatzbedingungen ausgerichteten Maßnahmen bestehen. Die Verfügbarkeit multimodaler Behandlungskonzepte ist regional unterschiedlich.

Abzulehnende nicht-medikamentöse Therapie ist **Bettruhe** zur Behandlung akuter unspezifischer Kreuzschmerzen. Dies **hilft nicht und kann den Krankheitsverlauf sogar negativ beeinflussen**. So können vermehrt chronische Verläufe auftreten und die Rehabilitation verzögert werden. Auch in der Behandlung radikulärer Kreuzschmerzen ist Bettruhe nicht zwingend notwendig, ggf. kann rückenschonendes Verhalten mit Vermeidung schmerzfördernder Aktivitäten empfohlen werden. Im Einzelfall können Patienten aufgrund ihrer Beschwerden das Bett nicht verlassen. Aufgabe des Arztes ist es dann, durch eine konsequente Schmerztherapie dem Patienten das Aufstehen und den langsamen Aktivitätsaufbau zu ermöglichen.

Persistieren oder verschlimmern sich unkomplizierte Kreuzschmerzen trotz intensivierter Therapie seit mehr als vier Wochen, sollten die Risikofaktoren für chronische Verläufe [erneut] erhoben werden. Weitere Diagnostik [z.B. Röntgen- oder Laboruntersuchungen, wie BSG] können sinnvoll sein. Eine Überweisung zum Orthopäden, Neurologen/Neurochirurgen oder bei entsprechenden Risikofaktoren für chronische Verläufe zum Psychotherapeuten ist zur interdisziplinären Sicherung der Diagnose begründet. Patienten mit persistierenden radikulären Kreuzschmerzen sollten bereits nach 1–2 Wochen einem Spezialisten vorgestellt werden.

Leiden Patienten trotz Therapie und Reevaluation länger als 3 Monate an Kreuzschmerzen, wurde das Therapieziel nicht erreicht. Die Patienten haben **chronische Kreuzschmerzen** entwickelt und sind, sofern sie bislang arbeitsunfähig waren, in hohem Maße gefährdet, nicht an ihren Arbeitsplatz zurückzukehren und vorzeitig in Rente zu gehen. Jede weitere Therapie muss zum Ziel haben, dies zu vermeiden. Die Patienten sollten schnellstmöglich einer kombinierten Therapie mit schmerz-, physiotherapeutischen und psychologischen Anteilen zugewiesen werden, z.B. in Form oben erwähnter multimodaler Behandlungsprogramme.

Eine Rehabilitation kann stationär oder [besser] auch ambulant in Anspruch genommen werden. Bei der **ambulanten Rehabilitation** besuchen die Patienten die Reha-Einrichtung nur für die Behandlung und bleiben ansonsten in ihrem normalen Umfeld. Sie kann flexibler gestaltet werden, erlaubt die Einbindung von Angehörigen, und die Patienten lernen lokale Hilfsangebote kennen. Möglicherweise hilft die räumliche Nähe, in der Behandlung erlernte Verhaltensweisen auch nach deren Abschluss fortzusetzen. Hierbei hilft auch eine Rehabilitationsnachsorge in der Nähe des Wohnorts, die sowohl nach ambulanter wie auch nach stationärer Rehabilitation durch den behandelnden Arzt des Reha-Zentrums beantragt werden kann. Eine ambulante Rehabilitation setzt die Mobilität des Patienten voraus, die Reha-Einrichtungen täglich erreichen zu können. Weiterhin muss seine häusliche Versorgung sichergestellt sein. Eine **stationäre Rehabilitation** sollte dann in Betracht gezogen werden, wenn diese Voraussetzungen nicht zutreffen bzw. die Patienten aufgrund von Begleiterkrankungen oder ihrer psychischen Verfassung nicht ausreichend belastbar sind, eine ambulante Behandlung in Anspruch zu nehmen. So kann es ggf. sinnvoll sein, den Patienten aus seinem gewohnten heimatlichen Umfeld zu lösen, um Stressfaktoren zu minimieren und seine Heilungschancen zu verbessern.

Quellenhinweise
Abb. 1: O. Nehren, Mannheim

Stuhl; IgM-Antikörpernachweis; **Prävention**: Rötelnschutzimpfung aller Mädchen vor Eintritt der Pubertät; *s.a. Essay Virusinfektionen S. 1667*

Rot|fin|nen *pl*: →*Rosazea*

Rot|lauf *m*: →*Erysipeloid*

Rot|öl *nt*: *Syn*: *Johanniskrautöl*; *s.u. Johanniskraut*

Rotor-Syndrom *nt*: autosomal-rezessive Störung des Bilirubinstoffwechsels mit chronischer konjugierter Hyperbilirubinämie und Ikterus; *s.u. Hyperbilirubinämie*

Rotz *m*: →*Maliasmus*

Roux-Operation *f*: →*Roux-Y-Gastroenterostomie*

Roux-Y-Anastomose *f*: *Syn*: *Roux-Y-Schlinge, Y-Schlinge, Y-Anastomose, Y-Roux-Schlinge, Y-Roux-Anastomose*; Y-förmige Anastomose eines Organs mit einer stillgelegten Jejunumschlinge; die abführende Schlinge wird nach oben gezogen und mit dem abzuleitenden Organ [Magen, Pankreas] vereinigt; die vom Magen kommende zuführende Schlinge wird End-zu-Seit in die abführende Schlinge implantiert

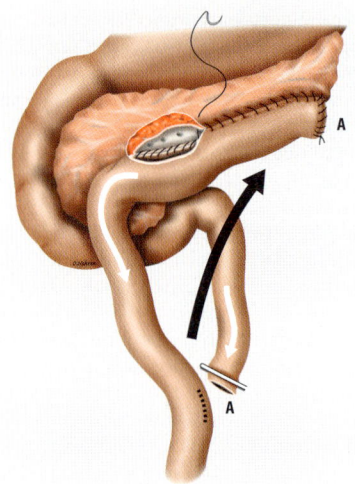

Abb. R39. Roux-Y-Anastomose. Roux-Y-Anastomose zur Pankreasdrainage: der Dünndarm wird bei A durchtrennt; der aborale Teil wird hochgezogen, distal verschlossen und mit dem Pankreas anastomosiert; der orale Teil wird seitlich in die hochgezogene aborale Schlinge implantiert

Roux-Y-Choledochojejunostomie *f*: *s.u. Choledochojejunostomie*

Roux-Y-Gastroenterostomie *f*: *Syn*: *Roux-Operation*; Gastrektomie mit Roux-Y-Anastomose

Rovsing-Zeichen *nt*: Schmerzen im rechten Unterbauch bei Druck auf das absteigende Kolon bei Appendizitis

Ro|xa|ti|din *nt*: H_2-Antihistamin; stärker wirksam als Cimetidin*; **Anw.**: Ulcus ventriculi oder duodeni, Refluxösophagitis, Gastritis

R-Plas|mid *nt*: *Syn*: *Resistenz-Transfer-Faktor*; *s.u. Antibiotikaresistenz*

R0-Resektion *f*: *s.u. Residualtumorkategorie*

R1-Resektion *f*: *s.u. Residualtumorkategorie*

R2-Resektion *f*: *s.u. Residualtumorkategorie*

RSSE-Virus *nt*: *Syn*: *russische Frühsommer-Enzephalitis-Virus*; *s.u. russische Frühsommer-Enzephalitis*

RS-Virus *nt*: *Syn*: *Respiratory-syncytial-Virus*; RNA-Virus, das in Kultur die Bildung von Riesenzellen induziert; Haupterreger von Erkältungskrankheiten im Kindesalter, die bei Säuglingen und Kleinkindern schwer [Pseudokrupp, Bronchitis, Bronchiolitis, Pneumonie] verlaufen können und eine Disposition zur Entwicklung von Asthma hinterlas-

sen; bei älteren Patienten liegt die Mortalität bei Infekten überdurchschnittlich hoch; das Virus breitet sich praktisch in jedem Winter epidemisch aus und am Ende des 2. Lebensjahres haben alle Kinder Antikörper, die aber keinen absoluten Schutz verleihen; die häufigen Zweitinfektionen verlaufen wesentlich milder als die Erstinfektion; *s.a. Essay Virusinfektionen S. 1667*

Ru|bel|la *f*: →*Röteln*

Ru|be|o|sis faciei *f*: →*Erythema perstans faciei*

Ru|be|o|sis iridis *f*: Rötung der Iris durch Neovaskularisation bei chronischem Sauerstoffmangel bei Zentralvenenverschluss oder bei Diabetes mellitus; kann zu Vorderkammerblutung und Sekundärglaukom führen; *s.a. Essay Glaukome S. 497*

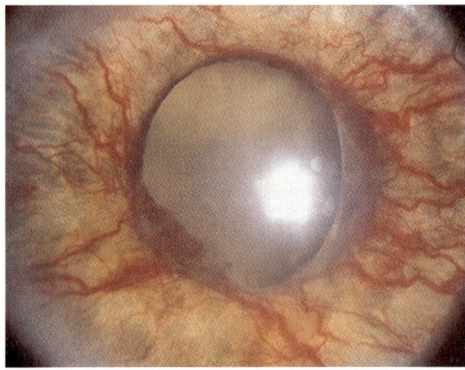

Abb. R40. Rubeosis iridis

Ru|bi|ae tinctorum radix *f*: Wurzel von Krapp*

Ru|bi|a tinctorum *f*: →*Krapp*

Ru|bi|do|my|cin *nt*: →*Daunorubicin*

Ru|bi fruticosi folium *nt*: *Syn*: *Brombeerblätter*; *s.u. Brombeere*

Ru|bi fruticosi fructus *m*: *Syn*: *Brombeeren*; *s.u. Brombeere*

Ru|bi fruticosi radix *f*: *s.u. Brombeere*

Ru|bi idaei folium *nt*: *Syn*: *Himbeerblätter*; *s.u. Himbeere*

Ru|bi idaei fructus *m*: *Syn*: *Himbeeren*; *s.u. Himbeere*

Ru|bo|my|cin C *nt*: →*Daunorubicin*

Ru|bus fruticosus *m*: →*Brombeere*

Ru|bus idaeus *m*: →*Himbeere*

Rü|cken|schmer|zen *pl*: *Syn*: *Kreuzschmerzen*; Schmerzen oder Unwohlsein im Bereich des Rückens vom unteren Rippenbogen bis zu den Gluteafalten, mit oder ohne Ausstrahlung in die Beine; bei **akuten Rückenschmerzen** sind die Schmerzepisoden weniger als 12 Wochen lang, wobei die Schmerzintensität während dieses Zeitraumes variieren kann; dauern sie länger als 6 Wochen, werden sie **subakute** **Rückenschmerzen** genannt; **rezidivierende Rückenschmerzen** sind akute Schmerzen, die nach einem symptomfreien Intervall von mindestens 6 Monaten wieder auftreten; sie werden als erneute Episode akuter Rückenschmerzen betrachtet und wie diese behandelt; **chronische Rückenschmerzen** sind Schmerzen, die 12 Wochen und länger bestehen; sie können während dieser Zeit an Intensität zu- und abnehmen sowie in der Ausprägung variieren; die Termini **akute unkomplizierte Rückenschmerzen** und **radikuläre Rückenschmerzen** werden z.T. als Synonym für Lumbago* bzw. Ischialgie* verwendet; *s.u. Essay Rückenschmerzen S. 1373; s.a. Essay Degenerative Wirbelsäulenerkrankungen S. 125*

Rü|cken|schu|le *f*: Haltungs- und Verhaltenstraining zur Prophylaxe und Rehabilitation von Rückenschäden, speziell der degenerativen Wirbelsäulenerkrankungen; *s.a. Essay Degenerative Wirbelsäulenerkrankungen S. 125, Essay Rückenschmerzen S. 1373*

Rück|fall|fie|ber *nt*: *Syn*: *Rekurrensfieber, Febris recurrens*; Fieber mit regelmäßigen Fieberanfällen und fieberfreien In-

R

tervallen

epidemisches/epidemisches europäisches Rückfallfieber: →*Läuserückfallfieber*

Ruglekltolmie *f*: operative Entfernung einer Haut- oder Weichteilfalte; Teilaspekt von z.B. Face-Lifting

Rulhelblutldruck *m*: *s.u. Blutdruckmessung*

Rulhelinlsuflfilzilenz *f*: *s.u. Herzinsuffizienz*

Rulhelproifil *nt*: *s.u. Urethradruckprofil*

Rulhelstofflwechlsel *m*: *Syn: Ruheumsatz, Ruheenergieumsatz*; Energieumsatz des Körpers in körperlicher und geistiger Ruhe; für den klinischen Alltag lässt er sich nach der **Faustregel von Stein und Levine** [Ruheumsatz (kcal)/pro Tag = 24 × kg KG] berechnen; *s.a. Grundumsatz, Essay Postoperative parenterale Ernährung S. 377*

Ruhr *f*: durch Bakterien oder Amöben verursachte Entzündung der Darmschleimhaut mit massiven Durchfällen **bakterielle Ruhr**: →*Bakterienruhr*

Ruhrlkraut *nt*: →*Strohblume*

Ruiter-Pompen-Weyers-Syndrom *nt*: →*Fabry-Syndrom*

Ruklitusispralche *f*: *Syn: Ösophagussprache, Rülpssprache, Ösophagusersatzstimme*; *s.u. Laryngektomie*

Rülpsispralche *f*: *Syn: Ösophagussprache, Ösophagusersatzstimme, Ruktussprache*; *s.u. Laryngektomie*

Rumpel-Leede-Test *m*: Erzeugung einer Blutstauung im Oberarm durch eine Blutdruckmanschette; bei Störungen der Kapillarresistenz kommt es zu petechialen Hautblutungen [**Rumpel-Leede-Phänomen**]

Rumpflhautlbalsallilom *nt*: *s.u. Basaliom*

Rumpflorlthelse *f*: Mieder und Korsetts dienen der Entlastung [Leibbinden], Ruhigstellung [Überbrückungsmieder nach Hohmann, Spondylitiskorsett], Reklination nach Frakturen [Dreipunktkorsett] oder Korrektur der Wirbelsäule [Boston-, Milwaukee-, Cheneau-Korsett]

Rundlrülcken *m*: *s.u. Scheuermann-Krankheit*

Rundlstiellappen *m*: *Syn: Rolllappen*; beidseitig gestielter Hautlappen, der durch Vernähen der Ränder geschlossen wurde

Rundlwürlmer *pl*: →*Nematoden*

Rundlzellelrylthrolmaltolse *f*: →*Muzinose, retikuläre erythematöse*

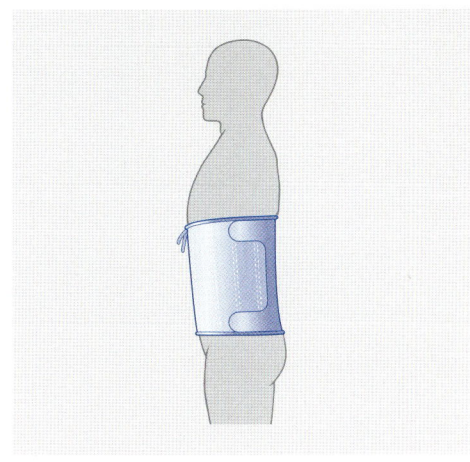

Abb. R41. Rumpforthese. Überbrückungsmieder nach Hohmann

Runge-Zeichen *pl*: Bezeichnung für die objektiven Zeichen bei Übertragung [reduziertes Fettpolster, Fehlen der Käseschmiere, Grünfärbung der Haut]

Ruplitur, extraperitoneale *f*: *s.u. Blasenruptur*

Ruplitur, intraperitoneale *f*: *s.u. Blasenruptur*

Rusici aculeati rhizoma *nt*: Wurzelstock von Mäusedorn*

Rusicus aculeatus *m*: →*Mäusedorn*

Rußlflolcken *pl*: *s.u. Ablatio retinae*

Rultae aetheroleum *nt*: *Syn: Rautenöl*; ätherisches Öl der Raute*

Rultale folium *nt*: *Syn: Rautenblätter*; getrocknete Laubblätter der Raute*

Rultale herba *f*: *Syn: Rautenkraut*; getrocknete oberirdische Pflanzenteile der Raute*

Rutkow-Plug *m*: *s.u. Essay Eingeweidebrüche/Hernien S. 577*

R

S

Sal|bal serrulata *f*: **Syn:** *Zwergsägepalme, Serenoa repens*; Pflanze aus der Familie der Palmengewächse [Arecaceae]; verwendet werden die **Sägepalmenfrüchte** [Sabal fructus]; **Anw.:** Miktionsbeschwerden bei benigner Prostatahyperplasie; traditionell bei Erkrankungen der Prostata, Blasen- und Hodenentzündungen, Blasenkatarrh, Bettnässen, Brustdrüsenentzündungen sowie bei Ekzemen; *s a Essay Benignes Prostatahyperplasie-Syndrom S. 1295*

Sä|bel|schei|den|ti|bia *f*: Verbiegung des Schienbeins mit Konvexität nach vorne, z.B. bei Rachitis, Syphilis oder Morbus Paget

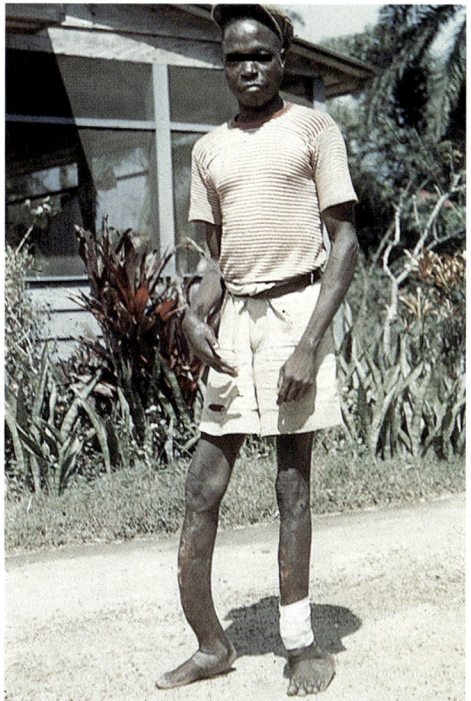

Abb. S1. Säbelscheidentibia

Sabin-Feldman-Test *m*: Serofarbtest zum Nachweis von Toxoplasma gondii

Sabin-Vakzine *f*: **Syn:** *orale Poliovakzine, Sabin-Impfstoff*; *s.u. Polioimpfung*

SA-Block *m*: → *sinuatrialer Block*

Sabouraud-Glucose-Pepton-Agar *m/nt*: **Syn:** *Sabouraud-Agar, Sabouraud-Glucose-Agar*; als Pilznährboden verwendetes Kulturmedium; *s.a. Essay Mykosen S. 1059*

Sac|co|to|mie *f*: operative Eröffnung und Drainage des Saccus endolymphaticus

Sachse-Urethrotomie *f*: *s.u. Urethrotomie*

Saegesser-Zeichen *nt*: Schmerzen bei Druck auf den **Milzpunkt** [zwischen linkem Musculus sternocleidomastoideus und Musculus scalenus anterior] bei Milzruptur

Safar-Tubus *m*: **Syn:** *Doppelmundtubus*; S-förmiger Pharyngealtubus für die Mund-zu-Mund-Beatmung

Saf|ran *m*: **Syn:** *Krokus, Crocus sativus*; Pflanze aus der Familie der Schwertliliengewächse [Iridaceae]; verwendet werden die Narbenschenkel [Croci stigma, echter Safran, Gewürzsafran], die ätherisches Öl, Bitterstoffe und gelbe Farbstoffe [Crocetin, Crocin] enthalten; **Anw.:** traditionell bei Krämpfen, Asthma bronchiale, als Stomachikum und Gewürz; in der Homöopathie bei Menstruationsbeschwerden und Hysterie

Sä|ge|pal|men|früch|te *pl*: **Syn:** *Sabalfrüchte, Sabal fructus*; *s.u. Sabal serrulata*

Sal|git|tal|typ *m*: *s.u. Essay Elektrokardiogramm S. 317*

Sal|krall|der|mo|id *nt*: → *Pilonidalfistel*

Sal|kral|ner|ven|blo|cka|de *f*: Behandlungsmethode bei Dranginkontinenz*; erfolgt reversibel mit der Injektion eines Lokalanästhetikums; bei der **irreversiblen [permanenten] Sakralnervenblockade** wird Phenol* injiziert; hier sind Komplikationen wie Fistelbildung oder eine komplette Detrusorareflexie bekannt, sodass die Indikation für die permanente Sakralnervenblockade sehr streng zu stellen ist; der allgemeine Erfolg der Sakralnervenblockaden wird sehr unterschiedlich beurteilt

Sal|krek|to|mie *f*: **Syn:** *Kreuzbeinentfernung, Kreuzbeinresektion*; operative Entfernung/Resektion des Kreuzbeins [Sakrum]

Sal|kro|to|mie *f*: **Syn:** *Kreuzbeinspaltung*; Spaltung/Durchtrennung des Kreuzbeins [Sakrum]

Salaam-Krämpfe *pl*: → *Blitz-Nick-Salaam-Krämpfe*

Sal|ab|ra|si|on *f*: *s.u. Dermabrasion*

Sal|ace|tal|mid *nt*: **Syn:** *N-Acetylsalicylamid*; schwaches Analgetikum; Antiphlogistikum; Antipyretikum

Sal|at|kres|se *f*: → *Kapuzinerkresse*

Sal|azo|sul|fa|py|ri|din *nt*: **Syn:** *Sulfasalazin, Salicylsulfapyridin*; wird im unteren Dünndarm in Sulfapyridin* und 5-Aminosalicylsäure* gespalten; hat eine lokal antiinflammatorische Wirkung; **Anw.:** entzündliche Darmerkrankungen [Morbus Crohn, Colitis ulcerosa, Strahlenkolitis], rheumatoide Arthritis; **Dosierung:** 2–3 × 500 mg pro Tag, maximal 8 × 500 mg; **NW:** v.a. Appetitlosigkeit, Brechreiz, Erbrechen und Beschwerden im Oberbauch, Durchfälle bis zum Blutstuhl; seltener Kopfschmerzen, Schwindel, Ohrensausen, Abnahme der Hörleistung, Gangunsicherheit, Krämpfe, Schlaflosigkeit, Halluzinationen; **Kontraind.:** Sulfonamid- bzw. Salicylatallergie, Ileus, Leber- und Niereninsuffizienz, Porphyrie, Erythema exsudativum multiforme, Erkrankungen der blutbildenden Organe, Schwangerschaft und Stillperiode; *s.a. Essay Rheumatoide Arthritis S. 83*

Sal|bei *m*: **Syn:** *dalmatinischer Salbei, echter Salbei, Salvia officinalis*; Pflanze aus der Familie der Lippenblütler [Lamiaceae]; verwendet werden die **Salbeiblätter** [Salviae folium] und das aus ihnen gewonnene ätherische **Salbeiöl** [Salviae aetheroleum]; das Öl enthält u.a. Thujon, Cineol und Campfer, die Blätter auch noch Gerbstoffe, Bitterstoffe, Flavonoide und Triterpene; sie besitzen eine schweißhemmende, sekretionsfördernde und adstringierende Wirkung; **Anw.:** Entzündungen der Mund- und Rachenschleimhaut, Verdauungsbeschwerden, Hyperhidrose; in der Homöopathie bei starkem Nachtschweiß

dreilappiger Salbei: **Syn:** *griechischer Salbei, Salvia triloba*; Pflanze aus der Familie der Lippenblütler [Lamiaceae]; verwendet werden die Laubblätter [Salviae trilobae folium]; sie enthalten Gerbstoffe, Bitterstoffe, Flavonoide, Triterpene und ätherisches Öl mit Cineol; **Anw.:** Entzündungen der Mund- und Rachenschleimhaut

Sal|bu|ta|mol *nt*: langwirkendes, selektives β$_2$-Sympathomimetikum; **Anw.:** Asthma bronchiale; *s.a. Essay Asthma bronchiale und Status asthmaticus S. 95*

S

Sallilcis cortex *m: Syn: Weidenrinde; s.u. Weide*

Sallilcyllalmid *nt: Syn: Salizylamid, Salicylsäureamid, o-Hydro-xybenzamid*; Derivat der Salicylsäure; Analgetikum; Antipyretikum; nur selten verwendet

o-Sallilcyllolylsallilcyllsäure *f: →Salsalat*

Sallilcyllsäure *f: Syn: Salizylsäure, o-Hydroxybenzoesäure, Acidum salicylicum*; farblose Substanz mit antipyretischer, antiphlogistischer, analgetischer und keratolytischer Wirkung; Anw.: nur noch äußerlich als Keratolytikum bei Hyperkeratosen, Hühneraugen usw.

Sallilcyllsäurelalmid *nt: →Salicylamid*

Sallilcyllsullfalpylrildin *nt: →Salazosulfapyridin*

Sallix *f: →Weide*

Sallizyllalmid *nt: →Salicylamid*

Salk-Vakzine *f: Syn: inaktivierte Poliovakzine; s.u. Polioimpfung*

Sallmeltelrol *nt:* langwirkendes, selektives β₂-Sympathomimetikum; Anw.: Asthma bronchiale; *s.a. Essay Asthma bronchiale und Status asthmaticus S. 95*

Sallmolnella *f: Syn: Salmonelle, Typhus-Paratyphus-Enteritisbakterien, TPE-Bakterien*; Gattung gramnegativer, beweglicher, endotoxinbildender Stäbchenbakterien der Familie Enterobacteriaceae; enthält mehr als 2400 Serovarianten, die nach dem **Kauffmann-White-Schema** aufgrund ihrer Antigenstruktur [O-Antigene, H-Antigene, Vi-Antigene] eingeteilt werden; **Salmonella enterica** und **Salmonella bongori** werden als **Enteritis-Salmonellen** zusammengefasst [*s.u. Salmonellenenteritis*]

Salmonella enteritidis: *Syn: Gärtner-Bazillus*; Erreger einer akuten Gastroenteritis

Salmonella paratyphi: in drei Subspecies, **Salmonella paratyphi A, B** und **C**, vorkommender Erreger des Paratyphus✶

Salmonella typhi: *Syn: Typhusbazillus*; durch Wasser, Lebensmittel und Schmierinfektion übertragener Erreger des Typhus✶ abdominalis; meist empfindlich für Ampicillin✶, Mezlocillin✶, Ceftriaxon✶, Chloramphenicol✶, Cotrimoxazol✶, Ciprofloxacin✶; *s.a. Essay Tropenkrankheiten – importierte Krankheiten S. 1571*

Salmonella typhimurium: Erreger von Salmonellenenteritis und einer schwer verlaufenden Darminfektion von Säuglingen

Sallmolnelllenlenltelrilltis *f, pl* **-tilden**: *Syn: enterische Salmonellose*; durch verschiedene Salmonella-Arten [**Enteritis-Salmonellen**] verursachte akute, meldepflichtige Lebensmittelvergiftung; 1998 wurden in Deutschland 98.352 Fälle gemeldet, man geht aber davon aus, dass die wirkliche Anzahl im Bereich von 1 Million Fälle pro Jahr liegt Salmonellenenteritiden treten weltweit auf; die Erreger werden mit der Nahrung oder Getränken aufgenommen [*„Salmonellen isst und trinkt man"*]; sie penetrieren die Mukosazellen des unteren Dünndarms und führen zu einer lokalen Entzündung, die zu einer Störung des Flüssigkeits- und Elektrolyttransports führt; damit kommt es zu Durchfällen sowie Flüssigkeits- und Elektrolytverlusten; **Diagnose:** Erregernachweis aus dem Stuhl; Serotypisierung [Kauffmann-White-Schema] ist wichtig für Epidemiologen, Hygieniker oder unter rechtsmedizinischen Aspekten, spielt für die Therapie aber keine Rolle; **Therapie:** Flüssigkeits- und Elektrolytersatz, bei extraintestinaler Manifestation oder Patienten mit geschwächter Immunabwehr Antibiotika [Ampicillin✶, Mezlocillin✶, Ceftriaxon✶, Chloramphenicol✶, Cotrimoxazol✶, Ciprofloxacin✶]

Sallpinlgekltolmie *f: Syn: Eileiterentfernung, Eileiterresektion*; operative Entfernung eines oder beider Eileiter, z.B. bei Eileiterschwangerschaft oder dem seltenen Tubenkarzi-

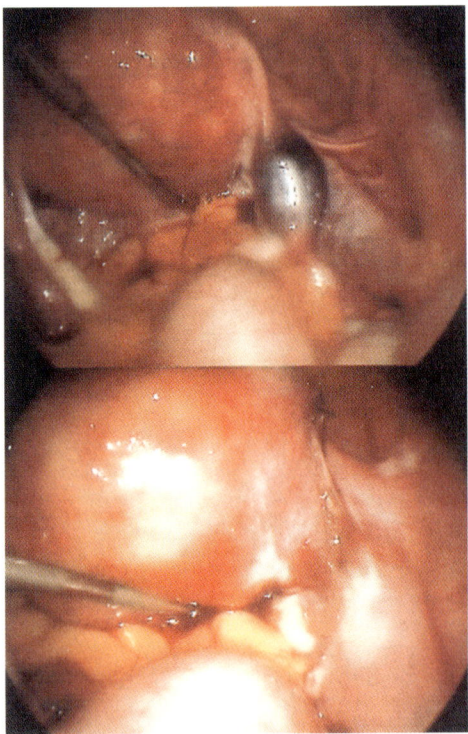

Abb. S3. Salpingektomie. Laparoskopische Salpingektomie bei Tubenschwangerschaft

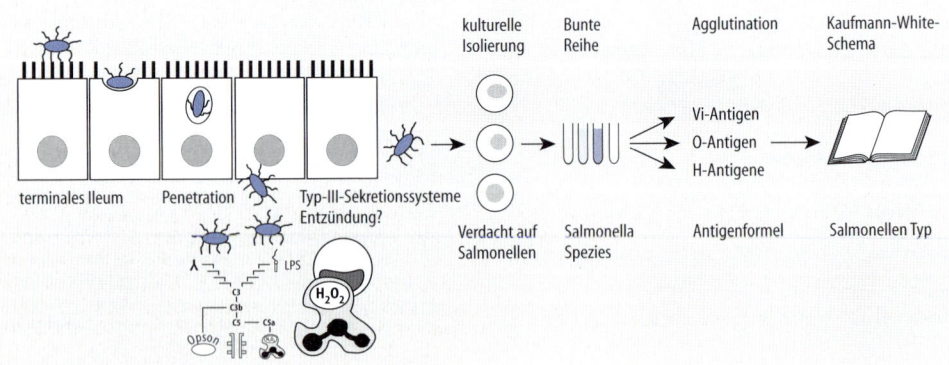

Abb. S2. Salmonellenenteritis. Pathogenese und Diagnose der Salmonellenenteritis

nom

transabdominelle Salpingektomie: *Syn: Zöliosalpingekto-mie, Laparosalpingektomie*; transabdominelle Entfernung eines oder beider Eileiter

Sal|pin|gi|tis *f, pl* -**tiden**: *Syn: Eileiterentzündung, Tubenentzün-dung*; eine Entzündung der Eileiterschleimhaut ist meist eine aufsteigende Entzündung, die sich auf die anderen Ad-nexen ausdehnt [Adnexitis*]; als Erreger kommen v.a. Go-nokokken* und Chlamydia*-Species vor [zusammen 60 %]; **Klinik**: die Entzündung kann symptomarm ver-laufen oder zu einem akuten Abdomen führen; **Diagnose**: Ultraschall, Pelviskopie; **Therapie**: Antibiotika; *s.a. Essay Entzündliche Erkrankungen der weiblichen Beckenorgane S. 1609*

Salpingitisisthmicanodosa: *Syn: Tubenwandendometriose*; Sonderform der Endometriose* mit Knotenbildung am Tubenabgang; findet sich gehäuft nach Fehlgeburten oder Schwangerschaftsabbrüchen

Salpingitis tuberculosa: *Syn: tuberkulöse Salpingitis*; tu-berkulöse Eileiterentzündung im Rahmen einer Genitaltu-berkulose; *s.a. Essay Entzündliche Erkrankungen der weib-lichen Beckenorgane S. 1609*

Sal|pin|go|gra|fie, -gra|phie *f*: Röntgenkontrastdarstellung der Eileiter, i.d.R. Teil einer Hysterosalpingografie; *s.a. Hystero-salpingokontrastsonografie*

Sal|pin|go|ne|o|sto|mie *f*: Neueinpflanzung des Eileiters in die Gebärmutter nach Resektion eines verschlossenen proxi-malen Tubenabschnitts; kann terminal, ampullär, isth-misch oder auch kombiniert erfolgen; *s.a. Essay Infertilität und Sterilität S. 733*

Salpingo-Oophorektomie *f*: *Syn: Salpingo-Ovariektomie, Salpin-goophorektomie*; operative Entfernung von Eileiter und Eierstock

Salpingo-Oophoritis *f*: *Syn: Ovariosalpingitis, Oophorosalpin-gitis*; Entzündung von Eierstock und Eileiter; *s.a. Essay Entzündliche Erkrankungen der weiblichen Beckenorgane S. 1609*

Salpingo-Oophorozele *f*: Hernie mit Eileiter und Eierstock im Bruchsack; *s.a. Essay Eingeweidebrüche/Hernien S. 577*

Sal|pin|go|o|phor|ek|to|mie *f*: → *Salpingo-Oophorektomie*

Salpingo-Ovariektomie *f*: → *Salpingo-Oophorektomie*

Sal|pin|go|plas|tik *f*: *Syn: Eileiterplastik, Tubenplastik*; plas-tische Operation des Eileiters, z.B. zur Wiederherstellung der Durchgängigkeit; prinzipiell kann man zwischen Ad-häsiolyse [Lösung von Adhäsionen, z.B. nach Entzündung oder Tubenschwangerschaft] und rekonstruktiven Techni-ken unterscheiden; dabei handelt es sich entweder um eine Neueinpflanzung des Eileiters [Salpingoneostomie] oder einer Resektion mit tubotubarer Anastomose; *s.a. Essay Infertilität und Sterilität S. 733*

Sal|pin|gor|rha|phie *f*: *Syn: Eileiternaht, Tubennaht*; Naht eines oder beider Eileiter nach traumatischer oder operativer Durchtrennung oder Inzision

Sal|pin|go|sko|pie *f*: **1.** *Syn: Tuboskopie, Falloposkopie*; endosko-pische Untersuchung der Eileiter **2.** endoskopische Unter-suchung der Ohrtrompete

Sal|pin|go|sto|ma|to|mie *f*: *Syn: Salpingostomie, Salpingostoma-totomie, Salpingostomatoplastik*; operative Entfernung von Tubenfimbrien oder Tubentrichter und Bildung eines neuen Tubentrichters; *s.a. Fimbrioplastik*

Sal|pin|go|sto|ma|to|plas|tik *f*: → *Salpingostomatomie*

Sal|pin|go|sto|ma|to|to|mie *f*: → *Salpingostomatomie*

Sal|pin|go|sto|mie *f*: → *Salpingostomatomie*

Sal|pin|go|to|mie *f*: *Syn: Eileitereröffnung, Eileiterschnitt*; ope-rative Eröffnung eines Eileiters

Sal|pin|go|ze|le *f*: Hernie mit Eileiter im Bruchsack; *s.a. Essay Eingeweidebrüche/Hernien S. 577*

Sal|sa|lat *nt*: *Syn: o-Salicyloylsalicylsäure, Disalicylsäure*; Es-ter aus zwei Molekülen Salicylsäure; nicht-steroidales An-tiphlogistikum, Antirheumatikum; **Anw.**: nur noch äu-ßerlich als Keratolytikum bei Hyperkeratosen, Hühner-augen usw.

Salter-Harris-Klassifikation *f*: *s.u. Epiphysenfraktur*

Salter-Operation *f*: *Syn: Beckenosteotomie nach Salter*; bei der angeborenen Hüftdysplasie durchgeführte Pfannendach-rekonstruktion; ein Knochenkeil wird aus dem Becken-kamm entnommen und oberhalb der Gelenkpfanne einge-setzt; *s.a. Essay Hüftgelenksdysplasie S. 673, Essay Kox-arthrose S. 847*

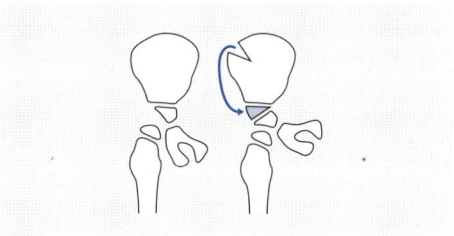

Abb. S4. Salter-Operation. Das Becken wird unmittelbar oberhalb der Gelenkpfanne durchtrennt und der distale Teil durch Einklemmen eines Knochenkeils aus dem Beckenkamm nach unten gedrückt

Sal|u|re|ti|kum *nt, pl* -**ka**: Diuretikum, das die Elektrolytaus-scheidung im Harn fördert

Salus-Zeichen *nt*: *s.u. Retinopathia hypertensiva*

Sal|vi|ae aetheroleum *nt*: *Syn: Salbeiöl, dalmatinisches Salbeiöl*; ätherisches Öl des Salbeis*

Sal|vi|ae folium *nt*: *Syn: Salbeiblätter*; Laubblätter von Salbei*

Sal|vi|ae trilobae folium *nt*: *Syn: dreilappige/griechische Salbei-blätter*; Blätter von dreilappigem Salbei*

Sal|vi|a officinalis *f*: → *Salbei*

Sal|vi|a triloba *f*: → *dreilappiger Salbei*

Salz|fie|ber *nt*: *Syn: Kochsalzhyperthermie, Durstfieber*; meist Säuglinge betreffende Hyperthermie bei Wasserverlust oder Salzüberschuss im Körper; **Therapie**: Flüssigkeitszu-fuhr

Salz|man|gel|syn|drom *nt*: durch Natriumchloridverlust be-dingte Störung des Elektrolythaushaltes mit Hyponatri-ämie und Hypochloridämie; am häufigsten als Folge einer **Salzverlustnephritis** [interstitielle Nierenschädigung als Folge einer Analgetikanephropathie oder bei chronischer Pyelonephritis], aber auch bei chronischer Niereninsuffizi-enz, Polyurie bei akutem Nierenversagen, Nebennieren-rindeninsuffizienz, osmotischer Diurese, Diabetes melli-tus, Diuretikaabusus, Verbrennungen oder gastrointesti-nalen Verlusten; **Klinik**: Kopfschmerzen, trockene Haut und Schleimhäute, verminderter Hautturgor, Schwäche, Lethargie, Konfusion; **Therapie**: in leichten Fällen ver-mehrte Kochsalzaufnahme mit der Nahrung [5–10 g/Tag]; bei euvolämischer Hyponatriämie Infusion von hyper-toner NaCl-Lösung [3 %], bei hypovolämischer Hypona-triämie isotone NaCl-Lösung und bei hypertoner Hy-ponatriämie Wasserrestriktion und Schleifendiuretika

Sam|bu|ci cortex *m*: *Syn: Holunderrinde*; *s.u. Holunder, schwar-zer*

Sam|bu|ci flos *m*: *Syn: Holunderblüten*; Blüten des schwarzen Holunders*

Sam|bu|ci folium *nt*: *Syn: Holunderblätter*; *s.u. Holunder, schwarzer*

Sam|bu|ci fructus *m*: *Syn: Holderbeeren, Holunderbeeren*; *s.u. Holunder, schwarzer*

Sam|bu|ci radix *f*: *Syn: Holunderwurzel*; *s.u. Holunder, schwar-zer*

Sam|bu|cus nigra *f*: → *Holunder, schwarzer*

Sa|men|bla|sen|ex|stir|pa|tion *f*: → *Spermatozystektomie*

Sa|men|bla|sen|re|sek|ti|on *f*: → *Spermatozystektomie*

Sa|men|bla|sen|schnitt *m*: → *Spermatozystotomie*

Sa|men|bruch *m*: → *Spermatozele*

Sa|men|lei|ter|durch|tren|nung *f*: → *Vasotomie*

Sa|men|lei|ter|er|öff|nung *f*: → *Vasotomie*

Sa|men|lei|ter|schnitt *m*: → *Vasotomie*

Sanarelli-Shwartzman-Phänomen *nt*: *Syn: Sanarelli-Shwartz-*

S

man-Reaktion, Shwartzman-Sanarelli-Phänomen; lokale oder generalisierte Reaktion nach wiederholter Endotoxininjektion; wahrscheinlich die Ursache von u.a. Waterhouse-Friderichsen-Syndrom, Purpura rheumatica und thrombotischer Mikroangiopathie

Sandelbaum, roter *m: Syn: Pterocarpus santalinus*; Baum aus der Familie der Schmetterlingsblütler [Fabaceae]; verwendet wird das Kernholz [**rotes Sandelholz**, Santali lignum rubrum], das ätherisches Öl [Pterocarpol, Cedrol], Isoflavonoide, Stilben-Derivate und rote Farbstoffe [z.B. Santalin A und B] enthält; **Anw.:** traditionell als Schmerzmittel bei Kopfschmerzen und Magen-Darm-Beschwerden, Diuretikum und Adstringens

Sandelbaum, weißer *m: Syn: Santalum album*; Baum aus der Familie der Santalaceae; verwendet werden das Kernholz [**weißes Sandelholz**, Santali albi lignum] sowie das durch Wasserdampfdestillation aus ihm gewonnene ätherische **Sandelöl** [Santali albi aetheroleum], das Sesquiterpene enthält; **Anw.:** krampflösendes Antiseptikum [v.a. bei Harnwegsinfekten], Stomachikum

Sandfloh *m: →Tunga penetrans*

Sandriedgras *nt: Syn: Riedgras, Sandsegge, deutsche Sarsaparille, Carex arenaria*; Pflanze aus der Familie der Riedgräser [Cyperaceae]; verwendet wird der im Frühjahr gesammelte und getrocknete **Sandriedgraswurzelstock** [Caricis rhizoma], der ätherisches Öl, Flavonoide, Gerbstoffe und Saponine enthält; **Anw.:** traditionell bei Gicht, Rheuma, Arthritis und Hauterkrankungen sowie als schweiß- und harntreibendes Mittel

Sandsegge *f: →Sandriedgras*

Sandwich-Methode *f:* Bezeichnung für Immunoassays bei denen das zu bestimmende Antigen im ersten und im zweiten Schritt jeweils mit einem Antikörper reagiert; damit entsteht ein „Sandwich" aus Antikörper-Antigen-Antikörper; bei umgekehrtem Vorgehen erhält man einen Antigen-Antikörper-Antigen-Komplex; *s.a. Enzyme-linked-immunosorbent-Assay*

Sanfilippo-Syndrom *nt: →Mukopolysaccharidose III*

Sängerknötchen *pl: Syn: Stimmlippenknötchen, Stimmbandknötchen, Schreiknötchen, Noduli vocales*; kleine Knötchen, die symmetrisch am Übergang vom mittleren zum vorderen Stimmlippendrittel, dem Punkt maximaler Stimmlippenschwingung, entstehen; **Ursache** ist eine falsche Sprech- oder Singtechnik bei Erwachsenen in Berufen mit entsprechender Stimmbelastung oder bei Kindern durch Schreien; **Therapie:** je nach Größe und Stadium der Knötchen, weiche oder harte Knötchen, kann das Erlernen einer korrekten Sprech- und Singtechnik in einer Stimmübungsbehandlung die Knötchen zum Verschwinden bringen oder müssen die Knötchen zusätzlich mikrochirurgisch abgetragen werden; *s.a. Essay Neubildungen des Larynx S. 793*

Saniculae herba *f: Syn: Sanikelkraut*; oberirdische Pflanzenteile von Sanikel*

Sanicula europaea *f: →Sanikel*

Sanikel *f: Syn: Sanicula europaea*; Pflanze aus der Familie der Doldengewächse [Apiaceae]; verwendet werden die während der Blüte gesammelten oberirdischen Pflanzenteile [Sanikelkraut, Saniculae herba]; sie enthalten u.a. Saponine, Chlorogen- und Rosmarinsäure; **Anw.:** traditionell bei Atemwegsentzündungen [v.a. Bronchitis], Hauterkrankungen und Magengeschwür

Santali albi aetheroleum *nt: Syn: Sandelöl*; ätherisches Öl aus dem Kernholz des weißen Sandelbaums*

Santali albi lignum *nt: Syn: weißes Sandelholz; s.u. Sandelbaum, weißer*

Santali lignum rubrum *nt: Syn: rotes Sandelholz; s.u. Sandelbaum, roter*

Santalum album *nt: →Sandelbaum, weißer*

Saphena-Varikosis *pl: Syn: Stammvarizen*; entsteht durch eine Insuffizienz der Mündungsklappe der Vena saphena magna bzw. parva; auch wenn klinisch nur Varizen am Unterschenkel erkennbar sind, findet man bei der Dopp-

ler-Sonografie aber auch eine Schlängelung des proximalen Stammes und die Klappeninsuffizienz; *s.u. Essay Krampfadern/Varizen S. 1643*

Saphenektomie *f:* operative Entfernung der Vena saphena magna oder parva; meist als Venenstripping*; *s.a. Essay Krampfadern/Varizen S. 1643*

Saponariae alba radix *f: →Gypsophilae radix*

Saponariae herba *f: Syn: Seifenkraut; s.u. Seifenkraut, gemeines*

Saponariae rubrae radix *f: Syn: rote Seifenwurzel; s.u. Seifenkraut, gemeines*

Saponariae semen *m: Syn: Seifenkrautsamen; s.u. Seifenkraut, gemeines*

Saponaria officinalis *f: →Seifenkraut, gemeines*

Saquinavir *nt:* HIV-Proteasehemmer; **Anw.:** Kombinationstherapie von HIV-Infektionen; **NW:** Übelkeit, Diarrhoe, selten Exanthem; *s.a. Essay HIV-Infektion – AIDS S. 625*

Sarcoma idiopathicum multiplex haemorrhagicum *nt: →Kaposi-Sarkom*

Sarcoptes scabiei *f: Syn: Skabiesmilbe, Krätzmilbe, Acarus scabiei; s.u. Skabies*

Sargdeckelphänomen *nt: s.u. Pityriasis lichenoides*

Sarkoid, multiples *nt: →Bäfverstedt-Syndrom*

Sarkoidose *f: Syn: Boeck-Sarkoid, Morbus Boeck, Boeck-Krankheit, Morbus Besnier-Boeck-Schaumann, Besnier-Boeck-Schaumann-Krankheit, benignes Miliarlupoid, benigne Lymphogranulomatose, Lymphogranulomatosa benigna*; familiär gehäuft auftretende Systemerkrankung mit Granulomen der Haut, innerer Organe [Milz, Leber, Lunge] sowie mediastinaler und peripherer Lymphknoten; die **Ätiologie** ist weiterhin ungeklärt, man geht heute aber davon aus, dass es sich um eine übersteigerte Immunreaktion gegen ein noch unbekanntes Antigen handelt, das wahrscheinlich über die Atemwege aufgenommen wird; es wird auch vermutet, dass eine genetisch bedingte Disposition vorhanden sein muss

der Befall der Lungen und der hilären Lymphknoten [**intrathorakale** oder **pulmonale Sarkoidose**] bestimmt das klinische Bild und i.d.R. auch die Prognose; man unterscheidet vier Stadien [manche Autoren fassen Stadium 3 und 4 zusammen]; **klinisch** unterscheidet man zwei Verläufe mit unterschiedlicher Therapie und Prognose: die **akute Sarkoidose** [auch **Löfgren-Syndrom**] ist durch die Trias bihiläre Lymphome, Polyarthritis und Erythema nodosum gekennzeichnet; sie macht 25 % aller Fälle aus und betrifft v.a. junge Frauen; die **Prognose** ist gut, da 80–90 % innerhalb von 1–2 Jahren spontan abheilen; der Rest spricht gut auf Corticosteroide an

die **chronische Sarkoidose** verläuft meist schleichend und

Tab. S1. Sarkoidose. Stadieneinteilung

Stadium I	Meist asymptomatisch
Bihiläre Lymphadenopathie	Spontane Remission in ~ 75 % innerhalb von 2 Jahren; ~ 15 % → chronisch progredienter Ver-lauf
Stadium II	**Meist symptomatisch**
Bihiläre Lymphadenopathie, beginnender diffuser Lungenbefall	(Dyspnoe, Husten, restriktive Lungenfunktionsstörung, Vitalkapazität ↓) Remission in 50 % innerhalb 2 Jahren
Stadium III	**Symptomatisch**
Diffuser Lungenbefall ohne bihiläre Lymphadenopathie	Remission in 1/3 nach 2 Jahren; 2/3 Progression zu Lungenfibrose
Stadium IV	
Endstadium (Lungenfibrose)	

symptomarm, und wird oft nur als Zufallsbefund bei Röntgenuntersuchungen der Lunge entdeckt; am häufigsten sind Klagen über Husten, Atemnot oder Druckgefühl in der Brust; seltener sind Allgemeinsymptome, wie z.B. Müdigkeit, Abgeschlagenheit und Appetitlosigkeit; ca. 15 % der Patienten kommen wegen extrathorakaler Sarkoidose [Auge, Haut, Herz, Leber, Niere] in ärztlicher Behandlung; die Therapie besteht in systemischer Corticosteroidapplikation, wobei Dosierung und Dauer von Art und Intensität der Krankheit abhängen; ein beträchtlicher Teil der Patienten geht aber spontan ohne Therapie in Remission; die **Prognose** ist insgesamt gut; nur 4–6 % der Patienten versterben, allerdings kann es zu wiederholten Rezidiven kommen

extrathorakaler Organbefall ist häufig das erste Symptom und muss lokal oder systemisch mit Corticoiden behandelt werden; am häufigsten sind **Haut-, Augen-, Myokard-, Neuro-** und **Nierensarkoidose**; v.a. die **Myokardsarkoidose** kann eine lebensbedrohliche Komplikation darstellen, weil es zu Herzrhythmusstörungen und therapierefraktärer Herzinsuffizienz kommen kann

Sal|rot|ham|nus scoparius *m*: →*Resenginster*

Sar|sa|pa|rill|lae radix *f*: s.u. *Sarsaparille*

Sar|sa|pa|rille *f*: *Syn: Smilax*; Bezeichnung für **Smilax aristolochiaefolii, Smilax regelii, Smilax febrifuga, Smilax utilis** und andere Smilax-Arten aus der Familie der Smilacaceae; verwendet werden die getrockneten Wurzeln [**Sarsaparillae radix**, Sarsaparille, Smilax-Wurzel], die ätherisches Öl, Saponine, Harze und Zucker enthalten; **Anw.:** traditionell bei Syphilis, chronischen Hautleiden [Psoriasis] sowie als Diuretikum und Diaphoretikum; in der Homöopathie bei Exanthemen mit Juckreiz, Nierenerkrankungen, Muskel- und Gelenkrheumatismus

deutsche Sarsaparille: →*Sandriedgras*

Sas|sa|fras (albidum) *nt*: Baum aus der Familie der Lorbeergewächse [Lauraceae]; verwendet werden das **Sassafraswurzelholz** [Sassafras lignum] und die getrocknete **Sassafraswurzelrinde** [Sassafras radicis cortex], die beide ätherisches **Sassafrasöl** [Sassafras aetheroleum; Safrol, α-Pinen, Phellandren, Campfer], Lignane, Gerbstoffe und Alkaloide enthalten; **Anw.:** traditionell als Diuretikum und zur Blutreinigung; bei Hautleiden, rheumatischen Erkrankungen und Gicht

Sal|tur|nis|mus *m*: →*Bleivergiftung*

Sauer|dorn *m*: →*Berberitze*

Sauer|stoff|the|ra|pie, hyperbare *f*: *Syn: Sauerstoffüberdrucktherapie, hyperbare Oxygenation, hyperbare Oxigenationstherapie*; Sauerstofftherapie durch Einatmung von Sauerstoff in einer Überdruckkammer, z.B. bei Kohlenmonoxidvergiftung; über die Wirksamkeit bei Claudicatio intermittens und anderen Formen der arteriellen Verschlusskrankheit gibt es unterschiedliche Meinungen; bisher liegt keine prospektive Studie vor, die über die Validität dieser Methode Aussagen machen könnte

Sauer|stoff|über|druck|the|ra|pie *f*: →*Sauerstofftherapie, hyperbare*

Säug|lings|an|ä|mie, pseudoperniziöse *f*: *Syn: reversible Megaloblastenanämie des Kindesalters, reversible megaloblastäre Anämie, Gerbasi-Anämie*; seltene, alimentäre, megaloblastäre Anämie bei untergewichtigen oder unterernährten Säuglingen oder Kleinkindern; spielt in Mitteleuropa keine Rolle mehr, wird aber noch in Ländern der 3. Welt gesehen

Säug|lings|dys|pep|sie *f*: *Syn: Säuglingsenteritis*; akute, von Diarrhoe gekennzeichnete Ernährungsstörung unter schiedlicher Genese [Infektion, Malabsorption, Nahrungsmittelallergie]

infektiöse Säuglingsdyspepsie: *Syn: infektiöse Säuglingsenteritis*; meist durch Rotaviren, seltener auch durch Bakterien verursachte Enteritis mit der Gefahr einer Säuglingstoxikose

Säug|lings|ek|zem, konstitutionelles *nt*: →*Milchschorf*

Säug|lings|häm|an|gi|om *nt*: *Syn: blastomatöses Hämangiom,*

Haemangioma planotuberosum/simplex, Blutschwamm; meist schon bei der Geburt vorhandenes flach-gewölbtes subkutanes Hämangiom; eine **Therapie** ist meist nicht nötig, da sich mehr als 70 % der Hämangiome spontan vor dem 12. Lebensjahr zurückbilden; Laserbehandlung und Kryotherapie sowie Glucocorticoidtherapie führen i.d.R. zu Rückbildung und narbenlosen Abheilung

Säug|lings|ko|xi|tis *f, pl* **-ti|den:** *Syn: Neugeborenenkoxitis*; hämatogene oder iatrogene [Punktion!] purulente Koxitis mit meist schwerer Schädigung des Gelenks; **Therapie:** Ruhigstellung, Antibiotika; bei Fistelbildung operative Ausräumung

Säug|lings|re|ti|ku|lo|se, maligne *f*: *Syn: Abt-Letterer-Siwe-Krankheit, Morbus Letterer-Siwe, Letterer-Siwe-Krankheit, akute Säuglingsretikulose, maligne generalisierte Histiozytose*; generalisierte Variante der Histiozytosis × mit Granulomen in Haut, Milz, Lymphknoten, Leber, Lunge und Knochen; betrifft bevorzugt Kleinkinder; typisch ist ein akuter Verlauf mit hoher Sterberate [90 %]; **Therapie:** Zytostatikatherapie und hoch dosierte Corticoide; Antibiotikaabdeckung und Bluttransfusionen

Säug|lings|to|xi|ko|se *f*: *Syn: Enzephaloenteritis, Encephaloenteritis acuta*; schwere, durch toxische Symptome gekennzeichnete Form der Säuglingsdyspepsie; bei unzureichender Behandlung der Dyspepsie kommt es zu schwerer Dehydratation, metabolischer Azidose, Elektrolytverschiebung, hypovolämischem Schock und Koma

Saug|wür|mer *pl*: *Syn: Trematoden, Trematoda, Trematodes, Egel*; mit zwei Saugnäpfen versehene Plattwürmer, die als Darm-, Leber- und Lungenegel des Menschen von Bedeutung sind; *s.u. Essay Helminthosen S. 553*

3-Säulenmodell nach Denis *nt*: *s.u. Wirbelsäulenfraktur*

Säure-Basen-Haushalt *m*: Gesamtheit der Mechanismen zur Konstanthaltung eines optimalen pH-Wertes im Körper; basiert auf einer Zusammenarbeit von Lunge, Niere und Leber; Lunge und Niere beeinflussen den pH-Wert durch Abatmung von CO_2 [Lunge] bzw. Ausscheidung von H^+ oder HCO_3^- [Niere]; die Ausscheidung von H^+ über die Niere geschieht in Form von NH_4^+; dafür benötigt die Niere Glutamin und hängt damit vom Glutaminstoffwechsel der Leber ab; **Störungen des Säure-Basenhaushaltes** treten bei der Mehrzahl kritisch kranker Patienten auf; sie sind vielfach mit einer hohen Mortalität verbunden, die allerdings eher durch die Grundkrankheit als durch die Veränderung des pH-Wertes bedingt ist; *s.u. Essay Akute Störungen des Wasser-, Elektrolyt- und Säure-Basen-Haushalts S. 1387*

Säu|re|ver|lät|zung *f*: *s.u. Essay Chemische Verletzungen S. 1653*

Sau|ri|a|sis *f, pl* **-ses:** *Syn: Saurierhaut, Ichthyosis hystrix, Hyperkeratosis monstruosa*; Oberbegriff für alle Hyperkeratosen mit schwarz-braunen, krokodilartigen Schuppen

Sal|xo|phon|pe|nis *m*: *s.u. Penisfraktur*

Sayk-Verfahren *nt*: Zählung von Zellen im Liquor cerebrospinalis nach Sedimentation in einer speziellen Kammer

Scalbies *f*: →*Skabies*

Scan|ning *nt*: →*Szintigrafie*

Scar|la|ti|na *f*: →*Scharlach*

Schach|tel|halm *m*: *Syn: Ackerschachtelhalm, Equisetum arvense*, Pflanze aus der Familie der Schachtelhalmgewächse [Equisetaceae]; verwendet werden die getrockneten Sprossen [**Schachtelhalmkraut**, Equiseti herba], die Flavonoide enthalten; **Anw.:** als Diuretikum bei Ödemen, Erkrankungen der Harnwege und Nierensteinen; traditionell auch bei Haarausfall, rheumatischen Erkrankungen, Gicht und Geschwüren; in der Homöopathie bei Nieren- und Harnwegserkrankungen

Schä|del|ba|sis|frak|tur *f*: *Syn: Schädelbasisbruch*; auf die Schädelbasis begrenzte Fraktur oder Fortsetzung einer Schädeldachfraktur auf die Schädelbasis; oft kann die Fraktur im Röntgenbild nicht erkannt werden und erst das klinische Bild [Brillen-, Monokelhämatom, Blut- oder Liquorausfluss aus Nase, Ohr oder Mund] gibt einen Hinweis auf ihr Vorliegen

frontobasale Schädelbasisfraktur: *Syn: frontobasale Fraktur*; Schädelbasisfraktur im vorderen und unteren Bereich, die vorwiegend durch eine direkte Gewalteinwirkung auf Stirn oder Gesichtsschädel entsteht; bei Eröffnung der Dura mater kommt es zum Liquorausfluss aus der Nase [Rhinoliquorrhoe]; dann besteht eine erhöhte Gefahr für aufsteigende Infektionen [Meningitis, Hirnabszess]; die Einteilung erfolgt nach der Escher-Klassifikation [*s.u. Mittelgesichtsfraktur*]; **Klinik**: Blutungen aus Nase und

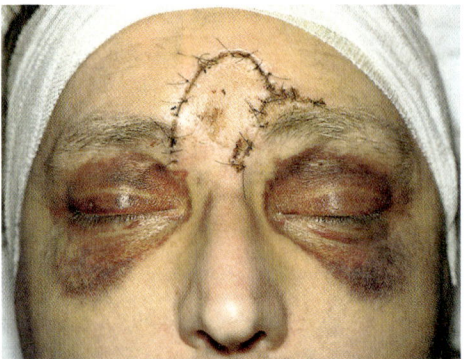

Abb. S5. Frontobasale Schädelbasisfraktur. Brillenhämatom

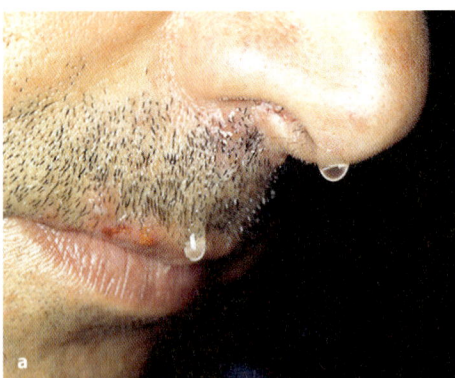

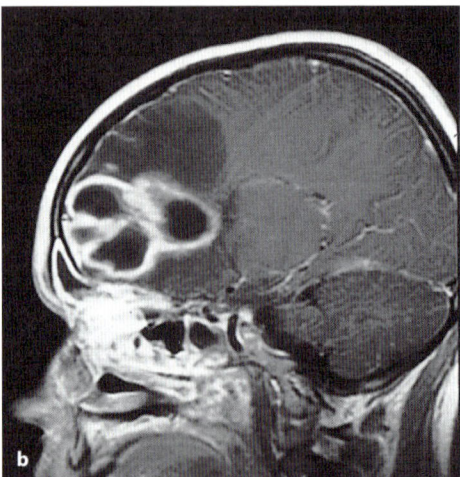

Abb. S6. Frontobasale Schädelbasisfraktur. a Rhinoliquorrhoe, **b** Frontalhirnabszess im MRT

Mund, Brillen- oder Monokelhämatom, Hyposphagma, Anosmie durch Schädigung der Riechfäden; aufgrund des Verletzungsmechanismus [Auto-, Arbeitsunfälle] liegt oft auch eine Commotio oder Contusio cerebri vor; **Diagnose**: Röntgen, CT, MRT; **Therapie**: Reposition und Fixierung dislozierter Fragmente; bei Durazerreißung extradurale oder intradurale Duraplastik; **Spätkomplikationen** sind v.a. Liquorfisteln, Meningitis, Hirnabszess, Osteomyelitis und Muko- oder Pyozele der Nasennebenhöhlen

laterobasale Schädelbasisfraktur: →*Felsenbeinfraktur*

Schäldelldachlfrakltur *f*: *Syn*: *Schädeldachbruch*; Fraktur des Schädeldaches mit [**offene Schädeldachfraktur**] oder ohne Eröffnung der Schädelhöhle [**geschlossene Schädeldachfraktur**]; geschlossene Frakturen ohne Verletzung der Dura mater können konservativ behandelt werden; offene Frakturen oder Impressionsfrakturen müssen operativ versorgt werden; offene Frakturen mit Zerreißung der Dura haben ein erhöhtes Risiko für Infektionen der Hirnhaut oder der Gehirns [Meningitis, Hirnabszess]

Schäldellerlöfflnung *f*: →*Kraniotomie*

Schäldellfrakltur *f*: *Syn*: *Schädelbruch*; Fraktur eines oder mehrerer Schädelknochen mit oder ohne Eröffnung der Schädelhöhle [**offene bzw. geschlossene Schädelfraktur**]; nach der Lage der Fraktur bzw. dem Lauf der Frakturlinie unterscheidet man Schädeldachfrakturen* und Schädelbasisfrakturen*

SchäldellimlpresIsilonslfrakltur *f*: →*Impressionsfraktur*

SchäldellmesIsung *f*: →*Kraniometrie*

Schäldellplasltik *f*: *Syn*: *Kranioplastik*; plastische Operation zur Deckung von Schädeldefekten oder zur Korrektur von Schädelfehlbildungen oder -deformitäten

Schaflblatltern *pl*: →*Windpocken*

Schaflgarlbe *f*: *Syn*: *Tausenblatt, Achillea millefolium-Gruppe*; Pflanzen aus der Familie der Korbblütler [Asteraceae]; verwendet werden Blütenstand [**Schafgarbenblüten**, Millefolii flos] und Kraut [**Schafgarbenkraut**, Millefolii herba]; sie enthalten ätherisches Öl [v.a. Chamazulen] sowie Flavonoide und besitzen eine entzündungshemmende, krampflösende, antimikrobielle und adstringierende Wirkung; **Anw.**: traditionell bei Appetitlosigkeit, Verdauungsbeschwerden, Leber-Galle-Leiden, Blasen- und Nierenerkrankungen, Menstruationsstörungen, Durchfall, Fieber und Schmerzen; in der Homöopathie bei Blutungen, Krampfadern und Krämpfen

Schaftlbruch *m*: →*Diaphysenfraktur*

Schaftlfrakltur *f*: →*Diaphysenfraktur*

Schällblalsenlauslschlag *m*: →*Pemphigus neonatorum*

SchalllemplfinldungslschwerlhölrigIkeit *f*: *Syn*: *sensineurale Schwerhörigkeit*; *s.u. Schwerhörigkeit*

SchalllleiltungslschwerlhölrigIkeit *f*: *Syn*: *Schallleitungsstörung, Mittelohrtaubheit, Mittelohrschwerhörigkeit*; *s.u. Schwerhörigkeit*

Schamlbeinlplasltik *f*: →*Pubeoplastik*

Schamberg-Krankheit *f*: →*Purpura pigmentosa progressiva*

Schamlbolgenlfrakltur *f*: Form der Beckenringfraktur

Schanlker *m*: primäres Hautgeschwür [v.a. bei Geschlechtskrankheiten]

harter Schanker: *Syn*: *Hunter-Schanker, syphilitischer Primäraffekt, Ulcus durum*; primäres Hautschwür bei Syphilis

weicher Schanker: →*Ulcus molle*

Scharllach *m*: *Syn*: *Scharlachfieber, Scarlatina*; akute Infektionskrankheit durch β-hämolysierende Streptokokken* der Gruppe A, die **erythrogenes Toxin** bilden; typisch ist ein hoch fieberhafter Verlauf mit Enanthem [**Himbeerzunge**], Halsschmerzen, Unwohlsein, Übelkeit, Erbrechen, **Scharlachexanthem** und schmerzhafter Schwellung der Zervikallymphknoten; das feinfleckige, diffuse Exanthem beginnt am Gesicht, spart aber das Munddreieck aus [**periorale Blässe**], und generalisiert innerhalb von 24 Stunden; es fühlt sich samtartig an und verschwindet unter Druck; nach zwei Tagen kommt es zu gradueller Abblassung und nach einer Woche beginnt vom Gesicht

Akute Störungen des Wasser-, Elektrolyt- und Säure-Basen-Haushaltes

B. Schneeweiss, G.C. Funk

Störungen des Wasser- und Natriumhaushaltes

Da sich eine Störung des Wasserhaushaltes in einer Störung der Serumnatriumkonzentration manifestiert, ist es sinnvoll, beide Störungen gemeinsam abzuhandeln. Störungen im Natriumbestand des Körpers führen zu einer Veränderung des Volumenstatus, solche des Bestandes an freiem Wasser zu Veränderungen der Serumnatriumkonzentration.

Bei einer Serumnatriumkonzentration >145 mmol/l liegt eine **Hypernatriämie** vor, bei einer Serumnatriumkonzentration >155 mmol/l eine **schwere Hypernatriämie**.

Als **Hyponatriämie** bezeichnet man eine Serumnatriumkonzentration von <136 mmol/l, als **schwere Hyponatriämie** eine Serumnatriumkonzentration <125 mmol/l

! Eine Hypernatriämie ist immer mit einer Erhöhung der Osmolarität vergesellschaftet, eine Hyponatriämie kann, abhängig ob zusätzlich noch osmotisch wirksame Substanzen im Serum vorhanden sind, sowohl mit einer Erhöhung, Verminderung, als auch mit einer normalen Osmolarität einhergehen.

Die durch eine Veränderung der Serumnatriumkonzentration **zu erwartende Serumosmolarität** [mOsmol/l] kann errechnet werden anhand der Beziehung:

$$[Osmol (mOsmol/l)] = 2 \times [Na (mmol/l)] + [BUN (mmol/l)] + [BG (mmol/l)]$$

bzw.

$$[Osmol (mOsmol/l)] = 2 \times [Na (mmol/l)] + [BUN (mg\%/dl)]/2,8 + [BG (mg\%/dl)]/18$$

[BUN] Harnstoffstickstoffkonzentration im Serum
[BG] Glucosekonzentration im Serum

Sollte die **gemessene Osmolarität** höher als die errechnete sein, müssen zusätzliche osmotisch wirksame Moleküle – Alkohole, Lactat, Salicylat - im Serum vorhanden sein.

Der Einfluss von Veränderungen der Serumosmolarität auf die Verteilung des Körperwassers auf den Intra- und Extrazellulärraum kann mit Hilfe der **effektiven Serumosmolarität** [**Tonizität**] abgeschätzt werden:

$$[\textbf{effektive Serumosmolarität} (mOsmol/l)] = [Osmol (mOsmol/l)] - [BUN (mOsmol/l)]$$

Sollten im Serum noch zusätzlich osmotisch wirksame, sich im Gesamtkörperwasser gleichmäßig verteilende Moleküle wie Äthanol oder Ethylenglykol vorhanden sein, müsste auch deren Konzentration von der Osmolarität abgezogen werden, um die Tonizität richtig zu erfassen.

Hyponatriämie

Findet sich bei bis zu 2 % aller hospitalisierten Patienten und stellt somit die häufigste Elektrolytentgleisung dar. Sie geht mit einer zum Teil deutlich erhöhten Mortalität einher.

Symptomatik

Klinisch manifestiert sie sich hauptsächlich in einer Beeinträchtigung der zerebralen Funktion. Die **Symptome** treten besonders bei schweren Hyponatriämien und besonders dann auf, wenn der Abfall der Natriumkonzentration schnell eingetreten ist. Kopfschmerzen, Übelkeit, Erbrechen, Muskelkrämpfe, Störungen der Vigilanz und Verwirrtheit können beobachtet werden. Als **schwerwiegende Komplikationen** können zerebrale Krampfanfälle, Koma, Atemstillstand, Hirnstammkompression durch ein Hirnödem mit bleibendem Hirnschaden oder

S

Tod auftreten. **Risikopatienten** stellen postoperative menstruierende Frauen, Kinder, psychiatrische Patienten mit Polydipsie, Patienten mit einer Hypoxämie und ältere Frauen unter einer Thiazid-Therapie dar.

Diagnostik

Bei Patienten mit einer normalen oder sogar erhöhten effektiven Serumosmolarität [≥ 280 mOsmol/l], muss vorerst eine **Pseudohyponatriämie**, wie sie bei einer Hyperlipidämie oder auch Hyperproteinämien vorkommen, ausgeschlossen werden. Aber auch eine **erhöhte Glucosekonzentration** oder die Anwesenheit anderer Zucker wie Mannitol im Serum, führen zu einer hypertonen Hyponatriämie: so zieht ein Anstieg der Glucosekonzentration um 100 mg/dl einen Abfall der Natriumkonzentration um 1,6 mmol/l nach sich.

Da Störungen des Natriumhaushaltes auch immer von solchen des Wasserstoffwechsels vergesellschaftet sind, kommt der klinischen Beurteilung des **Volumenstatus**, der den **Natriumbestand des Gesamtkörpers** widerspiegelt, eine zentrale Bedeutung in der Differenzialdiagnose der Hyponatriämien zu.

Aussagen über etwaige Störungen der Wasserausscheidung können durch Bestimmung der Harnosmolarität, solche der renalen Natriumausscheidung durch Bestimmung der Harnnatriumkonzentration getroffen werde. Abbildung 1 zeigt einen Algorithmus zur Diagnostik der Hyponatriämien anhand der diskutierten Parameter.

Therapie

Da eine unbehandelte symptomatische Hyponatriämie mit einer schlechten Prognose verbunden ist, müssen unverzüglich therapeutische Maßnahmen ergriffen werde. Die Art der Behandlung hängt vom Vorhandensein Hyponatriämie-assoziierter Symptome und ganz besonders von der Dauer der Störung ab. Eine Hyponatriämie die sich innerhalb eines Zeitraumes von 48 Stunden entwickelt hat, ist mit einem hohen Hirnödemrisiko mit schlechtem Outcome verbunden.

Eine zu schnelle Korrektur [auch wenn sie nur durch Wasserrestriktion durchgeführt wurde] kann besonders bei chronischen Hyponatriämien eine **pontine Myelinolyse** auslösen. Besonders chronische Alkoholiker, mangelernährte Patienten, Patienten mit einer Hypokaliämie und Verbrennungen wie auch ältere Frauen unter Thiazid-Diuretika, sind gefährdet, diese schwerwiegende Komplikation zu akquirieren.

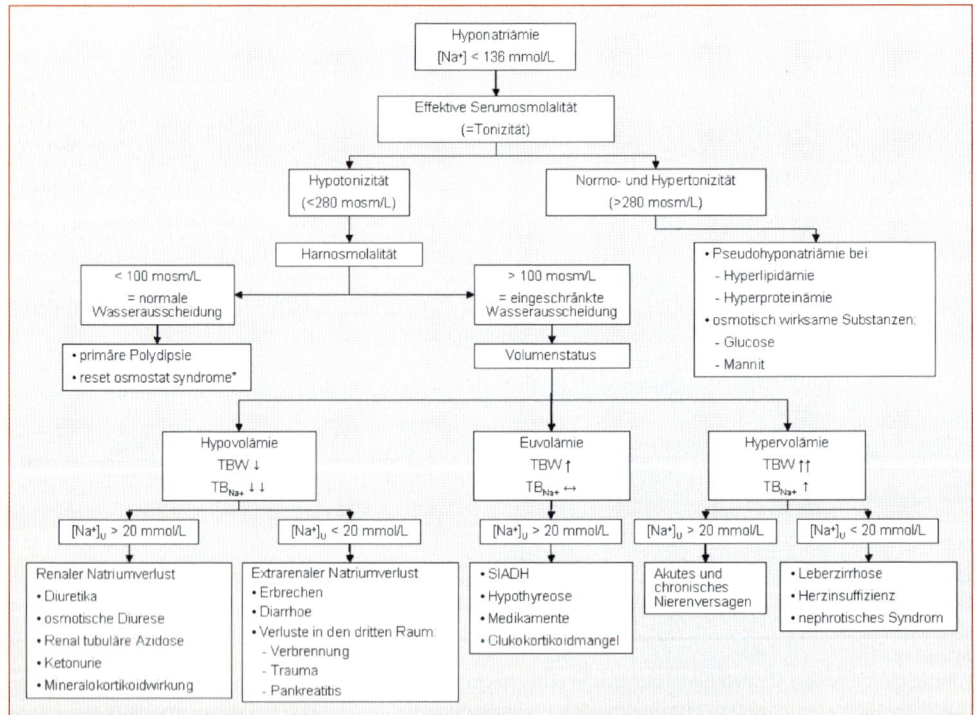

Abb. 1. Differenzialdiagnose der Hyponatriämie. *Reset osmostat syndrome: erhaltene Abhängigkeit der ADH-Sekretion von der Serumosmolarität bei allerdings niedrigeren Osmolaritätswerten. Kann bei Schwangerschaft, Hypovolämie, hohem Querschnitt, Psychosen, Enzephalititis, Malnutrition und anderen konsumierenden Erkrankungen gefunden werden.

Symptomatische hypotone Hyponatriämie mit einer Harnosmolarität ≥ 200 mOsmol/l mit Eu- bzw. Hypervolämie: Zufuhr isotoner oder hypertoner Natriumchloridlösungen. Eine zu starke Volumenbelastung kann durch die gleichzeitige Gabe von **Furosemid*** verhindert werden. Um das Auftreten einer pontinen Myelinolyse zu verhindern, sollte die Natriumkonzentration nicht schneller als um 8 mmol/l/Tag angehoben werden. Bei Patienten mit schweren Symptomen kann in den ersten Stunden der Therapie ein Anstieg der Natriumkonzentration um 1–2 mmol/l/Stunde angestrebt werden. Der Effekt eines Liters einer Natriumchloridlösung auf die Serumnatriumkonzentration kann anhand folgender Beziehung abgeschätzt werden:

$$\Delta[Na^+]_{Se} = ([Na^+]_{Inf} + [K^+]_{Inf} - [Na^+]_{Se})/(TBW + 1)$$

$[Na^+]_{Se}$ Serumnatriumkonzentration (mmol/l)
$[Na^+]_{Inf}$ Natriumkonzentration der Infusionslösung (mmol/l)
$[K^+]_{Inf}$ Kaliumkonzentration der Infusionslösung (mmol/l)
TBW Gesamtkörperwasser; Kinder, Männer: Körpergewicht × 0,6; Frauen: Körpergewicht × 0,5; ältere Männer: Körpergewicht × 0,5; ältere Frauen Körpergewicht × 0,45

Mit Hilfe dieser Beziehung kann auch die Infusionsmenge pro Zeitraum, in dem ein bestimmter Anstieg der Serumnatriumkonzentration erzielt werden soll, für die gewählte Infusionslösung errechnet werden:
Infusionsmenge/Zeitraum = angestrebter $\Delta[Na^+]_{Se}$ pro Zeitraum/$\Delta[Na^+]_{Se}$

Angesichts der schlechten neurologischen Prognose einer zentralen pontinen Myelinolyse kann beim Auftreten dieser Komplikation eine Reinduktion der Hyponatriämie durch Verabreichung von hypoosmolarer Flüssigkeit [Wasser oder 5% Glucoselösung] erwogen werden.

Symptomatische hypotone Hyponatriämie mit einer Harnosmolarität < 200 mOsmol/l: Solange keine schweren Symptome, wie zerebrale Krampfanfälle oder Koma beobachtet werden, genügt Wasserrestriktion unter enger Observation. Anderenfalls Gabe von hypertoner Natriumchloridlösung [siehe oben].

Asymptomatische hypotone Hyponatriämie: Sie kann häufig alleine mit Wasserrestriktion behandelt werden. Auch kann die Therapie einer zugrunde liegenden Erkrankung [z.B. Herzinsuffizienz mit ACE-Hemmern] die Ausscheidung von freiem Wasser steigern. Schleifendiuretika, nicht aber Hydrochlorothiazide steigern ebenfalls die Wasserausscheidung.
Bei Patienten mit **SIADH** sollen Schleifendiuretika mit einer leicht erhöhten Natriumzufuhr kombiniert werden, falls es mit einer Wasserreduktion von < 800 ml pro Tag nicht gelingt die Hyponatriämie zu beseitigen. Reichen auch diese Maßnahmen nicht aus, kann beim SIADH auch 800–1200 mg **Demeclocyclin*** täglich verabreicht werden, um durch die Induktion eines nephrogenen Diabetes insipidus die Ausscheidung von freien Wasser zu steigern. Eine engmaschige Kontrolle der Nierenfunktion ist wegen der, besonders bei Patienten mit Lebezirrhose beobachteten, Nephrotoxizität angezeigt.

Hypernatriämie
Sie ist immer mit einer erhöhten Serumosmolarität und Tonizität und somit auch einer zellulären Dehydratation verbunden. **Die Störung ist häufig iatrogen bedingt** und mit einer hohen Morbidität und Mortalität verbunden. Komplikationen treten besonders auch in der Behandlungsphase der Erkrankung auf.

Symptomatik
Die Symptome der Hypernatriämie erklären sich hauptsächlich durch eine Störung des zentralen Nervensystems:
- Bei Kindern findet man in typischer Weise eine Hyperventilation, Muskelschwäche, Unruhe, Übelkeit, Erbrechen, Schlaflosigkeit bzw. ein Koma.
- Alte Menschen sind bis zu einer Natriumkonzentration von 160 mmol/l relativ häufig beschwerdefrei. Anfänglich klagen die Patienten über starken Durst. Die zunehmende Beeinträchtigung der Vigilanz korreliert mit dem Ausmaß der Hypernatriämie. Häufig tritt auch hohes Fieber auf.
- Eine inadäquate schnelle Natriumzufuhr, wie sie irrtümlicherweise auftreten kann, kann bei Kindern wie auch Erwachsenen mit zerebralen Krämpfen und Koma einhergehen.
- Die durch die Hypernatriämie bedingte Verminderung des Hirnvolumens kann durch Gefäßrupturen zu Hirnblutungen und Subarachnoidalblutungen mit bleibender Hirnschädigung führen.

S

Diagnostik

Die **Ursache** einer Hypernatriämie kann häufig schon auf Grund der Anamnese einem von zwei möglichen Pathomechanismen

- **Nettoverlust von freiem Wasser** [übermäßige Verluste, zu geringe Zufuhr] oder
- **Zufuhr hypertoner Natriumpräparationen**

zugeordnet werden.

Abhängig vom **Gesamtkörper-Natriumgehalt**, der sich im klinisch zu bestimmenden **Volumenstatus** widerspiegelt, können zudem die Hypernatriämien drei Gruppen - klinische Zeichen der Hypovolämie, Euvolämie bzw. Hypervolämie - zugewiesen werden. Durch Bestimmung der Harnnatriumkonzentration gelingt ferner eine Trennung renaler von extrarenalen Wasserverlusten [Abb. 2]. Die meisten Patienten mit Hypernatriämie durch Verlust von freiem Wasser zeigen eine Euvolämie [normales Gesamtkörpernatrium], da der Verlust von freiem Wasser ohne Natrium zu keinem nennenswerten Volumendefizit führt, es sei denn, dass zusätzlich noch eine Hypodipsie [z.B. bei Patienten mit eingeschränkter Vigilanz] vorliegt.

Auch die Bestimmung der Harnosmolarität kann zur Klärung der Ursache der Hypernatriämie beitragen [Abb. 3].

Therapie

Sie muss auf die Beseitigung zugrunde liegender Ursachen und die Korrektur der Hypertonizität ausgerichtet sein.

Behandlung der Grundkrankheit: Es soll hier lediglich auf die Behandlung des **zentralen Diabetes insipidus** eingegangen werden: In der **Akuttherapie** hat sich wegen der kurzen Halbwertszeit und damit guter Steuerbarkeit der Einsatz von **wässrigem Vasopressin** in einer Dosierung von 5–10 Einheiten alle 4–6 Stunden bewährt. Bei Patienten mit bekannter koronarer Herzkrankheit oder auch peripherer arterieller Verschlusskrankheit muss allerdings die Möglichkeit des Auftretens eines prolongierten Vasospasmus bedacht werden. Alternativ kann auch **DDAVP** intranasal in einer Dosierung 10–20 µg alle 12–24 Stunden appliziert werden.

Behandlung der Hypertonizität: Um bei der Behandlung der Hypernatriämie das Auftreten eines Hirnödems zu vermeiden, sollte das Serumnatrium **nicht schneller als 0,5 mmol/l pro Stunde bzw. 10 mmol/l pro Tag** gesenkt werden. Bei Patienten, bei denen die Hypernatriämie innerhalb weniger Stunden aufgetreten ist, kann auch eine schnellere Korrektur mit 1,0 mmol/l pro Stunde bedenkenlos durchgeführt werden. Das Ziel der Korrektur ist eine Serumnatriumkonzentration von 145 mmol/l.

Zur Therapie sind nur hypotone Lösungen [Aqua bidestillata, 5% Glucoselösung, halbisotone Natriumchloridlösung] geeignet.

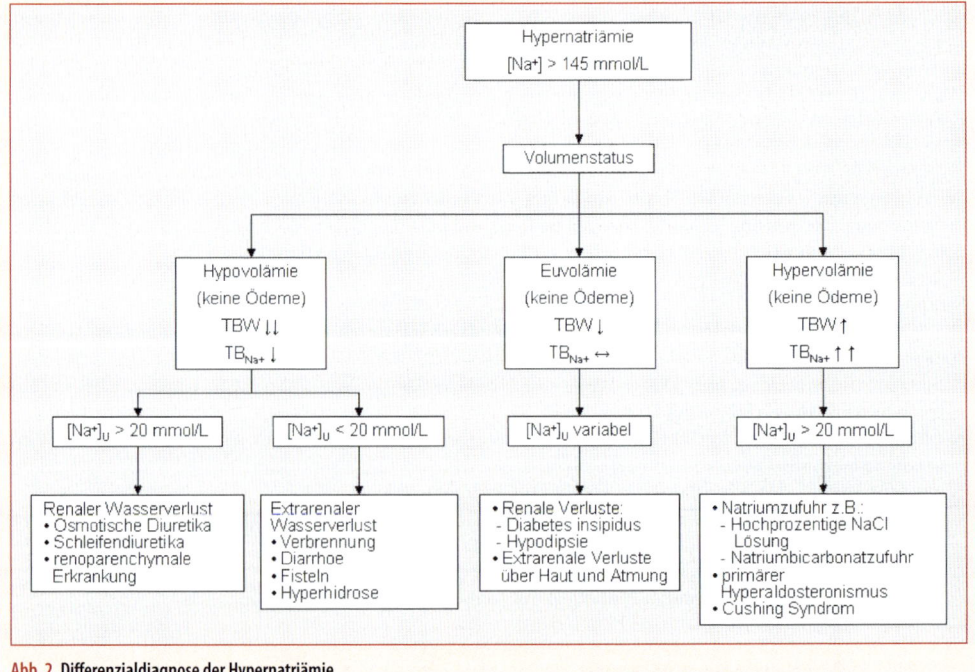

Abb. 2. Differenzialdiagnose der Hypernatriämie

Die Änderung der Serumnatriumkonzentration kann an Hand der folgenden Beziehung abgeschätzt werden:

$$\Delta[Na^+]_{Se} = ([Na^+]_{Inf} + [K^+]_{Inf} - [Na^+]_{Se})/(TBW +1)$$

$[Na^+]_{Se}$ Serumnatriumkonzentration (mmol/l)
$[Na^+]_{Inf}$ Natriumkonzentration der Infusionslösung (mmol/l)
$[K^+]_{Inf}$ Kaliumkonzentration der Infusionslösung (mmol/l)
TBW Gesamtkörperwasser; Kinder, Männer: Körpergewicht × 0,6; Frauen: Körpergewicht × 0,5; ältere Männer: Körpergewicht × 0,5; ältere Frauen Körpergewicht × 0,45

Die **Infusionsgeschwindigkeit** errechnet sich analog zu der bei der Behandlung der Hyponatriämie angegebenen mit:

$$\text{Infusionsmenge/Zeitraum} = \text{angestrebter } \Delta[Na^+]_{Se} \text{ pro Zeitraum}/\Delta[Na^+]_{Se}$$

Zusätzlich müssen naturgemäß noch die laufenden renalen und extrarenalen Verluste berücksichtigt [d.h. dazugerechnet] werden.
Bei Patienten mit **Hypernatriämie und erhöhtem Gesamtkörpernatrium**, wie sie durch die Verabreichung hypertoner Natriumchloridlösungen wie z.B. auch Natriumbicarbonat im Rahmen einer Reanimation, auftreten kann, ist die kombinierte Gabe von freiem Wasser [z.B. in Form einer 5% Glucoselösung] und **Furosemid*** sinnvoll. Furosemid alleine würde zu einer Aggravierung der Hypernatriämie führen, da es die Ausscheidung eines im Vergleich zum Plasmas halbisotonen Harnes induziert.

Störungen des Kaliumstoffwechsels
Kalium findet sich überwiegend im Intrazellularraum. Der Kaliumgehalt des Exrazellularraumes macht hingegen lediglich < 2 % des Gesamt-Kalium-Gehaltes des Körpers aus.
Die **akute Regulation** der Serumkaliumkonzentration erfolgt durch Katecholamine und Insulin über die Na^+/K^+-ATPase; die **Langzeitregulation** über die Kaliumausscheidungsrate der Nieren überwiegend in den kortikalen Sammelrohren.
Eine Serumkaliumkonzentration von > 5,0 mmol/l wird als **Hyperkaliämie** bezeichnet, eine Serumkonzentration von <3,5 mmol/l als **Hypokaliämie**.

Hypokaliämie
Symptomatik
Das klinische Erscheinungsbild ist durch Müdigkeit, Muskelschwäche besonders der unteren Extremitäten und Muskelkrämpfe gekennzeichnet. Bei **schweren Hypokaliämien** kann die Muskelschwäche mit einer respiratorischen Insuffizienz, einem paralytischen Ileus und eventuell sogar einer kompletten Paralyse einhergehen. Schwere Kaliumdefizite sind mit einem deutlich erhöhten Rhabdomyolyserisiko verbunden.

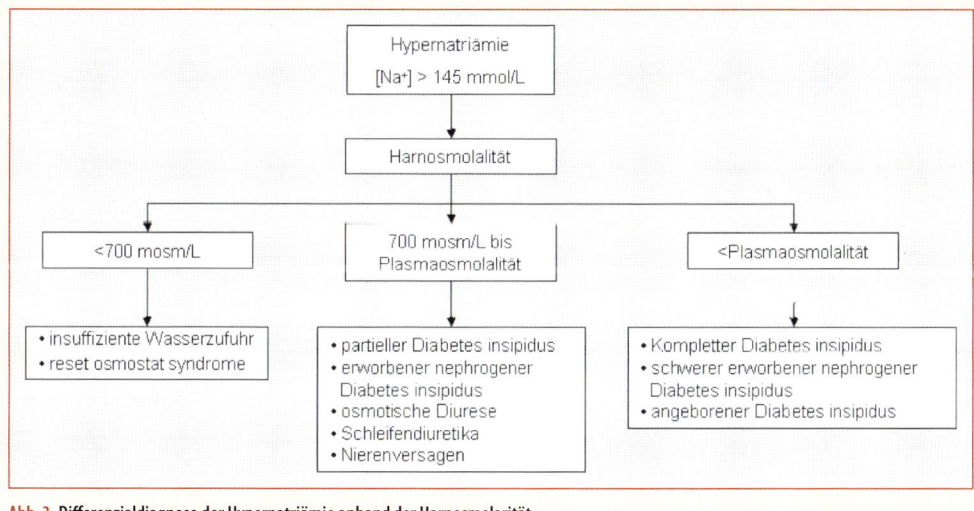

Abb. 3. Differenzialdiagnose der Hypernatriämie anhand der Harnosmolarität

Es treten **typische EKG-Veränderungen** auf, die allerdings nicht gut mit dem Ausmaß der Hypokaliämie korrelieren: Abflachung und Inversion der T-Welle, prominente U-Wellen, ST-Streckensenkung, Verlängerung des QU-Intervalls. Schwere Hypokaliämien gehen mit einer Verlängerung der PR-Zeit, einer Niedervoltage und einer Verbreiterung des QRS-Komplexes einher und sind besonders bei Patienten mit ischämischer Herzerkrankung oder auch linksventrikulärer Hypertrophie mit einem erhöhten Risiko ventrikulärer Arrhythmien verbunden. Es besteht eine **gesteigerte Empfindlichkeit gegenüber Digitalis**.

Diagnostik

Bei Patienten mit sehr hohen Leukozytenzahlen [Leukämien] kann eine **Pseudohypokaliämie** beobachtet werden, die sich durch eine **in vitro** aufgetretene Kalium-Aufnahme in die Leukozyten erklärt. Durch prompte Trennung des Serums von den zellulären Blutbestandteilen kann diese Fehlmessung vermieden werden.

Häufig kann die Ursache einer Hypokaliämie schon durch die Anamnese geklärt werden: Diuretika, Laxantien und wiederholtes Erbrechen sind häufige Ursachen dieser Elektrolytstoffwechselstörung.

Als **Ursachen** einer Hypokaliämie findet man:

- **Verminderte Zufuhr**: Hunger
- **Verschiebung in den Intrazellularraum**: metabolische Alkalose, Insulin, β_2- und α-Agonisten, Refeeding mangelernährter Patienten, Hypothermie, hypokaliämische periodische Paralyse [eine seltene Erkrankung, die durch rezidivierende Lähmungs-Episoden gekennzeichnet ist]
- **Gesteigerte Kaliumverluste**: renal oder nicht renal

Zeichnen sich die beiden erstgenannten Gruppen durch eine verminderte K-Ausscheidung [<15 mmol pro Tag] aus, ist diese in der dritten Gruppe erhöht [>15 mmol pro Tag].

Zur weiteren Differenzierung der Ursachen gesteigerter Kalium-Verluste kann die Bestimmung des **transtubulären Kaliumgradienten** [TTKG] förderlich sein:

$$TTKG = \{[K^+]_u/(OSM_u/OSM_p)\}/[K^+]_p$$

$[K^+]_u$ Kaliumkonzentration im Harn
OSM_u Osmolarität im Harn
OSM_p Osmolarität im Plasma
$[K^+]_p$ Kaliumkonzentration im Plasma

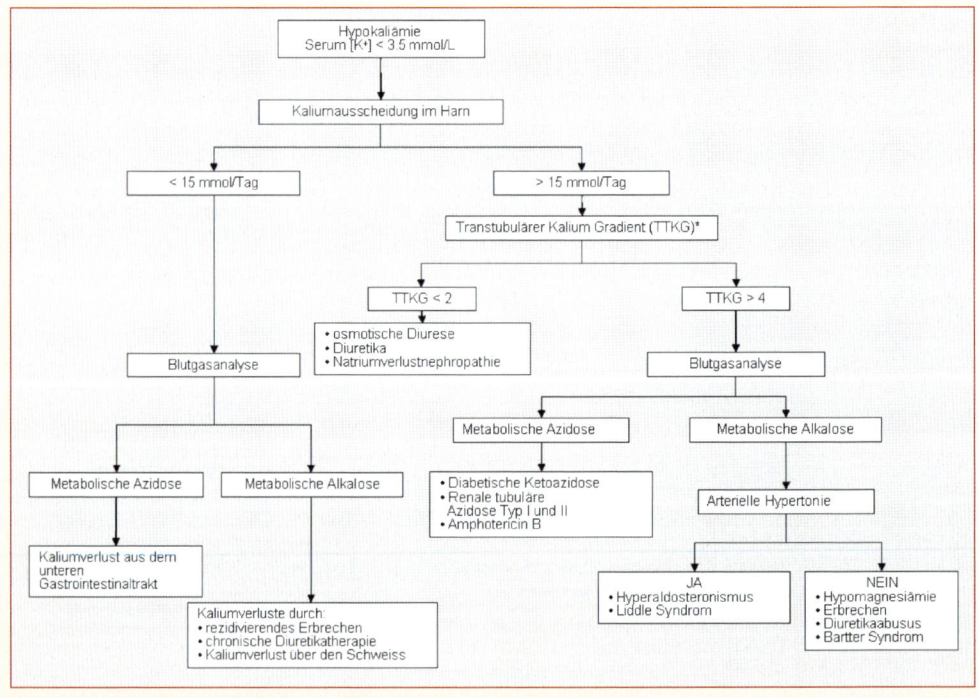

Abb. 4. Differenzialdiagnose der Hypokaliämie. * TTKG = transtubulärer Kaliumgradient

Eine Hypokaliämie mit einem TTKG >4 weist auf eine gesteigerte Kaliumsekretion im distalen Tubulus hin. Ein Algorithmus zur Differenzialdiagnostik der Hypokaliämien findet sich in Abbildung 4.

Therapie
Da nur ca. 2 % des gesamten Kaliums extrazellulär lokalisiert ist, korreliert die Kaliumkonzentration nur schlecht mit dem Ausmaß des Kaliumverlustes.
Hypokaliämie durch transzelluläre Shifts können mit der Ausnahme der hypokaliämischen periodischen Paralyse sicher und effektiv durch **orale Kaliumzufuhr** behandelt werden. **Schwere Hypokaliämien**, insbesondere wenn sie mit Rhythmusstörungen verbunden sind, sollen durch **intravenöse Substitution**, am besten über einen zentralen Katheter, behandelt werden.
Da die Hypokaliämie zumeist mit einer metabolischen Alkalose verbunden ist, sollten Kaliumchlorid-Lösungen Verwendung finden.
Alkalisierende Kalium-Lösungen [Kaliumbicarbonat, Kaliummalat, Kaliumcitrat] sollen nur **bei gleichzeitig vorhandener metabolischer Azidose**, wie sie z.B. bei chronischer Diarrhoe oder renaler tubulärer Azidose gefunden werden, zum Einsatz kommen.
Die maximale Infusionsrate sollte 20 mmol pro Stunde nicht überschreiten. Nur bei schwersten Hypokaliämien [<2,0 mmol/l], die zudem mit Rhythmusstörungen verbunden sind, können höhere Substitutionsraten [1 mmol pro Minute und auch höher] unter einem entsprechenden Monitoring kurzzeitig zum Einsatz gelangen.

Hyperkaliämie
Symptomatik
Durch Depolarisation der Zellmembran kommt es zu einer verminderten Erregbarkeit der Zellmembran, die sich durch progrediente Muskelschwäche bis hin zur Paralyse auszeichnet. Eine verminderte Azidifizierung des Harnes führt zudem zu einer metabolischen Azidose, die die Hyperkaliämie durch Kaliumverlagerung aus der Zelle noch verstärken kann.
Typische Veränderungen im EKG stellen eine Erhöhung der T-Wellen Amplitude bis hin zu spitzen T-Wellen, verlängerte PR- und QRS-Intervalle, AV-Blockaden, Verlust der P-Wellen und Verschmelzung deutlich verbreiterter QRS-Komplexe mit den T-Wellen dar.
Eine deutlich gesteigerte Neigung zu gefährlichen Rhythmusstörungen korreliert nicht gut mit dem Ausmaß der Hyperkaliämie.

Diagnostik
Bei beschwerdefreien Patienten mit erhöhten Serumkaliumkonzentrationen muss auch an eine **Pseudohyperkaliämie** gedacht werden. Diese ist durch einen artifiziell bedingten Kalium-Shift, wie er durch zu lange Kompression des Armes bei der Blutabnahme, durch Hämolyse, und Kaliumfreisetzung aus Leukozyten oder Thrombozyten bei der Klot-Bildung auftreten kann, bedingt.
Ursachen einer Hyperkaliämie können sein:
- **Kaliumshift aus dem Intrazellularraum**: Gewebszerfall, metabolische Azidose [ausgenommen jener Azidosen, die durch organische Säuren verursacht sind], Insulinmangel, körperliche Belastung, hyperkaliämische periodische Paralyse, Digitalisintoxikation, depolarisierende Muskelrelaxantien
- **Verminderte renale Kaliumausscheidung**: eine chronische Hyperkaliämie ist immer mit einer verminderten renalen Kaliumausscheidung verbunden. Die Ursache liegt entweder in einer
  a) verminderten Kalium-Sekretion oder
  b) in einem zu geringen Fluss und damit zu geringen Natrium und Chlorid Angebot im kortikalen Anteil der Sammelrohre bzw.
  c) einer Kombination beider Mechanismen

Durch quantitative Bestimmung der Kalium-Ausscheidung im Harn, des transtubulären Kaliumgradienten [siehe oben] und der **Flussrate** im kortikalen Anteil der Sammelrohre können diese Ursachen einer verminderten renalen Kalium-Ausscheidung von einander abgegrenzt werden [s. Abb.5]:

$$\text{Fluss im kortikalen Anteil der Sammelrohre} = (OSM_u \times U_{vol})/OSM_p$$

OSM_u Osmolarität im Harn
OSM_p Osmolarität im Plasma
U_{vol} Harnmenge in der Zeiteinheit

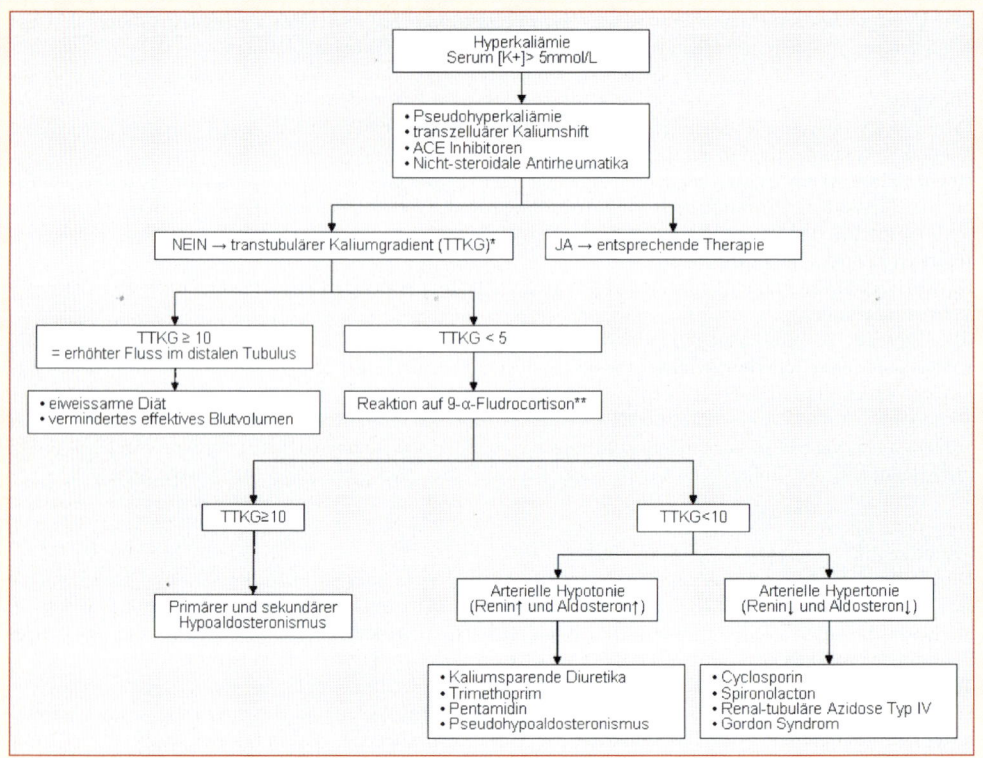

Abb. 5. Differenzialdiagnose der Hyperkaliämie. * TTKG = transtubulärer Kaliumgradient; ** 9-α-Fludrocortison-Test: Verabreichung von 0,05 mg 9-α-Fludrocortison, dann erneute Messung des TTKG

Therapie

Asymptomatische Patienten ohne Veränderungen im EKG und ohne Muskelschwäche können bis zu Serumkonzentrationen von 6,5 mmol/l mit Kationenaustauscher wie Polystyrolsulfonsäure [3–4 × 15 g/d] behandelt werden. Auslösende Ursachen, wie bestimmte Medikamente [nicht-steroidale Antirheumatika, ACE-Hemmer, Trimethoprim, Cyclosporin, Kalium-sparende Diuretika] oder eine zu hohe Kalium-Zufuhr, sollten beseitigt werden.

Symptomatische Patienten: Wegen der Gefahr bedrohlicher Rhythmusstörungen ist eine unverzügliche Intervention notwendig. Das Ziel ist

1) durch Kalzium eine Stabilisierung des Membranpotenziales zu erreichen
2) durch Insulin und/oder Bicarbonat Kalium in den Intrazellularraum zu verlagern und
3) durch Schleifen- und Thiazid-Diuretika die renal, durch Kationenaustauscher die gastrointestinale oder durch ein extrakorporales Therapieverfahren die extrakorporale Kalium-Ausscheidung zu steigern.

- **Kalziumgluconat**: 10 ml einer 10 % Lösung in 2–3 Minuten intravenös verabreicht. Die Wirkung tritt innerhalb weniger Minuten ein und hält ca. 30–60 Minuten an. Eine Wiederholung der Therapie ist möglich, falls nach 5–10 Minuten kein Effekt am EKG zu erkennen ist.
- **Insulin**: Üblicherweise werden 10–20 Einheiten Altinsulin pro 25–50 Gramm Glucose intravenös verabreicht. Bei Patienten mit einer bestehenden Hyperglykämie kann auf die Glucosegabe verzichtet werden. Die Wirkung tritt nach 30 Minuten ein [Abfall der Serumkaliumkonzentration um 0,5–1,5 mmol/l] und hält einigen Stunden lang an.
- **Natriumbicarbonat** [nur bei gleichzeitig bestehender Azidose]: Nach Infusion von 45 mmol Natriumbicarbonat innerhalb von 5 Minuten tritt eine Wirkung nach 30–60 Minuten ein, die über mehrere Stunden anhält.
- **β_2-Agonisten**: können über Aktivierung der Na^+/K^+-ATPase wie Insulin Kalium in die Zelle transferieren. Sie können inhalativ oder intravenös appliziert werden. Die 2–4 Stunden anhaltende Wirkung tritt innerhalb von 30 Minuten ein. Wie mit Insulin kann eine Senkung der Serumkaliumkonzentration um 0,5–1,0 mmol/l erzielt werden.

- Durch **Schleifen- und Thiazid-Diurektika** kann bei erhaltener Nierenfunktion eine Steigerung der Kalium-ausscheidung erreicht werden.
- **Polystyrolsulfonsäure** steigert die gastrointestinale Kaliumausscheidung. Sie kann oral [siehe oben] oder auch rektal mit Hilfe eines Einlaufes verabreicht werden.

Störungen des Kalziumstoffwechsels

Kalzium macht ca. 25 % des fettfreien Trockengewichtes des Knochens aus. Nur etwa 1 % findet sich im extra-ossären Extrazellularraum. Davon liegen 50 % in ionisierter Form vor und machen die biologisch wichtige Form dieses Elektrolytes aus; 40 % finden sich überwiegend an Albumin gebunden, 10 % bilden Komplexe mit anderen Ionen.

Die Serumkalziumkonzentration wird durch verschiedene Hormone [Parathormon, 1,25-Dihydroxivitamin D_3, Calcitonin] über die intestinale Resorption sowie die ossäre Freisetzung und Aufnahme und die renale Ausschei-dung reguliert. Von **Hyperkalzämie** spricht man bei einer Serumkalziumkonzentration von >2,6 mmol/l, bei >3,4 mmol/l von **schwerer Hyperkalzämie**. Bei einer Serumkalziumkonzentration von <2,2 mmol/l liegt ein **Hypokalzämie** vor, bei <1,9 mmol/l eine **schwere Hypokalzämie**.

Hypokalzämie

Da die ionisierte Form des Serumkalziums biologisch aktiv ist, soll zur Beurteilung des Schweregrades einer Hypokalzämie nur dieses herangezogen werden: so kann bei 70–90 % der Intensivpatienten wohl eine Vermin-derung der Gesamt-Serumkalziumkonzentration gefunden werden; nur bei 15–20 % besteht auch eine Vermin-derung des ionisierten Kalziums.

> **!** Der überwiegende Teil der Hypokalzämien bei Intensivpatienten ist somit durch eine Hypoalbuminämie bedingt.

Symptomatik

Eine Hypokalzämie kann mit

- **kardiovaskulären** Symptomen [Hypotonie, verminderte kardiale Kontraktilität, Bradykardie bis hin zur Asystolie, Kammerflimmern und typischen EKG-Veränderungen (Verlängerung der QT- und ST-Zeit)],
- **neuromuskulären** Symptomen [Parästhesien, Muskelkrämpfe, psychischen Alterationen, Chvostek- und Trousseau-Zeichen, Tetanie, Erhöhung des Hirndruckes, zerebralen Krämpfe] und
- **respiratorischen** Symptomen [Laryngospasmus, Bronchospasmus] einhergehen.

Diagnostik

Durch Bestimmung des ionisierten Kalziums kann eine durch Hypoalbuminämie bedingte Hypokalzämie, die keiner weiteren Abklärung und auch keiner spezifischen Intervention bedarf, erkannt werden.

Ursachen einer akuten Hypokalzämie	Ursachen einer chronischen Hypokalzämie
• Kritisch kranke Patienten • Polytransfusion citrathältiger Blutprodukte • Medikamente [Protamin, Heparin, Glukagon] • schwere Hyperphosphatämie: Rhabdomyolyse, akutes Nierenversagen • Alkalose: durch verstärkte Bindung an Albumin Abfall der Konzentration des ionisierten Kalziums • akute Pankreatitis	• Parathormonmangel, verminderte Parathormon-wirkung, Magnesiummangel • Vitamin-D-Mangel • Verminderte enterale Kalzium-Resorption • chronische Niereninsuffizienz

Kann die Ursache einer akuten Hypokalzämie auf Grund des vorliegenden Krankheitsbildes zumeist leicht erkannt werden, sind für die Diagnostik der chronischen Hypokalzämien die gleichzeitige Bestimmung der Serumphosphatkonzentration und der Parathormon- und Vitamin D_3-Spiegel von Bedeutung [Abb. 6].

Therapie der akuten Hypokalzämie

Falls die Konzentration des ionisierten Kalziums <0,8 mmol/l beträgt: 100 mg Kalzium in 5–10 Minuten intrave-nös, gefolgt von einer kontinuierlichen Infusion von 0,5–2mg/kg KG/h. Eine Normalisierung der Konzentration des ionisierten Kalziums sollte in ca. 2–4 h erreicht werden. Es kann abhängig von der Kalziumkonzentration gegebenenfalls eine Erhaltungsdosis von 0,3–0,5 mg/kg KG/h angeschlossen werden. Regelmäßige Kontrollen der Konzentration des ionisierten Kalziums müssen durchgeführt werden.

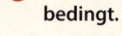

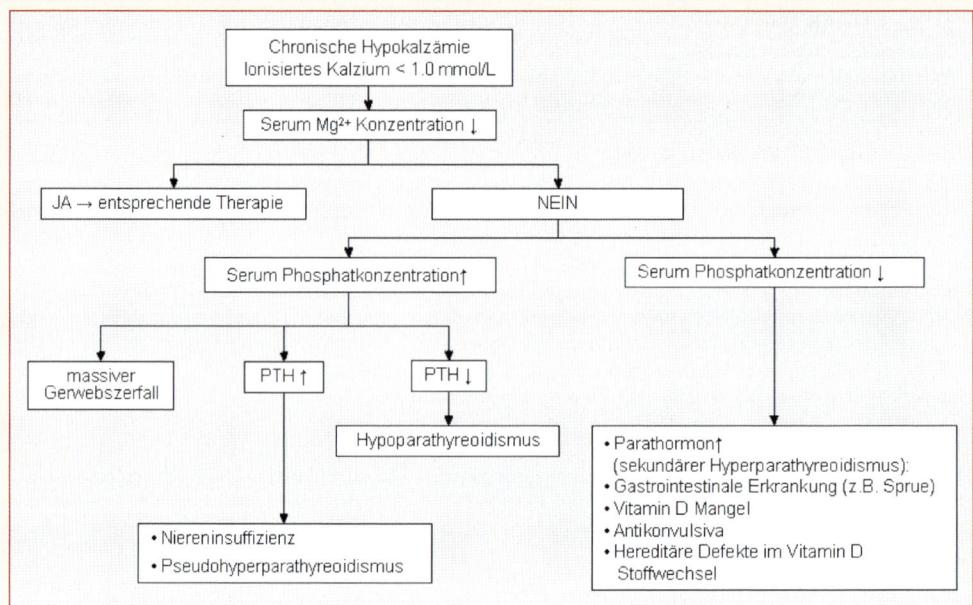

Abb. 6. Differenzialdiagnose der chronischen Hypokalzämie

Hyperkalzämie

Eine Hyperkalzämie kann im Gefolge schwerer Erkrankung wie Malignomen oder granulomatösen Erkrankungen auftreten, häufig wird sie aber bei weitgehend beschwerdefreien Patienten anlässlich einer Routinelaborkontrolle als Folge eines primären Hyperparathyreoidismus entdeckt.

Symptomatik

Symptome treten zumeist erst bei Serumkalziumkonzentration >2,9–3,0 mmol/l auf; es werden allerdings große individuelle Unterschiede beobachtet.
- **Neurologische Symptome**: Schwäche, Müdigkeit, Depression, Verwirrtheit, Abschwächung der Muskelreflexe.
- **Gastrointestinale Symptome**: Anorexie, Erbrechen, Verstopfung
- **Renale Symptome**: Polyurie, Polydipsie, reversible Störungen der Tubulusfunktion
- **Kardiale Symptome**: Verkürzung der QT-Zeit im EKG, erhöhte Digitalisempfindlichkeit, Arrhythmien

Steigt die Serumkalziumkonzentration >3,2 mmol/l an, können Verkalkungen in Nieren, Gefäßen, Lungen und Herz auftreten; es kann ein Nierenversagen auftreten. Bei Serumkalziumkonzentrationen >3,7–4,0 mmol/l kann Koma und Herzstillstand auftreten.

Diagnostik

Eine schwere Hyperkalzämie ist zu 75 % durch einen primären Hyperparathyreoidismus und zu 25 % durch Malignome bedingt. Andere Erkrankungen kommen vergleichsweise selten vor.
Anamnestische Aspekte stehen in der Differenzialdiagnostik der Hyperkalzämie im Vordergrund:
- gibt es Hinweise auf maligne Erkrankungen
- besteht die Hyperkalzämie schon länger: Hinweis auf einen primären Hyperparathyreoidismus. Besteht die Hyperkalzämie länger als 1 Jahr, kann ein Malignom weitgehend ausgeschlossen werden.
- bestehen von Müdigkeit und Depressionen abgesehen keine weiteren Symptome: >90 % der Patienten mit einen primären Hyperparathyreoidismus fallen in diese Gruppe
- Medikamentenanamnese: Vitamin D-Kalziumpräparate, Vitamin A, Lithium, Thiazide
- übermäßige Einnahme von Kalzium mit Milch oder Kalziumcarbonat [als Antazidum]: Milch-Alkali-Syndrom

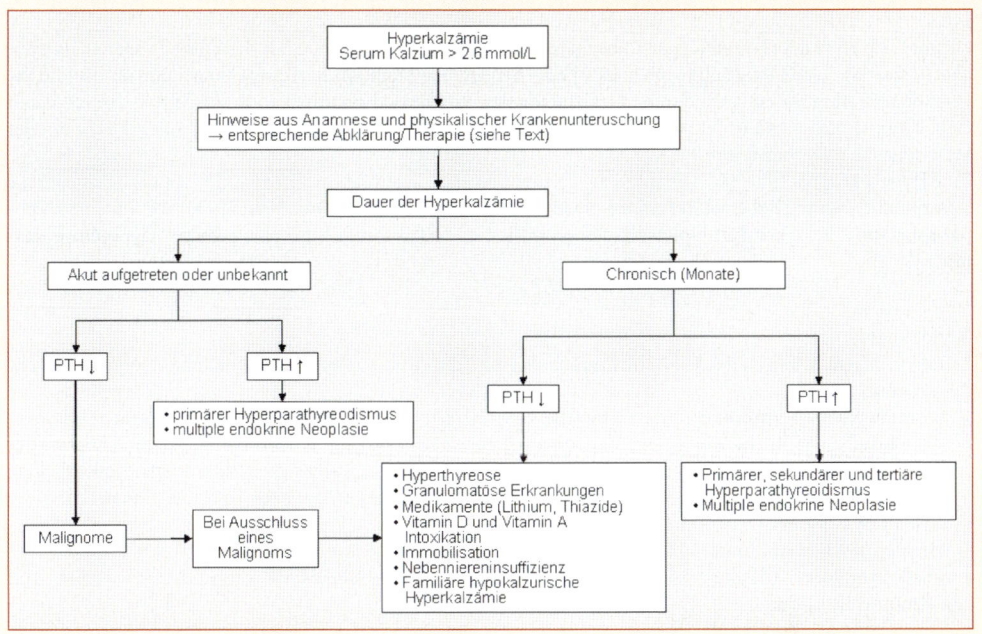

Abb. 7. Differenzialdiagnose der Hyperkalzämie

Die Bestimmung des Parathormonspiegels mit Hilfe eines Immunoassay kann einen Hyperparathyreoidismus von allen anderen Ursachen einer Hyperkalzämie abgrenzen [Abb. 7]

Therapie

Medikamente, die eine Hyperkalzämie verursachen [siehe oben], müssen unverzüglich abgesetzt werden.

Leichte Hyperkalzämien [Serumkalziumkonzentration <3,0 mmol/l] können zumeist durch Zufuhr von NaCl 0,9% erfolgreich behandelt werden. Die Wirkung tritt in wenigen Stunden ein und hält nur während der Therapie an. Um eine Volumenüberlastung zu vermeiden und die Kalziurese zu steigern, kann zusätzlich **Furosemid** verabreicht werden.

Mittelschwere bis schwere Hyperkalzämien [Serumkalziumkonzentration <3,2–3,7 mmol/l] bedürfen eines aggressiveren Vorgehens. Die genannten Maßnahmen können und müssen auch zumeist in Kombination angewandt werden:

- **forcierte Diurese**: NaCl 0,9% bis 6 l/d mit Furosemid bis 100 mg alle 1–2 Stunden
- **Bisphosphonate**: Zolendronat* 4 mg intravenös als Kurzinfusion. Die Wirkung tritt in 1–2 Tagen ein und hält >3 Wochen an.
- **Calcitonin**: besonders in Kombination mit Bewässerung oder forcierter Diurese bei lebensgefährlichen Hyperkalzämien. Es werden 2–8 E Calcitonin/kg KG alle 6–12 Stunden intravenös verabreicht. Die Wirkung tritt innerhalb weniger Stunden ein.
- **Glucocorticoide**: z.B. **Prednisolon*** bis 4 × 25 mg/Tag. Besonders bei Hyperkalzämien, die durch multiple Myelome, Lymphome, Leukämien oder Brustkrebs und durch Vitamin D-Intoxikation oder Sarkoidose verursacht sind.
- **Dialyse** mit Kalzium-freien Dialysatlösungen: bei schweren Hyperkalzämien, die mit einem Nierenversagen einhergehen.
- **Phosphate**: intravenös verabreicht äußerst wirksam; wegen der Gefahr tödlicher Hypokalzämien (!) sollte diese Therapie nur im extremen Notfall bei sehr hohen Kalziumkonzentrationen, die mit einem Herzversagen oder einem Nierenversagen einhergehen, verabreicht werden. Eine Phosphatdosierung von ca. 1500 mg über 6–8 Stunden verabreicht, führt bei Patienten mit anfänglich normalen Serumphosphatkonzentrationen zu einem Abfall der Kalziumkonzentration von 1,5–2,5 mmol/l.
- **Orale Phosphorpräparationen** [Na-, K-Dihyrogenphosphat] kommen bei chronischen Hyperkalzämien, die mit einer Hypophosphatämie einhergehen, zum Einsatz [1–1,5 mg Phosphat/Tag über einige Tage].

Störungen des Phosphatstoffwechsel

Obwohl sich 85 % des Gesamtkörper-Phosphates im Knochen befindet, übt es als Bestandteil vieler energiereicher Metabolite [ATP, Kreatinphosphat, usw.] eine bedeutende Funktion im Intrazellularraum aus. Da die Serumkonzentration zudem auch durch einen zirkadianen Rhythmus beeinflusst wird, spiegelt sie den zellulären Gehalt nur unzureichend wider. Aus diesen Gründen korreliert die klinische Symptomatik nur schlecht mit der Serumphosphatkonzentration.

Eine **Hyperphosphatämie** liegt vor, wenn die Serumphosphatkonzentration >1,8 mmol/l [Kinder, Neugeborene >2,4 mmol/l] beträgt. Bei einer Serumphosphatkonzentration von <0,8 mmol/l handelt es sich um eine **Hypophosphatämie**, bei einer Serumphosphatkonzentration von <0,3 mmol/l um eine **schwere Hypophosphatämie**.

Hypophosphatämie

Symptomatik

Durch ATP-Verarmung ist das klinische Erscheinungsbild durch eine Störung des zellulären Energiestoffwechsels gekennzeichnet:

- **neuromuskuläre Symptome**: Muskelschwäche, besonders auch der Atemmuskulatur bis hin zur respiratorischen Insuffizienz, Rhabdomyolysen, Augenmuskellähmungen, Nystagmus, Anisokorie, Beeinträchtigung der Vigilanz, Halluzinationen, Dysarthrie, Dysphagie, Ataxie, Tremor, Hyporeflexie, Parästhesien, generalisierte oder aufsteigende Paralysen im Sinne eines Guillain-Barré-Syndromes, zerebrale Krämpfe, Koma
- **kardiale Symptome**: Arrhythmien, Herzinsuffizienz
- **hämatologische Symptome**: hämolytische Anämie, Thrombopenie, Störung der Leukozytenfunktion
- **renale Symptome**: Tubulusdefekte mit renaler tubulärer Azidose, Glukosurie, verminderter Natrium- und Kalziumreabsorption.

Werden respiratorische und kardiale Insuffizienzen schon bei Serumkonzentrationen von 0,5–0,8 mmol/l beobachtet, treten schwere Symptome wie Paralyse, Rhabdomyolyse, Beeinträchtigung der Vigilanz und zerebrale Krämpfe zumeist erst bei Serumkonzentrationen von <0,25 mmol/l auf. Durch eine Rhabdomyolyse kommt es zur Freisetzung von Phosphat, sodass unter Umständen auch normale Phosphatspiegel gemessen und so die pathophysiologischen Zusammenhänge verschleiert werden könnten.

Diagnostik

Eine Hypophosphatämie kann entstehen als **Folge**

- einer **zu geringen intestinalen Phosphatresorption** [aluminiumhaltige Antazida, heute selten, da diese Medikamente kaum mehr Verwendung finden]
- einer **verstärkten renalen Phosphatausscheidung**:
  - primärer und sekundärer Hyperparathyreoidismus
  - angeborene und erworbene Defekte der tubulären Phosphatreabsorption: wie z.B. der chronische Alkoholismus, Morbus Wilson, Amyloidose, Hypomagnesiämie, Hyperaldosteronismus, bestimmte Medikamente [Alkohol, Acetazolamid und andere Diuretika, Östrogene, Glucocorticoide, Schwermetalle, Zytostatika, Calcitonin, Pamidronat]
- durch **Verschiebung des Phosphats** aus dem Extrazellularraum **in den Knochen oder in den Intrazellularraum**.
  - Refeedingsyndrom: Malnutrition führt durch den damit verbundenen Phosphatverlust zu einer erhöhten Neigung, im Rahmen der mit dem Refeeding verbundenen Verschiebung von Phosphat aus dem Extrazellular- in den Intrazellularraum, eine Hypophosphatämie zu entwickeln. Das Refeedingsyndrom tritt besonders bei ausschließlicher Zufuhr von Glucose als Energieträger auf.
  - Insulintherapie der diabetischen Ketoazidose und einer chronischen Hyperglykämie
  - Katecholamine
  - Sepsis
  - gesteigerte Knochenbildung [nach Parathyroidektomie, Behandlung eines Vitamin D-Mangels und eines Morbus Paget, osteoblastische Metastasen]

Zentral in der **Differenzialdiagnose** der akuten Hypophosphatämie steht somit die Anamnese. Zur Klärung der chronischen Formen sind spezielle Untersuchungen wie Parathormon- und Vitamin D-Bestimmungen und andere mehr notwendig.

Therapie

Hypophosphatämie < 0,75 mmol/l stellen eine gefährliche Elektrolytentgleisung dar, die prompt durch die Zufuhr von Kalium-Phosphat intravenös behandelt werden soll:

Serumphosphatkonzentration:	Zufuhrrate von Kalium-Phosphat:
< 0,8 mmol/l	2 mmol/h über 6 Stunden
< 0,5 mmol/l	4 mmol/h über 6 Stunden
< 0,3 mmol/l	8 mmol/h über 6 Stunden

Diese Angaben gelten für einen ca. 70 kg schweren Patienten. **Bei eingeschränkter Nierenfunktion** ist die Dosierung zu reduzieren: Serumkreatinin >2,5 mg/dl, 50 % der errechneten Dosis. Eine gleichzeitig bestehende Hypokalzämie muss zuerst korrigiert werden, **bei Hyperkalzämie** Reduktion der Dosis auf 50%. Regelmäßige Kontrollen der Serumphosphatkonzentration in 6–12 stündlichen Abständen müssen durchgeführt werden. Zur Behandlung der chronischen Hypophosphatämie ist die Kenntnis der Ursache essenziell.

Hyperphosphatämie
Symptomatik
Eine schwere akute Hyperphosphatämie kann zu Weichteilverkalkungen in verschieden Organen und Hypokalzämien, die mit einer Tetanie verbunden sind, führen. Verkalkungen in den Nieren können zu einem Nierenversagen führen. Weichteilverkalkungen treten auf, wenn das Kalzium-Phosphat-Produkt > 50 beträgt [beide Konzentrationsangaben in mg/dl!].

Diagnostik
Ursache einer Hyperphosphatämie ist entweder
- Eine **verminderte renale Phosphataausscheidung**:
  - Niereninsuffizienz
  - Hypoparathyreoidismus, Pseudohypoparathyreoidismus, Akromegalie
  - verminderte Parathormonwirkung [Vitamin D-, Vitamin A-Intoxikation, Milch-Alkali-Syndrom, Sarkoidose und andere granulomatöse Erkrankungen, Immobilisation, osteolytische Metastasen, Hyper- oder Hypermagnesiämie], oder
- eine **gesteigerte Freisetzung in den Extrazellularraum**:
  - ausgedehnter Gewebszerfall unterschiedlicher Genese
  - metabolische und respiratorische Azidose
  - iatrogen

Therapie

❗ **Die Hämodialyse ist die einzig wirklich effektive Therapie und sollte frühzeitig bei schweren akuten Hyperphosphatämien zum Einsatz kommen.**

Patienten mit chronischen Nierenfunktionsstörungen werden mit Phosphatbindern wie Kalziumacetat, Kalziumcarbonat, Magnesiumsalzen und Aluminiumhydroxid sowie einer phosphatarmen Diät behandelt.

Störungen des Magnesiumstoffwechsels
Magnesium kommt überwiegend im Intrazellulärraum vor, ist ein Cofaktor wichtiger Enzyme und bildet mit ATP einen Molekülkomplex. Die Funktion des Energiestoffwechsels und der Nukleinsäuren ist an die Verfügbarkeit von Magnesium gebunden. Im Serum ist ca. 30% des Magnesiums an Proteine gebunden. Störungen des Magnesiumstoffwechsels gleichen in vielen Aspekten solchen des Kalium- und Kalziumstoffwechsels.
Eine **Hypermagnesiämie** ist definiert als eine Serummagnesiumkonzentration von > 1,1 mmol/l, eine **Hypomagnesiämie** dementsprechend als eine Serummagnesiumkonzentration von < 0,7 mmol/l.

Hypomagnesiämie
Symptomatik
Beschwerden treten üblicherweise erst bei Serummagnesiumkonzentrationen <0,5 mmol/l auf. Es werden:
- **neuromuskuläre Symptome**: Muskelschwäche, Tetanie, Tremor, Krampfanfälle, Beeinträchtigungen der Vigilanz bis hin zum Koma, Depressionen, Verwirrtheit, Psychosen
- **kardiovaskuläre Symptome**: tachykarde Rhythmusstörungen, Kammerflimmern, erhöhte Digitalisempfindlichkeit, EKG-Veränderungen [Verlängerung der PR- und QT-Zeit, Abflachung der T-Wellen, T-Welleninversion]
- **gastrointestinale Symptome**: Übelkeit, Erbrechen, Spasmen, Obstipation, Diarrhoe beobachtet.

S

- Häufig werden neben der erniedrigten Magnesiumkonzentration gleichzeitig noch **andere Elektrolytveränderungen wie Hypokalzämie und Hypokaliämie** beobachtet, die das klinische Erscheinungsbild mit beeinflussen.

Diagnostik

Ursachen einer Hypomagnesiämie können sein:

- **Verminderte Zufuhr**: z.B. Fehlernährung beim Alkoholismus, Mangelernährung
- **Verminderte intestinale Resorption**: Malabsorptionssyndrome, Vitamin D-Mangel
- **Renale Verluste**:
  - genetisch bedingte Magnesiumverlustsyndrome
  - erworbene Nierenerkrankungen
  - Medikamente und Toxine: Äthanol, Diuretika, Cisplatin, Pentamidin, Cyclosporin, Aminoglykoside, Amphotericin B
- **Endokrine Erkrankungen und Stoffwechselstörungen**:
  - Diabetes mellitus
  - SIADH
  - Hyperaldosteronismus
  - Hyperthyreoidismus
  - Hyperkaliämie, Hypophosphatämie, metabolische Azidose
- **Verlagerung aus dem Extrazellularraum**
  - Refeedingsyndrom
  - in der Behandlungsphase einer diabetischen Ketoazidose
  - Katecholamine
  - gesteigerte Knochenbildung [nach einer Parathyroidektomie, in der Behandlung eines Vitamin D-Mangels, osteoblastische Metastasen]
  - Verbrennungen, schwere Pankreatitiden
  - im dritten Trimenon einer Schwangerschaft

Die **Differenzialdiagnostik** ergibt sich aus der Anamnese. Bei chronischen Störungen sind spezielle laborchemische, hormonelle und genetische Untersuchungen notwendig die ebenfalls durch die Anamnese vorgegeben werden.

Therapie

Neben der **Behandlung der Grunderkrankung** muss **Magnesium oral oder parenteral** zugeführt werden.

Die **orale Applikation** ist **nur bei leichten Hypomagnesiämien** sinnvoll: es werden 20–30 mmol eines Magnesiumsalzes pro Tag auf mehrere Dosen aufgeteilt empfohlen.

Bei **schwereren Hypomagnesiämien** sollte bevorzugt die **intravenöse Magnesiumzufuhr** Verwendung finden: Magnesiumchlorid 50 mmol/Tag als kontinuierliche Infusion. Bei eingeschränkter Nierenfunktion muss die Dosierung um 50–75 % reduziert werden.

Wichtig ist, einen gleichzeitig bestehenden Kalzium-, Kalium- oder Phosphatmangel ebenfalls zu beheben [siehe oben]. Ein gleichzeitig bestehender Vitamin D-Mangel soll mit Vitamin D, 25-Hydroxy-Vitamin D, nicht aber mit 1,25 Dihydroxy-Vitamin D behandelt werden, da letzteres die tubuläre Magnesiumresorption beeinträchtigt.

Hypermagnesiämie

Symptomatik

Eine Hypermagnesiämie verursacht eine:

- **neuromuskuläre Blockade**: ab einer Serummagnesiumkonzentration >2 mmol/l treten eine Muskelschwäche, Übelkeit und Lethargie auf. Ab einer Magnesiumkonzentration >4 mmol/l besteht die Gefahr des Auftretens einer respiratorischen Insuffizienz, Paralyse und Koma mit herabgesetzten Sehnenreflexen
- **gastrointestinale Hypomotilität** mit der Gefahr des Auftretens eines paralytischen Ileus
- **kardiovaskuläre Symptome**: Vasopressor- und Volumen-refraktäre Hypotension ab einer Magnesiumkonzentration >2 mmol/l. Bradykardie, im EKG Verlängerung des PR-, QRS- und QT-Intervalls, AV-Block. Ab einer Magnesiumkonzentration >8–10 mmol/l tritt eine Asystolie auf.

Diagnostik

Da die Nieren täglich bis zu 250 mmol/Tag an Magnesium ausscheiden können, findet sich eine Hypermagnesiämie zumeist nur bei gleichzeitig bestehender Nierenfunktionseinschränkung.

Leichte Hypermagnesiämien finden sich bei:

- Störungen der renalen Magnesiumausscheidung
  - Nierenversagen
  - familiäre hypokalzurische Hyperkalzämie
- endokrinen Erkrankungen
  - Hypothyreoidismus
  - Nebenniereninsuffizienz

Schwere Hypermagnesiämien erklären sich durch:

- Massive exogene Magnesiumbelastung
  - magnesiumhältige Einläufe bei Patienten mit Ileus, intestinaler Obstruktion oder Perforation
  - parenterale Magnesiumzufuhr
- Freisetzung von Magnesium aus dem Geweben
  - Trauma
  - Verbrennungen
  - Schock, Sepsis
  - nach Herzstillstand

Die **Differenzialdiagnostik** ergibt sich aus der Anamnese.

Therapie
- **Behandlung der Grundkrankheit**
- **Beseitigung einer exogenen Magnesiumquelle**. Magnesium-freie Einläufe können im Darm vorhandenes Magnesium entfernen.
- **Kalzium** [100–200 mg in 1–2 Stunden] kann kurzfristig die Symptome einer Hypermagnesiämie verbessern.
- **Ausreichende Flüssigkeitszufuhr**
- **Hämodialyse**, besonders bei gleichzeitig bestehendem Nierenversagen

Störungen des Säure-Basen-Haushaltes

Störungen des Säure-Basenhaushaltes treten bei der Mehrzahl kritisch kranker Patienten auf. Sie sind vielfach mit einer hohen Mortalität verbunden, die allerdings eher durch die Grundkrankheit als durch die Veränderung des pH-Wertes bedingt ist.

pH-Wert:	negativ dekadischer Logarithmus der Protonenkonzentration. Normalwert: 7,36–7,44
pCO_2:	Partialdruck des Kohlendioxides im Plasma. Normalwert: 36–44 mmHg
HCO_3^-:	Bicarbonatkonzentration im Plasma. Normalwert: 22–26 mmol/l
Standard HCO_3^-:	Standard-Bicarbonatkonzentration im Serum. Plasmabicarbonatkonzentration eines Blutes, das mit einem pCO_2 von 40 mmHg bei 37 Grad C äquilibriert wurde
base excess [BE]:	Diejenige Menge an starker Säure bzw. Säure, die notwendig ist, um bei einer Blutprobe mit einem pCO_2 von 40 mmHg und einer Temperatur von 37 Grad C, einen pH-Wert von 7,4 zu erzielen. Normalwert: -2 bis +3 mmol/l.
Standard BE [SBE]:	Entspricht dem BE bei einer Hb-Konzentration von 5 mg/dl und ist im Gegensatz von diesem von akuten Veränderungen des pCO2 unabhängig.
Anionenlücke [AG]:	die ungemessenen Anionen im Serum: $AG = Na^+ - (Cl^- + HCO_3^-)$ Normalwert: 10–12 mmol/l
Respiratorische Störung:	Störung des Säure-Basenhaushaltes, die durch Veränderung der flüchtigen Säure Kohlensäure bedingt ist. Kohlendioxid bildet in wässriger Lösung durch Verbindung mit H_2O Kohlensäure.
Metabolische Störung:	Störung des Säure-Basenhaushaltes, die durch nicht flüchtige Säuren bedingt ist.

Symptomatik

❗ **Die Symptomatik von Störungen des Säure-Basenhaushaltes wird im Wesentlichen durch die Grunderkrankung bestimmt!**

Bedingt durch Kompensationsmechanismen ist bei der **metabolischen Azidose** eine **Hyperventilation**, bei der **metabolischen Alkalose** eine **Hypoventilation** zu beobachten. **Azidosen** führen zu einer Vasodilatation und Verminderung der Kontraktilität des Herzens und gehen so häufig mit einer Hypotension einher. Bei **Alkalosen** werden eine gesteigerte neuromuskuäre Erregbarkeit, Krampfanfälle und Koma beobachtet.

S

Diagnostik

Reine Störungen des Säure-Basenhaushaltes werden nur selten beobachtet. Zumeist liegen Kombinationen verschiedener Störungen vor. **Es hat sich als günstig herausgestellt, primäre Störungen von sekundären zu unterscheiden.** Eine Störung des Säure-Basenhaushaltes wird dann als primär bezeichnet, wenn sie quantitativ die anderen gleichzeitig noch vorhandenen Störungen überwiegt.

Primäre Störungen

primär respiratorische Azidose: pCO_2 erhöht und pH vermindert oder normal

primär metabolische Azidose: pH vermindert und pCO_2 vermindert oder normal

primär respiratorische Alkalose: pCO_2 vermindert und pH erhöht oder normal

primär metabolische Alkalose: pH erhöht und pCO_2 erhöht oder normal

Nach Festlegung der primären Störung wird durch Kalkulation der zu erwarteten Kompensationsmechanismen und der Abweichung davon im konkreten Fall die **sekundäre Störung** bestimmt:
Die **zu erwartende metabolische Störung** bei einer primär respiratorischen Störung, die **akut** aufgetreten ist, beträgt:

$$\Delta SBE = 0 \times pCO_2 = 0$$

D.h. jeder negative SBE würde eine gleichzeitig bestehende metabolische Azidose, jeder positive SBE eine gleichzeitig bestehende metabolische Alkalose anzeigen. Die SBE-Werte geben auch eine quantitative Aussage über das Ausmaß der sekundären Störung.

Die **zu erwartende metabolische Kompensation** bei **chronischen** respiratorischen Störungen beträgt

$$\Delta SBE = 0,4 \times pCO_2$$

D.h. jeder Wert darüber weist auf eine gleichzeitig bestehende metabolische Alkalose, jeder Wert darunter auf eine metabolische Azidose hin.

Die **zu erwartende respiratorische Störung** beträgt bei:

metabolischer Azidose: $pCO_2 = 1,0 \times SBE$
metabolischer Alkalose: $pCO_2 = 0,6 \times SBE$

Jedes im aktuellen Fall höhere pCO_2 zeigt als sekundäre Störung eine respiratorische Azidose, jedes niedrigere pCO_2 eine respiratorische Alkalose an.

Differenzialdiagnostik der metabolischen Azidosen

Durch Berechnung der Anionenlücke [siehe oben], kann eine metabolische Azidose mit erhöhter Anionenlücke von einer solchen mit normaler abgegrenzt werden.

Metabolische Azidose mit erhöhter Anionenlücke:
- Ketoazidose
- Urämie
- Salicylatvergiftung
- Methylalkoholvergiftung
- Paraldehydvergiftung
- Laktazidose
- Äthylenglykolvergiftung

Metabolische Azidose mit normaler Anionenlücke:
Sie gehen immer mit einer Hyperchlorämie einher und werden deshalb **auch hyperchlorämische Azidosen** genannt. Ursachen sind:
- Bicarbonatverlust
  - intestinal [Diarrhoe, Uretero-Sigmoidostomie]
  - renal [renal-tubuläre Azidosen]
- Verdünnungsazidose

Bei **gemischten metabolischen Azidosen** kann der Anteil einer solchen mit erhöhter Anionenlücke durch die Beziehung

$$\Delta/\Delta\text{-Ratio} = (AG\ \text{-}12)/24 - HCO_3^-)$$

abgeschätzt werden. Eine Δ/Δ-Ratio >0,8 spricht für eine reine metabolische Azidose mit erhöhter Anionenlücke, eine Δ/Δ-Ratio <0,25 für eine reine metabolische Azidose mit normaler Anionenlücke.

Die Auswirkung einer hyperchlorämischen Azidose auf den BE kann durch die Beziehung

$$BE_{Cl} = [Na^+] - [Cl^-] - 38$$

abgeschätzt werden.

Da ein Wasserüberschuss mit einer Hyponatriämie einhergeht, kann der quantitative Effekt eines solchen am BE errechnet werden durch die Beziehung:

$$BE_{Na} = 0{,}3 \times ([Na^+] - [Na^+]n)$$

BE_{Cl} Auswirkung einer Veränderung der Serumchloridkonzentration auf den BE.
BE_{Na} Auswirkung einer Veränderung der Serumnatriumkonzentration auf den BE.
$[Na^+]$ Serumnatriumkonzentration
$[Na^+]n$ Normalwert der Serumnatriumkonzentration
$[Cl^-]$ Serumchloridkonzentration

Differenzialdiagnostik der metabolischen Alkalosen
Es wird eine **chloridsensitive** von einer **nichtchloridsensitiven metabolischen Alkalose** unterschieden. Erstere zeichnet sich durch einen Hypovolämie bedingten, gleichzeitig bestehenden Hyperaldoteronismus aus. Alkalose und Hypovolämie sind durch Verlust von Volumen und sauren Valenzen [Erbrechen, Magensaftdrainagen, Diuretika] entstanden. Der nichtchloridsensitiven Alkalose liegt zumeist eine verstärkte Mineralokortikoidwirkung [primärer Hyperaldoteronismus, exogene Steroide, seltene Steroidsynthesestörungen] zugrunde.
Die Abgrenzung beider Formen voneinander erfolgt durch die Anamnese und das klinische Erscheinungsbild. Nur selten sind zur Klärung der nichtchloridsensitiven metabolischen Alkalose spezielle laborchemische Analysen notwendig.
Da Albumin durch Überwiegen der sauren Valenzen im Proteinmolekül als Säure anzusehen ist, erklärt sich die häufig bei kritisch kranken Patienten im Zusammenhang mit einer Hypoalbuminämie beobachtete Alkalose. Die Auswirkung einer verminderten Serumalbuminkonzentration auf den BE kann abgeschätzt werden mit der Beziehung:

$$BE_{alb} = 0{,}25 \times (42 - [Alb])$$

BE_{alb} Auswirkung einer Verminderung der Albuminkonzentration auf den BE
$[Alb]$ Serumalbuminkonzentration (g/l)

Therapie
Im Zentrum der Therapie steht die Behandlung der Grundkrankheit! Maßnahmen, die lediglich eine Korrektur des pH-Wertes anstreben, können sich sogar ungünstig auf den Krankheitsverlauf auswirken.
Bei **sehr schweren Azidosen** kann es allerdings vereinzelt doch notwendig werden eine symptomatische Therapie mit Bicarbonat durchzuführen, um die ungünstigen Auswirkungen der Azidose auf verschiedene Organfunktionen zu mindern und so Zeit zu gewinnen, kausal orientierte therapeutische Maßnahmen zu setzen. Der pH-Wert soll nur geringfügig, maximal bis zu einem pH-Wert von ca. 7,2 [entspricht einer Bicarbonatkonzentration im Plasma von ca. 8–12 mmol/l] angehoben werden. Bei einem geschätzten Bicarbonatverteilungsraum von etwa 50% des Körpergewichtes errechnet sich somit die zur Korrektur notwendige Bicarbonatmenge:

$$\textbf{Bicarbonatmenge} \ (mmol) = (8 - [HCO_3^-]) \times KG \times 0{,}5$$

$[HCO_3^-]$ aktuelle Bicarbonatkonzentration im Plasma
KG Körpergewicht in kg

Das Bicarbonat soll nicht als Bolus, sondern als Kurzinfusion über 30 min verabreicht werden. Eine Wiederholung kann nur bei engmaschiger Kontrolle des Säure-Basen-Status erwogen werden.
Auch bei **chloridsensitiven Alkalosen** steht die Behandlung der Grunderkrankung im Vordergrund. Durch Zufuhr von Volumen in Form von Natrium- oder Kaliumchlorid kann der Volumen- und Elektrolytmangel, der für die verminderte renale Bicarbonatausscheidung verantwortlich ist, beseitigt werden.
Nach erfolgter Volumensubstitution kann durch **Azetazolamid** 250–375 mg 1- bis 2-mal täglich die Bicarbonatsekretion weiter gesteigert werden.

Bei **schweren Alkalosen** kann auch 0,1–0,2 N Salzsäure über einen zentralen Venenkatheter gegeben werden. Ein Absinken der Bicarbonatkonzentration auf <40 mmol/l soll angestrebt werden.

Bei eingeschränkter Nierenfunktion kann gegebenenfalls auch ein extrakorporales Therapieverfahren notwendig sein.

Bei der **nichtchloridsensitiven Alkalose** kann neben der Behandlung der Grundkrankheit [z.B. Absetzen exogen zugeführter Steroide] durch Medikamente wie ACE-Hemmer, AT-1-Rezeptorenblocker und kaliumsparende Diuretika in den Pathomechanismus der Alkaloseentstehung eingegriffen werden. Bei dieser Form der Alkalose kann es durch Volumenzufuhr in Form von Natriumchlorid zu einer Verstärkung der Alkalose und auch der Hypokaliämie kommen.

Quellenhinweise
Abb. 1–7: AM-productions, Wiesloch

ausgehend eine lamelläre Schuppung der befallenen Haut; **Komplikationen**: Peritonsillar- oder Retropharyngealabszess, Sinusitis, Mastoiditis, Myokarditis, akutes rheumatisches Fieber, akute Glomerulonephritis, **Scharlachotitis** [nekrotisierende Mittelohrentzündung mit Einschmelzen des Trommelfells, Nekrose der Gehörknöchelchen und Mastoiditis; wird oft im Anfangsstadium übersehen] **septischer Scharlach** [Scarlatina septica, mit septischer Streuung, nekrotisierender Angina, Sinusitis, Hirnsinusthrombose und Meningitis; verläuft meist tödlich] und **toxischer Scharlach** [Scarlatina fulminans, maligne Verlaufsform mit Hyperpyrexie, Bewusstseinseintrübung, Purpura, Krämpfen, Kreislaufkollaps und tödlichem Ausgang]; **Therapie**: Penicillin* V, bei Penicillinallergie Erythromycin*, Cephalosporine*

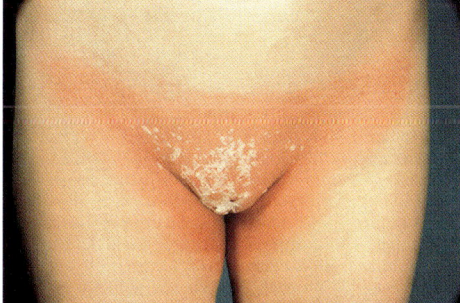

Abb. S7. Scharlach

Schar|nier|pro|the|se f: Syn: Scharnierendoprothese; die früher häufig verwendeten gekoppelten Scharnierprothesen des Kniegelenkes werden heute kaum noch eingesetzt; als Ersatz von Finger- und Ellbogengelenken nimmt ihre Bedeutung aber zu, weil sowohl Ärzte als auch Patienten die früher in diesem Bereich empfohlene Arthrodese wegen der Einschränkung der Bewegungsfreiheit ablehnen

Schat|ten|pro|be f: → Skiaskopie

Schatzki-Ring m: Syn: B-Zone, Mukosaring, unterer Ösophagusring; ätiologisch ungeklärte, ringförmige Einengung des Lumens der Speiseröhre im Bereich der Übergangszone von Platten- und Zylinderepithel; auffällig ist, dass fast immer auch eine Hiatushernie* besteht; führt zu intermittierender Dysphagie, die v.a. bei hastigem Essen [**Steakhaussyndrom**] auftritt und über eine akute Bolusobstruktion zu einer vagalen Reaktion mit Herzstillstand führen kann; **Therapie**: Bougierung oder endoskopische Durchtrennung; neigt zu Rezidiven

Schaudinn-Krankheit f: → Syphilis

Schau|fens|ter|krank|heit f: → Claudicatio intermittens

Schau|kel|fuß m: Syn: Pes planus congenitus, angeborener Plattfuß; s.u. Plattfuß

Scheck|haut f: → Vitiligo

Schei|ben|me|nis|kus m: angeborene Meniskusanomalie; s.u. Essay Meniskusschäden S. 1007

Schei|ben|rose f: → Erythema exsudativum multiforme

Scheide, künstliche f: → Neovagina

Schei|den|a|tre|sie f: Syn: Vaginalatresie, Atresia vaginalis; angeborener oder erworbener Verschluss der Scheidenlichtung; führt zu Abflussbehinderung nach der Menarche mit Ausbildung von Hämatokolpos, Hämatometra, Hämatosalpinx und in schweren Fällen eines akuten Abdomens; **Therapie**: operative Aufdehnung der Scheide; postoperative Einlage eines Ballonkatheters oder Tampons zum Offenhalten

Schei|den|aus|fluss m: → Fluor vaginalis

Scheiden-Blasen-Plastik f: → Kolpozystoplastik

Schei|den|bruch m: **1.** Syn: Kolpozele, Hernia vaginalis; Dammbruch in Richtung zur Scheide; s.a. Essay Eingeweidebrüche/Hernien S. 577 **2.** Syn: Kolpozele; Scheidenprolaps mit

Vortreten der Scheide vor die Vulva; sollte besser als **Partialprolaps uteri** bezeichnet werden, weil die Scheide nicht alleine absinken kann, sondern eine Gebärmuttersenkung vorliegt; **ätiologisch** spielen Beckenbodeninsuffizienz, Geburtstrauma [Verletzung des Musculus levator ani], Bindegewebsschwäche eine Rolle; fast immer findet man gleichzeitig auch eine Douglas-Hernie oder Zystozele, seltener eine Rektozele; **Klinik**: die Patientinnen bemerken meist eine Druck oder Völlegefühl und beim Sitzen oder Stehen fühlt es sich so an, als ob etwas vorfällt; häufig sind auch Rückenschmerzen [bessern sich im Liegen], Blasenbeschwerden [Inkontinenz, rezidivierende Infektionen, Pollakisurie] und Obstipation], Ausfluss, evtl. blutige Ulzerationen der Zervix; **Therapie**: Beckenbodengymnastik ist i.d.R. nicht ausreichend; Pessare werden verwendet, wenn eine Operation abgelehnt wird oder kontraindiziert ist; Ring- und Schalenpessare können aber nur verwendet werden, wenn eine ausreichende Dammmuskulatur vorhanden ist, während Würfelpessare auch bei atrophischer Muskulatur eingesetzt werden können; die operative Behandlung hängt v.a. vom Alter der Patientin ab; i.d.R. wird erst nach Abschluss der Familienplanung operiert und dann eine Hysterektomie [oft in Kombination mit einer Kolpopexie] vorgenommen; bei älteren, sexuell nicht mehr aktiven Frauen kann ein partieller oder vollständiger Scheidenverschluss [Kolpokleisis] erwogen werden

Schei|den|damm|plas|tik f: → Kolpoperineoplastik

Schei|den|damm|riss m: Einreißen von Damm und vorderem Scheidendrittel unter der Geburt; muss operativ versorgt werden; s.a. Dammriss

Schei|den|damm|schnitt m: → Episiotomie

Schei|den|di|a|phrag|ma nt: → Diaphragmapessar

Schei|den|ent|zün|dung f: → Vaginitis

Schei|den|kar|zi|nom nt: → Vaginalkarzinom

Schei|den|mi|lieu nt: Syn: Vaginalmilieu; das Scheidenmilieu der geschlechtsreifen Frau ist sauer [pH 3,8–4,5] und die Scheidenflora enthält v.a. Lactobazillen [Döderlein-Stäbchen]; damit werden viele prinzipiell pathogene aerobe

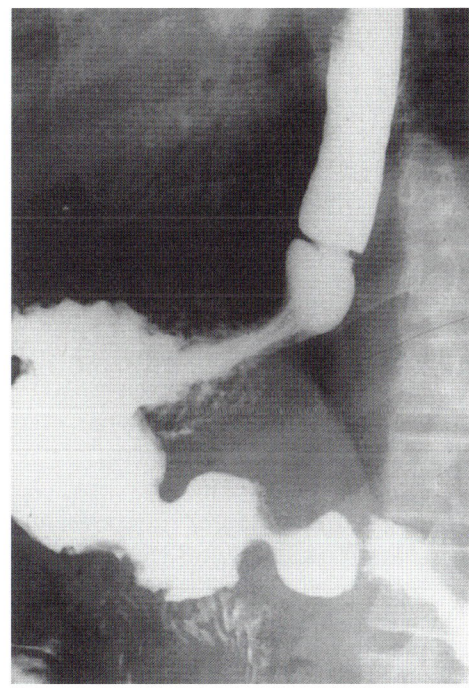

Abb. S8. Schatzki-Ring

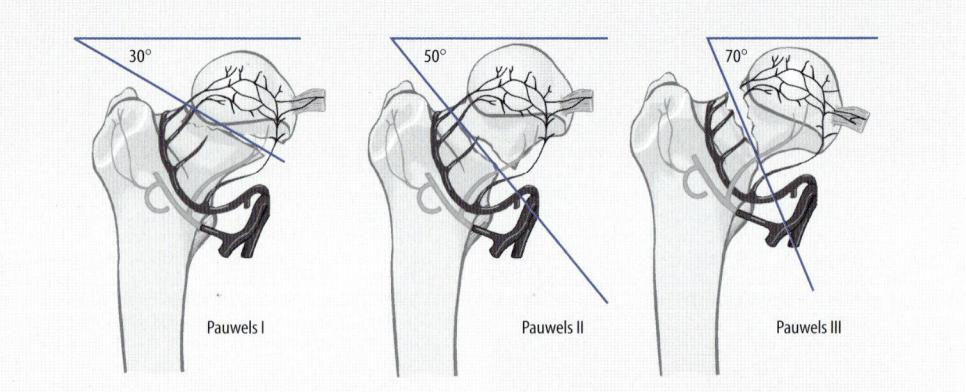

Abb. S9. Schenkelhalsfraktur. Einteilung nach Pauwels

[Escherichia coli, Enterobakterien, Staphylokokken, Streptokokken] und anaerobe Erreger [Peptokokken, Bacteroides, Clostridien] sowie Chlamydien und Mycoplasma an der Ausbreitung gehindert; deshalb sind Scheideninfektionen relativ selten und entstehen meist durch Pilze [am häufigsten durch Candida albicans, Vulvovaginitis* candidamycetica], da diese im Bereich von pH 3–9 optimal wachsen können; andererseits führen alle Veränderungen des Milieus zu einer Herabsetzung der physiologischen Schutzfunktion und evtl. zu Kolpitis; da das saure Scheidenmilieu v.a. von der Anwesenheit von Östrogenen abhängt, ist es vor der Pubertät und nach der Menopause alkalisch und die Frequenz von bakteriellen Infektionen ist wesentlich höher; *s.a. Aminkolpitis, Essay Entzündliche Erkrankungen der weiblichen Beckenorgane S. 1609*

Schei|den|pes|sar *nt*: → *Diaphragmapessar*

Schei|den|plas|tik *f: Syn: Kolpoplastik, Vaginalplastik, Vaginoplastik*; plastische Operation der Scheide, z.B. Kolpoperineorrhaphie; auch Bezeichnung für Schaffung einer künstlichen Scheide [**Neovagina***] bei Fehlbildungen oder Atresie der Vagina

Schei|den|riss *m: Syn: Kolporrhexis*; Einriss der Scheide unter der Geburt; meist als Scheidendammriss; nach sachgerechtem Nahtverschluss ist die Heilungstendenz gut; *s.a. Dammriss*

Schei|den|schnitt *m*: → *Vaginotomie*

Schei|den|spie|ge|lung *f*: → *Kolposkopie*

Schei|den|vor|fall *m: Syn: Vaginalprolaps, Prolapsus vaginae, Scheidenprolaps, Kolpoptose*; schwerste Form der **Scheidensenkung** [Descensus vaginae], bei der die Scheidenwand in Form einer Rektozele oder Zystozele vor der Vulva sichtbar wird; oft gleichgesetzt mit Scheidenbruch*; Therapie: Beckenbodengymnastik; Kolpopexie

Scheie-Syndrom *nt*: → *Mukopolysaccharidose I-S*

Schein|bruch *m: Syn: Pseudohernie, Hernia spuria*; kompletter oder teilweiser Eingeweidevorfall ohne Bruchsack; *s.a. Essay Eingeweidebrüche/Hernien S. 577*

Schein|frak|tur *f: Syn: Pseudofraktur*; feine Aufhellungslinie im Röntgenbild, die eine Fraktur vortäuscht

Schein|ge|lenk *nt*: → *Pseudarthrose*

Schellong-Stehtest *m: Syn: Schellong-Test*; Kreislauffunktionstest bei Verdacht auf orthostatische Hypotonie durch Messen von Puls und Blutdruck im Liegen und Stehen; **Prinzip:** dreimalige Messung von Blutdruck und Puls am liegenden Patienten innerhalb von 5–10 Minuten; danach Messung im Abstand von 1 Minute am frei stehenden Patienten für 7–10 Minuten; danach erneutes Messen im Liegen über 3 Minuten; physiologisch ist ein Absinken des systolischen Wertes um weniger als 10 mmHg bei gleich bleibendem oder leicht ansteigendem diastolischen Wert; ein Blutdruckabfall um mehr als 20 mm systolisch oder 10 mm

diastolisch gilt als eindeutig pathologisch

Schen|kel|bruch *m*: **1.** → *Schenkelhernie* **2.** → *Femurfraktur*

Schen|kel|hals|frak|tur *f: Syn: Femurhalsfraktur, Schenkelhalsbruch, Oberschenkelhalsfraktur*; intrakapsuläre Femurfraktur* im Bereich des Oberschenkelhalses; je nach Lage unterscheidet man **intertrochantäre, mediale** bzw. **subkapitale** und **laterale Femurhalsfraktur**; wichtiger ist aber die **Klassifikation nach Pauwels**, die auf dem Neigungswinkel der Frakturebene zur Horizontalen beruht; je steiler, d.h. größer, der Frakturwinkel ist, desto größer ist die Gefahr der Abrutschung bei axialer Belastung; **Pauwels I und II** sind (stabile) Abduktionsfrakturen, **Pauwels III** ist eine instabile Adduktionsfraktur; aufgrund der Gefäßversorgung von dorsal und kaudal besteht bei allen Schenkelhalsfrakturen die Gefahr einer Femurkopfnekrose; Abduktionsfrakturen [Pauwels I-II] sind weniger gefährdet als Adduktionsfrakturen

Klinik: typisch sind Beinverkürzung, Außenrotation, Stauchungsschmerz und Schmerzen in der Leistengegend; dazu kommt noch die Anamnese und das Alter der Patienten [meist häuslicher Sturz älterer, osteoporotischer Patienten]; **DD:** proximale Femurfraktur; **Therapie;** eine konservative Behandlung ist nur bei eingestauchten Adduktionsfrakturen und hoher Patientencompliance mög-

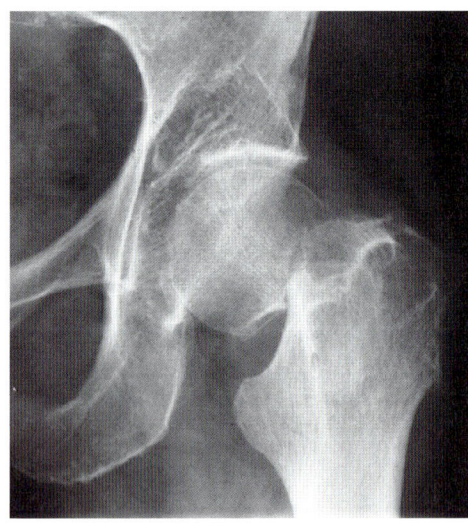

Abb. S10. Schenkelhalsfraktur

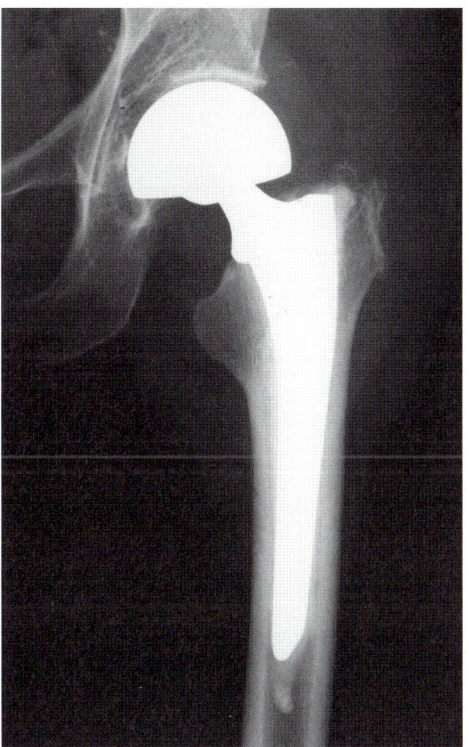

Abb. S11. **Schenkelhalsfraktur.** Versorgung mit bipolarer Duokopfprothese

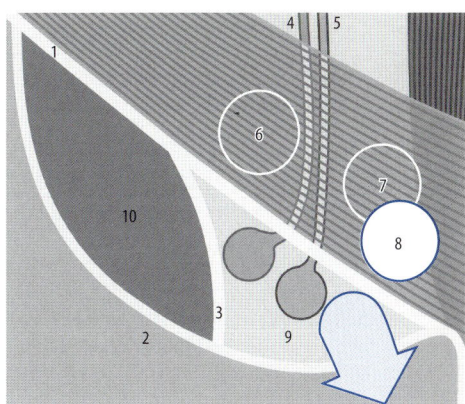

Abb. S12. **Schenkelhernie.** Bruchsackverlauf, Bruchpforte medial der Arteria und Vena femoralis. 1 = Ligamentum inguinale, 2 = Pecten ossis pubis, 3 = Ligamentum iliopectineum, 4 = Arteria epigastrica inferior, 5 = Vena epigastrica inferior, 6 = Fossa inguinalis lateralis, 7 = Fossa inguinalis medialis, 8 = Anulus inguinalis superficialis, 9 = Lacuna vasorum, 10 = Lacuna musculorum

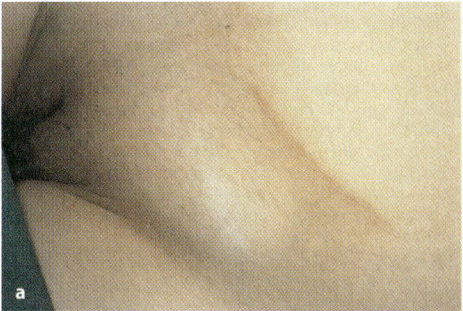

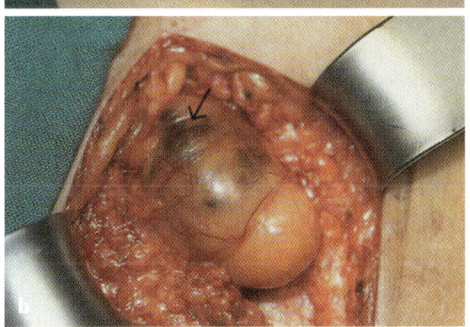

Abb. S13. **Schenkelhernie.** Inkarzerierte Schenkelhernie: **a** deutlich sichtbare Schwellung unterhalb eine Narbe nach Hernienplastik, **b** operativer Situs; der Pfeil deutet auf hämorrhagisch durchsetztes Netzgewebe

Abb. S14

lich; bei der operativen Versorgung kommen **kopferhaltende Osteosynthesen** [z.B. dynamische Hüftschraube] oder Endoprothesen infrage; ist die Hüftpfanne noch in guter Verfassung, wird eine Hemiarthroplastik [Ersatz des Hüftkopfes] oder bipolare Duokopfprothese durchgeführt, ansonsten ist eine Totalendoprothese [Ersatz vom Hüftkopf und -pfanne] indiziert; *s.a. Essay Osteoporose S. 1171, Essay Fraktur, Luxation, Distorsion S. 423*

Schenkelhernie *f: Syn: Schenkelbruch, Merozele, Hernia cruralis/femoralis, Femoralhernie*; Eingeweidehernie mit der Lacuna vasorum retroinguinalis als Bruchpforte, d.h., die Hernie liegt unterhalb des Leistenbandes und medial der Arteria und Vena femoralis; sie ist wesentlich seltener als die Leistenhernie* und tritt fast ausschließlich bei Frauen auf; wegen der engen Bruchpforte kommt es häufig zur Einklemmung; **Klinik:** die Patienten verspüren anfänglich bei längerem Stehen und Gehen ziehende Schmerzen in der Leistengegend; später kann dort eine Vorwölbung beobachtet oder palpiert werden, die im Liegen abnimmt und bei Bauchpresse [**Valsalva-Versuch**] zunimmt; ein hochgeschlagener Bruchsack kann bei der Untersuchung eine Leistenhernie vortäuschen; die **Therapie** besteht meist in einer Hernienplastik nach McVay-Lotheissen, wobei aber auch hier laparoskopische Techniken an Bedeutung zunehmen; *s.a. Essay Eingeweidebrüche/Hernien S. 577*

Scherengang *m: Syn: spastischer Gang*; gebremst wirkender Gang bei zentraler neurologischer Störung; auffällig ist die Beugung von Hüft- und Kniegelenk auch in der Belastungsphase; die Füße sind in Spitzfußstellung fixiert [nur der Vorfuß wird belastet] und die Adduktorenkontraktur führt zum Aneinanderreiben der Knie beim Gehen

Scherenphänomen *nt*: bei doppelseitiger Hüftkopflösung überkreuzen sich die Unterschenkel bei Kniebeugung; *s.a.*

Scheuerdesinfektion *f*: Flächendesinfektion, bei der die Oberflächen manuell gescheuert werden

Scheuermann-Krankheit *f: Syn: Morbus Scheuermann, Adoleszentenkyphose, Osteochondrosis deformans juvenilis, Osteochondritis deformans juvenilis*; sich in der Adoleszenz [11.–18. Lebensjahr] manifestierende, zur Ausbildung eines Rundrückens führende Erkrankung der Wirbelsäule; wird dominant, allerdings mit niedriger Penetranz vererbt und betrifft männliche Patienten weitaus häufiger als weibliche [4:1]; über die Auslöser besteht noch keine

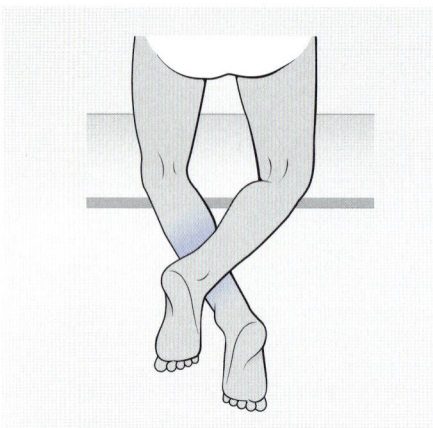

Abb. S14. Scherenphänomen

Klarheit; die Zuordnung zur Krankheitsgruppe der aseptischen Osteonekrosen wird von manchen Autoren infrage gestellt; die Wirbel [v.a. Th4 – Th12] wachsen vorn langsamer als hinten, d.h., es kommt zur Ausbildung von typischen Keilwirbeln; im Röntgenbild zeigen sich Einbrüche der Deckplatten in die Spongiosa, die als **Schmorl-Knötchen** bezeichnet werden; **Klinik**: der Verlauf ist primär unauffällig und schmerzlos, erst die fortschreitende Kyphose führt zum Arztbesuch; Schmerzen entstehen i.d.R. in den benachbarten Bewegungssegmenten, die durch die Kyphose funktionell überbeansprucht werden; bei thorakaler Lokalisation kommt es zum typischen Bild eines **Rundrückens** durch eine fixierte Kyphose, die oft zu einer korrektiven Hyperlordosierung der Lendenwirbelsäule und damit zu einem **Hohlrundrücken** führt; lumbale und thorakolumbale Lokalisation führen zu einer Abflachung der Lendenlordose und damit zu einem **Flachrücken**
Diagnose: Anamnese, Untersuchungsbefund, Röntgen [Schmorl-Knötchen, Randleistenhernien, unregelmäßige Abschlussplatten, Höhenminderung der Wirbelzwischenräume, verlängerter sagittaler Wirbelkörperdurchmesser, mindestens 3 benachbarte Wirbel betroffen]; **Therapie**: Krankengymnastik, evtl. entlastendes Korsett [vorübergehend], in schweren Fällen operative Aufrichtung und Fusion; **Prognose**: die Erkrankung kommt mit dem Abschluss des Wachstums zum Stillstand; die residuelle fixierte Kyphose stellt nur selten eine Behinderung dar; *s.a. Essay Knochennekrosen S. 811*
Schich|ten|naht f: *s.u. Nahttechniken*
Schicht|rönt|gen nt: →*Tomografie*
Schicht|star m: *Syn: Cataracta zonularis*; Trübung der tiefen Linsenrinde; *s.u. Essay Katarakt S. 783*
Schicht|szin|ti|gra|fie, -gra|phie f: →*Emissionscomputertomografie*
Schie|be|gang m: bei Versteifung des Hüftgelenks kann das Bein in der Schwungphase nicht nach vorne geschwungen werden und die Patienten müssen die gesamte Beckenhälfte

nach vorne schieben; damit entsteht das typische Bild des Schiebegangs
Schiel|am|bly|o|pie f: *Syn: Schielschwachsichtigkeit*; *s.u. Begleitschielen*
Schie|len nt: *Syn: Strabismus*; Abweichung der Augenachsen von der Parallelstellung bei Fernsicht; man unterscheidet zwischen **Begleitschielen** [Strabismus concomitans], bei dem der Schielwinkel ist immer gleich ist, und **Lähmungsschielen** [Strabismus paralyticus] mit einem veränderlichen Schielwinkel
die häufigste Schielform das **Einwärtsschielen** [Esotropie, Strabismus internus/convergens]; im Kindesalter unterscheidet man das **frühkindliche Schielsyndrom** [Einwärtsschielen, fehlendes Binokularsehen und latenter Nystagmus], das **normosensorische Spätschielen** [beginnt meist nach dem 2. bis 3. Lebensjahr; das Binokularsehen ist deshalb normal entwickelt und die Therapie besteht in einer operativen Korrektur] und den **Mikrostrabismus** [Silberblick mit einem Schielwinkel von < 5° und anomaler retinaler Korrespondenz]; im Erwachsenenalter auftretende Formen beruhen i.d.R. auf einer Schädigung der nervalen Versorgung [Augenmuskelparese*]
manifestes **Auswärtsschielen** [Exotropie, Strabismus divergens] tritt wesentlich seltener auf als Einwärtsschielen [Verhältnis ca. 1:5]; häufiger ist das latente oder intermittierende Auswärtsschielen, das den Patienten aber selten bewusst wird, da das Binokularsehen nicht gestört ist; oft haben die Patienten sogar ein leicht vergrößertes Sehfeld [**Panoramasehen**], das bei einer operativen Korrektur auf Normalgröße schrumpft, wodurch sich die Patienten manchmal nach der Operation behindert fühlen
latentes Schielen: *Syn: Strabismus latens, Heterophorie*; Neigung zum Schielen, die erst manifest wird, wenn man die Fusion der Seheindrücke beider Augen verhindert, z.B. durch **Abdecktest** oder **Aufdecktest**; beim **Abdecktest** lässt man den Patienten ein entferntes Objekt fixieren und deckt dann ein Auge mit der Hand oder einem Okkluder

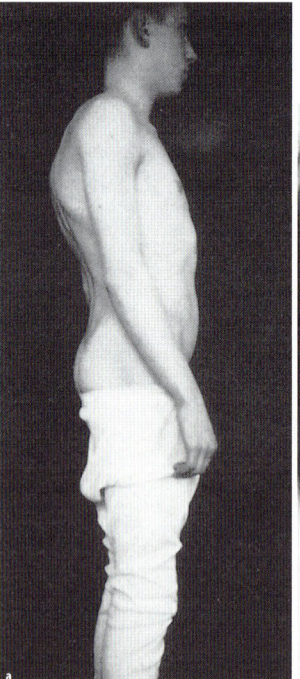
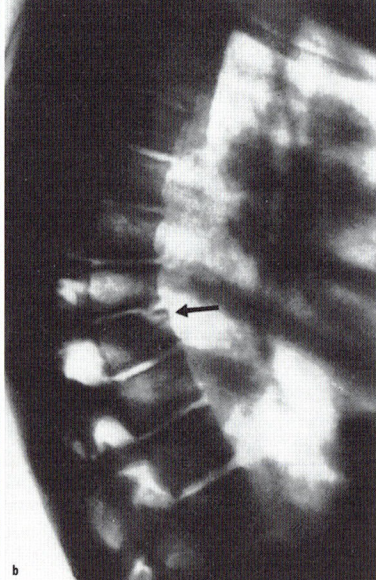

Abb. S15. Scheuermann-Krankheit. a Hohlrundrücken, **b** Keilwirbel und Unregelmäßigkeiten der Deckplatten

Tab. S2. Schielen. Vergleich von Begleitschielen und Lähmungsschielen

Begleitschielen	Lähmungsschielen
Keine Doppelbilder. Statt dessen monokulare Anpassung (Exklusion, als deren Folge Amblyopie; exzentrische Fixation) oder binokulare Anpassung (anomale Korrespondenz)	Doppelbilder. Das Trugbild liegt in der Aktionsrichtung des gelähmten Muskels
Schielwinkel in allen Blickrichtungen gleich (Strabismus concomitans)	Schielwinkel inkonstant, nimmt in Aktionsrichtung des gelähmten Muskels zu
Beginn meist in den ersten Lebensjahren, anfangs oft nur zeitweilig	Beginn plötzlich, jedes Lebensalter möglich
Ursachen: Hypermetropie, Fusionsschwäche, Anisometropie, Muskelanomalien, abnorme zentralnervöse Impulse, erbliche Anlage	Ursachen können alle Gehirnerkrankungen sein (Entzündung, Blutung, Erweichungsherd, Tumor, Trauma). Konnatal: Geburtstrauma, Kernaplasie
Primärer und sekundärer Schielwinkel sind gleich	Der sekundäre Schielwinkel (= Fixation mit dem gelähmten Auge) ist größer als der primäre
Blickfeld nicht eingeschränkt	Blickfeld des gelähmten Auges eingeschränkt
Kein Vorbeigreifen	Vorbeigreifen (Patient weiß nicht, welches der beiden Bilder das Trugbild ist)
Keine abnorme Kopfhaltung	Kompensatorische Kopfhaltung (in Aktionsrichtung des gelähmten Muskels)
Binokularer Sehakt minderwertig (Fusion und räumliches Sehen unterwertig oder fehlend, oft Amblyopie oder anomale Korrespondenz)	Binokulares Sehen (Fusion, räumliches Sehen, Korrespondenz) bei Ausgleich des Winkels intakt

ab; das Schielauge weicht nach innen [Esophorie] oder außen [Exophorie] ab; deutlicher wird die Abweichung noch, wenn man den Okkluder plötzlich wegnimmt [**Aufdecktest**]; das schielende Auge kehrt zur Mitte zurück [Fusionsbewegung]; diese Fusionsbewegung zeigt, dass das Auge nicht oder noch nicht schwachsichtig ist, und dass Binokularsehen vorhanden ist; eine **Therapie** ist nur bei Leidensdruck nötig; i.d.R. ist eine Augenmuskeloperation indiziert

Schiel|mes|ser *m*: →*Deviometer*

Schiel|o|pe|ra|tion *f*: *Syn*: Strabotomie, Strabismotomie; Durchtrennung der Augenmuskelsehnen zur Schielbehandlung; bei der **kombinierten Schieloperation** wird der zu stark wirkende Muskel gelockert und der zu schwach wirkende gestrafft; die Operation hängt vom Schielwinkel ab und muss der individuellen Situation angepasst werden; besonders schwierig ist der Eingriff, wenn zusätzlich noch andere Bewegungsstörungen am Auge bestehen

Schiel|syn|drom, frühkindliches *nt*: *s.u. Schielen*

Schiel|win|kel *m*. *Syn*: Deviationswinkel; Winkel zwischen den Sehlinien von gesundem und schielendem Auge bei Fernblick; im Normalfall wird mit dem gesunden Auge fixiert und der Winkel wird als **primärer Schielwinkel** bezeichnet; wird aber mit dem erkrankten Auge fixiert [z.B. bei Lähmung des gesunden Auges], spricht man von **sekundärem Schielwinkel**; *s.a. Begleitschielen, Maddox-Kreuz*

Schien|bein|frak|tur *f*: →*Tibiafraktur*

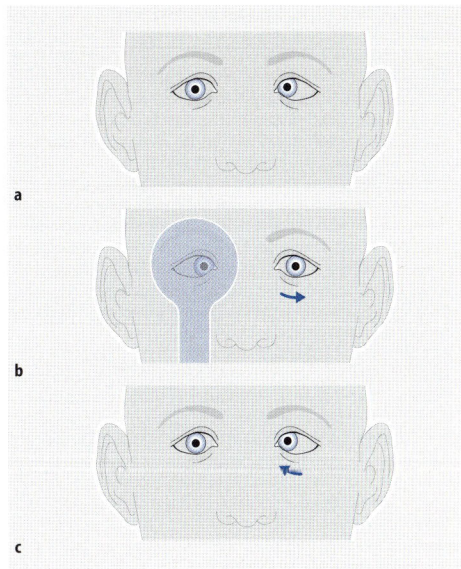

Abb. S16. Latentes Schielen. Abdecktest

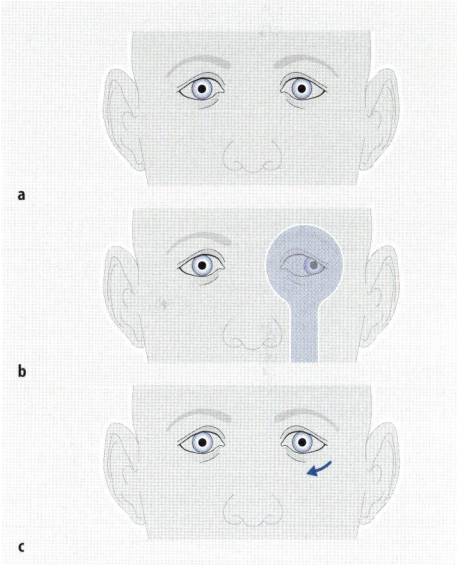

Abb. S17. Latentes Schielen. Aufdecktest

Schien|bein|kopf|frak|tur *f*: →*Tibiakopffraktur*
Schien|bein|schaft|frak|tur *f*: →*Tibiaschaftfraktur*
Schie|nen|ap|pa|rat *m*: *s.u. Orthese*
Schie|nen|hül|sen|ap|pa|rat *m*: *s.u. Orthese*
Schie|nen|schel|len|ap|pa|rat *m*: *s.u. Orthese*
Schie|nen|span|gen|ap|pa|rat *m*: *s.u. Orthese*
Schif|fer|kno|ten *m*: *s.u. Knoten*
Schild|drü|sen|a|de|nom *nt*: von der Schilddrüse ausgehender, i.d.R. gutartiger Tumor, der solitär oder multipel auftreten kann; histologisch kann man **trabekuläre**, **tubuläre**, **mikrofollikuläre**, **makrofollikuläre** und **normofollikuläre** **Schilddrüsenadenome** unterscheiden; das Schilddrüsengewebe außerhalb des Adenoms ist unverändert; endokrin aktive Adenome können ein autonomes Schilddrüsen-

adenom bilden; die Abgrenzung von Schilddrüsenkarzinomen ist oft schwierig, v.a. beim mikrofollikulären Schilddrüsenadenom, das deshalb auch als **metastasierendes Adenom** bezeichnet wird; das **papilläre Schilddrüsenadenom** wird klinisch ebenfalls als maligne betrachtet und entsprechend therapiert; *s.a. Schilddrüsenkarzinom*

autonomes Schilddrüsenadenom: *Syn: autonomes Adenom, unifokale Autonomie*; endokrin aktives, solitäres Schilddrüsenadenom;bestehteineeuthyreoteStoffwechsellage spricht man von **kompensiertem autonomen Adenom**, bei Hyperthyreose von **dekompensiertem autonomen Adenom**; **Therapie**: kompensierte Adenome können abwartend behandelt werden; Operation nur bei kosmetischer oder mechanischer Beeinträchtigung; beim dekompensierten Adenom wird der Tumor entfernt [Thyreoidektomie] oder durch Radioiodtherapie zerstört

oxyphiles Schilddrüsenadenom: *Syn: Hürthle-Tumor, Hürthle-Struma, Hürthle-Zelladenom, Onkozytom*; von den **Hürthle-Zellen** ausgehender Schilddrüsentumor, der nur selten maligne entartet

Schild|drü|sen|a|pla|sie *f: Syn: Athyrie, Schilddrüsenagenesie, Athyreose, Thyreoaplasia*; angeborenes Fehlen der Schilddrüse ist eine häufige Ursache einer konnatalen Hypothyreose; die **Diagnose** beruht auf der klinischen Symptomatik und der TSH-Bestimmung im Rahmen des Neugeborenenscreenings; **Therapie**: lebenslange Substitution mit L-Thyroxin als Monotherapie

Tab. S3. Schilddrüsenaplasie. Klinische Zeichen der Schilddrüsenaplasie

Offene kleine Fontanelle und weite große Fontanelle
Icterus prolongatus
Nabelhernie
Schläfrigkeit, Muskelhypotonie, Obstipation
Trockene, marmorierte Haut, struppiges Haar
Hypothermie, Bradykardie
Makroglossie

Schild|drü|sen|au|to|no|mie *f: Syn: thyreoidale Autonomie*; unregulierte Funktionssteigerung von endokrin aktivem Schilddrüsengewebe; kann sich als **unifokale Autonomie** [autonomes Schilddrüsenadenom*], **multifokale Autonomie** [Struma nodosa] oder **disseminierte Autonomie** darstellen; solange eine euthyreote Stoffwechsellage besteht, spricht man von **kompensierter Autonomie**, entsteht eine Hyperthyreose von **dekompensierter Autonomie**

Schild|drü|sen|ent|fer|nung *f:* → *Thyreoidektomie*

Schild|drü|sen|kar|zi|nom *nt: Syn: Struma maligna*; die malignen Schilddrüsentumoren gehen entweder von den Thyreozyten, den parafollikulären C-Zellen oder dem Epithel aus; die **Thyreozytenkarzinome** machen 90–95 % der Tumoren aus; sie können in differenzierte und entdifferenzierte Karzinome unterteilt werden, wobei die differenzierten Karzinome [**follikuläres Schilddrüsenkarzinom**, **papilläres Schilddrüsenkarzinom**] jeweils 35–40 % ausmachen und die entdifferenzierten Karzinome [**anaplastisches Schilddrüsenkarzinom**] ca. 10–15 %; das medulläre Schilddrüsenkarzinom hat einen Anteil von 5–7 %,

Tab. S4. Schilddrüsenkarzinom. Einteilung

Differente Karzinome der Thyreozyten follikulär papillär
Entdifferenzierte anaplastische Karzinome
C-Zell-Karzinome
Maligne Lymphome
Metastasen anderer Organtumoren (Bronchialkarzinom, Hypernephrom, Melanom etc.)

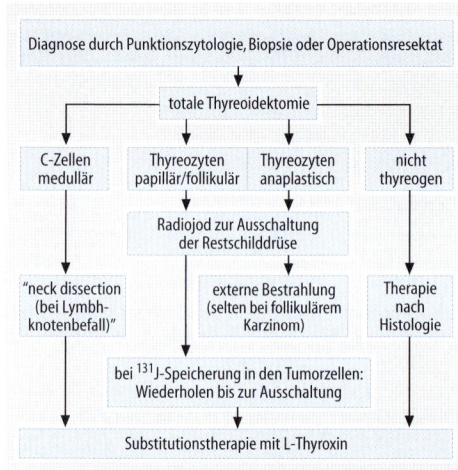

Abb. S18. Schilddrüsenkarzinom. Therapieschema

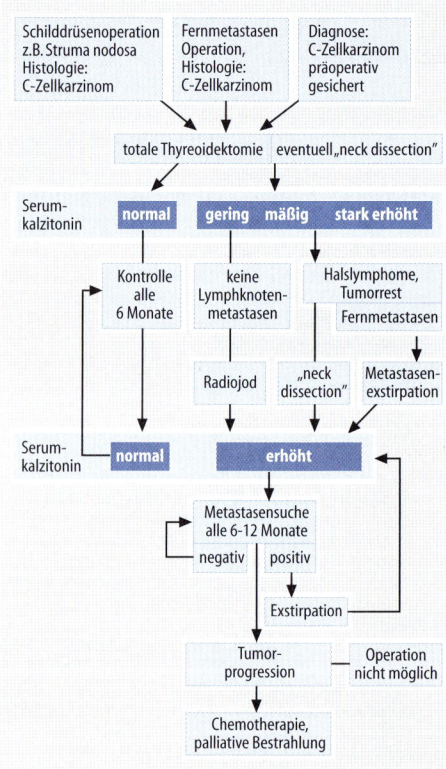

Abb. S19. Schilddrüsenkarzinom. Therapie des medullären Schilddrüsenkarzinoms

der Rest entfällt auf seltenere Formen; **Diagnose**: Anamnese, Hormonbestimmung, Szintigrafie, CT, Biopsie; **Therapie**: totale Thyreoidektomie, Radioiodtherapie, Strahlentherapie, evtl. Zytostatika

das von den parafollikulären C-Zellen ausgehende **medulläre Schilddrüsenkarzinom** [C-Zellen-Karzinom] tritt sporadisch und familiär gehäuft [v.a. Sipple-Syndrom] auf; die **Therapie** ist schwierig, weil das Karzinom nicht auf Radioiodtherapie anspricht und auch weitgehend unempfindlich ist gegen Zytostatika; deshalb ist die totale Thyreoidektomie die einzige Erfolg versprechende Therapie

Schild|drü|sen|kno|ten m: sicht- oder tastbare knotige Veränderung der Schilddrüse, die sich im Schilddrüsenszintigramm vermehrt Radioaktivität speichert [**heißer Schilddrüsenknoten**, z.B. autonomes Schilddrüsenadenom] oder keine Radioaktivität speichert [**kalter Schilddrüsenknoten**, z.B. Zysten, inaktives Adenom, Karzinom, Metastase]

Schild|drü|sen|kri|se f: *Syn: hyperthyreote/thyreotoxische Krise; s.u. Hyperthyreose*

Schild|drü|sen|szin|ti|gra|fie, -gra|phie f: Szintigrafie der Schilddrüse nach Injektion von ^{123}I oder ^{99m}Tc; erlaubt Aussagen über Größe und Form sowie vermehrte, verminderte oder fehlende Speicherung des Radionuklids; Strukturen, die keine Radioaktivität speichern [z.B. Zyste, inaktives Adenom, Karzinom, Metastase] werden als **kalte Knoten** bezeichnet; **heiße Knoten** sind dementsprechend Bezirke mit vermehrt gespeicherter Radioaktivität [z.B. autonomes Schilddrüsenadenom]; bei der sog. **quantitativen Schilddrüsenszintigrafie** handelt es sich um eine übersteuerte Wiederholungsszintigrafie; sie ist ein wichtiges Hilfsmittel zur Diagnose der Schilddrüsenautonomie

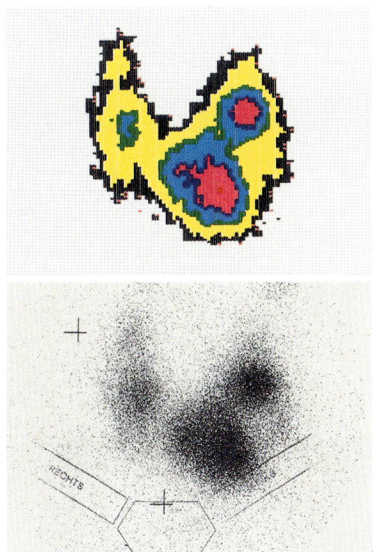

Abb. S20. Schilddrüsenszintigrafie. Quantitative Szintigrafie einer multifokalen Autonomie

Schild|drü|sen|tu|ber|ku|lo|se f: meist im Rahmen einer Miliartuberkulose vorkommender Befall der Schilddrüse; führt in der Anfangsphase zu einer Hyperthyreose [**vegetativ-endokrines Starlinger-Syndrom**]

Schild|drü|sen|über|funk|ti|on f: →*Hyperthyreose*

Schild|drü|sen|un|ter|funk|ti|on f: →*Hypothyreose*

Schild|knor|pel|spal|tung f: →*Thyreochondrotomie*

Schiller-Addison-Syndrom nt: →*Adrenoleukodystrophie*

Schiller-Iodprobe f: Betupfen verdächtiger Epithelbezirke im Bereich der Portio vaginalis mit 3–5 %-iger **Lugol-Lösung** [wässrige Iodkaliumlösung]; normales glykogenhaltiges Plattenepithel ist iodpositiv und färbt sich braun, während verändertes oder nicht ausgereiftes Epithel iodnegativ ist und sich daher hellbraun bis ockerfarben färbt; obligater Bestandteil einer vollständigen Kolposkopie

Schilling-Test m: *Syn: Vitamin B$_{12}$-Resorptionstest, Urinexkre-*tionstest, UET-Test; **Prinzip**: der Patient nimmt radioaktiv markiertes Vitamin B$_{12}$ [^{57}Co- oder ^{58}Co-Vitamin B$_{12}$] oral auf; die Ausscheidung im 24 h-Sammelurin gibt Hinweis auf eine normale oder gestörte Absorption; bei verminderter Absorption wird der Test unter Zugabe von Intrinsic-Faktor wiederholt; ist die Resorption weiterhin vermindert, liegt eine intestinale Vitamin B$_{12}$-Malabsorption vor

Schimmelbusch-Krankheit f: *Syn: Korbzellenhyperplasie, sklerosierende Adenose, Adenosis Schimmelbusch*; mit Sklerosierung der Drüsen einhergehende Form der Mastopathie★ mit leicht erhöhtem Mammakarzinom-Risiko; *s.a. Essay Neubildungen der Brustdrüse S. 969*

Schiötz-Tonometer nt: Instrument zur Messung des Augeninnendrucks durch Aufsetzen auf die Hornhaut [**Impressionstonometer**]; wird heute nur noch selten verwendet

Schip|per|frak|tur f: *Syn: Schipperkrankheit*; Ermüdungsbruch von Dornfortsätzen [v.a. 7. Hals- und 1. Brustwirbel] bei chronischer Überbelastung; *s.a. Essay Fraktur, Luxation, Distorsion S. 423*

Schirmer-Test m: Prüfung der Tränensekretion durch Einlegen eines Filterpapierstreifens hinter die Unterlidkante; nach 5 Minuten sollten mindestens 15 mm befeuchtet sein; bei weniger als 5 mm liegt ein Tränenmangel vor

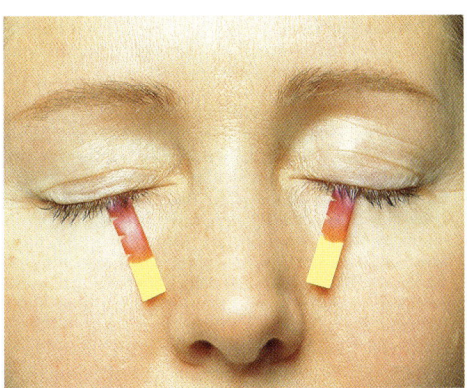

Abb. S21. Schirmer-Test

Schis|to|sol|ma nt, pl **-ma|ta**: *Syn: Pärchenegel, Bilharzia*; in den Tropen und Subtropen vorkommende Gattung von Saugwürmern; Erreger der Bilharziose bzw. Schistosomiasis; die Männchen [6–22 mm lang] sind blattförmig; ihre äußeren Ränder sind nach innen gerollt [Bauchfalten] und bilden einen Kanal, in der das Weibchen liegt [deshalb auch als Pärchenegel bezeichnet]; die geschlechtsreifen Würmer leben beim Menschen [Endwirt] in den Darm-, Mesenterialvenen, der Pfortader oder den Venengeflechten des kleinen Beckens; ihre Eier gelangen durch die Darm- bzw. Blasenwand in den Darm oder die Blase und werden mit dem Stuhl oder Harn ausgeschieden; *s.u. Essay Tropenkrankheiten – importierte Krankheiten S. 1571, Essay Helminthosen S. 553*

Schis|to|so|men|der|ma|ti|tis f, pl **-ti|ti|den**: *Syn: Badekrätze, Badedermatitis, Schwimmbadkrätze, Weiherhippel, Zerkariendermatitis*; durch Zerkarien★ hervorgerufene Dermatitis mit Juckreiz und Quaddelbildung, die nach ein paar Tagen von alleine wieder verschwindet; **Therapie**: topisch mit Antipruriginosa

Schis|to|so|mi|a|sis f, pl **-ses**: *Syn: Bilharziose*; tropische Infektionskrankheit durch Pärchenegel [Schistosoma]; je nach dem Sitz und der Art des Parasiten unterscheidet man **hepatolienale Schistosomiasis** [chronische Form mit Leberbeteiligung], **Schistosomiasis japonica** [betrifft vorwiegend Lunge, Leber, Darm, Milz oder Gehirn], **Schistosomiasis mansoni** [mit Leber- und Milzvergrößerung sowie Aszites], **Schistosomiasis pulmonalis** [seltene Lungen-

S

bilharziose mit unspezifischen Symptomen] und **urogenitale Schistosomiasis** [chronische Infektion der Blase und anderer Beckenorgane; die chronische Reizung der Blasenschleimhaut führt oft zu Blasenkrebs; typisch ist auch eine Hämaturie, die in Endemiegebieten schon bei Kindern auftritt]; *s.u. Essay Tropenkrankheiten – importierte Krankheiten S. 1571, Essay Helminthosen S. 553*

Schi|zo|go|nie f: asexuelle Zerfallsteilung von einzelligen Organismen, wie z.B. Plasmodium [Malariaerreger], das sich sowohl im Gewebe [Gewebeschizogonie, präerythrozytäre Schizogonie] als auch in den Erythrozyten [erythrozytäre Schizogonie, Blutschizogonie] teilt; *s.u. Essay Tropenkrankheiten – importierte Krankheiten S. 1571*

Schi|zo|phre|nie f: *Syn: Schizophrenia, Spaltungsirresein, schizophrene Psychose*; Oberbegriff für endogene Psychosen, die durch ein Nebeneinander von gesunden und veränderten Verhaltensweisen sowie Auffälligkeit des Denkens, der Wahrnehmung und der Affektivität gekennzeichnet sind; sie betreffen die gesamte Persönlichkeit und können in sehr unterschiedlichen Erscheinungsformen auftreten; die Erkrankung wird bereits im Altertum in der Literatur beschrieben, der Terminus Schizophrenie wurde aber erst von Bleuler [1911] eingeführt; die **Inzidenz** liegt bei 0,03–0,06 % der Bevölkerung; Frauen erkranken etwas häufiger und später [Häufigkeitsgipfel 25–34 Jahre] als Männer [Häufigkeitsgipfel 15–24 Jahre]; ca. 2 % treten bereits in der Kindheit auf; nach dem 40. Jahr auftretende Fälle werden als **Spätschizophrenie** bezeichnet

die **Ätiologie** ist weiterhin nicht geklärt; genetische Disposition [10–15 % der Kinder schizophrener Patienten erkranken an Schizophrenie], organische Hirnveränderungen, Störungen des Gleichgewichtes der Neurotransmitter, Störungen der Ich-Entwicklung und der familiären Kommunikation und externe Auslöser [*life events*, z.B. Todesfälle, Verlustsituationen] spielen alle eine mehr oder minder große Rolle bei der Entstehung; **Diagnose:** Bleuler unterschied zwischen **Grundsymptomen** [formale Denkstörungen, Störungen der Affektivität, Ich-Störungen] und **akzessorischen Symptomen** [Wahn, Halluzinationen, katatone Symptome]; Kurt Schneider schlug 1967 eine Unterteilung in **Symptome 1. Ranges** und **Symptome 2. Ranges** vor; für die Diagnose Schizophrenie muss zumindest ein eindeutiges Symptom 1. Ranges oder mindestens zwei Symptome 2. Ranges für mindestens einen Monat bestanden haben; unter klinischen Aspekten kann man eine Reihe von Unterformen unterscheiden, die aber oft ineinander übergehen bzw. die Patienten zeigen im Krankheitsverlauf mehrere Unterformen; die wichtigsten Unterformen sind: hebephrene Schizophrenie, katatone Schizophrenie, paranoid-halluzinatorische Schizophrenie, Schizophrenia simplex und zönästhetische Schizophrenie der Beginn ist akut oder schleichend, der **Verlauf** kontinuierlich oder episodisch [schub- oder wellenförmig]; es kann zu kompletter Remission nach einer Episode kommen oder zu kompletter Remission zwischen den verschiedenen Episoden; z.T. aber auch Ausbildung eines stabilen oder zunehmenden Restzustandes [**schizophrenes Resi**duum] mit **Negativsymptomatik** [verminderte Aktivität, Affektverflachung, Antriebslosigkeit, sozialer Rückzug, mangelnde Körperpflege], **Positivsymptomatik** [Wahn, Halluzinationen] und **desorganisierten Symptomen** [formale Denkstörungen, Einfallsverarmung, Verständnisbeeinträchtigung]; **Prognose:** 1/3 heilt folgenlos aus, 1/3 zeigt Restzustände oder Rückfälle, 1/3 erleidet schwere Dauerdefekte; prognostisch günstig sind akuter Beginn und Nachweis eines auslösenden Ereignisses; langsam schleichender Beginn und Fehlen eines sichtbaren Auslösers sind prognostisch ungünstig; **Therapie:** Neuroleptika, Elektrokrampftherapie, Psychotherapie [u.a. Psychoedukation, Verhaltenstherapie, Musiktherapie, Familientherapie], Sozialtherapie

Schlach|ter|tu|ber|ku|lo|se f: →*Tuberculosis cutis verrucosa*
Schlacht|haus|fie|ber nt: →*Krimfieber*
Schlaf m: mit Hilfe des EEGs lassen sich verschiedene Schlafphasen unterscheiden, die unter physiologischen Bedingungen immer in derselben Reihenfolge durchlaufen werden; **Schlafstadium 1** ist ein Übergangszustand zwischen Wachen und Schlafen, der noch leicht durch kurze Wachphasen unterbrochen werden kann; deshalb wird das **Schlafstadium 2** erst als der eigentliche Schlafbeginn betrachtet; im EEG zeigen sich jetzt typische Schlafspindeln und K-Komplexe; der Zeitraum zwischen Zubettgehen und dem Beginn von Stadium 2 wird als **Schlaflatenz** bezeichnet; beim gesunden Erwachsenen beträgt sie ca. 10–15 Minuten; der Schlaf vertieft sich sukzessive und **Schlafstadium 3 und 4** werden deshalb als **Tiefschlaf** bzw. nach dem EEG-Bild als **Langsame-Wellen-Schlaf** oder **Slow-wave-sleep** bezeichnet; die Weckschwelle im Tiefschlaf erreicht ihren höchsten Wert ca. 1 Stunde nach dem Zubettgehen; Weckschwelle und Schlaftiefe nehmen dann langsam wieder ab und der Tiefschlaf geht in den 1. REM-Schlaf [paradoxer Schlaf] über; diese 1. Rem-Phase dauert ca. 5–10 Minuten; damit ist der 1. **Schlafzyklus** aus Nicht-REM-Schlaf und REM-Schlaf abgeschlossen; die rhythmische Abfolge von Nicht-REM-Schlaf und REM-Schlaf wird als **Basic-Rest-Activity-Cycle** [BRAC] bezeichnet; pro Nacht werden 4–5 Schlafzyklen von jeweils ca. 1,5 Stunden durchlaufen, wobei die Dauer der REM-Phasen im Laufe der Nacht auf 20–30 Minuten zunimmt

der Anteil der Schlafphasen am Gesamtschlaf ändert sich im Laufe des Lebens; der REM-Schlaf nimmt im Kindes- und Jugendalter kontinuierlich ab, bleibt während des restlichen Lebens dann aber konstant; im Alter vermindert sich der Anteil von Schlafstadium 3 und 4 und Schlafstadium 2 nimmt den größten Teil der Schlafzeit ein; *s.a. Essay Schlafstörungen S. 1413*

paradoxer Schlaf: *Syn: Traumschlaf, desynchronisierter Schlaf, REM-Schlaf*; Schlafphase mit raschen, ruckartigen Augenbewegungen [rapid eye movements]; die genaue Funktion ist noch nicht bekannt, REM-Schlaf hängt aber mit der für das Langzeitgedächtnis wichtigen neuronalen RNA- und DNA-Synthese zusammen

Schlaf|a|pnoe|syn|drom nt: *Syn: schlafbezogene Atemstörungen, Schlafapnoe*; anfallsweises Auftreten von verlängerten

Tab. S5. Schizophrenie. Symptome 1. und 2. Ranges nach Schneider

Abnorme Erlebnisweisen	Symptome 1. Ranges	Symptome 2. Ranges
Akustische Halluzinationen	Dialogische Stimmen, kommentierende Stimmen (imperative Stimmen), Gedankenlautwerden	Sonstige akustische Halluzinationen
Leibhalluzinationen	Leibliche Beeinflussungserlebnisse	Koenästhesien im engeren Sinne
Halluzinationen auf anderen Sinnesgebieten	–	Optische, olfaktorische, gustatorische Halluzinationen
Schizophrene Ich-Störungen	Gedankeneingebung, Gedankenentzug, Gedankenausbreitung, Willensbeeinflussung	–
Wahn	Wahnwahrnehmung	Einfache Eigenbeziehung, Wahneinfall

S

Schlafstörungen

K.-H. Rühle

Diagnostik

Schlaf geht mit einer zunehmenden Reduktion der Wahrnehmung, der Reaktionsbereitschaft und der Körpermotorik einher. Die klassische Beschreibung von Schlafstadien erfolgt seit 1968 anhand der **Klassifizierung von Rechtschaffen und Kales**, die auch noch heute Gültigkeit besitzt.

Für die Ableitung des Elektroenzephalogramms [EEG] benötigt man zumindest 2 Elektroden [Gold- oder Silber-Elektrode] über der zentralen Hirnregion und eine Referenz-Elektrode am gegenüberliegenden Ohr [Ableitung C3 und C4]. Die Registrierung von Augenbewegungen [des Elektro-Okulogramms, EOG] ist mittels 2 Elektroden im Bereich beider äußerer Augenwinkel möglich. Schließlich werden die Muskelströme mit 2 Elektroden unterhalb des Kinns für eine vollständige Auswertung des Schlafprofils [EMG] erfasst. Die Auswertung der Schlafstadien kann bis heute noch nicht mit Computerprogrammen durchgeführt werden, da die Beurteilungskriterien und die aufgezeichneten Kurven nicht immer optimal für eine automatische Auswertung geeignet sind.

Der **gesunde Schlaf** läuft in 3–5 **Schlafzyklen** ab. Jeder Zyklus enthält die Schlafstadien 1, 2, 3 und 4 sowie REM-Schlaf. Ein Schlafzyklus dauert etwa 90–100 Mi-

Tab. 1. Schlafstadien nach Rechtschaffen und Kales

Wachstadium	Bei geöffneten Augen werden Betawellen und bei geschlossenen Augen Alphawellen registriert; die Muskelspannung [Muskeltonus] ist ausgeprägt
Schlafstadium 1	Oberflächliches Schlafstadium; Verringerung der Alphawellen; Zunahme von Thetawellen, Vertexwellen, die als Reaktion auf Außenreize angesehen werden; die Muskelspannung nimmt ab; mit zunehmender Schlaftiefe nimmt diese immer weiter ab
Schlafstadium 2	Besonders charakteristisch sind K-Komplexe; Schlafspindeln sind häufig assoziiert, die mit einer Frequenz von 12-14 Hz auftreten
Schlafstadium 3 und 4	In diesen Stadien dominieren Deltawellen mit sehr geringer Frequenz [< 4 Hz] und hoher Amplitude
Schlafstadium REM	Bei sehr geringem Muskeltonus beobachtet man schnelle Augenbewegungen [rapid eye movement]

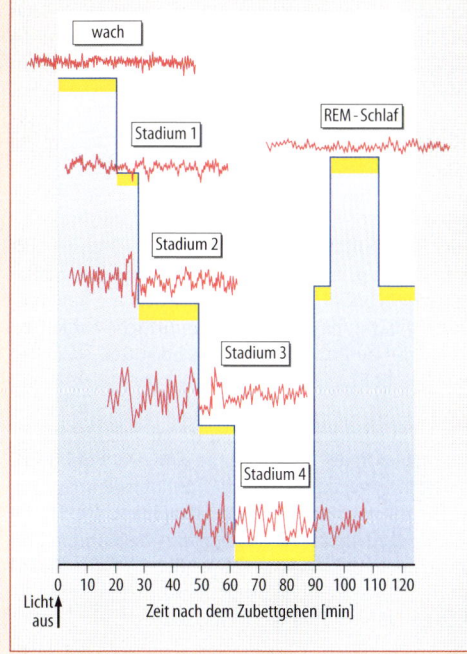

Abb. 1. Schema der Schlafstadien

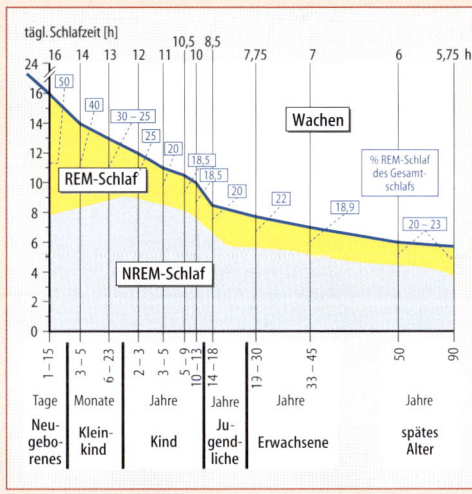

Abb. 2. Wach- und Schlafzeiten und der Anteil von REM- und NREM-Schlaf im Verlauf des Lebens

nuten. Der erste Schlafzyklus ist am kürzesten und enthält den höchsten Tiefschlafanteil. In den Schlafzyklen in den frühen Morgenstunden findet man eine Zunahme des REM-Schlafes und nur noch wenig Tiefschlafanteile.

Die **Gesamtschlafdauer** liegt abhängig vom Alter bei etwa 360–420 Minuten. Jüngere Menschen schlafen 1–2 Stunden länger als ältere. Schlafstadium 1 dauert etwa 5–10 % der Gesamtschlafzeit [*total sleep time*, TST]. Schlafstadium S2 sollte 50–60 % der TST betragen und ist damit das am häufigsten auftretende Stadium. Die Tiefschlafstadien 3 und 4 sowie der REM-Schlaf liegen bei 20 % der TST.

Zur Beurteilung des **Schlafqualität** werden verschiedene Messgrößen herangezogen, u.a. die **Schlafeffizienz**, d.h. die Gesamtschlafzeit in % der vorgegebenen Schlafzeit nach „Licht aus". Da die Einschlaflatenz 15–20 min beträgt und auch kurze Wachzeiten normal sind, liegt die Schlafeffizienz bei Normalen im Bereich von 90 %.

Man nimmt an, dass eine gute Schlafqualität zu einer „Entmüdung" des Menschen führt und die normale Leistungsfähigkeit am Tage wiederherstellt. Schläfrigkeit am Tage kann häufig auf schlechten Schlaf zurückgeführt werden. Allerdings korrelieren die heute verwandten Messgrößen des Schlafes in relativ geringem Maße mit den Testergebnissen für Wachheit bzw. Schläfrigkeit am Tage.

Bei gesunden Probanden korreliert die Morgenbefindlichkeit [das Gefühl, erfrischt ausgeruht und leistungsfähig zu sein] u.a. negativ mit der Anzahl der Wachphasen und positiv mit der S2-Schlafdauer sowie der Anzahl und Dauer der REM-Phasen.

Neben der Erfassung des Schlafs im Schlaflabor erfolgt zusätzlich die Registrierung bestimmter Körperfunktionen wie Herzrhythmus, Atmung und Körperbewegung. Mit Video-Überwachung unter Infrarotlicht können die Bewegungen des schlafenden Patienten beobachtet werden. Ein Mikrophon erfasst die Geräusche, u.a. das Schnarchen oder das Sprechen während des Schlafes.

Da Störungen der Atmung den Schlaf beeinträchtigen, wird die Atmungsaktivität mehrfach überwacht. Während des Schlafes atmet man nicht nur durch die Nase, sondern auch zu etwa 20 % der Schlafzeit durch den Mund. Deshalb werden wärmeempfindliche Elemente [Thermistoren] an beide Nasenöffnungen und den Mund geklebt, um die Luftbewegung zu erfassen. Diese Methode wird durch die Messung der Druckschwankungen an der Nase [mittels Nasenbrille, Prongs] abgelöst werden. Da die Atmung im Nasen-Rachen-Bereich während des Schlafes obstruiert sein kann [eine Vorstufe dieser Obstruktion ist das schwere Schnarchen], bewegt sich nur noch das Zwerchfell. Diese Bewegungen können anhand von Thorax- und Abdomen-Anstrengung [*Effort*] erkannt werden. Mittels Dehnungsmessfühlern, die die Ausdehnung des Brustkorbes und des Bauchumfanges erfassen, werden unterschiedliche Störungen [zentrale und obstruktive Apnoephasen] diagnostiziert. Zentrale Apnoen treten häufig in Kombination mit periodischer Atmung [Cheyne-Stokes-Respiration, CSR] auf. Bei längeren Atemstillständen fällt die Sauerstoffsättigung im Blut ab und die Herzfrequenz wird verlangsamt. Setzt die Atmung wieder ein, normalisiert sich die arterielle Sauerstoffsättigung nach wenigen Atemzügen und die Herzfrequenz wird kurzfristig um 10–20 Schläge beschleunigt. Diese Veränderungen können mit einem Pulsoxymeter überwacht werden. Schließlich werden zwei Elektroden über dem Musculus tibialis verwandt, um nächtliche langsame Beinbewegungen [*periodic movemements during sleep*, PMS] zu registrieren. Diese zeitweise auftretenden nächtlichen Beinbewegungen treten im höheren Lebensalter gehäuft auf und können die Schlafkontinuität unterbrechen. Manche Patienten entwickeln dadurch erhebliche Tagesschläfrigkeit.

Fragebögen zur Erfassung der Schläfrigkeit/Wachheit

S

Der **Epworth-Schläfrigkeits-Skala-Fragebogen** wurde mit der Intention konstruiert, die Schlafneigung bei acht spezifischen Situationen mit unterschiedlichem Wachdruck zu erfassen. Im Gegensatz zum **multiplen Schlaflatenz-Test** [MSLT] werden verschiedene Situationen des täglichen Lebens hinsichtlich Schlafneigung beschrieben. Der Vorteil der Epworth-Schläfrigkeits-Skala [ESS] besteht darin, dass die **durchschnittliche Schlafneigung** [**average sleep propensity**] abgebildet werden kann. Sie wird aufgrund ihrer Einfachheit und schnellen Durchführbarkeit häufig im Routinebereich insbesondere zur Beschreibung der Schläfrigkeit der Patienten mit obstruktivem Schlafapnoe-Syndrom [OSAS] eingesetzt.

Die ESS und die **Stanford-Schläfrigkeits-Skala** beschreiben zwar die Schläfrigkeit in verschiedenen Dimensionen, aber nicht, wie Patienten durch die Schläfrigkeit in ihrer Tagesaktivität eingeschränkt sind. Der **Functional Outcome of Sleep Questionnaire** [FOSQ] wird deshalb zusätzlich verwandt, um die funktionellen Auswirkungen der **Erkrankungen mit exzessiver Tagesschläfrigkeit** [**disorders of excessive sleepiness. DOES**] zu beschreiben. Mit dem FOSQ wird die Leistungsfähigkeit bei den täglichen Routineaufgaben [*daily routine*] registriert. Instrumente zur Erfassung der allgemeinen Lebensqualität [**sickness impact profile, SIP** oder **SF 36**] registrieren einen breiten Bereich von Funktionen und sind deshalb besonders für die Einschätzung verschiedener Erkrankungen wie z.B. Herzerkrankungen im Vergleich zu Lungenerkrankungen geeignet.

Immer mehr rückt die Befindlichkeit, aber auch der subjektive Profit durch verschiedene Therapiemodalitäten in den Vordergrund des Interesses. Es werden sowohl allgemeine Fragebögen [z.B. der SF 36 zur Beschreibung der Lebensqualität] als auch schlafstörungsspezifische Fragebögen, da diese graduiert die Auswirkung auf die Tagesaktivitäten erfassen, benutzt. Noch exakter beschreibt der **Sleep Apnea Questionnaire Quality of Life Index [SAQLI]** die Symptome speziell bei Patienten mit OSAS oder Schnarchen, da die Fragen genau auf diese Patientengruppe zugeschnitten sind. Dieser berücksichtigt im Unterschied zu den anderen Instrumenten auch Nebenwirkungen der Therapie, sodass der Nettoprofit unter Therapie noch klarer dokumentiert werden kann.

Wachheitstest: Maintenance of Wakefulness-Test [MWT]

Es handelt sich um einen Test zur Erfassung der Fähigkeit wach zu bleiben. Jeder Test dauert 40 Minuten. Nach einer Polysomnografie werden 4 Tests im Abstand von 2 Stunden über 40 Minuten durchgeführt. Abgeleitet werden EEG, EOG und EMG. Die Patienten liegen in Kleidern auf einer Liege in einem abgedunkelten, ruhigen Raum. Sie werden gebeten, möglichst wach zu bleiben, sollten aber keine außerordentlichen Aktionen unternehmen, um wach zu bleiben [z.B. kein Singen oder Grimassieren]. Ausgewertet wird die Schlaflatenz vom Zeitpunkt, ab dem das Licht ausgeschaltet wurde, bis zum Auftreten der ersten 3 Epochen mit Stadium 1 oder bis zur ersten Epoche von Schlafstadium 2, S 3/4 oder REM.

Patienten mit obstruktivem Schlafapnoe-Syndrom schlafen im Tagesschnitt nach 18 ± 12 Minuten ein, nach CPAP-Therapie verlängert sich die Schlaflatenz auf 32 ± 10 Minuten. Die Fahrtüchtigkeit dürfte bei einem Wert unter 15 Minuten deutlich eingeschränkt sein.

Multipler-Schlaflatenz-Test [MSLT]

Der Test dauert 20 Minuten und wird im Abstand von 2 Stunden am Tag mindestens 4-mal durchgeführt. Abgeleitet werden EEG, EOG und EMG und jeweils die Schlaflatenz bestimmt. Der Patient wird im Gegensatz zum MWT aufgefordert, nach dem Lichtausschalten einzuschlafen. Eine pathologische Einschlafneigung wird angenommen, wenn der Patient innerhalb von 5 Minuten einschläft, ab 10 Minuten liegt ein Normalbefund vor.

Die verschiedenen Schlafstörungen

Klagen über Störungen des Schlafes liegen in der Normalbevölkerung mit einer Prävalenz von etwa 25 % vor, die Hauptbeschwerden betreffen die Schlaflosigkeit. Es handelt es sich häufig um chronische Störungen, da etwa 80 % länger als ein Jahr an der Erkrankung leiden. Vor allem ältere Menschen sind betroffen: 40 % sind über 50 Jahre alte Menschen. Frauen leiden noch mehr als Männer an Schlafproblemen.

Die Ursachen sind überwiegend psychosozial [z.B. Störung durch Tagesereignisse, Umweltlärm, Arbeitsplatzprobleme, persönliche Probleme] angesiedelt.

Schlafstörungen werden nach verschiedenen Klassifikationssystemen eingeteilt (Tab. 2).

> ❗ Die genannten Schlafstörungen gehören zu den häufigsten Beschwerden im mittleren und höheren Lebensalter mit einer Vielzahl von körperlichen und psychischen Ursachen, die zu Ein- und Durchschlafstörungen führen können.

Da viele Patienten infolge des schlechten oder zu geringen Schlafes tagsüber leistungsgemindert sind, entsteht ein hoher Leidensdruck. In manchen Fällen genügt es, einfache Regeln zu befolgen, die dann zu einem guten und erholsamen Schlaf führen. Es empfiehlt sich deshalb, primär folgende Ratschläge des Arztes zu berücksichtigen:

Tab. 2. Klassifikationssystemen

International Classification of Sleep Disorders [ICSD]
1. Dyssomnien [intrinsisch, extrinsisch, zirkadianer Rhythmus]
2. Parasomnien
3. Schlafstörungen bei psychiatrischen, neurologischen und anderen körperlichen Erkrankungen
A Psychiatrische Störungen
B Neurologische Erkrankungen
C Schlafstörungen bei anderen körperlichen Erkrankungen
1. Schlafkrankheit
2. Nächtliche kardiale Ischämie
3. Chronisch-obstruktive Lungenerkrankungen
4. Schlafbezogenes Asthma
5. Gastroösophagealer Reflux

ICD 10-Klassifikation
Diese Einteilung von Schlafstörungen ist relativ übersichtlich und gut verständlich. Deshalb wird im Folgenden auf dieses Schema Bezug genommen.
A   Nicht-organische Schlafstörungen
– Insomnien
– Hypersomnien
– Störungen des Schlaf-Wach-Rhythmus
– Parasomnien
Die 3 ersten Gruppen gehören zu den Dyssomnien, d.h. Zustandsbilder mit Störungen von Dauer, Qualität oder Zeitpunkt des Schlafes
B   Organische Schlafstörungen
– Ein- und Durchschlafstörungen
– Krankhaft gesteigertes Schlafbedürfnis
– Schlafapnoe-Syndrom
– Narkolepsie
– Periodische Beinbewegungen

S

1. Gehen Sie möglichst regelmäßig zu einem bestimmten Zeitpunkt ins Bett und stehen Sie zu definierten Zeitpunkten auf.
2. Achten Sie auf ein abgedunkeltes Schlafzimmer.
3. Die Temperatur im Schlafzimmer sollte etwa 15 °C betragen.
4. Verkehrslärm und sonstige störenden Geräusche sollten vermieden werden.
5. Die letzte größere Mahlzeit sollte 3–4 Sunden vor dem Schlafengehen eingenommen werden; gehen Sie jedoch nicht hungrig ins Bett.
6. Vermeiden Sie schwarzen Tee, Kaffee und größere Mengen Alkohol, wenn Sie dadurch nicht einschlafen können.
7. Vermeiden Sie Zigarettenrauchen, da Nikotin ähnlich wie Koffein wirkt.
8. Vermeiden Sie dauernde Schlafmitteleinnahme.
9. Seien Sie mindestens 30 Minuten am Tag sportlich aktiv.
10. Versuchen Sie nicht krampfhaft einzuschlafen. Bei Einschlafschwierigkeiten stehen Sie auf und versuchen, erst bei aufkommender Müdigkeit erneut einzuschlafen.

Sollte sich keine Besserung einstellen, wird der Arzt eine weitere ambulante Diagnostik durchführen oder, wenn es sinnvoll ist, eine Untersuchung im Schlaflabor empfehlen.

Im Folgenden werden nur die wichtigsten Schlafstörungen behandelt:

Nicht-organische Schlafstörungen und ihre Behandlung

Insomnien

Die Patienten klagen häufig über Ein- und Durchschlafstörungen, der Schlaf sei schlecht. Die Auswirkung des schlechten Schlafes äußern sich in verminderter Leistungsfähigkeit im Alltag und Beruf. Die Diagnose Insomnie sollte gestellt werden, wenn die Störung mindestens 4 Wochen besteht und wenigstens 3-mal pro Woche auftritt.

- **Primäre Insomnie:** Als Ursache kann häufig ein traumatisierendes Erlebnis verantwortlich gemacht werden. Die Störung kann persistieren, da die negativen Assoziationen den Schlaf in der Ruhephase vor dem Einschlafen verhindern. Durch Schlafhygiene, Entspannungstechniken und kurze medikamentöse Therapie kann diese sich selbst verstärkende Störung durchbrochen werden.
- **Insomnien bei psychiatrischen Erkrankungen:** Erkrankungen mit generalisierten Angststörungen, Panikstörungen mit rezidivierenden Angstattacken, posttraumatische Störungen mit protrahierten Verhaltensmodifikationen und psychosomatische Störungen sind häufig mit Insomnien assoziiert. Die Gesamtschlafzeit und das Schlafstadium 2 sind verkürzt. Die Einschlafzeit und die nächtlichen Wachphasen sind verlängert.
- **Insomnien bei affektiven Störungen:** Patienten mit depressiven Episoden oder anhaltenden Störungen der Affektivität [Stimmungslage] weisen Schlafstörungen mit verringerter Schlafeffizienz auf [verminderter Schlafanteil an der Zeit im Bett], die REM-Phasen sind vorverlagert.
- **Psychische Störungen durch Alkohol und Medikamente:** Alkohol induziert bei akuter Einnahme eine Reduktion der Einschlaflatenz und eine Zunahme des Tiefschlafs in der ersten Nachthälfte. In der zweiten Hälfte aber ist der Schlaf fragmentiert, und es stellen sich Angstträume ein. Patienten mit chronischem Alkoholabusus erfahren eine Abnahme von Tiefschlaf und eine Zunahme des REM-Schlafes. Sie leiden häufig auch noch bis zu 2 Jahre nach Beginn der Alkoholkarenz unter Schlafstörungen. Viele psychotrope Substanzen wie Opiate und Cannabinoide sind bei Missbrauch und Entzug Ursache von erheblichen Schlafstörungen.
- **Insomnien bei Schizophrenie:** Der Schlaf dieser Patienten ist durch eine Störung des Non-REM-Schlafes charakterisiert, wobei die REM-Schlafdauer und Zyklen kaum verändert sind.

Hypersomnien

Hypersomnien sind durch eine krankhafte Schläfrigkeit oder intermittierenden Schlafzwang während des Tages gekennzeichnet.
- **Organische Ursachen** wie internistische Erkrankungen [Schlafapnoe-Syndrome] sowie neurologische Erkrankungen [Narkolepsie oder periodische Beinbewegungen] sollten ausgeschlossen werden.
- **Primäre Hypersomnie:** Diese beginnt häufig im späten Jugendalter und kann mittels multiplem Schlaflatenz-Test genauer diagnostiziert werden. Man beobachtet in etwa der Hälfte der Fälle eine familiäre Häufung.
- **Psychische Ursachen:** Störungen, die den Schlaf beeinträchtigen und Insomnie auslösen, können durch die fehlende Entmüdungsfunktion des Schlafes zusätzlich zu erheblicher Tagesschläfrigkeit führen.

Therapie: Die Behandlung beinhaltet psychologische Verfahren, körperliches Training und mit aller Vorsicht Psychostimulanzien.

Störungen des Schlaf-Wach-Rhythmus

Wird der Schlaf-Wach-Rhythmus durch äußere Faktoren wie z.B. Flugreisen in andere Zeitzonen desynchronisiert, entwickelt sich schnell Schlaflosigkeit und Tagesschläfrigkeit, die innere Uhr geht vor oder nach. Man spricht vom **Jet-Lag**. Durch Aktivität während des Tages und möglichst langer Licht- und Sonnenexposition kann man sich am besten an den neuen vorgegebenen Tag-Nacht-Rhythmus adaptieren. Auch wird die Gabe von Melatonin* in der neuen Zeitzone etwa 1 Stunde vor dem Schlafengehen empfohlen.

Schichtarbeit mit häufigem Schichtwechsel löst Schlafstörungen mit Schlafverkürzung und verminderter Schlafqualität aus, da Schlaf am Tage in die Aktivität der Umgebung fällt. Die Auswirkungen sind vielfältig. So klagen Schichtarbeiter über Konzentrationsstörungen, Leistungsreduktion und erhöhte Reizbarkeit.

Therapie: Schichtwechsel mit kleineren Zeitintervallen im Uhrzeigersinn können die Nachteile der Schichtarbeit etwas abmildern.

Parasomnien

Beim **Pavor nocturnus** wachen die Patienten aus dem Tiefschlaf mit lautem Schreien, Zittern und Angstgefühlen auf. Sie schlafen häufig schnell wieder ein und können sich am nächsten Tag an das Ereignis nicht mehr erinnern. Die Erkrankung findet sich öfters im Kindes- und Jugendalter und bildet sich meistens nach der Pubertät zurück. Bei Erwachsenen kann eine psychotherapeutische Behandlung erforderlich werden.

Bei **Alpträumen** wachen die Patienten meistens im letzten Nachtdrittel aus einem REM-Schlaf auf und erinnern sich dann an Träume mit erschreckendem Inhalt. Das Aufwachen und die Erinnerung wird als sehr traumatisierend empfunden.

Bruxismus

Knirschen mit den Zähnen während des Schlafes kann anhand des Elektromyogramms der Kinnmuskulatur diagnostiziert werden. Durch den Vorgang wird der Schlaf häufig unterbrochen, und die Schlafqualität verschlechtert sich. Durch das häufige Zähnereiben werden die Zähne abgenutzt, die Patienten klagen über Schmerzen in den Kiefergelenken und der Kaumuskulatur.

Therapie: Bei stärkeren Beschwerden wird eine Aufbissschiene durch den Zahnarzt empfohlen, die zumindest den weiteren Abrieb des Zahnschmelzes verhindert. Mit dem Alter nimmt die Häufigkeit von Bruxismus ab.

Organische Schlafstörungen und ihre Behandlung

Viele internistische und neurologische Erkrankungen können durch Aktivierung des ZNS infolge verschiedener Reize [Schmerzen durch nächtliche Angina pectoris, Fibromyalgie mit Muskel- und Gelenkschmerzen, Atemnot bei chronischer Bronchitis mit Emphysem, Sodbrennen bei nächtlichem Reflux von Magensäure und bei Überfunktion der Schilddrüse] zu Weckreaktionen mit ausgeprägter Frakturierung des Schlafprozesses führen. Sie sind durch mangelnden Schlaf bedingt und abhängig vom Schweregrad mit gesteigertem Schlafbedürfnis verknüpft.

Auch Medikamente wie Theophyllin* und Beta-2-Sympathikomimetika verschlechtern die Schlafqualität durch Zunahme der oberflächlichen Schlafphasen und Reduktion des Tiefschlafes. Antibiotika [besonders Gyrasehemmer] lösen bei etwa 5 % der behandelten Patienten erhebliche Schlafstörungen aus.

Neurologische Erkrankungen wirken sich negativ auf die Schlafqualität aus. Schlafbezogene Epilepsien ereignen sich bevorzugt im Non-REM-Schlaf, der die Anfallsbereitschaft eher fördert. Die Häufigkeit der Schlafstadienwechsel ist erhöht.

Das Parkinson-Syndrom geht mit Bewegungsarmut, Zittern und Steifigkeit der Extremitäten einher. Neben insomnischen Beschwerden sind auch Tagesschläfrigkeit durch Schlafunterbrechungen infolge nächtlicher Atemstörungen und Beinbewegungen zu befinden. Die REM-Phasen sind durch fehlende Muskelatonie gekennzeichnet.

Schlafapnoe-Syndrom [SAS]

Häufigste Ursache von exzessiver Tagesschläfrigkeit mit Konzentrationsschwierigkeit und Vergesslichkeit sind nächtliche Atemstillstände. Die Gefährdung dieser Patienten resultiert u.a. aus dem Sauerstoffmangel, aber auch aus Blutdruckschwankungen. Manche Patienten wachen an ihrem Schnarchen bzw. an den Atemstillständen auf und bemerken dabei ein deutliches Herzrasen. Bei 40–50 % aller Patienten mit Schlafapnoe-Syndrom wird während des Tages ein höherer Blutdruck gemessen. Auffallend ist vor allem die fehlende Absenkung des Blutdruckes in den frühen Morgenstunden. Man nimmt heute an, dass in vielen Fällen die häufigen Blutdruckerhöhungen während der Nacht zu einer dauernden Druckerhöhung auch während des Tages führen.

Durch eine Behandlung mit Überdruckatmung [CPAP] wird das Gefäßrisiko der Patienten deutlich reduziert. Der Blutdruck sinkt unter der CPAP-Behandlung häufig oder kann durch antihypertensive Medikation wesentlich besser beeinflusst werden.

Diagnose: Bei der sich heute immer deutlicher herauskristallisierenden hohen Prävalenz schlafbezogener Atemregulationsstörungen, insbesondere Schlafapnoe-Syndromen, besteht ein hoher Bedarf an diagnostischer Abklärung bei relativ uncharakteristischen Beschwerden. Durch rechtzeitiges bzw. frühzeitiges Erkennen der Störungen kann heute eine signifikante Senkung der Morbidität und Mortalität erreicht werden. Um keinen Erkrankungsfall zu übersehen, sollte in der Suchstrategie eine hohe Sensitivität bei möglichst hoher Spezifität erreicht werden. Der erste Schritt beinhaltet demnach immer eine ausführliche Anamnese bezüglich der klassischen Symptome wie Tagesmüdigkeit, Schnarchen und beobachtete Atemstillstände. Allerdings ist die Spezifität der verwendeten Fragebögen trotz aller sophistischen Ausarbeitungen unbefriedigend.

Anhand eines Vorhersagemodells wurde die Spezifität von 4 Größen [Angaben über Atemstillstände, arterielle Hypertonie, Körpergewicht und Alter] errechnet. In einer Prognoseformel wurden 35 von 69 Patienten, die einen Apnoe-Hypopnoe-Index von < 15 hatten, richtig klassifiziert, 34 wurden als falsch-positiv klassifiziert. Damit würden aufgrund der genannten anamnestischen Kriterien bzw. Befunde ohne weiteres ambulantes Monitoring viele Patienten im Schlaflabor polysomnografisch untersucht, die bei genauerer Analyse keine relevante Apnoefrequenz im Schlaf aufweisen. Ein ambulantes Monitoring kann deshalb vorgeschaltet werden, weil die polysomnografische Untersuchung im Schlaflabor zeitlich aufwendig, personalintensiv und mit Wartezeiten verbunden ist.

Nach eigenen Untersuchungen kann durch die Hinzunahme von weiteren Symptomen die Spezifität der Anamnese gesteigert werden, allerdings sind die Symptome wie Kopfschmerzen, Nykturie, Konzentrationsschwäche und Nachtschweiß in einem deutlich geringeren Prozentsatz bei Patienten mit SAS vorhanden, sodass die Sensitivität deutlich verringert wird.

Da Schlafstörungen bzw. Tagesmüdigkeit häufig im Rahmen auch internistischer Erkrankungen zu beobachten sind, müssen insbesondere Lungen- und Herzerkrankungen im Vorfeld untersucht bzw. ausgeschlossen werden. Vor allem Lungenfunktionsprüfungen mit unspezifischer Provokationstestung, nächtliches Peakflow-Monitoring und Blutgasanalyse sind hier zu empfehlen. Ruhe- und Belastungs-EKG bzw. Langzeit-EKG geben erste Hinweise für mögliche Komplikationen der Schlafstörung. Endokrinologische Erkrankungen wie Schilddrüsenerkrankungen gehen mit Störungen der Atmung im Schlaf und der Schlafarchitektur einher.

Da auch anatomische Probleme der oberen Atemwege eine entscheidende Rolle bei der Entstehung obstruktiver Apnoen spielen, sollten eine HNO-ärztliche Untersuchung und kieferorthopädische Konsultation in die interdisziplinäre Abklärung einbezogen werden.

Viele neurologische Krankheitsbilder sind ebenfalls überwiegend mit Hypersomnie assoziiert. Hier seien Erkrankungen wie Narkolepsie, wiederkehrende Hypersomnie, idiopathische Hypersomnie, posttraumatische Hypersomnie und neuromuskuläre Erkrankungen [ICSD] erwähnt.

Ambulantes Monitoring: In der zweiten Stufe im differenzialdiagnostischen Konzept sollten ambulante Monitoringsysteme zur Erfassung respiratorischer und kardialer Messgrößen eingesetzt werden. Heute werden an ambulante Messsysteme grundsätzlich folgende Anforderungen gestellt:

- Erfassung der Atmung, insbesondere Differenzierung der Atemstillstände, wobei Häufigkeit und Dauer bestimmt werden sollten
- Häufigkeit und Schweregrad von Sauerstoffsättigungen
- Herzfrequenz; bei der Finger-Pulsoximetrie wird diese miterfasst
- Aufzeichnung der Schlafposition.

Wichtig sind die Registrierung von Thorax- bzw. Abdomenbewegungen [*Effort*] sowie die Analyse der Schnarchgeräusche.

In den letzten Jahren wurden Geräte mit einfacher Bedienung und Auswertung entwickelt. Die Sensoren werden entweder durch den Hausarzt, den Facharzt oder durch den Patienten selbst vor dem Schlafengehen fixiert.

Durch ambulantes Monitoring wird eine höhere Spezifität im Vergleich zu der Anamnese erreicht. Der Vorteil dieser ambulanten Monitoringsysteme besteht darin, dass der Patient zu Hause in vertrauter Umgebung schlafen kann; die Beeinträchtigung durch die wenigen Sensoren ist relativ gering, sodass zuverlässige Ergebnisse zu erwarten sind. Bei Störungen in der Registrierung, die möglichst anhand der Aufzeichnung erkannt werden sollten, kann eine zweite oder dritte Messung mit gering größerem Aufwand angeschlossen werden. Hierdurch lässt sich die Aussagekraft wesentlich erhöhen. Im Vergleich zur Polysomnografie weist die ambulante Messung eine geringere Zuverlässigkeit auf, da nicht bekannt ist, ob und wie lange der Patient geschlafen hat.

Die immer wieder propagierte alleinige Untersuchung der Sauerstoffsättigung während der Nacht kann nicht empfohlen werden, da nicht jede Apnoe oder Hypopnoe mit einer Entsättigung von mehr als 4 % einhergeht. Bei einem Patienten mit normaler Lungenfunktion und normalen pO_2-Ausgangswerten ist die Methode häufig wenig sensitiv.

Dagegen kann bei Patienten mit Lungenerkrankungen mit Hilfe der Registrierung der Sauerstoffsättigung in vielen Fällen jede Apnoe bzw. Hypopnoe mit einer Sauerstoffentsättigung charakterisiert werden. Das ambulante Monitoring ist eine sehr gute Methode, um im Vorfeld der stationären Abklärung den Verdacht auf relevante schlafbezogene Atemregulationsstörungen zu erhärten. In der Polysomnografie werden neben den genannten Parametern zusätzlich die Schlafstadien und Weckreaktionen [*Arousals*] anhand von EEG, EOG und EMG analysiert.

Therapie: Um die oropharyngeale Obstruktion zu verhindern, gibt es eine Vielzahl von Behandlungsansätzen. Allerdings haben sich nur wenige als wirksam herausgestellt.

- **Gewichtsreduktion:** Etwa 70 % der betroffenen Patienten ist übergewichtig. Es sollte deshalb immer versucht werden, Normalgewicht anzustreben. Allerdings wird eine sofortige Behandlung mit der nCPAP-Therapie und parallel dazu eine Reduktionsdiät empfohlen.
- **CPAP-Beatmung bei OSAS:** Die Beatmungstherapie mit nCPAP, d.h. mit nasalem kontinuierlichen, positivem Atemwegsdruck ist die effektivste Therapie bei obstruktiven Apnoen.
  Mit dem CPAP-Beatmungsgerät wird dem Patienten Luft mit einer Flussrate von 20–70 l/min über einen Schlauch mit angeschlossener Maske zugeführt. Die Maske enthält Öffnungen zur Verminderung des Druckes und des Totraums. Sie besteht aus einem weichen Silikonmaterial und kann am Kopf mit elastischen Bändern oder mit einer weichen Kappe befestigt werden. Der durch diese Methode erzielte Überdruck hält die Atemwege während des Schlafes offen.

Zusammenfassend stellt das Schlafapnoe-Syndrom mit seinen gehäuften Atemstillständen eine Gefährdung vor allem für verschwinden oftmals vollständig. Die Tagesschläfrigkeit und Teilnahmslosigkeit der Patienten Herz und Kreislauf dar. Durch die Möglichkeit der CPAP-Therapie kann dieses Risiko in vielen Fällen vollständig vermieden werden. Es wird deshalb empfohlen, bei allen Patienten mit Bluthochdruck und lautem und gehäuftem Schnarchen eine ambulante Überprüfung der Atmung und der Herzfrequenz im Schlaf durchzuführen.

Neben der Vermeidung des Risikos durch die CPAP-Therapie werden die Patienten aktiver, die Tagesmüdigkeit und Einschlafneigung wird in vielen Fällen gebessert.

Alternativen zu CPAP: Zur Weitstellung des Oropharynx kann versucht werden, mit Bissschienen den Unterkiefer um mehrere Millimeter nach vorne zu verlagern.

Es gibt eine Vielzahl von Synonymen für **Bissschienen** sowohl im englischen als auch im deutschen Sprachraum [z.B. intraorale Schlafapnoe-Therapie-(IST-)Schiene, Esmarch-Prothese]. Zu den verschiedenen verwirrenden Bezeichnungen kommt hinzu, dass die **Protrusionsschienen** – von den verschiedensten Herstellern offeriert – unterschiedliche Materialien und Formen, Beweglichkeit und Grade der Protrusion aufweisen.

Bei dem Vergleich einer Protrusionsschiene mit CPAP bei einer Gruppe von Patienten mit leichtem bis mittelgradigem OSAS wurde durch CPAP bei allen der AHI unter 10 reduziert. Es war aber nur bei 62 % ein Therapieerfolg zu erreichen, da die restlichen die Therapie ablehnten. Unter der Protrusionsschiene war bei 28 % der AHI nicht unter 10 zu drücken, und 24 % akzeptierten die Therapie nicht.

Deshalb lässt sich vereinfacht feststellen: CPAP funktioniert praktisch immer, aber die Therapie wird nicht immer durchgeführt, eine Protrusionsschiene wird von den Patienten häufig bevorzugt, ist aber nicht immer erfolgreich.

Es wird deshalb empfohlen, dass eine Protrusionsschiene für einfaches Schnarchen und leichtes OSAS und für mittelgradiges und schweres OSAS verwendet wird, wenn CPAP nicht akzeptiert wird und chirurgische Maßnahmen nicht möglich sind. Generell wird eine Protrusionsschiene nur dann empfohlen, wenn ein Therapieerfolg in Form einer relevanten Reduktion des Apnoe-Hypopnoe-Indexes dokumentiert werden kann.

Narkolepsie

Die Erkrankung ist durch extreme Tageschläfrigkeit mit imperativem Schlafzwang gekennzeichnet. Weitere typische Symptome sind ein plötzlicher Tonusverlust der Muskulatur [**Kataplexie**]. Dieser tritt vor allem bei Gefühlsregungen wie Ärger und Freude auf. Die Beine werden schwach, oder die Kaffeetasse kann nicht mehr gehalten werden. Die Schwäche dauert aber nur wenige Sekunden.

Die Patienten berichten weiterhin über Trugwahrnehmungen beim Einschlafen oder Aufwachen [**hypnagoge Halluzinationen**]. Sie sehen in dieser Phase Personen oder Tiere im Zimmer und hören Geräusche und Stimmen. Besonders unangenehm sind **Schlafparalysen** beim Einschlafen oder Aufwachen. Die Patienten sind trotz des Wunsches, sich zu bewegen, wie gelähmt. Erst nach einigen Minuten wird dieser Zustand wieder aufgehoben. Die Erkrankung ist relativ selten, die Prävalenz dürfte etwa bei 0,05 % liegen. Es handelt sich um einen vererbbaren Defekt, wobei die meisten Patienten einem bestimmten HLA-Typ zuzuordnen sind [HLA-DR 15 (2)-DQ6(1)].

Diagnose: Die Diagnose beruht auf der genannten typischen Symptomatik sowie den Befunden im multiplen Schlaf-Latenz-Test mit einer mittleren Einschlafzeit unter 5 Minuten sowie 2 oder mehr REM-Perioden innerhalb von 10 Minuten nach dem Einschlafen.

Therapie: Eine medikamentöse Therapie ist immer dann erforderlich, wenn eine erhebliche Einschränkung im täglichen Leben vorliegt. Bei ausgeprägter REM-Symptomatik werden Antidepressiva bevorzugt. Eventuell sind MAO-Hemmer erfolgreich. Bei erheblicher Tagesschläfrigkeit wird Modafinil* empfohlen, da bei dieser Substanz bis jetzt keine Toleranz oder Abhängigkeitsproblematik aufgetreten ist. Bei Schlafstörungen können kurz wirksame Substanzen wie Zopiclon* oder Zolpidem* für wenige Tage eingesetzt werden.

Nächtliche Bewegungsstörungen

Die häufigste Form des **Restless-Legs-Syndroms** [RLS] ist mit 60 % aller Fälle idiopathisch. Sekundäre Formen findet man bei Niereninsuffizienz, Eisenmangel, im letzten Drittel der Schwangerschaft sowie bei rheumatoider Arthritis und kann medikamentös bedingt sein. Die Patienten klagen über Missempfindungen in den Beinen und einem übermächtigen Bewegungsdrang. Unter Ruhebedingungen verstärken sich die Beschwerden, bessern sich aber bei Bewegung. In der Einschlafphase und in der Nacht verschlechtert sich das Krankheitsbild.

Bei etwa 80–90 % dieser Patienten mit RLS treten **periodische Bewegungen im Schlaf** [**periodic movements during sleep, PMS**] der Beine und/oder Arme auf.

Diagnose: Bei Aufzeichnungen des Elektromyogramms des Musculus tibialis [Schienbeinmuskel] werden Muskelkontraktionen von etwa 1–5 Sekunden Dauer registriert. Die Bewegungen der Extremitäten treten im Abstand von 20–40 Sekunden auf und können Mikroarousals auslösen. Bei schwergradiger Beeinträchtigung der Schlafstruktur kommt es zu ausgeprägter Tagesschläfrigkeit. Man geht heute von einer Häufigkeit der PMS von etwa 15 % der über 60-Jährigen aus, aber nicht alle leiden unter Tagesschläfrigkeit. Die Ursache der Störung dürfte in einer Fehlregulation des Dopaminsystems liegen.

Therapie: Bei Schlafstörungen sollten Dopaminagonisten wie L-Dopa*/Benserazid* eingesetzt werden [maximal 400/100 mg]. Ist diese Dosis nicht effektiv bzw. tritt ein *Rebound*-Effekt mit Symptomverstärkung tagsüber ein, ist die Gabe von Dopaminagonisten wie Cabergolin* oder Pramipexol* sinnvoll.

Quellenhinweise
Abb. 1, 2: Reuter: Springer Lexikon Medizin, Springer Verlag 2004

Atempausen im Schlaf [**apnoische Schlafphase**] wird dann als pathologisch betrachtet, wenn die Schlafapnoephasen mindestens 10 Sekunden dauern und pro Schlafstunde mehr als 10 Apnoephasen auftreten; dadurch kommt es zu Schlafstörungen und sekundären Folgeerkrankungen [Pickwick-Syndrom, Hypoxie, Hyperkapnie, kompensatorische Polyglobulie, Cor pulmonale, Enzephalopathie mit psychoorganischen Veränderungen]; die Häufigkeit wird mit 1–2 % für Frauen und 2–4 % für Männer angegeben; die genaue Ätiologie ist noch ungeklärt, wahrscheinlich liegt aber eine Störung der Koordination von Schlaf-Wach-Rhythmus und Atmung vor [**zentrale Schlafapnoe**]; z.T. liegt aber auch eine Obstruktion der oberen Atemwege vor oder es kommt zum oropharyngealen Kollaps [**obstruktives Schlafapnoesyndrom**]; Therapie: Gewichtsverlust, Vermeidung von Alkohol und Betablockern; Behandlung der Symptome; beim obstruktiven Schlafapnoesyndrom operative Korrektur; *s.a. Essay Schlafstörungen S. 1413*

Schlaf|ef|fi|zi|enz f: die Gesamtschlafzeit in % der vorgegebenen Schlafzeit nach „Licht aus"; *s.u. Essay Schlafstörungen S. 1413*

Schlä|fen|lap|pen|epi|lep|sie f: *Syn: Temporallappenepilepsie*; partielle Epilepsie mit Herd im Temporallappen; *s.u. Essay Epilepsie und Status epilepticus S. 365*

Schlaf|epi|lep|sie f: *Syn: Epilepsia nocturna*; nur im Schlaf auftretende Epilepsieform; *s.a. Essay Epilepsie und Status epilepticus S. 365*

Schlaf|hä|mo|glo|bin|urie f: *Syn: paroxysmale nächtliche Hämoglobinurie, Marchiafava-Micheli-Anämie*; *s.u. hämolytische Anämie*

Schlaf|krank|heit f: →*Trypanosomiasis*

Schlaf|la|tenz f: der Zeitraum zwischen Zubettgehen und dem Beginn von Schlafstadium 2; *s.u. Schlaf*

Schlaf|lo|sig|keit f: *Syn: Asomnia, Asomnie, Agrypnie, Pervigilium*; pathologische Wachheit oder Schlafstörung, die organische, psychische oder psychogenen Ursachen haben kann; *s.a. Essay Schlafstörungen S. 1413*

Schlaf|mohn m: →*Mohn*

Schlaf|pa|ra|ly|se f: *s.u. Essay Schlafstörungen S. 1413*

Schlaf|qua|li|tät f: *s.u. Essay Schlafstörungen S. 1413*

Schlaf|re|gu|la|ti|ons|zen|trum nt: *s.u. Essay Schlafstörungen S. 1413*

Schlaf|sta|di|en pl: *s.u. Schlaf, Essay Schlafstörungen S. 1413*

Schlaf|stö|rung f: bei den Schlafstörungen kann man zwischen Störungen des Schlaf-Wach-Rhythmus, Störungen mit vermehrter Schlafneigung [**Hypersomnie**] und Störungen des Einschlafens oder Durchschlafens [**Insomnie**] unterscheiden; **Einschlafstörungen** beruhen auf einer Störung des Schlafzentrums [**primäre Einschlafstörung**] oder sind durch externe Ursachen [Medikamente, Umwelteinflüsse] bedingt; sie können in jedem Alter auftreten, während **Durchschlafstörungen** mit steigendem Alter zunehmen; man findet sie aber auch bei fiebrigen Erkrankungen und Psychosen [v.a. Depressionen]; die ICD10-Klassifikation unterscheidet **nicht-organische** und **organische Schlafstörungen**; *s.u. Essay Schlafstörungen S. 1413*

Schlaf|sucht f: →*Hypersomnie*

Schlaf Wach Rhythmus m: *s.u. Schlaf, Essay Schlafstörungen S. 1413*

Schlaf|zy|klus m: *s.u. Schlaf, Essay Schlafstörungen S. 1413*

Schlag|an|fall m: *Syn: apoplektischer Insult, Gehirnschlag, Apoplexie, akuter zerebraler Insult, akute zerebrovaskuläre Erkrankung, Apoplexia cerebri*; durch eine akute Ischämie [**ischämischer Insult**] verursachte zentrale Ausfallssymptomatik; je nach Schwere und Dauer der Symptome unterscheidet man: **1. transitorische ischämische Attacke** [TIA] mit Rückbildung der Symptome innerhalb von 24 Stunden **2. prolongiertes reversibles ischämisches neurologisches Defizit** [PRIND] bzw. **reversibles ischämisches neurologisches Defizit** [RIND] mit vollständig reversibler Symptomatik, die länger als 24 Stunden anhält **3. partiell reversible ischämische neurologische Symptomatik** [PRINS], die sich langsam entwickelt und nicht oder nur teilweise reversibel ist **4. persistierender Hirninfarkt** mit bleibenden neurologischen Schäden; Grad und Ausdehnung des ischämischen Infarktes hängen von der Lokalisation des Gefäßverschlusses, der Größe des Gefäßes und dem Vorhandensein von Anastomosen ab; *s.u. Essay Schlaganfall und zerebrovaskuläre Krankheiten S. 1423, Essay Thrombose und Embolie S. 1527*

Schlaganfall-MR-Protokoll nt: *s.u. Essay Schlaganfall und zerebrovaskuläre Krankheiten S. 1423*

Schlan|gen|holz nt: →*Rauwolfia serpentina*

Schlange-Zeichen f: verstärkte Peristaltikgeräusche oberhalb einer Passagebehinderung als Frühsymptom eines beginnenden mechanischen Ileus

Schlatter-Operation f: totale Gastrektomie mit Ösophagojejunostomie

Schlatter-Osgood-Syndrom nt: →*Osgood-Schlatter-Syndrom*

Schleh|dorn m: →*Schlehe*

Schle|he f: *Syn: Schlehdorn*; Strauch aus der Familie der Rosengewächse [Rosaceae]; verwendet werden die getrockneten Blütenblätter [**Pruni spinosae flos**] und die reifen Früchte [**Pruni spinosae fructus**]; die Blütenblätter enthalten u.a. Glykoside [Amygdalin], die Früchte Gerbstoffe und Pektin; **Anw.**: die Blütenblätter traditionell als Abführmittel und bei Magen-Darm-Beschwerden, Nieren- und Blasenleiden, Erkältungskrankheiten sowie äußerlich bei Exanthemen; der Fruchtsaft als Gurgelmittel bei Mund-, Rachen- und Zahnfleischentzündungen oder als Schlehensirup oder -wein als Diuretikum; in der Homöopathie bei leichter Herzinsuffizienz und Ödemen

Schlei|fen|di|u|re|ti|kum nt, pl **-ka**: stark wirksames Diuretikum, das die Rückresorption von Natrium- und Chlorid-Ionen im aufsteigenden Teil der Henle-Schleife hemmt; wird v.a. bei Ödemen und akutem Nierenversagen eingesetzt; führt u.U. zu Hypokaliämie und Thromboseneigung durch Hämokonzentration *s.a. Furosemid*

Schleim|beu|tel|ent|fer|nung f: →*Bursektomie*

Schleim|beu|tel|ent|zün|dung f: →*Bursitis*

Schleim|beu|tel|er|öff|nung f: →*Bursotomie*

Schleim|haut|ei|te|rung, chronische f: *Syn: chronisch mesotympanale Otitis media, Otitis media chronica mesotympanalis, chronische Schleimhautentzündung des Mittelohres*; *s.u. Essay Otitis media S. 1181*

Schleim|haut|ent|zün|dung, chronische des Mittelohres f: *Syn: chronisch mesotympanale Otitis media, Otitis media chronica mesotympanalis, chronische Schleimhauteiterung*; *s.u. Essay Otitis media S. 1181*

Schleim|haut|nä|vus, weißer m: *Syn: white sponge nevus, Naevus spongiosus albus mucosae*; autosomal-dominanter epidermaler Nävus der Schleimhaut von Wange, Gaumen, Zunge oder Lippe; führt zu weißen, abgegrenzten, verrukös-hypertrophen Läsionen; *s.a. Abb. S22*

Schleim|haut|pem|phi|go|id, benignes nt: →*okuläres Pemphigoid*

Schleim|haut|tu|ber|ku|lo|se, ulzeröse f: *Syn: tuberkulöse Schleimhautgeschwüre, Tuberculosis cutis orificialis, Tuberculosis miliaris ulcerosa mucosae et cutis*; v.a. Mundhöhle und Lippen, aber auch Anus und Harnröhrenöffnung betreffende schmerzhafte Schleimhautgeschwüre bei autogener Reinfektion; *s.a. Tuberkulose*

Schleim|me|tho|de f: →*Billings-Methode*

Schlesinger-Syndrom nt: *Syn: Fanconi-Schlesinger-Syndrom, chronische idiopathische Hyperkalzämie*; *s.u. Hyperkalzämie*

Schleu|der|trau|ma nt: →*HWS-Schleudertrauma*

Schlin|gen|ex|trak|ti|on f: *Syn: Schlingenoperation*; Steinextraktion mit Hilfe einer Schlinge

Schlin|gen|ope|ra|ti|on f: **1.** Kolposuspension unter Verwendung einer Schlinge aus Faszie, Dura oder Plastik **2.** →*Schlingenextraktion*

Schlit|ten|pro|the|se f: Teilprothese, die auf eine Gelenkkondyle aufgesetzt wird und auf dem Gelenkknorpel des gegenüberliegenden Knochens gleitet; früher als **monokondyläre**, manchmal auch **bikondyläre Schlittenprothese** der Femur-

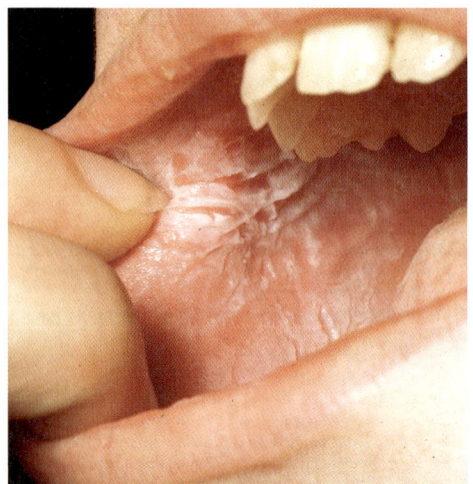

Abb. S22. Weißer Schleimhautnävus

kondylen bei Gonarthrose eingesetzt; wird heute z.T. auch noch bei primär einseitiger Gonarthrose versucht; die meisten Chirurgen beurteilen sie aber negativ, weil sie nur selten zu Schmerzfreiheit führen und i.d.R. früh locker werden

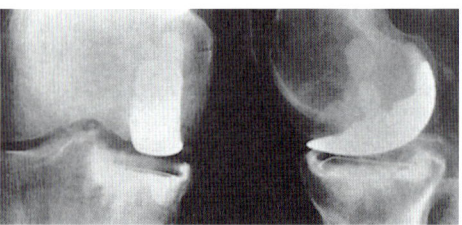

Abb. S23. Schlittenprothese. Versorgung einer medialen Gonarthrose mit zementierter Schlittenprothese

Schloffer-Operation f: dreizeitige Kolonresektion bei akutem Kolonverschluss

Schlund|ta|schen|syn|drom nt: →DiGeorge-Syndrom

Schluss|des|in|fek|ti|on f: nach dem Bundesseuchengesetz erforderliche Desinfektion, z.B. eines Krankenzimmers oder einer Wohnung, wenn der Patient/Bewohner an einer hoch kontagiösen und gefährlichen Krankheit [z.B. Ebola-Fieber, Pest oder offener Tuberkulose] erkrankt war

Schlüs|sel|bein|frak|tur f: →Klavikulafraktur

Schlüs|sel|blu|me f: →Primel

Schmerz m: Syn: Dolor; es gibt keine genaue Definition des Begriffes, es wird aber allgemein anerkannt, dass Schmerz ein als unangenehm empfundenes Sinnes- und Gefühlserlebnis ist, das mit und ohne potenzieller oder aktueller Gewebeschädigung auftreten kann; klinisch kann Schmerz nach der Art der Schmerzen in akute, chronische, stechende, brennende, dumpfe, pochende Schmerzen usw. unterteilt werden; **akute Schmerzen** haben in der Regel eine Signal- oder Warnfunktion und sind deshalb meist auf die Region der Schädigung begrenzt; es besteht oft eine Korrelation von Ausmaß der Schädigung und Schmerzintensität, und die Schmerzen klingen nach Wegfall der Ursache schnell wieder ab; **chronische Schmerzen** [d.h. Schmerzen, die mehr als 6 Monaten andauern] können auf einer dauerhaften Organschädigung beruhen oder ohne greifbare Ursache auftreten [z.B. bei Migräne]; z.T. kommt es zu einer Loslösung der Schmerzen von der ursprünglichen Ursache und der Schmerz nimmt den Wert eines eigenständigen, behandlungsbedürftigen Syndroms an; die Abgrenzung von **psychogenem Schmerz** [chronischer Schmerz, für den keine organische Ursache gefunden werden kann und der von eindeutigen psychiatrischen Symptomen begleitet wird] ist dann evtl. sehr schwierig oder unmöglich

physiologisch unterscheidet man **somatischen Schmerz** und **viszeralen Schmerz**; somatischer Schmerz kann von der Haut kommen [**Oberflächenschmerz**] oder aus den Muskeln, Knochen, Gelenken, Sehnen, Bindegeweben usw. [**Tiefenschmerz**]; der Oberflächenschmerz besteht oft aus einem **1. Schmerz**, der durch die Reizung [z.B. Nadelstich] ausgelöst wird, und einem dumpfen oder brennenden **2. Schmerz**, der 0,5–1 Sekunde später folgt und nur schwer lokalisierbar ist; der **viszerale Schmerz** stammt von den inneren Organen [**Eingeweideschmerz**]

die eigentliche Schmerzempfindung wird u.a. durch sensorische, affektive, vegetative und motorische Komponenten bestimmt; Schmerzschwelle, -intensität, -toleranzschwelle und -adaptation sind individuell verschieden und unterliegen äußeren und inneren Einflüssen; s.a. Essay Postoperative Schmerztherapie S. 1431

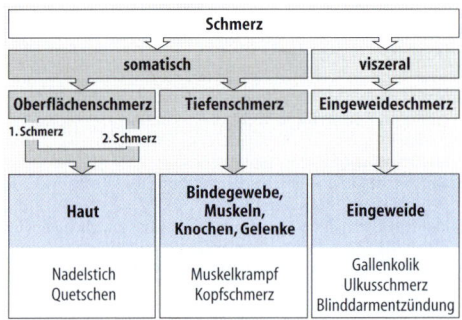

Abb. S24. Schmerz. Schmerzarten

Schmerz|hin|ken nt: Syn: Schonhinken; s.u. Hinken

Schmerz|the|ra|pie f: s.u. Essay Postoperative Schmerztherapie S. 1431

Schmet|ter|lings|flech|te f: →Lupus erythematodes

Schmet|ter|lings|rol|le f: s.u. Schuhzurichtungen

Schmie|de|star m: Syn: Feuerstar, Glasbläserstar, Infrarotkatarakt, Infrarotstar, Wärmestar, Cataracta calorica; durch Infrarotstrahlen hervorgerufene Linsentrübung; heute nur noch selten; s.u. Essay Katarakt S. 783

Schmorl-Knorpelknötchen pl: Syn: Schmorl-Knötchen, intraspongiöse Bandscheibenhernie; bei der Scheuermann-Krankheit* vorkommende Einbrüche der Wirbeldeckplatte mit Prolabierung von Bandscheibengewebe, die knorpelig umgewandelt sind; s.a. Abb. S25

Schnee|ball, amerikanischer m: Syn: virginischer Schneeball, Viburnum prunifolium; Strauch aus der Familie der Geißblattgewächse [Caprifoliaceae]; verwendet wird die getrocknete Rinde von Stamm und Zweigen [Viburni prunifolii cortex, amerikanische Schneeballrinde], die Triterpene und Cumarine enthält; **Anw.:** traditionell bei Menstruationsbeschwerden [Dys-, Amenorrhoe] und klimakterischen Beschwerden; auch als Kontrazeptivum

Schnee|ball, gemeiner m: Syn: Viburnum opulus; Strauch aus der Familie der Geißblattgewächse [Caprifoliaceae]; verwendet wird die getrocknete Rinde von Stamm und Zweigen [Viburni opuli cortex, Schneeballrinde], die Bitterstoffe [Viburnin] und Baldriansäure enthält; **Anw.:** traditionell bei Abdominal- und Menstruationsbeschwerden; in der Homöopathie bei Menstruationsbeschwerden

Schnee|ball|knir|schen nt: bei einer Entzündung des Sehnengleitgewebes scheidenloser Sehnen [z.B. Paratenonitis

Schlaganfall und zerebrovaskuläre Krankheiten

Syn.: akuter zerebraler Insult, akute zerebrovaskuläre Erkrankung, Apoplexie   *Abk.*: AZI, ZVE

W.-D. Heiss

Definition, Epidemiologie und Klassifikation

Der akute zerebrale Insult [Schlaganfall] ist charakterisiert durch plötzliches Auftreten neurologischer Herd-ausfälle unterschiedlicher Schwere und Ausprägung. Akute zerebrovaskuläre Erkrankungen [ZVE] stellen mit einer Inzidenz von etwa 200/100.000 Personen/Jahr die häufigste Erkrankung des zentralen Nervensystems dar, wobei die Inzidenz eine Abhängigkeit vom Alter [30/100.000 im 3.–4. Lebensjahrzehnt, 3.000/100.000 in der Altergruppe über 85 Jahre], aber auch von der geographischen Region und vom Geschlecht [388/100.000, 312/100.000 in Nowosibirsk und 124/100.000, 61/100.000 in Friaul für Männer bzw. Frauen der Altersgruppe 35–64 Jahre] zeigte. Auch die Mortalität variiert regional sehr [Osteuropa: 200–300/100.000, 28/100.000 in Rochester, USA] und liegt für Deutschland bei 70/100.000 Männer und 44/100.000 Frauen, sodass akute ZVE weltweit die zweithäufigste [insgesamt 5,54 Millionen Todesfälle], in den industrialisierten Ländern die dritt-häufigste Todesursache darstellen. Der Schlaganfall stellt eine der Hauptursachen für Langzeitinvalidität dar. In vielen Ländern nehmen Inzidenz und Mortalität von Schlaganfall in den letzten Jahrzehnten ab, wobei aber in den späten 80er-Jahren ein Plateau erreicht wurde.

Nach der Ursache werden Schlaganfälle als **akute zerebrale Insulte** [AZI, 67,9–80,5 %], **primäre intrazerebrale Blutungen** [IZB, 6,5–19,6 %], **Subarachnoidalblutungen** [SAB, 0,8–7,0 %] und **undefinierte Schlaganfälle** [2,0–14,7 %, darin enthalten 1–2 % **Sinusvenenthrombose** (SVT)] klassifiziert.

Von der Art des Schlaganfalls ist die **Letalität** abhängig: für **intrazerebrale Blutungen** ist sie besonders hoch [30–50 % versterben innerhalb von 30 Tagen], für **ischämische zerebrale Insulte** [IZI] niedriger [30 Tage Leta-lität 19 %, 1-Jahres-Letalität 31 %, danach 9 % pro Jahr]. Auch die Kosten, die für die Versorgung im Mittelwert für einen Patienten aufgewendet werden müssen, schwanken entsprechend der Ursache zwischen 59.800 US$ für ischämischen Insult und 230.000 US$ für Subarachnoidalblutungen.

Symptomatik

Ausprägung und Zeitablauf der akuten neurologischen Ausfälle sind abhängig von der Art der zerebrovasku-lären Erkrankung. Die Entwicklung der Ausfälle [Tab. 1] erfolgt üblicherweise akut bei blutigen Insulten [IZB, SAB], graduell und eventuell über Stunden bei IZI und häufig langsam und protrahiert bei SVT. Besonders bei SVT ist die Symptomatik sehr variabel, wobei das häufigste Leitsymptom beständige diffuse Kopfschmerzen sind, die mit Nackensteife und Erbrechen einhergehen können. Häufig treten epileptische Anfälle auf, im Ver-lauf kommt es neben unterschiedlichen anderen Symptomen auch zu zunehmender Bewusstseinstrübung und zu Hirndruckzeichen, die den Patienten vital gefährden.

Die Symptome von IZI und IZB werden von der Lokalisation der Störung geprägt, wobei sich bei den ischä-mischen Insulten typische Gefäß-Ausfalls-Syndrome [am häufigsten Arteria cerebri media] abgrenzen lassen [Tab. 2]. Wichtige Warnsymptome einer relevanten ZVE sind **transitorische ischämische Attacken** [TIA], die sich häufig als halbseitige oder lokalisierte Schwäche oder Lähmung bzw. Sensibilitätsstörung [eventuell nur Herabhängen des Mundwinkels], Sprach- und Sprechstörungen, eventuell nur das Sprachverständnis betref-fend, und Sehstörung [ein Auge oder eine Gesichtsfeldhälfte betreffend] manifestieren. Diese Symptome beste-hen üblicherweise für mehrere Minuten bis 1 Stunde, definitionsgemäß max. 24 Stunden. 35 % der Patienten mit IZI berichten über TIA in der Anamnese; 33 % der TIA sind in den nächsten 4 Jahren von IZI gefolgt, wobei 5 % innerhalb eines Monats, 12 % innerhalb eines Jahres auftreten.

Klinisch-neurologischer Befund

Der Untersuchungsbefund gibt die gestörte neurologische Funktion wieder. Bei ischämischen Insulten entspricht dies dem Gefäßsyndrom, wobei Hemiparese mit gesteigertem Muskeltonus [Spastik] und halbseitig gesteigerten Reflexen sowie positiven Pyramidenbahnzeichen [z.B. Babinski-Phänomen] für das Versorgungsgebiet der Ar-teria cerebri media [häufigste Lokalisation] typisch ist. Diese geht einher mit halbseitigen Sensibilitätsstörungen und ist bei Betroffensein in der dominanten Hemisphäre oft mit Aphasie und anderen neuropsychologischen

S

Tab. 1. Typische Symptome akuter zerebraler Erkrankungen

	Ischämie	Parenchymblutung	Subarachnoidalblutung
Beginn	plötzlich und graduell	akut	akut
Entwicklung	binnen Stunden	rasch [Minuten]	rasch
Auftreten	gehäuft frühmorgens	oft bei Belastung	oft bei Belastung
Kopfschmerz	selten	stark	sehr stark
Bewusstsein	normal	oft getrübt	manchmal getrübt
initiales Erbrechen	selten	meist	meist
Meningismus	nie	manchmal	fast immer
Hemiparese	meist	meist	selten initial
Déviation conjugée	häufig	häufig	nie initial
Sprachstörung	häufig	häufig	selten
vorangegangene TIA	häufig	selten	nie
Arteriosklerose	häufig	häufig	selten
Liquor	normal	oft blutig [*cave* Hirndruck]	blutig
Computertomographie	hypodense Läsion oft erst nach Stunden	hyperdense Läsion sofort	Blut in den Suarachnoidalräumen

Tab. 2. Häufige Symptome bei Durchblutungsstörungen einzelner Gefäßgebiete [„Gefäßsyndrome"]

A. cerebri anterior	Schwäche, Parese und Reflexstörung des kontralateralen Beins, Verwirrtheit, Orientierungsstörung
A. cerebri media	Kontralaterale Mono- oder Hemiparese, Hemihypästhesie, Parästhesien, evtl. Sprach-, Rechen-, Schreib- und Lesestörungen, homonyme Hemianopsie, optische Sensationen
A. cerebri posterior	Hemianopsie, Flimmerskotom, evtl. beidseitige Blindheit, Amnesie, Thalamus-Syndrome
A. vertebralis, basilaris	Mono-, Hemi-, Tetraparesen, Hirnnervenausfälle, Alternans-Syndrom, Steh- und Gangunsicherheit, Ataxie, Drop Attacks, Sprach- und Schluckstörungen, optische Sensationen, Gesichtsfeldeinengung, Erblindung, Schwindel, Nystagmus, Bewusstseinsstörungen

Ausfällen und bei großen Infarkten mit Kopf-/Augendrehung zum Herd hin kombiniert. Unabhängig von der betroffenen Hirnhälfte treten oft auch Schluck- [Dysphagie] und Sprechstörungen [Dysarthrie] auf, die besonders bei Läsionen im vertebro-basilaren Versorgungsgebiet beobachtet werden. Infarkte im hinteren Stromgebiet gehen oft mit Gesichtsfeldausfällen [Hemianopsie*] einher.

Die Symptomatik von **Durchblutungsstörungen im vertebro-basilaren Stromgebiet** ist vielfältig, wobei häufig Ausfälle von Hirnnerven [auf der Seite der Störung] mit motorischen und sensiblen Ausfällen [kontralateral zur Störung] kombiniert sind [**Alternans-Syndrom**]. Die Durchblutungsstörung im Kleinhirn führt zu Steh- und Gangunsicherheit und Ataxie, die des peripheren und zentralen Vestibularapparates zu Schwindel und Nystagmus. Bewusstseinsstörungen entwickeln sich bei großen Infarkten mit Hirndrucksteigerung und eventuell resultierender Einklemmung in Höhe des Mittelhirns. Sie treten auch initial bei Infarkten im Versorgungsgebiet der Arteria basilaris auf.

Intrazerebrale Blutungen stellen oft ein dramatisches Ereignis dar, das von Kopfschmerzen und Erbrechen eingeleitet wird und häufig zum Bewusstseinsverlust führt. Das rasch voll entwickelte neurologische Syndrom ist von der Lokalisation der Blutung abhängig, wobei die typische hypertone Blutung die Stammganglien und die innere Kapsel bzw. den Thalamus betrifft und durch Halbseitensyndrom, Kopf-/Blick-Wendung anfangs oft zur Gegenseite, dann zur Herdseite, Sprach-/Sprechstörungen und Gesichtsfeldausfällen gekennzeichnet ist. Atypische, oft von Gefäßmissbildungen verursachte Hämatome betreffen die subkortikale weiße Substanz und gehen mit entsprechenden Lokalsymptomen oft ohne Bewusstseinsstörung einher.

Die Schwere der Symptomatik und die Prognose sind bei beiden Hämatomtypen von der Größe abhängig, wobei Volumina unter 50 ml eine 30 %-ige Letalität haben. Spontane Blutungen im Hirnstamm verursachen schwere und komplexe neurologische Syndrome.

Die Prognose ist bezüglich bleibenden Ausfällen und Letalität [90 % bei großen paramedianen Ponsblutungen] ungünstig. **Kleinhirnblutungen** verursachen typische Syndrome mit Ataxie, sie führen häufig zur Kompression des Hirnstamms. Dieser prognostisch ungünstigen Komplikation sollte durch frühe operative Dekompression vorgebeugt werden.

Das Leitsymptom von **Subarachnoidalblutungen** stellen heftige, in Nacken und Stirn lokalisierte Kopfschmerzen kombiniert mit Nackensteife [Meningismus] dar, wobei initial oft auch Erbrechen und gelegentlich Bewusstseinsverlust eintreten. Bei unkomplizierter SAB ist der neurologische Befund ohne Herdausfälle. Neurologische Herdausfälle und Bewusstseinstrübung zeigen eine durch Gefäßspasmen und Gewebseinblutung komplizierte SAB an [Hunt-Hess-Grad 3–4], Einklemmungszeichen mit Strecksynergien und Pupillenerweiterung eine infauste Prognose [Hunt-Hess-Grad 5]. Gelegentlich verursachen kleine SAB eine kurzzeitige Kopfschmerzattacke ohne das volle Syndrom; diese **Warnblutungen** [*warning leaks*] weisen auf ein blutungsbereites Aneurysma hin und sollten weiter abgeklärt werden [Risiko der schweren Rezidivblutung]. **Perimesenzephale SAB** [wahrscheinlich aus Venen] verursachen meist nur kurzzeitige Symptome. Eine Blutungsquelle kann üblicherweise nicht dargestellt werden und die Prognose ist gut.

Der klinische Befund bei **Sinusvenenthrombosen** ist vielgestaltig. Leitsymptome sind länger bestehende, holozephale, drückende Kopfschmerzen, die von Übelkeit, Erbrechen, Sehstörungen, epileptischen Anfällen [bei Verschluss großer Sinus] und unterschiedlichen neurologischen Herdausfällen [besonders bei isolierten Thrombosen kortikaler Venen] begleitet sein können. Hinweise auf SVT ergeben sich aus prädisponierenden Gerinnungsstörungen, wobei eine Häufung in der Schwangerschaft und in der Puerperalzeit bemerkenswert ist.

Diagnostik

Für die Diagnose ist die Darstellung der morphologischen Läsion [Infarkt oder Blutung] und der Nachweis der ursächlichen Veränderung [Gefäßverschluss/-stenose, Blutungsquelle] notwendig.

Die **Computertomografie** ist aufgrund der breiten Verfügbarkeit immer noch die Methode der 1. Wahl. Sie muss vor der Entscheidung zur Therapie durchgeführt werden, da mittels klinischer Kriterien eine sichere Differenzierung zwischen Blutung und Ischämie nicht immer möglich ist und auch andere Ursachen des Syndroms [z.B. Hirntumor] ausgeschlossen werden müssen. Insbesondere **intrazerebrale Hämatome** können als hyperintense Masse [eventuell mit Raumforderung] und sofort nach Auftreten der neurologischen Ausfälle zu 100 % erkannt und in Ausdehnung und Lokalisation beurteilt werden. Im Verlauf bildet sich um die hyperdense Blutung ein hypodenser Ödemsaum. Über Wochen schwächt sich die hyperdense Läsion ab, Blutung und zerstörtes Gewebe werden resorbiert und es bleibt ein hypodenser Defekt.

Auch bei der **Subarachnoidalblutung** gelingt der Nachweis von Blut im Subarachnoidalraum an der Basis oder über dem Hemispharis in 92–98 % der Fälle. Bei unklaren Befunden bzw. klinischem Verdacht auf IZB ohne Blutnachweis im CT ist eine Liquoruntersuchung nach Lumbalpunktion erforderlich, in der auch Beimengungen kleinster Blutmengen [*warning leak*] erkannt werden können. Bei isolierten **perimesenzephalen Blutungen** kann eventuell auf eine weitere Abklärung durch Angiografie verzichtet werden. Im Verlauf ist mittels CT die Beurteilung von **Liquorzirkulationsstörungen** [Erweiterung der Ventrikel bei Blockade des Liquorabflusses] möglich, woraus sich therapeutische Konsequenzen [Liquorableitung] ergeben können. Gelegentlich ergibt das CT Hinweise auf die Lokalisation der Blutungsquelle.

Ischämische Infarkte sind als hypodense Läsionen im CT erkennbar und können Territorien einzelner Gefäße und Äste, Lakunen oder Grenzzonen zwischen Gefäßversorgungsgebieten zugeordnet werden. In den ersten Stunden sind häufig keine eindeutigen Dichteabweichungen nachzuweisen. Es zeigen sich aber auch in den ersten Stunden schon Frühzeichen der Ischämie in Form von keilförmigen Dichteänderungen, die die Hirnrinde betreffen und die Rinden-Mark-Grenze vermindern, die Dichte des Nucleus lentiformis reduzieren und zu einer Schwellung der Windungen mit Verschmälerung der Furchen führen [*sulcal effacement*]. Früh ist auch am nativen CT-Bild ein Verschluss der Arteria cerebri media als hyperdense Struktur nahe der Basis zu erkennen. Durch Gabe von Kontrastmitteln können **Störungen der Blut-Hirn-Schranke**, die bei größeren Infarkten im Verlauf häufig auftreten, dargestellt werden. Neue Computerverfahren mit hoher räumlicher Auflösung erlauben die Darstellung von größeren extra- und intrakraniellen Gefäßen [CT-Angiografie] und damit auch den Nachweis von Gefäßstenosen und -verschlüssen und von Blutungsquellen [Aneurysmen und Angioma]. Durch rechnergestützte Analyse der Dichteänderung nach Kontrastmittelinjektion kann auch die Gewebeperfusion bestimmt und damit die verminderte Durchblutung als Ursache der Symptomatik im Frühstadium nach Schlaganfall erfasst werden [Perfusions-CT].

Bei **Sinusvenenthrombosen** zeigt die native CT eventuell den Thrombus als dichtes Signal in großen Blutleitern und in verschlossenen Brückenvenen sowie die häufig als Folge auftretenden [Rhexis-]Blutungen im Hirnparenchym. Das Kontrastmittel-CT bildet Thrombosen im negativen Kontrast [*empty triangle*] ab. Diese Zeichen sind aber nicht verlässlich. Ihr Fehlen schließt eine SVT nicht aus, sodass weitere diagnostische Verfahren notwendig sind [MRT, DSA].

Ihre Vielseitigkeit hat die **Kernspintomografie** [Magnetresonanztomografie, MRT] zur bevorzugten diagnostischen Untersuchung in vielen Zentren gemacht und sie kann die CT weitgehend ersetzen. Die konventionellen

S

MR-Techniken [T1- und T2-gewichtete Bildgebung] sind in der Diagnostik der ischämischen Veränderungen dem CT etwa gleichwertig, im Bereich des Hirnstamms durch verminderte Knochenartefakte überlegen. Frische Blutungen sind mittels CT leichter zu erkennen und im MRT nur mit speziellen Signalsequenzen [T2*] verlässlich zu diagnostizieren. Neue Techniken [Diffusions- und Perfusionsgewichtete Bildgebung (DWI und PWI) und MR-Angiografie] erlauben es, Veränderungen der Perfusion, der Verteilung von Wasser zwischen Extra- und Intrazellularraum und der Blutflussgeschwindigkeit in den Gefäßen darzustellen, sodass damit spezifische Störungen im Frühstadium von ischämischen Insulten nachgewiesen werden können. Die Kombination dieser neuen mit den konventionellen MR-Verfahren wird als **Schlaganfall-MR-Protokoll** in vielen Zentren eingesetzt, wobei mit moderner Technologie eine komplette Untersuchung in 10–20 Minuten durchgeführt werden kann. Limitiert ist der Einsatz dieses Protokolls durch die Schwierigkeit, schwer kranke Patienten im Tomografen zu lagern und zu überwachen. Mit den neuen MR-Techniken kann das Volumen der voraussichtlichen irreversiblen ischämischen Schädigung [DWI] in den ersten Stunden nach der Attacke definiert und von mangelperfundiertem, aber noch nicht irreversibel geschädigtem Gewebe [PWI] abgegrenzt werden. Das Ausmaß der unterschiedlichen Volumina mit gestörter Diffusion und verminderter Perfusion [*mismatch*] ist ein Hinweis auf das Ausmaß der potenziell reversiblen Durchblutungsstörung [als Surrogat für die Penumbra] und damit auf Gewebsanteile, die noch von therapeutischen Interventionen profitieren können. Mittels MR-Angiografie [*time of flight* (TOF) oder Kontrastmittel-verstärkte (CE)-MRA] können die ursächlichen Gefäßveränderungen diagnostiziert werden. Die vom Alter der Blutung abhängigen verschiedenartigen Signalveränderungen machen die Beurteilung von intrazerebralen Blutungen mittels MRT oft schwierig. Mittels selektiver Signalsequenzen [T2*] können akute und auch kleine Blutungen [*micro bleeds*] und hämorrhagische Transformationen von ischämischen Infarkten erkannt werden. Hämosiderin-Ablagerungen sind in der T2*-gewichteten MRT auch lange nach Blutungen nachweisbar. Der Nachweis vom SAB mittels MRT ist immer noch nicht zuverlässig, wobei spezifische Sequenzen [FLAIR] eventuell bessere Ergebnisse bringen. Thromben in den venösen Blutleitern stellen sich in MRT-Methoden im positiven [T2W-MRT und DWI] und negativen [MRA] Kontrast dar.

Mit nuklearmedizinischen Verfahren, **Single-Photon-Emissions-Computer-Tomografie** [SPECT] und **Positronen-Emission-Tomografie** [PET], können physiologische Variablen gemessen werden. Damit kann bei ischämischen Insulten Ausdehnung und Schweregrad der Durchblutungsstörung [SPECT] und mittels PET zusätzlich der Energiestoffwechsel [Sauerstoffverbrauch, Sauerstoffextraktionsfraktion, Glukoseumsatz] erfasst werden, wodurch quantitative Aussagen über irreversible Schädigungen des Gewebes und potenziell reversible Funktionsausfälle [Penumbra] erfolgen können. Wegen der notwendigen aufwändigen apparativen Ausstattung und komplexen Logistik sind solche Untersuchungen vor allem wissenschaftlichen Fragestellungen in spezialisierten Zentren vorbehalten und nicht für die Routinediagnostik geeignet.

Für den Nachweis der Ursachen eines zerebralen Insults kommt immer noch der **intraarteriellen Angiografie** [üblicherweise als digitale Subtraktionsangiografie einzelner hirnversorgender Arterien nach Darstellung des Aortenbogens über einen in die Arteria femoralis eingeführten Katheter ausgeführt] die endgültige Aussagekraft [Goldstandard] zu. Damit können Stenosen und Verschlüsse großer und kleiner Arterien, Thrombosen der venösen Blutleiter, aber auch Blutungsquellen [Aneurysmen, Gefäßmissbildungen] eindeutig diagnostiziert und Kollateralkreisläufe dargestellt werden. Das mit dieser invasiven Methode verbundene Risiko [bleibende neurologische Ausfälle 0,25–0,5 %] erfordert eine strenge Indikationsstellung, wobei aber auch die hohe diagnostische und prognostische Aussagekraft und die Möglichkeit interventioneller Therapieverfahren [Dilatation und Stentversorgung von Gefäßstenosen, interventioneller Verschluss von Aneurysmen und Angiomen] in die Überlegungen einbezogen werden müssen.

Als nicht-invasive diagnostische Techniken, insbesondere für breites Screening in der Früherkennung von Gefäßveränderungen, haben sich **Ultraschallverfahren** etabliert, mit denen die Ursache von ischämischen Attacken im Herzen bzw. in den zum Gehirn führenden Arterien dargestellt werden kann [Abb. 1]. Die **Doppler- und Duplex-Sonografie** der Halsgefäße erfasst mit 90 % Sicherheit Veränderungen an den extrakraniellen Gefäßen [Stenosen, Verschlüsse, Plaquebildungen, Dissektionen], die **transkranielle Dopplersonografie** erfasst Stenosen der großen basalen Hirnarterien, sie kann aber auch zum Nachweis von Mikroembolien sowie von Gefäßspasmen bei SAB eingesetzt werden. Eine besondere Bedeutung kommt Emboliequellen im Herzen bzw. in der Aorta ascendens zu, die mittels **Echokardiografie** [transthorakal oder/und transösophageal] diagnostiziert werden können. Die kardiologische Abklärung mit Langzeitblutdruckmessung und Langzeit-EKG ist somit essenzieller Bestandteil der Abklärung der Ursache von ischämischen Insulten.

Therapie

Die Akutversorgung und Therapie von Patienten mit Schlaganfall muss in dafür spezialisierten Einrichtungen, am besten in einer *Stroke Unit*, mit Verbindung zu neurologischer Intensivstation und 24-Stunden-Diagnostik [CT, eventuell MRT und Ultraschall, Angiografie] erfolgen, wobei eine enge Kooperation mit neurochirurgischen und internistischen/kardiologischen Abteilungen notwendig ist. Hier sind bei allen akuten zerebrovaskulären Erkrankungen **allgemein medizinische Maßnahmen** erforderlich: Stabilisierung von Herz und Kreislauf, Sicherstellung ausreichender Sauerstoffversorgung, Bilanzierung des Wasser- und Elektrolythaushaltes, Ausgleich metabolischer Störungen, Behandlung von Anämie und Polyglobulie, Vorbeugung und Behandlung von Infekten, Sedierung bzw. Behandlung von epileptischen Anfällen, Prophylaxe von Venenthrombosen, früher Einsatz von Physiotherapie und Rehabilitationsmaßnahmen.

Für das Management sollten verbindliche Verfahrensregeln nach internationalen Richtlinien aufgestellt werden, insbesondere für eine rasche diagnostische Abklärung, um die innerhalb kurzer Zeit [*Therapiefenster*] notwendigen Entscheidungen zu spezifischen Therapien zu gewährleisten. Für die Therapie des **akuten ischämischen Insults** sind die in den letzten Jahren experimentell erarbeiteten pathophysiologischen Konzepte entscheidend, die den Zeitverlauf der ischämischen Gewebsschädigung in Abhängigkeit von der Residualdurchblutung und das befristete Bestehen von funktionell beeinträchtigten, aber morphologisch intakten Gewebsanteilen beschreiben. Damit kann nur eine rasch einsetzende Therapie ischämisch kompromittiertes Gewebe retten, wobei neben dem Schweregrad der Durchblutungsstörung die Zeitspanne zwischen Beginn der Symptomatik und Einsetzen der Therapie das Ausmaß der irreversiblen Nekrosen bestimmt.

Von den aufgrund pathophysiologischer Überlegungen entwickelten Behandlungsstrategien [Tab. 3] ist bisher nur die Wirksamkeit der intravenösen Gabe des **rekombinanten Gewebeplasminogenaktivators***

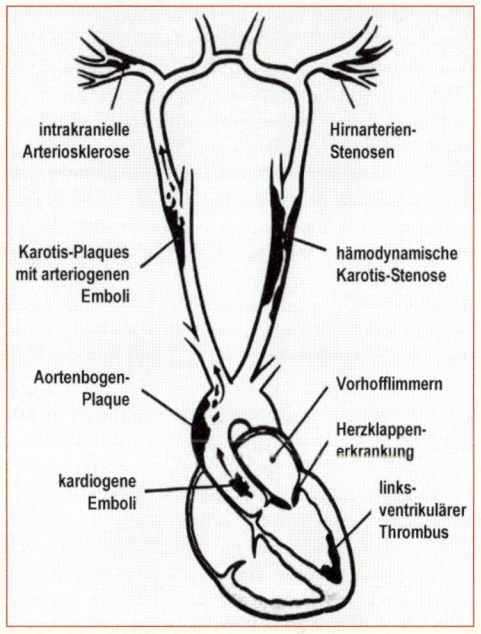

Abb. 1. Zerebrale Ischämien. Ursachen

Tab. 3. Strategien zur Behandlung des ischämischen Insults

frühe Reperfusion	Thrombolyse, effektiv innerhalb des 3-Stunden-Fensters [NINDS, ECASS] Ancrod, effektiv innerhalb des 3-Stunden-Fensters
Beeinflussung der pathobiochemischen Kaskade, die zur ischämischen Zellschädigung beiträgt	Neuroprotektion: klinische Wirksamkeit? Entzündungshemmende Medikamente: klinische Wirksamkeit? Hemmung der Apoptose: klinische Wirksamkeit?
Verbesserung der Chancen für Rehabilitation	Stoffwechselaktivierung Wachstumsfaktoren

[rtPA] [0,9 mg/kg, 10 % als i.v. im Bolus, 90 % i.v. Infusion innerhalb 1 Std., Behandlungsbeginn innerhalb 3 Std. nach Auftreten der Symptome] in multizentrischen Studien belegt und als Behandlung anerkannt. Mit dieser Therapie erreichen 13 % mehr Patienten einen Endzustand ohne oder mit geringfügiger Behinderung. Je früher die Therapie einsetzt, umso besser ist die Erfolgsrate; nach über 4 Std. gleicht sich die behandelte Gruppe der Placebogruppe an. Das therapeutische Fenster kann mit intra-arterieller Gabe des Thrombolytikums bei nachgewiesenen Gefäßverschlüssen auf 6 Std. verlängert werden. Auch ein nachgewiesenes PW-DWI-Mismatch legt eine Thrombolysetherapie nahe. Für beide Strategien fehlen aber noch beweisende Multicenter-Studien.

Andere therapeutische Ansätze zur Verbesserung der Reperfusion [Defibrinogenisierung mittels Ancrod*, Hämodilution, Volumentherapie] sind experimentell und in kleinen Studien erfolgreich, doch konnte deren Wirksamkeit in großen klinischen Studien bisher nicht überzeugend bewiesen werden.

Das gleiche gilt für die vielen Ansätze zur Neuroprotektion, die alle in experimentellen Modellen erfolgreich waren, aber in klinischen Studien keine signifikante Verbesserung im Verlauf nach ischämischem Insult erreicht haben. Eventuell können in weiteren Studien mit gezielter Selektion von Patienten, z.B. mittels DWI/

PWI oder PET, Kriterien für den wirkungsvollen Einsatz dieser Medikamente erarbeitet werden. Die Gabe von Antikoagulantien [volle oder niedere Dosis von Heparin, niedermolekulares Heparin, Heparinoide, orale Antikoagulantien und Thrombininhibitoren] erreicht keinen besseren Verlauf nach akutem ischämischen Insult. Therapie mit Thrombozytenaggregationshemmern [100–300 mg Acetylsalicylsäure*] innerhalb von 48 Stunden nach Beginn der Symptomatik reduziert das Risiko für frühe Rezidive und verbessert die Langzeitprognose. Diese Maßnahmen stellen keine Akuttherapie des Schlaganfalls dar, sondern betreffen die Sekundärprävention und Prophylaxe von Komplikationen [Venenthrombosen]. Für Infarkte mit Entwicklung eines raumfordernden Ödems ["maligner" Infarkt], die in bis zu 80 % der Fälle letal verlaufen, wurde Hemikraniektomie und Hypothermie eingesetzt, womit die Akutletalität deutlich gesenkt werden konnte. Ergebnisse aus kontrollierten Studien über den weiteren Verlauf und persistierende Defektsyndrome stehen noch aus.

Bei allen Patienten ist eine sofortige Einleitung von Rehabilitationsmaßnahmen erforderlich. Die Wirksamkeit einer adjuvanten medikamentösen Behandlung ist noch nicht gesichert, wird aber wie die Effizienz unterschiedlicher Behandlungsstrategien in kontrollierten Studien untersucht.

Intrazerebrale Blutungen erfordern häufig neurochirurgische Interventionen [offene Ausräumung des Hämatoms, stereotaktische Aspiration, Ventrikeldrainage zur Verminderung des intrakraniellen Druckes], wobei die operative Hämatomentfernung besonders bei raumfordernden atypisch im Marklager gelegenen sowie bei Kleinhirn-Blutungen erfolgversprechend ist. Für typisch im Stammganglienbereich lokalisierte sowie für Hirnstamm-Blutungen ergaben operative Maßnahmen keine besseren Ergebnisse als die konservative Therapie. Insbesondere für ausgedehnte und kritisch lokalisierte Blutungen ist die Prognose ungünstig [Letalität 50 % bei Hämatomvolumen von über 50 ml, 77 % bei Volumen über 60 ml]. Neue Studien haben gezeigt, dass eine Therapie mit rekombiniertem aktiviertem Faktor VII innerhalb von 4 Stunden nach Auftreten der Symptomatik den Verlauf signifikant verbessern kann. Diese Ergebnisse müssen aber noch in weiteren Studien bestätigt werden, bevor die Therapie in die Routine eingeführt werden kann.

Die diagnostische Abklärung von **Subarachnoidalblutungen** muss rasch erfolgen, da sich die bedrohlichen Komplikationen [Nachblutung und Gefäßspasmen] innerhalb weniger Tage [etwa ab dem 4. Tag] nach dem akuten Ereignis entwickeln. Insbesondere bei Stadien Hunt-Hess 1–3 sollte so bald wie unter optimalen Bedingungen möglich die Blutungsquelle dargestellt und operativ oder interventionell ausgeschaltet werden. Die konservative Therapie zielt nach Ausschaltung des Aneurysmas auf Verbesserung der Hirnperfusion [Triple-H: Hypervolämie, Hämodilution, induzierte Hypertonie], doch müssen Komplikationen [Hirnödem, Umwandlung einer Ischämie in hämorrhagischen Infarkt, kardiale Dekompensation mit Lungenödem] in Betracht gezogen werden. Zur Prävention und Behandlung von arteriellen Spasmen werden Calciumantagonisten eingesetzt, wobei die Gabe von Nimodipin* [1–2 mg/h als i.v. Dauerinfusion] in klinischen Studien Spasmen verhindern konnte. Die Wirksamkeit anderer Medikamente [Mineralkortikoide, Radikalenfänger wie z.B. Tirilazad] ist durch klinische Studien nicht belegt, die Gabe von Fibrinolysehemmern [z.B. Tranexamsäure* und Epsilonaminocapronsäure*] ist wegen des vermehrten Auftretens von okklusivem Hydrocephalus obsolet.
Bei Steigerung des Hirndrucks ist in einigen Fällen eine Ventrikeldrainage notwendig, eventuell ist die Liquorzirkulation auf Dauer blockiert, sodass die Anlage eines Shunts erforderlich wird. Asymptomatische Aneurysmen werden gelegentlich zufällig entdeckt; ihre Häufigkeit wird auf etwa 5 % der Bevölkerung geschätzt. Das Risiko einer Ruptur mit SAB liegt bei einem Durchmesser unter 4 mm bei 0,5 %, bei Durchmessern von 10–25 mm bei 3–4 %. Eine Indikation zur Ausschaltung [bevorzugt durch interventionelle Maßnahmen] wird bei Durchmessern ab 7 mm gesehen.

Die Behandlung einer **Sinusvenenthrombose** erfolgt – trotz des erhöhten Risikos für Blutungen und bei Bestehen hämorrhagischer Infarkte – mit Antikoagulantien, wobei nach Sicherung der Diagnose die intravenöse Heparingabe, eventuell mit Bolusgabe eingeleitet und eine PTT-Verlängerung auf das 2,5fache des Ausgangswertes angestrebt wird. Regelmäßige Kontrollen des PTT zur Therapieanpassung und der Thrombozytenzahl zum Ausschluss einer Heparin-induzierten Thrombopenie [HIT] sind erforderlich. Nach dem klinischen Verlauf und unter Kontrolle der Venenthrombose [MRT, CT] erfolgt nach etwa 2 Wochen die Umstellung auf Phenprocoumon* [z.B. Marcumar], wobei ein INR-Wert von 2,5–3,0 [Quick etwa 25–30 %] angestrebt wird. Die orale Antikoagulation wird für (3–)6 Monate durchgeführt, bei Abklingen der Symptomatik kann sie dann auch bei weiterem Nachweis von Sinus-Venen-Verschlüssen abgesetzt werden, da sich Kollaterale gebildet haben. Nach der Ursache der Thrombose [pathologisch erhöhte Gerinnung] muss geforscht und diese behandelt werden. Septische Venenthrombosen bedürfen der gezielten antibiotischen Therapie, die häufig auftretenden epileptischen Anfälle müssen mit Antiepileptika, in der bedrohlichen Akutphase eventuell mittels Raschaufsättigung mit Phenytoin* [750 mg in 4–6 Std. als Infusion] oder mit Phenobarbital* [bis 5 × 200 mg i. v.], unterbrochen werden. Hirndrucksteigerung macht eine intravenöse Gabe von Mannitol [20 %-Lösung, fraktionierte Gabe von 125 ml mehrmals täglich] notwendig.

Prävention

Prävention hat das Ziel, das Risiko eines Schlaganfalls bei asymptomatischen Patienten mit prädisponierenden Faktoren [**Primärprävention**] bzw. nach erster klinischer Manifestation der zerebrovaskulären Erkrankung [Auftreten von TIA oder nach erstem Insult, **Sekundärprävention**] zu vermindern. Die wichtigsten vaskulären Risikofaktoren als Ansatzpunkte für die Primärprävention sind Hypertonie, Hypercholesterinämie, Diabetes mellitus, Rauchen, Alkoholmissbrauch mit Vorhofflimmern. Bei **arterieller Hypertonie** ist das Insultrisiko um das 2–4fache erhöht, wobei sich eine lineare Beziehung zwischen Blutdruck und Insulthäufigkeit findet. Im Mittel treten bei einer Blutdruckerhöhung um 7,5 mmHg 46 % mehr Schlaganfälle auf.

> ❗ **In vielen großen prospektiven Multicenterstudien konnte nachgewiesen werden, dass durch Reduktion des Blutdruckes das Schlaganfallrisiko gesenkt werden kann [Reduktion des Blutdruckes um 5,8 mmHg reduziert die Schlaganfallhäufigkeit um 42 %].**

In den meisten Studien besteht kein Unterschied in der Wirksamkeit unterschiedlicher Antihypertensiva, einzelne Studien weisen aber Vorteile von bestimmten Stoffgruppen [Angiotensin-Rezeptor-Antagonisten (ARA) bzw. Thiaziddiuretika] zu den Vergleichsmedikamenten auf. ACE-Hemmer und ARA sind bei Patienten mit Diabetes mellitus vorzuziehen, wobei eine konsequente Diabeteseinstellung als Präventionsmaßnahme sehr wichtig ist. Obwohl bei **erhöhtem Cholesterinwert** primär kein erhöhtes Risiko für Schlaganfall [im Gegensatz zu koronaren Herzkrankheiten] besteht, haben mehrere Studien eine signifikante Verminderung von Insulten [relative Risikominderung 31 %] unter Therapie mit Statinen gezeigt. Aufgrund des niederen Ausgangsrisikos ist aber die Anzahl von Patienten, die zur Vermeidung eines Schlaganfalls behandelt werden müssen, sehr groß. **Absolute Arrhythmie** und **Vorhofflimmern** bedingen ein bis zu 5-fach erhöhtes Schlaganfallrisiko, das durch Antikoagulantien um 33–86 % [INR 2,6–2,5], durch ASS um 18–44 % reduziert werden kann. **Asymptomatische Karotisstenosen** von über 60 % bedingen ein Schlaganfallrisiko von 3 % pro Jahr. Nach neuen Studien kann dieses Risiko bei niederer perioperativer Morbidität signifikant vermindert werden. **Zigarettenrauchen** steigert das Risiko für Schlaganfall bis auf das 6fache, doch zeigen prospektive Studien eine Risikosteigerung auf das 1,8–2fache, das durch Beendigung des Nikotinkonsums auf 1,34 bis 1,26 reduziert werden kann. Auch **Alkoholgenuss** steigert die Häufigkeit besonders von intrakraniellen Blutungen, während für ischämische Insulte das Risiko bei niederen Alkoholmengen [12–24 g Äthylalkohol] vermindert, bei hohem Konsum aber erhöht ist. Eine wichtige Präventionsmaßnahme ist regelmäßige **körperliche Bewegung**, die wie eine Änderung der **Nahrungszusammensetzung** [Verminderung der Aufnahme tierischer Fette, Steigerung von Fischkonsum] wahrscheinlich über eine Reduktion des Blutdrucks auch das Risiko für Schlaganfall und Herzinfarkt vermindert. Das Risiko für Schlaganfall kann durch zusätzliche Gabe von **Vitaminen** [A, E, C] bzw. Folsäure und Vitamin B12 [bei erhöhtem Homocystinspiegel] nicht vermindert werden. Die Östrogensubstitution in der Postmenopause erhöht die Schlaganfallhäufigkeit [1,32-fach].

Durch **Sekundärprävention** sollen Schlaganfälle mit permanenten Ausfällen nach TIA [Wahrscheinlichkeit von 33 % innerhalb von 4 Jahren] oder Reinsulte [Wahrscheinlichkeit von 12 % pro Jahr] verhindert werden. In dieser Indikation sind Thrombozytenaggregationshemmer die wichtigsten Medikamente, obwohl sich für diese Stoffgruppe [insbesondere untersucht Acetylsalicylsäure*, ASS] keine Wirksamkeit in der Primärprävention gezeigt hat. Während Antikoagulantien in der frühen Sekundärprävention [auch bei kardialer Indikation] keine Wirkung gezeigt haben und ihr Einsatz nur zur Verhinderung von Beinvenenthrombosen berechtigt ist, vermag die Gabe von ASS [100–300 mg/Tag] die Häufigkeit früher Reinsulte zu vermindern. ASS ist in der heute üblichen Dosierung von 100 mg/Tag immer noch der Thrombozytenfunktionshemmer erster Wahl in der Sekundärprävention [Empfehlung der EUSI und der ASA], wodurch eine mittlere Risikoreduktion von 13 % erreicht wird. Gastrointestinale und andere Blutungskomplikationen treten bei 7–9 % der Patienten auf; da sie dosisabhängig und ab 150 mg/Tag signifikant sind, sollte die tägliche Dosis diese Schwelle nicht überschreiten. Die Kombination mit Dipyridamol* vermindert die Häufigkeit von bedeutsamen vaskulären Ereignissen [relative Risikominderung um 19 % zu Placebo, ASS zu Placebo 13 %], sodass es auch als erste Wahl zur Sekundärprophylaxe empfohlen wird.

Clopidogrel* ist im Vergleich etwas wirksamer als ASS [RRR 8,7 %] und wird bei Unverträglichkeit von ASS, aber auch bei Hochrisikopatienten [koronare Herzkrankheit, Diabetes mellitus] empfohlen. Ticlopidin* wird wegen der hämatologischen Nebenwirkungen nur begrenzt eingesetzt. Die Kombination von ASS und Clopi-

S

dogrel* hat in einer kontrollierten Studie ein hohes Blutungsrisiko gezeigt, sodass diese Kombination nur aus kardialer Indikation für kurze Zeit verabreicht werden sollte. Antikoagulantien, insbesondere Cumarine, sind in der Sekundärprävention von kardiogenen Embolien [Vorhofflimmern, Emboliequelle im Herzen] indiziert, bei Patienten ohne kardiale Emboliequelle wegen der erhöhten Blutungskomplikationen nicht einzusetzen. Bei offenem Foramen ovale besteht eine Indikation für Antikoagulation nur bei zusätzlichem septalen Aneurysma, ansonsten erfolgt die Prophylaxe mit ASS. Der Stellenwert eines interventionellen Verschlusses ist noch nicht abgeklärt.

Wie in der Primärprävention ist auch in der Sekundärprävention die Reduktion von Blutdruck und Cholesterinspiegel wirksam. Insbesondere Diuretika, ACE-Hemmer und AT2-Rezeptorantagonisten haben einen Effekt, der über die Reduktion des Blutdrucks hinausgeht. Die Gabe von Statinen erniedrigt auch bei nicht erhöhtem Cholesterinspiegel die Rate von Reinsulten, sodass diesen Substanzen ein zusätzlicher protektiver Effekt zukommt.

Eine besondere Bedeutung kommt **symptomatischen Karotisstenosen** zu, wobei Stenosen über 70 % eine Indikation zur Karotisendarterektomie darstellen, wenn die Symptome innerhalb der letzten 6 Monate auftraten und das operative Team eine perioperative Komplikationsrate von unter 6 % aufweisen kann [RRR 56 %]. Patienten mit 50–69 % Stenosen und anderen vaskulären Risikofaktoren können von einer Karotisdesobliteration profitieren [RRR 27 %]. Die Risikoreduktion ist abhängig vom Zeitpunkt der Operation und besonders in den ersten Monaten nach TIA effizient. Der Stellenwert von Dilatation und Stenting bei Karotisstenosen ist noch Gegenstand von kontrollierten Studien. Extra-intrakranielle Anastomosen zwischen Ästen der Arteria carotis externa und Arteria cerebri media werden routinemäßig nicht mehr durchgeführt. In besonderen Fällen – persistierende Penumbra – können solche Eingriffe erfolgversprechend sein. Die Ergebnisse der Sekundärprävention mit unterschiedlichen Mitteln sind in Tabelle 4 zusammengefasst. Diese Erfolge haben zu Überlegungen geführt, durch eine Kombinationspille eine einfache, aber höchst wirksame Präventionsmaßnahme zu schaffen, um damit die Prognose zerebrovaskulärer Erkrankungen und ihre Auswirkung auf die Volksgesundheit zu verbessern.

Tab. 4. Sekundärprävention des Schlaganfalls

Behandlung	Relative Risikoreduktion	NNT 1 ischämischer Insult/Jahr
Antihypertensiva	−28 %	42–51
Statine	−25 %	57–59
Warfarin bei AF	−62 %	13
Rauchen	−33 %	43
Aspirin	−13 %	77
Clopidogrel	−15 %	64
ASS plus DP	−38 %	33
Endarterektomie	−44 %	26

Postoperative Schmerztherapie

W. Studer, C. Rosenthaler, D. Scheidegger

Definition
Postoperative Schmerzen sind definiert als Schmerzen, die bei operativ behandelten Patienten auftreten. Sie sind durch die operative Intervention verursacht, können mit vorbestehenden Leiden assoziiert sein oder stellen die Folge einer Kombination von beiden Ursachen dar.

Ziel
Das Ziel der postoperativen Schmerztherapie ist es, optimale Bedingungen für die Genesung zu schaffen und gleichzeitig das physische und psychische Wohlbefinden der Patienten zu verbessern.

Grundlagen
Unbehandelte oder ungenügend behandelte postoperative Schmerzen können den Heilungsverlauf ungünstig beeinflussen. Wichtige Ursachen sind die schmerzbedingte Immobilisation, die thromboembolische und pulmonale Komplikationen und die schmerzbedingten Stressreaktionen des sympathischen Nervensystems begünstigt. Sie erhöhen das Risiko für Komplikationen des kardiovaskulären Systems, vor allem bei bereits herzkranken Patienten, und können die Entwicklung von chronischen Schmerzen begünstigen. Als Folge von ungenügend oder inadäquat behandelten postoperativen Schmerzen resultieren eine Zunahme von Komplikationen und eine Verlängerung der stationären Aufenthaltsdauer.

> **!** **Die ideale postoperative Schmerztherapie ist effektiv, sicher, frei von unerwünschten Nebenwirkungen, auf die individuellen Bedürfnisse des Patienten zugeschnitten und kostengünstig.**

Dieses Ideal kann bei starken postoperativen Schmerzen oder nach großen chirurgischen Eingriffen nicht voll verwirklicht werden. Alle effektiven Methoden der postoperativen Schmerztherapie haben potenziell schwerwiegende Nebenwirkungen, insbesondere bei vorerkrankten Patienten, sind potenziell unsicher, wenn sie nicht adäquat eingesetzt werden, und benötigen personelle und infrastrukturelle Ressourcen. Die in der täglichen Praxis bestmögliche postoperative Schmerztherapie ist daher immer Folge eines differenzierten Abwägens der Vor- und Nachteile der zur Verfügung stehenden Methoden.

Methoden der postoperativen Schmerztherapie
Grundsätzlich wird die postoperative Schmerztherapie als **multimodale Therapie** aufgebaut. Grundlage der multimodalen Therapie ist die Erkenntnis, dass Kombinationen von Methoden eine Verringerung von dosisabhängigen Nebenwirkungen der einzelnen Methode zur Folge haben. Gleichzeitig ist es möglich, stark variierenden Patientenbedürfnissen durch unterschiedliche Gewichtung der einzelnen Methoden gerecht zu werden. Man unterscheidet folgende Komponenten:

Basisanalgesie
Meist in Form von Paracetamol*, das peroral, als Suppositorium oder intravenös verabreicht werden kann. Die Basisanalgesie kann um Medikamente der Gruppe der nichtsteroidalen Entzündungshemmer erweitert werden, die ebenfalls in den oben erwähnten galenischen Darreichungsformen vorliegen.

Metamizol
Bei ungenügendem Ansprechen auf Basisanalgetika, wenn auf Opiate verzichtet werden soll. Metamizol* kann wie die Basisanalgetika in den drei galenischen Formen peroral, als Suppositorium oder direkt intravenös verabreicht werden.

Opiate
Werden entweder nach Bedarf subkutan, intramuskulär oder direkt intravenös verabreicht. Dosierung und Dosisintervall richtet sich nach den verwendeten Substanzen und deren pharmakodynamischen und pharmakokinetischen Eigenschaften. Mittels dafür geeigneter Geräte kann die Gabe von Opiaten vom Patienten selbst bestimmt werden [**patient controlled analgesia**, PCA]. Eine typische Programmierung eines PCA-Geräts mit Morphin lautet: Medikament: Morphin* 2 mg/ml, Bolusgabe 1 ml, Lockout-Interval 12 min. Mittels dieser

S

Programmierung kann sich der Patient maximal alle 12 Minuten einen Bolus von 2 mg Morphin* applizieren, bis Schmerzfreiheit erreicht ist.

Epidurale Analgesie

Die rückenmarksnahe Analgesie durch Lokalanästhetika, gegebenenfalls ergänzt durch Opiate und/oder alpha-2-agonistisch wirkende Substanzen [Clonidin*] erfolgt über einen Katheter, der meist bereits präoperativ in den Epiduralraum eingeführt wird. Wirkungsmechanismus dieser Methode ist eine Verminderung der sensorischen, afferenten Schmerzübertragung. Diese Methode ist geeignet für Eingriffe im Bereich des Thorax, des gesamten Bauchraums und der unteren Extremitäten bis in den Bereich der Kniegelenke. Die geeignete Höhe der Punktionsstelle im Bereich der Wirbelsäule richtet sich nach dem durchzuführenden Eingriff und ermöglicht bei adäquater Dosierung des Lokalanästhetikums Schmerzfreiheit und weitgehende Mobilität der Patienten.

Die Verabreichung des Lokalanästhestikums, mit oder ohne Zusätze [Opiate, Clonidin], erfolgt in der Regel kontinuierlich. Sie kann durch zusätzliche, vom Patienten selbst bestimmte Bolusgaben [**Patient Controlled Epidural Analgesia**, PCEA] ergänzt werden. Die dafür erforderlichen Geräte sind programmierbar, sodass Basisinfusion, Menge der Bolusgabe und Lockout-Intervall zwischen den möglichen Bolusgaben individuell festgelegt werden können.

Periphere Nervenblockaden

Periphere, rückenmarksferne Nervenblockaden wirken über eine Verminderung der sensorischen, afferenten Schmerzübertragung. Mittels Kathetertechnik und kontinuierlicher Applikation von Lokalanästhetika [Bupivacain*, Ropivacain*] werden sie häufig zur postoperativen Schmerztherapie nach Eingriffen der oberen Extremität und der Schulter [axillär, interscalenär] sowie der unteren Extremität [femoral, ilioinguinal] angewandt. In Form von prä- oder postoperativer, meist einmaliger Anästhesie [ohne Einlage von Kathetern] können andere periphere Nerven blockiert werden [Interkostalblock, Penisblock].

Nebenwirkungen der postoperativen Schmerztherapie

- Die zur postoperativen Schmerztherapie verwendeten Medikamenten und Techniken können bei nicht korrekter Anwendung oder inadäquater Dosierung schwere Schädigungen bewirken. Für alle Medikamente gilt, dass sie allergische Reaktionen bewirken können und dass spezifische absolute und relative Kontraindikationen für den Einsatz beim individuellen Patienten berücksichtigt werden müssen.
- Für alle Techniken im Bereich des rückenmarksnahen und peripheren Nervensystems gilt, dass sowohl bei der Punktion, bei der Einlage von Kathetern wie auch bei der Applikation von Medikamenten aseptisches Vorgehen Bedingung ist. Ebenso gilt, dass vorbestehende oder neu aufgetretene Störungen der Blutgerinnung eine absolute oder relative Kontraindikation für die Durchführung von Analgesiemethoden des rückenmarksnahen und peripheren Nervensystems darstellen.
- Die schwerwiegendste Nebenwirkung von Opiaten ist die Atemdepression und Sedation, die entsprechende Überwachungs- und Interventionsmöglichkeiten bedingt. Häufige Nebenwirkungen von Opiaten umfassen Übelkeit, Erbrechen, Harnretention, Störungen der Darmmotilität und Pruritus.
- Die schwerwiegendste Nebenwirkung bei epiduraler Medikamentenverabreichung ist die Gefahr der Fehllage des Katheters, sei es innerhalb einer epiduralen Vene oder im Liquorraum. Beide Fehllagen von epiduralen Kathetern können durch fachlich geschultes Personal rasch erkannt werden. Häufige Nebenwirkung von epidural verabreichten Lokalanästhetika ist die Instabilität des Kreislaufs, die durch die Lähmung der sympathischen Nervenfasern verursacht wird. Bei entsprechenden Überwachungs- und Interventionsmöglichkeiten sowie adäquater Therapie von häufig vorhandenen intravaskulären Flüssigkeitsdefiziten ist diese potenziell gravierende Nebenwirkung in der Regel rasch reversibel.

Organisation der postoperativen Schmerztherapie

Viele Patienten können mit Basisanalgetika und intermittierender Gabe von Opiaten nach Bedarf befriedigend behandelt werden, vor allem wenn perioperativ eine eingriffsspezifische periphere Nervenblockade durchgeführt werden konnte. Wenn jedoch spezialisierte Techniken [PCA, rückenmarksnahe und periphere Analgesie mittels Kathetertechnik] zum Einsatz kommen, empfiehlt es sich, speziell geschultes Personal einzusetzen. Die regelmäßige Untersuchung des Patienten, die Dokumentation des Verlaufs sowie die Erfassung von spezifischen Parametern [Atemfrequenz, Ausmaß der sensorischen Ausbreitung der Analgesie, Schmerzscore, Zufriedenheit des Patienten, Nebenwirkungen] ermöglicht, Abweichungen vom Normalverlauf und Komplikationen frühzeitig zu erkennen sowie individuelle Dosisanpassungen vorzunehmen. In vielen Kliniken wird diese Aufgabe durch **Akut-Schmerzdienste** wahrgenommen oder überwacht. Unerlässlich sind klinikinterne Richtlinien, die die Zuständigkeit der Versorgung regeln und die das Vorgehen bei gravierenden Nebenwirkungen festlegen.

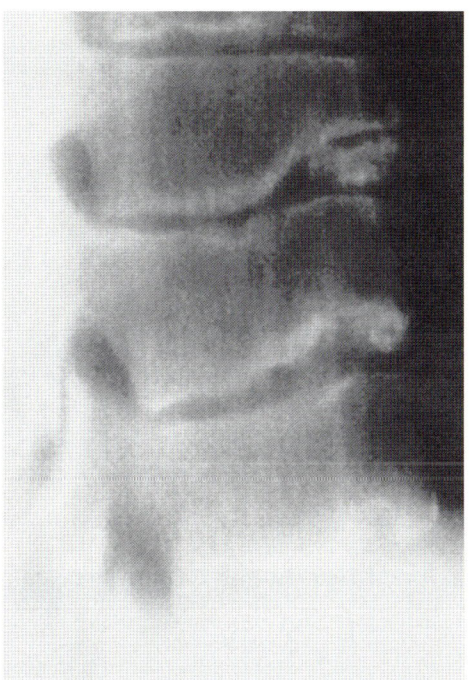

Abb. S25. Schmorl-Knorpelknötchen. Schmorl-Knorpelknötchen und Randleistenhernien bei Scheuermann-Krankheit*

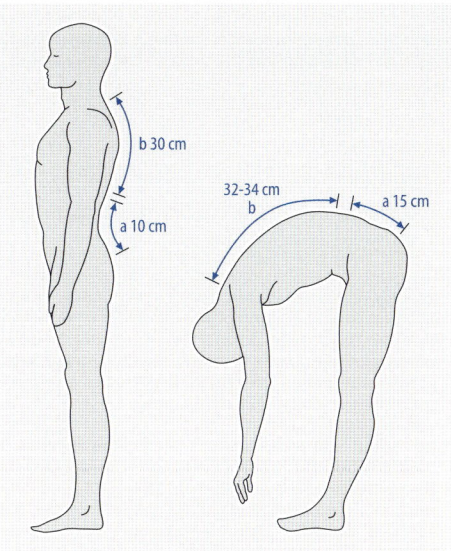

Abb. S26. Schober-Zeichen. Eine Messstrecke über der Lendenwirbelsäule [a] verlängert sich bei Rumpfbeugung [b: Ott-Zeichen*]

achillae] kann man bei Bewegung ein charakteristisches Knirschen palpieren

Schnee|blind|heit *f: Syn: Schneeophthalmie, Conjunctivitis nivalis*; Keratoconjunctivitis* photoelectrica durch von Schnee reflektierte UV-Strahlung

Schneider-Aufnahme *f:* Funktionsaufnahme zur präoperativen Planung bei erwachsener Hüftkopfnekrose; das Hüftgelenk ist überstreckt und die Röntgenröhre 30 Grad kopfwärts geschwenkt

Schnitt|wun|de *f: s.u. Essay Wundbehandlung S. 1699*

Schnup|fen *m: s.u. Rhinitis*

Schober-Distanz *f: → Schober-Zeichen*

Schober-Zeichen *nt: Syn: Schober-Distanz*; Maß für die Beweglichkeit der Lendenwirbelsäule; bei maximaler Vorwärtsneigung vergrößert sich der Abstand zwischen dem Dornfortsatz von S1 und einem Punkt 10 cm weiter kranial normalerweise um bis zu 5 cm; bei Versteifung der Lendenwirbelsäule [z.B. bei Morbus Bechterew] verringert sich diese Streckung; *s.a. Ott-Zeichen*

Schock *m:* akutes Kreislaufversagen durch ein Missverhältnis von Durchblutung und Durchblutungsbedarf, das durch Blutdruckabfall, Tachykardie und Störungen der Mikrozirkulation gekennzeichnet ist; ätiologisch kommen drei Ursachen in Frage: **1. Verminderung des Blutvolumens** [hypovolämischer Schock] **2. Verminderung der Herzleistung** [kardiogener Schock] **3. Störung der Gefäßregulation** bei Sepsis [septischer Schock] oder Anaphylaxie [anaphylaktischer Schock]

alle Schockformen führen zu einem Abfall des arteriellen Blutdrucks und damit einer Störung der peripheren Mikrozirkulation und einer Minderversorgung von Zellen und Geweben mit Sauerstoff und Substraten; der Blutdruckabfall stimuliert Sympathikus und Nebennierenmark und es kommt zu einer Vasokonstriktion von Arterien und Venen, die zu einer weiteren Verschlechterung von Blutzufuhr zum Gewebe und einer Drosselung des Blutabflusses aus den Geweben führt; zusammen mit einer

metabolischen Schädigung der Kapillarwand [**kapillares Leck**] kommt es zu Flüssigkeitsverlusten ins Interstitium; die Verlangsamung der Zirkulation begünstigt Thrombozyten- und Erythrozytenaggregation, die zusammen mit Zellzerfallsprodukten und Endotoxin die Entstehung einer Verbrauchskoagulopathie fördern

die Sympathikusaktivierung bewirkt eine Zentralisation des Kreislaufs, die die Durchblutung der lebenswichtigen Organe [Herz, Lunge, Gehirn] sicherstellt; solange das gelingt, spricht man von **kompensiertem Schock**; der Sauerstoffmangel im Gewebe führt zu anaerober Glykolyse und es kommt zur Ausbildung einer metabolischen Azidose, die u.a. die Wirksamkeit der Katecholamine vermindert; damit lässt die Vasokonstriktion nach und die Kreislaufzentralisation nimmt ab, d.h., es kommt zum **dekompensierten Schock**

das **klinische Bild** besteht unabhängig von der Art des Schocks aus feuchter, kühler, blasser und marmorierter Haut, Dyspnoe, Hyperventilation, Unruhe und Bewusstseinsstörungen; bei der Untersuchung findet man Tachykardie, Blutdruckabfall und eine Temperaturdifferenz zwischen Körperkern und Peripherie; dazu kommen noch typische Symptome der jeweiligen Schockform; **Diagnose:** Anamnese, körperliche Untersuchung, hämodynamische Parameter [Puls, Blutdruck, zentralvenöser Druck], Thoraxröntgen, Bauchsonogramm, Urinvolumen, Labor: Blutbild, Gerinnung, Lactat, Blutgasanalyse, Elektrolyte, Creatinin, Harnstoff; **Therapie:** erstes Ziel ist es, die Sauerstoffversorgung des Gewebes wiederherzustellen und ein adäquates Herzzeitvolumen zu erreichen; Sauerstoff kann über eine nasale Sauerstoffsonde [4–6 l O_2/min] oder nach Intubation über kontrollierte Beatmung zugeführt werden; das Herzzeitvolumen wird beim hypovolämischen Schock durch Volumensubstitution, beim kardiogenen Schock durch Entlastung [Verminderung von Vor- und Nachlast] und Unterstützung [Katecholamine, Digitalis], beim septischen und anaphylaktischen Schock durch Gefäßregulation [Volumensubstitution, Katecholamine, Corticoide] normalisiert; danach symptomatische Therapie und Behandlung/Beseitigung der Ursache; *s.u. Essay Schock S. 1437, Essay Sepsis und septischer Schock S. 1455, Essay Akuter und rezidivierender Myokardinfarkt S. 1071*

S

Tab. S6. **Schock.** Kreislaufparameter bei verschiedenen Schockformen

	HF	art. BD	ZVD	CO	PCWP	SVR	PVR
Hypovolämischer Schock	↑	↑	↑	↑			↑
Kardiogener Schock	↑		↑				
Septischer Schock	↑	↑			↑	↑↑	↑
Anaphylaktischer Schock	↑	↑	↑	↑	↑	↑	↑

HF = Herzfrequenz, art. BD = arterieller Blutdruck, CO = cardiac output, PCWP = pulmonal-kapillärer Wedgedruck, SVR = systemischer Widerstand, PVR = pulmonal-arterieller Widerstand

hypoglykämischer Schock: *Syn: hypoglykämisches Koma, Coma hypoglycaemicum*; ein komatöser Zustand bei Hypoglykämie entwickelt sich meist plötzlich ohne größere Prodromi; die Patienten sind auffällig unruhig und oft kommt es zu generalisierten Krampfanfällen; **Therapie**: 50 ml Glucose 40 % i.v.; danach je nach Ursache; *s.u. Essay Diabetes mellitus S. 253*

septischer Schock: Sepsis mit Hypotonus [systolischer Wert < 90 mmHg], Mikroperfusionsstörungen, Laktatazidose, Oligurie und Bewusstseinsstörung; *s.u. Essay Sepsis und septischer Schock S. 1455*

toxischer Schock: durch Bakterientoxine ausgelöster Schock; *s.a. Essay Sepsis und septischer Schock S. 1455*

uroseptischer Schock: *Syn: Harnsepsis, septisches Harnfieber, Urosepsis*; von den Harnwegen ausgehende Sepsis bzw. septischer Schock, der v.a. von Escherichia* coli, Proteus* mirabilis, Klebsiella* und Pseudomonas* aeruginosa verursacht wird; tritt gehäuft nach Operationen sowie bei Urolithiasis mit Harnstauung auf; besonders gefährdet sind ältere oder abwehrgeschwächte Patienten sowie Patienten mit Diabetes mellitus oder Leberinsuffizienz; **Klinik**: in der Frühphase Fieber mit septischen Temperaturen, Schüttelfrost, Ruhelosigkeit der Patienten, Blutdruckabfall und Tachykardie; später kommt es zu Bewusstseinseintrübung und metabolischer Azidose; **Therapie**: Beseitigung des Sepsisherdes; intensivmedizinische Betreuung, Breitbandantibiotika i.v.; **Prognose**: ca. 15 % der Patienten versterben am septischen Schock; *s.u. Essay Sepsis und septischer Schock S. 1455*

Schock|in|dex *m*: Quotient von Pulsfrequenz und systolischem Blutdruck; hat sich als grobe Orientierungshilfe in der Notfallmedizin bewährt

Schock|lun|ge *f*: *Syn: adult respiratory distress syndrome, adultes respiratorisches Distress-Syndrom, schockbedingte Lungenfunktionsstörung*; meist im Rahmen von Sepsis,

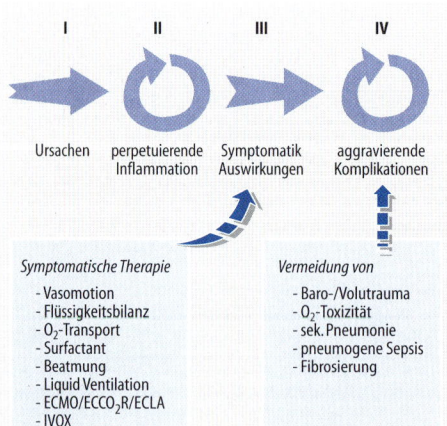

Abb. S27. **Schocklunge.** Therapieansätze

Tab. S7. **Schockindex**

Zustand	Pulsfrequenz/systolischer Blutdruck	Schockindex (SI)
Norm	60/120	0,5
Signifikante Hypovolämie	100/100	1,0
Schwere Hypovolämie	120/80	1,5

Tab. S8. **Schocklunge.** Direkte und indirekte Schädigungsmechanismen als Ursache des ARDS

Direkte Lungenparenchymaffektionen

Diffus ausgebreitete pulmonale Infektion (Auslöser Bakterien, Viren, Pilze, Protozoen): „parapneumonisches ARDS"

Aspiration von Mageninhalt

Aspiration von Süßwasser/Salzwasser (Ertrinken)

Lungenkontusion

Inhalation toxischer Gase (NO_2, Ozon, Rauchgase)

Exposition gegenüber hohen O_2-Partialdrücken

Chemische Agenzien mit bevorzugter Verteilung in die Lunge (z.B. Paraquat, Bleomycin, Amiodaron)

Rascher Aufstieg in große Höhen („Höhenödem")

„interstitieller Unterdruck": Reexpansion; schwere obere Atemwegsobstruktion

Indirekte Lungenparenchymaffektionen

Sepsis; Endo-, Exotoxinämie

SIRS („Systemic inflammatory response syndrome")

Polytrauma

Blutungsschock mit Massentransfusion

TRALI („Transfusion related acute lung injury")

DIC (disseminierte intravasale Gerinnung/Verbrauchskoagulopathie)

Operationen mit langen kardiopulmonalen Bypasszeiten

Pankreatitis

Verbrennungen

Embolie (Fruchtwasser, Fett)

Narkotikaintoxikationen (z.B. Heroin, Barbiturate)

Schädel-Hirn-Trauma; intrakranielle Drucksteigerung

Sichelzellkrise; schwere Verlaufsform der Malaria

Trauma oder Schock auftretendes akutes Lungenversagen mit alveolärer Hypoventilation und Hypoxämie; das **klinische Bild** variiert von Fall zu Fall; in der Frühphase dominiert die interstitielle und alveoläre Ödembildung mit nur mäßiger Störung der Gasaustauschfunktion; bei anderen Verlaufsformen gibt es schwere Störungen der

Gasaustauschfunktion bei radiologisch nur mäßig erhöhter interstitieller und alveolärer Flüssigkeitseinlagerung; **Therapieziel** ist es, die weitere Einwirkung von Noxen auf das Lungengewebe zu verhindern und die Entzündungsreaktion, die zu Ödembildung und Störungen des Gasaustausches führt, zu unterdrücken; dazu kommen symptomatische Maßnahmen und die Vermeidung von Komplikationen; *s.u. Essay Schock S. 1437*

Schock|nie|re *f:* akute Niereninsuffizienz durch die Minderdurchblutung im Schock; der Blutdruckabfall führt zu einer Reninfreisetzung, die über den Renin-Angiotensin-Aldosteron-Mechanismus zu einer weiteren Verminderung der Glomerulumfiltration führt; damit kommt es zu Oligo- oder Anurie, metabolischer Azidose, Hyperkaliämie und Retention harnpflichtiger Substanzen; später kommt es zu einer Verlegung von Gefäßen, Tubuli und Glomeruli durch Zelldetritus und Mikrothromben und evtl. irreversibler Schädigung; **Therapie:** Dialyse, spontane kontinuierliche arteriovenöse Hämofiltration; *s.a. Essay Schock S. 1437*

Schoenlein-Henoch-Syndrom *nt:* →*Purpura rheumatica*

Scho|ko|la|den|zys|te *f: Syn: Teerzyste*; Ovarialzyste mit eingedicktem Blut; *s.a. Essay Neubildungen des Ovars S. 1195*

Schöll|kraut *nt: Syn: Chelidonium majus*; Pflanze aus der Familie der Mohngewächse [Papaveraceae]; verwendet werden die oberirdischen Pflanzenteile [**Chelidonii herba**, Schöllkraut] und die getrocknete, im Spätsommer und Herbst gesammelte **Schöllkrautrinde** [Chelidonii radix], die beide Alkaloide [z.B. Chelidonin, Sanguinarin, Chelerythrin] enthalten; **Anw.:** innerlich bei Krämpfen der Gallenwege und des oberen Magen-Darm-Traktes, Gicht und Rheuma; in der Homöopathie bei Leber- und Gallenleiden

Scholte-Syndrom *nt: Syn: Karzinoidsyndrom*; *s.u. Karzinoid*

Scholz-Syndrom *nt: Syn: metachromatische Leukodystrophie Typ Scholz, Scholz-Bielschowsky-Henneberg-Sklerosetyp*; *s.u. Leukodystrophie*

Schon|hin|ken *nt: Syn: Schmerzhinken*; *s.u. Hinken*

Schrau|ben|os|te|o|syn|the|se *f:* Osteosynthese unter Verwendung von Schrauben zur Fixierung der Fragmente; wird v.a. bei epiphysären oder metaphysären Frakturen oder bei kleinen Knochen eingesetzt; da die Schrauben die Fragmente zusammenpressen, werden sie als **Zugschrauben** oder **Kompressionsschrauben** bezeichnet; je nach Gewinde unterscheidet man zwischen **Spongiosaschrauben** und **Kortikalisschrauben**; *s.u. Essay Fraktur, Luxation, Distorsion S. 423*

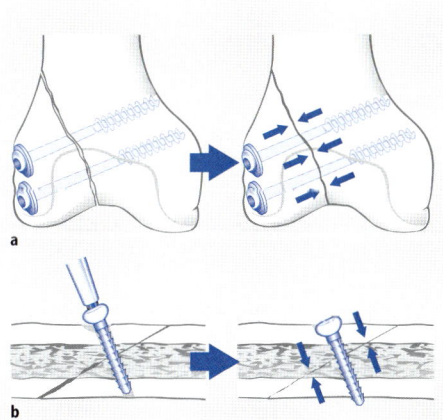

Abb. S28. **Schraubenosteosynthese. a** Spongiosaschraube, **b** Kortikalisschraube

Schrau|ben|sys|te|me, dynamische *pl: s.u. Osteosynthese*

Schrei|knöt|chen *pl:* →*Sängerknötchen*

Schröder-Zeichen *nt:* Ansteigen des Gebärmutterfundus als Plazentalösungszeichen nach der Geburt; der Uterus steigt über den Nabel hoch, kantet nach rechts und wird hart

Schroetter-Syndrom *nt:* →*Paget-Schroetter-Syndrom*

Schrumpf|gal|len|bla|se *f:* Verkleinerung der Gallenblase bei chronischer Cholezystitis

Schrumpf|nie|re, akute bleitoxische tubuläre *f: s.u. Bleivergiftung*

Schrumpf|nie|re, pyelonephritische *f: s.u. Pyelonephritis*

Schub|la|den|phä|no|men *nt: Syn: Schubladenzeichen*; abnorme Beweglichkeit des Schienbeins bei Riss des vorderen [**vordere Schublade**] oder hinteren [**hintere Schublade**] Kreuzbandes; das Kniegelenk wird 90° gebeugt und der Untersucher setzt sich zur Stabilisierung des Unterschenkels auf den Fuß des Patienten; *s.a. Lachman-Test, Essay Kreuzbandverletzungen S. 853*

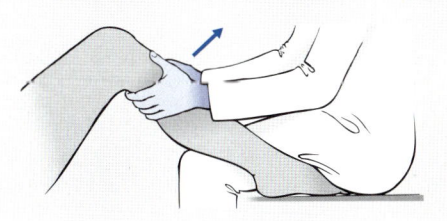

Abb. S29. **Schubladenphänomen.** Prüfung des Schubladenphänomens

Schuh|zu|rich|tun|gen *pl:* Bezeichnung für orthopädietechnische Veränderungen an Konfektionsschuhen zur Entlastung schmerzhafter Regionen, axialer Belastung usw.; **Ballen-**, **Mittelfuß-** und **Schmetterlingsrolle** dienen der Entlastung der Zehengelenke, Fußwurzelgelenke bzw. mittleren Metatarsalköpfchen; die **Zehenrolle** führt zu einer Reklination im Kniegelenk und damit zur Stabilisierung bei Quadrizepsparese; **Absatzerhöhung** [maximal 1 cm] und **Schuherhöhung** [maximal 4 cm] können Beinlängendifferenzen ausgleichen, **Pufferabsätze** dämpfen die axiale Belastung bei Gon- und Koxarthrose sowie bei Wirbelsäulenerkrankungen; *s.a. Abb. S32, Abb. S33, Abb. S34*

Schüller-Hand-Christian-Krankheit *f: Syn: Hand-Schüller-Christian-Krankheit, Schüller-Krankheit, Schüller-Christian-Hand-Krankheit*; im Kindesalter auftretende Form der Histiozytosis✶× als Retikulohistiozytose mit Speicherung von Cholesterinkristallen; die Granulome führen zu

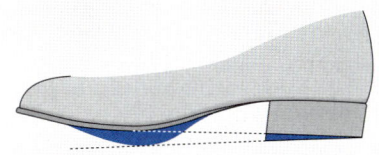

Abb. S30. **Schuhzurichtungen.** Ballenrolle

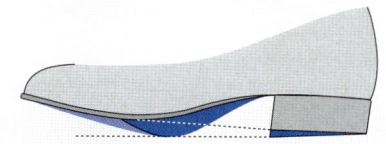

Abb. S31. **Schuhzurichtungen.** Mittelfußrolle

S

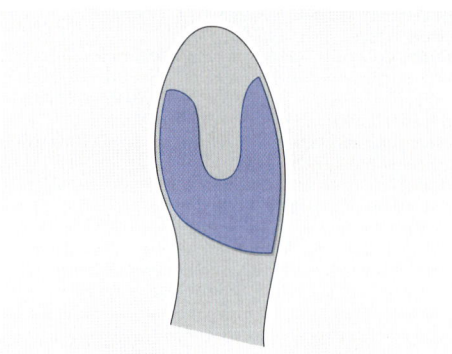

Abb. S32. Schuhzurichtungen. Schmetterlingsrolle

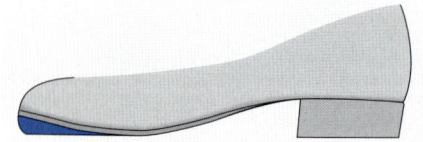

Abb. S33. Schuhzurichtungen. Zehenrolle

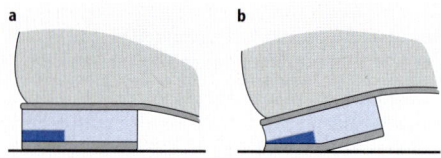

Abb. S34. Schuhzurichtungen. Pufferabsatz

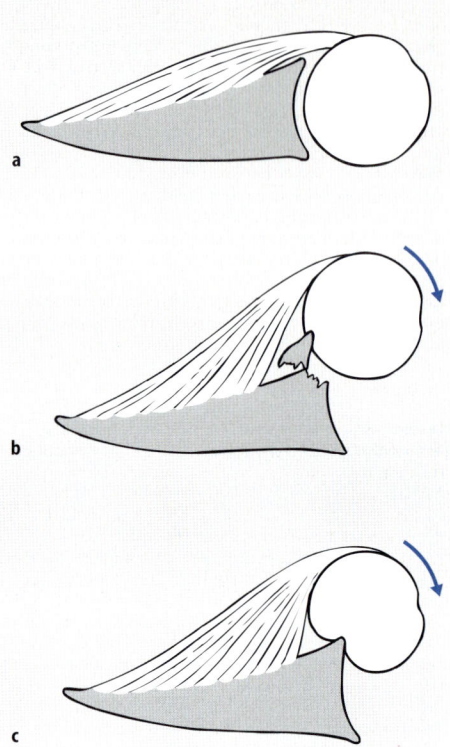

Abb. S35. Schulterluxation. a normal, **b** vordere Schulterluxation [Bankart-Läsion], **c** Impressionsfraktur des Humeruskopfes [Hill-Sachs-Läsion]

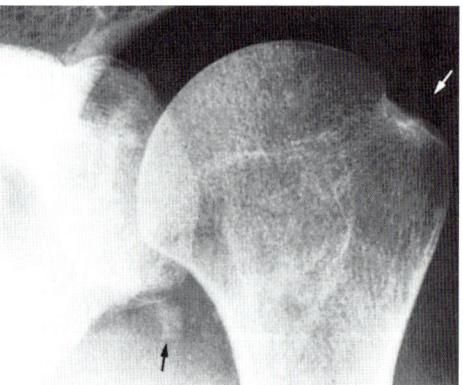

Abb. S36. Schulterluxation. Vordere Schulterluxation: Hill-Sachs-Läsion des dorsolateralen Kopfanteils [weißer Pfeil] und knöcherne Bankart-Läsion am unteren Labrum glenoidale [schwarzer Pfeil]

Wucherungen an Skelett, Schädel, Orbita [Exophthalmus] und im Hypophysenbereich [kann zu Diabetes insipidus führen]; Therapie: Zytostatika kombiniert mit Corticosteroiden; Bestrahlung bei Hypophysenbefall; Adiuretin* bei Diabetes insipidus

Schüller-Schläfenbeinaufnahme *f*: seitliche Röntgenaufnahme des Schädels im Liegen zur Darstellung von Warzenfortsatz, Antrum mastoideum, innerem und äußerem Gehörgang und Kiefergelenk; erlaubt Aussagen über Pneumatisation, Entzündungen, Einschmelzung, Knochendestruktionen und Frakturen; heute weitgehend durch CT ersetzt

Schul|my|o|pie *f*: *Syn: Myopia simplex; s.u. Myopie*

Schulter-Arm-Syndrom *nt*: →*Zervikobrachialsyndrom*

Schul|ter|blatt|ent|fer|nung *f*: →*Skapulektomie*

Schul|ter|blatt|frak|tur *f*: →*Skapulafraktur*

Schul|ter|gür|tel|typ *m*: häufigste Form der chronischen arteriellen Verschlusskrankheit im Bereich der oberen Körperhälfte; *s.a. Essay Periphere arterielle Verschlusskrankheit S. 1661*

Schulter-Hand-Syndrom *nt*: →*Zervikobrachialsyndrom*

Schul|ter|lu|xa|ti|on *f*: *Syn: Schulterverrenkung, Luxatio humeri*; das Schultergelenk ist aufgrund seiner Struktur das am häufigsten luxierende Gelenk; wichtig ist die Unterscheidung von Luxation, Subluxation und Instabilität des Schultergelenkes; **Subluxationen** sind am häufigsten und treten bei Belastung [z.B. Ballwerfen] auf; die Patienten spüren i.d.R. einen plötzlichen elektrisierenden Schmerz mit Ausstrahlung in den Arm [**Dead-arm-Symptom**]; es kann zu einer vorübergehenden schmerzbedingten Bewegungseinschränkung kommen; **therapeutisch** hat sich

mehrmonatige Krankengymnastik zur Stärkung der Schultermuskulatur bewährt; bei traumatischer Genese ist oft eine Raffung der Kapsel [Putti-Platt-Operation] oder Fixation des abgerissenen Labrum [Bankart-Operation] indiziert

kann die Luxation bzw. Subluxation vom Patienten [meist schmerzlos] provoziert und reponiert werden, spricht man von **Instabilität des Schultergelenkes** oder **willkürlicher Luxation**; sie kann konstitutionell oder traumatisch be-

Schock

F.-J. Kretz, S. Remppis

Definition

> **Akute Störung der Kreislauffunktion mit erheblicher Störung der Makro- und Mikrozirkulation und einem dadurch resultierenden Missverhältnis zwischen Sauerstoffangebot und Sauerstoffbedarf sowie einer Sauerstoffverwertungsstörung.**

Durch den Sauerstoffmangel in der Zelle ist die aerobe Glykolyse erschwert, was zur Anhäufung von Lactat als Endprodukt der anaeroben Glykolyse und somit zu einer metabolischen Azidose führt. Weiter findet durch die Hypoxie und Gewebeminderperfusion eine Aktivierung proinflammatorischer Mediatoren mit nachfolgender systemischer Entzündungsreaktion statt.

Die gemeinsame Endstrecke aller Schockformen ist die Organdysfunktion, reversibel als **Multiorgandysfunktionssyndrom** [MODS] bis hin zum **Multiorganversagen** [MOV] mit irreversibler Zellschädigung.

Ätiologie

Ein Kreislaufversagen stellt sich ein, wenn mindestens eine der drei Kreislaufkomponenten Volumen, Pumpfunktion [Herzleistung] und Gefäßregulation [Widerstand] ausfällt oder erheblich gestört ist.

Je nachdem, welche Komponente betroffen ist, liegt dem Schock eine andere Ursache zugrunde und damit eine andere Schockform:

Der **Volumenmangelschock** [**hypovolämischer Schock**] wird durch exogene Verluste hervorgerufen, z.B. durch eine akute innere oder äußere Blutung [**hämorrhagischer Schock**], Plasmaverluste, Wasser- und Elektrolytverluste [z.B. Durchfälle, Erbrechen, Verbrennung] oder endogene Verluste durch Verschiebungen in den so genannten dritten Raum [z.B. durch eine akute Pankreatitis, Ileus, Peritonitis, Leberzirrhose mit Aszites].

Ist die Pumpfunktion gestört, stellt sich auch unabhängig vom Volumenstatus ein Kreislaufversagen ein, man spricht vom **kardiogenen Schock**. Auslöser sind muskuläre, mechanische [Füllungs- und Flussbehinderungen] oder rhythmogene Fehlfunktionen [hämodynamisch relevante Herzrhythmusstörungen].

Die häufigste Ursache ist die muskuläre Fehlfunktion mit eingeschränkter linksventrikulärer Kontraktion und Auswurf, meist ausgelöst durch einen Herzinfarkt, seltener durch eine akute Mitralklappeninsuffizienz [Papillarmuskelabriss], Ventrikelseptumruptur, Myokarditis oder Kardiomyopathie [*s.a. Essay Akuter und rezidivierender Myokardinfarkt, Essay Herzinsuffizienz, Essay Herzrhythmusstörungen*].

In manchen Einteilungen findet sich die zusätzliche Unterteilung in einen **obstruktiven Schock**, worunter die mechanischen Fehlfunktionen des Herzens mit Einschränkung des *forward flow* eingruppiert werden. Dazu gehören z.B.

- akute Rechtsherzinsuffizienz durch eine Lungenarterienembolie, Status asthmaticus und schwere Pneumonie, was zu einer fehlenden Füllung des linken Ventrikels führt
- abdominelles Kompartmentsyndrom mit dadurch reduziertem venösen Zustrom [Kompression der V. cava] zum Herzen
- Herzbeuteltamponade, Spannungspneumothorax sowie Klappenstenosen und -insuffizienzen.

Bei einer gestörten Gefäßregulation „versackt" das Volumen trotz bis dahin ausreichender Menge und trotz normaler Pumpfunktion in der Peripherie. Es resultiert ein ineffektiver Kreislauf durch eine generalisierte Vasodilatation mit zunächst relativem intravasalen Volumenmangel, der unbehandelt im weiteren Verlauf durch hypoxiebedingte Kapillarwandschäden [*capillary leak syndrome*] in einen absoluten Volumenmangel mündet. Diese Schockform wird auch als **distributiver Schock** bezeichnet. Sie findet sich bei Sepsis, Anaphylaxie und bei neurogenem Trauma. Man spricht vom **septischen**, vom **anaphylaktischen** und vom **neurogenen Schock**.

Ursachen der Gefäßregulationsstörung sind bei Anaphylaxie Allergene wie z.B. Medikamente, Latex, Nahrungsmittel und Bienengift, die nach vorausgegangener Sensibilisierung zu einer Antigen-Antikörper-Reaktion mit Mediatorenfreisetzung führen. Der dominierende Mediator ist dabei Histamin. Es kommt zu Vasodilatation und Steigerung der Gefäßpermeabilität. Die Antigen-Antikörper-Reaktion kann als klassische IgE-abhängige Sofortreaktion vom Typ I verlaufen oder auch als Immunreaktion vom Typ III [bei Patienten mit hereditärem IgA-Mangel]. Daneben gibt es aber auch die IgE-unabhängige anaphylaktoide Reaktion mit Mediatorenfreisetzung ohne Antigen-Antikörper-Reaktion durch verschiedene physikalische, osmotische oder chemische Auslöser. Dazu gehören z.B. Kälte, Kontrastmittel und Opiate.

Bei Sepsis erfolgt die Mediatorenfreisetzung durch eine systemische Entzündungsreaktion [SIRS], ausgelöst durch eine generalisierte Infektion mit Bakterien [-toxine] [häufig gramnegativ], Pilzen, Viren, Parasiten oder durch nicht-infektiöse Noxen [z.B. Trauma]. Es resultiert ebenso eine Vasodilatation und eine Steigerung der Gefäßpermeabilität. Hinzu kommt eine sepsisbedingte Kardiomyopathie mit Einschränkung der Herzleistung [*s.a. Essay Sepsis und septischer Schock*]

Beim neurogenen Schock bewirkt das Ungleichgewicht in der Regulation der glatten Gefäßmuskulatur zwischen Sympathikus und Parasympathikus eine generalisierte Gefäßweitstellung mit konsekutiver arterieller und venöser Hypotonie ohne Veränderung des Blutvolumens. Durch Ausfall der Nervi accelerantes wird diese von einer Bradykardie begleitet.

Symptomatik und körperlicher Befund

Allgemeine Symptome
Je nach Ursache des Schocks und damit der Schockform finden sich z.T. unterschiedliche Symptome. Allen Formen gemeinsam sind aber die **Leitsymptome des Schocks**:

! **Blutdruckabfall mit systolischer Hypotension < 90 mmHg und als Gegenregulation eine Tachykardie [Schockindex = Puls/RR$_{syst}$, Index >1 = Schockgefahr, altersabhängig: gilt nicht für Neugeborene und Säuglinge].**

Die Tachykardie kann aber bei einer bestehenden Betablockade oder einer diabetesbedingten autonomen Neuropathie auch fehlen und somit die Diagnostik erschweren. Weiter findet sich:
- eine **Tachypnoe** mit Hyperventilation zur Kompensation der metabolischen Azidose und der Hypoxie
- meist eine **blasse, kaltschweißige, marmorierte Haut** aufgrund der verminderten Zirkulation und sympathoadrenerger Aktivierung mit Vasokonstriktion und Zentralisation sowie peripherer Stase, Mangeldurchblutung an Nagelbett, Fingern und Zehen mit verzögerter Kapillarfüllungszeit [> 3 Sekunden]
- eine **Bewusstseinsstörung** mit Agitiertheit und ggf. Bewusstseinstrübung bis zum Koma durch die zerebrale Hypoxie
- eine **reduzierte Urinproduktion** bis zur Anurie aufgrund der verminderten Nierendurchblutung [prärenales Nierenversagen].

Spezielle Symptome
Hypovolämischer Schock: Zeichen von äußerem oder innerem Blutverlust [Verletzungen, Teerstuhl, Bluterbrechen, Absetzen von blutigem Stuhl], Volumenverluste durch Durchfall, Erbrechen, Volumenverschiebungen durch Ileus, Pankreatitis, Peritonitis, Aszites. Kollabierte Halsvenen im Liegen, Durst.

Kardiogener Schock: Infolge eines *low output* imponieren gestaute Halsvenen und feuchte Rasselgeräusche über den basalen Lungenabschnitten mit Dyspnoe im Sinne eines beginnenden oder auch schon manifesten Lungenödems. Klinische Zeichen eines Infarktes [linksbetonte thorakale Schmerzen mit Ausstrahlung in den linken Arm], einer Lungenembolie oder eines Spannungspneumothorax liegen meist vor.
Führende hämodynamische Befunde des kardiogenen Schocks sind ein SAP < 90 mmHg über mind. 30 min., ein *Cardiac*-Index < 2,2 l/min/m^2 KOF [normal > 2,5 l/min/m^2 KOF] und ein linksventrikulärer enddiastolischer Druck [LVEDP/PCWP] > 18 mmHg [normal in Ruhe 5–12 mmHg], der bei Rechtsherzdekompensation jedoch niedrig normal sein kann. Außerdem bestehen klinische Zeichen der Minderperfusion [s.o.].

Septischer Schock: Anfänglich findet sich in der hyperdynamen Phase [*high flow*] oft eine rote, warme Haut. Dennoch ist die Sauerstoffausschöpfung im Gewebe durch die sepsisbedingte Mikrozirkulationsstörung stark herabgesetzt. Außerdem Zeichen der Sepsis oder eines SIRS mit Unruhe, Verwirrtheit, Hyperventilation und eventuell septischen Hautmanifestationen.

Definition von SIRS, Sepsis und septischem Schock:

SIRS [systemic inflammatory response syndrome]: Nach dem ACCP/SCCM- [American College of Chest Physicians/Society of Critical Care Medicine-] Consensus-Committee von 1992 ist von einem SIRS zu sprechen, wenn zwei der folgenden Kriterien erfüllt sind:
a) Hypothermie [< 36 °C] oder Hyperthermie [> 38 °C]
b) Leukopenie [< 4.000/µl] oder Leukozytose [> 12.000/µl] oder > 10 % unreife neutrophile Granulozyten
c) Tachykardie mit einer Herzfrequenz > 90/min
d) respiratorische Insuffizienz, d.h. Atemfrequenz > 20/min oder Hyperventilation [$paCO_2$ < 32 mmHg] bei Spontanatmung oder Hypoxie [paO_2 < 70 mmHg] bei Spontanatmung.

Die 28-Tage-Sterblichkeit liegt bei ca. 10 %.

Eine *Sepsis* liegt vor, wenn zur Diagnose des SIRS eine gesicherte oder sehr wahrscheinliche Infektion hinzutritt. Eine schwere Sepsis liegt bei Auftreten von mindestens einer Organdysfunktion oder Hypoperfusion mit Laktatazidose vor. Der septische Schock bezeichnet eine schwere Sepsis mit volumentherapierefraktärer Hypotonie, die die Verwendung von Katecholaminen [Noradrenalin] notwendig macht. Bei Sepsis kann sich zusätzlich eine septische Kardiomyopathie, eine septische Enzephalopathie sowie klinisch fassbar bei längerfristigem Verlauf der Sepsis die critical illness-Polyneuropathie [CIP] und die critical illness-Myopathie [CIM] finden lassen.

Anaphylaktischer Schock: Die Kardinalsymptome sind:
- Blutdruckabfall
- Hauterscheinungen: Pruritus, Flush, Urtikaria, Erythem, Angioödem/Quincke-Ödem/subkutanes Ödem
- Atemwegsobstruktion: Larynxödem, Bronchospasmus
- gastrointestinale Symptome: Übelkeit, Erbrechen, Durchfall, Harn- und Stuhldrang bzw. -abgang, kolikartige Beschwerden.

Es existiert eine **Einteilung** der Anaphylaxie **in vier Schweregrade** anhand der organbezogenen Symptomatik von lokal begrenzten kutanen Reaktionen [Grad I] über leichte [Pruritus, Flush, Urtikaria, Erythem, Grad II] zu schweren Allgemeinreaktionen [Schock, Bronchospasmus, Grad III] bis hin zu Atem- und Kreislaufstillstand [Grad IV]. Das klinische Bild variiert interindividuell stark je nach Sensibilisierungsgrad, Eintrittsort des Antigens und Absorptionsrate.
Die Reihenfolge der anaphylaktoiden Reaktionen ist keinesfalls durch die Schweregrade gegeben. Hauterscheinungen und Atembeschwerden können in schweren Fällen, z.B. bei intravenöser Antigenzufuhr initial fehlen, dann kommt es unmittelbar zum Schock. Meist treten die Symptome innerhalb der ersten Stunde nach Antigenkontakt auf. Der weitere Verlauf anaphylaktoider Reaktionen ist unberechenbar, sie können spontan zum Stillstand kommen oder auch trotz Therapie weiter fortschreiten. Hauterscheinungen gehen zu 90 % der systemischen Reaktion voraus, die sich dann meist schnell entwickelt. Besonders gefährlich und die häufigste Todesursache anaphylaktischer Reaktionen ist das Larynxödem, das sich durch Heiserkeit und Stridor ankündigt und ähnlich wie der akute Schock das einzige anaphylaktische Symptom sein kann. Hämodynamische Reaktionen bei Anaphylaxie sind durch Hypovolämie, Vasodilatation, Flüssigkeitsverschiebung in das Interstitium, erniedrigte kardiale Füllungsdrücke sowie durch Tachykardie geprägt. Initial kann die Tachykardie bei fulminantem Verlauf aber auch fehlen, und es zeigt sich möglicherweise sogar eine reflektorische Bradykardie.

Neurogener Schock: Die führenden Symptome sind der plötzliche Blutdruckabfall mit Bradykardie. Je nach Schädigungsmuster begleitet von Bewusstseinsverlust [schlagartig einsetzend bei bulbären Schädigungen] sowie Verlust der spinalen Reflexe und Sensibilität [hohe medulläre Läsion]. Außerdem eine blasse, warme und trockene Haut.

Organveränderungen im Schock
Fast alle Organe können durch den Schock betroffen sein und mit einer Dysfunktion reagieren.
Die **Schocklunge** [ARDS, *adult respiratory distress syndrome*] ist durch hypoxiebedingte Membranschäden gekennzeichnet, die zu Permeabilitätsstörungen mit massivem interstitiellen und in der Folge auch alveolärem Ödem führen. Dadurch wird die Diffusionsstrecke verlängert, es kommt zur Störung des Gasaustausches mit

S

weiterer Zellhypoxie und Nekrose an den Gasaustauschflächen. Durch Untergang von Pneumozyten kommt es zu einer verminderten Bildung von Surfactant, zur Bildung hyaliner Membranen und Atelektasen. Durch die Zerstörung der Alveolen entsteht ein vermehrter Rechts-Links-Shunt, da venöses Blut ohne stattfindenden Gasaustausch in den großen Kreislauf übertritt. Das Lungenödem und die hyalinen Membranen führen zu einer reduzierten Dehnbarkeit [Compliance] der Lunge.

Die **Schockniere** reagiert auf die Minderperfusion mit einem akuten Nierenversagen mit Oligurie bis Anurie. Dadurch droht eine Überwässerung, die Retention harnpflichtiger Stoffe, eine metabolische Azidose und eine Hyperkaliämie. Unter adäquater Therapie sind die Symptome des akuten Nierenversagens meist reversibel. Werden allerdings Glomerula, Tubuli, und/oder Nierengefäße durch Mikrothromben und Zelldetritus verlegt, kann dies in einer terminalen Niereninsuffizienz enden.

Auch die **Leber** kann im Rahmen der generalisierten Minderdurchblutung im Schock betroffen sein und mit einer Dysfunktion reagieren, was sich in einer Abnahme der Leberfunktion bei Entgiftung, Phagozytose und Produktion von Gerinnungsfaktoren bemerkbar macht und bis zum Leberversagen führen kann [„ICU-Jaundice"]. Morphologisch finden sich Mikrothromben in den Sinusoiden und Zentralvenen, perizentrale Parenchymnekrosen sowie eine Verminderung des Glycogengehaltes. Bei bereits vorbestehendem Leberschaden kann das prognostisch ungünstige „Akut-auf-chronische"-Leberversagen durch einen Schock ausgelöst werden.

Der **Gastrointestinaltrakt** wird bei Zentralisation im Schock nicht mehr durchblutet [„Non-okklusive-Darmischämie"]. Die verminderte Splanchnikusperfusion führt zu Zellhypoxie und lokaler Azidose. Es kommt zu einer Schädigung der Darmbarriere mit bakterieller Translokation sowie Einschleusung von Mediatoren aus endokrin aktiven Zellen der Dünndarmwand, was eine wesentliche Rolle bei Entstehung und Unterhaltung von MODS und MOV spielt. Der Darm wird deshalb auch als Motor des MOV gesehen. Die Minderdurchblutung im Magen reduziert die Schutzfunktion des Epithels, es kommt zu Stressulzera.

Im schweren Schock kann es zu ausgeprägten und lebensbedrohlichen **Gerinnungsstörungen** kommen mit enormem Verbrauch plasmatischer Gerinnungsfaktoren und Thrombozyten sowie gleichzeitiger Störung der Mikrozirkulation durch Fibrinprodukte und Thrombozytenaggregate [Verbrauchskoagulopathie, DIC].

Diagnostik

Wichtig ist eine frühzeitige Erkennung der Schocksymptomatik, damit zügig Therapiemaßnahmen eingeleitet werden können. Eine erste Beurteilung ermöglichen die **Basisparameter systolischer arterieller Druck** [SAP], **mittlerer arterieller Druck** [MAP] und die **Herzfrequenz** [HR] zusammen mit dem klinischen Bild, um zur Diagnose Schock zu gelangen.

Um die jeweilige Schockform zu differenzieren sind eine Notfallanamnese und parallel dazu die körperliche Untersuchung sowie eventuell weitere Diagnostikschritte notwendig.

Anamnese [soweit je nach Bewusstseinsgrad noch erhebbar]

- **Kardialer Schock:** Art, Beginn und Dauer der Symptome, kardiale Vorerkrankungen und Interventionen, kardiovaskuläre Risikofaktoren; Medikation mit ACE-Hemmern, Nitraten, Betablockern und Diuretika weisen auf eine vorbestehende Herzerkrankung hin
- **Hypovolämischer Schock:** bei nicht-offenkundigen Blutungen/Verletzungen, aber bestehendem Trauma Fragen nach Unfallhergang [z.B. stumpfes Bauchtrauma]; darüber hinaus bei Patienten ohne Trauma fragen nach Bluterbrechen, Teerstuhl, Blut im Stuhl, Bluthusten, Durchfälle, Erbrechen, bekannte Leberzirrhose mit Aszites, Ösophagusvarizen; Schmerzen z.B. bei Verdacht auf akute Pankreatitis, Peritonitis
- **Septischer Schock:** Fokussuche, Fragen nach Husten, Dysurie, Schmerzen, Fieber
- **Anaphylaktischer Schock:** bekannte Allergien, Allergenkontakt, Symptome wie Kratzen im Hals, Hitzegefühl, Kribbeln, Tränen und Jucken der Schleimhäute
- **Neurogener Schock:** neurologische Vorerkrankungen, aktuelle Symptomentwicklung

Körperliche Untersuchung

- **Allgemein:** Beurteilung von Allgemeinzustand, Bewusstsein sowie Hautperfusion- und -kolorit; palpatorische Abschätzung der Pulsqualität: Füllung, Rhythmus
- **Kardialer Schock:** Operationsnarben [z.B. Thorakotomie bei Bypass-OP]; klinische Zeichen des Rückwärtsversagens wie gestaute Halsvenen bei Oberkörperhochlagerung [15–30°], periphere Ödeme, Hepatomegalie, Aszites; Auskultation und Perkussion der Lunge: Lungenödem, Pleuraergüsse; Herzauskultation: Rhythmus, Extratöne, Geräusche
- **Hypovolämischer Schock:** Inspektion auf Verletzungen, Prellmarken, Schwellungen, abdominelle Abwehrspannung, evtl. Zeichen des prolongierten Volumenmangels [Exsikkose]
- **Septischer Schock:** Zeichen einer Infektion, Petechien, septische Embolien, putrider Auswurf bei Husten, übelriechender, flockiger Urin, abdominelle Abwehrspannung; Auskultation der Lunge: Pneumonie; Fieber

- **Anaphylaktischer Schock:** Hauterscheinungen wie Urtikaria, Erytheme, Quicke-Ödem, Pruritus; Auskultation der Lunge: Bronchospasmus; Atemwegsobstruktion: Stridor, Heiserkeit
- **Neurogener Schock:** neurologische Untersuchung: besonders Pyramidenbahnzeichen, Meningismus, Pupillomotorik, Reflexe, Streck- und Beugesynergismen, segmentale Prüfung der sensiblen und motorischen Funktionen bei Verdacht auf Rückenmarksprozesse

Apparative Diagnostik und Monitoring
- **Pulsoxymetrie:** Abschätzung des arteriellen Sauerstoffangebots, bei SaO_2 < 90 % Erhöhung der FiO_2, semiquantitative Bewertung von Volumenstatus und MAP im Plethysmogramm, Auszählung der mechanischen Herzaktion durch die Pulskurve; allerdings ist eine 10 %-ige Perfusion im Messgebiet erforderlich, damit die Pulsoxymetrie funktioniert, was bei Zentralisation häufig nicht mehr der Fall ist und dadurch die Werte nicht verwertbar sind
- **EKG:** kontinuierliche Ableitung sowie ein 12-Kanal-EKG zum Nachweis eines Myokardinfarkts, einer Ischämie oder relevanter Rhythmusstörungen
- **Invasive arterielle Druckmessung:** zur kontinuierlichen Erfassung des Blutdrucks unter Katecholamintherapie, für regelmäßige BGA-Abnahmen; zudem weist die ausgeprägte atemabhängige Schwankung der Druckkurve auf einen Volumenmangel hin
- **Zentraler Venenkatheter:** zur Bestimmung des ZVD, Aussagen über den Volumenstatus im zeitlichen Verlauf, abhängig vom intrathorakalen Druck [PEEP-Beatmung], der zentralvenösen Sauerstoffsättigung $SzvO_2$ [orientierende Beurteilung der peripheren Sauerstoffutilisation, Normwert: 70–75 %], zur sicheren Katecholaminzufuhr
- **Röntgendiagnostik** von Wirbelsäule, Schädel, Becken, Extremitäten je nach Trauma, **Röntgen-Thorax** bei Thoraxtrauma, Verdacht auf Pneumothorax/Spannungspneumothorax/Hämatothorax, bei Verdacht auf kardialen Schock zur Beurteilung von Herzgröße und -form, Lungenödem, Pleuraergüssen, Mediastinum, pulmonaler Perfusion, pneumonischen Verschattungen bei Verdacht auf Sepsis, Atelektasen. **Röntgen-Abdomen** im Stehen oder Linksseitenlage bei Verdacht auf Hohlorganperforation [freie Luft], Ileus [Spiegelbildung]
- **Abdomen-Sonografie:** bei Trauma und Verdacht auf innere Blutung zum Ausschluss freier Flüssigkeit
- **Thorax-Spiral-CT:** bei Verdacht auf Lungenembolie
- **Zerebrales CT:** bei Verdacht auf neurogene Ursache; zusätzlich **MRT** und **Liquordiagnostik** bei Verdacht auf Meningitis oder Enzephalitis
- **Echokardiografie:** Zur Beurteilung der Pumpfunktion der Ventrikel, der Klappenfunktion, des Füllungszustandes des Herzens, Herzbeuteltamponade, Ventrikelseptumruptur, Füllung der V. cava zur Beurteilung des Volumenstatus
- **Notfallendoskopie: Gastroskopie/Koloskopie:** bei Verdacht auf intestinale Blutungsquellen, Ösophagusvarizenblutung
- **Angiografie:** ggf. bei hämorrhagischem Schock zum Darstellen der Blutungsquelle
- **Blasenkatheter:** zur Bilanzierung und Überwachung der stündlichen Urinproduktion, Zielwert sind mindestens 0,5 ml/kg KG/h.
- **Körperkerntemperatur:** Vermeiden einer Auskühlung unter 36°C, da das die Gerinnung [plasmatische Gerinnung sowie Thrombozytenfunktion] erheblich beeinträchtigen und Herzrhythmusstörungen auslösen kann

Erweitertes Monitoring
Messung des HZV mit Thermodilutionssystemen wie dem **Pulmonalarterienkatheter** [PAK, Swan-Ganz-Katheter] oder alternativ anhand der Kombination aus transthorakaler Thermodilution und **arterieller Pulskonturanalyse** [Pulskontur-HZV], dem PiCCO®.
Beide Verfahren ermöglichen eine Überwachung des HZV. Der PAK ermöglicht zudem die Messung der gemischtvenösen Sauerstoffsättigung S_vO_2 und die Berechnung des pulmonalen Gefäßwiderstandes [PVR]. Mit dem PiCCO®-System lässt sich das extravasale Lungenwasser [EVLW] bestimmen, was z.B. ein Lungenödem [EVLW > 7,0 ml/m²] anzeigen kann und damit eine Information über die Kapillarpermeabilität liefert.
Zur Steuerung der Volumentherapie dient die Bestimmung der kardialen Vorlast. Diese wird beim PAK über den pulmonalarteriellen Okklusionsdruck [PAOP, PCWP = *pulmonal capillary wedge pressure*] bestimmt. Beim PiCCO® wird als entsprechender Parameter das GEDV [*global end diastolic volume*] und das intrathorakale Blutvolumen [ITBV] über transthorakale Thermodilution bestimmt. Mittels Pulskonturanalyse kann über die Schlagvolumenvarianz [SVV] v.a. bei beatmeten Patienten ohne kardiale Arrhythmien auf den Volumenbedarf geschlossen werden [SVV > 15 % = Volumenbedarf].
Indikation beim kardiogenen Schock, zur Differenzialdiagnose des kardiogenen und nicht-kardiogenen Schocks. Beim Volumenmangelschock meist nur bei protrahiertem, katecholaminpflichtigem Verlauf indiziert.
Eine Verbesserung des Outcomes durch das erweiterte Monitoring konnte bisher nicht belegt werden.

Labor

- **Hb und Hämatokrit:** zur Beurteilung des sichtbaren oder unsichtbaren Blutverlustes; beim hämorrhagischen Schock ist der Hb erst nach Auffüllen des Volumenmangels verwertbar, da Plasma und Hämoglobin gleichwertig verloren gehen und dadurch der Hb nur leicht erniedrigt oder normal sein kann
- **Arterielle BGA:** wichtig zur Beurteilung des pulmonalen Gasaustausches [paO_2, $paCO_2$, SaO_2] und der metabolischen Situation mit Ausmaß der Azidose: pH und Basenmangel [= negativer Basen-Exzess (BE)]. Der BE kann als Indikator über Schockzustand und Therapieerfolg verwendet werden. Zudem korreliert er mit dem Transfusionsbedarf und der Komplikationsrate. Ein persistierender negativer BE ab −6 mmol/l, der nicht durch andere Ursachen wie z.B. eine Niereninsuffizienz erklärt werden kann, spricht für eine fortbestehende Gewebehypoxie durch unzureichende Durchblutung und/oder für einen Leberschaden mit schwer gestörter Funktion und nachfolgend erhöhter Mortalität
- **Gerinnungsstatus:** Quick, PTT, AT III, Fibrinogen, Thrombozyten [auch bei normaler Zahl kann die Funktion der Thrombozyten beeinträchtigt sein], Schweregrad der Verbrauchskoagulopathie über Ausmaß des Absinken von Thrombozyten, Fibrinogen und AT III abschätzbar.
- **D-Dimere:** Bei Verdacht auf Lungenarterienembolie, Ausschluss durch negativen D-Dimer-Test. Allerdings sind die D-Dimere auch postoperativ bei höherem Lebensalter, bei Entzündungen, Neoplasien sowie bei Verbrauchskoagulopathie erhöht
- **Laktat:** Hypoxiemarker, der bei Mikrozirkulationsstörungen mit Gewebehypoxie und dadurch vermehrter anaerober Glykolyse ansteigt. Beim Schock findet sich deshalb eine Laktatazidose. Pathologische Werte können aber auch erst in der Reperfusionsphase auftreten und initial noch normal sein. Unabhängig von Gewebehypoxie ist die Laktatkonzentration im Plasma bei gestörter Leberfunktion erhöht, da die Leber das Laktat nicht mehr eliminieren kann. Eine Medikation mit Metformin kann eine Laktatazidose verursachen. Aber auch iatrogene Laktatgaben durch laktathaltige Infusionlösungen [Ringer-Laktat] oder alte Erythrozytenkonzentrate, die nach längerer Lagerung eine hohe Laktatkonzentration aufweisen können, erhöhen die Laktatkonzentration im Plasma. Liegen iatrogene Laktatgaben vor, ist die Plasma-Laktatkonzentration nicht mehr als Hypoxiemarker zu werten
- **Elektrolyte:** Na+, K+, Ca2+, Mg2+, Cl-
- **Lipase:** bei Verdacht auf Pankreatitis
- **Herzenzyme:** zur Diagnose eines Myokardinfarktes bei Verdacht auf kardiogenen Schock; die kardialen Troponine T und I sind ca. 2 h nach Infarkt erhöht; die CK-MB steigt nach etwa 4–6 h an, ist aber ein wichtiger Verlaufsmarker der Infarktausdehnung
- **Kreatinin und Harnstoff:** Ausgangswert und Verlauf bei Oligurie und Anurie durch schockbedingtes akutes Nierenversagen
- **Entzündungsmarker:** bei Verdacht auf septischen Schock; Leukozyten plus Differenzialblutbild, CRP, IL-6, IL-8, Procalcitonin s.u.
- **Mikrobiologische Untersuchungen:** bei Verdacht auf septischen Schock; wichtige Untersuchungsmaterialen sind Trachealsekret, Urin, Blutkulturen, Wundabstriche, Abstriche aus liegenden Drainagen, Punktionen, infektverdächtiges Fremdmaterial wie z.B. ZVK-Spitze
- **Procalcitonin [PCT]:** bei Verdacht auf septischen Schock; Vorstufe des Hormons Calcitonin; hohe Konzentrationen im Plasma finden sich bei systemischen und septisch verlaufenden Infektionen durch Bakterien, Pilze oder Parasiten sowie beim Versagen mehrerer Organe [MOV]; kein Anstieg bei lokalen Entzündungsprozessen oder viraler Infektion. Dadurch ist PCT ein hilfreicher Parameter zur Unterscheidung zwischen einer bakteriellen oder viralen Infektion, einer systemischen von einer lokalen, einer infektiösen von einer nicht-infektiösen Entzündungsreaktion, einem akut-bakteriellen von einem chronisch-entzündlichen Krankheitsbild. Als Verlaufsparameter korreliert PCT besser als CRP bei schwerer Sepsis; außerdem reagiert es schneller auf Besserung des Krankheitsbildes, da es nicht wie CRP verzögert nach Besserung abfällt

Therapie

Allgemein

 An erster Stelle steht die Beseitigung der Ursache des Schocks und die Wiederherstellung eines suffizienten Kreislaufs mit ausreichender Perfusion der Endstrombahn und Sauerstoffversorgung des Gewebes.

Folgende **Zielparameter** sind zu beachten: Die Urinproduktion soll ohne Diuretikagabe stündlich mindestens 0,5 ml/kg KG betragen. Außerdem ist bei fortbestehender hämodynamischer Instabilität eine invasive, kontinuierliche Überwachung anhand von PiCCO® oder PAK, ggf. diskontinuierlich mittels TTE [transthorakales Echo]/TEE [transösophageales Echo], indiziert, da Herzfrequenz und SAP den Volumenstatus nicht verlässlich wiedergeben und gerade bei jungen Patienten aufgrund von sympathoadrenergen Gegenregulationsmaßnahmen der arterielle Blutdruck sogar erhöht sein kann.

Eine primäre Therapiemaßnahme ist die Erhöhung der FiO$_2$ durch Sauerstoffzufuhr über Nasensonde, Maske, CPAP oder Intubation mit kontrollierter Beatmung, wenn der Bewusstseinsgrad keine ausreichenden Schutzreflexe mehr gewährleistet oder die Oxygenierung unzureichend ist.

Die frühzeitige Intubation und kontrollierte Beatmung in Analgosedierung reduziert die Atemarbeit und damit den Sauerstoffverbrauch. Außerdem wird beim kardiogenen Schock durch die Analgosedierung zusätzlich die Vor- und Nachlast gesenkt. Dazu ist Morphin das Mittel der Wahl, das durch zentrale sympathische Dämpfung und moderate Histaminfreisetzung eine Vor- und Nachlastsenkung bewirkt.

Auf der anderen Seite erniedrigt jede kontrollierte Beatmung den venösen Rückstrom zum Herzen durch den erhöhten intrathorakalen Druck. Am ausgeprägtesten ist dies bei einer kontrollierten Beatmung mit PEEP. Ist eine Beatmung unumgänglich, so ist auf eine Normoventilation mit hoher FiO$_2$ zu achten. Bei schwerem Schock sollte aus diesen Gründen so lange wie möglich auf hohe PEEP-Werte bei einer notwendigen Beatmung verzichtet werden.

Durch eine Erhöhung der FiO$_2$ von 0,2 [Raumluft] auf 1,0 [nur durch Beatmung zu erreichen] kann zusätzlich der physikalisch gelöste Sauerstoffanteil im Blut von 0,3 auf 2,3 ml/dl angehoben werden, was einem Hb-Anstieg von 1,5 g/dl gleich kommt [beim normalgewichtigen Erwachsenen entspricht das der Gabe von 2 EK]. Um den Sauerstoff nun aber auch im Körper zu transportieren, bedarf es eines suffizienten Kreislaufs mit ausreichendem HZV, Sauerstoffangebot und Perfusionsdruck der lebenswichtigen Organe.

Um Katecholamine getrennt von Volumengaben applizieren zu können und damit versehentliche Bolusgaben zu vermeiden, werden mindestens zwei venöse Zugänge benötigt. Elektrolytstörungen sind unverzüglich auszugleichen. Eventuell ist auch die meist vorliegende metabolische Azidose zu puffern, da die Azidose zu einem verminderten Ansprechen der Adrenozeptoren auf Katecholamine führt. Eine Überkompensation in eine Alkalose ist aber unbedingt zu vermeiden, da dabei die Sauerstoffbindungskurve nach links verschoben wird mit Verminderung der Sauerstoffabgabe im Gewebe.

Spezielle Therapie

Beim hypovolämischen Schock stellt die kausale Therapie eine adäquate Volumentherapie mit kristalloiden und kolloidalen Volumenersatzmitteln sowie ggf. Blutprodukten dar.

Kristalloide Lösungen verteilen sich schnell zwischen Interstitium und Intravasalraum, weshalb nur ungefähr 25 % intravasal verbleiben, da Makromoleküle und damit ein KOD fehlen. Es müssen also viermal mehr Kristalloide im Vergleich zu Kolloiden gegeben werden, um ein entsprechendes Volumendefizit auszugleichen. Dies kann bei rein kristalloidem Flüssigkeitsersatz zur Erniedrigung des intravasalen KOD durch Verdünnung mit nachfolgender Flüssigkeitsverschiebung ins Interstitium führen und damit den pulmonalen Gasaustausch, die Darmperfusion und die generelle Gewebeoxygenierung behindern. Da die Infusionslösungen aus galenischen Gründen bikarbonatfrei sind, kann durch Zufuhr von großen Mengen eine Dilutionsazidose resultieren. Deshalb ist in vielen Ringer-Lösungen Laktat enthalten, was bei der hepatischen Metabolisierung zur Freisetzung von Bikarbonat [HCO$_3^-$] führt. Allerdings wird dabei der Sauerstoffverbrauch des Organismus erhöht [pro Mol Laktat werden 3 Mol O$_2$ benötigt] und der Hypoxiemarker Laktat wird in seiner Aussage verfälscht. Isotone Volumenersatzmittel sind unter den Kristalloiden zu bevorzugen.

Die maximale Volumenwirkung von Kolloiden reicht je nach Produkt von 100–150 %. Als **kolloidale Lösungen** kommen nur noch künstliche Kolloide wie Hydroxyethylstärke [HES] und Gelatine zur Anwendung. Die natürlichen Kolloide wie Humanalbumin und Plasmaprotein-Lösungen sind hauptsächlich aus Kostengründen nicht mehr zum Volumenersatz indiziert. Dextrane werden wegen ausgeprägten Nebenwirkungen auf Niere und Gerinnung und der notwendigen Hapten-Prophylaxe kaum noch zur Volumentherapie eingesetzt. Alle künstlichen Kolloide können allergische Reaktionen auslösen. Auch hochmolekulares HES [HES 450] kann die renale Funktion und die Gerinnung beeinträchtigen, weswegen eine hämostaseologische Maximaldosis empfohlen wird. Zudem wird HES im retikuloendothelialen System langfristig gespeichert, was zu lang anhaltendem Juckreiz führen kann. Die weitere klinische Bedeutung ist unklar. Gelatinelösungen verhalten sich neutral zur Gerinnung und sind nicht nephrotoxisch. In neueren Studien wurde eine gleichwertige Volumenwirkung im Vergleich zu HES gefunden. Gelatinelösungen können als Volumenersatz weiter verabreicht werden, wenn die Höchstgrenzen von HES erreicht sind. HES-Lösungen werden eingeteilt nach Konzentration, mittlerem Molekulargewicht, Substitutionsgrad und -muster, die für unterschiedliche Volumenwirkung und Ausprägung der Gerinnungseffekte verantwortlich sind.

Geeignete isotone HES-Lösungen sind 6 % HES 200/0,5 und 6 % HES 130/0,4. Bei schwerer Hypovolämie kann hyperonkotisches HES [10 % HES 200/0,5] gegeben werden [mit anschließender Substitution des interstitiellen Defizits durch Kristalloide].

Beim **hämorrhagischen Schock** aufgrund einer akuten Blutung ist zusätzlich eine rasche Blutstillung und die Gabe von **Blutprodukten** [EK, FFP, TK] die kausale Therapie. Zur Überbrückung ist initial eine normovolämische Hämodilution mit Volumenersatzmitteln ausreichend. Bis zu 30 % Blutverlust können so kompensiert werden. Dazu sind großvolumige Zugänge zu legen.

Die Indikation zur Bluttransfusion ist streng zu stellen und von Alter, Vorerkrankungen [z.B. KHK, COPD] und der aktuellen klinischen Situation abhängig. Voraussetzung ist die durch Volumenersatzmittel zu erreichende Normovolämie. Wichtig ist außerdem eine Stabilisierung der Gerinnung, häufig liegt eine Kombination aus Verlust- und Verdünnungskoagulopathie vor. Hierzu eignen sich FFP [Substitution von pro- und antikoagulatorischen Faktoren in einem ausgewogenen Verhältnis], PPSB [bei Leberschaden oder Marcumareinnahme] und/oder TK, je nach Bedarf und Gerinnungssituation. Klinisch findet sich häufig die Empfehlung, EK im Verhältnis 4:1 zu FFP zu geben, bei anhaltender Blutung auch im Verhältnis 1:1. Als ultima ratio bei diffuser, unstillbarer Blutung kann zusätzlich noch rekombinanter Faktor VIIa [z.B. NovoSeven®] gegeben werden, der ursprünglich für die Hemmkörperhämophilie gegen Faktor VIII und IX eingeführt wurde. Für eine ausreichende Wirkung sollten vorher Hypofibrinogenämien und Thrombozytopenien korrigiert werden.

Beim schwersten hämorrhagischen Schock mit suffizient aus dem Interstitium mobilisierbarem Volumen, d.h. ohne vorbestehendes interstitielles Flüssigkeitsdefizit, kann als Initialtherapie eine **Small-Volume-Resuscitation** mit hyperosmolar-hyperonkotischer Lösung [Kombinationspräparate aus künstlichem Kolloid und hoher NaCl-Konzentration (7,2 % oder 7,5 %), z.B. HyperHAES®] durchgeführt werden. Dadurch wird Flüssigkeit aus dem Interstitium, dem Gefäßendothel und den Erythrozyten anhand eines schnell aufgebauten [durch schnelle Infusion von 4 ml/kg KG] osmotisch-onkotischen Gradienten mobilisiert. Das mobilisierte Volumen muss rasch wieder ersetzt und die anfängliche Verbesserung der Zirkulation durch weitere Volumengabe stabilisiert werden. Liegt ein interstitielles Flüssigkeitsdefizit vor, das substituiert werden muss und demnach keine Flüssigkeit mehr aus dem Interstitium mobilisiert werden kann, ist die Small-Volume-Resuscitation kontraindiziert.

Bei nicht-beherrschbarer, schwerer arterieller Hypotonie, die durch Volumengabe nicht kontrolliert werden kann, sind zur Überbrückung **Katecholamine** indiziert. Dabei wird von der DIVI in Anlehnung an tierexperimentelle Ergebnisse und an die Richtlinien der Reanimation vorrangig der Einsatz von **Adrenalin** [β- und in höheren Dosen auch α-mimetische Wirkung] empfohlen. Aber auch **Noradrenalin** [ausgeprägte α-mimetische Wirkung] wird eingesetzt [Initialdosis circa 0,05 µg/kg KG/min].

Beim **kardiogenen Schock** besteht eine insuffiziente Zirkulation durch eine gestörte Pumpfunktion. Auch hier müssen in erster Linie die Ursachen behoben werden.

Ist die Ursache eine hämodynamisch wirksame rhythmogene Fehlfunktion, so ist die kausale Therapie die Wiederherstellung eines normofrequenten Rhythmus [wenn möglich Sinusrhythmus]. Bei **Bradykardie**: Atropingabe [bei Sinusbradykardie] und/oder temporäre Schrittmachertherapie [z.B. bei AV-Block III°]. Bei **Tachykardie** [supraventrikuläre oder ventrikuläre]: elektrische Kardioversion oder nachstehend die medikamentöse Kardioversion mit Amiodaron [150–300 mg i.v.], **Cave**: jodhaltig [Schilddrüse].

Werden durch einen Myokardinfarkt 40 % der Herzmuskelmasse infarziert, führt dies zum kardiogenen Schock. Kausale Therapie ist die Beseitigung des Koronarverschlusses, am effektivsten mittels Angioplastie. Wenn dies nicht möglich ist, kann eine Lysetherapie zur Wiedereröffnung der Koronarien versucht werden. Im kardiogenen Schock ist die Lyse allerdings deutlich weniger wirksam und ein positiver Effekt bislang noch nicht eindeutig gesichert. Eine Lysetherapie in Kombination mit intraaortaler Ballongegenpulsation und anschließender Angioplastie zeigte in jüngeren Studien jedoch positive Effekte.

Beim Rechtsherzinfarkt sind außerdem vorlastsenkende Medikamente [Nitrate, Diuretika] abzusetzen und durch titrierende Volumengabe bis zur Optimierung des Schlagvolumens die Vorlast des rechten Ventrikels anzuheben.

Zusätzlich gehört die **medikamentöse Basistherapie des Myokardinfarktes** mit Thrombozyten-Aggregationshemmern [ASS und Clopidogrel] und die gleichzeitige Antikoagulation mit Heparin dazu. Zusätzlich wird die direkte Blockade der thrombozytären Glykoprotein IIb/IIIa-Rezeptoren [z.B. Abciximab] empfohlen.

Mechanische Fehlfunktionen mit obstruktivem Schock müssen zügig behoben werden. Ein Perikarderguss muss durch Punktion entlastet werden, eine Lungenarterienembolie durch unverzügliche Lyse und in entsprechenden Zentren durch operative Embolektomie. Beim kreislaufwirksamen Spannungspneumothorax ist die sofortige Entlastung durch eine Pleuradrainage durchzuführen. Ein akuter Papillarmuskelabriss mit nachfolgender, schwerer Mitralinsuffizienz muss kardiochirurgisch mittels Klappenersatz versorgt werden. Ebenso ist eine Ventrikelseptumruptur kardiochirurgisch zu versorgen.

Vorlasterhöhung: Grundsätzlich muss bei allen Patienten im kardiogenen Schock ein Volumenmangel als Ursache der arteriellen Hypotonie ausgeschlossen werden. Solange keine klinischen Zeichen einer Linksherzinsuffizienz vorliegen, ist eine probatorische zügige Volumengabe mit 500 ml kristalloidem oder kolloidem Volumenersatzmittel angezeigt. Alternativ kann auch das Bett in Kopf-tief-Stellung gebracht werden und durch die dadurch einsetzende Autotransfusion die Auswirkung auf Blutdruck und Herzfrequenz beobachtet werden. Steigt der Blutdruck und sinkt die Herzfrequenz [bei Vorliegen einer Tachykardie], besteht ein Volumenbedarf. Tritt keine rasche klinische Besserung durch den Volumenversuch ein, muss zur Katecholamintherapie übergegangen werden.

Nachlastsenkung: z.B. bei Mitral- oder Aortenklappeninsuffizienz kann durch Nachlastsenkung das Schlagvolumen erhöht werden. Ansonsten ist Vorsicht geboten, da je nach Präparat eine therapierefraktäre arterielle Hypotonie herbeigeführt werden kann.

Zur überbrückenden hämodynamischen Stabilisierung kann der Einsatz von positiv inotropen Substanzen notwendig werden. Diese sollten aber erst eingesetzt werden, wenn ein MAP < 60 mmHg trotz Optimierung von Vor- und Nachlast sowie Herzfrequenz persistiert. **Dobutamin** [2,5–15 µg/kg KG/min] ist das Katecholamin der ersten Wahl, wenn der systolische arterielle Druck > 80 mmHg ist. Liegt ein Volumenmangel vor, kann Dobutamin die arterielle Hypotonie verstärken. Eine Dosierung > 15 µg/kg KG/min ist wegen der Zunahme des myokardialen Sauerstoffverbrauchs obsolet. Als Nebenwirkung von Dobutamin sind Tachyarrhythmien zu nennen. Bei therapierefraktärer arterieller Hypotonie ist **Noradrenalin** indiziert, beginnend mit Dosen von etwa 0,05 µg/kg KG/min unter invasiver, kontinuierlicher Blutdruckmessung. Als ultima ratio kann **Adrenalin** zur Inotropiesteigerung gegeben werden. Je nach Dosierung werden β_1-, β_2- und α-Adrenozeptoren stimuliert. **Dopamin** ist wegen den wenig überschaubaren, dosisabhängigen Wirkungen sowohl an D_1-Rezeptoren als auch an β_1-, α_1- und α_2-Adrenozeptoren inzwischen in den Hintergrund getreten. Eine zusätzliche Stoffgruppe sind die **Phosphodiesterase-Hemmer** [PDE-III-Hemmer] Amrinon, Milrinon und Enoximon. Sie führen zu einer Vasodilatation und wirken positiv inotrop, deshalb werden sie auch als Inodilatoren bezeichnet. Im Vergleich zu den Katecholaminen haben sie eine wesentlich längere Halbwertszeit [im Stundenbereich], sind weniger positiv-chronotrop und weniger arrhythmogen. Außerdem wirken sie β-Adrenozeptor-unabhängig und zeigen somit keine Toleranzentwicklung. Beim Schock konnte aber bisher noch keine Outcome-Verbesserung gezeigt werden. Einen neuen Ansatzpunkt stellt die Stoffgruppe der **Calcium-Sensitizer** zur Inotropiesteigerung ohne Erhöhung des myokardialen Sauerstoffbedarfs dar. Dabei konnte für **Levosimendan** eine Outcome-Verbesserung belegt werden.

Der **distributive Schock**, der bei Anaphylaxie, Sepsis und neurogenem Trauma vorliegt, wird neben Behebung der Ursache [wenn möglich] durch eine Gefäßtonisierung und Volumenzufuhr therapiert. Bei der **Anaphylaxie** mit ihren vielfältigen Erscheinungsformen richtet sich die Notfalltherapie nach der klinischen Symptomatik mit sofortigem Ausschalten des vermuteten Auslösers. Bei intravenöser Allergenzufuhr wird die Kanüle belassen und das Infusionssystem gewechselt. Der Kreislauf wird durch Volumen- und Katecholamingabe aufrecht erhalten. Das inspiratorische Sauerstoffangebot sollte mit mindestens 5l O_2/min über Maske oder Nasensonde erhöht werden. Eine frühzeitige Intubation ist durchzuführen, wenn der Patient komatös wird, die SaO_2 unter 90 % fällt, sich ein Bronchospasmus ausbildet oder Anzeichen eines Lungen-/Larynx-/Pharynxödems bestehen. Bei unmöglicher Intubation ist eine Koniotomie durchzuführen. Die Beatmung sollte mit einer FiO_2 von 1,0 begonnen werden.

Zur Therapie der relativen Hypovolämie werden **kristalloide Lösungen** angewendet, da bei kolloidalen Lösungen das Risiko einer weiteren Unverträglichkeitsreaktion besteht. Die **Katecholamintherapie** wird mit Adrenalin [Suprarenin] begonnen. Initial kommt es zur betamimetischen Wirkung d.h. positiv inotrop und chronotrop, und zur Bronchodilatation. In höheren Dosen treten alphamimetische Effekte hinzu. Der systemische Gefäßwiderstand steigt, Ödeme bilden sich zurück. Unter Kreislaufmonitoring werden zunächst Einzeldosen von 100 µg/min gegeben. 1 Amp [1 mg] Adrenalin oder 1 Amp [1 mg] Noradrenalin wird i.d.R auf 10 ml mit NaCl 0,9 % verdünnt. Adrenalin wird auch inhalativ zur Abschwellung eines Larynxödems oder supplementär zur Bronchodilatation eingesetzt. Bei Persistenz des Schockzustandes unter Adrenalin wird das alphamimetische Noradrenalin [Arterenol] in gleicher Dosis angewendet, um einen Druckanstieg über die Vasokonstriktion herbeizuführen. Vasopressin [40 IE i.v] findet bei Versagen o.g. Katecholamin und Volumentherapie Verwendung.

Glucocorticoide werden wegen ihres antiinflammatorischen [nach 1–2 h] und membranstabilisierenden [nach 10–30 min] Effektes bei Bronchospasmus und zur Prophylaxe von Spätreaktionen eingesetzt. Initialdosis z.B. 500–1000 mg Prednisolon in der Akutphase und z.B 3 × 125 mg Prednisolon über 24 h zur Rezidivprophylaxe. **Histaminantagonisten** werden zur Prävention anaphylaktischer Reaktionen und zur supplementären Therapie im anaphylaktischen Schock zur Verminderung der Bronchokonstriktion und Vasodilatation angewendet.

S

Um negativ inotrope Effekte einer isolierten H2-Blockade zu vermeiden, sollte zuerst der H1-Antagonist [z.B Clemastin] und anschließend Ranitidin gegeben werden. **Theophyllin** [200 mg/Amp] wird supplementär bei schwerem Bronchospasmus mit einer Initialdosis von 5 mg/kg KG eingesetzt.

Nach Überwindung der anaphylaktischen Schockphase muss der Patient mind. 12 h intensivmedizinisch überwacht werden, da sich die Symptomatik als Spätreaktion erneut manifestieren kann. Eine allergologische Abklärung, Aufklärung des Patienten sowie die Ausstellung eines Allergiepasses sollte erfolgen.

Die Therapie der Sepsis und des **septischen Schockes** ist Gegenstand zahlreicher klinischer Studien und gliedert sich in folgende Bereiche:

- **kausale Therapie** durch operative Herdsanierung und antimikrobielle Therapie
- **supportive, intensivmedizinische Therapie** zur Korrektur und/oder Wiederherstellung von gestörten Organfunktionen bis die kausale Therapie greift, d.h. Volumentherapie, Katecholamintherapie, Beatmungstherapie, Thrombose- und Stressulkusprophylaxe, Ernährung und BZ-Einstellung, Organersatzverfahren
- **adjuvante Therapieansätze**: Versuch in das Toxin-Mediatoren-Netzwerk durch Antagonisierung, Inhibierung oder Eliminierung von Mediatoren oder Toxinen einzugreifen, z.B. durch Gabe von rekombinantem aktivierten Protein C [z.B. Xigris®], Immunglobulinen, Hydrocortison-Gabe.

Der Früherkennung der Sepsis und damit einer frühzeitigen Einleitung einer kausalen Therapie sowie einer aggressiven Optimierung der kardiozirkulatorischen Funktion kommt ein besonderer Stellenwert zu, da sich ein verzögerter Therapiebeginn negativ auf die Prognose auswirkt. Neben den klinischen Sepsiszeichen hat das Procalcitonin [s.o] als neuer Inflammationsmarker die laborchemisch bestimmbaren Parameter ergänzt. Innerhalb der ersten Stunde sollte mit einer antimikrobiellen Therapie unter vorheriger Blutkulturgewinnung begonnen werden.

Eine sofortige Volumen- und/oder Katecholamintherapie, ggf. durch EK- und GFP-Gabe ergänzt, sollte innerhalb der ersten 6 h bei schwerer Sepsis und septischem Schock unter Orientierung an folgenden hämodynamischen Zielgrößen eingeleitet werden [*early goal directed therapy*]:

- MAP $\geq$ 65 mmHg durch Volumengabe [Kolloid- oder Kristalloidlösungen] und, wenn nicht ausreichend, durch periphere Vasokonstriktion mit Noradrenalin [Arterenol] oder HZV-Steigerung mittels Dobutamin [Dobutrex]
- zentralvenöse oder gemischtvenöse Sättigung von $\geq$ 70 %, durch EK-Gabe [HKT $\geq$ 30 %] und/oder Dobutamin [initiale Dosierung 2,5 µg/kg KG/min]
- ZVD 8–12 mmHg durch 500 ml Kristalloidgabe alle 30 min
- Diurese mindestens 0,5 ml/kg KG/h mittels Volumenangebot und ausreichendem MAP. Bei Anurie ist Furosemid [z.B. Lasix®] kontraindiziert, da es von luminal wirkt und deshalb eine Restdiurese benötigt, um an den Wirkort zu gelangen. Das Mittel der Wahl sind venovenöse Nierenersatzverfahren. Kontinuierliche Verfahren sind den diskontinuierlichen Verfahren überlegen, da sie weniger kreislaufbelastend sind, wobei eine hohe Flussrate von mindestens 35 ml/kg KG/h von Vorteil ist.

Bei der Beatmung der durch die Sepsis geschädigten Lunge [ALI = *acute lung injury*, ARDS = *acute respiratory distress syndrome*] liegen durch das interstitielle und das alveoläre Ödem sowie durch Atelektasen eine stark erniedrigte Gesamtcompliance und Gasaustauschfläche [bis auf 1/3 der normalen Fläche] durch zu wenige belüftbare Areale vor. Es resultiert eine so genannte *baby lung*, die eine entsprechende **lungenprotektive Beatmung** mit kleinen Tidalvolumina [6 ml/kg Normalgewicht], niedrigem Plateau- und Spitzendruck [< 30 cmH$_2$O] und hohem PEEP [10 bis $\leq$ 22 cmH$_2$O] erfordert. Diese Beatmungsform ist zudem entscheidend für das Outcome. Dabei kann auch ein hohes pCO$_2$ toleriert werden [permissive Hyperkapnie]. Ziel der Beatmungstherapie ist die Wiedereröffnung und Offenhaltung rekrutierbarer Lungenareale. Eventuell zusätzlich Durchführung von *open-lung*-Manöver [nach Lachmann] und intermittierender Bauchlagerung [u.a. Verbesserung des Ventilations-Perfusionsverhältnisses]. Der hohe PEEP verhindert einen endexspiratorischen Alveolenkollaps, verringert intrapulmonale Rechts-Links-Shunts [ausgelöst durch Atelektasen], vergrößert die FRC und verbessert dadurch die Oxygenierung. Außerdem sollten die Patienten frühzeitig am Tubus mit augmentierten Beatmungsformen spontanisiert [CPAP/ASB] werden, um eine Ventilation der basalen Lungenabschnitte zu gewährleisten [Vermeidung von *ventilator induced diaphragmatic dysfunction*]. Dies führt zu einem besseren Verhältnis von Ventilation zu Perfusion. Der Oberkörper sollte zur Prävention einer VAP [*ventilator associated pneumonia*] nach Möglichkeit um 30–45 Grad erhöht sein.

Da es bei etwa 2/3 der Patienten im septischen Schock zu einer relativen Nebennierenrindeninsuffizienz kommt, sollten Patienten, die trotz Volumengabe Katecholamine benötigen, 200–300 mg **Hydrocortison** pro Tag entweder fraktioniert oder als kontinuierliche Infusion erhalten.

Außerdem konnte gezeigt werden, dass eine straffe **Blutzucker-Einstellung** von 80–110 mg/dl durch intensivierte Insulintherapie die Mortalität von Sepsispatienten signifikant senkt.

Neurogener Schock: zunächst allgemeine Schockmaßnahmen. Spezielle therapeutische Maßnahmen richten sich nach der Ursache. Bei akuter infratentorieller Druckerhöhung sind bis zur chirurgischen Dekompression Osmotherapeutika [z.B. 250 ml Mannitol 20 % als Infusion] indiziert. Bei Einblutungen in das Kleinhirn oder Infarkten mit Raumforderung in diesem Bereich ist eine Dekompression des Hirnstamms in Betracht zu ziehen. Bei Vorliegen eines Hydrocephalus occlusus besteht die Indikation einer Ventrikeldrainage. Eine intraarterielle Thrombolyse ist bei Basilaristhrombose indiziert, solange die Symptomatik nicht länger als 6 Stunden besteht. Die Gabe von Methylprednisolon bei spinalem Trauma wird kontrovers diskutiert.

Prognose

Eine wesentliche prognostische Rolle bei einem Schockgeschehen spielt die Zeitdauer des Schocks. Dies bestimmt auch beim hypovolämischen Schock hauptsächlich die Prognose. Die Gesamtletalität des hämorrhagischen Schocks beträgt etwa 30 %, bestehend aus Früh- und Spätmortalität, wobei die verzögerten Todesfälle als Folge der protrahierten Hypotension mit SIRS, MODS oder MOV zur Gesamtletalität beitragen. Der kardiogene Schock hat eine schlechte Prognose mit Mortalitätsraten zwischen 60–90 %, allerdings haben sich im letzten Jahrzehnt die Überlebensraten deutlich gebessert. Dabei kann bei der häufigsten Ursache [78 %], dem Myokardinfarkt, die Prognose nur durch eine frühzeitige kausale Reperfusionstherapie verbessert werden. Der anaphylaktische Schock ist in der Regel besser zu beherrschen, solange schnell reagiert wird und kein protrahiertes Schockgeschehen entsteht.

Nach wie vor ist die Letalität der schweren Sepsis und des septischen Schocks hoch [die 28-Tage-Sterblichkeit der schweren Sepsis liegt bei ca. 40 %, die des septischen Schocks bei ca. 80 %]. So sind trotz intensiver Forschung mit Aufdeckung immer mehr pathophysiologischer Zusammenhänge und Kaskaden sowie Fortschritten in der Intensivmedizin die schwere Sepsis und der septische Schock die Haupttodesursachen auf Intensivstationen der westlichen Länder. In Deutschland sind das etwa 50.000 Patienten pro Jahr, die an schwerer Sepsis und septischem Schock versterben.

S

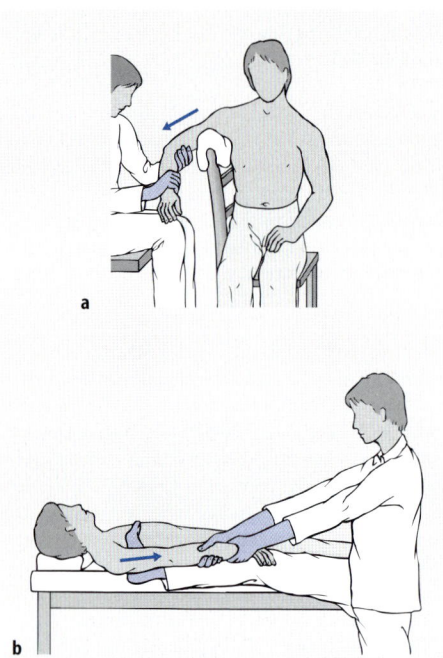

Abb. S37. Schulterluxation. Reposition nach Arlt [a] und Hippokrates [b]

dingt sein; am häufigsten ist die vordere Instabilität, gefolgt von der unteren und multidirektionalen Instabilität; eine hintere Instabilität findet man in weniger als 1 % der Fälle

Luxationen, egal ob als traumatische, habituelle oder rezidivierende Luxation erfolgen meist nach unten [**Luxatio axillaris**] oder vorne [**Luxatio subcoracoidea**]; i.d.R. handelt es sich um eine **traumatische Luxation** mit Verreißen des Armes in Abduktion/Außenrotation nach hinten; bei der vorderen Luxation reißt meist das Labrum glenoidale scapulae vom vorderen unteren Pfannenrand ab [**Bankart-Läsion**], gelegentlich auch zusammen mit einem Teil des knöchernen Pfannenrandes [**knöcherne Bankart-Läsion**]; heilt der Ausriss nur mangelhaft wieder an, kommt es zu **post-traumatisch rezidivierenden Luxationen**; daneben kann es auch zu Verletzung der Rotatorenmanschette, Abrissfraktur des Tuberculum majus humeri und Impressionsfraktur des Humeruskopfes [**Hill-Sachs-Läsion**] kommen

die **hintere Luxation** [ca. 5 % der Fälle] wird oft nicht erkannt; sie wird meist durch körpereigene Kräfte, z.B. bei spontanem Zug des Armes nach hinten oder elektrischen Unfällen, bewirkt; die Läsion des Humeruskopfes wird in diesen Fällen als **Reversed-Hill-Sachs-Läsion** bezeichnet; **Diagnose:** Anamnese, Befund [das Schulterrelief ist verändert, der Kopf kann meist vorn unterhalb der Pfanne getastet werden, die Pfanne ist leer, der Arm ist in Adduktionsstellung fixiert], Röntgenbild, evtl. CT; **Therapie:** Reposition z.B. nach Arlt oder Hippokrates; Ruhigstellung in Adduktionsstellung für 2–3 Wochen, Krankengymnastik; habituelle Schulterluxationen müssen operativ versorgt werden; heute wird i.d.R. das abgerissene Labrum arthroskopisch fixiert [Naht, Staples]; bei einer Raffung der Kapsel [Putti-Platt-Operation] kommt es zu einer Einschränkung der Außenrotation um 10–20 Grad; *s.a. Essay Fraktur, Luxation, Distorsion S. 423*

Schul|ter|ver|ren|kung *f:* → *Schulterluxation*

Schultz-Angina *f: Syn: Angina agranulocytotica;* Angina lacunaris bei Agranulozytose; auffällig sind schmutzige Nekrosen auf den Tonsillen und das Fehlen von Lymphknotenschwellung; starker Foetor ex ore

Schup|pen|flech|te *f:* → *Psoriasis*

Schup|pen|rös|chen *nt:* → *Pityriasis rosea*

Schürf|wun|de *f: s.u. Essay Wundbehandlung S. 1699*

Schuss|ver|let|zung *f: s.u. Essay Wundbehandlung S. 1699*

Schwalbe-Linie *f:* gonioskopisch sichtbare Verdickung von Endothel und Descemet-Membran am Übergang zum Kammerwinkel

Schwamm|gur|ke *f: Syn: Schwammkürbis, Luffa, Luffa aegyptiaca, Luffa cylindrica, Momordica cylindrica;* Kletterpflanze aus der Familie der Kürbisgewächse [Cucurbitaceae]; werden die gurkenartigen Früchte getrocknet, erhält man den sog. **Luffaschwamm,** der v.a. zur Hautreinigung und als Badeschwamm verwendet wird

Schwamm|kür|bis *m:* → *Schwammgurke*

Schwan|ge|ren|lis|te|ri|o|se *f: s.u. Listeria*

Schwan|ger|schaft *f: Syn: Gravidität, Graviditas;* die Schwangerschaft, d.h., der Zeitraum von der Befruchtung bis zur Geburt, beträgt im Durchschnitt 280 Tage; oft wird der Begriff aber für den „Zustand" der Schwangeren und die physiologischen Veränderungen des Körpers als Anpassung an die Schwangerschaft verwendet; dazu gehören u. a. Steigerung von Ventilation und Herzminutenvolumen, Zunahme von Gesamtkörperwasser, Plasmavolumen und renalem Blutfluss, Abnahme der Osmolalität und des Gesamtgefäßwiderstandes, Vorbereitung der Brust auf die Laktation

abdominale Schwangerschaft: → *Bauchhöhlenschwangerschaft*

ektopische Schwangerschaft: → *Extrauteringravidität*

Schwan|ger|schafts|an|ä|mie *f:* makrozytäre Anämie durch Folsäuremangel oder Vitamin B_{12}-Mangel in der Schwangerschaft; **Therapie:** orale Gabe von Eisen, Folsäure und Vitamin B_{12}; *s.a. alimentäre Anämie*

Schwan|ger|schafts|cho|rea *f: s.u. Chorea*

Schwan|ger|schafts|der|ma|to|sen *pl:* Bezeichnung für i.d.R. nur während der Schwangerschaft auftretende Dermatosen wie z.B. Chloasma und Schwangerschaftsstreifen; am häufigsten ist die ätiologisch ungeklärte **polymorphe Schwangerschaftsdermatose** [pruritic urticarial papules and plaques of pregnancy], die vorwiegend bei Erstgebärenden im letzten Schwangerschaftsdrittel auftritt; es entstehen heftig juckende, gerötete, ödematöse Papeln und Plaques innerhalb der Schwangerschaftsstreifen; **Therapie:** Corticoide extern; bei schweren Fällen Corticoide intern; **Prognose:** gut; Rückbildung innerhalb von Tagen nach der Entbindung; kein Rezidiv bei weiteren Schwangerschaften

Schwan|ger|schafts|di|a|be|tes *m:* → *Gestationsdiabetes*

Schwan|ger|schafts|er|bre|chen *nt: Syn: Emesis gravidarum, Vomitus gravidarum;* meist frühmorgens auftretendes Erbrechen in der Frühphase der Schwangerschaft; tritt bei ca. 80 % aller Schwangeren auf; beginnt in der 4.–8. SSW und endet in der 16. SSW; übermäßiges Schwangerschaftserbrechen [**Hyperemesis gravidarum**] kann zu Gewichtsverlust, Exsikkose, Ketonämie, Acetonurie, Elektrolytstörungen, Oligurie, Hypovolämie, Leber- und Nierenstörungen mit Ikterus führen; die Ursache ist ungeklärt, wahrscheinlich ist eine multifaktorielle Ätiologie [endokrin, psychisch, sozial]; **Therapie:** notfalls stationäre Behandlung zum Ausgleich des Flüssigkeits- und Elektrolythaushaltes, psychologische Betreuung

Schwan|ger|schafts|py|e|lo|ne|phri|tis *f, pl* **-ti|den:** → *Pyelonephritis gravidarum*

Schwan|ger|schafts|strei|fen *pl: Syn: Striae gravidarum; s.u. Striae distensae*

Schwan|ger|schafts|to|xi|ko|se *f:* → *Gestose*

Schwanz|lar|ve *f:* → *Zerkarie*

Schwartz-Bartter-Syndrom *nt:* → *Syndrom der inadäquaten ADH-Sekretion*

Schwe|fel|harn|stoff *m:* → *Thioharnstoff*

S

Schweilnelbandlwurm m: → *Taenia solium*
Schweilnelfinlne f: Syn: *Cysticercus cellulosae*; Finne des
Schweinebandwurms [Taenia* solium]
Schweilnelfinlnenlbandlwurm m: → *Taenia solium*
Schweilnelhülterlkranklheit f: → *Leptospirosis pomona*
Schweilnelrotllauf m: → *Erysipeloid*
Schweißldrülsenlabslzess m: Syn: apokriner Achselhöhlenab-
szess, Achseldrüsenabszess, Hidradenitis suppurativa, Hi-
drosadenitis; meist durch Staphylokokken verursachte,
i.d.R. chronisch rezidivierende, eitrige Schweißdrüsenent-
zündung; am häufigsten findet man sie in der Achselhöhle,
Leiste oder der oberen Analfalte; die Entwicklung wird
durch scheuernde Kleidung, Ausrasieren oder Enthaa-
rungsmittel gefördert; die Therapie besteht aus lokaler
oder systemischer Antibiotikagabe, lokaler antiseptischer
Behandlung und u.U. Inzision; die Rezidivneigung ist sehr
hoch, trotzdem ist eine chirurgische Ausräumung nur selten indiziert

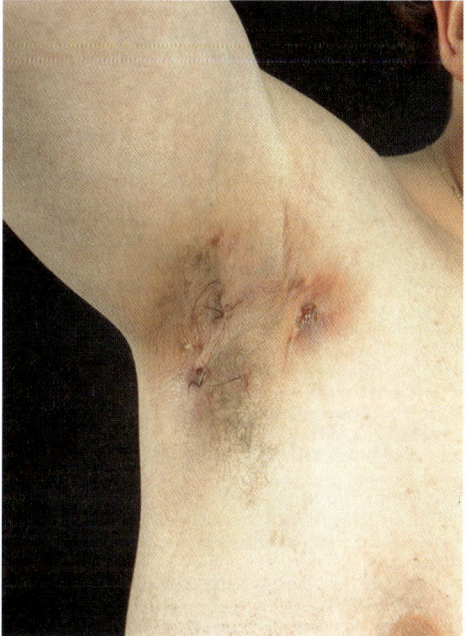

Abb. S38. Schweißdrüsenabszess

Schweißldrülsenlaldelnom nt: → *Hidradenom*
Schweißerllunlge f: Syn: Eisenstaublunge, Lungensiderose, Ei-
senoxidstaublunge, Eisenlunge; s.u. Essay Lungen- und
Atemwegserkrankungen durch Arbeit und Umwelt S. 1265
Schweißlfrielseln pl: → *Miliaria*
Schweißltest m: s.u. zystische Fibrose
Schweizer Käse-Defekt m: s.u. Ventrikelseptumdefekt
Schweizer-Käse-Muster nt: s.u. Blasenmole
Schwelllkörlperlaultolinljekltilonslthelralpie f: Syn: Schwellkörper-
injektionstherapie; s.u. Essay Erektions- und Ejakulations-
störungen S. 295
Schwelllkörlperlinljekltilonsltesltung f: s.u. Essay Erektions- und
Ejakulationsstörungen S. 295
Schwenkllaplpen m: s.u. Lappenplastik
Schwerlhölriglkeit f: eine Verminderung des Hörvermögens
durch Abnahme der Schallleitung [Schallleitungsschwer-
hörigkeit] oder der Schallempfindung [Schallempfindungs-
schwerhörigkeit] kommt ererbt und erworben vor; bei der
hereditären Schwerhörigkeit unterscheidet man zwischen
syndromaler und nicht-syndromaler Schwerhörigkeit; die
syndromale Schwerhörigkeit ist Teil von z.B. Alström-

Hallgren-Syndrom und Refsum-Syndrom; die nicht-syn-
dromale Schwerhörigkeit kommt in 4 Varianten vor: 1.
sporadische oder rezessive Schwerhörigkeit: Entwicklungsstörung im Bereich von Schnecke, Hörnerv und
zentralen Bahnen; kann schon bei der Geburt vorhanden
sein 2. dominante oder progressive Schwerhörigkeit:
nach der Kindheit beginnender progredienter Verlauf;
beruht auf Entwicklungsstörungen der Schnecke 3. mitochondriale Schwerhörigkeit: i.d.R. chronisch-progredient;
beruht auf fehlerhafter genetischer Information der
Mitochondrien 4. X-chromosomale Schwerhörigkeit:
chronisch-progredient
eine Schwerhörigkeit durch Störung der Schallübermitt-
lung zwischen äußerem Gehörgang und Mittelohr [z.B.
bei Trommelfelldefekten] oder Mittelohr und Innenohr
[z.B. bei Tympanosklerose] wird als Schallleitungsschwerhörigkeit oder Mittelohrschwerhörigkeit bezeichnet; sie
betrifft nur die Luftleitung, d.h., beim Rinne-Versuch wird
die Knochenleitung länger und lauter gehört als die
Luftleitung [Rinne negativ], und beim Weber-Versuch
wird zum betroffenen Ohr hin lateralisiert; die Therapie
hangt von der Ursache ab; meist ist eine Tympanoplastik ▵
indiziert
bei der Schallempfindungsschwerhörigkeit [auch sensineurale Schwerhörigkeit] sind sowohl die Luft- als auch
die Knochenleitung vermindert, die Luftleitung ist aber
immer lauter und länger als die Knochenleitung [Rinne-
Versuch positiv]; i.d.R. besteht v.a. eine Schwerhörigkeit
im hohen Tonbereich [Hochtonschwerhörigkeit oder
basokochleäre Schwerhörigkeit]; eine mediokochleäre
Schwerhörigkeit [bei hereditärer Schwerhörigkeit] oder
apikokochleäre Schwerhörigkeit [Bassschwerhörigkeit
bei Ménière-Krankheit] sind selten; dasselbe gilt für die
pantonale Schwerhörigkeit mit Hörverlust über alle
Frequenzen
die retrokochleäre oder neurale Schwerhörigkeit ist eine
Form der Schallempfindungsschwerhörigkeit, bei der die
Schädigung der Nervenleitung physiologisch hinter dem
Innenohr liegt; man findet sie z.B. bei Akustikusneurinom
oder multipler Sklerose; bei der sensorischen oder kochle-
ären Schwerhörigkeit liegt eine Störung der Schallempfindung im Innenohr vor [deshalb auch Innenohrschwerhö-
rigkeit], die alle Frequenzen betreffen kann; Luft- und
Knochenleitung sind gleich stark betroffen; da die hohen
Töne besonders schlecht gehört werden, besteht v.a. ein
Hörverlust im hohen Tonbereich [Hochtonschwerhörig-
keit]; die Altersschwerhörigkeit ist eine typische Innenohrschwerhörigkeit; sie wird durch die physiologische Abnahme des Hörvermögens im Alter verursacht; die Lärmschwerhörigkeit, eine Innenohrschwerhörigkeit durch
chronische Lärmeinwirkung, ist eine Berufskrankheit
durch jahrelange Exposition zu einem Lärmpegel von
mind. 85 dB (A); anfangs erholt sich das Gehör bei Lärm-

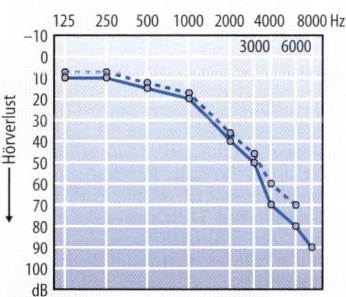

Abb. S39. **Schwerhörigkeit.** Tonaudiogramm bei Innenohrschwerhörigkeit

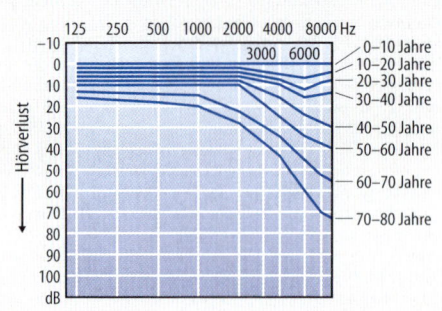

Abb. S40. Schwerhörigkeit. Tonaudiogramm bei Altersschwerhörigkeit

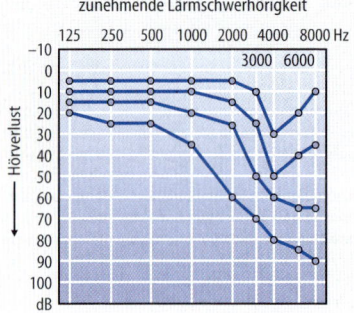

Abb. S41. Schwerhörigkeit. Tonaudiogramm bei Lärmschwerhörigkeit

pause, später ist die Schädigung permanent; Wegfall der Belastung führt weder zur Verbesserung noch Verschlechterung des Hörverlustes; **Diagnose:** überschwellige Hörmessungen [Recruitmentmessung nach Fowler, Geräuschaudiometrie nach Langenbeck, SISI-Test nach Jerger] sind positiv, d.h. es liegt ein Recruitment vor; **Therapie:** Hörgerät

Schwer|ket|ten|krank|heit f: *Syn: Franklin-Syndrom, H-Krankheit, Schwerekettenkrankheit;* monoklonale Paraproteinämie mit Bildung schwerer Ketten der Immunglobuline G [**Gamma-Ketten-Krankheit**], M [**M-Ketten-Krankheit**] oder A [**Alpha-Ketten-Krankheit**]; alle Formen verlaufen klinisch i.d.R. unauffällig und werden oft erst nach jahrelangem Verlauf diagnostiziert; die häufigsten Symptome sind Fieber, Lymphadenopathie und Splenomegalie, bei Alpha-Ketten-Krankheit auch chronischer Durchfall, Gewichtsverlust und Malabsorption; aufgrund der geringen Paraproteinkonzentration ist die Elektrophorese oft normal und die Diagnosestellung gelingt erst mittels Immunelektrophorese

Schwert|li|lie f: Bezeichnung für **Iris germanica, Iris pallida** und **Iris florentina,** Stauden aus der Familie der Schwertliliengewächse [Iridaceae]; verwendet wird der geschälte und getrocknete Wurzelstock, der als **Iriswurzel** [Schwertlilienwurzelstock, Veilchenwurzel, Iridis rhizoma] bezeichnet wird; sie enthält ätherisches Öl [v.a. α-, β-, γ-Iron], Isoflavone und Triterpene; **Anw.:** traditionell als Expektorans und Mucilaginosum bei Erkältungskrankheiten, Bronchitis, Asthma bronchiale sowie zur Anregung der Nierentätigkeit

Schwimm|bad|kon|junk|ti|vi|tis f, pl **-ti|den:** →*Einschlusskonjunktivitis*

Schwimm|bad|krät|ze f: →*Badedermatitis*

Schwimm|ho|sen|nä|vus m, pl **-vi: Syn:** *Badehosennävus; s.u. Nae-*

vus giganteus

Schwit|zen, gustatorisches nt: *s.u. Hyperhidrose*

Schwitz|näs|chen nt: *Syn: Jadassohn-Krankheit, Granulosis rubra nasi; s.u. Hyperhidrose*

Schwitz|ur|ti|ka|ria f: *Syn: cholinergische Urtikaria, generalisierte Wärmeurtikaria, Anstrengungsurtikaria; s.u. Wärmeurtikaria*

Schwur|hand f: bei kompletter Medianuslähmung* können nur die vom Nervus ulnaris motorisch versorgten Finger IV und V gebeugt werden; der Mittelfinger kann nur in geringem Maße gebeugt werden, Zeigefinger und Daumen überhaupt nicht

Scil|lae bulbus m: *s.u. Meerzwiebel*

Scil|la maritima f: →*Meerzwiebel*

Scle|ro|sis fibrosa penis f: →*Peyronie-Krankheit*

Sco|po|la|min nt: *Syn: Hyoscin;* in verschiedenen Nachtschattengewächsen vorkommendes Alkaloid mit parasympatholytischer Wirkung; **Anw.:** Antiemetikum [als Patch], zentral-dämpfendes Anticholinergikum; **Dosierung:** Anticholinergikum Erwachsene i.m., i.v. oder s.c. 0,3–0,6 mg als Einzeldosis; präoperatives Anticholinergikum, Sedativum/Hypnotikum: 0,6 mg i.m., i v., s.c. 3–4 × tgl.; Kinder als Anticholinergikum 0,1 mg [Säuglinge ab 4. Lebensmonat] bis 0,3 mg [Kinder von 8 bis 12 Jahren] und als Antiemetikum 0,006 mg/kg KG als Einzeldosis; in transdermalen Systemen werden ca. 0,5 mg/h freigesetzt; **NW:** Benommenheit, Amnesie, Müdigkeit, erhöhte Herzfrequenz, Mundtrockenheit, Schluck- und Sprechbeschwerden, retrosternale Schmerzen durch Refluxösophagitis, Obstipation, Miktionsstörungen [v.a. bei Prostatahyperplasie], warme gerötete Haut, Anstieg der Körpertemperatur, Zunahme des Augeninnendrucks, Akkommodationsstörungen, Lichtscheu, Blendungsempfindlichkeit; **Kontraind.:** Arrhythmien, Herzinsuffizienz, koronare Durchblutungsstörungen, Refluxösophagitis, Stenosen im Magen-Darmgebiet, Engwinkelglaukom, Darmatonie, paralytischer Ileus, Myasthenia gravis

Sco|po|li|a carniolica f: →*Glockenbilsenkraut*

Sco|po|li|ae carniolicae folium nt: getrocknete Blätter von Glockenbilsenkraut*

Sco|po|li|ae carniolicae rhizoma nt: Wurzelstock von Glockenbilsenkraut*

Scratch|test m: *Syn: Kratztest, Skarifikationstest;* Hauttest, bei dem das Allergen in die Haut eingekratzt wird

Scrub-Typhus m: →*japanisches Fleckfieber*

Scu|tu|lum nt, pl **-la: Syn:** *Skutulum, Favusskutulum, Favusschildchen;* schildartige Effloreszenzen aus Pilzgeflecht und Hautdetritus bei Favus*

Se|bor|rhoe f, pl **-rhoen: Syn:** *Seborrhö, Seborrhoea, Talgfluss, Schmerfluss, Status seborrhoicus;* eine vermehrte Talgabsonderung der Haut kann auf einer angeborenen Disposition beruhen sowie durch erhöhte Hormonspiegel oder emotionale Belastung ausgelöst werden; findet sich als sog. Salbengesicht bei Morbus Parkinson; **Therapie:** Abreibung mit alkoholischen Lösungen; in schweren Fällen Isotretinoin*; bei Frauen Gabe von östrogenbetonten Kontrazeptiva

Se|bo|sta|se f: eine verminderte Talgproduktion führt zu trockener, schuppender Haut und glanzlosen Haaren; häufig im Alter oder durch häufiges Duschen mit entfettenden Seifen verursacht; **Therapie:** Einfetten der Haut, rückfettende Badezusätze

Se|bo|zys|tom nt: →*Steatom*

Se|ca|le|al|ka|lo|i|de pl: →*Mutterkornalkaloide*

Second-look-Operation f: Zweitoperation nach einer Karzinomentfernung zur Kontrolle eines Rezidivs

Secretin-Pancreozymin-Test m: *Syn: Pancreozymin-Secretin-Test;* Test zur Prüfung der exokrinen Pankreasfunktion durch Stimulation der Sekretion mit Pancreozymin und Secretin; gemessen werden Volumen sowie Bicarbonat- und Enzymgehalt des Sekretes

Se|da|ti|vum nt, pl **-va: Syn:** *Beruhigungsmittel, Ataraktikum, Ataraxikum, Tranquilizer, Psychosedativum, minor tran-*

quilizer; Mittel mit vorwiegend dämpfender Wirkung auf die Psyche; heben Spannungs-, Erregungs- und Angstzustände auf und wirken auch auf dadurch bedingte Begleitsymptome [Schlaflosigkeit]; die wichtigste Gruppe sind die **Benzodiazepine**; oft werden nur am Tag wirkende Beruhigungsmittel als Sedativa bezeichnet

Seg|ment|re|sek|ti|on f: **1.** Form der brusterhaltenden Tumorentfernung bei Brustkrebs, bei der nur der Tumor und angrenzendes Gewebe entfernt werden; *s.a. Essay Neubildungen der Brustdrüse S. 969* **2.** *s.u. Hepatektomie*

Seg|ment|the|ra|pie f: Behandlung von Erkrankungen innerer Organe durch eine Reizung von Hautsegmenten, die über kutiviszerale und viszerokutane Reflexbögen Einfluss auf diese Organe ausüben; beruht auf der metamer-segmentalen Gliederung des Körpers und der Versorgung von Dermatomen, Sklerotomen, Myotomen und Viszerotomen durch die gleichen Spinalnervenwurzeln; die Reizung erfolgt z.B. durch Massage [Reflexzonenmassage], Akupunktur oder Akupressur [Reflexzonentherapie], UV-Licht, thermische oder elektrische Reize

Seh|nen|ex|zi|si|on f: → *Tenonektomie*

Sehnen-Muskel-Plastik f: → *Tenomyoplastik*

Seh|nen|naht f: → *Tenorrhaphie*

Seh|nen|phleg|mo|ne f: → *akute eitrige Tendovaginitis*

Seh|nen|plas|tik f: → *Tendoplastik*

Seh|nen|re|sek|ti|on f: → *Tenonektomie*

Seh|nen|rup|tur f: *Syn: Sehnenriss, Desmorrhexis*; meist durch eine akute Überbelastung ausgelöste komplette oder partielle Ruptur einer Sehne; i.d.R. liegt eine degenerative Vorschädigung mit einer Abnahme der elastischen Fasern und verminderter Rissfestigkeit vor; am häufigsten betroffen sind Achilles- und Bizepssehne sowie die Sehnen der Fingerstrecker

Seh|nen|schei|den|ex|zi|si|on f: → *Tenosynovektomie*

Seh|nen|schei|den|re|sek|ti|on f: → *Tenosynovektomie*

Seh|nen|trans|plan|ta|ti|on f: Sehnenverpflanzung zur Überbrückung größerer Defekte oder zum Ersatz von Beugesehnen der Hand; kann einzeitig oder zweizeitig [Entfernung der Sehne und Bildung eines Sehnenlagers im ersten Schritt] erfolgen

Seh|ner|ven|ent|zün|dung f: → *Neuritis nervi optici*

Sei|fen|holz nt: → *Quillajarinde*

Sei|fen|kraut, gemeines nt: *Syn: echtes/gemeines Seifenkraut, Saponaria officinalis*; Pflanze aus der Familie der Nelkengewächse [Caryophyllaceae]; verwendet wird v.a. die **rote Seifenwurzel** [Saponariae rubrae radix], die aus Wurzel, Wurzelstock und Ausläufern besteht; sie enthält Triterpensaponine mit expektorierender Wirkung; die getrockneten Stengel, Blätter und Blüten werden als **Seifenkraut** [Saponariae herba] bezeichnet; sie enthalten u.a. Saponine und Vitamin C; **Anw.:** die Wurzel traditionell als Expektorans, bei chronischen Hautkrankheiten und Rheuma; das Kraut wirkt als Abführmittel und wird traditionell innerlich bei Husten und anderen Erkrankungen im Bereich der Atemwege, bei Verstopfung, bei Magen-, Darm-, Leber- und Nierenleiden und äußerlich bei Flechten, Ekzemen und sonstigen Hautleiden angewendet die **Seifenkrautsamen** [Saponariae semen] enthalten Saporine, die, an monoklonale Antikörper gebunden, als Immunotoxine in der Zytologie, Immunologie sowie der experimentellen Tumortherapie Verwendung finden

Sei|fen|rin|de f: → *Quillajarinde*

Sei|fen|wur|zel, weiße f: → *Gypsophilae radix*

Sei|ten|ast|va|ri|zen pl: *Syn: Nebenastvarizen, Seitenastvarikosis, Nebenastvarikosis*; betreffen Venen, die in die Stammvenen einmünden; häufiger sind die Seitenäste im Bereich der Vena saphena magna [VSM] betroffen; die Ursache der Seitenastvarikosis liegt meistens in erweiterten Stammvarizen, jedoch können Seitenastvarizen auch bei intakten Stammvenen auftreten; *s.u. Essay Krampfadern/Varizen S. 1643*

Sei|ten|band|rup|tur f: Rupturen der Seitenbänder des Kniegelenkes gehören zu den häufigsten Sportverletzungen; der Übergang von Dehnung zu Zerrung zu kompletter Ruptur ist fließend und klinisch nicht immer einfach zu diagnostizieren; das kräftige **laterale Seitenband** [Ligamentum collaterale fibulare oder laterale, LCL] ist nicht mit der Gelenkkapsel verwachsen; es ist zwischen dem Epicondylus lateralis und dem Wadenbeinköpfchen aufgespannt und wird bei Varusstress besonders belastet; das breite **mediale Seitenband** [Ligamentum collaterale tibiale oder mediale, LCM] zieht vom Epicondylus medialis des Femurs zum Condylus medialis des Schienbeins und ist mit der Gelenkkapsel und dem Innenmeniskus verwachsen; wird bei Valgus- und Rotationsstress belastet; Verletzungen der Seitenbänder werden in 3 Schweregrade eingeteilt: **Grad 1:** keine Aufklappbarkeit, lokalisierter Gelenkschmerz, Druckschmerzhaftigkeit; **Grad 2:** nachweisbare Aufklappbarkeit, lokalisierter Schmerz, Druckschmerzhaftigkeit; **Grad 3:** hochgradige Gelenkinstabilität, totale Bandzerreißung; **Therapie:** Grad 1 und 2 i.d.R. konservativ, Grad 3 ebenfalls konservativ außer es liegt eine hohe Gelenkinstabilität vor oder es handelt sich um eine komplexe Ruptur mit Begleitverletzungen [Meniskus, Kreuzband]; *s.a. Essay Kreuzbandverletzungen S. 853*

laterale Seitenbandruptur: *Syn: Außenbandruptur*; reine Rupturen der lateralen Seitenbänder sind selten; meist sind der Tractus iliotibialis, die Poplitealsehne und das hintere Kreuzband mit betroffen; **Klinik:** Schwellung, Druckschmerz, i.d.R. besteht ein ausgeprägtes Instabilitätsgefühl; der Verletzung liegt eine starke Varusbelastung zugrunde und der Schaden lässt sich deshalb auch in Streckung und leichter Beugung im Seitenvergleich nachweisen; erhebliche Aufklappbarkeit spricht für eine Kombinationsverletzung mit Kreuzbandruptur; **Diagnose:** Anamnese, Befund, Röntgen [Stressaufnahmen], CT oder MRT bei Verdacht auf Kreuzbandruptur; **Therapie:** nur die seltenen reinen Seitenbandläsionen können konservativ behandelt werden; der Rest wird i.d.R. arthroskopisch versorgt; wichtig ist die Frühmobilisierung zur Vermeidung einer Kniegelenkeinsteifung

mediale Seitenbandruptur: *Syn: Innenbandruptur*; durch eine Valgusbelastung verursachte Ruptur des medialen Seitenbandes des Kniegelenkes; häufig begleitet von knöchernen Bandausrissen, Riss des vorderen Kreuzbandes und des Innenmeniskus [**unhappy triad**]; eine der häufigsten Sportverletzungen [v.a. Skifahrer, Fußballer], die durch übermäßige Valgusbelastung verursacht wird; **Klinik:** Schwellung, Hämatom, Druckschmerz sowie Schmerzen im Bereich des medialen Kniegelenkes; bei reiner Seitenbandläsion Aufklappbarkeit nur in 30° Kniebeugung; Instabilität in Streckstellung, Erguss und positiver Schubladentest sprechen für zusätzliche Schäden; **Diagnose:** Anamnese, Befund, Röntgen [Stressaufnahmen], CT oder MRT bei Verdacht auf Kreuzbandruptur oder Menis-

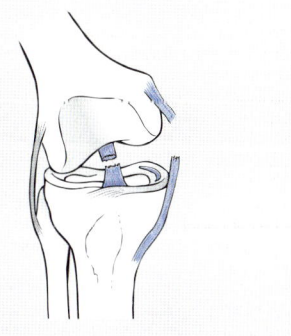

Abb. S42. Mediale Seitenbandruptur. Unhappy Triad: Innenbandruptur, Innenmeniskusriss und Riss des vorderen Kreuzbandes

kusriss; **Therapie:** isolierte Seitenbandläsionen Grad 1 und 2 konservativ; der Rest muss operativ versorgt werden; wichtig ist die Frühmobilisierung zur Vermeidung eine Kniegelenkeinsteifung

Sei|ten|strang|an|gi|na f: Syn: Pharyngitis lateralis; s.u. Angina lacunaris

Sei|ten|wand|in|farkt m: Syn: Lateralinfarkt, Seiteninfarkt; Myokardinfarkt an der Grenze von Vorder- und Hinterwand; s.a. Essay Akuter und rezidivierender Myokardinfarkt S. 1071

Sek|tor|i|ri|dek|to|mie f: periphere Iridektomie mit Entfernung eines sektorförmigen Bereichs

Se|kun|där|glau|kom nt: Syn: sekundäres Glaukom; sekundär nennt man Glaukomformen, die durch andere Augenleiden oder Allgemeinerkrankungen verursacht werden; auch bei ihnen ist die Behinderung des Kammerwasserabflusses die Ursache für die Erhöhung des Augeninnendrucks; die häufigsten Formen sind Neovaskularisationsglaukom, Pigmentdispersionsglaukom Pseudoexfoliationsglaukom, entzündliches Sekundärglaukom, Cortisonglaukom und traumatisches Glaukom; s.u. Essay Glaukome S. 497

Se|kun|där|heilung f: sekundäre Wundheilung*; s.u. Essay Wundbehandlung S. 1699

Sekundärstandard-Dosimeter nt: s.u. Dosimeter

Se|kun|den|ka|pa|zi|tät f: →Ein-Sekundenkapazität

Se|kun|den|tod m: Syn: Herzschlag, akuter/plötzlicher Herztod; innerhalb weniger Sekunden eintretender Herztod; die häufigsten Ursachen sind koronare Herzkrankheit, akuter Herzinfarkt, Myokarditis, Tachykardie, Herzblock und akutes Cor pulmonale bei Lungenembolie; s.a. Essay Akuter und rezidivierender Myokardinfarkt S. 1071

Selbst|ka|the|te|ris|mus, intermittierender m: s.u. Essay Harninkontinenz S. 533

Seldinger-Judkins-Technik f: Syn: Judkins-Technik; Seldinger-Technik, bei der der Katheter über die Arteria femoralis eingeführt wird

Seldinger-Sones-Technik f: Syn: Sones-Technik; Seldinger-Technik, bei der der Katheter über die Arteria brachialis eingeführt wird

Seldinger-Technik f: Technik zur retrograden Katheterisierung von großen Blutgefäßen, z.B. zur Angiografie oder Platzierung eines zentralen Venenkatheters; **Prinzip:** im ersten Schritt Punktion einer Vene [z.B. Vena jugularis interna, subclavia] mit einer Kanüle; Entfernung des Mandrins und Einführung eines Führungsdrahtes durch die Kanüle; Entfernung der Kanüle; Einführen des Katheters über den liegenden Draht

Se|le|gi|lin nt: selektiver MAO-Hemmer der Monoaminooxidase vom Typ B [MAO-B]; **Anw.:** Morbus Parkinson [in Kombination mit Levodopa]; **Dosierung:** 5–10 mg; s.a. Essay Parkinson-Syndrome S. 1229

Se|le|ni|ce|re|i grandiflori flos m: Syn: Kaktusblüten, Selenicereus-grandiflorus-Blüten; s.u. Königin der Nacht

Se|le|ni|ce|re|i grandiflori herba f: Syn: Königin-der-Nacht-Kraut, Kaktuskraut, Selenicereus-grandiflorus-Kraut; s.u. Königin der Nacht

Se|le|ni|ce|re|us grandiflorus m: →Königin der Nacht

Selenicereus-grandiflorus-Blüten pl: Syn: Kaktusblüten, Selenicerei grandiflori flos; s.u. Königin der Nacht

Selenicereus-grandiflorus-Kraut nt: Syn: Kaktuskraut, Selenicerei grandiflori herba; s.u. Königin der Nacht

Sel|le|rie m: Syn: echter Sellerie, Apium graveolens; Pflanze aus der Familie der Doldengewächse [Apiaceae]; verwendet werden der frische Presssaft, Wurzeln [**Selleriewurzel**, Apii radix], oberirdische Pflanzenteile [**Selleriekraut**, Apii herba], Früchte [**Selleriefrüchte**, Apii fructus] und ätherisches **Sellerieöl** [Apii aetheroleum]; das Öl enthält u.a. Limone, Seline, Phthalide, Furanocumarine und Flavonoide; **Anw.:** traditionell als Diuretikum und zur Blutreinigung; auch bei Gicht, Rheuma, nervöser Unruhe, Appetitlosigkeit und Erschöpfung

Se|men nt: Samen; in der Pharmazie heute hinter den Pflanzennamen gestellt

Semen Colae: Syn: Kolasamen, Colae semen; s.u. Kola

Semen Cucurbitae: Syn: Cucurbitae peponis semen; s.u. Kürbissamen

Semen Foenugraeci: Syn: Bockshornsamen, Foenugraeci semen; s.u. Bockshornklee

Semen Hippocastani: Syn: Hippocastani semen; s.u. Rosskastanie

Semen Lini: Syn: Leinsamen, Lini semen; s.u. Leinsamen

Semen Plantaginis ovatae: Syn: indische Flohsamen, Plantaginis ovatae semen; s.u. indische Flohsamen

Semen Psyllii: Syn: Flohsamen, Psyllii semen; s.u. Flohsamen

Semen Sinapis albae: Syn: gelbe Senfsamen, Sinapis albae semen; s.u. Senfsamen, weiße

Semen Sinapis nigrae: Syn: schwarze Senfsamen, Sinapis nigrae semen; s.u. Senfmehl

Se|mi|ho|ri|zon|tal|typ m: s.u. Essay Elektrokardiogramm S. 317

Se|mi|kas|tra|ti|on f: Syn: Semikastratio; einseitige Gonadenentfernung; die **hohe inguinale Semikastratio** gilt als Methode der Wahl bei malignen Hodentumoren; s.a. Essay Hodentumoren S. 651

Se|mi|nom nt: Syn: germinaler Hodentumor; vom Keimgewebe ausgehender häufigster bösartiger Hodentumor; betrifft v.a. weiße Männer im Alter zwischen 20 und 40 Jahren; als Risikofaktoren gelten insbesondere Maldescensus testis und Zustand nach Hodentumor; wahrscheinlich gibt es auch eine familiäre Form; germinale Hodentumoren metastasieren spät; primär kommt es zu einer lymphatischen Metastasierung entlang der ipsilateralen retroperitonealen Lymphknoten; später kommt es auch zu hämatogener Metastasierung, v.a. in die Lunge; **Klinik:** schmerzlose Hodenschwellung mit tastbarer Knotenbildung; häufig führen erst die Symptome der Metastasierung [Rückenschmerzen, Dyspnoe, Hämoptyse] zum Arztbesuch; bei 2–5 % kommt es zur Bildung von β-HCG und Gynäkomastie; **Therapie:** inguinale Hodenentfernung plus retroperitoneale und iliakale Bestrahlung; bei Fernmetastasen Hodenentfernung und induktive Chemotherapie; **Prognose:** außergewöhnlich gut; selbst bei Fernmetastasen beträgt die 5-Jahresüberlebensrate noch bis zu 80 %, insgesamt liegt sie bei ca. 95 %; s.u. Essay Hodentumoren S. 651

Seminom des Ovars: Syn: Dysgerminom; niedrig maligner Keimzelltumor des Eierstocks; 90 % der Patientinnen sind jünger als 30 Jahre; die Tumoren können extrem groß sein und treten in ca. 20 % beidseitig auf; **Therapie:** Resektion, Chemotherapie; die 10-Jahresüberlebensrate liegt bei 75–90 %; s.a. Essay Neubildungen des Ovars S. 1195

Send|lin|ger Beiß m: →Trombidiose

Se|ne|cio fuchsii m: →Fuchskreuzkraut

Se|ne|cio jacobaea m: →Jakobskreuzkraut

Se|ne|cio nemorensis ssp. fuchsii m: →Fuchskreuzkraut

Se|ne|ci|o|nis herba f: s.u. Fuchskreuzkraut

Se|ne|ci|o|nis jacobaeae herba f: s.u. Jakobskreuzkraut

Se|ne|ci|o|nis vulgaris herba f: s.u. Kreuzkraut

Se|ne|cio ovatus m: →Fuchskreuzkraut

Se|ne|cio vulgaris m: →Kreuzkraut

Se|ne|ga f: Syn: Polygala senega; Pflanze aus der Familie der Kreuzblumengewächse [Polygalaceae]; verwendet werden die getrockneten Wurzeln mit Wurzelkopf [Senegawurzel, Polygala radix, Senegae radix], die Saponine enthalten; **Anw.:** traditionell bei Entzündungen der oberen Atemwege, v.a. chronischer Bronchitis mit zähem Auswurf; in der Homöopathie bei Entzündungen der oberen Atemwege, chronischer Bronchitis, Reizhusten und Asthma bronchiale

Se|ne|gae radix f: Syn: Senegawurzel, Polygalae radix; s.u. Senega

Senf|gas nt: Syn: Gelbkreuz; s.u. Essay Chemische Verletzungen S. 1653

Senf|mehl nt: wird durch Mahlen von entölten **schwarzen Senfsamen** [Sinapis nigrae semen] von schwarzem Senf

S

Tab. S9. **Sepsis.** Sepsisformen, Erreger und Therapie

Sepsisform	Häufigster Erreger	Initialtherapie (Vorschlag)	Alternativen
Urosepsis spontan	E. coli, Enterobakterien, Pseudomonas	Cephalosporin[a] (+ Aminoglykosid)	Mezlocillin[c], Ciprofloxacin
Nach Eingriff	Pseudomonas, Proteus, Enterobacter, Serratia	Cephalosporin[a] + Aminoglykosid	Imipenem
Postoperative Sepsis			
Darm/gynäkol. OP	Enterobakterien, Anaerobier	Cephalosporin[a] + Nitroimidazol	Ciprofloxacin + Clindamycin
Wundinfektion	Resist. S. aureus, Enterobakterien	Cephalosporin[a] + Aminoglykosid	Imipenem
Fremdkörpersepsis	Resist. Staphylokokken, Enterobakterien	Cephalosporin[a] (+ Piperacillin[c]) + Aminoglykosid	
Beatmungssepsis	Pseudomonas, E. coli, Klebsiellen, Serratia	Cephalosporin[a] (+ Aminoglykosid)	
Sepsis bei Knochenmarkinsuffizienz	Pseudomonas, E. coli, Enterobakterien, Staphylokokken	Cephalosporin[a] (+ Azlocillin[c]) + Aminoglykosid	Imipenem (+ Aminoglykosid)
Cholangiosepsis	E. coli, Enterobakterien, Anaerobier (post-OP)	Mezlocillin[c] (+ Nitroimidazol)	Ciprofloxacin
Sepsis nach Hautverletzung	Staphylokokken, Streptokokken	Cephalosporin[b]	Clindamycin
Sepsis bei Verbrennungen und exfoliativer Dermatitis	Staphylokokken, Pseudomonas, Enterobakterien	Imipenem (+ Aminoglykosid)	Cephalosporin[a] + Aminoglykosid
Dentogene/tonsillogene Sepsis	Streptokokken, Staphylokokken, Anaerobier (schwerer Verlauf, post-OP)	Penicillin G (+ Flucloxacin) (Cephalosporin[a] + Clindamycin)	Clindamycin (Imipenem)

[a] Breitsprektrumcephalosporin (Cefotaxim, Ceftriaxon, Ceftazidim u.a.)
[b] Mit guter Staphylokokkenwirksamkeit (Cefazolin, Cefazedon, Cefamandol, Cefotiam u.a)
[c] oder anderes Breitsprektrumpenicillin; bevorzugt in Kombination mit β-Lactamase-Hemmern (z.B. Clavulansäure, Sulbactam, Tazobactam)

[Brassica nigra], einer Pflanze aus der Familie der Kreuzblütler [Brassicaceae] hergestellt; enthält v.a. Senföl, Sinigrin und Eiweiß; **Anw.:** als starkes Hautreizmittel [Senfwickel, Senfbad]

Senf|sa|men, weiße pl: Syn: gelbe Senfsamen, Sinapis albae semen; die Samen von weißem Senf [Sinapis alba] einer Pflanze aus der Familie der Kreuzblütler [Brassicaceae]; enthalten Sinalbin, Senföl, fettes Öl und Eiweiß; **Anw.:** traditionell äußerlich [Breiumschläge, Senfwickel] bei Erkrankungen der Atemwege und Rheuma; innerlich bei Verdauungsstörungen; Gewürz; in der Homöopathie bei Verdauungsstörungen

Sengstaken-Blakemore-Sonde f: s.u. Ösophagusvarizen

Senk|fuß m: s.u. Plattfuß

Sen|nae folium nt: → Sennesblätter

Sen|nes|blät|ter pl: Syn: Sennae folium; die getrockneten Fiederblättchen verschiedener Cassia-Arten, wie z.B. **Cassia senna** [Alexandriner-Senna, Khartum-Senna] oder **Cassia angustifolia** [Tinnevelly-Senna, indische Sennesblätter];

Pflanzen aus der Familie der Caesalpiniaceae; enthalten 1,8-Dihydroxyanthracenderivate [Sennoside]; sie werden im Kolon zu Anthronen umgewandelt, die die aktive Sekretion von Elektrolyten und Wasser in das Darmlumen induzieren und die Resorption von Elektrolyten und Wasser durch Blockade der Na^+-K^+-ATPase hemmen; die dadurch bedingte Volumenzunahme erhöht den Füllungsdruck und regt die Peristaltik an; **Anw.:** bei habitueller Verstopfung oder zur Erleichterung des Stuhlgangs bei z.B. Analfissuren oder Hämorrhoiden; **NW:** Elektrolytverlust, bei chronischem Gebrauch reversible Braunfärbung des Kolons

Sennetsu-Ehrlichiose f: s.u. Ehrlichia

Sep|sis f: Syn: Blutvergiftung, Hämatosepsis; durch das Eindringen von Erregern in die Blutbahn [Septikämie] verursachte Generalisierung einer Erkrankung; die häufigste Form ist die **bakterielle Sepsis**; Viren, Parasiten und Pilze können aber auch Erreger der grundlegenden Infektion sein; **Klinik:** Hyper- oder Hypothermie, intermittierendes

Tab. S10. **Sepsis.** Sepsis unklarer Ätiologie: Erreger und Therapie in Abhängigkeit vom Alter

Alter	Häufigster Erreger	Initialtherapie (Vorschlag)	Alternativen
Neugeborene Frühform (in der ersten Woche)	B-Streptokokken, E. coli, S. aureus, Klebsiellen, Enterobacter, Listerien, Anaerobier	Ampicillin + Cefotaxim (+ Aminoglykosid)	Ampicillin + Aminoglykosid
Neugeborene Spätform (nach der ersten Woche)	Wie Frühform + H. influenza + Hospitalkeime, (S. aureus, Koagulase-neg. Staphylokokken, Enterobakterien, Pseudomonas)	Wie Frühfrom, bei hoher MRSA[b]-Prävalenz zusätzlich Vancomycin	Wie Frühfrom, bei hoher MRSA[b] Prävalenz zusätzlich Vancomycin
Kinder (ohne Immundefizienz)	H. influenzae[a], Pneumokokken, Meningokokken, S. aureus	Cefotaxim oder Ceftriaxon	Cefuroxim + penicillinasefestes Penicillin
Erwachsene (ohne Immundefizienz)	Staphylokokken, Streptokokken, E. coli, Klebsiellen, Enterobacter, Proteus, Pseudomonas, Anaerobier	Breitsprektrumpenicillin/β-Lactasehemmer oder Carbapenem	Cefotaxim oder Ceftriaxon (+ Aminoglykosid) (+ Clindamycin oder Metronidazol)
Bei hoher MRSA[b]-Prävalenz:		Zusätzlich Vancomycin	Zusätzlich Vancomycin

[a] Unwahrscheinlich bei Kindern mit kompletter Immunisierung durch H. influenzae-Typ-b-Impfstoff
[b] MRSA = methicillinresistente Staphylococcus aureus

Fieber, Schüttelfrost, Tachykardie, Hypotonus, Tachypnoe, Schweißausbrüche, Nausea, Erbrechen, beeinträchtigtes Allgemeinbefinden, weiche Leber- und Milzschwellung und Zeichen toxischer Organschädigungen; **Diagnostik:** (Fremd-)Anamnese, klinisches Bild, Abnahme mehrerer Blutkulturen [aerob, anaerob], v.a. bei Fieberanstieg oder Schüttelfrost; zusätzliche Kulturen [Stuhl, Urin, Sputum, Abszesspunktat, Wundabstrich]; Schnelltests auf bakterielle Antigene; **Therapie:** ungezielte Initialtherapie mit Breitspektrumantibiotika oder mehr gezielte Antibiotikagabe aufgrund 'der vermuteten Sepsisform und dem wahrscheinlichen Erreger; gezielte Antibiotikatherapie nach Vorliegen der Kulturergebnisse; Sanierung von Sepsisherden; *s.u. Essay Sepsis und septischer Schock S. 1455*

Sepsis tuberculosa acutissima: → *Tuberkulosesepsis*

Sep|tek|to|mie f: Syn: Septumexzision, Septumresektion; operative Entfernung eines Septums, z.B. des Nasenseptums

Sep|ti|kä|mie f: Syn: Hämatosepsis, Septikhämie, Blutvergiftung, septikämisches Syndrom; generalisierte Erkrankung mit dem Auftreten von Krankheitserregern [Bakterien, Viren, Pilzen] oder ihren Toxinen im Blut; meist gleichgesetzt mit Sepsis*

Sep|to|rhi|no|plas|tik f: plastische Operation zur Korrektur einer Schiefnase, bei der sowohl das Septum als auch das Nasenskelett korrigiert werden

Sep|to|sto|mie f: Syn: Septumfensterung; operative Fensterung eines Septums, z.B. des Nasenseptums

Sep|to|to|mie f: Durchtrennung eines Septums, z.B. des Nasenseptums

Sep|tum|de|vi|a|ti|on f: Abweichen des Nasenseptums zu einer Seite bzw. Formveränderung des Nasenseptums; kann zu Behinderung der Nasenatmung, Beeinträchtigung des Riechvermögens, Schnarchen, Kopfschmerzen, chronischem Schnupfen und Entzündung der Nasennebenhöhlen führen; **Therapie:** Septumplastik*, Killian-Septumresektion*

Sep|tum|ex|zi|si|on f: → *Septektomie*

Sep|tum|fens|te|rung f: → *Septostomie*

Sep|tum|plas|tik f: plastische Operation des Nasenseptums, z.B. zur Korrektur einer Septumdeviation

Sep|tum|re|sek|ti|on f: → *Septektomie*
　subperichondrale Septumresektion: → *Killian-Septumresektion*

Sep|tum|rup|tur f: s.u. Essay Akuter und rezidivierender Myokardinfarkt S. 1071

Se|quen|ti|al|prä|pa|ra|te pl: Syn: Sequenzpräparate; *s.u. Essay Empfängnisverhütung und Familienplanung S. 343*

Se|quenz|prä|pa|ra|te pl: Syn: 2-Phasenpräparate, Zweiphasenpräparate, Sequentialpräparate; *s.u. Essay Empfängnisverhütung und Familienplanung S. 343*

Se|ques|te|ro|to|mie f: → *Sequestrektomie*

Se|ques|ter|re|sek|ti|on f: → *Sequestrektomie*

Se|ques|trek|to|mie f: Syn: Sequesterotomie, Sequesterresektion; operative Entfernung eines Sequesters

Se|quo|i|o|se f: exogen-allergische Alveolitis bei Holzarbeitern durch Graphium oder Aureobasidium pullulans; *s.a. Essay Lungen- und Atemwegserkrankungen durch Arbeit und Umwelt S. 1265*

Se|re|no|la repens f: → *Sabal serrulata*

Se|ro|mu|ko|tym|pa|non nt: → *chronische seromuköse Otitis media*

Se|ro|sal|patch m: s.u. Patch-Plastik

Se|ro|to|nin nt: Syn: 5-Hydroxytryptamin; aus Tryptophan entstehendes biogenes Amin, das eine Vorstufe von Melatonin ist; Neurotransmitter in Hypothalamus, Epiphysis cerebri und Nucleus caudatus; es gibt mindestens 4 **Serotoninrezeptoren** [5HT1-4-Rezeptoren] mit unterschiedlicher Wirkung; 5HT1-Rezeptoren relaxieren die glatte Muskulatur von Gefäßen und Magen-Darm-Trakt und kontrahieren kraniale Blutgefäße; 5HT2-Rezeptoren verursachen eine Kontraktion glatter Muskelzellen und bedingen eine Thrombozytenaggregation; 5HT3-Rezeptoren sind für die Entstehung von Übelkeit, Erbrechen, Schmerzen und Angst mitverantwortlich; *s.u. Serotoninwiederaufnahmehemmer, 5-HT3-Rezeptorantagonisten*

Serotonin-Noradrenalinwiederaufnahmehemmer pl: Syn: Serotonin-Noradrenalin-uptake-Hemmer, Serotonin-Noradrenalin-Reuptake-Hemmer; Substanzen, die die Wiederaufnahme von Serotonin und Noradrenalin aus dem Synapsenspalt in die Nervenendigung hemmen; dazu gehören trizyklische Antidepressiva [z.B. Imipramin*, Amitriptylin*, Doxepin*] sowie die sog. **spezifischen Serotonin-Noradrenalinwiederaufnahmehemmer** [SNRI, specific serotonine-norepinephrine uptake inhibitor] wie Venlafaxin*, bei denen die inhibitorische Aktivität gegenüber Serotonin wesentlich höher ist; beide Gruppen hemmen die Dopaminwiederaufnahme nur geringfügig

Serotonin-Syndrom nt: Medikation mit selektiven Serotoninwiederaufnahmehemmern [SSRI] oder 5-Hydroxytryptophan kann zu einem stark erhöhten Serotoninangebot im ZNS und zu einer vermehrten Stimulation zentraler $5HT_{1a}$- und $5HT_2$-Rezeptoren führen; damit kommt es zu kognitiven Veränderungen, autonomen Dysfunktionen und neuromuskulären Abnormitäten [Tremor, Hyperreflexie, Myoklonus] bis hin zum Tod

Se|ro|to|nin|wie|der|auf|nah|me|hem|mer pl: Syn: Serotonin-uptake-Hemmer, Serotonin-Reuptake-Hemmer, Serotoninaufnahmehemmer; Substanzen, die die Wiederaufnahme von Serotonin aus dem Synapsenspalt in die Nervenendigung hemmen [selective serotonine reuptake inhibitor, SSRI]; damit kommt es zu einer Erhöhung der Serotoninkonzentration bzw. einer verlängerten Wirkung durch eine Verringerung des Abbaus
Serotoninaufnahmehemmer haben eine antidepressive, stimmungsaufhellende Wirkung; sie gelten als Mittel der 1. Wahl zur Behandlung von Depressionen mit Zwangssymptomatik, Impulsstörung, Bulimie und Dysmorphobie, atypischen Depressionen und Komorbidität von Depression und Sozialphobie; im Gegensatz zu den trizyklischen Antidepressiva haben sie keine oder nur eine schwache antihistaminerge, anticholinerge und antiadrenerge Wirkung, weshalb sie als moderne, nebenwirkungsarme Antidepressiva bezeichnet werden

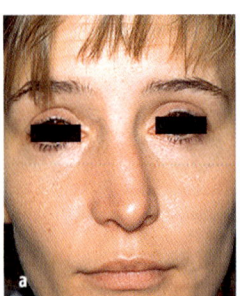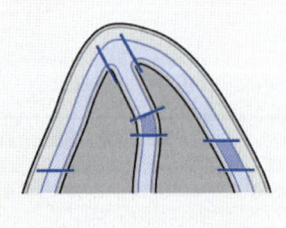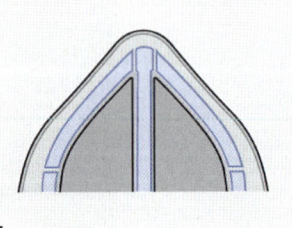

Abb. S43. Septorhinoplastik. a Aufnahme von vorne, **b** Prinzip der Osteotomie und Knorpelresektion, **c** reponiertes Nasengerüst

Sepsis und septischer Schock

C. Bauer

Unkontrollierte Infektionen bergen die Gefahr, in Abhängigkeit von der Immunfunktion des Patienten und den Eigenschaften der Erreger zu einer generalisierten Entzündungsreaktion zu führen. Die systemische Entzündungsreaktion kann sekundäre Organschäden verursachen, die mit Organdysfunktionen bis hin zum Multiorganversagen und einer hohen Mortalität einhergehen.

Die Häufigkeit dieses als **Sepsis** bezeichneten Krankheitsbildes wird für die Bundesrepublik Deutschland mit etwa 150–300 Fällen pro 100.000 Einwohner angegeben. Die Mortalität ist mit 40–80 % trotz neuer Erkenntnisse um die Pathophysiologie der Sepsis in den letzten Jahren unverändert hoch geblieben.

Die Tabelle 1 reflektiert unter anderem die 1991 von dem *American College of Chest Physicians* und der *Society of Critical Care Medicine* festgelegten Definitionen.

Definitionen

Eine **schwere Sepsis** liegt vor, wenn folgende Kriterien erfüllt sind:

1. **Infektiöser Fokus** [mindestens eines der folgenden Kriterien]:
   - mikrobiologisch gesicherte Infektion
   - klinisch gesicherte Infektion
   - vermutete Infektion
2. **Nachweis eines SIRS** [mindestens zwei SIRS-Kriterien aus Tabelle 1]
3. **Infektionsassoziierte Organdysfunktion** [mindestens eines der folgenden Kriterien]:
   - akute Enzephalopathie [z.B. Delir, Vigilanzminderung, Unruhe]
   - Thrombozytopenie [Thrombozytenzahl < 100.000/µl oder Abfall > 30 % innerhalb von 24 Stunden ohne Blutung]
   - arterielle Hypoxämie [PaO_2 < 75 mmHg unter Raumluft, Oxygenierungsindex < 250 mmHg [PaO_2/FiO_2] ohne kardiale oder pulmonale Erkrankung als Ursache]
   - arterielle Hypotension trotz adäquater Volumenzufuhr [systolischer arterieller Blutdruck < 90 mmHg oder mittlerer arterieller Blutdruck < 70 mmHg über mindestens eine Stunde bei Ausschluss anderer Schockursachen]
   - renale Dysfunktion trotz adäquater Volumenzufuhr [Diurese < 0,5 ml/kg/h über mindestens eine Stunde, Anstieg des Serum-Kreatinins über das Zweifache des Normwertes]
   - metabolische Azidose [Plasma-Lactat-Konzentration > 1,5-Fache oberhalb des Referenzbereiches, *base excess* > 5 mmol/l]

Tab. 1. Gebräuchliche Definitionen bei Sepsis

Infektion	entzündliche Gewebsreaktion auf Mikroorganismen in sonst sterilem Gewebe
Bakteriämie	Vorhandensein vitaler Bakterien im Blut
SIRS	systemic inflammatory response syndrome systemische unspezifische inflammatorische Reaktion des Körpers; mehr als zwei der folgenden Symptome müssen vorhanden sein: • Körperkerntemperatur > 38 °C oder < 36 °C • Herzfrequenz > 90/min • Atemfrequenz > 20/min oder $PaCO_2$ < 32 mmHg oder maschinelle Beatmung • Leukozytenzahl > 12.000/mm³ oder < 4.000/mm³ oder > 10 % unreife Formen [stabkernige]
Sepsis	SIRS + hochwahrscheinliche oder gesicherte Infektion
Schwere Sepsis	Sepsis mit assoziierter Organdysfunktion, z.B. Hypotonie, Oligurie, respiratorische Insuffizienz, Gerinnungsstörung, Bewusstseinsveränderungen
Septischer Schock	Sepsis-induzierte Hypotonie [Blutdruck systolisch < 90 mmHg oder Reduktion ≥ 40 mmHg vom Ausgangswert] mit Störungen der Gewebsperfusion, vor allem der Mikrozirkulation

Die Diagnose **septischer Schock** ist bei Vorliegen folgender drei Kriterien gesichert:

1. Nachweis eines infektiösen Fokus
2. Nachweis eines SIRS
3. Nachweis einer arteriellen Hypotension trotz adäquater Volumenzufuhr:
   - systolischer Blutdruck < 90 mmHg oder mittlerer arterieller Blutdruck < 70 mmHg oder Einsatz von Vasopressoren [Dopamin > 5 µg/kg/min oder Noradrenalin, Adrenalin, Phenylephrin oder Vasopressin] zur Kreislaufstabilisierung.

S

Erregerspektrum

Über 90 Prozent der Sepsisfälle werden durch Bakterien ausgelöst. Die zweithäufigste Ursache sind Pilze, hier überwiegen vor allem Candida-Arten. Viren und Parasiten spielen als Auslöser einer Sepsis nur eine untergeordnete Rolle. Bei der bakteriell verursachten Sepsis finden sich mit nahezu gleicher Häufigkeit gramnegative wie grampositive Erreger, wobei die Zahl der grampositiv verursachten Sepsisfälle im Zunehmen begriffen ist. Immer häufiger werden Erreger identifiziert, die auf klinisch gebräuchliche und bisher gut wirksame Antibiotika Resistenzen entwickelt haben, wie z.B. MRSA [Methicillin-resistenter *Staphylococcus aureus*] oder Vancomycin-resistenter *Enterococcus faecium*.

Pathophysiologie

Der menschliche Körper hat unter physiologischen Bedingungen jederzeit Kontakt mit den unterschiedlichsten Mikroorganismen und setzt sich mittels seines Immunsystems ständig mit Bakterien, Pilzen und Viren mit mehr oder weniger krankmachender Potenz auseinander. Kommt es jedoch im ungünstigsten Fall zur Kombination von hochvirulentem Erreger und herabgesetzter Immunfunktion, kann der Mikroorganismus in sonst sterile Gewebe eindringen und ein septisches Krankheitsbild auslösen.

Gramnegative Bakterien enthalten als Bestandteil der äußeren Zellmembran Lipopolysaccharid*, das als Endotoxin bezeichnet wird und bei Patienten mit Sepsis inkonsistent im Blut nachgewiesen werden kann. Diesem Bakterienbestandteil wird eine wesentliche Rolle in der Induktion der Immunantwort auf die bakterielle Infektion zugeschrieben, da experimentell durch Injektion von Endotoxin ein Sepsis-ähnliches Krankheitsbild ausgelöst werden kann. Die Signaltransduktion nach Freisetzung von Endotoxin, z.B. durch Lyse von Bakterien durch aktivierte neutrophile Granulozyten oder Makrophagen, ist an spezifische Rezeptoren gebunden und initialisiert eine fast unüberschaubare Kaskade an Entzündungsmediatoren wie Interleukine [IL-1, IL-6, Tumor-Nekrose-Faktor] und Komplementfaktoren, aber auch antiinflammatorische Mediatorsysteme [IL-4, lösliche TNF-Rezeptoren, IL-1-Rezeptor-Antagonist] werden aktiviert. Die systemisch ausgeschütteten **proinflammatorischen Mediatoren** tragen die Entzündungsreaktion in primär nicht-betroffene Regionen des Körpers und sind damit für die Generalisierung der inflammatorischen Reaktion mitverantwortlich. Im weiteren Verlauf der Entzündungsreaktion werden vor allem **neutrophile Granulozyten** aktiviert, die ihrerseits Mediatoren und hoch toxische **Sauerstoffradikale** produzieren, die schließlich Gewebeschädigungen induzieren. Durch die Aktivierung und die entzündliche Veränderung des **Gefäßendothels** kommt es zur vermehrten Durchlässigkeit des Gefäßsystems und zur Verschiebung großer Flüssigkeitsmengen in das Interstitium, was als **kapillares Leck** [*Capillary Leak Syndrome*, CLS] bezeichnet wird. Aktiviertes Endothel und aktivierte Leukozyten bilden spezifische Adhäsionsmoleküle aus, die durch Interaktion zu einer initial lockeren, später festen **Adhäsion des Leukozyten am Endothel** und schließlich zur transendothelialen Migration führen [Abb. 2].

Parallel dazu wird das physiologische Gleichgewicht von vasodilatierenden und vasokonstringierenden Mediatoren durch eine pathologisch gesteigerte Synthese von **Stickstoffmonoxid** [NO], das über die induzierbare Form der Stickstoffmonoxid-Synthase aus Arginin entsteht, gestört. Die daraus resultierende **Vasoplegie** erklärt die bei der Sepsis häufig zu beobachtenden Kreislaufveränderungen im Sinne einer Hypotonie bis hin zum **septischen Schock**, die Tachykardie und die hyperdyname Kreislaufreaktion. Das eigentliche Zielorgan im septischen Schock ist die Gewebemikrozirkulation, die massiv gestört ist. Durch eine **Störung der Mikrozirkulation** und **Aktivierung der Gerinnungskaskade** sowie Hemmung der Fibrinolyse kommt es zur Inhomogenität der Perfusion im mikrovaskulären Bereich mit Minderperfusion und Minderversorgung der Zelle mit Substraten.

Der Aktivierung der Gerinnungskaskade kommt im Rahmen der Ausbildung von Mikrozirkulationsstörungen eine Schlüsselrolle zu. Nach Bindung von Endotoxin an den spezifischen monozytären Rezeptor wird die Zelle aktiviert und schüttet exzessiv proinflammatorische Zytokine aus. Die Zytokine wiederum aktivieren Endothelzellen zur Exprimierung von *tissue factor*, der nach Interaktion mit Faktor VII die Gerinnungskaskade aktiviert. Dieser Prozess kann durch drei Schlüssel-Antikoagulanzien unterbrochen werden: *tissue factor pathway inhibitor*, Antithrombin

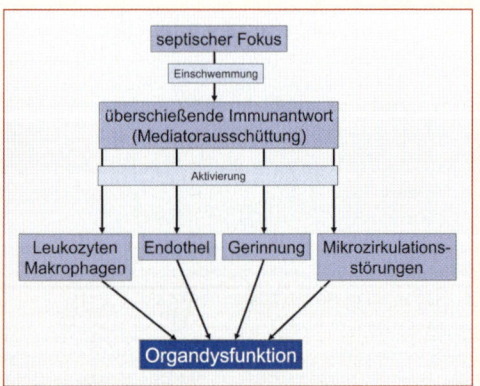

Abb. 1. Pathophysiologische Sequenz der Entwicklung von Organdysfunktionen in der Sepsis

III und aktiviertes Protein C, das durch Thrombomodulin aktiviert wird und die Faktoren V und VIII inhibiert [Abb. 3].

Prädisponierende Faktoren: siehe Tabelle 2.

Symptomatik

In Abhängigkeit von der Primärlokalisation des septischen Fokus können unterschiedliche Symptome auftreten, einzelne Symptome können auch ganz ausbleiben:

- allgemeine Zeichen der lokalen Infektion:
  - Rubor [Rötung]
  - Dolor [Schmerz]
  - Calor [Wärme]
  - Tumor [Schwellung]
- Fieber
- Schüttelfrost
- Schwitzen
- Tachykardie
- Tachypnoe
- Hypotonie
- Oligurie/Anurie
- blasse, marmorierte Haut
- Bewusstseinsstörung.

Diagnostik

Wichtigste Ziele in der Diagnostik der Sepsis sind die möglichst rasche Lokalisierung und Eingrenzung des septischen Herdes sowie die **Erregerdiagnostik, um eine umgehende kausale Therapie einleiten zu können.** Die

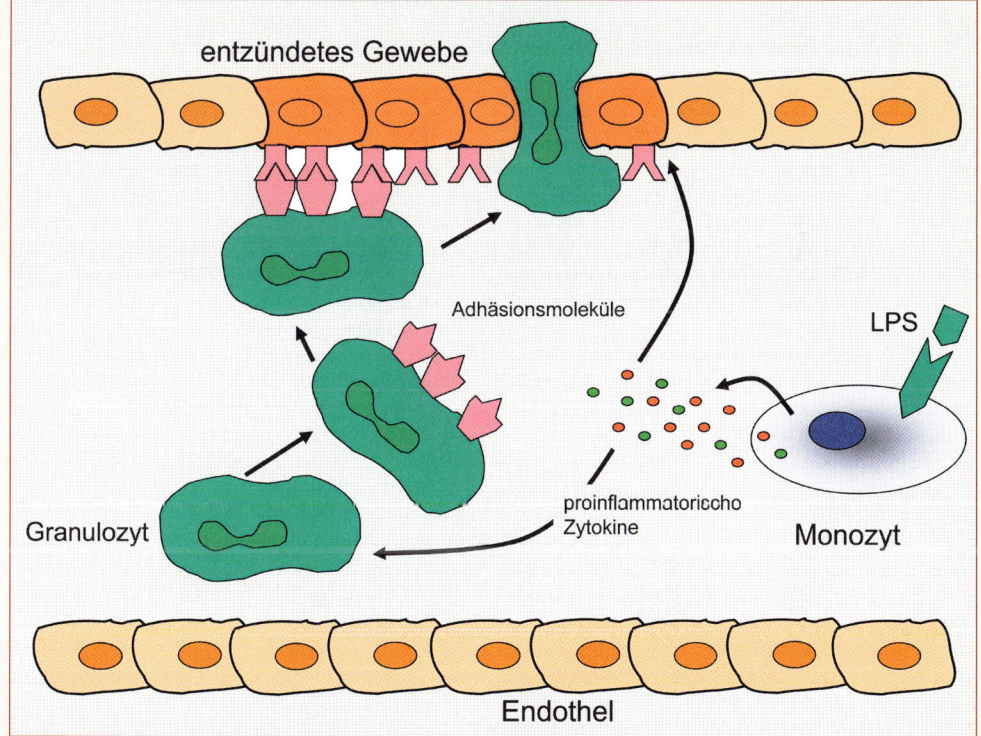

Abb. 2. Infiltration von entzündetem Gewebe mit Leukozyten. Ablauf der Leukozyten-Endothelzell-Interaktion nach Aktivierung der beteiligen Mediator- und Zellsysteme

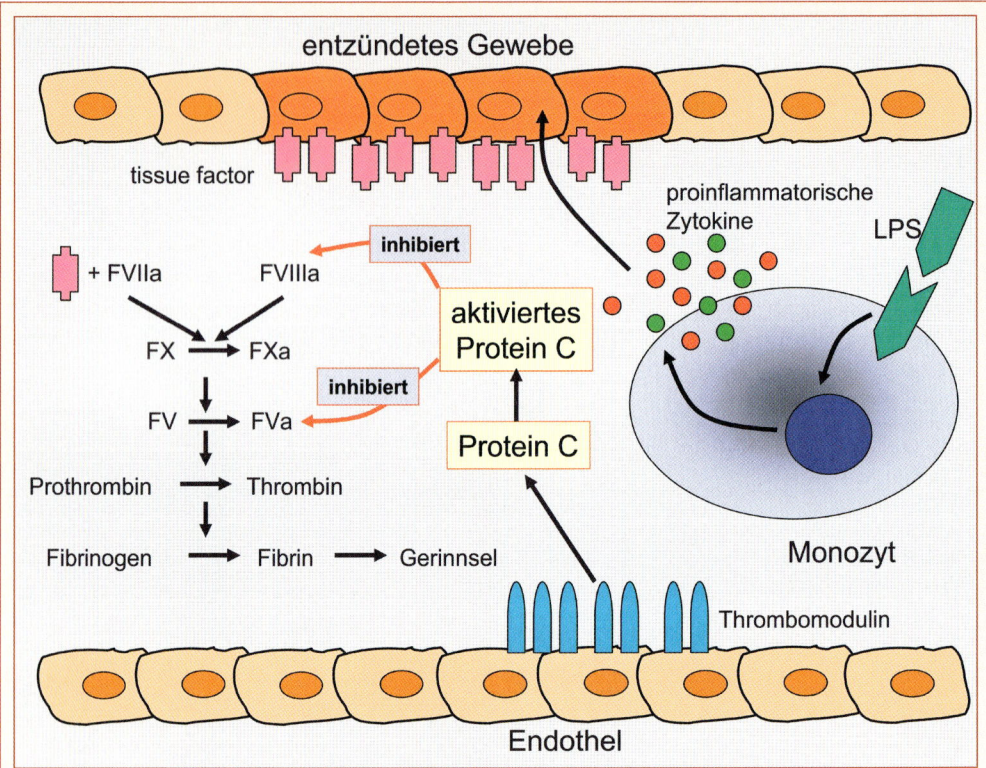

Abb. 3. Aktivierung der Gerinnungskaskade in der Sepsis. Therapeutische Interventionsmöglichkeit mit aktiviertem Protein C

Praxis zeigt jedoch, dass dies nicht immer sofort gelingt. Vor allem der Erregernachweis kann sich sehr schwierig gestalten, da z.B. nur in etwa 30–50 % der septischen Krankheitsverläufe positive **Blutkulturen** nachgewiesen werden können. Blutkulturen sollten nach ausgiebiger Hautdesinfektion über eine frische Venenpunktion erfolgen, **bevor** eine kalkulierte Antibiotikatherapie eingeleitet wird, der Beginn der Antibiotikatherapie darf dadurch jedoch nicht verzögert werden. Es sollten zwei bis drei Kulturen entnommen werden. Die Erregerdiagnostik bei Verdacht auf eine Pneumonie beinhaltet die Untersuchung von Bronchialaspirat, das vorzugsweise bronchoskopisch gewonnen wird. Bei **Weichteilinfekten** und **intraabdominellen Infektionen** sind der Wundabstrich bzw. das Punktat zur Erregerdiagnostik und eventuell zusätzlich Blutkulturen zu untersuchen.

Die Infektionsrate von Kathetern, vor allem von **zentralvenösen Kathetern**, nimmt mit der Liegedauer zu. Nach Ausschluss anderer Sepsis-Ursachen muss bei Verdacht auf eine **Katheter-assoziierte Infektion** der Katheter unverzüglich entfernt und die Katheterspitze mikrobiologisch untersucht werden.

Bei der Diagnostik der Sepsis müssen alle Organsysteme systematisch untersucht werden, da sich z.B. bei zwei Dritteln der Patienten mit nosokomialer Pneumonie mindestens noch ein weiterer Infektionsherd findet. Daher können begleitende Labor- und bildgebende diagnostische Untersuchungen von großem Nutzen sein.

Wenn sich bei septischer Symptomatik in der klinischen Untersuchung kein Infektionsherd finden lässt, muss eine erweiterte **bildgebende Diagnostik** durchgeführt werden, die die konventionelle Röntgendiagnostik, die Sonografie und die Computertomografie bzw. Magnetresonanztomografie einschließt. Daneben können die bildgebenden Verfahren Auskunft über Lokalisation und Ausdehnung des Fokus geben und bieten dem Chirurgen zur Planung einer möglichen Herdsanierung wertvolle Hinweise. Häufige Ursachen septischer Verläufe und die diagnostischen bildgebenden Verfahren sind in Tabelle 3 zusammengefasst.

Laboruntersuchungen können Hinweise auf beteiligte Organsysteme und eine beginnende Organdysfunktion geben. Neben den Routine-Laborparametern **Blutbild**, **Gerinnungsstatus** und **Elektrolyte** sollten organspezifische Parameter untersucht werden. Die regelmäßige Bestimmung der unspezifischen Entzündungsmarker C-reaktives Protein und vor allem Procalcitonin erlauben eine zeitnahe Verlaufskontrolle und die Beurteilung der Entwicklung der Entzündungsreaktion. Tabelle 4 gibt einen Überblick über die Laborveränderungen mit Hinweisen auf die beteiligten Organe.

Tab. 2. Prädisponierende Faktoren für die Entwicklung einer Sepsis

immunsupprimieren-de Erkrankungen	• Diabetes mellitus • chronische Lebererkrankungen • Neoplasien • hämatologische Systemerkrankungen • chronische Nierenerkrankungen • chronische Atemwegserkrankungen
externe Einflüsse	• Alkoholabusus • Drogenkonsum
hohes Lebensalter	• eingeschränkte Organreserven • Komorbiditäten
niedriges Lebensalter	
Immundefekte	• angeboren • HIV
Operationen und invasive Diagnostik	
Therapieverfahren	• Dialyse • Beatmung • Herz-Lungen-Maschine
immunsupprimie-rende Therapien	• Zytostase • Transplantationen
Infektionen	• Intestinaltrakt • Harnwege • Gallenwege
gestörte Sauerstoff-versorgung	• Hypoxie
Polytrauma	

Tab. 3. Bildgebende Diagnostik zur Fokussuche bei Sepsis

Pneumonie	Röntgen, CT, Bronchoskopie
Peritonitis	Sonografie, CT, Endoskopie, Röntgen
Urosepsis	Sonografie, CT
Katheter-assoziierte Infektion	Verdachtsdiagnose
Sinusitis	Röntgen, Sonografie, CT
Meningitis	CT, MRT
Endokarditis	transösophageale Sonografie
gynäkologisch	Sonografie, Endoskopie, CT
Weichteilinfekt	Sonografie, CT
Darm	Endoskopie, CT

Tab. 4. Labordiagnostik bei Sepsis

Lunge	Blutgasanalyse
Leber	ASAT, ALAT, GLDH, GGT, AP, Bilirubin, Cholines-terase, Quick
Niere	Kreatinin, Harnstoff, Elektrolyte, Urin-Status, Kreatinin-Clearance
Pankreas	Lipase, Amylase

Tab. 5. Nicht-infektiöse Ursachen von SIRS und Organversagen als wichtigste Differenzialdiagnosen zur Sepsis

Gewebeschaden	• Trauma/Operation • Hämatom/Thrombose • Myokardinfarkt/Lungeninfarkt • Transplantatabstoßung • Pankreatitis
metabolisch	• Schilddrüsenerkrankungen • akute Nebenniereninsuffizienz
therapieinduziert	• Blutprodukte • Zytokine [z.B. durch GCSF = Granulozyten-Makrophagen-Kolonie stimulierender Faktor] • Anästhesie-assoziierte maligne Hyper-thermie • malignes neuroleptisches Syndrom • Opiate/Benzodiazepine
maligne Erkrankungen	• Hypernephrom/Lymphom • Tumorzerfalls-Syndrom
neurologisch	• Subarachnoidalblutung

Differenzialdiagnose

Da die Diagnose **Sepsis** obligat eine infektiöse Ursache implementiert, müssen nicht-infektiöse Ursachen für das Auftreten der Symptome SIRS mit oder ohne Organdysfunktion ausgeschlossen werden [Tab. 5].

Therapie

Nach möglichst rascher Diagnosestellung nach Art und Lokalisation der Infektion ist ein **unverzüglicher Therapiebeginn** nötig, um eine Ausbreitung der Infektion und Verschlechterung des klinischen Zustandes zu verhindern. Die Therapie der Sepsis erfolgt auf einer **Intensivstation** mit den Möglichkeiten zum invasiven Monitoring, zur Beatmung, zur differenzierten Katecholamintherapie und möglicherweise zu Organersatzverfahren.

Chirurgische Therapie

Die beiden Grundpfeiler der kausalen Therapie, die immer anzustreben ist, sind zum einen die **radikale chirurgische Fokussanierung** und die gezielte **Antibiotikatherapie** nach Antibiogramm. Für die chirurgische Fokussanierung muss die radikale Entfernung der Infektionsquelle gefordert werden, womit die Ursache für die generalisierte Entzündungsreaktion therapiert wird. Es ist zu beachten, dass während oder nach der Operation häufig nochmals eine deutliche klinische Verschlechterung des Patienten auftreten kann. Dies ist unter anderem durch die Manipulation am Infektionsherd mit vermehrter systemischer Einschwemmung von infektiösem Material und Mediatoren zu erklären.

Antibiotikatherapie

Da die Erregerdiagnostik in der Regel einige Tage in Anspruch nimmt, muss zunächst mit einer auf die wahrscheinlichsten Erreger abgestimmten kalkulierten Antibiotikatherapie begonnen werden, die nach Erhalt des Antibiogramms gezielt angepasst wird. Ein Direktabstrich mit Gramfärbung kann jedoch innerhalb kürzester Zeit einen Hinweis auf den wahrscheinlichen Erreger geben. Die **frühzeitige kalkulierte Antibiotikatherapie** reduziert die Letalität bei Patienten mit schwerer Sepsis. Als Primär-Antibiotika eignen sich sowohl β-Laktam-Antibiotika in Kombination mit Aminoglykosiden als auch die Monotherapie mit einem Cephalosporin der 3. oder 4. Generation oder mit einem Carbapenem. Bei gramnegativer Sepsis sind Fluorchinolone hoch wirksam, die Fluorchinolone der 1. Generation haben jedoch nur eine geringe Wirksamkeit bei grampositiven Erregern. Die primäre Gabe von Reserve-Antibiotika wie Vancomycin* oder Linezolid* bei vermuteter grampositiver Infektion sollte nicht erfolgen, hier bieten sich zum Beispiel Penicilline mit erweitertem Spektrum, Fluorchinolone der neuesten Generation oder vor allem bei Weichteilinfektionen Clindamycin* an. Allerdings muss der Einsatz von Vancomycin*, Teicoplanin* oder Linezolid* bei schwer kranken Patienten z.B. mit Verdacht auf eine Katheter-assoziierte Infektion erwogen werden, wenn eine erhöhte Inzidenz von MRSA-Infektionen auf der Station bekannt ist.

Eine kalkulierte **antimykotische Therapie** sollte nicht routinemäßig erfolgen, ist jedoch bei nachgewiesener Candidämie indiziert und kann bei Risikopatienten [z.B. Patienten mit Immunsuppression, nach Transplantation] in Erwägung gezogen werden. Als Chemotherapeutika kommen häufig Fluconazol* und Voriconazol* zur Anwendung.

Spezielle organorientierte Therapie

Die generalisierte Entzündungsreaktion hat Auswirkungen auf die Funktion aller Organe und kann in Abhängigkeit des Ausprägungsgrades von leichten Organfunktionsstörungen bis hin zum kompletten Organversagen reichen. Die spezifische organorientierte Therapie ist darauf konzentriert, die Organfunktion zu erhalten oder wieder herzustellen, schlimmstenfalls muss aber auch eine Organersatztherapie zur Anwendung kommen.

Kreislaufversagen. Die typischen Kreislaufveränderungen in der Sepsis sind Tachykardie, Hypotonie, erhöhtes Herzzeitvolumen und erniedrigte Vor- und Nachlast. Die Veränderungen erklären sich aus der **Vasodilatation** mit Abfall der enddiastolischen kardialen Füllung und erniedrigtem systemischen Gefäßwiderstand [Nachlast], den großen Volumenverschiebungen vom intravasalen in den interstitiellen Raum und der septisch bedingten Einschränkung der kardialen Kontraktilität.

Primäres Ziel der Kreislauftherapie bei Sepsis ist die **Normalisierung der hämodynamischen Parameter**, um dem Gewebe eine ausreichende Perfusion und damit ein ausreichendes Sauerstoff- und Substratangebot zu sichern. Die kardiovaskuläre supportive Therapie bei Sepsis kann nur mittels **invasivem Kreislaufmonitoring** zielgerichtet gesteuert werden. Dieses umfasst eine kontinuierliche EKG-Aufzeichnung, eine invasive Blutdruckmessung mittels arterieller Kanüle und einen zentralvenösen Katheter. Bei Patienten mit septischem Schock kann zur Steuerung der Katecholamintherapie zusätzlich ein erweitertes Kreislaufmonitoring nützlich sein, das die Messung von Herzzeitvolumen, Gefäßwiderständen und kardialen Füllungsvolumina umfasst. Die Einlage eines Pulmonaliskatheters war über viele Jahre das Standardmonitoring, kann derzeit jedoch unter Berücksichtigung aktueller wissenschaftlicher Studien nicht mehr empfohlen werden. Vielmehr kommt der **transpulmonalen Thermodilutionsmethode** zunehmend Bedeutung zu, da sie neben der Bestimmung des Herzzeitvolumens und des Gefäßwiderstandes auch die Messung der intrathorakalen Volumina erlaubt und daher eine bessere Steuerung der Volumen- und Katecholamintherapie ermöglicht.

Primäre Therapie des septischen Kreislaufversagens ist die **Volumentherapie**, um den durch die Vasoplegie und die Flüssigkeitssequestration ausgelösten relativen Volumenmangel auszugleichen. Welche Art des Volumenersatzes – ob kristalloid oder kolloidal – verwendet werden sollte, scheint von untergeordneter Bedeutung zu sein. Wichtig ist eine **adäquate und frühzeitige Volumentherapie** mit Normalisierung der enddiastolischen Füllungsvolumina, die anhand von zentralvenösem Druck [schlechte Korrelation] abgeschätzt oder invasiv mittels transpulmonaler Thermodilution gemessen werden können. Humanalbumin hat in der Volumentherapie des septischen Kreislaufversagens keinen Stellenwert.

Die Perfusion der Gewebe ist auf einen ausreichenden Perfusionsdruck angewiesen, der im septischen Schock, bedingt durch den Vasoplegie-induzierten erniedrigten systemischen Gefäßwiderstand, über eine Erhöhung des Herzzeitvolumens nicht aufrechterhalten werden kann. Die Therapie der Wahl besteht in der **Normalisierung des peripheren Gefäßwiderstandes**. Dies kann primär durch Noradrenalin erfolgen, das über Alpha-1-Rezeptoren zu einer Tonuszunahme der Widerstandsgefäße im arteriellen System führt. In therapierefraktären Fällen und im schweren septischen Schock kann eine zusätzliche Therapie mit Vasopressin zu einer Zunahme des systemischen Gefäßwiderstandes und damit des Perfusionsdruckes führen. Bei normalisierten kardialen Füllungsvolumina und erniedrigtem Herzzeitvolumen kann die Gabe von Dobutamin über eine Stimulation kardialer Beta-1-Rezeptoren zu einer **verbesserten Pumpfunktion des Herzens** und damit zu einer Steigerung des Herzzeitvolumens führen.

Eine erniedrigte gemischtvenöse Sauerstoffsättigung [Normalwert 75 %] und/oder eine erhöhte Laktatkonzentration im Blut können Hinweise auf eine Minderversorgung des Gewebes mit Sauerstoff geben, die oftmals auf einer Minderperfusion beruht. Bei ausreichendem arteriellen Sauerstoffangebot und ausreichendem Hämoglobingehaltes des Blutes erlaubt die Bestimmung der zentralvenösen Sättigung eine unspezifische Abschätzung der Sauerstoffversorgung der Organe. Abbildung 4 zeigt den Algorithmus zur Normalisierung der Hämodynamik bei Sepsis.

Die Gabe von Blutprodukten, vor allem von **Erythrozytenkonzentraten**, beim septischen Patienten bleibt umstritten. Ein idealer Hämoglobinwert ist nach wie vor nicht definiert und die **kritische Indikationsstellung** bleibt in Zusammenschau der klinischen Befunde und der Abwägung von Vor- und Nachteilen

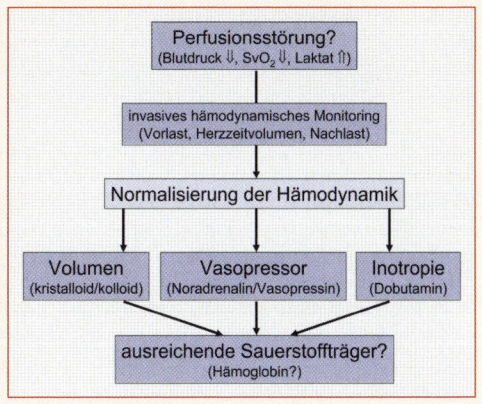

Abb. 4. Algorithmus zur Normalisierung des Sauerstoff- und Substratangebotes bei Sepsis

eine Einzelentscheidung des behandelnden Arztes. Während bei kardiovaskulär sonst gesunden Patienten ein Hämoglobingehalt von 7,0 g/dl ausreichend sein kann, wird im Allgemeinen beim älteren Patienten mit kardialer Vorerkrankung, z.B. einer koronaren Herzerkrankung, eine höhere Hämoglobinkonzentration angestrebt. Die bekannten Nachteile, wie Risiko der Transfusionsreaktion, Infektion und Immunsuppression, müssen gegen den beabsichtigten Nutzen einer Gabe von Erythrozytenkonzentrat abgewogen werden.

Lunge. Die Sauerstoffversorgung des Gewebes setzt eine ausreichende Oxygenierung des arteriellen Blutes voraus, die nur durch eine suffiziente Lungenfunktion gewährleistet wird. In der Sepsis kann die Lunge sowohl Ursache [z.B. bei schwerer Pneumonie] als auch sekundäres Zielorgan der Entzündungsreaktion sein. Der pulmonale Gasaustausch kann so stark beeinträchtigt sein, dass eine **maschinelle Beatmung** mit erhöhter inspiratorischer Sauerstoffkonzentration notwendig wird. Etwa die Hälfte aller Patienten mit Sepsis entwickelt ein Lungenversagen, das in Abhängigkeit der Schwere als **acute lung injury** [ALI] oder **acute respiratory distress syndrome** [ARDS] bezeichnet wird.

Die Beatmung wird über einen Trachealtubus, bei längerer Beatmungsdauer aber auch über eine Trachealkanüle durchgeführt. Ein Stützpfeiler der Beatmungstherapie ist die Anwendung eines **positiven endexspiratorischen Druckes** [PEEP], der während der Exspiration die zum Kollaps neigenden Alveolen offen hält und so über eine Vergrößerung der pulmonalen Gasaustauschfläche zu einer Verbesserung der Oxygenierung führt. Die Beatmung sollte **lungenprotektiv** durchgeführt werden, d.h. mit relativ kleinen Atemzugvolumina [6 ml/kg], um ein Volu-Trauma durch Überdehnung der noch intakten Bezirke zu vermeiden. Bei therapierefraktärem Lungenversagen kann in einigen Fällen die Lagerungstherapie mit 135°- oder sogar 180°-Bauchlagerung hilfreich sein. Lungenersatzverfahren wie die extrakorporale Membranoxygenierung [ECMO] werden nur selten durchgeführt und bleiben wenigen Zentren vorbehalten, neue Verfahren zur Unterstützung der Lungenfunktion mittels intravasaler Oxygenierungskatheter sind derzeit in Erprobung. Die **Entwöhnung von der Beatmung** [*weaning*] sollte fließend durch schrittweise Reduktion der Invasivität der Beatmung erfolgen. Die Entwöhnung kann anhand festgelegter Algorithmen, so genannter *Weaning*-Protokolle, erfolgen.

Niere. Die Störung der Nierenfunktion in der Sepsis ist ein häufiges Problem, das sich klinisch zunächst oft in einer Abnahme der Stundendiurese und in einem Anstieg der Retentionsparameter Kreatinin und Harnstoff im Serum zeigt und als **akutes Nierenversagen** bezeichnet wird. Die primäre Therapie besteht in einer medikamentösen Unterstützung der noch erhaltenen Diurese durch **Schleifendiuretika**. Akute Entgleisungen des Elektrolythaushaltes zeigen sich oft in einem raschen Anstieg der Serum-Kaliumkonzentration, der kurzfristig mittels Beschränkung der Kaliumzufuhr [kaliumfreie Infusionslösungen], Bikarbonatgabe und Insulin-Glukose-Infusion behandelt werden kann. Kommt es im weiteren Verlauf jedoch zu einer anhaltenden Retention der harnpflichtigen Substanzen, zur Anurie mit Zeichen der Überwässerung und zu Elektrolytentgleisungen ist eine Nierenersatztherapie indiziert. Diese wird in der Intensivmedizin vorzugsweise als **kontinuierliche venovenöse Hämodialyse** [CVVHD] durchgeführt und kann über Tage und Wochen die Nierenfunktion bis zur Erholung des Organs überbrücken.

Im Rahmen des septischen Krankheitsbildes können **unspezifische Bewusstseinsstörungen** auftreten, die schon zu Beginn – noch vor anderen Symptomen – einen Hinweis auf eine zerebrale Mitbeteiligung an der Entzündungsreaktion geben können. Die Bewusstseinsstörungen umfassen das gesamte psychiatrische Spektrum, am häufigsten werden jedoch **delirante Symptome und Verwirrtheitszustände** mit bisweilen aggressiver Komponente beobachtet, die jedoch in aller Regel selbstlimitierend sind. Eine Vielzahl verschiedener zentral wirksamer Medikamente steht zur symptomatischen Therapie zur Verfügung. Die wohl am häufigsten eingesetzten Sedativa sind Benzodiazepine, bei vegetativer Symptomatik können zentral wirksame Alpha-2-Agonisten wie Clonidin* von Vorteil sein, und bei produktiver Symptomatik mit Halluzinationen werden Neuroleptika empfohlen. Der therapeutische Einsatz von Sedativa erfolgt beim septischen intensivtherapiepflichtigen Patienten im Rahmen der **Analgosedierung** zur Abschirmung, vor allem, wenn der Patient maschinell beatmet werden muss. Zur Analgosedierung werden unterschiedliche Konzepte publiziert. Sinnvoll ist es, in den ersten Tagen einer Analgosedierung kurz wirksame und **gut steuerbare Substanzen** [z.B. Remifentanil*, Propofol*] einzusetzen und die Analgosedierung erst dann auf Pharmaka mit längerer Halbwertszeit [z.B. Midazolam*, Sufentanil*, Ketamin*] umzustellen, wenn sich ein prolongierter Krankheitsverlauf abzeichnet. Es wird empfohlen, **tägliche Sedierungsfenster** einzurichten und die Tiefe der Analgosedierung regelmäßig mittels **Scoring-Systemen** [z.B. Ramsay-Score] zu evaluieren, um eine Kumulation der Substanzen zu vermeiden und den Patienten täglich neurologisch beurteilen zu können, was zum Beispiel bei Patienten mit intrakraniellen Prozessen oder Beteiligung zentralnervöser Strukturen besonders wichtig ist.

Supportive Therapie

Neben der allgemeinen Basistherapie wie Stressulkus- oder Thromboseprophylaxe werden derzeit weitere supportive Therapiekonzepte bei der Behandlung von Intensivpatienten mit Sepsis empfohlen.

So kann die Gabe von **Hydrocortison** in niedriger Dosierung [200–300 mg/Tag] über sieben Tage bei Patienten mit septischem Schock die Mortalität signifikant senken und wird daher empfohlen. Die strenge Einstellung des **Blutzuckers** auf Werte kleiner 110 mg/dl zeigte bei Intensivpatienten – nicht nur bei septischen Patienten – einen deutlichen Überlebensvorteil.

Eine Reduktion der Mortalität bei schwerer Sepsis konnte in einer großen Multizenterstudie [PROWESS-Studie] für die Gabe der gerinnungshemmenden Substanz **aktiviertes Protein C** gezeigt werden. Wie in Abbildung 3 gezeigt, kommt es im Rahmen der schweren Sepsis zu einer Aktivierung der Gerinnungskaskade, die das Gerinnungsgleichgewicht in Richtung Pro-Koagulation verschiebt und mit für die Mikrozirkulationsstörungen verantwortlich ist. Die Gabe von rekombinantem aktivierten Protein C [rhaPC] als Inhibitor dieses pathophysiologischen Ablaufes konnte die Mortalität bei schwerer Sepsis um 6,1 % reduzieren. Das bedeutet, dass 16 Patienten behandelt werden müssen, damit ein Patient zusätzlich überlebt. Die Therapie mit rhaPC kann Patienten mit schwerer Sepsis zugute kommen, bei denen es trotz Anwendung der optimierten Intensivtherapie nicht zu einer Besserung des klinischen Zustandes kommt. Bei der Anwendung der Substanz sind allerdings die strengen Ein- und Ausschlusskriterien sowie die derzeit einzige bekannte Nebenwirkung des erhöhten Blutungsrisikos zu beachten.

Tab. 6. Ein- und Ausschlusskriterien für die Therapie mit aktiviertem Protein C

Einschlusskriterien	Ausschlusskriterien
• dokumentierte oder hochwahrscheinliche Infektion	• schweres Schädel-Hirn-Trauma
• 3 von 4 SIRS-Kriterien	• keine Maximaltherapie geplant, infauste Prognose
• akutes Auftreten [Einschluss nach max. 24 Stunden]	• akute Blutung, hohes Blutungsrisiko
• mindestens 2 Organversagen [Kreislauf, Lunge, Niere, Leber, Gerinnung, Metabolismus]	• intrakranielle/rückenmarksnahe Operation/Tumor, intrakranielle Blutung
	• Überempfindlichkeit gegen rhaPC

Quellenhinweise

Abb. 1–4: AM-productions, Wiesloch

S

Selroltymlpalnon, akutes nt: Syn: akuter Tubenkatarrh, akuter Tubenverschluss; s.u. Essay Otitis media S. 1181

Serlpylli aetheroleum nt: Syn: Quendelöl; s.u. Quendel

Serlpylli herba f: Syn: Quendelkraut; s.u. Quendel

Serlralpeptalse f: Syn: Serratiopeptidase; proteolytisches Enzym aus Serratia-Species; **Anw.**: Antiphlogistikum, Adjuvans bei entzündlich bedingten Schwellungen und Eiterungen; **Dosierung**: 3 × 10 mg tgl. p.o. [3 × 20.000 Serrapeptase-Einheiten]

Serlraltia f: zu den Enterobacteriaceae gehörende Gattung gramnegativer, beweglicher Stäbchenbakterien; v.a. **Serratia liquefaciens** und **Serratia marcescens** treten als Erreger von Nosokomialinfektionen auf

Serratia marcescens und **Serratia rubidaea** bilden unter Lichtabschluss ein rotes Pigment [**Prodigiosin**], das zur rötlichen Verfärbung von Lebensmitteln führen kann; s.a. Essay Nosokomiale Infektionen S. 723

Serlratilolpepltildase f: → Serrapeptase

Serltalcolnalzol nt: lokales Antimykotikum mit breitem Wirkungsspektrum; **Anw.**: topisch bei v.a. Candidose, Pityriasis versicolor und sonstigen Dermatophytosen; **NW**: Erythem, Pruritus; s.a. Essay Mykosen S. 1059

Sertoli-Leydig-Zelltumor m: Syn: Arrhenoblastom; Androblastom des Eierstocks; seltener, meist junge Frauen betreffender Tumor, der durch eine Testosteronbildung zu Hirsutismus, Amenorrhoe und Klitorishypertrophie führen kann; s.a. Essay Neubildungen des Ovars S. 1195

Sertoli-Zelltumor m: seltener, von den Sertoli-Zellen des Hodens ausgehender bösartiger Tumor; s.a. Essay Hodentumoren S. 651

Serltrallin nt: Antidepressivum, selektiver Serotoninwiederaufnahmehemmer; HWZ 25–26 h, bei älteren Patienten bis zu 36 h; **Anw.**: depressive Erkrankungen; **Dosierung**: initial 50 mg/d, später maximal 200 mg/d p.o.; **NW**: Kopfschmerz, Mundtrockenheit, Schlaflosigkeit, Verwirrtheit, Tremor, Leistungsabnahme, Agitation, Schläfrigkeit, Übelkeit

Serlrumlcholleslterlinleslterlmanlgel, familiärer m: → Lecithin-Cholesterin-Acyltransferase-Mangel, primärer

Serlrumlhelpaltitis f, pl -tilden: → Hepatitis B

Serlrumlkranklheit f: verzögert oder akut [**Serumschock**] auftretende Unverträglichkeitsreaktion gegen artfremdes Serum; beruht auf der Bildung von Antigen-Antikörper-Komplexen, die u.a. zu generalisierter Lymphknotenschwellung, Fieber, Polyarthritis, Ödemen, Myalgie, Immunkomplexvaskulitis oder -nephritis [**Serumnephritis**] führen können; die **Serumneuritis** ist eine heute sehr seltene allergische Polyneuritis, die früher nach Schutzimpfungen gegen Typhus und Paratyphos oder Injektion von Tetanus- und Diphtherieantitoxin auftrat; **Therapie**: Glucocorticoide, nicht-steroidale Antiphlogistika; bei Serumschock wie bei anaphylaktischem Schock

Serlrumloslmollalriltät, effektive f: Syn: Tonizität; s.u. Essay Akute Störungen des Wasser-, Elektrolyt- und Säure-Basen-Haushalts S. 1387

Seslquilterlpelne pl: aus 3 Isopren-Einheiten bestehende aliphatische mono-, di- oder trizyklische Terpene, die in vielen ätherischen Ölen vorkommen; dazu gehören z.B. Pheromone, Phytohormone, Antibiotika und Bitterstoffe

Seslquilterlpenllacltolne pl: Sesquiterpen-Derivate mit z.T. antimikrobieller, antineoplastischer, antiarthritischer, antiphlogistischer oder kardiotoner Wirkung

Selvolflulran nt: als Allgemeinanästhetikum verwendeter halogenierter Kohlenwasserstoff; besitzt eine gute narkotisch-hypnotische, geringe analgetische und muskelrelaxierende Wirkung

Sézary-Syndrom nt: Syn: T-Zell-Erythrodermie; seltenes, kutanes T-Zell-Lymphom, das evtl. eine Variante der Mycosis* fungoides ist; beginnt mit großflächigen, uncharakteristischen, schuppenden und juckenden Erythemen, aus denen schon bald eine Erythrodermie mit Hyperpigmentierung [Melanoerythrodermie] und palmoplantare Hyperkeratose hervorgeht; auffällig sind auch eine diffuse Alopezie, Ony-

chodystrophie, generalisierte Lymphknotenschwellung sowie atypische T-Lymphozyten [**Sézary-Zellen**] bei Leukozytose im peripheren Blut; der Verlauf ist chronisch progredient mit einer mittleren Überlebensdauer von 3–5 Jahren; s.a. Essay Bösartige Neubildungen der Haut S. 993

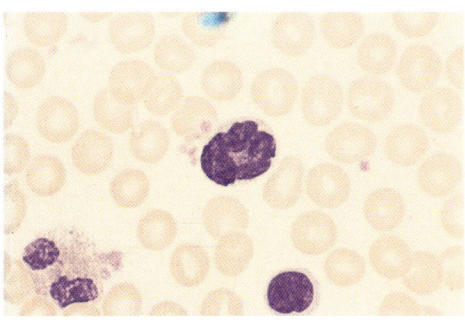

Abb. S44. Sézary-Syndrom. Sézary-Zelle

SF-36-Fragebogen m: fasst die am häufigsten verwendeten Konzepte zur gesundheitsbezogenen Lebensqualität in 8 Subskalen zusammen; erfasst werden Angaben zu körperlicher Funktionsfähigkeit, körperlicher Rollenfunktion, körperlichen Schmerzen, allgemeiner Gesundheitswahrnehmung, Vitalität, sozialer Funktionsfähigkeit, emotionaler Rollenfunktion und psychischem Wohlbefinden; wird weltweit als kurzes, ökonomisches, krankheitsübergreifendes Messinstrument zur Erfassung der gesundheitsbezogenen Lebensqualität verwendet; s.a. Essay Adipositas S. 15

Sharp-Syndrom nt: Syn: Mischkollagenose, gemischte Bindegewebserkrankung, mixed connective tissue disease; meist Frauen [80 %] im 4. Lebensjahrzehnt betreffendes Syndrom mit Symptomen von systemischem Lupus erythematodes, Dermatomyositis und progressiver systemischer Sklerodermie; auffällig oft werden Antikörper gegen **extrahierbare nukleäre Antigene** [ENA] gefunden; nach mehrjährigem Verlauf entsteht entweder eine progressive systemische Sklerodermie oder ein systemischer Lupus erythematodes [jeweils 50 %]; **Therapie**: spricht gut auf Corticosteroide an

Sheehan-Syndrom nt: Syn: postpartale Hypophysenvorderlappeninsuffizienz; s.u. Hypophysenvorderlappeninsuffizienz

Shilgellla f: zu den Enterobacteriaceae gehörende Gattung gramnegativer unbeweglicher Stäbchenbakterien, die Escherichia* coli nahe verwandt sind; sie wurden nach dem japanischen Bakteriologen Kiyoshi Shiga benannt, der 1898 Shigella dysenteriae entdeckte; man unterscheidet vier Gruppen, die alle obligat pathogen sind und die alle Virulenzplasmide [invasion plasmid antigens, intercellular spread proteins] und Enterotoxine bilden

Shigella dysenteriae [Gruppe A]: enthält 10 Serovarianten; Shigella dysenteriae Typ 1 [Shiga-Kruse-Ruhrbakterium] bildet ein Neurotoxin [**Shiga-Toxin**], das mit dem Shiga-Toxin 1 der enterohämorrhagischen Escherichia* coli identisch ist und das ein hämolytisch-urämisches Syndrom verursachen kann; Shigella dysenteriae Typ 2 [Shigella schmitzii/ambigua] ist ein exotoxinbildender Serovar, der aber nur eine milde Bakterienruhr verursacht

Shigella flexneri [Gruppe B]: weltweit verbreitete und in Mitteleuropa endemische Shigellen; die Infektionen verlaufen relativ leicht, da keine Enterotoxine gebildet werden

Shigella boydii [Gruppe C]: aus ca. 15 Serovarianten bestehende Gruppe; Erreger einer bakteriellen Ruhr, die weltweit in tropischen und subtropischen Regionen auftritt

Shigella sonnei [Gruppe D, Kruse-Sonne-Ruhrbakterium]: in Mitteleuropa endemischer, nicht toxinbildender Erreger der Sommercholera*

die Übertragung der Shigellen erfolgt durch Schmierinfektionen [4 F: Finger, Futter, Fliegen, Faeces]; auch wenn die Shigellen heute vorwiegend eine Rolle in Entwicklungsländern spielen, muss bei entsprechender Symptomatik auch in Mitteleuropa an Shigella flexneri oder sonnei gedacht werden; *s.u. Essay Diarrhoe – entzündliche und nicht-entzündliche Formen S. 265*

Shiǀgelǀlenǀruhr f: →*Bakterienruhr*

Short-Segment-Barrett-Ösophagus m: *s.u. Essay Gastroösophageale Refluxkrankheit S. 1339*

Shouldice-Operation f: *Syn: Hernienplastik nach Shouldice*; *s.u. Hernienplastik*

Shulman-Syndrom nt: *Syn: eosinophile Fasciitis*; seltene, v.a. Männer befallende zirkumskripte Sklerodermie* der Extremitäten mit diffuser Schwellung, Einschränkung der Gelenkbeweglichkeit, Vermehrung der Eosinophilen im peripheren Blut und [häufig] Karpaltunnelsyndrom; nach monate- oder jahrelangem Verlauf Defektheilung mit Kontrakturen

Shunt, portokavaler m: *Syn: portosystemischer Shunt, portokavale Anastomose*; Oberbegriff für Techniken zur Anastomosierung des Einzugsgebietes der Pfortader [Vena portae hepatis] mit der Vena cava inferior zur Behandlung der portalen Hypertension; man unterscheidet vier Grundmethoden: **1. portokavaler Shunt**: die Pfortader wird durchtrennt und der proximale Stumpf vernäht; der zuführende Stumpf mit End-zu-Seit in die Vena cava inferior implantiert **2. proximaler splenorenaler Shunt** [Linton-Shunt]: die Milz wird exstirpiert und die Vena lienalis mit der Vena renalis anastomosiert **3. mesokavaler H-Shunt**: Verbindung von Vena mesenterica superior und Vena cava inferior **4. distaler splenorenaler Shunt** [Warren-Shunt]: die Vena lienalis wird vor der Vereinigung mit der Vena mesenterica superior durchtrennt und End-zu-Seit in die Vena renalis implantiert

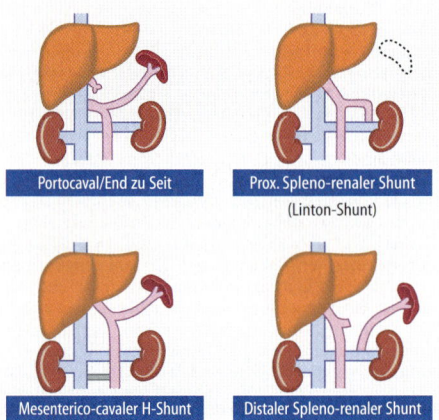

Portocaval/End zu Seit

Prox. Spleno-renaler Shunt (Linton-Shunt)

Mesenterico-cavaler H-Shunt

Distaler Spleno-renaler Shunt (Warren-Shunt)

Abb. S45. Portokavale Shunts

Shunt, transjugulärer intrahepatischer portosystemischer m: *s.u. Essay Leberzirrhose S. 877, Essay Gastrointestinale Blutung S. 155*

Shy-Drager-Syndrom nt: *Syn: primäre orthostatische Hypotension*; ätiologisch ungeklärte Multisystemkrankheit mit Nervenzellschwund in Substantia nigra, Rückenmark und Nucleus dorsalis des Nervus vagus; beginnt meist zwischen 35–70 Jahren und betrifft Männer häufiger als Frauen; es kommt schon beim Aufrichten in die 45°-Position zu einer bedrohlichen Hypotonie ohne kompensatorischen Anstieg von Herzfrequenz oder Schlagvolumen; später

kommt es auch zu Störungen der Schweißsekretion, Potenz, Stuhl- und Harnausscheidung; in der Spätphase liegt ein akinetisches Parkinson-Syndrom vor; die mittlere Überlebensdauer beträgt 7–8 Jahre; wird heute als Teil der Multisystematrophie angesehen; *s.u. Essay Parkinson-Syndrome S. 1229*

Siǀalǀadeǀnekǀtoǀmie f: *Syn: Sialoadenektomie, Speicheldrüsenexzision*; operative Entfernung einer Speicheldrüse

Siǀalǀadeǀniǀtis, akute eitrige f: v.a. bei Abflussbehinderung [Sialolithiasis], Immunschwäche oder vermindertem Speichelfluss vorkommende bakterielle Speicheldrüsenentzündung, die i.d.R. die Parotitis oder Glandula submandibularis betrifft; **Klinik**: Schwellung und Schmerzhaftigkeit der Drüse, Fieber, Schwellung des Ausführungsganges, evtl. Rötung der Papille und Eiterentleerung auf Druck; **Therapie**: Antibiotika, Antiphlogistika, Antipyretika; Anregung des Speichelflusses [Kaugummi, Zitronen], Ausmassieren der Drüse; bei beginnender Einschmelzung Wärmeapplikation, nach Einschmelzung Inzision von außen und Drainage

Siǀalǀadeǀniǀtis, myoepitheliale f: →*Sjögren-Syndrom*

Siǀalǀadeǀnoǀgraǀfie, -graǀphie f: →*Sialografie*

Siǀalǀadeǀnoǀse f: *Syn: Sialose*; rezidivierende, nicht-entzündliche Speicheldrüsenerkrankung mit Schwellung der Drüsen [v.a. der Parotis], die langfristig meist zu verminderter Speichelbildung und Xerostomie führt; nach der Ursache unterscheidet man u.a. **endokrine Sialadenose** [bei Diabetes mellitus, hormonellen Störungen], **neurogene Sialadenose** [bei Dysfunktion des vegetativen Nervensystems], **medikamentöse Sialadenose** [u.a. durch Antihypertensiva, Psychopharmaka] und **dystrophisch-metabolische Sialadenose** [bei Vitamin- oder Eiweißmangel, Leberzirrhose, Essstörungen]

Siǀalǀadeǀnoǀtoǀmie f: *Syn: Sialoadenotomie*; operative Eröffnung einer Speicheldrüse

Siǀaloǀadeǀnekǀtoǀmie f: →*Sialadenektomie*

Siǀaloǀadeǀnoǀtoǀmie f: →*Sialadenotomie*

Siǀalǀoǀgraǀfie, -graǀphie f: *Syn: Sialadenografie, Sialoadenografie*; Röntgenkontrastdarstellung von Speicheldrüsen

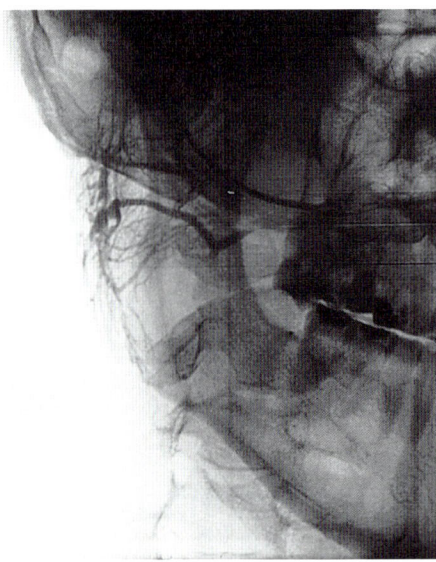

Abb. S46. Sialografie. Ein Speichelstein im Ausführungsgang führt zum Abbruch der Gangfüllung

Siǀalǀoǀliǀthiǀaǀsis f, pl **-ses**: *Syn: Ptyalolithiasis*; meist asymptomatisches Vorkommen von Speichelsteinen; am häufigsten in der Glandula submandibularis; kann zu Ausfluss-

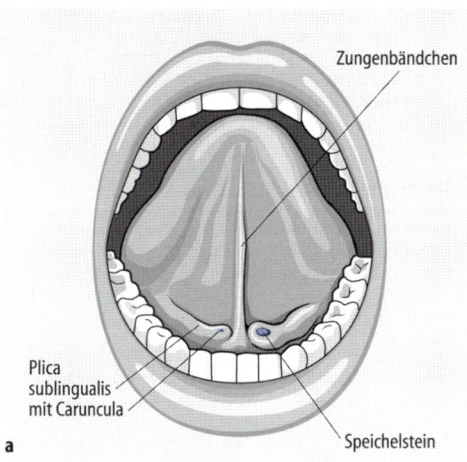
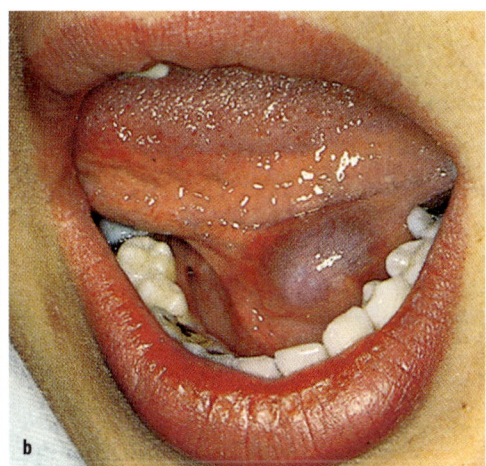

Abb. S47. Sialolithiasis. Speichelstein in der Karunkel [a] und dadurch bedingte Ausflussstauung und schmerzhafte Drüsenschwellung [b]

stauung und schmerzhafter Drüsenschwellung führen; **Therapie:** Dilatation oder Schlitzung des Ausführungsganges und Spontanabgang oder operative Entfernung; Ultraschalllithotripsie [selten]

Si|al|o|li|tho|to|mie *f*: operative Entfernung von Speichelsteinen

Si|bu|tra|min *nt*: zentral wirkendes Antiadiposum; Appetitzügler; steigert die zentrale Sympathikusaktivität sowie die Thermogenese durch Stimulation der Glucoseutilisation in braunem Fettgewebe, hemmt den Appetit und das Hungergefühl; hemmt die Wiederaufnahme von Serotonin und Noradrenalin in Zellen und verstärkt damit die Wirkungen von Serotonin und Noradrenalin; **Anw.:** Gewichtsreduktion bei Adipositas; **NW:** trockener Mund, Obstipation, Schwindel, Schlafstörungen, Anstieg von Blutdruckwerte [bei 4 % der Einnehmer um mehr als 10 mmHg] und Herzfrequenz; **Kontraind.:** unzureichend behandelte Hypertonie, schwere Leber- oder Niereninsuffizienz, kardiovaskuläre Erkrankungen; *s.a. Essay Adipositas S. 15, Essay Essstörungen mit anorektischer und bulimischer Symptomatik S. 387*

Sicca-Syndrom *nt:* → *Sjögren-Syndrom*

Si|chel|fuß *m: Syn: Pes adductus*; Fußfehlstellung mit Adduktion des Vorfußes; die Ferse steht normal oder in Valgusstellung; **Therapie:** manuelle Redression und Fixierung im Gipsverband; später Schienen und Schuheinlagen; bei Versagen dieser Therapie Korrekturosteotomie

Si|chel|zel|len|an|ä|mie *f: Syn: Sichelzellanämie, Herrick-Syndrom, Drepanozytose*; autosomal-rezessiv vererbte Hämoglobinopathie mit schwerer hämolytischer Anämie; **Sichelzellenhämoglobin** [Hämoglobin S] ist anomales Hämoglobin, bei dem Valin anstatt von Glutaminsäure in Position 6 der β-Kette eingebaut wird; der Austausch einer hydrophilen Aminosäure durch eine hydrophobe verändert die elektrophoretische Mobilität des Hämoglobins, stört aber nicht die Sauerstoffanlagerung; sauerstoffarmes [desoxygeniertes] Hämoglobin S polymerisiert und führt zur sichelförmigen Verformung von Erythrozyten [Sichelzellen] in der Peripherie; homozygote Träger entwickeln eine Sichelzellanämie, während der heterozygote Zustand [**sickle cell trait**] den Trägern Immunität gegen Malaria verleiht; dieser Selektionsvorteil von Heterozygoten in Malariagebieten erklärt, warum die Sichelzellanämie so häufig in Afrika, Mittel- und Südamerika auftritt; **Klinik:** der Verlauf ist durch hämolytische Krisen und durch Gefäßverschlüsse verursachte Krisen [Hand-Fuß-Syndrom, Abdominalkrisen, ZNS-Krisen usw.] gekennzeichnet; **Therapie:** bisher ist keine kausale Therapie bekannt, in Zukunft

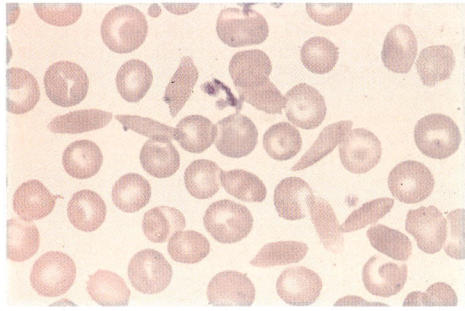

Abb. S48. Sichelzellenanämie. Typische Sichelformen im Blutausstrich

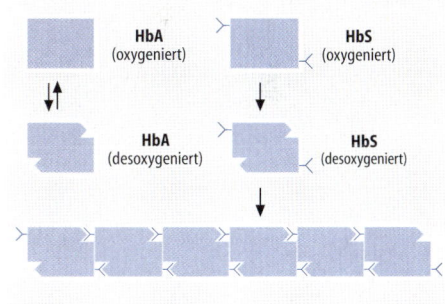

Abb. S49. Sichelzellenanämie. Polymerisierung von Sichelzellhämoglobin im desoxygenierten Zustand

könnte aber eine Gentherapie möglich sein; zur Zeit werden Erythrozytentransfusion und Teilaustauschtransfusion zu Überwindung von Krisen eingesetzt; dazu kommen noch Dextranlösungen, Antibiotika, Analgetika und Folsäure

Si|chel|zel|len|thal|ass|ä|mie *f: Syn: Sichelzellthalassämie, Mikrodrepanozytenkrankheit, HbS-Thalassämie, Hämoglobin-S-Thalassämie*; kombinierte Heterozygotie für Sichelzellenhämoglobin und Thalassämie; imponiert klinisch als Sichelzellenanämie mit Symptomen der Thalassämie*

Si|cher|heits|chi|rur|gie *f: s.u. Essay Operationsvorbereitung*

S. 193

Si|cker|kis|sen *pl*: *s.u. Essay Glaukome S. 497*

sickle cell trait *nt*: *s.u. Sichelzellenanämie*

sickness impact profile *nt*: *s.u. Essay Schlafstörungen S. 1413*

Sick-Sinus-Syndrom *nt*: *Syn*: Bradykardie-Tachykardie-Syndrom, Sinusknotensyndrom, Sinusknotendysfunktion; durch eine Funktionsstörung des Sinusknotens ausgelöste Herzrhythmusstörung, die abwechselnd zu Bradykardie und Tachykardie führt; *s.u. Essay Herzrhythmusstörungen S. 613*

Si|de|ro|fi|bro|se *f*: Organfibrose mit Einlagerung von Eisen; oft verwendet als Bezeichnung für Lungensiderose [Siderosis pulmonum]; *s.u. Essay Lungen- und Atemwegserkrankungen durch Arbeit und Umwelt S. 1265*

Si|de|ro|pe|nie *f*: →*Eisenmangel*

Si|de|ro|phi|lie *f*: →*Hämochromatose*

Si|de|ro|phi|lin *nt*: *Syn*: Transferrin; *s.u. Eisenbindungskapazität*

Si|de|ro|se *f*: *Syn*: Siderosis; (übermäßige) Ablagerung von Eisen in Organen oder Geweben; sowohl bei primärer als auch sekundärer Siderose kommt es zu Eisenablagerung und langfristig zu Parenchymschädigung mit der Entwicklung einer kleinknotigen Leberzirrhose; am häufigsten ist aber die **Lungensiderose** [Siderosis pulmonum], eine benigne, rückbildungsfähige Pneumokoniose durch Ablagerung von Eisenstaub; *s.u. Essay Lungen- und Atemwegserkrankungen durch Arbeit und Umwelt S. 1265*

Sieb|bein|aus|räu|mung *f*: *Syn*: Ethmoidektomie; der gewählte Zugangsweg ist von der Lage des zu entfernenden Prozesses abhängig; bei der **Siebbeinausräumung von außen** wird ein Hautschnitt von der Augenbraue bogenförmig zur seitlichen Nase durchgeführt und Teile des Tränenbeins und des Nasenbeins werden entfernt; die **endonasale Siebbeinoperation** erlaubt eine Ausräumung der vorderen Siebbeinzellen; bei der **transmaxillären** oder **permaxillären Siebbeinausräumung** erfolgt der Zugang durch die Kieferhöhle

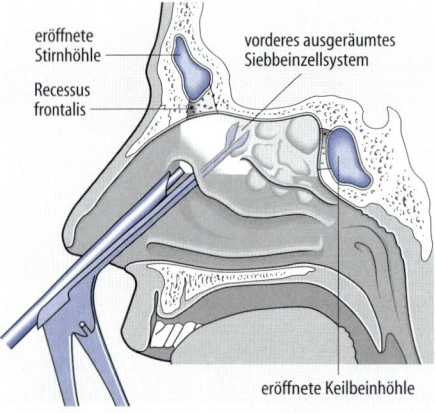

Abb. S50. **Siebbeinausräumung.** Endonasale Siebbeinoperation

Sieb|bein|ei|te|rung *f*: *s.u. Sinusitis ethmoidalis*

Sieb|bein|zel|len|ent|zün|dung *f*: →*Sinusitis ethmoidalis*

Siemerling-Creutzfeld-Syndrom *nt*: →*Adrenoleukodystrophie*

Sig|ma|af|ter *m*: *Syn*: Sigmoidostomie, Sigmaausleitung, Anus praeter sigmoideus; Anus praeter nach Entfernung von Rektum und After

Sig|ma|aus|lei|tung *f*: →*Sigmaafter*

Sigma-Rektum-Anastomose *f*: →*Sigmoideorektostomie*

Sig|ma|re|sek|ti|on *f*: →*Sigmoidektomie*

Sig|ma|seg|ment|re|sek|ti|on *f*: *Syn*: partielle Sigmoidektomie; *s.u. Sigmoidektomie*

Sig|mo|id|ek|to|mie *f*: *Syn*: Sigmaentfernung, Sigmaresektion; operative Entfernung des Sigmas; die **partielle Sigmoidek-**

tomie wird auch als **Sigmasegmentresektion** bezeichnet; *s.a. Essay Neubildungen von Kolon, Rektum und Anus S. 827*

Sig|mo|i|de|o|prok|to|sto|mie *f*: →*Sigmoideorektostomie*

Sig|mo|i|de|o|rek|to|sto|mie *f*: *Syn*: Sigma-Rektum-Anastomose, Sigmoideoproktostomie, Sigmoidoproktostomie, Sigmoidorektostomie; operative Verbindung von Sigma und Rektum nach Resektion eines Sigma- oder Rektumsegments

Sig|mo|i|de|o|sto|mie *f*: →*Sigmoidostomie*

Sig|mo|i|de|o|to|mie *f*: →*Sigmoidotomie*

Sig|mo|i|do|prok|to|sto|mie *f*: →*Sigmoideorektostomie*

Sig|mo|i|do|rek|to|sto|mie *f*: →*Sigmoideorektostomie*

Sig|mo|i|do|sig|mo|i|de|o|sto|mie *f*: *Syn*: Sigmoidosigmoidostomie; operative Verbindung von zwei Sigmaabschnitten nach Sigmasegmentresektion

Sig|mo|i|do|sig|mo|i|de|o|sto|mie *f*: →*Sigmoidosigmoideostomie*

Sig|mo|i|do|sko|pie *f*: *Syn*: Sigmoidoskopie; endoskopische Untersuchung des Sigmoids/Colon sigmoideum; hat die Rektosigmoidoskopie als Vorsorgeuntersuchung praktisch vollständig abgelöst; muss aber durch eine Proktoskopie ergänzt werden, da die Analregion nicht ausreichend gut beurteilt werden kann

Sig|mo|i|do|sto|mie *f*: **1.** *Syn*: Sigmoideostomie; Anlegen eines Sigmaafters **2.** →*Sigmaafter*

Sig|mo|i|do|to|mie *f*: *Syn*: Sigmoideotomie; operative Eröffnung des Sigmas

signal-averaged electrocardiography *nt*: *s.u. Essay Elektrokardiogramm S. 317*

Sil|ber|blick *m*: →*Mikrostrabismus*

Sil|ber|dis|tel *f*: **1.** →*Eberwurz* **2.** →*Mariendistel*

Sil|ber|draht|ar|te|ri|en *pl*: *s.u. Retinopathia hypertensiva*

Sil|ber|in|to|xi|ka|ti|on *f*: *Syn*: Argyrie, Argyrosis, Argyrose; Vergiftung durch Silber oder Silberverbindungen äußert sich v.a. als schiefrig-graue Verfärbung der Haut und Schleimhaut oder innerer Organe [Niere] nach oraler oder kutaner Silberapplikation; *s.a. Essay Intoxikationen S. 743*

Sil|ber|man|tel *m*: →*Alpenfrauenmantel*

Sil|ber|man|tel|kraut *nt*: *Syn*: Alpenfrauenmantelkraut, Alchemillae alpinae herba; *s.u. Alpenfrauenmantel*

Sil|de|na|fil *nt*: selektiver Hemmer der cGMP-spezifischen Phosphodiesterase Typ 5; führt indirekt zur Erhöhung der NO-Konzentration im Corpus cavernosum des Penis; **Anw.**: erektile Dysfunktion; **Kontraind.**: gleichzeitige Einnahme organischer Nitrate oder NO-Donatoren; *s.u. Essay Erektions- und Ejakulationsstörungen S. 295*

Si|li|bi|nin *nt*: *Syn*: Silybin; in der Mariendistel [Silybum marianum] vorkommendes Flavanonderivat; wird als Lebertherapeutikum verwendet; **Dosierung**: $3 \times 70–140$ mg/d p.o.; bei Knollenblätterpilz-Vergiftung 30–50 mg KG über 24 h verteilt i.v.; falls nötig wird die Therapie über 4 Tage fortgesetzt; **NW**: Kopfschmerzen, innere Unruhe, Leistungsabfall, Nausea, Diarrhoe, Magenbeschwerden, Exanthem, Juckreiz

Si|li|ka|to|se *f*: zu Lungenfibrose führende Pneumokoniose durch Inhalation silikathaltiger Stäube; *s.u. Essay Lungen- und Atemwegserkrankungen durch Arbeit und Umwelt S. 1265*

Si|li|ko|anth|ra|ko|se *f*: *Syn*: Anthrasilikose, Anthrakosilikose; zu den Berufskrankheiten gerechnete Pneumokoniose durch langjähriges Einatmen kieselsäurehaltigen Kohlenstaubes; *s.u. Essay Lungen- und Atemwegserkrankungen durch Arbeit und Umwelt S. 1265*

Si|li|ko|ar|thro|se *f*: *Syn*: Caplan-Colinet-Petry-Syndrom, Caplan-Syndrom, Silikoarthritis; seltenes, meist bei Bergleuten auftretendes Syndrom von Silikose und rheumatoider Arthritis; wird zu den Pneumokoniosen gerechnet; *s.a. Essay Lungen- und Atemwegserkrankungen durch Arbeit und Umwelt S. 1265*

Si|li|ko|se *f*: *Syn*: Kieselstaublunge, Lungensilikose, Quarzstaublunge, Steinstaublunge, Bergarbeiterpneumokoniose; durch Einatmen von quarzhaltigem Staub hervorgerufene Pneumokoniose mit chronisch progredienter Lungenfibrose, die sich noch Jahre nach der Exposition entwickeln kann; Makrophagen können die Quarzteilchen nicht verdauen, sondern zerfallen und setzen fibroblastenstimulierende Faktoren frei, die zu einer Bindegewebsproliferation und Fibrose führen; damit kommt es im Laufe der Zeit zu obstruktiver und restriktiver Ventilationsstörung; die Therapie besteht primär in einer Vermeidung weiterer Exposition; Corticoide werden zur Behandlung bei Akutfällen empfohlen; die Lungensilikose begünstigt die Entwicklung einer Lungentuberkulose [Silikotuberkulose]; *s.u. Essay Lungen- und Atemwegserkrankungen durch Arbeit und Umwelt S. 1265*

Si|li|ko|si|de|ro|se *f*: *Syn*: *Siderosilikose*; Pneumokoniose bei langfristiger Inhalation von quarz- und eisenhaltigem Staub; *s.u. Essay Lungen- und Atemwegserkrankungen durch Arbeit und Umwelt S. 1265*

Si|li|ko|tu|ber|ku|lo|se *f*: Tuberkulose als Komplikation einer Silikose; *s.u. Essay Lungen- und Atemwegserkrankungen durch Arbeit und Umwelt S. 1265, Essay Tuberkulose S. 1585*

Si|ly|bin *nt*: →*Silibinin*

Si|ly|bum marianum *nt*: →*Mariendistel*

Si|ly|ma|rin *nt*: aus der Mariendistel [Silybum marianum] gewonnene Mischung verschiedener Flavanonderivate [Silibinin*, Silidianin, Silicristin]; wird als Leber- und Gallentherapeutikum verwendet

Simmonds-Syndrom *nt*: →*Hypophysenvorderlappeninsuffizienz*

Simon-Spitzenherd *m*: *s.u. Lungentuberkulose*

Sim|plex|glau|kom *nt*: *Syn*: *Weitwinkelglaukom, Offenwinkelglaukom, Glaucoma simplex*; primäres Glaukom durch Abflussbehinderung im Schlemm-Kanal ohne Einengung des Kammerwinkels; in Europa 90 % aller Primärglaukome; *s.u. Essay Glaukome S. 497*

Sims-Huhner-Test *m*: *Syn*: *Huhner-Test, postkoitaler Spermakompatibilitätstest, Postkoitaltest*; Untersuchung von Zervixschleim nach dem Beischlaf zur Abklärung von Fertilitätsstörungen; der Zervixschleim wird ca. 6 h nach dem Beischlaf entnommen; reichlich vorhandene, bewegliche Spermien sprechen für fertiles Sperma [positiver Test]; mehrfach negative Tests in der präovulatorischen Phase deuten auf eine zervikale Fertilitätsstörung hin

Sim|vas|ta|tin *nt*: *Syn*: *Synvinolin*; Cholesterin-Synthese-Enzym-Hemmer, Lipidsenker; senkt Cholesterin um 15–30 %, Triglyceride um 10–20 % und LDL um 20–40 %; Anw.: essenzielle Hypercholesterinämie mit oder ohne Hypertriglyceridämie; *s.a. Essay Fettstoffwechselstörungen S. 403*

Si|na|pis albae semen *nt*: →*Senfsamen, weiße*

Single-Photon-Emissionscomputertomografie *f*: Emissionscomputertomografie bei der Radionuklide verwendet werden, die

Tab. S11. **Single-Photon-Emissionscomputertomografie.** Vergleich von Positronemissionstomografie [PET] und Single-Photon-Emissionscomputertomografie [SPECT]

Parameter	PET	SPECT
Auflösung	5–7 mm (< 5 mm, Hirn)	18–23 mm (< 10 mm, Hirn)
Effizienz	1	0,1 (bis 1,0)
Schwächungskorrektur	Üblich (Transmissionsscan)	Zur Zeit rechnerisch eingeschränkt möglich (homogene Absorptionskoeffizienten)
Absolute Quantifizierung	Möglich und z.T. üblich	Nur relativ und eingeschränkt
Kinetik	Erfassbar	Kaum möglich
Radiopharmaka	Nahezu beliebig, physiologisch	Begrenzt, unphysiologisch

einzelne Gammastrahlen emittieren; [123]Jod-Amphetamin und ^{99m}Tc-Hexamethylpropylenaminoxim [HMPAO] werden häufig als Radiopharmaka für Duchblutungsstudien verwendet; *s.a. Positronemissionstomografie*

Si|nol|gra|fie, -gra|phie *f*: Röntgenkontrastdarstellung der Nasennebenhöhlen; heute durch CT und MRT abgelöst

Si|nu|li|tis *f, pl* **-ti|den**: →*Sinusitis*

Si|nus|ar|rest *m*: Herzstillstand durch Ausbleiben der Erregungsbildung im Sinusknoten; *s.a. Essay Herzrhythmusstörungen S. 613*

Si|nus|bra|dy|kar|die *f*: vom Sinusknoten ausgehende Bradykardie; z.B. bei Sinusknotensyndrom; *s.a. Essay Herzrhythmusstörungen S. 613*

Sinus-cavernosus-Thrombose *f*: *Syn*: *Kavernosusthrombose*; Thrombose des Sinus cavernosus durch entzündliche Prozesse der Nasenhöhle oder Hirnhäute oder durch Weiterleitung aus der Vena angularis; *s.a. Sinusthrombose*

Sinus-coronarius-Defekt *m*: *s.u. Vorhofseptumdefekt*

Si|nus|his|tio|zy|to|se *f*: *Syn*: *Sinuskatarrh, Sinuskatarr, akute unspezifische Lymphadenitis*; *s.u. Lymphadenitis*

Si|nu|si|tis *f, pl* **-ti|den**: *Syn*: *Nasennebenhöhlenentzündung, Nebenhöhlenentzündung, Sinuitis*; Entzündung einer, mehrerer [Polysinusitis] oder aller Nasennebenhöhlen [Pansinusitis]; am häufigsten betroffen sind Siebbein [Sinusitis ethmoidalis] oder Kieferhöhle [Sinusitis maxillaris], seltener die Stirnhöhle [Sinusitis frontalis]; eine Entzündung der Keilbeinhöhle [Sinusitis sphenoidalis] ist sehr selten; die Entzündung kann isoliert auftreten, ist aber häufiger eine

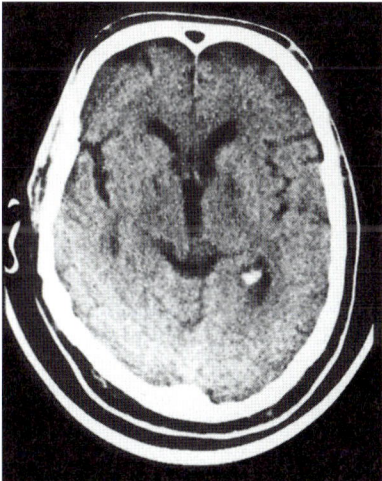
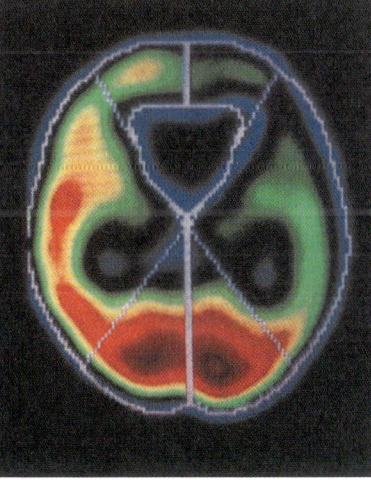

Abb. S51. **Single-Photon-Emissionscomputertomografie.** Akuter Mediaverschluss auf der linken Seite. Das Schädel-CT [links] ist unauffällig, während das SPECT mit ^{99m}Tc-Hexamethylpropylenaminoxim [HMPAO, rechts] den Perfusionsausfall zeigt

1467

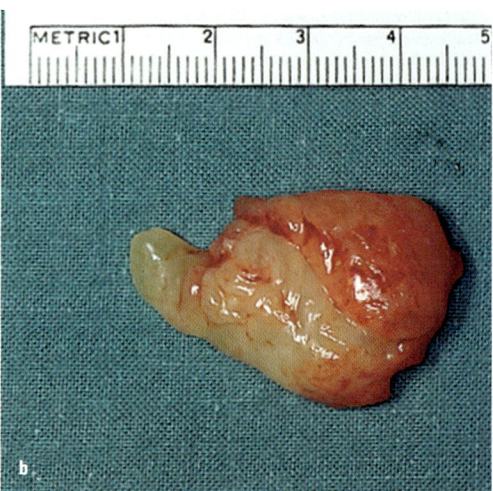

Abb. S52. Sinusitis. Chronische Sinusitis: serös-polypöse Form [Sinusitis polyposa] mit endonasalen Polypen [Polyposis nasi]; **a** endoskopischer Befund, **b** extrahierter Polyp

akute oder chronische entzündliche Reaktion als Begleiterscheinung einer Rhinitis; wie bei der Rhinitis gibt es allergische und nicht-allergische Formen

die **akute Sinusitis** ist i.d.R. eine bakterielle Entzündung, die durch Fortleitung einer akuten Rhinitis entsteht; allergische Formen sind eher selten; die Entstehung wird durch Belüftungsstörungen [v.a. Septumdeviation] begünstigt; als Erreger kommen Pneumokokken, Haemophilus influenzae, Moraxella catarrhalis, Staphylokokken und Streptokokken vor; **Klinik:** anfangs schleimiges, später eitriges Sekret, dumpfe Kopfschmerzen, die sich beim Bücken und Pressen verstärken; als **Komplikationen** findet man Durchbrüche in die Augenhöhle, ins Schädelinnere oder nach außen

bei den **chronischen Sinusitiden** [länger als drei Monate bestehende Sinusitiden] handelt es sich um allergische, nicht-allergische oder aus einer akuten Entzündung hervorgehende entzündliche Reaktionen; chronische Belüftungsstörungen bei Schleimhautschwellung, Polypen oder Septumdeviation fördern die Entstehung; sie betreffen fast immer Siebbein und Kieferhöhle, nur selten Stirn- oder Keilbeinhöhle; bei der serös-polypösen Form [**Sinusitis polyposa**] besteht eine Hyperplasie der Nebenhöhlenschleimhaut, die zu Polypen in der Nasenhöhle [**Polyposis nasi**] oder gestielten Polypen im Nasenrachenraum [**Choanalpolyp**] führen können; bei der eitrigen Form findet sich eine fibröse Nebenhöhlenschleimhaut, die ein eitriges Sekret absondert; es kann eine mäßige Schleimhauthyperplasie bestehen; **Therapie:** Schleimhaut-abschwellende Mittel, evtl. operative Ausräumung der hyperplastischen Schleimhaut; Antibiotika, Mukolytika und u.U. operative Ausräumung bei chronischer Eiterung

Sinusitis ethmoidalis: *Syn: Siebbeinzellenentzündung, Ethmoiditis*; neben der Kieferhöhlenentzündung die häufigste Nebenhöhlenentzündung; führt zu Kopfschmerzen hinter der Stirnhöhle und dem Auge, die sich beim Bücken oder Pressen verstärken; bei Ausbildung einer eitrigen Entzündung [**Siebbeineiterung**] kann es zum Durchbruch im Augen-Nasen-Winkel oder nach unten in die Orbita kommen; **Therapie:** Antibiotika, abschwellende Nasentropfen, feuchte [Kamillendampf] oder trockene Wärme [Rotlicht, Kurzwellen, Mikrowellen]; bei Durchbruch Siebbeineröffnung und Ausräumung

Sinusitis frontalis: *Syn: Stirnhöhlenentzündung*; die akute Entzündung ist i.d.R. eine bakterielle Entzündung mit Eiterbildung [**Stirnhöhleneiterung**]; **Klinik:** dumpfe Kopf-

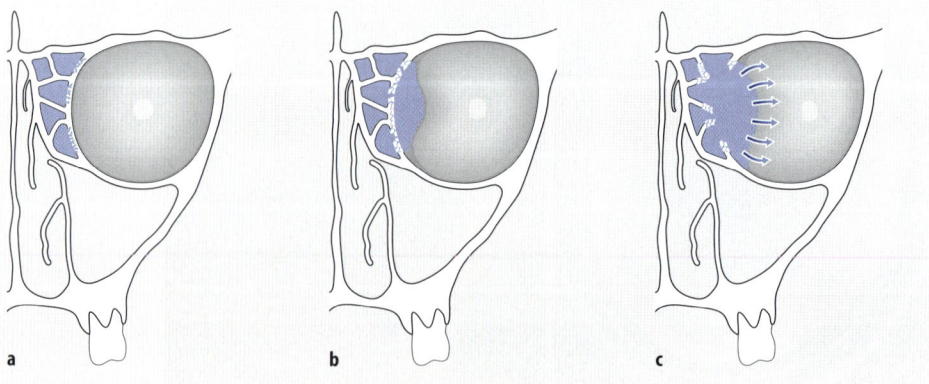

Abb. S53. Sinusitis ethmoidalis. Potenzielle Komplikationen: **a** Kollateralödem, **b** Subperiostalabszess, **c** Orbitaphlegmone

schmerzen, die sich beim Bücken und Pressen verstärken; **Therapie**: abschwellende Nasentropfen, Antibiotika, feuchte [Kamillendampf] oder trockene Wärme [Rotlicht, Kurzwellen, Mikrowellen]; die Stirnhöhleneiterung kann nach unten in die Orbita, nach hinten in die Schädelhöhle oder nach oben in das Stirnbein einbrechen [**Stirnbeinosteomyelitis**]

Sinusitis maxillaris: *Syn: Kieferhöhlenentzündung*; häufigste Form der Sinusitis; sie führt zu dumpfen Schmerzen [v.a. in der ersten Tageshälfte], die sich beim Bücken und Pressen verstärken; die akute Kieferhöhlenentzündung wird durch Bakterien verursacht [**Kieferhöhleneiterung**] und führt i.d.R. zu starker Beeinträchtigung des Allgemeinbefindens; **Therapie**: abschwellende Nasentropfen, Antibiotika, feuchte [Kamillendampf] oder trockene Wärme [Rotlicht, Kurzwellen, Mikrowellen]; evtl. Punktion der Kieferhöhle vom unteren Nasengang aus und Spülung

Si|nus|kno|ten|syn|drom *nt: Syn: Bradykardie-Tachykardie-Syndrom, Sick-Sinus-Syndrom, Sinusknotendysfunktion*; durch eine Funktionsstörung des Sinusknotens ausgelöste Herzrhythmusstörung, die abwechselnd zu Bradykardie und Tachykardie führt; *s.u. Essay Herzrhythmusstörungen S. 613*

Si|nu|sko|pie *f: Syn: Sinoskopie*; endoskopische Untersuchung der Nasennebenhöhlen; oft gleichgesetzt mit Antroskopie*

Si|nu|sol|to|mie *f*: operative Eröffnung eines (Hirn-)Sinus

Si|nus pi|lo|ni|da|lis *m*: → *Pilonidalfistel*

Sinus-sagittalis-superior-Thrombose *f*: i.d.R. aseptische Sinusthrombose des Sinus sagittalis superior; führt zu Kopfschmerzen, fokalen epileptischen Anfällen, motorischen Lähmungen [Hemiparese] und neurologischen Herdsymptomen

Si|nus|ta|chy|kar|die *f*: vom Sinusknoten ausgehende Tachykardie; kommt physiologisch bei körperlicher oder emotionaler Belastung, Kleinkindern und erhöhter Temperatur vor; findet sich oft als Symptom bei Entzündungen des Herzens [Perikarditis, Myokarditis], Herzinsuffizienz, Aorteninsuffizienz, Anämie, Cor pulmonale, Hyperthyreose oder bei Ingestion von Genussmitteln [Alkohol, Nicotin, Koffein] oder Medikamenten [Atropin, Adrenalin]; *s.a. Essay Herzrhythmusstörungen S. 613*

Si|nus|throm|bo|se *f: Syn: Thrombosinusitis, Hirnsinusthrombose, Sinusvenenthrombose*; septische oder aseptische Thrombose eines Hirnsinus, die auch die intrazerebralen Venen [**Hirnvenenthrombose**] mitbetreffen kann; beide Formen sind heute aber eher selten, die Häufigkeit wird auf 5–10 Fälle pro 1 Million Einwohner geschätzt; die Thrombose führt zu einer Obstruktion des venösen Abflusses und damit zu einer [lokalen] Vermehrung des Blutvolumens mit Ödembildung, Verminderung des zerebralen Blutflusses und fokaler Ischämie; damit kommt es zu Hirndrucksteigerung mit zunehmenden Kopfschmerzen, fokalen epileptischen Anfällen, neurologischen Allgemeinsymptomen wie Antriebsarmut, Schläfrigkeit und Apathie; bei septischen Thrombosen kommt es meist auch zur Entstehung einer umschriebenen oder generalisierten Meningitis; *s.a. Essay Schlaganfall und zerebrovaskuläre Krankheiten S. 1423, Essay Thrombose und Embolie S. 1527*

Sinus-transversus-Thrombose *f*: Thrombose des Sinus transversus; entsteht manchmal retrograd bei Thrombose der Vena jugularis interna; *s.a. Sinusthrombose*

Sinus-venosus-Defekt, inferiorer/unterer *m: s.u. Vorhofseptumdefekt*

Sinus-venosus-Defekt, superiorer/oberer *m: s.u. Vorhofseptumdefekt*

Si|phon|ap|te|ra *pl*: → *Flöhe*

Si|ro|li|mus *nt: Syn: Rapamycin*; aus Streptomyces hygroscopicus gewonnenes stark wirksames Immunsuppressivum, das zur Behandlung von Autoimmunkrankheiten und bei Transplantatabstoßung eingesetzt wird; *s.u. Essay Transplantationschirurgie S. 1549*

S$_1$-Ischialgie *f: s.u. Ischialgie*

β-Si|to|ste|rin *nt: Syn: Sitosterol*; in vielen Pflanzen [Getreidekeime, Sojabohnen] vorkommendes Steroid, das dem Cholesterin verwandt ist; Lipidsenker; **Anw.**: Senkung mäßig erhöhter Plasmacholesterinwerte; Prostatatherapeutikum bei Prostatahyperplasie; **Dosierung**: 4–24 g/d p.o. als Einzeldosis; **NW**: Völlegefühl, Blähungen, Durchfall, Verstopfung

Sjögren-Syndrom *nt: Syn: myoepitheliale Sialadenitis, Sicca-Syndrom*; Autoimmunerkrankung mit polyklonaler Hypergammaglobulinämie und antinukleären Antikörpern, die durch eine Zerstörung exokriner Drüsen und kutaner nekrotisierender Vaskulitis gekennzeichnet ist; kann isoliert auftreten [assoziiert mit HLA-DR3 und HLA-DRw52], tritt aber häufiger im Rahmen anderer systemischer Autoimmunerkrankungen [systemischer Lupus erythematodes, systemische Sklerodermie, rheumatoide Arthritis usw.] auf; der **Verlauf** ist i.d.R. schleichend mit Befall und Ausfall der Tränendrüsen [Keratoconjunctivitis sicca] und Speicheldrüsen [Xerostomie], Pankreatitis, biliärer Zirrhose, Nephropathie, Neuropathie, Nasenbluten, Tracheobronchitis und Pneumonie; es besteht ein erhöhtes Risiko für B-Zell-Lymphome; **Therapie**: bei unkomplizierten Fällen künstliche Tränen, Ersatz der Speichelflüssigkeit, Hautpflege; bei schwereren Formen Glucocorticoide, evtl. Dapson* oder Chloroquin*

Ska|bi|es *f*: die stark juckende Skabies ist weltweit verbreitet und tritt oft epidemisch auf; ihre Prävalenz hängt v.a. von sozioökonomischen Faktoren ab; da die Übertragung durch engen körperlichen Kontakt erfolgt, wird die Skabies zu den sexuell übertragenen Krankheiten gerechnet; die **Skabiesmilbe** [Krätzmilbe, Acarus/Sarcoptes scabiei] ist eine bis zu 0,4 mm große Milbe, deren Weibchen Tunnel [**Milbengang**] innerhalb der Hornschicht der Haut graben, in die sie Eier legen; die Weibchen sitzen am Ende der Hauttunnel [oft als dunkle Pünktchen erkennbar, die als **Milbenhügel** bezeichnet werden] und schwärmen nur nachts auf die Hautoberfläche, wo sie sich mit den Männchen, die immer auf der Haut leben, paaren; aus den

Tab. S12. Sinusthrombose. Ätiologie der Sinusthrombosen

Septische Sinusthrombosen
Lokale HNO-Infektionen
Lokale, intrakraniale Abszesse oder Empyeme
Meningitis
Sepsis
Posttraumatisch
Postoperativ

Aseptische Sinusthrombosen
Hormonell
Schwangerschaft und Wochenbett
Orale Kontrazeptiva
Gestagentherapie
Maligne Tumoren
Bluterkrankungen
Polyzythämie
Thrombozytopenie
Leukämie
Koagulopathien
AT-III-Mangel
Protein-C-Mangel
Protein-S-Mangel
Disseminierte, intravasale Gerinnung
Heparininduzierte Thrombozytopenie
Behandlung mit Erythropoetin
Dehydratation
Marasmus
Lokale Thrombose der Vena jugularis interna

S

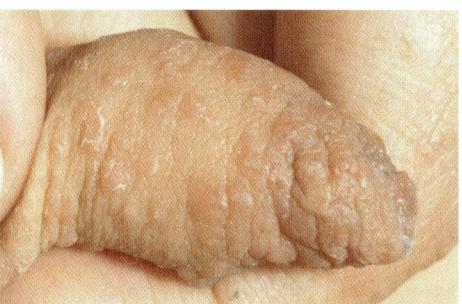

Abb. S54. Skabies. Skabiesmilbe [Acarus scabiei]

Abb. S55. Skabies

Eiern schlüpfen nach 3–5 Tagen Larven, die sich innerhalb von 3 Wochen in geschlechtsreife Milben umwandeln
Klinik: die Krätze imponiert als generalisiertes Ekzem, das fast alle Körperteile, mit Ausnahme von Kopf und

Nacken, betreffen kann; der starke Juckreiz führt zu typischen Kratzeffekten mit Ekzematisation und Impetiginisation; unbehandelt kam es früher zu Sekundärinfektion, Erysipel, Phlegmone und evtl. sogar Sepsis; bei Patienten mit gepflegter Haut imponiert die Skabies oft nur durch einen scheinbar grundlosen Juckreiz und ist deshalb schwer zu erkennen [**gepflegte Skabies**, Scabies larvata]; andererseits findet man v.a. bei Patienten mit geschwächter Immunabwehr [AIDS, Zytostatikatherapie] einen z.T. massivem Milbenbefall [Borkenkrätze, **Scabies norvegica/crustosa**]; die **granulomatöse Skabies** ist eine v.a. bei Kindern auftretende Scabies mit Granulombildung [**Scabiesgranulom**] bei bakterieller Sekundärinfektion, die oft therapieresistent ist; Therapie: das Mittel der Wahl ist heute Permethrin* als 5 %-ige Creme, die bei einer Eintagetherapie eine Wirksamkeit von mehr als 95 % hat; Mittel der zweiten Wahl sind Malathion*, Benzylbenzoat* und Monosulfiram; wichtig ist die Mitbehandlung der gesamten Familie bzw. Umgebung oder Wohngemeinschaft; *s.a. Essay Parasitosen S. 1217*

Ska|le|nek|to|mie *f*: *Syn*: Skalenusresektion; operative Entfernung eines Skalenusmuskels

Ska|le|no|to|mie *f*: *Syn*: Skalenusdurchtrennung; operative Durchtrennung eines Skalenusmuskels

Ska|le|nus|durch|tren|nung *f*: → *Skalenotomie*

Ska|le|nus|re|sek|ti|on *f*: → *Skalenektomie*

Skal|pie|rungs|ver|let|zung *f*: *s.u. Essay Wundbehandlung S. 1699*

Ska|pho|id|frak|tur *f*: → *Kahnbeinfraktur*

Ska|pu|la|frak|tur *f*: *Syn*: *Schulterblattfraktur*; Schulterblattfrakturen sind selten, da das Schulterblatt von einem dicken Weichteilmantel geschützt wird; je nach Lage oder Verlauf der Frakturlinie unterscheidet man **Skapulakörperfraktur**, **Skapulahalsfraktur**, **Fraktur eines Skapulafortsatzes** [Akromion, Processus coracoideus, Spina scapulae]; **Glenoidfraktur** und **kombinierte Skapula- und Humeruskopffraktur**; die meisten Frakturen müssen operativ reponiert und stabilisiert werden, da die am Schulterblatt ansetzenden Muskeln die Fragmente auseinanderziehen; nur Skapulakörperfrakturen können i.d.R. konservativ behandelt werden; *s.a. Essay Fraktur, Luxation, Distorsion S. 423*

Ska|pu|lek|to|mie *f*: *Syn*: Schulterblattentfernung; operative Entfernung der Skapula

S

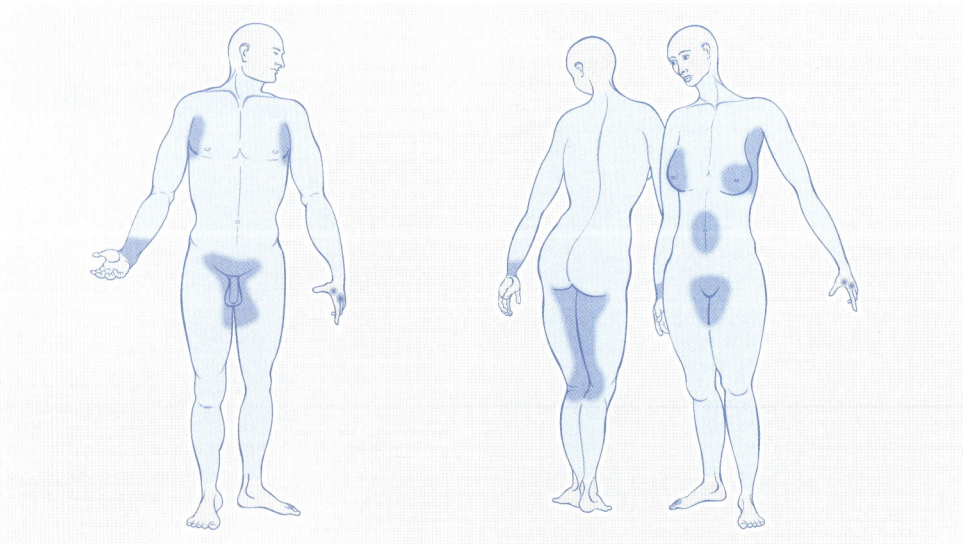

Abb. S56. Skabies. Prädilektionsstellen

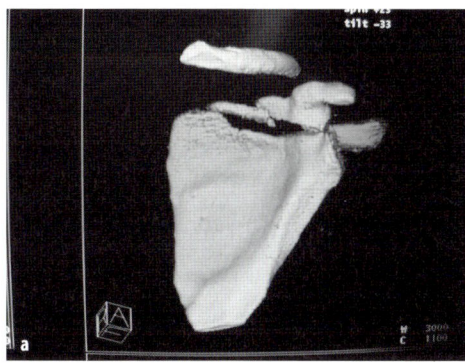

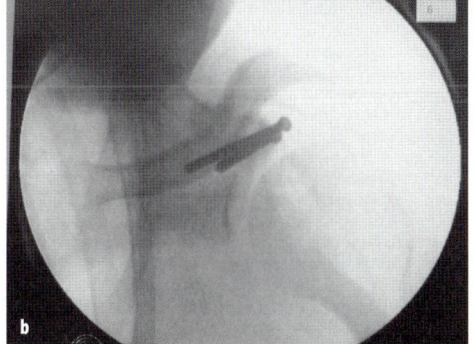

Abb. S57. Skapulafraktur. a 3-D-CT einer Glenoidfraktur, **b** offene Reposition und Schraubenosteosynthese

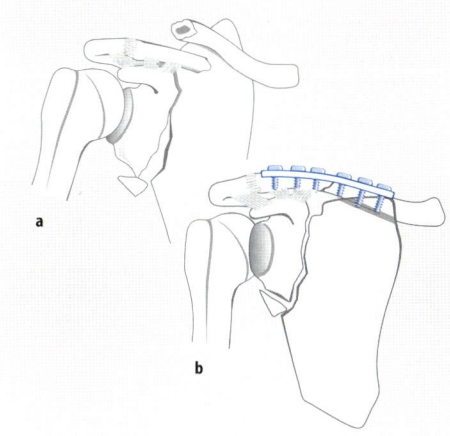

Abb. S58. Skapulafraktur. a instabile Fraktur mit Schlüsselbeinfraktur, **b** offene Reposition und Plattenosteosynthese des Schlüsselbeins

Ska|ri|fi|ka|ti|ons|test m: Syn: Scratchtest, Kratztest; Hauttest, bei dem das Allergen in die Haut eingekratzt wird

Ske|lett|szin|ti|gra|fie, -gra|phie f: Szintigrafie des Knochenskeletts

Ski|as|ko|pie f: Syn: Koroskopie, Retinoskopie, Schattenprobe; Methode zur objektiven Bestimmung des Fernpunktes bzw. der Brechkraft des Auges, v.a. bei Kindern; kann manuell mit einem elektrischen Handskiaskop erfolgen oder – häufiger – mit einem sog. **Phoropter**

Skle|ra|fens|te|rung f: → Sklerostomie

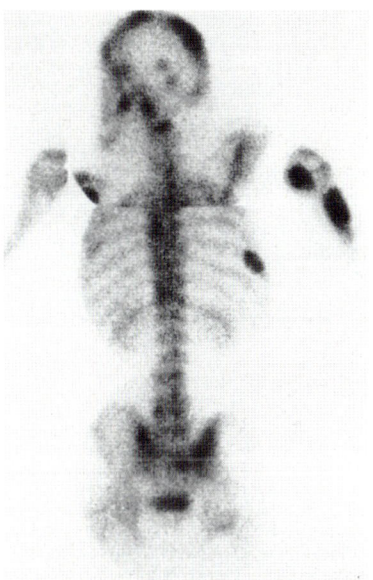

Abb. S59. Skelettszintigrafie. Skelettszintigramm mit Metastasen

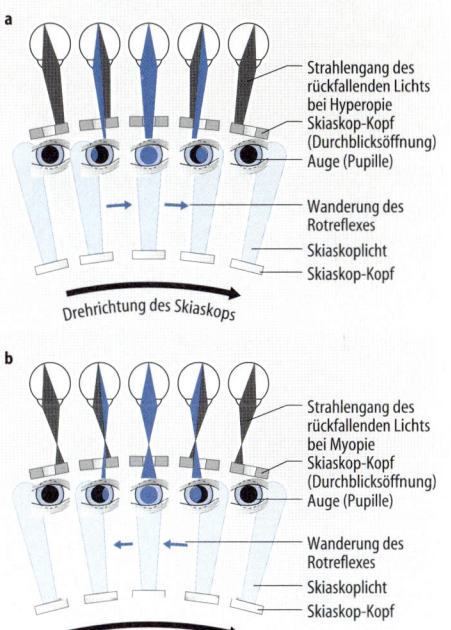

Abb. S60. Skiaskopie. Prinzip der manuellen Skiaskopie: **a** bei Hypermetropie, Emmetropie und schwacher Myopie liegt der Schnittpunkt der aus dem Auge des Patienten austretenden Lichtstrahlen hinter dem Untersucher und damit wandert der Rotreflex mit der Bewegungsrichtung des Spiegels von links nach rechts; **b** bei stärkerer Myopie liegt der Schnittpunkt aber vor dem Auge des Untersuchers und der Rotreflex wandert entgegen der Bewegungsrichtung des Spiegels von rechts nach links

Skle|ra|rup|tur f: meist durch ein stumpfes Trauma [Tennisball, Squashball] verursachte Ruptur; häufig liegt die Ruptur knapp hinter dem Limbus corneae [**Bulbusruptur***]; Klinik: Bindehaut-, Glaskörperblutung, evtl. Netzhautblutung; es kommt zu einem Abfall des Augeninnendruckes [weicher Bulbus] sowie Verlagerung von Iris, Ziliarkörper, Linse oder Glaskörper; später kann es zu Netzhautablösung und/oder Sekundärglaukom und Erblindung kommen; Therapie: operative Versorgung, i.d.R. Vitrektomie; oft kommt es aber zu Netzhautablösung, Infektion oder Endophthalmitis und das Auge geht verloren

Skler|ek|to|i|ri|dek|to|mie f: *Syn: Lagrange-Operation*; Teilentfernung von Sklera und Iris bei Glaukom; *s.a. Essay Glaukome S. 497*

Skler|ek|to|mie f: Teilentfernung der Sklera, z.B. bei Glaukom; *s.a. Essay Glaukome S. 497*

tiefe Sklerektomie: *s.u. Essay Glaukome S. 497*

Skle|ri|ri|to|mie f: Inzision von Sklera und Iris

Skle|ri|tis f, pl **-ti|den**: *Syn: Lederhautentzündung, Skleraentzündung, Scleritis*; Entzündung der Lederhaut des Auges; betrifft sie primär die oberflächlichen Schichten spricht man von Episkleritis; i.d.R. handelt es sich um eine autoimmunologische Entzündung, die Teilsymptom von z.B. rheumatoider Arthritis, Polymyositis oder Morbus Bechterew sein kann; bakterielle oder virale Skleritiden sind selten; meist sind die vorderen Schichten der Sklera betroffen [**Skleritis anterior**] und es kommt zu einer sichtbaren Rötung und schmerzhafter **diffuser Skleritis**; bei der **Skleritis posterior**, der Entzündung der hinteren Schichten der Sklera, kommt es z.T. zur Mitbeteiligung der Aderhaut [**Sklerochorioiditis**], während die ringförmige **Skleritis anularis** z.T. auch auf die Hornhaut übergreift [**Sklerokeratitis**]; bei **nekrotisierender Skleritis** kommt es zu Gewebeeinschmelzung und Ausbuchtung der Sklera an den ausgedünnten Stellen [**Sklerektasie**]; Therapie: Steroidaugentropfen, bei diffuser Skleritis systemische Steroide;

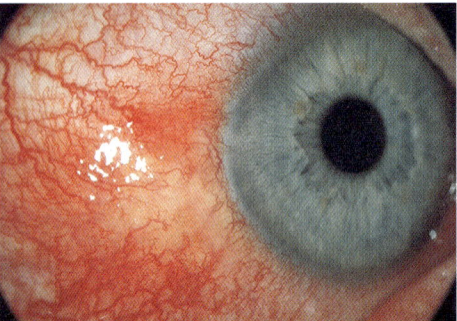

Abb. S61. Skleritis. Diffuse Skleritis

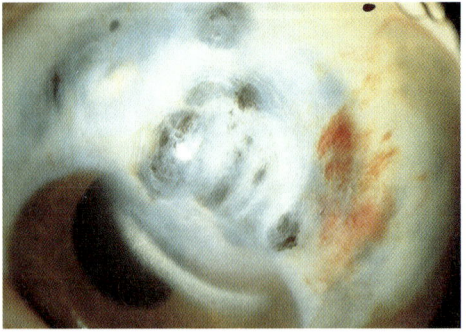

Abb. S62. Skleritis. Sklerektasie

in schweren Fällen Ciclosporin* A oder Zytostatika

Skle|ro|der|ma|to|my|o|si|tis f, pl **-ti|den**: Dermatomyositis, an die sich 6 Monate bis 2 Jahre später eine systemische Sklerodermie anschließt und bei der Antikörper gegen PM-Scl nachweisbar sind; *s.u. Essay Dermatomyositis – Polymyositis S. 245*

Skle|ro|der|mie f: *Syn: Skleroderm, Sclerodermia*; Autoimmunerkrankung der Haut mit Entzündung und anschließender Verhärtung [Sklerose]; der Befall kann lokal [**zirkumskripte Sklerodermie**] oder disseminiert und progredient [**systemische Sklerodermie**] sein; davon unterscheiden muss man sklerodermieartige Erkrankungen [**Pseudosklerodermie**], die zu einer Hautatrophie und -sklerose führen, z.B. chronisch-venöse Insuffizienz

systemische Sklerodermie: *Syn: systemische Sklerose, progressive systemische Sklerodermie, Systemsklerose, progressive/diffuse Sklerodermie, Sclerodermia diffusa/progressiva*; chronische, entzündliche Erkrankung des Bindegewebes der Haut und der beteiligten inneren Organe wie Gastrointestinaltrakt, Lunge, Herz und Niere; die Pathogenese ist gekennzeichnet durch pathologische Veränderungen des Gefäßsystems und des Immunsystems, die letztlich in einer Fibrose der beteiligten Organe resultieren; die Krankheitsursache ist nicht bekannt; ein vermuteter Zusammenhang mit der Implantation von Silikonimplantaten konnte nicht belegt werden, allerdings existieren Hinweise auf einen möglichen Zusammenhang mit der Exposition zu Chemikalien wie z.B. Vinylchlorid, Bleomycin; über 95 % der Patienten weisen antinukleäre Antikörper auf

der Verlauf ist durch eine fortschreitende Fibrose der Haut beginnend an den Händen und Füßen mit Fortsetzung bis zu den Ellenbogen [**limitierte Form**, lSSk] bzw. Beteiligung des Rumpfes [**diffuse Form**, dSSk] charakterisiert; das Ausmaß und die Art der Beteiligung innerer Organe ist abhängig von der Verlaufsform und individuell sehr variabel; am häufigsten betroffen ist der Gastrointestinaltrakt [ca. 80 % der Patienten]; charakteristisch ist auch der Befall der Lunge [ca. 50 % der Patienten] durch eine Fibrose und Entzündung des Lungenparenchyms oder/und durch eine pulmonale Hypertonie; der Befall der Nieren [ca. 5 % der Patienten] und des Herzens [ca. 10 % der Patienten] stellt eine seltene, aber häufig schwere Komplikation dar; die Beteiligung des Skelettsystems mit einer Polyarthritis oder Muskelentzündung ist häufiger bei den Überlappungssyndromen zu beobachten; *s.u. Essay Systemische Sklerodermie S. 1473*

zirkumskripte Sklerodermie: *Syn: lokalisierte Sklerodermie, Sclerodermia circumscripta, Morphaea, Morphoea, Morphäa*; ätiologisch ungeklärte, sklerotische Verhärtung des Bindegewebes der Haut, die auf schmale Bezirke beschränkt ist; im Gegensatz zur systemischen Sklerodermie* gibt es kein Raynaud-Phänomen* und keinen Befall innerer Organe; wie bei der systemischen Sklerodermie werden Frauen häufiger betroffen als Männer [3:1]; der Krankheitsbeginn fällt meist zwischen das 20. und 50. Lebensjahr; eine genetische Disposition scheint vorzuliegen; die Angaben bezüglich einer Assoziation mit bestimmten HLA-Typen [HLA-B 8, HLA-DR 5] sind aber ebenfalls widersprüchlich

Klinik: man unterscheidet **plaqueförmiger Typ:** häufigste und mildeste Erscheinungsform mit einzelnen, runden bis ovalen Herden am Rumpf; **linearer** oder **streifiger** oder **bandförmiger Typ:** beginnt vorwiegend schon im Kindesalter; die bandartigen Läsionen finden sich v.a. an den Extremitäten, der Kopfhaut und Stirn; da es auch zum Befall der Faszie und zur Atrophie von subkutanen Bindegewebe und Knochen kommen kann, kommt es zur Ausbildung typischer Atrophieherde, die an Narben nach einem Säbelhieb erinnern [**Coup de sabre-Sklerodermie**]; **Morphaea guttata:** kleinmakulöser Typ mit münzgroßen oberflächlichen Herden; **Morphaea generalisata:** ausgedehnte, die nahezu die gesamte Haut befallende, langwierige schwere Form, die zu Muskelatrophie und Beugekontrakturen

Systemische Sklerodermie

Syn.: Systemische Sklerose   *Abk.*: SSk

N. Hunzelmann

Definition

Die systemische Sklerodermie ist eine chronische, entzündliche Erkrankung des Bindegewebes der Haut und der beteiligten inneren Organe wie Gastrointestinaltrakt, Lunge, Herz und Niere in abnehmender Häufigkeit. Die Pathogenese ist gekennzeichnet durch pathologische Veränderungen des Gefäßsystems und des Immunsystems, die letztlich in einer Fibrose der beteiligten Organe resultieren. Die Krankheitsursache ist nicht bekannt. Ein vermuteter Zusammenhang mit der Implantation von Silikonimplantaten konnte nicht belegt werden. Allerdings existieren Hinweise auf einen möglichen Zusammenhang mit der Exposition zu Chemikalien wie z.B. Vinylchlorid, Bleomycin.

Die SSk gehört zu den seltenen Erkrankungen mit einer Prävalenz von ca. 50–290/Million Einwohner. Sie ist klar abzugrenzen und im klinischen Verlauf zu trennen von der lokalisierten oder **zirkumskripten Sklerodermie** [Morphea]. Bei der zirkumskripten Sklerodermie handelt es sich um eine in der Regel gutartige Fibrosierung, die auf die Haut und das subkutane Gewebe begrenzt ist. Ist die Haut um die Gelenke herum betroffen, kann es zu Bewegungseinschränkungen kommen. Innere Organe sind von der lokalisierten Form der Sklerodermie jedoch nicht betroffen.

Symptomatik an der Haut

Die Erkrankung ist durch eine fortschreitende Fibrose der Haut beginnend an den Händen und Füßen mit Fortsetzung bis zu den Ellenbogen [**limitierte Form, lSSk**] bzw. Beteiligung des Rumpfes [**diffuse Form, dSSk**] charakterisiert. Diesen Symptomen geht in der Regel ein Raynaud-Phänomen* voraus, das durch eine anfallsartige, schmerzhafte weißliche Verfärbung einzelner Finger in Erscheinung tritt. Im weiteren Verlauf kommt es zu schlecht heilenden Geschwüren an den Fingerkuppen und zunehmender Bewegungseinschränkung, die zu einem Faustschlussdefizit führt.

Symptomatik an den betroffenen inneren Organen

Das Ausmaß und die Art der Beteiligung innerer Organe ist abhängig von der Verlaufsform und individuell sehr variabel.
Am häufigsten betroffen ist der Gastrointestinaltrakt [ca. 80 % der Patienten]. Kennzeichen der Ösophagusbeteiligung sind Schluckbeschwerden und Symptome der Refluxösophagitis* wie Sodbrennen. Charakteristisch ist auch der Befall der Lunge [ca. 50 % der Patienten] durch eine Fibrose und Entzündung des Lungenparenchyms oder/und durch eine pulmonale Hypertonie. Typische Beschwerden sind hier eine zunehmende Belastungsatemnot, Husten und später auch eine Atemnot in Ruhe. Der Befall der Nieren [ca. 5 % der Patienten] und des Herzens [ca. 10 % der Patienten] stellt eine seltene, aber häufig schwere Komplikation dar. Die Beteiligung des Skelettsystems mit einer Polyarthritis oder Muskelentzündung ist häufiger bei den Überlappungssyndromen zu beobachten.

Diagnostik

Zum Zeitpunkt der klinischen Vorstellung ist bei über 90 % der Patienten ein Raynaud-Phänomen* nachweisbar, das ggf. auch durch einen Kältetest verifiziert werden kann. Weiterhin weisen über 95 % der Patienten **Autoantikörper** unterschiedlicher Spezifität auf. In abnehmender Häufigkeit zählen hierzu die Zentromer [CEN-BP]-Topoisomerase [Scl-70]-Antikörper und seltene Antikörper wie z.B. Polymerase-, PM-Scl-Antikörper. Die Antikörpertiter korrelieren nicht mit der Krankheitsaktivität, sondern geben Auskunft über das wahrscheinlichste Organbefallsmuster und die mögliche Krankheitsentwicklung [z.B. einen Hinweis auf eine eher diffuse oder limitierte Form der Sklerodermie, Tab. 1].
Wenn weder ein Raynaud-Phänomen* noch antinukleäre Antikörper nachweisbar sind, ist eine SSk unwahrscheinlich. Dann sollten entsprechende differenzialdiagnostische Überlegungen verstärkt werden [Tab. 2].

S

Zur Bestimmung des Ausmaßes der Hautbeteiligung hat sich die Durchführung des **Rodnan-Skin-Scores** bewährt. Bezüglich der möglichen Organbeteiligungen wird eine organorientierte Diagnostik empfohlen, wobei hier noch keine international akzeptierten Empfehlungen zu den notwendigen Untersuchungen und Intervallen existieren.

Differenzialdiagnose

Wie bei vielen anderen chronischen Erkrankungen ist die Diagnose der SSk einfach zu stellen, wenn die Krankheit schon lange besteht. Aufgrund der teils uncharakteristischen, langsam fortschreitenden Symptome ist die Diagnose der SSk zu Erkrankungsbeginn häufig nicht einfach zu stellen oder muss offen bleiben, da z.B. Gelenkschwellungen oder ein Raynaud-Phänomen* auch bei einer ganzen Reihe anderer rheumatologischer Erkrankungen beobachtet werden kann. Ein besonderes diagnostisches Problem können hier die **Overlap-Syndrome** [Überlappungssyndrome] darstellen. Dieser Begriff wird verwandt, wenn zusätzlich Symptome typisch für andere Kollagenosen bestehen.

Wesentlich ist die Abgrenzung von der Sklerodermie ähnlichen Erkrankungen wie den sklerodermiformen Genodermatosen [z.B. Werner-Syndrom, Akrogerie] und einer ganzen Reihe verschiedener Ablagerungsdermatosen und der Graft-versus-Host-Erkrankung [Tab. 2]. In Einzelfällen können auch verschiedene Stadien der eosinophilen Fasziitis* oder Acrodermatitis* chronica atrophicans differenzialdiagnostische Probleme bereiten, hier ist eine tiefe Biopsie unter Mitnahme der Faszie bzw. Borrelienserologie häufig wegweisend.

Therapie

Bisher konnte noch für keinen immunsuppressiven Ansatz eindeutig ein wirksamer krankheitsbeeinflussender Effekt bewiesen werden. Allerdings hat es im letzten Jahrzehnt wesentliche Fortschritte in der Behandlung einzelner Organbeteiligungen gegeben, die sowohl die Lebensqualität als auch die Lebenserwartung der Patienten verbessert haben. Aufgrund der Vielzahl der Organbeteiligungen ist daher in der Regel eine Zusammenarbeit zwischen verschiedenen Spezialgebieten der inneren Medizin und der Dermatologie notwendig, um den Patienten eine adäquate Therapie anbieten zu können. Hier hat sich unterstützt durch öffentliche Mittel inzwischen als Plattform der Interaktion und Kommunikation der an dieser Erkrankung interessierten klinisch-wissenschaftlichen Arbeitsgruppen das **Deutsche Netzwerk für Systemische Sklerodermie** etabliert [www.sklerodermie.info]. Zusätzliche Unterstützung können die Patienten und ihre Angehörigen durch die **Sklerodermie Selbsthilfe e.V.** über die entsprechenden Regionalgruppen erhalten [www.sklerodermie-selbsthilfe.de].

Kortikosteroide sind bis auf den Einsatz bei sehr entzündlichen Varianten der Erkrankung z.B. mit Muskelbeteiligung zurückhaltend einzusetzen. Hier gibt es Berichte über die Gefahr der Auslösung einer renalen Krise für Dosen über 15 mg Prednisonäquivalente. Seit einigen Jahren werden auch bei Patienten mit der diffusen Verlaufsform und hoher Krankheitsaktivität verschiedene Protokolle der Knochenmarkstransplantation eingesetzt, deren abschließende Beurteilung noch aussteht.

Tab. 1. Klinische Einteilung der systemischen Sklerodermie

Kriterien zur Diagnose der limitierten Form der systemischen Sklerodermie
- Raynaud-Syndrom seit Jahren [gelegentlich über Jahrzehnte]
- Hautbeteiligung des Gesichts, der Hände und Unterarme [akral], die selten fehlen kann [scleroderma sine scleroderma]
- nach vielen Jahren Auftreten einer pulmonalen Hypertonie mit und ohne interstitielle Lungenfibrose, Trigeminus Neuralgie, Kalzifikationen der Haut, Telangiektasien
- in 70–80 % der Nachweis von anti-CENP-B [Zentromer-]Antikörpern
- pathologische Kapillarmikroskopie [z.B. Megakapillaren]

Kriterien zur Diagnose der diffusen Form der systemischen Sklerodermie
- Beginn des Raynaud-Syndroms innerhalb eines Jahres mit Auftreten der Hautveränderungen [ödematöse Schwellung]
- Hautbeteiligung der Akren und des Rumpfes
- Nachweis von Sehnenreiben [z.B. Handgelenke]
- frühe, signifikante interstitielle Lungenbeteiligung, oligurisches Nierenversagen, Beteiligung des Gastrointestinaltraktes und Myokardbeteiligung
- Fehlen der anti-CENP-B [Zentromer-]Antikörper; Nachweis der Anti-DNA-Topoisomerase-I-Antikörper [in ca. 30 %]
- pathologische Kapillarmikroskopie [z.B. Megakapillaren, Rarefizierung]

Tab. 2. Differenzialdiagnose der Sklerodermie

- Genodermatosen [Akrogerie, Werner-Syndrom]
- Scleroedema adultorum Buschke
- Scleroedema diabeticorum
- Scleroedema amyloidosum
- Scleromyxoedem
- Porphyria cutanea tarda
- eosinophile Fasziitis
- pansklerotische zirkumskripte Sklerodermie
- Acrodermatitis chronica atrophicans
- Graft-versus-Host-Erkrankung [sklerodermieforme Variante]
- exogen induzierte Sklerodermie-Syndrome [z.B. Eosinophilie-Myalgie-Syndrom]
- nephrogene fibrosierende Dermopathie

Organspezifische Therapie

Allgemeine Maßnahmen betreffen den Schutz der **Haut** vor Kälte und Verletzung, die Verordnung von Lymphdrainage und Physiotherapie. Calciumantagonisten sind zur Beeinflussung des Raynaud-Syndroms wirksam. Bei Auftreten von Ulzerationen der Fingerspitzen oder drohender Amputation des betroffenen Fingers können intravenös angewandte Prostacyclinanaloga von Nutzen sein. UV-Therapie [UVA1, Bade-PUVA] ist in einzelnen unkontrollierten Studien mit einer positiven Wirkung auf die Fibrose beschrieben worden.

Myalgien und Arthralgien gehören zu den häufigsten Beschwerden bei Sklerodermiepatienten und können auch das Auftreten einer sekundären Fibromyalgie begünstigen. Muskelschwäche und eine geringe Erhöhung der Kreatinkinase sind nicht selten. Kortikosteroide sollten dann zurückhaltend eingesetzt werden, nicht nur aufgrund ihrer Langzeittoxizität, sondern auch durch eine hohe Assoziation mit dem Auftreten einer renalen Krise. Eine ähnliche Vorsicht gilt für den Einsatz von nicht-steroidalen Antirheumatika aufgrund des bekannten Nebenwirkungsprofils für die Niere. Zur Vorbeugung der Entstehung von Kontrakturen muss die Bedeutung einer regelmäßig durchgeführten Physiotherapie betont werden.

Alle Bereiche des **Gastrointestinaltraktes** werden von der Sklerodermie betroffen, wobei keine Unterschiede zwischen der limitierten und der diffusen Form beobachtet werden. Die Prävalenz der Beteiligung reicht bis zu 80 % für den Ösophagus und bis zu 50 % für Magen bis Kolon. Die pathologischen Veränderungen zeigen eine Atrophie der glatten Muskulatur und eine Beteiligung des myenterischen Nervenplexus. Wesentliche Beschwerden sind daher z.B. Sodbrennen durch die ösophageale Dysfunktion des oberen Gastrointestinaltraktes und rezidivierende Diarrhoen und Inkontinenz. Protonenpumpenblocker, aber auch H2-Blocker sind die Therapie der Wahl für die Refluxösophagitis. Bakterielle Überwucherung im Bereich des Dünndarms sind durch antibiotische Therapie zu beherrschen.

Der Krankheitsprozess der Sklerodermie kann in unterschiedlichem Ausmaß sowohl das Parenchym als auch das Gefäßsystem der **Lunge** erfassen. In der Frühphase kann eine entzündliche Alveolitis der interstitiellen Fibrose vorausgehen oder sie begleiten, die sich am Ausmaß der verminderten Diffusionskapazität und Vitalkapazität messen lassen. Die Lungenfunktion, das hochauflösende CT und die Bronchiallavage dienen als Entscheidungshilfen, um das Ausmaß der Entzündung zu bestimmen. Mehrere retrospektive Studien sprechen dafür, dass der Einsatz von Immunsuppressiva wie Cyclophosphamid* in der Regel in Kombination mit niedrig dosierten Kortikosteroiden zunächst über 12 Monate sinnvoll ist. Die zweite wichtige Komplikation der Lungenbeteiligung ist die pulmonale Hypertonie, die vor allem bei Patienten mit der limitierten Form [lSSk] und langer Erkrankungsdauer und relativ wenig interstitieller Beteiligung beobachtet wird.

Die **Herzbeteiligung** kann sich in Form einer Kardiomyopathie, Perikarditis, KHK oder Arrhythmien manifestieren. Die Inzidenz der Herzbeteiligung bei systemischer Sklerodermie, notwendige Untersuchungsverfahren und die entsprechende Therapie sind bisher nur sehr unzureichend untersucht, obwohl eine Herzbeteiligung als schlechter prognostischer Parameter zu werten ist. Die Schwere der Herzerkrankung bei diesen Patienten hat dabei zwei wesentliche Determinanten: Zum einen das Ausmaß der kardialen Fibrose, die in bis zu 80 % der Autopsien beschrieben wird, und zum anderen die Rechtsherzbelastung durch die Lungenfibrose und die Beteiligung der Pulmonalarterien.

Die **akute renale Krise** ist eine schwere und potenziell tödliche Komplikation, charakterisiert durch eine akute Verminderung des kortikalen Blutflusses und krisenhafter Blutdruckerhöhung. Diese Komplikation tritt vor allem bei Patienten mit der diffusen Form der Sklerodermie [Scl 70, RNA-Polymerase-Antikörpernachweis] und einer Krankheitsdauer unter 4 Jahren auf. Daher wird bei diesen Patienten eine regelmäßige Kontrolle des Blutdrucks empfohlen [mindestens 1×/Woche]. Eine chronische Nierenbeteiligung ist mit einer langsam fortschreitenden obliterativen Vaskulopathie assoziiert. Werden sofort nach dem Nachweis der Nierenbeteiligung regelmäßig ACE-Hemmer verabreicht, hat sich die Prognose der Patienten wesentlich verbessert, wobei jedoch immer noch bei ca. einem Drittel der betroffenen Patienten das Nierenversagen nicht aufzuhalten ist.

Prognose

Für die Einschätzung der Prognose haben sich zum einen das Ausmaß der Hautbeteiligung und der Nachweis bestimmter Antikörper als wesentliche Parameter erwiesen. So werden bei Patienten mit diffuser Sklerodermie vor allem in den ersten 3–4 Krankheitsjahren die Beteiligungen innerer Organe manifest, während bei der limitierten Form das Auftreten z.B. der pulmonalen Hypertonie häufig erst nach mehr als 10 Jahren Krankheitsdauer beobachtet wird. Die 5-Jahres-Überlebenswahrscheinlichkeit hat sich inzwischen deutlich auf über 80 % verbessert. Dies ist im Wesentlichen auf Therapieverbesserungen für Teilaspekte der verschiedenen Organbeteiligungen zurückzuführen, während es bisher noch keine nach modernen Kriterien wirksame Basistherapie der Grunderkrankung gibt.

S

füürt; ist oft nur schwer von der systemischen Sklerodermie* unterscheidbar; **Morphaea profunda**: seltene, subkutane Form der Morphaea mit Entzündung des Fettgewebes; evtl. chronische Sonderform des Shulman-Syndroms; **Shulman-Syndrom** oder **eosinophile Fasciitis**: seltene, v.a. Männer befallende zirkumskripte Sklerodermie der Extremitäten mit diffuser Schwellung, Einschränkung der Gelenkbeweglichkeit, Vermehrung der Eosinophilen im peripheren Blut und [häufig] Karpaltunnelsyndrom; nach monate- oder jahrelangem Verlauf Defektheilung mit Kontrakturen

der oft als charakteristisch bezeichnete **Lilac-Ring** [silberweißer, indurierter Herd mit ringförmigem fliederfarbenem Resterythem] erlaubt eine Unterscheidung von der systemischen Sklerodermie und anderen Sklerosen, findet sich aber meist nur beim plaqueförmigen Typ; **Therapie**: bisher ist keine befriedigende Therapie bekannt; Penicillin i.v. oder oral zeigt gute Erfolge im Anfangsstadium der plaqueförmigen Morphaea; ansonsten werden Corticoid-, Heparin- und Ichthyolsalben extern angewendet; physikalische Therapie [Bäder, Massagen] ist wichtig zur Erhaltung der Gelenkbeweglichkeit

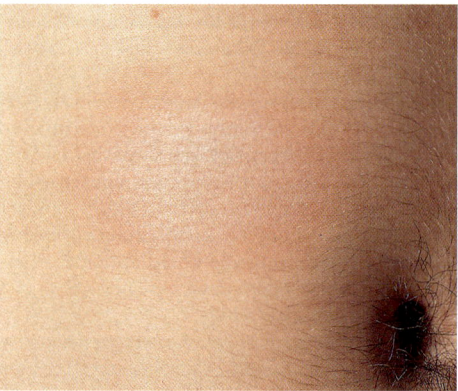

Abb. S63. Zirkumskripte Sklerodermie

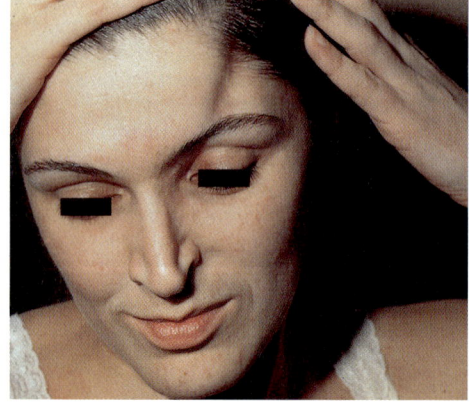

Abb. S64. Zirkumskripte Sklerodermie. Coup de sabre-Sklerodermie

Sklelrolmyxlöldem *nt*: →*Arndt-Gottron-Syndrom*
Sklelrolse *f*: *Syn*: *Sclerosis*; Verhärtung von Geweben oder Organen als Folge chronisch-entzündlicher oder degenerativer Prozesse
  konzentrische Sklerose: *Syn*: *Encephalitis periaxialis, Leucoencephalitis periaxialis concentrica, Baló-Krankheit*; allmählich progrediente Enzephalitis mit sklerosierender

Entmarkung; sehr seltene Sonderform der multiplen Sklerose bei Kindern und Jugendlichen; allmählich progrediente Enzephalitis mit sklerosierender Entmarkung; führt zu spastischer Hemiparese, später zu Tetraparese und Exitus letalis

  multiple Sklerose: *Syn*: *Polysklerose, Sclerosis multiplex, Encephalomyelitis disseminata*; i.d.R. in Schüben verlaufende Entmarkungskrankheit, die die gesamte weiße Substanz des Zentralnervensystems befallen kann; Frauen sind etwas häufiger betroffen als Männer [v.a. bei der schubweisen Verlaufsform]; die meisten Erkrankungen treten zwischen 20 und 40 Jahren auf, oberhalb von 55–60 Jahren gibt es keine Neuerkrankungen mehr; in Mitteleuropa liegt die Inzidenz bei 3–7 pro 100.000 Einwohner, in Australien bei ca. 10 und in Südafrika bei 1–4; interessant ist, dass auf der nördlichen Halbkugel die Häufigkeit oberhalb des 46. Breitengrades größer ist als unterhalb; innerhalb der meisten Länder gibt es zusätzlich noch Regionen mit einer hohen MS-Rate
  die **Ätiologie** ist weiterhin ungeklärt; es gibt Hinweise auf eine genetische Disposition und z.T. werden auch Autoimmunprozesse diskutiert, da autoreaktive T-Lymphozyten eine Rolle bei der entzündlichen Schädigung der Markscheiden spielen; diese Schädigung führt zu herdförmigen Plaques unterschiedlicher Größe [Stecknadelkopf bis Markstück], die um oder entlang größerer Venen angeordnet sind, und die [v.a. in der Umgebung der Seitenventrikel] zu größeren Herden konfluieren können; man findet Plaques v.a. in Sehnerv, Balken, Hirnstamm, Kleinhirn und Kleinhirnstielen, Pyramidenbahn, Boden des IV. Ventrikels und den Hintersträngen des Rückenmarks; **Klinik**: Sehstörungen durch ein- oder beidseitige Optikusneuritis und Periphlebitis retinae, Augenmuskelparese, Trigeminusneuralgie, Fazialisparese, zentrale Parese bis hin zur kompletten Hemi-, Para- oder Tetraplegie, Parästhesien, Blasenstörungen, Charcot-Trias [Nystagmus, Intentionstremor, skandierende Sprache], psychische Veränderungen [oft als auffällige Euphorie]; der **Verlauf** ist entweder schubweise [90 %] oder chronisch-progredient, wobei ca. 50 % der Patienten mit primär schubweisem Verlauf innerhalb von 10 Jahren in eine chronisch-progrediente Form übergehen; insgesamt ist die **Prognose** relativ gut; die Lebenserwartung der Patienten wird kaum verkürzt, da foudroyante Verläufe mit Tod innerhalb weniger Wochen oder Monate sehr selten sind; 1/3 hat nur eine leichte und 1/3 hat lange Zeit keine Behinderung; **Therapie**: im akuten Schub Glucocorticoide, evtl. Cyclophos-

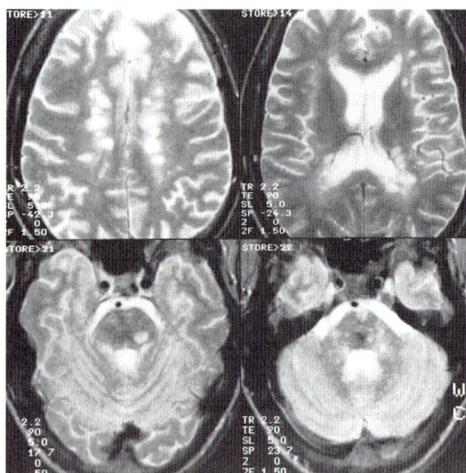

Abb. S65. Multiple Sklerose. Typische Läsionen in Großhirn, Hirnstamm und Rückenmark im MRT

phamid* oder Mitoxantron*; im Intervall Azathioprin*, Interferon-β, Immunglobuline oder Glatirameracetat* zur Verminderung von Schubfrequenz und -schwere; Krankengymnastik, unterstützende Maßnahmen, symptomatische Behandlung von Blasenstörungen, Spastik usw.

systemische Sklerose: → *systemische Sklerodermie*

Skle|ro|sto|mie *f*: **Syn:** *Sklerafensterung*; operative Fensterung der Sklera

Skle|ro|the|ra|pie *f*: **Syn:** *Sklerosierung, Verödung*; therapeutische Auslösung einer lokalen Sklerose zum Verschluss von Gefäßen; kann durch Injektion von sklerosierenden Mitteln um das Gefäß herum erzielt werden; meist wird heute aber eine **endoskopische Sklerotherapie** durchgeführt; *s.a. Varizenverödung*

Skle|ro|to|mie *f*: Durchtrennung/Eröffnung der Sklera

Sko|li|ose *f*: **Syn:** *Scoliosis*; seitliche Verkrümmung der Wirbelsäule, die schon bei der Geburt vorhanden sein kann [**angeborene/kongenitale Skoliose**] oder sich erst im Laufe des Lebens [z.B. als neuromuskuläre oder idiopathische Skoliose] entwickelt; Begleitsymptome [Rippenbuckel, Lendenwulst, Schultertiefstand usw.] sind bei allen Formen vorhanden; wichtig ist eine Unterscheidung zwischen **echter** oder **struktureller Skoliose** mit fixierter Seitenverbiegung und **skoliotischer Fehlhaltung** [z.B. ischiatische Fehlhaltung, Schmerzfehlhaltung], bei der die Verkrümmung nicht fixiert ist; am häufigsten sind Skoliosen mit einer rechtskonvexen thorakalen Krümmung; mit Ausnahme **C-förmiger** oder **totaler Skoliosen** [Krümmung nach einer Seite] ist die **Primär-** oder **Hauptkrümmung** immer mit einer kompensatorischen Krümmung der darüber bzw. darunter liegenden Wirbelsäu-

Tab. S13. Skoliose. Konservative und operative Therapieoptionen

Boston: Rundumkorsett mit Dreipunkt-Korrektursystem für Seitabweichung und Rotation
Chêneau: Rundumkorsett mit individuell eingearbeiteten Druckpolstern (Pelotten) zur Korrektur
Operationsverfahren bei Skoliose
Harrington (H): Distraktion mit einem Stab, der an den Wirbelbögen verankert wird
Cotrel-Dubousset (CD): (H) mit zusätzlicher Dauerstabilisierung
Ventrale Derotations Spondylodese (VDS) nach Zielke: über vertebral in die lumbalen Wirbelkörper eingebrachte Schrauben und Kabelverbindung wird ein derotierender, begradigender Zug auf die Skoliose ausgeübt.

Tab. S14. Skoliose. Klassifikation wichtiger echter Skoliosen

Idiopathische Skoliose
Neuromuskuläre Skoliosen
Neuropathische Skoliosen (z. B. bei infantiler Cerebralparese, Poliomyelitis)
Myopathische Skoliose (z. B. bei Muskeldystrophie)
Kongenitale Skoliose (Missbildungsskoliose)
Posttraumatische Skoliose (osteopathische Skoliose)
Neurofibromatotische Skoliose
Narbenskoliose (fibropathische Skoliose, z. B. nach einseitiger thorakaler Operation im Kindesalter)
Skoliose bei
Osteochondrodystrophie
entzündlichen Erkrankungen
mesenchymalen Störungen (z. B. Marfan-Syndrom)
Störungen der Kollagensynthese (z. B. Osteogenesis imperfecta)
Wirbeltumoren

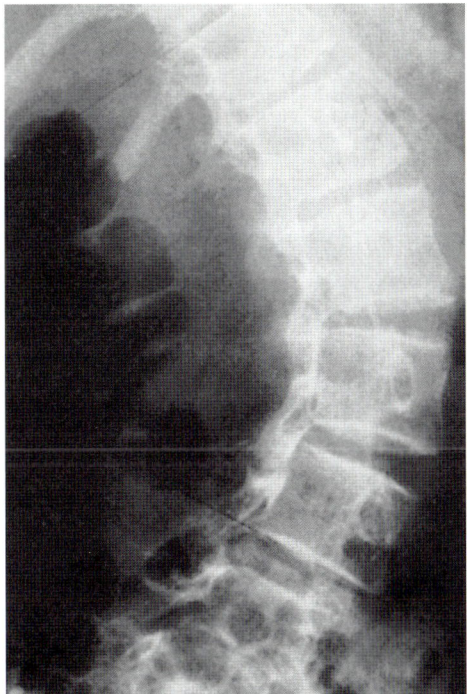

Abb. S66. Skoliose. C-förmige, linkskonvexe Lumbalskoliose

lenabschnitte verbunden, wodurch die typische **S-förmige Skoliose** entsteht; selten gibt es auch **doppelt S-förmige Skoliosen** mit mehreren Krümmungsabschnitten

Klinik: neben der Seitenverbiegung findet sich auch immer eine mehr oder minder ausgeprägte Verdrehung der Wirbel um die Längsachse; dadurch treten die Rippen auf der Konvexseite stärker hervor, was zur Ausbildung eines **Rippenbuckels** führt, der deutlich hervortritt, wenn der Patient sich nach vorne beugt; die Verdrehung führt auch zu einem stärkeren Hervortreten der langen Rückenstrecker, was klinisch als **Lendenwulst** imponiert; die kompensatorische Fehlhaltung führt zu einer Asymmetrie der Schulterblätter mit Schultertiefstand; fällt ein von der Hinterhauptmitte gefälltes Lot auf die Kreuzbeinmitte, spricht man von **kompensierter Skoliose mit statischem Gleichgewicht**; verläuft es deutlich daneben, liegt eine **nicht-kompensierte Skoliose mit Überhang** vor; die **Therapie** hängt von der Ursache, dem Alter des Patienten und dem **Skoliosewinkel*** nach Cobb ab; wichtig ist die möglichst frühe Diagnose [z.B. durch Screening von Klein- oder Schulkindern] und der frühzeitige Behandlungsbeginn noch während der Wachstumsphase; Skoliosen mit einem Winkel unter 20° können krankengymnastisch behandelt werden; bei Krümmungen von mehr als 20° werden meist Korsetts zur Entlastung der konkavseitigen Wachstumszonen verwendet; jenseits von 40° wird fast immer eine Operation zur Aufrichtung und Stabilisierung durchgeführt

Sko|li|o|se|kor|rek|tur nach Harrington *f*: → *Harrington-Operation*

Sko|li|o|se|kor|rek|tur nach Hibbs *f*: → *Hibbs-Operation*

Sko|li|o|se|win|kel nach Cobb *m*: radiologische Bestimmung der Krümmung bei Skoliose; am oberen und unteren Ende der Krümmung liegen sog. **Neutralwirbel** oder **Endwirbel**, die keine keilförmige Deformierung aufweisen, d.h. ihre Deck- und Bodenplatten verlaufen parallel; der Krümmungswinkel wird bestimmt, indem man Tangenten an die Deckplatte des oberen Neutralwirbels bzw. die Grundplatte des unteren Neutralwirbels anlegt; der Winkel zwischen den beiden Tangenten wird als Skoliosewinkel bezeichnet; er ist wichtig für die Art der Behandlung; bei einem Krümmungswinkel von bis zu 20 Grad erfolgt Krankengymnastik, Krümmungswinkel zwischen 20 und 45 Grad werden mit Krankengymnastik und Korsettbehandlung therapiert, bei größerem Winkel oder rascher Progredienz ist eine operative Behandlung indiziert

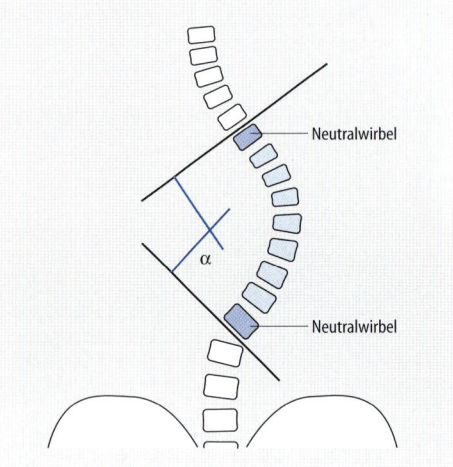

Abb. S67. Skoliosewinkel nach Cobb. Bestimmung des Skoliosewinkels nach Cobb

Skro|ful|o|derm *nt:* → *Tuberculosis cutis colliquativa*
Skro|tal|gan|grän *f: Syn: Fournier-Krankheit, Fournier-Gangrän;* fiebrige, nekrotische Gangrän des Skrotums; Sonderform der nekrotisierenden Fasziitis*; **Therapie:** chirurgische Entfernung der Nekrosen; Antibiotikatherapie [Clindamycin* plus Cefuroxim*]
Skro|tal|her|nie *f: Syn: Hodenbruch, Hernia scrotalis;* bis in den Hodensack reichender Leistenbruch*; *s.a. Essay Eingeweidebrüche/Hernien S. 577*
Skro|tek|to|mie *f: Syn: Hodensackexzision, Skrotumexzision;* operative (Teil-)Entfernung des Hodensacks
Skro|tum, akutes *nt:* Bezeichnung für akut schmerzhafte Erkrankungen im Bereich des Skrotums und der Inguinalregion; die mit Abstand häufigste Ursache ist die Hodentorsion, gefolgt von Hydatidentorsion, inkarzerierter Skrotalhernie und Hodentrauma; Tumoren und sonstige raumfordernde Prozesse sind i.d.R. schmerzlos
sleep apnea questionnaire quality of life index *nt: s.u. Essay Schlafstörungen S. 1413*
Slow-fast-reentry-Tachykardie *f: s.u. Essay Herzrhythmusstörungen S. 613*
Slow-Virus-Infektion *f: Syn: slow virus disease;* durch ein **Slow-Virus** [Virus mit extrem langer Inkubationszeit (Monate bis Jahre)] verursachte Erkrankung; z.T. werden diese Infektionen durch Prionen verursacht; *s.a. Essay Virusinfektionen S. 1667*
Slow-wave-sleep *nt: Syn: Langsame-Wellen-Schlaf, Tiefschlaf; s.u. Schlaf*
Sluder-Neuralgie *f: Syn: Sluder-Syndrom, Neuralgia sphenopalatina, Sphenopalatinumsyndrom, Pterygopalatinumsyndrom;* Gesichtsneuralgie durch eine Entzündung des Ganglion pterygopalatinum; führt zu brennenden Schmerzen und Rötung im inneren Augenwinkel, Augapfel, Nase und Unterkiefer
Sludge-Phänomen *nt: Syn: Sludging;* reversible Aggregation von Erythrozyten bei Veränderung der Fließeigenschaften des Blutes, v.a. bei Hyperviskosität und im Schock

Sly-Syndrom *nt:* → *Mukopolysaccharidose VI*
SMEI-Technik nach Zocchi *f: Syn: Ultraschall-Liposuktion; s.u. Liposuktion*
Smi|lax *f:* → *Sarsaparille*
Smith-Fraktur *f: Syn: Radiusflexionsfraktur;* distale Radiusfraktur* bei Sturz auf die gebeugte Hand; die Frakturlinie liegt ca. 1–3 cm oberhalb des Handgelenks; **Therapie:** geschlossene Reposition und Retention im Gipsverband oder mittels perkutan eingebrachten Kirschner-Drähten; *s.a. Essay Fraktur, Luxation, Distorsion S. 423*
Smith-Hodge-Pessar *nt:* Pessar zur Aufrichtung der Gebär-

Tab. S15. Skrotum, akutes

Torsion	Hodentorsion
	Hydatidentorsion
Entzündungen	Orchitis
	Epididymitis
	Funikulitis
	Abszess
	Immunvaskulitis
	Malakoplakie des Hodens
Trauma	Hodenruptur
	Hodenhämatom
	Hämatozele
Vaskuläre Erkrankungen	Varikozele*
	Phlebitis bei Varikozele
	Plexus-pampiniformis-Thrombose
	Hodeninfarkt
	Aseptische Hodennekrose
	Kavernöses Hodenhämangiom*
Erkrankungen der Hodenhüllen	Hydrozele*
	Offener Processus vaginalis*
	Inkarzerierte Skrotalhernie
Raumforderungen	Spermatozele*
	Samenstranglipom*
	Nebenhodentumor*
	Hodentumor*
	Nebenhodenzyste*
	Hodenzyste*
Erkrankungen der Skrotalhaut	Erysipel
	Phlegmone
	Furunkel, Karbunkel
	Infizierte Dermoidzyste
	Fournier-Gangrän
	Skrotalhämatom
	Idiopathisches Ödem
	Skrotalemphysem
	Insektenstich
	Skrotalhautirritation
In den Hoden projizierte Schmerzen	Tiefer Harnleiterstein
	Appendizitis
	Akute Prostatitis
	Vesikulitis
	Funikulitis
	Neuralgie des Nervus ilioinguinalis und genitofemoralis
	Projektion spinaler Erkrankungen
Hodenmitbeteiligung	Abdominelle Prozesse
	Retroperitoneale Prozesse
	Leukämisches Infiltrat*
	Malignes Lymphom*

* meist schmerzlos

mutter bei Retroflexio uteri

Snellen-Sehschärfentest *m*: Prüfung der Sehschärfe unter Verwendung von **Snellen-Sehprobentafeln** mit speziellen Optotypen [E-Haken mit drei gleich langen Balken], die als **Snellen-Sehproben** oder **Snellen-Haken** bezeichnet werden

Soldoku *nt*: →*Rattenbissfieber I*

Sofortrekonstruktion *f*: *s.u. Mastektomie*

Sohlenwarze *f*: →*Dornwarze*

Soja *f*: *Syn: Sojapflanze, Glycine max, Soja hispida*; Kraut aus der Familie der Schmetterlingsblütler [Fabaceae]; verwendet wird das aus den **Sojabohnen** [Sojae semen] gewonnene **Sojalecithin** [Lecithinum ex soja], ein Phospholipidgemisch [Phosphatidylcholin, Phosphatidylethanolamin, Phosphatidylinositol] mit Sojaöl, Kohlenhydraten, Glykolipiden, Phytosterolen und Tocopherolen; **Anw.:** Fettstoffwechselstörungen, v.a. Hypercholesterinämie; traditionell auch bei Konzentrationsmangel, Gehirn- und Nervenerkrankungen, Altersbeschwerden, Leber- und Gallenleiden

Sojabohnen werden, v.a. in Ostasien, als Gemüse gekocht, gepökelt oder zu Konserven verarbeitet, reife Samen werden gekocht, gebacken, geröstet oder gegoren verwendet; sie werden zu Sojasaucen sowie gemahlen und mit Wasser gekocht zu **Sojamilch** und **Sojaquark** [Tofu] verarbeitet, die den westlichen Ländern v.a. als Diätetika bei Kuhmilchallergie, in Säuglings- und Kindernährmitteln sowie als Fleischersatz bei vegetarischer Ernährung eine Rolle spielen

Sokolow-Lyon-Index *m*: *Syn: Sokolow-Index*; EKG-Kriterium zur Beurteilung von links- und rechtsventrikulärer Hypertrophie; *s.u. Essay Elektrokardiogramm S. 317*

Solanum *nt*: *Syn: Nachtschatten*; größte Gattung der Nachtschattengewächse [Solanaceae]; enthält u.a. **Kartoffel** [Solanum tuberosum], **Aubergine** [Solanum melongena] und **Bittersüß** [Solanum dulcamara]; alle Nachtschatten enthalten sog. **Solanum-Alkaloide**, die z.T. sehr giftig sind [Solanin]

Solanum dulcamara *nt*: →*Bittersüß*

Solidaginis herba *f*: *s.u. Goldrute*

Solidaginis virgaureae herba *f*: *s.u. Goldrute*

Solidago-Arten *pl*: *s.u. Goldrute*

Solid-Phase-Häm-Adsorptionstest *m*: spezifischer Syphilistest; wird in mit Antihuman-IgM beschichteten Mikrotiterplatten durchgeführt, die alle im Testserum enthaltenen IgM binden; in einem zweiten Schritt werden mit Treponemenantigen beschichtete Hammelerythrozyten zugegeben; enthielt das Testserum Treponema pallidum-spezifische IgM, werden die Erythrozyten an die Wände der Ausnehmungen adsorbiert, anderenfalls sinken sie auf deren Boden; der SPHA ist ein verlässlicher Test zum Nachweis spezifischer IgM-Antikörper und damit einer behandlungsbedürftigen Infektion; er übertrifft den FTA-ABS-IgM durch geringere Fehlerquote und höhere Empfindlichkeit, ist dem 19s-IgM-FTA-ABS fast gleichwertig und zum Nachweis einer Neurosyphilis sowie zur Beurteilung von Reinfektionen unentbehrlich

Solifenacin *nt*: Muskarinrezeptor-Antagonist mit hoher Affinität zu M2 und M3 Rezeptoren; **Anw.:** Dranginkontinenz; *s.a. Essay Harninkontinenz S. 533*

Solitärstein *m*: solitärer Gallen- oder Harnstein; *s.a. Cholelithiasis, Urolithiasis*

Somatostatinom *nt*: *Syn: D-Zellen-Tumor, D-Zell-Tumor*; von den D-Zellen des Pankreas ausgehender Somatostatinbildender Tumor; die Tumore bilden oft auch Kalzitonin, Cortisol, vasoaktives intestinales Polypeptid und Gastrin; **Therapie:** Resektion, Chemotherapie

Sommercholera *f*: *Syn: Cholera aestiva, Sommerdiarrhö, Sommerdiarrhoe*; in den Sommermonaten auftretende Durchfallerkrankung durch Viren oder Bakterien, z.B. Shigella sonnei; *s.a. Essay Diarrhoe – entzündliche und nicht-entzündliche Formen S. 265*

Sommergrippe *f*: *s.u. ECHO-Viren*

Sommerprurigo *f*: →*Lichtekzem*

Sommerurtikaria *f*: →*Lichturtikaria*

Sonagrafie, -graphie *f*: elektroakustische Aufzeichnung von Sprache durch Spektralanalyse der Schallwellen nach Frequenz, Lautheit und Zeitablauf

Sondenenteroskopie *f*: *s.u. Enteroskopie*

Sondenphänomen *nt*: *s.u. Lupus vulgaris*

Sondenversuch *nt*: *s.u. Lupus vulgaris*

Sones-Technik *f*: *Syn: Seldinger-Sones-Technik*; Seldinger-Technik*, bei der der Katheter über die Arteria brachialis eingeführt wird

Sonnenallergie *f*: →*Lichturtikaria*

Sonnenhut *m*: →*Echinacea*

Sonnenstich *f*: *Syn: Heliosis, Insolation*; *s.u. Hitzeschaden*

Sonnentau *m*: *Syn: Drosera rotundifolia*; Pflanze aus der Familie der Sonnentaugewächse [Droseraceae]; verwendet werden heute ober- und unterirdische Pflanzenteile [**Sonnentaukraut**, Droserae herba] des **afrikanischen Sonnentaus** [Drosera ramentacea]; sie enthalten 1,4-Naphthochinonderivate mit bronchospasmolytischer und antitussiver Wirkung; **Anw.:** traditionell bei Reiz- und Krampfhusten, Keuchhusten, Asthma bronchiale und auch bei Tuberkulose; äußerlich zur Beseitigung von Warzen und Sommersprossen; in der Homöopathie bei Krampfhusten und Heiserkeit

Sonnenurtikaria *f*: →*Lichturtikaria*

Sonografie, -graphie *f*: Ultraschalluntersuchung; nicht-invasive Methode, bei der elektrische Energie in Schallwellen mit einer Frequenz von 2–10 Mhz umgesetzt wird; Absorption, Reflexion und Brechung der Ultraschallwellen im Gewebe erzeugen spezifische Bilder, die auf einem Bildschirm dargestellt werden; man unterscheidet **1. Impuls-Echo-Verfahren**, bei denen der Schallkopf als Sender und Empfänger dient; die ausgesandten Schallwellen werden von Strukturen im Ausbreitungsgebiet reflektiert und als Echosignale registriert; im einfachsten Fall werden die Echosignale als Amplitude einer Zeitachse dargestellt; im so erzeugten **A-Bild** lässt die Größe der Amplitude auf die Intensität des Echos schließen [je größer, desto intensiver], während der Abstand der Amplituden Hinweise auf die Entfernung vom Schallkopf und damit auf die Lage im Körper gibt; wegen der großen Vorteile der zweidimensionalen Darstellung [B-Bild] wird der A-Mode heute kaum noch verwendet

beim **B-Bild** wird die Amplitudengröße in ortskodierte, punktförmige Helligkeitswerte [**Brightness** *engl.* Helligkeit] umgesetzt, aus denen auf dem Bildschirm ein zweidimensionales Graubild entsteht; moderne Geräte speichern die Echosignale in digitaler Form und ermöglichen damit Variationen der Bildaufbereitung und quantitative Auswertung; beim **M-Mode** [Motion *engl.* Bewegung] wird der Schallkopf still gehalten, womit sich bewegende Grenzflächen auf dem Monitor als sich bewegende Linien dargestellt werden; der M-Mode wird v.a. in der Kardiologie zur Untersuchung des Herzens und der Herzklappen eingesetzt; alle drei Verfahren werden als **Echtzeit-Verfahren** bezeichnet, weil die Vorgänge direkt am Monitor beobachtet werden können

2. Doppler-Sonografie registriert die Frequenzänderung von Schallwellen an bewegten Objekten [Doppler-Effekt]; arbeitet entweder mit kontinuierlichen Schallwellen [**continous-wave-Doppler-Sonografie**] oder mit Schallimpulsen [**Impuls-Doppler-Sonografie**]; Haupteinsatzbereich ist die Untersuchung von Herz und Gefäßen; durch eine Kombination mit B-Bild erhält man Schnittbilder, die nur blutdurchströmte Gefäße zeigt [**Doppler-Angiografie**]

transvaginale Sonografie: →*Vaginalsonografie*

Soor *m*: →*Candidose*

vaginaler Soor: →*Vulvovaginitis candidamycetica*

Soorbalanitis *f*, *pl* **-tiden**: *Syn: Balanitis candidamycetica, Balanoposthitis candidamycetica, Soorbalanoposthitis, Candidabalanitis*; Entzündung von Eichel und Vorhaut durch Candida albicans; **Therapie:** antimykotische Lotion oder Creme [Nystatin*, Amphotericin* B, Clotrimazol* oder Miconazol*]

Soor|kol|pi|tis *f, pl* **-ti|den**: → *Vulvovaginitis candidamycetica*

Soor|my|ko|se *f*: → *Candidose*

Soor|ö|so|pha|gi|tis *f, pl* **-ti|den**: Entzündung der Speiseröhrenschleimhaut durch Candida albicans; *s.u. Essay HIV-Infektion – AIDS S. 625*

Soor|pilz *m*: → *Candida albicans*

Soor|sto|ma|ti|tis *f*: → *Mundsoor*

Soor-Windeldermatitis *f, pl* **-ti|ti|den**: Candidose der Säuglingshaut im Windelbereich; *s.a. Windeldermatitis*

Sor|bi aucupariae fructus *m*: *Syn*: *Vogelbeeren*; Früchte der Eberesche*

Sor|bus aucuparia *f*: → *Eberesche*

So|ta|lol *nt*: nicht-selektiver Betablocker; Klasse-III-Antiarrhythmikum; **Anw.**: ventrikuläre Extrasystolen, Kammertachykardie, WPW-Syndrom, paroxysmale supraventrikuläre Tachykardie, Hypertonie, Angina pectoris; **Dosierung**: Hypertonie und Angina pectoris initial 160 mg/d p.o.; wenn nötig Erhöhung in Vier-Tagesintervallen auf 600 mg/d und mehr [maximal 4 g/d]; Arrhythmien 120–140 mg/d p.o., Nachbehandlung des Herzinfarktes 320 mg/d p.o.; Notfallbehandlung von Arrhythmien 20–60 mg i.v. über 2 bis 3 min, wenn nötig mit Wiederholung nach 10 min; **NW**: ventrikuläre Tachyarrhythmien, Müdigkeit, Benommenheit, Schlafstörungen, Hypotension, kalte Extremitäten, Raynaud-Syndrom, Übelkeit, Erbrechen, Alopezie, Myopathien, trockene Augen, Stomatitis, Störungen der Sexualfunktion [Nachlassen von Libido und Potenz]; **Kontraind.**: Asthma bronchiale, obstruktive Atemwegserkrankungen, metabolische Azidose, Sinusbradykardie, Herzinsuffizienz, partieller AV-Block, Hypoglykämie

Southern Blot *m/nt*: Methode zur Auftrennung von spezifischer Einzelstrang-DNA; die DNA wird im ersten Schritt elektrophoretisch getrennt und dann mit Natriumhydroxid denaturiert, wobei sich die Einzelstrang-DNA fest an die Nitrozellulosefolie bindet; im nächsten Schritt wird die gebundene DNA mit einer markierten DNA-Sonde hybridisiert und spezifisch nachgewiesen

1/2-Spalt|haut, 1/4-Spalt|haut, 3/4-Spalt|haut *f*: *s.u. Hauttransplantation*

Spalt|haut|lap|pen *m*: *Syn*: *Spalthauttransplantat*; *s.u. Hauttransplantation*

Spalt|lam|pe *f*: Lampe, die ein spaltförmiges Lichtbündel emittiert; *s.a. Spaltlampenmikroskop*

Spalt|lam|pen|mi|kro|skop *nt*: Hornhautmikroskop mit Spaltlampe zur Untersuchung der vorderen Augenabschnitte

Span, kortikospongiöser *m*: *Syn*: *Kortikalis-Spongiosaspan*; *s.u. Knochentransplantation*

Span|nungs|kopf|schmerz *m*: mittelgradiger Kopfschmerz, der häufig in Form eines dumpfen Druckes bzw. einer ringför-

migen Spannung beschrieben wird, und der immer mehr oder weniger unterschwellig vorhanden ist; es kommt dabei immer wieder zu Phasen einer Verstärkung, die sich dann spontan bessern; wird häufig mit Migräne verwechselt; häufigste primäre Kopfschmerzform; Prävalenz bis zu 75 %, Frauen sind etwas häufiger betroffen als Männer, die Attacken beginnen im 3. Lebensjahrzehnt; der **episodische Spannungskopfschmerz** [eSpKs, Prävalenz 20–30 %] tritt mit seltenen [< 1] oder häufigen [1–14/ pro Monat] Attackentagen auf, wobei der erstere Subtyp die Alltagsverrichtungen kaum dauerhaft beeinträchtigt; oft geht der eSpKs mit Myalgien und palpabler Verspannung der temporalen, frontalen, paravertebralen oder schulternahen Muskulatur einher; Überschneidungen und Komorbidität mit der Migräne ohne Aura sind möglich; beim **chronischen Spannungskopfschmerz** [cSpKs, Prävalenz 3 %] kommen Kopfschmerzen an > 14 Tagen/ Monat vor; die Schmerzdauer beträgt Minuten bis Tage; der chronische Spannungskopfschmerz führt immer zu einer erheblichen Beeinträchtigung; er ist nicht immer von der chronischen Migräne und vom medikamenteninduzierten Kopfschmerz zu differenzieren bzw. kommt zusammen mit ihr vor; chronischer Spannungskopfschmerz kann von Migräneattacken überlagert sein; *s.u. Essay Migräne – Kopfschmerz S. 1017*

Span|nungs|pneu|mo|tho|rax *m*: *s.u. Pneumothorax*

Spar|ga|no|se *f*: Infektion mit Spirometra, einer weltweit, v.a. in den Tropen und Subtropen verbreiteten Bandwurmgattung; führt v.a. zu subkutanen Schwellungen; selten kommt es zu einer Wanderung der Larven in Augen oder ZNS; *s.a. Essay Helminthosen S. 553*

Spar|gel *m*: *Syn*: *Asparagus officinalis*; Pflanze aus der Familie der Asparagaceae; verwendet werden Wurzelstock [**Spar-**

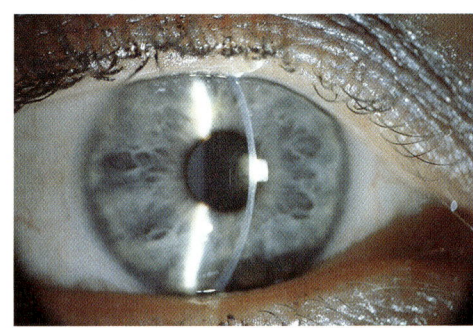

Abb. S69. Spaltlampenmikroskop. Spaltlampenuntersuchung des Vorderabschnittes des Auges durch ein Lichtbündel von rechts

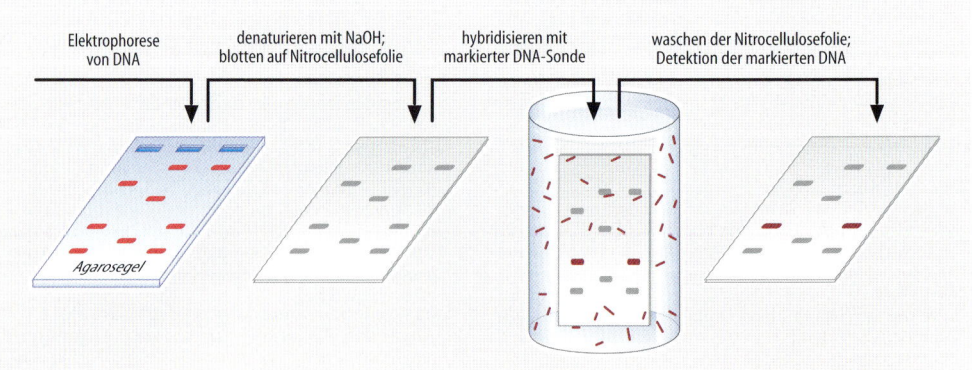

Elektrophorese von DNA | denaturieren mit NaOH; blotten auf Nitrocellulosefolie | hybridisieren mit markierter DNA-Sonde | waschen der Nitrocellulosefolie; Detektion der markierten DNA

Agarosegel

Abb. S68. Southern Blot

gelwurzel, Asparagi rhizoma] und oberirdische Pflanzenteile [**Spargelkraut**, Asparagi herba], die beide Saponine enthalten; **Anw.**: traditionell als Diuretikum, bei Entzündungen der ableitenden Harnwege, Ödemen, Arthritis, Rheuma, Gicht, Leber- und Milzleiden; in der Homöopathie bei Nierensteinen und Herzinsuffizienz

Spas|mo|ly|ti|kum *nt, pl* -**ka**: krampflösende Substanz; i.e.S. Mittel, das den Tonus der glatten Muskulatur vermindert; man unterscheidet **1. neurotrope Spasmolytika**, d.h. Parasympatholytika, die kompetitiv Acetylcholin hemmen **2. muskulotrope** oder **papaverinartige Spasmolytika**, die direkt auf glatte Muskelzellen einwirken **3. neurotrop-muskulotrope Spasmolytika**, die beide Wirkungen besitzen

Spas|mus glottidis *m*: → *Stimmritzenkrampf*

Spät|a|bort *m*: *s.u. Abort*

Spät|de|zel|le|ra|ti|on *f*: → *Spättief*

Spät-Dumping *nt*: *Syn: postprandiale Hypoglykämie, reaktive Hypoglykämie, postalimentäres Spätsyndrom, Spätdumpingsyndrom*; nach Gastrektomie auftretendes Syndrom; 2–3 Stunden nach Nahrungsaufnahme kommt es zu einer hypoglykämischen Phase mit Schwitzen, Übelkeit und evtl. Kreislaufkollaps; **Therapie:** Vermeidung zuckerhaltiger Getränke; 6 kleine Mahlzeiten pro Tag; proteinreiche, kohlenhydratarme Nahrung

Spät|ges|to|se *f*: veraltet für Präeklampsie*

Spätpotenzial-EKG *nt*: *Syn: Spätpotential-EKG; s.u. Essay Elektrokardiogramm S. 317*

Spät|re|ka|na|li|sa|ti|on *f*: *s.u. Vasektomie*

Spät|schie|len, normosensorisches *nt*: *s.u. Schielen*

Spät|schi|zo|phre|nie *f*: *s.u. Schizophrenie*

Spät|sy|no|vek|to|mie *f*: Synovektomie im fortgeschrittenen Stadium der rheumatoiden Arthritis; *s.a. Essay Rheumatoide Arthritis S. 83*

Spät|sy|phi|lis *f*: *Syn: Tertiärstadium, Lues III; s.u. Syphilis*

Spät|tief *nt*: *Syn: späte Dezeleration, Dip II, Typ-II-Dezeleration, Spätdezeleration*; wehenabhängige Dezeleration*, die erst nach dem Beginn der Wehe einsetzt und auch erst nach der Wehe endet; kann Zeichen einer intrauterinen Asphyxie sein; *s.a. Kardiotokografie*

Spec|ta|cil|lin *nt*: → *Epicillin*

Spec|ti|no|mycin *nt*: *Syn: Actinospectacin, Aminocyclitol*; von Streptomyces spectabilis gebildetes Aminoglykosidantibiotikum mit breitem Wirkungsspektrum gegen grampositive und gramnegative Keime; **Anw.**: Gonorrhoe, Penicillinallergie

Spei|chel|drü|sen|ex|zi|si|on *f*: → *Sialadenektomie*

Spei|chel|drü|sen|misch|tu|mor *m*: → *Adenom, pleomorphes*

Spei|chen|frak|tur *f*: → *Radiusfraktur*

Spei|se|röh|ren|ent|zün|dung *f*: → *Ösophagitis*

Spei|se|röh|ren|er|satz *m*: → *Ösophagusplastik*

Spei|se|röh|ren|fis|te|lung *f*: → *Ösophagostomie*

Spei|se|röh|ren|krampf *m*: → *Ösophagospasmus*

Spei|se|röh|ren|krebs *m*: → *Ösophaguskarzinom*

Speiseröhren-Magen-Anastomose *f*: → *Ösophagogastrostomie*

Speiseröhren-Magen-Fistel *f*: → *Ösophagogastrostomie*

Spei|se|röh|ren|my|ko|se *f*: *Syn: Ösophagusmykose*; Pilzerkrankung der Speiseröhre; am häufigsten durch Candida albicans [Candidaösophagitis]; *s.u. Essay Mykosen S. 1059*

Spei|se|röh|ren|re|sek|ti|on *f*: → *Ösophagektomie*

Spei|se|röh|ren|schnitt *m*: → *Ösophagotomie*

Spei|se|röh|ren|spie|ge|lung *f*: → *Ösophagoskopie*

Spek|tro|gra|fie, -gra|phie *f*: Spektroskopie mit Fotografie des Spektrums

Spek|tro|me|trie *f*: → *Spektroskopie*

Spek|tro|pho|to|me|trie *f*: *Syn: Spektrofotometrie, Spektralfotometrie, Spektralphotometrie*; Photometrie, die die Intensität von Lichtspektren misst

Spek|tro|sko|pie *f*: *Syn: Spektrometrie*; Messung und Auswertung von Spektren

Spe|le|o|sko|pie *f*: *Syn: Kavernoskopie*; endoskopische Untersuchung einer Lungenkaverne

Spe|le|o|sto|mie *f*: *Syn: Kavernostomie*; operative Eröffnung einer Lungenkaverne mit Anlage einer äußeren Fistel

Spe|le|o|to|mie *f*: *Syn: Kaverneneröffnung, Kavernotomie*; operative Eröffnung einer Lungenkaverne

Sper|ma|ti|tis *f, pl* -**ti|ti|den**: *Syn: Funikulitis, Funiculitis, Deferentitis*; Entzündung des Samenleiters oder Samenstrangs

Sper|ma|to|ze|le *f*: *Syn: Samenbruch, Gonozele*; mit Sperma gefüllte Retentionszyste, die mit dem Nebenhoden in Verbindung steht; meist asymptomatisch und deshalb nur Zufallsbefund; eine Operation ist nur bei Schmerzsymptomatik oder bei Kryptozoospermie angebracht; andererseits kann eine Spermatozele bei Fertilitätsstörung als Spermatozoenreservoir für eine assistierte Fertilisation verwendet werden

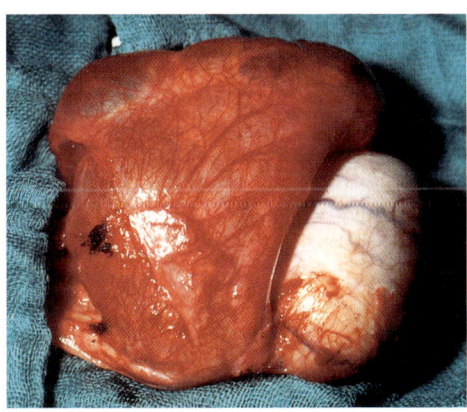

Abb. S70. Spermatozele

Sper|ma|to|ze|lek|to|mie *f*: *Syn: Spermatozelenexzision*; Ausschneidung einer Spermatozele

Sper|ma|to|ze|len|ex|zi|si|on *f*: → *Spermatozelektomie*

Sper|ma|to|zys|tek|to|mie *f*: *Syn: Samenblasenentfernung, Samenblasenexstirpation, Vesikulektomie*; operative Entfernung der Samenblase; meist zusammen mit der Prostata

Sper|ma|to|zys|to|gra|fie, -gra|phie *f*: Röntgenkontrastdarstellung des Samenbläschens nach Kontrastmittelinjektion in den Samenleiter

Sper|ma|to|zys|to|to|mie *f*: *Syn: Samenblasenschnitt, Vesikulotomie*; Inzision des Samenbläschens

Sper|mi|en|as|pi|ra|ti|on, mikrochirurgische epididymale *f*: *s.u. Essay Infertilität und Sterilität S. 733*

Sper|mi|en|ex|trak|ti|on, testikuläre *f*: *s.u. Essay Infertilität und Sterilität S. 733*

Sper|mi|en|in|jek|ti|on, intrazytoplasmatische *f*: Methode der In-vitro-Fertilisation, bei der Spermien unter mikroskopischer Kontrolle einzeln in jeweils eine Eizelle mikroinjiziert werden; *s.u. Essay Infertilität und Sterilität S. 733*

Sper|mi|o|gramm *nt*: *Syn: Spermatogramm*; Auflistung der Ergebnisse der quantitativen Spermaanalyse; *s.a. Tab. S16*

Sper|mi|zid *nt*: spermienabtötende Mittel werden als Vaginaltabletten, Schaum, Cremes oder Gele zur Empfängnisverhütung verwendet; *s.a. Essay Empfängnisverhütung und Familienplanung S. 343*

Sphä|ro|zy|to|se *f*: Vorkommen von Kugelzellen [Sphärozyten] im peripheren Blut
  hereditäre Sphärozytose: → *Kugelzellanämie*

Sphe|no|i|do|sto|mie *f*: Eröffnung der Keilbeinhöhle durch Exzision der Vorderwand

Sphe|no|i|do|to|mie *f*: Eröffnung der Keilbeinhöhle

Sphe|no|pa|la|ti|num|syn|drom *nt*: → *Sluder-Neuralgie*

Sphink|te|rek|to|mie *f*: operative (Teil-)Entfernung eines Schließmuskels/Sphinkters

Sphink|te|ro|me|trie *f*: Messung des Verschlussdrucks des inneren und äußeren Harnblasensphinkters; wird meist im Anschluss an eine Blasendruckmessung [Zystometrie] durchgeführt

Sphink|te|ro|sko|pie *f*: endoskopische Untersuchung eines

S

Tab. S16. Spermiogramm

Volumen	≥ 2,0 ml
pH	7,2–8,0
Verflüssigung	< 60 min
Konzentration der Spermatozoen	≥ 20 × 10⁶/ml
Gesamtzahl der Spermatozoen	≥ 40 × 10⁶/Ejakulat
Motilität	≥ 25 %
Morphologie (Normalformen)	≥ 30 %
Vitalität	≥ 75 %
Leukozyten	< 1 × 10⁶ /ml
Fructose	≥ 13 mmol/Ejakulat
α-Glucosidase	≥ 20 mU/Ejakulat
Zink	≥ 2,4 mmol/Ejakulat
Zitronensäure	≥ 52 μmol/Ejakulat
Saure Phosphatase	≥ 200 U/Ejakulat

Schließmuskels/Sphinkters

Sphink|te|ro|to|mie f: **1.** operative Durchtrennung/Spaltung eines Sphinkters **2.** → *Papillotomie*

laterale innere Sphinkterotomie: indiziert bei chronischen oder therapieresistenten Analfissuren sowie fortgeschrittenem Hämorrhoidalleiden; **Technik**: in Steinschnittlage wird der Musculus sphincter anus interni freigelegt und bis zur Höhe der Linea dentata präpariert; ca. 1 cm des Muskels wird quer inzidiert; nach Blutstillung wird das Anoderm mit resorbierbarem Nahtmaterial vernäht

Sphink|ter|plas|tik f: plastische Operation zur Wiederherstellung der Funktion eines Schließmuskels [Sphinkter]

Sphink|ter|pro|the|se f: *s.u. Essay Harninkontinenz S. 533*

Sphink|ter|riss m: *s.u. Iridorrhexis*

Sphink|ter|ris|se pl: *s.u. Iridorrhexis*

Sphyg|mo|gra|fie, -gra|phie f: *Syn: Pulsschreibung*; Registrierung der Pulskurve, z.B. als Karotispulskurve

Spie|geln im aufrechten Bild nt: *s.u. Ophthalmoskopie*

Spie|geln im umgekehrten Bild nt: *s.u. Ophthalmoskopie*

Spieghel-Hernie f: *Syn: seitliche Bauchwandhernie, Hernia ventralis lateralis*; *s.u. Bauchwandhernie*

Spiel|au|di|o|me|trie f: Verfahren der Gehörprüfung im Kindesalter [Pädaudiologie], bei der die 2–4 Jahre alten Kinder beim Hören eines Tons einen Baustein auf einen anderen legen dürfen u.ä.

Spi|na bifida f: *Syn: Spaltwirbel*; angeborene Spaltbildung eines oder mehrerer Wirbel, bei der der Wirbelbogen teilweise oder vollständig fehlt; wird der Defekt von den Rückenmarkshäuten abgedeckt und ist deshalb nicht von außen sichtbar, spricht man von **Spina bifida occulta**; sie tritt relativ häufig auf [bis zu 15 % der Bevölkerung] und wird nur zufällig auf Röntgenbildern entdeckt; bei der **Spina bifida aperta** können Hirnhäute [Meningozele] und das Rückenmark einbezogen werden [Meningomyelozele]; das **klinische Bild** kann von leichten neurologischen Symptomen bis hin zur kompletten Querschnittslähmung reichen; häufig findet man eine lokale Hypertrichose über dem Ort der Spaltbildung, die bevorzugt im Übergangsbereich der verschiedenen Wirbelsäulenabschnitte auftritt; von den drei Formen [okzipitozervikal, zervikothorakal und lumbosakral] ist die **lumbosakrale Spina bifida** [L₅/S₁] am häufigsten; sie führt i.d.R. zu schlaffen Lähmungen der Beine und des Beckenbodens, Blasen- und Rektuminkontinenz sowie Störungen von Trophik und Sensibilität

Spi|na|ci|ae folium nt: *Syn: Spinatblätter*; *s.u. Spinat*

Spi|na|cia oleracea f: → *Spinat*

Spi|nal|er|kran|kung, funikuläre f: → *funikuläre Myelose*

Spi|na|li|om nt: *Syn: Plattenepithelkarzinom der Haut, spinozelluläres Karzinom*; nach dem Basaliom* der zweithäu-

figste maligne Hauttumor in Mitteleuropa; imitiert die Differenzierung der Stachelzellschicht [Stratum spinosum] der Epidermis und heißt daher auch spinozelluläres Karzinom; im Vergleich zum Basaliom liegt das Durchschnittsalter mit 70 Jahren etwas höher, Männer sind häufiger betroffen als Frauen; das Gesicht, besonders Unterlippe und Ohrhelix, ist mit etwa 90 % die häufigste Lokalisation; neben dem lokal destruierenden Wachstum kann es zu einer zunächst immer lymphogenen, lokoregionären Metastasierung kommen; die 5-Jahres-Überlebensrate bei Metastasierung liegt bei 25–50 %; die Zunahme von Spinaliomen nach Organ- und Knochenmarktransplantation bei andauernder Immunsuppression stellt ein neues und wachsendes Problem dar; *s.u. Essay Bösartige Neubildungen der Haut S. 993*

Spi|nal|ka|nal|ste|no|se f: *Syn: Claudicatio intermittens spinalis*; durch Einengung des Spinalkanals [**Syndrom des engen Spinalkanals**] oder Ischämie hervorgerufene Symptomatik, die an eine Claudicatio* intermittens erinnert;

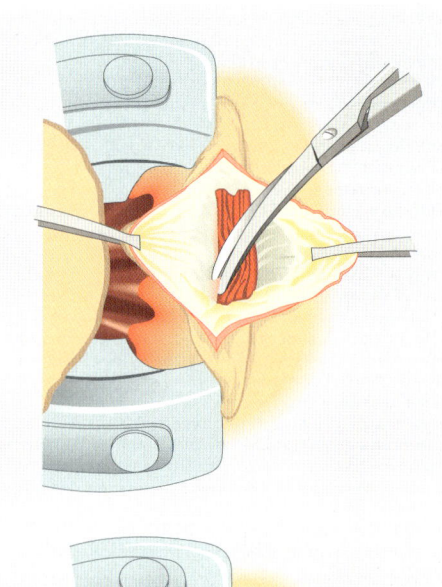

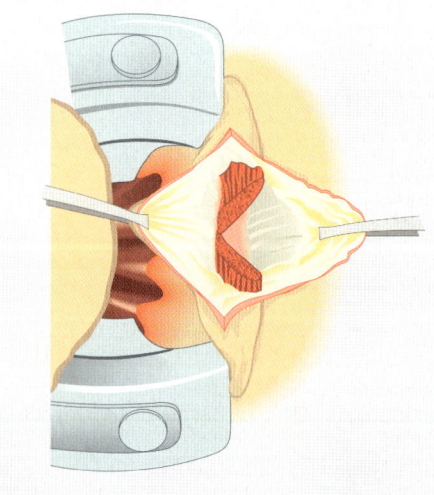

Abb. S71. Laterale innere Sphinkterotomie. Präparation des Musculus sphincter anus interni bis zur Höhe der Linea dentata [oben] und quere Durchtrennung [unten]

tritt v.a. bei Männern über 40 Jahren auf; betrifft i.d.R. die Cauda [**Claudicatio intermittens der Cauda equina**], seltener das thorakale Rückenmark [**Claudicatio intermittens des Rückenmarks**]; **Klinik**: Krämpfe, Einschlafen, Kribbeln und Brennen der Füße und des Unterschenkels nach längerem Gehen oder Stehen; Hinsetzen oder Hinlegen bessert die Symptome; **Diagnose**: CT, MRT, Myelografie; **Therapie**: Laminektomie bei Einengung des Spinalkanals; *s.a. Essay Degenerative Wirbelsäulenerkrankungen S. 125*

Spi|nal|pa|ral|ly|se, spastische *f*: *Syn*: *Erb-Charcot-Krankheit, Diplegia spastica progressiva*; Systemerkrankung des Rückenmarks mit fortschreitender Degeneration des 1. Motoneurons [Pyramidenzellen des motorischen Kortex und der Pyramidenbahn]; tritt meist familiär, seltener auch sporadisch auf; **Klinik**: beginnt im Kindes- oder Jugendalter mit Steifigkeit in den Beinen, die in eine ausgeprägte Paraspastik und Adduktorenspasmen übergeht; später kommt es auch zu einem Befall der Arme; der Verlauf ist langsam progredient über 20–30 Jahre und führt am Ende zu Bettlägrigkeit

Spi|nat *m*: *Syn*: *Spinacia oleracea*; Pflanze aus der Familie der Gänsefußgewächse [Chenopodiaceae]; verwendet werden die Blätter [**Spinaciae folium**], die Chlorophyll, Oxalsäure, Carotinoide, Flavonoide, Eisen und die Vitamine A, B und C enthalten; **Anw.**: traditionell bei Magen-Darm-Beschwerden, Anämie, Wachstumsstörungen und zur Appetitanregung

Spin|del|zell|häm|an|gi|o|en|do|the|li|om *nt*: *s.u. Hämangioendotheliom*

Spin|del|zell|nä|vus *m*: → *Spitz-Nävus*

Spin|nen|fin|grig|keit *f*: *Syn*: *Arachnodaktylie, Dolichostenomelie*; Bezeichnung für grazil verlängerte Finger [Spinnenfinger]; findet man z.B. beim Marfan-Syndrom, mit dem der Begriff oft fälschlicherweise gleichgesetzt wird

Spir|al|de|nom *nt*: → *Hidradenom*

Spir|ae|ae flos *f*: getrocknete Blüten von Mädesüß★

Spir|ae|ae herba *f*: oberirdische Pflanzenteile von Mädesüß★

Spir|ae|a ulmaria *f*: → *Mädesüß*

Spiral-CT *nt*: *Syn*: *Spiral-CT-Technik*; Abwandlung der Computertomografie, bei der der Patient kontinuierlich in eine Richtung fortbewegt wird, während die Röntgenröhre rotiert; damit werden keine Schicht- sondern Volumenaufnahmen angefertigt; ermöglicht durch die digitale Aufarbeitung der Daten die Anfertigung dreidimensionaler CT-Aufnahmen; *s.a. virtuelle Endoskopie*

Spir|al|le *f*: → *Intrauterinpessar*

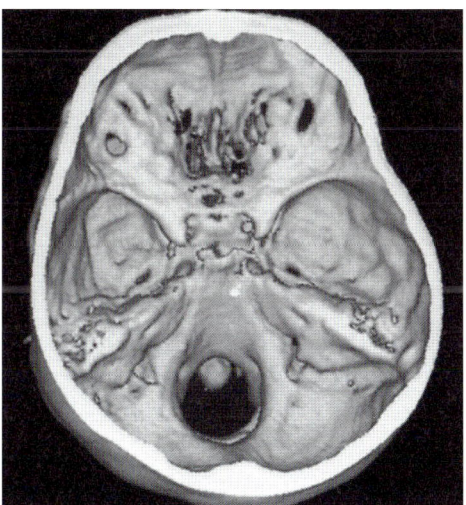
Abb. S72. Spiral-CT. 3D-CT der Schädelbasis

Spi|ral|frak|tur *f*: → *Torsionsfraktur*

Spi|ra|my|cin *nt*: *Syn*: *Foromacidin*; Makrolidantibiotikum aus Streptomyces ambofaciens; wirkt ähnlich wie Erythromycin★ gegen grampositive Bakterien und Kokken sowie gramnegative Kokken, v.a. Strepto-, Pneumo-, Gonokokken, Listerien, Bordetella pertussis, Chlamydia trachomatis, Mycoplasma pneumoniae, Actinomyces israeli, Bacillus anthracis, Clostridium tetani und perfringens

Spi|ril|lum minus *nt*: *Syn*: *Spirochaeta muris*; gramnegativer, spiralförmiger Erreger von Rattenbissfieber I

Spi|ro|chae|ta *f*: Gattung gramnegativer, schraubenförmiger Bakterien; enthält u.a. **Spirochaeta duttoni** [Erreger des endemischen Zeckenrückfallfiebers in Zentral- und Südafrika], **Spirochaeta muris** [Erreger von Rattenbissfieber I] und **Spirochaeta obermeieri** [durch die Menschenlaus Pediculus humanus übertragener Erreger des Läuserückfallfiebers]

Spi|ro|er|go|me|trie *f*: kombinierte Spirometrie und Ergometrie

Spi|ro|gra|fie, -gra|phie *f*: Aufzeichnung der Lungenvolumina und Ventilationsgrößen mit einem Spirografen

Spi|ro|me|tra *f*: weltweit, v.a. in den Tropen und Subtropen verbreitete Bandwurmgattung; wird nur selten auf den Menschen übertragen, Infektion mit Spirometralarven [**Sparganose**] führt v.a. zu subkutanen Schwellungen; selten kommt es zu einer Wanderung der Larven in Augen oder ZNS; *s.a. Essay Helminthosen S. 553*

Spi|ro|me|trie *f*: Messung der Lungenvolumina und Ventilationsgrößen mit einem Spirometer, d.h. einem Gerät zur Messung der ein- und ausgeatmeten Gasmengen; meist handelt es sich um **Glockengasometer**, bei der eine zylindrische Glocke in einen Wasserbehälter eintaucht, der den Innenraum der Glocke hermetisch von der Außenwelt abschirmt; ein Schlauch führt vom Mundstück des Probanden zum Innenraum der Glocke; die beim Ein- und Ausatmen auftretenden Volumenänderungen saugen die Glocke auf und ab; die Bewegungen können mit einem Schreiber aufgezeichnet oder an einer Skala abgelesen werden; *s.a. Essay Chronisch-obstruktive Lungenkrankheiten und Lungenemphysem S. 911*

Spi|ro|no|lac|ton *nt*: wichtigster Aldosteronantagonist; kaliumsparendes Diuretikum; verdrängt kompetitiv Aldosteron am Rezeptor am Erfolgsorgan [distaler Nierentubulus]; hat keinen Einfluss auf die normale Sekretion der Nebennierensteroide; steigert die Na^+- und senkt die K^+-Ausscheidung; **Anw.**: primärer und sekundärer Hyperaldosteronismus, Aszites bei Leberzirrhose, kardiale, nephrotische und zirrhotische Ödeme; **NW**: Hyperkaliämie, hyperchlorämische Azidose, Gynäkomastie, Impotenz, Amenorrhoe; **Kontraind.**: Schwangerschaft, akutes Nierenversagen, fortgeschrittene Niereninsuffizienz, Hyperkaliämie, Hyponatriämie; **WW**: Acetylsalicylsäure vermindert den diuretischen Effekt; gleichzeitige Gabe mit NSAID kann die Hyperkaliämie verstärken; gleichzeitige Gabe von ACE-Hemmern oder anderen kaliumsparenden Diuretika kann eine lebensbedrohliche Hyperkaliämie verursachen; Neomycin verzögert die Resorption von Spironolacton; *s.a. Essay Herzinsuffizienz S. 599*

Spit|zen|tu|ber|ku|lo|se *f*: *Syn*: *Lungenspitzentuberkulose, apikaler Reinfekt*; Befall der Lungenspitzen im Rahmen einer lokalisierten hämatogenen Streuung einer Lungentuberkulose

Spitz|fuß *m*: *Syn*: *Pes equinus*; angeborene [Klumpfuß★] oder erworbene Fußfehlstellung mit Beugung im oberen Sprunggelenk

Spitz-Nävus *m*: *Syn*: *Spindelzellnävus, Spitz-Tumor, Allen-Spitz-Nävus, Nävus Spitz, Epitheloidzellnävus, benignes juveniles Melanom*; v.a. bei Kindern auftretender benigner Nävuszellnävus★, der histologisch an ein malignes Melanom erinnert; die Prognose ist gut und eine Therapie i.d.R. nicht nötig; *s.a. Abb. S73*

Spitz|po|cken *pl*: → *Windpocken*

Spitz|we|ge|rich *m*: *Syn*: *Plantago lanceolata*; Pflanze aus der

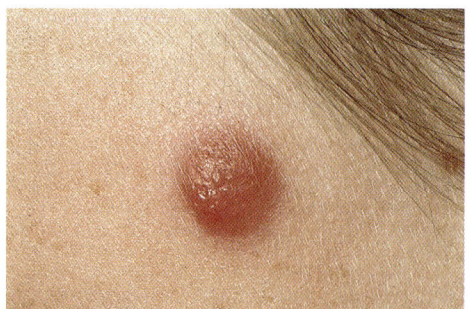

Abb. S73. Spitz-Nävus

Familie der Wegerichgewächse [Plantaginaceae]; verwendet werden das während der Blüte gesammelte **Spitzwegerichkraut** [Plantaginis lanceolatae herba] und die **Spitzwegerichblätter** [Plantaginis lanceolatae folium]; sie enthalten Iridoidglykoside [Aucubin, Catalpol], Gerbstoffe und Flavonoide; **Anw.**: traditionell bei Entzündungen der Atemwege und der Mund- und Rachenschleimhaut, Magenkrämpfen, Durchfall und Leberleiden; ebenfalls als Diuretikum und Hämostyptikum [frischer Presssaft]; in der Homöopathie bei Hauterkrankungen und Zahn- und Ohrenschmerzen

Splanch|ni|kek|to|mie f: Syn: Splanchnikusresektion; operative Teilentfernung des Nervus splanchnicus major oder minor

Splanch|ni|ko|to|mie f: Syn: Splanchnikusdurchtrennung; Durchtrennung des Nervus splanchnicus major oder minor

Splanch|ni|kus|durch|tren|nung f: →Splanchnikotomie

Splanch|ni|kus|re|sek|ti|on f: →Splanchnikektomie

Splanch|no|zel|le f: Syn: Eingeweidebruch; Verlagerung von Baucheingeweiden in eine angeborene oder erworbene Ausstülpung des Bauchfells; s.u. Essay Eingeweidebrüche/Hernien S. 577

Splen|ek|to|mie f: Syn: Milzentfernung, Milzexstirpation; operative Entfernung der Milz; wird meist als **konventionelle Splenektomie** über einen medialen Zugang [v.a. bei Milzruptur] oder subkostalen Zugang [i.d.R. bei elektiver Splenektomie] durchgeführt; die **laparoskopische Splenektomie** eignet sich nur für bestimmte Indikationen [Morbus Werlhof, Milzverletzung ohne oder mit nur schwacher Blutung]
der Milzverlust führt zu vorübergehenden Veränderungen des Blutbildes und zu einer erhöhten Infektanfälligkeit, die zu einem OPSI-Syndrom führen kann; bei einer **elektiven Splenektomie** muss deshalb zwei Wochen vor der Operation eine Pneumokokkenmultivakzine verabreicht werden; da die Milzentfernung zu einer sofortigen Verminderung der Immunantwort führt, darf die Impfung nach einer **Notfall-Splenektomie** erst 2 Wochen nach der Operation erfolgen

Sple|no|gra|fie, -gra|phie f: Syn: Lienografie; Röntgenkontrastdarstellung der Milz

Sple|no|por|to|gra|fie, -gra|phie f: Syn: Hepatolienografie, Hepatosplenografie; Röntgenkontrastdarstellung von Leber, Pfortader und Milz; die Kontrastmittelinjektion erfolgt i.d.R. über einen Katheter [Seldinger-Judkins-Technik] in die Milzschlagader; bei der **indirekten Splenoportografie** werden erst die arteriellen Abgänge der Aorta dargestellt und in einer zweiten Phase die Zuflussvenen der Pfortader und die Pfortader selbst

Sple|nor|rha|phie f: Syn: Milznaht; Naht der Milz nach traumatischer oder operativer Eröffnung; s.a. Milzruptur

Sple|no|to|mie f: Syn: Milzschnitt; Inzision der Milz

Sple|no|zel|le f: Hernie mit Milz im Bruchsack; s.a. Essay Eingeweidebrüche/Hernien S. 577

Split-Lebertransplantation f: die Leber kann entweder als ganzes Organ transplantiert werden oder wird noch im Spender oder nach Entfernung in zwei Hälften zerlegt; eine Split-Lebertransplantation kommt nur bei einem geeigneten Spenderorgan zustande; sie ist häufig bei pädiatrischen Transplantationen indiziert; s.u. Essay Transplantationschirurgie S. 1549

Split|ter|frak|tur f: Trümmerfraktur mit kleinen, splitterartigen Fragmenten; s.a. Essay Fraktur, Luxation, Distorsion S. 423

Spon|dyl|ar|thri|tis f, pl -ti|den: Entzündung der Wirbelgelenke
Spondylarthritis ankylopoetica/ankylosans: →Spondylitis ankylosans
enteropathische Spondylarthritis: bei HLA-B 27-positiven Patienten kann es bei chronisch entzündlichen Darmerkrankungen zu einer i.d.R. asymmetrischen Oligo- bis Polyarthritis kommen, die neben den Wirbelgelenken v.a. Knie-, Ellenbogen- und Sprunggelenk befällt; tritt bei Morbus Whipple meist [75 %] zu erst auf, während bei Morbus Crohn und Colitis ulcerosa die Darmsymptome der Arthritis vorausgehen; in ca. 5 % kommt es zu einem Vollbild der Spondylitis ankylosans, bei ca. 20 % liegt eine Sakroiliitis vor; meist reicht eine symptomatische **Therapie** mit nicht-steroidalen Antirheumatika aus; optimale Behandlung der Grunderkrankung verbessert i.d.R. auch die Gelenkbeteiligung; operative Behandlung der Colitis ulcerosa führt i.d.R. zur Ausheilung der Arthritis, bei Morbus Crohn hat eine Operation aber keinen Einfluss auf die Spondylarthritis

Spon|dy|li|tis f, pl -ti|den: Entzündung eines oder mehrere Wirbel bzw. von Teilen der Wirbelsäule
Spondylitis ankylopoetica: →Spondylitis ankylosans
Spondylitis ankylosans: Syn: Morbus Bechterew, Marie-Strümpell-Krankheit, Spondylarthritis ankylopoetica/ankylosans, Spondylitis ankylopoetica, Bechterew-Strümpell-Marie-Krankheit, Bechterew-Krankheit; häufigste rheumatische Erkrankung der Wirbelsäule mit typischer Verstei-

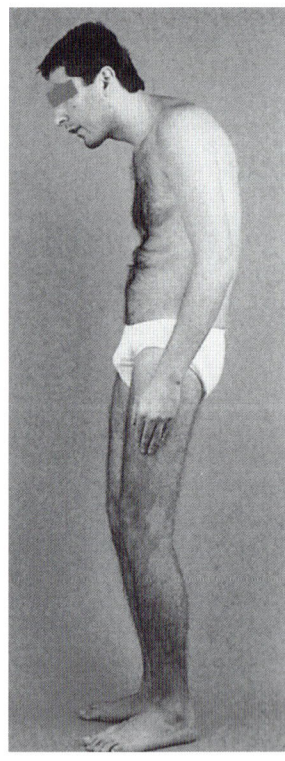

Abb. S74. Spondylitis ankylosans. 30-jähriger Patient mit thorakaler Kyphose; der Kopf kann nicht mehr aufgerichtet werden

fung [Ankylosierung] des Iliosakralgelenkes und der Wirbelsäule; betrifft 1–2 % der Bevölkerung und befällt Männer etwas häufiger als Frauen; i.d.R. besteht eine erbliche Disposition; ca. 20 % aller Personen mit HLA-B 27 entwickeln eine Spondylitis ankylosans und ca. 95 % aller Bechterew-Patienten sind HLA B-27 positiv; **Klinik:** der Beginn liegt meist zwischen dem 20. und 40. Lebensjahr und ist durch uncharakteristische Kreuzschmerzen, insbesondere nachts, und Morgensteife geprägt; z.T. treten initial auch Gelenkbeschwerden [Knie, Hüfte, Sprunggelenk] oder Fersen- und Achillessehnenbeschwerden auf; Iritis und Urethritis sind oft vorausgehende oder begleitende Erkrankungen; bei jugendlichen Formen findet sich meist eine HLA-B 27-assoziierte Oligoarthritis Typ II in der Anamnese; im weiteren Verlauf kommt es zu einer metaplastischen Verknöcherung des kollagenen Bindegewebes der Gelenkkapseln und damit zur fortschreitenden Bewegungseinschränkung, v.a. der Wirbelsäule, des Thorax und des Iliosakralgelenkes; die Wirbelsäule versteift bei 40 % in ausgeprägter Kyphose, d.h. der Kopf ist nach vorne geneigt und der Blick auf den Boden gerichtet

Diagnose: bei der körperlichen Untersuchung fällt die Bewegungseinschränkung der Wirbelsäule auf; die **Schober-Distanz*** ist verringert, der Fingerspitzen-Boden-Abstand nimmt zu; die Thoraxstarre führt zu vorwiegender Bauchatmung; die Entzündung des Iliosakralgelenkes führt zu lokalem Druck- und Stauchungsschmerz [**Mennell-Zeichen**]; Labor [BSG und Serumeisen erhöht, Rheumafaktor negativ, HLA B 27 positiv in 80 % der Fälle]; Röntgen: die Wirbel zeigen Osteoporose und eine typische Bambusform [**Bambusstabwirbelsäule***]; Therapie: Analgetika und Antiphlogistika im akuten Schub; Krankengymnastik zur Verbesserung oder Erhaltung der Bewegbarkeit; Atemgymnastik; Totalendoprothesen bei Einsteifung großer Gelenke, Wirbelsäulenosteotomie zur Aufrichtung der Kyphose

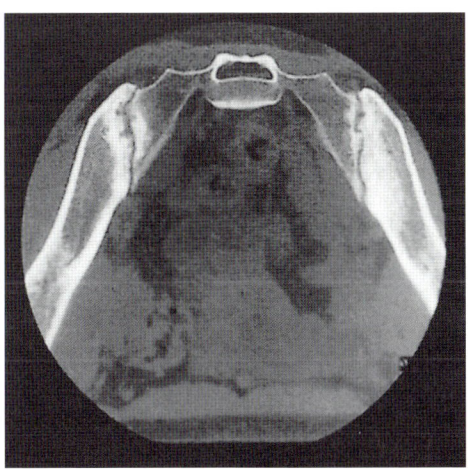

Abb. S75. Spondylitis ankylosans. Beidseitige Entzündung der Iliosakralgelenke mit Sklerosierung, zystoider Aufhellung und unregelmäßiger Begrenzung der Gelenkflächen

Spondylitis tuberculosa: → *Wirbelsäulentuberkulose*

Spon|dy|lo|de|se f: operative Versteifung von Teilen der Wirbelsäule, z.B. als **atlanto-axiale Spondylodese** mit Fusion von C1 und C2; *s.a. Arthrodese*

Spondylodese nach Luque: → *Luque-Operation*

Spon|dy|lo|se f: *Syn: Wirbelsäulenversteifung, Spondylosis, Spondylopathia deformans, Spondylosis deformans*; durch eine Randleistenbildung charakterisierte degenerative Erkrankung der Wirbelsäule, die zu Bewegungseinschränkung oder Versteifung führt; im Prinzip keine eigen-

ständige Erkrankung, sondern ein klinisch-radiologisches Symptom einer abgelaufenen Bandscheibenlockerung; *s.a. Essay Degenerative Wirbelsäulenerkrankungen S. 125*

Spon|gi|o|sa, autologe f: *s.u. Knochentransplantation*

Spon|gi|o|sa|plas|tik f: *s.u. Knochentransplantation*

Spon|gi|o|sa|schrau|be f: *s.u. Schraubenosteosynthese*

Spon|gi|o|sa|span m: *Syn: Spongiosatransplantat, Spongiosaplastik*; *s.u. Knochentransplantation*

Spon|gi|o|sa|trans|plan|tat nt: *Syn: Spongiosaspan*; *s.u. Knochentransplantation*

Spon|tan|a|bort f: → *Abort*

Spon|tan|frak|tur f: *Syn: pathologische Fraktur*; nicht durch eine traumatische Schädigung hervorgerufene Fraktur eines bereits krankhaft veränderten Knochens; *s.a. Essay Fraktur, Luxation, Distorsion S. 423*

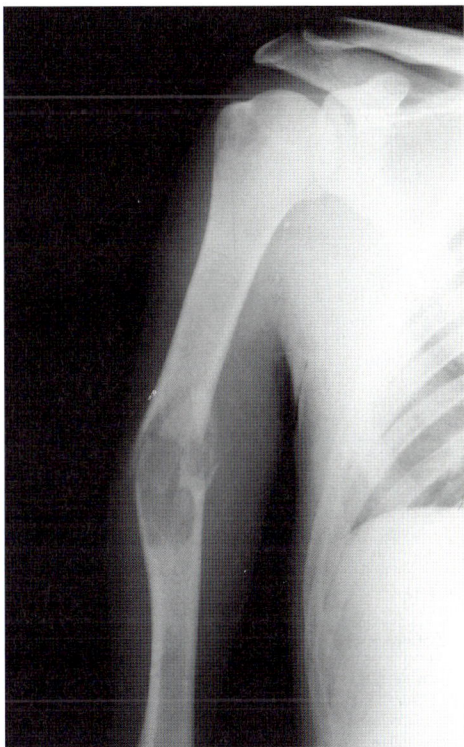

Abb. S76. Spontanfraktur. Durch eine juvenile Knochenzyste verursachte Fraktur des rechten Humerusschaftes eines 17-jährigen Patienten

Spon|tan|pneu|mo|tho|rax m: *Syn: Spontanpneu*; *s.u. Pneumothorax*

Spo|ro|tri|cho|se f: *Syn: Sporothrix Mykose, De Beurmann Gougerot-Krankheit*; subakute oder chronische Pilzinfektion, durch **Sporothrix schenkii** [dimorpher Pilz; kommt weltweit, v.a. aber in den tropischen und subtropischen Gebieten Amerikas vor], die i.d.R. auf Haut und Unterhaut beschränkt bleibt; meist eine sog. **Verletzungsmykose**, d.h., der Erreger wird durch kontaminiertes Material [Dorn, Holzsplitter] in die Haut eingebracht; bei abwehrgeschwächten Personen [HIV-Infektion, Zytostatikatherapie, Alkoholabhängigkeit, Diabetes mellitus] kann es zur systemischen Infektion [häufig **pulmonale Sporotrichose**] kommen; **Therapie:** Kaliumiodid lokal bei kutaner Sporotrichose; Amphotericin* B oder Itraconazol* intern bei systemischer Sporotrichose; *s.a. Essay Mykosen S. 1059*

Sport|ler|fuß m: → *Fußpilz*

S

Sprach|au|di|o|me|trie f: Verfahren der Audiometrie, bei dem über Kopfhörer oder Lautsprecher mehrsilbige Zahlen [Zahlenkurve im Sprachaudiogramm] und einsilbige Wörter [Einsilbenkurve im Audiogramm] abgespielt werden; die Lautstärke wird von Testreihe zu Testreihe erhöht; ausgewertet wird die Prozentzahl der verstandenen Zahlen bzw. Wörter pro Testreihe

bei Schallleitungsschwerhörigkeit sind Zahlenkurve und Einsilbenkurve zu großen Lautstärken hin verschoben, erreichen aber bei ausreichend großer Lautstärke immer 100 %-Verständlichkeit; bei manchen Formen von Schallempfindungsschwerhörigkeit kann selbst bei maximaler Schallverstärkung keine 100 %-ige Wortverständlichkeit erreicht werden; der Grad der Schwerhörigkeit wird im Audiogramm durch die Verschiebung der Zahlenkurve auf der Linie der 50 %-igen Verständlichkeit bestimmt

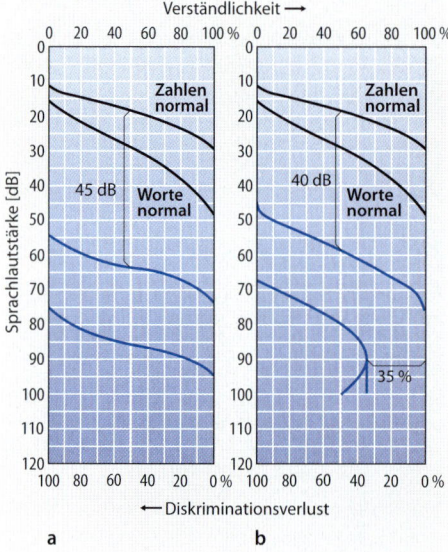

Abb. S77. Sprachaudiometrie. **a** Schallleitungsschwerhörigkeit; **b** Schallempfindungsschwerhörigkeit

Sprech|hil|fe, elekronische f: → *Elektrolarynx*

Sprech|ka|nü|le f: Trachealkanüle, die sich bei der Ausatmung selbst verschließt und damit das Sprechen mit der Ausatmungsluft ermöglicht; wird z. B. bei beidseitiger Rekurrensparese eingesetzt

Spreiz|fuß m: Syn: Pes transversus; erworbene Fußdeformität mit Abflachung und Verbreiterung des Quergewölbes; beim Gehen und längeren Stehen treten Schmerzen im Vorfuß auf; die unphysiologische Belastung der Metatarsalköpfchen 2 und 3 führt zu Kompressionsschmerzen und Schwielenbildung; meist kommt es zur Entwicklung von Hammerzehen oder Hallux valgus

Sprinz-Nelson-Syndrom nt: → *Dubin-Johnson-Syndrom*

Spross|pilze pl: Syn: hefeartige Pilze, Blastomyzeten; Pilze, die sich durch Sprossung vermehren; man unterscheidet **askomyzetische Sprosspilze** [Askomyzeten] und **basidiomyzetische Sprosspilze** [Basidiomyzeten]; die Unterscheidung ist anhand des Harnstofftests möglich: basidiomyzetische Sprosspilze besitzen das Enzym Urease, während askomyzetische Sprosspilze Urease-negativ sind; im klinischen Sprachgebrauch oft gleichgesetzt mit Hefen; s.a. Essay Mykosen S. 1059

Sprüh|des|in|fek|ti|on f: Flächen- oder Raumdesinfektion durch Versprühen des Desinfektionsmittels; die Scheuerdesinfektion ist vorzuziehen

Sprung|bein|frak|tur f: → *Talusfraktur*

Spul|wurm m: Syn: Ascaris lumbricoides; s.u. Askariasis

Spul|wurm|in|fek|ti|on f: → *Askariasis*

Spu|ren|e|le|men|te pl: Syn: Mikroelemente; Elemente, die in kleinsten Mengen im Körper vorhanden sind; man unterscheidet zwischen **essenziellen**, **möglicherweise essenziellen** und **nicht-essenziellen Spurenelementen**; Spurenelemente sind wichtige Katalysatoren von Reaktionen [Metallenzyme, metallaktivierte Enzyme] und kommen in Hormonen [Schilddrüsenhormone], Vitaminen und im Knochen- und Zahngewebe vor; die Bedeutung einzelner Spurenelemente wird oft erst deutlich, wenn ein Mangel zu klinischen Symptomen führt; s.a. Essay Postoperative parenterale Ernährung S. 377

Tab. S17. Spurenelemente

	Gesamtbestand 70 kg schwerer Erwachsener [g]	Plasmaspiegel [µmol/l]
Essenziell		
Eisen (56)	4–5	13–32
Kupfer (64)	0,04–0,08	13–23
Zink (65)	2–4	15–20
Molybdän (96)	–	0,16
Kobalt (59)	0,0011	–
Mangan (55)	0,012–0,020	0,27
Chrom (52)	0,006	2,7
Iod (127)	0,01–0,02	0,006–0,047
Zinn (119)	–	–
Selen (79)	0,030	–
Vanadium (51)	–	–
Möglicherweise essenziell		
Fluor (19)		
Nickel (59)		
Brom (80)		
Arsen (75)		
Cadmium (112)		
Barium (137)		
Strontium (88)		
Silicium (28)		
Aluminium (27)		
Nicht essenziell		
Antimon (122)		
Blei (207)		
Quecksilber (201)		

S$_I$/Q$_{III}$-Typ m: s.u. Cor pulmonale

Squeeze-Technik f: bei Ejaculatio praecox angewandte Technik zur Verhütung des vorzeitigen Ergusses; der Mann oder die Frau presst [squeeze engl. pressen, quetschen] die Eichel kurz vor dem Erguss zusammen; damit wird die Ejakulation vorübergehend unterdrückt; s.u. Essay Erektions- und Ejakulationsstörungen S. 295

S$_I$/S$_{II}$/S$_{III}$-Typ m: **1.** s.u. pulmonale Hypertonie **2.** s.u. Cor pulmonale

Stäbchen-Zapfen-Dystrophie f: s.u. Essay Hereditäre Netzhautdystrophien S. 1119

Sta|chel|flech|te f: → *Pityriasis rubra pilaris*

Sta|chel|pa|nax f: → *Eleutherococcus senticosus*

Sta|chel|zell|kar|zi|nom nt: → *Plattenepithelkarzinom*
selbstheilendes Stachelzellkarzinom: → *Keratoakanthom*

Stacke-Operation f: Radikalausräumung des Mittelohrs mit Resektion der seitlichen Kuppelraumwand

Stack-Schiene f: **1.** s.u. Fingerfraktur **2.** s.u. Fingerstrecksehnenabriss

Staging-Laparotomie f: s.u. Explorativlaparotomie

Stak|ka|to|hus|ten m: s.u. Pertussis

Stamm|va|ri|zen *pl*: *Syn:* *Saphena-Varikosis*; entstehen durch eine Insuffizienz der Mündungsklappe der Vena saphena magna bzw. parva; auch wenn klinisch nur Varizen am Unterschenkel erkennbar sind, findet man bei der Doppler-Sonografie aber auch eine Schlängelung des proximalen Stammes und die Klappeninsuffizienz; *s.u. Essay Krampfadern/Varizen S. 1643*

Stamm|zel|len|leuk|ä|mie *f*: *Syn:* *akute undifferenzierte Leukämie*; akute Leukämie, bei der Stammzellen der Leukozytopoese im peripheren Blut auftreten; *s.u. Essay Akute Leukämien S. 889*

Stamm|zell|trans|plan|ta|ti|on *f*: Übertragung [autologe Transplantation, Fremdspendertransplantation] bzw. Reinfusion [allogene Transplantation] von Stammzellen der Blutbildung zur Behandlung von z.B. myelodysplastischen Syndromen oder Plasmozytom; *s.u. Essay Non-Hodgkin-Lymphome S. 1133, Essay Akute Leukämien S. 889*

Stan|dard|frak|ti|o|nie|rung *f*: *s.u. Essay Tumortherapie S. 1593*

Standard-Larynxmaske *f*: *s.u. Essay Verfahren zur Sicherung der Atemwege S. 759*

Stan|dard|ö|so|pha|gek|to|mie *f*: *s.u. Ösophagektomie*

Stanford-Klassifikation *f*: *s.u. Aortendissektion*

Stanford-Schläfrigkeits-Skala *f*: *s.u. Essay Schlafstörungen S. 1413*

Stan|ger|bad *nt*: hydroelektrisches Vollbad zur Behandlung mit galvanischem Strom; kombiniert die analgetische, hyperämisierende und tonisierende bzw. detonisierende Wirkung der Galvanisation mit der entspannenden Wirkung eines warmen Vollbads; **Anw.:** bei Neuralgien und Entzündungen von Nerven und Nervenwurzeln, rheumatische Erkrankungen; **Kontraind.:** Schwangerschaft, Metallimplantate, insbesondere Herzschrittmacher, Tumorerkrankungen

Sta|nol|ol *nt*: → 5α-Dihydrotestosteron

Sta|pel|dek|to|mie *f*: *Syn:* *Stapesresektion*; operative Entfernung des Steigbügels; *s.a. Stapesplastik*

Sta|pe|di|o|te|no|to|mie *f*: Durchtrennung der Sehne des Musculus stapedius

Sta|pe|di|us|re|flex *m*: *s.u. Impedanzaudiometrie*

Sta|pe|do|to|mie *f*: heute Methode der Wahl bei Otosklerose*; die Fußplatte des Tapes wird durchbohrt und ein eingesetzter Stempel [Platindraht-Teflonpiston oder Titanpiston] überträgt die Schwingungen in das Vestibulum

Sta|pes|plas|tik *f*: Steigbügelplastik nach operativer Steigbügelentfernung mit Einpflanzen einer Stapesprothese

Sta|pes|re|sek|ti|on *f*: → *Stapedektomie*

Sta|phy|lo|coc|cus *m, pl* **-cocci**: *Syn:* *Traubenkokkus, Staphylokokkus, Staphylokokke*; Gattung grampositiver, unbeweglicher Kugelbakterien, die sich traubenförmig zusammenlagern, und die sich sowohl aerob als auch anaerob vermehren; aufgrund der Bildung von freier Koagulase unterscheidet man **koagulasepositive Staphylokokken** [3 Species, von denen aber nur Staphylococcus aureus von Bedeutung ist] und **koagulasenegative Staphylokokken**, die früher als Staphylococcus albus bezeichnet wurden; heute gehören dazu 33 Species, von denen ca. 1/3 als Krankheitserreger auftreten können; nach der Empfindlichkeit für oder Resistenz gegen Novobiocin* werden sie in eine Staphylococcus-saprophyticus-Gruppe [novobiocinresistente Staphylokokken] und Staphylococcus-epidermidis-Gruppe [novobiocinempfindliche Staphylokokken] unterteilt; *s.a. Essay Nosokomiale Infektionen S. 723*

Staphylococcus aureus: Erreger u.a. von eitrigen Hauterkrankungen [Staphylodermie], Wundinfektionen, Lebensmittelvergiftung und staphylogenem Lyell-Syndrom; bildet eine Reihe von extrazellulär wirksamen Produkten, die für die Ausbreitung der Infektion [z.B. Koagulase, Staphylokinase, DNase, Hyaluronidase, Staphylolysine, Leukozidin] bzw. für spezifische Krankheitsbilder [Staphylokokkenenterotoxin, toxisches-Schocksyndrom-Toxin-1, Exfoliatin] verantwortlich sind; **Diagnose:** Erregernachweis in der Kultur [Blutagar]; als Untersuchungsmaterial eignen sich Eiter, Sputum, Abstriche, Blut, Liquor, usw.;

Therapie: empfindlich für alle β-Lactamantibiotika [Penicilline*, Cephalosporine*], Erythromycin* und Aminoglykosidantibiotika*; bis zu 80 % aller Stämme bilden Penicillinasen*, die aber durch Clavulansäure*, Sulbactam* oder Tazobactam* blockiert werden können

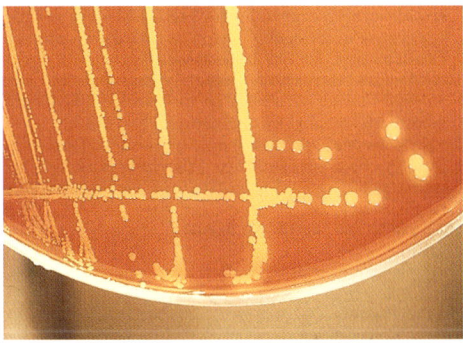

Abb. S78. Staphylococcus aureus. Typische Kolonien auf Blutagar

Staphylococcus epidermidis: auf Haut und Schleimhaut lebende Staphylokokken, die sich klinisch nicht und kulturell kaum von den anderen Mitgliedern der Staphylococcus-epidermidis-Gruppe* unterscheiden; wichtiger opportunistischer Erreger von Wundinfektion, Endokarditis, Septikämie und Endoplastitis; **Diagnose:** kultureller Erregernachweis in Eiter, Sputum, Abstrich, Blut, Liquor oder auf Plastikmaterial [z.B. Katheterspitzen]; **Therapie:** meist empfindlich gegen Vancomycin*, Teicoplanin*, Rifampicin* und Fosfomycin; 80 % der Krankenhausstämme sind penicillin- und oxacillinresistent

Staphylococcus saprophyticus: gelegentlich Erreger von Harnwegsinfekten bei sexuell aktiven jungen Frauen [Honeymoon-Zystitis] und Männern [unspezifische Urethritis]; **Diagnose:** kultureller Erregernachweis; **Therapie:**

Tab. S18. Staphylococcus. Species und Krankheiten

Arten	Krankheiten
Koagulasepositiv	
S. aureus	Lokalinfektionen
	oberflächlich-eitrig
	tief-invasiv
	Sepsis, Endokarditis
	toxinbedingte Syndrome
	Staphylococcal-Scalded-Skin-Syndrom (SSSS)
	Toxic-Shock-Syndrom (TSS)
	Nahrungsmittelintoxikation
Koagulasenegativ	
S.-epidermidis-Gruppe	
S. epidermidis	Endoplastitis
	Sepsis
	Peritonitis
S. hominis	
S. haemolyticus	
S. warneri	
S. capitis	
S.-saprophyticus-Gruppe	
S. saprohyticus	Harnwegsinfektionen
S. xylosus	
S. cohnii	

S

empfindlich für fast alle β-Lactamantibiotika [Penicilline*, Cephalosporine*], Erythromycin* und Aminoglykosidantibiotika*

Staphylococcus-epidermidis-Gruppe *f: Syn: novobiocinempfindliche Staphylokokken*; enthält außer Staphylococcus epidermidis auch noch Staphylococcus haemolyticus, hominis, warneri, capitis, lugdunensis, schleiferi, simulans, auricularis, intermedius, delphini, hyicus u.a., die aber klinisch nur selten eine Rolle spielen

Staphylococcus-saprophyticus-Gruppe *f: Syn: novobiocinresistente Staphylokokken*; dazu gehören auch noch Staphylococcus xylosus und Staphylococcus cohnii

Sta|phy|lo|der|mia Bockhart *f: Syn: Staphylodermia follicularis, Impetigo Bockhart, Impetigo follicularis Bockhart, Folliculitis staphylogenes superficialis, Folliculitis pustulosa*; *s.u. Follikulitis*

Sta|phy|lo|der|mia superficialis bullosa *f:* →*staphylogenes Lyell-Syndrom*

Sta|phy|lo|kok|ken|im|pe|ti|go *f: Syn: bullöse Impetigo, Impetigo bullosa; s.u. Impetigo*

Sta|phy|lo|kok|kus *m, pl -ken:* →*Staphylococcus*

Sta|phy|lo|ma posticum *nt: s.u. Myopie*

Sta|phy|lo|pha|ryn|gor|rha|phie *f: Syn: Palatopharyngorrhaphie, Staphylouranorrhaphie*; operativer Verschluss einer Gaumenspalte; *s.u. Lippen-Kiefer-Gaumenspalte*

Sta|phy|lo|plas|tik *f: Syn: Zäpfchenplastik*; plastische Operation am Gaumenzäpfchen, z.B. bei Zäpfchenspalte; *s.a. Lippen-Kiefer-Gaumenspalte*

Sta|phy|lor|rha|phie *f: Syn: Uvulorrhaphie, Zäpfchennaht*; Naht des Gaumenzäpfchens nach traumatischer oder operativer Läsion oder bei angeborenem Defekt

Sta|phy|lo|to|mie *f:* **1.** *Syn: Uvulotomie*; Durchtrennung/Inzision des Gaumenzäpfchens **2.** Ausschneidung eines Staphyloms

Sta|phy|lo|u|ra|nor|rha|phie *f:* →*Staphylopharyngorrhaphie*

Star *m:* Kurzbezeichnung für grauer Star; *s.u. Essay Katarakt S. 783*

grüner Star: →*Glaukom*

Stargardt-Krankheit *f: Syn: Morbus Stargardt, juvenile Makuladegeneration, Fundus flavimaculatus*; meist autosomal-rezessiv vererbte Makuladegeneration, die im 1. oder 2. Lebensjahrzehnt beginnt; es bilden sich kleine, oft bizarr geformte gelbe Flecken über dem gesamten Fundus [Fundus flavimaculatus]; die Sehschärfe ist stark herabgesetzt, wird aber selten schlechter als 0,05; *s.a. Essay Hereditäre Netzhautdystrophien S. 1119*

Starlinger-Syndrom, vegetativ-endokrines *nt: s.u. Schilddrüsentuberkulose*

Star|o|pe|ra|ti|on *f: Syn: Kataraktoperation*; Bezeichnung für die operative (Teil-)Entfernung der Augenlinse bei Katarakt; *s.a. Phakektomie, Essay Katarakt S. 783*

Starr|krampf *m:* →*Tetanus*

Star|va|ti|on *f:* Unterernährungszustand, z.B. bei Anorexia nervosa; von einem **Starvationssyndrom** spricht man, wenn es zu einer Sparschaltung des Organismus kommt, wie z.B. Verringerung des Sympathikotonus mit Bradykardie, Hypotension und Dysregulation der Körpertemperatur; *s.a. Essay Essstörungen mit anorektischer und bulimischer Symptomatik S. 387*

Sta|ti|ne *pl:* **1.** →*Mitosehemmer* **2.** *Syn: Inhibiting-Faktoren, Release-inhibiting-Faktoren, Release-Inhibiting-Hormone, Inhibiting-Hormone*; im Hypothalamus gebildete Hormone, die die Bildung und/oder Freisetzung von Hypophysenvorderlappenhormonen hemmen [Somatostatin, Melanostatin, Prolactostatin] **3.** *Syn: HMG-CoA-Reduktase-Hemmer, CSE-Hemmer, Cholesterin-Synthese-Enzym-Hemmer*; als Lipidsenker verwendete Hemmer der HMG-CoA-Reduktase, die die Cholesterinsynthese hemmen und zum Absinken der intrazellulären Cholesterinkonzentration führen; der dadurch hervorgerufene Anstieg der LDL-Rezeptorzahl führt zur Aktivierung des LDL-Abbaus und der Senkung des Plasmacholesterinspiegels; *s.u. Essay Fettstoffwechselstörungen S. 403*

Sta|tus asthmaticus *m:* anhaltende, dicht aufeinander folgende Asthma bronchiale-Anfälle, die u.U. zu einem Daueranfall führen; *s.u. Essay Asthma bronchiale und Status asthmaticus S. 95*

Sta|tus epilepticus *m: Syn: epileptischer Status*; ununterbrochenes Auftreten von epileptischen Anfällen, wobei als typisch angesehen wird, dass der Patient zwischen den Anfällen das Bewusstsein nicht wiedererlangt; *s.a. Essay Epilepsie und Status epilepticus S. 365*

Sta|tus lacunaris *m:* Bezeichnung für multiple, lakunäre Nekrose- und Infarktherde bei Binswanger-Enzephalopathie

Sta|tus migraenosus *m: s.u. Essay Migräne – Kopfschmerz S. 1017*

Sta|tus seborrhoicus *m:* →*Seborrhoe*

Staub|lun|ge *f: Syn: Pneumokoniose, Staublungenerkrankung*; durch chronische Inhalation von Staubpartikeln hervorgerufene reaktive Veränderung des Lungengewebes mit oder ohne Funktionsstörung; man unterscheidet **benigne Pneumokoniosen** ohne Fibrosebildung und ohne klinische Symptomatik, die oft nach Beendigung der Exposition rückbildungsfähig sind [z.B. Schweißerlunge], und **maligne Pneumokoniosen** mit fortschreitender Fibrosierung und Funktionseinschränkung [z.B. Quarzstaublunge], die zu den entschädigungspflichtigen Berufskrankheiten gehören; Staublungenerkrankung fördern z.T. die Entwicklung anderer Erkrankungen [Lungentuberkulose, Karzinome]; *s.a. exogen-allergische Alveolitis, Essay Lungen- und Atemwegserkrankungen durch Arbeit und Umwelt S. 1265*

Staub-Traugott-Versuch *m: Syn: Glukose-Doppelbelastung*; oraler Glukosetoleranztest* mit zweimaliger Glucosezufuhr im Abstand von 90 Minuten

Stau|chungs|frak|tur *f: Syn: Kompressionsbruch, Kompressionsfraktur, Stauchungsbruch*; kompletter oder inkompletter Knochenbruch durch Stauchungskräfte; betrifft meist Epi- oder Metaphysen langer Knochen, Wirbelkörper und Hand- oder Fußknochen; *s.a. Wirbelsäulenfraktur, Essay Fraktur, Luxation, Distorsion S. 423*

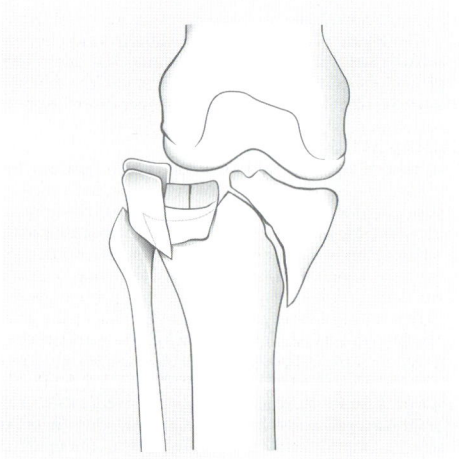

Abb. S79. Stauchungsfraktur. Stauchungsfraktur des Tibiakopfes

Stauffer-Syndrom *nt: Syn: hepatische paraneoplastische Dysfunktion*; ätiologisch ungeklärte Störung der Leberfunktion bei Patienten mit Nierenkarzinom; **klinisch** findet man eine Hepatomegalie und Zeichen der Leberinsuffizienz [erhöhte alkalische Phosphatase und γ-Glutamyltransferase, Verlängerung der Prothrombinzeit, Dysproteinämie]; die Störung bessert sich nach Tumorentfernung und tritt bei Rezidiven wieder auf

Stau|ungs|ek|zem *nt: Syn: Stauungsdermatitis, Stauungsderma-*

tose, Dermatitis hypostatica/statica/varicosa/haemostatica, Ekzema varicosum; ekzematisierte Dermatitis bei chronisch-venöser Insuffizienz*, die v.a. die Haut des distalen Unterschenkels betrifft

Staulungslgallenlblalse *f*: → *Gallenblasenhydrops*

Staulungslgasltrilitis *f, pl* -tilden: Bezeichnung für Magenbeschwerden durch eine passive Hyperämie der Magenschleimhaut bei Herzinsuffizienz

Staulungslmasltiltis *f, pl* -tiltilden: *s.u. Mastitis*

Stalvuldin *nt*: **Syn**: *Didehydro-dideoxythymidin*; Nucleosidanalogon, Virustatikum; **Anw.**: Kombinationsbehandlung von HIV-Infektionen; *s.a. Essay HIV-Infektion – AIDS S. 625*

Steaklhauslsynldrom *nt*: *s.u. Schatzki-Ring*

Steal-Syndrom *nt*: **Syn**: *Anzapfsyndrom, Steal-Effekt, Steal-Phänomen, Entzugseffekt, Entzugssyndrom, Entzugssyndrom*; durch Umleitung oder Ableitung von Blut hervorgerufene Symptomatik; kann z.B. auf einer Stenose, einem Verschluss, einer Anastomose oder einem Kollateralkreislauf beruhen; beim **diastolischen Aortenanzapfsyndrom** kommt es auf Grund einer vermehrten diastolischen Blutableitung aus der Aorta zu Minderdurchblutung von Gehirn [Schwindel] und Myokard [Stenokardie]; die Ursache kann angeboren [persistierender Ductus arteriosus] oder erworben [Blalock-Taussig-Anastomose] sein; beim **Subclavian-Steal-Syndrom** liegt ein proximaler Verschluss der Arteria subclavia vor, der zu einer partiellen Strömungsumkehr von der Arteria vertebralis zum Arm der betroffenen Seite führt; **Klinik**: Schwindel, Synkopen, Seh-, Hörstörungen bei Belastung [v.a. der betroffenen Seite]; **Diagnose**: Seitendifferenz bei der Blutdruckbestimmung, Stenosegeräusch über der Arteria subclavia, Angiografie, Doppler-Ultraschall; **Therapie**: Angioplastie, Bypass

Stelaltom *nt*: **Syn**: *falsches Atherom, Ölretentionszyste, Talgretentionszyste, Sebozystom, Retentionsatherom, Follikelretentionszyste*; Retentionszyste einer Talgdrüse durch Verlegung des Ausführungsgangs; bei multiplem Vorkommen spricht man von **Steatocystoma multiplex**; in seltenen Fällen kommt es zur Entzündung und narbigen Abheilung von Zysten, v.a. im Bereich der Rücken- und Brustrinne [**Steatocystoma multiplex conglobatum**]; **Therapie**: Exzision bei kosmetischer Störung; bei Entzündung [Steatocystoma multiplex conglobatum] Eröffnung oder Exzision, Antibiotika lokal oder systemisch

Stechlaplfellverlgifltung *m*: **Syn**: *Daturismus*; Vergiftung durch im weißen Stechapfel [Datura stramonium] enthaltene Alkaloide, insbesondere Atropin; *s.u. Atropin, Essay Intoxikationen S. 743*

Stechlaplfel, weißer *m*: **Syn**: *Datura stramonium*; Pflanze aus der Familie der Nachtschattengewächse [Solanaceae]; verwendet werden die **Stechapfelblätter** [Stramonii folium] und Stechapfelsamen [Stramonii semen], die Alkaloide [Hyoscyamin, Scopolamin, Atropin] enthalten; **Anw.**: traditionell als Spasmolytikum, v.a. bei Asthma bronchiale und Keuchhusten, seltener auch als Expektorans; in der Homöopathie bei manischen Psychosen und Schlafstörungen bei Kindern; *s.a. Stechapfelvergiftung*

Stechldorn *m*: → *Kreuzdorn*

Stechlmülcken *pl*: **Syn**: *Moskitos, Culicidae*; Mückenfamilie, deren Weibchen Blutsauger sind und damit Krankheitserreger übertragen können; wichtige Gattungen sind Anopheles, Aedes, Culex und Mansonia; *s.u. Essay Parasitosen S. 1217*

Steele-Richardson-Olszewski-Syndrom *nt*: **Syn**: *progressive supranukleäre Ophthalmoplegie, progressive supranukleäre Blickparese*; Multisystemdegeneration mit Parkinson-Symptomen, die i.d.R. zwischen dem 40. und 70. Lebensjahr mit einer Blicklähmung nach unten beginnt; im weiteren Verlauf kommt es zu einem akinetischen Parkinson-Syndrom, Versteifung der Rumpfmuskulatur, Beeinträchtigung des Gedächtnisses und der Psychomotorik; *s.u. Essay Parkinson-Syndrome S. 1229*

Steillltyp *m*: *s.u. Essay Elektrokardiogramm S. 317*

Steinbrinck-Chédiak-Higashi-Granulationsanomalie *f*: **Syn**: *Chédiak-Higashi-Syndrom, Chédiak-Steinbrinck-Higashi-Syndrom, Higashi-Anomalie*; sehr seltene, autosomal-rezessive Stoffwechselanomalie mit Störungen der Hautpigmentierung und der zellulären Immunität; typisch sind Riesengranula in Granulo-, Lympho- und Monozyten; **klinisch** auffällig werden die Blätter rezidivierende Infektionen, allgemeiner Pigmentmangel [partieller Albinismus], Hepatosplenomegalie, Lymphadenopathie, Leukopenie, Anämie, Thrombopenie; **Therapie**: Knochenmarktransplantation; die **Prognose** ist insgesamt schlecht

Steinlklee *m*: Bezeichnung für **echter Steinklee** [Melilotus officinalis und **hoher Steinklee** [Melilotus altissimus], Pflanzen aus der Familie der Schmetterlingsblütler [Fabaceae]; verwendet werden die Blätter und blühenden Zweige [**Meliloti herba**], die Cumarin und Cumarinderivate sowie Flavonoide enthalten; **Anw.**: innerlich bei chronischer Veneninsuffizienz, Thrombophlebitis, postthrombotischem Syndrom und Hämorrhoiden; traditionell auch als Antispasmodikum und Karminativum; äußerlich bei Prellungen, Verstauchungen, oberflächlichen Hämatomen, Geschwüren und Rheuma; in der Homöopathie bei Migräne

Stein-Leventhal-Syndrom *nt*: → *Syndrom der polyzystischen Ovarien*

Steinmann-Zeichen *nt*: Test bei Verdacht auf Meniskusschäden; Rotation des gebeugten Unterschenkels nach innen oder außen erzeugt einen Spontanschmerz vorne am medialen

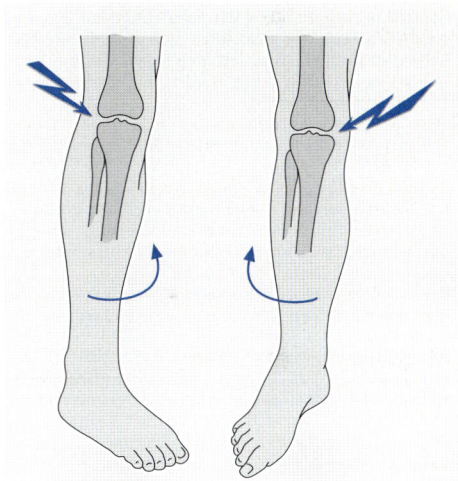

Abb. S80. Steinmann-Zeichen. Steinmann-I-Zeichen

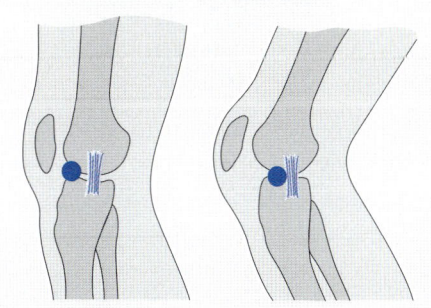

Abb. S81. Steinmann-Zeichen. Steinmann-II-Zeichen

Gelenkspalt [**Steinmann-I-Zeichen**]; mit zunehmender Beugung im Kniegelenk wandert der Schmerz von vorne nach hinten [**Steinmann-II-Zeichen**]

Stein, röntgennegativer *m*: *s.u. Urolithiasis*

Stein, röntgenpositiver *m*: *s.u. Urolithiasis*

Stein|schnitt *m*: → *Lithotomie*

Stein|staub|lun|ge *f*: → *Silikose*

Stein, steriler *m*: *s.u. Urolithiasis*

Stein|zer|trüm|me|rung *f*: → *Lithotripsie*

Steiß|bein|fis|tel *f*: → *Pilonidalfistel*

Steiß|bein|re|sek|ti|on *f*: → *Kokzygektomie*

Stel|la|tum|re|sek|ti|on *f*: → *Stellektomie*

Stel|lek|to|mie *f*: *Syn*: Stellatumresektion; operative Entfernung des Ganglion stellatum

Stellwag-Zeichen *nt*: seltener Lidschlag als Symptom bei Hyperthyreose

Stem|pel|test *m*: *Syn*: Nadeltest, Multipunkturtest, Tine-Test; Tuberkulintest, bei dem das Tuberkulin mit einem speziellen Stempel mit vier Spitzen in die Haut eingedrückt wird

Ste|no|kar|die *f*: → *Angina pectoris*

Ste|no|se, idiopathische hypertrophische subaortale *f*: *Syn*: Subaortenstenose; angeborene Form der subvalvulären Aortenstenose*

Ste|no|sen|spal|tung *f*: → *Stenotomie*

Ste|no|to|mie *f*: *Syn*: Stenosenspaltung; Inzision/Spaltung einer Stenose

Stent *m*: Spiraldrahtprothese zum Offenhalten von Gefäßen oder Hohlorganen; v.a. **intrakoronare Stents** sind heute weit verbreitet zur Offenhaltung von Koronararterien; man unterscheidet zwischen **selbstexpandierbaren Stents**, die sich nach Entfernung der Schutzhülle auf einen vorgegebenen Diameter ausdehnen und diese Größe beibehalten, und **ballonexpandierbaren Stents**, die durch einen Ballonkatheter aufgedehnt werden; *s.a. Essay Koronare Herzerkrankung S. 587*

Step|per|gang *m*: *Syn*: Hahnentritt, Storchengang; typische Gangart, wenn der plantar flektierte Fuß weder aktiv [Lähmung des Nervus peroneus profundus] noch passiv [Achillessehnenverkürzung] dorsal gestreckt werden kann; der Fuß hängt herab und das Bein muss verstärkt im Knie gebeugt werden, um den Ausfall der Fußheber auszugleichen; das Bein wird hoch angehoben und der Fuß setzt erst mit der Spitze und dann mit der Hacke auf

Ste|re|o|e|lek|tro|en|ze|pha|lo|gra|fie, -gra|phie *f*: EEG-Ableitung über an die Gehirngewebe implantierte Elektroden

Ste|re|o|ra|di|o|gra|fie, -gra|phie *f*: Anfertigung stereoskopischer Röntgenaufnahmen

Ste|ril|fil|tra|ti|on *f*: Entfernung von Mikroorganismen aus Lösungen oder Gasen durch Passage durch extrem feine Filter; die Filter werden i.d.R. in mehreren Schichten angeordnet und die Durchlaufzeit wird durch Druck oder Vakuum verkürzt; *s.a. Sterilisation*

Ste|ri|li|sa|ti|on *f*: *Syn*: Entkeimung, Sterilisierung; Abtötung oder Entfernung aller lebensfähigen Formen von Mikroorganismen; kann durch **physikalische** oder **chemische Sterilisation** erfolgen; bei der physikalischen Sterilisation arbeitet man mit Wärme [**thermische Sterilisation**], ionisierenden Strahlen [**Strahlensterilisation**] oder Filtern [**Sterilfiltration**], bei der chemischen Sterilisation mit Gasen oder Flüssigkeiten; *s.a. Resistenzstufen*

Sterilisation der Frau: → *Tubensterilisation*

Ste|ri|li|tät *f*: **1.** Keimfreiheit; Asepsis **2.** Unfruchtbarkeit; Unfähigkeit zu konzipieren; heute oft gleichgesetzt mit Infertilität [Unfähigkeit zum Austragen einer Schwangerschaft]; *s.u. Essay Infertilität und Sterilität S. 733*

Ste|ri|li|täts|o|pe|ra|ti|on *f*: Operation zur Wiederherstellung der Zeugungsfähigkeit bzw. Empfängnisfähigkeit; *s.a. Essay Infertilität und Sterilität S. 733*

Ste|ri|ne *pl*: *Syn*: Sterole; bei Pflanzen [**Phytosterine**] und Tieren [**Zoosterine**] vorkommende polyzyklische Verbindungen mit einer OH-Gruppe, z.B. Cholesterin, Ergosterin

Stern|a|nis *nt*: *Syn*: Illicium verum, Illicium stellatum; Baum aus der Familie der Illiciaceae; verwendet werden die getrockneten Früchte [Sternanis, **Anisi stellati fructus**] und das daraus gewonnene ätherische **Sternanisöl** [Anisi stellati aetheroleum; *s.u. Anisöl*]; **Anw.**: traditionell bei Atemwegsentzündungen, Verdauungsbeschwerden und Erkrankungen des Magen-Darm-Traktes

Sternberg-Reed-Riesenzellen *pl*: *Syn*: Reed-Sternberg-Zellen, Sternberg-Riesenzellen; mehrkernige Riesenzellen bei Hodgkin-Lymphom*

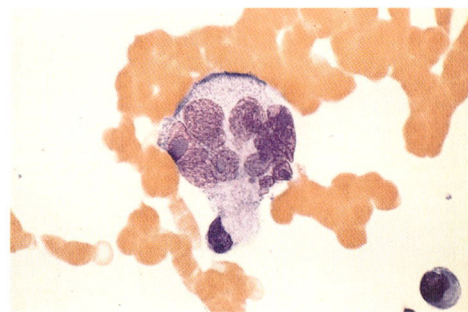

Abb. S82. Sternberg-Reed-Riesenzelle

Ster|no|to|mie *f*: *Syn*: Brustbeinspaltung, Brustbeindurchtrennung; operative Durchtrennung/Spaltung des Brustbeins [Sternum]

Ste|ro|id|di|a|be|tes *m*: sekundärer Diabetes mellitus bei hochdosierter Corticosteroidtherapie; *s.a. Essay Diabetes melli-*

Tab. S19. Sterilisation. Sterilisationstechniken

Verfahren	Parameter	Bemerkungen
Heißluftsterilisation	30 min, 180 °C 10 min, 200 °C	auch Resistenzstufe 3 erreicht
Autoklavierung	20 min, 120,6 °C, 1,901 bar (1 atü) 10 min, 133,9 °C, 2,943 bar (2 atü) 5 min, 144,0 °C, 3,923 bar (3 atü)	nur bei gesättigter Wasserdampfatmosphäre → Vakuum im Pendelverfahren
Strahlensterilisation	25 kGy = 2,5 Mrad (mittels ^{60}Co: γ-Strahler)	Lücken (höhere Radioresistenz): Micrococcus radiodurans, Clostridium botulinum Typ A Viren: Polioviren, Enzephalitis-Viren
Ethylenoxidgassterilisation	bis 360 min, 400–1200 g EO/m³, 25–55 °C	giftig, kanzerogen, hochexplosiv → genügend lange Auslüftung (Desorption)
Formaldehydgas-sterilisation	60 min (120 min für Resistenzstufe 3) 2 % Formaldehydlösung bei 200 mbar, 60 °C und 70–100 % Luftfeuchtigkeit	gleichmäßige Temperatur soll eine Kondensation des Formaldehydgases verhindern

tus S. 253

Ste|ro|i|de *pl*: natürliche oder synthetisch hergestellte Verbindungen, die ein Grundgerüst aus drei Sechserringen und einem Fünferring enthalten [Perhydrocyclopentanophenanthren]; wichtige natürliche Steroide sind z.B. Cholesterin, Steroidhormone, Gallensäuren, Vitamin D und Digitalisglykoside

Ste|ro|id|in|jek|ti|on *f*: die Injektion von Glucocorticoiden spielt eine v.a. in der Orthopädie und Rheumatologie eine große Rolle; häufige Injektionsorte sind Schleimbeutel [Schulter, Ellenbogen], Gelenke [aktive Arthrosen], Sehnen [intratendinöse Injektionen sind wegen der Gefahr der Sehnenruptur kontraindiziert!], Sehnenansätze, Bandansätze [Golf-, Tennisellenbogen] und Wirbelsäule [paradurale Infiltration]; **intraartikuläre Injektionen** haben eine hohe Infektionsgefahr, sie sollten deshalb kritisch beurteilt werden und müssen unter hoch aseptischen Bedingungen erfolgen; für alle Steroidinjektionen gilt, dass die Dosis so klein als möglich gehalten werden muss und die Anzahl der Injektionen begrenzt sein sollte

Ste|ro|id|ka|ta|rakt *f*: *Syn: Cortisonstar, Kortisonstar*; Katarakt bei langfristiger lokaler oder systemischer Glucocorticoidtherapie; meist als hintere, schalenförmige Rindentrübung; *s.u. Essay Katarakt S. 783*

Ste|ro|le *pl*: →*Sterine*

Ste|tho|gra|fie, -gra|phie *f*: Aufzeichnung der Brustkorbbewegungen

Stevens-Johnson-Syndrom *nt*: *Syn: Stevens-Johnson-Fuchs-Syndrom, Dermatostomatitis Baader, Fiessinger-Rendu-Syndrom, Erythema exsudativum multiforme majus*; akut auftretendes, durch verschiedene Faktoren [Arzneimittel, Infektionen] hervorgerufenes Exanthem mit scheibenförmigen, rötlich-lividen Effloreszenzen und schwerer Störung des Allgemeinbefindens; die Hauterscheinungen sind wesentlich ausgeprägter als beim Erythema* exsudativum multiforme; der Befall der Schleimhaut ist massiv und oft finden sich Zeichen eines Systembefalls bzw. einer Mitbeteiligung innerer Organe; die Erytheme sind größer als beim Erythema exsudativum multiforme und neigen zur Konfluenz; sind mehr als 30 % der Körperoberfläche befallen, wird das Syndrom von vielen Autoren als **toxische epidermale Nekrolyse** oder **Lyell-Syndrom** bezeichnet; die Erytheme habe eine Neigung zur Nekrose, und oft bilden sich hämorrhagische Blasen, die leicht platzen und verkrustete Erosionen hinterlassen; **Prognose:** je größer das Ausmaß der befallenen Haut, desto schlechter ist die Prognose; beim Stevens-Johnson-Syndrom überleben mehr als 95 % der Patienten, bei der toxischen epidermalen Nekrolyse zwischen 25 und 85 %

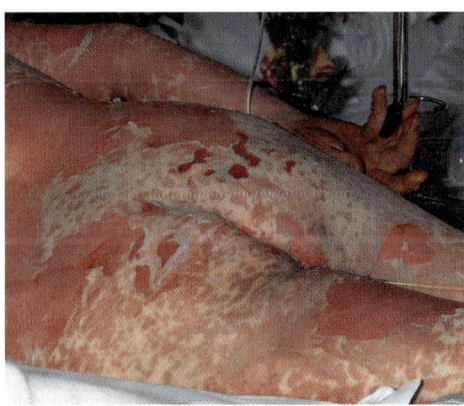

Abb. S83. Stevens-Johnson-Syndrom

Stewardessen-Krankheit *f*: →*Dermatitis perioralis*
ST-Hebung *f*: *Syn: ST-Strecken-Hebung*; Verlauf der ST-Strecke im Elektrokardiogramm oberhalb der (isoelektrischen) Null-Linie; *s.u. Essay Elektrokardiogramm S. 317, Essay Akuter und rezidivierender Myokardinfarkt S. 1071*

Stich|ver|let|zung *f*: *s.u. Essay Wundbehandlung S. 1699*
Sticker-Krankheit *f*: →*Ringelröteln*
Stick|oxy|dul *nt*: →*Lachgas*
Stick|stoff|bi|lanz *f*: das Gleichgewicht von Stickstoffaufnahme und Stickstoffverlust; zur Aufrechterhaltung des Gleichgewichtes müssen pro Tag ca. 0,45 g Protein/kg Körpergewicht aufgenommen werden; fällt die Aufnahme unter diesen Wert, muss der Körper körpereigenes Eiweiß abbauen [kataboler Stoffwechsel]; wird der Wert überschritten, kann die Eiweißsynthese normal ablaufen [anaboler Stoffwechsel]; *s.a. Essay Postoperative parenterale Ernährung S. 377*

Tab. S20. **Stickstoffbilanz.** Obligatorischer Stickstoffverlust bei proteinfreier Ernährung

Obligatorische Verluste	Täglicher Stickstoffverlust [mg/kg KG]	Entsprechende Proteinmenge [g/kg KG]
Urin (Harnstoff, Kreatinin, Ammoniak)	37 gesamt 49	0,23 gesamt 0,31
Faeces (nichtresorbierte Aminosäuren, in den Darm sezerniertes und nichtresorbiertes Protein, abgeschilferte Mukosazellen, Darmbakterien)	12	0,08
Haut [Sekrete der (Schweiß-)Drüsen (Harnstoff), abgestoßene Epithelzellen, Haare, Nägel]	3	0,02
Untergeordnete Ausscheidungswege	2	0,01
Gesamt (Durchschnittswert)	54	0,34
Gesamt (obere Grenze für den Einzelnen)	70	0,45

Stieda-Fraktur *f*: Ausrissfraktur des inneren Seitenbandes von der medialen Femurepikondyle; auf Röntgenaufnahmen erscheint die verheilte Fraktur als schalenförmiger Schatten in Höhe der medialen Femurepikondyle im Bereich des Ansatzes des inneren Seitenbandes [Stieda-Pellegrini-Schatten]; *s.a. Essay Fraktur, Luxation, Distorsion S. 423*

Stief|müt|ter|chen *nt*: *Syn: dreifarbiges Veilchen, Ackerveilchen, Viola tricolor*; Pflanze aus der Familie der Veilchengewächse [Violaceae]; verwendet werden die während der Blüte gesammelten und getrockneten oberirdischen Pflanzenteile [Violae tricoloris herba]; sie enthalten Salicylsäurederivate, Flavonoide [v.a. Quercetin], Carotinoide und Phenolcarbonsäuren; **Anw.:** äußerlich bei seborrhoischen Hauterkrankungen, Ekzem [auch Milchschorf], Impetigo, Akne und Juckreiz; traditionell auch bei Atemwegsentzündungen, Keuchhusten, Pharyngitis, Rheuma, Gicht, Obstipation und zur Blutreinigung; in der Homöopathie bei Ekzem und Harnwegsentzündungen

Stiel|lap|pen|plas|tik nach Pichler und Veau *f*: *s.u. Lippen-Kiefer-Gaumenspalte*

Stiel|war|ze *f*: *Syn: Akrochordon, Acrochordom, weiches Fibrom, Fibroma molle*; harmloses Fibrom der Haut, v.a. am Hals, in den Achselhöhlen und unter der Brust; tritt meist nach dem 40. Lebensjahr auf; häufig sind **multiple papilläre Fibrome** [skin tags] am Hals und Nacken bei Halskettenträgerinnen sowie an den Augenlidern; knotige Fibrome mit schmaler Basis treten meist solitär auf und

S

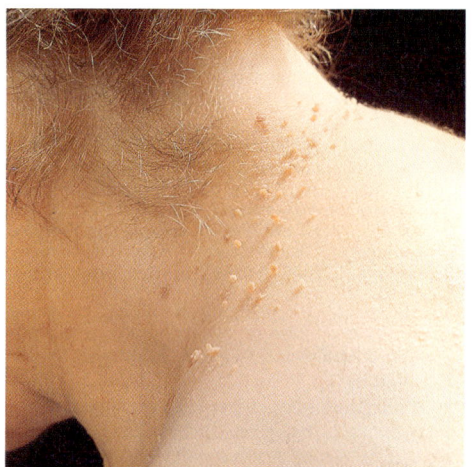

Abb. S84. Stielwarzen

werden als **Fibroma pendulans** bezeichnet

Still-Syndrom *nt: Syn: Chauffard-Ramon-Still-Syndrom, juvenile Form der chronischen Polyarthritis, Morbus Still; s.u. juvenile chronische Arthritis*

Stimm|band|aus|schnei|dung *f:* → *Chordektomie*

Stimm|band|ent|zün|dung *f: Syn: Chorditis (vocalis);* Entzündung eines oder beider Stimmbänder; meist Teil einer akuten Laryngitis; die Stimmlippen sind gerötet und oft mit Fibrin oder zähem Schleim bedeckt; die Stimme ist rau, es kommt zu Heiserkeit oder Aphonie, Hustenreiz und Schmerzen; **Therapie:** Schonung, warme Getränke, heiße Halsumschläge, Dampfinhalation mit Zusatz von Kamille oder Salbei

Stimm|band|knöt|chen *pl:* → *Stimmlippenknötchen*

Stimm|band|teil|re|sek|ti|on *f:* → *Chordektomie*

Stim|men|hö|ren *nt: Syn: Phonem;* akustische Halluzination mit Hören von Stimmen; findet sich bei einer Reihe von Psychosen, v.a. bei Schizophrenie

Stimm|fre|mi|tus *m: Syn: Pektoralfremitus, Fremitus pectoralis;* Übertragung von Stimmlauten auf die Thoraxwand; der Untersucher legt die Hand(kante) leicht an die Thoraxwand und lässt den Untersuchten mit möglichst tiefer und lauter Stimme die Zahl „99" sagen; der Stimmfremitus ist abgeschwächt bei Emphysem, Pleuraschwarten und Pneumothorax, aufgehoben bei Pleuraerguss; Infiltration des Lungengewebes verstärkt den Stimmfremitus, d.h., er wird auch bei höheren Frequenzen fühlbar

Stimm|lip|pen|kar|zi|nom *nt:* häufigstes glottisches Kehlkopfkarzinom*; da es meist früh diagnostiziert wird und nur wenig Lymphgefäße die Stimmlippe versorgen, hat es die beste Prognose unter den Kehlkopfkarzinomen; **Klinik:** Heiserkeit [**bei jeder Heiserkeit, die mehr als 3–4 Wochen andauert, muss ein Stimmlippenkarzinom ausgeschlossen werden**], später Luftnot; **Diagnose:** Laryngoskopie, evtl. Biopsie; **Therapie:** endolaryngeale Laseroperation oder Teilresektion [kombinierte Thyreotomie und Chordektomie] bei Befall einer Stimmlippe; evtl. nur Bestrahlungstherapie; Laryngektomie bei ausgedehnten Tumoren; **Prognose:** bei noch beweglicher Stimmlippe 90 % 5-Jahresüberlebensrate; sonst ca. 60 %; *s.a. Essay Neubildungen des Larynx S. 793*

Stimm|lip|pen|knöt|chen *pl: Syn: Phonationsknötchen, Schreiknötchen, Sängerknötchen, Noduli vocales;* kleine Knötchen, die symmetrisch am Übergang vom mittleren zum vorderen Stimmlippendrittel, dem Punkt maximaler Stimmlippenschwingung, entstehen; **Ursache** ist eine falsche Sprech- oder Singtechnik bei Erwachsenen in Berufen mit entsprechender Stimmbelastung oder bei Kindern durch Schreien; **Therapie:** je nach Größe und Stadium der Knötchen, weiche oder harte Knötchen, kann das Erlernen einer korrekten Sprech- und Singtechnik in einer Stimmübungsbehandlung die Knötchen zum Verschwinden bringen oder müssen die Knötchen zusätzlich mikrochirurgisch abgetragen werden; *s.a. Essay Neubildungen des Larynx S. 793*

Stimm|lip|pen|läh|mung *f:* → *Kehlkopflähmung*

Stimm|lip|pen|po|lyp *m:* bindegewebige Schleimhautwucherung auf entzündlicher Grundlage oder als echte Neubildung; kann gestielt oder breitbasig den Stimmlippen in den vorderen zwei Dritteln aufsitzen und tritt meist nur einseitig auf; **Therapie:** mikrochirurgische Entfernung der Polypen; *s.a. Essay Neubildungen des Larynx S. 793*

Stimm|mus|kel|ent|zün|dung *f:* Entzündung des Musculus vocalis; imponiert klinisch als Stimmbandentzündung

Stimm|pro|the|se *f: s.u. Laryngektomie*

Stimm|pro|the|sen *pl: s.u. Laryngektomie, Essay Neubildungen des Larynx S. 793*

Stimm|re|ha|bi|li|ta|ti|on *f: s.u. Laryngektomie*

Stimm|re|ha|bi|li|ta|ti|on, chirurgische *f: s.u. Laryngektomie, Essay Neubildungen des Larynx S. 793*

Stimm|re|ha|bi|li|ta|ti|on, konservative *f: s.u. Laryngektomie*

Stimm|rit|zen|krampf *m: Syn: Glottiskrampf, Laryngospasmus, Spasmus glottidis;* krampfartige Verengung mit Stridor, Atemnot, Zyanose, Angstgefühl und evtl. kurzer Bewusstlosigkeit [**Ictus laryngis**]; findet sich bei Tetanus, Spasmophilie, Fremdkörperreiz oder als **inspiratorischer funktio-**

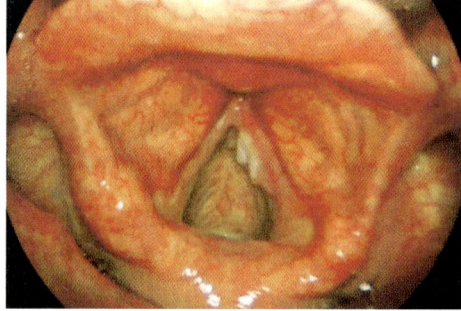

Abb. S85. Stimmlippenkarzinom

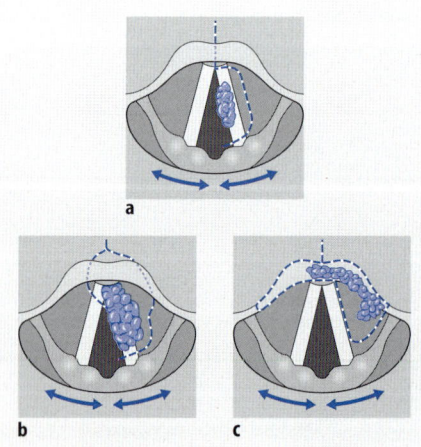

Abb. S86. Stimmlippenkarzinom. Funktionserhaltende Teilresektionen: **a** Thyreotomie und Chordektomie, **b** frontolaterale Teilresektion, **c** supraglottische Teilresektion

neller **Stridor** mit paradoxer Stimmlippenbewegung, d.h., die Stimmlippe schließt sich bei Inspiration

Stilmullaltilonslellekltrolmylolgralfie, -gralphie *f:* →*Elektroneuro-myografie*

Stinklnalse *f:* →*Ozäna*

Stirnlbeinlosltelolmylelliltis *f, pl* **-tillden:** *s.u. Sinusitis frontalis*

Stirnlhöhlenleiltelrung *f: s.u. Sinusitis frontalis*

Stirnlhöhlenlentlzünldung *f:* →*Sinusitis frontalis*

Stirnlhöhlenlolpelraltilon *f:* für Operationen der Stirnhöhle gibt es zwei Zugangswege, endonasal und osteoplastisch nach Hautschnitt von außen; beim endonasalen Zugang sind nicht alle Buchten der Stirnhöhle zugängig, weshalb bei Radikaloperationen der direkte Zugang bevorzugt wird

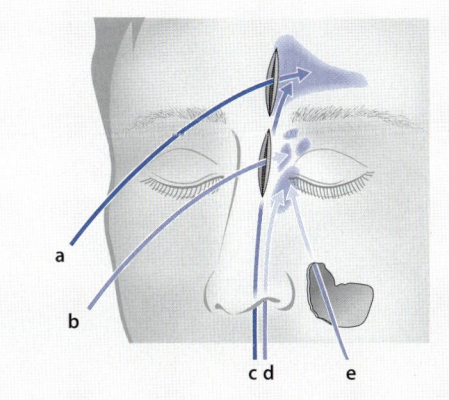

Abb. S87. Stirnhöhlenoperation. Operative Zugangswege zu Stirnhöhle [a, c] und Siebbein [b, d, e]

Stirnllift *m: s.u. Face-Lifting*

Stocklmallve *f: Syn: Alcea rosea, Althaea rosea;* Pflanze aus der Familie der Malvengewächse [Malvaceae]; verwendet werden die getrockneten Blüten von Alcea rosea var. nigra [**Alceae flos, Malvae arboreae flos**]; sie enthalten Anthocyane, Delphinidin- und Malvidinglykoside; **Anw.:** traditionell bei Entzündungen der Atem- und Harnwege und im Magen-Darm-Trakt; auch bei Menstruationsbeschwerden und äußerlich bei Entzündungen und Geschwüren

Stoelchaldos flos *m:* getrocknete Blütenstände der Strohblume*

Stolma *nt:* →*Anus praeter*

Stolmaltiltis *f, pl* **-tiltilden:** *Syn: Mundschleimhautentzündung;* Entzündung der Mundschleimhaut; meist zusammen mit einer Entzündung des Zahnfleisches [**Gingivostomatitis**]; i.d.R. eine einfache katarrhalische Stomatitis mit Rötung, Schwellung und evtl. Schleimhauterosionen

Stomatitis angularis: *Syn: Mundwinkelcheilitis, Mundwinkelrhagaden, Faulecken, Angulus infectiosus oris/candidamycotica, Cheilitis/Stomatitis angularis, Perlèche,* schmerzhaftes, akutes oder chronisches Ekzem des Mundwinkels; tritt meist im Rahmen einer Candida-Mykose auf; bei älteren Patienten häufig durch ein Einreißen der Mundwinkelschleimhaut beim Einführen von Zahnprothesen bedingt

Stomatitis aphthosa: →*Gingivostomatitis herpetica*

Stomatitis candidamycetica: →*Mundsoor*

Stomatitis epidemica: →*Maul- und Klauenseuche*

Stomatitis herpetica: →*Gingivostomatitis herpetica*

Stomatitis pustulosa contagiosa: *Syn: Orf, atypische Schafpocken, Steinpocken, Ecthyma contagiosum;* von Schafen oder Ziegen auf den Menschen [v.a. Melker] übertragene Hautkrankheit, die durch rötliche, nässende Knoten charakterisiert ist; der Erreger [Parapoxvirus ovis] wird durch direkten Kontakt mit befallenen Tieren aufgenommen;

nach 3–10 Tagen kommt es zur Entwicklung makulopapulöser Effloreszenzen, die im weiteren Verlauf ulzerieren; die Abheilung beginnt i.d.R. nach 4–6 Wochen

Stomatitis ulcerosa: *Syn: ulzerative Stomatitis, Stomatitis ulcerosa, Stomakake;* bakterielle [Spirochäten], ulzerierende Entzündung der Schleimhaut und des Zahnfleischs, die durch mangelnde Hygiene und schlecht passende Prothesen begünstigt wird; **Klinik:** Brennen, Schmerzen, Speichelfluss, Mundgeruch und schlechter Geschmack; bei der Inspektion sieht man Ulzera von Mundschleimhaut und Zahnfleisch; **Therapie:** Auswischen der Geschwüre mit 5 %-iger Chromlösung, 1 %-igem Gentianaviolett oder Penicillinlösung, Mundspülungen, Zahnbehandlung

Stolmaltolmie *f:* **1.** *Syn: Stomatotomie;* Inzision einer verengten Mundspalte **2.** *Syn: Stomatotomie, Muttermundschnitt, Discisio cervicis;* Inzision des Muttermundes

Stolmaltolplasltik *f: Syn: Mundplastik;* plastische Operation am Mund, z.B. nach Trauma oder zur Korrektur angeborener Fehlbildungen

Stolmaltolskop *nt:* Mikroskop für die direkte Untersuchung der Mundschleimhaut

Stolmaltoltolmie *f:* →*Stomatomie*

Stoppa-Operation *f: Syn: Hernienplastik nach Stoppa; s.u. Hernienplastik*

Stop-Start-Technik *f:* Methode zur Behandlung der Ejaculatio praecox; der Mann unterbricht den Verkehr, wenn er den drohenden Samenerguss spürt und wartet für ca. 1 Minute oder bis die Erregung sich etwas gelegt hat, bevor er wieder mit dem Beischlaf beginnt; wird von den Partnerinnen meist als unbefriedigend beurteilt

Storlchenlgang *m:* →*Steppergang*

Stölrung mit Aufmerksamkeitsdefizit bei Hyperaktivität *f: Syn: Aufmerksamkeits-Defizit-Überaktivitäts-Syndrom, hyperkinetische Störung, Aufmerksamkeits- und Hyperaktivitätsstörung, Attention-Deficit-Disorder;* v.a. im angloamerikanischen Raum verwendete Bezeichnung für psychoorganische Störungen des Kindesalters, bei denen eine Aufmerksamkeitsschwäche im Vordergrund des klinischen Bildes steht; die betroffenen Kinder [2/3 Jungen, 1/3 Mädchen] fallen durch Konzentrations-, Disziplin- und Lernschwierigkeiten in Kindergarten und Schule auf; auf Grund der Konzentrationsschwäche wird ihre Intelligenz meist zu niedrig eingeschätzt; fast immer besteht auch ein Bewegungsdrang, der ein Ruhigsitzen unmöglich macht; fehlt diese hyperkinetische Komponente, spricht man von **Störung mit Aufmerksamkeitsdefizit ohne Hyperaktivität** oder **Aufmerksamkeits-Defizit-Syndrom** [ADS]; die oft von Eltern und Psychologen befürwortete Behandlung mit Neuroleptika ist umstritten, weil in den meisten Fällen eine Akzeptanz der Störung und eine Umstellung des Lernmilieus erfolgreich ist; *s.u. Essay Aufmerksamkeits-Defizit-Überaktivitäts-Syndrom S. 111*

Stölrunlgen, affektive *pl: Syn: Affektpsychosen, Zyklothymien, affektive Psychosen, manisch-depressive Krankheiten;* Oberbegriff für Psychosen mit Störungen der Affektivität; können sich vorwiegend durch Manie oder Depression äußern; der Verlauf ist i.d.R. phasenhaft mit vollständiger Remission und gesunden Intervalle; Residualzustände sind selten; vom Verlauf her unterscheidet man **monopolare Psychosen** [nur depressive oder manische Phasen] von **bipolaren Psychosen** [abwechselnd depressive und manische Phasen], und **monophasische Psychosen** [einmalige Manie oder Depression] von **polyphasischen Psychosen** [mehrmalige Manien oder/und Depressionen]; am häufigsten sind **polyphasisch-monopolare** und **monophasisch-monopolare Depressionen,** z.B. als postpartale Depressionen; bei nur ca. 1/3 der Patienten ist der Verlauf typisch bipolar; insgesamt sind depressive Phasen 3-mal häufiger als manische Phasen und mit einer Phasendauer von 4–6 [–12] Monaten auch kürzer; *s.u. Essay Affektive Störungen S. 1495*

Stoßlwellenlliltholtriplsie, extrakorporale *f:* Zertrümmerung von Nieren- oder Gallensteinen durch Stoßwellen, die von

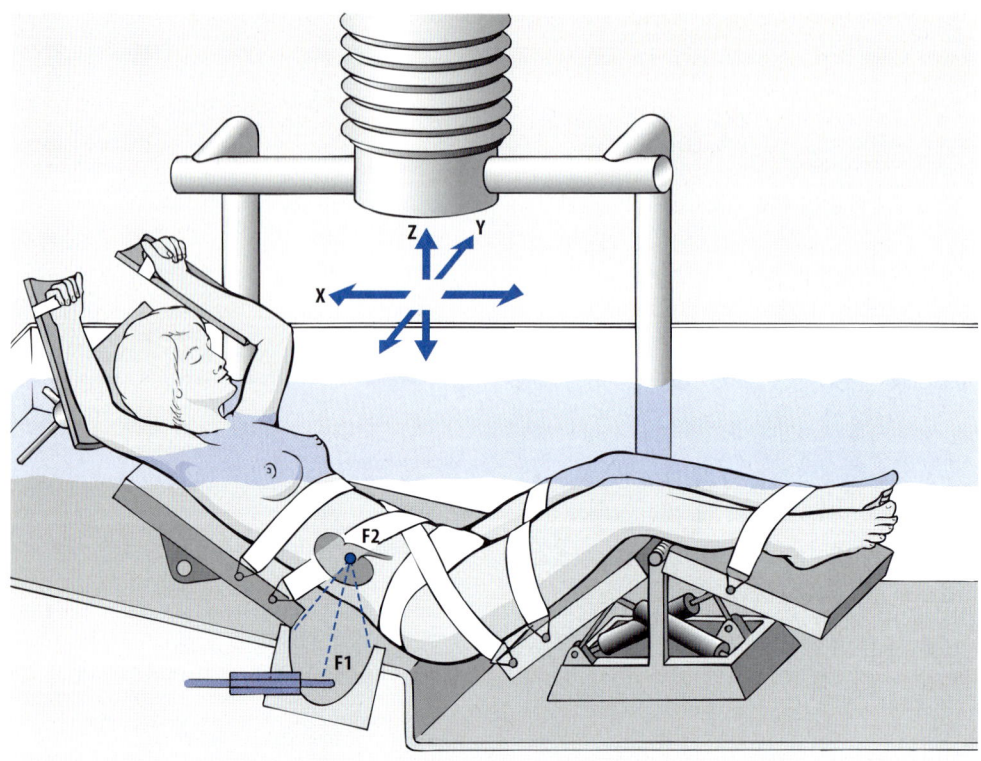

Abb. S88. Extrakorporale Stoßwellenlithotripsie. Schema [siehe Text]

außen in den Körper eindringen und zu einer Zerkleinerung der Konkremente führen, ohne das Körpergewebe zu schädigen; **Prinzip**: der Patient ruht in einem Wasserbad; die im Fokus [F1] erzeugten Stoßwellen werden durch das Wasser auf den Körper übertragen; wenn die Stoßwellen auf eine Grenzfläche mit unterschiedlicher Impedanz treffen [v.a. Steine, F2], wird ein Teil der Stoßwellen reflektiert; damit entsteht eine Druckdifferenz zwischen durchlaufenden und reflektierten Stoßwellen, die genug Energie zur Zerstörung der Steine freisetzt; **NW**: Schmerzen, Petechien, Nierentrauma, Herzrhythmusstörungen; **Kontraind.**: Harnwegsobstruktion distal des Konkrementes, Gerinnungsstörungen, Einnahme von Gerinnungshemmern, Schwangerschaft, aktive Tuberkulose, Harnwegsinfekte; *s.a. Cholezystolithiasis*

Stra|bis|mo|to|mie *f*: →*Schieloperation*

Stra|bis|mus *m*: →*Schielen*

Strabismus convergens: *Syn: Esotropie, Strabismus internus*; Einwärtsschielen; *s.u. Schielen*

Strabismus divergens: *Syn: Exotropie, Auswärtsschielen*; *s.u. Schielen*

Strabismus paralyticus: →*Lähmungsschielen*

Strabismus verticalis: →*Höhenschielen*

Stra|bo|to|mie *f*: →*Schieloperation*

Strah|len|der|ma|ti|tis *f, pl* **-ti|ti|den**: →*Radiodermatitis*

Strah|len|e|ry|them *nt*: *s.u. Radiodermatitis acuta*

Strah|len|früh|schä|den *pl*: *s.u. Strahlenschaden*

Strah|len|ö|so|pha|gi|tis *f, pl* **-tiden**: *s.u. Ösophagitis*

Strah|len|os|te|o|ne|kro|se *f*: *Syn: Strahlungsosteonekrose, Radioosteonekrose, Osteoradionekrose*; nach Strahlentherapie auftretende Knochennekrose; *s.a. Essay Knochennekrosen S. 811*

Strah|len|pilz|krank|heit *f*: →*Aktinomykose*

Strah|len|prok|ti|tis *f, pl* **-ti|ti|den**: *Syn: aktinische Proktitis*; meist im Rahmen einer Strahlentherapie auftretende Mastdarmentzündung; die **akute Strahlenproktitis** tritt ca. 5 Tage nach Bestrahlungsbeginn auf und ist v.a. durch Diarrhoe, evtl. blutige Stühle und krampfartige Schmerzen gekennzeichnet; die **chronische Strahlenproktitis** kann Monate bis Jahre nach der Bestrahlung auftreten; klinisch und radiologisch imponiert sie als chronisch entzündliche Darmerkrankung; die Therapie ist schwierig und oft erfolglos

Strah|len|re|ak|ti|on *f*: →*Radiodermatitis*

akute Strahlenreaktion: →*Radiodermatitis acuta*

Strah|len|scha|den *m*: *Syn: Strahlenschädigung*; Schädigung durch therapeutisch oder akzidentell aufgenommene ionisierende Strahlung; **Strahlenfrühschäden** manifestieren sich unmittelbar nach der Strahlenexposition [z.B. Radiodermatitis acuta], während die **Strahlenspätschäden** z.T. erst nach Jahren oder Jahrzehnten auftreten [z.B. Strahlenkrebs, Strahlungsosteonekrose, Leukämie];

chronischer Strahlenschaden: →*Radiodermatitis chronica*

Strah|len|schutz|pla|ket|te *f*: →*Filmdosimeter*

Strah|len|spät|scha|den *m*: *s.u. Strahlenschaden*

Strah|len|ste|ri|li|sa|ti|on *f*: *s.u. Sterilisation*

Strah|len|the|ra|pie *f*: *Syn: Bestrahlung, Strahlenbehandlung*; Anwendung ionisierender Strahlen zur Behandlung von Erkrankungen; meist werden Röntgenstrahlen, γ-Strahlung oder Elektronenstrahlung verwendet, seltener auch Neutronenstrahlung; erfolgt i.d.R. als **externe** oder **perkutane Strahlentherapie**; für besondere Anwendungen und zur Verringerung der Strahlenbelastung kann auch eine **interne Strahlentherapie** durchgeführt werden; Beispiele dafür sind **interstitielle Strahlentherapie** [z.B. durch Spickung mit Goldseeds] und **intrakavitäre Strah-**

S

Affektive Störungen

Syn.: Affektpsychosen, Zyklothymien, affektive Psychosen

G. Schumann

Vorbemerkungen
In der Psychopathologie werden darunter Störungen des Affektes – d.h. vorübergehende, stärkere Gemütsbewegungen [*lat.* affectus = Gemützustand] – verstanden. Die Ursache kann in äußeren Ereignissen liegen, aber auch psychische Vorgänge beeinflussen unseren Gemützustand stark.. Es kommt bei affektiven Reaktionen je nach Persönlichkeitsstruktur zu mehr oder weniger ausgeprägten vegetativen Erscheinungen, z.B. vor „Wut puterrot oder vor Angst käseweiß".

Affektive Störungen spielen bei verschiedenen psychiatrischen Erkrankungen bzw. Störungen eine große Rolle wobei sie in Form extremer Schwankungen einer eigenen Krankheitsgruppe ihren Namen gegeben haben [ältere Bezeichnung: manisch-depressive Erkrankungen – MdE].
Sie kommen aber auch in Verbindung mit Schizophrenie-ähnlichen Symptomen als so genannte schizoaffektive Störungen vor.
Bei einem Großteil der psychiatrischen Erkrankungen werden Störungen des Affektes beschrieben.
Bei Grenzfällen bleibt es häufig unklar, ob es sich noch um „normale" Schwankungen des Affektes handelt oder ob diese bereits Krankheitscharakter haben.
Abhängig sind Schwankungen des Affektes auch, wie oben angedeutet, vom jeweiligen Temperament des Betroffenen, man muss einen Choleriker eine größere Affektbreite im Sinne des „normalen" zugestehen als einem Phlegmatiker.

❗ Gekennzeichnet sind affektive Störungen letztendlich immer durch das Auftreten von zwei Syndromen, nämlich entweder dem depressiven oder dem manischen Syndrom.

Depressives Syndrom
Symptomenkomplex aus depressiv-gedrückter Stimmung, Antriebsminderung, Verlust von Freude und Interessen sowie erhöhten Ermüdbarkeit und Verminderung der Aktivität. Konzentration und Aufmerksamkeit sind ebenfalls vermindert, häufig ist ein Gefühl der Wertlosigkeit sowie ein verminderter Appetit und Schlafstörungen vorhanden. Das Selbstwertgefühl ist reduziert, die Zukunft wird häufig perspektivlos gesehen.

Manisches Syndrom
Das manische Syndrom ist das Gegenteil des depressiven Syndroms: es geht mit einer gehobenen Stimmung einher, der Antrieb ist gesteigert, dies kann bis zu einem kaum noch kontrollierbaren Erregungszustand führen. Normalerweise findet man einen Rededrang sowie ein deutlich vermindertes Schlafbedürfnis, auch gehen soziale Hemmungen verloren. Die Patienten sind unaufmerksam und lassen sich sehr leicht ablenken. Größenideen und Selbstüberschätzung der eigenen Möglichkeiten treten ebenfalls regelmäßig auf.

Einteilung der affektiven Störungen nach der ICD 10
Die affektive Störungen sind nach diesem Einteilungsschema in der Obergruppe F3 zusammengefasst.
Die Untergruppen sind im Bereich F 30 bis F 39 klassifiziert, wobei die Hauptanteile nach manischen bzw. depressiven Episoden bzw. bipolaren affektiven Störungen getroffen ist.
In diesem Kapitel ist außerdem der Bereich F 33 enthalten im Sinne von rezidivierenden depressiven Störungen sowie F 34 anhaltende affektive Störungen.

Wie bereits erwähnt, bestehen die Hauptsymptome bei affektiven Störungen in Störungen der Stimmung bzw. der Affektivität.
Zahlenmäßig überwiegt bezüglich des Auftretens die Depression im Sinne einer negativen Stimmung, insgesamt neigen diese Störungen zu wiederholten Auftreten.

Allgemein muss erwähnt werden, dass man bei affektiven Störungen, im Gegensatz zu der Gruppe der Schizophrenien, immer von Episoden bzw. Phasen spricht, weil Patienten mit einer episodischen affektiven Störung normalerweise ohne Defekt ausheilen.

F30 Manische Episode

Die Episode geht mit einer gehobenen Stimmung sowie einer Steigerung der körperlichen und psychischen Aktivität einher, dies betrifft sowohl die Geschwindigkeit als auch den Ausmaß dieser Aktivität. Bei der Einteilung der manischen Episode unterscheidet man zum einen die Hypomanie neben der Manie ohne psychotische Symptome bzw. derjenigen mit psychotischen Symptomen.

- **F30.0 Hypomanie**: leichtere Ausprägung der Manie. Es findet sich eine anhaltende leicht gehobene Stimmung über einige Tage mit gesteigerten Antrieb und vermehrter Aktivität sowie ein Gefühl von Wohlbefinden sowie körperlicher und geistiger Leistungsfähigkeit. Ein Abbruch der Berufstätigkeit erfolgt normalerweise nicht, auch führt das Verhalten nicht zu sozialer Ablehnung. Schwierigkeiten ergeben sich eventuell mit der Differentialdiagnose einer Zyklothymia [s.u.].
  Differenzialdiagnostisch wird vor allen Dingen immer wieder der Ausschluss einer Hyperthyreose erwähnt.
- **F30.1 Manie ohne psychotische Symptome**: „mittelschwere" Manie, bei der ebenfalls eine gehobene Stimmung mit vermehrten Antrieb im Vordergrund steht. Es findet sich außerdem ein Rededrang, ein vermindertes Schlafbedürfnis sowie eine Überaktivität. Der Patient ist stark ablenkbar, die Aufmerksamkeit kann nicht mehr gehalten werden, Größenideen oder maßloser Optimismus werden frei geäußert. Problematisch ist der Hang, Geld auszugeben, der dann nach Abklingen der Erkrankung zu erheblichen Restproblemen führen kann, da die Gefahr einer enorm hohen Verschuldung besteht.
  Zeitlich muss diese Störung mindestens 1 Woche bestehen, die berufliche und soziale Funktionsfähigkeit ist mehr oder weniger vollständig unterbrochen.
- **F30.2 Manie mit psychotischen Symptomen**: schwere Form, v.a. mit Größenideen, die in ein Wahnsystem einmünden können; aus Reizbarkeit und Misstrauen kann sich ein Verfolgungswahn entwickeln. Auch Aggressivitätszustände mit Gewalttätigkeiten sind beschrieben. Extremfälle vernachlässigen die Nahrungsaufnahme und die persönliche Hygiene.
  Differenzialdiagnostische Schwierigkeiten ergeben sich bei der Abgrenzung von der Schizophrenie bzw. einer schizoaffektiven Störung.
  Wichtig ist eine Fremdanamnese, in der besonderer Wert auf die Entwicklung des gegenwärtig akuten schweren Krankheitsbildes gelegt werden sollte, eine vorherige hypomanische Phase spricht mehr für das Vorliegen der Manie mit psychotischen Symptomen.

F31 Bipolare Störungen

Zwischen den beiden Extremformen Manie [F30] und Depression [F32] fasst man unter F31 Störungen zusammen, die durch mindestens zwei Episoden charakterisiert sind und die ein Pendeln um den Ausgangspunkt zwischen den Polen manisch und depressiv [„bipolar"] zeigen. Im Idealfall kommt es zum regelmäßigen Wechsel zwischen gehobener Stimmung und gesteigertem Antrieb bzw. Aktivität [manische Phase] und einer gesenkten Stimmung mit vermindertem Antrieb bzw. Aktivität [depressive Phase]. Daher auch die historischen Bezeichnungen manisch-depressive Erkrankung [MDE] bzw. manisch-depressive Psychose. Allerdings ist nur bei ca. einem Drittel der Patienten der Verlauf typisch bipolar. Depressive Phasen sind 3-mal häufiger als manische Phasen und mit einer Phasendauer von 4–6[–12] Monaten auch länger. Zwischen den Phasen wird eine vollständige Besserung, also das Erreichen des „normalen Mittelwertes" erwartet.

Die Einteilung richtet sich im Wesentlichen nach der aktuell vorliegenden Symptomatik. Die Untergruppen sind unter Beachtung der Einteilung F30 bzw. F32 selbsterklärend und brauchen deshalb nicht im Einzelnen erläutert werden. Allen gemeinsam ist aber, dass sich in der Anamnese mindestens eine weitere affektive Episode [hypomanisch, manisch oder depressiv] findet.

- **F31.0 bipolare affektive Störung, gegenwärtig hypomanische Episode**
- **F31.1 bipolare affektive Störung, gegenwärtig manische Episode ohne psychotische Symptome**
- **F31.2 bipolare affektive Störung, gegenwärtig manische Episode mit psychotischen Symptomen**
- **F31.3 bipolare affektive Störung, gegenwärtig leichte oder mittelgradige depressive Episode**
- **F31.4 bipolare affektive Störung, gegenwärtig schwere depressive Episode ohne psychotische Symptome**
- **F31.5 bipolare affektive Störung, gegenwärtig schwere depressive Episode mit psychotischen Symptomen**

F32 Depressive Episoden

Depressive Episoden stellen den Gegensatz zu den manischen Episoden dar. Man findet also eine gedrückte Stimmung, Interessenverlust, Verminderung des Antriebes. Die Patienten habe eine deutliche Müdigkeit sowie eine Aktivitätseinschränkung, die Konzentration und die Aufmerksamkeit ist vermindert. Häufig sind Klagen über mangelndes Selbstwertgefühl bzw. Selbstvertrauen, es kommt auch zu Gefühlen der Wertlosigkeit sowie im Extremfall zu Suizidgedanken.

Die Einteilung erfolgt ähnlich wie die manische Episode in leichte, mittelgradige und schwere Episoden.

- **F32.0 leichte depressive Episode**: Hierfür müssen mindestens 2 Wochen lang 2 Symptome aus dem Bereich depressive Verstimmung oder/und Verlust von Interesse oder Freude oder/und erhöhte Ermüdbarkeit vorhanden sein. Außerdem werden verschiedene körperliche Symptome [Morgentief, Appetitverlust, Gewichtsverlust, Libidoverlust, frühmorgendliches Erwachen u.ä.] angegeben, von denen ebenfalls 2 Symptome vorhanden sein sollten.
- **F32.1 mittelgradige Episode**: erhöht neben den depressiven Symptomen die oben genannten körperlichen Symptome auf mindestens 3 oder 4
- **F32.2 schwere depressive Episode**: setzt dann quasi eine Synopsis der oben genannten Symptome voraus. Bei der schweren depressiven Episode unterscheidet man noch **Episoden ohne psychotische Symptome** von **Episoden mit psychotischen Symptomen**. Letztere gehen mit Wahnideen, Halluzinationen bzw. einem depressiven Stupor einher. Der Wahn ist häufig dadurch gekennzeichnet, dass sich der Patient verantwortlich fühlt für Verarmung oder Versündigung bzw. sieht er eine drohende Katastrophe kommen.

Rezidivierende depressive Störungen sind im Bereich **F33** zusammengefasst. Während man im Bereich F32 von depressiven Episoden spricht, die normalerweise nur einmal auftreten, kommt es hier zu wiederholten depressiven Episoden. Auch hier wird wieder zwischen leichten, mittelgradigen und schweren depressiven Episoden unterschieden.
Die Einteilung erfolgt im Wesentlichen wie bereits bei der depressiven Episode erwähnt. Man geht aber davon aus, dass bei den rezidivierenden depressiven Störungen mindestens 2 Episoden vorher über mindestens 2 Wochen gedauert haben müssen.

Während man bei den bisher besprochenen Krankheitsbildern von einem mehr oder weniger jeweils akut auftretenden Krankheitsbild ausgehen kann, handelt es sich bei den unter dem Bereich **F34** zusammengefassten Störungen um **anhaltende und fluktuierende Stimmungsstörungen**, bei denen einzelne Episoden selten schwer genug sind, um als hypomanisch oder leicht depressiv beschrieben zu werden.
Sie dauern häufig jahrelang an und bestehen manchmal den größten Teil des Erwachsenenlebens. Nicht selten lassen sich jedoch einzelne manische bzw. depressive Episoden anamnestisch nachweisen.
Differentialdiagnostisch sind sie von den Persönlichkeitsstörungen* abzugrenzen, was im Einzelfall schwierig sein kann.
Fremdanamnestische Angaben über eine irgendwann im Lebenslauf einsetzende und seit dem bestehende depressive bzw. hypomanische Grundstimmung können hier das Stellen der Diagnose erleichtern.

F34.0 Zyklothymia: Man versteht darunter eine andauernde Instabilität der Stimmung, es kommt zu Schwankungen zwischen einer leichten Depression und leicht gehobener Stimmung. Zwischendurch kann es zu längeren Phasen kommen, in dem die Stimmung stabil sein kann. Ein Bezug dieser Schwankung zu Lebensereignissen läßt sich nicht nachweisen, die Störungen treten im Erwachsenenalter auf.
Differentialdiagnostisch wichtig ist, dass keine der Phasen so schwer und ausdauernd genug sein darf, um die Kriterien für eine bipolare affektive Störung bzw. eine rezidivierende depressive Störung zu erfüllen.

F34.1. Dysthymia: Chronische depressive Verstimmung, die nicht die Kriterien für eine leichte bzw. sogar mittelgradige depressive Störung [rezidivierend] erfüllt. Die Patienten fühlen sich häufig [oft monatelang] müde und depressiv, alles ist eine Anstrengung, sie grübeln und schlafen schlecht, fühlen sich unzugängig und sind kaum in der Lage den Anforderungen des täglichen Lebens zu entsprechen.
Die Störung dauert nach den diagnostischen Kriterien mehrere Jahre, manchmal lebenslang. Differentialdiagnostische Probleme ergeben sich mit der Abgrenzung von der depressiven Neurose, bei letzteren lässt sich aber doch ein auslösendes Ereignis eruieren. Ebenfalls Probleme gibt es mit der Abgrenzung von einer depressiven Persönlichkeitsstörung, hier ist wieder eine fremdanamnestische Unterstützung mit Nachweis einer im Lebenslauf aufgetretenen Störung sinnvoll.

S

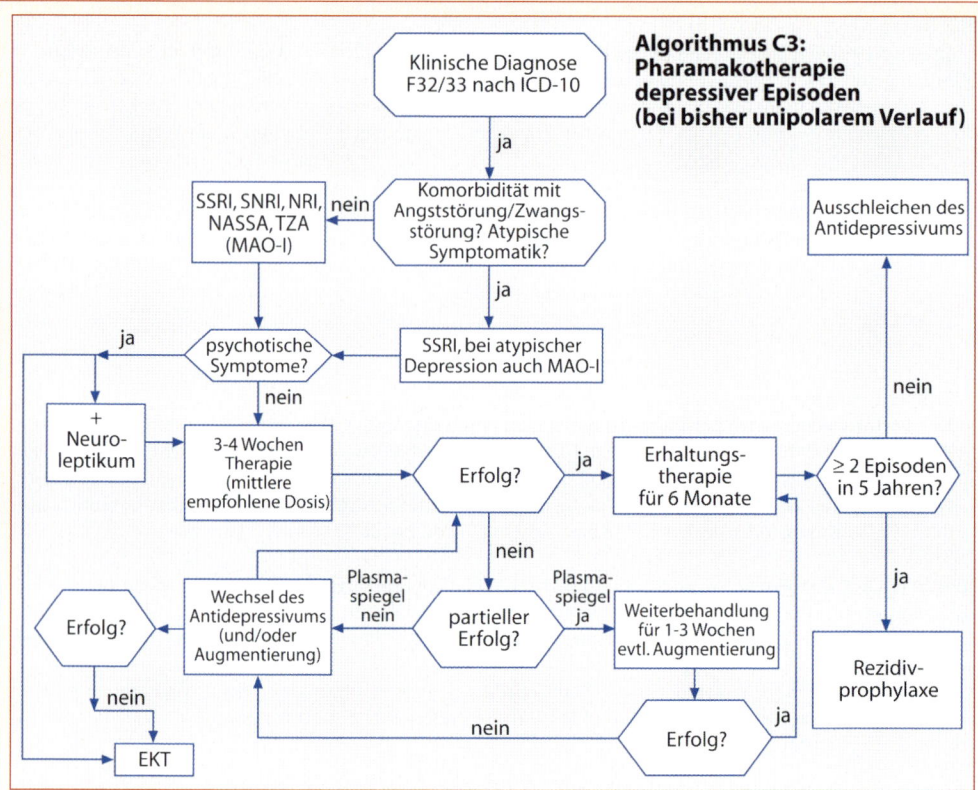

Abb. 1. Algorithmus C3: Pharmakotherapie depressiver Episoden [bei bisher unipolarem Verlauf]

Andere Einteilungen der Depression

Eine, aufgrund der ICD10-Klassifikation inzwischen überholte Einteilung, die allerdings aus historischen Gründen im deutschsprachigen Raum immer noch ihre Bedeutung hat, ist die Einteilung in **endogene** und **exogene Depressionen**. Unter endogen verstand man die spontan auftreten und vermutlich auf Stoffwechselveränderungen basierenden depressiven Zustände, eine exogene Depression war gleichzusetzen mit einer neurotischen Depression. Hier fand sich immer ein auslösendes Ereignis das dann eine doch mehr oder weniger erhebliche depressive Störung hervorgerufen hat.

Eine, insbesondere im angloamerikanischen Raum weit verbreitete Einteilung der Depressionen erfolgt nach DSM IV [Diagnostic and Statistical Manual of Mental Disorders, IV. Revision]. In ihr hat man eine Hauptunterteilung in so genannte **Major und Minor Depression** getroffen. Die diagnostischen Kriterien dafür finden sich weiter unten.

Die Einteilung ist deshalb hier erwähnt, weil sie sich inzwischen als Diagnosestandard bei der Durchführung von internationalen pharmakologischen Studien herauskristallisiert hat, marktführende US-amerikanische Firmen verwenden sie ebenfalls. Außerdem bietet sie durch ihre klar strukturierten Schritte auch dem in der Psychiatrie Ungeübten einen Anhaltspunkt bei der diagnostischen Zuordnung dieser Krankheitsbilder.

Nach DSM IV spricht man von einer **Major Depression**, wenn folgende Kriterien erfüllt sind:

A. Mindestens fünf der folgenden Symptome bestehen während derselben Zwei-Wochen-Periode und stellen eine Änderung gegenüber der vorher bestehenden Leistungsfähigkeit dar; mindestens eines der Symptome ist entweder (1) Depressive Verstimmung oder (2) Verlust an Interesse oder Freude. *Beachte*: Auszuschließen sind Symptome, die eindeutig durch einen medizinischen Krankheitsfaktor, stimmungsinkongruenten Wahn oder Halluzinationen bedingt sind.

   1. Depressive Verstimmung an fast allen Tagen, für die meiste Zeit des Tages, vom Betroffenen selbst berichtet [z.B. fühlt sich traurig oder leer] oder von anderen beobachtet [z.B. erscheint den Tränen nahe]. *Beachte*: kann bei Kindern und Jugendlichen auch reizbare Verstimmung sein.

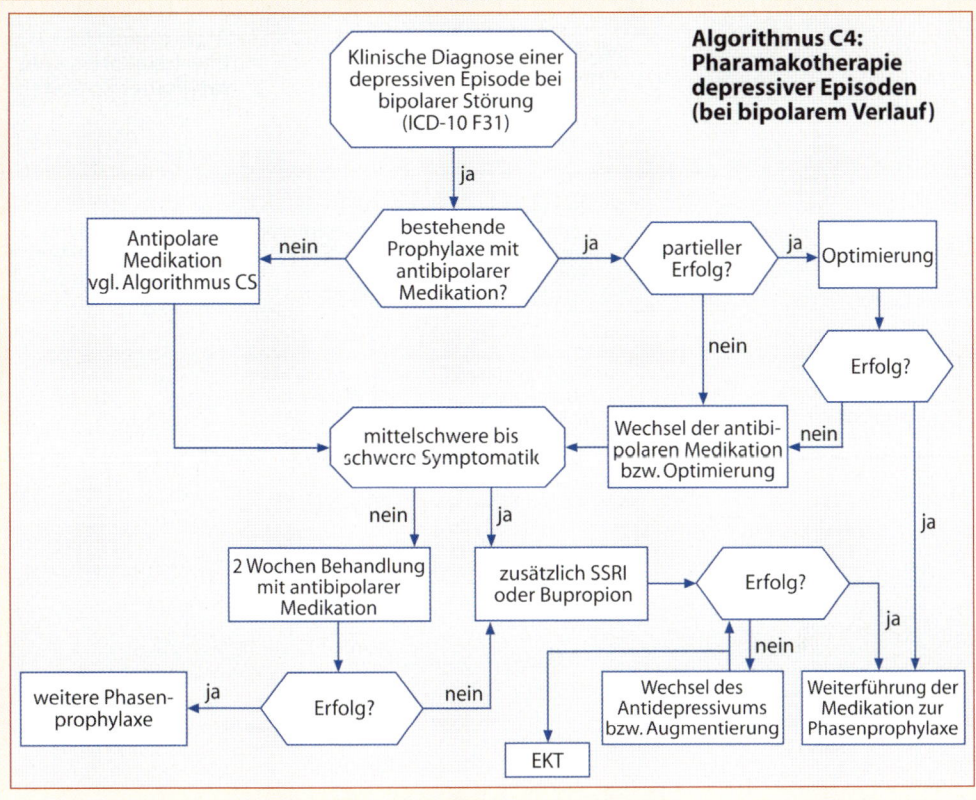

Abb. 2. Algorithmus C4: Pharmakotherapie depressiver Episoden [bei bipolarem Verlauf]

2. Deutlich vermindertes Interesse oder Freude an allen oder fast allen Aktivitäten, an fast allen Tagen, für die meiste Zeit des Tages [entweder nach subjektivem Ermessen oder von anderen beobachtet].
3. Deutlicher Gewichtsverlust ohne Diät; oder Gewichtszunahme [mehr als 5 % des Körpergewichtes in einem Monat]; oder verminderter oder gesteigerter Appetit an fast allen Tagen. *Beachte*: Bei Kindern ist das Ausbleiben der zu erwartenden Gewichtszunahme zu berücksichtigen.
4. Schlaflosigkeit oder vermehrter Schlaf an fast allen Tagen.
5. Psychomotorische Unruhe oder Verlangsamung an fast allen Tagen [durch andere beobachtbar, nicht nur das subjektive Gefühl von Rastlosigkeit oder Verlangsamung].
6. Müdigkeit oder Energieverlust an fast allen Tagen.
7. Gefühle von Wertlosigkeit oder übermäßige oder unangemessene Schuldgefühle [die auch wahnhaftes Ausmaß annehmen können] an fast allen Tagen [nicht nur Selbstvorwürfe oder Schuldgefühle wegen des Krankseins].
8. Verminderte Fähigkeit zu denken oder sich zu konzentrieren oder verringerte Entscheidungsfähigkeit an fast allen Tagen [entweder nach subjektivem Ermessen oder von anderen beobachtet].
9. Wiederkehrende Gedanken an den Tod [nicht nur Angst vor dem Sterben], wiederkehrende Suizidvorstellungen ohne genauen Plan, tatsächlicher Suizidversuch oder genaue Planung eines Suizids.
B. Die Symptome erfüllen nicht die Kriterien einer Gemischten Episode.
C. Die Symptome verursachen in klinisch bedeutsamer Weise Leiden oder Beeinträchtigungen in sozialen, beruflichen oder anderen wichtigen Funktionsbereichen.
D. Die Symptome gehen nicht auf die direkte körperliche Wirkung einer Substanz [z.B. Droge, Medikament] oder eines medizinischen Krankheitsfaktors [z.B. Hypothyreose] zurück.
E. Die Symptome können nicht besser durch einfache Trauer erklärt werden, d.h. nach dem Verlust einer geliebten Person dauern die Symptome länger als zwei Monate an oder sie sind durch deutliche Funktionsbeeinträchtigungen, krankhafte Wertlosigkeitsvorstellungen, Suizidgedanken, psychotische Symptome oder psychomotorische Verlangsamung charakterisiert.

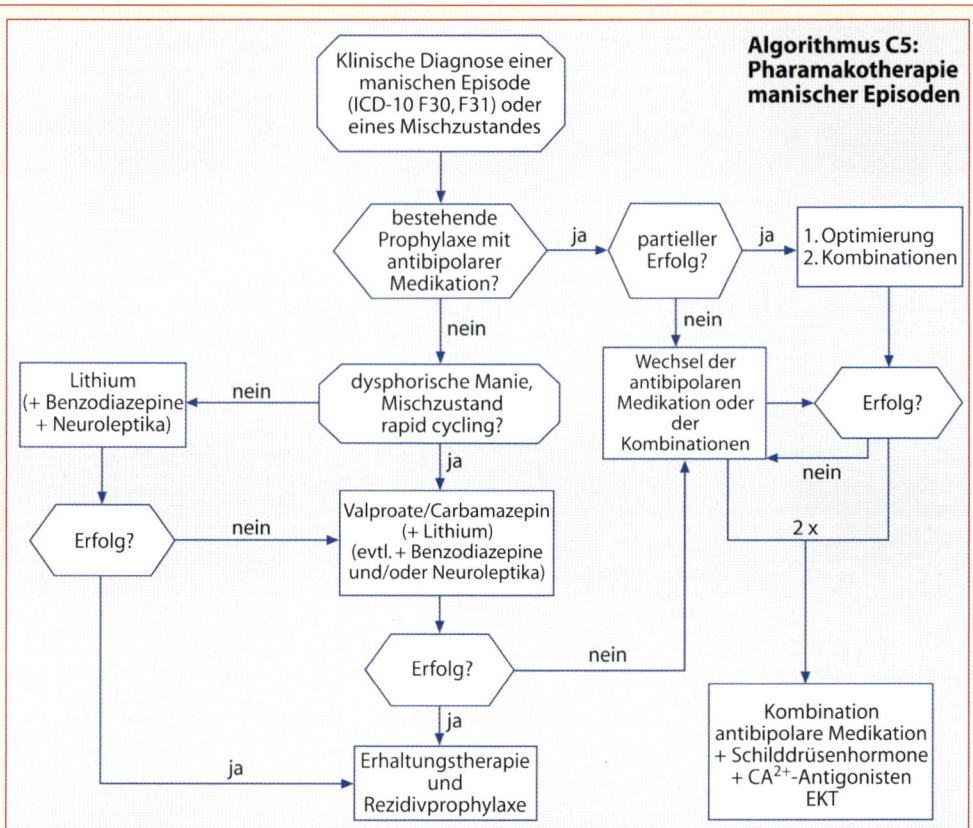

Abb. 3. Algorithmus C5: Pharmakotherapie manischer Episoden

Unter **Minor Depression** [DSM IV] versteht man ähnliche Bilder wie sie im ICD 10 als leichte depressive Episoden bzw. im Sinne einer Dysthymie beschrieben sind.

Therapie von schizoaffektiven Störungen

Es ist verständlich, dass die therapeutischen Ansätze je nach Symptomatik vollkommen unterschiedlich sein müssen. Während einem manischen, eventuell auch zusätzlich gereizten Patienten eine ausgleichend-sedierende Medikation im Vordergrund steht, würde dies bei einem antriebsgehemmten Patienten zur Verstärkung der Krankheitssymptome führen, hier ist eine mehr aktivierende stimmungsaufhellende Therapie notwendig.

Eine Ausnahme gibt es bei Depressiven, diese betrifft die so genannte **agitierte Depression**. Es handelt sich dabei um meist schwere Krankheitsbilder, die mit innerer Unruhe und Agitiertheit einhergehen. Es ist verständlich, dass hier ebenfalls eine leichte Sedierung notwendig ist.

❗ **Prinzipiell ist anzumerken, dass die medikamentöse Therapie sowohl des deutlichen manischen bzw. des deutlichen depressiven Syndroms erfahrungsgemäß in die Hände eines Facharztes gehört.**

Nur bei leichteren Störungen, bei denen eventuell sogar eine positive Erfahrung mit einer Vormedikation besteht, wird empfohlen, dass hier ein erster hausärztlicher Therapieversuch vorgenommen wird.

Bezüglich der Therapie haben sich die Algorithmen der **Deutschen Gesellschaft für Psychiatrie, Psychotherapie und Nervenheilkunde** [DGPPN] bewährt, die in den Abbildungen 1 bis 3 dargestellt sind.

Quellenhinweise

Abb. 1–3: AM-productions, Wiesloch

lentherapie [z.B. bei Uteruskarzinom]; *s.u. Essay Tumortherapie S. 1593*
intraoperative Strahlentherapie: *s.u. Essay Neubildungen des Magens S. 947*
Stra|mo|ni|li folium nt: *Syn: Stechapfelblätter, Stramoniumblätter*; Blätter des weißen Stechapfels
Stra|mo|ni|lisemen m: *Syn: Stechapfelsamen, Stramoniumsamen*; Samen des weißen Stechapfels*
Stra|ßen|vi|rus nt: *s.u. Tollwut*
Strassmann-Operation f: nur noch selten durchgeführte Operation zur Korrektur eines Uterus bicornis; die medialen Wände der beiden Hörner werden entfernt und die verbleibenden Teile wiedervereinigt; ca. 65–70 % der Patientinnen können eine Schwangerschaft erfolgreich austragen, die Geburt muss aber als Schnittentbindung erfolgen
Stra|ti|gra|fie, -gra|phie f: *→Tomografie*
Strei|fen|plas|tik f: Hautplastik oder Patch-Plastik unter Verwendung eines streifenförmigen Transplantats oder Implantats
Strep|to|ba|cil|lus moniliformis m: pleomorpher, unbeweglicher Erreger von Rattenbissfieber II*; empfindlich gegen Penicillin* G
Strep|to|ba|zil|len|rat|ten|bissfieber nt: *→Rattenbissfieber II*
Strep|to|ba|zil|lus des weichen Schankers m: *→Haemophilus ducreyi*
Strep|to|coc|cus m, pl **-coc|ci**: *Syn: Streptokokke, Streptokokkus*; in Paaren oder Ketten angeordnete, grampositive, unbewegliche Kugelbakterien; nach dem Hämolyseverhalten auf bluthaltigen Kulturmedien unterscheidet man α-, β- und γ-hämolysierende Streptokokken; diese Einteilung ist klinisch wichtig, da die α-hämolysierenden oder **vergrünenden Streptokokken** mit Ausnahme von Streptococcus pneumoniae zur normalen Schleimhautflora gehören und nur opportunistische Krankheitserreger sind, während β-hämolysierende Streptokokken obligat pathogen sind; γ-hämolysierende oder **nicht-hämolysierende Streptokokken** spielen nur eine geringe Rolle in der Humanmedizin
genauso wichtig ist die weitere Unterteilung der β-hämolysierenden Streptokokken an Hand des C-Polysacchharids in sog. **Lancefield-Gruppen**, von denen die Gruppen A, B, C, D, F, G und N von Bedeutung für den Menschen sind; *s.a. Essay Nosokomiale Infektionen S. 723*
Streptococcus agalactiae: *Syn: Streptococcus mastitidis, Streptokokken der Gruppe B, B-Streptokokken*; selten den Menschen befallende β-hämolysierende Streptokokken der Lancefield-Gruppe B, die Wundinfektionen, Meningitis [v.a. Neugeborene] und Entzündungen des Nasenrachenraums hervorrufen können; **Diagnose**: Kultur [bluthaltiger Columbia-Agar] und serologische Typisierung; **Therapie**: hochempfindlich gegen Penicillin* G und Cephalosporine*
Streptococcus anginosus: *Syn: Streptokokken der Gruppe G, G-Streptokokken*; β-hämolysierende Streptokokken; tritt nur selten als Eitererreger oder Erreger einer atypischen Pneumonie in Erscheinung
Streptococcus equisimilis: *Syn: Streptokokken der Gruppe C, C-Streptokokken*; β-hämolysierende Streptokokken; Erreger von Wundinfektionen, Pharyngitis, Erysipel, Kindbettfieber; **Diagnose**: Kultur und serologische Typisierung; **Therapie**: empfindlich gegen Penicillin* G und Cephalosporine*
Streptococcus minutus: *Syn: Streptokokken der Gruppe F, F-Streptokokken*; β-hämolysierende Streptokokken; selten Eitererreger oder Erreger einer atypischen Pneumonie in Erscheinung
Streptococcus pneumoniae: *Syn: Fränkel-Pneumokokkus, Pneumokokkus, Pneumococcus, Diplococcus pneumoniae, Streptococcus lanceolatus, Lanzettkokken*; zu den α-hämolysierenden Streptokokken gehörende, von einer Polysaccharidkapsel umgebene lanzettförmige Diplokokke; klassischer Erreger von Pneumonie, Meningitis, Sepsis und Infektionen des Auges und im Hals-Nasen-Ohren-Bereich;

wichtig für die Virulenz der Pneumokokken ist das Vorhandensein und die Dicke der Kapsel; bekapselte Stämme bilden glatte, glänzende Kolonien und werden deshalb auch als **S-Form** [smooth *engl.* glatt] bezeichnet; Kolonien unbekapselter, avirulenter Stämme erscheinen glanzlos und aufgeraut, weshalb sie als **R-Form** [rough *engl.* rau] bezeichnet werden; **Diagnose**: Erregernachweis im Probematerial; Nachweis von Kapselantigen; **Therapie**: meist empfindlich gegen Penicilline, Cephalosporine, Makrolidantibiotika und Clindamycin*; *s.a. Essay Pneumonie S. 1273*

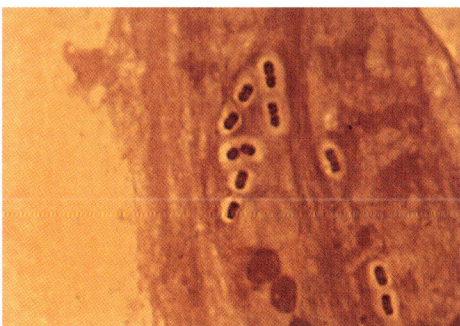

Abb. S89. Streptococcus pneumoniae

Streptococcus pyogenes: *Syn: A-Streptokokken, Streptokokken der Gruppe A, Streptococcus haemolyticus/erysipelatis*; β-hämolysierende Streptokokken; u.a. Erreger von Lokalinfektionen, Atemwegserkrankungen, Scharlach und Erysipel; wichtig sind auch die im Anschluss an die Akuterkrankungen auftretenden Folgeerkrankungen, wie z.B. rheumatisches Fieber oder Glomerulonephritis; A-Streptokokken bilden eine Reihe extrazellulär wirksamer Produkte [Streptolysine, Hyaluronidase, Streptodornase, Streptokinase, erythrogenes Toxin], die von Bedeutung für die Pathogenese der verschiedenen Erkrankungen und z.T. von therapeutischem Nutzen sind; **Diagnose**: Anzucht aus Untersuchungsmaterial [Blutagar] und serologische Typisierung; **Therapie**: hochempfindlich gegen Penicillin* G und Cephalosporine*
Streptococcus viridans: *→α-hämolysierende Streptokokken*
Streptodermia cutanea lymphatica: *→Erysipel*
Strep|to|dor|na|se f: *Syn: Streptokokken-Desoxyribonuclease*; von A-Streptokokken [Streptococcus* pyogenes] gebildetes Enzym, das in 4 Varianten [Desoxyribonuclease A-D] vorkommt; fördert die Ausbreitung der Infektion; wird klinisch als Fibrinolytikum verwendet
Strep|to|ki|na|se f: von β-hämolysierenden Streptokokken gebildetes Globulin, das mit Plasminogen einen Aktivatorkomplex der Fibrinolyse bildet; **Anw.**: als Fibrinolytikum bei akuten peripheren arteriellen Embolien und Thrombosen, Lungenembolien, Venenthrombosen, Myokardinfarkt, Netzhautgefäßverschlüssen, Priapismus, **NW.** Blutung, Mikrohämaturie, anaphylaktische Reaktion, Schüttelfrost und Fieber bei Spätthrombolyse durch frei werdende Pyrogene oder Toxine; **Kontraind.**: manifeste oder kurz zurückliegende Blutungen, bei lokaler Blutungsbereitschaft [z.B. Ulkuskrankheit], Hypertonie, postoperativ, Sepsis, Endocarditis lenta, schwerer Diabetes mit Retinopathie, apoplektischer Insult
Strep|to|kok|ken pl: *→Streptococcus*
α-hämolysierende Streptokokken: *Syn: vergrünende Streptokokken, Viridans-Streptokokken, Streptococcus viridans*; Streptokokken-Gruppe, die auf Blutagar mit einer grünlichen Zone wächst [α-Hämolyse]; gehören zur physiologischen Schleimhautflora; fakultativ pathogene Erreger von Zahnerkrankungen [Karies] und Endokarditiden [v.a. En-

Tab. S21. α-hämolysierende Streptokokken. Species und Krankheiten

Arten	Krankheiten
S.-bovis-Gruppe	Sepsis, Endokarditis
S.-mutans-Gruppe	Endokarditis, Karies
S.-sanguis-Gruppe	Sepsis, Endokarditis
S.-anginosus-Gruppe	Abszesse, Sinusitis, Meningitis

docarditis lenta]; **Diagnose**: Anzucht auf Blutagar und biochemische Differenzierung [Bunte Reihe]; **Therapie**: meist empfindlich gegen Penicillin* G, Aminopenicilline* und Cephalosporine*

β-hämolysierende Streptokokken: *s.u. Streptococcus*
γ-hämolysierende Streptokokken: *Syn: nicht-hämolysierende Streptokokken*; *s.u. Streptococcus*
Streptokokken der Gruppe A: →*Streptococcus pyogenes*
Streptokokken der Gruppe B: →*Streptococcus agalactiae*
Streptokokken der Gruppe C: →*Streptococcus equisimilis*
nicht-hämolysierende Streptokokken: *Syn: γ-hämolysierende Streptokokken*; *s.u. Streptococcus*
vergrünende Streptokokken: →*α-hämolysierende Streptokokken*

Strep|to|kok|ken|gan|grän *f*: *Syn: nekrotisierende Fasziitis*; seltene, perakute Faszienentzündung mit Nekrose, starken toxischen Systemzeichen und hoher Letalität; wird meist durch Streptokokken [**Killerkokken** der Laienpresse] verursacht; tritt i.d.R. nach Minimaltrauma mit foudroyant verlaufender nekrotisierender Erysipelphlegmone [ähnelt einer Verbrennung III. Grades] auf; es kommt zu rasch in die Tiefe voranschreitender Nekrose, die innerhalb einiger Tage zu Sepsis und toxischem Schock mit Multiorganversagen führt; die **synergistische nekrotisierende Fasziitis** ist eine klinisch nicht von der Streptokokkengangrän unterscheidbare Mischinfektion durch Streptokokken und gramnegative Keime [Escherichia coli, Klebsiella, Proteus]; **Therapie**: hoch dosierte Antibiotika [Clindamycin*, evtl. kombiniert mit Cefuroxim* und Quinolonen], chirurgische Abtragung der nekrotischen Gewebe

Strep|to|kok|ken|im|pe|ti|go *f*: *Syn: kleinblasige Impetigo*; *s.u. Impetigo*

Strep|to|my|ces *m*: myzelbildende, grampositive Bakteriengattung der Familie Streptomycetaceae, die als Antibiotikabildner [u.a. Streptomycin*, Erythromycin*, Nystatin*] von Bedeutung ist; als Krankheitserreger unbedeutend

Strep|to|my|cin *nt*: von Streptomyces griseus gebildetes bakterizides Aminoglykosidantibiotikum, das u.a. gegen Mycobacterium tuberculosis und gramnegative Keime [Escherichia coli, Klebsiella, Neisseria, Enterobacter] wirksam ist; *s.a. Tuberkulostatikum*

Strep|to|ni|vi|cin *nt*: →*Novobiocin*

Strep|to|zo|cin *nt*: *Syn: Streptozotocin*; von Streptomyces achromogenes gebildetes Nitrosoharnstoff-Derivat; alkylierendes Zytostatikum; **Anw.**: v.a. Inselzell-Tumoren der Bauchspeicheldrüse und Karzinoide; i.d.R. in Kombination mit 5-Fluorouracil* oder Doxorubicin*

Stress|auf|bau|mi|grä|ne *f*: *s.u. Essay Migräne – Kopfschmerz S. 1017*

Stress|frak|tur *f*: →*Ermüdungsfraktur*

Stress|in|kon|ti|nenz *f*: *Syn: Belastungsinkontinenz*; unwillkürlicher Harnabgang bei körperlicher Belastung, d.h. bei passiver intravesikaler Druckerhöhung [Husten, Niesen, Bauchpresse] ohne imperativen Harndrang und ohne urodynamisch nachweisbare unwillkürliche Detrusorkontraktionen; *s.u. Essay Harninkontinenz S. 533*

Stress|pro|fil *nt*: *s.u. Urethradruckprofil*

Stress|stoff|wech|sel *m*: →*Postaggressionsstoffwechsel*

Stress|ul|kus *nt*: *s.u. Ulcus duodeni*

Stri|ae distensae *pl*: *Syn: Striae cutis atrophicae, Striae cutis distensae*; durch Zerreißung elastischer Fasern entstehende typische Hautveränderungen; die Hauptformen sind Schwangerschaftsstreifen [Striae gravidarum, vor allem an der seitlichen Bauchwand, der Brust, den Hüften und Oberschenkeln], **Pubertätsstreifen** [Striae adolescentium, v.a. lumbosakral und am Oberschenkel] und durch eine rasche Gewichtszunahme verursachte **Striae obesitatis** [meist Bauch, Gesäß, Oberschenkel und Achselfalten]; bisher gibt es weder eine befriedigende **Prophylaxe** noch eine **Therapie**

Strik|tu|ro|to|mie *f*: Inzision/Spaltung einer Striktur

Stro|bo|skop *nt*: Gerät zur Sichtbarmachung schneller Bewegungen; beruht darauf, das das Auge den Bewegungsvorgang nur intermittierend sieht [z.B. durch intermittierende Beleuchtung] und damit der Bewegungsablauf in Einzelbilder zerlegt wird; je nach der Bildfrequenz scheint das sich bewegende Objekt [z.B. ein Rad] stillzustehen oder bewegt sich langsam vorwärts oder sogar scheinbar rückwärts

Stroh|blu|me *f*: *Syn: gelbes Katzenpfötchen, Ruhrkraut, Helichrysum arenarium*; Pflanze aus der Familie der Korbblütler [Asteraceae]; verwendet werden die getrockneten Blütenstände [**Helichrysi flos, Stoechados flos**], die Pyranonderivate und Flavonoide [Isosalipurposid, Helichrysin A und B] enthalten; **Anw.**: Verdauungsbeschwerden, Gelbsucht und Gallenblasenleiden, Durchfallerkrankungen, Diuretikum

Stro|ma|en|do|me|tri|o|se *f*: *Syn: Stromatose*; potenziell maligne Bildung multipler Gewebsherde mit Endometriumartiger Struktur in der Gebärmutterwand

Stro|ma|to|se *f*: →*Stromaendometriose*

Stro|ma|tu|mo|ren, gastrointestinale *pl*: sowohl benigne als auch maligne GIST können im gesamten GI-Trakt auftreten und gehen von den intersitellen Cajal-Zellen [gastrointestinale Schrittmacherzellen] aus; der Dünndarm ist nach dem Magen zweithäufigste Lokalisation [hauptsächlich im Duodenum und Jejunum, seltener im Ileum]; häufig aktivierende Mutationen im c-kit Protoonkogen [12q22-24, transmembranöses Rezeptorprotein der Thyrosinkinase-Familie], zumeist im Exon 11 [70 % aller detektierbaren Alterationen]; *s.u. Essay Neubildungen des Dünndarms S. 287*

Strö|mungs|mes|ser *m*: →*Flowmeter*

Stron|gy|lo|i|do|se *f*: *Syn: Strongyloides-stercoralis-Infektion, Strongyloidiasis, Strongyloidosis, Strongylosis*; durch den **Zwergfadenwurm** [Strongyloides stercoralis] hervorgerufene Wurmerkrankung tropischer und subtropischer Regionen mit ca. 35–40 Millionen Fällen weltweit; die Larven durchdringen die Haut und wandern über die Lunge in

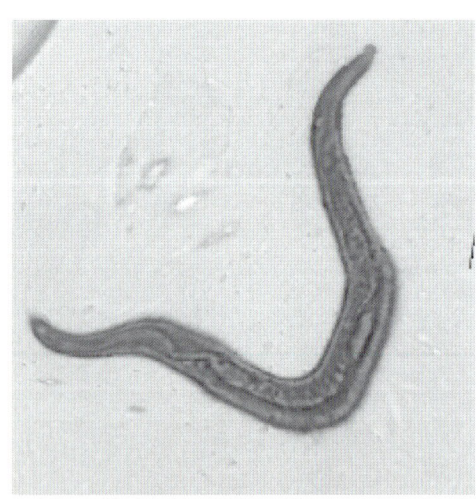

Abb. S90. Strongyloidose. Strongyloides stercoralis. Larve im Stuhl

S

den Dünndarm; im Gegensatz zu den Hakenwürmern entwickeln sich jedoch noch im Menschen bereits die rhabditiformen Larven, die mit dem Stuhl ausgeschieden werden, und u.U. auch filariforme Larven, sodass auch bei dieser Spezies Autoinfektionen möglich sind; i.d.R. beschränkt sich die Infektion auf den Darm, wo bei starkem Befall Diarrhoe und eine Enteropathie mit Malabsorption auftreten können; Hautirritationen ergeben sich beim initialen Eindringen der Erreger [meist an den Füßen] sowie später vorwiegend perianal oder am Rumpf durch wandernde autoinfektiöse Larven [Larva currens]; bei Patienten mit zellulärer Immunsuppression [z.B. AIDS] kann sich ein u.U. letal verlaufendes Hyperinfektionssyndrom [massive Diarrhö, Enzephalopathie, Lungen- und Leberbeteiligung u.a. Symptomatik] durch starke Vermehrung und ungezielte Wanderung der Erreger im Körper entwickeln; **Diagnose:** Nachweis der Larven im Stuhl; **Therapie:** Mebendazol* oder Ivermectin*; *s.u. Essay Helminthosen S. 553, Essay Tropenkrankheiten – importierte Krankheiten S. 1571*

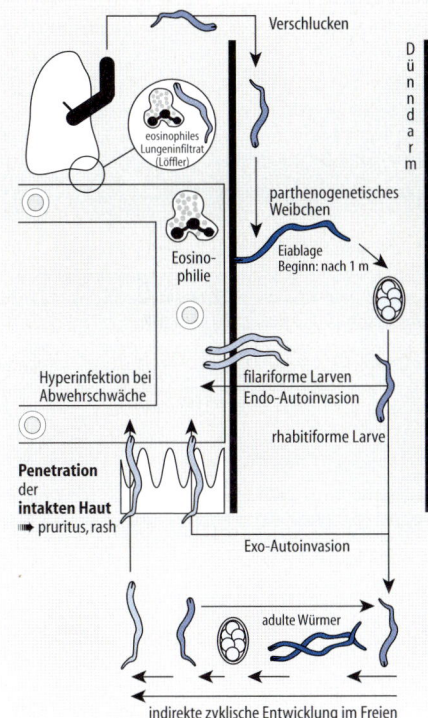

Abb. S91. Strongyloidose. Pathogenese der Strongyloidose

Labels within figure:
Verschlucken
Dünndarm
eosinophiles Lungeninfiltrat (Löffler)
parthenogenetisches Weibchen
Eosinophilie
Eiablage Beginn: nach 1 m
Hyperinfektion bei Abwehrschwäche
filariforme Larven Endo-Autoinvasion
rhabitiforme Larve
Penetration der **intakten Haut** ⇒ pruritus, rash
Exo-Autoinvasion
adulte Würmer
indirekte zyklische Entwicklung im Freien

Stro|phan|thin *nt:* aus Strophanthus-Arten gewonnenes herzwirksames Glykosid; nach der Herkunft unterscheidet man **g-Strophanthin** [Ouabain, aus Strophanthus gratus], **h-Strophanthin** [von Strophanthus hispidus, wird nicht in der Medizin verwendet] und **k-Strophanthin** [Kombe-Strophanthin, aus Strophanthus kombé], das ein Gemisch von k-Strophanthin-α [Cymarin], k-Strophanthin-β und k-Strophanthin-γ ist; von der Anwendung und den Nebenwirkungen entspricht es den Digitalisglykosiden, wird aber wesentlich seltener verwendet, da eine orale Therapie wegen der geringen und unzuverlässigen Resorptionsquote nicht möglich ist

Stru|ma *f, pl* -**mae: Syn:** *Kropf;* eine Vergrößerung der gesamten Schilddrüse oder von Teilen der Schilddrüse kann mit eu-

thyreoter, hypothyreoter oder hyperthyreoter Stoffwechsellage einhergehen; wichtig ist immer die diagnostische Abgrenzung von Schilddrüsenkarzinomen*; Ziel der **Therapie** ist es, eine euthyreote Stoffwechsellage zu erreichen oder wiederherzustellen, die Struma zu verkleinern sowie ein weiteres oder erneutes Wachstum nach Verkleinerung zu vermeiden; die Behandlung kann konservativ-medikamentös [Schilddrüsenhormone, Iodid], durch Operation [Strumektomie] oder Radioiod erfolgen; die konservative Behandlung wird v.a. bei **blander Struma** [nicht-entzündliche Struma ohne Knotenbildung bei euthyreoter Stoffwechsellage] und bei **diffuser Struma** [diffuse Schilddrüsenvergrößerung ohne Knotenbildung] bevorzugt; bei **Knotenstruma** [Struma nodosa, euthyreote Struma mit knotigen Hyperplasien] oder Strumen mit Verdrängungserscheinungen sowie autonomen Schilddrüsenadenomen wird aggressiver therapiert

Struma adolescentium: Syn: *Juvenilstruma, Adoleszentenstruma, Struma juvenilis;* in der Adoleszenz auftretende euthyreote Struma; betrifft meist junge Frauen und ist i.d.R. durch einen Iodmangel bedingt; **Therapie:** Iodidsubstitution, selten Hormonsubstitution

Struma basedowiana/basedowificata: Syn: *Basedow-Struma; s.u. Basedow-Krankheit*

Struma colloides: Syn: *Kolloidstruma, Gallertstruma;* Struma mit Einlagerung von Kolloid in große [**Struma colloides macrofolliculares**] oder kleine [**Struma colloides microfolliculares**] Follikel

eisenharte Struma Riedel: Syn: *chronische hypertrophische Thyreoiditis, Riedel-Struma, hypertrophische Thyreoiditis;* sehr seltene, ätiologisch unklare, chronische Schilddrüsenentzündung mit Sklerosierung des Gewebes, die v.a. Frauen betrifft; führt erst im Endstadium zu Hypothyreose; **Therapie:** Glucocorticoide, Thyroxin* bei Hypothyreose; bei Drucksymptomen partielle Thyreoidektomie

Struma lymphomatosa: →*Hashimoto-Thyreoiditis*

Struma maligna: →*Schilddrüsenkarzinom*

Struma vasculosa: meist bei Hyperthyreose auftretende gefäßreiche Struma, evtl. mit varikösen Gefäßen [**Struma varicosa**]

wuchernde Struma Langhans: Syn: *organoide Struma, Langhans-Struma;* semimalignes Schilddrüsenadenom, das hämatogen und lymphogen metastasieren kann, aber keine eindeutigen Malignitätszeichen besitzt; die Schilddrüse ist nicht vergrößert, sondern enthält solitäre oder multiple weiche Knoten aus reifem Parenchym

Stru|ma|ent|fer|nung *f:* →*Strumektomie*

Stru|ma|re|sek|ti|on *f:* →*Strumektomie*

Stru|mek|to|mie *f:* **Syn:** *Strumaresektion, Kropfentfernung, Strumaentfernung;* bei der operativen Entfernung einer Struma hängt das Ausmaß der Operation von der Größe und Lage der Struma ab; Ziel ist es, das Strumagewebe vollständig zu entfernen; **solitäre Knoten** können ausgeschält werden [**Enukleation**] oder es kann eine **Segmentresektion** durchgeführt werden; häufig wird ein gesamter Lappen entfernt [**Hemithyreoidektomie**]

Strümpell-Zeichen *nt:* versucht der Patient das Knie gegen einen Widerstand zu beugen, kommt es bei Pyramidenbahnschädigung zu einer Hyperextension der großen Zehe oder Supination des Fußes

Strych|ni se|men *nt:* **Syn:** *Brechnuss, Nux vomica; s.u. Brechnussbaum*

Strychnos nux-vomica *f:* →*Brechnussbaum*

ST-Senkung *f:* **Syn:** *ST-Strecken-Senkung;* Verlauf der ST-Strecke im Elektrokardiogramm unterhalb der (isoelektrischen) Null-Linie; *s.a. Essay Elektrokardiogramm S. 317, Essay Akuter und rezidivierender Myokardinfarkt S. 1071*

ST-Strecken-Hebung *f:* **Syn:** *ST-Hebung;* Verlauf der ST-Strecke im Elektrokardiogramm oberhalb der (isoelektrischen) Null-Linie; *s.u. Essay Elektrokardiogramm S. 317, Essay Akuter und rezidivierender Myokardinfarkt S. 1071*

ST-Streckenhebungsinfarkt *m:* **Syn:** *transmuraler Myokardinfarkt mit ST-Streckenhebung, ST-Streckenhebungsmyokard-*

infarkt; *s.u. Essay Akuter und rezidivierender Myokard-infarkt S. 1071, Essay Elektrokardiogramm S. 317*

ST-Strecken-Senkung *f*: →*ST-Senkung*

Stuart-Prower-Syndrom *nt*: *Syn: Faktor-X-Mangel*; *s.u. Diathese, hämorrhagische*

Stück|frak|tur *f*: →*Etagenfraktur*

Stu|den|ten|blu|me *f*: →*Calendula (officinalis)*

Stu|den|ten|el|len|bo|gen *m*: *Syn: Bursitis olecrani*; Entzündung des Schleimbeutels über dem Olekranon [Bursa subcutanea olecrani]; **Klinik**: akute Entzündungen sind i.d.R. sehr schmerzhaft; der Schleimbeutel ist prall geschwollen, z.T. kommt es zu einer schmerzbedingten Einschränkung der Beweglichkeit; **Therapie**: Ruhigstellung, evtl. Punktion zur Entlastung und Schmerzreduktion, Antiphlogistika, Eispackung; bei Rezidiven wird von manchen Autoren die Injektion von Glucocorticoiden befürwortet; v.a. bei chronisch rezidivierenden Fällen ist eine Bursektomie indiziert

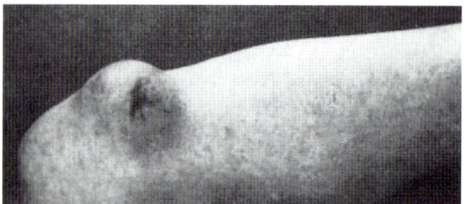

Abb. S92. Studentenellenbogen. Chronisch fibröse Entzündung der Bursa subcutanea olecrani

Stuhl|in|kon|ti|nenz *f*: →*anale Inkontinenz*

Stuhl|kul|tur *f*: im Rahmen der Diarrhoediagnostik werden meist Routinestuhlkulturen auf Salmonellen, Shigellen und Campylobacter jejuni angelegt; allerdings ist ihr Ertrag bei einem breiten, unselektionierten Patientengut sehr gering; deshalb wird empfohlen, dass nach dem dritten Hospitalisationstag keine Stuhlkulturen mehr durchgeführt werden sollten [*3 day rule*]; die Ausnahme bildet hierbei die **Antibiotika-assoziierte Enterokolitis**, bei der immer nach Clostridium difficile gesucht werden muss; die Diagnose erfolgt durch die Kultur und den Nachweis der Toxine im Stuhl; z.T. wird auch die Suche nach enterohämorrhagischen Escherichia coli O157 aufgrund der erhöhten Gefahr der Entwicklung eines hämolytisch-urämischen Syndroms bei Einsatz von Antibiotika empfohlen; bei einer persistierenden Diarrhoe, die länger als 14 Tage anhält, sollte nach Parasiten, insbesondere Giardia lamblia und Amöben gesucht werden; bei immunkompromittierten Patienten gilt die Suche Cryptosporidien, Cyclospora und Isospora belli, bei HIV-Positiven zusätzlich nach Microsporidien und Mycobacterium avium complex; *s.a. Essay Diarrhoe – entzündliche und nicht-entzündliche Formen S. 265*

8-Stunden-Regel *f*: **1.** *s.u. Friedrich-Wundausschneidung* **2.** *s.u. Wundversorgung*

Sturmdorf-Bonney-Plastik *f*: Methode zur Versorgung der Portio vaginalis cervicis nach Konisation oder Exzision; die Wundränder werden eingeschlagen und vernäht [**Sturmdorf-Naht**]

Stuttgarter-Hundeseuche *f*: →*Leptospirosis canicola*

Stütz|ap|pa|rat *m*: →*Orthese*

Sty|lo|i|di|tis *f, pl* **-tiden**: Entzündung des Sehnenansatzes [Insertionstendinopathie] am Processus styloideus radii oder ulnae; bei der **Styloiditis radii** findet sich ein umschriebener Druckschmerz über dem Ansatz des Musculus brachioradialis sowie ein Bewegungsschmerz; die **Styloiditis ulnae** wird häufig mit einer Sehnenscheidenentzündung verwechselt; **Therapie**: Ruhigstellung, Antiphlogistika

Sub|a|kro|mi|al|syn|drom *nt*: →*Periarthropathia humeroscapularis*

Sub|a|or|ten|ste|no|se *f*: *Syn: idiopathische hypertrophische sub-*

aortale Stenose; angeborene Form der subvalvulären Aortenstenose*

Sub|a|rach|no|i|dal|blu|tung *f*: eine Einblutung in den Subarachnoidalraum wird meist durch die Ruptur eines intrakraniellen Aneurysmas verursacht; **Klinik**: akuter Beginn mit plötzlichen, extrem starken Kopfschmerzen, die sich von Nacken oder Stirn auf den gesamten Kopf und später den gesamten Körper ausbreiten; ca. 1/3 der Patienten verlieren das Bewusstsein innerhalb weniger Minuten, die meisten sind aber initial nur leicht eingetrübt; **Verlauf**: ca. 1/3 verstirbt vor der Einweisung ins Krankenhaus und 1/3 im Krankenhaus; von den Überlebenden erholt sich nur 50 % vollständig, der Rest wird von Nachblutungen, Gefäßspasmen und Entwicklung eines Hydrocephalus communicans bedroht; *s.u. Essay Schlaganfall und zerebrovaskuläre Krankheiten S. 1423*

Tab. S22. Subarachnoidalblutung. Schweregrad der Subarachnoidalblutung nach Hunt und Hess

Grad I – Nur geringe Kopfschmerzen und leichte Nackenschmerzen. Auch die Warnblutung ist ein Stadium I

Grad II – Mäßige bis schwere Kopfschmerzen, Nackensteife, Hirnnervläsionen

Grad III – Leichte Bewusstseinseintrübung, Verwirrtheit oder leichte zerebrale Herdsymptome

Grad IV – Tiefe(re) Bewusstseinstrübung, mäßige bis schwere Hemiparese, auch frühe Dezerebrationszeichen, vegetative Störungen

Grad V – Tiefes Koma, Enthirnungsstarre

Tab. S23. Subarachnoidalblutung. Häufige Komplikationen

Komplikation	Zeitpunkt	Besonders gefährdet	Häufigkeit
Nachblutung	1. Woche	Alle Patienten	ca. 25 %
Gefäßspasmen	4–14(21) Tage	Massive SAB	ca. 30 %
Hydrozephalus	1–21 Tage	Alle Patienten	ca. 15–20 %
Hyponatriämie	4–14 Tage	Grad III–IV	Unklar
Epileptische Anfälle	0–21 Tage	Alle Patienten	ca. 25 %

Subclavian-Steal-Syndrom *nt*: *Syn: Subklavia-Anzapfsyndrom*; *s.u. Steal-Syndrom*

Sub|der|mal|naht *f*: *s.u. Essay Nahttechnik und Nahtmaterial S. 1085*

Sub|du|ral|hä|ma|tom *nt*: →*Hämatom, subdurales*

Sub|e|ro|sis *f, pl* **-ses**: *Syn: Suberose, Korkstaublunge*; in Portugal vorkommende exogen-allergische Alveolitis durch Inhalation von **Penicillium frequetans**; *s.a. Essay Lungen- und Atemwegserkrankungen durch Arbeit und Umwelt S. 1265*

Sub|i|le|us *m*: *s.u. Ileus*

Subklavia-Anzapfsyndrom *nt*: *Syn: Subclavian-Steal-Syndrom*; *s.u. Steal-Syndrom*

Sub|ku|tan|naht *f*: *s.u. Essay Nahttechnik und Nahtmaterial S. 1085*

Sub|leuk|äl|mie *f*: *Syn: subleukämische Leukämie*; *s.u. Leukämie*

Sub|lu|xa|ti|on des Schultergelenkes *f*: *s.u. Schulterluxation*

Sub|stan|zen, psychotrope *pl*: →*Psychopharmaka*

Sub|trak|ti|ons|an|gi|o|gra|fie, di|gi|ta|le *f*: Röntgenkontrastdarstellung von Herz und/oder Gefäßen mit computergesteuerter Entfernung [Subtraktion] störender Strukturen aus dem Bild; je nach der Art der Kontrastmittel unterscheidet man **intraarterielle** und **intravenöse** bzw. **trans-**

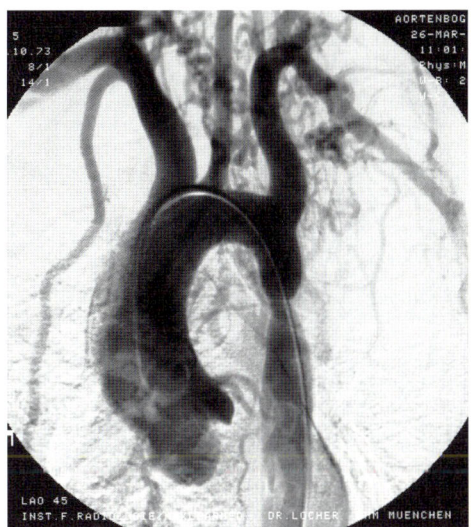

Abb. S93. Digitale Subtraktionsangiografie. Postduktale Aortenisthmusstenose

venöse digitale Subtraktionsangiografie; *s.a. Subtraktionsverfahren*

Sub|trak|ti|ons|ver|fah|ren *pl*: Oberbegriff für radiologische Verfahren, bei denen zwei Aufnahmen miteinander verglichen und störende Strukturen entfernt [subtrahiert] werden; zuerst wird eine Nativaufnahme ohne Kontrastmittel angefertigt, die mit einer darauf folgenden Kontrastmittelaufnahme verglichen wird; die Überlagerung der beiden Bilder führt zur Aufhebung aller in beiden Bildern vorhandenen Strukturen, wodurch nur die kontrastmittelgefüllten Strukturen übrig bleiben, die damit deutlich sichtbar werden; die Subtraktion kann fotografisch [**Fotosubtraktion**] oder mit einem Videogerät [**Videosubtraktion**] erfolgen; am häufigsten sind aber **digitale Subtraktionsverfahren**, die computergestützt arbeiten

Su|cral|fat *nt*: basisches Aluminiumsalz von Saccharosehydrogensulfat; bildet zusammen mit Magensäure einen gelartigen Überzug, der die Schleimhaut vor der Magensäure schützt; **Anw.:** Ulcus duodeni, Ulcus ventriculi, Ulkusprophylaxe [auch Stressulkus], Gastritis; **Dosierung:** Ulkus 1 g Sucralfat 3 × tgl. 2 h nach oder 1/2 bis 1 h vor den Mahlzeiten und vor dem Schlafengehen für 4 bis 12 Wochen; Refluxösophagitis 4 × 1–2 g tgl. über 6–12 Wochen; **NW:** Appetitlosigkeit, Kopfschmerzen, Obstipation

Sudeck-Syndrom *nt*: **Syn:** *Sudeck-Dystrophie, Sudeck-Reflexdystrophie, Morbus Sudeck*; meist nach Verletzung oder Entzündung auftretende progressive Dystrophie von Muskeln und Knochen einer Gliedmaße, die wegen ihrer Symptomatik auch als Algodystrophie bezeichnet wird; die **Ätiologie** ist weiterhin ungeklärt, es gibt aber Hinweise darauf, dass eine wiederholte und unzureichende Reposition von Frakturen, langdauernde Inaktivität und schmerzhafte krankengymnastische Nachbehandlung als Auslöser fungieren; **klinisch** verläuft die Erkrankung in drei Phasen: 1. **Akutphase** [0–3 Monate]: Schwellung, Ödem, Überwärmung, diffuser Belastungs- und Ruheschmerz, Hyper- und Hypohidrose; diffuse Entmineralisierung im Röntgenbild [*s.a. Abb. S95*] 2. **Intermediärphase** [3–12 Monate]: Glanzhaut und trockene Haut, anhaltender Schmerz, blasse Zyanose, Muskelatrophie, Einschränkung der Beweglichkeit, Hyperhidrose, zunehmende Entmineralisierung im Röntgenbild [*s.a. Abb. S96*] 3. **Endstadium** [> 1 Jahr]: Knochen- und Muskelatrophie, Kontrakturen, Nachlassen der Schmerzen

Diagnose: Anamnese, Untersuchungsbefund, Röntgen, in der Frühphase Szintigrafie und Thermografie [Seitenvergleich der Hauttemperatur lässt die Durchblutungsstörungen erkennen]; **DD:** Frakturkrankheit, Thrombose, Kompartment-Syndrom, transitorische Osteoporose bei hüftnahen Symptomen; **Therapie:** je früher desto günstiger ist die Prognose; in der Akutphase v.a. Förderung der Durchblutung durch z.B. Hydergin und Krankengymnastik; zusätzlich Nervenblockade und Schmerztherapie; in Stadium II und III steht die Wiederherstellung der Gelenkmobilität bzw. die Verhinderung von Kontrakturen im Vordergrund

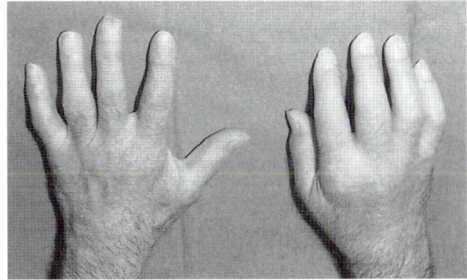

Abb. S94. Sudeck-Syndrom. Algodystrophie der rechten Hand mit Weichteilschwellung, feuchter Haut und brennenden Schmerzen

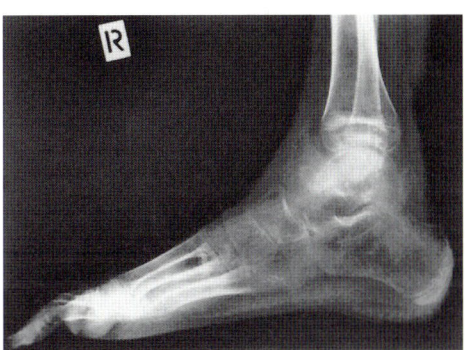

Abb. S95. Sudeck-Syndrom. Ausgeprägte Entmineralisierung der rechten Fußwurzel

Suf|en|ta|nil *nt*: starkes Opioid; **Anw.:** Schmerzbehandlung [v.a. epidural], Narkose, Lumbalanästhesie; **NW:** Sedierung, Übelkeit und Erbrechen, Entleerungsstörungen der Harnblase, Juckreiz, postoperativ Atemstörungen

Suizidgen-Strategie *f*: *s.u. Essay Gentransfer und Gentherapie S. 465*

Sul|bac|tam *nt*: β-Lactamase-Hemmer; wird zusammen mit v.a. Ampicillin, Mezlocillin, Piperacillin, Cefotaxim oder Cefoperazon verwendet; **Anw.:** Infektionen der oberen und der unteren Atemwege, der Nieren und der ableitenden Harnwege, der Geschlechtsorgane, der Haut und des Weichteilgewebes, des Bauchraumes, Gonorrhoe; **Dosierung:** Erwachsene 0,5–1 g alle 6, 8 oder 12 h i.m. oder i.v., maximal 4,0 g/d, unabhängig von der Dosierung des gleichzeitig verabreichten Antibiotikums; Kinder, Kleinkinder und Säuglinge i.d.R. 50 mg/kg KG/d aufgeteilt in Einzeldosen alle 6, 8 oder 12 h, maximal 80 mg/pro kg KG/d; Sulbactam/Ampicillin als fixe Kombination Erwachsene 0,75–3 g Sulbactam/Ampicillin alle 6 bis 8 h, maximal 12 g Sulbactam/Ampicillin [4 g Sulbactam und 8 g Ampicillin]; Kinder und Kleinkinder über 1 Jahr Tagesdosis von 150 mg Sulbactam/Ampicillin/kg KG [50 mg/kg Sulbactam und 100 mg/kg Ampicillin] aufgeteilt auf 3–4 Einzeldosen; Patienten mit einer Kreatinin-Clearance von

S

15–30 ml/min maximal 2,0 g Sulbactam/d; bei einer Kreatinin-Clearance unter 15 ml/min maximal 1 g Sulbactam/d

Sulcus nervi ulnaris-Syndrom *nt*: *s.u. Essay Nervenkompressionssyndrome S. 1099*

Sulcus-ulnaris-Syndrom *nt*: *s.u. Ulnarislähmung, Nervenkompressionssyndrome*

Sul|ac|et|a|mid *nt*: **Syn:** *Sulfanilazetamid*; Sulfonamid; Chemotherapeutikum; **Anw.:** topisch bei Infektionen des Auges [Nocardia] und der Haut [Akne]

Sul|fa|di|a|zin *nt*: **Syn:** *Sulfapyrimidin*; Sulfonamid mit mittellanger Wirkung; **Anw.:** in Kombination mit Pyrimethamin* bei Toxoplasmose; evtl. auch in Kombination mit Trimethoprim* [Cotrimazin] oder Tetroxoprim* [Cotetroxazin]

Sul|fa|len *nt*: **Syn:** *Sulfamethoxypyrazin, Sulfapyrazin*; Langzeitsulfonamid; **Anw.:** v.a. Malariaprophylaxe [zusammen mit Pyrimethamin*] bei Chloroquin-Resistenz von Plasmodium falciparum

Sul|fa|me|th|ox|a|zol *nt*: **Syn:** *Sulfisomezol*; Sulfonamid; **Anw.:** in Kombination mit Trimethoprim* [Cotrimoxazol*]

Sul|fa|me|th|o|xy|py|ra|zin *nt*: →*Sulfalen*

Sul|fa|mo|xol *nt*: **Syn:** *Sulfadimethyloxazol*; Sulfonamid mit mittellanger Wirkung; **Anw.:** in Kombination mit Trimethoprim* [Cotrifamol]

Sul|fa|nil|a|zet|a|mid *nt*: →*Sulfacetamid*

Sul|fa|py|ra|zin *nt*: →*Sulfalen*

Sul|fa|py|ri|din *nt*: kurzwirkendes Sulfonamid; **Anw.:** nur noch lokal bei Dermatitiden und bakteriellen Augeninfekten

Sul|fa|py|ri|mi|din *nt*: →*Sulfadiazin*

Sul|fa|sa|la|zin *nt*: →*Salazosulfapyridin*

Sul|fa|ti|d|li|pi|do|se *f*: **Syn:** *metachromatische Leukoenzephalopathie/Leukodystrophie, Sulfatidose*; *s.u. Leukodystrophie*

Sul|fin|pyr|a|zon *nt*: Pyrazolderivat; Hemmstoff der Cyclooxigenase; Thrombozytenaggregationshemmer; Urikosurikum; **Anw.:** chronische Gicht, Prophylaxe arterieller Thrombosen nach Shuntoperation bei Dialysepatienten, Gefäßprothesen und Herzklappenersatz, Sekundärprophylaxe des Myokardinfarktes; **Dosierung:** Gicht initial 2 × 50 mg/d, wöchentliche Steigerung um 100 mg bis auf 400–600 mg/d; nach Normalisierung des Harnsäurespiegels Reduktion auf 200 mg/d; Thromboseprophylaxe usw. 3–4 × 200 mg oder 2 × 400 mg tgl.; **NW:** Übelkeit, Brechreiz, Magendruck, abdominelle Krämpfe, gastrointestinale Blutung, Natrium- und Wasserretention, Schwindel, Ataxie und Krämpfe bis hin zum Koma; **NW:** eingeschränkte Nierenfunktion, Nephrolithiasis, Leberparenchymschäden, Magenulzera, akuter Gichtanfall; *s.a. Essay Gicht und andere Störungen des Purinstoffwechsels S. 487*

Sul|fi|so|mel|zol *nt*: →*Sulfamethoxazol*

Sul|fo|car|bal|mid *nt*: →*Thioharnstoff*

Sul|fo|gai|a|col *nt*: **Syn:** *Kaliumguajakolsulfonat, Sulfoguajacol*; Phenolderivat; **Anw.:** Expektorans; wird in Deutschland nicht als Monopräparat angeboten

Sul|fo|gua|ja|col *nt*: →*Sulfogaiacol*

Sul|fo|harn|stoff *m*: →*Thioharnstoff*

Sul|fon|a|mi|de *pl*: Amide aromatischer Sulfonsäuren, die als bakteriostatische Antibiotika, orale Antidiabetika, Diuretika und Carboanhydrasehemmer eingesetzt werden; bei den **Sulfonamidantibiotika** unterscheidet man zwischen **Kurzzeit-Sulfonamiden** mit einer Halbwertzeit von 2–8 h [z.B. Sulfadimidin, Sulfafurazol], **Mittelzeit-Sulfonamiden**, mit einer Halbwertzeit von 9–12 h [z.B. Sulfamethoxazol, Sulfamoxol], **Langzeit-Sulfonamiden**, mit einer Halbwertzeit von bis zu 60 h [z.B. Sulfadoxin, Sulfamerazin] und **nicht-resorbierbaren Sulfonamiden** [z.B. Sulfaguanol, Sulfaguanidin]; nach rund 60-jähriger Anwendung ist in der Monotherapie generell eine hohe Resistenzquote zu verzeichnen; Sulfonamide sind deshalb in der antibiotischen Therapie als Mittel der ferneren Wahl einzustufen, zumal i.d.R. insgesamt überlegene moderne Antibiotika zur Verfügung stehen; **NW:** allergische Reaktionen, gastrointestinale Beschwerden, Übel-

keit, Erbrechen, Gelbfärbung des Urins

4,4-Sul|fo|nyl|di|a|ni|lin *nt*: →*Dapson*

Sul|kus|tu|mor, apikaler *m*: **Syn:** *Pancoast-Tumor*; Bronchialkarzinom in der Lungenspitze; infiltriert frühzeitig umliegende Strukturen [Rippen, Wirbel, Weichteile, Plexus brachialis] und wird deshalb als **Ausbrecherkrebs** bezeichnet; kann zu Schulter-Arm-Schmerz, Hypo- oder Parästhesie des Unterarms, oberer Einflussstauung, Rippenschmerzen und Horner-Trias führen; *s.u. Essay Neubildungen von Bronchien und Lunge S. 921*

Su|ma|trip|tan *nt*: Triptan; **Anw.:** Akutbehandlung von Migräneattacken; **NW:** Müdigkeit, Hitzegefühl, Schweregefühl, Schwindel, subkutanes Brennen, Kältegefühl, Atemnot; **Kontraind.:** Bluthochdruck, Angina pectoris, KHK, Herzinfarkt in der Anamnese, jede Form zerebraler Minderdurchblutung in der Anamnese, paVK, Morbus Raynaud, Schwangerschaft und Stillzeit, Leberinsuffizienz, Nierenerkrankungen

Summerskill-Syndrom *nt*: **Syn:** *Summerskill-Tygstrup-Syndrom, Tygstrup-Syndrom*, benigne rekurrierende intrahepatische Cholestase; sehr seltene, angeborene, intermittierende Cholestase mit Juckreiz; *s.a. Hyperbilirubinämie*

Sum|mi|ta|tes Thu|jae *pl*: **Syn:** *Lebenskraut, Thujae occidentalis herba, Lebensbaumspitzen*; *s.u. Thuja (occidentalis)*

Sumpf|klee *m*: →*Bitterklee*

Sumpf|porst *m*: **Syn:** *Porst, Ledum palustre*; immergrüner Strauch aus der Familie der Heidekrautgewächse [Ericaceae]; verwendet wird das blühende Kraut [**Ledi palustri herba**], das ätherisches Öl mit zyklischen Sesquiterpenen [v.a. Ledol, Palustrol], Flavonoide und Catechingerbstoffe enthält; **Anw.:** traditionell als Diuretikum, Diaphoretikum, Expektorans, Emetikum und Antitussivum; in der Homöopathie bei Rheuma, Gicht und Hexenschuss

SUNCT-Syndrom *nt*: kurzdauernde unilaterale neuralgiforme Kopfschmerzen mit konjunktivaler Injektion und Tränen [**S**hort lasting **u**nilateral **n**euralgiform headache attacks with **c**onjunctival injection and **t**earing] sind durch ganz kurze [5–240 sec], heftige, einseitige Schmerzattacken charakterisiert; Lakrimation und Rötung des Auges ist häufig, Augenliddödem, Rhinorrhoe und nasale Kongestion nicht so häufig; die Attacken treten bis zu 200 x/Tag auf; eine Komorbidität bei Trigeminusneuralgie [**SUNCT-Tic-Syndrom**] ist berichtet; *s.u. Essay Migräne – Kopfschmerz S. 1017*

Su|pi|na|ti|ons|frak|tur *f*: typische Außenknöchelfraktur [Knöchelfraktur* Typ Weber A] durch Supination des oberen Sprunggelenkes; manchmal sind konventionelle Röntgenaufnahmen unauffällig und erst in der gehaltenen Aufnahme [Supinationsstress] wird die vermehrte Aufklappbarkeit sichtbar; *s.a. Essay Fraktur, Luxation, Distorsion S. 423*

Su|pi|na|tor|lo|gen|syn|drom *nt*: *s.u. Radialislähmung*

Su|pi|na|tor|schlitz|syn|drom *nt*: **Syn:** *Supinatorlogensyndrom*; *s.u. Radialislähmung*

Su|pra|spi|na|tus|syn|drom *nt*: **Syn:** *Supraspinatussehnensyndrom*; zum Krankheitsbild der Periarthropathia* humeroscapularis gehörender Symptomenkomplex mit Druck- und Bewegungsschmerz am Ansatz der Supraspinatussehne im Bereich des Tuberculum majus humeri; wird bei einer chronischen Entzündung des Sehnenansatzes [**Insertionstendopathia supraspinata**]; wird z.T. gleichgesetzt mit Rotatorensehnensyndrom; **Klinik:** typisch sind Schulterschmerzen, die bei bestimmten Bewegungen auftreten und z.T. in den ganzen Arm ausstrahlen; es treten keine Parästhesien auf und nächtliche Schmerzen gibt es nur beim Liegen auf der Schulter; initial ist die Einschränkung der Bewegungsfreiheit schmerzbedingt, später kommt es aber zu Adhäsionen und Fibrosierung, und die funktionelle Schultersteife wird zu einer strukturellen Schultersteife; obligat findet man einen Druckschmerz an der vorderen Akromionspitze und am Ligamentum coracoacromiale; kommt es zur Ruptur der Sehne, geht die aktive Abduktion des Oberarms verloren [Pseudoparalyse], die passive Abduktion ist fast schmerzlos; **Therapie:** 90 % können

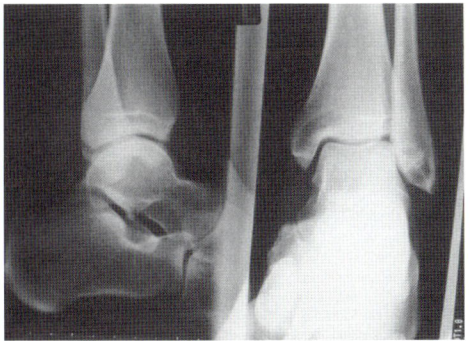

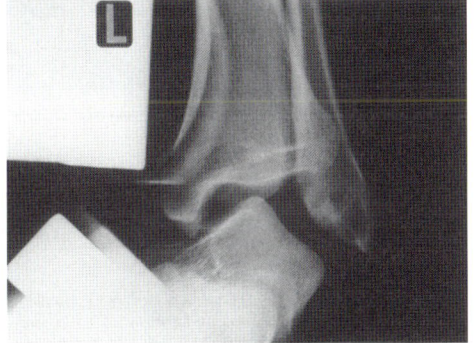

Abb. S96. Supinationsfraktur. a unauffällige konventionelle Röntgenaufnahme des linken Sprunggelenkes, **b** in der gehaltenen Aufnahme [Supinationsstress] wird eine vermehrte Aufklappbarkeit von 50° sichtbar

konservativ geheilt werden; Kryotherapie [im akuten Stadium], Antiphlogistika, subakromiale Infiltrationen und Analgesie des Nervus suprascapularis lindern den Schmerz; Krankengymnastik verhindert Muskelatrophie und Schultersteife; operativ wird meist eine Akromioplastik nach Neer [Resektion des Ligamentum coracoacromiale und der vorderen Akromionunterfläche] durchgeführt

Sul|ra|min|na|tri|um *nt*: Harnstoffderivat; **Anw.**: Mittel der Wahl für das hämolytische Stadium der afrikanischen Schlafkrankheit; *s.a. Essay Tropenkrankheiten – importierte Krankheiten S. 1571*

Sur|di|tas *f*: →*Taubheit*

Sur|do|mul|ti|tas *f*: *Syn: Taubstummheit; s.u. Taubheit*

Surfactantmangel-Syndrom *nt*: →*Atemnotsyndrom des Neugeborenen*

Tab. S24. Surgical Staging System

Stadium	Tumor-aggressivität	Tumor-ausdehnung	Metastasen
Ia	G1	T1	M0
Ib	G1	T2	M0
IIa	G2	T1	M0
IIb	G2	T2	M0
IIIa	G1-2	T1	M1
IIIb	G1-2	T2	M1

G1: niedrigmaligne; G2: hochmaligne; G1-2: niedrig- oder hochmaligne; T1: noch im ursprünglichen Kompartiment; T2: aus dem ursprünglichen Kompartiment ausgebrochen; M0: keine Metastasen; M2: Lymphknoten- oder Lungenmetastasen

Surgical Staging System *nt*: von der Musculoskeletal Tumor Society entwickeltes System zur Festlegung von Tumorstadien, das auf den Elementen **Tumoraggressivität** [G1 = niedrigmaligne, G2 = hochmaligne], **Tumorausdehnung** [T1 = noch im ursprünglichen Kompartiment, T2 = aus dem ursprünglichen Kompartiment ausgebrochen] und **Metastasen** [M0 = keine Metastasen, M1 = Metastasen] beruht; hat Bedeutung für die Therapieplanung, z.B. der Frage Amputation ja/nein?, lässt aber den Faktor Tumorgröße außer Acht, der sich in vielen Studien als prognostisch wichtig erwiesen hat

Süß|holz *nt*: *Syn: Glycyrrhiza glabra*; Strauch aus der Familie der Schmetterlingsblütler [Fabaceae]; verwendet werden Wurzel und Ausläufer [**Süßholzwurzel**, Liquiritiae radix], die Glycyrrhizin, Phytosterole, Cumarine und Flavonoide enthalten; sie wirken entzündungshemmend, krampflösend und sekretomotorisch; **Anw.**: als Expektorans und Geschmackskorrigens; Katarrhe der oberen Luftwege und Ulcus ventriculi/duodeni; Herstellung von Lakritze

Sutton-Nävus *m*: *Syn: perinaevische Vitiligo, Leucoderma centrifugum acquisitum, Leucoderma acquisitum centrifugum, Vitiligo circumnaevalis, Halo-Nävus, Nävus Sutton*; Nävuszellnävus* mit hellem Hof; kommt v.a. bei Jugendlichen vor; ist Ausdruck einer zellvermittelten Autoimmunreaktion und häufig mit Vitiligo oder Melanomen assoziiert

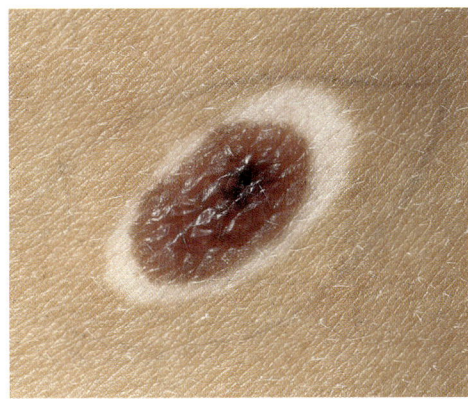

Abb. S97. Sutton-Nävus

Sweet-Syndrom *nt*: *Syn: akute febrile neutrophile Dermatose*; durch Neutrophilie, Fieber, schwere Allgemeinsymptome

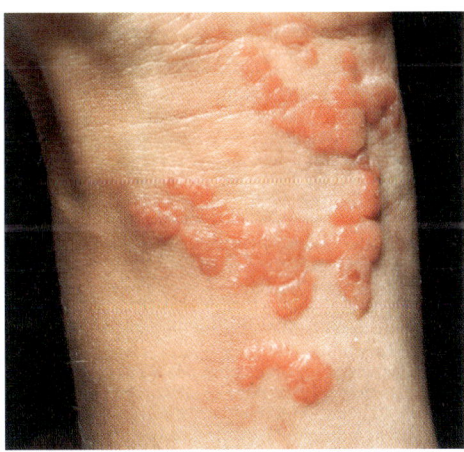

Abb. S98. Sweet-Syndrom

und schmerzhafte, dunkelrote, plaqueförmige Hautveränderungen gekennzeichnete Erkrankung unbekannter Genese; meist geht ein grippaler Infekt oder eine fokale Entzündung [Tonsillitis] voraus; das volle Krankheitsbild entwickelt sich dann innerhalb von 1–2 Wochen; **Therapie und Prognose:** mittelhoch dosierte Corticoidinjektionen bessern die Symptome schlagartig; der Verlauf ist meist episodisch, z.T. aber auch chronisch-rezidivierend

Sy|co|sis *f, pl* **-ses:** *Syn:* Sykose; nur noch selten verwendete Bezeichnung für eine chronische Haarfollikelentzündung; *s.a. Follikulitis*

Sycosis barbae parasitaria: →*Tinea barbae*

Sydenham-Chorea *f: s.u. Chorea*

Sydney-System *nt: s.u. Essay Gastritis und peptisches Ulkus S. 443*

Sym|bi|o|se, fusospirilläre *f: s.u. Fusoborreliose*

Sym|pa|thek|to|mie *f: Syn:* Grenzstrangresektion, Sympathikotomie; teilweise oder vollständige Entfernung von Grenzstrangganglien

lumbale Sympathektomie: Entfernung lumbaler Grenzstrangganglien bei Durchblutungsstörungen im Bereich der unteren Extremität

periarterielle Sympathektomie: *Syn:* Leriche-Brüning-Operation; Entfernung der periarteriellen Sympathikusgeflechte zur Behandlung von Durchblutungsstörungen

thorakale Sympathektomie: Entfernung thorakaler Grenzstrangganglien bei Durchblutungsstörungen im Bereich der oberen Extremität

Sym|pa|thi|ko|to|mie *f:* →*Sympathektomie*

Sym|pa|tho|ly|ti|kum *nt, pl* **-ka:** →*Adrenorezeptorenblocker*

α-Sympatholytikum: →*Alphablocker*

β-Sympatholytikum: →*Betablocker*

Sym|pa|tho|mi|me|ti|kum *nt, pl* **-ka:** *Syn:* Adrenomimetikum, Sympathikomimetikum, Adrenozeptoragonist; das sympathische System anregende Substanz; **direkte Sympathomimetika** wirken wie Adrenalin oder Noradrenalin; **indirekte Sympathomimetika** fördern die Freisetzung von Noradrenalin aus den präsynaptischen Vesikeln adrenerger Neurone

α-Sympathomimetikum: *Syn:* Alphasympathomimetikum, Alphamimetikum; α-Rezeptoren sind auf Adrenalin, Noradrenalin und andere Catecholamine ansprechende Rezeptoren des sympathischen Nervensystems; man unterscheidet zwei Familien von Alpharezeptoren [$α_1$-Rezeptoren, $α_2$-Rezeptoren], die jeweils in mehr als 3 Untertypen unterteilt werden können; $α_1$-Rezeptoren finden sich postsynaptisch in den peripheren Zielorganen des Sympathikus; sie werden von Adrenalin und Noradrenalin etwa gleich stark erregt; $α_2$-Rezeptoren finden sich sowohl präsynaptisch als auch peripher postsynaptisch und im Zentralnervensystem; sie sprechen stärker auf Adrenalin als Noradrenalin an stimuliert; dementsprechend unterscheidet man $α_1$- und $α_2$-Rezeptoren; sie bewirken eine Kontraktion der glatten Muskulatur von Hautgefäßen, Bronchien und Eingeweiden, des Musculus dilatator pupillae usw.

β-Sympathomimetikum: *Syn:* Betamimetikum, Betasympathomimetikum; β-Rezeptoren sprechen auf adrenerge Transmitter [Catecholamine] im sympathischen System an; sie werden unterteilt in $β_1$-Rezeptoren [Herz, Niere] und $β_2$-Rezeptoren [Bronchien, Gefäße, Fettgewebe]; dementsprechend unterscheidet man $β_1$- und $β_2$-Sympathomimetika; daneben gibt es noch sowohl $β_1$- als auch $β_2$-wirksame Sympathomimetika, wie z.B. Isoprenalin oder Orciprenalin

Sym|phy|sen|rup|tur *f: Syn:* Symphysensprengung; durch direkte Gewalteinwirkung verursachte, seltener unter der Geburt auftretende Sprengung der Beckensymphyse, die zu rotatorischer Instabilität des Beckenringes führt [Typ B1 der Beckenringfraktur*]; relativ häufige Unfallfolge, bei der immer nach Begleitverletzungen von Harnblase und Harnröhre gesucht werden muss; die traumatische Symphysensprengung muss operativ versorgt werden; i.

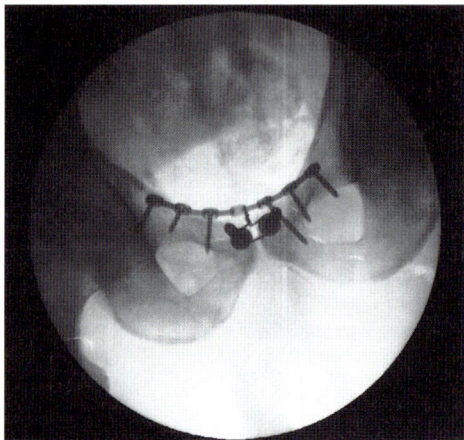

Abb. S99. Symphysenruptur. Bildwandleraufnahme einer reponierten und stabilisierten Symphysenruptur

d.R. wird die reponierte Symphyse mit zwei Spongiosaschrauben und Drahtcerclage fixiert, eine Platte auf der Schambeinoberseite schafft Stabilität und Belastbarkeit

Sym|phy|sen|spren|gung *f:* →*Symphysiotomie*

Sym|phy|se|o|to|mie *f:* →*Symphysiotomie*

Sym|phy|si|or|rha|phie *f: Syn:* Symphysennaht; Naht einer Symphyse, insbesondere der Beckensymphyse

Sym|phy|si|o|to|mie *f: Syn:* Symphysensprengung, Symphyseotomie; Spaltung des Symphysenknorpels zur Beckenerweiterung

Sym|phy|ti folium *nt: Syn:* Beinwellblätter; *s.u. Beinwell*

Sym|phy|ti herba *f: Syn:* Beinwellkraut; *s.u. Beinwell*

Sym|phy|ti radix *f: Syn:* Beinwellwurzel; *s.u. Beinwell*

Sym|phy|tum officinale *nt:* →*Beinwell*

Symptome des unteren Harntraktes: *Syn:* lower urinary tract symptoms; *s.u. Prostatahypertrophie, s.u. Essay Benignes Prostatahyperplasie-Syndrom S. 1295*

Symp|to|ma|tik, partiell reversible ischämische neurologische *f: s.u. apoplektischer Insult*

Symp|to|ma|tik, reversible ischämische neurologische *f: s.u. apoplektischer Insult*

Symp|to|me, desorganisierte *pl: s.u. Schizophrenie*

Symp|to|men|kom|plex, gastrokardialer *m:* →*Roemheld-Syndrom*

Symp|to|me 1. Ranges *pl: s.u. Schizophrenie*

Symp|to|me 2. Ranges *pl: s.u. Schizophrenie*

Syn|chon|drek|to|mie *f:* operative Entfernung einer Synchondrose

Syn|chon|dro|to|mie *f:* operative Spaltung einer Synchondrose

Syn|chron|de|fi|bril|la|ti|on *f:* →*Elektrokardioversion*

Syn|des|mek|to|mie *f: Syn:* Bandresektion, Ligamentresektion; operative Entfernung/Resektion eines Bandes oder Ligaments

Syn|des|mo|plas|tik *f: Syn:* Bänderplastik; plastische Operation eines Bandes/Ligamentes; *s.a. Essay Kreuzbandverletzungen S. 853*

Syn|des|mor|rha|phie *f: Syn:* Bandnaht, Bändernaht; Naht eines Bandes/Ligamentes nach traumatischer oder operativer Durchtrennung; *s.a. Essay Kreuzbandverletzungen S. 853*

Syn|des|mo|to|mie *f: Syn:* Banddurchtrennung, Bänderdurchtrennung, Ligamentdurchtrennung; Durchtrennung eines Bandes oder Ligaments

Syn|drom *nt:* Symptomenkomplex; früher Bezeichnung für eine Gruppe von Krankheitszeichen, die für eine bestimmte Erkrankung charakteristisch sind; heute wird der Begriff mehr und mehr für Erkrankungen mit mehreren oder komplexen Symptomen verwendet

Syndrom der abführenden Schlinge: Funktionsbehinderung der abführenden Schlinge nach Magenresektion; führt zu postprandialen, krampfartigen Schmerzen und Erbrechen; **Therapie:** operative Korrektur der Stenose oder Neuanlage der Gastrojejunostomie

adrenogenitales Syndrom: Oberbegriff für autosomal-rezessive Enzymopathien mit Störung der Bildung von Steroidhormonen in der Nebennierenrinde; das klinische Bild wird sowohl durch einen Mangel an Steroiden [v.a. Cortison, Aldosteron] als auch durch eine vermehrte Bildung von Steroiden oberhalb des Enzymdefektes [z.B. Androgene, Desoxycorticosteron] gekennzeichnet; die weitaus häufigste Form ist der **21-Hydroxylasedefekt** [90 %], der **11β-Hydroxylasedefekt** macht 5–8 % der Fälle aus, der Rest ist eher selten; neben den klassischen Formen gibt es noch sog. **nicht-klassische adrenogenitale Syndrome**, die klinisch unauffällig sind und bei denen nur eine Hyperandrogenämie besteht

das **adrenogenitale Syndrom mit 21-Hydroxylasedefekt** [21-Hydroxylasedefekt] kommt als unkomplizierter **21-Hydroxylasedefekt ohne Salzverlustsyndrom** [ca. 75 %] und als **21-Hydroxylasedefekt mit Salzverlustsyndrom** vor; die Inzidenz liegt bei ca. 1:10.000 und die Heterozygotenfrequenz bei 1:55; **Klinik:** bei Mädchen besteht schon bei der Geburt eine ausgeprägte Virilisierung des äußeren Genitales, die von einer Klitorishypertrophie [Grad I] bis hin zu penisartiger Fusion der Labioskrotalfalten reichen kann [Grad V]; die Jungen zeigen keine Fehlbildung des Genitales und die Diagnose wird erst gestellt, wenn es zu einer Pubertas praecox kommt; der **21-Hydroxylasedefekt mit Salzverlustsyndrom** führt meist schon in der 2.–3. Lebenswoche zur Entwicklung eines lebensbedrohlichen Salzverlustsyndroms mit Trinkschwäche, Erbrechen, Exsikkose, Hyponatriämie, Hyperkaliämie, metabolischer Azidose, zunehmender Apathie und Elektrolytkoma; **Therapie:** lebenslange Glucocorticoidsubstitution, die bei Stresssituationen auf das 3–5-Fache gesteigert werden muss; bei Salzverlustsyndrom lebenslange Mineralocorticoidsubstitution; plastische Korrektur des äußeren Genitales bei Mädchen [wenn möglich, um den 1. Geburtstag herum]

das **adrenogenitale Syndrom mit 11β-Hydroxylasedefekt** [11β-Hydroxylasedefekt] verläuft klinisch wie das adrenogenitale Syndrom mit 21-Hydroxylasedefekt ohne Salzverlustsyndrom; durch die Anreicherung von Desoxycorticosteron kommt es zusätzlich noch zu Hypertonie; beim **adrenogenitalen Syndrom mit 17α-Hydroxylasedefekt** ist das äußere Genitale der Mädchen unauffällig, bei Jungen kann bei der Geburt ein Intersex vorliegen; klinisch sind Hypertonie, Hypernatriämie, Hypokaliämie und hypokaliämische Alkalose von Bedeutung; bei **adrenogenitalem Syndrom mit 3β-Hydroxysteroiddehydrogenase-Defekt** ist das äußere Genitale der Mädchen mehr oder minder unauffällig, bei Jungen fällt evtl. eine Hypospadie auf; klinisch steht das Salzverlustsyndrom im Vordergrund

akutes retrovirales Syndrom: *Syn: akute HIV-Infektion;* polymorphes virales Syndrom, das typischerweise 2 Wochen nach Exposition und nachfolgender Infektion mit HIV auftritt; das Spektrum reicht von Symptomlosigkeit [10 %?] über ein Mononukleose-ähnliches Syndrom bis zu einem lebensbedrohlichen Krankheitsbild [extrem selten]; wird meist nicht diagnostiziert, einerseits wegen ihrer unspezifischen Symptomatik, andererseits weil an eine HIV-Infektion nicht gedacht wird; die Diagnose sollte bei akuten fieberhaften Episoden stets erwogen werden, wenn eine HIV-Exposition möglich war; *s.u. Essay HIV-Infektion – AIDS S. 625*

anticholinerges Syndrom: *s.u. Essay Intoxikationen S. 743*

aplastisches Syndrom: →*Panmyelopathie*

aurikulotemporales Syndrom: *Syn: Frey-Syndrom;* nach Operationen an der Ohrspeicheldrüse [v.a. Parotidektomie] kann es zu einer Fehlregeneration der vegetativen Fasern kommen, d.h., parasympathische Fasern folgen sympathischen Fasern und versorgen die Schweißdrüsen der Haut über der Parotis; beim Essen kommt es dann zu gustatorischem Schwitzen*; **Therapie:** intrakutane Botoxinjektion

delirantes Syndrom: →*Delirium*

dementielle Syndrome: *Syn: Demenzen;* Haupterkrankung des älteren Lebensalters; werden durch die bekannte Verschiebung der Alterspyramide in Zukunft eine noch größere Wertigkeit erfahren; Schätzungen gehen von ca. 1 Million Betroffener alleine in Deutschland aus; Demenzen nehmen ab dem 65. Lebensjahr mit exponentieller Häufigkeit zu; während die Prävalenz bei 65-Jährigen bei ca. 5 % liegt, soll sie bei 95-Jährigen auf bis zu 40–50 % ansteigen; *s.u. Essay Dementielle Syndrome S. 239*

depressives Syndrom: *Syn: depressive Episoden;* Symptomenkomplex aus depressiv-gedrückter Stimmung, Antriebsminderung, Verlust von Freude und Interessen sowie erhöhten Ermüdbarkeit und Verminderung der Aktivität; Konzentration und Aufmerksamkeit sind ebenfalls

Tab. S25. Adrenogenitale Syndrome

		Genitale zur Geburt	Salzverlust	Postnatale Virilisierung	Plasmasteroide		Urinsteroide Erhöht
					Erhöht	Erniedrigt	
StAR-Protein (Chromosom 8p)	männl. weibl.	Weiblich oder Intersex Normal	Ja	Nein	Nein	Alle	Nein
3β-HSD (Chromosom 1q)	männl. weibl.	Hypospadie, Intersex Klitorishypatrophie	(Ja)	Ja	DHEA Pregnenolon 17-OH-Preg	Aldo, T 15-OHP, F	Pregnentriol DHEA
21-Hydroxylase (Chromosom 6p)							
Mit Salzverlust	männl. weibl.	Normal Virilisierung	Ja	Ja	17-OHP, 4-A, T	Aldo, F	Pregnantriol
Ohne Salzverlust			Nein	Ja	17-OHP, 4-A, T	F	Pregnantriol
11β-Hydroxylase (Chromosom 8q)	männl. weibl.	Normal Virilisierung	Nein	Ja	DOC, S	Aldo, F	TH-DOC, TH-S
17β-Hydroxylase (Chromosom 10)	männl. weibl.	Weiblich oder Intersex Normal	Nein	Nein	DOC, B	F, T	TH-DOC, TH-B

StAR-Protein = Steroidogenic Acute Regulatory Protein; 3β-HSD = 3β-Hydroxysteroiddehydrogenase; 17-OHP = 17-Hydroxyprogesteron; DHEA = Dehydroepiandrosteron; 4-A = Androstendion; T = Testosteron; Aldo = Aldosteron; F = Kortisol; DOC = 11-Deoxykortikosteron; S = 11-Deoxykortisol; B = Kortikosteron; TH-B = Tetrahydro-B; TH-DOC = Tetrahydro-DOC; TH-S = Tetrahydro-S

vermindert, häufig ist ein Gefühl der Wertlosigkeit sowie ein verminderter Appetit und Schlafstörungen vorhanden; as Selbstwertgefühl ist reduziert, die Zukunft wird häufig perspektivlos gesehen; *s.u. Essay Affektive Störungen S. 1495*

Syndrom der distalen Ulnarisloge: *Syn: Ulnarislogensyndrom; s.u. Ulnarislähmung*

Syndrom des engen Spinalkanals: *s.u. Claudicatio intermittens spinalis*

fibromyalgisches Syndrom: *Syn: Weichteilrheumatismus, Muskelrheumatismus, Fibrositis, Fibromyalgie, Fibrositis-Syndrom;* Oberbegriff für chronische, nicht-rheumatische Erkrankungen mit typischen extraartikulären Schmerzen [Muskulatur, Skelettweichteile], Morgensteifigkeit, allgemeiner Abgeschlagenheit [eine Beziehung zum chronischen Erschöpfungssyndrom wird diskutiert], Schlafstörungen usw.; klinisch besteht kein Unterschied zwischen der primären Form ohne bekannte Ätiologie und der sekundären Form, die zusammen mit anderen Erkrankungen [rheumatische Erkrankungen, Colitis ulcerosa] vorkommt

hämolytisch-urämisches Syndrom: *Syn: Gasser-Syndrom;* besonders schwere Verlaufsform des akuten nephrotischen Syndroms mit akutem Nierenversagen, Hämaturie, Proteinurie, Hypertonie, hämolytischer Anämie und Thrombozytopenie; das **typische hämolytisch-urämische Syndrom** ist fast immer von Diarrhoe begleitet, die durch enterohämorrhagische Escherichia coli oder Shigella dysenteriae verursacht wird; die **atypischen hämolytisch-urämischen Syndrome** sind eine uneinheitliche Gruppe ohne Darmbeteiligung; **Therapie:** Dialyse; **Prognose:** die Letalität beträgt ca. 5 %; 20–25 % entwickeln eine akute oder chronische Niereninsuffizienz, die eine Nierentransplantation erforderlich macht

Tab. S26. Hämolytisch-urämische Syndrome

Typisches HUS oder D + HUS, d.h. mit Shiga-Toxin
E. coli $O_{157}:H_7$ Shigella dysenteriae
Atypisches HUS oder D-HUS
Postinfektiöses HUS, z.B. bei Streptococcus pneumoniae Hereditäres HUS HUS nach Glomerulonephritis HUS mit Komplementdefekt (Faktor-H-Mangel) Medikamenteninduziertes HUS HUS nach Bestrahlung HUS nach Nieren- oder Knochenmarkstransplantation HUS nach Schwangerschaft

hepatopulmonales Syndrom: Trias aus portaler Hypertension, Hypoxämie und allgemeiner pulmonaler Vasodilatation; tritt je bei 4–47 % der Patienten mit Leberzirrhose auf; der Verdacht auf ein hepatopulmonales Syndrom besteht, wenn bei einer vorliegenden Lebererkrankung der arterielle pO_2 unter 80 mmHg liegt, ohne dass eine zugrunde liegende Lungen- oder Herzerkrankung nachweisbar ist; die Diffusionskapazität liegt oft unter 80 % des Sollwertes; die Patienten klagen über Dyspnoe vor allem im Stehen [Abfall des $pO_2 > 5$ mmHg], die sich im Liegen bessert; der erhöhten Lungenperfusion steht eine unveränderte Lungenventilation gegenüber, sodass ein gestörtes Ventilations-Perfusions-Verhältnis mit funktionellem intrapulmonalen Shunt resultiert; *s.u. Essay Leberzirrhose S. 877*

hepatorenales Syndrom: bei fortgeschrittener Leberzirrhose kommt es durch die eingeschränkte Nierendurchblutung zu Entwicklung eines **akuten** [Typ 1] oder **subakuten** [Typ 2] (potenziell reversiblen) **Nierenversagens;** klinische und laborchemische Befunde sind typischerweise ein therapierefraktärer Aszites mit Oligurie bei unauffälligem Urinsediment, eine Verdünnungshyponatriämie [Früh- und Warnsymptom], eine niedrige Natriumausscheidung [< 10 mmol/24 h] und ein Anstieg des Plasma-Kreatinins; das hepatorenale Syndrom hat insgesamt eine schlechte Prognose; *s.u. Essay Leberzirrhose S. 877*

hypomanisches Syndrom: *Syn: Hypomanie;* leichte Form des manischen Syndroms; *s.a. Essay Affektive Störungen S. 1495*

hypothalamisches Syndrom: *Syn: Morbus Fröhlich, Dystrophia adiposogenitalis, hypothalamischer Symptomenkomplex, Fröhlich-Syndrom, Babinski-Fröhlich-Syndrom;* bei Kindern auftretende plötzliche Fettsucht in Kombination mit Minderwuchs und Hypogonadismus; oft nur schwer von Pubertätsfettsucht abgrenzbar, die umgekehrt ein **Pseudo-Fröhlich-Syndrom** vortäuschen kann

Syndrom der inadäquaten ADH-Sekretion: *Syn: inadäquate ADH-Sekretion, Schwartz-Bartter-Syndrom;* als Ursachen für eine vermehrte ADH-Sekretion oder ein erhöhtes Wirksamwerden von antidiuretischem Hormon [ADH] findet man eine vermehrte Sekretion bei zerebralen Erkrankungen [Enzephalitis, Meningitis, Schädel-Hirn-Trauma, Hirnblutung], durch verschiedene Medikamente [trizyklische Antidepressiva, Carbamazepin*, Vincristin*, Vinblastin*, Cyclophosphamid*] oder bei ektoper Hormonproduktion bei malignen Tumoren [Bronchus, Thymus, Pankreas] oder Lymphomen; weitere Ursachen sind chronische Lungenerkrankungen [Tuberkulose, Pneumonie], Erkrankungen mit Natriumretention und Ödembildung [nephrotisches Syndrom, Herzinsuffizienz, Leberzirrhose, Hypothyreose] und Erkrankungen, die zu Hypovolämie oder Hypotension führen [Nebennierenrindeninsuffizienz, exzessiver Flüssigkeits- und Elektrolytverlust]; **labordiagnostisch** findet man eine Hyponatriämie und eine markante Verminderung der Serumosmolalität; die Wasserausscheidung ist vermindert, Kreatinin, Harnstoff, Harnsäure und Albuminspiegel sind normal oder erniedrigt; **Therapie:** bei akuter Wasserintoxikation Furosemid* i.v. bis zur Normalisierung der Serumosmolalität; danach Wasserrestriktion [800 ml/24 h] und Behandlung der Ursache; *s.a. Essay Prä- und postoperative Störungen im Flüssigkeits- und Elektrolythaushalt S. 327, Essay Akute Störungen des Wasser-, Elektrolyt- und Säure-Basen-Haushalts S. 1387*

Syndrom des irritablen Darms: →*Reizdarmsyndrom*

konjunktivourethrosynoviales/urethro-okulo-synoviales Syndrom: →*Reiter-Syndrom*

Lupus-erythematodes-ähnliches Syndrom: →*Pseudo-Lupus-erythematodes-Syndrom*

manisches Syndrom: *Syn: manische Episoden;* Gegenteil des depressiven Syndroms*; geht mit einer gehobenen Stimmung einher, der Antrieb ist gesteigert, dies kann bis zu einem kaum noch kontrollierbaren Erregungszustand führen; normalerweise findet man einen Rededrang sowie ein deutlich vermindertes Schlafbedürfnis, auch gehen soziale Hemmungen verloren; die Patienten sind unaufmerksam und lassen sich sehr leicht ablenken; Größenideen und Selbstüberschätzung der eigenen Möglichkeiten treten ebenfalls regelmäßig auf; *s.u. Essay Affektive Störungen S. 1495*

meningeales Syndrom: *Syn: Pseudomeningitis, Meningismus;* durch eine Reizung der Hirnhäute entstehender Symptomenkomplex [Kopfschmerz, Nackensteife], der eine Hirnhautentzündung vortäuschen kann; *s.a. Meningitis*

metabolisches Syndrom: bisher nicht exakt definiertes Syndrom, das Adipositas, Hypertonie, Fettstoffwechselstörungen, Insulinresistenz und Diabetes umfasst; gilt als wichtiger Risikofaktor der koronaren Herzkrankheit; *s.a. Essay Adipositas S. 15*

myelodysplastisches Syndrom: Bezeichnung für Störungen der Blutbildung, die ein erhöhtes Leukämierisiko haben; *s.u. Essay Akute Leukämien S. 889*

myeloproliferative Syndrome: *Syn: myeloproliferative Er-*

krankungen; Oberbegriff für chronische myeloische Leukämie, Polycythaemia rubra vera, idiopathische Thrombozythämie und Osteomyelofibrose; die Übergänge zwischen den einzelnen Erkrankungen sind oft fließend

narkoleptisches Syndrom: →*Narkolepsie*

nephritisches Syndrom: dem nephrotischen Syndrom entsprechendes Syndrom bei akuten Glomerulonephritiden; im Gegensatz zum nephrotischen Syndrom besteht auch eine Erythrozytenausscheidung im Harn

nephrotisches Syndrom: *Syn: Nephrose*; durch verschiedene Ursachen [v.a. entzündliche oder degenerative Nierenerkrankungen] ausgelöstes klinisches Syndrom mit Proteinurie, Hypo- und Dysproteinämie, Hypoalbuminämie, Hyperlipidämie und Hypercholesterinämie sowie Ödemen; kann spontan ausheilen, aber auch zu chronischer Niereninsuffizienz führen; die Therapie hängt von der Grunderkrankung ab; *s.a. Glomerulonephritis*

neurokutanes Syndrom: *Syn: Phakomatose*; Oberbegriff für Syndrome mit Hautveränderungen und Missbildungen verschiedener Organe [u.a. ZNS, Auge]; umfasst z.B. Neurofibromatosis generalisata, Hippel-Lindau-Syndrom, Sturge-Weber-Krabbe-Syndrom, Peutz-Jeghers-Syndrom

okuloglanduläres Syndrom: *Syn: Parinaud-Konjunktivitis*; Kombination von Konjunktivitis und Lymphknotenschwellung; findet sich u.a. bei Katzenkratzkrankheit, Tularämie, Tuberkulose und Syphilis

Syndrom der polyzystischen Ovarien: *Syn: Stein-Leventhal-Syndrom, Leventhal-Syndrom, PCO-Syndrom, polyzystisches Ovarsyndrom*; Syndrom mit vergrößerten Eierstöcken mit multiplen Zysten, Hypertrichose, Fettsucht und Zyklusstörungen bis hin zur Amenorrhoe; es besteht eine Hyperandrogenämie, die ihre Ursache in der Nebennierenrinde oder dem Ovar selbst haben kann; damit kommt es zu einer Hemmung der Follikelreifung, Follikelatresie, Zystenbildung, Verdickung der Tunica albuginea und Vergrößerung der Eierstöcke; **Diagnose**: Anamnese, körperliche Untersuchung, Sonografie, CT, Biopsie; **Therapie**: bei übergewichtigen Patientinnen führt eine Gewichtsreduktion oft zu Normalisierung der Androgenspiegel und ovulatorischen Zyklen; Östrogene; Ovulationsinduktion mit Clomifen*, Gonadotropinen*, Gonadoliberin*; *s.a. Essay Infertilität und Sterilität S. 733, Essay Zyklusstörungen S. 1721*

postthrombotisches Syndrom: *Syn: postthrombotischer Symptomenkomplex*; meist Unterschenkel und Fuß betreffende Hauterscheinungen nach abgelaufener Phlebothrombose mit Bildung sekundärer Varizen, Hautverfärbung und Stauungsödem; die Ursache liegt in einer chronischen Veneninsuffizienz, die durch die Schäden an den Venenwänden und -klappen bedingt ist; *s.a. Essay Thrombose und Embolie S. 1527, Essay Krampfadern/Varizen S. 1643*

präleukämisches Syndrom: *Syn: Präleukämie*; veralteter Begriff für Störungen der Blutbildung, die ein erhöhtes Leukämierisiko haben; wird heute als **myelodysplastisches Syndrom** bezeichnet; *s.u. Essay Akute Leukämien S. 889*

pseudomyasthenisches Syndrom: →*Lambert-Eaton-Rooke-Syndrom*

schweres akutes respiratorisches Syndrom: *Syn: severe acute respiratory syndrome*; akute Erkrankung der oberen Atemwege, die von Fieber und allgemeinem Unwohlsein, insbesondere Schüttelfrost, Muskel- und Kopfschmerzen sowie Appetitverlust begleitet ist; hinzu kommen trockener Husten und Atemprobleme; die Mortalität ist mit durchschnittlich 10–20 % außergewöhnlich hoch und deutlich altersabhängig; Ausgang nahm die Erkrankung im Süden Chinas in der Provinz Quandong, wo das Coronavirus [**SARS-like virus**] wahrscheinlich von infizierten Schlachttieren auf den Mensch übersprang; von Ende 2002 bis Sommer 2003 wurden weltweit 8437 Fälle gemeldet, von denen 813 tödlich verliefen; durch konsequente Anwendung klassischer epidemiologischer Maßnahmen, v.a. Quarantäne erkrankter Patienten, konnte der Ausbruch aber schnell unter Kontrolle gebracht werden

die **Übertragung** erfolgt von Mensch zu Mensch bei engem Zusammenleben und häufigem Kontakt durch Aerosole sowie über Schmierinfektionen; eine Übertragung nach auskurierter Erkrankung wurde bislang nicht beschrieben; obwohl die Übertragung von Coronaviren seltener vorzukommen scheint als ursprünglich angenommen, scheinen so genannte Superspreader-Patienten das Virus mit hoher Erfolgsrate zu übertragen, so wurden in Singapur 100 Menschen von 5 Superspreader-Patienten angesteckt; **Therapie**: Unterbringung in Isolierstation bis zum vollständigen Abklingen der klinischen Symptome gefolgt von 14-tägiger Bettruhe eventuell zu Hause; danach wurde bislang keine Übertragung beobachtet; eine effektive antivirale Therapie ist zurzeit nicht bekannt

septikämisches Syndrom: *Syn: Hämatosepsis, Septikhämie, Septikämie, Blutvergiftung*; generalisierte Erkrankung mit dem Auftreten von Krankheitserregern [Bakterien, Viren, Pilzen] oder ihren Toxinen im Blut; meist gleichgesetzt mit Sepsis*

Syndrom der unruhigen Beine: →*Restless-legs-Syndrom*

vasospastisches Syndrom: →*Raynaud-Krankheit*

Syndrom der verbrühten Haut: →*medikamentöses Lyell-*

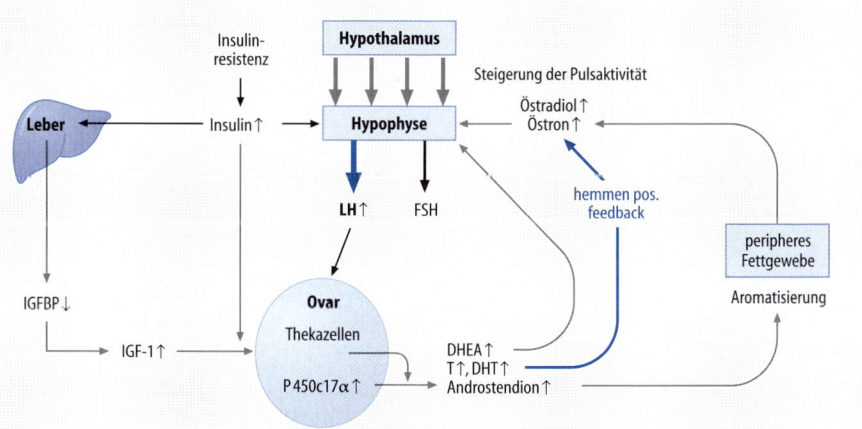

Abb. S100. Syndrom der polyzystischen Ovarien. Schema der Pathophysiologie

Syndrom

zervikobrachiales Syndrom: →*Zervikobrachialsyndrom*

zervikomedulläres Syndrom: *s.u. Zervikalsyndrom*

zervikozephales Syndrom: *Syn: Zervikozephalsyndrom*; *s.u. Zervikalsyndrom*

Syndrom der zuführenden Schlinge: *Syn: Afferent-loop-Syndrom*; Beschwerdekomplex durch eine Abflussbehinderung der zuführenden Darmschlinge nach Magenresektion [Billroth II]; damit kommt es zu Stauung von Pankreas- und Gallenflüssigkeit in der zuführenden Schlinge, die sich explosionsartig in den Magen entleert; Therapie: Korrektur durch Resektion der Stenose und Neuanlage der Gastrojejunostomie

Syn|e|chie f: *Syn: Synechia*; Verwachsung, z.B. die Verwachsung der Iris mit der Linse [**hintere Synechie**] oder mit der Hornhauthinterfläche [**vordere Synechie**]

periphere vordere Synechien: *Syn: Goniosynechien*; Verklebungen des Kammerwinkels führen zu einer chronischen Steigerung des Augeninnendrucks mit Papillenschädigung und Gesichtsfeldeinschränkung; Ursache eines chronischen Winkelblockglaukoms; *s.u. Essay Glaukome S. 497*

Syn|e|chi|o|to|mie f: *Syn: Synechotomie*; Lösung von Synechien des Auges

Syn|e|cho|to|mie f: →*Synechiotomie*

Syn|ko|pe f: plötzliche, kurzzeitige und spontan reversible Bewusstlosigkeit mit Tonusverlust durch eine Verminderung der zerebralen Durchblutung und den dadurch bedingten Sauerstoffmangel; als pathogenetische Ursache findet man entweder eine unzureichende Vasokonstriktion [z.B. vasovagale Synkope, Hypotonie mit Synkope] oder eine insuffiziente Auswurfleistung des Herzens [z.B. kardiogene Synkope]; die **Diagnose** basiert auf Anamnese, Funktionstests und Arrhythmiediagnostik; die **Therapie** besteht i.d.R. in der Beseitigung oder Behandlung der Ursache

kardiogene Synkope: die unzureichende Anpassung der Auswurfleistung kann auf einer mechanischen Behinderung des Ausflusses beruhen [**mechanische kardiogene**

Tab. S27. Synkope. Einteilung der Synkopen

Autonom-nerval vermittelte Synkopen (Reflexsynkopen, vasovagale Synkopen)
Neurokardiogene Synkope
Carotissinussynkope
Viszerale Reflexsynkopen (z.B. Miktionssynkope, postprandiale Synkope, Hustensynkope, Schmerzsynkope)
Zentral induzierte Synkope (Emotionssynkope)
Reflexsynkope bei Aortenstenose
Orthostatische Hypotonie mit Synkope
Kardiogene Synkope
Mechanische Obstruktion (z.B. Aortenstenose, hypertroph-obstruktive Kardiomyopathie, Vorhofmyxom)
Rhythmogene Synkope
Zerebrovaskuläre Synkope
Medikamentös-induzierte Synkope
Ungeklärte Synkopen

Synkope] oder es liegt eine Rhythmusstörung zu Grunde [**rhythmogene Synkope**]; *s.u. Essay Herzrhythmusstörungen S. 613*

vasovagale Synkope: *Syn: Reflexsynkope, autonom-nervale Synkope*; Oberbegriff für alle Synkopenformen, die durch eine Vaguswirkung ausgelöst werden; dazu gehören u.a. **Karotissinussynkopen** bei Karotissinussyndrom, **viszerale Reflexsynkopen** [z.B. Husten-, Miktions-, Schmerzsynkope], **zentral induzierte Synkopen** [Situationssynkope, Emotionssynkope] und **neurokardiogene Synkopen**; bei allen Formen ist die Vermeidung der auslösenden Ursache Zentralpunkt der Therapie

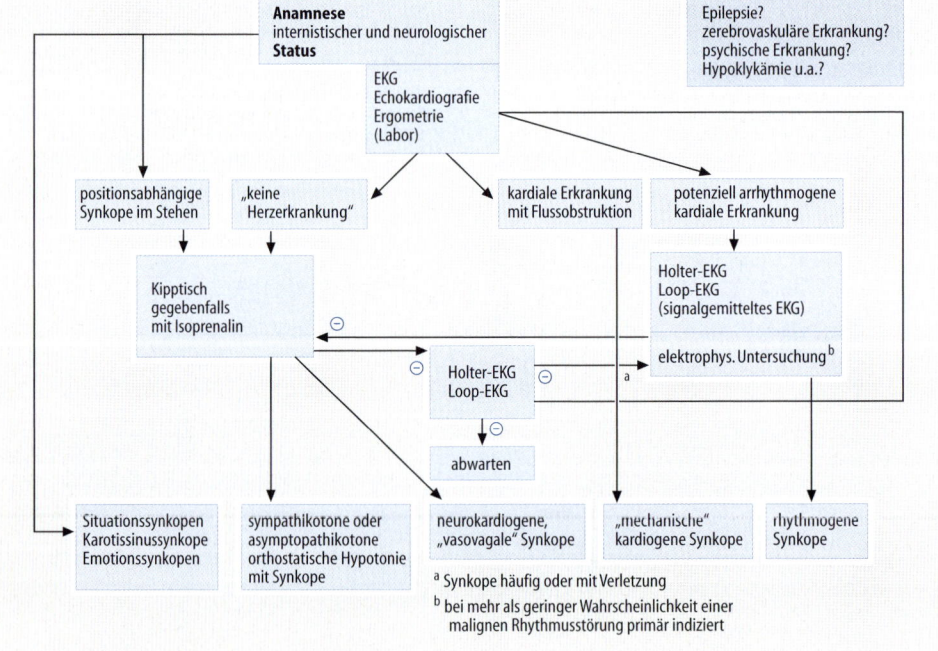

Abb. S101. Synkope. Diagnoseschema

Syn|ov|ek|to|mie f: *Syn: Synovialektomie, Gelenksynovektomie, Synovialisentfernung, Synovialisexzision, Synovialisresektion*; operative Entfernung der Synovialmembran [Membrana synovialis] von Gelenken; wird v.a. bei rheumatoider Arthritis [Frühsynovektomie] oder pigmentierter villonodulärer Synovitis vorgenommen; *s.a. Essay Rheumatoide Arthritis S. 83*

Syn|ov|ial|ek|to|mie f: → *Synovektomie*

Syn|ov|ial|her|nie f: *Syn: Hernia synovialis, Birkett-Hernie*; Vorfall der Membrana synovialis durch eine Lücke in der Gelenkkapsel; muss bei Beschwerden reponiert und die Lücke verschlossen werden

Syn|ov|ial|is|ent|fer|nung f: → *Synovektomie*

Syn|ov|ial|is|ex|zi|sion f: → *Synovektomie*

Syn|ov|ial|is|re|sek|ti|on f: → *Synovektomie*

Syn|ov|ial|sar|kom nt: *Syn: malignes Synovialom*; tritt v.a. in Knie-, Fuß- und Ellenbogengelenk bei Erwachsenen auf; wächst langsam, ist aber meist schmerzhaft und wird damit früh erkannt; Therapie: radikale Entfernung

Syn|ov|ial|zys|te f: → *Ganglion*

Syn|ov|ior|the|se f: Zerstörung der entzündeten Synovia durch Zytostatika [Chemosynoviorthese] oder Radionuklide [Radiosynoviorthese] zur Therapie der rheumatoiden Synovitis; eignet sich v.a. für kleine und mittelgroße Gelenke; *s.u. Essay Rheumatoide Arthritis S. 83*

Syn|ov|itis f, pl **-tiden**: *Syn: Synoviitis, Synovialitis*; Entzündung der Membrana synovialis von Gelenken [v.a. bei rheumatoider Arthritis], Sehnenscheiden [Tendovaginitis] oder Schleimbeutel [Bursitis]

pigmentierte villonoduläre Synovitis: *Syn: benignes Synovialom, Riesenzelltumor der Sehnenscheide, Tendosynovitis nodosa, Arthritis villonodularis pigmentosa*; lokalisierte knotig-zottige Synovialiswucherung, die im Endstadium einen gutartigen Riesenzelltumor der Sehnenscheide bildet; Therapie: möglichst frühzeitige Synovektomie

transitorische Synovitis: → *reaktive Arthritis*

Synovitis villosa: *Syn: villonoduläre/villöse Synovitis*; häufigster gutartiger Gelenktumor mit hyperplastischer Proliferation der Membrana synovialis und Zottenwucherung; betrifft praktisch immer das Kniegelenk; entspricht der pigmentierten villonodulären Synovitis der Sehnenscheide

Syn|vi|nol|in nt: → *Simvastatin*

Sy|phi|lis f: *Syn: harter Schanker, Morbus Schaudinn, Schaudinn-Krankheit, Lues (venerea)*; erworbene [Syphilis acquisita] oder angeborene [Syphilis connata] Geschlechtskrankheit durch Treponema pallidum; **Epidemiologie**: Syphilis ist weltweit verbreitet [nach Angaben der WHO derzeit jährlich ca. 12 Mill. Neuerkrankungen, vorwiegend in Südostasien und Afrika], tritt gehäuft in Großstädten auf, bevorzugt das junge Erwachsenenalter [25–30 Jahre], das männliche Geschlecht [Verhältnis 2,5:1; bei Männern auch höhere Neigung zu Organschäden in der Spätsyphilis] und betrifft überdurchschnittlich häufig männliche Homosexuelle [in den USA fast die Hälfte aller Fälle von Frühsyphilis]; die **Inzidenz** in den westlichen Ländern beträgt zwischen 3–8 gemeldete Fälle/100.000/Jahr, in den Ballungszentren ist sie bis 4-mal höher, und in manchen Teilen Afrikas beträgt sie sogar 360/100.000; die Dunkelziffer ist hoch

unbehandelt verläuft die Infektion in vier abgrenzbaren Stadien: **Syphilis I** [Primärstadium]: ca. 3 Wochen nach Infektion beginnendes Stadium mit Bildung eines syphilitischen Primäraffekts an der Eintrittspforte **Syphilis II** [Sekundärstadium]: ab der 8.–12. Woche nach Infektion kommt es zu Allgemeinerscheinungen an Haut und Schleimhaut [Exanthem, nässende Papeln]; ein Befall innerer Organe oder des Nervensystems ist möglich **Syphilis III** [Spätsyphilis, Tertiärstadium]: Monate bis Jahre nach der Erstinfektion auftretende Syphilisform mit Bildung von Gummen und Beteiligung multipler Organe **Syphilis IV** [Tertiärstadium, Neurosyphilis]: Jahre nach der Erstinfektion beginnendes Stadium mit Befall des Zentralnervensystems, der Knochen und innerer Organe

Tab. S28. Syphilis. Syphilisdiagnostik

Stadium	Diagnostik	Anmerkungen
Lues I	direkter Erregernachweis [Dunkelfeld]	serologische Tests erst ab ca. 4. Woche nach Infektion verlässlich positiv
Lues II	Serologie, direkter Erregernachweis	Erregermenge nur in lokalisierten Papeln für Dunkelfelduntersuchung ausreichend
Spätlatenz	Blut- und Liquorserologie	Liquorserologie ist in allen Fällen von Spätsyphilis zu empfehlen, bei Verdacht auf Neurosyphilis notwendig
Benigne Spätsyphilis	Blut- und Liquorserologie	direkter Erregernachweis aus Syphiliden und Gummen erfolglos
Neurolues bzw. Verdacht auf Neurolues	Blut- und Liquorserologie	Verdacht auf Neurolues besteht bei: neurologischen Symptomen in jedem Stadium; verzögertem VDRL-Abfall nach Therapie einer LII/III innerhalb 1 Jahres
Kardiovaskuläre Syphilis	Blut- und Liquorserologie	
Lues connata	Blut- und Liquorserologie	direkter Erregernachweis nur bei florider Lues connata praecox

in den letzten Jahren setzt eine neue Einteilung durch, die nur zwischen [infektiöser] **Frühsyphilis** [Stadium I und II] und [nichtinfektiöser] **Spätsyphilis** unterscheidet; die Grenze zwischen beiden wurde mit 1 Jahr [CDC] bzw. 2 Jahren [WHO] nach Infektion festgesetzt; eine nicht genau abschätzbare Zahl von Fällen verläuft asymptomatisch; **Diagnostik**: grundsätzlich stehen der direkte Erregernachweis und serologische bzw. molekularbiologische Reaktionen zur Verfügung; Kulturen sind nicht möglich; die Wahl des besten Nachweises hängt vom Stadium ab; bei der **Syphilisserologie** unterscheidet man spezifische und unspezifische Tests; die wichtigsten spezifischen Syphilistests sind Treponema pallidum-Hämagglutinationstest* [TPHA], Fluorescent-Treponema pallidum-Antikörper-Test* [FTA] bzw. FTA-Absorptions-Test* und Solid-Phase-Häm-Adsorptionstest* [SPHA]; unspezifische serologische Tests sind der Rapid-Plasma-Reagin-Test* [RPR] und der Venereal Disease Research Laboratory Test* [VDRL]

zur **Therapie** sind grundsätzlich β-Lactamantibiotika*, Tetrazykline* und Makrolidantibiotika* geeignet; Penicillin* ist das Mittel der Wahl; eine Penicillinresistenz wurde bisher noch nicht beobachtet; eine **Jarisch-Herxheimer-Reaktion** durch Freisetzung von Endotoxinen bei rapider Bakteriolyse ist eine mögliche Nebenwirkung der Penicillintherapie; eine niedrige Anfangsdosierung des Antibiotikums [„Einschleichen"] ist zwecklos [Alles-oder-Nichts-Reaktion]; bei Folgegaben tritt keine Reaktion auf; bei Patienten mit Penicillinallergie werden Tetrazykline oder Erythromycin* verwendet; *s.a. Essay Geschlechtskrankheiten – Genitale Kontaktinfektionen S. 475, s.a. Tab. S29*

endemische Syphilis: *Syn: Bejel*; oft schon im Kindesalter auftretende, nicht-venerische Syphilis in Südeuropa, Afrika und Asien; der Erreger [Treponema pallidum subsp. endemicum] wird nicht beim Geschlechtsverkehr, sondern durch Gegenstände [z.B. Handtücher] übertragen; das klinische Bild gleicht dem der Syphilis, allerdings fehlt der Primäraffekt; Spätformen mit neurologischen oder kardiovaskulären Störungen kommen nicht vor

Sy|phi|lis|spi|ro|chä|te f: → *Treponema pallidum*

Sy|phi|lo|id, posterosives nt: → *Windeldermatitis*

Sy|rin|gek|to|mie f: *Syn: Fistulektomie*; komplette operative

Tab. S29. Syphilis. Behandlungsschemen

	Therapie	Alternativen bei Penicillinallergie
Bestandsdauer der Syphilis <1 Jahr	2,4 Mio E Benzathin-Penicillin G i.m. als Einmalgabe	Doxycyclin 2 × 100mg/Tag p.o. für 14 Tage oder Erythromycin 4 × 500 mg p.o. für 14 Tage
Bestandsdauer der Syphilis >1 Jahr	2,4 Mio E Benzathin-Penicillin G i.m., dreimalig in Abständen von je 1 Woche	Doxycyclin oder Erythromycin in Dosen wie oben, aber für 30 Tage
Neurosyphilis	Na-Penicillin G 24 Mio E/Tag i.v. [4 Mio E alle 4 Stunden] für 10–14 Tage, anschließend Benzathin-Penicillin wie bei Syphilis >1 Jahr Bestandsdauer	Doxycyclin 2 × 100mg/Tag p.o. für 30 Tage
Syphilis in der Gravidität	2,4 Mio E Benzathin-Penicillin G i.m. als Einmalgabe	Erythromycin wie oben für 30 Tage, wegen Gefahr der insuffizienten Behandlung des Fötus post-partum-Sicherheitsbehandlung des Neugeborenen [50.000 E Benzathin-Penicillin/kg KG i.m., einmalig]; Doxycyclin wie oben für 30 Tage [Risiko: Nebenwirkungen auf Föten]
Lues connata	*Neugeborene*: Penicillin G 100.000–150.000 E/kg KG/Tag i.v. für 14 Tage *Kleinkinder*: analog, jedoch Penicillin G 2-300.000 E, i.v. oder i.m. [mehrere Einzeldosen] *Kinder und Jugendliche*: wie oben bei Ausschluss einer Neurosyphilis Benzathin-Penicillin 2,4 Mio i.m. [einmalig]	
HIV-Positive	grundsätzlich wie bei HIV-Negativen, Nachbeobachtung in 3-monatigen, nach 1 Jahr in jährlichen Abständen	

Entfernung eines Fistelganges; *s.a. Analfistel*

Sy|rin|gom *nt*: →*Hidradenom*

Sy|rin|go|sto|mie *f*: **Syn**: *Fistulostomie*; operative Eröffnung einer Fistel und Bildung einer äußeren Fistel zur Ableitung; *s.a. Analfistel*

Sy|rin|go|to|mie *f*: **Syn**: *Fistulotomie, Fistelspaltung*; operative Eröffnung einer Fistel und Umwandlung in ein Geschwür

Sys|tem|e|ry|the|ma|to|des *m*: →*systemischer Lupus erythematodes*

systemic inflammatory response syndrome *nt*: **Syn**: *systemisches Entzündungssyndrom, systemische unspezifische inflammatorische Reaktion*; systemische, entzündliche Reaktion auf u.a. Trauma, Infektion, Ischämie, Verbrennung, Schock etc.; ist durch zwei oder mehr der folgenden Symptome charakterisiert: Hypo- oder Hyperthermie, Tachykardie, Tachypnoe, Leukozytose; *s.a. Essay Schock S. 1437, Essay Prä- und postoperative Störungen im Flüssigkeits- und Elektrolythaushalt S. 327, Essay Sepsis und septischer Schock S. 1455*

Sys|tem|my|ko|se *f*: **Syn**: *tiefe/viszerale Mykose, Endomykose*; Pilzerkrankung mit hauptsächlichem Befall innerer Organe; *s.u. Essay Mykosen S. 1059*

Sys|tem|skle|ro|se *f*: →*systemische Sklerodermie*

Sy|zy|gii cumini cortex *m*: **Syn**: *Jambulrinde, Syzygiumrinde; s.u. Jambulbaum*

Sy|zy|gii cumini semen *m*: **Syn**: *Jambulsamen, Syzygiumsamen; s.u. Jambulbaum*

Sy|zy|gi|um cuminii *nt*: →*Jambulbaum*

Sy|zy|gi|um jambolana *nt*: →*Jambulbaum*

Szin|ti|gra|fie, -gra|phie *f*: **Syn**: *Scanning*; bildgebendes Verfahren unter Verwendung von Radionukliden oder mit Radionukliden markierten Pharmaka [Radiopharmaka]; die Aktivitätsverteilung der Radionuklide im Körper oder Geweben erlaubt Aussagen über z.B. die Funktion bestimmter Organe oder Organabschnitte oder zeigt Veränderungen im Speicherverhalten [z.B. heiße oder kalte Knoten]; die Aktivität wird z.B. mit einer Gammakamera gemessen oder mit mechanischen [Strichszintigramm, Farbszintigramm] oder optischen [Photoszintigramm] Systemen aufgezeichnet; die Impulse können auch digital aufgearbeitet werden [Computerszintigrafie]; *s.a. Positronemissionstomografie, Single-Photon-Emissionscomputertomografie*

Szin|til|la|ti|ons|ka|me|ra *f*: →*Gammakamera*

T

Tabak-Alkohol-Amblyopie *f: s.u. Neuritis*

Ta|chy|ar|rhyth|mia absoluta *f:* absolute Arrhythmie mit einer Frequenz vom mehr als 100/min; i.d.R. bei Vorhofflimmern; kann zu kardiogener Synkope führen; *s.a. Essay Herzrhythmusstörungen S. 613*

Ta|chy|kar|die *f: Syn: Herzjagen*; Erhöhung der Herzfrequenz auf über 100/min in Ruhe; der Ursprungsort der Erregung kann in der Kammermuskulatur [**ventrikuläre Tachykardie**], im AV-Knoten [**AV-Knoten-Tachykardie**], dem Sinusknoten [**Sinustachykardie**] und dem Vorhof [**atriale Tachykardie**] liegen; nach dem Mechanismus unterscheidet man Tachykardien durch fokale Impulsbildung und sog. Kreiserregungen [**Reentrytachykardie**]; das **klinische Bild** ist meist unspezifisch; oft ist der Verlauf asymptomatisch oder harmlos [Palpitationen], es kann aber auch zu Schwindel oder Synkopen kommen; Ziel der **Therapie** ist es, jeweils die Ursache zu beseitigen, die Kammerfrequenz zu Normalisieren [z.B. mit Betablockern, Calciumantagonisten] und Arrhythmien zu Verhindern oder zu Beseitigen; eine operative Therapie [Katheterablation] ist nur selten [v.a. bei WPW-Syndrom, therapieresistentem Vorhofflattern] nötig; *s.u. Essay Herzrhythmusstörungen S. 613*

supraventrikuläre Tachykardie: Oberbegriff für Sinustachykardie, AV-Knoten-Tachykardie und atriale Tachykardie; der größte Teil entsteht als Reentrytachykardie; in diesen Fällen ist die Katheterablation heute die Methode der Wahl

Ta|crin *nt:* reversibler Cholinesterasehemmer; **Anw.:** Alzheimer-Krankheit; **Dosierung**: initial 40 mg/d 1 h vor den Mahlzeiten für 6 Wochen; danach kann die Dosierung auf 80 mg/d und nach weiteren 6 Wochen auf 120 mg/d erhöht werden; maximale Dosierung 160 mg/d; **NW:** Leberfunktionsstörungen mit Erhöhung von Serumtransaminasen, Bilirubin sowie γ-GT, hepatozelluläre Nekrosen und granulomatöse Veränderungen [intensive Überwachung der Patienten während der gesamten Therapiedauer!], Ataxie, Anorexie, Krämpfe, Verwirrtheit, Halluzinationen, Bradykardie, Anstieg der Magensäureproduktion, Nausea, Emesis, Diarrhoe, Dyspepsie

Ta|cro|li|mus *nt:* von Streptomyces tsubaenses gebildetes Makrolidantibiotikum mit immunsuppressiver Wirkung; Calcineurinhemmer; **Anw.:** Prophylaxe und Therapie der Abstoßungsreaktion bei Herz-, Leber- und Nierentransplantation; topische Behandlung von atopischem Ekzem, Psoriasis und Kontaktekzem; *s.a. Essay Atopisches Ekzem S. 313, Essay Psoriasis S. 1317, Essay Transplantationschirurgie S. 1549*

Ta|da|la|fil *nt:* Hemmer der cGMP-spezifischen Phosphodiesterase Typ 5 und Typ 6; bewirkt indirekt eine Erhöhung der NO-Konzentration im Corpus cavernosum; **Anw.:** erektile Dysfunktion; **Kontraind.:** gleichzeitige Einnahme organischer Nitrate oder NO-Donatoren; *s.u. Essay Erektions- und Ejakulationsstörungen S. 295*

Tae|nia *f, pl -ni|ae:* Bandwurmgattung, die als Dünndarmparasit von Bedeutung ist; *s.u. Essay Helminthosen S. 553*

Taenia echinococcus: → *Echinococcus granulosus*

Taenia multiceps: *Syn: Multiceps multiceps;* v.a. in Afrika und Südamerika vorkommender Bandwurm, der nur selten den Menschen befällt; die Infektion [**Zönurose**] kann durch Befall von ZNS oder Auge v.a. zu Arachnoiditis und Hydrozephalus führen; **Therapie**: Praziquantel⋆

Taenia saginata: *Syn: Rinderfinnenbandwurm, Rinderbandwurm, Taeniarhynchus saginatus*; in Europa häufigster Bandwurm des Menschen, der eine Länge von bis zu 10 Metern erreichen kann; weltweit schätzt man die Anzahl der Erkrankten auf ca. 50 Millionen; der Kopf [Scolex] ist ca. 1 mm groß und hat 4 Saugnäpfe, aber keinen Hakenkranz; die Glieder [Proglottiden] sind ca. 2 cm lang und 1,2 cm breit; sie enthalten bis zu 30.000 Eier; die Infektion erfolgt über die orale Aufnahme infektiöser Larven [Cysticercus] in Rindfleisch [Zwischenwirt]; die Finne heftet sich an der Darmwand an und entwickelt sich in 3–4 Monaten zum geschlechtsreifen Wurm; die Infektion ist meist unauffällig, da der Wurm nur als Nahrungsparasit im Darm lebt; langfristig [der Wurm kann bis zu 25 Jahre alt werden] kommt es zu Gewichtsabnahme und in seltenen Fällen zur Entwicklung eines Ileus; **Diagnose**: Nachweis von Proglottiden oder Eiern im Stuhl; **Therapie**: Praziquantel⋆, Niclosamid⋆

Taenia solium: *Syn: Schweinefinnenbandwurm, Schweinebandwurm*; weltweit verbreiteter Bandwurm, der über rohes oder ungares Fleisch vom Schwein [Zwischenwirt] auf den Menschen [Endwirt] übertragen wird; aufgrund der strengen Lebensmittelkontrollen ist er in Europa selten geworden, spielt aber in unterentwickelten Ländern weiterhin eine große Rolle; meist nimmt der Patient Finnen auf, die sich dann mit den Saugnäpfen ihres Kopfes [**Skolex**] an der Dünndarmwand anheften und damit beginnen, Nahrungsstoffe durch direkte Diffusion aufzunehmen; im Gegensatz zum Rinderbandwurm [Taenia saginata], kann der Schweinebandwurm den Menschen auch als Zwischenwirt nutzen, d.h., ein oral aufgenommenes Ei [auch als Autoinfektion] kann sich im Menschen zur Finne [Cysticercus] entwickeln; die Finnen können durch die Dünndarmwand in die Blutbahn gelangen und in verschiedene Organe transportiert werden; meist erfolgt die Einnistung in Muskulatur, subkutanes Bindegewebe oder Gehirn; sie führen zu einer lokalen Entzündungsreaktion [**Zystizerkose**] und später zur Verkalkung; bei ZNS-Befall kann es zu Krampfanfällen kommen, bei Augenbeteiligung zu Erblindung; **diagnostisch** steht der Eiernachweis im Stuhl im Vordergrund, bei Zystizerkose können typische Antikörper gefunden werden [IF, ELISA] und meist finden sich verkalkte Zystizerken im Röntgenbild oder Computertomogramm; die **Therapie** besteht aus der Gabe von Niclo-

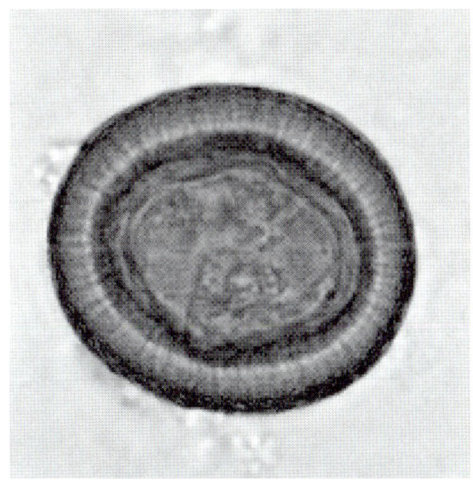

Abb. T1. Taenia solium. Ei im Stuhl

samid* oder Praziquantel*; verkalkte Finnen werden bei Bedarf chirurgisch ausgeräumt

Tae|ni|a|rhyn|chus saginatus *m*: →*Taenia saginata*

T-Ag|glu|ti|na|ti|ons|phä|no|men *nt*: →*Thomsen-Phänomen*

Tag|lar|ven|fi|la|rie *f*: →*Loa loa*

Tai|ga|wur|zel *f*: **1.** →*Eleutherococcus senticosus* **2.** *Syn:* Eleutherococcuswurzel, Eleutherococci radix; *s.u. Eleutherococcus senticosus*

Takahara-Krankheit *f*: *Syn: Akatalasie, Akatalasämie; s.u. Katalase*

Takayasu-Syndrom *nt*: *Syn: Martorell-Krankheit, Arteriitis brachiocephalica;* Entzündung des Truncus brachiocephalicus am Abgang aus der Aorta; die Erkrankung betrifft v.a. Frauen unter 40 Jahren und führt zu Fieber, Gewichtsverlust, Nachtschweiß, Gelenkschmerzen, Müdigkeit und Stenosierung von Aortenästen, was zu der Bezeichnung **Puls-los-Krankheit** geführt hat; am häufigsten betroffen sind Arteria subclavia [90 %], Arteria carotis communis [45 %], Arteria vertebralis [25 %]; **Therapie:** Corticosteroide, Cyclophosphamid*, Antikoagulanzien, u.U. chirurgische Intervention [Endarteriektomie]

Talg|drü|sen|nä|vus *m*: →*Naevus sebaceus (Jadassohn)*

Talg|fluss *m*: →*Seborrhoe*

Talg|re|ten|ti|ons|zys|te *f*: →*Steatom*

Talk|o|se *f*: *Syn: Talkumlunge, Talkumpneumokoniose, Talkumstaublunge;* Pneumokoniose durch Inhalation von Talkum-haltigem Staub; der Verlauf hängt von der Verunreinigung durch Asbest- oder Quarzstaub ab; *s.u. Essay Lungen- und Atemwegserkrankungen durch Arbeit und Umwelt S. 1265*

Talk|um *nt, pl* **-ka:** *Syn: Speckstein, Talcum;* gereinigtes und pulverisiertes Magnesiumsilikat; sehr feines, weiches Pulver, das sich fettig anfühlt; wird zur Herstellung von Pasten, Lotionen und Hand- und Fußpudern verwendet; wegen der Bildung von Fremdkörpergranulomen ist es für Wundpuder nicht geeignet

Ta|lus|frak|tur *f*: *Syn: Sprungbeinfraktur;* Talusfrakturen sind selten [ca. 0,5 % aller Frakturen] und finden sich meist bei Polytraumen oder Kettenfrakturen; unterschieden werden **periphere** und **zentrale Talusfrakturen** [Taluskopf, -hals,- körper], die nach Hawkins in die Grade I-IV eingeteilt werden; ab Grad II liegt immer eine Talusluxation vor, die reponiert werden muss; da der Talus am oberen und unteren Sprunggelenk beteiligt ist, handelt es sich praktisch immer um Gelenkfrakturen, die operativ reponiert und fixiert werden müssen; nur nicht-dislozierte Frakturen ohne Luxation des Sprunggelenkes [Hawkins I] können konservativ behandelt werden; zu beachten ist, dass ein großer Teil der Frakturen [bis zu 50 % bei Hawkins IV] zu avaskulärer Talusnekrose und posttraumatischer Arthrose führt; *s.a. Essay Fraktur, Luxation, Distorsion S. 423*

Talus verticalis *m*: *s.u. Plattfuß*

Ta|mo|xi|fen *nt*: synthetisches Antiöstrogen; bindet sich an die Östrogenrezeptoren der Mammakarzinomzellen; dabei kommt es zur Verdrängung von Östrogen von den Rezeptoren und zur Hemmung der östrogenbedingten Stimulation der DNA-Synthese in den Karzinomzellen; blockiert außerdem Mammakarzinomzellen in der G1-Phase; diese Blockierung kann nicht durch Östrogen aufgehoben werden; **Anw.:** Behandlung des Mammakarzinoms nach der Menopause; selten auch bei Frauen mit malignem Melanom; umstritten ist der Einsatz bei Korpuskarzinom und Nierenkarzinom; *s.a. Essay Neubildungen der Brustdrüse S. 969*

Tam|su|lo|sin *nt*: *Syn: Amsulosin;* Alphablocker* mit relativer Spezifität für α_1-Rezeptoren; **Anw.:** benigne Prostatahyperplasie, Dranginkontinenz, Detrusor-Sphinkter-Dyssynergie; *s.a. Essay Benignes Prostatahyperplasie-Syndrom S. 1295*

Ta|na|ce|ti vulgaris flos *m*: *Syn: Rainfarnblüten;* Blütenstände von Rainfarn*

Ta|na|ce|ti vulgaris herba *f*: *Syn: Wurmfarnkraut;* oberirdische

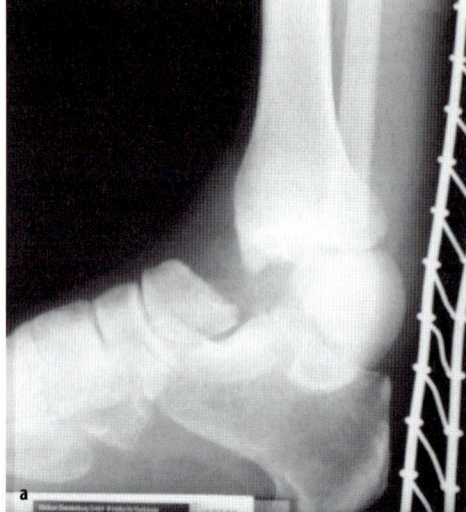

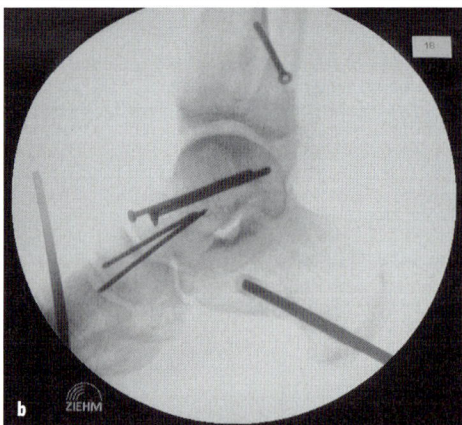

Abb. T2. Talusfraktur. Zentrale Fraktur [Hawkins IV]: **a** der Taluskörper ist aus dem oberen und unteren Sprunggelenk nach dorsal luxiert, **b** Reposition und Schraubenosteosynthese sowie temporäre Transfixation des Talonavukulargelenkes

Pflanzenteile von Rainfarn*

Ta|na|ce|tum vulgare *nt*: →*Rainfarn*

Tang *m*: *Syn: Fucus;* Vegetationskörper [Thallus] von **Blasentang** [Fucus vesiculosus] und **Knotentang** [Ascophyllum nodosum], Algen aus der Familie der Braunalgen [Fucaceae]; enthalten v.a. Iod [bis zu 0,1 %, 40–80 % organisch gebunden], Polysaccharide [v.a. Alginsäure] und Sterole; **Anw.:** traditionell bei Unterfunktion der Schilddrüsen [Hypothyreose], v.a. mit Struma und Myxödem; seltener bei Adipositas, Verdauungsstörungen und Arteriosklerose; in der Homöopathie ebenfalls bei Adipositas, Arteriosklerose, Struma und Hyperthyreose

Tangier-Krankheit *f*: *Syn: Analphalipoproteinämie, familiärer HDL-Mangel;* autosomal-rezessiv vererbtes Fehlen der Alpha$_1$-Lipoproteine; **Klinik:** Hepatomegalie, Lymphadenopathie, diffuse Korneatrübung, periphere Neuropathien, hyperplastische orange-gelbliche Tonsillen; **Therapie:** diätetische Fettreduktion; *s.a. Essay Fettstoffwechselstörungen S. 403*

Tan|nen|baum|rü|cken *m*: bei Osteoporose kommt es zu einem Rundrücken, einer Verkürzung des Rumpfes und die Hautfalten des Rückens prägen sich deutlicher aus und ziehen

T

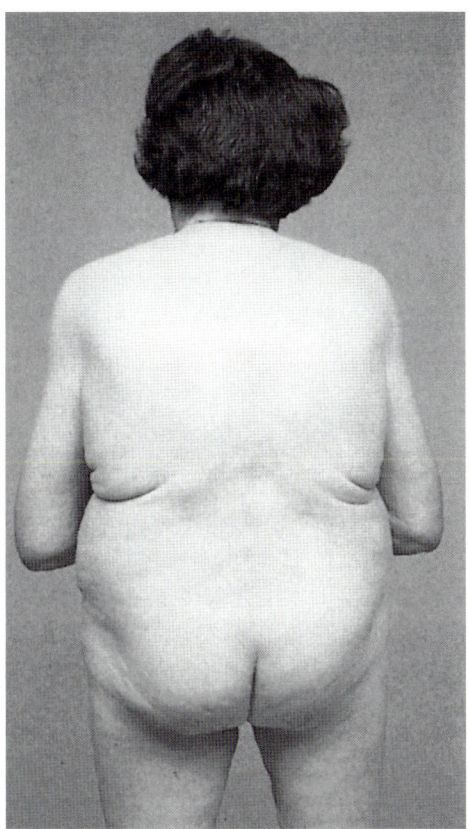

Abb. T3. Tannenbaumrücken. 63-jährige Patientin mit osteoporotischem Rundrücken, Rumpfverkürzung und Tannenbaumphänomen

nach schräg unten [**Tannenbaumphänomen**]; *s.a. Essay Osteoporose S. 1171*

Tan|nin|gerb|stof|fe *pl*: *s.u. Gerbstoffe*

Tape *nt*: engl. Band; Pflaster, Heftpflaster; Klebeband **Tension-free Tapes, Tension-free Vaginal Tape, Trans Obturator Tape**: *s.u. Essay Harninkontinenz S. 533*

Tape-Verband *m*: elastische Verbände aus Klebestreifen [*engl.* tape] werden v.a. im Gelenkbereich zur temporären Ausschaltung bzw. Einschränkung der Funktion angelegt; *s.a. Abb. T4*

Tal|pe|zier|na|gel|phä|no|men *nt*: *Syn*: Reißnagelphänomen; *s.u. chronisch-diskoider Lupus erythematodes*

TAPP-Technik *f*: Technik [transabdominal preperitoneal mesh technique] der laparoskopischen Hernienplastik mit transabdominaler Platzierung eines Kunststoffnetzes zwischen Bauchfell und Bauchwand; *s.a. Essay Eingeweidebrüche/ Hernien S. 577*

Ta|ra|xa|ci folium *nt*: *Syn*: Löwenzahnkraut, Löwenzahnblätter, Taraxaci herba; oberirdische Pflanzenteile von Löwenzahn*

Ta|ra|xa|ci herba *f*: *Syn*: Löwenzahnkraut, Löwenzahnblätter, Taraxaci folium; oberirdische Pflanzenteile von Löwenzahn*

Ta|ra|xa|ci radix *f*: *Syn*: Löwenzahnwurzel; *s.u. Löwenzahn*

Ta|ra|xa|ci radix cum herba *f*: *Syn*: Löwenzahnwurzel und Kraut; *s.u. Löwenzahn*

Ta|ra|xa|cum officinale *nt*: →*Löwenzahn*

targeted therapy *nt*: zielgerichtete, möglichst spezifische Antitumortherapie, die oft auf neuen immunologischen und molekularbiologischen Erkenntnissen beruht; dazu gehört u.a. die Verwendung monoklonaler Antikörper wie z.B. Ri-

tuximab*, Cetuximab* oder Bevacizumab*; *s.u. Essay Chemotherapie S. 185*

Tar|sal|tun|nel|syn|drom, hinteres *nt*: ein Nervenkompressionssyndrom durch eine Schädigung des Nervus tibialis im Tarsaltunnel tritt v.a. nach Innenknöchelfrakturen und Verrenkungen im Sprunggelenk auf; **Klinik**: brennende Schmerzen im Versorgungsgebiet, insbesondere beim Laufen; später sensible Ausfälle und Muskelparesen der kleinen Fußmuskeln; der Ninhydrintest zeigt oft eine Störung der Schweißsekretion an der Fußsohle; **Therapie**: Entlastung durch Spaltung des Retinaculums; *s.u. Essay Nervenkompressionssyndrome S. 1099*

Tar|sal|tun|nel|syn|drom, vorderes *nt*: Nervenkompressionssyndrom des Endastes des Nervus peroneus profundus unter dem Ligamentum cruciforme bzw. weiter distal unter der Sehne des Musculus extensor hallucis brevis; seltenes Krankheitsbild; *s.u. Essay Nervenkompressionssyndrome S. 1099*

Tar|sek|to|mie *f*: **1.** operative (Teil-)Entfernung der Fußwurzel **2.** *Syn*: Tarsusexzision; operative Entfernung der Lidplatte

Tar|sor|rha|phie *f*: *Syn*: Blepharorhaphie, Blepharorrhaphie, Tarsorrhaphie; Vernähung von Ober- und Unterlid, z.B. bei Ektropium paralyticum bei Fazialisparese

Tar|so|to|mie *f*: *Syn*: Blepharotomie; Durchtrennung der Lidplatte

Tarui-Krankheit *f*: →*Glykogenose Typ VII*

Ta|schen|do|si|me|ter *nt*: in oder an der Kleidung tragbares Dosimeter, das direkt abgelesen werden kann; nur bedingt zuverlässig, kann aber ein Warnsignal bei Überschreiten der zulässigen Maximaldosis abgeben

Tä|tig|keits|um|satz *m*: *s.u. Energieumsatz*

TAT-Mangel *m*: →*Tyrosinaminotransferasemangel*

Tau|ben|ze|cken|der|ma|ti|tis *f, pl* -**ti|ti|den**: erysipelartiges Erythem, Lymphangitis und Lymphadenitis nach Biss durch die Taubenzecke [Argas reflexus]

Tau|ben|züch|ter|lun|ge *f*: *Syn*: Vogelhalterlunge, Vogelzüchterlunge, Geflügelzüchterlunge, Wellensittichhalterlunge; exogen-allergische Alveolitis durch Inhalation von Kot- oder Federstaub von Vögeln; *s.a. Essay Lungen- und Atemwegserkrankungen durch Arbeit und Umwelt S. 1265*

Taub|heit *f*: *Syn*: Gehörlosigkeit, Anakusis, Kophosis, Surditas; Fehlen [angeboren] oder Verlust [erworben] des Gehörvermögens durch Schädigung des Innenohrs oder Hörnervs; die häufigste Ursache der **angeborenen Taubheit** ist die Rötelnembryopathie, daneben gibt es auch noch rezessiv und dominant vererbte Formen, die zu Entwicklungsstörungen im Bereich der Schnecke führen; angeborene Taubheit hat ein Fehlen der Sprachentwicklung zur Folge, d.h., die Patienten leiden später an **Taubstummheit**

bei der **erworbenen Taubheit** unterscheidet man **prälinguale Taubheit** [Verlust des Gehörs vor dem 7. Lebensjahr; führt zum Verlust der bereits erlernten Sprache] und **postlinguale Taubheit** [nach dem 7. Lebensjahr; der bereits gelernte Sprachschatz bleibt erhalten]; als Ursache kommen v.a. konnatale Lues, Stoffwechselerkrankungen [Diabetes, Hypothyreose] der Mutter, Kernikterus, Geburtstraumen, Infektionskrankheiten [Mumps, Masern] und Labyrinthitis in Frage; **Therapie**: Hörgerät, Cochlea-Implantation, Hör-, Sprech- und Spracherziehung

Taub|nes|sel, weiße *f*: *Syn*: Lamium album; Kraut aus der Familie der Lippenblütler [Lamiaceae]; verwendet werden die getrockneten Kronblätter mit anhaftenden Staubblättern [**weiße Taubnesselblüten**, Lamii albi flos] und die während der Blüte gesammelten und getrockneten oberirdischen Pflanzenteile [**weißes Taubnesselkraut**, Lamii albi herba]; sie enthalten Flavonoide, Gerbstoffe, Triterpensaponine und Phenolcarbonsäuren mit adstringierender und schleimlösender Wirkung; **Anw.**: traditionell bei Entzündungen der Mund- und Rachenschleimhaut und der oberen Atemwege; auch bei Diarrhoe, Obstipation, klimakterische Störungen, Menstruationsbeschwerden und zur Blutreinigung; in der Homöopathie bei Entzündungen von Niere und ableitenden Harnwegen

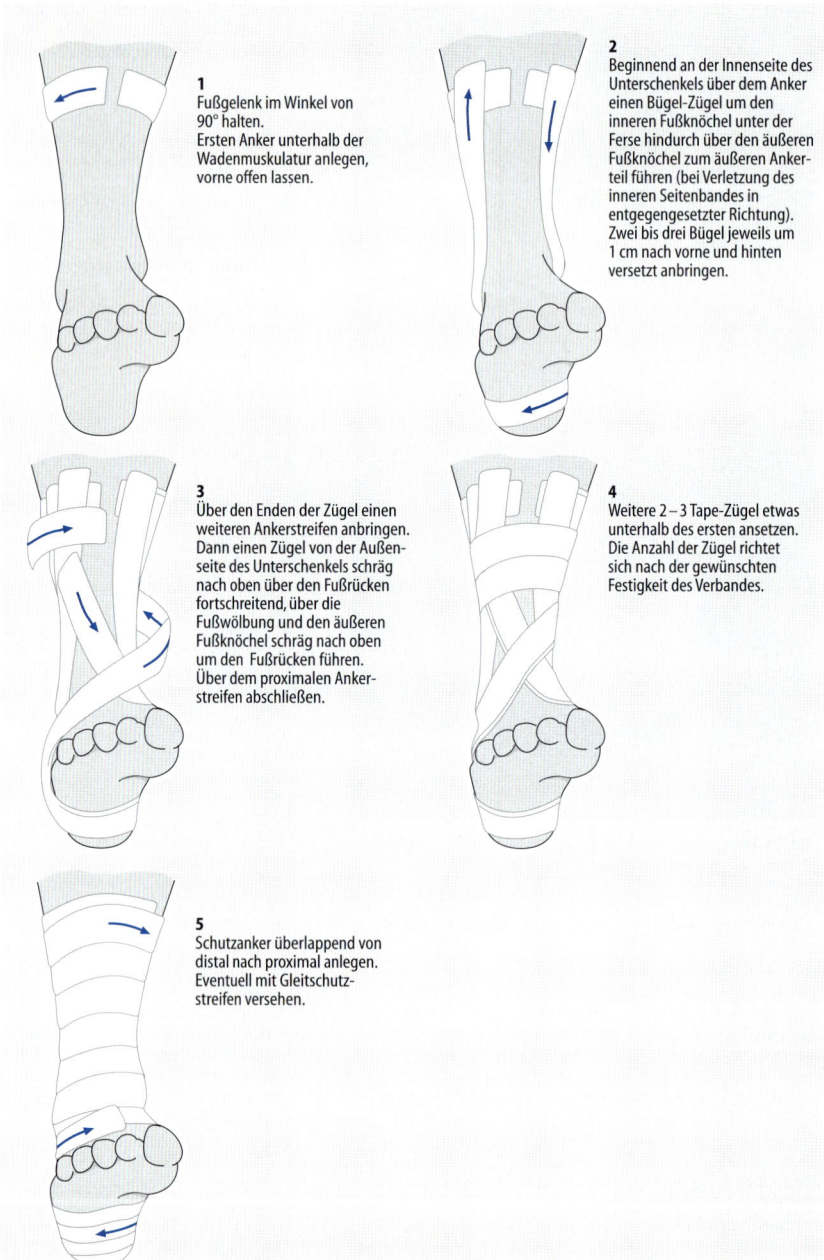

1
Fußgelenk im Winkel von
90° halten.
Ersten Anker unterhalb der
Wadenmuskulatur anlegen,
vorne offen lassen.

2
Beginnend an der Innenseite des
Unterschenkels über dem Anker
einen Bügel-Zügel um den
inneren Fußknöchel unter der
Ferse hindurch über den äußeren
Fußknöchel zum äußeren Anker-
teil führen (bei Verletzung des
inneren Seitenbandes in
entgegengesetzter Richtung).
Zwei bis drei Bügel jeweils um
1 cm nach vorne und hinten
versetzt anbringen.

3
Über den Enden der Zügel einen
weiteren Ankerstreifen anbringen.
Dann einen Zügel von der Außenseite des Unterschenkels schräg
nach oben über den Fußrücken
fortschreitend, über die
Fußwölbung und den äußeren
Fußknöchel schräg nach oben
um den Fußrücken führen.
Über dem proximalen Ankerstreifen abschließen.

4
Weitere 2–3 Tape-Zügel etwas
unterhalb des ersten ansetzen.
Die Anzahl der Zügel richtet
sich nach der gewünschten
Festigkeit des Verbandes.

5
Schutzanker überlappend von
distal nach proximal anlegen.
Eventuell mit Gleitschutz-
streifen versehen.

Abb.T4. Tape-Verband.
Schema eines Tape-Ver-
bandes am Sprungge-
lenk bei Außenbandver-
letzung

Tau|cher|krank|heit f: → Caissonkrankheit
Tau|sen|blatt nt: → Schafgarbe
Tau|send|gül|den|kraut nt: → Centaurium erythraea
Ta|xa|ne pl: Syn: Taxoide; aus den Blättern von Taxus-Arten
[pazifische Eibe] gewonnene Mitosehemmer, die die Mitose durch Polymerisation von Tubulin zu stabilen funktionsuntüchtigen Mikrotubuli hemmen; werden als Zytostatika verwendet; bisher sind Paclitaxel✶ und Docetaxel✶
zugelassen; s.a. Essay Neubildungen der Brustdrüse S. 969
Ta|xo|i|de pl: → Taxane
Ta|xol nt: → Paclitaxel

Ta|zo|bac|tam nt: β-Lactamase-Hemmer; ist in der Wirkung
Clavulansäure vergleichbar; wird zusammen mit v.a. Ampicillin, Mezlocillin, Piperacillin, Cefotaxim oder Cefope-
razon verwendet; **Anw.:** meist als fixe Kombination zusammen mit Piperacillin bei Infektionen der oberen und der
unteren Atemwege, der Nieren und der ableitenden Harnwege, der Geschlechtsorgane, der Haut und des Weichteilgewebes, des Bauchraumes; ambulant erworbene Pneumonie; **Dosierung:** Piperacillin/Tazobactam parenteral, i.
d.R. als i.v.-Kurzinfusion [20–40 min] oder langsame i.v.-
Injektion [3–5 min]; Erwachsene und Jugendliche ab 12

Jahren 3 × tgl. 4 g Piperacillin und 0,5 g Tazobactam; bei einer Kreatinin-Clearance von 2–19 ml/min Verlängerung des Dosierungsintervalls auf 12 h; bei dialysepflichtigen Patienten eine zusätzliche Dosis von 2 g Piperacillin und 0,25 g Tazobactam nach jeder Dialyse

TECAB-Technik f: *s.u. aortokoronarer Bypass*

Techlnik, biportale f: *Syn: Zwei-Portal-Technik*; *s.u. Karpaltunnelsyndrom*

Techlnilken, assistierte reproduktionsmedizinische pl: Oberbegriff für alle Methoden, die über die spontane natürliche Konzeption hinausgehen, d.h. In-vitro-Fertilisation [IVF], intrazytoplasmatische Spermieninjektion [ICSI] und intrauterine Insemination; einige Autoren fassen unter dem Begriff nur IVF und ICSI zusammen

Techlnik, monoportale f: *Syn: Ein-Portal-Technik*; *s.u. Karpaltunnelsyndrom*

Teerlaklne f: *Syn: Akne picea*; *s.u. Akne*

Teerlkelraltolse f: *Syn: Teerwarzen, Pechwarzen*; zu den Präkanzerosen gerechnete Berufskrankheit nach jahrelanger Exposition; typisch sind keratotische Papeln und warzenartige Keratosen

Teerlstuhl m: *Syn: Melaena*; Entleerung von schwarzem, glänzendem, klebrigem und übel riechendem Stuhl; Teerstuhl entsteht durch die langsame Passage von wenigstens 100–200 ml Blut durch das Kolon und den bakteriellen Abbau des Blutes; Zeitintervall zwischen Blutungsbeginn und erstem Auftreten von Teerstühlen ungefähr 5–8 h; Teerstühle können aber auch bei unterer gastrointestinaler Blutung und langsamer Darmpassage entstehen; *s.u. Essay Gastrointestinale Blutung S. 155*

Teerlwarlzen pl: → *Teerkeratose*

Teerlzylste f: *Syn: Schokoladenzyste*; Ovarialzyste mit eingedicktem Blut; *s.a. Essay Neubildungen des Ovars S. 1195*

Tee, schwarlzer m: *Syn: Camellia sinensis, Thea sinensis*; Strauch aus der Familie der Theaceae; verwendet werden die fermentierten und getrockneten jüngeren Blätter und Blattknospen [Teeblätter, Theae folium]; sie enthalten u.a. bis zu 4 % Coffein, Theobromin, Theophyllin, Catechingerbstoffe und Triterpensaponine; besitzen eine zentral anregende, leicht diuretische und das Herz stärkende Wirkung; **Anw.**: Diuretikum, v.a. aber als Genuss- und Anregungsmittel

Teevan-Fraktur f: *Syn: Teevan-Schädelfraktur*; Schädeldachfraktur, bei der nur die Lamina interna splittert und nach innen gedrückt ist

Telgalselrod nt: 5-HT4-Rezeptorantagnist; fördert die Motilität des Magen-Darm-Trakts und verkürzt die Magen-Darm-Passage; **Anw.**: Reizdarmsyndroms vom Obstipationstyp; **Dosierung**: 6 mg 2 × tgl. p.o.; *s.a. Essay Reizdarmsyndrom S. 1345*

Teilcholmylcin nt: → *Teicoplanin*

Teilcolplalnin nt: *Syn: Teichomycin*; Glykopeptidantibiotikum aus Actinoplanes teichomyceticus; wirkt gegen grampositive Erreger, v.a. Staphylokokken, Streptokokken, Corynebakterien, Listeria monocytogenes, Clostridium; **NW:** allergische Reaktionen; Transaminasenanstieg

Teilleberlspenlde f: → *Lebend-Leberspende*

Teillrelmislsion f: *Syn: partielle Remission*; deutliche Besserung des Allgemeinbefindens ohne Normalisierung aller Parameter; *s.u. Essay Tumortherapie S. 1593*

Tellelanlgielclaltasiahereditaria haemorrhagica f: *Syn: hereditäre Teleangiektasie, Morbus Osler, Osler-Rendu-Weber-Syndrom, Rendu-Osler-Weber-Syndrom*; autosomal-dominante Erkrankung mit Bildung von Teleangiektasien in Haut und Schleimhaut, arteriovenösen Aneurysmen sowie rezidivierenden inneren Blutungen; **Therapie**: symptomatisch; Blutungsstillung, Laserkoagulation der Teleangiektasien und Aneurysmen; **Prognose**: 5 % der Patienten versterben an inneren Blutungen

Tellelelelkltrolkarldilolgralfie, -gralphie f: *Syn: telemetrische Elektrokardiografie, Telekardiografie, Radioelektrokardiografie*; drahtlose Elektrokardiografie mit Übermittlung der Messwerte durch einen Sender

Tellelmeltrie f: Fernübertragung von Messwerten

Tellelröntlgenlgralfie, -gralphie f: *Syn: Teleradiografie*; Fernübertragung von Röntgenbildern

Tellelstelthollskop nt: Stethoskop mit eingebautem Sender zur Datenübertragung

Telleltherlmolgralfie, -gralphie f: Thermografie mit Übermittlung der Messwerte durch einen Sender

Telmalzelpam nt: mittellang wirksames Benzodiazepin, HWZ 12–13 h; **Anw.**: nur noch als Hypnotikum; **Dosierung**: 20 mg/d p.o.; ältere Patienten sollten mit 10 mg beginnen; **NW:** *s.u. Benzodiazepine*

Telmolzollolmid nt: liquorgängiges alkylierendes Zytostatikum; **Anw.**: maligne Gliome im Rezidiv oder bei Progredienz nach Operation und Bestrahlung; palliative Therapie von malignem Melanom

Temlpelralturlmelthode f: Methode der natürlichen Familienplanung, bei der durch morgendliche Messung der Basaltemperatur der Ovulationszeitpunkt bestimmt wird; *s.u. Essay Empfängnisverhütung und Familienplanung S. 343*

Temlpolrallaplpenlanlfall m: *Syn: komplex partieller Anfall, psychomotorischer Anfall*; im Gegensatz zum kleinen epileptischen Anfall kommt es zu einer häufig auch klinisch beeindruckenden Symptomatik; wie bei den Grand-mal-Anfällen kann es auch hier zum Auftreten von Auren kommen; am häufigsten ist die sog. epigastrische Aura, die in typischer Weise als aufsteigendes, zum Teil unangenehmes Hitzegefühl aus dem Magen-Darm-Bereich, das sich bis zum Hals ausbreiten kann, beschrieben wird; Geruchsveränderungen [olfaktorische Aura] und optische Phänomene [optische Aura] werden ebenfalls angegeben; selten, aber für Patienten recht beängstigend sind Phänomene, bei denen sie das Gefühl haben, eine bestimmte Situation oder Umgebung schon einmal erlebt bzw. gesehen zu haben [Déjà-vu-Erlebnis]; noch seltener ist ein Gefühl der Fremdheit in der vertrauten Umgebung [Jamais-vu-Erlebnis]; *s.u. Essay Epilepsie und Status epilepticus S. 365*

Tenldolplasltik f: *Syn: Tenoplastik, Sehnenplastik*; plastische Operation einer Sehne

Tenldolvalgilniltis f, pl **-tilden**: *Syn: Sehnenscheidenentzündung, Tenosynovitis, Tendosynovitis, Tenovaginitis*; eine akute oder chronische Entzündung der Sehnenscheide tritt häufig bei Überbeanspruchung oder im Rahmen der rheumatischen Arthritis auf; bei den chronischen Formen [oft als **Tendovaginopathie** bezeichnet] findet man auch Stoffwechselerkrankungen [Hyperurikämie, Lipoidgranulomatose, Xanthomatose] als Ursache; oft kommt es zu spontaner Sehnenruptur

akute eitrige Tendovaginitis: *Syn: Sehnenphlegmone, Sehnenscheidenphlegmone, Tendosynovitis acuta purulenta*; akute eitrige Sehnenscheidenentzündung mit diffuser Ausbreitung; häufigste Form ist die V-Phlegmone*; **Therapie**: Eröffnung und Drainage vom distalen und proximalen En-

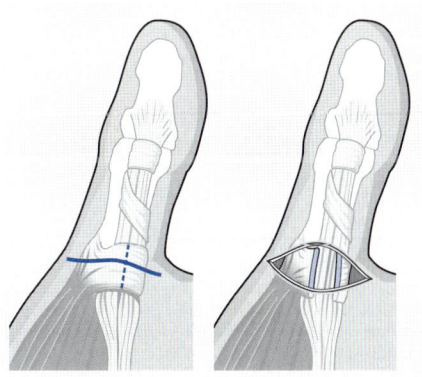

Abb. T5. Tendovaginitis stenosans. Schema der Ringbandspaltung de her; Spülung mit Kochsalzlösung; frühzeitige postoperative Mobilisierung zur Verhinderung von Verwachsungen

Tendovaginitis sclerosans (de Quervain): →*Tendovaginitis stenosans*

Tendovaginitis stenosans: *Syn: Tendovaginitis stenosans de Quervain, Quervain-Krankheit, de Quervain-Krankheit, Tendovaginitis sclerosans (de Quervain)*; chronisch entzündliche Reizung der gemeinsam verlaufenden Sehnen von Musculus abductor pollicis longus und Musculus extensor pollicis brevis; häufigste Erkrankung der Sehnen, die oft als Begleiterkrankung des Karpaltunnelsyndroms* auftritt; **Klinik**: initial findet man eine palpierbare Krepitation der Sehnen über dem Grundgelenk; später entwickelt sich ein schnellender Daumen; **Therapie**: operative Entlastung der Sehnenfächer

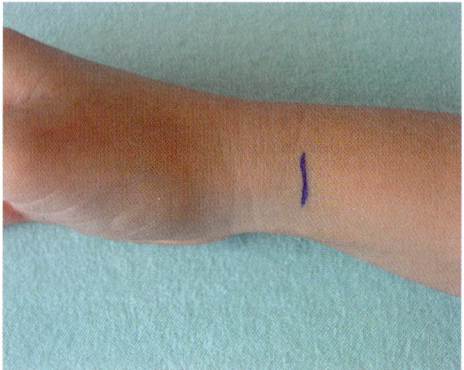

Abb. T6. Tendovaginitis stenosans. Schnittführung bei operativer Therapie

Te|nec|te|pla|se *f: Syn: TNK-tissue plasminogen activator*; von humanem Gewebeplasminogenaktivator abgeleitetes Thrombolytikum der 3. Generation; bindet bevorzugt an Fibrin im Thrombus und aktiviert das im Thrombus eingeschlossene Plasminogen zu Plasmin; *s.a. Essay Akuter und rezidivierender Myokardinfarkt S. 1071*

Te|ni|pol|sid *nt: Syn: VM-26*; semisynthetisches Derivat des Podophyllotoxins; Topoisomerase II-Hemmer; verwandt mit Etoposid*; **Anw.**: Lymphome, akute lymphatische Leukämie, Bronchialkarzinom, Hodentumoren; **NW**: ausgeprägte Knochenmarksuppression; *s.a. Essay Chemotherapie S. 185*

Ten|ne|ce|tin *nt:* →*Natamycin*

Ten|nis|el|len|bo|gen *m: Syn: Epicondylitis humeri radialis*; Entzündung des Epicondylus lateralis humeri durch chronische Überanstrengung [Tennis spielen, Schreibmaschine schreiben]; **Therapie**: die Beschwerden verschwinden meist von selbst oder bei Schonung für 2–3 Wochen; ansonsten Ruhigstellung im Gipsverband, Infiltration mit Cortisonkristallsuspension oder Ultrasonophorese

Te|no|fo|vir *nt:* nucleosidanaloger reverse Transkriptase-Hemmer; **Anw.**: HIV-Infektion; *s.u. Essay HIV-Infektion – AIDS S. 625*

Te|no|my|o|plas|tik *f:* kombinierte Sehnen-Muskel-Plastik

Te|no|my|o|to|mie *f:* Durchtrennung einer Sehne

Te|no|nek|to|mie *f: Syn: Sehnenexzision, Sehnenresektion*; operative (Teil-)Entfernung einer Sehne

Te|no|plas|tik *f:* →*Tenoplastik*

Te|nor|rha|phie *f: Syn: Sehnennaht*; Naht einer Sehne nach traumatischer oder operativer Durchtrennung, z.B. bei Achillessehnenruptur; *s.a. Essay Nahttechnik und Nahtmaterial S. 1085*

Te|no|syn|o|vek|to|mie *f: Syn: Tenosynovialektomie, Sehnenscheidenexzision, Sehnenscheidenresektion*; operative Entfer-

nung/Resektion der Vagina synovialis der Sehnenscheide

Te|no|syn|o|vi|a|lek|to|mie *f:* →*Tenosynovektomie*

Te|no|to|mie *f:* operative Durchtrennung einer Sehne

Te|no|xi|cam *nt:* Antirheumatikum; nicht-steroidales Antiphlogistikum; **Anw.**: entzündlich-rheumatische Erkrankungen, rheumatoide Arthritis, Morbus Bechterew, degenerative Gelenk- und Wirbelsäulenerkrankungen, Weichteilrheumatismus [Sehnenentzündung, Schleimbeutelentzündung, Lumboischialgien, Entzündungen im Bereich des Schulter-, Ellenbogen- oder Hüftgelenkes], akute Gicht; **Dosierung**: 1 × tgl. 10–20 mg p.o., bei akuter Gicht bis zu 40 mg; **NW**: v.a. gastrointestinale Nebenwirkungen, selten gastrointestinale Ulzerationen mit Hämorrhagien

Tensilon-Test *m:* Test bei Verdacht auf Myasthenia gravis paralytica; Tensilon® [Edrophoniumhydrochlorid] wird i.v. injiziert; nach 30–60 Sekunden verbessert sich die Muskelfunktion und lässt nach ca. 10 Minuten wieder nach; ist am eindrucksvollsten an stark betroffenen Muskeln, wie z.B. Augenmuskeln

TEP-Technik *f:* Technik [total extraperitoneal mesh technique] der laparoskopischen Hernienplastik, bei der ein Kunststoffnetz zwischen Bauchfell und Bauchwand eingebracht wird; bisher liegen noch keine Langzeiterfahrungen vor, es sieht aber so aus, als könnte sich die TEP-Technik zur Methode der Wahl unter den laparoskopischen Hernienoperationen entwickeln; *s.a. Essay Eingeweidebrüche/Hernien S. 577*

Te|ra|tom *nt: Syn: teratoide/teratogene Geschwulst, Teratoma, Wundergeschwulst*; meist gutartige, angeborene Geschwulst mit Anteilen aller Keimblätter; oft gleichgesetzt mit zystischem Teratom*

Teratome der Lunge: bestehen aus von allen drei Keimblättern ausgehenden Geweben, die meist völlig ausdifferenziert sind; so können beispielsweise Haare oder Zähne enthalten sein; sie fallen häufig durch Brustschmerzen, Husten, oft mit Blutbeimengung, oder Infektsymptome auf; als spezifisches Symptom gilt das Abhusten von Haaren [Trichoptysis]; Frauen sind geringfügig häufiger betroffen; die meisten Teratome treten zwischen dem 2. und 4. Lebensjahrzehnt auf; **maligne Teratome** können von der Lunge ausgehen oder als primär mediastinale Raumforderung entstehen und die Lunge sekundär infiltrieren; Diagnostik und Therapie entsprechen den Grundsätzen des nicht-kleinzelligen Bronchialkarzinoms; *s.a. Essay Neubildungen von Bronchien und Lunge S. 921*

zystisches Teratom: *Syn: Dermoid, Dermoidzyste*; zystischer Keimzelltumor des Eierstocks, der neben Hautanhangsgebilden auch andere Strukturen enthalten kann; *s.a. Essay Neubildungen des Ovars S. 1195*

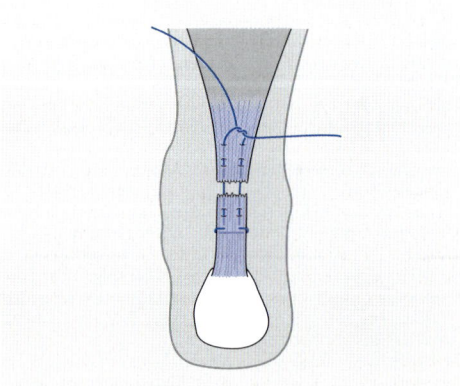

Abb. T7. Tenorrhaphie. End-zu-End-Naht bei Achillessehnenruptur

Te|ra|zo|sin *nt*: peripherer α_1-Blocker; **Anw.**: arterielle Hypertonie, benigne Prostatahyperplasie; *s.a. Essay Benignes Prostatahyperplasie-Syndrom S. 1295*

Ter|bi|na|fin *nt*: Antimykotikum; wirkt fungizid gegen Dermatophyten und Schimmelpilze [v.a. Trichophyton mentagrophytes, Trichophyton rubrum, Trichophyton verrucosum, Epidermophyton floccosum, Microsporum canis, Microsporum gypseum und Microsporum versicolor], fungizid oder fungistatisch gegen Candida*; **Anw.**: oberflächliche Mykosen wie Tinea pedis, Tinea corporis und cruris sowie Onychomykosen; **NW**: v.a. milde bis moderate gastrointestinale Störungen, Hautreaktionen, selten Geschmacksverlust; *s.a. Essay Mykosen S. 1059*

Ter|bu|ta|lin *nt*: selektives β_2-Sympathomimetikum; Bronchodilatator; **Anw.**: Prophylaxe und Therapie obstruktiver Atemwegserkrankungen, Asthma-Anfall; **Dosierung**: Aerosol 250 µg 3 × tgl.; p.o. 2–3 × 2,5–5 mg bzw. 2 × tgl. 7,5 mg als Retardformulierung; **NW**: Herzklopfen, Tachykardie, Fingerzittern, Ketoazidose und transitorische Insulinresistenz; **Kontraind.**: Myokardinfarkt, Thyreotoxikose, hypertrophe subvalvuläre Aortenstenose, tachykarde Arrhythmien

Te|re|bin|thi|na *f*: → *Terpentin*

Terebinthina laricina/veneta: *Syn*: *Lärchenterpentin, venezianisches Terpentin*; *s.u. Lärche*

Te|re|bin|thi|nae aetheroleum rectificatum *nt*: *Syn*: *Terpentinöl*; *s.u. Terpentin*

Ter|fe|na|din *nt*: vorwiegend peripher wirksames, nicht-sedierendes H_1-Antihistaminikum, Antiallergikum; **Anw.**: Allergien, allergische Rhinitis, Juckreiz, Urticaria; **Dosierung**: Erwachsene 2 × tgl. 60 mg p.o.; Kinder zwischen 3 und 5 Jahren 2 × tgl. 15 mg als Suspension, Kinder von 6 bis 12 Jahren 3 × tgl. 30 mg; **NW**: Kopfschmerz, Mundtrockenheit, trockene Nasen- oder Rachenschleimhaut, Haarausfall, Angioödem und Photodermatosen

Te|ri|pa|ra|tid *nt*: aktive Teilsequenz des Parathormons [PTH 1-34]; wird z.B. zur differenzialdiagnostischen Unterscheidung von Hypoparathyroidismus und Pseudo-Hypoparathyroidismus verwendet sowie zur Therapie einer glucocorticoidinduzierten Osteoporose; *s.a. Essay Osteoporose S. 1171*

Te|ri|zi|don *nt*: Cycloserinderivat, aus dem im Körper Cycloserin freigesetzt wird; Antibiotikum, Tuberkulostatikum der 2. Wahl

Ter|li|pres|sin *nt*: Vasopressinanalogon, Hämostatikum, Vasokonstriktor; **Anw.**: Ösophagusvarizenblutung: **Dosierung**: i.v. 2 mg alle 4 h über 24 h; zur topischen Infiltration [30 ml] Lösung von 10 µg/m; **NW**: Anstieg des peripheren Widerstandes mit Hypertonie und Verminderung der Schlagvolumens

Ter|pe|ne *pl*: aus Isopren-Einheiten [2-Methyl-1,3-butadien] aufgebaute Naturstoffe, zu denen z.B. die Steroide, Carotinoide und Kautschuk gehören

Ter|pen|tin *nt*: *Syn*: *Terebinthina*; aus den Stämmen verschiedener Pinus-Arten gewonnener Balsam, aus dem ein ätherisches **Terpentinöl** [Terebinthinae aetheroleum rectificatum] und ein Harz [**Terebinthinae resina**, **Colophonium**] gewonnen werden; sie enthalten u.a. Pinen, Caren, Camphen und Limonen, besitzen eine hyperämisierende und antiseptische Wirkung und vermindern die Bronchialsekretion; **Anw.**: innerlich und äußerlich bei chronischer Atemwegserkrankung mit starker Sekretion; äußerlich bei rheumatischen und neuralgischen Beschwerden; das Harz traditionell in hautreizenden Salben, Pflastern und blutstillenden Mitteln; Zusatz zu Desinfektions- und Insektenvernichtungsmitteln; in der Homöopathie bei Bronchitis, Lungentuberkulose, Entzündungen von Niere und ableitenden Harnwegen, Nierensteinleiden und Gallenbeschwerden

Terry-Syndrom *nt*: → *Frühgeborenenretinopathie*

Tes|to|lac|ton *nt*: Testosteronderivat, Androgen; **Anw.**: Mammakarzinom nach der Menopause; Pubertätsgynäkomastie; **Dosierung**: Mammakarzinom 150–200 mg/d oral oder je 100 mg 3–5 × wöchentlich i.m.; Pubertätsgynäkomastie 450 mg/d p.o.; **NW**: Anorexie, Übelkeit und Brechreiz, Blutdruckanstieg, Parästhesien, makulopapulöses Erythem, Glossitis, Schmerzen und Ödeme in den Extremitäten

Te|ta|nie *f*: *Syn*: *Tetania*; neuromuskuläre Übererregbarkeit und Krampfbereitschaft der Muskulatur bei Ca^{2+}-Mangel [**hypokalzämische Tetanie**], aber auch normalem Ca^{2+}-Spiegel [**normokalzämische Tetanie**]; respiratorische oder metabolische Alkalosen sind die häufigste Ursache der normokalzämischen Tetanie; klinisch unterscheidet man zwischen **latenter Tetanie** [mit Leistungsstörungen, Antriebsstörungen, Parästhesien, rheumatoiden Symptomen] und **manifester Tetanie**, d.h. dem **tetanischen Anfall** mit schmerzhaften, tonischen Krämpfen der distalen Extremitätenmuskulatur und der Gesichtsmuskeln [Geburtshelferhand, Pfötchenstellung, Karpopedalspasmen, Lidkrampf, Fischmaul]; die Pupillen sind unverändert und das Bewusstsein ist, wenn überhaupt, nur leicht getrübt; **Therapie**: Calcium i.v. bei hypokalzämischer Tetanie, Ausgleich der Alkalose [z.B. durch Rückatmung

Tab. T1. Tetanie. Hypokalzämische und normokalzämische Formen

Hypokalzämische Tetanien	
Hypoparathyreoidismus	Idiopathisch bei fehlender Organanlage, als Autoimmuninsuffizienz, nach Schild- bzw. Nebenschilddrüsenoperation, vorübergehend bei Neugeborenen mit Unreife oder mütterlichem primären Hyperparathyreoidismus
Pseudoidiopathischer Hypoparathyreoidismus	Produktion von unwirksamem PTH
Pseudohypoparathyreoidismus	Typ I: Defekt des Adenylatcyclasesystems Tap II: Defekt in Übertragung der cAMP-Botschaft
Nutrive Hypokalzämie	Kalziummangelernährung
Intestinale Hypokalzämie	Kalziummalabsorption, Maldigestion
Rachitis, Osteomalazie (kalzipenisch)	Vitamin-D-(Metaboliten-)Mangel
Niereninsuffizienz[a]	Hyperphosphatämie, Mangel an Vitamin-D-Hormon
Pankreatitis	Gewebsverkalkung, Glukagonwirkung
Oxalatvergiftung	Kalziumkomplexbildung
Zitratbluttransfusion	Kalziumkomplexbildung
Phosphatgabe	Kalziumkomplexbildung
Sulfatgabe	Kalziumkomplexbildung
Viomycintherapie	Kalziumsenkung durch Hyperphosphatämie
Leukämie	Kalziumsenkung durch Hyperphosphatämie

Normokalzämische Tetanien	
Hyperventilationstetanie	Respiratorische Alkalose
Magentetanie	Hyperemesis mit Salzsäureverlust
Akute Hyperkalzämie	Bei Therapie einer Hypokaliämie
Magnesiummangeltetanie	Bei Alkoholismus u.a.
Intoxikationen	Mit Strychnin, Atropin, Blei, u.a.
Infektionskrämpfe	Ohne Elektrolytentgleisung
Zerebrale Tetanie	Bei hirnorganischen Erkrankungen

[a] In der Regel ohne Tetanie

T

oder Sedativa] bzw. Beseitigung der Ursache bei normokalzämischer Tetanie

Te|ta|nus *m: Syn: Wundstarrkrampf, Starrkrampf;* **Clostridium tetani** vermehrt sich nur lokal an der Eintrittspforte, das von ihm gebildete Neurotoxin [**Tetanospasmin**] gelangt retrograd über die Nervenfasern oder hämatogen zum Rückenmark; in den Vorderhornzellen des Rückenmarks spaltet es Synaptobrevine, die an der Ausschüttung von Gammaaminobuttersäure [GABA] in den Synapsenspalt beteiligt sind; damit kommt es zu spastischer Lähmung mit tonisch-klonischen Krämpfen; beim **generalisierten Tetanus**, der häufigsten Form, kommt es zu Kieferklemme [Trismus] mit typischem Gesichtsausdruck [Risus sardonicus], sensorisch ausgelösten Muskelspasmen und Atemlähmung; liegt die Eintrittspforte im Kopfbereich, kommt es schnell zu Entwicklung eines **Kopftetanus**, der fast immer tödlich verläuft; **Therapie:** Tetanushyperimmunglobulin, Bettruhe, Abschirmung von äußeren Reizen, Sedativa, künstliche Beatmung; **Prognose:** lokaler Tetanus hat eine gute Prognose; generalisierter Tetanus und Kopftetanus haben weiterhin eine Mortalität von 20–40 %; die **Tetanusprophylaxe** erfolgt mit inaktiviertem Tetanustoxin [Toxoid]; heute wird i.d.R. eine Dreifachimpfung [Diphtherie, Pertussis, Tetanus] im 3., 4., 5. und 12. Monat vorgenommen, die fünfte Dosis wird im 6. Jahr verabreicht; danach kann jederzeit eine Boosterimpfung vorgenommen werden; ist der Impfstatus einer verletzten Person unklar, wird je nach Art der Wunde entweder nur mit Toxoid oder mit Toxoid und Immunglobulin geimpft

Tab. T2. Tetanus. Tetanusprophylaxe

Zahl der bisherigen aktiven Impfungen	Saubere, geringfügige Wunden[a]		Alle anderen Wunden		
	DT bzw. Td[b]	Tetanus-Immunglobulin	DT bzw. Td[b]	Tetanus-Immunglobulin	
Unbekannt	Ja	Nein	Ja	Ja[d]	
≤ 1	Ja	Nein	Ja	Ja[d]	
2	Ja	Nein	Ja	Nein[f]	
≥ 3	Nein[c]	Nein	Nein[e]	Nein	

[a] Oberflächlich, nicht verschmutzt
[b] Diphtherie-Tetanustoxoid-Kombinationswirkstoff
[c] Vorausgesetzt, die letzte Immunisierung liegt < 10 Jahre zurück
[d] Simultan mit DT bzw. Td
[e] Vorausgesetzt, die letzte Immunisierung liegt < 5 Jahre zurück
[f] Vorausgesetzt, die Verletzung liegt < 24 h zurück

Tetanus neonatorum: *Syn: neonataler Tetanus;* durch eine Infektion der Nabelwunde ausgelöster Wundstarrkrampf; in den Entwicklungsländern weiterhin eine ernsthafte Bedrohung vieler Neugeborener, die fast immer tödlich verläuft

Te|ta|nus|ba|zil|lus *m:* →*Clostridium tetani*

Te|tra|ä|thyl|thi|u|ram|id|sul|fid *nt:* →*Disulfiram*

Te|tra|ca|in *nt:* Lokalanästhetikum; wird nur zur Oberflächenanästhesie in der Hals-, Nasen-, Ohren- und in der Zahnheilkunde verwendet

Te|tra|cy|clin *nt:* von Streptomyces aureofaciens gebildetes Antibiotikum, von dem sich die Tetracycline ableiten; wirkt gegen Strepto-, Gono-, Pneumo-, Meningokokken, Aktinomyceten, Listeria, Brucella, Yersinia, Haemophilus, Campylobacter, Vibrio cholerae, Leptospira, Treponema pallidum, Mykoplasmen, Chlamydien, Rickettsien; **Anw.:** Mittel der 2. Wahl bei z.B. Brucellose, Granuloma inguinale, Cholera, Rückfallfieber, interstitielle Pneumonie, Urethritis, Tularämie, Pest, Aktinomykose, Trachom, Listeriose,

Akne; **NW:** *s.u. Tetracycline*

Te|tra|cy|cli|ne *pl: Syn: Tetrazykline;* Gruppe halbsynthetischer, bakteriostatischer Breitspektrumantibiotika, die die Proteinbiosynthese der Bakterien hemmen; sie wirken am stärksten gegen gramnegative Erreger [Gonokokken, Haemophilus influenzae, Escherichia coli, Salmonella, Shigella, Klebsiella], weniger stark gegen die grampositiven Strepto-, Staphylo- und Pneumokokken; **Anw.:** Mischinfektionen des Magen-Darm-Traktes, der oberen Luftwege und des Urogenitaltraktes; **NW:** Leberschäden, Allergien, Photosensibilisierung, gastrointestinale Symptome, Schädigung von Knochen, Nägeln und Zähnen bei Feten und Kleinkindern; **Kontraind.:** Schwangerschaft, Stillperiode, Kinder unter 8 Jahren, Leberschädigung, Niereninsuffizienz

Tetrahydrobiopterin-Mangel *m: Syn: Hyperphenylalaninämie durch Cofaktormangel;* Oberbegriff für eine Reihe von angeborenen [autosomal-rezessiven] Synthesedefekten von Tetrahydrobiopterin, das als Cofaktor der Phenylalaninhydroxylase wirkt; bekannt sind drei verschiedene Defekte bekannt [**GTP-Zyklohydrolase-1-Mangel, 6-Pyrovoyl-Tetrahydrobiopterinsynthase-Mangel** und **Pterin-4α-Carbinolamin-Dehydratase-Mangel**], die zusammen ca. 1–2 % aller Hyperphenylalaninämien ausmachen; **Klinik** und **Diagnose** *s.u. Phenylketonurie;* **Therapie:** phenylalaninarme Diät, Substitution von Tetrahydrobiopterin und L-Dopa; *s.u. Essay Störungen des Aminosäurestoffwechsels und Harnstoffzyklus S. 43*

Tetramethylen-bis-methansulfonat *nt:* →*Busulfan*

L-Te|tra|mi|sol *nt:* →*Levamisol*

Te|tra|ze|pam *nt:* mittellang wirksames Benzodiazepin; HWZ 18 h; **Anw.:** Muskelrelaxans, Tranquilizer; **NW:** *s.u. Benzodiazepine*

Te|tro|xo|prim *nt:* Hemmstoff der Dihydrofolatreduktase, v.a. von Bakterien; wird selten in Kombination mit Sulfadiazin [Cotetroxazin] zur Behandlung von Infektionen des Respirations- und Harntraktes verwendet

Te|try|zo|lin *nt:* α-Sympathomimetikum, Vasokonstriktor mit starker vasokonstriktorischer Wirkungen an der Nasenschleimhaut und der Conjunctiva; **Anw.:** Schnupfen, Heuschnupfen, allergische Konjunktivitis, Nasennebenhöhlenentzündung; **Dosierung:** Erwachsene 2–3 Tropfen 0,1 %-ige Lösung in jedes Nasenloch, nicht häufiger als alle 3 h; Kinder 0,05 %-ige Lösung; Konjunktivitis 2–3 × 1–2 Tropfen 0,05 %-ige Lösung in den Bindehautsack; **NW:** reaktive Hyperämie und brennende Schmerzen am Auge; selten Herzklopfen, Arrhythmien, pektanginöse Beschwerden, Hypertonie

Teu|fels|kral|le, südafrikanische *f: Syn: afrikanische Teufelskralle, Harpagophytum procumbens;* Pflanze aus der Familie der Sesamgewächse [Pedaliaceae]; verwendet wird die sekundäre Speicherwurzel [**Teufelskrallenwurzel,** Harpagophyti radix], die Harpagosid und andere Iridoidglykoside enthält; **Anw.:** Appetitlosigkeit und Verdauungsbeschwerden; selten auch bei rheumatischen oder degenerativen Erkrankungen des Bewegungsapparates; in der Homöopathie Verwendung bei Gelenkerkrankungen, Gicht und Rheuma

Tha|la|mo|to|mie *f:* stereotaktische Hirnoperation mit Zerstörung spezifischer Thalamusstrukturen, z.B. zur Therapie unstillbarer Schmerzen

Thal|as|sä|mie *f: Syn: Mittelmeeranämie, Thalassaemia;* autosomal-dominant vererbte Störung der Bildung von Unterketten des Hämoglobins, die zur Entwicklung einer hämolytischen Anämie führt; kommt im Mittelmeerraum extrem häufig [bis zu 35 % der lokalen Bevölkerung] vor und ist insgesamt eine der häufigsten Erbkrankheiten des Menschen; bei der α-Thalassämie liegt eine Störung der Bildung der α-Kette vor, bei der β-Thalassämie dementsprechend eine Bildungsstörung der β-Kette; die homozygote Form der β-Thalassämie wird als **Thalassaemia major** oder auch **Cooley-Anämie** bezeichnet; kennzeichnend sind ein hoher Hämoglobin F-Gehalt bei Erwachsenen, Erythroblastose, hämolytischer Ikterus, Leber- und Milzvergrößerung; schon bei Säuglingen kommt es zur Ausbildung einer transfusionsbedürftigen Anämie und einer Ausweitung der Knochenmarkräume von Schädel [**Bürstenschädel**], Jochbeinen und Oberkiefer; **Therapie:** allogene Knochenmarktransplantation; bei Versagen lebenslang Transfusionstherapie; Chelatbildner [Deferoxamin*] zur Verhütung einer Eisenüberladung; **Prognose:** bei allogener Knochenmarktransplantation überwiegend gut; bei Transfusionstherapie versterben viele Patienten im 2. oder 3. Lebensjahrzehnt an den Folgen der Eisenüberladung; im Gegensatz dazu, ist die **Thalassaemia minor** eine mild verlaufende heterozygote Form der β-Thalassämie mit Überproduktion von Hb A$_2$

Tha|li|do|mid *nt: Syn:* 3-Phthalimidoglutarimid; wurde ursprünglich als Schlafmittel [Contergan] verwendet; bei Einnahme in der Schwangerschaft kam es aber zu einer Embryopathie mit Extremitätenfehlbildungen [Robbengliedrigkeit] oder Ohrmuschelfehlbildungen und Fazialisparese [**Contergan-Syndrom**]; wird heute als Lepramittel und Immunsuppressivum bei Plasmozytom verwendet; *s.a. Essay Non-Hodgkin-Lymphome S. 1133*

The|ae folium *nt: Syn:* Teeblätter; *s.u. Tee, schwarzer*

The|a sinensis *f:* → *Tee, schwarzer*

The|in *nt:* → *Coffein*

The|lor|rha|gie *f:* Blutung aus der Brust(warze); häufig Symptom bei (intraduktalem) Mammakarzinom*

The|o|bro|min *nt: Syn:* 3,7-Dimethylxanthin; dem Coffein verwandtes Xanthinderivat mit schwach diuretischer und muskelrelaxierender Wirkung; wird heute therapeutisch nicht mehr verwendet; spielt aber als Inhaltsstoff von Genussmitteln [v.a. Schokolade] eine Rolle

The|o|phyl|lin *nt:* Xanthinderivat mit positiv chronotroper und inotroper sowie zentralstimulierender Wirkung; findet sich in sehr geringen Mengen in Kaffeebohnen und in Teeblättern; Broncholytikum; erweitert die Koronargefäße und periphere Gefäße; **Anw.:** Asthma bronchiale, Bronchospasmus, Lungenödem, Koronarspasmen, Schlafapnoesyndrom, Prophylaxe der idiopathischen Apnoe bei Frühgeborenen und Säuglingen; die **Dosierung** erfolgt altersabhängig [Früh- oder Neugeborene 2 bis 4 mg/kg, Erwachsene unter 50 Jahren 10 bis 12 mg/kg als Erhaltungsdosis]; **NW:** Kopfschmerzen, Erregung, Unruhe, Schlaflosigkeit und Schwindel, Tremor; Tachykardie, evtl. Arrhythmien; Magenbeschwerden, Übelkeit, Erbrechen und Durchfall; **Kontraind.:** frischer Herzinfarkt, Hypertonie, Tachykardie, Arrhythmien, hypertrophe obstruktive Kardiomyopathie, Hyperthyreose, Epilepsie, Magen- oder Darmulzera; während der Schwangerschaft nur bei vorher bereits eingestellten Patientinnen

Theophyllin-Natriumglycinat *nt:* Gemisch von Theophyllin-Natrium und Glycin; **Anw.:** Bronchospasmolytikum, mildes Muskelrelaxans

The|ra|pie, hochaktive antiretrovirale *f: Syn: Highly Active Antiretroviral Therapy; s.u. Essay HIV-Infektion – AIDS S. 625*

Therapie-Interruption, strukturierte *f: Syn: Therapieunterbrechung; s.u. Essay HIV-Infektion – AIDS S. 625*

The|ra|pie, manuelle *f:* → *Chirotherapie*

The|ra|pie, multimodale *f: s.u. Essay Tumortherapie S. 1593*

The|ra|pie, photodynamische *f: s.u. Essay Altersabhängige Makuladegeneration S. 961*

Ther|mo|en|do|me|tri|um|ab|la|ti|on *f: s.u. Endometriumablation*

Ther|mo|gra|fie, -gra|phie *f: Syn:* Infrarotthermografie; Abbildung der Wärmestrahlung [Infrarotstrahlung] eines Objektes; spezielle Detektoren wandeln die Infrarotstrahlung in elektrische Signale oder in ein Farbbild um; die Hauptvorteile liegen darin, dass keine ionisierenden Strahlen und Kontrastmittel benötigt werden; wurde v.a. als Thermomammografie eingesetzt

Ther|mo|mam|mo|gra|fie, -gra|phie *f:* Thermografie der Brust

Ther|mo|ple|gie *f: Syn:* Hitzschlag; *s.u. Hitzeschaden*

Ther|mo|prä|zi|pi|ta|ti|ons|test *m: Syn:* Ascoli-Reaktion, Ascoli-Test; Ringtest zum Nachweis von Milzbrandantigen

Ther|mo|the|ra|pie *f: Syn:* Wärmetherapie, Wärmebehandlung; lokale [Packung, Infrarotlicht] oder systemische Anwendung [Bäder, Sauna] von Wärme zur Linderung von Beschwerden, Verbesserung des Allgemeinbefindens oder Stärkung des Immunsystems; systemische Wärmebehandlungen, wie z.B. warme Bäder, Überwärmungsbad, Sauna, werden i.d.R. als Schwitzkur bei z.B. Erkältungskrankheiten empfohlen; ihre Rolle in der Tumortherapie [**künstliche Hyperthermie**] ist weiterhin unklar; lokale Thermotherapie erfolgt durch Packung mit Peloiden, Infrarotbestrahlung, Elektrobehandlung oder Ultraschallbehandlung; alle Methoden führen direkt oder indirekt zu einer lokalen Hyperämie, Entspannung glatter und quergestreifter Muskulatur und Dämpfung von Schmerzleitung und -empfindung; **Anw.:** Myalgien, chronische Sehnenentzündungen und Gelenkerkrankungen, Muskelverspannungen; **Kontraind.:** akute Entzündungen, akute Schübe chronischer Entzündungen, Dermatosen, Tuberkulose, Tumoren im Anwendungsbereich; v.a. bei systemischer Anwendung muss auf die Kreislaufbelastung hingewiesen werden; lokale Daueranwendung kann u.U. zu chronischem Wärmeschaden führen

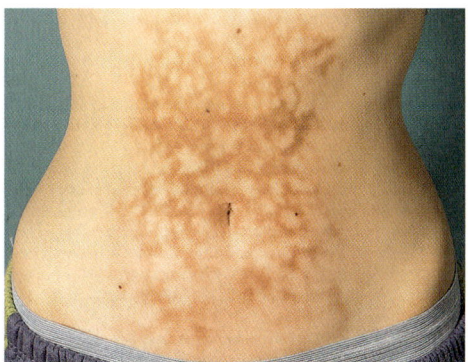

Abb. T8. Thermotherapie. Chronischer Wärmeschaden nach jahrelanger Verwendung von Wärmeflaschen zur Linderung von Bauchschmerzen

laserinduzierte Thermotherapie: Therapieverfahren zur minimal-invasiven Behandlung von Lebertumoren bzw. Lebermetastasen; dabei wird eine Glasfaser direkt in die Leber eingeführt und der Tumor oder die Metastase dann durch Laserlicht [Nd:YAG-Laser, Wellenlänge 1064 nm] zerstört; am Applikationsort wird eine Temperaturerhöhung zwischen 43 ° bis über 100 ° erreicht, womit ein Zelltod des Tumorgewebes über Hyperthermieeffekte und eine vollständige Denaturierung der Proteine erzielt wird; die Dauer der Laserbehandlung liegt zwischen 10–45 min; zurzeit können Tumoren bis zu einem Durchmesser von 4 cm erfolgreich behandelt werden; *s.u. Essay Tumortherapie S. 1593*

transurethrale Mikrowellen-induzierte Thermotherapie: *s.u. Essay Benignes Prostatahyperplasie-Syndrom S. 1295*

Thi|a|ben|da|zol *nt: Syn:* Tiabendazol; Konservierungsmittel, Anthelmintikum; **Anw.:** Nematodeninfektionen, Mittel der Wahl gegen Strongyloides stercoralis; **Dosierung:** Nematoden 1,5 g 2 × tgl. über 3 Tage; Capillaria philippinensis 1,5 mg tgl. für mehr als 1 Monat; Larva migrans und Angiostrongylus cantonensis 1,5 g 2 × tgl. 10–15 Tage; **NW:** Anorexie, Übelkeit, Erbrechen und Schwindel, selten Halluzinationen, gestörtes Farbensehen, Ohrenklingen, Kollaps, Blutdruckabfall oder unwillkürliche Blasenentleerung

Thi|a|bu|ta|zid *nt: Syn: Isobutylhydrochlorothiazid, Butizid*; Saluretikum; **Anw.:** Ödeme bei Herzinsuffizienz, Niereninsuffizienz, Diabetes insipidus; **Dosierung:** 5–15 mg/d p.o.; **NW:** Hypokaliämie, Erhöhung von Blutzucker- und Harnsäurespiegel; **Kontraind.**: Hyponatriämie, Hypokaliämie, Hyperkalzämie, Hyperurikämie, stark eingeschränkte Nierenfunktion [Kreatinin-Clearance unter 30 ml/min], schwere Leberfunktionsstörungen, Sulfonamidallergie, Schwangerschaft

Thi|a|ma|zol *nt*: **Syn:** *Methimazol, 1-Methyl-2-imidazolthiol*; Thioharnstoffderivat; Thyreostatikum; inhibiert dosisabhängig die Synthese der Schilddrüsenhormone durch eine Hemmung des Iodeinbaus in die Tyrosyl-Reste des Thyreoglobulins; **Anw.:** Hyperthyreose, Thyreotoxikose, Vorbehandlung einer Schilddrüsenoperation [z.B. bei disseminierter Autonomie], Vor- und Intervallbehandlung einer Radioiodtherapie; **Dosierung:** Initialdosis 20–40 mg/d auf drei Gaben verteilt, bis zur Besserung der klinisch Symptomatik [ca. 2–3 Wochen]; dann stufenweise Reduzierung der Dosis bis zur Erhaltungsdosis; bei Monotherapie 2,5–10 mg Thiamazol 1 × tgl., bei Kombinationstherapie 5–20 mg Thiamazol und 50–100 μg L-Thyroxin; **NW:** allergische Hautreaktionen [Pruritus, Exanthem, Urticaria], selten auch Fieber, Gelenkschwellungen und Ödeme; Agranulozytose [schwerwiegendste Nebenwirkung; in Abhängigkeit von der Dosis und dem Alter des Patienten Häufigkeit von 0,1–0,6 %]; **Kontraind.:** absolut: Allergie gegen Thionamide; relativ: große Strumen, Rückfall nach einer vorherigen antithyreoidalen Behandlung oder nach subtotaler Thyreoidektomie, mangelnde Compliance oder Unzuverlässigkeit des Patienten

Thi|a|min|man|gel *m*: **Syn:** *Vitamin B₁-Mangel, Vitamin B₁-Mangelkrankheit, Thiaminmangelkrankheit, Thiaminhypovitaminose, Beriberi*; durch einen Mangel an Vitamin B_1 verursachte Krankheit mit Ödemen, neurologischen Störungen [Wernicke*-Enzephalopathie] und Herzinsuffizienz; in Entwicklungsländern, v.a. dort, wo polierter Reis das Hauptnahrungsmittel ist, spielt die Beriberi immer noch eine Rolle; in Europa findet man praktisch nur noch einen Thiaminmangel bei chronischem Alkoholismus [Wernicke-Syndrom] oder bei Schwangeren

Thi|a|zo|li|din|di|o|ne *pl*: **Syn:** *Glitazone*; Gruppe oraler Antidiabetika, die die Insulinresistenz an Insulinzielgeweben bei Typ-2-Diabetes vermindern bzw. die Insulinsensitivität erhöhen [**Insulinsensitizer**]; sie stimulieren die insulinstimulierte Glucoseaufnahme in periphere Gewebe, an der Leber verstärken diese Substanzen die insulininduzierte Hemmung der endogenen Glucoseproduktion; *s.u. Essay Diabetes mellitus S. 253*

Thi|e|no|py|ri|din *nt*: → *Clopidogrel*

Thi|e|thyl|per|a|zin *nt*: Antiemetikum; nur selten verwendet

Thi|o|carb|a|mid *nt*: → *Thioharnstoff*

Thi|o|gu|a|nin *nt*: **Syn:** *Tioguanin, 2-Aminopurin-6-thiol, 6-Thioguanin*; Antimetabolit, Purinanalogon; **Anw.:** Zytostatikum bei Leukämien, v.a. Induktionstherapie der akuten myeloischen Leukämie; *s.a. Essay Chemotherapie S. 185*

Thi|o|harn|stoff *m*: **Syn:** *Sulfocarbamid, Thiocarbamid, Thiourea, Sulfoharnstoff, Schwefelharnstoff*; hemmt die Iodierung von Tyrosin und die Kopplung von Iodtyrosinen und damit die Thyroxinbildung in der Schilddrüse; Thioharnstoffderivate werden deshalb als Thyreostatika verwendet

Thi|o|ri|da|zin *nt*: Phenothiazinderivat, Neuroleptikum; die antipsychotische Wirkung ist relativ stark, Agitation und Aggression werden gut beeinflusst; **Anw.:** Angst-, Unruhe- und Erregungszustände, v.a. bei Schizophrenien, endogene und somatogene Depressionen, Zusatzmedikation bei akuten und chronischen Schizophrenien und Entzugsbehandlung, v.a. Alkoholentzug; **Dosierung:** 15–30 [–60] mg/d p. o.; **NW:** Mundtrockenheit, Obstipation, Miktionsstörungen, Hypotonie, Erektions-, Ejakulations- und Orgasmusstörungen; Galaktorrhoe und Gynäkomastie; **Kontraind.:** schwere Herz-Kreislauf-Erkrankungen, Schwangerschaft und Stillzeit

Thi|o|tel|pa *nt*: alkylierendes Zytostatikum; **Anw.:** Mamma-, Ovarialkarzinom, chronische Leukämie

Thi|o|tix|en *nt*: → *Tiotixen*

Thi|o|u|ra|cil *nt*: Thioharnstoffderivat, Thyreostatikum; selten auch als Zytostatikum verwendet

Thi|o|u|rea *nt*: → *Thioharnstoff*

Thomas-Handgriff *m*: Methode zum Nachweis einer Beugekontraktur des Hüftgelenks; der Patient liegt auf dem Rücken mit ausgestreckten Beinen; bei maximaler Beugung der gesunden Seite durch Heranziehen mit beiden Händen, hebt sich der Oberschenkel der erkrankten Seite an; *s.a. Essay Koxarthrose S. 847*

Tho|mas|phos|phat|lun|ge *f*: seltene anorganische Pneumokoniose durch Inhalation von Thomasschlacke; *s.u. Essay Lungen- und Atemwegserkrankungen durch Arbeit und Umwelt S. 1265*

Thomas-Schiene *f*: **Syn:** *Thomas-Splint*; orthopädische Schiene mit entlastender Funktion [Entlastungsorthese], bei der das Körpergewicht durch Aufsitz auf dem Tuber ossis ischii über zwei Metallschienen zum Boden geleitet wird; das Bein hängt im Gestell und damit ist eine Bewegung im Hüftgelenk ohne Belastung möglich; wird z.B. bei Morbus Perthes verwendet; allerdings haben Druckmessungen

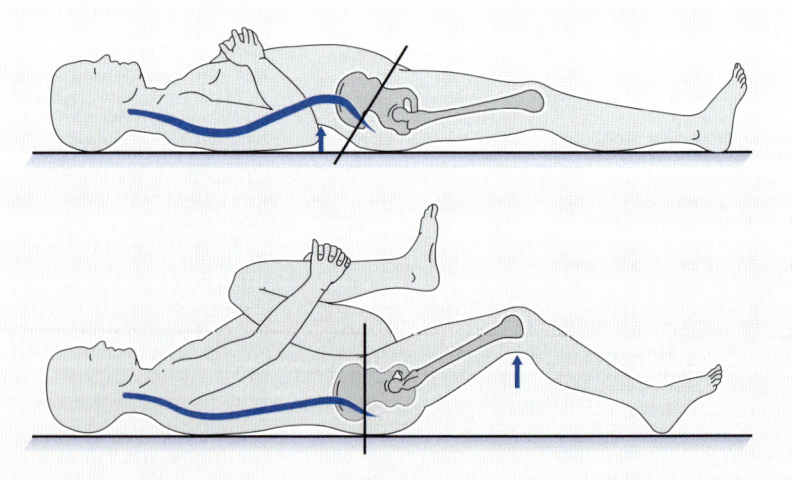

Abb.T9.Thomas-Handgriff. Nachweis einer Beugekontraktur des rechten Hüftgelenkes

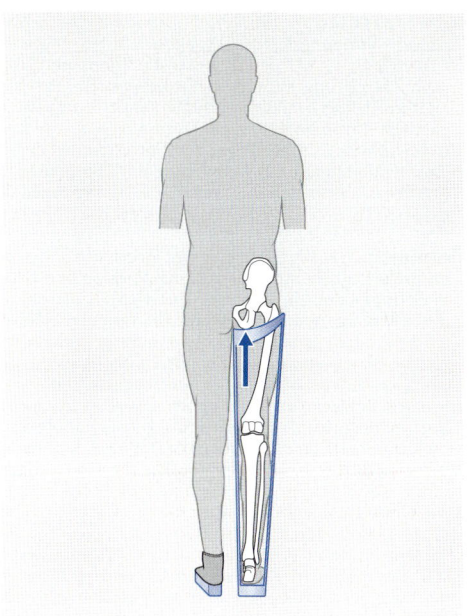

Abb. T10. Thomas-Schiene

gezeigt, dass die Entlastung wesentlich geringer ist, als man erwarten könnte

Thompson-Handgriff *m: Syn: Wadenkneiftest, Thompson-Test*; Test bei Verdacht auf Achillessehnenruptur; kräftiges Zusammendrücken der Wadenmuskulatur des knienden oder auf dem Bauch liegenden Patienten führt bei intakter Achillessehne zu einer Plantarflexion des Fußes; fehlt bei Ruptur der Sehne; heute durch Sonografie ersetzt

Thomsen-Phänomen *nt: Syn: Hübener-Thomsen-Friedenreich-Phänomen, T-Agglutinationsphänomen, Friedenreich-Phänomen*; enzymatische Freilegung der **Thomsen-Antigene** [durch Neuraminidase freilegbare Antigene auf der Erythrozytenoberfläche] führt zu Agglutination der Erythrozyten durch im Serum vorhandene Antikörper

Thomsen-Syndrom *nt: →Myotonia congenita*

Thoracic-outlet-Syndrom *nt: Syn: Thorax-Auslass-Syndrom*; Oberbegriff für klinische Symptome bei Kompression der Gefäß-Nervenbündel im Bereich des Thoraxausgangs; Plexus brachialis und Arteria subclavia können zwischen Musculus scalenus anterior und medius, Schlüsselbein und 1. Rippe oder Halsrippe, Thorax und Musculus pectoralis minor oder durch Prozesse im Bereich der Pleurakuppel von außen eingeengt werden; je nach dem Ausmaß der Kompression kommt es zu sensiblen und motorischen Ausfällen des Plexus brachialis und Störungen der Durchblutung mit Pulsabschwächung, Zyanose und Blasswerden der Finger bei bestimmten Bewegungen [v.a. Abduktion und Retroversion des Armes, Herabziehen der Schulter]; *s.u. Essay Nervenkompressionssyndrome S. 1099*

Thorakolbartolmie *f*: kombinierte Thorakotomie und Laparotomie

Thorakolplastik *f: Syn: Brustkorbplastik, Thoraxplastik*; plastische Operation am Brustkorb, z.B. bei Trichter- oder Kielbrust

Thorakoskopie *f*: Untersuchung der Brusthöhle oder des Pleuraraums mit einem starren Endoskop; weiterhin Methode der Wahl bei umschriebenen oder diffusen Pleuraer-

krankungen mit oder ohne Erguss, Pleuraerguss unklarer Genese, interstiellen Lungenerkrankungen, pleuranahen Lungenprozessen und Pneumothorax; die häufigsten Komplikationen sind Dyspnoe, Fieber, iatrogenen Infektion, Hautemphysem, Lungenödem, Pneumo- und Hämatothorax; die Komplikationsrate ist relativ hoch [6 %]

Thorakostomie *f*: Anlegen einer äußeren Thoraxfistel, z.B. zur Drainage von Flüssigkeit

Thorakotomie *f: Syn: Brustkorberöffnung*; operative Eröffnung des Brustkorbs; am häufigsten als Sternotomie [v.a. bei Eingriffen am offenen Herzen], **anterolaterale Thorakotomie** [im 5. Interkostalraum, evtl. mit Entfernung der 5. und 6. Rippe] oder **posterolaterale Thorakotomie**

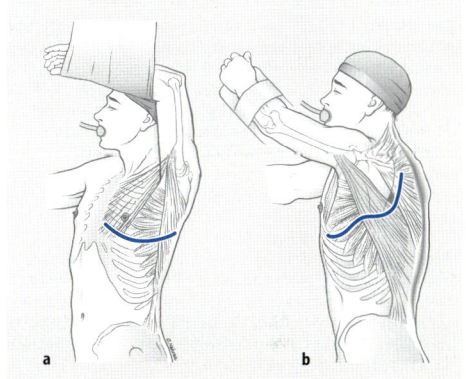

Abb. T11. Thorakotomie. Schnittführung bei **a** anterolateraler Thorakotomie, **b** posterolateraler Thorakotomie

explorative Thorakotomie: *Syn: Probethorakotomie*; Brustkorberöffnung zur Diagnostik von Erkrankungen

Thoraxlemplyem *nt: →Pleuraempyem*

Thoraxlplastik *f: →Thorakoplastik*

Thorn-Syndrom *nt: Syn: Salzverlustnephritis, renales Salzverlustsyndrom, Salzverlustniere; s.u. Salzmangelsyndrom*

Thromblanlgilitis obliterans *f: Syn: Morbus Winiwarter-Buerger, Winiwarter-Buerger-Krankheit, Buerger-Syndrom, Thrombendangiitis/Endarteritis/Endangiitis obliterans*; meist bei Rauchern [Männer, 20–40 Jahre] auftretende arterielle Verschlusskrankheit mit Befall kleiner und mittelgroßer Arterien der Extremitäten; oft mit begleitender Phlebitis oder Thrombophlebitis; führt langfristig zu arterieller Verschlusskrankheit; **Therapie**: Einstellen des Rauchens ist die Behandlung der Wahl und ist auch von entscheidender Bedeutung für die Prognose; Prostazyklin i.v. über 3–4 Wochen verbessert die Symptomatik; nichtsteroidale Antiphlogistika für die begleitende Phlebitis oder Thrombophlebitis; evtl. thorakale oder lumbale Sympathektomie; *s.u. Essay Periphere arterielle Verschlusskrankheit S. 1661*

Thromblasthelnie *f. Syn: Glanzmann-Naegeli-Syndrom, Purpura thrombasthenica*; autosomal-rezessiver Defekt des Fibrinogenrezeptors Glykoprotein IIb/IIIA der Thrombozyten; führt zu einer Störung der Thrombozytenadhäsion und -aggregation mit vermehrter Blutungsneigung [petechiale Blutungen von Haut und Schleimhaut]; **Diagnose**: Thrombelastografie, Blutungszeit; **Therapie**: Thrombozytenkonzentrat

Thromblekltolmie *f*: operative Thrombusentfernung; *s.a. Thrombendarteriektomie, Essay Thrombose und Embolie S. 1527*

Thromblellasltolgralfie, -gralphie *f*: simultane Bestimmung und Aufzeichnung von Reaktionszeit bis zum Gerinnungseintritt, Gerinnungsbildungszeit und maximaler Elastizität des Thrombus

Thromb|em|bol|ek|to|mie f: *Syn: Thromboembolektomie;* operative Embolusentfernung; wird v.a. bei peripherer arterieller Embolie oder [seltener] bei Embolie der Lungenarterien [**pulmonale Thrombembolektomie**] durchgeführt; *s.a. Essay Thrombose und Embolie S. 1527*

Thromb|end|ar|te|ri|ek|to|mie f: *Syn: Ausschälplastik, Intimektomie, Thromboendarteriektomie, Endarteriektomie;* operative Entfernung eines arteriellen Thrombus mit Ausschälung der Gefäßinnenwand; wird bei mehr oberflächlichen Gefäßen als **offene** oder **direkte Thrombendarteriektomie**, meist aber als **halbgeschlossene** oder **indirekte Thrombendarteriektomie** durchgeführt, bei der ein Ringstripper oder Ballonkatheter in die eröffnete Arterie eingeführt wird; *s.a. Essay Thrombose und Embolie S. 1527, Essay Periphere arterielle Verschlusskrankheit S. 1661*

Throm|bin|zeit f: *Syn: Plasmathrombinzeit, Antithrombinzeit;* misst die Gerinnungszeit einer Citratblutprobe nach Zugabe von Thrombinlösung; erfasst Störungen der Fibrinpolymerisation [z.B. Spaltprodukte, Dysfibrinogene, Medikamente]; wird durch Heparine und Hirudin gestört; der Normalbereich liegt bei 14–21 s; *s.a. Gerinnungsstatus*

Throm|bo|em|bol|ek|to|mie f: →*Thrombembolektomie*

Throm|bo|em|bo|lie f: *Syn: Thrombembolie;* durch einen in den Kreislauf verschleppten Thrombus ausgelöste Embolie; am häufigsten als Lungenembolie*; *s.a. Embolie, Essay Thrombose und Embolie S. 1527*

Throm|bo|end|ar|te|ri|ek|to|mie f: →*Thrombendarteriektomie*

Throm|bo|ly|se f: die medikamentöse Thrombusauflösung bei tiefer Venenthrombose ist mit einer beträchtlichen therapiebedingten Morbidität und Letalität belastet und vermochte in Follow-Up-Studien die Rate postthrombotischer Syndrome nicht zu senken; *s.u. Essay Thrombose und Embolie S. 1527*

Throm|bo|ly|ti|kum nt, pl -**ka**: →*Fibrinolytikum*

Throm|bo|pa|thie, konstitutionelle f: →*von Willebrand-Jürgens-Syndrom*

Throm|bo|pe|nie f: →*Thrombozytopenie*

Throm|bo|phle|bi|tis f, pl -**ti|den**: *Syn: blande nicht-eitrige Venenthrombose, oberflächliche Venenthrombose;* Entzündung der Venenwand oberflächlicher Venen mit Verschluss des Lumens; kann Krampfadern [**Varikothrombose**] oder unveränderte Venen betreffen; Verletzungen der Venenwand [v.a. iatrogen durch Injektionsnadeln oder Katheter] sind ebenfalls eine häufige Ursache; wichtig ist, dass bei 20–40 % der Fälle auch eine gleichzeitige Thrombose tiefer Venenabschnitte vorliegt; **Therapie:** Kompressionsverbände, evtl. Stichinzision und Expression des Koagulums zur akuten Schmerzmilderung; Thromboseprophylaxe; *s.a. Essay Krampfadern/Varizen S. 1643, Essay Thrombose und Embolie S. 1527*

Tab. T3. Thrombophlebitis. Therapieoptionen

Exakte Kompressionsverbände, Druckverstärkung durch Schaumgummipolster oder Tupfer im Bereich der entzündeten Stränge
Stichinzision und Expression von Koagula
Geh- und Bewegungstraining (Hospitalisierung nur selten erforderlich)
Analgetika bei Bedarf
Niedermolekulares Heparin bei ausgedehnten Fällen
Krossektomie (und Thrombektomie) bei Hineinragen des Thrombuskopfes in die V. femoralis
Evtl. Dauerantikoagulantien bei rezidivierenden Verläufen

Thrombophlebitis migrans: *Syn: Trousseau-Syndrom; s.u. Phlebitis saltans*

Thrombophlebitis-Syndrome pl: Oberbegriff für Erkrankungen mit rezidivierender Entzündung oberflächlicher Venen; dazu gehören u.a. Thrombophlebitis migrans, Mondor-Phlebitis und Periphlebitis retinae

Throm|bo|plas|tin|zeit f: *Syn: Prothrombinzeit, Quick-Wert, Quick;* Gerinnungstest zur Diagnose von Störungen der Faktoren II, V, VII und X; misst die Thrombinbildung nach Aktivierung mit Gewebethromboplastin; der Normalbereich liegt bei 70–100 [130] %; *s.a. Gerinnungsstatus*
partielle Thromboplastinzeit: Gerinnungstest zur Kontrolle der intrinsischen Phase der Blutgerinnung, der die Thrombinbildung nach Aktivierung mit Phospholipiden [partielles Thromboplastin] misst; erfasst Störungen der Faktoren II, V, VIII, IX, X, XI und XII; der Normalbereich liegt reagenzienabhängig bei 25–50 s; *s.a. Gerinnungsstatus*

Throm|bo|se f: *Syn: Blutpfropfbildung, Thrombusbildung;* der klinische Begriff umfasst sowohl den Vorgang [intravitale Blutpfropfbildung in Arterien oder Venen] als auch die dadurch hervorgerufenen Symptome; die Thrombosebildung wird v.a. durch verlangsamte Blutströmung, Veränderungen der Blutzusammensetzung [v.a. Hyperviskosität] und des Gerinnungsverhaltens [Hyperkoagulabilität] sowie Schäden der Gefäßwand [Traumen, Operation, Ischämie, Entzündung, Neoplasmen, Arteriosklerose] gefördert; z.T. findet man auch eine **thrombophile Diathese**, d.h. eine angeborene oder erworbene Neigung zur Thrombosebildung durch Störungen der Blutgerinnung oder Veränderungen der Blutzellen oder Gefäßwände
am häufigsten sind die tiefen Bein- und Beckenvenen betroffen; Thrombosen der oberen Extremitäten findet man nach iatrogener Schädigung [i.v.-Injektionen, Infusionen], bei Einengung der Gefäße oder Neoplasmen; wegen der fehlenden Symptome werden sie oft nicht diagnostiziert und erst beim Auftreten von Komplikationen [Lungenembolie*] erkannt; **Diagnose:** Anamnese, Untersuchung, Phlebografie, Duplexsonografie; **Therapie:** frische, d.h. bis zu einer Woche alte Thromben können durch lokale oder systemische Thrombolytika, wie z.B. Streptokinase oder Urokinase, aufgelöst werden; ältere Thromben sind bereits in Organisation begriffen und das Therapieziel ist die Verhinderung eines postthrombotischen Syndroms; eine Thrombektomie ist nur in sehr seltenen Fällen indiziert [Phlegmasia coerulea dolens mit arterieller Ischämie]; *s.a. Embolie, Essay Thrombose und Embolie S. 1527*

Tab. T4. Thrombose. Thromboembolische Risikopatienten in der Chirurgie

Risikokategorie	Waden-Venen-thrombose	Proximale Venen-thrombose	Tödliche Lungen-embolie
Geringes Risiko: Unkomplizierte Chirurgie bei Patienten unter 40 Jahren ohne zusätzliche Risikofaktoren	< 10 %	< 1 %	< 0,01 %
Mittleres Risiko: Eingriffe bei Patienten über 40 J., die 30 min. oder länger dauern, und bei Frauen unter 40 J. unter oralen Kontrazeptiva	10–40 %	2–10 %	0,1–0,7 %
Hohes Risiko: Operationen bei Patienten über 40 J. mit Thrombose oder Lungenembolie in der Vorgeschichte, langdauernde Eingriffe im Beckenbereich, Malignome, Hüft- oder Kniegelenksersatz	40–80 %	10–30 %	1–5 %

Throm|bo|se|pro|phy|la|xe f: zur Prophylaxe von Rezidiven werden meist Kumarinderivate oder Thrombozytenaggregati-

Thrombose und Embolie

A. Encke

Vorbemerkung

Die Erhaltung der Fließeigenschaft des Blutes innerhalb des Gefäßbettes und die zügige Blutstillung von Gefäßverletzungen basiert auf einem komplizierten Zusammenspiel von fördernden und hemmenden Gerinnungs- und Fibrinolysefaktoren des Blutes und den Blutplättchen [Thrombozyten]. Das Gleichgewicht der verschiedenen Komponenten ist eine essenzielle Voraussetzung für eine normale Körperfunktion und geschieht in enger Wechselbeziehung zwischen Gefäßwand und Gefäßinhalt. Um das Blut flüssig zu erhalten, überwiegen unter physiologischen Bedingungen die hemmenden Blutgerinnungsfaktoren um ein Vielfaches, während ein besonderer Gewebefaktor [Faktor VII] bei einer auftretenden Gefäßverletzung für eine sofortige lokale Aktivierung der Blutgerinnung und Blutstillung sorgt.

Definition

Der Begriff **Thrombose** bezeichnet die teilweise oder vollständige Verlegung der Blutbahn durch ein Blutgerinnsel [Thrombus]. Das Gerinnsel entsteht durch eine Verklumpung von Thrombozyten und einen lokalen Gerinnungsprozess. Es bildet sich ein Blutpfropf aus Thrombozyten und Fibrin, der an der Gefäßwand haftet und die Blutzirkulation in diesem Abschnitt behindert [Stenose] oder vollständig zum Erliegen bringen kann [Verschluss].

Der Thrombus oder Teile desselben können am Entstehungsort von der Gefäßwand abgelöst und als **Embolus** mit dem Blutstrom verschleppt werden. Der Embolus verlegt am Zielort kleinere oder größere Blutgefäße und kann dadurch die Durchblutung betroffener Organe, z.B. der Lunge, der Nieren, des Gehirns oder der Extremitäten regional [Infarkt] oder vollständig aufheben. Es resultiert eine **Embolie**.

Thrombosen und Embolien können sich im arteriellen und venösen Gefäßsystem entwickeln:

- **Arterielle Embolien** führen z.B. zu einem Verschluss lebenswichtiger Gefäße des Gehirns [Schlaganfall], der versorgenden Gefäße des Darmes [Mesenterialinfarkt], der Nieren oder der Extremitäten.
- **Venöse Embolien** entstehen ganz überwiegend durch eine Verschleppung von Thromben aus den Becken- und Beinvenen. Sie verlegen die Lungenstrombahn und führen zu der gefürchteten **Lungenembolie**.
- Gelangt ein Thrombus über einen Defekt in der Herzscheidewand [offenes Foramen ovale] von der venösen in die arterielle Strombahn, führt dies zu einer **paradoxen Embolie**.
- Auch die Verschleppung von **Luft**, **Fett** und **Fremdkörpern** innerhalb der Blutbahn kann zu entsprechenden **Embolien** führen.

Pathophysiologie

Für die Entstehung einer Thrombose werden im Wesentlichen **drei Faktoren** verantwortlich gemacht:

- **Schädigung der Gefäßwand** [z.B. durch Verletzung, entzündliche Prozesse, Arteriosklerose]
- **Störung der Blutzirkulation** im Sinne einer Strömungsverlangsamung [Stase, durch z.B. Bettlägerigkeit, Herzschwäche, Lähmungen; Vorhofflimmern]
- **Erhöhung der Gerinnungsneigung** des Blutes.

Diese drei Komponenten wurden von Virchow [1856] bei venöser Thrombose untersucht und postuliert, aber erst später von seinen Schülern auch mit seinem Namen [**Virchow-Trias**] belegt.

Arterielle Thrombosen und Embolien

Arterielle Thrombosen können sich im gesamten arteriellen Gefäßsystem bilden. Dies kann als isolierter lokaler Prozess oder häufiger im Rahmen einer generalisierten Gefäßerkrankung [Arteriosklerose] geschehen. Ein Prädilektionsort sind die Herzinnenwand des linken Vorhofs [**atriale Thrombose**] oder der Kammern [**ventrikuläre Thrombose**] auf dem Boden einer Stase und Turbulenz der Blutströmung [Vorhofflimmern] oder eines Endokardschadens [Herzinfarkt]. Bevorzugte Bildungsorte für intrakardiale Thromben sind die Herzohren der Vorhöfe und die Taschen zwischen den Trabekeln [**intertrabekuläre Thrombose**] sowie die Herzklappen im

Falle einer Endokarditis. Ein zweiter Prädilektionsort sind die proximalen zentralen Gefäßabschnitte [Aorta, Arteria carotis, Beckenarterien].

Erfolgsorgane für **Embolien** aus dem Herzen oder der proximalen Aorta sind vorzugsweise das Gehirn [**Schlaganfall**], die Eingeweidearterien [**Mesenterialinfarkt**], die Nieren [**Nierenarterienembolie**] und die **unteren Extremitäten**. Bei arteriellen Thrombosen steht die Veränderung der Gefäßwand, z.B. durch eine Arteriosklerose oder einen Endokardschaden ganz im Vordergrund. Beim Vorhofflimmern spielt die verlangsamte Blutströmung eine besondere Rolle.

Klinische Krankheitsbilder

Die **koronare Herzkrankheit** [KHK] ist die gefährlichste arterielle Angiopathie und gilt als häufigste Todesursache in den westlichen Ländern. Thrombotische Stenosen [Koronarsklerose] oder Verschlüsse der Herzkranzarterien führen zu akuter Myokardischämie [akutes Koronarsyndrom, Herzinfarkt]. Therapeutisch stehen invasive Maßnahmen [Dilatation und Stent, Operation] im Vordergrund. Eine frühzeitige medikamentöse Thrombolyse [Fibrinolyse] zur Reperfusion beim akuten Myokardinfarkt ist bei Patienten indiziert, deren Symptombeginn weniger als 12 Stunden zurückliegt. Es gibt allerdings eine Reihe von Kontraindikationen.

Nach erfolgreicher Intervention oder Operation an den Koronargefäßen erfolgt zur Offenhaltung der Gefäße u.a. eine **Langzeitprophylaxe** mit Thrombozytenaggregationshemmern [ASS, Clopidogrel] oder oralen Antikoagulantien [Cumarine]. Die Stents können primär mit einer antithrombotischen Substanz beschichtet werden.

Nach einem großen Herzinfarkt kommt es ohne Gerinnungshemmung auf dem Boden des ischämisch geschädigten Endokards zur Ausbildung von Gerinnseln in der linken Herzkammer mit entsprechender Emboliegefahr [*s.u. Essay Angina pectoris, Essay Koronare Herzerkrankung, Essay Akuter und rezidivierender Myokardinfarkt*].

Der **Schlaganfall** durch einen arteriellen Verschluss der Hirngefäße mit akuter zerebraler Ischämie [**ischämischer Infarkt**] ist wegen der unmittelbaren Folgen für die Hirnfunktion und der Notwendigkeit einer frühzeitigen Therapie ein besonders dramatisches Krankheitsbild. Ursächlich handelt es sich ganz überwiegend um arterielle Embolien, vorzugsweise aus dem linken Vorhof [Vorhofflimmern], aber auch infolge einer Dissektion der arteriellen Halsgefäße oder durch ein offenes Foramen ovale. Die heterogene Pathogenese des Schlaganfalls erfordert eine dringliche subtile Differenzialdiagnostik [Rupturblutung (hämorrhagischer Hirninfarkt), (venöse) Sinus- und Hirnvenenthrombose] und Therapieentscheidung [Stroke Unit].

Therapeutisch kommen Antikoagulantien [Heparin] und Thrombozytenaggregationshemmer zum Einsatz. Bei einem Zeitfenster von unter drei Stunden wird individuell auch eine medikamentöse Thrombolyse diskutiert. Trotz erhöhter Zahl von zerebralen Blutungen wurde darunter über eine Reduktion der Mortalität und der Behinderungsrate nach 6 Monaten berichtet. Wegen des nicht unerheblichen Blutungsrisikos ist bei der Wahl der Therapie und ihrer Dosierung die Nutzen-Risiko-Abwägung für den individuellen Patienten entscheidend. Große praktische Bedeutung hat die **Primärprävention** des Schlaganfalls durch Langzeitantikoagulation von Patienten mit Vorhofflimmern [*s.u. Essay Schlaganfall und zerebrovaskuläre Krankheiten*].

Unter den **Rhythmusstörungen** führt das **Vorhofflimmern** zu einer Stase des Blutes im linken Vorhof mit Thrombenbildung und besonderer Emboliegefahr. Das Vorhofflimmern ist eine sehr häufige Erkrankung und tritt bei etwa 10 % der Achtzigjährigen auf. Mit der Alterung unserer Gesellschaft wird es zu einer Volkskrankheit. Als primäre **Schlaganfallprophylaxe** sollte eine konsequente Langzeitantikoagulation mit oralen Medikamenten [zurzeit Cumarine, in Zukunft möglicherweise orale direkte Thrombinhemmer] durchgeführt werden [*s.u. Essay Herzrhythmusstörungen*].

Die **chronische arterielle Verschlusskrankheit** [AVK] ist durch stenosierende und verschließende thrombotische Veränderungen der Aorta und der extremitätenversorgenden Arterien, die zu über 90 % arteriosklerotisch bedingt sind, charakterisiert. Meist handelt es sich um eine periphere AVK. Die **Behandlung** erfordert eine stadiengerechte, interdisziplinäre Indikationsstellung zur medikamentösen, interventionellen [Angioplastie] oder operativen Therapie. Dies erfolgt idealerweise in einem patienten- und krankheitsorientierten Gefäßzentrum. Therapieziele bei AVK sind die Beseitigung der ischämischen Symptomatik und die Verhinderung der Progression der Grunderkrankung [Arteriosklerose]. Dazu gehören neben der Ausschaltung von Risikofaktoren Thrombozytenaggregationshemmer und orale Antikoagulantien.

Eine Sonderform ist der **akute Verschluss der Extremitätenarterien** durch eine arterielle Embolie [70–80 %] oder eine akute Thrombose [20–30 %]. Die Therapie erfolgt initial durch Heparin, die Revaskularisation nach sofortiger Angiografie operativ oder interventionell als Notfalleingriff [*s.u. Essay Periphere arterielle Verschlusskrankheit*]

Akute und chronische **arterielle Verschlüsse** der **Eingeweidearterien** [Arteria mesenterica superior] und der **Nieren** können ebenfalls thrombotisch oder durch eine Embolie bedingt sein. Wegen der anfangs schleichenden klinischen Symptomatik werden akute Verschlüsse häufig zu spät entdeckt, um eine gefäßchirurgische Revaskularisation des betroffenen Darmabschnittes oder eine erfolgreiche Intervention an einer Nierenarterie zu erreichen. Chronische arterielle Verschlüsse der Mesenterialgefäße [**Angina abdominalis**] müssen die gesamte Differenzialdiagnose des Bauchschmerzes, akute Verschlüsse auch eine Mesenterialvenenthrombose berücksichtigen [*s.a. Essay Abdominalschmerz und akutes Abdomen*]

Venöse Thromboembolien

Die **Pathomechanismen** der Entstehung venöser Thrombosen sind vielseitig. Sie lassen sich auch heute noch am besten durch die **Virchow-Trias** erklären:

- **Schädigung der Gefäßwand** [Trauma, Operation, Hypoxie, Endotoxine, Phlebitis]
- **Systemische und/oder lokale Zirkulationsstörung** [Immobilisation, Herzinsuffizienz, Paresen, Varizen, postthrombotisches Syndrom, Kompression]
- **Änderung des Gefäßinhaltes** [angeborene oder erworbene **Thrombophilie**]:
  - Erhöhung prokoagulatorischer Faktoren [Thromboplastineinschwemmung nach Trauma, Operation, bei Tumoren, Thrombozytose, Hyperfibrinogenämie]
  - Erniedrigung des Inhibitorpotenzials und/oder Fibrinolysehemmung, z.B. bei Mangelzuständen an Antithrombin, Protein-C, Plasminogen, Faktor XII
  - Hyperviskosität des Blutes [Hämatokriterhöhung, Hyperfibrinogenämie, Paraproteinämien]

Venöse Thrombosen entstehen ganz überwiegend in den unteren Extremitäten. Allerdings häufen sich in den letzten Jahren auch Armvenenthrombosen durch venöse Verweilkatheter. Lokale Endothelschäden sind der wesentliche lokalisierende Faktor für venöse Thrombosen.

Abgelöste Thromben führen bei rezidivierenden Mikroembolien ohne dramatische klinische Symptomatik zu einer progredienten pulmonalen Hyptertension und Cor pulmonale, bei einmaliger oder rezidivierender größerer Embolie zur akuten Lungenembolie unterschiedlichen Schweregrades mit einem Infarkt oder akuter Drucksteigerung in der Pulmonalarterie bis hin zum akuten Rechtsherzversagen [massive Lungenembolie].

Bei der akuten **tiefen Bein- und Beckenvenenthrombose** [TVT] handelt es sich um eine partielle oder vollständige Verlegung der Leit- und Muskelvenen durch Blutgerinnsel, die zum appositionellen Wachstum und zur Embolisation in die Lunge neigen. Eine weitgehende, die Funktion der Venenklappen erhaltende Auflösung der Thromben erfolgt spontan oder durch Standardtherapie nur ausnahmsweise. Im Verlauf kommt es teilweise zu einer bindegewebigen Organisation, überwiegend mit Rekanalisation und Zerstörung der Venenklappen. Relativ häufig resultiert eine chronische venöse Insuffizienz. Bei nicht erkannter oder nicht behandelter TVT entwickelt sich in über der Hälfte der Fälle eine langfristige Schädigung im Sinne eines **postthrombotischen Syndroms.**

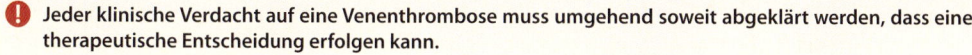 **Jeder klinische Verdacht auf eine Venenthrombose muss umgehend soweit abgeklärt werden, dass eine therapeutische Entscheidung erfolgen kann.**

Diagnostik der venösen Thrombose und Lungenembolie

Die klinische Symptomatik der TVT ist anfangs sehr gering oder uncharakteristisch. Schwellung, Schmerzen, Spannungsgefühl, Zyanose und vermehrte Venenzeichnung stellen in der Regel bereits klinische Spätzeichen dar. Das Gleiche gilt für die klassischen klinischen Zeichen [Homans, Payr, Sigg usw.] einer TVT. **Nicht selten ist das Auftreten einer Lungenembolie erster Hinweis auf eine abgelaufene venöse Thrombose.** Andererseits bestätigt sich in der Praxis der erste Verdacht auf eine TVT bei nur etwa 20 % der Patienten. 80 % der fulminanten tödlichen Lungenembolien ereignen sich ohne klinische Vorzeichen einer Thrombose. Zur Einschätzung der klinischen Wahrscheinlichkeit einer TVT wurden Scores entwickelt [Tab. 1]

Von besonderer klinischer Relevanz ist die **Phlegmasia caerulea dolens** mit extremer Schwellung, Blaufärbung, starken Schmerzen und evtl. fehlenden

Tab. 1. Bestimmung der klinischen Wahrscheinlichkeit einer tiefen Venenthrombose (TVT)

Klinische Charakteristik	Score
Aktive Krebserkrankung	1,0
Lähmung oder kürzliche Immobilisation der Beine	1,0
Bettruhe (>3 Tage); große Chirurgie (<12 Wochen)	1,0
Schmerz / Verhärtung entlang der tiefen Venen	1,0
Schwellung ganzes Bein	1,0
US-Schwellung >3 cm gegenüber Gegenseite	1,0
Eindrückbares Ödem am symptomatischen Bein	1,0
Kollateralvenen	1,0
Frühere, dokumentierte TVT	1,0
Alternative Diagnose mindestens ebenso wahrscheinlich wie tiefe Venenthrombose	-2,0
Score ≥ 2,0: Wahrscheinlichkeit für TVT hoch	
Score < 2,0: Wahrscheinlichkeit für TVT nicht hoch	

Wells PS et al. Evaluation of D-Dimer in the diagnosis of suspected deep vein thrombosis. N Engl J Med 2003; 349:1227–35

arteriellen Pulsen. Sie entsteht durch vollständige Thrombosierung des gesamten venösen Querschnittes einer Extremität und zwingt zur notfallmäßigen venösen Thrombektomie.

Die **Thrombose der oberflächlichen Venen an Armen und Beinen** imponiert in der Regel als schmerzhafte entzündliche **Thrombophlebitis** mit entsprechender Hautrötung. Es besteht wegen der entzündlichen festen Wandhaftung keine Emboliegefahr. Die Therapie ist deshalb symptomatisch [Antiphlogistika, Schmerzmittel] ohne Bettruhe. Ein typisches Beispiel ist die Phlebitis bei intravenösen Verweilkathetern.

Wegen der anfangs uncharakteristischen oder fehlenden klinischen Symptomatik, des Fehlens exakt messbarer diagnostischer Parameter, der akuten Gefährdung des Patienten und wegen der Spätfolgen des postthrombotischen Syndroms hat die **Prophylaxe** der tiefen Venenthrombose eine ganz besondere Bedeutung [s.u.].

Laboranalytisch erlaubt der Nachweis normaler D-Dimer-Werte [Fibrinspaltprodukte, s.u.] den weitgehenden Ausschluss venöser Thromboembolien.

Die aparative **bildgebende Diagnostik** umfasst:

- Ultraschall: Die Ultraschalluntersuchung durch **Kompressions- und Duplex-Sonografie** gilt bei der Abklärung eines Thromboseverdachtes als **Methode der ersten Wahl**. Voraussetzung sind hochauflösende Geräte der aktuellen Generation und eine angemessene Erfahrung des Untersuchers. Eine normale Extremitätenvene lässt sich durch den Andruck der Ultraschallsonde völlig komprimieren. Die fehlende Komprimierbarkeit der Vene im Querschnitt gilt als wichtigstes Symptom einer Thrombose. **Sensitivität und Spezifität der Kompressionssonografie** betragen bei proximaler Thrombose [Oberschenkel und Kniekehle] **zwischen 95 und 100 %**. Bei der distalen Thrombose der Unterschenkelvenen können unter optimalen Voraussetzungen ähnlich gute Ergebnisse erzielt werden. Im Beckenbereich ist die farbkodierte Duplex-Sonografie diagnostisch hilfreich. Die Untersuchung kann innerhalb 7 Tagen wiederholt werden und gilt dabei auch bei primär negativem Untersuchungsergebnis mit einer Thromboseinzidenz unter 1 % als ausreichend sicher.
- **Phlebografie**: Bei unklaren Fällen oder, wenn detaillierte Informationen für therapeutische und prognostische Entscheidungen relevant sind, kommt die invasive Phlebografie zur Anwendung. Sie erfordert eine standardisierte Technik und gute Qualität der Aufnahmen. Sie ermöglicht darüber hinaus eine Untersuchung des gesamten Venensystems und schließt eine venöse Thrombose mit hoher Sicherheit aus.
- Der Stellenwert von **Magnetresonanz-** [MR]- und **Computer-**[CT]-**Phlebografie** in der Thrombosediagnostik ist wegen ihrer begrenzten Anwendung noch nicht eindeutig geklärt.

Abbildung 1 fasst das diagnostische Vorgehen bei Verdacht auf eine tiefe Venenthrombose zusammen.

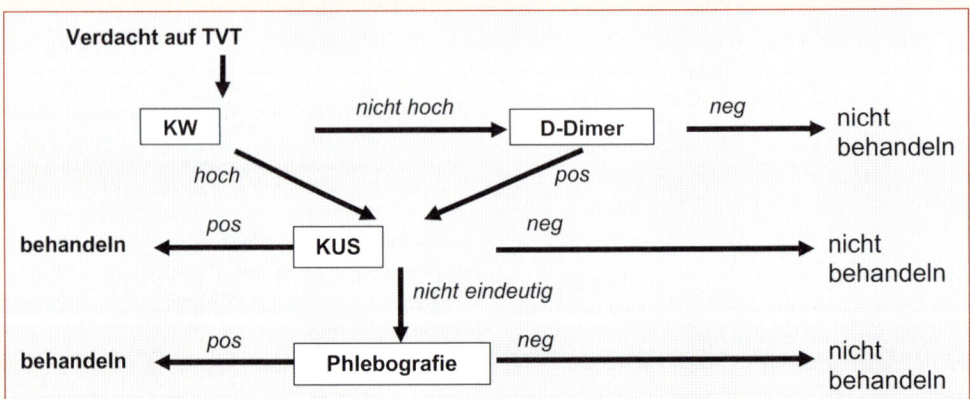

Abb. 1. Diagnostischer Algorithmus bei Verdacht auf tiefe Venenthrombose (TVT). KW = Klinische Wahrscheinlichkeit, KUS = Kompressionssonografie der Beinvenen

Therapie

❗ **Die Therapie der akuten TVT hat zum Ziel, eine Lungenembolie und die damit verbundene Mortalität und Morbidität, eine Progression der Thrombusausdehnung und das davon bestimmte Ausmaß eines postthrombotischen Syndroms [PTS] zu verhindern.**

Sie besteht im Wesentlichen aus **Antikoagulation und Kompressionstherapie**. Die therapeutische Antikoagulation muss sofort beginnen, um die bestmögliche Reduktion des Lungenembolierisikos zu erreichen. Die **initiale Antikoagulation** erfolgt üblicherweise mit **niedermolekularem Heparin** [NMH] in therapeutischer Dosierung über 5–7 Tage. Eine Immobilisation [Bettruhe] ist bei ausreichender Heparinisierung und Kompressionsverband nicht mehr notwendig.

Für die Verwendung niedermolekularer Heparine spricht neben ihrer Sicherheit und Wirksamkeit auch, dass sie wesentlich seltener zu einer heparin-induzierten Thrombozytopenie [HIT] Typ II führen als **unfraktionierte Heparine** [UFH]. UFH hat eine Indikation bei hochgradiger Niereninsuffizienz und im Rahmen gefäßrekanalisierender Maßnahmen.

Zum Nutzen einer medikamentösen **Thrombolyse** oder venösen **Thrombektomie** zur Beseitigung des Thrombus und Erhaltung der Venenklappen liegen keine randomisierten Studien im Vergleich zur alleinigen Antikoagulation vor. Die Thrombolyse ist mit einer beträchtlichen therapiebedingten Morbidität und Letalität belastet und vermochte in Follow-Up-Studien die Rate postthrombotischer Syndrome nicht zu senken. Die operative Thrombektomie hat eine hohe Rate an Rezidivverschlüssen.

❶ Die sofortige und hoch dosierte Heparinisierung gilt zurzeit als Therapie der Wahl bei TVT.

Lediglich bei ausgedehnten TVT jüngerer Patienten können eine Thrombolyse oder Thrombektomie erwogen werden. Bei einer Phlegmasia caerulea dolens sind sie indiziert.

Nach durchgemachter erster TVT ist eine mindest 3-monatige, bei Thrombophilie oder Rezidivthrombose eine 6- bis 12-monatige orale Antikoagulation als **Sekundärprophylaxe** erforderlich.

Das immer drohende **postthrombotische Syndrom** [PTS] mit den klinischen Symptomen chronische Schwellungsneigung und Hautveränderungen bis zum Ulcus cruris erfordert eine konsequente Kompressionstherapie der TVT. Diese vermag die Inzidenz des PTS nach 5 Jahren von 70 % auf 30 % zu senken.

Lungenembolie

Bei der Lungenembolie [*Syn.* Lungenarterienembolie] handelt es sich um eine partielle oder vollständige Verlegung der Lungenarterien durch eingeschwemmte Blutgerinnsel aus der peripheren venösen Strombahn.

Die **Frühletalität** ist abhängig vom Ausmaß der LE und bestehenden Begleiterkrankungen. Bis zu 90 % aller Todesfälle ereignen sich innerhalb von 1–2 Stunden nach Symptombeginn.

❶ 80 % der akuten tödlichen Lungenembolien weisen keine Zeichen einer klinischen TVT auf.

Die **Prognose** der Überlebenden ist ohne eine gerinnungshemmende Therapie infolge von Rezidivembolien und einer zunehmenden Dysfunktion des rechten Herzens ungünstig. Andererseits lässt sich die Mortalität der massiven LE durch eine adäquate Antikoagulation von 30 % auf 2–8 % senken. Es ist deshalb wichtig, den Verdacht auf eine LE großzügig zu äußern. Jeder klinische Verdacht erfordert dann eine unverzügliche und konsequente Diagnostik. Bei akut gefährdeten Patienten erfolgt simultan auch bereits die Therapie, bevor die Diagnose eindeutig gesichert ist. Die Diagnostik muss umgehend soweit forciert werden, dass eine therapeutische und frühzeitige Prognoseabschätzung erfolgen können. Anamnese und körperliche Untersuchung allein sind hierzu nicht ausreichend.

Diagnostik

Die **Symptomatik** der akuten Lungenembolie [LE] beginnt mit thorakalen Schmerzen, Atemnot, Tachykardie und in schweren Fällen mit einem Blutdruckabfall, der auf Volumengabe nicht anspricht. **Kleine Lungenembolien** verlaufen oft primär unbemerkt und verursachen erst verzögert durch einen Lungeninfarkt bedingte atemabhängige pleuritische Schmerzen. Sie sind aber nicht selten Vorboten einer nachfolgenden massiven LE.

Zur Bestimmung der klinischen Wahrscheinlichkeit einer LE wurde ebenfall ein geeigneter Score entwickelt [Tab. 2]. Die Dokumentation der klinischen Wahrscheinlichkeit ist ein wichtiger Schritt, um das weitere, strukturierte Vorgehen festzulegen [Abb. 2 und 3].

Zur **Basisdiagnostik** gehören die **Vitalparameter** [P, RR, Atemfrequenz], **Röntgen-Thoraxaufnahmen**, EKG und **Blutgasanalyse**.

* **D-Dimer-Tests**: D-Dimere entstehen intravasal bei der Proteolyse von Fibrin. Ein positiver Test ist wie bei der TVT zunächst unspezifisch. Ein negativer Test hat aber einen hohen Erkenntniswert für den Ausschluss einer LE. Er gilt in seiner prädiktiven Bewertung noch empfindlicher als bei TVT.
* **Lungenszintigrafie**: Sie ist von den bildgebenden Verfahren am besten untersucht. **Ein Normalbefund schließt eine LE praktisch aus**, ein eindeutig positiver Befund hat eine so hohe Wahrscheinlichkeit für das

Vorliegen einer LE, dass eine Behandlung gerechtfertigt ist. Allerdings ist in etwa der Hälfte der Untersuchungen eine verlässliche Aussage nicht möglich und erfordert deshalb eine weitergehende Diagnostik.

- **Spiral-Computertomografie** [S-CT]: Sie ist heute zunehmend verfügbar und hat die Pulmonalisangiografie weitgehend abgelöst. Im Vergleich zur Szintigrafie sind der geringere Zeitbedarf und die höhere Spezifität bei einer akzeptablen Sensitivität von 94–96 % entscheidende Vorteile der S-CT.
- **Pulmonalisangiografie**: Sie stellt den historischen Goldstandard in der Diagnostik der LE dar, hat aber von allen diagnostischen Methoden das höchste prozedurale Risiko. Durch die neuen bildgebenden Verfahren ist sie **nur noch in seltenen Fällen indiziert**.
- **MR-Tomografie** [MRT] **und MR-Angiografie** [MRA]: Gelten als innovative Untersuchungsverfahren bei Verdacht auf LE. Ihre Aussagekraft ist wegen der eingeschränkten Verfügbarkeit derzeit noch nicht beurteilbar.
- **Sonografie der Beinvenen**: In einem hohen Prozentsatz von Patienten mit LE kann mit bildgebenden Verfahren die ursächliche Thrombose in den Beinvenen lokalisiert werden. Dies ist von praktischer Bedeutung. Da die Akuttherapie der LE bei hämodynamisch stabilen Patienten und die Akutbehandlung bei Kranken mit TVT gleich sind, kann man den diagnostischen Prozess bei Verdacht auf LE in dem Moment abbrechen, in dem eine TVT gefunden wurde.

Tab. 2. Bestimmung der klinischen Wahrscheinlichkeit einer Lungenembolie (LE)

Klinische Charakteristik	Score
Klinische Zeichen einer Venenthrombose (TVT)	3,0
LE wahrscheinlicher als eine andere Diagnose	3,0
Herzfrequenz >100/min	1,5
Immobilisation oder OP in den vergangenen 4 Wochen	1,5
Frühere TVT oder LE	1,5
Hämoptyse	1,0
Krebserkrankung (aktiv oder in den vergangenen 6 Monaten)	1,0

Score < 2,0: Wahrscheinlichkeit für LE gering
Score 2,0 – 6,0: Wahrscheinlichkeit für LE mittel
Score > 6,0: Wahrscheinlichkeit für LE hoch

Wells PS, Ginsberg JS, Anderson DR, et al. Use of a clinical model for safe management of patients with suspected pulmonary embolism. Ann Intern Med 1998; 129:997–1005

Bei dem geschilderten Ansatz ist die Sonografie der beiderseitigen Bein- und Beckenvenen besser geeignet als die invasive Venografie und auch bei asymptomatischem klinischen Beinbefund ein sinnvoller Schritt. Bei Patienten mit mittlerer oder hoher klinischer Wahrscheinlichkeit einer LE [Tab. 2] darf die Diagnose bei Nachweis einer Beinvenenthrombose als gesichert gelten.

Das **diagnostische Vorgehen bei Verdacht auf LE** lässt sich anschaulich durch Algorithmen darstellen. Es unterscheidet sich bei hämodynamisch [P, RR] stabilen und instabilen Patienten [Abb. 2 und 3].

Eine besondere Problematik ergibt sich bei dem **Verdacht auf eine LE in der Schwangerschaft**. Die klinische Wahrscheinlichkeit einer LE ist in der Schwangerschaft ist höher als bei nicht Schwangeren, der D-Dimer-Test andererseits nur eingeschränkt verwertbar. Bildgebende Verfahren sind individuell kritisch abzuwägen. Bei Verdacht auf eine LE und unter Würdigung des klinischen Zustandes der Patientin erscheint die S-CT am schonendsten und deshalb die Methode der Wahl.

Echokardiografie: Bei Verdacht auf eine akute LE ermöglicht die transthorakale Echokardiografie den Nachweis oder Ausschluss differenzialdiagnostisch wichtiger kardialer Krankheitsbilder. Wenn eine LE diagnostiziert wurde, sollte ein transthorakales Echokardiogramm durchgeführt werden, um die rechtsventrikuläre Druckbelastung und Dysfunktion zu beurteilen und in die weiteren Therapieentscheidungen einzubeziehen. Die transösophageale Echokardiografie bietet eine bessere Auflösung bei beatmeten Patienten, bei Übergewicht oder Lungenemphysem.

Anhand der rechtsventrikulären Dysfunktion kann eine Risikostratifizierung der Patienten erfolgen. Der hämodynamisch instabile und der hämodynamisch stabile Patient mit rechtsventrikulärer Dysfunktion müssen von vornherein intensivmedizinisch betreut werden.

Therapie

Die Therapie von Patienten mit LE ohne Zeichen der Rechtsherzbelastung entspricht derjenigen bei TVT. Bei Patienten mit Rechtsherzbelastungszeichen, Schock oder Reanimationspflicht sind neben einer individuell adaptierten Intensivtherapie eine medikamentöse Thrombolyse und/oder Verfahren zur mechanischen Wiedereröffnung der pulmonalen Strombahn [interventionelle Katheterthrombusfragmentation, Notfallembolektomie mit oder ohne extrakorporale Zirkulation als ultima ratio] therapeutische Optionen.

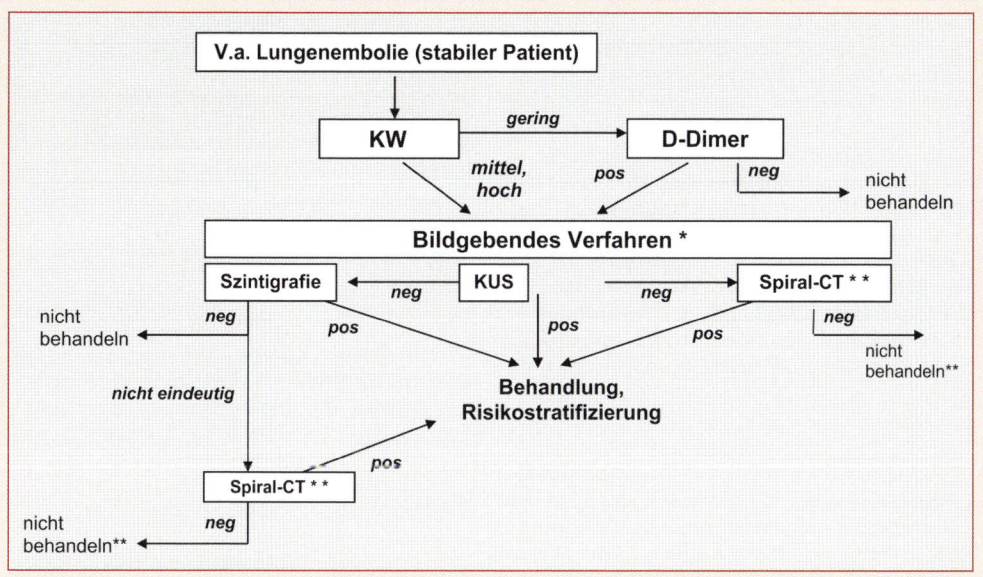

Abb. 2. Diagnostischer Algorithmus bei Verdacht auf Lungenembolie (stabiler Patient). KW = klinische Wahrscheinlichkeit, KUS = Kompressionssonografie der Beinvenen; * Die Wahl des bildgebenden Verfahrens hängt von der lokalen Verfügbarkeit und Expertise ab; ** Setzt Mehrzeilen-Technik und hohe technische Qualität voraus. Bei negativer oder nicht eindeutiger Einzeilen-CT kann zur definitiven Klärung eine Pulmonalisangiografie erforderlich sein

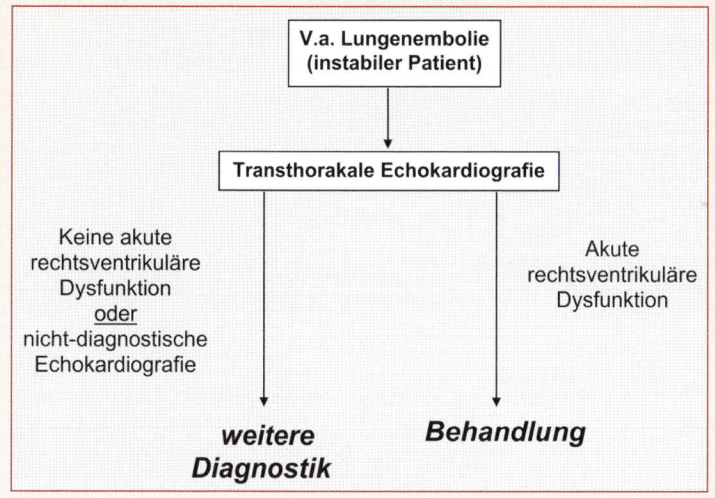

Abb. 3. Diagnostischer Algorithmus bei Verdacht auf Lungenembolie (instabiler Patient) (Spiral-CT, ggf. Pulmonalisangiografie)

Prophylaxe der venösen Thromboembolie

❗ **Das Ziel der venösen Thromboembolie-Prophylaxe [VTE-Prophylaxe] ist die Vermeidung der gefährlichen Lungenembolie und der Folgen einer Thrombose [postthrombotisches Syndrom].**

Bei Patienten mit operativen Eingriffen, Verletzungen und akuten Erkrankungen mit notwendiger Immobilisation [z.B. Bettlägerigkeit, Herzinsuffizienz, etc.] besteht je nach Ausmaß und Umfang des Eingriffes bzw. des Traumas oder der Erkrankung ein expositionelles Risiko, eine venöse Thromboembolie [VTE] zu erleiden.
Die **Notwendigkeit** einer VTE-Prophylaxe ergibt sich aus den vorliegenden Daten früherer placebo-kontrollierter Studien zur Häufigkeit von TVT nach Operationen, Verletzungen und immobilisierenden Erkrankungen, wenn keine medikamentöse Thromboembolie-Prophylaxe erfolgt [Tab. 3]. Neben dem expositionellen Risiko

sind die dispositionellen Risikofaktoren des Patienten [Tab. 4] zu berücksichtigen. Beide zusammen definieren die individuelle Thrombosegefahr für einen Patienten. Von besonderer Bedeutung sind die Erhebung und klinische Beurteilung von früher aufgetretenen VTE in der eigenen und familiären Vorgeschichte.

Über die **Notwendigkeit einer allgemeinen risikoadaptierten VTE-Prophylaxe** besteht auch deshalb Konsens, weil eine klinische Frühdiagnose nicht gestellt werden kann und bisher kein verlässlicher Test zur Ermittlung des individuellen Thromboserisikos zur Verfügung steht. Alle klinischen Zeichen [Schmerz, Spannungsgefühl, Schwellung] sind Spätsymptome. Das Risiko einer Lungenembolie ist aber durch die Ablösung frischer und lockerer Gerinnsel in der frühen Phase besonders groß.

Unter Berücksichtigung der expositionellen und dispositionellen Risikofaktoren lässt sich eine **Eingruppierung der Patienten nach niedrigem, mittlerem und hohem Thromboembolierisiko** vornehmen [Tab. 5 und 6]. Detaillierte Angaben zu spezifischen Operationen sind wegen uneinheitlicher Datenlage nicht möglich. Dies gilt bisher auch für sog. minimal invasive Eingriffe.

Die **Indikation** zur Durchführung einer medikamentösen VTE-Prophylaxe muss bei jedem Patienten individuell in Abhängigkeit von der Schwere der Operation oder des Traumas bzw. dem Grad der Immobilisation und dispositionellen Risikofaktoren gestellt werden.

Nach der gültigen Rechtsprechung muss der Patient über Nutzen und Risiken der VTE-Prophylaxe aufgeklärt und dieses Gespräch dokumentiert werden.

Prinzipien der Thromboembolie-Prophylaxe.

Physikalische Maßnahmen: Wichtige **Basismaßnahmen** sind die Frühmobilisation, eine kritische Indikationsstellung zu immobilisierenden Verfahren, besonders des Sprung- und Kniegelenkes und der Beckenregion, die Aufforderung des Patienten zu Eigenübungen [Muskelpumpe], die Verkürzung des Immobilisationszeitraumes, frühzeitiges Operieren, insbesondere bei Verletzungen der unteren Extremitäten, des Beckens und der Wirbelsäule, sowie eine Kreislauf- und Atemtherapie.

Durch **klinische Studien** belegt ist die thrombosehemmende Wirkung von aktiven und passiven Bewegungsübungen [Physiotherapie], sorgfältig angepasster Kompressionsstrümpfe und einer intermittierenden pneumatischen Kompression.

Medikamentöse Thromboembolieprophylaxe: Wirksame Arzneimittel sind unfraktioniertes Heparin [UFH] und niedermolekulare Heparine [NMH], Danaparoid, synthetische Pentasaccharide [Fondaparinux], direkte Thrombininhibitoren [Hirudin, Melagatran] und Vitamin-K-Antagonisten [Cumarine].

Alle Antikoagulantien haben ein Blutungsrisiko, das individuell bedacht werden muss. Heparine können grundsätzlich eine **heparininduzierte Thrombozytopenie** [HIT I und HIT II] auslösen. Bei UFH muss in 2–3 %

Tab. 3. Häufigkeiten tiefer Beinvenenthrombosen in der operativen Medizin ohne medikamentöse Prophylaxe (Int. Consensus 2001, Int. Angiology 16: 3–38, 2001)

	Studien n	Patienten n	TVT % %	95 % CI %
Abdominalchirurgie	54	4310	25	24–26
Transurethral. Prostatektomie	3	150	9	5–15
Retropub. Prostatektomie	8	335	32	27–37
Gynäkologie:				
Malignomchirurgie	4	297	22	17–26
benigne Erkrankung	4	460	14	11–17
Elektiver Hüftgelenkersatz	17	851	51	48–54
Multiples Trauma	4	536	50	46–55
Kniegelenkersatz	7	541	47	42–51
Hüftfrakturen	16	836	45	41–48
Neurochirurgie	5	280	22	17–27

Tab. 4. Dispositionelle Risikofaktoren für eine venöse Thromboembolie

Thrombophilie:
- Venöse Thromboembolie in der Anamnese
- Angeborene oder erworbene thrombophile Hämostasedefekte (z.B. Antiphospholipidsyndrom, Antithrombin-, Protein C-, Protein S-Mangel, APC-Resistenz/Faktor V Leiden-Mutation, thrombophiler Prothrombinpolymorphismus)

Malignome

Schwangerschaft und Postpartalperiode

Höheres Alter (>50 Jahre; Risikozunahme mit dem Alter)

Therapie mit oder Blockade von Sexualhormonen (einschl. Kontraptiva und Hormonersatztherapien)

Chronisch venöse Insuffizienz

Schwere systemisch wirksame Infektion

Übergewicht (Body Mass Index > 30)

Herzinsuffizienz NYHA III° oder IV°

Nephrotisches Syndrom

Tab. 5. Risikogruppen und Thrombosehäufigkeit (ohne Prophylaxe)

Thrombembolische Komplikationen	Niedriges	Mittleres	Hohes
		Thromboembolierisiko	
Unterschenkel-VT	< 10 %	10–40 %	40– 80%
Oberschenkel- und Beckenvenenthrombose	< 1 %	1–10 %	10–30 %
Tödliche Lungenembolie	< 0,1%	0,1–1%	> 1 %

International Consensus 2001 (Int. Angiology 16;3–38:2001)

mit der gefährlichen Form der HIT II, die eine sofortige Beendigung der Heparinbehandlung erfordert, gerechnet werden, unter NMH sehr viel seltener.

- **Heparine**: Aufgrund ihrer verbesserten pharmakologischen Eigenschaften [z.B. bessere Bioverfügbarkeit, längere Halbwertzeit], einer im Vergleich zu Heparin deutlich geringeren Häufigkeit von unerwünschten Wirkungen und ihrer antithrombotischen Effizienz sowie guten Praktikabilität [einmal tägliche Verabreichung] bieten **niedermolekulare Heparine** Vorteile gegenüber UFH und haben diese weitgehend abgelöst.
- **Danaparoid**: Das heparinfreie Heparinoid eignet sich zur wirksamen Antikoagulation als Ersatz, wenn Heparin nicht angewandt werden sollte, einschließlich Patienten mit HIT II.
- **Fondaparinux**: Das synthetische Pentasaccharid hat sich in klinischen Studien bei Hochrisikopatienten [elektive und notfallmäßige Hüftchirurgie, Kniegelenksersatz] als antithrombotisch wirksam erwiesen, weist aber ein höheres Blutungsrisiko auf, wenn die Applikation früher als 6 Stunden postoperativ erfolgt.
- **Direkte Thrombinhemmer**: Neben dem direkten Thrombinhemmer Hirudin wurden kleinmolekulare, ebenfalls direkt wirkende Thrombinhemmer [z.B. Melagatran/Ximelagatran] in klinischen Studien geprüft, aber erst begrenzt zugelassen. Ihr Vorteil liegt darin, dass sie auch oral eingesetzt werden können.

Tab. 6. Beispielhafte Risikogruppen

Niedriges Risiko	• Kleinere oder mittlere operative Eingriffe mit geringer Traumatisierung (z.B. MIC) • Verletzungen ohne oder mit geringem Weichteilschaden • Kein zusätzliches bzw. nur geringes dispositionelles Risiko
Mittleres Risiko	• Länger dauernde Operationen • Gelenkübergreifende Immobilisation im Hartverband • Niedriges operations- bzw. verletzungsbedingtes Thromboembolierisiko und zusätzlich dispositionelles Thromboembolierisiko
Hohes Risiko	• Größere Eingriffe in der Bauch- und Beckenregion bei malignen Tumoren oder entzündlichen Erkrankungen • Polytrauma, schwerere Verletzungen der Wirbelsäule, des Beckens und/oder der unteren Extremität • Eingriffe an Wirbelsäule, Becken, Hüft-und Kniegelenk • Operative Eingriffe in den Körperhöhlen der Brust-, Bauch- und/oder Beckenregion • Mittleres operations- bzw. verletzungsbedingtes Risiko und zusätzliches dispositionelles Risiko • Patienten mit Thrombosen oder Lungenembolien in der Eigenanamnese

- **Vitamin-K-Antagonisten** [Cumarine]: Warfarin und andere Vitamin-K-Antagonisten vom Cumarintyp [z.B. Marcumar] sind wirksam zur perioperativen Prophylaxe von VTE bei Patienten mit mittlerem oder hohen Risiko. Wegen der notwendigen Laborkontrollen [INR] und des erhöhten Blutungsrisikos werden sie in Europa kaum akut oder perioperativ, aber durchaus zur Langzeitprophylaxe [INR 2,0–3,0] eingesetzt.
- **Thrombozytenaggregationshemmer**: Diese sind zur venösen Thromboembolie-Prophylaxe nicht ausreichend.

Umfang der VTE-Prophylaxe

Für **Patienten mit niedrigem Risiko** können physikalische und frühmobilisierende Maßnahmen als ausreichend angesehen werden. Bei **Patienten mit mittlerem und hohem Risiko** ist eine zusätzliche medikamentöse Prophylaxe indiziert. Bezüglich der einzelnen Arzneimittel muss auf die jeweils aktuellen Leitlinienempfehlungen unter Berücksichtigung der erteilten Zulassungen verwiesen werden.

Die medikamentöse VTE-Prophylaxe wird im Gegensatz zu Nordamerika in Europa üblicherweise präoperativ bzw. möglichst bald nach einem Trauma begonnen [Ausnahme Fondaparinux].

Besondere Gesichtspunkte gelten für die medikamentöse Prophylaxe bei rückenmarksnaher Anästhesie und Periduralverweilkathetern. Es müssen bestimmte zeitliche Sicherheitsabstände eingehalten werden.

Besondere Bedeutung hat die primär ambulante und poststationäre medikamentöse Prophylaxe erlangt. Nach großen bauchchirurgischen und traumatologisch/orthopädischen Eingriffen sowie bei andauernder Bettlägerigkeit sollte sie individuell fortgeführt werden. Hierzu sind eine enge Kooperation und Information des Hausarztes notwendig.

Quellenhinweise

Abb. 1–3: AM-productions, Wiesloch

T

onshemmer, wie z.B. Acetylsalicylsäure, verwendet; die **postoperative** bzw. **posttraumatische Thromboseprophylaxe** besteht aus einer medikamentösen Prophylaxe [Lowdose-Heparin 2–3 × 5.000 IE subkutan, niedermolekulares Heparin einmal täglich] sowie Allgemeinmaßnahmen [physikalische Prophylaxe], wie z.B. Kompressionsstrümpfe, Krankengymnastik, Früh- oder Sofortmobilisation, Volumenauffüllung, Hochstellen des Bettendes, Hochlagerung der Beine usw.; *s.a. Essay Thrombose und Embolie S. 1527*

Throm|bo|si|nu|si|tis *f, pl* **-tiden:** → *Sinusthrombose*

Throm|bo|zy|ten|ag|gre|ga|ti|ons|hem|mer *pl: Syn: Aggregationshemmer*; Substanzen, die die Zusammenballung von Thrombozyten verhindern oder hemmen; v.a. Prostaglandinsynthesehemmer werden zur Verhütung von Thrombosen und Embolien, Schlaganfällen und Myokardinfarkt verwendet; der mit Abstand wichtigste ist Acetylsalicylsäure*; *s.a. Essay Akuter und rezidivierender Myokardinfarkt S. 1071, Essay Schlaganfall und zerebrovaskuläre Krankheiten S. 1423, Essay Thrombose und Embolie S. 1527*

Throm|bo|zy|to|pe|nie *f: Syn: Thrombopenie, Blutplättchenmangel, Plättchenmangel*; eine verminderte Thrombozytenzahl [< 100.000/μl] entsteht durch verminderte Bildung, erhöh-

Tab. T5. Thrombozytopenie. Häufige Ursachen

Erhöhter Verbrauch
Immunologische Mechanismen
Idiopathisch thrombozytopenische Purpura
Autoantikörper (SLE, Antiphospholid-Antikörper)
Alloantikörper (neonatale, posttransfusionelle, Alloimmunisierung)
Antikörpervermittelt (Medikamente, Malignom-assoziiert)
HIV-assoziierte ITP
Nicht-immunologische Mechanismen
Verbrauchskoagulopathie
Thrombotisch-thrombozytopenische Purpura, hämolytisch-urämisches Syndrom
Eklampsie/HELLP-Syndrom
Thrombozytopenie in der Spätschwangerschaft
Kardio-pulmonale Erkrankungen
Kardio-pulmonale Bypassoperationen
Bildungsstörungen
Verminderte Megakaryozytopoese
Angeborene Hypoplasie (aplastische Anämie, Fanconi-Anämie, amegakaryozytäre Anämie, Thrombozytopenie mit Radiusaplasie)
Erworbene Hypoplasie (Bestrahlung, Chemikalien, Medikamente)
Verdrängung (metastasierende Karzinome, Leukämie, Myelofibrose, Myelome, lymphoretikuläre Erkrankungen u.a.)
Ineffektive Thrompozytopoese
Angeborene Formen (Wiskott-Aldrich-Syndrom und Varianten, May-Hegglin-Anomalie, Alport-Syndrom u.a.)
Vitamin-B$_{12}$- und Folsäuremangel
Myelodysplastische Syndrome
Exzessiver Alkoholkonsum
Verteilungsstörungen
Splenomegalie
Hypothermie
Hämodilution

ten Verbrauch, Verteilungsstörungen oder Blutverdünnung [Hämodilution]; führt zu verlängerter Blutungszeit und hämorrhagischer Diathese [Petechien thrombozytopenische Purpura, Nasenbluten, Gastrointestinal-, Urogenitalblutung, verlängerte und verstärkte Monatsblutung]; die Therapie hängt von der Ursache ab

Heparin-induzierte Thrombozytopenie: unabhängig von der Dosis auftretende, sich schleichend im Verlauf von 3 bis 30 Tagen entwickelnde leichte [Heparin-induzierte Thrombozytopenie Typ I] oder schwere Thrombozytopenie [Heparin-induzierte Thrombozytopenie Typ II]; Typ II ist selten und mit einer Verbrauchskoagulopathie, Thrombose und/oder Thromboembolie verbunden; oft kommt es einem Anstieg von GOT, GPT, γ-GT, LDH und Lipase im Serum, der in der Regel nach Absetzen der Therapie verschwindet; *s.a. Essay Thrombose und Embolie S. 1527*

HIV-assoziierte Thrombozytopenie: *s.u. Essay HIV-Infektion – AIDS S. 625*

Thrombozytopenie-Hämangiom-Syndrom *nt:* → *Kasabach-Merritt-Syndrom*

Thu|ja (occidentalis) *f: Syn: abendländischer/amerikanischer Lebensbaum*; Baum aus der Familie der Zypressengewächse [Cupressaceae]; verwendet werden die beblätterten Zweigspitzen [**Lebensbaumspitzen**, Lebenskraut, Thujaeoccidentalis herba, Summitates Thujae], die Thujon, Quercetin und Gerbstoffe enthalten; **Anw.:** traditionell als Anthelmintikum; äußerlich zu Einreibungen bei Rheuma und Gicht; in der Homöopathie bei Haut- und Schleimhauterkrankungen, Rheuma und Verdauungsschwäche

Thy|mek|to|mie *f: Syn: Thymusentfernung, Thymusexstirpation*; operative Entfernung des Thymus, z.B. als En-bloc-Exstirpation bei Myasthenia gravis pseudoparalytica oder Thymom

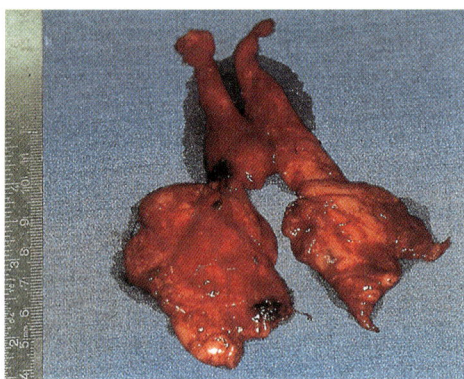

Abb. T12. Thymektomie. En bloc exstirpierter Thymus bei Myasthenia gravis pseudoparalytica

Thy|mi aetheroleum *nt: Syn: Thymianöl*; ätherisches Öl von Thymian*

Thy|mi|an *nt: Syn: echter/gemeiner Thymian, Gartenthymian, Thymus vulgaris*; Pflanze aus der Familie der Lippenblütler [Lamiaceae]; verwendet werden **Thymianblätter** [Thymi folium], **Thymiankraut** [Blätter und Blüten, Thymi herba] und das daraus gewonnene ätherische **Thymianöl** [Thymi aetheroleum], das u.a. Thymol, Carvacrol, Linalool, Menthen, Pinen, Borneol und Cineol enthält; **Anw.:** traditionell bei chronischer Bronchitis, Keuchhusten, Asthma bronchiale, Unterleibs- und Kopfschmerzen

wilder Thymian: → *Quendel*

Thy|mi|din|ki|na|se *f:* viruskodiertes Enzym, z.B. von Herpes simplex-Virus, das u.a. Aciclovir* und Ganciclovir* phosphoryliert und in das aktive Agens [Aciclovirtriphosphat bzw. Ganciclovirtriphosphat] verwandelt, das über eine Hemmung der DNA-Polymerase zum Zelltod führt; *s.a. Essay Gentransfer und Gentherapie S. 465*

Thy|mi folium *nt*: *Syn:* Thymianblätter; *s.u. Thymian*

Thy|mi herba *f*: *Syn:* Thymiankraut; *s.u. Thymian*

Thy|mol *nt*: *Syn:* Thymiankampfer, Thymiansäure, 2-Isopropyl-5-methyl-phenol; Hauptbestandteil des ätherischen Öls von Thymian; starkes Antiseptikum [wesentlich stärker als Phenol]; **Anw.:** Desinfektion von Wurzelkanälen und Kavitäten in der Zahnmedizin

Thy|mus|al|ge|ne|sie *f*: → *DiGeorge-Syndrom*

Thy|mus|a|pla|sie *f*: → *DiGeorge-Syndrom*

Thy|mus|ent|fer|nung *f*: → *Thymektomie*

Thy|mus|ex|stir|pa|ti|on *f*: → *Thymektomie*

Thy|mus serpyllum *m*: → *Quendel*

Thy|mus|trans|plan|ta|ti|on *f*: Transplantation von embryonalem oder kindlichem Thymus, z.B. bei Thymusaplasie*

Thy|mus vulgaris *m*: → *Thymian*

Thy|re|o|a|pla|sia *f*: → *Schilddrüsenaplasie*

Thy|re|o|chon|dro|to|mie *f*: *Syn:* Thyreotomie, Schildknorpelspaltung; Spaltung des Schildknorpels, i.d.R. in der Mittellinie; erlaubt Zugang zu den Stimmlippen

Thy|re|o|id|ek|to|mie *f*: *Syn:* Thyroidektomie, Schilddrüsenentfernung, Schilddrüsenresektion; operative Entfernung der Schilddrüse; die **totale Thyreoidektomie** ist die Methode der Wahl bei Schilddrüsenkarzinomen; kalte Knoten können ausgeschält werden [**Enukleation**]; *s.a. Strumektomie*

Thy|re|o|li|di|tis *f, pl* **-ti|den**: *Syn:* Thyroiditis, Schilddrüsenentzündung; die **akute Thyreoiditis** ist meist eine Begleitentzündung bei anderen Infektionen oder tritt nach Bestrahlung auf; akute eitrige Thyreoiditiden als bakterielle Infektionen sind eher selten; bei den chronischen Thyreoiditiden handelt es sich meist um eine Immunthyreoiditis [z.B. Riedel-Struma, Hashimoto-Thyreoiditis]

granulomatöse Thyreoiditis: *Syn:* de Quervain-Thyreoiditis, Riesenzellthyreoiditis, subakute nicht-eitrige Thyreoiditis; vermutlich durch Viren [Coxsackievirus, Mumpsvirus] verursachte Entzündung der Schilddrüse, die histopathologisch von Riesenzellgranulomen gekennzeichnet ist; führt nur selten zu leichten Funktionsstörungen [Hyperthyreose]; **Therapie:** meist Spontanheilung; in leichten Fällen Analgetika, in schwereren Fällen Glucocorticoide

Thy|re|o|kri|ko|to|mie *f*: Spaltung von Schildknorpel und Ringknorpel

Thy|re|o|pa|rat|hy|re|o|id|ek|to|mie *f*: *Syn:* Thyroparathyroidektomie; operative Entfernung von Schilddrüse und Nebenschilddrüsen

Thy|re|o|plas|tik *f*: plastische Operation am Schildknorpel

Thy|re|o|sta|ti|kum *nt, pl* **-ka**: Substanz, die die Bildung und Freisetzung der Schilddrüsenhormone hemmt; anorganische Ionen vom Perchlorattyp hemmen kompetitiv die Iod-Aufnahme in die Schilddrüse und vermindern damit die Hormonproduktion; Thioharnstoffderivate [z.B. Methimazol, Carbimazol, Propylthiouracil] verhindern die Iodierung von Tyrosin und die Kopplung von Iodtyrosinen; *s.a. Hyperthyreose*

Thy|re|o|to|mie *f*: → *Thyreochondrotomie*

Thy|re|o|zy|ten|kar|zi|nom *nt*: *s.u. Schilddrüsenkarzinom*

Thy|ro|id|ek|to|mie *f*: → *Thyreoidektomie*

Thy|ro|pa|rat|hy|ro|id|ek|to|mie *f*: → *Thyreoparathyreoidektomie*

Thy|ro|xin, freies *nt*: *s.u. T4-Test*

Ti|a|ben|da|zol *nt*: → *Thiabendazol*

Ti|a|pro|fen|säu|re *f*: *Syn:* Acidum tiaprofenicum; nicht-steroidales Antiphlogistikum; Antirheumatikum; **Anw.:** entzündliche und degenerative Gelenkerkrankungen, posttraumatische, postoperative und weichteilrheumatische Schmerzen; **Dosierung:** 1–2 × tgl. 200–300 mg p.o.; **NW:** Magenschmerzen, Übelkeit und Durchfall, okkulte Blutverluste, Kopfschmerzen, Schwindel, Schlaflosigkeit, Erregung, Reizbarkeit und Müdigkeit; **Kontraind.:** ungeklärte Blutbildungsstörungen

Ti|bi|a|frak|tur *f*: *Syn:* Schienbeinbruch, Schienbeinfraktur; bei den Tibiafrakturen unterscheidet man zwischen Tibiakopffraktur, Tibiaschaftfraktur und distaler Tibiafraktur; *s.a. Knöchelfraktur, Essay Fraktur, Luxation, Distorsion S. 423*

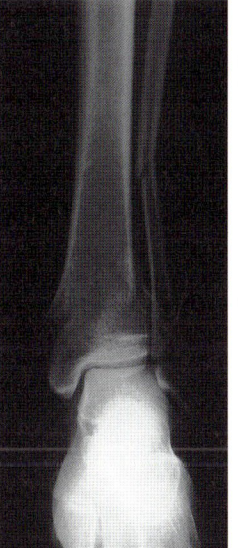
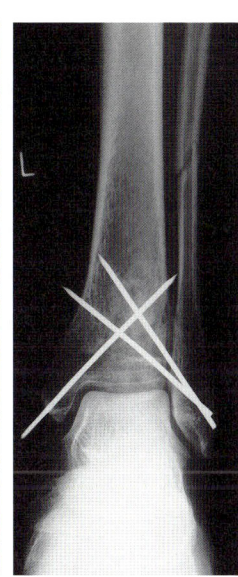
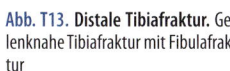

Abb. T13. Distale Tibiafraktur. Gelenknahe Tibiafraktur mit Fibulafraktur

Abb. T14. Distale Tibiafraktur. Geschlossene Reposition und Minimalosteosynthese mit Kirschner-Drähten

distale Tibiafraktur: *Syn:* distale Schienbeinfraktur; kann extra- oder intraartikulär auftreten [Pilonfraktur*]; wird meist durch axiale Gewalteinwirkung verursacht [Stauchungstrauma, z.B. bei Verkehrsunfällen] und ist oft von anderen Verletzungen [Talus-, Kalkaneus-, Wirbelsäulenfraktur] begleitet; **Therapie:** i.d.R. offene Reposition und Osteosynthese

Ti|bi|a|kopf|frak|tur *f*: *Syn:* Schienbeinkopffraktur; Frakturen des Schienbeinkopfes werden meist durch axiale Stauchungskräfte bewirkt; sie sind immer intraartikulär und können zur Luxation im Kniegelenk führen; man unterscheidet **monokondyläre** und **bikondyläre Frakturen** sowie **Impressionsfrakturen** und **Ausrissfrakturen der Eminentia intercondylaris**; manche Autoren unterscheiden auch **Tibiaplateaufrakturen** [ohne Bandläsion] von

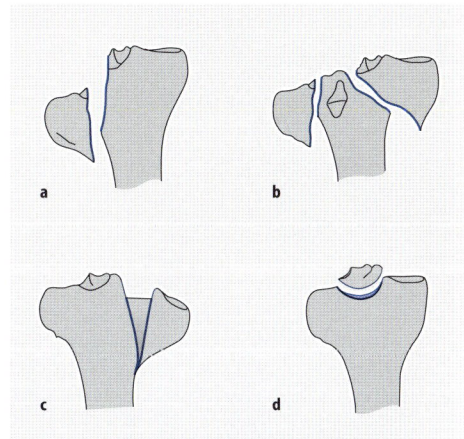

Abb. T15. Tibiakopffraktur. Einteilung der Tibiakopffrakturen: **a** monokondylär, **b** bikondylär, **c** Impressionsfraktur, **d** Ausrissfraktur der Eminentia intercondylaris

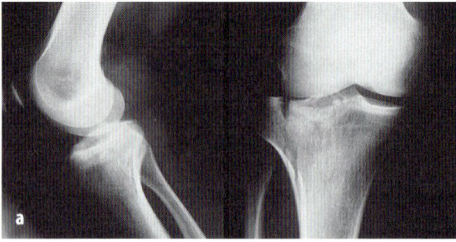

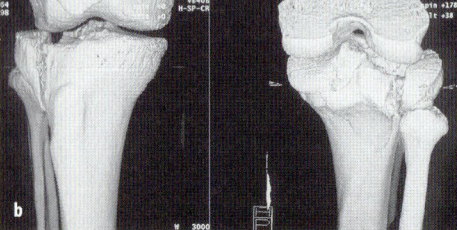

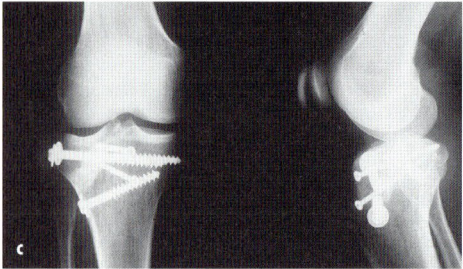

Abb. T16. Tibiakopffraktur. Tibiaplateaufraktur: **a** Röntgenaufnahme, **b** präoperatives 3-D-CT, **c** Reposition und Schraubenosteosynthese

Tibialuxationsfrakturen [mit Bandläsion]; **Therapie:** i. d.R. operativ, da schon geringe Veränderungen der Gelenkfläche zu sekundärer Arthrose führen; nur nichtdislozierte Frakturen mit einem Spalt von < 1 mm können konservativ behandelt werden; bei einfachen Schrägfrakturen ohne Impression oder des Plateaus genügen kanülierte Schrauben; imprimierte Gelenkflächen müssen angehoben und mit Spongiosa unterfüttert werden; Begleitverletzungen [Meniskus, Kreuzband, Seitenband] sollten mitversorgt werden; die offene Reposition hat aber relativ hohe Infektionsraten und deshalb sollte ein Hybridfixateur erwogen werden; *s.a. Essay Fraktur, Luxation, Distorsion S. 423*

Tibialis-anterior-Syndrom *nt: s.u. Kompartmentsyndrom*

Ti|bi|a|schaft|frak|tur *f: Syn: Schienbeinschaftfraktur;* Frakturen des Schienbeinschaftes können durch direkte oder indirekte, horizontale oder vertikale Krafteinwirkung verursacht werden; häufig kommt es zu einer Begleitfraktur der Fibula [**Unterschenkelschaftfraktur**]; **Therapie:** Frakturen im Kindesalter und mit nur geringer Dislokation werden konservativ behandelt; instabile Frakturen oder Frakturen mit ausgedehntem Weichteilschaden müssen operiert werden; das Stabilisierungsverfahren richtet sich nach der Lage und Art der Fraktur; gelenknahe Frakturen werden i.d.R. mit einer Plattenosteosynthese oder einem Fixateur externe stabilisiert, Frakturen im Mittelteil mit einer Marknagelung; *s.a. Essay Fraktur, Luxation, Distorsion S. 423*

Ti|clo|pi|din *nt:* Thrombozytenaggregationshemmer; hemmt weder die Cyclooxigenase noch die Phosphodiesterase der Thrombozyten; wirkt wahrscheinlich über Hemmung der thrombozytären Adenylylcyclase, Zunahme der intrathrombozytären Calcium-Konzentration, Sensibilisierung gegenüber der aggregatorischen Wirkung von Fibrinogen und Demaskierung von Fibrinogen-Rezeptoren; **Anw.:** nur bei Unverträglichkeit gegenüber Acetylsalicylsäure, dann zur Primär- und Rezidivprophylaxe des Schlaganfalls [v.a. bei Patienten mit TIA oder RIND], bei peripheren

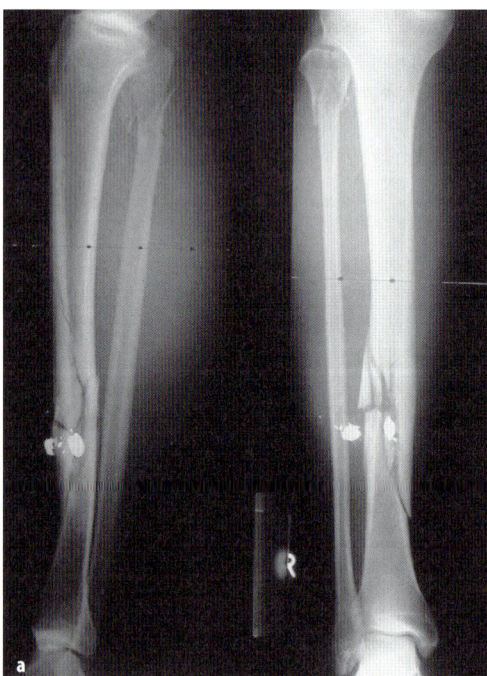

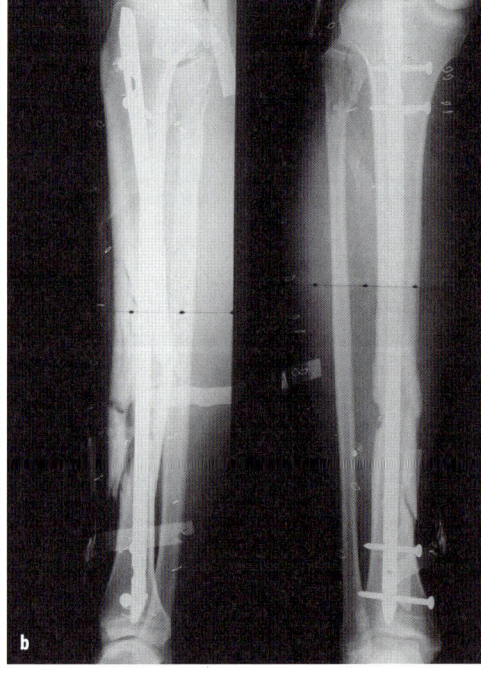

Abb. T17. Tibiaschaftfraktur. a Unterschenkelschaftfraktur nach Schussverletzung [III° offene Fraktur], **b** Stabilisierung mit verriegeltem Marknagel

und arteriellen Verschlusskrankheiten, v.a. Claudicatio intermittens, Infarktprophylaxe bei stabiler und instabiler Angina pectoris; **NW:** gastrointestinale Beschwerden [Übelkeit, Erbrechen, Oberbauchschmerzen, Durchfälle], allergische Reaktionen [Urticaria, Pruritus, Erythem], subkutane Blutergüsse, Menorrhagie, schwere Leukopenie [1 %]

Tief|schlaf *m: Syn: Slow-wave-sleep, Langsame-Wellen-Schlaf;* *s.u. Schlaf*

Tier|fell|nä|vus *m, pl* **-vi:** *Syn: Naevus pigmentosus et pilosus, Naevus pellinus, Naevus pellitus; s.u. Naevus giganteus*

Tiffeneau-Test *m:* →*Ein-Sekundenkapazität*

Tilia *f: s.u. Linde*

Ti|li|ae cortex *m: Syn: Lindenrinde; s.u. Linde*

Ti|li|ae flos *m: Syn: Lindenblüten;* Blütenstände der Linde★

Ti|li|ae folium *nt: Syn: Lindenblätter; s.u. Linde*

Ti|li|ae lignum *nt: Syn: Lindenholz; s.u. Linde*

Ti|li|din *nt:* starkes Opioid; wird zur Verhinderung von Missbrauch ausschließlich in fixer Kombination mit Naloxon★ [50 mg Tilidin und 4 mg Naloxon] angeboten; **Anw.:** Behandlung starker akuter oder chronischer Schmerzen bei Traumen, Knochen- und Gelenkserkrankungen, Schmerzen im Bereich der Brustorgane, Neuritis, Neuralgien, Tumoren, Abdominalspasmen, schmerzhafte Entzündungen, posttraumatische Schmerzen und Schmerzen bei diagnostischen und therapeutischen Eingriffen; **NW:** Schwindel, Veränderungen der Aktiviertheit [i.d.R. Dämpfung, gelegentlich Steigerung], Übelkeit und Erbrechen, Atemdepression, Bronchospasmus, Ureterspasmen und Miktionsstörungen

Time-of-flight-Angiografie *f: s.u. Magnetresonanzangiografie*

Ti|mo|lol *nt:* Betablocker; **Anw.:** Augentropfen zur Glaukombehandlung

Tinc|tu|ra opii *f:* →*Opiumtinktur*

Ti|nea *f: Syn: Trichophytie, Trichophytia;* durch Dermatophyten verursachte oberflächliche Pilzerkrankung der Haut; der Begriff wird oft gleichgesetzt mit Epidermomykose★ und auch auf tiefe Hautmykosen angewandt; *s.a. Essay Mykosen S. 1059*

Tinea amiantacea (Alibert): *Syn: Asbestgrind, Tinea asbestina, Pityriasis amiantacea, Keratosis follicularis amiantacea, Impetigo scabida;* meist im Rahmen anderer Erkrankungen [Seborrhoe, atopisches Ekzem] auftretende asbestartige, weiß-schimmernde Schuppen der Kopfhaut; der Begriff wird heute nur noch selten verwendet

Tinea barbae: *Syn: Trichophytia profunda barbae, Trichophytia barbae, (tiefe) Bartflechte, Sycosis barbae parasitaria, Sycosis parasitaria, Bartpilzflechte, Barttrichophytie;* tiefe Hautpilzerkrankung im Bartbereich bei Männern; die Erreger [Trichophyton mentagrophytes oder verrucosum,

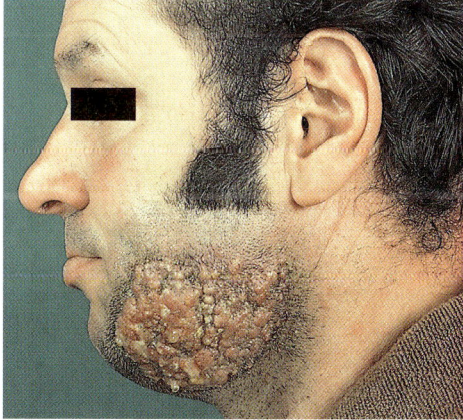

Abb. T18. Tinea barbae

andere Mikroporum- oder Trichophyton-Arten] werden meist von infizierten Tieren [Rinder, Nagetiere] auf den Menschen übertragen; **Klinik:** scheibenförmige, schmerzhafte, hochentzündliche Herde mit Follikulitis und Eiterbildung; **Diagnose:** Pilznachweis an ausgezogenen Haaren, Kultur; **DD:** Folliculitis simplex barbae, Folliculitis barbae candidamycetica, bakterielle Follikulitis; **Therapie:** systemische Antimykotika [Itraconazol★, Fluconazol★], Antibiotika zur Verhinderung einer Sekundärinfektion; **Prognose:** unbehandelt Spontanabheilung mit Narben und Haarverlust nach Wochen bis Monaten

Tinea capitis favosa: →*Favus*

Tinea capitis profunda: →*Trichophytia profunda capitis*

Tinea corporis: *Syn: Trichophytia corporis, Epidermophytia corporis, Epidermomycosis corporis;* oberflächliche Trichophytie der unbehaarten Haut des Körpers; der Erreger [Trichophyton rubrum oder mentagrophytes, Epidermophyton floccosum] wird von Tieren [Rinder, Nagetiere] auf dem Menschen übertragen; **Klinik:** scheibenförmige, scharf begrenzte, juckende, gerötete, schuppende, anuläre oder zirzinäre Herde; das Zentrum ist leicht eingesunken, wodurch die Herde randbetont wirken; je nach Lokalisation der Herde spricht man von **Tinea faciei** [Gesicht], **Tinea colli** [Hals], **Tinea inguinalis** [Inguinalbereich] usw.; **DD:** seborrhoisches Ekzem, nummuläres Ekzem, Erythrasma, Psoriasis; Erythema anulare centrifugum; **Therapie:** Antimykotika [Itraconazol★, Fluconazol★, Terbinafin★] extern oder intern

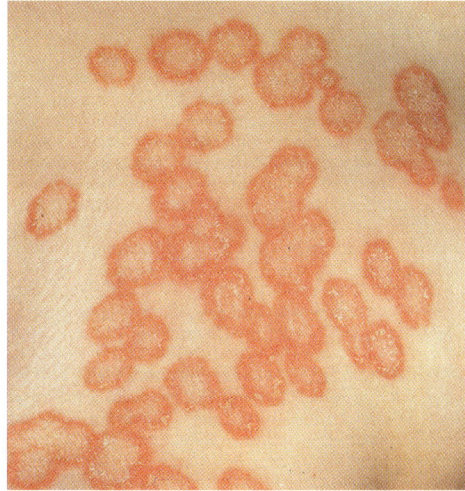

Abb. T19. Tinea corporis

Tinea favosa: →*Favus*

Tinea imbricata: *Syn: orientalische/indische/chinesische Flechte, Tokelau, Trichophytia corporis superficialis;* v.a. in Afrika, Asien und Südamerika vorkommende Form der Tinea corporis mit typischen kokardenförmigen Herden

Tinea manus: *Syn: Tinea manuum, Epidermophytia manus, palmare Epidermomykose;* meist durch Autoinokulation bei Fußpilz★ [Tinea pedis] oder Onychomykose★ entstehende Tinea der Hände; tritt i.d.R. einseitig auf; die häufigsten Erreger sind Trichophyton rubrum oder mentagrophytes und Epidermophyton floccosum; **Klinik:** typisch sind rundliche Schuppenkrausen [**Dyshidrosis lamellosa sicca**] und eine feine, weißlich-gelbe Zeichnung der Handfurchen; **DD:** Handekzem, Tylosis, Psoriasis inversa; **Therapie:** zuerst lokale Behandlung mit Undecylensäure- oder Oxychinolinderivaten, Tolnaftat★ oder Azolpräparaten; systemische Antimykotika [Itraconazol★, Fluconazol★, Terbinafin★] nur bei ausgedehnten oder

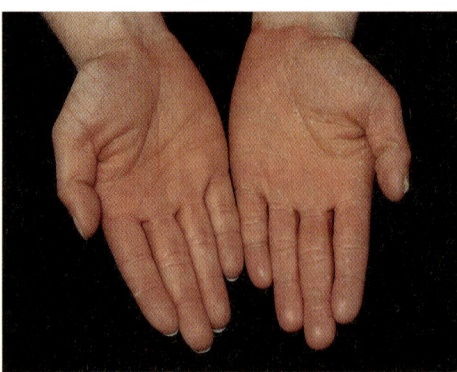

Abb. T20. Tinea manus

refraktären Fällen

Tinea nigra: *Syn: Pityriasis nigra, Cladosporiosis epidemica*; in Europa seltene oberflächliche Mykose durch Cladosporium werneckii, die zu scharf begrenzten, schuppenden, braunschwarzen Herden führt; **Therapie**: Keratolytika

Tinea pedis/pedum: →*Fußpilz*

Tinea unguium: →*Onychomykose*

Tinea versicolor: →*Pityriasis versicolor*

Tinel-Hoffmann-Klopfzeichen *nt*: →*Hoffmann-Tinel-Zeichen*

Tine-Test *m*: *Syn: Nadeltest, Stempeltest, Multipunkturtest*; Tuberkulintest*, bei dem das Tuberkulin mit einem speziellen Stempel mit vier Spitzen in die Haut eingedrückt wird; *s.a. Essay Tuberkulose S. 1585*

Ti|ni|da|zol *nt*: Imidazol-Chemotherapeutikum; wirkt gegen Anaerobier [Fusobacterium; Bacteroides] und Protozoen [Trichomonas, Entamoeba]; **Anw.**: Trichomoniasis urogenitalis, Giardiasis, Amöbenruhr, extraintestinale Amoebiasis, Amöbenabszess der Leber, akute ulzerative Gingivitis, unspezifische Vaginitis, Prophylaxe postoperativer Infektionen mit anaeroben Erregern; **Dosierung**: Trichomoniasis, Giardiasis 1 × 2 g p.o. nach oder während einer Mahlzeit; Amöbenruhr 1 × 2 g p.o. für 2–3 Tage; extraintestinale Amoebiasis 1 × 2 g p.o. für 3–5 Tage; unspezifische Vaginitis 1 × oder im Abstand von 24 h 2 × 2 g p.o; Prophylaxe postoperativer Infektionen Erwachsene und Kinder > 12 Jahre 12 h vor der Operation 1 × 2 g p.o.; **NW**: bitterer Geschmack, Übelkeit, Erbrechen, Appetitlosigkeit, Diarrhoe, Kopfschmerz, Schwäche, selten Schwindel, Schläfrigkeit, Verwirrtheit und Erregbarkeit

Tinnevelly-Senna *f*: *Syn: indische Sennesblätter*; *s.u. Sennesblätter*

Tin|ten|lö|scher|fuß *m*: *Syn: Pes planus congenitus, angeborener Plattfuß*; *s.u. Plattfuß*

Tinzaparin-Natrium *nt*: niedermolekulares Heparin; **Anw.**: prä- und postoperative Thromboseprophylaxe; **Dosierung**: allgemeinchirurgische Eingriffe 0,3 ml [entsprechend 42,2 mg oder 3500 Anti-Xa-E oder 50 Anti-Xa-E/kg] 2 h vor der Operation und in den folgenden 7–10 postoperativen Tagen 1 × tgl. s.c. in die Bauchhaut; Hüftgelenkoperationen 75 Anti-Xa-E/kg; Venenthrombose 150–175 Anti-Xa-E/kg; **NW**: Erhöhung der Serum-Kalium-Konzentration, flüchtiger Anstieg von ASAT und alkalischer Phosphatase, selten reversible Thrombozytopenie; **Kontraind.**: Operationen am ZNS, Allergie gegen Heparin, hämorrhagische Diathese, Mangel an Gerinnungsfaktoren, schwere Leber- und Nierenschäden, schwere Thrombozytopenie, schwere Hypertonie, Ulzera im Gastrointestinaltrakt, hämorrhagischer apoplektischer Insult, drohender Abort

Ti|o|til|xen *nt*: *Syn: Thiotixen*; Neuroleptikum; **Anw.**: schizophrene Psychosen, senile Psychosen; wird wegen der unzuverlässigen Kinetik nicht mehr verwendet

Ti|pra|na|vir *nt*: HIV-Proteasehemmer; **Anw.**: HIV-Infekti-

onen; *s.u. Essay HIV-Infektion – AIDS S. 625*

tissue harmonic imaging *nt*: *s.u. Echokardiografie*

Ti|tri|me|trie *f*: *Syn: Maßanalyse, Titrieranalyse, Volumetrie*; quantitative Bestimmung der Konzentration einer gelösten Substanz durch Titration mit einer Lösung, die ein Reagenz in einer bekannten Konzentration enthält; über das Volumen der verbrauchten Titrierlösung lässt sich die Konzentration der zu bestimmenden Substanz berechnen

Ti|za|ni|din *nt*: Imidazolderivat, Muskelrelaxans; **Anw.**: neurogene Muskelspasmen, Spastizität, schmerzhaft bedingte Muskelverspannung

T-Linien-ALL *f*: *s.u. akute Leukämie, Essay Akute Leukämien S. 889*

TMC114 *nt*: HIV-Proteasehemmer; **Anw.**: Kombinationstherapie von HIV-Infektionen; *s.a. Essay HIV-Infektion – AIDS S. 625*

TNM-System *nt*: *Syn: TNM-Klassifikation, Tumorstaging*; Stadieneinteilung maligner Tumoren, nach der Ausdehnung des Primärtumors [**Tumor**], dem Befall der regionären Lymphknoten [**Nodes**] und dem Vorhandensein von Fernmetastasen [**Metastases**]; erfolgt die Einteilung vor Beginn der Therapie [klinisches oder prätherapeutisches Staging], spricht man von TNM, erfolgt die Klassifikation postoperativ-histologisch von pTNM; *s.a. Essay Tumortherapie S. 1593*

To|bra|my|cin *nt*: von Streptomyces tenebrarius gebildetes Aminoglykosid-Antibiotikum der Gentamicingruppe mit breitem Wirkungsspektrum gegen grampositive und gramnegative Keime [u.a. Bacillus, Listeria, Staphylokokken, Bordetella, Enterobacter, Escherichia coli, Mycoplasma, Pseudomonas]; **Anw.**: v.a. Infektionen mit Pseudomonas aeruginosa; **Dosierung**: Erwachsene: 1–2 mg/kg alle 6 h, i.m. oder als i.v.-Kurzinfusion alle 8 h, maximal für 10 Tage, Früh- und Neugeborene: 2 mg/kg alle 12 h; **NW**: Ototoxizität, Nephrotoxizität; **Kontraind.**: Allergie, vorbestehender Innenohrschaden, fortgeschrittene Niereninsuffizienz, Gravidität, Myasthenia gravis

To|cai|nid *nt*: Antiarrhythmikum vom Lidocaintyp; **Anw.**: ventrikuläre Herzrhythmusstörungen [v.a. ventrikuläre Tachykardien, Kammerflimmern, Kammerflattern]; **Dosierung**: initial 400–600 mg p.o., Erhaltungsdosis 1200–1800 mg/d, verteilt auf Einzeldosen alle 8 bis 12 h; i.v. 7,5–11,3 mg/kg KG über 15 min; **NW**: Tremor, Schwindel, Lichtempfindlichkeit, Hitze- und Kälteempfindungen, Ängstlichkeit, Parästhesien, Ataxie, Sprachstörungen, Gedächtnisstörungen, Krampfanfälle, Kammerflimmern, Bradykardie, QRS-Verbreiterung, Übelkeit, Verstopfung, Durchfall, Bauchschmerzen; **Kontraind.**: Überempfindlichkeit gegen Tocainid, Lidocain und Lokalanästhetika vom Amid-Typ, AV-Block II. und III. Grades ohne Schrittmacher

To|co|phe|rol|ni|co|ti|nat *nt*: Tocopherolderivat; Hyperämikum; Vasodilatator; **Anw.**: periphere Durchblutungsstörungen

To|des|zei|chen *pl*: als **unsichere Todeszeichen** werden Totenblässe, Leichenkälte, Atemstillstand, Fehlen von Herztönen und Pulsschlag, Areflexie, Weichwerden der Augäpfel, Trübung der Kornea [nach ca. 1 Stunde bei offenem Auge, nach ca. 24 Stunden bei geschlossenem Auge] und Abkühlung unbedeckter [nach ca. 1–2 h] und bedeckter Körperteile [nach ca. 4–5 h] bezeichnet; zu den **sicheren Todeszeichen** gehören: **Totenflecke** [Leichenflecke, Livores mortis]: nach dem Tod auftretende Hauteinblutungen, die anfangs noch weggedrückt werden können; beginnen ca. 1 Stunde post mortem, selten bereits während der agonalen Phase, als rötlich-zyanotische Flecken abhängiger Körperpartien (venöse Hypostase); werden nach ca. 24 h durch eine Hämoglobinsättigung des Gewebes permanent; **Totenstarre** [Leichenstarre, Rigor mortis]: langsam fortschreitende Muskelstarre, die sich später wieder in derselben Reihenfolge löst; beginnt am Kiefer [nach ca. 2 h] und breitet sich innerhalb von 8–10 h von kranial nach kaudal auf den gesamten Körper aus; wird sie innerhalb der ersten 8 h gelöst, tritt sie wieder auf; die spontane Lösung beginnt nach ca.

Tab. T6. TNM-System

Die Klassifikation soll nur nach histologischer/zytologischer Sicherung des malignen Tumors vorgenommen werden	
Beschreibung der Tumorausbreitung durch 3 Parameter:	
Primärtumor/kontinuierliche und diskontinuierliche Ausbreitung im Entstehungsorgan bzw. Übergreifen auf Umgebung	T
Regionäre Lymphknoten/Lymphogene Metastasierung	N
Fernmetastasen	M
Dualsystem:	
Klinische Klassifikation (prätherapeutisch)	TNM
Pathologische Klassifikation (postoperativ-histopathologisch)	pTNM

Befunde können nach Sicherheit beschrieben werden („certainty"- oder C-Faktor)

C₁ Ergebnisse aufgrund von diagnostischen Standardmethoden, z.B. Inspektion, Palpation und Standardröntgenaufnahmen, intraluminale Endoskopie bei bestimmten Organen

C₂ Ergebnisse aufgrund spezieller diagnostischer Maßnahmen, z.B. bildgebende Verfahren, Röntgenaufnahmen in speziellen Projektionen, Schichtaufnahmen, Computertomographie, Sonographie, Lymphographie, Angiographie, nuklearmedizinische Untersuchungen, Kernspintomographie (NMR), Endoskopie, Biopsie und Zytologie

C₃ Ergebnisse aufgrund chirurgischer Exploration einschließlich Biopsie und zytologischer Untersuchung

C₄ Ergebnisse über die Ausdehnung der Erkrankung nach definitiver Chirurgie und pathologischer Untersuchung des Tumorresektates

C₅ Ergebnisse aufgrund einer Autopsie

Beispiel: Der C-Faktor wird hinter die Kategorien T, N und M gesetzt. Ein Fall kann z.B. beschrieben werden als T_3C_2, N_2C_1, M_0C_3

Bei pTNM ist die Angabe eines C-Faktors ohne Bedeutung und kann entfallen, da nach den allgemeinen Regeln des TNM-Systems festgelegt ist, welche Voraussetzungen für die Klassifikation von pT, pN und pM erfüllt sein müssen.

Klassifikation kann erfolgen:

Bei Erstmanifestation	TNM/pTNM
Bei multimodaler Therapie nach Vorbehandlung	yTNM/ypTNM
Bei Rezidivtumoren	rTNM/rpTNM

Aus T, N und M bzw. pT, pN und pM ergibt sich eine Stadiengruppierung (bei einzelnen Organtumoren unter Einbezug weiterer Parameter)

2 Tagen und schreitet ebenfalls von kranial nach kaudal fort; die Lösung ist nach 3–4 Tagen abgeschlossen; da sowohl die Ausbildung als auch die Lösung der Totenstarre von vielen Faktoren beeinflusst wird, sollte die Bestimmung der Todeszeit anhand der Leichenstarre erfahrenen Rechtsmedizinern überlassen werden; **Leichenzersetzung/Fäulnis**

To|fu *m: Syn: Sojaquark; s.u. Soja*

Toiletten-Training *nt: s.u. Essay Harninkontinenz S. 533*

To|ke|lau *nt: →Tinea imbricata*

To|ko|gra|fie, -gra|phie *f: Syn: Wehenmessung;* Aufzeichnung der Wehentätigkeit; die **externe Tokografie** misst Änderungen der Wandspannung und -dicke mit auf der Bauchdecke liegenden Transducern; die Qualität dieser Methode hängt von der korrekten Platzierung des Transducers und der Dicke der maternalen Bauchdecke ab; bei der **internen Tokografie** wird ein Katheter in die Gebärmutterhöhle eingeführt, der die intrauterinen Druckänderungen während der Wehenphasen misst; wird heute kaum noch durchgeführt; *s.a. Kardiotokografie*

To|ko|ly|se *f: Syn: Wehenhemmung;* bei der Hemmung vorzeitiger oder übermäßig starker Wehen muss man zwischen **akuter** oder **kurzzeitiger Wehenhemmung** [z.B. bei Geburtskomplikationen] und **Langzeithemmung** [v.a. bei drohender Frühgeburt] unterscheiden; da alle tokolytisch wirksamen Medikamente mit mehr oder minder starken Nebenwirkungen verbunden sind, muss die Indikation sorgfältig unter Beachtung der Kontraindikationen [akute kindliche Notsituation, Chorioamnionitis, Eklampsie, Präklampsie, intrauteriner Fruchttod, verschiedene mütterliche Vorerkrankungen] gestellt werden; die wichtigsten **Tokolytika** sind β-Sympathomimetika [Fenoterol, Ritodrin, Hexoprenalin], Magnesium, Indometacin und Nifedipin; die Wertigkeit von Oxytocinantagonisten und NO-Donatoren [z.B. Nitroglycerin] ist noch nicht eindeutig geklärt; *s.a. Tab. T7*

To|la|zo|lin *nt: Syn: Benzazolin;* direktes α-Sympatholytikum, Vasodilatator; **Anw.:** periphere Durchblutungsstörungen, Durchblutungsstörungen am Auge; **Dosierung:** 25–50 mg i.v., in schweren Fällen Wiederholung in Abständen von 3–4 h; lokal 10 mg tgl. [stationär] oder jeden 3. Tag [ambulant] subkonjunktival in Lokalanästhesie; **NW:** Übelkeit, abdominelle Beschwerden, Exazerbation peptischer Ulzera, Miosis, trockene Nase, Ejakulationsstörungen, orthostatische Regulationsstörungen, Blutdruckabfall mit reflektorischer Tachykardie und Herzrhythmusstörungen, vermehrte Speichel-, Tränen- und Schweißsekretion

Tol|but|amid *nt:* Sulfonylharnstoffderivat; orales Antidiabetikum; **Anw.:** Diabetes mellitus Typ II; **Dosierung:** 500–2000 mg/d p.o.; **NW:** Hypoglykämie, Leukopenie, Agranulozytose, Eosinophilie, cholestatischer Ikterus; **Kontraind.:** Diabetes mellitus Typ I, Neigung zu Ketoazidose, unstabile Diabetesformen, Präkoma, Coma diabeticum, eingeschränkte Nierenfunktion, Schwangerschaft

Tol|ca|pon *m:* peripherer und zentraler COMT-Hemmer; **Anw.:** zusammen mit L-Dopa* und einem Dopadecarboxylasehemmer zur Behandlung von Parkinson-Syndromen; *s.u. Essay Parkinson-Syndrome S. 1229*

Tol|ci|clat *nt:* lokales Antimykotikum; wirkt gegen Dermatophyten wie Epidermophyton-, Microsporum- und Trichophyton-Species; **Anw.:** 1 %-ige Cremes, Lotionen oder Salben zur topischen Behandlung oberflächlicher Mykosen; *s.a. Essay Mykosen S. 1059*

Tol|e|ranz|bruch *m: s.u. Autoimmunerkrankung*

Tol|fen|amin|säu|re *f:* nicht-steroidales Antirheumatikum; Analgetikum, Antiphlogistikum und Antipyretikum; **Anw.:** rheumatoide Arthritis, Osteoarthritis, entzündliche Erkrankungen, Kopfschmerzen, Migräne, Dysmenorrhoe, Spondylitis ankylosans; **Dosierung:** rheumatische und entzündliche Erkrankungen 100–200 mg, bis zu dreimal tgl.; Migränebehandlung 300 mg pro Tag; **NW:** Verdauungsstörungen, Übelkeit, Dysurie, Ödeme, Hautirritationen, Juckreiz

Toll|kir|sche *f: →Atropa belladonna*

Toll|kraut *nt:* **1.** →Glockenbilsenkraut **2.** →Atropa belladonna

Toll|wut *f: Syn: Rabies, Lyssa;* virale Infektionskrankheit, die vorwiegend das Nervensystem befällt; auffällig sind die im Krankheitsverlauf auftretende extreme Wasserscheu [Hydrophobie] und die sich schnell entwickelnde Lähmung mit Tod innerhalb von 3–5 Tagen; das **Tollwutvirus** [Rabies-, Lyssavirus] ist ein weltweit vorkommendes RNA-Virus mit typischer geschossförmiger Gestalt; es hat ein extrem breites Erregerspektrum, das praktisch alle Warmblüter und sowohl Wildtiere [Füchse, Rehe, Marder, Dachse, Waschbären, Skunks, Wölfe, Schakale, Fledermäuse] als auch Haustiere [Rinder, Katzen, Schafe, Hunde]

T

Tab. T7. **Tokolyse.** Dosierung tokolytischer Medikamente

Substanz	Kontinuierliche i.v.-Applikation	Orale Applikation	Andere

Fenoterol	Beginn: 2 µg/min
	Steigerung um 0,8 µg alle 20 min
	(4 µg/min maximal)
		–	Bolustokolyse
			Beginn: 3–5 µg alle 3 min
			Bei nachlassenden Wehen:
			  alle 6 min
			  nach 24 h: alle 12 min
			  nach 48 h: alle 24 min
			Bei nicht nachlassenden Wehen:
			  alle 2 min
			  danach Bolus bis 7 µg

Ritodrin	Beginn 50 µg/min Steigerung um 50 µg alle 20 min (350 µg/min maximal)	–	Intramuskulär; 5–10 mg alle 2–4 h
Hexoprenalin	Beginn: 0,1 µg/min Steigerung um 0,1 µg alle 10–20 min (0,5 µg/min maximal)	–	–
Magnesium	Beginn: 16–24 mmol in 20–30 min Erhaltung: 8–16 mmol/h (2–4 g MgSO$_4$)	–	Intramuskulär; 4–8 mmol alle 4 h (1–2 g MgSO$_4$)
Indometacin		Beginn: 50 mg Forts.: 25 mg alle 4–6 h	Rektal 100 mg
Nifedipin		Beginn: 30 mg Forts.: 20 mg alle 4–6 h	Sublingual Beginn: 10 mg Forts.: 10 mg alle 20 min (40 mg/h maximal)

umfasst; die Übertragung erfolgt durch Kontakt mit virushaltigem Speichel, meist durch einen Biss durch ein infiziertes Tier oder auch Hautwunden; das Tollwutvirus ist neurotrop, d.h., es wandert entlang der Axone zum Gehirn und verursacht dort eine perniziöse Enzephalitis, die immer tödlich verläuft [Ausnahme: Fledermaus]; aus dem Wildvirus oder **Straßenvirus** wurde von Pasteur durch wiederholte Passagen in Kaninchen ein attenuierter **virus fixe** gewonnen, der zur Impfung verwendet wurde **klinisch** man kann eine **urbane Tollwut**, die durch Haustiere übertragen wird, und eine **sylvatische Tollwut** durch Wildtiere unterscheiden; bei beiden Formen wird das Virus durch infizierten Speichel übertragen, meist durch eine Bisswunde, z.T. auch Eindringen über Haut- oder Schleimhautwunden oder in seltenen Fällen durch Aerosolinhalation [Fledermaushöhlen]

das Virus vermehrt sich zuerst lokal, wandert dann entlang der Axone zum Zentralnervensystem, wo es sich vermehrt und zentrifugal zu den Speicheldrüsen, Pankreas, Haarbälgen usw. wandert; die Infektion des Zentralnervensystems führt zu ausgedehnter Zerstörung der weißen und grauen Substanz im Bereich von Hippokampus, Medulla oblongata und Kleinhirn, später auch von Kortex und Brücke; typisch sind Einschlusskörperchen [**Negri-Körperchen**] in den befallenen Zellen; die Inkubationszeit beträgt 1–3 Monate [10 Tage – 10 Monate] und wird durch die übertragene Virusmenge und die Eintrittspforte bestimmt; bei Kopfverletzungen ist die Inkubationszeit kürzer als bei Extremitätenverletzungen; im Prodromalstadium besteht eine Hyperästhesie der Bisswunde mit lokalem Brennen und Jucken; es kommt zu Fieber mit Kopfschmerzen und Appetitlosigkeit; danach beginnt das **Exzitationsstadium** oder die **rasende Wut**; die Patienten bekommen Angstgefühle und werden motorisch unruhig; Schlucken löst Krämpfe der Schluckmuskulatur aus und die Patienten vermeiden das Schlucken; sie hören auf zu Trinken und der Speichel läuft aus dem Mund; typisch ist die Wasserscheu [Hydrophobie]: Sehen oder Hören von Wasser löst Unruhe und Krämpfe aus, die die gesamte Muskulatur betreffen können; das Endstadium wird als

Paralysestadium oder **stille Wut** bezeichnet; die Krämpfe und Unruhezustände lassen nach; es kommt zu fortschreitenden Lähmungen und schließlich zum Tod **Therapie**: bei Verdacht auf Kontakt mit einem tollwütigen Tier oder Biss durch ein Tier wird eine lokale und eine allgemeine Therapie begonnen; die Wunde wird exzidiert und mit Seifenlösung oder Detergenzien ausgespült und mit **Anti-Tollwut-Hyperimmunglobulin** umspritzt; zusätzlich wird Anti-Tollwut-Hyperimmunglobulin intramuskulär injiziert; am nächsten Tag wird mit einer aktiven Immunisierung mit Tollwutantigen begonnen; verdächtige Tiere werden eingefangen und mindestens 7 Tage in Isolation beobachtet; treten innerhalb dieser Zeit keine Tollwutsymptome auf, ist das Tier als gesund anzusehen und eine Exposition des Patienten unwahrscheinlich

Tol│naf│tat *nt*: lokales Antimykotikum wirkt gegen Dermatophyten wie Epidermophyton-, Microsporum- und Trichophyton-Species; **Anw.**: 1 %-ige Cremes, Lotionen oder Salben zur topischen Behandlung oberflächlicher Mykosen; *s.a. Essay Mykosen S. 1059*

Tolosa-Hunt-Syndrom *nt*: durch eine granulomatöse Entzündung im Retrobulbärbereich verursachte einseitige Schmerzen hinter dem Augapfel mit gleichzeitiger oder anschließender Parese der Hirnnerven III, IV und/oder IV sowie Gesichtsneuralgie im Bereich des ersten Trigeminusastes; **Therapie**: Glucocorticoide führen zur Rückbildung der Symptome innerhalb von Tagen; Rezidive sind möglich

Tol│te│ro│din *nt*: Muskarinrezeptor-Antagonist mit hoher Affinität zu M2- und M3-Rezeptoren; **Anw.**: Dranginkontinenz; *s.a. Essay Harninkontinenz S. 533*

Tol│mo│gra│fie, -gra│phie *f*: *Syn*: Schichtröntgen, Planigrafie, Stratigrafie; Anfertigung von Schichtröntgenaufnahmen; damit nur die in einer bestimmten Schicht liegenden Strukturen scharf abgebildet werden, werden die oberhalb und unterhalb dieser Schichtebene liegenden Strukturen durch gekoppelte Bewegungen von Film und Röhre verwischt; Computertomografie und Kernspintomografie haben die konventionelle Tomografie heute weitgehend ersetzt

Ton│au│di│o│me│trie *f*: Audiometrie unter Verwendung reiner

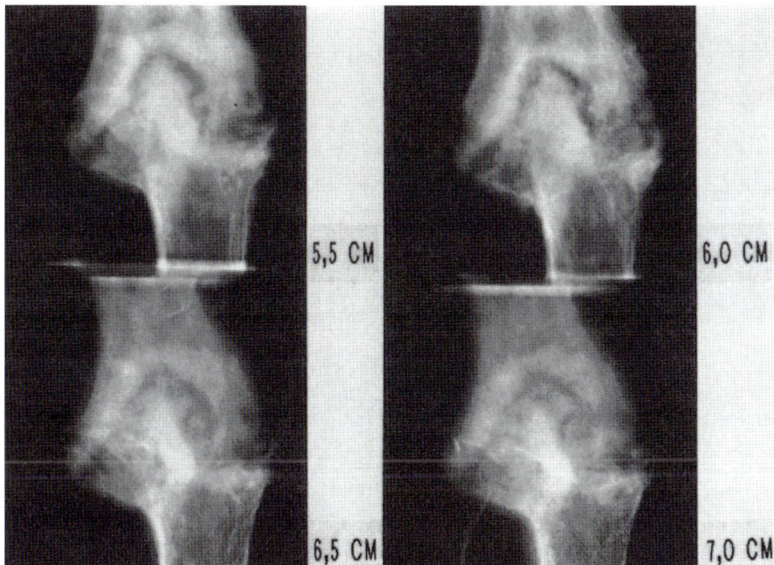

Abb. T21. Tomografie. Pseudarthrose* in einem konventionellen Tomogramm

Töne; der Proband hört Töne im Frequenzbereich von ca. 62 Hz bis 8000 Hz; die Töne werden für jedes Ohr getrennt zuerst über Kopfhörer, zur Testung der Luftleitung, und dann mit einem Knochenleitungshörer, zur Testung der Knochenleitung, gegeben; *s.a. Abb. T22*

To|no|gra|fie, -gra|phie *f*: fortlaufende Aufzeichnung des Augendrucks bei der Tonometrie; wird in der Praxis nicht mehr durchgeführt

To|no|me|trie *f*: *Syn: Augeninnendruckmessung, Ophthalmotonometrie*; Messung des Augeninnendrucks; meist mittels **Applanationstonometer** oder **Non-contact-Tonometer**, das mit einem Luftstoß die Hornhautoberfläche abplattet und diese Abplattung zur Messung nutzt; **Impressionstonometer** werden kaum noch verwendet; *s.a. Applanationstonometrie, Essay Glaukome S. 497*

Ton|sil|lek|to|mie *f*: *Syn: Tonsillenentfernung, Mandelausschälung, Mandelentfernung, Gaumenmandelausschälung*; operative Entfernung/Ausschälung der Gaumenmandel; die Mandel wird halbscharf von ihrer Unterlage unter Schonung der Musculi palatoglossus und palatopharyngeus abpräpariert und am Zungengrund mit einer Schlinge abgeschnürt; blutende Gefäße müssen sorgfältig unterbunden werden; ist v.a. indiziert bei chronischer Tonsillitis mit subjektiven Beschwerden und rezidivierenden Anginen; *s.a. Abb. T23*

Ton|sil|len|ent|fer|nung *f*: →*Tonsillektomie*

Ton|sil|li|tis *f, pl* **-ti|den**: *Syn: Mandelentzündung*; meist gleichgesetzt mit der akuten Entzündung der Gaumenmandel [Angina lacunaris]; die **akute Tonsillitis** [Angina tonsillaris] ist eine mit z.T. schwerem Krankheitsgefühl [Fieber, Schüttelfrost, Schluckbeschwerden] einhergehende Entzündung der Gaumenmandel und des lymphoepithelialen Gewebes der Rachenenge; unbehandelt klingen Fieber und Schluckbeschwerden nach 3–6 Tagen ab; **Therapie**: Bettruhe, Antibiotika [Penicillin oral oder parenteral], Antipyretika, Analgetika, warme Halswickel, Mundspülungen [z.B. mit Kamillentee]

unter **chronischer Tonsillitis** versteht man eine länger als 3 Monate bestehende Tonsillitis oder chronisch rezidivierende Tonsillitis mit Abgeschlagenheit, Appetitlosigkeit und Erkältungsneigung; Schluckbeschwerden fehlen meist, häufig klagen die Patienten aber über Mundgeruch und schlechten Geschmack; **Therapie**: Tonsillektomie

Ton|sil|lo|a|de|no|id|ek|to|mie *f*: operative Entfernung von Gau-

menmandel und Adenoiden

Ton|sil|lo|to|mie *f*: Inzision einer Mandel/Tonsille; heute nicht mehr gebräuchliche (Teil-)Entfernung der Gaumenmandel [sog. **Mandelkappung**]

Top|ek|to|mie *f*: *Syn: Kortikektomie*; spezifische Entfernung oder Ausschaltung von Hirnrindenarealen

To|phus *m, pl* **-phi**: Knoten; meist verwendet im Sinne von **Tophus arthriticus** [Gichtknoten]; *s.u. Essay Gicht und andere Störungen des Purinstoffwechsels S. 487*

To|pi|ra|mat *nt*: Antiepileptikum; Carboanhydrasehemmer; auch zur Behandlung von Binge-Eating-Störung und Bulimia nervosa; *s.a. Essay Essstörungen mit anorektischer und bulimischer Symptomatik S. 387, Essay Epilepsie und Status epilepticus S. 365*

To|po|i|so|me|ra|se|in|hi|bi|to|ren *pl*: heterogene Gruppe von Zytostatika, die alle über eine Hemmung von Topoisomerasen wirken; unterteilt in **Topoisomerase I-Hemmer** [Irinotecan*, Topotecan*] und **Topoisomerase II-Hemmer** [Etoposid*, Teniposid*]; *s.a. Essay Chemotherapie S. 185*

To|po|te|can *nt*: Topoisomerase I-Hemmer; **Anw.**: Ovarialkarzinom, kleinzelliges Bronchialkarzinom; *s.u. Essay Chemotherapie S. 185*

To|ra|se|mid *nt*: Schleifendiuretikum mit starker Wirkung; **Anw.**: [Hirn-, Lungen-]Ödem, forcierte Diurese bei Vergiftungen, Ödemen oder Aszites, arterielle Hypertonie, Hyperkaliämie, Hyperkalzämie; **NW**: Hypokaliämie, Hypokalzämie, Hyponatriämie, verminderte Bicarbonatausscheidung, Hyperglykämie, Hyperurikämie, Übelkeit, Erbrechen, Tachykardie, erhöhte Thrombosegefahr

Torf *m*: aus dem Moor gewonnene Bodenart mit einem hohen Anteil an kohlenstoffreichen, unzersetzten Pflanzenteilen; enthält u.a. Huminsäuren, Gerbstoffe, Mineralsalze und Östrogene; wird in der Medizin in Moorbädern und -packungen zur Behandlung entzündlicher, degenerativer und rheumatischer Erkrankungen verwendet

Tor|kil|dsen-Operation *f*: *Syn: Ventrikulozisternostomie*; operative Verbindung von Seitenventrikel und Cisterna magna zur Liquorableitung bei Hydrozephalus

Tor|men|til|la *f*: *Syn: Blutwurz, aufrechtes Fingerkraut, Potentilla erecta*; Pflanze aus der Familie der Rosengewächse [Rosaceae]; verwendet wird der Wurzelstock [**Tormentillae rhizoma**, Blutwurz, Tormentillwurzel], der Catechin- und Ellagitanningerbstoffe mit adstringierender Wirkung enthält; **Anw.**: traditionell bei akuten Durchfallerkrankun-

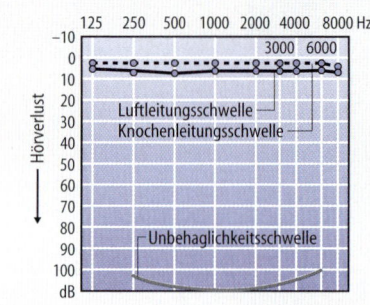

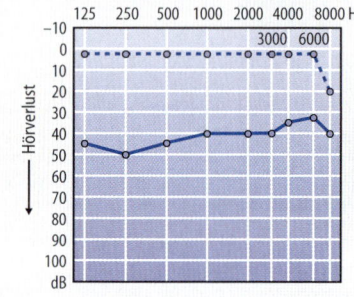

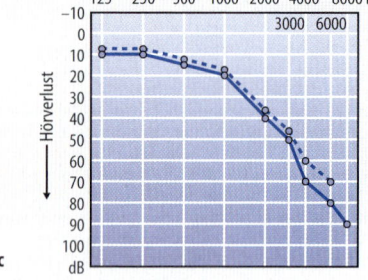

Abb. T22. Tonaudiometrie. a normales Gehör, **b** Schallleitungsschwerhörigkeit, **c** Schallempfindungsschwerhörigkeit

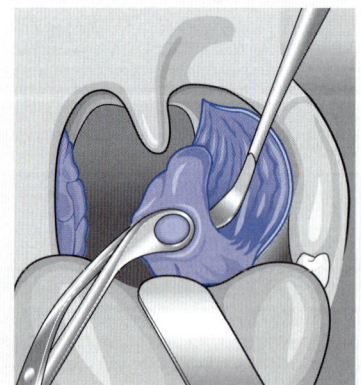

Abb. T23. Tonsillektomie

gen und Entzündungen der Mund- und Rachenschleimhaut

Tor|si|ons|frak|tur *f: Syn: Drehfraktur, Drehbruch, Spiralbruch, Spiralfraktur, Rotationsfraktur;* durch Drehkräfte verursachte Fraktur langer Röhrenknochen; wenn die Drehspirale eine volle Umdrehung macht, kommt es zwischen Anfang und Ende zur Bildung eines **Drehkeils**; *s.a. Essay Fraktur, Luxation, Distorsion S. 423*

To|ru|lo|se *f:* → *Kryptokokkose*

Tossy-Einteilung *f:* Einteilung der Verletzungen des Schultereckgelenkes in Abhängigkeit von der Läsion der Kapsel bzw. der korakoklavikulären Bänder

To|tal|al|lo|ar|thro|plas|tik *f:* → *Totalendoprothese*

To|tal|en|do|pro|the|se *f: Syn: Totalalloarthroplastik, Totalpro-*

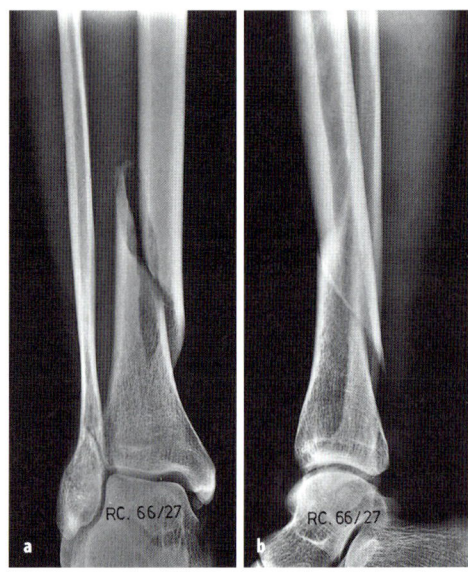

Abb. T24. Torsionsfraktur. Torsionsfraktur beider Unterschenkelknochen

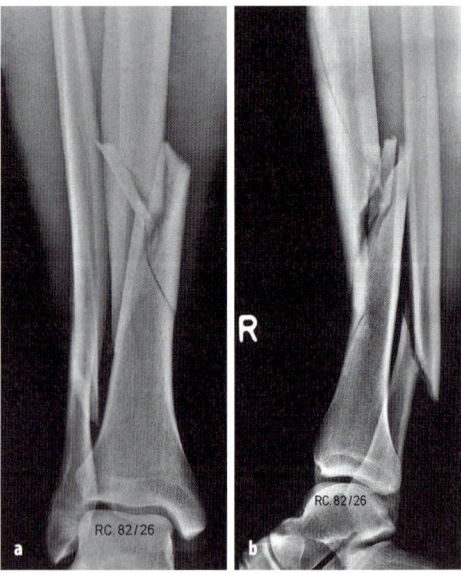

Abb. T25. Torsionsfraktur. Torsionsfraktur mit ventralem Drehkeil

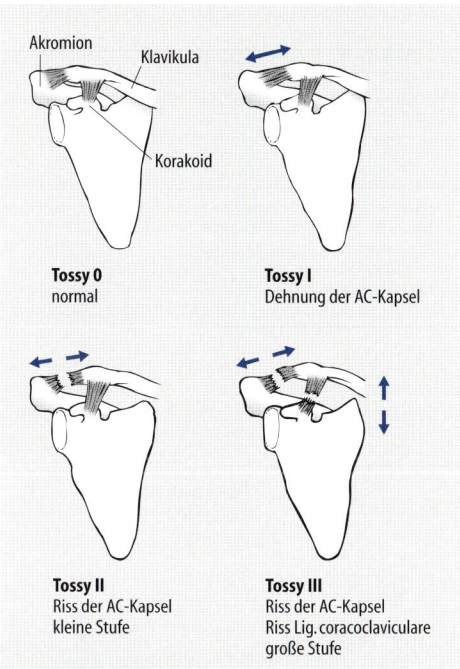

Abb. T26. Tossy-Einteilung

Tossy 0
normal

Tossy I
Dehnung der AC-Kapsel

Tossy II
Riss der AC-Kapsel
kleine Stufe

Tossy III
Riss der AC-Kapsel
Riss Lig. coracoclaviculare
große Stufe

these; Prothese aus körperfremdem Material zum vollständigen Ersatz aller knöchernen Strukturen eines Gelenks, z.B. Hüftendoprothese

To|tal|star *m: Syn: kompletter/vollständiger Star, Cataracta totalis*; vollständig ausgeprägte Katarakt mit Verlust der Sehkraft; *s.u. Essay Katarakt S. 783*

Toti-Operation *f:* → *Dakryozystorhinostomie*

TOT-Technik *f: Syn: Trans Obturator Tape; s.u. Essay Harninkontinenz S. 533*

Towey-Krankheit *f: Syn: Koniosporose, Ahornrindenschälerkrankheit*; durch den Schimmelpilz Coniosporium verursachte exogen-allergische Alveolitis bei Holzarbeitern; *s.a. Essay Lungen- und Atemwegserkrankungen durch Arbeit und Umwelt S. 1265*

To|xi|ko|se *f: Syn: Toxicosis, Toxinose, Toxikonose*; unspezifische Bezeichnung für ein Krankheitsbild durch im Körper entstandene [endogene] oder von außen zugeführte [exogene] Gifte; Vergiftung

hyperpyretische Toxikose: *Syn: Hyperpyrexiesyndrom; s.u. Hyperpyrexie*

To|xo|ca|ra *f:* Spulwurmgattung mit zwei humanpathogenen Arten: **Toxocara cati** [Katzenspulwurm] und **Toxocara canis** [Hundespulwurm]; beide werden nur selten auf den Menschen übertragen [**Toxocariasis**], können dann aber zu Fieber, Atemwegserkrankungen [Bronchitis, Husten], Abdominalschmerzen, Hepatomegalie, Urtikaria, neurologischen Symptomen und Augenbefall führen; die wandernden Larven können eine Larva migrans [Hautmaulwurf] hervorrufen; **Therapie**: Tiabendazol*, Albendazol*; *s.u. Essay Helminthosen S. 553*

To|xo|plas|mo|se *f:* **Toxoplasma gondii** ist ein weltweit verbreiteter, intrazellulärer parasitärer Einzeller, der über die Plazenta von der Mutter auf den Fetus übertragen werden kann; Toxoplasma tritt in 3 Entwicklungsstadien auf: **1.** als sichelförmiger, intrazellulärer Parasit von Erythrozytengröße [**Tachyzoit, Trophozoit**] **2.** als runde ca. 200 μm große Zysten, die mehrere Tausend Einzelparasiten [**Bradyzoiten, Zystozoiten**] enthalten **3.** als eiförmige [9 × 14 μm] Dauerformen [**Oozysten**] im Katzenkot; sie sporulieren nach einigen Tagen und enthalten dann zwei **Sporozysten** mit jeweils 4 **Sporozoiten**

Katzen sind Endwirte, während der Mensch und andere Säugetiere nur als Zwischenwirt dienen; Menschen infizieren sich durch orale Aufnahme von Zysten [z.B. in rohem Schweinefleisch] oder von Oozysten aus Katzenkot; die aufgenommenen Parasiten durchdringen die Darmwand, werden hämatogen und lymphogen gestreut und siedeln sich in retikulohistiozytären Zellen an; dort vermehren sie sich zuerst durch ungeschlechtliche Zweiteilung [Schizogonie] und bilden Tachyzoiten; durch die Abwehrreaktion des Körpers bedingt entstehen daraus Zysten, die Tausende Einzelparasiten enthalten können [siehe oben]; man findet sie v.a. in der Herz- und Skelettmuskulatur sowie im Ge-

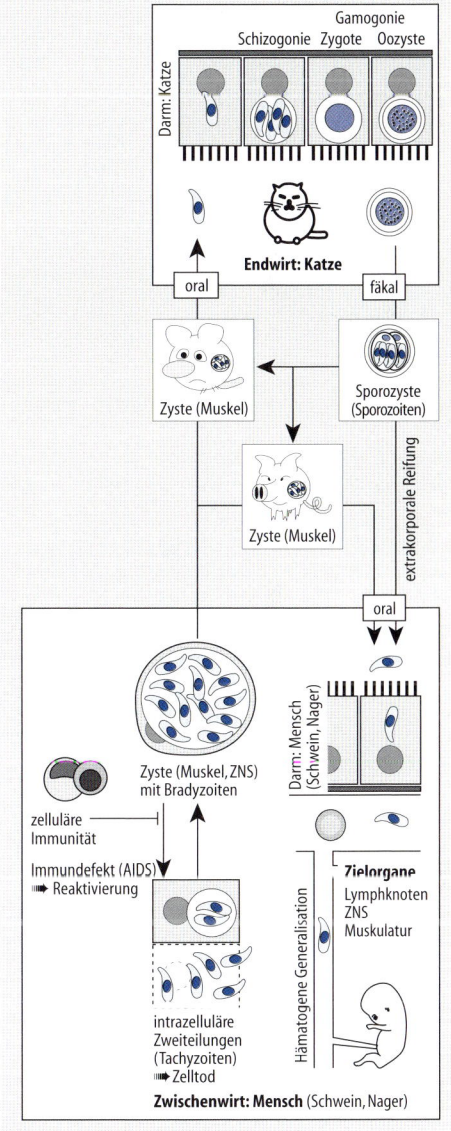

Abb. T27. Toxoplasmose. Schema der Pathogenese

hirn und in der Retina, wo sie jahrelang überleben können; in der Katze [Endwirt] kann es auch zu geschlechtlicher Vermehrung und Ausbildung von Oozysten kommen

ein **Toxoplasmabefall** löst sowohl zelluläre als auch humorale Abwehrmechanismen aus, wobei die zelluläre Immunantwort von größerer Bedeutung ist; solange sie ausreichend stark ist, bleiben die Toxoplasmen im Zystenstadium; sobald die zelluläre Abwehr geschwächt wird [Chemotherapie, HIV-Infektion] kann es zur Infektion oder Reinfektion kommen, die oft schwer und tödlich verläuft; man unterscheidet: **1. postnatale Toxoplasmose**: nach einer Inkubationszeit von 1–3 Wochen kommt es zu leichtem Fieber, Abgeschlagenheit, Kopfschmerzen im Stirnbereich, Muskel- und Gelenkschmerzen, ZNS-Befall [**Toxoplasma-Enzephalomyelitis**] und Augenbefall [**Toxoplasmose-Retinochorioiditis, Retinochorioiditis juxtapapillaris Jensen**], der zur Erblindung führen kann **2. pränatale Toxoplasmose**: Toxoplasma gondii kann diaplazentar auf den Fetus übertragen werden, wobei das Übertragungsrisiko im Verlauf der Schwangerschaft zunimmt; die Schädigung des Fetus hängt von Zeitpunkt und Schwere der Infektion ab; es kann zu Abort, Totgeburt, Hydrozephalus, intrazerebralen Verkalkungen und Toxoplasmose-Retinochorioiditis kommen; z.T. werden die infizierten Kinder klinisch gesund geboren und entwickeln erst nach Monaten oder Jahren Spätschäden [Vergrößerung von Leber und Milz, Herzmuskelentzündung, Chorioretinitis und Toxoplasmose-Enzephalitis]

Diagnose: die Erreger können direkt oder indirekt nachgewiesen werden; am wichtigsten sind Tests auf spezifische IgG- oder IgM-Antikörper; **Therapie**: Sulfonamide in Kombination mit Pyrimethamin* oder Clindamycin*; in der Schwangerschaft Spiramycin* bis zur 15. Woche, danach Sulfadiazin* in Kombination mit Pyrimethamin*; wegen der Gefahr der diaplazentaren Übertragung werden bei Schwangeren serologische Toxoplasmosetest durchgeführt; v.a. nicht infizierte Schwangere sollten kein rohes (Schweine-)Fleisch essen und besonders vorsichtig im Umgang mit Katzen sein; *s.u. Essay Parasitosen S. 1217*

zerebrale Toxoplasmose: häufigste ZNS-Manifestation bei HIV-Infektion; ist fast immer Folge der Reaktivierung einer latenten Infektion; Antikörper sind daher in > 90 % der Fälle nachweisbar positiv; die Toxoplasmose präsentiert sich meist mit lokalen Herdzeichen [üblicherweise Lähmung einer Gliedmaße], Kopfschmerz, Anfällen, Fieber und Bewusstseinsstörungen; die **Diagnose** erfolgt mit der Computertomografie [typische, meist mehrere ringspeichernde Raumforderungen] und dem Ansprechen auf eine Therapie [Pyrimethamin und Sulfadiazin]; **Therapie**: Mittel der Wahl ist Trimethoprim*/Sulfamethoxazol*; alternativ: Dapson* [50 mg täglich] + Pyrimethamin* [50 mg wöchentlich] oder Atovaquon* [1500 mg täglich] ± Pyrimethamin* [25 mg täglich], jeweils mit Calciumfolinat; bei Fehlen von Antikörpern beschränkt man sich auf die Expositionsprophylaxe [kein ungenügend erhitztes Fleisch; Meiden von Katzenkot etc.]; *s.a. Essay HIV-Infektion – AIDS S. 625*

TPHA-Test m: → *Treponema-Pallidum-Hämagglutinationstest*
TPI-Test m: → *Treponema-Pallidum-Immobilisationstest*
T-P-Phänomen nt: bei metabolischer oder respiratorischer Alkalose auftretende EKG-Veränderung mit relativer Verlängerung der ST-Strecke bei Sinustachykardie; damit tritt die P-Welle der nächsten Kontraktion unmittelbar nach der T-Welle der vorhergehenden Herzaktion auf
Tra|bek|ul|ek|to|mie f: operative Teilentfernung von fehlgebildeten Trabekeln im Kammerwinkel bei verschiedenen Glaukomformen; *s.a. Essay Glaukome S. 497*
Tra|bek|ulo|plas|tik f: Syn: Gonioplastik; Plastik des Kammerwinkels zur Verbesserung des Kammerwasserabflusses; wird heute i.d.R. als **Laser-Trabekuloplastik** mit dem Argonlaser durchgeführt, wobei thermische Koagulation das Trabekelwerk schrumpft und damit den Abfluss verbessert;

der Augeninnendruck wird um 5–10 mmHg gesenkt; *s.a. Essay Glaukome S. 497*
Tra|bek|ul|o|to|mie f: Syn: Goniotomie, Goniotrabekulotomie; Durchtrennung von fehlgebildeten Trabekeln im Kammerwinkel bei verschiedenen Glaukomformen; *s.a. Essay Glaukome S. 497*
Tra|che|al|ka|nü|le f: spezielle Kanüle, die nach einer Tracheotomie in die Luftröhre eingelegt wird; meist werden Silber- oder Kunststoffkanülen mit herausnehmbarem Innenteil [zur Reinigung] verwendet; **Lochkanülen** haben eine äußere Öffnung, die beim Sprechen mit dem Finger verschlossen werden kann; **Sprechkanülen** verschließen sich beim Sprechen von selbst; *s.a. Tracheostoma*
Tra|che|al|tu|bus m: Syn: Endotrachealtubus; Tubus zur Einführung in die Luftröhre, z.B. Magill-Tubus, Woodbridge-Tubus oder Oxford-Tubus

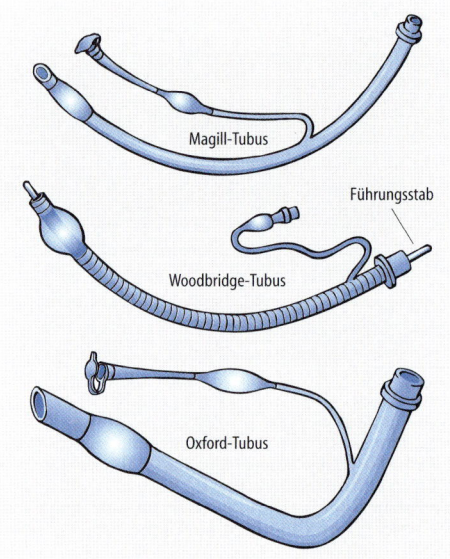

Abb. T28. Trachealtuben

Tra|che|lor|rha|phie f: Syn: Emmet-Operation, Zervikorrhaphie, Zervixnaht; operative Versorgung eines unter der Geburt erworbenen Risses des äußeren Muttermundes und der Zervix [**Emmet-Riss**]
Tra|che|lo|to|mie f: Syn: Zervikotomie, Zervixschnitt; Inzision des Gebärmutterhalses [Zervix]
Tra|che|o|bron|cho|sko|pie f: endoskopische Untersuchung von Luftröhre und Bronchien mit einem starren oder flexiblen Endoskop; die **starre Tracheobronchoskopie** wird in Narkose als **Beatmungsbronchoskopie** durchgeführt; das Bronchoskop erlaubt dabei die Zufuhr von Sauerstoff und Narkosegas; ist v.a. bei Fremdkörperaspiration indiziert, da eine Extraktion möglich ist; die **flexible Tracheobronchoskopie** mit einem Fiberglasbronchoskop ist wesentlich weniger belastend und kann in Oberflächenanästhesie durchgeführt werden; die wichtigsten Indikationen sind Stenosen, Blutung, Tumorverdacht sowie Schleimhautveränderungen bei spezifischen Entzündungen; *s.a. Bronchoskopie*
Tra|che|o|la|ryn|go|to|mie f: Syn: Laryngotracheotomie; Eröffnung von Trachea und Larynx; *s.a. Essay Verfahren zur Sicherung der Atemwege S. 759*
Tra|che|o|plas|tik f: Syn: Luftröhrenplastik; plastische Operation der Luftröhre, z.B. bei Atresie oder Stenose
Tra|che|or|rha|phie f: Syn: Luftröhrennaht, Tracheanaht; Naht

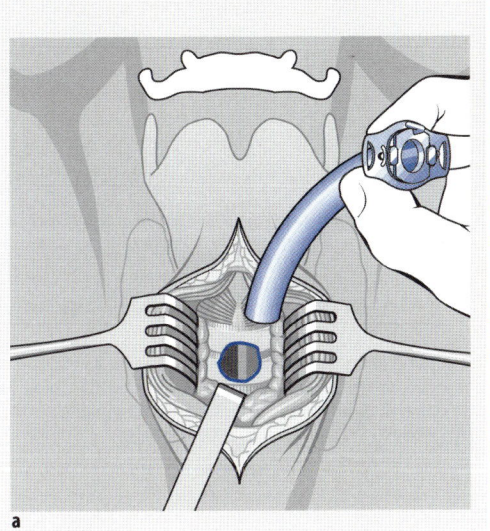

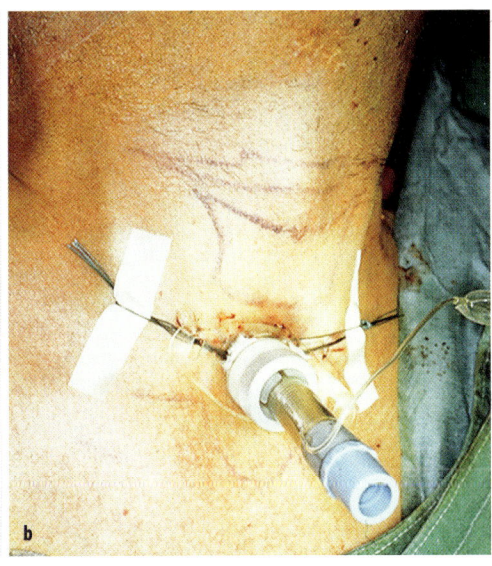

Abb. T29. Tracheostoma. Anlage eines Tracheostomas [a] und Patient mit Trachealkanüle [b]

der Luftröhre nach traumatischer oder operativer Eröffnung

Tra|che|o|sko|pie f: Syn: Luftröhrenspiegelung; endoskopische Untersuchung der Luftröhre; s.a. Tracheobronchoskopie

Tra|che|o|sto|ma nt, pl -ma|ta: Syn: Luftröhrenfistel; durch operative Eröffnung der Trachea angelegte Öffnung, z.B. zur Einlegung einer Trachealkanüle bei Dauerbeatmung; meist wird die Halshaut in die Trachea eingenäht [**plastisches Tracheostoma**], womit ein epithelialisierter Kanal entsteht, der den Kanülenwechsel erleichtert

Tra|che|o|sto|mie f: Syn: Luftröhrenfistelung; Anlage einer äußeren Luftröhrenfistel [Tracheostoma]

Tra|che|o|to|mie f: Syn: Tracheotomia, Luftröhrenschnitt; operative Eröffnung der Trachea, z.B. bei mechanischer Verlegung des Kehlkopfs oder der oberen Luftröhre oder zur Einlegung einer Trachealkanüle bei Dauerbeatmung; je nach Lage der Inzision in Relation zum Schilddrüsenisthmus spricht man von **oberer Tracheotomie** [Tracheotomia superior, oberhalb des Isthmus] oder **unterer Tracheotomie** [Tracheotomia inferior, unterhalb des Isthmus]; bei der **transisthmischen Tracheotomie** [Tracheotomia media] wird zuerst der Schilddrüsenisthmus gespalten; s.a. Essay Verfahren zur Sicherung der Atemwege S. 759

Tra|chom nt: Syn: Trachoma, ägyptische Körnerkrankheit, trachomatöse Einschlusskonjunktivitis, Conjunctivitis (granulosa) trachomatosa; in Deutschland meldepflichtige, durch **Chlamydia trachomatis Serotyp A-C** hervorgerufene Bindehautentzündung mit Follikelbildung, Vernarbung und Erblindung; in den Entwicklungsländern weiterhin die häufigste Erblindungsursache, nach Schätzung der WHO sind ca. 500 Millionen Menschen befallen; der Erreger wird von Fliegen und Insekten übertragen; einfache hygienische Maßnahmen [tägliches Waschen des Gesichtes mit Wasser] verhindern die Ansiedlung bzw. Ausbreitung der Chlamydien; **Klinik:** initial entwickelt sich eine unspezifische seröse Konjunktivitis; subtarsal und epibulbär bilden sich Follikel, die sich massiv vergrößern, platzen und ein infektiöses Sekret absondern; am Ort des Follikels entsteht eine Narbe, die zusammen mit den vielen anderen Narben zu einer Schrumpfung und Einwärtsziehung des Lides [Entropium cicatriceum] führt; damit kommt es auch einer Trichiasis, die zu schmerzhaften Hornhautgeschwüren und Sekundärinfektionen führt; die Hornhautoberfläche vernarbt und wird von einem weißen oder

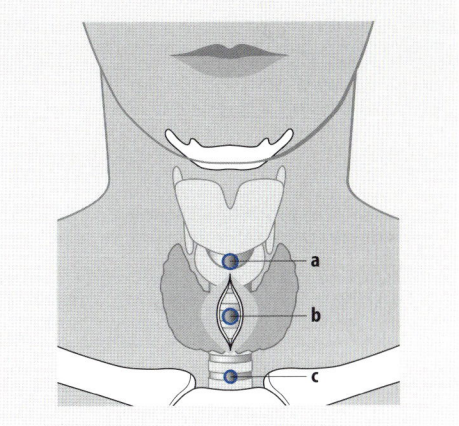

Abb. T30. Tracheotomie

gefäßhaltigen **Pannus** überzogen; am Limbus corneae kommt es zu pathognomonischen Einsenkungen, den Herbert-Dellen; **Diagnose:** klinisches Bild; mikroskopischer Nachweis der Erreger mittels Immunfluoreszenz und markierten Antikörpern; **Therapie:** im follikulären Stadium Tetracyclin- oder Erythromycin-Augensalbe 4 × tgl. über mindestens 6 Wochen; im Narbenstadium chirurgische Behandlung des Entropiums

Trak|ti|ons|ab|la|ti|o f: **1.** s.u. Frühgeborenenretinopathie **2.** s.u. diabetische Retinopathie

Trak|to|to|mie f: operative Traktusdurchtrennung, z.B. zur Schmerztherapie

Tra|ma|dol nt: starkes Opioid mit einer analgetischen Potenz und Wirkungsstärke, die der von Codein, Dextropropoxyphen oder Pentazocin entspricht und deutlich geringer ist als die von Morphin oder Buprenorphin; **Anw.:** oral bei leichten und mittelschweren akuten und chronischen Schmerzen nach Verletzungen und Operationen, bei Tumorpatienten, Neuralgien; kann auch i.v. oder i.m. appliziert werden

Tra|ma|zo|lin *nt*: α-Sympathomimetikum; lokaler Vasokonstriktor; **Anw.**: Schleimhautschwellung bei akuten und chronischen Rhinitiden, Nasen- und Tubenkatarrh, Sinusitis, entzündliche und nicht-entzündliche Augenerkrankungen; **Dosierung**: 3–4 × tgl. 2 Tropfen 0,125 %-ige Lösung in jedes Nasenloch, 3 × tgl. 1 Tropfen 0,0632 %-ige Lösung ins Auge träufeln; **NW**: vorübergehende Mydriasis mit Lichtempfindlichkeit; **Kontraind.**: Engwinkelglaukom [Augentropfen], Rhinitis sicca [Nasentropfen]

TRAM-Plastik *f*: *s.u. Mastektomie*

Tran|do|la|pril *nt*: ACE-Hemmer; **Anw.**: arterielle Hypertonie, Herzinsuffizienz; **Dosierung**: initial 1 × 1 mg/d p.o., maximal 1 × 4 mg/d; *s.a. Essay Herzinsuffizienz S. 599, Essay Arterielle Hypertonie S. 695*

Trä|nen|drü|sen|ent|fer|nung *f*: →*Dakryadenektomie*

Trä|nen|drü|sen|ent|zün|dung *f*: →*Dakryoadenitis*

Trä|nen|gangs|er|öff|nung *f*: →*Lakrimotomie*

Trä|nen|gangs|te|no|se *f*: →*Dakryostenose*

Trä|nen|röhr|chen|in|zi|si|on *f*: →*Dakryozystitomie*

Trä|nen|röhr|chen|schnitt *m*: →*Dakryozystitomie*

Trä|nen|sack|ei|te|rung *f*: →*Dakryozystoblennorrhoe*

Trä|nen|sack|ent|zün|dung *f*: →*Dakryozystitis*

Trä|nen|sack|er|öff|nung *f*: →*Dakryozystotomie*

Trä|nen|sack|in|zi|si|on *f*: →*Dakryozystotomie*

Trä|nen|sack|re|sek|ti|on *f*: →*Dakryozystektomie*

Tra|nex|am|säu|re *f*: *Syn*: *Acidum tranexamicum, trans-4-Aminomethylcyclohexancarbonsäure*; Plasminogenaktivatorinhibitor; **Anw.**: Hämostatikum bei Blutungen mit gesteigerter Fibrinolyse oder Fibrinogenolyse; **NW**: Nausea, Erbrechen, Diarrhoe, orthostatische Regulationsstörungen

Trans|fer|rin *nt*: *Syn*: *Siderophilin*; *s.u. Transferrinmangel, Eisenbindungskapazität*

Trans|fer|rin|man|gel *m*: *Syn*: *Atransferrinämie*; angeborener [autosomal-dominant] oder erworbener Mangel an Transferrin, einem in der Leber gebildeten Glykoprotein, das in der β-Globulinfraktion wandert; bisher sind mehr als 20 genetische Varianten bekannt, die alle 2 Atome dreiwertiges Eisen binden und als Transportprotein für Eisen im Blut dienen; die Serumkonzentration liegt bei 2–3,6 g/l; der Mangel führt zu Eisenmangelanämie sowie Siderose innerer Organe [Leber, Milz, Pankreas, Niere, Herzmuskel]

Trans|fu|si|ons|he|pa|ti|tis *f*, *pl* **-ti|ti|den**: *Syn*: *Posttransfusionshepatitis*; klinische Bezeichnung für eine, im Anschluss an eine Transfusion auftretende akute Hepatitis durch das Hepatitis-B-Virus oder Hepatitis-C-Virus; früher auch als Synonym für Hepatitis B verwendet

Trans|gen *nt*: das im Rahmen einer Gentherapie transferierte Gen [Transgen]; *s.u. Essay Gentransfer und Gentherapie S. 465*

Trans|il|lu|mi|na|ti|on *f*: →*Diaphanoskopie*

Trans|ka|the|ter|em|bo|li|sa|ti|on, perkutane *f*: nicht-invasives Verfahren zur therapeutischen Embolisation von z.B. Uterusmyomen; dabei werden die Arteriae uterinae beidseits mit Polyvinylalkohol bzw. Polyacrylpartikeln verschlossen, was zu einer Reduktion der Myomgröße und Besserung der klinischen Symptomatik führt; *s.a. Essay Neubildungen des Uterus S. 1627*

Trans|ko|ni|os|ko|pie *f*: endoskopische Untersuchung des subglottischen Raumes nach Punktion des Conus elasticus

Trans|krip|ta|se, reverse *f*: *Syn*: *RNS-abhängige DNS-Polymerase, RNA-abhängige DNA-Polymerase*; Enzym, das in RNA-Viren die Transkription von RNA zu DNA katalysiert; *s.a. Essay HIV-Infektion – AIDS S. 625*

Trans|mi|ne|ra|li|sa|ti|on *f*: *s.u. Postaggressionsstoffwechsel*

Trans|plan|tat|ab|sto|ßung *f*: *s.u. Abstoßungsreaktion, Essay Transplantationschirurgie S. 1549*

Trans|plan|ta|ti|on *f*: Übertragung von Zellen, Geweben oder Organen eines Spenders [Donor] auf einen Empfänger [Rezipient]; die Übertragung kann auf den gleichen [**autogene Transplantation**] oder auf einen anderen Organismus [**heterogene Transplantation**] erfolgen; bei einer **allogenen** oder **homologen Transplantation** wird Gewebe von einem genetisch unterschiedlichen Individuum der gleichen Spezies [z.B. Geschwister, Spender] übertragen, während das Gewebe bei einer **syngenen** oder **isologen Transplantation** von einem artgleichen und genetisch identischen Spender [Zwilling] stammt; *s.u. Essay Transplantationschirurgie S. 1549*

Transplantat-Wirt-Reaktion *f*: *Syn*: *GvH-Reaktion, Graft-versus-Host-Reaktion*; Abstoßungsreaktion, bei der das transplantierte Gewebe eine Immunreaktion gegen Wirtsgewebe zeigt

Trans|po|si|ti|on der großen Gefäße *f*: in verschiedenen Formen vorkommende, angeborene Angiokardiopathie mit Ursprung der Aorta aus dem rechten Ventrikel und der Arteria pulmonalis aus dem linken Ventrikel; damit sind Lungen- und Körperkreislauf parallel geschaltet, d.h., venöses Blut fließt über den rechten Ventrikel direkt in die Aorta und zurück in den Körperkreislauf, während das sauerstoffreiche Blut des Lungenkreislaufs immer wieder zurück in die Lunge gepumpt wird; damit entsteht eine schwere Zyanose, die unbehandelt nicht überlebt werden kann; oft liegen aber Shuntverbindungen auf Vorhofebene [Vorhofseptumdefekt], Kammerebene [Ventrikelseptumdefekt] oder zwischen den großen Gefäßen [persistierender Ductus arteriosus] vor, die zu einer Durchmischung von arteriellem und venösem Blut führen; **Therapie**: heute wird in den ersten beiden Lebenswochen eine anatomische Korrektur durch Umsetzen der großen Arterien [**Arterial-switch-Operation**] und der Koronararterien vorgenommen; die Operationsletalität liegt bei 5 %; die Ergebnisse sind ausgezeichnet, die Kinder erhalten eine fast normale körperliche Leistungsfähigkeit; es muss aber noch abgewartet werden, ob es im späteren Erwachsenenalter Probleme oder Komplikationen gibt

Trans|po|si|ti|ons|lap|pen *m*: *s.u. Lappenplastik*

Trans|ure|te|ro|kut|a|ne|o|sto|mie *f*: Form der Ureterokutaneostomie, bei der ein Harnleiter End-zu-Seit mit dem anderen anastomosiert wird und dieser auf einem Nippelstoma mündet

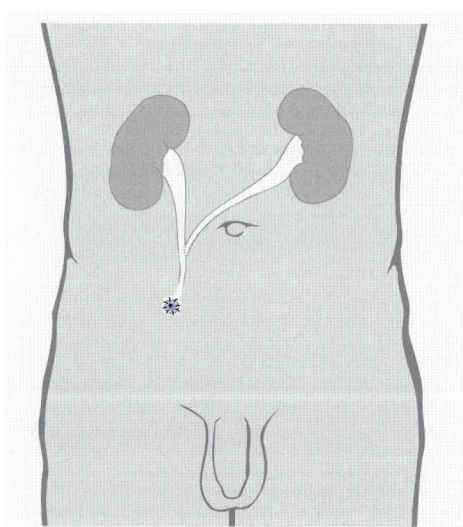

Abb. T31. Transureterokutaneostomie

Trans|ver|sa|lis|plas|tik nach Barwell *f*: *s.u. Essay Eingeweidebrüche/Hernien S. 577*

Trans|ver|sek|to|mie *f*: *Syn*: *Querfortsatzresektion*; operative Entfernung des Querfortsatzes eines Wirbels [Processus transversus vertebrae]

Trans|ver|so|ko|lo|sto|mie *f*: Anlegen einer äußeren Kolonfistel

Transplantationschirurgie

B.M. Schmied, J. Schmidt, F.-U. Sack, M.W. Büchler

Geschichte der Organtransplantation

Bereits im 17. Jahrhundert gab es Versuche, zerstörte menschliche Haut durch Gewebe von Tieren zu ersetzen. Im Jahr 1883 versuchten Wissenschaftler, internistische Krankheiten mittels Organersatz zu therapieren. Erst zu Beginn des 20. Jahrhunderts wurden dank Fortschritten in der Gefäßnahttechnik wichtige Voraussetzungen zur erfolgreichen Organtransplantation geschaffen. Die erste Organtransplantation wurde 1902 vom Österreicher Emerich Ullmann durchgeführt, der einem Hund seine eigene Niere an die Halsgefäße anastomosierte, die kurzfristig Urin produzierte. Der Franzose und spätere Nobelpreisträger Alexis Carrel erfasste als einer der ersten die Bedeutung des Immunsystems bei der Abstoßungsreaktion. In tierexperimentellen Studien konnte er nachweisen, dass eine Autotransplantation, nicht aber eine Allotransplantation von Organen möglich war. Aufgrund der scheinbar unüberwindbaren Hürde der Abstoßung, wurde die Organtransplantation im frühen 20. Jahrhundert aufgegeben. Erst in den 50er Jahren wurden in den USA wieder menschliche Organe verpflanzt. Die erste erfolgreiche Nierentransplantation bei eineiigen Zwillingen gelang 1954 in Boston, USA. Der Empfänger überlebte 8 Jahre. Um Abstoßungen bei Patienten zu vermeiden, wurden sie vor der Transplantation, mäßig erfolgreich, mit einer radioaktiven Ganzkörperbestrahlung behandelt. Durch die Einführung von Azathioprin* gelang 1960 in tierexperimentellen Studien erstmals die pharmakologische Hemmung einer Abstoßungsreaktion nach Nierentransplantation. Dies ermöglichte die Transplantation anderer Organe. Der definitive Durchbruch gelang den Forschern Ende der 70er Jahre mit der Einführung des Medikaments Ciclosporin*, das zur effektiven Immunsuppression entwickelt wurde. Damit verbesserten sich die Überlebensraten nach Transplantationen drastisch und ebneten den Weg zur erfolgreichen Organtransplantation.

Immunsuppressive Medikamente

Glucocorticoide und Azathioprin

Erst die Entdeckung potenter abstoßungshemmender Immunsuppressiva verbesserte die funktionellen Resultate nach einer Organtransplantation. Eine immunsuppressive Wirkung von Corticosteroiden konnte im September 1948 der amerikanische Arzt S. Hench in Rochester nachweisen, indem er einem Patienten mit rheumatoider Arthritis die erste Dosis eines Cortisonpräparates verabreichte, die Symptome dieser Autoimmunerkrankung mit durchschlagendem Erfolg verminderten. 1951–1953 testeten die späteren britischen Nobelpreisträger Medawar und Morgan erfolgreich den positiven Effekt von Cortisonacetat an Hauttransplantaten von Mäusen und Kaninchen. Somit stellten die Steroide die erste Kategorie von Medikamenten mit immunsuppressiver Wirkung bei Organtransplantationen dar, die bald Eingang in die Klinik fanden. Bis heute finden Glucocorticoide in der Basistherapie zur Immunsuppression bei Organtransplantierten eine breite Anwendung. Mit der klinischen Einführung von Azathioprin*, nach erfolgreich durchgeführten Studien an Hunden durch Sir Roy Calne im Jahre 1962, stand ein weiteres hoch wirksames Immunsuppressivum zur Verfügung. Aufgrund seiner synergistischen Wirkung mit den Glucocorticoiden findet es bis heute in der Kombinationstherapie eine breite Anwendung.

Calcineurinhemmer

Mit der klinischen Einführung von Ciclosporin*, getestet an nierentransplantierten Patienten im Jahr 1978, gelang der definitive Durchbruch in der Prävention und Behandlung von Abstoßungsreaktionen. Es wurde im Jahre 1971 von J.F. Borel aus dem Pilz *Tolypocladium inflatum Gams* isoliert. In den folgenden Jahren zeigte sich, dass das Risiko einer Abstoßung nach Organtransplantation zwar deutlich vermindert werden konnte, im Langzeitverlauf jedoch nicht unerhebliche Nebenwirkungen auftraten. Die wichtigste unerwünschte Nebenwirkung ist die Nephrotoxizität von Ciclosporin in transplantierten, aber auch in gesunden Nieren. Weitere Nebenwirkungen wie Bluthochdruck, Hyperglykämie, Tremor, Kopfschmerzen, Krampfanfälle, Parästhesien sowie Manien und Depressionen erfordern einen sorgfältigen Umgang mit diesem Medikament. Eine Dauereinnahme von Calcineurinhemmern erhöht die Inzidenz von lymphoproliferativen Erkrankungen und Hauttumoren. Weitere Substanzen mit ähnlichem Wirkmechanismus, aber potenterer Wirkstärke wie zum Beispiel dem Tacrolimus*, folgten.

Moderne Immunsuppressiva

mTOR-hemmende immunsuppressive Medikamente wie Sirolimus* oder Everolimus* und monoklonale Anti-T-Zell-Antikörper [Anti-CD25-Antikörper] wie Daclizumab* und Basiliximab* repräsentieren die jüngste Generation immunsuppressiver Medikamente. Sie verhindern die komplette T-Zell-Aktivierung und damit die T-Zell-Teilung und -Proliferation. Diese Substanzen werden mit zunehmendem Erfolg nach spezieller Indikation und meist als Kombinationspräparate mit anderen Immunsuppressiva routinemäßig klinisch eingesetzt. Damit ließen sich in den letzten Jahren die Überlebensraten von transplantierten Organen und Patienten deutlich verbessern. Zudem verfügen sie über eine verbesserte Steuerbarkeit der Verabreichung. IMPDH [Inosinmonophosphat-Dehydrogenase]-hemmende immunsuppressive Medikamente wie das Mycophenolat-Mofetil* [MMF] blockieren die DNA-Synthese. Wie andere Immunsuppressiva ist MMF nur für bestimmte Organtransplantationen zugelassen. Es wird häufig als Kombinationspräparat mit Calcineurinhemmern und Steroiden eingesetzt. Neuere Studien zeigten, dass mit dieser Kombinationstherapie unter anderem das Langzeitüberleben von Transplantat und Patient verbessert werden kann.

> ❗ **Entscheidend bei der Wahl der immunsuppressiven Therapie sind die additiven Vorteile der Präparate als Kombinationstherapie.**

Diese variiert von Organtransplantation zu Organtransplantation und wird je nach Erfahrung in den Transplantationszentren in unterschiedlicher Zusammensetzung angewendet. Das letzte Wort diesbezüglich ist noch nicht gesprochen, neue Medikamente drängen auf den Markt und Langzeitstudien zum Erfolg der bestehenden Präparate stehen zum Teil noch aus.

Lebertransplantation

Indikationen

Die Lebertransplantation stellt heute ein Standardtherapieverfahren beim chronischen und seltener beim akuten Leberversagen dar. Im Jahr 2003 wurden in Deutschland insgesamt 855 Lebertransplantationen an 24 Zentren durchgeführt. Davon wurden 74 Lebertransplantationen [8,7 %] als Lebersegment-Lebendspenden durchgeführt. Vor einer Transplantation erfolgt eine genaue Evaluation der zugrunde liegenden Ursachen, des Ausmaßes der Funktionseinschränkung der Leber und der Nebenerkrankungen. Die Beurteilung von alternativen therapeutischen Optionen und der Vergleich der Prognose der Erkrankung mit und ohne Lebertransplantation bilden die Basis zur Indikationsstellung.

> ❗ **Die Indikation zur Lebertransplantation liegt in der Regel dann vor, wenn bei einer fortgeschrittenen Lebererkrankung die konservativen Therapiemöglichkeiten ausgeschöpft sind.**

Ist die Indikation zur Verpflanzung der Leber gestellt, muss der optimale Zeitpunkt definiert werden. Verschiedene Kriterien wie körperliche Schwäche, ein Leistungsknick mit zunehmender Müdigkeit, therapierefraktärer Aszites, eine abgelaufene spontan bakterielle Peritonitis, eine hepatische Enzephalopathie, gastrointestinale Blutungen bei Fundus- und Ösophagusvarizen aufgrund einer portalen Hypertonie und ein hepatorenales Syndrom bilden wesentliche Bemessungsgrundlagen. Die **Child-Pugh-Klassifikation** [Tab. 1], festgelegt durch klinische und labor-

Tab. 1. Klassifikation nach Child-Pugh

	1 Punkt	2 Punkte	3 Punkte
1. Quick (%)	> 70	40–70	< 40
2. Enzephalopathie	keine	I–II	III–IV
3. Aszites (g/Tag)	keiner	konservativ behandelbar	therapierefraktär
4. Serumalbumin (g/l)	> 3,5	3,5–2,8	< 2,8
5. Serumbilirubin (mg/dl)	< 2,0	2,0–3,0	> 3,0

chemische Messparameter, ist ein weiteres zuverlässiges Kriterium zur Beurteilung des Indikationszeitpunktes. Ab einem Child-Pugh-Score von über 7 [Child A: 5–7 Punkte; Child B: 7–9 Punkte; Child C: 10–15 Punkte] sollte die Indikation zur baldigen Lebertransplantation gestellt werden, wobei sich mit zunehmender Punktezahl die Komplikationsrate deutlich erhöht. Wichtige Kontraindikationen zur Lebertransplantation stellen eine fehlende Compliance des Patienten sowie Suchterkrankungen wie Alkohol- und Drogenmissbrauch dar.

Die Erkrankungen, die zur Lebertransplantation führen können, werden in akute und chronisch auftretende Formen eingeteilt. Beim akuten, oftmals fulminant auftretenden **Leberversagen** handelt es sich vor allem um akute Hepatitiden, gefolgt von Vergiftungen [z.B. Medikamente wie Paracetamol oder Knollenblätterpilze] und in seltenen Fällen um ein akutes Budd-Chiari-Syndrom, einen Morbus Wilson oder eine rezidivierende Halothan-Exposition. Die Indikationsstellung der Lebertransplantation beim akuten Leberversagen folgt nach den King's College-Kriterien.

Chronische Erkrankungen der Leber sind unter anderem solche, die mit einer **Leberparenchymschädigung** einhergehen, wie zum Beispiel eine posthepatitische Hepatitis [B, C, D, nicht klassifizierbar], eine Autoimmunhepatitis-bedingte, eine Alkohol induzierte oder eine idiopathische [kryptogene] Leberzirrhose. Eine Reihe **cholestatischer Lebererkrankungen** wie die primär biliäre Zirrhose [PBC], die sekundär biliäre Zirrhose [SBC], die primär sklerosierende Cholangitis [PSC], die extrahepatische Gallengangsatresie und seltener der Morbus Byler und das Alagille-Syndrom stellen weitere Indikationen zur Leberverpflanzung dar. Weniger häufig sind **Stoffwechselerkrankungen** wie der Morbus Wilson, ein α1-Antitrypsinmangel, die Hämochromatose und **vaskuläre Erkrankungen** wie das Budd-Chiari-Syndrom oder der Morbus Osler.

Die Indikation bei Patienten mit **Lebertumoren** muss sehr streng gestellt werden. Gegenwärtig werden nur Patienten mit einem lokalisierten hepatozellulären Karzinom [1 Knoten < 5 cm oder mehrere Knoten < 3 cm] ohne extrahepatische Manifestation oder eine hepatische Metastasierung eines neuroendokrinen Tumors nach vollständiger Sanierung des Primärtumors transplantiert. Andere seltene Indikationen bilden komplizierte Leberzysten [Zystenleber, Echinococcus alveolaris] sowie Patienten nach Unfällen mit ausgedehntem Verlust von vitalem Lebergewebe.

Organverteilung [Allokation]

Ist die Indikation zur Transplantation gegeben, wird der Patient wie bei allen anderen Organtransplantationen auf die Transplantationswarteliste aufgenommen. Im Falle Deutschlands wird diese Warteliste von Eurotransplant [Verbund von sieben europäischen Nationen] in Leiden, Niederlande, geführt. Die Organvergabe erfolgt durch Eurotransplant nach festgelegten Kriterien [*http://www.eurotransplant.nl*]. Generell erfolgt die Vergabe auf der Basis des Transplantationsgesetzes vom 5.11.1997 [§ 12, Abs. 3] unter den Aspekten der Chancengleichheit, Dringlichkeit und Erfolgsaussicht. Wichtige Faktoren für eine Organvergabe, unter Berücksichtigung der Dringlichkeit, sind die Wartezeit des Patienten auf der Warteliste sowie regionale Faktoren, die die voraussichtliche Ischämiezeit [Zeitspanne des Organs ohne Durchblutung] und damit die Erfolgsaussicht positiv beeinflussen. Wichtige medizinische Kriterien zur Organvergabe bei der Leber sind die AB0-Kompatibilität [Blutgruppenverträglichkeit] und Größenkongruenz von Spender und Empfänger. Bei der Allokation kindlicher Lebern bestehen Sonderregelungen.

Operative Techniken

Die Entnahme der Spenderleber erfolgt am hirntoten Patienten unter medikamentöser und apparativer Stützung des Herz-Kreislauf-Systems. Die Leber kann entweder als ganzes Organ transplantiert werden oder wird noch im Spender [in situ, Abb. 1] oder nach Entfernung [ex situ] auf dem Präpariertisch [*back table*] in 2 Hälften zerlegt [*splitting*]. Eine **Split-Lebertransplantation** kommt nur bei einem geeigneten Spenderorgan zustande. Sie ist häufig bei pädiatrischen Transplantationen indiziert. Neben der technischen Innovation hat die Bedeutung der Split-Lebertransplantation aufgrund des weltweiten Spendermangels weiter zugenommen, weil in der Regel beide Hälften transplantiert werden können und somit auf einen Spender zwei Empfänger fallen. Eine weitere Form des Lebersplittings ist die **Lebend-Leberspende**, bei der sich ein in der Regel naher Verwandter zur Teilleberspende zur Verfügung stellt. Nach umfangreicher Abklärung erfolgt beim gesunden Spender die Entfernung der geeigneten Leberhälfte, während die andere Hälfte im Körper verbleibt und nach einer regenerativen Phase die Funktion vollständig aufnehmen kann. Nach erfolgter Explantation wird die Leber auf dem *back table* extrakorporal sorgfältig präpariert [Abb. 2 A]. Das umfasst die Darstellung der Leberanatomie zur optimalen Implantation beim Empfänger, insbesondere unter Berücksichtigung des Truncus coeliacus und akzessorischer Arterien sowie der unteren Hohlvene, der Pfortader und des Gallengangs. Eine besondere Bedeutung kommt insbesondere bei der Anwendung der *Piggy-Back*-Technik der Präparation der Vena cava zugute, da auf einen ungehinderten Abfluss des Blutes aus den Lebervenen geachtet werden muss. Routinemäßig erfolgt vor Transplantation eine Cholezystektomie.

Die Implantation der Leber sollte wenn möglich innerhalb der ersten 12 Stunden nach Explantation erfolgen, um die Ischämiezeit [Zeit der Entnahme bis zum Einbau ohne Durchblutung] kurz zu halten. Grundsätzlich sind jedoch Ischämiezeiten bis zu 24 Stunden möglich. Die Implantation der Leber erfolgt nach vollständiger Hepatektomie der Empfängerleber in der Regel über einen Rippenbogenrandschnitt. Im Einzelnen muss die kranke Leber vor Entnahme vom umliegenden Gewebe mobilisiert werden, danach erfolgt die Präparation und Durchtrennung des Gallengangs, der arteriellen Versorgung, der Pfortader und die Ablösung von der unteren Hohlvene. Die Implantation der Spenderleber erfolgt üblicherweise in orthotoper Lage [an derselben Stelle] oder in der **Piggy-Back-Technik**, bei der die untere Hohlvene des Empfänger im Körper verbleibt und die Hohlvene des Spenders in einer „Huckepacktechnik" auf die Empfängerhohlvene genäht wird. Selten kommt als überbrückende Maßnahme [*bridging*] auch die heterotope [in nicht-anatomischer Lage] Implantation eines Leberlappens infrage. Neuere Verfahren, wie die Transplantation einzelner Leberzellen sind in der Entwicklung. Bei der Implantation werden sämtliche Gefäße in der Reihenfolge Vena cava – Pfortader – Arteria hepatica

T

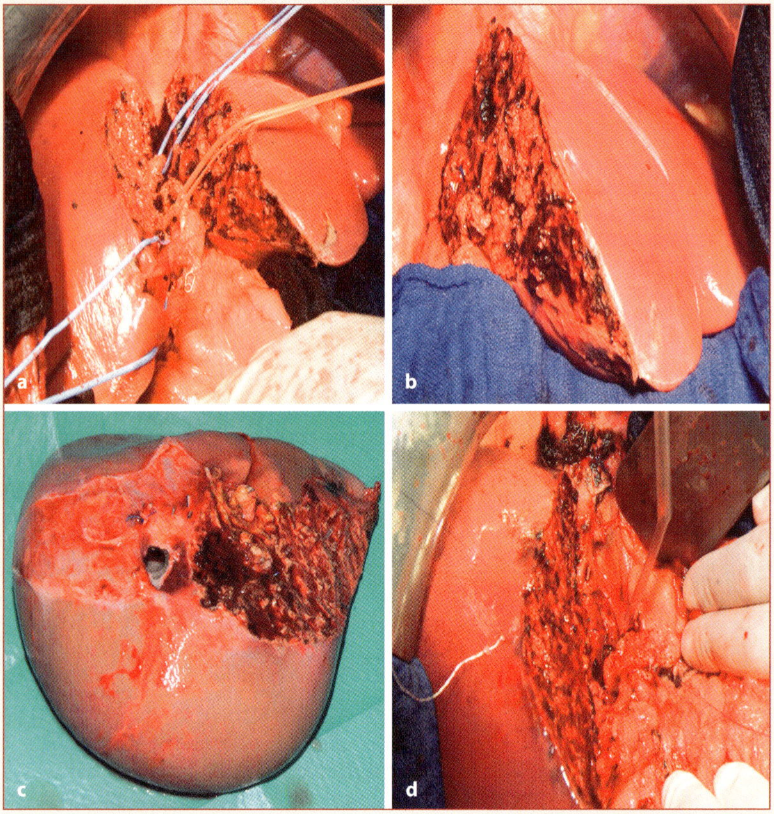

Abb. 1. Lebertransplantation. [a] Bei der Lebendspende wird die Leber im Körper des Spenders in 2 Hälften geteilt. [b] Eine Hälfte der Leber verbleibt im Körper des Spenders, regeneriert sich in den folgenden Wochen und wächst nach, die andere wird in den Empfänger transplantiert. [c] und [d] zeigen die entfernte rechte Leberhälfte auf dem Präpariertisch und nach Implantation in den Empfänger

sowie der Gallengang reanastomosiert [Abb. 2 B]. Nach der Naht der Pfortader wird die Perfusion der Leber freigegeben, und das Organ kann mit der Funktionsaufnahme beginnen [Abb. 2 C]. Bei bestimmten Indikationen wie zum Beispiel der PSC kann der Gallengang über eine ausgeschaltete Y-Roux-Dünndarmschlinge [biliodigestive Anastomose] angeschlossen werden.

Postoperatives Management

Die unmittelbar postoperative Versorgung des Patienten erfolgt auf der Intensivstation und stellt hohe Anforderungen an die personelle und technische Ausstattung. Ein optimaler Behandlungserfolg lässt sich nur durch ein professionelles Teamwork sämtlicher Transplantationsspezialisten erreichen. Im Vordergrund steht die Stabilisation der Organe. Neben der Leber ist insbesondere auch die Stabilisierung von Herz und Kreislauf wichtig, um eine gute Oxygenierung aller Organe zu gewährleisten. Da Leberpatienten oft chronisch krank sind, ist ihre Erkrankung häufig schon vor der Transplantation durch eine Verschlechterung fast aller anderen Organsysteme begleitet. Die Nierenfunktion ist oft eingeschränkt, gelegentlich liegt ein hepato-renales Syndrom vor, und die Lunge kann durch die Ausbildung von pulmonalen Shunts und durch Pleuraergüsse vorbelastet sein. Bei der implantierten Leber stehen die Aufnahme der hepatischen Klärfunktion und die Produktion von hepatischen Funktionsproteinen im Vordergrund. Weiter geht es in der gesamten postoperativen Phase um die Vermeidung von Infektionen, im Frühverlauf insbesondere um Pneumonien und aszendierende Cholangitiden. Gefährdet sind insbesondere Patienten, die langzeitbeatmet werden, kreislaufinsuffizient sind oder unter einem akuten Nierenversagen leiden.

Bei unproblematischem Verlauf können die Patienten von der Beatmungsmaschine befreit und enteral kostaufgebaut werden. Große Bedeutung wird der Frühmobilisation des Patienten unter physiotherapeutischer Anleitung beigemessen. Bei stabilen Organfunktionen kann der Patient auf eine normale Station verlegt werden. Dort stehen die medikamentöse Feineinstellung, insbesondere der Immunsuppressiva, die weitere Mobilisation und die Wundversorgung im Vordergrund. In ärztlichen Gesprächen und mit intensiver pflegerischer

Betreuung von Spezialkräften lernt der Patient mit der neuen Situation als Organtransplantierter umzugehen und wird auf die besonderen Schwierigkeiten und Veränderungen hingewiesen. Der psychologischen Betreuung fällt ein besonderes Gewicht zu. Kann der stationäre Aufenthalt abgeschlossen werden, wird der Patient in die ambulante Nachsorge entlassen. Diese erfolgt entweder am spezialisierten Zentrum oder durch den zuweisenden Arzt mit profunden Kenntnissen in der Transplantationsmedizin in Zusammenarbeit mit dem Zentrum. Eine besondere Beachtung findet die sorgfältige Einstellung der Immunsuppressiva und das Monitoring der organspezifischen Laborparameter zur Erkennung von Komplikationen oder als Indikatoren einer Abstoßung. Deshalb ist vor allem am Anfang eine engmaschige Kontrolle notwendig. Gegebenenfalls empfiehlt es sich, den Patienten zur weiteren Erholung unmittelbar nach Transplantation in ein spezialisiertes Rehabilitationszentrum zu überweisen.

Komplikationen

Komplikationen werden in der Transplantationsmedizin in Früh- und Spät- sowie in chirurgische und nicht-chirurgische Komplikationen eingeteilt. Die wesentlichen frühen chirurgischen Komplikationen nach Lebertransplantation bestehen aus Nachblutungen [in 10–15 % der Fälle], Gefäßkomplikationen [Thrombosen und Stenosen der Pfortader, Leberarterien oder der Vena cava], Stenosen oder Leckagen der Gallenwegsverbindungen und Wundheilungsstörungen. Dabei können Komplikationen an den Gefäßen oder den Gallengängen sowohl früh- als auch spät-postoperativ auftreten. Aktive Nachblutungen erfordern in der Regel eine frühzeitige chirurgische Intervention. Gefäßbedingte Komplikationen können entweder chirurgisch oder in indizierten Fällen interventionell radiologisch, zum Beispiel durch Bougierung einer Stenose, behoben werden. Frühe Thrombosen der versorgenden Arterie [A. hepatica] oder der Pfortader können zu einer fulminanten Verschlechterung der Transplantatfunktion mit akutem Leberversagen führen und resultieren häufig in einer Retransplantation. Gallenwegskomplikationen sind mit 3–50 % die häufigsten Komplikationen. Die Inzidenz ist abhängig von der chirurgischen Technik und der Notwendigkeit einer biliodigestiven Anastomose aufgrund der Grunderkrankung. Kleinere Leckagen der Gallenwegsanastomosen können entweder durch äußere oder innere Ableitung zur Abheilung gebracht werden. Größere Leckagen erfordern häufig eine chirurgische Revision. Gallenwegstenosen können bei primärer Anastomosierung mittels endoskopischer retrograder Cholangiografie [ERC] und Ballondilatation oder durch Einlage eines Stents behoben werden. In komplizierten Fällen oder nach Anlage einer Y-Roux-Ableitung erfordern sie eine chirurgische Neuanlage. Eine höhere Rate praktisch sämtlicher chirur-

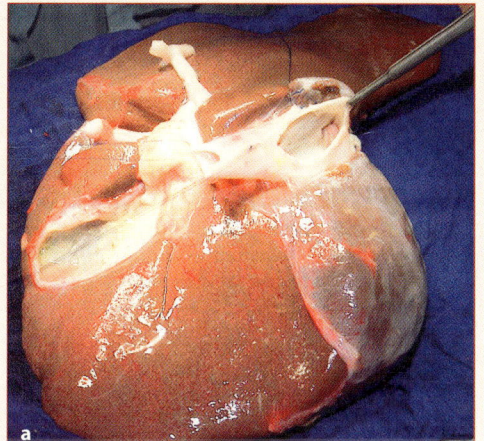
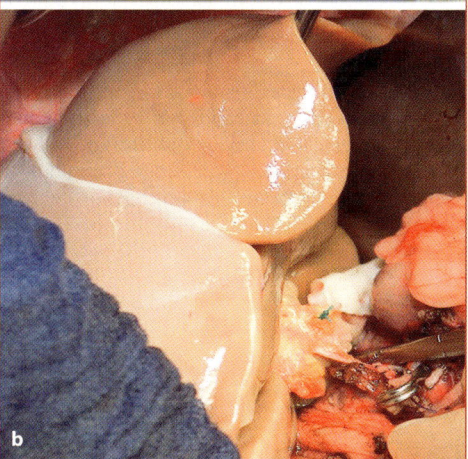
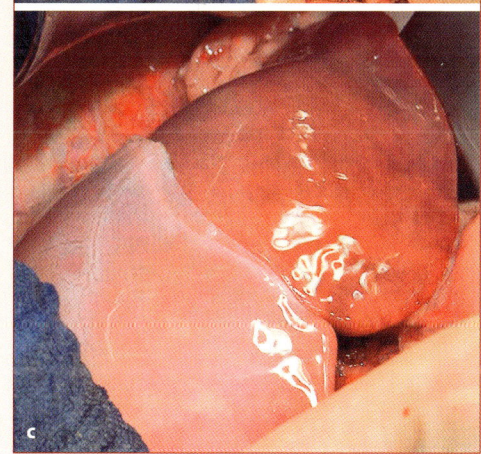

Abb. 2. Lebertransplantation. [A] Leber nach Entnahme beim Spender und zur Vorbereitung auf dem Präpariertisch. [B] Danach wird die Leber im Empfänger an die Gefäße angeschlossen, ist jedoch noch nicht durchblutet und erscheint blass. [C] Nach vollständiger Anastomosierung der Venen und Arterie erfolgt die Reperfusion, und die Leber erhält ihre ursprüngliche Farbe

T

gischen Komplikationen findet sich beim Kind und bei der Split- Lebertransplantation vor allem aufgrund der technisch anspruchsvolleren Operation und der kleineren Durchmesser der Strukturen.

Ergebnisse

Durch ständige Verbesserung der Technik und Forschung auf dem Gebiet der Immuntherapie ist die Überlebensrate nach einem Jahr mittlerweile auf etwa 80 % gestiegen. Nach 5 Jahren leben immerhin noch zwischen 50 % und 70 % aller Transplantierten. Unterschiedliche Überlebensraten ergeben sich aus der Grunderkrankung, so geht die Lebertransplantation bei äthyltoxischer Zirrhose mit ausgezeichneten Resultaten einher. Die 5-Jahres-Überlebensrate liegt dabei, selbstverständlich nur bei absoluter Alkoholkarenz, zum Teil deutlich über 90 %. Bei einigen Erkrankungen kann die transplantierte Leber erneut geschädigt werden [z.B. Hepatitis B, C] oder tritt die Grunderkrankung erneut auf [z.B. Tumorerkrankungen].

Nierentransplantation

Die Nierentransplantation ist die weltweit am häufigsten durchgeführte Organtransplantation. Im Jahre 2003 wurden allein in Deutschland an 40 Zentren insgesamt 2.111 Nieren verpflanzt. 405 [16,1 %] davon waren Lebendnierenspenden. Die Tendenz ist steigend.

> ❶ Die Nierentransplantation ist ein Standardverfahren und eine Alternative zur Dialyse und zur Behandlung des terminalen Nierenversagens bei urämischen Patienten.

Häufigste Ursachen des terminalen Nierenversagens beim Erwachsenen sind die diabetische Nephropathie in ca. 24 %, die Glomerulonephritis in 21 %, interstitielle Nephritiden und Pyelonephritiden in 15 % sowie vaskuläre Nephropathien in 10 %. Unklare sowie Analgetika-induzierte Nephropathien und andere, seltenere Erkrankungen sind in je ca. 11 % für eine terminale Niereninsuffizienz verantwortlich. Häufigste Ursache beim Kind ist die Glomerulonephritis, gefolgt von der Nierenaplasie. In Deutschland kommen auf derzeit ca. 60.000 Dialysepatienten 18.000 Patienten mit einem funktionierenden Nierentransplantat [*http://www.quasi-niere.de*]. In Deutschland befinden sich zurzeit knapp 10.000 Patienten aktiv auf der Warteliste, und nur ¼ davon wird jährlich transplantiert. Daraus ergibt sich eine durchschnittliche Wartezeit von über 5 Jahren. Retransplantationen von ca. 15 % der Fälle verschärfen die Problematik des Spendermangels. Alternativen Methoden wie eine Ausweitung des Spenderpools auf ältere Spender [Old-für-old-Programme] und die Lebendnierenspende versuchen dies zu kompensieren. Neuere Studien haben gezeigt, dass nicht nur jüngere Empfänger von der Nierentransplantation profitieren, auch bei Patienten über 60 Jahre kann durch die Transplantation deren Lebensqualität und Lebenserwartung signifikant verbessert werden.

Selektion des Nierenspenders

Ein erfolgreiches Nierentransplantationsprogramm setzt genaue Kenntnisse über die Spenderselektion, die Evaluation der Empfänger, das operative Prozedere, das perioperative Management sowie die postoperative Nachsorge voraus.

Nierenspenden erfolgen heute vorwiegend von verstorbenen Spendern, in zunehmender Zahl auch von lebenden Spendern. Als **Verstorbenenspender** kommen vor allem Patienten mit irreversiblen, primären Gehirnschädigungen mit normaler oder annähernd normaler Nierenfunktion infrage. Tumorleiden, übertragbare Infektionen [HIV, Hepatitis, Rabies] sowie Spender aus Risikopopulationen stellen eine Kontraindikation zur Transplantation dar. Der Organmangel zwingt die Zentren, zunehmend auch ältere Spender und Spender mit Zweiterkrankungen wie einer Hypertonie zu akzeptieren. Als **Lebendnierenspender** kommen unter Respektierung des Transplantationsgesetzes und ethischer Grundsätze, nahe und entfernte Verwandte, aber auch dem Patienten vertraute Personen wie Ehepartner oder enge Freunde infrage. Wesentliche Vorteile der Lebendspende sind neben der höheren Chance einer HLA-Kompatibilität, die hohe Qualität des gespendeten Organs, die Planbarkeit der Operation, eine kurze Ischämiezeit und eine deutlich kürzere Wartezeit. Wichtige Punkte bei der Abklärung zur Lebendnierenspende sind die Funktion des Organs, die anatomischen Verhältnisse der Spenderniere, die Abschätzung perioperativer Risikofaktoren sowie der Ausschluss von Kontraindikationen.

Empfängerkriterien

Die Vorbereitung des Empfängers beginnt mit dem Ausschluss von Kontraindikationen wie einem nicht sanierten Tumorleiden, schweren Infektionen und der Unfähigkeit zur Kooperation [fehlende Compliance]. Weiter müssen Risikofaktoren abgeklärt werden, die das Überleben von Empfänger [z.B. kardiale Risikofaktoren] und Organ beeinträchtigen können. Diese müssen mit den Erfolgsaussichten abgewogen werden. Zur Abklärung des Empfängers, insbesondere bei Retransplantationen, gehört auch die Abschätzung des immunologischen Risikoprofils. Weiter wichtig sind ungefähre Übereinstimmung von Größe und Gewicht zwischen

Spender und Empfänger und der Ausschluss möglicher Abhängigkeiten [z.B. Alkohol, Drogen]. Ein hohes Alter der Patienten ist keine absolute Kontraindikation mehr. Das Risiko verschiebt sich jedoch bei älteren Patienten weg von immunologischen zu kardialen und infektbedingten Komplikationen. Ist der Patient vollständig abgeklärt, und stimmt er einer Transplantation zu, wird er bei Eurotransplant in Leiden zur Verstorbenen-Nierentransplantation gelistet. Die Lebendnierenspende unterliegt jedoch nicht den Richtlinien von Eurotransplant. Ab dem Zeitpunkt der Listung muss der Patient für das Transplantationszentrum jederzeit erreichbar sein. Die Organzuteilung erfolgt insbesondere nach Kriterien der Histokompatibilität [HLA- Matching], nach dem Immunisierungsgrad und der Wartezeit.

Operatives Prozedere
Die Nierentransplantation gilt als etabliertes Verfahren. Die mittleren Ischämiezeiten im Eurotransplantbereich liegen bei ca. 18–22 Stunden. Nur wenige haben eine Ischämiezeit > 36 Stunden. Die maximale Ischämiezeit liegt bei 48–72 Stunden. Anders als zum Beispiel bei der Leber-, Herz- und Lungentransplantation werden in der Regel die kranken Nieren nicht entfernt, sondern die Niere zusätzlich transplantiert. Sie erfolgt beim Erwachsenen heterotop [an anderer Lokalität] und extraperitoneal in die Fossa iliaca rechts oder links. Der Zugang wird über einen bogenförmigen Schnitt [*hockey-stick*] im Mittel- und Unterbauch erstellt. Die Gefäßanastomosen erfolgen in der Regel an die Beckengefäße [A. und V. iliaca], der Harnleiter wird in die Harnblase eingepflanzt [Abb. 3]. Beim Kleinkind werden die Gefäße über einen transabdominellen Zugang oft an die Bauchschlagadern [Aorta, V. cava] angeschlossen. Nach Reperfusion des Organs beginnt die Niere mit der Funktionsaufnahme und nicht selten [v.a. bei der Lebendnierenspende] noch während der Operation mit der Urinproduktion.

Postoperatives Management, Komplikationen
In der frühen postoperativen Phase kommt es in 20–40 % zu einer verzögerten Funktionsaufnahme aufgrund einer reversiblen ischämiebedingten akuten Tubulusnekrose [ATN]. Relevante Faktoren sind: Dauer der Ischämiezeit, Art der Konservierung sowie spender- und empfängerbedingte Konditionen. Risikofaktoren sind ein erhöhtes Spenderalter, hypotensive Phasen, traumatische Operationstechniken und der Einsatz von Katecholaminen [Blutdruck unterstützende Medikamente].
Überbrückt wird die ATN mit einer Dialyse. Kritische Voraussetzungen für die gute Funktionsaufnahme der Niere sind ein ausreichender Hydrierungszustand, ein stabiler Blutdruck sowie die Vermeidung von Katecholaminen oder nierenschädigenden Substanzen. Um eine möglichst gute Versorgung der Patienten zu gewährleisten, erfolgt die Betreuung auf spezialisierten Transplantationsstationen unter intensiver Überwachung. Der Kostaufbau und die Mobilisation des Patienten können bei unkompliziertem Verlauf rasch vorangetrieben werden.
Zur besseren Bilanzierung des Flüssigkeitshaushaltes und aus chirurgischen Gründen bleibt über mehrere Tage eine Blasendrainage liegen. Kommt es zur Verminderung der Diurese, nimmt der Patient an Gewicht zu, oder steigen die Nierenwerte, sind neben einer nicht-ausreichenden Hydrierung vor allem an chirurgische Kompli-

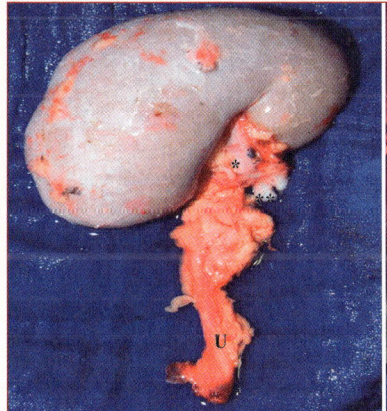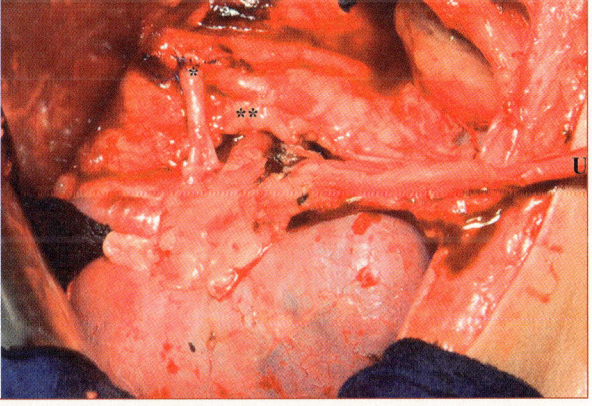

Abb. 3. **Nierentransplantation.** [links] Eine Niere auf dem Präparationstisch: [*] Nierenvene, [**] Nierenarterien, [U] Urether; vor der Reperfusion erscheint die Niere blass. [rechts] Niere nach Implantation und nach Reperfusion: Sie scheint homogen durchblutet; [*] Nierenvene, die venöse Anastomose ist nicht sichtbar, [**] arterielle Anastomose [blaue Fäden] auf die rechte Beckenarterie [A. iliaca communis]; der Urether [U] ist noch nicht eingepflanzt

kationen oder eine Abstoßungsreaktion zu denken. Insbesondere arterielle und venöse Verschlüsse [Thrombosen] der Nierengefäße führen häufig zum Verlust des Transplantates.

Eine weitere wichtige Komplikation, die meist chirurgisch saniert werden muss, ist die Ureternekrose mit einem Urinleck, die aufgrund ungenügender Durchblutung des Ureters entsteht. Die häufigste mechanische Ursache einer Harnabfluss- oder einer Durchblutungsstörung des Organs ist die Lymphozele. Therapie der Wahl ist heute die offene oder laparoskopische Marsupialisation der Bauchhöhle.

Hyperakute Abstoßungen spielen unter der heutigen Immunsuppression praktisch keine Rolle mehr. In der Früh- und auch Spätphase werden Abstoßungsreaktionen durch eine Biopsie des Transplantates histologisch gesichert, um eine effektive Abstoßungsbehandlung einleiten zu können. Akute Abstoßungen werden nach der **Banff-Klassifikation** in 5 Schweregrade eingeteilt, die chronische Abstoßung wird in 3 Schweregrade eingeteilt. Insbesondere chronische Abstoßungsreaktionen führen zu einer progredienten Funktionseinschränkung durch Arteriosklerose, Glomerulosklerose und interstitielle Fibrose und können schlussendlich zum Verlust des Organs führen. Neben den technischen Komplikationen spielen Infektionen eine wichtige Rolle. Frühpostoperativ in den ersten 2 Wochen kann es zu perioperativen Infektionen wie Kathetersepsis, Harnwegsinfektionen, Wundinfekten und bakteriellen Pneumonien kommen. Im späteren Verlauf dominieren Infektionen u.a. mit dem Herpes simplex- und Cytomegalie-Virus. Bei einer Überimmunosuppression kann es zu Infektionen mit *Pneumocystius carinii*, Listerien, *Nocardia* und *Cryptococcus neoformans* kommen. Auch Harnwegsinfekte bedürfen einer aggressiven Therapie und langfristigen Abschirmung.

Ergebnisse nach Nierentransplantation

Das akute Transplantatüberleben hat sich in den letzten Jahren vor allem aufgrund von Vorschritten in der immunsuppressiven Therapie kontinuierlich verbessert. Das 1-Jahres-Transplantatüberleben liegt aktuell um 88 % bei der Verstorbenennierenspende und um 94 % bei der Lebendnierenspende. Faktoren wie die hohe HLA-Übereinstimmung, gute Qualität und Alter des Spenderorgans, eine kurze Ischämiezeit und die Optimierung der kombinierten Immunsuppression beeinflussen entscheidend das Transplantatüberleben. Auch das Langzeitüberleben konnte kontinuierlich verbessert werden. Heute liegt die „Halbwertszeit" einer Verstorbenenniere bei ca. 13,8 Jahren und bei der Lebendspende bei 21,6 Jahren. Akute Abstoßungsepisoden können das Transplantatüberleben empfindlich verkürzen. Weitere wichtige Faktoren, die den Langzeitverlauf negativ beeinflussen, sind die chronische Abstoßung, die Toxizität von Calcineurin-Inhibitoren, ein Bluthochdruck und das Wiederauftreten der Grunderkrankungen. Heute wichtige Todesursachen nach Nierentransplantation sind in abnehmender Häufigkeit kardiovaskuläre Erkrankungen, Infektionen, maligne Erkrankungen unter anderem als Nebenwirkung der immunsuppressiven Therapie und Lebererkrankungen. Uneinheitlich ist die Vorgehensweise bei funktionslosem Transplantat. Sobald eine Dialyse wieder aufgenommen werden muss, sollte entschieden werden, ob die immunsuppressive Therapie weitergeführt wird oder das Transplantat entfernt werden soll. Eine Transplantatentfernung ist auf jeden Fall nötig, wenn das Transplantat Beschwerden verursacht.

Pankreastransplantation

Indikation und Patientenselektion

Die Hauptindikation zur Pankreastransplantation stellt der Typ-I-Diabetes dar. Obwohl der Diabetes mellitus eine gesundheitlich und ökonomisch weitreichende und bedeutende Erkrankung darstellt, wurden im Jahr 2003 in Deutschland an 24 Zentren nur 191 Pankreastransplantationen durchgeführt, 70 davon in Kombination mit einer Niere. Der Diabetes mellitus Typ I ist eine Autoimmunerkrankung, der eine selektive Zerstörung der insulinproduzierenden β-Zellen in den Langerhans-Inseln des Pankreas durch T-Zellen zugrunde liegt. Aufgrund seiner peripheren Insulinresistenz neben einer eingeschränkten β-Zellfunktion ist beim Typ-II-Diabetes eine Pankreastransplantation von fraglichem Erfolg.

Die Behandlung des Diabetes mellitus ist grundsätzlich eine Domäne der inneren Medizin. Trotz ausgefeilter Therapieschemata kommt es im Langzeitverlauf dieser Erkrankung zu sekundären Folgeschäden mit Retino-, Nephro-, Angio- und Neuropathien.

! **Da es sich bei der Pankreastransplantation nicht um eine lebensrettende Maßnahme handelt, sondern um einen Eingriff zur Verbesserung der Langzeitprognose und Lebensqualität, muss die Indikation sorgfältig gestellt werden.**

Heutige Einschlusskriterien zur Pankreastransplantation sind ein schwer einstellbarer Diabetes mellitus Typ I mit sekundären Organkomplikationen, insbesondere der diabetischen Nephropathie. Das Operationsrisiko muss insbesondere unter Abschätzung des kardiovaskulären Zustandes vertretbar sein, und der Patient muss nachweislich eine gute Compliance haben. Ausschlusskriterien sind wie bei anderen Organtransplantationen unter anderem ein Tumorleiden, ein Alkohol- und Drogenabusus, akute schwere Infektionen [u.a. HIV], massives Übergewicht und ein Lebensalter > 65 Jahre. Eine relative Kontraindikation zur Pankreastransplantation stellt der Spätverlauf des Diabetes mit Blindheit, einer schweren generalisierten Arteriosklerose und Koronarsklerose dar. Am häufigsten wird das Pankreas bei Diabetikern mit einer dialysepflichtigen Niereninsuffizienz als **kombinierte Pankreas- und Nierentransplantation** [*simultaneous pancreas-kidney*, SPK] durchgeführt. Die Pankreastransplantation kann aber auch **nach einer Nierentransplantation** durchgeführt werden [*pancreas after kidney*, PAK] oder **isoliert** ohne Nierentransplantation [*pancreas transplantation alone*, PTA].

Auswahl des Spenders

Der Auswahl des Pankreasspenders fällt eine besondere Bedeutung zu, da sie von erheblicher Bedeutung für den Erfolg einer Transplantation ist. Absolute Ausschlusskriterien zur Spende sind ein vorbestehender Diabetes mellitus, eine chronische Nierenerkrankung, der Nachweis eines bösartigen Tumors, schwere Infektionskrankheiten und makroskopische Veränderungen bei der Organentnahme. Mögliche Ausschlusskriterien sind ein langer Intensivaufenthalt, das Spenderalter, eine arterielle Hypertonie und eine lange Ischämiezeit.

Organentnahme und Transplantation

Die Organentnahme verläuft in der Regel im Rahmen einer Multiorganentnahme über einen abdominellen Zugang. Die Entnahme der Organe kann en-bloc geschehen [alle abdominellen Organe an einem Stück] oder isoliert ein Organ nach dem anderen [Leber, Pankreas, Nieren, ggf. Dünndarm]. Wichtig bei der Entnahme ist die Unversehrtheit des Organs und seiner Kapsel. Die Konservierung des Transplantates erfolgt durch spezielle Perfusionslösungen [z.B. UW, University of Wisconsin; HTK, Histidine-Tryptophane-Ketoglutarat]. Unter Kühlung wird das Organ auf einem Präpariertisch zur Transplantation vorbereitet. Die Milz wird vom Pankreas abgesetzt. Das Duodenum mit dem einmündenden Pankreasgang wird gekürzt, um eine gute Durchblutung zu gewährleisten. Der wichtigste Aspekt in der Vorbereitung ist die arterielle Rekonstruktion mit der Verlängerung der Gefäßstümpfe durch Annähen von weiteren Spendergefäßen [Abb. 4], um eine gute Anastomosierung im Spender zu gewährleisten. Der Zugang beim Empfänger erfolgt im Allgemeinen über einen Längsbauchschnitt [mediane Laparotomie]. Das Pankreas kommt im Körper in den rechten Unterbauch zu liegen, der Pankreaskopf zeigt nach oben, der Schwanz verläuft entlang der Gefäße nach unten. Als Standardverfahren bietet sich die Naht der Vene [Pfortader] an die untere Hohlvene [V. cava] oder alternativ an die Beckenvene [V. iliaca communis]. Alternativ kommt die portalvenöse Ableitung zum Zuge. Die Arterie wird meist an die Beckenarterie [A. iliaca communis] genäht. Das Duodenum des Spenderpankreas wird heute an ein Dünndarmsegment des Empfängers genäht [enterale Drainage], einige wenige Zentren verwenden noch die Blasendrainage mit der Naht des Duodenums an die Harnblase mit dem Vorteil des einfacheren Nachweises einer Abstoßungsreaktion jedoch mit einer höheren Komplikationsrate. Wird simultan eine Niere eingepflanzt, wird sie auf der Gegenseite in gleicher Technik wie bei der Nierentransplantation alleine eingepflanzt.

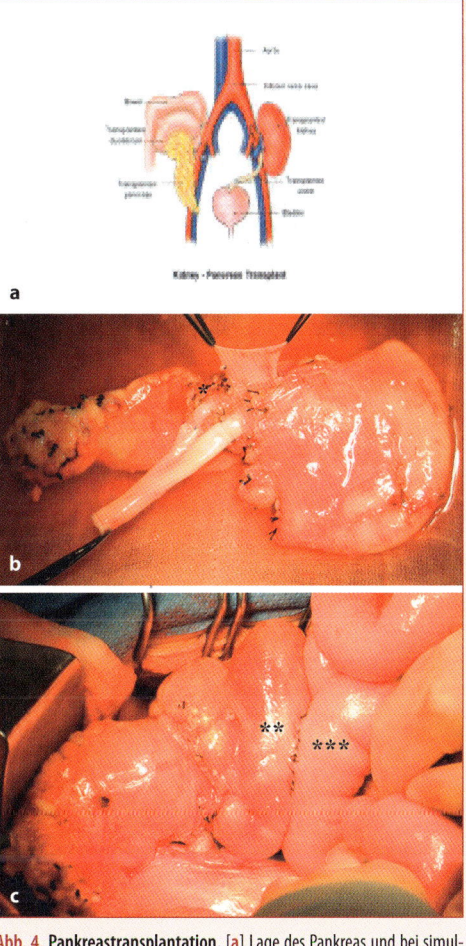

Abb. 4. Pankreastransplantation. [a] Lage des Pankreas und bei simultaner Pankreas-Nieren-Transplantation, Lage der Niere. [b] Wie bei den anderen Organtransplantationen wird das Pankreas auf dem Präpariertisch vorbereitet, wichtig dort die Präparation der Gefäße mit Verlängerung durch Annaht von Beckengefäßen des Spenders [*]. [c] Pankreas nach der Reperfusion mit Naht des Spenderduodenums [**] an eine geeignete Dünndarmschlinge des Empfängers [***]

T

Postoperative Phase, Komplikationen

Wie bei den anderen Organverpflanzungen stehen in der unmittelbaren postoperativen Phase die Stabilisation des Patienten und die Überwachung der Transplantatfunktion im Vordergrund. Die Prinzipien der immunsuppressiven Therapie nach kombinierter Pankreas- und Nierentransplantation bzw. singulärer Pankreastransplantation gleichen denen der Transplantation anderer Organsysteme. Aufgrund einer erhöhten Abstoßungsrate wird jedoch eine Quadrupeltherapie durchgeführt. Die Immunsuppression beginnt mit einer Induktionstherapie mit einem Antilymphozytenpräparat oder einem Il-2-Rezeptorantikörper. Die Basis der Langzeitimmunsuppression bildet ein Calcineurin-Inhibitor [Tacrolimus*, Ciclosporin*], eine antiproliferative Substanz [z.B. Mycophenolat-Mofetil*, Rapamycin*] in Kombination mit Steroiden.

Abstoßungsreaktionen sind nach den chirurgischen Komplikationen die häufigste Ursache des Transplantatversagens während des ersten Jahres nach Transplantation. Die Abstoßungsrate von PTA und PAK sind jedoch höher als bei den SPK. Wie bei den anderen Organtransplantationen werden die Abstoßungsreaktionen in hyperakute, akute und chronische unterteilt. Aufgrund des negativen präoperativen *Cross-match* sind hyperakute Abstoßungen heute selten.

Akute Abstoßungen basieren auf einer zellvermittelten Zytotoxizität. Die chronische Abstoßung ist durch Veränderungen der Gefäße und interstitielle Fibrosierung charakterisiert. Die klinischen Zeichen einer Pankreastransplantatabstoßung sind häufig unspezifisch und von einer Pankreatitis schwer zu unterscheiden. Klinische Zeichen können sein: abdominelle Beschwerden, Zeichen einer Peritonitis, Durchfälle und ein paralytischer Ileus. Die Hyperglykämie tritt erst spät auf. Laborwerte wie die pankreasspezifische Amylase können wertvolle Hinweise liefern. Häufig richtungweisend ist das Vorliegen einer Abstoßung der Niere, die oft mit einer Abstoßung des Pankreas einhergeht, oder eine positive Biopsie.

Die Abstoßungstherapie erfolgt durch einen Steroidbolus, der in ca. 50 % der Fälle zum Erfolg führt. Bei einer Therapieresistenz kommen poly- oder monoklonale T-Zell-depletierende Antikörper zur Anwendung. Thrombosen stellen die häufigsten chirurgischen Komplikationen dar. Bei der SPK werden sie in 6–10 % der Fälle beschrieben. Mykotische Pseudoaneurysmen stellen eine späte vaskuläre Komplikation dar. Sie sind häufig Folgen von Infektionen. Anastomoseninsuffizienzen im Bereich der Darm- bzw. Blasenanastomose stellen eine schwerwiegende Komplikation dar. Die Inzidenz liegt zwischen 5 und 12 %.

Frühpostoperative Infektionen [in den ersten 3 Monaten] sind vor allem Harnwegsinfekte und intraabdominelle Infektionen. Als Erreger kommen sowohl gramnegative als auch grampositive Bakterien infrage. Zudem werden Infektionen mit CMV, Herpes-simplex- und Epstein-Barr-Viren evident. Bei guter Organfunktion und unauffälligem Verlauf ist das Infektionsrisiko nach dem 6. Monat vergleichbar mit dem der breiten Bevölkerung. Spezifisch medikamentenassoziierte Erkrankungen sind vor allem die lymphoproliferativen Erkrankungen [2–3 % der Pankreasempfänger] sowie das Auftreten von Hauttumoren.

Inselzelltransplantation

Die Inselzelltransplantation stellt eine besondere Art der Pankreastransplantation dar, bei der nicht das gesamte Organ, sondern nur die Langerhans-Inseln des Pankreas verpflanzt werden. Langerhans-Inseln sind ein Zellverbund von hauptsächlich vier endokrinen Zelltypen, deren wichtigster Vertreter die insulinproduzierende β-Zelle ist. Die Langerhans-Inseln werden mithilfe enzymatischer Verdauung des gesamten Pankreas und Aufreinigung der Einzelkomponenten gewonnen. Die aufgereinigten Inseln werden in flüssiger Form dem Empfänger in der Regel über die Pfortader in die Leber appliziert. Obwohl diese Methode ein neues und innovatives Verfahren darstellt, ist die Erfolgsrate abhängig von der Qualität des Spenderorgans. Häufig reicht ein Organspender zur Gewinnung einer genügenden Menge von Inseln nicht aus, und es müssen 2–3 Organe verwendet werden. Zudem waren die initialen Resultate dürftig, haben doch die Inseln, unter anderem aufgrund der Toxizität der Immunsuppressiva, schnell ihre Funktion verloren. Nach der Einführung des Edmonton-Protokolls im Jahr 2002 wurde die Immunsuppression auf ein steroidfreies Schema umgestellt und die Funktionsraten verbesserten sich kontinuierlich. Heute können nach der Inselzelltransplantation 60–80 % nach einem Jahr ohne die Gabe von exogenem Insulin leben. Langzeitresultate stehen jedoch noch aus.

Ergebnisse nach Pankreastransplantation

In Langzeituntersuchungen nach Pankreastransplantation konnte eine zunehmende Verbesserung der diabetischen Nephropathie nachgewiesen werden. Ein günstiger Effekt auf die diabetische Retinopathie konnte bisher nicht schlüssig nachgewiesen werden, jedoch kann von einer Stabilisierung des Zustandes ausgegangen werden. Günstig wirkt sich die Pankreastransplantation jedoch auch auf makrovaskuläre Veränderungen aus, indem die arteriosklerotischen Risikofaktoren reduziert werden können. Zahlreiche Studien belegen eine Verbesserung der Lebensqualität. Die Transplantationsfunktionsraten liegen heute nach einem Jahr bei über 70 % und nach fünf Jahren immerhin noch bei über 60 %.

Dünndarmtransplantation

Seit Beginn des 20. Jahrhunderts wurde versucht, Dünndarm zu transplantieren. In den 60er Jahren wurde diese Technik durch C.W. Lillehei und T. Starzl weiterentwickelt. Da der Dünndarm immunologisch sehr aktiv ist und Abstoßungen fast bei jedem Patienten zu beobachten waren, war man auf ein sehr potentes immunsuppressives Medikament angewiesen. So wurde diese Transplantation erst 1984 durch die Entdeckung und Einführung von Tacrolimus erfolgreich. T. Starzl verpflanzte bereits 1985 Dünndarm im Rahmen von Multiviszeraltransplantationen. Die erste isolierte Dünndarmtransplantation gelang 1987 in Kiel durch Prof. Deltz.

Weltweit wurden bisher rund 800 Dünndarmtransplantationen durchgeführt. In rund 50 % der Fälle wurde der Dünndarm alleine transplantiert, in den anderen 50 % erfolgte die Transplantation in Kombination mit anderen Organen. In Deutschland wurden 2003 acht Dünndarmtransplantationen an drei Zentren durchgeführt.

Indikationen, präoperative Abklärungen

Die Dünndarmtransplantation gilt als eine lebenserhaltende Transplantation, da ein Langzeitüberleben ohne Dünndarm nicht mit dem Leben vereinbar ist. Die ausreichende Nahrungsaufnahme ist bei einer Dünndarmlänge unter 40–60 cm nicht mehr gewährleistet. Besitzt ein Patient weniger als 1 Meter Dünndarm wird dies allgemein als **Kurzdarm**-Syndrom bezeichnet. Diese Patienten benötigen eine parenterale Ernährung [hochkalorische Flüssigernährung über einen venösen Zugang]. Eine Langzeittherapie mit parenteraler Ernährung birgt Risiken wie Katheterinfektionen und Gefäßverschlüsse und eine erhöhte Inzidenz von Galle- und Nierensteinen. Langfristig kann die parenterale Ernährung zu einer Leberschädigung mit zirrhotischem Umbau des Leberparenchyms führen. Bei komplizierten Verläufen mit Leberzirrhose ist die Indikation zur Dünndarmtransplantation, unter Umständen kombiniert mit einer Lebertransplantation, gegeben. Weitere Indikationen beim Erwachsenen sind der Verlust des Dünndarms durch eine Dünndarmischämie, Darmverletzungen nach einem Unfall, Desmoid-Tumoren oder in seltenen Fällen aufgrund eines Dünndarmbefalls bei Morbus Crohn. In 60–70 % aller Dünndarmtransplantationen sind Kinder betroffen. Wichtige Indikationen sind die nekrotisierende Enterokolitis, Motilitätsstörungen z.B. bei Morbus Hirschsprung, Darmatresie, Gastroschisis und Dünndarmvolvulus. Die Kontraindikationen sind im Wesentlichen dieselben wie bei den anderen Organtransplantationen [schwere Infektionen, maligne Erkrankungen, Drogenmissbrauch, fortgeschrittene Herz-Lungen-Erkrankungen]. Die Abklärung des Spenders umfasst eine Magen- und Dickdarmspiegelung, eine Magendarmpassage und eine Angiografie/Angio-MRT. Beim Empfänger wird eine Leberzirrhose mit einer Leberbiopsie ausgeschlossen. Zeigen sich histologische wie laborchemische Zeichen einer Leberfunktionseinschränkung muss die Indikation zur kombinierten Leber-Dünndarm-Transplantation geprüft werden. Multiviszeraltransplantationen werden bei Patienten mit einem Multiorganversagen durchgeführt.

Operative Techniken

Beim Spender wird das gesamte Dünndarmpaket sowie Teile des Dickdarms entnommen. Die Konservierungslösungen entsprechen denen bei anderen Transplantationen. Die Gefäßanschlüsse [Arterie, Vene] werden sorgfältig präpariert und abgesetzt. Die Ischämiezeit des Dünndarmtransplantates sollte 6 Stunden nicht überschreiten. Im Empfänger werden die Gefäße in der Regel an die Aorta [Arterie] und die Pfortader [Vene] angeschlossen]. Das orale Ende des Dünndarmes wird an den verbliebenen Stumpf des Empfängers genäht. Das aborale Ende wird entweder als künstlicher Darmausgang ausgeleitet [Stoma] oder direkt an den Dickdarm genäht. Der Vorteil eines Stomas liegt in der Möglichkeit einer regelmäßigen Beurteilung der Schleimhaut des Transplantates sowie zur Diagnose einer Abstoßung. Bei unauffälligem Verlauf kann das Stoma zurückverlegt werden. Heute wird vermehrt mit dem Dünndarmtransplantat Dickdarm mitverpflanzt, um die Rate an Durchfällen zu verringern. Alternativ zur Totenspende kann an hochspezialisierten Zentren auch eine Lebendspende durchgeführt werden. Die Kriterien unterliegen dem Transplantationsgesetz und ethischen Richtlinien. Mit einer Transplantatlänge von mindestens 150 cm kann jedoch eine genügend gute Transplantationsfunktion aufrechterhalten und beim Spender eine normale Darmfunktion garantiert werden. Aber auch wie bei anderen Lebendspenden müssen Risiken und Erfolgsaussichten beim Spender und Empfänger sorgfältig abgeschätzt werden.

Nach der Transplantation

Auch beim Dünndarmtransplantierten stehen die Stabilisierung des Patienten und das Monitoring der Transplantate im Vordergrund. Die regelmäßige Beurteilung der Vitalität des Dünndarms erfolgt endoskopisch und durch feingewebliche Untersuchung von Biopsaten. Wichtige klinische Verlaufsparameter sind Schmerzen, die Stuhlfrequenz oder wässrige Diarrhöen, ein aufgetriebenes Abdomen sowie Erbrechen. Beim Auftreten dieser Symptome muss eine Abstoßung, ein Infekt [z.B. CMV-Enteritis] oder eine Thrombose der anastomosierten Gefäße ausgeschlossen werden. Der sorgfältige Kostaufbau und die Adaptation an eine orale Ernährung ob-

T

liegen dem spezialisierten Transplantationsteam, insbesondere Fachkräften wie Gastroenterologen und Ernährungsspezialisten. Bei unauffälligem Verlauf wird eine parenterale Ernährung schrittweise durch einen oralen Kostaufbau ersetzt, gegebenenfalls kommt ein oraler Kostaufbau durch eine Ernährungssonde in den Magen zum Zuge.

Zu den gefürchteten Komplikationen nach Dünndarmtransplantation zählen die Infektionen durch Bakterien und Pilze. Zu den nicht-immunologischen Frühkomplikationen gehören Blutungen und Thrombosen der Gefäßnähte, die Insuffizienz der Darmnähte sowie enterale Flüssigkeits- und Eiweißverluste. Zu der Standardimmunsuppression gehört eine Quadrupeltherapie mit einer Induktion mit einem Antilymphozytenpräparat oder einem Il-2 Rezeptorantikörper, gefolgt von einer Basistherapie mit einem Calcineurinhemmer [Tacrolimus*, Ciclosporin*], einer antiproliferativen Substanz [z.B. Mycophenolat-Mofetil*, Rapamycin*] in Kombination mit Steroiden.

Klinische Ergebnisse

Die Datenlage bei Patienten mit Dünndarmtransplantation ist aufgrund der seltenen Indikation und der geringen Zahl an Transplantierten dünn. Größere Zentren in den USA und Europa melden jedoch aufgrund verbesserter Immunsuppressionsschemata und Monitoring der Transplantate zunehmend bessere Überlebensraten von Patienten und Transplantaten. Das Überleben variiert jedoch mit der Grunderkrankung. Heute kann mit entsprechender Immunsuppression und einer intensiven postoperativen Nachsorge ein 3-Jahres-Transplantatüberleben bei vollständig enteraler Ernährung von über 80 % erreicht werden. Einzelne Zentren melden ein 5-Jahres-Überleben von über 70 %. Wie auch bei der Nieren- und Lebertransplantation scheint die Lebendspende für Patient und Transplantat zu einem Überlebensvorteil zu führen.

Herztransplantation

Indikation und Allokation

Nach 1967, der ersten Herztransplantation beim Menschen, entwickelte sich die Herztransplantation zum standardisierten Verfahren zur Therapie von Patienten mit schwerer Herzinsuffizienz. Weltweit wurden bereits rund 57.000 Herzen erfolgreich transplantiert, davon zirka 6.500 in Deutschland. Die Zahl der Menschen mit einer schweren chronischen Herzinsuffizienz der linken und/oder rechten Herzkammer hat sich in den vergangenen 20 Jahren aufgrund zunehmender Lebenserwartung und besserer Therapiemöglichkeiten zum Beispiel des akuten Herzinfarktes weltweit vervierfacht. In Deutschland leiden aktuell mindestens 800.000 Menschen an einer chronischen Herzinsuffizienz. Ursachen der Herzinsuffizienz sind u.a. Herzmuskelerkrankungen, Erkrankungen der Herzkranzgefäße, dilatative Kardiomyopathien oder angeborene Herzfehler. Bei Kindern sind schwere, irreparable Herzfehler nicht selten. Die Indikation zur Herztransplantation wird bei Patienten mit irreversibler Herzerkrankung im Endstadium mit deutlich reduzierter Lebenserwartung und nach Ausschöpfung des immer größer werdenden Angebotes nicht-chirurgischer Therapien gestellt. Eine zuverlässige klinische Beurteilungshilfe zur Feststellung des Schweregrades einer Herzinsuffizienz ist die Klasseneinteilung nach den Kriterien der New York Heart Association [NYHA, Klasse I–IV]. Patienten mit einem terminalen Herzversagens [NYHA IV] zeigen starke Ruhebeschwerden, die schon bei leichter Belastung aggravieren.

Voraussetzung für die Aufnahme auf die Warteliste ist nach Sicherung der Diagnose die Beurteilung der Organfunktion, die mittels vollständiger kardiologischer Diagnostik mit Links- und Rechtsherzkatheteruntersuchung, häufig auch durch eine Herzmuskelbiopsie sowie einer speziellen Checklistendiagnostik erfolgt. Kontraindikationen einer Herztransplantation sind eine schwere pulmonale Hypertonie oder fortgeschrittene chronische Lungenerkrankungen, Begleiterkrankungen wie manifeste Infektionskrankheiten, eine akute Lungenembolie, fortgeschrittene irreversible Nieren- oder Leberinsuffizienz, eine nicht-kurativ behandelte Tumorerkrankung, bestimmte Systemerkrankungen, Drogen-, schwerer Alkohol- oder Nikotinabusus und eine Non-Compliance. Nach Indikationsstellung erfolgt die Listung des Patienten bei Eurotransplant. Die Allokation von Spenderorganen für Organempfänger ist aufgrund der begrenzten und zu geringen Ressourcen ein kritischer Punkt bei der Organtransplantation. Die Allokation erfolgt entsprechend der Richtlinien der Bundesärztekammer und richtet sich nach den Erfolgsaussichten wie dem Überleben des Empfängers, einer längerfristig gesicherten Transplantatfunktion sowie einer verbesserten Lebensqualität. Weitere wichtige Faktoren sind die Blutgruppenidentität oder -kompatibilität, die Wartezeit, Ischämiezeit, Größe und Gewicht von Spender und Empfänger und der Status auf der Warteliste. Die aktuelle durchschnittliche Wartezeit bei Patienten zur Herztransplantation beträgt ungefähr 18 Monate, variiert aber erheblich aufgrund der verschiedenen Dringlichkeiten. Verschlechtert sich die Herzfunktion des Patienten auf der Warteliste weiter, muss die Wartezeit unter Umständen mit einem mechanischen Pumpersatz überbrückt werden. Dabei bleibt das erkrankte Herz im Körper. Da jedoch die Laufzeit mechanischer Pumpen auf wenige Jahre beschränkt ist, kann die Transplantation nicht umgangen werden.

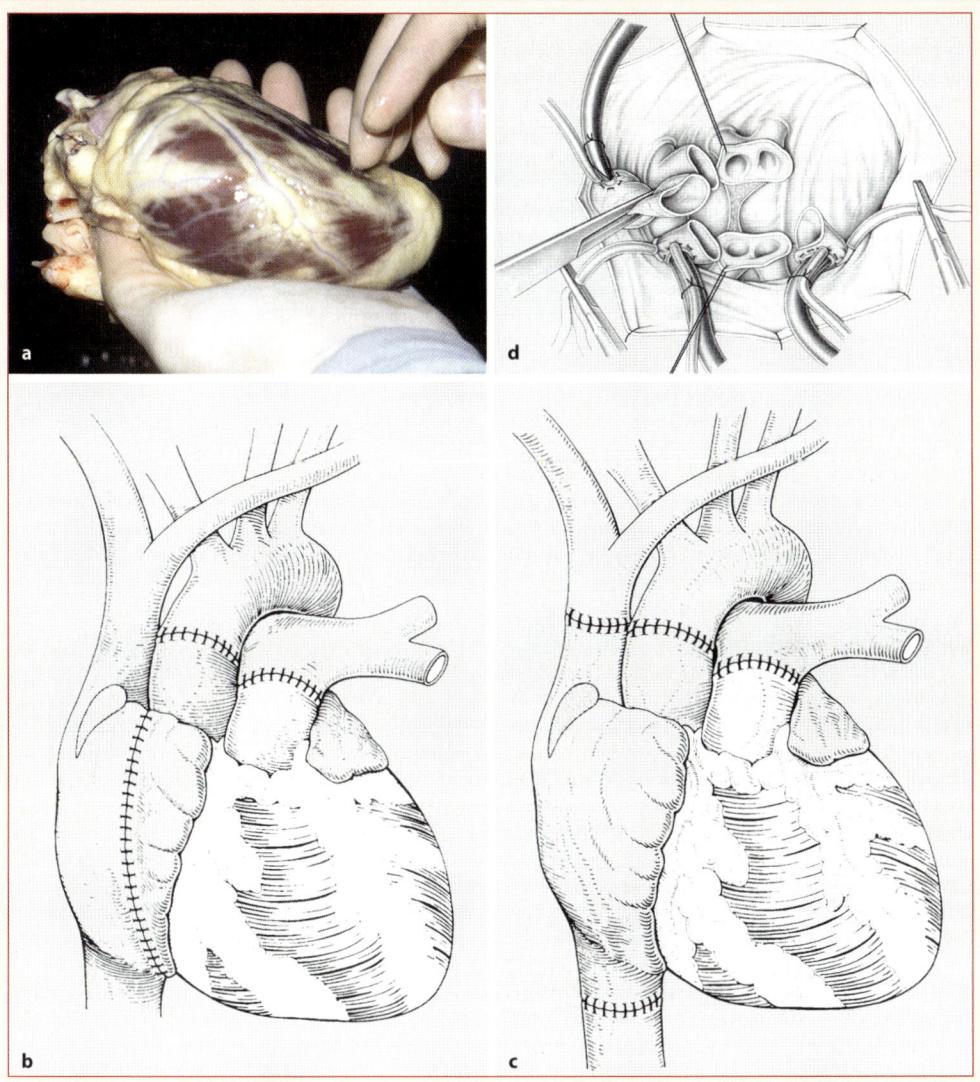

Abb. 5. Herztransplantation. [A] Explantiertes Herz eines gesunden Spenders nach Perfusion mit Konservationslösung mit intakten, nicht-sklerotischen Koronarien. [B] Standardtechnik der Herzimplantation nach Lower und Shumway. [C] Technik der bikavalen Anastomosen und [D] der orthotopen Herztransplantation

T

Herztransplantation

Seit der Entwicklung der Technik der Herztransplantation in den 60er Jahren wird das Verfahren der **orthotopen Herztransplantation** immer noch am häufigsten angewendet. Als Alternative zur klassischen **Technik nach Lower und Shumway**, bei der die Vorhöfe und großen Gefäße mit dem Spenderherzen verbunden werden, wird zunehmend die **totale orthotope Herztransplantation eingesetzt** [Abb. 5]. Hierbei wird das kranke Herz komplett entfernt. Nur noch in ausgewählten Fällen und insgesamt sehr selten erfolgt die **heterotope Implantation**, bei der das erkrankte Herz belassen und das Spenderherz zur Augmentation im Nebenschluss heterotop an die Aorta und A. pulmonalis anastomosiert wird.

Bei bestimmten Erkrankungen, die zu einer Schädigung von Herz und Lungen geführt haben, kann auch eine kombinierte **Herz-Lungen-Transplantation** durchgeführt werden.

Postoperatives Prozedere

Nach einer Herztransplantation verbleiben die Patienten während zwei bis drei Wochen in der Klinik und werden meist später in einer kardiologisch ausgerichteten Reha-Klinik weiter betreut. Da ein transplantiertes Organ vom Immunsystem als Fremdkörper empfunden wird, reagiert der Körper mit einer Abwehrreaktion. Um diese Abstoßungsreaktion zu vermeiden, ist es wichtig, diese mittels Medikamenten, die lebenslang eingenommen werden müssen, zu blockieren. Wie nach jeder Organverpflanzung sind auch nach einer Herztransplantation einige Maßnahmen erforderlich: regelmäßige Kontrolluntersuchungen, die zuverlässige Einnahme der verordneten Medikamente und die Beachtung von Hygieneregeln.

Um die körperliche Leistungsfähigkeit zu verbessern, wird den Patienten nach einer Herztransplantation ein spezielles Trainingsprogramm angeboten, um möglichst rasch wieder physisch belastbar zu sein und den Beruf wieder ausüben zu können. Wie nach jeder Operation können auch nach einer Herztransplantation Komplikationen auftreten. Dazu zählen insbesondere das Transplantatversagen, Infektionen und akute Abstoßungen. Aufgrund einer hochdosierten Immunsuppression kann es zu einem arteriellen Bluthochdruck, einem Diabetes mellitus und zu einer Nierenfunktionseinschränkung kommen. Eine mögliche Abstoßungsreaktion wird über eine Endokardbiopsie aus der rechten Herzkammer diagnostiziert.

Erfolgsaussichten

Das 1-Jahres-Überleben nach einer Herztransplantation liegt heute durchschnittlich bei 79 %, nach 5 Jahren bei ca. 65 % und nach 10 Jahren bei ca. 45 %. Es hängt jedoch von individuellen Risikofaktoren wie Vorerkrankungen und Allgemeinzustand des Patienten ab. Die Sterberate nach dem ersten postoperativen Jahr beträgt rund 4 %. Im ersten Jahr stellen Infektionen, Transplantatversagen und akute Abstoßungsreaktionen die größten Risiken dar.

Lungentransplantation

Indikation

Bereits 1963 führte der amerikanische Chirurg James D. Hardy die erste technisch erfolgreiche Transplantation einer menschlichen Lunge bei einem nicht-resektablen Lungentumor durch, wobei die Überlebenszeit des Patienten bei 18 Tagen lag. Doch erst durch die Einführung moderner Immunsuppressiva, insbesondere von Cyclosporin A, konnten die Überlebensraten verbessert werden, und 1981 gelang Bruce Reitz die erste erfolgreiche **Herz-Lungen-Transplantation**, zwei Jahre später war Joel Cooper in Toronto mit der ersten einseitigen Lungentransplantation erfolgreich. Nach diesem Durchbruch ist die Erfahrung und Anzahl der Transplantationen kontinuierlich gewachsen. Heute werden **Einzellungentransplantationen** und **Doppellungentransplantationen** durchgeführt. Weltweit wurden in den vergangenen Jahren mehr als 10.000 Lungentransplantationen, davon mehr als 900 in Deutschland, durchgeführt. Die Lungentransplantation wird bei Patienten mit einer Lungenerkrankung im Endstadium zum Beispiel durch eine irreversible Schädigung des Parenchyms und/oder der pulmonalen Zirkulation durchgeführt. Die Patienten ohne Transplantation haben eine kurze Lebenserwartung, sind nicht mehr belastungsfähig und von einer kontinuierlichen Sauerstoffzufuhr abhängig. Wie bei allen Organtransplantationen gilt die Vorgabe, dass vorher sämtliche mögliche Therapieoptionen ausgeschöpft werden. Die Hauptindikation zur einseitigen Lungentransplantation ist eine bindegewebige Verhärtung des Lungengewebes [idiopathische pulmonale Fibrose], die meist zwischen dem 35. und 55. Lebensjahr auftritt. Bei Patienten mit einem Lungenarterienhochdruck wird bevorzugt eine beidseitige Lungentransplantation durchgeführt. Bei zugrunde liegenden komplexen angeborenen Herzfehlern mit Lungenarterienhochdruck ist eine kombinierte Herz-Lungen-Transplantation erforderlich. Patienten mit einer schweren Lungenüberblähung [Lungenemphysem] werden bevorzugt beidseitig transplantiert, es ist aber auch möglich, nur einen Lungenflügel zu ersetzen. Zwingend doppellungentransplantiert werden müssen Patienten mit Mukoviszidose/zystischer Fibrose, einer genetisch bedingten Erkrankung von Schleimdrüsen. Diese Patienten produzieren einen zähen, kaum abhustbaren Schleim in den Atemwegen und leiden an immer wiederkehrenden Lungenentzündungen.

Die relative obere Altersgrenze der Kandidaten zur Transplantation liegt für die Einzellungentransplantation um 65 Jahre und für die Doppellungentransplantation um 60 Jahre. Entscheidend für die Indikationsstellung ist jedoch nicht das tatsächliche Alter, sondern das biologische Alter des Patienten. Kontraindikationen zur Lungentransplantation sind schwere Herzerkrankungen [ggf. kombinierte Herz-Lungen-Transplantation], eine akute Lungenembolie, progressive neuromuskuläre Erkrankungen, akute Infektionskrankheiten, nicht-therapierbare Tumorerkrankungen oder eine fortgeschrittene schwere Nierenfunktionsstörung. Wie bei allen Organtransplantationen muss eine Blutgruppenkompatibilität vorliegen. Größe und Gewicht von Spender und Empfänger sollten ungefähr übereinstimmen und beim Empfänger darf kein Alkohol- oder Drogenabusus vorliegen. Entscheidend ist eine gute Compliance, um an den aufwendigen Nachuntersuchungen aktiv teilnehmen zu können. Die präoperative Abklärung umfasst eine ausgedehnte Lungenfunktionsanalyse mit Bestimmung der Atemvolumina und der Sauerstoffsättigung und eine kardiale Abklärung. In vielen Fällen zeigen die oben genannten Krankheiten einen relativ langsam fortschreitenden Verlauf, können dennoch plötzlich eine akute Verschlechterung des Patienten zeigen. Deshalb ist ein idealer Transplantationszeitpunkt bei Lungenkranken schwierig festzulegen. Die durchschnittliche Wartezeit auf eine Spenderlunge beträgt aktuell zwischen 18 und 24 Monaten und zeigt eine Sterblichkeit während dieser Zeit von 20 %.

Operative Techniken

Die Größenunterschiede zwischen Spender und Empfänger sollten möglichst gering sein, um mögliche operationstechnische und kardiopulmonale Probleme zu vermeiden. Die Ischämiezeit der Lungen sollte 5–6 Stunden nicht überschreiten. Die **einseitige Lungentransplantation** erfolgt über einen seitlichen Schnitt am Thorax der zu operierenden Seite. Der alte Lungenflügel wird nach Durchtrennung der versorgenden Blutgefäße und der Atemwege entfernt und die Spenderlunge orthotop an die verbleibenden Stümpfe der Gefäße und des Hauptbronchus genäht. Bei der einseitigen Transplantation wird der Patient über die verbleibende Lunge beatmet. Der Zugang besteht bei einer **doppelseitigen Lungentransplantation** aus einem Schmetterlingsschnitt, es erfolgt die Verpflanzung des ersten Lungenflügels, anschließend wird derselbe Eingriff auf der Gegenseite durchgeführt. Dabei wird wechselseitig über den jeweils verbliebenen Lungenflügel beatmet. Ist diese Beatmungstechnik nicht ausreichend, kommt die Herz-Lungen-Maschine, die immer auch bei der kombinierten Herz-Lungen-Transplantation benötigt wird, zur Sicherstellung des Gasaustausches zum Einsatz.

Die kombinierte **Herz-Lungen-Transplantation** wird sehr selten [< 100/Jahr weltweit] durchgeführt. Die häufigsten Indikationen sind der Eisenmenger-Komplex, die primäre pulmonale Hypertonie und die Mukoviszidose/zystische Fibrose bei Befall beider Organe. Die Entnahme des erkrankten Herz-Lungen-Paketes beim Empfänger erfolgt über eine mediane Sternotomie und wird nach Durchtrennung aller Gefäße und der Trachea dem Empfänger mithilfe der Herz-Lungen-Maschine en-bloc eingepflanzt.

Nach erfolgter Transplantation wird der Patient auf einer Intensivstation über einige Tage maschinell weiterbeatmet. Sobald sich der Gasaustausch der neuen Lunge normalisiert hat, der Kreislauf stabil ist und der Patient die Atemarbeit ohne sich zu erschöpfen übernehmen kann, wird er extubiert. Auf Normalstation erfolgt die weitere Mobilisation, der Kostaufbau und die medikamentöse Feineinstellung insbesondere der Immunsuppressiva, die in aller Regel als Vierfachschema eingesetzt werden. Während seines gesamten Krankenhausaufenthaltes ist der Patient sehr infektanfällig und strenge hygienische Vorgaben müssen befolgt werden. Die Lungentransplantation erfordert eine intensive physiotherapeutische Betreuung aufgrund eines fehlenden Hustenreizes bzw. Reflexes bei Denervierung. Inhalationen, Lagerungsbehandlungen und Vibrationsmassagen erleichtern das Abhusten der angestauten Sekretmengen. Wichtigste postoperative chirurgische Komplikationen sind Wundheilungsstörungen und Nachblutungen. Akute Abstoßungen können aufgrund klinischer Hinweise aus der Lungenfunktionsprüfung [FEV1] und einem Röntgenbild des Thorax oft schon diagnostiziert werden. Die sichere Diagnose erfolgt durch eine bronchoskopische Lavage sowie mittels Biopsie. Spätkomplikationen können die chronische Abstoßung, lebensbedrohliche Infektionen und die Nebenwirkungen der Immunsuppression sein.

Die 1-Jahres-Überlebensraten der Lungentransplantation liegen aktuell bei über 70 %. Die 50 %-ige Überlebensrate bei der Einzellungentransplantation liegt bei 3,6 Jahren, bei der Doppellungentransplantation bei 4,9 Jahren.

T

ins Querkolon

Trans|ver|so|sig|moi|de|o|sto|mie *f*: operative Verbindung von Querkolon und Sigma

Trans|ver|so|to|mie *f*: Durchtrennung des Querfortsatzes eines Wirbels [Processus transversus vertebrae]

Trans|ver|sum|re|sek|tion *f*: Resektion des Querkolons; bei radikalen Tumoroperationen wird heute aber meist eine erweiterte Hemikolektomie rechts mit Resektion von Colon ascendens und transversum sowie Teilen des Colon descendens vorgenommen; *s.a. Hemikolektomie, Essay Neubildungen von Kolon, Rektum und Anus S. 827*

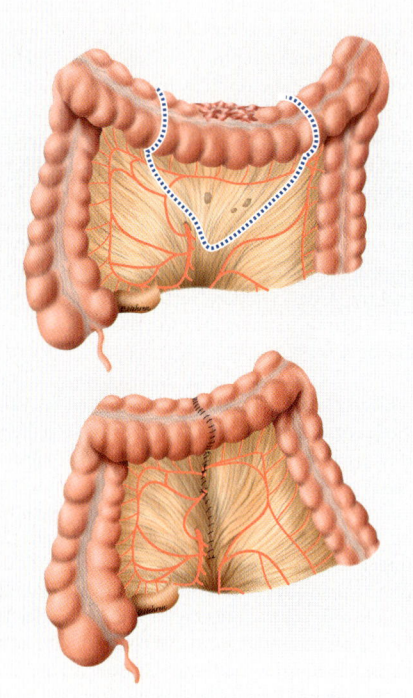

Abb. T32. Transversumresektion. Resektionsausmaß [oben] und Zustand nach End-zu-End-Anastomose

Tra|nyl|cyl|pro|min *nt*: nicht-selektiver Monoaminoxidasehemmer, Antidepressivum; HWZ 1,5–3,5 h; **Anw.**: depressive Erkrankungen, larvierte Depressionen, Phobien und andere Störungen der Erlebnisverarbeitung; **Dosierung**: 10–20 mg/d p.o.; **NW**: Schlafstörungen, Unruhe, extrapyramidal-motorische Störungen, Psychosen mit Halluzinationen, vegetative Störungen und Störungen der Sexualfunktionen, orthostatische Kreislaufregulationsstörungen, Obstipation

Tras|tu|zu|mab *nt*: monoklonaler Antikörper mit Aktivität bei HER2-positiven Mammakarzinomen; *s.a. Essay Chemotherapie S. 185, Essay Neubildungen der Brustdrüse S. 969*

Traube-Doppelton *m*: über den großen Gefäßen hörbarer systolischer Doppelton bei Aorteninsuffizienz

Trau|ben|mo|le *f*: →*Blasenmole*

Trau|ben|sil|ber|ker|ze *f*: **Syn**: *Wanzenkraut, Cimicifuga racemosa*; Pflanze aus der Familie der Hahnenfußgewächse [Ranunculaceae]; verwendet wird der Wurzelstock mit den Wurzeln [**Wanzenkrautwurzel**, Cimicifugae racemosae rhizoma]; er enthält Triterpenglykoside mit östrogenartiger Wirkung, die sich an Östrogenrezeptoren binden und die LH-Sekretion unterdrücken; **Anw.**: bei prämenstruellen, dysmenorrhoischen und klimakterischen Beschwerden; traditionell auch als Beruhigungsmittel [Sedativum], Antipyretikum, Antirheumatikum und Antineuralgikum; in der Homöopathie bei klimakterischen Beschwerden, Menstruationsstörungen, Muskel- und Gelenkschmerzen

Traum|schlaf *m*: **Syn**: *REM-Schlaf, paradoxer/desynchronisierter Schlaf*; Schlafphase mit raschen, ruckartigen Augenbewegungen [rapid eye movements]; die genaue Funktion ist noch nicht bekannt, REM-Schlaf hängt aber mit der für das Langzeitgedächtnis wichtigen neuronalen RNA- und DNA-Synthese zusammen; *s.a. Schlaf, Essay Schlafstörungen S. 1413*

Tra|vo|prost *nt*: Prostaglandinderivat; Prostaglandin F_2-Analogon; **Anw.**: Mittel der 2. Wahl bei Weitwinkelglaukom oder okulärer Hypertension; **Dosierung**: 0,004 %-ige Lösung 1 Tropfen tgl.; **NW**: akut Hyperämie der Bindehaut mit Juckreiz, Brennen, Fremdkörpergefühl; nach längerer Therapie [Monate] Pigmentierung [Braunfärbung] der periorbitalen Haut, der Augenlider und Iris; *s.a. Essay Glaukome S. 497*

Tra|zo|don *nt*: Antidepressivum, selektiver Serotoninwiederaufnahmehemmer; HWZ 4–8 h; **Anw.**: Depressionen, v.a. mit Angst, Spannungszuständen und Schlafstörungen, somatisierte [larvierte] Depressionen, Altersdepressionen; **Dosierung**: initial 200 mg/d, später 200–400 mg/d p.o., stationär bis 600 mg/d; **NW**: Sedierung, ventrikuläre Extrasystolen, Libidosteigerung, Priapismus, Mundtrockenheit, Schwindel, Obstipation

Treitz-Hernie *f*: **Syn**: *Hernia duodenojejunalis, Hernia retroperitonealis*; innere Hernie durch die Plica duodenojejunalis; *s.a. Essay Eingeweidebrüche/Hernien S. 577*

Tre|ma|to|da *pl*: **Syn**: *Trematoden, Trematodes, Saugwürmer, Egel*; mit zwei Saugnäpfen versehene Plattwürmer, die als Darm-, Leber- und Lungenegel des Menschen von Bedeutung sind; *s.u. Essay Helminthosen S. 553*

Tre|mor *m*: (unwillkürliches) Zittern, tritt prinzipiell bei jeder willkürlichen und unwillkürlichen Bewegung auf; dieser **physiologische Tremor** ist aber kaum zu beobachten, außer er ist verstärkt, was v.a. bei emotionaler Belastung vorkommt; **pathologischer Tremor** findet sich sowohl als **essenzieller Tremor** [hereditärer Tremor; ätiologische ungeklärte Tremorform; meist ein schneller Haltetremor, z.T. auch ein Intentionstremor; spricht i.d.R. gut auf Betablocker wie Propranolol an] als auch bei Kleinhirnerkrankungen [**zerebellärer Tremor**, der v.a. als Intentionstremor imponiert] oder Morbus Parkinson; **Ruhetremor** [typisch für Parkinson-Krankheit] besteht im Ruhezustand, verschwindet oder bessert sich bei Aktivität; **Aktions**- oder **Bewegungstremor** tritt erst bei einer willkürlichen oder unwillkürlichen Bewegung auf; ein kurz vor dem Ende einer Zielbewegung auftretendes **Zittern** wird als Intentionstremor bezeichnet

orthostatischer Tremor: Sonderform des essenziellen Tremors, die im Stehen auftritt; einzige Tremorform, bei der überwiegend die Beine zittern

psychogener Tremor: findet sich sowohl als gesteigerter physiologischer Tremor bei emotionaler Belastung als auch bei Simulation; der Tremor ist meist von wechselnder Stärke und setzt sich auch auf proximale Muskelgruppen fort; oft sistiert er, wenn die Aufmerksamkeit der Patienten abgelenkt wird

seniler Tremor: entweder ein spät einsetzender essenzieller Tremor oder ein verstärkter physiologischer Tremor durch den allgemeinen Abbau der zentralen Funktionen

toxischer Tremor: am häufigsten ist der **Alkoholtremor** bei chronischem Alkoholismus; bessert sich durch Alkoholgabe; wird z.T. als verstärkter physiologischer Tremor abgesehen

Trendelenburg-Hinken *nt*: **Syn**: *Hüfthinken*; Hinken bei einseitiger Lähmung des Musculus gluteus medius oder einer Erkrankung des Hüftgelenks; der Rumpf wird zur Entlastung der Hüfte zur erkrankten Seite hin geneigt, wodurch das

T

typische Gangbild entsteht; doppelseitiges Trendelenburg-Hinken wird als Watschelgang bezeichnet

Trendelenburg-Operation *f*: **1.** → *pulmonale Embolektomie* **2.** Resektion der Vena saphena magna bei Krampfadern; *s.a. Essay Krampfadern/Varizen S. 1643*

Trendelenburg-Test *m*: Überprüfung der Klappensuffizienz der Vena saphena magna bei Krampfadern; **Prinzip**: der Patient legt sich auf den Rücken und das Bein wird zur Entleerung der oberflächlichen Varizen stark angehoben; dann presst der Untersucher mit dem Finger stark auf die Mündung der Vena saphena magna in der Leiste; der Patient steht auf; zunächst bleiben die Krampfadern leer; der Untersucher entfernt seinen Finger und beobachtet die Füllung der Krampfadern; schießt das Blut von oben die Varizen ein [**blow-down**] ist der Trendelenburg-Test positiv, d.h. die Klappen sind insuffizient; füllen sich die Varizen langsam von distal her, sind die Klappen suffizient und der Trendelenburg-Test ist negativ; *s.u. Essay Krampfadern/Varizen S. 1643*

Trendelenburg-Zeichen *nt*: normalerweise wird das Becken beim Stand auf einem Bein durch die Hüftabduktoren, insbesondere Musculus gluteus medius und minimus, waagrecht gehalten; bei Insuffizienz dieser Muskeln [v.a. Gluteus-medius-Parese], Epiphysenlösung, kongenitaler Hüftluxation u.Ä. kommt es beim Einbeinstand auf dem kranken Bein zum Absinken des Beckens zur gesunden Seite [**positives Trendelenburg-Zeichen**]; *s.a. Essay Koxarthrose S. 847*

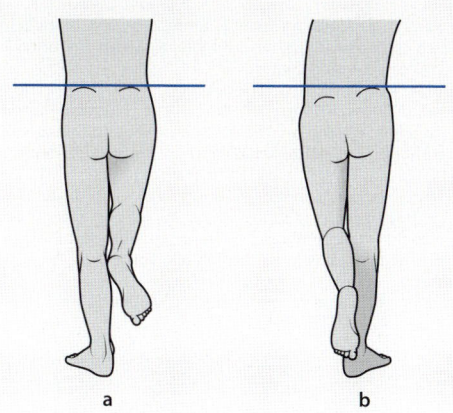

Abb. T33. Trendelenburg-Zeichen. **a** normal (negativ) **b** positiv

Tre|o|sul|fan *nt*: **Syn**: *Dihydroxybusulfan*; alkylierendes Zytostatikum; wurde früher bei Ovarialkarzinom verwendet

Tre|po|ne|ma *nt*: zu den Spirochaetaceae gehörende Gattung gramnegativer, besonders dünner Schraubenbakterien; enthält zahlreiche humanpathogene Arten, von denen v.a. die nicht-kultivierbaren Species, insbesondere der Syphiliserreger Treponema pallidum subspecies pallidum, von großer medizinischer Bedeutung sind; die anaerob kultivierbaren Treponemen sind primär apathogen oder fakultativ pathogen [Treponema denticola, scoliodentum, vincentii] und werden oft als Teil der normalen Schleimhautflora gefunden

Treponema endemicum: *Syn*: *Treponema pallidum subspecies endemicum*; Erreger der endemischen Syphilis*

Treponema pallidum: *Syn*: *Syphilisspirochäte, Spirochaeta pallida, Treponema pallidum subspecies pallidum*; 1905 von F. Schaudinn und E. Hoffmann entdeckter Erreger der Syphilis*; wurde wahrscheinlich 1493 von spanischen Seeleuten nach Europa mitgebracht und löste innerhalb weniger Jahre eine Pandemie aus, die heute noch anhält;

Tab. T8. **Treponema.** Medizinisch relevante Treponemen

Spezies/Subspezies	Krankheitsbild	Verbreitung
Nichtkultivierbare		
T. carateum	Pinta	semiaride Klimazonen Zentral- und Südamerikas
T. pallidum		
subsp. endemicum	endemische Syphilis	aride Klimazonen, Mittl. Ost, Afrika
subsp. pallidum	Syphilis	weltweit
subsp. pertenue	Frambösie	trop. Länder Afrikas und Südamerikas, Karibik, Indonesien
Anaerob kultivierbare		
T. denticola		
T. minutum	saprophytäres Vorkommen (Zahntaschen, Genitalbereich)	
T. refringens		
T. scoliodentum		
T. vincentii	Angina Plaut-Vincent (Mischinfektion T. vincentii und Fusobacterium ssp.)	
T. bryantii		
T. phagedenis		
T. succinifaciens		

Paracelsus führte im 16. Jahrhundert Quecksilber in Kombination mit Schwitzkuren in die Therapie ein; vor der Entdeckung des Penicillins war das von Paul Ehrlich entwickelte arsenhaltige Salvarsan das wirksamste Mittel auf dem Markt

Treponema pallidum ist 6–15 µm lang und hat einen Durchmesser von 0,1–0,2 µm; es ist empfindlich gegenüber Trockenheit, Kälte, Hitze, pH-Schwankungen usw., und stirbt deshalb außerhalb des Körpers rasch ab; eine Infektion setzt damit eine unmittelbare Übertragung von einem Organismus auf den anderen voraus; diese Bedingungen sind bei direktem Schleimhautkontakt, v.a. beim Geschlechtsverkehr gegeben; daneben gibt es auch Fälle von extragenitaler Übertragung [Hebammen, Hautärzte]; Treponema pallidum kann diaplazentar auf den Fetus und durch Bluttransfusionen übertragen werden; **Therapie**: alle Treponema pallidum-Stämme sind empfindlich gegenüber Penicillin* G, Cephalosporinen, Tetracyclinen und Makrolidantibiotika; *s.a. Syphilis, Essay Geschlechtskrankheiten – Genitale Kontaktinfektionen S. 475*

Treponema pertenue: *Syn*: *Treponema pallidum subspecies pertenue*; nicht venerisch übertragener Erreger der Frambösie*

Treponema-Pallidum-Hämagglutinationstest *m*: **Syn**: *TPHA-Test*; spezifischer Syphilistest; mit Treponema pallidum-Antigen beschichtete Hammelerythrozyten werden mit Patientenserum inkubiert; darin enthaltene spezifische Antikörper führen zur Agglutination; die Auswertung erfolgt in einer geometrischen Verdünnungsreihe; es reagieren sowohl IgM- als auch IgG-Antikörper; verlässlich positive Ausfälle sind erst Ende der 4. Erkrankungswoche zu erwarten; falsch reaktive Befunde sind sehr selten; die praktische Durchführung ist durch automatisierte Verfahren [**automatisierter Mikro-Hämagglutinationstest**, AMHA] einfach und schnell, der TPHA ist daher der ideale Screeningtest für Syphilis

Treponema-Pallidum-Immobilisationstest *m*: *Syn: TPI-Test, Nelson-Test*; Syphilistest, bei dem Syphiliserreger durch Antikörper im Testserum immobilisiert werden; nur noch selten verwendet

Tre|ti|no|in *nt*: *Syn: Retinsäure, Vitamin A₁-Säure*; Dermatotherapeutikum; **Anw.**: Akne vulgaris, Keratosis actinica, Psoriasis und andere Verhornungsstörungen; **Dosierung**: 0,025–0,05 %-ige Creme, Gel oder alkoholische Lösung lokal; i.d.R. 1–2 × tgl.; **NW**: Irritation der Haut mit Pigmentstörungen; **Kontraind.**: Schwangerschaft, Stillzeit, akute Hautausschläge, Rosazea, keine Anwendung im Bereich von Auge und Schleimhaut

TRH-Test *m*: Bestimmung des Serumspiegels von TSH vor und 30 Minuten nach i.v.-Gabe von TRH bei Verdacht auf sekundäre oder tertiäre Hypothyreose bei Hypophysenvorderlappeninsuffizienz oder Erkrankungen des Hypothalamus

Tri|am|ci|no|lon *nt*: *Syn: 9-Fluor-16α-hydroxyprednisolon, Fluoxyprednisolon*; fluorhaltiges Glucocorticoid zur systemischen Corticoidbehandlung; *s.a. Essay Altersabhängige Makuladegeneration S. 961*

Tri|am|te|ren *nt*: kaliumsparendes Diuretikum; **Anw.**: Hyperaldosteronismus bei Leberzirrhose, Aszites, kardiale, hepatische und nephrotische Ödeme; **Dosierung**: 50–100 mg 1–2 × tgl., maximal 300 mg/d; wird i.d.R. mit einem Thiaziddiuretikum kombiniert; **NW**: Hyperkaliämie, Elektrolytstörungen, EKG-Veränderungen, Azidose, Kreatininanstieg, Mundtrockenheit, Übelkeit, Erbrechen, Diarrhoe

Tri|a|zo|lam *nt*: kurzwirksames Benzodiazepin; HWZ 2,3 h [4 h Metaboliten]; **Anw.**: Hypnotikum, Sedativum; **Dosierung**: 0,125–0,25 mg p.o.; **NW**: *s.u. Benzodiazepine*

Tri|a|zo|lo|ben|zo|di|a|ze|pin *nt*: → *Alprazolam*

Triceps-surae-Reflex *m*: → *Achillessehnenreflex*

TRIC-Gruppe *f*: → *Chlamydia trachomatis*

Tri|chi|no|se *f*: *Syn: Trichinenbefall, Trichineninfektion, Trichinose, Trichinellose, Trichinelliasis*; meldepflichtige Infektionskrankheit durch Aufnahme von Trichinen [**Trichinella spiralis** und 6 weitere Trichinella-Arten] mit der Nahrung [ungares Fleisch]; im Hauptstadium kommt es zum Befall der Muskulatur [**Muskeltrichinose**] mit evtl. lebensbedrohlicher Symptomatik; die **Klinik** ist durch Fieber, Ödeme, Muskelschmerzen, Durchfälle, Herzmuskelentzündung und rheuma-artige Beschwerden gekennzeichnet; **Diagnose**: direkter Nachweis der Larven im gequetschten Muskelpräparat; serologischer Nachweis spezi-

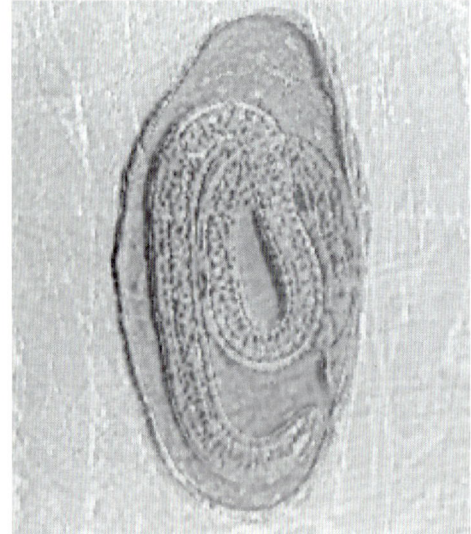

Abb. T34. Trichinose. Trichinella spiralis

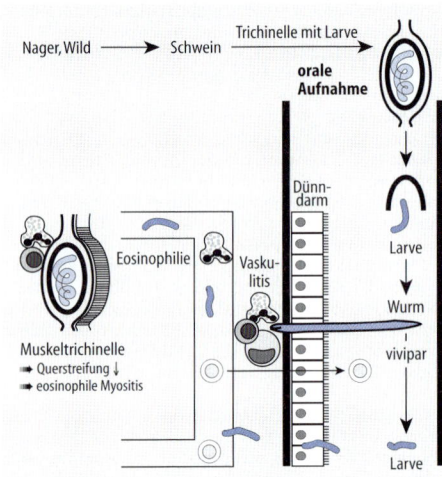

Abb. T35. Trichinose. Pathogenese der Trichinose

fischer Antikörper [ELISA, IFA]; **Therapie**: Mebendazol*, Albendazol*, ggf. Corticosteroide; *s.u. Essay Helminthosen S. 553*

Tri|chlor|es|sig|säu|re *f*: *Syn: Acidum trichloraceticum*; farblose, ätzende Kristalle mit leicht säuerlichem Geruch; leicht löslich in Wasser, Ethanol und Ether; **Anw.**: Ätzmittel bei Warzen; Keratolytikum

Tri|chlor|e|thy|len *nt*: *Syn: Trichloräthylen, Tri, Ethylentrichlorid, Äthylentrichlorid*; klare, farblose Flüssigkeit; kaum löslich in Wasser; mischbar mit Ethanol und Ether; wurde früher als Inhalationsanästhetikum verwendet; heute v.a. als Lösungsmittel in der Industrie eingesetzt; wird wegen seiner berauschenden Wirkung als Suchtmittel [*glue sniffing*] missbraucht; bei akuter Vergiftung kommt es zu rauschartiger Euphorie, Tremor, zunehmender Benommenheit, Narkose und schließlich Tod durch Atemstillstand

Tri|chlor|me|thi|a|zid *nt*: mittellang wirkendes Thiaziddiuretikum; orales Saluretikum; HWZ 2–3 h; **Anw.**: Ödeme, leichte bis mittelschwere Hypertonie; **Dosierung**: 2–8 mg/d p.o.; **NW**: Störungen im Elektrolythaushalt mit Hypokaliämie, Hyponatriämie, Hypomagnesiämie, EKG-Veränderungen, Rhythmusstörungen, Kopfschmerzen, Schwindel, Mundtrockenheit, Übelkeit, Erbrechen, Obstipation; **Kontraind.**: Sulfonamidüberempfindlichkeit, stark eingeschränkte Nierenfunktion, schwere Leberfunktionsstörungen, Diabetes mellitus, Schwangerschaft und Stillzeit

1,1,1-Trichlor-2-methyl-2-propanol *nt*: → *Chlorobutanol*

Tri|chol|bac|te|ri|o|sis axillaris *f*: → *Trichonocardiosis*

Tri|cho|bil|har|zia *f*: *Syn: Vogelschistosomen*; die Larven dringen in die Haut ein, sterben dann rasch ab; an der Eintrittsstelle kann sich aber ein stark juckendes Exanthem bilden [Badedermatitis]; *s.a. Essay Helminthosen S. 553*

Tri|cho|ce|phal|lus dispar *m*: *Syn: Trichuris trichiura*; *s.u. Trichuriasis*

Tri|cho|glos|sie *f*: → *Haarzunge*

Tri|cho|mo|ni|a|sis *f*, *pl* **-ses**: *Syn: Trichomonadeninfektion, Trichomonasinfektion, Trichomonasis*; **Trichomonas vaginalis** ist ein weltweit vorkommender parasitärer Flagellat, der in den Lumina des Urogenitaltraktes lebt und v.a. durch Sexualverkehr übertragen wird; die WHO schätzt, dass jährlich 200 Millionen Infektionen auftreten; bei Änderung des normalen Scheidenmilieus [Hormone, Medikamente, Scheidenspülungen] kommt es zur Entwicklung einer **Trichomonadenkolpitis** mit typischem gelbgrünem Ausfluss aus der Scheide und quälendem Juckreiz; Männer werden beim Verkehr angesteckt und

T

entwickeln meist eine Harnröhrenentzündung [**Trichomonadenurethritis**]; unbehandelt entsteht eine aufsteigende Infektion, die sogar das Nierenbecken erreichen kann; **Therapie**: Imidazolpräparate [Metronidazol*, Tinidazol*, Ornidazol*] oral oder vaginal; Mitbehandlung des Partners!; *s.a. Essay Parasitosen S. 1217, Essay Geschlechtskrankheiten – Genitale Kontaktinfektionen S. 475*

Tri|cho|my|co|sis axillaris/palmellina *f: →Trichonocardiosis*

Tri|cho|my|co|sis nodosa *f: →Piedra alba*

Tri|cho|my|ko|se *f: Syn: Trichomycosis*; Pilzerkrankung der Haare; kaum noch verwendeter Terminus

Tri|cho|no|car|di|o|sis *f, pl* -ses: *Syn: Trichonokardiose, Trichobacteriosis axillaris, Trichomycosis axillaris/palmellina*; durch mangelhafte Hygiene, Hyperhidrose und feuchte Wärme erleichterte Besiedlung der Achselhaare mit normalen Korynebakterien [Corynebacterium tenuis] der Haut; es entstehen schwer abstreifbare Beläge, die gelb [Trichomycosis palmellina flava], rot [Trichomycosis palmellina rubra] oder schwarz [Trichomycosis palmellina nigra] sind; **Therapie**: Rasur, Körperpflege

Tri|cho|phy|tia *f: Syn: Trichophytie, Trichophytose*; durch Trichophyton-Species verursachte oberflächliche Hautpilzerkrankung, die auch generalisieren kann; oft gleichgesetzt mit Tinea*

Trichophytia barbae: *→Tinea barbae*

Trichophytia corporis: *→Tinea corporis*

Trichophytia corporis superficialis: *→Tinea imbricata*

Trichophytia profunda capitis: *Syn: Tinea capitis profunda, Kerion Celsi*; v.a. Kinder befallende tiefe Hautpilzerkrankung im Kopfhaarbereich durch Trichophyton mentagrophytes oder verrucosum und andere Mikroporum- oder Trichophyton-Arten; **Klinik**: typisch sind juckende, erhabene, gut abgegrenzte, purulente Herde; **Diagnose**: Pilznachweis an ausgezogenen Haaren, Kultur; **DD**: Furunkel, Karbunkel **Therapie**: systemische Antimykotika [Itraconazol*, Fluconazol*], Antibiotika zur Verhinderung einer Sekundärinfektion; **Prognose**: unbehandelt Spontanabheilung mit Narben und Haarverlust nach Wochen bis Monaten

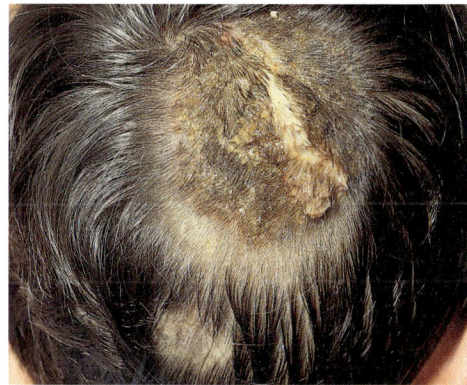

Abb. T36. Trichophytia profunda capitis

Tri|cho|phy|ton *nt*: humanpathogene Pilze [Fungi imperfecti], die Haut, Haare und Nägel befallen; sind u.a. Erreger von Tinea imbricata, pedis, corporis und Favus; *s.u. Essay Mykosen S. 1059*

Tri|cho|po|li|o|dys|tro|phie *f: →Menkes-Syndrom*

Tri|cho|spo|rie *f: Syn: Haarknötchenkrankheit, Piedra*; Pilzinfektion des Haarschaftes mit zahlreichen Knoten

Tri|cho|spo|ron *nt: Syn: Trichosporum, Proteomyces*; Gattung hefeartiger Sprosspilze; **Trichosporon asahii** und **Trichosporon mucoides** können systemische Infektionen, v.a. bei Leukämiepatienten verursachen; **Trichosporon hortai, cutaneum, inkin** und **ovoides** sind Erreger der Piedra*

Tab. T9. Trichophyton. Wichtige humanpathogene Species

Trichophyton concentricum	Erreger der Tinea imbricata
Trichophyton mentagrophytes	zusammen mit Trichophyton rubrum häufigster Erreger von Dermatomykosen; befällt auch die behaarte Kopfhaut [Tinea capitis]
Trichophyton rubrum	nur beim Menschen vorkommender Dermatophyt; häufiger Erreger von Onychomykose* und Hautpilzerkrankungen [Tinea pedis, Tinea corporis]
Trichophyton schoenleinii	v.a. im Mittelmeerraum und Afrika Erreger des Favus
Trichophyton verrucosum	von Rindern oder Nagetieren auf den Menschen übertragener Erreger der Tinea barbae oder Tinea capitis

nigra

Tri|cho|stron|gy|lus *m*: Nematodengattung, die häufig als Dünndarmparasit in Erscheinung tritt; die wichtigsten Vertreter sind **Trichostrongylus colubriformis** und **Trichostrongylus orientalis**; verursacht eine Wurmerkrankung [Trichostrongylose], die in schweren Fällen zu Anämie und Auszehrung [Marasmus] führt; *s.a. Essay Helminthosen S. 553*

Tri|cho|tor|to|sis *f, pl* -ses: *→Pili torti*

Tri|chu|ri|a|sis *f, pl* -ses: *Syn: Peitschenwurmbefall, Peitschenwurminfektion, Trichurisbefall, Trichurisinfektion, Trichuriose*; durch den Peitschenwurm [**Trichuris trichiura**] verursachte, weltweit verbreitete Wurmkrankheit des Menschen; verläuft meist asymptomatisch oder als Durchfallerkrankung, die in schweren Fällen zu Anämie und Auszehrung [Marasmus] führt; **Diagnose**: Eiernachweis im Stuhl; **Therapie**: Mebendazol*, Albendazol* oder Ivermectin*; *s.a. Essay Helminthosen S. 553, s.a. Abb. T38*

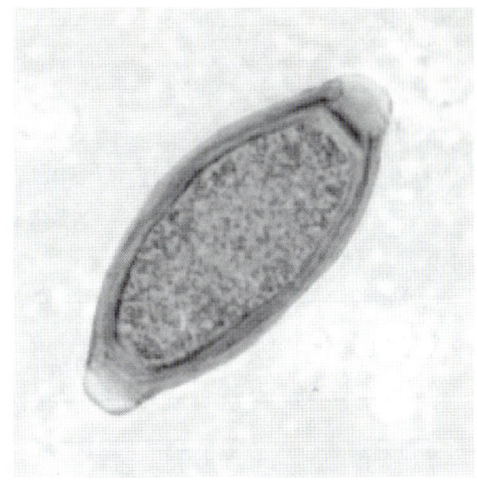

Abb. T37. Trichuriasis. Trichuris trichiura. Ei im Stuhl

Tri|flu|o|pe|ra|zin *nt*: Neuroleptikum mit stark antipsychotischer Wirkung; Tranquilizer, Antihistaminikum; HWZ 7–18 h; **Anw.**: akute und chronische Schizophrenie; selten verwendet

Tri|flu|or|me|thyl|pro|mazin *nt: →Triflupromazin*

Tri|flu|pe|ri|dol *nt*: hochpotentes Neuroleptikum; Butyrophenon; HWZ 3–20 h; **Anw.**: Schizophrenie; **Dosierung**: 0,5–5 mg/d; **NW**: Hyperprolaktinämie, Galaktorrhoe, Gynäko-

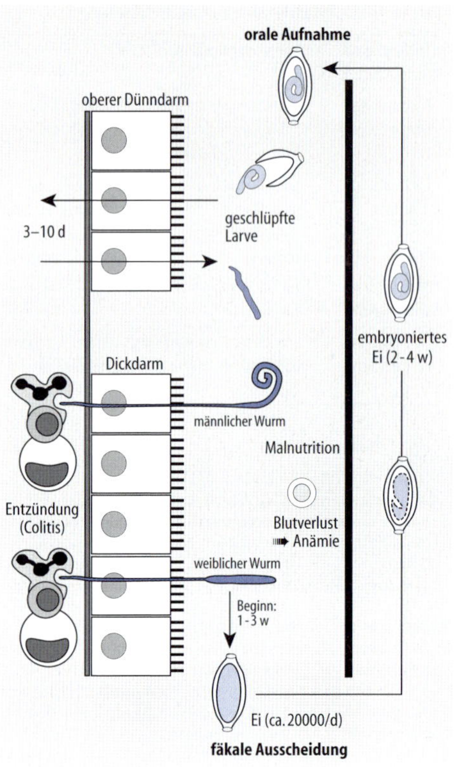

Abb. T38. Trichuriasis. Pathogenese der Trichuriasis

Labels in figure:
- orale Aufnahme
- oberer Dünndarm
- 3–10 d
- geschlüpfte Larve
- embryoniertes Ei (2–4 w)
- Dickdarm
- männlicher Wurm
- Malnutrition
- Entzündung (Colitis)
- Blutverlust → Anämie
- weiblicher Wurm
- Beginn: 1–3 w
- Ei (ca. 20000/d)
- fäkale Ausscheidung

mastie, Sexualstörungen [verminderte Potenz], Menstruationsstörungen, extrapyramidal-motorische Störungen [Dyskinesien, Parkinsonoid, Akathisia]; **Kontraind.:** akute Alkohol-, Schlafmittel-, Analgetika- und Psychopharmakaintoxikation, endogene Depression, Erkrankungen des extrapyramidalen Systems, Schwangerschaft und Stillzeit

Tri|flu|pro|ma|zin nt: *Syn: Trifluormethylpromazin*; Phenothiazinderivat, Neuroleptikum mit zentral dämpfender, anxiolytischer, antiemetischer, antipsychotischer und sedierender Wirkung; **Anw.:** Angst- und Erregungszustände, akute Psychosen, starkes Erbrechen, anhaltender Schluckauf, Neuroleptanalgesie; **Dosierung:** 30–150 mg/d; **NW:** Mundtrockenheit, Obstipation, Akkommodationsstörungen, Blutdrucksenkung, extrapyramidal-motorische Störungen [Dyskinesien, Parkinsonoid, Akathisia]

Tri|flu|ri|din nt: Virostatikum, wirkt gegen Herpes-simplex-Viren (Typ 1 und 2), Cytomegalie-Viren, Vaccinia-Viren und einige Adenovirus-Arten; **Anw.:** Herpesinfektionen der Augenhornhaut; **Kontraind.:** Schwangerschaft

Tri|ge|mi|nus|neur|al|gie f: *Syn: Neuralgia trigeminalis*; fast immer einseitige, heftige Schmerzattacken im Versorgungsgebiet der Äste des Nervus trigeminus; typisch sind das anfallsartige Auftreten, das Vorhandensein von **Triggerpunkten** oder **Triggerzonen**, deren Reizung die Schmerzattacke auslösen kann, und das Fehlen von Sensibilitätsstörungen im Intervall

idiopathische Trigeminusneuralgie: *Syn: essenzielle Trigeminusneuralgie, Tic douloureux*; die Schmerzattacke tritt blitzartig auf, der Schmerz ist heftig, brennend und auf das Versorgungsgebiet von einem oder zwei Trigeminusästen begrenzt; die mimische Muskeln in diesem Versorgungsgebiet kontrahieren sich tonisch oder klonisch; direkt nach

dem Schmerzanfall kommt es zur Rötung des entsprechenden Hautbezirkes und Sekretion der Drüsen; ist der Nervus ophthalmicus betroffen, strahlt der Schmerz in die Stirn, Scheitelregion und das Auge ein [Nasoziliarneuralgie]; bei Neuralgie des Nervus maxillaris sind Oberlippe, Nasenflügel und -schleimhaut, Gaumen und Oberkieferzähne betroffen; Neuralgie des Nervus mandibularis betrifft Unterlippe, Zunge und Unterkiefer

Verlauf: Frauen sind doppelt so häufig betroffen als Männer; die rechte Gesichtshälfte ist wesentlich häufiger betroffen als die linke; der Beginn liegt meist in der 2. Lebenshälfte; anfänglich treten die Attacken nur sporadisch und im Abstand von Wochen oder Monaten auf; die Häufigkeit nimmt langsam zu und kann bis zu mehrere Anfälle pro Tag betragen; nachts oder im Schlaf sind die Patienten meist verschont; anfangs treten die Anfälle spontan auf, später werden sie mehr und mehr durch äußere Reize [Kauen, Trinken, Sprechen, Luftzug, Waschen] ausgelöst und die Patienten machen deshalb einen ängstlich-angespannten oder resigniert-depressiven Eindruck; **Therapie:** zunächst medikamentös mit Carbamazepin*, Gabapentin*, Phenytoin* oder Clonazepam*; bei Versagen **neurovaskuläre Dekompression nach Janetta** bei vaskulärer Kompression der Trigeminuswurzel [Erfolgsrate bis zu 80 %] oder Thermokoagulation des Ganglion trigeminale **symptomatische Trigeminusneuralgie**: im Gegensatz zur typischen Trigeminusneuralgie sind die Schmerzen nicht auf das Versorgungsgebiet eines oder mehrerer Trigeminusäste beschränkt und die typische blitzartige Anfallssymptomatik fehlt ebenfalls; die Ursache liegt meist in Knochenprozessen im Bereich der Schädelbasis [Morbus Paget; Epipharynxkarzinom]

Trigger-Finger m: →*Finger, schnellender*

Tri|gly|ze|rid|ämie f: →*Hypertriglyzeridämie*

Tri|go|nek|to|mie f: Ausschneidung des Blasendreiecks [Trigonum vesicae]

Trigonella foenum-graecum f: →*Bockshornklee*

Tri|go|num|zys|ti|tis f: s.u. Gonorrhoe

Tri|he|xy|phe|ni|dyl nt: *Syn: Benzhexol, Trihexiphenidyl*; Parasympatholytikum; Antiparkinsonmittel mit vorwiegend zentraler anticholinerger Wirkung; **Anw.:** Parkinson-Syndrome; **Dosierung:** initial 1 × 1 mg/d p.o., Dauertherapie 15–30 mg/d, verteilt auf 2–4 Dosen; **NW:** Akkommodationsstörungen, innere Unruhe, Schwindel, Verwirrtheit, selten paranoid-halluzinatorische Zustandsbilder, Miktionsbeschwerden; **Kontraind.:** Schwangerschaft und Stillzeit; relativ: Engwinkelglaukom, Herzrhythmusstörungen, Myasthenia gravis, Pylorospasmus, Prostatahyperplasie; *s.a. Essay Parkinson-Syndrome S. 1229*

2,6,8-Tri|hy|dro|xy|pu|rin nt: →*Harnsäure*

Tri|jod|thy|ro|nin, freies nt: s.u. T3-Test

Tri|kus|pi|dal|a|tre|sie f: *Syn: Trikuspidalklappenatresie*; ca. 3 % aller kongenitalen Herzfehler beruhen auf einem angeborenen Fehlen der Trikuspidalklappe; durch das Fehlen einer Verbindung zwischen rechtem Vorhof und rechter Kammer sind die Säuglinge nur lebensfähig, wenn ein Vorhofseptumdefekt und ein Ventrikelseptumdefekt oder ein persistierender Ductus arteriosus vorliegt; die großen Gefäße können normal [**ventrikuloarterielle Konkordanz**] oder transponiert [**ventrikuloarterielle Diskordanz**] aus dem jeweiligen Ventrikel entspringen; oft ist auch die aus dem rechten Ventrikel entspringende Arterie eingeengt oder hypoplastisch [Pulmonalstenose oder hypoplastische Pulmonalarterien bzw. Aortenisthmusstenose oder hypoplastische Aorta]; die Größe des rechten Ventrikels hängt von der Größe des Ventrikelseptumdefektes ab; je kleiner der Defekt und damit das Shuntvolumen, desto kleiner ist der Ventrikel [hypoplastischer rechter Ventrikel]

Klinik: direkt nach der Geburt einsetzende Zyanose durch den Rechts-Links-Shunt auf Vorhofebene; **Diagnose:** Echokardiografie, Herzkatheter, Thoraxröntgen; **Therapie:** eine anatomische Korrektur ist nicht möglich; anfangs Schaffung eines aortopulmonales Shunts, der später durch einen cavopulmonalen Shunt [Glenn-Operation] ersetzt wird; dabei wird die Vena cava superior mit der rechten Pulmonalarterie verbunden; nach dem 2. Lebensjahr kann eine **Fontan-Operation** durchgeführt werden, bei der entweder der rechte Vorhof oder die beiden Venae cavae mit der Pulmonalarterie verbunden werden [auch als **Kreislauftrennung** oder **totale cavopulmonale Konnektion** bezeichnet]

Trilkuslpildallinlsufflfilzilenz f: *Syn: Trikuspidalklappeninsuffizienz, Trikuspidalisinsuffizienz;* meist erworbene Schlussunfähigkeit der Trikuspidalklappe, v.a. als funktionelle Trikuspidalinsuffizienz bei Dilatation des Klappenrings bei Rechtsherzvergrößerung bei pulmonaler Hypertonie; sie tritt selten isoliert auf, sondern ist fast immer mit Mitralklappenfehlern kombiniert; es kommt zu systolischem Rückstrom von Blut in den rechten Vorhof, venöser Einflussstauung und Hepatomegalie; **Klinik:** Jugularvenenpuls, Lebervergrößerung mit systolischer Pulsation, Aszites und peripheren Ödeme; bei der Auskultation evtl. holosystolisches, bandförmiges, hochfrequentes Rückstromgeräusch mit Punctum maximum in Höhe der 6. Rippe am rechten Sternalrand; **Therapie:** chirurgische Korrektur durch Anulorhaphie oder Klappenersatz

Trilkuslpildallklaplpenlstelnolse f: *Syn: Trikuspidalstenose;* angeborene oder erworbene [Entzündung] Einengung der Trikuspidalklappe mit Rückstau in die obere und untere Vena cava; **isolierte Trikuspidalklappenstenosen** sind sehr selten, meist treten sie zusammen mit Mitral- und Aortenklappenfehlern auf; **sekundäre** oder **relative Trikuspidalklappenstenosen** sind i.d.R. Folge eines erhöhten Blutvolumens im Lungenkreislauf; unter **funktioneller Trikuspidalklappenstenose** versteht man eine Einengung des Trikuspidalostiums [z.B. durch Thromben oder Tumoren] oder des Vorhofs von außen [z.B. bei Perikarderguss] **Klinik:** verläuft klinisch meist unauffällig, da die Symptome der anderen Herzfehler im Vordergrund stehen; **Auskultation:** präsystolisches Crescendo-Decrescendo-Geräusch im 4.–5. Interkostalraum sternal und links parasternal; **Echokardiografie:** erlaubt Aussagen über den Schweregrad und die Strömungsdynamik und hat den Rechtsherzkatheter als Methode der Wahl ersetzt; **Therapie:** konservative Behandlung der Rechtsherzinsuffizienz; die Frage der operativen Therapie [Ballondilatation, Klappenersatz] hängt von den Begleitvitien ab

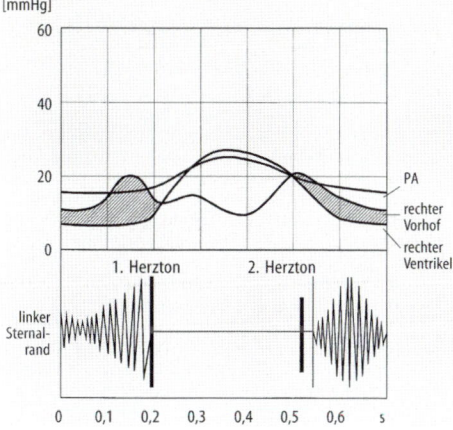

Abb. T39. **Trikuspidalklappenstenose.** Hämodynamische und auskultatorische Befunde

Trilmelthollprim nt: bakteriostatisches Chemotherapeutikum, das den bakteriellen Folsäurestoffwechsel hemmt; wird praktisch nur in Kombination mit Sulfonamiden, v.a. Sulfamethoxazol, verwendet; *s.a. Cotrimoxazol*

1,3,7-Trilmelthyllxanlthin nt: → *Coffein*

Trilmilpralmin nt: trizyklisches Antidepressivum vom Amitriptylintyp; HWZ 8–23 h; **Anw.:** depressive Syndrome mit Schlafstörungen, Angst, innerer Unruhe; chronische Schmerzen; **Dosierung:** akut 20–50 mg/d i.m. oder i.v.; sonst 25–150 mg/d p.o.; stationär bis zu 400 mg/d; **NW:** Mundtrockenheit, Obstipation, Miktionsbeschwerden, Schlafstörungen, feinschlägiger Tremor

Trilnaltrilumlphoslpholnolforlmilat nt: → *Foscarnet-Natrium*

Trilpellarlthroldelse f: *Syn: Triple-Arthrodese;* operative Versteifung von drei Gelenken, v.a. die Versteifung von Talonavikular-, Kalkaneokuboid- und Talokalkanealgelenk

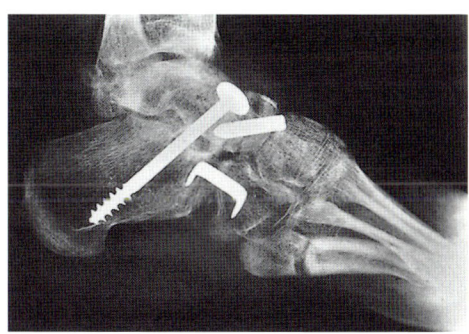

Abb. T40. **Tripelarthrodese**

Trilpellenlnalmin nt: H_1-Antihistaminikum; **Anw.:** lokal bei Juckreiz, Brennen nach Insektenstichen oder Brennnessel-Kontakt

Triple-Arthrodese f: → *Tripelarthrodese*

Triple-Test m: Screeningtest für Down-Syndrom; misst **Alphafetoprotein** [AFP, vermindert bei Down-Syndrom], **humanes Choriongonadotropin** [HCG, erhöht bei Down-Syndrom] und **unkonjugiertes Östriol** [uE_3, vermindert bei Down-Syndrom] im mütterlichen Serum in der 16. Schwangerschaftswoche

TrilpleltheIralpie f: Kombination aus einem Proteasehemmer und zwei Reverse-Transkriptase-Hemmern; *s.a. Essay HIV-Infektion – AIDS S. 625*

Triplper m: → *Gonorrhoe*

Trilprollildin nt: H_1-Antihistaminikum; **Anw.:** selten bei allergischer Rhinitis, allergischer Hauterkrankung und allergischer Reaktion der Atemwege

Triptalne pl: spezifische Serotoninantagonisten für zerebrale $5HT_{1B/1D}$-Rezeptoren; **Anw.:** Akutbehandlung von Migräneattacken; **NW:** Müdigkeit, Hitzegefühl, Schweregefühl, Schwindel, subkutanes Brennen, Kältegefühl, Atemnot; **Kontraind.:** koronare Herzkrankheit, Zustand nach Myokardinfarkt, Prinzmetal-Angina, Angina pectoris, Hypertonie, Morbus Raynaud, Schwangerschaft; *s.a. Essay Migräne – Kopfschmerz S. 1017*

Trilterlpelne pl: aus 6 Isopren-Einheiten bestehende Terpene; meist handelt es sich um tetra- oder pentazyklische hydroaromatische Verbindungen; dazu gehören z.B. die Steroidhormone, Digitalisglykoside [Triterpenglykoside] und Vitamin D

Triltollqualllin nt: Antihistaminikum; hemmt die Histidindecarboxylase; **Anw.:** selten bei Allergien oder Urtikaria

Trilzylklilka pl: trizyklische Antidepressiva★

Trochllelalrislpalrelse f: *Syn: Trochlearislähmung;* Lähmung des Nervus trochlearis führt zu Lähmungsschielen durch Ausfall des Musculus obliquus superior bulbi; das Blickfeld ist in den Richtungen eingeschränkt, in die der Muskel das Auge ziehen würde, v.a. nach nasal unten; die Patienten versuchen Doppelbilder durch eine kompensatorische Kopfhaltung zu vermeiden; bei rechtsseitiger Trochlearisparese bleibt das rechte Auge also beim Blick nach links unten zurück und der Kopf ist nach links geneigt und nach

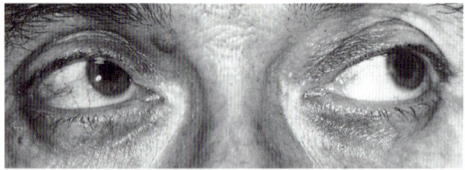
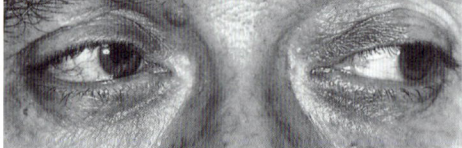
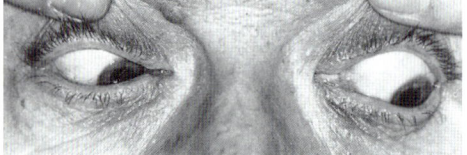

Abb. T41. Trochlearisparese. Rechtsseitige Trochlearisparese: Beim Blick nach links unten bleibt das rechte Auge zurück

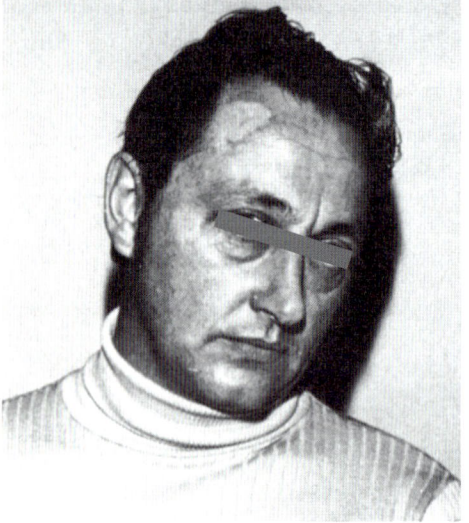

Abb. T42. Trochlearisparese. Kompensatorische Zwangshaltung bei rechtsseitiger Trochlearislähmung

unten gesenkt; *s.a. Lähmungsschielen*

Tro|fos|fa|mid *nt*: alkylierendes Zytostatikum; **Anw.:** Erhaltungstherapie bei lymphoretikulären Tumoren

Tro|man|tal|din *nt*: Virostatikum; **Anw.:** Herpesinfektionen der Augenhornhaut; nur selten verwendet

Trom|bi|di|o|se *f*: *Syn:* Erntekrätze, Heukrätze, Sendlinger Beiß, Giesinger Beiß, Herbstbeiße, Herbstkrätze, Gardnerbeiß, Gaadener Beiß, Trombidiosis, Trombikulose, Erythema autumnale; durch Milben der Gattung Trombicula verursachte, heftig juckende Dermatose mit Quaddelbildung; **Klinik:** intensiv juckende, kleine Quaddeln, v.a. an Armen und Beinen, mit einem roten Pünktchen im Zentrum; Spontanheilung nach 1–2 Wochen

Trom|mel|fell|ent|fer|nung *f*: →*Myringektomie*

Trom|mel|fell|per|fo|ra|ti|on *f*: *s.u. Essay Otitis media S. 1181*

Trom|mel|fell|plas|tik *f*: *Syn:* Myringoplastik, Trommelfellverschlussplastik; plastische Operation zur Rekonstruktion

des Trommelfells nach traumatischer Schädigung oder entzündlichem Defekt; der Defekt wird mit Silikonfolie geschient, eingeschlagene Trommelfellteile müssen aufgerichtet werden; heilt der Defekt nicht ab, wird eine Tympanoplastik* notwendig

Trom|mel|fell|punk|ti|on *f*: →*Parazentese*

Trom|mel|fell|rup|tur *f*: eine traumatische Trommelfellzerreißung findet man bei direkter Verletzung [v.a. als Pfählungsverletzung durch Wattestäbchen, Streichhölzer, Stricknadeln] oder als Folge einer indirekten Krafteinwirkung [Barotrauma, Schlag aufs Ohr bei Ohrfeige, Aufprall auf dem Wasser oder eines Balls]; **Klinik:** stechender Schmerz [v.a. bei Pfählungsverletzung], Schallleitungsschwerhörigkeit, bei Innenohrbeteiligung Schwindel, Spontannystagmus, Schallempfindungsschwerhörigkeit; **Diagnose:** Anamnese, Otoskopie; **Therapie:** sterile Abdeckung und Schienung mit Silikonfolie; Tympanoplastik, wenn der Defekt sich nicht von alleine schließt

Trom|mel|fell|schnitt *m*: →*Parazentese*

Trom|mel|fell|ver|schluss|plas|tik *f*: →*Trommelfellplastik*

Tro|pae|o|li herba *f*: oberirdische Pflanzenteile der Kapuzinerkresse*

Tro|pae|o|lum majus *nt*: →*Kapuzinerkresse*

Tro|pen|fie|ber *nt*: *Syn:* Malaria tropica; *s.u. Malaria*

Tro|pen|krank|hei|ten *pl*: Krankheiten, die typischerweise in den Tropen auftreten, weil die Erreger oder Überträger an die dort herrschenden Klimabedingungen angepasst sind; andererseits waren Krankheiten, die heute als typische Tropenkrankheiten bezeichnet werden, wie etwa die Malaria, bis weit in das 20. Jahrhundert hinein in Europa verbreitet; viele Infektionskrankheiten unserer Region kommen auch in den subtropischen und tropischen Klimazonen vor [z.B. AIDS, Hepatitis B, Masern] und spielen dort aufgrund von Armut, Unwissenheit, Mangelernährung und schlechter Hygiene eine wesentlich größere Rolle; deshalb spricht man heute eher von **importierten Krankheiten** und von **Medizin in den Tropen** und **Internationaler Gesundheit** anstatt Tropenmedizin; *s.u. Essay Tropenkrankheiten – importierte Krankheiten S. 1571*

Troph|e|ry|ma whippelii *nt*: *s.u. Morbus Whipple*

Troph|ödem *nt*: neurotrophisch bedingtes Lymphödem
 chronisch hereditäres Trophödem: →*Nonne-Milroy-Meige-Syndrom*
 Trophödem Typ Meige: *Syn:* Lymphödem Typ Meige, Meige-Syndrom; *s.u. Nonne-Milroy-Meige-Syndrom*
 Trophödem Typ Nonne-Milroy: *Syn:* Lymphödem Typ Nonne-Milroy, Nonne-Milroy-Syndrom; *s.u. Nonne-Milroy-Meige-Syndrom*

Tro|pic|a|mid *nt*: kurzwirkendes parasympatholytisches Mydriatikum; **Dosierung:** Erwachsene 1 Tropfen 1 %-ige Lösung, 1 × wiederholt nach 5 min; braune Augen reagieren unempfindlicher als blaue Augen, sodass höhere Dosen notwendig sein können; **NW:** Zunahme des Augeninnendrucks, Lichtscheu, vermehrte Blendungsempfindlichkeit, Augenbrennen, verschwommenes Sehen; **Kontraind.:** Engwinkelglaukom, spastische Lähmungen, Down-Syndrom

Tro|pi|se|tron *nt*: 5-HT3-Rezeptorantagonist; **Anw.:** Antiemetikum bei Zytostatika- und Strahlentherapie; **NW:** v.a. Kopfschmerz und Benommenheit; selten anaphylaktische Reaktionen mit Urtikaria und Angioödem

Tro|po|nin *nt*: Muskelprotein der dünnen Filamente der Muskelfaser; bindet während der Muskelerregung freigesetzte Calciumionen und gibt durch eine dadurch ausgelöste Konformationsänderung die Myosinbindungsstellen frei, womit der Kontraktionsvorgang ausgelöst werden kann; besteht aus drei Untereinheiten [**Troponin I, C, T**], von denen Troponin I und T eine Rolle bei der Diagnostik das akuten Myokardinfarktes spielen; ihr Serumspiegel steigt innerhalb von 3–12 Stunden nach Beginn der Ischämie an; Troponin T erreicht seinen Gipfel nach 12 bis 48 h und Troponin I nach 24 h; eine Normalisierung der Troponine erfolgt nach etwa ein bis zwei Wochen infarktunabhängige Troponinerhöhungen können bei Nie-

Tropenkrankheiten – importierte Krankheiten

U. Bienzle, F. Mockenhaupt

Die spezifischen Erkrankungen warmer Länder, vorwiegend Infektionen, werden als **Tropenkrankheiten** bezeichnet. Es sind Krankheiten, die in Mittel- und Nordeuropa nicht oder nur sehr vereinzelt vorkommen, aber importiert werden können und dann in seltenen Fällen auch zu Epidemien führen. Andererseits waren Krankheiten, die heute als typische Tropenkrankheiten bezeichnet werden, wie etwa die Malaria, bis weit in das 20. Jahrhundert hinein in Europa verbreitet. Cholera, Fleckfieber, Pest, Pocken oder Typhus waren in der Zeit vor der Entwicklung der modernen Impfstoffe und der Antibiotika durch ihr seuchenartiges Auftreten bedeutende Infektionskrankheiten, die mit hoher Sterblichkeit einhergingen. Viele Infektionskrankheiten unserer Region kommen auch in den subtropischen und tropischen Klimazonen vor [z.B. AIDS, Hepatitis B, Masern] und spielen dort aufgrund von Armut, Unwissenheit, Mangelernährung und schlechter Hygiene eine wesentlich größere Rolle. Folgerichtig wird heute nicht mehr von **Tropenmedizin**, sondern von **Medizin in den Tropen** und **Internationaler Gesundheit** gesprochen.

Jedes Jahr reisen mehrere Millionen Deutsche aller Altersklassen aus beruflichen und privaten Gründen in die Tropen, und Menschen aus diesen Ländern kommen als Reisende oder Migranten nach Mitteleuropa. Daher hat sich als Subspezialität der Tropenmedizin die Reisemedizin entwickelt.
Die wichtigsten Verursacher von Infektionen sind sowohl in Europa als auch in tropischen Ländern Viren und Bakterien. **Protozoen** [Einzeller] und **Helminthen** [Würmer] spielen als Krankheitserreger in unseren Breiten keine wesentliche Rolle mehr. Dagegen sind in den Tropen Erkrankungen wie Malaria, Leishmaniose, Bilharziose oder Onchozerkose immer noch durch hohe Morbidität und Mortalität gekennzeichnet.
Neben den klassischen Übertragungswegen sind in den Tropen Infektionen durch Stiche und Bisse von Insekten sehr häufig:

- **Stechmücken** und **Stechfliegen**: z.B. Filariosen, Malaria, Leishmaniosen, Schlafkrankheit, virale hämorrhagische Fieber
- **Zecken** und **Milben**: z.B. Rickettsiosen
- **Flöhe:** z.B. Pest
- **Läuse:** z.B. Fleckfieber
- **Raubwanzen.** z.B. Chagas.

Auch **Tierkontakte** und **Tierbisse** [z.B. Brucellose, Q-Fieber, Tollwut] und **Süßwasserkontakte** [z.B. Bilharziose] müssen berücksichtigt werden. Viele schwerwiegende Krankheiten dieser Regionen lassen sich durch konsequente **Infektionsprophylaxe** [Hygiene, Moskitonetz, Chemoprophylaxe, Impfungen, Kondome] vermeiden.

Die meisten Krankheitssymptome entwickeln sich bereits während der Reise [Durchfälle, Fieber], sie können aber auch noch Wochen und Monate nach einem Auslandsaufenthalt auftreten. Dies ist besonders bei Wurminfektionen [z.B. Bilharziose, Onchozerkose] und Protozoenerkrankungen [z.B. Leishmaniose, Malaria], aber auch anderen importierten Infektionskrankheiten [z.B. AIDS, Brucellose, Melioidose, Tuberkulose] der Fall.

Bei der Erhebung der Anamnese sind Informationen über Reiseland, Reisedauer, Jahreszeit [Regen- oder Trockenzeit] und Reisebedingungen [Ernährung, Unterkunft, sexuelle Kontakte] wichtig. Sie lassen Rückschlüsse auf mögliche Infektionen zu.
Abhängig von Reiseland und Reisestil geben 20–50 % der Tropenrückkehrer an, während oder nach dem Aufenthalt unter einer stärkeren gesundheitlichen Beeinträchtigung gelitten zu haben. Etwa 5 % müssen im Reiseland einen Arzt aufsuchen. Die häufigsten Beschwerden der Rückkehrer sind akute oder chronische Durchfälle, Fieber und Hautveränderungen. [*s.a. Essay Diarrhoe*]

Wichtige Hinweise auf die Krankheitsursache können Bluteosinophilie, Exanthem, Hämorrhagien, Hepatosplenomegalie oder Lymphknotenschwellungen geben. Bei akut erkrankten fiebernden Patienten muss differenzialdiagnostisch auch eine hochkontagiöse Krankheit in Betracht gezogen und entsprechende **Vorsichtsmaßnahmen** zum Schutz der Kontaktpersonen und des Pflegepersonals getroffen werden. Die gesetzlich vorgeschriebene **Meldepflicht** erfordert bei Verdacht die unverzügliche Benachrichtigung des zuständigen Gesundheitsamts.

Malaria

Syn.: Wechselfieber, *paludisme*

Die Malaria ist die bedeutendste parasitäre Infektionskrankheit. Mehr als 40 % der Weltbevölkerung lebt in malariagefährdeten Regionen. Jährlich treten 300–500 Mio. Erkrankungen und 2–3 Mio. Todesfälle auf, zu 90 % in Afrika südlich der Sahara. In Deutschland werden ca. 1.000 Fälle pro Jahr gemeldet. Während Infektionen mit *Plasmodium vivax* bzw. *Plasmodium ovale* [Malaria tertiana] und *Plasmodium malariae* [Malaria quartana] nur sehr selten vital bedrohlich sind, kann sich die Infektion mit *Plasmodium falciparum* [Malaria tropica] schnell zur **schweren und komplizierten Malaria** entwickeln. Die Parasiten werden durch den Stich der nachtaktiven **Anopheles**-Mücke übertragen. Dabei inokulierte **Sporozoiten** befallen Leberzellen, in denen eine asexuelle Teilung [**Gewebeschizogonie, präerythrozytäre Schizogonie**] stattfindet, deren Dauer der Inkubationszeit von fünf bis sechzehn Tagen [z.T. auch wesentlich länger!] entspricht. Hepatische Ruhestadien [für Monate bis Jahre] finden sich bei Infektion mit *P. vivax* oder *P. ovale*. Rupturierende Hepatozyten entlassen **Merozoiten**. Diese befallen Erythrozyten, teilen sich [**erythrozytäre Schizogonie, Blutschizogonie**] und setzen unter Lyse der Wirtszelle erneut invasive Merozoiten frei. Sexuell differenzierte **Gametozyten** werden von Anopheles-Mücken aufgenommen und vollziehen einen sexuellen Zyklus in der Mücke [**Sporogonie**], der mit der Ausbildung infektiöser Sporozoiten endet.

Symptomatik

Je nach Parasitenspezies liegt die Inkubationszeit zwischen (5) 7 und 35 Tagen [bei insuffizienter Chemoprophylaxe evtl. auch länger]. Die initiale Symptomatik der drei Malaria-Formen unterscheidet sich nicht [unspezifische Allgemeinsymptome, Abgeschlagenheit, Kopf- und Gliederschmerzen, Fieber]. Klassische, periodische Fieberanfälle sind initial selten. Fieberkrämpfe und Erbrechen sind v.a. bei Kindern häufig. Im Verlauf entwickeln sich Anämie und Spleno(hepato)megalie.

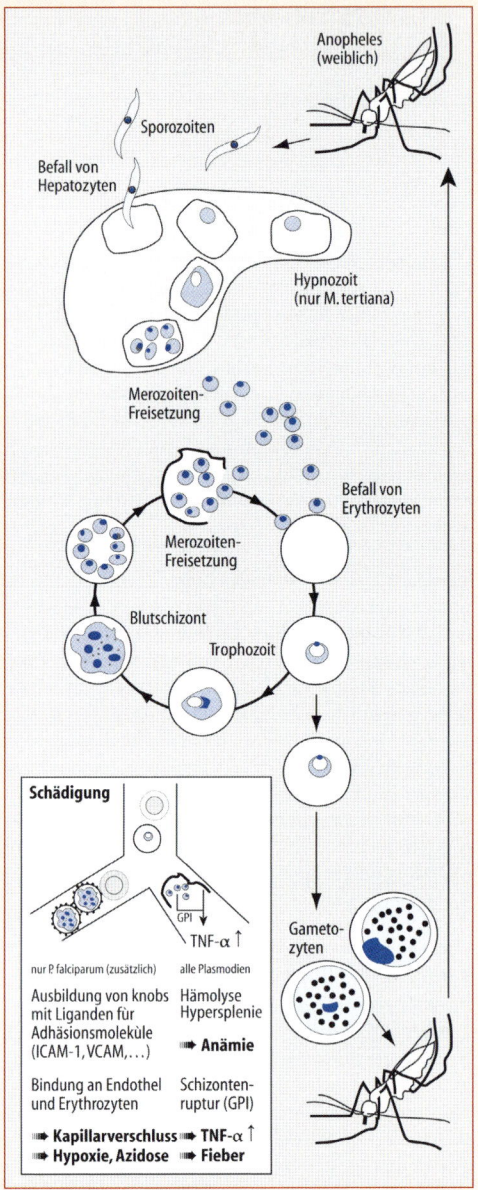

Abb. 1. Pathogenese der Malaria

- **Malaria tertiana** [*P. vivax, P. ovale*]: Fieberschübe alle 48 h stellen sich im unbehandelten Verlauf ein. Die Erkrankung ist nach ca. 3–8 Wochen selbstlimitierend. Milzrupturen sind sehr seltene Komplikationen. Die hepatischen Ruheformen werden durch die meisten Medikamente nicht eliminiert; ein Rezidiv kann folglich auch lange nach Exposition und trotz Chemoprophylaxe auftreten.
- **Malaria quartana** [*P. malariae*]: Eine Periodik der Fieberanfälle alle 72 h stellt sich relativ frühzeitig ein. Komplikationen sind selten. Bei Kindern in Hochendemiegebieten tritt selten ein chronisches nephrotisches Syndrom [Immunkomplexnephritis, **Quartana-Nephrose**] auf.
- **Malaria tropica** [*P. falciparum*]: Uncharakteristischer Fieberverlauf ist typisch! Nur bei der Malaria tropica kommt es zur Entwicklung der **komplizierten und schweren Malaria.** Diese beruht primär auf der Seques-

trierung infizierter Erythrozyten im Kapillarbett verschiedener Organe und ist als *P. falciparum*-Parasitämie und mindestens einem der in Tabelle 1 genannten Befunde definiert. Die **zerebrale Malaria** ist ein Koma mit hoher Sterblichkeit und geht in bis zu 50 % mit Krampfanfällen einher. Neurologische Residuen sind nicht selten [ca. 2–10 %]. Die schwere, meist normozytäre Anämie verursacht Blässe, Tachykardie, Atemnot, Ikterus, schließlich Herz-Kreislaufversagen. Hyperpyrexie, Hypoglykämie, Azidose, Störungen des Säure-Basen-Haushalts und Dehydrierung treten häufig bei Kindern auf. Seltene Komplikationen v.a. bei nicht-immunen Erwachsenen sind reversible Niereninsuffizienz, Lungenödem und disseminierte intravasale Koagulopathie.

Diagnostik
Wesentlich ist die Anamnese!

 Jedes Fieber nach Tropenaufenthalt gilt als Malaria, solange nicht das Gegenteil bewiesen ist.

Chemoprophylaxe schließt eine Malaria nicht aus. Das mikroskopische Präparat [dicker Tropfen] ist das Nachweisverfahren der Wahl; die Speziesdifferenzierung erfolgt am Ausstrich. Antigenschnelltests weisen vergleichbare Sensitivität auf, können aber falsch-positiv reagieren [z.B. bei Rheumafaktoren]. Häufig Thrombozytopenie. Die Serologie spielt in der Akutdiagnostik keine Rolle!

Therapie
Malaria tertiana und quartana können **ambulant** behandelt werden. Mittel der Wahl ist Chloroquin* [cave: zunehmende Resistenz von *P. vivax* in Südostasien und Ozeanien; alternativ: Mefloquin*]. Zur Rezidivprophylaxe bei Malaria tertiana im Anschluss Therapie mit Primaquin* für zwei Wochen.
Die **Malaria tropica** wird **stationär** behandelt. Von resistenten Erregern muss ausgegangen werden. Informationen zur aktuellen Resistenzlage halten die Tropeninstitute vor. Zur Therapie der unkomplizierten Malaria kommen in Frage: Mefloquin* [z.B. Lariam®; **cave:** Resistenzen in Südostasien], Atovaquon-Proguanil* [z.B. Malarone®], Artemether-Lumefantrin* [z.B. Riamet®] und Chinin*. Die Behandlung der schweren und komplizierten Malaria sollte auf der Intensivstation mit dem schnell wirksamen Chinin* i.v. erfolgen [u.U. zusätzlich Doxycyclin*]. Supportive Maßnahmen beinhalten Antipyrese, Glucose-Dauerinfusion, Benzodiazepin-Derivate [Krampfanfälle], Flüssigkeitsrestriktion bei Hyponatriämie, Transfusion, Dialyse oder Beatmung.

Prognose
Die Prognosen von Malaria tertiana, quartana sowie Malaria tropica bei frühzeitiger Therapie sind gut. Die Letalität der Malaria tropica liegt in Deutschland bei etwa 2 % [zumeist verschleppte Diagnose].

Prävention
Eine Impfung existiert nicht. **Expositionsprophylaxe** [hautbedeckende Kleidung, Repellentien, Moskitonetz] und **Chemoprophylaxe** ergänzen sich. Die Wahl des Prophylaxe-Medikaments richtet sich nach Reiseziel und Resistenzlage. Abb. 2 zeigt die derzeitigen Empfehlungen der Deutschen Gesellschaft für Tropenmedizin. Individuelle Beratungen [u.a. bei Kindern, Schwangeren, Vorerkrankungen] bieten die tropenmedizinischen Einrichtungen an. Die Mitnahme eines Notfallmedikaments zur Selbstbehandlung bei Malaria-verdächtigen Symptomen [*stand by*] im Falle nicht-erreichbarer ärztlicher Hilfe ist eine Überbrückungsmaßnahme und kommt bei Kurzreisen, geringem Risiko und Unverträglichkeit einer Chemoprophylaxe in Betracht. Meldepflicht bei Erkrankung und Tod.

Tab. 1. Zeichen und Symptome der schweren und komplizierten Malaria

Definierend*
• schwere Anämie [Hb < 5 g/dL]
• Bewusstseinstrübung/zerebrale Malaria [z.B. Blantyre-Koma-Score < 3, Ausschluss anderer Ursachen]
• ausgeprägte Schwäche
• wiederholte Krampfanfälle [≥ 2 binnen 24 h]
• Atemnot [azidotische Kussmaul-Atmung]
• Hämoglobinurie
• Lungenödem [radiologisch gesichert]
• zirkulatorischer Kollaps
• abnorme Blutungen
• Ikterus

Weitere Befunde
• Hyperparasitämie [> 2–10 % befallene Erythrozyten]
• Hyperpyrexie [> 40 °C]
• Hypoglykämie
• Hyperlaktatämie

* definierende Symptome gemäß Weltgesundheitsorganisation [2000]

T

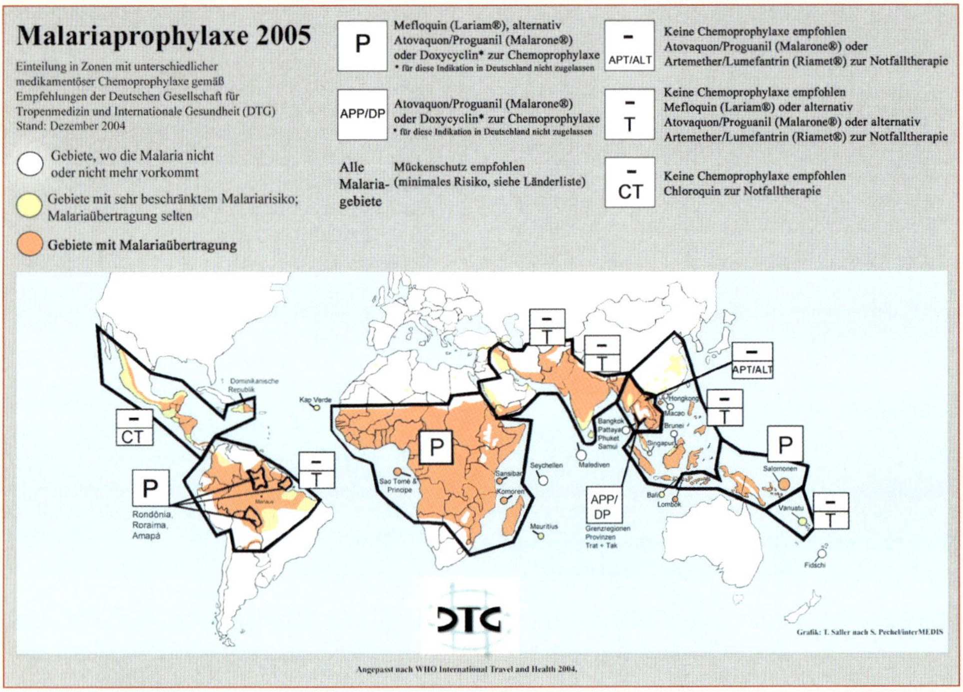

Abb. 2. Malariaprophylaxe 2005

Leishmaniose

Syn.: Leishmaniasis

Leishmaniosen sind Infektionen durch obligat intrazelluläre, 2–5 μm große, rundliche, unbegeißelte Einzeller, die das Monozyten-Makrophagen-System befallen und sich durch Zellteilung vermehren. Die Protozoen werden nach einem Entwicklungszyklus in Schmetterlingsmücken [Phlebotomen] von diesen durch den Stich auf den Menschen übertragen. Selten erfolgt die Infektion durch kontaminierte Spritzen und Nadeln, Bluttransfusionen oder konnatal. Erregerreservoire sind je nach Leishmanienspezies Mensch, Hund und Nager. Nur wenige Infektionen führen zur Erkrankung.

Unterschiedliche Leishmanien verursachen Erkrankungen der **Haut** [**kutane Leishmaniose**, KL], von **Haut, Schleimhaut** und **Knorpel** [**mukokutane Leishmaniose**, MKL] oder mit generalisiertem Befall der **inneren Organe** [**viszerale Leishmaniose**, VL, Kala-Azar]. Jährlich treten etwa 500.000 viszerale und etwa 12 Mio. kutane Leishmaniosen auf.

Viszerale Leishmaniosen werden verursacht durch *Leishmania donovani donovani* [Indien, Bangladesch, Nepal, China, Ostafrika], durch *Leishmania donovani infantum* [Mittelmeerländern, Vorderer Orient bis Afghanistan] und durch *Leishmania donovani chagasi* [Mittel- und Südamerika, Karibik]; **kutane Leishmaniosen** [Aleppobeule] durch *Leishmania tropica* [städtisch] und *Leishmania major* [ländlich] [Mittelmeerraum bis Indien]; **mukokutane Leishmaniosen** durch *Leishmania brasiliensis*- und *Leishmania mexicana*-Komplex, *Leishmania peruviana*, *Leishmania guyanensis* [Süd- und Mittelamerika], die z.T. aber auch kutane Leishmaniosen hervorrufen.

Symptomatik

Nach dem Stich werden die Parasiten durch das Monozyten-Makrophagen-System der Haut aufgenommen. Bei der **kutanen Leishmaniose** entsteht in wenigen Wochen eine juckende Papel. Daraus entwickelt sich eine harte, trockene, weiße oder hämorrhagische Kruste über einem schmerzlosen, flachen Ulkus mit aufgeworfenem Randwall. Sekundärinfektionen mit regionaler Lymphangitis sind möglich. Je nach Immunantwort kann sich in seltenen Fällen auch eine **diffuse kutane Leishmaniose** [lepromatöse Form mit ausgebreiteten plaqueartigen und knotigen Hautveränderungen] oder eine **Rezidivans-Leishmaniose** [tuberkuloide Form mit zentraler nar-

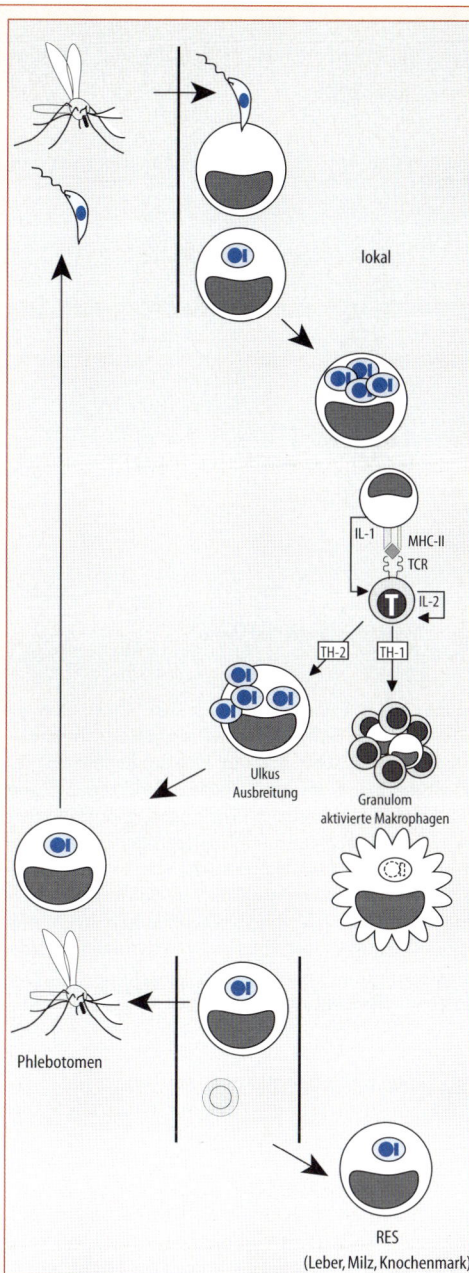

Abb. 3. Pathogenese der Leishmaniose

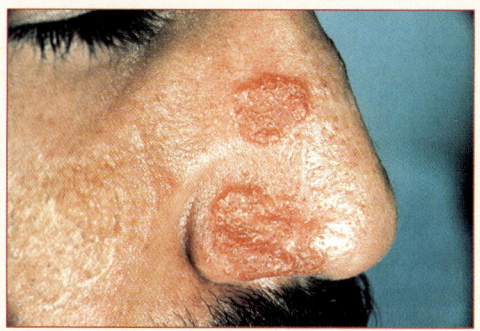

Abb.4. Hautleishmaniose

biger Abheilung und peripher fortschreitenden gelb-lichen und rötlich-bräunlichen papulösen Läsionen] entwickeln. Bei der **mukokutanen Leishmaniose** entwickelt sich eine nekrotisierende, granulomatöse Entzündung der Nasenschleimhaut, die fortschreitet und Schleimhaut, Bindegewebe und Knorpelstrukturen von Nasen-Rachen-Raum, Nase und Lippen zerstört. Bei der **viszeralen Leishmaniose** wird das monozytäre System aller inneren Organe befallen. Nach 3 bis 6 Monaten akuter oder schleichender Krankheitsbeginn mit intermittierendem oder zweigipfligem Fieber, Splenohepatomegalie, Lymphadenopathie, Enteritis, Bronchitis, zunehmender Panzytopenie, Hypoalbuminämie, Hypergammaglobulinämie, Muskelhypotrophie, Kachexie und Dunkelfärbung der Handflächen, Fußsohlen und Schleimhäute [indisch: *Kala-Azar*]. Unbehandelt sterben mehr als 90 % der Patienten an Blutungen und Sekundärinfektionen wie Bronchopneumonie, Meningitis, Gingivitis, Stomatitis, Gastroenteritis und Sepsis.

Diagnostik

Bei **kutaner** und **mukokutaner Leishmaniose** werden die Parasiten aus dem Randwall des Ulkus, bei **Kala-Azar** in Knochenmark-, Milz- und Lymphknotenmaterial nach Giemsa gefärbt oder angezüchtet. Mit der PCR ist neben dem Parasitennachweis auch die Differenzierung der Subspezies möglich. Der Antikörpernachweis [KBR, IFT, ELISA] ist bei kutaner Leishmaniose selten, bei mukokutaner Leishmaniose häufiger und bei viszeraler Leishmaniose immer möglich [nicht jedoch bei Immunsupprimierten].

Therapie

Die **kutanen Leishmaniosen** werden mit Paromycinsalbe oder durch die periläsionale Infiltration von 5-wertigem Antimon [z.B. Glucantime® oder Pentostam®] behandelt. Wegen der Gefahr der Schleimhautaussaat werden südamerikanische kutane Leishmaniosen immer auch systemisch mit 5-wertigem Antimon therapiert. Die **mukokutane Leishmaniose** wird systemisch behandelt [s. viszerale Leishmaniose]. Zur Therapie der **viszeralen Leishmaniose** stehen drei Medikamente zur Verfügung: liposomales Amphotericin* B, 5-wertige Antimonpräparate oder oral verabreichtes Miltefosin* [Alkylphospholipid]. Bei immunsupprimierten Patienten [AIDS] evtl. zusätzlich Interferon-gamma.

Prognose

Sie ist bei allen Leishmaniosen gut, nicht jedoch bei immunsupprimierten Patienten. Rezidive und Therapieresistenz sind möglich.

Prävention

Eine Impfung existiert nicht. Vorbeugende Maßnahmen bestehen in der Vernichtung des Parasitenreservoirs [Nager, Hund], in der Mückenbekämpfung und individuellem Mückenschutz.

Schlafkrankheit

Syn.: Afrikanische Trypanosomiasis

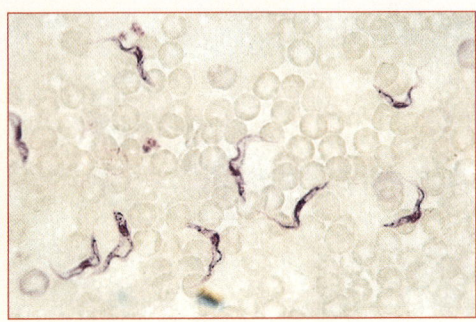

Die Schlafkrankheit tritt im ländlichen, tropischen Afrika auf [v.a. Angola, Sudan, Uganda, Kongo]. Die geschätzte Zahl Erkrankter liegt heute wieder bei jährlich 300.000 bis 500.000. Importierte Fälle sind selten [u.a. aus ostafrikanischen Nationalparks]. Die Protozoen *Trypanosoma brucei gambiense* [West-, Zentralafrika] und *Trypanosoma brucei rhodesiense* [Ostafrika] leben extrazellulär in Blut, Gewebsflüssigkeit und Liquor und werden durch tagaktive, blutsaugende **Tsetse**-Fliegen übertragen. Die Übertragung erfolgt in West- und Zentralafrika vorwiegend von Mensch zu Mensch, in Ostafrika v.a. von Wirtstieren [Antilopen, Rinder, Schafe, etc.].

Abb. 5. Trypanosoma brucei rhodesiense

Symptomatik

Bei rund der Hälfte der mit *T. b. rhodesiense* Infizierten [selten bei *T. b. gambiense*] zeigt sich binnen weniger Tage der **Trypanosomenschanker**, eine für Wochen persistierende, erythematöse Schwellung an der Inokkulationsstelle. Etwa 1–3 Wochen nach Infektion beginnt das **hämolymphatische Stadium**: Fieber hält zunächst für einige Wochen an und verläuft später intermittierend. Gewichtsverlust, Kopf- und Gliederschmerzen, Anämie, Panzytopenie, Juckreiz, Exantheme, Splenomegalie, generalisierte Lymphknotenschwellungen, endokrine Störungen, Herzrhythmusstörungen und komplizierende Infektionen können auftreten. Typisch, aber nicht obligat sind **Winterbottom-Zeichen** [Lymphknotenschwellungen im dorsolateralen Halsbereich] und **Kerandel-Zeichen** [Hyperästhesie langer Röhrenknochen mit gesteigerter Druckschmerzhaftigkeit]. Infektionen mit *T. b. gambiense* [Westafrika] zeigen eher einen chronischen Verlauf [z.T. über Jahre] und gehen häufiger in ein **meningoenzephalitisches Stadium** über [Verhaltensänderungen, Störungen des Schlaf-Wach-Rhythmus, Sprachstörungen, Krampfanfälle, Ataxien, Paresen, Lethargie]. Infektionen mit *T. b. rhodesiense* [Ostafrika] verlaufen häufig akut oder subakut und können binnen einiger Monate zum Tode führen.

Diagnostik

Mikroskopischer Nachweis der Trypanosomen in Blut, Lymphknotenaspirat, Trypanosomenschanker, Knochenmark und Liquor. Anzüchtung in Kultur und in Labortieren ist möglich. Erhöhte Werte von Gesamt-IgM und IgG sowie spezifische Antikörper sind wegweisend.

Therapie

Suramin* ist in frühen Krankheitsstadien wirksam, Pentamidin* nur in den Frühstadien der Infektion mit *T. b. gambiense,* Nifurtimox* bei Melarsoprol-Resistenz von *T. b. gambiense*. Bei fortgeschrittenem ZNS-Befall kommen Melarsoprol* und Eflornithin* [nur *T. b. gambiense*] in Betracht. Die Nebenwirkungen der Medikamente können erheblich sein, bei Melarsoprol sogar tödlich.

Prognose

Bei Therapie von Frühstadien ist die Prognose gut. Bei fortgeschrittenen Stadien können Heilungsraten von > 90 % erzielt werden. Resistenzen sind gegen alle eingesetzten Medikamente bekannt. Eine Nachbeobachtung der Patienten für 2 bis 3 Jahre ist obligat.

Prävention

Eine Impfung existiert nicht. Helle, körperbedeckende Kleidung, Repellentien, Insektizide und Moskitonetze schützen gegen die Tsetse-Fliege.

Chagas-Krankheit
Syn.: Amerikanische/südamerikanische Trypanosomiasis

In Mittel- und Südamerika treten jährlich 300.000 Neuerkrankungen und 20.000 Todesfälle auf. Rund 18 Mio. Menschen sind chronisch infiziert. Der Erreger, *Trypanosoma cruzi*, wird von Raubwanzen übertragen. Neben dem Menschen sind Hunde, Katzen, Nager und Gürteltiere Wirte und Reservoir. Bei einer nächtlichen Blutmahlzeit nimmt die Wanze zum einen Erreger auf, zum anderen dringen infektiöse Parasitenformen aus dem Kot des Vektors durch Läsionen in Haut oder Schleimhaut ein. Die Erreger infizieren Muskelzellen und Neuroglia [u.a. Ganglienzellen, Nervenplexus, kardiales Erregungsleitungssystem] bzw. werden von Monozyten aufgenommen. Es folgen intrazelluläre asexuelle Vermehrung, Wiedereintritt in den Blutstrom und Befall weiterer Zellen.

Symptomatik
Die Inkubationszeit beträgt 1–4 Wochen. Die Mehrzahl der Infektionen verläuft inapparent. Die **akute Chagas-Krankheit** tritt bei 1–2 % der Infizierten auf und ist durch Fieber, Lymphknotenschwellung, Ödeme und Hepatosplenomegalie gekennzeichnet. Eine lokale, entzündliche Reaktion an der Inokkulationsstelle imponiert bei konjunktivaler Eintrittspforte als einseitiges Lidödem [**Romana-Zeichen**]. Tachykardie oder Erregungsleitungsstörungen weisen auf eine Myokarditis hin; selten tritt eine Meningoenzephalitis auf. Die chronische Phase folgt nach 10–20 Jahren und ist charakterisiert durch dilatative Kardiomyopathie [kardiale Insuffizienz, Rhythmusstörungen, Aneurysmen, Thromboembolien], gastrointestinale Megabildungen [Schluckbeschwerden, Dyspepsie, Obstipation] und neurologische Störungen [Embolien, Paresen, Krampfanfälle, psychiatrische Störungen].

Diagnostik
Akute Phase: mikroskopischer Nachweis im Blut oder durch Kultur. Serokonversion tritt erst 4 Wochen nach Infektion auf. **Xenodiagnose** [Nachweis von Trypanosomen im Kot von Wanzen, die auf den Patienten angesetzt wurden] oder PCR dienen dem Nachweis niedriger Parasitämien. Letzteres kann auch in der chronischen Phase versucht werden. Die Serologie spielt hier eine größere Rolle.

Therapie
Nifurtimox* und Benznidazol* sind in der akuten Phase wirksam und reduzieren den parasitären Gewebebefall. Bei chronischer Chagas-Krankheit können bei weniger als der Hälfte der Patienten die Parasiten eliminiert werden.

Prävention
Eine Impfung existiert nicht. Mosquitonetze u.Ä. schützen vor dem Biss der Raubwanze.

Schistosomiasis
Syn.: Bilharziose

Die Schistosomen sind **Trematoden** [Saugwürmer, Egel] und leben paarweise in den Venen der Blase [*Schistosoma haematobium*] oder des Darmes [*S. mansoni, S. intercalatum, S. japonicum, S. mekongi*]. Sie produzieren Eier, die Gefäßwand und angrenzendes Gewebe durchwandern und über Darm oder Blase mit dem Stuhl bzw. Urin ausgeschieden werden. Nach mehreren Entwicklungsstadien [Schnecken] in Süßwasser [Seen, langsam fließende Gewässer] entstehen Zerkarien, die nach Penetration durch die Haut und weiterer Entwicklungsschritte in die Venen des kleinen Beckens [**urogenitale Bilharziose**] oder in die Mesenterialvenen [**intestinale Bilharziose**] wandern. Die Dauer der Eiproduktion beträgt durchschnittlich 5 Jahre, jedoch sind auch bis zu 30 Jahre möglich. Über 20 Mio Menschen in mehr als 70 Ländern sind schwer erkrankt.

Symptomatik
Nach Zerkarienbefall entwickelt sich ein flüchtiges makulopapulöses Exanthem mit Juckreiz [**Zerkariendermatitis**], das besonders ausgeprägt bei nicht-menschenpathogenen Schistosomenarten [Vogelschistosomiasis] ist. Die **akute Schistosomiasis** [**Katayama-Fieber**] kann zu Eosinophilie, Fieber, Atembeschwerden, Übelkeit, Myalgie, Hepatomegalie und Schmerzen im rechten Oberbauch, Durchfall und selten aseptischer Meningitis und Lymphadenopathie führen. Die Schwere der Krankheitserscheinungen im **chronischen Stadium** hängt von der Wurmlast bzw. Eiproduktion, Häufigkeit der Reinfektionen, Entwicklung einer protektiven Immunität und Dauer des Krankheitsgeschehens ab.

Bei der **intestinalen Schistosomiasis** [*S. japonicum, S. mekongi, S. mansoni*; bei *S. intercalatum* keine hepato-lienalen Veränderungen] finden sich Abgeschlagen-heit, rezidivierende Durchfälle, Ulzerationen der Darmschleimhaut, abdominelle Schmerzen, Blu-tungen, Eiweißverlust und Anämie sowie granulo-matöse Verdickungen des Kolons [Bilharziome]. In der **Leber** entwickelt sich durch Einschwemmung zahlreicher Eier eine periportale Fibrose [**Tonpfeifen-stielfibrose**] und Hepatomegalie mit allen Zeichen einer Leberzirrhose. In der **Lunge** können Eiablage-rungen durch entzündliche Gefäßprozesse zu Oblite-ration mit nachfolgender pulmonaler Hypertonie und Rechtsherzhypertrophie führen. Bei Befall des **ZNS** [*S. japonicum*] treten Krampfanfälle, Tumorzeichen und Lähmungen auf, bei spinaler Beteiligung [*S. mansoni* und *S. haematobium*] transverse Myelitis.

Die **urogenitale Schistosomiasis** [*S. haematobium*] ist durch Mikro- und Makrohämaturie gekennzeichnet. **Blase** und **Niere**: Muköse und submuköse Granulome und Polypen in Ureter und Blase ulzerieren und blu-ten. Die nachfolgende fibröse Verdickung der Blasen-wand mit Verkalkung und zunehmender Schrump-fung führt zu gesteigertem Harndrang, Pollakisurie und Inkontinenz und durch Granulombildung in den Ureteren zu Hydronephrose und Nephrolithiasis. Sel-ten entstehen Plattenepithelkarzinome der Blase. **Ge-nitale Schistosomiasis** [*S. haematobium*]: Granulome und bindegewebige Veränderungen lassen sich im ge-samten Genitale nachweisen [evtl. Infertilität].

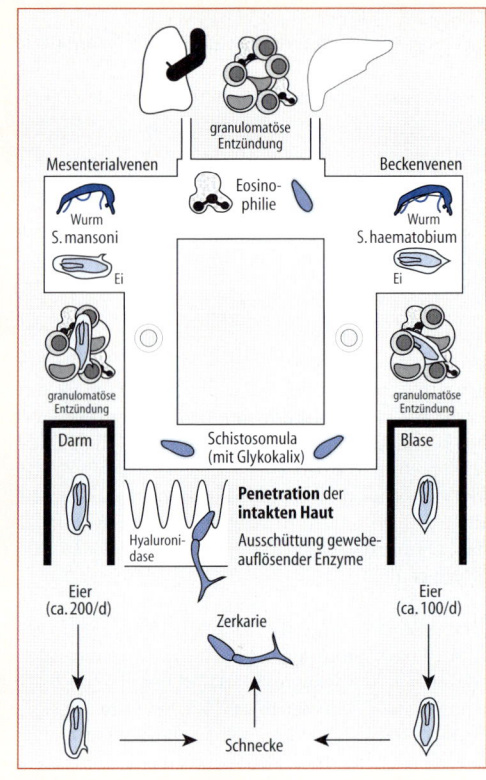

Abb. 6. Pathogenese der Schistosomiasis

Diagnostik
Der Nachweis der morphologisch unterschiedlichen Eier in Stuhl [Anreicherung] oder Urin [24-Stunden-Sam-melurin, Filtration] ist beweisend. Eier können auch in Rektum- und Blasenbiopsien [Quetschpräparat] und in einer Leberbiopsie erkannt werden. Regelmäßig nachweisbare Antikörper [ELISA] erlauben keine Aussage über die Schwere der Erkrankung.

Therapie
Praziquantel* ist das Mittel der Wahl. Geringe Nebenwirkungen wie Kopfschmerzen, Schwindelgefühl, gastro-intestinale Beschwerden sind möglich.

Prognose
Gut, da die Chemotherapie sehr wirksam ist. In Spätstadien kommt es zu irreversiblen Schäden durch Organ-veränderungen.

Prävention
Eine Impfung existiert nicht. Vermeidung von Süßwasserkontakt [Waschen, Schwimmen]. Sanierung der Gewässer [chemische und biologische Schneckenbekämpfung] und Massenbehandlung infizierter Bevölke-rungen.

Hakenwurminfektion
Syn.: Ankylostomiasis

Ancylostoma duodenale und *Necator americanus* sind **Nematoden**. Infektiöse Larven durchbohren die Haut, werden vom Blutstrom in die Lunge transportiert und gelangen über das Bronchialsystem in den Dünndarm. Erwachsene Hakenwürmer haften an Darmzotten und saugen Blut [*A. duodenale* 0,25 ml/Tag, *N. americanus* 0,03 ml/Tag]. Eier werden mit dem Stuhl ausgeschieden. Reservoir ist der Mensch.

Symptomatik

Bei großer Wurmlast kommt es zu Eiweißverlust und Eisenmangelanämie. Auch können Bauchschmerzen, Obstipation oder Durchfälle auftreten.

Diagnostik

Im Stuhl lassen sich Wurmeier nachweisen. Es besteht eine Bluteosinophilie.

Therapie

Wirksame Antihelmintika sind Mebendazol* und Albendazol*. Der Eisenverlust muss ausgeglichen werden.

Prognose

Gut.

Prävention

Kontakt der Haut mit larvenhaltigem Erdreich vermeiden.

Strongyloidiasis

Die erwachsenen **Nematoden** [*Zwergfadenwurm, Strongyloides stercoralis*] leben im oberen Dünndarm und produzieren Eier. Daraus schlüpfen und entwickeln sich infektiöse Larven. Diese können die Dickdarmwand durchdringen [interne Autoinfektion] und den Körper durchwandern oder die Haut im Analbereich durchbohren [externe Autoinfektion] oder ausgeschieden werden und dann erst bei Kontakt die Haut penetrieren.

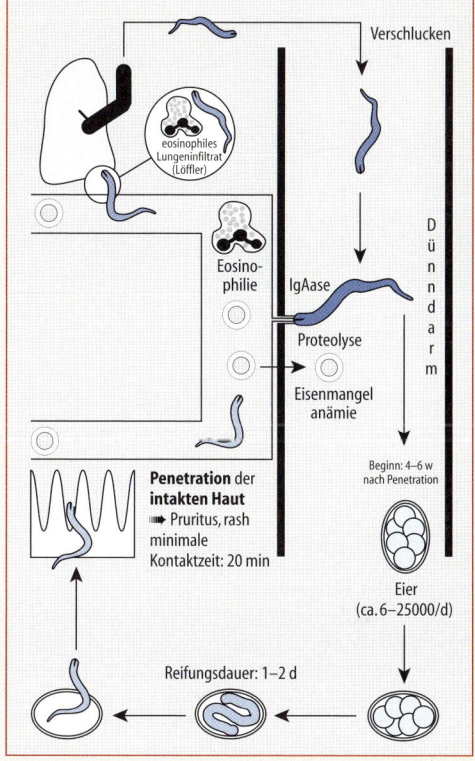

Abb. 7. Pathogenese der Hakenwurminfektion

Symptomatik

Bei subkutaner Larvenwanderung entwickelt sich ein serpinginöses, juckendes Erythem [**Larva currens**]. Während der Lungenpassage kommt es wie bei Hakenwurminfektionen zu einem flüchtigen **eosinophilen Löffler-Syndrom** mit Bluteosinophilie, seröser Exsudation in die Alveolen und peribronchialer entzündlich-eosinophiler Infiltration. Der Darmbefall verläuft oft ohne Krankheitszeichen, kann aber durch Ödembildung und Ulzerationen zu rezidivierenden abdominellen Schmerzen und schleimig-blutigen Durchfällen führen.

Durch interne Autoinfektion kann die Infektion über mehrere Jahre persistieren [**chronische Strongyloidiasis**]. Bei HIV-Infektion oder Immunsuppression aus anderer Ursache entwickelt sich durch massive Organdurchwanderung ein **Hyperinfektionssyndrom** mit schwerer Gastroenteritis, Pneumonie, Hämoptyse und Atembeschwerden. Bei ZNS-Befall können durch begleitende bakterielle Infektionen eitrige Meningitis und Hirnabszesse entstehen.

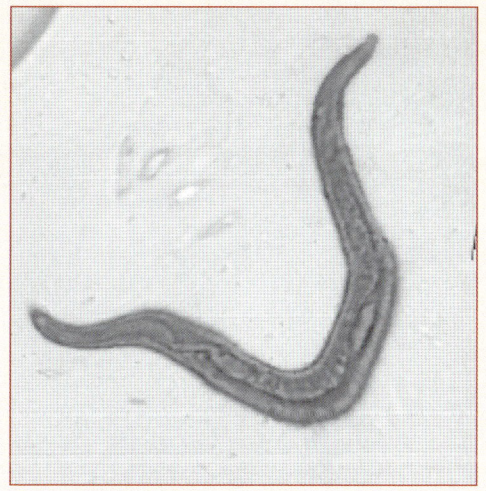

Abb. 8. **Strongyloides stercoralis.** Larve im Stuhl

Diagnostik

Nachweis von *Strongyloides*-Larven in Stuhl oder Duodenalsaft, beim Hyperinfektionssyndrom auch in Sputum und Liquor. Serologische und molekularbiologische Methoden nur bei fehlendem Larvennachweis. Bei Immunsupprimierten kann die Bluteosinophilie fehlen.

Therapie

Die Mittel der Wahl sind Albendazol* und Ivermectin*. Therapiedauer bei Hyperinfektionssyndrom mindestens 4 Wochen.

Prognose

Gut, ungünstig bei Immunsupprimierten.

Prävention

Kontakt der Haut mit larvenhaltigem Erdreich vermeiden.

Typhus

Syn.: typhoid fever

An Typhus [Erreger: *Salmonella typhi*] erkranken jährlich etwa 20 Mio. Menschen v.a. in den [Sub-]Tropen, ca. 600.000 sterben. In Deutschland treten jährlich bis zu 100 ganz überwiegend importierte Fälle auf. Der Mensch ist das alleinige Reservoir; bis zu 5 % der unbehandelten Patienten werden Dauerausscheider. Die Übertragung erfolgt fäkal-oral [kontaminierte Nahrungsmittel und Wasser].

Symptomatik

Die Inkubationszeit beträgt 10 [3–60] Tage. Prodomi wie Kopf- und Gliederschmerzen sowie subfebrile Temperaturen können auftreten. Der eigentliche **Typhus abdominalis** ist durch treppenartig ansteigendes Fieber und nachfolgende Kontinua um 40 °C für zwei

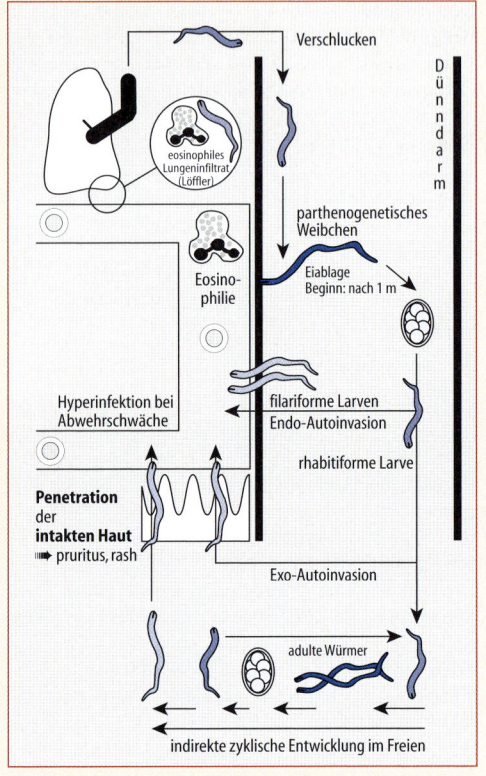

Abb. 9. Pathogenese der Strongyloidose

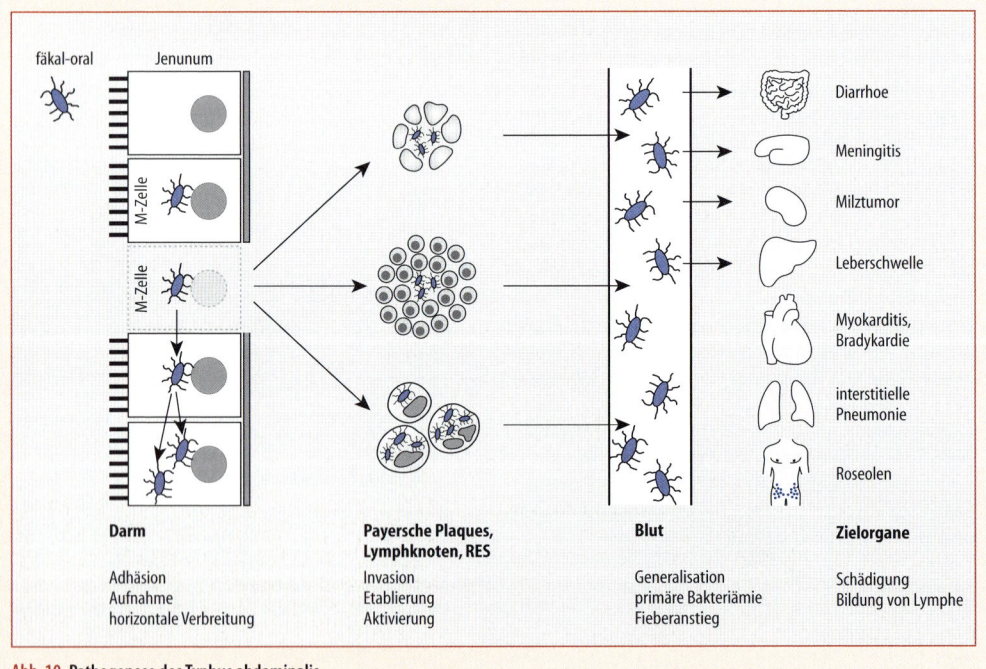

Abb. 10. Pathogenese des Typhus abdominalis

bis drei Wochen Dauer gekennzeichnet. Relative Bradykardie ist dabei typisch, ebenso Leukopenie, relative Lymphozytose und Eosinophilie. Krankheitsgefühl, Benommenheit [*typhos*, griech.: Nebel], Kopf- und Gliederschmerzen, abdominale Beschwerden stellen sich ein. Splenomegalie, blutige Schleimhautbeläge, unproduktiver Husten und initiale Obstipation sind häufig. Roseolen, rötliche, unter Druck abblassende Effloreszenzen von 2–4 mm Durchmesser an Thorax und Abdomen zeigen sich in ca. 50 %. Erbsbreiartige Durchfälle und zunehmende mentale Beeinträchtigung entwickeln sich im Verlauf. Darmperforation und -blutungen, Peritonitis, Osteomyelitis, Myokarditis, Endokarditis oder Meningitis sind mögliche Komplikationen. Häufig langwierig Rekonvaleszenz.

Labordiagnostik
Kultureller Nachweis aus Blut, Knochenmark, Harn und Stuhl [ab 2. Krankheitswoche], insbesondere aber in Blutkulturen oder Knochenmarkspunktaten während der Kontinua. Serologischer Nachweis [Widal-Test*]: Titer > 1:2000 oder vierfacher Titeranstieg gelten in nicht-endemischen Gebieten als wegweisend.

Therapie
Ciprofloxacin*, alternativ, v.a. bei Kindern, Cefotaxim* für je 2 Wochen. Multiresistente Erreger in Indien und Südostasien! Adäquate Therapie senkt die Letalität von bis zu 20 % auf < 1 %. Dauerausscheider werden mit Ciprofloxacin über 4 Wochen oder mit Ceftriaxon* und Gentamicin* über 2 Wochen saniert.

Prävention
Die parenterale Impfung vermittelt einen Impfschutz für etwa 3 Jahre. Meldepflicht bei Verdacht, Erkrankung, Tod und Nachweis von *S. typhi*.

Quellenhinweise
Abb. 1, 3–10: Reuter: Springer Lexikon Medizin, Springer Verlag 2004

T

reninsuffizienz, Myokarditis, Lungenembolie, hypertensiver Krise, dekompensierter Herzinsuffizienz, Transplantatabstoßung und Contusio cordis auftreten; *s.a. Essay Akuter und rezidivierender Myokardinfarkt S. 1071*

Tros|pi|um|chlo|rid nt: Parasympatholytikum; neurotropes Spasmolytikum; **Anw.**: Krämpfe im Magen-Darm-Trakt, der Gallenwege und Gallenblase, des Harnsystems, der weiblichen Genitalorgane [Dysmenorrhoe], Pylorospasmus sowie postoperative spastische Beschwerden; **NW**: Mundtrockenheit, Akkommodationsstörungen

Trousseau-Syndrom nt: *Syn: Thrombophlebitis migrans; s.u. Phlebitis saltans*

Trousseau-Zeichen nt: Pfötchenstellung der Hand bei Tetanie

Tro|xe|ru|tin nt: Vasoprotektor; besitzt eine antiödematöse, antiphlogistische und geringe diuretische Wirkung; **Anw.**: Kapillar- und Venenschwäche, chronisch-venöse Insuffizienz, Varicosis, Ulcus cruris, Thrombophlebitis; **Dosierung**: initial 1000–1500 mg, Erhaltungsdosis 500–900 mg/d über mehrere Wochen; **NW**: selten leichte Magen-Darm-Störungen

Trüm|mer|frak|tur f: *Syn: Komminutivfraktur, Trümmerbruch*; Knochenbruch mit Bildung mehrerer Fragmente; ist fast immer von erheblichen Weichteilverletzungen begleitet und muss operativ behandelt werden; *s.a. Essay Fraktur, Luxation, Distorsion S. 423*

Try|pa|no|so|ma nt, pl -**ma|ta**: Gattung eingeißeliger Flagellaten, die von Insekten auf den Menschen übertragen werden; sie wechseln ihre Erscheinungsform während ihres Entwicklungszyklus [**Trypomastigot** zu **Epimastigot** und umgekehrt] und kommen begeißelt und/oder unbegeißelt [**Amastigote**] vor; **Trypanosoma brucei gambiense** und **Trypanosoma brucei rhodesiense**, die Erreger der westafrikanischen bzw. ostafrikanischen Trypanosomiasis werden durch den Stich männlicher und weiblicher Tsetsefliegen [Glossina] übertragen; **Trypanosoma cruzi**, der Erreger

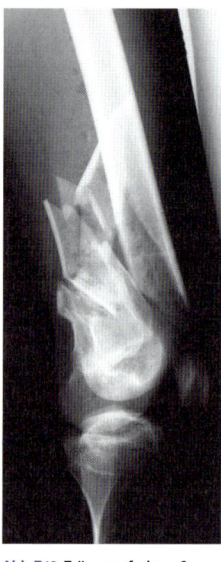

Abb. T43. Trümmerfraktur. Suprakondyläre Trümmerfraktur des Femurs

der amerikanischen Trypanosomiasis, wird von den Vektoren [Raubwanzen] mit dem Kot ausgeschieden und von den Patienten unbewusst in die Haut oder Schleimhaut eingerieben; Übertragung durch erregerhaltige Blutkonserven und pränatale Infektionen wurden beschrieben, spielen klinisch aber kaum eine Rolle; *s.a. Essay Tropenkrankheiten – importierte Krankheiten S. 1571, Essay Parasitosen S. 1217*

Try|pa|no|so|mi|a|sis f, pl -**ses**: *Syn: Trypanosomainfektion, Trypanosomeninfektion, Trypanomiasis, Schlafkrankheit*; durch Trypanosoma-Arten hervorgerufene Tropenkrankheit; man unterscheidet zwischen den in Afrika auftretenden Formen der Schlafkrankheit und der in Südamerika vorkommenden Chagas-Krankheit; die **afrikanische Trypanosomiasis** wird durch Tsetsefliegen übertragen; unbehandelt führt sie zum Tode; die durch Trypanosoma brucei rhodesiense verursachte **ostafrikanische Trypanosomiasis** verläuft dabei akuter als die **westafrikanische Trypanosomiasis** durch Trypanosoma brucei gambiense

die **Chagas-Krankheit** [amerikanische/südamerikanische Trypanosomiasis] wird durch Raubwanzen [Triatoma] übertragen; anfangs stehen Hautsymptome [**Chagom**] im

Vordergrund, langfristig kommt es aber zu Befall und Schädigung innerer Organe [Myokarditis, Herzinsuffizienz, Achalasie, Megakolon], die als **chronische Chagas-Krankheit** bezeichnet wird; *s.u. Essay Tropenkrankheiten – importierte Krankheiten S. 1571, Essay Parasitosen S. 1217*

Tryp|to|phan|urie f: Tryptophanausscheidung im Harn, z.B. bei Hartnup-Syndrom

T-Score m: *s.u. Essay Osteoporose S. 1171*

Tse|tse|flie|ge f: *Syn: Zungenfliege, Glossina*; in Afrika verbreitete Fliege; Überträger der Schlafkrankheit [Trypanosomiasis]; *s.a. Essay Tropenkrankheiten – importierte Krankheiten S. 1571, Essay Parasitosen S. 1217*

Tsutsugamushi-Fieber nt: →*japanisches Fleckfieber*

T3-Test m: Immunoassay zur Bestimmung von **Gesamt-Triiodthyronin** [TT3] und **freiem Triiodthyronin** [fT3] im Serum; normal: TT3 1,1–2,9 nmol/l, fT3 3,5–6,5 pmol/l

T4-Test m: Immunoassay zur Bestimmung von **Gesamt-Thyroxin** [TT4] und **freiem Thyroxin** [fT4] im Serum; normal: TT4 60–155 nmol/l, fT4 10–30 pmol/l

TT-Virus nt: 1997 entdecktes Einzelstrang-DNA-Virus, das wahrscheinlich über Bluttransfusionen und fäkal-oral übertragen wird; bis jetzt ist aber nicht bekannt, ob es wirklich eine Hepatitis verursachen kann; *s.a. Hepatitisviren*

Tu|a|mi|no|hep|tan nt: *Syn: DL-2-Aminoheptan, Heptadrin, 1-Methylhexylamin*; Sympathomimetikum mit bevorzugter α_1-adrenerger Wirkung; lokaler Vasokonstriktor; **Anw.**: vasomotorische und allergische Rhinitis, Sinusitis; **NW**: Tachykardie, Rhythmusstörungen, pektanginöse Beschwerden, Schleimhautatrophie bei längerer Anwendung; **Kontraind.**: Rhinitis sicca

Tu|bar|ab|ort m: *Syn: tubarer Abort; s.u. Tubenschwangerschaft*

Tu|bar|rup|tur f: *Syn: Tubenruptur; s.u. Tubenschwangerschaft*

Tu|ben|be|lüf|tungs|stö|rung, chronische f: →*chronische seromuköse Otitis media*

Tu|ben|en|do|me|tri|o|se f: *Syn: Endometriosis tubae*; Endometriosis* genitalis interna mit Sitz im Eileiter

Tu|ben|ka|tarrh m: *Syn: Tubenkatarr*; akute oder chronische katarrhalische Entzündung der Ohrtrompete; *s.u. Essay Otitis media S. 1181*

Tu|ben|li|ga|tur f: *s.u. Essay Empfängnisverhütung und Familienplanung S. 343*

Tu|ben|mit|tel|ohr|ka|tarrh m: *Syn: Tubenmittelohrkatarr*; i.d.R. akute Entzündung von Ohrtrompete [Tuba auditiva] und Mittelohr; *s.u. Essay Otitis media S. 1181*

Tu|ben|plas|tik f: →*Salpingoplastik*

Tu|ben|schwan|ger|schaft f: *Syn: Eileiterschwangerschaft, Tubargravidität, Graviditas tubaria*; eine Einnistung der Frucht im Eileiter ist die häufigste Form der Extrauteringravidität*; meist liegt eine Störung der Eileiterdurchgängigkeit [Verklebungen] oder der Tubenperistaltik vor; das Ei kann sich im Anfangsteil des Eileiters [**ampulläre Tubenschwangerschaft**], im mittleren Eileiterabschnitt [**isthmische Tubenschwangerschaft**] oder im uterinen Eileiterabschnitt [**interstitielle Tubenschwangerschaft**] einnisten; **Klinik**: der Verlauf ist variabel; die meisten Eileiterschwangerschaften gehen aber frühzeitig zu Grunde und bleiben klinisch stumm; **ampulläre Tubenschwangerschaften** führen meist zu einem **Tubarabort** mit Ausstoßung in die Bauchhöhle; selten kommt es zum Wachstum des Trophoblasten über das Fimbrienende hinaus und damit zur Entwicklung einer sekundären Bauchhöhlenschwangerschaft*; bei **isthmischen** und **interstitiellen Tubenschwangerschaften** penetrieren die Plazentazotten zunehmend die Tubenwand, bis es in der 6.–8. Woche zur **Tubarruptur** kommt, die zu einer starken intraabdominellen Blutung, Unterleibsschmerzen und der Entwicklung eines akuten Abdomens führt; **Diagnostik**: Anamnese [Ausbleiben der normalen Monatsblutung, Schmierblutungen in der 2.–4. Woche], Schwangerschaftstest, Ultraschalluntersuchung, Laparoskopie, Douglas-Punktion; die **Therapie** hängt vom Entwicklungsstadium ab; in der Frühphase kann die

Frucht laparoskopisch abgesaugt [ampulläre Tuben-schwangerschaft] oder zusammen mit Teilen des Eileiters entfernt werden [Salpingektomie]; bei fortgeschrittener Schwangerschaft ist meist eine Laparotomie indiziert

Tu|ben|ste|ri|li|sa|ti|on f: *Syn: Sterilisation der Frau*; Unterbindung oder Unterbrechung der Eileiter; erfolgt meist als laparoskopische Elektrokoagulation im isthmischen Tubenbereich, evtl. mit Durchtrennung der Tube im Koagulationsbereich; z.T. werden auch Kunststoffclips gesetzt oder eine beidseitige Fimbriektomie vorgenommen; *s.u. Essay Empfängnisverhütung und Familienplanung S. 343*

Tu|ben|ver|schluss, akuter m: *Syn: akuter Tubenkatarrh, akutes Serotympanon*; *s.u. Essay Otitis media S. 1181*

Tu|ben|wan|den|do|me|tri|o|se f: *Syn: Salpingitis isthmica nodosa*; Sonderform der Endometriose✶ mit Knotenbildung am Tubenabgang; findet sich gehäuft nach Fehlgeburten oder Schwangerschaftsabbrüchen

Tu|ber|cu|lo|sis f, pl **-ses**: →*Tuberkulose*

Tuberculosis cutis colliquativa: *Syn: Skrofuloderm, Skrophuloderm, Scrophuloderma*; postprimäre subakute Hauttuberkulose mit Bildung subkutaner livider Knoten, die zu Ulzeration und Fistelbildung neigen; entsteht durch endogene Ausbreitung [meist von Lymphknoten ausgehend] und ist immer mit einer Organtuberkulose assoziiert; **Klinik**: derbe, knotige, anfangs frei bewegliche Infiltrate, die später mit der Umgebung verbacken und eine teigig weiche Konsistenz annehmen; nach Wochen bis Monaten kommt es zu Einschmelzung, Nekrose, Perforation oder Fistelung und schließlich Geschwürbildung; der Verlauf ist langwierig, am Ende kommt es aber zu spontaner, narbiger Abheilung; nicht selten ist auch eine Ausbreitung in die Dermis und Bildung eines Lupus✶ vulgaris [**Etagentuberkulose**]; **DD**: Gumma, tuberkulöse Gumma, Tularämie, Katzenkratzkrankheit; **Therapie**: *s.u. Essay Tuberkulose S. 1585*

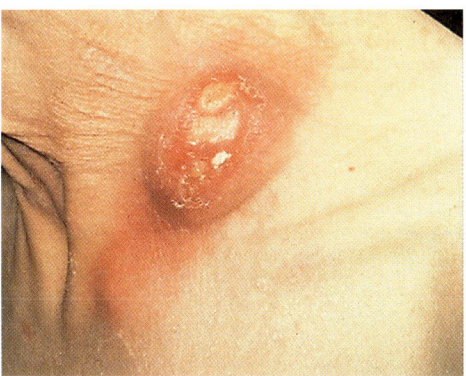

Abb. T44. Tuberculosis cutis colliquativa

Tuberculosis cutis luposa: →*Lupus vulgaris*

Tuberculosis cutis orificialis: *Syn: tuberkulöse Schleimhautgeschwüre, ulzeröse Schleimhauttuberkulose, Tuberculosis miliaris ulcerosa mucosae et cutis*; v.a. Mundhöhle und Lippen, aber auch Anus und Harnröhrenöffnung betreffende schmerzhafte Schleimhautgeschwüre bei autogener Reinfektion

Tuberculosis cutis verrucosa: *Syn: Wilk-Krankheit, warzige Tuberkulose der Haut, Leichentuberkel, Schlachtertuberkulose, Verruca necrogenica, Tuberculum anatomicum*; meist als Berufskrankheit auftretende postprimäre Tuberkulose mit rundlichen, indolenten, verrukösen Papeln an Fingern, Händen, Ferse oder Füßen; **differenzialdiagnostisch** kommen Verruca vulgaris, Blastomykose, Morbus Bowen und Stachelzellkarzinom infrage; **Therapie**: kleine Herde können exzidiert werden; ansonsten systemische Behandlung mit Antituberkulotika

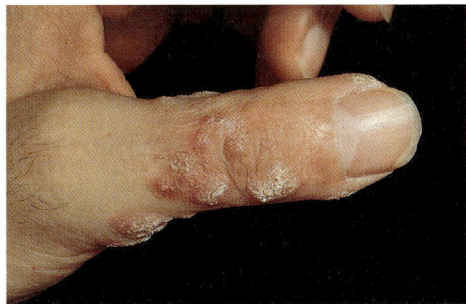

Abb. T45. Tuberculosis cutis verrucosa

Tuberculosis luposa cutis et mucosae: →*Lupus vulgaris*
Tuberculosis urogenitalis: →*Urogenitaltuberkulose*

Tu|ber|ku|lin|test m: auf der **Tuberkulinreaktion** [T-zellvermittelte Überempfindlichkeitsreaktion von Tuberkulin mit zellgebundenen Antikörpern gegen Tuberkulosebakterien] basierender Hauttest, der mit **gereinigtem Tuberkulin** [purified protein derivative, PPD] arbeitet; die WHO empfiehlt die **Mendel-Mantoux-Probe** [intrakutaner Tuberkulintest mit Injektion von 10 IE gereinigtem Tuberkulin; erlaubt eine semiquantitative Beurteilung der Tuberkulinallergie] oder von Stempeltests wie z.B. **Tine-Test**, bei denen das Tuberkulin mit einem speziellen Stempel in die Haut eingedrückt wird; *s.a. Essay Tuberkulose S. 1585*

Tu|ber|ku|lo|se f: *Syn: Tuberculosis*; meldepflichtige Infektionskrankheit durch Mycobacterium-Arten, die durch die Bildung spezifischer Granulome gekennzeichnet ist; *s.u. Essay Tuberkulose S. 1585*

warzige Tuberkulose der Haut: →*Tuberculosis cutis verrucosa*

Tuberkulose-Lymphom nt: →*Lymphknotentuberkulose*

Tu|ber|ku|lo|se|sep|sis f: *Syn: Landouzy-Sepsis, Landouzy-Typhobazillose, Sepsis tuberculosa acutissima*; meist tödlich verlaufende akut generalisierte Tuberkulose bei Abwehrschwäche des Organismus; wird gelegentlich bei AIDS-Patienten beobachtet; *s.a. Essay Tuberkulose S. 1585*

Tu|ber|ku|lo|sta|ti|kum nt, pl **-ka**: *Syn: Antituberkulotikum*; Arzneimittel mit Wirkung gegen Tuberkelbakterien, antituberkulöse Substanz; **Streptomycin** war das erste Tuberkulostatikum [1944], gefolgt von **p-Aminosalicylsäure** [1946], **Isoniacid** [1952] und **Ethambutol** [1961]; das Mittel mit der stärksten bakteriziden Wirkung ist **Rifampicin**, das 1964 gefunden wurde; *s.a. Essay Tuberkulose S. 1585*

Tu|bo|sko|pie f: →*Salpingoskopie*

Tu|bus m, pl **Tu|ben, Tu|bus|se**: **1.** Metall-, Gummi- oder Kunststoffrohr zum Einführen in die Luftröhre; *s.a. Trachealtubus* **2.** nicht-verstellbare, feste Blende des Röntgenapparates zur Einengung des Strahlenfeldes

Tu|lar|ä|mie f: *Syn: Hasenpest, Nagerpest, Lemming-Fieber, Ohara-Krankheit, Francis-Krankheit*; seltene, durch **Francisella tularensis** hervorgerufene meldepflichtige Infektionskrankheit, die von Bremsen und Zecken von Nagetieren auf den Menschen übertragen wird; von den verschiedenen Formen [**glanduläre, glandulopharyngeale, kutanoglanduläre, okuloglanduläre, oropharyngeale, ulzeroglanduläre Tularämie**], ist die ulzeroglanduläre Tularämie am häufigsten; **Therapie**: Streptomycin✶ oder Gentamicin✶

Tu|mes|zenz|tech|nik f: *Syn: feuchte Liposuktion*; *s.u. Liposuktion*

Tu|mor|chi|rur|gie f: *Syn: onkologische Chirurgie*; primäres Ziel ist die möglichst vollständige Resektion des Tumors [kurative Intention] mit der Sicherung eines anhaltenden Überlebens oder zumindest einer deutlichen Verbesserung der Prognose im Vergleich zu nicht-operativen Therapieverfahren; *s.u. Essay Tumortherapie S. 1593*

Tu|mo|ren, neuroendokrine gastroenteropankreatische *pl*: Oberbegriff für neuroendokrine Pankreastumoren [Insulinom, Gastrinom, Vipom, Glucagonom, etc.] und Tumoren des Magen-Darm-Trakts [Karzinoide]; gemeinsam ist ihnen die Synthese und Sekretion von biogenen Aminen oder Peptidhormonen; sie treten sporadisch oder selten hereditär auf [MEN-1-Syndrom, von-Hippel-Lindau-Syndrom, Neurofibromatose Typ 1]; klinisch wird zwischen funktionell aktiven [verursachen entsprechend der hormonellen Wirkung definierte Syndrome] und nicht-aktiven Tumoren [oft Zufallsbefunde oder Klinik durch Raumforderung] unterschieden; das Wachstums- [Wachstumsstillstand über Monate bis Jahre] oder Metastasierungsverhalten ist oft unvorhersehbar; *s.u. Essay Neubildungen des Dünndarms S. 287*

Tu|mor, fibroepithelialer (Pinkus) *m*: **Syn:** *Pinkus-Tumor, prämalignes Fibroepitheliom, Fibroepithelioma Pinkus*; semimaligner Hauttumor; nicht-invasive Form des oberflächlichen Basalioms*

Tu|mor|hy|per|kalz|ä|mie *f*: *s.u. Hyperkalzämie*

Tu|mor|ly|se *f*: **Syn:** *Onkolyse*; Geschwulstauflösung, Tumorauflösung, Tumorzerfall; v.a. die gezielte Tumorauflösung im Rahmen einer Tumortherapie; *s.a. Essay Gentransfer und Gentherapie S. 465, Essay Tumortherapie S. 1593*

Tu|mor|ly|se|syn|drom *nt*: tritt auf, wenn es bei einer rasch proliferierenden Neoplasie durch die [initiale] zytostatische Therapie zu einem starken Zellzerfall kommt; die resultierende Hyperurikämie, Hyperkaliämie und Hyperphosphatämie können zum akuten Nierenversagen führen; gefährdet sind v.a. Patienten mit einer CLL mit sehr hohen Leukozytenwerten, fortgeschrittenen Lymphomen oder auch Hodentumoren; *s.a. Essay Chemotherapie S. 185*

Tu|mor mit low malignant potential *m*: **Syn:** *LMP-Tumor*; kontroverse Gruppe, die morphologisch und klinisch zwischen benignen und malignen Tumoren steht, wie z.B. Borderline-Tumoren der Ovarien; *s.a. Essay Neubildungen des Ovars S. 1195*

Tumor-Nekrose-Faktor *m*: **Syn:** *Kachektin, Cachectin*; in zwei Formen [**TNF-α** und **TNF-β**, Lymphotoxin] vorkommendes Zytokin; Mediator der Entzündungs- und Immunreaktion; löst bei manchen Tumoren hämorrhagische Nekrosen aus; *s.a. Essay Rheumatoide Arthritis S. 83*

Tu|mor|ne|phrek|to|mie *f*: Nierenentfernung wegen Tumorbefall; bei der **En-bloc-Tumornephrektomie** werden Niere, Nebenniere und die sie umgebende Kapsel [Capsula adiposa perirenalis] entfernt; bei der **radikalen Tumornephrektomie** werden befallene Niere, Nebenniere mitsamt Fettkapsel, Gerota-Faszie und die regionalen Lymphknoten entfernt; damit kann eine 5-Jahresüberlebensrate von 50–80 % erzielt werden

Tu|mor|sup|pres|sor|ge|ne *pl*: *s.u. Essay Gentransfer und Gentherapie S. 465*

Tu|mor|the|ra|pie *f*: systemische zytostatische Chemotherapie [ergänzt durch Hormon- und/oder Immuntherapie], onkologische Chirurgie und Strahlentherapie sind die drei Hauptsäulen der Tumortherapie; in Deutschland erkranken jährlich rund 330.000 Menschen neu an einem bösartigen Tumor; bei etwa der Hälfte dieser Fälle ist die Erkrankung zum Zeitpunkt der Diagnose noch örtlich begrenzt und wird durch lokale Therapiemaßnahmen, in der Regel eine Operation, die durch eine Bestrahlung und/oder eine systemische Chemotherapie ergänzt werden kann, behandelt; bis zu 80 % der in lokalisierten Stadien diagnostizierten Tumorpatienten werden auf diese Weise geheilt

bei der anderen Hälfte der neu diagnostizierten Fälle befindet sich die Krankheit aber bereits in einem fortgeschrittenen Stadium und ist damit lokalen Therapiemaßnahmen nicht mehr zugänglich; unter Umständen ist dann eine systemische antineoplastische Therapie erforderlich; diese wird bedarfsweise ergänzt durch palliative Maßnahmen zur Linderung oder Verhinderung krankheitsbedingter Symptome und zur Verbesserung der Lebensqualität; *s.u. Essay Tumortherapie S. 1593, Essay Chemotherapie S. 185*

Tu|mor|ver|nich|tungs|do|sis *f*: *s.u. Essay Tumortherapie S. 1593*

Tun|ga penetrans *f*: **Syn:** *Sandfloh, Dermatophilus penetrans*; weltweit verbreiteter Floh; Befall verursacht **Tungiasis**; das ca. 1 mm große Weibchen bohrt sich mit dem Kopfteil in die Haut des Wirtes [auch Hunde, Katzen, Ratten und Schweine], zumeist im Bereich der Füße, und beginnt wenig später mit der Eiproduktion, was zu einer Größenzunahme des Erregers bis auf Erbsengröße einhergeht; die auf der Haut haftenden Eier entwickeln sich nach wenigen Tagen zu Larven, aus denen adulte Sandflöhe heranreifen; **klinisch** imponiert starker Juckreiz, bakterielle Superinfektionen sind häufig; das Tragen von adäquatem Schuhwerk verhindert die Tungiasis; *s.a. Essay Parasitosen S. 1217*

Tun|nel|an|ä|mie *f*: alimentäre Anämie bei Hakenwurmbefall; *s.u. Ankylostomiasis*

Tun|nel|schnitt *m*: *s.u. Phakoemulsifikation*

T3-uptake-Test *m*: →*T3U-Test*

Tur|bi|di|me|trie *f*: Trübungsmessung einer Flüssigkeit zur Konzentrationsbestimmung

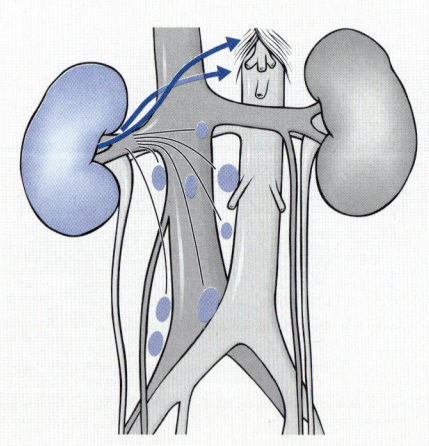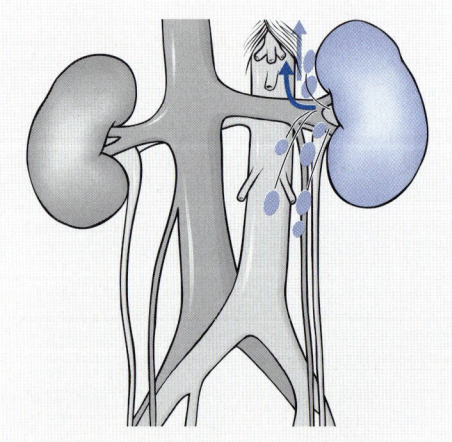

Abb. T46. Tumornephrektomie. Schema der radikalen Tumornephrektomie rechts bzw. links

Tuberkulose

Syn.: Tuberculosis   *Abk.*: TB, Tbc

N. Konietzko

Definition und Einteilung

Die Tuberkulose [TB] ist eine Infektionskrankheit, die hauptsächlich den Menschen betrifft und meist von Mensch zu Mensch übertragen wird. Sie wird nahezu ausschließlich durch **Mycobacterium tuberculosis** hervorgerufen, selten durch **Mycobakterium bovis**, früher als Verursacher der Rindertuberkulose gefürchtet, und **Mycobakterium africanum**, das für rare Formen der Haut-TB verantwortlich ist.

Die TB befällt vorwiegend die Lunge [**Lungen-TB**], die auch die wichtigste Eintrittspforte für die Infektion ist. Prinzipiell kann die TB jedoch jedes Organe des Körpers befallen [**extrapulmonale TB**]. Tritt die TB-Erkrankung in engem zeitlichen Zusammenhang mit der Infektion auf, wird von **Primär-TB** gesprochen, bei späterem Ausbruch der Erkrankung, häufig Jahre bis Jahrzehnte nach der Infektion, von **Postprimär-TB** oder **endogener Reaktivierung**.

Tuberkuloseähnliche Erkrankungen können durch **atypische Mykobakterien** [z.B. *Mycobakterium avium* oder *Mycobakterium kansasii*] hervorgerufen werden und werden als **nicht-tuberkulöse Mykobakteriosen*** bezeichnet.

Epidemiologie

Die TB ist heute weltweit die häufigste tödliche Infektionskrankheit beim Erwachsenen. Die Weltgesundheitsorganisation [WHO] rechnet jährlich mit 2–3 Millionen Todesfällen durch TB, mehr als durch alle anderen Infektionskrankheiten zusammen, und mit 8–9 Millionen Neuerkrankungen [Abb. 1]. Die Brennpunkte der TB-Seuche liegen heute in Russland, Asien und Afrika, insbesondere südlich der Sahelzone. Hier findet man auch die höchsten HIV-Infektionsraten, und TB ist die häufigste Todesursache von AIDS.

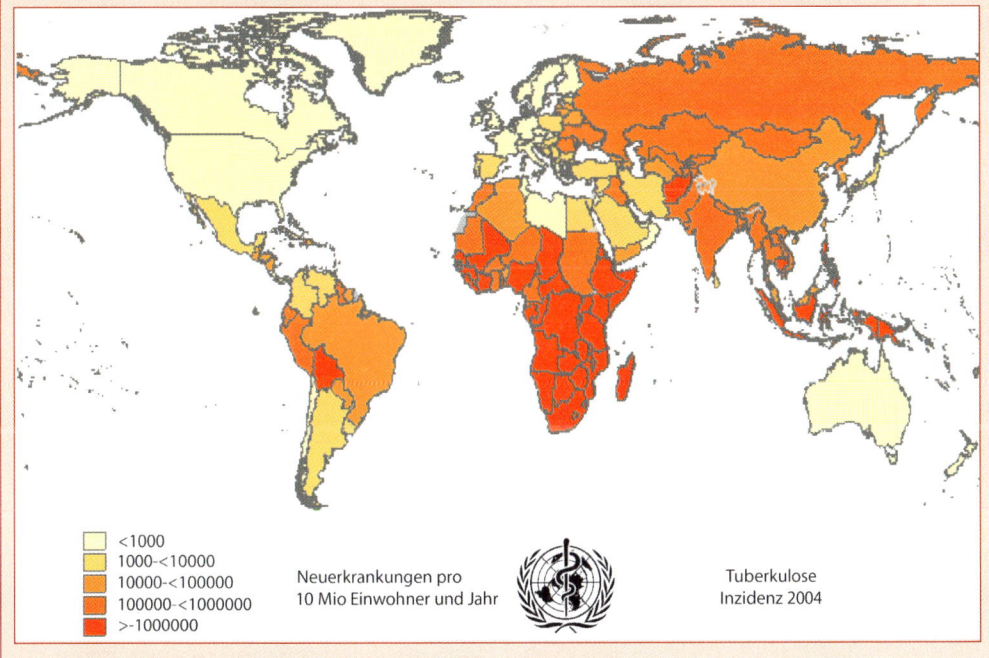

	Neuerkrankungen pro 10 Mio Einwohner und Jahr		Tuberkulose Inzidenz 2004
<1000			
1000-<10000			
10000-<100000			
100000-<1000000			
>-1000000			

Abb. 1. Weltweite Tuberkulose-Inzidenz

T

Fast **2 Milliarden Menschen** sind weltweit mit TB infiziert, also jeder 3. Bewohner unseres Planeten. Die Gründe für diese besorgniserregende Entwicklung liegen zum einen in dem explosionsartigen Bevölkerungswachstum in vielen Drittländern, der damit einhergehenden Verarmung und mangelnden medizinischen Versorgung, in der weltweiten Migrationsbewegung und in den verheerenden Folgen der HIV-Epidemiologe [Tab. 1].

Tab. 1. Tuberkulose und HIV weltweit

	1990	1995	2000
Neuerkrankungen an Tuberkulose	7.537.000	8.768.000	10.222.000
davon HIV-assoziiert	4,2 %	8,4 %	13,8 %
Todesfälle	2.530.000	2.977.000	3.509.000

Die **Situation in Deutschland** ist – wie in fast allen Industrienationen – ungleich günstiger: Die Zahl der Neuerkrankungen ist über die letzten Jahrzehnte unverändert rückläufig – bis auf ein kurzzeitiges Plateau Anfang in den 90-er Jahren des vorigen Jahrhunderts [Abb. 2].

Im Jahre 2003 erkrankten 7184 Personen neu an einer aktiven TB, was einer Inzidenz von 8,7 pro 100.000 Einwohner und Jahr entspricht. Damit liegt Deutschland im westeuropäischen Vergleich im Mittelfeld zwischen Island mit 4 als Spitzenreiter und Portugal mit 47 als Schlusslicht.

Der **Anteil der Ausländer** an TB-Neuerkrankungen lag im Jahr 2003 etwa 5-mal höher als bei Personen mit deutscher Staatsangehörigkeit. Der Anteil der im Ausland geborenen Tuberkulosekranken liegt bei 44 %. Während bei der einheimischen Bevölkerung hauptsächlich die ältere Generation der über 65-Jährigen betroffen ist, erkranken in der ausländischen Bevölkerungsgruppe vorwiegend junge Menschen zwischen 20–45 Jahre.

Trotz großer Fortschritte bei der Behandlung sterben in Deutschland immer noch jährlich 500 bis 700 Menschen an TB, sowohl im akuten Stadium wie auch an den Spätfolgen der Erkrankung.

Die **Resistenzlage** in Deutschland ist derzeit – mit einer MDR-Rate von 2,3 % in 2001 und 2,0 % in 2002 – auf niedrigem Niveau konstant.

Da die TB aber ein grenzüberschreitendes Problem ist, sind in Zeiten zunehmender Mobilität Auswirkungen auf Deutschland durch die TB-Situation in Ländern mit hoher Inzidenz und ungünstiger Resistenzlage zu befürchten. Dazu gehören die baltischen Staaten, die Länder Südost-Europas und die ehemaligen GUS-Staaten. Hier ist die TB noch bis zu 10-mal häufiger zu finden und die Resistenzlage bedrohlich; die MDR-Raten sind bis zu 10-mal höher als bei uns.

Pathogenese

Die Ansteckung mit TB erfolgt meist durch **Tröpfcheninfektion**. Dabei werden die Keime eines an Lungen-TB Erkrankten durch Husten, Niesen und/oder Sprechen in die Umgebung geschleudert. Insbesondere beim Husten entstehen kleinste [1–5 μm Durchmesser], lungengängige Tröpfchen, die mit den Erregern angefüllt sind. Bis zu 3 Millionen Mykobakterien werden von einem Patienten mit offener Lungentuberkulose bei einem einzigen Hustenstoß abgehustet Die Tröpfchen können stundenlang in der Luft schweben, was die Verbreitung der Infektion fördert.

Gelangen die Mykobakterien mit der Atmung in die Lunge einer nicht-infizierten Person, werden sie von den ortsansässigen Fresszellen, den **Alveolarmakrophagen**, vereinnahmt. Gelingt es den Alveolarmakrophagen nicht, die Keime abzutöten – ein Prozess, der genetisch festgestellt ist –, vermehren sich diese innerhalb der

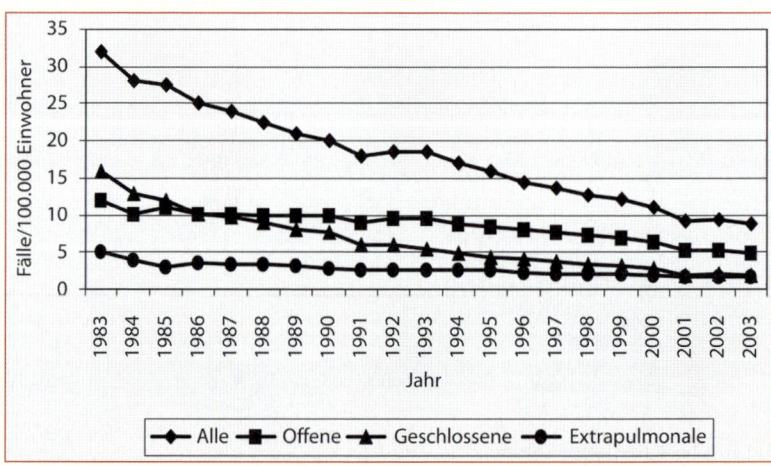

Abb. 2. Verlauf der Tuberkulose-Inzidenz in Deutschland

◆ Alle ■ Offene ▲ Geschlossene ● Extrapulmonale

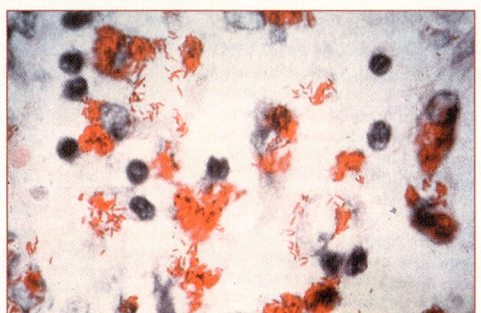

Abb. 3. Säurefestes Stäbchen [rot] im Sputum eines Tuberkulosekranken

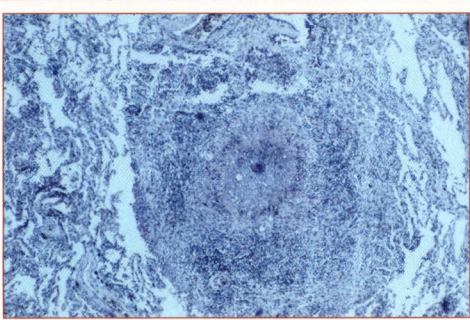

Abb. 4. Tuberkel

Zelle, bis diese platzt und abstirbt. Der Zyklus wiederholt sich mit jeder neuen Generation von Alveolarmakrophagen. Die aus der geborstenen Zelle entweichenden Mykobakterien gelangen in dieser Phase, die etwa 2–10 Wochen andauert, in die Lymphgefäße und Lymphknoten der Lunge, mitunter sogar in die Blutbahn. Der Prozess wird durch die **spezifische Immunisierung** beendet. Die spezifische Immunisierung kommt durch einen komplexen, zellvermittelten Prozess zustande, an dem maßgeblich die **Helfer-T-Lymphozyten** beteiligt sind. Diese werden von den infizierten Alveolarmakrophagen durch Botenstoffe [Interleukine] aktiviert und mobilisieren ihrerseits Abwehrzellen. Der morphologisch sichtbare Ausdruck dieser Abwehrreaktion ist das Tuberkel

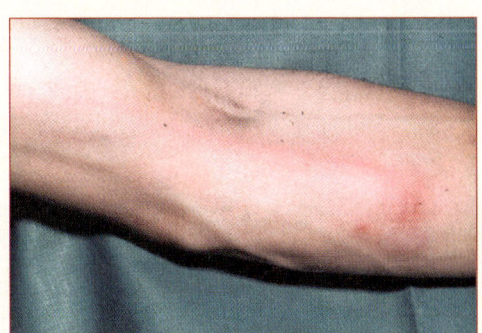

Abb. 5. Tuberkulintest

[= epitheloidzelliges Granulom], eine knötchenförmige Struktur mit zwiebelschalenartiger Anordnung von Zellen um einen zentralen Kern, der aus abgestorbenen Abwehrzellen und Mykobakterien besteht, der **Nekrose** oder Verkäsung [Abb. 4]. In diesem Tuberkel sind die Mykobakterien zwar abgeschwächt, aber nicht abgetötet, können also wieder ausbrechen. Nach erfolgter Infektion und Immunisierung wird der Tuberkulintest innerhalb von 6–12 Wochen positiv. Immunologische Testverfahren, die die Freisetzung von γ-Interferon nach Stimulation sensibilisierter T-Lymphozyten im Blut messen, sind in der Aussage dem Tuberkulintest ebenbürtig, aber auch zeitaufwändig und teuer.

Ein positiver **Tuberkulintest** [Abb. 5] zeigt also an, dass der Betreffende infiziert ist, er sagt noch nichts darüber aus, ob er auch erkrankt ist.

Über das weitere Schicksal des Infizierten entscheidet letztlich sein Immunsystem. In den meisten Fällen [in 90–95 % der Fälle] gelingt es dem Organismus, der Infektion Herr zu werden: Die Tuberkulose wird abgekapselt und ruht über Jahre, oft ein Leben lang. Bei geschwächtem Immunsystem sieht das anders aus: So ist bei HIV-Infizierten mit einer verminderten Zahl und Funktion der T-Helferzellen das Risiko einer TB-Erkrankung nach der Infektion mit *Mycobacterium tuberculosis* 10-mal höher als bei HIV-negativen Personen. Andere, wenn auch nicht so gravierende Störungen der spezifischen Immunität mit entsprechend erhöhter TB-Erkrankungshäufigkeit werden bei Diabetes mellitus, Alkoholismus, Unterernährung, Silikose, malignen Lymphomen und Einnahme bestimmter Medikamente wie Kortikosteroide, Antirheumatika und Zytostatika beobachtet.

Entsprechend dem Verlauf der TB-Infektion und der Entwicklung der körpereigenen Immunität spricht man von

- **TB-Exposition**, wenn Kontakt zu Patienten mit offener TB bestand, aber noch nicht klar ist, wie der Tuberkulintest ausfällt [ein Prozess, der 6–12 Wochen Zeit benötigt],
- **TB-Infektion**, wenn der Tuberkulintest positiv ist, aber keine Hinweise auf eine Erkrankung bestehen,
- **latente tuberkulöse Infektion**, wenn der Tuberkulintest positiv ist, eine Tuberkuloseerkrankung vorliegt, der Kranke aber frei von Symptomen ist.
- **TB-Erkrankung**, wenn der Tuberkulintest positiv ist und Erkrankungssymptome vorliegen,
- **primärer TB-Erkrankung**, wenn die TB in den ersten Monaten nach der Infektion ausbricht,
- **postprimärer TB-Erkrankung**, wenn die Infektion zunächst abheilt und abgekapselt wird, nach Jahren bis Jahrzehnten aber wieder aufbricht [Reaktivierung].

T

Während in der „klassischen TB-Ära" die Primärinfektion hauptsächlich Kinder und die Postprimär-TB vorwiegend jugendliche Erwachsene traf, ist die TB heute bei der deutschen Bevölkerung eine Krankheit des alten Menschen.

Diagnose

Die Diagnose der TB basiert auf klinischen, radiologischen und bakteriologischen Untersuchungen.

Die **klinischen Symptome** sind einerseits – je nach befallenem Organ – sehr vielfältig, andererseits aber auch sehr vieldeutig: Husten beispielsweise kann Ausdruck einer Lungen-TB sein, genauso aber auch auf eine chronische Raucherbronchitis oder einen Lungenkrebs weisen. Hinzukommt, dass die TB meist schleichend verläuft, Symptome oft fehlen oder bagatellisiert werden.

Allgemeinbeschwerden können sich in Form von Müdigkeit und Abgeschlagenheit, Nachtschweiß und Gewichtsverlust bereits Wochen bis Monate vor Krankheitsausbruch äußern.

Organhinweisende Symptome sind Husten, gelegentlich mit blutigem Auswurf bei der Lungen-TB, Bewegungsschmerz bei Knochen-TB und Blasenentzündungen bei der Nieren-TB.

Die üblichen **Laboruntersuchungen** wie Blutbild und Blutsenkung sind entweder unauffällig oder führen diagnostisch nicht weiter. Die tuberkulosespezifischen Bluttests sind immer noch zu wenig empfindlich und können daher die gängigen Verfahren nicht ersetzen.

Die weitergehende Diagnostik ruht auf drei Säulen:

- Tuberkulinhauttestung
- Röntgenbild
- Erregernachweis.

Bei der **Tuberkulintestung** wird nach der **Methode von Mendel-Mantoux** gereinigtes Tuberkulin [ein Tuberkelbakterienextrakt] in die Haut [intrakutan] injiziert. Im Fall einer erfolgten Infektion zeigt sich nach 72 Stunden an der Injektionsstelle eine mindestens 5 mm im Durchmesser große, entzündlich gerötete Schwellung [= positiver Tuberkulintest, Abb. 5]. Die Reaktion zeigt die erfolgte Infektion an. Ob der Tuberkulinpositive auch tuberkulosekrank ist und ob die Infektion erst kürzlich erfolgte oder schon Jahre zurückliegt, vermag der Test nicht zu klären. Umgekehrt schließt ein negativer Tuberkulintest eine aktive TB aus – mit wenigen Ausnahmen, die dem Arzt bekannt sind.

Das **Röntgenbild** ist nach wie vor – trotz neuerer und teurer bildgebender Verfahren wie Computer-Tomografie, Kernspintomografie und Sonografie – für die TB-Diagnostik unverzichtbar, insbesondere die der Lungen-TB. Allerdings gibt das Röntgenbild nur Hinweise auf das Vorhandensein einer Erkrankung, beweisend ist letztlich der Erregernachweis oder – wenn dieser nicht gelingt – der weitere Verlauf der Krankheit unter entsprechender Behandlung.

Der **Erregernachweis** kann bei der Lungentuberkulose aus Sputum oder Bronchialsekret [per Bronchofiberskopie gewonnen] geführt werden. Bei großer Keimzahl [**bakterienreiche TB**], die als hoch infektiös anzusehen ist, findet man bereits mikroskopisch säurefeste Stäbchen [Abb. 3], hochgradig verdächtig auf TB-Keime. Die Sicherung erfolgt durch den kulturellen Nachweis, der allerdings – in Abhängigkeit von der Keimzahl – Tage bis Wochen benötigt. Moderne molekularbiologische Methoden, die auf dem Nachweis von DNA oder RNA aus der Bakterienzelle basieren, verkürzen den Ablauf [Nukleinsäureamplifikationstechniken, PCR]. Bei positiver Kultur lässt sich die Wirksamkeit der Antituberkulotika in vitro bestimmen [Resistenztestung]. Mittels DNA-Fingerprinting lassen sich einzelne Bakterienstämme identifizieren und damit epidemiologische Zusammenhänge aufklären. In Ausnahmefällen muss der kulturelle Nachweis von *Mycobacterium tuberculosis* aus Gewebeproben [Lymphknotenbiopsie, Lungenresektat] oder aus organspezifischen Körpersäften [Liquor, Urin] geführt werden.

Krankheitsbilder

Lungentuberkulose

Das häufigste Symptom der Lungentuberkulose ist der Husten, anfangs trocken, später – oft nach vielen Wochen und Monaten – produktiv. Der Auswurf ist gelb-grau, gelegentlich mit fädigen Blutbeimengungen. Rein blutiger Auswurf kann einem Blutsturz vorausgehen, es sollte die sofortige Krankenhauseinweisung veranlasst werden. Allgemeinbeschwerden in Form von Müdigkeit, Nachtschweiß und Gewichtsverlust sind wechselnd häufig und fehlen oft im Frühstadium.

Das Röntgenbild zeigt im typischen Fall ein einseitiges, inhomogenes Lungeninfiltrat mit Betonung der Oberlappen. Geht bei der Infektion Lungengewebe zugrunde, kommt es zu Höhlenbildung [= Kaverne, Abb. 6]. Bei großen Kavernen und bakterienreicher Tuberkulose werden gehäuft Geschwüre an der Bronchialschleimhaut

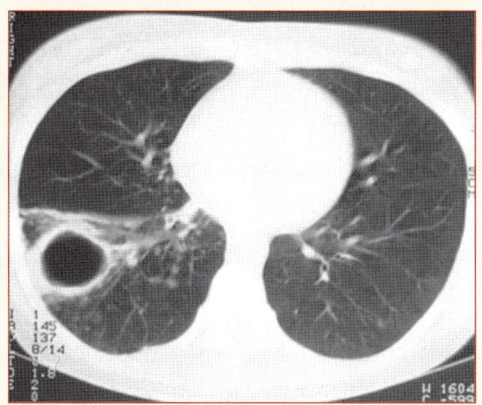

Abb. 6. Kaverne

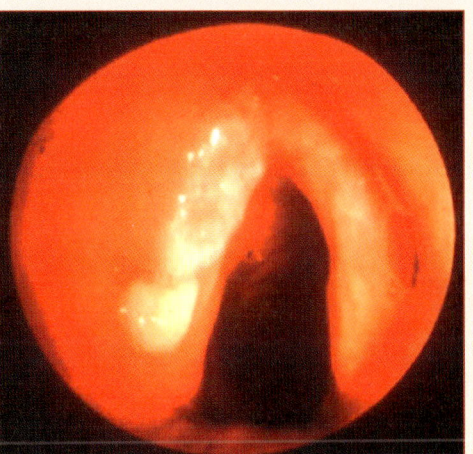

Abb. 7. Kehlkopf-Tuberkulose

[**Bronchustuberkulose**] und an den Stimmbändern [**Kehlkopftuberkulose**, Abb. 7] beobachtet.

Pleuritis tuberculosa

Die Rippenfell-TB, fast immer einseitig, geht regelhaft mit akuten Krankheitszeichen einher: Fieber, atemabhängige, meist einseitige Brustschmerzen auf der betroffenen Seite und Atemnot.

Das Röntgenbild zeigt die meist einseitige Flüssigkeitsansammlung. Durch Pleurapunktion, Pleurablindbiopsie oder Thorakoskopie ist die Diagnose oft feingeweblich, manchmal auch bakteriologisch zu stellen. Die Aussichten auf komplette Ausheilung sind bei rechtzeitig einsetzender Behandlung sehr gut.

Lymphknotentuberkulose

Am häufigsten wird die Lymphknotentuberkulose am Hals beobachtet, die Schwellungen sind weich und nicht druckempfindlich. Die Lymphknotenbiopsie klärt in den meisten Fällen die Diagnose. Die antituberkulotische Therapie reicht gelegentlich nicht aus und muss um die operative Lymphknotenentfernung [*neck dissection*] ergänzt werden, wenn man bei drohender Lymphknotenperforation eine Fistelung vermeiden will. Bei kindlicher Primär-TB können die befallenen Lymphknoten in das Bronchialsystem einbrechen und nach Abheilung narbige Stenosen hinterlassen [Abb. 8].

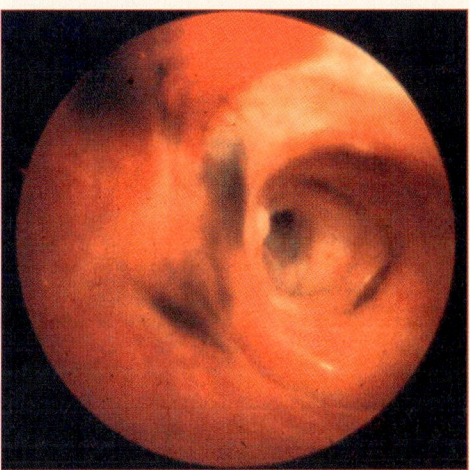

Abb. 8. Bronchus-Tuberkulose, narbig abgeheilt

Miliartuberkulose

Bei der Miliar-TB handelt es sich um ein schweres, lebensbedrohliches Krankheitsbild. Es geht einher mit hohem Fieber, Appetitlosigkeit, Kopfschmerzen, Nackensteifigkeit und Erbrechen [Abb. 9]. Der nahezu gesetzmäßige Mitbefall von Hirn und Hirnhaut [**Meningitis tuberculosa**] kann zu Hirnnervenlähmung, Schläfrigkeit und zunehmender Eintrübung führen. Die Diagnose kann aufgrund der Klinik und des Röntgenbildes vermutet werden, der Erregernachweis aus Sputum, Bronchialsekret und/oder Hirnliquor sichert

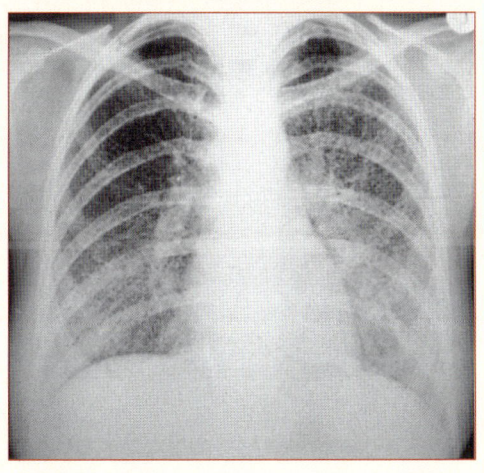

Abb. 9. Miliar-Tuberkulose

T

sie. Die antituberkulotische Therapie wird bei zerebralem Mitbefall um Kortikosteroide ergänzt. Die Heilungsaussichten sind auch heute, selbst bei früh einsetzender Therapie, unbefriedigend.

Extrapulmonale Tuberkulose

Die extrapulmonale TB verschont im Prinzip kein Organ des Körpers, die bevorzugten Manifestationen der TB sind der Knochen in Form der **Wirbelsäulentuberkulose [Morbus Pott]**, aber auch der TB von Gelenken und Röhrenknochen, der Urogenitaltrakt mit der **Nieren-TB**, **Eierstock-** und **Eileiter-TB** bei der Frau und der **Hoden-TB** beim Mann. Die Haut und die Augen können in vielfältiger Weise beteiligt sein, wenn auch selten. Bei der Vielfalt der Manifestationen der TB, die fast alle ein anderes Krankheitsbild – Tumoren eingeschlossen – imitieren können, ist es wesentlich, bei unklaren Prozessen an die TB zu denken. Die therapeutischen Konsequenzen sind erheblich, bei frühzeitiger Behandlung sind die Heilungchancen nahe 100 %.

Therapie und Prognose

Jede aktive Tuberkulose, ob ansteckend [**offen**, d. h. mit Nachweis von *Mycobakterium tuberculosis* im Sputum] oder geschlossen, ist medikamentös behandlungsbedürftig. Die Aktivität einer geschlossenen Tuberkulose wird nach klinischen, laborchemischen und radiologischen Kriterien definiert.
Die **Ziele der Therapie** sind:
- die rasche **Keimreduktion** zur Ausschaltung von Infektionsquellen
- die **Verhinderung der Resistenzbildung** gegen die Medikamente durch Mehrfachkombination
- die **Erregerelimination** in allen befallenen Organen.

Die komplette Erregerelimination ist vor allem bei jüngeren Tuberkulosekranken bedeutsam. Gelingt die Bakterienbeseitigung, ist mit einer späteren Reaktivierung nicht mehr zu rechnen. Ein solcher Patient ist somit zeitlebens von der Tuberkulose geheilt: Er ist ja gegen erneute Infektion von außen weitgehend immun geworden und hat auch keine vermehrungsfähigen Erreger mehr in seinem Organismus, die zu einem erneuten Ausbruch der Tuberkulose führen könnten.
Die **Standardtherapie** der Lungen-TB und extrapulmonaler TB gleichermaßen besteht in einer initialen, 2 Monate langen **Vierfachtherapie mit Isoniazid** [INH], **Rifampicin** [RMP], **Pyrazinamid** [PZA] und **Ethambutol** [EMB], gefolgt von einer 4 Monate dauernden Zweifachtherapie mit INH und RMP [Tab. 2 und 3]. Modifikationen dieses Therapieschemas in Form von Medikamentenumstellungen, Dosisanpassung oder Verlängerung der Therapiedauer können erforderlich werden. Dies kann der Fall sein bei Nachweis resistenter Keime im Antibiogramm, bei Medikamentenunverträglichkeit und bei schweren zusätzlichen Krankheiten wie AIDS, Diabetes mellitus, Silikose, reaktivierter Tuberkulose, Leberzirrhose, malignen Lymphomen, Immundefekt, Alkoholismus.

Unter besonderen sozialen Bedingungen lässt sich eine intermittierende Therapie mit Einnahme von Antituberkulotika 3-mal/Woche in erhöhter Dosis besser einhalten oder überwachen.
Der **Therapieerfolg** ist durch monatliche bakteriologische Untersuchungen und Röntgenaufnahmen zu kontrollieren, die etwaigen Nebenwirkungen der Tuberkulosemedikamente durch gezielte Nachuntersuchungen [Tab. 4].

Operative Maßnahmen, die vor der medikamentösen Therapie-Ära häufig zur Anwendung kamen, wie die Kollapstherapie mittels Pneumothorax und die Resektion von befallenen Lungenlappen, kommen heute nur bei komplizierten Verläufen und nach Ausschöpfung der konservativen Therapie zur Anwendung.

Tab. 2. **Erstrang- oder Standardmedikamente [Erwachsene].** Tägliche Gabe der Medikamente [DZK 2001]

Substanz	Dosis [mg/kg KG]	Dosisbereich [mg/kg KG]	Minimal- und Maximal-Dosis [mg]
Isoniazid [H]	5	4–6	200–300
Rifampicin [R]	10	8–12	450–600
Pyrazinamid [Z]	25	20–30	1500–2500
Ethambutol [E]	20–25 [15]☆	15–25	800–2000
Streptomycin [S]	15	12–18	600–1000

☆ In den USA wird eine Dosisreduktion von 25 mg/kg KG auf 15 mg/kg KG nach acht Wochen empfohlen. In Großbritannien und in den Empfehlungen der WHO und der IUATLD ist die Standarddosis 15 mg/kg KG.

Die **Prognose** der TB ist heute – mit wenigen Ausnahmen – sehr gut: Bei konsequent durchgeführter antituberkulotischer Behandlung kommt es in über 97 % zur kompletten und dauerhaften Ausheilung der Erkrankung.

Prophylaxe

Am effektivsten lässt sich die Weiterverbreitung der TB verhindern, wenn die offene, ansteckende Lungentuberkulose möglichst bald entdeckt, isoliert und behandelt wird. Nach dem Infektionsschutzgesetz besteht für Arzt und Labor Meldepflicht gegenüber dem Gesundheitsamt. Dieses veranlasst die notwendigen Umge-

Tab. 3. Tuberkulose-Therapieempfehlungen für die Bundesrepublik Deutschland für Erwachsene [DZK 2001], Abkürzungen siehe Tabelle 2

Tuberkuloseform	Initialphase Kombination	Dauer Monate	Kontinuitätsphase Kombination	Dauer Monate	Gesamtdauer Monate
pulmonal/thorakal	H, R, Z, E	2	H,R	4	6
pulmonal/Minimaltuberkulose*	H, R, Z	2	H,R	4	6
extrathorakal	H, R, Z, [E]	2	H,R	4	6
Meningitis/zerebrale TB	H, R, Z, E	2	H,R	10	12

* nur wenn die Mikroskopie mehrfach negativ ist, keine Kavernen und kein Risikofaktor für eine Resistenz vorliegen [Herkunft aus deinem Land mit höherer Resistenz-Prävalenz, antituberkulöse Vorbehandlung]

Tab. 4. Wichtige unerwünschte Arzneimittelwirkungen der Standardmedikamente [DZK 2001]

Substanz	Häufig	Selten	Sehr selten
Isoniazid	• Transaminasenerhöhung • Akne	• Hepatitis • kutane UAW • Polyneuropathie	• Krampfanfälle • Vertigo • Opticus-Neuritis • Bewusstseinsstörungen • hämolytische Anämie • aplastische Anämie • Agranulozytose • Lupus-Reaktion • Arthralgien • Gynäkomastie
Rifampicin	• Transaminasenerhöhung • Cholestase • Rotfärbung von Körperflüssigkeiten • [Kontaktlinsen]	• Hepatitis • kutane UAW • Übelkeit • Thrombopenie • Fieber • *Flu-like*-Syndrom	• Anaphylaxie • hämolytische Anämie • akutes Nierenversagen • Wirkungen auf zentrales und peripheres Nervensystem [Müdigkeit, Kopfschmerzen, Benommenheit, Vertigo, Ataxie, Verwirrtheit, Adynamie, Sehstörungen]
Pyrazinamid	• Transaminasenerhöhung • Übelkeit, Erbrechen • Flush-Syndrom • Myopathie • Arthralgie • Hyperurikämie	• Hepatitis • kutane UAW	• Gicht • Photosensibilisierung • sideroblastische Anämie
Ethambutol		• retrobulbäre Neuritis • Arthralgie • Hyperurikämie	• kutane UAW • Transaminasenerhöhung • Polyneuropathie
Streptomycin		• Gleichgewichtsstörungen • Tinnitus • Hörverlust • kutane UAW	• Nierenfunktionseinschränkung • Agranulozytose • aplastische Anämie • Anaphylaxie • neuromuskuläre Blockade • Atemdepression • Parästhesien • Dermatitis exfoliativa • Kontaktallergie [Pflegepersonal]

T

bungsuntersuchungen, um eventuell weitere infizierte Personen frühzeitig zu erfassen. Im Umgang mit einem offen Tuberkulosekranken sind die wichtigsten Hygienemaßnahmen eine ausreichende Raumlüftung, Hustenhygiene beim Kranken [Husten in das Taschentuch] und Mund-Nasen-Schutz beim betreuenden Personal.

Bestand oder besteht Kontakt mit einem ansteckenden Tuberkulosekranken, ist für die betreffende Kontaktperson wichtig zu wissen, ob sie bereits vorher mit TB infiziert war oder nicht. Das lässt sich aus dem Ergebnis des Tuberkulin-Hauttests ersehen. Wenn eine kürzlich erfolgte TB-Infektion wahrscheinlich ist, wird dem Infizierten im Allgemeinen zu einer 9-monatigen Chemoprophylaxe mit Isoniacid [INH] geraten.

Die Impfung mit abgeschwächten TB-Erregern, die **BCG-Impfung** [Bacille Calmette-Guerrin] wird von der WHO nur noch in Hochprävalenzländern empfohlen. Die Protektion ist allgemein unzureichend, die Impfung schützt jedoch im Kindesalter vor schweren TB-Verlaufsformen, wie Meningitis oder Miliar-TB. Für Deutschland wird die BCG-Impfung weder vom DZK [Deutsches Zentralkomitee zur Bekämpfung der Tuberkulose] noch von der STIKO [Ständige Impf-Kommission] am Robert Koch-Institut empfohlen.

Epilog

Die Hauptursachen für die nach wie vor beängstigende Ausbreitung der Tuberkulose sind Armut und soziale Ungerechtigkeit. Ohne internationale Anstrengungen zur globalen Armutsbekämpfung wird auch die Tuberkulose weiter auf dem Vormarsch bleiben. In ihrer Resolution vom September 2000 hat sich die Völkergemeinschaft, repräsentiert durch die UN-Vollversammlung, verpflichtet, innerhalb der nächsten 10 Jahre die Mortalität an Tuberkulose und Malaria. zu halbieren und die Rate neuer HIV-Infektionen um 25 % zu senken. Um die Tuberkulose weltweit unter Kontrolle zu bekommen, ist zunächst das globale Ziel, bis 2005 75 % aller Neuinfektionen zu erkennen und davon 85 % erfolgreich zu behandeln. Die WHO will sich in ihren Therapieprogrammen auf die kosteneffektive und wirkungsvolle **DOTS-Strategie** [*directly observed therapy, short course chemotherapy*] konzentrieren. Ein solches ehrgeiziges Projekt bedeutet Investitionen von Milliarden Dollar, Milliarden, die in die Volkswirtschaften der armen Länder zurückgeführt werden müssen. Vielleicht erlebt die Menschheit eines fernen Tages doch noch den endgültigen Sieg über die „weiße Pest"; bei der „schwarzen Pest" und der Kinderlähmung ist es ihr ja [fast] gelungen.

Quellenhinweise

Abb. 1, 4–10: Reuter: Springer Lexikon Medizin, Springer Verlag 2004
Abb. 2: AM-productions, Wiesloch

T

Tumortherapie

H.J. Stemmler, V. Heinemann

Seit Anfang des vergangenen Jahrhunderts hat die Zahl krebskranker Patienten kontinuierlich zugenommen. Während um 1920 nur ca. 5 % aller Todesfälle durch bösartige Tumoren bedingt waren, sind dies heute nahezu 30 %. Dieser Anstieg ist in erster Linie durch die höhere Lebenserwartung und die Tatsache bedingt, dass die Inzidenz maligner Erkrankungen jenseits des 50. Lebensjahres rasch zunimmt.

❗ **Heutzutage ist Krebs die zweithäufigste Todesursache. Jeder Dritte erkrankt daran, jeder Fünfte stirbt an einer malignen Erkrankung.**

In Deutschland erkranken jährlich rund 330.000 Menschen neu an einem bösartigen Tumor. Bei etwa der Hälfte dieser Fälle ist die Erkrankung zum Zeitpunkt der Diagnose noch örtlich begrenzt und wird durch lokale Therapiemaßnahmen, in der Regel eine Operation, die durch eine Bestrahlung und/oder eine systemische Chemotherapie ergänzt werden kann, behandelt. Bis zu 80 % der in lokalisierten Stadien diagnostizierten Tumorpatienten werden auf diese Weise geheilt. Bei der anderen Hälfte der neu diagnostizierten Fälle befindet sich die Krankheit aber bereits in einem fortgeschrittenen Stadium und ist damit lokalen Therapiemaßnahmen nicht mehr zugänglich. Unter Umständen ist dann eine systemische antineoplastische Therapie erforderlich. Diese wird bedarfsweise ergänzt durch palliative Maßnahmen zur Linderung oder Verhinderung krankheitsbedingter Symptome und zur Verbesserung der Lebensqualität.

In der modernen Onkologie bilden die systemische, zytostatische Chemotherapie [ergänzt durch Hormon- und/oder Immuntherapie] zusammen mit der Chirurgie und Strahlentherapie die drei Hauptsäulen der Behandlung.

Die Tabelle 1 zeigt eine Zusammenfassung der Therapiemöglichkeiten, wobei zwischen den direkt gegen die Tumorerkrankung gerichteten therapeutischen Maßnahmen [Tumortherapie] und supportiven unterstützenden Maßnahmen unterschieden werden muss.

Grundlagen der onkologischen Chirurgie

❗ **Primäres Ziel der onkologischen Chirurgie ist die möglichst vollständige Resektion des Tumors [kurative Intention] mit der Sicherung eines anhaltenden Überlebens oder zumindest einer deutlichen Verbesserung der Prognose im Vergleich zu nicht-operativen Therapieverfahren.**

Der notwendigen Radikalität des Eingriffs steht aber auch das individuelle perioperative Risiko des Tumorpatienten und die Gewährleistung einer bestmöglichen Lebensqualität entgegen.

Die präoperative Planung eines Eingriffs sollte insbesondere dann in interdisziplinären Tumorkonferenzen [Tumorboard] festgelegt werden, je weniger der operative Eingriff allein im Vordergrund steht, sondern beispielsweise durch neoadjuvante Therapien ergänzt und damit erfolgreicher werden kann. Basis der präoperativen Planung ist ein exaktes Staging, d.h. eine genaue diagnostische Abklärung der Tumorausbreitung, um überhaupt die Frage der Resektabilität beantworten zu können und um den operativen Eingriff bezüg-

Tab. 1. Möglichkeiten der Tumorbehandlung

Tumortherapie	Supportive Maßnahmen
Chirurgie • kurative und palliative operative Verfahren	• Schmerztherapie • antiemetische Therapie • Blutzellersatz • Wachstumsfaktoren • Infektionsprophylaxe und -therapie • Ernährungstherapie • psychosoziale Betreuung • Rehabilitation [medizinisch/beruflich]
Strahlentherapie • Teletherapie • Brachytherapie • intraoperative Radiotherapie [IORT] • Radioimmunkonjugate	
Medikamentöse Therapie • zytostatische Chemotherapie • Hormontherapie • Immuntherapie, [un-]konjungierte Antikörper • Molekulartherapien [*biologicals*] • Zytokine	
Interventionelle radiologische und endoskopische Verfahren • transarterielle Chemoembolisation [TACE] • Radiofrequenzablation [RFA] • laserinduzierte Thermoablation [LITT] • Vertebroplastie • Stentimplantationen	
Experimentelle Therapieverfahren • gentherapeutische Strategien • Hyperthermie	

T

lich Umfang und Dauer realistisch planen zu können. Hierzu gehört auch die Einschätzung des perioperativen Risikos eines jeden Patienten, das mit Anästhesisten und Internisten abgesprochen werden muss.

Innerhalb der onkologischen Chirurgie stellt der Pathologe eine qualitätssichernde Instanz dar. Im Rahmen eines chirurgischen Eingriffs bei Tumorpatienten wird sowohl intraoperativ als auch postoperativ der Erfolg, d.h. die onkologische Radikalität der lokalen Therapie, anhand folgender Parameter definiert:

- **Intraoperative Sicherung der Tumorfreiheit.** Eine intraoperative Schnellschnittuntersuchung kann dann sinnvoll sein, wenn aus dem positiven Nachweis von Tumorzellen im Resektionsrandbereich Konsequenzen im Sinne einer Resektionserweiterung gezogen werden. Weiterhin stehen Verfahren wie der intraoperative Ultraschall zur Detektion von Lebermetastasen oder auch eine intraoperative Lavage der Thorax- oder Bauchhöhle zum Nachweis oder Ausschluss einer makroskopisch nicht erkennbaren Pleura- oder Peritoneal-karzinose zur Verfügung.
- **Postoperative pathologische Bestimmung der Residualtumorkategorie.** Die sorgfältige Aufarbeitung des histopathologisches Präparates ermöglicht die Festlegung der Residualtumorkategorie [R-Kategorie].

> ❗ Diese R-Kategorie stellt den wichtigsten eigenständigen therapieabhängigen Prognosefaktor der onkologischen Chirurgie dar.

Nur ein Resektat mit mikroskopisch tumorzellfreien Schnitträndern kann als kurative Resektion bezeichnet werden [= R0 Resektion]. Dabei ist zur Annahme einer absoluten Residualtumorfreiheit in Abhängigkeit vom histologischen Tumortyp ein luminaler Sicherheitsabstand von 2–10 cm zu fordern. Bei mikroskopisch [R1] oder gar makroskopisch verbliebenen [R2] Tumorresten muss von einer palliativen Resektion ausgegangen werden.

Immer dann, wenn bereits bei der präoperativen Planung klar ist, dass eine vollständige Entfernung des Tumors nicht möglich ist oder intraoperativ keine R0-Resektion zu erreichen war, ist von einer **palliativen Therapie-situation** auszugehen. In solchen Situationen müssen multimodale, interdisziplinäre Therapiekonzepte diskutiert werden. Unter Umständen kann ein palliativer Eingriff jedoch sinnvoll sein, um entweder eine tumorbedingte Beschwerdesymptomatik zu lindern [z.B. Kompressionsymptome, Blutungen] oder um diese ganz zu verhindern [z.B. drohender Ileus]. Darüber hinaus kann in Einzelfällen auch eine chirurgische Resektion von Metastasen oder wie im Falle des Ovarialkarzinoms nur eine Reduktion der Tumormasse [**Debulking**] sinnvoll sein, insbesondere dann, wenn eine solche Resektion in ein multimodales therapeutisches Konzept eingebunden ist und beispielsweise durch eine medikamentöse Therapie oder eine Strahlentherapie ergänzt werden kann.

Grundlagen der medikamentösen Tumortherapie

Trotz intensiver Forschung wurde eine „chemische Wunderwaffe" mit selektiver Wirkung auf bösartige Zellen, vergleichbar der Wirkung des Penicillins in der Infektiologie, bislang nicht gefunden. Trotz teilweise erheblicher Fortschritte der modernen Onkologie in den sechziger Jahren mit einer merklichen Verbesserung der Heilungs-raten und Erhöhung der Überlebensraten bei Lymphomen, akuten Leukämien, Hodentumoren, Mamma- und Endometriumskarzinomen und beim Osteosarkom sind die Fortschritte der onkologischen Therapie im letzten Jahrzehnt eher gering.

> ❗ Nach wie vor können nur ca. 15 % der fortgeschrittenen und metastasierten Tumoren durch eine systemische Chemotherapie geheilt werden.

Für eine Vielzahl von Patienten mit malignen Tumoren steht somit eine Verbesserung der Lebensqualität und, wenn möglich, eine Verlängerung der Überlebenszeit im Mittelpunkt der therapeutischen Bemühungen [*s.a. Essay Chemotherapie*].

Derzeit stehen mehr als 60 verschiedene Zytostatika zur Verfügung, die im klinischen Alltag im Wesentlichen bei drei **Indikationen** zum Einsatz kommen:

- Behandlung einer lokal fortgeschrittenen oder metastasierten Erkrankung mit dem Ziel der Heilung [**kurativ**], der vorübergehenden Tumorrückbildung und damit einer Lebensverlängerung oder der Linderung tumorassoziierter Symptome und somit der Verbesserung oder Erhaltung von Lebensqualität [**palliativ**].
- Verabreichung nach erfolgter, lokaler kurativer Therapie [Operation/Bestrahlung] zur Behandlung einer frühen, mit bildgebenden Verfahren nicht zu diagnostizierenden, systemischen Mikrometastasierung [**adjuvante Therapieintention**].
- Gabe vor lokalen Therapiemaßnahmen, um einen operativen Eingriff zu begrenzen [z.B. Extremitätenerhalt/ Organerhalt bzw. Erhaltung von Funktionalität] oder diesen Eingriff überhaupt erst zu ermöglichen [**neoadjuvante Therapieintention**].

Die Durchführung einer **systemischen zytostatischen Therapie** ist an bestimmte Voraussetzungen gebunden. Grundsätzlich sollte eine solche Therapie nur von hierfür speziell ausgebildetem ärztlichen und pflegerischen Personal durchgeführt werden, das neben ausreichender Erfahrung in der Durchführung einer solchen Therapie auch die besonders notwendigen begleitenden Maßnahmen [supportive Therapie] und Komplikationen der zytostatischen Therapie beherrschen.

Desweiteren müssen verschiedene Bedingungen vor einer systemischen zytostatischen Therapie geprüft und erfüllt sein, die sich wie folgt darstellen:

- Histologisch bzw. zytologisch gesicherte Diagnose.
- Genaue Stadieneinteilung der Tumorerkrankung.
- Eine Chemotherapie kann durchgeführt werden, wenn keine Zweifel an der Indikation zur zytostatischen Chemotherapie bestehen und nach ausführlicher Aufklärung eine schriftliche Einverständniserklärung des Patienten vorliegt.
- Bestehen Zweifel an der Indikation zur zytostatischen Chemotherapie, ist diese Therapie nicht durchzuführen.
- Bei nicht-gesicherter Indikation kann eine zytostatische Chemotherapie nur innerhalb von kontrollierten Studien durchgeführt werden.
- Das Ansprechen der malignen Erkrankung [Remissionsbeurteilung] ist anhand messbarer, objektivierbarer Parameter regelmäßig zu überprüfen. Bei fehlendem Ansprechen ist die zytostatische Therapie zu beenden.

Eine systemische zytostatische Chemotherapie wird meist nach einem festen zeitlichen Plan verabreicht. Das heißt, dass 4–6 [12] Chemotherapiezyklen in 2–3 [4] Wochenintervallen wiederholt werden. Man unterscheidet zwischen einer Monochemotherapie und einer Polychemotherapie. Meist werden verschiedene Zytostatika [Polychemotherapie] kombiniert, da dies mehrere Vorteile bietet:

- höheres Potenzial zur Zellabtötung
- breitere Abdeckung primär resistenter Zellklone
- Verhinderung oder Verzögerung sekundärer Resistenzen.

Beim Einsatz von Kombinationsregimen muss jedes Zytostatikum auch als Monosubstanz bei der zu behandelnden Tumorentität wirksam sein. Die Nebenwirkungsspektren der einzelnen Substanzen sollten sich möglichst nicht überlappen, um eine verstärkte Toxizität zu verhindern. Desweiteren sollte sich die zeitliche Verabreichung der Substanzen an eventuell vorhandenen, synergistischen oder antagonistischen Effekten orientieren.

Die Beurteilung der Effektivität einer zytostatischen Chemotherapie erfolgt meist mit bildgebenden [Schnittbild-] Verfahren. Dabei sollten, um eine optimale Verlaufsbeurteilung zu gewährleisten, diejenigen Verfahren gewählt werden, die in der Primärdiagnostik eingesetzt wurden und dabei die Tumordiagnose und Feststellung der initialen Tumorausdehnung ermöglicht haben. Eine Erfolgsbeurteilung wird entweder nach Kriterien der WHO oder RECIST [*Response Evaluation Criteria in Solid Tumors*] getroffen. Im Falle der **RECIST-Kriterien** wird zwischen **Target-Läsionen** [d.h. messbaren Tumorläsionen] und **Nicht-Target-Läsionen** unterschieden.

Die Dauer eines Therapieerfolges wird anhand der folgenden Definitionen angegeben:

- **Progressionsfreies Intervall** [*time to progression*]: Zeitabschnitt vom Beginn der Therapie bis zum Nachweis der Progression. Hierzu zählen alle Patienten, die eine CR, PR oder SD erreicht haben.
- **Krankheitsfreies Überleben** [*disease free survival*]: Zeitabschnitt vom Zeitpunkt der vollständigen Remission [CR] bis zum Auftreten des Tumorrezidivs
- **Gesamtüberleben**: Überlebenszeit vom Beginn der Therapie bis zum Tod der Patienten sowie **Überlebensraten** [z.B. 1- oder 5-Jahres-Überlebensrate].

Neben der Bewertung des objektivierbaren Therapieerfolges muss immer auch der subjektive Therapieerfolg mitbewertet werden. Da dies häufig schwierig zu beurteilen ist, versucht man Skalen zur Bewertung des Allgemeinzustandes heranzuziehen, um objektive Daten zu erhalten. Solche Skalen sind z.B. der **Karnofsky-Index** [Bewertung von 0–100 % Leistungsfähigkeit] oder die Skala der *Eastern Cooperative Oncology Group* [ECOG] [Leistungsstufen 0–4]. Desweiteren

Tab. 2. Beurteilung des Tumoransprechens nach WHO- und RECIST-Kriterien

best response	WHO-Kriterien	RECIST-Kriterien
	Änderung in Summe der Produkte der Läsionen	Änderung in Summe der größten Durchmesser der Target-Läsionen
CR – komplette Remission	Verschwinden aller Läsionen Bestätigung nach 4 Wochen	Verschwinden aller Läsionen Bestätigung nach 4 Wochen
PR – partielle Remission	mindestens 50 %ige Abnahme Bestätigung nach 4 Wochen	mindestens 30 %ige Abnahme Bestätigung nach 4 Wochen
SD – stabile Erkrankung	weder CR noch PD	weder PR noch PD
PD – progrediente Erkrankung	mehr als 25 %ige Zunahme keine vorangegangene CR, PR oder SD	mehr als 20 %ige Zunahme keine vorangegangene CR, PR oder SD

existieren eine Vielzahl von Selbstbeurteilungsfragebögen für Patienten, wie z.B. die Lebensqualitätsanalysebögen [*Quality of life*-Bögen] der *European Organisation of Research and Treatment of Cancer* [EORTC] oder der **Spitzer-Lebensqualitätsindex**.

Ebenso wie der objektive und subjektive Therapieerfolg muss immer auch in regelmäßigen Abständen eine Beurteilung der Toxizität der durchgeführten systemischen zytostatischen Chemotherapie stattfinden [z.B. nach CTC-Tabellen = *Common Toxicity Criteria*]. Auch hier erfolgt die Einteilung der Schweregrade anhand von Bewertungskriterien in 5 Schweregrade [0–5 = keine – letal].

Darüber hinaus muss aber auch immer kritisch eine Kosten-Nutzen-Abwägung getroffen werden.

Grundlagen der Strahlentherapie

Die Strahlentherapie ist integraler Bestandteil der modernen Onkologie. Diese Therapieform beinhaltet die therapeutische Anwendung ionisierender Strahlung, wobei sich bei der am weitesten verbreiteten perkutanen Strahlentherapie die Strahlenquelle in einiger Entfernung zum Patienten befindet [z.B. Kobalt 60 oder Linearbeschleuniger]. Bezüglich der Wirkung quantitativ am bedeutsamsten sind die durch die ionisierende Strahlung aus dem Wasser gebildeten freien Radikale, die ein Spektrum von verschiedenen Schäden an der Erbsubstanz [vor allem Strangbrüche] produzieren können.

Prinzipiell gilt, dass bei einer maximalen antitumorösen Wirkung das den Tumor umgebende gesunde Gewebe soweit wie möglich geschont wird. Dies wird durch moderne, differenzierte Bestrahlungstechniken und eine exakte Bestrahlungsplanung erreicht. Die notwendige **Tumorvernichtungsdosis**, die hierbei appliziert werden muss, hängt von der intrinsischen Radiosensitivität der verschiedenen Tumor- und Normalgeweben ab und wird durch Parameter wie Histologie, Grading, Erholungszeit und dem Tumorvolumen bestimmt.

Analog der bereits oben dargestellten zytostatischen Chemotherapie gibt es auch bei der Strahlentherapie im Wesentlichen drei generelle **Indikationen**:

- Nach erfolgter kurativer lokaler Therapie [R0-Situation nach Operation], aber hohem Rezidivrisiko sind Gesamtdosen von 50 Gy notwendig, um 90–95 % der noch möglicherweise vorhandenen Tumorzellen abzutöten [**adjuvante Therapieintention**].
- Bei mikroskopisch vorhandenem Residualtumor [R1-Situation] sind im Allgemeinen Dosen von 60 Gy notwendig, um lokal eine Heilung zu erreichen [**kurativ**].
- Gabe vor lokalen Therapiemaßnahmen, um einen operativen Eingriff zu begrenzen [z.B. Extremitätenerhalt/Organerhalt bzw. Erhaltung von Funktionalität] oder diesen Eingriff überhaupt erst zu ermöglichen [**neoadjuvante Therapieintention**].

Neben der Art der Strahlung wird die Eindringtiefe im Gewebe überwiegend durch die Energie bestimmt. Für die in der klinischen Routine gebräuchlichste Photonen- und Elektronenstrahlung ist der Tiefendosisverlauf unterschiedlich und ermöglicht so eine differenzierte Bestrahlung mit der Möglichkeit der Schonung von gesundem Gewebe bei größtmöglichem Antitumoreffekt.

Bevor eine Strahlentherapie durchgeführt wird, muss neben der Indikation, das Therapieziel sowie das eigentliche Bestrahlungsprotokoll definiert werden, das aus Zielvolumen, Strahlenart, Energie, Gesamt- und Einzeldosis, der Fraktionierung und der Behandlungszeit besteht. Für die exakte Einstellung des Bestrahlungsfeldes stehen Therapiesimulatoren zur Verfügung. Die geplante Gesamtdosis setzt sich aus den Einzeldosen [Fraktionen] zusammen. Man unterscheidet dabei:

- **konventionell fraktionierte Bestrahlung** [Standardfraktionierung]: tägliche Strahlendosis von 1,5–2,0 Gy, 5×/Woche bis zum Erreichen der Gesamtdosis
- **hyperfraktionierte Bestrahlung**: verringerte Strahlendosis pro Applikation, aber dafür mehrmals tägliche Bestrahlung
- **akzelerierte Bestrahlung**: Verkürzung der Gesamtbehandlungszeit durch mehrfach tägliche Bestrahlung bei erhaltener oder nur geringfügig reduzierter Einzeldosis.

Zwischen den einzelnen Bestrahlungsfraktionen muss auf eine mindestens 6-stündige Bestrahlungspause zur Vermeidung schwerer Nebenwirkungen geachtet werden.

Grundsätzlich hängt die Gesamtdosis zum einen vom Therapieziel [kurativer oder palliativer Ansatz] und andererseits von der Art der Tumorerkrankung ab. In der Regel liegen die zur kurativen Behandlung notwendigen Strahlungsdosen zwischen 55–70 Gy, die über einen Zeitraum von 5–7 Wochen [bei konventioneller Fraktionierung] verabreicht werden.

Die lokoregionäre Wirkung einer Strahlentherapie kann durch die simultane Verabreichung einer Chemotherapie [**kombinierte Radiochemotherapie**] verstärkt werden und hat bei einigen Tumorentitäten [z.B. Kopf-Hals-Tumoren, Analkarzinom, Zervixkarzinom] zu einer deutlichen Verbesserung der Remissions- und Heilungsraten geführt.

T

Interventionelle radiologische und endoskopische Verfahren

Die interventionellen Verfahren der Radiologie und Endoskopie haben in den letzten Jahrzehnten deutliche Fortschritte gemacht und bieten heute für onkologische Patienten ein großes Spektrum an minimal-invasiven, kurativen und palliativen Eingriffen an. Für die optimale Behandlung des Tumorpatienten ist dabei die interdisziplinäre Zusammenarbeit von Radiologie und/oder Endoskopie und dem betreuenden Onkologen neben der fachlichen und technischen Kompetenz der interventionellen Radiologen von entscheidender Bedeutung. Exemplarisch können hier nur einige wenige Verfahren kurz dargestellt werden.

Das am häufigsten eingesetzte interventionelle Verfahren ist die **transarterielle Chemoembolisation** [TACE]. Dieses Verfahren wird bei inoperablen Tumoren, die typischerweise auf die Leber beschränkt sind [z.B. hepatozellulärer Karzinom] angewendet. Hier kommt eine simultane Infusion eines Zytostatikums mit einem Embolisat zur Anwendung, sodass sich synergistische Effekte durch Tumorischämie und Zytostatikawirkung erreichen lassen. Mit dem Verfahren lassen sich beim inoperablen HCC mediane Überlebenszeiten von 26 Monaten erzielen. Alternative Verfahren sind die **Alkoholablation**, thermische Ablationsverfahren wie LITT [**laserinduzierte Thermotherapie**] oder RFA [**Radiofrequenzablation**].

Ein weiteres wichtiges Verfahren ist die **Stentimplantation** bei malignen Gallenwegsstenosen. Zum einen gibt es hier die perkutan transhepatische Cholangiodrainage* [PTCD], die in 95–100 % der Fälle durchgeführt werden kann, wohingegen eine endoskopische Gallenwegsdrainage nur bei 75–95 % der Fälle gelingt.

Weitere minimal-invasive, nicht-operative, interventionelle Verfahren sind Stentimplantationen des Ösophagus, Gastro- bzw. Jejunostomien, die eine enterale Ernährung des Tumorpatienten garantieren und mit hohem technischen Erfolg [98–100 %] bei kurzer Klinikaufenthaltsdauer durchgeführt werden können.

Bei osteolytischen Wirbelkörpermetastasen kann das Verfahren der Vertebroplastie, der Einbringung von Knochenzement mittels einer perkutanen Applikationskanüle in einen frakturierten bzw. gesinterten Wirbelkörper rasche Beschwerdefreiheit schaffen.

Multimodale Therapie

Zunehmend erfolgt die kurative Therapie solider Tumoren mittels multimodaler Konzepte. Neben der Lokaltherapie [Operation und/oder Strahlentherapie] spielt dabei die zytostatische, systemische Chemotherapie eine wesentliche Rolle. Die multimodale Therapie erfordert hierbei eine enge interdisziplinäre Kooperation mehrerer Fachdisziplinen, die schon in der Planungsphase in einem **Tumorboard** gemeinsam eine optimale Strategie für jeden einzelnen Tumorpatienten festlegen. Ein solches Tumorboard besteht im Wesentlichen aus den drei zentralen Tumordisziplinen Chirurgie, Strahlentherapie und Onkologie. Bei speziellen Fragestellungen kann dieses Board jedoch nach Bedarf ergänzt werden:

- Strahlentherapie
- onkologische Chirurgie
- internistische Onkologie
- interventionelle und diagnostische Radiologie
- interventionelle und diagnostische Endoskopie
- Pathologie
- Nuklearmedizin
- Psychoonkologie
- andere operative Fachdisziplinen.

Supportive Tumortherapie

Die spezifische, direkt gegen eine maligne Erkrankung gerichtete Therapie bedarf einer ergänzenden supportiven Behandlung, die darauf abzielt,

- die Folgen und Nebenwirkungen der spezifischen Tumortherapie zu reduzieren,
- die krankheitsbedingten direkten und indirekten Symptome zu lindern.

Zentrales Ziel supportiver Maßnahmen ist es daher, die Lebensqualität des betroffenen Patienten zu verbessern. Supportive Maßnahmen umfassen medikamentöse Maßnahmen zur Prophylaxe und Behandlung von Komplikationen, die mit der Antitumortherapie assoziiert sind, die Substitution von Blutprodukten sowie die ergänzende und begleitende psychosoziale Unterstützung.

Antiemetische Therapie bei systemischer Chemotherapie

Durch die Einführung neuer, hochpotenter Antiemetika [v.a. die 5-HT3-Rezeptorantagonisten*] und neuerdings auch durch NK-Rezeptorenblocker ist diese subjektiv unangenehme Nebenwirkung, auch bei hochemetogenen Therapieregimen, beherrschbar geworden.

Die derzeit zur Verfügung stehenden Antiemetika werden in Abhängigkeit vom emetogenen Potenzial der verabreichten zytostatischen Substanzen eingesetzt.

Therapie und Prophylaxe von Infektionen

Viele zytostatische Therapieregime sind mit einer vorübergehenden Beeinträchtigung des hämatopoetischen Systems verbunden und führen zu einer Erniedrigung der Leukozyten- und Thrombozytenzahlen sowie auch des Hämoglobins. Die Erniedrigung der Leukozyten und speziell der Granulozyten kann je nach Ausmaß und Dauer der Verminderung das Risiko für infektiöse Komplikationen erhöhen.

Ein hohes Risiko besteht insbesondere dann, wenn die Granulozytenzahl über mehr als 10 Tage auf Werte unter 500/µl abfällt oder zusätzliche Risikofaktoren [z.B. eine erhebliche Schleimhautschädigung oder ein Antikörpermangelsyndrom] bestehen. Beim Auftreten infektiöser Komplikationen, die sich in vielen Fällen lediglich in Form von Fieber manifestieren [Fieber unbekannten Ursprungs], muss unverzüglich mit einer antimikrobiellen Therapie begonnen werden. Da die Letalität einer zu spät behandelten Infektion bei schwerer Neutropenie mit Entwicklung einer Sepsis bei 70–100 % liegt, muss eine antimikrobielle Therapie sofort nach Temperaturanstieg und Abnahme der notwendigen Blutkulturen erfolgen. Eine Umstellung der antimikrobiellen Therapie ist nur bei fehlendem klinischen Erfolg erforderlich und sollte sich an den Ergebnissen der mikrobiologischen Resistenztestung orientieren.

Hämatopoetische Wachstumsfaktoren

Zur Beschleunigung der Regeneration der Granulozyten können hämatopoetische Wachstumsfaktoren wie beispielsweise der Granulozyten-Kolonie-stimulierender Faktor [G-CSF] eingesetzt werden. Aufgrund der erheblichen Kosten, die mit dieser Therapie verbunden sind, werden diese Substanzen nur bei Hoch-Risikopatienten verabreicht und am Tag 3–5 nach Ende der Chemotherapie begonnen und bis zum Wiederanstieg der Granulozytenzahl fortgesetzt.

Der Nutzen von rekombinantem Erythropoetin ist bei Patienten mit soliden Tumoren, weniger gut bei hämatologischen Systemerkrankungen belegt, ist jedoch in der Akutsituation keine Alternative zur Transfusion.

Substitution von Blutprodukten

Tumorbedingte und chemotherapieinduzierte Anämien bzw. Thrombozytopenien können durch die Substitution von Blutprodukten gut behandelt werden. Jedoch muss auch hierbei vor einem unkritischen Einsatz gewarnt werden, da jede Transfusion die Möglichkeit einer Alloimmunisierung und das Risiko einer bakteriellen oder viralen Infektion bietet.

Als genereller Anhaltswert, ab wann eine Erythrozytentransfusion indiziert ist, kann ein Hämoglobinwert von 8–9 g/dl angegeben werden. Hierbei sind aber immer individuelle Faktoren, wie subjektives Beschwerdebild, Alter, Komorbidität etc. zu berücksichtigen. Pro transfundiertem Erythrozytenkonzentrat ist mit einer Anhebung des Hämoglobinwertes um ca. 1 g/dl zu rechnen. Nebenwirkungen wie allergische Reaktionen treten in 3–5 % der Transfusionen auf.

Als Richtwert für die Transfusion von Thrombozytenkonzentraten gilt ein Thrombozytenwert von < 10.000/µl, sofern keine Zeichen einer hämorrhagischen Diathese, kein Fieber oder andere plasmatische Gerinnungsstörungen vorliegen. In letzteren Fällen kann eine Thrombozytentransfusion schon bei höheren Werten erforderlich sein. Bei einer suffizienten Transfusion steigen die Thrombozyten nach Gabe eines Thrombozytenkonzentrates um ca. 20–50.000/µl an, sofern keine Antikörper vorliegen oder die Thrombozyten sofort wieder verbraucht werden [z.B. Sepsis].

Schmerztherapie

Schmerzen stellen ein zentrales Problem der palliativen Tumortherapie dar. Bedauerlicherweise ist die Kenntnis über eine suffiziente Schmerztherapie lückenhaft – viele Tumorpatienten leiden an einer inadäquaten Therapieführung. Für die Therapie von Tumorschmerzen gelten einige feste Prinzipien. Hierzu gehören:

- die orale Therapie hat oberste Priorität
- die Gabe von Analgetika erfolgt zu festen Zeitpunkten und nicht nach Bedarf
- Analgetikanebenwirkungen [z.B. Obstipation und Nausea bei Opiaten] muss vorgebeugt werden
- eine Schmerzprävention ist besser als eine Schmerztherapie
- bei richtiger Anwendung machen Opiate nicht süchtig.

Bei der Anwendung des von der WHO 1997 in zweiter Auflage veröffentlichten Stufenschemas der Schmerztherapie kann in 80–85 % der Fälle eine subjektiv suffiziente Analgesie erreicht werden. Durch invasive schmerztherapeutische Verfahren [z.B. Periduralanästhesie] kann weiteren 10 % der Patienten geholfen werden.

Die Abbildung 1 zeigt das **Stufenschema der medikamentösen Schmerztherapie**:

- **Medikamente Stufe I**: peripher wirkende Analgetika [NSAIS], z.B. Acetylsalicylsäure*, Paracetamol*, Metamizol*, Ibuprofen*, Diclofenac*

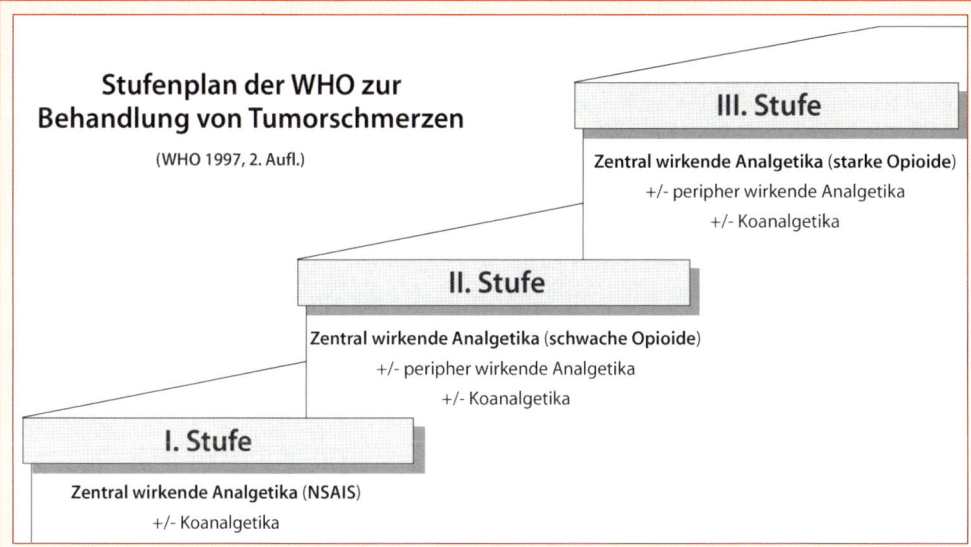

Stufenplan der WHO zur Behandlung von Tumorschmerzen

(WHO 1997, 2. Aufl.)

III. Stufe

Zentral wirkende Analgetika (starke Opioide)

+/- peripher wirkende Analgetika

+/- Koanalgetika

II. Stufe

Zentral wirkende Analgetika (schwache Opioide)

+/- peripher wirkende Analgetika

+/- Koanalgetika

I. Stufe

Zentral wirkende Analgetika (NSAIS)

+/- Koanalgetika

Abb. 1. Stufenschema der Schmerztherapie

- **Medikamente Stufe II**: zentral wirkende Analgetika [schwache Opiate], z.B. Codein*, Dihydrocodein*, Tramadol*, Tilidin* plus Naloxon*
- **Medikamente Stufe III**: zentral wirkende Analgetika [starke Opiate], z.B. Morphin*, Fentanyl*, Pethidin*, Piritramid*, Buprenorphin*, L-Methadon*
- **Koanalgetika**: z.B. Antidepressiva, Psychopharmaka, Kortikosteroide, Antiepileptika, Bisphosphonate

Tumorkachexie und Ernährung

Bei ca. 50 % aller Tumorerkrankungen und bei der Mehrzahl der fortgeschrittenen Krankheitsstadien kommt es zu einem Gewichtsverlust, der oft weit mehr als 10 % des Ausgangsgewichtes beträgt. Mögliche Ursachen sind:
- psychogene Ursachen, Übelkeit, Erbrechen
- Veränderungen des Geruchs- und Geschmacksempfindens
- tumorbedingte Ursachen [z.B. Schluckstörungen, Magen-Darm-Stenosen, Kurzdarmsyndrom]
- metabolische Effekte
- hormonelle Veränderungen
- Nebenwirkungen der spezifischen Antitumortherapie [z.B. Mukositis, Enteritis].

Die Behandlung gliedert sich in eine medikamentöse Komponente und eine optimierte Ernährungstherapie.

Ernährungstherapie:
- individuelle Ernährungsberatung
- adaptierte Kost [z.B. kleine, aber häufige Mahlzeiten]
- Nährstoffsubstitution, Kaloriensubstitution [Astronautenkost]
- Sondenernährung
- parenterale Ernährung.

Medikamentöse Therapie:
- Steroide
- Anabolika
- Hormone [Gestagene]
- Cannabinoide.

Zur Durchbrechung einer katabolen Stoffwechsellage ist die tägliche Gabe von 30–40 kcal pro kg Körpergewicht erforderlich. Eine Ernährung und eine spezielle Diät, die ein bereits manifestes Krebsleiden wieder zurückbilden kann, gibt es nicht.

T

Alopezie

Die Alopezie bei Chemotherapie ist substanz- und dosisabhängig und wird bei Polychemotherapie häufiger als bei Monotherapie beobachtet. Weiterhin spielen Alter und Geschlecht eine Rolle. In der Regel ist eine chemotherapiebedingte Alopezie reversibel. Sie beginnt ca. 1–2 Wochen nach Therapiebeginn, die Regeneration beginnt 1–2 Monate nach Beendigung der Behandlung. Diese Nebenwirkung kann weder verhindert werden, noch gibt es Substanzen, die die Regeneration der Haare beschleunigen. Die wesentliche Aufgabe besteht daher in der rechtzeitigen und detaillierten Aufklärung des Patienten und der frühzeitigen Beschaffung eines Haarersatzes. Die Kosten für einen künstlichen Haarersatz werden von den Krankenkassen übernommen.

Tab. 3. Nachsorge beim Kolonkarzinom [Stadium II und III UICC, Dt. Ärzteblatt 1999; 96:33]

Nachsorgemaßnahme	Monat						
	6	12	18	24	36	48	60
Anamnese körperliche Untersuchung CEA	•	•	•	•	•	•	•
Abdomen-Sonographie		•		•	•	•	•
Röntgen-Thorax		•			•	•	
Koloskopie*				•		•	

* bereits 3 Monate postoperativ, wenn prä-/intraoperativ keine vollständige Abklärung des Kolons erfolgte

Therapie der Mukositis, Stomatitis, Enteritis, Diarrhoe und Obstipation

Gastrointestinale Nebenwirkungen, im Speziellen entzündliche Veränderungen der Mund-, Dünn- und Dickdarmschleimhaut, sind häufige Folgen einer zytotoxischen Therapie [v.a. Antimetaboliten, Topoisomerasehemmer, Anthrazykline]. Klinisch bedeutsam ist diese Nebenwirkung

1. durch die Beeinträchtigung der physiologischen Schleimhautbarriere und die erhöhte Gefahr infektiöser Komplikationen,
2. durch die Beeinträchtigung der Nahrungsaufnahme und
3. durch Diarrhoe bedingte Flüssigkeits- und Elektrolytverluste. Eine wirksame Prophylaxe oder kausale Therapie gibt es nicht.

Die Therapie der Mukositis besteht in einer adäquaten Schmerztherapie und der Applikation lokaler desinfizierender Lösungen sowie ggfs. einer parenteralen Ernährung.

Die Behandlung der Diarrhoe umfasst den Ausgleich der Flüssigkeits- und Elektrolytverluste sowie die Gabe von Opioiden und Opiaten oder von Somatostatinanaloga.

Psychosoziale Unterstützung

Die Betreuung Krebskranker und auch sterbender Patienten sowie deren Angehöriger stellt eine große Herausforderung an Ärzte und Pflegepersonal dar. Eine angemessene psychosoziale Betreuung muss deshalb Teil des multimodalen therapeutischen Gesamtkonzeptes bei der Behandlung von Tumorpatienten sein. Da nur etwa 5–10 % aller Krebskranken von sich selbst aus Hilfe suchen, ist während des stationären Aufenthaltes eine Motivation zum Aufsuchen und Annehmen solcher Hilfen wichtig. Psychoonkologen sind daher in vielen onkologischen Zentren etabliert und leisten dort professionell Hilfe.

Die supportive Tumortherapie trägt ganz entscheidend zum Erfolg einer zytostatischen Chemotherapie bei. Erst durch die Verbesserung der supportiven Tumortherapie sind toxische, aber kurative Chemotherapien möglich geworden. Neben der dadurch möglichen Dosisintensivierung steht die Erhaltung bzw. die Verbesserung der Lebensqualität des Patienten ganz entscheidend im Vordergrund.

Nachsorge

Die strukturierte Nachsorge von Tumorpatienten zielt darauf ab, ein Rezidiv, aber auch möglicherweise auftretende Zweitmalignome [z.B. nach zytostatischer Chemotherapie oder Strahlentherapie] rechtzeitig zu entdecken, um möglichst wieder einen kurativen Anspruch bei der Behandlung zu haben. Darüber hinaus ist es Ziel der Nachsorge, mögliche Toxizitäten und Nebenwirkungen der initialen Tumortherapie zu erfassen und gegebenenfalls zu behandeln.

Die strukturierte Nachsorge ist bei den einzelnen Tumorentitäten unterschiedlich und setzt sich aus regelmäßigen ärztlichen Visiten [Anamnese und körperliche Untersuchung], aus der Erfassung von Laborparametern und apparativen Untersuchungen, wie beispielsweise bildgebenden und endoskopischen Verfahren, zusammen. Wenngleich ein Einfluss der **Tumormarker** in der Nachsorge auf die Überlebenszeit nicht zweifelsfrei belegt ist, kann ein Wiederanstieg doch relativ spezifisch auf ein Rezidiv der Tumorerkrankung hinweisen.

Beispielhaft ist in Tabelle 3 ein strukturierter Nachsorgeplan anhand des Kolonkarzinoms [Stadium II und III nach UICC] dargestellt.

Tur|bin|ek|to|mie f: **1.** →*Konchektomie* **2.** →*Konchotomie*
Tur|bi|no|to|mie f: Durchtrennung einer Nasenmuschel
Tu|ris|ta f: →*Reisediarrhoe*
Turner-Zeichen nt: zyanotische Verfärbung im Flankenbereich bei hämorrhagisch-nekrotisierender Pankreatitis
TUR-Syndrom nt: *s.u. Essay Benignes Prostatahyperplasie-Syndrom S. 1295*
Tus|si|la|go farfara f: →*Huflattich*
Tus|sis convulsiva m: →*Pertussis*
T3U-Test m: *Syn: T3-uptake-Test*; Bestimmung der freien Thyroxinbindungskapazität von thyroxinbindendem Globulin [TBG] im Blut, gemessen mit ^{125}I-Triiodthyronin [T3]; nach Inkubation der Probe wird das nicht an TBG gebundene markierte T3 bestimmt
TV bottom nt: *s.u. Kokzygodynie*
TVT-Technik f: *Syn: Tension-free Vaginal Tape; s.u. Essay Harninkontinenz S. 533*
T-Wel|le f: *Syn: T-Zacke*; letzte Welle im EKG; *s.a. Essay Elektrokardiogramm S. 317*
twenty nail syndrome nt: *s.u. Onychodystrophie*
Twiddler-Syndrom nt: *Syn: Pacemaker-Twiddler-Syndrom*; wiederholte Rotation eines Herzschrittmachers führt zu Dislokation der Sonde und ineffektiver Impulsabgabe
Twort-d'Herelle-Phänomen nt: *Syn: d'Herelle-Phänomen, Bakteriophagie*; Zerstörung von Bakterien durch Bakteriophagen
Tygstrup-Syndrom nt: →*Summerskill-Syndrom*
Tyl|ek|to|mie f: Form der brusterhaltenden Tumorentfernung bei Brustkrebs, bei der nur der Tumor und angrenzendes Gewebe entfernt werden; *s.a. Essay Neubildungen der Brustdrüse S. 969*
Tym|pa|nek|to|mie f: *Syn: Trommelfellentfernung, Myringektomie*; operative Entfernung des Trommelfells, z.B. bei Cholesteatom
Tym|pa|no|me|trie f: Messung des Mittelohrdruckes; der Druck im Gehörgang wird verändert und die druckabhängige Impedanzänderung aufgezeichnet
Tym|pa|no|plas|tik f: *Syn: Paukenhöhlenplastik*; plastische Operation zur Wiederherstellung des Schallleitungsapparates und zur Verbesserung des Gehörs; nach **Wullstein** unterscheidet man fünf Typen: **Typ I**: Trommelfellplastik [Myringoplastik*] bei Trommelfelldefekt und funktionsfähiger Gehörknöchelchenkette **Typ II**: Ossikuloplastik*, d.h. Re-

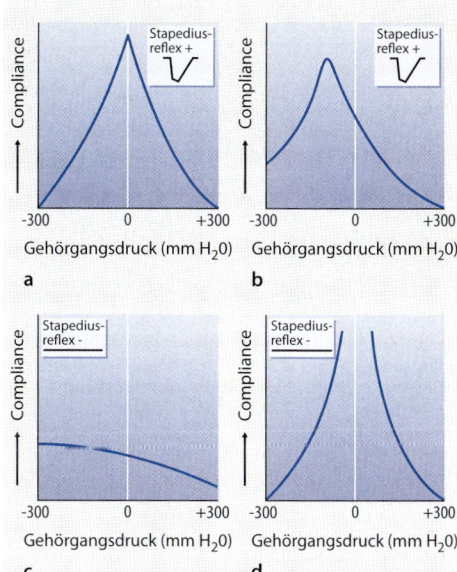

Abb. T47. Tympanometrie. a normales Tympanogramm: normale Compliance des Trommelfells, Stapediusreflex vorhanden; **b** Tuben-Mittelohrkatarrh mit Unterdruck in der Paukenhöhle: Kurvengipfel nach links verschoben, Stapediusreflex vorhanden; **c** Seromukotympanon: Kurve abgeflacht, maximale Impedanz, Stapediusreflex fehlt; **d** Ambossluxation: steile, oben offene Kurve durch überhöhte Compliance, Stapediusreflex fehlt

konstruktion der Gehörknöchelchenkette **Typ III**: direkte Übertragung des Schalldruckes vom Trommelfell oder Trommelfellersatz aufs Innenohr bei defekter Gehörknöchelchenkette; beim **klassischen Typ III** liegt das Trommelfell direkt auf dem Steigbügel auf; Varianten davon

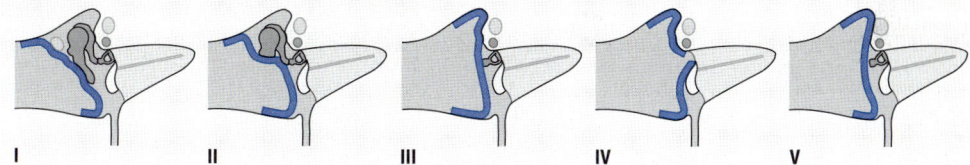

I   **II**   **III**   **IV**   **V**

Abb. T48. Tympanoplastik. Grundtypen der Tympanoplastik nach Wullstein [siehe Text]

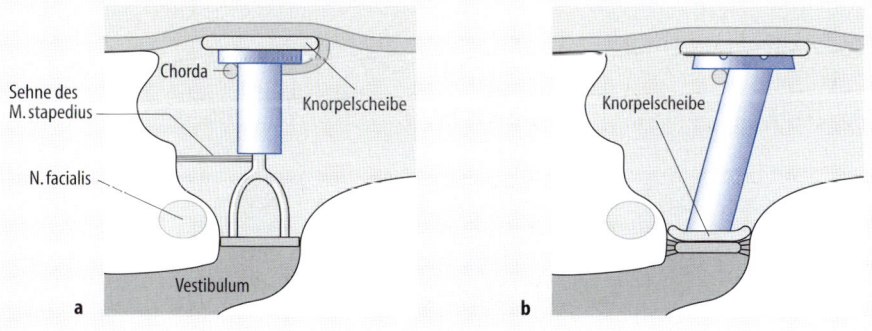

Sehne des M. stapedius — Chorda — Knorpelscheibe — N. facialis — Vestibulum — Knorpelscheibe

Abb. T49. Tympanoplastik. a PORP zwischen erhaltenem Steigbügel und Trommelfell, **b** TORP zwischen Trommelfell und Steigbügelplatte

sind Partial Ossicular chain Reconstructive Prosthesis, bei der eine Prothese zwischen erhaltenem Steigbügel und Trommelfell eingesetzt wird, und Total Ossicular chain Reconstructive Prosthesis, bei der die Prothese Trommelfell und Steigbügelplatte verbindet [Columellaeffekt] **Typ IV**: Entfernung der Gehörknöchelchen und Schallschutz des runden Fensters zur Vermeidung von Schallinterferenzen **Typ V**: Fensterungsoperation an der Fußplatte oder dem horizontalen Bogengang, z.B. bei Missbildungen des ovalen Fensters; *s.a. Essay Otitis media S. 1181*

Tym|pa|no|skle|ro|se f: → *Paukenhöhlensklerose*

Tym|pa|no|to|mie f: → *Parazentese*

Tyn|dall|o|me|trie f: auf dem Tyndall-Effekt [Lichtstreuung durch kolloidal gelöste Teilchen] beruhende fotometrische Trübungsmessung

Typ Hallopeau m: *s.u. Pemphigus vegetans*

Typh|lek|to|mie f: *Syn: Zäkektomie, Blinddarmresektion, Zäkumresektion*; operative Entfernung des Zäkums

Typh|lo|sto|mie f: *Syn: Zäkostomie, Zäkumfistelung*; Anlegen einer äußeren Zäkumfistel

Typh|lo|to|mie f: *Syn: Zäkotomie*; operative Eröffnung des Zäkums

Ty|phoid nt: typhusartige Erkrankung; im angloamerikanischen Raum Bezeichnung für Typhus*

Ty|phus m: *Syn: Typhus abdominalis, Bauchtyphus, Abdominaltyphus, Unterleibstyphus, typhoides Fieber*; melde- und isolierpflichtige Infektionskrankheit durch Salmonella* typhi, die heute in Deutschland [ca. 100 Fälle pro Jahr] fast nur noch bei Reisenden aus Entwicklungsländern auftritt; weltweit geht man aber von 20 Millionen Fällen mit 600.000 Todesfällen pro Jahr aus; der Erreger wird über kontaminierte Nahrungsmittel oder Wasser aufgenommen und wird mit dem Stuhl [seltener auch Urin] ausgeschieden; eine leichte, grippeartige Form wird als **Typhus ambulatorius/levissimus** bezeichnet; *s.u. Essay Tropenkrankheiten – importierte Krankheiten S. 1571*

  Typhus exanthematicus: → *epidemisches Fleckfieber*

Ty|phus|ba|zil|lus m, pl -li: *Syn: Salmonella typhi*; durch Wasser, Lebensmittel und Schmierinfektion übertragener Erreger des Typhus abdominalis; meist empfindlich für Ampicillin*, Mezlocillin*, Ceftriaxon*, Chloramphenicol*, Cotrimoxazol*, Ciprofloxacin*

Typ Neumann m: *s.u. Pemphigus vegetans*

Typ-I-Reaktion f: *s.u. Lepra*

Typ-II-Reaktion f: *s.u. Lepra*

Ty|ro|ci|din nt: von Bacillus brevis gebildetes Antibiotikum mit Wirkung gegen grampositive Erreger; **Anw.**: Lokaltherapie von Wunden

Ty|ro|sin|ä|mie f: *Syn: Hypertyrosinämie*; erhöhter Tyrosingehalt des Blutes; es gibt mehrere **hereditäre Tyrosinämien**, von denen die wichtigste Form, die **Tyrosinämie Typ I**, durch einen autosomal-rezessiven Defekt der Fumarylacetoacetase verursacht wird; es entstehen toxische Metabolite, die schon in der Säuglingszeit zu Leberversagen, zu

einer protrahierten Hepatopathie mit zirrhotischem Umbau und zu Hepatomen führen; häufig entstehen hepatozelluläre Karzinome; *s.u. Essay Störungen des Aminosäurestoffwechsels und Harnstoffzyklus S. 43*

  okulokutane Tyrosinämie: → *Tyrosinaminotransferasemangel*

Ty|ro|sin|a|mi|no|trans|fe|ra|se|man|gel m: *Syn: TAT-Mangel, okulokutane Tyrosinämie, Richner-Hanhart-Syndrom*; autosomal-rezessive Enzymopathie mit herpetiformer Keratitis, Hornhautdystrophie, Keratose von Händen und Füßen und evtl. geistiger Retardierung; **Therapie**: eiweißarme Ernährung mit Einstellung des Tyrosinspiegels auf unter 600 µmol/l führt zum Verschwinden der Symptome innerhalb weniger Wochen

Tyrosin-Phosphatase-Antikörper pl: Autoantikörper, die i.d.R. vor und zum Zeitpunkt der Manifestation von Typ-1-Diabetes mellitus im Serum nachweisbar sind; *s.a. Essay Diabetes mellitus S. 253*

Ty|ro|thri|cin nt: von Bacillus brevis gebildetes Antibiotikagemisch mit Wirkung gegen grampositive Erreger; enthält u.a. Gramicidin* und Tyrocidin*; **Anw.**: Lokaltherapie von Wunden

Tzanck-Test m: Schnelltest zur Diagnose von bullösen Dermatosen; mit einer Meißelsonde gewonnenes Material vom Erosions- oder Blasengrund wird auf einen Objektträger aufgebracht, getrocknet, fixiert und gefärbt; erlaubt z.B. eine Unterscheidung von Pemphigus* [akantholytische Zellen] und Pemphigoid*; *s.a. Essay Geschlechtskrankheiten – Genitale Kontaktinfektionen S. 475*

T-Zell-Lymphome pl: von T-Lymphozyten ausgehende Non-Hodgkin-Lymphome; *s.u. Essay Non-Hodgkin-Lymphome S. 1133, Essay Bösartige Neubildungen der Haut S. 993*

  T-Zell-Lymphome der Haut: T-Zell-Lymphome, die zurzeit der Diagnosestellung ohne Zeichen extrakutaner Manifestation bestehen, also primär im Hautorgan sich ansammelnde, meist klonale maligne lymphozytäre Neubildungen darstellen; typischerweise sind ältere Patienten ab 70 betroffen, Ausnahmen sind allerdings nicht selten; die wichtigsten T-Zell-Lymphome der Haut, wie etwa die Mycosis* fungoides, sind inkurabel und nach meist jahrelangem Verlauf tödlich; *s.u. Essay Bösartige Neubildungen der Haut S. 993*

  HTLV-1-assoziiertes T-Zell-Lymphom: *s.u. Essay Non-Hodgkin-Lymphome S. 1133*

  periphere T-Zell-Lymphome: *s.u. Essay Non-Hodgkin-Lymphome S. 1133*

T-Zell-Pseudolymphom nt: *Syn: lymphomatoide Papulose*; ätiologisch unklare Erkrankung mit Bildung schmerzhafter, geröteter Papeln durch eine Proliferation aktiver T-Lymphozyten in der Haut; *s.a. Pseudolymphom*

T-Zo|nen|lym|phom nt: lymphozytisches malignes Lymphom* niedriger Malignität der Kiel-Klassifikation; wird heute den peripheren T-Zell-Lymphomen zugeordnet; *s.a. Essay Non-Hodgkin-Lymphome S. 1133*

U

beiden Fällen überschreitet der intravesikale Druck zu einem bestimmten Zeitpunkt den intraurethralen Druck und es kommt zum spontanen Harnabgang; *s.u. Essay Harninkontinenz S. 533*

Überlleben, krankheitsfreies *nt*: in der Onkologie der Zeitabschnitt vom Zeitpunkt der kompletten Remission [CR] bis zum Auftreten des Tumorrezidivs; *s.u. Essay Tumortherapie S. 1593*

Überllebenslrate *f*: *s.u. Essay Tumortherapie S. 1593*

Überlsichltigkeit *f*: →*Hypermetropie*

Ullcus *nt, pl* **Ullcelra**: *Syn: Geschwür, Ulkus*; lokale Entzündung von Haut oder Schleimhaut mit in die Tiefe gehendem Substanzverlust; Sonderform einer nekrotisierenden Entzündung

Ulcus corneae: →*Hornhautgeschwür*

Ulcus cruris: *Syn: Unterschenkelgeschwür, Beingeschwür*; Geschwür der Unterschenkel- oder Fußhaut; meist als Folge einer chronisch-venösen Insuffizienz* [**Ulcus cruris venosum**] oder einer arteriellen Verschlusskrankheit [**Ulcus cruris arteriosum**]; ein **mikroangiopathisches** oder **arterioläres Ulcus cruris** entsteht bei Schädigung kleiner Arterien, z.B. bei Diabetes mellitus oder rheumatoider Arthritis; das typische venöse Unterschenkelgeschwür sitzt im Bereich des Innenknöchels und ist von veränderter Haut [induriert bis kallös, meist ekzematisiert] umgeben; es ist solitär, rund und nur mäßig schmerzhaft; meist führt eine sog. **Muttervarize** oder **Nährvene** vom Ulkus weg; die Geschwüre neigen zur Ausbreitung und zum Rezidiv, wobei die Rezidivulzera ausgedehnter, tiefer und therapieresistenter sind; die **Therapie** ist schwierig und meist langwierig; wichtig ist die Beseitigung der Stauung durch Kompression und Gehübungen tagsüber und Hochlagerung nachts; dazu kommt noch eine Wundpflege mit syn-

Überlbein *nt*: →*Ganglion*

Überlbrülckungslplaslstik *f*: *Syn: Überbrückungstransplantation*; Plastik zur Überbrückung eines Organ- oder Gefäßdefektes oder zur Überbrückung eines verschlossenen Abschnittes mit Hilfe eines Transplantats

Überlbrülckungslplatlte *f*: *s.u. Plattenosteosynthese*

Überlbrülckungsltranslplanltaltilon *f*: →*Überbrückungsplastik*

Überlgangslfrakltur *f*: *s.u. Epiphysenfraktur*

Überllaplpungslsynldrom *nt*: *Syn: Overlap-Syndrom*; Bezeichnung für Syndrome, die zusätzlich Symptome zeigen, die typisch für andere Syndrome sind; sie stellen meist besondere diagnostische Probleme; *s.a. Essay Systemische Sklerodermie S. 1473*

Überllauflinlkonltilnenz *f*: *Syn: Inkontinenz mit chronischer Harnretention*; Inkontinenz bei hoher Restharnmenge bei mechanischer Obstruktion der Blasenentleerung oder bei vermindert dehnbarer Blase [**low compliance bladder**] mit oder ohne Verschlussinsuffizienz der Harnröhre; in

Tab. U1. Ulcus cruris. Ätiologie des Ulcus cruris

Exogene Noxen (oft von zusätzlicher Bedeutung)	Mechanische Traumen	– Verletzungen, Druckstellen, Dekubitus, Artefakte
	Thermische Noxen	– Verbrennung, Erfrierung
	Aktinische Noxen	– z.B. Röntgenstrahlen
	Chemische Noxen	– Verätzung, Sensibilisierung
	Iatrogene Noxen	– Phlebographie, Verödung
	Mikrobielle Noxen	– Pyodermien, Ekthyma, Osteomyelitis, tiefe Mykosen, Mykobakterien, Parasitosen (Leishmaniose, Filiariasis)
(Vorwiegend) Vaskuläre Noxen	Arterielle Ulzera	– Bei arterieller Verschlusskrankheit
	Arterioläre Ulzera	– Nekrotische Angiodermitis, Sonderform: Ulcus hypertonicum Martorell; diabetische Ulzera
	Ulzera durch Embolisation	– Cholesterinembolie
	Vaskulitische Ulzera	– z.B. Livedovaskulitis, exulzerierte Nodularvaskulitis, rheumatoide Vaskulitis
	Bluterkrankung	– z.B. Thrombozytose, Lupusantikoagulans, Sphärozytose, Fibrinolysestörungen (z.B. Klinefelter-Syndrom)
	Venöse Ulzera	– Infolge chronischer venöser ambulatorischer Hypertension bei chronischer Veneninsuffizienz
	Arteriovenöse Fisteln	– Können zu chronischer Veneninsuffizienz führen
	„Ulcus mixtum"	– Arterielle Verschlusskrankheit + chronische Veneninsuffizienz
	Dermatologische Erkrankungen	– Pyoderma gangraenosum, Necrobiosis lipoidica, Sklerodermie, Radiodrem, Frostbeule, Sarkoidose
	Exulzerierte Tumoren	– Basaliome, Spinaliome, Melanom, Morbus Kaposi
Neurotrophische Ulzera (immer an Druckstellen besonders der Sohlen, oft Knochenmitbeteiligung im Sinne einer Akroosteolyse, akrale bis sockenförmige Sensibilitätsstörungen)	Periphere Neuropathien	– Diabetes mellitus
		– Exogen-toxische Ursachen (Alkoholismus, Polyvinylchlorid INH)
		– Nervenverletzungen
		– Gastrointestinale Resorptionsstörungen (z.B. Perniciosa)
		– Lepra
		– Hereditäre Formen („Acropathie ulceromutilante pseudosyringomyelique familiale")
	Zentralnervöse Ursachen	– Syringomyelie
		– Myelodysplasie
		– Tabes dorsalis

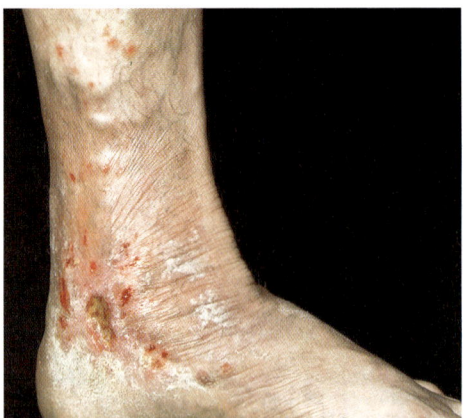

Abb. U1. Ulcus cruris. Ulcus cruris venosum als Folge einer chronisch-venösen Insuffizienz

thetischen Wundverbänden; eine chirurgische Deckung mit Mesh-Graft ist nur in Einzelfällen sinnvoll und erfolgreich; von manchen Autoren wird eine Faszienent-fernung [Fasziotomie und Fasziektomie] und/oder eine großzügige Exzision der Geschwüre empfohlen; *s.u. Essay Krampfadern/Varizen S. 1643*

Ulcus duodeni: häufigstes Geschwür des Magen-Darm-Traktes; ist etwa fünfmal häufiger als das Magengeschwür; betrifft Männer 2–3mal häufiger als Frauen; Zwölffinger-darmgeschwüre sind praktisch immer im Bereich des Bulbus duodeni zu finden; weiter distal liegende Ulzera weisen fast immer auf ein Zollinger-Ellison-Syndrom hin; akute Zwölffingerdarmgeschwüre sind selten, z.B. nach Verbrennungen oder Traumen [**Stressulkus**]; **Ätiologie:** der pathogenetisch wichtigste Faktor der Ulkusentstehung im Duodenum ist eine Hypersekretion von Magensäure mit erhöhter Parietalzellmasse, erhöhter basaler und maximaler Säuresekretion, gesteigerter nächtlicher Säuresekretion, erhöhtem Vagotonus, erhöhter vagaler Histaminausschüttung und gesteigerter Sensibilität der Parietalzellen für Gastrin; Helicobacter pylori-Besiedlung des Magens, gesteigerte Pepsinsekretion, beschleunigte Magenentleerung, Antiphlogistika, Rauchen, Alkohol, verminderte Prostaglandinsynthese sowie psychischer und physischer Stress sind wesentliche ulzerogene Faktoren; trotzdem gilt weiterhin, **ohne Säure kein Ulkus**

Klinik: epigastrischer Schmerz zwischen Nabel und rechtem Rippenrand, Nüchtern- und Hungerschmerz [nachts, am frühen Morgen]; Schmerzausstrahlung in den Rücken

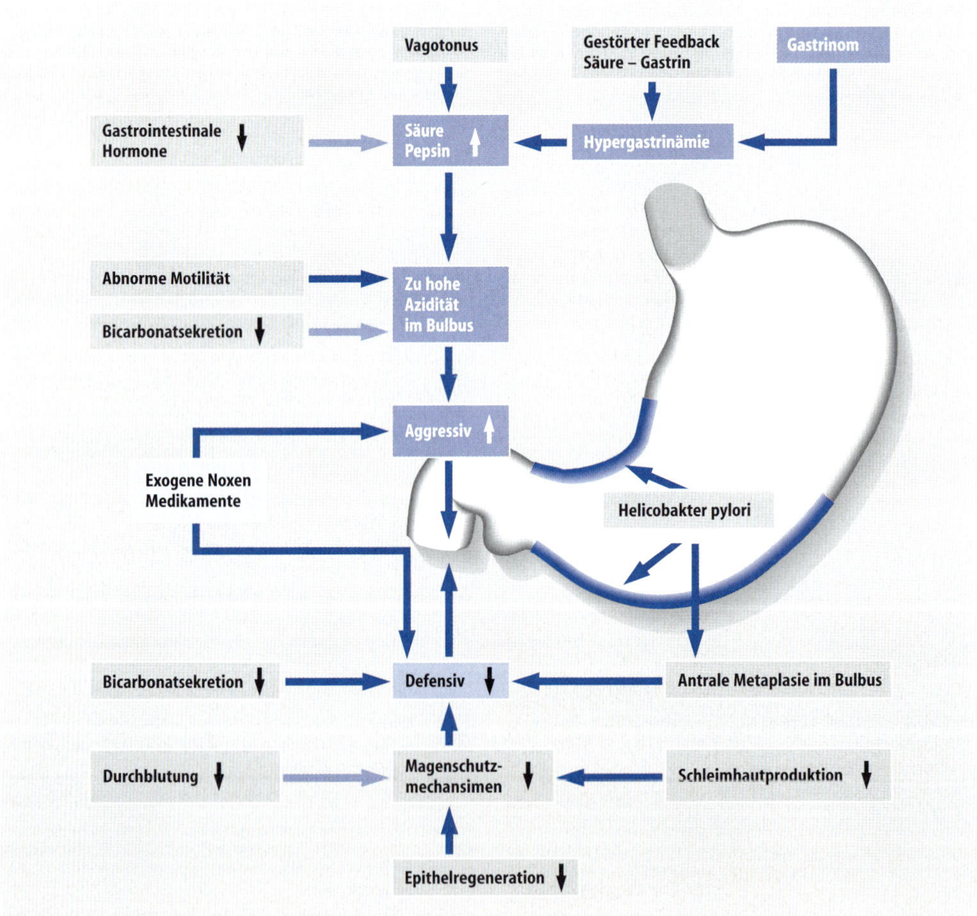

Abb. U2. Ulcus duodeni. Pathogenese

[v.a. bei penetrierendem Ulkus der Hinterwand]; **Diagnose**: Endoskopie; Röntgen; Funktionstests meist nur bei Verdacht auf Zollinger-Ellison-Syndrom; wichtige **Komplikationen**: Blutung, Perforation, Stenose Therapie: primär konservativ mit Senkung der Säureproduktion [H₂-Antihistaminika, Protonenpumpenhemmer] und Eradikation von Helicobacter pylori; Ausschaltung bzw. Vermeidung ulzerogener Faktoren; bei Versagen der konservativen Therapie [meist aufgrund mangelnder Compliance bzw. fehlender Anpassung des Lebenswandels] Vagotomie; sehr selten auch Magenresektion nach Billroth I oder II; *s.u. Essay Gastritis und peptisches Ulkus S. 443*

Ulcus durum: *Syn: harter Schanker, Hunter-Schanker, syphilitischer Primäraffekt*; primäres Hautgeschwür bei Syphilis*

Ulcus molle: *Syn: weicher Schanker, Chankroid*; v.a. in Afrika, Asien und Südamerika vorkommende Geschlechtskrankheit durch **Haemophilus ducreyi**; befällt Männer wesentlich häufiger als Frauen, die wahrscheinlich als symptomlose Keimträger fungieren; nach einer Inkubationszeit von 1–5 [maximal 30] Tagen kommt es zur Bildung mehrerer schmerzhafter, genitaler Ulzera, die unbehandelt nach mehreren Wochen spontan abheilen; in ca. 50 % der Fälle kommt es nach Tagen bis Wochen zur Entwicklung einer i.d.R. einseitigen, massiven Schwellung von Lymphknoten [Bubo]; meist sind mehrere Lymphknoten betroffen, die mit einander verbacken; in der Hälfte der Fälle kommt es zu eitriger Einschmelzung und Abszessbildung; **Diagnose**: Abstrichpräparat aus den Ulzera und mikroskopischer Nachweis der Erreger; **Therapie**:

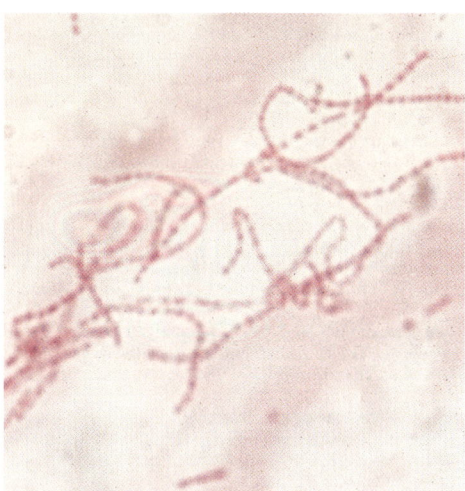

Abb. U3. Ulcus molle. Haemophilus ducreyi

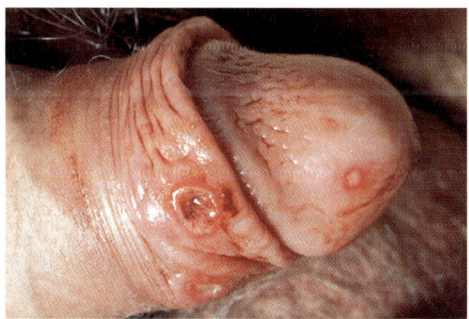

Abb. U4. Ulcus molle. Typische schmerzhafte, genitale Ulzera

einmalige Gabe von Ceftriaxon* i.m. oder Azithromycin* oral; *s.a. Essay Geschlechtskrankheiten – Genitale Kontaktinfektionen S. 475*

phagedänische Ulzera: →*Meleney-Geschwür*

Ulcus pyloricum: *Syn: Ulcus ad pylorum, pylorisches/präpylorisches Ulkus*; das pylorusnahe Ulcus ventriculi spricht nur schlecht auf Säurereduktion an und hat nach Vagotomie eine hohe Rezidivrate; führt häufig zu erworbener Pylorusstenose

Ulcus rodens: *s.u. Basaliom*

Ulcus serpens: *Syn: kriechendes Hornhautgeschwür*; *s.u. Hornhautgeschwür*

Ulcus terebrans: *s.u. Basaliom*

Ulcus ventriculi: *Syn: Magenulkus, Magenschleimhautgeschwür, Magengeschwür*; v.a. Männer befallendes Geschwür der Magenschleimhaut, das meist an der kleinen Magenkurvatur im Übergangsbereich von Antrum- und Korpusschleimhaut sitzt; wesentlich seltener als das Ulcus duodeni; das akute Magengeschwür kann durch Reflux von Darminhalt, Stress, Medikamente und Helicobacter* pylori verursacht werden; bei den chronischen Magengeschwüren liegt aber in 100 % der Fälle eine Helicobacter-pylori-Gastritis vor, allerdings entwickeln nur 2 % aller Patienten mit Helicobacter pylori ein Ulkus; **Klinik**: nach dem Essen auftretende Oberbauchschmerzen, Völlegefühl, Druckschmerz links und oberhalb vom Nabel; **Diagnose**: Anamnese, Gastroskopie, Röntgen; das Magengeschwür heilt zum größten Teil spontan, wenn auch langsam, ab; allerdings kommt es in mehr als 60 % der Fälle zu Rezidiven; die **Therapie** der Wahl ist heute die Eradikationstherapie von Helicobacter pylori, dazu kommt die Ausschaltung aggressiver Faktoren durch H₂-Antihistaminika, Protonenpumpenhemmer und das Absetzen verursachender Medikamente sowie die Meidung scharfer Gewürze, Getränke und von Nicotin; *s.u. Essay Gastritis und peptisches Ulkus S. 443*

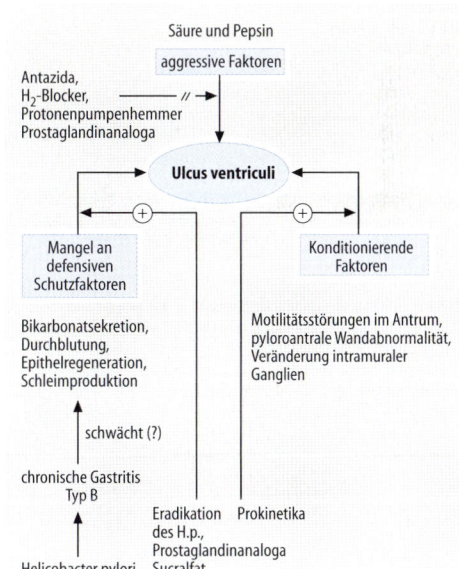

Abb. U5. Ulcus ventriculi. Pathogenese und Angriffspunkte der Therapie

Ulcus vulvae acutum (Lipschütz): Aphthose der Vulva als Begleiterscheinung bei schweren Allgemeinerkrankungen und Virusinfekten; die Aphthen sind extrem schmerzhaft und können bis zu 4 Wochen bestehen bleiben; **Therapie**:

Sitzbäder, anästhesierende Salben

Ul|kus|krank|heit f: Syn: Geschwürskrankheit, Geschwürsleiden, Helkosis; chronisch rezidivierendes Geschwür von Magen oder Dünndarm; der größte Teil der Fälle wird durch Helicobacter* pylori oder die Einnahme von nicht-steroidalen Antiphlogistika verursacht; das **klinische Bild** ist meist unspezifisch; klassische Zeichen [z.B. Nüchternschmerz bei Ulcus duodeni oder postprandialer Schmerz bei Ulcus ventriculi] fehlen und die **Diagnose** des Helicobacter-Ulkus beruht deshalb immer auf Gastroskopie und Untersuchung des gewonnenen Biopsiematerials [meist Schnelltest auf Urease]; **Therapie**: Absetzen der nicht-steroidalen Antiphlogistika bzw. Eradikationstherapie von Helicobacter pylori; die empfohlene Standardtherapie besteht aus einer Kombination von Säurehemmung durch Protonenpumpenhemmer oder H_2-Antagonisten und zwei Antibiotika [meist Metronidazol, Clarithromycin, Amoxicillin] für die Dauer von mindestens 1 Woche; bei erfolgreicher Eradikationstherapie ist keine Rezidivprophylaxe erforderlich; s.u. Essay Gastritis und peptisches Ulkus S. 443

Ul|kus|per|fo|ra|ti|on f: Syn: Ulcus perforans; eine die Wand von Magen oder Dünndarm durchbrechendes Geschwür tritt bei 3–5 % aller gastroduodenalen Ulzera auf; bei **gedeckter Perforation** liegt eine Verklebung mit Umgebungsgewebe [v.a. Omentum, Pankreas, Kolon, Gallenblase] vor und die Symptomatik ist unspezifisch und wenig dramatisch; die **freie Ulkusperforation** dagegen beginnt mit plötzlich einsetzenden heftigen Schmerzen und Zeichen eines akuten Abdomens; sie ist eine absolute Operationsindikation; die **Therapie** hängt von der Ulkusgröße ab; kleinere Ulzera können exzidiert und übernäht werden, bei ausgedehnten Geschwüren wird u.U. eine Gastrektomie erforderlich; **Prognose**: bei operativer Versorgung innerhalb von 6 h liegt die Letalität bei ca. 1,5 %; erfolgt sie erst nach 12 h steigt die Letalität auf über 30 % an

Ul|kus|plas|tik f: →Helkoplastik

Ul|kus|ver|sor|gung f: →Helkoplastik

Ullrich-Scheie-Syndrom nt: →Mukopolysaccharidose I-S

Ul|na|frak|tur f: Syn: Ellenbruch, Ellenfraktur; die Ulna kann im Bereich des Olekranons [s.u. Olekranonfraktur], des Schaftes oder der distalen Ulna frakturieren; am häufigsten sind isolierte Schaftbrüche [Parierfraktur*], Unterarmschaftfraktur* [Schaftbrüche von Ulna und Radius] und die proximale Ulnafraktur mit ventraler Luxation des Radiusköpfchens [Monteggia-Fraktur*]; Schaftfrakturen im Kindesalter werden konservativ behandelt, beim Erwachsenen wird meist eine offene Reposition und Osteosynthese durchgeführt; s.a. Essay Fraktur, Luxation, Distorsion S. 423

Ul|na|ris|läh|mung f: die Lähmung des Nervus ulnaris ist die zweithäufigste periphere Nervenlähmung; sie wird meist durch eine Schädigung des Nervens im Sulcus ulnaris verursacht; man unterscheidet drei Lähmungstypen: eine **vollständige Ulnarislähmung** beruht auf einer Schädigung oberhalb des Sulcus ulnaris; typisch dafür ist die sog. **Krallenhand**, die durch die Atrophie des Musculi lumbricales verursacht wird; im Anfangsstadium ist die **Klinik** aber eher unauffällig und die **Diagnose** kann nur elektrophysiologisch gestellt werden; wichtig ist die Abgrenzung vom C7-Syndrom, bei dem die Hyperextension der letzten beiden Finger fehlt

Schädigung im Bereich des Sulcus nervi ulnaris führt zum **Sulcus-ulnaris-Syndrom**; i.d.R. wird sie durch arthrotische Veränderungen oder einen posttraumatischen Cubitus valgus bedingt; z.T. auch eine Folge von chronischen Mikrotraumen bei Subluxation durch einen seichten Sulcus; **klinisch** fallen eine ausgeprägte Atrophie des Kleinfingerballens und das Spatium interosseum I sowie eine Hakenstellung des 4. und 5. Fingers auf; man findet Sensibilitätsstörungen im Bereich des Kleinfingers und der ulnaren Kante des 4. Fingers; der Nerv ist druckschmerz-

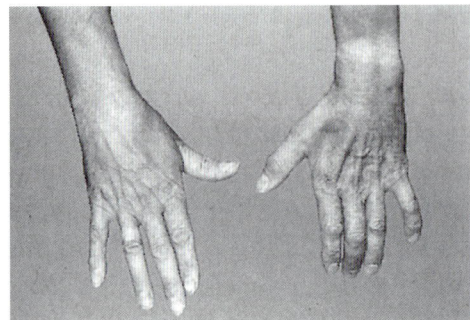

Abb. U6. Ulnarislähmung. Muskelatrophie bei Sulcus-ulnaris-Syndrom

haft im Sulkus und kann u.U. mit dem Finger luxiert werden; die Daumenadduktion ist abgeschwächt [**Froment-Zeichen**]

das **Ulnarislogensyndrom** ist Folge einer traumatischer Schädigung [**Radfahrerlähmung, Motorradfahrerlähmung**] oder Druckschädigung innerhalb der Ulnarisloge [deshalb auch Syndrom der distalen Ulnarisloge]; die Symptomatik hängt vom Ort der Schädigung ab; ist nur der Ramus profundus geschädigt, sind alle motorischen Funktionen betroffen; bei isolierter Schädigung des Ramus superficialis kommt es zu einer Sensibilitätsstörung am Hypothenar ohne motorische Störung

Therapie: bei Sulcus-ulnaris-Syndrom und Ulnarislogensyndrom operative Lösung und Verlagerung; selbst wenn die Symptome bereits 1–2 Jahre bestanden, kommt es bei 70–80 % zur Besserung und bei 50 % zur völligen Beschwerdefreiheit; s.a. Essay Nervenkompressionssyndrome S. 1099

Ul|na|ris|lo|gen|syn|drom nt: Syn: Syndrom der distalen Ulnarisloge; s.u. Ulnarislähmung

Ul|tra|hoch|fre|quenz|the|ra|pie f: Syn: Dezimeterwellentherapie; Form der Hochfrequenztherapie mit einer Wellenlänge von 69 cm und Frequenz von 434 MHz zur Wärmebehandlung tiefer Gewebe

Ul|tra|mi|kro|skop nt: spezielles Dunkelfeldmikroskop zur Darstellung submikroskopischer Teilchen

Ul|tra|schall m: Schallwellen mit einer Frequenz von mehr als 20 kHz, jenseits der oberen Hörgrenze des Menschen; werden in Diagnose [Ultraschalldiagnostik*] und Therapie [Ultraschallbehandlung*] eingesetzt

fokussierter Ultraschall hoher Intensität: Syn: high intensity focused ultrasound; s.u. Essay Benignes Prostatahyperplasie-Syndrom S. 1295

Ul|tra|schall|be|hand|lung f: Ultraschallwellen, die auf Grenzflächen von Geweben auftreffen, führen durch Reibung und Vibration zur Erwärmung; Ultraschallbehandlung ist deshalb eine mechanische Therapie; sie wirkt durchblutungsfördernd, muskelrelaxierend, analgetisch, verbessert die Trophik und kann Verklebungen auflösen; **Anw.**: Anregung der Fraktur- und Wundheilung, Verbesserung von Durchblutung und Trophik bradytropher Gewebe, Thermotherapie chronisch entzündlicher Erkrankungen; **Kontraind.**: Schwangerschaft, Metallimplantate, insbesondere Herzschrittmacher, Infektionen, frische Wunden und akute Blutung

Ul|tra|schall|di|a|gnos|tik f: bildgebende, nichtinvasive Verfahren, bei denen Ultraschall als Impuls [**Sonografie***] oder Dauerton [**Doppler-Sonografie***] ausgesendet wird

Ultraschall-Dopplertechnik f: →Doppler-Sonografie

Ul|tra|schall|e|cho|kar|di|o|gra|fie, -gra|phie f: →Echokardiografie

Ul|tra|schall|kar|di|o|gra|fie, -gra|phie f: →Echokardiografie

Ultraschall-Liposuktion f: Syn: SMEI-Technik nach Zocchi; s.u. Liposuktion

Ul|tra|schall|mam|mo|gra|fie, -gra|phie f: →Mammasonografie

Ul|tra|schall|mi|kro|skop nt: Mikroskop mit Ultraschallabtastung des Objektes

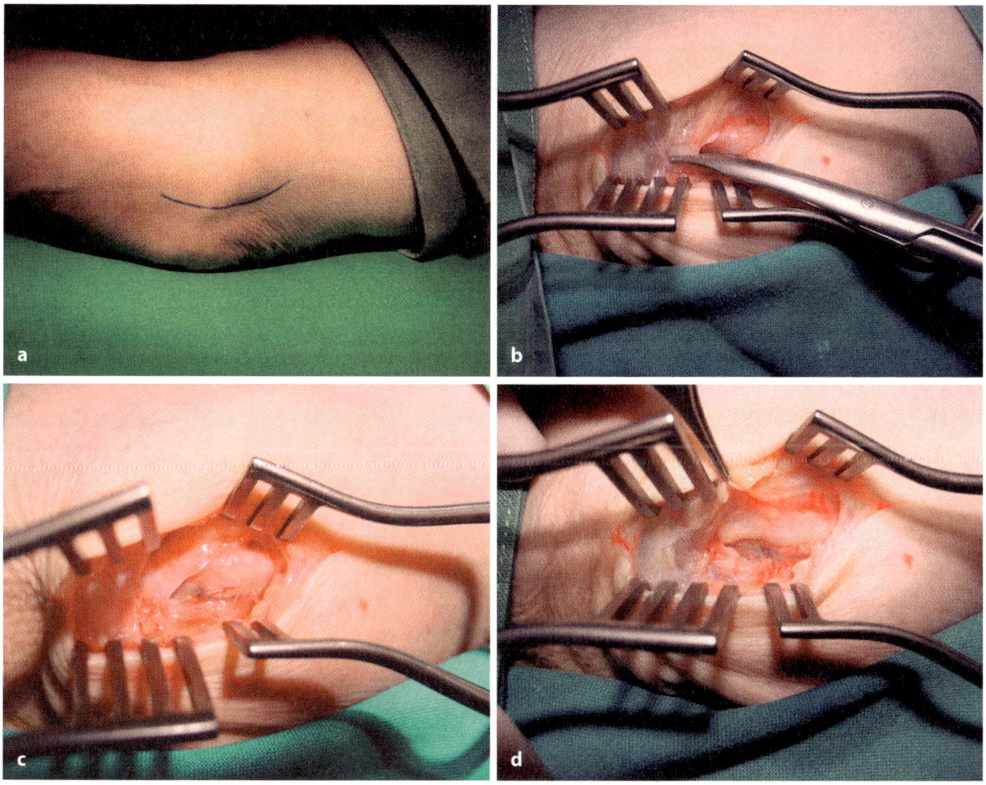

Abb. U7. Ulnarislähmung. Dekompression des Nervus ulnaris: **a** Schnittführung **b-d** Darstellung des Nerven im Sulcus und Resektion der Faszie zwischen den Flexorenköpfen

Ul|tra|schall|pho|no|kar|di|o|gra|fie, -gra|phie f: *Syn:* Echofonokardiografie, Echophonokardiografie; kombinierte Echokardiografie und Phonokardiografie; gibt Zusatzinformationen bei der Abklärung von Herzgeräuschen

Ul|tra|schall|to|mo|gra|fie, -gra|phie f: *Syn:* B-Bild; *s.u. Sonografie*

Ul|tra|vi|o|lett|mi|kro|skop nt: *Syn:* UV-Mikroskop; Mikroskop mit UV-Licht; ein Bildwandler ermöglicht die direkte Betrachtung des Objektes

Um|bau|gas|tri|tis f, pl **-ti|den**: chronisch-atrophische Gastritis mit Metaplasie der Schleimhaut

Um|bi|li|kal|her|nie f: →*Nabelbruch*

Um|ge|hungs|plas|tik f: →*Bypass*

Um|lauf m: →*Paronychie*

Um|schlag|spunkt, oberer m: Beginn der endgültigen Negativbewegung im EKG, d.h. die Zeit vom Beginn der Q-Zacke bis zur Spitze der R-Zacke; *s.a. Essay Elektrokardiogramm S. 317*

Um|stel|lungs|os|te|o|to|mie f: Osteotomie zur Korrektur von angeborenen oder erworbenen Fehlbildungen oder Fehlstellungen bei der eine Änderung der Achsenstellung vorgenommen wird; am häufigsten als **Valgisierungsosteotomie** zur Behandlung einer medialen Gonarthrose bei Genu varum oder **Varisierungsosteotomie** zur Verhinderung einer Koxarthrose bei dysplastischer Coxa valga

Um|wand|lungs|o|pe|ra|ti|on f: Operation zur Umwandlung einer ungünstigen Operation in eine günstigere Technik, z.B. Umwandlung einer Magenresektion nach Billroth I in eine nach Billroth II

Un|ci|na|ria f: *Syn:* Hakenwurm; Sammelbegriff für Ancylostoma* und Necator*

10-Un|de|cen|säu|re f: →*Undecylensäure*

Un|de|cy|len|säu|re f: *Syn:* Acidum undecylenicum, 10-Undecensäure; lokales Antimykotikum; wirkt v.a. gegen Epider-

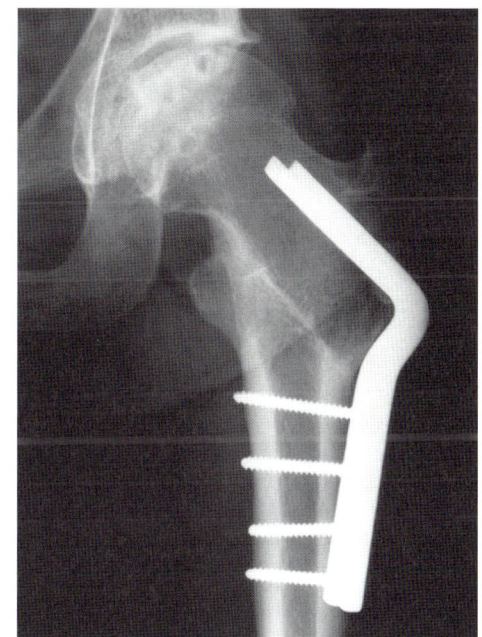

Abb. U8. Umstellungsosteotomie. Flexionsosteotomie zur Entlastung einer Hüftkopfnekrose

mophyton-, Microsporum- und Trichophyton-Species; Antihidrotikum; Insektenschutzmittel; *s.a. Essay Mykosen S. 1059*

unhappy triad nt: *s.u. mediale Seitenbandruptur*

Unna-Krankheit f: → *seborrhoisches Ekzem*

Unna-Politzer-Nackennävus m: *Syn: Storchenbiss, Nävus Unna-Politzer; s.u. Naevus flammeus*

Un|ter|arm|frak|tur f: *Syn: Vorderarmfraktur*; Fraktur eines oder beider Unterarmknochen; *s.a. Radiusfraktur, Ulnafraktur, Unterarmschaftfraktur*

Un|ter|arm|schaft|frak|tur f: *Syn: Vorderarmschaftfraktur*; Frakturen beider Unterarmknochen beim Erwachsenen sind eine absolute Indikation zur Osteosynthese [offene oder geschlossen Reposition, Plattenosteosynthese oder intramedulläre Schienung mit Marknägeln]; bei Kindern reicht meist eine konservative Behandlung, da es sich dann um eine Grünholzfraktur handelt; *s.a. Essay Fraktur, Luxation, Distorsion S. 423*

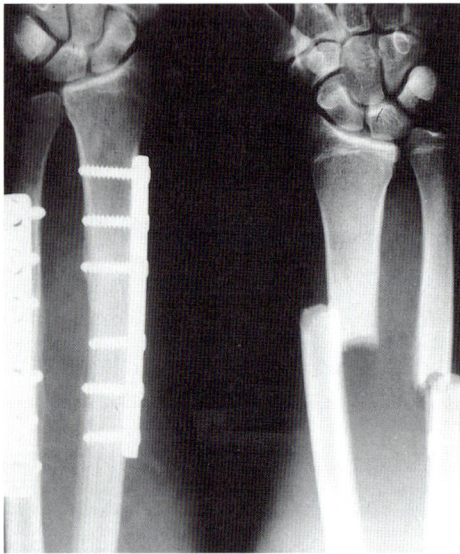

Abb. U9. Unterarmschaftfraktur

Un|ter|arm|typ m: seltene Form der chronischen arteriellen Verschlusskrankheit im Bereich der oberen Körperhälfte; *s.a. Essay Periphere arterielle Verschlusskrankheit S. 1661*

Un|ter|bauch|schmerz|syn|drom, chronisches nt: *Syn: chronic pelvic pain syndrome*; zyklusabhängige, aber auch zyklusunabhängige Unterbauchschmerzen, die für länger als sechs Monate bestehen; häufiges Krankheitsbild, von dem etwa 15 % aller Frauen zwischen 18 und 50 Jahren betroffen sind; kann durch zahlreiche organische Erkrankungen insbesondere des Urogenitaltraktes, des Darmes, des Skelettes und des Nervensystems verursacht werden, daneben spielen psychische und psychosomatische Faktoren eine große Rolle; *s.u. Essay Entzündliche Erkrankungen der weiblichen Beckenorgane S. 1609*

Un|ter|kie|fer|ent|fer|nung f: → *Mandibulektomie*

Un|ter|kie|fer|frak|tur f: sind meist Folge einer direkten Gewalteinwirkung und entstehen v.a. an anatomischen Schwachstellen [z.B. Gelenkfortsatz]; die **Therapie** hängt von der Art und Lage der Fraktur ab; Frakturen im Corpus- und Ramusbereich können geschlossen reponiert und mit einem Drahtschienenverband fixiert werden; Gelenkfortsatzfrakturen mit oder ohne Luxation erfordern eine offene Reposition und Osteosynthese; *s.a. Essay Fraktur, Luxation, Distorsion S. 423*

Un|ter|kie|fer|re|sek|ti|on f: → *Mandibulektomie*

Un|ter|küh|lung f: → *Hypothermie*

Un|ter|schen|kel|frak|tur f: Fraktur eines oder beider Unterschenkelknochen; *s.a. Unterschenkelschaftfraktur, Tibiafraktur, Wadenbeinfraktur*

Un|ter|schen|kel|ge|schwür nt: → *Ulcus cruris*

Un|ter|schen|kel|schaft|frak|tur f: Fraktur beider Unterschenkelknochen; **Therapie**: i.d.R. operativ, nur in seltenen Fällen [Kinder, kaum dislozierte Fraktur] konservativ; meist wird nur die Tibia mittels Marknagelung stabilisiert, da die Fibula durch die Ruhigstellung von alleine heilen kann; *s.a. Essay Fraktur, Luxation, Distorsion S. 423*

Un|ter|schen|kel|typ m: chronische arterielle Verschlusskrankheit mit vorwiegendem Befall des popliteo-kruralen Abschnitts; *s.a. Essay Periphere arterielle Verschlusskrankheit S. 1661*

Upside-down stomach nt: *s.u. Hiatushernie*

Ur|ä|mie f: *Syn: Harnvergiftung*; bei akutem oder chronischem Nierenversagen auftretende Erhöhung des Harnstoffspiegels im Blut; führt zu Appetitlosigkeit, Erbrechen, Anämie, Verwirrtheit, Unruhe, Krampfneigung und evtl. Bewusstlosigkeit [**urämisches Koma**]; *s.a. hämolytisch-urämisches Syndrom*

Ura|ni|tis granulomatosa f: *s.u. Cheilitis granulomatosa*

Ura|no|plas|tik f: *Syn: Gaumenplastik, Palatoplastik*; plastische Operation zur Korrektur von Fehlbildungen [Gaumenspalte] oder Verletzungen des Gaumens; *s.a. Lippen-Kiefer-Gaumenspalte*

Ura|nor|rha|phie f: *Syn: Gaumennaht*; Naht des Gaumens nach Trauma oder Inzision

Ura|no|schi|sis f: → *Gaumenspalte*

Ura|no|sta|phy|lo|plas|tik f: *Syn: Gaumen-Zäpfchen-Plastik*; plastische Operation zur Korrektur von Fehlbildungen oder Verletzungen des Gaumens und des Zäpfchens; *s.a. Lippen-Kiefer-Gaumenspalte*

Ura|pi|dil nt: selektiver α_1-Blocker, Antihypertensivum; **Anw.**: Blutdruckkrise, hypertensiver Notfall, kontrollierte Blutdrucksenkung bei Hypertoniepatienten während und/oder nach Operationen; **Dosierung**: p.o. initial 2 × tgl. 30–60 mg p.o. [während der Mahlzeiten mit Flüssigkeit], maximal 2 × 90 mg/d; i.v. 10–50 am liegenden Patienten; Effekt innerhalb 5 min; wenn nötig Wiederholung unter Blutdruckkontrolle

Urat|ne|phro|pa|thie f: *Syn: Gichtnephropathie, Gichtniere, Uratniere*; Nierenerkrankung und -schädigung bei chronischer Gicht; *s.u. Essay Gicht und andere Störungen des Purinstoffwechsels S. 487*

Urat|nie|re f: → *Uratnephropathie*

Urat|stein nt: → *Harnsäurestein*

Urbach-Syndrom nt: → *Oppenheim-Urbach-Syndrom*

Urea|plas|ma urealyticum nt: Erreger einer nicht-gonorrhoischen Urethritis und anderer Harnwegsinfekte [v.a. Zervizitis]; kann zu Chorioamnionitis und Abort oder Frühgeburt führen; wird unter der Geburt auf den Fetus über-

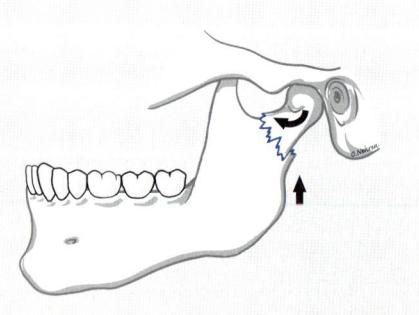

Abb. U10. Unterkieferfraktur. Dislozierte Fraktur der Gelenkfortsatzbasis

Entzündliche Erkrankungen der weiblichen Beckenorgane

R. Gätje

Im Englischen bezeichnet der Begriff **pelvic inflammatory disease** [PID] die Infektion des inneren Genitales, der damit die im deutschen Sprachgebrauch üblichen Begriffe Endometritis, Adnexitis und deren Komplikationen umfasst und den pathogenetischen Verlauf der entzündlicher Erkrankungen der inneren Genitale der Frau besser beschreibt.

Adnexitis

Definition
Unter Adnexitis wird eine meist doppelseitig auftretende Entzündung der Tube [und des Ovars] verstanden. Das deutsche Synonym Eierstockentzündung trifft die Ätiologie nicht exakt, da die Entzündung des Eileiters in der Regel den Krankheitsbeginn darstellt und die Beteiligung des Eierstockes nicht zwingend ist, sondern eher den komplizierten Verlauf charakterisiert.

Symptomatik
Die betroffenen Patientinnen leiden unter Unterbauchschmerzen, dazu können noch die Symptome einer Kolpitis mit vermehrtem vaginalen Fluor, Dyspareunie und Blutungsstörungen treten. Häufig liegt begleitend ein Harnwegsinfekt vor.
Bei Chlamydieninfektionen ist typisch, dass die Symptome der Patientin sehr milde sein können. In bis zu 90 % der Fälle können Chlamydieninfektionen asymptomatisch verlaufen.

Inzidenz
Es sind in der Regel sexuell aktive Frauen betroffen [Inzidenz: 1–2 %].

Ursachen
Die Adnexitis wird in den meisten Fällen durch aszendierende bakterielle Infektionen verursacht. Hämatogene Infektionen sind selten. Es handelt sich in der Regel um Mischinfektionen. Die häufigsten Erreger sind Chlamydia* trachomatis, Escherichia* coli, Gonokokken*, Streptokokken*, Enterokokken* und Anaerobier [anaerobe Streptokokken, Bacteroides* species].

Diagnostik
Bei der gynäkologischen bimanuellen Untersuchung ist der Schmerz bei Palpation der Adnexregion in Kombination mit dem Portioschiebeschmerz richtungsweisend. Häufig findet sich begründet in der Ätiologie der Adnexitis als aufsteigende Infektion eine Kolpitis und/oder Cervicitis. Das Nativpräparat des Vaginalfluors zeigt meist eine gestörte Vaginalflora mit leukozytärem Fluor. Die Diagnose Adnexitis sollte bei Vorliegen einer ungestörten Döderlein-Flora kritisch überdacht werden.
Die Entnahme eines Chlamydienabstriches und eines bakteriologischen Abstriches aus der Zervix ist sinnvoll. Allerdings ist zu beachten, dass die aus dem Zervikalabstrich nachgewiesene Flora vielfach unzureichend die verantwortlichen Erreger repräsentiert. Die Körpertemperatur kann erhöht sein, eine normale Körpertemperatur [einschließlich rektaler Temperatur] schließt eine Adnexitis aber nicht aus.
Die Bestimmung der Entzündungsparameter kann für die Verlaufskontrolle hilfreich sein. Das C-reaktive Protein [CRP] ist in der Regel erhöht, bei stark erhöhten CRP-Werten [> 10-mal der Norm] sollte ein abszedierender Prozess ausgeschlossen werden. Eine Leukozytose ist nur in weniger als der Hälfte der Fälle nachweisbar.
Bei der Ultraschalluntersuchung der inneren Genitale zeigt sich in etwa der Hälfte der Fälle freie Flüssigkeit im Douglas-Raum. In unkomplizierten Fällen sind die Adnexen sonografisch häufig unauffällig. Bei akuter Entzündung kann sich eine verdickte Tubenwand [> 5 mm] finden. Auch geringe Flüssigkeitsansammlungen im Tubenlumen können sonografisch bei einer akuten Adnexitis gesehen werden. Größere Raumforderungen im Bereich der Adnexe, echoreiche oder größere Flüssigkeitsansammlungen im Bereich der Tube weisen auf Komplikationen hin [Abb. 1].

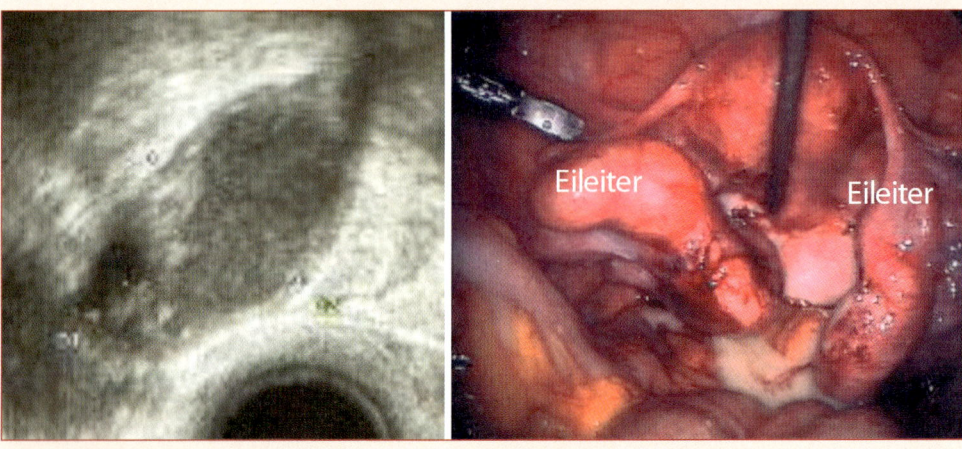

Abb. 1. Beidseitiger Pyosalpinx. 38-jährige Patientin. Links: Sonografie mit aufgetriebener, verdickter Tube mit echoreichem Inhalt. Rechts: Situs bei der Laparoskopie, Tuben aufgetrieben, verdickt mit verschlossenem Fimbrien-Trichter, Pus im Douglas

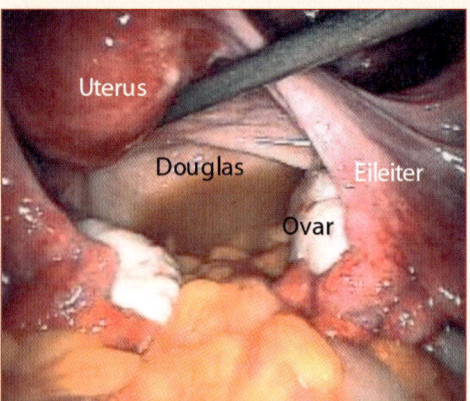

Abb. 2. 30-jährige Patientin mit Verdachtsdiagnose Adnexitis. Intraoperativ zeigte sich eine Appendizitis. Tuben sind zart und unauffällig, eitriges Sekret im Douglas

Tab. 1. Behandlung der Adnexitis. Mögliche Antibiotikakombinationen [Dauer mindestens 14 Tage]

Cefalosporin + Metronidazol + Doxycylcin
Levofloxacin + Clindamycin

Durch eine Laparoskopie kann die klinische Diagnose Adnexitis gesichert [Hyperämie der Tuben und des Peritoneums, Ödem der Tube, Exsudat im Douglas-Raum, Verklebung des Fimbrientrichters] und mikrobiologische Abstriche können zur Erregerbestimmung entnommen werden. Die diagnostische Laparoskopie ist bei unklarer klinischer Symptomatik zur Diagnosesicherung und bei rezidivierenden Verläufen zum Ausschluss von Abszessen und Differenzialdiagnosen sinnvoll [Abb. 2].

Behandlung

Die antibiotische Behandlung der Adnexitis sollte stets kombiniert mit mehreren Antibiotika erfolgen, um die häufigsten Erreger zu erfassen. Sie sollte als ungezielte Initialbehandlung begonnen werden, da die verzögerte Behandlung einer PID mit einem erhöhten Risiko für Infertilität und Extrauteringravidität verbunden ist. Die Chlamydien und die Anaerobier sollten im Spektrum enthalten sein [Tab. 1]. Studien konnten in unkomplizierten Fällen keinen Unterschied im Therapieerfolg zwischen ambulanter und stationärer Behandlung feststellen. Bei Vorliegen von Fieber, sehr hohen Entzündungswerten, ausgeprägten Beschwerden, möglichen Komplikationen oder Differenzialdiagnosen, einer nicht erfolgreichen ambulanten Behandlung oder schlechter Compliance ist aber eine stationäre Behandlung zu empfehlen. Bei Nachweis von Chlamydien* oder Gonokokken* ist eine Partnerbehandlung durchzuführen.

Ist eine Schmerztherapie notwendig, hat sich die Gabe von nicht-steroidalen Antiphlogistika bewährt. Eine intrauterine Spirale [Intrauterin-Pessar, IUP] sollte entfernt und zur mikrobiologischen Untersuchung eingesandt werden.

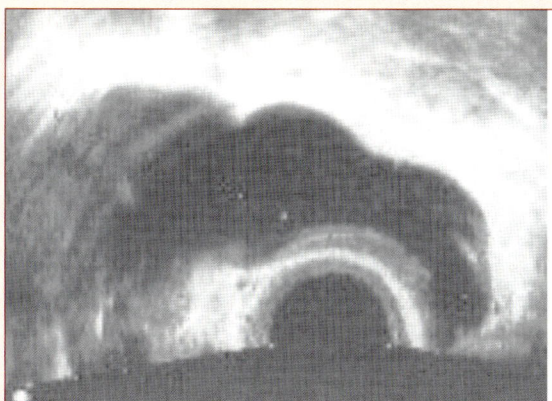
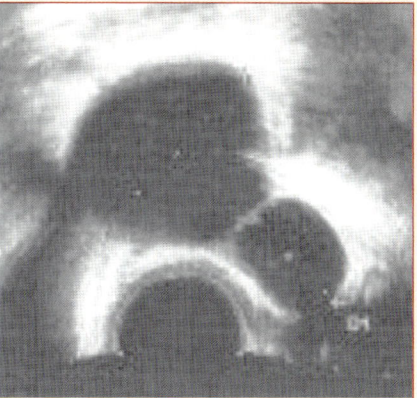

Abb. 3. **Große Hydrosalpinx.** Tube ist auf 10 × 4 cm vergrößert und mit fast echofreier Flüssigkeit angefüllt. Links: Tube längs mit typischer posthornartiger Form, rechts: Tube quer

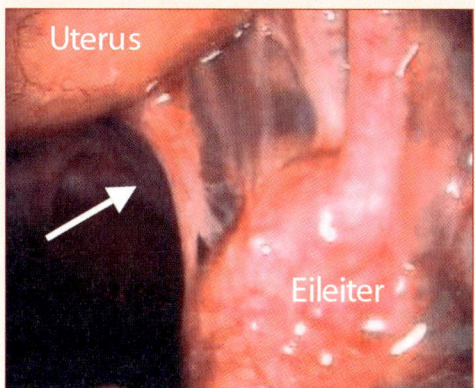

Uterus

Eileiter

Abb. 4. **Adnexitis.** Adhäsionen (→) nach Adnexitis. Laparoskopie wegen unerfülltem Kinderwunsch

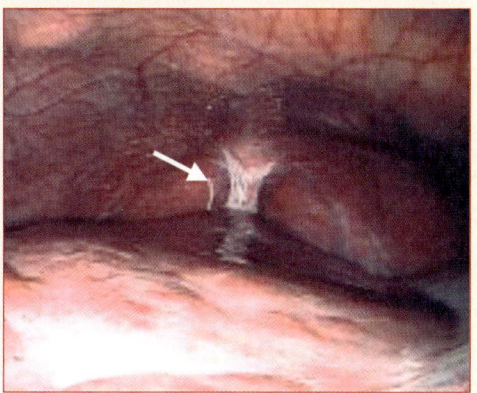

Abb. 5. **Fitz-Hugh-Curtis-Syndrom.** Verwachsungen zwischen Leber und Bauchwand (→) bei Perihepatitis sind typisch für Chlamydieninfektionen oder Gonorrhoe

Komplikationen

Die Adnexitis kann zur Schädigung der Tuben und zu Verwachsungen mit konsekutivem Verlust der Tubenfunktion führen und so ungewollte Kinderlosigkeit [10–25 % in einer Episode, Risiko steigt mit jeder Episode], Tubenverschluss [bis 50 % bei schweren Verlaufsformen] und Extrauteringraviditäten [5–25 %] verursachen [Abb. 1, 3, 4, 5]. Die klinische Symptomatik korreliert gerade bei Chlamydieninfektionen nicht mit dem verursachten Tubenschaden. Auch bei milden oder fehlenden Symptomen kann es zu einer ausgeprägter Schädigung der Tube kommen.

Die Adnexitis kann in bis zu 10 % der Fälle durch die Ausbildung von Abszessen im Bereich der Tube [Pyosalpinx], der Tube und des Ovars [Tuboovarialabszess] oder auch des Douglas-Raumes komplizierter werden. Abszesse müssen durch eine Operation behandelt werden: Douglasabszesse werden operativ drainiert. Liegt ein Empyem der Tube [Pyosalpinx] oder ein Tuboovarialabszess vor, so muss in der Regel der betroffene Eileiter operativ entfernt werden. Dabei sollte der Erhalt zumindest eines Ovars angestrebt werden. Wird ein Tubenempyem oder Tuboovarialabszess konservativ oder unter Erhalt des betroffenen Organs therapiert, so besteht ein hohes Rezidivrisiko.

Die Adnexitis kann mit einer Pelviperitonitis einhergehen, in ungünstigen Verläufen ist die Ausbildung einer generalisierten Peritonitis möglich.

Als Folge einer akuten Adnexitis können sich chronische Unterbauchschmerzen durch chronisch-entzündliche Prozesse [insbesondere bei Chlamydieninfektionen] oder Verwachsungen im kleinen Becken entwickeln. Chronische Entzündungen werden bei einer Laparoskopie bei etwa 7 % der Patientinnen mit dem chronischen Unterbauchschmerzsyndrom gefunden.

U

Differenzialdiagnose

Die klinischen Symptome einer Adnexitis können relativ unspezifisch sein, sodass eine Abgrenzung zu anderen Krankheitsbildern, die mit Unterbauchschmerzen einhergehen, schwierig sein kann [Tab. 2]. Dies wird dadurch verstärkt, dass die objektiven Hinweise einer Adnexitis, wie Erhöhung der Entzündungsparameter, freie Flüssigkeit im Douglas-Raum, gestörte Vaginalflora einerseits bei einer Adnexitis auch fehlen können und andererseits diese Zeichen auch durch andere Krankheitsbilder verursacht sein können. Aufgrund der Häufigkeit der Erkrankung, dem Alter der betroffenen Patientinnen und der anatomischen Nähe des Appendix zum Genitale ist im klinischen Alltag insbesondere die Abgrenzung Adnexitis und deren Komplikationen gegenüber der Appendizitis schwierig [Abb. 6]. Durch eine diagnostische Laparoskopie sollte die Adnexitis bestätigt werden, wenn die initiale Behandlung keine Besserung der Symptome/Laborwerte bringt oder andere Ursachen durch die klinische Untersuchung nicht [sicher] ausgeschlossen werden können.

Prophylaxe

Durch die Verwendung von Kondomen kann das Risiko für eine Entzündung des inneren Genitales vermindert werden. Es wird diskutiert, ob ein Screening für Infektionen mit Chlamydia trachomatis in Bevölkerungsgruppen mit einem hohen Risiko [jung, sexuell aktiv] sinnvoll ist.

Spezielle Erreger der Adnexitis/PID

Chlamydien sind obligat intrazelluläre Bakterien. Dadurch sind sie der Phagozytose und humoralen Faktoren der körpereigenen Abwehr entzogen. Chlamydia* trachomatis der Serotypen D-K ist der Erreger der häufigsten bakteriellen, sexuell übertragenen Infektionskrankheit in den Industrieländern [Urethritis, Bartholinitis, Zervizitis, Endometritis, Adnexitis, Perihepatitis, Proktitis]. In 1–3 % der Fälle kann eine der Chlamydien-assoziierten Arthritis oder der Morbus* Reiter [Urethritis, Konjunktivitis, Uveitis] auftreten. Die durchschnittliche Prävalenz bei Frauen beträgt 2–5 % und liegt in Risikokollektiven [ledige junge Frauen 20 %, Prostituierte bis über 30 %]. Neben den o. g. Auswirkungen auf die Fertilität kann es bei 60–70 % der Fälle einer infizierten Mutter zur Übertragung auf das Kind kommen [Konjunktivitis, Pneumonie, obstruktive Atemswegserkrankungen]. Chlamydien sollten durch PCR/LCR oder Antigennachweis mittels ELISA [Abstrich aus Zervix, Urethra etc. mit ausreichend Zellmaterial – Druck bei Abstrichentnahme] direkt nachgewiesen werden. Der Nachweis in Zellkultur ist möglich, aber aufwendig. Antikörpernachweise sind weniger aussagekräftig, da die Antikörper lange persistieren können und so keine Rückschlüsse auf den Zeitpunkt und die Aktivität der Infektion gezogen werden können. Chlamydien werden mit Doxycyclin*, Makrolid-Antibiotika* oder Levofloxacin* für mindestens 14 Tage behandelt.

Die **Actinomykose** des Genitales ist eine seltene, chronische granulomatöse Infektion, die mit relativ wenig Beschwerden, dem klassischen Bild der PID, aber auch mit einer ausgeprägten Infiltration im Bereich des kleinen Beckens, ein fortgeschrittenes Malignom vortäuschend, einhergehen kann. Die Diagnose kann durch bakteriologische Abstriche oder anhand von Gewebeproben gestellt werden. Patientinnen mit IUD [*intra uterine device*, Spirale], insbesondere langjährige IUD-Trägerinnen, gelten als Risikokollektiv. Bei asymptomatischen IUD-Trägerinnen kann in bis zu

Tab. 2. PID/Adnexitis. Differenzialdiagnose

- Appendizitis
- Divertikulitis
- Endometriose
- Abort
- EUG [Extrauterin-Gravidität]
- Ovarialzyste
- Stieldrehung
- nekrotisierendes Myom
- maligne Tumoren des Genitales
- Gastroenteritis
- urologische Erkrankungen [Harnwegsinfektion, Divertikel, Steine, Harnstau]
- pelvic congestion syndrome
- psychosomatische Erkrankung

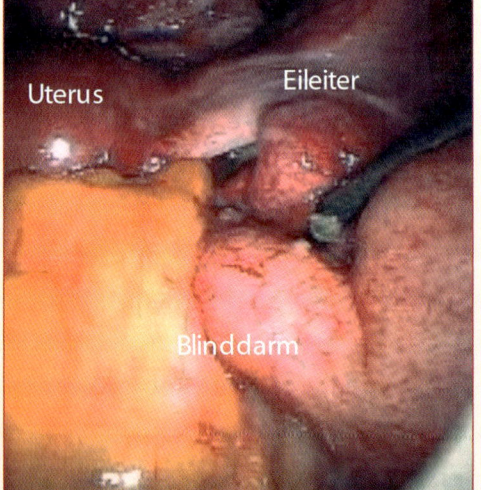

Abb. 6. Appendizitis und Adnexitis. Die räumliche Nähe von Adnexe und Blinddarm [in Abhängigkeit von der individuellen Blinddarmlage] macht die schwierige Differenzierung zwischen Appendizitis und Adnexitis verständlich

10 % die Kolonisation mit Actinomyces* israellii nachgewiesen werden. Die Behandlung der Actinomykose kann mit Penicillin* G, anderen Penicillinen, Cefalosporinen* oder Clindamycin* durchgeführt werden.

Die **Genitaltuberkulose** wird in Mitteleuropa heutzutage sehr selten gesehen, mit erneutem Vormarsch der Tuberkulose muss aber mit einem vermehrten Auftreten gerechnet werden. Sie wird durch eine hämatogene Streuung des Mykobakteriums aus dem Primärherd verursacht, selten durch lymphogene Ausbreitung bei Tuberkulose des Darmes oder des Harntraktes. Insbesondere bei immunsupprimierten Patientinnen, Patientinnen aus dem außereuropäischen Ausland oder Osteuropa und bei der Adnexitis der Virgo intacta sollte an eine Tuberkulose gedacht werden. Die Diagnose wird durch kulturellen oder molekularbiologischen Nachweis der Mykobakterien aus Eiter/Menstrualblut, Punktaten oder Geweben gestellt. Es besteht eine Meldepflicht.

Die **Gonorrhoe** [Tripper] ist eine sexuell übertragene Erkrankung, die durch die Diplokokken Neisseria* gonorrhoeae verursacht wird. Nachdem die Inzidenz der Gonorrhoe in den letzten Jahrzehnten deutlich rückläufig war, steigt die Häufigkeit der Erkrankung in den letzten Jahren wieder an. Es wird die **untere Gonorrhoe** [Zervizitis, Urethritis, Bartholinitis] mit eitrigem Fluor und Dysurie von der **oberen Gonorrhoe** [Endometritis, Salpingitis, Peritonitis] unterschieden. Die klinischen Symptome der oberen Gonorrhoe entsprechen denen der PID anderer bakterieller Erreger.
Gonokokken können im Grampräparat sowie durch Kultur auf Spezialnährböden nachgewiesen werden [Zervikalabstrich, Urethralabstrich]. Da die Gonokokken sehr empfindlich sind, ist der unverzügliche Transport in ein Labor und ggf. die Verwendung spezieller Transportmedien wichtig. Die Gonorrhoe wird mit z.B. Cefalosporinen*, Gyrasehemmern* oder Doxycyclin* mit Erfolgsraten von über 98 % behandelt. Der Sexualpartner muss mitbehandelt werden. Die Gonorrhoe ist in Deutschland meldepflichtig.

Endometritis [non-puerperal]

Definition

Die non-puerperale Entzündung des Endometriums ist eine Erkrankung, deren Diagnose histopathologisch mit dem Nachweis von Neutrophilen im oberflächigen Endometrium und Plasmazellen im endometrialen Stroma erfolgt.

Inzidenz

Das Risiko ist bei Patientinnen mit Infektionen des unteren Genitaletraktes insbesondere bei Chlamydien- oder Gonokokkenzervizitis erhöht. Es findet sich ein Häufigkeitsgipfel in der ersten Zyklushälfte. Die Endometritis geht häufig mit einer Adnexitis einher, kann aber auch isoliert auftreten. Bei Nachweis einer Adnexitis kann in mehr als der Hälfte der Fälle histopathologisch auch eine Endometritis nachgewiesen werden. Die isolierte Endometritis [ohne Zusammenhang mit einer Schwangerschaft oder invasivem Eingriff] tritt hauptsächlich bei postmenopausalen Frauen [Östrogenmangel] auf.

Ursachen

Wie bei der Adnexitis handelt es sich um aszendierende Infektionen. Es wird diskutiert, ob es sich bei Endometritis um eine eigenständige Krankheitsentität mit der Notwendigkeit eines eigenständigen Behandlungskonzeptes und unterschiedlicher Prognose handelt, oder ob die Endometritis und Adnexitis zwei Seiten des gleichen Krankheitsbildes darstellen. Das IUP stellt einen Risikofaktor dar.

Symptome

Neben Unterbauchschmerzen, Druckschmerzhaftigkeit des Uterus und Fluor vaginalis finden sich häufig Blutungsstörungen.

Diagnostik

Die Diagnose einer Endometritis wird über eine Endometriumsbiopsie gestellt. Bei der Diagnose Adnexitis ist die gesonderte diagnostische Abklärung einer Endometritis nicht notwendig, da bei klinischem Ansprechen der Adnexitis auf die Behandlung die Endometritis keinen negativen Einfluss auf das klinische outcome/die Prognose hat. Die Entnahme von bakteriologischen Abstrichen aus dem Cavum uteri ist problematisch, da es in der Regel zur Kontamination aus dem Bereich der Zervix kommt. Die sonografischen Hinweise sind unspezifisch und müssen unter Berücksichtigung des klinischen Bildes interpretiert werden: Die Entzündungsparameter können erhöht sein. Flüssigkeitsansammlungen im Cavum uteri und echoreiche Spots [Abb. 7] können auf eine Endometritis hinweisen. Ein unauffälliges sonografisches Bild und unauffällige Laborparameter schließen eine Endometritis nicht aus.

U

Komplikationen

Die Endometritis soll auch in ihrer subklinischen Form das Risiko für Infertilität, Implantationsversagen und Aborte erhöhen. Liegt eine Zervikalstenose vor, kann sich eine Pyometra [Eiter im Cavum uteri] entwickeln.

Behandlung

Die Empfehlungen zur Behandlung der Endometritis entsprechen der antibiotischen Therapie der Adnexitis.

Zervizitis

Definition

Die Zervizitis ist eine durch Bakterien oder Viren hervorgerufene Entzündung der Zervix.

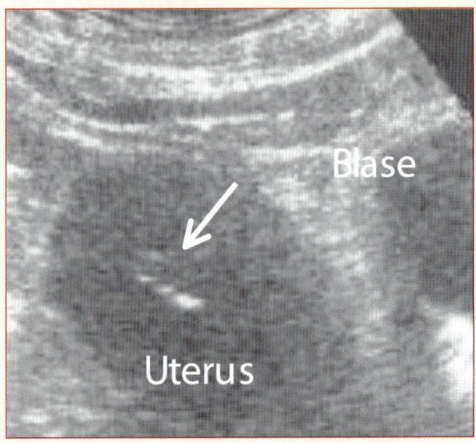

Abb. 7. Endometritis. Echoreiche „spots" (→) in Projektion auf das Cavum uteri

Symptomatik

Kann mit vermehrtem oder eitrigem Fluor vaginalis, Kontaktblutungen oder Blutungsstörungen, Dysurie und Harndrang einhergehen. Aber auch asymptomatische Verlaufsformen sind häufig.

Ursachen

Chlamydia* trachomatis, Neisseria* gonorrhoeae und Mycoplasma* sind die häufigsten Verursacher der Zervizitis. Selten kann auch durch Herpesviren* oder A-Streptokokken* eine Zervizitis hervorgerufen werden.

Inzidenz

Infektionen mit Chlamydia* trachomatis [80–90 %] und Mycoplasma* sind häufig asymptomatisch. Die Häufigkeit des Nachweises von Infektionen mit Chlamydien* [und Mycoplasma] ist abhängig von der untersuchten Population. Bei jungen, sexuell aktiven Frauen werden Inzidenzen von bis zu 20 % beschrieben.

Diagnostik

Bei der gynäkologischen Spekulumeinstellung zeigt sich eine Hyperämie, Vulnerabilität und bei Chlamydien- oder Gonokokkeninfektion ein eitriger, zervikaler Fluor, in dem Leukozyten und evtl. Bakterien gesehen werden können. Bei eitrigem Fluor sollten bakteriologische und Chlamydienabstriche entnommen werden.

Behandlung

Die ungezielte antibiotische Therapie der Wahl ist Doxycyclin*, Erythromycin* oder Levofloxacin*. Die durch Herpes-Viren hervorgerufene Zervizitis wird mit Aciclovir* oder anderen Virostatika behandelt.

Komplikationen

Aufsteigende Infektion insbesondere bei Infektionen mit Chlamydien und Gonokokken.

Differenzialdiagnosen

Eine Zervixneoplasie sollte ausgeschlossen werden [Zytologie, Kolposkopie].

Chronisches Unterbauchschmerzsyndrom [chronic pelvic pain syndrome, CPPS]

Definition

Bei zyklusabhängigen, aber auch zyklusunabhängigen Unterbauchschmerzen, die für länger als sechs Monate bestehen, wird vom chronischen Unterbauchschmerzsyndrom gesprochen.

Inzidenz

Das chronische Unterbauchschmerzsyndrom ist ein sehr häufiges Krankheitsbild, von dem etwa 15 % der Frauen zwischen 18 und 50 Jahren betroffen sind.

Ursachen

Chronische Unterbauchschmerzen können durch zahlreiche organische Erkrankungen insbesondere des Urogenitaltraktes, des Darmes, des Skelettes und des Nervensystems verursacht werden [Tab. 3]. Daneben spielen psychische und psychosomatische Faktoren eine große Rolle.

Chronischer Unterbauchschmerz als psychosomatische Erkrankung. Die Schmerzwahrnehmung der einzelnen Patientin wird nicht nur durch körperliche Faktoren, sondern auch entscheidend durch psychologische Faktoren bestimmt. Das chronische Unterbauchschmerzsyndrom kann also als psychosomatische Erkrankung verstanden werden, wobei es sich bei der Wechselwirkung zwischen Körper und Psyche um ein multifaktorielles Geschehen handelt. Patientinnen mit chronischen Unterbauchschmerzen sind häufiger von Depressionen, Neurosen, Angststörungen und von sexuellem Missbrauch in ihrer Vorgeschichte betroffen. Bei dem CPPS müssen sowohl körperliche als auch psychische Komponenten der Erkrankung in die diagnostische Abklärung und die Behandlung einbezogen werden, um durch ein differenziertes Therapiekonzept eine optimale Betreuung der Patientin zu erreichen.

Diagnostik

Eine ausführliche Anamnese, die neben Lokalisation, Dauer, Charakter, Stärke und Zyklusabhängigkeit der Schmerzen und den Vorerkrankungen auch die sozialen und beruflichen Belange und die Sexualität umfasst, bildet die Grundlage der Diagnostik [Tab. 4]. Die Verwendung einer Schmerzskala und eines Schmerztagebuches kann sinnvoll sein.

Welche Untersuchungen neben einer allgemein-körperlichen Untersuchung notwendig sind, hängt von der Verdachtsdiagnose ab, die sich aus der Symptomkombination und der Schmerzlokalisation/Triggerpunkten ergibt. In der Regel ist eine gynäkologische Untersuchung, eine Ultraschalluntersuchung des kleinen Beckens, ein Schwangerschaftstest, eine Urinuntersuchung und der Ausschluss von Infektionen [Chlamydien, Mykoplasmen, Blutbild, CRP, BSG] sinnvoll. Die Laparoskopie hat in der Abklärung des chronischen Unterbauchschmerzes einen festen Stellenwert. Sie sollte allerdings nur eingesetzt werden, wenn die Klärung im vorliegendem Fall durch Differenzialdiagnosen möglich erscheint. Ein unauffälliger Befund bei der Laparoskopie schließt auf der einen Seite eine organische Ursache des CPPS nicht aus, auf der anderen Seite muss nicht jeder Organbefund zwingend die Ursache für das CPPS bilden. Eine frühzeitige interdisziplinäre Betreuung der Patientin unter Einbeziehung der psychosomatischen Faktoren ist in allen Fällen, in denen keine eindeutige somatische Ursache für die Beschwerden festgestellt werden kann, zu fordern.

Behandlung

Die Behandlung der chronischen Unterbauchschmerzen sollte sich, wenn möglich, an der vermuteten Ursache ausrichten. Die medikamentöse Schmerztherapie ist einzusetzen, wenn eine kausale Behandlung nicht mög-

Tab. 3. Chronisches Unterbauchschmerzsyndrom. Ursachen

Gynäkologische Ursachen
• Endometriose/Adenomyosis uteri
• Myome
• Polypen
• Spirale
• chronische Entzündungen
• Adhäsionen
• Fehlbildungen des inneren Genitale
• Stenosen des inneren Genitale
• Varikosis pelvis/pelvic congestion syndrome
• Retroflexio uteri
• Ovarian-remmant-Syndrom, Residual-ovary-Syndrom
• Descensus
• Neoplasma

Urologische Ursachen
• Urethralsyndrom
• chronische Zystitis
• interstitielle Zystitis
• Detrusorhyperaktivität
• Steinleiden
• Harnstau
• Neoplasma

Gastroenterologische Ursachen
• Obstipation
• Irritable-bowel-syndrom
• Morbus Crohn, Colitis ulcerosa
• Divertikulitis
• Hernien
• Laktoseintoleranz
• Porphyrie
• Neoplasma

Orthopädische Ursachen
• degenerative Wirbelsäulenerkrankungen
• Beinlängendifferenz
• Skoliose
• Lumbalisation/Sakralisation
• Fibromyalgie

Neurologische Ursachen
• periphere Neuropathie
• Bandscheibenvorfall
• Neoplasma

Psychiatrische Ursachen
• Depression

Psychosomatische Ursachen

lich oder nicht ausreichend ist. Es gelten hier die gleichen Richtlinien und Therapieschemata wie bei der Schmerztherapie anderer Erkrankungen.

Bei Patientinnen mit chronischen Unterbauchschmerzen und depressiven Symptomen wird eine antidepressive Therapie empfohlen.

Zyklusabhängige Beschwerden können häufig mit oralen Kontrazeptiva oder durch Induktion einer Amenorrhoe [Gestagentherapie, kontinuierliche Östrogen-Gestagentherapie, gestagenhaltige Spirale] erfolgreich behandelt werden.

Die Kombination einer medikamentösen bzw. chirurgischen Behandlung des CPPS mit Psychotherapie, Entspannungstechniken oder physikalischen Maßnahmen ist auch bei nachgewiesenen organischen Ursachen aufgrund der bekannten Wechselwirkung zwischen somatischen und psychischen Faktoren sinnvoll.

Bei Patientinnen mit menstruationsabhängigen Beschwerden kann nach Ausschluss nicht-uteriner somatischer Ursachen und Ausschöpfen konservativer Behandlungsmöglichkeiten die Hysterektomie erwogen werden. Allerdings sollte die Indikation sehr kritisch gestellt werden. Einerseits kann nach einer Hysterektomie durch Narben, Adhäsionen oder durch die hinzukommende psychische Belastung bei Verlust des Uterus als Symbol der Weiblichkeit der chronische Unterbauchschmerz weiter bestehen. Andererseits ist das chronische Unterbauchschmerzsyndrom ein multifaktorielles Krankheitsgeschehen. Daher muss die Patientin vor einer geplanten Hysterektomie darüber aufgeklärt werden, dass auch bei uterinen Ursachen nicht in allen Fällen die Beschwerden durch eine Hysterektomie beseitigt oder gebessert werden.

Durch Resektion/Ablation der Ligamenta sacrouterina an ihrem Ansatz an der Zervix [LUNA, Unterbrechung der sympathischen Fasern des superioren hypogastrischen Plexus und der parasympathischen Faser S2–4] und die präsakrale Neurektomie kann eine Dysmenorrhoe gebessert werden. Diese Methoden sollten nur in spezialisierten Zentren durchgeführt werden.

Tab. 4. Chronisches Unterbauchschmerzsyndrom. Diagnostische Maßnahmen. Welche Untersuchungen bei einer Patientin sinnvoll sind, ist abhängig von der individuellen Symptomkombination und Anamnese

- körperliche Untersuchung
  - allgemeine körperliche Untersuchung
- gynäkologische Untersuchung
- neurologische Untersuchung
- orthopädische Untersuchung
- psychosomatische Evaluation
- Schmerztagebuch
- Ultraschall
  - kleines Becken
  - Abdomen
  - Nieren
- Laboruntersuchungen
  - Schwangerschaftstest
  - Blutbild
  - CRP
  - BSG
  - Mykoplasmen
  - Chlamydien
  - Urinsediment, Urinstatus
  - Hämokult
- Laparoskopie
- Koloskopie
- Zystoskopie
- Röntgen
  - Wirbelsäule
  - i.v. Pyelogramm
- Kernspintomografie
  - kleines Becken
  - Wirbelsäule

Gynäkologische, somatische Krankheitsbilder beim chronischen Unterbauchschmerzsyndrom

Entzündliche Erkrankungen der weiblichen Beckenorgane. Bei etwa 30 % der Patientinnen mit einer akuten Adnexitis können sich chronische Unterbauchschmerzen, chronisch-entzündliche Prozesse oder Verwachsungen im kleinen Becken entwickeln. Die Symptomatik kann neben Schmerzen mit Dyspareunie, Defäkationsproblemen, Blutungsstörungen u. a. sehr breit gefächert sein. Als Erreger sind hauptsächlich die Chlamydien zu nennen, dementsprechend sind längere Antibiotikagaben von Doxycyclin, Chinolone oder Makrolide die Therapie der Wahl. Physikalische Maßnahmen können unterstützend eingesetzt werden. In schweren, therapierefraktären Fällen sind operative Eingriffe zu erwägen. Chronische Adnexitiden durch Gonokokken oder Actinomyces sind selten.

Unter **Endometriose** wird das Auftreten von Endometrium [Gebärmutterschleimhaut] außerhalb der Gebärmutterhöhle verstanden. Die Kombination des Nachweises von Endometrioseherden und klinischen Symptomen [Schmerzen, Sterilität, Adhäsionen] definiert die Endometrioseerkrankung. Das alleinige Auftreten von Endometrioseherden ist dafür nicht ausreichend, da sich Endometrioseläsionen auch spontan wieder zurückbilden können. Die Endometriose kann als dynamische und chronisch rezidivierende, hormonabhängige Erkrankung verstanden werden.

Schätzungen gehen davon aus, dass etwa 6–15 % der geschlechtsreifen Frauen von einer Endometriose betroffen sind. Bei Patientinnen mit unerfülltem Kinderwunsch oder chronischen Unterbauchschmerzen wird in bis zu einem Drittel bzw. der Hälfte der Fälle eine Endometriose gefunden. Sekundäre Dysmenorrhoe [90 %], zyklische Unterbauchschmerzen [50 %] und Dyspareunie charakterisieren das typische Beschwerdebild. Die zyklischen Veränderungen, die das Endometriosegewebe, ähnlich dem normalen Endometrium, durchläuft, die Lokalisation, Infiltrationstiefe und Adhäsionen bestimmen die Symptomatik. Durch hormonelle Behandlung [Gestagene, Östrogen-Gestagen-Kombination, GnRH-Analoga] und operative Behandlung kann bei über 90 % der Patientinnen eine Besserung der Schmerzsymptomatik und Rückbildung der nachweisbaren Endometrioseläsionen erreicht werden.

Verwachsungen können durch Operationen, Entzündungen und Endometriose verursacht sein und werden auch bei über 10 % bei Patientinnen ohne Unterbauchschmerzen gefunden. Daher ist die Rolle von Verwachsungen als Ursache chronischer Unterbauchschmerzen nicht unumstritten. Bei Patientinnen mit Unterbauchschmerzen wird die Häufigkeit von **Adhäsionen** zwischen 23 % und 93 % angegeben. Da sich nach einer Adhäsiolyse sehr häufig erneut Verwachsungen bilden, ist in vielen Fällen eine operative Entfernung der Verwachsungen nicht sinnvoll.

Die **Varicosis pelvis**, d.h. das Vorliegen von erweiterten Venen im kleinen Becken, ist ein häufiger Zufallsbefund beschwerdefreier Frauen bei der Ultraschalluntersuchung des kleinen Beckens, soll aber auch chronische Unterbauchschmerzen, Dysmenorrhoe und Dyspareunie verursachen können [**pelvic congestion syndrome**]. Die Embolisation oder Ligatur der veränderten Gefäße, Gestagene, Danazol*, GnRH-Analoga, orale Kontrazeptiva oder auch die Hysterektomie sollen das pelvic congestion syndrome positiv beeinflussen.

Retroflexio uteri ist i.d.R. als bedeutungslose Normvariante zu betrachten. Nur in Einzelfällen, insbesondere wenn der retroflektierte Uterus durch Verwachsungen fixiert ist, kann die Lageanomalie als Ursache für Unterbauchschmerzen, Dysmenorrhoe und Dyspareunie angesprochen werden. In diesen Fällen kann eine operative Behandlung indiziert sein.

Ovarian remnant syndrome, residual ovary syndrome. Dies sind Unterbauchschmerzen, die durch verbliebenes Ovarialgewebe nach inkompletter Ovarektomie [**ovarian remnant syndrome, Ovarian-remnant-Syndrom**] und verbliebener Ovarien nach Hysterektomie [**residual ovary syndrome, Residual-ovary-Syndrom**] hervorgerufen werden. Sie können durch operative Entfernung oder medikamentöse Suppression der Ovarialfunktion [orale Kontrazeptiva, Östrogen-Gestagen-Kombination, GnRH-Analoga] behandelt werden.

U

tragen und verursacht dann u.U. Neugeborenenpneumonie, -meningitis oder -sepsis; *s.a. Essay Geschlechtskrankheiten – Genitale Kontaktinfektionen S. 475*

Urease-Test *m*: Test zum Nachweis von Helicobacter pylori und anderen Urease-positiven Bakterien [z.B. Klebsiella, Proteus], die Harnstoff in Ammoniak und Kohlendioxid spalten; der entstehende Ammoniak färbt einen Indikator im Nährboden

Ure|i|do|pe|ni|cil|line *pl*: *Syn: Acylaminopenicilline*; Gruppe parenteraler Penicilline mit breitem Wirkungsspektrum gegen grampositive und gramnegative Erreger; enthält Apalcillin*, Azlocillin*, Mezlocillin*, Piperacillin*

Ureter-Dünndarm-Anastomose *f*: → *Ureteroenterostomie*

Ure|ter|ek|to|mie *f*: *Syn: Harnleiterresektion*; operative Entfernung eines oder beider Harnleiter

Ure|ter|fis|te|lung *f*: → *Ureterostomie*

Ureter-Haut-Fistel *f*: → *Ureterokutaneostomie*

Ureter-Ileum-Anastomose *f*: → *Ureteroileostomie*

Ureter-Kolon-Anastomose *f*: → *Ureterokolostomie*

Ure|te|ro|en|te|ro|a|na|sto|mo|se *f*: → *Ureteroenterostomie*

Ure|te|ro|en|te|ro|sto|mie *f*: *Syn: Ureter-Dünndarm-Anastomose, Harnleiter-Dünndarm-Anastomose, Ureteroenteroanastomose*; operative Verbindung von Harnleiter und (Dünn-)Darm zur permanenten Harnableitung*

Ure|te|ro|gra|fie, -gra|phie *f*: Röntgenkontrastdarstellung der Harnleiter; *s.a. Ureteropyelografie*

Ure|te|ro|i|le|o|ne|o|zys|to|sto|mie *f*: Anastomosierung des Harnleiters mit der Blase unter Zwischenschaltung einer isolierten Ileumschlinge

Ure|te|ro|i|le|o|sto|mie *f*: *Syn: Harnleiter-Ileum-Anastomose, Ureter-Ileum-Anastomose*; operative Verbindung von Harnleiter und Ileum zur permanenten Harnableitung*; *s.a. Ileum-Conduit*

Ure|te|ro|ko|lo|sto|mie *f*: *Syn: Harnleiter-Kolon-Anastomose, Ureter-Kolon-Anastomose*; operative Verbindung von Harnleiter und Kolon zur permanenten Harnableitung*; *s.a. Kolon-Conduit*

Ure|te|ro|ku|ta|ne|o|sto|mie *f*: *Syn: Harnleiter-Haut-Fistel, Ureter-Haut-Fistel*; operative Verlagerung der Harnleitermündung in die Haut; wird praktisch nur als Palliativmaßnahme bei sehr alten oder multimorbiden Patienten [z.B. Colitis ulcerosa, Morbus Crohn] angelegt; die Ureteraustrittsstelle wird als **Nippelstoma** bezeichnet

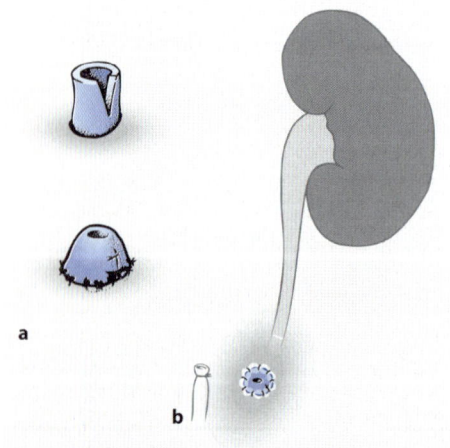

Abb. U11. Ureterokutaneostomie. a Nippelbildung, **b** einfache Ureterokutaneostomie

Ure|te|ro|li|thi|a|sis *f, pl* **-ses**: *s.u. Urolithiasis*

Ure|te|ro|li|tho|to|mie *f*: die operative Entfernung von Harnleitersteinen wird meist als ureteroskopische Steinextraktion durchgeführt

Ure|te|ro|me|a|to|to|mie *f*: Inzision/Schlitzung der Harnleitermündung in die Blase

Ure|te|ro|ne|o|py|e|lo|sto|mie *f*: *Syn: Ureteropyeloneostomie, Ureteropyelostomie*; End-zu-End-Neueinpflanzung des Harnleiters in das Nierenbecken nach Resektion des Harnleiterursprungs

Ure|te|ro|ne|o|zys|to|sto|mie *f*: *Syn: Ureterozystoneostomie, Ureterozystostomie*; Neueinpflanzung des/der Harnleiter(s) in die Blase

Ure|te|ro|ne|phrek|to|mie *f*: *Syn: Nephroureterektomie*; operative Entfernung von Niere und Harnleiter

Ure|te|ro|plas|tik *f*: *Syn: Harnleiterplastik, Ureterplastik*; plastische Operation am Harnleiter, z.B. bei Fehlbildungen [Doppelbildung] oder Stenose

Ure|te|ro|prok|to|sto|mie *f*: *Syn: Ureterorektostomie, Ureterorektoneostomie*; operative Verbindung von Harnleiter und Rektum zur Harnableitung*

Ure|te|ro|py|e|lo|gra|fie, -gra|phie *f*: Röntgenkontrastdarstellung von Nierenbecken und Harnleitern; als **retrograde Ureteropyelografie** wenn ein Infusionsurogramm kontraindiziert ist oder keine ausreichend gute Darstellung erbringt

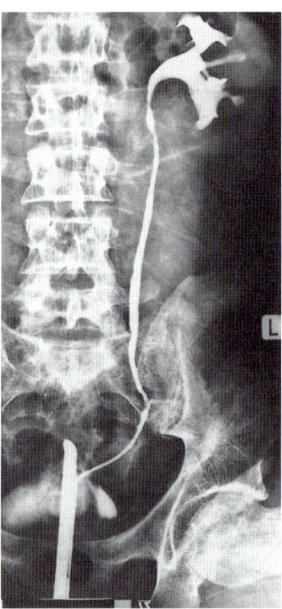

Abb. U12. Ureteropyelografie. Retrograde Ureteropyelografie mit Applikation des Kontrastmittels über einen Ureterkatheter

Ure|te|ro|py|e|lo|ne|o|sto|mie *f*: → *Ureteroneopyelostomie*

Ure|te|ro|py|e|lo|ne|phro|sto|mie *f*: operative Verbindung von Harnleiter und Nierenbecken

Ure|te|ro|py|e|lo|sto|mie *f*: → *Ureteroneopyelostomie*

Ure|te|ro|rek|to|ne|o|sto|mie *f*: → *Ureteroproktostomie*

Ure|te|ro|rek|to|sto|mie *f*: → *Ureteroproktostomie*

Ure|te|ro|re|no|sko|pie *f*: retrograde endoskopische Untersuchung von Ureter und Nierenhohlsystem mit einem starren oder flexiblen Ureterorenoskop; als **diagnostische Ureterorenoskopie** erst nach Ausschöpfung anderer bildgebender Verfahren; eine **therapeutische Ureterorenoskopie** ist u.a. indiziert zur Steinentfernung, Einlage eines Harnleiterkatheters, Dilatation oder Inzision von Strikturen

Ure|te|ror|rha|phie *f*: *Syn: Harnleiternaht*; Naht des Harnleiters nach traumatischer oder operativer Eröffnung oder Durchtrennung

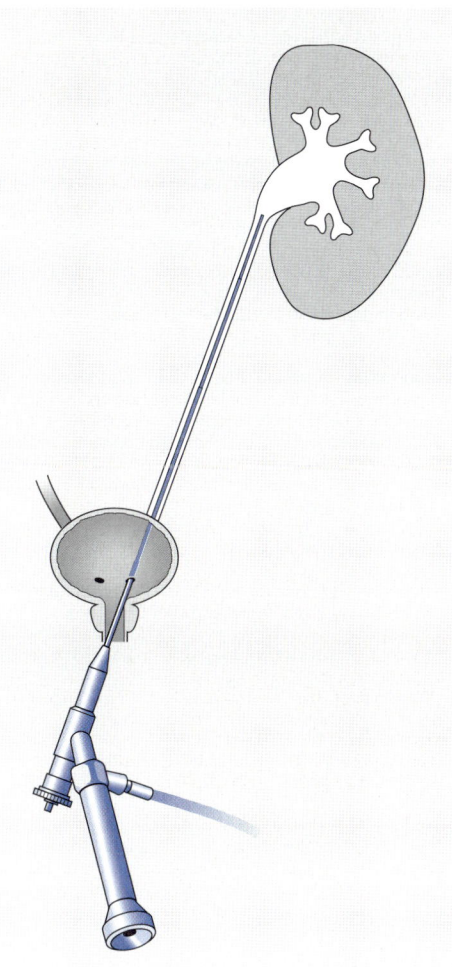

Ure|te|ro|sig|mo|i|de|o|sto|mie *f:* → *Ureterosigmoidostomie*

Ure|te|ro|sig|mo|i|do|sto|mie *f: Syn: Harnleiter-Sigma-Fistel, Ureter-Sigma-Fistel, Ureterosigmoideostomie;* operative Verbindung von Harnleiter und Sigma zur Harnableitung*; *s.a. Kolon-Conduit*

Ure|te|ro|sto|mie *f: Syn: Harnleiterfistelung, Ureterfistelung;* Anlegen einer äußeren Harnleiterfistel zur temporären oder permanenten Harnableitung*; *s.a. Ureterokutaneostomie*

Ure|te|ro|to|mie *f: Syn: Harnleiterschnitt, Ureterschnitt;* operative Harnleitereröffnung

Ure|te|ro|tri|go|no|en|te|ro|sto|mie *f:* Einpflanzung von Harnleiter(n) und Blasendreieck in die Darmwand zur permanenten Harnableitung*; *s.a. Kolon-Conduit*

Ure|te|ro|tri|go|no|sig|mo|i|de|o|sto|mie *f: Syn: Ureterotrigonosigmoidostomie;* Einpflanzung von Harnleiter(n) und Blasendreieck in die Sigmawand zur permanenten Harnableitung*; *s.a. Kolon-Conduit*

Ure|te|ro|tri|go|no|sig|mo|i|do|sto|mie *f:* → *Ureterotrigonosigmoideostomie*

Ure|te|ro|ure|te|ro|sto|mie *f: Syn: Ureter-Ureter-Anastomose;* operative Verbindung von zwei Harnleiterabschnitten oder den beiden Harnleitern

Ure|te|ro|ve|si|ko|plas|tik *f: Syn: Harnleiter-Blasen-Plastik;* plas-

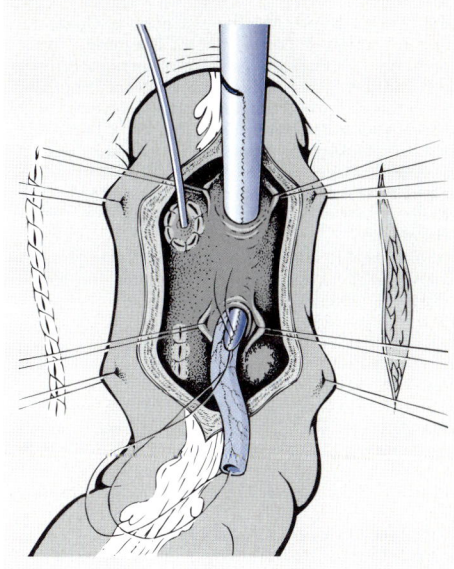

tische Operation von Harnleiter und Blase, z.B. Antirefluxplastik* bei vesikoureteralem Reflux*

Ure|te|ro|ve|si|ko|sto|mie *f:* Wiedereinpflanzung der Harnleiter in die Blasenwand

Ure|te|ro|ze|le *f: Syn: Ureterzyste;* ballonartige Auftreibung der Harnleitermündung in die Harnblase; je nach der Lage der Uretermündung unterscheidet man **intravesikale** [am normalen Ort] und **ektope Ureterozelen**; intravesikale Ureterozelen sind kleiner, klinisch meist unauffällig, seltener und wesentlich häufiger bei Jungen; ektope Urete-

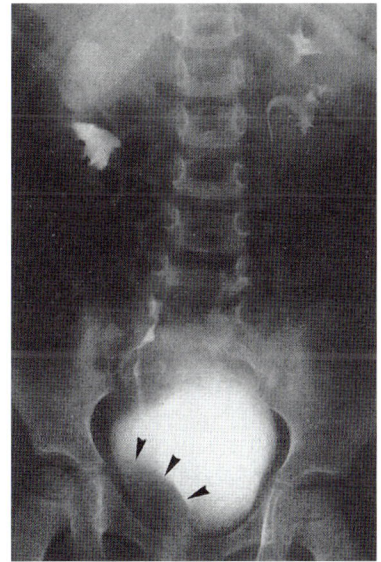

rozelen findet man überwiegend bei Mädchen; sie sind i. d.R. Ausdruck einer Mündungsstenose bei Ureter duplex und führen zu Abflussstörungen; **Diagnose:** Infusionsurogramm, Ultraschall, Zystoskopie; **Therapie:** Fensterung der Zyste bei intravesikaler Lage, Ureterneueinpflanzung bei ektoper Lage oder vesikoureteralem Reflux

Ure|te|ro|zys|to|ne|os|to|mie f: → *Ureteroneozystostomie*

Ure|te|ro|zys|to|skolpie f: endoskopische Untersuchung von Blase und Harnleiter

Ure|te|ro|zys|to|stolmie f: → *Ureteroneozystostomie*

Ure|te|ro|zys|to|to|mie f: operative Eröffnung von Blase und Harnleiter

transvaginale Ureterozystotomie: *Syn: Kolpozystoureterotomie, Kolpoureterozystotomie*; Eröffnung von Blase und Harnleiter durch die Scheide

Ure|ter|plas|tik f: → *Ureteroplastik*

Ure|ter|schnitt m: → *Ureterotomie*

Ureter-Sigma-Fistel f: → *Ureterosigmoidostomie*

Ureter-Ureter-Anastomose f: → *Ureteroureterostomie*

Ure|ter|zys|te f: → *Ureterozele*

Ure|thra|druck|pro|fil nt: *Syn: Sphinktermanometrie*; simultane Messung von Blasen- und Harnröhrendruck zur Beurteilung der Verschlussfähigkeit der Harnröhre in Ruhe [**Ruheprofil**] und unter Stressbedingungen [**Stressprofil**]; *s.a. Essay Harninkontinenz S. 533*

Ure|thral|aus|fluss m: → *Fluor urethralis*

Ure|thral|pollyp m: *Syn: Harnröhrenpolyp*; fibroepitheliale Polypen der Harnröhrenschleimhaut finden sich v.a. bei Frauen nach der Menopause; sie können zu Abflussstörungen, Inkontinenz oder Hämaturie führen; **Therapie:** endoskopische Abtragung

Ure|thral|syn|drom nt: → *Reizblase*

Ure|thral|naht f: → *Meatorrhaphie*

Ure|thral|plas|tik f: → *Urethroplastik*

Ure|thral|ste|no|se f: *Syn: Harnröhrenverengung, Harnröhrenstenose*; nur 10 % der kindlichen Harnröhrenstenosen beruht auf einem angeborenen Verschluss der Harnröhre [**Urethraatresie**], der Rest ist zum größten Teil iatrogen bedingt oder häufiger eine erworbene [Entzündung, Tumor, Prostatahyperplasie, Verletzung (Katheterismus!)] Einengung des Harnröhrenlumens; **Therapie:** retrograde Ballondilatation oder Bougierung, Urethrotomie bei Striktur

Ure|thri|tis f, pl -ti|den: *Syn: Harnröhrenentzündung*; verläuft meist als akute infektiöse Entzündung durch Gonokokken, Chlamydia, Ureaplasma urealyticum, Mycoplasma, Trichomonas usw.; die Urethritis beim Mann ist die Spitze des Eisbergs der Infektionen durch Neisseria gonorrhoeae und Chlamydia trachomatis; bei Frauen kommt es wegen der kurzen Harnröhre meist auch zu einer Blasenentzündung [**Urethrozystitis**]; **Klinik:** Brennen in der Harnröhre, Schmerzen beim Wasserlassen, evtl. Ausfluss [eitrig bei Gonokokken, Chlamydia und Trichomonas; glasig bei Mycoplasma]; **Therapie:** Antibiotika [Tetracycline]; *s.a. Harnweginfektion, Essay Geschlechtskrankheiten – Genitale Kontaktinfektionen S. 475*

chronische Urethritis: bei Frauen eines der häufigsten urologischen Probleme; die Infektion tritt oft nach dem Geschlechtsverkehr auf und wird v.a. durch Escherichia coli, Streptococcus faecalis und Ureaplasma urealyticum verursacht; bei Frauen nach der Menopause [**senile Urethritis**], handelt es sich oft um eine sterile Entzündung, die durch die Austrocknung durch den Östrogenmangel bedingt ist

gonorrhoische Urethritis: *Syn: Urethritis gonorrhoica*; i.d.R. Primärform der Gonorrhoe* mit Brennen beim Wasserlassen und gelb-grünem, eitrigem Ausfluss

nicht-gonorrhoische Urethritis: *Syn: unspezifische Urethritis, Urethritis simplex, Urethritis nongonorrhoica*; Oberbegriff für alle nicht durch Neisseria gonorrhoeae verursachten Harnröhrenentzündungen, unabhängig von der Ätiologie [bakteriell, pilzbedingt, traumatisch, allergisch]

postgonorrhoische Urethritis: nach abgeheilter Gonorrhoe persistierende, meist durch Chlamydia hervorgerufene Urethritis

Ure|thro|gra|fie, -gra|phie f: Röntgenkontrastdarstellung der Harnröhre; die **retrograde Urethrografie** ist indiziert bei Verdacht auf Harnröhrenstriktur, -divertikel, -tumoren und Prostatakavernen bei Genitaltuberkulose indiziert; *s.a. Essay Harninkontinenz S. 533*

Ure|thro|me|trie f: Messung des Druckprofils in der Harnröhre mit einem Kathetermanometer

Ure|thro|plas|tik f: *Syn: Harnröhrenplastik, Urethraplastik*; plastische Operation der Harnröhre, z.B. bei Stenose oder Hypospadie

Ure|thror|rha|phie f: *Syn: Harnröhrennaht, Urethranaht*; Naht der Harnröhre nach Verletzung oder Operation

Ure|thro|sko|pie f: *Syn: Harnröhrenspiegelung*; endoskopische Untersuchung der Harnröhre; i.d.R. im Rahmen einer Ureterozystoskopie

Ure|thro|sto|mie f: *Syn: Harnröhren-Damm-Fistel*; Anlegen einer äußeren Harnröhrenfistel zum Damm

Ure|thro|to|mie f: *Syn: Urethrotomia, Harnröhrenschlitzung, Harnröhrenschnitt*; Inzision der Harnröhre; wird meist zur Therapie von Harnröhrenstrikturen durchgeführt; die Schlitzung erfolgt entweder von der Lichtung aus [**endourethrale Urethrotomie, Urethrotomia interna**] oder nach Eröffnung der Harnröhre von außen; kürzere Strikturen können blind [z.B. Otis-Urethrotomie] oder als Sichturethrotomie [z.B. Sachse-Urethrotomie] vorgenommen werden; langstreckige Strikturen oder Rezidive bedürfen der offenen Harnröhrenplastik

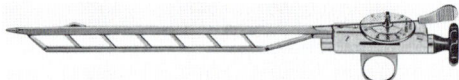

Abb. U16. Urethrotomie. Urethrotom zur blinden Harnröhrenschlitzung

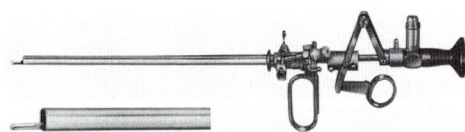

Abb. U17. Urethrotomie. Urethrotom zur Harnröhrenschlitzung unter Sicht

Ure|thro|ze|le f: *Syn: Harnröhrenprolaps*; eine Vorwölbung der Harnröhre in die Scheide ist meist durch ein **Harnröhrendivertikel** [echte Divertikel durch Aussackung der Harnröhre; sind oft nur mit einem kleinen Fistelgang mit der Harnröhre verbunden und haben eine Tendenz zur eitrigen Entzündung] oder eine Bindegewebsschwäche bedingt; **Therapie:** Abtragung des Divertikels von der Scheide her; bei Bindegewebsschwäche Kolporrhaphie

Ure|thro|zys|ti|tis f, pl -ti|ti|den: *s.u. Urethritis*

Ure|thro|zys|to|gra|fie, -gra|phie f: *Syn: Zystourethrografie*; Röntgenkontrastdarstellung von Harnblase und Harnröhre,

Tab. U2. Urethritis. Ätiologie

Infektiöse Urethritis
Gonorrhoische Urethritis
Urethritis durch Chlamydia trachomatis
Urethritis durch Ureaplasma urealyticum
Andere Erreger (Mycoplasma hominis, Trichomonas vaginalis, Coryne-bakterien ...)
Mechanische Urethritis
Allergische Urethritis
Urethritis bei Allgemeinerkrankungen

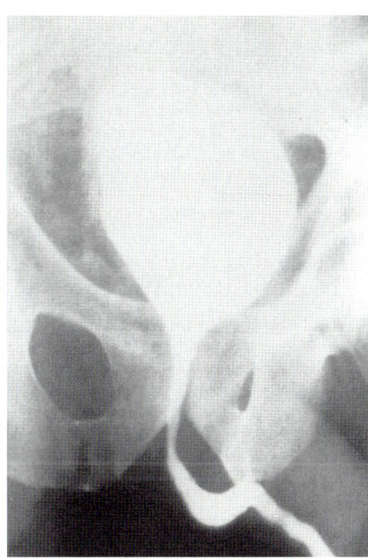

Abb. U18. Urethrozystografie. Retrograde Urethrozystografie nach End-zu-End-Anastomose eines kompletten Harnröhrenabrisses

i.d.R. als **retrograde Urethrozystografie**; *s.a. Essay Harninkontinenz S. 533*

Ure|thro|zys|to|sko|pie f: *Syn: Zystourethroskopie*; kombinierte Harnröhren- und Harnblasenspiegelung, d.h. des unteren Harntraktes; die Hauptindikationen sind Makrohämaturie, persistierende Mikrohämaturie, rezidivierende Harnwegsinfekte, Tumorverdacht und Blasenentleerungsstörungen; kontraindiziert ist die Maßnahme bei akuter Urethritis, Prostatitis und Zystitis

Tab. U3. Urethrozystoskopie. Endoskopie des unteren Harntraktes

Harnröhre:	Schleimhautveränderungen, Striktur, Divertikel, Kondylome, Fremdkörper, Harnröhrenklappen, Fistel, Tumor, Sphinkterfunktion
Prostata:	Größe und Gestalt, Schleimhautveränderungen
Blasenhals:	Blasenhalssklerose
Blase:	Schleimhautveränderungen, Ostienkonfiguration und -lage, Tumor (papillär, solide), Trabekulierung, Fistel, Stein, Fremdkörper

Urge|in|kon|ti|nenz f: *Syn: imperative Miktion, imperativer Harndrang, Dranginkontinenz*; zwanghafter, nicht-unter-drückbarer Harndrang, der zu unwillkürlichem Harnabgang führt; *s.u. Essay Harninkontinenz S. 533*

Urgency-frequency-Syndrom nt: → *Reizblase*

Ur|gi|ne|a maritima f. → *Meerzwiebel*

Uri|ko|po|le|se f: *Syn: Harnsäurebildungt; s.u. Harnsäure*

Urin|se|di|ment nt: *Syn: Harnsediment*; Bezeichnung für die im Harn enthaltenen organischen [Zellen, Bakterien] und kristallinen [Salze] Bestandteile; die Beurteilung erfolgt an frisch zentrifugiertem Harn; erlaubt sowohl qualitative als auch quantitative Aussagen [Leukozyturie bei mehr als 5 Leukozyten im Gesichtsfeld bei 400-facher Vergrößerung]; die größte Bedeutung liegt in der Diagnose von Mikrohämaturie, Kristallurie, Harnzylindern usw.

Uro|dy|na|mik f: *Syn: Blasendruckmessung*; Bezeichnung für Verfahren, die Funktionsabläufe von Harnblase und Urethra durch Messung von Druck und Harnfluss analysieren und Funktionsstörungen deutlich machen; *s.a. Essay Benignes Prostatahyperplasie-Syndrom S. 1295, Essay Harn-*

Tab. U4. Urodynamik. Messdaten der urodynamischen Messung

Grundparameter	Arten	Maßeinheit
Druck	Blasendruck Urethradruck Rektumdruck (Abdominaldruck)	cm H$_2$O
Harnfluss	freie Miktion Druck-Fluss-Messung	ml/s
Elektromyografie	vom urethralen Sphinkter vom Anal-Sphinkter vom Beckenboden	µV

Tab. U5. Urodynamik. Klassische Verfahren der Urodynamik

Verfahren	Parameter	Untersuchungsziel
Uroflowmetrie	Harnfluss	Miktion (Screening)
Zystometrie	Blasendruck Rektumdruck Detrusordruck (Blasen- minus Rektumdruck)	Reservoirfunktion der Harnblase
Urethradruck-profil	Blasendruck Urethradruck Verschlussdruck (Urethra- minus Blasendruck)	Verschlussfunktion der Urethra
Druck-Fluss-Messung	Blasendruck Rektumdruck Detrusordruck (Blasen- minus Rektumdruck)	detaillierte Miktions-analyse (Detrusorleistung und urethraler Wider-stand)

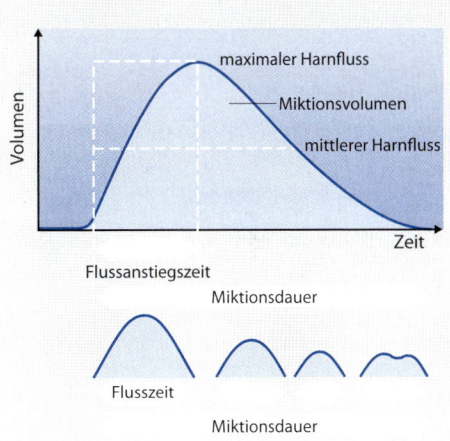

Abb. U19. Uroflowmetrie

inkontinenz S. 533

Uro|flow|me|trie f: *Syn: Harnflussmessung*; Messung des Harnflusses, d.h. der pro Zeiteinheit ausgeschiedenen Harnmenge; der wichtigste klinische Parameter ist der maximale Harnfluss [Qmax]; *s.a. Essay Benignes Prostatahyperplasie-Syndrom S. 1295, Essay Harninkontinenz S. 533, s.a. Tab. U6*

Uro|ge|ni|tal|schis|to|so|mi|al|sis f, pl -ses: *Syn: Blasenbilharziose, ägyptische Bilharziose, ägyptische Hämaturie, urogenitale Schistosomiasis*; durch Blasenpärchenegel [Schistosoma* haematobium] hervorgerufene chronische Infektion der Blase und anderer Beckenorgane; die chronische Reizung

Tab. U6. Uroflowmetrie. Definition verwendeter Termini

Parameter	Bedeutung	Einheit
Flussrate (Q)	Urinvolumen pro Zeiteinheit	ml/s
Flusszeit (t)	Zeit, während Harnfluss registriert wird	s
Miktionsdauer	Dauer der Miktion bei intermittie-rendem Fluss	s
Max. Harnfluss (Q_{max})	maximal gemessener Wert der Flussrate	ml/s
Mittl. Harnfluss (Q_{ave})	Miktionsvolumen dividiert durch Flusszeit	ml/s
Miktionsvolumen (V)	Gesamtvolumen der Miktion	ml

der Blasenschleimhaut führt oft zu Blasenkrebs; typisch ist auch eine Hämaturie, die in Endemiegebieten schon bei Kindern auftritt; *s.u. Essay Tropenkrankheiten – importierte Krankheiten S. 1571, Essay Helminthosen S. 553*
Uro|ge|ni|tal|tu|ber|ku|lo|se *f: Syn: Tuberculosis urogenitalis, Urophthise*; i.d.R. chronische Tuberkulose der Urogenitalorgane; kann sowohl bei einer miliaren Frühstreuung als auch als postprimäre Organtuberkulose auftreten; die **Urotuberkulose** betrifft meist die Niere, die **Genitaltuberkulose** beim Mann meist die Prostata, bei der Frau Adnexe oder Endometrium; nach der Lungentuberkulose die häufigste Form der Organtuberkulose; **Klinik:** verläuft meist mit unspezifischen Symptomen [Abgeschlagenheit, Inappetenz, Leistungsschwäche, Nachtschweiß, subfebrile Temperaturen]; Dysurie, Hämaturie, Algurie, Rückenschmerzen usw. können aber auf die Diagnose hinweisen;

Diagnose: wegen der relativen Seltenheit wird die Erkrankung oft lange Zeit nicht korrekt diagnostiziert; eine positive Urin- oder Ejakulatkultur ist beweisend; **Therapie**: primär konservativ [*s.u. Tuberkulose*]; chirurgisch wird nur eingegriffen, wenn es zu einer fortgeschrittenen Organschädigung [Stadium III nach Elke und Rutishauser] gekommen ist, die eine Wiederherstellung der Funktion ausschließt und/oder die tuberkulostatische Therapie nicht anschlägt; *s.a. Essay Entzündliche Erkrankungen der weiblichen Beckenorgane S. 1609, Essay Tuberkulose S. 1585*
Uro|gra|fie, -gra|phie *f: Syn: intravenöse Ausscheidungsurografie*; Röntgenkontrastdarstellung der ableitenden Harnwege nach intravenöser Injektion eines Positivkontrastmittels; *s.u. Ausscheidungsurografie*
  antegrade Urografie: Urografie mit direkter Injektion des Kontrastmittels in das Nierenbecken
  retrograde Urografie: Urografie mit Injektion des Kontrastmittels über einen Harnleiterkatheter
Uro|ki|na|se *f*: in der Niere gebildeter, direkt wirksamer Plasminogenaktivator, der Plasminogen in Plasmin umwandelt; Fibrinolytikum; **Anw.**: akuter Myokardinfarkt, Lungenembolie, tiefe Venenthrombosen, periphere arterielle Thrombosen, Zerebralgefäßverschlüsse, Gefäßverschlüsse der Netzhaut; **Dosierung:** tiefe Venenthrombose initial 250.000 IE/10–20 min, Erhaltungsdosis 80.000–100.000 IE/h; Lungenembolie initial 4.400 IE/kg, Erhaltungsdosis 4.400 IE/kg/h; arterielle Thrombose initial 500.000 IE/10 bis 20 min, Erhaltungsdosis 100.000–150.000 IE/h; **NW:** flüchtige Temperaturerhöhung, Blutung an der Einstichstellen und aus Wunden, Hämaturie; **Kontraind.:** hämorrhagische Diathese, Ulcus ventriculi/duodeni, Colitis ulcerosa, okkulte Blutungen des Magen-Darm-Traktes, Blutungen aus den abführenden Harnwegen, schwere Nephropathien, schwere Hepatopathien [v.a. bei Ösopha-

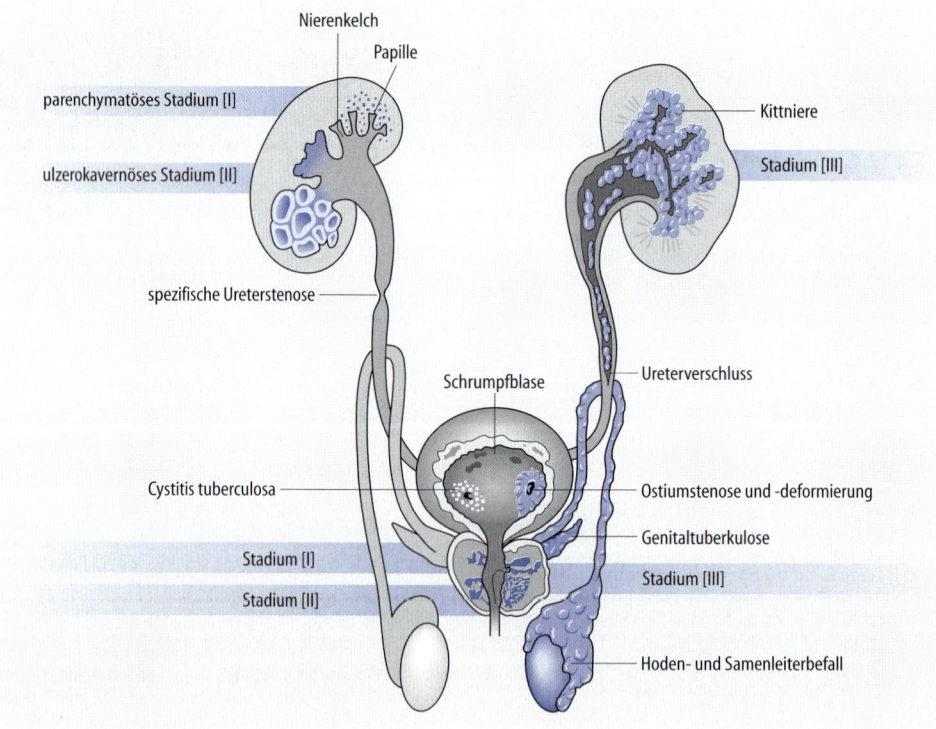

Abb. U20. Urogenitaltuberkulose. Lokalisation und Stadien

gusvarizen], Endocarditis lenta, Gehirnblutungen, Rückenmarkblutungen, frisch operierte Patienten bis zum 14. Tag postoperativ

Urolithiasis f, pl -ses: *Syn: Harnsteinleiden*; durch multiple Harnsteine ausgelöstes klinisches Krankheitsbild; ca. 4 % der Bevölkerung erkrankt während ihres Lebens mindestens einmal; Männer sind 2- bis 4-mal häufiger betroffen als Frauen, mit einem Häufigkeitsgipfel im 35. Lebensjahr; Harnsteine bilden sich meist, wenn es zu einer Übersättigung des Harns an einer steinbildenden [lithogenen] Substanz [z.B. Harnsäure] kommt; die Übersättigung kann genetisch bedingt sein [z.B. Cystinurie] oder durch prärenale Risikofaktoren und Risikofaktoren im Harn

herbeigeführt oder augmentiert werden; auffällig ist auch, dass die Häufigkeit der Urolithiasis mit steigendem Wohlstand zunimmt [höhere tägliche Zufuhr an tierischem Eiweiß] und es ein Maximum im Sommer und ein Minimum im Herbst und Winter gibt; in den Harnwegen vorkommende Konkremente können z.B. nach der chemischen Zusammensetzung [Cystinstein, Uratstein, Xanthinstein], der Form [Hirschgeweihstein], der Lokalisation [Parenchymstein, Nierenbeckenstein, Harnleiterstein] usw. klassifiziert werden; man unterscheidet auch zwischen **röntgenpositiven** und **röntgennegativen Steinen**, **sterilen Steinen** und **Infektsteinen** sowie **spontan abgangsfähigem Stein** und **ESWL-Stein**

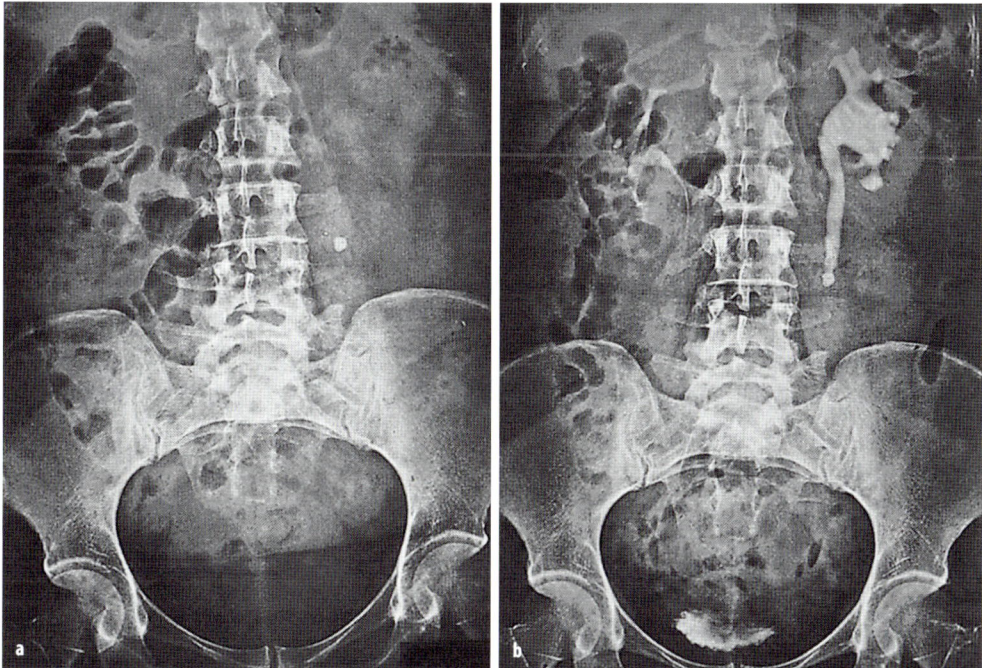

Abb. U21. **Urolithiasis.** Röntgenpositiver Harnleiterstein: Leeraufnahme [a] und Kontrastmittelstop vor dem Stein [b]

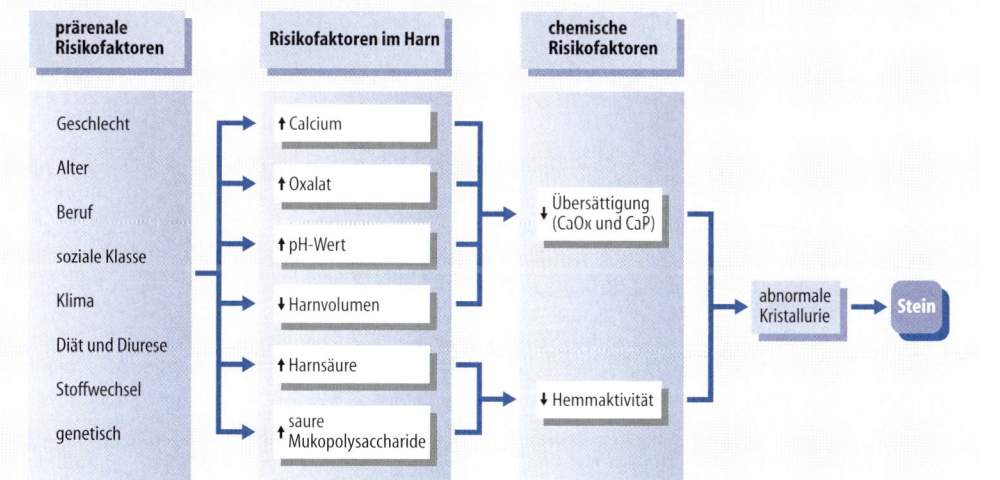

Abb. U22. **Urolithiasis.** Risikofaktoren für Calciumoxalatsteine

Klinik: das dominierende Symptom ist die Kolik bei Steinabgang durch den Harnleiter [**Ureterolithiasis**] oder die Harnröhre; die Schmerzprojektion hängt von der Lage und Größe des Steines ab; je kleiner der Stein, desto größer die Schmerzen, die entlang des Harnleiters bis in die Genitalregion oder den Oberschenkel ausstrahlen können; hinzu kommen oft noch Hämaturie, Pyurie und Steinabgang; die **Diagnostik** umfasst drei Schritte: 1. Diagnose des Steinleidens [Anamnese und klinischer Befund; Urinuntersuchung; Sonografie, Urografie mit und ohne Kontrastmittel] 2. Analyse des Steins nach Abgang oder Entfernung 3. Erkennung des Grundleidens bzw. der auslösenden Ursache; **DD:** Gallensteinleiden, stielgedrehte Eierstockzyste, Tubenschwangerschaft, akute Appendizitis, akutes Abdomen, Herpes zoster der Bauchwand, andere Nierenerkrankungen [z.B. Pyelonephritis]; **Therapie:** akute Behandlung der Nierenkolik mit Spasmolytika und u.U. perkutaner Nierenbeckenpunktion zur Entlastung der Niere; 90 % aller Steine können spontan abgehen und rechtfertigen eine abwartende Haltung; versagt die konservative Therapie ist heute die extrakorporale Stoßwellenlithotripsie* die Methode der Wahl; eine transurethrale oder perkutane Steinentfernung ist nur selten notwendig; eine medikamentöse Auflösung von Harnsteinen [**Urolitholyse**] wird nur selten durchgeführt; wichtig ist, dass in Abhängigkeit von der Ursache der Steinbildung eine medikamentöse Therapie oder Umstellung der Nahrung zur Senkung des Rezidivrisikos eingeleitet wird

Sepsisherdes; intensivmedizinische Betreuung, Breitbandantibiotika i.v.; **Prognose:** ca. 15 % der Patienten versterben am septischen Schock; *s.u. Essay Sepsis und septischer Schock S. 1455*

Uro|sko|pie *f:* diagnostische Harnuntersuchung; umfasst eine makroskopische Beurteilung von Farbe [z.B. Hämaturie] und Trübung [z.B. Pyurie], Urinschnelltests [spezifisches Gewicht, pH, Tests auf Blut, Glucose, Protein, Leukozyten, Bakterien], mikroskopische Untersuchung des Urinsediments sowie mikrobiologische Urinuntersuchung

Tab. U7. Uroskopie. Wichtige Urinschnellteste

	Testprinzip	**Anmerkung**
Spezifisches Gewicht	Spindel	normal 1003–1030
pH	Indikatorpapier	Alkalisierung durch bakterielle Zersetzung (zu langes Stehen), ureasepositive Infektionen (z.B. Proteus)
Blutbeimengung	Hydroxyperoxid-Oxidation	Abgrenzung von Medikamentenverfärbung (z.B. Orange nach Phenazopyridin), Hämoglobinurie, Myoglobinurie
Proteine	Bromphenolblaureaktion	Verfälschung durch konzentrierten Urin
Glukose	Oxidase-Peroxidase-Reaktion	Verfälschung durch hohe Dosen von Acetylsalicylsäure, Ascorbin
Leukozyten	Esterasereaktion	Verfälschung durch eitriges Urogenitalsekret
Bakterien	Nitrat-Reduktion	bakterielle Zersetzung

Uro|so|no|gra|fie, -gra|phie *f:* Ultraschalluntersuchung der Harnwege, z.B. die **transrektale Sonografie der Prostata** bei Verdacht auf Hyperplasie oder Karzinom; *s.a. Essay Benignes Prostatahyperplasie-Syndrom S. 1295, Essay Prostatakarzinom S. 1307*

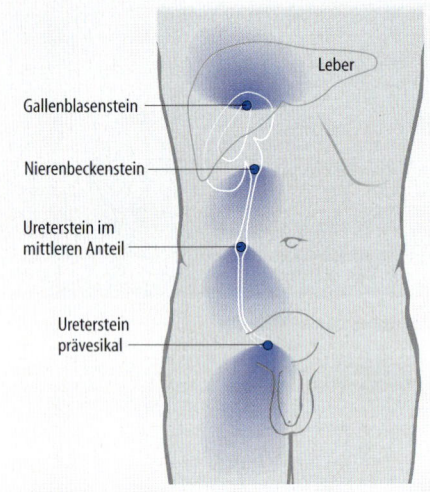

Abb. U23. Urolithiasis. Schmerzprojektion bei Harnsteinen

Labels: Leber; Gallenblasenstein; Nierenbeckenstein; Ureterstein im mittleren Anteil; Ureterstein prävesikal

Uro|me|ter *m: Syn: Harnwaage;* Spindelaräometer zur Bestimmung des spezifischen Gewichts von Harn

Uro|phthi|se *f:* → *Urogenitaltuberkulose*

Uro|sep|sis *f: Syn: Harnsepsis, septisches Harnfieber, uroseptischer Schock;* von den Harnwegen ausgehende Sepsis bzw. septischer Schock, der v.a. von Escherichia* coli, Proteus* mirabilis, Klebsiella* und Pseudomonas* aeruginosa verursacht wird; tritt gehäuft nach Operationen sowie bei Urolithiasis mit Harnstauung auf; besonders gefährdet sind ältere oder abwehrgeschwächte Patienten sowie Patienten mit Diabetes mellitus oder Leberinsuffizienz; **Klinik:** in der Frühphase Fieber mit septischen Temperaturen, Schüttelfrost, Ruhelosigkeit der Patienten, Blutdruckabfall und Tachykardie; später kommt es zu Bewusstseinseintrübung und metabolischer Azidose; **Therapie:** Beseitigung des

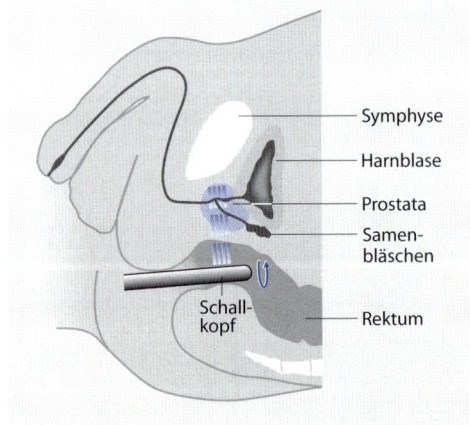

Abb. U24. Urosonografie. Schema der transrektalen Sonografie der Prostata

Labels: Symphyse; Harnblase; Prostata; Samenbläschen; Rektum; Schallkopf

Uro|sto|mie *f:* Technik der permanenten Harnableitung*, bei der die Ausleitung über eine künstlich geschaffene Mündung [**Urostoma**] erfolgt; bei der **inkontinenten** oder **nassen Urostomie** wird der Harn in einem Beutel aufgefangen [z.B. Kolon-Conduit*, Ureterokutaneostomie*]; bei den kontinenten oder **trockenen Urostomien** wird eine Ersatzblase gebildet, die mittels Katheter entleert wird [z.B. Kock-Pouch*]

Urolthellkarlzilnom *nt*: vom Übergangsepithel der ableitenden Harnwege ausgehendes Karzinom; mehr als 90 % der Harnblasenkarzinome sind Urothelkarzinome; *s.a. Essay Neubildungen der Harnblase S. 147*

Uroltulberlkullolse *f*: *s.u. Urogenitaltuberkulose*

Urltilcae folium *nt*: *Syn*: Brennesselblätter; *s.u. Brennessel*

Urltilcae herba *f*: *Syn*: Brennesselkraut; *s.u. Brennessel*

Urltilcae radix *f*: *Syn*: Brennesselwurzel; *s.u. Brennessel*

Urltilkalria *f*: *Syn*: Nesselausschlag, Nesselfieber, Nesselsucht, Urticaria; akute oder chronische, durch eine temporäre Quaddelbildung gekennzeichnete Hauterkrankung unterschiedlicher Genese; sie ist eine der häufigsten dermatologischen Erkrankungen und tritt weltweit in allen Altersgruppen auf; wichtig ist die Unterscheidung von Erkrankungen mit urtikariellen Läsionen, die aber im Unterschied zur Quaddel bei Urtikaria länger bestehen bleiben; Urtikariaformen können nach der Genese oder dem klinischen Bild klassifiziert werden, wobei die zweite Einteilung i.d.R. gebräuchlicher ist

die flüchtige Quaddel [Urtica] ist die Primärefflorescenz der Nesselsucht; sie breiten sich peripherwärts aus und bilden sich innerhalb von 4–6 Stunden [maximal 24 Stunden] wieder zurück; dabei entstehen vielfältige Muster [z.B. **Urticaria circinata** mit polyzyklisch begrenzten Herden, die ringförmige **Urticaria anularis** bei zentraler Rückbildung]; häufig finden sich auch z.T. massive Angioödeme, die bei lockerer Haut [Mundschleimhaut, Skrotum] als teigige Ödeme imponieren; **Ätiologie**: Freisetzung von Mediatoren [z.B. Histamin, Heparin, Proteasen] aus Mastzellen und Basophilen, die zu Hautrötung und durch eine Erhöhung der Gefäßpermeabilität zu Ödembildung führen; die meisten Urtikariaformen verlaufen ohne Allgemeinsymptome; bei den immunmediierten Formen kommt es zu Zeichen der Anaphylaxie oder sogar zum anaphylaktischen Schock; der Verlauf ist schubartig, wobei die Dauer des Schubes Stunden bis Wochen betragen kann; von **akuter Urtikaria** spricht man bei einer Krankheitsdauer von weniger als 6 Wochen, länger bestehende Erkrankungen werden als **chronische Urtikarien** bezeichnet

Diagnose: Anamnese, körperliche Untersuchung, Pricktest, Provokationstest [nur in der Klinik!]; **Labor**: Blutsenkung erhöht, RAST, Komplement oft erniedrigt, zirkulierende Immunkomplexe; **Therapie**: Ausschaltung oder Vermeidung der auslösenden Ursache steht an erster Stelle; Antihistaminika [Terfenadin*, Loratadin*] intern; bei ungenügender Wirksamkeit Kombination von H_1- und H_2-Antihistaminika; Corticoide intern zur Unterdrückung oder Abkürzung akuter Schübe

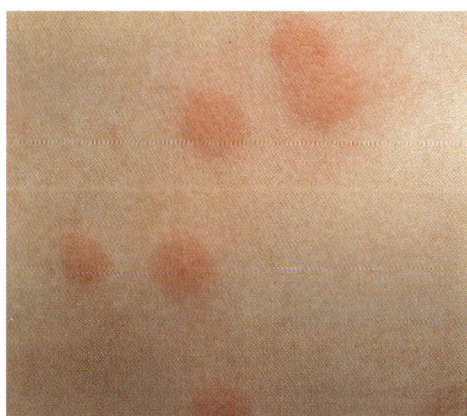

Abb. U25. Urtikaria

Tab. U8. Urtikaria. Klassifizierung nach der Genese

I. Immundediierte Urtikaria
Typ-I-Urtikaria (IgE-mediert)
Typ-III-Urtikaria (Komplement-mediert)
Mastzellen-Autoimmunkrankheit

II. Angioödem bei Defizienz des Komplementsystems
C1-INH-Mangel: hereditär oder erworben

III. Physikalische Urtikaria
Dermographische Urtikaria
Druckurtikaria, Vibrationsangioödem
Kälte-, Hitzekontakturtikaria
Kälte-, Hitzerefluxurtikaria, exercise induced anaphylaxis
Lichturtikaria

IV. Chemische Kontakturtikaria

V. Nicht-immunologisch bedingte Urtikaria
Urtikaria durch direkte Mastzelldegranulation
Urtikaria durch Störung des Arachidonsäuremetabolismus

VI. Idiopathische Urtikaria

Tab. U9. Urtikaria. Klinische Klassifizierung

Kontakturtikaria (auf Ort und Entwicklung beschränkt)
1. Chemische Kontakturtikaria
2. Physikalische Kontakturtikaria
Urtikarieller Dermographismus
Druckurtikaria
Kältekontakturtikaria
Hitzekontakturtikaria
Lichturtikaria

Kontakturtikaria mit Generalisation
1. Chemische Kontakturtikaria (z.B. Latexallergie)
2. Physikalische Reflexurtikaria
Hitzereflexurtikaria (cholinergische Urtikaria)
Systemische Kälteurtikaria

Generalisierte Urtikaria (hämatogenes Agens)
Akute Urtikaria
Chronisch rezidivierende Urtikaria

photoallergische Urtikaria: →*Lichturtikaria*
physikalische Urtikaria: häufigste Form der Urtikaria, die meist als erworbene Form plötzlich auftritt und nach Monaten bis Jahren wieder spontan verschwindet; man unterscheidet einen **Kontakttyp**, bei dem die Läsion auf den Ort der Reizung beschränkt bleibt, und einen **Reflextyp**, bei dem die Läsionen auch fern vom Einwirkungsort auftreten; die **Wärmeurtikaria** [Urticaria e calore] ist eine durch Hitzeeinwirkung hervorgerufene physikalische Urtikaria; man unterscheidet lokalisierte Formen [**Wärmekontakturtikaria**] und systemische Formen [**generalisierte Wärmeurtikaria**]; die durch Druck ausgelöste **Urticaria mechanica** betrifft v.a. junge Männer, die manuelle Arbeit verrichten; mechanische Reizung der Haut ist ebenfalls die Ursache der **dermographischen Urtikaria**

Tab. U10. Physikalische Urtikaria. Häufigkeit verschiedener Formen

Dermographische Urtikaria	50 %
Cholinergische Urtikaria	30 %
Kälteurtikaria	15 %
Druckurtikaria	2 %
Lichturtikaria	2 %
Andere	~ 1 %

[urtikarieller Dermographismus]; **Diagnose**: Belastungstests, Wärmetest, Kältetest, Drucktest etc.

Urtikaria-Taubheits-Syndrom *nt*: → *Muckle-Wells-Syndrom*

Usher-Syndrom *nt*: autosomal-rezessive Form der Retinitis✳ pigmentosa mit Taubheit [**Usher-Syndrom I**] oder rasch progredienter Innenohrschwerhörigkeit [**Usher-Syndrom II**]; damit sind die frühzeitig erblindeten Patienten allein auf eine taktile Kommunikation mit ihrer Umwelt angewiesen; *s.a. Essay Hereditäre Netzhautdystrophien S. 1119*

Uterolgrafie, -graphie *f*: → *Hysterografie*

Uterolsalpinigolgrafie, -graphie *f*: → *Hysterosalpingografie*

Uteroltolmie *f*: selten verwendete Bezeichnung für Hysterotomie✳

Uteroltulbolgrafie, -graphie *f*: → *Hysterosalpingografie*

Uteruslaltolnie *f*: *Syn*: *Atonia uteri*; eine postpartale Atonie der Gebärmutter ist die häufigste Ursache von schwerwiegenden Blutverlusten [**atonische Nachblutung**] nach oder während der Plazentalösung✳; die häufigsten Ursachen sind Uterusüberdehnung [Mehrlingsschwangerschaft, Hydramnion, makrosomer Fetus], hohe Parität, operative Entbindung [Sectio, Forceps, Vakuum], überstürzte Geburt, Plazentaanomalien, Myome und Uterusfehlbildungen sowie die Applikation von halogenierten Anästhetika unter der Geburt; **Therapie**: Oxytocin✳ i.v. und Methylergometrin✳ i.m. oder i.v., wenn die Plazenta vollständig gelöst ist; ansonsten manuelle Plazentalösung und dann Oxytocin und Methylergometrin; kann die Blutung damit nicht gestoppt werden, müssen Prostaglandine [Dinoproston oder das PGE$_2$-Derivat Sulproston] als Tropfinfusion gegeben werden; bei Versagen der medikamentösen Behandlung bleibt i.d.R. nur eine totale abdominale Hysterektomie als ultima ratio

Uteruslentlferlnung *f*: → *Hysterektomie*

Uteruslexlstirlpaltion *f*: → *Hysterektomie*

Uteruslkarlzilnom *nt*: *Syn*: *Gebärmutterkrebs*; von der Gebärmutter ausgehender bösartiger Tumor; je nach der Lage unterscheidet man **Zervixkarzinom**✳ und **Endometriumkarzinom**✳; *s.u. Essay Neubildungen des Uterus S. 1627*

Uteruslmylom *nt*: *Syn*: *Gebärmuttermyom, Myoma uteri, Uterus myomatosus*; *s.u. Myom*

Uteruslplasltik *f*: *Syn*: *Gebärmutterplastik, Metroplastik*; plastische Chirurgie zur Behebung von Fehlbildungen oder zur Rekonstruktion nach Tumorentfernung

Uteruslpollyp *m*: → *Korpuspolyp*

Uteruslriss *m*: → *Uterusruptur*

Uteruslrupltur *f*: *Syn*: *Gebärmutterruptur, Gebärmutterriss, Uterusriss, Metrorrhexis, Hysterorrhexis*; die Uterusruptur ist eine der schwersten Komplikationen der Schwangerschaft, die eine hohe Mortalität von Mutter und Kind aufweist; die Häufigkeit wird mit etwa 1:3.000 Schwangerschaften angegeben; die **Ursachen** sind Narbenruptur nach vorausgegangener Operation oder Verletzung, trau-

matische Ruptur [Amnioskopie!] und Spontanruptur bei Überdehnung [Mehrlingsschwangerschaft] oder Wehensturm; bleibt der Peritonealüberzug intakt, spricht man von **stiller** oder **gedeckter Uterusruptur**; bei der **offenen Uterusruptur** besteht dagegen eine offene Verbindung zur Bauchhöhle

Klinik: die stille Ruptur verläuft klinisch meist ohne typische Symptome; charakteristisch für eine Ruptur sind Druckschmerzhaftigkeit des Uterus [v.a. im unteren Segment], progrediente Kreislaufverschlechterung mit Schockentwicklung, Sistieren der Wehentätigkeit, Abweichen des Kopfes aus der Führungslinie; **Diagnose** wird meist mittels Ultraschall gestellt; **Therapie**: bei Verdacht auf eine Uterusruptur muss eine sofortige Laparotomie durchgeführt werden; die Frucht wird entbunden und der Uterus vernäht oder bei nicht beherrschbarer Blutung entfernt; **Prognose**: die Mortalität von Mutter und Kind ist hoch; bei offener Ruptur liegt sie für den Fetus im Bereich von 50–75 %

Uvae ursi folium *nt*: *Syn*: *Bärentraubenblätter*; *s.u. Bärentraube*

Uvelitis *f*, *pl* **-tilden**: *Syn*: *Uveaentzündung*; Entzündungen der mittleren Augenhaut werden unterteilt in **Uveitis anterior** [vordere Uveitis; entspricht der Entzündung von Iris und Ziliarkörper], intermediäre **Uveitis** [Pars-planitis; Entzündung der Pars plana des Ziliarkörpers; i.d.R. beidseitige Entzündung bei jungen Erwachsenen (**jugendliche Uveitis**); verläuft meist schmerzlos und ohne Rötung über Jahre und führt zu hinterer Schalentrübung der Linse] und **Uveitis posterior** [hintere Uveitis; entspricht der Entzündung von Choroidea [Chorioiditis] und meist auch Retina [Chorioretinitis]

UV-Mikroskop *nt*: → *Ultraviolettmikroskop*

Uvulla bifida *f*: *Syn*: *Zäpfchenspalte, Uvulaspalte*; angeborene Längsspalte des Gaumenzäpfchens durch eine fehlende Verschmelzung der paarigen Anlage [Hemmungsfehlbildung]; muss meist operativ korrigiert werden; *s.u. Lippen-Kiefer-Gaumenspalte*

Uvullalrelsekltilon *f*: → *Uvulektomie*

Uvullalspallte *f*: → *Uvula bifida*

Uvullekltolmie *f*: *Syn*: *Uvularesektion, Zäpfchenentfernung*; operative Entfernung des Gaumenzäpfchens

Uvullorlrhalphie *f*: *Syn*: *Zäpfchennaht, Staphylorrhaphie*; Naht des Gaumenzäpfchens nach traumatischer oder operativer Läsion oder bei angeborenem Defekt

Uvulloltolmie *f*: *Syn*: *Staphylotomie*; Durchtrennung/Inzision des Gaumenzäpfchens

Uzalra *f*: *Syn*: *Xysmalobium undulatum*; Pflanze aus der Familie der Schwalbenwurzgewächse [Asclepiadaceae]; verwendet werden die unterirdischen Pflanzenteile [Uzarawurzel, Uzarae radix], die Cardenolidglykoside [z.B. Uzarin, Urezin, Xysmalorin] enthalten; **Anw.**: traditionell bei akuten Durchfallerkrankungen, Dysmenorrhoe und Enuresis

Neubildungen des Uterus

R. Kreienberg, S. Digel

NEUBILDUNGEN DER ZERVIX UTERI

Transformationszone

Präinvasive und invasive Läsionen der Zervix uteri gehen meistens vom Übergang des unverhornten Plattenepithels der Scheide und der Portio vaginalis uteri zum schleimproduzierenden Zylinderepithel der Endozervix
aus. Zu Beginn der Pubertät befindet sich dieser Übergang normalerweise etwas außerhalb des Muttermundes.
Mit dem Einsetzen der Geschlechtsreife und der Ansäuerung der Scheide wird das chemisch und mechanisch
weniger belastbare Zylinderepithel schrittweise durch Plattenepithel ersetzt. Der Bereich zwischen ursprüng-
licher und aktueller Grenzlinie, zwischen Platten- und Zylinderepithel, wird als Transformationszone bezeichnet. Die Umwandlungs- und Regenerationsvorgänge im Bereich dieser Zone bedingen eine erhöhte Vulnerabilität für onkogene Agenzien, wodurch die Transformationszone zur Prädilektionsstelle für neoplastische
Veränderungen wird.

Intraepitheliale und invasive Neoplasien der Zervix uteri

Durch Infektion mit bestimmten humanen Papillomaviren* [HPV] kann es im Bereich der Transformationszone zu virusinduzierten Wachstums- und Differenzierungsstörungen des Plattenepithels kommen, die als
Dysplasien oder **zervikale intraepitheliale Neoplasien** Grad I–III [CIN I–III] bezeichnet werden. Diese Veränderungen können schrittweise zum invasiven Karzinom fortschreiten. Nach ihrem Schweregrad werden sie in
mehrere Stufen eingeteilt:

- **leichte Dysplasie**: die Reifungsstörungen sind auf das basale Drittel des Plattenepithels beschränkt
- **mäßige Dysplasie**: höchstens die basalen zwei Drittel des Epithels sind betroffen
- **schwere Dysplasie**: die Veränderungen reichen fast bis zur Oberfläche
- **Carcinoma in situ**: über die gesamte Dicke des Epithels findet keine Differenzierung statt.

Unabdingbare Voraussetzung für die Einstufung als präinvasive Läsion ist die Integrität der Basalmembran.
Wird diese durchbrochen, handelt es sich um ein **invasives Karzinom**.

Epidemiologie

Die durch Sexualkontakt erworbene Infektion mit Hochrisiko-Typen humaner Papillomaviren [**high-risk HPV**]
stellt, von wenigen Ausnahmen abgesehen, eine Voraussetzung für die Entstehung des Zervixkarzinoms dar.

Epidemiologie der HPV-Infektion

Die Prävalenz liegt zwischen 5 und 20 %. Der Häufigkeitsgipfel liegt zwischen 20 und 25 Jahren, der kumulative
Lebenszeit-Inzidenz beträgt für Frauen bis zu 50 %. Allerdings kommt es zu einer Elimination des Virus in über
80 % der Fälle innerhalb eines Zeitraumes von bis zu zwei Jahren. HPV 16 ist der am häufigsten nachgewiesene
HPV-Typ. Bei Persistenz der HPV-Infektion kann sich eine zervikale intraepitheliale Neoplasie [CIN] entwickeln. Die Persistenz von Hochrisiko-HPV-DNA scheint eine Conditio sine qua non für eine rezidivierende
oder progrediente CIN zu sein. Da die HPV-Infektion nur zu einem sehr geringen Prozentsatz zur Entwicklung
eines invasiven Zervixkarzinoms führt, sind genetische, immunologische und andere Ko-Faktoren [z.B. Rau-
chen] von Bedeutung.

Epidemiologie der zervikalen intraepithelialen Neoplasien

Das Zervixkarzinom entwickelt sich in den meisten Fällen aus seiner Präkanzerose, den zervikalen intraepithelialen Neoplasien Grad I–III, über einen Zeitraum von etwa 10 Jahren. Die Inzidenz der zervikalen intraepithelialen Neoplasien zeigte in Europa und den USA eine kontinuierliche Zunahme in den letzten zwei Dekaden.
Die schwergradigen Präkanzerosen [CIN 2–3] liegen in Deutschland mit knapp 1 % um das 100-Fache über
der des Zervixkarzinoms. Vorwiegend Frauen im geschlechtsreifen Alter mit Gipfel um das 35. Lebensjahr sind
betroffen.

Die leichte Dysplasie der Zervix [CIN 1] geht unbehandelt in circa 11 % der Fälle in ein Carcinoma in situ [CIN 3] und zu 1 % in ein invasives Zervixkarzinom über. Die mittlere Regressionsrate liegt bei etwa 60 %. Auch bei CIN 2 ist in circa 40 % der Fälle mit einer Spontanregression der Läsion zu rechnen. Die Progressionsrate der CIN 3 zu einem invasiven Karzinom liegt zeitabhängig zwischen 30 und 70 %.

Epidemiologie des Zervixkarzinoms

Das Zervixkarzinom ist weltweit der zweithäufigste bösartige Tumor der Frau, mit fast einer halben Million Neuerkrankungen pro Jahr. Bezüglich der Inzidenz und der Mortalität bestehen erhebliche Unterschiede zwischen den *more developed countries* und den *less developed countries* zu Ungunsten der Letzteren. Die Inzidenz des Zervixkarzinoms weist in Deutschland wie auch europaweit von Anfang der 70er-Jahre bis Mitte der 80er-Jahre einen deutlich rückläufigen Trend auf und ist seitdem annähernd konstant. In Deutschland steht das Zervixkarzinom mittlerweile an achter Stelle in der Rangfolge der Inzidenz. 4 % aller weiblichen Krebserkrankungen sind Zervixkarzinome. Das mittlere Erkrankungsalter der Patientinnen mit einem Zervixkarzinom beträgt 54 Jahre. 80 % erkranken im Alter zwischen 35 und 79 Jahren.

Ätiologie und Risikofaktoren

In den letzten 2 Jahrzehnten hat sich herauskristallisiert, dass die Infektion mit humanen Papillomaviren* [HPV] den weitaus wichtigsten Risikofaktor für das Zervixkarzinom darstellt. Die meisten der bekannten, aus dem Sexualverhalten resultierenden Risikofaktoren [früher Beginn der sexuellen Aktivität, Zahl der Sexualpartner, sexuell übertragene Erkrankungen in der Vorgeschichte etc.] lassen sich auf das Risiko reduzieren, mit HPV infiziert zu werden. Auch eine abgeschwächte Immunitätslage [Immunsuppression, HIV, Rauchen] ist mit dem erhöhten Nachweis von HPV-Infektionen und intraepithelialen Neoplasien der Zervix uteri korreliert.

Früherkennung und Sceening

Zytologie

1971 wurden in Deutschland in den Leistungskatalog der gesetzlichen Krankenversicherung [GKV] Krebsfrüherkennungsuntersuchungen aufgenommen und als Krebsfrüherkennungsprogramm bundesweit eingeführt. Ab dem 20. Lebensjahr werden einmal jährlich die Kosten für einen zytologische Abstrich von der Zervix uteri [**Pap-Test**, Tab. 1] sowie für weitere Vorsorgemaßnahmen übernommen. Trotz Teilnahme von nur etwa einem Drittel der berechtigten Frauen ist dadurch in Deutschland die Zahl der invasiven Zervixkarzinome deutlich zurückgegangen und das Schwergewicht der festgestellten zervikalen Läsionen hat sich von schweren Dysplasien und In-situ-Karzinomen zugunsten der leicht- und mittelgradigen Veränderungen verschoben. Aus der langsamen Entstehungsgeschichte der invasiven Zervixkarzinome über eine Zeitspanne von normalerweise 10–15 Jahren ergibt sich bei jährlicher Entnahme eines Abstrichs eine sehr hohe kumulierte Trefferquote, obwohl bei einmaliger Entnahme eines Abstrichs etwa ein Fünftel aller höhergradigen Veränderungen übersehen werden [ca. 20 % falsch-negative Befunde, Sensitivität etwa 80 %].

Tab. 1. Münchner Nomenklatur II für gynäkologische Zytodiagnostik

Gruppe	Zytologischer Befund	Empfehlung
I	normales Zellbild	
II	entzündliche, degenerative oder metaplastische Veränderungen, Hyper- und Parakeratosen	evtl. zytologische Kontrolle
III	unklarer Befund: • schwere entzündliche oder degenerative Veränderung, die Beurteilung zwischen gut- und bösartig nicht zulässt • auffällige Drüsenzellen, die eine Beurteilung zwischen gut- und bösartig nicht zulassen	je nach klinischem Befund kurzfristige zytologische Kontrolle oder histologische Abklärung
III D	Zellen einer Dysplasie leichten bis mäßigen Grades	kolposkopisch-zytologische Kontrolle in 3 Monaten
IV a	Zellen einer schweren Dysplasie oder eines Carcinoma in situ	kolposkopisch-zytologische Kontrolle und histologische Klärung
IV b	Zellen einer schweren Dysplasie oder eines Carcinoma in situ, invasives Karzinom nicht auszuschließen	kolposkopisch-zytologische Kontrolle und histologische Klärung
V	Zellen eines invasiven Zervixkarzinoms oder eines anderen malignen Tumors	kolposkopisch-zytologische Kontrolle und histologische Klärung

HPV-Diagnostik

Mit der **Hybrid-capture-Methode** steht seit einigen Jahren erstmals ein ausreichend empfindliches Verfahren zur HPV-Hybridisierung zur Verfügung, mit dem es bei noch vertretbaren Kosten möglich ist, bei einer Patientin anhand eines einfachen Abstrichs festzustellen, ob es sich um eine Infektion mit HPV aus der Niedrig- oder der Hochrisikogruppe handelt. Allerdings wird die Anwendung dieses HPV-Gruppentests derzeit nur in ganz bestimmten Situationen empfohlen, und zwar dann, wenn sich diagnostische oder therapeutische Konsequenzen ergeben. Eine typische Indikation stellt z.B. der wiederholte Nachweis einer leichten oder mäßigen Dysplasie über mehr als ein Jahr dar: Beim Nachweis von **High-risk-HPV** wird man zur Sanierung der Läsion neigen, bei negativem Nachweis eher weiter überwachen. Nicht abgeschlossen ist derzeit die Diskussion darüber, ob in Anbetracht der nur 80 %-igen Sensitivität des zytologischen Abstrichs in der Krebsvorsorge zusätzlich oder alternativ die HPV-Hybridisierung als Screening-Methode eingesetzt werden soll.

Kolposkopie

Bei der Kolposkopie werden mit Hilfe eines binokularen Distanzmikroskops in bis zu 40-facher Vergrößerung die Portio uteri, die Vagina und die Vulva betrachtet. Sie stellt den Goldstandard in der differenzialdiagnostischen Abklärung bei Verdacht auf zervikale Neoplasie dar. Die Indikation zur Kolposkopie mit ggf. gezielter Entnahme von Gewebeproben ist nach dem ersten auffälligen zytologischen Abstrich [Gruppe III D oder mehr], zur Verlaufskontrolle bei CIN und zur präoperativen Therapieplanung bei CIN oder Verdacht auf ein invasives Zervixkarzinom gegeben.

Invasives Zervixkarzinom

Ausbreitung

Invasive Zervixkarzinome entstehen meistens auf der Grundlage schwergradiger intraepithelialer Neoplasien [CIN 3]. Sobald die Basalmembran durchbrochen wird, handelt es sich um ein invasives Karzinom. Charakteristischerweise breiten sich Zervixkarzinome zunächst lokal durch kontinuierliches Vorwachsen in die benachbarten Strukturen [Parametrien, Scheide, Corpus uteri] aus. Allerdings kann es schon in frühen Stadien zur lymphogenen Metastasierung kommen, wobei normalerweise zunächst die regionalen pelvinen Lymphknotenstationen befallen werden, später kann es dann zur Metastasierung in paraaortale und gelegentlich auch inguinale Lymphknoten kommen. Die primäre hämatogene Metastasierung ist eher selten und erfolgt dann meistens in die Lunge oder die Knochen.

Stadieneinteilung

Zervixkarzinome werden entsprechend der FIGO-Klassifikation von 1995 eingeteilt [Tab. 2]. Die Einteilung der präklinischen Stadien [Ia] erfolgt histopathologisch nach Aufarbeitung eines Konus- bzw. Hysterektomiepräparates. Die Einteilung der klinischen Stadien [Ib und höher] erfolgt auf der Grundlage des gynäkologischen Spekulum- und Tastbefundes.

Histologische Einteilung

Bei mehr als 80 % der invasiven Zervixkarzinome handelt es sich um Plattenepithelkarzinome, die wiederum in verhornende und nicht-verhornende sowie in groß- und kleinzelligere Formen unterteilt werden. Der Anteil drüsiger Karzinome liegt bei 15 %, wobei es sich zu zwei Dritteln um Adenokarzinome und zu

Tab. 2. Stadieneinteilung des Zervixkarzinoms

TNM	FIGO	Definition
Tis	0	Carcinoma in situ [präinvasives Karzinom]
T1	I	begrenzt auf den Uterus [Ausdehnung auf das Corpus uteri wird nicht berücksichtigt]
T1a	Ia	präklinisches, ausschließlich durch Mikroskopie diagnostiziertes, invasives Karzinom: Invasionstiefe ≤ 5 mm, horizontale Ausdehnung ≤ 7 mm
T1a1	Ia1	minimale Stromainvasion: Invasionstiefe ≤ 3 mm
T1a2	Ia2	Stromainvasion: Invasionstiefe 3,1–5 mm
T1b	Ib	klinisch erkennbares, auf den Uterus begrenztes Karzinom, größer als Ia
T1b1	Ib1	Tumordurchmesser ≤ 4 cm
T1b2	Ib2	Tumordurchmesser > 4 cm
T2	II	Ausdehnung über Uterus hinaus, aber nicht bis zur Beckenwand und nicht bis zum unteren Drittel der Vagina
T2a	IIa	Parametrien frei, Scheide bis max. mittleres Drittel befallen
T2b	IIb	Parametrien befallen, Beckenwand nicht erreicht
T3	III	Ausdehnung bis zur Beckenwand und/oder bis zum unteren Drittel der Vagina und/oder Hydronephrose/stumme Niere
T3a	IIIa	unteres Drittel der Vagina befallen, Parametrien frei
T3b	IIIb	Tumor erreicht Beckenwand oder verursacht Hydronephrose/stumme Niere
T4a	IVa	kleines Becken überschritten und/oder Infiltration der Schleimhaut von Blase/Rektum
T4b	IVb	Fernmetastasen

einem Drittel um adenosquamöse Karzinome handelt. Bei drüsigem Karzinom muss durch Hysteroskopie und fraktionierte Abrasio differenzialdiagnostisch ein Endometriumkarzinom mit sekundärer Zervixbeteiligung ausgeschlossen werden.

Prognosefaktoren

Der wichtigste Prognosefaktor beim Zervixkarzinom ist die anatomische Ausdehnung, die sich im Tumorstadium niederschlägt [Tab. 3]. Auch die lokale Wachstumsform des Zervixkarzinoms spielt eine Rolle für die Prognose: Exophytisch wachsende Tumoren haben eine bessere Prognose als endophytisch wachsende. Der histologische Subtyp spielt – mit Ausnahme des sehr seltenen kleinzelligen Karzinoms mit sehr schlechter Prognose – keine wesentliche Rolle. Auch der Differenzierungsgrad, das Alter der Patientin und tumorbiologische Faktoren sind nach bisherigen Erkenntnissen nur von untergeordneter Bedeutung. Dem Einbruch des Tumors in Blut- und Lymphgefäße kommt allerdings eine unabhängige prognostische Bedeutung zu.

Tab. 3. Lymphknotenbefall und 5-Jahres-Überlebensrate beim Zervixkarzinom in Abhängigkeit vom Tumorstadium

FIGO-Stadium	Patientinnen mit befallenen pelvinen Lymphknoten [%]	Patientinnen mit befallenen paraaortalen Lymphknoten [%]	5-Jahres-Überlebensrate [%]
Ia1	0–0,5	–	> 99
Ia2	1–2	–	99
Ib	9–30	2,5–11	43–95
IIa	7–50	10–14	71–95
IIb	16–57	17–23	55–77
III	25–82	25–34	31–34
IVa	> 59	30–50	7–8

Klinische Symptomatik

Bei Patientinnen mit zervikalen Neoplasien lassen sich in der Vorgeschichte gehäuft sexuell übertragene Erkrankungen, insbesondere kondylomatöse Veränderungen, erfragen. Auch bei Schwächung der Immunabwehr [z.B. durch HIV] treten gehäuft Läsionen des Muttermundes auf. Wichtig ist auch die Frage nach der letzten Vorsorgeuntersuchung: Liegt diese nicht wesentlich länger als ein Jahr zurück, ist eine fortgeschrittene Neoplasie des Muttermundes unwahrscheinlich.

Patientinnen mit zervikalen Neoplasien haben normalerweise keine klinischen Symptome. Auch bei invasiven Zervixkarzinomen können Krankheitszeichen erst spät auftreten. Typisch sind Blutungsstörungen. Ausgeprägter blutiger oder fleischwasserfarbener, oft unangenehm riechender Fluor tritt vornehmlich in fortgeschrittenen Stadien auf. Schmerzen stellen sich typischerweise erst bei sehr fortgeschrittener Erkrankung ein. Symptome von Seiten der Blase oder des Rektums sowie Ödeme und venöse Thrombosen der unteren Körperhälfte sind ebenfalls späten Stadien vorbehalten.

Prätherapeutische Diagnostik

Um die lokale Tumorausbreitung prätherapeutisch einzuschätzen, ist zunächst die gynäkologische Untersuchung mit rektovaginaler Palpation erforderlich.

Eine Nierensonografie ist angezeigt, um einen tumorbedingten Harnstau auszuschließen bzw. nachzuweisen. Bei auffälliger Sonografie sollte ein Ausscheidungsurogramm zur Lokalisation der Stenose angefertigt werden. Bei anamnestischen oder klinischen Zeichen einer Harnblasen- und/oder Darmbeteiligung sollte außerdem großzügig die Indikation zur Zysto-/Rektoskopie gestellt werden.

Der zusätzliche Einsatz von bildgebenden Verfahren zur Bestimmung der lokalen Tumorausbreitung ist kritisch zu sehen: Bei klinisch als operabel eingeschätzten Tumoren haben Ultraschall-, CT- oder MRT-Befunde in der Regel keinen Einfluss auf die Behandlung. Erweist sich intraoperativ ein Situs doch als inoperabel, wird der Eingriff als Staging-Laparotomie abgebrochen. Ein bildgebendes Verfahren ist somit nur in den Fällen angezeigt, in denen tatsächlich eine therapeutische Entscheidung [Operation oder Bestrahlung] vom Ergebnis einer solchen Untersuchung abhängig ist. Die Kernspintomografie [MRT] scheint in der Beurteilung des Stadiums und der Operabilität der CT und dem Ultraschall überlegen zu sein.

Die Bestimmung von Serum-Markern ist beim Zervixkarzinom in der Primärdiagnostik von nur zweifelhaftem Nutzen. Tumormarker-Untersuchungen können jedoch in einzelnen Fällen zur Verlaufsbeobachtung bei fortgeschrittenen Erkrankungen bzw. Rezidiven eingesetzt werden. Bei Plattenepithelkarzinomen kommt hierzu der Tumormarker SCC, bei Adenokarzinomen CEA und CA-125 infrage.

Stadienbezogenes klinisches Management der zervikalen Neoplasien

Therapie zervikaler intraepithelialer Neoplasien

Die Vorgehensweise hängt vom Schweregrad der Veränderung ab. Bei CIN 1 und 2 kann zunächst zugewartet werden, da in etwa 50 % der Fälle mit einer spontanen Rückbildung der Läsionen zu rechnen ist. Voraussetzung hierfür ist, dass die Läsion kolposkopisch im Ganzen beurteilbar ist und dass vom kolposkopisch auffälligsten Bereich eine Biopsie vorliegt. Es sollte in 3-monatigen Intervallen zytologisch und kolposkopisch kontrolliert werden. Bei Persistenz über eine Jahr sollte die Sanierung erwogen werden. Infrage kommen bei überschaubaren Veränderungen

- die Elektro- oder Kryokoagulation,
- die Entfernung mit der Diathermieschlinge bzw.
- die kolposkopisch gesteuerte Vaporisation mit dem CO_2-Laser.

Wenn der Prozess in den Zervikalkanal hineinreicht und kolposkopisch nicht sicher abgrenzbar ist, sollte zur histologischen Klärung eine Konisation durchgeführt werden. Entsprechend muss bei CIN 3 eine Konisation* dann erfolgen, wenn die Läsion nach endozervikal nicht zweifelsfrei abgegrenzt werden kann. Bei eindeutiger Abgrenzbarkeit und bioptisch gesichertem Ausschluss eines invasiven Prozesses kommt auch eine Sanierung durch Diathermieschlinge oder CO_2-Laservaporisation infrage.

Therapie des invasiven Zervixkarzinoms

Zur Primärtherapie des Zervixkarzinoms stehen Operation, Radiotherapie und Chemotherapie sowie die simultane und sequenzielle Kombination der Methoden zur Verfügung. Grundsätzlich werden kleinere Tumoren bei Patientinnen in gutem Allgemeinzustand operiert, während bei größeren Karzinomen oder reduziertem Allgemeinzustand die primäre Radiotherapie gegebenenfalls in Kombination mit einer Chemotherapie vorzuziehen ist. Bei der Wahl der Primärtherapie ist zu berücksichtigen, dass nur die primär operative Therapie ein histopathologisches Staging ermöglicht. Weitere Vorteile sind die häufig geringere Beeinträchtigung der Vita sexualis und die leichtere Überwachung des Beckens in der Nachsorge nach Operation.

Therapie frühinvasiver Karzinome [Stadium Ia]

Die Operation stellt in diesem Stadium die Standardtherapie dar. Im Stadium Ia1 genügt zur Behandlung eine in sano durchgeführte Konisation* bzw. die einfache Hysterektomie*. Im Stadium Ia2 besteht die Therapie normalerweise in einer einfachen Hysterektomie in Kombination mit der pelvinen Lymphonodektomie. Beim adäquat behandelten Zervixkarzinom im Stadium Ia liegen die 5-Jahres-Überlebensraten bei nahezu 100 %.

Therapie klinisch manifester Zervixkarzinome [Stadium Ib–IV]

In frühen Stadien, bei denen der Tumor die Beckenwand noch nicht erreicht hat [max. Stadium IIb], stellt die Operation die primäre Behandlungsoption dar. Es erfolgt die erweiterte radikale Hysterektomie* nach Wertheim, die die Entfernung von Uterus, Parametrien und dem oberen Scheidenanteil [mit ausreichendem Sicherheitsabstand] mit Parakolpium sowie bei postmenopausalen Frauen üblicherweise auch die Entfernung der Adnexe beinhaltet. Die Radikalität des Eingriffs richtet sich nach der Ausdehnung des Tumors. Zusätzlich werden die pelvinen Lymphknoten [Operation nach Meigs], ggf. auch die paraaortalen Lymphknoten entfernt. Patientinnen mit einem hohen Rezidivrisiko können nach einer radikalen Operation des Zervixkarzinoms von einer adjuvanten Radiotherapie, mehr noch von einer Radiochemotherapie profitieren.

In fortgeschritteneren Stadien, wenn eine Operation nicht in Betracht kommt, wird in der Regel die primäre Radiochemotherapie durchgeführt. Bei Fernmetastasierung wird unter palliativen Aspekten therapiert. Dabei sind die Nebenwirkungen besonders zu beachten. Operativ können Stomaanlagen aufgrund von Fistelbildungen erforderlich werden.

Nebenwirkungen der Therapie

Etwa 3–5 % intraoperative Blasen- und 1–2 % Ureterverletzungen werden nach Wertheim-Meigs-Operationen* beobachtet. Als postoperativ häufigste Komplikation ist die Blasenfunktionsstörung zu beobachten. Sie kann in seltenen Fällen über Wochen und Monate andauern und vereinzelt lebenslang persistieren.

Postradiogene Beschwerden treten typischerweise erst 1–2 Jahre nach Abschluss der Bestrahlungsbehandlung auf. Bei postradiogener chronischer Proktitis kann es zu Tenesmen sowie Darmblutungen bis hin zu Ulzerationen im Bereich von Rektum und Sigma kommen. Diese Therapiefolgen sollten möglichst konservativ behandelt werden.

Ureter-Scheiden-Fisteln sind fast immer operativ bedingt und schließen sich häufig spontan. Die selteneren Blasen-Scheiden-Fisteln und Rektum-Scheiden-Fisteln treten als Folge von Strahlentherapie oder Operation auf, sie können jedoch auch durch Tumorwachstum bedingt sein. Wenn möglich sollte der operative Fistelverschluss angestrebt werden.

Lymphödeme der Beine mit einer Umfangszunahme von über 3 cm treten nach operativer Therapie in etwa 3 %, bei zusätzlicher Nachbestrahlung in 5–15 % der Fälle auf, zum Teil mit Lymphzysten. Ihre Heilung ist nahezu unmöglich, jedoch lässt sich durch konsequente Lymphdrainagebehandlung Linderung erzielen.

Nachsorge

Die Intervalle der Nachsorgeuntersuchungen richten sich nach dem statistischen Zeitpunkt des Auftretens von Rezidiven. Dieses tritt in 75 % der Fälle innerhalb der ersten zwei bis drei Jahre nach Primärtherapie auf. Daher sollten Nachsorgeuntersuchungen in den ersten beiden Jahre nach Primärtherapie 3-monatlich, vom 3.–7. Jahr halbjährlich und ab dem 8. rezidivfreien Jahr jährlich durchgeführt werden. Dabei stehen die Zwischenanamnese sowie die klinische und gynäkologische Untersuchung im Vordergrund. Bildgebende Verfahren sind dagegen nur bei gezieltem Verdacht angezeigt. Für palliativ zu behandelnde Patientinnen sind die Art und die Intervalle der Untersuchungen den individuellen Gegebenheiten anzupassen.

NEUBILDUNGEN DES CORPUS UTERI

Gutartige Neubildungen des Corpus uteri: Uterus myomatosus

Epidemiologie

Die Entwicklung gutartiger leiomyomatöser Veränderungen des Uterus [Uterusmyom, Myom] stellt die häufigste tumoröse Veränderung des oberen weiblichen Genitaltraktes dar. Sie tritt bei etwa 20–50 % aller Frauen auf. Genaue Angaben zur Prävalenz existieren nicht, da die Mehrzahl der betroffenen Frauen keinerlei Symptome aufweisen. Die höchste Inzidenz besteht bei Frauen im reproduktionsfähigen Alter.

Pathologie

Die überwiegende Mehrheit der glattmuskulären uterinen Tumoren ist histologisch und klinisch als gutartig einzustufen. Histologisch gesehen handelt es sich in der Mehrzahl um Leiomyome. Diese bestehen mikroskopisch aus Bündeln uniform strukturierter glatter Muskelzellen. **Leiomyosarkome**, die maligne Variante der Leiomyome, sind glücklicherweise seltene Tumoren. Die Inzidenz eines Leiomyosarkoms im Uterus, der unter der präoperativen Diagnose Uterus myomatosus entfernt wurde, beträgt ca. 0,5 %.

Ätiologie

Die Ätiologie der Myomerkrankung konnte bisher nicht eindeutig geklärt werden, jedoch werden genetische Alterationen als verantwortlich angesehen. Die Beobachtung, dass Myome nur selten vor der Menarche, während der Geschlechtsreife an Größe zunehmen und nach der Menopause häufig einer Größenregression unterliegen, unterstützt die Hypothese, dass Östrogene eine wichtige Rolle im Wachstum von Myomen spielen.

Symptome und Klinik

Die Mehrzahl der myomatösen Veränderungen des Uterus bereiten den betroffenen Frauen keinerlei Beschwerden und stellen keine Gesundheitsgefährdung dar. Treten Beschwerden auf, stehen Menstruationsstörungen im Vordergrund. Tabelle 4 fasst die Beschwerden zusammen.

Bei der bimanuellen Tastuntersuchung besteht eine Uterusvergrößerung oder ein mehr oder weniger mit dem Uterus in Zusammenhang stehender Tumor im kleinen Becken. Ein Uterus myomatosus wird typischerweise als derb getastet. Die Palpation der Myome verursacht keine Schmerzen.

Je nach Lage innerhalb des Uterus unterscheidet man **zervikale** und **korporale Myome**, je nach Position innerhalb der Uteruswand **subseröse**, **intramurale** oder **submuköse Myome**. Schließlich gibt es **intraligamentäre Myome** mit häufig schwieriger operativer Angehbarkeit und ausgeprägten Druckerscheinungen auf Nachbarorgane. Eine Sonderform des subserösen Myoms ist das **gestielte subseröse Myom**.

Tab. 4. **Beschwerden bei Uterus myomatosus**

Blutungsunregelmäßigkeiten [30 %]: • verlängerte Blutungen [Menorrhagien] • verstärkte Blutungen [Hypermenorrhoe] • Dysmenorrhoe • Zwischenblutungen [Metrorrhagien]
Eisenmangelanämie [aufgrund der Blutungsstörungen]
Schmerzen [zumeist in Zusammenhang mit Blutungsunregelmäßigkeiten]: • akute Unterbauchschmerzen [z.B. durch Stieldrehung oder akute Degeneration] • eher selten chronische Schmerzen im kleinen Becken
genitourinäre Kompressionssyndrome [Pollakisurie, Stressinkontinenz, Urge-Symptomatik]
intestinale Kompressionssyndrome [Obstipation, Defäkationsbeschwerden]
Nierenstau durch Ureterkompression
abdominelle Umfangszunahme

Diagnostik

Die transvaginale Sonografie eignet sich zum Nachweis uteriner Vergrößerungen, die am wahrscheinlichsten von Leiomyomen herrühren. Schwierigkeiten bereitet die Ultraschalldiagnose von gestielten intraligamentären Myomen sowie die Differenzierung von Leiomyomen und Leiomyosarkomen. Weitere Probleme werden durch eine Adipositas der Patientin und einen retrovertierten Uterus hervorgerufen. Die Ultraschallmorphologie von Myomen ist recht variabel. Typischerweise handelt es sich um solide, hypoechogene Strukturen in annähernd runder Erscheinungsform. Bei der Diagnose Uterus myomatosus ist die Sonografie der Computertomografie überlegen.

Indikationen zur Therapie

Die unbestritten wichtigste Indikation für eine therapeutische Intervention ist eine zunehmende anämisierende Blutungsstörung bei Vorliegen eines Uterus myomatosus. Hauptdifferenzialdiagnose für die Blutungsstörung ist die abnorme Endometriumproliferation sowie das Endometriumkarzinom, das mittels Hysteroskopie und fraktionierter Abrasio obligat auszuschließen ist.
Weitere Indikationen sind:
- akute oder chronische Schmerzen und Verdrängungserscheinungen,
- die rasche Größenzunahme eines Uterus myomatosus, um ein Sarkomwachstum auszuschließen sowie
- die Sterilität bzw. Infertilität nach Ausschluss anderer Ursachen.

Therapieoptionen

Besteht eine Therapieindikation, ist zu prüfen, ob das Therapieziel auf konservativem oder auf chirurgischem Weg erreicht werden kann. Ein konservativer Therapieansatz kann angestrebt werden, wenn die Patientin perimenopausal ist und kein akuter Handlungsbedarf besteht. Bei Fehlen akuter Symptome kann eine medikamentöse Therapie eingeleitet oder ganz einfach abgewartet werden, da in der Postmenopause die meisten Myome eine regressive Entwicklung durchmachen und Beschwerden i.d.R. abnehmen. Bestehen hingegen akute Beschwerden stellt eine primär operative oder eine verzögert operative Therapie mit medikamentöser Vorbehandlung die Maßnahme der Wahl dar.

Die wichtigste **konservative Therapiemaßnahme** bei der Behandlung der Myomerkrankung ist die Induktion eines reversiblen hypogonadotropen Hypogonadismus durch den Einsatz von GnRH-Analoga*. Diese eignen sich sowohl zur Behandlung vor einer geplanten Operation als auch zur überbrückenden Maßnahme, z.B. in der Perimenopause. Der Reduktionseffekt beträgt zwischen 25 und 80 % und erreicht nach 12 Wochen Therapie ein Maximum. Nach Absetzen der Therapie kommt es innerhalb von 3–4 Monaten zu einer raschen Wiederzunahme der entsprechenden Volumina, weshalb eine GnRH-Therapie keine Dauerlösung des Problems Uterus myomatosus ist. Zur Therapie leichterer Störungen, z.B. einer leichten Menorrhagie, kann ein gestagenbetontes kombiniertes orales Kontrazeptivum eingesetzt werden, wodurch ein relativer Östrogenmangel induziert wird. Ein möglicherweise neues Verfahren, Uterusmyome zu therapieren, ist die **perkutane Transkatheterembolisation** von Uterusmyomen. Hierbei werden die Arteriae uterinae beidseits mit Polyvinylalkohol bzw. Polyacrylpartikeln verschlossen, was zu einer Reduktion der Myomgröße und Besserung der klinischen Symptomatik führt.

Es gibt zahlreiche **operative Techniken**, die beim Uterus myomatosus zum Einsatz kommen. Grundsätzlich kann ein offener, ein laparoskopischer oder ein vaginaler Zugang indiziert sein. Bei Patientinnen mit abgeschlossener Familienplanung ist die Hysterektomie*, von vaginal, abdominal oder endoskopisch, die Therapie der Wahl. Bei Patientinnen mit Kinderwunsch bzw. Patientinnen, für die eine Hysterektomie nicht akzeptabel ist, kann eine Myomektomie*, evtl. nach Vorbehandlung mit GnRH-Analoga*, durchgeführt werden. Dies erfolgt je nach Lage und Größe des Myoms laparoskopisch oder hysteroskopisch, selten offen chirurgisch.

Endometriumkarzinom

Epidemiologie

Das Endometriumkarzinom ist in Deutschland das häufigste Genitalkarzinom. Die Neuerkrankungsrate wird mit ca. 18 Fällen pro 100.000 Frauen angegeben. In Deutschland werden jedes Jahr ca. 10.100 neue Fälle registriert, damit rangiert das Endometriumkarzinom auf Platz 4 aller bösartigen Erkrankungen bei Frauen. Die Inzidenz steigt mit dem Alter kontinuierlich an und erreicht ihren Gipfel zwischen dem 70. und 74. Lebensjahr. Somit ist das Endometriumkarzinom überwiegend eine Erkrankung der Postmenopause. Jedoch werden 2–4 % aller Endometriumkarzinome bei Frauen unter 45 Jahren registriert. Unter Einbeziehung aller Stadien hat das Endometriumkarzinom eine 5-Jahres-Überlebensrate von fast 80 %.

Ätiologie und Risikofaktoren

Ungefähr die Hälfte aller Patientinnen mit Endometriumkarzinom weisen typische Risikofaktoren für die Erkrankung auf. Die meisten der bekannten Risikofaktoren gehen mit einer exzessiven Östrogenexposition einher

[Tab. 5]. Die exzessive Östrogenstimulation kann zu einer Hyperplasie des Endometriums führen. Frauen mit einer Hyperplasie ohne zelluläre Atypien haben ein niedriges Risiko für ein Endometriumkarzinom. Dagegen erkrankt ohne Therapie etwa ein Viertel der Frauen mit einer Hyperplasie mit zellulären Atypien während der nächsten 10 Jahre an einem Karzinom.

Das Endometriumkarzinom ist die häufigste extrakolonische Lokalisation bei Frauen mit **familiärem nichtpolypösen kolorektalen Karzinomsyndrom*** [HNPCC, Lynch-Syndrom Typ II]. Endometriumkarzinome finden sich in den betroffenen Familien in 4–11 %, wobei das durchschnittliche Alter der Patientinnen bei Diagnosestellung 20 Jahre früher liegt als in der Normalbevölkerung.

Pathogenese

Heute geht man von zwei unterschiedlichen Formen des Endometriumkarzinoms aus, einem östrogenabhängigen [Typ 1] und einem östrogenunabhängigen [Typ 2] Karzinom [Tab. 6]. Der Typ 1 des Endometriumkarzinoms wird durch eine anhaltend hohe Östrogenexposition – sei es aufgrund einer gesteigerten endogenen Östrogenproduktion oder durch exogene Östrogenzufuhr – verursacht. Typischerweise verläuft die klinische Entstehung über hyperplastische Zwischenstufen mit zunehmendem Malignitätspotenzial [Tab. 7]. Der Typ 2 des Endometriumkarzinoms ist dagegen östrogenunabhängig und wahrscheinlich Folge einer malignen Transformation des atrophischen Endometriums in der späten Postmenopause und im Senium, insbesondere nach vorangegangener Beckenbestrahlung.

Histopathologie

Der überwiegende Teil der Endometriumkarzinome entsteht im Corpus uteri [deshalb auch Korpuskarzinom] und weist entweder ein exophytisches Wachstum oder eine diffuse Verdickung des Endometriums auf. Bis auf wenige Ausnahmen sind Endometriumkarzinome Adenokarzinome. Plattenepithelkarzinome kommen vor, sind jedoch extrem selten. Adenokarzinome des Endometriums weisen unterschiedliche histomorphologische Erscheinungen auf, die mit einer unterschiedlichen Prognose einhergehen [Tab. 8]. Die häufigste Form in den USA und Nordeuropa ist das reine endometrioide Adenokarzinom.

Stadieneinteilung

Die 1988 eingeführte FIGO-Klassifikation ist eine intraoperative Klassifizierung, da heute in etwa 90 % der Fälle die Behandlung des Endometriumkarzinoms mit der Operation beginnt [Tab. 9].

Prognosefaktoren

Das Tumorstadium gilt als der wichtigste Prognosefaktor beim Endometriumkarzinom. Zudem konnten für bestimmte uterine und extrauterine Faktoren di-

Tab. 5. Geschätztes relatives Risiko für östrogenbezogene Risikofaktoren für das Endometriumkarzinom

Risikofaktor	Relatives Risiko
Übergewicht	
• 9–23 kg	3,0
• > 23 kg	10,0
Parität	
• 0 vs. 1	2,0
• 0 vs. 5	5,0
Menopause > 52 vs. < 49 Jahre	2,4
PCO-Syndrom	5,0
Diabetes mellitus	2,7
alleinige Östrogengabe	6,0
Tamoxifengabe	2,2
Gabe von sequenziellen oralen Kontrazeptiva	7,0
Gabe von kombinierten oralen Kontrazeptiva	0,5

Tab. 6. Entstehungstypen des Endometriumkarzinoms

Merkmale	Typ 1	Typ 2
Östrogenabhängigkeit	vorhanden	fehlt
Alter bei Diagnose	Perimenopause	Postmenopause
adenomatöse Hyperplasie	vorhanden	fehlt
ethnische Zugehörigkeit	kaukasisch	afroamerikanisch
Grading	1,2	3
myometrane Infiltration	< 1/3	> 1/3
Subtypen	endometrioid adenoakanthom sekretorisch	adenosquamös serös klarzellig
Verlauf	günstig	progressiv

Tab. 7. Karzinogenes Potenzial von endometrialen Hyperplasien

Typ	Progressionsrate zum Karzinom [%]
endometriale Hyperplasie ohne Atypien	
• einfach [glandulae-zystisch]	1
• komplex [adenomatös]	3
endometriale Hyperplasie mit Atypien	
• einfach [glandulaer-zystisch]	8
• komplex [adenomatös]	29

Tab. 8. Histologische Einteilung der Endometriumkarzinome

Histologie	Häufigkeit [%]	5-Jahres-Überlebensrate [%]
endometrioides Adenokarzinom	80–90	74
Adenoakanthom	9	91
adenosquamöses Karzinom	4–5	65
seröses [-papilläres] Adenokarzinom	1–4	27
klarzelliges Karzinom	2–5	42
muzinöses Karzinom	< 1	?
Plattenepithelkarzinom	0,1	?
undifferenziertes Karzinom	2	58

rekte Einflüsse auf die Erkrankungsprognose aufgezeigt werden [Tab. 10]. Einige histologische Subtypen – wie serös-papilläre, klarzellige, undifferenzierte und squamöse Karzinome – haben eine ungünstige Prognose. Insgesamt sind die nicht-endometrioiden Endometriumkarzinome jedoch selten.

Screening und Früherkennung

Als mögliche Screening-Untersuchungen für das Endometriumkarzinom werden histologische und zytologische sowie die transvaginale Sonografie diskutiert. Gegen ein Sceening spricht zum einen, dass bei asymptomatischen Frauen die Prävalenz für ein Endometriumkarzinom mit < 0,2–0,7 % niedrig ist. Zum anderen führt das Kardinalsymptom des Endometriumkarzinoms, die uterine Blutung bei postmenopausalen Frauen, auch ohne Früherkennungsmethoden bei 72,5 % aller Erkrankten zu einer Diagnose im FIGO-Stadium I. Daher wird derzeit kein Screening für das Endometriumkarzinom empfohlen.

Klinische Symptomatik

Als klassisches Symptom des Endometriumkarzinoms gilt die postmenopausale Blutung. Hier liegt in ca. 10 % der Fälle ein Endometriumkarzinom vor, bei Frauen über 70 Jahre sogar in 30 %, sofern die Blutung nicht durch exogene Hormongaben ausgelöst wurde. Ebenso kann ein blutiger oder dunkler Fluor bei unauffälligem Vaginal- und Zervixbefund ein Hinweiszeichen für ein Endometriumkarzinom sein. Bei prämenopausalen Frauen sollten Blutungsstörungen im Sinne von Zwischenblutungen, prä- oder postmenstruellen Schmierblutungen, Hypermenorrhoen und Metrorrhagien Anlass zu besonderer Aufmerksamkeit sein. Da das Endometriumkarzinom häufig mit einem Uterus myomatosus vergesellschaftet ist, muss dieser als alleinige Erklärung für Blutungsstörungen hinterfragt werden.

Diagnostik

Bei symptomatischen Patientinnen gilt zur Diagnosesicherung die Hysteroskopie mit fraktionierter Abrasio als Goldstandard. Die separate Beurteilung von

Tab. 9. Stadieneinteilung des Endometriumkarzinoms

TNM	FIGO	Definition
T1	I	Tumor begrenzt auf das Corpus uteri
T1a	IA	Tumor begrenzt auf das Endometrium
T1b	IB	Tumor infiltriert < 50 % des Myometriums
T1c	IC	Tumor infiltriert > 50 % des Myometriums
T2	II	Tumor infiltriert die Zervix
T2a	IIA	lediglich endozervikaler Drüsenbefall
T2b	IIB	Invasion des Stromas der Zervix uteri
T3 und/ oder N1	III	intrapelvine Ausdehnung über den Uterus hinaus
T3a	IIIA	Invasion in Serosa oder Adnexe oder positive Spülzytologie
T3b	IIIB	Befall der Vagina
N1	IIIC	Befall pelviner oder paraaortaler Lymphknoten
T4 und/ oder M1	IV	extrapelvine Tumorausdehnung
T4	IVA	Befall von Blasen- oder Darmschleimhaut
M1	IVB	Fernmetastasen oder Lymphknotenbefall [außer pelvin/paraaortal]

Tab. 10. Prognosefaktoren des Endometriumkarzinoms

Risikofaktor	Häufigkeit [%]	5-Jahres-Überlebensrate [%]
uterine Faktoren		
G3	20	65
Stadium IC	17	65
Gefäßeinbrüche	7	65
extrauterine Faktoren		
pelvine Lymphknotenmetastasen	5	65
paraaortale Lymphknotenmetastasen	5	40
ovarielle Metastasen	4	60
intraabdominelle Metastasen	5	50
Alter > 70 Jahre, Stadium I	13	65
Alter < 51 Jahre, Stadium I	11	95

Zervix- und Korpusabradat soll helfen, Adenokarzinome der Zervix und Endometriumkarzinome mit Zervixbefall von auf das Corpus uteri begrenzten Endometriumkarzinomen abzugrenzen. Der histologische Befund enthält neben der Diagnose Endometriumkarzinom auch Informationen zum Tumortyp. Einer operativen Abklärung sollte neben der gynäkologischen Untersuchung eine Vaginalsonografie vorangestellt werden.

Nach histologischer Diagnosesicherung wird eine prätherapeutische Stadienzuordnung und eine Evaluation der Patientin bezüglich ihrer Operabilität angestrebt. Als diagnostische Maßnahmen gehören hierzu:

- eine sorgfältige körperliche Untersuchung,
- eine Thoraxübersichtsaufnahme,
- eine Sonografie der Nieren sowie
- ein Laborstatus.

Ein Ausscheidungsurogramm ist nur angezeigt bei klinischem Verdacht auf parametrane Infiltration oder auffälligem Nierensonogramm, da das Vorkommen eines Ureterstaus beim Endometriumkarzinom eine Rarität darstellt. Zystoskopie und Rektoskopie sind notwendig, wenn klinisch der Verdacht auf Blasen- und Rektum-

beteiligung vorliegt. Entsprechend der Symptomatik und dem Ergebnis der klinischen Untersuchung kann auch die Durchführung einer Koloskopie oder Computertomografie/Kernspintomografie angezeigt sein.

Therapie

Zur Behandlung des Endometriumkarzinoms ist die operative Intervention die Methode der Wahl. Eine Operabilität ist bei ca. 90 % der Patientinnen gegeben. Der operative Zugang besteht im Allgemeinen in einem Unterbauchlängsschnitt. Nach Eröffnung des Peritoneums erfolgt die Entnahme einer Spülzytologie sowie die Inspektion und Exploration der Bauchhöhle auf tumorverdächtige Herde. Hierauf schließt sich die Hysterektomie* mit Adnexektomie beidseits an. Vom Uterus sollte intraoperativ ein Schnellschnitt angefertigt werden, um die Beurteilung der Myometrium- und Zervixinfiltration vornehmen zu können. Hiervon abhängig erfolgt anschließend die pelvine und paraaortale Lymphonodektomie.

Mit dieser Vorgehensweise erhält man ein chirurgisches Staging gemäß den FIGO-Kriterien. In einzelnen Fällen wird die Operation durch eine Omentektomie* oder bei Scheidenmetastasierung durch eine partielle oder komplette Kolpektomie* ergänzt. Bei peritonealer Ausdehnung der Erkrankung sollte ein möglichst vollständiges Tumor-Debulking angestrebt werden. Bei Patientinnen mit Befall von Blase oder Rektum kann eine vordere und/oder hintere Exenteration indiziert sein.

Als adjuvante Therapiemaßnahme wird die perkutane Strahlentherapie v.a. bei fortgeschrittenen Stadien des Endometriumkarzinoms eingesetzt. Analysen weisen darauf hin, dass durch die Strahlentherapie zwar eine bessere lokale Kontrolle der Tumorerkrankung erreicht werden kann, eine positive Beeinflussung des Überlebens jedoch nicht zu erzielen ist. Im Allgemeinen wird die perkutane Strahlentherapie mit einer vaginalen Kontaktbestrahlung kombiniert. In weiter fortgeschrittenen Stadien profitieren die Patientinnen möglicherweise auch von einer Chemotherapie, die zusätzlich zur Operation und der Bestrahlung durchgeführt wird.

Die Indikation zu einer primären Strahlentherapie besteht für Patientinnen mit stark erhöhtem Operationsrisiko aufgrund internistischer Erkrankungen. Für inoperable Patientinnen im Stadium I kann nach kombinierter Strahlentherapie eine progressionsfreie 5-Jahres-Überlebensrate von 85–90 % erreicht werden.

Nebenwirkungen der Therapie des Endometriumkarzinoms

Die Gesamtkomplikationsrate der Operation des Endometriumkarzinoms liegt bei etwa 20 %. Hierzu zählen:

- Lymphzysten
- gastrointestinale oder urogenitale Verletzungen bzw. Stenosen
- intraabdominale Blutung
- Wundinfektion
- Platzbauch
- Thrombose und Lungenembolie.

Ernste Komplikationen wurden in 6 % der Fälle beschrieben. Bei adipösen Patientinnen treten deutlich häufiger perioperative Komplikationen auf.

Die Komplikationsrate und die Schwere der Komplikationen nach einer Strahlentherapie sind abhängig von Feldgröße und applizierter Dosis sowie der Ausdehnung der vorangegangenen Operation. Hierzu zählen:

- intestinale Probleme [Diarrhoe, intestinale Blutungen, Darmstenosierung]
- Fisteln [intestinal, rektovaginal, urogenital]
- Lymphödeme der unteren Extremitäten.

Mit schweren Komplikationen ist in 6–8 % der Fälle zu rechnen.

Nachsorge

Wesentlich für die weitere Prognose der Erkrankung ist die frühzeitige Diagnose eines Scheidenrezidivs sowie eines Rezidivs zentral im kleinen Becken, da diese einer Therapie zugänglich sind. Die meisten Rezidive treten in den ersten 2–3 Jahren nach Primärtherapie auf. Daher sollten Nachsorgeuntersuchungen in den ersten 3 Jahren nach Primärtherapie vierteljährlich, in den folgenden 2 Jahren halbjährlich durchgeführt werden. Bestandteil der Nachsorgeuntersuchung sollte eine ausführliche Anamnese sowie eine gynäkologische Untersuchung sein. Der Nutzen routinemäßiger apparativer Diagnostik oder der Bestimmung von Tumormarkern ist fraglich und wird derzeit nicht empfohlen.

V

Vac|ci|ni|um myr|til|lus *nt*: → *Heidelbeere*

Vag|ek|to|mie *f*: *Syn*: *Vagusresektion*; operative Teilentfernung des Nervus vagus; *s.a. Vagotomie*

Va|gi|nal|a|tre|sie *f*: *Syn*: *Scheidenatresie, Atresia vaginalis*; angeborener oder erworbener Verschluss der Scheidenlichtung; führt zu Abflussbehinderung nach der Menarche mit Ausbildung von Hämatokolpos, Hämatometra, Hämatosalpinx und in schweren Fällen eines akuten Abdomens; **Therapie**: operative Aufdehnung der Scheide; postoperative Einlage eines Ballonkatheters oder Tampons zum Offenhalten

Va|gi|nal|flu|or *m*: → *Fluor vaginalis*

Va|gi|nal|kan|di|do|se *f*: Candidose* der Vaginaschleimhaut; praktisch nie als isolierte Infektion der Scheide, sondern immer als Vulvovaginitis* candidamycetica

Va|gi|nal|kar|zi|nom *nt*: *Syn*: *Scheidenkarzinom*; i.d.R. vom Plattenepithel der Scheide ausgehende bösartige Geschwulst [90 %]; der Rest sind Adenokarzinome u.ä.; relativ selten [ca. 2,5 % aller Genitalkarzinome]; das **primäre Vaginalkarzinom** sitzt meist an der Hinterwand im oberen Drittel der Scheide, weshalb es bei der Scheidenspiegelung leicht übersehen und oft erst spät erkannt wird; **Klinik**: schmerzlose, unregelmäßige, vaginale Blutungen, v.a. nach dem Geschlechtsverkehr; **Therapie**: radikale Entfernung bei Carcinoma in situ, Mikrokarzinom, portio- und introitusnahem Karzinom; bei größeren Karzinomen z.B. eine **Radikaloperation nach Wertheim-Meigs** und/oder Strahlentherapie [Afterloading]; da die Diagnose meist erst spät erfolgt, ist die **Prognose** eher schlecht; die 5-Jahresüberlebensrate liegt unter 40 %

ca. 60 % aller Vaginalkarzinome entstehen sekundär durch direktes Einwachsen [Zervixkarzinom, Vulvakarzinom] und/oder Metastasierung [Korpuskarzinom, Chorionkarzinom]; **Therapie**: wegen des meist ausgedehnten Wachstums ist eine operative Behandlung nur selten möglich; die Prognose ist schlecht; *s.u. Essay Neubildungen von Vulva und Vagina S. 1685*

Va|gi|nal|mi|li|eu *nt*: → *Scheidenmilieu*

Va|gi|nal|my|ko|se *f*: *Syn*: *Scheidenmykose, Vaginomykose, Kolpomykose*; Pilzerkrankung der Scheide; am häufigsten durch Candida* albicans [Vulvovaginitis* candidamycetica]

Va|gi|nal|plas|tik *f*: → *Vaginoplastik*

Va|gi|nal|pro|laps *m*: → *Scheidenvorfall*

Va|gi|nal|schnitt *m*: → *Vaginotomie*

Va|gi|nal|so|no|gra|fie, -gra|phie *f*: *Syn*: *transvaginale Sonografie*; Ultraschalluntersuchung der Beckenorgane unter Verwendung eines speziellen Vaginalschallkopfes, der in die Scheide eingeführt wird; erlaubt eine Beurteilung von Scheide, Blase, Uterus und Adnexen i.d.R. werden Frequenzen von 5–7,5 MHz verwendet, wodurch eine höhere Auflösung als bei der transabdominellen Sonografie erreicht wird; dafür ist aber die Eindringtiefe geringer

Va|gi|nal|soor *m*: → *Vulvovaginitis candidamycetica*

Va|gi|ni|tis *f*, *pl* **-ti|den**: *Syn*: *Scheidenentzündung, Kolpitis, Colpitis*; Entzündungen der Scheide werden praktisch immer durch eine Störung des sauren Scheidenmilieus verursacht; da das Scheidenmilieu sich erst im Laufe der Pubertät einstellt und nach der Menopause sich durch den Abfall der Östrogenbildung wieder verändert, findet man Scheidenentzündungen häufig bei jungen Mädchen und postmenopausalen Frauen

die häufigsten Erreger sind Gardnerella* vaginalis [bakterielle Vaginose*], Candida*-Species [vaginaler Soor*], Mycoplasma*-Species, Trichomonas* vaginalis [Trichomoniasis*] und Chlamydia* trachomatis; bei jungen Mädchen, postmenopausalen Frauen und Schwangeren werden oft β-hämolysierende Streptokokken* gefunden; da es meist zu Mitbeteiligung der Vulva kommt, ist i.d.R. die Bezeichnung **Vulvovaginitis** angebracht; werden keine Leukozyten im Ausfluss gefunden, spricht man von **Vaginose**; bei fast allen Entzündungen kommt es zu vermehrtem Ausfluss, der je nach der Ursache gefärbt, dick- oder dünnflüssig sein kann, manchmal kommt es zu Reizung und Rötung der Vulvahaut oder zu fischartigem Geruch; *s.a. Essay Entzündliche Erkrankungen der weiblichen Beckenorgane S. 1609, Essay Geschlechtskrankheiten – Genitale Kontaktinfektionen S. 475*

bakterielle Vaginitis: → *bakterielle Vaginose*

Va|gi|no|gra|fie, -gra|phie *f*: Röntgenkontrastdarstellung der Scheide; *s.a. Hysterosalpingografie*

Va|gi|no|pe|ri|ne|o|plas|tik *f*: *Syn*: *Scheidendammplastik, Kolpoperineoplastik*; plastische Operation von Scheide und Damm, z.B. nach Scheidendammriss; *s.a. hintere Kolporrhaphie*

Va|gi|no|pe|ri|ne|or|rha|phie *f*: *Syn*: *Scheidendammnaht, Kolpoperineorrhaphie*; Naht von Scheide und Damm, z.B. nach Scheidendammriss; *s.a. hintere Kolporrhaphie*

Va|gi|no|plas|tik *f*: *Syn*: *Scheidenplastik, Vaginalplastik, Kolpoplastik*; plastische Operation der Scheide, z.B. Kolpoperineorrhaphie; auch Bezeichnung für die Schaffung einer künstlichen Scheide [**Neovagina***] bei Fehlbildungen oder Atresie der Vagina

Va|gi|no|se *f*: *Syn*: *Kolpopathie*; Scheidenerkrankung, Vaginaerkrankung; *s.a. Vaginitis*

bakterielle Vaginose: *Syn*: *Aminkolpitis, bakterielle Kolpitis, bakterielle Vaginitis*; Besiedlung der Scheide mit **Gardnerella vaginalis** und anderen Bakterien [Staphylokokken, Streptokokken, Escherichia coli], die zu grau-weißem Ausfluss mit fischähnlichem Geruch führt; *s.a. Essay Geschlechtskrankheiten – Genitale Kontaktinfektionen S. 475*

Va|gi|no|skol|pie *f*: → *Kolposkopie*

Va|gi|no|to|mie *f*: *Syn*: *Kolpotomie, Scheidenschnitt, Vaginalschnitt*; Durchtrennung/Inzision der Scheidenwand

Va|go|mi|me|ti|kum *nt*: → *Parasympathomimetikum*

Va|go|to|mie *f*: *Syn*: *Vagusdurchtrennung, Vagusschnitt*; Durchtrennung des Nervus vagus; v.a. Bezeichnung für die Durchtrennung der präganglionären parasympathischen Fasern, die die Säureproduktion des Magens regulieren; *s.a. Essay Gastritis und peptisches Ulkus S. 443*

proximal gastrische Vagotomie: *Syn*: *Parietalzellvagotomie, superselektive Vagotomie, selektiv proximale Vagotomie*; bevorzugte Vagotomie, die selektiv die säurebildenden Zellen in den proximalen 2/3 des Magens denerviert

selektiv gastrale Vagotomie: *Syn*: *selektive totale Vagotomie*; selektive Durchtrennung der Magenäste, die zu einer totalen Denervierung führt; wird oft in Kombination mit einer Pyloroplastik* durchgeführt

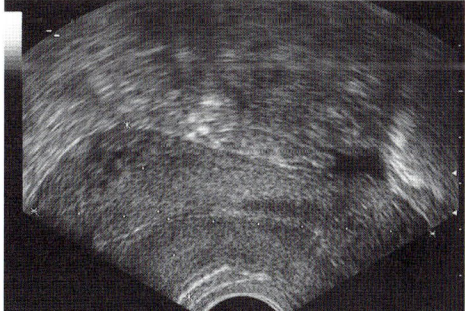

Abb. V1. Vaginalsonografie. Uterus im Längsschnitt

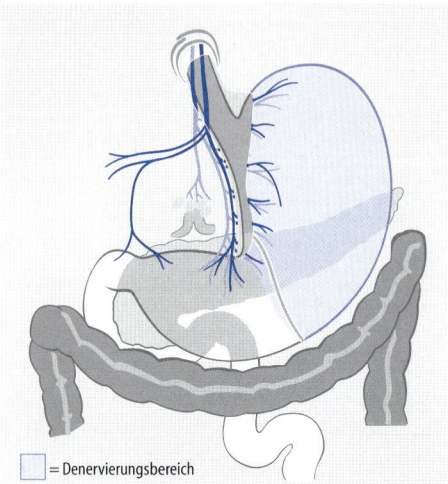

= Denervierungsbereich

Abb. V2. Proximal gastrische Vagotomie

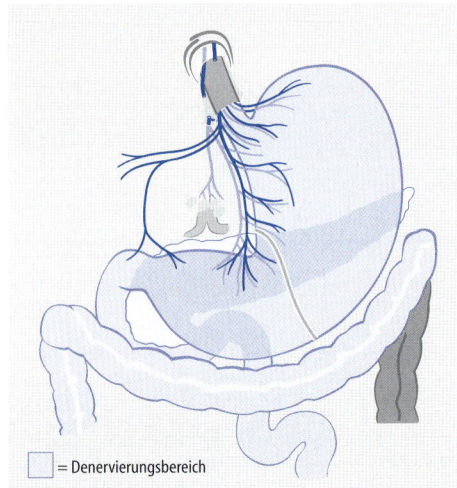

= Denervierungsbereich

Abb. V4. Trunkuläre Vagotomie

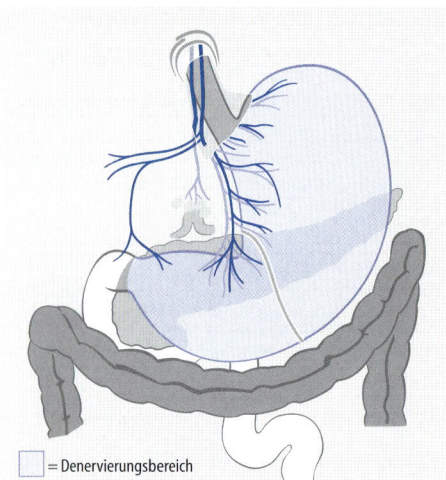

= Denervierungsbereich

Abb. V3. Selektive totale Vagotomie

trunkuläre Vagotomie: *Syn: thorakale trunkuläre Vagotomie, Dragstedt-Operation*; nur noch selten durchgeführte Durchtrennung des vorderen und hinteren Vagusstamms im Bereich der unteren Speiseröhre, die zu einer vollständigen vagalen Denervierung des Magen-Darm-Traktes führt; wird heute fast nur noch zur Behandlung des Ulcus pepticum jejuni nach Magenresektion ausgeführt

Va|gus|durch|tren|nung f: → *Vagotomie*

Va|gus|re|sek|ti|on f: → *Vagektomie*

Val|ku|um|ver|band m: s.u. *Wundnaht*

Vak|zi|na|ti|ons|en|ze|phal|li|tis f, pl **-ti|den**: *Syn: Impfenzephalitis, Impfenzephalomyelitis, Impfenzephalopathie, Encephalomyelitis postvaccinalis*; nach einer Impfung [Masern, Röteln] auftretende akute oder subakute Entzündung, die auf einer Immunreaktion beruht; ist heute extrem selten

Va|la|ci|clo|vir nt: Virostatikum; Prodrug von Aciclovir★; **Anw.:** Infektion mit Varicella-Zoster-Virus, Herpes-Virus, Zytomegalievirus; **Dosierung:** 1000 mg 3-mal/d p.o.; **NW:** Kopfschmerz, Übelkeit, Magen-Darm-Störungen

Va|le|ri|a|nae radix f: *Syn: Baldrianwurzel, Augenwurzel, Katzenwurzel; s.u. Baldrian*

Va|le|ri|a|na officinalis f: → *Baldrian*

Val|gi|sie|rung f: → *Valgisierungsosteotomie*

Val|gi|sie|rungs|os|te|o|to|mie f: *Syn: valgisierende Osteotomie, Valgisierung*; Korrekturosteotomie zur Behandlung einer Varusstellung [z.B. Genu varum]; dabei gibt es prinzipiell die Möglichkeit einen Teil des Knochens zur Valgisierung der Achse zu entfernen oder aber der Knochen wird durchtrennt und durch Implantation eines i.d.R. keilförmigen kortikospongiösen Spans einseitig angehoben; in diesem Fall spricht man von **additiver Osteotomie** oder auch **Anhebeosteotomie**; Osteotomien mit Entnahme eines Knochenteils müssen durch eine Druckosteosynthese fixiert werden, additive Osteosynthesen können stabil sein und ohne Osteosynthese verheilen; die postoperative Nachbehandlung entspricht immer der bei Frakturen

Val|in|ä|mie f: *Syn: Hypervalinämie*; erhöhter Valingehalt des Blutes; *s.a. Essay Störungen des Aminosäurestoffwechsels und Harnstoffzyklus S. 43*

Valin-Leucin-Isoleucinurie f: → *Ahornsirup-Syndrom*

Valleix-Punkte pl: Druckpunkte im Verlauf des Nervus ischiadicus; man unterscheidet Lumbal-, Iliosakral-, Gluteal-, Popliteal-, Peroneal- und Malleolarpunkt

Val|pro|in|säure f: *Syn: Dipropylessigsäure, 2-Propylpentansäure, 2-Propylvalerian-säure*; Antiepileptikum; hemmt die GABA-Transaminase sowie die GABA-Aufnahme in Gliazellen, damit kommt es zu einer Erhöhung der GABA-Konzentration an den inhibitorischen Synapsen; **Anw.:** Petit mal, Absencen, Fieberkrämpfe, generalisierte tonisch-klonische Krämpfe, Myoklonien; **Dosierung:** initial 15 mg/kg/d; wöchentliche Erhöhung unter Kontrolle der Plasmakonzentration in Schritten von 5–10 mg/kg/d bis zur Erhaltungsdosis von 45–60 mg/kg/d, verteilt auf 3–5 Einzeldosen; **NW:** Sedierung, Schläfrigkeit, Thrombozytopenie, Übelkeit, Erbrechen, dosisabhängig Erhöhung der Transaminasen sowie Anstieg des Bilirubins, Menstruationsstörungen, Amenorrhoe, verminderte Spermatogenese, selten Tremor, Kopfschmerzen, Ataxie, Nystagmus, Diplopie, Dysarthrie, Koordinationsstörungen, emotionale Störungen, Psychosen, Aggression, Hyperaktivität; *s.a. Essay Epilepsie und Status epilepticus S. 365*

Valsalva-Manöver nt: *Syn: Valsalva-Versuch*; Pressen bei geschlossenem Mund und geschlossener Nase führt zur Belüftung des Mittelohrs

Valsalva-Versuch m: **1.** *Syn: Valsalva-Pressdruckversuch, Pressdruckversuch*; Pressen bei geschlossener Stimmritze führt zu Drucksteigerung im Brustkorb und zur Veränderung von

V

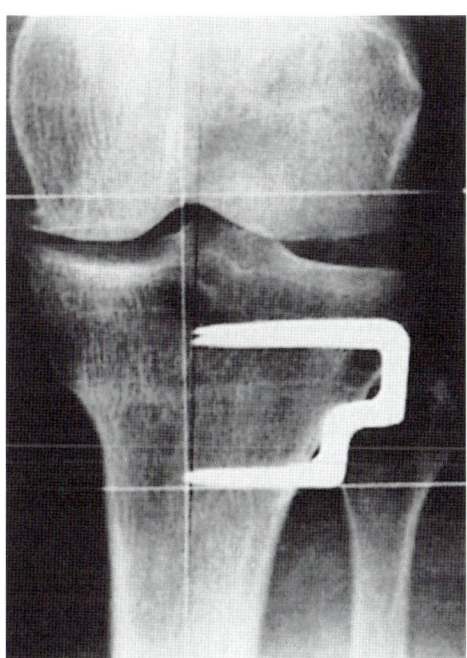

Abb. V5. Valgisierungsosteotomie. Valgisierende Tibiakopfosteotomie mit Entnahme eines Keils und Minimalosteosynthese mit Blount-Klammern

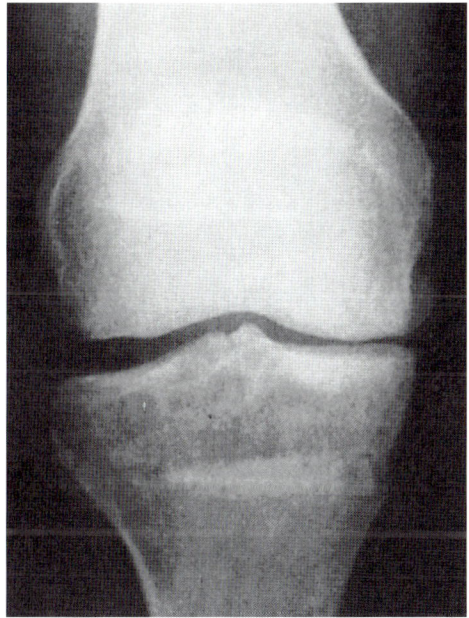

Abb. V6. Valgisierungsosteotomie. Additive, valgisierende Tibiakopfosteotomie mit Implantation eines kortikospongiösen Beckenkammspans; eine Osteosynthese ist nicht nötig, da die Osteotomie stabil ist

Blutdruck und Puls **2.** → *Valsalva-Manöver*

Val|sar|tan *nt*: Angiotensin-II-Blocker, Antihypertensivum; **Anw.:** essenzielle und renale Hypertonie, Herzinsuffizienz; **Dosierung**: Hypertonie 80–160 [–320] mg/d p.o.; Herzinsuf-

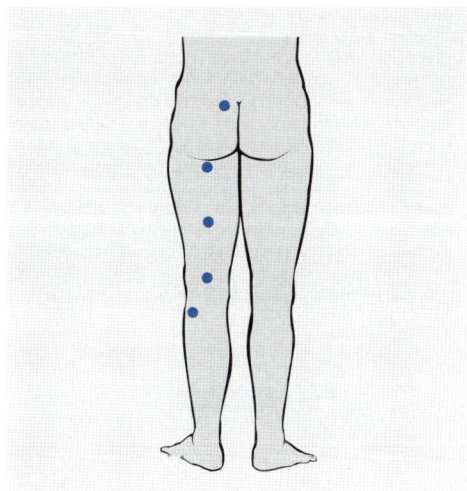

Abb. V7. Valleix-Punkte

fizienz initial 2 × 20–40 mg/d p.o., später maximal 2 × 80–160 mg/d; *s.a. Essay Herzinsuffizienz S. 599*

Val|vo|plas|tik *f*: → *Valvuloplastik*

Val|vo|to|mie *f*: **Syn:** *Valvulotomie, Herzklappenspaltung, Klappenspaltung, Kardiovalvulotomie;* operative Spaltung einer stenotischen Herzklappe; die früher bevorzugte Kommissurotomie wird heute meist nur noch als Zwischenlösung verstanden und eine Herzklappenprothese angestrebt

Val|vu|lo|plas|tik *f*: **Syn:** *Valvoplastik, Herzklappenplastik, Klappenplastik;* plastische Operation einer Herzklappe zur Wiederherstellung der Funktion, z.B. bei Stenose oder Insuffizienz

Val|vu|lo|to|mie *f*: → *Valvotomie*

Van|co|my|cin *nt*: von Streptomyces orientalis gebildetes bakterizides Antibiotikum; verändert die Permeabilität der Plasmamembran, hemmt die RNA-Synthese der Bakterien und verhindert die Polymerisierung der Phosphodisaccharid-Pentapeptid-Lipid-Komplexe; **Anw.:** v.a. gegen grampositive Keime [Staphylokokken, Streptokokken, Corynebacterium, Enterokokken, Pneumokokken, Clostridien, Listeria]; Alternativpräparat bei resistenten Keimen und pseudomembranöser Enterokolitis durch Clostridium-Species; **NW:** allergische Reaktionen, Fieber, Exantheme, ototoxisch in höherer Konzentration, Thrombophlebitis, Nierenfunktionsstörungen; bei schneller i.v.-Injektion **Red man's-Syndrom** mit plötzlichem Blutdruckabfall und makulopapulösen Hautrötungen an der oberen Körperhälfte

van Creveld-von Gierke-Krankheit *f*: → *Glykogenose Typ I*

N-Va|nil|lyl|non|a|mid *nt*: → *Nonivamid*

Vanzetti-Zeichen *nt*: schmerzbedingte skoliotische Fehlhaltung als Schonhaltung bei Ischialgie✱

Val|po|ri|sal|ti|on, transurethrale der Prostata *f*: *s.u. Essay Benignes Prostatahyperplasie-Syndrom S. 1295*

Vaquez-Osler-Syndrom *nt*: **Syn:** *Polycythaemia vera; s.u. Polycythaemia*

Var|de|na|fil *nt*: selektiver Hemmer der cGMP-spezifischen Phosphodiesterase Typ 5; führt indirekt zur Erhöhung der NO-Konzentration im Corpus cavernosum des Penis; **Anw.:** erektile Dysfunktion; **Kontraind.:** gleichzeitige Einnahme organischer Nitrate oder NO-Donatoren; *s.u. Essay Erektions- und Ejakulationsstörungen S. 295*

Variant-Angina *f*: **Syn:** *Prinzmetal-Angina, vasospastische Angina;* oft frühmorgens auftretende schwere, spontan auftretende Anginaanfälle bei sonst guter Leistungsfähigkeit und meist negativen Ischämietests; es besteht ein hohes Risiko für Infarkt, Herzrhythmusstörungen und plötzlichen Herztod; *s.u. Essay Angina pectoris S. 59*

Va|ri|cel|la *f:* → *Windpocken*

Varicella-Zoster-Virus *nt: Syn: Zoster-Virus, Herpesvirus varicellae, Herpes-zoster-Virus*; DNA-Virus, das dem Herpes-simplex-Virus★ gleicht; Erreger der Windpocken★ [Varicella] und der Gürtelrose [Zoster★]; wie bei Herpes simplex kommt es bei Primärinfektion entweder zu einem subklinischen Verlauf oder zur Ausbildung von Windpocken; das Virus aszendiert entlang sensibler Hautnerven zu Dorsalganglien oder Hirnnervenganglien [Trigeminusganglion], wo es lebenslang verbleiben kann; durch Triggerfaktoren kann dann eine Gürtelrose ausgelöst werden; im Unterschied zum Herpes-simplex-Virus hinterlassen die Windpocken aber i. d.R. eine lebenslange Immunität; *s.a. Essay Virusinfektionen S. 1667*

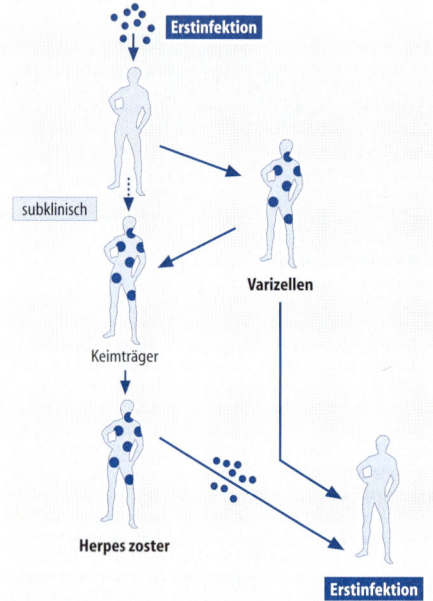

Abb. V8. Varicella-Zoster-Virus. Infektionskette bei Varicella-Zoster-Virus-Infektion

Va|ri|co|sis *f, pl* **-ses:** → *Varikose*

Varicosis pelvis: das Vorliegen von erweiterten Venen im kleinen Becken, ist ein häufiger Zufallsbefund beschwerdefreier Frauen bei der Ultraschalluntersuchung des kleinen Beckens; von **pelvic congestion syndrome** spricht man, wenn es zu Beschwerden, wie z.B. chronischen Unterbauchschmerzen, Dysmenorrhoe und Dyspareunie kommt; **Therapie:** Embolisation oder Ligatur der veränderten Gefäße, Gestagene, Danazol★, GnRH-Analoga, orale Kontrazeptiva, evtl. Hysterektomie

Va|ri|kek|to|mie *f: Syn: Varizenentfernung, Krampfaderentfernung, Krampfaderoperation;* operative Entfernung/Exstirpation von Krampfadern [Varizen★]; das heute gebräuchlichste Verfahren zur Exstirpation von primären Varizen der Stammvenen ist die **Babcock-Methode:** das Mündungssegment der Vena saphena magna in die Vena femoralis wird entfernt [Krossektomie★]; die Krampfader wird distal eröffnet und eine Venensonde [**Babcock-Sonde**] eingeführt und bis in die Leiste vorgeschoben; durch Zurückziehen der Sonde erfolgt das sog. **Venenstripping**; insuffiziente Perforansvenen müssen aufgesucht und subfaszial ligiert werden; *s.a. Essay Krampfadern/Varizen S. 1643*

Va|ri|ko|gra|fie, -gra|phie *f:* Röntgenkontrastdarstellung von Krampfadern/Varizen; *s.a. Essay Krampfadern/Varizen S. 1643*

Va|ri|ko|phle|bi|tis *f, pl* **-ti|den:** *Syn: Krampfaderentzündung, Varizenentzündung;* Entzündung einer (oberflächlichen) Krampfader [Varize]; *s.a. Thrombophlebitis*

Va|ri|ko|se *f: Syn: Varicosis;* ausgedehnte Krampfaderbildung; *s.u. Varize*

Va|ri|ko|throm|bo|se *f: s.u. Thrombophlebitis*

Va|ri|ko|to|mie *f: Syn: Krampfaderschnitt, Varizeneröffnung;* Inzision einer Krampfader

Va|ri|ko|ze|le *f: Syn: Krampfaderbruch, Cirsozele, Cirsocele, Hernia varicosa;* hochgradige Erweiterung und Schlängelung der Venen des Plexus pampiniformis; die **primäre Varikozele** tritt i.d.R. linksseitig auf und beruht auf einer Klappeninsuffizienz der Vena testicularis; die **sekundäre** oder **symptomatische Varikozele** beruht auf einer venösen Einflussstauung, z.B. bei retroperitonealer Raumforderung oder Thrombose des Plexus pampiniformis, und tritt auf beiden Seiten gleich häufig auf

klinisch imponieren Schweregefühl im Skrotum und zuneh-

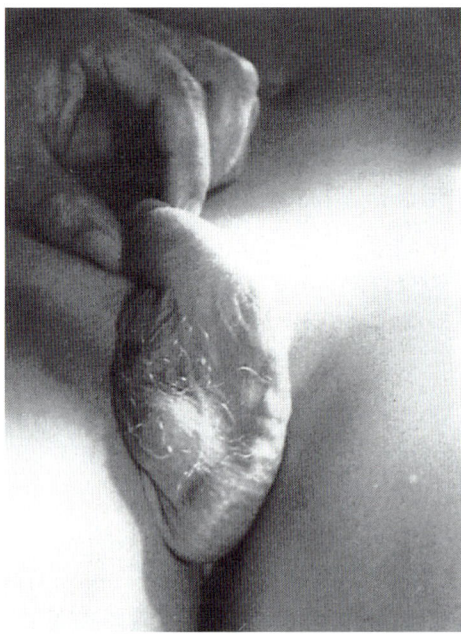

Abb. V9. Varikozele. Varikozele links

Tab. V1. Varikozele. Management der Varikozele

Beseitigung des venösen Refluxes
– bei unerfülltem Kinderwunsch
– bei pathologischem Spermiogramm
– behandlungsfähiger Befund als Voraussetzung
Kontrolliertes Zuwarten
– Spermiogramm normal
– FHS normal
Allgemeine Berücksichtigung
– Kofaktoren der Spermatogenesestörungen
– fertilitätsmindernder Faktor bei der Partnerin
Varikozele bei Knaben und Adoleszenten
– Progredienz des Befunds
– Hodenvolumen bleibt deutlich zurück
– frühe spermatologische Befunde subnormal

mende Schwellung im Stehen; die Überwärmung der Hoden kann zu einer Infertilität führen, die bei Kinderwunsch eine Operationsindikation darstellt; die **Diagnose** stützt sich auf eine Inspektion und Palpation zuerst im Stehen und unter abdomineller Druckerhöhung [**Valsalva-Versuch**] und anschließend im Liegen; die primäre linksseitige Varikozele entleert sich im Liegen, die symptomatische Varikozele bleibt gefüllt

als Therapieverfahren bieten sich u.a. die hohe retroperitoneale [**Benardi-Ivanissevich**] oder inguinale Ligatur [**Palamo**], Venenresektion oder anterograde Sklerosierung [**Tauber**] an

Va|ri|sie|rung f: → *Varisierungsosteotomie*

Va|ri|sie|rungs|os|te|o|to|mie f: *Syn: Varisierung, varisierende Osteotomie*; Korrekturosteotomie zur Behandlung einer Valgusstellung [z.B. Coxa valga bei Hüftdysplasie]; i.d.R. wird ein keilförmiger Knochenabschnitt zur Varisierung der Knochen- oder Gelenkachse entfernt und die Fragmente durch eine stabile Osteosynthese fixiert

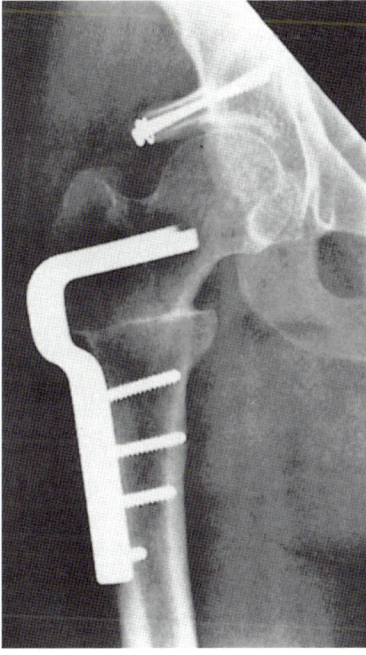

Abb. V10. Varisierungsosteotomie. Intertrochantere Varisierungsosteotomie bei Hüftdysplasie mit gleichzeitiger Pfannendachappositionsplastik mit korikospongiösem Beckenkammspan

Va|rix f, pl -ri|ces: → *Varize*

Va|ri|ze f: *Syn: Krampfader, Varix, Varixknoten, Krampfaderknoten, Varikosität*; unregelmäßig erweiterte und geschlängelte oberflächliche Vene; die Venenklappen sind entweder insuffizient, zerstört oder fehlen vollständig; damit kommt es zu einer Umkehr der Strömungsrichtung in den Varizen, d.h., die Muskelpumpe des Beines pumpt das Blut nicht zum Herzen, sondern das Blut fließt in den Varizen nach distal, also retrograd; beim ruhigen entspannten Stehen steht das Blut in den Varizen still oder fließt nur sehr langsam; der insgesamt ungenügende venöse Abtransport aus den Hautbezirken des Beines führt zu chronischer Veneninsuffizienz und den damit verbundenen Komplikationen

liegt der Varizenbildung eine allgemeine Bindegewebsschwäche zugrunde, spricht man von **primären Varizen** bzw. **primärer Varikose**; die Patienten zeigen oft auch andere, durch die Bindegewebsschwäche bedingte Krankheitszeichen, wie

z.B. Senkfuß, Leistenbruch oder Bandscheibenvorfall; bei den erworbenen **sekundären Varizen** [sekundäre Varikose], liegt i.d.R. ein Kollateralkreislauf bei chronischem Verschluss oder Insuffizienz der tiefen Venen vor; klinisch kann oft nicht oder nur schwer zwischen primärer und sekundärer Varikose unterschieden werden; primäre Varizen finden sich nur beim Menschen, was die Bedeutung des aufrechten Gehens und Stehens für die Pathophysiologie unterstreicht; Frauen haben etwas häufiger Krampfadern als Männer, dafür treten sehr ausgeprägte Formen aber häufiger bei Männern auf; wegen der ästhetischen Bedeutung von Krampfadern, suchen aber wesentlich mehr Frauen den Arzt auf als Männer; *s.u. Essay Krampfadern/Varizen S. 1643*

abdominale Varizen: meist am Unterbauch bei Verschluss der Vena cava inferior

gastroösophageale Varizen: *s.u. Ösophagusvarizen*

präpubische Varizen: Varizen über dem Mons pubis findet man bei thrombotischen Verschlüssen der tiefen Beckenvenen

retikuläre Varizen: gitterartige Varizen an der Korium-Subkutis-Grenze; häufig Nährvenen von Besenreiservarizen; sie verursachen im Allgemeinen keine Beschwerden

Va|ri|zel|len|em|bryo|fe|to|pa|thie f: *s.u. Windpocken*

Va|ri|zen|ent|fer|nung f: → *Varikektomie*

Va|ri|zen|er|öff|nung f: → *Varikotomie*

Va|ri|zen|ver|ö|dung f: Krampfaderverödung durch Injektion eines Verödungsmittels, das die Venenintima reizt und damit zu Fibrosierung und Verschluss der Varize führt; das Verödungsmittel [oberflächenaktives Netzmittel] wird direkt in die Varizen injiziert; bei Stammvarizen der Beine wird dann sofort ein fester Kompressionsverband angelegt; falls nötig, kann nach ca. 1 Woche die Stichinzision vorgenommen und der entstandene Thrombus entfernt werden; **Kontraind.**: Zustand nach frischer Thrombose, Schäden der tiefen Venen, arterielle Verschlusskrankheit Stadium III oder IV, Bettlägrigkeit, bestehende Infekte; *s.u. Essay Krampfadern/Varizen S. 1643*

Va|sek|to|mie f: *Syn: Vasoresektion, Deferentektomie*; (Teil-)Entfernung oder Unterbrechung des Samenleiters; sowohl die konventionelle Methode, bei der der Samenleiter durch zwei kleine Inzisionen im Bereich der Skrotumwurzel freigelegt wird, als auch die sog. **Non-Scalpel-Technik**, bei der die Skrotalhaut mit einer speziellen Klemme punktförmig eröffnet wird, haben bei regelrechter Durchführung eine 100 %-ige Erfolgsquote; die Patienten müssen aber darauf hingewiesen werden, dass bis zu 6 Monate postoperativ eine Fertilität bestehen kann; erst der mehrmalige Nachweis einer Azoospermie bestätigt eine erfolgreiche Vasektomie; **spontane Rekanalisation** ist eher selten, kann aber auch noch nach Jahren [**Spätrekanalisation**] auftreten und dann Ursache unerwünschter Schwangerschaften sein

immer wieder berichtete Nebenwirkung, wie z.B. Verlust der Libido oder der Orgasmusfähigkeit, konnten wissenschaftlich nicht belegt werden; das Gleiche gilt für ein erhöhtes Risiko für Prostata- oder Hodenkarzinom; *s.a. Essay Empfängnisverhütung und Familienplanung S. 343*

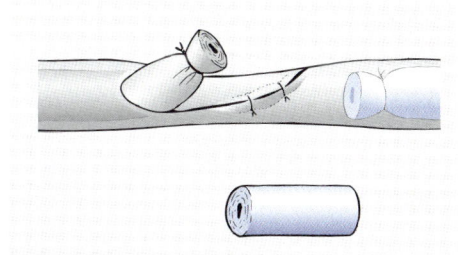

Abb. V11. Vasektomie. Prinzip der Vasektomie

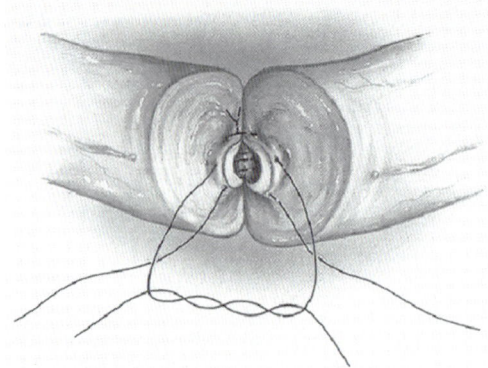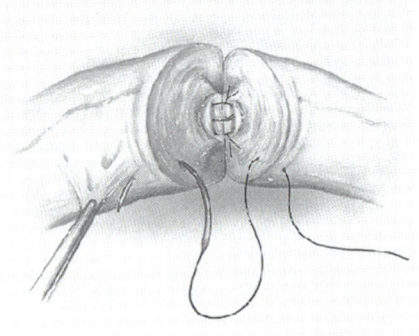

Abb. V12. Vasovasostomie. Zweischichtige Vasovasostomie nach Silber

Va|so|e|pi|di|dy|mo|sto|mie f: operative Verbindung von Samenleiter und Nebenhoden

Va|so|gra|fie, -gra|phie f: **1.** → Angiografie **2.** → Vasovesikulografie

Va|so|li|ga|tur f: **1.** Ligatur eines Gefäßes; s.u. Essay Nahttechnik und Nahtmaterial S. 1085 **2.** Unterbindung des Samenleiters

Va|so|or|chi|do|sto|mie f: operative Verbindung von Samenleiter und Hoden

Va|so|re|sek|ti|on f: → Vasektomie

Va|sor|rha|phie f: Syn: Samenleiternaht; Naht des Samenleiters

Va|so|sto|mie f: → Vasovasostomie

Va|so|to|mie f: Syn: Samenleitereröffnung, Samenleiterdurchtrennung, Samenleiterschnitt; operative Eröffnung oder Durchtrennung des Samenleiters; s.a. Vasektomie

Va|so|va|so|sto|mie f: Syn: Vasostomie; operative Anastomosierung von zwei Abschnitten des Samenleiters; meist zur Refertilisation nach Vasektomie

Va|so|ve|si|kul|ek|to|mie f: operative Entfernung von Samenleiter und Samenbläschen

Va|so|ve|si|ku|lo|gra|fie, -gra|phie f: Syn: Vasografie; Röntgenkontrastdarstellung der ableitenden Samenwege [Samenleiter, Samenblase, Ductus ejaculatorius]; wegen der Gefahr eines iatrogenen Samenleiterverschlusses obsolet

VDRL-Test m: → Venereal Disease Research Laboratory Test

Veau-Axhausen-Plastik f: Syn: Veau-Plastik; Technik zum ein- oder zweischichtigen Verschluss einer Kieferspalte; s.u. Lippen-Kiefer-Gaumenspalte

Veau-Plastik f: **1.** → Veau-Rosenthal-Plastik **2.** → Veau-Axhausen-Plastik

Veau-Rosenthal-Plastik f: Syn: Veau-Plastik; Technik zum Verschluss einer doppelseitigen Lippenspalte in einer Sitzung; s.u. Lippen-Kiefer-Gaumenspalte

Ve|ge|ta|ti|o|nen, adenoide pl: → Adenoide

Veil|chen nt: Syn: Viola odorata; Pflanze aus der Familie der Veilchengewächse [Violaceae]; verwendet werden **Veilchenblüten** [Violae odoratae flos], Wurzelstock [**echte Veilchenwurzel**, Violae odoratae rhizoma], oberirdische Teile [**Veilchenkraut**, Violae odoratae herba] und **Veilchenblätter** [Violae odoratae folium]; sie enthalten Saponine, Alkaloide und Flavonoide; **Anw.:** traditionell als Expektorans, Emetikum, Purgativum, leichtes Abführmittel, Sedativum und Antiseptikum; in der Homöopathie bei Atemwegsentzündungen

dreifarbiges Veilchen: → Stiefmütterchen

Veil|chen|wur|zel f: Syn: Iridis rhizoma, Schwertlilienwurzelstock, Iriswurzel; s.u. Schwertlilie

echte Veilchenwurzel: Syn: Violae odoratae rhizoma; Wurzelstock des Veilchens*

Veits|tanz m: s.u. Chorea

Vek|ti|on f: (Krankheits-)Übertragung durch einen Vektor

Vek|tor m: **1.** (Über-)Träger; Carrier; wird v.a. auf Krankheitsüberträger, wie z.B. Mücken, angewandt **2.** Transfervehikel das Gene etc. in biologische Systeme einschleust; s.u. Essay

Tab. V2. Vektor. Wichtige Vektoren von Krankheitserregern

Vektor	Erreger	Krankheit
Zecken	Borrelia burgdorferi	Lyme-Borreliose
	Borrelien	Rückfallfieber
	FSME-Virus	FSME
	Rickettsia rickettsii	Fleckfieber
Milben	Rickettsien	Fleckfieber
Läuse	Borrelia recurrentis	Rückfallfieber
	Rickkettsia prowazekii	Fleckfieber
Mücken (Anopheles)	Plasmodien	Malaria
Sandmücken (Phlebotomen)	Leishmanien	Leishmaniose
Kriebelmücken (Simulium)	Onchocerca	Onchozerkose
Stechmücken (Aedes)	Wuchereria, Brugia	Filariose
	Gelbfiebervirus	Gelbfieber
	Dengue-Virus	Denguefieber
Fliegen (Chysops)	Loa loa	Filariose
Fliegen (Glossinen: Tse-Tse)	Trypanosoma brucei	Schlafkrankheit
Raubwanzen (z.B. Triatoma)	Trypanosoma cruzi	Chagas-Krankheit
Flöhe (Rattenfloh)	Yersinia pestis	Pest

Gentransfer und Gentherapie S. 465

chimäre Vektoren: Syn: Chimären; virale Vektoren, die durch die Verwendung zweier oder mehrerer Viren konstruiert werden; s.a. Essay Gentransfer und Gentherapie S. 465

Vek|tor|kar|di|o|gra|fie, -gra|phie f: kontinuierliche Darstellung des Integralvektors der Herzaktionsströme in drei Ebenen

Vek|tor|tar|ge|ting nt: s.u. Essay Gentransfer und Gentherapie S. 465

Vena-cava-inferior-Sperrung f: Syn: Vena-cava-Blockade, Kavasperroperation; zur Embolieprophylaxe durchgeführte Blockierung der Vena cava inferior von außen [Kavaklip] oder innen [Kavafilter]; indiziert bei Patienten mit Kontraindikationen gegen eine Antikoagulation; effektive Technik, die aber ein Operationsrisiko von 2–5 % [bis zu 20 % bei Herzinsuffizienz] hat

Ven|ek|to|mie f: Syn: Phlebektomie, Venenresektion; operative Entfernung einer Vene

Ve|nen|an|äs|the|sie f: Syn: intravenöse Regionalanästhesie nach Bier; bei Eingriffen in Blutleere an Hand, Arm, Unterschenkel und Fuß angewandte Lokalanästhesie; die Extremität wird mit einer Esmarch-Binde ausgewickelt und eine Manschette angelegt, die den arteriellen Zufluss unterbindet; danach wird das Lokalanästhetikum in eine Vene injiziert

Krampfadern/Varizen

P. Heider, H.-H. Eckstein

Die primäre und sekundäre Varikosis des oberflächlichen und tiefen Venensystems ist aufgrund ihrer Häufigkeit sowie möglicher Komplikationen und Folgeerkrankungen von großer medizinischer Bedeutung: Die Prävalenz der Varikosis [alle Schweregrade] liegt in den westlichen Ländern bei ca. 15 % [Männer] bzw. ca. 30 % [Frauen]. Die Inzidenz der tiefen Bein- und Beckenvenenthrombose liegt bei etwa 160/100.000 Einwohner – dies bedeutet, dass in Deutschland jährlich 130.000 Menschen eine akute Phlebothrombose erleiden. Neuere Untersuchungen zeigen bei bis zu 50 % dieser Patienten eine symptomatische oder asymptomatische Lungenembolie zum Zeitpunkt der Erstuntersuchung. Bis zu 1 % dieser Lungenembolien sind tödlich. Bei 40–60 % aller Thrombosepatienten entwickelt sich nach einem Intervall von 2–15 Jahren ein postthrombotisches Syndrom, in bis zu 10 % der Fälle unter Ausbildung eines Ulcus cruris venosum. Ein Ulcus cruris venosum kann auch Ausdruck einer fortgeschrittenen chronisch venösen Insuffizienz [CVI] sein. Insgesamt findet sich bei ca.1 % aller Erwachsenen ein florides oder abgeheiltes Ulcus cruris, das in bis zu 80 % auf dem Boden einer venösen Hypertonie entstanden ist.

Primäre Varikosis

Definition
Bei der primären Varikosis kommt es zu einer Degeneration der Venenwand aufgrund einer Stoffwechselstörung der glatten Muskelzellen mit folgender Insuffizienz der Venenklappen, einer Erweiterung der Venen sowie einem Verlust der Elastizität und einer Zerstörung der Stützstrukturen. Es sind 15–30 % der Bevölkerung betroffen, die Krankheit beginnt bereits im 2. bis 3. Lebensjahrzehnt, komplizierte Verläufe werden mit zunehmendem Alter häufiger beobachtet.

In > 70 % aller Varikosis-Patienten findet sich eine familiäre Belastung. Ein dominanter Erbgang gilt als wahrscheinlich, ist jedoch bisher nicht bewiesen. Der Risikofaktor Übergewicht ist bei Frauen von wesentlich größerer Bedeutung als bei Männern. Es kann angenommen werden, dass er für eine Beteiligung der Leitvenen und den zunehmenden Venenklappenverlust mitverantwortlich ist. Die Varikoseprävalenz ist bei Berufen mit vorwiegend stehender Tätigkeit etwa 5–7 Mal höher. Frauen mit einer oder mehreren Schwangerschaften entwickeln ebenso früher und ausgeprägter eine primäre Varikosis.

Unterteilung
Nach morphologischen Kriterien werden folgende Typen von Varizen unterschieden:
- **Besenreiservarizen** sind netz- oder kranzartig angeordnete intradermale Mikrovarizen und sind nur von kosmetischer Bedeutung.
- **Retikuläre Varizen** sind netzartige Subkutanvenen vor allem am Unterschenkel und in der Kniekehle. Sie verursachen im Allgemeinen keine Beschwerden.
- Die **Seitenastvarikosis** ist eine krankhafte Erweiterung von Seitenästen der Stammvenen des oberflächlichen Venensystems. Häufiger sind die Seitenäste im Bereich der Vena saphena magna [VSM] betroffen. Die Ursache der Seitenastvarikosis liegt meistens in erweiterten Stammvarizen, jedoch können Seitenastvarizen auch bei intakten Stammvenen auftreten.
- Die **Perforansvarikosis** [Abb. 1, 2] kann Folge der Volumenbelastung durch eine ausgeprägte oberflächliche Varikosis sein, aber auch die Ursache einer oberflächlichen Varikosis darstellen. Die Perforansvenen verbinden die oberflächlichen mit den tiefen Beinvenen. Insgesamt existieren etwa 150 Perforatoren, es werden jedoch nur drei wichtige Gruppen der Perforansvenen unterschieden:
  - **Dodd-Gruppe** an der Innenseite der Oberschenkelmitte
  - **Boyd-Gruppe** an der Innenseite des Unterschenkels unterhalb des Knies
  - **Cockett-Gruppe** an der Innenseite des Unterschenkels.

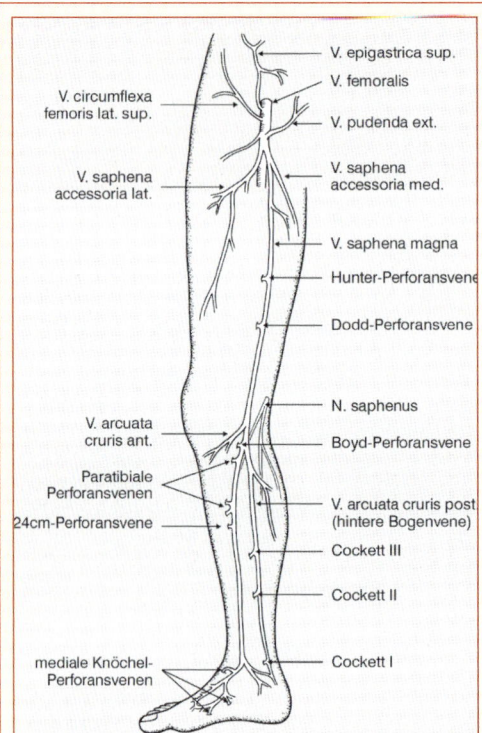

Abb. 1. Oberflächliche Venen sowie Perforansvenen im Verlauf der Vena saphena magna

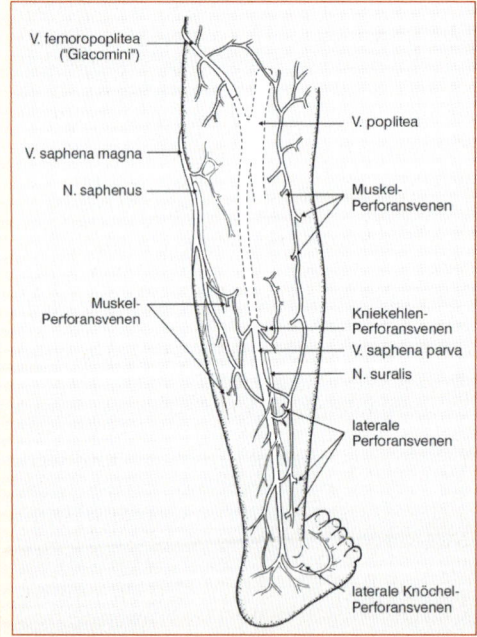

Abb. 2. Oberflächliche Venen sowie Perforansvenen im Verlauf der Vena saphena parva

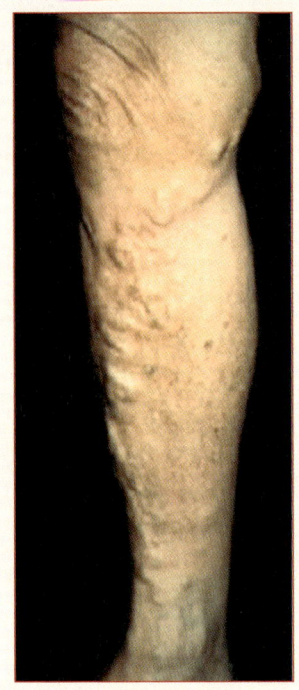

Abb. 3. Klinisch sichtbare Stammvarikosis der Vena saphena magna mit ausgedehnter Seitenastvarikosis

Tab. 1. Einteilung der Stammvarikosis [modifiziert nach Hach]

Stadium	Vena saphena magna [VSM]	Vena saphena parva [VSP]
I	isolierte Insuffizienz der Mündungsklappe	isolierte Insuffizienz der Mündungsklappe
II	Klappeninsuffizienz bis oberhalb des Kniegelenkes	Klappeninsuffizienz bis Wadenmitte
III	Klappeninsuffizienz bis unterhalb des Kniegelenkes	Klappeninsuffizienz bis zum Außenknöchel
IV	Klappeninsuffizienz bis zum Innenknöchel	

Beim gesunden Menschen fließt das Blut in den Perforansvenen immer von den oberflächlichen Venen in die tiefen Beinvenen. Eine Perforansvarikosis kann Folge der Volumenbelastung durch eine ausgeprägte oberflächliche Varikosis sein, aber auch die Ursache einer oberflächlichen Varikosis darstellen, wobei die Ventilklappen das Blut aus dem tiefen Venensystem in das oberflächliche System zurücklaufen lassen. Perforansvarizen werden auch als **Blow-out-Varizen** bezeichnet.

Bei der **Stammvarikose** [Abb. 3] ist die entsprechende Mündungsklappe [Vv. saphena magna, parva] insuffizient. Die Einteilung nach Hach orientiert sich am distalen Insuffizienzpunkt [Tab. 1].

Im Gegensatz zur **primären Varikose**, die Ausdruck

der epifaszialen, oberflächlichen **Stammveneninsuffizienz** ist, wird unter dem Begriff **Leitveneninsuffizienz** die Insuffizienz der tiefen Venen verstanden.

Bei der **Leit- und Muskelveneninsuffizienz** ist der Rücktransport des venösen Blutes durch die tiefen Venen [Vv. tibiales et fibulares, V. poplitea, V. femoralis] eingeschränkt. Die oberflächlichen Venen sind über die Perforansvenen mit den tiefen Leitvenen verbunden. Beim Vorliegen einer Leitveneninsuffizienz kann demnach über das System der Perforansvenen das epifasziale Venensystem schrittweise mit einbezogen werden, sodass hier oft ein gemischtes Krankheitsbild von oberflächlicher Varikosis und tiefer Leitveneninsuffizienz vorhanden ist.

Die **primäre Leitveneninsuffizienz** führt frühzeitig zu schweren Beinen und zu einer symmetrisch auftretenden Schwellungsneigung der Beine. Frühzeitig finden sich kleine punktförmige Hyperpigmentationen, deren Häufigkeit nach proximal hin abnimmt. Eine primäre Leitveneninsuffizienz ist selten und entsteht entweder kongenital durch eine Klappenagenesie, -dysplasie oder durch eine primäre Klappeninsuffizienz des tiefen Venensystems.

Eine **sekundäre Leiveneninsuffizienz** wird beobachtet auf dem Boden einer fortgeschrittenen Varikosis des epifaszialen Venensystems [VSM, VSP, Perforansvenen] und konsekutiver Ektasie und Klappeninsuffizienzen der tiefen Venen. Im weiteren Krankheitsverlauf werden bei schwerer Stammvarikose auch die Beckenvenen [V. iliaca externa und V. iliaca communis] ektatisch und teilweise spindelförmig erweitert. Diagnostisch kann dies als **proximale Leitveneninsuffizienz** festgestellt werden [Ultraschall-Dopplerdiagnostik]. Der Nachweis einer sekundären Leitveneninsuffizienz bei primärer Varikosis [Ultraschall, Phlebografie] besitzt einen großen diagnostischen Stellenwert, da bei vorgesehener operativer Korrektur der Stammvarikosis Beschwerden durch die verbleibende sekundäre tiefe Leitveneninsuffizienz zu erwarten sind [z.B. Schwellneigung] und auch nach der operativen Therapie weiter behandelt werden müssen [z.B. Kompressionsstrumpf].

Klinik/Symptome

Die klinischen Symptome der primären Varikosis sind vielgestaltig und gelegentlich unspezifisch. So können z.B. ausgedehnte Stammvarizen der V. saphena magna asymptomatisch sein, isolierte Perforansvenen hingegen erhebliche lokale Beschwerden verursachen. Das Spektrum reicht von abendlichem Schweregefühl, Ödembildung bis zu fortgeschrittenen Stadien einer chronisch-venösen Insuffizienz. Anhand des Beschwerdebildes sowie des Lokalbefundes lässt sich die primäre Varikosis in vier klinische Schweregrade einteilen [Tab. 2].

Tab. 2. Schweregrade der primären Varikosis

Grad	Beschwerden	Komplikationen
1	keine [nennenswerten]	keine
2	Dysästhesien, Juckreiz, Schweregefühl, Spannungsgefühl, leichte Schwellneigung, Wadenkrämpfe, Schmerzen usw.	keine
3	wie Grad 2, aber stärker ausgeprägt	trophische Hautstörungen [Induration, Pigmentierungen, Dermatitis, Ekzem, Atrophie], Varikophlebitis
4	wie Grad 3	wie Grad 3 [aber stärker ausgeprägt]; florides Ulcus cruris

Diagnostik

Die funktionellen Tests sollten Klappeninsuffizienz der V. saphena magna und V. saphena parva [VSP] nachweisen. Es handelt sich vor allem um die **Tourniquet-Tests** [Trendelenburg-Test, Perthes-Test]. Durch die Ultraschall-Doppler-Untersuchung haben diese Tests jedoch an Bedeutung verloren. Bei fortgeschrittenen Formen können die ektatischen Venen bereits bei der klinischen Untersuchung im Stehen sichtbar sein. Die Palpation deckt Faszienlücken erweiterter Perforansvenen auf.

Die **Ultraschall-Dopplersonografie** [USD] stellt die technische Basisuntersuchung in der Diagnostik von Gefäßkrankheiten dar. Sie kann eine Klappeninsuffizienz der oberflächlichen oder tiefen Venen lokalisieren.

Die **farbkodierte Duplexsonografie** stellt eine Weiterentwicklung der USD dar. Die Methode erlaubt es, simultan morphologische Kriterien [B-Bild] und funktionelle Kriterien [Flussanalyse] darzustellen und stellt durch die Echtzeitbetrachtung die genannten Kriterien in einen direkten anatomisch-topografischen Zusammenhang.

 Die Duplexsonografie ist für eine moderne Venendiagnostik unverzichtbar und stellt heute die Standardmethode in der Diagnostik des epifaszialen Venensystems dar.

Die Zuverlässigkeit der Methodik ist in der Hand des geübten Untersuchers mit einer Spezifität und Sensivität von > 95 % sehr hoch.

Bei der **Phlebografie** [Abb. 4] handelt es ich um eine Röntgenuntersuchung der tiefen und oberflächlichen Venen mit Kontrastmittel. Die Phlebografie galt lange als Goldstandard der Venendiagnostik, ist aber heute

in ihrer Bedeutung durch die nicht-invasiven Untersuchungstechniken, insbesondere durch die farbkodierte Duplexsonografie, zurückgedrängt worden.
Andere funktionelle Untersuchungsverfahren [Phlebo-
dynamometrie, plethysmografische Verfahren] dienen
dazu, eine bereits eingetretene sekundäre Insuffizienz
des tiefen Venensystems zu dokumentieren.

Konservative Therapie/Prävention

Wichtig ist das Meiden von Faktoren, die verschlim-
mernd wirken können [Übergewicht, Stase, längere
intraabdominelle Druckerhöhung]. Die Lokalbehandlung besteht in der Kompressionsbehandlung zur Verbesserung der venösen Zirkulation und Beseitigung
des Beinödems. Durchgeführt wird die Kompression
tagsüber mit textilelastischen Binden oder angemes-
senen Kompressionsstrümpfen.

Operative Therapie

Die klinische Entwicklung einer primären Varikosis
ist im Einzelfall nicht vorhersehbar. Da mit zunehmender Einschränkung der venösen Pumpleistung

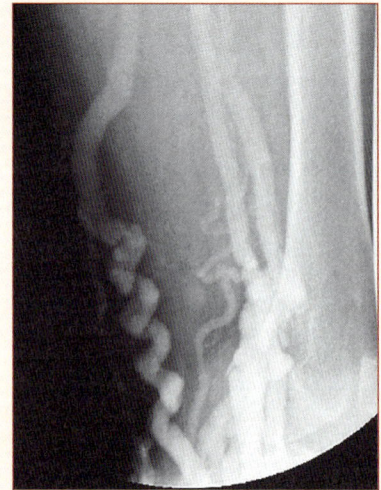

Abb. 4. Varikös veränderte Vena saphena magna mittels Phlebografie dargestellt

die Inzidenz von Folgeschäden ansteigt, ist es sinnvoll, frühzeitig zu behandeln. Die operative Behandlung verfolgt dabei folgende Ziele:

- Normalisierung oder Besserung der venösen Hämodynamik
- Besserung oder Beseitigung von Stauungsbeschwerden
- Abheilung oder Senkung der Rezidivrate von venösen Ulzera und anderen Formen trophischer Störungen
- Verhinderung weiterer Komplikationen [Varikophlebitis, sekundäre Leitveneninsuffizienz, arthrogenes Stau-
  ungssyndrom, Varizenblutung].

Prinzipiell kann jedoch nahezu jede Form der Varikosis auch konservativ mit Kompressionsstrümpfen behandelt werden. Hierüber muss der Patient auch aufgeklärt werden! Eine Sanierung der Varikosis ist konservativ
natürlich nicht möglich. Der Operation ist daher der Vorzug zu geben bei:

- kompletter oder inkompletter Stammvarikosis der VSM oder VSP
- Perforansveneninsuffizienz
- Insuffizienz großer Seitenäste [z.B. V. saphena acc. lateralis am Oberschenkel].

Liegen bereits klinisch evidente Beschwerden vor [Schwellneigung, Schweregefühl, Zustand nach Varikophlebi-
tis, Zustand nach Varizenblutung] ist die Operation die Methode der Wahl. Aufgrund der sehr geringen perioperativen Komplikationsrate und der guten Langzeitergebnisse kann die Indikation bei jüngeren Patienten großzügig gestellt werden. Bei multimorbiden älteren Patienten kann eine konservative Therapie ausreichen, sofern
die Kompressionstherapie auch wirklich durchgeführt wird. Ggf. ist aus Gründen der Compliance auch hier die
Indikation zur Operation i.S. einer primären oder sekundären Prophylaxe des Ulcus cruris zu überdenken.
Das Prinzip der operativen Behandlung der primären Varikose besteht in der Unterbrechung des Refluxes am
proximalen und distalen Insuffizienzpunkt, der selektiven Entfernung insuffizienter Abschnitte des epifaszialen
Venensystems [z.B. Stripping-OP der Stammvene, Perforansvenendissektion, Seitensastexhairese] und damit
der Normalisierung der venösen Hämodynamik. Die operative Entfernung soll sich auf die erkrankten Venen-
anteile beschränken [stadienadaptiertes Operieren].

Alternative OP-Verfahren

Die **Hochfrequenz-Radioablation** [VNUS] sowie die **endovasale Lasertherapie** [EVLT] sind neue, minimal-
invasive Methoden in der Therapie varikös veränderter Stammvenen und werden als Alternative zur Behandlung mittels chirurgischer Entfernung diskutiert. Die kurz- und mittelfristigen Erfolgsraten entsprechen sowohl
hinsichtlich der Ausschaltung des venösen Refluxes [90–98 %] als auch hinsichtlich des Rückgangs sichtbarer
Varizen [85 %] und subjektiver Beschwerden wie Schwere- und Spannungsgefühl [96 %] denen der chirurgischen Entfernung. Die C.H.I.V.A.-Methode wird mit großem Aufwand beworben, ohne dass vergleichende
Längsschnittstudien durchgeführt worden sind.

Sekundäre Varikosis

Als **sekundäre Varikosis** bezeichnet man die **nicht-anlagebedingte Schwächung** der Venenwand als eine Folge einer tiefen Beinvenenthrombose [Phlebothrombose], bei der das Blut nur noch teilweise durch die tiefen Beinvenen abfließt und zum größeren Teil über die oberflächlichen Venen umgelenkt wird. Die vermehrte Blutmenge führt zu einem Druckanstieg in den Venen, wodurch die Venenwand gedehnt wird und die Venenklappen nicht mehr richtig funktionieren und auch die Verbindungsvenen in die Tiefe [Venae perforantes] Schaden nehmen. Das Blut wird nicht mehr richtig abtransportiert, und es bilden sich die unterschiedlichen Formen der Varikosis aus.

Die diagnostische und therapeutische Vorgehensweise ist analog der bei der primären Varikosis. Dabei liegt ein besonderes Gewicht auf der lebenslangen Kompressionstherapie.

Chronisch-venöse Insuffizienz

Definition

Die chronisch venöse Insuffizienz [CVI, chronische Veneninsuffizienz] ist eine Folgeerscheinung bei langjährigem Venenleiden. Etwa 15 % aller Erwachsenen sind betroffen. Nach einer behandelten Thrombose kommt es bei etwa 40–60 % zu einem postthrombotischen Syndrom. Nach 5 Jahren kommt es bei etwa 30 % der von einer Thrombose Betroffenen zur Ausbildung einer leichten chronisch venösen Insuffizienz. Etwa 5–8 % entwickeln ein Ulkus, etwa 4 % der Erkrankten werden aufgrund der Beschwerden dauerhaft arbeitsunfähig.

Die chronische venöse Insuffizienz entsteht durch eine Druckerhöhung in den Venen. Kapillärer Rückstau führt zu Störungen der Mikrozirkulation mit Imbalanz der Versorgung mit Sauerstoff und Nährstoffen und deren Abfallentsorgung mit konsekutiver Störung des Lymphabflusses und Ödembildung.

Die Vielfalt der Beschwerden, der Ätiologie, der Anatomie und der Pathophysiologie der chronisch venösen Insuffizienz hat zu vielen konkurrierenden Stadieneinteilungen geführt, von denen erst die CEAP-Klassifikation breiten internationalen Konsens verspricht. Diese **CEAP-Klassifikation** berücksichtigt die Klinik und das Beschwerdemuster, die Ätiologie, die Anatomie und die Pathophysiologie des Krankheitsbildes [Tab. 3].

Für die Verwendung in der Klinik hat sich jedoch die **Einteilung nach Widmer** bewährt.

- Das **Stadium I** ist durch intermittierende Ödeme charakterisiert. Ein klassisches Frühzeichen der CVI ist ein Kranz von dunkelblauen erweiterten Venen am inneren und äußeren Fußrand und Besenreiserkrampfadern [**Corona phlebectatica paraplantaris**].
- Das **Stadium II** kennzeichnen bleibende Ödeme. Bei ausgeprägten Ödemen kann die Sprunggelenksbeweglichkeit eingeschränkt sein, wodurch wiederum die **Sprunggelenkspumpe** nicht wirken kann und der venöse Stau verschlimmert wird.

Des weiteren treten Hautveränderungen auf: bläuliche Hautfarbe, rotbraune, gelbbraune oder weißliche Flecken, dünne oder verhärtete Hautbezirke, die Haut reagiert empfindlicher als gesunde Haut mit Entzündungen, Rötungen, allergischen Reaktionen und Juckreiz [Stauungsdermatitis, Stauungsekzem]. Bläulichrote Hautverfärbungen entstehen durch den erhöhten Druck in den Venen. Dadurch weiten sich auch die Kapillaren. Der chronisch venöse Hochdruck kann außerdem zu einer Verschwielung im Unterschenkelbereich führen [**Dermatoliposklerose**]. Dabei werden die Fettpolster der Unterhaut durch Bindegewebe ersetzt. Die verhärtete Haut ist sehr anfällig für Verletzungen, die sich schnell zu offenen, schlecht heilenden Geschwüren ausweiten können.

- Das **Stadium III** liegt vor, wenn es bereits zu einem Ulcus cruris gekommen ist [florides Ulcus, Ulcus-

Tab. 3. Einteilung der klinischen Ausprägung einer Varikosis nach der CEAP-Klassifizierung

C	Klinische Zeichen [Stufe 0–6], ergänzt durch die Bezeichnung asymptomatisch [A] und symptomatisch [S]
E	Klassifizierung der Ätiologie: C kongenital, T primär und S sekundär
A	Anatomischer Befall: S oberflächlich, D tief, P Perforans, allein oder kombiniert mit S oder D
P	Pathophysiologie: R Reflux, O Obstruktion, OR Obstruktion und Reflux

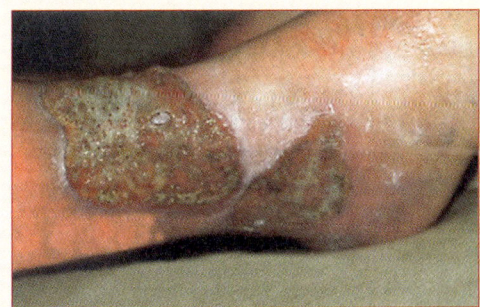

Abb. 5. Chronisch venöse Insuffizienz Stadium III nach Widmer mit schmierig belegten Ulzera

narbe [Abb. 5]. Die Geschwüre finden sich bevorzugt oberhalb des Fußinnenknöchels. In ausgeprägten Fällen zeigt sich der gesamte Knöchelbereich zirkulär betroffen [**Gamaschenulkus**]. Vorausgegangen sein kann eine geringgradige Verletzung.

Diagnostik

Grundlage der Diagnostik ist die **Anamnese** und die **körperliche Untersuchung**. Zur weiteren apparativen Basisdiagnostik gehört **Dopplersonografie** und die **Duplex- bzw. Farbduplexsonografie**. Hier können die Durchgängigkeit und Strömungsverhältnisse der Venen und auch ein Rückfluss bei nicht mehr schließenden Venenklappen dargestellt werden. Die Untersuchungen sind auch zur Dokumentation und Kontrolle wichtig.

Für die richtige **Therapieentscheidung** müssen folgende Faktoren festgestellt werden:
- Prüfung der **Venenklappenfunktion** im oberflächlichen und im tiefen Beinvenensystem
- Lokalisation von nicht-funktionsfähigen **Perforansvenen**
- genaue Bestimmung der **Rückflussstrecke**.

Weitere apparative Untersuchungen wie die **aszendierende Pressphlebografie** dienen der genauen Darstellung der Schwere des funktionsunfähigen Venensystems bei unklarem Duplexbefund.

Therapie

Im Rahmen der **konservativen Therapie** sollen die Betroffenen Sitzen und Stehen vermeiden, um den Druck in den Venen nicht noch zu verstärken. Laufen, Rad fahren oder Schwimmen dagegen fördern über die **Aktivierung der Muskel- und Sprunggelenkspumpe** den venösen Abfluss und verringern so den Druck. Wärme führt zu einer Erweiterung der Venen und bewirkt, dass sie noch mehr Blut aufnehmen. Deshalb sollten Betroffene übermäßige Wärme meiden. Kalte Güsse und kaltes Abduschen der Beine sind empfehlenswert. Bei Beinödemen sollte, um eine Versteifung im Sprunggelenk zu vermeiden, regelmäßig **krankengymnastische Beübung** erfolgen. Auch ein intensives kontrolliertes **Gehtraining** ist sinnvoll, um die Beweglichkeit zu erhalten bzw. wieder herzustellen. Bei Ödemen wird eine **Lymphdrainage** empfohlen, um der Stauungsproblematik entgegenzuwirken.

Eine wichtige Säule bei der Therapie der chronischen venösen Insuffizienz ist die **Kompressionstherapie**. Dabei sollte der Druck beim Gehen höher als in Ruhe sein. Um das zu erreichen, werden die Kompressionsmaterialien individuell abgestimmt. Am gebräuchlichsten sind **Kompressionsstrümpfe** oder Kompressionsstrumpfhosen. Sinnvoll sind die stärkeren Kompressionsklassen II und III. Bei von der normalen Beinform abweichenden Beinformen können die Strümpfe oder Strumpfhosen nach Maß angefertigt werden.

Neben der operativen Entfernung der erkrankten Venen [**Crossektomie, Saphenektomie, endoskopische Perforansdissektion**] kann auch eine Verödung [Sklerosierung] oberflächlicher Venen sinnvoll sein. Lokal angewandte Externa können allergisierend wirken und sollten nur in sehr engem Rahmen verwendet werden. Die Grundlagen einer modernen komplexen Therapie umfasst neben der **Wundbehandlung** vor allem die lokale Sanierung der Ulzera mittels **Fasziotomie** und **Fasziektomie**, d.h. Entfernung des gesamten Haut- und Unterhautgewebes mit Konditionierung eines neuen Granulationsgewebes und Deckung mit Hauttransplantat.

Postthrombotisches Syndrom – Ulcus cruris venosum

Definition

Das postthrombotische Syndrom definiert den Zustand des Gewebes als Ausdruck eines schlecht rekanalisierten tiefen Beinvenensystems nach Thrombose mit Ausbildung einer sekundären Varikose. Es zeigt genau wie eine lang während, nicht suffizient behandelte primäre Varikose der oberflächlichen Stammvenen dieselben pathophysiologischen Veränderungen an der betroffenen Extremität.

Die **Pathophysiologie** ist gekennzeichnet durch den fibrotischen Umbau von Haut, Unterhaut, Faszie und Muskulatur auf dem Boden einer chronischen Stauungshypoxie mit Ausbildung eines chronischen Kompartmentsyndroms. Das Krankheitsbild ist vielgestaltig und reicht von der diskreten Schwellungsneigung bis zu schwersten trophischen Störungen mit Stauungssyndrom im Bereich des distalen Unterschenkels und – unter Umständen zirkulären – Ulzerationen.

Trotz unterschiedlicher Ätiologie werden die Veränderungen des postthrombotischen Syndroms aufgrund des identischen klinischen Erscheinungsbildes der chronisch-venösen Insuffizienz zugeordnet, für das eine Einteilung in 4 Stadien vorgeschlagen wurde [Tab. 4].

Die Prävalenz des Ulcus cruris venosum ist stark altersabhängig. Personen bis zum 40. Lebensjahr erkranken kaum daran. Im Alter steigt sie stark an. So beträgt sie zum Beispiel ab dem 80. Lebensjahr bis zu 3,4 %. Die

Tab. 4. Stadien der chronisch venösen Insuffizienz [Einteilung nach Hach]	
Stadium I	Schwellungsneigung ohne Gewebssklerose
Stadium II	mit Verhärtungen der Haut und des Subkutangewebes [Dermatoliposklerose]
Stadium III	sklerotische Gewebsveränderungen der Haut, des Subkutangewebes und umschriebener Areale der Faszie [Dermatolipofasziosklerosis regionalis]
Stadium IV	sklerotische Veränderungen der Haut, des Subkutangewebes und der Faszie zirkulär am Unterschenkel mit ausgedehnten, manchmal zirkulären Ulzerationen [Gamaschenulkus]

durchschnittliche Prävalenzrate in einer 8 Populationen umfassenden Metaanalyse mit einem Kollektivumfang zwischen 12.000 und 434.699 Personen lag bei 0,3 %. Die Kostenberechnungen für Ulcus cruris-Patienten weisen Jahresbeträge z.B. für England von 250 bis 2.500 £ allein für Verbandstoffe für einen 4-monatigen Behandlungszeitraum, die Kosten für eine regelmäßige Behandlung 1.067 £/Jahr aus. Für die USA wurden die Behandlungskosten inklusive Arztbesuche auf jährlich 40.000 $ geschätzt. Das Ulcus cruris venosum stellt mit 57–80 % aller chronischen Ulzerationen die häufigste Ursache nicht-spontan abheilender Wunden [arterielle Ulzerationen 4–30 %, gemischt arteriovenöse Ulzerationen ca. 10 %, übrige Formen ca. 10 %]. Die Rezidivquote gibt Aufschluss über die Effizienz der Therapie und über die Kompliance des Patienten. Durchschnittlich bekommt ein Drittel der Patienten einmal ein Rezidiv, ein weiteres Drittel zwei- bis dreimal und das letzte Drittel bekommt mehr als viermal ein Rezidiv.

Diagnostik

Der Schweregrad eines postthrombotischen Syndroms lässt sich nur aufgrund morphologischer und funktioneller Untersuchungen beurteilen.

Wichtigste technische Untersuchung ist die **farbkodierte Duplexsonografie** zur Darstellung von Refluxphänomenen in den tiefen Venen sowie zur Beurteilung der Morphologie der Venenwand und der Venenklappen.

Zur umfassenden Beurteilung der Morphologie ist die **Phlebografie** evt. kombiniert mit der **digitalen Subtraktionsphlebografie** der Beckenvenen und der V. cava erforderlich.

Therapie

Die Behandlung des postthrombotischen Syndroms entspricht weitgehend der Therapie der Varikosis und der chronischen venösen Insuffizienz. Eine besondere Rolle spielen hierbei die Vv. perforantes. Sie spielen für die Hautveränderungen eine Rolle und sollten gezielt unterbunden werden. Dadurch wird der ständige Stauungszustand beseitigt, der am Ende zum Ulkus führt. Die Dekompression des betroffenen Kompartments [endoskopisch subfasziale Perforansdissektion, Fasziotomie, Fasziektomie ggf. mit Hauttransplantation] führt in den meisten Fällen zur Verbesserung der Mikrozirkulation und damit zur Abheilung trophischer Störungen. Weitere Möglichkeiten sind in besonderen Fällen verschiedene gefäßchirurgische Eingriffe am tiefen Venensystem [Klappenrekonstruktionen, venöse Bypässe].

und diffundiert von hier aus in die Umgebung; die Blutleere darf erst nach 30–45 Minuten geöffnet werden, da sonst kardiovaskuläre oder zerebrale Nebenwirkungen auftreten können

Ve|nen|ast|ver|schluss m: *s.u. Zentralvenenverschluss*

Ve|nen|in|suf|fi|zi|enz, chronische f: → *Insuffizienz, chronisch-venöse*

Ve|nen|patch m/nt: *s.u. Patch-Plastik*

Ve|nen|plas|tik f: *Syn: Phleboplastik*; plastische Chirurgie an Venen, z.B. Palma-Operation

Ve|nen|puls|schrei|bung f: → *Venensphygmografie*

Ve|nen|re|sek|ti|on f: → *Venektomie*

Ve|nen|sphyg|mo|gra|fie, -gra|phie f: *Syn: Venenpulsschreibung*; Registrierung der Venenpulskurve; im normalen Kurvenverlauf unterscheidet man: a-Welle [Kontraktion des rechten Vorhofs], c-Welle [durch den Trikuspidalklappenschluss], x-Tal [systolischer Kollaps; durch die c-Welle unterbrochen; bedingt durch die Vorhofrelaxation und die systolische Abwärtsbewegung der Ventilebene], v-Welle [durch den venösen Strom zum rechten Vorhof bei geschlossener Trikuspidalklappe], y-Tal [diastolischer Kollaps durch die Entleerung des Vorhofs nach der Öffnung der Trikuspidalklappe; kleiner als das x-Tal] und h-Welle [passive Venendehnung am Ende der Ventrikelfüllung; nur bei langsamer Herzfrequenz]

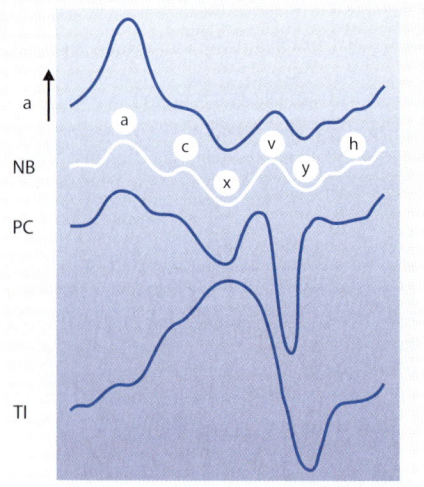

Abb. V13. Venensphygmografie. Normalbefund [NB], überhöhte a-Welle [a Pfeil nach oben], Pericarditis constrictiva [PC] und Trikuspidalinsuffizienz [TI]

Ve|nen|strip|ping nt: *s.u. Varikotomie*

Ve|nen|throm|bo|se f: *Syn: Phlebothrombose*; nicht-entzündliche Thrombose tiefer Venen mit Verschluss des Lumens; die Thrombose oberflächlicher Venen wird als Thrombophlebitis bezeichnet; *s.a. Beinvenenthrombose*

blande nicht-eitrige Venenthrombose: → *Thrombophlebitis*
oberflächliche Venenthrombose: → *Thrombophlebitis*

Venen-Venen-Anastomose f: → *Venovenostomie*

Ve|nen|ver|ö|dung f: durch Injektion einer endothelschädigenden Substanz verursachte Sklerosierung der Venenwand, die zu Verschluss [Verödung] der Lichtung führt; *s.a. Varizenverödung*

Ve|nen|ver|schluss|ple|thys|mo|gra|fie, -gra|phie f: Messung der Volumenzunahme einer Extremität bei Blockade des venösen Abflusses; *s.a. Essay Periphere arterielle Verschlusskrankheit S. 1661*

Ve|ne|rea pl: → *Geschlechtskrankheiten*

Venereal Disease Research Laboratory Test m: *Syn: VDRL-Test*; un-

spezifischer Syphilistest; Flockungstest, bei der eine Mischung aus Cardiolipin, Cholesterin und Lecithin als Antigen dient; die Durchführung erfolgt auf Mikrotiterplatten; idealer unspezifischer Test zur Therapie- und Aktivitätskontrolle [Therapieleitreaktion]; der VDRL wird ab der 5. Woche positiv und bleibt im weiteren Verlauf entsprechend der Krankheitsaktivität positiv; er kann in der Spätlatenz auch ohne Therapie negativ werden; biologisch falsch positive Reaktionen sind häufig, sie finden sich bei Antiphospholipidsyndrom, Kollagenosen, Schwangerschaft und Infektionskrankheiten; falsch negative Reaktionen sind selten [z.B. bei hohen Titern, Prozonenphänomen]

Venezuelan-Equine-Enzephalomyelitis f: *Syn: venezuelanische Pferdeenzephalitis, Venezuelan-Equine-Enzephalitis*; in Mittel- und Südamerika auftretende, durch das **Venezuelan-equine-Encephalitis-Virus** hervorgerufene leicht verlaufende Enzephalomyelitis

Ven|la|fa|xin nt: Antidepressivum, spezifischer Serotonin- und Noradrenalinwiederaufnahmehemmer; HWZ 3–4 h; **Anw.:** depressive Erkrankungen, Angstzustände; **Dosierung:** initial 75 mg/d, später 375–450 mg/d p.o.; **NW:** Übelkeit, Kopfschmerzen, Sedation, Schwindel, trockener Mund, Schwitzen, Schlaflosigkeit

Ve|no|gra|fie, -gra|phie f: → *Phlebografie*

Ve|no|pe|ri|to|ne|o|sto|mie f: operative Verbindung von Vena saphena magna und Peritonealhöhle zur Aszitesdrainage

Ve|no|ve|no|sto|mie f: *Syn: Venen-Venen-Anastomose, Phlebophlebostomie*; operative Verbindung von zwei Venen oder von zwei Abschnitten einer Vene

Ven|ti|la|ti|ons|szin|ti|gra|fie, -gra|phie f: *Syn: Lungenventilationsszintigrafie*; *s.u. Lungenszintigrafie*

Ven|ti|la|ti|on, transtracheale f: *s.u. Essay Verfahren zur Sicherung der Atemwege S. 759*

Ven|til|pneu|mo|tho|rax m: *s.u. Pneumothorax*

Ven|tri|kel|sep|tum|de|fekt m: *Syn: Kammerseptumdefekt*; **angeborene Ventrikelseptumdefekte** finden sich alleine oder in Kombination mit anderen Anomalien bei ca. 30 % aller angeborenen Herzfehler; nach der Lage im Septum unterscheidet man: **perimembranöse Ventrikelseptumdefekte** [unmittelbar unterhalb der Aortenklappe bzw. dem septalen Trikuspidalsegel; ca. 70 %], **muskuläre Ventrikelseptumdefekte** [im muskulären Teil des Septums, ca. 10 %], **Einlass-Defekte** [im Einflusstrakt zwischen oder unterhalb der AV-Klappen, ca. 10 %] und **Auslass-Defekte** [im rechtsventrikulären Ausflusstrakt]; muskuläre Defekt können multipel auftreten und das Bild eines **Schweizer Käse-Defektes** hervorrufen wichtig für Prognose und Therapie ist die Größe des Defektes und der Einfluss auf die Hämodynamik; bei kleinen Defekten bleibt postnatal ein Druckunterschied zwischen den beiden Herzkammern bestehen [**drucktrennender Defekt**], während es bei großen Defekten zum Druckausgleich zwischen den Kammern und damit zum Links-Rechts-Shunt kommt [**nicht-drucktrennender oder druckangleichender Defekt**]; der Links-Rechts-Shunt führt zu pulmonaler Rezirkulation, linksventrikulärer Volumenbelastung und entsprechender Symptomatik [siehe unten]; beim drucktrennenden Defekt kommt es ebenfalls zu einem Links-Rechts-Shunt, allerdings ist er hämodynamisch meist nur unbedeutend **Klinik:** kleine Defekte sind hämodynamisch unbedeutend und verlaufen asymptomatisch; bei der Auskultation hört man aber ein lautes [2/6–4/6], scharfes Systolikum im 3.–4. Interkostalraum links parasternal; der auch als **Morbus Roger** bezeichnete Defekt sitzt meist im muskulären Septum und schließt sich in 90 % der Fälle von alleine; bei großen Defekten kommt es zu Dyspnoe, Schwitzen, Gedeihstillstand, rezidivierenden Atemwegsinfekten und ausgeprägter Trinkschwäche; bei der Auskultation findet sich ein holosystolisches, spindelförmiges Geräusch im 3.–4. Interkostalraum links parasternal, das oft weit ausstrahlt; **Diagnose:** Anamnese, Untersuchung, EKG, Echokardiografie, Herzkatheter; **Therapie:** 70–80 % der Defekte schließen sich spontan innerhalb der ersten 6 Monate; bleibt der Schluss aus, muss operativ verschlossen werden [z.B. transatriale/transventri-

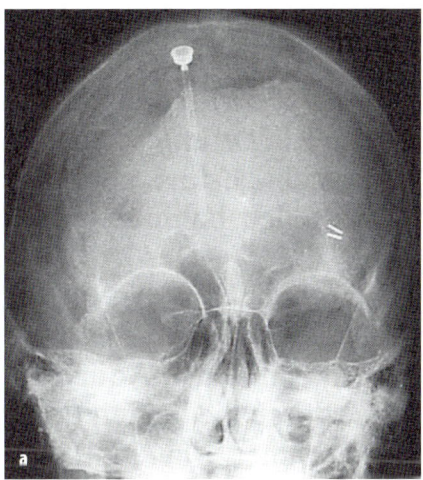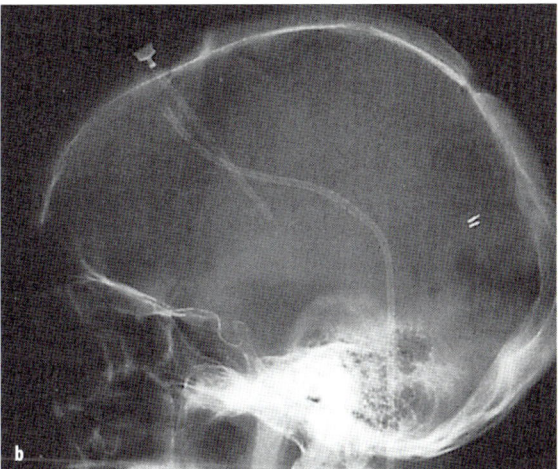

Abb. V14. Ventrikuloaurikulostomie. Ventrikuloaurikulostomie bei Hydrocephalus occlusus [Nativaufnahme]

kuläre/transarterielle Vernähung mit einem Kunststoff- oder Perikardflicken]

Ventrikel-Vorhof-Shunt m: → *Ventrikuloaurikulostomie*

Ven|tri|ku|lo|au|ri|ku|lo|sto|mie f: *Syn: Ventrikel-Vorhof-Shunt;* operative Verbindung von Hirnventrikel und Herzvorhof zur Liquorableitung bei Hydrozephalus

Ven|tri|ku|lo|gra|fie, -gra|phie f: **1.** Röntgendarstellung der Herzkammern mit Kontrastmittel oder Radionukliden; *s.a. Radionuklidventrikulografie* **2.** kaum noch durchgeführte Röntgenkontrastdarstellung der Hirnventrikel; verwendet wird ein wasserlösliches Kontrastmittel, das mittels Lumbalpunktion oder über ein liegendes Shuntsystem appliziert wird; die Aufnahmen werden i.d.R. als CT angefertigt

Ven|tri|ku|lo|my|o|to|mie f: Inzision der Herzkammermuskulatur

Ven|tri|ku|lo|sko|pie f: endoskopische Untersuchung der Hirnventrikel

Ven|tri|ku|lo|sto|mie f: operative Eröffnung eines Hirnventrikels

Ven|tri|ku|lo|to|mie f: Inzision eines Hirnventrikels oder einer Herzkammer

Ven|tri|ku|lo|ve|no|sto|mie f: *Syn: ventrikulovenöser Shunt;* operative Verbindung von Seitenventrikel und Vena jugularis interna zur Liquorableitung bei Hydrozephalus

Ven|tri|ku|lo|zis|ter|no|sto|mie f: *Syn: Torkildsen-Operation;* operative Verbindung von Seitenventrikel und Cisterna magna zur Liquorableitung bei Hydrozephalus

Ve|ra|pa|mil nt: *Syn: Iproveratril;* Antiarrhythmikum der Klasse IV; selektiver Calciumantagonist, der den Sauerstoffbedarf des Herzmuskels senkt, die Erregbarkeit des Myokards verringert und die AV-Überleitung verlängert; **Anw.:** paroxysmale supraventrikuläre Tachykardie, Extrasystolen, ventrikuläre Tachykardie bei Kammerflimmern oder -flattern, Vorhoftachykardie, koronare Herzkrankheit, arterielle Hypertonie; **Dosierung:** 120–480 mg/d; akute Koronarinsuffizienz 5 mg i.v.; hypertensive Krise 5–10 mg i.v., anschließend Dauerinfusion bis zu einer Gesamtdosis von 100 mg/d; *s.a. Essay Herzrhythmusstörungen S. 613*

Ver|at|mungs|py|e|lo|gra|fie, -gra|phie f: Pyelografie mit Doppelbelichtung in Inspiration und Exspiration zur Beurteilung der Beweglichkeit der Nieren

Ver|ät|zung f: Gewebezerstörung durch ätzende Substanzen; *s.u. Essay Chemische Verletzungen S. 1653*

Ver|bas|ci flos m: *Syn: Königskerzenblüten, Wollblumen; s.u. Königskerze*

Ver|bas|ci folium nt: *Syn: Königskerzenblätter, Königskerzenkraut; s.u. Königskerze*

Verbascum-Arten pl: *s.u. Königskerze*

Ver|be|nae herba f: *s.u. Eisenkraut*

Ver|be|na officinalis f: → *Eisenkraut*

Ver|bren|nung f: *Syn: Brandwunde, Combustio;* Gewebeschädigung durch externe oder interne Hitzeeinwirkung; Verlauf und Prognose hängen vom Grad der Verbrennung und der Größe der verbrannten Körperoberfläche ab; *s.u. Essay Verbrennungen S. 1655*

chemische Verbrennung: *s.u. Essay Chemische Verletzungen S. 1653*

Ver|bren|nungs|schock m: hypovolämischer Schock bei großflächiger Verbrennung mit starkem Plasmaverlust; *s.a. Essay Verbrennungen S. 1655*

Ver|brü|hung f: Verbrennung durch eine heiße Flüssigkeit oder durch heißen Dampf

Ver|bund|os|te|o|syn|the|se f: Osteosynthese, bei der fehlende Knochensubstanz [z.B. Osteoporose] durch Knochenzement ersetzt wird; *s.u. Essay Fraktur, Luxation, Distorsion S. 423*

Ver|dün|nungs|hy|po|na|trä|mie f: *Syn: Verdünnungshyponatriämie;* durch Vermehrung des Plasmas bzw. der Blutflüssigkeit verursachte Hyponatriämie; *s.a. Essay Prä- und postoperative Störungen im Flüssigkeits- und Elektrolythaushalt S. 327*

Ver|er|bungs|leh|re f: *Syn: Genetik;* Lehre von der Vererbung und ihrer Bedeutung für die Übertragung von Krankheiten; sollte besser als Humangenetik bezeichnet werden; durch die Fortschritte in der Molekularbiologie und v.a. das Humangenomprojekt hat sich die Genetik in den letzten Jahren zu einer Schlüsseldisziplin entwickelt, die immer mehr Bedeutung für die Diagnose und Therapie von Krankheiten gewinnt; *s.a. Essay Gentransfer und Gentherapie S. 465*

Veress-Nadel f: *s.u. Laparoskopie*

Ver|gif|tung f: *Syn: Intoxikation;* Erkrankung durch Einnahme einer giftigen Substanz [**exogene Intoxikation**] oder Bildung eines Toxins im Körper [**Autointoxikation**]; **Klinik** und **Therapie** hängen von der Art der Vergiftung ab, im Vordergrund steht aber immer die Sicherung der Vitalfunktionen [Atmung, Kreislauf] und die Verhinderung einer weiteren Giftzufuhr [z.B. bei Gasen]; wichtig ist ein möglichst früher Beginn der Dekontamination, im Zweifelsfall kann damit aber bis zur Aufnahme in die Klinik gewartet werden; eine falsche Maßnahme [z.B. provoziertes Erbrechen bei Laugen- oder Säureverätzung] kann die bereits eingetretenen Schäden noch verstärken oder erst eine lebensbedrohliche Situation hervorrufen; *s.u. Essay Intoxikationen S. 743*

Ver|hal|tens|au|di|o|me|trie f: *s.u. Reflexaudiometrie*

Ver|hü|tungs|mit|tel nt: → *Kontrazeptivum*

Ver|kür|zungs|hin|ken nt: Hinken durch eine Beinlängendifferenz findet sich i.d.R. erst ab einer Differenz von 2 cm; den Extremgrad, das sog. **Kotau-Hinken** findet man bei starken Hüftbeugekontrakturen, die i.d.R. auf einer Koxarthrose beruhen

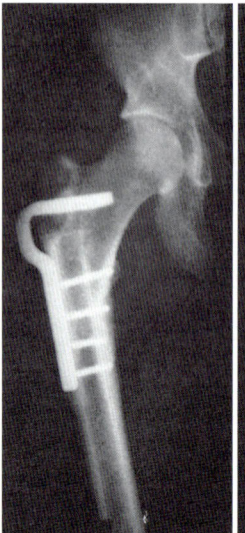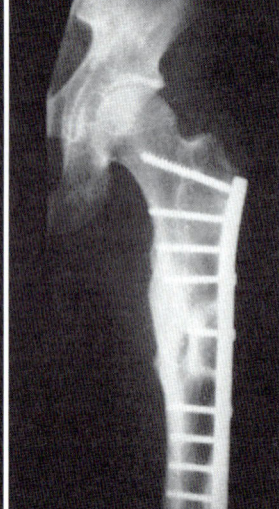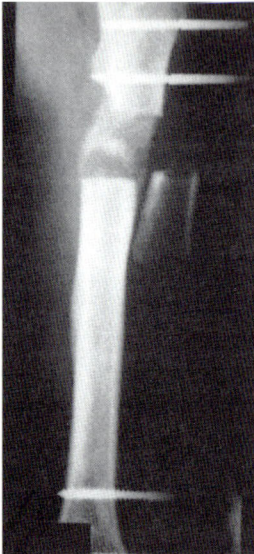

Abb. V15. Verlängerungsosteotomie. Kombinierte Verkürzungs- und Verlängerungsosteotomie: Verkürzung des rechten Oberschenkels und zweizeitige Verlängerung des linken Femurs nach Extension

Ver|kür|zungs|os|te|o|to|mie f: die Osteotomie erfolgt in spongiosareichem Gebiet, da damit die Heilung schneller und besser erfolgt; die übungsstabile Osteosynthese erlaubt eine Frühmobilisierung der Patienten; am häufigsten bei Beinlängendifferenz vorgenommen; *s.a. Verlängerungsosteotomie*

Ver|län|ge|rungs|os|te|o|to|mie f: Methode zur Verlängerung zu kurzer Gliedmaßen; wird i.d.R. nur vor dem 30. Lebensjahr durchgeführt, solange die Weichteile ausreichend elastisch sind und sich der Knochenverlängerung angleichen können; im Wachstumsalter kann die Verlängerung über eine **Epiphysendistraktion** erzielt werden, später wird der Schaft durchtrennt und nach Anlegen eines Fixateur externe ein **Kallusdistraktion** vorgenommen; während der Verlängerungsphase werden die Fragmente pro Tag ca. 1 mm auseinander gezogen; die vom Kallus ausgehende Frakturheilung macht eine Spongiosaanlagerung oder Osteosynthese unnötig; z.T. wird eine **kombinierte Verkürzungs- und Verlängerungsosteotomie** bevorzugt, bei der aus dem längeren Knochen ein Stück entfernt und, nach vorsichtiger Extension, auf der Gegenseite implantiert wird

Ver|lau|sung f: → *Pediculosis*

Ver|let|zung, chemische f: *s.u. Essay Chemische Verletzungen S. 1653*

Ver|let|zungs|my|ko|se f: *s.u. Essay Mykosen S. 1059*

Ver|let|zungs|pha|se f: *s.u. Postaggressionsstoffwechsel*

Vernalis-Plaques pl: *s.u. Frühjahrskatarrh*

Verner-Morrison-Syndrom nt: *Syn: pankreatische Cholera*; durch einen endokrin-aktiven Tumor der Bauchspeicheldrüse [**Vipom**] verursachtes Syndrom mit wässrigen Durchfällen, Hypokaliämie und Achlorhydrie [**WDHA-Syndrom**] oder Hypochlorhydrie [**WDHH-Syndrom**]; *Therapie*: operative Entfernung des Tumors; ist dies nicht möglich, kann eine Kombination von Streptozocin* und 5-Fluorouracil* versucht werden; wichtig ist auch die Korrektur der Flüssigkeits- und Elektrolytverluste

Ver|nich|tungs|schmerz m: Bezeichnung für den fast unerträglich stark empfundenen Schmerz bei Myokardinfarkt; der Schmerzcharakter kann sehr stark variieren und als Brennen, Stechen, Bohren, Druck oder Ziehen wahrgenommen werden; wird nicht von allen Patienten empfunden

Ver|ö|dung f: *Syn: Sklerosierung, Sklerotherapie*; therapeutische Auslösung einer lokalen Sklerose zum Verschluss von Gefäßen; kann durch Injektion von sklerosierenden Mitteln um das Gefäß herum erzielt werden; meist wird heute aber eine **endoskopische Verödung** durchgeführt; *s.a. Varizenver-*

ödung

Ve|ro|ni|cae herba f: *Syn: Ehrenpreiskraut*; *s.u. Ehrenpreis*

Ve|ro|ni|ca officinalis f: → *Ehrenpreis*

Ver|ren|kungs|bruch m: → *Luxationsfraktur*

Ver|rie|ge|lungs|na|gel m: *s.u. Marknagelung*

Ver|ru|ca f, pl **-cae**: *Syn: Warze*; benigne Epithelhyperplasie der Haut durch eine Infektion mit humanen Papillomaviren*; zur Gruppe gehören Verrucae plantares, vulgares und planae juvenilis, Condylomata acuminata und plana, Verrucosis generalisata (Lewandowsky-Lutz) und Schleimhautwarzen

Tab.V3. Verruca. Erreger verschiedener Warzenformen

Warzentyp	HPV-Typ (Haupterreger)
Verrucae plantares	1, 2, 4
Verrucae vulgares	1, 2, 3, 4
Fleischhauerwarzen	7
Verrucae planae juvenilis	3, 10
Epidermodysplasia verruciformis	5, 8 (intermediate risk) + diverse der E. v. Gruppe
Condylomata acuminata, Larynxpapillome	6, 11
Condylomata plana	6, 11 (low risk) 16, 18, 31 (high risk)
Bowenoide Papulose	16
Morbus Heck	13, 32

Verruca necrogenica: → *Tuberculosis cutis verrucosa*

Verrucae planae juveniles: bei Kindern und Jugendlichen vorkommende Warzen, die selbst nach Jahren noch narbenlos abheilen; *Klinik*: multiple, flach erhabene, kaum tastbare Läsionen, v.a. an Stirn, Wangen, Hand- und Fingerrücken; *Therapie*: meist Spontaninvolution nach Monaten bis Jahren; Keratolytika lokal

Verruca plantaris: → *Dornwarze*

Verruca seborrhoica: → *Alterswarze*

Verruca senilis: → *Alterswarze*

Verruca vulgares: *Syn: vulgäre/gewöhnliche Warzen*; häufigste Form der Hautwarze, die v.a. die Finger- und Handrücken befällt; *Klinik*: hautfarbene, halbkugelige, hyperkeratotische Knoten mit zerklüfteter Oberfläche; initial nur

Chemische Verletzungen

L.A. Steiner, D. Scheidegger

Kurzdefinition

Chemische Noxen können grob in 4 Kategorien eingeteilt werden:

- Substanzen, die zur Asphyxie führen, wie z.B. Kohlenmonoxid oder Zyanid,
- Cholinesterasehemmer, wie z.B. gewisse Pestizide [Organophosphate], und chemische Kampfstoffe, wie z.B. Sarin oder Tabun,
- Substanzen, die die Atemwege reizen, wie z.B. Ammoniak und Tränengas, und schließlich
- Substanzen, die primär zu Reizungen, Blasenbildung und Nekrosen der Haut und der Augen führen.

Die durch diese Substanzen verursachten Verletzungen werden oft als **chemische Verbrennungen** bezeichnet [*chemical burns*]. Zu den Substanzen in dieser Gruppe gehören nicht nur einfache Säuren und Basen, sondern auch der chemische Kampfstoff Senfgas.

Pathophysiologie

Wie alle Verbrennungen, führen auch die Verletzungen durch Chemikalien zur Denaturierung von Proteinen. Der Schweregrad der Verletzung hängt ab von der Konzentration, der Menge, der Einwirkdauer, der Penetration und des spezifischen Wirkungsmechanismus [z.B. Reduktion, Oxidation] der Noxe. Chemische Verbrennungen führen wie andere Verbrennungen zu Hautnekrosen und Blasen [*s.a. Essay Verbrennungen*]. Die Symptomatik der chemischen Verletzungen hängt ab von der verursachenden Substanz. Neben den lokalen Verbrennungen müssen häufig auch systemische Wirkungen mitbehandelt werden.

Therapie

Die erste therapeutische Maßnahme ist das Beenden der Exposition. Weitaus wichtiger als eine gezielte Therapie ist bei allen chemischen Verletzungen die Dekontamination. Hier ist die Verdünnung der schädlichen Substanz entscheidend. Insbesondere auch bei Augenverletzungen ist ausgedehntes Spülen die wichtigste Notfallmaßnahme. Dekontamination ist wichtiger als die genaue Identifikation der Noxe. Dekontamination beinhaltet das Entfernen aller potenziell kontaminierten Kleidungsstücke und die großzügige Spülung mit Wasser. Häufig muss bis zu zwei Stunden gespült werden. Zu beachten ist, dass großzügiges Spülen mit kühlem Wasser zu beträchtlichem Wärmeverlust der Patienten führen kann. Obwohl es theoretisch möglich wäre, gewisse Substanzen gezielt zu neutralisieren, ist Wasser immer noch das Mittel der Wahl für die Dekontamination. Die Verwendung einer neutralisierenden Substanz bedingt einerseits, dass die Substanz, die neutralisiert werden muss, bekannt ist, andererseits sind viele neutralisierende Reaktionen exotherm, d.h., wenn z.B. eine Säure durch eine Base neutralisiert wird, entsteht oft eine beträchtliche Menge an Wärme, die zu weiterer Gewebeschädigung führen kann. Im Übrigen gelten für die Therapie die gleichen Regeln wie bei jedem Unfall entsprechend den Algorithmen des Advanced Trauma Life Support [ATLS].

Die Hautläsionen werden nach den gleichen Prinzipien behandelt wie gewöhnliche thermische Verbrennungen. Dazu gehört die frühe Exzision des toten Gewebes und die Transplantation von Haut. Unter Umständen können Antibiotika lokal angewendet werden.

Prognose

❗ **Obwohl nur etwa 3 % aller Verbrennungen durch Chemikalien verursacht werden, werden etwa 30 % der Verbrennungstodesfälle durch chemische Verbrennungen verursacht. Chemische Verbrennungen neigen dazu, langsamer zu verheilen als thermische Verbrennungen.**

Vorsorge/Prävention

Rigorose Sicherheitsvorschriften in der Industrie der westlichen Welt haben dazu geführt, dass chemische Verletzungen selten geworden sind.

Beispiele

Flusssäure

Eine besonders schwerwiegende Verletzung ist die Verätzung mit Flusssäure [Hydrogenfluorid, HF], die lebensbedrohlich sein kann. Die Substanz wird in der Industrie als Reinigungsmittel verwendet, sowie bei der Herstellung von Plastik eingesetzt. Je nach Konzentration der Säure kann es bis zu 24 Stunden dauern, bis die Hautläsionen sichtbar werden, die äußerst schmerzhaft sind. Verätzungen mit konzentrierter Flusssäure können bereits bei einer Ausdehnung von nur etwa 5 % der Körperoberfläche zum Tod führen. Die Säurekomponente bewirkt Nekrosen. Hier können Fluoridionen eindringen und zum Ausfallen von Kalzium und Magnesium führen. Dadurch kann es sehr rasch zur Hypokalzämie kommen, die wiederum zu sehr schwer zu therapierenden Herzrhythmusstörungen führt. Aus diesem Grund sind Patienten nach Flusssäureexposition notfallmäßig zu hospitalisieren und werden am besten auf einer Intensivstation überwacht. Die durch die Nekrosen eingedrungenen Fluoridionen sind auch systemisch hoch toxisch [Hemmung der Na-K-ATPase]. Als spezifisches Antidot kann Calciumgluconat eingesetzt werden, das sowohl lokal ins Gewebe injiziert oder auch intraarteriell verabreicht wird. Nekrosen müssen früh exzidiert werden.

Zement

Zement [Calciumoxid] wird durch Kontakt mit Wasser zu Calciumhydroxid und führt zu einer typischen Alakaliverätzung. Zementstaub dringt durch normale Kleidung und verbindet sich mit Schweiß, was zu einer exothermen Reaktion führt. Die meisten Unfälle ereignen sich bei der Zementherstellung durch die Explosion des Brennofens. Die Wunden, die dabei verursacht werden, weisen oft Einsprengungen von Zementpuder auf, was zu Wunden führt, die oft nur durch plastisch chirurgische Maßnahmen zur Heilung gebracht werden können. Zu den Hautverletzungen kommt häufig ein Inhalationsschaden. Die Kombination aus Haut- und Lungenschaden hat eine Letalität von bis zu 25 %. Die Notfalltherapie besteht auch hier aus sofortigem Auswaschen der Wunden und rascher Hospitalisation.

Senfgas

Senfgas greift alle epithelialen Gewebe inklusive Haut, Augen und Lunge an. Die Substanz wird innerhalb von wenigen Minuten in der Dermis fixiert und gelangt in den Kreislauf. Die typischen Symptome nach einer Exposition sind Erstickungsgefühl und Augenbrennen. Nach etwa vier Stunden tritt ein Erythem der Haut auf gefolgt von Blasenbildung nach etwa 12–48 Stunden. Die Blasen führen zu massivem Juckreiz. Wenn sie rupturieren, bleiben schmerzhafte oberflächliche Ulzera zurück. An den Augen kommt es zu Bindehautentzündung, Hornhautläsionen und eventuell vorübergehender oder permanenter Erblindung. Pulmonale Komplikationen sind die häufigste Todesursache. Eine weitere gefürchtete Komplikation ist die Agranulozytose. Es gibt kein Antidot gegen Senfgas. Nicht-steroidale Antirheumatika können aber hilfreich sein, Thiosulfat kann die systemische Toxizität und Mortalität verringern.

Säuren und Basen

Ein besonderes Problem stellt die Einnahme von Säuren und Basen dar, die immer wieder akzidentell bei kleinen Kindern oder in suizidaler Absicht bei Erwachsenen auftritt. Hier kommt es zu Verbrennungen des oberen Gastrointestinaltraktes. Die frühe endoskopische Untersuchung des Pharynx, der Speiseröhre, des Magens und des oberen Duodenums müssen erfolgen, bevor Narben den Zugang zu diesen Organen verhindert. Mögliche Komplikationen sind Strikturen z.B. der Speiseröhre, die regelmäßige Bougierung oder in schweren Fällen auch den chirurgischen Ersatz der Speiseröhre [Koloninterponat] erfordern.

Verbrennungen

T. Girard, D. Scheidegger

Definition

Bei der Verbrennung kommt es durch Hitze, Strahlung oder chemischen Einfluss zur Gewebeschädigung in Form einer Koagulationsnekrose mit Denaturierung der Proteine. Großflächige Verbrennungen [> 30 % der Körperoberfläche] führen nach einer erfolgreichen Erstversorgung zu einer systemischen Reaktion mit Kapillarleck und Hypermetabolismus. Die spezialisierte interdisziplinäre Behandlung von Verbrennungspatienten in ausgesuchten Zentren hat die Prognose von Verbrennungen erheblich verbessert.

Symptomatik

Die Schädigung durch Hitze oder Strahlung führt zu lokalen Koagulationsnekrosen, die im umgebenden Gewebe von mikrovaskulären Läsionen begleitet werden. Das klinische Bild richtet sich nach der Verbrennungstiefe. Diese wird heute im englischen Sprachgebrauch als *superficial*, *partial-thickness* und *full-thickness* bezeichnet und hat dort die bei uns gebräuchliche Einteilung in Verbrennungsgrade abgelöst. **Erstgradige Verbrennungen** sind auf die oberste Schicht der Dermis beschränkt und durch Hyperämie und Schmerzen gekennzeichnet [Sonnenbrand]. Die **zweitgradigen Verbrennungen** reichen bis in die Dermis und führen zur Blasenbildung, während **drittgradige Verbrennungen** zu Nekrosen aller Hautschichten führen. Weil bei drittgradigen Verbrennungen die gesamte Dermis [inklusive Nervenstrukturen] betroffen ist, sind diese schmerzlos. Tabelle 1 fasst die beiden Klassifikationen zusammen.

Tab. 1. Einteilung der Verbrennungen und entsprechende Klinik

Englische Bezeichnung	Verbrennungsgrad	Klinik
superficial	erstgradig	gerötet, trocken, lokales Ödem, schmerzhaft
superficial partial thickness	zweitgradig, IIa	gerötet, Blasenbildung, feucht, sehr schmerzhaft
deep partial thickness	zweitgradig, IIb	weiß, Blasenbildung, fehlende Rekapillarisierung, unempfindlich
full thickness	drittgradig	lederartige Konsistenz, trocken, unempfindlich, wachsartig
full thickness with injury to underlying structures	viertgradig	Mitbeteiligung von Muskeln, Sehnen, Knochen

Klinischer/Köperlicher Befund

Die klinische Symptomatik gibt Hinweise auf die verschiedenen Verbrennungsgrade und ist aus Tabelle 1 ersichtlich. Neben der Verbrennungstiefe ist sowohl für die Akutbehandlung wie auch für die weitere Therapie und Prognose eine Einschätzung der Verbrennungsausdehnung [in % der Körperoberfläche] wichtig. Beim Erwachsenen hat sich die **9er Regel** bewährt [Abb. 1]. Die prozentualen Anteile an der Körperoberfläche sind: Arme 9 %, Oberschenkel 9 %, Unterschenkel 9 %, Thorax ventral + dorsal = 9 + 9 = 18 %, Abdomen ventral + dorsal = 9 + 9 = 18 %, Kopf 9 %. Die Handfläche entspricht 1 % der Körperoberfläche. Aufgrund der unterschiedlichen Proportionen kann diese Regel bei Kindern nicht angewandt werden. Als Faustregel kann die kindliche Handinnenfläche [ohne Finger] als 0,5 % der Körperoberfläche betrachtet werden.

Die **Erstbeurteilung** erfolgt wie bei anderen Verletzungen nach den **ATLS-Richtlinien** [*advanced trauma life support*]. Die Aufmerksamkeit im *primary survey* gilt möglichen Begleitverletzungen, die direkt mit der Verbrennung zusammenhängen oder durch ein zusätzliches Trauma wie Sturz oder Verkehrsunfall verursacht werden können. Als Beispiel seien hier Frakturen der Wirbelsäule genannt, die durch die Kontraktur der paravertebralen Muskulatur bei Elektrounfällen entstehen können. Gezielt ist nach einem möglichen **Inhalationstrauma** zu suchen. Verbrennungsunfälle in geschlossenen Räumen, Verbrennungen im Gesicht, heisere Stimme oder schwarzes Sputum weisen auf ein mögliches Inhalationstrauma hin. Die Wahrscheinlichkeit eines Inhalationstraumas nimmt auch mit dem Verbrennungsausmaß zu:

Bei rund 2/3 der Patienten mit Verbrennungen > 70 % der Körperoberfläche sind auch die Atemwege betroffen.

Diagnostik

Eine frühe Blutgasanalyse mit Bestimmung des Carboxyhämoglobins ist hilfreich, weil dieses vom Pulsoxymeter fälschlicherweise als oxygeniertes Hämoglobin gemessen wird. Insbesondere bei Elektrounfällen ist eine Bestimmung von Myoglobin im Urin als Hinweis auf eine Rhabdomyolyse sinnvoll.

Bestehen Zweifel betreffend eines möglichen Inhalationstraumas, ist eine fiberoptische Inspektion der Atemwege indiziert.

Therapie

Erste Hilfe

Der erste Schritt ist die Elimination der Brandursache. Anschließend wird die verbrannte Oberfläche gekühlt. Bei großflächigen Verbrennung muss hier auf eine mögliche Unterkühlung des Patienten geachtet werden. Die verbrannte Haut wird vor dem Transport in die Klinik sauber oder besser steril abgedeckt. Eine ausreichende Flüssigkeitstherapie ist in der Akutphase von großer Bedeutung [s.u.]. Bei erschwertem intravenösen Zugang und relativ kurzen Transportwegen [< 45 Minuten] ist ein rascher Transport ins Zentrum einer Zeitverzögerung durch den intravenösen Zugang vorzuziehen. Bei Kindern ist hier an die Möglichkeit einer intraossären Nadel zu denken.

Bei Verdacht auf **Kohlenmonoxidintoxikation** muss eine möglichst hohe inspiratorische Sauerstoffkonzentration angeboten werden.

 In diesen Fällen ist zudem zu beachten, dass die Pulsoxymetrie unzuverlässig ist, weil diese Carboxyhämoglobin nicht von oxygeniertem Hämoglobin unterscheiden kann.

Die wichtigsten Kriterien für einen Transfer in ein spezialisiertes Zentrum für die Behandlung von Brandverletzten sind in der Tabelle 2 zusammengefasst.

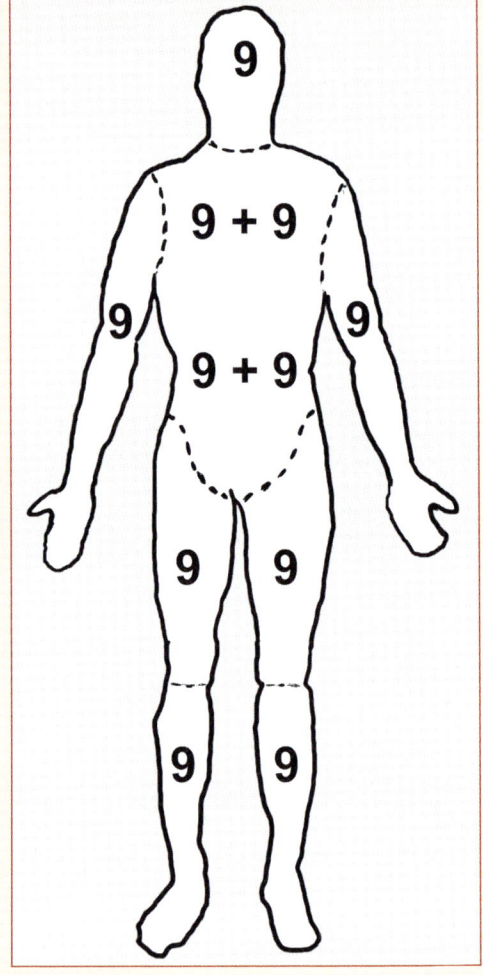

Abb. 1. 9er-Regel zur Abschätzung des Verbrennungsausmaßes. Arme 9 %, Oberschenkel 9 %, Unterschenkel 9 %, Thorax ventral + dorsal = 9 + 9 = 18 %, Abdomen ventral + dorsal = 9 + 9 = 18 %, Kopf 9 %; die Handfläche entspricht 1 % der Körperoberfläche

Tab. 2. Kriterien für die Verlegung in ein Verbrennungszentrum*

- zweit- und drittgradige Verbrennung >10 % KOF bei < 10- oder > 50-jährigen Patienten
- zweit- und drittgradige Verbrennung >20 % KOF in anderen Alterskategorien
- zweit- und drittgradige Verbrennung von Gesicht, Händen, Füßen, Genitalien, Perineum, große Gelenke
- drittgradige Verbrennung >5 % KOF
- Elektrounfälle
- chemische Verbrennungen
- Inhalationstrauma

*Auszug aus den Kriterien der *American Burn Association Burn Center transfer criteria*

Erstversorgung

Bei Verbrennungen von mehr als ca. 20 % der Körperoberfläche führen verschiedene Mediatoren [Tumor-nekrosefaktor, Interleukine, Interferon-γ] sowie eine Hypoproteinämie zu generalisierten Ödemen und ent-sprechend hohem Flüssigkeitsbedarf der Patienten. Zur **Errechnung dieses Flüssigkeitsbedarfes** wurden ver-schiedene Formeln entwickelt. Die am häufigsten verwendete ist diejenige **nach Parkland/Baxter**:

> ❗ **Der Flüssigkeitsbedarf der ersten 24 Stunden entspricht 4 ml pro Prozent verbrannte Körperoberfläche und Kilogramm Körpergewicht.**

Dieses Volumen wird als kristalloide Flüssigkeit [in der Regel Ringer-Laktat] infundiert. Die Hälfte wird in den ersten 8 Stunden, die restlichen 50 % in den verbleibenden 16 Stunden verabreicht. Dieser Flüssigkeitsbe-darf ist bei Patienten mit einem verzögerten Beginn der Infusionstherapie, einem Inhalationstrauma oder mit sehr großflächigen Verbrennungen deutlich erhöht. Trotz unterschiedlicher Berechnungsmöglichkeiten für den Flüssigkeitsbedarf von Brandverletzten wird der individuelle Bedarf eines Patienten erst im Verlauf evident. Das systemische Kapillarleck dichtet sich typischerweise nach 18–24 Stunden ab, was zu einem drastisch vermin-derten Flüssigkeitsbedarf führt.

Anzustrebende Endpunkte einer Flüssigkeitstherapie sind eine Diurese von mindestens 0,5 ml/kg/h, altersent-sprechender Blutdruck und Herzfrequenz sowie ein ausgeglichener Säure-Basen-Haushalt.

Ein Inhalationstrauma kann innerhalb kurzer Zeit zur Atemwegsobstruktion durch ein Ödem der oberen Atem-wege führen. Bei Patienten mit Verdacht auf ein Inhalationstrauma sollte eine Bronchoskopie durchgeführt und bei bestätigter Diagnose die endotracheale Intubation frühzeitig erwogen werden.

Besondere Beachtung verdienen auch die zirkulären Verbrennungen von Thorax und Abdomen. Zunehmende Ödeme können die Compliance des Thorax bis zur Beatmungsunmöglichkeit einschränken und müssen dann durch Inzisionen des Wundschorfes [Escharotomie] entlastet werden.

Akutphase

Die **chirurgische Therapie** besteht im frühen Erkennen und Entfernen von Nekrosen bei tiefen Verbrennungen. Wenn möglich soll die Wunde primär verschlossen werden. Bei großflächigen Verbrennungen muss in meh-reren Schritten vorgegangen werden. Hier ist in der Regel die Anwendung von Fremdmaterial [Allograft oder Biomembran] notwendig. Bei kleinerflächigen Verbrennungen [< 10 % Körperoberfläche] kann mit der Exzi-sion bis zur Demarkation zugewartet werden, dies ist meist nach ca. einer Woche der Fall. Großflächige Ver-brennungen profitieren von einer frühen chirurgischen Therapie. Ziel ist es, verbrannte nekrotische Areale zu entfernen, bevor es zur bakteriellen Besiedelung und Infektion kommt.

Die intensivmedizinische Therapie konzentriert sich zusätzlich zur Wundbehandlung auf systemische Auswir-kungen großflächiger Verbrennungen, wie Hypermetabolismus und verminderte Infektabwehr. Der Hypermeta-bolismus kann bis zur Verdoppelung von Grundumsatz und Energiebedarf führen. Lokale Infekte, Sepsis und Multiorganversagen sind gefürchtete Komplikationen des Brandverletzten.

Rehabilitation und Rekonstruktion

Weil die Überlebenswahrscheinlichkeit von Schwerstverbrannten zugenommen hat, gewinnen Rehabilitation und Rekonstruktion immer mehr an Bedeutung. Spezialisten aus verschiedenen Fachrichtungen wie speziali-sierte Chirurgen, Ergo- und Physiotherapeuten sind gefordert, als interdisziplinäres Team zusammen zu arbei-ten.

Die Phase der Rehabilitation und Rekonstruktion beginnt schon während der intensivmedizinischen Betreuung und stützt sich auf drei Prioritäten:

- Bewegungstherapie,
- Antideformitäts-Lagerung und
- Schienung.

Eine wesentliche Rolle spielt auch die Narbenbehandlung. Narbenmassage, Kompressionskleidung, topische Silikonapplikation, Steroidinfiltrationen oder chirurgische Therapie sind mögliche Behandlungsformen. Eine konsequente Narbenmassage, die auch durch Angehörige durchgeführt werden kann, zählt zu den effektivsten Formen der Narbenbehandlung.

Tab. V27. Mortalitätsrate in Abhängigkeit vom Patientenalter und dem Ausmaß der Verbrennung

Verbrannte Körper- oberfläche in %	Alter in Jahren													
	0 bis 4	5 bis 9	10 bis 14	15 bis 19	20 bis 24	25 bis 29	30 bis 34	35 bis 39	40 bis 44	45 bis 49	50 bis 54	55 bis 59	60 bis 64	65 +
68 oder mehr	1	1	1	1	1	1	1	1	1	1	1	1	1	1
63–67	1	1	1	0,7	0,9	0,9	0,9	1	1	1	1	1	1	1
58–62	1	1	0,9	0,8	0,8	0,8	0,8	0,9	1	1	1	1	1	1
53–57	0,9	0,9	0,8	0,8	0,7	0,7	0,7	0,8	0,8	0,9	1	1	1	1
48–52	0,8	0,8	0,7	0,7	0,6	0,6	0,6	0,7	0,8	0,8	0,9	1	1	1
43–47	0,7	0,7	0,6	0,5	0,5	0,5	0,5	0,6	0,7	0,7	0,8	0,9	1	1
38–42	0,6	0,5	0,5	0,4	0,4	0,4	0,4	0,5	0,5	0,6	0,7	0,8	0,9	1
33–37	0,5	0,4	0,3	0,3	0,3	0,3	0,3	0,4	0,4	0,5	0,6	0,7	0,9	1
28–32	0,4	0,3	0,2	0,2	0,2	0,2	0,2	0,3	0,3	0,4	0,5	0,6	0,7	0,9
23–27	0,2	0,2	0,1	0,1	0,1	0,1	0,1	0,2	0,2	0,3	0,3	0,5	0,6	0,8
18–22	0,1	0,1	0	0	0	0	0,1	0,1	0,1	0,2	0,2	0,3	0,5	0,7
13–17	0	0	0	0	0	0	0	0	0	0,1	0,1	0,2	0,3	0,5
8–12	0	0	0	0	0	0	0	0		0	0	0,1	0,2	0,3
3–7	0	0	0	0	0	0	0	0	0	0	0	0	0,1	0,2
0–2	0	0	0	0	0	0	0	0	0	0	0	0	0	0,1

Prognose

Die Prognose schwerer Verbrennungen hat sich in den letzten Jahren verbessert. Noch 1950 verstarben aus einer Gruppe von unter 17-Jährigen 50 % der Patienten mit Verbrennungen > 50 % der Körperoberfläche. 1990 zeigt die gleiche Altersgruppe eine Mortalität von 50 % bei einer Verbrennung von 98 % der Körperoberfläche. Heute wird der Erfolg einer Verbrennungstherapie nicht mehr am Überleben, sondern am funktionellen und kosmetischen Resultat gemessen. Die konsequente Behandlung Schwerverbrannter in spezialisierten Zentren, eine frühe Exzision von nekrotischem Material mit frühem Wundverschluss sowie fächerübergreifende umfassende Rehabilitation haben die Prognosen Schwerstverbrannter verbessert.

Quellenhinweise

Abb. 1: AM-productions, Wiesloch

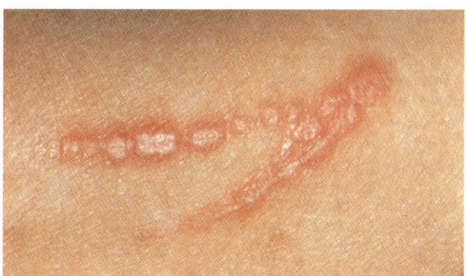

Abb. V16. Verrucae planae juveniles

vereinzelte Läsionen, die aber zu größeren Beeten [**Mosaik-warzen**] konfluieren können; **Verrucae subunguales** sind schwer zu therapierende gewöhnliche Warzen unter dem Nagel, die zur Nagelzerstörung führen können; **Therapie:** Keratolytika lokal; selten Exzision; bei Warzen im paronychialen Bereich muss eine Verletzung der Nagelmatrix vermieden werden

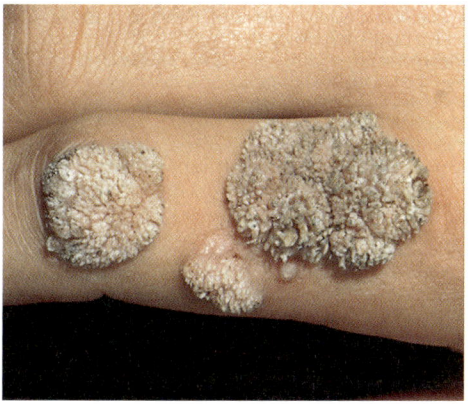

Abb. V17. Verrucae vulgares

Ver|ru|co|sis generalisata (Lewandowsky-Lutz) *f:* → *Lewandowsky-Lutz-Krankheit*

Ver|schie|be|lap|pen *m: s.u. Lappenplastik*

Ver|schie|be|lap|pen|plas|tik *f:* Verschiebelappen; *s.u. Lappenplastik*

Ver|schluss|krank|hei|ten *pl: Syn: arterielle Verschlusskrankheiten, arterielle Durchblutungsstörungen*; Oberbegriff für Zustände, deren klinisches Bild durch eine Behinderung oder Verminderung der arteriellen Durchblutung hervorgerufen wird; i.d.R. spricht man deshalb von **arteriellen Verschlusskrankheiten** oder **arteriellen Durchblutungsstörungen**; die meisten Autoren engen den Begriff ein und verwenden ihn nur für **chronische** oder **periphere arterielle Durchblutungsstörungen** und betrachten den **akuten peripheren Arterienverschluss**✶ als eine eigene Entität; andere Formen der arteriellen Verschlusskrankheit sind z.B. die zerebrovaskuläre Insuffizienz, Basilarisinsuffizienz, koronare Herzkrankheit und Viszeralarterieninsuffizienz; *s.u. Essay Periphere arterielle Verschlusskrankheit S. 1661, Essay Thrombose und Embolie S. 1527*

Ver|stau|chung *f: Syn: Distorsion, Gelenkverstauchung, Verrenkung, Distorsio*; die Gelenkverstauchung ist meist Folge einer Luxation oder Subluxation mit Spontanreposition; die Überdehnung oder Verletzung der Bänder und Weichteilstrukturen führt zu Schwellung, Schmerzen, Funktionseinschränkung und evtl. Bluterguss in das Gelenk; **Diagnose:** Röntgen, CT; wichtig ist der Ausschluss von behandlungsbedürftigen Knochen- oder Bandverletzungen; **Therapie:** vorübergehende Ruhigstellung; evtl. Krankengymnastik; *s.a.*

Essay Fraktur, Luxation, Distorsion S. 423

Ver|stor|be|nen|spen|de *f: Syn: Leichenspende, Leichentransplantat, Kadavertransplantat*; aus Leichen entnommenes Organ oder Gewebe zur Transplantation; *s.u. Essay Transplantationschirurgie S. 1549*

Ver|te|bra|lis|an|gio|gra|fie, -gra|phie *f:* selektive Röntgenkontrastdarstellung der Arteria vertebralis; stellt beide Arteriae vertebrales, die drei paarigen Kleinhirnarterien, die unpaare Arteria basilaris und ihre Endaufzweigungen dar; die venöse Phase erlaubt eine Darstellung des hinteren Abschnittes des Sinus sagittalis superior, der inneren Hirnvenen sowie von Sinus rectus und transversus

Ver|te|bra|lis|in|suf|fi|zi|enz *f: Syn: Arteria-vertebralis-Insuffizienz*; einseitige Einengung bleibt i.d.R. symptomlos, erst beidseitige hochgradige Stenosierung kann zu vorübergehenden neurologischen Symptomen [TIA, Schwindel, Nystagmus, Doppelbilder, Tonusverlust] führen; *s.a. Essay Schlaganfall und zerebrovaskuläre Krankheiten S. 1423*

Ver|te|bra plana osteonecrotica *f: Syn: Calvé-Syndrom, Calvé-Wirbel*; Plattwirbelbildung bei aseptischer Knochennekrose oder eosinophilem Granulom im Jugendalter; im Röntgenbild sieht man einen oder mehrere abgeplattete Wirbel bei normaler Bandscheibe; die **Therapie** besteht in einer Korsettbehandlung; beide Grundleiden haben eine gute Prognose und eine Neigung zur Selbstheilung

Ver|te|bro|plas|tie *f:* bei Substanzverlust durch z.B. Osteoporose oder osteolytische Metastasen wird flüssiger Knochenzement über eine perkutane Applikationskanüle in den Wirbel injiziert; damit wird eine Fraktur oder Sinterung bzw. die weitere Progression verhindert; *s.a. Essay Tumortherapie S. 1593*

Ver|te|por|fin *nt:* Photosensibilisator für die photodynamische Therapie; *s.u. Essay Altersabhängige Makuladegeneration S. 961*

Ver|wand|ten|trans|plan|ta|ti|on *f: Syn: Verwandtenspende*; Lebendspende mit Übertragung eines Transplantats zwischen engeren Blutsverwandten; bei eineiigen Zwillingen eine isologe Transplantation, sonst eine allogene Transplantation; *s.u. Essay Transplantationschirurgie S. 1549*

very low-density lipoprotein *nt: Syn: VLDL, prä-β-Lipoprotein, Präbetalipoprotein, Lipoprotein mit sehr geringer Dichte; s.u. Lipoprotein*

Ver|zö|ge|rungs|in|su|li|ne *pl:* Bezeichnung für Insulinpräparate mit langer Wirkungsdauer; Oberbegriff für **Intermediärinsuline** [meist NPH, Neutral Protamin Hagedorn], Wirkdauer etwa 8–12 h [dosisabhängig] und **Langzeitinsuline**, z.B. sehr lang wirksame Insulinanaloga [Wirkdauer bis 24 h]; *s.a. Essay Diabetes mellitus S. 253*

Ver|zweig|ket|ten|krank|heit *f:* → *Ahornsirup-Syndrom*

Ve|si|ko|rek|to|sto|mie *f: Syn: Blasen-Enddarm-Fistel, Blasen-Rektum-Fistel, Zystorektostomie*; operative Verbindung von Blase und Rektum zur Harnableitung✶

Ve|si|ko|sig|mo|i|de|o|sto|mie *f: Syn: Blasen-Sigma-Fistel, Vesikosigmoidostomie*; operative Verbindung von Blase und Sigmoid zur Harnableitung✶

Ve|si|ko|sig|mo|i|do|sto|mie *f:* → *Vesikosigmoideostomie*

Ve|si|ko|sto|mie *f: Syn: Zystostomie, (künstliche) Blasenfistel, Blasenfistel*; operativ angelegte äußere Blasenfistel zur temporären oder permanenten Harnableitung✶

Ve|si|ku|lek|to|mie *f: Syn: Samenblasenresektion, Samenblasenentfernung, Samenblasenexstirpation, Spermatozystektomie*; operative Entfernung der Samenblase; meist zusammen mit der Prostata

Ve|si|ku|lo|gra|fie, -gra|phie *f:* Röntgenkontrastdarstellung des Samenbläschens; wegen der Gefahr eines iatrogenen Verschlusses obsolet

Ve|si|ku|lo|to|mie *f: Syn: Samenblasenschnitt, Spermatozystotomie*; Inzision der Samenblase

Ves|ti|bu|la|ris|neu|ro|ni|tis *f, pl* **-ti|den** *Syn: Neurolabyrinthitis, akuter unilateraler Vestibularisausfall, Neuritis/Neuronitis vestibularis*; isolierte Entzündung des Nervus vestibularis mit plötzlich einsetzendem Drehschwindel, Übelkeit, Erbrechen und Nystagmus; meist handelt es sich um eine para-

oder postinfektiöse Neuritis bei einem Virusinfekt; **DD**: Morbus Ménière; **Therapie**: symptomatisch; **Prognose**: die Symptome klingen im Laufe von Tagen bis Wochen langsam ab

Ves|ti|bu|lo|to|mie *f*: operative Eröffnung des Innenohrvorhofs

Ve|tra|bu|tin *nt*: *Syn: Revatrin*; Spasmolytikum; Uterusrelaxans; Tokolytikum; verkürzt die Eröffnungsperiode und beschleunigt die Geburt

Vib|rio *m*: Gattung gramnegativer, beweglicher Stäbchenbakterien; enthält u.a. den klassischen Choleraerreger **Vibrio cholerae**, der in mehr als 70 Serovarianten auftritt; er wird in die Biovare **Vibrio cholerae Biovar El-Tor** und **Vibrio cholerae Biovar cholerae** unterteilt; beide Biovare können jeweils als **Ogawavariante**, **Inabavariante** und **Hikojimavariante** auftreten; *s.a. Cholera, Essay Diarrhoe – entzündliche und nicht-entzündliche Formen S. 265*

Tab. V4. Vibrio. Species und Krankheiten

Arten	Krankheiten
Vibrio cholerae	Cholera
Vibrio El Tor	
NAG-Vibrionen	selten Gastroenteritis
Vibrio parahaemolyticus	Gastroenteritis
Vibrio vulnificus	Wundinfektionen
	Sepsis

Vi|bur|ni opuli cortex *m*: *Syn: Schneeballrinde, Schneeballbaumrinde*; getrocknete Rinde von Stamm und Zweigen des gemeinen Schneeballs*

Vi|bur|ni prunifolii cortex *m*: *Syn: amerikanische/virginische Schneeballrinde, Viburnumrinde*; getrocknete Rinde von Stamm und Zweigen des amerikanischen Schneeballs*

Vi|bur|num opulus *nt*: → *Schneeball, gemeiner*

Vi|bur|num prunifolium *nt*: → *Schneeball, amerikanischer*

Vidal-Krankheit *f*: → *Neurodermitis circumscripta*

Vid|la|ra|bin *nt*: *Syn: Adenin-Arabinosid, Ara-A*; topisches Virostatikum; hemmt v.a. Herpes-simplex-Viren vom Typ I und Typ II, Varizella-Zoster-Virus, Epstein-Barr-Virus; **Anw.**: lokalen Therapie von Herpes-simplex-Infektionen der Haut und des Auges; **Kontraind.**: Schwangerschaft

Vi|de|o|dop|pel|bild|auf|zeich|nung *f*: v.a. in der Epileptologie gebräuchliche Methode, bei der ein EEG zusammen mit dem Bild des Patienten aufgezeichnet wird

Vi|de|o|ky|mo|gra|fie, -gra|phie *f*: Kymografie, bei der die Bewegungen des Herzens auf einem Durchleuchtungsschirm sichtbar gemacht werden

Vi|de|o|sub|trak|ti|on *f*: *s.u. Subtraktionsverfahren*

Vie|rer|zei|chen *nt*: *Syn: Patrick-Zeichen*; eingeschränkte Abspreizung des 90° gebeugten Oberschenkels; meist das früheste klinische Symptom bei Morbus* Perthes; *s.a. Essay Knochennekrosen S. 811*

Vier|zel|len|bad *nt*: *Syn: Zellenbad*; Elektrobad, bei dem Arme und Beine jeweils in getrennten galvanischen Wannen gebadet werden; **Anw.**: indiziert bei Neuralgien und Entzündungen von Nerven und Nervenwurzeln, Brachialgie und Polyarthrose; **Kontraind.**: Schwangerschaft, Metallimplantate, insbesondere Herzschrittmacher, Tumorerkrankungen, periphere arterielle Verschlusskrankheit, venöse Rückflussstörungen und Dermatosen im Anwendungsbereich

Vi|ga|ba|trin *nt*: irreversibler GABA-Transaminasehemmer, Antiepileptikum; **Anw.**: Kombinationsbehandlung einfacher und komplexer fokaler Epilepsien, West-Syndrom; **Dosierung**: Erwachsene 30–40 mg/kg, Kinder bis zu 80 mg/kg; **NW**: Schläfrigkeit, Müdigkeit, Benommenheit, Kopfschmerzen, Gedächtnisstörungen, Diplopie, Ataxie, Schwindel, Sehstörungen, Verwirrtheit, Schlaflosigkeit, Nervosität, Depressionen, Reizbarkeit, Hyperaktivität, Agitation, Bauchschmerzen, Übelkeit, Obstipation; *s.a. Essay Epilepsie und Status epilepticus S. 365*

Villo|xal|zin *nt*: Antidepressivum, selektiver Noradrenalinwiederaufnahmehemmer; HWZ 3–4 h; **Anw.**: depressive Erkrankungen, Altersdepressionen, depressive Verstimmungszustände bei Epileptikern und Schizophrenen; **Dosierung**: 150–300 [–400] mg/d p.o.; **NW**: Übelkeit, Erbrechen, Kopfschmerzen, seltener Schläfrigkeit, Mundtrockenheit, Verstopfung, Sehstörungen, Harndrang

Vin|blas|tin *nt*: *Syn: Vincaleukoblastin*; zu den Vinca-Alkaloiden gehörendes Zytostatikum; **Anw.**: Morbus Hodgkin, Kaposi-Sarkom, Hodenkarzinom

Vinca-Alkaloide *pl*: in **Vinca rosea** [Madagaskar Immergrün] und anderen Vinca- und Cantharanthus-Species vorkommende Alkaloide, die in der Medizin z.T. als Zytostatika eingesetzt werden; *s.a. Essay Chemotherapie S. 185*

Vin|cae minoris herba *f*: *s.u. Immergrün*

Vin|ca|leu|ko|blas|tin *nt*: → *Vinblastin*

Vin|ca major *f*: *Syn: großes Immergrün*; *s.u. Immergrün*

Vin|ca|min *nt*: *Syn: Vincaminsäuremethylester*; Alkaloid aus Vinca minor; Nootropikum mit zerebral-durchblutungsfördernder Wirkung; **Anw.**: Förderung der Gehirndurchblutung und Glucoseaufnahme des Gehirns, leichte bis mittelschwere Formen der Demenz, zentraler Schwindel; **Dosierung**: 30–60 mg/d als Retardpräparat p.o.; **NW**: Kopfschmerzen, Schlafstörungen, Schwindel, Tinnitus, Hypotonie, Herzklopfen, Flush, Übelkeit; **Kontraind.**: Hirninfarkt, Hypokaliämie, Herzrhythmusstörungen

Vin|ca minor *f*: *Syn: kleines Immergrün*; *s.u. Immergrün*

Vin|cae minoris folium *nt*: *Syn: Immergrünblätter*; *s.u. Immergrün*

Vin|ca|min|säu|re|me|thy|les|ter *m*: → *Vincamin*

Vincent-Angina *f*: → *Angina Plaut-Vincent*

Vin|cris|tin *nt*: zu den Vinca-Alkaloiden gehörendes Zytostatikum; meist Teil einer Kombinationstherapie [CHOEP-, CHOP-, COP-, COPP-Schema*]; **Anw.**: Leukämie, Morbus Hodgkin, Bronchialkarzinom; *s.a. Essay Non-Hodgkin-Lymphome S. 1133, Essay Hodgkin-Lymphome S. 661*

Vin|de|sin *nt*: *Syn: Desacetylvinblastinamid*; zu den Vinca-Alkaloiden gehörendes Zytostatikum; **Anw.**: lymphatische Leukämie, maligne Lymphome, malignes Melanom

Vi|no|rel|bin *nt*: Vinca-Alkaloid; semisynthetisches Derivat von Vinblastin*; **Anw.**: Mono- oder Polychemotherapie von Mammakarzinom oder nicht-kleinzelliges Bronchialkarzinom; *s.u. Essay Chemotherapie S. 185*

Vi|num cynarae *m*: Medizinalwein der Artischocke*

Vi|o|lae odoratae flos *m*: *Syn: Veilchenblüten*; Blüten des Veilchens*

Vi|o|lae odoratae folium *nt*: *Syn: Veilchenblätter*; Blätter des Veilchens*

Vi|o|lae odoratae herba *f*: *Syn: Veilchenkraut*; oberirdische Teile des Veilchens*

Vi|o|lae odoratae rhizoma *f*: *Syn: echte Veilchenwurzel*; Wurzelstock des Veilchens*

Vi|o|lae tricoloris herba *f*: Pflanzenteile des Stiefmütterchens*

Vi|o|la odorata *f*: → *Veilchen*

Vi|o|la tricolor *f*: → *Stiefmütterchen*

Vi|pom *nt*: *Syn: VIPom, VIP-produzierendes Inselzelladenom, D_1-Tumor*; gutartiger Tumor der Bauchspeicheldrüse, der vasoaktive intestinale Peptide bildet; Ursache des Verner-Morrison-Syndrom*

Virchow-Trias *f*: Bezeichnung für die die Thrombosebildung fördernden Faktoren verlangsamte Blutströmung, Schäden der Gefäßwand und Veränderungen des Gerinnungsverhaltens [Hyperkoagulabilität]; *s.u. Essay Thrombose und Embolie S. 1527*

Viridans-Streptokokken *pl*: → α-hämolysierende Streptokokken

Vi|ro|se *f*: *Syn: Viruskrankheit, Viruserkrankung, Virusinfektion*; durch Viren verursachte Infektionskrankheit; *s.u. Essay Virusinfektionen S. 1667*

Vi|ro|sta|ti|kum *nt*, *pl* **-ka**: *Syn: Virustatikum, virostatisches Mittel*; Antibiotikum, das die Vermehrung von Viren hemmt; *s.u. Essay Virusinfektionen S. 1667*

Vi|rus|en|ze|pha|li|tis *f*, *pl* **-tiden**: *Syn: virale Enzephalitis*; durch eine Reihe von Viren [Arboviren, Coxsackievirus, Grippeviren, Mumpsvirus, Herpes-simplex-Virus] hervorgerufene

Periphere arterielle Verschlusskrankheit

Syn.: Arteriosclerosis obliterans   *Abk.*: PAVK

C. Diehm

Definition

Die periphere arterielle Verschlusskrankheit umfasst Stenosen und Verschlüsse der Aorta und der Becken-Bein-arterien. Sie sind zu einem Großteil durch Arteriosklerose [> 95 %] bedingt. In ca. 5 % sind die Verschlüsse entzündlich, dysgenetisch oder traumatisch bedingt. Durchblutungsstörungen an Armen und Händen sind wesentlich seltener als an den Beinen.

Epidemiologie

Die periphere arterielle Verschlusskrankheit wird leider auch heute noch zu selten diagnostiziert und in ihrer prognostischen Bedeutung als Markerkrankheit für eine hohe Mortalität der betroffenen Patienten unterschätzt. PAVK-Patienten haben ein vier- bis sechsfach erhöhtes kardiovaskuläres Risiko. Die Sterberate bei PAVK-Patienten liegt um etwa das Dreifache höher als das der Normalbevölkerung gleichen Alters.

> **!** **Das vorrangige Problem von Claudicatio-Patienten ist deshalb nicht nur die Beeinträchtigung ihrer individuellen Gehleistung, sondern das hohe Risiko für kardiovaskuläre Komplikationen.**

Die PAVK wird unterdiagnostiziert und in ihrer prognostischen Bedeutung massiv unterschätzt. Die Prävalenz der PAVK liegt bei Patienten ab 65 Jahre bei ca. 25 %:
- Ca. 45.000 Amputationen in Deutschland pro Jahr müssen wegen PAVK mit und ohne Diabetes mellitus durchgeführt werden,
- Diabetiker haben ein 15-mal höheres Amputationsrisiko.
- Patienten haben gleichzeitig häufig eine koronare Herzkrankheit und zerebrale Durchblutungsstörungen, 70 % sterben an den Folgen einer koronaren Herzkrankheit, 11 % an zerebrovaskulären Komplikationen.
- Die Lebenserwartung ist bei betroffenen Patienten 10 Jahre geringer als bei der Normalbevölkerung.

Klinik

Besonders häufig findet sich eine PAVK bei Patienten mit den Risikofaktoren Nikotinabusus, Hypertonie, Diabetes mellitus, Hyperlipoproteinämie und Hyperfibrinogenämie.

Prädilektionsstellen beim Nichtdiabetiker sind die Becken- und Oberschenkelarterien im Bereich des Adduktorenkanals. Beim Diabetiker sind auch der Abgang der Arteria profunda femoris und vor allem die Unterschenkelarterien befallen. Junge Raucher/innen bekommen vorwiegend Läsionen im Bereich der distalen Bauchaorta und der Beckenarterien [Tab. 1].

Symptomatik

Typisch sind Schmerzen in Muskelgruppen distal des Gefäßverschlusses, vorwiegend unter Belastung. Bei schwerer PAVK meist [nächtliche] Ruheschmerzen im Fuß. Für das therapeutische Vorgehen ist das klinisch definierte **Stadium nach Fontaine** wichtig [Tab. 2].

Tab. 1. Verschlusstypen bei PAVK

Typ [Häufigkeit]	Lokalisation	Fehlende Pulse	Ischämieschmerz
Beckentyp [35 %]	aortoiliakal	ab Leiste	Oberschenkel, Hüfte
Oberschenkeltyp [50 %]	femoropopliteal	ab Arteria poplitea	Wade
Peripherer Typ [15 %]	Unterschenkel-/Fußarterien	Fußpulse	Fußsohle
Mehretagentyp [20 %]			

Tab. 2. Stadien der peripheren arteriellen Verschlusskrankheit nach Fontaine

Stadium	Definition
I	Gefäßveränderungen vorhanden, jedoch keine Beschwerden
II	Claudicatio intermittens
II a	schmerzfreie Gehstrecke > 200 m
II b	schmerzfreie Gehstrecke < 200 m
III	[nächtliche] Ruheschmerzen
IV	Ruheschmerzen + Nekrose

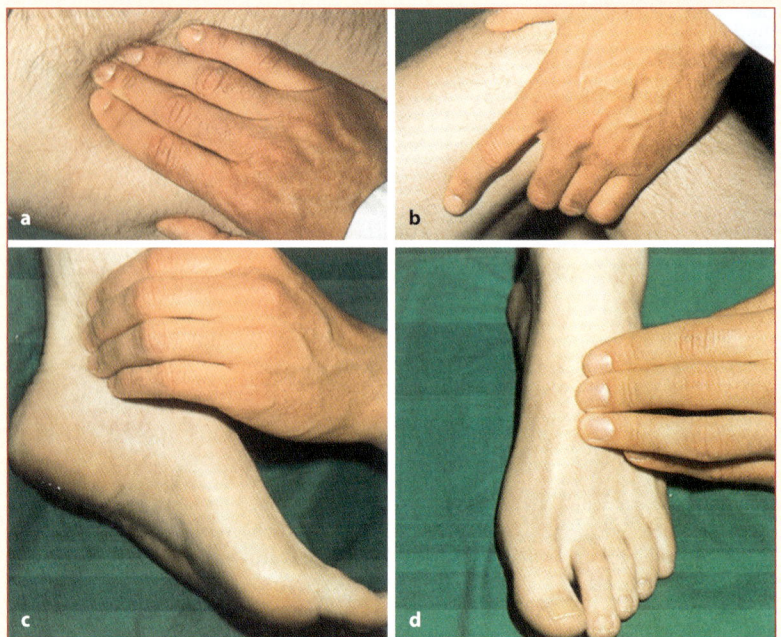

Abb. 1. **Palpationsstellen der unteren Extremitäten.** a A. femoralis, b A. poplitea, c A. tibialis posterior und d A. dorsalis pedis

Diagnostik

Durch **Anamnese** und **körperliche Untersuchung** können Nachweis und Ausschluss einer klinisch relevanten arteriellen Verschlusskrankheit bei der Mehrzahl der Patienten erfolgen. Beurteilt werden Hautfarbe, Hauttemperatur, Behaarung, Hautdefekte und Nagelmykosen. Eine Basisuntersuchung ist das Pulstasten im direkten Seitenvergleich sowie die Auskultation der Gefäße.

Zur Präzisierung von Ausmaß und Schweregrad der PAVK sind zusätzlich **apparative Untersuchungen** erforderlich.

Diagnostische Schritte bei PAVK:

- Gefäßauskultation/Strömungsgeräusche,
- Inspektion sowie der Pulstastbefund,
- Ratschow-Lagerungsprobe* [erst Hochlagerung beider Beine; es kommt zum Abblassen des ischämi-

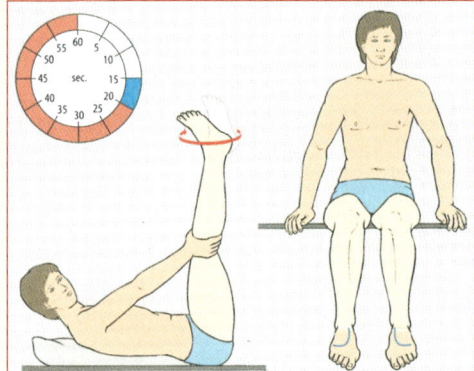

Abb. 2. Lagerungstest nach Ratschow

schen Fußes [auch Fußsohle]; beim anschließenden Herabhängenlassen der Beine kommt es am ischämischen Bein zu einer verspäteten reaktiven Hyperämie und Venenfüllung].

Apparative Untersuchungen

Doppler-Sonografie. Wichtigste Methode zum Nachweis einer PAVK. Erlaubt eine exakte Messung des systolischen Blutdrucks an Bein und Fuß. Der Quotient aus Fußdruck und Oberarmdruck erlaubt die genaue Bestimmung des Schweregrades der PAVK.

Der reduzierte **Knöchel-Arm-Index** des systolischen Blutdrucks [ABI = *Ankle Brachial Index*] ist für die Gesamtmortalität ein besserer Prädiktor als die Risikofaktoren männliches Geschlecht, Alter, Diabetes, Rauchen und Hypertonie.

Oszillografie. Die mechanische oder elektronische Pulsschreibung erlaubt im Seitenvergleich die Lokalisation arterieller Strombahnhindernisse.

Quantitative Durchblutungsmessung. Venenverschlussplethysmografie [VVP], Rheografie.

Duplexsonografie. Die Duplexsonografie ermöglicht eine exakte Lokalisation und Charakterisierung von Strombahnhindernissen. Ihre Domäne ist die Indikationsstellung von Gefäßrekonstruktionen.

Angiografie. Konventionelle Becken-Bein-Angiografie mit einem transfemoral eingeführten und in der distalen Bauchaorta platzierten Katheter erlaubt eine Übersicht über die wichtigsten Gefäßabschnitte. Meist in **intraarterieller DSA-Technik**. Zunehmend setzt sich auch die nicht-invasive MR-Angiografie durch [Probleme: modernste Gerätetechnologie erforderlich und hohe Kosten].

Messung des transkutanen Sauerstoffpartialdrucks [$tcPO_2$]

Gehtest.
Kontrollierte Gehprobe [2 Schritte pro Sekunde] auf der Ebene.

Laufbandtest. Auf dem Laufband wird standardisiert [z.B. Geschwindigkeit 3,2 km/h und 12 % Steigung] die schmerzfreie und maximale Gehstrecke bestimmt.

Differenzialdiagnose
Schmerzen beim Gehen und in Ruhe können auch Folge neurologischer Erkrankungen [z.B. radikuläre Schmerzen bei Wurzelirritationen und engem Spinalkanal, Polyneuropathien, neurologischen Systemerkrankungen], orthopädischer Erkrankungen [Gonarthrosen, Coxarthrosen, Fußfehlhaltungen, Wirbelsäulenveränderungen] und allgemeiner internistischer Erkrankungen sein.

Therapie
Die Therapieentscheidung ist abhängig vom Beschwerdebild, der individuellen Situation des Patienten [Beruf, Hobbys] sowie von der Lokalisation und der Morphologie der Stenosen bzw. Verschlüsse.
Es stehen konservative, interventionelle radiologische und gefäßchirurgische Therapiemaßnahmen zur Verfügung.

Praktische Empfehlungen für den Patienten:
- ständige Inspektion der Füße
- keine lokale Wärmeanwendung
- Vorsicht bei der Pediküre
- Fußpilz behandeln
- gut passendes Schuhwerk
- nicht barfuß gehen

Konservative Therapiemaßnahmen
Zu den Basismaßnahmen der konservativen Therapie im Fontaine-Stadium II gehören die **Behandlung der Risikofaktoren** und die Therapie mit **Thrombozytenfunktionshemmern** [Tab. 3].
Daneben ist zur Verbesserung der schmerzfreien und absoluten Gehstrecke ein **kontrolliertes Gehtraining** indiziert. Für das Gehtraining ist der therapeutische Nutzen inzwischen belegt, wenn Arterienverschlüsse bzw. -stenosen im Becken- und Beinbereich vorliegen, keine kardiorespiratorische Insuffizienz, keine konkomitierenden Gelenkerkrankungen und keine gravierenden neurologischen Krankheitsbilder bestehen.
Etwa ein Drittel aller Patienten mit einer Claudicatio

Tab. 3. Konservative Behandlungsmöglichkeiten bei PAVK

- Ausschaltung der Risikofaktoren, Geh- und Bewegungstraining
- Sekundärprävention mit Thrombozytenfunktionshemmern [Acetylsalicylsäure*, Clopidogrel*]
- Viskositätsverbesserung durch hyper- oder isovolämische Hämodilution bei hohem Hämatokritwert [> 48 %]
- parenterale oder orale Verabreichung von vasoaktiven Medikamenten wie Pentoxifyllin*, Naftidrofuryl*, Buflomedil* und Einsatz von intravenösen Prostaglandin E-1-Infusionen insbesondere bei Claudicatio intermittens mit kurzen schmerzfreien Gehstrecken; im Stadium III und IV Einsatz von intravenösen Prostaglandin E-1-Infusionen

intermittens kann ein Bewegungstraining u.a. wegen dieser Erkrankungen nicht durchführen, ein weiteres Drittel ist für ein Bewegungstraining geeignet, dazu aber nicht bereit, und nur etwa ein Drittel aller Patienten kann in eine kontrollierte Bewegungstherapie eingeschlossen werden. Für viele Patienten mit einer Claudicatio intermittens kann damit das Gehtraining nicht als Basistherapie angesehen werden, weil die Responderrate deutlich niedriger liegt als bisher angenommen wurde.

Alternativ zum Bewegungstraining oder unterstützend können **vasoaktive Substanzen** verwendet werden, wenn sie gezielt und kritisch zum Einsatz kommen und ihre therapeutische Wirksamkeit in relevanten Doppelblindstudien gegen Placebo- oder Referenzsubstanzen gesichert ist, wie das bisher nur für Pentoxifyllin* und Naftidrofuryl* der Fall ist. Wirksamkeitsnachweise für diese Substanzen nach neuen Prüfrichtlinien und GCP-Kriterien stehen gegenwärtig aber noch aus und können zu einer Neubewertung im therapeutischen Spektrum führen.

Vasoaktive Substanzen sind im Fontaine-Stadium II dann sinnvoll einzusetzen, wenn die Lebensqualität der Patienten erheblich reduziert ist und die schmerzfreie Gehstrecke unter 200 bis 300 m liegt, eine Claudicatio intermittens tatsächlich Folge einer peripheren arteriellen Verschlusskrankheit ist, ein Gehtraining nicht durchgeführt wird oder durchgeführt werden kann, andere Therapieprinzipien [Dilatationsverfahren, Operation, Lyse] nicht infrage kommen, die systolischen Knöchelarteriendrücke an der Arteria dorsalis pedis und Arteria tibialis posterior 60 mmHg oder mehr betragen und keine Myokardinsuffizienz vorliegt. Der Nutzen einer oralen Langzeitbehandlung mit vasoaktiven Substanzen ist bislang offen, weil dazu keine kontrollierten Studien vorliegen.

Bei Patienten mit sehr kurzer Gehstrecke kann die **intravenöse Behandlung mit Prostaglandin E1** [Alprostadil*] mit und ohne gleichzeitigem Gehtraining nachweisbar zu einer deutlichen Verlängerung der Gehstrecke führen. Dies gilt insbesondere für die Kombination mit einer intensiven Trainingstherapie. Für Prostanoide liegt im Fontaine-Stadium II zurzeit aber noch keine Zulassung vor.

Gentherapie
Die therapeutische Angiogenese durch Gabe von angiogenetischen Wachstumsfaktoren steht derzeit im Anfangsstadium der klinischen Erprobung bei Patienten mit kritischer Extremitätenischämie. Erste Pilotuntersuchungen haben ergeben, dass durch die Injektion von **VEGF** [Vascular Endothelial Growth Factor] im Tierversuch und auch beim Menschen ein Wachstum von Kollateralgefäßen induziert werden kann.
Da bislang nur Einzelfallbeobachtungen und keine placebokontrollierten Doppelblindstudien publiziert sind, kann zum jetzigen Zeitpunkt keine Therapieempfehlung abgegeben werden.

Alternative Behandlungsmethoden
Bei Claudicatio intermittens und der kritischen Extremitätenischämie werden viele Außenseitermethoden propagiert. Für keine dieser Methoden [**hyperbare Oxigenationstherapie**, **Ozontherapie**, **Sauerstoff-Mehrschritt-Therapie**, **Chelattherapie**, **Frischzellentherapie**] gibt es prospektive Studien, die über die Validität dieser Methoden Aussagen machen könnten.
Bei der Behandlung der Claudicatio intermittens und insbesondere des Stadiums III und IV der PAVK stehen deshalb wissenschaftlich ausgerichtete Gefäßspezialisten diesen Außenseitermethoden skeptisch gegenüber. Gründe dafür sind das Fehlen einer theoretischen pathogenetischen Plausibilität, der fehlende Wirksamkeitsnachweis sowie das damit verbundene Risiko. Deshalb können diese Außenseitermethoden zur Behandlung der Stadien III und IV der PAVK nicht empfohlen werden.

Wann sind lumeneröffnende Maßnahmen indiziert?
Das Risiko der Therapie muss gegen die Schwere und die Prognose der Erkrankung kritisch abgewogen werden.
Bei **Claudicatio** kann in der Regel konservativ [Gehtraining, vasoaktive Medikamente einschließlich Prostaglandine [z.B. Prostavasin®] behandelt werden. Nur in fortgeschrittenen Claudicatio-Stadien [Wegstrecke < 50 m] können eine Bypassoperation oder Katheterintervention in Erwägung gezogen werden, auch unter

Tab. 4. Lumeneröffnende Maßnahmen bei PAVK

- Katheterverfahren
- systemische Fibrinolysetherapie oder lokale Katheterlyse,
- perkutane transluminale Angioplastie [PTA]: Ballondilatation
- Atherektomie nach SIMPSON, Rotationsangioplastie
- Laserangioplastie, Implantation von Gefäßstützen [Stent]
- Aspirationsembolektomie

Berücksichtigung von Beruf, Hobby, Alter und Vorhandensein einer Vene für die Operation.
Im **Stadium III und IV** sollte zunächst immer und unverzüglich eine lumeneröffnende Therapie angestrebt werden.

Gefäßchirurgische Verfahren
- Thrombendarteriektomie [TEA], Bypassverfahren mit autologem Venenmaterial oder mit Kunststoff-Prothesen.

AKUTER ARTERIENVERSCHLUSS

Definition
Der akute arterielle Gefäßverschluss entsteht am häufigsten durch eine arterielle Thromboembolie [in > 80 %]. Emboliequellen:
- zu 90 % das Herz [Infarkt, Vorhofflimmern, Mitralklappenfehler, Endokarditis, Herzklappenersatz mit Kunststoffprothesen, Aneurysmen nach Infarkt],
- große Gefäße.

Bei ca. 20 % führt eine lokale, auf eine vorbestehende Läsion aufgepfropfte Thrombose zum Gefäßverschluss. Je nach Lokalisation entsteht bei der arteriellen Embolie ein komplettes oder inkomplettes Ischämie-Syndrom.

Epidemiologie
Am häufigsten bei Patienten zwischen dem 60. und 70. Lebensjahr, bei beiden Geschlechtern.

Ätiologie und Pathogenese
Am häufigsten ist die untere Extremität [80 %] betroffen, besonders oft bilden sich die Verschlüsse an bereits arteriosklerotisch veränderten Gefäßabschnitten und an Verzweigungsstellen [Femoralisgabel und Trifurkation im Unterschenkel].
Typische 6-P-Symptome sind:
- Pain   – Schmerz
- Paleness   – Hautblässe
- Paralysis   – Lähmung
- Paresthesia   – Missempfindungen
- Prostration   – Schock
- Pulselessness – Pulsverlust

Differenzialdiagnose Embolie/Thrombose
Embolie: plötzliche Symptomatik, meist kardiale Vorerkrankung
Thrombose: langsam einsetzende Symptomatik, meist arterielle Verschlusskrankheit vorbestehend.

Folgen arterieller Embolien
- Gehirn [Hirnembolie, Apoplex]
- Extremitäten [akuter arterieller Gefäßverschluss]
- Nieren [Niereninfarkt, Leitsymptome: Lendenschmerz/Hämaturie]
- Milz [Milzinfarkt, Leitsymptom: Flankenschmerz links]
- Mesenterium [Mesenterialinfarkt mit akutem Abdomen, blutige Durchfälle, Angina abdominalis in der Vorgeschichte].

Prognose bei akuter Ischämie
Ziel der Therapie ist die Beseitigung der Ischämie und die Förderung körpereigener Kompensationsmechanismen. In schweren Fällen lässt sich eine Amputation nicht verhindern, wobei intra- und postoperativ mit einem gehäuften Auftreten von Myokardinfarkten und Schlaganfällen gerechnet werden muss.

! *Wichtig:* **Die akute arterielle Embolie ist ein Notfall und bedarf sofortigen Handelns mit unverzüglicher Einweisung in ein Gefäßzentrum.**

Therapie der akuten arteriellen Embolie
Ambulante Maßnahmen:
- Anamnese und körperliche Untersuchung
- adäquate Schmerzbehandlung
- 10.000 I.E. Heparin i.v.
- Tieflagerung der betroffenen Extremität
- Watteverband
- intravenöser Zugang mit Infusion von NaCl.

Stationäre Behandlungsmaßnahmen: Zur Therapieplanung schnelle Angiografie, eventuell nach vorausgegangener Duplex-Untersuchung. Therapie der Wahl ist die chirurgische Embolektomie mit Fogarty-Katheter. Falls operativer Eingriff nicht möglich ist, können andere rekanalisierende Maßnahmen zum Einsatz kommen: systemische oder lokale Lyse, PTA-Versuch oder Aspirationsembolektomie

 Wichtig: **Beim akuten Gefäßverschluss kein Zeitverlust durch aufwendige Diagnostik!**

Komplikationsmöglichkeit bei akuter arterieller Embolie: Muskelnekrosen [Tourniquet-Syndrom], Kompartmentsyndrom mit Niereninsuffizienz und notwendiger Amputation, Schock.

THROMBANGIITIS OBLITERANS

Syn.: Endangiitis obliterans, Buerger-Syndrom, Morbus Winiwarter-Buerger, Buergers disease
Abk.: TAO

Definition

Multilokuläre, segmentäre, schubweise verlaufende Entzündung der kleinen und mittelgroßen Arterien und Venen, die zu einer Thrombosierung des Gefäßlumens führt. Die Ätiologie ist ungeklärt.

Epidemiologie und Prognose

In Westeuropa gehen ca. 2 % der arteriellen Verschlusskrankheiten auf eine TAO zurück, in Osteuropa und Israel sind es 6 %, in Südostasien sogar 16 %. Männer, vor allem junge Raucher, sind heute 4-mal häufiger betroffen als Frauen [früher 9:19]. Auch bei der TAO ist bei 75 % der Fälle die untere Extremität betroffen.
Die Ursachen der TAO sind unbekannt, auffällig ist jedoch die starke Häufung bei Rauchern, die evtl. Autoantikörper gegen natives Kollagen bilden.

Symptomatik

Erstes Symptom sind meist Ruheschmerzen wie bei der PAVK, daneben Kältegefühl der Extremitäten.

Diagnose

Klinisch-diagnostische Kriterien:
- Kältegefühl im Sinne eines Raynaud-Phänomens, Parästhesien, schmerzhafte periphere Durchblutungsstörungen der Hände und der Füße
- meist infrapopliteal lokalisierte [segmentale] Arterienverschlüsse
- Beginn der Erkrankung meist vor dem 40. Lebensjahr
- schubweiser Verlauf
- außer Rauchen meist keine Risikofaktoren für Verschlusskrankheit
- Phlebitis saltans in ca. 30 % der Fälle
- typische angiografische Zeichen.

Die Diagnose der Thrombangiitis obliterans ist rein klinisch zu stellen.

Tab. 5. Differenzialdiagnose von TAO, PAVK und arterieller Embolie

	TAO	PAVK	Arterielle Embolie
Häufigkeit	+	+++	++
Geschlecht	90 % männlich	80 % männlich	gleich
Alter bei Beginn	< 40	> 50	unabhängig
Ursache	?	Atherosklerose	z.B. Herzkrankheiten
Klaudikation	(+)	+++	–
Klinik	Nekrosen	schleichend	perakut

Therapie

Therapieziel ist der Rückgang der Ruheschmerzen, die Abheilung der Nekrosen und die Vermeidung und Begrenzung von Amputationen.
Die wichtigste Maßnahme ist das sofortige **Einstellen des Nikotinabusus**. Dadurch oft Stillstand der Krankheit. Compliance der Patienten aber für Raucherentwöhnung < 5 %.

Prognose

Bypassverfahren und Sympathektomien sowie Katheterverfahren haben eine extrem schlechte Prognose.
Die Lebenserwartung ist quoad vitam nicht vermindert gegenüber Normalpersonen. Allerdings liegen die 5-Jahres-Amputationsraten bei 30 %.

Quellenhinweise

Abb. 1, 2: Diehm u.a.: Farbatlas der Gefäßkrankheiten, Springer Verlag 1999

Virusinfektionen

J. Podlech, D. Falke

Virus im Organismus

Infektion und Ausbreitungswege

Viren treten in den Organismus über Schleimhäute [Konjunktiven, Mundhöhle, Nasen-Rachen-Raum oder Genitalschleimhaut] oder über Wunden/Verletzungen [z.B. Insektenstich bei Gelbfieber oder FSME] ein. Nur wenige Erreger können direkt die Haut infizieren, so ist der primäre Ansiedlungsort für Papillom-Viren das Epithel der Oberhaut.

Virusinfektionen des Menschen können auf die Region der Eintrittspforte begrenzt bleiben [**Lokalinfektion**, z.B. Rhino- und Adeno-Viren im Nasen-Rachen-Raum]. Viren können aber auch auf dem Lymph- oder Blutweg [Virämie] weiter in den Organismus vordringen und eine **zyklische Infektionskrankheit** auslösen [Röteln, Masern]. Eine weitere Möglichkeit ist die Ausbreitung von Viren über Nerven, wie z.B. bei der Tollwut oder beim Herpes simplex-Virus [HSV].

Das Schicksal des Virus im Verlauf einer Infektion hängt von der **Basisabwehr** und **spezifischen Immuneffektoren** des Organismus ab. So kommt es u.a. zur Bildung spezifischer Antikörper gegen das Virus, die meist das Ende einer Infektion markieren. Diese Vorstellungen vom Ablauf von Viruskrankheiten wurden in ihrer Allgemeingültigkeit erstmals infrage gestellt, als man feststellte, dass der Herpes rezidivans trotz Vorhandenseins von Antikörpern auftrat [**immunologisches Herpes-Paradoxon**]. Als Ursache erkannte man die Tatsache, dass das HSV lebenslang als **latentes Virus** in den Spinalganglien verbleibt, aber nach einer Reaktivierung als infektiöses Virus vom Spinalganglion auf der Nervenbahn zur Peripherie wandert und dort das Rezidiv auslöst. Somit hängt das Schicksal eines Virus nicht nur von der Immunabwehr der infizierten Person ab, sondern auch von der Fähigkeit des Virus, sich in Nischen des Organismus vor der Immunabwehr zu verstecken. Die überwiegende Mehrheit der Viren kann glücklicherweise eliminiert werden, nur wenige können länger oder lebenslang im Organismus verbleiben [Latenz, Persistenz], wie z.B. HSV, EBV oder ZMV. Eine Infektion kann sich auch erst nach monatelanger oder jahrelanger Inkubationsperiode als Erkrankung bemerkbar machen [**slow virus disease**]. Die Ausscheidung von Viren erfolgt über Haut, Schleimhäute und Körpersekrete [Abb. 1].

Akute Infektion mit Viruselimination

Hierbei entsteht eine erkennbare, zeitlich begrenzte, klinisch apparente Krankheit. Es kommt zur Virusvermehrung und zur Ausscheidung von infektiösen Viruspartikeln. Die Infektion kann im Sinne einer **Lokalinfektion** auf die Eintrittspforte und deren Umgebung beschränkt bleiben oder sich über den gesamten Organismus ausbreiten und eine **zyklische Infektionskrankheit** hervorrufen. In beiden Fällen reagiert das Immunsystem. Der Patient erwirbt eine Immunität. Am Ende der Krankheit enthält der Wirtsorganismus kein infektiöses Virus mehr, d.h., das Virus ist eliminiert. Die Infektion kann auch klinisch **inapparent** [stumm] verlaufen. Es kommt zu einem objektiv und subjektiv symptomfreien [subklinischen] Virusbefall von begrenzter Dauer, Antikörper werden in jedem Fall gebildet, ebenso die zelluläre Immunität angeregt.

Latente und persistierende Infektion

Hierbei wird das Virus nach der apparent oder inapparent verlaufenden Primärinfektion nicht vollständig aus dem Organismus eliminiert. Die Viren verbleiben latent [nicht-replizierend, schlafend] oder persistierend [lang andauernde, produktive Vermehrung auf geringem Niveau in bestimmten Organen].

Latenz: Der Organismus ist und bleibt nach der einmal erfolgten Primärinfektion lebenslang infiziert, zeigt jedoch in dieser zweiten Phase der Erkrankung keinerlei klinische Symptome. Versuche, das latente Virus aus Körpersekreten oder Geweben direkt anzuzüchten bleiben erfolglos. Das Virus ist in den „Untergrund gegangen". Dieses latente Stadium einer Infektionskrankheit wird jedoch gelegentlich von einem **Rezidiv** unterbrochen. Man spricht hierbei auch von einer **Reaktivierung** des Virus. Es kann jetzt in den betroffenen Körperregionen wieder nachgewiesen werden, z.B. beim Herpes rezidivans. Man unterscheidet deshalb die Primärinfektion von der Reaktivierung/dem Rezidiv, wobei beide Erkrankungen häufig klinisch unterschiedlich schwer verlaufen.

Persistenz: Hierbei erfolgt ständig eine geringgradige Replikation von infektiösem Virus in bestimmten Or-

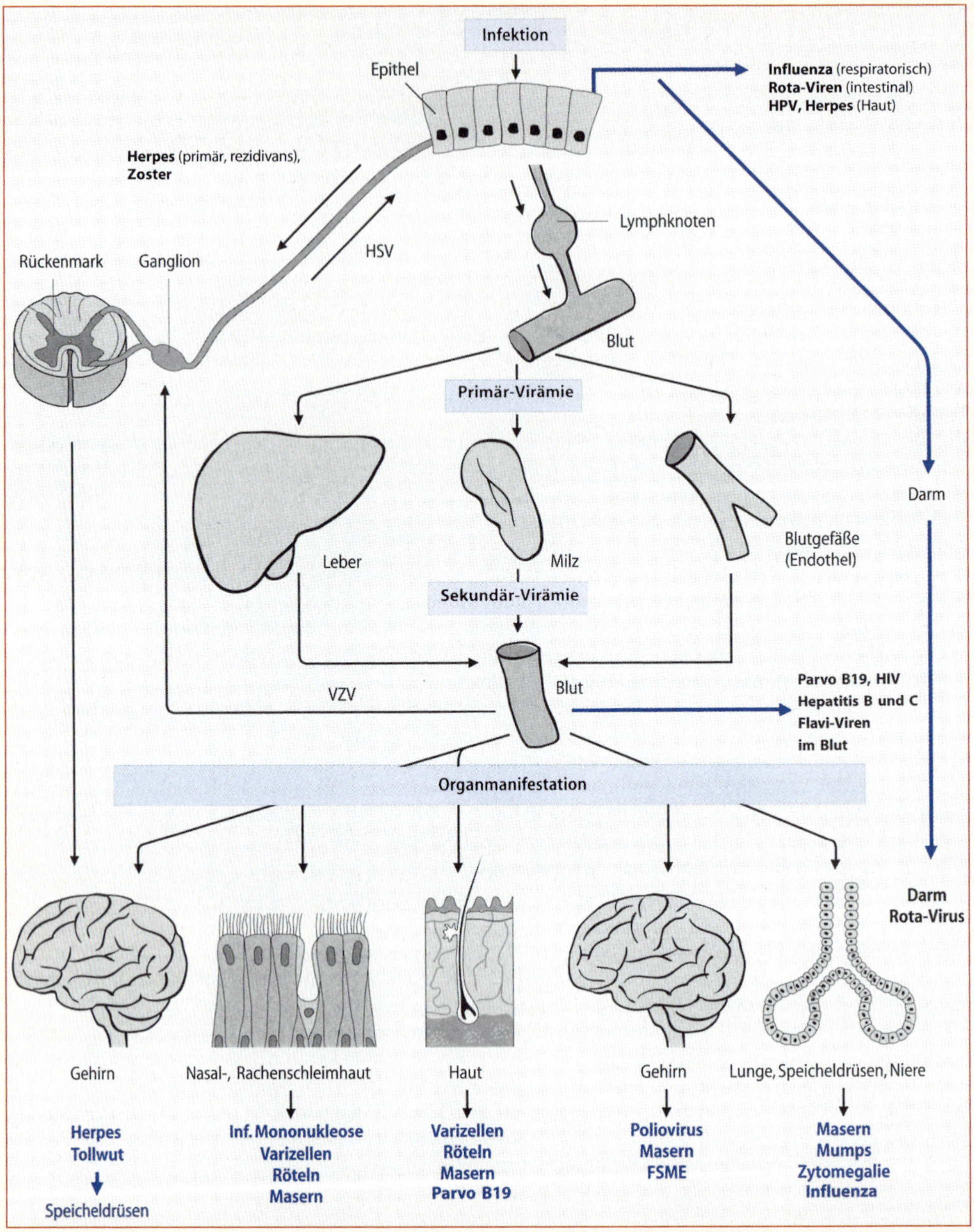

Infektion

Epithel

Influenza (respiratorisch)
Rota-Viren (intestinal)
HPV, Herpes (Haut)

Herpes (primär, rezidivans),
Zoster

Lymphknoten

Rückenmark   Ganglion

HSV

Blut

Primär-Virämie

Leber

Milz

Darm

Blutgefäße
(Endothel)

Sekundär-Virämie

VZV

Blut

**Parvo B19, HIV
Hepatitis B und C
Flavi-Viren
im Blut**

Organmanifestation

Darm
Rota-Virus

Gehirn	Nasal-, Rachenschleimhaut	Haut	Gehirn	Lunge, Speicheldrüsen, Niere
**Herpes
Tollwut**	**Inf. Mononukleose
Varizellen
Röteln
Masern**	**Varizellen
Röteln
Masern
Parvo B19**	**Poliovirus
Masern
FSME**	**Masern
Mumps
Zytomegalie
Influenza**

Speicheldrüsen

Abb. 1. Die Ausbreitung von Virusinfektionen im Organismus. Systemisch erfolgt sie über Lymph- und Blutbahn in die Organe [Manifestation]. HSV und das Tollwut-Virus wandern entlang der Nerven. Schwarze Pfeile zeigen die Ausbreitungswege und blaue Pfeile die Ausscheidung von Virus an; HPV = Humane Papillom-Viren, HSV = Herpes-Simplex-Virus, VZV = Varizella-Zoster-Virus [Quelle: Hahn/Falke/Kaufmann, Medizinische Mikrobiologie und Infektiologie, Springer Verlag 2004]

ganen des Betroffenen. Diese kann Monate oder Jahre andauern und geht mit einer kontinuierlichen Virusausscheidung einher [z.B. konnatale ZMV-Infektion und Ausscheidung von ZMV über den Urin].

Immunkrankheiten

Viruskrankheiten sind das Ergebnis von zwei unterschiedlichen Mechanismen. Einerseits ruft das Virus selbst Schädigungen hervor [**Primärschäden**], andererseits sind viele Schädigungen im Verlauf einer Infektionskrankheit allein durch das Immunsystem bedingt [**Sekundärschäden**]. Eine **Viruskrankheit** ist daher die Summe aus der direkten Schädigung durch den Erreger selbst und der Schädigung durch den Immunapparat.

Fehlt einem Virus die Zytopathogenität oder ist sie gering und gelangt das Virus in einen immunologisch reifen und nicht-immungeschädigten Organismus, kann die Krankheit allein durch den Immunapparat ausgelöst sein, sobald die zellvermittelten Mechanismen wirksam werden [Immunkrankheit]. Das Hauptbeispiel sind Hepatitis A, B und C des Menschen. Bei vielen Viruskrankheiten liegt eine Kombination von Primär- und Sekundärschäden vor.

Slow virus disease

Bei extremer Verlängerung des Zeitabstandes zwischen Infektion und Krankheitsausbruch wurde früher von slow virus disease gesprochen. Man versteht darunter einen chronischen Krankheitsprozess, der erst mehrere Monate oder Jahre nach der Infektion meist des zentralen Nervensystems einsetzt. Immunologische Reaktionen spielen bei der Pathogenese offenbar eine Rolle. Sowohl konventionelle Viren [z.B. Masern-Virus, HIV] als auch **subviral particles** [**Prionen**, bei der Jakob-Creutzfeldt-Krankheit des Menschen] können slow virus diseases auslösen.

Pränatale und perinatale Infektionen

Eine besondere Situation liegt vor, wenn eine Virusinfektion auf den Embryo oder den Fötus übertritt. Dies ist z.B. bei ZMV, beim Röteln- und beim Parvovirus B19 der Fall. **Embryopathien** werden durch Viren ausgelöst, wenn die Infektion auf bestimmte sensible Differenzierungsstadien der Organe in der 3.–12. Schwangerschaftswoche einwirken kann. Die Folgen können Fehlbildungen sein [Röteln-Virus, ZMV]. **Fetopathien** entstehen nach der 12. Schwangerschaftswoche und schließen entzündungsbedingte Entwicklungsstörungen ein [ZMV]. Perinatale Infektionen liegen vor, wenn die Infektion kurz vor, unter oder kurz nach der Geburt erfolgt.

Labordiagnostik

Die Diagnostik der Viruskrankheiten beruht auf:
- der Erhebung der Anamnese, einschließlich der genauen Erfassung der klinischen Symptomatik des Patienten und Formulierung einer Verdachtsdiagnose,
- der Züchtung und Identifizierung des Virus, seiner Nukleinsäure oder viruskodierter Antigene [**direkte Nachweise**]
- sowie auf dem Nachweis von virus- bzw. krankheitsspezifischen Antikörpern im Serum oder im Liquor des Patienten [**indirekte Nachweise**].

Zu jeder Isolierungsprobe gehören **2 Serumproben** des Patienten, die im Abstand von ca. 7–14 Tagen gewonnen werden sollten [Abb. 3].
Viren lassen sich direkt aus Untersuchungsmaterialien im Labor [in vitro] anzüchten oder deren Bausteine, z.B. virale Proteine mit einem Antigen-ELISA* oder Nukleinsäure mittels der Polymerase-Ketten-Reaktion* [PCR] nachweisen. Ein indirekter Beweis für eine Infektion stellt der Nachweis krankheitsspezifischer Antikörper im Serum dar. Zuerst können **Anti-**

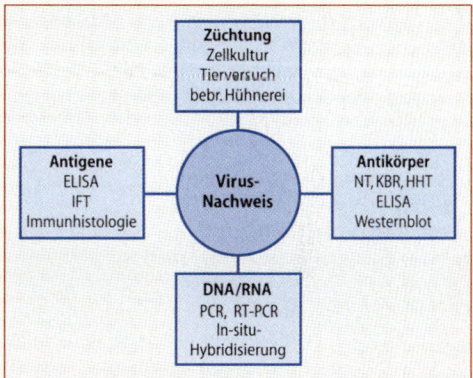

Abb. 2. Diagnostik von Virusinfektionen. Die Diagnostik von Virusinfektionen beruht auf direkten Erregernachweisen [z. B. RNA/DNA-Nachweis, Antigennachweis, Züchtung] und indirekt über den Nachweis der antiviralen Reaktion des Infizierten [Antikörpernachweis], ELISA = Enzyme linked immuno sorbent assay, HHT = Hämagglutinationshemmungstest, IFT = Immunfluoreszenz-Test, KBR = Komplement-Bindungsreaktion, NT = Neutralisationstest, PCR = Polymerasekettenreaktion, RT-PCR = reverse Transkriptase Polymerasekettenreaktion [Quelle: Hahn/Falke/Kaufmann, Medizinische Mikrobiologie und Infektiologie, Springer Verlag 2004]

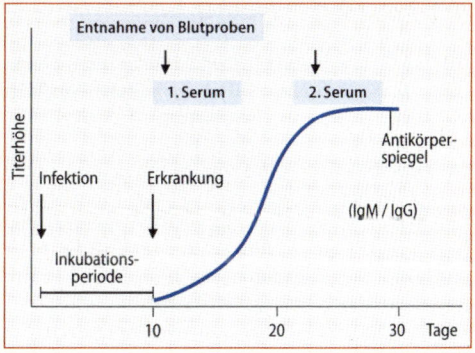

Abb. 3. Diagnostik von Virusinfektionen mittels Antikörpernachweis. Zur Diagnostik von Virusinfektionen mittels Antikörpernachweis sollten mindestens 2 Serumproben im Abstand von ca. 7–14 Tagen untersucht werden, um das erstmalige Erscheinen von spezifischen Antikörpern, bzw. Titeranstiege erfassen zu können [Quelle: Hahn/Falke/Kaufmann, Medizinische Mikrobiologie und Infektiologie, Springer Verlag 2004]

körper der IgM-Klasse nachgewiesen werden, überwiegend ca. 5–10 Tage nach der Infektion. Da sie nur einige Wochen bis Monate im Serum vorhanden sind und dann normalerweise wieder verschwinden, spricht deren Vorhandensein für ein **akutes Krankheitsgeschehen**. Antikörper aus der IgA-Klasse werden häufig ebenso in der akuten Phase gebildet, können dann aber auch wieder bei Reaktivierungen des Erregers auftreten, z.B. beim rezidivierenden Herpes oder der Gürtelrose. IgG-Antikörper werden meist erst einige Tage später vom infizierten Menschen gebildet, bleiben dann aber lebenslang nachweisbar. Wichtig ist der Nachweis eines Anstiegs der Antikörperkonzentration im Serum [Titeranstieg]. Ein mindestens vierfacher Titeranstieg in zwei aufeinander folgenden Serumproben [zeitlicher Abstand ca. 7–14 Tage] ist beweisend für eine akute Infektion. Die serologischen Antikörpernachweise ermöglichen oft erst nachträglich die Erkennung des Erregers, also zu einem Zeitpunkt, zu dem eine schwere Erkrankung schon zu Schäden des Patienten geführt haben könnte. Daher nehmen heute die direkten Nachweise und hier insbesondere der Nachweis der viralen Nukleinsäure [PCR], insbesondere bei schwer verlaufenden akuten Erkrankungen, eine zunehmend größere Bedeutung in der virologischen Diagnostik ein.

Beim Vorliegen eines definierten Krankheitsbildes [z.B. Masern, Herpes-Stomatitis] ist die klinische Diagnose leicht. Viele Virusspezies können jedoch nahezu identische Krankheitsbilder hervorrufen, z.B. Hepatitis, Enzephalitis u.a. Hier müssen die differenzialdiagnostischen Möglichkeiten der Labordiagnostik durch **gezielte Weitergabe der Anamnese** an den Laborarzt genutzt werden.

Eine Erfolg versprechende Arbeit des Viruslaboratoriums ist nur möglich, wenn die

- richtigen Proben
- zur richtigen Zeit und
- in der richtigen Weise transportiert werden.

Für die überwiegende Zahl der Untersuchungsproben ist ein gekühlter Transport [bei ca. 4–10 °C, nicht gefroren!] des nativen Untersuchungsgutes in einem sterilen Gefäß ausreichend. Abstriche, insbesondere wenn eine Virusisolierung geplant ist, dürfen nicht austrocknen und sollten daher in einer geringen Menge [0,5–1 ml] steriler Kochsalzlösung aufgenommen werden. Der Transport sollte so **schnell wie möglich** erfolgen, da viele Viren wenig umweltresistent sind.

Tab. 1. Übliche Untersuchungsproben zum Nachweis von Virusinfektionen

Infektionsort	Mögliche Untersuchungsproben
Auge	Tränenflüssigkeit, Kammerwasser
Atemwege	Nasen-Rachen-Abstrich, Spülwasser, Trachealsekret, Auswurf, bronchoalveoläre Lavage
Blut	Serum, Blutzellen, Biopsie
Gastrointestinaltrakt	Stuhl, Biopsien
Harnwege	Urin
Haut	Bläschenflüssigkeit, Biopsie, Abstrich
Leber	Biopsie, Serum, Stuhl
Ohr	Sekrete, Abstrich
Zentralnervensystem	Liquor [Stuhl, Rachen- Nasenabstrich]

Diagnose und Differenzialdiagnose

Die **genaue Erhebung der Anamnese** mit Formulierung der Verdachts- und Differenzialdiagnose muss vor der Labordiagnostik stehen. Erst danach kann gezielt der Erreger gesucht werden. Die Identifizierung des Erregers eröffnet gegebenenfalls spezifische antivirale Therapiemöglichkeiten.

Die Tabelle 2 gibt einen Überblick über die wichtigsten humanpathogenen Viren, die in einem virologischen Labor direkt [Anzucht, PCR] oder indirekt [Antikörper im Serum] diagnostiziert werden können.

Fieber

Fieberzustände bei akuten viralen Infektionen sind überwiegend nur von kurzer Dauer [< 8 Tage], wobei die große Mehrheit der humanpathogenen Viren Fieber hervorrufen kann. Nur wenige erzeugen kein Fieber, z.B. Papillom-[Warzen-]Viren. Bei vielen Viruserkrankungen ist die Höhe und Schwere sowie die Dauer des Fiebers ein typisches Symptom der Erkrankung, z.B. bei Masern oder Influenza. Langdauernde Fieberzustände werden durch HIV, aber auch durch viele andere Faktoren wie Autoimmunprozesse, Tumoren, Bakterien, Parasiten oder selten auch durch genetische Ursachen ausgelöst. Langanhaltendes Fieber wird häufig bei Pneumonien, Typhus abdominalis, bei Q-Fieber und Fleckfieber beobachtet. Besonders wichtig ist es, bei Erhebung der Anamnese nach vergleichbaren Erkrankungen in Familie, Kindergarten, Schule, etc. zu fragen und insbesondere nicht die **Reiseanamnese** zu vergessen.

Infektionen des Nervensystems

Infektionen des Gehirnes [Enzephalitis] treten selten isoliert auf und kommen meist in Kombination mit Infektionen der Hirnhäute [Meningoenzephalitis] oder des Hirnstammes [Enzephalomyelitis] vor.

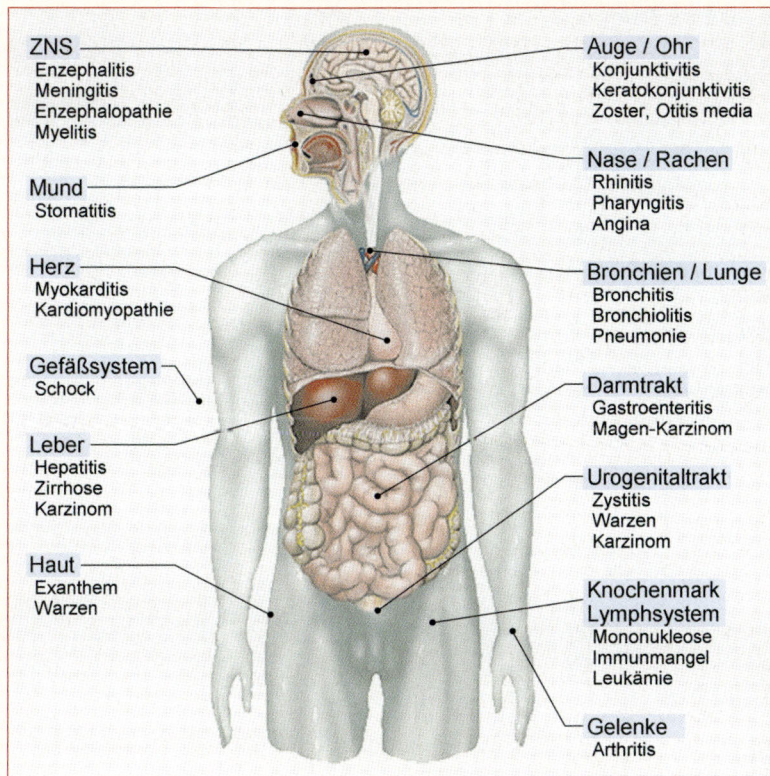

ZNS
Enzephalitis
Meningitis
Enzephalopathie
Myelitis

Mund
Stomatitis

Herz
Myokarditis
Kardiomyopathie

Gefäßsystem
Schock

Leber
Hepatitis
Zirrhose
Karzinom

Haut
Exanthem
Warzen

Auge / Ohr
Konjunktivitis
Keratokonjunktivitis
Zoster, Otitis media

Nase / Rachen
Rhinitis
Pharyngitis
Angina

Bronchien / Lunge
Bronchitis
Bronchiolitis
Pneumonie

Darmtrakt
Gastroenteritis
Magen-Karzinom

Urogenitaltrakt
Zystitis
Warzen
Karzinom

Knochenmark
Lymphsystem
Mononukleose
Immunmangel
Leukämie

Gelenke
Arthritis

Abb. 4. Symptome von Virus-erkrankungen in Organsystemen [Beispiele] [Quelle: Hahn/Falke/Kaufmann, Medizinische Mikrobiologie und Infektiologie, Springer Verlag 2004]

Wichtig ist vor allem die frühzeitige Erkennung einer HSV-Enzephalitis durch die PCR, weil sie nur dann erfolgreich mit Acycloguanosin* behandelt werden kann, wenn sie rechtzeitig diagnostiziert wurde. Eine Meningoenzephalitis durch das FSME wird durch einen Zeckenbiss nahe gelegt. Beim Vorliegen einer HSV-Infektion kann eine Enzephalomyelitis entstehen. Bei einer HIV-Infektion kann eine chronische progressive multifokale Leukenzephalopathie [PML] infolge JC-Virus-Befall beobachtet werden. Wichtig ist die **Anamnese** bei Verdacht auf eine Tollwutinfektion [Hunde- oder Katzenbiss, Fledermauskontakt] und gegebenenfalls eine Tollwutexpositionsprophylaxe.

Prionen [PrP^{sc}] können spontane, iatrogene oder genetische Formen einer **Enzephalopathie** hervorrufen [selten]. **Differenzialdiagnose**: Wichtig ist es, auch an eine Malariaenzephalopathie nach Tropenreisen wegen dringender Therapie oder an die Lyme-Neuroborreliose nach Zeckenbiss [chronischer Verlauf bei inadäquater Therapie] zu denken.

Infektionen der Hirnhäute [Meningitis] werden in ca. 30 % der Fälle durch ein Virus verursacht [Tab. 4].

Die klinisch isolierte Meningitis verläuft im Allgemeinen leicht und als Teilsymptom von Virusinfektionen. Die Zahl der Mumps-Meningitis-Fälle ist in den letzten Jahren infolge der Impfung gering geworden.

Schlaffe Lähmungen durch das Polio-Virus sind ganz verschwunden, gelegentlich werden schlaffe Lähmungen jetzt durch Enteroviren verursacht. Sie werden auch bei unzureichend behandelten Patienten mit Lyme-Neuroborreliose gesehen. Das **Guillain-Barré-Syndrom*** [GBS] ist eine autoimmun-bedingte Folge von Virus- und Bakterieninfektionen [Mono-, Di- oder Tetraplegien]. Die verantwortlichen Erreger werden meist nicht identifiziert, was auch für die Erreger von isolierten **Fazialisparesen*** [Windpocken-Virus, HSV, Borrelien, u.a.] gilt. Hier muss auch an Tumoren mit verschiedenen Lokalisationen oder an Verletzungen gedacht werden. **Häufige bakteriologische Differenzialdiagnose bei Kindern**: Infektionen durch Haemophilus* influenzae, Neisseria* meningitidis und Streptococcus* pneumoniae.

Tab. 2. Übersicht über die wichtigsten Viren in Mitteleuropa

Humanpathogenes Virus	Wichtige Erkrankung	Nuklein-säure	Besonderes Gefahrenpotenzial bei:			Impfung	Therapie	Latenz, Persistenz
			Schwanger-schaft	Bluttrans-fusion	Trans-plantation			
Adenoviren	R, D	DNA						+
Astroviren	D	RNA						
BK-Virus		DNA			+			+
Calici-Viren	R, D	RNA						
Corona-Viren	SARS, D	RNA						
Coxsackie-Viren	Myokarditis, u.a.	RNA	N					
Ebola-Virus	hämorrhagisches Fieber	RNA						
ECHO-Viren	Meningitis	RNA						
Entero-Viren	Meningitis, Enzephalitis	RNA						
Epstein-Barr-Virus	Pfeiffer'sches Drüsenfieber	DNA		+	+		+	+
FSME-Virus	Meningoenzephalitis	RNA				+		
Hanta-Viren	Pneumonie, Hämorrhagische Nephritis	RNA						
Hepatitis A-Virus	Hepatitis	RNA				+		
Hepatitis B-Virus	Hepatitis	DNA	N	+		+	+	
Hepatitis C-Virus	Hepatitis	RNA	N	+			+	
Hepatitis D-Virus	Hepatitis	DNA	N	+				
Hepatitis E-Virus	Hepatitis	RNA	N					
Herpes-simplex-Viren	Lippen-, Genitalbläschen	DNA	N				+	+
HIV	AIDS	RNA	N	+			+	+
HTLV	Leukämie	RNA		+				+
HHV-6	Exanthema subitum	DNA						+
HHV-7	keine	DNA						+
HHV-8	Kaposi-Sarkom	DNA						+
Influenza-Viren	Grippe	RNA				+	+	
JC-Virus	PML, Nephritis	DNA						+
Lassa-Virus	hämorrhagisches Fieber	RNA						
Masern-Virus	Masern	RNA				+		SSPE
Molluscum contagio-sum-Virus	Dellwarze	DNA						
Mumps-Virus	Mumps	RNA				+		
Papillom-Viren	Warzen	DNA				+	+	+
Parainfluenza-Viren	R	RNA						
Parvovirus-B19	Ringelröteln	DNA	F	+	?			
Pocken-Viren	Pocken	DNA				+		
Poliomyelitis-Viren	Kinderlähmung	RNA				+		
Prionen	Creutzfeldt-Jakob-Krankheit	keine		+	+			
RSV	R	RNA						
Rhino-Viren	R	RNA						
Rota-Viren	D	RNA				(+)		
Röteln-Virus	Röteln	RNA	E, N			+		
Tollwut-Virus	Tollwut	RNA		+	+	+		
Varizella-Zoster-Virus	Windpocken, Gürtelrose	DNA	E, F, N			+	+	+
Zytomegalie-Virus	Speicheldrüsenkrankheit	DNA	E, F	+	+		+	+

R = respiratorische Symptomatik, E = Embryopathie, SSPE = subakut sklerosierende Panencephalitis, D = Durchfall, Gastroenteritis, F = Fetopathie, PML = progressive multifokale Leukoenzephalopathie, N = neonatal, kurz vor, während oder nach der Geburt

Tab. 3. Virale Enzephalitiserreger

- HSV [50 % aller viralen Enzephalitiden; überwiegend durch HSV-1, sehr selten durch HSV-2]
- FSME [Frühsommer-Meningoenzephalitis]
- Dengue-Virus [Tropen, insbesondere Asien]
- Masern-Virus
- Influenza-Virus
- Varizellen-Zoster-Virus [Zahl steigend]
- Prion-Krankheiten [Creutzfeldt-Jakob-Erkrankung, CJD]
- Entero-Viren
- HIV, JC-Virus
- Tollwut

Tab. 4. Infektionen der Hirnhäute

häufig	• Mumps-Virus [20 %, Zahl sinkend]
	• Enteroviren
	• Coxsackie-Viren
	• ECHO-Viren
selten	• Adeno-Viren
	• lymphozytäre Choriomeningitis [LCM]-Virus
	• Herpes-Virus [HSV-2]
	• FSME
ätiologisch ungeklärt	• 50 %

Tab. 5. Viruserkrankungen des Auges

Erkrankung des Auges	Verantwortliche Viren
Keratitis herpetica	HSV, VZV
Keratokonjunktivitis epidemica	Adenovirus Typ 8, 19, u. a.
akute, hämorrhagische Konjunktivitis	Entero-Virus 70, Coxsackie-Virus A24
pharyngokonjunktivales Fieber	Adeno-Virus 3, 4, 7, u. a.
Chorioretinitis	ZMV
Konjunktivitis	VZV, Masern-Virus
bakteriologische Differenzialdiagnose: Hämophilus, Pneumokokken, Chlamydien	

Tab. 6. Viruserkrankungen von Mund- und Rachenhöhle

HSV	primär und rezidivierend
EBV	Angina, Burkitt-Lymphom, Nasopharynx-Karzinom
HIV	Haarleukoplakie der Zunge [EBV], Kaposi-Sarkom bei AIDS
Masern	Koplik'sche Flecken, Enanthem
Coxsackie	Herpangina
VZV	Zoster, Varizellen
Mumps	Parotitis
Papova	Papillome, Karzinome, orale Kondylome bei AIDS
bakteriologische Differenzialdiagnose: Streptococcus pyogenes [A-Streptokokken], Corynebacterium diphtheriae	

Infektionen von Ohr, Auge, Mund- und Rachenhöhle

Bei den **Ohrinfektionen** ist vor allem die akute Otitis media im Verlauf vieler Infektionen mit Viren und Bakterien zu nennen. Auch der Ausbruch eines Zosters an Ohr und Auge muss chemotherapeutisch behandelt werden. Differenzialdiagnostisch ist an Tumoren zu denken.

Das **Auge** [Tab. 5] ist bei vielen Virusinfektionen der oberen Luftwege beteiligt [Adeno-Viren, VZV, Masern-Virus]. Herpes-, Adeno-, Entero- und Coxsackie-Viren rufen isolierte Erkrankungen des Auges hervor, von denen die Keratitis herpetica mit ihren verschiedenen Verlaufsformen chemotherapeutisch behandelt wird.

Auch in der **Mund- und Rachenhöhle** [Tab. 6] manifestieren sich viele Virusinfektionen, teils als Begleitsymptom von systemischen Infektionen [Windpocken, Mumps, Masern, HIV], aber auch als auf die Mundhöhle begrenzte Erkrankung [Herpes simplex]. Auch gut- und bösartige Tumoren infolge Virusinfektion treten in der Mundhöhle auf. Wichtig sind die verschiedenen Formen der Angina [Ätiologie: Viren oder Bakterien] und die Rötung des Rachens.

Infektionen der Luftwege

Infektionen des Respirationstraktes verursachen einen großen Teil aller respiratorischen Erkrankungen. Die Lokalisation variiert in Abhängigkeit vom Erreger. Rhino-Viren rufen den banalen Schnupfen hervor, während das Respiratory-Syncytial-Virus eine Bronchiolitis, eine Pneumonie oder den Pseudo-Krupp, vor allem bei Kindern und Senioren, bewirkt. Das SARS-Corona-Virus ist der Erreger von leichten Erkältungen bis hin zu schweren Pneumonien mit Kreislaufversagen, insbesondere bei älteren Personen. Die **Influenza** ist eine schwere Erkrankung mit Bronchitis und Pneumonie sowie vergleichsweise hoher Letalität [Übersterblichkeit], insbesondere Risikogruppen wie Diabetiker, Senioren, Kleinkinder, Immungeschwächte, Pflegepersonal u.a. sollten prophylaktisch geimpft werden. Seit wenigen Jahren sind Chemotherapeutika verfügbar.

Infektionen des Magen-Darm-Traktes

Etwa 50 % aller Magen-Darm-Infektionen [Gastroenteritiden] werden durch Viren [Tab. 7] verursacht, die andere Hälfte der Fälle durch Bakterien und Protozoen. Insbesondere bei Immundefekten [AIDS] treten zahlreiche Erreger auf, die in der gesunden Bevölkerung normalerweise nicht zu einer Erkrankung führen würden.

Tab. 7. Virale Erreger von Gastroenteritiden

- Rota-Viren
- Adeno-Viren
- Noro-Viren
- Corona-Viren
- Astroviren

Die Symptome sind Durchfall [Diarrhoe], Erbrechen, Fieber sowie Dehydratation und Bauchschmerzen. Der Stuhl ist **wässrig** wie auch bei einigen bakteriellen Infektionen [z.B. entero-pathogene Escherichia coli (EPEC), entero-toxische Escherichia coli (ETEC) und Cholera]. Nur bei einer Corona-Virus-Infektion des Darmes kann **Blut** im Stuhl festgestellt werden, wie man es auch bei vielen bakteriellen Infektionen mit Entzündungen findet [Shigellen, Salmonellen, Amöben und entero-hämorrhagische Escherichia coli (EHEC)].

Infektionen der Leber

Tab. 8. Infektionen der Leber

klinisches Hauptsymptom bei:	• Gelbfieber
	• Hepatitis A, B, C, D, E
	• Autoimmun-Hepatitis, toxische Hepatitis [z.B. Alkohol]
häufig bei:	• Infektiöser Mononukleose [EBV]
selten bei:	• Zytomegalie-Virus [ZMV]
	• Herpes-Simplex-Virus [HSV]
	• Varizella-Zoster-Virus [VZV]
sehr selten bei:	• kongenitalen Röteln
	• Coxsackie-Viren, ECHO-Virus
	• Mumps
fulminante Hepatitis bei:	• Hepatitis A, B, C, E

Die Leberentzündung wird hauptsächlich durch die Hepatitis-Viren sowie das Gelbfieber-Virus erzeugt. Der Verlauf kann akut, chronisch replikativ-aktiv oder chronisch nicht-replikativ-persistierend sein. Folgezustände sind Leberzirrhose und Leberkarzinom. Daneben wird eine Hepatitis durch weitere Viren [ZMV, HSV, EBV, u.a.] hervorgerufen. Eine fulminante Hepatitis ist Todesursache bzw. Indikation zu einer Lebertransplantation. Man kennt auch eine Autoimmunhepatitis; die Hepatitis kann auch toxisch [Alkohol] bedingt sein.

Infektionen des Herzens

Das Herz ist bei vielen Infektionen im Sinne einer Systemkrankheit mitbetroffen. Myokarditis: Coxsackie-Viren, ZMV und Adenoviren können eine dilatative, chronische Myokarditis auslösen. Ein „Zytokin-Sturm" bei SARS, Influenza und hämorrhagischen Fiebern kann lebensbedrohlich verlaufen.

Virusinfektionen mit Exanthem

Fleckförmige Exantheme, wie z.B. die Masern, gehen mit hohem Fieber einher und können schwere Komplikationen hervorrufen, z.B. Enzephalomyelitis, Pneumonie, Bronchopneumonie, Otitis media oder EEG-Veränderungen. Die Röteln hingegen verlaufen leicht, selten mit Enzephalomyelitis. Bei Infektionen einer sero-

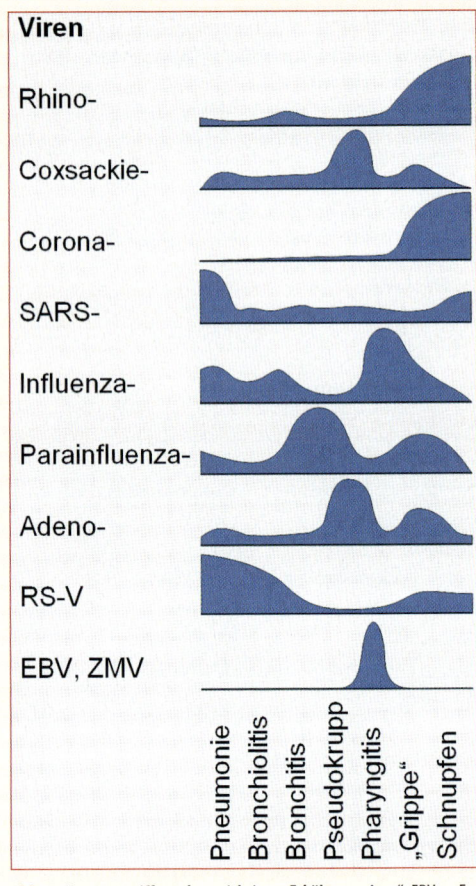

Abb. 5. Hauptangriffspunkte wichtiger „Erkältungsviren". EBV = Epstein-Barr-Virus, RS-V = Respiratory Syncytial Virus, SARS = schweres akutes respiratorisches Syndrom, ZMV = Zytomegalie-Virus

Tab. 9. Virale Ursachen von Myokarditis/Perikarditis

- Coxsackie-Viren [25 % aller Fälle von dilatativer Myokarditis], ECHO-Viren, Enteroviren
- Epstein-Barr-Virus [EBV]
- Zytomegalie-Virus [ZMV, 12 % aller Fälle von dilatativer Myokarditis]
- Influenza A/B-Virus
- Adenovirus [15 %]
- Parvovirus B19
- Rhinoviren
- Hantaviren

negativen Frau im 1. Trimenon besteht die Gefahr einer Embryopathie. Auch die Ringelröteln* [Parvovirus B19] verlaufen leicht, bei Erstinfektionen in der Schwangerschaft kann es jedoch zum Hydrops fetalis des Ungeborenen kommen. Das **Exanthema subitum** [Auslöser: HHV-6] ist eine Erkrankung des Neugeborenen mit einem nur wenige Tage andauerndem Fieberschub bis 40 °C [ca. 90 % aller Fälle] und einem flüchtigen Ausschlag [ca. 30 % aller Fälle] am Ende des Krankheitsprozesses. Untypische, meist harmlose Exantheme entstehen durch Infektionen mit Enteroviren. **Bakteriologische Differenzialdiagnose**: Der Typhus abdominalis geht mit einem fleckförmigen Exanthem einher, das Fleckfieber zeigt Roseolen der Haut. Auch Arzneimittel verursachen gelegentlich Exantheme.

Bläschenförmige Veränderungen findet man vor allem bei Windpocken mit einem Ausschlag auf dem ganzen Körper. Lokalisiert sind die Bläschen bei der Gürtelrose, den verschieden lokalisierten Formen des Herpes [oral, genital, Haut] und der nur kurz dauernden Hand-, Fuß- und Munderkrankung sowie der Herpangina durch Coxsackie-Viren.

Die **echten Menschen-Pocken** gelten seit 1980 offiziell weltweit als ausgerottet. Jedoch wird befürchtet, dass es Terroristen gelingen könnte, an Pockenviren zu gelangen, um damit absichtlich Menschen zu infizieren. Pocken generalisieren, die Letalität liegt bei 30 %. Eine Pockenerkrankung verläuft sehr schwer mit hohem Fieber, starker Abgeschlagenheit, starken Kreuzschmerzen und einem bläschenförmigen Ausschlag nahezu am ganzen Körper. Als **Differenzialdiagnose** kommen die Windpocken oder der Zoster generalisatus sowie Pocken von Tieren [Mauspocken, Affenpocken, Katzenpocken, u. a.] infrage. Die Diagnose erfolgt durch die Anamnese und das Elektronenmikroskop.

Knötchenförmig sind die Warzen, das Molluscum contagiosum [Dellwarzen], Melkerknoten sowie die Kuhpocken.

Zelluläre Infiltrate gibt es beim Kaposi-Sarkom in der Haut und in der Mundhöhle etc. im Rahmen einer HIV-Infektion [sonst extrem selten].

Tab. 10. Fleckförmige Exantheme

- Masern
- Röteln
- Ringelröteln [Parvovirus B19]
- Exanthema subitum [HHV-6]
- ECHO-Viren
- Coxsackie-Viren
- EBV
- HBV

Tab. 11. Bläschenförmige Exantheme bei/durch

- Windpocken, Gürtelrose
- Herpes oralis/genitalis
- ECHO-Viren
- Coxsackie-Viren
- Pocken [Tierpocken]

Tab. 12. Virusinfektionen mit Arthralgien

- Röteln
- Parvovirus B19
- HAV, HBV, HCV
- EBV
- Coxsackie-Viren
- HTLV
- ZMV [selten]

Tab. 13. Virus-bedingte Tumoren

Tumor	Assoziiertes Virus
Leberzellkarzinom	HBV, HCV
Burkitt-Lymphom	EBV
Nasopharynx-Karzinom	EBV
Morbus Hodgkin	EBV
Zervix-Karzinom	HPV
Mund-, Magen-Karzinom	EBV
Kaposi-Sarkom	HHV-8
T-, B-Zell-Lymphome	HTLV-1,2
Kondylome	HPV

Infektionen der Gelenke und Weichteile

Arthralgien treten bei akuten Infektionen [Röteln bei Erwachsenen] oder bei chronischen Infektionen auf [z.B. Parvovirus B19-Infektion]. Sie sind sonst ein Nebensymptom bei vielen Infektionskrankheiten. **Bakteriologische Differenzialdiagnose**: Arthritis bei Gonorrhoe und der Tuberkulose sowie beim akuten rheumatischen Fieber. Außerdem bei der Polyarthritis der kleinen Gelenke und bei der Gicht. Muskeln [insbesondere das Zwerchfell, Herz] sind bei Coxsackie-Virus-Infektionen [Bornholm-Krankheit] befallen.

Virus-bedingte Tumoren

Etwa 25 % aller Tumoren werden durch Viren ausgelöst oder mit verursacht. Wichtig ist das primäre Leberzellkarzinom als Spätfolge einer HBV- oder HCV-Infektion, das sich im Falle des HBV durch eine Impfung als prophylaktische Maßnahmen verhindern lässt und das Zervix-Karzinom in Folge einer HPV-Infektion. Viele Karzinome und Leukämien lassen sich jetzt durch Kombinationen aus Chemotherapie, Immuntherapie, chirurgischer Entfernung, Bestrahlung und Transplantation von Knochenmark behandeln. Das Kaposi-Sarkom geht durch die HAART [*highly active antiretroviral therapy*] zurück.

Infektionen in der Schwangerschaft

Zytomegalie- und Röteln-Infektionen bewirken Embryopathien. Eine Rötelnimpfung verhindert die Rötelnembryopathie. HBV, HCV und HIV rufen chronische Infektionen des Kindes hervor. Das Parvovirus B19 kann Aborte oder Hydrops fetalis hervorrufen, der durch Ultraschalluntersuchungen bei der schwangeren Frau diagnostiziert werden kann. **Weitere mikrobiologische Differenzialdiagnose**: Toxoplasmose, Listeriose, Lues.

Infektionen bei Immundefekten

Man unterscheidet zwischen der Transplantation solider Organe [Herz, Niere, Leber] und der Knochenmarktransplantation. Der Immunschaden bei einer Knochenmarkübertragung ist sehr viel einschneidender, weil das Immunsystem durch die Therapie weitgehend ausgeschaltet wird und erst wieder durch das Transplantat aufgebaut werden muss. Bei einer Transplantation eines soliden Organs wird das Immunsystem des Patienten zwar deutlich unterdrückt, jedoch nicht gänzlich ausgeschaltet. So ist die höhere Gefährdung des Knochenmark-transplantierten Patienten gegenüber Infektionserregern verständlich. Durch die therapeutischen Maßnahmen vor, während und nach einer Transplantation wird vor allem das zelluläre Immunsystem in unterschiedlichem Ausmaß zerstört, dementsprechend sind die entstehenden opportunistischen oder nosokomialen Infektionen unterschiedlich ausgeprägt. Infektionsquellen sind die übertragenen Organe [Leber, Niere, etc.], die Reaktivierung von latent-persistierenden Viren des Organismus und die Umgebung des Transplantatempfängers. Vor allem das Zytomegalievirus [Pneumonie, Chorioretinitis, Kolitis], HSV [Bläschenbildung in Mundhöhle, Genitale und Haut], HBV, HCV, EBV, VZV, Influenza, RSV und Adenoviren machen sich in einem zeitlich abgestuften Muster bemerkbar [Abb. 6]. Es treten bakterielle Wundinfektionen, Pneumocystis jiroveci [früher carinii] und Pilzinfektionen auf.

Im Verlauf der HIV-Infektion macht sich häufig zuerst eine infektiöse Mononukleose bemerkbar, der schließlich weitere Marker-Erkrankungen in einer bestimmten Reihenfolge bis zum Vollbild von AIDS folgen [Abb. 7]. Genetische Defekte können in unterschiedlichem Ausmaß das humorale und/oder das zelluläre Immunsystem beeinträchtigen.

Import- und Reisekrankheiten

Auf Auslandsreisen können die verschiedensten Infektionskrankheiten erworben werden. Die Diagnose erfolgt

Tab. 14. Infektionen in der Schwangerschaft

Röteln	Embryopathie
Zytomegalie	Embryopathie, Fetopathie
HSV	Herpes neonatorum
VZV	Embryopathie, konnatal, neonatal
HBV	3. Trimenon, neonatal
HIV	3. Trimenon, neonatal
HCV	3. Trimenon, neonatal
Coxsackie-Viren	neonatal
Parvovirus B19	Aborte [1. Trimenon], Hydrops [2. und 3. Trimenon]

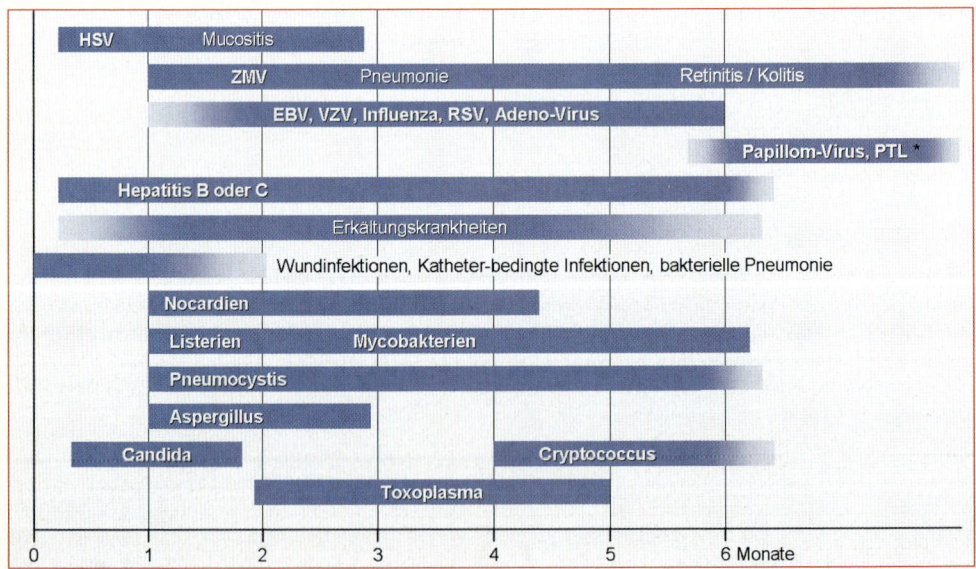

Abb. 6. Infektionskrankheiten nach Knochenmarktransplantation. Opportunistische und Nosokomial-Infektionen; * PTL = Posttransplantations-Lymphome [EBV-induziert]

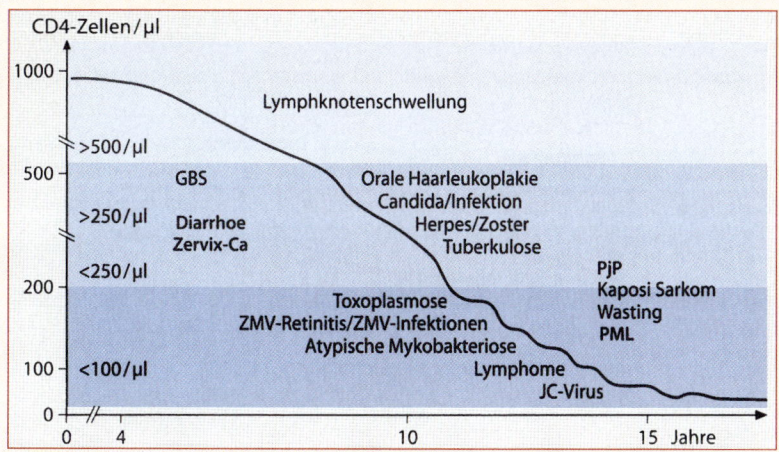

Abb. 7. „Marker-Krankheiten" von AIDS in Abhängigkeit vom Immunstatus [Zahl der CD4-Zellen] vor Einführung von HAART.
Ca = Karzinom, GBS = Guillain-Barré-Syndrom, PML = progressive multifokale Leukoenzephalopathie, PjP = Pneumocystis jeruveci-Pneumonie, ZMV = Zytomegalie-Virus [Quelle: Hahn/Falke/Kaufmann, Medizinische Mikrobiologie und Infektiologie, Springer Verlag 2004]

aufgrund der **Anamnese**, **Impfvorgeschichte**, **Reiseweg** und **Umweltkontakt** sowie klinisch und laborvirologisch.

Differenzialdiagnostisch kommen die **Malaria**, auch in ihrer enzephalitischen Form und Parasiten-bedingte Erkrankungen infrage [*s.a. Essay Tropenkrankheiten – importierte Krankheiten*]

Therapie von Viruskrankheiten

Die Behandlung von Viruskrankheiten erfolgt noch immer überwiegend symptomatisch, jetzt jedoch zunehmend gezielt und selektiv mit neu entwickelten **Virus-Chemotherapeutika** und z.T. kombiniert mit Interferonen. Wegen der hohen Selektivität der Substanzen ist eine genaue Diagnose des Erregers erforderlich. Die beste Maßnahme gegen Viruserkrankungen ist die Impfung [Tab. 1], neuerdings kann auch wirksam gegen Papillom-Viren geimpft werden. **Eine Chemotherapie** [HSV, Influenza, etc.] muss **möglichst frühzeitig** erfolgen, um schwere Komplikationen zu vermeiden [HSV-Enzephalitis mit Folgeschäden]. Die HAART bei HIV-Infektionen hat eine Verlängerung der Lebenszeit erbracht, sie besteht in einer

Tab. 15. Import- und Reisekrankheiten

Erkrankung/Virus	Hauptsymptome
Lassa-Fieber	Fieber, Hämorrhagien, Exanthem, Schock
Dengue-Fieber	Fieber, Knochenbruch-Schmerzen, Enzephalitis, Hämorrhagien, Schock, Hepatitis
Gastroenteritis	Übelkeit, Erbrechen, Diarrhoe, Dehydratation
Ebola-Fieber	Fieber, Hämorrhagien, Exanthem, Schock
Marburg-Krankheit	Fieber, Hämorrhagien, Exanthem, Schock
Gelbfieber	Hepatitis, Fieber, Hämorrhagien
Japan B-Enzephalitis	Fieber, Erbrechen, Enzephalitis
Toskana-Fieber	Meningitis, Grippale Symptome
Tollwut	Kopfschmerzen, Hydrophobie, Erbrechen, Enzephalitis
Hanta-Viren	Fieber, Oligurie, renales Syndrom, Hämorrhagien, Pneumonie, Schock
Hepatitis A-E	Hepatitis
West-Nil-Virus	Enzephalitis
SARS	Pneumonie
St. Louis-Fieber	Enzephalitis

Drei- oder Vierfachtherapie mit geeigneten Inhibitoren [Abb. 8]. Die Behandlung der Mutter mit AZT verhindert die Übertragung des HIV auf das Kind.

Neuerdings wird die Hepatitis C mit peg-IFN und Ribavirin* erfolgreich behandelt, wobei eine Differenzierung des HCV in Typ 1/4 und Typ 2/3/5 erfolgen muss. Der Behandlungserfolg von Typ 1 beträgt ~45 %, von den Typen 2/3 ~80–90 %. Die akute Hepatitis B wird mit Lamivudin* und Interferon behandelt. Schwer verlaufende Windpocken oder ihre Reaktivierung als Gürtelrose [Zoster] werden mit Brivudin*, Acycloguanosin* [ACG] oder deren Derivaten behandelt. Lippen und Genital-Herpes simplex können akut mit Acycloguanosin* [auch oral langdauernd prophylaktisch] erfolgreich therapiert werden. Eine HSV-Enzephalitis muss sofort und auf Verdacht systemisch mit Acycloguanosin* behandelt werden. Kondylome können lokal mit Imiquimod* oder IFN angegangen werden. Die Interferone [IFNα/IFNβ] kombiniert mit Ribavirin* werden bei HCV-Infektionen eingesetzt. Eine chronische HBV-Erkrankung spricht nur wenig auf Lamivudin* oder IFN an.

Nukleosidanaloga hemmen die Virussynthese durch Kettenabbruch und Hemmung der Polymerase, **Fomivirsen*** stellt eine antisense-RNA dar, **Oseltamivir*** und Zanamivir sind Neuraminidase-Inhibitoren, **Amantadin*** blockiert bei Influenza A die Virushüllen-Endosom-Fusion, **Imiquimod*** setzt in Kondylomen Zytokine frei, die das Immunsystem aktivieren, **Interferone*** blockieren über zelluläre Signalketten die Replikation der Viren; sie werden bei der Hepatitis B und C eingesetzt.

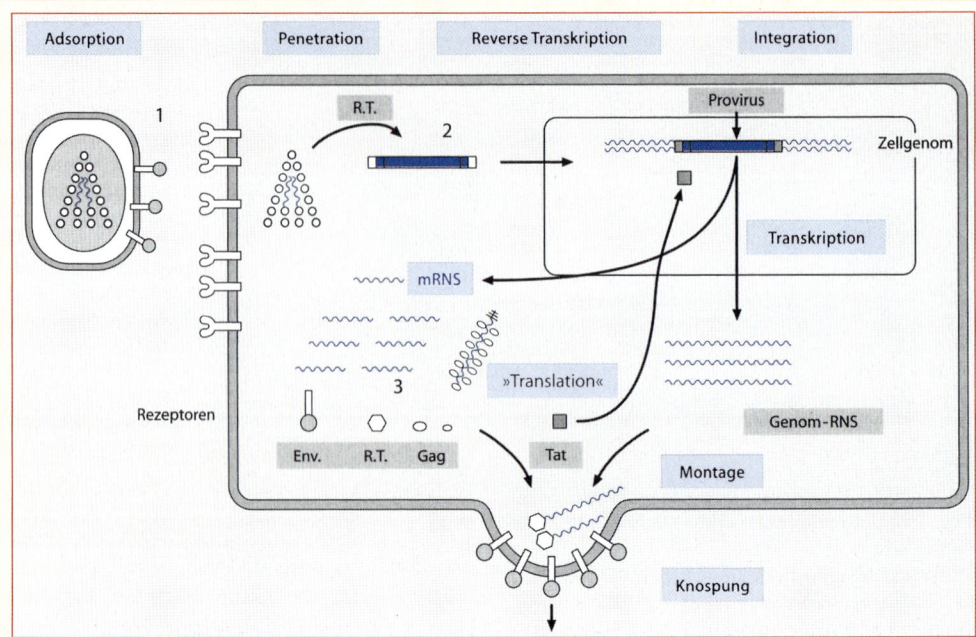

Abb. 8. Replikation des HIV und Angriffspunkte von Chemotherapeutika. 1 = Fusionsinhibitor, 2 = Blockade der Reversen Transkriptase, 3 = Protease-Inhibitoren [Quelle: Hahn/Falke/Kaufmann, Medizinische Mikrobiologie und Infektiologie, Springer Verlag 2004]

Tab. 16. Überblick über wichtige antivirale Chemotherapeutika [Auswahl]

Substanz	Gruppe	Handelsname [Beispiel]	Wirksam gegen	Verabreichung	Nebenwirkungen/Organ
Brivudin [BVDU]	N	Zostex®	VZV, HSV-1	oral	keine, bis 400 mg/Tag
Aciclovir [ACG]	N	Zovirax®, u.a.	VZV, HSV	intravenös, oral	Niere
Valaciclovir	N	Valtrex®	VZV, HSV	oral, prophylaktisch	Niere
Ganciclovir	N	Cymeven®	ZMV	oral, prophylaktisch	Leber, Pankreas, Neutropenie
Valganciclovir	N	Valcyte®	ZMV	intravenös	Leber, Pankreas, Neutropenie
Lamivudin [3TC]	N	Epivir®, Zeffix®	HBV, HCV	oral	Leber, Pankreas, Neutropenie
Ribavirin	N	Rebetol®, Virazole®, Copegus®	HCV, u.a.	oral,aerosol	Genotoxizität, Niere, Anämie
Zidovudin [AZT]	N	Retrovir®	HIV	intravenös, oral	Fieber, Knochenmark, ZNS
Fomivirsen	I	Vitravene®	ZMV	intravitreal	
Enfuvirtide	Fu	Fuzean®	HIV	subcutan	Depression, Neuropathie
Nevirapin	NNRTI	Viramune®	HIV	oral	Exanthem, Leber
Saquinavir	PI	Invirase®, Fortovase®	HIV	oral	Lipodystrophie, Leber
Oseltamivir	NI	Tamiflu®	Influenza A,B	oral, prophylaktisch	Übelkeit, Erbrechen
Zanamivir	NI	Relenza®	Influenza A,B	per Inhalation	
Amantadin	E	InfectoFlu®, Infex®	Influenza A	oral, prophylaktisch	
Imiquimod	ZI	Aldara®	HPV	lokal	lokale Entzündung
Peginterferon a2b/a2a	Z	PEG-Intron®, Pegasys®	HCV	subkutan	Depression, Autoimmunkrankheiten
Interferon β	Z	Betaferon®	Multiple Sklerose	subkutan	sekundäre Autoimmunkrankheiten

I = antisense RNA, E = Störung des „Entry" [Penetration], Fu = Zellfusions-Inhibitor, N = Nukleosidanalogon [NRTI], NI = Neuraminidase Inhibitor, NNRTI = nicht-nukleosidischer Reverse Transkriptase-Inhibitor, PI = Protease-Inhibitor, Z = Zytokin, ZI = Zytokin-Induktor

Entzündung des Gehirns, meist unter Beteiligung der Hirnhäute [**Virusmeningoenzephalitis**] oder des Hirnstammes [**Virusenzephalomyelitis**]; die **klinische Symptomatik** hängt primär von Lokalisation und Ausmaß der Entzündung ab; die meisten Fälle beginnen aber akut aus voller Gesundheit heraus; im Anfangsstadium dominiert oft das Bild einer exogenen Psychose; die Patienten sind erregt, aggressiv, motorisch unruhig, verwirrt und desorientiert; die Mehrzahl ist bewusstseinseingetrübt oder komatös; Nackensteifigkeit, Fieber, Leukozytose und BSG-Beschleunigung können fehlen; je nach befallener Hirnregion kommt es zu EEG-Veränderungen, fokalen oder generalisierten Anfällen und neurologischen Herdsymptomen; **Diagnose**: Liquorstatus [Zellen, Gesamteiweiß, Zucker, Lactat], EEG, CT und MRT [anfangs meist unauffällig]; *s.u. Essay Virusinfektionen S. 1667*

Vi|rus|he|pa|ti|tis *f, pl* **-ti|ti|den**: durch Viren hervorgerufene akute oder chronische Hepatitis; *s.a. Essay Akute und chronische Virushepatitiden S. 567, Essay Leberzirrhose S. 877*

Vi|rus|ke|ra|ti|tis *f, pl* **-ti|den**: am häufigsten verursacht durch Herpes simplex virus, Varicella-Zoster-Virus oder Adenoviren; *s.a. Keratoconjunctivitis epidemica, Herpeskeratitis*

Vi|rus|me|nin|gi|tis *f, pl* **-ti|den**: *Syn*: *virale Meningitis*; durch eine Vielzahl von Viren hervorgerufene akute lymphozytäre Meningitis; häufigste Entzündung des Nervensystems; die Erreger können in primär neurotrope Viren [Varicella-Zoster-Virus, Arboviren, LCM-Virus] und nicht-primär neurotrope Viren [Echoviren, Coxsackievirus, Mumpsvirus, Herpesviren, Adenoviren] unterteilt werden; **Klinik**: akut einsetzende Symptomatik [Kopfschmerzen, Nackensteifigkeit, Fieber], die milder verläuft als bei der bakteriellen Meningitis, und nach einigen Tagen wieder abklingt; je nach Virus gibt es noch typische Symptome [z.B. Herpangina bei Coxsackievirus A oder Pleurodynie bei Coxsackievirus B]; **Diagnose**: Liquorpunktion [klar oder leicht getrübt, nie eitrig, Pleozytose mit selten mehr als 1500 Zellen, v.a. Lymphozyten; Eiweiß und Zucker normal]; Serologie; **Therapie**: symptomatische Behandlung; **Prognose**: wesentlich besser als bei der bakteriellen Meningitis; i.d.R. Ausheilung; z.T. für Wochen oder Monate allgemeine Beschwerden [Konzentrationsschwäche, Reizbarkeit, Schwindel]; *s.u. Essay Virusinfektionen S. 1667*

Vi|rus|my|o|kar|di|tis *f, pl* **-ti|den**: *Syn*: *virale Myokarditis*; häufigste Form der infektiösen Myokarditis; wird meist durch Enteroviren oder Coxsackieviren verursacht; andere Viren, die als Erreger gefunden werden, sind Mumpsvirus, Influenza-A oder B-Virus, Adenoviren, Zytomegalievirus, Varicella-Zoster-Virus, Flaviviren, Masernvirus, Poliovirus, Togaviren; *s.a. Essay Virusinfektionen S. 1667*

Vi|rus|schnup|fen *m*: *s.u. Rhinitis acuta*

Vi|rus|ta|ti|kum *nt, pl* **-ka**: *Syn*: *Virostatikum, virostatisches Mittel*; Antibiotikum, das die Vermehrung von Viren hemmt; *s.a. Essay Virusinfektionen S. 1667*

Vis|ci albi herba *f*: *Syn*: *Mistelkraut*; *s.u. Mistel*

Tab. V5. **Virusenzephalitis.** Häufige Erreger der akuten Virusenzephalitis

Viren	relative Häufigkeit		Nachweis des Erregers						Nachweis der Immunantwort[a]	
	< 1. LM	> 1. LM	RA	ST	U	BI	L	NPS	S	L[b]
Enteroviren										
Poliovirus	(+)	(+)	K	K			PCR			
Coxsackie-/Echovirus	+++	+++	K	K			PCR			
Enteroviren 70/71	+	+	K	K			PCR			
Paramyxoviren										
Masern/Mumps	−	+	K					K	sAK	iAK
Arboviren										
FSME	−	+							sAK	iAK
Toskana-Virus	((+))	+							sAK	iAK
JE-Virus	(+)	++							sAK	iAK
Rubella	+	+	K		K				sAK	
Herpesviren										
HSV-1	+	++	K			K, EM	PCR		sAK	iAK
HSV-2	++	+	K			K, EM	PCR		sAK	iAK
VZV	((+))	(+)	K			K, EM	PCR		sAK	
CMV	(+)−	(+)	K		K, Ag		PCR		sAK	
EBV	−	(+)					PCR		sAK	iAK
HHV-6	−	(+)					PCR		sAK	iAK
HHV-7	−	(+)					PCR		sAK	iAK
Rabies[c]										
HIV[d]	(+)	+					PCR, AG		AK	
Respiratorische Viren	(+)	(+)	AG, K				AG, K			

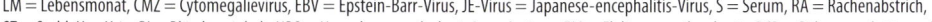

LM = Lebensmonat, CMZ = Cytomegalievirus, EBV = Epstein-Barr-Virus, JE-Virus = Japanese-encephalitis-Virus, S = Serum, RA = Rachenabstrich, ST = Stuhl, U = Urin, BI = Bläschen-inhalt, NPS = Nasopharyngealsekret, Ag = Antigen, EM = Elektronenmikroskopie, PCR = Polymerasekettenreaktion, K = Kultur, sAK = Serum-AK/gepaarte Seren, iAK = intrathekale AK/gepaartes Serum + Liquor

[a] die Immunantwort kann früh im Krankheitsverlauf oder bei Immundefekten fehlen

[b] intrathekale Antikörper

[c] Ag-Nachweis in Korneaabstrich, Haut- und Hirngewebe

[d] PCR und Ag im Serum

Tab. V6. **Vitamin.** Fett und wasserlösliche Vitamine

Fettlösliche Vitamine		Biologisch aktive Form	Biochemische Funktion
A	Retinol	Retinol bzw. Retinal	Photorezeption, Stabilisierung von Membranen, Glykoproteinbiosynthese, Genexpression
D	Cholecalciferol	1,25-Dihydroxycholecalciferol	Regulation der extrazellulären Calciumkonzentration
E	Tocopherol	Tocochinon (?)	Schutz von Membranlipiden vor (Per-)Oxidation
K	Phyllochinon	Difarnesylnaphthochinon	Carboxylierung von Glutamylresten in Proteinen (Coenzym)
Wasserlösliche Vitamine		Biologisch aktive Form	Biochemische Funktion
C	Ascorbinsäure	Ascorbinsäure	Redoxsystem, Hydroxylierungen
B_1	Thiamin	Thiaminpyrophosphat	Dehydrierende Decarboxylierungen (Coenzym)
B_2	Riboflavin	FMN, FAD	Wasserstoffübertragungen (Coenzym)
B_6	Pyridoxin	Pyridoxalphosphat	Transaminierungen, Decarboxylierungen, Transsulfurierungen (Coenzym)
	Panthotensäure	CoA-SH, Phosphopantethein	Acylübertragungen (Coenzym)
	Biotin	Biocytin	Carboxylierungen (Coenzym)
	Folsäure	Tetrahydrofolsäure	1-Kohlenstoffatomübertragungen (Coenzym)
B_{12}	Cobalamin	5'-Desoxyadenosylcobalamin Methylcobalamin	C-C-Umlagerungen (Coenzym) 1-Kohlenstoffatomübertragungen (Coenzym)

Vis|ci albi herba recens f: *Syn: frisches Mistelkraut*; *s.u. Mistel*
Vis|cum album nt: → *Mistel*
Vi|sier|lap|pen|plas|tik f: Nahlappenplastik, bei der ein doppeltgestielter Lappen wie ein Visier nach oben oder unten geschoben wird
Vis|ko|ka|nal|os|to|mie f: bei Offenwinkelglaukom wird der Schlemm-Kanal durch Applikation von hoch visköser Hyaluronsäure ausgeweitet mit dem Ziel, den Kammerwasserabfluss zu verbessern; *s.a. Essay Glaukome S. 497*
Vis|ze|ral|ar|te|ri|en|in|suf|fi|zi|enz f: chronische Verschlusskrankheit* viszeraler Arterien; am häufigsten sind die Arteria renalis [Nierenarterienstenose] und der Truncus coeliacus oder seine Äste betroffen [Mesenterialgefäßverschluss]
Vis|ze|rek|to|mie f: operative Entfernung von Eingeweiden; nur selten verwendeter Begriff
pelvine Viszerektomie: *Syn: Pelviektomie*; En-bloc-Resektion der Beckeneingeweide, z.B. bei Blasen- oder Gebärmutterkarzinom
Vit|a|min nt: essenzielle organische Verbindungen, die mit Ausnahme von Vitamin K, nicht vom Körper gebildet werden können, sondern mit der Nahrung aufgenommen werden müssen; Fehlen eines oder mehrerer Vitamine löst eine Mangelerscheinung [Hypovitaminose, Avitaminose] aus; Vitamine werden in **wasserlösliche Vitamine** [B, C] und **fettlösliche Vitamine** [A, D, E, F, K] unterteilt; der tägliche Vitaminbedarf hängt sehr stark von individuellen Faktoren [Alter, Geschlecht, Schwangerschaft, Energieverbrauch] ab; mangelhafte oder übermäßige Versorgung mit einem Vitamin oder Störungen des Vitaminstoffwechsels führen zur Ausbildung eines spezifischen Krankheitsbildes [z.B. Rachitis, Skorbut], dessen Symptome Rückschlüsse auf die Funktion des Vitamins erlauben
Vitamin A: Bezeichnung für Retinol [**Vitamin A_1**] und 3-Dehydroretinol [**Vitamin A_2**], die eine wichtige Funktion beim Sehvorgang, bei der Genexpression und bei der Stabilisierung von Zellmembranen haben
frühestes Symptom eines **Vitamin-A-Mangels** ist eine Nachtblindheit durch eine Störung der Rhodopsinregenerierung; später kommt es zu einer Schädigung der Epithelien, die sich z.B. als Xerophthalmie äußert; bei Jugendlichen kommt es zu Störungen von Wachstum und Knochenbildung, in der Schwangerschaft kann es zu Missbildungen des Feten kommen; eine **Vitamin-A-Hypervitaminose** führt v.a. zu Haarausfall, Hautveränderungen, Anorexie und Knochenschmerzen
Vitamin A_1-Säure und **13-cis-Vitamin-A-Säure** werden zur

Tab. V7. **Vitamin.** Empfohlene Vitaminzufuhr für Erwachsene

Fettlösliche Vitamine	µmol	mg
Retinol	5,2	1,5
Cholecalciferol	0,026	0,01
Tocopherol	26–78	10–30 DL-α-Tocopherylacetat
Phyllochinone	2,2	1
Wasserlösliche Vitamine		
Thiamin	5,6	1,7
Riboflavin	4,8	1,8
Niacin	160	20
Pyridoxin	9–12	1,5–2,0
Pantothensäure	46	10
Biotin	1,2	0,3
Folsäuregruppe	0,1	0,05
Cobalamin	0,022–0,037	0,03–0,05
Ascorbinsäure	426	75

Therapie der Akne verwendet
antirachitisches Vitamin: → *Vitamin D*
Vitamin B_1: *Syn: Thiamin, Aneurin*; zur Vitamin B-Gruppe gehörendes Pyrimidinderivat; findet sich in fast allen pflanzlichen und tierischen Nahrungsstoffen, v.a. aber in ungemahlenem Getreide, Leber, Herz, Nieren und magerem Schweinefleisch; resorbiertes Thiamin wird in der Leber in seine aktive Form, Thiaminpyrophosphat, umgewandelt; *s.a. Vitamin B_1-Mangel*
Vitamin B_2: *Syn: Riboflavin, Laktoflavin, Lactoflavin*; in Milch und Milchprodukten, Leber und Hülsenfrüchten vorkommendes wasserslösliches Vitamin, das ein wichtiger Bestandteil von Enzymen [FMN, FAD] ist; bei **Mangel** kommt es langfristig zu Haut-, Hornhaut- und Nervenentzündungen
Vitamin B_6: aus **Pyridoxin** und seinen Derivaten [**Pyridoxol, Pyridoxamin, Pyridoxal, Pyridoxalphosphat**] bestehende Vitamingruppe, die als Coenzyme von Bedeutung sind; bei **Mangel** kommt es u.a. zu Pigmentstörungen, Hautver-

änderungen und Anämie

Vitamin B$_{12}$: *Syn: Kobalamin, Cobalamin*; Cobalt-haltiges, in der Leber gespeichertes wasserlösliches Vitamin; kommt im Körper in zwei Formen vor [**Methylcobalamin**, **Cyanocobalamin**], die beide als Coenzym bei der Umlagerung von Alkylresten und der Methylierung von Homocystein wirken; der tägliche Bedarf liegt bei 1,5 bis 2,2 nmol [2–3 µg]; ein **Mangel** führt langfristig zur Entwicklung einer megaloblastären Anämie; allerdings dauert es Jahre, bis die Cobalaminspeicher der Leber erschöpft sind und Symptome auftreten

Vitamin C: *Syn: Askorbinsäure, Ascorbinsäure, Antiskorbutvitamin*; wasserlösliches, leicht oxidierbares Vitamin, das in vielen Früchten und Gemüsen vorkommt; **Vitamin C-Mangel** betrifft v.a. Knochen, Knorpel und Zähne; die auffälligsten Symptome sind Müdigkeit, Blutungsneigung, Zahnfleischbluten und Zahnausfall, verzögerte Wundheilung

Vitamin D: *Syn: Calciferol, antirachitisches Vitamin*; Oberbegriff für eine Gruppe fettlöslicher Vitamine, die für die Regulation des Calciumspiegels bedeutend sind; **Vitamin D$_2$** [Ergocalciferol] entsteht in der Haut durch UV-Lichteinwirkung aus 7-Dehydrocholesterin, es wird in der Leber zu 25-Hydroxycholecalciferol hydroxyliert und anschließend in der Niere in 1,25-Dihydroxycholecalciferol, der biologisch wirksamsten Form von Vitamin D, umgewandelt

Vitamin D$_3$ [Cholecalciferol] entsteht durch UV-Bestrahlung in der Haut aus **Provitamin D$_3$** [7-Dehydrocholesterin], das mit der Nahrung [Butter, Milch, Eier, Fischöle] auf-

genommen wird oder in der Leber aus Squalen synthetisiert werden kann; Cholecalciferol wird in Leber und Niere zu 1,25-Dihydrocholecalciferol hydroxyliert

Vitamin K: *Syn: Phyllochinone*; Gruppe fettlöslicher Vitamine, die für die Synthese von Gerinnungsfaktoren [II, VII, IX und X] sowie von Protein C und S in der Leber von Bedeutung sind; ein Mangel für zu hämorrhagischer Diathese

Vitamin PP: *Syn: Nikotinsäure, Nicotinsäure, Antipellagravitamin*; durch die Nahrung zugeführte oder aus Tryptophan synthetisierte Substanz, die Baustein von NAD und NADP ist

Vitamin B$_1$-Mangel *m: Syn: Vitamin B$_1$-Mangelkrankheit, Thiaminmangel, Thiaminmangelkrankheit, Thiaminhypovitaminose, Beriberi*; durch einen Mangel an Vitamin B$_1$ verursachte Krankheit mit Ödemen, neurologischen Störungen [Wernicke*-Enzephalopathie] und Herzinsuffizienz; in Entwicklungsländern, v.a. dort, wo polierter Reis das Hauptnahrungsmittel ist, spielt die Beriberi immer noch eine Rolle; in Europa findet man praktisch nur noch einen Thiaminmangel bei chronischem Alkoholismus [Wernicke-Syndrom] oder bei Schwangeren

Vitamin B$_{12}$-Mangelanämie *f: Syn: perniziöse Anämie*; *s.u. alimentäre Anämie*

Vitamin-B$_2$-Mangelsyndrom *nt: Syn: Pellagra, Niacinmangelsyndrom*; die sog. 3-D-Krankheit [Diarrhoe, Dermatitis, Demenz] tritt v.a. in Ländern auf, in denen Mais ein Hauptbestandteil der Nahrung ist [Italien, Spanien, Indien, China, Japan]

Vitamin B$_{12}$-Resorptionstest *m: Syn: Schilling-Test*; **Prinzip:** der Patient nimmt radioaktiv markiertes Vitamin B$_{12}$ [^{57}Co- oder ^{58}Co-Vitamin B$_{12}$] oral auf; die Ausscheidung im 24 h-Sammelurin gibt Hinweis auf eine normale oder gestörte Absorption; bei verminderter Absorption wird der Test unter Zugabe von Intrinsic-Faktor wiederholt; ist die Resorption weiterhin vermindert, liegt eine intestinale Vitamin B$_{12}$-Malabsorption vor

Vitamin-D-Mangel-Rachitis *f: Syn: Glisson-Krankheit, Englische Krankheit*; *s.u. Rachitis*

Vitamin-D-Prophylaxe *f: s.u. Rachitis*

Vitamin-K-Antagonisten *pl:* Substanzen, die indirekt über eine kompetitive Verdrängung von Vitamin K die Synthese der Gerinnungsfaktoren II, VII, IX und × sowie von Protein C und S in der Leber hemmen; sie können also nicht in vitro wirken, sondern werden erst nach i.d.R. 2–3 Tagen durch eine Senkung der Faktorenspiegel wirksam; **NW:** Blutungen [2–4 % aller Patienten], Anorexie, Nausea, Fieber, Erbrechen, Hautläsionen [Purpurea, Alopezie, Urticaria, selten Hautnekrosen]; *s.a. Cumarinderivate, Warfarin*

Vitex agnus-castus *f:* → *Mönchspfeffer*

Vitiligo *f: Syn: Weißfleckenkrankheit, Scheckhaut*; ätiologisch ungeklärter Pigmentmangel der Haut, der zur Bildung umschriebener oder generalisierter weißer Flecken führt; relativ häufig [0,5–4 % der Bevölkerung] mit familiärer Häufung [ca. 30 % der Fälle]; eine autosomal-dominante oder

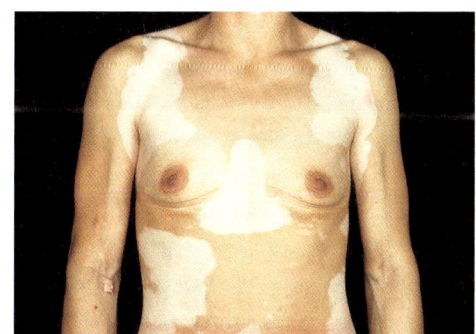

Abb. V19. Vitiligo

Abb. V18. **Vitamin D.** Biosynthese von 1,25-Dihydroxycholecalciferol

[Schema-Beschriftungen: Squalen; 7-Dehydrocholesterin; HO; UV-Licht; Cholecalciferol; CH$_2$; HO; Hydroxylierung (Leber, Nieren); 1,25-Dihydroxycholecalciferol; OH; CH$_2$; HO; OH]

polygene Vererbung wird diskutiert; **Klinik:** die Herde können fokal [einzelne Herde], regional [meist auf ein oder mehrere Dermatome begrenzt] oder generalisiert [häufigste Form] auftreten; sie sind meist rund und von einem dunkleren Halo umgeben; während der Ausbreitungsphase sind die Herde nach außen konvex, während sie in der Rückbildungsphase konkav sind; der **Verlauf** ist variabel und nicht vorhersagbar; meist findet man eine [sehr langsame] schubartige Progredienz; die Vitiligo kommt nach Jahren zum Stillstand und hinterlässt einige oder zahlreiche depigmentierte Herde, oder schreitet bis zum totalen Pigmentverlust fort [progressive Verlaufsform]; eine spontane Rückbildung ist sehr selten; **Therapie:** bisher unbefriedigend; Photochemotherapie mit Tripsoralen*, 5-Methoxypsoralen* oder Khellin* kann nach Monaten zu einer unvollständigen Repigmentierung der Herde führen; die Autotransplantation von Melanozyten ist noch im Versuchsstadium

Vitiligo circumnaevalis: → *Sutton-Nävus*

Vit|rek|to|mie f: Syn: *Glaskörperresektion, Glaskörperentfernung*; operative Entfernung des Glaskörpers; wird heute i.d.R. als sog. **Pars-plana-Vitrektomie** durchgeführt, bei der die Instrumente durch Inzisionen in der Pars plana des Ziliarkörpers [Corpus ciliare] eingeführt werden

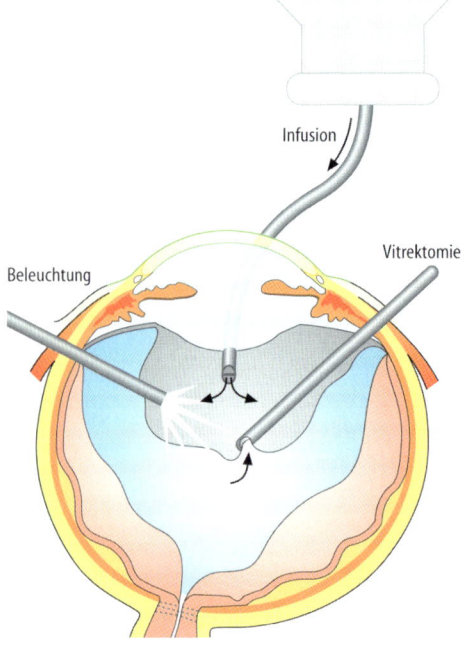

Abb. V20. Vitrektomie. Prinzip der Pars-plana-Vitrektomie

Vivax-Malaria f: Syn: *Malaria tertiana*; *s.u. Malaria*
VKB-Ruptur f: Ruptur des vorderen Kreuzbandes; *s.u. Kreuzbandruptur*
Vo|gel|beer|baum m: → *Eberesche*
Vo|gel|bee|ren pl: Syn: *Sorbi aucupariae fructus*; *s.u. Eberesche*
Vo|gel|grip|pe f: Syn: *Geflügelgrippe, aviäre Influenza*; *s.u. Influenza*
Vo|gel|knö|te|rich m: Syn: *Polygonum aviculare*; Pflanze aus der Familie der Knöterichgewächse [Polygonaceae]; verwendet wird das während der Blüte gesammelte und getrocknete **Vogelknöterichkraut** [Weidmann-Tee, Polygoni avicularis herba], das Flavonoide, Cumarine, Phenolcarbonsäuren und Gerbstoffe enthält; besitzt eine astringierende Wirkung und fördert die Expektoration; **Anw.:** traditionell bei Entzündungen der Atemwege und der Mund- und Rachenschleimhaut; auch bei Blasen- und Nierenleiden, Magengeschwür,

Durchfall und schlecht heilenden Wunden

Vo|gel|schis|to|so|men pl: Syn: *Trichobilharzia*; die Larven dringen in die Haut ein, sterben dann rasch ab, an der Eintrittsstelle kann sich aber ein stark juckendes Exanthem bilden [Badedermatitis]; *s.a. Essay Helminthosen S. 553*
Vo|gel|züch|ter|lun|ge f: Syn: *Vogelhalterlunge, Geflügelzüchterlunge, Taubenzüchterlunge, Wellensittichhalterlunge*; exogen-allergische Alveolitis durch Inhalation von Kot- oder Federstaub von Vögeln; *s.a. Essay Lungen- und Atemwegserkrankungen durch Arbeit und Umwelt S. 1265*
Vohwinkel-Syndrom nt: → *Keratosis palmoplantaris mutilans*
Volkmann-Dreieck nt: Bezeichnung für das keilförmige Knochenfragment bei Abbruch oder Ausriss der hinteren [**hinteres Volkmann-Dreieck**] oder vorderen unteren Tibiakante [**vorderes Volkmann-Dreieck**] als Begleitverletzung bei Knöchelfrakturen
Volkmann-Kontraktur f: Syn: *Volkmann ischämische Kontraktur, Volkmann-Lähmung, ischämische Muskelkontraktur*; ischämische Muskelatrophie und Kontraktur der Unterarm- oder Handmuskeln, z.B. durch zu enge Verbände; tritt v.a. nach suprakondylären Humerusfrakturen im Kindesalter sowie Ellenbogenluxation auf; **Therapie:** Krankengymnastik

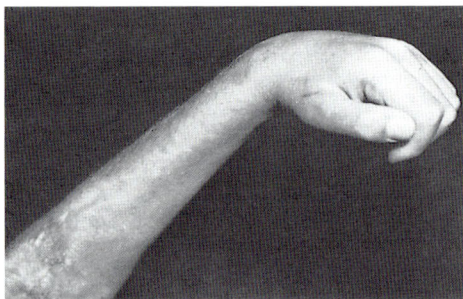

Abb. V21. Volkmann-Kontraktur. Typische Beugekontraktur von Hand- und Fingergelenken

Voll|e|lek|tro|lyt|lö|sung f: Infusionslösung, deren Elektrolytkonzentration der des Extrazellularraums entspricht [isotone Lösung]; *s.a. Essay Prä- und postoperative Störungen im Flüssigkeits- und Elektrolythaushalt S. 327*
Voll|haut|lap|pen m: *s.u. Hauttransplantation*
Voll|he|pa|ri|ni|sie|rung f: *s.u. Heparin*
Voll|re|mis|si|on f: Syn: *komplette Remission*; vorübergehendes Verschwinden aller Symptome und Krankheitszeichen eines malignen Tumors unter Therapie; *s.u. Essay Tumortherapie S. 1593*
Vo|lu|men|man|gel|schock m: Syn: *hypovolämischer Schock*; Schock bei Blutverlust nach außen oder innen [hämorrhagischer Schock], Plasmaverlust [v.a. Verbrennungen, ausgedehnte intraabdominelle Wunden] oder Wasser- und Elektrolytverlusten [z.B. Ileus, Erbrechen, Aszites, Enteritis mit Diarrhoe, Diabetes mellitus oder insipidus]; *s.u. Essay Schock S. 1437*
Vo|lu|met|rie f: → *Titrimetrie*
Vo|mi|ti|vum nt, pl -va: → *Emetikum*
von Economo-Enzephalitis f: Syn: *Economo-Krankheit, europäische Schlafkrankheit, Encephalitis epidemica/lethargica*; epidemische Enzephalitis vermutlich viraler Genese, die primär zwischen 1915 und 1925 in Europa auftrat
von Gierke-Krankheit f: → *Glykogenose Typ I*
von Pfaundler-Hurler-Syndrom nt: → *Mukopolysaccharidose I-H*
von Recklinghausen-Appelbaum-Krankheit f: idiopathische Hämochromatose*
von Recklinghausen-Krankheit f: **1.** Syn: *Neurofibromatosis generalisata, Neurofibromatose*; *s.u. Neurofibromatose* **2.** → *Osteodystrophia fibrosa generalisata*
von Willebrand-Jürgens-Syndrom nt: Syn: *konstitutionelle Thrombopathie, hereditäre/vaskuläre Pseudohämophilie, vaskuläre*

Hämophilie, Angiohämophilie; autosomal-dominanter Mangel an von Willebrand-Faktor [Faktor VIII-assoziiertes Antigen; ein oligomeres Glykoprotein, das subendothelial und in Thrombozyten vorkommt; vermittelt die Adhäsion von Thrombozyten an das verletzte Gefäßendothel und schützt Faktor VIII vor vorzeitiger Proteolyse] mit Blutungsneigung, die besonders im Frühjahr und Herbst zu Hämorrhagien führt; **Klinik**: rezidivierende Haut- und Schleimhautblutungen, Hyper- und Polymenorrhoe; seltener Gelenkeinblutungen; bei Verletzung oder Operation kann es zu schwer stillbaren Blutungen kommen; **labor.**: Blutungszeit verlängert, Faktor VIII unter 25 %; Verminderung des Ristocetin-Kofaktors; **DD**: idiopathische thrombozytopenische Purpura, Thrombozytopenie; **Therapie**: Frischplasma, Kryopräzipitat; **Prognose**: gut; meist kommt es nach dem 20. Lebensjahr zur Verminderung der Blutungsneigung

Vor|be|strahlung *f*: Bestrahlung eines Tumors vor einer Operation, z.B. zur Verkleinerung oder Auslösung einer Fibrosierung; *s.a. Essay Tumortherapie S. 1593*

Vor|beu|ge|test *m*: bei Skoliose findet sich neben der Seitenverbiegung auch immer eine mehr oder minder ausgeprägte Verdrehung der Wirbel um die Längsachse; bei leichter Skoliose ist diese Verdrehung nicht sichtbar; beugt sich der Patient aber nach vorne, wird i.d.R. ein Rippenbuckel sichtbar

Vor|der|arm|frak|tur *f*: *Syn: Unterarmfraktur*; Fraktur eines oder beider Unterarmknochen; *s.a. Radiusfraktur, Ulnafraktur, Unterarmschaftfraktur*

Vor|der|arm|schaft|frak|tur *f*: → *Unterarmschaftfraktur*

Vor|der|kam|mer|lin|se *f*: *s.u. Essay Katarakt S. 783*

Vor|der|wand|in|farkt *m*: die Herzvorderwand betreffender Myokardinfarkt; *s.a. Essay Akuter und rezidivierender Myokardinfarkt S. 1071*

Vor|der|wand|spit|zen|in|farkt *m*: Herzvorderwand und Herzspitze betreffender Myokardinfarkt; *s.a. Essay Akuter und rezidivierender Myokardinfarkt S. 1071*

Vor|hof|ex|tra|sy|stole *f*: → *atriale Extrasystole*

Vor|hof|flat|tern *nt*: Herzrhythmusstörung, bei der der Vorhof mit einer Frequenz von 220–350 Schlägen pro Minute schlägt; wegen der Gefahr einer 1:1-Überleitung potenziell lebensbedrohliche Rhythmusstörung; die **Klinik** wird von der Kammerfrequenz bestimmt; bei 3:1- oder 4:1-Überleitung sind die Patienten symptomfrei; höhere Kammerfrequenz kann aber zu Hypotonie, Angina pectoris, Linksherzinsuffizienz oder kardiogenem Schock führen; **Therapie**: Herzglykoside oder Verapamil* i.v. zur Akutbehandlung; Dauertherapie mit Betablockern oder Calciumantagonisten; *s.u. Essay Herzrhythmusstörungen S. 613*

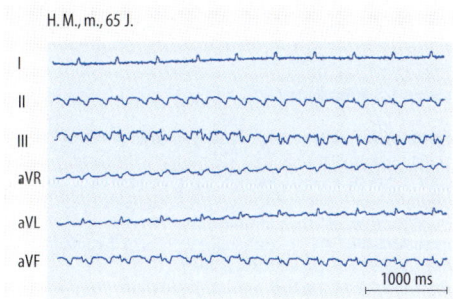

Abb. V22. **Vorhofflattern.** Oberflächen-EKG bei Vorhofflattern

Vor|hof|flim|mern *nt*: Herzrhythmusstörung, bei der die Vorhöfe ungeordnet flimmern; findet sich häufig bei Herzinsuffizienz, Mitralklappenfehler, arterieller Hypertonie, koronarer Herzkrankheit und Hyperthyreose; nimmt mit steigendem Alter an Häufigkeit zu, 3–5 % aller über 65-Jährigen haben

ein Vorhofflimmern; durch das Vorhofflimmern geht die Pumpfunktion des Vorhofs verloren und es kommt zu einer unregelmäßigen Überleitung auf die Kammer und zu absoluter Arrhythmie; **klinisch** auffällig sind Palpitationen und Zeichen einer Herzinsuffizienz; je nach Kammerfrequenz findet sich eine Brady- oder Tachykardie; die **Therapie** hängt von der Art des Vorhofflimmerns ab; **paroxysmales Vorhofflimmern** [hört spontan innerhalb von Stunden oder Tagen wieder auf] spricht i.d.R. gut auf Betablocker, Propafenon*, Flecainid* oder Amiodaron* an; bei **persistierendem Vorhofflimmern** [zeigt keine Tendenz zur spontanen Sistierung] wird eine medikamentöse oder elektrische Kardioversion versucht; am schwierigsten ist die Therapie von **permanentem Vorhofflimmern**, das nicht in einen Sinusrhythmus zurückgeführt werden kann; hier wird oft eine Schrittmacherimplantation oder eine Katheterablation des AV-Knotens nötig; *s.u. Essay Herzrhythmusstörungen S. 613*

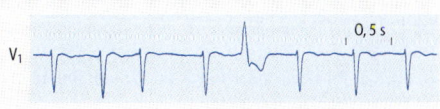

Abb. V23. **Vorhofflimmern.** Vorhofflimmern in Ableitung V_1

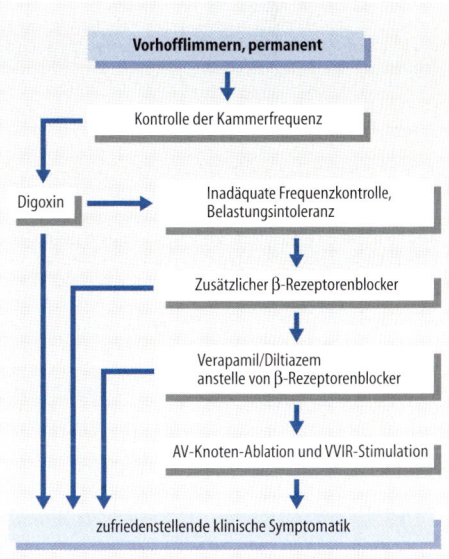

Abb. V24. **Vorhofflimmern.** Therapie von permanentem Vorhofflimmern

Vor|hof|schei|de|wand|de|fekt *m*: → *Vorhofseptumdefekt*

Vor|hof|sep|tum|de|fekt *m*: *Syn: Atriumseptumdefekt, Vorhofscheidewanddefekt*; angeborener Herzfehler mit Lückenbildung in der Scheidewand zwischen den beiden Vorhöfen; ca. 11 % aller angeborenen Herzfehler, der oft bei Trisomie 21 auftritt; nach der Lage unterscheidet man: 1. **superiorer** oder **oberer Sinus-venosus-Defekt**: im oberen Teil des Septums im Bereich der Einmündung von oberen Lungenvenen und Vena cava superior 2. **Vorhofseptumdefekt vom Sekundumtyp** [ASD II]: im zentralen Bereich der Fossa ovalis 3. **Vorhofseptumdefekt vom Primumtyp** [ASD I]: im unteren Teil, nahe der Trikuspidalklappe 4. **Sinus-coronarius-Defekt** oder **Koronarsinus-Defekt**: im Bereich des Sinus coronarius 5. **inferiorer** oder **unterer Sinus-venosus-Defekt**: tief unten

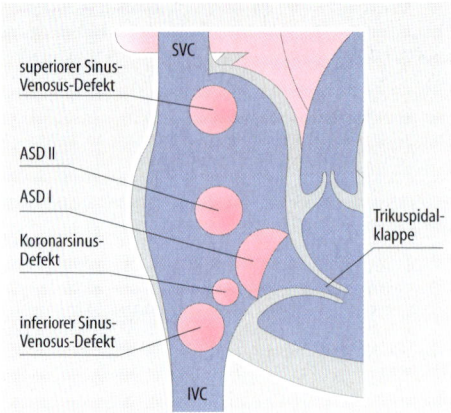

Abb. V25. Vorhofseptumdefekte

im Septum im Bereich der Einmündung von unteren Lungenvenen und Vena cava inferior
unabhängig von der Lage führt jeder Vorhofseptumdefekt zu einem Links-Rechts-Shunt auf Vorhofebene und damit zu einer Volumenbelastung des rechten Ventrikels; eine pulmonale Hypertonie mit Shunt-Umkehr und Zyanose entwickelt sich aber erst nach Jahrzehnten; **Klinik:** im Kindesalter kaum Symptome [nur beim Primumtyp], höchstens erhöhte Infektanfälligkeit; später kommt es zu verminderter Belastbarkeit und supraventrikulären Rhythmusstörungen [Vorhofflattern, -flimmern]; **Diagnose:** weite und fixierte Spaltung des 2. Herztons bei der **Auskultation**; funktionelles Strömungsgeräusch an der Pulmonalklappe [Systolikum; 2.–3. ICR links] und der Trikuspidalklappe [dumpfes Diastolikum]; im **EKG** Zeichen der Rechtshypertrophie und rechtsventrikulären Erregungsausbreitungsstörung; das **Röntgenbild** ist unauffällig; im **Echokardiogramm** wird der Defekt und die Vergrößerung des rechten Ventrikels sichtbar; eine **Herzkatheteruntersuchung** ist nur noch bei Verdacht auf eine Fehleinmündung von Lungenvenen indiziert; **Therapie:** operativer Verschluss durch interventionellen Verschluss [z.B. Amplatzer-System], direktes Vernähen oder Aufnähen eines Patches

Vor|hof|sep|tum|plas|tik f: plastische Operation zum Verschluss eines Vorhofseptumdefekts

Vor|hof|ta|chy|kar|die f: Syn: atriale Tachykardie; vom Vorhof ausgehende Tachykardien können idiopathisch oder bei kardialen Erkrankungen [v.a. akuter Myokardinfarkt, Cor pulmonale] auftreten; häufig findet man sie aber auch bei Digitalisüberdosierung oder -intoxikation in Verbindung mit Hypokaliämie; **Therapie:** bei Digitalisüberdosierung Absetzen der Glykoside und Kaliumsubstitution; ansonsten Normalisierung der Kammerfrequenz [z.B. mit Betablockern, Calciumantagonisten] und Verhinderung oder Beseitigung von Arrhythmien mit Antiarrhythmika; *s.u. Essay Herzrhythmusstörungen S. 613*

Vo|ri|co|na|zol nt: Breitspektrumantimykotikum aus der Gruppe der Triazole, das primär zur Behandlung systemischer Mykosen verwendet wird; wirkt v.a. gegen Aspergillus, Candida, Fusarium, Scedosporium, Bipolaris, Blastomyceten, Coccidien, Dermatophyten und Histoplasma; **NW:** sehr häufig [30 bis 50 %] Sehstörungen (verschwommenes Sehen, Farbsehstörungen), die meist spontan innerhalb 1 h nach Injektion verschwinden, Pruritus, Schmerzen an der Injektionsstelle, Kopfschmerzen, Benommenheit, Verwirrtheit, selten Depressionen, Übelkeit, Diarrhoe, Erbrechen; *s.a. Essay Mykosen S. 1059*

Vor|la|gen|wie|ge|test m: Syn: PAD-Test; *s.u. Essay Harninkontinenz S. 533*

Vorläufer-B-Zell-Neoplasie f: *s.u. Essay Non-Hodgkin-Lymphome*

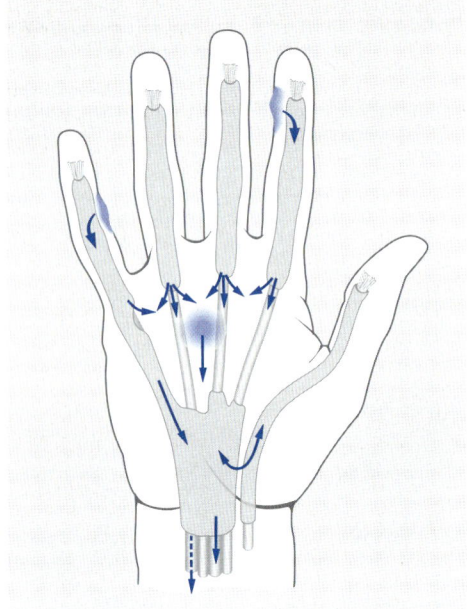

Abb. V26. V-Phlegmone

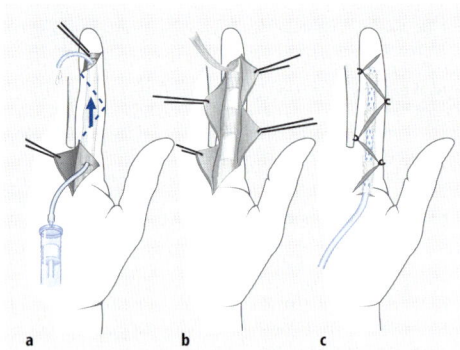

a   b   c

Abb. V27. V-Phlegmone. Spülbehandlung einer Sehnenphlegmone

S. 1133
Vorläufer-T-Zell-Neoplasie f: *s.u. Essay Non-Hodgkin-Lymphome S. 1133*
V-Phleg|mo|ne f: akute eitrige Tendovaginitis der Beugesehnenscheiden von Daumen und Kleinfinger; **Therapie:** Eröffnung und Drainage vom distalen und proximalen Ende her; Spülung mit Kochsalzlösung; frühzeitige postoperative Mobilisierung zur Verhinderung von Verwachsungen

Vulpian-Atrophie f: Syn: skapulohumerale Form der spinalen Muskelatrophie; *s.u. spinale Muskelatrophie*

Vulpian-Bernhard-Atrophie f: Syn: skapulohumerale Form der spinalen Muskelatrophie; *s.u. spinale Muskelatrophie*

Vulva-Damm-Plastik f: Syn: Episioperineoplastik; plastische Operation an Vulva und Damm, z.B. nach Dammriss*

Vul|va|kar|zi|nom nt: meist nach der Menopause auftretendes Karzinom im Bereich der Vulva; das i.d.R. die großen Schamlippen betrifft; in 95 % ein Plattenepithelkarzinom, der Rest entfällt auf maligne Melanome, Sarkome und Adenokarzinome; die vulväre intraepitheliale Neoplasie* gilt als wichtigste Präkanzerose; kommt überdurchschnittlich häufig bei Patientinnen mit Diabetes mellitus, Hypertonie und

Neubildungen von Vulva und Vagina

R. Kreienberg, S. Digel

Prämaligne Erkrankungen der Vulva

Die Nomenklatur der Vulvapräkanzerosen ist erst in den letzten Jahren vereinheitlicht worden. Dies ist der Grund für das Fehlen epidemiologischer Daten über Inzidenz und Prävalenz echter Präkanzerosen.

Der Altersgipfel der Präkanzerosen liegt zwischen 48 und 51 Jahren, während das Vulvakarzinom sein Altersmaximum ca. 10–12 Jahre später aufweist. Dies spricht für eine Latenzphase bis zur Entstehung eines invasiven Karzinoms aus einer präinvasiven Läsion.

Man spricht von einer prämalignen Läsion nur dann, wenn Atypien vorhanden sind. Je nach Entartungsrisiko unterscheidet man **Dystrophien** [Atypien selten vorhanden, Entartungsrisiko gering] und **vulväre intraepitheliale Neoplasien** [VIN, Dysplasien mit Zellatypien und Carcinoma in situ, Entartungsrate hoch]. Die Grenzen zwischen den einzelnen Vulvaveränderungen sind fließend.

Plattenepithelhyperplasie [hyperplastische Dystrophie]

Etwa 20–50 % aller Dystrophien sind durch Proliferation mit Verdickung des Epithels gekennzeichnet. Sie können in jedem Alter auftreten, gehäuft jedoch peri- und postmenopausal. Die Ätiologie ist unbekannt, allerdings ist diese Erkrankung oft mit Diabetes mellitus und mechanischen Irritationen vergesellschaftet. Sie verursacht meist einen starken Juckreiz. Bei der Inspektion werden Papeln von weißlicher bis dunkelbrauner Färbung, die zu größeren Flächen konfluieren können, gesehen. Die dystrophischen Bezirke treten uni- oder bilateral auf und können mit leukoplakischen Hautveränderungen einhergehen. Palpatorisch ist die Vulva im betroffenen Bezirk verdickt. Differenzialdiagnostisch sollte immer an ein invasives Karzinom gedacht werden. Zur Diagnosesicherung ist die Entnahme einer oder mehrerer Punch-Biopsien angezeigt. Die Therapie der Wahl ist die Laservaporisation.

Lichen sclerosus [atrophische Dystrophien]

Der Lichen sclerosus ist ein aktiver, chronischer, metabolischer Prozess des Vulvaepithels, der zu einer atrophischen Umwandlung der Vulva führt. Dies tritt am häufigsten in der Menopause auf. Selten kommt ein Lichen sclerosus bei jungen Frauen vor, nimmt dann allerdings ganz ausgedehnte Formen an.

Die Ätiologie ist unbekannt. Manchmal ist ein Lichen sclerosus mit Autoimmunerkrankungen assoziiert. Auf eine genetische Prädisposition weist das gehäufte Auftreten bei HLA-B40-Antigen-positiven Frauen hin.

Die Symptome bestehen in Pruritus, Dyspareunie, Brennen und Blutungen. Bei der Inspektion sieht man Läsionen mit einem weißlichen, perlmuttartigen Glanz. Sie treten typischerweise bogenförmig subpubisch auf und greifen auf die Innenseite der Labia majora und auf die Labia minora über. In den Randbezirken sind häufig entzündliche Formationen und Rhagaden zu erkennen. Im Verlauf der Erkrankung entsteht allmählich eine Schrumpfung des Introitus vaginae, im Extremfall ist keine Kohabitation mehr möglich. Da weder durch Inspektion noch durch Palpation eine Diagnosesicherung bzw. eine Abgrenzung gegenüber einem Karzinom möglich ist, sollte immer eine Biopsie durchgeführt werden. Die Therapie besteht in der Laservaporisation nach Diagnosesicherung mittels Histologie. Nach Abheilung sollte eine testosteronhaltige Creme bis zu 2 Jahre appliziert werden. Als neue Therapie gelten Salben mit Clobetasolpropionat.

Die Prognose der Erkrankung ist gut, aber eine langjährige Therapie ist i.d.R. erforderlich. Der Lichen sclerosus ist keine Präkanzerose im engeren Sinn, aber in ca. 3–5 % mit einem Carcinoma in situ bzw. Vulvakarzinom assoziiert.

Vulväre intraepitheliale Neoplasien [VIN]

Unter VIN werden die echten Präkanzerosen der Vulva zusammengefasst. Die Inzidenz beträgt 2,1/100.000 und hat in den letzten Jahren v.a. bei jüngeren Frauen zugenommen, sodass bei 40 Jahren ein Altersgipfel angegeben wird. Histologisch unterscheidet man je nach Ausmaß der atypischen Epithelproliferation:

- VIN I [leichte Dysplasie]: die Veränderungen sind auf das untere Drittel des Epithels beschränkt]
- VIN II [mäßige Dysplasie]: die Veränderungen sind in den unteren zwei Dritteln des Epithels nachweisbar]
- VIN III [schwere Dysplasie, Carcinoma in situ]: das gesamte Epithel ist verändert.

Die Basalmembran ist bei allen VIN intakt. Sonderformen der VIN I sind die **Condylomata acuminata** [Feigwarzen*], die durch Infektionen mit HPV [humanes Papillomavirus*] Typ 6 und 11 entstehen. Sonderformen des Carcinoma in situ sind der **Morbus Bowen**, die **Erythroplasie Queyrat** und der **Morbus Paget der Vulva**. Es handelt sich hierbei um histologische Diagnosen, die nach der neuen Nomenklatur verlassen worden sind, da sie sich klinisch und therapeutisch vom Carcinoma in situ nicht unterscheiden.

Symptome fehlen in 50 % der Fälle, ansonsten treten unspezifische Beschwerden wie Pruritus, Missempfindungen, Brennen, Nässen und Dyspareunie auf.

Bei der Inspektion sollte die Hautfarbe beurteilt und nach Rhagaden und Exkoriationen gesucht werden. Die Inspektion wird durch die Kolposkopie mit Anwendung von Essigsäure [Läsionen treten deutlicher hervor] ergänzt, wobei Veränderungen ab 2–3 mm erkennbar werden. Suspekte Areale können durch 1 %-ige Toluidinblaulösung markiert werden, um eine gezielte Biopsie zur Diagnosesicherung entnehmen zu können. Die Therapie der Wahl ist die Laservaporisation.

Vulvakarzinom

Epidemiologie

Das Vulvakarzinom ist eine seltene Erkrankung. Die Inzidenz beträgt 1,5/100.000 pro Jahr, es stellt 4–5 % aller Genitalmalignome dar. Es tritt meistens bei Frauen über 60 Jahre auf, der Altersgipfel ist mit 65 Jahren erreicht. Etwa 15 % aller Vulvakarzinome treten bei Frauen unter 40 Jahren auf. Über 60 % der Vulvakarzinome sind an den Labia majora lokalisiert, seltener sind Labia minora, Klitoris und die hintere Kommissur befallen. Sie treten meist einseitig auf.

Ätiologie

Die Ursache des Vulvakarzinoms ist unbekannt. Als Risikofaktoren gelten:

- Vulvadysplasien [VIN I-III]
- Infektionen mit *High-risk*-HPV [v.a. im Karzinom der jüngeren Patientin]
- Lichen sclerosus [in 4–5 % Übergang in ein invasives Karzinom]
- Plattenepithelhyperplasien [nach 20 Jahren in ca. 5 % Übergang in ein invasives Karzinom]
- Condylomata acuminata [Risiko 15-fach erhöht]
- Rauchen.

Pathologie und Tumorausbreitung

Insgesamt 90 % der Vulvakarzinome sind Plattenepithelkarzinome. Seltener treten Melanome [5 %], undifferenzierte Karzinome [4 %], Sarkome [2 %], Basalzellkarzinome [1,5 %], Karzinome der Bartholini-Drüse [1 %] und Adenokarzinome [0,5 %] auf.

Das Vulvakarzinom metastasiert frühzeitig in die regionären Lymphknoten: Karzinome der hinteren Vulva und seltener der vorderen in die inguinalen und externen iliakalen Lymphknoten, Karzinome der vorderen Vulva in die vesikalen und obturatorischen sowie die tiefen inguinalen, hypogastrischen und iliakalen Lymphknoten. Fernmetastasen treten erst sehr spät auf.

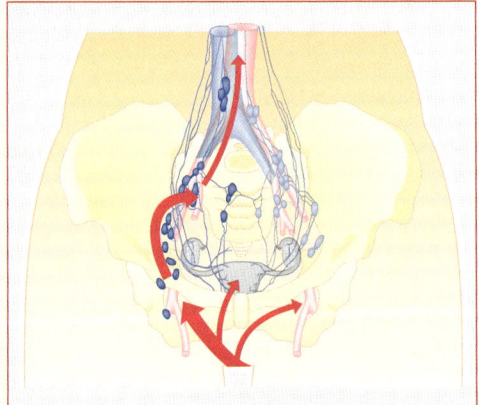

Abb. 1. Vulvakarzinom. Schema der lymphogenen Streuung

Stadieneinteilung

Die Stadieneinteilung des Vulvakarzinoms erfolgt nach FIGO und nach UICC. Das FIGO-Staging wird vornehmlich klinisch, d.h. präoperativ, verwendet, während die TNM-Einteilung nach Vorliegen der Histologie vorgenommen wird [Tab. 1].

Prognose

Der wichtigste Prognoseparameter beim Vulvakarzinom ist der Befall inguinaler Lymphknoten. Andere prognostische Faktoren sind die Tumorgröße, das Grading, die Invasionstiefe und der Einbruch des Tumors in die Lymph- und Blutbahn.

Tab. 1. Stadieneinteilung des Vulvakarzinoms

FIGO	UICC	Tumorausdehnung
0	Tis	Karzinom in situ
I	T1 N0 M0	Tumordurchmesser ≤ 2 cm, auf Vulva/Perineum beschränkt
Ia		Stromainvasion ≤ 1 mm [Mikrokarzinom]
Ib		Stromainvasion > 1 mm
II	T2 N0 M0	Tumordurchmesser > 2 cm, auf Vulva/Perineum beschränkt
III	T3 N0 M0	Befall der unteren Urethra/Vagina/Anus
	T1–3 N1 M0	einseitiger Befall der regionären Lymphknoten
IVA	T4 N0–2 M0	Befall der oberen Urethra/Blase/Rektum/Beckenwand
	T1–3 N2 M0	beidseitiger Befall der regionären Lymphknoten
IVB	alle T, alle N M1	Fernmetastasen, Befall der pelvinen Lymphknoten

Die absolute 5-Jahres-Überlebensrate beträgt 50 %. Die Aufschlüsselung nach den Tumorstadium ergibt folgende Werte:
- Stadium I   83 %
- Stadium II   63 %
- Stadium III   41 %
- Stadium IV   15 %.

Symptome, Klinik und Diagnose
Die Symptomatologie und die klinische Diagnostik des Vulvakarzinoms unterscheidet sich nicht von der Diagnostik der VIN. Ein generelles Problem ist die späte Diagnose, die sowohl durch Patientinnen als auch durch behandelnde Ärzte bedingt ist.
Die Läsionen können uni- oder bilateral auftreten, es sollte immer nach kontralateralen Abklatschtumoren gefahndet werden. Die Läsionen können sich endophytisch entwickeln, von Ulzerationen überdeckt sein und die Umgebung derb infiltrieren oder exophytisch-blumenkohlartig zu einem großen Tumor wachsen. Zusätzlich zu den bei den VIN beschriebenen diagnostischen Maßnahmen sollte eine Zystorektoskopie zur Beurteilung des Befalls benachbarter Areale durchgeführt werden. Ein CT bzw. MRT des Beckens kann ebenfalls indiziert sein.

Therapie
Bei der Behandlung des Vulvakarzinoms steht die Operation im Vordergrund. Es gibt zahlreiche Operationsmethoden. Lange Zeit galt als Standardoperation die radikale Vulvektomie mit bilateraler inguinofemoraler Lymphonodektomie en bloc und evtl. gleichzeitiger pelviner Lymphknotenentfernung. Die mit diesem Eingriff verbundene exzessive Morbidität, insbesondere die hohe Rate an Wundheilungsstörungen, sowie die mit der Veränderung des Körperbildes einhergehenden schwerwiegenden psychosexuellen Beeinträchtigungen waren ursächlich für das Bemühen, die Radikalität des Eingriffes zu modifizieren. Heute nimmt die individuell stadienadaptierte Therapie des Vulvakarzinoms, die sich an der Tumorausbreitung und dem Metastasierungsrisiko unter der Kenntnis der die Prognose beeinflussenden Parameter orientiert, einen zentralen Punkt in der Behandlung des Vulvakarzinoms ein. Bei kleinen unilateralen Karzinomen kann eine Exzision im Gesunden mit breitem Sicherheitssaum oder eine partielle Vulvektomie ggf. mit ipsilateraler inguinaler Lymphonodektomie durchgeführt werden. In fortgeschrittenen Tumorstadien ist die Indikation zu radikaleren Operationen gegeben, wobei durch eine präoperative Strahlentherapie evtl. die operative Radikalität eingeschränkt bzw. Operabilität erzielt werden kann.
Bei großen Tumoren, bei Resektionen nicht oder nur knapp im Gesunden und bei nachgewiesenem regionalen Lymphknotenbefall kann zusätzlich eine postoperative Strahlentherapie indiziert sein.

Nachsorge
80 % der Rezidive treten in den ersten 2 Jahren auf. Die Mehrzahl sind Lokalrezidive. Die Untersuchungen zur Tumornachsorge sollten daher in den ersten 3 Jahren vierteljährlich und dann alle 4–6 Monate durchgeführt werden. Besondere Beachtung sollten auch die möglichen Komplikationen der Primärbehandlung [Wundheilungsstörungen, Lymphödeme der Beine, sexuelle Dysfunktion, Lymphozelen] erhalten.

Vaginalkarzinom

Das Vaginalkarzinom gehört zu den seltensten gynäkologischen Malignomen. Die Inzidenz beträgt 0,7/100.000 pro Jahr. Der Altersgipfel liegt zwischen 70 und 79 Jahren. Die Ätiologie ist unbekannt. Als prädisponierende Faktoren werden diskutiert:

- VAIN [vaginale intraepitheliale Neoplasie]
- Infektionen mit *High-risk*-HPV
- Strahlenexposition
- Diethylstilböstrol-Einnahme der Mutter in der Schwangerschaft.

90 % der Vaginalkarzinome sind Plattenepithelkarzinome. Insgesamt 10 % sind Adenokarzinome, maligne Melanome und Rhabdomyosarkome [im Kindesalter].

Die meisten Vaginalkarzinome sind im oberen Drittel der hinteren Vaginalwand lokalisiert. Sie breiten sich lokal zur Harnblase und zum Rektum hin aus und weisen in ca. 20 % der Fälle Lymphknotenmetastasen [iliakal, inguinal] auf. Fernmetastasen kommen selten vor.

Frühformen des Vaginalkarzinoms sind im Allgemeinen symptomlos. Ansonsten stehen Fluor und vaginale [postmenopausale] Blutungen im Vordergrund. Unterleibsschmerzen und Blasen-Darm-Symptomatik sind sehr späte Zeichen in fortgeschrittenen Stadien.

Die Diagnosesicherung erfolgt durch eine Biopsie unter kolposkopischer Sicht. Zur Ausbreitungsdiagnostik gehört neben einer Zystorektoskopie ein MRT des kleinen Beckens, um Informationen über einen Tumorbefall der umgebenden Organe zu gewinnen.

Die Therapie ist individualisiert in Abhängigkeit von Tumorstadium und klinischem Allgemeinzustand zu wählen, wobei zunehmend insbesondere in den frühen Stadien der Operation ggf. mit anschließender Rekonstruktion der Vagina der Vorzug gegeben wird. Bei Befall der oberen zwei Drittel der Vagina erfolgt die Operation wie beim Zervixkarzinom [*s.u. Essay Neubildungen des Uterus*], beim unteren Drittel wie beim Vulvakarzinom [siehe oben]. In fortgeschritteneren Fällen ist die Strahlentherapie die Therapie der Wahl. Diese wird als perkutane Radiatio kombiniert mit einer Brachytherapie durchgeführt.

Quellenhinweise

Abb. 1: Reuter: Springer Lexikon Medizin, Springer Verlag 2004

Adipositas vor; Vulvakarzinome können sich per continuitatem auf angrenzende Strukturen [Vagina, Urethra, Anus, Blase, Rektum] ausdehnen, lymphogen [inguinale/femorale/pelvine ipsilaterale und kontralaterale Lymphknoten] und selten auch hämatogen [Leber, Lunge, Knochen] metastasieren; das **klinische Bild** ist variabel und reicht von Leukoplakie über warzenartige Veränderungen bis hin zu ulzerierenden Tumoren; deshalb muss jede unklare Veränderung biopsiert und histologisch abgeklärt werden; Therapie: radikale Vulvektomie mit bilateraler Ausräumung der Leistenlymphknoten ist die Standardtherapie bei invasivem Karzinom; bei kleineren Tumoren kann auf die kontralaterale Lymphknotenentfernung verzichtet werden; Strahlen- und Chemotherapie spielen praktisch keine Rolle; die **Prognose** hängt vom Stadium und der Tumorart ab; bei Plattenepithelkarzinom liegt die 5-Jahresüberlebensrate bei ca. 70 %, bei malignem Melanom aber nur bei 30–40 %; *s.u. Essay Neubildungen von Vulva und Vagina S. 1685*

Vul|va|plas|tik *f: Syn: Episioplastik*; plastische Operation an der Vulva; *s.a. Essay Neubildungen von Vulva und Vagina S. 1685*

Vul|va|präl|kann|ze|ro|sen *pl*: von einer prämalignen Läsion spricht man nur dann, wenn Atypien vorhanden sind; je nach Entartungsrisiko unterscheidet man Dystrophien [Atypien selten vorhanden, Entartungsrisiko gering] und vulväre intraepitheliale Neoplasien [VIN, Dysplasie mit Zellatypyen und Carcinoma in situ, Entartungsrate hoch]; die Grenzen zwischen den einzelnen Vulvaveränderungen sind fließend; *s.u. Essay Neubildungen von Vulva und Vagina S. 1685*

Vul|vek|to|mie *f*: operative (Teil-)Entfernung der Vulva, z.B. bei Vulvakarzinom; *s.a. Essay Neubildungen von Vulva und Vagina S. 1685*

Vul|vi|tis *f, pl* -**ti|den**: *Syn: Vulvaentzündung*; Entzündungen der Vulva und des Introitus betreffen oft auch die Vagina [Vulvovaginitis]; sie können primär die Vulva betreffen [primäre akute Vulvitis] oder als sekundäre Infektion Folge einer höher gelegenen Entzündung [Kolpitis*] oder von Allgemeinerkrankungen [z.B. Vulvovaginitis* diabetica] sein; bei der **primären akuten Vulvitis** handelt es sich meist um eine allergische Reaktion auf äußere Noxen [Seife, Waschmittel, Intimsprays, antiseptische Lösungen, Arzneimittel, synthetische Stoffe, eng sitzende Kleidung]; bei den infektiösen Vulvitiden stehen Virusinfektionen [Herpes genitalis, Papillomaviren] im Vordergrund; die Entzündung kann aber auch Ausdruck einer gestörten Partnerbeziehung sein; **Klinik:** ödematös geschwollene, gerötete Vulva, heftiger Juckreiz; Therapie: Elimination der Noxe, lokale Behandlung von Sekundärinfektionen, evtl. Cortison lokal

Vul|vo|val|gi|ni|tis *f, pl* -**ti|den**: akute oder chronische Entzündung von Vulva und Scheide; am weitaus häufigsten als infektiöse Vulvovaginitis durch Candida albicans [Vulvovaginitis candidamycetica]; die chronische **Vulvovaginitis diabetica** wird ebenfalls meist durch Candida albicans oder andere Pilze sowie Bakterien hervorgerufen; eine **Vulvovaginitis gonorrhoica** findet man meist bei älteren Frauen, in der Schwangerschaft und bei Kindern, weil das Scheidenmilieu dann bakterielle Entzündungen begünstigt; *s.a. Essay Geschlechtskrankheiten – Genitale Kontaktinfektionen S. 475*

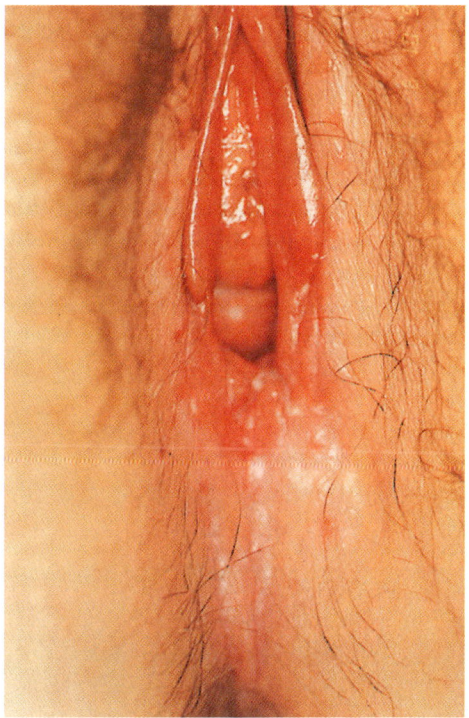

Abb. V28. Vulvitis. Primäre akute Vulvitis

Vulvovaginitis candidamycetica: *Syn: vulvovaginale Candidose, Candidavulvitis, Candidakolpitis, Soorkolpitis, Vaginalsoor, vaginaler Soor, Candidavulvovaginitis*; die Vulvovaginitis durch Candida albicans betrifft v.a. junge Frauen, Patientinnen mit Diabetes mellitus und Schwangere im letzten Trimenon; orale Kontrazeptiva begünstigen die Entwicklung; **Klinik:** weißlicher krümeliger Ausfluss, Brennen, Juckreiz, Schwellung und Rötung der Vulva; Therapie: antimykotische Cremes, Lotions oder Ovula; bei rezidivierender Candidose Itraconazol* oder Fluconazol* p.o. als Ein-Tages-Therapie

Vulvovaginitis herpetica: *Syn: herpetische Vulvovaginitis*; Herpesinfektion von Schamlippen und Scheide; *s.a. Herpes sexualis*

VVI-Stimulation *f: s.u. Herzschrittmacher*

v-Welle *f*: durch den venösen Rückfluss zum rechten Vorhof bei geschlossener Trikuspidalklappe erzeugte Welle in der Venensphygmografie

V-Y-Plastik *f*: Lappenplastik, mit V-förmiger Inzision und Y-förmiger Naht des Verschiebelappens

VZV-Immunglobulin *nt: s.u. Windpocken*

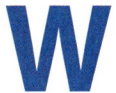

Waaler-Rose-Test m: *Syn: Rose-Waaler-Test*; indirekter Hämagglutinationshemmtest zum Nachweis von Rheumafaktoren; dabei werden mit Kaninchenantikörpern beladene Schaferythrozyten durch Rheumafaktoren agglutiniert

Wach|heits|test m: *Syn: maintenance of wakefulness test*; *s.u. Essay Schlafstörungen S. 1413*

Wach|ol|der m: *Syn: Juniperus communis*; immergrüner Strauch aus der Familie der Zypressengewächse [Cupressaceae]; verwendet werden die **Wacholderbeeren** [Juniperi fructus] und das aus ihnen gewonnene ätherische **Wacholderöl** [Juniperi aetheroleum], das u.a. α- und β-Pinen, Terpinenol, Flavonglykoside und Gerbstoffe enthält; **Wacholderholz** [Juniperi lignum] wird heute kaum noch verwendet; **Anw.:** traditionell innerlich als Aquaretikum [v.a. bei Zystitis, Pyelitis] und Karminativum; auch bei Gicht und Rheuma; **Wacholderbeermus** als Roborans und zur Blutreinigung; äußerlich in durchblutungsfördernden Einreibungen [**Spiritus Juniperi**]; in der Homöopathie bei Verdauungsbeschwerden und Harnleiden

Wa|den|bein|frak|tur f: *Syn: Wadenbeinbruch, Fibulafraktur*; Wadenbeinfrakturen können isoliert, zusammen mit Schienbeinfrakturen [Unterschenkelschaftfraktur*] oder als Fraktur des Außenknöchels [*s.u. Knöchelfraktur*] vorkommen; sie werden i.d.R. konservativ behandelt, außer die Stabilität des oberen Sprunggelenks ist betroffen oder es liegt eine Dislokation im Gelenk vor; bei Unterschenkelschaftfrakturen wird i.d.R. nur die Tibiafraktur versorgt, weil die Wadenbeinfraktur von alleine verheilt; *s.a. Essay Fraktur, Luxation, Distorsion S. 423*

Wa|den|kneif|test m: *Syn: Thompson-Handgriff, Thompson-Test*; Test bei Verdacht auf Achillessehnenruptur; kräftiges Zusammendrücken der Wadenmuskulatur des knienden oder auf dem Bauch liegenden Patienten führt bei intakter Achillessehne zu einer Plantarflexion des Fußes; fehlt bei Ruptur der Sehne; heute durch Sonografie ersetzt

Wagner-Unverricht-Syndrom nt: → *Dermatomyositis*

Wahl-Zeichen nt: Meteorismus und sichtbare Darmsteifung oberhalb der Obstruktion als Zeichen eines mechanischen Ileus

Waldenström-Krankheit f: → *Makroglobulinämie Waldenström*

Wald|knob|lauch m: → *Bärlauch*

Wald|lauch m: → *Bärlauch*

Wald|meis|ter m: *Syn: echter Waldmeister, Galium odoratum*; Staude aus der Familie der Rötegewächse [Rubiaceae]; verwendet werden die kurz vor oder während der Blüte gesammelten oberirdischen Pflanzenteile [**Waldmeisterkraut**, Maikraut, Galii odorati herba]; sie enthalten Cumarin, Iridoide und Phenolcarbonsäuren; **Anw.:** traditionell bei Erkrankungen von Leber und Gallenblase, Niere und ableitenden Harnwegen sowie Atemwegs- und Magen-Darm-Beschwerden und Durchblutungsstörungen

Wald|nacht|schat|ten m: → *Atropa belladonna*

Walking-through-Angina f: Angina pectoris-Beschwerden, die zu Beginn einer Belastung auftreten und bei weiterer Belastung durch Freisetzung vasodilatierender Metabolite wieder verschwinden; *s.u. Essay Angina pectoris S. 59*

Walk-through-Phänomen nt: *Syn: Durchgeh-Phänomen*; bei peripherer arterieller Verschlusskrankheit mit Claudicatio* intermittens [Fontaine-Stadium II] kommt es bei Belastung initial zu Schmerzen, die beim Weitergehen aber wieder verschwinden, d.h. die Patienten können durch den Schmerz „hindurchgehen" [*engl.* walk through]

Wall|nuss, echte f: *Syn: Juglans regia*; Baum aus der Familie der Walnussgewächse [Juglandaceae]; verwendet werden die **Walnussblätter** [Juglandis folium], die Gerbstoffe und Juglon [5-Hydroxy-1,4-naphthochinon] enthalten; **Anw.:** traditionell äußerlich bei leichten Entzündungen der Haut und Hyperhidrose; innerlich als Anthelmintikum und Blutreinigungsmittel; in der Homöopathie Verwendung der frischen grünen **Walnussschalen** [Juglandis regiae cortex] und Blätter bei Akne und nässenden Ekzemen

Wan|der|fi|la|rie f: → *Loa loa*

Wan|der|lap|pen|plas|tik f: Lappenplastik, bei der das Transplantat [**Wanderlappen**] in mehreren Schritten an den Zielort verpflanzt wird, z.B. im ersten Schritt Transfer von der Leiste zum Unterarm und im zweiten Schritt vom Unterarm auf den Schädel

Wan|der|röte f: → *Erythema chronicum migrans*

Wan|gen|plas|tik f: *Syn: Melonoplastik, Meloplastik*; plastische Chirurgie an der Wange, z.B. bei Wangenspalte

Wan|gen|schleim|haut|kar|zi|nom nt: sind meist im Bereich leukoplakischer Veränderungen lokalisiert; innerhalb dieser weißen Flecken erscheinen sie als indurierte Areale mit eingesunkenem Zentrum oder als verruköse Gebilde; neigen zu rascher Metastasierung und zu lokalen Rezidiven; *s.u. Essay Neubildungen der Mundhöhle S. 1049*

Wan|zen|kraut nt: → *Traubensilberkerze*

War|fa|rin nt: synthetisches Cumarinderivat, das durch eine Strukturähnlichkeit mit Vitamin K die Bildung Vitamin K-abhängiger Gerinnungsfaktoren [Faktor II, VII, IX und X] sowie die Bildung von Protein C und S in der Leber hemmt; **Anw.:** Prophylaxe und Langzeittherapie von venösen und arteriellen Thrombosen und Embolien, Patienten mit Vorhofflattern oder künstlichen Herzklappen, Prophylaxe und Nachbehandlung des Myokardinfarktes, des thrombotischen Schlaganfalls sowie bei transitorischen ischämischen Attacken; **NW:** Blutungen [v.a. Magendarmtrakt] bei 2–4 % der Patienten; allergische Reaktionen [Purpurea, Alopezie, Urticaria]; bei genetischen Protein C-Mangel u.U. vorübergehende Hautnekrosen i.d.R. an den Extremitäten

Applikation während der Schwangerschaft kann zu einer **Warfarin-Embryopathie** führen; Einnahme in 1. Trimester kann u.a. Hypoplasie der knöchernen Nase und gepunktete Epiphysenverknöcherungen [ähnlich wie Chondrodysplasia punctata] verursachen, Applikation im 2. und 3. Trimester ZNS-Anomalien hervorrufen; es kann zu intrauteriner Blutung und Fruchttod kommen

Wär|me|be|hand|lung f: → *Thermotherapie*

Wär|me|mes|sung f: → *Kalorimetrie*

Wär|me|the|ra|pie f: → *Thermotherapie*

Wär|me|ur|ti|ka|ria f: *Syn: Urticaria e calore*; durch Hitzeeinwirkung hervorgerufene physikalische Urtikaria*; man unterscheidet lokalisierte [**Wärmekontakturtikaria**] und systemische Formen [**generalisierte Wärmeurtikaria**], die auch als Reflexformen bezeichnet werden; die **generalisierte Wärmeurtikaria** ist eine sehr häufige [15 % der jungen Erwachsenen] Urtikaria durch endogene [Sport, Arbeit, Alkohol, Gewürze, Erregung, **Anstrengungsurtikaria**] oder exogene Überwärmung [heiße Bäder, **Schwitzurtikaria**]; **Klinik:** kleine [1–3 mm], weißliche, heftig juckende Quaddeln, die meist von einem Reflexerythem umgeben sind; Allgemeinsymptome wie Kopfschmerzen, Übelkeit, Niesen, Bauchkrämpfe und im Extremfall Anaphylaxie sind Ausdruck der Histaminfreisetzung; **Diagnose:** Belastungstest [Treppen steigen, Rad fahren], Wärmetest mit warmem Wasser oder warmen Gegenständen; **Therapie:** Ausschaltung oder Vermeidung der auslösenden Ursache steht an erster Stelle; Antihistaminika [Terfenadin*, Loratadin*] intern; bei ungenügender Wirksamkeit Kombination von H$_1$- und H$_2$-Antihistaminika; Corticoide intern zur Unterdrückung oder Abkürzung akuter Schübe; *s.a. Abb. W1*

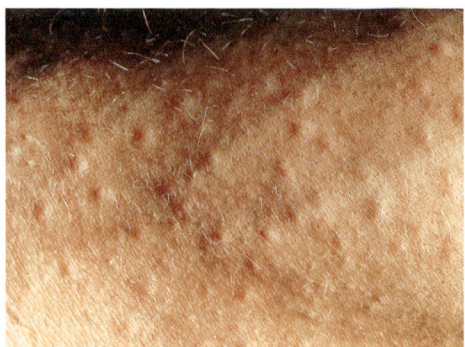

Abb. W1. Wärmeurtikaria. Generalisierte Wärmeurtikaria

Warn|blu|tung f: *Syn: warning leak*; *s.u. Essay Schlaganfall und zerebrovaskuläre Krankheiten S. 1423*

Warren-Shunt m: *Syn: distaler splenorenaler Shunt*; *s.u. portokavaler Shunt*

Wartegg-Zeichentest m: häufig verwendeter projektiver Test, bei dem die Probanden 8 angefangene Zeichnungen ergänzen oder fertigstellen; die Auswertung erfolgt nach einem vorgegeben Schema

Wartenberg-Zeichen nt: beugt man die Finger 2–5 gegen einen Widerstand [Fingerhäkeln], kommt es bei einer Pyramidenbahnschädigung zur einer pathologischen Mitbewegung des Daumens

War|ze f: → *Verruca*
seborrhoische Warze: → *Alterswarze*

War|zen|vi|rus nt, pl **-ren**: → *Papillomavirus*

Wasch|bär|spul|wurm m: *Syn: Baylisascaris procyonis*; wird selten auf den Menschen übertragen; die wandernden Larven können eine oft fatal verlaufende eosinophile Meningoenzephalitis verursachen; *s.a. Essay Helminthosen S. 553*

Wasch|holz nt: → *Quillajarinde*

Wasch|pha|se f: *s.u. Händedesinfektion*

Was|ser|bruch m: **1.** → *Hydrocele* **2.** → *Hydrocele testis*

Was|ser|harn|ruhr f: → *Diabetes insipidus*

Was|ser|haus|halt m: das Gesamtkörperwasser findet sich in vier Kompartimenten, von den das intrazelluläre Kompartiment den größten Teil [30–40 % des Körpergewichtes] beinhaltet; im Extrazellulärraum verteilt sich das Wasser auf das Plasmakompartiment [4 %], das Interstitium [16 %] und schließlich das transzelluläre Kompartiment [2–4 %], das aus Sekreten von Magen- und Darmtrakt, Tracheobronchialsystem, exkretorischem System der Nieren und Drüsen sowie dem Liquor cerebrospinalis und dem Augenkammerwasser besteht; Veränderungen oder Störungen des Wasserhaushaltes betreffen auch immer den Elektrolythaushalt, da Elektrolyte un-

gebunden nur in gelöster Form vorkommen können; *s.a. Hypervolämie, Hypovolämie, Essay Prä- und postoperative Störungen im Flüssigkeits- und Elektrolythaushalt S. 327*

Was|ser|heil|kun|de f: → *Hydrotherapie*

Was|ser|klee m: → *Bitterklee*

Was|ser|kres|se f: → *Brunnenkresse*

Wassermann-Reaktion f: *Syn: Komplementbindungsreaktion nach Wassermann, Wassermann-Test*; unspezifische Komplementbindungsreaktion zum Nachweis bestimmter Reagine im Serum bei Syphilis

Was|ser|po|cken pl: → *Windpocken*

wasting syndrome nt: *Syn: HIV-Auszehrungssyndrom, HIV-assoziiertes Auszehrungssyndrom*; Gewichtsverlust ist ein sehr charakteristisches Symptom der HIV-Infektion und kann enorme Ausmaße annehmen; bei mehr als 10 % spricht man, wenn keine anderen Erkrankungen vorliegen, von einem HIV-assoziierten Auszehrungssyndrom; die Genese des Gewichtsverlusts ist multifaktoriell und umfasst u.a. verminderte Nahrungsaufnahme, intestinale Dysfunktion und metabolische Störungen; Hauptfaktor ist die verminderte Nahrungsaufnahme, die bei der HIV-Infektion entweder permanent besteht oder sich immer wieder wiederholt; *s.u. Essay HIV-Infektion – AIDS S. 625*

Waterhouse-Friderichsen-Syndrom nt: *s.u. Meningokokkenmeningitis*

Wat|schel|gang m: *Syn: Entengang*; typischer Gang bei doppelseitiger Lähmung des Musculus gluteus medius oder beidseitiger hochstehender Hüftluxation

Watson-Schwartz-Test m: Nachweis von Porphobilinogen im Harn durch Zugabe eines Aldehydreagens; enthält die Probe Porphobilinogen, kommt es zu einer intensiven Rotfärbung

WDHA-Syndrom nt: *s.u. Verner-Morrison-Syndrom*

WDHH-Syndrom nt: *s.u. Verner-Morrison-Syndrom*

Weber-Christian-Syndrom nt: → *Pfeifer-Weber-Christian-Syndrom*

Weber-Ramstedt-Operation f: *Syn: Pyloromyotomie, Pylorotomie, Ramstedt-Operation*; Längsspaltung der verdickten Pylorusmuskulatur und stumpfes Spalten der Muskulatur bis zur Mukosa; Standardoperation bei Pylorushypertrophie

Weber-Versuch m: Prüfung der Knochenleitung mit einer a¹-Stimmgabel [Frequenz: 435 Hz]; die Stimmgabel wird auf die Schädelmitte aufgesetzt; normalhörige oder seitengleich schwerhörige Patienten hören den Ton in beiden Ohren bzw. der Kopfmitte; bei einseitiger Schallleitungsschwerhörigkeit wird der Ton zum erkrankten Ohr hin lateralisiert, bei Schallempfindungsstörung zur anderen Seite; *s.a. Rinne-Versuch*

Wech|sel|fie|ber nt: → *Malaria*

Wech|sel|jah|re pl: → *Klimakterium*

Weeks-Bazillus m: → *Haemophilus aegyptius*

Weg|dorn m: → *Kreuzdorn*

Wegener-Granulomatose f: *Syn: Wegener-Klinger-Granulomatose, rhinogene Granulomatose, maligne granulomatöse Angiitis, Morbus Wegener*; ätiologisch ungeklärte, systemische Erkrankung mit Nekrose der Blutgefäße und Bildung von Granu-

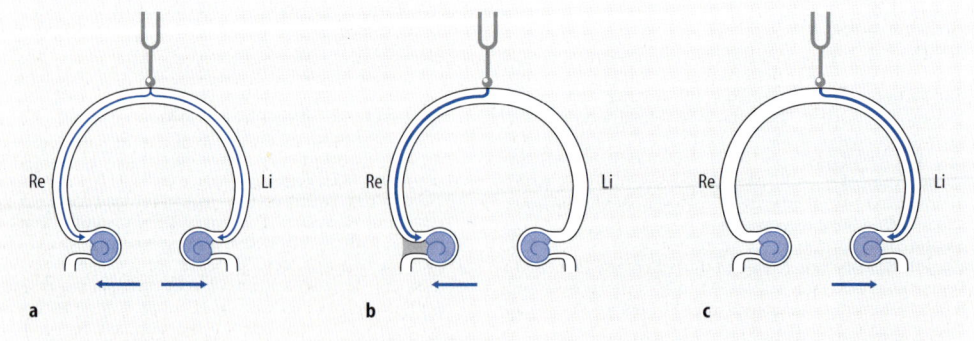

Abb. W2. Weber-Versuch

lomen im Nasen-, Mund- und Rachenraum; klinisch auffällig sind oft Asthma-ähnliche Beschwerden; Therapie: Prednison* in Kombination mit Cyclophosphamid*; operative Abtragung der Granulome und plastische Rekonstruktion der zerstörten Strukturen; *s.a. Essay Asthma bronchiale und Status asthmaticus S. 95*

We|ge|rich, großer/breiter m: → *Breitwegerich*

Weg|warte f: Syn: *Zichorie, Cichorium intybus var. intybus*; Pflanze aus der Familie der Korbblütler [Asteraceae]; verwendet werden die oberirdischen Pflanzenteile [**Cichorii herba**], die Blätter zusammen mit den Wurzeln [**Cichorii folia et radix**] und die getrockneten Wurzeln [**Cichorii radix**]; sie enthalten Sesquiterpenlactone und Flavonoide; Anw.: Stomachikum, Cholagogum und Blutreinigungsmittel; traditionell bei Appetitlosigkeit, Verdauungsbeschwerden, Gelbsucht und als mildes Abführmittel; Kaffee-Ersatz

We|hen|hem|mung f: → *Tokolyse*

We|hen|mes|sung f: → *Tokografie*

Weich|strahl|tech|nik f: → *Weichteiltechnik*

Weich|teil|rheu|ma|tis|mus m: Syn: *Muskelrheumatismus, Fibrositis, Fibromyalgie, fibromyalgisches Syndrom, Fibrositis-Syndrom*; Oberbegriff für chronische, nicht-rheumatische Erkrankungen mit typischen extraartikulären Schmerzen [Muskulatur, Skelettweichteile], Morgensteifigkeit, allgemeiner Abgeschlagenheit [eine Beziehung zum chronischen Erschöpfungssyndrom wird diskutiert], Schlafstörungen usw.; klinisch besteht kein Unterschied zwischen der primären Form ohne bekannte Ätiologie und der sekundären Form, die zusammen mit anderen Erkrankungen [rheumatische Erkrankungen, Colitis ulcerosa] vorkommt

Weich|teil|tech|nik f: Syn: *Weichstrahltechnik*; unscharfe Bezeichnung für die Verwendung niedriger Spannungen [20–40 kV] zur besseren Darstellung der Weichteile, z.B. bei der Mammografie oder Lungenaufnahmen

Wei|de f: Syn: *Salix*; Bezeichnung für **Silberweide** [Salix alba], **Purpurweide** [Salix purpurea], **Kopfweide** [Salix fragilis] und andere Holzpflanzen aus der Familie der Weidengewächse [Salicaceae]; verwendet wird die Rinde der Zweige [**Weidenrinde**, Salicis cortex], die Salicin und acetylierte Derivate [Salicortin] enthält, die im Körper zu Salicylsäure verstoffwechselt werden; besitzt eine antipyretische, antiphlogistische und analgetische Wirkung; Anw.: bei Fieber, Kopfschmerzen, rheumatischen Erkrankungen und Gicht

Wei|den|rös|chen nt: Syn: *Epilobium*; Bezeichnung für **kleinblütiges Weidenröschen** [Epilobium parviflorum], **Bergweidenröschen** [Epilobium montanum], **rosarotes Weidenröschen** [Epilobium roseum], **Hügelweidenröschen** [Epilobium collinum], **schmalblättriges Weidenröschen** [Epilobium angustifolium] und andere Stauden aus der Familie der Nachtkerzengewächse [Oenotheraceae]; verwendet werden kurz vor oder während der Blüte gesammelte und getrocknete oberirdische Pflanzenteile [**Epilobii herba**, Weidenröschenkraut], die Flavonoide, Sterole und β-Sitosterol enthalten; Anw.: traditionell bei benigner Prostatahyperplasie

Wei|her|hip|pel m: → *Badedermatitis*

Weil-Felix-Reaktion f: Syn: *Weil-Felix-Test*; serologischer Test zur Diagnose von Rickettsieninfektionen [Fleckfieber]; beruht auf der Agglutination von Proteus-Serovar OX19 und OX2 durch kreuzreagierende Antikörper

Weil-Krankheit f: → *Leptospirosis icterohaemorrhagica*
indonesische Weil-Krankheit → *Leptospirosis bataviae*

Wein|fleck m: → *Naevus flammeus*

Wein|raute f: → *Raute*

Weiß|dorn, gemeiner m: Syn: *Hagedorn, Crataegus oxyacantha, Crataegus laevigata*; Strauch aus der Familie der Rosengewächse [Rosaceae]; verwendet werden meist **Weißdornblätter und Blüten** [Crataegi folium cum flore], die u.a. Catechine, Gerbstoffe und Glykoside [v.a. Quercetin] enthalten; verbessern die Koronar- und Myokarddurchblutung und besitzen eine positiv inotrope, chronotrope und dromotrope sowie eine negativ bathmotrope Wirkung; in der tradionellen Medizin werden auch **Weißdornfrüchte** [Crataegi fructus] und **Weißdornblüten** [Crataegi flos] verwendet; Anw.: be-

ginnende Herzinsuffizienz, leichte bradykarde Herzrhythmusstörungen; traditionell auch bei Nieren- und Blasenbeschwerden; in der Homöopathie bei Hypotonie und Herzbeschwerden

Weiß|fle|cken|krank|heit f: **1.** → *Lichen sclerosus et atrophicus* **2.** → *Vitiligo*

Weiß|fluss m: → *Fluor albus*

Weiß|sche|cken|krank|heit f: Syn: *Albinismus circumscriptus*; s.u. *Albinismus*

Weiß|schwie|len|krank|heit f: → *Leukoplakie*

Weiß|sucht f: → *Albinismus*

Weit|sich|tig|keit f: → *Hypermetropie*

Weit|win|kel|glau|kom nt: Syn: *Simplexglaukom, Offenwinkelglaukom, Glaucoma simplex*; primäres Glaukom durch Abflussbehinderung im Schlemm-Kanal ohne Einengung des Kammerwinkels; in Europa 90 % aller Primärglaukome; *s.u. Essay Glaukome S. 497*

Welch-Fränkel-Gasbrandbazillus m: → *Clostridium perfringens*

Wel|len|sit|tich|hal|ter|lun|ge f: Syn: *Vogelhalterlunge, Vogelzüchterlunge, Geflügelzüchterlunge, Taubenzüchterlunge*; exogen-allergische Alveolitis durch Inhalation von Kot- oder Federstaub von Vögeln; *s.a. Essay Lungen- und Atemwegserkrankungen durch Arbeit und Umwelt S. 1265*

Wender Utah Rating Scale nt/f: s.u. *Essay Aufmerksamkeits-Defizit-Überaktivitäts-Syndrom S. 111*

Werdnig-Hoffmann-Krankheit f: Syn: *infantile spinale Muskelatrophie (Werdnig-Hoffmann)*; s.u. *spinale Muskelatrophie*

Wer|mut m: → *Artemisia absinthium*

Wer|mut|kraut nt: Syn: *Magenkraut, Absinthii herba*; s.u. *Artemisia absinthium*

Wertheim-Meigs-Operation f: Syn: *Wertheim-Operation*; abdominale Hysterektomie bei Zervixkarzinom mit Entfernung von Parametrium, oberem Scheidendrittel, paravaginalem Bindegewebe und Beckenlymphknoten; *s.a. Hysterektomie, Essay Neubildungen des Uterus S. 1627*

Western-Equine-Enzephalomyelitis f: Syn: *westliche Pferdeenzephalitis, Western-Equine-Enzephalitis*; in den USA und Kanada auftretende, leicht verlaufende Enzephalomyelitis durch das **Western-Equine-Encephalitis-Virus**; wird durch Moskitos übertragen

West-Nil-Fieber nt: durch ein Flavivirus [**West-Nil-Fieber-Virus**] verursachte Arboviruskrankheit, die früher v.a. in Nordafrika auftrat, mittlerweile aber auch in Europa und Nordamerika endemisch ist; verläuft meist mild [leichtes Fieber, Muskel- und Kopfschmerzen, evtl. makulopapulöses Exanthem], kann aber eine **West-Nil-Enzephalitis** auslösen, die in ca. 15 % tödlich verläuft

West-Operation f: s.u. *Dakryozystorhinostomie*

Westphal-Pilcz-Zeichen nt: Syn: *Lidschlussreaktion, Lidschlussreflex*; reflektorischer Lidschluss bei Berührung der Hornhaut, der Haut um das Auge oder plötzlicher Blendung

Westphal-Syndrom nt: s.u. *dyskaliämische/periodische Lähmung*

Westphal-Zeichen nt: Syn: *Erb-Westphal-Zeichen*; Fehlen oder Abschwächung des Patellarsehnenreflexes v.a. bei Tabes dorsalis

West-Syndrom nt: Syn: *Blitz-Nick-Salaam-Krämpfe, BNS-Krämpfe, infantile Spasmen, Propulsiv-petit-mal*; bereits im 1. Lebensjahr [2.–8. Lebensmonat] beginnende Form der Epilepsie; beruht i.d.R. auf einer intrauterinen oder postpartalen Enzephalopathie; betrifft Jungen wesentlich häufiger als Mädchen; die Anfälle imponieren durch brüske Vorwärtsbewegungen von Kopf und Rumpf, die einem Anheben der Beine oder Einschlagen der Arme begleitet sind [deshalb Blitz-Nick-Salaam-Krämpfe]; die Anfälle dauern nur Sekunden, können aber in Serien von bis zu 50 Anfällen auftreten und in Grand-mal-Anfälle übergehen; im EEG findet sich das charakteristische Bild von Hypsarrhythmie oder diffusen, gemischten Krampfpotenzialen; die **Prognose** ist unbehandelt schlecht; es kommt zu schwerer psychomotorischer Entwicklungshemmung und später Demenz; ab dem 5. Jahr verschwinden die BNS-Krämpfe, oft entwickeln sich später aber fokale oder generalisierte Krämpfe; *s.a. Essay Epilepsie und Status epilepticus S. 365*

Weyl-Wickham-Streifen *pl*: → *Wickham-Streifen*
Whiplash-Syndrom *nt*: → *HWS-Schleudertrauma*
Whipple-Krankheit *f*: → *Morbus Whipple*
Whipple-Operation *f*: *s.u. Duodenopankreatektomie*
White-Spot-Disease *nt*: → *Lichen sclerosus et atrophicus*
Whitmore-Krankheit *f*: → *Malleoidose*
Wickham-Streifen *pl*: *Syn: Wickham-Phänomen, Weyl-Wickham-Streifen*; weißliche Netzzeichnung auf den Papeln bei Lichen* ruber planus; besonders deutlich sind sie an der Mund- und Genitalschleimhaut

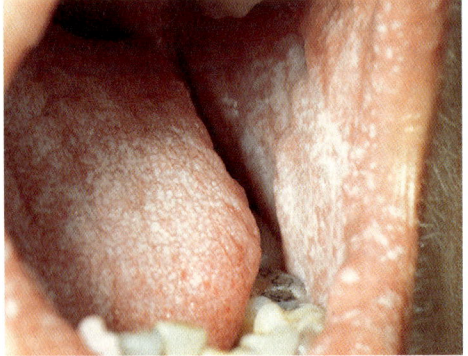

Abb. W3. Wickham-Streifen. Lichen ruber planus der Mundschleimhaut

Widal-Anämie *f*: *Syn: Widal-Abrami-Anämie, Anämie Typ Widal, Widal-Ikterus, Widal-Abrami-Ikterus*; *s.u. hämolytische Anämie*
Widal-Reaktion *f*: *Syn: Gruber-Widal-Reaktion, Gruber-Widal-Test, Widal-Test*; Agglutination von Bakterien mit Antiseren; wird v.a. zur Unterscheidung von Bakterienstämmen verwendet
Wielderlbellelbung *f*: → *Reanimation*
Wielsenlaulgenltrost *m*: → *Augentrost*
Wielsenlgraslderlmaltiltis *f*, *pl* **-tiltilden**: → *Gräserdermatitis*
Wielsenlgräslerlderlmaltiltis *f*, *pl* **-tiltilden**: → *Gräserdermatitis*
Wilkie-Syndrom *nt*: *Syn: Arteria-mesenterica-superior-Kompressionssyndrom, arteriomesenteriale Duodenalkompression, oberes Mesenterialarterien-Syndrom, Duodenalverschluss*; Kompression des horizontalen Teil des Duodenums durch die Arteria mesenterica superior; kann zu zeitweiliger Passagebehinderung und evtl. Ileus führen
Wilk-Krankheit *f*: → *Tuberculosis cutis verrucosa*
Willan-Krankheit *f*: → *Pityriasis versicolor*
Willebrand-Jürgens-Syndrom *nt*: → *von Willebrand-Jürgens-Syndrom*
Williams-Beuren-Syndrom *nt*: *Syn: infantile idiopathische Hyperkalzämie, idiopathische infantile Hyperkalzämie*; Mikrodeletionssyndrom* mit einer Häufigkeit von 1:10.000 Lebendgeburten; führt zu Störungen des Kalzium- und Vitamin D-Stoffwechsels, Elfengesicht, Hypertelorismus, kurzer Nase, wulstigen Lippen, Zahnanomalien, Kleinwuchs, Herzfehler [supravalvuläre Aortenstenose, Pulmonalstenose, Ventrikelseptumdefekt] sowie mittelgradiger geistiger Retardierung
Wilms-Tumor *m*: *Syn: Adenomyorhabdosarkom der Niere, embryonales Adenosarkom/Adenomyosarkom/Rhabdomyosarkom, Nephroblastom*; maligner Nierentumor, der oft schon im Kindesalter [85 % unter 6 Jahren] und in ca. 5 % der Fälle beidseitig auftritt; **Klinik:** der Tumor verläuft relativ symptomlos; Schmerzen führen nur in 25 % der Fälle zur Diagnose, Hämaturie in 18 %; bei mehr als der Hälfte der Patienten ist ein palpierbarer Tumor im Abdomen das Hauptsymptom; **Therapie:** in Stadium I-II Nierenentfernung und anschließende Chemotherapie; bei den Stadien III-V präoperative Vorbehandlung mit Zytostatika oder Bestrahlung zur Verkleinerung der Tumormasse [Debulking oder Downsizing] und postoperative Chemotherapie; **Prognose:** die 5-Jahres-Überlebensrate beträgt heute 97 % für Stadium I, 94 % für

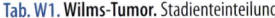

I	Auf eine Niere beschränkt und komplett entfernt
II	Ausdehnung über die Nierenkapsel hinaus, aber komplett entfernbar a) ohne paraaortalen Lymphknotenbefall b) mit paraaortalen Lymphknotenbefall
III	Nicht-hämatogener Residualtumor im Abdomen (Tumorruptur, peritoneale Implantate, Lymphknotenbefall über die paraaortale Gruppe hinausgehend, inkomplette Resektion)
IV	Hämatogene Metastasen (Lunge, Leber, Knochen, Gehirn)
V	Bilaterale Tumoren (synchron/metachrom)

Stadium II, 88 % für Stadium III und 47 % für Stadium IV; bei bilateralem Befall [Stadium V] liegt die Rate bei 75 %
Wilson-Ableitungen *pl*: unipolare EKG-Ableitungen von der Brustwand; i.d.R. werden 6 Elektroden [V_1–V_6] angelegt; zusätzlich zu diesen Standardableitungen gibt es noch linkspräkordiale [V_7–V_9] und rechtspräkordiale [V_{3R}-V_{5R}] Ableitungen; *s.a. Essay Elektrokardiogramm S. 317*

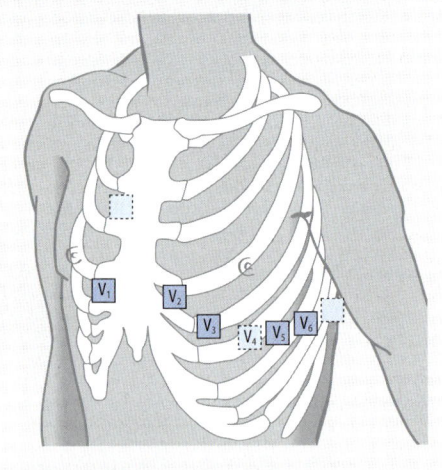

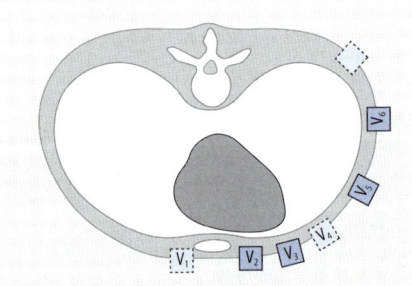

Abb. W4. Wilson-Ableitungen. Position der Elektroden

Wilson-Gen *nt*: *s.u. Morbus Wilson*
Wilson-Syndrom *nt*: → *Morbus Wilson*
Winldelldermaltiltis *f*, *pl* **-tiltilden**: *Syn: Dermatitis ammoniacalis, Dermatitis pseudosyphilitica papulosa, Dermatitis glutaealis infantum, Erythema papulosum posterosivum, Erythema glutaeale, posterosives Syphiloid*; flächenhafte irritative Hautentzündung im Windelbereich, die ca. 2/3 aller Säuglinge ein-

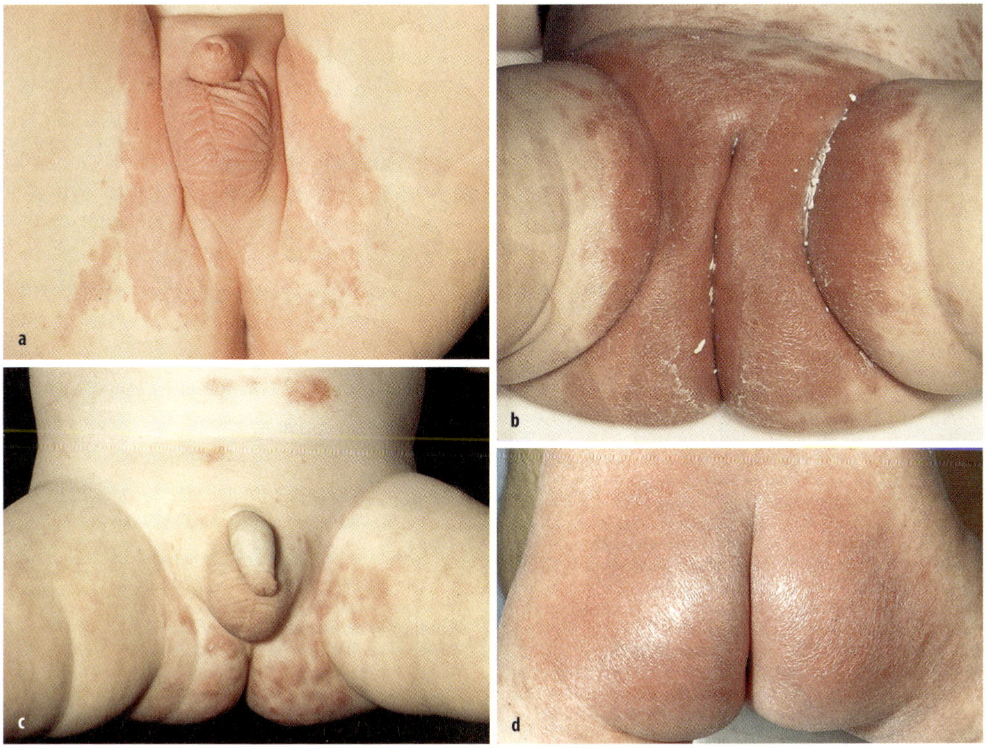

Abb. W5. **Windeldermatitis**

oder mehrmals betrifft; atopisches und seborrhoisches Ekzem sowie Psoriasis fördern die Entstehung; **Therapie:** häufiger Windelwechsel, Zinksalbe, bei schweren Fällen Hydrocortisonsalbe; **Komplikationen:** Sekundärinfektion mit Candida* albicans, Granuloma glutaeale infantum [wahrscheinlich durch Candidaantigene verursacht], Hautatrophie bei langfristiger Corticoidbehandlung

Wind|po|cken *pl: Syn: Wasserpocken, Schafblattern, Spitzpocken, Varizellen, Varicella*; durch das Varicella-Zoster-Virus* hervorgerufene Infektionskrankheit, die durch einen stark juckenden Ausschlag mit Papeln und Bläschen charakterisiert ist; die Windpocken treten vorwiegend in der Kindheit auf [bis zum 14. Lebensjahr sind mehr als 90 % immun] und zeigen einen Häufigkeitsgipfel im späten Winter und Frühjahr; die Infektion erfolgt meist durch direkten Kontakt, kann aber auch aerogen [deshalb „Windpocken"] erfolgen; die infizierten Patienten sind bereits 1–2 Tage vor Auftreten des Erythems infektiös; die Inkubationszeit beträgt ca. 14 Tage [10–28 Tage]; **Klinik:** beginnt mit uncharakteristischen Symptomen und leichtem Fieber; das Exanthem erscheint als einzelne Roseolen, die sich innerhalb von weniger als 24 Stunden über Papeln zu typischen Bläschen mit einem roten Hof entwickeln; die frischen Bläschen sind stark juckend und enthalten eine klare, virushaltige Flüssigkeit; sie trocknen aber rasch ein und bilden meist Krusten; die ersten Effloreszenzen treten zunächst v.a. im Gesicht, am behaarten Kopf und am Stamm auf, eine zentrifugale Ausbreitung auf die Extremitäten ist relativ selten; charakteristisch für die Windpocken ist ein schubweises Auftreten der Bläschen, das zu einem Nebeneinander von alten, eingetrockneten und frischen Bläschen unterschiedlicher Größe führt [**Heubner-Sternenkarte**]; die Bläschen finden sich auch auf der Schleimhaut von Mund und Genitalbereich und der Konjunktiva

Verlauf: bei gesunden, d.h. immunkompetenten Patienten

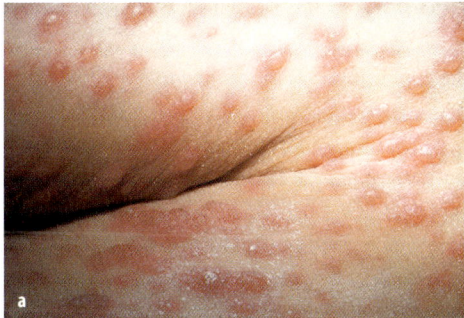

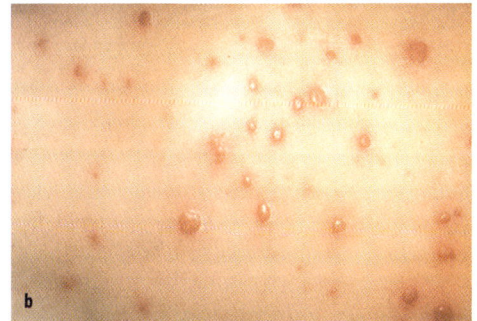

Abb. W6. **Windpocken**

kommt es nach 8–20 Tagen zu narbenloser Abheilung; durch Kratzen kann es aber zu Exkoriation und Narbenbildung kommen; Windpocken hinterlassen i.d.R. eine lebenslange Immunität; bei 1–2 % kommt es aber zu einer Zweiterkrankung; die häufigsten **Komplikationen** sind bakterielle Superinfektion der Effloreszenzen durch v.a. Staphylococcus* aureus oder Streptococcus* pyogenes, Zerebellitis [Häufigkeit ca. 1:5.000; benigner Verlauf] und Enzephalitis [Häufigkeit ca. 1:40.000; meist schlechte Prognose mit Krampfanfällen, Bewusstlosigkeit und Exitus letalis oder Defektheilung]; thrombozytopenische Purpura, Begleitarthritis, Myokarditis und Nephritis sind seltenere Komplikationen; in der Schwangerschaft [1. oder 2. Trimenon] können Varizellen zu Gliedmaßenfehlbildungen, Dystrophie, Katarakt und ZNS-Schäden des Feten führen [**Varizellenembryofetopathie**]

Therapie: symptomatische Behandlung des Juckreizes mit Lotio alba oder Antihistaminika; in seltenen Fällen [Infektion von Frühgeborenen, konnatale Varizellen, abwehrgeschwächte Patienten] Aciclovir oral oder i.v.; **Prophylaxe**: Gabe von **VZV-Immunglobulin** innerhalb von 24–72 h nach Exposition kann eine Infektion verhindern oder den Verlauf abschwächen; eine **Impfung mit attenuierten Viren** wird für abwehrgeschwächte Patienten [v.a. Leukämien] empfohlen; unter 13 Jahren genügt eine Dosis, darüber sollten zwei Dosen im Abstand von 6 Wochen verabreicht werden; die Zahl der freiwillig geimpften Kinder nimmt auch in Deutschland in den letzten Jahren stetig zu; v.a. in den angloamerikanischen Ländern sind die Windpocken nur noch eine selten gesehene Erkrankung

Wind|schutz|schei|ben|ver|let|zung f: s.u. Keratorrhexis

Winiwarter-Buerger-Krankheit f: Syn: *Morbus Winiwarter-Buerger, Buerger-Syndrom, Thrombangiitis/Thrombendangiitis/Endarteritis/Endangiitis obliterans*; meist bei Rauchern [Männer, 20–40 Jahre] auftretende arterielle Verschlusskrankheit mit Befall kleiner und mittelgroßer Arterien der Extremitäten; oft mit begleitender Phlebitis oder Thrombophlebitis; führt langfristig zu arterieller Verschlusskrankheit; **Therapie**: Einstellen des Rauchens ist die Behandlung der Wahl und ist auch von entscheidender Bedeutung für die Prognose; Prostazyklin i.v. über 3–4 Wochen verbessert die Symptomatik; nicht-steroidale Antiphlogistika für die begleitende Phlebitis oder Thrombophlebitis; evtl. thorakale oder lumbale Sympathektomie; *s.u. Essay Periphere arterielle Verschlusskrankheit S. 1661*

Win|kel|block|glaukom nt: dem **akuten Winkelblockglaukom** oder **Glaukomanfall** liegt eine akute Verlegung des Kammerwinkels durch die Irisbasis [**Winkelblock**] zugrunde; dies kommt nur bei anlagemäßig engem Kammerwinkel, besonders bei Kurzbau [Hypermetropie] und relativ großer Linse [Alterslinse] vor

das **intermittierende Winkelblockglaukom** ist eine Vorstufe des akuten Winkelblockglaukoms; hierbei treten vorübergehende Drucksteigerungen durch Winkelverschluss auf, der Pupillarblock löst sich aber jeweils wieder spontan auf; ein **chronisches Winkelblockglaukom** entsteht meist, wenn ein Glaukomanfall nicht rechtzeitig behandelt wird und Verklebungen des Kammerwinkels [Goniosynechien] entstehen, die zu einer chronischen Steigerung des Augeninnendrucks mit Papillenschädigung und Gesichtsfeldeinschränkung führen; primär, d.h. ohne vorangegangenen Glaukomanfall, entsteht ein chronisches Winkelblockglaukom in Europa selten, im asiatischen Raum dagegen häufiger; *s.u. Essay Glaukome S. 497*

Win|kel|blo|ckung f: → Glaukomanfall

Winkelmann-Operation f: Syn: *Jaboulay-Winkelmann-Operation, Jaboulay-Operation*; operative Therapie der Hydrozele, bei der die Tunica vaginalis testis eröffnet und nach hinten geschlagen wird

Winkler-Krankheit f: Syn: *Chondrodermatitis nodularis helicis, schmerzhaftes Ohrknötchen*; kleines, sehr druckschmerzhaftes Knötchen am freien Ohrmuschelrand; wächst rasch und hat eine Tendenz zur Geschwürsbildung; **Therapie**: Exzisi-

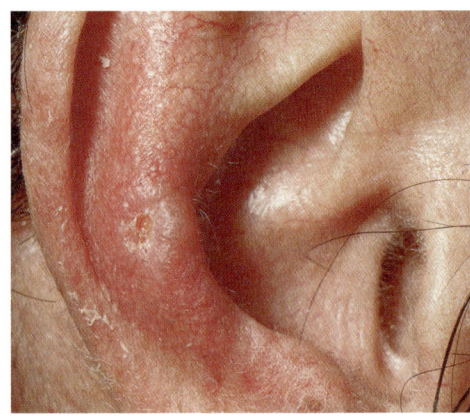

Abb. W7. Winkler-Krankheit

on

Winterbottom-Zeichen nt: Lymphknotenschwellungen im dorsolateralen Halsbereich; typisch, aber nicht obligat bei afrikanischer Trypanosomiasis; *s.u. Essay Tropenkrankheiten – importierte Krankheiten S. 1571, Essay Parasitosen S. 1217*

Wir|bel|bo|gen|durch|tren|nung f: → Laminotomie
Wir|bel|bo|gen|frak|tur f: s.u. Wirbelsäulenfraktur
Wir|bel|bo|gen|re|sek|ti|on f: → Laminektomie
Wir|bel|kör|per|frak|tur f: s.u. Wirbelsäulenfraktur
Wir|bel|kör|per|kom|pres|si|ons|frak|tur f: s.u. Wirbelsäulenfraktur
Wir|bel|säu|len|frak|tur f: im Gegensatz zur früher gebräuchlichen Einteilung in Wirbelkörperfraktur, Wirbelbogenfraktur usw., verwendet man heute das **3-Säulenmodell nach Denis**: die **vordere Säule** umfasst die vorderen 2/3 des Wirbelkörpers und der Bandscheibe sowie das vordere Längsband; die **mittlere Säule** besteht aus dem hinteren Drittel des Wirbelkörpers und der Bandscheibe sowie dem hinteren Längsband; die **hintere Säule** beinhaltet die restlichen Strukturen [Wirbelbogen, Gelenkfortsätze, Dornfortsätze etc.]

je nach der Art der einwirkenden Gewalt unterscheidet man **Kompressionsbrüche** [axiale Stauchung], **Distraktionsbrüche** [bei Flexion oder Hyperextension] und **Rotationsbrüche**; **pathologische Frakturen** sind relativ häufig, wobei Osteoporose und Tumormetastasen die wichtigste Ursache sind

Therapie: Kompressionsverletzungen und osteoporotische Frakturen werden meist konservativ behandelt; nach einigen Tagen Flachlagerung wird ein Korsett oder eine Zervikalstütze verordnet; Distraktions- und Rotationsverletzungen

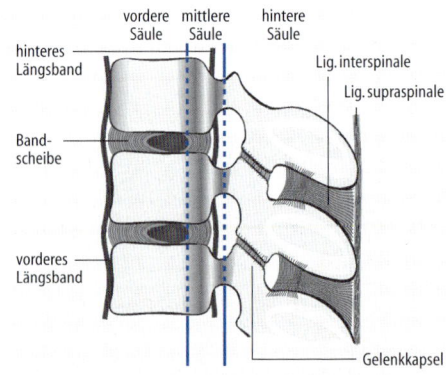

Abb. W8. Wirbelsäulenfraktur. 3-Säulenmodell nach Denis

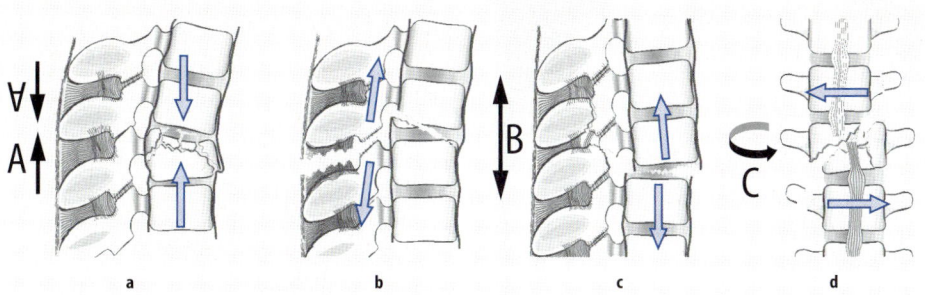

Abb. W9. Wirbelsäulenfraktur. a Typ A: stabile Kompressionsfraktur der vorderen und mittleren Säule, **b** und **c** Typ B: Distraktionsfraktur mit querer Zerreißung, **d** Typ C: Rotationsfraktur

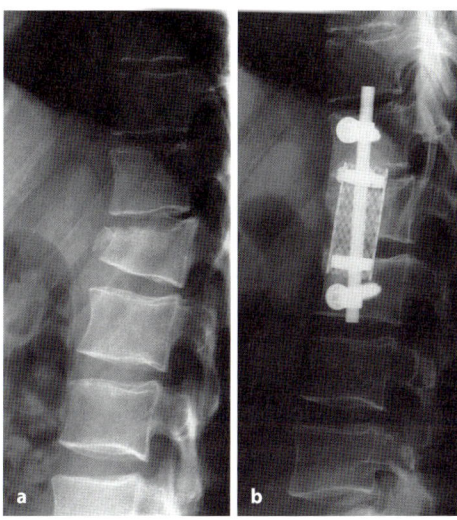

Abb. W10. Wirbelsäulenfraktur. a instabile Fraktur von LWK1, **b** partielle Resektion und Ersatz durch ein spongiosagefülltes Titankörbchen, laterale Stabilisierung mit USS-Stab

erfordern eher eine operative Versorgung, entweder Osteosynthese oder Spondylodese; bei Kompressionsverletzungen evtl. partielle Resektion und Ersatz durch ein spongiosagefülltes Titankörbchen; *s.a. Essay Osteoporose S. 1171*

Wirbelsäulensyndrome *pl*: *Syn*: *bandscheibenbedingte Erkrankungen, Bandscheibenschäden, degenerative Wirbelsäulenerkrankungen*; *s.u. Essay Degenerative Wirbelsäulenerkrankungen S. 125*

Wirbelsäulentuberkulose *f*: *Syn*: *Spondylitis tuberculosa, Wirbeltuberkulose, Wirbelkaries, Morbus Pott*; klinisch unauffällig verlaufende, häufigste Form der Knochentuberkulose; durch die Zerstörung der Wirbel kommt es zu vielfältigen Veränderungen [Keil-, Blockwirbel, Gibbus] und zur Bildung kalter Abszesse [Senkungsabszess]; *s.a. Essay Tuberkulose S. 1585*

Wirt-anti-Transplantat-Reaktion *f*: *Syn*: *Host-versus-Graft-Reaktion*; Abstoßungsreaktion, bei der das Immunsystem des Empfängers gegen das transplantierte Organ oder Gewebe reagiert

Wismutvergiftung *f*: *Syn*: *Bismutismus, Bismutose*; durch chronische Wismutaufnahme hervorgerufene Intoxikation, die meist das Zahnfleisch [**Wismutstomatitis**] oder die Nieren [**Wismutnephropathie**] betrifft; *s.a. Essay Intoxikationen*

S. 743

Wittmaack-Ekbom-Syndrom *nt*: → *Restless-legs-Syndrom*

Witwenbuckel *m*: *s.u. Essay Osteoporose S. 1171*

Witzel-Fistel *f*: *Syn*: *Witzel-Gastrostomie*; operativ angelegte Magenfistel zwischen Magenwand und Bauchdecke, bei der ein Katheter in die Magenwand eingenäht wird; dient v.a. der Nahrungszufuhr bei Speiseröhrenkrebs

Wolchenendmigräne *f*: *s.u. Essay Migräne – Kopfschmerz S. 1017*

Wolf *m*: → *Hautwolf*

Wolfe-Krause-Lappen *m*: *Syn*: *Krause-Wolfe-Lappen*; Vollhautlappen; *s.u. Hauttransplantation*

Wolff-Parkinson-White-Syndrom *nt*: → *Präexzitationssyndrom*

Wolfsrachen *m*: → *Lippen-Kiefer-Gaumenspalte*

Wolfstrapp *m*: Bezeichnung für **gemeiner Wolfstrapp** [Lycopus europaeus] und **virginischer Wolfsfuß** [Lycopus virginicus], Stauden aus der Familie der Lippenblütler [Lamiaceae]; verwendet werden die oberirdischen Pflanzenteile [**Wolfstrappkraut**, Lycopi herba], die Phenolcarbonsäuren [Hydroxyzimt-, Kaffee-, Chlorogensäure], Flavonoide und Gerbstoffe enthalten; **Anw.**: Hyperthyreose, prämenstruelles Syndrom, Mastodynie; in der Homöopathie bei Hyperthyreose und Basedow-Krankheit

Wollblumen *pl*: *Syn*: *Königskerzenblüten, Verbasci flos*; *s.u. Königskerze*

Woodbridge-Tubus *m*: Tubus zur endotrachealen Intubation; *s.u. Trachealtubus*

Woringer-Kolopp-Krankheit *f*: → *Retikulose, pagetoide*

W-Plastik *f*: mehrfache Z-Plastik★

WPW-Syndrom *nt*: → *Präexzitationssyndrom*

Wuchereria bancrofti *f*: *Syn*: *Bancroft-Filarie, Filaria bancrofti*; durch Mücken übertragener parasitärer Fadenwurm; Erreger der Wuchereriasis bancrofti; *s.a. Abb. W11*

Wuchereria malayi *f*: *Syn*: *Filaria malayi*; *s.u. Filariasis malayi*

Wuchereriasis bancrofti *f*: *Syn*: *Bancroftose, Wuchereria bancrofti-Filariose, Filariasis bancrofti*; zu den Filariosen gehörende Erkrankung durch Wuchereria bancrofti; die von Mücken [Aedes, Culex] übertragene Larve siedelt sich in den Lymphgefäßen an und führt im akuten Stadium zu Fieber, mononukleärer eosinophiler Lymphangitis und Schwellung von Haut und Extremitäten; unbehandelt kommt es zur Ausbildung einer Elephantiasis; **Diagnose**: Nachweis der nachts im Blut gefundenen Mikrofilarien [Larven] im Blutausstrich [Giemsa-Färbung]; **Therapie**: Ivermectin★, Suraminnatrium★ systemisch; *s.u. Essay Helminthosen S. 553*

Wulstnarbe *f*: hypertrophe Narbe; *s.u. Keloid, Essay Wundbehandlung S. 1699*

Wundbalsam *nt*: → *Perubalsam*

Wunddehiszenz *f*: *Syn*: *Wundruptur*; postoperatives Auseinanderweichen der Gewebeschichten einer Wunde [z.B. Platzbauch mit Vorfall von Darmschlingen nach einer abdominel-

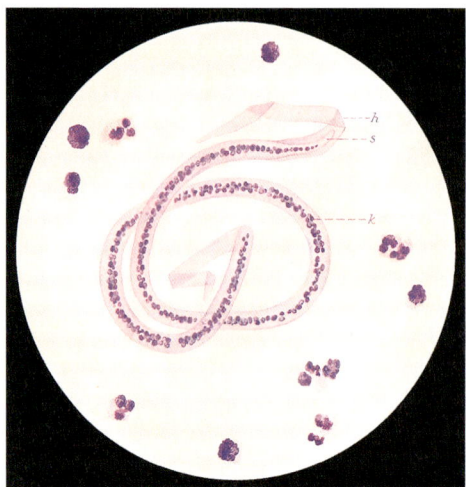

Abb. W11. Wuchereria bancrofti

len Operation]; kann durch in der Wundtiefe gelegene Wundheilungsstörungen infolge von Seromen, Hämatomen oder auch bei Nahtspannungen auftreten; *s.u. Essay Wundbehandlung S. 1699*

Wun|de *f*: Wunden sind umschriebene Gewebsverletzungen; ist das Integument verletzt, spricht man von **offenen** oder **äußeren Wunden**; bei intaktem Hautmantel, aber Vorliegen von inneren Verletzungen [z.B. Milzruptur] wird von **geschlossenen** bzw. **inneren Wunden** gesprochen; *s.u. Essay Wundbehandlung S. 1699*

Wund|ek|zem *nt*: *Syn: Ekzema paratraumaticum*; im Bereich von Hautwunden oder Fistelgängen entstehendes Ekzem, das wahrscheinlich durch Bakterien verursacht wird

Wund|ex|zi|si|on *f*: *Syn: Friedrich-Wundausschneidung, Friedrich-Wundversorgung*; Hautwunden, die nicht älter als 8 Stunden sind, können primär durch eine Wundnaht verschlossen werden [**8-Stunden-Regel**]; die Wundränder werden zur Auffrischung exzidiert und anschließend adaptiert; vor der Naht muss die Wunde durch Spülung mit Kochsalzlösung gereinigt werden; (stark) kontaminierte, verschmutzte oder infizierte Wunden sowie Bisswunden dürfen nie primär verschlossen werden; dasselbe gilt für fraglich kontaminierte oder verschmutzte Wunden; *s.u. Essay Wundbehandlung S. 1699*

Wund|fie|ber *nt*: *Syn: zentrales Fieber, Febris traumatica*; bei Infektion von Verletzungen auftretendes Fieber; *s.a. Essay Wundbehandlung S. 1699*

Wund|frak|tur *f*: Knochenbruch mit Weichteilverletzung und evtl. offener Verbindung zur Körperoberfläche; *s.a. geschlossene Fraktur, offene Fraktur, Essay Fraktur, Luxation, Distorsion S. 423*

Wund|hei|lung *f*: die Wundheilung hängt von der Art der Wunde ab; grundsätzlich kann man zwischen **primärer Wundheilung** [auch Primärheilung, p.p.-Heilung, Heilung per primam intentionem] durch Verkleben der Wundränder und Ausfüllung des Defektes mit Bindegewebe, und **sekundärer Wundheilung** [auch Sekundärheilung, p.s.-Heilung, Heilung per secundam intentionem] mit Granulationsgewebe und Narbenbildung bei Wunden mit Gewebedefekt, unterscheiden; der Wundverschluss erfolgt dabei oder über Granulation, Epithelialisierung und Wundkontraktion; *s.u. Essay Wundbehandlung S. 1699*

Wund|in|fek|ti|on *f*: der häufigste Erreger von Wundinfektionen ist Staphylococcus* aureus, der besonders als Erreger postoperativer Wundinfektionen gefürchtet ist; andere häufige Erreger sind Streptokokken*, Enterobakterien*, Pseudomonas* aeruginosa und Clostridien*; Brandwunden werden häufig von Pseudomonas* aeruginosa befallen; in Hundebissen finden sich oft Streptokokken*, Neisserien* oder Cypnocytophaga carnivorus; *s.a. Essay Wundbehandlung S. 1699*

Wund|naht *f*: *Syn: Wundverschluss*; man unterscheidet: **primäre Wundnaht** [**primärer Wundverschluss**]: mehr oder minder unmittelbar nach dem Trauma; die Wunde wird inspiziert, gereinigt und desinfiziert; evtl. Auffrischung der Wundränder; **verzögerte primäre Wundnaht** [**verzögerter primärer Wundverschluss**]: ca. 12 h nach primärer Wundversorgung

sekundäre Wundnaht [auch **sekundärer Wundverschluss**]: kontaminierte Wunden, Wunden, die durch einen kontaminierten Gegenstand verursacht wurden, und Bisswunden dürfen nie primär verschlossen werden; die Wunde wird inspiziert, gereinigt und desinfiziert; evtl. Auffrischung der Wundränder; danach Abdeckung mit einer sterilen Kompresse [mit NaCl-getränkt] und Fettgaze zur Verhinderung einer Austrocknung; die Wunde wird regelmäßig inspiziert und die Wunde kann sekundär verschlossen werden, sobald eine Granulation vorliegt und die Wunde makroskopisch sauber ist; die Verwendung von sog. **Vakuumverbänden** [die Wunde wird mit Schaumstoff und luftdichter Folie abgedeckt und über eine Schlauchsystem ein Vakuum angelegt] ist noch umstritten; *s.a. Essay Wundbehandlung S. 1699*

Wund|rei|ni|gung *f*: *Syn: Wundtoilette, Débridement*; kann chirurgisch-mechanisch [durch Ausschaben, Exzision, Waschen] oder biochemisch-enzymatisch erfolgen; beide Verfahren dienen dem Zweck, fibrinöses Exsudat und Zelltrümmer zu entfernen; hierdurch wird die katabole Phase der Wundheilung verkürzt und die anabole Phase eingeleitet; Vorteile des **chirurgischen Débridements** sind zeitliche Effizienz und ein geringer finanzieller und instrumenteller Aufwand; die bewusst provozierte Blutung führt zur Ablagerung von Thrombozyten und Freisetzung von α-Granula mit den darin enthaltenen wundheilungsfördernden Zytokinen; Nachteil ist die Schmerzhaftigkeit; *s.a. Essay Wundbehandlung S. 1699*

Wund|ro|se *f*: → *Erysipel*

Wund|rup|tur *f*: → *Wunddehiszenz*

Wund|sein *nt*: → *Hautwolf*

Wund|starr|krampf *m*: → *Tetanus*

Wund|starr|krampf|ba|zil|lus *m*: → *Clostridium tetani*

Wund|ver|schluss *m*: → *Wundnaht*

Wund|ver|sor|gung *f*: Ziel der chirurgischen Wundversorgung ist die Verhinderung einer Wundinfektion, die Wiederherstellung anatomischer Verhältnisse und die Förderung der Wundheilung; saubere Wunden, die nicht älter als 8 Stunden sind, können primär durch Naht verschlossen werden [**Acht-Stunden-Regel**]; kontaminierte Wunden, Wunden, die durch einen kontaminierten Gegenstand verursacht wurden, und Bisswunden dürfen nie primär verschlossen werden; die Wunde wird inspiziert, gereinigt und desinfiziert; evtl. Auffrischung der Wundränder; danach Abdeckung mit einer sterilen Kompresse [mit NaCl-getränkt] und Fettgaze zur Verhinderung einer Austrocknung; die Wunde wird regelmäßig inspiziert und kann sekundär verschlossen werden, sobald eine Granulation vorliegt und die Wunde makroskopisch sauber ist; *s.a. Essay Nahttechnik und Nahtmaterial S. 1085, Essay Wundbehandlung S. 1699*

Wurm|farn *m*: *Syn: männliches Farnkraut, Dryopteris filix-mas, Aspidium filix-mas*; Pflanze aus der Familie der Schildfarngewächse [Aspidiaceae]; verwendet werden die oberirdischen Pflanzenteile [**Wurmfarnkraut**, Filicis maris herba] und der Wurzelstock [**Wurmfarnwurzel**, Filicis maris rhizoma]; sie enthalten Butanonphloroglucide [Aspidinol, monomer; Albaspidin, dimer; Filixsäure, trimer] und Filixgerbsäure; **Anw.:** traditionell als Extrakt [**Extractum Filicis maris**] oder **Filmaronöl** [Aspidinol filicinum oleo solutum] innerlich als Bandwurm- und Plattwurmmittel; äußerlich bei Rheuma, Ischialgie, [Muskel-, Nerven-, Ohren- und Zahn-]Schmerzen und Krampfadern

Wurm|farn|kraut *nt*: **1.** *Syn: Filicis maris herba*; *s.u. Wurmfarn* **2.** *Syn: Tanaceti herba*; *s.u. Rainfarn*

Wundbehandlung

E.S. Debus

Definition der Wunde

Wunden sind umschriebene Gewebsverletzungen. Ist das Integument verletzt, spricht man von offenen oder äußeren Wunden. Bei intaktem Hautmantel, aber Vorliegen von inneren Verletzungen [z.B. Milzruptur] wird von geschlossenen, inneren Wunden gesprochen.

Genese von Wunden

Heilung und Behandlung von Wunden sind abhängig von der Wundentstehung und der Wundart.

Wundarten

Offene Wunden

- **Schnittwunden** haben überwiegend glatte Wundränder. Sie neigen zu Blutungen und heilen bei fachgerechter chirurgischer Wundversorgung [6–8 Stunden, maximal 12 Stunden nach Wundsetzung] in der Regel primär ab. Beispiel: Schnittverletzung [Abb. 1].
- **Perforierende Wunden** reichen definitionsgemäß bis in Körperhöhlen hinein und führen häufig zu Verletzungen von parenchymatösen Organen [z.B. Lunge, Leber] oder des Magen-Darm-Traktes. Sie entstehen vor allem durch **Stich- oder Schussverletzungen** und sind durch eine kleine, glattrandige Öffnung gekennzeichnet. Das Ausmaß der Gewebsschädigung wird hierdurch leicht unterschätzt, da tiefer gelegene Strukturen mitbetroffen sein können [z.B. Gefäße, Nerven, Sehnen, Pleura und Lunge, Herzbeutel, intraabdominelle Organe]. Durch Keimverschleppung neigen sie zur Ausbildung von Infektionen. Aus diesem Grund müssen sie vollständig exploriert werden, da häufig verbliebene Fremdkörper oder Verunreinigungen Infektherde sein können. Eine operative Revision ist immer erforderlich [Cave: bronchiale Fistelung, Blutung, Galleleckage, kotige Peritonitis].

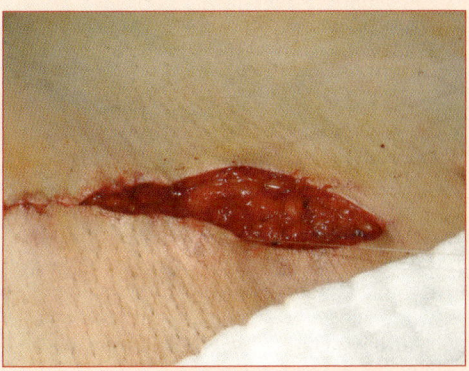

Abb. 1. Schnittwunde. Diese Schnittverletzung ist glatt berandet. Sie blutet leicht und zeigt keinerlei Infektionszeichen. Nach Säuberung kann sie daher primär verschlossen werden. Eine Intrakutannaht mit einem resorbierbaren, monofilen Faden ist zu sehen

- **Platzwunden/Riss-Quetschwunden** stellen die häufigsten Wundarten dar und entstehen durch stumpfe, direkte Gewalt [z.B. durch Anprallen an harten Gegenständen]. Die meist verschmutzten und unregelmäßig berandeten Wunden sind blutig imbibiert und neigen zu Infektionen und Nekrosen. Sie werden chirurgisch gesäubert, die Wundränder soweit nötig ausgeschnitten, begradigt und vernäht.
- **Schürfwunden** sind oberflächliche Verletzungen des Integumentes und entstehen durch Schleifsäumen auf rauhen Oberflächen [z.B. Asphalt]. Sie sind schmerzhaft, bluten meist nur wenig und sind oft stark verschmutzt. Eine gründliche Wundreinigung und eine sterile Abdeckung sind daher erforderlich.

Eine Sonderform der Schürfwunde stellt die **Ablederung** [Decollement] dar. Durch Scherkräfte auf die Haut lösen sich größere Hautareale vom subkutanen Fettgewebe oder der Faszie ab. Man unterscheidet offene von geschlossenen Decollementverletzungen, wobei diese häufig unterschätzt werden. Wird die geschlossene Decollementverletzung nicht erkannt, kommt es durch Unterblutung sekundär häufig zur Nekrose des denudierten Gewebsanteils. Je nach Ausmaß ist eine primäre Refixation des abgelederten Hautareals oder beim offenen Decollement eine sekundäre Hauttransplantation angezeigt.

- **Skalpierungsverletzungen** entstehen, wenn ein Teil der Kopfschwarte durch stumpfe oder scharfe Gewalt abgerissen wird. Da der Hautlappen an der Basis meist noch breit mit der unversehrten Kopfschwarte verbunden ist, stellt die Durchblutung nur in seltenen Fällen ein Problem dar. Der Hautlappen wird nach Exploration, Säuberung und Blutstillung primär refixiert.
- **Quetschverletzungen** entstehen durch stumpfe Gewalteinwirkung [z.B. zufallende Tür, Hammerschlag]. Oft kommt es durch Hämatom- und lokale Ödembildung lediglich zu einem umschriebenen Gewebeverlust [Blasenbildung]. Sie können aber auch zu ausgedehnter Gewebszerstörung, zerfetzten Wundrändern und tiefen Wundtaschen führen. Da das Gewebe zerstört ist, ist eine Wiederherstellung technisch oft nicht mehr möglich. Selten kann jedoch – v.a. bei Kindern – durch Ruhigstellung [ggf. mit temporärer Arthrodese] eine Regeneration erreicht werden.
- **Risswunden** werden z.B. durch Kettensägen oder Fräsen verursacht und sind durch unregelmäßige, blutig imbibierte Wundränder gekennzeichnet, die in der Folge zu Nekrosierung neigen. Wegen der starken Verschmutzung dieser Wunden sind diese sehr infektionsgefährdet. Es handelt sich häufig um komplexe Verletzungen unter Beteiligung von Sehnen, Faszien, Gefäßen, Nerven oder Knochen. Bei schweren erdverschmutzten Riss- oder Quetschverletzungen können unter anaeroben Bedingungen Keime zur Entwicklung von Gas führen [Hautemphysem]. Die Therapie besteht in der möglichst frühzeitigen Ausschneidung der betroffenen Hautareale und dem primären Wundschluss, um eine primäre Wundheilung zu erreichen [Abb. 2].

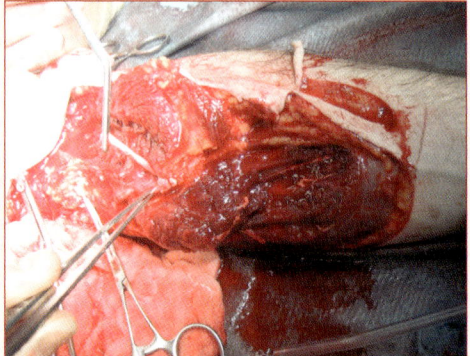

Abb. 2. Risswunde. Diese Risswunde hat zu einer ausgedehnten Weichteilverletzung mit Durchtrennung der Arteria brachialis mit Begleitvenen und des Nervus medianus geführt. Essenziell ist eine sofortige Naht der Blutgefäße [arterielle und venöse Revaskularisation]. Die Nervennaht kann primär oder sekundär im Intervall erfolgen

- **Amputationswunden** werden durch scharfe Gewalteinwirkung oder stumpfe Avulsionstraumata verursacht. Durch lokale Gefäßkontraktion und Plättchenaggregation im Wundgebiet bluten sie oft erstaunlich wenig. Die Replantationsmöglichkeit hängt wesentlich vom Zerstörungsausmaß des Amputates ab [Quetschung, Überdehnung von Gefäßen oder Nerven]. Leider ist dann eine Stumpfversorgung unumgänglich. Beugesehnen reißen gewöhnlich am Muskel-Sehnenübergang ab. Die Indikation zur Replantation muss immer fachgerecht überprüft werden.
- **Bisswunden** sind eine Kombination von Stich-, Quetsch- und Rissverletzungen. In den durch Quetschungen ernährungsgestörten Wundrändern können sich die vom Speichel massenhaft übertragenen Bakterien besonders gut vermehren. Hier ist die Möglichkeit der Übertragung von Tetanus, Tollwut, Hepatitiden oder HIV zu bedenken. Jedoch ist die Gefahr der Übertragung von HIV-Viren durch Biss ausgesprochen gering, da die Viruskonzentration im Speichel sehr niedrig ist. Nach der chirurgischen Wundversorgung sollte die Wunde aufgrund des hohen Kontaminationsgrades offen bleiben. Lediglich im Gesicht sind Ausnahmen wegen der guten Durchblutungsverhältnisse zulässig, um ein ansprechendes kosmetisches Ergebnis zu erreichen. Die systemische Antibiotikatherapie ist essenzieller Bestandteil der Behandlung.

Geschlossene Wunden

- **Prellungen** sind Kontusionen der Weichteile mit Blutergüssen und Ödemen. Neben einer initialen schmerzhaften Bewegungseinschränkung heilen sie in der Regel folgenlos aus. Klinisch bedeutsam sind jedoch stumpfe Traumen des Schädels [Commotio und Contusio cerebri], des Thorax [Contusio cordis, Contusio pulmonis] sowie des Abdomens [stumpfe Bauchtraumen, z.B. mit Hohlorganruptur, Milz- oder Leberruptur].
- **Quetschungen** können auch als geschlossene Wunden vorkommen. Die Haut selbst ist zwar nicht perforiert, darunter gelegene Strukturen können jedoch ausgedehnte Verletzungen aufweisen. Bei entsprechendem Verdacht sollte daher immer eine bildgebende Diagnostik [z.B. Sonografie, CT] durchgeführt werden.

- **Thermische Wunden** entstehen durch Wärme- oder auch durch Kälteexposition [*s.a. Essay Kälteschäden, Essay Verbrennungen*].
- **Chemische Wunden.** Säure- oder Laugeneinwirkungen können chemische Wunden produzieren. Das Ausmaß der Verletzung hängt von der Flüssigkeitskonzentration und der Einwirkdauer ab. Säureverletzungen führen zu Koagulationsnekrosen. Laugenverätzungen ziehen Kolliquationsnekrosen nach sich und besitzen eine größere Tiefenwirkung [*s.a. Essay Chemische Verletzungen*]

- **Aktinische Wunden.** Sie beruhen auf der Wirkung ionisierender Strahlen [UV-Licht, Röntgenstrahlung, Strahlentherapie, nuklearer Unfall]. Nicht selten entstehen im Spätverlauf Strahlenulzera mit Indurationen und Fibrosierungen in deren Umgebung.

Wundheilung

Mechanismen der Wundheilung

Unter einer **primären Wundheilung** [*per primam intentionem*] versteht man den unkomplizierten Heilvorgang gut adaptierter Wunden [z.B. nach Hautinzision bei aseptischen Eingriffen]. Unter Ausbildung einer minimalen Narbe ist der Heilungsvorgang innerhalb von wenigen Tagen beendet. Von einer **sekundären Wundheilung** [*per secundam intentionem*] spricht man dagegen, wenn der Heilvorgang durch lokale [Infekt, mangelnde Durchblutung, bradytrophes Gewebe etc.] oder systemische Faktoren [Diabetes mellitus, Immunschwäche etc.] gestört ist. Die Wunden werden durch Granulationsgewebe ausgefüllt und ziehen sich sekundär zusammen. Hierdurch entsteht nach mehreren Wochen eine deutlich sichtbare Narbe.

⚠ Behandlungsziel bei einer sekundär heilenden Wunde ist die Umwandlung in eine Heilung per primam intentionem, z.B. durch sekundären Verschluss der Wunde.

Kontaminierte Wundregionen mit Nekroserändern oder Wundtaschen fördern durch Bakterienwachstum die Ausbildung einer manifesten Wundinfektion. Diese Infektionsherde sollten daher durch radikales chirurgisches Débridement mit Wundrandausschneidung innerhalb von 6–8 Stunden entfernt werden [**Wundexzision nach Friedrich**]. Dadurch erreicht man zudem einen glatten Wundrand, der sich durch eine Naht adaptieren lässt. Somit kann auch eine kontaminierte Wunde einer primären Wundheilung zugeführt werden.

Eine Sonderform der Wundheilung ist die **epitheliale Wundheilung** unter Ausbildung von Wundschorf. Die Verletzung reicht hier lediglich bis ins Korium. Bei diesen oberflächlichen Wunden des Integumentes kommt es zu einer **Restitutio ad integrum**, d.h., die Wunde heilt ohne Narbenbildung aus. Hier kommt es zu einer echten **Regeneration** des ursprünglichen Gewebes. Sie wird auch am Peritoneum, am Gefäßendothel oder an der Pleura beobachtet.

Phasen der Wundheilung

Die ursprünglich auf rein morphologischen Kriterien basierende Einteilung der Wundheilung in drei Phasen hat auch heute unverändert Gültigkeit:
1. exsudative [inflammatorische] Phase
2. proliferative Phase
3. reparative Phase.

Durch die Entdeckung von Wachstumsfaktoren und Chemokinen hat sich das Verständnis der Physiologie und Pathophysiologie der Wundheilung erheblich erweitert. Morphologische, biochemische und molekularbiologische Vorgänge laufen nebeneinander ab und beeinflussen sich gegenseitig. Dabei gehen die Phasen der Wundheilung ineinander über oder überlappen sich innerhalb der Wunde; am Beispiel eines Heilvorganges per primam intentionem werden sie zur besseren Anschaulichkeit getrennt voneinander dargestellt.

In den ersten vier Stunden nach Wundsetzung kommt es durch Gewebsuntergang und -einblutung zunächst zur Ausbildung einer primären Azidose. Primär kontrahieren sich die verletzten Gefäße, und es kommt zusammen mit der Einleitung der Gerinnungskaskade [extrinsisches System] und der Aggregation von Thrombozyten an der Gefäßwand zu einem Sistieren der initialen Blutung. Jedoch wird bereits in dieser Phase durch Degranulation der Thrombozyten [α-Granula] der erste Schritt für den Heilungsvorgang gelegt. Die α-Granula beinhalten Wachstumsfaktoren, deren wichtigste das PDGF [*platelet derived growth factor*], das IGF I [*insuline-like growth factor-I*], EGF [*epidermal growth factor*] und das TGF-β [*transforming growth factor-β*] sind. Sie diffundieren in die Umgebung der Wunde und in das Blut. TGF-β und TNF-α, das durch Endothelzellen gebildet und freigesetzt wird, bewirken eine Einwanderung von Monozyten und neutrophilen Granulozyten. Sie beginnen mit der Phagozytose von Zelltrümmern und Bakterien, Proteoglykane und Eiweiße werden katabolisiert.

Hierdurch wird die **inflammatorische Phase** initiiert. Es kommt zu Elektrolytverschiebungen mit Störung des osmotischen Gleichgewichtes, sodass ein interstitielles Ödem entsteht. Die zunehmende lokale Azidose führt zur Steigerung der Gefäßpermeabilität mit Zunahme des perivasalen Ödems, das die lokale Azidose durch Ausbildung eines lokalen O_2-Mangels verstärkt. Es kommt zur Ausbildung der sekundären Azidose mit Zunahme des pCO_2 [4.–12. Stunde]. Der Stoffwechsel stellt sich auf die anaerobe Glykolyse um, wodurch Milchsäure,

Zitronensäure und Proteinabbauprodukte entstehen. Lytische Enzyme bauen Kollagen ab, der Katabolismus erreicht seinen Höhepunkt. Granulozyten dominieren das histologische Bild. Sie sezernieren proinflammatorische Zytokine, vor allem TNF-α und Interleukine sowie Proteasen, die zerstörte und denaturierte Extrazellularmatrix katabolisieren. Von der 12.–36. Stunde an kommt es zur Proliferation von Makrophagen und antigenpräsentierenden dendritischen Zellen. Sie selbst produzieren eine Reihe von Zytokinen – TGF-α und TGF-β, bFGF [*basic fibroblast growth factor*] und andere –, wodurch wiederum Fibroblasten und Endothelzellen proliferieren. Die vorwiegend von den Fibroblasten gebildete extrazelluläre Matrix bildet ein Netz durch den Thrombus, an dem die Fibroblasten und Endothelzellen entlang wachsen. Es entsteht allmählich ein anaboles Wundmilieu. Bis zum 3. Tag nach Wundsetzung nimmt die Gefäßproliferation stark zu. Es entstehen die ersten Kapillarlichtungen, und mit der Zunahme der lokalen Blutversorgung kommt es zu einer Abnahme des pCO_2 und der Azidose.

Der Gewebe-pH normalisiert sich, die **proliferative Phase** wird eingeleitet. Bis zum 4. Tag beginnt die Kollagensynthese. Die Vorläufer des Kollagens, Protokollagen und Tropokollagen, differenzieren zunächst zum Kollagentyp III aus. Bis zum 6. Tag kommt es zu einer deutlichen Abnahme der phagozytierenden Zellen; die Fibroblasten nehmen stark zu und differenzieren sich zu Myofibroblasten. Hierdurch kommt es zu einer sichtbaren Kontraktion der Wunde. Von den Wundrändern kommt es nun unter dem Einfluss von KGF [*keratinocyte-derived growth factor*] und EGF zur Migration von Epithelzellen und somit zur Epithelialisierung der Wunde. Bis zum 10. Tag nimmt nun der Flüssigkeitsgehalt der Wunde deutlich ab, sodass sich das osmotische Gleichgewicht der Wunde dem der Umgebung angleicht.

Es kommt zum Ausreifen des Kollagens zum Kollagentyp I. Die anfänglich ungerichtete Faserstruktur nimmt eine den mechanischen Beanspruchungen entsprechende Verlaufsrichtung an. Es kommt zu einer deutlichen Zunahme der mechanischen Belastbarkeit der Wunde [**reparative Phase**]. Diese abschließende Phase der Wundheilung kann bis zu einem Jahr dauern. Es kommt zu einer Abnahme des Zell-, Kapillar- und Proteoglykangehaltes der Wunde zugunsten des Kollagengehaltes. Unter dem Einfluss von Matrix-Metalloproteasen nimmt auch der Proteoglykan- und Hyaluronsäuregehalt der Wundmatrix ab. Der lokale Metabolismus passt sich unter Ausbildung einer mehr oder minder großen Narbe schließlich dem der Umgebung vollständig an, und die mechanische Stabilität des Gewebes wird fast vollständig wiederhergestellt.

Organspezifische Regenerationsfähigkeit

- **Integument.** Die Epidermis regeneriert rasch von der Keimschicht aus. Eine Regeneration der Hautanhangsgebilde [Haare, Talg- und Schweißdrüsen] erfolgt nicht. Narbenwucherungen in Form von breiten, erhabenen Narben [**hypertrophe Narben**] oder mit pseudopodienartigen Fortsätzen in die Umgebung [**Keloide**] entstehen in Folge einer gesteigerten Kollagensynthese. Die Narben verlieren gewöhnlich nach einigen Monaten ihr rötliches Aussehen. Sie werden schmaler und adaptieren ihre Farbe an das unverletzte umgebende Integument. Unter **Narbenneuralgie** versteht man einen druckschmerzhaften Narbenbezirk. Bei Juckreiz oder Schmerzen ist der Versuch der Eindämmung einer Narbenwucherung durch eine Kompressionsbehandlung, eine Röntgentherapie oder eine Medikamentenbehandlung, z.B. mit steroidalen oder nicht-steroidalen Antiphlogistika, sinnvoll.
- **Bindewebe.** Die Regenerationskraft der verschiedenen Bindegewebssysteme ist so erheblich, dass selbst große Hohlräume [z.B. nach Pneumektomie, Rektumamputation] vollständig bindegewebig ausgefüllt werden.
- **Knochen.** Die Heilung eines Knochenbruches beruht auf einem komplexen Geschehen mit zellulären und vaskulären Reaktionen sowie auf einer Steuerung durch mechanische Faktoren, bis der Umbau zu organisiertem Knochen eintritt. Wenn es bei einem offenen Knochenbruch zur Wundinfektion mit Osteomyelitis kommt, ist die Knochenbruchregeneration verzögert.
- **Gelenke.** Defekte des hyalinen Gelenkknorpels heilen infolge ungenügender Regenerationsleistung [bradytrophes Gewebe] unter Bildung eines weniger widerstandsfähigen Faserknorpels.
- **Muskeln.** Die kontraktile Substanz geht zugrunde. Fehlt das Sarkolemm, wird der entstandene Defekt durch Bindegewebe ersetzt.
- **Sehnen.** Bei guter Adaptation der Sehnenstümpfe [exakte Sehnennaht!] und Ausbleiben einer Infektion können durchtrennte Sehnen nahezu narbenlos ausheilen. Häufig stellt jedoch eine Sehnenruptur einen *locus minoris resistentiae* dar [**Cave**: Re-Ruptur].

Reißfestigkeit einzelner Körperregionen

Für Wunden mit primärer Wundheilung gilt, dass Wunden am Kopf schneller eine Festigkeit aufweisen als Wunden am Rumpf und an den unteren Extremitäten. Für die Entfernung von Hautnahtmaterial gelten daher folgende Anhaltspunkte, die natürlich individuellen Schwankungen unterliegen können:
- Gesicht und Hals: ab Tag 4
- Rumpf und Leistenregion: ab Tag 10

- Rücken: ab Tag 14
- obere Extremität: ab Tag 10
- untere Extremität: ab Tag 12.

Wundheilungsstörungen

Wundinfektionen
Chemische oder maschinell bedingte Verletzungen sind weniger infektionsgefährdet als solche, die in der Landwirtschaft oder im Krankenhaus erworben werden. Metzger, Abdecker, Kanal- oder Müllarbeiter sind durch selektionierte, besonders virulente Keime besonders gefährdet. Von einer **primären Infektion** spricht man, wenn Kontaminationen durch den Verletzungsgegenstand oder durch Keime von der Körperoberfläche entstehen. Bei **sekundären Infektionen** werden Keime erst sekundär [z.B. durch Wundversorgung] übertragen. Der Keimgehalt bei Gelegenheitswunden ist zunächst gering. Die Bakterien [z.B. E. coli, Proteus, Pyocyaneus, seltener Gasbrand- oder Tetanuserreger] benötigen mehr als sechs Stunden, um sich zu vermehren und so an Virulenz zu gewinnen. Streptokokken und Staphylokokken finden sich meist erst nach 12–24 Stunden. Das Entstehen einer Infektion, insbesondere von Anaerobiern, wird durch Minderdurchblutung mit der Folge ungenügender lokaler Sauerstoffversorgung begünstigt. Daher sind natürlich alle Formen von Nekrosen besonders infektionsgefährdet.
Der Verlauf einer Wundinfektion wird bestimmt durch die Quantität und Virulenz der Erreger, die Resistenz des Organismus und die örtlichen Gewebeverhältnisse [Fremdkörper, Durchblutung, Gewebs-pO_2].

Wunddehiszenz
Ein postoperatives Auseinanderweichen der Gewebeschichten einer Wunde wird als Wunddehiszenz oder als **Wundruptur** bezeichnet [z.B. Platzbauch mit Vorfall von Darmschlingen nach einer abdominellen Operation]. Dies kann durch in der Wundtiefe gelegene Wundheilungsstörungen infolge von Seromen, Hämatomen oder auch bei Nahtspannungen auftreten [Abb. 3].
Ätiologisch kommen folgende Faktoren in Betracht:
- **lokale Faktoren**: z.B. schlechter Knotensitz oder schlecht gestochene Naht [zu wenig Gewebe], Fasziennekrose, Serom- oder Hämatombildung, Infektion
- **allgemeine Faktoren**: Leberschaden, Urämie, Diabetes mellitus, Tumorkachexie [Anämie, Hypoproteinämie], Vitaminmangel, Konstitution, hohes Alter [herabgesetzte Abwehr]
- **medikamentöse Faktoren**: Antikoagulanzien, Zytostatika, Hormone [Kortikoide, Katecholamine]
- **mechanische Faktoren**: intraabdominelle Druckerhöhung [z.B. durch Aszites, Darmparalyse mit Meteorismus, Erbrechen, Husten, Singultus].

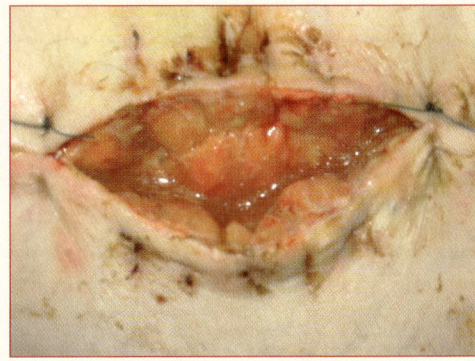

Abb. 3. Sekundäre Nahtdehiszenz durch Ausbildung eines Hämatoms. Vorausgegangen war eine Leistenfreilegung zur Femoralisdesobliteration mit Profundaplastik

Nahtinsuffizienz
Nahtinsuffizienzen nach Anastomosen im Gastrointestinaltrakt können eine lebensbedrohliche Komplikation für den Patienten darstellen. Sie kommen bei Anastomosen im tiefen Rektum und am Ösophagus gehäuft vor und treten typischerweise innerhalb der ersten Woche nach der Operation auf. Ursache können neben technischen Fehlern bei der Anastomosenanlage lokale Einflüsse [unzureichende Durchblutung, Anastomosennaht unter Spannung] und allgemeine Faktoren [Schock, Kortikoidbehandlung, Zytostatika, hohes Alter des Patienten] sein. Die frühzeitige Diagnosestellung und rechtzeitige Einleitung von Therapiemaßnahmen [Revisionsoperation, interventionelle Drainageneinlage, parenterale Ernährung] entscheiden über den weiteren Verlauf.

Störungen der Wundheilung und chronische Wunden
Vor der Behandlung von chronischen Wunden ist eine genaue Ursachenabklärung erforderlich. Lokale, allgemeine, medikamentöse und mechanische Faktoren, die die Wundheilung beeinträchtigen [s.o.], müssen soweit wie möglich ausgeschaltet werden. Hier sind neben der angiologischen Untersuchung die Farbdoppleruntersu-

chung und die Angiografie [Ausschluss arterielles Ulkus], Kompressionssonografie und Phlebografie [Ausschluss venöses Ulkus] sowie die Stoffwechselabklärung [Ausschluss diabetisches Malum perforans] zu nennen. Auch die Ulkuslokalisation lässt Rückschlüsse auf die Genese zu [Dekubitalulkus an der Ferse]. Entsprechend der Genese der chronischen Wunde hat die Therapie häufig interdisziplinär zu erfolgen [Chirurg, Gefäßchirurg, Diabetologe, Hautarzt], und auch medizinische Hilfsberufe gehören zum Behandlungskonzept [Physiotherapeuten, Orthopädietechniker]. Erst wenn die prädisponierenden Faktoren für die Entstehung einer chronischen Wunde so weit wie möglich ausgeschaltet sind [Revaskularisation beim arteriellen Ulkus, Varizenoperation beim venösen Ulkus, Druckentlastung etc.], kann eine lokale Wundbehandlung [s.u.] sinnvoll durchgeführt werden. Wie kommt es zur Ausbildung eines Geschwürs? Auch wenn die prädisponierende Ursache im Einzelnen unterschiedlich ist, so münden alle in eine gemeinsame

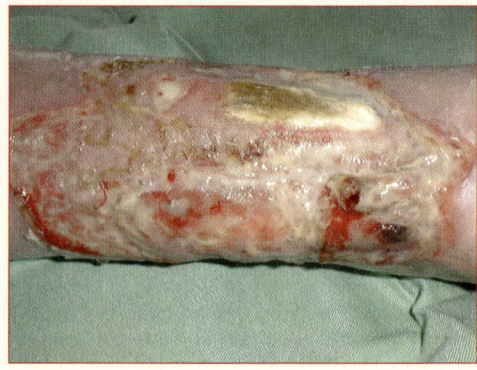

Abb. 4. **Gamaschenulcus**. Diese ausgedehnte Gamaschenulcus ist auf dem Boden einer chronisch venösen Insuffizienz entstanden. Neben den Fibrinbelägen ist ein teils gelblich verfärbter Anteil einer Strecksehne zu sehen. Dieser Sehnenanteil muss im Rahmen des chirurgischen Débridements reseziert werden, da er avital ist

Endstrecke. Das ischämische Ulkus entsteht in der Regel durch ein inadäquates Trauma, das aber für die bereits ischämisch minderversorgte Haut zur Entstehung einer Ulzeration ausreichend ist. Hervorgerufen durch insuffiziente Venenklappen sind venöse Ulzera durch venöse Hypertension und Ödeme der unteren Extremität charakterisiert. Übersteigt die venöse Hypertension den Kapillardruck der Haut, entsteht eine lokale Ischämie. Kommt es zu einem kleinen Trauma in dieser Region, entsteht leicht eine Ulzeration, die dann zu einem chronischen Geschwür wird. Durch die diabetische Neuropathie kann es vom Patienten unbemerkt zu Traumata im Fußbereich kommen [z.B. drückender Schuh]. Dies führt zu lokaler Ischämie und schließlich zur Ulzeration der betroffenen Haut. Schließlich führt auch der wiederholte Druck beim Dekubitalulkus durch lokale Ischämie zur Lazeration der betroffenen Hautareale mit Ausbildung eines Geschwürs. Gemeinsam ist allen chronischen Geschwüren eine bakterielle Kontamination [Abb. 4].

Wundbehandlung

Wundanästhesie
Nach Desinfektion ist bei kleineren Wunden eine lokale Infiltrationsanästhesie ausreichend; komplizierte Wunden sind in Leitungs- oder Allgemeinanästhesie zu versorgen. Eine Alternative stellt die lokale Oberflächenanästhetisierung mittels anästhesierender Cremes/Salben dar.

Wundvorbereitung
Der erste Schritt ist die mechanische Wundreinigung mit steriler NaCl-Lösung oder Ringer-Lösung. Danach erfolgt die Hautdesinfektion. Eine exakte Blutstillung verbessert die Übersicht. Sie wird an den Extremitäten durch Anlegen einer Blutsperre oder Blutleere erzielt. Die Blutsperre wird bei notfallmäßiger Versorgung oder Behandlung von Infektionen [Abszessinzision] verwendet. Die Übersicht ist bei der Blutsperre durch die fehlende Blutleere zwar nicht so gut wie die Blutleere, jedoch wird eine Keimeinschwemmung durch das Auswickeln vermieden. Die Blutleere geht auf den Kieler Chirurgen F. von Esmarch [1823–1908] zurück. Sie wird durch Auswickeln einer Extremität mit einer Gummibinde von der Peripherie aus und darauffolgendes Anlegen einer Blutdruckmanschette erreicht [Oberarm bis 300 mmHg, Oberschenkel bis 500 mmHg]. An nicht durchblutungsgestörten Extremitäten darf eine Blutleere bei Elektiveingriffen bis zu 1,5 Stunden, maximal bis zu 2 Stunden angelegt werden, da sonst ein Kompartmentsyndrom befürchtet werden muss.

Wundausschneidung
Die Friedrich Wundausschneidung [Chirurg in Greifswald und Marburg, 1864–1916] ist die wichtigste Maßnahme zur Versorgung von Gelegenheitswunden [s.o.]. Sie sollte innerhalb der ersten 6–8 Stunden nach dem Trauma durchgeführt werden.

Wundtoilette
Dieses Vorgehen bei komplizierten Wunden geht auf Lexer [1867–1937] zurück. Im Gesicht und an den Händen verbieten die anatomischen Verhältnisse eine keilförmige Wundexzision. In diesen Fällen ist eine schichtweise

sparsame chirurgische Säuberung und Glättung der Wundränder erforderlich. Je atraumatischer das Vorgehen, umso geringer ausgeprägt ist die Narbenbildung. Wundtaschen und Gewebsspannungen durch erzwungene Nähte prädisponieren zu Wundheilungsstörungen. Vermieden werden sollten ebenfalls: Austrocknung der Wunde, zu lange Operationsdauer, ungenügende Blutstillung und Verwendung alloplastischer, nicht-resorbierbarer Materialien. Erweiterungsschnitte sollen im Verlauf der Langer-Hautspaltlinien erfolgen. Beugefalten eines Gelenkes dürfen nicht senkrecht gekreuzt werden. Bei tiefen Wunden und bei Nachblutungsgefahr sind Saugdrainagen indiziert.

Primäre Wundnaht

Sie führt durch Ausbildung der geringsten Narbenbildung in der Regel zum kosmetisch besten Heilungsergebnis. Eine systemische Antibiotikatherapie kann indiziert sein. Verletzungsart, verzögerte Behandlung, Wundlokalisation, Kontamination, Ischämie und Begleitverletzungen können eine primäre Heilung verhindern. Die Behandlung besteht dann in einer offenen Wundbehandlung unter Einleitung einer sekundären Wundheilung.

Verzögerte primäre Wundnaht

Bei infizierten Wunden und nach der 12-Stunden-Grenze nach Trauma ist ein primärer Wundverschluss nicht mehr zulässig. Es kann jedoch eine verzögerte primäre Wundnaht erwogen werden. Nach chirurgischer Wundtoilette werden die Fäden vorgelegt, aber nicht geknüpft. Zeigt es sich im Verlauf, dass die Wunde sauber bleibt und eine gute Granulationstendenz ohne Infektzeichen aufweist, können die Fäden nach 3–6 Tagen zugezogen und geknüpft werden. Stellt sich eine manifeste Wundinfektion ein, unterbleibt der Wundverschluss, und die Wunde heilt sekundär.

Sekundärnaht

Bei Versorgung von mehr als 24 Stunden alten Wunden ist lediglich eine Ruhigstellung [z.B. auf einer Gipsschiene] gerechtfertigt. Diese Wunden müssen vor Austrocknung bewahrt werden und werden deshalb feucht verbunden. Gelegentlich kann die Heilungszeit durch Wundrandexzision und Sekundärnaht nach etwa 10–14 Tagen verkürzt und die Narbe verkleinert werden.

Besonderheiten

Die 6–8 Stunden Versorgungsgrenze kann überschritten werden, wenn ältere Verletzungen der großen Körperhöhlen und der Gelenke vorliegen. Gleiches gilt, wenn Gefäße, Knochen, Nerven oder Sehnen mitbetroffen sind oder freiliegen. Wegen der sehr guten Durchblutungsverhältnisse ist gleichermaßen auch bei Gesichtsverletzungen zu verfahren [funktionelle und kosmetische Gründe].
Bei großen **Hautdefekten** kann durch Hautplastiken oder freie Gewebstransplantation der Hautverschluss erreicht werden. Der Wundverschluss ist bei perforierenden Verletzungen der großen Körperhöhlen in jedem Fall indiziert, um äußere Kontaktinfektionen [Peritonitis, Pleuritis, Pleuraempyem] zu vermeiden.
Verletzungen der Augenlider und Tränenwege bedürfen der sofortigen fachärztlichen Behandlung. Bleiben diese Läsionen unerkannt oder werden sie nicht exakt versorgt, sind lebenslange Verletzungsfolgen und Beschwerden zu befürchten.
Bei offenen **Handverletzungen** gelten folgende Behandlungsrichtlinien: exakte Wundtoilette und Stabilisierung frakturierter Knochen oder verletzter Gelenke durch Minimalosteosynthese. Nach glatter Wundheilung lassen sich mitverletzte Sehnen und Nerven mit gutem Erfolg sekundär [nach ca. 4–6 Wochen] rekonstruieren; bei Vorhandensein entsprechender organisatorischer Voraussetzungen bietet sich bei günstigen Verletzungen auch eine primäre Versorgung an.

Wundverband und Verbandswechsel

Frische, primär chirurgisch versorgte Gelegenheitswunden oder Operationswunden werden lediglich mit einem sterilen, trockenen Schutzverband abgedeckt. Sie sind bereits nach 24 Stunden verklebt und damit gegen bakterielle Penetration geschützt. Nach spätestens 24 Stunden sind versorgte Wunden zu kontrollieren. Kommt es zu anhaltenden Schmerzen, „Pochen", motorischen, sensiblen Defiziten oder Durchblutungsstörungen, ist eine umgehende ärztliche Wundkontrolle erforderlich. Häufig bessern sich die Beschwerden spontan nach Abnahme eines zu eng gewickelten Verbandes. Sind lokale Entzündungszeichen vorhanden [Rubor, Calor, Tumor, Dolor, Functio laesa], erfordert dies ggf. die Entfernung von Nähten und das Spreizen der Wunde. Dann muss die weitere Behandlung – wie bei jeder sekundär heilenden und chronischen Wunde – feucht erfolgen. Durch die Entwicklung von semiokklusiven Wundauflagen wurde eine differenzierte lokale Wundtherapie eingeleitet, die die Kenntnis der gebräuchlichen Substanzklassen erforderlich macht. Die **semiokklusiven Wundauflagen** zeichnen sich durch eine Vielzahl von Eigenschaften aus, die sich positiv auf die Wundheilung auswirken:

- das feuchte Milieu fördert das Wachstum und die Migration von Zellen. Signalstoffe [Chemokine, Zytokine, Wachstumsfaktoren] können frei diffundieren und ermöglichen so die Zell-Zell-Kommunikation
- überschüssiges Wundsekret wird aufgesaugt
- durch die Okklusion entsteht ein saures Milieu, das einerseits hemmend auf Bakterienwachstum wirkt, zum anderen auch das Kapillarwachstum stimuliert
- aufgrund der Durchlässigkeit von Sauerstoff bleibt der Gasaustausch gewährleistet
- Schutz der Wunde vor äußeren Einflüssen [mechanische Irritation]
- thermischer Schutz [Schutz vor Auskühlung]
- geringe Sensibilisierungsrate.

Vorteil dieser Wundauflagen ist zudem, dass sie über mehrere Tage auf der Wunde belassen werden können und der Verbandswechsel selbst schmerzarm durchführbar ist. Immer wieder wird hierdurch eine Materialersparnis angegeben und aus diesem Grund eine besondere Kosteneffektivität postuliert.
Die moderne Wundauflage besteht aus einem **Drei-Schicht-System**: die äußere, semiokklusive Deckschicht, der Wundfüller und die innere Adhäsivschicht, mit der die Wundauflage auf dem Integument fixiert wird. Die mittlere Schicht [**Wundfüller**] repräsentiert die eigentliche flüssigkeitsaufnehmende Substanz. Die erste dieser Wundauflagen ist der Hydrokolloidverband, der mit einer Polyurethan-Folienabdeckung versehen ist. Ist das Hydrokolloid mit Wundsekret gesättigt, kommt es zu einer Phasenumkehr des Materials, und das Hydrokolloid gibt Sekret an die Wunde ab. So entsteht idealerweise ein fließendes Gleichgewicht mit optimalem Erhalt der Wundfeuchtigkeit [Abb. 5]. Je nach dem Grad der Flüssigkeitsabgabe einer Wunde können Wundauflagen

mit unterschiedlich hoher Aufnahmekapazität für Sekret eingesetzt werden. Stark sezernierende Wunden neigen häufig zu unangenehmer Geruchsbelästigung. Dieser Eigenschaft kann durch Wundauflagen begegnet werden, die mit geruchsbindenden Zusätzen beschichtet sind [Aktivkohle]. Da die Ursache der Geruchsbildung meist in der bakteriellen Besiedelung der Wunde liegt, empfiehlt sich auch die Anwendung von Auflagen mit antiseptischen Zusätzen [Tab. 1].

Die modernen Wundauflagen lassen sich hinsichtlich ihrer Wirkung auf die Wunde in drei Gruppen einteilen: es werden passive von aktiven und interaktiven Wundauflagen unterschieden [Tab. 2].
Unter den **passiven Wundauflagen** werden zum einen die klassischen Gazeverbände verstanden, die zum Erhalt der Wundfeuchtigkeit entweder regelmäßig [mehrfach täglich] befeuchtet oder aber mittels Okklusivverband nach außen abgedichtet werden müssen. Nachteil der Befeuchtung ist die Auskühlung der Wunde durch Verdunstung: ein Absinken der Gewebetemperatur unter 36 °C bewirkt eine Hemmung bzw. ein Sistieren der Stoffwechselaktivität von Zellen [z.B. Fibroblasten]. Aus diesem Grund werden Okklusionsverbände bevorzugt. Die Wunde bleibt feucht, da das Wundsekret im Verband verbleibt und nicht abgegeben wird.
Die **interaktiven Wundauflagen** besitzen in der Regel eine äußere, für Flüssigkeiten undurchlässige semipermeable Membran, die aber den Gasaustausch mit der Umgebung ermöglicht. Prototyp dieser Verbandssysteme ist der Hydrokolloidverband. Das Wundsekret wird zunächst in diese Wundauflagen aufgesogen, um dann auch wieder an die Wunde abgegeben zu werden [= interaktiv, **Phasenumkehr**].
Die **aktiven Wundsysteme** stellen die letzte Entwicklung der modernen Wundauflagen dar. Ihnen ist die

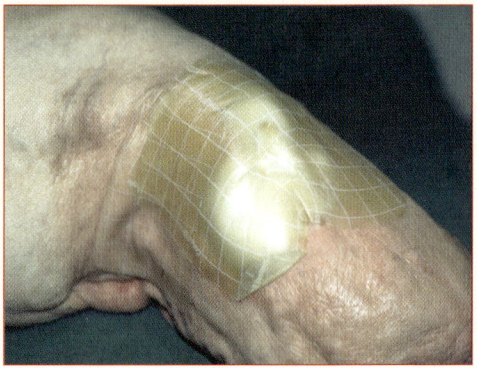

Abb. 5. Hydrokolloidverband auf einer chronischen Wunde. Der weißlich schimmernde Anteil der Wundauflage ist durch Wundsekret gesättigt

Tab. 1. Moderne Wundauflagen zur differenzierten feuchten Wundbehandlung. Je nach Sekretionsgrad, Infektionsstatus und Geruchsbildung erfolgt eine stadiengerechte, auf den Einzelfall adaptierte Anwendung

Wirkung	Substanzklasse	Produktbeispiele
hohe Sekretabsorption	Hydrokolloide Alginate	Comfeel®, Tegasorb®, Varihesive®, Urgo Algoplaque® Sorbalgon®, Trionic®, Urgosorb®
sehr hohe Sekretabsorption	Hydrofasern Polyacrylate	Aquacel® Tenderwet®
Sekretabgabe	Hydrogele	Suprasorb®, Varihesive®, Nu-Gel®, Purilon Gel®
Auflagen mit antiseptischen Zusätzen	Silberionen-haltig	Acticoat®, Actisorb®, Contreet®, Aquaceel Ag®
geruchsbindende Wundauflagen	Karbon-haltig	Actisorb Silver 220®, Carbosorb®, Carbonet®

Kombination einer feuchten Wundauflage mit einer aktiven, wundheilungsfördernden Wirksubstanz gemeinsam. Hyaluronsäurehaltige Präparate zur Förderung der Bindegewebsneubildung sind ebenso auf dem Markt, wie Protease-modulierende Systeme zur Inaktivierung der wundheilungshemmenden eiweißspaltenden Enzyme. In neuerer Zeit wurde eine Substanz für den diabetischen Fuß zugelassen, die den Wachstumsfaktor PDGF [*platelet derived growth factor*] beinhaltet. Unter der Vorstellung, dass hierdurch die Zielzellen dieses Wachstumsfaktors zusätzlich stimuliert werden, wurde dieser Faktor eingeführt. Randomisierte Studien am diabetischen, angiopathischen Fuß konnten eine [wenn auch schwache] Förderung der Wundheilung im Vergleich zur Kontrollgruppe nachweisen.

Allen diesen Substanzen gemeinsam ist das Dilemma, dass eine positive Wirkung in theoretischen Überlegungen zur Wirkungsweise nachvollziehbar ist und im In-vitro-Versuch auch belegt wurde. Die Situation der chronischen Wunde stellt jedoch ein außerordentlich komplexes, bis heute noch nicht voll verstandenes System dar, sodass die eigentliche Wirksamkeit dieser Substanzen letztlich noch hinterfragt werden muss.

Tab. 2. Moderne Wundauflagen katalogisiert nach ihrer Wirkungsweise auf die Wunde

Kategorie	Wirkungsweise	Substanzbeispiele
passive Wundauflagen	ohne Okklusion mit Okklusion	Gaze, Vlies, Fettgaze Polyurethanfolie
interaktive Wundauflagen	Semipermeabel	Hydrokolloide, Hydropolymere, Alginate, Hydrogele, Karbonauflagen, Auflagen mit antiseptischen Agenzien, enzymatisch aktive Wundauflagen
aktive Wundsysteme	Auflagen mit eigenen Wirksubstanzen	Hyaluronsäure-haltige Wundauflagen [Hyalofill®, Hyalogran®], Protease-modulierende Matrix [Promogran®], Wachstumsfaktor-haltige Systeme [Regranex®]

Darüber hinaus müssen sekundär heilende Wunden, vor allem bei Vorliegen eines Wundinfektes in regelmäßigen Abständen gereinigt werden. Diese **Wundreinigung** kann chirurgisch-mechanisch [durch Ausschaben, Exzision, Waschen] oder biochemisch-enzymatisch erfolgen. Beide Verfahren dienen dem Zweck, fibrinöses Exsudat und Zelltrümmer zu entfernen. Hierdurch wird die katabole Phase der Wundheilung verkürzt und die anabole Phase eingeleitet. Vorteile des **chirurgischen Débridements** sind zeitliche Effizienz und ein geringer finanzieller und instrumenteller Aufwand. Die bewusst provozierte Blutung führt zur Ablagerung von Thrombozyten und Freisetzung von α-Granula mit den darin enthaltenen wundheilungsfördernden Zytokinen. Nachteil ist die Schmerzhaftigkeit, die jedoch beim Diabetiker mit Polyneuropathie in den meisten Fällen zu vernachlässigen ist.

Die **enzymatische Wundreinigung** dagegen kann ein chirurgisches Débridement zwar nicht ersetzen, jedoch additiv eingesetzt von großem Nutzen sein. Es stehen verschiedene Enzymprärarate zur Verfügung. In seltenen Fällen kann es zur Sensibilisierung gegen Enzympräparate kommen. Ist die Wunde infiziert, sollten Antibiotika nach Keimaustestung eingesetzt werden. Sie werden jedoch ausschließlich systemisch – kalkuliert oder nach Austestung – eingesetzt. Die lokale Gabe ist obsolet. Zum einen werden Antibiotika nach Lokalapplikation schnell durch Enzyme inaktiviert, zum anderen führen sie häufig zu Allergisierungsreaktionen und zu Resistenzbildungen. Darüber hinaus hemmen viele Antibiotika die Wundheilung.

Zur Wundspülung werden häufig Antiseptika angewandt. Hier ist jedoch zu beachten, dass einige dieser Substanzen die Wundheilung stark hemmen können. Beispiele hierfür sind das Wasserstoffperoxid, Triphenylmethan-Farbstoffe, Kaliumpermanganat oder hypertone Kochsalzlösung. Ideale Antiseptika sind dagegen Silbernitrat 1 %, Chloramin T 1 %, oder PVP-Jod. Bei Jodlösungen muss jedoch die mögliche Jodresorption aus der Wunde beachtet werden.

Diese Möglichkeiten zielen im Wesentlichen darauf ab, das Wundmilieu so zu konditionieren, dass das intrinsische Wundheilungspotenzial voll ausgeschöpft werden kann. Seit der Entdeckung von Wachstumsfaktoren, die wundheilungsfördernd wirken, sind zunehmend Bestrebungen im Gange, diese als extrinsische Wundheilungsstimuli einzusetzen. Einzelne gentechnisch oder autolog hergestellte Wachstumsfaktoren sind in klinischen Prüfungen an chronischen Ulcera cruris bereits untersucht. Im Einzelnen konnte in kontrollierten Studien an chronischen Wunden eine fördernde Wirkung auf die Wundheilung für PDGF-BB [rekombinant] und autolog hergestellte thrombozytogene Wachstumsfaktoren nachgewiesen werden. Zurzeit wird dieser Effekt für TGF-β3 untersucht.

Wurm|fort|satz|ent|zün|dung *f*: → *Appendizitis*
Wurm|in|fek|ti|on *f*: *Syn:* Wurmerkrankung, Wurmbefall, Helminthiasis, Helminthose, Helminthiase; Oberbegriff für alle durch Befall und Infektion mit parasitierenden Würmern [Nematoden, Zestoden, Trematoden] hervorgerufene Erkrankungen; *s.u. Essay Helminthosen S. 553*
Wurm|krank|heit der Bergarbeiter *f*: *s.u. Ankylostomiasis*
Wurm|kraut *nt*: **1.** → *Artemisia absinthium* **2.** → *Rainfarn*
Wurm|sa|men *pl*: → *Zitwerblüten*
Wurst|fin|ger *pl*: *s.u. Arthritis psoriatica*
Wur|zel|am|pu|ta|ti|on *f*: → *Wurzelspitzenresektion*
Wur|zel|kom|pres|si|ons|syn|drom *nt*: → *Wurzelsyndrom*
Wur|zel|re|sek|ti|on *f*: → *Radikulektomie*
Wur|zel|spit|zen|re|sek|ti|on *f*: *Syn:* Apikoektomie, Apikotomie, apikale Osteotomie, apikale Radikaloperation Wurzelamputation; Entfernung/Resektion einer Zahnwurzelspitze
Wur|zel|syn|drom *nt*: *Syn:* Wurzelkompressionssyndrom; Bezeichnung für die klinische Symptomatik bei Wurzelreizung oder -schädigung durch mechanischen Druck [v.a. Bandscheibenprolaps]; *s.a. Essay Degenerative Wirbelsäulenerkrankungen S. 125*
hohes lumbales Wurzelsyndrom: *s.u. Ischialgie*
lumbales Wurzelsyndrom: → *Ischialgie*
thorakales Wurzelsyndrom: *s.u. Essay Degenerative Wirbelsäulenerkrankungen S. 125*
zervikales Wurzelsyndrom: → *Zervikobrachialsyndrom*
Wüs|ten|fie|ber *nt*: → *Coccidioidomycose*

X

Tab. X1. Xanthom. Xanthome bei hereditären Fettstoffwechselstörungen

Xanthome	Genetische Erkrankungen
Eruptive	Familiärer LPL-Mangel, familiärer Apo-CII-Mangel Familiäre Hypertriglyzeridämie Dysbetalipoproteinämie
Tuberöse	Dysbetalipoproteinämie Familiäre Dysbetalipoproteinämie
Sehnenscheiden-	Familiäre Dysbetalipoproteinämie
Handlinien-	Dysbetalipoproteinämie
Intertriginöse	Familiäre Hypercholesterinämie
Xanthelasmen	Familiäre Hypercholesterinämie
Arcus lipoides corneae	Familiäre Hypercholesterinämie

Xan|the|las|ma *nt, pl* **-men**: weiß-gelbe, flache Plaques durch Cholesterineinlagerung in Speicherzellen der Haut; können Symptom einer Fettstoffwechselstörung sein; Xanthelasmen im Bereich der Lider [**Xanthelasma palpebrarum**] findet man häufiger bei Frauen als bei Männern; Therapie: Ausschneidung und Laserentfernung; häufig kommt es aber zu Rezidiven; *s.a. Essay Fettstoffwechselstörungen S. 103*

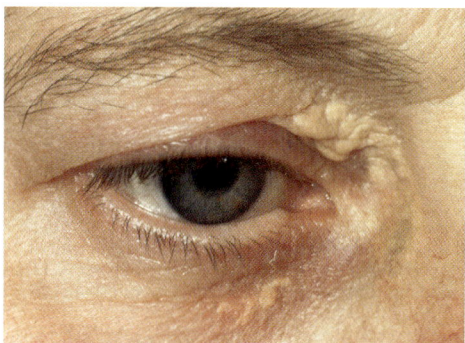

Abb. X1. Xanthelasma. Lidxanthelasma

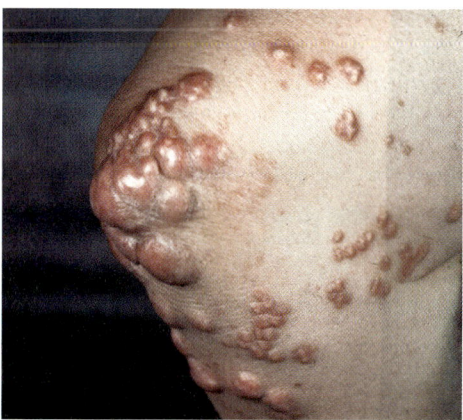

Abb. X2. Xanthom. Tuberöse Xanthome

Xan|thin|o|xi|da|se|hem|mer *m*: Substanz, die über eine Hemmung der **Xanthinoxidase** den Abbau von Xanthin und Hypoxanthin zu Harnsäure verhindert; **Anw.** Urikosurikum zur Therapie der chronischen Gicht; *s.a. Essay Gicht und andere Störungen des Purinstoffwechsels S. 487*

Xanthinoxidase-Mangel *m*: **Xanthinoxidase** katalysiert die Oxidation von Hypoxanthin zu Xanthin und von Xanthin zu Harnsäure; bei Xanthinoxidase-Mangel ist die Harnsäurekonzentrationen in Plasma und Urin erniedrigt, während die renale Ausscheidung von Hypoxanthin und Xanthin erhöht ist [Hypoxanthinurie, Xanthinurie]; bei ca. 30 % der Patienten kommt es zur Bildung klinisch manifester **Xanthinsteine**; eine **Xanthinlithiasis** kann aber auch bei Therapie mit Xanthinoxidasehemmern [Allopurinol*] auftreten; *s.u. Essay Gicht und andere Störungen des Purinstoffwechsels S. 487*

Xan|thom *nt*: *Syn: Xanthoma*; gutartiger Hauttumor, der typische gelbe Lipidspeicherzellen [**Xanthomzellen**] enthält; Xanthome treten v.a. bei Störungen des Lipidstoffwechsels [Hyperlipoproteinämie, Hypercholesterinämie] auf [**hyperlipidämische Xanthome**], finden sich aber auch bei normalen Lipidwerten [**normolipidämische Xanthome**]; es besteht eine gewisse Korrelation zwischen klinischen Erscheinungsformen [**eruptive, tuberöse, intertriginöse Xanthome, Sehnenscheiden-, Handlinienxanthome**], trotzdem kann man sie nicht als spezifisch für eine bestimmte Lipoproteinämie bezeichnen; *s.a. Essay Fettstoffwechselstörungen S. 403*

Xanthoma disseminatum: sehr seltene, normolipidämische Xanthomatose mit multiplen disseminierten Papeln an den Beugeseiten der Extremitäten und am Hals; befällt auch innere Organe [Auge, Leber, Niere, Knochenmark, Herz, Lymph-

knoten]; bei 40 % liegt ein Diabetes insipidus vor

Xan|tho|ma|to|se, familiäre idiopathische hypercholesterinämische *f*: → *familiäre Hypercholesterinämie*

Xe|no|di|a|gnose *f*: bei Chagas-Krankheit lässt man trypanosomenfreie Raubwanzen Patientenblut saugen; nach 1–2 Wochen wird der Kot der Wanzen auf Trypanosomen untersucht; *s.a. Essay Tropenkrankheiten – importierte Krankheiten S. 1571*

Xe|no|plas|tik *f*: *Syn: heterogene/heterologe/xenogene/xenogenetische Transplantation, Xenotransplantation, Heterotransplantation, Heteroplastik*; plastische Operation mit Übertragung von artfremdem Gewebe [z.B. Schweineherzklappen]

Xe|no|trans|plan|ta|ti|on *f*: → *Xenoplastik*

Xe|ro|der|mie *f*: *Syn: Xerodermia, Xeroderma*; trockene und meist schuppende Haut; auch als milde Form der Ichthyosis* simplex angesehen

Xeroderma pigmentosum: *Syn: Lichtschrumpfhaut, Atrophia pigmentosa (Crocker)*; autosomal-rezessive Störung der DNA-Reparatur mit Lichtüberempfindlichkeit die zur Entwicklung maligner Hauttumoren führt; schon im Kindesalter kommt es zu schweren Sonnenbränden bei minimaler Sonnenexposition, im Laufe der Jahre entwickelt sich dann ein chronischer Schaden an den lichtexponierten Arealen: scheckige Hyper- und Hypopigmentierung, Teleangiektasien, schwielige Verdickung und Lichenifikation, später Schrumpfung; hinzu kommen Augen- [Photophobie, Konjunktivitis, Keratitis] und ZNS-Beschwerden [Hyporeflexie, Ataxie, Athetose, Epilepsie]; auch die Schleimhaut und inneren Organe haben eine erhöhte Karzinomrate; **Therapie:** strengster, lebenslanger Lichtschutz; evtl. Umkehr des Tag-Nacht-Rhythmus; Vermeidung aller Karzinogene; **Prognose:**

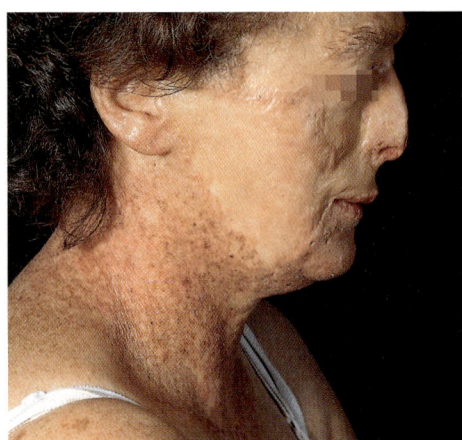

Abb. X3. Xeroderma pigmentosum

die Lebenserwartung ist durch die Karzinomentwicklung vermindert

Xe|ro|gra|fie, -gra|phie *f*: → *Xeroradiografie*

Xe|ro|mam|mo|gra|fie, -gra|phie *f*: Xeroradiografie der Brust/Mamma

Xe|ro|ra|di|o|gra|fie, -gra|phie *f*: *Syn*: Xerografie, Radioxerografie; Verfahren zur Erzeugung von Röntgenbildern unter Verwendung von mit einem Halbleiter [Selen] beschichteten Metallplatten

Xe|ro|sis *f, pl* **-ses**: **1.** *Syn*: Xerose; pathologische Trockenheit der Haut oder Schleimhaut **2.** *Syn*: Exsikkationsdermatitis, Exsikkationsekzem, xerotisches Ekzem, asteatotisches Ekzem, Austrocknungsekzem, Exsikkationsekzematid, Asteatosis cutis durch extrem trockene Haut hervorgerufenes chronisches Ekzem durch Sebostase bei älteren Menschen [**seniles/geriatrisches Ekzem**], bei übermäßiger Reinigung und Entfettung der Haut [**angewaschenes Ekzem**] oder durch Wettereinflüsse [Wind, Kälte]; **Therapie**: Verwendung ölhaltiger Badezusätze und rückfettender Salben; Harnstoffpräparate

X-Groß|ze|he *f*: → *Hallux valgus*

Xi|me|la|gal|tran *nt*: *s.u. Essay Thrombose und Embolie S. 1527*

Xi|pa|mid *nt*: Sulfonamidderivat; Saluretikum; Antihypertensivum; **Anw.**: leichte bis mittelschwere Hypertonie; chronische Herzinsuffizienz, Ödeme bei Niereninsuffizienz oder nephrotischem Syndrom, Aszites bei Leberzirrhose; **Dosierung**: Hypertonie 5–40 mg/d p.o., Herzinsuffizienz bis zu 40 mg tgl., Ausschwemmung von Ödemen 5–80 mg/d; **NW**: Elektrolytstörungen [v.a. bei Langzeitbehandlung] mit Hypokaliämie, Hyponatriämie, Hypomagnesiämie, Parästhesien, Muskelkrämpfe, Hypotonie der Skelettmuskulatur, EKG-Veränderungen, Rhythmusstörungen, orthostatische Hypotonie, Kopfschmerzen, Schwindel, Müdigkeit, Schwäche, Antriebsarmut, Lethargie

X-Pro|te|in *nt*: *Syn*: Lipoprotein X; aus Phospholipiden, Cholesterin und Proteinen aufgebauter Komplex, der bei primärem LCAT-Mangel und Cholestase im Blut auftritt

x-Tal *nt*: systolischer Kollaps der Kurve bei der Venensphygmografie

Xy|lo|me|ta|zo|lin *nt*: α_1-Sympathomimetikum, lokaler Vasokonstriktor; **Anw.**: Schleimhautabschwellung bei Schnupfen, Heuschnupfen, Sinusitis, Konjunktivitis; **Dosierung**: Erwachsene und Kinder über 12 Jahren 2–3 Tropfen bzw. Sprühstöße 0,1 %-ige Lösung in jedes Nasenloch; Kinder unter 12 Jahren 2–3 Tropfen 0,05 %-ige Lösung in jedes Nasenloch; Säuglinge 1 Tropfen 0,05 %-ige Lösung in jedes Nasenloch; Behandlungsdauer i.d.R. 3–5 Tage, auf keinen Fall 14 Tage überschreiten!; **NW**: reaktive Hyperämie und brennende Schmerzen; chronische Schwellung und Atrophie der Nasenschleimhaut bei Dauergebrauch; zentrale Erregung, Kopfschmerzen auftreten, Arrhythmie, pektanginöse Beschwerden; **Kontraind.**: absolut Engwinkelglaukom [Augentropfen], Rhinitis sicca [Nasentropfen oder Spray]; relativ: Hypertonie, Thyreotoxikose, Phäochromozytom, schwere Herz- und Gefäßerkrankungen

D-Xy|lo|se|ab|sorp|ti|ons|test *m*: *Syn*: D-Xylosetoleranztest, D-Xylose-Test; klinischer Test zur Beurteilung der Kohlenhydratabsorptionsfähigkeit des Dünndarms; **Prinzip**: 25 g D-Xylose werden oral aufgenommen und Urin wird über 5 h gesammelt; venöses Blut wird nach 15, 60 und 120 min entnommen; der Blutspiegel und die im Urin ausgeschiedene Menge sind ein Maß für die Resorptionsfähigkeit des Dünndarms; bei Resorptionsstörungen, z.B. bei Zöliakie, finden sich erniedrigte Werte in Blut und Urin

Xys|ma|lo|bi|um undulatum *nt*: → *Uzara*

Y

Y-Ana|sto|mo|se *f*: → *Roux-Y-Anastomose*

Yangste-Fieber *nt*: **Syn:** *Katayama-Fieber*; akutes, fieberhaftes Stadium der Schistosomiasis japonica mit Eosinophilie, Fieber, Atembeschwerden, Übelkeit, Myalgie, Hepatomegalie und Schmerzen im rechten Oberbauch, Durchfall und selten aseptischer Meningitis und Lymphadenopathie; *s.u. Essay Tropenkrankheiten – importierte Krankheiten S. 1571, Essay Helminthosen S. 553*

Yaws *f*: → *Frambösie*

Yer|si|nia *f*: Gattung gramnegativer, sporenloser Stäbchenbakterien; Yersinia enterocolitica und pseudotuberculosis verursachen Dünndarmerkrankungen [**enterale Yersiniosen**], Yersinia pestis die Pest

Yersinia enterocolitica: Erreger akuter, fieberhafter Darmentzündungen, der ein hitzestabiles Enterotoxin bildet; wird meist oral mit kontaminierter Nahrung aufgenommen; es kommt zu geschwüriger Entzündung der Schleimhaut und der Peyer-Plaques sowie zur Vergrößerung der mesenterialen Lymphknoten; **klinisch** imponiert die Infektion als akute Enteritis oder Enterokolitis, in seltenen Fällen auch als Pseudoappendizitis mit akuter terminaler Ileitis und mesenterialer Lymphadenitis; bei immungeschwächten Patienten kann es zu Sepsis kommen; **Diagnose:** Erregernachweis in der Kultur, Antikörpernachweis im Serum; **Therapie:** symptomatische Therapie bei leichten Formen; in schwereren Fällen Aminoglykoside, Tetracycline, Ciprofloxacin* oder Cotrimoxazol*; **Prognose:** bei Patienten mit HLA-B27 kann es zu Nachkrankheiten [Arthralgie, Arthritis, Myokarditis, Erythema nodosum, Morbus Reiter] kommen; *s.a. Essay Diarrhoe – entzündliche und nicht-entzündliche Formen S. 265*

Yo|him|be *f*: **Syn:** *Pausinystalia yohimbe, Corynanthe yohimbe*; Baum aus der Familie der Rötegewächse [Rubiaceae]; verwendet wird die Rinde von Stamm und Zweigen [**Potenzrinde**, Yohimbehe cortex], die Indolalkaloide [Yohimbin] und Gerbstoffe enthält; **Anw.:** traditionell als Aphrodisiakum sowie als Antihypertensivum

Yo|him|bin *nt*: **Syn:** *Johimbin, Aphrodin*; Alkaloid aus der Yohimberinde; α-Sympatholytikum, Adrenolytikum, Antihypertensivum, Menagogum, Aphrodisiakum; die Verwendung von Yohimbin als Aphrodisiakum und Potenzmittel wurde aus der Volksmedizin Westafrikas übernommen; heute wird es primär zur Therapie psychogener Erektionsstörungen verwendet; *s.a. Essay Erektions- und Ejakulationsstörungen S. 295*

Y-Roux-Anastomose *f*: → *Roux-Y-Anastomose*

Y-Roux-Schlinge *f*: → *Roux-Y-Anastomose*

Y-Schlin|ge *f*: → *Roux-Y-Anastomose*

Ysop *m*: **Syn:** *Isop, Hyssopus officinalis*; Halbstrauch aus der Familie der Lippenblütler [Lamiaceae]; verwendet werden die oberirdischen Pflanzenteile [**Ysopkraut**, Hyssopi herba] und das durch Wasserdampfdestillation aus ihnen gewonnene ätherische **Ysopöl** [Hyssopi aetheroleum]; beide enthalten α-Pinen, Gerbstoffe und Flavonoide; **Anw.:** traditionell in Gurgel- und Augenwässern, innerlich bei Verdauungsstörungen, Bronchitis, Asthma bronchiale und Husten

y-Tal *nt*: diastolischer Kollaps der Kurve bei der Venensphygmografie durch die Entleerung des Vorhofs nach der Öffnung der Trikuspidalklappe; kleiner als das x-Tal

Y-V-Plastik *f*: Hautplastik mit Y-förmiger Inzision und V-förmiger Naht des Verschiebelappens

Z

Zahn|fleisch|ab|tra|gung f: → Gingivektomie
Zahn|fleisch|ent|zün|dung f: → Gingivitis
Zahn|fleisch|hy|per|pla|sie f: Syn: Gingivahyperplasie, Gingiva hyperplastica, Fibromatosis gingivae; sowohl hereditäre als auch durch exogene Faktoren [Hydantoin*] hervorgerufene bindegewebige Wucherung des Zahnfleisches; **Therapie**: Absetzen oder Vermeiden des auslösenden Agens; Zahnfleischexision; Zahnsteinentfernung, tägliche Zahnfleischmassage
Zahn|fleisch|plas|tik f: Syn: Gingivoplastik; operative Wiederherstellung einer normalen Zahnfleischstruktur, z.B. bei Zahnfleischhyperplasie
Zahn|rad|phä|no|men nt: Syn: Negro-Zeichen; bei Rigor gibt die Muskelspannung bei einer passiven Bewegung nicht gleichmäßig, sondern ruckartig nach; damit erscheint die Bewegung wie durch ein Zahnrad gesteuert; beruht darauf, dass die Antagonisten wegen der Störung der reziproken Innervation ihre Spannung nur ungleichmäßig lockern; s.a. Essay Parkinson-Syndrome S. 1229
Zahn|sto|cher|am|mei nt: → Ammei
Zahorsky-Syndrom nt: → Herpangina
Zäk|ek|to|mie f: Syn: Blinddarmresektion, Zäkumresektion, Typhlektomie; operative Entfernung des Blinddarms [Zäkum]
Zä|ko|i|le|o|sto|mie f: operative Anastomose von Ileum und Zäkum
Zä|ko|kol|lo|sto|mie f: Syn: Zäkum-Kolon-Fistel, Kolon-Zäkum-Fistel, Kolozäkostomie; operative Anastomose von Kolon und Zäkum
Zä|ko|rek|to|sto|mie f: Syn: Zäkum-Rektum-Fistel; operative Anastomose von Zäkum und Rektum
Zä|kor|rha|phie f: Syn: Zäkumnaht; Naht des Zäkums nach traumatischer oder operativer Eröffnung
Zä|ko|sig|mo|i|do|sto|mie f: Syn: Zäkum-Sigma-Fistel; operative Anastomose von Zäkum und Sigma
Zä|ko|sto|mie f: Syn: Typhlostomie, Zäkumfistelung; Anlegen einer äußeren Zäkumfistel
Zä|ko|to|mie f: Syn: Typhlotomie; operative Eröffnung des Zäkums
Zä|ko|zel|le f: Hernie mit Zäkum im Bruchsack; s.a. Essay Eingeweidebrüche/Hernien S. 577
Zä|kum|fis|tel f: → Zäkostomie
Zä|kum|fis|te|lung f: → Zäkostomie
Zäkum-Ileum-Fistel f: → Zäkoileostomie
Zäkum Kolon Fistel f: → Zäkokolostomie
Zä|kum|naht f: → Zäkorrhaphie
Zäkum-Rektum-Fistel f: → Zäkorektostomie
Zä|kum|re|sek|ti|on f: → Zäkektomie
Zäkum-Sigma-Fistel f: → Zäkosigmoidostomie
Zal|ci|ta|bin nt: Syn: Dideoxycytidin; nucleosidanaloger Reverse-Transkriptase-Hemmer; s.a. Essay HIV-Infektion – AIDS S. 625
Zäpf|chen|ent|fer|nung f: → Uvulektomie
Zäpf|chen|plas|tik f: Syn: Staphyloplastik; plastische Operation am Gaumenzäpfchen, z.B. bei Zäpfchenspalte; s.a. Lippen-Kiefer-Gaumenspalte
Zäpf|chen|spal|te f: Syn: Uvulaspalte, Uvula bifida; angeborene Längsspalte des Gaumenzäpfchens durch eine fehlende Verschmelzung der paarigen Anlage [Hemmungsfehlbildung];

muss meist operativ korrigiert werden; s.u. Lippen-Kiefer-Gaumenspalte
Zau|ber|nuss, virginische nt: → Hamamelis
Zaun|rü|be f: Syn: Bryonia; Bezeichnung für **weiße** [Bryonia alba] und **rotbeerige Zaunrübe** [Bryonia cretica ssp. dioica], Pflanzen aus der Familie der Kürbisgewächse [Cucurbitaceae]; verwendet werden die getrockneten Pfahlwurzeln [**Bryoniae radix**], die Cucurbitacine, Bryoresin, Bryonin, Bryonicin und Anthrachinone enthalten; **Anw.**: traditionell als starkes Abführmittel, Emetikum und Diuretikum; auch bei Gicht, Rheuma, Leberleiden sowie akuten und chronischen Atemwegsinfekten; in der Homöopathie bei Pharyngolaryngitis, Bronchitis, Pleuritis, Pneumonie, Leberleiden und Verstopfung
Ze|cken|biss|fie|ber nt: Syn: Zeckenfleckfieber; von Zecken übertragene Infektionskrankheit durch Rickettsia*-Species; Schildzecken [Dermacentor andersoni] übertragen Rickettsia rickettsii den Erreger des **amerikanischen Zeckenbissfiebers** [Rocky Mountain spotted fever] in Nord- und Südamerika; **Klinik**: nach einer Inkubationszeit von 2–24 Tagen kommt es zu einem morbilliformen Exanthem, das sich zentripetal ausbreitet; zusätzlich finden sich Nasenbluten, Fieber und Splenohepatomegalie; **Therapie**: Tetracyclin
Ze|cken|bor|re|li|o|se f: → Lyme-Disease
Ze|cken|en|ze|phal|l|tis f, pl **-ti|den**: durch Zecken übertragene Enzephalitis durch verschiedene Arboviren, wie z.B. die zentraleuropäische [Frühsommer-Meningoenzephalitis] und russische Zeckenenzephalitis [russische Frühsommer-Enzephalitis]
Ze|do|a|ri|ae rhizoma nt: Syn: Zitwerwurzel; s.u. Zitwer
Ze|do|a|rie f: → Zitwer
Ze|hen|rol|le f: s.u. Schuhzurichtungen
Zel|len|bad nt: → Vierzellenbad
Ze|ment|ver|lät|zung f: s.u. Essay Chemische Verletzungen S. 1653
Zenker-Divertikel nt: s.u. Ösophagusdivertikel
Zen|tral|ar|te|ri|en|ver|schluss m: relativ seltener, akuter Verschluss der Arteria centralis retinae, führt innerhalb von Minuten zu irreversibler Erblindung; beim **Arterienastverschluss** ist nur ein Teil der Netzhaut von der Ischämie betroffen und die zentrale Sehschärfe bleibt erhalten; die häufigsten **Ursachen** sind eine **Zentralarterienembolie** bei Wandthrombose der Karotisgabel, der Aorten- oder Mitralklappe oder eine Arteriitis cranialis

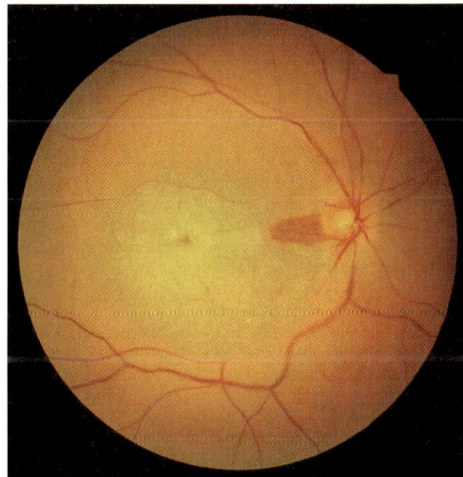

Abb. Z1. **Zentralarterienverschluss.** Sehr dünne Arterien mit starker Kaliberschwankung, Blutsäule z.T. körnig zerfallen; Ödem der zentralen Netzhaut, kirschroter Makulafleck

Zen|tral|star m: Syn: Kernstar, Cataracta centralis, Cataracta nuclearis; Katarakt des Linsenkerns; s.u. Essay Katarakt S. 783

Zen|tral|ve|nen|ver|schluss *m*: der Venenverschluss führt zu einem hämorrhagischen Infarkt der betroffenen Netzhautgebiete und Erblindung; als Ursache findet man meist eine lokale Wandveränderung bei arterieller Hypertonie oder ein Offenwinkelglaukom; sind nur Äste der Zentralvene betroffen, spricht man von **Venenastverschlüssen**; sie können zu Einschränkung des Sehvermögens führen, das sich aber meist wieder normalisiert

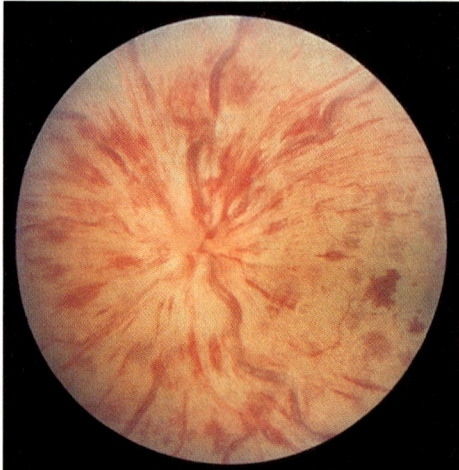

Abb. Z2. Zentralvenenverschluss. Radiäre, düsterrote Blutungen, Cotton-wool-Areale, Netzhaut- und Papillenödem

Ze|o|da|ri|ae oleum *nt*: *Syn*: *Zitwerwurzelöl*; *s.u. Zitwer*
Ze|re|bral|an|gi|o|gra|fie, -gra|phie *f*: → *zerebrale Angiografie*
Ze|re|bro|sid|li|pi|do|se *f*: → *Morbus Gaucher*
Ze|re|bro|to|mie *f*: *Syn*: *Hirnschnitt*; Inzision in das Hirngewebe
Zer|ka|rie *f*: *Syn*: *Gabelschwanzlarve, Schwanzlarve, Cercaria*; infektiöses Entwicklungsstadium [1. Larvenstadium] von Trematoden, z.B. Schistosoma*; Zerkarien können in die Haut eindringen und u.a. zu Juckreiz und Quaddelbildung [Zerkariendermatitis] führen
Zer|ka|ri|en|der|ma|ti|tis *f, pl* **-ti|ti|den**: *Syn*: *Badekrätze, Badedermatitis, Schwimmbadkrätze, Weiherhippel, Schistosomendermatitis*; durch Zerkarien hervorgerufene Dermatitis mit Juckreiz und Quaddelbildung, die nach ein paar Tagen von alleine wieder verschwindet; **Therapie**: topisch mit Antipruriginosa
Zer|kla|ge *f*: → *Cerclage*
Zer|vi|kal|gra|vi|di|tät *f*: → *zervikale Gravidität*
Zer|vi|kal|syn|drom *nt*: *Syn*: *HWS-Syndrom*; Oberbegriff für [chronische] Schmerzzustände durch Reizung von zervikalen Spinalnervenwurzeln durch degenerative Veränderungen [auch zervikaler Bandscheibenprolaps]; das **post-traumatische Zervikalsyndrom** wird i.d.R. durch ein Schleudertrauma der Halswirbelsäule verursacht
bleiben die Beschwerden auf den Halsbereich begrenzt, spricht man von **lokalem Zervikalsyndrom**; kommt es zur Ausstrahlung in die obere Extremität, handelt es sich um ein Zervikobrachialsyndrom*; beim **zervikozephalen Syndrom** [Zervikozephalsyndrom] bestehen Kopfschmerzen [**Migraine cervicale**], Schwindel [**zervikaler Schwindel**] und manchmal auch Hör-, Seh- und Schluckstörungen; kommt es bei zervikalem Bandscheibenprolaps zu einer Rückenmarkkompression, entsteht ein **zervikomedulläres Syndrom**; **Therapie**: im akuten Stadium Halskrawatte, Analgetika, evtl. Sedativa, Wärmetherapie; im chronischen Stadium Krankengymnastik; bei zervikalem Bandscheibenprolaps operative Behandlung mit Fusion der Wirbel; *s.a. Essay Degenerative Wirbelsäulenerkrankungen S. 125*

Zer|vi|ko|bra|chi|al|gie *f*: *Syn*: *zervikobrachiale Neuralgie*; neuralgische Schmerzen im Hals-Schulter-Arm-Bereich bei Reizung des Plexus cervicobrachialis oder seiner Äste; oft gleichgesetzt mit Zervikobrachialsyndrom*
Zer|vi|ko|bra|chi|al|syn|drom *nt*: *Syn*: *Schulter-Hand-Syndrom, zervikobrachiales Syndrom, zervikales Wurzelsyndrom*; Oberbegriff für chronische Schmerzzustände, Parästhesien und evtl. neurologische Ausfälle mit Muskelatrophie im Schulter-Arm-Hand-Bereich; wird meist durch knöcherne Konstriktion, seltener durch einen Bandscheibenprolaps im Halsbereich ausgelöst; typisch ist ein chronisch rezidivierender Verlauf, wobei akute Phasen durch Traumen [Schleudertrauma] oder unphysiologische Belastung ausgelöst werden können; z.T. ist die Symptomatik eher diffus, meist strahlt der Schmerz aber nur in ein Wurzelsegment ein; deshalb kann man zwischen **C5-Syndrom, C6-Syndrom, C7-Syndrom** und **C8-Syndrom** unterscheiden; **Therapie**: im akuten Stadium Halskrawatte, Analgetika, evtl. Sedativa, Wärmetherapie; im chronischen Stadium Krankengymnastik; bei zervikalem Bandscheibenprolaps operative Behandlung mit Fusion der Wirbel; *s.a. Essay Degenerative Wirbelsäulenerkrankungen S. 125*

Tab. Z1. Zervikobrachialsyndrome

Nerven-wurzel	Band-scheibe	Peripheres Dermatom	Kennmuskel	Reflexab-schwächung
C5	(C4/C5)		Deltoideus	Bizeps
C6	(C5/C6)	Daumen, Teil Zeigefinger	Bizeps Brachioradialis	Bizeps Radiusperiost
C7	(C6/C7)	Zeige- und Mittelfinger, Teil Ringfinger	Daumenballen Trizeps Pronator teres	Trizeps
C8	(C7/Th1)	Kleinfinger, Teil Ringfinger	Kleinfingerballen Fingerbeuger Interossei	(Trizeps)

Zer|vi|kor|rha|phie *f*: *Syn*: *Emmet-Operation, Trachelorrhaphie, Zervixnaht*; operative Versorgung eines unter der Geburt erworbenen Risses des äußeren Muttermundes und der Zervix [**Emmet-Riss**]
Zer|vi|ko|to|mie *f*: *Syn*: *Zervixschnitt, Trachelotomie*; Inzision des Gebärmutterhalses [Zervix]
Zer|vi|ko|ze|phal|syn|drom *nt*: *Syn*: *zervikozephales Syndrom*; *s.u. Zervikalsyndrom*
Zer|vix|kar|zi|nom *nt*: *Syn*: *Gebärmutterhalskrebs, Kollumkarzinom, Carcinoma cervicis uteri*; weltweit der zweithäufigste bösartige Tumor der Frau, mit fast einer halben Million Neuerkrankungen pro Jahr; wegen der intensiven Vorsorgeuntersuchungen [Abstrich, Kolposkopie] wird ein Großteil der Tumoren schon in der Frühphase [epitheliale Dysplasie, Carcinoma in situ] entdeckt und das durchschnittliche Alter bei Diagnosestellung [53 Jahre] hat sich nach hinten verschoben
Ätiologie: exogene Faktoren, die beim Geschlechtsverkehr übertragen werden, spielen eine wichtige Rolle; je früher Frauen mit dem Sexualverkehr beginnen, desto größer ist das Krebsrisiko; häufig wechselnde Sexualpartner, venerische Erkrankungen, zervikale intraepitheliale Neoplasie* sowie ein niedriger sozioökonomischer Status sind ebenfalls Risikofaktoren; am wichtigsten ist aber wohl die Infektion mit humanen Papillomaviren* [HPV]; in ca. 90 % aller Zervixkarzinome sind HPV-Viren nachweisbar und **HPV-positive Zervixkarzinome** wachsen aggressiver als **HPV-negative Zervixkarzinome**; *s.u. Essay Neubildungen des Uterus S. 1627*
Zer|vix|ko|ni|sa|ti|on *f*: *Syn*: *Portiokonisation, Konisation*; konusförmige Gewebeausschneidung aus der Portio vaginalis cer-

Z

vicis zur Biopsieentnahme [**Konusbiopsie**] oder Therapie; *s.u. Essay Neubildungen des Uterus S. 1627*

Zer|vix|naht f: → *Zervikorrhaphie*

Zer|vix|plas|tik f: *Syn:* Hysterotracheloplastik; plastische Operation des Gebärmutterhalses

Zer|vix|po|lyp m: Polyp der Zervixschleimhaut; häufige Ursache von Zusatzblutungen, die meisten Polypen bleiben aber asymptomatisch; eine maligne Entartung ist extrem selten; **Therapie**: Abdrehen mit einer Kornzange oder Abtragung mit einer elektrischen Schlinge; *s.a. Essay Neubildungen des Uterus S. 1627*

Zer|vix|riss m: Riss der Zervix unter der Geburt; wird durch Narben oder Pressen vor der vollständigen Muttermunderöffnung begünstigt; die Wunde muss sorgfältig inspiziert und vernäht werden; gelingt keine Blutstillung bei vaginaler Naht, muss eine Laparotomie vorgenommen werden

Zer|vix|schleim|me|tho|de f: → *Billings-Methode*

Zer|vix|schnitt m: → *Zervikotomie*

Zer|vi|zi|tis f, pl **-ti|den**: → *Cervicitis*

Zes|to|den pl: → *Cestoda*

Zeu|gungs|fä|hig|keit f: *Syn:* Potentia generandi; *s.u. Fertilität*

Zi|cho|rie f: → *Wegwarte*

Zi|do|vu|din nt: *Syn:* Azidothymidin; vom Thymidin abgeleitete antivirale Substanz; nucleosidanaloger Reverse-Transkriptase-Hemmer; *s.a. Essay HIV-Infektion – AIDS S. 625*

Zie|gen|milch|an|ämie f: megaloblastäre Anämie von Säuglingen durch Folsäure- und Vitamin B_{12}-Mangel bei alleiniger Ernährung mit Ziegenmilch; spielt in Mitteleuropa keine Rolle mehr, wird aber noch in Ländern der 3. Welt gesehen; *s.a. alimentäre Anämie*

Zie|gen|rau|te f: → *Geißraute*

Zielke-Instrumentarium nt: ventrale Technik zur Aufrichtung und Derotation von Skoliosen; ist nur zur Behandlung von C-Skoliosen geeignet und erfordert i.d.R. eine Nachbehandlung mit Korsett

Zi|li|ar|kör|per|durch|tren|nung f: → *Ziliarotomie*

Zi|li|ar|mus|kel|durch|tren|nung f: → *Zyklotomie*

Zi|li|ar|ner|ven|durch|tren|nung f: → *Ziliotomie*

Zi|li|a|ro|to|mie f: *Syn:* Ziliarkörperdurchtrennung; operative Durchtrennung des Ziliarkörpers, z.B. der Pars plana bei Vitrektomie

Zi|li|ek|to|mie f: **1.** *Syn:* Zyklektomie; operative (Teil-)Entfernung des Ziliarkörpers **2.** *Syn:* Lidrandresektion; operative Entfernung des Lidrandes und der Zilien

Zi|li|o|to|mie f: *Syn:* Ziliarnervendurchtrennung; operative Durchtrennung der Nervi ciliares breves oder longi

Zimt m: **1.** → *Ceylon-Zimt* **2.** → *chinesischer Zimt*

chinesischer Zimt: *Syn:* Kassia, chinesischer Zimtbaum, Cinnamomum aromaticum, Cinnamomum cassia; Baum aus der Familie der Lorbeergewächse [Lauraceae]; verwendet werden die getrockneten **Zimtblüten** [Kassiablüten, Cassiae flos], die getrocknete Rinde dünner Zweige [**chinesische Zimtrinde**, Kassiarinde, Cinnamomi chinensis cortex], getrocknete junge Zweige [**Kassiazweige**, Cinnamomi ramulus] und das aus Blättern und jungen Zweigen gewonnene ätherische **Kassiaöl** [chinesisches Zimtöl, Cinnamomi cassiae aetheroleum]; das ätherische Öl enthält v.a. Zimtaldehyd, die anderen Pflanzenteile auch noch Diterpene, Gerbstoffe und Phenolcarbonsäuren; **Anw.:** bei Appetitlosigkeit, Verdauungsbeschwerden, Völlegefühl und Blähungen

Zimt|blät|ter|öl nt: *Syn:* Ceylonzimt-Blatt-Öl, Cinnamomumverum-Öl; *s.u. Ceylon-Zimt*

Zimt|blü|ten pl: *Syn:* Kassiablüten, Cassiae flos; *s.u. chinesischer Zimt*

Zimt|öl nt: *Syn:* Cinnamomi aetheroleum; *s.u. Ceylon-Zimt*

chinesisches Zimtöl: *Syn:* Kassiaöl, Cinnamomi cassiae aetheroleum; *s.u. chinesischer Zimt*

Zimt|rin|de f: *Syn:* Cinnamomi cortex; *s.u. Ceylon-Zimt*

Zi|ne|ol nt: → *Eukalyptol*

Zin|gi|be|ris rhizoma nt: *Syn:* Ingwer, Ingwerwurzel; Wurzelstock von Ingwer*

Zin|gi|ber officinale nt: → *Ingwer*

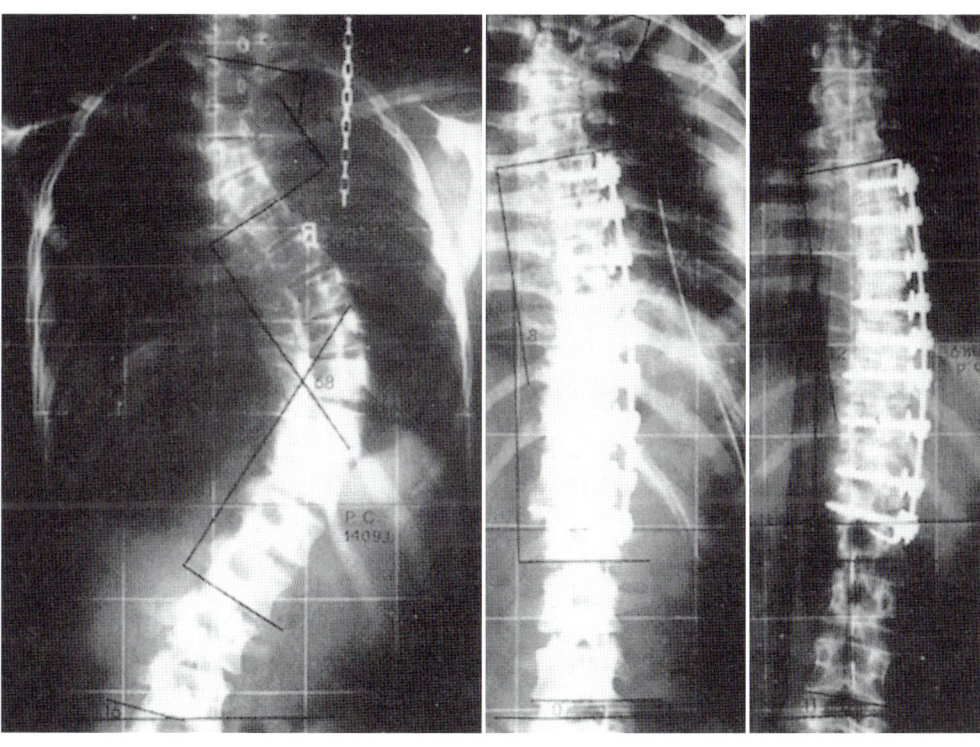

Abb. Z3. **Zielke-Instrumentarium.** Ventrale Derotationsspondylodese einer thorakalen C-Skoliose

Zink|man|gel|der|ma|to|se f: Syn: Zinkmangeldermatitis; angeborene oder erworbene Zinkmangelsyndrome führen zu ekzematöser oder psoriasisartiger Dermatitis, die v.a. die Akren und den Bereich um die Körperöffnungen befällt; dazu kommen noch diffuser Haarausfall, Schwäche, Infektanfälligkeit, Anorexie, Reizbarkeit, Photophobie und gastrointestinale Störungen; Therapie: orale oder intravenöse Zinkzufuhr; s.a. Zinkmangelsyndrom, hereditäres

Tab. Z2. Zinkmangeldermatose. Ursachen eines erworbenen Zinkmangels

Mangelhafte Resorption	Malabsorptionssyndrome
	Chronische Leber- und Pankreaserkrankungen
	Krankheiten des Gastrointestinaltraktes
	Alkoholismus
	Diätetisch
	Parenterale Ernährung ohne Zinksubstitution
Verstärkte Ausscheidung	Leberzirrhose
	Tubuläre Nierenkrankheiten
	Diabetes mellitus
	Dialyse
Erhöhter Verbrauch	Maligne Tumoren
	Chronische Infekte
	Trauma, Verbrennungen
Spätstadium von AIDS	Chemotherapie bei Kindern mit Leukämie
Hypalbuminämie	Nephrotisches Syndrom
	Leberzirrhose

Zink|man|gel|syn|drom, hereditäres nt: Syn: Danbolt-Closs-Syndrom, Brandt-Syndrom, Acrodermatitis enteropathica; seltene, autosomal-rezessiv vererbte Störung der Zinkabsorption mit Ekzemen an den Akren, Nageldystrophie, Erythemen, Haarausfall; Therapie: orale Zinksubstitution; s.a. Zinkmangeldermatose

Zinsser-Cole-Engman-Syndrom nt: → Dyskeratosis congenita

Zir|rho|se f: Syn: Cirrhosis; chronisch-entzündliche, evtl. von Nekrose begleitete Organerkrankung mit fortschreitender Verhärtung und Schrumpfung des Gewebes; in der klinischen Praxis meist gleichgesetzt mit Leberzirrhose; s.u. Essay Leberzirrhose S. 877

biliäre Zirrhose: Syn: biliäre Leberzirrhose, Cirrhosis biliaris; von den Gallengängen ausgehende Leberzirrhose; man unterscheidet zwischen primär biliärer Zirrhose und sekundär biliärer Zirrhose; die **primär biliäre Zirrhose** [Hanot-Zirrhose] ist eine vermutlich zu den Autoimmunerkrankungen gehörende, nicht-eitrige, destruierende Entzündung der intrahepatischen Gallengänge; 90 % der Fälle betreffen Frauen im mittleren Lebensalter; fast immer [95 % der Fälle] finden sich antimitochondriale Antikörper; verläuft in vier Stadien: **Stadium I:** chronisch destruierende nicht-eitrige Cholangitis mit Infiltration von T-Lymphozyten um die Gallengänge **Stadium II:** Schädigung und Proliferation der Gallengänge **Stadium III:** Untergang der Gallengänge, Mottenfraßnekrosen, Fibrose **Stadium IV:** Zirrhose

die **sekundär biliäre Zirrhose** ist eine kleinknotige Leberzirrhose, die durch eine chronische Cholangitis, extrahepatische Cholestase und andere Gallenwegserkrankungen verursacht wird

Zis|ter|no|gra|fie, -gra|phie f: Röntgenkontrastdarstellung der Hirnzisternen; verwendet wird ein wasserlösliches Kontrastmittel, die Aufnahmen werden i.d.R. als CT angefertigt; kaum noch durchgeführt

Zi|tro|nen|gras nt: → Lemongras

Zi|tro|nen|me|lis|se f: → Melisse

Zi|tro|nen|öl nt: Syn: Citri aetheroleum, Citronenöl, Limonis aetheroleum; aus der Fruchtschale der **Zitrone** [Fructus citri]

gewonnenes ätherisches Öl; enthält u.a. Limonen, Citral, Neral, Geranylacetat und Cumarine; **Anw.:** als Aromatikum und Geschmackskorrigens; Gewürz

Zi|trul|lin|ämie f: → Argininbernsteinsäuresynthetasemangel

Zi|trul|lin|urie f: → Citrullinurie

Zit|wer m: Syn: Zedoaria, Curcuma zedoaria; Pflanze aus der Familie der Ingwergewächse [Zingiberaceae]; verwendet werden die getrockneten knolligen Teile des Wurzelstocks [**Zitwerwurzel,** Zedoariae rhizoma], die ätherisches **Zitwerwurzelöl** [Zeodariae oleum] mit Sesquiterpenalkoholen und Sesquiterpenen [Zingiberen, α-Pinen, Campfer, Cineol, Borneol], Curcuminoide, Stärke und Zucker enthalten; **Anw.:** Stomachikum [v.a. bei Verdauungsschwäche, Koliken, Krämpfen], Choleretikum und Aromatikum; traditionell auch bei Asthma bronchiale und Bronchitis

deutscher Zitwer: → Kalmus

Zit|wer|blü|ten pl: Syn: Wurmsamen, Zitwersamen, Cinae flos; Blüten von **Wurmkraut** [Artemisia cina], einer Pflanze aus der Familie der Korbblütler [Asteraceae]; **Anw.:** früher als Wurmmittel gegen Spulwürmer

Zohlen-Zeichen nt: Verschiebeschmerz der Patella bei Patellaluxation oder Chondropathia patellae

Zo|le|dron|säu|re f: Bisphosphonat; **Anw.:** Behandlung von Knochenmetastasen, Hyperkalzämie bei malignen Erkrankungen [v.a. Mammakarzinom, Prostatakarzinom, multiples Myelom]; **Dosierung:** 4 mg i.v. über 15 min alle 3–4 Wochen; **NW:** Hyperpyrexie, evtl. mit Schüttelfrost, während oder kurz nach der Infusion, selten Kopfschmerzen, Müdigkeit, Verwirrung, Bradykardie, Übelkeit, Erytheme, Pruritus

Zo|len|dro|nat nt: Bisphosphonat; **Anw.:** Tumor-induzierte Hyperkalzämie, z.B. bei Knochenmetastasen von Mammakarzinom, Prostatakarzinom, multiplem Myelom; **Dosierung:** 4 mg als Kurzinfusion alle 3–4 Wochen; **NW:** Hyperpyrexie, evtl. mit Schüttelfrost, Grippe-ähnliches Syndrom, Bradykardie, Kopfschmerzen, Müdigkeit, Verwirrung; s.a. Essay Akute Störungen des Wasser-, Elektrolyt- und Säure-Basen-Haushalts S. 1387

Zö|li|a|kie f: Syn: Herter-Heubner-Syndrom, Gee-Herter-Heubner-Syndrom, glutenbedingte Enteropathie, Heubner-Herter-Krankheit; angeborene Unverträglichkeit von Gliadin, der als Allergen wirkenden Fraktion von Gluten; in den entwickelten Ländern ist sie die häufigste Ursache von Malabsorptionssyndromen, z.T. liegt die Inzidenz bei 1:300; die häufigste HLA-Konstellation von Zöliakiepatienten ist entweder HLA-DR3 oder HLA-DQ2; die **Pathogenese** der Erkrankung ist multifaktoriell und neben der genetischen Disposition werden auch noch andere Auslöser [z.B. Adenoviren] diskutiert; bei allen Patienten finden sich aber **Endomysium-Antikörper** gegen Transglutaminase, die für die Diagnose und das Screening von Bedeutung sind

die Gliadinunverträglichkeit führt zu einer Schädigung der Dünndarmschleimhaut mit Atrophie der Zotten und Einschränkung der Resorptionsfähigkeit; Gliadin wird sowohl in Weizen als auch Roggen, Gerste und Hafer gefunden; **Klinik:** schon im Kleinkindalter kommt es zu Verdauungsinsuffizienz mit Durchfall, Erbrechen, ausladendem Abdomen,

Tab. Z3. Zöliakie. Typische Symptome

Gastrointestinale Störungen	Durchfall, Erbrechen, Appetitlosigkeit, Bauchschmerzen, ausladendes Abdomen
Psychomotorische Symptome	Müdigkeit, Misslaunigkeit, Entwicklungsretardierung, muskuläre Hypotonie
Somatische Entwicklung	Wachstumsretardierung, Kleinwuchs, Gewichtsstillstand, -abnahme, Gedeihstörung
Mangelzustände mit Infektanfälligkeit	Eisen, Folsäure, Vitamin K und D, Kalzium, Phosphat, Eiweiß, Zink, Magnesium
Dermatologische Symptome	Neurodermitische Herde

Bauchschmerzen, Gewichtsabnahme, Gedeihstörung, Muskelschwäche, Müdigkeit, Appetitlosigkeit und psychomotorischer Retardierung; z.T. kommt es zu einem unauffälligen Verlauf [**monosymptomatische** oder **silente Zöliakie**] und die Diagnose wird nur Dank der verbesserten Serologie gestellt; die Fehlernährung führt zu eine Reihe von Symptomen, die aber nicht obligat sind und die auch isoliert auftreten können; bei Beginn der Erkrankung im Schulkindalter sind Kleinwuchs, Eisenmangelanämie und rezidivierende Bauchschmerzen die Leitsymptome; **Diagnose:** Anamnese, körperlicher Befund, Bestimmung der Gliadin- und Endomysiumantikörper, Duodenalbiopsie, Glutenbelastung; **DD:** Kuhmilchallergie, prolongierte infektiöse Enteritis, Morbus Crohn, Colitis ulcerosa; **Therapie:** lebenslange und strikte glutenfreie Ernährung; Patienten, die sich daran halten, haben kein erhöhtes Krebsrisiko; bei den anderen Patienten besteht ab dem 40. Lebensjahr ein erhöhtes Risiko für Malignome, v.a. Lymphome

Zölilalkolgralfie, -gralphie f: Syn: *Coeliakografie*; selektive Angiografie des Truncus coeliacus und seiner Äste

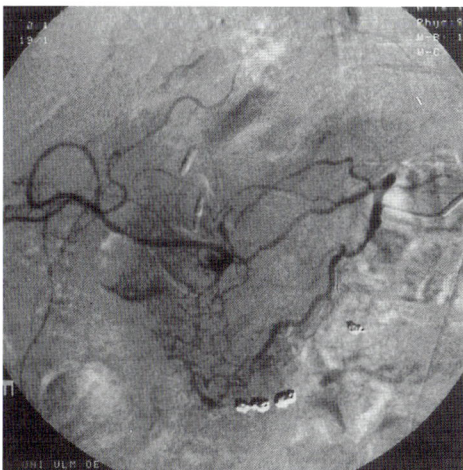

Abb. Z4. Zöliakografie. Zöliakografie bei rezidivierender Ulkusblutung nach mehrfacher endoskopischer Blutstillung [Clips]

Zölilolgaslstrolstolmie f: Syn: *Laparogastrostomie*; Anlegen einer äußeren Magenfistel in der Bauchwand

Zölilolgasltroltolmie f: Syn: *Laparogastrotomie*; Laparotomie mit Eröffnung des Magens

Zölilolhyslterloltolmie f: Syn: *Laparohysterotomie, transabdominelle Hysterotomie*; Gebärmuttereröffnung [Hysterotomie] durch den Bauchraum

Zölilorlrhalphie f: Syn: *Bauchwandnaht, Laparorrhaphie*; Naht der Bauchwand nach traumatischer oder operativer Eröffnung oder Inzision

Zölilolsallpinlgekltolmie f: Syn: *Laparosalpingektomie, transabdominelle Salpingektomie*; transabdominelle Entfernung eines oder beider Eileiter

Zölilolsallpinlgoltolmie f: Syn: *Laparosalpingotomie*; transabdominelle Eileitereröffnung [Salpingotomie]

Zölilolskolpie f: endoskopische Untersuchung einer Körperhöhle; oft gleichgesetzt mit Laparoskopie*

Zölliloltolmie f: → *Laparotomie*

Zollinger-Ellison-Syndrom nt: Syn: *Ellison-Syndrom*; Bezeichnung für das Leitsymptom Hypergastrinämie mit abdominellen Schmerzen, multiplen Ulzera und Diarrhoe bei Gastrinom*; *s.a. Essay Gastroösophageale Refluxkrankheit S. 1339, Essay Neubildungen des Dünndarms S. 287*

Zollmiltripltan nt: Triptan; **Anw.:** Akutbehandlung von Migräneattacken; **NW:** Müdigkeit, Hitzegefühl, Schweregefühl, Schwindel, subkutanes Brennen, Kältegefühl, Atemnot; **Kon-**

traind.: *s.u. Triptane*

Zollpildem nt: Hypnotikum mit gleichem Wirkungsprinzip wie Benzodiazepine [v.a. Triazolam*]; HWZ 2 h; **Anw.:** kurz- und mittellang wirksames Schlafmittel zur symptomatischen Behandlung von Schlafstörungen; **Dosierung:** 10 mg p.o.; ältere Patienten 5–20 mg; **NW:** den Benzodiazepinen vergleichbar; v.a. Schwindel, Asthenie, Depression, Ängstlichkeit und Reizbarkeit

Zolnislalmid nt: Antiepileptikum; *s.u. Essay Epilepsie und Status epilepticus S. 365*

Zolnolgralfie, -gralphie f: Tomografie mit relativ großer Schichtdicke; wird z.B. zur Lokalisation von Nierensteinen oder bei Kleinkindern eingesetzt

Zolnulloltolmie f: operative Durchtrennung von Fasern der Zonula ciliaris

Zönlulrolse f: Befall mit Taenia multiceps, einem in Afrika und Südamerika vorkommenden Bandwurm, der nur selten den Menschen befällt; die Infektion kann durch Befall von ZNS oder Auge v.a. zu Arachnoiditis und Hydrozephalus führen; **Therapie:** Praziquantel*; *s.a. Essay Helminthosen S. 553*

Zoon-Balanitis f: Syn: *Balanoposthitis chronica circumscripta benigna plasmacellularis, Balanoposthitis circumscripta benigna plasmacellularis, Balanitis plasmacellularis, Balanitis chronica circumscripta benigna plasmacellularis (Zoon)*; umschriebene, chronisch verlaufende Entzündung von Eichel und Vorhaut, die i.d.R. erst nach dem 50. Lebensjahr beginnt und bis ins hohe Alter fortschreitet; an Eichel und Vorhaut finden sich scharf begrenzte, lackfarbene Läsionen mit frischen und älteren punktförmigen Einblutungen; histologisch finden sich reichlich Plasmazellen im Entzündungsbereich; **Therapie:** lokale Antisepsis, austrocknende Mittel; bei starken Beschwerden Zirkumzision

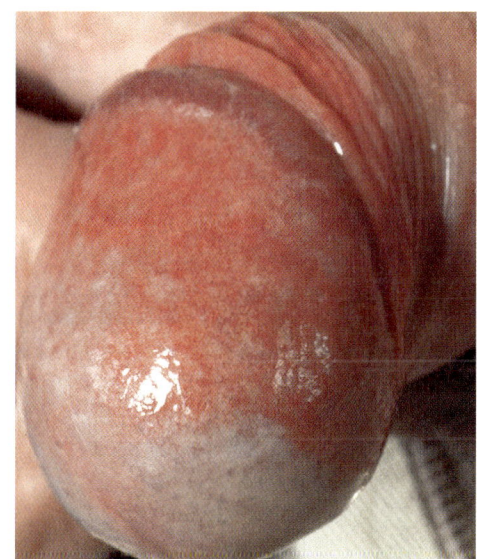

Abb. Z5. Zoon-Balanitis

Zoslter m: Syn: *Gürtelrose, Zona, Herpes zoster*; akute schmerzhafte Erkrankung durch ein Rezidiv einer vorausgegangenen Infektion [Windpocken*] mit dem Varicella-Zoster-Virus*; typisch ist eine meist gürtelförmige Ausbreitung im Versorgungsgebiet eines Spinalnervens; findet sich auch bei Schwächung der Immunabwehr durch HIV-Infektion, Karzinom, Strahlentherapie etc. [**Zoster symptomaticus**]; **Klinik:** beginnt mit Allgemeinerscheinungen [Abgeschlagenheit, Kopf- und Gliederschmerzen, leichter Temperaturerhöhung] und dumpfen oder ziehenden Schmerzen im Versorgungsgebiet des betroffenen Ganglions; am 3.–5. Tag kommt

Z

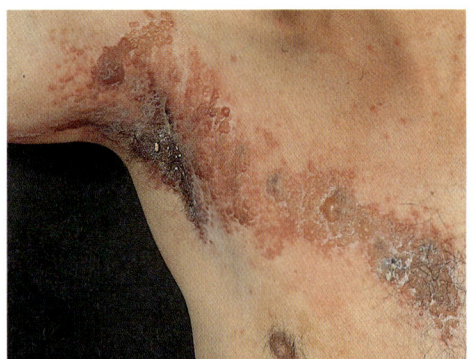

Abb. Z6. Zoster

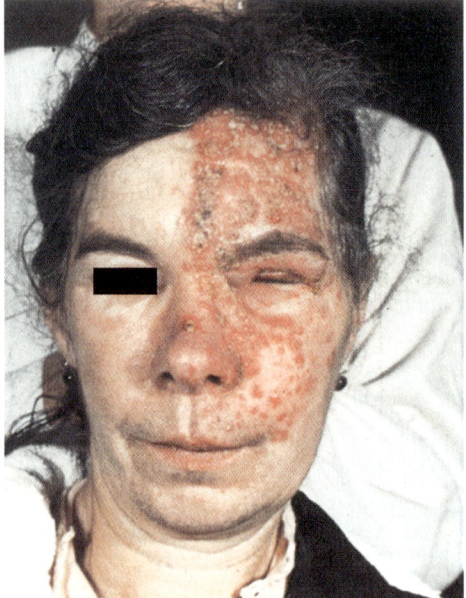

Abb. Z7. Zoster ophthalmicus

es zur typischen Hauteruption mit entzündlicher Rötung und Bläschenbildung; meist sind das Gesicht [30 % im Trigeminusbereich] oder der Rumpf betroffen [typische Gürtelrose]; selten sind zwei getrennte Segmente gleichzeitig betroffen [**Zoster duplex**] oder der Befall ist seitensymmetrisch [**Zoster bilateralis**]; bei unkompliziertem Verlauf kommt es zu Eintrübung, Eintrocknung, Verkrustung und Abschuppung der Bläschen in 2–3 Wochen; bei schwerem Verlauf kann es aber zu Nekrose [**Zoster gangraenosus**] und Hämorrhagie [**Zoster haemorrhagicus**] kommen; die Hyperästhesie im Bereich des Nervens kann oft monatelang bestehen bleiben; **Komplikationen:** pyogene Sekundärinfektion, Konjunktivitis, Keratitis, Ulcus corneae, Sekundärglaukom, Chorioretinitis, Entzündung des Nervus opticus, Zoster oticus, Dissemination in innere Organe bei Abwehrschwäche, Guillain-Barré-Syndrom; **Therapie:** systemische Behandlung mit Aciclovir*, Famciclovir*, Valaciclovir*; lokale Behandlung [Puder-Watte-Verbände, antibiotische Salbenverbände zur Verhinderung von Sekundärinfektionen], Schmerztherapie **Zoster ophthalmicus:** *Syn: Herpes zoster ophthalmicus;* Zoster des Nervus ophthalmicus mit halbseitigen Kopfschmerzen, Lidödem und evtl. Hornhautbeteiligung [Herpeskeratitis, Herpeskeratokonjunktivitis]; **Therapie:** Aciclovir*, Valaciclovir*, Famciclovir* systemisch

Zoster oticus: → *Genikulatumneuralgie*

Zoster-Virus *nt:* → *Varicella-Zoster-Virus*

Zo|te|pin *nt:* trizyklisches Neuroleptikum; **Anw.:** Schizophrenie, v.a. mit Minussymptomatik, endogene Depression; **Dosierung:** 75–450 mg/d p.o.; **NW:** Sedierung, Anstieg der Leberenzyme

Zot|ten|krebs, fetaler *m:* → *Chorionkarzinom*

Z-Plas|tik *f:* Transpositionsplastik, bei der Dreieckslappen gegeneinander ausgetauscht werden; wird v.a. zur Narbenkorrektur über Gelenken [Axilla, Ellenbogen, Finger, Gesicht] verwendet; eine mehrfache Z-Plastik wird als W-Plastik bezeichnet

Zu|cker|rohr|lun|ge *f: Syn: Bagassose, Bagassosis;* exogen-allergische Alveolitis durch **Thermoactinomyces saccharii** bei Zuckerrohrarbeitern; *s.a. Essay Lungen- und Atemwegserkrankungen durch Arbeit und Umwelt S. 1265*

Zu|cker|star *m: Syn: Cataracta diabetica;* Katarakt bei Diabetes mellitus; *s.u. Essay Katarakt S. 783*

Zu|clo|pen|thi|xol *nt:* Thioxanthenderivat, Neuroleptikum; **Anw.:** schizophrene Psychosen

Zug|gur|tung *f: Syn: Zuggurtungsosteosynthese;* das Prinzip besteht darin, dass die Drahtschlinge [seltener Platte] Zugkräfte, die die Fragmente auseinander ziehen wollen, aufnimmt und in Druckkräfte umwandelt; sie wird v.a. bei Kniescheiben- und Olekranonfrakturen eingesetzt; *s.u. Essay Fraktur, Luxation, Distorsion S. 423*

Zug|schrau|be *f: Syn: Kompressionsschraube;* presst Fragmente bei einer Osteosynthese zusammen; je nach Gewinde unter-

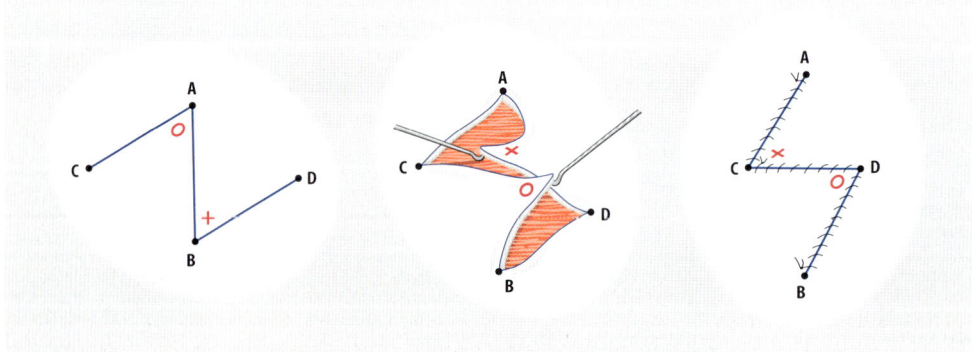

Abb. Z8. **Z-Plastik.** Je nach dem gewählten Winkel verlängert sich die Strecke A-B auf Kosten der Breite C-D um 20–60 % oder mehr

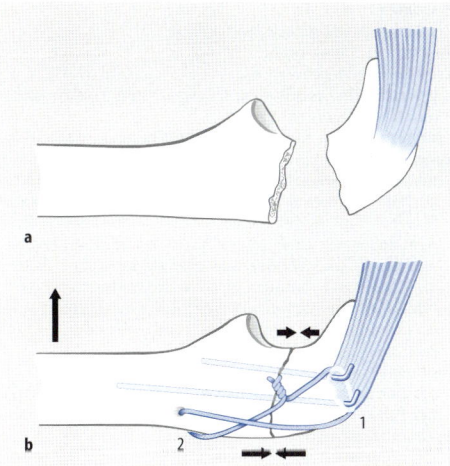

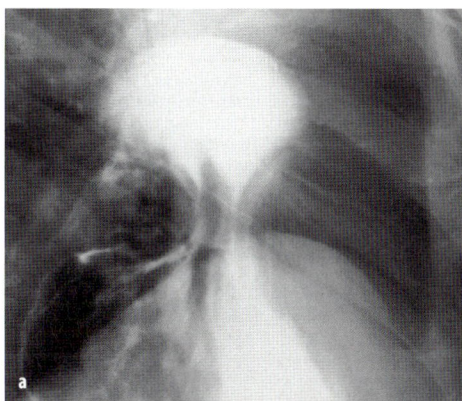

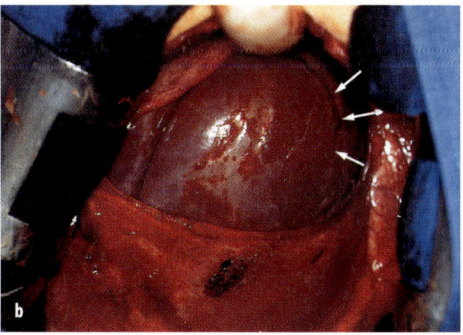

Abb. Z9. Zuggurtung. Drahtumschlingung bei Olekranonfraktur

Abb. Z10. Zwerchfellruptur. **a** linksseitige Zwerchfellruptur mit Durchtritt des Magenfundus im Röntgenbild, **b** rechtsseitige Zwerchfellruptur mit Leberruptur; Notfallthorakotomie bei massivem Hämothorax

scheidet man zwischen **Spongiosaschraube** und **Kortikalisschraube**

Zun|gen|bänd|chen|plas|tik f: → *Frenoplastik*

Zun|gen|ent|zün|dung f: → *Glossitis*

Zun|gen|kar|zi|nom nt: entstehen weitaus am häufigsten am lateralen Zungenrand und infiltrieren die Zungenmuskulatur; machen etwa 50 % der rein intraoralen Plattenepithelkarzinome aus; sie finden sich vor allem im Randbereich und an der Vorderseite des mittleren Zungendrittels und imponieren als leicht erhabene keratotische Veränderungen oder breitbasige verruköse Papeln; im fortgeschrittenen Stadium kommt es zur Geschwürbildung mit erhabenen indurierten Rändern oder zur Bildung von Knoten; da sie sehr früh metastasieren [in etwa 35 % der Fälle sind bei der Diagnosestellung bereits Metastasen nachweisbar], ist die Prognose ganz entscheidend vom Stadium der Erkrankung abhängig; *s.u. Essay Neubildungen der Mundhöhle S. 1049*

Zun|gen|plas|tik f: *Syn: Glossoplastik*; plastische Operation an der Zunge, z.B. bei Zungenkarzinom

Zwei|fach|by|pass m: *s.u. aortokoronarer Bypass*

Zwei-Helfer-Methode f: *s.u. Reanimation*

Zwei|kam|mer|sy|stem nt: *s.u. Herzschrittmacher*

Zwei|mo|nats|sprit|ze f: *Syn: 2-Monatsspritze*; hormonale Kontrazeption durch Depotinjektion von Gestagenen [Medroxyprogesteronacetat, Norethisteronenantat]; NW: Blutungsstörungen, Endometriumatrophie, längere sekundäre Amenorrhoe nach Absetzen; *s.a. Essay Empfängnisverhütung und Familienplanung S. 343*

Zwei|pha|sen|prä|pa|ra|te pl: *Syn: Sequenzpräparate; s.u. Essay Empfängnisverhütung und Familienplanung S. 343*

Zwei-Portal-Technik f: *Syn: biportale Technik; s.u. Karpaltunnelsyndrom*

Zwerch|fell|her|nie f: → *Hernia diaphragmatica*

parasternale Zwerchfellhernie: *Syn: Morgagni-Hernie, Parasternalhernie*; Zwerchfellhernie durch das Trigonum sternocostale

Zwerch|fell|re|sek|ti|on f: *Syn: Phrenektomie*; operative (Teil-)Entfernung des Zwerchfells

Zwerch|fell|rup|tur f. Zwerchfellrupturen sind i.d.R. Folge eines stumpfem Thoraxtraumas [2 % aller Thoraxtraumen]; da die rechte Seite durch die Leber geschützt ist, findet man die Läsion überwiegend auf der linken Seite; rechtsseitige Rupturen werden wegen der Lebertamponade oft nicht erkannt; v.a. bei polytraumatisierten Betamungspatienten wird die Diagnose Zwerchfellruptur oft erst verzögert gestellt; linksseitige Ruptur führt meist zum Vorfall von Baucheingeweiden in die Brusthöhle; **Therapie:** operativer Verschluss von ab-

dominal bei frischen Rupturen; verzögert diagnostizierte Rupturen werden besser transthorakal versorgt, weil die Reposition prolabierter Organe einfacher ist; kann die Lücke nicht direkt verschlossen werden, wird mit alloplastischem Material [z.B. nicht-resorbierbares Netz] verschlossen

Zwerg|band|wurm m: *Syn: Hymenolepis nana*; Dünndarmparasit von Nagetieren und Menschen [End- und Zwischenwirt]; Befall des Menschen [Hymenolepiasis] führt v.a. bei Kindern zu Leibschmerzen, Durchfall und Pruritus ani; **Diagnose:** Nachweis der Eier im Stuhl; **Therapie:** Praziquantel* intern; *s.a. Essay Helminthosen S. 553*

Zwerg|dar|mel|gel m: *Syn: Heterophyes heterophyes; s.u. Heterophyiasis*

Zwerg|fa|den|wurm m: *Syn: Strongyloides stercoralis; s.u. Strongyloidose*

Zwerg|flech|te Baerensprung f: → *Erythrasma*

Zwerg|sä|ge|pal|me f: → *Sabal serrulata*

Zwie|bel f: *Syn: Allium cepa*; Pflanze aus der Familie der Liliengewächse [Liliaceae]; verwendet werden die Blattscheiden und die Zwiebel [Allii cepae bulbus]; sie enthalten Alliin und Derivate, Peptide, Amine und Flavonoide; wirkt antibakteriell, senkt Lipidspiegel und Blutdruck und hemmt die Thrombozytenaggregation; **Anw.:** bei Appetitlosigkeit, als Diuretikum und Antidiabetikum; traditionell zur Blutreinigung

Zwie|bel|schal|len|struk|tur f: *s.u. Ewing-Knochensarkom*

Zwölf|fin|ger|darm|ent|fer|nung f: → *Duodenektomie*

Zwölf|fin|ger|darm|er|öff|nung f: → *Duodenotomie*

Zwölf|fin|ger|darm|ge|schwür nt: → *Ulcus duodeni*

Zy|an|hä|mo|glo|bin|me|tho|de f: → *Cyanmethämoglobinmethode*

Zy|a|nid|ver|gif|tung f: *Syn: Blausäurevergiftung, Cyanidvergiftung*; durch rosiges Aussehen, Bittermandelgeruch des Atems und Atemnot gekennzeichnete Vergiftung; evtl. Erstickung durch Hemmung der intrazellulären Atemenzyme; **Thera-**

Z

pie: Natriumthiosulfat i.v., Sauerstoffbeatmung; *s.u. Essay Intoxikationen S. 743*

Zy|go|my|ko|se *f: Syn: Zygomyzeteninfektion*; durch Zygomycetes verursachte tiefe Mykose; betrifft meist Patienten mit Diabetes mellitus oder eingeschränkter Abwehrfunktion [AIDS, Tumoren, Verbrennungen]; am häufigsten ist der Befall der Nasennebenhöhlen mit Absiedlung ins Gehirn [**rhinozerebrale Zygomykose**]; **Therapie**: chirurgische Entfernung befallener Gewebe; Amphotericin* B systemisch; *s.a. Essay Mykosen S. 1059*

Zy|klek|to|mie *f: Syn: Ziliektomie*; operative (Teil-)Entfernung des Ziliarkörpers

Zyk|ler *m: s.u. Peritonealdialyse*

Zy|klo|kry|o|the|ra|pie *f: s.u. Essay Glaukome S. 497*

Zy|klo|pho|to|ko|a|gu|la|ti|on *f: s.u. Essay Glaukome S. 497*

Zy|klo|thy|mia *f: Syn: Zyklothymie*; andauernde Instabilität der Stimmung mit Schwankungen zwischen einer leichten Depression und leicht gehobener Stimmung.; zwischendurch kann es zu längeren Phasen kommen, in dem die Stimmung stabil sein kann; ein Bezug dieser Schwankung zu Lebensereignissen lässt sich nicht nachweisen, die Störungen treten im Erwachsenenalter auf; *s.a. Essay Affektive Störungen S. 1495*

Zy|klo|to|mie *f: Syn: Ziliarmuskeldurchtrennung*; Durchtrennung des Musculus ciliaris

Zyklus-Computer *m: s.u. Essay Empfängnisverhütung und Familienplanung S. 343*

Zy|klus|stö|run|gen *pl: Syn: Menstruationsstörungen*; Abweichungen von der normalen Menstruation oder dem normalen Menstruationszyklus; kommt es zu einer Veränderung des Blutungsintervalls, spricht man von **Regeltempostörungen** [z.B. Oligomenorrhoe, Polymenorrhoe]; ändert sich das Blutungsmuster, spricht man von **Regeltypusstörungen** [z.B. Hypermenorrhoe, Hypomenorrhoe]; dazu kommen noch azyklische Dauerblutungen [Metrorrhagie], Zusatzblutungen [z.B. Zwischenblutung] und schmerzhafte Regelblutung [Dysmenorrhoe]; *s.u. Essay Zyklusstörungen S. 1721*

Zyst|ade|nom *nt: Syn: Cystadenom, Kystadenom, Adenokystom, zystisches Adenom; s.u. Bronchialadenom*

　muzinöses Zystadenom: *s.u. Ovarialkystom*

　seröses Zystadenom: *s.u. Ovarialkystom*

Zyst|du|o|de|no|sto|mie *f: → Zystoduodenostomie*

Zyst|ek|to|mie *f:* **1.** *Syn: Blasenentfernung, Harnblasenentfernung*; operative Entfernung der Harnblase oder von Teilen der Blase; die vollständige Blasenentfernung bedingt die Schaffung einer Neoblase* oder eines Conduits [Ileum-Conduit*, Kolon-Conduit*]; *s.a. Essay Neubildungen der Harnblase S. 147* **2.** *Syn: Zystenausschneidung, Zystenentfernung*; operative Entfernung oder Ausschneidung einer Zyste

　radikale Zystektomie: Therapie der Wahl des muskelinvasiven Harnblasenkarzinoms; umfasst eine Entfernung der Harnblase unter Mitentfernung des distalen Ureteranteils sowie beim Mann der Prostata, Samenblase und ggf. der Urethra, bei der Frau der vordere Vaginalwand, Adnexe, Gebärmutter, ggf. [falls kein Blasenersatz durchgeführt wird] der Urethra; wird ergänzt durch eine ausgedehnte Entfernung der Lymphknoten im Bereich der Illiakalgefäße bis zur Aortenbifurkation sowie einer Rekonstruktion der Harnableitung [i.d.R. Blasenersatz]; *s.a. Essay Neubildungen der Harnblase S. 147*

Zys|ten|aus|schnei|dung *f: → Zystektomie*

Zys|ten|er|öff|nung *f: → Zystotomie*

Zyst|gas|tro|sto|mie *f: → Zystogastrostomie*

Zys|ti|ko|lith|ek|to|mie *f: Syn: Zystikussteinentfernung*; operative Eröffnung des Ductus cysticus und Entfernung von Zystikussteinen

Zys|ti|kor|rha|phie *f: Syn: Zystikusnaht*; Naht des Ductus cysticus nach traumatischer oder operativer Eröffnung oder Durchtrennung

Zys|ti|ko|to|mie *f: Syn: Zystikuseröffnung*; operative Eröffnung des Ductus cysticus

Zys|ti|kus|er|öff|nung *f: → Zystikotomie*

Zys|ti|kus|naht *f: → Zystikorrhaphie*

Zys|ti|no|se *f: → Cystinose*

Zys|tin|spei|cher|krank|heit *f: → Cystinose*

Zys|ti|sche Fi|bro|se *f: s.u. Fibrose*

Zys|ti|tis *f, pl -ti|ti|den: → Cystitis*

　interstitielle Zystitis: *Syn: Hunner-Zystitis, Cystitis interstitialis/intermuralis; s.u. Cystitis*

Zys|ti|to|mie *f: Syn: Kapselinzision*; Eröffnung der Linsenkapsel

Zys|ti|zer|ko|se *f: Syn: Finnenkrankheit, Cysticercose*; durch Finnen des Schweinebandwurms [Taenia* solium] und evtl. auch des Rinderbandwurms [Taenia* saginata] hervorgerufene Erkrankung mit Befall verschiedener Organe; die Finnen setzen sich v.a. in Muskeln, Leber, Gehirn und Auge fest, sterben ab und verursachen eine starke entzündliche Reaktion, die zu Krampfanfällen [**Neurozystizerkose**] oder Erblindung [**Augenzystizerkose**] führen kann; später kommt es zu Verkalkung; **Therapie**: Albendazol* oder Praziquantel*; *s.u. Essay Helminthosen S. 553*

Zys|ti|zer|kus *m: → Cysticercus*

Zys|to|du|o|de|no|sto|mie *f: Syn: Zystduodenostomie*; Drainage einer Pankreaszyste ins Duodenum

Zys|to|en|te|ro|sto|mie *f:* Drainage einer Pankreaszyste in den Dünndarm

Zys|to|en|te|ro|ze|le *f:* Hernie mit Darm und Blasenwand im Bruchsack; *s.a. Essay Eingeweidebrüche/Hernien S. 577*

Zys|to|e|pi|plo|ze|le *f:* Hernie mit Darmnetz und Blasenwand im Bruchsack; *s.a. Essay Eingeweidebrüche/Hernien S. 577*

Zys|to|gas|tro|sto|mie *f: Syn: Zystgastrostomie*; Drainage einer Pankreaszyste in den Magen

Zys|to|gra|fie, -gra|phie *f: Syn: Zystoradiografie*; Röntgenkontrastdarstellung der Harnblase; wird nur selten isoliert durchgeführt sondern meist als Teil einer Urethrozystografie, Ausscheidungszystografie, Urethrozystografie usw.; *s.a. Essay Harninkontinenz S. 133*

Zys|to|je|ju|no|sto|mie *f:* Drainage einer Pankreaszyste ins Jejunum

Zys|to|ko|lo|sto|mie *f: Syn: Blasen-Kolon-Fistel*; operative Verbindung von Blase und Kolon zur Harnableitung*

Zys|to|lith|ek|to|mie *f: → Lithozystotomie*

Zys|to|li|thi|a|sis *f, pl -ses: Syn: Blasensteinleiden*; Blasensteine machen weniger als 3 % aller Harnsteine aus; sie können in der Blase entstehen [**primärer Blasenstein**] oder aus den oberen Harnwegen stammen [**sekundärer Blasenstein**]; sie sind meist symptomlos oder symptomarm und werden erst beim [meist schmerzhaften] Abgang durch die Harnröhre klinisch auffällig; **Therapie**: die Zertrümmerung und Entfernung erfolgt transurethral mittels Ultraschall, Laser oder Steinpunch und Absaugung der Trümmer; *s.a. Urolithiasis*

Zys|to|ma|no|me|trie *f: Syn: Zystometrie*; dient der Beurteilung der Reservoirfunktion der Harnblase; gemessen werden Blasen-, Abdominal- und Detrusordruck bei kontinuierlicher Blasenfüllung zur Beurteilung von Kapazität, Stabilität, Dehnbarkeit und Sensibilität des Detrusors; *s.a. Essay Harn-*

Tab. Z4. Zystomanometrie. Definitionen

Parameter	Bedeutung	Einheit
Restharn	Urinvolumen in der Blase nach Miktion	ml
max. Blasenkapazität	Fassungsvolumen des Detrusors	ml
effektive Blasenkapazität	max. Blasenkapazität minus Restharn	ml
Detrusor-Compliance	Dehnbarkeit des Detrusors (Quotient aus max. Blasenkap./intraves. Druckzuwachs)	ml/cm H_2O
erster Harndrang	Blasenvolumen an der Schwelle des ersten Harndrangs	ml
instabile Detrusor-Kontraktion	unwillkürlicher, isolierter Druckanstieg im Detrusordruck mit oder ohne begleitende Inkontinenz	–

Zyklusstörungen

T. Strowitzki

Definitionen
Amenorrhoe: Ausbleiben der Periodenblutung über zumindest 3–6 Monate
Primäre Amenorrhoe: völliges Fehlen spontaner Blutungen
Sekundäre Amenorrhoe: Ausbleiben der Periodenblutung über zumindest 3–6 Monate bei zuvor spontanen Blutungen
Oligomenorrhoe: Zykluslänge > 35 Tage
Polymenorrhoe: Zykluslänge < 25 Tage
Hypermenorrhoe: starke, verlängerte, aber regelrechte Blutung, meist über 7 Tage
Hypomenorrhoe: schwache, verkürzte Blutung, meist nicht über 2 Tage
Menometrorrhagie: unregelmäßige Blutung ohne erkennbares zyklisches Blutungsmuster

Amenorrhoe
Wesentliche Ursachen der Amenorrhoe können sein: Hyperprolaktinämie, polyzystisches Ovar-Syndrom [PCOS], hypergonadotrope und hypogonadotrope Ovarialinsuffizienz, Schwangerschaft, Menopause, Hyperandrogenämie. Darüber hinaus können auch genetische, anatomische und iatrogene Faktoren die Amenorrhoe bewirken. Das klinische Vorgehen zur Differenzierung der Amenorrhoeursachen lässt sich am besten in einem Fließschema [Abb. 1] darstellen.

Primäre Amenorrhoe
Bei primärer Amenorrhoe fallen oft zusätzliche klinische Symptome auf, die einen ersten Hinweis erlauben. Dazu zählen eine gestörte oder fehlende Pubertätsentwicklung, Fehlbildungen [auch nicht-genital], ein Hirsutismus oder eine Virilisierung. Bei zusätzlicher exzessiver Androgenerhöhung muss an einen Androgenrezeptordefekt oder die testikuläre Feminisierung gedacht werden. Bei diesen Patientinnen findet sich oft ein weiblicher Phänotyp mit Brustentwicklung, leichter eunuchoider Hochwuchs, eine fehlende oder spärliche Achsel- und Schambehaarung, eine blind endende Vagina oder auch eine abdominale Hodenanlage in den Labien mit erhöhtem malignen Entartungsrisiko.

In der **Diagnostik** werden erfasst:
- Zeitpunkt der Thelarche, Pubarche
- Entwicklungsstand der Mammae nach Tanner, Hirsutismus, Galaktorrhoe

Anamnese und klinische Untersuchung inkl. Basissonographie
↓
Ausschluss Schwangerschaft (HCG!)
Ausschluss genitaler Fehlbildungen
↓
basale hormonelle Diagnostik: Prolaktin, Testosteron, DHEAS, LH, FSH, 17ß-Östradiol, Chromosomenanalyse bei primärer Amenorrhoe
↓

LH, FSH erhöht, E2 <20 pg/ml	Verdacht auf hypergonadotrope Ovarialinsuffizienz
Testosteron, DHEAS erhöht	PCOS, hyperandrogenämische Ovarialinsuffizienz
exzessive Androgenerhöhung	Tumorausschluss erforderlich
Prolaktin erhöht	Prolaktinomausschluss erforderlich
E2 <20 pg/ml, LH und FSH ↓ oder normal	Verdacht auf hypogonadotrope Amenorrhoe

Abb. 1. Vorgehen bei Amenorrhoe

Z

- gynäkologischer Befund [äußeres und – soweit möglich – inneres Genitale]
- Größe, Gewicht
- basale Hormone + Progesteron + ggf. hCG
- Ultraschall [Uterus vorhanden, Fehlbildungen, Abflussstörung, Ovarien vorhanden, Follikel, PCO]
- ggf. ACTH-Test
- LHRH-Test
- ggf. Chromosomenanalyse
- ggf. CT, MRT des Schädels, Ovarien, Nebenniere
- ggf. Molekulargenetik.

Primäre hypergonadotrope Amenorrhoe [= primäre Ovarialinsuffizienz]: Ursachen können Chromosomenanomalien mit abnormen Gonaden, eine Gonadendysgenesie oder exogen Strahlen-, Chemotherapie, operative Maßnahmen oder Autoimmunerkrankungen sein.

Sekundäre hypergonadotrope Amenorrhoe [POF-Syndrom]

Unter POF-Syndrom versteht man eine sekundäre idiopathische hypergonadotrope Ovarialinsuffizienz mit sekundärer Amenorrhoe vor dem vierzigsten Lebensjahr.
Klinische Anzeichen des POF-Syndroms sind eine sekundäre Amenorrhoe sowie Zeichen des endogenen Östrogenmangels.
Ursächlich können auch iatrogene Maßnahmen sein, wie Chemotherapien, Radiotherapien im Bereich des kleinen Beckens, operative Eingriffe im Bereich des kleinen Beckens, besonders an Uterus und Adnexen.
Zur **Diagnosestellung** sind hilfreich:
- gynäkologische Untersuchung
- transvaginaler Ultraschall [Endometriumsdicke, Ovarien]
- Osteodensitometrie je nach Dauer des POF
- FSH, LH, E2, Prolaktin, Testosteron, DHEAS
- SD-AK, TSH und APC-Resistenz [gegebenenfalls eine erweiterte Gerinnungsdiagnostik bei begründetem Verdacht auf Thrombophilie in der Eigen- oder Familienanamnese]

Krankheitsbilder, die mit Zyklusstörungen einhergehen

Krankheitsbilder, die Zyklusstörungen verursachen, sind vielfältig. Oft sind die Übergänge zwischen Oligo- und Amenorrhoe fließend. Das Fließschema in Abbildung 3 gibt die grundlegende Vorgehensweise bei allen Arten von Zyklusstörungen vor.

Schilddrüsenfunktionsstörungen

Typische gynäkologische Befunde bei Schilddrüsenfunktionsstörungen, sowohl bei Hypo- als auch bei Hyperthyreose, sind Infertilität und Zyklusstörungen, meist als Oligomenorrhoe.
Als Laborparameter werden bestimmt:
- bei Verdacht auf Hyperthyreose, Immunthyreoiditis: fT3, Anti-TPO-AK, TRAK
- bei Verdacht auf Hypothyreose, Mastodynie, Immunthyreoiditis: fT3, Anti-TPO-AK, TAK

Eine internistisch endokrinologische Vorstellung ist wesentlich. Die Therapie folgt internistischen Gesichtspunkten.

Hypothalamische/hypophysäre Amenorrhoe

Bei der hypothalamischen/hypophysären Amenorrhoe ist die Ovarfunktion aufgrund einer Störung der hypophysären Gonadotropinsekretion oder der hypothalamischen pulsatilen GnRH-Sekretion gestört.

Abb. 2. Vorgehen bei Verdacht auf hypergonadotrope Amenorrhoe/POF-Syndrom

> Anamnese, klinische Untersuchung, primäre oder sekundäre Amenorrhoe, Stigmata, Zeichen des Östrogenmangels
> ↓
> Sonographie [typische Ovarveränderungen, Ovaraplasie]
> ↓
> hormonelle Diagnostik: E2, LH, FSH
> weiterhin Testosteron, DHEAS, Prolaktin, TSH
> ggf. Schilddrüsenantikörper, Thyreoglobulin-Antikörper, mikrosomale Antikörper,
> Chromosomenanalyse vor allem bei primärer Amenorrhoe, ggf. Ovarbiopsie

Anamnese und klinische Untersuchung inkl. Basissonographie
Beschreibung der Störung [Amenorrhoe-Oligomenorrhoe-Polymenorrhoe]

↓

hormonelle Diagnostik: 17ß-Östradiol, LH, FSH, Prolaktin, TSH, ggf. fT3, fT4,
Testosteron, DHEAS, evtl. Zyklusmonitoring zum Ovulationsnachweis, ß-HCG

⇓

Definition der Ebene der Störung

Befunde:

E2 ↓:	Östrogenmangel [hypo-/hypergonadotrope Störung?]
FSH ↑, LH ↑ zusätzlich E2 ↓:	ovarielle Störung
FSH ↓, LH ↓ zusätzlich E2 ↓:	hypothalamisch/hypophysäre Störung
ß-HCG:	Schwangerschaftsausschluss
Prolaktin ↑:	Hyperprolaktinämie
Testosteron ↑, DHEAS ↑:	Hyperandrogenämie [ovariell, adrenal]
TSH, fT3, fT4 pathologisch	Schilddrüsenfunktionsstörung
	Hyperandrogenämie, Adipositas, metabolisch-endokrine Ovarfunktionsstöung
	Hyperinsulinämie

Abb. 3. Vorgehen bei Verdacht auf Ovarfunktionsstörungen mit Zyklusstörungen

Anamnese und klinische Untersuchung
Zyklusstörung, Struma, Leistungsfähigkeit

↓

Diagnostik der Ovarfunktion durch Zyklusmonitoring und TSH,
evtl. fT3, fT4, Prolaktin, Testosteron, DHEAS, ggf. TRH-Test, SD-Antikörper
ggf. weitere internistisch-endokrinologische Diagnostik veranlassen

Abb. 4. Vorgehen bei Schilddrüsenfunktionsstörungen

Ursachen können sein:
- Stress
- Leistungssport
- Anorexia nervosa [BMI < 19] und andere Essstörungen
- zerebrale Raumforderung [z.B. Kraniopharyngeom]
- Kallmann-Syndrom [Hypogonadotropie, Anosmie, ggf. Gesichts-/Schädeldeformitäten]
- medikamenteninduziert
- idiopathische Hypophysenvorderlappen-Insuffizienz [sehr selten]
- Sheehan-Syndrom [postpartale Hypophysennekrose, selten]
- Infektionen [Meningitis, Enzephalitis, Syphilis]
- Systemerkrankungen [Sarkoidose, Thalassämie]
- Gefäßerkrankungen [Apoplexie, Diabetes mellitus]
- Zustand nach Schädel-Hirn-Trauma
- Zustand nach OP
- Zustand nach Radiatio.

Typische klinische Symptome beruhen auf der fehlenden Ovarfunktion mit Östrogenmangel, Amenorrhoe oder auch Sterilität.
Entsprechend der bei der hypophysären Amenorrhoe oft multiplen Störungen ist auch eine internistisch-endokrinologische Abklärung sinnvoll.

Diagnostische Schritte
Nach Ausschluss einer Schwangerschaft werden entsprechend der Reihenfolge des Ausfalls hypophysäre Hormone bestimmt: LH, FSH, ACTH, TSH, Vasopressin.
Weitere Laborparameter sind: Prolaktin, ggf. fT3 und fT4, E2, Testosteron und DHEAS.
Ein GnRH-Test dient der Differenzierung zwischen hypophysären und hypothalamischen Störungen.

Z

Anamnese [Essstörung, Dauer und Zeitraum der Störung],
klinische Untersuchung, Bestimmung des BMI, Östrogenmangelzeichen
↓
transvaginale Sonographie
[Ovarien, Ausschluss PCOS, Endometriumsdicke, hypoplastischer Uterus]
↓
hormonelle Diagnostik:
E2, LH, FSH, GnRH-Test
Ausschlussdiagnostik: HCG, Prolaktin, TSH, Testosteron, DHEAS
↓
bei Verdacht auf Raumforderung in der Hypophyse CT bzw. NMR
⇓
**Die hormonelle Diagnose hypothalamische Amenorrhoe
ist eine Ausschlussdiagnose!**

Abb. 5. Vorgehen bei Verdacht auf sekundäre hypogonadotrope Amenorrhö

Therapieoptionen

Bei Kinderwunsch ist die pulsatile GnRH-Stimulation oder die Gonadotropinstimulation die Methode der Wahl. Günstig können sich Gewichtszunahme, Stressreduktion und kalziumreiche Ernährung auswirken.

Ohne Kinderwunsch kann neben dem Rat zu Gewichtskorrektur, Stressreduktion und kalziumreicher Ernährung eine Hormonsubstitution aufgrund des Östrogenmangels bzw. bei sicherer Kontrazeption die Einnahme eines Ovulationshemmer nötig sein.

Hyperandrogenämie/PCOS

Die klinischen Symptome der Hyperandrogenämie sind vielfältig. Dazu gehören Zyklusstörungen mit Oligo-/Amenorrhoe, Hirsutismus, Adipositas, Akne und Anovulation.

Diagnostische Schritte

Zur endokrinen Diagnostik werden bestimmt: Prolaktin, FSH, LH, DHEAS, Testosteron, 17OH-Progesteron, SHBG, 17β-Östradiol, TSH, fT3, fT4, bei Amenorrhoe auch HCG zum Schwangerschaftsausschluss.

Zum Ausschluss eines *late onset AGS* dient der ACTH-Test.

Im Ultraschall werden Ovarien dreidimensional ausgemessen, Follikelgröße, Anzahl in einer Ebene, randständige Follikelgirlanden, Stromaechogenität und Endometriumsdicke werden bestimmt.

Bei PCOS ist auch die Bestimmung der Hyperinsulinämie und der Insulinresistenz erforderlich.

Therapieoptionen

- Bei Insulinresistenz: nach internistischem Konsil Metformintherapie mit bis zu 3 × 850 mg pro Tag.
- Bei Adipositas: Gewichtsreduktion, falls dann keine Besserung: antiandrogener Ovulationshemmer [s.u.] oder Metformin*
- Bei PCOS ohne Hyperandrogenämie ohne Kinderwunsch: antiandrogener Ovulationshemmer
- Bei Hyperandrogenämie ohne Kinderwunsch: antiandrogener Ovulationshemmer
- Bei Hyperandrogenämie mit Kinderwunsch: Dexamethason* 0,5 mg/Tag bzw. Metformin* bzw. spezifische Kinderwunschtherapie.

Hyperprolaktinämie

Die klinischen Symptome einer Hyperprolaktinämie sind vielschichtig und können folgende Bilder umfassen:
- primäre oder sekundäre Oligo-/Amenorrhoe
- primäre oder sekundäre Sterilität
- Corpus-luteum-Insuffizienz
- prämenstruelles Syndrom
- Anovulation
- Galaktorrhoe
- Libidostörungen
- Hypothyreose [3–5 %, bei Zyklusstörung 10–15 %]
- Androgenisierungserscheinungen
- Mastodynie
- Osteoporose

Z

Anamnese:

-- vorherige Schwangerschaften bzw. Aborte

-- Zyklusstörungen [Amenorrhoe, Oligomenorrhoe?]

-- Familienanamnese

Klinische Untersuchung:

-- Behaarung [Alopezie, vermehrter Bartwuchs?]

-- Haut [Akne?]

-- Körpergröße, Körpergewicht, Körperfettverteilung

-- Blutdruck

-- transvaginale Sonographie [Vergrößerung der Ovarien? Vermehrtes hyperdenses ovarielles Stroma ? Subkapsuläre Follikelgirlanden mit mehr als 10 Follikel < 10 mm in einer Ebene? Endometriumsdicke?]

Hormondiagnostik:

-- gesamtes/freies Testosteron

-- Androstendion

-- DHEA-S

-- FSH

-- LH

-- Östradiol

-- Prolaktin

-- TSH

-- SHBG

-- ACTH-Test, ggf. genetische Mutationsanalyse auf 21-Hydroxylase-Defekt

-- ggf. Dexamethason-Test

Metabolische Diagnostik:

-- Glukose

-- Insulin

-- HOMA-Index

-- oGTT mit 75 g Glukose

-- Triglyzeride

-- Cholesterin [gesamt, HDL, LDL]

CT, NMR Ovar, Nebenniere bei Verdacht auf androgenproduzierendem Tumor

$\Downarrow$

Befunde:

Ovulationsstörung, typische Sonographie, LH/FSH >2, LH ↑, evtl. Testosteron ↑, evtl. DHEAS ↑: Verdacht auf PCOS

17OH-Progesteron ↑, ACTH-Test ↑: Verdacht auf late onset-AGS

Abb. 6. Hyperandrogenämie/PCOS

Bei einem **Makroprolaktinom** können zusätzlich Kopfschmerz, Sehstörungen mit Punkten und Farbringen bis hin zu bitemporalen Gesichtsfeldausfällen bestehen.

Ein wichtiges Risiko einer durch langjährige Hyperprolaktinämie bedingten Zyklusstörung [insbesondere einer Amenorrhoe] kann eine abnehmende Knochendichte sein.

Eine **Begleithyperprolaktinämie** findet sich bei vielen Krankheitsbildern und Medikamenten, wie z.B. Dysgerminom, Hypophysentumoren, Kraniopharyngeom, Prolaktinom, suprasselläre Tumoren, medikamenteninduziert [Neuroleptika, Opioide, Methyldopa, Clonidin, Reserpin, Amitryptilin, Imipramin, MCP, Ranitidin, Cimetidin, Androcur].

Diagnostische Schritte

• Die Blutentnahme erfolgt morgens zwischen 8–10 Uhr bei nüchterner Patientin nach einer kurzen Ruhephase von ca. 20 Minuten in der Follikelphase.

• Prolaktinwerte im Serum ab 2000 µU/ml [80 ng/ml]: Verdacht auf Mikroprolaktinom [< 1 cm]

• Prolaktinwerte im Serum ab 4000 µU/ml [160 ng/ml]: Verdacht auf Makroprolaktinom [≥ 1 cm]

Anamnese [Medikamente?] und klinische Untersuchung [Galaktorrhö]
evtl. Zyklusmonitoring, hormonelle Basisdiagnostik
Prolaktin ↑
↓
Prolaktinkontrolle
↓
erweiterte hormonelle Diagnostik:
TSH und TRH-Test für TSH, Testosteron, DHEAS
↓
CT, NMR [Gesichtsfeld nur bei Tumornachweis]
TRH-Test für Prolaktin nur bei Verdacht auf latente Hyperprolaktinämie
⇓
Befunde:
Prolaktin mäßig erhöht: funktionell, ggf. Verdacht auf Mikroprolaktinom
Prolaktin ↑↑, CT bzw. NMR positiv >10 mm: Verdacht auf Makroprolaktinom

Abb. 7. Hyperprolaktinämie

Der TRH- bzw. Metoclopramid-Stimulationstest hat in der Praxis mangelhafte Aussagekraft.
Eine radiologische Diagnostik ist bei klinischer Symptomatik und Prolaktinspiegeln ab 1000 µU/ml ebenso wie bei klinischen Kompressionszeichen erforderlich. Methode der Wahl ist heute die Magnetresonanztomografie der Hypophyse mit Gadolinium. Das Computertomogramm hat eine vergleichbare Aussagekraft. Bei Verdacht auf Makroadenom ist darüber hinaus eine ophthalmologische Diagnostik mit Bestimmung von Visus, Gesichtsfeld und dem Ausschluss einer Stauungspapille wichtig.

Therapieoptionen
Der Einsatz von Prolaktinhemmern erübrigt in vielen Fällen die Operation.
Typische Nebenwirkungen der Prolaktinhemmer sind:
- gastrointestinal: Übelkeit, Erbrechen, Obstipation
- kardiovaskulär: Hypotonie, Bradykardie, sehr selten Herzinfarkt
- neurologisch: Kopfschmerz, Schwindel, Mundtrockenheit, Schlafstörungen, Halluzinationen, Miktionsbeschwerden.

Die Behandlung wird daher langsam einschleichend begonnen, wenn möglich als abendliche Einnahme, ggf. in 2 Tagesdosen. Das Prolaktin sollte im unteren Normbereich eingestellt werden.
Ovulationshemmer zusätzlich sind unter antiprolaktinämischer Therapie möglich.
Eine ausreichende Östrogenisierung soll überprüft werden, ggf. ist eine Hormonersatztherapie zu erwägen.

Therapiekontrolle
Alle 6 Monate werden Prolaktin und E2 bestimmt, bei Mikro- oder Makroprolaktinomen alle 6 Monate ebenso eine Gesichtsfeldbestimmung und ggf. ein MRT.

Zusammenfassend können Zyklusstörungen physiologisch bedingt sein, z.B. im Periklimakterium, sie können aber auch pathologisch-endokrine, anatomische, genetische oder iatrogene Ursachen haben. Die Therapie richtet sich nicht nur nach Ursachen und Mangelerscheinungen, sondern auch nach speziellen Fragestellungen, wie z.B. bestehendem Kinderwunsch.

Quellenhinweise
Abb. 1–7: AM-productions, Wiesloch

Z

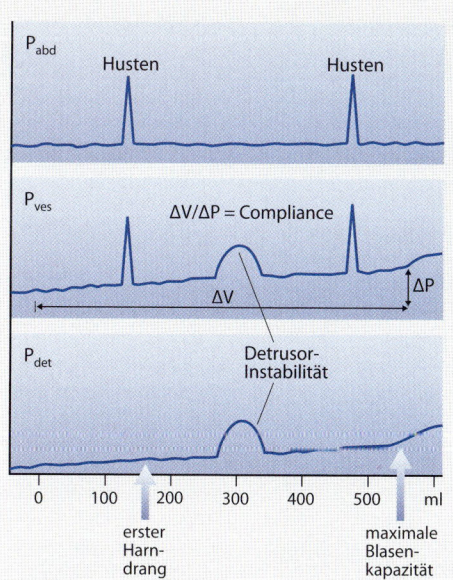

Abb. Z11. Zystomanometrie. P_{abd} = Abdominaldruck, P_{ves} = Blasendruck, P_{det} = Detrusordruck, Kurvenbasis = intravesikales Volumen

inkontinenz S. 533

Zys|to|me|trie f: → *Zystomanometrie*

Zys|to|plas|tik f: **Syn:** *Harnblasenplastik, Blasenplastik*; plastische Operation der Harnblase zur Rekonstruktion und/oder Verbesserung der Funktion; *s.a. Harnableitung*

Zys|to|pros|ta|tek|to|mie f: Therapie der Wahl des muskelinvasiven Harnblasenkarzinoms; umfasst eine Entfernung der Harnblase unter Mitentfernung des distalen Ureteranteils sowie der Prostata, Samenblase und ggf. der Urethra; wird ergänzt durch eine ausgedehnte Entfernung der Lymphknoten im Bereich der Illiakalgefäße bis zur Aortenbifurkation sowie einer Rekonstruktion der Harnableitung [i.d.R. Blasenersatz]; *s.a. Essay Neubildungen der Harnblase S. 147*

Zys|to|pye|lo|gra|fie, -phie f: Röntgenkontrastdarstellung von Harnblase und Nierenbecken; *s.a. Pyelografie*

Zys|to|ra|dil|o|gra|fie, -gra|phie f: → *Zystografie*

Zys|to|rek|to|sto|mie f: **Syn:** *Blasen-Enddarm-Fistel, Blasen-Rektum-Fistel, Vesikorektostomie*; operative Verbindung von Blase und Rektum zur Harnableitung*

Zys|tor|rha|phie f: **Syn:** *Harnblasennaht, Blasennaht*; Naht der Harnblase nach traumatischer oder operativer Eröffnung oder Inzision

Zys|to|sko|pie f: **Syn:** *Harnblasenspiegelung, Blasenspiegelung*; endoskopische Untersuchung der Harnblase; i.d.R. als Urethrozystoskopie

Zys|to|sto|mie f: **Syn:** *Vesikostomie, Blasenfistel, Blasenfistelung*; operativ angelegte äußere Blasenfistel zur temporären oder permanenten Harnableitung*

Zys|to|to|mie f: **1. Syn:** *Harnblasenschnitt, Blasenschnitt*; operative Eröffnung/Inzision der Harnblase **2. Syn:** *Zysteneröffnung*; operative Eröffnung/Inzision einer Zyste

Zys|to|to|no|me|trie f: **Syn:** *Blasendruckmessung*; Messung des Blaseninnendruckes mit einem Zystomanometer

Zys|to|u|re|tro|gra|fie, -gra|phie f: Röntgenkontrastdarstellung von Harnleiter und Harnblase

Zys|to|u|re|thro|gra|fie, -gra|phie f: → *Urethrozystografie*

Zys|to|u|re|thro|sko|pie f: → *Urethrozystoskopie*

Zys|to|u|re|tro|ze|le f: Vorfall von Blase und Harnröhre in die Scheide; *s.a. Urethrozele, Zystozele*

Zys|to|ze|le f: **1. Syn:** *Blasenhernie, Blasenbruch, Blasenvorfall,*

Cystocele; Vorfall der Harnblasenwand durch eine Bruchpforte; v.a. bei direkter Leistenhernie [bei Männern] und Schenkelhernie [bei Frauen]; *s.u. Essay Eingeweidebrüche/Hernien S. 577* **2. Syn:** *Cystocele, Blasenvorfall*; Vorfall der Harnblase in die Scheide bei Scheiden- oder Uterussenkung; basiert auf einer Aussackung der pubovesikovaginalen Faszie, die einen Deszensus der vorderen Scheidenwand bedingt; verläuft **klinisch** häufig asymptomatisch; wenn Blasenbeschwerden auftreten, handelt es sich meist um Restharnbildung, Harnverhalt und rezidivierende Harnwegsinfekte; z.T. kommt es zur Ausbildung eines **Quetschhahnphänomens**: bei Belastung [z.B. Pressen] kommt es zu einem rotatorischen Deszensus des Blasenhalses zusammen mit einem Deszensus der Blasenhinterwand; damit wird die Urethra abgeknickt und es entsteht ein Harnverhalt; **therapeutisch** sind i.d.R. konservative Methoden [Beckenbodengymnastik, Pessartherapie] erfolgreich; operativ kommen u.a. Kolposuspension und vordere Kolporrhaphie infrage

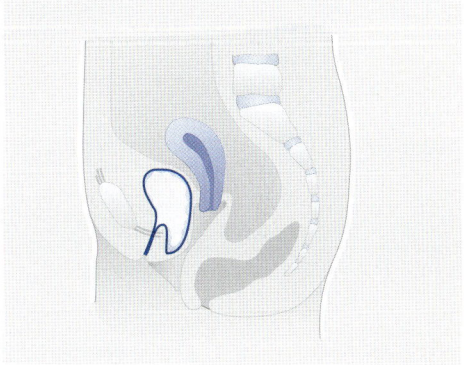

Abb. Z12. Zystozele

Zy|to|chro|me pl: → *Cytochrome*

Zy|to|ki|ne pl: von Zellen gebildete Substanzen, die als Mediatoren die Aktivität anderer Zellen beeinflussen; dazu gehören z.B. Wachstumsfaktoren [growth factors], Interferone und Interleukine; Zytokine, die die Entzündungsreaktion hemmen, werden als **antiinflammatorische Zytokine** bezeichnet; dazu gehören z.B. die Interleukine 4 und 10; **proinflammatorische Zytokine** oder **Alarmzytokine** fördern die Entzündungsreaktion; zu dieser Gruppe gehören z.B. die Interleukine 1, 6 und 8; *s.a. Tab. Z5*

Zy|to|me|ga|lie f: **Syn:** *Zytomegalie-Syndrom, Zytomegalievirusinfektion, zytomegale Einschlusskörperkrankheit*; das **Zytomegalievirus** ist ein weltweit verbreitetes DNA-Virus, das zu den Betaherpesviren gehört; wird durch Tröpfchen- und Schmierinfektion [horizontale Übertragung], aber auch diaplazentar übertragen [vertikale Übertragung]; das Virus repliziert sich in den Epithelzellen von v.a. Speicheldrüsen und Niere, u.U. auch Leber, Lunge und Genitaltrakt; es kommt zur Bildung intranukleärer Einschlüsse, die den Zellen ein typisches Aussehen verleihen [**Eulenaugenzellen**] und zur Zellvergrößerung führen [Zytomegalie]; bei Patienten mit normaler Immunabwehr ist der Verlauf asymptomatisch oder subklinisch, selten [1:1.000 Infektionen] kommt es zu einer **Zytomegalievirusmononukleose** [Paul-Bunnel-negative infektiöse Mononukleose], die nur schwer von der klassischen infektiösen Mononukleose* abgrenzbar ist

das Virus persistiert lebenslang in Blutzellen [Makrophagen, Monozyten] und infizierten Organen [Niere, Speicheldrüse] und kann bei Immunsuppression [Organtransplantation, Chemotherapie, HIV-Infektion] reaktiviert werden; es kommt dann zu schweren Infektionen, wie z.B. Chorioretinitis, Enzephalitis, interstitieller Pneumonie, Hepatitis, Kolitis und Ösophagitis; eine Primärinfektion mit Zytomega-

Tab. Z5. Zytokine

Bezeichnung	Aufbau und Molekulargewicht	Produziert von	Rezeptorfamilie	Wirkung
aFGF (acidic fibroblast growth factor)	Monomeres Protein, ~ 16 kD	Mesodermale und neuroektodermale Zellen	Tyrosinkinase-Rezeptor, identisch mit bFGF-Rezeptor	Mitogen für viele Zellarten, Modulator der Zelldifferenzierung
bFGF (basic fibroblast growth factor)	Monomeres Protein, ~ 16 kD	Mesodermale und neuroektodermale Zellen, Endothelien	Tyrosinkinase-Rezeptor	Mitogen für viele Zellarten, Modulator der Zelldifferenzierung
EGF (epidermal growth Factor, Urogastron)	Monomeres Protein, 6,4 kD	Hirn, Nieren, Speicheldrüse, Magen; Vorkommen in vielen Körperflüssigkeiten	Tyrosinkinase-Rezeptor, Verwandtschaft mit dem erbB-Protoonkogen	Mitogen für viele Zellarten
EPO (Erythropoietin)	Monomeres Glykoprotein, ~ 34–37 kD	Nieren, Hepatozyten	GH, PRL, Zytokin-Rezeptorfamilie	Stimulierung der Erythropoiese
G-CSF (granulocyte colony stimulating factor)	Monomeres Glykoprotein ~ 19,6 kD	Aktivierte Monozyten und Makrophagen, Fibroblasten, Endothelzellen	GH, PRL, Zytokin-Rezeptorfamilie	Proliferation und Differenzierung von neutrophilen granulozytären Vorläufern
GM-CSF (granulocyte-macrophage colony stimulating factor)	Monomeres Glykoprotein, je nach Glykosylierung ~ 14–35 kD	T-Zellen und Makrophagen	GH, PRL, Zytokin-Rezeptorfamilie	Proliferation und Differenzierung von Stammzellen für Granulozyten, Erythrozyten, Monozyten und Makrophagen
IFN (Interferone)	IFN, α, β, γ mit vielen Subtypen, z.T. glykosyliert	α: Monozyten, Makrophagen β: Fibroblasten γ: T-Zellen	GH, PRL, Zytokin-Rezeptorfamilie	Antivirale und antiproliferative Wirkung, immunmodulierende Wirkung
IL (Interleukine; IL 1 bis IL 5)	Proteine mit unterschiedlichem Aufbau	Verschiedene Klassen von Leukozyten	GH, PRL, Zytokin-Rezeptorfamilie	Mitogene und differenzierende Wirkung auf Lymphozyten, Makrophagen und andere Zellen
IGF (insuline like growth factor, IGF-I und IGF-II)	Monomere Proteine, ~7 kD	Leber, Fibroblasten, viele Zellen	Tyrosinkinase-Rezeptorfamilie	Mitogene und Differenzierungswirkung für viele Zellen
PDGF (platelet derived growth factor)	Dimeres Protein aus verwandten Peptidketten: AA, AB, BB, verwandt mit dem sis-Protoonkogen	Megakaryozyten, Makrophagen, Endothelzellen, Gliazellen	Tyrosinkinase-Rezeptorfamilie; entspricht c erbB-Genprodukt bzw. EGF-Rezeptor	Mitogene Wirkung für mesenchymale Zellen, chemotaktische Wirkung
TGF-α (transformig growth factor α)	Monomeres Protein ~ 6 kD	Thrombozyten, Hepatozyten, Makrophagen	Tyrosinkinase-Rezeptorfamilie; entspricht c erbB-Genprodukt bzw. EGF-Rezeptor	Wie EGF
TGF-β (transforming growth factor β)	Homodimeres Protein, ~ 28–30 kD, viele Isoformen	Megakaryozyten, Makrophagen, Lymphozyten, Chondrozyten	Eigene Familie	Wachstumsinhibitor für viele Zellen, chemotaktische Wirkung
TNF-α (tumor necrosis factor α)	Monomeres Protein, ~17 kD	Makrophagen, T-Zellen, Fibroblasten, glatte Muskulatur	GH, PRL, Zytokin-Rezeptorfamilie	Zytolyse von Tumorzellen in vitro; chemotaktische Wirkung; Wachstum von Endothelzellen; Mitogen für Fibroblasten
TNF-β (tumor necrosis factor β)	Monomeres Glykoprotein; ~ 117 kD	T-Lymphozyten, Leukozyten	Wie TNF-α	Wie TNF-α

lievirus während der Schwangerschaft führt bei ca. 7–10 % der Feten zu konnataler Zytomegalie; Zweitinfektion oder Reaktivierung einer vorausgegangenen Infektion führt dagegen nur sehr selten zu Infektion des Feten
Diagnose: Virusnachweis mittels Immunfluoreszenz in Urin, Speichel etc., quantitativer Nachweis von **CMV-Antigen pp65** im peripheren Blut, quantitativer Nachweis von CMV-Genom mit der Polymerasekettenreaktion*, serologischer Antikörpernachweis; **Therapie:** Virostatika [Ganciclovir*, Foscarnet-Natrium*, Cidofovir*] wirken bei ca. der Hälfte der Patienten; die Prognose von Enzephalitis und Pneumonie ist aber weiterhin schlecht; *s.a. Essay Virusinfektionen S. 1667*

konnatale Zytomegalie: *Syn: pränatale Zytomegalie*; häufigste konnatale Infektion, die ca. 1 % aller Neugeborenen betrifft; ca. 90 % dieser Säuglinge sind asymptomatisch, allerdings können 7–15 % von ihnen später eine bleibende Hörstörung entwickeln; die klinisch manifeste konnatale Zytomegalie ist eine i.d.R. schwer verlaufende Erkrankung mit hoher Letalität [bis zu 30 %]; es kommt zu intrauteriner Wachstumsretardierung, Ikterus, Hepatosplenomegalie, Thrombozytopenie, Petechien, Pneumonie, Chorioretinitis, ZNS-Schädigung, Mikrozephalie, intrazerebralen Verkalkungen und später auch Taubheit, Erblindung und geistiger Behinderung; am schlechtesten ist die Prognose, wenn die Infektion im 1. Trimester beginnt; **Diagnose** und **Therapie**

Z

s.u. Zytomegalie

perinatale Zytomegalie: durch Zervikal- und Vaginalsekret bzw. die Muttermilch übertragene Infektion; bei reifgeborenen und immunkompetenten Neugeborenen kommt es zu einem subklinischen oder milden Verlauf; bei kleinen Frühgeborenen kann es zu schwerer interstitieller Pneumonie, Hepatosplenomegalie und septischem Krankheitsbild mit hoher Letalität [ca. 25 %] kommen

Zytomegalie-Retinitis *f*: *s.u. AIDS-Retinopathie*

Zy|to|pho|to|me|trie *f*: *Syn:* Mikrospektrophotometrie, Mikrospektrofotometrie, Zytofotometrie; quantitative Messung von Zellen oder Zellinhalt durch eine Kombination von Mikroskopie und Photometrie

Zy|to|sin|a|ra|bi|no|sid *nt*: → *Cytarabin*

Zy|to|sta|ti|ka *pl*: das Zellwachstum hemmende Substanzen, die besonders starke Wirkung auf schnell wachsende Zellen [Tumorzellen, Zellen des blutbildenden Systems und des Immunsystems, Schleimhautzellen, Haar] haben; nach dem Wirkungsmechanismus werden Antimetaboliten, Alkylanzien, zytostatische Antibiotika und Mitosehemmer unterschieden; *s.a. Essay Chemotherapie S. 185*

Anhang

Normalwerte wichtiger Laborparameter

Normalwerte sind methoden- und laborabhängig, d.h., die Referenzbereiche für Parameter können je nach verwendeter Labormethode verschieden sein. Die hier aufgeführten Werte beziehen sich auf Standardmethoden, die in den meisten Labors verwendet werden.

Blut/Plasma/Serum

ALAT [Alaninaminotransferase]		→ GPT	
Albumin	Serum		35–55 g/l
alkalische Phosphatase [AP]	Serum	Jugendliche	110–700 U/l
		Erwachsene	65–220 U/l
Ammoniak	Plasma		45–65 μmol/l
Antithrombin III	Plasma	85–125 %	
α_1-Antitrypsin	Serum		1,9–3,5 g/l
ASAT [Aspartataminotransferase]		→ GOT	
Basenexzess [BE]	Blut		–3 bis +3 mmol/l
Basenüberschuss		→ Basenexzess	
Bicarbonat		→ Standardbicarbonat	
Bilirubin	Serum	gesamt	3,4–17 μmol/l
		direkt	0,9–5,1 μmol/l
Blutungszeit	Blut		2–9 min
Blutzucker	Plasma	nüchtern	3,1–6,4 mmol/l
	kapillar	nüchtern	3,3–5,6 mmol/l
Calcium	Serum	gesamt	2,1–2,8 mmol/l
		ionisiert	1,2–1,3 mmol/l
Chlorid	Serum		98–112 mmol/l
Cholesterin	Serum	< 20 Jahre	< 4,7 mmol/l
		20–30 Jahre	< 5,4 mmol/l
		30–40 Jahre	< 6,0 mmol/l
		> 40 Jahre	< 6,5 mmol/l
Cholinesterase [CHE]	Serum		2.300–8.500 U/l
CK [Creatinkinase]	Serum	Frauen	10–70 U/l
		Männer	10–80 U/l
Coeruloplasmin	Serum		0,20–0,45 g/l
CRP [C-reaktives Protein]	Serum		< 10 mg/l
Eisen	Serum	Frauen	11–25 μmol/l
		Männer	12–30 μmol/l
Eisenbindungskapazität [EKB]	Serum		45–73 μmol/l
Eiweiß, gesamt	Serum		6–8,5 g/dl
			60–85 g/l
Erythrozyten	Blut	Frauen	$4,2–5,4 \times 10^{12}$/l
		Männer	$4,5–6,2 \times 10^{12}$/l
Ferritin	Serum		20–300 nmol/l
Fibrinogen	Plasma		1,8–4,5 g/l

Gesamtcholesterin		→ Cholesterin	
Gesamteiweiß	Serum		6–8,5 g/dl
			60–85 g/l
GLDH [Glutamatdehydrogenase]	Serum		< 5 U/l
α_1-Globuline	Serum		1–4 g/l
α_2-Globuline	Serum		5–9 g/l
β-Globuline	Serum		6–11 g/l
γ-Globuline	Serum		8–15 g/l
GOT [Glutamatoxalacetattransaminase]	Serum	Frauen	3–15 U/l
		Männer	3–18 U/l
GPT [Glutamatpyruvattransaminase]	Serum	Frauen	3–17 U/l
		Männer	3–22 U/l
Hämatokrit [Hkt]	Blut	Frauen	0,37–0,47
		Männer	0,45–0,52
Hämoglobin [Hb]	Blut	Frauen	7,5–10,2 mmol/l
		Männer	8,7–11,2 mmol/l
Haptoglobin	Serum		0,5–2,2 g/l
Harnsäure	Serum		155–400 µmol/l
Harnstoff	Serum		2–8 mmol/l
HBDH [α-Hydroxybutyratdehydrogenase]	Serum		55–140 U/l
HbE		→ MCH	
HDL-Cholesterin	Serum		< 1 mmol/l
HGH [human growth hormone]		→ STH	
Immunglobulin A	Serum		0,7–4 g/l
Immunglobulin G	Serum		7–16 g/l
Immunglobulin M	Serum		0,4–2,4 g/l
Insulin	Serum	nüchtern	60–175 pmol/l
Kalium	Serum		3,5–5,0 mmol/l
Kreatinin	Serum		40–100 µmol/l
Kupfer	Serum		12–24 µmol/l
LAP [Leucinaminopeptidase]	Serum		11–35 U/l
LDH [Lactatdehydrogenase]	Serum		40–240 U/l
LDL-Cholesterin	Serum		< 3,5 mmol/l
Leukozyten	Blut		$4–11 \times 10^9$/l
Lipase	Serum		< 190 U/l
Lymphozyten	Blut		1.000–4.800/µl
Magnesium	Serum		0,7–1,1 mmol/l
MCH [mittleres korpuskuläres Hämoglobin]	Blut		1,7–2 mmol/l
MCHC [mittlere Hämoglobinkonzentration der Erythrozyten]	Blut		20–22 mmol/l
MCV [mittleres Erythrozytenvolumen]	Blut		80–98 µm³
Natrium	Serum		135–145 mmol/l
O_2-Sättigung	Blut		95–98%
Osmolalität	Serum		275–300 mOsm/l
pCO_2	Blut		4,7–5,9 kPa
pH	Blut		7,35–7,45
Phosphat	Serum		0,8–1,5 mmol/l
pO_2	Blut		9,3–13,3 kPa
PTT [partielle Thromboplastinzeit]	Plasma		< 40 s

Quick	→TPZ		
Standardbicarbonat	Blut		22–26 mmol/l
STH [somatotropes Hormon]	Serum		< 5 µg/l
Thrombozyten	Blut		150.000–450.000/µl
Thyroxin [T$_4$]	Serum	gesamt [TT$_4$]	65–155 nmol/l
		freies [FT$_4$]	10–30 pmol/l
TPZ [Tromboplastinzeit]	Plasma		> 70%
Transferrin	Serum		2–3,6 g/l
Triglyceride	Serum		< 2 mmol/l
Triiodthyronin [T$_3$]	Serum		1,1–2,9 nmol/l
TSH	Serum		0,4–4 mU/l
TZ [Thrombinzeit]	Plasma		17–21 s
Wachstumshormon	→STH		

Urin

Albumin		< 40 mg/24 h
Calcium		< 6 mmol/24 h
Chlorid		110–260 mmol/24 h
Erythrozyten		< 5/µl
Harnsäure		0,6–6,0 mmol/24 h
Harnstoff		330–580 mmol/24 h
Kreatinin	Frauen	7–13 mmol/24 h
	Männer	13–22 mmol/24 h
Natrium		120–220 mmol/24 h
Osmolalität		750–1.400 mOsm/l
pH		4,8–7,4
spezifisches Gewicht		1.002–1.040 g/l

Liquor

Eiweiß	0,2–0,5 g/l
Glucose	2,2–3,9 mmol/l
Lactat	1–2 mmol/l
pH	7,31–7,34
Zellen	3/µl

Abkürzungen, Akronyme, Symbole und Zeichen

A: 1. Absorbanz **2.** Acetum **3.** Adenin **4.** Adenosin **5.** Adrenalin **6.** Aktivität **7.** Akzeleration **8.** Akzeptor **9.** Alanin **10.** Albumin **11.** Ampere **12.** Ampicillin **13.** Androsteron **14.** Angiotensin **15.** Ångström **16.** Anode **17.** Arbeit **18.** Argon **19.** Arteria **20.** Fläche **21.** Massenzahl

a: 1. anterior **2.** asymmetrisch **3.** spezifischer Extinktionskoeffizient

Å: Ångström

A.: 1. Aqua **2.** Arteria

A1: 1. Aortenton

A2: 2. Aortenton

α: Bunsen-Löslichkeitskoeffizient

AA: 1. Alloantigene **2.** Aminosäurearylamidase **3.** Anionenaustauscher **4.** Anonyme Alkoholiker **5.** Aortenaneurysma **6.** Aortenareal **7.** aplastische Anämie **8.** Ara-C, Adriamycin

A.a.: Alopecia areata

AÄ: Atemäquivalent

ÄÄ: Äthylalkohol

AAA: abdominelles Aortenaneurysma

AAC: Antibiotika-assoziierte Colitis

AAD: 1. Alloxazinadenindinucleotid **2.** Alpha-Acetyldigoxin **3.** alveoloarterieller Druckgradient

AADP: Aminopyridinadenindinucleotidphosphat

AAE: 1. akute allergische Enzephalitis **2.** akute Atemwegserkrankung

AAF: 1. 2-Acetylaminofluoren **2.** Antiatelektasefaktor

AAG: Aortoarteriografie

AAK: 1. Anti-Antikörper **2.** Antigen-Antikörper-Komplex **3.** Atemluft-Alkoholkonzentration **4.** Autoantikörper

AAM: angeborener Auslösemechanismus

AAP: 1. 4-Aminoantipyrin **2.** Alaninaminopeptidase **3.** alkoholbedingte akute Pankreatitis **4.** Apotheken-Abgabepreis

ÄApprO: Ärztliche Approbationsordnung

AAR: Antigen-Antikörper-Reaktion

AAS: 1. Acidum acetylosalicylicum **2.** Alkylarylsulfonat **3.** allgemeines Anpassungssyndrom **4.** Atomabsorptionsspektrometrie

AAT: 1. Aachener Aphasie Test **2.** alpha$_1$-Antitrypsin **3.** Aspartataminotransferase

AA-tRNA: Aminoacyl-Transport-Ribonucleinsäure

AAV: 1. adeno-assoziiertes Virus **2.** AIDS-assoziierte Viren

AaZ: Atemanhaltezeit

AB: 1. Akkommodationsbreite **2.** Antibiotikum **3.** Atembeutel

ABC: 1. Adriamycin, BCNU, Cyclophosphamid **2.** antigenbinding capacity

ABCD: Adriamycin, Bleomycin, CCNU, Dacarbazin

ABCM: Adriamycin, Bleomycin, Cyclophosphamid, Mitomycin-C

ABD: Adriamycin, Bleomycin, DTIC

ABDV: Adriamycin, Bleomycin, DTIC, Vinblastin

ABE: akute bakterielle Endokarditis

ABF: androgenbindende Fraktion

ABG: arterielle Blutgase

ABI: ankle brachial index

ABK: Albuminbindungskapazität

ABMT: autologe Knochenmarktransplantation

ABP: 1. Adriamycin, Bleomycin, Prednison **2.** akute biliäre Pankreatitis **3.** androgenbindendes Protein

ABPA: allergische bronchopulmonale Aspergillose

abPV: aberrierende Pulmonalvene

ABR: 1. Abortus-Bang-Ringprobe **2.** absolute Bettruhe

A.br.: Asthma bronchiale

ABS: 1. adaptatives Biosignal **2.** Alkylbenzolsulfonat **3.** Aorten-

bogensyndrom

ABV: 1. Actinomycin-D, Bleomycin, Vincristin **2.** Adriamycin, Bleomycin, Vinblastin

ABVD: Adriamycin, Bleomycin, Vinblastin, Dacarbazin

ABVE: Adriamycin, Bleomycin, Vincristin, Etoposid

ABZ: antikörperbildende Zellen

AC: 1. Acetylcholin **2.** Adenylatcyclase **3.** Adriamycin, Carmustin **4.** Adriamycin, CCNU **5.** Adriamycin, Cisplatin **6.** Adriamycin, Cyclophosphamid **7.** Amniozentese

ACA: 1. ε-Aminocapronsäure **2.** Akrodermatitis chronica atrophicans

A.c.a.: Arteria cerebri anterior

ACAT: Acyl-CoA-Cholesterin-Acyltransferase

ACB-OP: aortokoronare Bypassoperation

ACC: 1. Accelerin-Convertin **2.** Acidocillin

A.c.c.: Arteria carotis communis

AcCh: Acetylcholin

AcCoA: Acetyl-Coenzym A

ACD: Actinomycin D

A.c.d.: Arteria coronaria dextra

ACE: 1. Adriamycin, Cyclophosphamid, Etoposid **2.** Alkohol-Chloroform-Äther-Narkosegemisch **3.** Angiotensin-Converting-Enzym

A.c.e.: Arteria carotis externa

ACED: anhidrotische kongenitale ektodermale Dysplasie

ACG: Acycloguanosin

ACh: 1. Acetylcholin **2.** aktive chronische Hepatitis

AChE: Acetylcholinesterase

AChR: Acetylcholinrezeptor

AChR-AK: Acetylcholinrezeptor-Antikörper

A.c.i.: Arteria carotis interna

ACID: Adriamycin, Cyclophosphamid, Imidazol, Dactinomycin

ACIF: Antikomplement-Immunfluoreszenz

ACM: Adriamycin, Cyclophosphamid, Methotrexat

A.c.m.: Arteria cerebri media

ACMF: Adriamycin, Cyclophosphamid, Methotrexat, 5-Fluorouracil

ACN: akute konditionierte Nekrose

AcNeu: N-Acetylneuraminsäure

ACO: Adriamycin, Cyclophosphamid, Vincristin (*engl.* oncovin)

ACOAP: Adriamycin, Cyclophosphamid, Vincristin (*engl.* oncovin), Cytosin-arabinosid, Prednison

ACOP: Adriamycin, Cyclophosphamid, Vincristin (*engl.* oncovin), Prednison

ACOPP: Adriamycin, Cyclophosphamid, Vincristin (*engl.* oncovin), Prednison, Procarbazin

ACP: 1. Acyl-Carrier-Protein **2.** akutes Cor pulmonale

A.c.p.: Arteria cerebri posterior

ACPP: Adrenocorticopolypeptid

ACS: 1. akutes Koronarsyndrom **2.** automatisiertes Herzkatheter-Laborsystem

ACS: antiretikular-zytotoxisches Serum

A.c.s.: Arteria coronaria sinistra

7-ACS: 7-Aminoccphalosporansäure

ACTA: automatische computergestützte transversale Axialtomografie

Act-D: Actinomycin D

ACTH: adrenocorticotropes Hormon

ACTN: Adrenocorticotropin

ACTP: adrenocorticotropes Polypeptid

ACV: Aciclovir

AD: 1. adenoide Degeneration **2.** Alkoholdehydrogenase **3.** Alz-

heimer-Demenz **4.** Antidepressivum **5.** Antigendeterminante **6.** Ara-C, Daunorubicin
A.d.: Atrium dextrum
ADA: Adenosindesaminase
ADAS: Alzheimer's Disease Assessment Scale
ADBC: Adriamycin, DTIC, Bleomycin, CCNU
ADC: AIDS-Demenz-Komplex
ADCC: antibody-dependent cell-mediated cytotoxicity
ADE: 1. akute disseminierte Enzephalitis **2.** Ara-C, Daunorubicin, Etoposid
Ade: Adenin
ADEM: akute disseminierte Enzephalomyelitis
ADGO: Allgemeine Deutsche Gebührenordnung
ADH: 1. Alkoholdehydrogenase **2.** antidiuretisches Hormon **3.** atypische duktale Hyperplasie
ADHD: Attention-Deficit-Hyperactivity-Disorder
ADHS: Aufmerksamkeits- und Hyperaktivitätsstörung
ADI: 1. acceptable daily intake **2.** artifizielle donogene Insemination
ADIC: Adriamycin, DTIC
ADM: Adriamycin
ADNase: Antidesoxyribonuclease
AdOAP: Adriamycin, Vincristin (*engl.* oncovin), Ara-C, Prednison
AdOP: Adriamycin, Vincristin (*engl.* oncovin), Prednison
ADP: 1. Adenosindiphosphat **2.** antidiuretisches Prinzip
Adr.: Adrenalin
ADS: 1. antidiuretische Substanz **2.** Antidonor-Serum **3.** Aufmerksamkeits-Defizit-Syndrom
ADSA: arterielle digitale Subtraktionsangiografie
ADT: Agardiffusionstest
ÄDTE: Äthylendiamintetraessigsäure
ADV: Adenoviridae
ADX: Acetyldigoxin
AE: 1. acetonämisches Erbrechen **2.** Agar-Elektrophorese **3.** Aktivierungsenergie **4.** akute Erythrämie **5.** Angström-Einheit **6.** Antigen-Einheit **7.** Antitoxineinheit **8.** Arbeitseinheit **9.** Arzneimittelexanthem **10.** aviäre Enzephalomyelitis
A.E.: Antitoxineinheit
AED: automatischer externer Defibrillator
AEE: Apoerythrein-Einheit
AEF: allogener Effektor-Faktor
AEI: atrialer Ejektionsindex
AEL: akute erythroblastische Leukämie
AEM: ambulantes EKG-Monitoring
AEP: 1. akustisch evoziertes Potenzial **2.** ambulant erworbene Pneumonie
AER: 1. abnorme Erlebnisreaktion **2.** akustisch evozierte Reaktion **3.** Albumin-Exkretionsrate **4.** Aldosteron-Exkretionsrate
AERP: atriale Erregungsrepolarisierungsphase
AES: atriale Extrasystole
AEV: aviäres Erythroblastose-Virus
AF: 1. Akanthose-Faktor **2.** albuminfrei **3.** Aldehydfuchsin **4.** Amaurosis fugax **5.** Angiogenese-Faktor **6.** Arbeitsfähigkeit **7.** Atemfrequenz **8.** Auswurffraktion
A.f.: Arteria femoralis
AFA: automatische Frequenzanpassung
AfA: Arzt für Allgemeinmedizin
AFAE: akute fieberhafte Atemwegserkrankung
AFAFP: Alphafetoprotein in der Amnionflüssigkeit
AFAR: afebrile Allgemeinreaktion
A.f.d.: Arteria femoralis dextra
AFI: 1. amaurotische familiäre Idiotie **2.** atrialer Füllungsindex
AFL: Antifibrinolysin
AFM: Adriamycin, 5-Fluorouracil, Methotrexat
AFP: Alphafetoprotein
αFP: $α_1$-Fetoprotein
AFR: 1. Antifibrinolysin-Reaktion **2.** ascorbinfreies Radikal
AFS: Atomfluoreszenzspektroskopie
A.f.s.: Arteria femoralis sinistra
AFT: 1. Antifibrinolysin-Test **2.** Antigen-Fixationstest
AFT$_4$: absolutes freies Thyroxin

AG: 1. Allergen **2.** Angiografie **3.** Antigen **4.** Antiglobulin **5.** Arteriografie **6.** Atemgeräusch **7.** Atomgewicht
Ag: 1. Allergen **2.** Antigen **3.** Argentum
A/G: Albumin-Globulin-Quotient
AGD: Agar-Geldiffusion
AGF: Antigammaglobulin-Faktor
AGG: 1. Agammaglobulinämie **2.** Antigammaglobulin
Aggl.: Agglutination
AgHT: Agglutinationshemmungstest
AGKT: 1. AGK-Test **2.** Antiglobulin-Konsumptionstest
AGN: akute Glomerulonephritis
AGP: 1. $α_1$-Glykoprotein **2.** alkalische Granulozytenphosphatase **3.** Alpha-Glycerinphosphat
AGPD: Alpha-Glycerinphosphatdehydrogenase
AGS: adrenogenitales Syndrom
AGT: Antiglobulintest
AGTH: adrenoglomerulotropes Hormon
AGTT: abnormer Glukosetoleranttest
AGU: Aspartylglucosaminurie
AgV: 1. abwendbar gefährlicher Verlauf **2.** Antigenverdünnung
AGW: Atemgrenzwert
AH: 1. abdominale Hysterektomie **2.** akute Hepatitis **3.** Antihistamin **4.** arterielle Hypertonie
Ah: 1. Amperestunde **2.** hypermetroper Astigmatismus
AHA: autoimmunhämolytische Anämie
AH-AK: Antihämagglutinin-Antikörper
AHB: Anschlussheilbehandlung
AHC: 1. akute hämorrhagische Konjunktivitis **2.** antihämophiler Faktor C
AHD: 1. angeborene Hüftdysplasie **2.** Antihyaluronidase
AHE: 1. akute hämorrhagische Enzephalitis **2.** akute hypertensive Enzephalopathie **3.** Antihyaluronidase-Einheit
AHF: 1. angeborener Herzfehler **2.** Antihämophiliefaktor **3.** argentinisches hämorrhagisches Fieber
AHG: 1. ambulante Herzgruppe **2.** antihämophiles Globulin **3.** Antihumanglobulin
AHGS: 1. akute herpetische Gingivostomatitis **2.** Antihumanglobulinserum
AHI: Apnoe-Hypopnoe-Index
AHLG: Antihumanlymphozytenglobulin
AHLS: Antihumanlymphozytenserum
AHP: 1. akute hämorrhagische Pankreatitis **2.** antihämophiles Plasma
AHR: 1. Agglutinationshemmungsreaktion **2.** Antihyaluronidase-Reaktion
AHT: 1. Antihyaluronidasetest **2.** Antihyaluronidasetiter **3.** arterielle Hypertonie
AHTG: Antihuman-Thymozyten-Globulin
AHTP: Antihuman-Thymozyten-Plasma
AI: 1. Adhäsionsindex **2.** Anaphylatoxininaktivator **3.** Aorteninsuffizienz **4.** artifizielle Insemination **5.** Atemwegsinfekt **6.** atherogener Index
AICD: automatischer implantierbarer Cardioverter-Defibrillator
AICF: Autoimmun-Complement-Fixation
AID: Adriamycin, Ifosfamid, Dacarbazin
AIDS: acquired immunodeficiency syndrome
AIG: Anti-Immunoglobulin
AIHA: autoimmunhämolytische Anämie
AIL: angioimmunoblastische Lymphadenopathie
AILD: angioimmunoblastische Lymphadenopathie mit Dysproteinämie
AIM: L-Asparaginase, Ifosfamid, Methotrexat
AION: anteriore ischämische Optikusneuropathie
AIP: 1. akute intermittierende Porphyrie **2.** akute interstitielle Pneumonie **3.** automatische Immunpräzipitation
AIR: Aminoimidazolribonucleotid
AIS: 1. Abbreviated Injury Scale **2.** adrenerges Inhibitionssystem **3.** Aortenisthmusstenose
AIT: 1. Agglutinationsimmobilisationstest **2.** akute Intensivtherapie **3.** analytischer Intelligenztest **4.** arbeitsplatzbezogener Inhalationstest
AIVR: akzelerierter idioventrikulärer Rhythmus

AJR: akzelerierter junktionaler Rhythmus
AK: **1.** Absorptionskoeffizient **2.** Acetatkinase **3.** Adenylatkinase **4.** Antikoagulans **5.** Aortenklappe
Ak: Antikörper
ÄK: Ärztekammer
AKB: aortokoronarer Bypass
AKE: allergisches Kontaktekzem
AKEZ: allgemeiner Kräfte- und Ernährungszustand
AKG: **1.** Angiokardiografie **2.** Aortokoronarografie **3.** Apexkardiografie
AKH: Allgemeines Krankenhaus
AKKG: Apex-Karotis-Kardiogramm
AKV: Aminosäuren-Kohlenhydrat-Vitamin
AL: **1.** Adeps lanae **2.** akute Leukämie
ÄL-NaS: ärztlicher Leiter Notarztstandort
Al: Aluminium
A.l.: Arteria lienalis
ALA: **1.** δ-Aminolävulinsäure **2.** Amöbenleberabszess **3.** antilymphozytäre Antikörper
Ala: Alanin
ALAT: Alaninaminotransferase
Alb.: Albumin
ALD: **1.** Adrenoleukodystrophie **2.** Aldolase
ALDH: Aldehyddehydrogenase
ALD-L: Leber-Aldolase
ALD-M: Muskel-Aldolase
ALE: anscheinend lebensbedrohliches Ereignis
ALFT: Aluminium-Formol-Toxoid
ALG: Antilymphozytenglobulin
ALI: **1.** acute lung injury **2.** anterolateraler Infarkt
Alk.: **1.** Alkalose **2.** Alkohol
ALL: **1.** akute lymphatische Leukämie **2.** Allorhythmie
All.: Allergie
ALM: akral-lentiginöses Melanom
ALMI: anterolateraler Myokardinfarkt
ALOMAD: Adriamycin, Leukeran, Vincristin (*engl.* oncovin), Methotrexat, Actinomycin-D, Dacarbazin
ALP: **1.** alkalische Leukozytenphosphatase **2.** Allopurinol **3.** Alveolarproteinose
Alpha-HBDH: Alphahydroxybutyratdehydrogenase
ÄLR: ärztlicher Leiter Rettungsdienst
ALS: **1.** δ-Aminolävulinsäure **2.** amyotrophe Lateralsklerose **3.** Antilymphozytenserum
ALSK: Abt-Letterer-Siwe-Krankheit
ALT: **1.** Alaninaminotransferase **2.** Argonlasertrabekuloplastik
ALTB: akute Laryngotracheobronchitis
ALTE: apparent life threatening event
ALV: **1.** akutes Leberversagen **2.** aviäres Leukose-Virus
alv.: alveolär
ALX: Alexidin
AM: **1.** Aktinomykose **2.** Aktomyosin **3.** Amperemeter **4.** Amplitudenmodulation **5.** anovulatorischer Menstruationszyklus **6.** Astigmatismus myopicus
Am: Ametropie
aM: atypische Mykobakteriose
a.m.: ante mortem
AMA: antimitochondriale Antikörper
AmB: Amphotericin B
AMC: Amoxicillin
AMD: **1.** Alpha-Methyldopa **2.** altersabhängige Makuladegeneration **3.** altersbezogene Makuladegeneration
AME: **1.** Amphotericin-B-Methylester **2.** Atommasseneinheit
AMG: Arzneimittelgesetz
AMH: Anti-Müller-Hormon
AMHA: automatisierter Mikrohämagglutinationstest
AMHA-TP: automatisierter Mikrohämagglutinationstest mit Treponema-pallidum-Antigen
AMI: akuter Myokardinfarkt
A.m.i.: Arteria mesenterica inferior
AMK: anteriores Mitralklappensegel
AML: **1.** akute myeloblastische Leukämie **2.** akute myeloische Leukämie **3.** Atemmittellage
AMLS: Anti-Maus-Lymphozytenserum

AMM: amelanotisches malignes Melanom
AMML: akute myelomonozytäre Leukämie
AMOE: akute Mittelohrentzündung
AMOL: **1.** akute monozytäre Leukämie **2.** akute Monozytenleukämie
AMP: **1.** Adenosinmonophosphat **2.** Amphetamin **3.** Ampicillin **4.** Arzneimittelprüfung
Amp.: **1.** Ampere **2.** Ampulle **3.** Amputation
3′,5′AMP: zyklisches Adenosin-3′,5′-phosphat
Ampl.: Amplitude
AMS: **1.** Antikörpermangelsyndrom **2.** Antimakrophagenserum **3.** Arzneimittelsicherheit
A.m.s.: Arteria mesenterica superior
AMT: α-Methyltyrosin
AMT-B: Amphotericin B
AMV: **1.** arbeitsmedizinische Vorsorgeuntersuchung **2.** Atemminutenvolumen **3.** aviäres Myeloblastose-Virus
AN: **1.** afferentes Neuron **2.** Akustikusneurinom **3.** Amylnitrit
A.n.: Anorexia nervosa
6-AN: 6-Aminonicotinamid
ANA: antinukleäre Antikörper
ADN: autonome diabetische Nephropathie
ÄND: ärztlicher Notdienst
ANF: **1.** antinukleäre Faktoren **2.** atrialer natriuretischer Faktor
ANG: Alles-oder-Nichts-Gesetz
ANI: akute Niereninsuffizienz
ANLL: akute nicht-lymphatische Leukämie
ANP: atriales natriuretisches Peptid
ANR: akuter Nonresponder
ANS: **1.** Atemnotsyndrom **2.** autonomes Nervensystem
Anti-HAV: Antikörper gegen Hepatitis A-Virus
Anti-HAV-IgG: Antikörper der Immunglobulinklasse IgG gegen Hepatitis A Virus
Anti-HAV-IgM: Antikörper der Immunglobulinklasse IgM gegen Hepatitis A Virus
ANUG: akute nekrotisierende ulzerierende Gingivitis
ANUP: akute nekrotisierende ulzerierende Parodontitis
ANUS: akute nekrotisierende ulzerierende Stomatitis
ANV: akutes Nierenversagen
AO: **1.** abwartendes Offenlassen **2.** Akridinorange **3.** Antioxidanzien **4.** Arbeitsgemeinschaft für Osteosynthesefragen
ÄO: Äthylenoxid
AOÄ: Approbationsordnung für Ärzte
AOC: Amoxicillin
AOCH: Arachnoiditis optico-chiasmatica
AOE: Augen-Ohr-Ebene
AÖF: Aortenklappenöffnungsfläche
AOG: Aortografie
AOK: Allgemeine Ortskrankenkasse
AOL: Akroosteolyse
AOM: akute Otitis media
AOP: atriales Overdrive-Pacing
AOPA: Ara-C, Vincristin (*engl.* oncovin), Prednison, Asparaginase
AOPE: Adriamycin, Vincristin (*engl.* oncovin), Prednison, Etoposid
AÖS: Äthinylöstradiolsulfat
AoVS: Aortenklappenstenose
AP: **1.** 2-Aminopurin **2.** Acetylpyridin **3.** Aktionspotenzial **4.** alkalische Phosphatase **5.** Analysenprobe **6.** Angina pectoris **7.** Anstaltspackung **8.** Arthritis psoriatica **9.** artifizieller Pneumothorax
Ap: Arteria pulmonalis
A.p.: Angina pectoris
a.p.: **1.** ante partum **2.** anterior-posterior **3.** anteroposterior
A & P: Auskultation und Perkussion
APA: **1.** akute parenterale Alimentation **2.** Aldosteron-produzierendes Adenom
6-APA: 6-Aminopenicillansäure
APB: apikale Basis
APC: Adenoide, Pharyngitis, Conjunctivitis **2.** aktiviertes Protein C **3.** akutes pharyngokonjunktivales Fieber **4.** Ampicil-

lin **5.** antigen presenting cells **6.** antiphlogistisches Corticosteroid **7.** Argon-Plasma-Koagulation
APCV: Adenoidal-Pharyngeal-Conjunctival-Viren
APD: 1. Aktionspotenzialdauer **2.** anteroposteriorer Durchmesser **3.** aortopulmonaler Defekt **4.** Atemperiodendauer
APE: Adriamycin, Cisplatin (*engl.* platinol), Etoposid
APF: 1. Anti-Perniziosa-Faktor **2.** antiperinukleärer Faktor **3.** Aphthoid Pospischill-Feyrter
APh: alkalische Phosphatase
APK: Apexkardiogramm
APL: akute Promyelozytenleukämie
APLD: automatisierte perkutane lumbale Diskektomie
APN: akute Pyelonephritis
APO: 1. Adriamycin, Cisplatin (*engl.* platinol), Vincristin (*engl.* oncovin) **2.** Apomorphin
Apo-A: Apoprotein A
Apo-B: Apoprotein B
Apo-Lp: Apolipoprotein
APOLT: auxiliäre partielle orthotope Lebertransplantation
APP: 1. Akute-Phase-Protein **2.** Aneurinpyrophosphat **3.** Arginin-angereichertes Polypeptid
App.: 1. Apparatus **2.** Appendektomie **3.** Appendix **4.** Appendizitis
Appl.: Applikation
AppOÄ: Approbationsordnung für Ärzte
APR: Abwehrproteinasen-Reaktion
APRT: Adeninphosphoribosyltransferase
APS: 1. Adenosin-5'-phosphosulfat **2.** Angina-pectoris-Syndrom **3.** Arbeitspulssumme
6-APS: 6-Aminopenicillansäure
APSAC: anisoylierter Plasminogen-Streptokinase-Aktivator-Komplex
APSD: aortopulmonaler Septumdefekt
APT: 1. Alkohol-Probetrunk **2.** aluminiumpräzipitiertes Toxoid
APTT: aktivierte partielle Thromboplastinzeit
APUD: amine precursor uptake and decarboxylation
APV: 1. Arzt-Patient-Verhaltnis **2.** aufgeschobene Primärversorgung
APWS: abortives Pickwick-Syndrom
AQ: Anomalquotient
AR: 1. Absorptionsrate **2.** akzelerierte Reaktion **3.** Alarmreaktion **4.** Alkalireserve **5.** Antirheumatikum **6.** Aortenrezeptor **7.** Atemreserve **8.** atrophische Rhinitis **9.** Außenrotation
Ar: Argon
A.R.: Abderhalden-Reaktion
ARA: 1. Angiotensin-Rezeptor-Antagonist **2.** antiribosomale Antikörper
Ara-A: Adenin-Arabinosid
Ara-Hx: Arabinosyl-Hypoxanthin
ARAS: aufsteigendes retikuläres aktivierendes System
ARB: Angiotensin II-Rezeptorblocker
ARC: AIDS-related-Complex
ARD: acute respiratory disease
ARDS: 1. adult respiratory distress syndrome **2.** adultes respiratorisches Distress-Syndrom
ARE: akute respiratorische Erkrankung
ARES: anti-retikuloendotheliales Serum
ARF: akutes rheumatisches Fieber
ARG: 1. Aortorenografie **2.** Autoradiografie
ARI: 1. akute respiratorische Insuffizienz **2.** atriales Refraktärintervall
ARID: AIDS-related Immundysfunktion
ARL: Atemruhelage
ARP: 1. absolute Refraktärphase **2.** Antirefluxplastik **3.** Antirefluxprothese
ARPV: absolute Refraktärphase des Ventrikels
ARQ: Aortenregurgitationsquotient
Arrh.: Arrhythmie
ARS: aktivierendes retikuläres System
ARSB: Arylsulfatase B
art.: 1. arteriell **2.** assistierte reproduktionsmedizinische Technik

ARV: 1. AIDS-assoziiertes Retrovirus **2.** Aortenregurgitationsvolumen **3.** Arbeiterrentenversicherung
ARVD: arrhythmogene rechtsventrikuläre Dysplasie
ARZ: Achillessehnen-Reflexzeit
AS: 1. Aktionsstrom **2.** Aminosäure **3.** Amperesekunde **4.** anaphylaktischer Schock **5.** ankylosierende Spondylitis **6.** Antiserum **7.** Aortenstenose **8.** arterielles System **9.** Arteriosklerose **10.** Ascorbinsäure **11.** Asystolie **12.** Atemstoß **13.** Atherosklerose
As: Arsen
A.s.: Atrium sinistrum
ASA: 1. Adams-Stokes-Anfall **2.** Antispermien-Antikörper **3.** Arylsulfatase A
AS & AI: Aortenstenose & Aorteninsuffizienz
ASAL: Argininosuccinatlyase
ASAT: Aspartataminotransferase
ASB: Arbeitsschutz-Bestimmung
ASCT: autologe Stammzelltransplantation
ASD: Atriumseptumdefekt
ASE: Antistreptolysin-Einheit
ASH: 1. alkoholische Steatohepatitis **2.** asymmetrische Septumhypertrophie
AsH: Astigmatismus hyperopicus
ASI: 1. aktiv-spezifische Immuntherapie **2.** anteroseptaler Infarkt
ASK: Antistreptokinase
ASKE: Antistreptokinase-Einheit
ASL: 1. Antistreptolysin **2.** Argininosuccinatlyase
ASLO: Antistreptolysin O
AsM: Astigmatismus myopicus
ASMI: anteroseptaler Myokardinfarkt
ASO: 1. Antistreptolysin O **2.** arterial-switch-Operation **3.** Arteriosclerosis obliterans
ASÖD: Analsphinkter-Öffnungsdruck
Asp.: Aspergillus
ASPA: Aluminium-Silikat-Polyacrylsäure
ASPAT: 1. A-Streptokokken-Polysaccharid-Antikörpertiter **2.** Aspartataminotransferase
Asph.: Asphyxie
ASR: 1. Achillessehnenreflex **2.** Aldosteron-Sekretionsrate **3.** Antistreptolysinreaktion
ASRZ: Achillessehnen-Reflexzeit
ASS: 1. Acetylsalicylsäure **2.** Adams-Stokes-Syndrom **3.** Atemstromstärke
AST: 1. Antistreptolysin-Test **2.** Antistreptolysin-Titer **3.** Aspartataminotransferase **4.** Atemstoßtest **5.** atriale Stimulation
ASt: Antistaphylolysin
Ast.: Astigmatismus
AStE: Antistaphylolysin-Einheit
Asth.: Asthenopie
ASTI: Antispastizitätsindex
AStL: Antistaphylolysin
ASTO: Antistreptolysin O
AStR: Antistaphylolysin-Reaktion
AStT: 1. Antistaphylolysin-Test **2.** Antistaphylolysin-Titer
ASV: assistierte spontane Ventilation
ASZ: Anspannungszeit
AT: 1. abdominale Toxoplasmose **2.** Adenotomie **3.** adjuvante Therapie **4.** Alttuberkulin **5.** Amitriptylin **6.** Anaphylatoxin **7.** Angiotensin **8.** Antithrombin **9.** Antitrypsin **10.** Aortenton **11.** Austauschtransfusion **12.** autogenes Training
A & T: Adenotomie und Tonsillektomie
AT 10: antitetanische Substanz 10
AT III: Antithrombin III
ATA: 1. alimentäre toxische Aleukie **2.** Antithrombozyten-Antikörper
ATE: Adenotonsillektomie
AT.-E.: Antithrombineinheit
ATERP: atriale effektive Refraktärphase
ATFRP: atriale funktionelle Refraktärphase
ATG: 1. Antithrombozytenglobulin **2.** Antithymozytenglobulin **3.** Atemgymnastik
ATH: abdominale totale Hysterektomie

ATh: Azathioprin
ATHC: Allotetrahydrokortisol
ATK: Alttuberkulin Koch
ATL: adult T-Zell-Leukämie
ATLS: Advanced Trauma Life Support
atm: Atmosphäre
ATMA: antithyreoidale mikrosomale Antikörper
ATMI: akuter transmuraler Myokardinfarkt
ATN: 1. akute tubuläre Nekrose 2. akute Tubulusnekrose
ATNR: asymmetrisch-tonischer Nackenreflex
ATP: Adenosintriphosphat
ATPase: Adenosintriphosphatase
ATr: Antitrypsin
Atr.: 1. Atrium 2. Atrophie
ATS: 1. Anti-Tetanus-Serum 2. Antithrombozyten-Serum 3. Antithymozyten-Serum 4. Atropinsulfat
ATT: 1. Ammoniak-Toleranztest 2. Antitoxin-Titer 3. AT-Titer
atü: Atmosphären-Überdruck
ATV: Alkoholtrinkversuch
ATZ: Antithrombinzeit
ATZI: Austreibungszeit-Index
AU: Arbeitsunfähigkeit
A.u.: Arthritis urica
Au-Ag: Australiaantigen
AUG: Ausscheidungsurografie
AUL: akute undifferenzierte Leukämie
AUZ: Austreibungszeit
AV: 1. Adriamycin, Vincristin 2. Allgemeinveränderungen 3. Angestelltenversicherung 4. Atemvolumen 5. Auflösungsvermögen
av: 1. arteriovenös 2. atrioventrikulär
AVA: 1. arrhythmogene ventrikuläre Aktivität 2. arteriovenöse Anastomose 3. arteriovenöses Angiom
AVC: atrioventrikulärer Kanal
AVCMF: Adriamycin, Vincristin, Cyclophosphamid, Methotrexat, 5-Fluorouracil
AVD: atrioventrikuläre Dissoziation
avD: arteriovenöse Differenz
avDO$_2$: arteriovenöse Sauerstoffdifferenz
AVDP: Asparaginase, Vincristin, Daunorubicin, Prednison
AVG: Aortovenografie
AVI: atrioventrikuläres Intervall
AVJA: atrioventrikulär-junktionale Arrhythmie
AVJT: atrioventrikulär-junktionale Tachykardie
AVK: 1. Antivitamin K 2. arterielle Verschlusskrankheit 3. Atrioventrikularknoten
AVL: arterielles Verschlussleiden
AVM: 1. Adriamycin, Vinblastin, Methotrexat 2. Adriamycin, Vincristin, Mitomycin-C 3. arteriovenöse Missbildung
AVNR: Atrioventrikular-Knoten-Reentry
AVNRT: Atrioventrikular-Knoten-Reentry-Tachykardie
AVNT: Atrioventrikular-Knoten-Tachykardie
AVP: 1. Actinomycin-D, Vincristin, Procarbazin 2. antivirales Protein 3. Aortoventrikuloplastik 4. Arginin-Vasopressin 5. Arterienvolumenpuls
AVR: 1. akzelerierter ventrikulärer Rhythmus 2. AV-Knotenrhythmus
AVRT: atrioventrikuläre Reentry-Tachykardie
AVS: arteriovenöser Shunt
AVSD: atrioventrikulärer Septumdefekt
AvSV: aviäres Sarkom-Virus
AVT: Arginin-Vasotonin
AWM: Atemwegsmanagement
AWO: 1. Arbeiterwohlfahrt 2. Atemwegsobstruktion
AZ: 1. Allgemeinzustand 2. Anspannungszeit 3. Atemzentrum
AZC: Azidocillin
AZG: 8-Azaguanin
AZI: akuter zerebraler Insult
AZK: Alveolarzellkarzinom
AZQ: Atemzeitquotient
AZR: Aschheim-Zondek-Reaktion
AZT: 1. Aschheim-Zondek-Test 2. Azidothymidin
AZV: 1. Atemzeitvolumen 2. Atemzugvolumen

B: 1. Bacillus 2. Base 3. Basis 4. Bel 5. Benzoat 6. Bor
b: 1. bar 2. Barn
B.: Bacillus
β$^+$: Positron
BA: 1. Bakterienagglutination 2. basale Aktivität 3. Basenabweichung 4. Beckenausgang 5. Benzylamin 6. biologisches Alter 7. Blutagar 8. Blutalkohol 9. Bronchialasthma
BAA: 1. Bauchaortenaneurysma 2. Benzoylargininamid
BAC: 1. Bacitracin 2. BCNU, Ara-C, Cyclophosphamid
Bac.: Bacillus
BACO: Bleomycin, Adriamycin, CCNU, Vincristin (*engl.* oncovin)
BACOD: Bleomycin, Adriamycin, Cyclophosphamid, Vincristin (*engl.* oncovin), Dexamethason
BACON: Bleomycin, Adriamycin, CCNU, Vincristin (*engl.* oncovin), N-Lost
BACOP: Bleomycin, Adriamycin, Cyclophosphamid, Vincristin (*engl.* oncovin), Prednison
BACT: 1. BCNU, Ara-C, Cyclophosphamid, 6-Thioguanin 2. Bleomycin, Adriamycin, Cyclophosphamid, Tamoxifen
Bact.: Bacterium
BAEO: Bundesärzteordnung
BAEP: brainstem acoustic evoked potential
B-Ag: Bakterienantigen
BAH: biatriale Hypertrophie
BAI: 1. Basilararterien-Insuffizienz 2. basophiler Altersindex
BAK: 1. Blutalkoholkonzentration 2. bronchioloalveoläres Karzinom 3. Bundesapothekerkammer
BÄK: Bundesärztekammer
BAL: 1. British Anti-Lewisit 2. bronchoalveoläre Lavage
B-ALL: B-Linien-ALL
BAMON: Bleomycin, Adriamycin, Methotrexat, Vincristin (*engl.* oncovin), N-Lost
BÄO: Bundesärzteordnung
BAP: 1. Bergarbeiter-Pneumokoniose 2. Bleomycin, Adriamycin, Prednison 3. Blutagarplatte
BAR: Bakterien-Agglutinationsreaktion
BAS: Ballonatrioseptostomie
BAT: biologische Arbeitsstoff-Toleranz
BAVIP: Bleomycin, Adriamycin, Vinblastin, Imidazolcarboxamid, Prednison
BB: 1. Beckenboden 2. Blutbank 3. Blutbild
BBI: Brust-Bauch-Index
BBS: Morbus Besnier-Boeck-Schaumann
BBU: Bundesverband Bürgerinitiativen Umweltschutz
BC: 1. Biotincarboxylase 2. Bronchialkarzinom
BCAVe: Bleomycin, CCNU, Adriamycin, Vinblastin
BCC: Basalzellkarzinom
BCCP: Biotin-Carboxyl-Carrier-Protein
BCD: 1. Bicarbonat-Dialyse 2. Bleomycin, Cyclophosphamid, Dactinomycin
BCDT: BCNU, Cisplatin, Dacarbazin, Tamoxifen
BCE: 1. Basalzellenepitheliom 2. Butyrylcholinesterase
BCF: Basophilen-chemotaktischer Faktor
BCG: 1. Bacille Calmette-Guérin 2. Bacillus Calmette-Guérin
BCGF: B cell growth factor
BChE: Butyrylcholinesterase
BCHOP: Bleomycin, Cyclophosphamid, Hydroxydaunorubicin, Vincristin (*engl.* oncovin), Prednison
BCLL: B-Linien-CLL
BCMF: Bleomycin, Cyclophosphamid, Methotrexat, 5-Fluorouracil
BCNU: 1,3-Bis-(2-chlorethyl)-1-nitrosourea
BCOP: BCNU, Cyclophosphamid, Vincristin (*engl.* oncovin), Prednison
BCP: BCNU, Cyclophosphamid, Prednison
BCS: Budd-Chiari-Syndrom
BCVP: BCNU, Cyclophosphamid, Vinblastin, Prednison
BCVPP: BCNU, Cyclophosphamid, Vinblastin, Procarbazin, Prednison
BD: 1. Basendefizit 2. Blutdruck
BDA: Beclomethasondipropionat-Aerosol
BDG: Bilirubindiglucuronid

bDNA: branched-DNA

BDOPA: Bleomycin, Dacarbazin, Vincristin (*engl.* oncovin), Prednison, Adriamycin

BDP: 1. Beclomethasondipropionat 2. Brodimoprim

BDR: Bauchdeckenreflex

BDSG: Bundesdatenschutzgesetz

BDU: Bromdesoxyuridin

BDV: Ballondilatationsvalvuloplastie

BE: 1. Basenexzess 2. Beckeneingang 3. Behandlungserfolg 4. Behring-Einheit 5. Beratungsergebnis 6. Broteinheit

BEAC: BCNU, Etoposid, Ara-C, Cyclophosphamid

BEAM: BCNU, Etoposid, Ara-C, Melphalan

BEB: Beschwerdenerfassungsbogen

BEG: Bundesentschädigungsgesetz

BEH: benigne essenzielle Hypertonie

BEI: Butanol-extrahierbares Iod

BEJ: Butanol-extrahierbares Iod

BEKG: Belastungselektrokardiografie

BEKV: Berufskrankheitenverordnung

BEL: Beckenendlage

Bema: Bewertungsmaßstab

BEMP: Bleomycin, Eldisine, Mitomycin, Cisplatin (*engl.* platinol)

BEP: 1. basisches enzephalitogenes Protein 2. Bleomycin, Etoposid, Cisplatin (*engl.* platinol)

BERA: brain stem evoked response audiometry

BES: Binge-Eating-Störung

BetMVVO: Betäubungsmittel-Verschreibungsverordnung

BF: 1. Behandlungsfehler 2. Bentonit-Flockung 3. blastogenetischer Faktor 4. Butterfett

BfA: Bundesversicherungsanstalt für Angestellte

BFB: Beschwerdefragebogen

BFD: bioelektronische Funktionsdiagnostik

BFP: biologisch falsch-positiv

BFT: 1. Bentonit-Flockungstest 2. Bewegungsfunktionstest

BFX: Bufexamac

BG: 1. Berufsgenossenschaft 2. Biguanid 3. Bindegewebe 4. Blutglucose 5. Blutgruppe

BGA: Blutgasanalyse

BGF: Blutgerinnungsfaktor

BGG: bovines Gammaglobulin

BGT: Bilirubinglucuronyltransferase

BGW: 1. Betriebsgesundheitswesen 2. Bleigleichwert

BGZ: Blutgerinnungszeit

BH: Bindehaut

βH: β-Hydroxylase

BHA: 1. benigne Hilusadenopathie 2. bilaterale Hilusadenopathie 3. Blasenhalsadenom 4. Butylhydroxyanisol

BHC: Benzolhexachlorid

BHD: BCNU, Hydroxyurea, Dacarbazin

BHDV: BCNU, Hydroxyurea, Dacarbazin, Vincristin

BHF: bolivianisches hämorrhagisches Fieber

BHI: biosynthetisches Humaninsulin

BHL: 1. benignes Hiluslymphom 2. bilaterales Hiluslymphom

BHR: 1. Bauchhautreflex 2. bronchiale Hyperreaktivität

BHS: Blut-Hirn-Schranke

BHWS: Bleihalbwertschicht

BHWZ: biologische Halbwertzeit

BI: Broca-Index

BIA: 1. Bioimmunoassay 2. Bioimpedanzanalyse

BID: Beta-Ionisationsdetektor

BIH: benigne intrakranielle Hypertension

Bil.: Bilirubin

BIP: 1. bakterielles intravenöses Protein 2. biparietaler Durchmesser 3. Bleomycin, Ifosfamid, Cisplatin (*engl.* platinol) 4. bronchiolitische interstitielle Pneumonie

BIR: basale Inzidenzrate

BIV: bovines Immunmangelvirus

BJP: 1. Bence-Jones-Protein 2. Bence-Jones-Proteinurie

BJR: Bezold-Jarisch-Reflex

BK: 1. Bacillus Koch 2. Berufskrankheit 3. Bradykinin

BKE: Brechkrafteinheit

BKG: Ballistokardiogramm

BKK: 1. Betriebskrankenkasse 2. Blutketonkörper

BKS: 1. Beckenkelchsystem 2. Blutkörperchensenkung 3. Blutkörperchensenkungsgeschwindigkeit

BKT: Blutkonzentrationstest

Bkt.: Bakterium

BKVO: Berufskrankheitenverordnung

BL: 1. basales Labyrinth 2. Borderline-Lepra 3. Burkitt-Lymphom

Bleo: Bleomycin

BLEOCOMF: Bleomycin, Cyclophosphamid, Vincristin (*engl.* oncovin), Methotrexat, 5-Fluorouracil

BLEOMOPP: Bleomycin, N-Lost (*engl.* mechlorethamine), Vincristin (*engl.* oncovin), Procarbazin, Prednison

BLG: β-Lactoglobulin

Blk.: Blutkörperchen

BLM: Bleomycin

BLS: Blut-Liquor-Schranke

BLV: bovines Leukose-Virus

BM: 1. Basalmembran 2. Beckenmitte

BMD: Becker-Muskeldystrophie

BMI: body mass index

BMN: Betamethason

BMOPP: Bleomycin, N-Lost (*engl.* mechlorethamine), Vincristin (*engl.* oncovin), Procarbazin, Prednison

BMP: BCNU, Methotrexat, Procarbazin

BMR: basal metabolic rate

BMSH: β-Melanozyten-stimulierendes Hormon

BMV: Biofeedback-motivierte Ventilationstherapie

BN: Bulimia nervosa

BNS: 1. Basalzellnävus-Syndrom 2. Blutnervenschranke

BOÄ: Berufsordnung für Ärzte

BOAP: Bleomycin, Vincristin (*engl.* oncovin), Adriamycin, Prednison

BOH: Berufsordnung für Heilpraktiker

Bol: Bolus

BOLD: 1. Bleomycin, Vincristin (*engl.* oncovin), Lomustin, Dacarbazin 2. blood oxygen level dependent

BOMA: bilaterale Otitis media acuta

BOOP: Bronchiolitis obliterans mit organisierender Pneumonie

BOP: 1. BCNU, Vincristin (*engl.* oncovin), Prednison 2. Bleomycin, Vincristin (*engl.* oncovin), Cisplatin (*engl.* platinol)

BOPAM: Bleomycin, Vincristin (*engl.* oncovin), Prednison, Adriamycin, N-Lost (*engl.* mechlorethamine), Methotrexat

BOPP: BCNU, Vincristin (*engl.* oncovin), Procarbazin, Prednison

BP: 1. Biopotenzial 2. Blasenpunktion 3. Blutplasma 4. Bulbärparalyse 5. bullöses Pemphigoid 6. Bypass

bpAN: Binge-Eating- und Purging-Typ Anorexia nervosa

BPD: 1. Biparietaldurchmesser 2. bronchopulmonale Dysplasie

BPF: Bradykinin-potenzierender Faktor

BPG: Benzathin-Penicillin G

BPH: benigne Prostatahyperplasie

BPL: 1. Benzylpenicilloyl 2. Beta-Propiolacton

B-PLL: B-Prolymphozytenleukämie

BPO: benigne Prostataobstruktion

BPP: 1. bovines Pankreaspolypeptid 2. Bradykinin-potenzierendes Peptid

BPR: Brachialperiost-Reflex

BPS: 1. basale Pepsinsekretion 2. Belastungspulssumme 3. benignes Prostatahyperplasie-Syndrom

BPSV: bovine pustular stomatitis virus

BPTH: bovines Parathyroidhormon

BPV: 1. Benzathin-Penicillin V 2. bovine Papillomaviren

Bq: Becquerel

BR: Blinkreflex

BRAC: Basic-Rest-Activity-Cycle

BRB: 1. Betarezeptorenblockade 2. Betarezeptorenblocker

BRCA1: Breast Cancer [gene] 1

BRCA2: Breast Cancer [gene] 2

BRDU: 5-Bromdesoxyuridin

BRIC: benigne rezidivierende intrahepatische Cholestase

BRO: Bronchoskopie

BRR: 1. Barorezoptor-Reflex 2. Brachioradial-Reflex
BRVDU: (2-Bromovinyl)-2'-desoxyuridin
BS: 1. bakterielle Suspension 2. Bandscheibe 3. Beta-Sympatholytikum 4. Blutserum 5. Boeck-Sarkoidose 6. Bronchialsekret 7. bronchitisches Syndrom
BSA: 1. Björk-Shiley-Aortenklappenprothese 2. Blutserum-Schnellagglutination
BSD: bilanzierte synthetische Diät
BSE: bovine spongiforme Enzephalopathie
BSER: brain stem electric responses
BSeuchG: Bundesseuchengesetz
BSFP: Beta-S-Fetoprotein
BSG: 1. Blutkörperchensenkungsgeschwindigkeit 2. Blutsenkungsgeschwindigkeit 3. Bundesseuchengesetz
BSHG: Bundessozialhilfegesetz
BSL: 1. benigne symmetrische Lipomatose 2. biosafety level
BSP: 1. Bandscheibenprolaps 2. Blepharospasmus 3. Bromsulphthalein 4. Bronchospasmus
BSR: 1. Bizepssehnenreflex 2. Blutsenkungsreaktion
BST: blutserologischer Test
BSU: Brustselbstuntersuchung
BSV: Bandscheibenvorfall
BT: 1. Basaltemperatur 2. Belastungstest 3. berufstätig 4. Beschäftigungstherapie 5. Blasentumor 6. Bromelin-Test
BTA: Blalock-Taussig-Anastomose
BTD: Brust-Thermodetektor
BTG: β-Thromboglobulin
BtG: Betreuungsgesetz
BTI: Bronchialtraktinfektion
BTK: Basaltemperaturkurve
BtM: Betäubungsmittel
BtMG: Betäubungsmittelgesetz
BtMVV: Betäubungsmittel-Verschreibungsverordnung
BTPABA: N-Benzoyl-L-tyrosyl-p-aminobenzoesäure
BTS: 1. Bradykardie-Tachykardie-Syndrom 2. Brenztraubensäure
B.T.U.: British thermal unit
BU: 1. Bauchumfang 2. Beratungsursache 3. Berufsunfähigkeit 4. Bromuracil
BuChE: Butyrylcholinesterase
BUDU: 5-Bromdesoxyuridin
Bugo: Bundesgebührenordnung
BUN: Blutharnstoffstickstoff
BV: 1. Betreuungsverfügung 2. Bildverstärker 3. Bleivergiftung 4. Blutvolumen
BVAP: BCNU, Vincristin, Adriamycin, Prednison
BVCPP: BCNU, Vinblastin, Cyclophosphamid, Procarbazin, Prednison
BVD: BCNU, Vincristin, Dacarbazin
BVDU: Bromovinyldesoxyuridin
BVG: Bundesversorgungsgesetz
BVH: 1. B-Virus-Hepatitis 2. biventrikuläre Hypertrophie
BVK: B-Vitamin-Komplex
BVL: bilaterale Vasoligatur
BVPP: BCNU, Vincristin, Procarbazin, Prednison
BVV: Betäubungsmittelverschreibungsverordnung
BW: 1. biologische Wertigkeit 2. Brustwand 3. Brustwirbel
BWA: Brustwandableitungen
BWB: Bewegungsbad
BWK: Brustwirbelkörper
BWL: Bewusstseinslage
BWR: Bordet-Wassermann-Reaktion
BWS: 1. Bildwandler-System 2. Brustwirbelsäule
BWT: Bewegungstherapie
BZ: 1. Belegzellen 2. Blutungszeit 3. Blutzucker
BZGW: Blutzuckergrenzwert
BZSK: Blutzuckerselbstkontrolle
BZTP: Blutzuckertagesprofil
C: 1. Celsius 2. Centesimalpotenz 3. Cervicalsegment 4. Chloramphenicol 5. Clearance 6. Clostridium 7. Compliance 8. Coulomb 9. Coxiella 10. Curie 11. Cystein 12. Cystin 13. Cytidin 14. Cytosin 15. Kapazität 16. Kohlenstoff 17. Komplement 18. Konstante 19. Konzentration 20. Zervikalsegment

c.: circa
CA: 1. Carbenicillin 2. Carboanhydrasc 3. Carcinoma 4. Catecholamine 5. Chefarzt 6. Cortisonacetat 7. Cyclophosphamid, Adriamycin 8. Cyproteronacetat 9. Cytarabin
Ca: 1. Calcium 2. Carboanhydrase 3. Carcinoma
C.a.: 1. Candida albicans 2. Conus arteriosus
CAAT: computerassistierte axiale Tomografie
CABOP: Cyclophosphamid, Adriamycin, Bleomycin, Vincristin (engl. oncovin), Prednison
CaBP: calciumbindendes Protein
CACD: zentrale areoläre chorioidale Dystrophie
CAD: 1. Cyclophosphamid, Adriamycin, Dacarbazin 2. Cytosin-arabinosid, Daunorubicin
CADASIL: zerebrale autosomal-dominante Arteriopathie mit subkortikalen Infarkten und Leukoenzephalopathie
CAE: 1. Chloracetatesterase 2. Cyclophosphamid, Adriamycin, Etoposid
CaEDTA: 1. Calciumethylendiamintetraacetat 2. Calciumethylendiamintetraessigsäure
CAF: 1. Celluloseacetat-Folien 2. Cyclophosphamid, Adriamycin, 5-Fluorouracil 3. Koronararterienfistel
CAFP: Cyclophosphamid, Adriamycin, 5-Fluorouracil, Prednison
CAFTH: Cyclophosphamid, Adriamycin, 5-Fluorouracil, Tamoxifen, Hydroxydaunorubicin
CAFVP: 1. Cyclophosphamid, Adriamycin, 5-Fluorouracil, Vincristin, Prednison 2. Cyclophosphamid, Adriamycin, 5-Fluorouracil, Vincristin, Prednison
CAG: 1. chronische atrophische Gastritis 2. Cytosin-Adenin-Guanin
CAH: 1. Carboanhydrase 2. chronisch-aggressive Hepatitis 3. chronisch-aktive Hepatitis
CAI: clinical activity index
CALF: Cyclophosphamid, Adriamycin, Leucovorin, 5-Fluorouracil
CALFE: Cyclophosphamid, Adriamycin, Leucovorin, 5-Fluorouracil, Ethinylestradiol
CALLA: common ALL-Antigen
CAM: 1. cell adhesion molecule 2. Chlorambucil 3. Chloramphenicol 4. Chorioallantoismembran 5. Cyclophosphamid, Adriamycin, Methotrexat 6. Cyclophosphamid, Cytarabin (Alexan), Methotrexat 7. Zelladhäsionsmoleküle
CAMB: Cyclophosphamid, Adriamycin, Methotrexat, Bleomycin
CAMELEON: Cytosinarabinosid, Methotrexat, Leucovorin, Vincristin (engl. oncovin)
CAMEO: Cyclophosphamid, Adriamycin, Methotrexat, Etoposid, Vincristin (engl. oncovin)
CAMF: 1. Cyclophosphamid, Adriamycin, Methotrexat, 5-Fluorouracil 2. Cyclophosphamid, Adriamycin, Methotrexat, Folinsäure
CAMLO: Cytosinarabinosid, Methotrexat, Leucovorin, Vincristin (engl. oncovin)
CAMP: Cyclophosphamid, Adriamycin, Methotrexat, Procarbazin
cAMP: Cyclo-Adenosinmonophosphat
CAO: 1. chronische Atemwegsobstruktion 2. Cyclophosphamid, Adriamycin, Vincristin (engl. oncovin)
CaO$_2$: arterieller Sauerstoffgehalt
CAOS: Cosmogen (Actinomycin D), Adriamycin (Doxorubicin), Oncovin (Vincristin), Sendox
CAP: 1. Catabolit-Gen-Aktivatorprotein 2. Chloramphenicol 3. community acquired pneumonia 4. Cyclophosphamid, Adriamycin, Cisplatin (engl. platinol)
CAPI: Cyclophosphamid, Adriamycin, Prednison
CAPII: Cyclophosphamid, Adriamycin, Cisplatin (engl. platinol)
CAPBOP: Cyclophosphamid, Adriamycin, Procarbazin, Bleomycin, Vincristin (engl. oncovin), Prednison
CAPPr: Cyclophosphamid, Adriamycin, Cisplatin (engl. platinol), Prednison
CARBOPEC: Carboplatin, Etoposid, Cyclophosphamid

CARNA: computerassistierte Radionuklidangiografie
CAT: **1.** Coli-Antikörpertiter **2.** computerassistierte Tomografie **3.** computerisierte axiale Tomografie **4.** Cytosinarabinosid, Adriamycin, 6-Thioguanin **5.** kognitive analytische Therapie
CATT: computerisierte axiale Transmissionstomografie
CAV: **1.** chronische arterielle Verschlusskrankheit **2.** Cyclophosphamid, Adriamycin, Vinblastin **3.** Cyclophosphamid, Zytarabin (Alexan), Vincristin
CAVD: kontinuierliche arteriovenöse Dialyse
CAVe: CCNU, Adriamycin, Vinblastin
CAVH: kontinuierliche arteriovenöse Hämofiltration
CAVP: Cyclophosphamid, Adriamycin, VM26, Prednison
CAVP16: Cyclophosphamid, Adriamycin, VP16
CAVPI: Cyclophosphamid, Adriamycin, Vincristin, Prednison
CAVPM: Cyclophosphamid, Adriamycin, VP16, Prednison, Methotrexat
CAVSD: kompletter atrioventrikulärer Septumdefekt
C$_{aw}$: Conductance der Atemwege
CB: chronische Bronchitis
CBA: chronische Bronchitis und Asthma
CBC: Carbenicillin
CBD: kortiko-basale Degeneration
CBF: **1.** calciumbindendes Fragment **2.** cerebral blood flow
CBG: **1.** Corticosteroid-bindendes Globulin **2.** Cortisol-bindendes Globulin
C3bINA: C3b-Inaktivator
CBL: **1.** Carbenoxolon **2.** Citratblut
CBP: chronische bakterielle Pankreatitis
CBPPA: Cyclophosphamid, Bleomycin, Procarbazin, Prednison, Adriamycin
CBT: **1.** Cortison-Bremstest **2.** kognitive Verhaltenstherapie
CBV: Cyclophosphamid, BCNU, VP16
CBVD: CCNU, Bleomycin, Vinblastin, Dexamethason
CBZ: Carbamazepin
CC: **1.** Carboplatin, Cyclophosphamid **2.** Cholecalciferol **3.** Cloxacillin **4.** Commotio cerebri **5.** Corpus callosum **6.** Cortex cerebri
CCA: **1.** Cephalin-Cholesterin-Antigen **2.** Chondrocalcinosis articularis **3.** Kolonkarzinom-Antigen **4.** zentrozentrale Anastomose
CCAVV: CCNU, Cyclophosphamid, Adriamycin, Vincristin, VP16
CCB: Cytochalasin B
CCC: Ciclacillin
CCE: Ceratoconjunctivitis epidemica
CCF: Cephalin-Cholesterin-Flockungsreaktion
CCFE: Cyclophosphamid, Adriamycin, Vincristin, Etoposid
CCI: chronische Koronarinsuffizienz
CCK: Cholecystokinin
CCKPZ: Cholezystokinin-Pankreozymin
CCM: **1.** congestive Cardiomyopathie **2.** Cyclophosphamid, CCNU, Methotrexat
CCMA: CCNU, Cyclophosphamid, Methotrexat, Adriamycin
CCNU: 1-(2-Chlorethyl)-3-cyclohexyl-1-nitrosourea
CCNUOP: CCNU, Vincristin (*engl.* oncovin), Prednison
CCOB: CCNU, Cyclophosphamid, Vincristin (*engl.* oncovin), Bleomycin
CCP: **1.** chronisch-kalzifizierende Pankreatitis **2.** zyklisches citrulliniertes Peptid
CCR: Karzinom-Chrom-Reaktion
CCT: kraniale Computertomografie
CCTGA: korrigierte kongenitale Transposition der großen Arterien
CCV: CCNU, Cyclophosphamid, Vincristin
CCVB: CCNU, Cyclophosphamid, Vincristin, Bleomycin
CCVPP: CCNU, Cyclophosphamid, Velbe, Procarbazin, Prednison
CCVV: Cyclophosphamid, CCNU, VP16, Vincristin
CCVVP: Cyclophosphamid, CCNU, VP16, Vincristin, Cisplatin (*engl.* platinol)
CD: **1.** chronotrope Dosis **2.** Coli-Dyspepsie **3.** Computerdiagnostik **4.** Conjugata diagonalis **5.** Cytarabin, Daunorubicin

cd: Candela
CDA: kongenitale dyserythropoetische Anämie
2CdA: **1.** 2-Chlor-2-deoxyadenosin **2.** Cladribin
CDAI: Crohn's disease activity index
CDB: zerebrale Durchblutung
CDC: **1.** Carboplatin, Doxorubicin, Cyclophosphamid **2.** Centers for Disease Control **3.** Chenodeoxycholsäure
CDD: chemisch definierte Diät
CDDP: cis-Diamin-dichlor-platin-2
CDE: Cyclophosphamid, Doxorubicin, Etoposid
cdks: cyclin-dependent kinases
CDLE: chronisch-diskoider Lupus erythematodes
cDNA: komplementäre DNA
cDNS: komplementäre DNS
CDO: Chlordiazepoxid
CDP: **1.** Citrat, Dextrose, Phosphatpuffer **2.** Cytidindiphosphat
CDSA: konventionelle digitale Subtraktionsangiografie
CDT: **1.** carbodefizientes Transferrin **2.** chemisch-desinfizierende Trockenreinigung
CDW: Collum-Diaphysen-Winkel
C$_{dyn}$: dynamische Compliance
CDZ: Chlordiazepoxid
CE: **1.** California-Enzephalitis **2.** Cholesterinester **3.** Cisplatin, Etoposid **4.** zerebrale Elastance **5.** zytopathischer Effekt
CEA: **1.** carcinoembryonales Antigen **2.** Carotis-Endarterektomie **3.** chronische exogen-allergische Alveolitis
CEAN: Computer-EEG-Analyse
CEB: Carboplatin, Etoposid, Bleomycin
CECA: Cisplatin, Etoposid, Cyclophosphamid, Adriamycin
CED: **1.** Cefaloridin **2.** chronisch entzündliche Darmerkrankungen
CEE: Central European Encephalitis
CEEG: computeranalysiertes Elektroenzephalogramm
CEF: **1.** Cyclophosphamid, Epirubicin, 5-Fluorouracil **2.** Zykluseffizienz
C$_{eff}$: effektive Compliance
CEM: Cytosinarabinosid, Etoposid, Methotrexat
CEMAP: kortikal evoziertes motorisches Aktionspotenzial
CEP: **1.** CCNU, Etoposid, Prednimustin **2.** Cefradin **3.** Cyclophosphamid, Etoposid, Cisplatin (*engl.* platinol) **4.** kongenitale erythropoetische Porphyrie
CEPT: Cyclophosphamid, Fluorouracil, Prednison, Tamoxifen
CER: **1.** Caries Extractio Restauratio **2.** Cefaloridin
CES: chronisches Erschöpfungssyndrom
CET: Cefalotin
CETP: Cholesterinester-Transferprotein
CEV: **1.** California-Enzephalitis-Virus **2.** Cyclophosphamid, Etoposid, Vincristin
CEX: **1.** Cefalexin **2.** Cefoxitin
CEZ: Cefazolin
CF: **1.** Carbolfuchsin **2.** Cefalotin **3.** chemotaktischer Faktor **4.** Christmas-Faktor **5.** Cisplatin, 5-Fluorouracil **6.** Citrovorum-Faktor **7.** Colicin-Faktor **8.** zystische Fibrose **9.** zytotoxischer Faktor
CFA: komplettes Freund-Adjuvans
CFC: kapillarer Filtrationskoeffizient
CFGA: karzinofetales Glia-Antigen
CFKW: Chlorfluorkohlenwasserstoff
CFL: **1.** Cisplatin, 5-Fluorouracil, Leucovorin **2.** Clearingfaktor-Lipase
CFM: **1.** Chlorfluormethan **2.** Cyclophosphamid, 5-Fluorouracil, Mitoxantron
CFP: Cyclophosphamid, 5-Fluorouracil, Prednison
CFPT: Cyclophosphamid, 5-Fluorouracil, Prednison, Tamoxifen
CFS: chronic fatigue syndrome
CFT: Cardiolipin-Flockungstest
CFTR: cystic fibrosis transmembrane regulator
CFU: colony forming unit
CFUC: colony forming unit in culture
CFX: Cefoxitin
CG: Choriongonadotropin
CGL: **1.** chronische granulozytäre Leukämie **2.** Corpus genicula-

tum laterale
CGM: Corpus geniculatum mediale
cGMP: Cyclo-Guanosinmonophosphat
CGN: chronische Glomerulonephritis
CGT: Choriongonadotropin
CGTT: Cortison-Glucose-Toleranztest
CGW: zerebraler Gefäßwiderstand
CH: 1. Chédiak-Higashi-Syndrom 2. Chorea Huntington 3. Christchurch-Chromosom
Ch: 1. Charrière 2. Cholin
CHA: 1. Candida-Hämagglutination 2. Chlorambucil 3. kongenitale hypoplastische Anämie
ChAc: Cholinacetylase
CHAD: Cyclophosphamid, Hexamethylmelamin, Adriamycin, DDP
CHAMOCA: Cyclophosphamid, Hydroxyurea, Actinomycin D, Methotrexat, Vincristin (*engl.* oncovin), Folinsäure, Adriamycin
CHAP: Cyclophosphamid, Hexamethylmelamin, Adriamycin, Cisplatin (*engl.* platinol)
ChAT: Cholinacetyltransferase
CHB: 1. kompletter Herzblock 2. kongenitaler Herzblock
CHD: Cyclophosphamid, Hexamethylmelamin, DDP
CHE: 1. Cholesterinesterase 2. Cholinesterase
ChEH: Cholinesterasehemmer
ChEI: Cholinesteraseinhibitor
ChES: cholinerges exzitatorisches System
CHF: 1. chemotaktischer Faktor 2. Cyclophosphamid, Hexamethylmelamin, 5-Fluorouracil 3. zentralasiatisches hämorrhagisches Fieber
ChFR: Chédiak-Flockungsreaktion
ChG: Chymotrypsinogen
CHI: chemotherapeutischer Index
CHK: koronare Herzkrankheit
cHL: klassisches Hodgkin-Lymphom
Chl.: 1. Chloramphenicol 2. Chloroform
CHLVPP: Chlorambucil, Vinblastin, Procarbazin, Prednison
CH₂0: freie Wasserclearance
CHOB: Cyclophosphamid, Hydroxydaunorubicin, Vincristin (*engl.* oncovin), Bleomycin
CHOD: Cyclophosphamid, Hydroxydaunorubicin, Vincristin (*engl.* oncovin), Dexamethason
Chol.: Cholesterin
CHOP: Cyclophosphamid, Hydroxydaunorubicin, Vincristin (*engl.* oncovin), Prednison
CHOPBLEO: Cyclophosphamid, Hydroxydaunorubicin, Vincristin (*engl.* oncovin), Prednison, Bleomycin
CHOPE: Cyclophosphamid, Hydroxydaunorubicin, Vincristin (*engl.* oncovin), Prednison, Etoposid
CHP: 1. Chemoprävention 2. chronische hepatische Porphyrie
CHR: 1. Cercarien-Hüllen-Reaktion 2. Chromobacterium
CHS: 1. Chédiak-Higashi-Syndrom 2. Cyclohexasulfonamid
CHT: Chemotherapie
ChTr: Chymotrypsin
CHX: Chlorhexidingluconat
CI: 1. Capsula interna 2. Carotis interna 3. chemotherapeutischer Index 4. Claudicatio intermittens
CID: Claudicatio-intermittens-Distanz
CIDP: chronisch inflammatorische demyelinisierende Polyneuropathie
CIF: Candida-Immunfluoreszenz
CIM: critical illness-Myopathie
cIMP: zyklisches Inosinmonophosphat
CIN: 1. cervicale intraepitheliale Neoplasie 2. konjunktivale intrapitheliale Neoplasie 3. zervikale intrapitheliale Neoplasie
C_In: Inulinclearance
C1-INH: C1-Inaktivator
CIP: 1. chronische intestinale Pseudoobstruktion 2. critical illness-Polyneuropathie
CIS: Carcinoma in situ
CISCA: Cisplatin, Cyclophosphamid, Adriamycin
CIVPP: Chlorambucil, Vinblastin, Procarbazin, Prednison
CJD: Creutzfeldt-Jakob disease

CJE: Creutzfeldt-Jakob-Erkrankung
CK: 1. Cervikalkanal 2. Creatinkinase 3. Zervikalkanal
CKBB: Creatinkinase vom Hirntyp
CKG: Kardiokymografie
CKMB: Creatinkinase vom Herzmuskeltyp
CKMM: Creatinkinase vom Skelettmuskeltyp
C_{Kr}: Kreatininclearance
CKW: Chlorkohlenwasserstoff
CL: 1. Cholesterin-Lecithin 2. chronische Leukämie 3. chronische Lymphadenose 4. Corpus luteum
Cl: Chlor
C_L: Compliance der Lunge
CLBA: kompetitiver Ligandenbindungs-Assay
CLED: Cystin-Lactose-Elektrolyt-Deficient
CLH: Corpus-luteum-Hormon
CLI: Corpus-luteum-Insuffizienz
CLIS: Carcinoma lobulare in situ
CLL: chronisch-lymphatische Leukämie
CLM: Clindamycin
CLS: capillary leak syndrome
CLT: Cefalotin
CLV: chronisches Leberversagen
CM: 1. Capreomycin 2. Carboxymethyl 3. Cardiomegalie 4. Cardiomyopathie 5. Causa mortis 6. karpometakarpal
Cm: clearance maximum
CMA: Candida-Mikroagglutination
CMAP: klinisches monophasisches Aktionspotenzial
CMAS: klinische monophasische Aktionsspannung
CMC: 1. Cyclophosphamid, Methotrexat, CCNU 2. karpometakarpal
CMCVAP: Cyclophosphamid, Methotrexat, CCNU, Vincristin, Adriamycin, Procarbazin
CMF: 1. Chondromyxofibrom 2. Cyclophosphamid, Methotrexat, 5-Fluorouracil
CMFAV: Cyclophosphamid, Methotrexat, 5-Fluorouracil, Adriamycin, Vincristin
CMFAVP: Cyclophosphamid, Methotrexat, 5-Fluorouracil, Adriamycin, Vincristin, Prednison
CMFFLU: Cyclophosphamid, Methotrexat, 5-Fluorouracil, Fluoxymesteron
CMFH: Cyclophosphamid, Methotrexat, 5-Fluorouracil, Hydroxyurea
CMFP: Cyclophosphamid, Methotrexat, 5-Fluorouracil, Prednison
CMFpT: Cyclophosphamid, Methotrexat, 5-Fluorouracil, low-dose-Prednison, Tamoxifen
CMFPTH: Cyclophosphamid, Methotrexat, 5-Fluorouracil, Prednison, Tamoxifen, Hydroxydaunorubicin
CMFPVA: Cyclophosphamid, Methotrexat, 5-Fluorouracil, Prednison, Vincristin, Adriamycin
CMFT: 1. Candiolipin-Mikroflockungstest 2. Cyclophosphamid, Methotrexat, 5-Fluorouracil, Tamoxifen
CMFTAM: Cyclophosphamid, Methotrexat, 5-Fluorouracil, Tamoxifen
CM5FU: Cyclophosphamid, Methotrexat, 5-Fluorouracil
CMFV: Cyclophosphamid, Methotrexat, 5-Fluorouracil, Vincristin
CMFVAT: Cyclophosphamid, Methotrexat, 5-Fluorouracil, Vincristin, Adriamycin, Testosteron
CMFVP: Cyclophosphamid, Methotrexat, 5-Fluorouracil, Vincristin, Prednison
CMGS: ¹¹C-markierte Methyl-D-Glucose-Szintigrafie
CML: chronische myeloische Leukämie
CMML: chronische myelomonozytäre Leukämie
CMN: zystische Medianekrose
CMOPP: Cyclophosphamid, N-Lost (*engl.* mechlorethamine), Vincristin (*engl.* oncovin), Procarbazin, Prednison
CMP: 1. CCNU, Methotrexat, Procarbazin 2. Cytidinmonophosphat
CMPF: Cyclophosphamid, Methotrexat, Prednison, 5-Fluorouracil
CMPS: chronisches myeloproliferatives Syndrom
CMPU: 3-Chlormercuri-2-methoxypropylureid

CMS: chronisches Müdigkeitssyndrom

CMT: 1. Califomia-Mastitis-Test **2.** Cardiolipin-Mikroflockungs-test

CMV: 1. Cisplatin, Methotrexat, Vinblastin **2.** controlled mechanical ventilation **3.** Cytomegalievirus **4.** zerebrales Minutenvolumen

CNDC: chronische nicht-purulente destruktive Cholangitis

CNE: chronische nervöse Erschöpfung

CNI: chronische Niereninsuffizienz

CNN: kongenitaler Nävuszellnävus

CNO: chronische nicht-infektiöse Orchitis

CNR: chronischer Nonresponder

CNSD: chronische nicht-spezifische Duodenitis

CNSHA: kongenitale nicht-sphärozytäre hämolytische Anämie

CNV: 1. choroidale Neovaskularisation **2.** kontingente negative Variation

CO: 1. cardiac output **2.** Kohlenmonoxid

Co: 1. Cobalt **2.** Colton-Blutgruppen

CO₂: Kohlendioxid

CoA: 1. Coarctatio aortae **2.** Coenzym A

COAP: Cyclophosphamid, Vincristin (*engl.* oncovin), Ara-C, Prednison

COAPBLEO: Cyclophosphamid, Vincristin (*engl.* oncovin), Ara-C, Prednison, Bleomycin

CoA-SH: Coenzym A

COB: Cisplatin, Vincristin (*engl.* oncovin), Bleomycin

COBMAM: Cyclophosphamid, Vincristin (*engl.* oncovin), Bleomycin, Methotrexat, Adriamycin, MeCCNU

COBP: chronisch-obstruktive Bronchopneumopathie

COE: chronisch-obstruktive Emphysembronchitis

COEB: chronisch-obstruktive Emphysembronchitis

COF/COM: Cyclophosphamid, Vincristin (*engl.* oncovin), 5-Fluorouracil plus Cyclophosphamid, Vincristin (*engl.* oncovin), MeCCNU

CO-Hb: Carboxyhämoglobin

COL: chronisch-obstruktive Lungenkrankheit

COLD: chronic obstructive lung disease

COM: 1. Cyclophosphamid, Vincristin (*engl.* oncovin), MeCCNU **2.** Cyclophosphamid, Vincristin (*engl.* oncovin), Methotrexat

COMA: Cyclophosphamid, Vincristin (*engl.* oncovin), Methotrexat, Adriamycin, Ara-C

COMB: Cyclophosphamid, Vincristin (*engl.* oncovin), Methotrexat, Bleomycin

COMBAP: Cyclophosphamid, Vincristin (*engl.* oncovin), Methotrexat, Bleomycin, Adriamycin, Prednison

COMC: Carboxymethylcellulose

COMe: Cyclophosphamid, Vincristin (*engl.* oncovin), Methotrexat

COMF: Cyclophosphamid, Vincristin (*engl.* oncovin), Methotrexat, 5-Fluorouracil

COMLA: Cyclophosphamid, Vincristin (*engl.* oncovin), Methotrexat, Leucovorin, Ara-C

COMP: 1. CCNU, Vincristin (*engl.* oncovin), Methotrexat, Procarbazin **2.** Cyclophosphamid, Vincristin (*engl.* oncovin), Methotrexat, Prednison

COMT: Catechol-O-Methyl-Transferase

ConA: Concanavalin A

COP: Cyclophosphamid, Vincristin (*engl.* oncovin), Prednison

COPA: Cyclophosphamid, Vincristin (*engl.* oncovin), Prednison, Adriamycin

COPAC: CCNU, Vincristin (*engl.* oncovin), Prednison, Adriamycin, Cyclophosphamid

COPB: Cyclophosphamid, Vincristin (*engl.* oncovin), Prednison, Bleomycin

COPBLEO: Cyclophosphamid, Vincristin (*engl.* oncovin), Prednison, Bleomycin

COPD: chronic obstructive pulmonary disease

COPE: Cyclophosphamid, Vincristin (*engl.* oncovin), Cisplatin (*engl.* platinol), Etoposid

COPP: 1. CCNU, Vincristin (*engl.* oncovin), Procarbazin, Prednison **2.** Cyclophosphamid, Vincristin (*engl.* oncovin), Procarbazin, Prednison

C_osm: osmolale Clearance

C_osmol: osmolare Clearance

COX: Cyclooxygenase

CP: 1. Caeruloplasmin **2.** Chloroquin-Primaquin **3.** chromosomales Protein **4.** chronische Pankreatitis **5.** Clearance-Phase **6.** Cor pulmonale **7.** Creatinphosphat **8.** Koproporphyrin **9.** Zerebralparese

cP: chronische Polyarthritis

C&P: Zystoskopie und Pyelografie

C/P: Cholesterin-Phosphatid-Verhältnis

CPA: 1. Carboxypeptidase A **2.** Chlorphenylalanin **3.** Cyproteronacetat

CPAF: Chlorpropamid-induzierter Alkohol-Flush

C_PAH: p-Aminohippursäure-Clearance

C_PₐO₂: Sauerstoffkonzentration des Lungenarterienblutes

CPAP: continous positive airway pressure

CPB: 1. Carboxypeptidase B **2.** Cetylpyridinbromid **3.** Cyclophosphamid, Cisplatin (*engl.* platinol), BCNU

CPBA: kompetitiver Proteinbindungs-Assay

CPBP: kardiopulmonaler Bypass

CPC: 1. Cetylpyridinchlorid **2.** Cor pulmonale chronicum **3.** Cyclophosphamid, Cisplatin (*engl.* platinol), Carboplatin

CPE: zytopathischer Effekt

CPEO: chronisch-progressive externe Ophthalmoplegie

CPH: 1. chronisch-persistierende Hepatitis **2.** chronische paroxysmale Hemikranie

CPI: koronarer Prognose-Index

CPK: 1. Carotispulskurve **2.** Creatinphosphokinase

CPKMB: Creatinphosphokinase vom musclebrain-Typ

c_Pl: Plasmakonzentration

CPM: 1. Capreomycin **2.** Cyclophosphamid

c.p.m.: counts per minute

CPN: chronische Pyelonephritis

CPOB: Cyclophosphamid, Prednison, Vincristin (*engl.* oncovin), Bleomycin

CPP: 1. chronisch-progressive Polyarthritis **2.** Cyclopentophenanthren **3.** zerebraler Pulsionsdruck

CPPD: Calciumpyrophosphatdihydrat

CPPS: chronic pelvic pain syndrome

CPQ: Cholesterin-Phosphatid-Quotient

CPR: kardiopulmonale Reserve

c.p.s.: counts per second

CPT: Cold-pressure-Test

C_PvO₂: Sauerstoffkonzentration des Lungenvenenblutes

CPZ: Chlorpromazin

CR: komplette Remission

Cr: Creatinin

CRA: 1. chronische rheumatoide Arthritis **2.** zerebrale Radioisotopen-Angiografie

CRBP: zelluläres Retinolbindungsprotein

CRD: zerebroretinale Degeneration

CRF: 1. Corticotropin-relasing-Faktor **2.** Koagulase-reagierender Faktor

CRH: Corticotropin-relasing-Hormon

CRI: chronische respiratorische Insuffizienz

CRIA: kompetitiver Radioimmunoassay

CRL: Komplementrezeptor-Lymphozyten

CRP: 1. C-reaktives Protein **2.** chronische rheumatoide Polyarthritis **3.** Cyclo-AMP-Rezeptorprotein

CRPA: CRP-Antiserum

CrR: Cremasterreflex

CRS: 1. Chinese restaurant syndrome **2.** kongenitales Röteln-Syndrom

CRVT: chronisch-rezidivierende ventrikuläre Tachykardie

CS: 1. Chondroitinsulfat **2.** Citratsynthetase **3.** completed stroke **4.** Corticosteroid **5.** Cushing-Syndrom **6.** Koronarsklerose **7.** zerebrospinal **8.** Zykloserin

17CS: 17-Ketosteroide

C-4-S: Chondroitin-4-sulfat

C-6-S: Chondroitin-6-sulfat

CSA: Chondroitinsulfat A

CSB: 1. chemischer Sauerstoffbedarf **2.** Chondroitinsulfat B **3.** Convertin, Stuart-Prower-Faktor und AHG B

CSC: 1. Chondroitinsulfat C 2. Cornea-Sclera-Conjunctiva
CSD: chronische spezifische Duodenitis
CSDH: chronisches subdurales Hämatom
CSE: Cholesterin-Syntheseenzym
CSF: Colony-stimulating Faktor
CSHG: Cardioscatter-Histografie
CSI: Cholesterin-Sättigungsindex
CSII: kontinuierliche subkutane Insulininfusion
CSM: 1. Computer-Sonometrie 2. zerebrospinale Meningitis
CSMI: kardiogener Schock nach (akutem) Myokardinfarkt
CSN: Carotissinusnerven
CSOM: chronische suppurative Otitis media
C$_{spec}$: spezifische Compliance
cSpKs: chronischer Spannungskopfschmerz
CSR: Cheyne-Stokes-Respiration
CSS: Carotis-sinus-Syndrom
C$_{st}$: statische Compliance
CSV: zerebraler Sauerstoffverbrauch
CT: 1. Calcitonin 2. Carboxyltransferase 3. Chemotherapie 4. chirurgische Therapie 5. Computertomografie 6. Coombs-Test 7. Cytarabin, 6-Thioguanin
CTA: 1. Chymotrypsin-Aktivität 2. Cyantrimethylandrosteron 3. Cyproteronacetat 4. Kontingenztafel-Analyse
CTC: Chlortetracyclin
CTCb: Cyclophosphamid, Thiotepa, Carboplatin
CTD: 1. Chlortalidon 2. Karpaltunnel-Dekompression
CTE: chronisch toxische Enzephalopathie
CTEM: konventionelles Transmissionselektronenmikroskop
CTF: chemotaktischer Faktor
CTG: Cardiotokogramm
CTGA: korrigierte Transposition der großen Arterien
CTI: kardiothorakaler Index
CTL: 1. Clotrimazol 2. zytolytische T-Lymphozyten
CTS: 1. computerisierter topografischer Scanner 2. Karpaltunnelsyndrom 3. synthetisches Kalzitonin
CTT: 1. computerisierte transaxiale Tomografie 2. computerisierte Transmissionstomografie
CTX: 1. Cyclophosphamid 2. Kardiotoxin 3. zerebrotendinöse Xanthomatose
CTZ: Chemorezeptoren-Triggerzone
CU: Colitis ulcerosa
C$_U$: Harnstoff-Clearance
C.u.: Colitis ulcerosa
CUG: Zystourethrogramm
CURS: chronisches unspezifisches Respirationssyndrom
CUSLK: chronische unspezifische Lungenkrankheit
CuT: Kupfer-T
CV: 1. Cisplatin, VP16 2. Conjugata vera 3. Kardioversion
CVA: Cyclophosphamid, Vincristin, Adriamycin
CVABMP: Cyclophosphamid, Vincristin, Adriamycin, BCNU, Methotrexat, Procarbazin
CVAD: Cyclophosphamid, Vincristin, Adriamycin, Dexamethason
CVB: CCNU, Vinblastin, Bleomycin
CVD: Cisplatin, Vinblastin, Dacarbazin
CVI: chronisch-venöse Insuffizienz
CVM: Cyclophosphamid, Vincristin, Methotrexat
CVO: Conjugata vera obstetrica
CVP: Cyclophosphamid, Vincristin, Prednison
CVPBLEO: Cyclophosphamid, Vincristin, Prednison, Bleomycin
CVPP: 1. CCNU, Vinblastin, Prednison, Procarbazin 2. Cyclophosphamid, Vinblastin, Procarbazin, Prednison
CVPPCCNU: Cyclophosphamid, Vinblastin, Procarbazin, Prednison, CCNU
CVVD: kontinuierliche venovenöse Dialyse
CVVH: kontinuierliche venovenöse Hämofiltration
CVVHD: kontinuierliche venovenöse Hämodialyse
CW: EKG-Brustwandableitung nach Wilson
CWP: Chorion-Wachstumshormon-Prolactin
CX: 1. Cefoxitin 2. Cortex
CyA: Cyclosporin A
CyADIC: Cyclophosphamid, Adriamycin, DTIC
CYC: Cyclophosphamid

CyHOP: Cyclophosphamid, Hydroxydaunorubicin, Vincristin (*engl.* oncovin), Prednison
CYS: Zystoskopie
Cyt: Cytochrom
CYTABOM: Cytarabin, Bleomycin, Vincristin (*engl.* oncovin), N-Lost (*engl.* mechlorethamine)
CytFe$_2$: reduziertes Cytochrom
CyVADACT: Cyclophosphamid, Vincristin, Adriamycin, Dactinomycin
CyVADIC: Cyclophosphamid, Vincristin, Adriamycin, DTIC
CyVMAD: Cyclophosphamid, Vincristin, Methotrexat, Adriamycin, DTIC
CZ: Cefazotin
CZB: Chorionzottenbiopsie
CZI: kristallines Zink-Insulin
D: 1. Brechkraft 2. Dalton 3. Deuterium 4. Dezimalpotenz 5. Diameter 6. Diastole 7. Dichte 8. Differenz 9. Diffusionskoeffizient 10. Diffusionskonstante 11. Dopamin 12. Dorsalsegment 13. Dosis 14. Durchmesser
d: 1. dexter 2. Tag
D+: Rhesus-positiv
d-: Rhesus-negativ
d.: Dichte
d½: 1. Halbwertdicke 2. Halbwertschichtdicke
δ: Standardabweichung
DA: 1. degenerative Arthritis 2. diagnostische Arthrotomie 3. Dopamin
D.a.: Discus articularis
dA: Desoxyadenosin
DAA: Ductus arteriosus apertus
DAB: 1. α, γ-Diaminobuttersäure 2. 4-Dimethylminoazobenzol 3. Deutsches Arzneibuch 4. Ductus arteriosus Botalli
DÄB: Deutsches Ärzteblatt
DABD: durchschnittlicher arterieller Blutdruck
DAC: 1. Deutscher Arzneimittel-Codex 2. Digital-Analog-Converter
DACT: Dactinomycin
DAG: 1. Deutsche Anatomische Gesellschaft 2. Diacylglycerin
DAGT: direkter Antiglobulintest
DAK: Deutsche Angestellten-Krankenkasse
DALY: Disability-Adjusted Life Years
DAM: Diacetylmorphin
DANS: Dimethylaminonaphthalinsulfonsäure
DAO: Diaminoxidase
DAP: 1. Diabetes-assoziiertes Peptid 2. diastolischer Aortendruck
DAS: depressorisch aktive Substanz
DÄS: Diäthylstilböstrol
DASS: definiertes Antigen-Substrat-System
DAT: 1. Daunorubicin, Ara-C, 6-Thioguanin 2. Daunorubicin, Cytarabine, 6-Thioguanin 3. Demenz vom Alzheimer-Typ 4. Differenzialagglutinationstest
DATVP: Daunorubicin, Ara-C, 6-Thioguanin, Vincristin, Prednison
DAV: Deutscher Apotheker-Verein
DÄV: Deutsche Ärzte-Versicherung
DAZ: Druckanstiegszeit
DB: Durchmesser Baudelocque
dB: Dezibel
DBA: Ductus Botalli apertus
DBB: Differenzialblutbild
DBD: diastolischer Blutdruck
DBH: Dopamin-β-hydroxylase
DBI: Diazepam-Bindungsinhibitor
DBS: Differenzialblutsenkung
DBT: dialektische Verhaltenstherapie
DBV: 1. Dacarbazin, BCNU, Vincristin 2. Doppelblindversuch
DC: 1. Daunorubicin, Cytarabin 2. Decarboxylase 3. Doxycyclin 4. Dünnschichtchromatografie
dC: Desoxycytidin
D.C.: Dosis curativa
D.C. $_{50}$: Dosis curativa media
DCA: Desoxycorticosteronacetat

DCC: Dicloxacillin
DCCK: Dihydroergocristin, Dihydroergocornin, Dihydroergo-kryptinmethansulfonat
dCDP: Desoxycytidindiphosphat
DCG: **1.** Dakryozystografie **2.** Desoxycorticosteronglucosid
DCIS: duktales Carcinoma in situ
DCL: Diflucortolon
DCM: dilatative Cardiomyopathie
DCMP: Daunorubicin, Cytarabin, 6-Mercaptopurin, Prednison
dCMP: Desoxycytidinmonophosphat
DCR: direkte kortikale Reaktion
DCS: distaler Koronarsinus
DCT: **1.** Daunorubicin, Cytarabin, 6-Thioguanin **2.** direkter Coombs-Test
DCTMA: Desoxycorticosterontrimethylacetat
dCTP: Desoxycytidintriphosphat
DCTPA: Desoxycorticosterontriphenylacetat
D$_{cur}$: Dosis curativa
DCV: **1.** Dacarbazin, CCNU, Vincristin **2.** Desciclovir
DCX: Dicloxacillin
dCyd: Desoxycytidin
DD: **1.** Dampfdichte **2.** Designer Drug **3.** Diastolendauer **4.** diastolischer Durchmesser **5.** Differenzialdiagnose **6.** Differenzialdiagnostik **7.** Doppeldiffusion **8.** Duodenaldivertikel
DDA: 2',3'-Didesoxyadenosin
DDAVP: 1-Desamino-8-D-Arginin-Vasopressin
DDC: **1.** Didesoxycytidin **2.** Diethyldithiocarbamat
DDD: Diät-Digitalis-Diuretika
DDIA: Doppeldeterminanten-Immunoassay
dDNA: denaturierte Desoxyribonucleinsäure
DDP: Dichlor-diamin-platinum
DDS: **1.** Dialyse-Dysequilibrium-Syndrom **2.** direktionale Doppler-Sonografie
DDTC: Diäthyldithiocarbamat
DDVP: **1.** Dichlorvos **2.** O,O-Dimethyl-O-(2,2-dichlorvinyl)-phosphat
DE: **1.** Diastase-Einheit **2.** disseminierter Erythematodes **3.** Dosis effectiva
DE$_{50}$: Dosis effectiva media
DECAL: Dexamethason, Etoposid, Cisplatin, Ara-C, L-Asparaginase
DEGAM: Deutsche Gesellschaft für Allgemeinmedizin
DEHD: durchschnittliche Erhaltungsdosis
DemTec: Demenz-Detection-Test
DeR: Degenerationsreaktion
DES: **1.** Diethylstilbestrol **2.** Drug-eluting-Stent
Dex: **1.** Dexamethason **2.** Dextrothyroxin
DEXA: dual-energy x-ray absorptiometry
DF: **1.** Dekapazitationsfaktor **2.** dialysierbare Fraktion **3.** Dorsalflexion **4.** Dunkelfeld
D.f.: Dientamoeba fragilis
DFF: Dreifingerfurche
DFG: **1.** Deutsche Forschungsgemeinschaft **2.** Durchflussgeschwindigkeit
DFID: Doppelflammen-Ionisationsdetektor
DFO: **1.** Deferoxamin **2.** Desferrioxamin
DFP: diastolische Füllungsphase
d-FRIT: direkter Festphasen-Radioimmuntest
DFS: Dornfortsatz
DFSP: Dermatofibrosarcoma protuberans
5-DFUR: 5'-Desoxy-5-fluoruridin
DG: **1.** Diacylglycerin **2.** Diacylglycerol **3.** diffuse Gastritis **4.** Diglycerid **5.** Druckgradient
Dgn.: **1.** Diagnose **2.** Diagnostik
DGR: duodenogastrischer Reflux
DGS: **1.** DiGeorge-Syndrom **2.** DiGuglielmo-Syndrom
DGSS: Darier-Groenblad-Strandberg-Syndrom
DGZ: Dichtegradienten-Zentrifugierung
DH: **1.** Dihydrocholsäure **2.** Dehydrogenase **3.** Deutsche Horizontale **4.** dorsaler Hippocampus
dH: Deutscher Härtegrad
DHA: Dehydroascorbinsäure
DHAP: Dihydroxyacetonphosphat

DHAS: Dehydroepiandrosteronsulfat
DHC: Dihydrocodein
DHCC: 1,25-Dihydroxycholecalciferol
DHD: Dermatitis herpetiformis Duhring
DHE: Dihydroergotamin
DHEA: Dehydroepiandrosteron
DHEAS: Dehydroepiandrosteronsulfat
DHFR: Dihydrofolatreduktase
DHI: dekompensierte Herzinsuffizienz
DHIA: Dehydroisoandrosteron
dHMCMP: Desoxy-5-hydroxymethyl-cytidin-monophosphat
DHOCC: Dihydroxycholecalciferol
DHP: **1.** Dihydropteridin **2.** Dihydropyridin
DHPG: **1.** Dihydroxyphenylglykol **2.** Dihydroxypropoxymethyl-guanin
DHPR: Dihydropteridinreduktase
DHS: **1.** Dehydrocholsäure **2.** dynamische Hüftschraube
DHSM: Dihydrostreptomycin
DHT: **1.** Dihydrotachysterol **2.** Dihydrotestosteron **3.** Dihydroxytryptamin
DHU: Dihydrouridin
DI: **1.** Diabetes insipidus **2.** Dosierungsintervall **3.** Dosis infectiosa **4.** Dyspnoe-Index **5.** Indikatordosis
DIAR: Dextran-induzierte anaphylaktoide Reaktion
DIB: Dot-Immunbindung
DIC: disseminierte intravasale Koagulation
DIDMOHS: drug induced delayed multiorgan hypersensitivity syndrome
dIDP: 2'-Desoxyinosin-5'-diphosphat
DIF: **1.** differenzierungsinduzierender Faktor **2.** direkte Immunfluoreszenz
DIG: disseminierte intravasale Gerinnung
DILF: diffuse interstitielle Lungenfibrose
DIM: Dosis infectiosa media
DIMDI: Deutsches Institut für Medizinische Dokumentation und Information
DIMP: Desoxyinosinmonophosphat
dIno: Desoxyinosin
DIOS: distales intestinales Obstruktionssyndrom
DIP: **1.** desquamative interstitielle Pneumonie **2.** distales Interphalangealgelenk
1,3-DIPG: 1,3-Diphosphoglycerat
2,3-DIPG: 2,3-Diphosphoglycerat
DIS: diagnostisches Interview-Schema
DISC: duktales In-situ-Carcinom
DIT: Diiodtyrosin
dITP: Desoxyinosintriphosphat
DIVA: digitale intravenöse Angiografie
DIVSA: digitale intravenöse Subtraktionsangiografie
DJT: Dijodtyrosin
DK: **1.** Dauerkatheter **2.** Dupuytren-Kontraktur
DKA: diabetische Ketazidose
DKBE: Doppelkontrast-Bariumeinlauf
DKP: Defektkoagulopathie
DKS: Digoxinkonzentration im Serum
DKSG: diastolische Klappenschlussgeschwindigkeit
DL: **1.** Differenziallimen **2.** Diffusionskapazität der Lungen **3.** Dosis letalis
DL$_{50}$: Dosis letalis media
DL-Ak: Donath-Landsteiner-Antikörper
DLBD: diffuse Lewy-body disease
DLC: dynamische Lungen-Compliance
DLE: **1.** dialysierbarer Leukozytenextrakt **2.** Discoid-Lupus erythematosus **3.** disseminierter Lupus erythematodes
DLG: Dauerleistungsgrenze
DLK: Demenz vom Lewy-Körper-Typ
DLm: Dosis letalis minima
DLR: **1.** digitale Lumineszenzradiografie **2.** Donath-Landsteiner-Reaktion
DLS: d-Lysergsäurediethylamid
DM: **1.** Dermatomyositis **2.** Dexamethason **3.** Diabetes mellitus **4.** Dopamin **5.** Membrandiffusionskapazität
D.m.: Diabetes mellitus

DMARD: disease modifying anti-rheumatic drug
DMASt: 4-Dimethylaminostilben
DMC: **1.** Dactinomycin, Methotrexat, Cyclophosphamid **2.** Dimethylcarbinol
dMCMP: Desoxy-5'-methylcytidin-monophosphat
DMD: Duchenne-Muskeldystrophie
D-MGA: Dextro-Malposition der großen Arterien
DMO: Dimethyloxazolidin
DMP: **1.** Dimerkaprol **2.** Dimethylpolysiloxan **3.** Dystrophia musculorum progressiva
DMPA: Depo-Medroxyprogesteronacetat
DMS: **1.** Dermatomyositis **2.** Dexamethason
DMSO: Dimethylsulfoxid
DMST: Dimethylaminostilben
DMT: Dimethyltryptamin
DMTC: Demethyltetracyclin
DN: diabetische Neuropathie
DNA: **1.** deoxyribonucleic acid **2.** Desoxyribonucleinsäure
DNase: Desoxyribonuclease
DNCG: Dinatriumcromoglycat
DNCM: dilatative nichtobstruktive Cardiomyopathie
DNM: Dosis necroticans minima
DNR: Daunorubicin
DNS: Desoxyribonucleinsäure
DO: **1.** Desobliteration **2.** Diaminoxidase
D₂O: **1.** Deuteriumoxid **2.** schweres Wasser
DO₂: Sauerstoffangebot
DOAP: Daunorubicin, Vincristin (*engl.* oncovin), Ara-C, Prednison
DOC: **1.** Desoxycholat **2.** Desoxycorticosteron **3.** Desoxycorton
DOCA: Desoxycorticosteronacetat
DOCG: Desoxycorticosteronglucosid
DOCM: dilatative obstruktive Cardiomyopathie
DOD: Dopamindecarboxylase
DOE: **1.** Desoxyephedrin **2.** Gewebe-Oberflächendosis an der Eintrittsstelle
DOES: disorders of excessive sleepiness
DOG: 2-Desoxy-D-Glucose
DOGP: 2-Desoxy-D-Glucose-6-phosphat
DOPA: 3,4-Dihydroxyphenylalanin
DOPA-DC: Dihydroxyphenylalanin-Decarboxylase
Dos.: **1.** Dosierung **2.** Dosis
Dos.tol.: Dosis tolerata
Dos.tox.: Dosis toxica
DOX: **1.** Digoxin **2.** Doxephrin **3.** Doxorubicin
DP: **1.** Dementia praecox **2.** Dorsalpuls **3.** Dosierpumpe **4.** Dünndarmpassage
d.p.: dorso-plantar
DPA: **1.** D-Penicillamin **2.** Dual-Photon-Absorptiometrie
DPAR: **1.** Diphenylamin-Reaktion **2.** direkte passive Arthus-Reaktion
DPG: 2,3-Diphosphoglycerat
DPGM: Diphosphoglyceromutase
DPH: Diphenylhydantoin
DPHR: Dihydropteridinreduktase
DPL: diagnostische Peritoneallavage
DPM: **1.** Dipyramidol **2.** Dipyrromethen
DPOx: Diphenoloxidase
DPT: Diphtherie-Pertussis-Tetanus
dpt: Dioptrie
dptr: Dioptrie
Dq: Äquivalentdosis
DR: **1.** Dammriss **2.** diabetische Retinopathie **3.** Dihydrofolsäurereduktase
dR: Desoxyribose
DR I: Dammriss I. Grades
DR II: Dammriss II. Grades
DR III: Dammriss III. Grades
Drag.: Dragée
DRB: Daunorubicin
dRDP: Desoxyribonucleosiddiphosphat
DRESS: drug rash with eosinophilia and systemic symptoms
DRF: Dosisreduktionsfaktor

DRG: dynamische Radiografie
dRib: Desoxyribose
DRK: Deutsches Rotes Kreuz
DRM: Dosis reagens minima
dRMP: Desoxyribonucleosidmonophosphat
DRP: Desoxyribophosphat
dRR: diastolischer Blutdruck
dRTP: Desoxyribonucleosidtriphosphat
DRU: digito-rektale Untersuchung
DS: **1.** Dementia Score **2.** Dermatansulfat **3.** diabetische Serumfaktoren **4.** dioptrische Stärke **5.** Doppler-Sonografie **6.** Down-Syndrom **7.** Druckschmerz **8.** Dumpingsyndrom **9.** Duodenalsonde **10.** Duplexsonografie **11.** Durchblutungsstörung **12.** Durchgangssyndrom **13.** systolischer Durchmesser
DSA: digitale Subtraktionsangiografie
DSAIA: intraarterielle digitale Subtraktionsangiografie
DSD: Detrusor-Sphinkter-Dyssynergie
dsDNA: Doppelstrang-DNA
dsDNS: Doppelstrang-DNS
DSI: Dermatitis seborrhoides infantum
DSIP: Delta-Schlaf-induzierendes Peptid
DSM: **1.** Diagnostic and Statistical Manual of Mental Disorders **2.** Dihydrostreptomycin
DSMR: digital-subtrahierte Magnetresonanz
DSP: digitale Subtraktionsphlebografie
DSR: diastolisch synchronisierte Retroperfusion
dsRNA: Doppelstrang-RNA
dsRNS: Doppelstrang-RNS
DSS: Dextrose-Stärke-Saccharose
dSSk: diffuse systemische Sklerose
DST: **1.** Dexamethason-Suppressionstest **2.** diagnostischer Sensitivitätstest
DSTE: Diethylstilbestrol
DSTÖ: Diäthylstilböstrol
DSUH: direkte Suggestion unter Hypnose
DSV: digitale Subtraktionsventrikulografie
DT: **1.** Dauertetanie **2.** Delirium tremens **3.** Differenzialtiter **4.** Diphtherie, Tetanus
dT: Desoxythymidin
D4T: **1.** 2',3'-Didehydro-2',3'-didesoxythymidinen **2.** Stavudin
DTA: Differenzialthermoanalyse
dTA: derivative Thermoanalyse
DTE: Dithioerythritol
DTF: Dreitagefieber
DTG: Differenzialthermogravimetrie
d-TGA: Dextro-Transposition der großen Herzarterien
dThd: Desoxythymidin
DTI: Dauertropfinfusion
DTIC: (Dimethyltriazeno)-Imidazolcarboxamid
DTIC-ACTD: DTIC, Actinomycin D
dTMP: Desoxythymidinmonophosphat
DTNB: **1.** 5,5'-Dithio-bis(2-nitrobenzoesäure) **2.** 5,5-Dithionitrobenzol
Dtox: Dosis toxica
DTP: Diphtherie-Tetanus-Pertussis
DTT: Diphtherie-Tetanus-Toxoid
DTX: Digitoxin
DU: **1.** Dienstunfähigkeit **2.** Duodenalulkus
dU: Desoxyuridin
d.u.: dienstuntauglich
D4U: 2',3'-Didehydro-2',3'-didesoxyuridinen
DUB: dysfunktionelle Uterusblutung
DUDP: Desoxyuridindiphosphat
DUMP: Desoxyuridinmonophosphat
DUNHL: diffuses undifferenziertes Non-Hodgkin-Lymphom
dURD: Desoxyuridin
DUS: Doppler-Ultraschall-Strömungsmesser
DUTP: Desoxyuridintriphosphat
DV: Dilutionsvolumen
d.v.: **1.** dorso-volar **2.** dorsoventral
DVB: DDP, Vindesin, Bleomycin
DVD: Druck-Volumen-Diagramm

DVE: D-Vitamin-Einheit
DVK: Dichteverteilungskurve
DVO: Derotationsvarisierungsosteotomie
DVP: Daunorubicin, Vincristin, Prednison
DVPA: Daunorubicin, Vincristin, Prednison, Asparaginase
DVPL-ASP: Daunorubicin, Vincristin, Prednison, L-Asparaginase
DVSA: digitale Video-Subtraktionsangiografie
DVSP: digitale Video-Subtraktionsphlebografie
DVV: diastolisches Ventrikelvolumen
DWP: dorsales Wurzelpotenzial
DWS: Dermatozoen-Wahnsyndrom
dX: Desoxyxanthosin
DXA: dual-energy x-ray absorptiometry
DXM: Dexamethason
DZ: **1.** Dämmerzustand **2.** Depressionszustand **3.** dizygot **4.** Durchleuchtungszeit
DZI: diastolisches Zeitintervall
E: **1.** Echinococcus **2.** Einheit **3.** Ektopie **4.** Ektropion **5.** Elektron **6.** Emmetropie **7.** Energie **8.** Entamoeba **9.** Enzym **10.** Epinephrin **11.** Erythem **12.** Erythrozyt **13.** Escherichia **14.** Ester **15.** Extinktion **16.** Extinktionskoeffizient **17.** molarer Extinktionskoeffizient
e: elektrische Elementarladung
ε: **1.** Emissionskoeffizient **2.** Extinktionskoeffizient
E': Volumenelastizitätskoeffizient
e⁺: Positron
e⁻: Elektron
EA: **1.** Early-Antigen **2.** Eigenanamnese **3.** Enteroanastomose **4.** Entwicklungsalter **5.** Epiandrosteron **6.** Erythrozytenantikörper **7.** Extremitätenableitung
EAA: exogen-allergische Alveolitis
EACA: Epsilon-Aminocapronsäure
EACD: ekzematöse allergische Kontaktdermatitis
EACS: Epsilon-Aminocapronsäure
EAD: Elektronenanhaftungsdetektor
EAE: **1.** experimentelle allergische Enzephalitis **2.** experimentelle allergische Enzephalomyelitis **3.** experimentelle autoimmune Enzephalomyelitis
EAEC: enteroadhärente Escherichia coli
EAEM: experimentelle allergische Enzephalomyelitis
EAG: Elektroatriogramm
EAHF: Ekzem-Asthma-Heufieber
EAI: **1.** Erythrozyten-Aggregationsindex **2.** Erythrozyten-Antikörper-Inhibitionstest
EAK: Epsilon-Aminocapronsäure
EAN: experimentelle allergische Neuritis
EAO: experimentelle allergische Orchitis
EAP: **1.** Elektroakupunktur **2.** Epiallopregnanolon **3.** β-Ethanolaminophosphorsäure **4.** Etoposid, Adriamycin, Cisplatin (*engl.* platinol) **5.** evoziertes Aktionspotenzial
EaR: **1.** elektrische Entartungsreaktion **2.** Entartungsreaktion
EAS: **1.** Erholungsamplitudensumme **2.** Erregungsausbreitungsstörung
EAST: Enzym-Allergo-Sorbent-Test
EAT: **1.** ektope atriale Tachykardie **2.** Enzym-Antikörper-Technik **3.** Epidermolysis acuta toxica
EAU: experimentelle autoimmune Uveitis
EB: **1.** endoplasmatisches Bläschen **2.** Erythroblast **3.** Estradiolbenzoat **4.** Ethidiumbromid
EBA: extrahepatische biliäre Atresie
EBAK: Epstein-Barr-Antikörper
EBAP: Eldisine, BCNU, Adriamycin, Prednison
EBB: endobronchiale Biopsie
EBC: Ethylbenzylchlorid
EBDC: embryoid body derived cells
EBF: Erythroblastosis fetalis
EBHC: evidence-based healthcare
EBK: Eisenbindungskapazität
EBM: **1.** einheitlicher Bewertungsmaßstab **2.** evidence-based medicine **3.** evidenzbasierte Medizin
EBNA: Epstein-Barr nukleäres Antigen
EBV: **1.** EB-Virus **2.** Epstein-Barr-Virus

EC: **1.** Eclampsia convulsiva **2.** Enteritis-Coli **3.** enterochromaffin **4.** Escherichia coli
ECA: eosinophile chemotaktische Aktivität
ECbG: Elektrozerebellogramm
ECC: Elektrocorticogramm
ECCE: extrakapsuläre Kataraktextraktion
ECF: **1.** Eosinophilen-chemotaktischer Faktor **2.** extrazelluläre Flüssigkeit **3.** Extrazellularflüssigkeit
ECF-A: Eosinophilen-chemotaktischer Faktor der Anaphylaxie
ECFV: extrazelluläres Flüssigkeitsvolumen
ECG: **1.** Elektrocorticografie **2.** Elektrocorticogramm
ECHO: **1.** Echoenzephalogramm **2.** Etoposid, Cyclophosphamid, Hydroxydaunorubicin, Vincristin (*engl.* oncovin)
ECI: echoventrikulografischer Kontraktionsindex
EC-IC: extrakraniell-intrakraniell
ECM: **1.** Erythema chronicum migrans **2.** extrazelluläre Matrix
ECMO: extrakorporale Membranoxygenierung
ECochG: **1.** Elektrokochleografie **2.** Elektrokochleogramm
ECoG: Elektrocorticogramm
ECP: **1.** Eosinophilen-Kationenprotein **2.** erythropoetische Koproporphyrie **3.** Estradiolcyclopentylpropionat **4.** extrakorporale Photopherese
ECPG: elektrochemisches Potenzialgefälle
ECR: **1.** Erythrozyten-Komplementrezeptor **2.** Extrazellularraum
ECT: Emissionscomputertomografie
ECV: **1.** Elektrokardioversion **2.** extrazelluläres Volumen
ECW: extrazelluläres Wasser
ED: **1.** Effektivdosis **2.** Einzeldosis **3.** Elektrodiagnostik **4.** emetische Dosis **5.** epidural **6.** erektile Dysfunktion **7.** Erhaltungsdosis **8.** Erythemdosis
E.d.: Encephalomyelitis disseminata
ED₅₀: Dosis effectiva 50
ED_max: **1.** Einzelmaximaldosis **2.** maximale Einzeldosis
EDA: **1.** elektrodermale Aktivität **2.** enddiastolische Aktivität
EDAP: Etoposid, Dexamethason, Ara-C, Cisplatin (*engl.* platinol)
EDD: enddiastolischer Durchmesser
EDFL: enddiastolische Faserlänge
EDG: **1.** Elektrodermatogramm **2.** Elektrodurogramm
EDH: epidurales Hämatom
EDL: enddiastolische Länge
EDPAP: enddiastolischer Pulmonalarteriendruck
EDR: elektrodermale Reaktion
EDRF: endothelium derived releasing factor
EDS: Ehlers-Danlos-Syndrom
EDSL: enddiastolische Segmentlänge
EDTA: Ethylendiamintetraacetat
EDV: enddiastolisches Volumen
EDVD: enddiastolischer Ventrikeldruck
EDVI: enddiastolischer Volumenindex
EDWS: enddiastolische Wandspannung
EE: **1.** Embryo-Extrakt **2.** Empfänger-Erythrozyt **3.** endogenes Ekzem **4.** Enzymeinheit **5.** exoerythrozytär **6.** exsudative Enteropathie
EEA: End-zu-End-Anastomose
EED: Einstrahl-Einzeldosis
EEE: **1.** Eastern-Equine-Enzephalitis **2.** Eastern-Equine-Enzephalomyelitis
eEF: eukaryoter Elongationsfaktor
EEG: **1.** Elektroenzephalografie **2.** Elektroenzephalogramm
EEM: Erythema exsudativum multiforme
EET: **1.** errechneter Entbindungstermin **2.** Erythrozyten-Eisen-Turnover
EETR: Erythrozyten-Eisen-Turnover-Rate
EF: **1.** Ejektionsfraktion **2.** Elongationsfaktor **3.** enzephalitogener Faktor **4.** essenzielle Fruktosurie **5.** Etafenon **6.** Exkretionsfraktion **7.** exophthalmogener Faktor **8.** Extended field-Technik **9.** Extrinsic-Faktor
EFA: Euglobulin-Fibrinolyse-Aktivität
EfD: Einfalldosis
EFE: Endokardfibroelastose
EFM: elektronisches Fetalmonitoring

EFP: Etoposid, 5-Fluorouracil, Cisplatin
EFR: effektive Filtrationsrate
EFS: 1. essenzielle Fettsäuren 2. Esterfettsäuren
EG: Echinococcus granulosus
EGA: Elephantiasis genitoanorectalis
EGB: Endothel-Glia-Barriere
EGEG: Elektrogastroenterogramm
EGF: epidermal growth factor
EGFR: epidermal growth factor receptor
EGG: 1. Elektrogastrografie 2. Elektrogastrogramm
EGJ: eiweißgebundenes Jod
EGOT: erythrozytäre Glutamat-Oxalacetat-Transaminase
EGT: Euglobulintest
EH: 1. Entamoeba histolytica 2. Eosin-Hämatoxylin 3. Erste Hilfe 4. essenzielle Hypertonie
E$_h$: Redoxpotenzial
EHC: enterohepatische Clearance
EHD: Einzelhöchstdosis
EHEC: enterohämorrhagische Escherichia coli
EHF: 1. epidemisches hämorrhagisches Fieber 2. extrem hohe Frequenz
EHK: enterohepatischer Kreislauf
EHL: essenzielle Hyperlipidämie
EHT: Elektrohauttest
EHTC: Elektrohydrothermokoagulation
EHWZ: Eliminationshalbwertszeit
EI: 1. Eclampsia imminens 2. Exkretionsindex 3. Exzentrizitäts-index
EIA: Enzymimmunoassay
EIAB: extra-intrakranieller Arterienbypass
EIC: extention of interductal component
EID: Elektroimmunodiffusion
EIEC: enteroinvasive Escherichia coli
EIF: Erythropoese-Inhibitionsfaktor
EIM: erregbarkeits-induzierendes Material
EIN: exzitatorisches Interneuron
EIP: endexspiratorisches Plateau
EIT: Erythrozyten-Inkorporierungstest
EITB: enzymgebundener immunoelektrischer Transfer-Blot
EJC: epitheloide juxtaglomenuläre Zellen
EK: 1. Eikultur 2. Einschwemmkatheter 3. Elektrokoagulation 4. Endokarditis 5. Ersatzkasse 6. Erythrozytenkonzentrat
EKC: epidemische Keratokonjunktivitis
EKG: Elektrokardiogramm
EKK: 1. epidemische Keratokonjunktivitis 2. extrakorporaler Kreislauf
EKKG: Elektro-Karto-Kardiografie
EKoG: 1. Elektrokortikografie 2. Elektrokortikogramm
EKP: ereigniskorreliertes Potenzial
EKS: Elektrokardioskop
EKT: 1. Elektrokardiotachograph 2. Elektrokrampftherapie
EKV: Elektrokardioversion
EKY: 1. Elektrokymografie 2. Elektrokymogramm
EKyG: Elektrokymogramm
EKZ: extrakorporale Zirkulation
EL: Erythroleukämie
ELAS: erweitertes Lymphadenopathie-Syndrom
ELB: Ein-Lungen-Beatmung
ELF: Etoposid, Leucovorin, 5-Fluorouracil
ELISA: Enzyme-Linked-Immunosorbent-Assay
Elmi: Elektronenmikroskop
ELP: Elektrophorese
ELR: Epidermis/Lymphozyten-Reaktion
ELRT: endolymphatische Radionuklidtherapie
ELS: Erregungsleitungssystem
ELZ: Euglobulinlysezeit
EM: 1. Elastizitätsmodul 2. Elektrometer 3. Elektronenmikroskop 4. elektrophoretische Mobilität 5. Endomyokard 6. Enterovirus-Meningitis 7. Erwerbsminderung 8. Erythema multiforme 9. Erythromycin
Em.: Emmetropie
EMA: Exophthalmus-Myxödem-Akropachie
EMAC: Ehrlich-Mäuse-Aszites-Zellen

EMA-CO: Etoposid, Methotrexat-Leucovorin, Actinomycin D, Cyclophosphamid, Vincristin (*engl.* oncovin)
EMAT: Ehrlich-Mäuse-Aszites-Tumorzellen
EMB: 1. Endomyokardbiopsie 2. Eosin-Methylenblau 3. Ethambutol
EMC: 1. Encephalomyocarditis 2. Erythromycin
EMCU: Exkretions-Miktions-Zystourethrografie
EMD: 1. Einzelmaximaldosis 2. elektromechanische Dissoziation
EMDA: Electro Motive Drug Application
emE: elektromagnetische Einheit
EMF: 1. elektromagnetischer Flussmesser 2. elektromagnetisches Feld 3. Endomyokardfibrose
EMG: 1. Elektromyografie 2. Elektromyogramm 3. Exomphalos-Makroglossie-Gigantismus
EMHT: Erythrozyten-Migrationshemmtest
EMI: 1. Elektro-Myointegral 2. elektromagnetische Interferenz 3. elektromechanisches Intervall
EMIT: 1. Enzyme-Multiplied-Immunoassay-Technique 2. Erythrozyten-Migrationsinhibitionstest
EMK: 1. elektromotorische Kraft 2. Erythema-migrans-Krankheit
EMKB: endomyokardiale Katheterbiopsie
EML: 1. elektromagnetische Ladungseinheit 2. elektromagnetische Latenz
EMMV: erweitertes mandatorisches Minutenvolumen
EMO: Exophthalmus-Myxoedema praetibiale-Osteopathie
EMP: 1. elektromagnetischer Puls 2. enzephalitogenes Myelinprotein
EMR: endoskopische Mukosaresektion
EMS: 1. elektromechanische Systole 2. Eosinophilie-Myalgie-Syndrom 3. Ethylmethansulfonat
EMT: Elektrophorese-Mobilitätstest
EMV: 1. elektromagnetische Verträglichkeit 2. endomyokardiale Ventrikulotomie 3. erweiterte mandatorische Ventilation
EMW: 1. elektromagnetische Welle 2. Embden-Meyerhof-Weg
EN: 1. Endotrachealnarkose 2. Erythema nodosum
ENA: extrahierbare nukleäre Antigene
ENDOR: Ethylnorepinephrin
ENF: Einzelnephronfiltrat
ENG: Elektronystagmografie
ENK: Enkephalin
ENL: Erythema nodosum leprosum
ENM: Elektronystagmometer
ENoG: 1. Elektroneurografie 2. Elektroneuronografie
ENTP: erregendes Nervenendpotenzial
EO: 1. endokrine Ophthalmopathie 2. Ethylenoxid
EOA: epidurale Opiatanästhesie
EOG: 1. Elektrookulografie 2. Elektrookulogramm 3. Elektroolfaktogramm
EOP: endogenes Opioidpeptid
Eos: eosinophiler Granulozyt
EP: 1. Elektrophorese 2. endogenes Pyrogen 3. Endpunkt 4. Epoxid 5. Erstarrungspunkt 6. Erythropoetin 7. Etoposid, Cisplatin (*engl.* platinol) 8. evoziertes Potenzial 9. exsudative Perikarditis
E-4-P: D-Erythrose-4-phosphat
EPA: Exophthalmus-produzierende Aktivität
EPC: Epilepsia partialis continua
EPE: 1. empirische Parameter-Evaluierung 2. endoskopische Polypektomie
EPEC: enteropathogene Escherichia coli
EPF: 1. Endocarditis parietalis fibroplastica 2. Exophthalmus-produzierender Faktor 3. exspiratorischer Peakflow
EPG: 1. Elektropherogramm 2. Elektropupillografie
EPH: essenzielle pulmonale Hämosiderose
Epi: Epirubicin
EPL: essenzielles Phospholipid
EPMS: extrapyramidal-motorisches System
EPO: Erythropoetin
EPOCH: Etoposid, Prednison, Vincristin (*engl.* oncovin), Cyclophosphamid, Hydroxydaunorubicin
EPP: 1. Endplattenpotenzial 2. erythropoetische Protoporphy-

rie

EPS: **1.** Elementarpsychologie **2.** Erholungspulssumme **3.** Exophthalmus-produzierende Substanz **4.** extrapyramidales System **5.** extrazelluläre polymere Substanzen

EPSP: **1.** erregendes postsynaptisches Potenzial **2.** exzitatorisches postsynaptisches Potenzial

EPT: endoskopische Papillotomie

EPU: elektrophysiologische Untersuchung

Epv: Encephalitis postvaccinalis

EPX: eosinophiles Protein X

EQ: **1.** Eiweißquotient **2.** Energiequotient **3.** Entwicklungsquotient **4.** Erholungsquotient **5.** Erregbarkeitsquotient

Eq: Äquivalent

equ: Grammäquivalent

Eq. Val: Grammäquivalent

ER: **1.** Eigenreflex **2.** Ejektionsrate **3.** Elektronenradiografie **4.** Elektroresektion **5.** endoplasmatisches Retikulum **6.** Enteritis regionalis **7.** epigastrische Region **8.** evozierte Reaktion

E.r.: Enteritis regionalis

ERA: **1.** electric response audiometry **2.** Elektroreizaudiometrie

ERBF: effektiver renaler Blutfluss

ERC: **1.** endoskopische retrograde Cholangiografie **2.** Enteritis regionalis Crohn **3.** erythropoetische reaktionsfähige Zelle **4.** exspiratorische Reservekapazität

ERCD: endoskopische retrograde Cholangiodrainage

ERCP: endoskopische retrograde Cholangiopankreatikografie

ERCS: endoskopische retrograde Cholangioskopie

ERD: erosive Refluxkrankheit

ERF: **1.** Erythropoese-regulierender Faktor **2.** exzitatorisches rezeptives Feld

ERG: **1.** Elektroretinografie **2.** Elektroretinogramm

ERIA: Elektroradio-Immunoassay

ERP: **1.** effektive Refraktärphase **2.** endoskopische retrograde Pankreatografie

ERP-AV: effektive Refraktärphase des AV-Knotens

ERPC: endoskopische retrograde Pankreatocholangiografie

ERPF: effektiver renaler Plasmafluss

ERPT: endoskopische retrograde Papillotomie

ERS: Erregungsrückbildungsstörung

ERT: endolymphatische Radionuklidtherapie

ERV: **1.** endogenes Retrovirus **2.** exspiratorisches Reservevolumen

Ery: Erythrozyt

ES: **1.** Elektroschock **2.** Entoderm-Sinus **3.** Ernährungsstörung

Es: **1.** elektrische Stimulation **2.** Empfängerserum **3.** endoskopische Sphinkterotomie **4.** Enzymsubstrat **5.** Extrasystole

ESA: **1.** Elektrostimulationsanalgesie **2.** Elektrostimulationsanästhesie **3.** End-zu-Seit-Anastomose

ESBL: extended spectrum β-Laktamasen

ESCC: Elektrolyt-Steroid-Kardiopathie durch Kalzifizierung

ESCH: Elektrolyt-Steroid-Kardiopathie durch Hyalinisation

ESchG: Embryonenschutzgesetz

ESCN: Elektrolyt-Steroid-Kardiopathie mit Nekrose

ESD: endsystolischer Durchmesser

ESE: elektrostatische Einheit

ESF: Erythropoese-stimulierender Faktor

ESG: Erythrozytensenkungsgeschwindigkeit

ESK: **1.** Ein-Sekundenkapazität **2.** exspiratorische Sekundenkapazität

ESL: **1.** elektrostatische Ladungseinheit **2.** endsystolische Länge

ESMA: Elektronenstrahl-Mikroanalyse

ESP: **1.** elektrostatisches Potenzial **2.** eosinophiler Stimulationspromotor **3.** Erregungsschwellenpotenzial **4.** extrasensorische Perzeption

eSpKs: episodischer Spannungskopfschmerz

ESR: **1.** Elektronenspinresonanz **2.** Erythrozytensenkungsreaktion

ESS: **1.** endsystolische Spannung **2.** Epworth-Schläfrigkeits-Skala

EST: **1.** Elektroschocktherapie **2.** endoskopische Sphinkteroto-

mie **3.** expressed sequence tags

ESV: endsystolisches Ventrikelvolumen

ESVI: endsystolischer Volumenindex

ESWL: extrakorporale Stoßwellenlithotripsie

ESWS: endsystolische Wandspannung

ET: **1.** Einnahmetag **2.** Elektrotherapie **3.** Embryonentransfer **4.** Embryotransfer **5.** Endothelin **6.** Endotrachealtubus **7.** Epikutantest **8.** Ergotherapie **9.** errechneter Termin

ETA: Ethionamid

ETAI: Endotoxin-Ektotoxin in Aluminiumhydroxid

ETC: Ösophago-Trachealer-Combitube

ETEC: enterotoxische Escherichia coli

ETF: **1.** elektronentransportierendes Flavoprotein **2.** Etilefrin

ETH: Ethionamid

ETHA: Ethionamid

ETK: Erythrozyten-Transketolase

ETN: **1.** Endotrachealnarkose **2.** Erythrityltetranitrat

ETP: Elektronen-Transportpartikel

ETPhos: Elektronen-Transportphosphorylierung

ETT: **1.** Endotrachealtubus **2.** Epinephrin-Toleranztest

ETX: Ethosuximid

EU: **1.** Energieumsatz **2.** Erstuntersuchung **3.** Erwerbsunfähigkeit **4.** Extrauteringravidität

EUG: Extrauteringravidität

EÜH: Erythrozytenüberlebensdauer-Halbwertszeit

EUS: endoskopischer Ultraschall

EUT: endoskopische Ultraschall-Tomografie

EUV: extremer Ultraviolett-Laser

EV: **1.** Erythrozytenvolumen **2.** extravasal

eV: Elektronenvolt

EVA: **1.** Ethylenvinylacetat **2.** Ethylviolettazid **3.** Etoposid, Vinblastin, Adriamycin **4.** extravehikuläre Aktivität

EVE: Ethylvinylether

EVG: Elektroventrikulogramm

EVI: Erythrozyten-Veränderungsindex

EVLT: endovasale Lasertherapie

EVLW: extravasales Lungenwasser

EVP: Endoxan, Vincristin, Prednisolon

EW: **1.** Eiweiß **2.** Erwartungswert

ExMI: Extracorporal Magnetic Innervation

Ext.: **1.** Extinktion **2.** Extraktion

Extr.: **1.** Extractum **2.** Extrakt

EZ: **1.** eineiige Zwillinge **2.** Endothelzelle **3.** Epidermiszellen **4.** Erholungszeit **5.** Ernährungszustand **6.** extrazellulär **7.** Extrazellulärraum

EZB: Extrazellulärbilanz

EZF: Extrazellularflüssigkeit

EZK: Einzellkultur

EZR: Extrazellulärraum

EZV: extrazelluläres Volumen

EZW: extrazelluläres Wasser

F: **1.** Fahrenheit **2.** Farad **3.** Faraday-Konstante **4.** Felderung **5.** Fertilität **6.** Fett **7.** Fluor **8.** Flush **9.** Fokus **10.** freie Energie **11.** French **12.** Frequenz **13.** Friktion **14.** Fusionspunkt **15.** Harnfarbwert **16.** Kraft

f: **1.** Aktivitätskoeffizient **2.** Brennweite **3.** feminin **4.** Fokaldistanz **5.** Frequenz

F1: Filialgeneration 1

F_1: F_1-Generation

F I: Faktor I

F2: Filialgeneration 2

F_2: F_2-Generation

F II: Faktor II

F III: Faktor III

F V: Faktor V

F VI: Faktor VI

F VII: Faktor VII

F VIII: Faktor VIII

F IX: Faktor IX

F X: Faktor X

F XI: Faktor XI

F XII: Faktor XII

F XIII: Faktor XIII

F₀: oligomycinempfindlichkeitsübertragender Faktor
F°: Fahrenheit
F₃TDR: Trifluorthymidindesoxyribosid
FA: 1. Facharzt **2.** Familienanamnese **3.** Fasciculus arcuatus **4.** febrile Antigene **5.** fetale Antigene **6.** filtrierbares Agens **7.** Fluoreszein-konjugiertes Pertussis-Antiserum **8.** Fluoreszenz-Antikörper **9.** Formaldehyd **10.** Formamid **11.** Freund-Adjuvans
FAB: funktionelle abdominale Beschwerden
Fab: Fab-Fragment
F(ab')₂: F(ab')₂-Fragment
FABER: Flexion, Abduktion, externe Rotation
FAC: 5-Fluorouracil, Adriamycin, Cyclophosphamid
FAC-BCG: 5-Fluorouracil, Adriamycin, Cyclophosphamid, Bacille Calmette-Guerin
FAC-LEV: 5-Fluorouracil, Adriamycin, Cyclophosphamid, Levamisol
FAC-M: 5-Fluorouracil, Adriamycin, Cyclophosphamid, Methotrexat
FACP: 5-Fluorouracil, Adriamycin, Cyclophosphamid, Cisplatin (*engl.* platinol)
FACVP: 5-Fluorouracil, Adriamycin, Cyclophosphamid, VP 16
FAD: Flavinadenindinucleotid
FADH₂: reduziertes Flavinadenindinucleotid
FADN: Flavinadenindinucleotid
FAD-PP: FAD-Pyrophosphorylase
FAF: 1. Fibroblasten-aktivierender Faktor **2.** frontales Augenfeld
FAHP: frühe akustische Hirnstammpotenziale
F-AK: Forssman-Antikörper
FALS: familiäre amyotrophische Lateralsklerose
FAM: 5-Fluorouracil, Adriamycin, Mitomycin-C
FAM-CF: 5-Fluorouracil, Adriamycin, Mitomycin, Citrovorum-Faktor
FAME: 5-Fluorouracil, Adriamycin, MeCCNU
FAMMe: 5-Fluorouracil, Adriamycin, Mitomycin-C, MeCCNU
FAMTX: 5-Fluorouracil, Adriamycin, Methotrexat
FAP: 1. 5-Fluorouracil, Adriamycin, Cisplatin (*engl.* platinol) **2.** familiäre adenomatöse Polypose **3.** familiäre Amyloidose-Polyneuropathie
FAR: Fluoreszenz-Antikörper-Reaktion
FAS: fetales Alkoholsyndrom
FAST: Fluoreszenz-Allergo-Sorbent-Test
FAT: 1. Fluoreszenz-Antikörper-Technik **2.** fluoreszenzmikroskopischer Antikörpertest
FAZ: foveoläre avaskuläre Zone
FB: Faktor B
Fb: Fibroblast
FBA: 1. Fetalblutanalyse **2.** Finger-Boden-Abstand
Fbg.: Fibrinogen
FBP: Folat-bindendes Protein
FBS: 1. Feedback-Signal **2.** Feedback-System
FC: 1. frontaler Cortex **2.** funktionelle Clearance
Fc: 1. Fc-Fragment **2.** komplementbindende Fraktion
5-FC: 5-Fluorocytosin
FCA: Fluocinolonacetonid
FCAP: 5-Fluorouracil, Cyclophosphamid, Adriamycin, Cisplatin (*engl.* platinol)
FCC: Flucloxacillin
FCE: 5-Fluorouracil, Cisplatin, Etoposid
FCKW: Fluorchlorkohlenwasserstoff
FCL: 5-Fluorouracil, Leucovorin
FCM: Flow-Zytometrie
FCP: 5-Fluorouracil, Cyclophosphamid, Prednison
FD: 1. fibröse Dysplasie **2.** follikulare dendritische Zelle **3.** Füllungsdruck
FDA: 1. Fluoresceindiacetat **2.** Food and Drug Administration
FDC: 5-Fluorouracil, Doxorubicin, Cisplatin
FDG: Fluordesoxyglucose
FDH: fokale dermale Hypoplasie
FDL: Fluoresceindilaurat
FDMS: Felddesorptions-Massenspektrometrie
FDP: 1. Fibrindegradationsprodukte **2.** Fibrinogendegradati-onsprodukte **3.** Flächendosisprodukt **4.** Fructose-1,6-diphosphat
FDP-ALD: Fructosediphosphataldolase
FDPase: Fructose-1,6-diphosphatase
FDUMP: Fluordesoxyuridin-monophosphat
FDV: 1. forcierte Diffusionsventilation **2.** frühdiastolisches Volumen
FE: 1. fetale Erythroblastose **2.** Fettembolie **3.** fraktionierte Exkretion **4.** Frontalebene **5.** funktionelle Entspannung
Fe: Ferrum
FEBK: freie Eisenbindungskapazität
FEC: 5-Fluorouracil, Epirubicin, Cyclophosphamid
FED: 5-Fluorouracil, Etoposid, DDP
FEEG: fetales Elektroenzephalogramm
FEF: forcierter exspiratorischer Flow
⁵⁹Fe-GRRT: ⁵⁹Fe-Ganzkörper-Resorptions-Retentionstest
FEH: fixierte essenzielle Hypertonie
FEK: fraktionierte Exkretion von Kalium
F-EKG: 1. Funktions-EKG **2.** Funktions-Elektrokardiogramm
fEKG: fetales EKG
FeLV: feline leukemia virus
FEM: 1. Fahrradergometer **2.** Feldelektronenmikroskopie
FENa: fraktionierte Exkretion von Natrium
FEP: freies Erythrozytenporphyrin
FEPO₄: fraktionierte Phosphatexkretion
FES: 1. forciertes Exspirationsspirogramm **2.** funktionelle Elektrostimulation
FeSV: feline sarcoma virus
FET: 1. Fäzes-Exkretionstest **2.** forcierte Exspirationstechnik
Fet.: Fetus
FEV: forciertes Exspirationsvolumen
FEV₁: forciertes Exspirationsvolumen in 1 Sekunde
FF: 1. Farbfilter **2.** Femurfraktur **3.** fettfrei **4.** Filtrationsfraktion **5.** Fixierflüssigkeit **6.** Fleckfieber **7.** Forel-Feld **8.** Füllungsfraktion
FFA: 1. Fokus-Film-Abstand **2.** freie Fettsäuren
FFD: Fokus-Film-Distanz
FFF: Fünffingerfurche
FFI: 1. fatal familial insomnia **2.** flexible fiberoptische Intubation
FFKS: fettfreie Körpersubstanz
FFP: Fresh-frozen-Plasma
FFR: Frequency-Following-Responses
FFS: freie Fettsäuren
FFTF: freedom from treatment failure
FFV: Finger-Finger-Versuch
FG: 1. Feuchtgewicht **2.** freies Glycerin **3.** Frischgewicht **4.** Frühgeborenes **5.** Frühgeburt
FGF: fibroblast growth factor
FGG: Fließgleichgewicht
FH: 1. Fetalherz **2.** Follikelhormon **3.** Frankfurter Horizontale
FH₂: Dihydrofolsäure
FH₄: Tetrahydrofolsäure
FHA: 1. filamentöses Hämagglutinin **2.** Fokus-Haut-Abstand
FHBL: familiäre Hypo-β-Lipoproteinämie
FHCH: familiäre Hypercholesterinämie
FHD: Fokus-Haut-Distanz
FHE: Frankfurter Horizontalebene
FHF: fetale Herzfrequenz
FHM: familiäre hemiplegische Migräne
FHT: fetale Herztöne
FI: 1. Färbeindex **2.** Foramen intervertebrale
FIA: 1. Festphasenimmunoassay **2.** Fluoreszenzimmunoassay
FIA-ABS: Fluoreszenz-Immunabsorptionstest
FIC: Fluoresceinisocyanat
FID: 1. Flammenionisationsdetektor **2.** forcierte inspiratorische Flussrate
FIF: Formaldehyd-induzierte Fluoreszenz
FIGLU: Formiminoglutaminsäure
FIH: fettinduzierte Hyperglykämie
FIM: Feldionenmikroskopie
F₁O₂: inspiratorische Sauerstofffraktion
FIS: forciertes Inspirationsspirogramm

FISH: Fluoreszenz-in-situ-Hybridisierung
FITC: Fluoresceinisothiocyanat
FIV$_1$: forciertes Inspirationsvolumen in 1 Sekunde
FIVC: forcierte inspiratorische Vitalkapazität
FK: 1. Femurkopf 2. Fieberkrampf 3. Fremdkörper 4. Fructokinase
FK506: Tacrolimus
FKDS: farbkodierte Duplexsonografie
FKE: Fremdkörperembolie
FKHA: Fingerkuppen-Hohlhand-Abstand
FKW: Fluorkohlenwasserstoff
FL: 1. Feldlazarett 2. Fettleber
FLA: 1. Fibrinolyse-Aktivierung 2. Film-Leuchtschirm-Abstand
FLAC: 5-Fluorouracil, Leucovorin, Adriamycin, Cyclophosphamid
FLAIR: fluid attenuated inversion recovery
FLAP: 5-Fluorouracil, Leucovorin, Adriamycin, Cisplatin (*engl.* platinol)
FLI: fulminante Leberinsuffizienz
FLSB: frequenzabhängiger Linksschenkelblock
FLV: 1. feline leukemia virus 2. Friend-Leukämie-Virus
FM: 1. Fettmasse 2. Fibrinmonomer 3. Flavinmononucleotid 4. Frauenmilch 5. Frequenzmodulation
FMD: fibromuskuläre Dysplasie
FMEF: forcierter mittelexspiratorischer Flow
FMF: 1. familiäres Mittelmeerfieber 2. forcierter mittelexspiratorischer Flow
FMH: fettmobilisierendes Hormon
FMK: Fibrin-Monomer-Komplex
FMN: Flavinmononucleotid
FMNH$_2$: reduziertes Flavinmononucleotid
fmol: Femtomol
FMP: 1. Flumethasonpivalat 2. Fructosemonophosphat
FMS: 1. fettmobilisierende Substanz 2. fibromuskuläre Stenose 3. Funkmeldesystem
FMV: 5-Fluorouracil, MeCCNU, Vincristin
FN: Fibronektin
F-N: Finger-Nase-Test
FNB: Feinnadelbiopsie
Fneg: falsch-negativ
FNH: fokale noduläre Hyperplasie
FNP: Feinnadelpunktion
FNV: Finger-Nase-Versuch
FO: 1. 5-Fluororotsäure 2. Foramen ovale 3. frontookzipital
FOA: 1. Fokus-Oberflächen-Abstand 2. Fokus-Objekt-Abstand
FOAM: 5-Fluorouracil, Vincristin (*engl.* oncovin), Adriamycin, Mitomycin-C
FOB: fiberoptische Bronchoskopie
FOC: fiberoptischer Katheter
FOD: 1. Fokus-Oberflächen-Distanz 2. Fokus-Objekt-Distanz
FOM: 5-Fluorouracil, Vincristin (*engl.* oncovin), Mitomycin-C
FOPCA: familiäre olivopontozerebelläre Atrophie
FOSQ: functional outcome of sleep questionnaire
FP: 1. Fallot-Pentalogie 2. Familienplanung 3. Fazialisparese 4. Fernpunkt 5. Flavinphosphat 6. Flavoproteine 7. Fontanellenpunktion 8. Fusionspunkt 9. Fußpuls
Fp: Schmelzpunkt
F-1-P: Fructose-1-phosphat
F-1,6-P: Fructose-1,6-diphosphat
F-2,6-P: Fructose-2,6-diphosphat
F-6-P: Fructose-6-phosphat
FPA: 1. Fibrinopeptid A 2. Fluprednylidenacetat
F1P-ALD: Fructose-1-phosphataldolase
FPB: Fibrinopeptid B
FPC: febrile Pharyngoconjunctivitis
FPE: First-pass-Effekt
FPH$_2$: reduziertes Flavinphosphat
FPI: Freiburger Persönlichkeitsinventar
FPIA: Fluoreszenz-Polarisations-Immunoassay
FPK: Fructose-6-phosphatkinase
Fpos: falsch-positiv
FPP: 1. familiäre periodisch auftretende Paralyse 2. Fibrin-

PAMBA-Plattentest
FPQ: Farbstoff-Protein-Quotient
FPRNA: First-pass-Radionuklid-Angiokardiografie
FQ: 1. Fibrinolysequotient 2. Flächenquotient
FR: 1. Feedback-Regulator 2. Flockungsreaktion 3. Formatio reticularis
Fr: Frequenz
FRACON: Framycetin, Colistin, Nystatin
FRB: Fernröntgenbild
FRC: funktionelle Residualkapazität
FRF: FSH-Releasing-Faktor
FRH: Follikelhormon-Releasing-Hormon
FRK: funktionelle Residualkapazität
FRP: funktionelle Refraktärphase
FRP-AVN: funktionelle Refraktärphase des AV-Knotens
FRP-HPS: funktionelle Refraktärphase des His-Purkinje-Systems
FRP-RA: funktionelle Refraktärphase des rechten Atriums
FRP-V: funktionelle Refraktärphase des Ventrikels
FRS: 1. Fernröntgenseitenbild 2. Ferredoxin-reduzierende Substanz 3. Furosemid
Fru: Fructose
Fruc: Fructose
FRV: funktionelles Residualvolumen
FS: 1. Fettsäure 2. Fettsucht 3. Fusidinsäure
FSA: fetales Sulfoglykoprotein-Antigen
FSE: Frühsommer-Enzephalitis
FSF: fibrinstabilisierender Faktor
FSG: 1. fokal-segmentale Glomerulosklerose 2. funktionelles Szintigramm
FSGS: fokal-segmentale Glomerulosklerose
FSH: follikelstimulierendes Hormon
FSH-HP: urinäres hoch-gereinigtes follikelstimulierendes Hormon
FSH-RF: FSH-Releasing-Faktor
FSH-RH: 1. Follikelstimulierendes-Hormon-Releasing-Hormon 2. FSH-Releasing-Hormon
FSME: 1. Fettsäuremethylester 2. Frühjahrs-Sommer-Meningoenzephalitis 3. Frühsommer-Meningoenzephalitis
FSP: 1. Fibrinogenspaltprodukte 2. Fibrinspaltprodukte
FSR: Fällungsschnellreaktion
FSS: fibröse Subaortenstenose
FSt: freies Sterin
FSTK: Fettsäurethiokinase
FT: 1. Fallot-Tetralogie 2. Fluoreszenz-Antiglobulin-Test 3. Formoltoxoid 4. Fourier-Transformation
FT$_3$: freies Triiodthyronin
FT$_4$: freies Thyroxin
FTA: 1. Fluorescent-Treponema pallidum-Antikörper-Test 2. Fluoreszenz-Treponemen-Antikörper
FTA-Abs: 1. Fluoreszenz-Treponemen-Antikörper-Absorptionstest 2. FTA-Abs-Test
FTE: freies Thyroxin-Äquivalent
FTI: freier Thyroxin-Index
FTM: fraktionierte Testmahlzeit
6-FTP: 6-Fluortryptophan
FTR: funktioneller Totraum
FTT: 1. Fluoreszenz-Talkum-Test 2. Fructosetoleranztest
FU: 1. fäkales Urobilinogen 2. fraktionierte Urinanalyse
5-FU: 5-Fluorouracil
FUB: 1. funktionelle Unterbauchbeschwerden 2. funktionelle Uterusblutung
FUC: Fucose
FUDR: 5-Fluorodesoxyuridin
5-FUdR: 5-Fluordesoxyuridin
5-FU/LV: 5-Fluorouracil, Leucovorin
FUM: 1. 5-Fluorouracil, Methotrexat 2. Fumarathydratase
FUR: 5-Fluoruridin
FURAM: 5-Fluorouracil, Adriamycin, Mitomycin-C
FUU: Fieber unbekannter Ursache
FUVAC: 5-Fluorouracil, Vinblastin, Adriamycin, Cyclophosphamid
FVC: forcierte Vitalkapazität

FVF: Flimmerverschmelzungsfrequenz
FVK: 1. Fluss-Volumen-Kurve 2. forcierte Vitalkapazität
FW: 1. Fruchtwasser 2. Füllungswelle
FWA: Fruchtwasseraspiration
FWE: Fruchtwasserembolie
FZV: Fettzellvolumen
G: 1. Ganglion 2. Gangliosid 3. Gastrin 4. Gauge 5. Gauß 6. Generation 7. Gentamicin 8. Globulin 9. Glucose 10. Glycin 11. Gravitationskonstante 12. Gray 13. Grey 14. Guanin 15. Guanosin
g: 1. Erdbeschleunigung 2. Gewicht 3. gingival 4. Gramm 5. Gravitationskraft
GA: 1. Gesamtaktivität 2. Glukoamylase 3. Glyceraldehyd 4. Glycerinaldehyd 5. Golgi-Apparat
GABA: Gammaaminobuttersäure
GABA-T: Gammaaminobutyrat-α-Ketoglutarat-Transaminase
GABS: Gammaaminobuttersäure
GAC: Glucose-Assimilationskoeffizient
GAD: Glutamatdecarboxylase
GAG: Glykosaminoglykan
gag: Gruppenantigen
Gal: Galaktose
GalN: Galaktosamin
GalNAc: N-Acetylgalaktosamin
Gal-1-P: Galaktose-1-phosphat
Gal-1-PUT: Galaktose-1-phosphat-uridyltransferase
GALT: gut-associated lymphoid tissue
GalTT: Galaktosetoleranztest
Gamma-GT: Gamma-Glutamyltranspeptidase
GAP: 1. Glycerinaldehyd-3-phosphat 2. GTFase-aktivierendes Protein
GAPD: Glycerinaldehyd-3-phosphatdehydrogenase
GAPDH: Glycerinaldehyd-3-phosphatdehydrogenase
GAS: 1. Gastroenterologie 2. generalisierte Arteriosklerose 3. Gruppe A-Streptokokken
GAT: Glucose-Arginin-Test
GAV: Gliedmaßenarterienverschluss
GB: 1. Gallenblase 2. Gasbrand 3. Gesamtbilirubin 4. Glukosebelastung 5. Guillain-Barré-Syndrom
GBA: Gastro-Bioassay
GBE: Ginkgo-biloba-Extrakt
GBG: glycinreiches Beta-Globulin
GBH: gamma-Benzolhexachlorid
GBM: glomeruläre Basalmembran
GBP: Gabapentin
GBS: 1. Gruppe B-Streptokokken 2. Guanidinbernsteinsäure 3. Guillain-Barré-Syndrom
GBT: 1. Glukosebelastungstest 2. Glutamat-Brenztraubensäure-Transaminase
GBV: Gesamtblutvolumen
GC: 1. Gaschromatografie 2. Glucocorticoid 3. Guanin-Cytosin 4. Guanylatcyclase
gC: granulomatöse Colitis
GCDA: Glykochenodesoxycholsäure
GCS: Glasgow coma scale
G-CSF: granulocyte colony stimulating factor
GCV: Ganciclovir
GD: 1. Gastroduodenostomie 2. Gesamtdosis
GdB: Grad der Behinderung
GDC: Glykodesoxycholsäure
GDCA: Glykodesoxycholsäure
GDH: 1. Glucosedehydrogenase 2. Glutamatdehydrogenase 3. Glycerin-3-phosphatdehydrogenase
GDP: Guanosindiphosphat
GDU: Gastroduodenalulkus
GE: 1. Gastroenteritis 2. Gastroenterologie 3. Gastroenterostomie 4. Gegenstromelektrophorese 5. Gesamteiweiß 6. Gifteinheit 7. gonadotroper Epithelfaktor
Ge: Gerbich-Blutgruppe
GebFra: Geburtshilfe und Frauenheilkunde
GebO: Gebührenordnung
GEC: Galaktose-eliminierende Kapazität
GEDV: global enddiastolic volume

GEG: Gamma-Enzephalogramm
GEK: Galaktose-Elimininationskapazität
GenTG: Gentechnikgesetz
GER: 1. gastroösophagealer Reflux 2. granuläres endoplasmatisches Retikulum
GERD: gastroösophageale Refluxkrankheit
Ges.Bil.: Gesamtbilirubin
GeV: Gigaelektronenvolt
GF: 1. Gesichtsfeld 2. Glasfaktor 3. Glomerulumfiltrat 4. Griseofulvin
GFAP: gliales fibrilläres azidisches Protein
GFP: Gamma-Fetoprotein
GFR: glomeruläre Filtrationsrate
GFSE: Gesamtfettsäureester
GFV: Gelbfieber-Virus
GG: 1. Gammaglobuline 2. Gehgips
GGE: Guajakol-Glycerinether
GGG: glycinreiches Gamma-Glykoprotein
GGT: 1. Gammaglutamyltransferase 2. Gammaglutamyltranspeptidase 3. gestörte Glukosetoleranz
GGTP: Gammaglutamyltranspeptidase
GH: 1. Gingivahyperplasie 2. growth hormone
GHD: Gesamtherddosis
GH-IF: growth hormone inhibiting factor
GHL: generalisierte hyperplastische Lymphadenopathie
GHR: galvanischer Hautreflex
GH-RH: growth hormone releasing hormone
GH-RIH: growth hormone release inhibiting hormone
GHS: Gougerot-Houwer-Sjögren-Syndrom
GHWS: Gewebehalbwertsschicht
GHWT: Gewebehalbwertstiefe
GHz: Gigahertz
GI: 1. gastrointestinal 2. Gingiva-Index 3. Globin-Insulin 4. gonadotroper Interstitiumfaktor 5. Granuloma inguinale
GIB: gastrointestinale Blutung
GIF: Gonadotropin-Inhibitionsfaktor
GIH: gastrointestinale Hormone
GII: gastrointestinale Infektion
GIK: Glucose-Insulin-Kalium-Lösung
GIL: Glabella-Inion-Linie
GIP: 1. gastrales inhibitorisches Polypeptid 2. gastrisches inhibitorisches Polypeptid
GIS: Gastrointestinalsystem
GIST: gastrointestinaler Stromatumor
GIT: 1. Gastrointestinaltrakt 2. Glucoseinfusionstest 3. Glutathion-Insulin-Transhydrogenase
GITT: Glucose-Insulin-Toleranztest
GJ: Gap junction
GK: 1. Ganzkörper 2. Geschlechtskrankheit 3. Gewebekultur 4. Glaskörper 5. Glukokinase 6. Glycerinkinase
GKB: Ganzkörperbestrahlung
GKF: Gesamtkörperperfett
GKID: Gewebekultur-Infektionsdosis
GKP: Ganzkörperplethysmografie
GKV: 1. Gesamtkörpervolumen 2. Gesetzliche Krankenversicherung
GKW: Gesamtkörperwasser
GL: 1. Gesichtslage 2. Grundleiden
Glc: Glucose
GLCF: Gärungs-Lactobacillus-casei-Faktor
Glc-N: Glucosamin
Glc-6-P: Glucose-6-phosphat
GLD: globoide Leukodystrophie
GLDH: Glutamatdehydrogenase
GLI: Glucagon-like-Immunreaktivität
Gln: Glutamin
GLP: 1. generalisierte Lymphadenopathie 2. Glucagon-ähnliches Peptid 3. Glykolipoproteine
GLS: gamma-Linolensäure
Glu: 1. Glutamat 2. Glutaminsäure
GluDH: Glutamatdehydrogenase
Glut: Glucosetransporter
Gly: 1. Glycin 2. Glykogen 3. Glykokoll

GlyR: Glyoxylatreduktase
GM: 1. Gentamicin 2. Grand mal 3. Granulozyten-Makrophagen
GM-CSF: 1. granulocyte macrophage-colony stimulating factor 2. Granulozyten-Makrophagen-koloniestimulierender Faktor
GML: Glabella-Meatus-Linie
gmol: Gramm-Molekül
GMP: 1. Glucosemonophosphat 2. Guanosinmonophosphat
3',5'-GMP: zyklisches Guanosin-3',5'-Phosphat
GMS: Glycerinmonostearat
GMV: Gramm-Molekularvolumen
GMW: Gramm-Molekulargewicht
GMZ: glatte Muskelzelle
GMZR: Geiger-Müller-Zählrohr
GN: 1. Glomerulonephritis 2. gramnegativ
G/N: Glucose/Stickstoff-Quotient
GNA: α-Glutamyl-β-naphthylamid
GNB: 1. gramnegative Bakterien 2. größte Negativitätsbewegung
GnRF: Gonadotropin-releasing-Faktor
GnRH: Gonadotropin-releasing Hormon
GNT: Gold-Natriumthiomalat-Therapie
GO: Gonorrhoe
GOÄ: Gebührenordnung für Ärzte
GOD: 1. Gesamtoberflächendosis 2. Glucoseoxidase 3. Gonadendosis
GOD/POD: Glucoseoxidase-Peroxidase
GOQ: Glucoseoxidationsquotient
GÖR: gastroösophagealer Reflux
GOS: Glasgow outcome scale
GOT: Glutamatoxalacetattransaminase
GOT-C: zytoplasmatische GOT
GOT-M: mitochondriale GOT
GOZ: Gebührenordnung für Zahnärzte
GP: 1. Globus pallidus 2. Glutamylphenylalanin 3. Glycerin-1-phosphat 4. Glykoprotein 5. grampositiv
G-1-P: Glucose-1-phosphat
G-1,6-P: Glucose-1,6-diphosphat
G-6-P: Glucose-6-phosphat
GPA: Glykophorin A
GPA(M): Glykophorin A (M-Typ)
GPA(N): Glykophorin A (N-Typ)
G-6-Pase: Glucose-6-phosphatase
GPB: grampositive Bakterien
GPC: 1. Gel-Permeations-Chromatografie 2. Glycerophosphorylcholin
GPD: 1. Glutathionperoxidase 2. Glycerinaldehydphosphatdehydrogenase
G-6-PD: Glucose-6-phosphatdehydrogenase
α-GPD: Alpha-Glycerinphosphatdehydrogenase
GPDH: Glucose-6-phosphatdehydrogenase
G-6-PDH: Glucose-6-phosphatdehydrogenase
GPE: Glycerophosphorylethanolamin
GPI: Glucosephosphatisomerase
GPM: Glyceratphosphatmutase
GPO: Glycerin-1-phosphatoxidase
GPOX: Glycerin-1-phosphatoxidase
GPP: generalisierte pustulöse Psoriasis
GPRT: Guanosinphosphoribosyltransferase
GPS: Goodpasture-Syndrom
GPT: Glutamatpyruvattransaminase
GPV: Gesamtplasmavolumen
GPW: gesamter peripherer Widerstand
GR: Glutathionreduktase
Gr.: Gravida
g-R: Gramm-Röntgen
Grad.: Gradient
grav.: gravide
GRD: 1. β-Glucuronidase 2. Glutathionreduktase
GRE: 1. glucocorticoid responsive element 2. Glykopeptid-resistente Enterokokken
GRF: 1. Gonadotropin-releasing-Faktor 2. Growth-Hormon-

Releasing-Faktor
GRH: 1. Gonadotropin-releasing-Hormon 2. Growth-Hormon-Releasing-Hormon
GRIA: Gastrin-Radioimmunoassay
GRNV: getriggerte Radionuklid-Ventrikulografie
GRT: Gesamtkörper-Retentionstest
GRV: gesetzliche Rentenversicherung
GS: 1. Gallensäure 2. Gallenstein 3. Ganglion spinale 4. Gegensensibilisierung 5. Gilbert-Syndrom 6. Glomerulosklerose
gs: gruppenspezifisch
GSD: 1. genetisch signifikante Dosis 2. Glutaminsäuredecarboxylase
GSDH: Glutaminsäuredehydrogenase
GSE: Gluten-sensitive Enteropathie
GSH: 1. Glutathionsulfhydryl 2. reduziertes Glutathion
GSP: 1. gastrosekretagoges Pankreaspeptid 2. Gesamtwert der sauren Phosphatase
GSR: generalisierte Sanarelli-Shwartzman-Reaktion
GSS: Gerstmann-Sträussler-Scheinker-Syndrom
GSSG: 1. Glutathiondisulfid 2. oxidiertes Glutathion
GT: 1. Galaktosämie-Test 2. Geburtstermin 3. Gentherapie 4. gereinigtes Tuberkulin 5. Gesprächstherapie 6. Gesundheitstraining 7. Glukosetoleranz 8. Gruppentherapie
γ-GT: 1. γ-Glutamyltransferase 2. γ-Glutamyltranspeptidase
GTF: Glukosetoleranzfaktor
GTH: 1. Glutathion 2. gonadotropes Hormon
GTM: generalisierte Tendomyopathie
GTN: 1. Glomerulotubulonephritis 2. Glyceryltrinitrat
GTP: Guanosintriphosphat
GTS: Glucose-Transportsystem
GTT: Glukosetoleranztest
GU: 1. Glucuronidase 2. Gonokokken-Urethritis 3. Grundumsatz
GUD: genital ulcer disease
GUDC: Glykoursodesoxycholsäure
Guo: Guanosin
GUV: Gesetzliche Unfallversicherung
GV: 1. Gentianaviolett 2. Gesamtvolumen 3. Geschlechtsverkehr
GVH: Graft-versus-Host-Reaktion
GvHR: 1. Graft-versus-Host-Reaktion 2. GvH-Reaktion
GVHS: Graft-versus-Hhost-Syndrom
GVR: Gesamtkörper-Verlustrate
GW: Generationswechsel
GWG: generalisierte Wegener-Granulomatose
GWH: Grenzwerthypertonie
Gy: Gray
GYN: Gynäkologie
GZ: 1. Gerinnungszeit 2. Gesamtzahl
H: 1. Enthalpie 2. Helium 3. Henry 4. Heparin 5. Heroin 6. Histamin 7. Histidin 8. Holzknecht-Einheit 9. Hormon 10. Hounsfield-Einheit 11. Hydrogenium 12. Hyoscin 13. Hypermetropie 14. magnetische Feldstärke 15. Wasserstoff
h: 1. Planck-Wirkungsquantum 2. Stunde
η: absolute Viskosität
H+: Wasserstoffion
H-: molare Wasserstoffionenkonzentration
H$_0$: Nullhypothese
H$_1$: Alternativhypothese
^{1}H: Protium
^{2}H: Deuterium
H$_3$: Procainhydrochlorid
^{3}H: Tritium
HA: 1. Hämadsorption 2. Hämagglutination 3. Hämagglutinin 4. hämolytische Anämie 5. Hämophilie A 6. Hepatitis A 7. Herzarbeit 8. Humanalbumin 9. 11-Hydroxyandrosteron
Ha: absolute Hyperopie
HA1: Hämadsorptionsvirus 1
HA2: Hämadsorptionsvirus 2
HAA: 1. hämolytische Anämie-Antigen 2. Hepatitis-assoziiertes Antigen
HAAg: Hepatitis-A-Antigen
HAAK: Hepatitis-A-Antikörper

HAART: hochaktive antiretrovirale Therapie
HAB: Homöopathisches Arzneibuch
HAC: Histamintransacetylase
HAD: 1. Hämadsorption 2. Hexamethylmelamin, Adriamycin, DDP 3. 3-Hydroxyacyl-CoA-dehydrogenase
HADES: Histogramm-adaptierte digitale Elektrostimulation
HAE: hereditäres Angioödem
HAES: Hydroxyethylstärke
H-Ag: Hauch-Antigen
HAGG: 1. hitzeaggregiertes Gammaglobulin 2. hyperimmunes Antivariola-Gammaglobulin
HAH: Hämagglutinationshemmung
HAHT: Hämagglutination-Hemmtest
HAIR: Hämagglutinations-Inhibitionsreaktion
HAL: Hypoalphalipoproteinämie
HALP: homologes Human-Antilymphozyten-Plasma
HAM: 1. Hexamethylmelamin, Adriamycin, Melphalan 2. Hexamethylmelamin, Adriamycin, Methotrexat 3. Höchstabgabemenge
HAMA: 1. Human-Albumin-Mikrosphäre 2. Human-Antimaus-Antikörper
HAMP: Hexamethylmelamin, Adriamycin, Methotrexat, Cisplatin (engl. platinol)
HANÖ: hereditäres angioneurotisches Ödem
HANP: humanes atriales natriuretisches Peptid
HAO: hereditäres Angioödem
HAP: 1. Heredopathia atactica polyneuritiformis 2. hitzestabile alkalische Phosphatase 3. hospital acquired pneumonia 4. Hydroxyapatit 5. Hypertonie-assoziiertes Protein
HAR: Hämagglutinationsreaktion
HAS: hypertensive Arteriosklerose
HÄS: Hydroxyäthylstärke
HAT: 1. Hämagglutinationstest 2. Handgrip-Apexkardiogramm-Test
HAV: Hepatitis-A-Virus
HAWIE: Hamburg-Wechsler-Intelligenztest für Erwachsene
HAWIK: Hamburg-Wechsler-Intelligenztest für Kinder
HAZ: 1. Hyperalgesiezone 2. hyperalgetische Zone
HB: 1. Härteskala nach Brinell 2. Hepatitis B 3. Herzblock 4. His-Block 5. His-Bündel
Hb: Hämoglobin
HB III: Hämiglobin
3-HB: 3-Hydroxybuttersäure
HbA: 1. adultes Hämoglobin 2. Hämoglobin A
HbA$_1$: Hämoglobin A$_1$
HbA$_{1c}$: Hämoglobin A$_{1c}$
HbA$_2$: Hämoglobin A$_2$
HBAg: Hepatitis-B-Antigen
HBB: 1. His-Bündel-Block 2. 2-(α-Hydroxybenzyl)-benzimidazol
HbBK: Hämoglobinbindungskapazität
HbC: Hämoglobin C
HB$_c$Ag: Hepatitis B core-Antigen
HbCN: Methämoglobincyanid
HbCO: Kohlenmonoxid-Hämoglobin
HbD: Hämoglobin D
HBDH: α-Hydroxybutyratdehydrogenase
HBDNAP: Hepatitis-B-DNA-polymerase
Hb$_E$: 1. Färbekoeffizient 2. Hämoglobin E 3. Hämoglobingehalt des Erythrozyten 4. Hb-Gehalt des Erythrozyten 5. His-Bündelelektrogramm
HB$_e$Ag: Hepatitis B e-Antigen
HbF: 1. fetales Hämoglobin 2. Hämoglobin F
HbH: Hämoglobin H
Hb-Hp: Hämoglobin-Haptoglobin-Komplex
HbI: Hämoglobin I
HBIG: Hepatitis-B-Immunglobulin
HBK: Hammelblutkörperchen
HbI: 1. Hemiblock 2. Hypobetalipoproteinämie
HBLV: humanes B-lymphotropes Virus
HbM: 1. Hämoglobin M 2. Methämoglobin
HBO: hyperbare Oxygenierung
HbO$_2$: Oxyhämoglobin

Hb$_p$: primitives Hämoglobin
HbR: Methämoglobinreduktase
Hbr: Herzbreite
HBRS: Herzbinnenraumszintigrafie
HBS: hepatobiliäre Szintigrafie
HbS: 1. Hämoglobin S 2. Sichelzellenhämoglobin
HB$_s$Ag: Hepatitis B surface-Antigen
HBV: Hepatitis-B-Virus
HB-Vax: Hepatitis-B-Impfstoff
HC: 1. hämorrhagische Colitis 2. Hepatitis C 3. Hetacillin 4. Histokompatibilität 5. Hodgkin-Zelle 6. Hydrocortison 7. Hydroxychinolin 8. hypertrophische Cardiomyopathie
h$_c$: konvektive Wärmeübergangszahl
HCA: 1. hepatozelluläres Adenom 2. Hydrocortisonacetat
HCAO: Hexamethylmelamin, Cyclophosphamid, Adriamycin, Vincristin (engl. oncovin)
H-CAP: Hexamethylmelamin, Cyclophosphamid, Adriamycin, Cisplatin (engl. platinol)
HCB: Hexachlorbenzol
HCC: 1. Hepatitis contagiosa canum 2. hepatozelluläres Karzinom 3. Hexachlorcyclohexan
25-HCC: 25-Hydroxycholecalciferol
HCCH: Hexachlorcyclohexan
hCG: humanes Choriongonadotropin
HCH: 1. Hexachlorcyclohexan 2. Hypercholesterinämie
HCL: Haarzell-Leukämie
HCM: hypertrophische Cardiomyopathie
HCMV: humanes Cytomegalie-Virus
HCo: Hydroxycobalamin
HCP: 1. hereditäre Koproporphyrie 2. Hexachlorophen
HCQ: Hydroxychloroquin
HCR: hepatische Clearance-Rate
HCS: humanes Choriosomatotropin
HCSM: humanes Chorionsomatomammotropin
HCSR: hypersensitiver Carotissinus-Reflex
HCSS: hypersensitives Carotissinus-Syndrom
HCT: 1. Hämatokrit 2. humanes Chorionthyreotropin
hCT: humanes Calcitonin
HCTZ: Hydrochlorothiazid
HCV: 1. Hepatitis-C-Virus 2. humanes Coronavirus
HCX: Histiocytosis X
HCy: Hämocyanine
HD: 1. Hämodialyse 2. hämolysierende Dosis 3. hämorrhagische Diathese 4. Hautdosis 5. Herddosis 6. Herzdämpfung 7. Höchstdosis 8. Hördistanz
HDA: 1. Harnleiter-Darm-Anastomose 2. Hydroxydopamin
HD-Ads: Helfer-abhängige adenovirale Vektoren
HDAg: Hepatitis-Delta-Antigen
HDC: 1. Histidindecarboxylase 2. Human-Diploidzellen 3. Hydrocortison
HDCC: human diploid cell culture
HDCS: Human-Diploidzellenstamm
HDCT: Hochdosischemotherapie
HDCV: human diploid cell vaccine
HDE: Head-drop-Einheit
HDF: 1. Hämodiafiltration 2. Herzdämpfungsfigur
HDHE: Heparindihydroergotamin
HDK: Hochdruckkrankheit
HDL: high-density Lipoprotein
HDLC: HDL-Cholesterin
HDM: Herzdruckmassage
HDO: schweres Wasser
HDP: Hexosediphosphat
HDS: hämodynamischer Schlaganfall
HDV: 1. Hepatitis D-Virus 2. Hepatitis-Delta-Virus
HE: 1. Hämatoxylin-Eosin 2. Hammel-Erythrozyten 3. hepatische Enzephalopathie 4. Heptachlorepoxid 5. Herzenzym 6. Houndsfield-Einheit 7. Huggins-Einheit 8. Hypophysektomie
He: 1. Helium 2. Heparin
h$_e$: Wärmeabgangszahl für Evaporation
HEA: humanes Erythrozyten-Antigen
HEAT: Human-Erythrozyten-Agglutinationstest

HECV: humanes enterisches Coronavirus
HED: 1. Hauteinheitsdosis 2. Hauterythemdosis
HEF: humane embryonale Fibroblasten
HEG: hämorrhagisch-erosive Gastritis
HEH: hyperkinetische essenzielle Hypertonie
HEL: humane embryonale Lungenzellen
HELP: Heparin-induzierte extrakorporale LDL-Präzipitation
HEP: 1. Hemiendoprothese 2. Histaminäquivalent im Pricktest 3. humane Epitheloidzellen 4. humanes enzephalitogenes Protein
HEp-2: humane Epithel-2-Zellen
HEPA: humaner extrinsischer Plasminogen-Aktivator
hEPO: humanes Erythropoetin
HES: Hydroxyethylstärke
HESA: Hyperimmunglobulin-E-Staphylokokkenabszess-Syndrom
HET: Hydroxyeicosatetraensäure
HE-TUMT: Hoch-Energie-TUMT
HEV: Hepatitis E-Virus
HF: 1. Fluorwasserstoff 2. Hageman-Faktor 3. Hämofiltration 4. hämorrhagischer Faktor 5. hämorrhagisches Fieber 6. Herzfehler 7. Herzfrequenz 8. Heufieber 9. Hydrops fetalis
HFA: Herzfernaufnahme
HFI: hereditäre Fruktoseintoleranz
HFKW: Halogenfluorkohlenwasserstoff
HFME: Hand-Fuß-Mund-Exanthem
Hfr: high-frequency of recombination
HFRS: hämorrhagisches Fieber mit renalem Syndrom
HFSH: humanes follikelstimulierendes Hormon
HG: 1. Herzglykoside 2. Herzglykoside 3. Herzgröße 4. Hüftgelenk 5. Human-Gonadotropin 6. Hypoglykämie
Hg: 1. Hydrargyrum 2. Quecksilber
Hgb: Hämoglobin
HGE: humane granulozytäre Ehrlichiose
HGF: hyperglykämisch-glykogenolytischer Faktor
Hg-F: fetales Hämoglobin
HGG: humanes Gammaglobulin
HGH: human growth hormone
HGP: hyperglykämisch-glykogenolytisches Prinzip
HGPRT: Hypoxanthin-Guanin-phosphoribosyltransferase
HGR: hautgalvanische Reaktion
HGZ: Halbgipfelzeit
HH: 1. Hiatushernie 2. Hornhaut
HHA: 1. Heterohämagglutinin 2. hyporeninämischer Hypoaldosteronismus
HHE: 1. Hemikonvulsion-Hemiplegie-Epilepsie-Syndrom 2. hypertensive Herzerkrankung
HHG: humanes hypophysäres Gonadotropin
HHK: hypertensive Herzkrankheit
HHL: 1. Hinterhauptslage 2. Hypophysenhinterlappen
HHM: 1. Hämohydrometrie 2. humorale Hyperkalzämie mit Malignität
HHMW: hypothalamisch-hypophysärer Minderwuchs
HHN: Hypothalamus-Hypophysen-Nebennieren-Achse
HHS: 1. hyperkinetisches Herzsyndrom 2. hypothalamisch-hypophysäres System
HHT: 1. Hämagglutinationshemmtest 2. hereditär-hyperglykämischer Typ 3. hereditäre hämorrhagische Teleangiektasie
HHV: humanes Herpesvirus
HI: 1. Harninkontinenz 2. Herzindex 3. Herzinfarkt 4. Herzinsuffizienz
Hib: Haemophilus influenzae b
5-HIE: 5-Hydroxyindolessigsäure
5-HIES: 5-Hydroxyindolessigsäure
HIFU: high intensity focused ultrasound
HIg: Hyperimmunglobulin
HII: Hämagglutinationsinhibitions-Immunoassay
HIM: Hexosephosphatisomerase
HINT: Hinton-Test
HIOMT: Hydroxyindol-O-methyl-transferase
HIP: hydrostatischer Indifferenzpunkt
His: 1. Histidin 2. hitzeinaktiviertes Serum 3. Hyperimmunserum

HISG: Human-Immunserum-Globulin
HIT: 1. Hämagglutinationsinhibitionstest 2. Heparin-induzierte Thrombopenie 3. Histamin-Ionentransfer
HITS: high intensity transient signal
HIV: 1. human immunodeficiency virus 2. Human-Immunmangel-Virus
HIV-PI: HIV-Proteaseinhibitoren
HJR: hepatojugularer Reflux
HJV: japanisches Hämagglutinationsvirus
HK: 1. Hämatokrit 2. Hexokinase
HKB: hinteres Kreuzband
HKD: hypotone Kreislaufdysregulation
HKH: hyperkinetisches Herzsyndrom
HKL: Hinterkammerlinse
HKN: Hüftkopfnekrose
HKP: hereditäre Koproporphyrie
HKR: Holzknecht-Raum
HKS: 1. Herz-Kreislauf-Stillstand 2. hyperkinetisches Syndrom
HKSG: Hysterosalpingokontrastsonografie
Hkt: Hämatokrit
HKW: Halogenkohlenwasserstoff
HL: 1. Haarzell-Leukämie 2. Harnleiter 3. Herzlänge 4. Hodgkin-Lymphom 5. Hypertrichosis lanuginosa
Hl: latente Hyperopie
HLA: 1. HL-Antigen 2. homologe leukozytäre Antikörper 3. Human-Leukozyten-Alloantigen 4. humanes lymphozytäres Antigen
HLAE: hohe linksatriale EKG-Ableitung
HLB: Hydrophilie-Lipophilie-Balancefaktor
HLHS: hypoplastisches Linksherzsyndrom
HLHT: Hämolyse-Hemmtest
HLI: 1. Hirnleistungsinsuffizienz 2. humanes Leukozyteninterferon
HLK: Halslymphknoten
HLM: Herz-Lungen-Maschine
HLP: 1. Herz-Lungen-Präparat 2. humanes Leberantigen-Präparat 3. humanes Leberprotein 4. Hyperlipoproteinämie
HLQ: 1. Herz-Lungen-Quotient 2. Herzvolumenleistungsquotient
HLS: Hippel-Lindau-Syndrom
HLT: 1. Hämolysetest 2. hitzelabiles Toxin
HLV: Herpes-like Virus
HLW: Herz-Lungen-Wiederbelebung
HM: Herzmassage
Hm: manifeste Hyperopie
HME: humane monozytäre Ehrlichiose
HMG: 1. β-Hydroxy-β-methylglutarsäure 2. humanes Menopausengonadotropin
HMG-CoA: β-Hydroxy-β-methylglutaryl-CoA
HML: Hypophysenmittellappen
HMM: 1. Hexamethylmelamin 2. schweres Meromyosin
HMML: hintere Muttermundslippe
HMP: Hexosemonophosphat
HM-PAO: Hexamethylpropylenaminoxim
HMS: 1. Heparinmonosulfat 2. Hexosemonophosphat-Shunt 3. hinteres Mitralsegel 4. hyaline Membransyndrom
HMSN: hereditäre motorisch-sensible Neuropathie
HMT: 1. Hexamethylentetramin 2. Histaminmethyltransferase 3. humanes molares Thyreotropin
HMV: Herzminutenvolumen
HMVI: Herzminutenvolumen-Index
HMW: Halbminutenwert
HMWK: 1. HMW-Kininogen 2. hochmolekulares Kininogen
HMW-NCF: hochmolekulare neutrophile chemotaktische Faktoren
HN: Hirnnerven
HNANB: Hepatitis Non-A-Non-B
HNC: hypothalamisch-neurohypophysärer Komplex
HNCM: hypertrophische nicht-obstruktive Cardiomyopathie
HNE: humane neutrophile Elastase
HNKC: hyperosmolares nicht-ketotisches Koma
HNKM: hypertrophische nicht-obstruktive Kardiomyopathie
HNO: Hals-Nasen-Ohrenheilkunde

HNPCC: 1. hereditäres nicht-polypöses kolorektales Karzinom **2.** hereditary nonpolyposis colorectal cancer

hnRNA: heterogene nukleäre RNA

hnRNS: heterogene nukleäre RNS

HNS: Hypothalamus-Neurohypophysen-System

HNSHA: hereditäre nicht-sphärozytäre hämolytische Anämie

HOADH: 3-Hydroxyacyl-CoA-dehydrogenase

HOAL: hirnorganisches Anfallsleiden

HOAP-BLEO: Hydroxydaunorubicin, Vincristin (*engl.* oncovin), Ara-C, Prednison, Bleomycin

HOCM: hypertrophische obstruktive Cardiomyopathie

17-HOCS: 17-Hydroxycorticosteroid

HOD: Hautoberflächendosis

HOK: hypertrophische obstruktive Kardiomyopathie

HOKM: hypertrophische obstruktive Kardiomyopathie

HoLRP: Holmium-YAG-Laser-Resektion der Prostata

HOP: 1. heterogener Ovum-Penetrationstest **2.** Hydroxydaunorubicin, Vincristin (*engl.* oncovin), Prednison **3.** Hydroxyprolin

HOPS: hirnorganisches Psychosyndrom

HOS: humanes Osteosarkom

HOT: 1. hämatogene Oxidationstherapie **2.** hyperbare Oxygenierungstherapie

5-HOT: 5-Hydroxytryptamin

HP: 1. Hämatoporphyrin **2.** Hämoperfusion **3.** Heilpraktiker **4.** Heparin **5.** hepatische Porphyrie **6.** Hydroxyprolin **7.** Hyperphorie

Hp: 1. Haptoglobin **2.** Helicobacter pylori

HPA: 1. Heteropolyanion **2.** Hyperphenylalaninämie

HPCT: hereditäre Porphyria cutanea tarda

HPD: hypothalamisch-pituitäre Dysfunktion

H-6-PD: Hexose-6-phosphatdehydrogenase

HPETE: Hydroperoxyeicosatetraensäure

HPF: 1. Heparin-präzipitierbare Fraktion **2.** Hochpassfilter

HPG: 1. Heilpraktikergesetz **2.** humanes Postmenopausen-Gonadotropin

HPI: Hexosephosphatisomerase

HPL: 1. humanes Parotislysozym **2.** humanes Plazentalaktogen

HPLC: high-pressure liquid chromatography

HPMG: humanes Postmenopausen-Gonadotropin

HPN: Hypertension

HPO: hypertrophische pulmonale Osteoarthropathie

HPOA: hypertrophische pulmonale Osteoarthropathie

HPP: humanes Pankreaspolypeptid

HPr: humanes Prolactin

HPRT: Hypoxanthinphosphoribosyltransferase

HPS: His-Purkinje-System

HPT: 1. Histamin-Provokationstest **2.** Human-Plazenta-Thyreotropin **3.** Hyperparathyreoidismus

HPTE: 5-Hydroperoxyeicosatetraenoat

HPTH: Human-Parathormon

HPV: 1. humane Papillomaviren **2.** hypoxische pulmonale Vasokonstriktion

Hpx: Hämopexin

HQ: Herzquerdurchmesser

HQE: hereditäres Quincke-Ödem

HQÖ: hereditäres Quincke-Ödem

h$_r$: Wärmeübergangszahl für Strahlung

HRA: hohe rechtsatriale EKG-Ableitung

HRAE: hohe rechtsatriale EKG-Ableitung

HRS: hepatorenales Syndrom

HS: 1. hämolytisches System **2.** Harnsäure **3.** Heparinsulfat **4.** Herpes simplex **5.** homologes Serum **6.** Hyposensibilisierung

HSA: Human-Serumalbumin

HSAP: hitzestabile alkalische Phosphatase

HSC: Hand-Schüller-Christian-Syndrom

HSCS: hypersensitiver Carotissinus

HSD: Hydroxysteroiddehydrogenase

HSDH: Hydroxysteroiddehydrogenase

HSE: Herpes-simplex-Enzephalitis

HSF: 1. Herzschlagfrequenz **2.** Histamin-sensibilisierender Faktor

HSFR: Harnsediment-Farbreaktion

HSG: 1. Herpes simplex genitalis **2.** Hysterosalpingografie

HSI: 1. hepatosomatischer Index **2.** Herz-Stress-Index

HSL: 1. Herpes simplex labialis **2.** Herzschlagleistung

HSM: Herzschrittmacher

HSN: hereditäre sensible Neuropathie

HSOR: Hydroxysteroidoxidreduktase

HSP: 1. Henoch-Schönlein-Purpura **2.** Hitzeschockprotein

HSS: Herzspitzenstoß

HST: Hormonsubstitutionstherapie

Hst.: Harnstoff

HSV: 1. Hamster-Sarkomvirus **2.** Herpes-simplex-Virus **3.** hochselektive Vagotomie

HSV-I: Herpes-simplex-Virus Typ I

HSV-II: Herpes-simplex-Virus Typ II

HSVTK: Herpes-simplex-Virus-Thymidinkinase-Gen

HSWI: Hinterseitenwandinfarkt

HT: 1. Hämolysintest **2.** Hämolysintiter **3.** Heimtherapie **4.** Herdtiefe **5.** Herztöne **6.** Hydrotherapie **7.** Hyperthermie **8.** Hyperthyreose **9.** Hypothalamus

Ht: totale Hyperopie

5-HT: 5-Hydroxytryptamin

HIA: Histamintransaminase

HTD: Herztransversaldurchmesser

HTE: Hüfttotalendoprothese

HTEP: Hüfttotalendoprothese

HTF: 1. heterothyreotroper Faktor **2.** humoraler Thymusfaktor

HTG: 1. Human-Thyreoglobulin **2.** Hypertriglyzeridämie

HTGL: hepatische Triglyceridlipase

HTH: homöostatisches Thymushormon

HTLA: humanes T-Lymphozyten-Antigen

HTLV: 1. humanes T-lymphotropes Virus **2.** humanes T-Zell-Leukämie-Virus

HTLV-III: humanes T-Zell-Leukämie-Virus III

HTO: tritiiertes Wasser

HTP: 1. Human-Trockenplasma **2.** Hyperimmun-Thrombozytopenie

5-HTP: 5-Hydroxytryptophan

5-HTP-DC: 5-Hydroxytryptophandecarboxylase

HTQ: Herz-Thorax-Quotient

HTR: hämolytische Transfusionsreaktion

HTSH: humanes thyreoideastimulierendes Hormon

HTSI: humanes thyreoideastimulierendes Immunglobulin

HTT: Heparintoleranztest

HTV: Herpes-type Virus

HuEPO: Human-Erythropoetin

HuMA: humane monoklonale Antikörper

HUS: hämolytisch-urämisches Syndrom

HÜS: Herzüberwachungsstation

HV: 1. Heilverfahren **2.** Hepatitisviren **3.** Herpesviridae **4.** Herzvolumen **5.** Hyperventilation

HVE: Hochvolt-Elektronenmikroskopie

HVG: Host-versus-Graft-Reaktion

HVGR: Host-versus-Graft-Reaktion

HVH: Herpesvirus hominis

HVI: humanes Vaccinia-Immunglobulin

HVL: Hypophysenvorderlappen

HVLI: Hypophysenvorderlappen-Insuffizienz

HVLQ: Herzvolumenleistungsquotient

HVPE: Hochvolt-Papierelektrophorese

HVS: 1. Homovanillinsäure **2.** Hyperventilationssyndrom

HW: Halswirbel

HWB: Halbwertbreite

HWD: 1. Halbwertdicke **2.** Halbwertdosis **3.** Halbwertschichtdicke

HWI: 1. Harnwegsinfektion **2.** Hinterwandinfarkt

HWK: Halswirbelkörper

HWS: 1. Halbwertschicht **2.** Halbwertschichtdicke **3.** Halswirbelsäule

HWT: Halbwertstiefe

HWZ: Halbwertzeit

HX: Hypoxanthin

Hx: Hämopexin

HXR: Hypoxanthinribosid
Hy: 1. Hyperopie 2. Hysterie
Hylys: Hydroxylysin
Hyp: 1. Hydroxyprolin 2. Hypertonie 3. Hypertrophie
Hypro: Hydroxyprolin
Hy-Sa: Hysterosalpingografie
HZ: 1. Hauptzellen 2. Hepatozyt
Hz: Hertz
HZDS: höchstzulässige Dosis
HZL: 1. Haarzell-Leukämie 2. Hypophysenzwischenlappen
HZP: humanes Zitratplasma
HZS: Hypophyse-Zwischenhirn-System
HZV: 1. Herpes-zoster-Virus 2. Herzzeitvolumen
HZVI: Herzzeitvolumen-Index
HZW: Herz-Zwerchfell-Winkel
I: 1. Impulsrate 2. Index 3. Indikator 4. Induktion 5. Inertia 6. Infiltrationsanästhesie 7. Inhibition 8. Inhibitor 9. Inosin 10. Insertio 11. Intensität 12. intestinal 13. Iod 14. Isoleucin 15. Isotop
i: inaktiv
IA: 1. Immunadhärenz 2. Indolacetat 3. Infiltrationsanästhesie 4. inhibitorische Aktivität 5. Intelligenzalter 6. intrinsische Aktivität
i.a.: 1. intraarteriell 2. intraartikulär 3. intraatrial
IAA: Insulin-Autoantikörper
IAAK: Insulinautoantikörper
IAB: intraatrialer Block
IABP: 1. intraaortale Ballongegenpulsation 2. intraaortale Ballonpumpe
IACD: implantierbarer automatischer Kardioverter-Defibrillator
IAD: 1. inaktivierende Dosis 2. inhibitorische Antibiotikadosis 3. interkurrente Anstaltsdyspepsie
IADSA: intraarterielle digitale Subtraktionsangiografie
IAFB: inkompletter anteriorer Faszikelblock
IAFI: infantile amaurotische familiäre Idiotie
IAG: Inosin-Adenin-Guanosin
IAGT: indirekter Antiglobulintest
IAHA: Immunadhärenz-Hämagglutination
IAHT: Immunadhärenz-Hämagglutinationstechnik
IAK: Insulinantikörper
IANS: idiopathisches Atemnotsyndrom
IAO: intermittierende Aortenokklusion
IAP: 1. instabile Angina pectoris 2. intrazisternaler A-Partikel
IAPP: Inselzell-Amyloid-Polypeptid
IAPT: inhalativer Antigen-Pneumometrie-Test
IART: intraatriale Reentry-Tachykardie
i.art.: intraartikulär
IASD: interatrialer Septumdefekt
IAT: 1. inhalativer Allergentest 2. intraoperative Autotransfusion 3. intrauterine Austauschtransfusion 4. Ionenaustauscher
IAV: intermittierende assistierte Ventilation
IB: 1. Immunoblot 2. infektiöse Bronchitis
IBC: Insulinbindungskapazität
IBF: Immunoglobulin-Bindungsfaktor
IBS: irritable bowel syndrome
IBT: inhalativer Bronchialtest
IC: 1. Idarubicin, Cytarabin 2. Immunkomplex 3. inspiratorische Kapazität 4. interkostal 5. interstitielle Zellen 6. intrazellulär
i.c.: 1. intrakardial 2. intrakranial 3. intrakutan 4. intrazerebral
ICA: 1. Immunkomplex-Assay 2. Inselzell-Antikörper
ICAM: interzelluläres Adhäsionsmolekül
ICB: intrazerebrale Blutung
ICBP: interzelluläre Bindungsproteine
ICC: interner Konversionskoeffizient
ICCE: intrakapsuläre Kataraktextraktion
ICCM: idiopathische congestive Cardiomyopathie
ICD: 1. implantierbarer Cardioverter/Defibrillator 2. Interkapillardistanz 3. Interkornealdistanz 4. International Statistical Classification of Diseases and Related Health Problems 5.

Isocitratdehydrogenase 6. Isokonzentrationsdosierung
ICDH: Isocitratdehydrogenase
ICE: Ifosfamid, Carboplatin, Etoposid
ICF: 1. indirekte zentrifugale Flotation 2. intrazelluläre Flüssigkeit 3. Intrazellularflüssigkeit
ICFV: intrazelluläres Flüssigkeitsvolumen
ICG: Indocyaningrün
ICH: 1. intrakraniales Hämatom 2. intrazerebrales Hämatom
ICM: infiltrative Cardiomyopathie
ICP: 1. Impulszytophotometrie 2. infantile Zerebralparese
ICR: 1. Interkostalraum 2. Interzellulärraum 3. Intrakutanreaktion
ICS: intrakraniale Stimulation
ICSD: International Classification of Sleep Disorders
ICSH: interstitial cell stimulating hormone
ICSI: intrazytoplasmatische Spermieninjektion
ICSO: intermittierende Carotissinus-Okklusion
IC-STK: intrakoronare Streptokinase
ICT: 1. indirekter Coombs-Test 2. intensivierte konventionelle Insulintherapie 3. intrakranialer Tumor
ICV: 1. intrazelluläres Volumen 2. intrazerebrales Volumen
ICW: intrazelluläres Wasser
ID: 1. Ifosfamid, Doxorubicin 2. Immundefekt 3. Immundiffusion 4. immunologische Differenz 5. Infektionsdosis 6. Initialdosis 7. intrauterine Dystrophie 8. Ionendosis 9. Isotopen-Dilution
Id: Idiotyp
i.d.: infradermal
ID$_{50}$: mittlere Infektionsdosis
IDA: Iminodiacetessigsäure
IDAV: Immundefizienz-assoziiertes Virus
IDC: idiopathische dilatative Cardiomyopathie
IDDM: insulin-dependent diabetes mellitus
IDH: Isocitratdehydrogenase
IDL: intermediate density lipoprotein
IDMMK: interdigestiver migratorischer motorischer Komplex
IDP: Inosindiphosphat
IDT: 1. Immundepressionstherapie 2. Immunodiffusionstest 3. Intradermaltest
IDU: Idoxuridin
IDUR: Idoxuridin
IDZ: isoliertes Dialysezentrum
IE: 1. Immunelektrophorese 2. Immunitätseinheit 3. infektiöse Einheit 4. Insulineinheit 5. intermittierender Exophthalmus
I.E.: internationale Einheit
IEA: 1. immunelektrophoretische Analyse 2. intravasale Erythrozytenaggregation
IEC: intraepitheliales Karzinom
IEF: isoelektrische Fokussierung
IEG: immunologische Evolutionsgruppen
IEM: Immunelektronenmikroskopie
IEMA: immunoenzymatischer Assay
IEN: intraepitheliale Neoplasie
IEP: 1. Immunelektrophorese 2. isoelektrischer Punkt
IES: Indolessigsäure
IET: Immunenzymtechnik
IEZ: isovolumetrische Erschlaffungszeit
IF: 1. Immunfluoreszenz 2. inflammatorischer Faktor 3. Inhibiting-Faktor 4. Inhibitionsfaktor 5. Initialfaktor 6. Initiationsfaktor 7. Interferon 8. interstitielle Flüssigkeit 9. Intrinsic-Faktor 10. Involved field-Technik
IFA: 1. idiopathische fibrosierende Alveolitis 2. Immunofluoreszenzassay
IFAR: 1. indirekte Fluoreszenz-Antikörper-Reaktion 2. indirekte Immunfluoreszenz-Antikörperreaktion
IFB: inferiorer Faszikelblock
IFECG: indirektes fetales Elektrokardiogramm
IFG: impaired fasting glucose
IFM: Impulsfrequenzmodulation
IFMA: immunfluorometrischer Assay
IFN: Interferon
IFN-α: α-Interferon
IFN-β: β-Interferon

IFN-γ: γ-Interferon
IFT: Immunfluoreszenztest
IFV: interstitielles Flüssigkeitsvolumen
IG: 1. Idealgewicht **2.** Immunglobulin
Ig: Immunglobulin
i.g.: intragluteal
IgA: Immunglobulin A
IgD: Immunglobulin D
IgE: Immunglobulin E
IGF: insulin-like growth factor
IgG: Immunglobulin G
IgM: Immunglobulin M
IGO: integrierter Gastrin-Output
IGT: impaired glucose tolerance
IGTT: intravenöser Glukosetoleranztest
IGV: intrathorakales Gasvolumen
IGZ: intermittierende gesteuerte Zusatzbeatmung
IH: 1. idiopathische Herzhypertrophie **2.** idiopathische Hypertrophie **3.** infektiöse Hepatitis **4.** Inguinalhernie **5.** Inhibiting-Hormon **6.** inhibitorisches Hormon
IH⁺: Wasserstoffionen-Clearance-Index
IHA: 1. idiopathischer Hyperaldosteronismus **2.** indirekte Hämagglutination
IHAR: indirekte Hämagglutinationsreaktion
IHAT: indirekter Hämagglutinationstest
IHB: Infra-His-Block
IHC: idiopathische Hyperkalzurie
IHE: ischämische Herzerkrankung
iHES: idiopathisches hypereosinophiles Syndrom
IHGT: Insulin-Hypoglykämietest
IHK: ischämische Herzkrankheit
IHR: Intra-His-Reentry
IHSS: 1. idiopathische hypertrophische subaortale Stenose **2.** idiopathische hypertrophische Subaortenstenose
IHT: Insulin-Hypoglykämietest
II: Ikterus-Index
IIF: indirekte Immunfluoreszenz
IIFT: indirekter Immunfluoreszenztest
IIH: Insulin-induzierte Hyperglykämie
IIN: inhibitorisches Interneuron
IK: 1. Immunkomplex **2.** Immunkonglutinin **3.** Inspirationskapazität **4.** inspiratorische Kapazität **5.** interstitielle Keratitis
IKD: intrakranialer Druck
IKG: isolierte Korpusgastritis
IKH: infantile kortikale Hyperostose
IKK: Innungskrankenkasse
IKN: Immunkomplexnephritis
IKR: Interkostalraum
IKRK: Internationales Komitee vom Roten Kreuz
IKS: Intensiv- und Koronarpflegestation
IKT: Intrakutantest
IKZ: 1. Inkubationszeit **2.** isovolumetrische Kontraktionszeit
IL: 1. indeterminierte Lepra **2.** Interleukin
i.l.: intralumbal
IL-1: Interleukin-1
IL-2: Interleukin-2
IL-3: Interleukin-3
IL-4: Interleukin-4
IL-5: Interleukin-5
IL-6: Interleukin-6
ILCO: Ileostomie-Kolostomie-Selbsthilfegruppen
Ile: Isoleucin
Ileu: Isoleucin
ILF: idiopathische Lungenfibrose
ILMA: Intubationslarynxmaske
ILN: intermediolateraler Nukleus
ILS: idiopathisches Lymphadenopathie-Syndrom
ILSB: inkompletter Linksschenkelblock
IM: 1. Impulsmodulation **2.** Index Medicus **3.** Indometacin **4.** infektiöse Mononukleose **5.** Innere Medizin
i.m.: intramuskulär
IMA: irreversible inhibitor of monoaminooxidase
IMAC: Ifosfamid, Mesna, Adriamycin, Cisplatin

IMC: Indometacin
IMI: 1. immunologisch messbares Insulin **2.** indirekte Membran-Immunfluoreszenz
¹³¹I-MIBG: radioaktiv markiertes Metaiodbenzylguanidin
IMP: Inosinmonophosphat
IMPDH: Inosinmonophosphat-Dehydrogenase
IMS: Institut für Medizinische Statistik
IMV: intermittent mandatory ventilation
IMVP-16: Ifosfamid, Methotrexat, VP-16
IN: 1. Icterus neonatorum **2.** interstitielle Nephritis
In: Inulin
i.n.: intranasal
INA: immunologisch-nephelometrischer Assay
INB: intranodaler Block
INC: Insulin-neutralisierende Kapazität
Ind.: Indikation
INF: Interferon
Inf.: 1. Infektion **2.** Infusion
INFIT: intrakraniale Flüssigkeitsinfusionstamponade
ING: Isotopennephrografie
INH: 1. Isoniazid **2.** Isonicotinsäurehydrazid
Inh.: Inhalation
INHG: Isonicotinoylhydrazon-D-Glucose
INHMS: Isonicotinsäurehydrazidmethansulfonsäure
INHS: 1-Isonicotinoyl-2-salicyliden-hydrazin
Inj.: Injektion
I.N.N.: International Nonproprietary Names
INO: intranukleäre Ophthalmoplegie
Ino: Inosin
INR: international normalized ratio
INS: idiopathisches nephrotisches Syndrom
INT: 1. Intranasaltest **2.** Iodnitrotetrazolium
IO: intraokulär
i.o.: intraossär
IOC: intraoperative Cholangiografie
IOL: 1. intraokulare Linse **2.** Intraokularlinse
IORT: intraoperative radiotherapy
IOS: 1. Innenohrschwerhörigkeit **2.** International Organization of Standardization
IP: 1. Icterus praecox **2.** Immunperoxidase **3.** interphalangeal **4.** isoelektrischer Punkt
i.P.: im Plasma
i.p.: intraperitoneal
IP₃: 1. Inositoltriphosphat **2.** Inosittriphosphat
IPA: 1. Immunoperoxidase-Antikörper **2.** Isopropylalkohol
IPD: intermittierende Peritonealdialyse
IPFB: inkompletter posteriorer Faszikelblock
IPG: 1. Impedanzpneumografie **2.** Infusionspyelogramm **3.** Interphalangealgelenk
IPH: idiopathische pulmonale Hypertonie
IPI: 1. inaktivierter Polio-Impfstoff **2.** intraperitoneale Insemination
IPKG: intrakardiale Phonokardiografie
i.pl.: intrapleural
IPM: Impulsiv-Petit-mal
ipm: Impulse pro Minute
IPMT: intraduktaler papillärmuzinöser Tumor
IPOM: intraperitoneal onlay mesh technique
IPP: 1. Induratio penis plastica **2.** interstitielle plasmazelluläre Pneumonie **3.** Isopotenzialpunkt
IPR: Isoproterenol
IPS: 1. idiopathisches Parkinson-Syndrom **2.** Intensivpflegestation
ips: Impulse pro Sekunde
IPSP: inhibitorisches postsynaptisches Potenzial
IPSS: International Prostatic Symptom Score
IPT: 1. inhalativer Provokationstest **2.** interpersonale Therapie
IPTH: immunreaktives Parathormon
IPUP: intrapulmonale Perkussion
IPV: 1. inaktivierte Poliovakzine **2.** infektiöse pustuläre Vulvovaginitis **3.** insuffiziente Perforansvenen
IPZ: Insulin-Protamin-Zink
IQ: 1. Infektionsquelle **2.** Intelligenzquotient

IR: 1. Immunreaktivität 2. Infektionsrate 3. Infrarot 4. Innenrotation 5. Insulinresistenz 6. ischämische Region
IRA: immunregulatorisches Alphaglobulin
IRC: inspiratorische Reservekapazität
IRDS: infant respiratory distress syndrome
IRF: inhibitorisches rezeptives Feld
IRG: immunreaktives Glucagon
IRGI: immunreaktives Glucagon
IRI: immunreaktives Insulin
IRINS: irreversible ischämische neurologische Symptome
IRIS: Infarktrisiko-Screening
IRK: Internationales Rotes Kreuz
IRKT: Immunreaktion vom klassischen Typ
IRMA: immunradiometrischer Assay
IRNS: informatorische Ribonucleinsäure
IRP: 1. immunreaktives Proinsulin 2. internationales Referenzpräparat 3. isovolumetrische Relaxationsphase
IRR: internationale Referenzreagenzien
IRS: 1. immunreaktives Somatostatin 2. Immunreaktivitäts-Score
IRSB: inkompletter Rechtsschenkelblock
IRT: 1. immunreaktives Trypsin 2. Inversion-Recovery-Technik
IRV: inspiratorisches Reservevolumen
IRVT: Immunreaktion vom verzögerten Typ
IS: 1. Immunserum 2. Immunsuppression 3. Immunsuppressivum 4. Insertionssequenz 5. internationaler Standard 6. intraspinal 7. Ischämie-Score
i.S.: im Serum
ISA: 1. intravenöse Subtraktionsangiografie 2. intrinsische sympathomimetische Aktivität
ISC: 1. in-situ-carcinoma 2. Interstitialzellen
ISCOM: immunstimulierender Komplex
ISD: Isosorbiddinitrat
ISDN: Isosorbiddinitrat
ISE: 1. inneres Saumepithel 2. ionenselektive Elektrode
ISF: interstitielle Flüssigkeit
ISG: 1. Iliosakralgelenk 2. Immunserumglobulin
ISH: isolierte systolische Hypertonie
ISI: 1. Initial Slope Index 2. Interstimulus-Intervall
ISK: intermittierender Selbstkatheterismus
ISMN: Isosorbidmononitrat
ISN: Inosin
ISO: International Standardization Organization
ISP: 1. insulinspezifische Protease 2. Interspinalebene 3. intrazelluläre Serinproteinase 4. Isoprenalin 5. Isoproterenol
ISR: 1. individualspezifische Reaktion 2. Interskapularraum 3. interstitieller Raum
ISS: 1. Injury Severity Score 2. Isoxsuprin
IST: 1. Insulinschocktherapie 2. Intelligenzstruktur-Test
ISTA: Isthmusstenose der Aorta
ISW: Interstitialwasser
IT: 1. immunologische Toleranz 2. Immunotoxin 3. Immuntherapie 4. Immuntoleranz 5. Inhalationstherapie 6. intrathorakal 7. Intubation
ITA: induzierte Thrombozytenaggregation
ITB: Ipratropiumbromid
ITBV: intrathorakales Blutvolumen
ITEC: intraglomeruläre Tubulusepithelzellen
ITF: Interferon
ITGV: intrathorakales Gasvolumen
ITh: Intensivtherapie
i.th.: intrathekal
ITN: 1. Intratrachealnarkose 2. Intubationsnarkose
ITP: 1. idiopathische thrombozytopenische Purpura 2. Inosintriphosphat 3. intratubares Pessar
ITr: intratracheal
ITT: Insulintoleranztest
I.U.: International Unit
i.u.: intrauterin
IUD: intrauterine device
5-IUDR: 5-Ioduracil-2'-desoxyribosid
IUFT: intrauteriner Fruchttod

IUG: Infusionsurogramm
IUI: intrauterine Insemination
IUM: intrauterine Mangelentwicklung
IUP: Intrauterinpessar
IUT: intrauterine Transfusion
IV: 1. interventrikulär 2. intervertebral 3. intraventrikulär
i.v.: intravenös
IVBAK: intravaskuläres bronchioloalveoläres Karzinom
IVC: 1. inspiratorische Vitalkapazität 2. intravenöse Cholangiografie 3. intravenöses Cholangiogramm 4. isovolumetrische Kontraktion
IVDSA: intravenöse digitale Subtraktionsangiografie
IVF: 1. In-vitro-Fertilisation 2. intravasale Flüssigkeit
IVF/ET: In-vitro-Fertilisation plus Embryo-Transfer
IVGTT: intravenöser Glukosetoleranztest
IVH: Invaginationshöhle
IVI: 1. intravenöse Infusion 2. isovolumetrischer Index
IVIG: intravenöse Immunglobuline
IVK: Indikatorverdünnungskurve
IVLD: intraventrikulärer Leitungsdefekt
IVP: intravenöses Pyelogramm
IVR: intravasaler Raum
IVRA: intravenöse Regionalanästhesie
IVT: 1. idiopathische ventrikuläre Tachykardie 2. intravenöse Transfusion
i.vt.: intraventrikulär
IVU: 1. intravenöse Urografie 2. intravenöses Urogramm
IWAAK: inkomplette Wärmeautoantikörper
IWQOL: Impact of Weight on Quality of Life
IZ: 1. Injektionszeit 2. Inklinationszeit 3. Interzellularsubstanz 4. Intrazellularraum
IZB: intrazerebrale Blutung
IZF: Intrazellularflüssigkeit
IZI: ischämischer zerebraler Insult
IZR: Intrazellularraum
IZS: Insulin-Zink-Suspension
IZSH: Interstitialzellen-stimulierendes Hormon
IZW: intrazelluläres Wasser
J: 1. Ionendosis 2. Jod 3. Joule
JAI: juvenile amaurotische Idiotie
JBE: japanische B-Enzephalitis
JCA: juvenile chronische Arthritis
JCP: juvenile chronische Polyarthritis
JGA: juxtaglomerulärer Apparat
JGC: juxtaglomeruläre Zellen
JGI: juxtaglomerulärer Index
JH: juveniles Hormon
JHMO: Jarisch-Herxheimer-Reaktion
JIB: jejunoilealer Bypass
JLNS: Jervell-Lange-Nielsen-Syndrom
JM: Jendrassik-Manöver
JODA: juvenile-onset diabetes of adult
JP: juvenile Polyposis
JPD: juvenile plantare Dermatose
JRA: juvenile rheumatoide Arthritis
5-JUDR: 5-Jodurazil-2'-desoxyribosid
5-JÜZ: 5-Jahres-Überlebenszeit
JV: Jugularvene
JVP: Jugularvenenpuls
JWG: Jugendwohlfahrtsgesetz
JZ: Jodzahl
K: 1. Dissoziationskonstante 2. Enzephalisationsfaktor 3. Kalium 4. Kathode 5. Kell-Blutgruppen 6. Kelvin
k: Boltzmann-Konstante
17-K: 17-Ketosteroide
K': apparente Dissoziationskonstante
KA: 1. Kälteagglutination 2. Kälteagglutinin 3. Katecholamin 4. Kationenaustauscher 5. Ketoandrosteron 6. Ketoazidose 7. Knochenalter 8. Kontaktallergie
kA: Kiloampere
K_a: Aziditätskonstante
KAAK: Kälteautoantikörper
KAB: Koronararterien-Bypass

KAF: Kinase-aktivierender Faktor
KAG: 1. Karotisangiografie 2. Karotisarteriografie 3. Koronarangiografie
KAR: Kassenarztrecht
kat: Katal
KAVB: kompletter AV-Block
KB: 1. Koagulationsband 2. Kreuzband
KBE: koloniebildende Einheit
Kbp: 1. Kilobasenpaare 2. Kreislaufbelastungsprüfung
kBq: Kilobecquerel
KBR: Komplementbindungsreaktion
KBT: konzentrative Bewegungstherapie
KBV: Kassenärztliche Bundesvereinigung
KCE: Keratoconjunctivitis epidemica
kCi: Kilocurie
KCS: Keratoconjunctivitis sicca
KD: Kathodendauer
kD: Kilodalton
KDO: 1. 2-Keto-3-desoxyoctansäure 2. Ketodesoxyoctonat
KDS: Klinischer Diagnoseschlüssel
KE: 1. Kallikrein-Einheit 2. Kaninchen-Einheit 3. katalytische Einheit 4. Katzen-Einheit 5. kinetische Energie 6. Kontaktekzem 7. Kontaktenzym 8. Kontrasteinlauf
KEA: karzino-embryonales Antigen
KEL: Knie-Ellenbogen-Lage
KEP: künstliches endokrines Pankreas
KET: Katelektrotonus
keV: Kiloelektronenvolt
KEZ: Kortisonentzug
KF: Kammerflimmern
k_f: Filtrationskoeffizient
Kfo: Kieferorthopädie
KFU: Krebsfrüherkennungsuntersuchungen
KFZ: Krebsforschungszentrum
KG: 1. Kiefergelenk 2. Körpergewicht 3. Krankengymnastik 4. Krebsgene 5. Kryoglobulin
kg: Kilogramm
α-KG: Alpha-Ketoglutarat
kgrd: Kilogrammrad
KGS: 1. 17-ketogene Steroide 2. Ketoglutarsäure
17-KGS: 17-ketogene Steroide
KGTT: Kortison-Glukosetoleranztest
KGW: Körpergewicht
KH: 1. Kieferhöhle 2. Kohlenhydrat
KHBW: Kleinhirn-Brückenwinkel
KHE: koronare Herzerkrankung
KHF: koreanisches hämorrhagisches Fieber
KHK: koronare Herzkrankheit
KHT: kindliche Herztöne
KHV: Knie-Hacken-Versuch
kHz: Kilohertz
KI: 1. Karnofsky-Index 2. Kompetenz-Index 3. Kontraktilitätsindex 4. Koronarinsuffizienz 5. künstliche Intelligenz
K_ic: intrazelluläres Kalium
KID: Krebsinformationsdienst
KIE: Kallikrein-Inhibitor-Einheit
KIT: 1. konventionelle Insulintherapie 2. Kriseninterventionsteam
KK: Keratinkinase
KKG: Kinetokardiografie
KKH: Kreiskrankenhaus
KKK: Katzenkratzkrankheit
KKM: kongestive Kardiomyopathie
KKS: Kallikrein-Kinin-System
KKT: Körperkerntemperatur
KL: 1. Kerley-Linien 2. kutane Leishmaniose
Kl.P.: Klinikpackung
KM: 1. Kanamycin 2. Kernmembran 3. Knochenmark 4. Kontraktionsmahlzeit 5. Kontrastmittel
K_m: Michaelis-Konstante
KMC: kritische Mizellenkonzentration
KMD: Karboxymethyldextran
KMEF: Keratin, Myosin, Epidermin, Fibrin

KMG: Knochenmineralgehalt
KMI: Knochenmarksinsuffizienz
KMK: kritische Mizellenkonzentration
kMol: Kilomol
KMP: Kardiomyopathie
KMR: kernmagnetische Resonanz
KMT: Knochenmarktransplantation
KNA: Kosten-Nutzen-Analyse
KNL: Kalium, Natrium, Lactat
KO: Körperoberfläche
KOD: kolloidosmotischer Druck
KOF: Körperoberfläche
KÖF: Klappenöffnungsfläche
KOKM: kongestive obstruktive Kardiomyopathie
KP: 1. Karotispuls 2. Keratitis punctata 3. Klinikpackung 4. Krankenpfleger 5. Kreatinphosphat
kPa: Kilopascal
KPDA: Katheterperiduralanästhesie
KPE: komplexe physikalische Entstauungstherapie
KPF: Ketoprofen
KPG: Koproporphyrinogen
KPH: Krankenpflegehelfer
KPI: karyopyknotischer Index
KPK: 1. Karotispulskurve 2. Kreatinphosphokinase
KPL: kontinuierliche Peritoneallavage
KPR: 1. kardiopulmonale Reanimation 2. Kollodiumpräzipitationsreaktion
KPS: 1. Koronarpflegestation 2. Kreatinphosphorsäure
KR: 1. Kahn-Trübungsreaktion 2. Kolonresektion
KRB: Krebs-Ringer-Bicarbonatpuffer
KRK: kolorektales Karzinom
Krkh.: Krankheit
KRP: 1. Kolmer-Test mit Reiter-Proteinantigen 2. Krebs-Ringer-Phosphatlösung
KRZ: Kreislaufregulationszentren
KS: 1. Kaposi-Sarkom 2. kardiogener Schock 3. Kardioselektivität 4. Kawasaki-Syndrom 5. Keratansulfat 6. Klopfschall 7. Koronarsinus 8. Krankenschwester 9. Kreislaufstillstand
17-KS: 17-Ketosteroid
K_s: Substratkonstante
KSD: 1. Kammerseptumdefekt 2. Karotissinus-Druck
KSE: korrigierte Sinusknoten-Erholungszeit
KSHV: Kaposi-Sarkom-assoziiertes Herpesvirus
KSKEZ: korrigierte Sinusknoten-Erholungszeit
KSS: 1. Karotissinus-Syndrom 2. Kearns-Sayre-Syndrom
KST: Kernspintomografie
KSU: kontrollierte sequenzielle Ultrafiltration
KT: 1. Kammertachykardie 2. Kerntemperatur 3. konnatale Toxoplasmose 4. Körpertemperatur
KTG: 1. Kardiotachografie 2. Kardiotokografie 3. Kardiotokogramm
KTR: Kindertumorregister
KTS: Karpaltunnelsyndrom
KTW: Krankentransportwagen
KUVG: Kranken- und Unfallversicherungsgesetz
KV: 1. Kassenärztliche Vereinigung 2. Kernverschiebung 3. Komplementärvolumen 4. Krankenversicherung 5. Krebsvorsorge
kV: Kilovolt
kVA: Kilovoltampere
KVD: Kassenärztliche Vereinigung Deutschlands
KVdR: Krankenversicherung der Rentner
KVI: Kernverschiebungsindex
KVKG: Krankenversicherungskostendämpfungsgesetz
KVT: kognitive Verhaltenstherapie
KW: 1. Kammerwinkel 2. Kernphasenwechsel 3. Kohlenwasserstoff 4. Kurzwelle
kW: Kilowatt
kWh: Kilowattstunde
KWS: Kimmelstiel-Wilson-Syndrom
KWT: Kurzwellentherapie
KZ: 1. Kernzahl 2. Konzentrationszeit 3. körperlicher Zustand 4. Kräftezustand 5. Kreislaufzeit 6. kryptogene Zirrhose

KZBV: Kassenzahnärztliche Bundesvereinigung
KZV: **1.** Kassenzahnärztliche Vereinigung **2.** Krankenhauszweckverband
L: **1.** Induktivität **2.** Lactobacillus **3.** Länge **4.** Leitungsanästhesie **5.** Leucin **6.** Lichtmenge **7.** Limes **8.** lingual **9.** Liquor **10.** Loschmidt-Zahl **11.** Löslichkeitsprodukt **12.** Lues **13.** Lumbalsegment
l: Liter
L II: Lues II
L III: Lues III
λ: Wellenlänge
LA: **1.** Laktatazidose **2.** Latexagglutination **3.** Lebensalter **4.** Leeraufnahme **5.** Leitungsanästhesie **6.** linkes Atrium **7.** Lokalanästhesie **8.** Lupusantikoagulans **9.** lymphovenöse Anastomose
La: Lambert
l.a.: lege artis
LAB: linksanteriorer Faszikelblock
LAC: **1.** linksatriale Kontraktion **2.** Lupusantikoagulans-Antikörper
LAD: **1.** leukocyte adhesion deficiency syndrome **2.** linksatrialer Durchmesser
LADA: latent autoimmune diabetes in adults
LADI: linksatrialer Dimensionsindex
LAE: Lungenarterienembolie
LAEDV: linksatriales enddiastolisches Volumen
LAEF: linksatriale Ejektionsfraktion
LAESV: linksatriales endsystolisches Volumen
LAF: **1.** linker anteriorer Faszikel **2.** Lymphozyten-armierender Faktor
LAH: **1.** linksanteriorer Hemiblock **2.** linksatriale Hypertrophie
LAHB: linksanteriorer Hemiblock
LAIT: Latexagglutination-Inhibitionstest
LAK: **1.** Landesapothekerkammer **2.** Leukozytenantikörper **3.** Lymphokin-aktivierte Killerzellen
LÄK: Landesärztekammer
LAL: Limulus-Amöbozytenlysat
LAM: **1.** L-Asparaginase, Methotrexat **2.** Laktationsamenorrhoe-Methode
LAMMA: Laser-Mikrosonden-Massen-Analysator
LANA: Laser-assistierte Nervenanastomose
LAP: Leucinaminopeptidase
Lap.: **1.** Laparoskopie **2.** Laparotomie
LAPOCA: L-Asparaginase, Prednison, Vincristin (*engl.* oncovin), Cytarabin, Adriamycin
LAR: **1.** Latexagglutinationsreaktion **2.** linksatrialer Rhythmus
LAS: **1.** lokales Anpassungssyndrom **2.** Lymphadenopathiesyndrom
LASIK: Laser-in-situ-Keratomileusis
LATS: long-acting thyroid stimulator
LAV: **1.** Lymphadenopathie-assoziiertes Virus **2.** Lymphadenopathie-Virus
LAW: Lungenarteriolenwiderstand
LB: **1.** Leberbiopsie **2.** Lingualbogen
LBB: Lenden-Becken-Beinwinkel
LBC: Lymphadenosis benigna cutis
LBF: Lactobacillus-bulgaricus-Faktor
LBI: Längenbreitenindex
LBL: **1.** Lymphoblastenleukämie **2.** lymphoblastisches Lymphom
LBP: Leberblindpunktion
LBV: Lungenblutvolumen
LC: **1.** Leberzirrhose **2.** Letalkonzentration
LCA: **1.** Leber congenitale Amaurose **2.** Ligamentum cruciatum anterius
LCAT: Lecithin-Cholesterin-Acyltransferase
LCF: Leuconostoc-citrovorum-Faktor
LCI: Lungenclearance-Index
LCIA: Lumineszenz-Cofaktor-Immunoassay
LCIS: lobuläres Carcinoma in situ
LCM: **1.** latente Cardiomyopathie **2.** lymphozytäre Choriomeningitis

LCP: Ligamentum cruciatum posterius
LCR: **1.** ligase chain reaction **2.** Ligase-Kettenreaktion
LCS: Liquor cerebrospinalis
LCT: Larva cutanea tarda
LCTA: lymphozytotoxischer Antikörper
LD: **1.** Lactatdehydrogenase **2.** Längsdurchmesser **3.** larvierte Depression **4.** Letaldosis **5.** letale Dosis **6.** Lipodystrophie **7.** Lymphozyten-Determinante
ld: dualer Logarithmus
LD$_{50}$: **1.** Dosis letalis 50 **2.** mittlere letale Dosis
LDD: langsame diastolische Depolarisation
LDE: Lauratdiethamid
LDF: **1.** Laser-Doppler-Fluxmetrie **2.** Lymphozyten-Depressionsfaktor
LDH: **1.** Lactatdehydrogenase **2.** LD-Heparin
LDL: low-density lipoprotein
LDL-C: LDL-Cholesterin
LDS: Laser-Doppler-Spektroskopie
LE: **1.** Leberextrakt **2.** Lungenembolie **3.** Lupus erythematodes
Le: Lewis-Blutgruppen
L.e.: Lupus erythematodes
LEBK: latente Eisenbindungskapazität
LEC: Lupus erythematodes chronicus
LED: Lupus erythematodes disseminatus
LEIA: Lumineszenz-Enzym-Immunoassay
L-EKG: Langzeitelektrokardiografie
LESVI: linksventrikulärer endsystolischer Volumenindex
LET: linearer Energietransfer
let.: letalis
LE-TUMT: Niedrig-Energie-TUMT
Leu: Leucin
Leuko: Leukozyt
LEV: **1.** Levetiracetam **2.** Lupus erythematodes visceralis
LF: **1.** Lactoferrin **2.** Lichtschutzfaktor **3.** Ligamenta flava **4.** Limes-Flockung **5.** Lungenfibroblast **6.** Lungenfibrose **7.** Lymphfluss
LFMK: lösliche Fibrinmonomer-Komplexe
LFP: langsame Füllungsphase
LFS: Leberfunktionsszintigrafie
LFT: **1.** Latexfixationstest **2.** Leberfunktionstest
LFW: langsame Füllungswelle
LG: **1.** Lebendgewicht **2.** Leucylglycin **3.** lipophagisches Granulom **4.** Lymphangiogramm **5.** Lymphogramm **6.** Lymphogranulomatose
LGH: lactogenes Hormon
LGL: Lown-Ganong-Levine-Syndrom
LGS: Leber-Galle-Szintigrafie
LGT: Limulus-Gelierungstest
LGTI: lower genital tract infection
LGV: Lymphogranuloma venereum
LH: **1.** Lues hereditaria **2.** Lungenhämosiderose **3.** luteinisierendes Hormon **4.** luteotropes Hormon
LHA: Landesheilanstalt
LHD: Lipoprotein mit hoher Dichte
LHH: **1.** linker hinterer Hemiblock **2.** Linksherzhypertrophie
LHI: Linksherzinsuffizienz
LHK: Linksherzkatheter
LHPO: Lipidhydroxyperoxid
LHQ: Lungen-Herz-Quotient
LH-RF: **1.** LH-Releasing-Faktor **2.** Luteinizing-hormone-releasing-Faktor
LH-RH: **1.** LH-Releasing-Hormon **2.** luteinisierendes Hormon-Releasing-Hormon **3.** Luteinizing-hormone-releasing-Hormon
LHS: **1.** lokale hyperbare Sauerstofftherapie **2.** lymphoides Hyperplasie-Syndrom
LHT: Lwoff-Horne-Tournier-System
LHV: Linksherzversagen
LI: **1.** Lateralinfarkt **2.** Leistungsindex
Li: Lithium
L.i.: Lamblia intestinalis
LIA: Lumineszenz-Immunoassay
LIF: **1.** Leukozytenmigration-inhibierender Faktor **2.** Leukozy-

tenmigration-Inhibitionsfaktor **3**. Leukozytose-induzierender Faktor

LIHD: limitierte isovolämische Hämodilution

LIP: lymphoide interstitielle Pneumonie

Liq.: **1**. Liquidum **2**. Liquor

LIS: Lumbago-Ischias-Syndrom

LISL: Laser-intrakorporale Stoßwellenlithotripsie

LISS: less invasive stabilization system

LIT: Leber-Inkorporationstest

LITT: laserinduzierte Thermotherapie

LJ: Lebensjahr

LK: **1**. Lamellenkörper **2**. Lumineszenzkammer **3**. Lymphknoten

LKFS: langkettige Fettsäuren

LKG: Lippen-Kiefer-Gaumen

LKH: Landeskrankenhaus

LKK: **1**. Landkrankenkasse **2**. Landwirtschaftliche Krankenkasse

LKM: latente Kardiomyopathie

LKS: Lymphknotenschwellung

LKT: langkettige Triglyceride

LL: **1**. Leberlipase **2**. lepromatöse Lepra **3**. Luftleitung **4**. lymphatische Leukämie

LLF: Laki-Lorand-Faktor

LLM: lokalisierte Leukozytenmobilisation

LM: **1**. Lebensmonat **2**. Lentigo maligna **3**. Lichtmikroskop **4**. Lincomycin **5**. Listeria monocytogenes **6**. Lunarmonat **7**. Lysosomenmembran

lm: Lumen

LMA: **1**. laryngeal mask airway **2**. Larynxmaske **3**. Laser-Mikrospektralanalyse **4**. Lebermembran-Autoantikörper

LMAF: Lymphozytenmigration-aktivierender Faktor

LMAT: Leukozytenmigration-in-Agarose-Test

LME: Lysinmethylester

LMF: **1**. Leukeran, Methotrexat, 5-Fluorouracil **2**. leukozytenmobilisierender Faktor **3**. lipidmobilisierender Faktor

LMFP: Leukeran, Methotrexat, 5-Fluorouracil, Prednison

LMG: Lebensmittelgesetz

LMGA: Lävo-Malposition der großen Arterien

LMH: lipidmobilisierendes Hormon

LMHT: Leukozytenmigrations-Hemmtest

LMIF: Leukozytenmigrations-Inhibitionsfaktor

LMIT: Leukozytenmigrations-Inhibitionstest

LML: late mediolaterale Episiotomie

LMM: **1**. leichtes Meromyosin **2**. Lentigo-maligna-Melanom

LMMI: linksventrikulärer Muskelmasse-Index

LMR: linguomandibulärer Reflex

LMT: Leukozyten-Migrationstest

LMTH: luteomammotropes Hormon

LMV: Leberminutenvolumen

LN: Lupusnephritis

Ln.: Lymphonodus

LNA: leitender Notarzt

Lnn.: Lymphonodi

LNS: Lesch-Nyhan-Syndrom

Lny: Lagenystagmus

LOH: loss of heterozygosity

LOMAC: Leucovorin, Vincristin (*engl.* oncovin), Methotrexat, Adriamycin, Cyclophosphamid

LP: **1**. Latenzperiode **2**. letzte Periode **3**. Lichtperzeption **4**. Lipidphyron **5**. Lipoprotein **6**. Lumbalpunktion **7**. Lungenpunktion **8**. Lymphopoese **9**. Lymphozytopoese

L/P: Lactat/Pyruvat-Quotient

LPA: linke Pulmonalarterie

Lp-A: Lipoprotein A

LPAR: lokale passive Arthus-Reaktion

LPAT: Lysophosphatidylacyltransferase

LPB: links-posteriorer Faszikelblock

Lp-B: Lipoprotein B

LPC: Lysophosphatidylcholin

Lp-C: Lipoprotein C

LPCh: Lysophosphatidylcholin

LPD: Lutealphasendefizit

LPEP: linksventrikuläre Präejektionsphase

LPEPC: Lysopolyenylphosphatidylcholin

LPF: **1**. Leukopenie-Faktor **2**. linker posteriorer Faszikel

LPFB: links-posteriorer Faszikelblock

LPG: Leber-Pankreas-Gallenblase

LPh: **1**. Leukozytenphosphatase **2**. lipotropes Hormon

LPHB: linksposteriorer Hemiblock

LPHL: lymphozytenprädominante Hodgkin-Lymphome

LPHT: Lipopolysaccharid-Hauttest

LPI: Leistungspulsindex

LPL: Lipoproteinlipase

LPLA: Lipoproteinlipase-Aktivität

LPP: **1**. Leberphosphorylase-phosphatase **2**. Lipothiamidpyrophosphat **3**. lysinreiches Polypeptid

LPS: Lipopolysaccharid

lps: Liter pro Sekunde

LPV: **1**. linke Pulmonalvene **2**. Lymphopathia venerea

LPVCS: links persistierende Vena cava superior

LP-X: Lipoprotein X

LR: **1**. Lichtreaktion **2**. Limes-Reaktion

LRE: Lichen ruber exanthematicus

LRF: Luteinisierungshormon-Releasing-Faktor

LRG: Längsrheogramm

LRH: Luteinisierungshormon-Releasing-Hormon

LRP: Lipid-Remnant-Rezeptor

LRR: Lichtreflexionsrheografie

LRS: **1**. Lese- und Rechtschreibschwäche **2**. Links-Rechts-Shunt

LRSh: Links-Rechts-Shunt

LS: **1**. Laparoskopie **2**. limbisches System **3**. lumbosakral **4**. Lutealsteroide **5**. Lymphosarkom **6**. Lymphoszintigrafie

L/S: Lecithin/Sphingomyelin-Quotient

LSA: Lichen sclerosus et atrophicus

LSAI: linksventrikulärer Schlagarbeits-Index

LSB: Linksschenkelblock

LSD: **1**. Lungen-Standarddiagnostik **2**. Lysergsäurediäthylamid

LSE: lumbale Sympathektomie

LSF: **1**. linker septaler Faszikel **2**. Lymphozytose-stimulierender Faktor

LSFB: linker septaler Faszikelblock

LSG: Landessozialgericht

Lsg.: Lösung

LSH: lymphozytenstimulierendes Hormon

LSHF: laterale Schenkelhalsfraktur

LSK: Leukosarkomatose

LSLP: leberspezifisches Lipoprotein

LSM: Lysergsäuremorpholid

LSND: Lipoproteine sehr niedriger Dichte

LSP: leberspezifisches Protein

L-Sp.: Lippenspalte

LSR: **1**. Labyrinthstellreflexe **2**. Lues-Seroreaktion

lSSk: limitierte systemische Sklerose

LST: **1**. Leitstelle **2**. Lymphozytenstimulationstest **3**. Lysindecarboxylase-Sulfhydrase-Testnährboden

LSZ: Lese-Schreib-Zentrum

LT: **1**. Labyrinth-Test **2**. Läppchentest **3**. Larynxtubus **4**. Lebenstag **5**. Lebertransplantation **6**. Leukotrien **7**. Lichttherapie **8**. Linkstyp **9**. Lues-Test **10**. Lymphotoxin **11**. Lymphozytentransformation

LT₃: Levo-Triiodthyronin

LT₄: Levo-Tetraiodthyronin

LTA: **1**. laboratoriumstechnischer Assistent **2**. Leukotrien A

LTB: **1**. Laryngotracheobronchitis **2**. Leukotrien B

LTC: **1**. Lanatosid C **2**. Leukotrien C

LTD: **1**. Leistungstest bei endogener Depression **2**. Leukotrien D

LTE: Leukotrien E

LTF: **1**. lipotroper Faktor **2**. Lymphozytentransformationsfaktor

LTG: Lamotrigin

LTH: **1**. lactotropes Hormon **2**. lipotropes Hormon **3**. luteotropes Hormon

LTHRF: LTH-Releasing-Faktor

LTP: Lasertrabekuloplastik
LTS: 1. Larynx-Tubus-Suction 2. linker Tawara-Schenkel
LT-S: Larynx-Tubus-Suctioning
LTT: 1. Latex-Tropfentest 2. Lipoprotein-Trübungstest 3. Lymphozytentransformationstest
LTX: Lebertransplantation
Lu: Lutheran-Blutgruppen
LUO: linkes Ureterostium
LUTS: lower urinary tract symptoms
LV: 1. Lebendvakzine 2. Lebensversicherung 3. Lebervolumen 4. linker Ventrikel 5. linksventrikulär
LVA: 1. Landesversicherungsanstalt 2. lymphovenöse Anastomose
LVAZ: linksventrikuläre Austreibungszeit
LVB: linksventrikuläre Belastung
LVD: linksventrikulärer Durchmesser
LVDD: linksventrikulärer diastolischer Durchmesser
LVDV: linksventrikuläres diastolisches Volumen
LVEDD: linksventrikulärer enddiastolischer Durchmesser
LVEDI: linksventrikulärer enddiastolischer Index
LVEDL: linksventrikuläre enddiastolische Faserlänge
LVEDV: linksventrikuläres enddiastolisches Volumen
LVEF: linksventrikuläre Ejektionsfraktion
LVER: linksventrikuläre Ejektionsrate
LVESD: linksventrikulärer endsystolischer Durchmesser
LVESL: linksventrikuläre endsystolische Faserlänge
LVESV: linksventrikuläres endsystolisches Volumen
LVFI: linksventrikulärer Funktionsindex
LVFV: linksventrikuläres Füllungsvolumen
LVH: 1. linker vorderer Hemiblock 2. linksventrikuläre Hypertrophie
LVHW: linksventrikuläre Hinterwand
LVI: Leitveneninsuffizienz
LVM: linksventrikuläre Muskelmasse
LVMI: linksventrikulärer Muskelmasse-Index
LVMM: linksventrikuläre Muskelmasse
LVMMI: linksventrikulärer Muskelmasse-Index
LVR: Lungenvolumenreduktionschirurgie
LVSD: linksventrikulärer systolischer Durchmesser
LVSL: linksventrikuläre Schlagleistung
LVSR: linksventrikuläre segmentale Relaxation
LVSV: 1. linksventrikuläres Schlagvolumen 2. linksventrikuläres systolisches Volumen
LVV: linkes Ventrikelvolumen
LVVD: Lebervenenverschlussdruck
LVVP: Leukeran, Vinblastin, Vincristin, Prednison
LW: 1. Langwelle 2. Leerwert 3. Lendenwirbel
LWK: Lendenwirbelkörper
LWS: Lendenwirbelsäule
lx: Lux
lxs: Luxsekunde
Ly: 1. Lymphozyten 2. Lysin
LYDMA: lymphocyte-determined membrane antigen
Lys: Lysin
LZ: 1. Lactonzahl 2. Latenzzeit 3. Leberzirrhose
LZH: Langerhans-Zellhistiozytose
LZK: Leydig-Zellkomplex
LZM: Lysozym
LZT: Langzeittherapie
M: 1. maligne 2. Masse 3. Massenzahl 4. Metabolit 5. Metastase 6. Methionin 7. Mitochondrion 8. Mitose 9. Mol 10. molar 11. molare Lösung 12. Molarität 13. Molarzahl 14. Morphin 15. Musculus 16. Myosin
m: 1. männlich 2. maskulin 3. Masse 4. Meter 5. molal 6. molar
µ: Mikron
M.: 1. Micrococcus 2. Morbus
M 0: keine Fernmetastasen nachweisbar
M 1: Fernmetastasen vorhanden
MA: 1. Medizinalassistent 2. Membranantigene 3. Menstruationsalter 4. Metaadrenalin 5. Mikroaggregation 6. Mitralareal 7. Muramidase-Aktivität
mA: Milliampere

µA: Mikroampere
MAA: 1. makroaggregiertes Albumin 2. Makroalbuminaggregat 3. Mitochondrien-assoziiertes Antigen
MAB: Morbus Addison-Biermer
MABD: mittlerer arterieller Blutdruck
MABOP: N-Lost (*engl.* mustargen), Adriamycin, Bleomycin, Vincristin (*engl.* oncovin), Prednison
MAC: 1. Membranangriffskomplex 2. Methotrexat, Actinomycin D, Cyclophosphamid 3. Methotrexat, Adriamycin, Cyclophosphamid 4. Mitomycin-C, Adriamycin, Cyclophosphamid
mac: Massenkonzentration
Mac.: Maceratio
MACC: Methotrexat, Adriamycin, Cyclophosphamid, CCNU
MACHO: Methotrexat, Asparaginase, Cyclophosphamid, Hydroxydaunorubicin, Vincristin (*engl.* oncovin)
MACOP-B: Methotrexat, Adriamycin, Cyclophosphamid, Vincristin (*engl.* oncovin), Prednison, Bleomycin
MAD: 1. Malonylaldehyd 2. MeCCNU, Adriamycin 3. Methylandrostendiol 4. mittlerer arterieller Druck 5. Myoadenylatdesaminase
MADDOC: N-Lost (*engl.* mechlorethamine), Adriamycin, Dacarbazin, DDP, Vincristin (*engl.* oncovin), Cyclophosphamid
MAF: Makrophagenaktivierungsfaktor
mAF: mittlerer absoluter Fehler
MAFP: Alphafetoprotein im mütterlichen Serum
MAG: Myelin-assoziiertes Glykoprotein
M-Ag: Matrix-Antigen
MAI: Mycobacterium avium-intracellulare
MAID: Mesna, Adriamycin, Interleukin-3, Dacarbazin
maj.: major
MAK: 1. maximale Arbeitsplatzkonzentration 2. mikrosomaler Antikörper 3. monoklonaler Antikörper
MAL: 1. Malabsorptionssyndrom 2. Medioaxillarlinie
Mal.: Malat
MAMV: maximales Atemminutenvolumen
MAN: 1. Mannose 2. mobile ambulante Nachbehandlung
MANV: Massenanfall von Verletzten
MAO: 1. maximal acid output 2. Monoaminooxidase 3. Monoaminoxidase
MAOB: Monoaminooxidase B
MAOH: 1. MAO-Hemmer 2. Monoaminooxidasehemmer 3. Monoaminoxidasehemmer
MAOI: Monoaminooxidaseinhibitor
MAOS: mikrosomales Alkohol-Oxidationssystem
MAP: 1. M-assoziiertes Protein 2. Makroalbumin-Partikel 3. mean arterial pressure 4. Melphalan, Adriamycin, Prednison 5. Membranaktionspotenzial 6. 6-Methyl-17-acetoxyprogesteron 7. mitogen-aktivierte Proteinkinase 8. mittleres Aktionspotenzial 9. monophasisches Aktionspotenzial 10. Mundantrumperforation 11. Muskeladenosinphosphorsäure 12. Muskelaktionspotenzial 13. Muskelantwortpotenzial
MAPC: multipotent adult progenitor cells
MAPK: MAP-Kinase
MAPKK: MAP-Kinase-Kinase
MAQ: mittleres Abweichungsquadrat
mÄq: Milliäquivalent
MAR: maximal akzeptables Risiko
MAS: 1. Malabsorptionssyndrom 2. Malassimilationssyndrom 3. Mekonium-Aspirationssyndrom
mAs: Milliamperesekunde
MASA: Morgagni-Adams-Stokes-Anfall
MAST: multipler Allergen-Simultantest
MAT: malignes anaplastisches Teratom
MATA: membranassoziierte Tumorantigene
MAV: Mund-Antrum-Verbindung
MAWZ: mittlere akrale Wiedererwärmungszeit
MB: 1. Methylenblau 2. Myeloblast
Mb: 1. Melanoblast 2. Myoglobin
mb: Millibar
MBA: 1. Methylbenzylalkohol 2. Mittelwert des biologischen Alters
M-BACOD: Methotrexat, Bleomycin, Adriamycin, Cyclophospha-

mid, Vincristin (*engl.* oncovin), Dexamethason
MBAO: Methyl-bis-aminoxid
mbar: Millibar
MBBA: Methoxybenzoylbromacrylat
MBC: 1. Methotrexat, Bleomycin, Cisplatin 2. Methylbenzylchlorid 3. minimum bactericidal concentration
MbCO: Kohlenmonoxidmyoglobin
MBD: Methotrexat, Bleomycin, DDP
MBH: reduziertes Methylenblau
MBK: minimale bakterizide Konzentration
MBL: 1. Myeloblastenleukämie 2. myeloblastische Leukämie
MBLA: mausspezifisches B-Lymphozyten-Antigen
MBN: maligner blauer Nävus
MbO$_2$: Oxymyoglobin
MBP: 1. Magen-Breipassage 2. myelinbasisches Protein
MBq: Megabecquerel
MBR: Müller-Ballungsreaktion
MBSG: Mikroblutkörperchensenkungsgeschwindigkeit
MBTS: modifizierter Blalock-Taussig-Shunt
MBU: Mikroblutuntersuchung
MC: 1. mesangiale Zellproliferation 2. Methicillin 3. Mineralocorticoid 4. Minocyclin 5. Mitomycin 6. Mitoxantron, Cytarabin 7. Morbus Crohn 8. motorischer Cortex 9. Myocarditis
mC: Millicoulomb
µC: Mikrocoulomb
MCA: 1. mesenteriokavale Anastomose 2. mesokavale Anastomose
MCAR: Mischzellagglutinationsreaktion
McB: McBurney-Punkt
MCBP: Melphalan, Cyclophosphamid, BCNU, Prednison
MCD: minimale zerebrale Dysfunktion
MCF: Makrophagen-chemotaktischer Faktor
MCG: 1. Magnetokardiografie 2. Mechanokardiografie 3. Mikrogramm
MCGP: Minimal-changes-Glomerulopathie
MCH: 1. mean corpuscular hemoglobin 2. Mikrokolpohysteroskopie
MCHC: mean corpuscular hemoglobin concentration
MCi: 1. Megacurie 2. Millicurie
µCi: Mikrocurie
MCIF: macrophage cytotoxicity-inducing factor
mCih: Millicurie/Stunde
MCIM: Methylcholanthren-induziertes Muskelsarkom
MCL: Medioklavikularlinie
MCLS: mukokutanes Lymphknotensyndrom
MCP: Melphalan, Cyclophosphamid, Prednison
MCR: metabolische Clearance-Rate
MCS: multiple chemische Sensibilität
M-CSF: macrophage colony stimulating factor
MCTD: mixed connective tissue disease
MCU: Miktionszystourethrogramm
MCUG: Miktionszystourethrogramm
MCV: 1. mean corpuscular volume 2. Methotrexat, Cisplatin, Vinblastin
MD: 1. Macula densa 2. manisch-depressiv 3. Maximaldosis 4. Meckel-Divertikel 5. Medical Doctor 6. Mitteldruck 7. mittlere Dosis 8. Muskeldystrophie 9. myotonische Dystrophie
Md: Mutationsdifferenz
MDA: 1. Malondialdehyd 2. Methylendioxyamphetamin 3. Monodehydroascorbinsäure
MDB: Magen-Darm-Blutung
MDBl: Magen-Darm-Blutung
MDE: manisch-depressive Erkrankung
MdE: Minderung der Erwerbsfähigkeit
MDES: malignes Dopa-Entzugssyndrom
MDF: 1. Myocardial-Depressant-Faktor 2. Myokard-Depressor-Faktor
MDG: mittlerer Druckgradient
MDH: 1. Malatdehydrogenase 2. Milchsäuredehydrogenase
MDHR: Middlebrook-Dubos-Hämagglutinationsreaktion
MDK: 1. Magen-Darm-Kanal 2. manisch-depressiver Krankheitsprozess
MDP: 1. Magen-Darm-Passage 2. manisch-depressive Psychose 3. maximales diastolisches Potenzial 4. Methyldiphosphonat
MDR: Multidrug-Resistenz-Gen
MDS: myelodysplastisches Syndrom
MDT: Magen-Darm-Trakt
ME: 1. Mache-Einheit 2. Masseneinheit 3. Mäuseeinheit 4. Meningoenzephalitis 5. Methylephedrin 6. Minutenexkretion 7. Montevideo-Einheit 8. Morgan-Einheit 9. motorische Einheit
Me: Menton
mE: Millieinheit
M$_e$: Elektronenmasse
MEA: 1. Monoethanolamin 2. multiple endokrine Adenomatose 3. multiple endokrine Adenopathie
MEAS: maximale exspiratorische Atemstromstärke
MEB: Methylenblau
MeCP: MeCCNU, Cyclophosphamid, Prednison
MECY: Methotrexat, Cyclophosphamid
MED: 1. maximale Einzeldosis 2. minimale effektive Dosis 3. minimale Erythemdosis 4. mittlere Einzeldosis 5. mittlerer Erythrozytendurchmesser
MEE: Methylethylether
MEES: Mainz Emergency Evaluation Score
MEF: 1. maximaler exspiratorischer Flow 2. maximaler exspiratorischer Fluss
MeFA: MeCCNU, 5-Fluorouracil, Adriamycin
MEFR: maximale exspiratorische Flussrate
MEFV: maximale exspiratorische Fluss-Volumen-Kurve
MEG: 1. Magnetenzephalografie 2. Monoethylenglykol
MEH: mittlere erythrozytäre Hämoglobinkonzentration
MEHA: multiple endokrine hereditäre Adenomatose
MEK: 1. maximale Emissionskonzentration 2. Methylethylketon
MELAS: mitochrondriale Myopathie, Enzephalopathie, Laktazidose, apoplektiforme Episoden
MEM: 1. Makrophagen-Elektrophorese-Mobilitätstest 2. minimales essenzielles Medium
MEN: multiple endokrine Neoplasie
MeOH: Methylalkohol
MEOS: mikrosomales Ethanoloxidationssystem
MEP: 1. motorisch evozierte Potenziale 2. motorische Endplatte
MEPA: Methotrexat, Endoxan, Purinethol, Arabinosid-C
MEPP: motorisches Endplattenpotenzial
MEQ: Methaqualon
meq: Milliäquivalent
MER: 1. Methanol-extrahierbarer Rückstand 2. mittlere Ejektionsrate 3. Muskeleigenreflex
MERRF: Myoklonusepilepsie mit ragged red fibres
MES: 1. maximaler Elektroschock 2. mikrosomales Enzymsystem
MESA: 1. microsurgical epididymal sperm aspiration 2. mikrochirurgische epididymale Spermienaspiration
Mesc: Mescalin
MESGN: mesangioproliferative Glomerulonephritis
Met: Methionin
Meta: Metaldehyd
Met-Hb: Methämoglobin
MeThCh: Methylthiocholin
MEV: mittleres Erythrozytenvolumen
MeV: Megaelektronenvolt
MEX: maximaler Exspirationsdruck
MF: 1. maximale Flussrate 2. Megafarad 3. Melaminformaldehyd 4. Methotrexat, 5-Fluorouracil 5. Mitochondrien-Fragmente 6. Mitomycin, 5-Fluorouracil 7. Mitose-Faktor 8. Multiplikationsfaktor 9. Mycosis fungoides 10. myelinisierte Nervenfaser 11. Myelofibrose 12. Myofilament 13. Myokardfibrose
Mf: 1. Mikrofibrille 2. Mikrofilaria
µF: Mikrofarad
MFA: Methylfluoracetat

MFD: 1. maxillofaziales Dreieck **2.** mittlere Fertilitätsdosis **3.** Muskelfaserdurchmesser
mfd: Millifarad
MFF: Makrophagen-Fusionsfaktor
MFK: Mittelfußknochen
M.flac.: Membrana flaccida
MFP: Monofluorphosphat
MFR: Marie-Foix-Reflex
MF sol.: Merthiolate-Formaldehyd-Lösung
MFT: Muskelfunktionstest
MG: 1. Menopausengonadotropin **2.** Methylglyoxal **3.** Molekulargewicht **4.** Monoglycerid
Mg: 1. Magnesium **2.** Milligramm
µg: Mikrogramm
mg%: Milligrammprozent
M.g.: Myasthenia gravis
MGA: 1. Malposition der großen Arterien **2.** Melengestrolacetat
MG-Aggl.: McGinnis-Agglutinationsreaktion
mg/dl: Milligramm/Deziliter
MGE: Methylglykolether
MGH: Monoglyceridhydrolase
MGI: Makrophagen- und Granulozyten-Inducer
MGK: Mund-Kiefer-Gesichtschirurgie
MGN: membranöse Glomerulonephritis
MGO: Methylglukaminorotat
MGP: 1. marginaler Granulozyten-Pool **2.** membranöse Glomerulopathie
MGS: multifaktorielles genetisches System
MGUS: monoklonale Gammopathie unklarer Signifikanz
MH: 1. maligne Hyperthermie **2.** maligne Hypertonie **3.** mammotropes Hormon **4.** Melanophorenhormon **5.** Molekularhämatologie **6.** Monoaminooxidasehemmer **7.** Monoaminoxidasehemmer **8.** Morbus Hodgkin
MHA: mikroangiopathische hämolytische Anämie
MHb: Myohämoglobin
MHC: major Histokompatibilitätskomplex
MHD: 1. minimale hämolytische Dosis **2.** mittlerer hämodynamischer Druck
MHF: 1. Migrationshemmfaktor **2.** Morbus haemolyticus fetalis
MHK: 1. minimale Hemmkonzentration **2.** Mittelhandknochen
M.H.K.: minimale Hemmkonzentration
MHN: Morbus haemolyticus neonatorum
MHO: mikrosomale Hämoxygenase
mho: reziprokes Ohm
MHP: 1. Mini-Heparin-Prophylaxe **2.** monosymptomatische hypochondrische Psychosen
MHPG: 3-Methoxy-4-hydroxyphenylglykol
MHS: Mittelhirnsyndrom
MHV: Mäuse-Hepatitis-Virus
MHz: Megahertz
MI: 1. Malignitätsindex **2.** metabolischer Index **3.** Mitralinsuffizienz **4.** Myokardinfarkt **5.** Myokardischämie
M.i.: Mononucleosis infectiosa
MIAS: 1. manuelle inline-axiale Stabilisation **2.** maximale inspiratorische Atemstromstärke
MIC: 1. minimal-invasive Chirurgie **2.** minimum inhibitory concentration
MID: 1. minimale Infektionsdosis **2.** minimale Inhibitionsdosis **3.** Multiinfarktdemenz
MIDT: Mikroimmundiffusionstest
MIF: 1. Makrophagen-Emigrations-Inhibitionsfaktor **2.** Makrophagen-inhibiting-Faktor **3.** Melanotropin-inhibiting-Faktor **4.** Melanozyten-Inhibitionsfaktor **5.** Membranimmunfluoreszenz **6.** Merthiolate-Iod-Formaldehyd **7.** Migrationsinhibitionsfaktor **8.** Mikroimmunfluoreszenztest
MIFA: Mitomycin, Fluorouracil, Adriamycin
MIFC: 1. merthiolate iod formol concentration **2.** Merthiolate-Iod-Formaldehyd-Zentrifugierung
MIFR: maximale inspiratorische Flussrate
MIFVC: maximale inspiratorische Fluss-Volumen-Kurve

MII: multiple Insulininjektionen
min: Minute
MINA: Monoisonitrosoaceton
MIP: 1. maximum intensity projection **2.** murale interstitielle Pneumonie
MIT: 1. Makrophagen-Migrations-Inhibitionstest **2.** malignes intermediäres Teratom **3.** metabolischer Inhibitionstest **4.** Mirazidien-Immobilisierungstest **5.** Monoiodtyrosin
MITC: Minocyclin-Tetracyclin
MiV: Mitralklappe
MiVS: Mitralklappenstenose
MIW: mittlere inferiore Wand
MK: 1. Mammakarzinom **2.** Metallkeramikkrone **3.** Myokinase
MKC: mikroskopisch kontrollierte Chirurgie
MKE: Mitralklappenersatz
MKG: Mechanokardiografie
MKHK: mittlere korpuskuläre Hämoglobin-Konzentration
MKL: 1. Medioklavikularlinie **2.** mukokutane Leishmaniose
MKP: Myokardiopathie
MKPS: Mitralklappenprolaps-Syndrom
MKR: 1. magnetische Kernresonanz **2.** Meinicke-Klärungsreaktion
MKS: Maul- und Klauenseuche
MKT: mittelkettige Triglyceride
MKZ: mittlere Kreislaufzeit
ML: 1. Makrophagenlysin **2.** malignes Lymphom **3.** manuelle Lymphdrainage **4.** Milchdrüsen-Leukämie **5.** Mittellappen **6.** mittlere Lebensdauer **7.** myeloische Leukämie
ml: Milliliter
µl: Mikroliter
MLC: mixed lymphocyte culture
MLD: 1. metachromatische Leukodystrophie **2.** minimale letale Dosis
MLD$_{50}$: mittlere letale Dosis
MLE: MacLagan-Einheit
MLF: Mitochondrien-Lysefaktor
MLR: Mikro-Liquorreaktion
MLS: 1. medianer Längsschnitt **2.** Mikrolaryngoskopie **3.** Mittellappensyndrom **4.** monozytär-lymphozytogenes System **5.** myatrophische Lateralsklerose
MLTC: gemischte Lymphozyten-Tumorzellkultur
MLV: 1. Mäuse-Leukämie-Virus **2.** Muskelmasse des linken Ventrikels
MLVD: Maximalgeschwindigkeit der linksventrikulären diastolischen Durchmesserzunahme
MLZ: mittlere Lebenszeit
MM: 1. malignes Melanom **2.** Methotrexat, Mercaptopurin **3.** Morphium muriaticum **4.** Mumps-Meningitis **5.** Muttermund **6.** myeloische Metaplasie
mM: 1. Millimol **2.** millimolar
mm: Millimeter
mm²: Quadratmillimeter
mm³: Kubikmillimeter
µm: 1. Mikrometer **2.** mikromolar
mµ: Millimikron
MMA: Methacrylsäuremethylacrylat
MMb: Met-Myoglobin
MMC: 1. Metamyelozyt **2.** Methotrexat, Mercaptopurin, Cyclophosphamid
MMDA: Methoxy-methylendioxy-amphetamin
MME: Millimol-Einheit
MMEAS: maximale mittelexspiratorische Atemstromstärke
MMEF: maximaler mittelexspiratorischer Fluss
MMF: 1. maximaler mittelexspiratorischer Fluss **2.** Mycophenolat-Mofetil
MMFR: maximale mittelexspiratorische Flussrate
mmHg: Millimeter Quecksilber
MMI: Methylmercaptoimidazol
MML: myelomonozytäre Leukämie
MMN: multiple Mukosaneurome
MMoL: myelomonozytäre Leukämie
mmol: Millimol

MMOPP: Methotrexat, N-Lost (*engl.* mechlorethamine), Vincristin (*engl.* oncovin), Procarbazin, Prednison
MMP: Matrix-Metalloproteinasen
MMI: Minnesota multiphasic personality inventory
6-MMPR: 6-Methylmerkaptopurinribosid
MMR: 1. mismatch repair 2. Monomethylrutin 3. monosynaptischer Massenreflex 4. mütterliche Mortalitätsrate
MMS: 1. Methylmalonsäure 2. Methylmethansulfonat
MMST: Mini-Mental-Status-Test
MMT: manueller Muskeltest
MMTV: Mäuse-Mamma-Tumorvirus
MMU: Mercaptomethyluracil
MMV: mandatory minute volume
mmW: Millimeterwelle
MMZ: Metamizol
MN: 1. alpha-Methylnoradrenalin 2. Maskennarkose 3. Metanephrin 4. Methylnoradrenalin 5. mononukleär 6. Mononukleose 7. Motoneuron 8. multinodulär 9. myoneural
mN: millinormal
M$_n$: Neutronenmasse
MNA: 1. Metanoradrenalin 2. Metronidazol
MND: 1. minimale nekrotisierende Dosis 2. motoneuron disease
MNH: 1. Methylnitrosoharnstoff 2. Morbus neonatorum haemolyticus
MNLG: motorische Nervenleitgeschwindigkeit
MNP: Meningopneumonitis
MNS: 1. malignes neuroleptisches Syndrom 2. MNSs-Blutgruppen
MNSER: mittlere normalisierte systolische Ejektionsrate
MNU: N-Methyl-N-nitrosourea
MNW: Medikamentnebenwirkung
MNZ: Miconazol
MO: Mineralöl
Mo: Molybdän
MOAD: Methotrexat, Vincristin (*engl.* oncovin), L-Asparaginase, Dexamethason
MOB: N-Lost (*engl.* mustargen), Vincristin (*engl.* oncovin), Bleomycin
MOBB-ABVD: N-Lost (*engl.* mechlorethamine), Vincristin (*engl.* oncovin), Procarbazin, Prednison, Adriamycin, Bleomycin, Vinblastin, Dacarbazin
MOBB-BLEO: N-Lost (*engl.* mechlorethamine), Vincristin (*engl.* oncovin), Procarbazin, Prednison, Bleomycin
MOB-III: Mitomycin-C, Vincristin (*engl.* oncovin), Bleomycin, Cisplatin
MOCA: Methotrexat, Vincristin (*engl.* oncovin), Cyclophosphamid, Adriamycin
MODS: 1. medizinisch orientiertes Datensystem 2. Multiorgandysfunktionssyndrom
MODY: maturity-onset diabetes of youth
MOE: Mittelohrentzündung
MOF: 1. MeCCNU, Vincristin (*engl.* oncovin), 5-Fluorouracil 2. Methotrexat, Vincristin (*engl.* oncovin), 5-Fluorouracil
MÖF: Mitralöffnungsfläche
MOG: Myelin-Oligodendrozyten-assoziierte Glykoproteine
MÖH: Mitralöffnungshöhe
Mol.: Molekül
mol: 1. Mol 2. molar
Mol.Gew.: Molekulargewicht
MoMLV: Moloney-Mäuse-Leukämie-Virus
MOMP: N-Lost (*engl.* mechlorethamine), Vincristin (*engl.* oncovin), Methotrexat, Prednison
Momp: major outer membrane protein
Mono: 1. Mononukleose 2. Monozyt
MOP: 1. 5-Methoxypsoralen 2. Myositis ossificans progressiva 3. N-Lost (*engl.* mechlorethamine), Vincristin (*engl.* oncovin), Prednison 4. N-Lost (*engl.* mechlorethamine), Vincristin (*engl.* oncovin), Procarbazin
MOP-BAP: N-Lost (*engl.* mechlorethamine), Vincristin (*engl.* oncovin), Procarbazin, Bleomycin, Adriamycin, Prednison
MOPP: 1. Methotrexat, Vincristin (*engl.* oncovin), Procarbazin, Prednison 2. N-Lost (*engl.* mechlorethamine), Vincristin

(*engl.* oncovin), Procarbazin
MOPP-ABV: N-Lost (*engl.* mechlorethamine), Vincristin (*engl.* oncovin), Procarbazin, Prednison, Adriamycin, Bleomycin, Vinblastin
MOPr: N-Lost (*engl.* mechlorethamine), Vincristin (*engl.* oncovin), Procarbazin
MOPV: monovalente orale Poliovakzine
MOR: magnetoptische Rotationsspektroskopie
MÖR: Magen-Ösophagus-Reflux
MORD: magnetoptische Rotationsdispersion
MOSH: Mittelohrschwerhörigkeit
mOsm: Milliosmol
MÖT: Mitralöffnungston
MOV: 1. minimales Okklusionsvolumen 2. Multiorganversagen 3. multiples Organversagen
MP: 1. Marfanil-Prontalbin 2. maximaler Puls 3. Melphalan, Prednison 4. Meningitis purulenta 5. Menstruationsperiode 6. metakarpophalangeal 7. Methylpyrazol 8. Mikroperoxidase 9. Mukopeptid 10. Mukopolysaccharid 11. Multipara 12. Myelopathie
mP: mobile Phase
M$_p$: Protonenmasse
6-MP: 6-Mercaptopurin
MPA: Mikropräzipitation in Agar
MPB: Meprobamat
MPCA: mausspezifisches Plasmazellen-Antigen
MPD: 1. minimale phototoxische Dosis 2. minimale pyrogene Dosis
M-PFL: Methotrexat, Cisplatin (*engl.* platinol), 5-Fluorouracil, Leucovorin
MPG: 1. Max-Planck-Gesellschaft 2. Medizinproduktegesetz
MPGN: membranoproliferative Glomerulonephritis
Mph: Melanophor
MPI: Max-Planck-Institut
MPL: Methylprednisolon
MPO: Myeloperoxidase
MPS: 1. Membranplasmaseparation 2. mononukleäres phagozytäres System 3. mononukleäres Phagozytensystem 4. Mukopolysaccharid 5. Mukopolysaccharidose 6. multiphasisches Screening 7. multiple Persönlichkeitsstörung 8. myeloproliferatives Syndrom
MPS I-H: Mukopolysaccharidose I-H
MPS I-H/S: Mukopolysaccharidose I-H/S
MPS I-S: Mukopolysaccharidose I-S
MPS II: Mukopolysaccharidose II
MPS III: Mukopolysaccharidose III
MPS IV: Mukopolysaccharidose IV
MPS VI: Mukopolysaccharidose VI
MPS VII: Mukopolysaccharidose VII
MPT: 1. Methyl-p-tyrosin 2. Mukoproteintyrosin
MPTP: 1-Methyl-4-phenyl-1,2,3,6-tetrahydropyridin
MQ: Muskelquotient
MR: 1. magenresistent 2. Magnetresonanz 3. Methylrot-Reaktion 4. Morbus Reiter
mR: Milliröntgen
M.R.: Methylrot-Reaktion
MRA: Magnetresonanzangiografie
mrad: Millirad
MRC: 1. Magnetresonanzcholangiografie 2. Methylrosanilinchlorid
MRCP: Magnetresonanzcholangiopankreatikografie
MRD: minimale Reaktionsdosis
mrem: Millirem
MRF: 1. Melanotropin-releasing-Faktor 2. mesenzephale retikuläre Formation 3. MSH-releasing-Faktor
MRGM: multiresistente gramnegative Mikroorganismen
MRH: 1. Melanozyten-stimulierendes-Hormon-Releasing-Hormon 2. MSH-Releasing-Hormon
MRHA: mannoseresistente Hämagglutination
mRNA: 1. Matrizen-RNA 2. Messenger-RNA
mRNS: 1. Matrizen-RNS 2. Messenger-RNS
MRO: Muskelrezeptororgan
MRP: 1. Membranruhepotenzial 2. Multiple-Medikamentenre-

sistenz-Gen

MRQ: **1.** Mitralregurgitationsquotient **2.** mittlere Resistenzquote

MRS: Magnetresonanzspektroskopie

MRSA: Methicillin-resistenter Staphylococcus aureus

MRT: **1.** Magnetresonanztomografie **2.** MR-Tomografie

MRV: Mitralregurgitationsvolumen

MRVP: Methylrot-Voges-Proskauer-Nährmedium

MRZ: motorische Reaktionszeit

MS: **1.** Massenscreening **2.** Massenspektrometrie **3.** Massenspektroskop **4.** mechanische Systole **5.** Methioninsynthetase **6.** Milchsäure **7.** Morphinsulfat **8.** multiple Sklerose **9.** Muskelspindel

ms: Millisekunde

µs: Mikrosekunde

m/s: Meter pro Sekunde

MSA: **1.** membranstabilisierende Aktivität **2.** multiple systemische Atrophie **3.** Multisystematrophie **4.** myositisspezifische Autoantikörper

MSA-C: Multisystematrophie, zerebellärer Typ

MSAFP: Alphafetoprotein im mütterlichen Serum

MSA-P: Multisystematrophie, Parkinson-Typ

MSAZ: mittlere systolische Austreibungszeit

MSD: mechanische Systolendauer

MSE: **1.** Mediansagittalebene **2.** Meerschweinchen-Einheit **3.** membranstabilisierender Effekt

msec: Millisekunde

MSER: mittlere systolische Ejektionsrate

MSF: **1.** macrophage slowing factor **2.** melanozytenstimulierender Faktor

MSG: **1.** mittlerer systolischer Gradient **2.** Myeloszintigrafie

MSH: **1.** Melanozyten-stimulierendes Hormon **2.** Mitralschlusshöhe

MSHF: mediale Schenkelhalsfraktur

MSH-IF: MSH-Inhibitionsfaktor

MSH-RF: MSH-releasing-Faktor

MSH-RH: MSH-Releasing-Hormon

MSH-RIF: MSH-Release-Inhibitionsfaktor

MSI: **1.** Methioninsulfoximid **2.** Mikrosatelliteninstabilität **3.** multiple subkutane Injektionen

MSIF: macrophage spreading inhibitory factor

MSI-H: MSI-high grade

MSI-L: MSI-low grade

MSK: Mediastinoskopie

MSKEZ: maximale Sinusknoten-Erholungszeit

MSL: Mediosternallinie

MSLA: mausspezifisches Lymphozyten-Antigen

MSLT: Multipler-Schlaflatenz-Test

MSP: Mefloquin, Sulfadoxin, Pyrimethamin

MSR: maximale sekretorische Reaktion

MSRCL: maximale Sinusrhythmus-Zykluslänge

MSS: **1.** Muskel-Skelett-System **2.** muskuläre Subaortenstenose

MST: **1.** Makrophagen-Stimulationstest **2.** Mitralstenose

MSU: Mittelstrahlurin

MSV: Mäuse-Sarkom-Virus

MSZ: Myokardszintigrafie

MT: **1.** Mammatumor **2.** Meningitis tuberculosa **3.** metatarsal **4.** Methoxytyramin **5.** Methyltestosteron **6.** Mikrotonometer **7.** Mosaik-Test **8.** Musiktherapie **9.** Mycobacterium tuberculosis

MTA: **1.** medizinisch-technischer Assistent/medizinisch-technische Assistentin **2.** Methenamin

MTAR: medizinisch-technischer Assistent Röntgen/medizinisch-technische Assistentin Röntgen

MTB: Meinicke Trübungsreaktion

MTbR: Meinicke-Tuberkulosereaktion

MTC: **1.** maximal tolerierte Konzentration **2.** Methacyclin

MTCL: Metoclopramid

MTD: **1.** maximale Tagesdosis **2.** mittlere Tagesdosis

mtDNA: Mitochondrien-DNA

mtDNS: Mitochondrien-DNS

MTGP: Mammatumor-Glykoprotein

MTHF: 5-Methyltetrahydrofolsäure

MTK: **1.** kritische Mischungstemperatur **2.** maximal tolerierte Konzentration

MTP: **1.** metatarsophalangeal **2.** Methioprim

MTR: Meinicke-Trübungsreaktion

MTRA: medizinisch-technischer Röntgenassistent/medizinisch-technische Röntgenassistentin

MTT: malignes trophoblastisches Teratom

MTU: Methylthiouracil

MTV: **1.** Mammatumor-Virus **2.** Mäuse-Tumorvirus

MTX: Methotrexat

MTX+MP: Methotrexat, Mercaptopurin

MTZ: mittlere Transitzeit

MUE: Mäuse-Uterus-Einheit

MUF: **1.** mechanisch unrupturierter Follikel **2.** mehrfach ungesättigte Fettsäuren

MUK: maximale Unfallkonzentration

MÜS: Münchhausen-Syndrom

MuSchG: Mutterschutzgesetz

MuSchuG: Mutterschutzgesetz

MUZ: mittlere Umlaufzeit

MV: **1.** Masern-Virus **2.** mechanische Ventilation **3.** Megavolt **4.** Mikrovibration **5.** Minutenvolumen **6.** Mischungsverhältnis **7.** Mitoxantron, VP-16 **8.** Mitralvitium **9.** Mukoviszidose

mV: Millivolt

µV: Mikrovolt

MVA: **1.** modifiziertes Vaccinia-Virus Ankara **2.** multivariante Analyse

MVAC: Methotrexat, Vinblastin, Adriamycin, Cisplatin

mVal: **1.** Milliäquivalent **2.** Millival

MVE: Murray-Valley-Enzephalitis

MVES: monomorphe ventrikuläre Extrasystolen

MVF: Mitoxantron, Vincristin, 5-Fluorouracil

MVO: Milchverordnung

MVO₂: myokardialer Sauerstoffverbrauch

MVP: Mitomycin-C, Vinblastin, Cisplatin (*engl. platinol*)

MVPP: N-Lost (*engl. mechlorethamine*), Vinblastin, Procarbazin, Prednison

MVSD: mehrfacher Ventrikelseptumdefekt

MVT: Mitoxantron, VP-16, Thiotepa

MVThr: Milzvenenthrombose

MVVPP: N-Lost (*engl. mechlorethamine*), Vincristin, Vinblastin, Procarbazin, Prednison

MVVS: malignes vasovagales Syndrom

MW: **1.** Makroglobulinämie Waldenström **2.** Megawatt **3.** Milchwert **4.** Mittelwert **5.** Morbus Wilson

µW: Mikrowatt

MWG: Massenwirkungsgesetz

MWH: menschliches Wachstumshormon

MWS: Mallory-Weiss-Syndrom

MWT: **1.** maintenance of wakefulness test **2.** Mehrfachwahl-Wortschatz-Intelligenztest

MWV: maximale willkürliche Ventilation

MWZ: mittlere Wiedererwärmungszeit

Mx: Maxwell

Mxt.: Mixtur

My: **1.** Mydriasis **2.** Myopie

MyaR: myasthenische Reaktion

MyG: Myasthenia gravis

MyoR: myotonische Reaktion

MyR: myotonische Reaktion

MZ: **1.** Massenzahl **2.** Mischzeit **3.** monozygot

MZD: maximal zulässige Dosis

MZI: Mikrozirkulationsindex

MZK: maximal zulässige Konzentration

MZL: Mastzellenleukämie

MZU: Miktionszystourethrografie

MZZ: mittlere Zirkulationszeit

N: **1.** Nachbehandlung **2.** Nasion **3.** Nausea **4.** negativ **5.** Neuraminidase **6.** Neutron **7.** Neutronenzahl **8.** Newton **9.** Nitrogenium **10.** Noradrenalin **11.** Norm **12.** normal **13.** Normallösung **14.** Stickstoff

n: **1.** Brechungsindex **2.** Frequenz **3.** nasal **4.** neutral **5.** Neu-

tron **6.** Norm **7.** normal **8.** Normallösung
v: kinematische Viskosität
NA: 1. Neuraminidase **2.** neutralisierender Antikörper **3.** Noradrenalin **4.** Notarzt
Na: 1. Avogadro-Zahl **2.** Natrium
NAA: 1. N-Acetylaspartat **2.** Neutronenaktivierungsanalyse
NAC: 1. N-Acetyl-L-cystein **2.** N-Lost, Adriamycin, CCNU
NAD: 1. Netzhaut-Arteriendruck **2.** Nicotinamidadenindinucleotid **3.** Nicotinsäureamidadenindinucleotid
NaDDCT: Natriumdiethyldithiocarbamat
NADH: reduziertes Nicotinamidadenindinucleotid
NADP: Nicotinamidadenindinucleotidphosphat
NADP⁺: oxidiertes Nicotinamidadenindinucleotidphosphat
NADPH: 1. reduziertes NADP **2.** reduziertes Nicotinamidadenindinucleotidphosphat
NAG: nicht-agglutinierend
NAGS: N-Acetylglutamatsynthetase
NAI: non-accidental injury
NAIS: nicht-adrenerges inhibitorisches Nervensystem
NAL: Nasoaurikularlinie
NAM: 1. nicht-steroidale antiphlogistische Medikamente **2.** Nicotinsäureamidmononucleotid
NAMT: Noradrenalinmethyltransferase
NANA: N-Acetylneuraminsäure
NANB: Non-A-Non-B-Hepatitis
NANBH: Non-A-Non-B-Hepatitis
NANC: nicht-adrenerg, nicht-cholinerg
NAP: 1. N-Acetyl-D,L-penicillamin **2.** Nasion-Pogonion **3.** Nervenaktionspotenzial **4.** Nervenantwortpotenzial **5.** Nervenaustrittpunkt
NAS: 1. natürliche Antihistaminsubstanz **2.** Nierenarterienstenose
NASBA: nucleic acid sequence-based amplification
NASH: nicht-alkoholische Steatohepatitis
NaSSA: noradrenerges und spezifisches serotoninerges Antidepressivum
NAST: 1. Nervenaustrittsstelle **2.** Nierenarterienstenose
NAV: Verband der Niedergelassenen Ärzte Deutschlands
n.ä.V.: nach ärztlicher Vorschrift
NAW: Notarztwagen
NAZ: nicht-adhärente Zellen
NB: 1. Nachblutung **2.** Neuroblastom **3.** Nierenbiopsie **4.** Novobiocin
NBE: Normalbereichseinheit
NBKS: Nierenbecken-Kelch-System
NBL: Nasion-Basion-Linie
NBM: Nucleus basalis Meynert
NBP: Nicht-Bicarbonat-Puffer
NBS: 1. neurogene Blasenentleerungsstörung **2.** Nitrobenzoesäure
NBT: 1. nicht berufstätig **2.** Nitroblautetrazolium
NBTE: nicht-bakterielle thrombotische Endokarditis
NBT-PABA: N-Benzyl-L-tyrosyl-p-aminobenzoesäure
NBTR: Nitroblautetrazolreduktase
NBZ: 1. Nachblutungszeit **2.** Nüchternblutzucker
NC: 1. Nitrocellulose **2.** Nitrochloroform **3.** Nucleus caudatus
NCEH: neutrale Cholesterinesterhydrolase
NCES: nicht-cholinerges exzitatorisches Nervensystem
NCF: Neutrophilen-chemotaktischer Faktor
NCFA: Neutrophilen-chemotaktischer Faktor der Anaphylaxie
NCFL: Nervus cutaneus femoris lateralis
nCi: Nanocurie
NCM: Nitrocellulosemembran
NCP: Noscapin
nCPAP: 1. nasaler CPAP **2.** nasaler kontinuierlicher positiver Atemwegsdruck
NCS: Neocarcinostatin
NCV: Non-Cholera-Vibrionen
ND: Normaldosis
NDD: nährstoffdefinierte Diät
NDP: Nucleosiddiphosphat
NDRI: noradrenaline and dopamine reuptake inhibitor
NDS: Natriumdodecylsulfat

ND-TURP: Niederdruck-Technik der transurethralen Resektion der Prostata
NDV: Newcastle-disease-Virus
Nd:YAG: Neodym-Yttrium-Aluminiumgranat
NE: 1. Nachentladung **2.** Nephropathia epidemica **3.** Nervenendigung **4.** Nervenerregbarkeit **5.** Norepinephrin
NEC: nekrotisierende Enterokolitis
NEE: Norethisteronenantat
NEF: Notarzteinsatzfahrzeug
NEFS: nicht-veresterte Fettsäuren
NEM: 1. Nahrungseinheit-Milch **2.** Nichtedelmetall
NEN: Nichteiweiß-Stickstoff
NERD: nicht-erosive Refluxkrankheit
NET: Norephedrin-Theophyllin
NET-OEN: Norethisteronoenanthat
NF: 1. Neurofibromatose **2.** neutrale Fraktion **3.** Neutralfett **4.** Niederfrequenz
nF: Nanofarad
NFP: 1. natürliche Familienplanung **2.** Nifurprazin **3.** Nortestosteronfurylpropionat
NFS: 1. nicht-veresterte Fettsäuren **2.** Nierenfunktionsszintigrafie
NFT: Nifuratel
NG: Nitroglycerin
ng: Nanogramm
N.g.: Neisseria gonorrhoeae
NGF: nerve growth factor
NGL: Nitroglycerin
NGP: normales Glykoprotein
NGU: nicht-gonorrhoische Urethritis
NH: 1. Nasenhöhle **2.** neonatale Hepatitis **3.** neonatale Hyperbilirubinämie
NHG: normales Humanglobulin
NHK: Naturheilkunde
NHL: Non-Hodgkin-Lymphom
NHP: Non-Häm-Protein
NHR: Netto-Histokompatibilitätsrate
NHS: normales Humanserum
NI: 1. Neutralisationsindex **2.** nicht-infektiös **3.** Niereninsuffizienz
Ni: Nickel
Nia: Nicotinsäureamid
NID: normalgewichtiger insulinpflichtiger Diabetiker
NIDD: non-insulin-dependent diabetes
NIDDM: non-insulin-dependent diabetes mellitus
NIEA: negativ-inotroper Effekt der Aktivierung
NIF: 1. Neutrophilen-immobilisierender Faktor **2.** Neutrophilen-migrationsinhibierender Faktor
NIP: normales immunsuppressives Protein
NIR: nicht-ischämische Region
NIT: Neuraminidase-Inhibitionstest
NiTi: Nickel, Titan
NK: 1. Nachkontraktion **2.** Nachkontrolle **3.** natürliche Killerzellen
NKA: natürliche Killerzell-Aktivität
nkat: Nanokatal
NKL: Nemeth-Kellner-Leukämie
NKM: nicht klassifizierbares Melanom
NKS: normales Kaninchenserum
NL: 1. Nährlösung **2.** neutrales Lipid **3.** Nierenlager
Nl: Normliter
nl: Nanoliter
Nl.: Nodus lymphoideus
NLA: 1. Neuroleptanalgesie **2.** Neuroleptanästhesie
NLE: neonataler Lupus erythematodes
NLG: Nervenleitgeschwindigkeit
Nll.: Nodi lymphoidei
NLP: Nasenluftpassage
NLS: nukleäre Lokalisationssignale
NLT: normaler Lymphozyten-Transfer
NM: 1. Neomycin **2.** neuromuskulär **3.** noduläres Melanom **4.** Normetanephrin **5.** Nuklearmedizin
Nm: 1. Newtonmeter **2.** Nux moschata

nm: 1. Nanometer 2. nanomolar
NMD: niedermolekulares Dextran
NMH: niedermolekulares Heparin
NMM: noduläres malignes Melanom
NMN: 1. Nicotinamidmononucleotid 2. Normetanephrin
nmol: Nanomol
NMP: Nucleosidmonophosphat
NMR: 1. nuclear magnetic resonance 2. nukleare Magnetresonanztomografie
NMS: Nervosität-Müdigkeit-Schlaflosigkeit
NMT: N-Methyltransferase
NN: Nebenniere
NNA: Nebennierenarteriografie
NNH: Nasennebenhöhlen
NNM: Nebennierenmark
NNP: Natriumnitroprussid
NNR: Nebennierenrinde
NNRTI: 1. Nicht-nucleosidanaloge Reverse-Transkriptase-Hemmer 2. Non-nucleosid-reverse-Transkriptase-Inhibitor
NO: Stickoxid
N₂0: 1. Distickstoffoxid 2. Lachgas
NOEL: no observed effect level
NOMI: nicht-okklusive mesenteriale Ischämie
NOR: 1. Noradrenalin 2. Nucleolus-Organizer
NOZ: nicht-opsoniertes Zymosan
NP: 1. Nasopharynx 2. nekrotisierende Pankreatitis 3. Neurophysin 4. Neuropsychiatrie 5. Normalpackung 6. Normalplasma 7. Nucleoprotein 8. Nucleosidphosphorylase 9. Nullpunkt
NPA: nicht-palpabler Arterienpuls
NPB: Normalpufferbase
NPC: 1. nasopharyngeales Karzinom 2. Nucleoprotein-Komplex
NPDL: nodular poorly-differentiated lymphocytic lymphoma
NPH: 1. Neutral Protamin Hagedorn 2. normal pressure hydrocephalus
NPL: Neoplasma
NPN: 1. nicht-proteingebundener Stickstoff 2. Nitroprussidnatrium
NPP: 1. nicht-palpabler peripherer Puls 2. Nucleus pulposus-Prolaps
NPSVT: nicht-paroxysmale supraventrikuläre Tachykardie
NPT: nasaler Provokationstest
NPU: neuropathisches Plantarulkus
NPV: Nucleus paraventricularis
NPX: Naproxen
NQWI: non-Q-wave-Infarkt
NR: 1. Nebenreaktion 2. Neurofibromatose Recklinghausen 3. Neutralisierungsreaktion 4. Neutralrot 5. Neutralrotation 6. nodaler Rhythmus 7. Normalreihe 8. Nucleus ruber
NRD: Neuralrohrdefekt
NRI: noradrenaline reuptake inhibitor
NRN: Nierenrindennekrose
nRNA: Kern-RNA
NRTI: Nucleosid-reverse-Transkriptase-Inhibitor
NRVF: nichtrheumatisches Vorhofflimmern
NS: 1. nephrotisches Syndrom 2. Nervensystem 3. Nierenszintigrafie 4. noduläre Sklerose 5. Normalserum
ns: Nanosekunde
n.s.: nicht signifikant
NSA: Nicotinsäureamid
NSAID: non-steroidal anti-inflammatory drugs
NSAIM: nicht-steroidale antiinflammatorisch-wirkende Medikamente
NSAR: nicht-steroidale Antirheumatika
NSAS: Nacken-Schulter-Arm-Syndrom
NSC: Nucleus suprachiasmaticus
nsCHE: nichtspezifische Cholinesterase
NSD: 1. Nebenschilddrüse 2. nominale Standarddosis
NSE: neuronenspezifische Enolase
nsec: Nanosekunde
NSER: normalisierte systolische Ejektionsrate
NSG: neurosekretorische Granula

NSH: Nebenschilddrüsenhormon
NSHA: nicht-sphärozytäre hämolytische Anämie
NSN: nicotinstimulierendes Neurophysin
NSO: Nucleus supraopticus
NSR: normaler Sinusrhythmus
NSTEMI: non-ST-segment-elevation myocardial infarction
NSVA: Nonylsäurevanillylamid
NT: 1. nasotracheal 2. Nelson-Test 3. Neotetrazolium 4. Neutralisationstest 5. Nierentransplantation 6. Normaltiter 7. normotensiv 8. Normotonie 9. Nortriptylin 10. Nystatin
NTA: 1. natürliche thymotoxische Autoantikörper 2. Norethisteronacetat
NTC: negativer Temperaturkoeffizient
NTF: Nitrofurantoin
NTG: Nitroglycerin
NTP: Nucleosidtriphosphat
NTPP: Nortestosteronphenylpropionat
NTR: normale Thyroxinrate
NTS: nephrotoxisches Serum
NTZ: Nierentransplantationszentrum
NU: 1. Nachuntersuchung 2. Narkose-Untersuchung
NUD: 1. nicht-ulzeröse Dyspepsie 2. Non-Ulkus-Dyspepsie
NUF: natriuretischer Faktor
NUG: nekrotisierende ulzeröse Gingivitis
NUR: Neutrophilen-Umsatzrate
NV: 1. nicht-venerisch 2. Nierenversagen
NVFS: nicht-veresterte Fettsäuren
NVK: Nabelvenenkatheter
NVT: Nierenvenenthrombose
NW: 1. Nebenwirkung 2. Nüchternwert
NWDL: nodular well-differentiated lymphocytic lymphoma
NX: Nonoxinol-9
NYHA: New York Heart Association
NZ: Neutralisationszahl
N-Z: Isotopennummer
NZN: 1. Nävuszellennävus 2. Nävuszellnävus
NZS: neurotisches Zervikalsyndrom
0: 1. Oberfläche 2. Oberflächenanästhesie 3. okklusal 4. Opium 5. Ordnungszahl 6. Osmose 7. Oxygenium 8. Sauerstoff
o: oral
0₂: molekularer Sauerstoff
0₃: Ozon
OA: 1. Oberarzt 2. Osteoarthritis 3. Oxalacetat
OÄ: Oberärztin
OAB: Overactive Bladder
OAD: Ophthalmoarteriodynamometrie
OAE: Ohr-Augen-Ebene
OAF: Osteoklasten-aktivierender Faktor
0-Ag: O-Antigen
OAL: oberflächenaktives Lipoprotein
OAP: Vincristin (*engl.* oncovin), Ara-C, Prednison
OAP-BLEO: Vincristin (*engl.* oncovin), Ara-C, Prednison, Bleomycin
OAS: oberflächenaktive Substanz
o.B.: 1. ohne Befund 2. ohne pathologischen Befund
obs.: obsolet
OBT: Oxytocinbelastungstest
OBV: optischer Bildverstärker
OC: 1. Östroncyanat 2. Oxacillin
OCCR: ovarian cancer cluster-Region
OCG: orales Cholezystogramm
OCM: obliterative Cardiomyopathie
OCR: 1. okulozephaler Reflex 2. Oszillarkapillarrheometer
OCS: Oxycorticosteroide
OCT: 1. optische Kohärenztomografie 2. Ornithincarbamyltransferase
OD: 1. Oberflächendosis 2. optische Dichte 3. Osteochondrosis dissecans
ODC: 1. Ornithindecarboxylase 2. Orotidin-5-phosphatdecarboxylase 3. Orotidylsäuredecarboxylase
ODG: Ophthalmodynamogramm
ODM: Ophthalmodynamometrie
ODSG: ophthalmologisches Doppler-Sonogramm

ODT: okulodynamischer Test
ODTS: Organic Dust Toxic Syndrome
OE: 1. Orbitalebene 2. Otitis externa
Oe: Östrogen
O.E.: Oxford-Einheit
OED: optimale erythemogene Dosis
OEMG: Okuloelektromyogramm
OES: Oxalessigsäure
OF: 1. oberflächenaktiver Faktor 2. okzipitofrontal
O/F: Oxidation/Fermentation
OFA: 1. Objekt-Film-Abstand 2. obliteratives Antigen 3. onkofetale Antigene
O.F.D.: orofaziodigitales Syndrom
OFMA: onkofetale Membranantigene
OFP: onkofetales Protein
ÖGD: 1. Öffentlicher Gesundheitsdienst 2. Ösophagogastroduodenoskopie
ÖGDS: Ösophagogastroduodenoskopie
OGIB: obere gastrointestinale Blutung
oGTT: oraler Glukosetoleranztest
O₂-Hb: Oxyhämoglobin
OHCS: Hydroxycorticosteroide
17-OH-CS: 17-Hydroxycorticosteroide
OHF: Omsk-hämorrhagisches Fieber
OHI: Oral-Hygiene-Index
OHL: orale haarförmige Leukoplakie
OHP: Hydroxyprogesteron
15-OHPGDH: 15-Hydroxyprostaglandindehydrogenase
OHS: organisches Hirnsyndrom
OHSS: ovarielles Hyperstimulationssyndrom
OHZ: Hydroxylzahl
OI: 1. Obstruktionsindex 2. opportunistische Infektionen 3. opsonischer Index 4. Orthostase-Index 5. Osteogenesis imperfecta 6. oszillometrischer Index
OIB: obere Intestinalblutung
OIC: Osteogenesis imperfecta congenita
5-OIES: 5-Oxyindolessigsäure
OIH: ovulationsinduzierendes Hormon
OIT: Osteogenesis imperfecta tarda
OK: Oberkiefer
OKH: Oberkieferhöhle
OKK: Ortskrankenkasse
OKM: obliterierende Kardiomyopathie
OKN: optokinetischer Nystagmus
OKT: Ornithinketoazidtransaminase
OL: 1. Oberflächen-Ladungsdichte 2. Oberlappen
OLA: Objekt-Leuchtschirm-Abstand
OLB: offene Lungenbiopsie
OM: 1. Osteomyelitis 2. Otitis media
OMAD: Vincristin (*engl.* oncovin), Methotrexat, Adriamycin, Dactinomycin
OMCS: okulo-muko-kutanes Syndrom
OMCT: O-Methylkatecholtransferase
OMD: optimale immunmodulierende Dosis
OME: Otitis media mit Erguss
OMF: Osteomyelofibrose
OMP: 1. Oligodesoxynucleosidmethylphosphonat 2. Orotidinmonophosphat
Omp: outer membrane protein
OMPA: Oktamethylpyrophosphoramid
OMP-A: antisense-Oligodesoxynucleosidmethylphosphonat
OMS: Osteomyelosklerose
OMSA: Otitis media suppurativa acuta
OMSC: Otitis media suppurativa chronica
OMT: O-Methyltransferase
onc: Onkogen
ONE: Ohr-Nasen-Ebene
ONK: Oxford-non-kinking-Tubus
OOD: Osteoonychodysplasie
OOR: Orbicularis-oculi-Reflex
oÖS: oberer Ösophagussphinkter
OP: 1. Operation 2. Operationssaal 3. Originalpackung
Op.: Operation

O₂P: Sauerstoffpuls
OPAL: Vincristin (*engl.* oncovin), Prednison, L-Asparaginase
OPCA: olivopontozerebelläre Ataxie
OPD: Ostium-primum-Defekt
O.P.D.: otopalatodigitales Syndrom
OPG: 1. Okulopneumoplethysmografie 2. Oxypolygelatine
OPM: Operationsmikroskop
OPP: Vincristin (*engl.* oncovin), Procarbazin, Prednison
OPPA: Vincristin (*engl.* oncovin), Procarbazin, Prednison, Adriamycin
OPRT: Orotsäurephosphoribosyltransferase
OPS: organisches Psychosyndrom
OPSI: overwhelming post-splenectomy infection
OPSS: overwhelming post-splenectomy sepsis syndrome
OPT: Orthopantomogramm
opt.: optisch
OPTG: Orthopantomografie
OPV: 1. orale Poliovakzine 2. organische Phosphorverbindung
OR: Oxidation/Reduktion
Or: Orbitale
ÖR: Östrogen-Rezeptor
ORD: optische Rotationsdispersion
Org.: Organismus
org.: organisch
OrgL: organisatorischer Leiter Rettungsdienst
ORL: Otorhinolaryngologie
ORN: Osteoradionekrose
Orn: Ornithin
ORSA: Oxacillin-resistenter Staphylococcus aureus
ORT: orale Rehydrierungstherapie
OS: 1. Oberflächenspannung 2. Oberschenkel 3. Orotsäure 4. Osteosarkom 5. Otosklerose
ÖS: Östrogen-Substitution
OSAS: obstruktives Schlafapnoesyndrom
OSCF: oligomycinempfindlichkeitsübertragender Faktor
OSG: oberes Sprunggelenk
OSH: Oberschenkelhals
Osm: osmotischer Druck
osm: Osmol
OSMED: oto-spondylo-megaepiphysäre Dysplasie
OT: 1. Organtoleranzdosis 2. orotracheal
5-OT: 5-Oxytryptamin
OTA: operative transluminale Angioplastie
OTC: 1. Ornithintranscarbamylase 2. Oxytetracyclin
OTCA: operative transluminale Koronarangioplastie
OTD: Organtoleranzdosis
OUP: oberer Umschlagpunkt
OV: 1. Ovalbumin 2. Ovulationshemmer
O/W: Öl-in-Wasser
O/W-E: Öl-in-Wasser-Emulsion
OXC: 1. Oxacillin 2. Oxcarbazepin
Oxy-Hb: Oxyhämoglobin
OZ: 1. opsoniertes Zymosan 2. Ordnungszahl
P: 1. Paralyse 2. Parentalgeneration 3. Parese 4. Partialdruck 5. Pasteurella 6. Perkussion 7. Permeabilität 8. Persistenzgrad 9. Perzentile 10. Pharmakopoe 11. Phosphor 12. Plasma 13. Plättchenfaktor 14. Poise 15. Presbyopie 16. Prolactin 17. Protein 18. Puls 19. Pupille 20. Wahrscheinlichkeit
p: 1. Druck 2. probability 3. Protein
P.: 1. Pars 2. Processus
p⁺: Proton
P₁: Elterngeneration
P₂: 2. Pulmonalton
PA: 1. Paralysis agitans 2. Parodontologie 3. Parodontopathie 4. Pepton-Agar 5. Periduralanästhesie 6. perniziöse Anämie 7. Phosphatase-Aktivität 8. Phosphoarginin 9. Plasmaaktivität 10. Plasminogenaktivator 11. Plättchenaggregation 12. Polyamid 13. polyvalentes Antigen 14. posterior-anterior 15. posteroanterior 16. postnatale Asphyxie 17. Präalbumin 18. präzipitierende Antikörper 19. Primäraffekt 20. Probeagglutination 21. proteolytische Aktivität 22. Pseudomonas aeruginosa 23. psychogene Aspermie 24. Pulmonalarterie 25. Pulmonalarterienstamm 26. pulmonaler Austreibungston

27. Pulmonalisareal
Pa: Pascal
pA: postnatale Asphyxie
p.a.: 1. posterior-anterior 2. posteroanterior
PA₂: arterieller Sauerstoffpartialdruck
PÄ: 1. Phosphatidyläthanolamin 2. Polyäthylen
PAA: 1. partielle agonistische Aktivität 2. Poliomyelitis anterior acuta 3. Polyacrylamid
PABA: p-Aminobenzoesäure
PABK: p-aminobenzoesaures Kalium
PABS: 1. p-Aminobenzoesäure 2. p-Aminobenzolsulfonamid
PAC: 1. Cisplatin (*engl.* platinol), Adriamycin, Cyclophosphamid 2. Pivampicillin 3. Plasmaaldosteronkonzentration
PACE: Cisplatin (*engl.* platinol), Adriamycin, Cyclophosphamid, Etoposid
paCO₂: arterieller Kohlendioxidpartialdruck
PAD: 1. diastolischer Pulmonalarteriendruck 2. partielle Antibiotika-Dekontaminierung 3. periphere arterielle Durchblutung 4. perkutane Abszessdränage 5. Photonenabsorptionsdensitometrie 6. primär afferente Depolarisation 7. primäre afferente Depolarisation
PAE: Prostata-Adenomektomie
PAF: 1. Perkussion, Auskultation, Fremitus 2. Plättchen-aktivierender Faktor
PAFA: plättchenaggregierender Faktor der Anaphylaxie
PAG: 1. Phonoangiografie 2. Polyacrylamid-Gel 3. pregnancy associated glycoprotein 4. primäre Antrumgastritis
PÄG: Polyäthylenglykol
PAGE: Polyacrylamid-Gel-Elektrophorese
PAGIF: isoelektrische Fokussierung mittels Polyacrylamid-Gel
PAH: 1. p-Aminohippursäure 2. Plättchen-Aggregationshemmung 3. polycyclic aromatic hydrocarbons
PAI: 1. Plasminogenaktivator-Inhibitor 2. Porphyria acuta intermittens 3. Pyruvat, Adenin, Inosin
PAIR: Punktion, Aspiration, Injektion, Reaspiration
PAK: 1. pancreas after kidney 2. polyzyklische aromatische Kohlenwasserstoffe 3. Pulmonalarterienkatheter
PAL: Pyridoxal-5-phosphat
PALP: Pyridoxal-5-phosphat
PALS: 1. pediatric advanced life support 2. periadventitielle Lymphscheide
PAM: 1. Piracetam 2. primäre Amöbenmeningoenzephalitis 3. Pulmonalarterienmitteldruck 4. Pulsamplitudenmodulation
PAMBA: p-Aminomethylbenzoesäure
PAN: Polyarteriitis nodosa
PÄO: Polyäthylenoxid
paO₂: arterieller Sauerstoffpartialdruck
PAOP: pulmonalarterieller Okklusionsdruck
PAP: 1. Pap-Smear 2. Peroxidase-Antiperoxidase 3. plättchenarmes Plasma 4. primär-atypische Pneumonie 5. pulmonale alveoläre Proteinose
Pap: 1. Pap-Smear 2. Papanicolaou-Färbung
Papova: Papilloma-Polyoma-vakuolisierendes Agens
PAPP: p-Aminopropiophenon
PAP/PSA: saure Prostata-Phosphatase/prostataspezifisches Antigen
PAPS: 3'-Phosphoadenosin-5'-phosphosulfat
PAQ: Puls/Atem-Quotient
PAR: pseudoallergische Reaktion
P_art: arterieller Druck
PAS: 1. p-Aminosalicylsäure 2. p-Arsanilsäure
PASS: Phosphoadenylsäuresulfat
PAT: 1. Phosphinothricinacetyltransferase 2. photometrischer Aggregationstest 3. Plättchenagglutinationstest
PATCO: Prednison, Ara-C, Thioguanin, Cyclophosphamid, Vincristin (*engl.* oncovin)
Path.: 1. Pathogenese 2. Pathologie
PAV: Procarbazin, Alkeran, Vinblastin
PAVB: paroxysmaler atrioventrikulärer Block
PAVF: pulmonale arteriovenöse Fistel
PAVK: periphere arterielle Verschlusskrankheit
PaVS: Pulmonalklappenstenose
PAVSD: partieller atrioventrikulärer Septumdefekt

PAWP: pulmonary artery wedge pressure
PAZ: Pulswellen-Ankunftszeit
PB: 1. Phenobarbital 2. Platzbauch 3. Pufferbasen
Pb: 1. Blei 2. Plumbum 3. Prämolarenbreite 4. Presbyopie
PBAN: Polybutadienacrylnitril
PBB: peribronchiale Biopsie
PBC: primär biliäre Zirrhose
PBE: plaque-bildende Einheit
PBeaKK: Postbeamtenkrankenkasse
PBG: 1. Porphobilinogen 2. Progesteron-bindendes Globulin
PBI: 1. Papillen-Blutungs-Index 2. Phenethylbiguanid 3. proteingebundenes Iod
PBK: Phosphorylase-b-kinase
PBL: periphere Blutlymphozyten
PBP: penicillinbindende Proteine
PBR: Paul-Bunnell-Reaktion
PBS: Polybutadienstyrol
PBV: 1. Cisplatin (*engl.* platinol), Bleomycin, Vinblastin 2. pulmonales Blutvolumen
pBV: pulsierendes Blutvolumen
PBZ: 1. Phenylbutazon 2. plaquebildende Zelle 3. primär biliäre Zirrhose
PC: 1. Papierchromatografie 2. Pedunculus cerebri 3. Penicillin 4. Perizyt 5. Phosphatidylcholin 6. Phosphocholin 7. Phosphocreatin 8. Plasmozyt 9. Polyarthritis chronica 10. Polycarbonat 11. portokaval 12. Präkordium 13. Propicillin 14. Pyruvatcarboxylase
P.c.: Pneumocystis carinii
PCA: 1. passive kutane Anaphylaxie 2. Patient Controlled Analgesia
PCAg: Plasmazellantigen
PCAVB: permanenter kompletter AV-Block
PCB: 1. Parazervikalblockade 2. polychloriertes Biphenyl
PCC: Phäochromozytom
PCD: paraneoplastische zerebelläre Degeneration
PCE: Pseudocholinesterase
PCEA: Patient Controlled Epidural Analgesia
PCECV: purified chick embryo cell vaccine
PCF: Pharyngokonjunktivalfieber
PCG: 1. Pankreatocholangiografie 2. Penicillin G 3. Phonokardiogramm
PCH: 1. Phäochromozytom 2. Phosphatidylcholin
PCHE: 1. Phosphocholinesterase 2. Pseudocholinesterase
PCHES: Postcholezystektomie-Syndrom
PChS: Postcholezystektomie-Syndrom
PCI: 1. perkutane Koronarintervention 2. Picocurie
PCK: Phosphoenolpyruvatcarboxykinase
PCL: persistentes Corpus luteum
PCl₃: Phosphortrichlorid
PCl₅: Phosphorpentachlorid
PCM: 1. Paracetamol 2. pulmonalkapillärer Mitteldruck 3. Puls-Code-Modulation
PCN: 1. Penicillin 2. Pregnenoloncarbonitril
PCNL: perkutane Nephrolithotomie
pCO₂: 1. CO₂-Partialdruck 2. Kohlendioxidpartialdruck
PCP: primär chronische Polyarthritis
PcP: Pneumocystis-carinii-Pneumonie
pcP: primär chronische Polyarthritis
PCPS: perorale Cholangiopankreatoskopie
PCR: 1. polymerase chain reaction 2. Polymerasekettenreaktion
PCS: Perchlorsäure
PCT: 1. Plasmakrit-Test 2. Porphyria cutanea tarda 3. Procalcitonin
PCTA: perkutane transluminale Angioplastie
PCTNH: Porphyria cutanea tarda non hereditaria
PCTS: Porphyria cutanea tarda symptomatica
PCV: 1. Penicillin V 2. Polycythaemia vera 3. Procarbazin, CCNU, Vincristin
PCWP: pulmonal capillary wedge pressure
PCZ: Procarbazin
PD: 1. paralytische Dosis 2. Pars distalis 3. Partialdruck 4. peridural 5. Peritonealdialyse 6. Phasendiskriminator 7. Potenzi-

aldifferenz **8.** Prädiabetes **9.** Privatdozent **10.** Protodiabetes **11.** Provokationsdosis **12.** psychotische Depression **13.** Pulsdifferenz **14.** Pulsdruck **15.** Pupillendurchmesser
Pd: Pulsperiodendauer
p.d.: **1.** pro die **2.** pro dosi
PDA: **1.** Periduralanästhesie **2.** persistierender Ductus arteriosus
PDAB: p-Dimethylaminobenzaldehyd
PDC: Pyruvatdecarboxylase
PDCA: perorale direkte Cholangioskopie
PDE: **1.** gepulste Doppler-Echokardiografie **2.** Phosphodiesterase
PDF: **1.** protodiastolische Füllung **2.** pulmonales Durchflussvolumen
PDGF: platelet derived growth factor
PDH: Pyruvatdehydrogenase
PDI: **1.** Phosphordiesteraseinhibitor **2.** Proteindisulfid-Isomerase
P_{diast}: diastolischer Druck
P-diol: Pregnandiol
PDLL: poorly-differentiated lymphocytic lymphoma
PDM: **1.** progressive Muskeldystrophie **2.** Pulsdauer-Modulation
PDME: Phosphatidyldimethylethanolamin
PDP: Paracetamol-Dextropropoxyphen
PDPA: diastolischer Druck in der Pulmonalarterie
pdpt: Prismendioptrie
PDR: proliferative diabetische Retinopathie
PDS: **1.** Polydextransulfat **2.** Postdiskotomiesyndrom **3.** Prednison
PDT: photodynamische Therapie
PDV: pustulöses Dermatitis-Virus
PE: **1.** Palmarerythem **2.** Papierelektrophorese **3.** Perikarderguss **4.** Phosphorylethanolamin **5.** Placebo-Effekt **6.** Polyethylen **7.** Präerythroblast **8.** Probeexzision **9.** psychomotorische Epilepsie **10.** pulverisierter Extrakt
PEA: **1.** Phenethylalkohol **2.** Phenethylamin
PEB: **1.** Cisplatin (*engl.* platinol), Etoposid, Bleomycin **2.** Pentobarbital **3.** Plasmaeiweißbindung **4.** Präerythroblast **5.** pulmoelektrische Beatmung
PEC: **1.** Cisplatin (*engl.* platinol), Etoposid, Cyclophosphamid **2.** Plasma-Eisen-Clearance **3.** pyrogenes Exotoxin C
PECO: exspiratorischer Kohlenmonoxidpartialdruck
PECT: Positronen-Emissions-Computertomografie
PED: Präejektionsdurchmesser
PEEP: positive end-expiratory pressure
PEF: **1.** Peak flow **2.** Peak-Exspiratory-Flow
PEFV: partielle exspiratorische Fluss-Volumen-Kurve
PEG: **1.** perkutane endoskopische Gastrostomie **3.** Pneumenzephalografie **4.** Polyethylenglykol
PEI: Phosphatexkretionsindex
PEIP: positiver endinspiratorischer Druck
PELF: Cisplatin (*engl.* platinol), Epirubicin, Leucovorin, 5-Fluorouracil
PELS: Propionylerythromycinlaurylsulfat
PEM: **1.** Photoelektronenemissionsmikroskop **2.** Protein-Energie-Mangelsyndrom
PEMF: pulsierende elektromagnetische Felder
PENG: Photoelektronystagmografie
PEP: **1.** Phosphoenolpyruvat **2.** photisch evoziertes Potenzial **3.** Polyestradiolphosphat **4.** postexpositionelle Prophylaxe **5.** Präejektionsphase
PEPC: Polyphenylphosphatidylcholin
PEPCK: Phosphoenolpyruvatcarboxykinase
Per: Perchloräthylen
PES: **1.** Peressigsäure **2.** Photoelektronenspektroskopie **3.** programmierte Elektrostimulation
PESP: postextrasystolische Potenzierung
PET: **1.** Plasma-Eisen-Turnover **2.** Positronemissionstomografie **3.** proteolytischer Enzymtest **4.** psycholinguistischer Entwicklungstest
PETN: **1.** Pentaerythrityltetranitrat **2.** Polyethylenterephthalat
PETR: Plasma-Eisen-Turnover-Rate

PETT: Positronenemissionstransaxialtomografie
PEU: Plasma-Eisen-Umsatz
PEV: pulmonales extravasales Volumen
PF: **1.** partielle Füllung **2.** Permeabilitätsfaktor **3.** Phenolformaldehyd **4.** Plantarflexion **5.** Plättchenfaktor **6.** potenzierender Faktor **7.** Probe-Frühstück **8.** Proflavin **9.** Pulmonalfaktor **10.** Pulsfrequenz **11.** Purkinje-Fasern
PF₁: Plättchenfaktor 1
PF₂: Plättchenfaktor 2
PF₃: Plättchenfaktor 3
PF₄: Plättchenfaktor 4
PFA: **1.** 1-Phosphorfruktaldolase **2.** p-Fluorphenylalanin
PFB: posteriorer Faszikelblock
PFC: plaque forming cell
PFGE: Puls-Feld-Gel-Elektrophorese
PFK: Phosphofructokinase
PFL: Cisplatin (*engl.* platinol), 5-Fluorouracil, Leucovorin
PFM: **1.** Cisplatin (*engl.* platinol), 5-Fluorouracil, Methotrexat **2.** Pulsfrequenzmodulation
PFN: proximaler Femurnagel
PFO: persistierendes Foramen ovale
PFP: plättchenfreies Plasma
PFU: plaque forming unit
PG: **1.** Peptidoglykan **2.** Phlebografie **3.** Phosphoglycerat **4.** Pneumografie **5.** Pregnandiolglucuronid **6.** Progesteron **7.** Propylgallat **8.** Prostaglandin **9.** Proteoglykan **10.** pyogenes Granulom
pg: Picogramm
6-PG: 6-Phosphogluconat
PGA: **1.** 3-Phosphoglycerinaldehyd **2.** patientengesteuerte Analgesie **3.** Prostaglandin A
PGAD: Phosphoglycerinaldehyddehydrogenase
PGADH: Phosphoglycerinaldehyddehydrogenase
PGB: Prostaglandin B
PGD: 6-Phosphogluconatdehydrogenase
PGD₂: Prostaglandin D₂
6-PGD: 6-Phosphogluconatdehydrogenase
PGDH: Prostaglandindehydrogenase
6-PGDH: 6-Phosphogluconatdehydrogenase
PGE: Prostaglandin E
PGE₁: Prostaglandin E₁
PGE₂: Prostaglandin E₂
PGF: Prostaglandin F
PGF₂α: Prostaglandin F₂α
PGFM: Prostaglandin-F-Metabolit
PGG: **1.** Pferde-Gammaglobulin **2.** Prostaglandin G **3.** Protonen-Gleichgewichtsgleichung
PGH: Prostaglandin H
PGH₂: Prostaglandin H₂
PGI: **1.** Phosphoglucoseisomerase **2.** Prostaglandin I
PGI₂: Prostaglandin I₂
PGK: Phosphoglyceratkinase
PGL: **1.** persistente generalisierte Lymphadenopathie **2.** progressive generalisierte Lymphadenopathie
PGLUM: Phosphoglucomutase
PGM: **1.** Phosphoglucomutase **2.** Phosphoglyceratmutase
PGN: primär-chronische Glomerulonephritis
PGP: **1.** Paralysis generalisata progressiva **2.** Phosphoglyceratphosphat **3.** Phosphoglykolatphosphatase **4.** Polyglycerophosphatid
PGR: psychogalvanischer Reflex
PGS: **1.** Phosphoglukonsäure **2.** Phosphoglycerinsäure
PGSI: Prostaglandinsynthetase-Inhibitor
PGTT: Prednison-Glukosetoleranztest
PGU: postgonorrhoische Urethritis
PGUT: Phosphogalaktoseuridyltransferase
PGV: **1.** proximal-gastrische Vagotomie **2.** proximale gastrale Vagotomie **3.** Pulsgipfelverspätungszeit
PGW: pulmonaler Gefäßwiderstand
PGX: Prostazyklin
PH: **1.** passive Hämagglutination **2.** Phenylalaninhydroxylase **3.** portale Hypertension **4.** Prolactinhormon
pH: pondus Hydrogenii

Ph₁: Philadelphia-Chromosom
Ph¹-C: Philadelphia-Chromosom
PH₃: Phosphorwasserstoff
PHA: **1.** passive Hämagglutination **2.** Phenylalanin **3.** Phythämagglutinine **4.** primärer habitueller Abort
PHa: arterieller pH-Wert
pHakt: aktueller pH-Wert
PHAR: Phytohämagglutinationsreaktion
PHB: **1.** p-Hydroxybenzoesäure **2.** Phenobarbital **3.** Polyhydroxybuttersäure
PHC: Pheneticillin
PHD: Post-Heparin-Diaminoxidase
Phe: **1.** Phenylalanin **2.** Phoxinus-Einheit **3.** Post-Heparin-Esterase
Ph.Eur.: Pharmacopoeia Europaea
PHG: Pertussis-Hyperimmunglobulin
PHH: progressive hypergammaglobulinämische Hepatitis
PhHA: Phytohämagglutinin
PHI: Phosphohexoseisomerase
PHL: Post-Heparin-Lipase
PHLA: post-Heparin-lipolytische Aktivität
PHM: pulmonale hyaline Membranen
PHN: postherpetische Neuralgie
PHP: **1.** Post-Heparin-Phospholipase **2.** Pseudohypoparathyreoidismus
pHPT: primärer Hyperparathyreoidismus
PHPV: persistierender hyperplastischer primärer Glaskörper
PHS: **1.** Periarthritis humeroscapularis **2.** Periarthropathia humeroscapularis **3.** primäres Hypoventilationssyndrom
PHT: Phenytoin
PHZ: posthepatitische Zirrhose
PI: **1.** Pankreasinsuffizienz **2.** Parodontopathie-Index **3.** Pearl-Index **4.** Penetrationsindex **5.** Perfusionsindex **6.** Phosphatidylinositol **7.** Primärinfektion **8.** proaktive Inhibition **9.** Prognoseindex **10.** Progressionsindex **11.** Prostazyklin **12.** Protamininsulin **13.** Proteaseinhibitoren **14.** Protektionsindex **15.** Pulmonalinsuffizienz **16.** Pulsatilitätsindex
pI: pH des isoelektrischen Punktes
p.i.: **1.** per inhalationem **2.** post infusionem **3.** post injectionem
PIA: **1.** Cisplatin (*engl.* platinol), Ifosfamid, Adriamycin **2.** N⁶-Phenylisopropyladenosin **3.** parainfektiöse Arthritis **4.** photoelektronische intravenöse Angiografie **5.** postinfektiöse Arthritis
PIC: Protease-Inhibitor-Komplex
PICO: inspiratorischer CO-Druck
PID: **1.** pelvic inflammatory disease **2.** Phosphatidylinositoldiphosphat **3.** Photoionisationsdetektor
PIE: **1.** positiv-inotroper Effekt **2.** pulmonale Infiltration mit Eosinophilie
PIEA: positiv-inotroper Aktivierungseffekt
PIF: **1.** peak inspiratory flow **2.** Prolactin-inhibiting-Faktor
PIH: **1.** Phenylisopropylhydrazin **2.** präoperative isovolämische Hämodilution **3.** Prolactin-inhibiting-Hormon
PIK: Protease-Inhibitor-Komplex
PIND: Prämunitätsinducer
PIP: **1.** Phosphatidylinositoldiphosphat **2.** proximales Interphalangealgelenk
PIP₂: Phosphatidylinosindiphosphat
PIS: pulmonales Immunsystem
PIT: **1.** Pacing-induzierte Tachykardie **2.** Persönlichkeits- und Interessentest
PIV: Parainfluenzavirus
PJS: Peutz-Jeghers-Syndrom
pK: **1.** negativer dekadischer Logarithmus der Dissoziationskonstante **2.** partielle Koloskopie **3.** Permeabilitätskoeffizient **4.** Psychokinese **5.** Pyruvatkinase
PKA: **1.** Azidizitätskonstante **2.** passive kutane Anaphylaxie **3.** portokavale Anastomose
PKB: Basizitätskonstante
PKD: Pulmonalkapillardruck
PKE: Pyrokohlensäureethylester
PKG: **1.** Phonokardiografie **2.** Phonokardiogramm

PKI: Pyruvatkinase-Isoenzym
PKM: Protein-Kalorien-Mangelernährung
PKP: Produktionskoagulopathie
PKQ: Protein/Kreatinin-Quotient
PKR: **1.** Phosphokreatin **2.** Prausnitz-Küstner-Reaktion
PKU: Phenylketonurie
PKV: private Krankenversicherung
PKZ: präisovolumetrische Kontraktionszeit
PL: **1.** Phospholipide **2.** Plazentalaktogen **3.** Probelaparotomie
pl: Pikoliter
PLA: **1.** passive Latexagglutination **2.** Phospholipase A
PLAP: **1.** plazentare alkalische Phosphatase **2.** Pyridoxalphosphat
PLB: perkutane Leberbiopsie
PLD: **1.** Phospholipase D **2.** polymorphe Lichtdermatose
PLGV: Psittakose-Lymphogranuloma venereum
PLH: pulmonale lymphoide Hyperplasie
PLI: **1.** posterolateraler Infarkt **2.** Posterolateralinfarkt
PLL: Prolymphozytenleukämie
PLMI: posterolateraler Myokardinfarkt
PLP: Pyridoxalphosphat
PLP-A₂: Phospholipase A₂
PLS: persistierendes Lymphadenopathie-Syndrom
PLT: **1.** Pankreolauryltest **2.** Primed-lymphocyte-Typing
PLV: Phenylalanin, Lysin, Vasopressin
pLVED: enddiastolischer Druck im linken Ventrikel
pLVS: systolischer Druck im linken Ventrikel
PM: **1.** Panmyelopathie **2.** Papillarmuskel **3.** Pellicula-Membran **4.** perinatale Mortalität **5.** Petit mal **6.** Phasenmodulation **7.** Photometer **8.** Photomultiplier **9.** physikalische Medizin **10.** Poliomyelitis **11.** Polymyositis **12.** prämolar **13.** Präventivmedizin **14.** Prostatamassage **15.** Pulsmodulation
Pm: mittlerer Blutdruck **2.** prätibiales Myxödem
P.m.: **1.** Pasteurella multocida **2.** Punctum maximum
p.m.: **1.** post menstruationem **2.** post mortem **3.** pro mille
PMA: **1.** progressive Muskelatrophie **2.** Pyridylmerkuriacetat
PMAM: Polymethacrylsäuremethylester
PMAOA: Plättchenmonoaminoxidase-Aktivität
PMB: **1.** Cisplatin (*engl.* platinol), Methotrexat, Bleomycin **2.** postmenopausale Blutung
PMBL: polymorphkernige basophile Leukozyten
PMC: **1.** Promyelozyt **2.** pseudomembranöse Colitis
PMD: progressive Muskeldystrophie
PME: **1.** Phosphomonoester **2.** Potenziale motorischer Einheiten **3.** progressive myoklonische Enzephalopathie
PMEDAP: 9-(2-Phosphonylmethoxy-ethyl)-2,6-diaminopurin
PMEL: polymorphkernige eosinophile Leukozyten
PMEMAP: 9-(2-Phosphonylmethoxy-ethyl)-2-aminopurin
PMF: **1.** permanente menschliche Fibroblasten **2.** progressive massive Fibrose
PMFAC: Prednison, Methotrexat, 5-Fluorouracil, Adriamycin, Cyclophosphamid
PMG: **1.** Photomotograph **2.** Postmenopausengonadotropin
PMI: **1.** Phosphomannoseisomerase **2.** Postmyokardinfarktsyndrom
PMK: posteriores Mitralklappensegel
PML: **1.** Pemolin **2.** polymorphkernige Leukozyten **3.** progressive multifokale Leukoenzephalopathie
PMLE: **1.** polymorphes Lichtexanthem **2.** progressive multifokale Leukoenzephalopathie
PMMA: Polymethylmethacrylat
PMN: polymorphkernige neutrophile Leukozyten
PMNR: Periadenitis mucosa necrotica recurrens
PMO: Phenylmethyloxadiazol
pmol: Picomol
PMP: peripheres Myelinprotein
PMR: **1.** Palmomentalreflex **2.** perinatale Mortalitätsrate **3.** Polymyalgia rheumatica **4.** protonenmagnetische Resonanz
³¹P-MRS: ³¹P-Magnetresonanzspektroskopie
PMS: **1.** periodic movements during sleep **2.** postmenopausales Syndrom **3.** prämenstruelles Syndrom
PMSG: pregnant mare's serum gonadotrophin
PMV: partielles Molvolumen

P-MVAC: Cisplatin (*engl.* platinol), Methotrexat, Vinblastin, Adriamycin, Carboplatin

PN: 1. Panarteriitis nodosa 2. Peptonnährlösung 3. Periarteriitis nodosa 4. peripherer Nerv 5. plättchenreiches Normalplasma 6. Psychoneurose 7. Psychoneurotiker 8. Pyelonephritis

Pn: Pneumonie

p.n.: postnatal

PNA: 1. Peanut-Agglutinin 2. Plasmanoradrenalin 3. polynukleäre aromatische Kohlenwasserstoffe

PNBT: p-Nitroblautetrazol

PNC: Penicillin

PND: paroxysmale nächtliche Dyspnoe

PNE: 1. Perinatalerhebung 2. peripheral nerve evaluation 3. Protein-Nitrogen-Einheit

PNET: primitiv-neuroektodermale Tumoren

Pneu: Pneumothorax

PNG: polymorphkerniger neutrophiler Granulozyt

PNH: 1. paroxysmale nächtliche Hämoglobinurie 2. Porphyria non-hereditaria

PNI: postnatale Infektion

PNL: perkutane Nephrolithotripsie

PNP: 1. p-Nitrophenol 2. Polyneuropathie

PnP: Pneumoperitoneum

PNPase: Polynucleotidphosphorylase

PNPB: positive-negative pressure breathing

PNPV: positive-negative pressure ventilation

PNS: 1. paraneoplastisches Syndrom 2. parasympathisches Nervensystem 3. peripheres Nervensystem

PNV: periphere Niedervoltage

Pnx: Pneumothorax

p.o.: 1. per os 2. post operationem

pO₂: 1. O_2-Partialdruck 2. Sauerstoffpartialdruck

POA: 1. pankreatisches onkofetales Antigen 2. Paraosteoarthropathie 3. primäre Optikusatrophie

POB: Phenoxybenzamin

POC: Procarbazin, Vincristin (*engl.* oncovin), CCNU

POCA: Prednison, Vincristin (*engl.* oncovin), Cytarabin, Adriamycin

POCC: Procarbazin, Vincristin (*engl.* oncovin), Cyclophosphamid, CCNU

POD: Peroxidase

POF: 1. premature ovarian failure 2. Pyruvatoxidationsfaktor

pol: Polymerase

Poly-A: 1. Polyadenylat 2. Polyadenylsäure

Polyole: polyhydrierte Alkohole

Poly-U: Polyuridylsäure

POM: Polymyxine

POMB: Polymyxin B

POMC: Proopiomelanocortin

POME: Polymyxin E

POMP: Prednison, Vincristin (*engl.* oncovin), Methotrexat, Puri-Nethol

POP: Phenyloxazolphenyl

p.op.: post operationem

PORP: partial ossicular chain reconstructive prosthesis

POS: psycho-organisches Syndrom

pos.: positiv

post.: posterior

POV: Pentoxyverin

POVT: puerperale Ovarialvenenthrombose

POZ: Peroxidzahl

PP: 1. pankreatisches Polypeptid 2. Pellagra-Präventionsfaktor 3. Pigmentflecken-Polypose 4. Plazentaprotein 5. Pluripara 6. Polypeptid 7. Polypropylen 8. Primipara 9. Privatpatient 10. Privatpraxis 11. Proaktivatorplasminogen 12. progressive Paralyse 13. Protoporphyrie 14. punctum proximum 15. Pyrophosphat

p.P.: 1. partielle Prothese 2. postprandial

p.p.: 1. per primam intentionem 2. per primam intentionem sanationis 3. post partum

PPa: 1. anorganisches Pyrophosphat 2. Pittsburgh pneumonia agent

pPA: Pulmonalarteriendruck

PPase: Pyrophosphatase

ppb: parts per billion

PPC: 1. Pentosephosphatzyklus 2. pulmonalkapillärer Druck

PPD: purified protein derivates

PPF: pasteurisierte Plasmaproteinfraktion

PPG: Photoplethysmografie

PPH: 1. präkapilläre pulmonale Hypertension 2. primäre pulmonale Hypertension

PPHN: persistierende pulmonale Hypertension des Neugeborenen

PPHP: Pseudo-Pseudohypoparathyreoidismus

PPhW: Pentosephosphat-Weg

PPI: Protonenpumpeninhibitor

PPKV: psychopathologisches Kurzverfahren

PPL: 1. pasteurisierte Plasmapräparate 2. pasteurisiertes Plasma 3. Penicilloyl-Polylysin 4. Plasmaproteinlösung

PPLS: Postperfusions-Lungensyndrom

ppm: 1. parts per million 2. Pulse pro Minute

PPMA: progressive Post-Poliomyelitis-Muskelatrophie

PPNG: Penicillinase-produzierende Neisseria gonorrhoeae

PPNO: Polyvinylpyrrolidin-N-oxid

PPR: Price-Präzipitationsreaktion

PPRF: paramediane pontine retikuläre Formation

PPS: 1. postpartale Sterilisation 2. Postperfusionssyndrom 3. Postpoliomyelitis-Syndrom

PPSB: Prothrombin, Prokonvertin, Stuart-Prower-Faktor, antihämophiles Globulin B

PPT: 1. Prednison-Provokationstest 2. Pyrexin-Provokationstest

PPTL: postpartale Tubenligatur

PPU: persistierende Proteinurie

PPUM: potenziell pathogene Umweltmykobakterien

PPV: Pulmonalvenendruck

PQ: Permeabilitätsquotient

PR: 1. Pallida-Reaktion 2. paramagnetische Resonanz 3. partielle Remission 4. Perzentilenrang 5. Phenolrot 6. Pityriasis rosea 7. Polyarthritis rheumatica 8. Pressorezeptor 9. Produktionsrate 10. Prothrombin-Ratio 11. Pulsrate

Pr: 1. Presbyopie 2. Prisma 3. Prolactin 4. Propan 5. Punctum remotum

PR+: positive Progesteronrezeptoren

p.r.: per rectum

PRA: 1. Phosphoribosylamin 2. Plasmareninaktivität

P_{RA}: Druck im rechten Vorhof

PRAD 1: Parathyreoid-Adenom-Gen

PRAS: präreduziert, anaerob sterilisiert

PRAVT: Pre-entry-AV-Tachykardie

PRC: Plasmareninkonzentration

prdpt: Prismendioptrie

PRF: Prolactin-releasing-Faktor

PRH: Prolactin-releasing-Hormon

PRIMI: Pro-Urokinase in Myorardial Infarction

PRINS: partiell reversible ischämische neurologische Symptome

prion: proteinaceous infectious particle

PRK: photorefraktive Keratektomie

PRL: Prolactin

PRM: 1. Paromomycin 2. Primidon

Pro: Prolin

ProMACE: Prednison, Methotrexat, Adriamycin, Cyclophosphamid, Etoposid

PROMIS: problemorientiertes medizinisches Informationssystem

PROMM: proximale myotone Myopathie

prox.: proximalis

PRP: 1. plättchenreiches Plasma 2. progressive Rötelnpanenzephalitis 3. psychotisches Reaktionsprofil

PRPP: Phosphoribosylpyrophosphat

PRPP-AT: Phosphoribosylpyrophosphat-amidotransferase

PrR: Pronatorreflex

PRS: 1. Pierre-Robin-Syndrom 2. Proktorektosigmoidoskopie

PRT: 1. Pacemaker-Reentry-Tachykardie 2. Phosphoribosyl-

transferase
prt: Protease
pRV: Druck im rechten Ventrikel
PRVED: rechtsventrikulärer enddiastolischer Druck
PS: 1. paradoxe Schlafphase 2. Parkinson-Syndrom 3. patholo-
gisches Staging 4. Patientenserum 5. Penicillin-Sulfonamid-
Kombination 6. Phenolsteroid 7. Phosphatidylserin 8. physi-
scher Status 9. Polysaccharid 10. Polystyrol 11. portale Stau-
ungsmilz 12. Pregnenolonsulfat 13. Pulmonalstenose
Ps: systolischer Druck
p.s.: 1. per secundam intentionem 2. per secundam intentio-
nem sanationis
PSA: prostataspezifisches Antigen
PSAN: 1. Polystyrolacrylnitril 2. Psychoanalyse
PSB: Parasympathikusblockade
PSC: 1. Porter-Silber-Chromogene 2. primär sklerosierende
Cholangitis 3. Proscillaridin
PSE: portal-systemische Enzephalopathie
PSF: Pleuritis serofibrinosa
PSG: Prednisolonstearoylglykolat
PSGN: Poststreptokokken-Glomerulonephritis
PSH: 1. Poststimulations-Histogramm 2. präsynaptische Hem-
mung
PSI: 1. Pneumonia Severity Index 2. Pockenschutzimpfung 3.
Polio-Schluckimpfstoff 4. posteriorer Sagittalindex
PSK: Polysulfid-Kautschuk
PSKV: private Studentenkrankenversicherung
PSL: 1. Prednisolon 2. Puffer-Substrat-Leerwert
PSM: Pflanzenschutzmittel
PSMA: progressive spinale Muskelatrophie
PSMF: proteinsubstituiertes modifiziertes Fasten
PsN: Pseudoneurasthenie
PSP: 1. Pankreasstein-Protein 2. Phenolsulfophthalein 3. Post-
stimulations-Potenzierung 4. postsynaptisches Potenzial 5.
progressive supranukleäre Parese 6. prostatasaure Phospha-
tase
PSPP: Präsqualenpyrophosphat
PSR: 1. Patellarsehnenreflex 2. Porter-Silber-Reaktion
PSS: 1. Persönlichkeitsskalen-System 2. progressive systemi-
sche Sklerose
PST: 1. paroxysmale supraventrikuläre Tachykardie 2. Penicil-
lin, Streptomycin,Tetracyclin 3. Pulmonalstenose
PSTH: Poststimulus-Time-Histogramm
PSV: proximale selektive Vagotomie
PSVT: paroxysmale supraventrikuläre Tachykardie
PSYCHIS: Psychiatrisches Informationssystem
Psyst: systolischer Blutdruck
PT: 1. Parathyreoidea 2. paroxysmale Tachykardie 3. Pertussis-
toxin 4. Phototoxizität 5. physikalische Therapie 6. Plasmoly-
se-Test 7. Pneumotachograph 8. Präzipitationstest 9. Primär-
tumor 10. Psychotherapie 11. pulmonale Tuberkulose 12.
Pulmonalton
p.t.: post transfusionem
PTA: 1. pancreas transplantation alone 2. Peritonsillarabszess
3. perkutane transluminale Angioplastie 4. Phosphotrans-
acetylase 5. Plasmathromboplastinantecedent 6. posttraumatische Amnesie 7. primär-tubuläre Azidose
Ptase: Phosphatase
PTB: 1. Prothrombin 2. pulmonale Tuberkulose
PTC: 1. perkutane transhepatische Cholangiografie 2. Phenyl-
thiocarbamid 3. Plasma-Thromboplastin-Komponente 4.
positiver Temperaturkoeffizient 5. posttraumatische Kephal-
algie 6. primäres traumatisches Koma
PTCA: 1. perkutane transluminale Koronarangioplastie 2. per-
kutane transluminale koronare Angioplastie
PTCD: perkutane transhepatische Cholangiodrainage
PTCL: perkutane transhepatische Cholelithotripsie
PTCR: perkutane transluminale koronare Rekanalisation
PTD: 1. perkutane transhepatische Drainage 2. prozentuale
Tiefendosis
PTE: Parathyreoidea-Extrakt
PTEN: Pentaerythrityltetranitrat
PTF: 1. Plasma-Thromboplastin-Faktor 2. proximaler tubulä-

rer Flow
PTFE: Polytetrafluorethylen
PTH: 1. Parathormon 2. Parathyreoidea 3. Phenylthiohydanto-
in 4. Posttransfusionshepatitis 5. Prothionamid 6. prozentu-
ale Tiefendosis in der Haut
PTJC: perkutane transjugulare Cholangiografie
PTJV: perkutane transtracheale Jet-Ventilation
PTK: 1. perkutane transluminale Katheterdilatation 2. photo-
therapeutische Keratektomie
PTM: 1. Phenyltrimethylammonium 2. Posttransfusionsmono-
nukleose
PtM: pterygomaxilläre Fissur
PTO: Perlsucht-Tuberkulin-Original
PTP: posttetanische Potenzierung
PTR: 1. perkutane transluminale Rekanalisation 2. Perlsucht-
Tuberkulin-Rest 3. photometrische Takata-Reaktion 4. Plas-
matransfusionsreaktion
PTS: 1. Phosphotransferasesystem 2. postthrombotisches Syn-
drom
PTT: partielle Thromboplastinzeit
PTU: Propylthiouracil
PTX: 1. Pengitoxin 2. Pentoxyphyllin
PTx: Parathyreoidektomie
PTZ: 1. partielle Thromboplastinzeit 2. Pentylentetrazol 3. Plas-
mathrombinzeit 4. Prothrombinzeit
PU: peptisches Ulkus
PUK: peptische Ulkuskrankheit
PUPPP: pruritic urticarial papules and plaques of pregnancy
PUR: Polyurethan
PUT: Phosphaturidyltransferase
PUVA: Psoralen, Ultraviolett A
PV: 1. paraventrikulär 2. Patientenverfügung 3. Pemphigus vul-
garis 4. Plasmavolumen 5. Polycythaemia vera 6. Porphyria
variegata 7. Primärvakzine
p.v.: post vaccinationem
PVA: 1. Polyvinylacetat 2. Polyvinylalkohol 3. Prednison, Vin-
cristin, Asparaginase
PVAC: Polyvinylacetat
PVAL: Polyvinylalkohol
PVB: Cisplatin (*engl.* platinol), Vinblastin, Bleomycin
PVC: 1. Polyvinylchlorid 2. Procarbazin, Vincristin, Carbusta-
tin
PVDA: Prednison, Vincristin, Daunorubicin, Asparaginase
PVDF: Polyvinylidenfluorid
PVE: postvakzinale Enzephalitis
PVES: polymorphe ventrikuläre Extrasystolen
PVF: 1. paroxysmales ventrikuläres Flimmern 2. Polyvinylfor-
mol
PVL: Panton-Valentine-Leukozidin
PVM: Pneumonievirus der Maus
p.v.n.: per vias naturales
PVNO: Polyvinylpyridin-N-oxid
PVNS: pigmentierte villonoduläre Synovitis
PVO: Pulmonalvenenobstruktion
PVO$_2$: venöser Sauerstoffpartialdruck
PVP: 1. Cisplatin (*engl.* platinol), VP-16 2. Polyvinylpyrrolidon
PVPH: primäre vaskuläre pulmonale Hypertension
PVR: 1. perivaskulärer Raum 2. proliferative Vitreoretinopathie
3. pulmonary vascular resistance
PVS: psychovegetatives Syndrom
PVT: paroxysmale ventrikuläre Tachykardie
PW: peripherer Widerstand
PWG: Pulswellengeschwindigkeit
PWM: Pokeweed-Mitogen
PWS: 1. Phosphorwolframsäure 2. Pickwick-Syndrom
PWZ: Pulswellenlaufzeit
PX: Pyridoxin
PXDH: pankreatische Xanthindehydrogenase
PXE: Pseudoxanthoma elasticum
Py: 1. Phosphopyridoxal 2. Polyomavirus 3. Pyrimidinnucleo-
sid
PYA: Psychoanalyse
PyK: Pyruvatkinase

PYM: psychosomatische Medizin
PYP: Pyrophosphat
Pyr: Pyridin
PyrP: Pyridoxaminphosphat
PZ: 1. Pancreozymin 2. Passagezeit
PZA: 1. Parazervikalanästhesie 2. Pyrazinamid
PZC: Perphenazin
PZI: Protamin-Zink-Insulin
Q: 1. Elektrizitätsmenge 2. Qualitätsfaktor 3. Qualitätsindex 4. Quantität 5. Quarantäne 6. Quartile 7. Quinacrin 8. Quotient 9. Wärmemenge
QAR: quantitative Autoradiografie
QCT: quantitative Computertomografie
QCThr: quantitative Computertomografie mit hochauflösendem Spezialscanner
QCTwb: quantitative Computertomografie mit Ganzkörper-Scanner
QF: Querfingerbreite
QHA: Quelle-Haut-Abstand
QHS: quantitative hepatobiliäre Szintigrafie
QIE: quantitative Immunelektrophorese
QK: Qualitätskontrolle
QKM: quantitative kinetische Mikrofluorometrie
QL: 1. Querlage 2. Querschnittslähmung
QM: Qualitätsmanagement
QMT: quantitativer Muskeltest
QO$_2$: Sauerstoff-Quotient
QOA: Quelle-Oberfläche-Abstand
QP: Quanti-Pirquet-Reaktion
QRZ: Quaddel-Resorptionszeit
QS: 1. Qualitätssicherung 2. Quecksilbersäule
QSR: Quadrizepssehnenreflex
QT: 1. Intervall im EKG 2. Quick-Test
QuF: Querfinger
QuL: Querlage
R: 1. allgemeine Gaskonstante 2. Korrelationskoeffizient 3. Reiz 4. Resistenzfaktor 5. respiratorischer Quotient 6. Reynolds-Zahl 7. Rydberg-Konstante
R.: 1. Radix 2. Ramus 3. Rickettsia
r: 1. Radius 2. rekombinant 3. Resistenz-Allel 4. Resistenzrate 5. Röntgeneinheit 6. Rotation
RA: 1. radioaktiv 2. Rettungsassistent 4. rheumatoide Arthritis
Ra: Radium
RAAA: rupturiertes Aneurysma der Aorta abdominalis
RAAS: Renin-Angiotensin-Aldosteron-System
RAD: Rechtsachsendeviation
Rad: radiation absorbed dose
Rad.: Radix
R.a.d.: Ramus atrialis dexter
RADS: 1. reactive airway dysfunction syndrome 2. Reactive Airways Dysfunction Syndrome
RAE: rechtsatriales Elektrogramm
RAEF: rechtsatriale Ejektionsfraktion
RaEm: Radiumemanation
RAER: rechtsatriale Expansionsrate
RAERP: rechtsatriale effektive Refraktärphase
RAESV: rechtsatriales endsystolisches Volumen
RAEV: rechtsatriales Entleerungsvolumen
RAH: rechtsatriale Hypertrophie
RAM: rechtsatrialer Mitteldruck
rAN: restriktive Anorexia nervosa
RAS: 1. Renin-Angiotensin-System 2. retikuläres Aktivierungssystem 3. Retikuloendothel-aktivierendes Serum
R.a.s.: Ramus atrialis sinister
RAST: Radio-Allergen-Sorbent Test
RAV: Rous-assoziiertes Virus
R.a.v.d.: Ramus atrioventricularis dexter
RAVO: rechtes atrioventrikuläres Ostium
R.a.v.s.: Ramus atrioventricularis sinister
RAZ: Reaktionsauslösungszeit
RB: Rippenbogen
Rb: Ribosom
RBA: rezidivierende benigne Aphthen

RBD: relative biologische Dosis
RBE: relative biologische Effektivität
RBES: Röntgen-Bilderzeugungssystem
RBF: renaler Blutfluss
RBK-Aggr.: reversible Blutkörperchenaggregation
RBP: Retinol-bindendes Protein
RBS: 1. Reizbildungssystem 2. Röntgenbelichtungssystem 3. Rückbildungsstörung
RBV: 1. regionales Blutvolumen 2. Röntgenbildverstärker
RBW: relative biologische Wirksamkeit
RBZ: Reizbildungszentrum
R.c.: Ramus circumflexus
RCA: rechte Koronararterie
R.c.a.: Ramus coni arteriosi
rCBF: regionaler zerebraler Blutfluss
R.c.d.: Ramus circumflexus dexter
RCG: Radiozirkulografie
RCM: restriktive Cardiomyopathie
Rcor: 1. Koronarreserve 2. Koronarwiderstand
RCR: 1. renale Clearance-Rate 2. Retrokardialraum
RCS: Retikulumzellensarkom
R.c.s.: Ramus circumflexus sinister
RCT: 1. Race-Coombs-Test 2. Radio- und Chemotherapie 3. Radionuklid-Computertomografie
RCX: Ramus circumflexus
RD: 1. Retinopathia diabetica 2. Rettungsdienst 3. Röntgendiagramm 4. Ruhedurchblutung
rd: 1. Rad 2. Radiant 3. radiation absorbed dose
RDA: Ramus descendens anterior
RDE: receptor destroying enzymes
RDF: Redistributionsfaktor
RDH: Ribitoldehydrogenase
rDNA: rekombinante DNA
RDS: 1. Reizdarmsyndrom 2. Respiratory-distress-Syndrom
RDT: regelmäßige Dialysetherapie
RE: 1. Reifungseinheit 2. relative Einheit 3. Rentenempfänger 4. Restriktionsenzym 5. Retikuloendothel 6. Ruheenergie
Re: Reynolds-Zahl
R.E.: Ratteneinheit
REAK: relative Erythrozyten-Aggregationskapazität
REAL: revidierte europäisch-amerikanische Lymphom-Klassifikation
RECG: Radioelektrokardiografie
Redox: Reduktion-Oxidation
REF: 1. regionale Ejektionsfraktion 2. renaler Erythropoesefaktor
REFSE: russisch-europäische Frühjahr-Sommer-Enzephalitis
REG: 1. Radioenzephalogramm 2. Rheoenzephalografie
REIA: Radio-Enzymimmunoassay
REM: 1. rapid eye movements 2. Rasterelektronenmikroskop
rem: Roentgen equivalent man
R.E.M.: Raphe-Median-Ebene
REP: retrogrades Pyelogramm
R-ER: raues endoplasmatisches Retikulum
RERP: retrograde effektive Refraktärphase
RES: retikuloendotheliales System
RET: 1. rational-emotive Therapie 2. Raucher-Entwöhnungstherapie
REV: Retikuloendotheliosevirus
Rez.: Rezept
RF: 1. Regenerationsfaktor 2. Regurgitationsfraktion 3. Rejektionsfraktion 4. relative Feuchtigkeit 5. relative Flowrate 6. Releasingfaktor 7. Replikationsform 8. Residualfraktion 9. Resistenzfaktor 10. Rezeptformel 11. rezeptives Feld 12. Rheumafaktor 13. rheumatisches Fieber 14. Riboflavin 15. Risikofaktor
RFA: 1. Radiofrequenzablation 2. Röntgenfluoreszenzanalyse
RF$_{AO}$: aortale Regurgitationsfraktion
RFB: respiratorisches Biofeedback
RFF: rasche Füllungsfraktion
RF-FSH: FSH-Releasing Faktor
RFK: 1. rheumatischer Formenkreis 2. Röntgen-Fernsehkamera

RF-LH: LH-Releasing-Faktor
RFLP: Restriktions-Fragment-Längen-Polymorphismus
RFP: rasche Füllungsphase
RFT: Radiofibrinogentest
rFVIII: rekombinanter Faktor VIII
RFW: rasche Füllungswelle
RFZ: Refraktärzeit
RG: 1. Rasselgeräusche 2. Reaktionsgeschwindigkeit
RGC: Radio-Gaschromatografie
RGE: relative Gasexpansion
RGG: Rinder-Gammaglobulin
RGPD: Range-gated Pulsed Doppler
RH: 1. reaktive Hyperämie 2. Rechtshypertrophie 3. Releasing-hormon 4. Rettungshelfer
Rh: 1. Rhesus-Blutgruppen 2. Rhesus-Faktor
RhA: rheumatoide Arthritis
rhG-CSF: rekombinanter humaner Granulozyten-koloniestimulierender Faktor
rhGM-CSF: rekombinanter humaner Granulozyten-Makrophagen-koloniestimulierender Faktor
RHH: Rechtsherzhypertrophie
RHI: Rechtsherzinsuffizienz
RhIG: Rh_0-Immunglobulin
Rhiz.: Rhizobium
RHK: rheumatische Herzkrankheit
RhLA: Rhesus-Leukozytenantigen
RHS: retikulohistiozytäres System
RHT: regionale Tiefenhyperthermie
rHuEPO: rekombinantes humanes Erythropoetin
RHV: Rechtsherzversagen
RHWB: regionale Herzwandbewegung
RHZ: Rehabilitationszentrum
RI: 1. Reduktionsindex 2. Regenerationsindex 3. Regurgitationsindex 4. replikatives Intermediärprodukt 5. respiratorische Insuffizienz 6. respiratorischer Index 7. retroaktive Inhibition
RIA: 1. Radioimmunoassay 2. reversible ischämische Attacke
R.i.a.: Ramus interventricularis anterior
RIAGT: Radioimmunoantiglobulintest
Rib: 1. Ribose 2. Ribosom
RIBA: rekombinanter Immunoblot-Assay
Ribu: Ribulose
RIC: Rechteck-Impuls-Charakteristik
RID: Radioimmunodiffusion
RIEP: Radioimmunelektrophorese
RIF: 1. renale interstitielle Flüssigkeit 2. Resistenz-induzierender Faktor 3. Rifampicin
RIFA: Rifampicin
RIG: Rabiesimmunglobulin
RIMA: reversible inhibitor of monoaminooxidase
RIN: Radioisotopennephrografie
RIND: reversibles ischämisches neurologisches Defizit
RING: Radioisotopennephrogramm
RIP: 1. Radioimmunpräzipitation 2. Renin-inhibierendes Peptid 3. respiratorisch induktive Plethysmografie
R.i.p.: Ramus interventricularis posterior
RIPA: Radioimmunpräzipitations-Assay
RIPT: Radioimmunpräzipitationstest
RIS: Rechteck-Impuls-Schwelle
RISA: 1. Radio-Immuno-Sorbent-Assay 2. Radioiodserumalbumin
RIST: Radioimmunosorbenttest
RIT: 1. Radioiodtest 2. Radioiodtriolein
RITC: Rhodaminisothiocyanat
RIVA: Ramus interventricularis anterior
RIVP: Ramus interventricularis posterior
RK: Rotes Kreuz
RKG: Radiokardiografie
RKI: Robert-Koch-Institut
RKM: Röntgenkontrastmittel
RKR: Retrokardialraum
RKV: Rentnerkrankenversicherung
RKY: Röntgenkymografie

RKZ: Rekalzifizierungszeit
RL: 1. Reizlimen 2. Residualluft 3. Ringer-Lactat
RLA: retroperitoneale Lymphadenektomie
RLAS: rasche linksatriale Stimulation
RLF: retrolentale Fibroplasie
RLM: Rattenleber-Mitochondrien
RLP: Rattenleber-Protein
RLS: 1. Rechts-Links-Shunt 2. Reizleitungsstörung 3. Reizleitungssystem 4. Restless-Legs-Syndrom 5. Rettungsleitstelle
RLSh: Rechts-Links-Shunt
RLSt: Rettungsleitstelle
RLV: Rauscher-Leukämie-Virus
RM: 1. Rachenmandel 2. radikale Mastektomie 3. reaktive Monozytose 4. Rückenmark
R_m: 1. Magnetresistenz 2. relative Mobilität
R.m.: Ramus marginalis
RMCD: Ratten-Mastzellen-Degranulationstest
R.m.d.: Ramus marginalis dexter
RME: Raphe-Median-Ebene
RML: rechter Mittellappen
RMP: 1. regionale Myokardperfusion 2. Rifampicin 3. Ruhemembranpotenzial
R.m.s.: Ramus marginalis sinister
RMSF: Rocky Mountain spotted fever
rMTR: 1. relative mittlere Mortalitätsrate 2. relative Mortalitätsrate
RMVT: repetitive monomorphe ventrikuläre Tachykardie
RN: Reststickstoff
Rn: Radon
R_N: Rezeptoren im Zellkern
RNA: 1. Radionuklidangiografie 2. ribonucleic acid 3. Ribonucleinsäure
RNAi: interferierende RNA
RNase: Ribonuclease
R.n.a.v.: Ramus nodi atrioventricularis
RNCA: Radionuklidkineangiogramm
RND: Radionukleotiddakryografie
RNG: Radionephrografie
RNP: 1. Ribonucleophosphat 2. Ribonucleoprotein
RNPAg: Ribonucleoproteinantigen
RNS: Ribonucleinsäure
R.n.s.: Ramus nodi sinuatrialis
RNU: Ruhenüchternumsatz
RNV: Radionuklidvenografie
Rö.: Röntgen
ROCM: restriktive obliterierende Cardiomyopathie
ROMSA: Otitis media suppurativa acuta, rechts
ROMSCh: Otitis media suppurativa chronica, rechts
ROV: Respiratory-Orphan-Viren
RöV: Röntgenverordnung
ROX: Roxythromycin
RP: 1. Radialispuls 2. Radiophotografie 3. Refraktärphase 4. Reiter-Protein 5. Rektumprolaps 6. Retinitis pigmentosa 7. retrogrades Pyelogramm 8. Rhinopharyngitis
R-1-P: Ribose-1-phosphat
R-5-P: Ribose-5-phosphat
RPA: rechte Pulmonalarterie
RPE: retinales Pigmentepithel
RPEP: rechtsventrikuläre Präejektionsphase
RPF: 1. renaler Plasmafluss 2. retroperitoneale Fibrose
RPGN: rapid-progressive Glomerulonephritis
RPh: Refraktärphase
RPHA: reverse passive Hämagglutination
RPKBR: Reiter-Protein-Komplementbindungsreaktion
RPL: Radiophotolumineszenz
R.p.l.d.: Ramus posterolateralis dexter
R.p.l.s.: Ramus posterolateralis sinister
RPM: Retropulsiv-Petit-mal
RPP: 1. Retropneumoperitoneum 2. retropubische Prostatektomie
RPR: 1. Radiusperiostreflex 2. Rapid-Plasma-Reagin-Test
RPS: 1. renale Pressorsubstanz 2. repetitive Pulssequenz 3. Rockland-Pollin-Skala

RPZ: reife Plasmazelle
RQ: respiratorischer Quotient
RR: 1. relatives Risiko 2. Riva-Rocci
RRA: Radiorezeptor-Assay
RRF: Radionuklid-Regurgitationsfraktion
RRM: Rhinorheomanometrie
rRNA: ribosomale Ribonucleinsäure
RRP: relative Refraktärphase
RRU: Röntgen-Reihenuntersuchung
RRZ: relative Refraktärzeit
RS: 1. Rauwolfia serpentina 2. rechte Septumbegrenzung 3. respiratorisches System 4. Reststickstoff 5. Rettungssanitäter 6. Reye-Syndrom 7. Rhythmusstörung
R/S: Reaktion/Stimulus
RSA: 1. relative spezifische Radioaktivität 2. Rinderserum-Albumin
R.s.a.: Ramus septalis anterior
RSAI: rechtsventrikulärer Schlagarbeitsindex
RSB: Rechtsschenkelblock
RSC: Reed-Sternberg-Zellen
RSI: repetitive strain injury
RSKEZ: relative Sinusknoten-Erholungszeit
RSMT: Radioselen-Methionin-Test
RSO: Reizschwellenpotenzial
RSP: rezeptorspezifisches Protein
R.s.p.: Ramus septalis posterior
RSR: 1. regulärer Sinusrhythmus 2. Retrosternalraum
RSS: relative Score-Summen
RST: retikulospinaler Trakt
RSV: 1. relatives Schlagvolumen 2. Rous-Sarkom-Virus
RSVI: Regurgitations-Schlagvolumen-Index
RSVT: repetitive supraventrikuläre Tachykardie
RT: 1. Radioisotopen-Technik 2. Radiotherapie 3. Radiumtherapie 4. Reduktionsteilung 5. Reihentest 6. Rektaltemperatur 7. Resistenz-Transfer 8. Retransfusion 9. reverse Transkriptase
rT$_3$: reverses Triiodthyronin
RT$_3$U: Radio-T3-uptake
RTA: 1. Reintonaudiometrie 2. renal-tubuläre Azidose
RTB: Radioiod-markiertes Toluidinblau
RTBS: Real-time-B-Scan
R$_{Te}$: totale exspiratorische Resistance
RTF: Resistenz-Transfer-Faktor
RTH: Rettungshubschrauber
RTI: Relaxationszeitindex
R$_{Ti}$: totale inspiratorische Resistance
RTL: Radiothermolumineszenz
RTM: Raster-Tunnel-Mikroskop
rTPA: recombinant tissue plasminogen activator
RT-PCR: 1. reverse transcription-PCR 2. reverse Transkription-Polymerasekettenreaktion
RTS: 1. Radiotelemetrie-System 2. rechter Tawara-Schenkel
RTW: 1. Rettungstransportwagen 2. Rettungswagen
RU: Reihenuntersuchung
RUE: rechte untere Extremität
RUL: Röntgenuntersuchung der Lungen
RUO: rechtes Ureterostium
Ru-1,5-P$_2$: Ribulose-1,5-diphosphat
Ru-5-P: Ribulose 5 phosphat
RUQ: rechter unterer Quadrant
RV: 1. Rattenvirus 2. rechter Ventrikel 3. rechtsventrikulär 4. Regurgitationsvolumen 5. Reservevolumen 6. Residualvolumen 7. Restvolumen 8. Rötelnvakzine
RVA: Reichsversicherungsanstalt
RVAE: rechtsventrikuläres Apex-Elektrokardiogramm
RVD: 1. rechtsventrikuläre Dysplasie 2. rechtsventrikulärer Durchmesser 3. Ruhevenendruck
R.v.d.: Ramus ventricularis dexter
RVEDD: rechtsventrikulärer enddiastolischer Durchmesser
RVEDL: rechtsventrikuläre enddiastolische Faserlänge
RVEDV: rechtsventrikuläres enddiastolisches Volumen
RVEF: rechtsventrikuläre Ejektionsfraktion
RVERP: rechtsventrikuläre effektive Refraktärphase

RVESL: rechtsventrikuläre endsystolische Faserlänge
RVESV: rechtsventrikuläres endsystolisches Volumen
RVF: Rift-Valley-Fieber
RVG: 1. Radionuklidventrikulografie 2. Reichsversorgungsgesetz 3. Renovasografie
RVH: 1. rechtsventrikuläre Hypertrophie 2. renovaskuläre Hypertonie
RVI: rechtsventrikulärer Infarkt
RVMAP: rechtsventrikuläres monophasisches Aktionspotenzial
RVMI: rechtsventrikulärer Myokardinfarkt
RVO: Reichsversicherungsordnung
RVPEP: rechtsventrikuläre Präejektionsphase
RVRA: renale venöse Reninaktivität
RVSV: 1. rechtsventrikuläres Schlagvolumen 2. rechtsventrikuläres systolisches Volumen
RVV: rechtsventrikuläres Volumen
RVVW: rechtsventrikuläre Vorderwand
RWA: respiratorischer Wärmeaustausch
RWS: Romano-Ward-Syndrom
RXR: Retinoat-X-Rezeptor
RZ: 1. Reaktionszeit 2. Reduktionszeit 3. Reifungszahl 4. Rekalzifizierungszeit 5. Renshaw-Zellen 6. Reptilasezeit 7. Restzahl 8. Rezirkulationszeit 9. Rundzelle
RZT: Riesenzelltumor
RZV: rotes Zellvolumen
S: 1. Entropie 2. Sakralsegment 3. Sättigungsgrad 4. Schwärzung 5. Schwefel 6. Sehschärfe 7. Serum 8. Siemens 9. Standardabweichung 10. Substrat 11. Sulfur 12. Svedberg-Einheit 13. Systole
s: 1. Halbwertsschichtdicke 2. Sedimentationskoeffizient 3. Sedimentationskonstante 4. Sekunde 5. Selektionskoeffizient
σ: Flächenladungsdichte
SA: 1. Salicylamid 2. Sarkom 3. Schlagarbeit 4. Serumalbumin 5. sinuatrial 6. sinuaurikulär 7. Sinusarrhythmie 8. spezifische Aktivität 9. Sulfanilamid
Sa.: 1. Sarcoma 2. Sarkom
SAA: 1. schwere aplastische Anämie 2. sinuatriale Arrhythmien
SAAT: Serum-Aspartataminotransferase
SAB: Subarachnoidalblutung
SAD: 1. saisonal abhängige Depression 2. Seitenarteriendruck
SADA: Serum-Adenosindesaminase
SADC: Succinylaminododecylcellulose
SAE: subkortikale arteriosklerotische Enzephalopathie
SAF: Scrapie-assoziierte Fibrillen
S-Ag: lösliches Antigen
SAI: spirografischer Anstrengungsindex
SAK: Sarkolemm-Antikörper
SAL: Serum-Antilymphozyten
S-ALAT: Serum-Alaninaminotransferase
SALZ: sinuaurikuläre Leitungszeit
SAM: S-Adenosylmethionin
SAMI: Serumagar-Messintegrator
Sankra: Sanitätskraftwagen
SaO: arterielle Sauerstoffsättigung
SAP: stabile Angina pectoris
SAQLI: sleep apnea questionnaire quality of life index
SAR: 1. search and rescue 2. spezifische Absorptionsrate 3. Subarachnoidalraum 4. Subordinations-Autoritäts-Relation 5. Sulfarsenobenzol 6. Sulfarsphenamin
SARI: serotonin antagonist and uptake inhibitor
SARS: 1. schweres akutes respiratorisches Syndrom 2. severe acute respiratory syndrome
SAS: 1. saisonale affektive Störungen 2. Schlafapnoesyndrom 3. Subakromialsyndrom 4. Subaortenstenose 5. Sulfasalazin
S-ASAT: Serum-Aspartataminotransferase
SASP: Salazosulfapyridin
SAST: Subaortenstenose
SAW: Subsepsis allergica Wissler
SB: 1. Serumbilirubin 2. Sinusbradykardie 3. Standardbicarbonat
SBA: Sojabohnen-Agglutinin
SBAS: schlafbezogene Atemstörungen

SBB: Säure-Basen-Bilanz
SBC: sekundär biliäre Zirrhose
SBD: systolischer Blutdruck
SBE: subakute bakterielle Endokarditis
SBG: Selenit-Brillantgrün
SBH: Säure-Basen-Haushalt
SBI: 1. Sojabohnen-Inhibitor 2. Sterin-Biosynthese-Inhibition 3. Sulkus-Blutungs-Index
SBP: 1. spontane bakterielle Peritonitis 2. steroidbindendes Plasmaprotein 3. suprapubische Blasenpunktion
SBPG: serielle Beckenphlebografie
SBPR: systolische Blutdruckreaktion
SBPS: sinubronchopulmonales Syndrom
SBR: 1. Schafblutkörperchen-Agglutinationsreaktion 2. strenge Bettruhe
SBS: 1. Säure-Basen-Status 2. Sick-building-Syndrom
SBTI: Sojabohnen-Trypsin-Inhibitor
SBV: Säurebindungsvermögen
SC: 1. Säulenchromatografie 2. Sectio caesarea 3. Serumcalcium 4. Sexchromatin
Sc: 1. Scanner 2. Scianna-Blutgruppen
S.c.: Sinus coronarius
s.c.: 1. subcutaneus 2. subkutan
SCA: spinozerebelläre Ataxie
SCCK: Secretin-Cholecystokinin-Test
SCG: 1. Sternoklavikulargelenk 2. Supraklavikulargrube
SCh: 1. Säulenchromatografie 2. Succinylcholin
SChE: Serumcholinesterase
SchwbG: Schwerbehindertengesetz
SCID: severe combined immunodeficiency
SCK: Serum-Creatinkinase
SCKT: Secretin-Cholecystokinin-Test
SCLE: subacute cutaneous lupus erythematosus
Scop.: Scopolamin
Scot.: Skotom
SCP: sekundär-chronische Polyarthritis
S-CPPV: synchronized continuous positive pressure ventilation
SCR: Sauerstoffkardiorespirogramm
scRNA: small cytoplasmic RNA
SCT: 1. Serien-Computertomografie 2. Staphylokokken-Clumping-Test
SD: 1. Schilddrüse 2. senile Demenz 3. Septumdefekt 4. serologische Determinante 5. Sklerodermie 6. Sphinkterdehnung 7. Streptodornase 8. Streptokokken-Desoxyribonuclease 9. subklinischer Diabetes 10. systematische Desensibilisierung 11. Systolendauer
SDA: 1. serologisch definierte Antigene 2. Succinatdehydrogenase-Aktivität
SDAT: senile Demenz vom Alzheimer-Typ
SDC: Succinyldicholin
SDD: selektive Darm-Dekontamination
SDE: spezifisch-dynamischer Effekt
SDG: Sanitätsdienstgrad
SDH: 1. Schilddrüsenhormon 2. L-Serindehydratase 3. subdurales Hämatom
SDI: senescence derived inhibitor
SDP: Seduheptulosediphosphat
Sdp.: Siedepunkt
SDS-PAGE: Sodiumdodecylsulfat-Polyacrylamidgel-Elektrophorese
SDW: spezifisch-dynamische Wirkung
SDZ: Sulfadiazin
SE: 1. Schaf-Erythrozyten 2. Serumeisen 3. Staphylokokken-Extrakt 4. systemischer Erythematodes
SEA: 1. Schaf-Erythrozyten-Agglutination 2. spontane elektrische Aktivität
SEAS: sympathisch-ergotrop-adrenerges System
sec: Sekunde
SED: Schutz-Einheitsdosis
SEEG: Stereoelektroenzephalogramm
SEF: Staphylokokkenenterotoxin F
SEG: 1. schnelle Einsatzgruppe 2. Sonoenzephalogramm
sek.: sekundär

SEMI: subendokardialer Myokardinfarkt
SEP: 1. saure Erythrozytenphosphatase 2. somatisch evoziertes Potenzial 3. somatosensibel evozierte Potenziale 4. somatosensorisch evozierte Potenziale 5. systolische Ejektionsphase
SER: 1. subendokardiale Resektion 2. systolische Ejektionsrate
Ser: Serin
S-ER: glattes endoplasmatisches Retikulum
SERM: selektiver Estrogenrezeptor-Modulator
SES: supraventrikuläre Extrasystole
SETS: staphylogenes epidermolytisches Toxin-Syndrom
SEV: Sekundärelektronenvervielfacher
SF: 1. exspiratorischer Spitzenfluss 2. Samenflüssigkeit 3. Schädigungsfaktor 4. Serumfibrinogen 5. Spitzenfluss 6. Streptococcus faecalis 7. Stressformel 8. Sulfationsfaktor 9. Summenformel 10. Svedberg-Flotationseinheit
SFH: stromafreies Hämolysat
SFI: Synovialflüssigkeit
SFL: Scheitel-Fersen-Länge
SFO: Subfornikalorgan
SFR: Sediment-Farbreaktion
SFS: 1. subkortikale Funktionsstörung 2. synchrone Fluoreszenzspektrophotometrie
SFT: Sabin-Feldman-Test
SFU: Sozialfürsorge-Unterstützung
SFV: Semliki-Forest-Virus
SG: 1. sekretorische Granula 2. Serumglykosid 3. Sonogramm 4. Sozialgericht 5. spezifisches Gewicht 6. Sphygmogramm 7. Strukturgen 8. Sulfaguanidin
SGB: Sozialgesetzbuch
SGG: Sozialgerichtsgesetz
SGL: Salbengrundlage
SGN: sekundär-chronische Glomerulonephritis
SGOT: Serum-Glutamatoxalacetattransaminase
SGP: saures Glykoprotein
SGPT: Serum-Glutamatpyruvattransaminase
SGR: Sachs-Georgi-Reaktion
SGS: Säuregrundsekretion
SGTT: Steroid-Glukosetoleranztest
SGV: 1. seitengetrennte Ventilation 2. selektive gastrale Vagotomie
SH: 1. Serumhepatitis 2. somatotropes Hormon 3. Sulfonylharnstoff
SHA: sinusoidale harmonische Akzeleration
SH-Ag: 1. Serumhepatitis-Antigen 2. SH-Antigen
SHB: Supra-His-Block
SHBD: Serum-Hydroxybutyratdehydrogenase
SHBE: Oberflächen-His-Bündel-Elektrogramm
SHBG: Sexualhormon-bindendes Globulin
SHD: Sorbitdehydrogenase
SHG: 1. Scatter-Histogramm 2. Selbsthilfegruppe
SH-IF: Somatotropin-inhibiting-Faktor
SHML: Sinushistiozytose mit massiver Lymphadenopathie
sHPT: sekundärer Hyperparathyreoidismus
SHS: hypotensives Syndrom im Liegen
SHT: 1. Schädelhirntrauma 2. Sims-Huhner-Test
SHWB: segmentale Herzwandbewegung
SI: 1. sakroiliakal 2. Sättigungsindex 3. Schneidezahnindex 4. Schockindex 5. Selektivitätsindex 6. Sicherheitsindex 7. subendokardiale Ischämie
SIA: Synalbumin-Insulin-Antagonismus
SIADH: Syndrom der inadäquaten ADH-Sekretion
SIAS: schwere intraabdominale Sepsis
SIDES: symptomatic idiopathic diffuse esophageal spasm
SIDS: sudden infant death syndrome
SIF: 1. Serum-Inhibitionsfaktor 2. Somatotropin-Release-Inhibitionsfaktor
SIG: Sakroiliakalgelenk
SIgA: sekretorisch aktives Immunglobulin A
SIH: 1. schwangerschaftsinduzierte Hypertonie 2. Somatotropin-Release-Inhibitionshormon
SIHPS: schwangerschaftsinduziertes Hypertonie-Präeklampsie-Syndrom

SIMA: Sekundärionen-Mikroanalyse
SIMS: Sekundärionen-Massenspektrometrie
SIMV: synchronized intermittent mandatory ventilation
SINH: Streptomycin-Isonicotinsäurehydrazid
SIP: sickness impact profile
S-IPPV: synchronized intermittent positive pressure ventilation
siRNA: kurze interferierende RNA
SIRS: systemic inflammatory response syndrome
SIRT: simultane iterative Rekonstruktionstechnik
SIS: 1. sterile injizierbare Suspension 2. szintigrafischer Ischämie-Score
SIT: 1. Spermien-Immobilisierungstest 2. spezifische Immuntherapie
SIV: 1. Schweine-Influenza-Virus 2. selektive Informationsverbreitung 3. Septum interventriculare
SIVT: septale idiopathische ventrikuläre Tachykardie
SK: 1. Serumkallikrein 2. Sinusknoten 3. Streptokinase
SKA: 1. Sauerstoff-Kalorien-Äquivalent 2. Serumkrankheitsantigen
SKAT: Schwellkörperautoinjektionstherapie
SKD: Schneidekantendistanz
SKF: Sinusknotenerholungszeit
SKEZ: Sinusknotenerholungszeit
SKIT: Schwellkörperinjektionstherapie
SKS: Sinusknotensyndrom
SKT: Syndrom-Kurztest
SL: 1. Sarkolysin 2. Schlagleistung 3. Serumleerwert 4. Sondenlänge des Uterus 5. Streptolysin 6. Sympathikolytikum
S/L: Sphingomyelin-Lecithin-Quotient
s.l.: sublingual
SLA: Serumlipaseaktivität
SLD: Serumlactatdehydrogenase
SLDH: Serumlactatdehydrogenase
SLE: 1. St. Louis-Enzephalitis 2. systemischer Lupus erythematodes
SIg: 1. sekretorisches Immunglobulin 2. Standard-Immunglobulin
SLI: Sulcus labiale inferius
SLO: Streptolysin O
SLP: Serumlabilitätsprobe
SLR: Serumlabilitätsreaktion
SLS: 1. Stein-Leventhal-Syndrom 2. Streptolysin S 3. Sulcus labiale superius
SLT: 1. selektive Lasertrabekuloplastik 2. Serumlabilitätstest
SM: 1. Schrittmacher 2. Somatomedin 3. Spektrometrie 4. Stereomikroskop 5. Streptomycin 6. Sympathikomimetikum
s.m.: submukös
SMA: 1. sequenzieller Multikanalautoanalyzer 2. spinale Muskelatrophie
SMAc: stabilisierte metabolische Azidose
SMC: 1. sensomotorischer Cortex 2. Succinylmonocholin
SMD: Sulfamethyldiazin
SMDH: Serummilchsäuredehydrogenase
SME: Sagittalmedianebene
SMI: stummer Myokardinfarkt
SMO: Sulfamethoxazol
SMON: subakute myelo-optische Neuropathie
SMOP: Sulfamethoxypyrazin
SMP: 1. saure Mukopolysaccharide 2. Sulfamethoxypyrazin
SMR: submuköse Resektion
SMS: 1. Schrittmacher-Syndrom 2. Serienmyokardszintigrafie
SMV: Selbstmordversuch
SMX: Sulfamethoxazol
SMZ: Sulfamethoxazol
SN: 1. Serumneutralisation 2. subnormal 3. Substantia nigra
Sn: 1. Stannum 2. Zinn
Sₙ: sakrales spinales Segment
sNAP: sensibles Nervenaktionspotenzial
sNARI: selective noradrenaline reuptake inhibitor
SNE: subakute nekrotisierende Enzephalomyelopathie
SNF: seitengetrennte Nierenfunktionsprüfung
SNIPA: seronegative entzündliche Polyarthritis
SNP: seronegative Polyneuropathie

SNRI: specific serotonine and noradrenaline reuptake inhibitor
snRNA: small nuclear RNA
SNS: sympathisches Nervensystem
SO: 1. Salpingo-oophorektomie 2. sphenookzipital 3. supraoptisch
SO₂: Schwefeldioxid
SOD: Superoxiddismutase
SODH: Sorbitdehydrogenase
SOH: Schmelzoberhäutchen
SOM: seröse Otitis media
SOP: Subokzipitalpunktion
SOPCA: sporadische olivopontozerebelläre Atrophie
SOPS: somnolent-ophthalmoplegisches Syndrom
SOR: Serum-Opazitätsreaktion
S-O-R: Stimulus-Organismus-Reaktion
SorbD: Sorbitdehydrogenase
SP: 1. saure Phosphatase 2. Schwangerschaftsprotein 3. Schwellenpotenzial 4. Serumphosphor 5. Spaltprodukte 6. Sphingomyelin 7. Subclavia-Punktion 8. Summationspotenzial 9. suprapubisch
Sp.: 1. Siedepunkt 2. Spina 3. Spirillum
sp.: spinal
S-1,7-P: Sedulose-1,7-diphosphat
S-7-P: Sedulose-7-phosphat
SPA: 1. Serumphenylalanin 2. Spondylitis ankylosans 3. suprapubische Aspiration
Spa: Spina nasalis anterior
SPC: Serumprolaktinkonzentration
SPCA: Serum-Prothrombin-Conversion-Accelerator
SpE: 1. Spendererythrozyten 2. Spurenelement
SPECT: Single-Photon-Emissionscomputertomografie
SPET: Single-Photon-Emissionstomografie
spez.Gew.: spezifisches Gewicht
SPF: 1. Spektrophotofluorometer 2. spezifisch pathogenfrei
SPG: Splenoportografie
sp.G.: spezifisches Gewicht
sph.: sphärisch
SPHA: Solid-Phase-Häm-Adsorptionstest
SPI: strukturiertes psychologisches Interview
SPK: 1. Serumpyruvatkinase 2. simultaneous pancreas-kidney
SpKs: Spannungskopfschmerz
SPKT: Syndrom des plötzlichen Kindstodes
SPL: Spironolacton
SPLS: Systemic Prehospital Life Support
SPM: Spectinomycin
SPP: suprapubische Prostatektomie
SpPn: Spontanpneumothorax
SpS: Spenderserum
SPT: Sekretin-Pankreozymin-Test
SPV: 1. Schweinepest-Virus 2. selektive proximale Vagotomie 3. Sulfophosphorvanillin
SPZ: Sulfinpyrazon
SQ: Suspensionsquotient
SQIUD: supraconducting quantum interference device
SR: 1. Sanitätsrat 2. sarkoplasmatisches Retikulum 3. Schreckreflex 4. Sekretionsrate 5. Senkungsreaktion 6. Sensibilisierungsreaktion 7. Sigmareaktion 8. Sinusrhythmus 9. Substantia reticularis 10. supraventrikuläre Rhythmusstörung 11. synaptische Reaktion
SRA: 1. Serumreninaktivität 2. splenorenale Anastomose
SRAP: somatosensorisches kortikales Reizantwort-Potenzial
src: Sarkom-induzierendes Onkogen
SRE: standardisierte Regressionseffekte
SRF: 1. Salmonellose-Resistenzfaktor 2. Somatotropin-releasing-Faktor
SRH: 1. Somatotropin-releasing-Hormon 2. Sulforizinhydrazid
SRI: serotonine reuptake inhibitor
SR-IF: Somatotropin-release-inhibiting-Faktor
SR-IH: Somatotropin-Release-Inhibitionshormon
SRK: Schweizerisches Rotes Kreuz
SRM: 1. Spiramycin 2. Stereoröntgenometrie
SRS-A: slow-reacting substance of anaphylaxis

SS: **1.** Salicylsäure **2.** Schwangerschaft **3.** Sézary-Syndrom **4.** Sjögren-Syndrom **5.** Standard-Score **6.** Steroidsulfatase **7.** Stimulatorsubstanz
SSBH: Sexualsteroid-bindendes Hormon
SSD: Sulfisomidin
ssDNA: Einzelstrang-DNA
SSEH: spontanes spinales Epiduralhämatom
SSEP: somatosensorisch evoziertes Potenzial
SSER: somatosensorisch evozierte Reaktion
SSG: Sauerstoffschutzgerät
SSk: **1.** systemische Sklerodermie **2.** systemische Sklerose
SSL: Scheitel-Steiß-Länge
SSLE: subakute sklerosierende Leukoenzephalitis
SSM: **1.** superficial spreading melanoma **2.** superfiziell spreitendes Melanom
SSN: subakute sensorische Neuropathie
SSP: **1.** Salazosulfapyridin **2.** Shwartzman-Sanarelli-Phänomen **3.** supersensitive Perzeption
sSP: spezifische saure Phosphatase
SSPE: subakute sklerosierende Panenzephalitis
SSPG: Steady-state-Plasmaglucose
SSPI: Steady-state-Plasmainsulin
SSR: Sulfid-Silber-Reaktion
SSRI: specific serotonine reuptake inhibitor
ssRNA: Einzelstrang-RNA
SSS: **1.** Sick-Sinus-Syndrom **2.** Stanford-Schläfrigkeits-Skala **3.** Subclavian-steal-Syndrom **4.** Surgical Staging System
SSSS: staphylococcal scalded skin syndrome
SSt: **1.** Säuglingssterblichkeit **2.** Somatostatin
SSV: Strahlenschutzverordnung
SSVO: Strahlenschutzverordnung
SSW: Schwangerschaftswoche
SSZ: Sulfasalazin
ST: **1.** Standard-Test **2.** Standardtemperatur **3.** Streu-Tomografie **4.** Sulfathiazol
STA: **1.** sekundäre tubuläre Azidose **2.** Serotyp-Antigen
Staph.: Staphylococcus
stat.: statisch
STBG: Sterkobilinogen
STD: **1.** sexually transmitted disease **2.** Standard-Testdosis
STE: Staub-Traugott-Effekt
StE: Sterilisiereinheit
STEM: Scanning-Transmissions-Elektronenmikroskopie
STEMI: **1.** ST-segment-elevation myocardial infarction **2.** ST-Strecken-Hebungs-Myokardinfarkt
STEN: staphylogene toxische epidermale Nekrolyse
STH: somatotropes Hormon
STH-RF: STH-Releasingfaktor
StHS: stabilisiertes Humanserum
STI: **1.** Serum-Trypsin-Inhibitor **2.** sexually transmitted infection **3.** Sojabohnen-Trypsin-Inhibitor **4.** strukturierte Therapie-Interruption
STIKO: Ständige Impf-Kommission am Robert Koch-Institut
STK: Serumthymidinkinase
StMZ: Sternheimer-Malbin-Zellen
STNR: symmetrisch-tonischer Nackenreflex
STP: **1.** Stauungspapille **2.** Sternalpunktion
STPT: Selbstthromboplastin-Prothrombinzeit
Strept.: Streptokokke
StrlSchV: Strahlenschutzverordnung
StrVG: Strahlenschutzvorsorgegesetz
STS: serologischer Test für Syphilis
StSchVO: Strahlenschutzverordnung
STT: simultaner Tonometrie-Test
STZ: Sozialtherapeutisches Zentrum
StZG: Stammzellgesetz
SU: Stressulkus
SUDH: Succinatdehydrogenase
SUNCT: short lasting unilateral neuralgiform headache attacks with conjunctival injection and tearing
SUP: selektive UV-Phototherapie
SUR: serologische Universalreaktion
SUS: **1.** Sulcus-ulnaris-Syndrom **2.** suppressorsensitiv

SV: **1.** Sarkomvirus **2.** Satellitenvirus **3.** Schlagvolumen **4.** Sedimentvolumen **5.** selektive Vagotomie **6.** Simian-Virus **7.** Sinus venosus **8.** Subvirus
Sv: Sievert
SVA: **1.** selektive viszerale Angiografie **2.** Sinus-Valsalvae-Aneurysma **3.** Sozialversicherungsanstalt **4.** supraventrikuläre Arrhythmie
SVAS: supravalvuläre Aortenstenose
SVE: supraventrikuläre Extrasystole
SVES: supraventrikuläre Extrasystole
SVI: **1.** Schlagvolumen-Index **2.** Slow-Virus-Infektion
SVR: Serumverdünnungsreaktion
SVRT: supraventrikuläre Reentry-Tachykardie
SVT: **1.** Sinusvenenthrombose **2.** supraventrikuläre Tachykardie
SW: Sakralwirbel
SWR: **1.** Schlaf-Wach-Rhythmus **2.** Serum-Wassermann-Reaktion
Sympt.: **1.** Symptom **2.** Symptomatik
SZ: Säurezahl
SZD: Streuzusatzdosis
SZI: Szintigrafie
SZT: Spurenzieh-Test
T: **1.** absolute Temperatur **2.** Taenia **3.** telozentrisches Chromosom **5.** Tesla **5.** Testosteron **6.** Tetracyclin **7.** Threonin **8.** Thymidin **9.** Thymin **10.** Torr **11.** Toxizität **12.** Translokation **14.** Transplantation **15.** transversus **16.** Tritium **17.** Trituration **18.** Tropin **19.** Tuberculum **20.** Tubulus **21.** Tumorgröße **22.** Typ **23.** Zeitkonstante
t: **1.** Temperatur **2.** temporal **3.** Tonne **4.** Transfer **5.** Zeit
T½: Halbwertzeit
T½$_{biol}$: biologische Halbwertzeit
T½$_{eff}$: effektive Halbwertzeit
T½$_{live}$: biologische Halbwertzeit
T0: Primärtumor nicht erkennbar
2,4,5-T: 2,4,5-Trichlorphenoxyessigsäure
T$_3$: Triiodthyronin
T$_4$: **1.** Tetraiodthyronin **2.** Thyroxin
TA: **1.** Tetracyclin-Antibiotika **2.** Thermoanalyse **3.** thermostabiles Antigen **4.** Titrationsazidität **5.** Tosylarginin **6.** Toxin-Antitoxin **7.** Transaldolase **8.** transformierendes Agens **9.** Trikuspidalareal **10.** Trophoblast-Antigen **11.** Tuberkulin A
TAA: **1.** Tachyarrhythmia absoluta **2.** Thioazetamid **3.** thorakales Aortenaneurysma **4.** tumorassoziiertes Antigen
TAB: **1.** transabdominale Chorionzotten-Biopsie **2.** Typhus, Paratyphus A, Paratyphus B
TABC: Typhus, Paratyphus A, Paratyphus B, Paratyphus C
TABDT: Typhus, Paratyphus A, Paratyphus B, Diphtherie, Tetanus
TABT: Typhus, Paratyphus A, Paratyphus B, Tetanus
TAC: Truncus arteriosus communis
TACE: transarterielle Chemoembolisation
TAD: 6-Thioguanin, Ara-C, Daunorubicin
TAF: **1.** thrombozytenagglutinierender Faktor **2.** Toxin-Antitoxin-Flocken **3.** Tuberkulin, albumosefrei **4.** Tumor-Angiogenese-Faktor **5.** Tumor-Antigen-Faktor
TAG: **1.** Tennessee-Antigen **2.** tumorassoziiertes Glykoprotein
TAH: **1.** Thrombozytenaggregationshemmer **2.** totale abdominale Hysterektomie
TAI: Thrombozytenaggregationsinhibitor
TAL: Triamcinolon
T-ALL: **1.** T-Linien-ALL **2.** T-Zelltyp der akuten lymphatischen Leukämie
TAM: **1.** Talkadsorptionsmethode **2.** Toxin-Antitoxin-Mischung
TAMI: transmuraler anteriorer Myokardinfarkt
TAO: Thrombangiitis obliterans
TAPP: transabdominal preperitoneal mesh technique
TaS: Tibialis-anterior-Syndrom
TAST: Test-Antigen-Sorbent-Test
TAT: **1.** Tetanusantitoxin **2.** thematischer Apperzeptionstest **3.** 2-Thio-6-azathymin **4.** Thrombin-Antithrombin-Komplex **5.** Thrombozytenausbreitungstest **6.** Toxin-Antitoxin **7.**

Tray-Agglutinationstest **8.** Tyrosinaminotransferase
TATA: tumorassoziiertes Transplantationsantigen
TÄTD: Tetraäthylthiuramdisulfid
TAVB: totaler AV-Block
TAVM: Typ-A-Verhaltensmuster
TB: **1.** Tetraphenylborat **2.** Thymolblau **3.** Toluidinblau **4.** tracheobronchial **5.** Tracheobronchitis **6.** Tuberkelbazillus
Tb: Tuberkulose
TBA: **1.** tertiäres Butylacetat **2.** Testosteron-Bindungsaffinität **3.** thyroxinbindendes Albumin **4.** tracheobronchiales Aspirat **5.** transluminale Ballonangioplastie **6.** Tuberkelbazillus
TBB: transbronchiale Biopsie
TbB: Tuberkelbazillus
TBC: **1.** testosteronbindende Kapazität **2.** thyroxinbindende Kapazität
Tbc: Tuberculosis
TBE: Tuberkulin-Bazillen-Emulsion
TBG: Thyroxin-bindendes Globulin
TBI: Triiodthyronin-Bindungsindex
TBK: Thyroxin-Bindungskapazität
Tbk: Tuberkulose
Thl.: Tablette
TBM: tuberkulöse Meningitis
TBP: **1.** TATA-Box-Bindungsprotein **2.** testosteronbindendes Protein **3.** thyroxinbindendes Protein
TBP-1: TNF-binding protein 1
TBPA: thyroxinbindendes Präalbumin
TBR: Trockenblutreaktion
TBS: Tuberkulostatikum
TBT: Tolbutamid
TBV: totales Blutvolumen
TC: **1.** Taurocholsäure **2.** Tetracyclin **3.** Thiocarbanilid **4.** 6-Thioguanin, Cytarabin **5.** Thyreocalcitonin **6.** Transcobalamin **7.** Tuberkulin C **8.** Tumor cerebri
Tc: zytotoxischer T-Lymphozyt
3TC: Lamivudin
TCA: **1.** transluminale Koronarangioplastie **2.** trizyklische Antidepressiva **3.** Tumorzellen-Antigen
TCAP: Trimethylcetylammoniumpentachlorphenat
TCC: Truncus costocervicalis
TCD: transkranielle Dopplersonografie
TCDC: Taurochenodesoxycholsäure
TCGF: T-cell growth factor
TCL: Triamcinolon
T-CLL: T-Linien-CLL
TCM: **1.** Tetracyclin-Mustard **2.** Toyocamycin **3.** Tumor-konditioniertes Medium
TCN: Ticrynafen
tcPO₂: transkutaner Sauerstoffpartialdruck
TCR: T-Zell-Rezeptor
TCRE: transzervikale Resektion des Endometriums
Tcs: T-Contrasuppressorzelle
TCT: **1.** Thyreocalcitonin **2.** Transmissions-Computertomografie
Tct.: Tinctura
TCTNB: Tetrachlortrinitrobenzol
TCu: Kupfer-T
TD: **1.** Tabes dorsalis **2.** Tagesdosis **3.** Tetanus- und Diphtherietoxoid **4.** Tiefendosis **5.** Torsionsdystonie **6.** toxische Dosis **7.** Tumordicke **8.** Typhusdysenterie
TDF: Testes-determinierender Faktor
TDG: Temporalis-Dynamografie
TDNTG: transdermale Nitroglycerin
TDP: **1.** Thiamindiphosphat **2.** Thymidindiphosphat
TdP: Torsades de pointes
TDS: **1.** Thiamindisulfid **2.** transdermales System
TdT: terminale Desoxynucleotidyltransferase
TDZ: Tritium-Durchmischungszeit
TE: **1.** Tauben-Einheit **2.** Tetanus **3.** tierisches Eiweiß **4.** Tonsillektomie **5.** Totalexstirpation **6.** transurethrale Exzision **7.** Trübungseinheit **8.** Tuberkulineinheit
Te: Tetanus
TEA: **1.** Tetraethylammonium **2.** thorakale epidurale Analgesie

3. Thrombendarteriektomie **4.** Triethanolamin
TEBG: Testosteron-bindendes Globulin
TEBK: totale Eisenbindungskapazität
TEC: Thiotepa, Etoposid, Carboplatin
TECT: transversale Emissions-Computertomografie
TED: Theophyllin-Ethylendiamin
TEDD: totaler enddiastolischer Durchmesser
TEE: **1.** transesophageal echocardiography **2.** transösophageale Echokardiografie
TEF: **1.** Tracheoösophagealfistel **2.** Triethylenphosphoramid
TEG: **1.** Tetraethylenglykol **2.** Thrombelastografie
TEL: technische Einsatzleitung
TEM: **1.** transanale endoskopische Mikrochirurgie **2.** Transmissionselektronenmikroskop
TEMP: Tamoxifen, Etoposid, Mitoxantron, Cisplatin (*engl.* platinol)
TEN: toxische epidermale Nekrolyse
TENS: transkutane elektrische Nervenstimulation
TEP: **1.** Thromboembolieprophylaxe **2.** total extraperitoneal mesh technique **3.** Totalendoprothese
tert.: tertiär
TES: **1.** toxisch-epidemisches Syndrom **2.** transkutane Elektrostimulation
TESD: totaler endsystolischer Durchmesser
TESE: **1.** testicular sperm extraction **2.** testikuläre Spermienextraktion
TEV: **1.** Talipes equinovarus **2.** totales Ejektionsvolumen
TF: **1.** taktiler Fremitus **2.** Thomsen-Friedenreich-Antigen **3.** Thymusfaktor **4.** Tonofilament **5.** Trachoma folliculare **6.** Transferfaktor **7.** Transkriptionsfaktor **8.** Tuberkulinfiltrat **9.** Tubulusflüssigkeit
Tf: Transferrin
TFDD: Test zur Früherkennung von Demenzen mit Depressionsabgrenzung
TFG: Thermofraktogramm
TFP: Trifluoperazin
TFPZ: Trifluoperazin
TFR: totale Fertilitätsrate
T$_{ff}$: Feedback-Regulator-T-Zellen
TFS: testikuläres Feminisierungssyndrom
TFT: Tetracyclin-Fluoreszenz-Test
TG: **1.** Teilchengröße **2.** Tetraglycin **3.** Thermogravimetrie **4.** Thyreoglobulin **5.** Tokografie **6.** Trockengewicht
6-TG: 6-Thioguanin
TGA: **1.** Tagesgesamtaktivität **2.** thermogravimetrische Analyse **3.** totale Gonadotropinaktivität **4.** transiente globale Amnesie **5.** Transposition der großen Arterien
TGE: Trypton-Glucose-Extrakt
TGF: transforming growth factor
TGG: Transposition der großen Gefäße
TGL: **1.** Triglyceride **2.** Triglyceridlipase
tgl.: täglich
TGRL: triglyceridreiche Lipoproteine
TGT: Thromboplastingenerationstest
TGTN: transdermales Glycerintrinitrat
TGV: thorakales Gasvolumen
TH: **1.** Tablettenhilfsstoff **2.** Tetrahydrocortisol **3.** T-Helferzellen **4.** Thyreoidahormon **5.** Tyrosinhydroxylase
Th: **1.** Therapie **2.** Thorakalsegment
Th.: Therapie
T$_h$: T-Helferzelle
THAM: **1.** Tris-Hydroxymethyl-Aminomethan **2.** Tromethanol
THD: Tageshöchstdosis
Thd: Thymidin
ThE: Thromboembolie
Ther.: Therapie
THF: **1.** assortierte antigenspezifische Helferfaktoren **2.** Tetrahydrofolat **3.** Tetrahydrofolsäure **4.** Tetrahydrofuran **5.** Thymus-Humoralfaktor
ThF: Thrombozytenfaktor
THFS: Tetrahydrofolsäure
THG: Thioguanin
Thi: Thiamin

THK: 1. Thiosemikarbazon **2.** Trypsin-Hemmkapazität
THO: tritiummarkiertes Wasser
Thor.: Thorax
thor.: thorakal
THP: 1. Tetrahydropapaverolin **2.** thrombohämorrhagisches Phänomen
THPP: Thiaminpyrophosphat
tHPT: tertiärer Hyperparathyreoidismus
THQ: Thoraxquerdurchmesser
Thr: Threonin
THRF: Thyreotropin-releasing-Faktor
THS: 1. Tetrahydro-11-desoxycorticosteron **2.** tiefe Hirnstimulation
THTH: thyreotropes Hormon
ThTT: Thymoltrübungstest
THX: Thymusextrakt
Thx: Thyroxin
Thy: Thymin
Thz: Thrombozyten
TI: 1. Inspirationszeit **2.** Inversionszeit **3.** Testimpuls **4.** therapeutischer Index **5.** Transformationsindex **6.** Trikuspidalinsuffizienz **7.** Trypsininhibitoren
TIA: 1. transitorische ischämische Attacke **2.** turbidimetrischer Immunoassay
TICAS: taxonomisches intrazelluläres analytisches System
TIE: Trypsin-Inhibitor-Einheit
TIF: tumorinduzierender Faktor
TIG: Tetanusimmunglobulin
TIL: tumorinfiltrierende Lymphozyten
TIM: Triosephosphatisomerase
TIMI: transmuraler inferiorer Myokardinfarkt
TIMP: tissue inhibitor of metallproteinases
TIN: testikuläre intrapitheliale Neoplasie
TIPP: Tetraisopropylpyrophosphat
TIPS: transjugulärer intrahepatischer portosystemischer Shunt
TIPSS: transjugulärer intrahepatischer portosystemischer Stent-Shunt
TIQ: Tetrahydroisochinolin
TIS: 1. Thoracic-inlet-Syndrom **2.** Tumor in situ
TIT: 1. Treponema-Pallidum-Immobilisationstest **2.** Triiodthyronin
TITH: Triiodthyronin
Tjᵃ: Jay-Faktor
TK: 1. kritische Temperatur **2.** Techniker-Krankenkasse **3.** Tetrachlorkohlenstoff **4.** Thiokinase **5.** Thrombozytenkonzentrat **6.** Thymidinkinase **7.** totale Koloskopie **8.** Totalkapazität **9.** Transketolase
TKD: Tokodynamometer
TKG: Tokodynamograph
TKJV: transtracheale Katheter-Jet-Ventilation
TKMS: transkranielle motorische Magnetstimulation
TKP: 1. terminale Kontaktposition **2.** Trikresylphosphat
TKT: Tyrosinketoglutarattransaminase
TKZ: Thrombinkoagulasezeit
TL: 1. Thermolumineszenz **2.** Thymusleukämie **3.** Tubenligatur **4.** tuberkuloide Lepra
TLA: 1. therapeutische Lokalanästhesie **2.** transluminale Angioplastie **3.** transluminale Aortografie
TL-Ag: Thymusleukämie-Antigene
TLB: totale Lymphknotenbestrahlung
TLC: totale Lungenkapazität
TLCL: T-zelluläre Lymphosarkomzellen-Leukämie
TLD: Thermolumineszenzdosimetrie
TLE: Temporallappenepilepsie
TLK: totale Lungenkapazität
TLR: tonischer Labyrinthreflex
TLV: totales Lungenvolumen
TM: 1. thermodynamische Analyse **2.** Transportmechanismus **3.** transzendentale Meditation **4.** Tropenmedizin
Tm: Transportmaximum
T-M: Thayer-Martin-Medium
Tm_G: maximale tubuläre Rückresorptionsrate für Glucose
Tm_PAH: maximale tubuläre Ausscheidungskapazität für PAH

T_M: Membrantransfer
T_max: Gipfelzeit
TMD: Tagesmaximaldosis
TME: totale mesorektale Exzision
TMED: Tetramethylethylendiamin
TMG: Thrombozytenmetamorphogramm
T-MOP: 6-Thioguanin, Methotrexat, Vincristin (*engl.* oncovin), Prednison
TMP: 1. Thymidinmonophosphat **2.** Transmembranpotenzial **3.** Trimethoprim **4.** Trimethylphosphat
TMP/SMZ: Trimethoprim/Sulfamethoxazol
TMS: Trimethylsilan
TMT: Thrombozytenmigrationstest
TMV: Tabakmosaikvirus
TN: 1. Tolnaftat **2.** Trigeminusneuralgie
Tn: normaler intraokularer Druck
TNBT: Tetranitroblautetrazolium
TNF: Tumor-Nekrose-Faktor
TNG: Trinitratglycerin
TNHL: T-Zellen-Non-Hodgkin-Lymphom
TNI: total nodal irradiation
TNK: Tenecteplase
TNR: tonischer Nackenreflex
TNS: transkutane Nervenstimulation
TNV: Tabak-Nekrose-Virus
TNW: Tränen-Nasenwege
TO: 1. Originaltuberkulin **2.** Temperatur, oral **3.** Tinctura opii **4.** tracheoösophageal **5.** Tryptophanoxygenase
TOA: Tuberkulin-Original-Alt
TOAP: 6-Thioguanin, Vincristin (*engl.* oncovin), Cytosinarabinosid
TOCP: Triorthocresylphosphat
TOE: 1. tracheoösophageal **2.** transösophageale Echokardiografie
ToE: Tonsillektomie
TOF: 1. Time-of-flight-Angiografie **2.** Trioktylphosphat
TOP: Triorthocresylphosphat
TOPV: trivalente orale Poliovakzine
TORP: total ossicular chain reconstructive prosthesis
TOS: Thoracic-outlet-Syndrom
TOT: Trans Obturator Tape
TÖT: Trikuspidalöffnungston
TP: 1. Tagesprofil **2.** Testosteronpropionat **3.** Testplatte **4.** Thrombopoetin **5.** Thymuspolypeptid **6.** Thymusprotein **7.** transformierendes Prinzip **8.** Treponema pallidum **9.** Triosephosphat **10.** Triphosphat **11.** Tuberkulinpräzipitation **12.** Tumorprogression
t.P.: totale Prothese
TP-5: Thymopoetinpentapeptid
TPA: 1. tissue polypeptide antigen **2.** Triethylenphosphoramid
t-PA: 1. Plasminogen-Aktivator vom Gewebetyp **2.** tissue-type plasminogen activator
TPB: Tetrapropylenbenzol
TPBS: Tetrapropylenbenzolsulfonat
TPCD: transpapilläre Choledochusdrainage
TPCH: 6-Thioguanin, Procarbazin, CCNU, Hydroxyurea
TPD: 1. Thiaminpropyldisulfid **2.** transpapilläre Dränage
TPDCV: 6-Thioguanin, Procarbazin, DBC, CCNU, Vincristin
TPDH: Triosephosphatdehydrogenase
TPE: 1. totale parenterale Ernährung **2.** tropische pulmonale Eosinophilie **3.** Trypsinproteinesterase
TPER: Typhus-Paratyphus-Enteritis-Ruhr-Gruppe
TPF: 1. Thymuspermeabilitätsfaktor **2.** Triphenylformazan
Tpf.: Tropfen
TPG: Tryptophanpepton Glucose Agar
TPH: Tetrazol-Probe im Harn
5-TPH: 5-Tryptophanhydroxylase
TPHA: 1. Treponema-pallidum-Hämagglutination **2.** Treponema-pallidum-Hämagglutinationstest
TPI: Treponema-pallidum-Immobilisierungstest
TPIA: Treponema-pallidum-Immunadhärenz
T-PLL: T-Prolymphozytenleukämie
TPM: 1. Topiramat **2.** Triphenylmethan

TPMB: Treponema-pallidum-Methylenblau
TPN: Triphosphopyridinnucleotid
TPND: TPN-Diaphorase
TPO: Tryptophanperoxidase
TPP: **1**. Testosteronphenylpropionat **2**. Thiaminpyrophosphat **3**. Triphenylphosphat
TPR: **1**. Tibialis-posterior-Reflex **2**. totaler peripherer Widerstand **3**. Tryptophanperchlorsäure-Reaktion
tps: Transmutationen pro Sekunde
TPT: Tetraphenyltetrazol
TPW: totaler peripherer Widerstand
TPZ: **1**. Thioproperazin **2**. Thromboplastinzeit
TR: **1**. Teilremission **2**. Temperatur, rektal **3**. therapeutische Radiologie **4**. Totraum **5**. Trübungsreaktion **6**. Trypanrot **7**. Tuberkulin R **8**. tubuläre Rückresorption
Tr.: **1**. Tinctura **2**. Tractus **3**. Tremor **4**. Tropfen
TRA: **1**. Triäthanolamin **2**. Trolamin
TrA: Trikuspidalatresie
TRAM: transverse rectus abdominis myocutaneous flap
TRAMPCO: 6-Thioguanin, Rubidomycin, Alexan, Methotrexat, Prednisolon, Cyclophosphamid, Vincristin (*engl.* oncovin)
TRAP: Triäthanolamin-Puffer
TRD: Thermoregulationsdiagnostik
TRF: **1**. Thyreotropin-releasing-Faktor **2**. Thyrotropin-releasing-Faktor **3**. tubuläre Rejektionsfraktion
TRH: **1**. Thyreotropin-releasing-Hormon **2**. Tyrosinhydroxylase
Tri: Trichloräthylen
T_3-RIA: Triiodthyronin-Radioimmunoassay
T_4-RIA: Thyroxin-Radioimmunoassay
TRIAC: Triiodthyreoacetat
tric: trizentrisches Chromosom
TRIGLYME: Triethylenglykoldimethylether
Tripas: Trichrom-PAS-Färbung
Tripiform: Trichloressigsäure, Pikrinsäure, Formol
Tris: TRIS-Puffer
TRIT: Triiodthyronin
TRK: technische Richt-Konzentration
tRNA: **1**. Träger-Ribonucleinsäure **2**. Transfer-Ribonucleinsäure **3**. Transfer-RNA
tRNS: **1**. Träger-Ribonucleinsäure **2**. Transfer-Ribonucleinsäure **3**. Transfer-RNS
TRP: **1**. totale Refraktärphase **2**. tubuläre Rückresorption von Phosphat
Trp: Tryptophan
TRPA: tryptophanreiches Präalbumin
TRPF: totaler renaler Plasma-Flow
TrS: Trockensubstanz
TRSB: terminaler Rechtsschenkelblock
TRT: Thrombozytenretentionstest
TRUS: transrektaler Ultraschall
TRV: totales Regurgitationsvolumen
TrV: Trikuspidalklappe
TRVV: totales rechtsventrikuläres Volumen
Try: Tryptophan
TS: **1**. Takayasu-Syndrom **2**. Thymidylatsynthetase **3**. Tienilsäure **4**. toxische Substanz **5**. Trikuspidalstenose
Ts: T-Suppressorzelle
T/S: Thyreoidea/Serum Iodverhältnis
TSA: **1**. thymus-spezifisches Antigen **2**. tumor-spezifisches Antigen
TSC: Thiosemicarbazon
TSCA: **1**. tumor-spezifische zelluläre Antigene **2**. tumor-spezifische zytoplasmatische Antigene
TSF: **1**. antigen-spezifische T-Zellen-Suppressorfaktoren **2**. thrombose-stimulierender Faktor **3**. Trommelschlegelfinger
TSG: **1**. Thrombozytensenkungsgeschwindigkeit **2**. Thyreoidea-stimulierendes Globulin
TSH: Thyreoidea-stimulierendes Hormon
TSH-RF: TSH-Releasing-Faktor
TSH-RH: TSH-Releasing-Hormon
TSH-RIA: Thyreotropin-Radioimmunoassay
TSI: Thyreoidea-stimulierendes Immunglobulin

TSIM: Trimethylsilylimidazol
TSN: Tryptonsulfid-Neomycin-Agar
TSP: **1**. totales Serumprotein **2**. tropische spastische Paraparese
TSR: **1**. Thyroidea-Sekretionsrate **2**. Trizepssehnenreflex
TSS: **1**. Toxinschocksyndrom **2**. toxisches Schocksyndrom
TST: total sleep time
TSTA: tumor-spezifische Transplantationsantigene
TSTAR: TSTA-Rezeptoren
Tsyst: systolische Wandspannung
TT: **1**. Tetanustoxoid **2**. Tetrathionat **3**. Thrombinzeit **4**. Thrombotest **5**. Thymindimer **6**. Thymoltrübung **7**. Tolbutamidtest **8**. Toleranztest **9**. Trichiasis trachomatosa
TT_3: Gesamt-Triiodthyronin
TT_4: Gesamt-Thyroxin
TTA: transtracheale Aspiration
TTC: **1**. Tetracyclin **2**. Triphenyltetrazoliumchlorid **3**. Truncus thyrocervicalis
TTD: Tetraäthylthiuramdisulfid
TTE: transthorakales Echo
TTH: thyreotropes Hormon
TTP: **1**. thrombotisch-thrombozytopenische Purpura **2**. Thymidintriphosphat **3**. Tritolylphosphat
TTPase: Thiamintriphosphatase
TTR: **1**. Tetrathionatreduktase **2**. Thymoltrübungsreaktion
TTS: **1**. Tarsaltunnelsyndrom **2**. transdermales therapeutisches System
TTT: **1**. Thymoltrübungstest **2**. Tuberkulin-Tine-Test
TTX: Tetrodotoxin
TU: Todesursache
Tu.: Tumor
T_3U: Triiodthyronin-Aufnahme
TUDC: Tauroursodeoxycholsäure
TUIP: transurethrale Prostatainzision
TUMT: transurethrale Mikrowellen-induzierte Thermotherapie
TUNA: transurethrale Nadel-Ablation der Prostata
TUR: transurethrale Resektion
TURP: transurethrale Resektion der Prostata
TUVP: transurethrale Vaporisation der Prostata
TV: **1**. Tierversuch **2**. trunkuläre Vagotomie **3**. Tuberkulin-Volutin
TVCV: transvenöse Kardioversion
TVE: Trübungsverminderungseinheit
TVF: thoriumvulnerabler Faktor
TVH: totale vaginale Hysterektomie
TVP: trunkuläre Vagotomie mit Pyloroplastik
TVR: tonischer Vibrationsreflex
TVS: transvaginale Sonografie
TVT: **1**. Tension-free Vaginal Tape **2**. tiefe Venenthrombose
TW: Tränenwege
TWF: Trinkwasserfluorierung
TX: Thromboxan
TXA: Thromboxan
TYMV: Turnip-Yellow-Mosaik-Virus
Tyr: **1**. Tyrosin **2**. Tyrothricin
TyrA: Tyramin A
TZ: **1**. Teilchenzahl **2**. Thrombinzeit
U: **1**. elektrische Spannung **2**. Umdrehung **3**. Unit **4**. Untersuchung **5**. Uracil **6**. Urea **7**. Uridin **8**. Urtikaria
UA: **1**. urämische Azidose **2**. Urinanalyse **3**. uterine Aspiration
UAP: unstable Angina pectoris
UAT: Uranylacetat-Test
UAW: unerwünschte Arzneimittelwirkung
Ub: Urobilin
UBA: Umweltbundesamt (Berlin)
Ubg: Urobilinogen
UBIP: ubiquitäres immunopoetisches Polypeptid
Ubn: Urobilin
UBU: Ultraschall-Basisuntersuchung
UC: ulcerative Colitis
UCB: unkonjugiertes Bilirubin
UCG: **1**. Urethrozystogramm **2**. Urin-Choriongonadotropin
UCS: Urocansäure

UCT: Ultraschall-Computertomografie
UD: **1.** Ulcus duodeni **2.** ulnare Deviation **3.** Uridindiphosphat
U.d.: Ulcus duodeni
UDP: **1.** Urethradruckprofil **2.** Uridindiphosphat
UDPAG: Uridindiphosphat-N-acetylglucosamin
UDPG: Uridindiphosphatglucose
UDPGDH: Uridindiphosphatglucosedehydrogenase
UDPGS: Uridindiphosphatglucuronsäure
UDPGT: Uridindiphosphatglucuronyltransferase
UDPRP: Uridindiphosphatxylose
UDRP: Uridindiribosephosphat
UDS: Ultraschall-Dopplersonografie
ÜE: Überwanderungselektrophorese
uE₃: unkonjugiertes Estriol
UEBK: ungesättigte Eisenbindungskapazität
UED: Ultrarot-Emissionsdiagnostik
UEG: Ultraschallechoenzephalografie
ÜEP: Überwanderungselektrophorese
UET: Urinexkretionstest
UF: **1.** Ultrafiltrationsrate **2.** uncharakteristisches Fieber **3.** Urea-Formaldehyd
ÜF: Übertragungsfunktion
UFH: unfraktioniertes Heparin
UFR: Urinfiltrationsrate
UFS: unveresterte Fettsäure
UG: Urogenital
UGIB: untere gastrointestinale Blutung
UGT: **1.** Uridylglucuronattransferase **2.** Urogenitaltrakt **3.** Urogenitaltuberkulose
UGTI: upper genital tract infection
UHK: urämische Herzkrankheit
UHL: universelle Hypertrichosis lanuginosa
UHT: Ultra-High-Temperature-Verfahren
UHV: Ultrahochvakuum
UK: **1.** Unterkiefer **2.** Ureterkatheter **3.** Urokinase
UKG: Ultraschallkardiografie
UKS: Ultrakurzzeit-Spektroskopie
UKW: Ultrakurzwellen
UL: Unterlappen
U/l: Einheiten pro Liter
ÜLR: Überlebensrate
ULT: ultrahoheTemperatur
U/min: Umdrehungen pro Minute
UMP: Uridinmonophosphat
UMPK: Uridinmonophosphatkinase
UNA: Urin-Noradrenalin
UNE: Ulnarisneuropathie am Ellenbogen
UNFB: ultraniederfrequente Ballistokardiografie
uÖS: unterer Ösophagussphinkter
UP: **1.** Polyurethan **2.** Umschlagpunkt **3.** ungesättigte Polyesterharze
u-PA: Urokinase-like plasminogen activator
UPEC: uropathogene Escherichia coli
UPG: Uroporphyrinogen
UpM: Umdrehungen pro Minute
UPRA: umgekehrte passive Arthus-Reaktion
UPZ: unreife Plasmazelle
UQH₂: Ubihydrochinon
UR: **1.** Ultrarot **2.** Umsatzrate **3.** unbedingter Reflex
Ur: Urin
URAS: Ultrarotabsorptionsschreiber
URCT: Ultraschall-Reflexions-Computertomografie
Urd: Uridin
URF: Uterus-Relaxationsfaktor
URS: Ultrarotspektrometer
US: **1.** Ultraschall **2.** unconditioned stimulus **3.** Unterschenkel
U/s: Umdrehungen pro Sekunde
USCG: Ultraschallkardiografie
USD: Ultraschall-Doppler
USDF: Ultraschall-Doppler-Flowmeter
USG: **1.** Ultraschallgerät **2.** unteres Sprunggelenk
USI-Box: Unfall-Schock-Infarkt-Box
ÜSIH: überlagerte schwangerschaftsinduzierte Hypertonie

USL: uterine Sondenlänge
UST: Ultraschalltomografie
USW: Ultraschallwelle
UT: Umgebungstemperatur
UTCT: Ultraschall-Transmissions-Computertomografie
UTG: Ultraschalltomografie
UTN: unreamed tibia nail
UTP: Uridintriphosphat
UU: Urobilinogen
UV: **1.** Ulcus ventriculi **2.** Ultraviolett **3.** unidentified variant **4.** Uppsala-Virus **5.** Urinvolumen
U.v.: Ulcus ventriculi
UVB: Ultraviolett-Bestrahlung
UVFS: unveresterte Fettsäuren
UVM: ubiquitär vorkommende Mykobakterien
UVNG: Unfallversicherungsneuregelungsgesetz
UVP: Umweltverträglichkeitsprüfung
UVS: Ultraviolett-Schiff-Reaktion
UVV: Unfallverhütungsvorschriften
UWM: Unterwassermassage
UWZ: Umwandlungszone
UZ: **1.** Ultrazentrifuge **2.** Umformungszeit **3.** Urinzucker
V: **1.** Atemvolumen **2.** Sehschärfe **3.** Variabilitätskoeffizient **4.** Ventilation **5.** Vibrio **6.** Virulenz **7.** Virus **8.** Visus **9.** Volt **10.** Vomitus
v: ventrikulär
VA: **1.** Vakuumaspiration **2.** Varianzanalyse **3.** vasoregulatorische Asthenie **4.** ventrikuloatrial **5.** Vesikuläratmen **6.** Vincristin, Adriamycin **7.** Voltampere
V_A: alveoläre Ventilation
VAAP: Vincristin, Asparaginase, Adriamycin, Prednison
VAB: Vinblastin, Actinomycin D, Bleomycin
VAB-I: Vinblastin, Actinomycin D, Bleomycin
VAB-II: Vinblastin, Actinomycin D, Bleomycin, Cisplatin
VAB-III: Vinblastin, Actinomycin D, Bleomycin, Cisplatin, Chlorambucil, Cyclophosphamid
VAB-V: Vinblastin, Actinomycin D, Bleomycin, Cisplatin, Cyclophosphamid
VABCD: Vinblastin, Adriamycin, Bleomycin, CCNU, DTIC
VAC: **1.** Vincristin, Adriamycin, Cyclophosphamid **2.** visueller Assoziationskortex
VACA: Vincristin, Actinomycin D, Cyclophosphamid, Adriamycin
VACAD: Vincristin, Adriamycin, Cyclophosphamid, Actinomycin D, Dacarbazin
VAD: **1.** ventricular assist device **2.** Vincristin, Adriamycin, Dexamethason
VäD: Vertrauensärztlicher Dienst
VAD/V: Vincristin, Adriamycin, Dexamethason, Verapamil
VAEL: ventrikuloatriale Erregungsleitung
VAFAC: Vincristin, Amethopterin, 5-Fluorouracil, Adriamycin, Cyclophosphamid
VAG: Vertebralisangiografie
Vag: virales Antigen
VAH: virilisierende adrenale Hyperplasie
VAI: Vincristin, Actinomycin D, Ifosfamid
VAIE: Vincristin, Adriamycin, Ifosfamid, Etoposid
VAIN: vaginale intraepitheliale Neoplasie
Val: **1.** Grammäquivalent **2.** Valin
VAM: VP-16, Adriamycin, Methotrexat
VAMP: Vincristin, Amethopterin, 6-Mercaptopurin, Prednison
VAP: **1.** Ventilator-assoziierte Pneumonie **2.** Vincristin, Adriamycin, Procarbazin **3.** Vincristin, Asparaginase, Prednison
VAP-II: Vinblastin, Actinomycin D, Cisplatin (*engl.* platinol)
VAPP: vakzineassoziierte paralytische Poliomyelitis
VAR: verzögerte akustische Rückkoppelung
Var.: **1.** Variable **2.** Variante
var.: Varietas
VAT: **1.** Vinblastin, Adriamycin, Thiotepa **2.** Vincristin, Ara-A, 6-Thioguanin
VATD: Vincristin, Ara-C, 6-Thioguanin, Daunorubicin
VATER: Vertebraldefekte, Analatresie, Tracheoösophagealfistel, renale Radiusdysplasie

VATH: Vinblastin, Adriamycin, Thiotepa, Hydroxydaunorubicin
VAV: VP-16, Adriamycin, Vincristin
VB: 1. Valenzbindung 2. ventrikuläre Bradykardie 3. Vertrauensbereich 4. Vinblastin 5. Vinblastin, Bleomycin
VBA: Vincristin, BCNU, Adriamycin
VBAP: Vincristin, BCNU, Adriamycin, Prednison
VBC: Vinblastin, Bleomycin, Cisplatin
VBD: Vinblastin, Bleomycin, DDP
VBI: vertebrobasiläre Insuffizienz
VBL: Vinblastin
VBM: Vincristin, Bleomycin, Methotrexat
VBMCP: Vincristin, BCNU, Melphalan, Cyclophosphamid, Prednison
VBMF: Vincristin, Bleomycin, Methotrexat, 5-Fluorouracil
VBP: Vinblastin, Bleomycin, Cisplatin (*engl.* platinol)
VC: 1. Variationskoeffizient 2. venöse Compliance 3. Vernix caseosa 4. Vertimycin 5. Vinylchlorid 6. visueller Kortex 7. Vitalkapazität 8. VP-16, Carboplatin
VCA: virales Capsidantigen
VCAP: Vincristin, Cyclophosphamid, Adriamycin, Prednison
VCAP-III: VP-16, Cyclophosphamid, Adriamycin, Cisplatin (*engl.* platinol)
VCF: Vincristin, Cyclophosphamid, 5-Fluorouracil
V_{cf}: zirkumferentielle Faserverkürzungsgeschwindigkeit
VCG: Vektorkardiogramm
VCI: Vena cava inferior
VCM: 1. Vancomycin 2. Vinylchloridmonomer
VCMP: Vincristin, Cyclophosphamid, Melphalan, Prednison
VCN: 1. Vancomycin, Colistinmethansulfonatnatrium, Nystatin 2. Vibrio-cholerae-Neuramidase
VCP: Vincristin, Cyclophosphamid, Prednison
VCP-1: VP-16, Cyclophosphamid, Cisplatin (*engl.* platinol)
VCR: Vincristin
VCS: 1. vasokonstriktorische Substanz 2. Vena cava superior
VD: 1. vegetative Dystonie 2. Venendrainage 3. Verdachtsdiagnose 4. Virusdiarrhoe 5. Volldigitalisierung 6. vorläufige Diagnose
VDA: Vanillyldiethylamid
VDBP: Vitamin-D-bindendes Protein
VDC: 1. Vasodilatatorenzentrum 2. Vinylidenchlorid
VDEM: vasodepressorisches Material
VDM: vasodepressorisches Material
VDP: 1. Vinblastin, Dacarbazin, Cisplatin (*engl.* platinol) 2. Vincristin, Daunorubicin, Prednison
VDRL: Venereal Disease Research Laboratory Test
VDS: 1. vasodilatatorische Substanz 2. ventrale Derotationsspondylodese
VDV: ventrikuläres diastolisches Volumen
VE: 1. Vakuumextraktion 2. ventrikuläre Ejektion 3. vesikuläres Exanthem
VECP: visuell evozierte kortikale Potenziale
VED: 1. vegetative Erschöpfungsdepression 2. ventrikuläre ektopische Depolarisation
VEE: 1. Venezuelan-Equine-Enzephalitis 2. Venezuelan-Equine-Enzephalomyelitis
VEGF: vascular endothelial growth factor
VEI: Vollelektrolytlösung
VFM: vasoexzitatorisches Material
VEP: visuell evoziertes Potenzial
VER: visuell evozierte Reaktion
VES: 1. vegetativ-endokrines Syndrom 2. ventrikuläre Extrasystole
VF: 1. ventrikuläres Flimmern 2. Verkürzungsfraktion 3. Vorhofflattern
VFC: ventrikuläre Funktionskurve
VFF: Vierfingerfurche
VFM: Volumen-Flowmeter
VFRP: ventrikuläre funktionelle Refraktärphase
VFS: veresterte Fettsäure
VF/VT: ventrikuläres Flimmern/ventrikuläre Tachykardie
VG: 1. Ventrikulografie 2. Virusgehalt
VGB: Vigabatrin

vGTT: venöser Glukosetoleranztest
VH: Virushepatitis
VHKSt: vegetative Herz- und Kreislaufstörungen
VHL: Vorderhauptslage
VHR: Vorderherzraum
VHS: 1. Verhaltensstörung 2. virus-host-shut-off
VI: 1. variable Intervalle 2. Ventilationsindex 3. Virgo intacta 4. Vitalitätsindex 5. Volumenindex 6. Vorzeitigkeitsindex
VIA: 1. Vielkanal-Impulshöhen-Analysator 2. Virus-inaktivierendes Agens 3. vorübergehende ischämische Attacke
Vi-Ag: Virulenz-Antigen
VIB: vertikale-infraklavikulare Blockade
VIC: 1. vasoinhibitorisches Zentrum 2. Vinblastin, Ifosfamid, CCNU
VIE: Vincristin, Ifosfamid, Etoposid
VIG: Vaccinia-Immunglobulin
VIM: ventraler Intermediärkern
VIN: 1. Vincamin 2. vulväre intraepitheliale Neoplasie
Vio: Viomycin
VIP: 1. vasoaktives intestinales Peptid 2. vasoaktives intestinales Polypeptid 3. vasoinhibitorisches Peptid
VIP-B: VP-16, Ifosfamid, Cisplatin (*engl.* platinol), Bleomycin
ViSV: Viper-Sarkom-Virus
Vit.: Vitamin
VK: 1. Variabilitätskoeffizient 2. Varianzkoeffizient 3. Venenkapazität 4. Ventilationskoeffizient 5. Verbrauchskoagulopathie 6. Verlaufskontrolle 7. Verteilungskoeffizient 8. Vitalkapazität 9. Vorderkammer
VKA: Vielkanalanalysator
VKB: vorderes Kreuzband
VKG: 1. Vektorkardiografie 2. Vektorkardiogramm
VKL: Vorderkammerlinse
VKP: Verbrauchskoagulopathie
VKZ: vaginale Kontrazeptiva
VL: 1. interventrikuläre Leitungsstörung 2. viszerale Leishmaniose 3. vorzeitige Lösung
VLAP: visuelle Laserablation der Prostata
VLB: Vincaleukoblastin
VLDL: very low-density lipoprotein
VLK: Ventilationsleistungskoeffizient
VLKP: Verlustkoagulopathie
VLM: ventrolaterale Medulla oblongata
VLP: Vincristin, L-Asparaginase, Prednison
VLQ: Ventilationsleistungsquotient
VLR: Vinleurosin
VM: 1. maximale Ventilation 2. vasomotorisch 3. Vestibularmembran 4. Viomycin 5. Voltmeter
VM-26: Teniposid
VMA: Vanillinmandelsäure
VMAD: Vincristin, Methotrexat, Adriamycin, Actinomycin D
V_{max}: maximale Geschwindigkeit
VMC: 1. Vasomotorenzentrum 2. VP-16, Methotrexat, Citrovorum-Faktor
VMCP: Vincristin, Melphalan, Cyclophosphamid, Prednison
VMML: vordere Muttermundslippe
VMR: vasomotorische Rhinitis
VMS: 1. Vanillinmandelsäure 2. vorderes Mitralsegel
VN: Virusneutralisation
V.N.: vegetatives Nervensystem
VNS: vegetatives Nervensystem
VNTR: variable number of tandem repeats
VO: Verordnung
VO_2: Sauerstoffverbrauch
VOCAP: VP-16, Vincristin (*engl.* oncovin), Cyclophosphamid, Adriamycin, Cisplatin (*engl.* platinol)
VOD: venous occlusive disease
Vol.: Volumen
Vol.-%: Volumenprozent
volfr.: Volumenfraktion
VOM: Vinylchloridmonomer
VOP: 1. ventrikuläres Overdrive-Pacing 2. Volumenpuls
VOR: vestibulo-okulärer Reflex
VP: 1. Ventrikelpunktion 2. Versuchsperson 3. Vestibularisprü-

fung **4.** Vincristin, Prednison
V.p.: Vena pulmonalis
V/P: Ventilations-Perfusions-Verhältnis
VP-16: Etoposid
VPA: 1. Valproinsäure **2.** Volumenpulsamplitude
VPB: Vinblastin, Cisplatin (*engl.* platinol), Bleomycin
VPC: Venenpulskurve
VPCA: Vincristin, Prednison, Cyclophosphamid, Ara-C
VPCMF: Vincristin, Prednison, Cyclophosphamid, Methotrexat, 5-Fluorouracil
VPK: Venenpulskurve
VP-16-P: VP-16, Cisplatin (*engl.* platinol)
VPR: Voges-Proskauer-Reaktion
VPT: Voges-Proskauer-Test
VPVCP: Vincristin, Prednison, Vinblastin, Chlorambucil, Procarbazin
VQ: Ventilationsquotient
VR: 1. venöser Rückstrom **2.** Ventilationsrate **3.** ventrikuläre Rhythmusstörungen **4.** Vollremission
VRAM: vertical rectus abdominis myocutaneous flap
VRE: 1. Vancomycin-resistente Enterokokken **2.** viskositätsreduzierende Einheit
VRG: Verschlussrheografie
VRI: valvulärer Regurgitationsindex
VRV: ventrikuläres Residualvolumen
VS: 1. Vanillinsäure **2.** Venae sectio **3.** Ventrikelseptum
Vs: Voltsekunde
VSD: 1. Ventrikelseptumdefekt **2.** Vollsättigungsdosis **3.** Vorhofseptumdefekt
VSM: Vena saphena magna
VSP: 1. Vena saphena parva **2.** ventrikuläre Spätpotenziale
VT: 1. Vagotomie **2.** Vakuumtuberkulin **3.** Vasotonin **4.** ventrikuläre Tachykardie **5.** Verhaltenstherapie **6.** Versuchstier **7.** vorangehender Kindsteil
VT_{max}: maximales Atemvolumen
VTA: ventrikuläre Tachyarrhythmie
VTH: vaginale totale Hysterektomie
VUR: vesikoureteraler Reflux
VV: 1. Vorsorgevollmacht **2.** vulvovaginal
v/v: Volumenprozent
VVG: Vasovesikulografie
VVI: ventrikelstimulierend-ventrikelinhibierend
VVK: Volumenverteilungskurve
VVP: Venenverschlussplethysmografie
VVRG: Venenverschlussrheogramm
VVS: vibrationsbedingtes vasospastisches Syndrom
VVT: ventrikelstimulierend-ventrikelgetriggert
VW: 1. Verbandwechsel **2.** Vorderwand
VWD: Vollwirkdosis
vWF: von Willebrand-Faktor
VWI: Vorderwandinfarkt
vWJS: von Willebrand-Jürgens-Syndrom
VWSI: Vorderwandseptuminfarkt
Vx: Vertex
VZ: 1. Verdünnungszeit **2.** Verschmelzungszone **3.** Verseifungszahl **4.** Verzögerungszeit
VZI: Vorzeitigkeitsindex
VZIG: Varicella-Zoster-Immunglobulin
VZV: Varicella-Zoster-Virus
W: 1. Wasser **2.** Watt **3.** Wolfram
Ω: Ohm
WA: Warnarrhythmien
WAA: 1. Wärmeautoantikörper **2.** Wiederaufbereitungsanlage
WAK: Wärmeausdehnungskoeffizient
WaR: Wassermann-Reaktion
WAS: 1. waschaktive Substanzen **2.** Wiskott-Aldrich-Syndrom
WAZ: Wiederaufsättigungszeit
WB: 1. Wechsler-Bellevue-Intelligenz-Skala **2.** Western Blot **3.** Wirkungsbereich
WBE: Weißbroteinheit
WBO: Weiterbildungsordnung
WBS: Wirbelsäule
WBZ: weiße Blutzellen

WChS: Weber-Christian-Syndrom
WCL: Wenckebach-Zykluslänge
WD: 1. Waller-Degeneration **2.** Wanddicke **3.** wässrige Diarrhoe **4.** Wirkdosis **5.** Wirkungsdosis
WD_{50}: mittlere wirksame Dosis
WDB: 1. Wechseldruckbeatmung **2.** Wehrdienstbeschädigung
WDLL: well-differentiated lymphocytic lymphoma
WE: 1. Waksman-Einheit **2.** Wärmeeinheit **3.** Wirkungseintritt **4.** Wohlgemuth-Einheit **5.** Wroblewski-Einheit **6.** Wurmeier
WEE: 1. Western-Equine-Enzephalitis **2.** Western-Equine-Enzephalomyelitis
WEH: Wasser-Elektrolyt-Haushalt
WEP: Wasserblau, Eosin, Phloxin
WEZ: Wiedererwärmungszeit
WFR: Weil-Felix-Reaktion
WFS: Waterhouse-Friderichsen-Syndrom
WG: 1. Wegener-Granulomatose **2.** Wirkungsgrad
WGO: Weltgesundheitsorganisation
WH: 1. Wachstumshormon **2.** Wärmehämolysine
Wh: Wattstunde
WHHL: Watanabe hereditäre Hyperlipidämie
WHO: World Health Organization
WHRC: World Health Research Center
WIT: Wilde-Intelligenztest
WK: Wirbelkörper
WKY: Wistar-Kyoto-Ratten
WLM: Wärmeleitfähigkeitsdetektor
WM: 1. Wirkungsmaximum **2.** wissenschaftlicher Mitarbeiter
W/O: Wasser-in-Öl
W/O-E: Wasser-in-Öl-Emulsion
WPO: Wasserstoffperoxid
WPW: Wolff-Parkinson-White-Syndrom
WR: 1. Wassermann-Reaktion **2.** Weckreaktion **3.** Widal-Reaktion **4.** Wright-Blutgruppen
WRT: Waaler-Rose-Test
WS: Wassersäule
Ws: Wattsekunde
WSR: Wurzelspitzenresektion
Wt: Wildtyp
WTG: Weichteilgewebe
WU: Wiederholungsuntersuchung
WW: Wechselwirkungen
WZ: 1. Wachzustand **2.** Wartezeit **3.** Wasserzahl
WZT: Wartegg-Zeichentest
X: 1. Xanthin **2.** Xanthosin **3.** Xenopsylla
Xa: Chiasma
Xan: 1. Xanthin **2.** Xanthinolnicotinat
Xanth.: Xanthomatose
Xao: Xanthosin
XD: Xanthindehydrogenase
XDH: Xanthindehydrogenase
XF: Xylol-Formaldehyd
XLD: Xylose-Lysin-Desoxycholat-Agar
XLP: X-gekoppelte lymphoproliferative Erkrankung
XMP: Xanthosinmonophosphat
XO: Xanthinoxidase
XOD: Xanthinoxidase
XOX: Xanthinoxidase
XP: Xeroderma pigmentosum
XR: Xeroradiografie
XS: Xanthurensäure
XSCID: Bruton-Typ der Agammaglobulinämie
XSE: Xylanschwefelsäureester
XT: Exotropie
XTP: Xanthosintriphosphat
Xu: Xylulose
Xul: Xylulose
Xu-5-P: Xylulose-5-phosphat
Xyl: D-Xylose
Y.: Yersinia
YAC: yeast artificial chromosome
Z: 1. Impedanz **2.** Kernladungszahl **3.** Ordnungszahl **4.** Stan-

dardwert **5.** Zahn **6.** Zuckung
ZA: Zahnarzt/Zahnärztin
ZAE: Zentralarterienembolie
ZAF: Zelluloseacetatfolie
ZAH: Zahnarzthelferin
zAMP: zyklisches Adenosinmonophosphat
ZAP: **1.** zero airway pressure **2.** zymosanaktiviertes Plasmakomplement
ZAS: zentral-anticholinerges Syndrom
ZAV: Zentralarterienverschluss
ZBV: **1.** zahnärztlicher Bezirksverband **2.** zentrales Blutvolumen
ZE: **1.** Zahnersatz **2.** Zeckenenzephalitis **3.** Zollinger-Ellison-Syndrom
Z$_E$: Erythrozytenzahl
ZEE: zentraleuropäische Enzephalitis
ZEEP: zero end-expiratory pressure
ZES: Zollinger-Ellison-Syndrom
ZF: **1.** Zeitfaktor **2.** Zwischenferment
ZG: Zymogengranula
ZH: **1.** Zahnarzthelferin **2.** Zwischenhirn
ZHG: Zahnheilkundegesetz
Zhk.: Zahnheilkunde
Zhlk.: Zahnheilkunde
Zhlkd.: Zahnheilkunde
ZI: Zona incerta
ZIA: Zonenimmunoassay
ZIE: zweidimensionale Immunelektrophorese
ZIG: Zosterimmunglobulin
ZIP: Zosterimmunplasma
ZIR: zellgebundene Immunitätsreaktion
ZK: **1.** Zahnärztekammer **2.** Zellkern **3.** Zwischenkiefer
ZKM: Zellkernmembran

ZKS: zentrale Koordinationsstörung
ZM: Zellmasse
ZMF: **1.** zahnmedizinische Fachhelferin **2.** zahntechnisch-medizinische Fachkraft
ZMK: Zahn-Mund-Kieferbereich
ZMK-Hk.: Zahn-Mund-Kiefer-Heilkunde
ZMS: Zinkmangelsyndrom
ZMV: Zytomegalievirus
Zn: Zink
ZNAV: zentraler Netzhautarterienverschluss
ZNS: **1.** zentrales Nervensystem **2.** Zentralnervensystem
ZNV: zentrale Niedervoltage
ZOE: Zinkoxid-Eugenol
ZO-Z: Zulassungsordnung Zahnärzte
ZPE: zytopathogener Effekt
ZPI: Zink-Protamin-Insulin
ZPLF: zystische Pankreas- und Lungenfibrose
ZPW: zentrale Pulswellenzeit
ZS: **1.** Zentralstrahl **2.** Zieve-Syndrom **3.** Zykloserin
ZSZ: Zitronensäurezyklus
ZT: **1.** Zimmertemperatur **2.** Zyklustag
ZTA: zytologisch-technische Assistentin
ZTL: **1.** zytolytische T-Lymphozyten **2.** zytotoxische T-Lymphozyten
ZVD: **1.** zentraler Venendruck **2.** zentralvenöser Druck
ZVE: zerebrovaskuläre Erkrankung
ZVI: zerebrovaskuläre Insuffizienz
ZVK: zentraler Venenkatheter
ZVTh: Zentralvenenthrombose
ZVV: Zentralvenenverschluss
ZW: Zwischenwelle
ZZ: **1.** Zellzahl **2.** zweieiige Zwillinge
ZZR: Zehenzwischenräume

Quellenverzeichnis der Abbildungen und Tabellen, Teil 1

Die Redaktion hat sich bemüht, sämtliche Quellen der Abbildungen und Tabellen zu identifizieren und korrekt anzugeben. Sollte das im Einzelfall nicht geschehen sein, bittet der Verlag um Verständnis.

Aus folgenden Quellen wurden nachstehende Abbildungen und Tabellen übernommen:

Adler C, Beglinger C, Manns MP, Müller-Lissner S, Schmiegel W (Hrsg.) (2000) Klinische Gastroenterologie und Stoffwechsel. Springer-Verlag, Berlin Heidelberg New York

Abb. C11, Abb. C13, Abb. C14, Abb. C18, Abb. D4, Abb. E17, Abb. E18, Abb. G3, Abb. H17, Abb. H18, Abb. H51, Abb. M11, Abb. M6, Abb. O21, Abb. P14, Abb. Z4

Assmuss H (2003) Nervenkompressionssyndrome. Springer-Verlag, Berlin Heidelberg New York

Abb. F17, Abb. G2, Abb. K14, Abb. K16, Abb. M61, Abb. T6, Abb. U7

Berger A, Hierner R (Hrsg.) (2003) Plastische Chirurgie. Springer-Verlag, Berlin Heidelberg New York

Abb. D7, Abb. M20, Abb. M30, Abb. N25, Abb. N35

Boenninghaus H-G, Lenarz T (2005) HNO, 12. Auflage. Springer-Verlag, Berlin Heidelberg New York

Abb. F7, Abb. F8, Abb. L11, Abb. P81, Abb. R29, Abb. S5, Abb. S6

Döhler JR (2003) Lexikon Orthopädische Chirurgie. Springer-Verlag, Berlin Heidelberg New York

Abb. A5, Abb. A6, Abb. C4, Abb. D22, Abb. D24, Abb. D5, Abb. E34, Abb. E44, Abb. F23, Abb. F27, Abb. G12, Abb. G16, Abb. H70, Abb. H71, Abb. H75, Abb. K48, Abb. K49, Abb. K52, Abb. K53, Abb. K54, Abb. L45, Abb. L46, Abb. P24, Abb. P89, Abb. S10, Abb. S11, Abb. S76, Abb. S99, Abb. T13, Abb. T14, Abb. T43, Abb. U8, Abb. W10

Duda VF, Schulz-Wendtland R (Hrsg.) (2004) Mammadiagnostik. Springer-Verlag, Berlin Heidelberg New York

Abb. M21, Abb. M22

Erdmann E (Hrsg.) (2000) Klinische Kardiologie, 5. Auflage. Springer-Verlag, Berlin Heidelberg New York

Abb. A33, Abb. B6, Abb. D19, Abb. E13, Abb. K69, Abb. L19, Abb. M69, Abb. P97

Fritsch P (2004) Dermatologie und Venerologie, 2. Auflage. Springer-Verlag, Berlin Heidelberg New York

Abb. T8

Grehn F (2003) Augenheilkunde, 28. Auflage. Springer-Verlag, Berlin Heidelberg New York

Abb. A12, Abb. B34, Abb. C25, Abb. C33, Abb. D2, Abb. E4, Abb. F24, Abb. F30, Abb. H62, Abb. I21, Abb. I24, Abb. K39, Abb. O10, Abb. P38

Hautmann RE, Huland H (Hrsg.) (2001) Urologie, 2. Auflage. Springer-Verlag, Berlin Heidelberg New York

Abb. A70, Abb. A71, Abb. B31, Abb. I6, Abb. K20, Abb. K21, Abb. K50, Abb. L60, Abb. N23, Abb. N37, Abb. P103, Abb. R5, Abb. U12, Abb. U18, Abb. V9

Kaufmann M, Costa SD, Scharl A (Hrsg.) (2003) Die Gynäkologie. Springer-Verlag, Berlin Heidelberg New York

Abb. H94, Abb. H95, Abb. V1

Krämer J, Grifka J (2002) Orthopädie, 7. Auflage. Springer-Verlag, Berlin Heidelberg New York

Abb. S59

Poeck K, Hacke W (2001) Neurologie, 11. Auflage. Springer-Verlag, Berlin Heidelberg New York

Abb. A31, Abb. C37, Abb. C38, Abb. D30, Abb. M10, Abb. M12, Abb. M67, Abb. S51, Abb. S72

Reichelt A (Hrsg.) (2000) Orthopädie. Steinkopff Verlag, Darmstadt

Abb. A34, Abb. A56, Abb. A58, Abb. A61, Abb. A62, Abb. A63, Abb. B20, Abb. B4, Abb. B45, Abb. B5, Abb. C19, Abb. C20, Abb. C42, Abb. C5, Abb. D23, Abb. D31, Abb. F21, Abb. F29, Abb. G15, Abb. G5, Abb. G7, Abb. H25, Abb. H26, Abb. H67, Abb. H68, Abb. H77, Abb. K1, Abb. K13, Abb. K46, Abb. K75, Abb. L17, Abb. L48, Abb. L57, Abb. M38, Abb. M57, Abb. M58, Abb. M59, Abb. M65, Abb. N30, Abb. O15, Abb. O16, Abb. O17, Abb. O29, Abb. O30, Abb. O35, Abb. O38, Abb. O40, Abb. O6, Abb. P11, Abb. P43, Abb. P72, Abb. P73, Abb. P90, Abb. R33, Abb. R7, Abb. S23, Abb. S25, Abb. S36, Abb. S66, Abb. S74, Abb. S75, Abb. S92, Abb. S94, Abb. S95, Abb. T21, Abb. T3, Abb. T40, Abb. V10, Abb. V15, Abb. V21, Abb. V5, Abb. V6, Abb. Z3

Reuter P (2004) Springer Lexikon Medizin. Springer-Verlag, Berlin Heidelberg New York

Abb. A1, Abb. A10, Abb. A11, Abb. A13, Abb. A14, Abb. A15, Abb. A16, Abb. A17, Abb. A18, Abb. A19, Abb. A2, Abb. A20, Abb. A21, Abb. A22, Abb. A23, Abb. A24, Abb. A25, Abb. A26, Abb. A27, Abb. A28, Abb. A29, Abb. A3, Abb. A30, Abb. A32, Abb. A35, Abb. A36, Abb. A37, Abb. A38, Abb. A39, Abb. A4, Abb. A42, Abb. A43, Abb. A44, Abb. A46, Abb. A47, Abb. A49, Abb. A50, Abb. A51, Abb. A52, Abb. A53, Abb. A54, Abb. A57, Abb. A64, Abb. A65, Abb. A66, Abb. A67, Abb. A68, Abb. A69, Abb. A7, Abb. A72, Abb. A73, Abb. A74, Abb. A75, Abb. A8, Abb. A9, Abb. B1, Abb. B10, Abb. B11, Abb. B12, Abb. B13, Abb. B14, Abb. B17, Abb. B18, Abb. B19, Abb. B2, Abb. B21, Abb. B23, Abb. B25, Abb. B26, Abb. B27, Abb. B28, Abb. B29, Abb. B3, Abb. B30, Abb. B32, Abb. B33, Abb. B35, Abb. B36, Abb. B37, Abb. B38, Abb. B39, Abb. B41, Abb. B42, Abb. B43, Abb. B44, Abb. B46, Abb. B47, Abb. B7, Abb. B8, Abb. B9, Abb. C1, Abb. C12, Abb. C15, Abb. C16, Abb. C17, Abb. C2, Abb. C21, Abb. C22, Abb. C23, Abb. C24, Abb. C26, Abb. C27, Abb. C28, Abb. C29, Abb. C3, Abb. C30, Abb. C31, Abb. C32, Abb. C34, Abb. C36, Abb. C39, Abb. C40, Abb. C41, Abb. C43, Abb. C44, Abb. C45, Abb. C46, Abb. C47, Abb. C48, Abb. C49, Abb. C6, Abb. C7, Abb. C8, Abb. C9, Abb. D1, Abb. D10, Abb. D11, Abb. D12, Abb. D13, Abb. D15, Abb. D16, Abb. D17, Abb. D18, Abb. D20, Abb. D25, Abb. D26, Abb. D27, Abb. D28, Abb. D29, Abb. D32, Abb. D6, Abb. D8, Abb. D9, Abb. E1, Abb. E12, Abb. E14, Abb. E15, Abb. E16, Abb. E19, Abb. E21, Abb. E22, Abb. E23, Abb. E24, Abb. E25, Abb. E26, Abb. E27, Abb. E28, Abb. E29, Abb. E31, Abb. E32, Abb. E33, Abb. E35, Abb. E36, Abb. E37, Abb. E38, Abb. E39, Abb. E40, Abb. E41, Abb. E42, Abb. E43, Abb. E45, Abb. E46, Abb. E48, Abb. E49, Abb. E5, Abb. E6, Abb. E7, Abb. E8, Abb. F1, Abb. F10, Abb. F11, Abb. F12, Abb. F14, Abb. F15, Abb. F19, Abb. F2, Abb. F20, Abb. F22, Abb. F25, Abb. F28, Abb. F3, Abb. F31, Abb. F32, Abb. F4, Abb. F5, Abb. F9, Abb. G10, Abb. G11, Abb. G13, Abb. G14, Abb. G17, Abb. G18, Abb. G19, Abb. G20, Abb. G21, Abb. G22, Abb. G23, Abb. G24, Abb. G25, Abb. G4, Abb. G6, Abb. G8, Abb. H1, Abb. H10, Abb. H11, Abb. H12, Abb. H13, Abb. H15, Abb. H16, Abb. H19, Abb. H2, Abb. H20, Abb. H21, Abb. H22, Abb. H23, Abb. H24, Abb. H27, Abb. H28, Abb. H29, Abb. H3, Abb. H30, Abb. H31, Abb. H32, Abb. H33, Abb. H34, Abb. H35, Abb. H36, Abb.

Abb. W8, Abb. W9, Abb. X1, Abb. X2, Abb. X3, Abb. Z1, Abb. Z10, Abb. Z12, Abb. Z2, Abb. Z5, Abb. Z6, Abb. Z7, Abb. Z8, Abb. Z9

Tab. A10, Tab. A11, Tab. A12, Tab. A13, Tab. A16, Tab. A18, Tab. A19, Tab. A21, Tab. A22, Tab. A24, Tab. A25, Tab. A26, Tab. A27, Tab. A28, Tab. A4, Tab. A5, Tab. A6, Tab. A7, Tab. A8, Tab. A9, Tab. B1, Tab. B10, Tab. B11, Tab. B13, Tab. B2, Tab. B3, Tab. B5, Tab. B6, Tab. B7, Tab. B8, Tab. B9, Tab. C1, Tab. C11, Tab. C12, Tab. C13, Tab. C14, Tab. C2, Tab. C6, Tab. C9, Tab. D1, Tab. D2, Tab. D3, Tab. D4, Tab. D5, Tab. D9, Tab. E10, Tab. E11, Tab. E12, Tab. E13, Tab. E14, Tab. E15, Tab. E16, Tab. E20, Tab. E21, Tab. E5, Tab. E6, Tab. E7, Tab. E8, Tab. E9, Tab. F1, Tab. F2, Tab. F3, Tab. F4, Tab. F5, Tab. F6, Tab. F7, Tab. G1, Tab. G2, Tab. G3, Tab. G4, Tab. G5, Tab. G6, Tab. G7, Tab. G8, Tab. G9, Tab. H1, Tab. H10, Tab. H11, Tab. H12, Tab. H13, Tab. H15, Tab. H16, Tab. H17, Tab. H18, Tab. H19, Tab. H2, Tab. H20, Tab. H21, Tab. H22, Tab. H23, Tab. H24, Tab. H25, Tab. H26, Tab. H27, Tab. H28, Tab. H29, Tab. H3, Tab. H32, Tab. H33, Tab. H34, Tab. H35, Tab. H4, Tab. H5, Tab. H7, Tab. H8, Tab. H9, Tab. I1, Tab. I2, Tab. I3, Tab. I4, Tab. I5, Tab. K1, Tab. K10, Tab. K11, Tab. K15, Tab. K16, Tab. K17, Tab. K19, Tab. K2, Tab. K20, Tab. K21, Tab. K22, Tab. K23, Tab. K3, Tab. K4, Tab. K5, Tab. K6, Tab. K7, Tab. K8, Tab. K9, Tab. L1, Tab. L10, Tab. L11, Tab. L12, Tab. L13, Tab. L14, Tab. L15, Tab. L2, Tab. L3, Tab. L4, Tab. L5, Tab. L6, Tab. L8, Tab. L9, Tab. M1, Tab. M10, Tab. M11, Tab. M12, Tab. M13, Tab. M14, Tab. M15, Tab. M17, Tab. M18, Tab. M19, Tab. M2, Tab. M20, Tab. M22, Tab. M3, Tab. M5, Tab. M6, Tab. M7, Tab. M8, Tab. M9, Tab. N1, Tab. N11, Tab. N12, Tab. N13, Tab. N2, Tab. N3, Tab. N6, Tab. N8, Tab. N9, Tab. Ö1, Tab. Ö2, Tab. P1, Tab. P10, Tab. P12, Tab. P13, Tab. P14, Tab. P15, Tab. P16, Tab. P17, Tab. P18, Tab. P19, Tab. P2, Tab. P4, Tab. P5, Tab. P6, Tab. P7, Tab. P9, Tab. R1, Tab. R2, Tab. R3, Tab. S1, Tab. S10, Tab. S12, Tab. S13, Tab. S15, Tab. S16, Tab. S17, Tab. S18, Tab. S19, Tab. S2, Tab. S20, Tab. S21, Tab. S22, Tab. S23, Tab. S25, Tab. S26, Tab. S27, Tab. S28, Tab. S3, Tab. S4, Tab. S5, Tab. S6, Tab. S7, Tab. S8, Tab. S9, Tab. T1, Tab. T2, Tab. T3, Tab. T4, Tab. T5, Tab. T6, Tab. T7, Tab. T8, Tab. U1, Tab. U10, Tab. U2, Tab. U8, Tab. U9, Tab. V2, Tab. V3, Tab. V4, Tab. V5, Tab. V6, Tab. V7, Tab. W1, Tab. X1, Tab. Z1, Tab. Z2, Tab. Z3, Tab. Z5

Schölmerich J (Hrsg.) (2005) Medizinische Therapie 2005/2006. Springer-Verlag, Berlin Heidelberg New York

Abb. H14, Abb. M60

Siewert JR (2001) Chirurgie, 7. Auflage. Springer-Verlag, Berlin Heidelberg New York

Abb. A45, Abb. C35, Abb. F13, Abb. H74, Abb. I12, Abb. K63, Abb. K64, Abb. K71, Abb. M41, Abb. P65, Abb. S13, Abb. S20, Abb. S96, Abb. T12

Speer CP, Gahr M (2001) Pädiatrie. Springer-Verlag, Berlin Heidelberg New York

Abb. N1, Abb. O8

Thierbach A (Hrsg.) (2002) Lexikon der Notfallmedizin. Springer-Verlag, Berlin Heidelberg New York

Abb. K65

Quellenverzeichnis der Abbildungen und Tabellen, Teil 2

Nachstehende Grafiker haben am Springer Lexikon Diagnose und Therapie mitgewirkt:

Bitmap
Kartografie & Infografik GmbH
Quadrat S2,3
D-68161 Mannheim

A.R. Gattung, R. Gattung-Petith
Wissenschaftliche Illustration
Brückenstraße 12
D-68535 Edingen-Neckarhausen

O. Nehren
Wissenschaftliche Illustration
Quadrat S4,1
D-68161 Mannheim

wiskom e.K.
Agentur für Wissenschaftliche Kommunikation
Reinachweg 35
D-88048 Friedrichshafen

Bitmap

Abb. A48, Abb. A59, Abb. A60, Abb. B15, Abb. B16, Abb. B22, Abb. B40, Abb. D14, Abb. D21, Abb. D3, Abb. E10, Abb. E11, Abb. E30, Abb. E47, Abb. E9, Abb. F26, Abb. G9, Abb. H72, Abb. H93, Abb. K18, Abb. K60, Abb. K61, Abb. K62, Abb. K9, Abb. L15, Abb. M33, Abb. N19, Abb. N36, Abb. O11, Abb. O12, Abb. O37, Abb. O44, Abb. P21, Abb. P23, Abb. P3, Abb. P4, Abb. P41, Abb. P46, Abb. P57, Abb. R38, Abb. R6, Abb. S26, Abb. S30, Abb. S31, Abb. S32, Abb. S33, Abb. S34, Abb. S60, Abb. S80, Abb. S81, Abb. T15, Abb. T4, Abb. T9

A.R. Gattung, R. Gattung-Petith

Abb. A40, Abb. E2, Abb. E3, Abb. F16, Abb. F18, Abb. F6, Abb. G1, Abb. K15, Abb. K51, Abb. K8, Abb. L13, Abb. L37, Abb. L38, Abb. L8, Abb. L9, Abb. M47, Abb. N24, Abb. N26, Abb. N34, Abb. N6, Abb. O43, Abb. P15, Abb. P16, Abb. R35, Abb. R41, Abb. S14, Abb. S46, Abb. S77, Abb. S87, Abb. T10, Abb. T33, Abb. T46, Abb. T47, Abb. T5, Abb. U19, Abb. U24, Abb. V13, Abb. Z11

O. Nehren

Abb. A41, Abb. A55, Abb. B24, Abb. C10, Abb. E20, Abb. I16, Abb. L40, Abb. L41, Abb. L42, Abb. L43, Abb. L44, Abb. M15, Abb. O46, Abb. P85, Abb. R27, Abb. R28

wiskom

Tab. A1, Tab. A14, Tab. A15, Tab. A17, Tab. A2, Tab. A23, Tab. A3, Tab. B12, Tab. B4, Tab. C10, Tab. C3, Tab. C4, Tab. C5, Tab. C7, Tab. C8, Tab. D6, Tab. D7, Tab. D8, Tab. E1, Tab. E17, Tab. E18, Tab. E19, Tab. E2, Tab. E3, Tab. E4, Tab. H14, Tab. H30, Tab. H31, Tab. H36, Tab. H37, Tab. H6, Tab. K13, Tab. K14, Tab. K18, Tab. L7, Tab. M16, Tab. M21, Tab. M4, Tab. N10, Tab. N4, Tab. N5, Tab. N7, Tab. P11, Tab. P8, Tab. S11, Tab. S14, Tab. U3, Tab. U4, Tab. U5, Tab. U6, Tab. U7, Tab. V1, Tab. Z4